Dinâmica das Doenças Infecciosas e Parasitárias

Grupo Editorial Nacional

O GEN | Grupo Editorial Nacional – maior plataforma editorial brasileira no segmento científico, técnico e profissional – publica conteúdos nas áreas de ciências da saúde, exatas, humanas, jurídicas e sociais aplicadas, além de prover serviços direcionados à educação continuada e à preparação para concursos.

As editoras que integram o GEN, das mais respeitadas no mercado editorial, construíram catálogos inigualáveis, com obras decisivas para a formação acadêmica e o aperfeiçoamento de várias gerações de profissionais e estudantes, tendo se tornado sinônimo de qualidade e seriedade.

A missão do GEN e dos núcleos de conteúdo que o compõem é prover a melhor informação científica e distribuí-la de maneira flexível e conveniente, a preços justos, gerando benefícios e servindo a autores, docentes, livreiros, funcionários, colaboradores e acionistas.

Nosso comportamento ético incondicional e nossa responsabilidade social e ambiental são reforçados pela natureza educacional de nossa atividade e dão sustentabilidade ao crescimento contínuo e à rentabilidade do grupo.

Dinâmica das Doenças Infecciosas e Parasitárias

José Rodrigues Coura

Pesquisador Titular Emérito do Laboratório de Doenças Parasitárias (Medicina Tropical) do Instituto Oswaldo Cruz, Fiocruz, Rio de Janeiro.

Especialista em Clínica Médica e Doenças Infecciosas e Parasitárias pela Universidade de Londres.

Doutor e Livre-Docente em Doenças Infecciosas e Parasitárias pela Faculdade de Medicina da Universidade Federal do Rio de Janeiro.

Pós-Doutorado pelo National Institute of Health (NIH), Estados Unidos.

Professor Emérito da Universidade Federal do Rio de Janeiro.

Membro Titular da Academia Nacional de Medicina e da Academia Brasileira de Ciências.
Pesquisador 1A do CNPq.

Membro da Ordem Nacional do Mérito Científico da Presidência da República do Brasil no grau de Comendador (2000) e Grã-Cruz (2008).

Segunda edição – Volume 1

Ampliada e Atualizada

GEN
GUANABARA KOOGAN

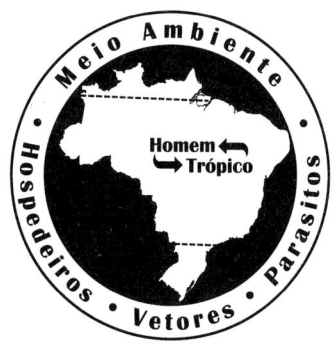

Travessa do Ouvidor, 11
Rio de Janeiro – RJ – CEP 20040-040
Tels.: (21) 3543-0770/(11) 5080-0770 | Fax: (21) 3543-0896
www.grupogen.com.br | editorial.saude@grupogen.com.br

- Capa: Renato de Mello
- Editoração eletrônica: Hera
- Projeto gráfico: Editora Guanabara Koogan

- Ficha catalográfica

C893s
2. ed.

Coura, José Rodrigues
Dinâmica das doenças infecciosas e parasitárias / José Rodrigues Coura. - 2. ed. - [Reimpr.]. - Rio de Janeiro : Guanabara Koogan, 2018.

ISBN 978-85-277-2249-0

1. Infecção - Sínteses, compêndios, etc. 2. Doenças transmissíveis - Sínteses, compêndios, etc. 3. Doenças parasitárias - Sínteses, compêndios, etc.

13-0747. CDD: 616.9
CDU: 616.9

Colaboradores

Abelardo de Queiroz-Campos Araújo

Mestre em Neurologia pela Universidade Federal do Rio de Janeiro. Doutor em Ciências (Virologia) pelo Instituto Oswaldo Cruz — Fiocruz. Professor Adjunto de Neurologia da Universidade Federal do Rio de Janeiro. Pesquisador Titular e Coordenador do Centro de Referência em Neurologia e HTLV do Instituto de Pesquisa Clínica Evandro Chagas - Fiocruz.

Adauto Araújo

Pesquisador Titular, Doutor em Saúde Pública pela Escola Nacional de Saúde Pública. Chefe do Laboratório de Paleoparasitologia da Escola Nacional de Saúde Pública Sérgio Arouca — Fiocruz.

Adelson Luiz Ferreira

Mestre em Biologia Animal pela Universidade Federal do Espírito Santo. Biólogo e Pesquisador dessa mesma universidade.

Aderbal Sabrá

Livre-Docente e Professor Titular de Clínica Pediátrica pela Universidade Federal do Rio de Janeiro. Visiting Scientist, Georgetown University, EUA. Professor de Clínica Médica da Criança e do Adolescente da Escola de Medicina da Unigranrio. Membro Titular da Academia Nacional de Medicina.

Adolpho Hoirisch

Livre-Docente e Professor Titular (aposentado) de Clínica Psiquiátrica pela Universidade Federal do Rio de Janeiro. Membro Titular da Academia Nacional de Medicina.

Agnaldo José Lopes

Professor Adjunto da Disciplina Pneumologia e Tisiologia da Faculdade de Ciências Médicas da Universidade do Estado do Rio de Janeiro.

Agostinho Alves de Lima e Silva

Doutor em Ciências (Bacteriologia) pelo Instituto Oswaldo Cruz — Fiocruz. Professor Adjunto de Microbiologia da Universidade Federal do Rio de Janeiro.

Akira Homma

Doutor em Ciências pela Universidade de São Paulo. Presidente do Conselho Político e Estratégico do Instituto de Tecnologia em Imunobiológicos (BioManguinhos) da Fiocruz.

Alberto Thomaz Londero *(in memoriam)*

Professor Emérito da Universidade Federal de Santa Maria, Rio Grande do Sul.

Alda Maria Da-Cruz

Doutora em Medicina Tropical pelo Instituto Oswaldo Cruz — Fiocruz. Pesquisadora Titular do Laboratório Interdisciplinar de Pesquisas Médicas desse instituto.

Aléia Faustina Campos

Mestre pelo Departamento de Moléstias Infecciosas e Parasitárias da Faculdade de Medicina da Universidade de São Paulo.

Alejandro O. Luquetti

Doutor em Medicina Tropical pela Universidade Federal de Goiás. Professor Adjunto do Departamento de Parasitologia do Instituto de Patologia Tropical e Saúde Pública dessa universidade. Chefe do Laboratório de Pesquisa em doença de Chagas, Departamento de Clínica Médica da Faculdade de Medicina da Universidade Federal de Goiás.

Alessandra Queiroga Gonçalves

Mestre em Biologia Parasitária pelo Instituto Oswaldo Cruz — Fiocruz. Master em Saúde Pública pela Universidade de Barcelona, Espanha.

Alexandre C. Linhares

Doutor em Ciências (Virologia) pelo Instituto Oswaldo Cruz — Fiocruz. Chefe da Seção de Virologia do Instituto Evandro Chagas, Secretaria de Vigilância Sanitária, Ministério da Saúde.

Aline Cardoso Caseca Volotão

Doutora em Ciências (Microbiologia) pela Universidade Federal do Rio de Janeiro. Professora Adjunta da Universidade Federal Fluminense.

Aloísio Falqueto

Doutor em Medicina Tropical pelo Instituto Oswaldo Cruz — Fiocruz. Médico Pesquisador e Professor Associado de Epidemiologia e Doenças Infecciosas da Universidade Federal do Espírito Santo.

Aloísio Sales da Cunha

Livre-Docente e Professor Titular (aposentado) de Clínica Médica da Faculdade de Medicina da Universidade Federal de Minas Gerais. Coordenador da Residência em Gastroenterologia dessa universidade.

Aluízio Prata *(in memoriam)*

Livre-Docente e Doutor em Clínica de Doenças Infecciosas e Parasitárias pela Universidade Federal da Bahia. Professor Titular e Coordenador do Curso de Pós-graduação em Medicina Tropical e Infectologia da Faculdade de Medicina da Universidade do Triângulo Mineiro, Uberaba, MG. Professor Emérito das Universidades Federais da Bahia e de Brasília. Membro Titular das Academias Nacional de Medicina e Brasileira de Ciências. Membro da Ordem do Mérito Científico da Presidência da República.

Alzira de Almeida

Doutora em Microbiologia pela Universidade de Paris VII. Pesquisadora Titular do Departamento de Microbiologia do Centro de Pesquisa Aggeu Magalhães — Fiocruz, Recife, PE.

Amélia P. A. Travassos da Rosa

Pesquisadora Titular (aposentada) do Instituto Evandro Chagas. Senior Researcher em Patologia, Universidade do Texas, EUA.

Amélia Ribeiro de Jesus

Doutora em Imunologia pela Universidade Federal da Bahia. Pós-Doutorada pela Universidade da Califórnia, EUA. Professora da Universidade Federal de Sergipe. Pesquisadora do Instituto de Investigação em Imunologia.

Ana Maria Coimbra Gaspar

Doutora em Ciências (Virologia) pela Universidade Federal do Rio de Janeiro. Pesquisadora Titular, Chefe do Laboratório de Desenvolvimento Tecnológico em Virologia do Instituto Oswaldo Cruz — Fiocruz.

Ana Maria Vergueiro Borralho

Mestre em Clínica Médica pela Universidade Federal do Rio de Janeiro. Professora Adjunta do Departamento de Clínica Médica da Faculdade de Medicina dessa mesma universidade.

André Reynaldo Santos Périssé

Mestre em Doenças Infecciosas e Parasitárias pela Universidade Federal do Rio de Janeiro. Doutor em Epidemiologia pela Universidade de Maryland, EUA. Pesquisador em Saúde Pública da Escola Nacional de Saúde Pública Sérgio Arouca — Fiocruz.

Andréa D'Avila Freitas

Mestre em Medicina Tropical pelo Instituto Oswaldo Cruz — Fiocruz. Professora Assistente de Doenças Infecciosas e Parasitárias da Faculdade de Ciências Médicas da Universidade do Estado do Rio de Janeiro e da Universidade Gama Filho.

Angela C. V. Junqueira

Doutora em Ciências (Biologia da Relação Parasito-hospedeiro) pela Universidade de São Paulo. Pesquisadora Adjunta do Laboratório de Doenças Parasitárias, Instituto Oswaldo Cruz — Fiocruz.

Anis Rassi

Professor Emérito da Faculdade de Medicina da Universidade Federal de Goiás.

Anna Ricordi Bazin

Mestre em Doenças Infecciosas e Parasitárias pela Universidade Federal do Rio de Janeiro. Professora Adjunta (aposentada) de Doenças Infecciosas e Parasitárias da Faculdade de Medicina da Universidade Federal Fluminense.

Antônio Carlos de Medeiros Pereira

Mestre em Doenças Infecciosas e Parasitárias pela Universidade Federal Fluminense. Professor Adjunto da Faculdade de Medicina dessa universidade.

Antônio Carlos Francesconi do Valle

Doutor em Dermatologia pela Universidade Federal do Rio de Janeiro. Médico Especialista em Dermatologia, Instituto de Pesquisa Clínica Evandro Chagas — Fiocruz.

Antônio Luiz Pinho Ribeiro

Doutor em Infectologia e Medicina Tropical pela Universidade Federal de Minas Gerais. Professor Titular do Departamento de Clínica Médica da Faculdade de Medicina dessa mesma universidade.

Antonio Rafael da Silva

Doutor em Doenças Infecciosas e Parasitárias pela Universidade Federal do Rio de Janeiro. Professor Titular (aposentado) da Universidade Federal do Maranhão.

Antônio Walter Ferreira

Doutor em Ciências (Imunologia) pelo Instituto de Ciências Biomédicas da Universidade de São Paulo (USP). Professor do Instituto de Medicina Tropical dessa universidade.

Arival Cardoso de Brito

Doutor e Livre-Docente em Medicina Dermatológica pela Universidade Federal do Pará. Professor dos Cursos de Pós-Graduação do Núcleo de Medicina Tropical e de Biologia dos Agentes Infecciosos e Parasitários no Centro de Ciências Biológicas dessa universidade.

Armando de Oliveira Schubach

Doutor em Biologia Parasitária pela Fiocruz. Pesquisador Titular, Coordenador de Pós-Graduação do Instituto de Pesquisa Clínica Evandro Chagas — Fiocruz.

Arnaldo José Noronha

Médico e Professor Auxiliar de Pneumologia da Faculdade de Ciências Médicas da Universidade do Estado do Rio de Janeiro.

Aventino Alfredo Agostini

Especialista em Anatomia Patológica pela Sociedade Brasileira de Patologia. Professor Titular de Patologia Humana da Universidade de Passo Fundo, Rio Grande do Sul.

Azor José de Lima

Professor Emérito de Pediatria da Universidade Federal do Rio de Janeiro. Membro Titular da Academia Nacional de Medicina e da Academia Brasileira de Pediatria.

Bárbara C. A. Assis

Mestre em Patologia Experimental pela Universidade Federal da Bahia em atividade no Centro de Pesquisas Gonçalo Moniz — Fiocruz, Bahia. Professora de nível médio nesse estado.

Benjamin Cimerman

Professor Titular de Parasitologia Médica da Faculdade de Medicina de Mogi das Cruzes. Professor Titular de Parasitologia da Faculdade de Enfermagem do Hospital Israelita Albert Einstein, São Paulo.

Bernardino C. de Albuquerque

Mestre em Doenças Infecciosas e Parasitárias pela Universidade Federal do Rio de Janeiro. Professor Adjunto da Faculdade de Medicina da Universidade Federal do Amazonas. Pesquisador Adjunto da Fundação de Medicina Tropical Heitor Vieira Dourado do Amazonas. Presidente da Fundação de Vigilância em Saúde do Estado do Amazonas.

Bianca Cechetto Carlos

Mestre em Genética pela Universidade Estadual Paulista — Campus de Botucatu. Doutoranda do Programa de Biologia da Relação Patógeno-Hospedeiro do Departamento de Parasitologia do Instituto de Ciências Biomédicas da USP.

Bodo Wanke

Doutor em Doenças Infecciosas e Parasitárias pela Universidade Federal do Rio de Janeiro. Pesquisador Titular, Chefe do Laboratório de Micologia do Instituto de Pesquisa Clínica Evandro Chagas — Fiocruz.

Bruno Rodolfo Schlemper Junior

Doutor em Doenças Infecciosas e Parasitárias pela Universidade Federal do Rio de Janeiro. Professor do Curso de Infectologia da Universidade do Oeste de Santa Catarina.

Camila Zanluca

Doutora em Biologia Celular e Molecular pela Universidade Federal de Santa Catarina.

Carlos Eduardo dos Santos Ferreira

Mestre em Ciências da Saúde pela Universidade Federal de São Paulo, Escola Paulista de Medicina. Diretor do Laboratório Clínico do Instituto Dante Pazzanese de Cardiologia. Coordenador do Laboratório de Microbiologia do Hospital São Paulo, Escola Paulista de Medicina da Universidade Federal de São Paulo.

Carlos Eduardo Tosta

Doutor em Imunologia pela Universidade de Londres. Professor Titular Emérito da Faculdade de Medicina da Universidade de Brasília.

Carlos Graeff-Teixeira

Doutor em Medicina Tropical pelo Instituto Oswaldo Cruz — Fiocruz. Professor Titular e Coordenador dos Laboratórios de Parasitologia Molecular e Biologia Parasitária da Pontifícia Universidade Católica do Rio Grande do Sul.

Carlos José de Carvalho Moreira

Doutor em Medicina Tropical pelo Instituto Oswaldo Cruz — Fiocruz. Assistente de Pesquisa III do Laboratório de Doenças Parasitárias desse instituto.

Carlos Mauricio de Figueiredo Antunes

Professor do Instituto de Ensino e Pesquisa da Santa Casa de Misericórdia de Belo Horizonte. Doutor em Epidemiologia pela Universidade John Hopkins (EUA). Pesquisador 1A do CNPq.

Carlos R. Zanetti

Doutor em Imunologia pela Escola Paulista de Medicina da Universidade Federal de São Paulo. Professor Associado da Universidade Federal de Santa Catarina.

Carolina Talhari

Doutora em Medicina Tropical pela Universidade do Estado do Amazonas. Especialista em Dermatologia pela Universidade Heinrich-Heine, Dusseldorf, Alemanha.

Cecília Helena V. F. de Godoy Carvalhaes

Mestre em Ciência (Patologia Clínica) pela Escola Paulista de Medicina, Universidade Federal de São Paulo.

Ceila Maria Sant'Anna Malaque

Doutora em Medicina pela Faculdade de Medicina da Universidade de São Paulo (USP). Médica Infectologista do Hospital Vital Brazil do Instituto Butantan e da Unidade de Terapia Intensiva do Instituto de Infectologia Emílio Ribas, Secretaria de Saúde do Estado de São Paulo.

Celso Ferreira Ramos Filho

Mestre em Doenças Infecciosas e Parasitárias pela Universidade Federal do Rio de Janeiro. Diploma de Epidemiologia Clínica pela Universidade de Newcastle, Austrália. Professor Adjunto de Doenças Infecciosas e Parasitárias da Faculdade de Medicina da Universidade Federal do Rio de Janeiro. Membro Titular da Academia Nacional de Medicina.

Celso Tavares

Doutor em Ciências pelo Centro de Pesquisas Aggeu Magalhães — Fiocruz, Recife, PE. Professor Adjunto de Doenças Infecciosas e Parasitárias do Departamento de Clínica Médica da Universidade Federal de Alagoas.

Cid Vieira Franco de Godoy

Doutor e Livre-Docente em Microbiologia e Imunologia pela Universidade de São Paulo. Professor de Patologia Clínica (aposentado), Chefe do Laboratório de Investigações em Bacteriologia da Faculdade de Medicina e do Instituto de Medicina Tropical da USP.

Clara Fumiko Tachibana Yoshida

Doutora em Ciências pela Universidade Federal do Rio de Janeiro. Pesquisadora Titular (aposentada) do Laboratório de Hepatites Virais do Instituto Oswaldo Cruz — Fiocruz.

Claude Pirmez

Doutora em Ciências Biológicas (Imunologia) pela Universidade Federal do Rio de Janeiro. Pós-Doutorada em Imunopatologia nos Institutos Berhard Nocht e Robert Koch em Hamburgo e Berlim, Alemanha, respectivamente. Pesquisadora Titular do Laboratório Interdisciplinar de Pesquisas Médicas do Instituto Oswaldo Cruz — Fiocruz.

Claudia Lamarca Vitral

Doutora em Ciências (Virologia) pelo Instituto Oswaldo Cruz — Fiocruz. Professora Associada de Virologia do Departamento de Microbiologia e Parasitologia da Universidade Federal Fluminense.

Cláudio Chaves

Doutor em Medicina pela Universidade de São Paulo. Professor Titular da Universidade do Amazonas. Diretor do Instituto de Oftalmologia de Manaus, AM.

Cláudio José de Almeida Tortori

Mestre em Medicina pela Universidade Federal do Rio de Janeiro. Professor Adjunto de Pediatria da Escola de Medicina e Cirurgia da Universidade Federal do Estado do Rio de Janeiro.

Claudio José Struchiner

Doutor em Dinâmica Populacional de Doenças Infecciosas pela Universidade de Montreal, Canadá. Pesquisador Titular do Programa de Computação Científica da Fiocruz. Pesquisador 1A do CNPq.

Cláudio Santos Ferreira

Professor Colaborador do Instituto de Medicina Tropical de São Paulo e do Departamento de Moléstias Infecciosas da Faculdade de Medicina da Universidade de São Paulo. Professor Adjunto (aposentado) do Instituto de Ciências Biológicas dessa mesma universidade.

Cláudio Sérgio Pannuti

Doutor em Ciências Médicas (Doenças Infecciosas e Parasitárias) pela Universidade Estadual de Campinas. Doutor em Microbiologia pela Universidade de São Paulo. Professor Doutor da Faculdade de Medicina e Chefe do Laboratório de Virologia do Instituto de Medicina Tropical da USP.

Cláudio Tadeu Daniel Ribeiro

Doutor em Biologia Humana pela Universidade de Paris VI. Pesquisador Titular Chefe do Laboratório de Pesquisas em Malária do Instituto Oswaldo Cruz — Fiocruz. Membro das Academias Francesa e Nacional de Medicina.

Constança Britto

Doutora em Genética pela Universidade Federal do Rio de Janeiro. Pesquisadora Titular, Chefe do Laboratório de Biologia Molecular e Doenças Endêmicas do Instituto Oswaldo Cruz — Fiocruz.

Cristina Barroso Hofer

Doutora em Epidemiologia pela Universidade de Pittsburgh, EUA. Professora Adjunta de Doenças Infecciosas e Parasitárias do Departamento de Medicina Preventiva da Faculdade de Medicina da Universidade Federal do Rio de Janeiro.

David Eduardo Barroso

Doutor em Medicina Tropical pelo Instituto Oswaldo Cruz — Fiocruz. Pesquisador Titular Chefe do Laboratório de Sistemática Bioquímica desse instituto.

David Everson Uip

Doutor em Doenças Infecciosas e Parasitárias pela Universidade de São Paulo. Professor Livre-Docente da Faculdade de Medicina dessa universidade. Professor Titular da Faculdade de Medicina do ABC, São Paulo.

David Rubem Azulay

Professor Titular do Curso de Pós-Graduação em Dermatologia da Pontifícia Universidade Católica do Rio de Janeiro. Professor Adjunto da Fundação Técnico-Educacional Souza Marques. Chefe de Serviço do Instituto de Dermatologia Rubem David Azulay, da Santa Casa de Misericórdia do Rio de Janeiro.

Denise Marangoni

Doutora em Doenças Infecciosas e Parasitárias pela Universidade Federal do Rio de Janeiro. Professora Adjunta de Doenças Infecciosas e Parasitárias da Faculdade de Medicina dessa mesma universidade.

Denise Mattos

Assistente Social. Pesquisadora Social do Núcleo de Ensino, Pesquisa e Assistência em Filariose do Centro de Ciências da Saúde e Assistência Social do Hospital das Clínicas da Universidade Federal de Pernambuco.

Diltor Vladimir Araújo Opromolla *(in memoriam)*

Pesquisador Científico VI e Diretor da Divisão de Pesquisa e Ensino do Instituto Lauro de Souza Lima, Bauru, São Paulo.

Domenico Capone

Doutor em Medicina (Radiologia) pela Universidade Federal do Rio de Janeiro. Professor Adjunto de Pneumologia e Tisiologia da Faculdade de Ciências Médicas da Universidade do Estado do Rio de Janeiro. Radiologista do Hospital Universitário Clementino Fraga Filho, da UFRJ.

Edgar M. Carvalho

Doutor e Livre-Docente de Clínica Médica pela Universidade Federal da Bahia. Professor Titular de Clínica Médica da Faculdade de Medicina dessa universidade. Professor Titular de Imunologia da Escola Bahiana de Medicina. Chefe do Serviço de Imunologia do Hospital das Clínicas Edgar Santos da UFB.

Edimilson Migowski

Doutor em Doenças Infecciosas e Parasitárias pela Universidade Federal do Rio de Janeiro. Professor Adjunto de Infectologia Pediátrica do Instituto de Pediatria e Puericultura Martagão Gesteira dessa mesma universidade. Diretor do Instituto de Pediatria e Puericultura Martagão Gesteira da UFRJ.

Edson E. da Silva

Doutor em Ciências Biológicas pela Universidade Federal do Rio de Janeiro. Pós-Doutorado em Virologia Molecular pelo Centro de Controle e Prevenção de Doenças (CDC, Atlanta, EUA). Chefe do Laboratório de Enterovírus do Instituto Oswaldo Cruz — Fiocruz.

Eduardo de Azeredo-Costa

Mestre em Saúde Pública pela Escola Nacional de Saúde Pública — Fiocruz. Doutor em Epidemiologia pela Universidade de Londres.

Egler Chiari

Doutor em Ciências (Parasitologia) pela Universidade Federal de Minas Gerais. Professor Emérito dessa universidade. Pesquisador 1A do CNPq.

Elba Regina Sampaio de Lemos

Doutora em Medicina Tropical pelo Instituto Oswaldo Cruz — Fiocruz. Pesquisadora Titular Chefe do Laboratório de Hantaviroses e Ricketsioses desse instituto.

Eliana Battaggia Gutierrez

Doutora em Patologia pela Universidade de São Paulo. Diretora de Serviço do Hospital das Clínicas da Faculdade de Medicina dessa universidade.

Eliane Lages-Silva

Doutora em Ciências (Parasitologia) pela Universidade Federal de Minas Gerais. Professora Adjunta de Parasitologia da

Faculdade de Medicina da Universidade do Triângulo Mineiro, Uberaba, MG.

Eliane V. Costa

Doutora em Biologia Celular e Molecular pelo Instituto Oswaldo Cruz — Fiocruz. Tecnologista Sênior do Laboratório de Enterovírus desse instituto.

Eliete C. Araújo

Doutora em Medicina Tropical pela Universidade Federal do Pará. Médica Pediatra do Instituto Evandro Chagas, Secretaria de Vigilância em Saúde, Ministério da Saúde, Belém, PA.

Elisa Cupolillo

Doutora em Ciências. Pesquisadora Titular, Chefe do Laboratório de Pesquisas em Leishmanioses do Instituto Oswaldo Cruz — Fiocruz.

Elisabeth Sampaio

Doutora em Ciências Biológicas pela Universidade Federal do Rio de Janeiro. Pesquisadora Titular do Laboratório de Hanseníase do Instituto Oswaldo Cruz — Fiocruz.

Eloisa da Graça do Rosário Gonçalves

Doutora em Medicina Tropical pelo Instituto Oswaldo Cruz — Fiocruz. Professora Adjunta de Parasitologia da Universidade Federal do Maranhão.

Erika Gakiya

Biologista do Laboratório de Parasitologia Médica do Instituto de Medicina Tropical da Universidade de São Paulo.

Ernesto Hofer

Livre-Docente em Bacteriologia pela Universidade Federal Fluminense e em Higiene e Saúde Pública pela Universidade Federal Rural do Rio de Janeiro. Pesquisador Titular, Chefe do Laboratório de Zoonoses Bacterianas do Instituto Oswaldo Cruz — Fiocruz.

Euzenir Nunes Sarno

Doutora e Livre-Docente em Patologia pela Universidade Federal do Rio de Janeiro. Pesquisadora Titular, Chefe do Laboratório de Hanseníase do Instituto Oswaldo Cruz — Fiocruz.

Evandro Ribeiro

Doutor em Medicina (Imunologia) pela Universidade de São Paulo. Professor Titular das Universidades Federal e Estadual do Amazonas.

Fan Hui Wen

Doutora em Saúde Coletiva pela Universidade Estadual de Campinas. Médica epidemiologista do Instituto Butantan, Secretaria de Estado da Saúde de São Paulo.

Fátima Aparecida Ferreira Figueiredo

Doutora em Gastroenterologia pela Escola Paulista de Medicina. Professora Adjunta de Gastroenterologia e Endoscopia da Faculdade de Ciências Médicas da Universidade do Estado do Rio de Janeiro.

Fátima Maria Tiecher

Mestre em Ciências Veterinárias pela Universidade Federal do Rio Grande do Sul. Professora de Parasitologia e Microbiologia do Centro Universitário Metodista do Sul — IPA.

Felipe Francisco Tuon

Doutor em Doenças Infecciosas e Parasitárias pela Universidade de São Paulo. Médico Infectologista do Hospital Universitário Evangélico de Curitiba, Paraná.

Fernando Antônio Botoni

Doutor em Infectologia e Medicina Tropical pela Universidade Federal de Minas Gerais. Professor Adjunto do Departamento de Clínica Médica da Faculdade de Medicina dessa universidade.

Fernando Augusto Bozza

Doutor em Biologia Celular e Molecular pelo Instituto Oswaldo Cruz — Fiocruz. Pós-Doutorado pela Universidade de Utah, EUA. Pesquisador do Instituto de Pesquisa Clínica Evandro Chagas — Fiocruz.

Fernando C. Motta

Doutor em Ciências (Microbiologia) pela Universidade Federal do Rio de Janeiro. Tecnologista Pleno do Laboratório de Vírus Respiratórios e Sarampo do Instituto Oswaldo Cruz — Fiocruz.

Fernando Costa e Silva Filho

Doutor em Ciências pela Universidade Federal do Rio de Janeiro. Professor Titular da Universidade do Norte Fluminense Darcy Ribeiro.

Fernando Dias de Avila-Pires

Doutor em Zoologia pela Universidade Estadual de São Paulo. Professor Convidado da Universidade Federal de Santa Catarina. Professor do International Master Programme de Human Ecology, Universidade de Bruxelas, Bélgica.

Fernando S. V. Martins

Mestre em Doenças Infecciosas e Parasitárias pela Universidade Federal do Rio de Janeiro (UFRJ). Professor Assistente de Doenças Infecciosas e Parasitárias da Faculdade de Medicina dessa mesma universidade. Coordenador do Centro de Vacinação e Informação em Saúde para Viajantes da UFRJ (Cives).

Flor E. Martinez-Espinosa

Doutora em Medicina Tropical pelo Instituto Oswaldo Cruz — Fiocruz. Pesquisadora da Fundação de Medicina Tropical Heitor Vieira Dourado do Amazonas e do Centro de Pesquisas Leônidas e Maria Deane da Fiocruz — Amazonas.

Francisco de P. Pinheiro

Médico, Ex-Diretor do Instituto Evandro Chagas e Ex-Assessor Regional em Viroses da Organização Pan-Americana da Saúde/Organização Mundial da Saúde.

Francisco Oscar de Siqueira França

Doutor e Livre-Docente em Doenças Infecciosas e Parasitárias pela Universidade de São Paulo (USP). Professor Associado do Departamento de Moléstias Infecciosas e Parasitárias da Faculdade de Medicina da USP.

Gabriel Grimaldi

Doutor em Ciências. Pesquisador Titular do Centro de Pesquisas Gonçalo Moniz — Fiocruz, Bahia. Pesquisador 1A do CNPq.

Gerhard Wunderlich

Doutor em Ciências Naturais pela Universidade de Göttingen, Alemanha. Professor Doutor do Departamento de Parasitologia do Instituto de Ciências Biomédicas da Universidade de São Paulo.

Gerson Canedo Magalhães

Professor Titular de Neurologia da Faculdade de Ciências Médicas e Chefe do Serviço de Neurologia do Hospital Pedro Ernesto da Universidade do Estado do Rio de Janeiro. Membro Titular da Academia Nacional de Medicina.

Gerusa Dreyer

Doutora em Biologia Celular e Molecular pelo Instituto Oswaldo Cruz — Fiocruz. Pesquisadora (aposentada) do Centro de Pesquisas Aggeu Magalhães — Fiocruz.

Guilherme Santoro Lopes

Livre-Docente de Nefrologia pela UniRio. Doutor em Doenças Infecciosas e Parasitárias pela Universidade Federal do Rio de Janeiro. Professor Associado de Doenças Infecciosas e Parasitárias da Faculdade de Medicina dessa universidade.

Gustavo Rodrigues

Professor Assistente de Clínica Médica da Criança e do Adolescente da Escola de Medicina da Unigranrio.

Habib Fraiha Neto

Doutor em Ciências Biológicas pela Universidade Federal do Pará. Professor Adjunto do Núcleo de Medicina Tropical dessa universidade.

Heitor Vieira Dourado (*in memoriam*)

Professor de Medicina Tropical da Universidade Federal do Pará. Membro Titular da Academia Amazonense de Medicina. Fundador do Instituto de Medicina Tropical do Amazonas.

Hélio Moreira Júnior

Doutor em Cirurgia do Aparelho Digestivo pela Faculdade de Medicina da Universidade de São Paulo. Professor Associado (aposentado) da Disciplina Coloproctologia do Departamento de Cirurgia da Faculdade de Medicina de Goiás.

Henrique Leonel Lenzi (*in memoriam*)

Doutor em Patologia Geral pela Universidade Federal de Minas Gerais. Pós-doutorado em Imunoparasitologia pela Harvard Medical School, EUA, e pelo Instituto Pasteur de Lyon, França. Pesquisador Titular do Laboratório de Patologia, Instituto Oswaldo Cruz, Fiocruz.

Hermann G. Schatzmayr (*in memoriam*)

Doutor pelas Universidades de Giessen e Freiburg, Alemanha. Livre-Docente em Virologia pela Universidade Federal Fluminense. Pesquisador Titular e Chefe do Laboratório de Flavírus do Instituto Oswaldo Cruz — Fiocruz.

Hisbello da Silva Campos

Mestre em Pneumologia pela Universidade Federal do Rio de Janeiro. Médico do Centro de Referência Professor Hélio Fraga, Escola Nacional de Saúde Pública Sérgio Arouca — Fiocruz.

Iran Mendonça da Silva

Mestre em Medicina Tropical pelo Instituto Oswaldo Cruz — Fiocruz. Professor Assistente da Universidade Estadual do Amazonas. Pesquisador Assistente da Fundação de Medicina Tropical Heitor Vieira Dourado do Amazonas e do Centro de Pesquisa Leônidas e Maria Deane da Fiocruz Manaus.

István van Deursen Varga

Doutor em Saúde Pública pela Faculdade de Saúde Pública da Universidade de São Paulo. Professor Adjunto do Departamento de Sociologia e Antropologia da Universidade Federal do Maranhão.

Izabela Voieta

Doutora em Medicina Tropical e Infectologia pela Universidade Federal de Minas Gerais. Professora Adjunta da Universidade Unifenas, Campus de Belo Horizonte.

Jacob Cohen

Doutor em Medicina (Oftalmologia) pela Universidade de São Paulo (Ribeirão Preto). Professor Associado III da Universidade Federal do Amazonas. Diretor do Instituto de Oftalmologia de Manaus, AM.

Jacqueline Menezes

Mestre em Doenças Infecciosas e Parasitárias pela Universidade Federal do Rio de Janeiro. Médica Infectologista (aposentada) do Serviço de Doenças Infecciosas e Parasitárias do Hospital Federal dos Servidores do Estado (DIP - HFSE). Pesquisadora do Centro de Pesquisa do DIP — HFSE.

James Venturini

Doutor pelo Programa de Pós-Graduação em Doenças Tropicais da Faculdade de Medicina de Botucatu — UNESP.

Jaqueline Mendes de Oliveira

Doutora em Ciências pelo Instituto Oswaldo Cruz — Fiocruz. Tecnologista do Laboratório de Hepatites Virais desse instituto.

Jeffrey Shaw

Doutor e Livre-Docente em Parasitologia e Entomologia Médica e Veterinária pela Escola de Higiene e Medicina Tropical de Londres. Professor Titular do Departamento de Parasitologia do Instituto de Ciências Biomédicas da Universidade de São Paulo.

João Barberino Santos

Doutor em Medicina Tropical pela Universidade Federal de Minas Gerais. Professor Associado da Faculdade de Medicina da Universidade de Brasília.

João Carlos de Souza Côrtes Junior

Doutor em Biologia Celular e Molecular pelo Instituto Oswaldo Cruz — Fiocruz. Professor Titular do Curso de Medicina da Universidade Severino Sombra. Professor Adjunto da Universidade Federal do Estado do Rio de Janeiro (UniRio).

João Carlos Pinto Dias

Doutor em Medicina Tropical pela Universidade Federal de Minas Gerais. Pesquisador Titular Emérito do Centro de Pesquisas René Rachou — Fiocruz, Belo Horizonte, MG.

João Luiz Costa Cardoso

Médico Dermatologista, Toxinologista-Clínico do Hospital Vital Brazil do Instituto Butantan. Médico Dermatologista da Santa Casa de Ubatuba, São Paulo.

João Silva de Mendonça

Doutor em Medicina pela Universidade de Campinas. Diretor do Serviço de Moléstias Infecciosas do Hospital do Servidor Público do Estado de São Paulo.

Joaquim Norões

Doutor em Urologia pela Escola Paulista de Medicina da Universidade Federal de São Paulo. Professor Adjunto de Urologia, Departamento de Urologia, Centro de Ciências da Saúde, Universidade Federal de Pernambuco.

Joffre Marcondes de Rezende

Professor Emérito da Faculdade de Medicina da Universidade Federal de Goiás. Membro Titular da Academia Goiana de Medicina.

Joffre Rezende Filho

Doutor pela Faculdade de Medicina da Universidade Federal de Minas Gerais. Professor Adjunto da Faculdade de Medicina da Universidade Federal de Goiás.

Jorge F. S. Travassos da Rosa

Pesquisador Titular da Seção de Arboviroses e Ex-Diretor do Instituto Evandro Chagas — Secretaria de Vigilância em Saúde, Ministério da Saúde, Belém do Pará.

José Augusto da Costa Nery

Doutor em Doenças Infecciosas e Parasitárias pela Universidade Federal do Rio de Janeiro. Pesquisador Adjunto do Laboratório de Hanseníase do Instituto Oswaldo Cruz — Fiocruz.

José Batista de Jesus

Doutor em Ciências pela Universidade Federal do Rio de Janeiro. Professor Adjunto da Universidade Federal de São João Del-Rei.

José Borges-Pereira

Doutor em Medicina Tropical pelo Instituto Oswaldo Cruz — Fiocruz. Pesquisador Titular do Laboratório de Doenças Parasitárias desse instituto.

José do Vale Pinheiro Feitosa

Mestre em Doenças Infecciosas e Parasitárias pela Universidade Federal do Rio de Janeiro. Médico do Centro de Referência Hélio Fraga da Escola Nacional de Saúde Pública Sérgio Arouca — Fiocruz.

José E. Vidal

Médico Infectologista Pós-Graduado (Doutorado) do Instituto de Infectologia Emílio Ribas, São Paulo, e da Faculdade de Medicina da Universidade de São Paulo.

José Luís da Silveira Baldy

Doutor em Medicina Tropical pela Universidade Federal de Minas Gerais. Especialista em Imunologia pela Organização Mundial da Saúde. Especialista em Infectologia pela Sociedade Brasileira de Infectologia/AMB. Professor Titular (aposentado) da Disciplina Doenças Transmissíveis, do Departamento de Clínica Médica — Centro de Ciências da Saúde da Universidade Estadual de Londrina, Paraná.

José Manoel Jansen

Doutor em Pneumologia pela Universidade Federal de São Paulo e Livre-Docente pela Universidade Federal do Rio de Janeiro. Professor Titular e Coordenador da Disciplina Pneumologia e Tisiologia da Faculdade de Ciências Médicas da Universidade do Estado do Rio de Janeiro. Membro Titular da Academia Nacional de Medicina.

José Paulo Gagliardi Leite

Doutor em Bioquímica pela Universidade de Ciências e Técnicas de Lille, França. Pesquisador Titular Chefe do Laboratório de Virologia Comparada do Instituto Oswaldo Cruz — Fiocruz.

José Roberto Lambertucci

Doutor em Medicina Tropical pela Universidade Federal de Minas Gerais. Professor Titular do Departamento de Clínica Médica, Serviço de Doenças Infecciosas e Parasitárias, da Faculdade de Medicina dessa universidade.

José Rodrigues Coura

Pesquisador Titular, Chefe do Laboratório de Doenças Parasitárias (Medicina Tropical) do Instituto Oswaldo Cruz — Fiocruz. Pesquisador 1A do CNPq. Membro Titular das Academias Nacional de Medicina e Brasileira de Ciências.

José Yamin Risk

Médico do Hospital Vital Brazil do Instituto Butantan da Secretaria de Estado da Saúde de São Paulo.

Júlio Vianna Barbosa

Doutor em Parasitologia pela Universidade Rural do Rio de Janeiro. Pesquisador Titular do Laboratório de Educação em Ambiente e Saúde (LEAS) do Instituto Oswaldo Cruz — Fiocruz.

Kelsen Dantas Eulálio

Doutor em Medicina Tropical pelo Instituto Oswaldo Cruz — Fiocruz. Professor Adjunto da Universidade Federal do Piauí.

Keyla Marzochi

Doutora em Doenças Infecciosas e Parasitárias pela Universidade Federal do Rio de Janeiro. Pesquisadora Titular (aposentada) do Instituto de Pesquisa Clínica Evandro Chagas — Fiocruz.

Léa Camilo-Coura

Doutora e Livre-Docente em Doenças Infecciosas e Parasitárias pela Universidade Federal do Rio de Janeiro. Professora Emérita dessa universidade. Pesquisadora Emérita do Conselho Nacional de Desenvolvimento Científico e Tecnológico. Membro Titular da Academia Nacional de Medicina.

Lêda Maria da Costa-Macedo
Doutora em Biologia Parasitária pelo Instituto Oswaldo Cruz — Fiocruz. Professora Adjunta da Faculdade de Ciências Médicas da Universidade do Estado do Rio de Janeiro.

Leila Carvalho Campos
Doutora em Ciências pela Escola Paulista de Medicina da Universidade Federal de São Paulo. Pesquisadora Titular do Centro de Pesquisa Gonçalo Moniz — Fiocruz, Bahia.

Leila de Souza Fonseca
Doutora em Ciências (Microbiologia) pela Universidade Federal do Rio de Janeiro. Professora Titular do Instituto de Microbiologia dessa universidade.

Leonardo J. de Moura Carvalho
Doutor em Biologia Parasitária pelo Instituto Oswaldo Cruz — Fiocruz. Pesquisador Associado do Laboratório de Pesquisas em Malária desse instituto.

Leonardo Saboia Vahia Matilde
Doutor em Biologia Parasitária pelo Instituto Oswaldo Cruz — Fiocruz. Mestre em Bioquímica pela Universidade Federal do Rio de Janeiro.

Lia Laura Lewis-Ximenez
Doutora em Ciências pelo Instituto Oswaldo Cruz — Fiocruz. Tecnologista Sênior do Laboratório de Hepatites Virais desse instituto.

Lilian Machado Silva
Médica do Serviço de Gastroenterologia e Endoscopia Digestiva do Hospital Central da Aeronáutica. Especialista em Gastroenterologia e Endoscopia Digestiva do Hospital Pedro Ernesto da Universidade do Estado do Rio de Janeiro.

Lilian Rose Pratt-Riccio
Doutora em Biologia Parasitária pelo Instituto Oswaldo Cruz — Fiocruz. Tecnologista do Laboratório de Pesquisas em Malária desse instituto.

Lucas Pedreira de Carvalho
Doutor em Patologia Humana pela Universidade Federal da Bahia. Professor Adjunto dessa universidade. Pesquisador do Serviço de Imunologia do Hospital Universitário Edgar Santos da UFB.

Lúcia Maria Almeida Braz
Doutora em Ciências (Parasitologia) pela Universidade de São Paulo. Pesquisadora do Laboratório de Parasitologia Médica do Instituto de Medicina Tropical da USP.

Lúcia Maria da Cunha Galvão
Doutora em Ciências (Parasitologia) pela Universidade Federal de Minas Gerais. Pós-Doutorada em Imunoparasitologia pela Universidade de Pittsburg, EUA. Pesquisadora Visitante pelo CNPq da Universidade Federal do Rio Grande do Norte.

Luciana Almeida Silva
Doutora em Medicina Tropical e Infectologia pela Faculdade de Medicina da Universidade do Triângulo Mineiro, MG. Professora Adjunta da Faculdade de Medicina dessa universidade.

Luciana G. F. Pedro
Mestre em Doenças Infecciosas e Parasitárias pela Universidade Federal do Rio de Janeiro. Médica do Centro de Informação e Vacinação em Saúde para Viajantes da Universidade Federal do Rio de Janeiro (Cives). Médica do Instituto de Pesquisa Clínica Evandro Chagas — Fiocruz.

Luciana Trilles
Doutora em Pesquisa Clínica de Doenças Infecciosas pelo IPEC — Fiocruz. Tecnologista em Saúde Pública do Instituto de Pesquisa Clínica Evandro Chagas - Fiocruz.

Luis Fernando Barreto Filho
Mestre em Doenças Infecciosas e Parasitárias pela Universidade Federal do Rio de Janeiro. Médico Pediatra da Secretaria de Saúde de Niterói, RJ.

Luis Rey
Doutor e Livre-Docente em Parasitologia pela Universidade de São Paulo. Pesquisador Emérito da Fundação Oswaldo Cruz.

Luiz Fernando Ferreira
Pesquisador Emérito da Fundação Oswaldo Cruz. Doutor pela Universidade Federal do Rio de Janeiro.

Luiz Henrique Conde Sangenis
Mestre em Doenças Infecciosas e Parasitárias pela Universidade Federal Fluminense. Professor Adjunto de Doenças Infecciosas e Parasitárias do Curso de Medicina do Centro Universitário de Volta Redonda, Fundação Oswaldo Aranha, e da Faculdade de Medicina de Valença, RJ.

Luiz Jacintho da Silva
Doutor em Medicina Preventiva pela Faculdade de Medicina de Ribeirão Preto da Universidade de São Paulo. Livre-Docente pela Universidade Estadual de Campinas. Diretor do Dengue Vaccine Institute em Seul, Coreia do Sul.

Manoel Otávio da Costa Rocha
Doutor em Medicina (Medicina Tropical) pela Universidade Federal de Minas Gerais. Professor Titular do Departamento de Clínica Médica da Faculdade de Medicina dessa mesma universidade.

Marcelo Alves Pinto
Doutor em Ciências (Patologia) pelo Instituto Oswaldo Cruz — Fiocruz. Pesquisador Titular do Laboratório de Desenvolvimento Tecnológico em Virologia desse instituto.

Marcelo André Barcinski
Pesquisador Visitante do Laboratório de Biologia Celular do Instituto Oswaldo Cruz —Fiocruz. Membro Titular das Academias Nacional de Medicina e Brasileira de Ciências.

Marcelo Simão Ferreira
Livre-Docente em Doenças Infecciosas e Parasitárias pela Faculdade de Ciências Médicas da Universidade do Estado do Rio de Janeiro. Professor Titular de Infectologia da Faculdade de Medicina da Universidade Federal de Uberlândia, MG. Chefe do Serviço de Infectologia do Hospital das Clínicas da Universidade Federal de Uberlândia, MG.

Marcelo Urbano Ferreira
Doutor e Livre-Docente pela Universidade de São Paulo. Professor Titular do Departamento de Parasitologia do Instituto de Ciências Biomédicas da USP.

Márcia dos Santos Lazera
Doutora em Doenças Infecciosas e Parasitárias pela Universidade Federal do Rio de Janeiro. Médica e Pesquisadora Titular do Laboratório de Micologia do Instituto de Pesquisa Clínica Evandro Chagas — Fiocruz.

Márcia Maria de Souza
Doutora em Patologia Experimental pela Universidade Federal da Bahia. Pós-Doutorada no Inserm, Lyon, França. Professora Visitante Sênior — Fiocruz/CNPq do Laboratório de Patologia Experimental do Centro de Pesquisas Gonçalo Moniz — Fiocruz.

Márcio Nucci
Doutor em Doenças Infecciosas e Parasitárias pela Universidade Federal do Rio de Janeiro. Professor Adjunto do Departamento de Clínica Médica da Faculdade de Medicina dessa universidade. Chefe do Laboratório de Micologia e Médico do Serviço de Hematologia do Hospital Universitário Clementino Fraga Filho, da UFRJ. Pesquisador 1A do CNPq.

Márcio Vinícius Lins Barros
Doutor em Medicina (Medicina Tropical) pela Faculdade de Medicina da UFMG. Ecocardiografista da Clínica Ecoar - Belo Horizonte, MG.

Marco Aurélio Martins
Pesquisador Titular Doutor, Chefe do Laboratório de Inflamação do Instituto Oswaldo Cruz — Fiocruz.

Marcos A. Vannier-Santos
Pesquisador Titular Doutor, Chefe do Laboratório de Biologia Parasitária do Centro de Pesquisas Gonçalo Moniz — Fiocruz, Bahia.

Marcos Boulos
Doutor e Livre-Docente pela Universidade de São Paulo. Professor Titular do Departamento de Moléstias Infecciosas e Parasitárias da Faculdade de Medicina e Diretor Clínico do Hospital Universitário da USP. Coordenador de Saúde junto à Reitoria dessa universidade.

Marcos Vinícius da Silva
Professor Associado da Faculdade de Medicina da Pontifícia Universidade Católica de São Paulo. Professor do Curso de Pós-Graduação em Ciências. Coordenador dos Institutos de Pesquisa da Secretaria de Estado da Saúde de São Paulo. Diretor da Divisão Científica do Instituto de Infectologia Emílio Ribas, São Paulo.

Marcus Tulius Teixeira da Silva
Doutor em Neurologia pela Universidade Federal Fluminense. Pesquisador Adjunto e Neurologista do Centro de Referência em Neurointeração e HTLV do Instituto de Pesquisa Clínica Evandro Chagas — Fiocruz. Membro Titular da Academia Brasileira de Neurologia.

Maria Aparecida Shikanai-Yasuda
Doutora e Livre-Docente pela Universidade de São Paulo. Professora Titular do Departamento de Moléstias Infecciosas e Parasitárias da Faculdade de Medicina e Diretora da Divisão Clínica de Moléstias Infecciosas e Parasitárias do Hospital das Clínicas da USP.

Maria Clara Gutierrez-Galhardo
Doutora em Dermatologia pela Universidade Federal do Rio de Janeiro. Médica Especialista em Dermatologia do Instituto de Pesquisa Clínica Evandro Chagas — Fiocruz.

Maria Clara Noman de Alencar
Médica Cardiologista do Hospital das Clínicas da Universidade Federal de Minas Gerais. Coordenadora do Programa de Reabilitação Cardiopulmonar e Metabólica do Hospital das Clínicas da UFMG.

Maria Cleonice A. Justino
Mestre em Medicina Tropical pelo Núcleo de Medicina Tropical da Universidade Federal do Pará e Professora Assistente dessa universidade. Pediatra do Instituto Evandro Chagas, Secretaria de Vigilância em Saúde, Ministério da Saúde, Belém do Pará.

Maria Cristina Vidal Pessolani
Doutora em Ciências, Pesquisadora Titular e Chefe do Laboratório de Microbiologia Celular do Instituto Oswaldo Cruz — Fiocruz.

Maria de Fátima Ferreira da Cruz
Doutora em Biologia Parasitária pelo Instituto Oswaldo Cruz — Fiocruz. Pesquisadora Titular e Vice-Chefe do Laboratório de Pesquisas em Malária desse instituto.

Maria de Lourdes A. Oliveira
Doutora em Biologia Celular e Molecular pelo Instituto Oswaldo Cruz — Fiocruz. Tecnologista Sênior em Saúde Pública do Laboratório de Vírus Respiratórios e Sarampo desse instituto.

Maria do Amparo Salmito Cavalcanti
Doutora em Medicina Tropical pelo Instituto Oswaldo Cruz — Fiocruz. Professora da Faculdade de Ciências Médicas da Universidade do Estado do Piauí. Coordenadora de Epidemiologia da Fundação Municipal de Saúde de Teresina, Piauí.

Maria do Carmo Pereira Nunes
Doutora em Infectologia e Medicina Tropical pela Universidade Federal de Minas Gerais. Professora Adjunta IV da Faculdade de Medicina da UFMG.

Maria Eugenia Noviski Gallo
Doutora em Medicina Tropical pelo Instituto Oswaldo Cruz — Fiocruz. Pesquisadora Titular do Laboratório de Hanseníase desse instituto.

Maria Helena Féres Saad
Doutora em Ciências (Microbiologia) pela Universidade Federal do Rio de Janeiro. Pesquisadora Titular do Laboratório de Microbiologia Celular do Instituto Oswaldo Cruz — Fiocruz.

Maria Imaculada Muniz-Junqueira

Doutora em Imunologia pela Universidade de Brasília. Professora Adjunta IV de Imunologia dessa universidade.

Maria José Conceição

Doutora em Doenças Infecciosas e Parasitárias pela Universidade Federal do Rio de Janeiro. Professora Associada de Doenças Infecciosas e Parasitárias da Faculdade de Medicina dessa universidade. Pesquisadora Visitante do Laboratório de Doenças Parasitárias do Instituto Oswaldo Cruz — Fiocruz.

Maria Marta R. de Lima Tortori

Doutora pela Universidade de Minas Gerais. Professora Adjunta de Pediatria da Escola de Medicina e Cirurgia da Universidade Federal do Estado do Rio de Janeiro.

Mariana Côrtes Boité

Mestre pela Universidade Federal Fluminense. Tecnologista II do Instituto Oswaldo Cruz — Fiocruz.

Mariangela Carneiro

Doutora em Epidemiologia e Professora Associada do Departamento de Parasitologia da Universidade Federal de Minas Gerais. Pesquisadora do CNPq.

Marilda M. Siqueira

Doutora em Ciências (Microbiologia) pela Universidade Federal do Rio de Janeiro. Pesquisadora Titular Chefe do Laboratório de Vírus Respiratórios e Sarampo do Instituto Oswaldo Cruz — Fiocruz.

Marinho Jorge Scarpi

Doutor e Livre-Docente pela Universidade Federal de São Paulo. Professor Associado de Oftalmologia da Escola Paulista de Medicina dessa mesma universidade.

Mário Augusto Pinto Moraes

Professor Emérito da Universidade de Brasília. Médico Patologista do Hospital Universitário de Brasília.

Marisa Santos

Mestre em Epidemiologia pelo Instituto de Medicina Social da Universidade do Estado do Rio de Janeiro. Coordenadora da Comissão de Infecção Hospitalar do Instituto Nacional de Cardiologia.

Marise Sobreira

Doutora em Ciências Biológicas pela Universidade Federal de Pernambuco. Pesquisadora Adjunta em Saúde Pública do Departamento de Microbiologia do Centro de Pesquisa Aggeu Magalhães — Fiocruz, Recife.

Martha C. Suárez-Mutis

Doutora em Medicina Tropical pelo Instituto Oswaldo Cruz - Fiocruz. Pesquisadora Adjunta do Laboratório de Doenças Parasitárias desse instituto.

Martha Eugenia Chico Hidalgo

Mestre em Medicina Tropical pelo Instituto Oswaldo Cruz - Fiocruz. Médica Pesquisadora do Departamento de Investigações Clínicas do Hospital Vozandes, em Quito, Equador.

Martha Maria Pereira

Mestre em Biologia Parasitária e Doutora em Biologia Celular e Molecular pelo Instituto Oswaldo Cruz — Fiocruz. Pesquisadora Titular do Laboratório de Zoonoses Bacterianas desse instituto.

Mauro de Medeiros Muniz

Tecnologista do Serviço de Micologia do Departamento de Microimunologia e Parasitologia do Instituto de Pesquisa Clínica Evandro Chagas — Fiocruz.

Mayumi Wakimoto

Doutora em Saúde Pública pela Escola Nacional de Saúde Pública — Fiocruz. Tecnologista do Laboratório de Doenças Febris Agudas do Instituto de Pesquisa Clínica Evandro Chagas — Fiocruz.

Miguel Aiub Hijjar

Mestre em Doenças Infecciosas e Parasitárias pela Universidade Federal do Rio de Janeiro. Coordenador do Centro de Referência Professor Hélio Fraga, da Escola Nacional de Saúde Pública Sérgio Arouca — Fiocruz.

Milton Ozório Moraes

Doutor em Biologia Celular e Molecular pelo Instituto Oswaldo Cruz — Fiocruz. Pesquisador Titular do Laboratório de Hanseníase desse instituto.

Monica Ammon Fernandez

Doutora em Biologia Parasitária pelo Instituto Oswaldo Cruz — Fiocruz. Pesquisadora Titular, Vice-Chefe do Laboratório de Malacologia do mesmo instituto.

Mônica Bastos de Lima Barros

Doutora em Doenças Infecciosas e Parasitárias pela Universidade Federal do Rio de Janeiro. Médica Pesquisadora do Instituto de Pesquisa Clínica Evandro Chagas da Fiocruz.

Nádia Stella-Silva

Mestre em Doenças Infecciosas e Parasitárias pela Universidade Federal Fluminense. Médica Infectologista da Secretaria de Saúde de Itaboraí, Rio de Janeiro.

Natália Souza de Godoy

Biomédica do Laboratório de Parasitologia Médica do Instituto de Medicina Tropical da Universidade de São Paulo.

Nelson Gaburo Junior

Doutor em Biologia Molecular pela Universidade de São Paulo. Pós-Doutorado em Oncologia Molecular no Hospital do Câncer, São Paulo. Gerente de Técnicas de Alta Complexidade do Laboratório DASA.

Nelson Gonçalves Pereira

Doutor em Medicina Tropical pelo Instituto Oswaldo Cruz — Fiocruz. Professor Associado III de Doenças Infecciosas e Parasitárias da Faculdade de Medicina da Universidade Federal do Rio de Janeiro (aposentado). Professor Adjunto de Medicina da Fundação Técnico-Educacional Souza Marques.

Nicolau Maués Serra-Freire

Doutor e Livre-Docente em Parasitologia Veterinária pela Universidade Federal Rural do Rio de Janeiro. Pesquisador Titular Chefe do Laboratório de Ixodides do Instituto Oswaldo Cruz — Fiocruz.

Nilma Cintra Leal

Doutora em Ciências Biológicas pela Universidade Federal de Pernambuco. Pesquisadora em Saúde Pública do Centro de Pesquisas Aggeu Magalhães, Recife.

Octavio Fernandes

Doutor em Medicina Tropical pelo Instituto Oswaldo Cruz — Fiocruz. Pesquisador Titular do Laboratório Interdisciplinar de Pesquisas Médicas desse instituto. Vice-Presidente de Operações do Laboratório DASA.

Omar da Rosa Santos

Livre-Docente e Doutor em Nefrologia e Clínica Médica pela Universidade Federal do Estado do Rio de Janeiro (UniRio). Professor Emérito dessa universidade. Professor Titular da Pontifícia Universidade Católica e do Instituto de Pós-graduação Médica Carlos Chagas do Rio de Janeiro. Membro Titular da Academia Nacional de Medicina.

Omar Lupi

Doutor em Dermatologia pela Universidade Federal do Rio de Janeiro. Pós-Doutorado em Dermatologia pela Universidade do Texas, EUA. Livre-Docente e Professor Adjunto da Universidade Federal do Estado do Rio de Janeiro (UniRio). Membro Titular da Academia Nacional de Medicina.

Ortrud Monika Barth

Doutora em História Natural pela Universidade Federal do Rio de Janeiro. Pesquisadora Titular Chefe do Laboratório de Ultraestrutura Viral do Instituto Oswaldo Cruz — Fiocruz.

Pasesa Pascuala Quispe Torrez

Médica Infectologista do Núcleo de Extensão em Medicina Tropical (NUMETROP), convênio do Departamento de Moléstias Infecciosas e Parasitárias da Faculdade de Medicina da Universidade de São Paulo e Secretaria Municipal de Saúde de Santarém, Pará.

Patrícia Brasil

Doutora em Ciências (Biologia Parasitária) pelo Instituto Oswaldo Cruz — Fiocruz. Pesquisadora Adjunta do Instituto de Pesquisa Clínica Evandro Chagas — Fiocruz.

Patricia Cuervo

Doutora em Biologia Celular e Molecular pelo Instituto Oswaldo Cruz — Fiocruz. Pesquisadora Associada do Laboratório de Pesquisa em Leishmaniose desse instituto.

Patrícia F. Barreto

Mestre em Ciências Médicas pela Universidade Federal Fluminense. Pneumologista Pediátrica do Instituto Fernandes Figueira — Fiocruz.

Patrícia Machado Rodrigues e Silva

Pesquisadora Titular Doutora — Laboratório de Inflamação, Instituto Oswaldo Cruz — Fiocruz.

Paula Mendes Luz

Doutora em Epidemiologia de Doenças Infecciosas pela Universidade de Yale, EUA. Pesquisadora Assistente do Instituto de Pesquisa Clínica Evandro Chagas — Fiocruz.

Paulo Cesar Trevisol-Bittencourt

Mestre em Neurologia pela Universidade Federal de Santa Catarina. Professor Adjunto de Neurologia dessa universidade.

Paulo Cezar Fialho Monteiro

Médico Especialista em Dermatologia com Especialização em Micologia pelo Instituto Pasteur, Paris. Coordenador do Setor de Diagnóstico Micológico do Instituto de Pesquisa Clínica Evandro Chagas — Fiocruz.

Paulo Chagastelles Sabroza

Mestre em Saúde Pública pela Escola Nacional de Saúde Pública (Ensp) — Fiocruz. Pesquisador Titular do Departamento de Endemias da Ensp.

Paulo Francisco Almeida Lopes

Livre-Docente em Doenças Infecciosas e Parasitárias e Professor Adjunto (aposentado) da Universidade Federal do Rio de Janeiro. Professor Titular (aposentado) de Doenças Infecciosas e Parasitárias da Universidade Gama Filho.

Paulo Peiter

Mestre e Doutor em Geografia pela Universidade Federal do Rio de Janeiro. Tecnologista em Saúde Pública do Laboratório de Doenças Parasitárias do Instituto Oswaldo Cruz — Fiocruz.

Pedro Albajar Viñas

Mestre em Ciências (Infecção e Saúde nos Trópicos) pela Escola de Higiene e Medicina Tropical de Londres. Doutor em Medicina Tropical pelo Instituto Oswaldo Cruz — Fiocruz. Coordenador do Programa de doença de Chagas, Departamento de Doenças Negligenciadas da Organização Mundial da Saúde.

Pedro F. da Costa Vasconcelos

Doutor em Medicina pela Universidade Federal da Bahia. Pós-Doutorado pela Universidade do Texas, EUA. Chefe da Seção de Arbovirologia e Febres Hemorrágicas do Instituto Evandro Chagas, Secretaria de Vigilância em Saúde, Ministério da Saúde em Belém do Pará.

Pedro H. Cabello

Doutor em Ciências Biológicas pela Universidade de São Paulo. Pesquisador Titular, Chefe do Laboratório de Genética Humana do Instituto Oswaldo Cruz — Fiocruz.

Pedro Luiz Tauil

Doutor em Medicina Tropical pela Universidade de Brasília. Professor Adjunto da Faculdade de Medicina dessa universidade.

Pedro Paulo Chieffi

Doutor em Ciências (Biologia da Relação Patógeno-Hospedeiro) pela Universidade de São Paulo (USP). Pesquisador Assistente Doutor, Instituto de Medicina Tropical da USP.

Professor Titular da Faculdade de Ciências Médicas da Santa Casa de Misericórdia de São Paulo.

Pere P. Simarro

Coordenador do Programa de Luta e Vigilância da Tripanossomíase Africana, Departamento de Doenças Negligenciadas, Organização Mundial da Saúde.

Phyllis C. Romijn

Doutora em Microbiologia Animal pela Universidade de Surrey, Inglaterra. Pesquisadora da Empresa de Pesquisa Agropecuária (Pesagro), Rio de Janeiro.

Rafael Barcelos Capone

Médico Residente do Serviço de Radiologia e Diagnóstico por Imagem do Hospital Pedro Ernesto da Universidade do Estado do Rio de Janeiro.

Raimundo Nonato Queiroz de Leão

Especialista em Doenças Infecciosas e Parasitárias. Professor Titular (aposentado) de Doenças Infecciosas e Parasitárias da Universidade do Estado do Pará. Médico Infectologista do Hospital Ofir Loyola, Belém, PA.

Ralph Antônio Xavier Ferreira

Mestre em Doenças Infecciosas e Parasitárias pela Universidade Federal do Rio de Janeiro. Professor Adjunto da Faculdade de Medicina da Universidade Federal Fluminense.

Raphael Abegão de Camargo

Médico Infectologista pelo Departamento de Moléstias Infecciosas e Parasitárias da Faculdade de Medicina da Universidade de São Paulo. Doutorado pelo mesmo departamento.

Regina Lana Braga Costa

Doutora em Pesquisa Clínica em Doenças Infecciosas do IPEC. Pesquisadora Associada do Instituto de Pesquisa Clínica Evandro Chagas — Fiocruz

Reinalda Maria Lanfredi *(in memoriam)*

Doutora em Parasitologia Veterinária pela Universidade Federal Rural do Rio de Janeiro. Professora Adjunta do Instituto de Biofísica Carlos Chagas Filho, Programa de Biologia Molecular e Parasitologia da Universidade Federal do Rio de Janeiro.

Reinaldo Menezes Martins

Consultor Científico Sênior do Instituto de Tecnologia em Imunobiológicos (BioManguinhos) — Fiocruz.

Ricardo Lourenço de Oliveira

Mestre em Biologia Parasitária (Entomologia) pelo Instituto Oswaldo Cruz — Fiocruz. Doutor em Parasitologia pela Universidade Rural do Rio de Janeiro. Chefe do Laboratório de Transmissão de Hematozoários do Instituto Oswaldo Cruz — Fiocruz.

Ricardo P. Igreja

Doutor em Doenças Infecciosas e Parasitárias pela Universidade Federal do Rio de Janeiro (UFRJ). Professor Associado de Doenças Infecciosas e Parasitárias da Faculdade de Medicina da UFRJ. Membro do Centro de Vacinação e Informação em Saúde do Viajante da Universidade Federal do Rio de Janeiro (Cives).

Rinaldo Poncio Mendes

Doutor e Livre-Docente, Professor Titular da Disciplina Moléstias Infecciosas e Parasitárias da Faculdade de Medicina de Botucatu, Universidade Estadual Paulista.

Rinaldo Siciliano Focaccia

Especialista em Infectologia pelo Departamento de Doenças Infecciosas e Parasitárias do Hospital das Clínicas da Faculdade de Medicina da Universidade de São Paulo. Médico Assistente da Unidade de Controle de Infecção Hospitalar do Incor, Hospital das Clínicas da USP.

Rita Maria Ribeiro Nogueira

Doutora em Biologia Parasitária (Virologia) pelo Instituto Oswaldo Cruz — Fiocruz. Pesquisadora Titular, Chefe do Laboratório de Flavírus do Instituto Oswaldo Cruz - Fiocruz e do Centro Regional de Referência de Dengue e Febre Amarela do Ministério da Saúde.

Rivaldo Venâncio da Cunha

Doutor em Medicina Tropical pelo Instituto Oswaldo Cruz — Fiocruz. Professor Associado do Departamento de Clínica Médica, Centro de Ciências Biológicas e da Saúde, da Universidade Federal de Mato Grosso do Sul. Especialista em Ciências e Tecnologia Chefe do Centro de Pesquisa da Fiocruz em Mato Grosso do Sul.

Roberto G. Baruzzi

Professor Titular de Medicina Preventiva da Escola Paulista de Medicina, Universidade Federal de São Paulo.

Roberto Montoya

Doutor em Medicina Tropical pelo Instituto Oswaldo Cruz — Fiocruz. Assessor em Informação em Saúde e Controle de Doenças, Organização Pan-Americana da Saúde - Equador.

Rodrigo Corrêa-Oliveira

Doutor em Imunologia pela Universidade John Hopkins, EUA. Pesquisador Titular Doutor do Centro de Pesquisas René Rachou — Fiocruz, Belo Horizonte, Minas Gerais.

Rodrigo de Souza

Médico pela Universidade Federal de Minas Gerais e Membro Associado do Colégio Brasileiro de Cirurgiões. Núcleo Serra Grande (Bahia) de Reprodução em Cativeiro e preservação de *Lachesis muta rhombeata.*

Rosely M. Zancopé-Oliveira

Doutora em Microbiologia pela Universidade Federal do Rio de Janeiro. Pós-Doutora pelo Centro de Controle e Prevenção de Doenças (CDC, Atlanta, EUA). Pesquisadora Titular, Chefe do Serviço de Microimunologia e Parasitologia do Instituto de Pesquisa Clínica Evandro Chagas — Fiocruz.

Rubem David Azulay

Professor Emérito da Universidade Federal do Rio de Janeiro. Membro Titular da Academia Nacional de Medicina.

Rubens Belfort Jr.

Doutor e Livre-Docente pela Universidade Federal de São Paulo. Professor Titular de Oftalmologia dessa universidade, na Escola Paulista de Medicina. Membro Titular das Academias Nacional de Medicina e Brasileira de Ciências.

Rubens Rodriguez

Mestre em Anatomia Patológica pela Universidade Federal Fluminense. Professor Adjunto de Patologia Humana da Universidade de Passo Fundo, Rio Grande do Sul.

Rudolf Uri Hutzler

Doutor e Livre-Docente em Doenças Infecciosas e Parasitárias pela Universidade de São Paulo. Professor Associado (aposentado) de Doenças Infecciosas e Parasitárias da Faculdade de Medicina da USP.

Rugimar Marcovistz

Doutora em Ciências Naturais pela Universidade de Paris VII. Pesquisadora Titular (aposentada), Chefe do Laboratório de Tecnologia Imunológica, Biomanguinhos — Fiocruz.

Ruth Semira Rodriguez Alarcón

Médica Tecnóloga em Laboratório Clínico pela Universidade Central de Quito, Equador. Colaboradora do Laboratório de Parasitologia Médica do Instituto de Medicina Tropical da Universidade de São Paulo. Chefe do Serviço de Infectologia do Hospital Heliópolis, São Paulo.

Sandro Antônio Pereira

Doutor em Ciências pela Fiocruz. Tecnologista III em Saúde Pública, Laboratório de Pesquisa Clínica em Dermatozoonoses de Animais Domésticos do Instituto de Pesquisa Clínica Evandro Chagas — Fiocruz.

Sebastião Siqueira de Carvalho Jr.

Especialista em Terapia Intensiva pela Associação de Medicina Intensiva do Brasil.

Selma Sabrá

Mestre em Pediatria pela Universidade Federal Fluminense. Professora Assistente da mesma universidade. Professora Adjunta de Clínica Médica da Criança e do Adolescente da Escola de Medicina da Unigranrio.

Sérgio Cimerman

Doutor em Infectologia pela Universidade Federal de São Paulo. Médico Assistente do Instituto de Infectologia Emílio Ribas, São Paulo.

Sérgio D. J. Pena

Doutor em Genética Humana pela Universidade de Manitoba, Canadá. Professor Titular do Departamento de Bioquímica e Imunologia da Universidade Federal de Minas Gerais.

Sergio G. Coutinho

Doutor em Medicina Tropical pelo Instituto Oswaldo Cruz — Fiocruz. Pós-Doutorado em Imunologia pelo Centro de Treinamento da Organização Mundial da Saúde, Genebra, Suíça. Pesquisador Titular (aposentado) e Ex-Diretor do Instituto Oswaldo Cruz — Fiocruz.

Sérgio Luiz Antunes

Doutor em Patologia pela Universidade Federal Fluminense. Pesquisador Titular do Laboratório de Hanseníase do Instituto Oswaldo Cruz — Fiocruz.

Sérgio Menezes Amaro Filho

Mestre em Biologia Celular e Molecular pelo Instituto Oswaldo Cruz — Fiocruz.

Sérgio Setúbal

Doutor em Patologia pela Universidade Federal Fluminense. Professor Associado de Doenças Infecciosas e Parasitárias do Departamento de Medicina da UFF.

Sigrid de Sousa dos Santos

Doutora em Doenças Infecciosas e Parasitárias pela Universidade de São Paulo. Professora Adjunta da Universidade Federal de São Carlos, São Paulo.

Silvana Carvalho Thiengo

Doutora em Ciências pela Universidade Federal Rural do Rio de Janeiro. Pesquisadora Titular, Chefe do Laboratório de Malacologia do Instituto Oswaldo Cruz — Fiocruz.

Simone Aranha Nouér

Doutora em Doenças Infecciosas e Parasitárias pela Universidade Federal do Rio de Janeiro. Professora Adjunta de Doenças Infecciosas e Parasitárias da Faculdade de Medicina dessa universidade.

Simone Ladeia-Andrade

Doutora em Medicina Tropical pelo Instituto Oswaldo Cruz — Fiocruz. Pós-Doutorada pela Universidade de São Paulo. Pesquisadora em Saúde Pública do Laboratório de Doenças Parasitárias do Instituto Oswaldo Cruz — Fiocruz.

Sinésio Talhari

Doutor em Dermatologia pela Escola Paulista de Medicina da Universidade Federal de São Paulo. Professor Titular de Dermatologia da Universidade Federal do Amazonas. Pesquisador da Fundação de Medicina Tropical Heitor Vieira Dourado do Amazonas.

Solange Artimos de Oliveira

Doutora em Doenças Infecciosas e Parasitárias pela Universidade Federal do Rio de Janeiro. Professora Titular de Doenças Infecciosas e Parasitárias do Departamento de Medicina da Universidade Federal Fluminense.

Sonia G. Andrade

Doutora em Patologia Humana pela Universidade Federal da Bahia. Pesquisadora do Laboratório de Doença de Chagas Experimental, Autoimunidade e Imunologia Celular do Centro de Pesquisas Gonçalo Moniz — Fiocruz, Salvador, Bahia.

Susana Zevallos Lescano

Doutora em Ciências (Relações Patógeno-Hospedeiro) pela Universidade de São Paulo. Biologista do Instituto de Medicina Tropical da USP. Especialista em Laboratório Nível Superior III A dessa universidade.

Susie Andries Nogueira
Doutora em Doenças Infecciosas e Parasitárias pela Universidade Federal do Rio de Janeiro. Professora Adjunta de Pediatria da Faculdade de Medicina de Petrópolis. Médica Pediatra-Infectologista da Secretaria de Saúde de Petrópolis.

Sylvio Celso Gonçalves da Costa
Doutor em Parasitologia pela Universidade Federal Rural do Rio de Janeiro. Pesquisador Titular do Laboratório de Imunomodulação do Instituto Oswaldo Cruz — Fiocruz.

Tânia Mara Varejão Strabelli
Doutora em Doenças Infecciosas e Parasitárias pela Faculdade de Medicina da Universidade de São Paulo. Diretora da Unidade de Controle de Infecção Hospitalar do Incor, Hospital das Clínicas, Faculdade de Medicina da USP.

Tânia Regina Constant Vergara
Mestre em Doenças Infecciosas e Parasitárias pela Universidade Federal do Rio de Janeiro. Especialista em Clínica Médica. Responsável pela Oncohiv Serviços Médicos Especializados, Universidade Federal de São Paulo.

Teresinha Y. Maeda
Mestre em Pneumologia pela Universidade Federal Fluminense. Professora Assistente de Pneumologia e Tisiologia da Faculdade de Ciências Médicas da Universidade do Estado do Rio de Janeiro.

Tereza Cristina Leal-Balbino
Doutora em Ciências Biológicas pela Universidade Federal de Pernambuco. Pesquisadora Titular, Chefe do Departamento de Microbiologia do Centro de Pesquisa Aggeu Magalhães — Fiocruz, Recife, PE.

Terezinha Marta P. P. Castiñeiras
Doutora em Doenças Infecciosas e Parasitárias pela Universidade Federal do Rio de Janeiro. Professora Adjunta de Doenças Infecciosas e Parasitárias da Faculdade de Medicina da mesma universidade. Médica do Centro de Vacinação e Informação em Saúde para Viajantes da UFRJ (Cives).

Thaís Guimarães
Doutora em Doenças Infecciosas e Parasitárias pela Universidade Federal de São Paulo. Médica Infectologista do Serviço de Moléstias Infecciosas do Hospital do Servidor Público Estadual de São Paulo e Coordenadora da Comissão de Infecção Hospitalar. Presidente da Comissão de Infecção Hospitalar do Instituto Central do Hospital das Clínicas da Faculdade de Medicina da USP.

Ursula Jansen
Médica Pós-Graduada em Pneumologia e Tisiologia pela Universidade do Estado do Rio de Janeiro. Professora Substituta de Pneumologia e Tisiologia da Faculdade de Ciências Médicas da UERJ.

Valdir Sabbaga Amato
Doutor em Medicina pela Faculdade de Medicina da Universidade de São Paulo. Médico Assistente do Departamento de Moléstias Infecciosas e Parasitárias da Faculdade de Medicina da mesma universidade.

Vanize de Oliveira Macedo (*in memoriam*)
Livre-Docente e Doutora em Doenças Infecciosas e Parasitárias pela Universidade Federal do Rio de Janeiro. Professora Titular e Coordenadora do Núcleo de Medicina Tropical da Universidade de Brasília.

Vicente Amato Neto
Doutor e Livre-Docente pela Universidade de São Paulo. Chefe do Laboratório de Parasitologia Médica do Instituto de Medicina Tropical da USP.

Vidal Haddad Jr.
Doutor pela Escola Paulista de Medicina da Universidade Federal de São Paulo. Professor Doutor do Departamento de Dermatologia da Faculdade de Medicina de Botucatu, Universidade Estadual Paulista.

Vinicius de Frias Carvalho
Pesquisador Adjunto Doutor do Laboratório de Inflamação do Instituto Oswaldo Cruz — Fiocruz.

Vitor Tadeu Vaz Tostes
Mestre em Medicina (Medicina Tropical) e Professor Assistente da Faculdade de Medicina da Universidade Federal de Minas Gerais. Coordenador do Centro de Tratamento Intensivo do Hospital das Clínicas da mesma universidade.

Walter Tavares
Doutor em Medicina pela Universidade Federal do Rio de Janeiro. Professor Titular de Doenças Infecciosas e Parasitárias dos Cursos de Medicina da Fundação Educacional Serra dos Órgãos, Teresópolis, da Fundação Oswaldo Aranha, de Volta Redonda, e da Universidade Gama Filho, RJ.

Wellington da Silva Mendes
Mestre em Saúde e Ambiente pela Universidade Federal do Maranhão. Doutor em Doenças Infecciosas e Parasitárias pela Universidade de São Paulo. Professor Adjunto de Doenças Infecciosas e Parasitárias da Universidade Federal do Maranhão.

Wilson Duarte Alecrim
Mestre em Medicina Tropical pela Universidade de Brasília. Perquisador e Ex-diretor da Fundação de Medicinal Tropical do Amazonas Heitor Vieira Dourado. Secretário de Saúde do Estado do Amazonas.

Wilson Savino
Doutor em Ciências (Biologia Celular e Tecidual) pela Universidade de São Paulo. Pesquisador Titular, Chefe do Laboratório de Pesquisas sobre o Timo, Instituto Oswaldo Cruz — Fiocruz.

Yuri Chaves Martins
Doutor em Imunologia pela Universidade Federal do Rio de Janeiro. Pós-Doutorado em Imunologia e Patologia pelo Albert Einstein College, New York, EUA.

Zilton A. Andrade
Livre-Docente em Patologia pela Faculdade de Medicina da Universidade Federal da Bahia. Professor Emérito da mesma universidade. Pesquisador Titular Emérito, Chefe do Laboratório de Patologia Experimental do Centro de Pesquisas Gonçalo Moniz — Fiocruz, Salvador, Bahia.

Prefácio da 1ª edição

Era eu estudante de Medicina quando meu pai me recomendou a leitura de um pequeno livro intitulado *Naissance, Vie et Mort des Maladies Infectueuses [Nascimento, Vida e Morte das Doenças Infecciosas]*, da autoria de Charles Nicolle (1866-1936), grande biólogo e médico francês laureado com o Prêmio Nobel. Esse sábio pesquisador escreveu, ainda, um livro sobre o destino dessas doenças, revelando sua visão ampla e prospectiva. Há perto de cem anos, portanto, já se previam as grandes mudanças nosográficas, com o desaparecimento de doenças, o aparecimento de novas e a eclosão de outras, sob a forma de endemias ou epidemias. Foi o caso da febre amarela no Brasil, combatida por Oswaldo Cruz na forma endêmica e, no surto epidêmico de 1928, por Clementino Fraga.

No quadro nosológico atual constam doenças de etiologia e etiopatogenia desconhecidas. Constituem um grupo novo, denominado doenças emergentes e reemergentes, cujo diagnóstico, muitas vezes, baseia-se apenas nas manifestações clínicas, na falta de testes laboratoriais que as identifiquem. Doenças emergentes são aquelas sem passado reconhecido, causadas por bactérias ou vírus, como a gripe espanhola e a AIDS. Doenças reemergentes são as que surgem, são controladas e depois retornam, como a tuberculose e a malária.

Com o tempo, outras modificações foram ocorrendo, em consequência de fatores ambientais, agressão por vírus, bactérias, fungos, vacinações e antibioticoterapia. Já em plena era pasteuriana, a chamada Escola Tropicalista Baiana iniciara, no Brasil, os estudos da Medicina Tropical.

Mais de 30 anos decorreram desde que José Rodrigues Coura teve a ideia de elaborar este livro. Não lhe fez mal essa espera, porque, nesse período, ganhou conhecimento e experiência, e coordenou a edição de um tratado de real valor. Teve a feliz lembrança de dedicá-lo a duas grandes figuras da Medicina brasileira: Carlos Chagas e José Rodrigues da Silva. O primeiro foi um gênio da pesquisa, de renome internacional. O segundo, modelo de professor, de tenacidade, aplicação e seriedade. Faleceu cedo, mas deixou a marca de sua atuação nos campos da Clínica e da Saúde Pública.

Coura é, essencialmente, um professor. Trilhou carreira acadêmica até Titular. Aposentado pela Universidade Federal do Rio de Janeiro e nomeado para a Fundação Oswaldo Cruz, logo criou cursos de pós-graduação. Acumulou títulos e serviços, enriquecendo seu *curriculum*. Jamais abandonou o sonho de publicação deste livro. Para isso, reuniu 279 colaboradores, o que representa uma tarefa quase impossível. Em contrapartida, escreveu Luiz Décourt: *a autoria isolada, na época atual, pode ser uma temeridade, quem sabe uma audácia e, certamente, um desafio*.

O livro é completo, tendo sido o estudo aprofundado dos aspectos clínicos complementado com as bases científicas, de modo a interessar estudantes da graduação e da pós-graduação e clínicos gerais.

Por fim, uma alusão ao título da obra: *Dinâmica das Doenças Infecciosas e Parasitárias*. É abrangente e sugestivo, referindo-se à série de processos que se passam no organismo, da agressão à defesa. São do professor Coura as definições seguintes:

Para que uma infecção ocorra e se mantenha na natureza, é necessária uma sequência de eventos que marcam a dinâmica geral da infecção: em primeiro lugar, é preciso o contato do germe, sua penetração, multiplicação e/ou desenvolvimento e finalmente sua eliminação ou a eliminação de sua progênie para a manutenção da espécie por passagens sucessivas em hospedeiros suscetíveis.

A dinâmica da infecção sofre variações de acordo com a espécie do parasito, o tipo de hospedeiro e a ìexperiênciaî de ambos, parasito e hospedeiro, e ainda com uma série de outros fatores intrínsecos e extrínsecos, como o estresse, a temperatura e o meio ambiente, constituindo-se no que podemos chamar de ***ecologia da infecção****.*

Parabéns ao autor e a seus colaboradores, todos selecionados dentre os conhecedores das doenças infectocontagiosas em nosso meio.

Clementino Fraga Filho

Apresentação da 1ª edição

A concepção deste livro iniciou-se no princípio da década de 1970, quando com Hermann Schatzmayr, Léa Camillo-Coura, Luiz Fernando Ferreira, Walter Tavares, Henry Willcox e, separadamente, com Carlos da Silva Lacaz fizemos algumas reuniões sobre como deveríamos organizá-lo. Por diversas razões, entre as quais falta de experiência, carência de uma editora adequada e a própria insegurança de quem tentava organizá-lo, o projeto não prosperou.

Mais de 30 anos depois, durante o 40º Congresso da Sociedade Brasileira de Medicina Tropical, em Aracaju, talvez em um impulso ao saber da morte inesperada de Henry Willcox, meu amigo havia 40 anos, resolvi retomar a ideia do livro naquela noite do seu falecimento, em 10 de março de 2004. Com Henry Willcox, sonhamos percorrer o Brasil de norte a sul e de leste a oeste, durante cinco anos, fazendo uma espécie de "diagnóstico de saúde" em pequenos municípios, como realizamos na Paraíba, em 1978, em Minas Gerais durante vários anos e mais recentemente no Amazonas, na última década.

Com a evolução da ciência e do conhecimento das Doenças Infecciosas e Parasitárias nas últimas três décadas, particularmente da Imunologia e da Biologia Molecular, nem eu poderia escrever sobre doenças produzidas por protozoários, nem Léa e Luiz Fernando o poderiam sobre doenças por helmintos, nem Hermann Schatzmayr, Walter Tavares e Carlos Lacaz, grandes virologista, infectologista e micologista, respectivamente, poderiam escrever sozinhos sobre doenças produzidas por vírus, por bactérias e por fungos, muito menos Henry Willcox poderia escrever sobre todas as "Técnicas Básicas de Diagnóstico de Laboratório" daquelas doenças. Todos, entretanto, têm marcante atuação neste livro: Hermann, Léa, Luiz Fernando e Walter Tavares escrevendo excelentes capítulos, Henry inspirando-nos e Lacaz, do céu, aplaudindo-nos.

Fundamentado em nova concepção, organizei este livro, constituído de uma parte geral, com assuntos que permeiam Ecologia, Epidemiologia, Entomologia, Imunologia, Biologia Molecular, Genética, Paleoparasitologia e outros relacionados ao binômio parasito-hospedeiro, às Doenças Infecciosas e Parasitárias e sua prevenção e à Medicina Tropical, em que se incluem tradicionalmente os ectoparasitos e os acidentes por animais peçonhentos.

Na parte geral incluímos também algumas doenças frequentes, como diarreias infantis, infecção urinária, endocardites e pneumopatias infecciosas, meningites de etiologias diversas, sepse e choque infeccioso, entre outras.

A segunda parte trata especificamente das doenças produzidas por protozoários, helmintos, fungos, bactérias e vírus, de seus agentes e da dinâmica de transmissão, com aprofundamento sobre quadro clínico, diagnóstico, tratamento, profilaxia e controle, dando maior ou menor ênfase de acordo com a importância da doença no Brasil.

Creio que o modo mais simples de agradecer a todos que contribuíram direta ou indiretamente para este livro é vinculando-o a instituições por onde passei, a pessoas com as quais aprendi e às quais ensinei.

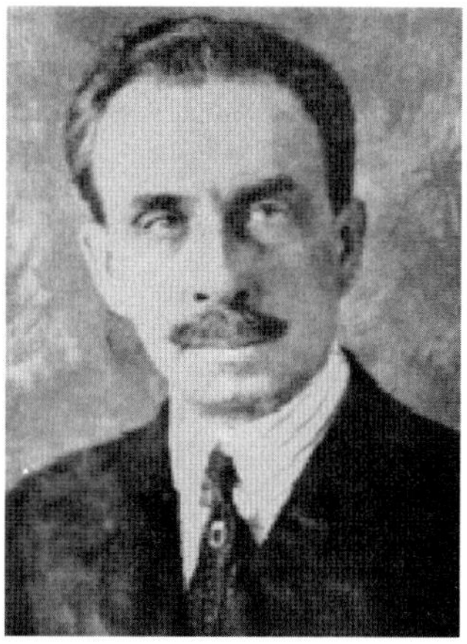

Carlos Chagas (1879-1934)

Entrei para a Faculdade Nacional de Medicina da Universidade do Brasil, hoje Universidade Federal do Rio de Janeiro, em 1952, inicialmente nas cadeiras básicas na Praia Vermelha, com Fróes da Fonseca na Anatomia, Bruno Lobo na Histologia, Paulo Lacaz na Bioquímica, Carlos Chagas Filho na Biofísica, Paulo de Carvalho na Farmacologia, Thales Martins na Fisiologia, Paulo de Góes na Microbiologia, Olympio da Fonseca Filho na Parasitologia e Francisco Pinheiro Guimarães na Patologia Geral, para citar apenas os catedráticos.

No 3º ano da Faculdade fui para a Santa Casa de Misericórdia, onde encontrei dois grandes nomes da Medicina brasileira: Edgard Magalhães Gomes, com quem aprendi a escutar pela primeira vez um coração, o que me encantou, estudei toda a semiologia, particularmente dos aparelhos cardiovascular e respiratório, e sistema nervoso com seus assistentes; e Clementino Fraga Filho, elegante, excepcional didata, em cujo serviço aprendi as bases da Clínica Médica, no 4º ano de Medicina, com o próprio Fraga, com José de Paula Lopes Pontes, que se preparava para o concurso de cátedra, com meu amigo Isaac Vaissman, com Antonio Boavista Nery, Faustino Porto, Jorge Toledo, Hélio Luz, José Salles de Oliveira Coutinho, Oliveira Lima (imunologista) e tantos outros.

No 5º e 6º anos fui para o serviço do Professor Luiz Feijó, no Hospital Moncorvo Filho, onde planejadamente passei pelos oito ambulatórios das especialidades médicas, fixando-me no de cardiologia com Armando Puig. Já havia visto casos de doença de Chagas nos serviços dos professores Edgar Magalhães Gomes e Clementino Fraga Filho, mas com Luiz Feijó, Armando Puig e Francisco Laranja aprofundei meus conhecimentos sobre essa doença.

No primeiro semestre de 1958 estagiei no serviço do Professor Luiz Decourt, no Hospital das Clínicas da Universidade de São Paulo, com os professores Bernardino e João Tranchesi, com quem consolidei meus conhecimentos de cardiologia, eletrocardiografia e fonocardiografia, tornando-me "aprendiz de cardiologista" e especialista em doença de Chagas, pelas centenas de casos que lá vi. Discuti tudo que presenciara e aprendera com Luiz Feijó, Armando Puig e Francisco Laranja, no Rio de Janeiro.

Considero que com o lançamento deste livro estou comemorando meus 50 anos de trato com as Doenças Infecciosas e Parasitárias, iniciado de fato em 1955 com o estudo da doença de Chagas, a cuja pesquisa até hoje me dedico. Depois de formado e de retornar do estágio no Hospital das Clínicas da USP, tive breve passagem pelo Serviço Médico do Exército, de agosto de 1958 a fevereiro de 1960, onde servi principalmente como clínico e cardiologista na Enfermaria de Oficiais do Hospital Central do Exército, sob a chefia de um dos maiores clínicos que conheci, Alipio Tocantins, que muito me ensinou da prática médica.

Em meados de 1959, o Professor José Rodrigues da Silva, que havia assumido no ano anterior a Cátedra de Clínica de Doenças Infectuosas e Tropicais da Faculdade de Medicina da hoje UFRJ, necessitava de um cardiologista para seu serviço que lidasse com doença de Chagas e outras miocardiopatias infecciosas, no Pavilhão Carlos Chagas do Hospital São Francisco de Assis. Passei a colaborar com aquele serviço, às terças e quintas-feiras à tarde, minhas folgas no Hospital Central do Exército. Ali organizei um ambulatório e elaborei um projeto que intitulei pomposamente *Coração Infeccioso*.

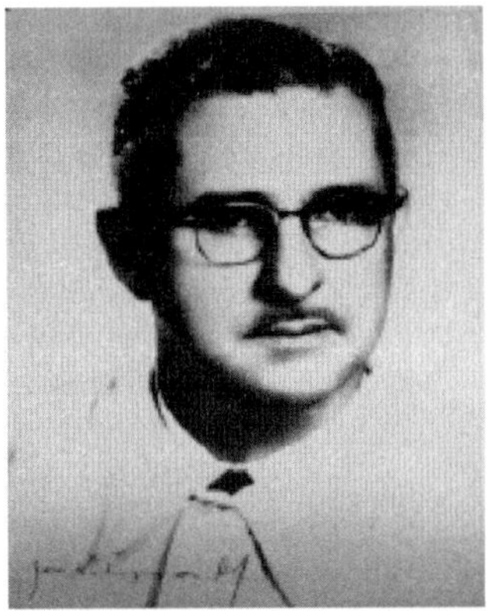

José Rodrigues da Silva
(1910-1968)

Em fevereiro de 1960, o Professor Rodrigues da Silva convidou-me para assumir o cargo de Instrutor de Ensino em sua cátedra. Depois de grande dilema, porque eu passaria a ganhar um terço do que ganhava no Exército, aceitei o cargo pensando em uma nova carreira.

Em 1º de março de 1960, nomeado Instrutor de Ensino da Cadeira de Clínica de Doenças Infectuosas e Tropicais da Faculdade de Medicina da então Universidade do Brasil, oficializei minha carreira de trabalho nas Doenças Infecciosas e Parasitárias, iniciada cinco anos antes com a doença de Chagas. Na UFRJ fiz livre-docência em dezembro de 1965, depois de estágio na Universidade de Londres em 1963/1964. Fui Professor-adjunto de 1966 a 1970 e Professor titular de 1971 a 1996, quando me aposentei após 36 anos. Antes, porém, fui Professor titular de Doenças Infecciosas e Parasitárias, por concurso, na Faculdade de Medicina, Universidade Federal Fluminense, cumulativamente com o cargo de Professor-adjunto da UFRJ de 1966 a 1970.

Os cinco anos que passei na UFF, onde organizei no Hospital Antonio Pedro, sob a competente direção de Aloysio de Salles Fonseca, um modelo de Serviço de Doenças Infecciosas e formei uma Escola de Infectologistas, foram também de grande aprendizado para mim. Com o falecimento do Professor José Rodrigues da Silva, em 26 de maio de 1968, assumi a Regência da Cadeira de Doenças Infecciosas e Parasitárias (nome atual da disciplina após a reforma de 1968), efetivando-me como titular em 1971.

Para minha grande honra, dei a última aula magna de abertura dos cursos da Faculdade de Medicina da UFRJ na Praia Vermelha, em 1972, ainda como o mais jovem dos titulares, a convite do Diretor Professor Lopes Pontes, meu inesquecível amigo. Em 1970 organizamos o curso de Pós-graduação em Doenças Infecciosas e Parasitárias, o primeiro da área médica no Brasil, e em 1978 organizamos o serviço de Doenças Infecciosas do Hospital Universitário, sob a liderança de Clementino Fraga Filho, que me nomeou interinamente Chefe da Divisão de Saúde da Comunidade, e naquele mesmo ano, me recebeu como titular na Academia Nacional de Medicina, sob a presidência do Mestre Deolindo Couto.

Em março de 1979, fui convidado pelo Ministro da Saúde, Mario Augusto de Castro Lima, para ser Vice-presidente de Pesquisa da Fundação Oswaldo Cruz, onde também fui Diretor do Instituto Oswaldo Cruz, de 1979 a 1985, e novamente, como Diretor eleito de 1997 a 2001, aprimorei meu gosto pela pesquisa e tive a maior oportunidade da minha vida: exercer os mesmos cargos que Carlos Chagas, sendo simultaneamente Diretor de Manguinhos e Professor Titular de Medicina Tropical da UFRJ.

Em Manguinhos organizei os cursos de Pós-graduação em Biologia Parasitária e em Medicina Tropical, conceito máximo do sistema Capes/CNPq desde seu início, em 1980. Depois de 2001, fui convidado para continuar na chefia do Departamento de Medicina Tropical do Instituto Oswaldo Cruz (já aposentado e com cargo de confiança), onde fiz numerosos amigos e colaboradores (vários dos quais autores de capítulos deste livro) nos 16 departamentos que criamos naquele Instituto, em 1980.

Cinco instituições marcaram minha vida científica e acadêmica: UFRJ, por onde me formei e onde fui professor durante 36 anos, UFF, onde formei um Serviço e uma Escola, Academias Nacional de Medicina e Brasileira de Ciências, onde me tornei acadêmico, respectivamente em 1978 e em 2000, e Instituto Oswaldo Cruz da Fiocruz, onde me tornei pesquisador. A essas instituições, seus professores, pesquisadores e diretores, aos meus professores e alunos (45 deles autores de capítulos neste livro), devo o coroamento de minha carreira acadêmica com a edição de *Dinâmica das Doenças Infecciosas e Parasitárias*, que dedico a *Carlos Ribeiro Justiniano das Chagas*, fundador do ensino da Medicina Tropical na universidade por onde me formei e na qual fui professor dessa especialidade, e a *José Rodrigues da Silva*, meu Mestre, o qual substituí na cátedra fundada por Carlos Chagas, em 1926, onde tivemos uma *Vida*, um *Exemplo*, uma *Escola*.

Esperamos que este livro seja um marco no ensino das Doenças Infecciosas e Parasitárias e da Medicina Tropical no Brasil, por ter sido escrito por 279 dos mais renomados especialistas brasileiros e por complementar os aspectos clínicos e epidemiológicos dessas doenças com os mais modernos conhecimentos básicos, e que sirva para alunos de graduação, pós-graduação e médicos e profissionais de saúde de outras especialidades.

Rio de Janeiro, maio de 2005.

José Rodrigues Coura

Apresentação da 2ª edição

Após quase sete anos da primeira edição do livro *Dinâmica das Doenças Infecciosas e Parasitárias*, considerando sua grande aceitação pelos profissionais da área da saúde, demonstrada pelo rápido esgotamento da primeira tiragem e de uma reimpressão, decidimos lançar esta segunda edição, atualizada e ampliada.

O sucesso da edição anterior traduziu-se principalmente na aceitação da obra pela comunidade científica — o que acarretou a concessão do Prêmio Jabuti 2006, da Câmara Brasileira do Livro, o mais tradicional e prestigiado prêmio da literatura brasileira em várias áreas do conhecimento — e na adoção do livro por diversos cursos de graduação e pós-graduação da área da saúde no Brasil.

Embora atualizada e ampliada, com 4 novos capítulos e 38 novos colaboradores, mantivemos a mesma estrutura da primeira edição: uma parte geral, com 43 capítulos, e uma específica, com 131.

A parte geral trata de mecanismos básicos das doenças infecciosas e parasitárias — apresentando novo capítulo, *Bases da Resposta Inflamatória*—, imunologia, biologia molecular, genética, paleoparasitologia, ecologia, entomologia, epidemiologia e outras áreas relacionadas às interações parasito-hospedeiro-meio ambiente, que envolvem as doenças infecciosas, seus agentes e o meio no qual circulam, bem como os princípios gerais de tratamento e controle dessas doenças.

Dois outros novos capítulos foram adicionados a essa parte — *Doenças Ditas Tropicais, Clima e Globalização* e *A Saúde na Perspectiva da Geografia Médica*. A medicina tropical tradicional aborda, além das doenças infecciosas e parasitárias, doenças produzidas por ectoparasitos, acidentes por animais peçonhentos, viagem e saúde, e outros aspectos relacionados ao clima, ao meio ambiente em que o ser humano reside ou que frequenta ocasionalmente em atividades de trabalho, lazer ou demais contingências da vida.

Na parte geral também foram incluídas algumas doenças frequentes ou síndromes com manifestações sistêmicas de infecções como diarreias agudas infecciosas, infecção urinária, endocardites, pneumopatias e meningoencefalites de etiologias diversas, sepse e choque séptico, cujos aspectos particulares de acordo com seu agente etiológico são tratados na parte específica.

A segunda parte deste livro aborda especificidades de doenças causadas por protozoários, helmintos, fungos, bactérias e vírus, seus agentes, dinâmica de transmissão e epidemiologia, quadro clínico, diagnóstico, tratamento, profilaxia e controle, com maior ou menor ênfase segundo a importância de cada doença no Brasil e no mundo. Nessa parte foi acrescentado um novo capítulo, *Imunopatologia da Doença de Chagas*.

Os capítulos introdutórios das Seções 1 e 2, *Doenças Produzidas por Protozoários* e *Doenças Produzidas por Helmintos*, escritos pelo Professor Luis Rey, formam excelente síntese de sistemática dos protozoários e helmintos agentes das doenças parasitárias humanas, apresentando Classe, Ordem, Família, Gênero, Espécie e tipos de doença que causam. Tais capítulos são de grande importância não só para oferecer melhor compreensão da parasitologia desses agentes, mas também para guiar o leitor no entendimento dos capítulos seguintes.

Do mesmo modo funciona o capítulo introdutório da Seção 3, *Doenças Produzidas por Fungos*, escrito por Bodo Wanke, Luciana Trilles e Márcia Lazera, e o da Seção 4, *Doenças Produzidas por Bactérias*, escrito por Agostinho Alves de Lima e Silva e Ernesto Hofer, fornecendo as diretrizes para os diversos capítulos sobre micoses e doenças bacterianas, respectivamente.

Finalmente, com o mesmo objetivo foi escrito por Hermann Schatzmayr e Ortrud Monika Barth o capítulo que abre a Seção 5, *Doenças Produzidas por Vírus*, de extrema relevância para a disposição dos capítulos que descrevem doenças virológicas.

Esperamos que a segunda edição deste livro seja um novo marco no ensino das Doenças Infecciosas e Parasitárias e da Medicina Tropical no Brasil, com maior impacto do que a primeira edição, por já ser amplamente conhecido em nosso país, pelas inovações introduzidas e por ter sido escrito por 302 dos mais renomados especialistas brasileiros, que empregaram os mais modernos conhecimentos básicos e aplicados da especialidade.

Desejamos que o conteúdo desta obra sirva como fundamento da aprendizagem dos alunos de graduação, pós-graduação da área médica e biomédica, e de médicos e profissionais de saúde de outras especialidades.

Rio de Janeiro, março de 2013.

José Rodrigues Coura

Agradecimentos

Aos meus pais, Lupércio e Ercília Coura, pelo patrimônio genético. De meu pai, o gosto pela vida, e de minha mãe, a tenacidade.

Aos meus filhos, Evandro, Lúcia e Luciana, à sua mãe, Léa, e aos nossos netos, Guilherme, Leonardo e Beatriz, por nos perpetuarem.

Aos meus dez irmãos pela infância que tivemos.

Aos meus mestres pelo exemplo, e aos meus alunos e discípulos pelos ensinamentos.

Aos meus amigos vivos pela convivência, e aos mortos pela saudade.

À vida por me acolher.

Ao Professor Clementino Fraga Filho pelo elegante prefácio da 1ª edição deste livro.

Ao Professor Luis Rey, decano da Parasitologia brasileira, pela colaboração e pela nossa apresentação à Editora Guanabara Koogan.

Ao Editorial Saúde/Grupo GEN pelo esmero na 2ª edição deste livro.

Agradecimento aos colaboradores

Esta segunda edição foi escrita com a colaboração de 302 dos mais renomados especialistas brasileiros, entre líderes no conhecimento das doenças infecciosas e parasitárias, da epidemiologia, da parasitologia, da microbiologia, da entomologia, da imunologia, da genética e da ecologia, que compõem o universo da Medicina Tropical – chefes de escola, professores universitários e pesquisadores e discípulos por eles indicados. Orgulho-me de ter entre os colaboradores desta edição 50 dos meus mais destacados ex-alunos de pós-graduação.

Na apresentação dos autores de cada capítulo, privilegiamos os principais títulos acadêmicos e os cargos atuais, particularmente os de ensino e pesquisa e as atividades profissionais de destaque, uma vez que seria impossível citar todos os títulos conquistados e os cargos exercidos ao longo da vida. Para isso, utilizamos informações pessoais dos colaboradores e, quando não foi possível o contato pessoal, utilizamos os seus Currículos Lattes on-line.

Considero esta edição uma integração de quatro gerações, a partir da manutenção do prefácio da primeira edição escrito por meu mestre Clementino Fraga Filho, que me iniciou no aprendizado da Clínica Médica na então Faculdade de Medicina da Universidade do Brasil (hoje UFRJ). Mantive também a apresentação que escrevi para a edição anterior, na qual homenageio o patrono da Medicina Tropical brasileira, Carlos Chagas, e meu mestre maior, José Rodrigues da Silva, com quem iniciei a carreira nas Doenças Infecciosas e Parasitárias até substituí-lo como Professor Titular dessa disciplina. Nessa apresentação incluí uma síntese de minha carreira acadêmica.

A apresentação desta segunda edição é mais sucinta, e mostra os avanços e o sucesso da primeira edição, laureada com o prêmio Jabuti da Câmara Brasileira do Livro.

Esta nova edição conta com a maioria dos colaboradores que participaram da primeira e com alguns dos seus discípulos. Nela foram acrescidos quatro novos capítulos, três na parte geral do livro e um na parte específica. Houve também a substituição de autores de dois capítulos participantes da primeira edição, totalizando 38 novos colaboradores, aproximadamente 10% a mais em relação à primeira edição. Fizemos questão de manter *in memoriam* ao lado do nome de sete colaboradores da primeira edição, em reconhecimento ao seu trabalho.

Por fim, agradeço penhoradamente aos colaboradores desta edição, dos mais jovens aos mais experientes, pelo empenho e pela doação de seus saberes para os estudantes e profissionais da saúde pública brasileira.

Sumário

Volume 1

Parte 1 Parte Geral, 1

Seção 2 Doenças Produzidas por Helmintos

Volume 2

Seção 3 Doenças Produzidas por Fungos

Seção 4 Doenças Produzidas por Bactérias

Parte 1
Parte Geral

1 Infecção e Doença Infecciosa

José Rodrigues Coura e Marcelo André Barcinski

▸ Introdução

Classicamente define-se *infecção* como penetração, multiplicação e/ou desenvolvimento de um germe ou parasito em determinado hospedeiro, e *doença infecciosa* como as manifestações dos danos causados pelo agente infeccioso no organismo e sua exteriorização clínica por meio de sintomas e sinais. Em outras palavras, infecção é o estabelecimento da interação parasito-hospedeiro e doença infecciosa é o conjunto de manifestações clínicas e patológicas quando ocorre dano naquela relação (Coura, 1977).

Quando um agente infeccioso "aborda" um hospedeiro, as seguintes alternativas podem ocorrer:

a) Não se desenvolve por falta de condições adequadas para *habitat*, como elementos para o seu metabolismo ou condições desfavoráveis para a sua penetração e desenvolvimento

b) Desenvolve-se de forma incompleta devido a uma ou mais das causas mencionadas anteriormente

c) Desenvolve-se de forma completa, interagindo com o hospedeiro, sem sofrer resistência, mas também sem lhe causar danos

d) Desenvolve-se de forma completa e sem causar danos, embora tenha sofrido resistência

e) Desenvolve-se de forma completa, e embora sofrendo resistência, consegue causar danos ao hospedeiro, por invasão dos tecidos, por produzir toxinas ou por induzi-lo a uma reação inflamatória e de hipersensibilidade.

Na primeira alternativa, considera-se falha ou insucesso da infecção, enquanto na segunda, a infecção é incompleta ou "abortiva"; algumas vezes ocorre o *impasse parasitário* ou parasitismo vicariante, como é o caso da larva migrans visceral. (Chieffi e Lescano — Capítulo 92).

Quando o agente infeccioso penetra, multiplica-se e desenvolve-se no hospedeiro sem causar manifestações (alternativas c e d), considera-se a infecção "bem-sucedida", a qual pode ser subclínica, inaparente ou assintomática, e é classificada simplesmente como infecção. Outras vezes, porém, a invasão dos tecidos, a ação de toxinas, a reação inflamatória e de hipersensibilidade (alternativa e) induzem manifestações clínicas e patológicas, caracterizando a doença infecciosa decorrente do conflito parasito-hospedeiro (De Paola, 1977).

Seu principal objetivo, quando invade o organismo do hospedeiro, é a obtenção de elementos para o seu metabolismo, o desenvolvimento e a multiplicação, ou seja, a perpetuação da espécie. Portanto, é do seu maior interesse não causar a destruição ou a morte do hospedeiro, pois de sua preservação depende a vida do próprio germe e de suas gerações, que terão passagens sucessivas neste e em outras hospedeiros. Este fenômeno, entretanto, depende de uma série de adaptações e variações que estão de acordo com a espécie do parasito e do hospedeiro, e cada espécie depende da experiência adquirida ao longo de várias gerações (Lenzi e Vannier-Santos — Capítulo 4).

▸ Dinâmica da infecção

Para que esta ocorra e se mantenha na natureza, é necessária uma sequência de eventos que marquem a dinâmica geral da infecção: em primeiro lugar, é preciso o contato do germe, sua penetração, multiplicação e/ou desenvolvimento, e finalmente, sua eliminação ou a de sua progênie para a manutenção da espécie por passagens sucessivas em hospedeiros suscetíveis.

O acesso de um germe ou parasito a um hospedeiro suscetível ocorre geralmente por meio do contato direto com a pele ou mucosa, como aerossóis, por ingestão/inoculação por vetores, inoculação acidental por seringas, por transfusão de sangue e por via sexual. O contato pela pele e a penetração pelas mucosas, constituindo-se os mais frequentes, encontram desde cedo importantes barreiras de ordem mecânica, química e biológica: o epitélio, o pH e as secreções bactericidas da pele e das mucosas (lipídios, ácidos graxos, ácido láctico, lisozima, entre outros) e a competição biológica da flora existente. Ao lado destes, e também de grande importância, estão as imunoglobulinas IgA e IgE nas superfícies de contato (Coura, 1977; Jesus e Carvalho — Capítulo 14).

Vencidas as primeiras barreiras, ao penetrarem no organismo do hospedeiro, inicia-se o processo de *estabelecimento* por intermédio de sua localização, multiplicação e/ou desenvolvimento. De sua parte, o hospedeiro detém receptores específicos que funcionam como elementos de *tropismos* que determinam a preferência dos parasitos por uma ou por outra espécie de hospedeiro, órgão, tecido, célula. Em contrapartida, o próprio hospedeiro desenvolve um mecanismo de rejeição, visando limitar a invasão do agente, por meio de reação inflamatória, da fagocitose, das reações antitóxicas e imunológicas humoral e celular (Coura, 1977). A Figura 1.1 mostra a evolução do sistema imune, a partir das células-tronco da medula óssea, com diferenciação das células T "timo-dependentes" (produtoras de citocinas ativadoras do sistema macrofágico-polimorfonuclear) das de linfócitos T citotóxicos, responsáveis pela via imunidade celular, e de células B "bursa-dependentes" (precursoras dos plasmócitos produtores de anticorpos), responsáveis pela via imunidade humoral. Algumas células precursoras da medula óssea, ao passarem pelo timo, sofrem um processo de maturação e diferenciação em linfócito T, enquanto outras passam por um sistema equivalente à bursa aviária, diferenciando-se em células B, as quais, por interação antígeno-específica e ação de citocinas, transformam-se em plasmócitos produtores de anticorpos (Figura 1.1). Os agentes infecciosos, por sua vez, desenvolvem mecanismos evasivos, espécie-específicos, a fim de serem bem-sucedidos diante das respostas do hospedeiro (Jesus e Carvalho — Capítulo 14; Gonçalves da Costa — Capítulo 16).

As respostas "timo-dependentes" e "bursa-dependentes" constituem o sistema imune adaptativo. Por motivos históricos, este sistema até muito recentemente era o mais estudado e, eventualmente, até considerado o protótipo do sistema imune com capacidade de reconhecer antígenos e de produzir uma resposta protetora. De fato, os receptores do sistema imune adaptativo, tanto os das células "timo-dependentes" (receptores das células T) quanto os das células "bursa-dependentes" (moléculas de anticorpos) são gerados por recombinação gênica durante o desenvolvimento celular, o que confere a eles a propriedade de gerar um número enorme de diferentes especificidades, e, consequentemente, a capacidade de reconhecer praticamente todo o universo antigênico presente no meio com o qual o homem interage. Esta concepção foi recentemente quebrada com a evidência de que, de fato, o sistema imune é formado por dois componentes: o sistema imune adaptativo ou adquirido, conforme já descrito, e o sistema imune inato, indispensável para a efetiva resposta imune aos agentes infecciosos. A evolução do sistema adaptativo é um dos temas mais fascinantes da imunologia contemporânea (Cooper e Herrin, 2010; Litman *et al.*, 2010). Vejamos, a resposta imune inata constitui a primeira linha de defesa antimicrobiana, e pode eventualmente ser suficiente para uma resposta imune protetora, já que instrui e ativa a resposta imune adaptativa, quando esta se faz necessária. O sistema imune inato se constitui em células fagocíticas, tais como macrófagos e células dendríticas, que são receptores dotados da propriedade de reconhecer padrões moleculares característicos do mundo microbiano que cerca o ser humano. Esses receptores estão presentes não só na superfície das células do sistema imune inato, mas também em estruturas intracelulares e até no citoplasma celular. Eles foram denominados, em conjunto, receptores de padrões moleculares (PRR, do inglês *pattern recognition receptors*), e os seus ligantes, presentes em vírus, bactérias, fungos e protozoários, são chamados padrões moleculares associados a patógenos (PAMP, do inglês *pathogen-associated molecular patterns*). Na medida em que os PAMP são estruturas moleculares características de um amplo espectro de diferentes patógenos e que não se expressam nas células de seus hospedeiros, os PRR são capazes de discriminarem o "próprio" do "não próprio" (Kawai e Akira, 2009).

Completando seu ciclo no hospedeiro, o parasito, ou sua progênie, se elimina ou está pronto a se eliminar, muito frequentemente pela mesma via por onde penetrou; particularmente aqueles transmitidos por vetores, como os por via sanguínea. Os transmitidos por via oral são eliminados por via fecal, por via respiratória — como grande parte dos vírus — ou por via sexual. Há várias exceções de transmissão e de eliminação por uma via ou por outras, podendo ser mencionado o *Schistosoma mansoni*, cujas cercárias penetram pela pele e os ovos são eliminados pelas fezes. Da mesma forma, parte dos geo-helmintos, cujas larvas penetram pela pele e elas ou os ovos eliminam-se pelas fezes (*estrongiloidíase* e *ancilostomose*), enquanto em outros, os ovos penetram pela boca e são eliminados pelas fezes (*ascaridíase* e *tricocefalose*).

Assim, a dinâmica da infecção sofre variações de acordo com a espécie do parasito, com o tipo de hospedeiro e com a "experiência" de ambos e ainda com uma série de outros fatores intrínsecos e extrínsecos, como o estresse, a temperatura e o meio ambiente, constituindo, assim, o que se pode chamar *ecologia da infecção.*

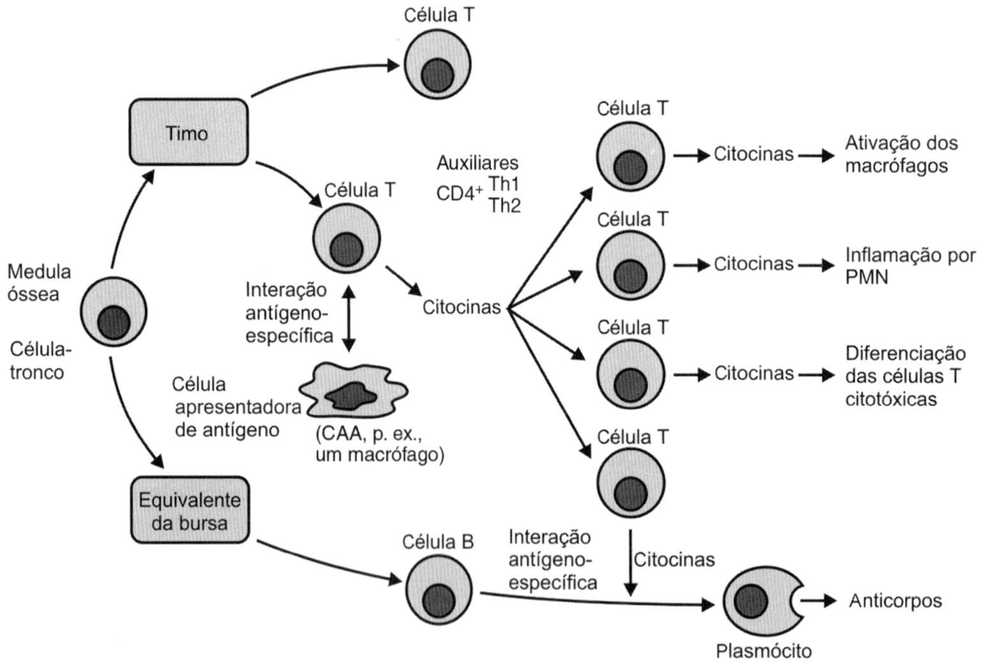

Figura 1.1 Evolução do sistema imune.

▸ Conceitos de saúde e doença

O primeiro tem variado ao longo dos anos, desde a sua interpretação simplista como "ausência de doença" até a concepção quimérica da Organização Mundial da Saúde (OMS): "Um estado de completo bem-estar físico, mental e social e não apenas a ausência de doença ou enfermidade." O conceito simplista de ausência de doença valoriza apenas o componente físico e mental, esquecendo-se do homem no seu contexto espiritual, social e ecológico. O segundo, uma das conquistas doutrinárias do homem no século passado, é de tal modo abrangente que se transforma em algo irrealizável, quimérico, e portanto, inócuo, é impraticável e até certo ponto, inverídico. Por exemplo, um indivíduo viajando em ônibus cheio e apertado não está em um estado de completo bem-estar físico, da mesma forma que um jovem que brigasse com a namorada que ama não estaria em um estado de completo bem-estar mental. Todavia, seria um absurdo considerá-los doentes. Por outro lado, uma pessoa com câncer ou infectada pelo HIV, em fase inicial, poderia estar em um completo bem-estar físico, mental e social, mas de fato, está com uma doença ou infecção grave e potencialmente fatal no futuro próximo.

Talvez a concepção de saúde mais adequada fosse "um estado de adaptação do homem ao meio, preservando sua integridade física, mental e social" (Coura *et al.*, 1979; Coura, 1982, 1998). Esse conceito adota a definição de Perkins: a saúde como adaptação do homem ao meio, sendo complementada pela *integridade* física, mental e social. Doença poderia ser definida como "alteração fisiológica, patológica ou psicológica, comprometendo um ou mais órgãos, de causa conhecida ou não, que pode levar a manifestações clínicas com sintomas e sinais, ou apenas, na fase inicial, à presença de elementos anormais que indiquem a eminência de uma enfermidade evolutiva". Nesse caso, também seria simplista dizer que doença é a ausência da saúde, ou seria exagerado dizer que doença é a desadaptação do homem ao meio, perdendo sua integridade física, mental e social, mesmo que a negativa seja coerente (inversamente) com a definição de saúde adotada.

▸ Mecanismos gerais das doenças infecciosas

Os germes ou parasitos patogênicos para o homem são capazes de causar doenças infecciosas e parasitárias pelos seguintes mecanismos gerais:

- Invasão e destruição dos tecidos por ação mecânica, por reação inflamatória ou por ação de substâncias líticas (lisinas)
- Ação de toxinas específicas produzidas pelos germes infectantes e parasitos, capazes de causar danos locais e a distância nas células do hospedeiro
- Indução de reação de hipersensibilidade no hospedeiro como resposta imune, sendo capaz de produzir lesões em suas próprias células e tecidos.

▪ Virulência e patogenicidade

Virulência é a capacidade de invasão e multiplicação de um agente infeccioso em um organismo e de causar danos em suas células e tecidos, e *patogenicidade* é a capacidade desse agente de produzir doença. Portanto, são conceitos complementares. A capacidade de invasão e de multiplicação de um agente no hospedeiro não é, necessariamente, um fator exclusivo de virulência e patogenicidade. A competição metabólica e nutricional, a ocupação do espaço e o catabolismo parasitário podem alterar, dependendo de sua localização, a fisiologia normal do hospedeiro e causar danos em suas células e tecidos. Além da ação mecânica e espoliadora, que são de menor importância, avulta como principal fator patogênico a ação irritativa e inflamatória, despertada pelo parasito na porta de entrada e nos locais do seu estabelecimento (células, tecidos e órgãos). A capacidade de invasão depende de mecanismos próprios de lise tecidual (substâncias líticas ou lisinas), da falta de estímulo ou impossibilidade de resposta dos hospedeiros (p. ex., a imunossupressão) ou, ainda, da habilidade do parasito de inibir essa resposta. Como exemplo, podemos citar a infecção pelo HIV, causando a imunossupressão e as coinfecções. Envoltórios e componentes capsulares (polissacarídios) do pneumococo e do *Staphyloccocus aureus*, a proteína M do estreptococo e o antígeno VI da *Salmonella tiphy* dificultam ou impedem a fagocitose e os diversos outros mecanismos tóxicos por aflatoxina ou leucocidina do *S. aureus* e toxinas da *Shigella*, da *E. coli*, da *Pseudomonas* e da *Leptospira*, dentre outros. Vários germes, como o bacilo diftérico, o bacilo tetânico, o *C. perfringens* da gangrena gasosa, o *C. botulinum* do botulismo e o *Vibrio cholerae*, entre outros, produzem exo e endotoxinas com efeitos locais e a distância extremamente potentes e diversificados em seus mecanismos. Algumas, como a neurotoxina tetânica com ação específica no mecanismo bioquímico da transmissão do estímulo mioneural, não deixam lesão anatomopatológica evidente, enquanto outras mais diversificadas, como a toxina diftérica, agridem interferindo no mecanismo da respiração celular de vários órgãos e sistemas, como coração, fígado, rins, sistemas nervosos central e periférico, deixando lesão anatomopatológica evidente, pelo menos na fase aguda da doença (Nogueira — Capítulo 124).

A indução de reação de hipersensibilidade tem maior expressão nos mecanismos patogênicos das doenças infecciosas e parasitárias.

- *Hipersensibilidade do tipo I* — Relacionada com a liberação de substâncias farmacologicamente ativas, como histamina, leucotrienos, prostaglandinas, fator de ativação plaquetária (PAF) e fator quimiotático para eosinófilos (ECF), liberados por basófilos e mastócitos sensibilizados por IgE. São típicas das reações anafiláticas, podendo ocorrer nas picadas de insetos, por exemplo, triatomíneos do gênero *Rhodnius*, choque anafilático pelo uso de penicilina e de outros antibióticos e em síndromes eosinofílicas parasitárias agudas (esquistos-somose aguda, filarioses, triquinelose) com reação de hipersensibilidade imediata
- *Hipersensibilidade do tipo II* — Esta se relaciona com a imunoaderência ou aderência opsônica e com a ativação do complemento até C3, que facilita a fagocitose macrofágica e a ativação completa da cascata do complemento pelas vias clássica ou alternativa (Figura 1.2), levando à citólise e à lesão tissular. Esses fenômenos são mediados por anticorpos da classe IgG. As doenças infecciosas que causam hemólise e púrpura trombocitopênica, entre elas a bartonelose, a febre purpúrica brasileira, a doença meningocócica, a malária grave e o pênfigo, entre outras, que têm o fator de necrose tumoral (TNF) como um dos componentes de sua patogenia, são direta ou indiretamente relacionadas com esse tipo de hipersensibilidade

- *Hipersensibilidade do tipo III* — Esse tipo, também mediado por anticorpos IgG, se caracteriza pela circulação e depósitos de antígeno-anticorpo nos vasos e nos tecidos, que ativam o sistema do complemento, liberando enzimas proteolíticas, desencadeando uma reação inflamatória aguda, com migração de polimorfonucleares lisossômicos e aumento da permeabilidade capilar. Várias doenças infecciosas e autoimunes, como doença do sono, lúpus eritematoso sistêmico, artrite reumatoide, poliarterite, pneumonites de hipersensibilidade, aspergilose broncopulmonar e glomerulonefrite, são causas ou consequências desse tipo de hipersensibilidade

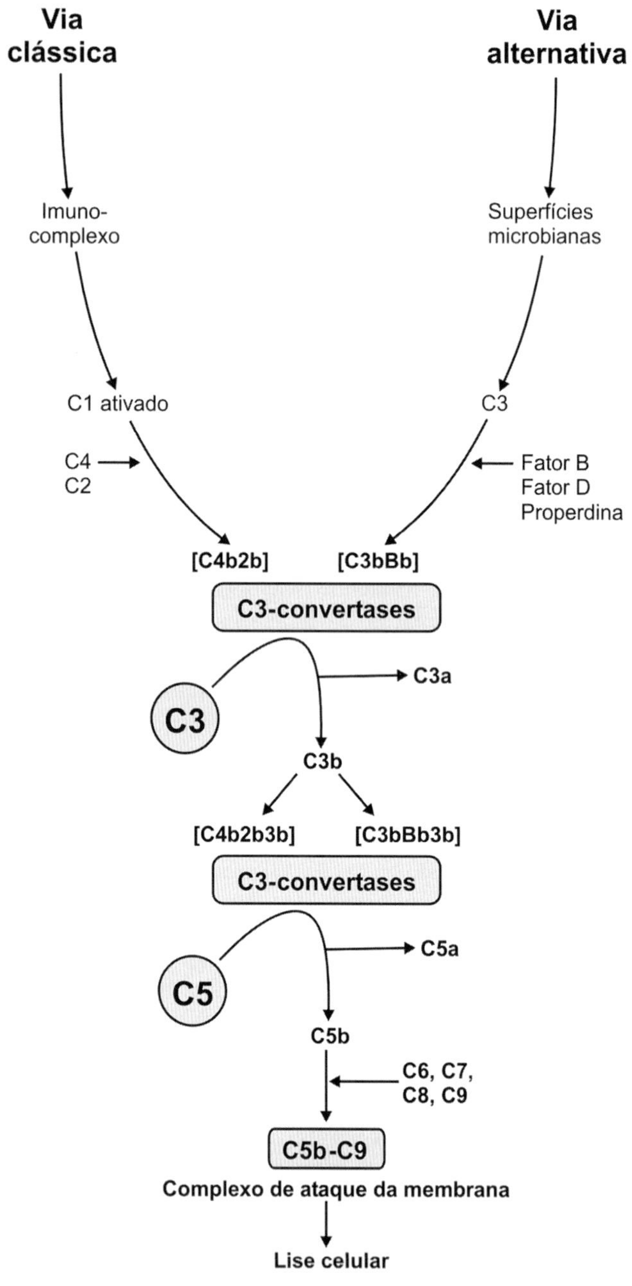

Figura 1.2 Cascata do complemento.

- *Hipersensibilidade retardada do tipo IV* — É a da imunidade celular, que atua por sensibilização antigênica de linfócitos T $CD4^+$, T $CD8^+$, ação de linfócitos citotóxicos com produção de citocinas e ativação macrofágica. Várias doenças infecciosas e parasitárias são envolvidas por este tipo de hipersensibilidade, tendo como modelo a tuberculose e a reação tuberculínica. Este tipo é um importante mecanismo na patogenia da doença de Chagas, das leishmanioses e de diversas doenças granulomatosas de origem infecciosa. Histologicamente, essas doenças são representadas por granulomas de células gigantes e epitelioides.

Este capítulo introdutório sobre conceitos de infecção e doença infecciosa, de saúde e doença e seus mecanismos gerais tem como única finalidade sinalizar a intenção desta obra *Dinâmica das Doenças Infecciosas e Parasitárias* — de enfatizar os mecanismos das diversas doenças, apresentadas em profundidade nos capítulos da parte geral e específica.

▶ Referências bibliográficas

Cabello PH. Fatores genéticos nas doenças infecciosas e parasitárias. In: Coura JR. *Dinâmica das Doenças Infecciosas*. Guanabara Koogan, Rio de Janeiro, Capítulo 12.

Chieffi PP, Lescano SAZ. Síndrome de larva migrans visceral Toxocaríase. In: Coura JR. *Dinâmica das Doenças Infecciosas*. Guanabara Koogan, Rio de Janeiro, Capítulo 92.

Cooper MD, Herrin BR. How did our complex immune system evolved? *Nature Reviews in Immunology* 10: 2-3, 2010.

Coura JR *et al*. Diagnóstico de saúde do estado da Paraíba. *Ci Cult Saúde* 1: 6-19, 1979.

Coura JR. Infecção e doença infecciosa. In: De Paola D. *Mecanismos Básicos de Doença*. Atheneu, Rio de Janeiro, p. 1-6, 1977.

Coura JR. O processo saúde e doença e as endemias no semiárido brasileiro. *Rev Assoc S Publ Piauí* 1: 42-47, 1998.

Coura JR. Saúde e desenvolvimento do nordeste brasileiro. *J Bras Med* 42: 15-31, 1982.

De Paola D. *Mecanismos Básicos de Doença*. Atheneu, Rio de Janeiro, 460 pp.,1977.

Ferreira LF, Araújo A 2005. Parasitismo, doenças parasitárias e paleoparasitologia. In: Coura JR. *Dinâmica das Doenças Infecciosas*. Guanabara Koogan, Rio de Janeiro, Capítulo 3.

Ferreira MS. Infecções no hospedeiro comprometido. In: Coura JR. *Dinâmica das Doenças Infecciosas*. Guanabara Koogan, Rio de Janeiro, Capítulo 17.

Gonçalves da Costa SC. A nodulação da resistência do hospedeiro por microrganismo. In Coura JR, *Dinâmica das Doenças Infecciosas*. Guanabara Koogan, Rio de Janeiro, Capítulo 16.

Jesus AR, Carvalho LP. Resposta imune as infecções e mecanismos evasivos dos agentes infecciosos. In: Coura JR. *Dinâmica das Doenças Infecciosas*. Guanabara Koogan, Rio de Janeiro, Capítulo 14.

Kawai T, Akira S.. The roles of TLR, RLRs and NLRs in pathogen recognition. *International Imunology* 21:317-337, 2009.

Lenzi HL, Vannier-Santos MA. Interface parasito-hospedeiro: coabitologia uma visão diferente do fenômeno parasitismo. In: Coura JR. *Dinâmica das Doenças Infecciosas*. Guanabara Koogan, Rio de Janeiro, Capítulo 4.

Litman GW *et al*. The origins of vertebrate adaptive immunity. *Nature Reviews in Immunology*, 10: 594-604, 2010.

Nogueira SA. Difteria. *Dinâmica das Doenças Infecciosas*. Guanabara Koogan, Rio de Janeiro, Capítulo 124.

Pires FDA. Ecologia. In: Coura JR. *Dinâmica das Doenças Infecciosas*. Guanabara Koogan, Rio de Janeiro, Capítulo 5.

Savino W. Alterções do timo em doenças infectoparasitárias. In: Coura JR. *Dinâmica das Doenças Infecciosas*. Guanabara Koogan, Rio de Janeiro, Capítulo 15.

Tavares W, Bazin AR. Tétano. In: Coura JR. *Dinâmica das Doenças Infecciosas*. Guanabara Koogan, Rio de Janeiro, Capítulo 135.

2 Bases da Resposta Inflamatória

Marco Aurélio Martins, Patricia Machado Rodrigues e Silva e Vinicius de Frias Carvalho

▸ Introdução

A capacidade de inflamar é uma propriedade inerente e essencial dos tecidos vivos em vertebrados. A inflamação apresenta-se como um conjunto característico de alterações vasculares e celulares que atua de modo a isolar, neutralizar e eliminar o agente agressor, promovendo o reparo tecidual em situações de lesão ou infecção (Hurley, 1983; Ryan *et al.*, 1977). Na ausência de resposta inflamatória eficiente, o processo infeccioso avançaria sem controle e as lesões teciduais não seriam reparadas.

Contudo, a eficiência da resposta inflamatória está associada invariavelmente à perda transiente do padrão fisiológico, o que muitas vezes contribui para o estabelecimento de doenças (Medzhitov, 2010; Nathan *et al.*, 2010). Desta maneira, vários agentes anti-inflamatórios estão disponíveis como medicamentos, e são cruciais no controle terapêutico de disfunções inflamatórias diversas, incluindo doenças autoimunes, cronico-degenerativas e infecciosas.

O termo inflamação é derivado do latim *inflamare* que significa queimar (Hurley, 1983). A identificação da reação inflamatória pelos sinais característicos que produz na área da lesão é provavelmente tão antiga quanto a medicina (Ryan *et al.*, 1977). Os assim chamados sinais cardinais da inflamação (eritema, edema, calor e dor) foram primeiramente descritos há cerca de dois mil anos pelo enciclopedista romano Celsus (30 a.C-38 d.C). Um quinto sinal – perda de função – foi acrescentado, em 1858, por Rudolph Virchow em seu livro *Cellular pathologie* (Hurley, 1983; Ryan *et al.*, 1977). A descoberta da circulação sanguínea por William Harvey (1628) e as contribuições de Virchow, acerca do papel desempenhado pelos leucócitos, constituem os alicerces do entendimento mais racional do fenômeno inflamatório (Joris *et al.*, 1990). Outro avanço marcante foi a descoberta da fagocitose por Elie Metchnikoff, e sua teoria da imunidade celular desenvolvida em 1892. Ao mesmo tempo, Paul Ehrlich lançou as bases da teoria da imunidade humoral (Medzhitov, 2010). Tais conceitos evidenciaram a importância da inflamação como braço efetor do mecanismo imunológico de defesa, e contribuíram para uma mudança radical na visão tradicional que se tinha de inflamação e doença (Ryan *et al.*, 1977).

Os termos satélites *inflamação aguda* e *inflamação crônica* também foram herdados da remota Antiguidade, e ainda geram controvérsias conceituais no contexto da biologia moderna (Ryan *et al.*, 1977). Prevalece, entretanto, a corrente de pensamento que assume a inflamação aguda e a crônica como faces distintas da resposta inflamatória. A forma aguda está associada à resposta imediata e não específica, sendo comparativamente pouco ou menos influenciada pelo agente causador da lesão. Já a forma crônica se expressa mais tardiamente, associada a um mecanismo imunológico específico. A resposta inflamatória aguda termina quando o agente causador da lesão é eliminado e a estrutura tecidual reparada, com recuperação da condição homeostática (Ariel *et al.*, 2007). É importante notar que o término da resposta inflamatória aguda não é um evento passivo, porém resulta de um processo de interrupção finamente regulado que é denominado resolução. Quando não há eliminação do agente causador da lesão, os mecanismos de resolução não se instalam e a resposta inflamatória adquire a sua forma crônica (Lawrence *et al.*, 2007). Nestas condições, a perpetuação da inflamação é um risco evidente porque a inflamação descontrolada é indutora de lesão e morte teciduais, e ambas podem induzir inflamação (Nathan *et al.*, 2010).

Assim, apesar de apresentar um padrão de ocorrência mais ou menos estereotipado, o fenômeno inflamatório é marcado por nuances e modalidades que dependem dos variados mecanismos de indução, regulação e resolução. Para um melhor entendimento desse complexo e sofisticado fenômeno daremos foco às alterações vasculares, celulares e à mediação química da inflamação nas suas formas aguda e crônica.

▸ Inflamação aguda

A resposta inflamatória à infecção ou trauma tecidual envolve mudanças vasculares e celulares, com a estreita participação de elementos humorais e do tecido conjuntivo. A chamada fase imediata da inflamação aguda ocorre minutos após a agressão e está associada a fenômenos vasculares. A fase tardia tem início algumas horas após e é caracterizada por acúmulo e ativação de leucócitos no local da resposta inflamatória.

▸ Eventos vasculares

A parede do vaso sanguíneo é uma barreira que regula a saída de plasma e leucócitos do sangue. O principal elemento estrutural que desempenha essa função é a camada de células endoteliais que forma o revestimento interno dos vasos. No entanto, no curso da resposta inflamatória é necessário que tais barreiras sejam superadas pelos leucócitos para que possam alcançar e, consequentemente, combater o agente reconhecido como estranho ao organismo (p. ex., agentes infecciosos) (Kang *et al.*, 2009). O extravasamento de proteínas plasmáticas e células inflamatórias é finamente regulado pela microvasculatura, durante o curso da resposta inflamatória aguda, via aumento do fluxo, calibre e da permeabilidade vascular (Kampmeier, 1969).

Os vasos que constituem a microvasculatura são responsáveis por manter o fluxo sanguíneo local e a homeostase. Sob condições de infecção tal equilíbrio é perdido, ocasionando um estado pró-inflamatório com produção de mediadores vasoativos (Muthuchamy *et al.*, 2003). A vasodilatação das arteríolas leva à redução da pressão intravascular acompanhada de aumento do fluxo sanguíneo e pode exacerbar o extravasamento de líquido para o espaço extravascular (Flister *et al.*, 2010). A histamina é um dos diversos mediadores pró-inflamatórios indutores de vasodilatação. Tais mediadores atuam indiretamente pela liberação de fatores relaxantes derivados do endotélio, incluindo o óxido nítrico, monóxido de carbono, sulfeto de hidrogênio e prostaciclina (Zawieja, 2009).

A regulação precisa da permeabilidade vascular é também essencial na homeostasia. Em condições inflamatórias, a permeabilidade dos vasos é seletivamente aumentada nas vênulas pós-capilares, com extravasamento de fluido resultando em edema tecidual. O edema inflamatório é rico em proteínas plasmáticas, que incluem o fibrinogênio e membros da cascata de coagulação sanguínea. Tais proteínas ativam o sistema de coagulação formando depósitos de fibrina (Angeli *et al.*, 2006). Ao efluente extravasado rico em proteínas e fibrina dá-se nome de exsudato. O extravasamento plasmático pode acontecer por meio da via paracelular (entre as células endoteliais) e da transcelular (por intermédio das células endoteliais). Em ambos os casos, há uma fina regulação exercida por forças mecânicas e sinais bioquímicos (Vassileva *et al.*, 1999).

Durante o processo inflamatório, a via paracelular de permeabilidade endotelial apresenta-se com maior importância fisiopatológica. As moléculas responsáveis pela formação da barreira endotelial são as junções intercelulares. Neste cenário, as principais junções envolvidas são as *tight junction* e as junções aderentes. De maneira resumida, as junções *tight junction* são estruturas de contato célula-célula constituídas por um grupo de proteínas transmembranares expressas principalmente na barreira hematencefálica e na microvasculatura da retina, incluindo as claudinas, as ocludinas e as ocludinas zonulares.

O principal mecanismo associado à permeabilidade transcelular envolve a formação de cavéolas, que se caracterizam por serem vesículas resultantes da invaginação da membrana plasmática. As cavéolas são formadas na membrana apical da célula endotelial e subsequentemente transportadas para a membrana basal, onde liberam seu conteúdo por exocitose (Vassileva *et al.*, 1999). As cavéolas apresentam receptores para agentes indutores de aumento da permeabilidade vascular, como histamina e o fator de crescimento endotelial vascular (VEGF), reforçando a interpretação de que estes mediadores são também importantes na permeabilidade endotelial por via transcelular (Cursiefen *et al.*, 2006).

▶ Eventos celulares

A resposta inflamatória aguda desencadeada por infecções e lesão tecidual é marcada por um coordenado aporte de leucócitos sanguíneos para o foco inflamatório. Os leucócitos são células do sistema imune com papel central na defesa do organismo e homeostasia (Hurley, 1983; Ryan *et al.*, 1977). Produzidos na medula óssea a partir de células hematopoéticas multipotentes, os leucócitos podem ser encontrados em vários locais do corpo, incluindo o sangue, o fluido linfático e o espaço intersticial. Apesar das particularidades funcionais e fenotípicas, os leucócitos apresentam características comuns e são frequentemente classificados em granulócitos e agranulócitos, em função da quantidade de grânulos presentes no citoplasma. O primeiro grupo é constituído por neutrófilos, basófilos e eosinófilos (leucócitos polimorfonucleares), enquanto linfócitos, monócitos e macrófagos (leucócitos mononucleares) compõem o segundo grupo (Tabela 2.1). Os macrófagos e mastócitos são células teciduais e desempenham papel importante no reconhecimento inicial do estado de infecção ou trauma, levando à produção de uma ampla gama de mediadores químicos pró-inflamatórios

Tabela 2.1 Classificação dos leucócitos.

	Granulócitos				Agranulócitos		
	Neutófilos	**Eosinófilos**	**Basófilos**	**Mastócitos**	**Monócitos**	**Macrófagos**	**Linfócitos**
	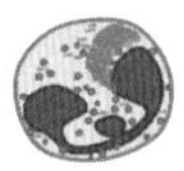	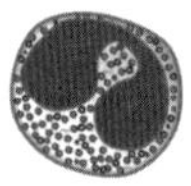	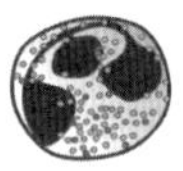	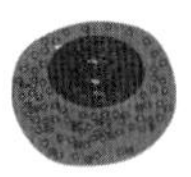	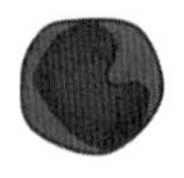	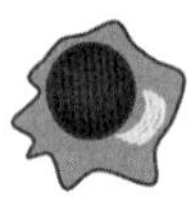	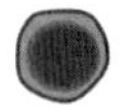
Diferenciação celular	Medula	Medula	Medula	Tecido	Medula	Tecido	Medula
% sangue humano	50 a 70	1 a 3	< 1	Ausente	1 a 6	Ausente	20 a 35
Núcleo	PMN	PMN	PMN	MN	MN	MN	MN
Função	Ingestão e eliminação de patógenos; regulação imune	Combate a helmintos; células efetoras na inflamação alérgica; regulação imune	Papel em respostas alérgicas; regulação imune	Papel central na anafilaxia; implicação no combate a patógenos, fibrose e cicatrização	Precursor de macrófagos e células dendríticas	Ingestão e eliminação de patógenos; regulação imune; implicados em processos fibróticos	Regulação imune; combate a patógenos; produção de anticorpos; células efetoras na inflamação alérgica

PMN = polimorfonuclear; MN = mononuclear.

que promovem a vasopermeação e a mobilização de mais leucócitos da circulação (Hurley, 1983).

Nos estágios iniciais, as células que predominam no foco da lesão são os neutrófilos, principalmente se a causa da infecção for bacteriana (Baluk *et al.*, 2005). Nos estágios tardios e durante a resolução da resposta inflamatória, o infiltrado tecidual é marcado pela presença de macrófagos (Kunstfeld *et al.*, 2004). Contudo, em alguns casos específicos, como na infecção por helmintos, as células que prevalecem nos tecidos inflamados, tanto nos estágios iniciais como nos tardios, são eosinófilos (Zhang *et al.*, 2007). A migração dos leucócitos do sangue para o tecido inflamado envolve eventos sequenciados de marginação, adesão e sinalização. A marginação leucocitária decorre de alterações nas propriedades físicas do leito vascular em consequência da vasodilatação arteriolar e do aumento do fluxo sanguíneo na região venular (Swartz *et al.*, 2008). Assim, os leucócitos tocam e rolam sobre moléculas de adesão denominadas selectinas P e E, que estão expressas na superfície das células endoteliais ativadas. O neutrófilo, por exemplo, interage com a selectina P por meio da glicoproteína ligante 1 de selectina P (PSGL-1), e com a selectina E via PSGL-1, CD44 e ligante 1 de selectina E. Os leucócitos rolantes encontram quimiocinas imobilizadas que sinalizam por meio de receptores acoplados à proteína Gαi. Tais sinais ativam integrinas β2 presentes na superfície do leucócito, permitindo a interação com a molécula de adesão intercelular 1 (ICAM-1) presente no endotélio (Figura 2.1). Essa ligação promove a retenção leucocitária por adesão firme, que é seguida da passagem do leucócito através (mecanismo transcelular) ou entre (mecanismo paracelular) células endoteliais para o espaço extracelular (diapedese) (Ley *et al.*, 2007).

A direção e o número de leucócitos que infiltram em uma determinada região do tecido inflamado são determinados pela concentração de agentes quimiotáticos produzidos no local da lesão (Claus *et al.*, 2010). Muitos desses agentes têm sido identificados, dentre os quais destacam-se os componentes do sistema complemento ativado (C3a e C5a), leucotrieno B4, fator de ativação plaquetária (PAF) e, principalmente, quimiocinas (Becker *et al.*, 2010). Estas substâncias difundem-se pelo tecido e formam um gradiente químico solúvel, que orienta e direciona os leucócitos para a região de maior concentração (foco da lesão), ao que se denomina quimiotaxia (Becker *et al.*, 2010). Os leucócitos migram também orientados por haptotaxia, que é um tipo de locomoção celular determinado por gradiente químico não solúvel, formado por moléculas de adesão ancoradas na superfície da matriz extracelular (Furcht *et al.*, 1984).

O reconhecimento específico de micróbios patogênicos pelos leucócitos é essencial na resposta imune inata e ocorre com base no princípio de que padrões moleculares de reconhecimento associados aos patógenos (PAMP) ativam receptores de reconhecimento de padrão (PRR) presentes nos leucócitos (Takeuchi *et al.*, 2010).

Descobertos nos anos 1990, os receptores transmembranares do tipo *toll* foram os primeiros PRR identificados com a capacidade de reconhecer estruturas conservadas em patógenos, levando a um avanço importante no entendimento de como o organismo pode detectar infecções. Até aqui foram identificados 10 TLR (TLR1-TLR10) em humanos, dos quais 9 encontram-se conservados em camundongos. TLR11-TLR13, também presentes em camundongos, foram perdidos no genoma humano. Os PAMP reconhecidos por receptores *toll-like* (TLR) incluem lipídios, lipoproteínas, proteínas e ácidos nucleicos derivados de uma ampla gama de agentes patogênicos, tais como bactérias, vírus, parasitos e fungos (Kawai *et al.*, 2010).

O reconhecimento via TLR ocorre em vários compartimentos celulares, incluindo membrana celular, endossomos, lisossomos e endolisossomos. Após a descoberta dos TLR, outros PRR, como os receptores transmembranares de lecitina do tipo C, além da classe dos PRR citosólicos, incluindo receptores do tipo NOD (nlR) e RIG-I (RLR), foram identificados. Evidências indicam que os PRR são também capazes de reconhecer moléculas endógenas liberadas em situações de estresse tecidual, denominadas padrões moleculares associados à lesão (DAMP). Assim, PAMP e DAMP reconhecidos por PRR induzem a transcrição de genes de citocinas pró-inflamatórias, quimiocinas, e proteínas antimicrobianas que são centrais na defesa do organismo (Kawai *et al.*, 2010; Takeuchi

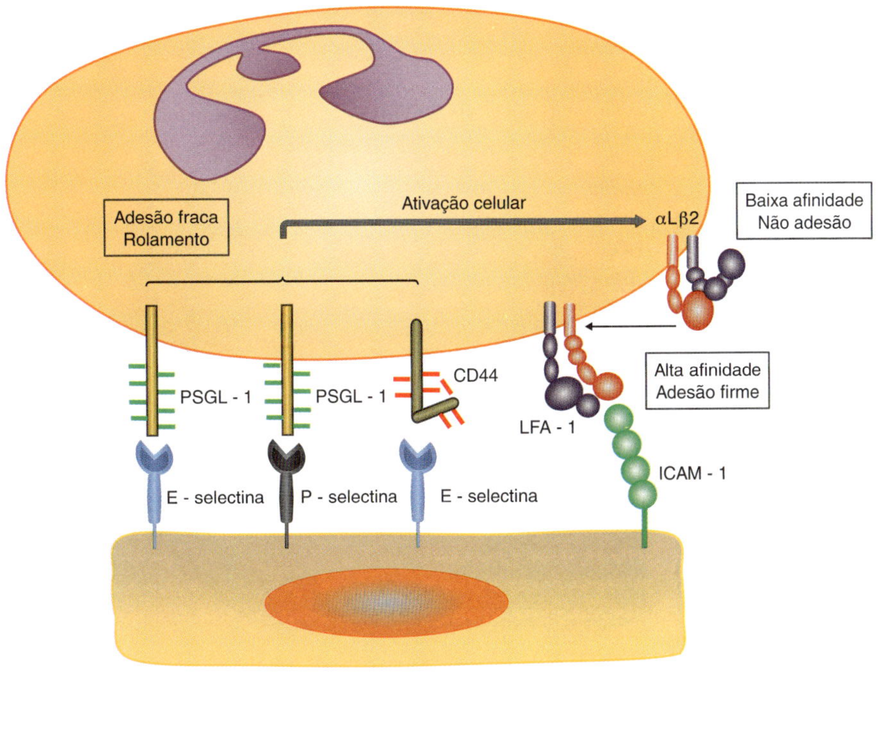

Figura 2.1 Modelo de adesão mediada por selectinas. Os leucócitos rolam sobre as selectinas utilizando CD44 e PSGL-1 para iniciar a cascata de ativação celular. Esta modifica a conformação de LFA-1, que permite a adesão firme do endotélio ao leucócito. PSGL-1 = glicoproteína ligante 1 de selectina; ICAM-1 = molécula de adesão intercelular 1; LFA-1 = integrina associada ao antígeno leucocitário funcional 1.

et al., 2010). A resposta inflamatória nessas condições é, portanto, orquestrada por citocinas pleiotrópicas como o fator de necrose tumoral alfa (TNF-α), a interleucina (IL)-1 e a IL-6, que regulam a sobrevida das células inflamatórias, aumentam a permeabilidade venular, mobilizam mais leucócitos da circulação e estimulam a produção de proteínas de fase aguda. A ativação dos PRR presentes nos leucócitos acarreta também na ativação da cascata do complemento e de mecanismos de fagocitose (Ryan *et al.*, 2009).

A fagocitose é um mecanismo pelo qual células do sistema imune inato (macrógafos, neutrófilos e monócitos) englobam micróbios, células apoptóticas e outros corpúsculos identificados como estranhos ao organismo, na tentativa de eliminá-los. Os alvos são engolfados para o citoplasma do fagócito, onde ficam retidos em um compartimento membranar fechado denominado fagossomo. O processo fagocítico é iniciado pela ligação entre receptores presentes na membrana do fagócito (TLR e outros receptores de reconhecimento de padrão) com ligantes expostos na superfície dos patógenos. Esses ligantes podem ser opsoninas produzidas pelo hospedeiro, tais como anticorpos e complemento, ou moléculas como LPS, manose e glicana presentes na superfície do microrganismo (PAMP). A ativação de um ou mais subtipos de receptores leva a rearranjos do citoesqueleto e membrana que promovem o engolfamento e a formação do fagossomo. Ocorre então a maturação dessa estrutura, marcada por fusão com endossomos, lisossomos e outras vesículas secretórias, acidificação, acúmulo de enzimas proteolíticas e espécies reativas do oxigênio. O material engolfado é, na maioria das vezes, destruído e pode ainda sofrer processamento para posterior apresentação antigênica (Aderem *et al.*, 1999) (Figura 2.2).

Por outro lado, alguns patógenos não são destruídos durante o processo de fagocitose, ou por serem resistentes a ele ou por desenvolverem mecanismos de escape. Nesses casos, um sistema de vigilância imunológica intracelular denominado inflamassoma será ativado (Schroder *et al.*, 2010). O inflamassoma foi descrito pela primeira vez em 2002 por Martinon *et al.*, e é caracterizado por ser uma plataforma molecular que oligomeriza e ativa caspase 1 (membro da família das proteases ácidas aspártico cisteínas), culminando na indução do processo de morte celular programada denominado piroptose, uma lise celular rápida com liberação de IL-1β e IL-18, cujas atividades pró-inflamatórias são centrais na eficiência da resposta do hospedeiro contra infecções (Fonseca *et al.*, 2009).

▸ Mediadores químicos da inflamação

Os mediadores inflamatórios são um conjunto de substâncias solúveis, originadas do plasma e também de fontes celulares, que tem a capacidade de coordenar ações fisiológicas e fisiopatológicas pela ativação de redes complexas de regulação (Medzhitov, 2008). Gerados no local da lesão e, também, sistemicamente, esses mediadores ligam-se a receptores específicos, atuando de modo autócrino e parácrino.

▪ Derivados plasmáticos

Durante o curso da resposta inflamatória há o aumento da permeabilidade vascular com consequente extravasamento de plasma para o tecido. A difusão de proteínas plasmáticas para o espaço intersticial culmina na ativação de várias cascatas proteolíticas, que irão gerar peptídios que ampliam a resposta inflamatória e promovem a defesa do hospedeiro e o reparo tecidual. As principais cascatas proteolíticas que geram mediadores derivados do plasma com importante papel na resposta inflamatória são: o sistema das cininas, o sistema de coagulação e o sistema complemento (Barklin, 2009).

O sistema das cininas representa uma cascata metabólica que, quando ativada, libera um pequeno grupo de metabólitos vasoativos, cujo principal membro é a bradicinina. No decorrer da inflamação, as cininas são formadas no tecido a partir de dois tipos de cininogênio, o de alto e o de baixo peso molecular. Uma vez no tecido, estes cininogênios são clivados em cininas ativas pela ação da calicreína tecidual. Em algumas condições inflamatórias, as cininas podem ser formadas a partir de um cininogênio oxidado pela ação combinada de elastase e triptase, provenientes de leucócitos e mastócitos, respectivamente (Zavada, 2008). As cininas exercem seus

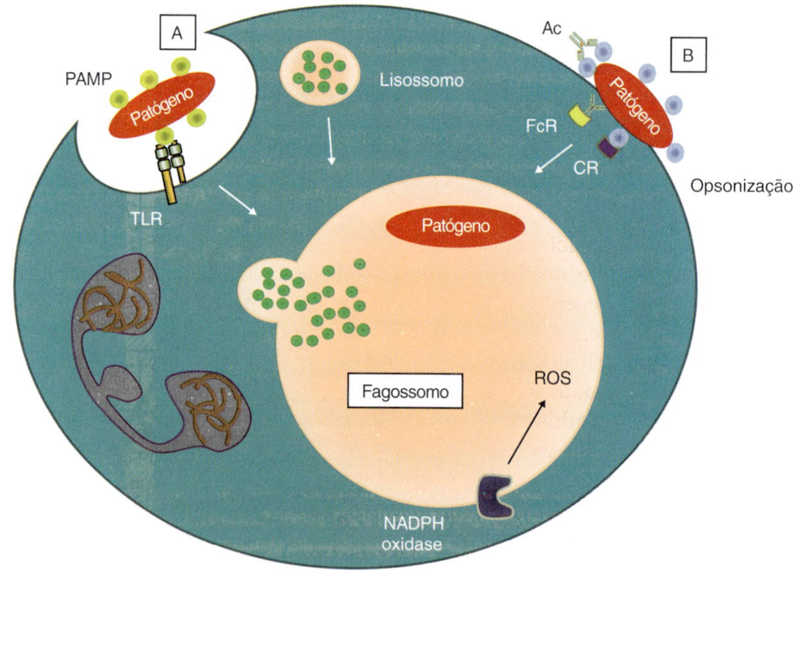

Figura 2.2 Fagocitose e processo microbicida. O processo de fagocitose pode ocorrer de duas maneiras: (**A**) direta, por meio da formação de um fagossomo associado à ativação do TLR por PAMP presentes na superfície do patógeno; e (**B**) indireta, na qual o fagossomo é formado pela ativação de receptores FcR ou CR após ligação a anticorpos (Ac) ou complemento sérico presente em patógenos opsonizados. Após a fagocitose, o patógeneo é destruído por ação de peptídios microbianos e espécies reativas de oxigênio (ROS) no interior do fagossomo. TLR = receptores *toll-like*; PAMP = padrão molecular associado a patógenos; CR = receptor de complemento; FcR = receptor da porção Fc de imunoglobulinas; NADPH = nicotinamida adenina dinucleotídio fosfato.

efeitos biológicos pela ativação de dois receptores acoplados à proteína G que são denominados B1 e B2. O receptor B2 é expresso constitutivamente por uma ampla gama de células, como células musculares lisas e endoteliais. A expressão de B1 é, em geral, muito baixa ou ausente em condições fisiológicas, mas pode ser rapidamente aumentada em tecidos inflamados (Wratten, 2008). As cininas são capazes de produzir todos os sinais clássicos da inflamação, como vasodilatação, pela ativação de células endoteliais, edema, em virtude da indução de aumento da permeabilidade vascular e dor. Ambos os receptores de cininas estão envolvidos no surgimento e manutenção da resposta inflamatória (van Leuven *et al.*, 2008).

A ativação da cascata de coagulação é um dos primeiros eventos iniciados após lesão tecidual. A sua principal função é gerar rede de fibrina que liga e estabiliza agregados plaquetários formados nos locais de agressão tecidual. A formação deste coágulo provisório é extremamente dependente da ação de trombina, e é gerado após a ativação de proteases da coagulação por meio de um sistema proteolítico complexo e altamente regulado. A lesão tecidual favorece a exposição de plasma ao chamado fator tecidual (TF), expresso em células endoteliais ativadas e células não vasculares, resultando na formação do complexo TF-FVIIa. Este complexo posteriormente catalisa a ativação inicial do FX para o fator X ativado, que em associação ao fator V ativado catalisa a conversão da protrombina em trombina, que por sua vez converte fibrinogênio em fibrina (Pfutzner *et al.*, 2008). O principal mecanismo pelo qual os produtos da cascata de coagulação modulam a resposta inflamatória é pela ativação de receptores ativados por proteases (PAR). Os PAR constituem uma família de receptores acoplados à proteína G e estão divididos em quatro tipos: PAR-1 a PAR-4. Estes receptores estão localizados em células endoteliais, células mononucleares, plaquetas, fibroblastos e células musculares lisas. Os PAR-1, 3 e 4 são ativados por trombina, enquanto o receptor PAR-2, não. Os receptores PAR-1 e 2 podem ser ativados tanto pelo complexo fator tecidual-fator VIIa como pelo fator Xa (Lutz *et al.*, 2008). A ativação dos receptores PAR por proteases produzidas pelo sistema de coagulação resulta em aumento da resposta inflamatória, por meio da indução da síntese de IL-6 e IL-8, da produção de espécies reativas de oxigênio e do aumento da expressão de moléculas de adesão celular (Lutz *et al.*, 2008).

O sistema complemento é uma parte importante da imunidade inata que participa no reconhecimento e na eliminação de agentes patogênicos. A ativação deste sistema pode ocorrer tanto pela via clássica como pela alternativa, assim como pelo contato com lecitinas presentes nos agentes infecciosos. A ativação do sistema complemento culmina na clivagem de várias proteínas em cascata, incluindo as proteínas C3 e C5 (Andreasen *et al.*, 2008). A conversão de C3 e C5 gera as anafilatoxinas C3a e C5a que se ligam a receptores expressos na superfície de uma ampla gama de células-alvo. Os receptores para anafilatoxinas compreendem membros da família dos receptores transmembranares acoplados à proteína G. Existem três tipos de receptores para anafilatoxinas: C3aR, C5aR e C5L2. As anafilotoxinas são potentes mediadores inflamatórios com um amplo espectro de ação. Elas regulam vasodilatação, aumento da permeabilidade vascular e contração da musculatura lisa, além de induzir o surto oxidativo em neutrófilos, macrófagos e eosinófilos. C5a é um potente agente quimiotático para diversas células inflamatórias como macrófagos e neutrófilos. Além disso, podem atuar na resposta inflamatória crônica regulando a fibrose tecidual (Wounters *et al.*, 2007). Ao ligarem-se a receptores presentes em basófilos e mastócitos, estimulam também a liberação de aminas vasoativas.

Aminas vasoativas

Entre os distintos grupos de mediadores inflamatórios pré-formados que podem ser liberados por células destacam-se as aminas vasoativas histamina e 5-hidroxitriptamina (ou serotonina). A histamina, formada a partir do aminoácido essencial L-histidina, por ação da enzima L-histidina descarboxilase, é encontrada nos grânulos dos mastócitos (e basófilos), em plaquetas, na região parietal do estômago e terminações nervosas. A serotonina é encontrada em mastócitos (de roedores), plaquetas, mucosa intestinal e cérebro (Ryan *et al.*, 1977; Spector *et al.*, 1964). A liberação de aminas vasoativas por mastócitos pode ocorrer em resposta a estímulos diversos, tais como físicos (trauma mecânico, irradiação, calor), químicos (venenos de cobra, de insetos, toxinas, tripsina, cininas, ATP) e biológicos (complexo antígeno-IgE e anafilatoxinas, C3a e C5a, dentre outros). A liberação dessas substâncias ocorre, também, em condições de ativação plaquetária induzida por ampla gama de estímulos incluindo trombina, tripsina, colágeno, ADP, dentre outros (Spector *et al.*, 1964). Os efeitos pleiotrópicos da histamina são desencadeados pela ativação de quatro receptores (H1-H4) pertencentes à família de receptores acoplados a proteína G. Os efeitos pró-inflamatórios da histamina são causados pela ativação dos receptores H1 e H4, enquanto a ativação dos receptores H2 e H3 desencadeia a secreção de ácido gástrico e a neurotransmissão, respectivamente (Pietropaolo *et al.*, 2007). Os receptores H1 estão presentes em uma grande variedade de células como as células musculares lisas das vias respiratórias e da vasculatura, células endoteliais, células nervosas. A ativação de H1 resulta na contração da musculatura lisa das vias respiratórias e vasculares, aumento da permeabilidade vascular, síntese e liberação de prostaciclina e óxido nítrico, o que irá culminar em vasodilatação e dor. Na pele, a histamina induz a tríplice resposta de Lewis, que consiste em imediata vermelhidão localizada decorrente da vasodilatação, formação de pápula devido ao aumento da permeabilidade vascular e resposta eritematosa secundária difusa causada por vasodilatação indireta por estimulação de reflexos nervosos axônicos (Sin *et al.*, 2007). Os receptores H4 estão amplamente expressos em células inflamatórias. A ativação destes receptores resulta no recrutamento e ativação de eosinófilos, mastócitos, neutrófilos, células dendríticas e linfócitos T (Steiner *et al.*, 2007).

Mediadores lipídicos

Considerados originalmente apenas como componentes membranares armazenadores de energia, os lipídios são atualmente reconhecidos como moléculas sinalizadoras com ação crucial na regulação de uma vasta gama de respostas celulares (Stables *et al.*, 2010). Os mediadores lipídicos são moléculas originadas da ação hidrolítica da enzima fosfolipase A2 (PLA2) sobre glicerofosfolipídios de membrana, e estão entre os primeiros agentes a serem sintetizados e liberados em resposta a estímulos inflamatórios. Esses mediadores potenciam a fase vascular da inflamação, recrutam e modificam a função de leucócitos e outras células do sistema imune, além de atuar na iniciação, manutenção e resolução da resposta inflamatória (Louis *et al.*, 2005).

Derivados do ácido araquidônico

O ácido araquidônico é um constituinte básico em todos os tipos celulares e o principal precursor dos chamados eicosanoides (do grego *eikosi* = derivados de ácido graxo de 20 carbonos). Inexiste ácido araquidônico livre em condições normais e sua liberação a partir de fosfolipídios membranares depende da ação de fosfolipases (PL), em particular PLA_2, cuja ativação é disparada em condições diversas, incluindo infecção e estresse tecidual. No citosol, o ácido araquidônico pode ser metabolizado por duas vias enzimáticas distintas para formar famílias de compostos oxigenados que atuam em concentração nanomolar em múltiplos alvos celulares. Assim têm-se de um lado os prostanoides (prostaglandinas, prostaciclinas e tromboxano), que são formados por ação de ciclo-oxigenases (COX), e de outro os leucotrienos (LT) e lipoxinas, que são produtos ativos da via das lipo-oxigenases (Stables *et al.*, 2010).

Existem duas isoformas principais de COX, denominadas COX-1 e COX-2. Enquanto a COX-1 é constitutivamente expressa em uma ampla variedade de tipos de células, em que atua para manter a homeostasia, a COX-2 é uma enzima induzível que tem sido implicada em muitos processos patológicos, como inflamação, dor, febre e câncer (Matsuoka *et al.*, 2008). COX-1 e COX-2 catalisam a conversão de ácido araquidônico a PGH_2, precursor comum de todos os prostanoides. Este metabólito serve como substrato para as enzimas sintetases específicas que são responsáveis pela produção dos quatro principais prostanoides bioativos, que são: PGE_2, PGD_2, prostaciclina (PGI_2) e tromboxano (TXA_2) (Figura 2.3), todos marcados por ação mediada por receptores acoplados à proteina G. A inibição farmacológica das enzimas formadoras e o antagonismo dos receptores desses lipídios são de grande interesse terapêutico.

Formado por ação direta das PGE_2 sintetases citoplasmática (cPGE), microssomal 1 (mPGE-1) e microssomal 2 (mPGE-2) sobre PGH_2, PGE_2 é o prostanoide mais abundante no organismo humano e um dos mais potentes. Produzido por leucócitos e células estruturais, atua de maneira autócrina e parácrina pela interação com quatro subtipos de receptores, denominados EP1-EP4. Em condições fisiológicas, a PGE_2 é fundamental em muitas funções biológicas, como a regulação da resposta imune, pressão arterial, integridade gastrintestinal e fertilidade (Legler *et al.*, 2010). A desregulação de sua síntese ou degradação está associada a graves condições patológicas como inflamação crônica, associada a dor, edema, febre, além de doença de Alzheimer e tumorigênese (Hata *et al.*, 2004). Produzida por ação catalítica da enzima PGD sintetase, a PGD_2 tem sido detectada em altas concentrações no foco da resposta inflamatória alérgica, proveniente principalmente de mastócitos ativados. Outras fontes relevantes desse lipídio são os linfócitos Th2 e as células dendríticas. A PGD_2 exerce seus efeitos inflamatórios pela interação com receptores de alta afinidade denominados DP1 e DP2 (também conhecido como CRTH2). O primeiro está associado à polarização de células Th0 para Th2 via inibição de IL-12 por células dendríticas, secreção de muco pelas células *goblet* ou caliciformes e broncoconstrição. O segundo é expresso por linfócitos Th2, eosinófilos e basófilos, tendo um papel relevante no recrutamento dessas células durante a fase tardia da resposta inflamatória alérgica, além de promover a produção de citocinas de perfil Th2 e IgE (Pettipher *et al.*, 2007).

A conversão de PGH_2 em TXA_2 e PGI_2 é catalisada pelas enzimas TX sintetase e PGI sintetase, respectivamente. O TXA_2 tem sido extensivamente caracterizado pelo seu papel na modulação hemodinâmica e função cardiovascular, pelo fato de ser um potente agregador plaquetário e vasoconstritor. Ademais, ao ativar seus receptores expressos na musculatura lisa de vias respiratórias, atua como um potente agente broncoconstritor (Hata *et al.*, 2004). A PGI_2 é um prostanoide

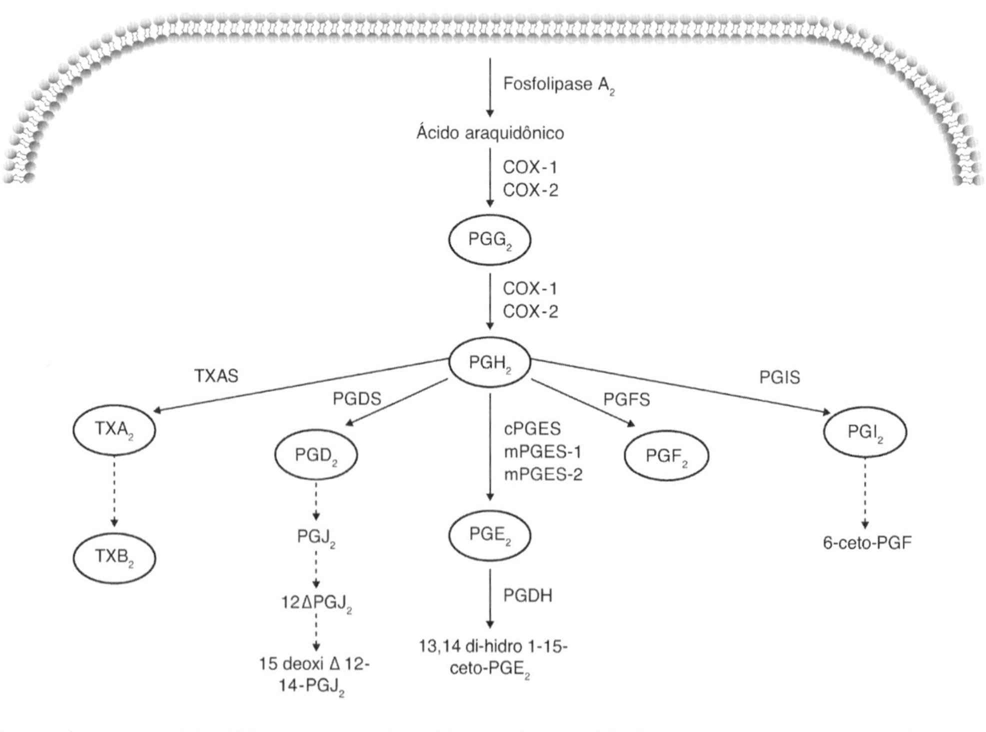

Figura 2.3 Biossíntese dos prostanoides. PG = prostaglandina; TX = tromboxano; TXAS = tromboxano A sintase; PGI = prostaciclina; PGDS = prostaglandina D sintase; PGES = prostaglandina E sintase; PGFS = prostaglandina F sintase; PGIS = prostaciclina sintase.

produzido primariamente por células endoteliais e exerce papel importante na homeostasia vascular, como resultado de seu potente efeito vasodilatador e antitrombótico. Assim, a PGI_2 apresenta propriedades opostas às do TXA_2 em relação a suas ações cardioprotetoras e vasculares. Suas ações se dão pela ativação do receptor de prostaciclina denominado IP. Além disso, durante o curso da resposta inflamatória, a PGI_2 atua como mediador da inflamação aguda por meio da indução de vasodilatação, aumento da permeabilidade vascular e dor inflamatória (Mitchell *et al.*, 2008).

Leucotrienos

Os leucotrienos (LT) constituem uma família de mediadores inflamatórios, também, formada a partir do ácido araquidônico. Diferentemente dos prostanoides, cuja formação requer COX, a biossíntese dos LT depende da atividade catalítica da enzima 5-lipo-oxigenase (5-LO). A 5-LO converte o ácido araquidônico em LTA_4, em associação à proteína ativadora de 5-LO. LTA_4 é hidrolisado em LTB_4 bioativo pela LTA_4 hidrolase, mas pode também ser convertido em LTC_4 pela enzima LTC_4 sintetase. O LTC_4 é sequencialmente metabolizado a LTD_4 e, depois, a LTE_4 (Figura 2.4). Os LTC_4, LTD_4 e LTE_4 são bioativos e compreendem os denominados cisteinil-leucotrienos (Cis-LT), marcados pela presença de resíduos de cisteína em sua estrutura (Peters-Golden *et al.*, 2003).

O LTB_4 é produzido por leucócitos residentes no tecido (principalmente macrófagos) em resposta a estímulos diversos incluindo o infeccioso. Ele age em receptores específicos denominados BLT1 e BLT2, com maior afinidade de ligação ao BLT1. A principal função do LTB_4 é promover adesão, quimiotaxia e ativação de neutrófilos e, em menor grau, de outros leucócitos, como macrófagos e eosinófilos. Além disso, também pode atuar causando aumento da permeabilidade vascular (Yoshikai, 2001). Os cis-LT apresentam dois receptores conhecidos, o Cis-LT1 e o Cis-LT2. O primeiro apresenta alta afinidade para LTC_4 com afinidades progressivamente menores para LTD_4 e LTE_4, enquanto o Cis-LT2 apresenta afinidade igual para LTC_4 e LTD_4. Os Cis-LT são conhecidos principalmente por seu envolvimento na resposta broncoconstritora. Além disso, induzem o aumento da permeabilidade vascular, a produção de muco e a ativação de células inflamatórias, em especial eosinófilos (Flamand *et al.*, 2007).

Lipoxinas

Lipoxinas (LX) são produtos da ação catalítica da enzima lipoxigenase (LO) sobre o ácido araquidônico, com propriedades biológicas distintas dos outros mediadores lipídicos, uma vez que apresentam potente ação anti-inflamatória. As LX podem ser formadas por três vias metabólicas distintas. Na primeira, a LX é produzida a partir de LTA_4 por ação da enzima 12-LO. A segunda via metabólica envolve a produção de 15-HETE por meio da catálise do ácido araquidônico pela enzima 15-lipo-oxigenase. O 15-HETE, então, serve como substrato para a enzima 5-LO que gera intermediários instáveis que são convertidos a LX por hidrolases. A última via é caracterizada pela formação de LX derivadas da metabolização de LTA_4 pela 15-LO (Figura 2.5). As LX podem interagir com um ou mais receptores específicos, incluindo seu receptor específico próprio (ALX), que é um receptor acoplado à proteína G. As ações anti-inflamatórias das LX são: inibição da adesão, recrutamento e quimiotaxia de leucócitos, inibição da produção de citocinas por leucócitos ativados e aumento na taxa de fagocitose de células apoptóticas por macrófagos.

Fator de ativação plaquetária

Fator de ativação plaquetária (PAF) é um fosfolipídio com diversas ações biológicas particularmente no campo da inflamação. Ele é sintetizado em duas etapas em rota que se inicia com a hidrólise de glicerofosfolipídios de membrana, catalisada por PLA_2, para formar lisoPAF (1-O-alquil-*sn*-glicero-3-fosforilcolina). LisoPAF solúvel é rapidamente acetilado por ação da enzima acetil-CoA:lisoPAF acetiltransferase para

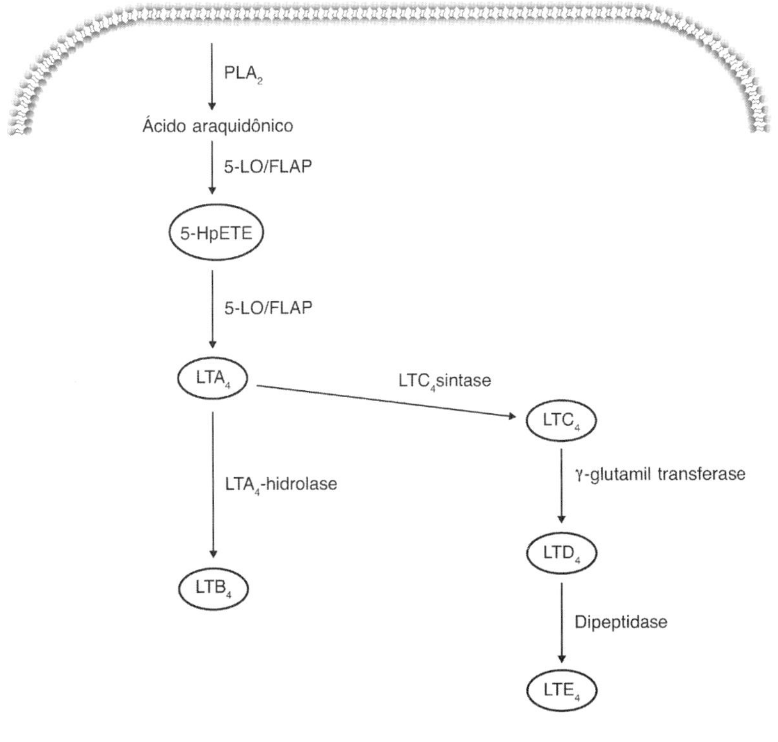

Figura 2.4 Biossíntese dos leucotrienos. PLA_2 = fosfolipase A_2; LO = lipo-oxigenase; FLAP = proteína ativadora de 5-LO; 5-HpETE = ácido 5 (*S*)-hidroperóxido-6 (*E*), 8 (*Z*)-11 (*Z*), 14 (*Z*)-eicosatetraenoico; LT = leucotrieno.

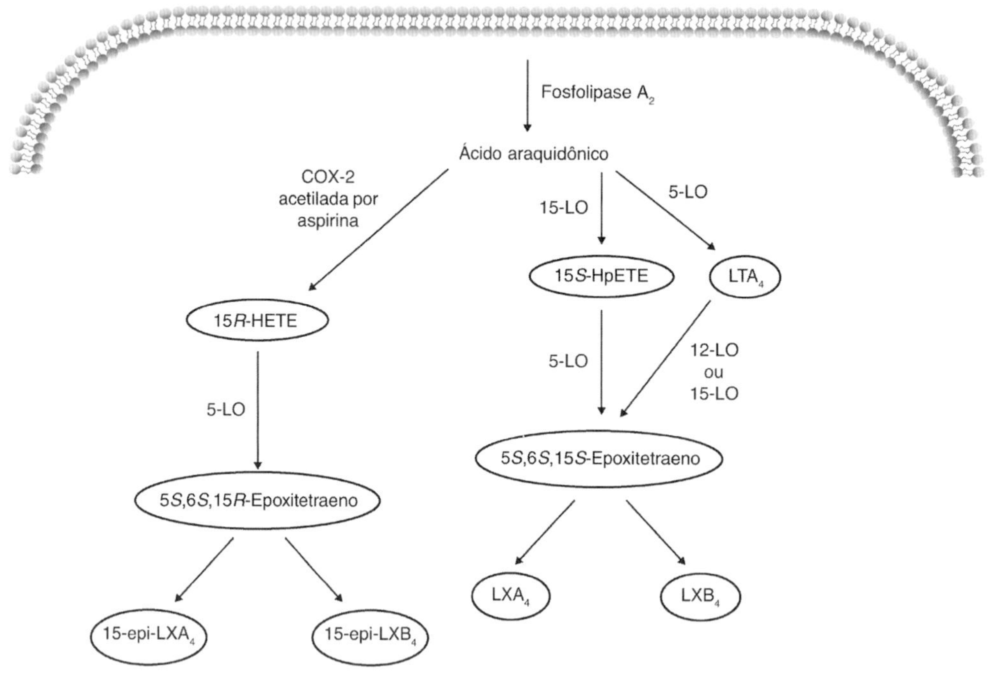

Figura 2.5 Biossíntese de lipoxinas. COX = ciclo-oxigenase; LO = lipoxigenase; HETE = ácido hidroxieicosatetraenoico; HpETE = ácido hidroperóxido-6 (*E*), 8 (Z)-11 (*Z*), 14 (*Z*)-eicosatetraenoico; LT = leucotrieno; LX = lipoxina.

transformar-se em PAF (Zimmerman *et al.*, 2004). A síntese acontece em resposta aos mais variados estímulos e em tipos celulares diversos, incluindo plaquetas, células estruturais e células inflamatórias. O PAF é capaz de ativar eventos inflamatórios agudos, como adesão e recrutamento de leucócitos, agregação plaquetária e aumento de permeabilidade vascular. Suas ações são mediadas por um único receptor (PAFR), expresso em tecidos diversos, incluindo pulmões, íleo, jejuno, coração e fígado, além de leucócitos e plaquetas. Esse receptor é ativado também pelos chamados lipídios estruturalmente similares a PAF (PAF-LL) que incluem fosfolipídios oxidados e fosforilcolina ligada aos ácidos teicoico ou lipoteicoico, presentes na parede de *S. pneumoniae* e *S. aureus*, respectivamente. É interessante notar que o receptor de PAF parece ser necessário para a invasão celular de *S. pneumoniae* e *T. cruzi* (Uhlig *et al.*, 2005). Dessensibilização do receptor e outros mecanismos regulatórios controlam a resposta de células ativadas pela ligação de fosfolipídios a seu receptor (Cordeiro *et al.*, 1986; Martins *et al.*, 1989). A ativação do sistema é fortemente contolada por uma família de enzimas da classe da PLA_2 presente nos meios intra e extracelular, denominada PAF-acetil-hidrolase (PAF-AH), que opera degradando PAF e PAF-LL (Zimmerman *et al.*, 2002). Estudos demonstram que a atividade da PAF-AH está reduzida e a meia-vida do PAF é prolongada em pacientes com sepse. Além disso, a deficiência de PAF-AH está associada à falência múltipla de órgãos, mostrando a importância do PAF em síndromes inflamatórias que culminam em lesão tecidual e sistêmica (Karasawa, 2006).

Citocinas e quimiocinas

Citocinas são proteínas de baixo peso molecular que desempenham papel essencial na regulação da resposta imune, inflamação e hematopoese. Seus efeitos biológicos são amplos e resultam na ligação a receptores específicos presentes na membrana celular, os quais promovem a ativação de segundos mensageiros e a translocação de fatores de transcrição para o núcleo, onde alteram a expressão gênica (Commins *et al.*, 2010) de inúmeras células. As respostas incluem modulação da expressão de proteínas de membrana (incluindo TLR, receptores de citocinas e quimiocinas e moléculas de adesão), proliferação e diferenciação celular, e secreção de moléculas efetoras (incluindo citocinas).

Há centenas de citocinas relatadas e a descrição de maneira precisa e compreensiva das funções biológicas dessas moléculas tem se provado tarefa difícil, dada a quantidade de vias sinalizadoras ativadas e o grau de redundância funcional que elas apresentam. Aquelas que estimulam a proliferação e diferenciação de células do sistema imune formam o grupo maior e mais proeminente, e incluem IL-2, que estimula proliferação clonal de células T; IL-12, IL-18, e IL-27, que estimulam a diferenciação de células Th1; IL-4, IL-19, IL-25 e IL-33, que estimulam a diferenciação de células Th2; IL-6, TGF-β, IL-21 e IL-23, que estimulam a diferenciação e expansão de células Th17; IL-7 e IL-11, que estimulam a maturação de células B; IL-21, que estimula a proliferação de células B e diferenciação em plasmócitos; IL-3, fator ativador de colônias de granulócitos e monócitos (GM-CSF) e fator de células-tronco (SCF), que estimulam hematopoese.

As citocinas têm papel-chave em todas as etapas da inflamação, desde o seu disparo até as fases de resolução e reparo tecidual. Quando os mecanismos de resolução não se instalam apropriadamente ocorre a exacerbação da atividade de citocinas pró-inflamatórias (tais como TNF-α, IL-1β e IL-6). Este mecanismo aparentemente favorável pode tornar-se altamente tóxico, levando a falência múltipla de órgãos, coagulação intravascular disseminada e choque séptico. Mecanismos compensatórios são então ativados com a produção de citocinas anti-inflamatórias (a exemplo de IL-10), que atuam no sentido da recuperação da condição homeostática. Tal antagonismo precisa ser igualmente adequado em sua magnitude, sob o risco de imunossupressão, com repercussões também nefastas ao organismo. O perfil das citocinas formadas durante a resposta inflamatória depende do agente causador da lesão e define se a resposta imune implicada é citotóxica, humoral, mediada por célula ou alérgica.

As quimiocinas são um grupo de citocinas com peso molecular entre 8 e 12 kD que têm a capacidade de induzir a migração de inúmeros tipos celulares, incluindo neutrófilos, monócitos, linfócitos, eosinófilos, células dendríticas e fibroblastos. Sua atividade é regulada por meio da ligação a receptores transmembranares acoplados à proteína G. Elas são classificadas em quatro famílias, com base na posição de resíduos de cisteína presentes na porção N-terminal. A família das CC quimiocinas consiste em moléculas com os dois primeiros resíduos de cisteína adjacentes (p. ex., MCP-1, MIP-1α, RANTES e eotaxina). A família CXC é caracterizada pela presença de um único resíduo de aminoácido entre as duas primeiras cisteínas (p. ex., IL-8 e SDF-1). A fractalcina é o único membro da família de quimiocinas CX3C que é caracterizada pela presença de três resíduos de aminoácidos não conservados entre as duas primeiras cisteínas. Linfotactina e SCM-1β compõem a família de quimiocinas XC, que contêm apenas um resíduo de cisteína na posição conservada. As quimiocinas apresentam funções na homeostasia e em processos patológicos. Durante a resposta inflamatória, as quimiocinas são produzidas após a ativação de uma grande variedade de células estruturais e leucócitos. As quimiocinas apresentam uma variedade de funções além da quimiotaxia, incluindo efeitos sobre a diferenciação de células T, cicatrização e organogênese.

▪ Mediadores gasosos

A família dos mediadores gasosos é constituída por óxido nítrico (NO), monóxido de carbono (CO) e sulfeto de hidrogênio (H_2S). Os mediadores gasosos são liberados por compostos orgânicos por meio da ação de enzimas específicas e, são reconhecidamente moléculas sinalizadoras importantes com ação independente de receptores. O óxido nítrico é sintetizado pela enzima óxido nítrico sintase (NOS) a partir de L-arginina e O_2. Existem três isoformas conhecidas de NOS, duas constitutivas (NOS endotelial e NOS neuronal) e uma induzível (NOS induzida). O CO é endogenamente produzido durante a degradação do heme. Esta reação pode ocorrer por meio de duas isoformas da enzima hemioxigenase (HO), a HO-2, expressa constitutivamente, e a HO-1, induzida por muitos fatores, como hipoxia e estímulos inflamatórios. Finalmente, o H_2S endógeno pode ser sintetizado pelas enzimas cistationina-β sintase ou cistationina-γ liase pela catálise de L-cisteína. O NO e o CO atuam ativando a enzima guanilato ciclase solúvel, levando a um aumento dos níveis intracelulares de cGMP, enquanto o H_2S ativa canais de potássio dependentes de ATP (KATP). NO, CO e H_2S são produzidos por células endoteliais, promovem vasodilatação e inibem agregação plaquetária. Além disso, tem-se demonstrado experimentalmente, por meio da inibição da síntese desses gases, que ambos apresentam atividade pró-inflamatória e nociceptiva. No entanto, embora o NO, o CO e o H_2S sejam produzidos em altas concentrações durante o curso da resposta inflamatória, culminando em seus efeitos pró-inflamatórios, em baixas concentrações esses gases apresentam efeitos anti-inflamatórios, como inibição de citocinas no tecido inflamado.

▪ Radicais livres derivados do oxigênio

As espécies reativas de oxigênio (ROS), como o ânion superóxido, são produzidas a partir da ação da enzima NADPH oxidase sobre o oxigênio molecular. A formação de ROS pode contribuir para a iniciação de muitos processos patológicos e para o desenvolvimento de doenças metabólicas e outras. As espécies reativas do oxigênio têm papel central na morte de microrganismos fagocitados, atuando sobre os grupamentos tióis dos patógenos no interior do fagossomo. Elas têm outras importantes ações no organismo, como a de aumentar a permeabilidade vascular, com consequente formação de edema, além de promoverem lesão tecidual quando liberadas para o meio extracelular. As espécies reativas desempenham também papel essencial no processo de reparo tecidual, por meio da ativação de células responsáveis pela produção de matriz extracelular, além da indução de angiogênese.

▪ Neuropeptídios

Os neuropeptídios são uma família de peptídios que está distribuida pelo sistema nervoso central e periférico e representa um elo entre os sistemas neuroendócrino e imunológico. Dentre os neuropeptídios com ação pró-inflamatória destacam-se as taquicininas, que incluem substância P, neurocinina A e neurocinina B.

As taquicininas são neuropeptídios que apresentam seis resíduos de aminoácidos conservados na porção carboxiterminal e podem atuar em três receptores de neurocinina (NK), NK1, NK2 e NK3, todos acoplados à proteína G. Uma ampla gama de ações pró-inflamatórias está associada às taquicininas, incluindo ativação de células inflamatórias, vasodilatação, aumento da permeabilidade vascular e edema, contração da musculatura lisa e dor. Alguns neuropeptídios têm sido descritos como anti-inflamatórios, incluindo o peptídio intestinal vasoativo e o hormônio estimulador de α-melanócitos. Esses peptídios não apresentam homologia entre si e se ligam a receptores distintos. Apesar disso, apresentam características comuns como a de ligarem-se a receptores acoplados à proteína Gs em células imunes com subsequente aumento dos níveis intracelulares de cAMP. Os principais efeitos desses neuropeptídios incluem o bloqueio da migração e função pró-inflamatória de macrófagos e neutrófilos.

▸ Tônus anti-inflamatório e inflamação crônica

A resposta inflamatória aguda é terminada quando o insulto tecidual e suas causas são efetivamente eliminados. O encerramento da inflamação e transição para o reparo tecidual, e subsequente retorno à condição homeostática, é um processo ativo e altamente regulado, conhecido como resolução da inflamação. Vários são os mecanismos de resolução identificados, incluindo mudanças no perfil de mediadores químicos e células do sistema imune. Prostanoides e citocinas pró-inflamatórias dão lugar às resolvinas que incluem as lipoxinas, além de citocinas anti-inflamatórias como a IL-10 e TGF-β. A etapa é marcada, também, pelo recrutamento de células mononucleares, em particular macrófagos, em substituição aos neutrófilos, os quais têm papel crucial na fagocitose de células mortas e debris, bem como no reparo da área afetada.

Em caso da não eliminação do agente disparador do processo no decorrer da fase aguda da reação, a inflamação persiste e torna-se crônica. A forma crônica pode também surgir associada à insuficiência dos mecanismos anti-inflamatórios que coordenam a resolução. Em quaisquer dos casos, a inflamação descontrolada impede que o tecido afetado retorne às condições normais de integridade e funcionalidade, o que fortemente favorece o desenvolvimento de doenças. Assim, embora não seja a causa primária da esquistossomose, tuberculose, doença de Chagas, asma, aterosclerose, artrite reumatoide e silicose, a inflamação persistente tem um papel central na patogenia dessas e de muitas outras doenças de grande morbidade. Houve um grande avanço no entendimento dos mecanismos de instalação e controle da inflamação crônica, mas muitos aspectos nesse campo permanecem ainda elusivos.

O risco de persistência da inflamação é considerado intrínseco ao processo, visto que a inflamação pode causar lesão tecidual e morte celular, e necrose induz inflamação (Medzhitov, 2010; Nathan *et al.*, 2010). Os mecanismos anti-inflamatórios que coordenam a resolução são essenciais na atenuação desse risco, e apoptose é um desses mecanismos. A razão principal pela qual a morte de células do hospedeiro raramente induz inflamação persistente é que esta morte em geral ocorre por apoptose. Os neutrófilos apoptóticos são ingeridos por células viáveis – em geral macrófagos – que liberam citocinas anti-inflamatórias, tais como TGF-β e IL-10. Entretanto, se as células apoptóticas não forem ingeridas rapidamente, podem progredir para a necrose, que gera agonistas de receptores expressos em células do hospedeiro (a exemplo de TLR), capazes de detectar patógenos e induzir a secreção de mediadores pró-inflamatórios.

Assim, o retardo na apoptose de neutrófilos e/ou defeito na atividade fagocítica de macrófagos podem prolongar a inflamação (Figura 2.6). Os sinais moleculares gerados por necrose de células do hospedeiro que disparam inflamação são inúmeros e diversos, incluindo ácido úrico, adenosina, DNA cromossômico, IL-1A e IL-33, dentre outros (Kono *et al.*, 2008).

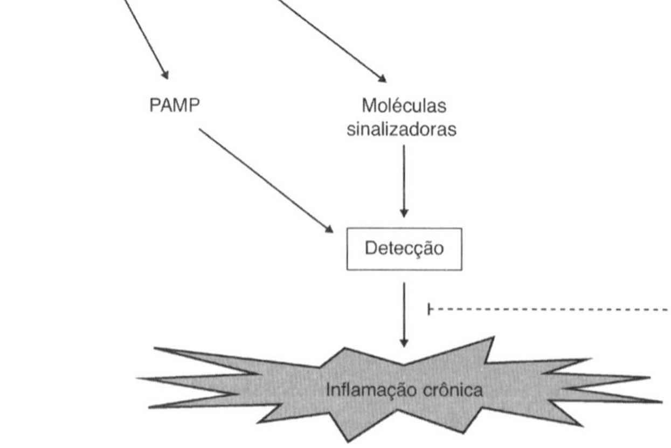

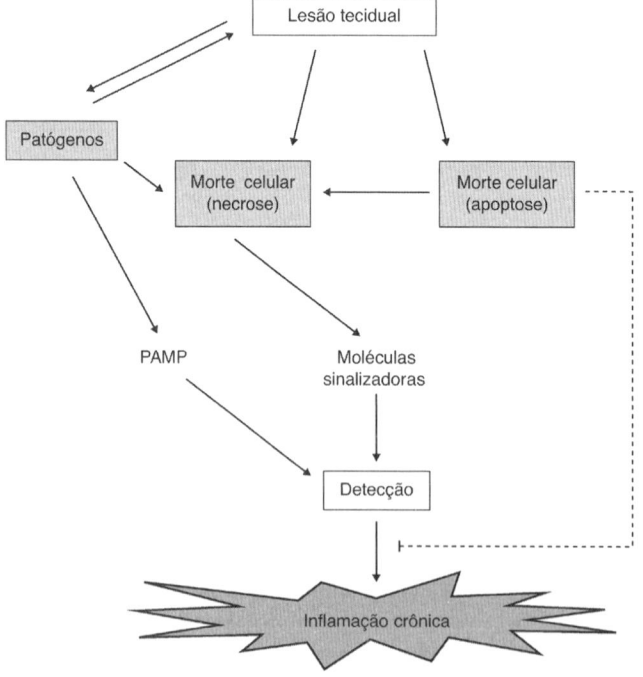

Figura 2.6 O disparo e a cronificação da inflamação requerem sinais dos patógenos e dos tecidos lesados. Adaptado de Nathan e Ding, 2010.

Células implicadas na fase crônica da resposta inflamatória

A fase crônica da resposta inflamatória depende de ações coordenadas, em grande parte, por linfócitos T. Esta fase inicia-se com o tráfego de células apresentadoras de antígeno (APC) para tecidos linfoides carreando antígenos obtidos no local da lesão. Nos órgãos linfoides as APC (células dendríticas e macrófagos) apresentam os antígenos a linfócitos T e provêm sinais adicionais críticos, tais como fatores coestimulatórios e citocinas. Ocorre, então, a diferenciação e proliferação de um clone de linfócitos efetores com especificidade antigênica, que deixam os órgãos linfoides e infiltram o local inflamado. Neste local, secretam citocinas tais como IFN-γ ou IL-17, que amplificam e perpetuam a resposta inflamatória.

Os macrófagos estão fortemente implicados na inflamação crônica. Em contato com citocinas específicas e produtos microbianos, os macrófagos podem expressar características de especialização e propriedades funcionais distintas, incluindo as formas diferenciadas do tipo M1 (clássico) e M2 (alternativo). Destacam-se como citocinas atuantes no processo de polarização o GM-CSF e M-CFS para as células M1 e M2, respectivamente. Classicamente, os macrófagos M1 são sensíveis à ativação por IFN e/ou estímulo microbiano (LPS), e por citocinas (TNF-α e GM-CSF), apresentando o fenótipo de interleucina (IL)-12^{baixo}, IL-23^{baixo}, IL-10^{alto}. De maneira geral, os macrófagos M1 são eficientes na produção de radicais livres (espécies reativas de oxigênio e nitrogênio) e citocinas pró-inflamatórias (IL-1β, TNF-α, IL-6), atuando ativamente na indução de morte celular e na resistência o parasitos intracelulares, em respostas polarizadas do tipo Th1. Alternativamente, a diferenciação em M2 envolve o contato com citocinas como IL-4, IL-13 e IL-10, com o fenótipo apresentando-se como IL-12^{alto}, IL-23^{alto}, IL-10^{baixo}. Este subtipo, em particular, encontra-se envolvido em respostas do tipo Th2, em que desempenha funções como imunorregulação, encapsulamento e isolamento de parasitos, além de remodelamento e reparo tecidual.

Os eosinófilos são leucócitos que se distinguem com base na morfologia (núcleo bilobado e granulosidade citoplasmática) e propriedades tintoriais (afinidade por eosina). Encontram-se em número bastante reduzido na circulação, sendo localizados predominantemente nas regiões submucosas dos tratos respiratório, gastrintestinal e geniturinário. Quando ativados, liberam uma ampla gama de mediadores, incluindo proteínas básicas catiônicas, enzimas hidrolíticas, inúmeras citocinas, quimiocinas e fatores de crescimento, além de espécies reativas do oxigênio e mediadores lipídicos. São células caracteristicamente associadas a processos alérgicos dependentes de IgE e infecções parasitárias.

Os neutrófilos são leucócitos polimorfonucleares que apresentam citoplasma granular e núcleo com dois a quatro lóbulos. Ao contrário dos eosinófilos, os neutrófilos não são encontrados no tecido hígido, mas estão frequentemente entre as primeiras células a migrarem para o foco inflamatório. Essas células podem ser ativadas por um amplo espectro de estímulos inflamatórios, incluindo mediadores lipídicos, citocinas, quimiocinas, fatores do sistema complemento e complexo antígeno-anticorpo.

Apesar de os neutrófilos serem células prioritariamente envolvidas em respostas inflamatórias de caráter agudo, a persistência do estímulo faz com que essas células sejam também encontradas em processos inflamatórios crônicos.

Os mastócitos são células mononucleares derivadas de progenitores hematopoéticos medulares que circulam no sangue periférico e migram para os tecidos, onde se diferenciam nos subtipos conjuntivo ou mucoso sob influência de fatores liberados no microambiente. Considerados elementos cruciais na defesa do organismo, estão localizados em superfícies de interface estreita com meio externo como pele e mucosas do trato respiratório e gastrintestinal, distribuindo-se de maneira estratégica em regiões próximas aos vasos sanguíneos. Quando ativados secretam uma ampla gama de mediadores inflamatórios estocados em grânulos citoplasmáticos, como aminas vasoativas e proteoglicanas, além de enzimas proteolíticas, quimiocinas e citocinas, podendo ainda liberar mediadores neossintetizados como prostaglandinas e leucotrienos. Mastócitos expressam receptor de alta afinidade (FceRI) para imunoglobulina do tipo E (IgE), e estão envolvidos de modo importante em processos de natureza alérgica e infecções parasitárias. Evidências apontam para a participação de mastócitos como efetores em processos fibrogênicos, uma vez que liberam mediadores capazes de regular o comportamento de células estruturais (endoteliais, epiteliais, musculares lisas e fibroblastos) ou ainda recrutar outros tipos celulares (linfócitos e macrófagos) que contribuem para a resposta inflamatória crônica.

Os fibroblastos são células derivadas do mesoderma da crista neural, a partir de células epiteliais por um processo conhecido como transição epitelial-mesenquimal, ou, ainda, a partir de fibrócitos, que são células mesenquimais com baixa atividade de síntese proteica.

Exemplos de doenças associadas à inflamação persistente

Três são as principais causas associadas às doenças inflamatórias

- Infecções persistentes provocadas por bactérias (*M. tuberculosis, T. pallidum*; *H. pylori*), fungos (*Candida* spp.), vírus (citomegalovírus), protozoários (*T. cruzi, Leishmania spp, Plasmodium spp* e *T. gondii*) e vermes (*Schistosoma* spp.; *N. americanus, N. braziliensis*)
- Exposição prolongada a elementos potencialmente tóxicos, que podem ser de natureza exógena, a exemplo da inalação de partículas de sílica (promove a silicose); ou de natureza endógena, a exemplo de níveis elevados de lipídios séricos (promove a aterosclerose)
- Autoimunidade, que tem como base a ocorrência de uma resposta imune contra células e tecidos do próprio organismo, resultando em doenças como artrite reumatoide, lúpus eritematoso e esclerose múltipla.

O quadro inflamatório característico das infecções persistentes é frequentemente associado à formação de uma estrutura denominada granuloma. Os granulomas têm a função de conter e controlar agentes exógenos que não são eliminados pelas defesas do organismo. A formação de um granuloma efetivo leva a um balanço estável entre pequenas áreas de inflamação intensa e dano tecidual circundadas por camadas de componentes de matriz extracelular, células gigantes multinucleadas (formadas pela fusão citoplasmática de macrófagos), células epitelioides e leucócitos ativados. Cada granuloma representa uma resposta inflamatória local organizada e sua composição celular varia de acordo com a natureza do agente lesivo. Em casos de infecções persistentes, há a formação de um granuloma imunológico que se inicia com uma estimulação antigênica a longo prazo, que ocorre em paralelo com a ativação de linfócitos T CD4. Essa ativação, por meio da produção de quimiocinas e citocinas, orquestra o infiltrado leucocitário que ocupa o granuloma. O perfil de quimiocinas e citocinas produzido é determinado pelo agente invasor. Patógenos intracelulares, a exemplo do *M. tuberculosis*, induzem uma resposta imune Th1, com acúmulo predominantemente macrofágico, acompanhado de linfócitos. Por outro lado, patógenos extracelulares, a exemplo do *S. mansoni* e *A. costaricensis*, desencadeiam uma resposta de perfil Th2, em que a área do granuloma apresenta predominância de eosinófilos acompanhados de macrófagos e linfócitos T (Figura 2.7A). Os macrófagos têm um papel crítico na patogênese da resposta inflamatória a helmintos, uma vez que, em ambiente enriquecido em citocinas Th2, tais como IL-4, IL-5 e IL-13, diferenciam-se em macrófagos M2, e passam a expressar altos níveis de arginase 1, com consequente produção de poliaminas e prolinas, que controlam a proliferação celular e a produção de colágeno, respectivamente.

A resposta inflamatória associada à exposição prolongada a elementos tóxicos também é determinada pela natureza do agente lesivo. No caso de agentes tóxicos particulados, a exemplo da sílica cristalina, os macrófagos têm um papel central no disparo e perpetuação da resposta inflamatória. Por meio dos receptores *scavenger* e do receptor de macrófago com estrutura de colágeno (MARCO), os macrófagos fazem o reconhecimento, tornam-se ativados e fagocitam as partículas de sílica. Sendo indigeríveis, as partículas terminam por induzir apoptose seguida de necrose de macrófagos, o que leva à liberação das partículas no microambiente que são, então, novamente fagocitadas. Esse ciclo recorrente de fagocitose e morte celular leva à perpetuação do processo inflamatório. O fenômeno promove, também, a liberação de várias citocinas, quimiocinas e fatores de crescimento, que mobilizam mais macrófagos, neutrófilos e fibroblastos para o foco da lesão, levando à formação o granuloma de corpo estranho (Figura 2.7B). Estes últimos sofrem ativação por citocinas (TGF-β e TNF-α) e quimiocinas (MCP-1 e TARC) pró-fibróticas geradas no foco da lesão, o que determina a liberação de constituintes da matriz extraceular (colágeno predominantemente), culminando com a formação de uma bainha capsular de fibroblastos e tecido conjuntivo que circunda e define as bordas do granuloma.

A exposição continuada a agentes não particulados presentes no ambiente, a exemplo da inalação de alergênios por pacientes asmáticos, também pode acarretar a cronificação da resposta inflamatória sem a formação de granuloma. Nesses casos, há um infiltrado inflamatório rico em eosinófilos, mastócitos e linfócitos T CD4. Essas células inflamatórias, em conjunto com células estruturais residentes, incluindo células epiteliais, fibroblastos e células musculares lisas, perpetuam a inflamação crônica pela liberação de uma vasta gama de mediadores pró-inflamatórios, a exemplo de mediadores lipídicos, proteases, citocinas, quimiocinas e fatores de crescimento. Essa resposta inflamatória é acompanhada por um processo de remodelamento tecidual caracterizado por modificações estruturais que incluem hiperplasia de células *goblet*, angiogênese, aumento da massa de células musculares lisas, espessamento da parede das vias respiratórias, e depósito de componentes da matriz extracelular (Figura 2.7C).

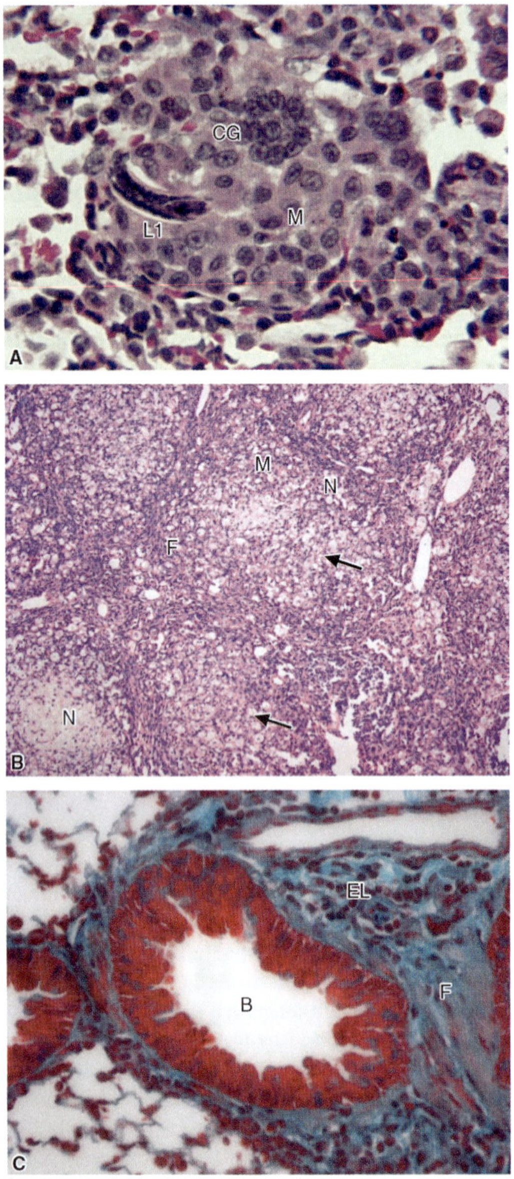

Figura 2.7 Exemplos de inflamação crônica. **A.** Infecção helmíntica. Larva (L1) de *Angiostrongylus costaricensis* no centro do granuloma, com macrófagos (M) e células gigantes (CG) (H & E). **B.** Silicose. Partículas de sílica (*setas*) no interior de granulomas, com infiltração de macrófagos (M), neutrófilos (N), fibroblastos (F). Área de necrose (N) (H & E). **C.** Inflamação alérgica. Obstrução das vias respiratórias por broncoconstrição (B) e fibrose peribrônquica (F), com infiltrado de eosinófilos e linfócitos (EL) (tricrômio de Gomori).

Reparo e cicatrização

O processo de reparo está associado à habilidade do organismo em regenerar os tecidos após ocorrência de respostas inflamatórias, e engloba uma série de eventos que se iniciam desde o momento da lesão e se perpetuam de modo prolongado (meses ou anos). Dois são os processos considerados básicos: regeneração, no qual se verifica a substituição de células lesadas por outras de tipo similar, em geral sem evidência de resíduo de lesão prévia; e substituição por tecido conjuntivo (fibrose), quando há presença de uma cicatriz permanente. Ambos os processos estão relacionados com mecanismos que incluem migração, proliferação e diferenciação celular, assim como interação entre as células e a matriz extracelular, sendo estes eventos finamente regulados por mediadores químicos específicos e/ou substratos insolúveis da matriz extracelular (Moore *et al.*, 2008). É importante ressaltar que a matriz extracelular constitui um elemento crucial para o processo de reparo tecidual. Sua composição inclui três grupos de macromoléculas: proteínas estruturais de constituição fibrosa (colágeno e elastina), glicoproteínas (fibronectina e laminina) e proteoglicanas e hialuronanas, que se localizam de maneira a preencher os espaços que circundam as células. Este íntimo contato confere à matriz extracelular a capacidade de regulação estreita da função celular. Em condições particulares, há que se considerar um elemento fundamental que é a membrana basal, um modo especializado de matriz extracelular, que tem como função permitir a regeneração de estruturas preexistentes como as células epiteliais (pele e vísceras) (Shaw *et al.*, 2009).

Para que a estrutura básica dos tecidos seja mantida, é necessária a ocorrência de um processo de regeneração eficiente, com proliferação controlada, de modo a possibilitar a manutenção de um número de células compatível com a reparação do tecido lesado. É importante ser considerado o fato de que as células do organismo apresentam velocidade de divisão diferente, sendo classificadas em três tipos: lábeis, com resposta de regeneração ativa (células epiteliais do trato gastrintestinal e sistema hematopoético), estáveis, com potencial de regeneração mais lento, porém aceleradas na condição de lesão tecidual (fígado e rim) e permanentes, quando em etapa de diferenciação terminal e, com pouca ou nenhuma capacidade de regeneração (neurônios). O tamanho da população celular é determinado pela taxa de proliferação, diferenciação e morte por apoptose, em que o número aumentado de células pode estar associado tanto à maior taxa de proliferação como à redução da morte celular. O processo de diferenciação é basicamente dependente do local e das circunstâncias em que acontece. As diferentes fases que compõem o reparo tecidual são finamente reguladas e moduladas pela ação conjunta de fatores de crescimento, citocinas e componentes da matriz extracelular, que atuam de maneira redundante.

Em situações mais complexas, em que a inflamação aguda progride para uma inflamação crônica, por deficiência intrínseca da resolução, torna-se necessária a deposição de tecido conjuntivo em reposição ao tecido lesado. Este processo de reparo (fibrose) ocorre de maneira organizada e sequenciada, tendo como passo inicial o extravasamento plasmático. Na sequência há a formação da rede de fibrina e o aprisionamento de plaquetas que, em sua condição ativada, formam agregados que compõem o trombo. Este determina o fechamento da lesão, impedindo tanto a entrada de microrganismos como a perda sanguínea. As células inflamatórias migram para o local da lesão e de modo precoce aparecem os leucócitos. De início, chegam os polimorfonucleares neutrófilos que degradam e destroem células mortas mediante liberação do conteúdo granular. Substâncias geradas e restos de células mortas atuam no recrutamento de macrófagos, que ao migrarem para o local da lesão fagocitam debris celulares e liberam mediadores que recrutam células endoteliais e fibroblastos.

Mediante o brotamento de células endoteliais há a formação de novos capilares (angiogênese), que favorecem a troca gasosa, o aporte de nutrientes e a chegada de células. Os fibroblastos proliferam e secretam componentes da matriz extracelular, colágeno de forma predominante, e adquirem características compatíveis com sua forma ativada (miofibroblastos). Este processo é orquestrado por citocinas e fatores de crescimento gerados no local da lesão. Nesta etapa é formado o tecido de granulação, constituído por células inflamatórias e estruturais, e da formação de uma matriz extracelular provisória, com claro predomínio de deposição do colágeno do tipo III. Este sofre degradação gradual e progressiva substituição por colágeno do tipo I, este bem mais estável, seguido de um rearranjo estrutural com as fibras de colágeno sendo alinhadas e direcionadas de modo paralelo às linhas de tensão. Alguns dos fatores de crescimento são capazes de modular a síntese de enzimas que atuam na degradação da matriz extracelular, em especial a família das metaloproteinases, enzimas que têm o íon zinco como requisito básico para desempenho de sua atividade. Para manter o equilíbrio, inibidores teciduais de metaloproteinases (TIMP) atuam modulando negativamente a ação destas enzimas. O equilíbrio entre a síntese e a degradação da matriz extracelular resulta no processo de remodelamento e rearranjo das fibras colágenas, constituindo uma etapa crucial tanto para a condição de inflamação crônica como para a cicatrização (Meneghin *et al.*, 2007).

Dois tipos básicos de feridas são considerados e incluem as de natureza primária e secundária. No primeiro caso, as bordas são adjacentes e com pouca perda de tecido, em que as etapas de regeneração e neovascularização são suficientes para completo reparo. As feridas do tipo secundário têm bordas opostas, perda importante de tecido, o que torna o processo de reparo mais complexo. Neste caso é necessária a formação de tecido de granulação, neovascularização e uma ampla resposta proliferativa, além de contração da cicatriz. Esta função é atribuída à presença de miofibroblastos – fibroblastos alterados que adquirem características de células musculares lisas.

O processo de cicatrização engloba as etapas descritas anteriormente, acrescido do fato de fatores locais poderem influenciar a eficiência do processo de reparo, incluindo o tamanho, a forma, a localização e tipo da ferida, além da existência de corpos estranhos ou de infecção. Doenças como diabetes, comprometimento arterial ou venoso, idade e presença de infecção constituem elementos adicionais desfavoráveis ao reparo bem-sucedido. Há que se considerar, também, a variabilidade de respostas conforme o órgão em questão, uma vez que a presença de células especializadas pode resultar em padrões específicos de cicatrização.

A ocorrência de anormalidades no processo básico de reparo pode resultar em alterações na cicatrização. No caso de deficiência verifica-se a ocorrência de ulceração em feridas não cicatrizantes, e na condição de excesso há a formação de cicatriz hipertrófica ou queloide.

▸ Sistema linfático e resposta inflamatória

O sistema vascular linfático e o sanguíneo foram originalmente descritos no século 16, mas os estudos acerca da relação funcional do linfático com a inflamação, ao contrário do observado com a microcirculação sanguínea, têm sido limitados. A reatividade do vaso linfático não é imediatamente óbvia e tampouco é evidente sua identificação nos tecidos. Contudo, a descoberta mais recentemente de marcadores específicos da célula endotelial linfática permitiu um progresso substancial no entendimento do sistema linfático, bem como de sua importância na inflamação e imunidade.

O sistema linfático é uma rede de vasos interconectada com órgãos linfoides, incluindo linfonodos, ductos linfáticos, baço e placas de Peyer. A rede linfática alcança todos os tecidos do organismo – a exceção do cérebro, medula óssea e placenta – sempre em estreita aproximação com os vasos sanguíneos (Johnston, 1987). O vaso linfático difere do sanguíneo em vários aspectos. As células endoteliais linfáticas, principal componente celular do vaso linfático, expressam marcadores específicos, respondem a fatores de crescimento distintos, e são os únicos tipos celulares a formar os capilares linfáticos que, tipicamente, ramificam-se em terminações blindadas na área do conjuntivo. Pelos linfáticos é transportada a linfa, que é formada por fluido intersticial contendo células do sistema imune, lipídios, macromoléculas e particulados (Liersch *et al.*, 2010). Assim, a rede drena e transporta elementos do espaço intersticial, bem como modula o trânsito de células imunes para o linfonodo regional local, onde ocorre parte importante da resposta imune adaptativa (Johnston, 1987). Os capilares linfáticos não têm membrana basal e são continuados por vasos pré-coletores que, embora parcialmente investidos em membrana basal, ainda permitem o influxo de macromoléculas e fluido intercelular. Estes são ligados a vasos coletores e ductos linfáticos que conduzem o fluxo na direção dos linfonodos e, em seguida, para o compartimento venoso nas proximidades da junção jugulossubclávica (Kampmeier, 1969). Os coletores e ductos linfáticos apresentam células endoteliais ancoradas em membrana basal e uma túnica média formada por células musculares organizadas de forma helicoidal.

Para conduzir a linfa na direção das veias centrais, os vasos linfáticos utilizam forças extrínsecas, resultantes de compressão e expansão cíclica exercida por tecidos adjacentes, bem como sua capacidade contrátil intrínseca (Zawieja, 2009). Unidades funcionais contráteis (linfangions), alinhadas em série e acopladas por válvulas unidirecionais, estão presentes nesses vasos. As contrações fásicas propagam-se sob a forma de potenciais de ação gerados por "marca-passos" distribuídos ao longo da parede muscular dos vasos linfáticos. Nota-se que a propriedade de condução e propulsão do linfático requer uma atividade muscular sofisticadamente complexa, que tem similaridades com aquelas observadas no coração (músculo esquelético) e no vaso sanguíneo (músculo liso). Além disso, fatores locais, neurais e humorais podem modular o fluxo da linfa por alterar a resistência a esse fluxo via contração e relaxamento tônico do músculo linfático (Muthuchamy *et al.*, 2003; Zawieja, 2009).

Assim, encontra-se bem estabelecido que mediadores químicos como agonistas α-adrenérgicos, prostanoides, bradicinina, substância P, óxido nítrico e outros modulam o tônus e, consequentemente, a função do vaso linfático (Wilting *et al.*, 2009; Zawieja, 2009).

Linfócitos T CD4 e células dendríticas são os tipos celulares mais abundantes na linfa. Sabe-se que a resposta imune depende vitalmente da capacidade que têm as células dendríticas de fagocitar agentes patogênicos encontrados nos tecidos periféricos e carreá-los até os linfonodos, onde antígenos processados são por elas apresentados às células T *naïve* (Wilting *et al.*, 2009; Zawieja, 2009). Vale ressaltar que as doenças inflamatórias crônicas estão frequentemente associadas ao impedimento de função linfática, redução na migração de células dendríticas e comprometimento de resposta imunoadaptativa. A modulação do fluxo da linfa altera o trânsito de células dendríticas no sistema linfático. Dando suporte ao conceito, mediadores como histamina e cis-leucotrienos, que promovem aumento de fluxo, aumentam também o trânsito de células dendríticas. Por outro lado, controladores negativos do recrutamento de células dendríticas, a exemplo do fator de ativação plaquetária (PAF), causam também redução da capacidade propulsiva do linfático (Olszewski *et al.*, 1992). Ademais, pacientes com linfedema apresentam propensão à infecção crônica na região linfomatosa, provavelmente devido à eliminação deficiente do patógeno e comprometimento da imunidade adaptativa (Cursiefen *et al.*, 2006).

A célula endotelial linfática expressa um amplo repertório de receptores do tipo TLR (TLR16 e TLR9), e por meio deles responde à presença de patógenos encontrados nos tecidos periféricos (Wilting *et al.*, 2009). Há ativação direta por bactéria gram-positiva por intermédio de TLR1/2 (Angeli *et al.*, 2006; Mukhopadhyay *et al.*, 2008), gram-negativa através de TLR4 (Vassileva *et al.*, 1999), micobactéria através de receptores heterodímeros TLR2/TLR6 (Ledgerwood *et al.*, 2008) e vírus via TLR-3 (Ledgerwood *et al.*, 2008). Esta ativação patógeno-específica resulta na liberação de diversas quimiocinas, incluindo CCL20, CXCCL9-11, CXCL8 e CCL5, que irão mobilizar células inflamatórias, incluindo neutrófilos e macrófagos, reconhecidamente importantes no combate antimicrobiano direto. Citocinas, tais como IL-1β, TNF-α e IL- 6, também são produzidas nessas circunstâncias, reforçando a interpretação de que a célula endotelial linfática tem um papel ativo na inflamação induzida por patógenos.

A formação de novos vasos linfáticos é dinâmica durante a embriogênese, mas torna-se relativamente rara e seletivamente regulada no adulto. Linfoangiogênese pós-natal defeituosa compromete a imunidade e induz edema, enquanto a inflamação é o principal evento responsável pela expansão da rede de vasos linfáticos no adulto.

▸ Inflamação sistêmica

A inflamação é em geral definida como uma resposta adaptativa local, mas ela também opera de maneira sistêmica. A inflamação sistêmica resulta da ação de mediadores pró-inflamatórios que passam do tecido inflamado para o plasma, onde desencadeiam diversos efeitos (Medzhitov, 2010). Esses mediadores estimulam células hepáticas a produzirem proteínas de fase aguda e ativam também a geração de prostanoides no cérebro. O fenômeno é frequentemente associado a uma resposta generalizada de defesa do organismo, denominada reação de fase aguda, que engloba alterações comportamentais, fisiológicas, bioquímicas e nutricionais. Este sistema aparentemente favorável pode ser altamente tóxico para organismo, levando a falha de múltiplos órgãos, coagulação intravascular disseminada, depressão do miocárdio, vasodilatação refratária, hipertensão e choque séptico (Andreasen *et al.*, 2008; Teeling *et al.*, 2009).

Indivíduos com infecção, lesão aguda ou trauma, frequentemente apresentam sintomas não específicos como febre, fraqueza, anorexia, adipsia, desinteresse por atividades sociais e depressão, ao que se denomina conjuntamente estado enfermo (Hart, 1988; Steiner *et al.*, 2007; Teeling *et al.*, 2009). Essas alterações correspondem, em geral, a uma estratégia do organismo para combater o agente agressor. A febre estimula a produção de células de defesa e limita o crescimento e proliferação de microrganismos. O comportamento enfermo inclui também mudanças que fazem o organismo poupar energia, em linha com a necessidade de equilibrar os requerimentos da termogênese aumentada (Pecchi *et al.*, 2009). O comportamento anoréxico, aparentemente na contramão deste princípio, também favorece circunstancialmente o combate à infecção por reduzir a disponibilidade de macro- e micronutrientes essenciais ao crescimento e proliferação de patógenos. Estudos confirmam que roedores submetidos à superalimentação têm quadro infeccioso agravado (Murray *et al.*, 1979).

Na maioria das vezes uma resposta inflamatória sistêmica efetiva aumenta as chances de bom prognóstico no desfecho de eventos associados à lesão tecidual aguda, trauma e infecção. Mas nem sempre é assim. A inflamação sistêmica é também um componente patogênico em muitas doenças infecciosas e não infecciosas, todas ligadas à substancial taxa de morbidade e mortalidade (Andreasen *et al.*, 2008). São duas as principais formas de apresentação do fenômeno. A forma aguda, tipicamente observada em condições como sepse, trauma ou queimadura, é de rápida instalação e exibe aumentos de até 1.000 vezes nos níveis plasmáticos de citocinas pró-inflamatórias e proteínas de fase aguda. A forma crônica, também denominada inflamação sistêmica de baixa intensidade, aparece associada a doenças de caráter não infeccioso (a exemplo do diabetes tipo 2, aterosclerose e doença de Alzheimer, entre outras) e é marcada por aumentos menores porém sustentados nos níveis desses mediadores. Evidências experimentais e clínicas demonstram forte relação de causa e efeito entre persistência *versus* redução da inflamação sistêmica e a progressão *versus* resolução dessas doenças. Dessa maneira, um melhor entendimento dos mecanismos moleculares e fisiopatológicos ligados à inflamação sistêmica aguda e crônica torna-se premente, e pode levar ao desenvolvimento de intervenções terapêuticas mais efetivas.

A resposta sistêmica à inflamação envolve uma complexa rede de interações recíprocas entre os sistemas imune, nervoso e endócrino. No disparo do processo, os receptores de reconhecimento de padrão inato (incluindo os receptores *toll-like*, NOD, RIG-I e receptores de lecitinas do tipo c), presentes em células do sistema imune, células epiteliais e endoteliais, operam como sensores da presença de microrganismos invasores e outras formas de estresse tecidual (Medzhitov, 2010). A sinalização por meio de tais receptores conduz à ativação do fator de transcrição NFκB, reconhecido como o principal direcionador da resposta inflamatória e responsável pela transcrição de mais de 100 genes, dentre os quais aqueles codificantes de COX-2 e das citocinas pró-inflamatórias IL-1β, TNF-α e IL-6. Tais citocinas, em particular a IL-1β, coordenam ações locais, sistêmicas e centrais que são cruciais na montagem da resposta de fase aguda. A IL-1β tem amplo espectro de ação e é uma das citocinas mais potentes; em humanos, poucos nanogramas por quilo de peso resultam em febre, neutrofilia, trombocitose e elevação nos níveis séricos de proteínas de fase aguda, considerados sinais cardinais da inflamação sistêmica (Pecchi *et al.*, 2009).

Secretada por monócitos e macrófagos, a IL-1β atinge a circulação e ativa o receptor IL-1RI no endotélio hipotalâmico, onde aumenta a expressão de COX-2 e os níveis locais de PGE_2. Neurônios do centro termorregulador são ativados por PGE_2 via seu receptor EP3 para produzir febre. A anorexia e a depressão associadas à inflamação também dependem de COX-2. Sabe-se que a inibição dessa enzima é capaz de inibir o estado anoréxico e depressivo provocado por injeção de LPS ou IL-1 em modelos experimentais, bem como em pacientes com câncer. Há forte redundância na mediação química dessas ações, havendo evidência de que o impedimento da ação de IL-1β, via nocaute genético, resulte na substituição por TNF-α e IL-6 no cérebro. Na periferia, IL-1β ativa a produção endotelial de IL-6, que estimula a produção de proteínas de fase aguda. Essas proteínas são induzidas no fígado e podem ter o seu teor sérico aumentado ou diminuído em resposta à lesão tecidual e infecção. Compõem o segundo grupo as proteínas carreadoras como a CBG (transportadora de glicocorticoide), a transferrina e a albumina. Induzida principalmente por IL-6, a proteína C reativa pode ter seu teor aumentado em até 1.000 vezes em condições de inflamação, o mesmo acontecendo com a proteína amiloide sérica, ambas operando como os principais biomarcadores de inflamação sistêmica em curso.

Outra ação também de grande impacto associada à regulação da resposta inflamatória sistêmica refere-se à capacidade que têm as citocinas IL-1β, TNF-α e IL-6 de ativar o eixo HHA (hipotálamo-hipófise-adrenal), resultando na liberação do hormônio glicocorticoide, um dos mais importantes agentes inibidores de resposta inflamatória. Os glicocorticoides circulam ligados à CBG, condição em que se mantêm inativos. Como dito, a CBG é uma das proteínas cuja concentração está reduzida na reação de fase aguda, o que também contribui para o aumento no teor de glicocorticoide disponível para ação biológica nessa condição. Em condições de hiperatividade do eixo HHA, os corticoides aumentam o tônus simpático, promovem resistência à insulina, hipertensão, hiperlipidemia e obesidade. Eles causam também redistribuição de leucócitos na circulação com redução no número de linfócitos e monócitos, além de leucocitose neutrofílica.

A resposta de fase aguda geralmente termina em 48 a 72 h, coincidindo com a resolução da inflamação. Entretanto, condições de persistência e/ou de repetidas exposições ao agente agressor, ou mesmo de perda dos mecanismos de controle negativo da resposta de fase aguda, podem conduzir à atividade inflamatória sistêmica aberrante que caracteriza várias doenças. Portanto, terapias para diminuir o impacto dessas alterações têm enorme potencial para melhorar as condições e sobrevida em um amplo espectro de doenças infecciosas e não infecciosas.

▸ Referências bibliográficas

Aderem A, Underhill DM. Mechanisms of phagocytosis in macrophages. *Annu Rev Immunol.* 17: 593-623, 1999.

Andreasen AS, Krabbe KS, Krogh-Madsen R *et al.* Human endotoxemia as a model of systemic inflammation. *Curr Med Chem.* 15(17):1697-1705, 2008.

Angeli V, Ginhoux F, Llodra J *et al.* B cell-driven lymphangiogenesis in inflamed lymph nodes enhances dendritic cell mobilization. *Immunity.* 24(2): 203-215, 2006.

Ariel A, Serhan CN. Resolvins and protectins in the termination program of acute inflammation. *Trends Immunol.* 28(4):176-183, 2007.

Baluk P, Tammela T, Ator E *et al.* Pathogenesis of persistent lymphatic vessel hyperplasia in chronic airway inflammation. *J Clin Invest.* 115(2): 247-257, 2005.

Barklin A. Systemic inflammation in the brain-dead organ donor. *Acta Anaesthesiol Scand.* 53(4): 425-435, 2009.

Becker KL, Snider R, Nylen ES. Procalcitonin in sepsis and systemic inflammation: a harmful biomarker and a therapeutic target. *Br J Pharmacol.* 159(2):253-264, 2010.

Black PH. Stress and the inflammatory response: a review of neurogenic inflammation. *Brain Behav Immun.* 16(6): 622-653, 2002.

Claus RA, Bockmeyer CL, Sossdorf M *et al.* The balance between von-Willebrand factor and its cleaving protease ADAMTS13: biomarker in systemic inflammation and development of organ failure? *Curr Mol Med.* 10(2): 236-248, 2010.

Commins SP, Borish L, Steinke JW. Immunologic messenger molecules: cytokines, interferons, and chemokines. *J Allergy Clin Immunol.* 125(2 Sup 2): S53-72, 2010.

Cordeiro RS, Martins MA, Silva PM *et al.* Desensitization to PAF-induced rat paw oedema by repeated intraplantar injections. *Life Sci.* 39(20): 1871-1878, 1986.

Cursiefen C, Chen L, Saint-Geniez M S *et al.* Nonvascular VEGF receptor 3 expression by corneal epithelium maintains avascularity and vision. *Proc Natl Acad Sci.* U S A. 103(30): 11405-11410, 2006.

Flamand N, Mancuso P, Serezani CH *et al.* Leukotrienes: mediators that have been typecast as villains. *Cell Mol Life Sci.* 64(19-20): 2657-2670, 2007.

Flister MJ, Wilber A, Hall KL *et al.* Inflammation induces lymphangiogenesis through up-regulation of VEGFR-3 mediated by NF-kappaB and Prox1 *Blood.* 115(2): 418-429, 2010.

Fonseca JE, Santos MJ, Canhao H *et al.* Interleukin-6 as a key player in systemic inflammation and joint destruction. *Autoimmun Rev.* 8(7): 538-542, 2009.

Furcht LT, McCarthy JB, Palm SL *et al.* Peptide fragments of laminin and fibronectin promote migration (haptotaxis and chemotaxis) of metastatic cells. *Ciba Found Symp.* 108: 130-145, 1984.

Hart BL. Biological basis of the behavior of sick animals. *Neurosci Biobehav Rev.* 12(2):123-137, 1988.

Hata AN, Breyer RM. Pharmacology and signaling of prostaglandin receptors: multiple roles in inflammation and immune modulation. *Pharmacol Ther.* 103(2): 147-166, 2004.

Hurley JV. The nature of inflammation. In: Hurley JV (ed.). *Acute Inflammation.* 2nd edition. Vol. 1. New York: Churchill Livingstone, p. 1-7, 1983.

Johnston MG. Interaction of inflammatory mediators with the lymphatic vessel. *Pathol Immunopathol Res.* 6(3): 177-189, 1987.

Joris I, Cuenoud HF, Doern GV *et al.* Capillary leakage in inflammation. A study by vascular labeling. *Am J Pathol.* 137(6): 1353-1363, 1990.

Kampmeier O. Evolution and comparative morphology of the lymphatic system. In: Thomas CC (ed.). IL: Springfield, 1969.

Kang S, Lee SP, Kim KE *et al.* Toll-like receptor 4 in lymphatic endothelial cells contributes to LPS-induced lymphangiogenesis by chemotactic recruitment of macrophages. *Blood.* 113(11): 2605-2613, 2009.

Karasawa K. Clinical aspects of plasma platelet-activating factor-acetylhydrolase. *Biochim Biophys Acta.* 1761(11): 1359-1372, 2006.

Kawai T, Akira S. The role of pattern-recognition receptors in innate immunity: update on Toll-like receptors. *Nat Immunol.* 11(5):373-384, 2010.

Keeley EC, Mehrad B, Strieter RM. Fibrocytes: bringing new insights into mechanisms of inflammation and fibrosis. *Int J Biochem Cell Biol.* 42(4): 535-542, 2010.

Kono H, Rock KL. How dying cells alert the immune system to danger. *Nat Rev Immunol.* 8(4): 279-289, 2008.

Kunstfeld R, Hirakawa S, Hong YK *et al.* Induction of cutaneous delayed-type hypersensitivity reactions in VEGF-A transgenic mice results in chronic skin inflammation associated with persistent lymphatic hyperplasia. *Blood.* 104(4): 1048-1057, 2004.

Lawrence T, Gilroy DW. Chronic inflammation: a failure of resolution? *Int J Exp Pathol.* 88(2): 85-94, 2007.

Ledgerwood LG, Lal G; Zhang N *et al.* The sphingosine 1-phosphate receptor 1 causes tissue retention by inhibiting the entry of peripheral tissue T lymphocytes into afferent lymphatics. *Nat Immunol.* 9(1): 42-53, 2008.

Legler DF, Bruckner M, Uetz-von Allmen E *et al.* Prostaglandin E2 at new glance: novel insights in functional diversity offer therapeutic chances. *Int J Biochem Cell Biol.* 42(2): 198-201, 2010.

Ley K, Laudanna C, Cybulsky MI *et al.* Getting to the site of inflammation: the leukocyte adhesion cascade updated. *Nat Rev Immunol.* 7(9): 678-689, 2007.

Liersch R, Biermann C, Mesters RM *et al.* Lymphangiogenesis in cancer: current perspectives. *Recent Results Cancer Res.* 180:115-135, 2010.

Louis NA, Hamilton KE, Colgan SP. Lipid mediator networks and leukocyte transmigration. *Prostaglandins Leukot Essent Fatty Acids.* 73(3-4):197-202, 2005.

Lutz HU, Fumia S. Stimulation of complement amplification by F(ab')(2)-containing immune complexes and naturally occurring anti-hinge antibodies, possible role in systemic inflammation. *Autoimmun Rev.* 7(6): 508-513, 2008.

Martins MA, Silva PM, Faria Neto HC *et al.* Pharmacological modulation of Paf-induced rat pleurisy and its role in inflammation by zymosan. *Br J Pharmacol.* 96(2): 363-371, 1989.

Maruyama K, Ii M, Cursiefen C *et al.* Inflammation-induced lymphangiogenesis in the cornea arises from CD11b-positive macrophages. *J Clin Invest.* 115(9): 2363-2372, 2005.

Matsuoka T, Narumiya S. The roles of prostanoids in infection and sickness behaviors. *J Infect Chemother.* 14(4): 270-278, 2008.

Medzhitov R. Inflammation 2010: new adventures of an old flame. *Cell.* 140(6):771-776, 2010.

Medzhitov R. Origin and physiological roles of inflammation. *Nature.* 454(7203): 428-435, 2008.

Meneghin A, Hogaboam CM. Infectious disease, the innate immune response, and fibrosis. *J Clin Invest.* 117(3): 530-538, 2007.

Mitchell JA, Ali F, Bailey L *et al.* Role of nitric oxide and prostacyclin as vasoactive hormones released by the endothelium. *Exp Physiol.* 93(1):141-147, 2008.

Moore BB, Hogaboam CM. Murine models of pulmonary fibrosis. *Am J Physiol. Lung Cell Mol Physiol.* 294(2): L152-160, 2008.

Mukhopadhyay S, Ghosh S, Siddhartha D *et al.* A clinicopathological study of malignant melanoma with special reference to atypical presentation. *Indian J Pathol Microbiol.* 51(4):485-488, 2008.

Murray MJ, Murray AB. Anorexia of infection as a mechanism of host defense. *Am J Clin Nutr.* 32(3):593-596, 1979.

Muthuchamy M, Gashev A, Boswell N *et al.* Molecular and functional analyses of the contractile apparatus in lymphatic muscle. *FASEB J.* 17(8):920-922, 2003.

Nathan C, Ding A. Nonresolving inflammation. *Cell.* 140(6): 871-882, 2010.

Olszewski WL, Jamal S, Lukomska B *et al.* Immune proteins in peripheral tissue fluid-lymph in patients with filarial lymphedema of the lower limbs. *Lymphology.* 25(4):166-171, 1992.

Pecchi E, Dallaporta M, Jean A *et al.* Prostaglandins and sickness behavior: old story, new insights. *Physiol Behav.* 97(3-4): 279-292, 2009.

Peters-Golden M, Brock TG. 5-lipoxygenase and FLAP. *Prostaglandins Leukot Essent Fatty Acids.* 69(2-3): 99-109, 2003.

Pettipher R, Hansel TT, Armer R. Antagonism of the prostaglandin D2 receptors DP1 and CRTH2 as an approach to treat allergic diseases. *Nat Rev Drug Discov.* 6(4): 313-325, 2007.

Pfutzner A, Weber MM, Forst T. A biomarker concept for assessment of insulin resistance, betacell function and chronic systemic inflammation in type 2 diabetes mellitus. *Clin Lab.* 54(11-12):485-490, 2008.

Pietropaolo M, Barinas-Mitchell E, Kuller LH. The heterogeneity of diabetes: unraveling a dispute: is systemic inflammation related to islet autoimmunity? *Diabetes.* 56(5):1189-1197, 2007.

Ryan GB, Majno G. Acute inflammation. A review. *Am J Pathol.* 86(1):183-276, 1977.

Ryan S, Taylor CT, McNicholas WT. Systemic inflammation: a key factor in the pathogenesis of cardiovascular complications in obstructive sleep apnoea syndrome? *Thorax.* 64(7):631-636, 2009.

Schroder K, Tschopp J. The inflammasomes. *Cell.* 140(6):821-832, 2010.

Shaw TJ, Martin P. Wound repair at a glance. *J Cell Sci.* 122(Pt 18):3209-3213, 2009.

Sin DD, Man SF. Systemic inflammation and mortality in chronic obstructive pulmonary disease. *Can J Physiol Pharmacol.* 85(1):141-147, 2007.

Spector WG, Willoughby DA. Vasoactive Amines in Acute Inflammation. *Ann N Y Acad Sci.* 116:839-846, 1964.

Stables MJ, Gilroy DW. Old and new generation lipid mediators in acute inflammation and resolution. *Prog Lipid Res.* 2010.

Steiner AA, Romanovsky AA. Leptin: at the crossroads of energy balance and systemic inflammation. *Prog Lipid Res.* 46(2):89-107, 2007.

Swartz MA, Hubbell JA, Reddy ST. Lymphatic drainage function and its immunological implications: from dendritic cell homing to vaccine design. *Semin Immunol.* 20(2):147-156, 2008.

Takeuchi O, Akira S. Pattern recognition receptors and inflammation. *Cell.* 140(6): 805-820, 2010.

Teeling JL, Perry VH. Systemic infection and inflammation in acute CNS injury and chronic neurodegeneration: underlying mechanisms. *Neuroscience.* 158(3):1062-1073, 2009.

Uhlig S, Goggel R, Engel S. Mechanisms of platelet-activating factor (PAF)-mediated responses in the lung. *Pharmacol Rep.* 57 Suppl: 206-221, 2005.

van Leuven SI, Franssen R, Kastelein JJ *et al.* Systemic inflammation as a risk factor for atherothrombosis. *Rheumatology* (Oxford). 47(1): 3-7, 2008.

Vassileva G, Soto H, Zlotnik A *et al.* The reduced expression of 6Ckine in the plt mouse results from the deletion of one of two 6Ckine genes. *J Exp Med.* 190(8): 1183-1188, 1999.

Wilting J, Becker J, Buttler K *et al.* Lymphatics and inflammation. *Curr Med Chem.* 16(34):4581-4592, 2009.

Wouters EF, Groenewegen KH, Dentener MA *et al.* Systemic inflammation in chronic obstructive pulmonary disease: the role of exacerbations. *Proc Am Thorac Soc.* 4(8):626-634, 2007.

Wratten ML. Therapeutic approaches to reduce systemic inflammation in septic-associated neurologic complications. *Eur J Anaesthesiol.* Suppl 42:1-7, 2008.

Yoshikai Y. Roles of prostaglandins and leukotrienes in acute inflammation caused by bacterial infection. *Curr Opin Infect Dis.* 14(3):257-263, 2001.

Zavada J. Non-infectious systemic inflammation – a real clinical syndrome. *Klin Mikrobiol Infekc Lek.* 14(6):213-218, 2008.

Zawieja DC. Contractile physiology of lymphatics. *Lymphat Res Biol.* 7(2):87-96, 2009.

Zhang Q, Lu Y, Proulx ST *et al.* Increased lymphangiogenesis in joints of mice with inflammatory arthritis. *Arthritis Res Ther.* 9(6):R118, 2007.

Zimmerman GA, McIntyre TM. PAF, ceramide and pulmonary edema: alveolar flooding and a flood of questions. *Trends Mol Med.* 10(6):245-248, 2004.

Zimmerman GA, McIntyre TM, Prescott SM *et al.* The platelet-activating factor signaling system and its regulators in syndromes of inflammation and thrombosis. *Crit Care Med.* 30(5 Suppl):S294-301, 2002.

3 Parasitismo, Doença Parasitária e Paleoparasitologia

Luiz Fernando Ferreira e Adauto Araújo

▶ Conceito

Os conceitos de parasitismo encontrados nos livros de medicina humana e veterinária dão grande ênfase à capacidade dos parasitos em provocar doenças em seus hospedeiros. Também definem outras categorias nas relações entre seres de espécies diferentes em que um deles vive a expensas do outro. Em sua grande maioria, listam definições de relações entre seres vivos tentando estabelecer limites, ou gradações de danos ou benefícios provocados por um deles em seu hospedeiro.

De acordo com a capacidade de provocar lesões em maior ou menor grau, é chamado parasito, mas se o hospedeiro é indiferente à sua presença, e esta não lhe causa qualquer patologia, chama-se comensal. Usa-se, em geral, o termo simbionte para os organismos que vivem em hospedeiros em íntima associação e dependência metabólica, sendo indispensáveis por produzirem, em contrapartida, substâncias essenciais para a sobrevivência do hospedeiro.

Simbiose pode ser usada também para significar as relações interespecíficas dos três tipos: parasitismo, comensalismo e mutualismo, expressando diferentes situações de maior ou menor dependência em relação ao hospedeiro.

Os conceitos de simbiose, mutualismo e comensalismo foram criados tentando expressar diferentes aspectos de associações biológicas, mas parasitismo, embora com certa conotação biológica, tornou-se a expressão da doença como centro das atenções. Com o interesse crescente por uma abordagem mais ecológica e evolutiva das relações entre seres vivos, os conceitos de parasitismo, comensalismo e simbiose passaram a ter seus limites menos nítidos. Mesmo nos aspectos da doença parasitária, casos clínicos graves foram descritos tendo, como agentes etiológicos, organismos classificados como simples comensais intestinais.

Aos poucos, ganhou espaço a biologia parasitária como meio de tratar as relações entre organismos chamados hospedeiros, parasitos, comensais, simbiontes e outros.

Gradativamente, aceitou-se um conceito único, abrangente, em que se tratam todas essas relações como uma só definição, na qual parasitismo é sinônimo de simbiose. Houve considerável avanço dos estudos nesse campo, quando foram descobertos os elementos genéticos de outra origem que não a da molécula do hospedeiro em que foram encontrados. Passaram então a ser considerados como *parasitos moleculares*. No outro extremo, animais vertebrados também foram chamados de parasitos. Entre essas categorias de formas de vida situam-se diversas outras, cujas características, todavia, podem ser englobadas em um só conceito e tratadas como o fenômeno da natureza chamado parasitismo.

Nossa definição de parasitismo inclui todas as variedades de associações interespecíficas com diferentes graus de interdependência. Inclui também sequências do genoma de vertebrados e plantas, como parasitos e como hospedeiros. Assim, as associações definidas como comensalismo, mutualismo e simbiose são consideradas aspectos de um mesmo fenômeno — o parasitismo.

Ficará evidente que é inútil qualquer tentativa de definir ou traçar fronteiras entre cada um desses tipos de associação e outras afins, bem como os limites entre prejuízo e benefício como situações estáveis nas relações entre organismos. Na natureza, os limites são inconstantes e instáveis e, como fenômeno natural, o sistema parasito-ambiente-hospedeiro é extremamente dinâmico, com muitos pontos de estabilidade alcançados durante sua mútua evolução.

Com o objetivo de estudar a origem e a evolução das infecções parasitárias, surgiu uma nova ciência, a *paleoparasitologia*, cujo enfoque é o estudo de parasitos em material arqueológico ou paleontológico. Neste capítulo, serão aprofundados os aspectos das definições e dos conceitos usados para as relações entre organismos, os conceitos de infecção e doença parasitária e a contribuição da paleoparasitologia para os estudos sobre a antiguidade das relações parasito-hospedeiro.

▶ Parasitismo

Trata-se de um fenômeno ecológico, e como tal, será discutido em perspectiva evolutiva. Chama-se *biocenose* o conjunto de espécies de organismos que vivem em determinado *biótopo* e que mantêm entre si relações de interdependência em graus variáveis (Rohde, 1994a). Em cada biocenose, existem nichos ecológicos definidos como um hipervolume de n-dimensões circundadas por limites de tolerância das espécies (Hutchinson, 1980). Imagine um espaço multidimensional onde diversas variáveis influem nos seres aí existentes. Nesse conceito, o nicho implica diversas situações que permitem ou inibem a existência de espécies em determinado espaço, e inclui todos os limites de variações de ambientes — bióticas e abióticas — em que uma espécie se adapta e se reproduz. O parasitismo é um fenômeno de interdependência de espécies; portanto, enquadra-se no estudo das biocenoses. Consequentemente, conceitua-se parasito (*para* = próximo; *sitos* = alimento) qualquer forma de vida — ou qualquer elemento orgânico capaz de multiplicar-se — que encontra seu nicho ecológico em outro, seja um organismo, seja outro elemento orgânico.

Simbiose foi definida, nos fins do século 19, por De Bary (1879) como conjunto de organismos distintos que vivem juntos. Como muito apropriadamente dito cem anos após por Whitfield (1979), o elegante termo geral criado por De Bary inclui a imensa maioria de associações interespecíficas entre organismos, e não menciona a maneira como vivem, nem os efeitos da associação, se danosos ou benéficos. Whitfield (1979) chama as diferentes definições criadas para distinguir os níveis maiores ou menores de benefícios ou danos de anarquia semântica, que tornaram o termo simbiose totalmente inútil.

Ainda na mesma época, Leuckart (1879) foi o primeiro a definir parasitos como organismos que encontram em outros organismos seu *habitat* e fonte de alimentos. Pouco mais tarde, Brumpt (1913), um dos maiores parasitologistas de sua época, cuja obra teve grande influência na Europa, assim como nos países da América Latina, definiu como parasitos todos os seres vivos, plantas ou animais que, durante pelo menos parte de suas vidas, dependem diretamente de outro organismo. Para ele, seria muito difícil caracterizar o parasito utilizando apenas a noção de nocividade na definição. Alguns parasitos, de fato, são totalmente inofensivos, ou mesmo úteis e indispensáveis aos seus hospedeiros. Por outro lado, seres que eventualmente usam outros como suporte numa relação chamada forésia, e que são considerados como de vida livre, podem causar graves lesões em seus hospedeiros (Brumpt, 1936).

Ao fim do século 19 e durante várias décadas seguintes, após os trabalhos de Pasteur e Koch, procurou-se estabelecer um parasito (germe) para cada doença e esse binômio definia o quadro mórbido (Ferreira, 1973).

A partir da Segunda Guerra Mundial, o conceito começou a ter outra conotação, e passou-se a definir parasitismo e simbiose como extremos de interações interespecíficas, nas quais um dos parceiros é chamado hospedeiro e o outro, de acordo com o grau de dano ou benefício, parasito ou simbionte, respectivamente. Este é o conceito predominante que aparece nos livros didáticos com enfoque na medicina, tentando separar aquelas espécies com maior poder patogênico das outras ou, simplesmente, das mais conhecidas, mesmo ressaltando o conceito ecológico do parasitismo (Rey, 2003).

Atualmente, ao se retomar este enfoque do parasitismo, cresceu o consenso sobre usar o termo parasito sem nenhuma conotação de patogenicidade ou benefício para um ou para outro parceiro na associação (Ferreira, 1973; Baker, 1994). Vistos dessa maneira, os conceitos de parasitismo e simbiose podem ser empregados com o mesmo sentido, já que ambos se referem ao mesmo fenômeno ecológico e evolutivo de associação entre seres que estabelecem relações de interdependência.

Assim, parasitismo e simbiose são sinônimos e definem-se parasitos como organismos, ou elementos orgânicos, que encontram em outros seus nichos ecológicos, quer sejam parasitos moleculares, quer sejam plantas ou animais vertebrados (Medina e Sachs, 2010; Westwood *et al.*, 2010; Vikan *et al.*, 2010). Como exemplos, a orquídea com micorrizas é, na verdade, um fungo parasitado por uma planta (Corsaro *et al.*, 1999). Algumas espécies de pássaros são consideradas parasitos por usarem ninhos e pais postiços de outras aves para criar seus filhotes (Smith, 1979; Kruger e Davies, 2002). Assim, o limite imposto pelo tamanho desaparece, uma vez que a planta, o parasito, é muito maior do que seu hospedeiro, o fungo; bem como os filhotes de cuco (várias espécies da Europa e da América do Norte), de gaudério ou chupim (espécies de aves sul-americanas) são maiores que seus pais postiços.

Como fenômeno visto do ponto evolutivo, conceituado com tal amplitude, pode-se dizer que o feto é um parasito do corpo da mãe (Zelmer, 1998). Este é um recente conceito evolutivo que, ao ser aceito, concorda-se que a evolução dos mamíferos, por exemplo, é dependente de toda uma história de parasitismo. O conceito baseia-se em que o corpo unicelular ou multicelular de qualquer espécie de organismo vivo é consequência da evolução de uma comunidade de parasitos. Isso ocorre do nível molecular à formação de tecidos, por um fenômeno conhecido como simbiogênese (Margullis e Chapman, 1998; Ingber, 2000).

Em seguida, passemos a discutir quando e como surgiu o fenômeno parasitismo. A discussão usa o princípio de que a organização da vida é consequência da interação de parasitos, de moléculas e de proto-organismos como fundamental e imprescindível para o surgimento da vida na terra.

▶ Origem e evolução do parasitismo

Diversas especulações foram feitas em relação à origem do parasitismo. A possibilidade de *obtenção de alimentos ou proteção no corpo de outro organismo* oferece o ponto de partida das hipóteses mais difundidas. Como sugerem Noble e Noble (1971), as primeiras estruturas organizadas que se formaram não dispunham de grande quantidade de matéria orgânica para suas necessidades alimentares. À medida que essa matéria orgânica se esgotava, alguns seres foram capazes de produzir enzimas que lhes permitissem a síntese de substâncias complexas a partir de precursores disponíveis. Dentro dessa linha de ideias, já dizia Oparin (1978):

> "A princípio só podiam alimentar-se de substâncias orgânicas. Mas com o tempo, diminuía a quantidade dessas substâncias e os organismos primitivos deviam ou perecer ou alcançar por si mesmos, no curso de seu desenvolvimento, um processo qualquer de elaboração de substâncias orgânicas a partir do material de natureza mineral. Certos seres conseguiram isso efetivamente. No decorrer do desenvolvimento ulterior, puderam desenvolver a propriedade de absorver a energia dos raios solares e decompor assim, à sua custa, o anidrido carbônico, elaborando a partir de carbono, substâncias orgânicas."

Para outros seres, o único material orgânico disponível era o corpo dos mais complexos. Ao surgirem as bactérias, passou a existir um bom repertório de hospedeiros, nos quais podiam encontrar alimentos.

Essas ideias permaneceram por muito tempo, sendo o parasitismo visto como a alternativa de sobrevivência para os seres incapazes de autotrofismo ou de se alimentarem diretamente de outros por predação, na busca de fonte alimentar. Seres de vida livre, ao penetrarem em outros organismos por ingestão, por exemplo, teriam em si mecanismos pré-adaptativos que lhes permitiriam passar a infectá-los, alcançando maneiras de se alimentar, de se reproduzir e de se evadir de seus hospedeiros para infectar outros.

Mas surgiram novas hipóteses com os avanços dos estudos celulares e moleculares baseados na evolução celular, tanto procariota como eucariota. Essas ideias estão associadas à origem e à evolução do parasitismo e trazem interessantes especulações sobre a própria origem da vida. Assim, como se fundamenta a seguir, propomos que o parasitismo seja inerente e, portanto, essencial à vida, e que todas as espécies de organismos do planeta encontram-se parasitadas e por isso mesmo, existem (Araújo *et al.*, 2003).

Desde o início da vida na Terra, o parasitismo foi adotado por proto-organismos para se multiplicarem, e isso deve ter acontecido durante os mais precoces estágios da evolução (Bremermann, 1983). A vida na Terra somente tornou-se possível devido ao parasitismo, pois que ainda era um mundo molecular: cerca de 4,4 a 3,8 bilhões de anos (Chang, 1999; Nisbet e Sleep, 2001), e as formas de vida atuais mostram ainda relíquias dessas antigas associações em seus genomas (Galtier *et al.*, 1999; Cavalier-Smith, 2001). Nesse mundo molecular, os proto-organismos se associaram e se relacionaram entre si de tal maneira que foram capazes de se multiplicar, ao reproduzirem sua composição molecular usando partes da composição de outro proto-organismo. Este, por sua vez, passou a usar segmentos dos primeiros, incorporando-os às suas próprias necessidades. Deste modo, deu-se o que todos os seres vivos têm: uma composição bioquímica uniforme, que aponta para uma origem comum, em um ancestral único que viveu há bilhões de anos (Nasmith, 1995; Orgel, 1998; Poulin e Morand, 2000). Esses eventos ancestrais representam os primeiros passos da forma de vida parasitária, ainda como moléculas.

O *parasitismo molecular* é claramente exemplificado por elementos transponíveis do genoma, como as sequências de ADN, chamadas elementos transponíveis, e reconhecidas como parasitos moleculares que ocorrem tanto em procariotas como em eucariotas (Doolittle *et al.*, 1984; Kidwell e Lisch, 2001). A transposição é a inserção de cópia idêntica do elemento transponível em um novo local do genoma do hospedeiro. Essas podem causar deleções, inversões e fusões cromossômicas que resultam em considerável plasticidade genômica, contribuindo assim para a biodiversidade, e tendo origem comum com os vírus e retrovírus (Zaha, 1996).

Os elementos genéticos transmissíveis extracromossomiais (vírus, plasmídeos e bacteriófagos) são fragmentos de genomas que dependem de uma célula hospedeira para multiplicar-se e, portanto, não podem ser anteriores à própria célula (Lederberg, 1997). Esses elementos podem ser a origem do ADN nuclear, assim como de outras organelas celulares (Lederberg, 1998). Os elementos genéticos extracromossomiais e os elementos transponíveis representam relíquias de primitivos parasitos moleculares. Têm importante papel evolutivo, uma vez que sua inclusão no genoma das células de hospedeiros promove diversidade genética. Certamente, muitas das alterações que produzem são deletérias, mas várias delas resultam vantajosas para seus hospedeiros (Sverdlov, 1998).

Encontram-se também parasitos genômicos em vírus, denominados satélites, à semelhança dos elementos assim chamados por Kassinis (1962), encontrados no vírus da necrose do tabaco (Mayo *et al.*, 1999). Alguns são relativamente benignos e parecem bem adaptados ao hospedeiro, mas outros causam efeitos deletérios, sendo, portanto, mais ou menos patogênicos. As relações entre esses elementos e os vírus, da mesma maneira como o processo evolutivo que os originou, são complexas e seria impossível definir quando uma molécula é um "comensal", é um "parasito" ou mesmo um "simbionte", como são definidos nos termos clássicos (Mayo *et al.*, 1999). Porém, o mais importante é a imprecisão do momento em que esses elementos se tornam parte do genoma do vírus.

As associações chamadas sistemas parasito-hospedeiro-ambiente existem desde as primeiras associações entre genes, muito antes do aparecimento do código genético e da translação de genes (Maynard-Smith & Szathmáry, 1993). Como importante fator de biodiversidade, com início no nível molecular e, subsequentemente, no meio intracelular, o parasitismo proporcionou diversificação das formas de vida e radiação de espécies, como resultado de múltiplas associações. Alguns sugerem que talvez o aparecimento da célula eucariota tenha sido causado por um episódio frustrado de predação ou parasitismo (Corsaro *et al.*, 1999). Isto é, tanto a célula poderia estar a se alimentar de seu futuro parasito como este poderia estar a penetrar em seu novo hospedeiro. Na verdade, o episódio não foi necessariamente um fracasso, mas fortuitamente deu origem a novas formas de vida.

Pelas associações que se constituíram ao longo da evolução da vida, não somente o núcleo, mas toda a célula é uma quimera, um estado poli-heterogenômico derivado de uma longa história de associações parasitárias (Corsaro *et al.*, 1999). A associação de microrganismos, que resultou nas mitocôndrias, hidrogenossomas, cloroplastos e outros corpos intracelulares, garantiu aumento significativo da complexidade entre os organismos vivos, que resultou no aumento da capacidade para ocupar novos nichos ecológicos (Andersson *et al.*, 1998; Roger *et al.*, 1998). Foram importantes eventos que forneceram fontes bioenergéticas e biossintéticas às células (Dyall *et al.*, 2004). Mas, sobretudo, foi o advento da célula que ofereceu possibilidades de novos nichos parasitários (Thompson, 1999). Um dos aspectos mais interessantes no estudo dessas associações é a contribuição da própria célula hospedeira na constituição do genoma dessas organelas, por meio da transferência horizontal de genes (Dyall *et al.*, 2004). Portanto, antigas invasões por bactérias em outras células proporcionaram o surgimento de mitocôndrias, cloroplastos e outras organelas; mas houve tal interação parasitária que uma tornou-se tão dependente da outra, sendo impossível subsistirem separadas.

Em conceito antigo, dizia-se que as organelas passaram de parasitos a simbiontes; isto é, de possível invasão do hospedeiro por um parasito, que poderia causar malefícios, masque, aos poucos, adaptou-se de tal maneira, tornando-se indispensável ao hospedeiro, pois este não consegue mais viver sem ele. Mas, pelo conceito admitido aqui, não cabe esta definição: a organela foi e permanece como parasito. No extremo da definição, a organela é indispensável e faz até parte do próprio hospedeiro; sempre lembra permanentemente a ele, por meio de sua memória genética, que qualquer esforço em livrar-se dela o levará à morte.

Assim, a perpetuação da vida depende de delicados ajustes dialéticos entre "conservação" e "mudança" (Radman *et al.*, 1999), em que a relação ecológica parasito-hospedeiro tem um papel essencial. Interesses divergentes de cada parceiro do sistema levam a pressões seletivas, que podem ou não resultar em vantagens para ambos (Combes, 2000). A adaptação é possível somente se o parasitismo for perfeitamente adequado (Araújo *et al.*, 2003).

▶ Virulência

Os estudos sobre a interação parasito-hospedeiro incluem certamente o percurso da virulência e da patogenicidade de determinada doença infecciosa. Entende-se por virulência a habilidade do parasito em multiplicar-se, pois está sob constante pressão seletiva natural para aumentar seu sucesso de transmissão (Poulin e Combes, 2000).

A *patogenicidade* é uma propriedade da associação parasito-hospedeiro e não uma característica somente do parasito (Poulin e Combes, 1999); alguns usam virulência como sinônimo de patogenicidade (Lenski e May, 1994). Virulência pode também ser definida como um processo em que os parasitos são responsáveis como mediadores da morbidade e da mortalidade de hospedeiros infectados (Levin, 1996).

Usada como termo similar à patogenicidade, a *virulência* embute o grau de patogenicidade de um parasito, indicado pelo número de casos da doença e número total de indivíduos infectados, ou por sua capacidade de invadir e causar danos a tecidos dos hospedeiros. Pode ainda ser definida pela capacidade de produzir casos de doença, e ser medida pelo coeficiente de letalidade ou incapacitação dos indivíduos (Rey, 2003). Para os propósitos usados neste capítulo, define-se virulência como a capacidade de multiplicar-se e transmitir genes e patogenicidade, como a capacidade em induzir morbidade e influir na mortalidade de hospedeiros ou população de hospedeiros. São, portanto, fenômenos distintos.

Tem-se postulado que capacidades elevadas de virulência e patogenicidade indicam que uma determinada associação parasito-hospedeiro, isto é, uma dada espécie de parasito em determinado hospedeiro, caracteriza um evento recente. Significaria, portanto, um novo parasito infectando um novo hospedeiro, em relação recente e ainda não bem adaptada. Entretanto, uma abordagem evolutiva do fenômeno pode sugerir que a seleção natural eventualmente favoreça a virulência, de acordo com aspectos epidemiológicos e ecológicos do parasito (Ewald, 1996).

A seleção natural nem sempre estabelece uma coexistência pacífica (Cockburn, 1963; Ewald, 1995; Giorgio, 1995; May e Novak, 1995; Levin, 1996). Na verdade, a virulência pode ser, e em alguns casos é, de fato, um traço fortemente adaptativo do parasito. A taxa de proliferação do parasito — virulência — é aceita como fator crítico para seu sucesso (Frank, 1996). Parasitos mais virulentos provavelmente são os que se tornam predominantes em um dado nicho ecológico, aumentando assim suas chances de disseminação na natureza. Por outro lado, tanto parasito como hospedeiro seriam exterminados se esse aumento na virulência ocorresse a expensas do hospedeiro, com um aumento concomitante da patogenicidade, causando sua morte, antes que o parasito alcançasse a transmissão. Acresce que mecanismos de defesa desenvolvidos pelo hospedeiro para resistir aos parasitos, como o sistema imune, por exemplo, devem ser levados em consideração. Por sua vez, os parasitos desenvolvem mecanismos de evasão (dos Reis, 2000), e o resultado dessa competição definirá o sucesso ou o fracasso adaptativo do subsistema parasito-hospedeiro.

Tal esforço adaptativo de ambas as partes do subsistema parasito-hospedeiro é conhecido como coevolução, apropriadamente definido como mudanças evolutivas recíprocas em espécies que estão a interagir. A coespeciação é o processo no qual uma espécie se diversifica em resposta à especiação de outra, sendo, portanto, um componente filogenético da coevolução (Bush *et al.*, 2001).

Muitas variáveis devem ser analisadas antes que se possa prever o comportamento de um dado subsistema parasito-hospedeiro. A composição da população parasitária (Wilson *et al.*, 2002), a presença de outras espécies de parasitos (infecções múltiplas) competindo entre si ou, ao contrário, em cooperação (Mouritsen, 2001), são alguns dos fatores que devem ser considerados, assim como o custo direto de energia que o hospedeiro organiza em resposta imune (Rigby *et al.*, 2002). Deve-se também avaliar as respostas qualitativa e quantitativa (Gandon e Michalakis, 2000) e os custos e consequências de uma imunidade exacerbada *versus* a tolerância a baixos níveis de infecção em um subsistema parasito-hospedeiro.

Estudos sobre a evolução da virulência devem levar em consideração o modo de transmissão do parasito, se vertical ou horizontal, uma vez que a estratégia de transmissão é de importância fundamental (Poulin, 1995; 1996). Em parasitos eurixênicos, portanto, ecléticos, se a virulência e a transmissão são fatores interligados, aquela pode ser considerada como característica adaptativa, mesmo que a transmissão implique a morte do hospedeiro.

Deixando a questão da transmissão à parte, os genes que influem na virulência podem ser vantajosos para outros aspectos do parasito, não relacionados à transmissão (veja Poulin e Combes, 1999, que contestam a existência de genes de virulência). Alguns parasitos aumentam sua virulência e patogenicidade depois de uma série de passagens em hospedeiros, mas outros a têm atenuada. Parasitos que alteram o comportamento de hospedeiros, tornando-os suscetíveis à predação, podem eliminá-los ou ser eliminados, ou mesmo adaptarem-se a um novo hospedeiro, o predador. Alguns alteram o crescimento, a reprodução e a sobrevivência do hospedeiro, outros induzem partenogênese, feminização de machos genéticos, ou mesmo, causam efeitos bizarros em seus hospedeiros (Agnew *et al.*, 2000; Bandi *et al.*, 2001). Essas possibilidades tornam difícil prever o destino de um dado subsistema parasito-hospedeiro e mostram a necessidade de se entender detalhadamente o ciclo biológico de cada parasito. A evolução pode ocorrer tanto na população de parasitos como no sistema imune dos hospedeiros (Levin *et al.*, 1999).

Certamente, durante milhões de anos muitos subsistemas parasito-hospedeiro desapareceram, mas muitos outros sobreviveram e encontraram vantagens na associação; enquanto outros estão ainda a se ajustar em uma disputa sem fim. Subsistemas parasito-hospedeiro bem-sucedidos sempre ocorrerão e certamente serão preservados, uma vez que são indispensáveis à vida. Eventos patológicos resultam, portanto, de diferentes aspectos evolutivos, e são sempre modulados por respostas de um ser vivo confrontando-se com um elemento que não lhe é próprio em determinado ambiente (DuBois, 1959). Podem resultar em uma situação em que sinais e sintomas desencadeados no hospedeiro surgem pela presença do parasito, tendo como decorrência a doença parasitária.

▸ Parasitos e doença parasitária

Ao se adotar o conceito amplo de parasito, doença parasitária e doença infecciosa são também sinônimos. Porém, infecção parasitária e doença parasitária são duas situações distintas e originadas de um único processo. O parasito é necessário, mas não é condição suficiente para desencadear o processo de doença parasitária (Ferreira, 1973). O fenômeno parasitismo não resulta necessariamente em lesão ou benefício para o hospedeiro, e a doença parasitária é um acontecimento eventual devido à presença de um certo parasito em um determinado hospedeiro de uma dada população em ambiente propenso, durante um período particular da vida coevolutiva de ambos os protagonistas. Em essência, é o resultado único da associação entre parasito-hospedeiro em determinado ambiente, não importando se parasito e hospedeiro envolvidos são seres multicelulares ou moléculas.

Parasito, hospedeiro e ambiente formam um sistema em que cada um interage e influencia o subsistema formado pelos outros dois, de tal modo que cada mudança em um subsistema pode afetar um ou os demais componentes (Ferreira, 1973). Os sistemas podem mostrar ordem espontaneamente. Por exemplo, no mundo físico, as gotas de óleo são esféricas e os flocos de neve mostram simetria hexaédrica, não porque algum processo seletivo assim determinou, mas por conta de propriedades inerentes ao sistema (Kauffman, 1993). Rohde (1997) propôs bela e poética teoria de sistemas que pode ser aplicada ao parasitismo: uma espécie é uma nuvem em um espaço fenotípico, e a evolução de uma espécie é um movimento da nuvem em um espaço multidimensional. À medida que cresce a complexidade do sistema, a seleção natural torna-se progressivamente menos capaz de mudar suas propriedades. Aplicada a teoria aos parasitos, uma espécie explora primeiro vários caminhos alternativos, mas, posteriormente, torna-se melhor adaptada a determinada espécie de hospedeiro, ou mesmo, a indivíduos de determinada espécie de hospedeiro (Rohde, 1997).

Um dos modelos físicos que pode ser usado para entender o desencadear imprevisível ou inesperado da doença dentro do processo da infecção parasitária é o estudante de avalanches. Usa-se modelar avalanches para previsão do despencar da neve com simulações em pilhas de arroz. Estuda-se o pingar grão a grão de arroz em superfícies planas, e seu acúmulo em pilha, acomodando-se a cada grão que cai. Subitamente, em situações a cada vez diferentes, há desmoronamento. Cada grão de arroz pode ser igual, ligeira ou totalmente diferente do anterior, assim como o espaço disponível a ele pode não ser exatamente o mesmo de seu antecessor. O modelo ajuda a prevenção de acidentes, pois, embora incapaz de prever exatamente quando se dará a avalanche, antecipa situações de risco. Assim, quando o empilhamento de arroz atinge determinado nível ou desenho, como o empilhamento da neve, interfere-se com a destruição do monte antes que ocorra a avalanche. É interessante também o modelo do bruxulear da vela, no qual em circunstâncias estáveis de ventilação e oxigênio, assim como de construção homogênea do pavio e da própria vela, ocorrem instantâneos aumentos de intensidade da chama e de seu movimento, sem que se possa prever quando e quão intenso será. Talvez os estudos no campo das doenças infecciosas, em seus aspectos clínicos, não tenham ainda avançado com os modelos matemáticos, como avançou a epidemiologia das infecções, mas pode-se aí apontar um caminho interessante de associação entre ciências capazes de interagir de maneira muito positiva.

Aparentemente os parasitos podem infectar somente novas espécies após crescentes intervalos e longos períodos de estase em seus hospedeiros originais. Como resultado, muitos patamares como novas espécies de hospedeiros ou novos *habitats* nunca serão alcançados, devido aos muitos nichos vagos ou espaços fenotípicos amplamente vazios (veja Rohde, 1997, para detalhes e evidências empíricas). O sistema parasito-hospedeiro-ambiente está submetido à seleção natural, assim como a propriedades inerentes ao sistema; e reage a mudanças em cada subsistema por diferentes respostas, de acordo com as características de estímulos. Estes podem induzir à doença parasitária, originada por qualquer um dos componentes do subsistema. Esta não é uma ocorrência de desequilíbrio da relação parasito-hospedeiro-ambiente, mas um fenômeno natural em que alguns eventos alteraram um dos componentes do sistema, e a reação específica do indivíduo expressa sinais e sintomas de um comportamento de todo o sistema que foi modificado, isto é, a doença.

Experimentos clássicos mostraram essa relação entre subsistemas. Variações de temperatura, por exemplo, mostraram-se importantes fatores ao desencadear lesões patológicas. Em ratos, a infecção por *Trypanosoma cruzi* é muito mais grave a baixas temperaturas (Kolodny, 1940), enquanto *Entamoeba invadens*, em serpentes, torna-se invasora de tecidos com intensas alterações patológicas quando se eleva a temperatura (Barrow e Strockton, 1960). Durante um longo período, as situações estressantes associadas aos agravos por infecções parasitárias foram temas bastante estudados (Solomon, 1969).

Considerando-se o nicho ecológico como um hipervolume multidimensional determinado por variados ambientes nos quais uma espécie pode existir (Hutchinson, 1980), e aceitando-se o conceito de parasitismo em que o parasito encontra no hospedeiro seu nicho ecológico, a doença parasitária é um evento esperado sempre que uma das variáveis estorva ou prejudica o parasito ou o hospedeiro, ou quando o ambiente se modifica. Como já dito, nichos não são estáticos. O hospedeiro e a especificidade do micro-*habitat*, por exemplo, podem ser afetados pela idade do hospedeiro e do parasito, pela presença ou ausência de outra espécie competidora de parasito e pelo número de espécimes de parasito existente. A especificidade do hospedeiro, uma das muitas dimensões do nicho, é frequentemente determinada por fatores ecológicos (Holmes e Bethel, 1981; Rohde, 1994b).

A história da evolução e da biodiversidade é, fundamentalmente, uma história da evolução da interação entre espécies (Thompson, 1999). Um indivíduo isolado é somente uma abstração e não pode ser concebido fora de seu ambiente (Perestrello, 1958; Ferreira, 1973).

Por fim, parasitismo não é uma simples maneira de seres obterem alimento para se reproduzir; tampouco significa a presença de organismos mais ou menos deletérios que vivem a expensas de outros. Muito além de definições confusas, o fenômeno parasitismo proporcionou a origem da vida na Terra e toda a diversidade consequente, isto é, os parasitos promoveram os fatores mais importantes que influenciaram a organização e a evolução da vida (Thomas *et al.*, 1996; Araújo *et al.*, 2003).

▶ Origem dos parasitos humanos

De acordo com a sistemática dos seres vivos, a espécie humana tem seu lugar taxonômico próximo a outras espécies filogeneticamente relacionadas (Eldredge e Cracraft, 1980) e, como espécie biológica, os humanos estão submetidos às mesmas leis que regem outros organismos. Entretanto, eles têm algumas características especiais que os tornaram diferenciados, notadamente, a capacidade de criar seu próprio ambiente, atuar nas influências naturais não somente sobre si mesmos, mas também sobre todas as outras espécies, sobretudo, as domésticas, interferindo, assim, na seleção natural (Ferreira, 1973). Mesmo as espécies selvagens podem ter seu curso evolutivo alterado pela influência humana (Campbel, 1983). Entretanto, apesar das mudanças culturais, sociais e tecnológicas que foram criadas, muitos aspectos da evolução da espécie permanecem ligados a determinantes biológicos, e devem ser interpretados também sob o ponto de vista da teoria biológica da evolução (Hiernaux, 1988; Moran, 1982; 1994). Portanto, a biologia humana e seus aspectos evolutivos devem sempre ser considerados sob o ponto de vista biocultural, no que se refere à saúde, à doença e, especialmente, aos seus parasitos, assim como à medicina que se identifica cada vez mais como um setor especializado da ecologia humana (Rey, 2008).

Por milênios, tanto o processo cultural como o biológico atuaram na evolução humana. Há cerca de sete a cinco milhões de anos surgiram os primeiros primatas bípedes (Brunet *et al.*, 2002), distintos por progressiva encefalização e pela habilidade em abstrair e associar ideias (Gibson, 2002). Com grande capacidade para se comunicar, investigar o ambiente, mudar comportamentos e aprender, esses animais exibiam grande adaptabilidade assegurada pela capacidade cerebral de responder à variedade de estímulos do ambiente. Ao criar ferramentas e técnicas, comunicarem-se cada vez mais com sofisticada linguagem oral, e esses animais rapidamente destacaram-se de qualquer outra espécie.

Duas das características humanas foram seu rápido crescimento e dispersão por todos os continentes. As migrações de hominídeos para fora da África iniciaram-se há mais de um milhão de anos, como evidenciado pelos achados de remanescentes de *Homo erectus* na Ásia e *H. ergaster* na Europa. Talvez, há mais de cem mil anos, os primeiros *H. sapiens*, também saídos da África, espalharam-se pela Europa e pela Ásia, em uma segunda grande onda de dispersão. Há cerca de 50 mil anos, humanos modernos cruzaram oceanos e colonizaram novas terras, tão distantes como a Austrália e as Américas, conquistando e transformando quase todos os tipos de ambiente terrestre. Há relativamente pouco tempo, por volta de dez mil anos, intensificou-se a domesticação de animais e de plantas, e sucessivas ondas migratórias cruzaram os continentes. Muitos grupos humanos desenvolveram práticas agrícolas e mudaram da subsistência de caçadores ou coletores nômades para o sedentarismo, permanecendo mais tempo em determinados sítios de seus novos territórios. Daí em diante, acentuadamente durante os últimos milênios, a densidade crescente da população, as mudanças nas estratégias de obtenção e produção de alimentos, a entrada em novos ecossistemas e as mudanças ambientais, modificaram os padrões de saúde e doença dos grupos humanos.

Desde o surgimento da espécie humana na África, uma enorme diversidade de *habitats* e nichos ecológicos foi ocupada por ela, alguns favorecendo, outros produzindo a extinção de parasitos nas populações de seus hospedeiros em paralelo à sua dispersão e conquista de novos territórios e novos continentes. Muitos parasitos novos foram adquiridos nesse processo de entrada em novos ecossistemas, mas outros permaneceram como heranças dos antecessores pré-hominídeos.

A origem de parasitos humanos e sua disseminação ao longo da história das populações humanas tem sido tema de especulações (Kliks, 1990). Há parasitos reconhecidos como herança de seus ancestrais. Como exemplo, pode-se citar a infecção por *Pediculus humanus* e *Enterobius vermicularis*, que infectam humanos e outros antropoides, conforme se observará mais adiante. Por outro lado, outros parasitos começaram a infectar o *H. sapiens* ao longo da história evolutiva humana. Quando entraram e introduziram mudanças em novos ecossistemas, os parasitos de animais e plantas domesticados, vivendo em íntima associação com seus criadores, tiveram oportunidade de adaptação a novos hospedeiros.

As primeiras sociedades de caçadores-coletores evoluíram com seus parasitos herdados. O nomadismo permitiu que algumas espécies permanecessem, mas também criou barreiras para que muitas outras infectassem os grupos humanos emergentes. Com a adoção de outros hábitos comportamentais, como sedentarismo, ocupação semipermanente de grutas e abrigos sob rocha, agricultura, domesticação de animais, aparecimento das primeiras aldeias e, posteriormente, explosão demográfica humana, surgiram também oportunidades para novas espécies de parasitos, que até então permaneciam incapazes de manter infecção nos pequenos grupos de caçadores-coletores nômades (Cockburn, 1963).

As hipóteses sobre a origem dos parasitos em humanos contemplam, portanto, duas vias: uma, chamada via filogenética, corresponde àqueles parasitos herdados de ancestrais humanos, alguns de espécies muito remotas, como os pré-hominídeos, pois são compartilhados por humanos e antropoides atualmente. A outra via é chamada ecológica, e por ela a espécie humana foi adquirindo novos parasitos à medida que seguia seu curso evolutivo biocultural. Entretanto, para comprovação dessas propostas, não havia dados suficientemente consistentes, e usavam-se comparações entre parasitos e hospedeiros compartilhados por espécies próximas. Faltavam dados, como o encontro de parasitos em material antigo que auxiliasse nos estudos, como, por exemplo, os fósseis da paleontologia.

Acreditava-se que os parasitos não deixavam fósseis (Cameron, 1952). Entretanto, parasitos foram vistos em fezes fósseis mineralizadas, encontradas em sítios paleontológicos, datadas em até um milhão e meio de anos (Ferreira *et al.*, 1993). Parasitos e seus vestígios podem ser detectados em fezes preservadas, ou coprólitos, mineralizadas ou dessecadas, colhidas de sítios paleontológicos ou arqueológicos, ou mesmo em corpos mumificados. Os parasitos podem ser estudados da mesma maneira que qualquer outra espécie de vida ancestral. Foi assim que surgiu a paleoparasitologia.

▸ Paleoparasitologia

É o estudo de parasitos encontrados em material arqueológico ou paleontológico (Ferreira *et al.*, 1989). Embora os estudos de corpos mumificados tenham se iniciado com os de Sir Marc Armand Ruffer (1910) em múmias egípcias, no qual descreveu ovos de *Schistosoma haematobium*, a paleoparasitologia, como novo ramo da parasitologia, só ganhou esse nome com os trabalhos iniciados no Brasil (Ferreira *et al.*, 1979, 1980). Hoje, encontram-se grupos de pesquisa nessa linha nas Américas, na Ásia e na Europa, com laboratórios exclusivamente dedicados à paleoparasitologia. Uma boa amostra dos resultados alcançados pode ser vista no número especial da revista *Memórias do Instituto Oswaldo Cruz* 98 (Suppl. I), publicado em 2003, inteiramente dedicado à paleoparasitologia, com artigos preparados por autores do Japão, Coreia, Líbano, Estados Unidos, França, Espanha, Alemanha, Chile, Peru e Brasil.

Os coprólitos são a principal fonte para o estudo de parasitos intestinais, tanto de animais como de humanos, assim como sedimentos de latrinas e fossas usadas por populações antigas (Figura 3.1). As técnicas empregadas para o exame microscópico de coprólitos dessecados e de sedimentos são bastante simples e fáceis de ser executadas em qualquer laboratório de parasitologia. Usa-se a reidratação de fragmentos do material em solução aquosa de fosfato trissódico a 0,5% (Na_3PO_4), em que se mergulha o material por cerca de três dias. Ao término desse tempo, o coprólito recupera a consistência de fezes recentes, podendo ser usadas as técnicas de rotina para exame parasitológico de fezes (Reinhard *et al.*, 1986; Bouchet *et al.*, 2003a).

Muitas relíquias importantes do genoma de parasitos e hospedeiros foram deixadas durante o processo de coevolução do

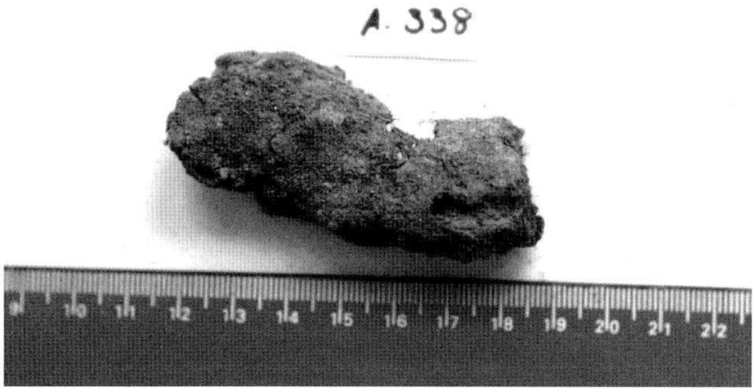

Figura 3.1 Coprólito humano encontrado no sítio do Boqueirão, Sítio da Pedra Furada, Parque Nacional da Serra da Capivara, Piauí, com datação de 7.230 ± 70 anos pelo radiocarbono.

sistema parasito-hospedeiro-ambiente. Esses resquícios são transmitidos pelo genoma e podem revelar importantes acontecimentos de todo o processo. As novas técnicas da paleoparasitologia molecular oferecem crescentes potencialidades para se estudar o sistema parasito-hospedeiro-ambiente, uma vez que utilizam possibilidades únicas de se trabalhar com parasitos recuperados de material antigo (Iñiguez *et al.*, 2002). A paleoparasitologia pode esclarecer eventos sobre o passado de um dado subsistema parasito-hospedeiro, assim como sobre sua origem e evolução (Araújo e Ferreira, 2000).

O surgimento das técnicas moleculares abriu significativamente esse campo de estudo. A adaptação da técnica de reação da polimerase em cadeia (PCR) ao ADN antigo tornou possível o diagnóstico de diversas doenças infecciosas em populações pré-históricas, mas sempre haverá a necessidade de aperfeiçoamento de novos métodos e de ajustes de procedimentos de acordo com o processo e o estado de preservação do material arqueológico para melhorar o estudo desse material único (Araújo *et al.*, 1998; Rollo e Marota, 1999; Orlando e Hänni, 2000).

Alguns exemplos de parasitos encontrados em material arqueológico podem dar uma amostra dos resultados interessantes a que se pode chegar.

▸ Paleoparasitologia e parasitos intestinais

Como se sabe, *E. vermicularis* é um dos parasitos humanos mais antigos. Seu ciclo biológico independe de condições ambientes; é encontrado em todos os biomas, como entre esquimós, indígenas na Amazônia ou aborígines australianos (Araújo e Ferreira, 1995). A evolução dos oxiurídeos foi traçada por alguns estudos, como os de Brooks e Glen (1982) e Hugot *et al.* (1999), que chegaram a resultados bastante refinados pela análise cladística de oxiurídeos em antropoides e outros primatas. Esses estudos mostraram que sua filogenia é paralela à de primatas e, portanto, coevoluíram oxiurídeos e hospedeiros hominídeos conjuntamente ao longo do tempo. Isso prova que a infecção por *E. vermicularis* em humanos é tão antiga quanto a própria espécie de hospedeiro.

As datas mais antigas, de dez mil anos para ovos de *E. vermicularis* em coprólitos humanos, foram obtidas em sítios arqueológicos nos Estados Unidos (Fry e Moore, 1969), sugerindo que o parasito foi introduzido nas Américas com os primeiros migrantes (Araújo e Ferreira, 1995).

Estudos que combinam arqueologia e paleoparasitologia mostram que a ecologia humana em determinados grupos aumentava ou diminuía o risco de infecção por *E. vermicularis*. Em grupos de caçadores-coletores do deserto do Arizona, Estados Unidos, a dieta rica em plantas com propriedades anti-helmínticas parece ter limitado a infecção a certas espécies de helmintos, incluindo a *enterobíase*. A construção de moradias superpostas, em estilo de apartamentos, para grande número de indivíduos, facilitou a transmissão dessas infecções, ao mesmo tempo que alterou a dieta pela adoção de práticas de horticultura (Reinhard, 1990; 1992; Hugot *et al.*, 1999). Assim deve ter se passado em outras situações e lugares, mas, como dito antes, o ciclo biológico de *E. vermicularis* independe de condições climáticas, podendo ser transmitido diretamente de um hospedeiro humano a outro, sem passagem pelo ambiente, e ainda com possibilidade de autoinfecção.

Na América do Sul, curiosamente, parece ter infectado apenas populações pré-colombianas da região andina, com datações de até seis mil anos, estando ausente em populações que habitaram sítios arqueológicos em território brasileiro (Gonçalves *et al.*, 2003). Do mesmo modo, os achados paleoparasitológicos em populações arcaicas caçadoras-coletoras do deserto de Atacama, Chile, mostraram alguns raros ovos do parasito (Figura 3.2) (Araújo *et al.*, 1985), havendo considerável aumento quando surgiram hábitos sedentários com as populações agropastoris (Ferreira *et al.*, 1989).

Os dados paleoparasitológicos mostram esta infecção distribuída por todo o globo por onde passaram os caminhos humanos, em períodos antigos (Gonçalves *et al.*, 2003). Talvez tão interessante quanto a visão microscópica dos ovos do parasito sejam as extrações e o sequenciamento de ADN antigo a partir de ovos em coprólitos. Iñiguez *et al.* (2002; 2003a, b) extraíram, amplificaram e compararam o ADN de *E. vermicularis* de material do norte e do sul-americano, datado de até seis mil anos, mostrando que determinadas sequências permaneceram inalteradas por todo esse tempo. Esses primeiros experimentos mostram potenciais imensos para estudos evolutivos.

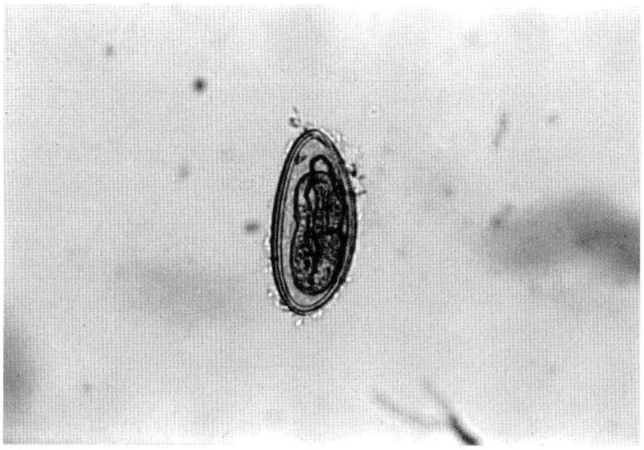

Figura 3.2 Ovo de *Enterobius vermicularis* em coprólito humano de sítio arqueológico do deserto de Atacama, Chile, datado de 2.600 anos.

Outras duas infecções por helmintos, a *ancilostomíase* e a *tricuríase*, também foram introduzidas nas Américas por migrações pré-históricas, pois ambas, assim como a *enterobíase*, têm origem filogenética, portanto, africana. Entretanto, não se teriam mantido nas populações de migrantes pré-históricos que cruzaram o caminho de terra e de gelo da ponte de Bering, há cerca de vinte mil anos. Tanto as espécies de ancilostomídeos mais comumente encontradas em humanos, como *Ancylostoma duodenale* e *Necator americanus*, assim como *Trichuris trichiura* têm ciclo biológico com passagem obrigatória pelo solo, e as levas migratórias de regiões asiáticas, em seu lento e errante caminho por territórios sempre gelados, perderiam esses parasitos, incapazes de manter o ciclo para infectar novos hospedeiros, devido à falta de terra. No entanto, a *ancilostomíase* e a *tricuríase* foram reconhecidas em populações pré-históricas na América do Sul há mais de sete mil anos (Allison *et al.*, 1974; Ferreira *et al.*, 1980; 1983; Araújo *et al.*, 1988). Para explicar sua presença, são propostas migrações transpacíficas, talvez pescadores asiáticos que, desgarrados e levados por correntes marítimas, chegaram à costa americana e ali se estabeleceram como um novo núcleo populacional ou, simplesmente, infectaram populações já existentes (Araújo *et al.* 1988; 2008; Ferreira e Araújo, 1996; Reinhard *et al.*, 2001).

Quanto a *Ascaris lumbricoides*, um dos helmintos intestinais mais comumente prevalentes na população atual, há interessante debate sobre sua origem. Há uma espécie próxima, *A. suum*, parasito de suínos, que mostra morfologia semelhante, e se discute se foi o parasito humano que passou a infectar porcos a partir da domesticação, ou se o inverso aconteceu. Estudos filogenéticos feitos com reconstruções baseadas em técnicas da biologia molecular apontaram alguns indicativos, mas foi a paleoparasitologia que trouxe o dado conclusivo ao mostrar ovos de *A. lumbricoides* em material arqueológico humano datado de vinte e oito mil anos (Bouchet *et al.*, 1996), data muito anterior à admitida para a domesticação de suínos (Loreille e Bouchet, 2003; Leles *et al.*, 2009).

Há ainda a descoberta de parasitos de animais em populações pré-históricas humanas, exemplificado com o caso de *Diphyllobothrium pacificum*, cestoide parasito de mamíferos marinhos, cujo ciclo se passa em peixes e crustáceos. Baer (1969) primeiro identificou essa infecção na população peruana atual, associando-a ao prato típico preparado com peixe cru. Curiosamente, menciona a possibilidade de ser muito antigo na região, pois utensílios de cerâmica pré-colombiana, vistos por ele no museu de Lima, assemelhavam-se aos usados nas feiras e nos mercados locais para servir o peixe. Anos mais tarde, Patrucco *et al.* (1983) e Ferreira *et al.* (1984) encontram os ovos desse parasito em coprólitos datados de até seis mil anos, no Peru e no Chile. Bem interessantes também são os resultados de (Reinhard e Urban, 2003) sobre as variações métricas dos ovos desse parasito em material arqueológico, assim como as intermitências climáticas associadas às variações de prevalências em populações pré-históricas (Arriaza *et al.*, 2010).

As técnicas empregadas para diagnóstico de helmintos em material arqueológico produziram enorme quantidade de informações sobre verminoses no passado (Bouchet *et al.*, 2003b; Gonçalves *et al.*, 2003). Entretanto, os protozoários são muito mais difíceis de achar, talvez em virtude da fragilidade de seus meios de transmissão e das dificuldades de preservação. Embora não exista um registro fóssil bem documentado (Stevens *et al.*, 2001), já se encontraram protozoários intestinais em material arqueológico, como uma possível espécie não conhecida de *Eimeria* em coprólitos de cervídeos (Ferreira *et al.*, 1992), cistos de *Giardia duodenalis* em sedimentos de latrinas, assim como reações imunológicas positivas para o mesmo, e *Entamoeba histolytica* em coprólitos humanos e sedimentos de latrinas, com diversas datações (Allison *et al.*, 1999; Gonçalves *et al.*, 2002; 2004). Em resultados, usaram-se técnicas com anticorpos monoclonais, específicas para parasitos humanos, mostrando que as sequências usadas para detectar o antígeno permaneceram inalteradas por mais de cinco mil anos (Gonçalves *et al.*, 2002; 2004). Encontraram-se ainda protozoários parasitos em insetos vetores preservados em âmbar, datados de milhões de anos (Poinar, 2008).

▶ Paleoparasitologia da infecção chagásica

A ideia de que a doença de Chagas originou-se nas Américas em populações pré-históricas da região andina, como consequência da domiciliação de *Triatoma infestans*, é bem aceita. Descrições de lesões associadas à doença de Chagas em múmias pré-colombianas e reações de PCR positivas para *T. cruzi* nesses tecidos, datados de nove mil anos, confirmaram a antiguidade da infecção humana por esse parasito nas Américas, bem como essa hipótese (Rothammer *et al.*, 1985; Guhl *et al.*, 1997; 1999; 2000; Ferreira *et al.*, 2000; Aufderheide *et al.*, 2004).

Deve-se considerar, no entanto, outra hipótese, na qual a doença de Chagas é tão antiga na população humana quanto é a sua antiguidade nas Américas. De acordo com os achados em sítios arqueológicos do sudeste do Piauí, na região do Parque Nacional da Serra da Capivara, os primeiros assentamentos humanos ocorreram ali há cerca de cinquenta mil anos (Guidon e Arnaud, 1991; Parenti *et al.*, 1998). Os vestígios dessas ocupações mais antigas constituem-se basicamente de artefatos líticos, grutas e abrigos sob rocha contendo grande variedade de pinturas rupestres, datadas de cerca de vinte mil anos, atestando a antiguidade das ocupações na região. Torna-se muito sugestivo que os primeiros artistas, autores dessas pinturas, e outros habitantes das grutas foram os primeiros humanos expostos aos vetores triatomíneos, como *T. brasiliensis*, e consequentemente, à infecção chagásica. Esta situação, conforme é observada, ainda ocorre com os arqueólogos durante o trabalho de campo na região, constantemente atacados por *triatomíneos* ao escavarem sítios ou estudarem pinturas nas rochas, mesmo durante as horas mais quentes do dia, cuja temperatura, na região, pode chegar a mais de 40°C.

Essa hipótese é parcialmente sustentada por recentes dados moleculares sobre a diversidade e a origem de *T. cruzi*, que apontam marsupiais, dentre eles, o gambá, *Didelphis marsupialis*, como os primeiros hospedeiros mamíferos da subpopulação de *T. cruzi* I, a qual está principalmente associada ao ciclo enzoótico de transmissão. Já *T. cruzi* II tem sua história evolutiva relacionada a primatas e roedores caviomorfos (Briones *et al.*, 1999). Estes surgiram nas Américas a partir de migrações com origem africana, entre 40 a 35 milhões de anos (Flynn e Wissar, 1998) e devem ter se tornado, como são atualmente, o mocó e o rabudo (*Kerodon rupestris* e *Trichomys apereoides*), habituais frequentadores ou moradores dos abrigos sob rocha e grutas da região do Parque Nacional da Serra da Capivara, onde provavelmente adquiriram a infecção por um ciclo de transmissão preexistente, talvez dos próprios marsupiais.

Assim, não seria surpresa encontrar vestígios de ADN de *T. cruzi* em restos orgânicos dos indivíduos que habitavam a região do Parque Nacional da Serra da Capivara há milhares de anos. Embora não se tenha ainda qualquer resultado do Nordeste brasileiro, em contrapartida, em material humano mumificado da região desértica da fronteira entre Estados Unidos e México, conseguiram-se resultados positivos com data de 1.600 (Dittmar *et al.,* 2003). Recentemente, a estes acrescentaram-se novos resultados em populações pré-históricas brasileiras, com datações de até 7 mil anos (Fernandes *et al.,* 2008, Lima *et al.,* 2009). São resultados, ainda que iniciais, bastante promissores, e que indicam que a infecção chagásica em humanos estendia-se por regiões além das limitadas pela cadeia dos Andes. Tão interessante para os aspectos evolutivos quanto a pesquisa em restos humanos, admite-se a possibilidade de extrair material genético de *T. cruzi* em possíveis animais restringidos à região, onde abundam vestígios de megafauna extinta nos sítios paleontológicos, assim como de outros mamíferos, ou de roedores que ainda habitam o Parque Nacional da Serra da Capivara. A doença de Chagas é, provavelmente, tão antiga quanto a presença humana nas Américas (Araújo *et al.,* 2009).

▶ Artrópodes encontrados em material arqueológico

Dois dos achados mais comuns no exame microscópico de coprólitos e sedimento fecal de latrinas antigas é a presença de ovos e estágios evolutivos de ácaros. Esses artrópodes tanto podem ser parasitos como podem fazer parte de resto alimentar, como podem ser parasitos de outros animais ingeridos por predadores, ou mesmo, podem ser seres de vida livre aproveitando-se de matéria orgânica em decomposição. Nesse caso, podem ser indicadores de instantes de morte ou de preservação dos indivíduos estudados, tal como se estuda em medicina forense. Ainda que incipientes, os estudos de ácaros e outros artrópodes em material arqueológico começam a interessar os especialistas em uma nova linha de pesquisa sobre restos orgânicos de populações antigas (Guerra *et al.,* 2003).

As origens da infecção por piolhos em humanos podem ser traçada por estudos filogenéticos e pela paleoparasitologia. Observa-se que *Pediculus humanus* coevoluiu com humanos a partir de ancestral pré-hominídeo, e dispersou-se para outras regiões quando os humanos partiram em conquistar outros continentes. Piolhos humanos foram encontrados em diversos sítios arqueológicos em todo o mundo; achados no Parque Nacional da Serra da Capivara, Nordeste do Brasil, mostraram antiguidade de 10.640 ± 50 anos passados (Araújo *et al.,* 2000; Lessa e Guidon, 2002). Não só essa espécie, como também *Pthirus pubis*, parasito de pelos pubianos, encontrava-se em populações pré-históricas das Américas (Rick *et al.,* 2002). Essas datações, como as obtidas para *E. vermicularis*, também apontam que a infecção por piolhos chegou às Américas com as primeiras migrações humanas, mostrando interessantes comportamentos epidemiológicos nas diferentes culturas que ocuparam os territórios dos continentes (Reinhard e Buikstra, 2003).

Há muitos outros achados cujos desdobramentos podem ser muito mais relevantes do que os que apontam agora.

Com o crescente interesse em se entender a evolução de parasitos para o controle das atuais doenças infecciosas (Ewald, 1996; Ewald *et al.,* 1998), a paleoparasitologia cresce em importância. A compreensão da evolução de parasitos pode ser entendida pela abordagem combinada da paleoparasitologia e da paleoparasitologia molecular. Com a paleoparasitologia pode-se documentar o aparecimento de parasitos na pré-história humana, e com a paleoparasitologia molecular, pode-se potencialmente identificar mudanças no genoma de parasitos que resultaram na evolução do sistema parasito-hospedeiro-ambiente (Araújo e Ferreira, 2000).

Sem dúvida, as doenças infecciosas mudaram ao longo dos tempos pré-históricos até os atuais (Leal e Zanotto, 2000), incluindo mudanças na virulência e na patogenicidade associadas a um progressivo desenvolvimento da civilização. Com todo o avanço nas ciências médicas e biológicas, o fenômeno parasitismo carece ainda de uma abordagem ecológica muito mais abrangente do que o confronto entre saúde e doença. O fenômeno deve ter fundamentalmente aquela abordagem em perspectiva evolutiva. Ao se dar a conotação preponderante de prejuízo e dolo à presença de parasitos em organismos multicelulares, deixa-se de lado uma série de associações e interações que proporcionaram o próprio fenômeno da vida.

▶ Referências bibliográficas

Agnew P, Koella C, Michalakis Y. Host life history responses to parasitism. *Microbes Infect.* 2: 891-896, 2000.

Allison MJ, Bergman T, Gerszten E. Further studies on fecal parasites in antiquity. *Am Soc Clin Pathol.* 112: 605-609, 1999.

Allison MJ, Pezzia A, Hasegawa I *et al.* A case of hookworm infestation in a pre-Columbian American. *Am J Phys Anthropol.* 41: 103-116, 1974.

Andersson SGE, Zomorodipour A, Andersson JA et al. The genome sequence of *Rickettsia prowazekii* and the origin of mitochondria. *Nature.* 396: 133-140, 1998.

Araújo A, Ferreira LF. Oxiuríase e migrações pré-históricas. *Hist Ci Saúde.* 2: 99-108, 1995.

Araújo A, Ferreira LF. Paleoparasitology and the antiquity of human host-parasite relationships. *Mem Inst Oswaldo Cruz.* 95 (Suppl. I): 89-93, 2000.

Araújo A, Ferreira LF, Confalonieri U, Chame M. Hookworms and the peopling of America. *Cad Saúde Pública.* 2: 226-233, 1988.

Araújo A, Ferreira LF, Confalonieri U *et al.* The finding of *Enterobius vermicularis* eggs in pre-Columbian human coprolites. *Mem Inst Oswaldo Cruz.* 80: 141-143, 1985.

Araújo A, Ferreira LF, Guidon N *et al.* Ten thousand years of head lice infection. *Parasitol Today.* 7: 269, 2000.

Araújo A, Jansen AM, Bouchet F *et al.* Parasitism, the diversity of life, and paleoparasitology. *Mem Inst Oswaldo Cruz.* 98 (Suppl. I): 5-11, 2003.

Araújo A, Jansen AM, Reinhard K *et al.* Paleoparasitology of Chagas disease: a review. *Mem Inst Oswaldo Cruz.* 104: 9-16, 2009.

Araújo A, Reinhard K, Bastos OM *et al.* Paleoparasitology: perspectives with new techniques. *Rev Inst Med Trop São Paulo.* 40: 371-376, 1998.

Araújo A, Reinhard K, Ferreira LF *et al.* Parasites as probes for prehistoric migrations? *Trends Parasitol.* 24: 112-115, 2008.

Arriaza B, Reinhard K, Araújo A *et al.* Possible influence of the ENSO plenomenon on the paleoecology of diphyllobothriasis and anisakiasis in ancient Chinchorro populations. *Mem Inst Oswaldo Cruz.* 105: 66-72, 2010.

Aufderheide AC, Saloa W, Maddena M et al. A 9,000-year record of Chagas' disease. *Proc Natl Acad Sci* USA. 7: 2034-2039, 2004.

Baer JG. *Diphyllobothrium pacificum*, a tapeworm of sea lions endemic along the coastal area of Peru. *J Fish Rest Canada.* 26: 717-723, 1969.

Baker JR. The origins of parasitism in the protists. *Int J Parasitol.* 24: 1131-1137, 1994.

Bandi C, Dunn AM, Hurst GD *et al.* Inherited microorganisms, sex-specific virulence and reproductive parasitism. *Trends Parasitol.* 17: 88-94, 2001.

Barrow Jr JH, Stocktan JJ. The influences of temperature on the host-parasite relationships of several species of snakes infected with *Entamoeba invadens. J Protozool.* 7: 377-383, 1960.

Bouchet F, Baffier D, Girard M *et al.* Paléoparasitologie en contexte Pléistocène: premières observations à la Grande Grotte d'Arcy-sur-Cure (Yonne), France. *CR Acad Sci* III. 319: 147-151, 1996.

Bouchet F, Guidon N, Dittmar KA *et al.* Parasite remains in archaeological sites. *Mem Inst Oswaldo Cruz.* 98 (Suppl. I): 47-52, 2003a.

Bouchet F, Harter S, Le Bailly M. The state of the art of paleoparasitological research in the Old World. *Mem Inst Oswaldo Cruz.* 98 (Suppl. I): 95-101, 2003b.

Bremermann HJ. Parasites at the origin of life. *J Math Biol.* 16: 165-180, 1983.

Briones MRS, Souto RP, Stolf BS *et al.* The evolution of two *Trypanosoma cruzi* subgroups inferred from rRNA genes can be correlated with the interchange of American mammalian faunas in the Cenozoic and has implications to pathogenicity and host specificity. *Mol Bioch Parasitol.* 104: 219-232, 1999.

Brooks DR, Glen DR. Pinworms and primates: a case study in coevolution. *Proc Helminthol Soc Washington.* 49: 76-85, 1982.

Brumpt E. *Précis de Parasitologie.* Paris: Masson, 1913.

Brumpt E. *Précis de Parasitologie.* Vol. 2. Paris: Masson, 1936.

Brunet M, Guy F, Pilbean D *et al.* A new hominid from the Upper Miocene of Chad, Central Africa. *Nature.* 418: 145-151, 2002.

Bush AO, Fernández JC, Esch GW *et al. Parasitism. The Diversity and Ecology of Animal Parasites.* Cambridge: Cambridge Univ Press, 566 pp, 2001.

Cameron TWM. Parasitism, evolution and phylogeny. *Endeavour.* 11: 193-199, 1952.

Campbell B. *Ecologia Humana.* Lisboa: Ed. 70, 260 pp, 1983.

Cavalier-Smith T. Obcells as proto-organisms: membrane heredity, lithophosphorylation, and the origins of the genetic code, the first cells, and photosynthesis. *J Mol Evol.* 53: 555-595, 2001.

Chang S. Planetary environments and the origin of life. *Biol Bull.* 196: 308-310, 1999.

Cockburn A. *The Evolution and Eradication of Infectious Diseases.* Baltimore: The Johns Hopkins Press, 255 pp, 1963.

Combes C. La pression selectif dans le système parasite-hôte. *J Soc Biol.* 194: 19-23, 2000.

Corsaro D, Venditti D, Padula M *et al.* Intracellular life. *Crit Rev Microbiol.* 25: 39-79, 1999.

De Bary HA. *Die Erscheinung der Symbiose.* Strassburg: Karl J Tübner, 1879.

Dittmar K, Jansen AM, Araujo A *et al.* Molecular diagnosis of prehistoric *Trypanosoma cruzi* in the Texas-Coahuila border region. In Thirteenth Annual Meeting of the Paleopathology Association, Tempe, Arizona. Suppl. of the Paleopathology Newsletter, Detroit, p. 4, 2003.

Doolittle WF, Kirkwood TBL, Dempster MAH. Selfish DNAs with self-restraint. *Nature.* 307: 501-502, 1984.

DosReis GA. Susceptible hosts: a resort for parasites right in the eye of the immune response. *An Acad Bras Ci.* 72: 78-82, 2000.

DuBois R. *Mirage of Health Utopias, Progress and Biological Change.* New York: Anchor Books, Dobleday Inc., 1959.

Dyall SD, Brown MT, Johnson PJ. Ancient invasions: from endosymbionts to organelles. *Science.* 304: 253-257, 2004.

Eldredge N, Cracraft J. *Phylogenetic Patterns and the Evolutionary Process — Method and Theory in Comparative Biology.* New York: Columbia Univ. Press, 349 pp, 1980.

Ewald PW. *Evolution of Infectious Disease.* Oxford: Oxford Univ. Press, p. 3-13, 1996.

Ewald PW. The evolution of virulence: a unifying link between parasitology and ecology. *J Parasitol.* 8: 659-669, 1995.

Ewald PW, Sussman JB, Distler MT *et al.* Evolutionary control of infectious disease: prospects for vectorborne and waterborne pathogens. *Mem Inst Oswaldo Cruz.* 93: 567-576, 1988.

Fernandes A, Iñiguez AM, Lima VS *et al.* Pre-columbian Chagas disease in Brazil: *Trypanosoma cruzi* I in the archaeological remains of a human in Peruaçu Valley, Minas Gerais, Brazil. *Mem Inst Oswaldo Cruz.* 103: 514-516, 2008.

Ferreira LF. O fenômeno parasitismo. *Rev Soc Bras Med Trop.* 4: 261-277, 1973.

Ferreira LF, Araujo A. On hookworms and transpacific contact. *Parasitol Today.* 12: 454, 1996.

Ferreira LF, Araújo A, Confalonieri U. *Paleoparasitologia no Brasil.* Rio de Janeiro: PEC/ENSP/Fiocruz, 158 pp, 1988.

Ferreira LF, Araújo A, Confalonieri U. Subsídios para a paleoparasitologia do Brasil I. Parasitos encontrados em coprólitos no município de Unaí, MG. *Res. IV Congr. Bras. Parasitol.*, Campinas, SP, p. 56, 1979.

Ferreira LF, Araújo A, Confalonieri U. The finding of eggs and larvae of parasitic helminths in archaeological material from Unaí, Minas Gerais, Brasil. *Trans R Soc Trop Med Hyg.* 74: 798-800, 1980.

Ferreira LF, Araújo A, Confalonieri U. The finding of helminth eggs in a Brazilian mummy. *Trans R Soc Trop Med Hyg.* 77: 65-67, 1983.

Ferreira LF, Araújo A, Confalonieri U *et al. Eimeria* oocysts in deer coprolites dated from 9,000 years B.P. *Mem Inst Oswaldo Cruz.* 87: 105-106, 1992.

Ferreira LF, Araújo A, Confalonieri U *et al.* Infecção por *Enterobius vermicularis* em populações agropastoris pré-colombianas de San Pedro de Atacama, Chile. *Mem Inst Oswaldo Cruz.* 84 (Suppl. IV): 197-199, 1989.

Ferreira LF, Araújo A, Confalonieri U *et al.* The finding of *Diphyllobothrium pacificum* in human coprolites (4100-1950 BC) from Northern Chile. *Mem Inst Oswaldo Cruz.* 79: 175-180, 1984.

Ferreira LF, Araújo A, Duarte AN. Nematode larvae in fossilized animal coprolites from lower and middle pleistocene sites, Central Italy. *J Parasitol.* 79: 440-442, 1993.

Ferreira LF, Britto C, Cardoso MA *et al.* Paleoparasitology of Chagas disease revealed by infected tissues from Chilean mummies. *Acta Trop.* 75: 79-84, 2000.

Flynn JJ, Wyss AR. Recent advances in South American mammalian paleontology. *Tree.* 13: 449-454, 1998.

Frank AS. Models of parasite virulence. *Quater Rev Biol* 71: 37-78, 1996.

Fry GF, Moore JG. *Enterobius vermicularis:* 10,000-year-old human infection. *Science.* 166: 1620, 1969.

Galtier N, Tourasse N, Gouny M. A nonhyperthermophilic common ancestor to extant life forms. *Science.* 283: 220-221, 1999.

Gandon S, Michalakis Y. Evolution of parasite virulence against qualitative or quantitative host resistence. *Proc R Soc London B Biol Sci.* 267: 985-990, 2000.

Gibson KR. Evolution of human intelligence: the roles of brain size and mental construction. *Brain Behav Evol.* 59: 10-20, 2002.

Giorgio S. Moderna visão da evolução da virulência. *Rev Saúde Pública.* 29: 398-402, 1995.

Gonçalves MLC, Araújo A, Duarte R *et al.* Detection of *Giardia duodenalis* antigen in coprolites using a commercially available enzyme immunoassay. *Trans R Soc Trop Med Hyg.* 96: 640-643, 2002.

Gonçalves MLC, Araújo A, Ferreira LF. Human intestinal parasites in the past: new findings and a review. *Mem Inst Oswaldo Cruz.* 98 (Suppl. I): 103-118, 2003.

Gonçalves MLC, Silva VL, Andrade CM *et al.* Amebiasis distribution in the past: first steps using an immunoassay technique. *Trans R Soc Trop Med Hyg.* 98: 88-91, 2004.

Guerra RMSNC, Gazêta GS, Duarte AN *et al.* Ecological analysis of Acari recovered from coprolites from an archaeological site of Northeastern Brazil. *Mem Inst Oswaldo Cruz.* 98 (Suppl. I): 181-190, 2003.

Guhl F, Jaramillo C, Vallejo GA *et al.* Chagas disease and human migration. *Mem Inst Oswaldo Cruz.* 95: 553-555, 2000.

Guhl F, Jaramillo C, Yockteng R *et al. Trypanosoma cruzi* DNA in human mummies. *The Lancet.* 349: 1370, 1997.

Guhl F, Vellejo GA, Yockteng R *et al.* Isolation of *Trypanosoma cruzi* DNA in 4,000-year-old mummified human tissue from Northern Chile. *Am J Phys Anthropol.* 108: 401-407, 1999.

Guidon N, Arnaud B. The chronology of the New World: two faces of one reality. *World Archaeol.* 23: 524-529, 1991.

Hiernaux J. *A Diversidade Biológica Humana.* Lisboa: Fundação Calouste Gulbenkian, 476 pp, 1988.

Holmes JC, Bethel WM. Modification of intermediate host behaviour by parasites. In: Canning EU, Wright CA (eds). *Behavioural Aspects of Parasite Transmission.* London: Academic Press, p. 317-376, 1972.

Hugot JP, Reinhard K, Gardner SL. Human enterobiasis in evolution: origin, specificity and transmission. *Parasite.* 6: 201-208, 1999.

Hutchinson GE. *An Introduction to Population Ecology.* New Haven and London: Yale Univ Press, 260 pp, 1980.

Ingber DE. The origin of cellular life. *Bioessays.* 22: 1160-1170, 2000.

Iñiguez A, Araújo A, Ferreira LF. Analysis of ancient DNA from coprolites: a perspective with random amplified polymorphic DNA-polymerase chain reaction. *Mem Inst Oswaldo Cruz.* 98 (Suppl. I): 63-65, 2003b.

Iñiguez A, Reinhard K, Araújo A. *Enterobius vermicularis*: ancient DNA from North and South American human coprolites. *Mem Inst Oswaldo Cruz.* 98 (Suppl. I): 67-69, 2003a.

Iñiguez A, Vicente ACP, Araújo A *et al. Enterobius vermicularis*: specific detection by amplification of an internal region of 5S ribosomal intergenic spacer and transsplicing leader RNA analysis. *Exp Parasitol.* 102: 218-222, 2002.

Kassinis B. Properties and behaviour of a virus depending for its multiplication on another. *J Gen Microbiol.* 27: 477-488, 1962.

Kauffman SA. *The Origins of Order. Self-organization and Selection in Evolution.* New York: Oxford University Press, 1993.

Kidwell MG, Lisch DR. Perspective: transposable elements, parasitic DNA, and genome evolution. *Int J Org Evolution.* 55: 1-24, 2001.

Kliks MM. Helminths as heirlooms and souvenirs: a review of New World paleoparasitology. *Parasitol Today.* 6: 93-100, 1990.

Kolodny MH. The effect of environmental temperature upon experimental trypanosomiasis. *Am J Hyg.* 32: 21-23, 1940.

Kruger O, Davies NB. The evolution of cuckoo parasitism: a comparative analysis. *Proc R Soc Lond B Biol Sci.* 269: 375-381, 2002.

Leal ES, Zanotto PMA. Viral diseases and human evolution. *Mem Inst Oswaldo Cruz.* 95: 193-200.

Lederberg J. Emerging infections: an evolutionary perspective. *Emerg Infec Dis.* 4: 366-371, 1998.

Lederberg J. Infectious disease as an evolutionary paradigm. *Emerg Infec Dis.* 3: 417-423, 1997.

Leles D, Araujo A, Vicente ACP *et al.* Molecular diagnosis of ascariasis from human feces and description of a new *Ascaris* sp. genotype in Brazil. *Vet Parasitol.* 163: 167-170, 2009.

Lenski RE, May RM. The evolution of virulence in parasites and pathogens: reconciliation between two competing hypothesis. *J Theor Biol.* 169: 253-265, 1994.

Lessa A, Guidon N. Osteobiographic analysis of skeleton I, Sitio Toca dos Coqueiros, Serra da Capivara National Park, Brazil, 11,060 BP: first results. *Am J Phys Anthropol.* 118: 99-110, 2002.

Leuckart R. *Die Parasiten des Menschen und die von ihnen herrüherenden Krankheiten*, 2nd ed., Leipzig, p. 856-897, 1879-1901.

Levin BR. The evolution and maintenance of virulence in microparasites. *Infec Dis. 2*: 93-102, 1996.

Levin BR, Lipsitch M, Bonhoeffer S. Population biology, evolution, and infectious disease: convergence and synthesis. *Science.* 283: 806-809, 1999.

Lima VS, Iñiguez AM, Otsuki K *et al.* Chagas disease by *Trypanosoma cruzi* lineage I in a hunter-gatherer ancient population in Brazil. *Infec Dis.* 14: 1001-1002, 2008.

Loreille O, Bouche TF. Evolution of ascariasis in humans and pigs: a multidisciplinary approach. *Mem Inst Oswaldo Cruz.* 98 (Suppl. I): 39-46, 2003.

Margulis L, Chapman MJ. Endosymbioses: cyclical and permanent in evolution. *Trends Microbiol.* 6: 342-346, 1998.

May RM, Nowak MA. Coinfection and evolution of parasite virulence. *Proc R Soc Lond.* 261: 209-215, 1995.

Maynard-Smith J, Szathmáry E. The origin of chromosomes I. Selection for linkage. *J Theor Biol.* 164: 437-446, 1993.

Mayo MA, Talliansky ME, Fritsch C. Large sattelite RNA: molecular parasitism or molecular symbiosis. *Curr Top Microbiol Immunol.* 239: 65-79, 1999.

Medina M, Sachs JL. Symbiont genomics, our new tangled bank. *Genomics.* 95: 129-137, 2010.

Moran EF. *Adaptabilidade Humana.* São Paulo: Edusp, 445 pp, 1994.

Moran EF. *Human Adaptability — An Introduction to Ecological Anthropology.* Boulder, Colorado: Westview Press, 404 pp, 1982.

Mouritsen KN. Hitch-hiking parasite: a dark horse may be the real rider. *Int J Parasitol.* 31: 1417-1420, 2001.

Nasmith K. Evolution of the cell cycle. *Phil Trans R Soc Lond.* 349: 271-281, 1995.

Nisbet EG, Sleep NH. The habit and nature of early life. *Nature.* 409: 1083-1091, 2001.

Noble ER, Noble GA. Parasitology The Biology of Animal Parasites. London: Lea & Febiger, 566 pp, 1971.

Oparin A. *A Origem da Vida.* 7ª ed. São Paulo: Símbolo, 102 pp, 1978.

Orgel LE. The origin of life — A review of facts and speculations. *Tibs.* 23: 491-495, 1998.

Orlando L, Hänni C. Du nouveau pour l'ADN ancien. *Soc Fr Gén.* 16: 1-16, 2000.

Parenti F, Fontugne M, Guidon N *et al.* Chronostratigraphie des gisements archéologiques et paléontologiques de São Raimundo Nonato (Piauí, Brésil): contribution a la connaissance du peuplement pléistocène de l'Amérique. *Actes du Colloque C14 Archéologie.* p. 327-332, 1998.

Patrucco R, Tello R, Bonavia D. Parasitological studies of coprolites of prehispanic Peruvian populations. *Curr Anthropol.* 24: 393-394, 1983.

Perestrello D. *Medicina Pscicossomática.* Rio de Janeiro: Borsoi, 1958.

Poinar G Jr. *Leptoconops nosopheris* sp. n. (Diptera: Ceratopogonidae) and *Paleotrypanosoma burmanicus* gen. sp. n. (Kinetoplastida: Trypanosomatidae) a biting midge-trypanosome vector association from the Early Cretaceous. *Mem Inst Oswaldo Cruz.* 103: 468-471, 2008.

Poulin R. Evolution of parasite life history traits: miths and reality. *Parasitol Today.* 11: 342-345, 1995.

Poulin R. The evolution of life history strategies in parasitic animals. *Adv Parasitol.* 37: 107-134, 1996.

Poulin R, Combes C. The concept of virulence: interpretations and implications. *Parasitol Today.* 15: 474-475, 1999.

Poulin R, Combes C. The concept of virulence -- Reply. *Parasitol Today.* 16: 218, 2000.

Poulin R, Morand S. The diversity of parasites. *Q Rev Biol.* 75: 277-293, 2000.

Radman M, Matic I, Taddei F. Evolution and evolvability. *Ann NY Acad Sci.* 18: 146-155, 1999.

Reinhard K. Archaeoparasitology in North America. *Am J Phys Anthropol.* 82: 145-163, 1990.

Reinhard K. Parasitology as an interpretative tool in archaeology. *Am Antiq.* 57: 231-245, 1992.

Reinhard K, Araújo A, Ferreira LF *et al.* American hookworm antiquity. *Med Anthropol.* 20: 96-101, 2001.

Reinhard K, Buikstra J. Louse infestation of the Chiribaya culture, southern Peru: variation in prevalence by age and sex. *Mem Inst Oswaldo Cruz.* 98 (Suppl. I): 173-179, 2003.

Reinhard K, Urban O. Diagnosing ancient diphyllobothriasis from Chinchorro mummies. *Mem Inst Oswaldo Cruz.* 98 (Suppl. I): 191-193, 2003.

Reinhard KJ, Confalonieri U, Ferreira LF *et al.* Recovery of parasite remains from coprolites and latrines: aspects of paleoparasitological technique. *Homo.* 37: 217-239, 1986.

Rey L. *Dicionário de Termos Técnicos de Medicina e Saúde.* 2ª ed., Rio de Janeiro: Guanabara Koogan, 950 pp, 2003.

Rey L. *Parasitologia.* 4ª ed. Rio de Janeiro: Guanabara Koogan, 883 pp, 2008.

Rick FM, Rocha GC, Dittmar K *et al.* Crab louse infestation in pre-Columbian America. *J Parasitol.* 88: 1266-1267, 2002.

Rigby MC, Hechinger RF, Stevens L. Why should parasite resistence be costly? *Trends Parasitol.* 18: 116-120, 2002.

Roger AJ, Svärd SG, Tovar J *et al.* A mitochondrial-like chaperonin 60 gene in *Giardia lamblia*: evidence that diplomonads once harbored an endosymbiont related to the progenitor of mitochondria. *Proc Natl Acad Sci USA.* 95: 229-234, 1998.

Rohde K. Niche restriction in parasites: proximate and ultimate causes. *Parasitology.* 109: S69-S84, 1994a.

Rohde K. The origins of parasitism in the Platyhelminthes. *Int J Parasitol.* 24: 1099-1115, 1994b.

Rohde K. The origins of parasitism in the Platyhelminthes: a summary interpreted on the basis of recent literature. *Int J Parasitol.* 27: 739-746, 1997.

Rolo F, Marota I. How microbial ancient DNA, found in association with human remains, can be interpreted. *Phil Trans R Soc Lond.* B 354: 111-119, 1999.

Rothhammer F, Allison MJ, Nuñez L. Chagas disease in pre-Columbian South America. *Am J Phys Anthropol.* 68: 495-498, 1985.

Ruffer MA. Note on the presence of *Bilharzia haematobia* in Egyptian mummies of the Twentieth Dynasty (1250-1000BC). *Br Med J.* 1: 16, 1910.

Smith NG. Alternative responses by hosts to parasites which may be helpful or harmful. In: Nickol BB. *Host-Parasite Interfaces.* New York: Acad Press, p. 7-15, 1979.

Solomon GF. Emotions, stress, the central nervous systems and immunity. *Ann NY Acad Sc.* 164: 335-343, 1969.

Stevens JR, Noyes HA, Schofield CJ. The molecular evolution of Trypanosomatidae. *Adv Parasitol.* 48: 1-56, 2001.

Sverdlov ED. Perpetually mobile footprints of ancient infections in human genome. *FEBS.* 428: 1-6, 1998.

Thomas F, Verneau O, De Meeús T. Parasites as to host evolutionary prints: insights into host evolution from parasitological data. *Int J Parasitol.* 26: 677-686, 1996.

Thompson JN. The evolution of species interactions. *Science.* 284: 2116-2118, 1999.

Vikan JR, Stokke BG, Rutila J *et al.* Evolution of defences against cuckoo (*Cuculus canorus*) parasitism in bramblings (*Fringilla Montilfringilla*): a comparison of four populations in Fennoscandia. *Evol Ecol Doi.* 10.1007/s 10682-010-9360-y, 2010.

Westwood JH, Yoder JI, Timko MP, de Pamphilis CW. The evolution of parasitism in plants. *Trends Plant Sci.* [in press], 2010.

Whitfield PJ. *The Biology of Parasitism: an Introduction to the Study of Associating Organisms.* Great Britain: Edward Arnold, 1979.

Wilson K, Thomas MB, Blanford S. Coping with crowds: density-dependent disease resistance in desert locust. *Proc Natl Acad Sci* USA: 99: 5471-5475, 2002.

Zaha A. *Biologia Molecular Básica.* Porto Alegre: Mercado Aberto, 336 pp, 1996.

Zelmer DA. An evolutionary definition of parasitism. *Int J Parasitol.* 28: 532-533, 1998.

4 Interface Parasito-hospedeiro | Coabitologia: Uma Visão Diferente do Fenômeno Parasitismo

Henrique Leonel Lenzi e Marcos A. Vannier-Santos

"As teorias passam. A rã fica." – Jena Rostend, Carnets d'un Biologiste.

"Em um dia como hoje percebo o que já disse a você umas vezes: não há nada de errado com o mundo. O que está errado é a nossa maneira de olhar para ele." – Henry Miller, A devil in Paradise.

"A evolução não tira do nada as suas novidades. Trabalha sobre o que já existe, quer transformando um sistema antigo para lhe dar uma nova função, quer combinando diversos sistemas para com eles arquitectar outro mais complexo." – François Jacob, O jogo dos possíveis.

"A ciência tem a massa na mão, sabe seus constituintes (farinha de trigo, sal, água, fermento etc.), mas não consegue fazer o pão." – Carlos Alberto de Carvalho Pereira.

▸ Introdução

Esta é uma visão complementar do capítulo da primeira edição, procurando aprofundar e introduzir novas noções, advindas de reflexões e de trabalhos nossos e da literatura. Na introdução apresentaremos alguns conceitos que julgamos essenciais para entender, como foi salientado por Ferreira (1973), o sistema parasito-hospedeiro-meio ambiente, que preferimos designar de *sistema-ser habitante (coabitante 1)-ser habitado (coabitante 2 e habitat)-meio ambiente (metassistema)*. Na prática, pelo hábito dos leitores, simplificaremos para sistema parasito-hospedeiro. Esse sistema é algo novo, que emerge dessa tripla ou múltipla relação, gerando uma *nova organização*. Dentro desse conceito é importante procurar eliminar três equívocos que frequentemente "envenenam" o pensamento: *antropocentrismo*, *militarismo* e *pensamento linear* ou *reducionista*. Nenhuma dessas concepções segue a cartilha da Biologia. A *concepção antropocêntrica* faz parte de uma das nossas grandes autoilusões como espécie, em que nos julgamos superiores às demais. De fato, o *Homo sapiens sapiens* tem 32.000 vezes menos idade do que as bactérias e 4.750 vezes menos idade do que os primeiros animais multicelulares (poríferos). Vivemos em um planeta que pode ser considerado a *Gaia* (a *Mãe Natureza*). Gaia é uma série de ecossistemas em interação que compõem um simples e enorme ecossistema na superfície da Terra. "Isto é, não sobrevivemos sem o outro" (somos uma identidade: "nós e os outros"). "Gaia é o resultado da interligação dos 10 milhões ou mais de espécies vivas, que compõem seu corpo sempre ativo... É uma propriedade emergente da interação de organismos... é um fenômeno antigo. Trilhões de seres se acotovelando, alimentando-se, acasalando-se e transpirando compõem seu sistema planetário." (Margulis, 2001). Continua Margulis (2001): "Gaia, uma megera inflexível, não está de forma alguma ameaçada pelos seres humanos. A vida planetária sobreviveu por pelo menos três bilhões de anos antes que a humanidade fosse sonho de um lépido símio com um desejo por uma parceira relativamente glabra. [...] Precisamos de sinceridade. Precisamos nos libertar de nossa arrogância específica da espécie. Não existem provas de que tenhamos sido 'escolhidos' [Povo de Deus]. A espécie para qual todas as outras foram feitas. [...] Também não somos a mais importante espécie para sermos tão numerosos, poderosos e perigosos. Nossa teimosa ilusão de termos recebido dispensa divina desvirtua nosso verdadeiro status de ervas daninhas mamíferas verticais... [...] Os seres humanos não são o centro da vida, e nenhuma espécie o é. Os seres humanos não são sequer fundamentais à vida. Somos uma parte recente e em rápido desenvolvimento de uma gigantesca e antiga totalidade.[...] A obrigação moral que presunçosamente nos atribuímos de governar uma Terra instável ou curar nosso planeta doente é uma prova de nosssa enorme capacidade de nos iludir. Na verdade, temos de nos proteger de nós mesmos." Segundo Lovelock (1996; 2006; 2007), pai da teoria de Gaia, "a definição de Gaia é mais simples. Gaia é o sistema de vida planetária que inclui tudo o que é influenciado pela biota (=catálogo completo de todos os organismos vivos sobre a Terra) e que a influencia. O sistema de Gaia compartilha com todos os organismos vivos a capacidade para a *homeostasia* (sistema autorregulador) – a regulação do ambiente físico e químico em um nível que é favorável à vida." Porém a ideia de Gaia não é tão romântica como foi proposta por Lovelock, que não refere o fenômeno das *extinções em massa de seres vivos*. Segundo Jacob (1985) e Gould (1989), a extinção das espécies é um dos melhores argumentos contra a perfeição da evolução, que se comporta mais como obra de um engenhoqueiro do que de um engenheiro. Vinte ou mais extinções em massa têm sido identificadas, algumas mais convincentes do que outras, durante a história da vida (Gould, 1993). Mais recentemente, opondo-se à teoria de Gaia, Ward (2009) propôs a *hipótese de Medeia* como uma alternativa para a "Mãe Natureza." [*Medeia* é uma tragédia grega de Eurípides (c. 480 a.C. – 406 a.C.), datada de 431 a.C. Nela foi apresentado o retrato psicológico de uma mulher carregada de amor e ódio a um só tempo. Medeia representa um novo tipo de personagem na tragédia grega, como esposa repudiada e estrangeira perseguida, ela se rebela contra o mundo que a rodeia, rejeitando o conformismo tradicional. Tomada de fúria terrível, *mata os filhos* que teve com o marido, para vingar-se dele e automodificar-se. É vista como uma das figuras femininas mais impressionantes da dramaturgia universal (Magalhães, 2007).] Segundo Ward (2009), uma das grandes descobertas das ciências biológicas e geológicas tem sido a compreensão de como a vida afeta sua própria habitabilidade (*livability*) por meio de várias extinções *induzidas pelos próprios seres vivos.* Segundo ele, os seguintes eventos "medeianos" ocorreram na história da vida:

- Seleção de um simples tipo de vida, dependente do DNA [há cerca de 4 bilhões de anos]
- Desastre do metano (3,7 bilhões de anos atrás) derivado de bactérias, que criaram um tampão (*buffer*) frio na superfície do planeta
- Primeiro aumento do oxigênio atmosférico (há 2,5 bilhões de anos) causado por cianobactérias
- Primeira glaciação global, quando a vida causou a primeira bola de neve na Terra (há 2,3 bilhões de anos), também provocada por organismos
- Os oceanos de Canfield, onde bactérias redutoras de sulfato liberaram quantidades tóxicas de sulfeto de hidrogênio (H_2S) (há cerca de 2 bilhões de anos)
- Segunda bola de neve (há 700 milhões de anos), que, assim como a primeira, também foi ocasionada por seres vivos
- Explosão Cambriana, com aumento do número de animais, acompanhada de redução da biomassa (há 600 milhões de anos) e outras extinções. A maioria das extinções, segundo Ward (2009), com exceção do matador de dinossauro (*dinosaur killing KT*), provocado por um asteroide de 10 km de diâmetro, *foi devida a bactérias ou seres vivos*, contrariando a visão da homeostasia de Gaia.

Utilizando essas duas metáforas (Gaia × Medeia) podemos dizer que a relação entre seres habitantes (simbiontes/parasitos) e seres habitados (hospedeiros) também ocorre nessas duas esferas, podendo ser harmônicas (semelhantes à ação de Gaia) ou desajustadas (semelhantes à ação de Medeia).

Em relação à *visão militarista da biologia*, convém destacar, segundo (C.E. Tosta, comunicação pessoal) os quatros elementos do paradigma dominante em muito círculos acadêmicos:

- Os agentes infecciosos são inimigos que devem ser destruídos
- A função do sistema imunitário é destruir os agentes infecciosos e manter o organismo livre deles
- Os genomas do hospedeiro e dos agentes infecciosos são estruturas fechadas, sem relação entre eles
- Espera-se que as vacinas mantenham o organismo livre de agentes infecciosos. Este paradigma tem como base teórica o *atrito* e a *destruição* na interface parasito-hospedeiro.

Nesse contexto, os parasitos são tradicionalmente considerados como grandes agressores, dos quais os hospedeiros têm que se defender. Este capítulo tentará mostrar uma visão alternativa à maioria das ideias convencionais expostas nos livros de parasitologia, imunologia e medicina, oferecendo uma *visão ecológica da coabitação parasito-hospedeiro, que apresenta duas faces: o lado de Gaia e o lado de Medeia.*

Em relação ao conceito de linearidade, convém destacar que a emergência do sistema parasito-hospedeiro-meio ambiente compõe um *sistema complexo adaptativo* (SCA), em que todos os agentes participantes são adaptativos. Segundo Holland (1995; 1999), "a principal característica de um agente adaptativo é a mudança de seu comportamento [...e a fisiologia] com o tempo, em função do que aprende com a experiência. O que torna complexo um sistema adaptativo é que ele consiste em mais de um agente. De um modo grosseiro, a linearidade significa que podemos obter um valor para o todo, somando as partes. Porém, a não linearidade de um sistema complexo adaptativo decorre de duas características: a capacidade de aprendizagem (adaptação) e de interação. Assim, devido à interação, o conhecimento das atividades de cada parte [isolada] do sistema não conduz diretamente à atividade resultante do sistema todo." Holland (1999) especificou três características dos SCA, que se aplicam ao sistema-parasito-hospedeiro-meio ambiente:

- Inexistência de um sistema ótimo
- Adaptação e aprendizado estão ocorrendo o tempo todo. Em consequência, esses sistemas nunca atingem um equilíbrio estável: estão constantemente evoluindo e inventando novidades. Quando tal sistema atinge a estabilidade, esta é apenas um sinônimo de morte
- Têm capacidade de antecipação, isto é, o sistema segue regras que o levam a agir de determinada maneira, porque o resultado futuro dessa maneira de agir lhe será benéfico.

Com base nessa visão de sistema, um ser habitado (hospedeiro definitivo ou vetor) por um outro ser (simbionte/parasito) *emerge em um ser habitado-parasitado*, que sempre será diferente de seu estado original, mesmo após a remoção do(s) ser(es) coabitante(s). "Em jargão técnico, a não linearidade se traduz em propriedades 'emergentes' e atitudes em nível orgânico" (Gould, 2004). Há uma preferência geral, na tradição dos procedimentos científicos, de priveligiar uma inclinação reducionista, expressa no desejo de explicar os fenômenos de escala maior por propriedades das partículas constituintes mínimas (Gould, 2004). Por isso, a *Biologia de Sistemas* está longe de ser assimilada pela imunologia, biologia molecular, patologia, parasitologia e outras disciplinas tradicionais. Temos ainda um longo caminho a percorrer, que recém está se esboçando (Ge *et al.*, 2003).

▸ Noções fundamentais sobre "o que é um ser vivo" necessárias para entender o fenômeno da coabitação e do parasitismo

Segundo Maturana e Varela (1984) o elemento de distinção essencial entre ser vivo e inanimado é um tipo especial de organização. A proposta desses autores é que os seres vivos caracterizam-se por, literalmente, produzirem de modo contínuo a si próprios, caracterizando uma *organização autopoética*. Fundamentalmente, essa organização é proporcionada por certas relações, mais facilmente percebidas no plano celular. Em primeiro lugar, os componentes moleculares de uma unidade autopoética celular deverão estar dinamicamente relacionados em uma rede contínua de interações, que compõem o *metabolismo celular*. Em segundo lugar, esse metabolismo produz componentes e muitos deles integram a rede de transformações que os produzem (os detritos metabólicos são eliminados, abandonando o sistema). Alguns formam uma fronteira, um limite para essa rede de transformações. Portanto, de acordo com essa teoria da autopoese, uma célula consiste em uma unidade fechada em termos organizacionais, por ser uma rede de componentes metabólicos, na qual os componentes produzem a própria rede (e os limites ou fronteiras da rede) que, por sua vez, os produz. Daí a ideia de uma *organização circular* como atributo dos sistemas vivos, em que o *produtor é igual ao produto* e o ser e o fazer são inseparáveis (Maturana e Varela, 1984; Capra, 1996; Emmeche e El-Hani, 2000). Um ponto sutil mas importante da definição de autopoese é o fato de que uma rede autopoética não é um conjunto de relações entre componentes estáticos (como, por exemplo, o padrão de organização de um cristal), mas sim um conjunto de relações entre *processos de produção* de componentes. Se esses componentes param, toda a organização também para. Em outras palavras, redes autopoéticas devem, continuamente, regenerar a si mesmas para manter sua organização (Capra, 1996; Schrödinger, 1944). A rede de componentes que corresponde ao sistema vivo é fechada em termos organizacionais, mas aberta em termos materiais e energéticos, ou seja, o ser vivo está sempre trocando matéria e energia com o ambiente externo (Maturana e Varela, 1994; Varela, 1979; Maturana, 1997). Letelier *et al.* (2003) mostraram que os arcabouços conceituais sobre a organização dos seres vivos de Rosen, por meio de sua noção de (*M, R*) (Rosen, 1958a), sendo *M* o componente metabolismo associado a um subsistema de reparo R, que mantém suas concentrações, e a noção de *Autopoese* de Maturana e Varela (1994) distinguem-se por seu rigor, tendo o foco central na causalidade circular própria de seres vivos, nas novas epistemologias daí decorrentes, no foco inicial no metabolismo celular e no desligamento de detalhes estruturais. Segundo Letelier *et al.* (2003), há uma profunda conexão, ou correlação, entre os sistemas (*M, R*) e *Autopoese*. Rosen foi aluno de pós-graduação de Nicolas Rashesky (Chemikov, Rússia, 1889 - Holland, Michigan, EUA, 1972) e, para formalizar sua teoria ou concepção, usou a linguagem matemática baseada em um dos ramos modernos e abstratos da matemática (*Teoria das Categorias)* (Rosen, 1958b; 1991). Os próprios subsistemas de reparo são entidades físicas que também necessitam ser reparadas. Em vez de um descendente infinito, ou negligenciar o problema, Rosen provou que o todo do sistema (*M, R*) pode, sob circunstâncias muito gerais, replicar cada subsistema *R*. Essa replicação sistêmica garante a operação do sistema (Letelier *et al.*, 2003). No sistema Autopoético, o conjunto de moléculas existentes dentro do sistema especifica os processos metabólicos, que determinam o tipo de arranjo dessas moléculas. Assim, *a configuração molecular e a rede de processos se definem reciprocamente em um modo recorrente, e o limite do sistema é ativamente criado por essa interação.* Um sistema autopoético produz uma unidade (com organização própria), que é topográfica e funcionalmente segregada do seu ambiente. Os seres vivos, por meio da Autopoese ou do sistema (M, R) se autopõem e se auto-organizam (Varela *et al.*, 1974; Maturana e Varela, 1975; 1980; Letelier *et al.*, 2003).

▶ O que vem a ser realmente a organização de um sistema, a organização de um ser vivo autopoético?

Maturana e Varela (1994) assim definem o significado de organização: "As relações que determinam, no espaço em que estão definidas, a dinâmica de interações e transformações dos componentes e, com eles, os estados possíveis do sistema, constituem a organização da máquina." Ceruti (1995), por sua vez, diz que "organização denota o conjunto de propriedades relacionais e sistêmicas expressas nos vários níveis dos sistemas vivos". Morin (1977), em seu primeiro volume do *Método*, enfatiza fortemente o *conceito de organização*, dizendo que "A organização liga, transforma, produz, mantém. Liga e transforma os elementos em um sistema, produz e mantém este sistema [...]. A organização, que pode combinar de modo diversificado diversos tipos de ligação, liga elementos entre si, os elementos em uma totalidade, os elementos com a totalidade, a totalidade com os elementos, isto é, liga entre si todas as ligações e constitui a *ligação das ligações*" [destaque dado por Morin]. Na realidade, o conceito de organização é abstrato, dificílimo de ser quantificado (no momento), que segundo Palmer (1998), "significa metarrelações que formam um canopi [cobertura] sobre as relações estruturais dos componentes, que permanece o mesmo apesar das alterações nos componentes ou em suas relações. Assim, em contraste com as microrrelações entre os componentes, existe um conjunto de metarrelações que são mantidas estáveis no transcurso das alterações pelas quais passa um sistema autopoético". Pode-se, então afirmar, que a organização é uma propriedade emergente de sistemas adaptativos complexos. Ceruti (1995) aprofunda a discussão sobre organização, no contexto de sistemas adaptativos complexos, destacando alguns pontos relevantes. Diz ele: "O estudo dos sistemas vivos do ponto de vista de sua *autonomia*, especificada em termos de complementaridade dos aspectos de *fecho* e de *abertura* de tais sistemas, está na base de uma radical definição de dois problemas fundamentais das ciências biológicas: o problema da relação entre sistema (*vivo*) e ambiente, e o problema da relação entre *invariância e mudança* de um sistema vivo. A autonomia de um sistema pode efetivamente definir-se como a capacidade do sistema em subordinar todas as suas mudanças estruturais à *conservação* da invariância da sua organização, isto é, à conservação do fecho dos ciclos que definem a organização. É a própria definição da noção de *adaptação* que está em jogo, e que sofre uma profunda transformação. Na definição tradicional da noção de adaptação, o ambiente é considerado como primário e origem (causa) das mudanças do sistema. O esquema *input/output* é o dominante, sendo a adaptação definida como uma resposta do sistema às exigências do ambiente. Na nova acepção de *adaptação* é a conservação da autonomia do sistema, isto é, a conservação do fecho de ciclos vitais que definem a sua organização. As mudanças da dinâmica interna de um sistema não são consequências da dinâmica do ambiente, mas é o sistema, pelo contrário – mediante a sua determinação estrutural interna – que seleciona, dentre os estímulos provenientes do ambiente, os significativos e os não significativos e que determina quais os significados a atribuir-lhes e o sentido e a direção das mudanças estruturais, com vista à conservação da identidade do sistema, isto é, da sua sobrevivência enquanto tal, ou seja, enquanto definido pelo fecho de uma organização particular. A *organização* é indissociável da *adaptação*, definida em termos da estabilidade das trocas entre um sistema organizado e o seu ambiente."

Considerando a organização como uma *propriedade emergente no mais alto nível* de um sistema, convém clarear a ideia *m*de sistema. Segundo Testa e Kier (2000), um sistema apresenta três aspectos essenciais: *estrutura* (forma), *padrão de comportamento* (função) [relação entre as estruturas] e *flutuação*, os quais são interdependentes. Flutuação denota as alterações na forma e função que ocorrem no transcurso do tempo da história de um determinado sistema, dentro de uma faixa de probabilidades. Flutuação na forma (estrutura) e função em um sistema gera

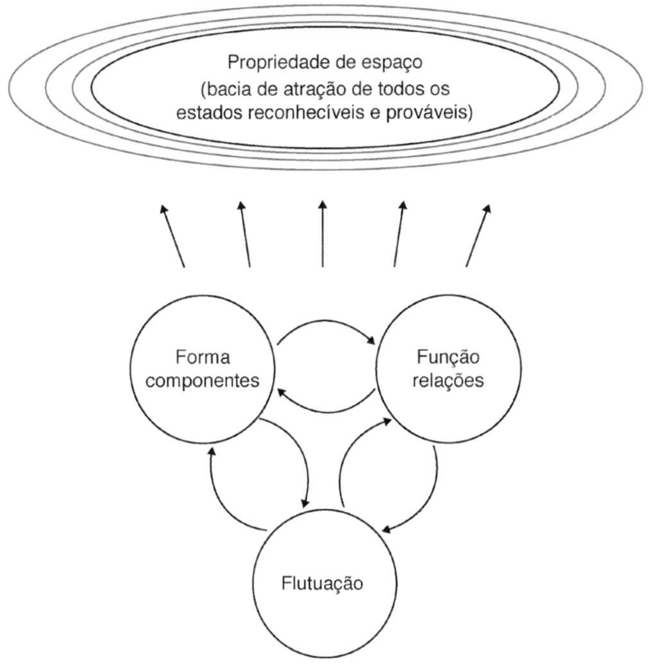

Figura 4.1 A forma e a função de um sistema flutuam produzindo um número de estados formais e funcionais. O conjunto de todos os estados prováveis define o *espaço de propriedade* do sistema. A leitura do texto facilita a intelecção da figura. (Modificada de Testa e Kier, 2000.)

um número de *estados formais ou funcionais*, que são, segundo Testa e Kier (2000), a expressão da interdependência mútua entre [inter = entre] forma, função e flutuação. O conjunto de todos os estados possíveis desse sistema gira em uma faixa de valores que delineiam o *espaço de propriedade*. Esse pode ser visto como uma *bacia de atração* de todos os estados possíveis de um determinado sistema (Figura 4.1).

Para que um organismo multicelular seja constituído é necessário o surgimento de níveis crescentes de novas emergências, ou níveis superiores de complexidade biológica: moléculas, células (nível M), tecidos (nível M+1), órgãos (nível M+1+1) e organismo (nível M+1+1+1). A passagem de um nível para outro implica ganhos e perdas, isto é, o estado inferior perde propriedades, diminui o número de estados, contrai o espaço de propriedade. Consequentemente, segundo Testa e Kier (2000), ocorre *dissolvência* em propriedades e complexidade. Por outro lado, o nível superior subsequente expressa propriedades emergentes, estados emergentes e a criação de um novo espaço de propriedade, ou seja, passa a ocorrer *emergência* em propriedades e complexidade (Testa e Kier, 2000). Para esses autores, dissolvência não é destruição [necrose, apoptose, decomposição], mas um processo criativo, no qual os estados formais e funcionais dos componentes são alterados e muitas vezes diminuem em número durante a criação ou emergência. Por exemplo, a partir do momento em que um conjunto de células indiferenciadas se diferencia em um determinado tecido, as células perdem certas propriedades (dissolvência), sofrem constrições epigenéticas e passam, paradoxalmente, a exibir outras propriedades emergentes (emergência). Então, em um processo autopoético há uma dialética constante entre dissolvência e emergência. Mas parece que os processos de dissolvência, em organismos pluricelulares, não são sempre suficientes para gerar novas emergências. Passa a ser necessária a ocorrência de *apoptose*, como um elemento de *destruição criativa* no fechamento autopoético. Portanto, em suas redes moleculares, os sistemas autopoéticos, em seus níveis mais inferiores (moléculas e células) geram a perpetuação da vida, junto com a morte (apoptose). Nesse sentido, afirma Atlan (1979): "Nos dias atuais, quando a física e a química penetraram totalmente na biologia, poder-se-ia crer que nos encontraríamos de novo sob a lei do Deus mecânico newtoniano. E, de repente, não foi assim. A física tornou-se uma nova física, onde a desordem, as oscilações, o ruído e o aleatório são levados em conta: não constituem o pano de fundo puramente negativo onde surgem a ordem, a organização e a vida. Doravante, o acaso, o ruído e os próprios processos da morte desempenham um papel positivo nos processos da vida, isto é, na organização, na aprendizagem e na maturação [...]. Os processos de organização dos sistemas vivos contêm a morte como parte integrante responsável por sua incessante transformação, por meio da desorganização-organização." Para Atlan (1979), um sistema auto-organizado complexo utiliza as variações aleatórias, os acontecimentos perturbadores [inclui a morte, apoptose, doença], a fim de aumentar a diversidade e a complexidade.

Portanto, na relação parasito-hospedeiro, que define a emergência de um "novo ser" (= o ser parasitado), o grau ou nível de integração do ser coabitante com o ser habitável (hospedeiro) determinará o grau de dissolvência e, consequentemente, de emergência, determinando variáveis propriedades de espaço (nível de convivência) (Figuras 4.2, 4.3, 4.4, 4.5).

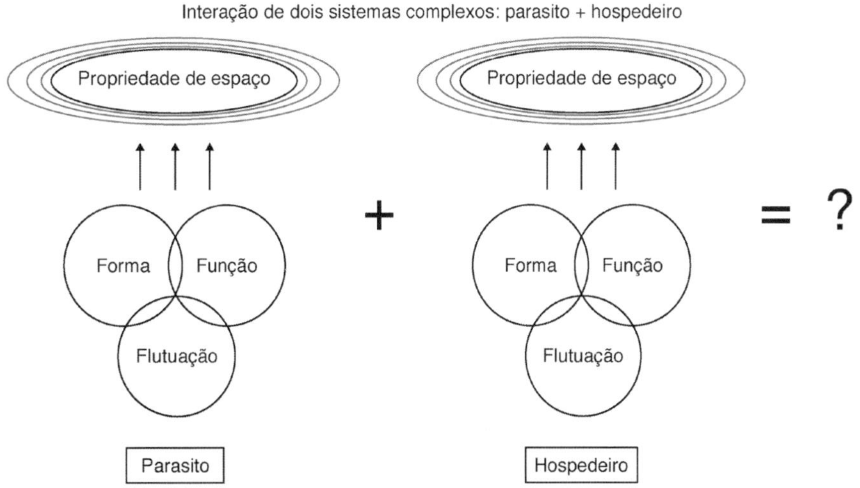

Figura 4.2 Esta figura representa a questão fundamental da parasitologia (coabitologia): o que acontece quando dois sistemas complexos, que são fechados ou quase fechados em sua organização, como o parasito e hospedeiro, interagem para formar um sistema complexo de nível superior (o ser parasitado)? A leitura do texto facilita a intelecção da figura. (Modificada de Testa e Kier, 2000.)

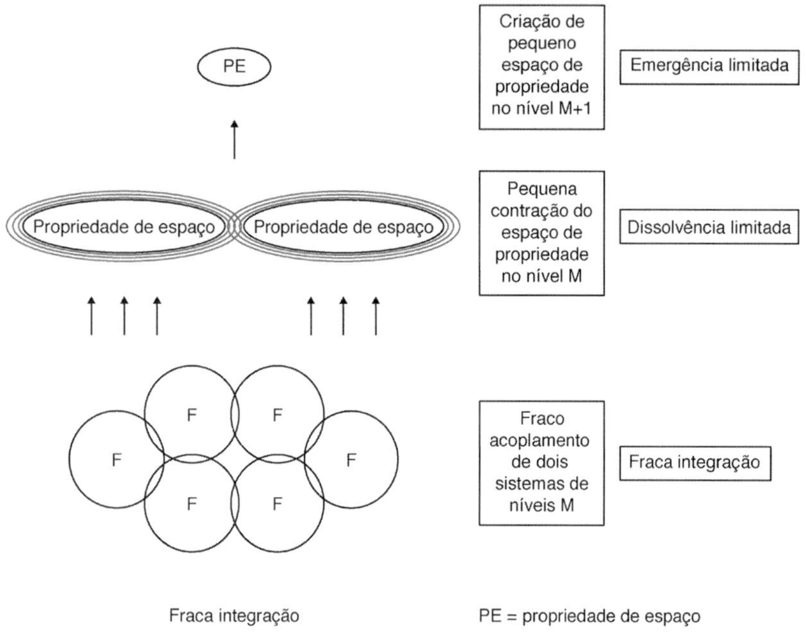

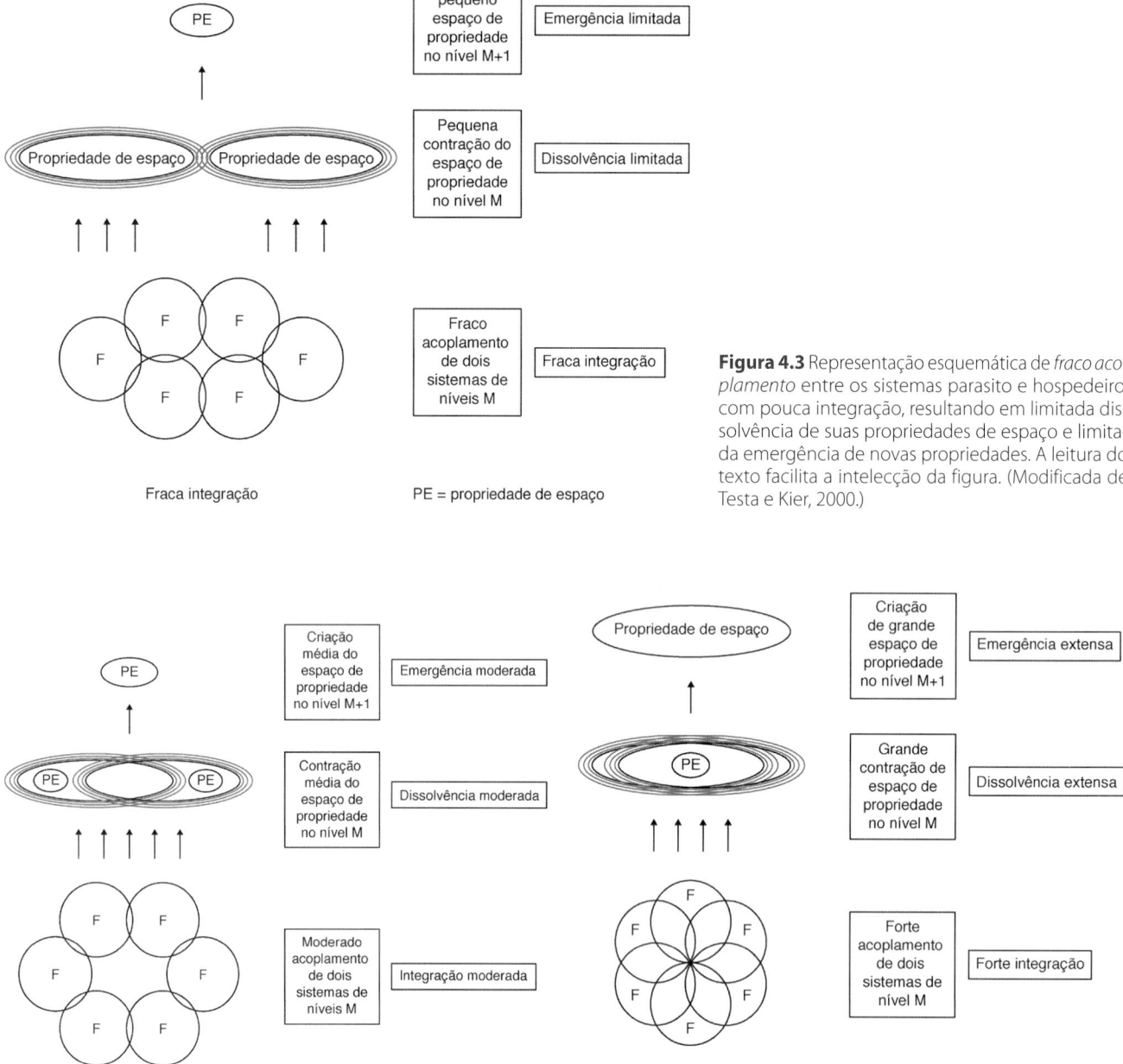

Figura 4.3 Representação esquemática de *fraco acoplamento* entre os sistemas parasito e hospedeiro, com pouca integração, resultando em limitada dissolvência de suas propriedades de espaço e limitada emergência de novas propriedades. A leitura do texto facilita a intelecção da figura. (Modificada de Testa e Kier, 2000.)

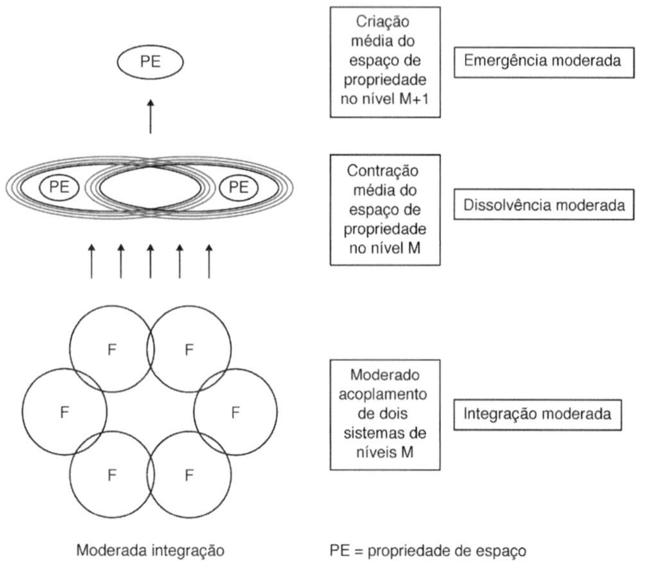

Figura 4.4 Representação esquemática de *moderado acoplamento* entre os sistemas parasito e hospedeiro, resultando em moderada dissolvência de suas propriedades de espaço e moderada emergência de novas propriedades. A leitura do texto facilita a intelecção da figura. (Modificada de Testa e Kier, 2000.)

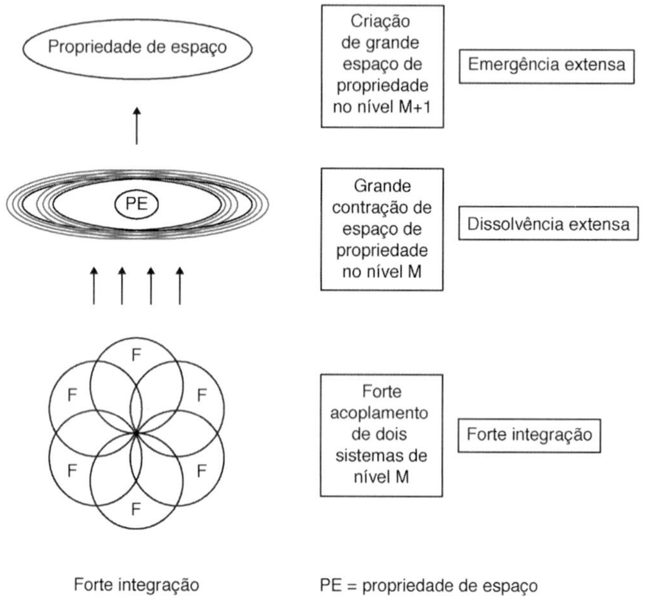

Figura 4.5 Representação esquemática de *forte acoplamento* entre os sistemas parasito e hospedeiro, resultando em extensiva dissolvência de suas propriedades de espaço e extensiva emergência de novas propriedades. A leitura do texto facilita a intelecção da figura. (Modificada de Testa e Kier, 2000.)

▸ O que é doença dentro de um sistema autopoético e como pode ser determinada por um ser coabitante?

Em determinados momentos, do ponto de vista macroscópico do observador, os sistemas autopoéticos originam *doenças* (p. ex., doença, tumores, degenerações, inflamações, doenças autoimunes, alergias, *parasitismo*), mas essas correspondem a situações interpretadas assim apenas pelo observador. Para o sistema, ele está operando normalmente suas redes metabólicas ou seus ciclos de autopoese, sem distinguir estados sadios de estados não sadios ou doentes. Isto é, a doença não é uma ocorrência intrínseca do sistema, mas uma "percepção" do observador, que pode estar se observando ou observando outro (p. ex., médico e paciente). Essas reflexões sugerem que muitas das "doenças" são culturais e chamam a atenção para o tão propalado conceito de *normalidade*, que é um conceito também abstrato. Na realidade ninguém sabe o que é normal e aquilo que é tido como normal não passa de convenções espaço-temporais definidas por cada cultura, em cada época (Canguilhem, 2000; Laplantine, 1991; Tamayo, 1988). Analogamente a hematúria terminal em áreas endêmicas da esquistossomose hematóbia pode ser considerada uma forma de "menarca masculina".

Essas ideias podem ser um pouco chocantes, mas merecem ser melhor analisadas pela própria literatura médica. O que é realmente uma doença em um sistema autopoético? O conceito de doença exposto tem profundas limitações e é muito simplificado. Parece óbvio que, em *nível molecular* (= interações locais), o sistema opera sem discernir estados sadios de não sadios ou doentes. Porém, mesmo em nível molecular pode-se considerar a doença como a expressão de uma autopoese modular, isto é, ocorrendo em um ou mais módulos ou subsistema(s) dentro do sistema-organismo. Essa organização modular (*doença*) pode corresponder a uma organização "boa" ou" má". Porém, segundo Ceruti (1995), é impossível determinar um parâmetro absoluto para definir o "bom" de uma organização. Segundo ele, "o "bom" ou não de uma organização só é definível de modo condicional, isto é, relativamente a um contexto e um objetivo; mudando estes, uma organização pode passar de "boa" para "má". A anemia falciforme se presta muito bem para exemplificar a importância do contexto na determinação do que é bom ou mau para um indivíduo com uma suposta doença ou alteração. Este tipo de anemia é uma doença genética, frequente entre populações de origem africana, em que os pacientes apresentam hemoglobina S, isto é, com duas cadeias α normais e duas cadeias β mutantes. A doença só se manifesta em pacientes homozigotos com o gene *mutante*. Os heterozigotos beneficiam-se disso, que os torna resistentes às infecções maláricas graves (devido ao fato de a vida mais curta dessas hemácias dificultar a reprodução dos plamódios) (Rey, 2003). Além disso, a doença modular em nível molecular pode, em ação da base para cima (*bottom-up*), alterar as redes de interações (*network pathways*), repercutindo em níveis hierárquicos superiores do organismo, como em células, tecidos, órgãos e no organismo como um todo. Alterações moleculares e celulares na parede de uma artéria coronariana, induzindo a formação de placa(s) de ateroma(s), podem ser fatais para o funcionamento global do indivíduo afetado (interações moleculares com repercussão fisiológica na circulação e nutrição de um órgão). As redes biológicas complexas estão organizadas em sub-redes de módulos, que contribuem para a robustez do sistema. Da perpsectiva do nível de sistema, os estados de doença representam perturbações, por fatores genéticos ou ambientais, nas redes complexas de componentes em interação, em diversos níveis (moléculas, macromoléculas, organelas, células, tecidos e órgãos) (Ramsey *et al.*, 2010). Portanto, na intelecção desses autores, as complexas relações espaço-temporais, envolvidas na doença, necessitam ser entendidas no *contexto de uma rede de interação dinâmica*. As redes biológicas são constituídas de *nós ou vértices*, que representam entidades moleculares (variações no DNA, RNA, proteínas e metabólitos), *arestas ou conexões (k)*, que correspondem às relações entre essas entidades, e *propriedades de rede*, que equivalem ao estado das entidades moleculares no decurso do tempo (Barabasi e Oltvai, 2004; Goh *et al.*, 2007; Ramsey *et al.*, 2010) (Figura 4.6). A patologia está repleta de exemplos de alterações moleculares que induzem sérias repercussões em nível sistêmico. Por outro lado, em um organismo autopoético, o módulo doença pode estar perfeitamente assimilado à sua organização, como qualquer outro módulo ali existente, admitido, convencionalmente, como módulo(s) normal(ais). Inclusive, o módulo doença pode contribuir para *maior variedade interna* do próprio sistema. Atlan (*apud* Ceruti, 1995) "aponta como resultado de um processo auto-organizador um aumento da variedade interna de um sistema, logo do valor da função H [informação] de Shannon, porquanto a informação aumenta com o grau de independência das partes entre si. Exatamente ao contrário de Von Foerster, para quem o que aumenta é o valor da função R (redundância, interdependência [inter = entre] as partes)". Pode-se dizer então, dentro da concepção de Atlan, que a doença pode caracterizar um tipo de *ruído* dentro do sistema. Um dos pressupostos fundamentais da teoria de informação, o *teorema do canal com ruído*, diz-nos que a quantidade de informação de uma mensagem, transmitida em um canal de comunicação perturbado por ruído, só pode diminuir (Ceruti, 1995). Atlan, por outro lado, assume uma posição oposta: *só pode ocorrer criação de informação a partir do ruído*. Segundo Atlan (*apud* Ceruti 1995), "a ideia de Atlan é simples e elegante: diminuindo a transmissão de informação nos canais de comunicação no interior do sistema, os fatores de ruído diminuem a redundância [R = aumento de conexão entre os elementos] do sistema total e com isso mesmo aumenta a sua quantidade de informação (variedade, complexidade) [...]. Atlan substitui o princípio de ordem pelo ruído (*order from noise*) pelo princípio de complexidade pelo ruído (*complexity from noise*) [...]. Em suma, H. Atlan interpreta a auto-organização como um aumento de variedade no sistema, não como um aumento de ordem [valor da função redundância]". Em outras palavras, a propriedade de auto-organização está ligada à possibilidade de se servir de perturbações aleatórias, de "ruído" para produzir organização. E a auto-organização não é mais, segundo Atlan, do que um processo de criação e de estabilização da novidade (Terré, 1998). Seria, então, a doença benéfica para a auto-organização do sistema, contribuindo para aumentar sua variedade e complexidade? *Que contribuição os parasitos trazem para a complexidade e variedade do sistema vivo?* Será que existe uma *patologia da autopoese de origem parasitária*? É evidente que o *módulo doença* deve ficar restrito a um determinado limite imposto por constrições do próprio sistema, limite esse que ultrapassado poderá comprometer a integridade do sistema, levando-o à morte (Figura 4.6). Para responder a essa questão seria necessária uma análise profunda do fenômeno da doença, em sua enorme heterogeneidade, com avaliação de parâmetros diferentes dos tradicionais, colocados pelo observador, inserido em determinada cultura. A pedra angular da abordagem da biologia de sistemas é a construção de rede, representando o processo da doença, empregando um *grupo* de métodos, que, em conjunto, podem ser rotulados de *análise de rede* (Ramsey *et al.*, 2010). Neste sentido, estamos ainda em um estágio muito primitivo e incipiente de intelecção sobre a intimidade de uma relação parasito-hospedeiro e na distinção da sua repercussão sobre o que é "bom" ou "mau" para a evolução adaptativa da espécie em questão (com indivíduos parasitados). Os parasitos têm dirigido a evolução de seus hospedeiros desde o surgimento da vida (Ridley, 1994; Zimmer, 2000; 2009; Branciamore *et al.*, 2009). Existem evidências crescentes de que os parasitos são responsáveis pelos humanos e muitos outros animais terem adquirido sexo (Hamilton *et al.*, 1990; Ebert e Hamilton, 1996) e por mantê-lo (Park *et al.*, 2010). Resultados têm também demonstrado que as redes alimentares ficam muito incompletas sem a participação de parasitos, pois eles podem interferir de modo importante na estabili-

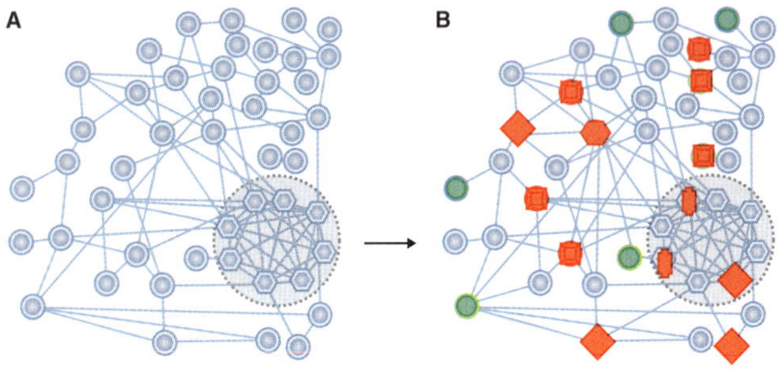

Figura 4.6 A *doença* do ponto de vista sistêmico funciona como um novo *módulo da rede* no sistema em que se origina ou se instala e pode estabelecer um grau variado de interações com o microambiente em torno, provocando alterações na rede adjacente e sofrendo, por sua vez, alterações epigenéticas (interações bilaterais). Os nós mais escuros denotam regulação positiva, e os nós claros com contorno escuro, regulação negativa. As formas variadas dos nós representam alterações qualitativas entre eles. O *parasitismo-doença* pode resultar da combinação entre o módulo do parasito e as conexões que se estabelecem com a rede do hospedeiro. (Modificada de Ramsey *et al.*, 2010.)

dade de ecossistemas, aumentando a conectividade e o padrão encaixado ou aninhado (*nestedness*), *que importam na distribuição de espécies em metacomunidade e nas redes de interações de espécies* (Lafferty *et al.*, 2006).

O próprio limite entre a vida e a morte é muito tênue, delicado e às vezes imperceptível pelos atuais meios de "avaliação" da vida, mesmo os mais sofisticados. Margulis e Sagan (2002b), no livro *O que é o sexo?* e Clark (2006), em *Sexo e as origens da morte*, conjeturaram que a morte programada [morte celular programada tipo I ou apoptose] parece ter aparecido mais ou menos na mesma época em que as células começaram a experimentar o sexo ligado à reprodução. A apoptose evoluiu nos mesmos organismos que inventaram o sexo meiótico – os protoctistas. [O Reino Protoctista compreende os microrganismos eucariotos e seus descendentes imediatos: todas as algas, incluindo as algas marinhas, fungos aquáticos flagelados, os protozoários tradicionais e alguns organismos aquáticos. "Protista" se refere aos menores protoctistas, mas alguns autores usam os dois nomes indistintamente (Margulis e Schwartz, 1998) (Margulis e Sagan, 2002b).] Clark (2006), ao comentar sobre o mundo dos fetos humanos, tece a seguinte reflexão: "Pareceria um lugar improvável para procurar a morte, esse templo da vida, do crescimento e do desenvolvimento. E, no entanto, também ali a morte tem seu papel – um papel importante, um papel absolutamente vital para a criação de um novo complexo ser. Um dos casos em que isso pode ser visto mais prontamente é na gênese da mão humana [...]. Nos embriões humanos, entre o 46º e o 52º dia no útero, a membrana interdigital da mão desaparece de repente [por apoptose], deixando para trás cinco dedos belamente formados. Alguns dias depois, o mesmo processo é repetido para criar um pé humano, com todos os dedos." *Caenorhabditis elegans*, que são nematódeos pequenos, coleantes e translúcidos, são compostos, quando adultos, por exatamente 959 células. Para esse nematódeo, são necessários apenas 21 dias para ir da concepção à morte do organismo. Mas durante a transição do ovo à fase adulta, é gerado um número adicional de 131 células que nunca chegam ao estágio adulto. Essas células entram em apoptose em um período de apenas sete horas (Margulis e Sagan, 2002b; Clark, 2006). O ser humano adulto médio é composto por aproximadamente 10^{13} (10 trilhões) células individuais (Savage, 1977) e não se sabe exatamente quantas entraram em apoptose durante seu desenvolvimento e entrarão em apoptose até a sua morte final. Caso ocorra apoptose na mesma proporção do que ocorre em *C. elegans*, morreriam trilhões de células durante o desenvolvimento de cada ser humano (dado impossível de quantificar).

Diz Clark (2006): "Se quisermos compreender plenamente o significado da morte, precisamos entender o que é desativado no interior de uma célula quando ela morre." Quando uma célula ou um organismo está congelado em nitrogênio líquido, ou uma bactéria está em *criptobiose*, por exemplo, situações em que o processo autopoético fica completamente paralisado, pergunta-se: qual é a diferença entre a vida e a morte? No final de ambos esses estados, a célula ou o organismo ressurge com vida completamente restaurada (Clark, 2006). Quando congelados a −273°C, células ou organismos passam a ficar constituídos apenas por arranjos específicos de moléculas e átomos em espaço tridimensional e por qualquer critério biológico que se possa escolher, a vida está ausente nessa situação (Clark, 2006). A criptobiose é usada por bactérias, sob a forma de *esporos*, ou por protistas, sob a forma de *cistos* (Clark, 2006). Caso sejam superadas as situações referidas, e ocorra reversibilidade para a vida, costuma-se falar que a célula ou o organismo (bactéria ou protista) estavam em *estado potencialmente vivo*. Porém esse tipo de interpretação não passa de uma projeção futurística do observador. *Do ponto de vista intrínseco ao sistema autopoético ele deixou de funcionar, todos seus ciclos metabólicos congelaram ou estavam completamente paralisados.* Cabe aos teóricos da autopoese explicar esses eventos, apesar de ainda não se ter elementos para distinguir o limiar entre a vida e a morte. Clark (2006), sobre esse assunto, formula as seguintes questões: "Aparentemente, então, um esporo não está morto – mas por que não? Se ele não mostra absolutamente nenhuma evidência de vida, pode ser considerado um ser vivo? Que propriedade ele retém que nos permite defini-lo como vivo? A reversibilidade do estado semelhante à morte é uma forma intuitivamente atraente de resolver o dilema, mas o que exatamente isto significa?" Que fronteira separa essas situações problemas do que é a morte?

Além das situações anteriores que apontam para ambiguidades nas definições de vida e de morte, há, segundo Clark (2006), outra entidade biológica que nos coloca ainda mais perto de algumas das perguntas mais fundamentais sobre a natureza da vida e, portanto, sobre a natureza da morte – *os vírus*. Eles não preenchem nenhum critério de vida dentro da concepção de autopoese. São metabolicamente inertes, não expressam organelas e são constituídos por apenas um revestimento proteínico que envelopa genes de DNA ou RNA. Segundo Clark (2006), "pelo critério da capacidade reprodutiva, eles podem ser as entidades biológicas mais eficientes que existem. O fato de que eles precisem infectar uma célula viva para se reproduzir não deve depor contra eles. Ao conseguir que terceiros façam a maior parte do trabalho, eles podem bem ser vistos como a mais bem-sucedida de todas as formas de vida [...]. Esta menor de todas as entidades biológicas é dotada de um impulso inacreditável para se reproduzir [...]. Nada mais, nada menos do que facilitar a cópia e a transcrição do próprio DNA para a geração seguinte". Os seres multicelulares, por sua vez, para se reproduzirem geram células germinativas e organizam um corpo ou "soma", que vira um objeto descartável pela morte em curto espaço de tempo. Nós seres humanos somos constituídos por trilhões de células somáticas individuais, que de uma forma antieconômica, viram pó. Os seres autopoéticos multicelulares não se reproduzem, mas sim morrem. Quem se reproduz são as *células germinativas* (não só o genoma). A única forma de superar esse desastre biológico individual é usufruir as belezas da vida e do amor, no curto espaço da existência. Quem tem razão são os poetas e os artistas, que sentem a profundidade da beleza, mesmo nas coisas simples, caso contrário, viramos escravos da gametogênese. Não existem genes "egoístas", existem gametas "egoístas"! Voltando aos vírus, Nelson Papavero, quando questionado por um dos autores (HLL), no final de uma conferência no Instituto de Matemática Pura e Aplicada (IMPA-RJ), sobre se os vírus eram seres vivos, respondeu de uma forma muito engenhosa: "Os vírus *não* são seres vivos, mas podem *estar* vivos." Parodiando essa frase, podemos dizer que nós não somos eternos, mas podemos viver ou estar na eternidade do presente, até morrer.

Mais adiante, no texto, será justificada a exposição desses conceitos fundamentais, ainda que analisados de forma superficial.

▸ O que é um parasito e o fenômeno do parasitismo?

Sobre esse tópico há uma divergência conceitual muito grande nas definições existentes na literatura, implicando conceitos confusos, equivocados, ultrapassados e impregnados de mentalidade bélica. *Parasitismo,* segundo Rey (2003), equivale a uma "relação ecológica, desenvolvida entre indivíduos de espécies diferentes, em que se estabelece associação íntima e duradoura e certo grau de dependência metabólica entre os parceiros. Geralmente o hospedeiro proporciona ao parasito todos ou quase todos os nutrientes e as condições fisiológicas requeridas por este. As relações parasitárias entre as duas espécies podem ter-se desenvolvido há milênios, como forma de coevolução durante diversos períodos geológicos, ou ter-se instalado em época recente, em função de relações ecológicas novas".

Segundo Wilson (1992), "*o mistério mais maravilhoso da vida talvez seja o meio pelo qual ela criou tanta diversidade a partir de tão pouca matéria física.* A biosfera, todos os organismos juntos, constitui apenas cerca de uma parte em 10 bilhões da massa da Terra. Está esparsamente distribuída em uma camada de um quilômetro de espessura da terra, água e ar que se estende por uma superfície de meio bilhão de quilômetros quadrados. Se o mundo fosse do tamanho de um globo comum de mesa e a sua superfície fosse observada lateralmente à distância de um braço, nenhum traço da biosfera seria visível a olho nu. A vida, no entanto, dividiu-se em milhões de espécies – as unidades fundamentais – cada uma desempenhando um papel único em relação ao todo". Continua Wilson (1992), "para visualizarmos de outra maneira a tenuidade da vida, imaginemos que estamos partindo do centro da Terra e caminhando para cima, em direção à superfície, em um passo normal de passeio. Durante as 12 primeiras semanas, atravessamos rochas e magma incandescentes, destituídos de vida. A 3 minutos da superfície, faltando 500 metros para percorrer, encontramos os primeiros organismos, bactérias que se alimentam de nutrientes infiltrados nos estratos profundos onde se detecta a presença de água. Chegamos então à superfície e, durante 10 segundos, a vida irrompe de maneira deslumbrante aos nossos olhos: dezenas de milhares de espécies de microrganismos, plantas e animais podem ser vislumbrados na linha horizontal de visão. Meio minuto depois, quase todas as criaturas já desapareceram. Duas horas depois, somente os mais tênues resquícios de vida permanecem, consistindo basicamente em pessoas a bordo de aviões que, por sua vez, estão cheias de bactérias no cólon". Após essa fantástica viagem imaginária e pedagógica, imaginada por esse grande naturalista, Wilson (1992), ele observou o que, a nosso ver, compõe a *pedra fundamental para se entender a noção de parasitismo.* Diz ele: "*A marca característica da vida é esta luta: a luta de uma imensa variedade de organismos de peso praticamente desprezível por uma quantidade infinitesimal de energia. A vida opera em apenas 10% da energia do Sol que chega à superfície da Terra, sendo esta parcela fixada pela fotossíntese das plantas verdes.* A energia disponível é então drasticamente atenuada ao percorrer as teias alimentares de um organismo a outro: muito a *grosso modo*, 10% dela passa para as lagartas e outros herbívoros que comem plantas e bactérias; 10% disso (ou 1% da energia original) vai para as aranhas e outros carnívoros inferiores que comem os herbívoros; 10% do restante para as aves insetívoras e outros carnívoros médios que comem os carnívoros inferiores e assim por diante até os carnívoros superiores, que são consumidos apenas por parasitos e necrófagos. Os carnívoros superiores, incluindo águias, tigres e os grandes tubarões brancos, devido à posição que ocupam no ápice da teia alimentar, estão predestinados a ser grandes em tamanho e escassos em número. Eles vivem com uma parcela tão diminuta da energia disponível para a vida que estão sempre beirando o limiar de extinção, sendo os primeiros a sofrer quando o ecossistema ao seu redor começa a se deteriorar". Portanto, existe um *fluxo de energia* que flui dos seres *autotróficos* para os *heterotróficos* (Mannino, 1995). *Autotróficos* (algas e plantas) são organismos capazes de utilizar fontes inorgânicas de carbono (como CO_2), nitrogênio (como nitratos, sais de amônio) etc. como materiais básicos para biossíntese, usando ou luz solar (fotoautotrófico) ou energia química (quimioautotrófico) (Lawrence, 1995). Os organismos *heterotróficos* podem estocar energia pela síntese de moléculas orgânicas e macromoléculas, mas eles devem obter a energia pela ingestão de moléculas ricas em energia contidas em outros organismos. Em última análise, essa energia química provém de autotróficos (Mannino, 1995). Então a cadeia alimentar é composta de 4 níveis tróficos, assim especificados: nível trófico 1: autotróficos ou produtores; nível trófico 2: consumidores primários (herbívoros); nível trófico 3: consumidores secundários (carnívoros); nível trófico 4: consumidores terciários (comem outros carnívoros; por exemplo, gavião) (Mannino, 1995). Existe mais um último nível representado pelos decompositores. Os onívoros como os humanos se encaixam desde consumidores primários até terciários. Nas cadeias alimentares, quando a energia passa de um nível trófico para outro, ocorre perda de energia na forma de calor. Pode-se dizer que, quanto mais curta for a cadeia alimentar, maior será a energia disponível (Boschilia, 2001; Pinto-Coelho, 2002). A teia alimentar compreende o conjunto de cadeias alimentares de uma comunidade. A cadeia alimentar é geralmente linear, corresponde a uma grande simplificação da teia das relações tróficas e mostra apenas um caminho seguido pela matéria e energia dentro de um ecossistema; já nas teias alimentares ocorrem inúmeras relações entre os componentes de uma comunidade (Boschilia, 2001; Pinto-Coelho, 2002).

Decorrente do exposto pode-se inferir o *ponto crítico de um ser vivo: manter a organização e informações internas, isto é, combater a entropia ou tendência entrópica com neguentropia, pois se a entropia diminui, aumentam a organização e infor-*

mações internas ao organismo, caso contrário, com aumento da entropia, ocorre o oposto. E para efetivarem sua neguentropia, combatendo a entropia, todo o ser vivo heterotrófico é obrigado a comer outro ser vivo animal ou vegetal. Os humanos, em cada refeição, constituem um exemplo cabal disso, digerindo vegetais e vários tipos de outros animais. Os canibais chegavam a comer outros seres humanos. Portanto, no nível da biosfera, além da teia alimentar, existem as redes alimentares que incorporam as hierarquias de níveis tróficos da cadeia de alimentos, além de incluir as relações alimentares entre populações no ecossistema (Mannino, 1995). Em contraste com a energia derivada do Sol, existem também os *ciclos químicos ou biogeoquímicos ou ciclos de nutrientes* que se movimentam entre as porções biótica e abiótica dos ecossistemas, consistindo nos ciclos do carbono, nitrogênio e água (Mannino, 1995; Boschilia, 2001).

As espécies, na teia alimentar, estão dispostas em hierarquias: a primeira é a *pirâmide de energia*, uma consequência direta da lei da diminuição do fluxo de energia, isto é, uma parcela relativamente elevada de energia do Sol que incide sobre a Terra vai para as plantas embaixo, sendo gradualmente reduzida até a quantidade diminuta que chega aos grandes carnívoros no alto. Quanto mais longe um nível trófico estiver do nível dos produtores, menor será a quantidade de energia recebida. Uma pirâmide de energia nunca será invertida, pois um nível trófico terá, necessariamente, maior quantidade de energia do que o nível trófico seguinte (Boschilia, 2001). A segunda pirâmide é composta pela *biomassa (pirâmide de biomassa)*, que corresponde ao peso ou à massa dos organismos. De longe, a maior parte do volume físico do mundo vivo está representada pelas plantas. A segunda maior quantia pertence aos necrófagos e outros decompositores – bactérias, fungos, térmitas – que juntos extraem as últimas migalhas da energia presa em tecidos mortos e resíduos de todos os níveis da teia alimentar e, em troca, devolvem elementos químicos nutrientes degradados para as plantas (Wilson, 1992). As bactérias do trato digestivo ajudam a degradar alimentos (veja adiante), participando do fluxo de energia entre os níveis tróficos (Xu e Gordon, 2003).

Apenas uma pequena parcela da massa adquirida por meio de alimentos é transformada em matéria viva. Grande parcela serve como fonte de energia e é eliminada para o meio ambiente na forma de resíduos respiratórios (CO_2, H_2O) e excreção (ureia). Como foi frisado anteriormente, a vida opera em apenas 10% da energia do Sol que chega à superfície da Terra, fixada pela fotossíntese das plantas verdes. *Na disputa, então, pelo alimento (energia), que tipos de relações ocorrem entre os diversos seres vivos?* Podem ocorrer *relações amistosas,* expressas pela "associação entre espécies diferentes, que podem ser tanto de animais com animais, de vegetais com vegetais, como de animais com vegetais. Um caso extremo entre associações amistosas de seres vivos ocorre no fenômeno da simbiose (συμβίωσημ – *sym* = junto + *bios* = vida). Nesse tipo de associação, uma espécie necessita da outra para sua sobrevivência. O exemplo mais conhecido de simbiose é o líquen (liquênicos/obrigatórios ou facultativos), associação de dois vegetais, uma alga e um fungo" (Fróes, 1988). A flora intestinal bacteriana, no homem, é outro exemplo de simbiose (Fróes, 1988). Por outro lado, há dois tipos fundamentais de relações inamistosas entre os seres vivos: predatismo e parasitismo. Cabe salientar que a interação fungo-alga nos talos de liquens nem sempre é/foi harmônica e pode ter sido iniciada a partir de parasitismo (p. ex., Richardson, 1999; Gargas *et al.*, 1995) e o próprio Simon Schwendener, pai da liquenologia, considerava o fungo como uma "teia de aranha" na qual as algas eram parasitadas e até mortas. A existência de micobiontes (fungos) e ficobiontes (algas) liquênicos obrigatórios ou facultativos já indica o caráter dinâmico deste consórcio simbiótico.

Indiscutivelmente, o melhor exemplo de *relações inamistosas* ocorre entre os predadores. Entende-se por predadores todos os seres vivos que se alimentam à custa de outros. Além de grandes carnívoros ou de aves de rapina, os herbívoros também são predadores, porque vegetais também são seres vivos. Os herbívoros, por não levarem à morte os vegetais de que se alimentam, podem ser considerados parasitos (Combes, 1995). "O homem, alimentando-se de animais e vegetais, também é um predador" (Fróes, 1988). A predação ocorre tanto no mundo macroscópico como no microscópico. Por exemplo, paramécios, verdadeiros "herbívoros" do mundo microscópico, alimentam-se principalmente de bactérias e algas (Fróes, 1988). *Amoeba discoides*, em determinadas ocasiões, praticam a predação *associativa*, isto é, 4 ou 5 amebas envolvem a presa, imobilizando-a, enquanto uma trata de devorá-la (Fróes, 1988). Fróes também destaca a *ocorrência de curiosas adaptações* no mundo dos parasitos. Por exemplo, ser devorado por outros, às vezes, é uma condição indispensável para a sobrevivência. Ovos de *Ascaris* lançados no meio exterior precisam de mais ou menos 15 dias para formarem no seu interior uma pequena larva. A única maneira de esse parasito alcançar novamente a fase adulta é a de que o homem ingira ovos com larva (Fróes, 1988). Em certos casos, como nos cestódios, quando o parasito precisa de dois hospedeiros para completar seu ciclo de vida, essa necessidade de ser ingerido se estende aos dois hospedeiros. Ambas as *Taenia saginata* e *T. solium parasitam* o homem em sua fase adulta. Na sua fase jovem ou larvária, a *T. saginata* parasita o gado bovino e a *T. solium*, o gado suíno. Quando o homem come carne bovina ou suína crua ou mal cozida, os cisticercos vão dar origem a novas tênias adultas (Fróes, 1988; Rey, 2001). Os cisticercos, tipo específico de forma larvária, encontram-se principalmente no tecido muscular, na pele ou no sistema nervoso dos vertebrados que se comportam como hospedeiros intermediários do parasito (boi, porco, ou, eventualmente, o homem) (Rey, 2003). *Toxoplasma gondii* faz com que seus hospedeiros intermediários, os roedores, se dirijam aos felinos que os predarão e serão os hospedeiros definitivos. Outras formas de ocorrências curiosas são a existência de relógios internos, como a periodicidade das microfilárias de *Wuchereria bancrofti.*

Dos exemplos anteriores, deduz-se que:

- As relações entre os seres vivos não são estáticas, mas dinâmicas no tempo e no espaço
- Os organismos vivem obrigatoriamente em interações simbióticas, isto é, simbiose significa simplesmente, segundo Bush *et al.* (2001), "organismos vivendo juntos". Nessa interação, segundo Combes (2005), os organismos vivem juntos de duas maneiras:
    - *Relação de dependência*, em que um só tem vantagens e o outro, desvantagens
    - Relação equitativa (*i. e.*, mutualismo), em que ambos têm vantagens. Entre esses dois tipos de associações há uma grande faixa de situações intermediárias, com graus variados de equidade. Em meio a essa grande gama de variações, a distinção entre parasitismo e mutualismo pode ser imprecisa (Figura 4.7). Smith (1992) sugere que não se fale mais de parasitos e de mutualistas, mas somente em *hospedeiros [entidade habitada], simbiontes [coabitantes], e tipo de exploração* (quem está explo-

rando quem?). Segundo Smith (1992), o fenômeno parasitismo ocorre quando o simbionte explora o hospedeiro. Porém, pode ocorrer uma relação inversa, em que o hospedeiro explora seus simbiontes. Em todos os sistemas de exploração pode haver graus variados de cooperação ou ajuda (Combes, 2005). Então, *que tipos de simbioses podem ocorrer?* Bush *et al.* (2001) propõem 8 tipos de relações simbióticas:

- *Foresia* (sem interações tróficas)
- *Comensalismo* (interação trófica indireta)
- *Mutualismo* (interação trófica benéfica direta)
- *Exploração* (interação trófica diretaprejudicial)
- *Micropredação* (exploração que raramente mata muitos hospedeiros)
- *Predação* (exploração que sempre mata muitos hospedeiros)
- *Parasitoide (exploração que sempre mata um hospedeiro)*
- *Parasito* (exploração que raramente mata um hospedeiro). Os parasitos podem também ser subdivididos em *endoparasitos*, ectoparasitos e mesoparasitos (Combes, 2005). Os endoparasitos vivem nos órgãos ou tecidos internos de seu hospedeiro e incluem protozoários, platielmintos digenéticos, cestódios, nematoides, acantocéfalos, muitas bactérias e todos os vírus (Bush *et al.*, 2001; Rey, 2003). Podem penetrar ativamente no organismo através do tegumento ou de mucosas, ou serem injetados por um vetor (em geral artrópodos). Os *ectoparasitos*, por sua vez, são parasitos animais ou vegetais que vivem na superfície dos tegumentos de seus hospedeiros, como os piolhos e ácaros. Note-se que esse conceito é impreciso, pois aqueles que se aprofundam na pele (como *Tunga penetrans* ou as larvas de *Dermatobia hominis),* bem como os que habitam as cavidades nasais, podem ser considerados tanto ecto como endoparasitos (Rey, 2003). Os *mesoparasitos* vivem em cavidades dos hospedeiros que se comunicam com o exterior, incluindo o tubo digestivo, podendo, às vezes, daí penetrar no hospedeiro, convertendo-se em endoparasitos. Outro método dicotômico de classificar os parasitos se baseia em seu tamanho (Bush *et al.*, 2001). Os *macroparasitos* são grandes e podem ser vistos sem a ajuda do microscópio. Eles podem ser endoparasitos como os platielmintos digenéticos, cestódios, nematoides e acantocéfalos, ou ectoparasitos como os artrópodes e a maioria dos platielmintos monogenéticos [também podem ser luminais no intestino]. Vale salientar que um nematoide como *Trichinella spiralis* pode ser intracelular. Os *microparasitos*, como o nome indica, são microscópicos e podem também ser endo- ou ectoparasitos, intra ou extracelulares, ou ambos. Os microparasitos eucarióticos são principalmente protozoários. A maioria dos parasitos obrigatórios consiste em forma adulta. Suas larvas podem incluir formas parasitárias obrigatórias e/ou apresentar estágios de vida livre. Os parasitos facultativos são caracterizados por adultos de algumas espécies que comumente têm vida livre, mas ocorrendo uma oportunidade, sua progênie pode tornar-se parasitária. A maioria deles é protozoário e uns poucos são nematoides e isópodes. Parasitos podem também albergar outros parasitos, os quais são chamados de *hiperparasitos*. São em geral constituídos por bactérias ou vírus, mas também alguns protozoários, cestódios e crustáceos foram encontrados parasitando outros parasitos (Garnham, 1981; Rego e Gibson, 1989).

Price (1991) argumenta que todos os organismos se juntaram ou se agruparam em associações simbióticas de complexidade biótica crescente, propiciando avanços macroevolucionários além daqueles explicados pelo gradualismo. Uma simbiose pode começar como um parasitismo e evoluir para uma associação mutualística, tornando-se tão obrigatória que as unidades originais passam a atuar como um único organismo. Da mesma forma um líquen pode ser constituído por um fungo, o qual pode ser classificado como espécie, e por uma alga, tam-

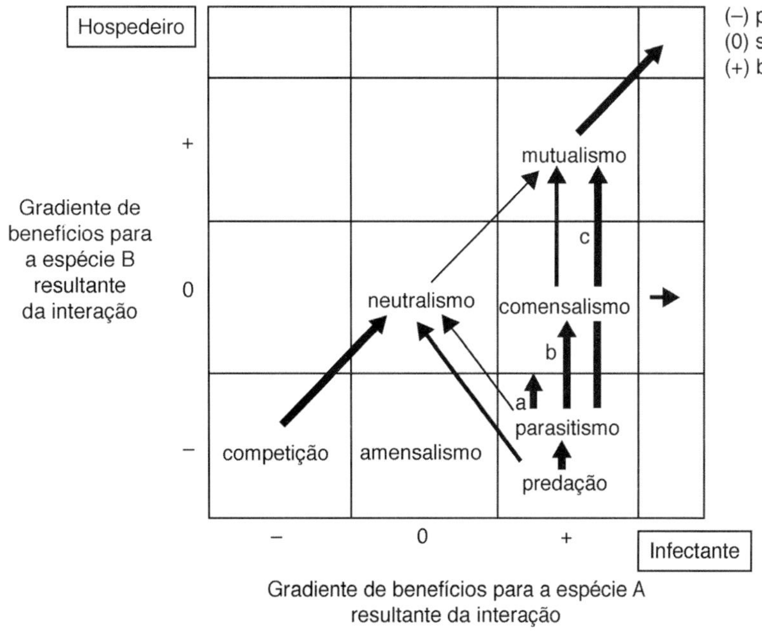

Figura 4.7 Caminhos dinâmicos que podem ocorrer entre o agente infectante (coabitante) e o hospedeiro em uma relação interativa durante o processo evolutivo. (Modificada de Price, 1991.)

bém pertencente a um táxon, podendo formar uma espécie como *Usnea barbata ou Cora pavonia (ou Dictyonema pavonia)*. Isso nos faz repensar o próprio conceito de "espécie" como comunidades constituídas por essas unidades que formam a base para as principais radiações neste planeta. Price (1991) também enfatiza que a origem de simbiontes provavelmente deriva de relações parasito-hospedeiro e resulta em simbiose mutualística, provendo as bases para extensa macroevolução e radiação adaptativa. Então a simbiose, como será discutida mais adiante, é uma grande força criativa (Sapp, 1994; Paracer e Ahmadjian, 2000; Margulis, 1993; 2001; Margulis e Sagan, 2002a,b). O argumento de Price (1991) para a transformação de simbiontes benéficos a partir de parasitos é o seguinte: Quando duas espécies interagem, ocorrem várias relações possíveis, completando a classificação de Bush *et al.* (2001) já exposta: competição (–, –), para amensalismo (o, –), predação e parasitismo (+, –), comensalismo (+, +) e mutualismo (+, o) (Figura 4.7). Entre todas essas relações, a tendência geral será, pela seleção natural, reduzir os efeitos negativos e favorecer os positivos (Price, 1984). Assim, o parasitismo pode evolver para neutralismo, comensalismo e mesmo simbiose mutualística (Price, 1991). Isso não significa, todavia, que todos os organismos, em última análise, deveriam rejubilar-se em uma "orgia de beneficência mútua" (May, 1981); associações mutualísticas são comumente antagonistas a uma terceira espécie (Addicott, 1981). Os parasitos evolucionam ao viver intimamente com outros organismos, por isso apresentam uma predisposição, ou pré-adaptação, para tornar-se mutualistas simbióticos (Price, 1980). Um exemplo clássico dessa deriva foi a transição do parasitismo mitocondrial para o estado de organela (Margulis, 2001). Kwang W. Jeon *et al.* (Jeon 1972; 1987; Jeon e Ahn, 1978; Jeon e Jeon, 1976; Jeon e Lorch, 1967) desenvolveram um excelente modelo com a infecção de uma cepa de bactéria em uma cepa de *Amoeba proteus*. Inicialmente, as bactérias provocaram efeitos deletérios, mas em somente 200 gerações (18 meses), a população de *Amoeba* tornou-se intensamente dependente das bactérias. Estabeleceu-se uma associação mutualística e, em 10 anos, 100% das células formaram clones na presença das bactérias. Em tempo evolucionário, 10 anos são quase instantâneos. Esse exemplo ilustra um desvio extraordinariamente rápido de parasito para mutualista, processo que provavelmente tem se repetido milhões de vezes na evolução da vida (Price, 1991). Considerando, então, a grande variedade de associações em um *gradiente contínuo de interdepedência* dos seres coabitados e os coabitantes, preferimos, seguindo Smith (1992) e Combes (2005), falar de *simbiose*, englobando todas as outras formas de associações, incluindo comensalismo, mutualismo e parasitismo. Nesse sentido, propomos, que com o devido tempo, os livros de parasitologia sejam denominados *Coabitologia*, pois tudo se passa em uma esfera de convívio, como salientou Trager (1986), em seu excelente livro: *Living together – The Biology of Animal Parasitism* (1986).

Após essas análises, pergunta-se: É o *Homo sapiens* um parasito no conceito clássico? Isso pode ser bem exemplificado na sua dieta de ser onívoro ou polífago, aqui esquematicamente representada na dieta de um europeu médio (até os 70 anos): 4 bois, 20 suínos, 8 carneiros, 400 frangos, 250 kg de peixe, 3.000 kg de pão, massa, arroz, 7.000 kg de frutas e legumes, 600 kg de manteiga, óleo, margarina, além de 35.000 a 45.000 ℓ de água (Giordan, 1997). O homem coabita com animais domésticos, mantendo criações, que são sacrificadas para sua alimentação diária (plantações de vegetais, fazendas de gado, chiqueiros para suínos, galinheiros para galinhas etc.) (Diamond, 2002). Além disso, o homem praticou canibalismo, utiliza e utilizou seus semelhantes como cobaias humanas (Goliszek, 2003) e é o maior exemplo de maldade dentro do reino animal (Thompson, 2002). Pode-se ver o modo de vida parasitário no *Homo sapiens sapiens* quando este se alimenta de leite (e derivados), mel, partes de alguns vegetais (sem matá-los), como couves, ou ainda quando é feita a apreensão das caças de animais como falcões e cães, especialmente "treinados" na arte da falcoaria (utilizando o instinto de predadores). Muitos autores consideram os cucolídeos como parasitos, uma vez que esses se alimentam à custa de outra espécie, mas isso não se aplica ao "auge" da evolução (nós...). Da mesma forma, o homem monta cavalos, entre outros animais, mas isso não costuma ser caracterizado como um exemplo de foresia [relação ecológica entre indivíduos de duas espécies diferentes, em que uma fornece à outra transporte ou abrigo. Exemplos: o transporte temporário do peixe-piolho (rêmora) por tubarões; transporte de ovos e larvas de *Dermatobia hominis* [alimentação também] por várias espécies de insetos hematófagos sobre os quais a mosca-do-berne põe seus ovos (Rey, 2003)].

Mas a situação mais marcante e interessante a ser examinada, referente ao homem como parasito, é o estado de feto em desenvolvimento no útero materno: ali se instala um microquimerismo, em que células-tronco do feto (CD34, CD38, CD3) passam para a circulação da mãe, podendo gerar células descendentes, já comprovadas, por mais de 20 anos. As células fetais persistem no pós-parto e podem estar associadas ao desenvolvimento de desordens na mãe, tais como esclerodermia, lúpus eritematoso sistêmico, líquen plano e doenças da tireoide (Herzenberg *et al.*, 1979; Bianchi *et al.*, 1996; Aractingi *et al.*, 2000; Bianchi e Romero, 2003; Johnson e Bianchi, 2004). Em algumas complicações da gravidez, tais como pré-eclâmpsia, poli-hidrâmnio, erupção polimórfica da gravidez, trabalho pré-parto e aneuploidias fetais cromossômicas específicas, o tráfego feto-materno está aumentado (Bianchi e Romero, 2003). Por outro lado, há também fluxo de células da mãe e de ácidos nucleicos para o feto, os quais têm sido documentados em cordão umbilical e em tecidos de necropsia de neonatos não transfundidos (Bianchi e Romero, 2003). Como as mães receberam células de seu(s) concepto(s), elas são, consequentemente, duplas microquimeras. De fato, o fluxo bidirecional feto-materno de células e de ácidos nucleicos está agora bem estabelecido por meio do uso de técnicas moleculares, incluindo as reações de cadeia de polimerase (PCR) convencional e em tempo real, assim como hibridação *in situ* por fluorescência. Em adição, antígenos leucocitários humanos (HLA) depositam-se na pele da mãe. A extensão do tráfego feto-materno pode ser afetada por três gerações de parentesco por HLA (concepto, mãe, avó). Assim, as consequências da gravidez se estendem além da gestação (Bianchi e Romero, 2003). Então, se o feto explora o hospedeiro (mãe), mas raramente provoca sua morte, encaixa-se na definição de Bush *et al.* (2001) para parasito (veja anteriormente). É importante ressaltar que o exemplo do parasitismo fetal dá-se *entre indivíduos da mesma espécie.*

Para finalizar este tópico, convém frisar a diferença entre parasito e fenômeno do parasitismo (no sentido deletério para o hospedeiro), já que nem sempre estão associados. Portanto, segundo Rey (2003), a *patogenicidade* não é caráter obrigatório dos parasitos, que podem mostrar-se indiferentes sob esse aspecto (como sucede, por exemplo, com *Trypanosoma rangeli, Pentatrichomonas hominis* e várias espécies de amebas intestinais do homem) ou, mesmo, benéficos (como, por exemplo, na espirometrose de camundongos, que crescem mais quando parasitados.

Restrições das inter-relações de sistemas complexos

Duas noções são aqui importantes para entender melhor este tópico:

- A integração extrema dos subsistemas que compõe um organismo impõe graves restrições aos processos de mudança biológica
- Os organismos, no caso, os hospedeiros, são sistemas muito complexos (ou seja, ricamente interconectados), somente podendo evoluir de maneira sensível se a ligação entre as suas subunidades for imperativamente fraca (Denton, 1997). Esses dois aspectos conceituais geram, em nosso entender, um dos problemas essenciais na intelecção da relação entre parasitos e hospedeiros: *como os parasitos são integrados ou incorporados nesse ambiente (organismo do hospedeiro) de alta restrição?* Mas antes de responder essa questão, convém elucidar melhor a noção de restrição em um sistema complexo. Alexander (1964) ilustra esse ponto utilizando, para tanto, uma metáfora arquitetônica: "Se a luz não penetra suficientemente em uma casa, por exemplo, e se acrescentam janelas para remediar este defeito, esta mudança pode efetivamente aumentar o fluxo de luz que entra, mas pode também revelar demasiadamente a vida privada dos moradores. Para ter mais luz, poderíamos também aumentar a dimensão das janelas. Mas isto seria nocivo para a solidez das paredes, e a casa poderia desabar. São exemplos que mostram como diferentes variáveis estão ligadas umas às outras [...]. Manifestamente, visto que estão interligadas, não é possível modificá-las independentemente, uma a uma." Schneider e Kay (1997) salientam que os próprios genes exercem o papel de restringir o processo de auto-organização de um ser vivo às opções com alta probabilidade de sucesso. Eles são o registro da auto-organização bem-sucedida. Os genes não são o mecanismo do desenvolvimento, mas sim a auto-organização. Os genes limitam e restringem o processo de auto-organização. Em níveis hierarquicamente superiores, outros dispositivos exercem esse papel restritivo. A habilidade regenerativa de um ecossistema é uma função das espécies disponíveis para o processo de regeneração (Schneider e Kay, 1997). Voltando agora à questão essencial na coabitologia entre parasito e hospedeiro: *como parasitos e hospedeiros se aceitam em ambientes de alta restrição?* Usando a hipótese de Testa e Kier (2000) sobre o que ocorre quando (sub) sistemas interatuam para formar um sistema complexo de nível superior, aventamos três possíveis situações (com um grau contínuo de graduação entre elas) que podem ocorrer na interação parasito-hospedeiro:
    - Hospedeiro com ligação forte (= alta restrição) ao interagir com parasito também com ligação forte (=alta restrição), determinando *restrição ou rechaço* uni ou bilateral, com fraca integração: limitada dissolvência e limitada emergência de propriedade de espaço (com provável alta patogenicidade ou rechaço por eliminação) (Figura 4.3)
    - Hospedeiro com ligação moderada (= restrição moderada) ao interagir com parasito com ligação moderada, poderá suceder *aceitação ou incorporação/integração também moderadas*, ocasionando: dissolvência moderada e emergência moderada do espaço de propriedade (Figura 4.4)
    - Hospedeiro com ligação fraca (= pouca restrição) e parasito também com ligação fraca, promovendo intensa aceitação recíproca e forte integração, suscitando: extensa dissolvência e extensa emergência, com amplo espaço de propriedade (Figura 4.5). As duas possibilidades anteriores são mais favoráveis a processos de coevolução.

Mas o que determina ou facilita as interações parasito-hospedeiro, isto é, o que faz com que eles se encontrem no espaço e no tempo? As diferentes populações de organismos, incluindo os hospedeiros e parasitos, não estão dispersas de maneira difusa, nem misturadas ao acaso, mas distribuem-se elas próprias, por segregação e agregação (*nestedness*), segundo distribuições características que representam o *"modelo de campo"* ou *"atratores"* do sistema do qual participam e/ou do qual são constituintes (modificado a partir de Ceruti, 1995). Os *atratores* são, então, facilitadores de aproximação e/ou agregação entre diversos organismos, criando condições para que isso ocorra. Ambientes ecológicos que favorecem endemias ou interações de certos organismos (p. ex., uma ilha distante com certas características ecológicas, pântanos etc.) podem ser considerados como atratores ou "modelos de campo" (Figura 4.8). Ao ocorrer a aproximação entre organismos distintos cresce a possibilidade de interações sistêmicas, conduzindo naturalmente à noção das fronteiras, por meio das quais se dão as relações entre os sistemas ou as relações entre o sistema e seu *ambiente*, então considerado como o contexto do sistema (Esteves de Vasconcelos, 2003). As fronteiras não são sistemicamente concebidas como barreiras, mas sim como o "lugar de relação" ou o "lugar das trocas" entre sistemas distintos ou entre sistema e *ambiente*. Hoje, em uma perspectiva sistêmica novo-paradigmática, concebem-se tanto o sistema quanto suas fronteiras como resultantes de distinções do observador (Esteves de Vascocelos, 2003). Esses lugares de relação ou de trocas podem ser alterados por fatores ambientais. Por exemplo, um ano chuvoso pode favorecer a melhor efetivação do ciclo da *Fasciola hepatica* devido à maior umidade das pastagens (a transmissão é mais frequente) (Combes, 2005). Quando distintos sistemas passam a se aproximar e se agregar, as fronteiras intensificam a aproximação dos "lugares de relação ou de trocas", podendo ocorrer os fenômenos de rechaço ou de associação fraca, seguida por adesão, que vai depender de semelhanças e contrassemelhanças ou complementariedade ou identificação e contraidentificação moleculares entre os ligantes e os receptores. Após a adesão, poderá ou não ocorrer invasão e penetração, com ou sem espalhamento ou disseminação do organismo invasor pelo interior do organismo hospedeiro (endoparasitismo). O importante processo biológico – a adesão seletiva entre células ou componentes do parasito e hospedeiro – depende, de modo crucial, da intensidade absoluta das interações fracas: se essas forem apenas um pouco mais fracas, as ligações seriam impossíveis. Se, ao contrário, forem só um pouco mais fortes, as células ou componentes teriam muita dificuldade em se separar um(a) do(a) outro(a), uma vez estabelecidas essas ligações (Denton, 1997). Na(s) interface(s) parasito-hospedeiro [lugar(es) de relação e/ou de encontro] podem atuar mecanismos de *especificidade bioquímica* [receptor-ligante, como, por exemplo: *receptores de reconhecimento de padrões (pattern-recognition receptors — PRR)*, receptores na superfície de fagócitos que reconhecem moléculas de microrganismos, conhecidas como *padrões mole-*

culares associados a patógenos (pathogen-associated molecular patterns — PAMP) (receptores de tipo Toll [TLR]) extra e intracelulares, de gene I induzido por ácido retinoico (*RIG-I-like receptors*), NOD símiles (NLR) e de receptores de lectina do tipo C (Boldrick *et al.*, 2002; Underhill e Ozinsky, 2002; Jenner e Young, 2005; Gazinelli e Denkers, 2006; Ishii *et al.*, 2008; Oda e Kitano, 2006; Ramsey *et al.*, 2008; Zak e Aderem, 2009; Blasius e Beutler, 2010; Kumagai e Akira, 2010; Takeuchi e Akira, 2010) ou *inespecíficos* (penetração de nematódeos em hospedeiros vertebrados e invertebrados pela ação de proteases larvais) ou fatores variados. Mais recentemente, outros tipos de PRR têm merecido destaque, os quais se estruturam em plataformas de grande peso molecular, ativadoras de caspase-1, rotuladas de "*inflamassomos*". Essas estruturas controlam a maturação e secreção de interleucinas, tais como IL-1β e IL-18, cujas atividades pró-inflamatórias potentes direcionam as respostas do hospedeiro para a infecção e dano (Schroder e Tschopp, 2010). Segundo Combes (2005), na relação parasito-hospedeiro interferem ou agem dois filtros principais: *filtro de encontro* e *filtro de compatibilidade*, ambos funcionando, metaforicamente, como dois diafragmas; a seleção natural opera no genoma do parasito com o intuito de abrir os dois diafragmas (favorável ao parasito), enquanto age no genoma do hospedeiro de maneira contrária, procurando fechá-los. Esses dois filtros, segundo esse autor, do ponto de vista genético, correspondem a fenótipos hibridizados, porque seu *status*, em qualquer momento, depende não somente dos genes do parasito ou dos genes do hospedeiro, mas dos genes de ambos os indivíduos. Muito da compatibilidade entre parasito e hospedeiro depende do nível de integração, como exemplificado adiante, em *Interface parasito-hospedeiro*, e nas Figuras 4.2 a 4.5 e 4.12 a 4.14).

Tradicionalmente a relação parasito-hospedeiro foi tratada como um binômio estímulo (parasito) e resposta (hospedeiro), desconhecendo a existência fundamental de um terceiro componente imprescindível e determinante do sucesso da relação, chamado, com base em ideias de Piaget (1967), de *assimilação a um esquema conexo*, estruturalmente existente no hospedeiro albergador, que depende, portanto, de sua conexidade interna intrínseca. Se nesse processo de assimilação ou captação de algo existente no meio o organismo captador não se modifica, o comportamento consiste em simples reposição dos elementos consumidos pelo funcionamento (reposição, por exemplo, da glicose e do oxigênio). Porém, se o objeto a ser assimilado, no caso um parasito, oferecer resistência à assimilação, o processo de assimilação sofre modificações em dois sentidos:

- Tenta transformar o "objeto a ser assimilado" em algo "assimilável"
- Provoca modificações nas próprias estruturas de assimilação, construindo novos modelos que permitam a assimilação do objeto (Lima, 1999). Essas modificações, no aparelho assimilador, são chamadas por Piaget (1967) de *acomodação*, que corresponde à reestruturação do esquema (estratégia) de assimilação (não há acomodação senão no curso de uma assimilação). A acomodação é a "aprendizagem" ou o aumento do conhecimento, modificação operativa na forma de agir. Diante de uma dificuldade (problema), o organismo:
  - Recua ou desiste da atividade
  - Deforma a situação para adaptá-la aos esquemas de assimilação
  - Reestrutura o esquema de ação (acomodação) (Lima, 1999).

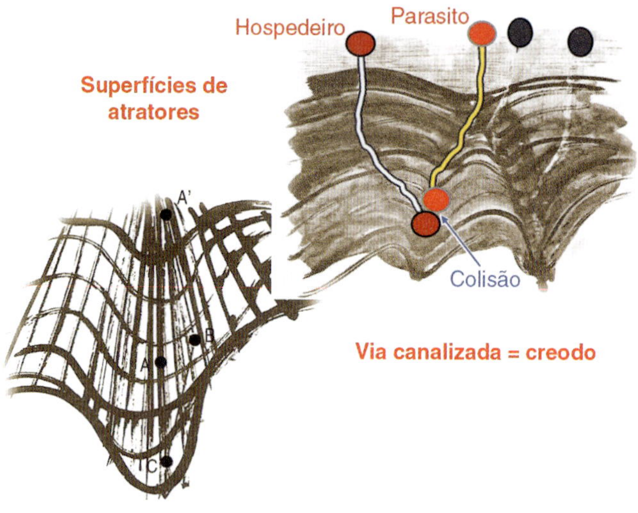

Figura 4.8 Para que ocorra o parasitismo é necessário o encontro fortuito entre o futuro hospedeiro e o futuro coabitante. Esse encontro, na natureza, é favorecido por *superfícies de atratores ou vias canalizadas (creodos)*, que propiciam a colisão entre ambos, com possibilidade subsequente de adesão e penetração (invasão) do ser coabitante no interior do hospedeiro. (Modificada de Waddington, 1979.)

Feita a reestruturação, o organismo passa a dispor de um novo esquema de ação que deve ser alimentado (diz-se que houve uma "*equilibração* (autorregulação) *majorante*" (que aumenta). A equilibração é majorante (logo, não é simples *feedback negativo ou homeostase) porque a cada reequilibração eleva-se o nível operativo do sistema* (Piaget, 1967; Lima, 1999) (Figura 4.9). Por exemplo, as respostas de anticorpos secundárias, terciárias e outras à introdução de um antígeno no sistema imunológico expressam respostas de equilibração majorante. É importante destacar que todo o esquema de assimilação tende a alimentar-se, isto é, tende a incorporar os elementos que lhe são exteriores e compatíveis com sua natureza (Lima, 1999). Por esta razão ocorrem particularidades ou "especificidades" nas relações parasito-hospedeiro e os hospedeiros não costumam ser universais, mas seletivos. A partir da ideia de Piaget (1967) infere-se também que a experiência de algum parasito assimilado por parte de um hospedeiro é irreversível. Nunca poderá mais ser removida ou anulada a partir do processo de assimilação-acomodação-equilibração. Isto é, um indivíduo que foi infectado ou parasitado por um ou mais agentes infecciosos será sempre um indivíduo diferente de sua fase de "inexperiência parasitária", mesmo que tenha sido tratado e "curado". Em sistemas complexos não há redução de experiências, mas sim equilibrações majorantes. Essas considerações também explicam as interferências de uma infecção sobre outra(s), pois cada infecção, ao exigir assimilação-acomodação-equilibração, acaba repercutindo, negativa ou positivamente, no processo de assimilação-acomodação-equilibração da outra. Por exemplo, a bactéria *Rhodococcus equi*, que ocorre em equinos, não é normalmente assimilada por indivíduos humanos sem infecção pelo HIV, mas, ao contrário, em indivíduos infectados é facilmente assimilada. Isto é, a infecção pelo HIV altera o esquema de assimilação do indivíduo infectado. De modo similar os tripanossomatídeos monoxênicos podem causar infecções "oportunistas" em pacientes imunocomprometidos

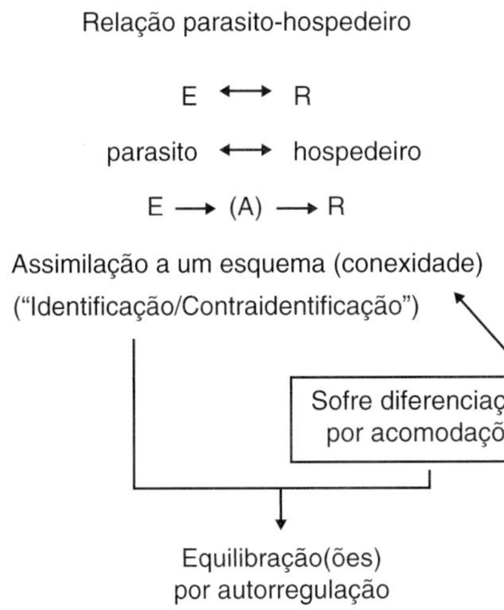

Figura 4.9 A relação entre o parasito (coabitante) e hospedeiro depende de *esquemas de assimilação*, que sofrem contínuas acomodações, visando equilibrações majorantes por autorregulação. (Esquema baseado em Piaget, 1967.)

(veja adiante). É importante destacar que o agente parasitário é também um ser vivo complexo e não um objeto inerte, como costuma ser em geral tratado principalmente nos livros de imunologia. Como consequência, ele também deve modificar seus esquemas de assimilação para viabilizar a interação com o hospedeiro (veja adiante, *Coabitologia pós-genômica*). Portanto, a *relação parasito-hospedeiro é simétrica nos processos de coevolução, pois ambos sofrem alterações epigenéticas no transcurso do convívio*. Segundo Maturana e Varela (1984), isso significa que duas (ou mais) unidades autopoéticas podem estar acopladas em sua ontogenia, quando suas interações adquirem um caráter recorrente ou muito estável. Dado que a unidade autopoética tem uma estrutura particular, as interações (parasito) e meio (hospedeiro), se forem recorrentes, constituirão perturbações recíprocas. Ainda de acordo com Maturana e Varela (1984), "nessas interações, a estrutura do meio apenas desencadeia as modificações estruturais das unidades autopoéticas (não as determina nem as informa). A recíproca é verdadeira em relação ao meio. O resultado será uma história de mudanças estruturais mútuas e concordantes, até que a unidade e o meio se desintegrem". Até esse momento final, haverá *acoplamento estrutural* (Maturana e Varela, 1984). A desintegração na relação parasito-hospedeiro pode ocorrer por morte de um dos integrantes ou por separação dos mesmos.

▶ Importância da epigênese (epigenoma)

Embora o avanço da teoria evolutiva de Darwin tenha proporcionado uma estrutura intelectual para o entendimento dos processos de especiação e a unidade de formas de vida, a teoria nunca satisfez os biólogos evolucionistas (Paracer e Ahmandjian, 2000). O mito do darwinismo está chegando ao seu fim (Chauvin, 1997) e cada vez mais se admite que "a seleção natural não pode explicar a *origem* das novas variações, mas apenas a sua *extensão* ulterior (Endler, 1986). Acrescenta Goodwin (1993): "Os organismos são a causa e consequência de si próprios [...] não é a seleção natural a causa dos organismos. Não são os genes a causa dos organismos [...] os organismos não têm causa: são a sua própria causa. Mas isso não conduz ao misticismo se pensarmos nas características emergentes da auto-organização [...] e considerarmos que um organismo resulta de um atrator biológico [...] Nada é acrescentado do exterior, tudo vem do interior, do próprio organismo [...]. Não há lugar para uma mística qualquer, para uma causa exterior."

As ideias evolucionárias, atualmente, estão sendo refeitas com base na linguagem do equilíbrio pontuado, polimorfismo genético, evolução molecular, com a adição, agora mais recentemente, dos conceitos de coevolução e simbiose (Paracer e Ahmandjian, 2000). Pela genômica funcional se está também percebendo quão grande é o abismo entre "informação" genética e significado biológico e o próprio conceito de gene está sendo seriamente repensado (Keller, 2002; Moss, 2003; 2006). Portanto, para discutir os tópicos deste item do texto será necessário elucidar alguns aspectos conceituais, fundamentais para sua intelecção.

O genoma está sendo cada vez mais considerado como uma estrutura dinâmica, fluida e não mais estática e fixa, ocorrendo, então, a fluidez genômica e a influência de normas epigenéticas gerando novas informações de sequências (Von Sternberg *et al.*, 1992; 1996a,b). Classicamente foi determinado que o DNA codifica sequências polipeptídicas e genomas são modelados como arranjos lineares de domínios codificantes de proteínas e de locais reguladores associados. Porém, análises de sequência e mapeamento do genoma têm demonstrado que somente uma pequena porcentagem do total do DNA eucariótico está devotada à codificação de proteína (Von Sternberg, 2000). No caso do genoma humano, menos de 3% dos nucleotídios cromossômicos compreendem genes no sentido tradicional e o mesmo parece aplicar-se a outros organismos multicelulares (Bernardi, 1995). Isso significa que a clássica distinção genótipo-fenótipo, apresentada na forma do código genético/relação de proteínas, refere-se a somente 1 a 5% do DNA de muitos filos. Esse DNA corresponde ao *DNA de expressão* (*descriptor DNA*), responsável pelo código genético estandardizado, o qual é explícito e independente do contexto (Von Sternberg 2000). O segundo tipo de DNA, chamado de *DNA não gênico* (*non-genic DNA*) ou *DNA construído* (*constructed DNA*), é dependente do contexto e não manifesto unicamente na sequência nucleotídica. A grande quantidade do DNA não gênico corresponde a um complicado arranjo de domínios reguladores, locais de ligação à matriz nuclear; sequências de macro-, mini- e microssatélites; pseudogenes; elementos nucleares intercalares curtos (*short interpersed nuclear elements* = SINE); elementos intercalares longos (*long interpersed nuclear elements* = LINE); elementos tipo-retrovirais; transpósons e muitas outras extensões ou trechos de nucleotídios não classificados (Von Sternberg, 2000; Strachan e Read, 2002). Embora esses elementos não gênicos não apresentem nenhuma função diretamente relacionada com o fenótipo, são determinantes da arquitetura genômica reguladora e de códigos tridimensionais ou de conformação. Isto é, o espaçamento e permutação de elementos não gênicos influenciam padrões de transcrição gênica, já que essas sequências podem adotar estruturas secundárias e terciárias singulares, específicas para *loci* no contexto da cromatina, e podem também servir como sorvedouros para proteínas nucleares (Von Sternberg, 2000). Um aspecto singular desses códigos de conformação é que eles se originam de interações proteína-proteína-DNA e assim, diferentemente do código genético clássico, resultam da mescla entre o DNA de expressão (*descriptor DNA*) e o construído (DNA-proteínas ligantes). Portanto, volta-se a frisar que o código genético estandardizado é *explícito e independente do contexto*, enquanto a informação derivada de concatenações de sequências cromatínicas singulares e repetitivas é *dependente do contexto* e não está manifesta exclusivamente na sequência nucleotídica primária (Von Sternberg, 2000). Os cromossomos não são estáticos, mas são geneticamente fluidos no nível sequencial e as sequências que medeiam a sua fluidez dependem de regulação celular (Von Sternberg, 1996b; McClintock, 1978; 1984). Evidências, cada vez mais crescentes, têm demostrado que "o DNA não é o alfa e o ômega de toda a hereditariedade. As informações são transferidas de uma geração à outra por meio de muitos sistemas de heritariedade que interagem uns com os outros. [...]. Eles são chamados de Sistemas de Herança Epigenéticos (SHE). São esses sistemas que conferem a segunda dimensão da hereditariedade e evolução" (Jablonka e Lamb, 2010). De fato, segundo essas duas autoras, os SHE são "tecnologias de transmissão" adicionais que transmitem fenótipos em vez de genótipos e operam pelos seguintes mecanismos:

- *Circuitos autossustentáveis*: o estado de um circuito é transmitido inteiro de geração a geração, e varia também como um todo. Por isso, o circuito é a unidade de variação hereditária (são circuitos compostos por interações genes-proteínas)
- *Herança estrutural: as memórias da forma*. Este tipo de herança epigenética está relacionado com estruturas celulares, não com a atividade de genes. Versões alternativas de algumas estruturas celulares podem ser herdadas porque as estruturas existentes guiam a formação de estruturas similares em células-filhas. Cavalier-Smith (2000, 2004) chama o conjunto de membranas que se autopreserva de "*membranoma*" da célula porque, como o genoma, carrega informações hereditárias em sua estrutura. Os *príons*, que não contêm DNA ou RNA, pois são feitos de proteínas, parecem também ter propriedades de automodelagem e suas propriedades de herança estrutural residem em sua estrutura tridimensional
- *Sistemas de marcação da cromatina: as memórias cromossômicas*. Admite-se, atualmente, a existência de um *código histônico ou de histonas*, que consiste em modificações covalentes nas caudas das histonas. Esse código baseia-se na hipótese de que as interações cromatina-DNA são governadas por combinações nas variações das histonas (Spotswood e Turner, 2002; Strahl e Allis, 2000; Margueron *et al.*, 2005; Quina *et al.*, 2006). As modificações das histonas influenciam a estrutura da cromatina de uma forma combinatória e dentro do contexto de outras modulações da cromatina como metilação do DNA, troca ou substituição, depósito e remodelação de histona e organização nuclear (Margueron *et al.*, 2005). Por essa razão, alguns autores preferem falar de *código de cromatina*, já que as conformações nucleossomais e as modificações pós-traducionais na cauda de histonas somente fazem sentido dentro da fibra de cromatina, onde as características físico-químicas podem ser traduzidas em programas reguladores no nível do genoma. Em particular, esse código de cromatina explora transições alostéricas da fibra de cromatina (Bernecke, 2006; Lesne, 2006). [Em bioquímica, a regulação alostérica é a regulação exercida em uma enzima ou outra proteína por meio da ligação em uma molécula efetuadora ao local alostérico, isto é, diferente do local ativo (Nelson e Cox, 2004; Wikipedia, 2010).]

A metilação do DNA (metiloma) ocorre principalmente nas ilhas de CpG, que constituem o substrato preferido para uma DNA-metiltransferase, que adiciona um grupo metila à citosina (Pollard e Ernshaw, 2006). Essas ilhas são regiões do DNA que contêm alta frequência de dinucleotídiosnucleotídio CG (citosina + guanina) (Cross e Bird, 1995). Elas abrangem 0,7% do genoma humano (Fazzari e Greally, 2004). [O "p" na anotação CpG se refere à ligação fosfodiester (em inglês: *phosphodiester*) entre citosina (C) e guanina (G).] Essas ilhas comparecem em aproximadamente 40% dos promotores de genes de mamíferos (em torno de 60% de promotores humanos) (Bernstein *et al.*, 2007). O critério original de ilha de CpG compreende regiões de no mínimo 200 bases e com um conteúdo de C+G de no mínimo 50% e com uma razão entre a frequência de CpG observada e esperada de no mínimo 0,6% (Gardiner-Garden e Frommer, 1987). O resto do genoma expressa um conteúdo de CpG muito mais baixo, com uma frequência de aproximadamente 1%, compondo um fenômeno chamado de supressão de CG. As ilhas de CpG encontram-se mais associadas à região 5′ dos genes e excluem a maioria das repetições *Alu* (Takai e Jones, 2002). A metilação de locais de CpG em um promotor de um gene pode inibir a expressão do gene correspondente. A metilação é central, junto com modificações de histona, para a ocorrência de *imprinting* (Wikipedia, 2010). Pode-se concluir que o código de histona (código de cromatina) faz parte de um código celular de proteína, isto é, de um *epiproteoma*, que, junto com o *epigenoma* e *genoma* pode ser o responsável pela complexidade dos organismos mamíferos (Margueron *et al.*, 2005). O epigenoma apresenta desafios mais intimidadores do que aquele do próprio genoma (Spotwood e Turner, 2002).

- *Interferência de RNA: silenciamento de genes*. Seria um tipo de sistema imunológico da célula, cujo papel visa defender a célula contra vírus invasores e atividades de parasitos genômicos – os transpósons, ou genes saltadores, que podem se replicar e se movimentar pelo genoma. Tanto os vírus quanto os transpósons tendem a gerar RNA de fita dupla. Os micro-RNA ou miRNA têm um papel crucial na regulação de atividades celulares e em decisões sobre o desenvolvimento do organismo
- *Estampagem genômica parental (parental genomic imprinting)*: processo de influenciar a expressão gênica sem alterar a sequência nucleotídica do gene; ocorre de modo diferente no testículo e ovário, fazendo com que o mesmo gene tenha efeitos diferentes, dependendo se a transmissão for paterna ou materna (Farah, 2007). No passado era postulado que os genes ativos estavam localizados na eucromatina, mas foi demonstrado que as regiões de transcrição mais intensa estão dispostas na periferia da cromatina densa ou heterocromatina, onde ocorre, ainda, replicação de DNA, entre outras funções (Fakan e van Driel, 2007).

Agora se sabe que a informação pode ser geneticamente transmitida via cromatina e/ou conformações cromatina-citoesqueleto e esse tipo de hereditariedade epigenética tem significado fenotípico (Von Sternberg, 2000). Essa nova concepção renasce, em parte, o Lamarkismo (Bessol, 2000; Jablonka e Lamb, 1995; 2010). Brink (1960), um estudioso de paramutação (= condição em que um alelo influencia a expressão de outro no mesmo *locus* quando eles estão combinados em um heterozigoto) propôs que o genoma tem duas funções:

- *Função genética*: responsável pela transmissão da informação, baseada em cromossomo, de uma geração para a próxima
- *Função paragenética*: sensorial ao ambiente celular e a estados cromatínicos herdavelmente modificados em resposta a sinais recebidos e interpretados (Jablonka e Lamb, 1995; 2010; Jorgensen, 1993; 1994; Meyer e Saedler, 1996; Brink, 1960). A primeira função é darwinista e a segunda, lamarkiana. As células, então, podem comandar e escrever seus próprios genomas (Shapiro, 1991; 1992; 1997; Von Sternberg, 1996a,b), indicando que as configurações de DNA são o resultado de um *sistema inteligente citoplasmático-cromossômico* (Hameroff, 1987; Shapiro, 1991; 1992; 1997; Von Sternberg, 1996b), em que os estados celulares, englobando a forma, influenciam alterações genômicas estruturais e simbólicas, atualizando os atratores morfológicos (= recursividade teleomórfica) (Von Sternberg, 2000). Provavelmente essa função paragenética tem grande importância na definição das diferentes formas que surgem na metamorfose de um artrópodo ou de um nematódeo, mantendo o mesmo genoma.

▸ Pangenoma (mobiloma), parasitismo molecular e aquisição de genomas | Conceito de infectron (parasito molecular)

Os seres vivos se subdividem em seis reinos (Bactéria, Protozoa, Animália, Fungi, Plantae, Chromista) (Cavalier-Smith, 2004) e compõem o *Pangenoma* [sistema genético comum (coletivo) de todos os seres vivos, as moléculas orgânicas e seus complexos (vírus, plasmídios, transpósons, sequências de inserção contendo DNA e RNA] (Tetz, 2005) (Figura 4.10). Os organismos unicelulares (incluindo parasitos), vírus e elementos gênicos são a sua parte principal. Mais de 10^9 espécies de bactérias parecem habitar a biosfera (Dykhuizen, 1998; Lawrence, 1999). A massa total de bactérias no mundo é de aproximadamente $7{,}5 \times 10^9$ toneladas, sendo muito maior que a massa total de outras criaturas vivas: plantas com $5{,}5 \times 10^9$ toneladas (± 1,4 vez menos massa que as bactérias) e animais com $0{,}5 \times 10^9$ toneladas (± 15 vezes menos que as bactérias) (Tetz, 2005). Os micróbios se caracterizam por altas taxas de crescimento e multiplicação (reprodução de informação genética); podem ser encontrados em qualquer lugar do solo e água; são adapatados para viver em várias temperaturas (de −20°C a + 250°C) e em diferentes níveis de pH (de 2 a 9); em situações de alta radiação e outras (Tetz, 2005). Micróbios podem ser encontrados no interior e na superfície de praticamente todos os organismos multicelulares e, além disso, animais e plantas não podem viver sem eles (lado Gaia dos microrganismos). As bactérias que representam a flora normal excedem o número de todas as células do hospedeiro. Considera-se que o corpo humano consiste em 10^{13} células e, por outro lado, os microrganismos que formam a flora humana normal atingem 10^{14} células (Savage, 1977; Henderson e Wilson, 1996; 1998; Tosta, 2001). É praticamente

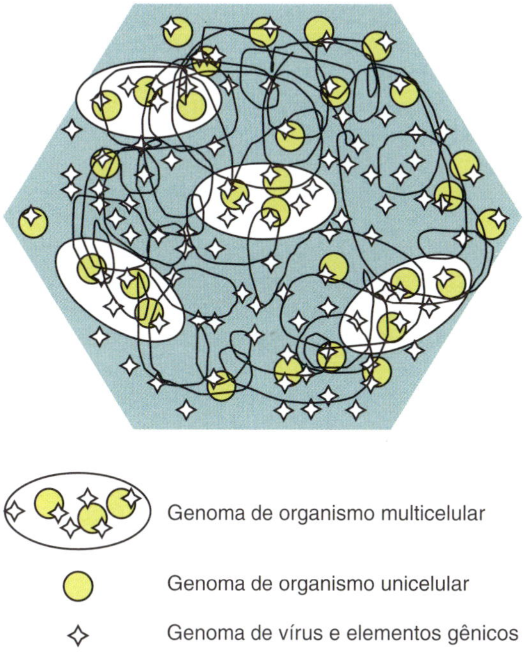

Figura 4.10 Estrutura do *Pangenoma*, que representa um sistema genético comum (coletivo) de todos os seres vivos, as moléculas orgânicas e seus complexos (vírus, plasmídios, transpósons, sequências de inserção contendo DNA e RNA). Este sistema tem alta mobilidade (*mobiloma*), podendo navegar entre os genomas de organismos uni e pluricelulares. (Modificada de Tetz, 2005.)

impossível estimar, mesmo aproximadamente, o número de elementos gênicos no planeta (Tetz, 2005). Estima-se que os vírus sejam os agente biológicos mais comuns na água do mar, podendo atingir 10 bilhões por litro de água (Fuhrman, 1999). [Segundo Tetz (2005), o conceito de pangenoma implica que novos genes emergentes não estão fadados a desaparecer junto com a morte de um organismo ou a extinção de uma espécie, e os microrganismos formam o principal estoque ou "fundo comum" (*pool*) de genes.] No pangenoma, os genes flutuam em um oceano de retrotranspósons, compondo o *Mobiloma* (conjunto de elementos móveis) (Bushman, 2002).

O aspecto dinâmico do genoma e as características de sua composição, rica em *elementos de transposição* (transpósons, retrovírus endógenos, retrotranspósons, retropseudogenes) (Strachan e Read, 2002) mudou dramaticamente o conceito da árvore da vida (= "árvore" da vida revisada) (Dootlittle, 1999; 2000). O padrão de evolução não é linear e arboriforme como Darwin imaginou. Embora os genes sejam transmitidos verticalmente de uma geração para a outra, a herança vertical não é o único processo importante que tem afetado a evolução das células. A *transferência lateral ou horizontal de genes* tem também ocorrido, como um processo exuberante e diferente, no curso da evolução. Essa transferência compreende a distribuição de genes isolados ou conjuntos completos de genes que migram, não de uma célula-fonte ou materna para seus descendentes, mas se processa através das barreiras entre as espécies. Isso faz com que os eucariotas tenham emergido não das arqueas, mas de uma célula precursora que foi produto de qualquer número de tranferências gênicas horizontais – eventos que legaram parte bacteriana, parte arqueana e parte de outras coisas (Dootlittle, 1999). Então a história da vida resulta da aquisição e integração de genomas (Margulis e

Sagan, 2002a). Com base nessa concepção, Margulis e Sagan (2002a) definem *espécie* do seguinte modo: "dois seres vivos pertencem à mesma espécie quando o conteúdo e o número de genomas integrados, inicialmente independentes, que os constituem são os mesmos". Esse conceito de que organismos, em comum, com o mesmo número e tipo de genomas integrados pertencem à mesma espécie, baseia-se no reconhecimento de que *todos os organismos nucleados são compostos* (Margulis e Sagan, 2002a). Isto é, todos os organismos nucleados evoluíram ou originaram-se de simbiose, com integração de genomas, podendo-se falar, em senso lato, de *parasitismo molecular ou genômico*. Em outras palavras, *cada ser vivo, de bactéria a mamífero, é um consórcio de seres vivos* (Tosta, 2001). Esse autor cunhou o termo *infectron* para abarcar o grande número de DNA exógenos que invadem o genoma e interferem em sua organização ou função, os quais apresentam, segundo ele, as seguintes características principais:

- Um genoma inteiro ou parte dele
- De qualquer fonte ou origem para qualquer alvo
- Transferência horizontal ou vertical
- Ação curta ou prolongada
- Transferência natural ou artificial
- Causa alterações estruturais ou funcionais no genoma hospedeiro. Considera, também, que todas as conexões dentro ou entre comunidades microbianas, ou entre essas comunidades e o hospedeiro, que acarretam troca gênica, são *conexões infectrônicas*. Diferentemente das conexões não infectrônicas, as conexões infectrônicas provocam diversidade (Tosta, 2001). *Os infectrons ou elementos transferíveis (TE) seriam, então, parasitos moleculares.*

A literatura apresenta numerosos e fascinantes exemplos de transferências gênicas. Com o aparecimento dos peixes cartilaginosos com mandíbulas, os condrictes, surgiram os linfócitos B e T, que se caracterizam por apresentarem receptores específicos [imunoglobulina e receptor de célula T (TCR)] que formam rearranjo gênico. Para que o rearranjo ocorra, é necessária a participação dos genes de ativação de recombinação (*recombination activating genes* = RAG) RAG 1 e RAG 2, os quais codificam componentes da V(D)J recombinase (V = variável; D = diversidade; e J = *joint* ou junção) ou codificam fatores de transcrição ou outros tipos de proteínas que ativam a maquinaria da V(D)J recombinase. A parte fascinante desta história foi a descoberta de Oettinger *et al.* (1990), do grupo de D. Baltimore, os quais detectaram que os genes RAG em mamíferos, aves e anfíbios têm regiões codificadoras sem íntrons e estão muito próximas umas das outras, caracterizando uma situação rara em genomas de vertebrados. Esses genes têm aspecto de uma unidade carreada para o interior do genoma a partir de um organismo unicelular, como uma levedura ou uma bactéria, onde genes justapostos e sem íntrons são comuns. Esses autores concluíram que os RAG foram parte de retrotranspósons e tiveram a função de rearranjar o DNA em sua vida prévia, É possível que os ancestrais dos genes RAG tenham sido horizontalmente transferidos em uma linhagem de metazoa, em algum ponto recente da evolução (peixes cartilaginosos?). Então foram infecções virais que provocaram a virada do sistema pré-linfocitário para linfocitário! É um grande equívoco conceitual dizer que o sistema imunitário dependente de linfócito corresponde ao componente adaptativo desse sistema. Esse conceito parece ignorar que animais sem linfócitos têm também uma grande capacidade adaptativa a diversos tipos de perturbações. Ao contrário, assim como os invertebrados, são sucessos maiores na evolução do que os humanos. Basta analisar o sucesso evolutivo dos artrópodes a moluscos!

Pesquisadores começaram a caracterizar as moléculas que participam na interação de espermatozoide e óvulo. Estudando espermatozoide de hamster, camundongo ou de *Caenorhabditis elegans*, detectaram uma molécula dímera da família ADAM, rotulada de fertilina, cujo domínio extracelular da subunidade alfa apresenta uma região hidrofóbica de aproximadamente 20 aminoácidos, que se assemelha a regiões fusogênicas de proteínas de fusão virais, as quais medeiam a fusão de envelopes virais com as células que eles infectam (Blobel *et al.*, 1992; Podbilewicz, 1996; Evans *et al.*, 1997). Isso sugere que foi por meio de infecções por vírus que alguns animais, na evolução, adquiriram a capacidade de se reproduzir sexualmente pela fusão de duas células haploides diferentes, isto é, de um espermatozoide com um óvulo. A fertilização de um óvulo por um espermatozoide se assemelha a uma infecção! Evidências dessa ordem vão lançando hipóteses de como começou a reprodução sexuada com células germinais haploides distintas. A ontogênese da placenta humana depende da formação do sinciciotrofoblasto, a qual é mediada por uma proteína de envelope de retrovírus endógenos (família Herv-W) denominada sincitina (Mi *et al.*, 2000; Rote *et al.*, 2004). Essa produz a fusão celular e a imunossupressão local na placenta e depende de proteínas originadas de provírus residentes em nosso genoma (Muir *et al.*, 2004).

Esses achados (RAG, fertilina e sincitina) exemplificam a importância de transmissões horizontais no transcurso da filogenia, mostrando que nós *somos resultado de um verdadeiro embaralhamento gênico entre seres distintos*. Na realidade, somos uma "salada de genes" provenientes de diversos tipos de ancestrais! Uma verdadeira humilhação para os antropocentristas e racistas!

Imase *et al.* (2000), usando PCR, revelaram a transmissão horizontal de sequências de retrovírus de camundongo dos tipos A e C do hospedeiro para *Schistosoma japonicum*. Sequências de retrovírus de camundongo do tipo A foram também detectadas em DNA extraído de cercárias de *S. japonicum* e *S. mansoni*, indicando também a ocorrência de transmissão vertical.

O genoma de um vírus (o conjunto de seu DNA ou RNA) pode colonizar, permanentemente, seu hospedeiro, adicionando genes virais ao organismo invadido e até tornando-se parte fundamental de seu material genético. Portanto, os vírus geram efeitos mais rápidos e diretos do que os de forças externas, que simplesmente selecionam variações genéticas internas geradas lentamente. A enorme população dos vírus, combinada com suas taxas aceleradas de replicação e mutação, faz deles a maior fonte mundial de inovação genética. E genes de origem viral podem viajar, invadir outros organismos e contribuir para mudanças evolutivas (Villarreal, 2004). Este autor, em consonância com outros pesquisadores, como Phillip Bell, da Universidade Macquarie em Sidney, Austrália, argumentaram que o próprio núcleo celular é de origem viral. O advento do núcleo – que diferencia eucariotas (organismos cujas células contêm núcleos verdadeiros), incluindo os humanos, dos procariotas, como as bactérias – não pode ser explicado apenas com a adaptação gradual. O núcleo pode ter evoluído de um vírus de DNA grande e persistente que passou a se abrigar permanentemente nos procariotas (Bell, 2001; 2006; 2009). É possível ainda que o núcleo das células eucarióticas tenha advindo de uma simbiose de arquibactéria (Archea) em bactérias (eubactérias) (Horiike *et al.*, 2001; 2002).

Nossas mitocôndrias guardam muitas semelhanças bioquímicas com bactérias, sustentando a teoria endossimbiótica da origem dessas organelas (Margulis, 2001), tais como sensibilidade a antibióticos e iniciação da transcrição por formil-metionina, características compartilhadas com inúmeras bactérias patogênicas. As caudas de actina, reguladas por Arp2/3, que são produzidas durante a infecção por *Listeria monocytogenes*, *Shigella sp.* e *Ricketsia* sp., podem também ser detectadas em mitocôndrias de levedura (*apud* Strauss, 1999) e no deslocamento da organela durante a espermatogênese de *Drosophila melanogaster* (Bazinet e Rollins, 2003). Isso faz lembrar que no continuum *de transição entre parasito e mutualista obrigatório e até a formação de uma nova espécie, os simbiontes lançam mão de conhecidas estratégias parasitárias para o estabelecimento e manutenção dos consórcios* (Bermudes e Joiner, 1993).

Recentemente, ARL Teixeira e seus colaboradores, da Universidade de Brasília (Teixeira, 2006a,b; Simões-Barbosa *et al.*, 2006; Hecht *et al.*, 2010) demonstraram, pela primeira vez em protozoários, a transferência genética de DNA de cinetoplasto mitocondrial de *Trypanosoma cruzi* (kDNA) em células sanguíneas e espermatozoides de pacientes com doença de Chagas. Essa transferência foi reproduzida experimentalmente em coelhos e galinhas. Em cromossomos humanos, foram identificados vários *loci* como locais de integração, ocorrendo a incorporação de DNA de minicírculos do parasito principalmente em outro elemento móvel, LINE-1. Verificaram também a integração de kDNA em linha germinal de galinha e em espermatozoides humanos, ocorrendo transmissão vertical em progênies livres de infecção. Esses trabalhos revelaram uma facilitação da transferência de kDNA de *T. cruzi* para elementos LINE-1, indicando a superposição gênica de elementos móveis distintos, mas com certa homologia sequencial. Esses achados trouxeram uma enorme contribuição para o estudo futuro da patogenia da doença miocárdica de Chagas crônica. Todo esse conjunto de dados apresentados mostra que a simbiose parasitária contribui na indução de inovações evolutivas, como já foi frisado anteriormente (Bermudes e Joiner, 1993).

Bastante disseminadas, as bactérias *Wolbachia*, gênero de bactérias da ordem Rickettsiales, são "pensionistas" com um interesse a longo prazo em seu hospedeiro invertebrado. Elas vivem no interior das células e são transmitidas à geração seguinte invadindo os ovos de seu hospedeiro (Hurst e Randerson, 2002). São encontradas como simbiontes da maioria das filárias patogênicas (como *Wuchereria bancrofti*, *Brugia malayi*, *Onchocerca volvulus* e outras). Nas infecções filarianas experimentais de animais, o tratamento prolongado com antibióticos (como tetraciclina ou oxitetraciclina) permite eliminar a bactéria, bloqueando ao mesmo tempo a reprodução das filárias. Com doses menores de antibióticos, as microfilárias produzidas apresentam bloqueio da diferenciação do estágio L3 para verme adulto, razão pela qual a presença de *Wolbachia* parece indispensável ao ciclo reprodutivo dessas filárias e, portanto, à sua patogenicidade (Rey, 2003). Espécies de *Wolbachia* infectam uma grande quantidade de invertebrados, crustáceos e nematoides (Rigaud, 1999). Ao redor de 16% de todas as espécies de insetos porta essa bactéria, que, como as mitocôndrias, são herdadas por meio de citoplasma materno (Werren, 1997; Wilkinson, 1998). Vários exemplos mostram que essas bactérias contribuem para a diversidade da vida. Em bicho-de-conta (*woodlouse*), *Wolbachia* infectam glândulas salivares e convertem embriões machos em fêmeas (Paracer e Ahmadjian, 2000). Fêmeas de vespas infectadas só produzem filhas, enquanto fêmeas não infectadas desenvolvem machos (Hurst *et al.*, 1993). Insetos portadores de *Wolbachia* de diferentes cepas são mutuamente incompatíveis, não podendo interprocriar, ocorrendo, então, especiação entre insetos (Werren, 1997).

Os humanos receberam uma grande quantidade de microrganismos ao conviver com animais domésticos, os quais, às vezes, constituem verdadeiros presentes letais (Diamond, 2002). Segundo Diamond, ocorreram quatro fases na evolução de uma doença humana a partir de um precursor animal. A primeira fase é ilustrada por várias doenças que adquirimos de vez em quando diretamente de animais domésticos. Entre elas estão a síndrome da arranhadura do gato, a leptospirose de cães, a psitacose de galinhas e papagaios, e a brucelose de vacas. Na segunda fase, um antigo agente patogênico animal evolui até o ponto em que é transmitido diretamente entre pessoas e causa epidemias. No entanto, a epidemia desaparece por várias razões, como a cura por meio da medicina, ou a interrupção quando todos em volta já foram infectados e se tornaram imunes ou morreram. Por exemplo, uma febre desconhecida denominada O'nyong-nyong apareceu no leste da África em 1959 e contaminou milhões de africanos. Foi causada provavelmente por um vírus de macaco transmitido aos seres humanos por mosquitos. O fato de os pacientes se recuperarem depressa e se tornarem imunes a um novo ataque contribuiu para que a doença desaparecesse rapidamente (Diamond, 2002). Uma terceira fase no ciclo evolutivo de doenças mais importantes é representada por antigos agentes patogênicos de animais que se alojaram em seres humanos, não desapareceram, e ainda podem, ou não, vir a se tornar grandes "assassinos" da humanidade. A febre de Lassa constitui um exemplo, observada pela primeira vez na Nigéria em 1969, derivada provavelmente de um vírus de roedor, que provoca uma doença fatal (febre hemorrágica). Melhor estudada e conhecida é a borreliose, causada por uma espiroqueta que é contraída pela picada de carrapatos que vivem em ratos e veados. Encaixa-se também nessa fase a AIDS, derivada de um vírus do macaco e constatada pela primeira vez em seres humanos em 1959 (Diamond, 2002). A fase final dessa evolução é representada pelas mais importantes e antigas doenças epidêmicas restritas aos seres humanos. Essas doenças devem ter sido as sobreviventes evolutivas dos muitos agentes patogênicos que tentaram saltar de outros animais para nós – e a maioria fracassou (Diamond, 2002).

▸ Metagenômica e microbioma (importante faceta do lado Gaia da coabitologia)

▪ Aspectos gerais

Segundo Henderson e Wilson (1996), Linnaeus deveria ter nos chamado de *Homo bacteriens.* De fato compomos um *superorganismo*, que é um *híbrido homem-micróbio* (Sekirov e Finlay, 2006; Goodacre 2007). Esse consórcio pode ser íntimo, atingindo a individualidade do genoma ou estruturas extragenômicas. Considera-se que o organismo humano seja composto de 10^{13} células, enquanto as várias superfícies do corpo podem estar colonizadas por aproximadamente 10^{14} células microbianas procarióticas e eucarióticas nativas, atingindo a proporção de 10 células microbianas por cada célula humana (Savage,

1977). Esse número de bactérias parece ser bem maior e todas as estimativas são bastante imprecisas. A pele humana tem aproximadamente 2 m^2 de superfície e estima-se que um homem adulto aloje 10^{12} bactérias na pele, com uma flora ao redor de 200 espécies (Todar, 2008). Em torno de 10.000 microrganismos, incluindo vírus, bactérias e fungos, são inalados diariamente por cada habitante de cidade (Samuelson, 2003). Tosta (2001), em seu artigo, pergunta: Quais são as consequências de tal extensa e prolongada associação entre humanos e micróbios? Responde propondo que os micróbios e humanos, na realidade todos os seres vivos, estão conectados por redes funcionais, as quais atuam promovendo a diversidade, adaptação e coevolução. Henderson e Wilson (1996) levantaram uma questão fundamental: *por que essa enorme população bacteriana, composta de mais de 1.000 espécies, não induz uma resposta inflamatória constante*, já que essas bactérias comensais contêm peptidoglicanos e, além disso, muitas delas têm um dos mais potentes agonistas/mediadores pro-inflamatórios, lipopolissacarídio (LPS)? Segundo esses autores, as bactérias e vírus podem produzir microcinas (moléculas tipo citocinas), que induzem uma rede de interações que inibem a resposta tecidual a esses comensais. Essas redes promoveriam uma harmonia entre o hospedeiro e os comensais (*Lado Gaia*).

Metagenômica

A *metagenômica* é o estudo de *metagenomas*, isto é, material genético (DNA) diretamente recuperado de amostras do ambiente, que pode ser externo (solo, oceano, e outros.) ou de locais de um organismo (pele, boca, intestino e outros). Quando se refere a estudos de material ambiental externo é também referida como *genômica ambiental*, *ecogenômica* ou *genômica de comunidades*. De fato, a metagenômica decorre da aplicação de técnicas modernas da genômica ao estudo de comunidades de organismos microbianos obtidos diretamente de seus ambientes naturais, superando a necessidade de isolamento e de cultivo de espécies individuais (= a arte de sequenciar o não cultivável) (Chen e Pachter, 2005). Por outro lado, *microbioma* corresponde à totalidade de microrganismos, seus elementos gênicos e interações ambientais em um determinado ambiente, que pode ser o intestino humano ou uma amostra de solo (Wikipedia, 2010). Apesar de os dois termos gerarem certa confusão entre eles, a *metagenômica compreende uma abordagem técnica* que contribui substancialemente para a definição do *microbioma* (*totalidade de organismos ou flora*) de um determinado ambiente. Um corresponde ao método e o outro, ao conteúdo.

Microbioma bucal e salivar (+micobioma)

Uma boca sã tem uma grande quantidade de micróbios, entre os quais vírus, fungos e bactérias (Avila *et al.*, 2009). São mais de 750 espécies distintas, mais da metade delas ainda sem nome, existentes na cavidade oral (cerca de 50% das bactérias orais humanas não foram ainda cultivadas) (Jenkinson e Lamont, 2005; Aas *et al.*, 2005). As espécies mais comuns e mais dispersas na boca pertencem aos gêneros *Gemella*, *Granulicatella*, *Streptococcus* e *Veillonella* (Aas *et al.*, 2005) Estima-se que o total de bactérias em boca saudável é de cerca de 10 bilhões (10^{10} bactérias), aumentando consideravelmente quando a higiene bucal não é adequada. Uma placa dental pode conter 1 a 2 × 10^{11} bactérias/g e mais de 400 espécies de bactérias ou em cada milímetro cúbico de placa dentária existem cerca de 100 milhões de bactérias (Munro e Grap, 2004). As comunidades na cavidade oral são polimicrobianas e existem principalmente como biofilmes nas superfícies dos dentes, próteses dentárias, gengivas e língua (Marsh, 2004). Os *biofilmes* são comunidades biológicas com um elevado grau de organização, onde as bactérias formam comunidades estruturadas, coordenadas e funcionais (Davey e O'Toole, 2000). É provável que muitos dos componentes individuais dessas comunidades não consigam sobreviver fora delas devido à interdependência metabólica, pois formam verdadeiros consórcios complexos (Jenkinson e Lamont, 2005). Para se tornar um patógeno de sucesso, na cavidade oral, certas bactérias devem primeiro romper a barreira de comensais (Jenkinson e Lamont, 2005). Portanto, é importante, inicialmente, definir bem a flora da cavidade bucal humana sadia para entender a participação de bactérias em doenças orais (Aas *et al.*, 2005; Mazumdar *et al.*, 2009). O *microbioma salivar* pode participar em doenças da cavidade oral e interage com o microbioma de outras partes do corpo, em particular com o trato intestinal (Nasidze *et al.*, 2009). Esses autores, sequenciando 16S rRNA, identificaram, na saliva de pessoas de várias partes do mundo, 101 gêneros bacterianos, com possibilidade de mais 64 gêneros ainda desconhecidos. Concluíram que o microbioma salivar humano não varia muito de área para área (em uma única coleta de amostra = *single snapshot in time)*, desconhecendo, ainda, quais são as variações do microbioma salivar no transcurso do dia, como pode ser influenciado pela dieta e o que acontece quando indivíduos migram para outros locais. As espécies bacterianas da cavidade oral podem ser transmitidas horizontalmente e existem evidências preliminares de transmissão vertical da mãe para o concepto (Li *et al.*, 2007). Este estudo deve alertar os pediatras para chamar a atenção das mães e babás a fim de que evitem usar utensílios da criança em suas bocas (p. ex., provar a comida com a mesma colher ou recipiente que será utilizado pela criança). Estudos têm demostrado que as comunidades bacterianas variam bastante entre indivíduos em cada *habitat* corporal estudado (intestino, pele, e cavidade oral) e no transcurso do tempo, porém exibem uma relativa estabilidade em cada indivíduo (Costello *et al.*, 2009) e parece existir um microbioma nuclear (*core microbiome*) em indivíduos sadios (Zaura *et al.*, 2009). Hoje, cada vez mais, destaca-se a possibilidade de a flora bucal influir em doenças cardiovasculares. Estudo experimental, em suínos, mostrou que bacteriemia recorrente por *Porphyromonas gengivalis* induziu lesões aórticas e coronorianas consistentes com aterosclerose em animais normocolesterolêmicos e aumentou a aterosclerose aórtica e coronariana em animais hipercolesterolêmicos (Ordovas e Moser, 2006). A flora oral pode contribuir também para as pneumonias nosocomiais (Amaral *et al.*, 2009). Embora esta flora possa parecer sempre deletéria, é preciso lembrar que o equilíbrio é dinâmico e podem surgir novas relações ecológicas, tendendo até mesmo ao mutualismo. Estes microrganismos, ao realizar a adesão, competem por substrato com outros mais patogênicos, produzindo polissacarídios e antígenos peptídicos com formil-metionina (tripeptídio originalmente isolado de filtrados baterianos), mantendo, assim, um estímulo imunológico basal. Lactobacilos orais podem controlar a infecção por *Porphyromonas gingivalis*, *Prevotella intermedia* e *Actinobacillus actinomycetemcomitans*. *Lactobacillus gasseri* e *L. fermentum* foram mais frequentes em voluntários normais do que em casos de periodontite crônica. Além de modularem a resposta imunológica, as bactérias deste nicho produzem bacteriocinas, que controlam a proliferação de outras bactérias, promovendo um equilíbrio (revisto em Bonifait *et al.*, 2009).

Estudo recente, realizado em Ohio, EUA (Ghannoum *et al.*, 2010), mostrou que existe um *micobioma* (*microbioma fúngico*) basal em indivíduos sadios, com certa variabilidade, contendo 64 gêneros de fungos cultiváveis e 11 não cultiváveis, sendo os mais frequentes do gênero *Candida* (em 75% dos participantes), seguido por *Clodosporium* (65%), *Aureobasidium*, *Saccharomycetales* (50% para ambos), *Aspergillus* (35%), *Fusarium* (30%) e *Cryptococcus* (20%). Quatro desses gêneros são patogênicos em humanos. A baixa abundância de gêneros pode representar fungos ambientais presentes na cavidade oral ou corresponder simplesmente a esporos inalados do ar ou material ingerido com a alimentação (Ghannoum *et al.*, 2010).

Microbioma intestinal

O intestino é um órgão extremamente complexo e representa a segunda área corporal mais extensa depois do trato respiratório: da boca ao ânus, forma um tubo de 9 m de comprimento, atingindo, em homens adultos, uma superfície de 250 a 400 m^2 (equivalente à superfície de uma quadra de tênis) (Hawrelak e Myers, 2004). No decurso de uma vida normal, em torno de 70 anos, 60 toneladas de alimentos passam por esse tubo ou canal (Bengmark, 1998). O epitélio intestinal não realiza apenas a digestão e absorção de nutrientes, mas sua superfície externa está constantemente exposta à flora intestinal (Muller *et al.*, 2005). A comunidade bacteriana intestinal se mantém de um modo peculiar nesse tubo que está permanentemente sendo perfundido. A retenção do biofilme bacteriano é o elemento-chave contribuidor para a estabilidade estrutural e funcional dessa flora e sua tolerância pelo hospedeiro (Sonnerburg *et al.*, 2004). Segundo esses autores, existem três aspectos fundamentais a serem considerados, que formam camadas superpostas:

- Materiais fracamente assentados, compostos por partículas alimentares indigestas e bactérias planctônicas [= que fazem parte do plâncton: conjunto de microrganismos e pequenos organismos aquáticos (vegetais ou animais) que se encontram nos mares e coleções de água doce e servem de alimento para os peixes e outros animais aquáticos (Rey, 2003)], que são rapidamente expelidos
- Densos agregados formados por micróbios, alimentos indigestos, elementos desprendidos da camada mucosa gelatinosa e/ou células epiteliais esfoliadas
- Agregados e muco promovem coleta de nutrientes e permutas metabólicas. A membrana externa, formada por polissacarídios com proteínas ligantes, pode facilitar a fixação de algumas espécies bacterianas, como membros de *Bacterioides*, por meio de glicanos do muco. Essas interações podem ser reguladas por "fatores de sustentação" (*scaffolding factors*), como lectinas do hospedeiro ou microbianas e IgA do hospedeiro. A variação regional na composição dos glicanos e a espessura do biofilme de muco podem servir como "código molecular de endereçamento" (*molecular zip code*), que contribui para promover interações específicas para cada nicho de coleta de nutrientes. A soma de todas essas interações (1 a 3) define o grau de propensão de lavagem ou remoção, no interior de cada nicho, pelo fluxo intestinal (Sonnerburg *et al.*, 2004).

O interesse em bactérias que habitam o intestino humano aumentou muito nos últimos anos, assim que novos avanços tecnológicos permitiram novas descobertas (Walker, 2009). Usando o sistema de sequenciamento Lumina GA de DNA total de fezes de uma coorte de 124 indivíduos europeus, Qin *et al.* (2010) estabeleceram um catálogo de genes não redundantes no microbioma intestinal, contendo 3,5 milhões de genes microbianos. Este catálogo supera em *150 vezes o número de genes de nosso genoma*. Segundo esses autores, essencialmente a maior parte (99,1%) dos genes do microbioma intestinal são de origem bacteriana, os restantes são predominantemente arqueas, com 0,1% dos restantes formados por eucariotas e vírus. Esse catálogo gênico se refere a aproximadamente 1.000 espécies de bactérias, com o tamanho médio do genoma de cada uma delas codificando 3.364 genes não redundantes. Gill *et al.* (2006), como frisado por outros autores, usando sequências da subunidade pequena de DNA ribossomal (16S rRNA), também estimaram que a flora intestinal humana seja composta entre 10^{13}-10^{14} microrganismos. O microbioma pode ser considerado como um órgão adicional, com *peso aproximado de 1 a 1,5 kg em um homem adulto* (semelhante ao peso do fígado) (Hawrelak e Myers, 2004) e o intestino distal humano pode ser considerado um biorreator anaeróbio (Backhed *et al.*, 2005; Nicholson *et al.*, 2005; Ordovas e Mooser, 2006). Biorreator é um sistema controlado que mantém um ambiente biologicamente ativo. A prevalência de bactérias em diferentes partes do trato gastrintestinal depende de vários fatores, tais como pH, peristaltismo, potencial redox, adesão bacteriana, cooperação bacteriana, secreção de muco, disponibilidade de nutrientes, dieta e antagonismo ou competição entre bactérias (Hao e Lee, 2004). Devido ao baixo pH gástrico e ao relativamente rápido peristaltismo através do estômago e do intestino delgado, o estômago e os dois terços superiores do intestino delgado (duodeno e jejuno) contêm baixa quantidade de microrganismos, que varia de 10^3 a 10^4 bactérias/ml do conteúdo gástrico ou intestinal, consistindo, principalmente, em lactobacilos tolerantes à acidez e estreptococos. No intestino delgado distal (íleo), a flora começa a se assemelhar à do cólon, com aproximadamente 10^7 a 10^8 bactérias/mℓ do conteúdo intestinal. Com diminuição do peristaltismo, acidez, e potenciais de oxidorredução mais baixos, o íleo mantém uma flora mais diversificada e uma população mais alta. O cólon, por sua vez, abriga uma quantidade enorme de várias espécies bacterianas (10^{11} a 10^{12} bactérias/g de fezes), com 99,9% de anaeróbios obrigatórios (Hao e Lee, 2004). Membros de somente 8 filos conhecidos de bactérias habitam o intestino humano, e desses, espécies de apenas duas divisões são predominantes na comunidade intestinal (Backhed *et al.*, 2005). Os dois filos dominantes são os Firmicutos (p. ex., *Bacillus* e *Listeria* spp.) e o complexo citofago-*Flavobacterium-Bacteroides*. O gênero *Bacteroides* sozinho é responsável por aproximadamente 25% da população bacteriana do intestino humano (Backhed *et al.*, 2005; Ley *et al.*, 2006).

As *funções do microbioma intestinal*, que são importantes para o hospedeiro, são as seguintes:

- *Metabólicas*: biodegradação de açúcares e glicanos complexos advindos da dieta ou do revestimento epitelial, incluindo vias de degradação e apreensão de pectina (e seus monômeros, por exemplo, ramnose) e sorbitol, açúcares que estão onipresentes em frutas e vegetais, mas que não são ou são pobremente absorvidos pelos humanos (Qin *et al.*, 2010). Vale lembrar que bactérias de nossa flora sintetizam numerosas glico-hidrolases (Xu e Gordon, 2003). Como alguns microrganismos intestinais degradam tanto a pectina como o sorbitol, essa capacidade parece ter sido selecionada pelo ecossistema intestinal como uma fonte de energia não competitiva (Dongowski *et al*,. 2000; Cummings e Macfarlane, 1991). As bactérias intestinais empregam grande parte da fermentação para gerar energia, convertendo açúcares, em parte, para ácidos graxos de cadeia curta, que são usados pelo hospedeiro como uma fonte de energia. O acetato é importante para as células musculares, cardíacas e cerebrais (Wong *et al.*, 2006), propionato é usado em processos de gliconeogênese hepática no hospedeiro e o butirato é importante para os enterócitos. Os colonócitos usam o butirato como fonte primária de energia e, em sua ausência, sofrem apoptose (com repercussão na barreira epitelial) ou a mucosa avança para atrofia, podendo, a longo prazo, ocorrer "colite nutricional" (Hammer *et al.*, 2008; Vanhoutvin *et al.*, 2009). Butirato regula negativamente a expressão de genes associados a proliferação (atividade anticancerígena) e estresse oxidativo e regula positivamente a expressão de genes associados a mucina (Muc 1-4), proteínas de junção de oclusão (zonulina e ocludina) e do transportador de butirato, monocarboxilato transportador-1 [*butyrate transporter monocarboxylate transporter-1* (MCT-1)]. Em pacientes com colite ulcerativa, o butirato aumenta a expressão de MCT-1 e diminui a inflamação pela inibição da ativação de NF-κB (Vanhoutvin *et al.* 2009). Além de ácidos graxos de cadeia curta, as bactérias fornecem vários aminoácidos úteis para os humanos. Além disso, as bactérias contribuem também com algumas vitaminas, como B_2, B_6, filoquinona (K_1) e a biotina (vitamina H ou B_7). A flora intestinal também degrada numerosos xenobióticos, incluindo compostos aromáticos não modificados e halogenados (Vanhoutvin *et al.*, 2009)

- *No desenvolvimento (em geral)*: a flora intestinal pode contribuir para a expressão gênica em células epiteliais de mamíferos, sendo essencial para o desenvolvimento do intestino. Estudos têm demostrado que intestinos de animais livres de germes podem iniciar, mas não completam a diferenciação intestinal (Kelly *et al.*, 2007; O'Hara e Shanahan, 2006). A chegada de *Bacteroides thetaiotaomicron* e provavelmente de outros constituintes da flora, em fases bem precoces da vida, estimula as células de Paneth a produzirem angiogenina- 4, que parece regular a angiogênese em vasos intestinais (Hooper *et al.*, 2003; Crabtree *et al.*, 2007) e o desenvolvimento pós-natal (Stappenbeck *et al*,. 2002)
- *No desenvolvimento do sistema imunitário*: as bactérias do trato digestivo são fundamentais para o desenvolvimento adequado do sistema imunitário de mamíferos, principalmente quando se considera que a maior parte desse sistema está localizada no trato digestivo (Gilbert e Epel, 2009; Round e Mazmanian, 2009). Esse fenômeno ocorre por meio de vários mecanismos hipotéticos:
  - Produção de angiogenina-4 (fator angiogênico) por *Bacteroides,* que também tem uma ação antibacteriana e antifúngica (Hooper *et al.*, 2003)
  - Em coelhos livres de germes, o desenvolvimento de tecido linfoide associado ao intestino (GALT = *gut associated lymphoid tissue*) requer a participação conjunta de *Bacteroides fragilis* e *Bacillus subtilis*; nenhuma dessas espécies sozinhas induz o desenvolvimento de GALT (Lanning *et al.*, 2005)
  - Durante a colonização de animais com *Bacteroides fragilis*, a expressão de polissacarídio-A (PSA) de origem bacteriana corrigiu deficiências sistêmicas dos linfócitos T, desequilíbrios TH1/TH2 e direcionou a organogênese linfoide (Mazmanian *et al.*, 2005). PSA também suprimiu a reação pró-inflamatória de IL-17 pelas células do sistema imunitário intestinal e protegeu contra doença inflamatória por meio do requerimento de IL-10 produzidas por linfócitos T CD4 (Mazmanian e Kasper, 2006; Mazmanian *et al.*, 2008)
- *Favorecimento de obesidade*: a obesidade tem um componente microbiano, que pode ter implicações em um potencial tratamento. Dois grupos de bactérias benéficas são dominantes no intestino humano e um desequilíbrio favorecendo maior relação fumegato *Bacteroides* pode favorecer a obesidade (Ley *et al.*, 2006; Turnbaugh *et al.*, 2009; Waldram *et al.*, 2009). Isso parece decorrer de uma flora mais eficaz na extração de energia dos alimentos, rsesultando em menor perda de energia pelas fezes e maior aumento de ácidos graxos de cadeia curta no ceco (Ley, 2010)
- *Disbiose ou disbacteriose*: corresponde a um desequilíbrio da flora microbiana, sendo mais proeminente no trato digestivo ou na pele, mas pode também ocorrer em qualquer superfície exposta ou em membranas mucosas, como na boca, vagina, pulmões, nariz, seios nasais, orelhas, unhas e olhos (Wikipedia, 2010). O termo disbiose foi inicialmente cunhado por Metchnikoff para descrever bactérias patogênicas no intestino (Hawrelack e Myers, 2004). A disbiose pode contribuir, junto com fatores genéticos, para o desenvolvimento ou agravamento de várias doenças, como artrite reumatoide, diabetes tipo I, obesidade, esclerose múltipla, alergias, doenças inflamatórias do trato gastrintestinal (doença de Crohn e colite ulcerativa) e outras (Hawrelak e Myers, 2004; Round e Mazmanian, 2009). Como os primeros anos de vida pós-natal são fundamentais para o desenvolvimento do sistema imunitário, desvios do desenvolvimento e composição da flora alteram o resultado de seu desenvolvimento e, potencialmente, predispõem os indivíduos para várias doenças inflamatórias na vida mais tardia (Round e Mazmanian, 2009). Vários fatores e/ou hábitos da vida moderna contribuem para isso: excesso de cesarianas, dietas, higiene, vacinação e antimicrobianos (Hawrelak e Myers, 2004; Round e Mazmanian, 2009). Alteração na flora intestinal pode também decorrer de infecção por helminto (Nobre *et al.*, 2004). A comunidade biomédica deveria aprofundar estudos sobre os efeitos benéficos, na dieta, do uso de *pré* e *probióticos* e ter extremo cuidado na indicação de *antibióticos* e de *dietas* inadequadas (Gibson e Robertfroid, 1995; Macfarlane e Cummung, 1999; Kalliomäki e Isolauri, 2004; Peña *et al.*, 2005; Saad, 2006; Macfarlane *et al.*, 2006; Troy e Kasper, 2010). Trabalhos, baseados em biologia de sistemas, acoplados com as tecnologias das "ômicas" (metagenômica, transcriptômica, proteômica, metabolômica, e outras) serão críticos para avaliar a função das floras na saúde e nas doenças (Sanz *et al.*, 2008). Um princípio básico da medicina está sendo frequentemente esquecido, na vida moderna: a boa e adequada alimentação, junto com noções fundamentais de higiene, constituem o melhor remédio que existe! As disciplinas de *nutrigenômica* e *nutrigenética* deveriam ser introduzidas nas escolas de medicina, junto com noções fundamentais

de nutrição. O médico não necessita ser um nutricionista, mas também não pode incorrer no erro oposto, que é o desconhecimento da ciência da nutrição, aliada hoje à metagenômica (microbioma) intestinal.

Interface parasito-hospedeiro (filtros de encontro e de compatibilidade)

Esta parte do texto visará mostrar, de maneira mais detalhada, alguns mecanismos moleculares utilizados pelo parasito para aderir, penetrar e invadir o hospedeiro, mimetizar suas moléculas e ativar ou suprimir suas respostas celulares. Como parasito e hospedeiro são seres com histórias filogenéticas parcialmente equivalentes, decorrentes de genes transmitidos vertical ou horizontalmente, exibem muitas moléculas semelhantes ou contrassemelhantes, possibilitando o convívio estrutural. Discutiremos aqui também esboços de pensamento em construção (*food for thoughts*) sobre a relação parasito-hospedeiro na era pós-genômica, em que a biologia de sistemas (junto com a bioinformática moderna), aliada às técnicas das "ômicas", deverá desvendar um novo e importante panorama no estudo e intelecção da relação parasito-hospedeiro (= coabitologia pós-genômica).

Coabitologia pós-genômica

Considerações iniciais

O sucesso da metodologia reducionista foi indiscutível, principalmente na fase pré-genômica da biologia, incluindo a parasitologia tradicional. Porém, atualmente, com as técnicas de alta produtividade operacional *(high throughput – HT)*, os dados passam a ser gerados, diariamente, em um volume incalculável. Isso está acarretando uma verdadeira armadilha metodológica e conceitual: O que fazer com eles? Como estudá-los? Como integrá-los? Como contextualizá-los na realidade da biologia *in vivo*? Aliás, a biologia por definição lida com os seres vivos. Por limitações metodológicas ainda existentes, pratica-se, paradoxalmente, uma antibiologia, matando animais para experimentação, isolando células e órgãos e fixando-os artificialmente ou destruindo-os completamente com procedimentos físico-químicos, para estudar sua composição molecular. Lamentavelmente, esses procedimentos analíticos ainda são necessários, ao menos assim pensa a maioria da comunidade científica atual, argumentando que eles são necessários para os avanços da ciência biológica. Essa forma de pensar não tem estimulado, na intensidade e na velocidade desejáveis, a pesquisa e descobertas de novos métodos de estudos *in vivo*. A ciência funciona em certa inércia, em que os pesquisadores ficam dependentes dos procedimentos que garantem sua sobrevivência nas sociedades acadêmicas. Diz Lewontin (1998): "Em geral, os cientistas fazem aquilo que sabem fazer e o que o tempo e o dinheiro disponível lhes permitem. Novas técnicas experimentais são em parte induzidas pelos problemas que estão sendo pesquisados por uma comunidade de cientistas que possuem interesses comuns. Mas, uma vez desenvolvidas, essas tecnologias passam a ter grande influência na *determinação das perguntas* que serão formuladas. A invenção das máquinas de sequenciamento automático do DNA se deu em resposta à demanda crescente de obtenção de sequências; contudo, com a disponibilidade de tais máquinas e a grande facilidade com que o DNA pôde então ser sequenciado, os problemas sobre os quais os geneticistas trabalham passaram a ser aqueles que podem ser resolvidos por meio de sequências de DNA. *Assim como existe uma dialética entre os organismos e seus ambientes, em que cada um conforma o outro, também há uma dialética entre o método e a problemática na ciência*" [destaque dado pelos autores deste capítulo].

Para exemplificar os problemas sobre a quantidade de dados já existentes, basta considerar a complexidade de uma "simples" bactéria, como a *Escherichia coli:* 225.000 proteínas; 15.000 ribossomos; 170.000 moléculas de tRNA; 15.000.000 de moléculas orgânicas pequenas; 25.000.000 de íons; 70% de água; 10^{14} a 10^{16} reações bioquímicas por ciclo celular (extraído de uma apresentação, via internet, sobre *Analysis and simulation of metabolic networks,* de Wolgang Prange (http://www.google.com.br/search?hl=ptReq=Modelling+and+Simulation+of+Metabolic+Networks+AND+pOWERPOINTebtnG=Pesquisaremeta=). Esse grande volume de dados confirma o sucesso de métodos analíticos e faz com que alguns pesquisadores se convertam em reducionistas convictos. Porém, há uma diferença importante entre *análise versus redução.* Mayr (2005), em seu livro *Biologia, Ciência Única*, esclareceu bem essa questão. Segundo ele, "o método de análise consiste em dissecar um sistema mais ou menos complexo em seus componentes, descendo até o nível molecular, se for produtivo. Isso possibilita o estudo separado de cada componente e é uma continuação da abordagem que historicamente levou da anatomia grosseira à microscopia e da fisiologia dos órgãos à fisiologia celular [...] Na biologia [essa abordagem], tem sido aplicada, em sentido estrito, apenas ao estudo de causações imediatas [...] A análise difere da redução por não alegar que os componentes de um sistema, revelados por análise, forneçam informação completa sobre todas as propriedades de um sistema, *porque a análise não oferece descrição integral das interações dos componentes de um sistema.* Apesar de ser um método altamente heurístico para o estudo de sistemas complexos, seria um erro referir-se à análise como redução". De fato, o reducionismo se fundamenta em duas asserções básicas, segundo Sober (2006): (1) Cada ocorrência singular que uma ciência de nível superior pode explicar também pode ser explicada por uma ciência de nível inferior; (2) Cada lei em uma ciência de nível superior pode ser explicada por leis em uma ciência de nível inferior. Continua Sober (2006), "reducionismo não é somente uma reivindicação sobre as capacidades explicativas de ciências de nível superior e inferior, mas é também, em adição, o pleito de que propriedades de nível superior de um sistema são determinadas por suas propriedades de nível inferior".

O reducionismo diz que se (x) explica (y), então (z) explica (y). Os argumentos de *"multiple realizability"* [= uma grande variedade de propriedades físicas, estados ou eventos, não compartilhando nenhuma propriedade em comum no nível de descrição, podem todos determinar o mesmo evento] contra o reducionismo não negam que as propriedades de nível superior sejam determinadas por propriedades de nível inferior, mas sim visam refutar as assertivas (1) e (2) expostas, bem como negar que (z) possa explicar (y) (Sober, 2006). Mayr (2005), de maneira mais clara, apresenta as duas alegações principais do reducionismo explicativo: "(a) Nenhum fenômeno biológico de nível superior pode ser entendido até que tenha sido analisado em seus componentes do próximo nível inferior; esse processo deve ser continuado em sentido descendente até o nível dos componentes e processos puramente físico-químicos. (b) Como consequência dessa linha de raciocínio, o conhecimento dos componentes nos níveis mais baixos possibilita a construção de todos os níveis superiores. *Essas alegações dos reducionistas se baseiam em sua convicção de que o todo não é mais que a soma aditiva das partes – propriedades emergentes não existem.*" Os reducionistas esquecem que a simples soma das partes não explica a *organização* de um sistema. A organização é uma propriedade emergente ainda não muito bem definida e entendida, mas é indiscutivelmente uma propriedade emergente, que distingue um sistema de outro (veja *Noções fundamentais*, no início deste capítulo). Nesse sentido, a *relação parasito-hospedeiro (ser coabitante com ser habitado e meio ambiente) constitui um nova entidade (ser coabitado com coabitante), que emerge dessa relação, em que as interações passam a ser relevantes e fundamentais.*

No choque entre essas duas vertentes (reducionismo × biologia de sistemas) ocorreu um "ponto crítico", derivado de um enorme desafio metodológico provocado pelo reducionismo decrescente exaustivo (fragmentação ao extremo dos fenômenos biológicos), que passou a suscitar uma série de perguntas: Como analisar um volume enorme de partes de um todo desmantelado? Como integrar as partes/dados? Como compor o todo novamente? Essas perguntas cabem dentro da visão reducionista. Mas surgiram outras: Como detectar as *emergências*? Como explicar a *organização do todo*? Como estudar a *complexidade do todo*? Essas perguntas cabem a um analista, não reducionista, ou melhor, cabem ao novo campo da *biologia de sistemas*. Segundo Palsson (2006), as propriedades "emergentes" surgem do todo e não são propriedades de partes individuais.

A biologia de sistemas passou então a responder algumas questões mais concretas: Como entender a rede de entrelaçamentos que determina o comportamento biológico? Isto é, como entender os caminhos entre o genoma e o fenoma? Como relacionar os diferentes tipos de dados provenientes das várias "ômicas"? Em última análise, como analisar o grande volume de dados e como estudar *sistemas complexos*? Como estudar sua *organização*?

A biologia de sistemas não é a mesma coisa que bioinformática, apesar de complementares (Wolkenhauser, 2007), assim como não é apenas a interação de diversos dados em modelos de sistemas (Cornish-Bowden e Cardenas, 2005). De fato, segundo Wolkenhauser (2007), um dos pontos capitais da biologia de sistemas é a ocorrência de interações espaço-temporais. No caso particular, importa estudar a relação ser coabitante (individualidade 1) com ser coabitado (individualidade 2), que se processa no tempo (importância de estudos sequenciais) e no *espaço* (*locais ou nichos em que interatuam ou convivem*), não desconhecendo que *ambos os componentes do novo sistema são seres vivos e não materiais inertes.*

Coabitologia relacional (= nova ontologia na relação parasito-hospedeiro)

Os dois ou mais seres responsáveis pelo novo sistema interagem por meio de complexas redes, que exercem efeitos recíprocos em ambos os lados (do invasor e do ser invadido). Ao descrever um objeto [parasito] em seu contexto deve-se lidar com *o que ele faz* (*função*) e não somente *o que ele é* (*identidade, componentes estruturais, sua constituição*), como tem sido relevado pela biologia celular e molecular durante seu período de florescimento. A modelagem sistêmica considera o objeto ativo como um *processador*, que modifica a si mesmo e ao seu ambiente [hospedeiro] (Roux-Rouquié e Le Moigne, 2002; Auffray *et al.*, 2003). Um sistema geral é descrito por uma ação (ou muitas ações) em um ambiente (contexto espaço-temporal). Este sistema funciona e transforma a si mesmo (auto-organização) e o ambiente (ação organizante) (Roux-Rouquié e Le Moigne, 2002). "Uma ação ou função pode ser caracterizada recursivamente e se encaixa no conceito de *processo*. Um processo é definido pelo seu exercício e seu resultado. Um processo ocorre quando é possível seguir como as posições de um objeto mudam com o tempo em referência a uma moldura (frame) 'espaço-forma': a combinação de transferência temporal (como um objeto se movimenta em um espaço particular no transcurso do tempo; por exemplo, transporte entre compartimentos subcelulares (p. ex., locomoção do *Trypanossoma cruzi* a partir do fagolisosoma para o citoplasma; migração contracorrente do *Schistosoma mansoni* de vasos intra-hepáticos para ramos mesentéricos justaintestinais) e a modificação da forma (modificação morfológica; por exemplo, a modificação pós-traducional por fosforilação) constituem um processo; ele pode ser reconhecido como um deslocamento na compleição tempo-espaço-forma (TEF). Forma é usada para descrever entidades organizadas e organizantes (tangíveis ou não) dentro de um processo. [...] Nesse sentido, um processo é um complexo de ações múltiplas e entrelaçadas que são percebidas como mudanças na compleição TEF de referência. Isso possibilita avaliar a articulação de três funções prototípicas: a função de transferência temporal (estocagem, memorização, e outros); a função de transformação morfológica (processamento, computação, e outros) e a função de transferência no espaço (transporte, transmissão, e outros" (Roux-Rouquié e Le Moigne, 2002). Essas noções possibilitam agora aprofundar o conceito de *sistemas complexos*, que são essenciais para entender os seres vivos e a relação parasito-hospedeiro. Segundo esses dois autores, "cada sistema complexo é representado por um sistema de múltiplas ações, por um processo ou por uma teia de processos. Mesmo se essas ações são muito entrelaçadas ou emaranhadas (matriz de interações), elas podem sempre ser representadas pela composição de modificações temporais, espaciais (transferência) e morfológicas (transformação)". A trama feita por processadores conectados por inter-relações representa a rede ou teia *(network)* do sistema (Roux-Rouquié e Le Moigne, 2002). Pode-se, então, considerar que a relação parasito-hospedeiro constitui um grafo, em que os parasitos (processador 1) e as respostas principais do hospedeiro (processador 2) correspondem aos vértices ou nós e as possíveis interações bidirecionais compõem as arestas ou relações. [A *Teoria dos Grafos* é um ramo da matemática que estuda as relações entre os objetos de um determinado conjunto. Tipicamente, um grafo é representado como um conjunto de pontos (vértices ou nós) ligados por retas (as arestas) (Wikipedia, 2010).] Para entender e modelar as interações parasito-hospedeiro no nível das "ômicas" é importante, portanto, lidar sempre com a noção de tempo (evolução, desenvolvimento) e espaço (localização). Por exemplo, ao se analisar um interactoma parasito-hospedeiro, importa situar o localizoma, isto é, onde o fenômeno de interação ocorre, para evitar um excesso de artificialismo. Por essa razão, os estudos devem ser multidisciplinares e interdisciplinares, procurando integrar as reações moleculares com os ciclos de vida e o dinamismo do parasito e do hospedeiro.

Interações recíprocas exemplificadas por abordagens pós-genômicas

Nas interseções parasito-hospedeiro podem ocorrer, de maneira recíproca, ativações gênicas, permuta de genes, adaptações, evolução e coevolução. Aqui apresentaremos alguns exemplos, com diferentes organismos, salientando que a habilidade dos parasitos de se adaptarem, com sucesso, a vários ambientes específicos do hospedeiro é devida, principalmente, à capacidade de expressão gênica diferencial, que, na maioria das vezes, decorre de influências epigenéticas. O mesmo sucede, de maneira recíproca, com organismos ou células infectadas. Estudos nesse sentido foram possíveis graças ao término da sequência do genoma humano e de vários organismos parasitários, ao desenvolvimento de técnicas de microarranjo e da genômica e proteômica de alta produtividade (*HT Technologies*), e ao amadurecimento da bioinformática e da biologia de sistemas (Musser e DeLeo, 2005).

Interações hospedeiro e estreptococo do Grupo A [Streptococcus pyogenes (GAS)]

S. pyogenes (GAS), antes de infectar as vias respiratórias superiores (principalmente a orofaringe), deve vencer a barreira da saliva, produzindo abundantemente duas proteínas que contribuem para sua sobrevida nesse ambiente hostil: inibidor estreptocócico de complemento (Sic) e potente cisteína protease (SpeB) (Sherlburne 3rd *et al.*, 2005). A expressão diferencial de genes do GAS no transcurso da faringite estreptocócica (análise durante 86 dias de infecção) estava intimamente ligada às três fases distintas da infecção. Por exemplo, o sucesso da colonização e a inflamação grave estavam significativamente correlacionados com a expressão de gene de superantígeno. De modo semelhante, a expressão diferencial de reguladores de sistema de genes reguladores (TCS), tais como covR e SptR, estava significativamente associada a unidades formadoras de GAS, inflamação e fases da doença. O gene SptR foi também identificado como o gene regulador-chave nos estudos com transcriptoma na saliva, referidos antes (Musser e DeLeo, 2005). Usando um dos microarranjos comerciais, esses autores também demonstraram a ocorrência de alterações globais em GAS em resposta à exposição a sangue humano. Observaram um aumento da transcrição de muitos genes que favorecem a sovrevida das bactérias. Quando GAS era fagocitado por neutrófilos, genes relacionados com o profago, de estresse oxidativo, biossíntese da parede celular e proteínas secretadas extracelularmente (de função desconhecida) eram regulados positivamente no processo da fagocitose. Por outro lado, os neutrófilos passavam a ser ativados, as bactérias eram mortas e ocorria uma indução de apoptose, levando à resolução da infecção. Alternativamente, as bactérias patogênicas podiam driblar a ação bactericida dos neutrófilos, alterando o programa de apoptose para sobreviver e causar doença. Parte dessa ação bacteriana do GAS era regulada por um dos genes reguladores, Ihk-Irr (Musser e DeLeo, 2005).

Interações hospedeiro (vários órgãos) | Plasmodium berghei ANKA (PbA)

Resultados da combinação de microarranjos (Lovegrove *et al.*, 2006) mostram interações dinâmicas de PbA e hospedeiro, a depender do local estudado (pulmões, cérebro, fígado e baço). Da perspectiva do patógeno, os pulmões foram um importante local para seu metabolismo e proliferação. A resposta diferencial entre animais suscetíveis e resistentes estava primariamente associada à função imunitária. Essa análise forneceu evidências da importância da sinalização da interferona, de genes respondedores à interferona e de genes relacionados com o complemento, na patogenia da malária cerebral experimental.

Relação entre macrófagos e parasitos intracelulares (Trypanosoma cruzi e Leishmania mexicana)

Macrófagos são células efetoras importantes de respostas imunológicas microbicidas, mas podem ser utilizados como moradia para uma variedade de microrganismos, que parecem adaptar seu abrigo para uma coabitação pacífica (Denkers e Gazzinelli, 2007).

Zhang *et al.* (2010) avaliaram o perfil de transcrição, por microarranjo, de duas populações distintas de macrófagos ativados (elicitados por tioglicolato e originários de medula óssea) por dois protozoários intracelulares (*Leishmania mexicana* e *Trypanosoma cruzi),* comparando com ativação por endotoxina bacteriana (LPS) e por várias citocinas (IL-4, IL-10, IFN-γ, TNF). Ambos os protozoários induziram uma resposta traducional menor que o LPS. Todavia, o *T. cruzi* induziu um conjunto de genes estimulados por interferona, após 24 h de infecção. De modo surpreendente, a infecção por *L. mexicana* foi praticamente "silenciosa", resultando em um perfil de ativação quase indistinguível de uma célula não infectada. Essa infecção silenciosa pode ser explicada, ao menos parcialmente, por três mecanismos:

- *L. mexicana* se protege da "percepção" do hospedeiro, residindo dentro do vacúolo parasitóforo (*T. cruzi* vive no citoplasma)
- *L. mexicana* não expressa qualquer ligante poderoso de padrões de reconhecimento
- *L. mexicana* suprime a resposta do hospedeiro ao se ligar em receptor do hospedeiro ou por meio da secreção de fatores de virulência, que interferem com a resposta inflamatória. Ambos os protozoários produzem assinaturas trancripcionais em macrófagos infectados que estão relacionadas mais com ativação alternativa e desativação de macrófago do que com a ativação clássica de macrófagos (Gordon, 2003; Zhang *et al.*, 2010). Dependendo do tempo de infecção, foram identificados genes que, constantemente, exibiram regulação positiva ou negativa (importância do tempo de infecção) (Zhang *et al.*, 2010). Esses autores também notaram que os perfis de ativação dos dois tipos de macrófagos eram diferentes (importância do local onde ocorre a interação parasito-hospedeiro).

Relação entre macrófagos humanos e Mycobacterium tuberculosis

Ragno *et al.* (2001) investigaram as alterações que ocorrem na expressão gênica (transcriptoma por microarranjo) e proteica (proteômica por gel bidimensional e espectrometria de massa) de uma linha de macrófagos humanos (THP1), após 1, 6 e 12 h de infecção por *Mycobacterium tuberculosis.* Observaram que muito genes eram regulados positivamente (às 6 e 12 h) e esses genes codificavam proteínas *envolvidas na reação inflamatória e endereçamento celular* (IL-8, osteopontina, proteína

1 quimiotática de monócito (MCP-1), proteína inflamatória 1α de macrófago (MIP 1α), IL-1β, TNF-α); na ativação celular (vários fatores) e na *quimiotaxia celular* [RANTES, MCP-1, MCP-2 (proteínas quimiotáticas de monócitos, eotaxina). O estudo proteômico foi mais difícil, revelou mais de 1.000 manchas no gel, apresentando dificuldades para avaliar regulações para mais ou para menos, ficando, contudo evidente a regulação positiva de IL-1β (coincidente com o transcriptoma) e da enzima manganês superóxido dismutase, e a regulação negativa da proteína de choque térmico, HSP 27.

Relação entre fibroblastos epiteliais humanos e células epiteliais de rins de suínos com *Toxoplasma gondii*

Na fase precoce ou inicial da infecção por *T. gondii* (1 a 2 h), < 1% de todos os genes (avaliados por meio de microarranjo de DNA com cerca de 22.000 genes conhecidos) mostraram aumento de seus transcritos. Dos 63 genes conhecidos nesse grupo, 27 codificaram proteínas associadas à resposta imunitária. Esses genes foram também regulados positivamente por fatores solúveis secretados por parasitos extracelulares, indicando que as respostas iniciais não requereram invasão parasitária. Nos processos mais tardios da infecção, genes envolvidos em numerosos processos celulares do hospedeiro passaram a ser modulados, incluindo o metabolismo da glicose e de mevalonato. Muitos desses genes tardios dependiam da presença direta do parasito, isto é, produtos secretados pelo parasito ou pelas células infectadas eram insuficientes para essas alterações (Blader *et al.*, 2001). A infecção por *T. gondii*, em células suínas, ocasionou a modulação para mais ou para menos de aproximadamente 12 categorias funcionais de genes. A maioria dos genes induzidos correspondiam a agregados (*clusters*) de transcrição, resposta imunitária, transdução de sinais, metabolismo de nutrientes e relacionados com a apoptose (Okombo-Adhiambo *et al.*, 2006).

Interações hospedeiro e *Paracoccidioides brasiliensis*

O genoma do *P. brasiliensis* tem em torno de 30 Mb e contém 7.500 a 9.000 genes. Quando o fungo foi colocado em situação anaeróbica e de estresse oxidativo provocado por espécies reativas de oxigênio (RO), fato que ocorre no interior de macrófagos e no centro de granuloma, expressou, para se proteger, genes codificadores de catalase, Cu, Zn superóxido dismutase (SOD), glutationa-peroxidase, peroxidase, citocromo C e HSP60 *(heat shock protein 60).* Por outro lado, quando o fungo foi exposto a espécies reativas de nitrogênio (RNI) expressou SOD, peroxirredoxinas, flavo-hemoglobina e glicose-6-fosfato desidrogenase (Felipe *et al.*, 2005a,b; Tavares *et al.*, 2007). Ao mesmo tempo que o *P. brasiliensis* regula genes especialmente relacionados com o estresse, os macrófagos, por outro lado, regulam positivamente genes relacionados com a inflamação e fagocitose, em um esforço para contrapor a infecção pelo fungo (Silva *et al.*, 2008). A regulação positiva de três genes relacionados com as histonas sugere que o *P. brasiliensis* pode responder ao ambiente intracelular do macrófago por meio de remodelamento de cromatina (efeito epigenético) (Tavares *et al.*, 2007). A expressão diferencial de genes de *P. brasiliensis* depende, portanto, do nicho do hospedeiro e do tempo de infecção (Pereira *et al.*, 2009). Em *P. brasiliensis* recuperados do fígado de camundongos infectados ocorreu regulação positiva de genes associados à utilização de açúcar e a fermentação alcoólica, tais como acilfosfatase, quinoproteína álcool desidrogenase, e glicoquinase. Essa superexpressão de genes de enzimas envolvidas no metabolismo de carboidrato e na superprodução de etanol sugere que essas vias metabólicas são particularmente relevantes durante a infecção hepática devido à abundância de glicose nesse nicho do hospedeiro (Pereira *et al.*, 2009). Os transcritos positivamente regulados em *P. brasiliensis* durante a incubação com plasma humano estavam predominantemente relacionados com degradação de ácidos graxos, síntese de proteínas, alterações sensíveis à osmolaridade, remodelamento da parede celular e defesa celular (Bailão *et al.*, 2006; 2007).

Perfis gênicos em macrófagos e células dendríticas humanas infectados por cinco parasitos filogeneticamente distintos

Chaussabel *et al.* (2003) estudaram a expressão gênica em células dendríticas derivadas de monócitos e em macrófagos humanos, obtidos de um único doador, infectados com *Mycobacterium tuberculosis* (bactéria), *Leishmania major, L. donovani, Toxoplama gondii* (protozoários) *e Brugia malayi* (helminto). Os resultados mais relevantes observados foram os seguintes:

- A resposta diferencial de cada célula à infecção pelos distintos patógenos foi a marca mais significativa observada
- *T. gondii* e *M. tuberculosis* desencadearam a expressão de muitos genes induzidos por interferona, em células dendríticas. Em constraste, os mesmos genes não foram induzidos por *T. gondii*, em macrófagos
- Muitos membros da famíla NF-κB (NFκB1, NFκB2, IκBA, REL, RELA, RELB) foram regulados positivamente, em células dendríticas, por todos os patógenos intracelulares. Em contraste, muitos dos genes que dependem do controle traducional de NF-κB somente foram induzidos pela infeção com *Leishmania* spp. e *M. tuberculosis*
- De modo notável, a infecção por *L. major*, em macrófagos, provocou uma regulação negativa específica de um conjunto de genes induzidos por IFN-γ
- *B. malayi* suscitou uma alteração mínima na expressão gênica, particularmente em células dendríticas. Os dados indicaram que os genes inflamatórios [proteína inflamatória 3β de macrófago = *macrophage inflammatory protein* (MIP-3β)], em macrófagos, predominaram em resposta à proteína L3. Essa proteína pode ser usada pelo helminto para modular a resposta inflamatória do hospedeiro.

▸ Coabitologia em construção (conjecturas para trabalhos futuros)

Os vários exemplos mostrados anteriormente, de modo suscinto, destacam que a relação parasito-hospedeiro é dinâmica, com efeitos recíprocos entre ambos, em que o parasito procura selecionar genes favoráveis à sua sobrevivência (*survival genes*) e favoráveis ao seu encontro com componentes do hospedeiro (*encounter genes*), enquanto o hospedeiro, por seu lado, visa selecionar genes de matança ou morte (*killing genes*) e genes de impedimento (*avoidance genes*) (Combes, 2005). Do resultado do choque entre esses dois (ou mais) organismos com autoeco-organização próprias (fechados em termo de organização) ocorrem graus variados de *dissolvência* e de *emergência*, gerando diferentes *propriedades de espaço no novo sistema formado* (*simbionte-ser habitado*) (Testa e Kier, 2000) (veja *O que vem a ser realmente a organização de um sistema*, no início deste capítulo). *Esse é, de fato, o problema essencial da coabitologia pós-genômica.*

▶ Coabitologia na perspectiva da biologia de sistemas = coabitologia/parasitologia de sistemas)

Faremos uma tentativa de visualizar o que parece estar despontando no horizonte da nova fase da ciência, em que a *biologia de sistemas* (auxiliada pela *teoria de redes*) terá um lugar privilegiado.

Assim como a ordem na biologia não advém exclusivamente da seleção natural, mas sim de um casamento ainda mal-entendido entre auto-organização e seleção (Kauffman 2008), o mesmo se passa na ordem que deriva da relação parasito-hospedeiro. Ambos os organismos são sistemas complexos, regulados por uma rede intricada de genes e de fatores reguladores (fatores de transcrição, cofatores e microRNA). Por outro lado, a complexidade na vida real é maior do que nos modelos, porque os genes não estão simplesmente "ativos" ou "inativos", mas mostram graus variados de atividade transcricional e de tradução (Kauffman, 2008). Partindo-se para uma simplificação, de que os genes apresentam apenas dois estados (ligado × desligado) e que o genoma humano tem aproximadamente 25.000 genes estruturais, os estados entre os genes podem, teoricamente, atingir $2^{25.000}$. Na prática, essa complexidade é espontaneamente reduzida ou confinada, de modo significativo, a um número reduzido de estados possíveis, chamados de *estados cíclicos* (*estados de ciclo*) ou *atratores*. Os tipos de células do organismo que se diferenciam no processo ontogenético de diferenciação (os humanos têm 265 tipos diferentes de células) podem ser considerados como atratores (Kauffman, 2008). Esses atratores, que em certo sentido "fixam" a rede de relações, diminuindo suas possibilidades de expressão, funcionam como "um comutador (*switch*) de memória", que podem ser "lembrados" nos processos de diferenciação e de reação celulares (Kauffman, 2008). A pergunta que se impõem então, em relação à interface parasito-hospedeiro, é a seguinte: *que tipos de atratores as células (lado do hospedeiro) e os parasitos (lado dos parasitos) preferem quando estão em uma relação de interferência epigenética recíproca?* De maneira mais simplificada, essa pergunta equivale à seguinte: *as células (de um lado) e os parasitos (de outro lado) respondem, cada um, com padrões mais ou menos estáveis (repetitivos) ou caóticos e imprevisíveis?* Evidências têm demonstrado que tanto as células do hospedeiro como os parasitos operam não em um regime ordenado nem desordenado, mas sim crítico, isto é, em uma fase de transição entre estado organizado e desorganizado. O que isso significa? Após o encontro ou choque entre eles (parasito-hospedeiro), estabelece-se um balanço delicado entre estabilidade e adaptabilidade. Com excesso de estabilidade – uma caracterísitica de comportamento ordenado – o sistema não pode responder às mudanças, tornando-o inflexível. Por outro lado, com excesso de sensibilidade – características dos comportamentos caóticos – o sistema perde sua habilidade para manter um ou mais estados de equilíbrio necessários para executar, de maneira ordenada, as funções celulares (Nykter *et al.*, 2008). Esses autores mostraram que esse sistema decisório, operante na *criticalidade*, é realmente encontrado em macrófagos estimulados com uma variedade de receptores agonistas de Toll-símile, evidenciando, de modo expressivo, a sua ocorência na dinâmica de sistemas biológicos.

Atualmente, por meio das ômicas, avançam cada vez mais estudos sobre interações proteína-proteína (interactoma), que contribuem para a melhor intelecção dos processos celulares multicomplexos, que participam na saúde e na doença, incluindo as doenças parasitárias. Interações binárias de proteínas (intraespécie ou interespécies) podem ser *estáveis*, como é o caso de muitos *complexos* proteínicos (p. ex., proteossomos) ou transitórios, como é observado em muitas *vias* de sinalização (p. ex., via de sinalização da MAPK) e formam redes com topologias variadas (Ghavidel *et al.*, 2005). Os primeiros estudos de interactoma têm sido realizados intraespécies, incluindo humanos e outros organismos (Gavin *et al.*, 2002; Ho *et al.*, 2002; Li *et al.*, 2004; Stelzl e Wanker, 2006; Rual *et al.*, 2005; Wutchty e Ipsaro, 2007). Poucos estudos têm focalizado a interação parasito-hospedeiro por meio de interações proteína-proteína (PPI), merecendo destaque o trabalho de Dyer *et al.* (2007) sobre uma predição computacional de PPI entre proteínas humanas e de *Plasmodium falciparum*. Por meio de estatística Bayesiana, os autores avaliaram a probabilidade de interação de cada par de domínios funcionais na interação *Homo sapiens sapiens–P. falciparum*. Previram 516 PPI entre as proteínas desses dois organismos com probabilidades de interação de 0,50 a 0,80. Esse tipo de estudo deve progredir para a avaliação do interactoma localizado, isto é, de interactoma relacional (ou interativo) com localizoma (onde o evento da PPI ocorre) (Collins *et al.*, 2006). Por exemplo, em malária, é importante o interactoma proteínico do merozoíto e das hemácias do hospedeiro, já que a invasão das células sanguíneas é um evento fundamental nessa infecção (Cowman e Crabb, 2006). Poderíamos chamar esse tipo de estudo de interactoma de encontro. Estudos nesse sentido têm sido realizados com mais frequência em infecções virais (Damm e Pelkmans, 2006; Uetz *et al.*, 2006; Calderwood *et al.*, 2007; Tan *et al.*, 2007; Dyer *et al.*, 2008; de Chassey *et al.*, 2008; Konig *et al.*, 2008; Navratil *et al.*, 2009; 2010). Pesquisadores do Instituto para Biologia de Sistemas (ISB, Seattle, WA, EUA) têm claramente sumariado as propriedades dos sistemas biológicos que os fazem atrativos para exploração em nível sistêmico: propriedades emergentes; robustez e modularidade (Aderem, 2005). A emergência preconiza que o todo não pode ser explicado, isoladamente, pelas partes; robustez significa resiliência às flutuações no ambiente imediato (perturbações impostas pelo ambiente, eventos estocásticos e variações genéticas) resultante de redundância e mecanismos de controle; modularidade é um fenômeno que explica agrupamentos (*clustering*) de partes do sistema em entidades estruturais ou funcionais. Em termos biológicos, um módulo em uma rede (*network*) é um conjunto de nós ou vértices que tem fortes interações e uma função comum (Aderem, 2005; Tan *et al.*, 2007). Propriedades emergentes foram observadas em respostas imunológicas inatas aberrantes em macacos letalmente infectados pelo vírus 1918 da *influenza* (Kobasa *et al.*, 2007). A robustez do HIV por meio de latência e rápida rotatividade (*turnover*) de baixa fidelidade é largamente reconhecida como um fator para a infecção continuada e resistência (Tan *et al.*, 2007). Modularidade foi observada em redes previstas nas infecções por vírus varicela-zóster e por herpesvírus associado a sarcoma de Kaposi (KSHV) (Uetz *et al.*, 2006). Dyer *et al.* (2008) integraram dados de interações proteína-proteína (PPI) entre humanos e 190 cepas de patógenos, utilizando sete bases públicas de dados. Constataram que quase todas as PPI fazem parte de sistemas virais (98,3%), com a maior parte delas pertencendo ao sistema humano-HIV (77,9%). Observaram também que tantos os patógenos virais como bacterianos tendem a interagir com *hubs* (proteínas interatuantes com muitos sócios) e gargalos (proteínas que são centrais a muitas vias na rede) na rede de PPI humana. Eles construíram conjuntos separados de proteínas humanas que interagiam com patógenos bacterianos e virais, além de outros conjuntos interativos com múltiplas bactérias e vírus. Funções disponibilizadas pela ontologia genética (*gene ontology*), enriquecidas nesses conjuntos, revelaram um número de processos que participam na interação com diferentes patógenos, tais como regulação celular, transporte nuclear e respostas do sistema imunitário. Esse importante trabalho (Dyer *et al.*, 2008), que recomendamos que seja consultado no original, mostrou, pela primeira vez na literatura, uma visão global de estratégias usadas pelos patógenos para subverter os processos celulares humanos e infectar células humanas. Dados suplementares desse trabalho podem ser encontrados em http:/staff.vbi.vt.edu/dyermd/publications/dyer2008a.html. Damm e Pelkmans (2006) apresentaram uma abordagem de como os vírus entram em células de mamíferos, dentro da visão de biologia de sistemas. Com o avançar desses estudos talvez se consiga, no futuro, entender melhor a coinfecção e/ou comorbidade frequentes entre vírus e bactérias. Por exemplo, a concomitância entre infecção pelo HIV e *Mycobacterium tuberculosis* e *influenza* associada a *Streptococcus pneumoniae.* O vírus da *influenza* é também um dos patógenos respiratórios que circula em populações humanas com outros vírus, como o vírus da *parainfluenza*, vírus sincicial respiratório e abundantes rinovírus (Holmes, 2007).

Como o homem é um superorganismo, que tem o potencial de expressar em torno de 10^6 proteínas e já tem 2.645 metabólitos caracterizados (metabolômica) (Goodacre, 2007), cada vez mais se aplica a visão da biologia de sistemas para estudar a complexidade relacional entre o microbioma intestinal e as células intestinais. No superorganismo homem-micróbio estabelecem-se redes complexas de interações metabólicas dos dois componentes. Por exemplo, metabólitos secretados no intestino por células do hospedeiro podem ser utilizados como substrato por um microrganismo residente no lúmen intestinal, que transforma esse metabólito pela ação de suas enzimas. Uma parte dos produtos dessa transformação pode atravessar a barreira intestinal e ser aproveitada por células humanas, integrando-se ao metabolismo humano, e outra parte pode ser usufruída por outro tipo de microrganismo residente no intestino (alimentação cruzada) (Goodacre, 2007). Nicholson *et al.* (2004) destacaram a importância da utilização de novas abordagens para avaliar e modelar os complexos compartimentos metabólicos onde ocorrem intensas interações de diferentes tipos celulares e genomas, que estão conectados por *processos cometabólicos* em sistemas simbióticos, como é o caso do microbioma intestinal. De fato, cada célula intestinal, cada bactéria e cada parasito do microbioma intestinal tem um perfil gênico (genoma), transcritos gênicos (transcriptoma), expressões proteicas específicas (proteoma + interactoma), metabólitos intracelulares sob regulação celular (perfil metabonômico), metabólitos extracelulares (secretoma), que se associam a metabólitos de outros tipos celulares no biofluido ou meio intestinal (secretoma). A *metabonômica* visa, de maneira ampla, avaliar a resposta metabólica global e dinâmica de sistemas vivos perante estímulos biológicos ou manipulações genéticas. A *metabolômica*, por sua vez, tem como objetivo caracterizar, analiticamente, todas as pequenas moléculas existentes em uma amostra (Nicholson e Lindon, 2008). Existe também o conceito de *metagenômica funcional*, definida como "a caracterização dos membros funcionais relevantes ou chaves do microbioma, que mais influenciam o metabolismo do hospedeiro e, por conseguinte, a saúde" (Li *et al.*, 2008). Por exemplo, a variação na população de *Faecalibacterium prausnitzii* está associada à modulação de oito metabólitos urinários de diversas estruturas, indicando que essa espécie é um membro altamente funcional do microbioma. Outras espécies foram também identificadas, mostrando diferentes e variadas interações metabólicas no hospedeiro (Li *et al.*, 2008). Wang *et al.* (2004) observaram que camundongos infectados por *Schistosoma mansoni* mostraram uma assinatura metabólica da infecção, consistindo em níveis reduzidos de intermediários do ciclo do ácido tricarboxílico, incluindo citrato, succinato e 2-oxoglutarato, e aumento nos níveis de piruvato, sugerindo a ocorrência de estimulação da glicólise. Esses autores detectaram também um desarranjo no metabolismo de aminoácidos, indicado por depleção de taurina, 2-oxoisocaproato e 2-oxoisovalerato, e elevação de triptofano na urina. Um limite de variação de metabólitos microbianos, tais como trimetilamina, fenilacetilglicina, acetato, p-cresol de glicuronida, butirato, propionato e hipurato estava acoplado com a infecção por *S. mansoni,* indicando perturbações da flora intestinal. A infecção por *Angiostrongylus costaricensis* também provocou alteração expressiva na composição da flora intestinal, embora não tenha sido analisada do ponto de vista metabólico, mas bacteriano (Nobre *et al.*, 2004).

O estudo das PPI relacionais (interespécies) entre hospeiros e parasitos exigirá uma grande integração multi e interdisciplinar entre vários especialistas (bioquímicos, biólogos moleculares, biólogos celulares, morfologistas, patologistas, parasitologistas e outros). O estudo do interactoma relacional ou interativo necessitará da supervisão de *parasitologistas clássicos*, que dominam o ciclo de vida dos parasitos, indicando onde as possíveis interações ocorrem costumeiramente dentro do organismo do hospedeiro. Técnicas de microdissecção a *laser* possibilitarão a obtenção de amostras *in situ,* onde as interações ocorrem; a histoproteômica (toponômica) contribuirá, em adição, para especificar o exato local onde as proteínas estão expressas (*localizoma morfológico*).

Uma proposta de coabitologia relacional ou construtiva

O desenvolvimento de uma coabitologia relacional profunda é ainda incipiente (quase pré-embrionária), pois vai requerer um aprofundamento no estudo das "ômicas", avanços de novas metodologias, melhor padronização dos ensaios e das análises e elaboração de novos protocolos e algoritmos integrativos entre as diversas "ômicas", que se expressam em espaços e tempos diferentes. Por isso, a nossa proposta é ainda bastante teórica, apesar de estar baseada em vários estudos já publicados. Reforçando De Backer *et al.* (2010), a força dessa proposta depende de como a biologia molecular e biologia de sistemas são caracterizadas e de como o reducionismo é interpretado. Segundo esses autores, a distinção entre biologia molecular e biologia de sistemas não é nítida. Na prática, a biologia de sistemas opera nos confins do reducionismo metodológico. O desafio de ambos os tipos de biologia é lidar com a complexidade biológica. A biologia de sistemas está empurrando a biologia do enfoque centrado em vias, para a abordagem *orientada por redes (networks)* (Barabási e Oltvai, 2004; Palsson, 2006). *A nossa proposta visa procurar certo grau de simplicidade dentro de um emaranhado complexo dos fenômenos biológicos da relação parasito-hospedeiro.* Mas onde está a simplicidade? Esta pergunta foi respondida por Alon (2003; 2007a,b), que chamou a atenção para os seguintes aspectos das redes biológicas:

- Nas grandes redes normalmente há uma quantidade enorme de possíveis padrões de interações, porém as redes biológicas parecem ser construídas por somente alguns tipos de padrões, chamados de *motivos*
- Os diferentes motivos realizam funções específicas. Por exemplo, um motivo de rede comum em *Escherichia coli* possibilita à bactéria responder apropriadamente ao estresse, produzindo proteínas, que se automontam em forma de açoite, caracterizando os flagelos
- O pequeno número de motivos parece resultar de constrições impostas pelos circuitos biológicos. Por exemplo, os circuitos devem operar apesar das flutuações nas concentrações de suas partes constituintes, porque as flutuações são traço inerente das células. A demanda por robustez reduz o grande número de circuitos, que realizam uma dada função, para somente alguns poucos que podem operar na célula. Além disso, os motivos de rede contribuem para a economia da célula, pois utilizam um número menor de componentes para realizar uma determinada função
- Vários motivos podem se entrelaçar, formando um emaranhado de motivos, originando novas funções dinâmicas
- Os mesmos pequenos motivos encontrados em bactérias foram também observados nas redes de regulação gênica de diversos organismos, incluindo plantas e animais. A evolução parece ter, repetidamente, "redescoberto" os mesmos motivos, em diferentes sistemas: a duplicação de circuitos, em que um motivo de rede ancestral originou motivos existentes em muitas espécies, ocasionou "similaridade de família" entre proteínas, que aparecem em diferentes exemplos de motivos. Os motivos funcionam como blocos de construção de redes complexas (Milo *et al.*, 2002; 2004; Artzy-Randrup, 2004; Kashtan e Alon, 2005; Alon, 2007a).

Além de os sistemas complexos diminuírem sua complexidade por meio de motivos, módulos e superfamílias, frequentemente operam a partir de caixas de "*kit* de ferramentas genéticas", como acontece, por exemplo, no processo de desenvolvimento ou ontogênese (proteínas *Hox, Pax-6, Tinman, Distal-less* e outros genes-mestres; reguladores dos tipos celulares; outras proteínas de ligação ao DNA; *hedgehog* e outras proteínas de sinalização; receptores celulares; hormônios; proteínas de pigmentação) (Carrol, 2006), que agem como *microprocessadores celulares universais*. Universais porque podem ser transferidos de um organismo para o outro e irão processar a informação no local ou ambiente em que estiverem localizados (Arias e Stewart, 2002). Nesse sentido, formulamos as seguintes questões? Será que os diferentes tipos de parasitos utilizam, no hospedeiro, os mesmos tipos de "microprocessadores" (mecanismos universais de ação e de reação)? É possível agrupar os organismos conforme as características de seus "microprocessadores"? Por exemplo, será que os protozoários intracelulares agem com mecanismos semelhantes, assim como os helmintos e outros tipos de parasitos do mesmo grupo ou de grupos semelhantes? Sharan *et al.* (2005), em vez de realizarem um estudo comparativo de modo tradicional entre organismos de espécies diferentes (*Caenorrhabditis elegans, Drosophila melanogaster* e *Saccharomyces cerevisae*), analisando sequências gênicas e de proteínas, fizeram uma análise comparativa de rede de interação de proteína-proteína. Concluíram que muitos circuitos embutidos dentro das redes proteicas *são conservados no processo evolutivo* e incluem uma variedade de categorias funcionais bem definidas. Comparação entre uma série de dados do interactoma humano com o interactoma das três espécies referidas antes revelou que 42 PPI eram comuns entre humanos, vermes e moscas-da-fruta, sendo que 16 eram comuns entre as quatro espécies. A catalogação de agregados que se superpunham entre os conjuntos de dados das quatro espécies revelou que a maioria das sub-redes estava envolvida com replicação e reparo do DNA, transcrição, processamento de mRNA, processamento, dobramento ou transporte de proteínas (= número limitado de processos biológicos) (Gandhi *et al.*, 2006). De 2000 a 2005 mais de 160 publicações versaram sobre alterações na expressão gênica, que ocorre em infeções de 25 tipos diferentes de células do hospedeiro por diferentes espécies de bactérias, 30 diferentes tipos de vírus, além de fungos, protozoários e helmintos (Jenner e Young, 2005). Os dados mostraram que as células do hospedeiro sofrem acentuada reprogramação da transcrição, indicando que isso pode ser um componente central da defesa do hospedeiro. Macrófagos, neutrófilos e células mononucleares de sangue periférico *respondem a uma grande variedade de estímulos bacterianos com programas comuns de ativação transcricional* (Huang *et al.*, 2001; Boldrick *et al.*, 2002; Nau *et al.*, 2002). De modo similar, células dendríticas compartilham resposta transcricional comum a diversos patógenos, como *E. coli, Candida albicans* e vírus *influenza* (Huang *et al.*, 2001). Esssas respostas têm sido interpretadas como "sinais de alarme" genéricos à infecção. Avaliações no transcurso do tempo (série temporal) mostraram que essas respostas constituem cascatas de alterações ordenadas temporalmente na expressão gênica, que refletem a natureza temporal da própria resposta imunitária (Jenner e Young, 2005). Segundo esses autores, a comparação sistemática entre várias bases de dados tem revelado e continuará desvendando padrões comuns e específicos de expressão gênica, que contribuem e contribuirão para melhor intelecção da resposta transcricional do hospedeiro. Esses autores observaram, ao estudar 77 diferentes interações de patógenos e hospedeiros, que ocorria uma corregulação de um agregado (*cluster*) de 511 genes. Essa assinatura de expressão foi designada como "resposta comum do hospedeiro", já que a maioria desses genes é induzida em muitos tipos diferentes de células, em resposta à exposição a muitas espécies diferentes de patógenos. Jenner e Young (2005) identificaram muitos grupos funcionais de genes, que foram agrupados de acordo com a parte da célula na qual eles funcionam, visando fornecer uma visão panorâmica da fisiologia celular, que está envolvida na resposta comum do hospedeiro. Juntaram os genes nos seguintes grupos:

- *Genes que medeiam inflamação:* esse grupo de genes é o mais forte e consistentemente regulado positivamente e é responsável por codificar citocinas [rotulado de agregado (*cluster*) de citocinas inflamatórias/quimiotáticas]. Esses genes são induzidos por *Leishmania chagasi* (em macrófagos), por *Candida albicans* (em células dendríticas) por vírus *influenza*, citomegalovírus humano (HCMV), dengue, vírus respiratório sincicial (RSV) e rotavírus de *Rhesus* (RRV), em células dendríticas, fibroblastos, células endoteliais e células epiteliais
- *Genes estimulados por interferona (ISG):* grupo particularmente ativado por vários tipos de vírus (em macrófagos, células dendríticas, células mononucleares periféricas e vários outros tipos de células)
- *Genes que ativam a resposta imunitária:* é um grupo que codifica vários fatores de transcrição, com destaque para o NF-κB
- *Genes que limitam a resposta imunitária:* agem por mecanismos de retroação negativa, provocando retorno das células para estado de inativação
- *Outros genes participantes da resposta comum do hospedeiro:* envolvidos na ativação linfocitária, apresentação de antígenos, adesão celular e invasão tecidual.

Alguns agregados gênicos desses grupos de genes são induzidos de maneira preferencial em alguns tipos de células. Em geral, a primeira linha de encontro e de defesa contra infecções é operada pelo sistema imunitário inato por meio de receptores tipo Toll ou Toll-símiles (TLR), que fazem parte dos receptores de reconhecimento de padrões (PRR), que reconhecem padrões moleculares conservados nos parasitos (*pathogen-associated molecular patterns* — PAMP), como já foi salientado anteriormente. Receptores tipo-gene induzível por ácido retinoico (RLR), receptores tipo-nucleotídio ligante a domínio de oligomerização (NLR) também fazem parte dos PRR (Koyama *et al.*, 2008). Os TLR traduzem a informação em respostas imunitárias específicas para os patógenos, canalizando os sinais por meio de moléculas adaptadoras (TICAM1/TRIF e MyD88) e, após, por vias paralelas e cruzadas de sinais, que iniciam programa de transcrição, envolvendo mais de 1.000 genes e centenas de fatores de transcrição, que podem se expressar diferencialmente de acordo com o tipo de infecção (Ramsey *et al.*, 2008). Diferentes TLR detectam diferentes componentes de patógenos: TLR2 detecta muramil dipeptídio (MDP), ácido lipoteicoico (LTA), que são componentes de bactérias gram-negativas; TLR3 responde a vírus com RNA de fita dupla (dsRNA); TLR4 é ligante para LPS de bactérias gram-negativas (p. ex., *coli*); TLR5 interage com algumas cepas mutantes de *Salmonella typhimurium*. Estudos mais recentes estão substituindo a análise isolada de receptores, voltando-se para estudos mais complexos da interação parasito-hospedeiro (Ishii *et al.*, 2008). Podemos concluir esta parte destacando algumas conclusões formuladas por Jenner e Young (2005):

- As células respondem com um programa transcricional comum e amplo, cujos componentes são preferencialmente regulados positivamente de acordo com o tipo celular e o patógeno envolvido
- Nenhum gene isolado recapitula as alterações complexas nos estados celulares que ocorrem à exposição de um patógeno
- A patogênese decorrente de uma infecção é o produto da interação parasito-hospedeiro e não do efeito isolado de cada um deles (veja adiante)
- Na interação parasito-hospedeiro, ambos apresentam alterações no perfil gênico (p. ex., *tuberculosis* em macrófagos) (Schnappinger *et al.*, 2003; Ehrt e Schnappinger, 2009) (veja anteriormente)
- A resposta comum do hospedeiro provavelmente representa o concurso de ações de dezenas, talvez centenas, de reguladores da transcrição.

A nossa proposta teórica, procurando integrar o que foi expresso antes, está esquematizada na Figura 4.11. Empregamos o sentido de *sisteoma* (Kitano, 2001) como o conjunto constitutivo integrado (no sentido de próprio do hospedeiro ou do parasito, quando não estão em interação) do genoma, transcriptoma, proteoma, interactoma, metaboloma, secretoma e fenoma. O grande objetivo da biologia de sistemas e da bioinformática moderna é conseguir efetivar plataformas integradoras para análise das "ômicas". Essas plataformas receberam nomes variados, como *babelômica* (Medina *et al.*, 2010) e totalômica ou *espaço ômico* (Toyoda e Wada, 2004). *Reactoma* (Joshi-Tope *et al.*, 2005; Vastrick *et al.*, 2007) foi aqui empregado como o conjunto de reações do hospedeiro e do parasito perante a coabitação.

É importante analisar, cada vez mais, a interação ser coabitante (parasito)-hospedeiro dentro da visão de redes, que podem ser redes genômicas, transcriptômicas, proteicas (interactomas) e metabólicas. A exemplificação disso está esquematizada nas Figuras 4.12 a 4.15, que complementam as Figuras 4.1 a 4.6.

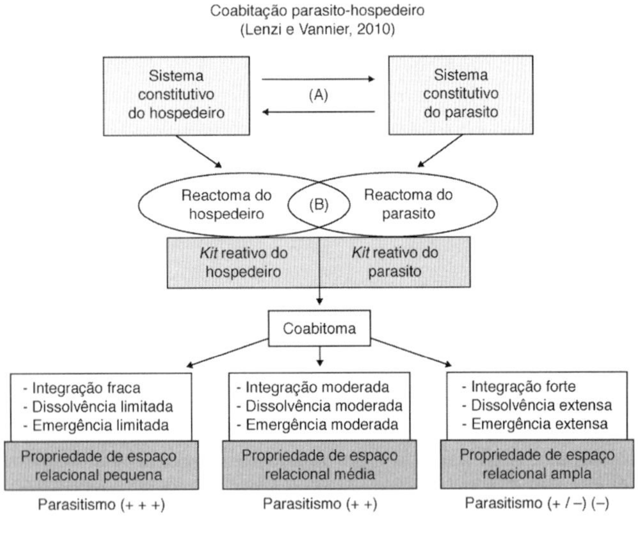

Figura 4.11 Esquema mostrando o resultado molecular das possíveis interações parasito-hospedeiro, compondo o *coabitoma*. Essas interações podem resultar em graus variados de parasitismo-doença. Veja o texto para entender melhor o esquema.

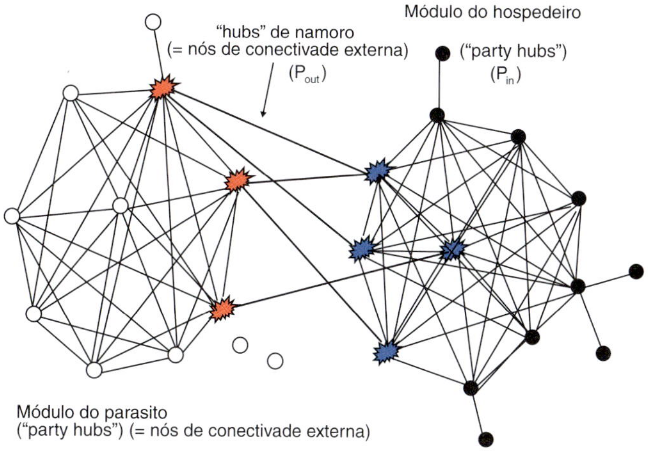

Figura 4.12 Quando ocorre a relação parasito-hospedeiro, dentro do conceito de redes, ambos configuram uma rede própria, com conexões internas ou intrínsecas (nós de conectividade interna (*party hubs*), e/ou nós de conectividade externa ou de "namoro" (*date hubs*). Esses dois tipos de conectividade podem ocorrer com graus variados de probabilidade. (P_{in} = probabilidade de conexões internas ou intraespécies; P_{out} = probabilidade de conexões externas ou interespécies.)

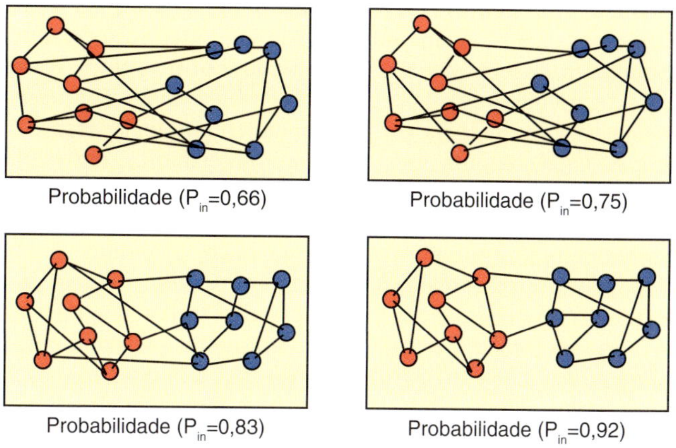

Figura 4.14 Na relação entre parasito-hospedeiro (coabitoma) podem ocorrer graus variados de conexões entre eles. (P_{in} = probabilidade de conexões internas ou intraespécies.)

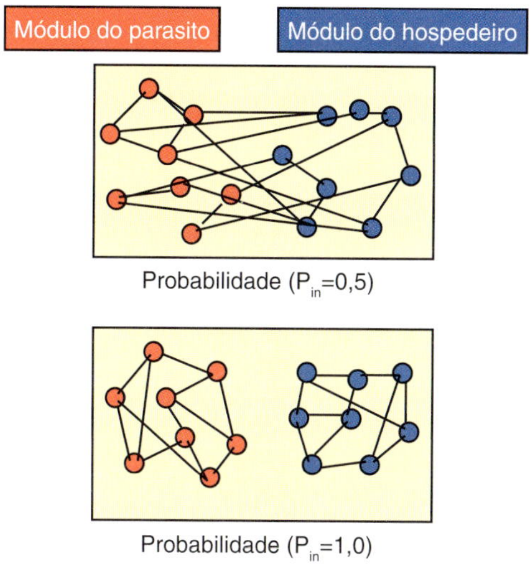

Figura 4.13 Representação teórica da relação entre os módulos do parasito e do hospedeiro. Essa relação pode resultar em vários graus de conectividade entre eles, expressos por graus variados de probabilidades de conexões. Quando os dois módulos não interagem, a probabilidade de conexões internas (P_{in}) é igual a 1,0, e quando a relação entre eles é intensa, a P_{in} diminui.

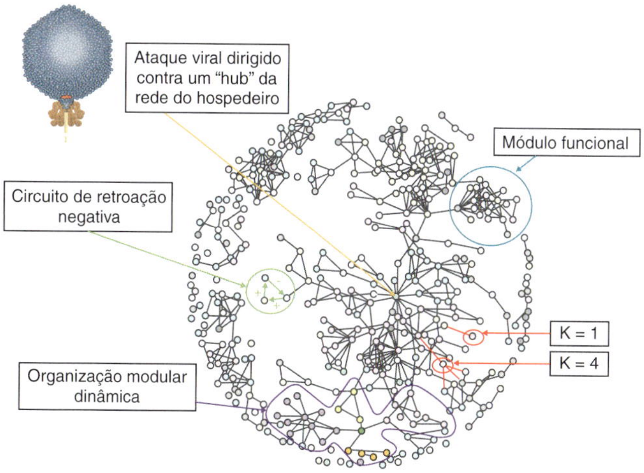

Figura 4.15 Representação teórica da rede de interações entre proteínas (cada nó = proteína) de diferentes classes funcionais (p. ex., enzimas, fatores de transcrição, proteínas de membrana etc.) (tons diferentes). A espessura das conexões ou arestas denota graus variados de sua estabilidade. Quando um grupo de proteínas interage acima da média constitui um *módulo*, que pode ser bastante dinâmico. K equivale ao número de interações de um nódulo. Alguns circuitos podem funcionar com interações negativas. Alguns vírus podem atingir *hubs* importantes da rede [p. ex., vírus HIV atinge linfócitos B e T (CD4), que funcionam como *hubs* importantes do sistema imunitário]. (Modificada de Carvunis *et al.*, 2009.)

▪ Como avaliar a resposta imunitária do hospedeiro na fase pós-genômica na perspectiva da imunologia de sistemas

A estarrecedora diversidade dos componentes do sistema imunitário (p. ex., imunoglobulinas, receptores linfocitários, citocinas e seus receptores e outros), junto com a complexidade das vias regulatórias e das interações em tipo de rede, convertem a imunologia em uma *ciência combinatória* ou *sistêmica* (Jerne, 1973; 1974a,b; Perelson, 1989; Stewart e Varela, 1989; Coutinho, 1989; Brusic e Petrovsky, 2003; Vaz e Pordeus, 2005). Além disso, o crescimento explosivo da biologia molecular e da tecnologia de informação mudou, radicalmente, a pesquisa da imunologia na era pós-genômica (Petrosvsky, 2005). Acrescentam-se a isso os novos avanços da imunologia teórica (ainda probres!), imunoinformática e sistemas imunitários artificiais (AIS = *artificial immune system*) (imunologia *in silico*) (incipiente) (Flower e Timmis, 2007). "A fertilização cruzada entre diversas áreas originou um novo campo, chamado de 'imunômica', que irá mudar a forma como a imunologia é praticada. A imunômica reside na interseção da imunologia tradicional de laboratório (laboratório 'úmido' = *wet lab*), tecnologias de alta produtividade (*high-throughput technologies*) e imunologia computacional (imunologia 'seca'). A imunologia computacional, ou imunoinformática, deriva de diversas áreas, como imunologia teórica, modelagem matemática, inteligência artificial, manuseio de bancos de dados e instrumentos de alinhamento de sequências. A combinação da imunologia tradicional com a imunoinformática, biologia de sistemas, genômica de alta produtividade e tecnologias de proteômica molecular fazem com que a imunômica seja poderosa" (Petrovsky, 2005). A *imunômica* pode ser definida como funções moleculares associadas a todos os transcritos de mRNA codificantes e não codificantes; estima-se que o número de transcritos relacionados com o sistema imunitário tem várias ordens de grandeza maiores do que os genes que os codificam (Schönbach, 2003). Se for extrapolada a estimativa de Arnone e Davidson (1997) de que cada gene interage com quatro ou oito outros genes e está envolvido em mais de 10 diferentes funções biológicas, fica claro que a diversidade e complexidade funcionais baseadas em transcritos são enormes (Schönbach, 2003). A *imunômica* pode também ser entendida como o campo de investigação relacionado com a interface do sistema imunitário do hospedeiro e proteínas derivadas de patógenos ou do próprio organismo (De Groot, 2006). Perante essas considerações expostas, deduz-se que a resposta do hospedeiro perante uma infecção parasitária tem que ser pesquisada de um modo mais elaborado, visando detectar, com mais completude, a complexa reação do sistema imunitário. Nesse sentido, várias técnicas têm surgido e surgirão, viabilizando atingir essa meta. Destacam-se o Panamá-Blotting (Nóbrega *et al.*, 1993; Haury *et al.*, 1994), imunômica funcional (Quintana *et al.*, 2004; 2006), Elisa/Western blot, ensaio de Luminex para citocinas, vários tipos de microarranjos (para DNA, RNA, proteínas, epigenoma) e outros novos procedimentos.

▸ Parasitologia sintética

A biologia nunca mais será a mesma (Knight, 2005) e será que isso também ocorrerá com a parasitologia? O rápido avanço da tecnologia de síntese de DNA de cadeia longa viabilizou a construção de pequenos genomas (Pennisi, 2005), como do fago T7.1, poliovírus (Cello *et al.*, 2002) e do bacteriófago phiX174 (Smith *et al.*, 2003). Mais recentemente, Gibson *et al.* (2010) conseguiram o delineamento, síntese e montagem do genoma de *Mycoplasma mycoides JVCI-syn 1.0*, de 1.08 Mbp, começando pela informação da sequência de um genoma digitalizado, que foi transplantado em *Mycoplasma capricolum*, como recipiente. Com isso, geraram células de *M. mycoides* controladas somente pelo cromossomo sintético. Apesar desses avanços técnicos consideráveis, principalmente do grupo de Venter (Gibson *et al.*, 2010), este trabalho ainda faz parte da biologia sintética do tipo "de cima para baixo" ('*top-down*'), isto é, compreendem o transplante de genomas inteiros em células vivas existentes. O grande objetivo da biologia sintética de segunda geração será criar 'de baixo para cima' ('*bottom-up*') novos tipos de vida celular química mínima, com capacidade de autorreprodução, usando somente, como ingredientes, material que nunca foi vivo (= protocélula) (Monnard e Ziok, 2007; Bedau *et al.*, 2009; Mansy e Szostak, 2009; Sole, 2009). As células sanguíneas artificiais que não conseguem se reproduzir são consideradas precursores das pró-células (Bedau *et al.*, 2009). Impõe-se uma questão para o futuro: será que ambos os tipos de manipulação ('*top-down*' e '*bottom-up*') poderão converter-se em simbiontes/parasitos para os homens e outros animais? Somente o tempo responderá. Até lá nos cabe admirar a engenhosidade desses trabalhos, analisando suas aplicações e implicações.

A biologia sintética poderá criar um novo ramo na árvore de vida, proveniente de organismos artificialmente projetados por engenheiros moleculares (Wang, 2010).

▸ Filtros de encontro | Mecanismos de reconhecimento parasito-hospedeiro

O reconhecimento do hospedeiro pelo parasito é bastante eficiente, mas não é completamente preciso, fato que explica o parasitismo acidental de humanos por larvas de *Ancylostoma caninum* (*larva migrans* cutânea) e *Toxocara canis* (*larva migrans* visceral). Esses aparentes "equívocos" podem dar origem às chamadas "parasitoses emergentes", nas quais o patógeno explora novos nichos ecológicos em distintos hospedeiros, como no parasitismo entérico por adultos de *A. caninum* em humanos (Prociv e Croese, 1996) e na infecção cutânea de indivíduos imunossuprimidos por tripanossomatídeos monoxênicos (Dedet e Pratlong, 2000), que normalmente são encontrados apenas parasitando insetos (veja anteriormente).

O reconhecimento pode ser promovido pelo aumento da probabilidade de encontro ocasionado por diferentes tipos de tropismo. Os diferentes tipos de tropismos operam como atratores, favorecendo o convívio e o contato entre diferentes organismos, com consequente aproximação entre parasito e hospedeiro. Geotropismo negativo e hidro- e termotropismo positivos facilitam a penetração percutânea de larvas de nematoides como *Ancylostoma* sp., *Necator americanus* e *Strongyloides stercoralis*. O fototropismo e tigmotropismo (estímulo pelo contato) de cercárias de *Schistosoma* sp. também participam da etapa inicial de reconhecimento parasito-hospedeiro.

Em patógenos transmitidos por artrópodes, observa-se um tropismo pela região de glândulas salivares como em *Plasmodium* sp., pela probóscide como em *Leishmania* spp. ou pelas peças bucais como em *Wuchereria bancrofti* e *Onchocerca volvulus*. Nestes dois filarídeos o termotropismo positivo das larvas infectantes é um fator fundamental para o direcionamento à derme do hospedeiro vertebrado.

Em parasitos heteroxênicos cuja transmissão entre hospedeiros é dependente do predatismo, pode haver mudanças comportamentais que favoreçam o processo. Sabe-se que em crustáceos como *Amphipoda* ou *Isopoda*, que são predados por aves, para as quais são transmitidos os *Achantocephala* por aqueles albergados, verifica-se uma mudança de fototropismo negativo para positivo, aumentando marcadamente a probabilidade de predação pelo próximo hospedeiro, o mesmo ocorrendo entre artrópodes e roedores e peixes e aves, na transmissão de parasitos (Moore, 2002).

Na espécie humana estão descritas mudanças comportamentais, tais como inquietação e perda de noções de limites ou timidez, que promovem o predatismo por felídeos, na natureza, mas em sociedade podem aumentar as chances de acidentes automobilísticos ou o número de parceiros sexuais. Os sinais e sintomas de uma infecção também podem promover a transmissão de patógenos. O aumento na ferocidade de cães com o vírus da raiva, a polidipsia em aves com *Trichomonas gallinae* (transmitido pela água ingerida), o ato de tossir ou espirrar em indivíduos com infecções nas vias respiratórias podem facilitar o acesso do patógeno a novos hospedeiros. Analogamente, o trânsito intestinal aumentado, observado nas diarreias, promove a dispersão de patógenos intestinais, incluindo vírus, bactérias, protozoários e helmintos. A febre também favorece a hematofagia pelos insetos vetores de diferentes infecções, que são atraídos pelo estímulo térmico, bem como por compostos voláteis derivados do metabolismo de bactérias corineiformes existentes na pele.

O reconhecimento de células e tecidos do organismo hospedeiro por protozoários é comumente realizado por meio de receptores de superfície. Em *Entamoeba histolytica*, receptores com atividade lectínica reconhecem Gal/GalNAc, mediando a adesão dos trofozoítas às células do epitélio intestinal. Adesinas de *Trichomonas vaginalis* medeiam a adesão ao epitélio vaginal e mucinas (Alderete et al., 1998). Proteínas e glicosaminoglicanos de matriz extracelular também podem intermediar a adesão de diferentes protozoários com outros patógenos. Parasitos como *Toxoplasma*, *Leishmania*, *Trichomonas* e *Candida* reconhecem componentes de matriz extracelular, como fibronectina, laminina, entre outros.

▸ Filtros de compatibilidade

▪ Mecanismos de invasão parasitária

A derme e mucosas atuam como barreiras mecânicas à penetração de patógenos. Parasitos transmitidos por artrópodes hematófagos são introduzidos nos tecidos subcutâneos pelas peças bucais de seus vetores que dilaceram a derme, enquanto fungos patogênicos como *Sporothrix schenkii* e *Fonsecae pedrosoi* atingem os tecidos do hospedeiro por meio de farpas, que ocasionam soluções de continuidade em tegumentos. Outros parasitos são dotados de diferentes conjuntos de enzimas hidrolíticas, que degradam esses tecidos, possibilitando a invasão. Glândulas de penetração de cercárias de *Schistosoma* sp. secretam proteases, como uma serina proteinase, que degrada elastina da derme. Larvas filarioides de *Necator americanus* secretam aspartil proteinases, que hidrolisam componentes da pele humana.

Os parasitos dispõem de um sofisticado e variado arsenal de adaptações e estratégias de escape dos mecanismos efetores do sistema imunológico de seus hospedeiros (Camus *et al.*, 1995). Dotados de considerável variabilidade e tempos de geração mais curtos, os patógenos podem evoluir de maneira rápida, contra-atacando, eficientemente, os mecanismos de defesa dos mamíferos.

O conhecimento detalhado das estratégias empregadas por diferentes patógenos para estabelecer infecções possibilita o desenvolvimento de medidas profiláticas e terapêuticas.

A invasão de diferentes tipos celulares do hospedeiro representa um importante mecanismo de escape parasitário, conferindo uma proteção eficiente contra sua resposta imunológica. A fagocitose ou invasão celular por protozoários parasitos, como *Trypanosoma cruzi*, *Leishmania* sp., *Toxoplasma gondii* e *Plasmodium* sp., constitui forma eficaz de evasão das respostas inata e adaptativa do sistema imunológico. Ao invadirem as células hospedeiras esses protozoários são capazes de modular a composição e funcionamento dos compartimentos da via endocítica ou vacúolos parasitóforos. Protozoários do filo Apicomplexa penetram nas células hospedeiras (que muitas vezes não são fagócitos profissionais), utilizando secreção do conteúdo de organelas do complexo apical (estrutura que dá nome ao filo), denominadas roptrias, micronemas e grânulos densos (Roberts e Janovy Jr., 1996). Os vacúolos parasitóforos contendo *Toxoplasma gondii* e *Mycobacteria* não sofrem acidificação ou fusão com lisossomos, possibilitando a sobrevivência e proliferação dos microrganismos. Parasitos do gênero *Leishmania* sobrevivem e proliferam em vacúolos acidificados e fusogênicos (De Souza e Vannier-Santos, 1996). O metabolismo da forma amastigota é totalmente adaptado e até aumentado em pH ácido. Embora ocorra a fusão e o parasito permaneça no lúmen do vacúolo, foi observado que o glicolipídio, lipofosfoglicano (LPG), de *L.* (*L.*) *donovani* retarda a fusão com lisossomos (Dermine *et al.*, 2000), facilitando a diferenciação nas formas amastigotas. Foi também relatado, de modo não confirmado, o escape do vacúolo por parte do parasito (Bogdan *et al.*, 1990). A presença de *Leishmania* no interior de células apresentadoras de antígenos tem grande importância na resposta imunológica durante a leishmaniose.

Formas tripomastigotas e até amastigotas de *Trypanosoma cruzi* infectam diferentes tipos celulares em humanos e em outros animais. A invasão pelo *Trypanosoma cruzi* tem a participação de receptores para TGF-β (*transforming growth factor*-β) na célula hospedeira (Ming *et al.*, 1995). A adesão dos tripomastigotas determina rápidos aumentos no cálcio citoplasmático, provocando um deslocamento dependente de cinesina e subsequente fusão dos lisossomos com a membrana plasmática, ocasionando a formação de um vacúolo, que engloba o parasito. No interior do vacúolo assim formado, os tripomastigotas transferem resíduos de ácido siálico de glicoproteínas lisossomais, como a lgp120, para um aceptor na superfície do parasito e inserem uma proteína, Tc TOX, semelhante à C9 e com atividade perforina, que lesa a membrana vacuolar, deixando o microrganismo livre no citoplasma da célula hospedeira, onde prolifera sob a forma amastigota. Promastigotas de *Leishmania* utilizam componentes do complemento como C3b e C3bi para serem fagocitados por macrófagos e células dendríticas (De Souza e Vannier-Santos, 1996; Mosser e Brittingham, 1997), enquanto amastigotas recrutam receptores para a porção Fc das imunoglobulinas para chegar ao interior dos fagócitos (Kima *et al.*, 2000; Vannier-Santos *et al.*, 2002).

▪ Mecanismos de escape do sistema imunológico | Protozoários

Imunidade inata

A primeira defesa contra diferentes patógenos é a derme, revestida por tecido epitelial. Na pele, o epitélio pode estar queratinizado e, nas mucosas, tem células que secretam mucinas, que ajudam a bloquear a adesão e promover a expulsão de microrganismos. A produção de sialomucinas, durante a infecção por protozoários cavitários, como *Entamoeba histolytica*, pode dar lugar à secreção de sulfomucinas. Outra defesa inata do organismo é a ativação da via alternada do sistema complemento. Tripomastigotas de *Trypanosoma cruzi* expressam T-DAF, glicoproteína de 87 a 93 kD, que atua de modo semelhante ao DAF (*decay-accelerating factor*) do complemento, impedindo a formação do complexo de ataque à membrana (Tambourgi *et al.*, 1993).

Formas promastigotas metacíclicas de *Leishmania* (*L.*) *major* apresentam uma película (*coat*) de lipofosfoglicano (LPG) com aproximadamente o dobro das dimensões daquela das procíclicas (não infectantes para mamíferos), não possibilitando o acesso do complexo lítico C5b-C9 à membrana do protozoário. Promastigotas metacíclicos também expressam níveis aumentados da metaloproteinase gp63, que cliva C3b, formando o fragmento inativo C3bi e impedindo a formação do complexo C5b-C9. O LPG e gp63 são fundamentais para resistência ao complemento por parte das *Leishmania*. Mutantes de *Leishmania*, desprovidas dessas moléculas (mutantes *null*), são altamente suscetíveis à lise pelo sistema complemento e, embora menos virulentas para camundongos, são capazes de estabelecer a infecção. Formas sanguíneas de *Trypanosoma brucei* empregam grande quantidade de uma proteína de superfície, semelhante à gp63 de *Leishmania*, para se evadir do sistema complemento do hospedeiro. A fosforilação de fatores do sistema complemento, como C3, C5 e C9, por ectoquinase(s) de *Leishmania* também apresenta papel protetor contra as diferentes vias de ativação da cascata do complemento. Uma maneira arrojada de explorar a imunidade inata pelo parasito está relacionada com a sobrevivência em neutrófilos. Esses leucócitos tem elevada atividade microbicida, mas patógenos como *Ehrlichia*, *Leishmania major*, *Salmonella* sp., *Mycobacterium leprae*, *Yersinia enterocolytica*, *Bordetella pertussis*, *Neisseria gonorrhoeae*, *Legionella pneumophila*, *Histoplasma capsulatum* e *Chlamydia* sp. desenvolveram mecanismos de invadir essas células sem deflagrar o surto respiratório e/ou a fusão fagossomo-lisossomo (revisto em Laskay *et al.*, 2003). Foi observado que neutrófilos infectados com *L.* (*L.*) *major* têm sua apoptose retardada e produzem IL-8 e quimiocinas do tipo proteínas inflamatórias do macrófago [*macrophage inflammatory protein* (MIP)-1α e MIP1β], que têm atividade quimiotática para monócitos. Quando os neutrófilos finalmente entram em apoptose, são fagocitados pelos macrófagos recém-chegados, portando os parasitos clandestinos. Desse modo, um "bravo soldado" atua como um "cavalo de Troia" para o "inimigo", isto é, coabitante (Laskay *et al.*, 2003).

Trabalho realizado por Freire-de-Lima *et al.* (2000) demonstrou que *Trypanosoma cruzi* também pode explorar a eliminação de células apoptóticas. Esse protozoário, bem como *Toxoplasma gondii*, é capaz de inibir (macrófagos e célula neuronal) ou deflagrar (macrófagos e células T) a morte celular programada por diferentes mecanismos. *Plasmodium falciparum* induz a apoptose linfocitária, enquanto parasitos do gênero *Leishmania*, ao inibirem a apotose de macrófagos, induzem a de linfócitos T $CD4^+$ e $CD8^+$ (revisto por Lüder *et al.*, 2001).

▸ Variabilidade antigênica

Um mecanismo frequentemente empregado por parasitos na evasão do sistema imunológico é a variação antigênica, bem caracterizada em tripanossomos africanos e em *Giardia lamblia*. *Trypanosoma brucei* pode expressar mais de 100 tipos antigênicos e aproximadamente 2.000 genes para glicoproteína variável de superfície [*variable surface glycoprotein* (VSG)], ancorada por glicosil fosfatidilinositol, que corresponde a cerca de 10% do DNA total do protozoário. A resposta humoral pode eliminar até 99% dos tripomastigotas circulantes, mas os remanescentes refazem a parasitemia e assim sucessivamente, até a morte do hospedeiro. Parasitos intracelulares, como *Plasmodium* sp., utilizam a variação antigênica como modo de evitar que as hemácias circulantes sejam reconhecidas por anticorpos e eliminados. A proteína PfEMP-1 de *Plasmodium falciparum*, expressa na superfície de hemácias, além de apresentar variação clonal, medeia a adesão das hemácias a moléculas como CD36 e ICAM-1 das células endoteliais, provocando marginação eritrocitária, com consequente escape da eliminação por hemocaterese, principalmente em baço (Chattopadhyay *et al.*, 2004).

▪ Ativação policlonal de células B

Parasitos, como *Leishmania donovani*, podem também induzir a ativação policlonal de células B, com produção exacerbada de imunoglobulinas em geral, resultando no desvio da resposta imunológica para fenótipo Th2, não protetor nas leishmanioses. A ativação policlonal de células B, na doença de Chagas, determina a hiperprodução de IgM, que se ligam à superfície de tripomastigotas, bloqueando o reconhecimento por IgG protetoras para o hospedeiro. A presença de domínios repetitivos na proteína de superfície de circunsporozoíto (CSP) pode induzir uma ativação policlonal independente do timo (superantígenos), com a produção de anticorpos de baixa afinidade e não protetores. A ativação policlonal pode ser responsável pela produção de autoanticorpos na malária humana (Daniel-Ribeiro e Zanini, 2000).

▪ Mimetismo molecular

Vários parasitos são dotados de produtos gênicos com sequências semelhantes às proteínas humanas. Tal propriedade não apenas confere proteção por mimetismo molecular, mas também possibilita um diálogo ('*cross-talk*') bilateral entre parasito e hospedeiro. A habilidade de mimetizar componentes do hospedeiro não somente proporciona a evasão do reconhecimento imunológico, mas também interfere na modulação deste, com possível indução de respostas autoimunes, como relatado em *Trypanosoma cruzi*. O glicosil fosfatidilinositol, que ancora proteínas de superfície de merozoítas de *Plasmodium*, tem efeito insulinomimético e aumenta a produção de TNF-α e IL-1 em macrófagos, provocando as características febres maláricas. Proteínas de *Plasmodium falciparum* podem apresentar sequências semelhantes à timosina-1, um hormônio tímico que regula a diferenciação de linfócitos. Um caso interessante de mimetismo é expresso pela considerável similaridade entre a molécula de perforina ou NK-lisina de células T citotóxicas e as proteínas formadoras de poros de *Entamoeba histolytica*, conhecidas como amebaporos (Leippe, 1997). Isso exemplifica como uma proteína de nosso sistema imunológico pode ser mimetizada para destruir células efetoras, como neutrófilos e macrófagos, além de outros tipos celulares.

Uma das formas sofisticadas de mimetismo empregadas por protozoários parasitos é a expressão de fosfatidilserina na superfície, mimetizando uma célula ou corpo apoptótico. Amastigotas de *Leishmania* apresentam esse fosfolipídio sinalizador e ganham acesso aos macrófagos, sem que esses sejam estimulados. Ao contrário, os macrófagos que internalizam células apoptóticas têm atividade suprimida (Fadok *et al.*, 1998). Em *Trypanosoma cruzi*, esse tipo de mecanismo promove significativamente a sobrevivência e proliferação intracelular do parasito e depende de prostaglandinas, TGF-β e do metabolismo de arginina em poliaminas (Freire-de-Lima *et al.*, 2000).

Quando se considera o mimetismo molecular, cabe salientar que muitos produtos gênicos, que hoje desempenham relevantes funções como hormônios e neurotransmissores no organismo humano, são produzidos por microrganismos, que provavelmente os desenvolveram (Le Roith *et al.*, 1983) e que parasitos como *Schistosoma*, *Leishmania*, *Giardia*, *Trichomonas*, *Echinococcus*, *Taenia* e *Onchocerca* apresentam receptores para moléculas do hospedeiro como insulina, FGF (*fibroblast growth factor*), VLDL (*very low density lipoprotein*), EGF (*epidermal growth factor*), TNFα (*tumor necrosis factor*), IL-7 (*interleukin-7*), TGF-β (*transforming growth factor-β*), progesterona etc. (revisto em Inal, 2004).

Degradação de imunoglobulinas

Diferentes protozoários parasitos têm a capacidade de realizar a proteólise de imunoglobulinas, impedindo a aglutinação, opsonização e a fixação de fatores do sistema complemento. Trofozoítas de *Entamoeba histolytica* hidrolisam moléculas de IgA nas mucosas e *Trichomonas vaginalis* também degradam imunoglobulinas humanas. Tal efeito é produzido em *Entamoeba histolytica* por ectoenzimas com atividade cisteíno-proteinase (Que e Reed, 2000).

Cobertura focal (capping) e eliminação (shedding) de imunocomplexos

Tripanossomatídeos, como *Trypanosoma cruzi* e *Leishmania* spp., assim como *Entamoeba histolytica*, agregam focalmente ligantes polivalentes, como anticorpos e lectinas, em áreas circunscritas da membrana plasmática (*patches*), que confluem formando calotas ou coberturas focais (*capping*) de onde os complexos ligante-receptor ou antígeno-anticorpo são liberados em um processo dependente de energia, conhecido por eliminação (*shedding*). Esse processo também é observado em *Plasmodium*, na liberação da proteína circunsporozoítica (*circumsporozoite protein* — CSP) de esporozoítas circulantes (Fasman *et al.*, 1990).

Defesas antioxidantes

A presença de mecanismos antioxidantes pode constituir importante estratégia de escape e de virulência de diferentes patógenos, já que mecanismos efetores da resposta imune dependem em grande parte da geração de espécies reativas de oxigênio, como: o ânion superóxido ($O_2^{\bullet-}$); radicais hidroxila ($HO^{\bullet-}$); ânions hidroxila (HO^-); óxido nítrico (NO). Trofozoítas do protozoário primitivo *Giardia lamblia* são desprovidos dos principais mecanismos antioxidantes enzimáticos, mas utilizam proteínas com altos níveis de resíduos de cisteína e, portanto, os grupamentos tiol exercem intenso efeito antioxidante. Enzimas com atividades antioxidantes, como catalase, SOD, glutationa peroxidase e glutationa-S-transferase estão presentes em vários protozoários parasitos. Vale ressaltar que glutationa-S-transferases relacionadas com proteínas parasitárias podem atuar como fatores imunomoduladores (Ouaissi *et al.*, 2002). Nos tripanossomatídeos encontram-se complexos da poliamina espermidina com duas moléculas de glutationa, formando a bisglutationil espermidina ou tripanotiona. Esses parasitos contam com sistemas enzimáticos como tripanotiona redutase e peroxidase (triparedoxina). Amastigotas de *Leishmania* apresentam altos níveis de catalase e SOD, enquanto promastigotas tendem a não ativar o surto respiratório. Enzimas como peroxirredoxinas estão presentes em protozoários como *Toxoplasma gondii*, *Trichomonas vaginalis*, *Entamoeba histolytica*, *Leishmania* spp. e *Plasmodium* sp., bem como em helmintos. *Plasmodium falciparum*, por degradar hemoglobina com a liberação de ferriprotoporfirina IX, que tem atividade peroxidásica, estão constantemente sujeitos ao estresse oxidativo e, como consequência, desenvolveram SOD e peroxidases dependentes de tiorredoxina (Müller, 2004). *Schistosoma mansoni* também se nutrem por hematofagia e produzem grupamentos heme livres. Suas enzimas antioxidantes constituem importantes alvos para a vacinação (LoVerde *et al.*, 2004). Tanto esse trematódeo quanto *P. falciparum* agregam grupos heme para sua detoxificação pela formação de hemozoína (Oliveira *et al.*, 2000; Chen *et al.*, 2001). Assim sendo, compostos quinolínicos, que inibem essa agregação, podem ser uma valiosa ferramenta na quimioterapia da esquistossomose (Oliveira *et al.*, 2004).

A produção deficiente de intermediários reativos de oxigênio pode favorecer a amebíase invasiva (Moran *et al.*, 2002) e a lectina de *E. histolytica*, que reconhece Gal/GalNAc no processo de adesão à superfície dos enterócitos, parece estar associada ao desequilíbrio de sistemas antioxidantes da célula hospedeira (Rawal *et al.*, 2004).

Modulação da apresentação de antígenos

Na invasão tissular por trofozoítos de *E. histolytica* ocorre a inibição da expressão de antígenos Ia do sistema principal de histocompatibilidade (MHC) e antígenos solúveis produzidos por ela reduzem a expressão de MHC da classe II em macrófagos murinos, induzida por IFN-γ por meio de um mecanismo dependente da produção de prostaglandina E2 (PGE2), já que esse efeito é parcialmente revertido pela adição de indometacina. Vale salientar que trofozoítas de *E. histolytica* produzem PGE2 (Wang e Chadee, 1995). Amastigotas de *Leishmania*, em vacúolos parasitóforos de macrófagos, endocitam e degradam moléculas de MHC-II e inibem a expressão de moléculas coestimuladoras, como B7-1. Além de macrófagos, antígenos de *Leishmania* podem também ser apresentados por células dendríticas, mas essas têm seu desenvolvimento e migração suprimidos pelo parasito (revisto por Antoine *et al.*, 2004).

Modulação da sinalização celular

Patógenos intracelulares adquiriram a capacidade de manipular os intrincados mecanismos de transdução de sinais das células hospedeiras, criando ambientes menos inóspitos e, portanto, favoráveis à sua sobrevivência e proliferação. O uso de microrganismos para estudos sobre a sinalização celular foi denominado microbiologia celular (Cossart *et al.*, 1996).

Numerosas estratégias foram delineadas por diferentes microrganismos para desacoplar ou desviar a sinalização de respostas microbicidas. Patógenos, como *Trypanosoma cruzi*, *Leishmania (L.) donovani*, *Plasmodium falciparum*, *Entamoeba histolytica*, *Salmonella typhimurium* e HIV, aumentam os níveis de cálcio intracelular em duas a cinco vezes nas células do hospedeiro. Tal alteração pode suprimir significativamente as respostas de macrófagos, monócitos, linfócitos T e células endoteliais (Olivier, 1996). Parasitos do gênero *Leishmania* constituem importantes paradigmas da parasitologia e imunologia. As subpopulações de linfócitos Th1 e Th2 foram descobertas no estudo da leishmaniose.

A infecção de macrófagos por *Leishmania* determina a inibição da produção de radicais de oxigênio e nitrogênio e inibe a resposta ao IFN-γ, que é bloqueada pela interferência parasitária na fosforilação de resíduos de tirosina, afetando particularmente a via das quinases Janus (*Janus Kinases* – JAK – Janus – o deus das portas na mitologia grega) e a atividade de STAT-1 (*signal transducer and activator of transcription-1*). Tal efeito pode resultar da ativação de fosfotirosina fosfatases, que apresentam domínios homólogos à Src (SH2), como a SHP-1, e são ativadas por *L. (L.) donovani*. A infecção por *Leishmania* inibe a atividade de quinases ativadas por mitógeno (*mitogen-activated protein kinase*, MAPK), tais como ERK 1/2 (*extracellular signal regulated kinase*) (revisto por Vannier-Santos *et al.*, 2002; Martiny e Vannier-Santos, 2005). Tal efeito pode ser devido ao LPG (Feng *et al.*, 1999) ou à enzimas com atividade fosfotirosina fosfatase (YopH) tanto do hospedeiro quanto do parasito (Martiny *et al.*, 1999). O uso de uma fosfotirosina fosfatase microbiana para inativar a sinalização da célula hospedeira é bem caracterizado na infecção por *Yersinia* sp. Assim a fosforilação, que é necessária para a invasão das formas promastigotas (Martiny *et al.*, 1996), deve ser revertida para possibilitar a sobrevivência de amastigotas (Vannier-Santos *et al.*, 2002; Martiny e Vannier-Santos, 2005). O LPG de *Leishmania* também inibe a atividade de proteinoquinase C (PKC) dos fagócitos (Denkers e Butcher, 2005; Vannier-Santos *et al.*, 2002). Em conjunto, essas alterações determinam a supressão da síntese de IL-12, expressão de MHC-II e respostas microbicidas, como o surto respiratório e a produção de NO. A infecção pelo *Trypanosoma cruzi* também provoca a ativação de (p38) MAPK, bem como de NF-κB, que são ativados por fosforilação em resposta à ligação de mucinas ancoradas por GPI a receptores tipo Toll (*toll-like receptors*), como o TLR2. O estímulo continuado dessa via acarreta, subsequentemente, respostas deficientes. A mucina de *T. cruzi* ocasiona ativação de proteína fosfatase 2A, inibindo as respostas de macrófagos. *Toxoplasma gondii* é conhecido como um patógeno com alto potencial imunoestimulante e níveis séricos elevados de IL-12 e TNF-α são registrados na infecção murina. Tal resposta pode ter se desenvolvido para contra-atacar a alta virulência de taquizoítos, evitando a letalidade de muitas cepas, permitindo que a doença chegue à fase crônica. Entretanto, experimentos realizados *in vitro* mostram que a infecção por taquizoítos inibe a síntese de IL-12 e TNF-α, a expressão de MHC-II, bem como a atividade NO-sintase de macrófagos (Denkers e Butcher 2005). A infecção pelo *T. gondii* suprime a translocação dos heterodímeros NF-κBp50:p65 para o núcleo da célula hospedeira.

A produção de IL-2, na amebíase, depende da atividade PKC, podendo ser promovida por éster de forbol e ionóforo de cálcio. Receptores para proteínas de matriz extracelular nos parasitos deflagram respostas de fosforilação, que medeiam a invasão tissular.

Modulação da síntese de citocinas e linfocinas | Imunomodulação

Ao longo da evolução, protozoários parasitos desenvolveram sofisticadas estratégias de escape, inibindo e/ou subvertendo os mecanismos da resposta imunológica, em benefício próprio. Protozoários apresentam receptores para moléculas sinalizadoras de metazoários, incluindo linfocinas e citocinas, como o GM-CSF (Barcinski e Costa-Moreira, 1994), o qual pode exercer efeito protetor sobre *Leishmania (L.) amazonensis*. Um exemplo curioso dessa exploração do sistema imunológico é ilustrado também pela resposta proliferativa de *T. brucei* ao IFN-γ. Antígenos do protozoário induzem a síntese dessa citocina, central na resposta imunológica celular, que passa a atuar como um fator de crescimento parasitário. Além disso, os altos níveis de IFN-γ suprimem a atividade de IL-2, impedindo respostas proliferativas de células T (Bakhiet *et al.*, 1996).

Em geral, as infecções por protozoários intracelulares são marcadas por respostas protetoras do tipo Th1, caracterizadas pela produção de IL-12 e IFN-γ, enquanto no parasitismo por helmintos (extracelulares) predominam respostas do tipo Th2, nas quais são sintetizados IL-4, IL-10 e TGF-β (Jankovic *et al.*, 2001). Entretanto, os parasitos podem desviar as respostas para o fenótipo oposto, isto é, não protetor, que pode decorrer da disfunção de células dendríticas, retardando as respostas de células T, com o consequente aparecimento de linfócitos $CD4^+$ produtores de IL-4 (Jankovic *et al.*, 2004).

Antígenos de *T. cruzi* induzem a produção de IL-10 e TGF-β por macrófagos. Assim como *T. brucei*, *T. cruzi* também inibe a expressão de receptores pra IL-2. Células *natural killer* (NK) têm um papel protetor em diferentes infecções por protozoários parasitos (Korbel *et al.*, 2004). Macrófagos infectados por tripomastigotas de *Trypanosoma cruzi* produzem IL-12, que dispara a produção de IFN-γ por células NK *in vivo*. Na leishmaniose, as células NK têm importante função, não pela atividade citotóxica, mas pela produção de IFN-γ, particularmente no início da infecção. Na toxoplasmose e na malária, as células NK produzem IFN-γ em resposta a IL-12 secretada por macrófagos e células dendríticas. Promastigotas metacíclicos de *L. (L.) major* não somente induzem a síntese de IL-12, mas também suprimem ativamente a transição do seu gene, reduzindo os níveis de IFN-γ e, consequentemente, a ativação de macrófagos. Na leishmaniose humana, IL-10 inibe as respostas proliferativas e citotóxicas, bem como a produção de IFN-γ por células mononucleares de sangue periférico, enquanto IL-12 restabelece as respostas em células de pacientes com leishmaniose visceral (Barral-Netto *et al.*, 1998). Trofozoítos de *E. histolytica* modulam a resposta Th1 pela indução da IL-4 e IL-10. Os trofozoítos produzem PGE2 que, juntamente com outros produtos do parasito, inibem as respostas de macrófagos. Durante a formação de abscessos hepáticos, observa-se uma anergia celular que decorre da ação de antígenos amebianos, que suprimem a atividade de IL-2. Respostas oxidativas de macrófago são suprimidas por *E. histolytica* via MLIF (*monocyte locomotion inhibitory factor*) (Rico *et al.*, 2003).

Mecanismos de escape do sistema imunológico | Helmintos

Com a exceção de *Trichinella spirallis*, que tem uma fase larvar intracelular, os helmintos parasitos passam toda a vida expostos ao sistema imunológico e, ainda assim, as helmintíases são frequentemente caracterizadas por elevada cronicidade. A sofisticação das estratégias de escape empregadas pelos helmintos chega a ponto de incluir a utilização de moléculas e células do sistema imunológico para seu benefício. O desenvolvimento de *Schistosoma mansoni* depende da atividade de linfócitos $CD4^+$ (Davies *et al.*, 2001) e a extrusão dos ovos desse trematódeo depositados no plexo hemorroidário (*S. mansoni* e *S. japonicum*) ou vesical (*S. haematobium*) é mediada pela necrose dos tecidos adjacentes pela reação inflamatória dependente de TNF-α, o que não se observa em hospedeiros imunocomprometidos (Amiri *et al.*, 1992).

Expressão antigênica

A existência de antígenos crípticos, em diferentes grupos de helmintos, explica, ao menos em parte, a baixa reatividade do sistema imunológico a esses macroparasitos. A maior parte dos antígenos da bainha de microfilárias de *Wuchereria bancrofti* e das superfícies larvares de *Echinococcus granulosus* (formadores de cistos hidáticos em herbívoros) e de cisticercos de *Taenia* sp. está disposta na face interna e, portanto, não exposta ao reconhecimento imunológico. Esquistossômulos de *Schistosoma* sp., ao invadir a derme e migrar pela circulação até os pulmões, deixam de expressar a maioria dos antígenos parasitários e passam, inclusive, a apresentar moléculas do hospedeiro. O tegumento de esquistossômulos de *Schistosoma* sp. constitui uma estrutura muito relevante no sucesso da infecção, formando um sincício no qual os núcleos estão protegidos abaixo da camada muscular do helminto. É delimitado por duas unidades de membrana, sendo que a maioria dos antígenos está oculta na membrana interna. A membrana externa apresenta altas concentrações do fosfolipídio anfipático, lisofosfatidil colina, que tem propriedades semelhantes ao detergente dodecilsulfato de sódio (SDS) sendo, portanto, capaz de lisar células hospedeiras, como os leucócitos e hemácias aderentes. Essas células deixam proteínas de suas membranas na superfície do verme, que incorpora e/ou adsorve antígenos do sistema AB0, Lewis X, fatores H, MHC classe I, complemento, fator de decaimento de complemento (*decay accerelating factor,* DAF), mas não moléculas do grupo sanguíneo Duffy. Na infecção murina, os esquistossômulos, ao chegarem aos pulmões, passam a expressar acentuada redução na expressão de antígenos parasitários, concomitante à expressão de antígenos de células do hospedeiro. A presença dessas moléculas impede o reconhecimento do parasito pelos mecanismos imunológicos (Sher *et al.*, 1978).

Subversão da ação de imunoglobulinas

Parasitos, como *S. mansoni*, são capazes de degradar as moléculas de anticorpos e de expressar receptores para a porção Fc das imunoglobulinas, impedindo funções de opsonização, fixação de complemento, bloqueando ainda, estereoquimicamente, o reconhecimento de diferentes haptenos. Epítopos de carboidratos de *S. mansoni* provocam respostas independentes de células T, associadas à geração de anticorpos IgM e IgG2, que não medeiam a morte de esquistossômulos por eosinófilos, bem como promovem IgE e outras IgG, que protegem essas formas larvares (Pleass *et al.*, 2000).

Modulação da síntese de citocinas e linfocinas | Imunomodulação

Helmintos trematódeos, como *Schistosoma* sp., e nematoides, como os filarídeos *Wuchereria bancrofti* e *Onchocerca volvulus*, induzem imunossupressão da resposta imunológica dos hospedeiros mamíferos. Tal fenômeno confere proteção aos danos decorrentes da inflamação por *Helicobacter pylori* e *Plasmodium falciparum* em hospedeiros coinfectados com helmintos. A infecção por helmintos pode suprimir as respostas inflamatórias a alergênios e alotransplantes (Maizels e Yazdanbakhsh, 2003).

Nas infestações por nematoides intestinais, as linfocinas de perfil Th2 exercem importante papel protetor. Interleucina-3 e IL-9 induzem mastocitose nas mucosas, IL-13 está associada à hiperplasia de células epiteliais caliciformes e ao aumento da produção de mucinas, enquanto a IL-4 está relacionada com o aumento da contratilidade das células musculares intestinais. Esses efeitos, em conjunto, podem culminar com a expulsão do verme do lúmen intestinal (Onah e Nawa, 2000).

No caso de larvas de helmintos, que migram pelos tecidos, como *Schistosoma* sp., *Necator americanus*, *Ancylostoma* sp., *Strongyloides* sp. e microfilárias, tanto a resposta humoral quanto a eosinofilia podem exercer um papel protetor. Em geral, os eosinófilos têm pouca ação sobre os vermes adultos e, mesmo sobre larvas, os efeitos somente foram confirmados *in vitro*. O significado funcional da eosinofilia em várias parasitoses, principalmente helmintíases, permanece ainda um enigma (Dent *et al.*, 1997; Ovington e Behm, 1997; Lenzi *et al.*, 1997). Embora os anticorpos sejam considerados importantes na resistência às helmintíases, nem todas as subclasses de imunoglobulinas exibem papel protetor.

Dados obtidos em infecções humanas por *S. mansoni* e *Brugia malayi* indicam mobilização de diferentes populações celulares em indivíduos com distintas manifestações clínicas. Indivíduos suscetíveis apresentam numerosas células T reguladoras (Treg) e fenótipo Th2 modificado, com predominância de IgG4 sobre IgE. Indivíduos com exacerbada sintomatologia apresentam intensas respostas Th1 e baixas concentrações de IgG4. Indivíduos resistentes, por sua vez, apresentam populações Th1, Th2 e Treg balanceadas e, embora apresentem níveis consideráveis de IgG4, demonstram títulos ainda maiores de IgE (Layland *et al.*, 2010).

É possível que, nas infecções agudas, as células dendríticas apresentem antígenos para linfócitos Th0, que dão origem a Th2 produtores de IL-4 e IL-5, que induzem respectivamente a produção de IgE por linfócitos B e eosinofilia. Nas infecções crônicas, contrariamente, a apresentação de antígenos por macrófagos, alternativamente ativados, induz o surgimento de linfócitos com um fenótipo Th2 modificado, com secreção de IL-4 e IL-10, mas não IL-5, culminando em síntese de IgG4 e geração de células Treg produtoras de TGF-β (Maizels e Yazdanbakhsh, 2003).

O tipo de acila encontrado na lisofosfatidil serina de *S. mansoni* pode levar ao reconhecimento desse fosfolipídio por células dendríticas, por meio de receptores tipo 'Toll' (*Toll-like receptor- 2*, TLR2), as quais passam a secretar IL-10, ativando células Treg (McKee e Pearce, 2004).

▸ Patobiologia do parasitismo (o lado Medeia da relação parasito-hospedeiro)

A coabitação entre diversos seres, regra fundamental da natureza, nem sempre é pacífica, podendo resultar em vários tipos de doenças. Esse assunto pode ser estudado com mais profundidade e extensão nos bons livros de Patologia. Aqui esse assunto será abordado de forma bem sucinta e geral. De fato, segundo McCall (1975), algumas questões fundamentais deveriam ser respondidas: "Quais são os mecanismos específicos e não específicos da resposta do hospedeiro para o parasitismo aberrante que provoca doença? Quais são os agressores e como atacam (mecanismos de virulência)? Por que parasitos pacíficos, que normalmente são mantidos sob controle, às vezes são capazes de invadir os tecidos do hospedeiro sem sofrer obstáculos?"

Na patobiologia da interação parasito-hospedeiro em geral atuam, com pesos variáveis de caso para caso, determinantes do hospedeiro e do parasito, como foi apresentado anteriormente de modo mais detalhado.

Determinantes do hospedeiro na patobiologia do parasitismo

O hospedeiro, quando infectado, pode apresentar reações locais (interações locais) e sistêmicas. As *interações locais* podem ser de quatro tipos básicos: (1) inflamatória; (2) imunológica; (3) hiperplásica; (4) neoplásica e dependem do estado extra ou intracelular dos parasitos (McCall, 1975; Lenzi *et al.*,1991). *Parasitos extracelulares*, em geral bactérias gram-positivas (*Streptococcus, Staphylococcus, Pneumococcus, Clostridium diphteriae, Antraz* e outras) e gram-negativas [*Meningococcus, Gonococcus* (pode ser um parasito intracelular facultativo), *Haemophilus*, bacilos entéricos, *Bordetella, Pasteurella, Bacteroides, Shigella, Vibrio cholerae* e outras] provocam uma *resposta inflamatória aguda* em que predominam os neutrófilos e posteriormente, monócitos e macrófagos. A reação inflamatória decorrente não é teleologicamente benéfica para o hospedeiro, podendo destruir o(s) agente(s) invasor(es), bem como lesar o próprio hospedeiro (p. ex., abscessos líticos e destrutivos). *Clostridium perfringens* e outros organismos que secretam potentes toxinas causam rápido e grave dano tecidual, com predomínio e morte celular. As lesões contêm escassas células inflamatórias, assemelhando-se a infartos. Similarmente, *Entamoeba histolytica* provoca úlceras colônicas e abscessos hepáticos, caracterizados por extensa destruição tecidual, com necrose liquefativa, na ausência de infiltrado inflamatório (Samuelson, 2003).

Os *parasitos intracelulares* incluem algumas bactérias (*Mycobacterium tuberculosis, Brucellae, Listeria monocytogeneses* e *Salmonella*), a maioria dos fungos, protozoários, e todos os vírus e riquétsias. As reações inflamatórias costumam ser mais lentas e prolongadas que as inflamações agudas aos parasitos extracelulares e são caracterizadas pelo predomínio de monócitos/macrófagos, linfócitos e fibroblastos, com menor número de neutrófilos e/ou eosinófilos. Alguns parasitos intracelulares (*M. tuberculosis, Leishmaniae*, vários fungos etc.) e ovos de helmintos suscitam o desenvolvimento de *reação granulomatosa*, que pode ser mais bem estudada em livros e artigos especializados (Ioachim, 1983; Lenzi *et al.*, 1998). Os vírus podem provocar *inflamação citopático-proliferativa*, caracterizada por dano a células individuais do hospedeiro, com pouca ou sem reação inflamatória. Podem também induzir as células afetadas a se agregarem, formando *policários* (p. ex., sarampo, herpesvírus) (Samuelson, 2003). Às vezes, algumas infecções podem causar intensas *reações cicatrizantes*, como cirrose do fígado (infecção crônica por HBV), salpingite gonocócica crônica e pneumonite intersticial fibrosante. As *reações imunológicas* o parasitos são também bastante variadas e complexas, podendo contribuir para lesões cardíacas (febre reumática, miocardite crônica chagásica), renais (glomerulonefrites, nefrites intersticiais), vasculares (vasculites, aterosclerose, púrpuras...), dérmicas (dermatites alérgicas...). Microrganismos como herpesvírus, citomegalovírus e *Chlamydia pneumoniae* têm sido detectados em placas ateroscleróticas, mas não em artérias normais. Evidências da participação de *C. pneumoniae* nessa doença são mais fortes; estudos sugerem que uma terapia antibiótica apropriada para esse organismo reduz os eventos de recorrência clínica em pacientes com doença cardíca isquêmica (Schoen e Cotran, 2003). *Reações hiperplásicas* em órgãos linfoides são bastante comuns em infecções de variadas etiologias, chegando algumas a provocar quadros pseudolinfomatosos, como a mononucleose infecciosa. Vários agentes infecciosos podem induzir *reações tumorais* no hospedeiro, como os papilomavírus humanos (tipos 16,18,31,33,35,39,45,52,56,58 e 59), responsáveis por neoplasia intraepitelial cervical (Crum *et al.*, 2003), o vírus Epstein-Barr determinante de Linfoma de Burkitt, o herpesvírus humano 8 associado a sarcoma de Kaposi, o vírus da hepatite B, com hepatocarcinoma e a bactéria *Helicobacter pylori*, provocadora de gastrite e de MALTomas (*marginal zone-associated lymphoma*) (Kumar *et al.*, 2003; Feller e Diebold, 2004; DeVita *et al.*, 2005).

As reações do hospedeiro podem também ser *sistêmicas*, caracterizadas por *eventos metabólicos* e *bioquímicos* (elevação de proteínas de fase aguda, de hormônios da síndrome de estresse, de ácidos graxos livres no plasma, triglicerídios e fosfolipídios, lipoproteínas, gliconeogênese, conversão de glicose para lactato, supressão da glicólise e ativação de processos de coagulação) (McCall, 1975); *reações cardiovasculares* (diminuição da resistência periférica, aumento da frequência cardíaca, queda da pressão arterial, podendo determinar choque, coagulação intravascular disseminada e colapso cardiovascular com choque) (McCall, 1975); *febre*; *reações hematológicas* [respostas neutrofílicas, eosinofílicas (helmitoses), monocitárias, anemia (malária), linfocitose (vírus), linfócitos atípicos (mononucleose infecciosa) e outros].

Determinantes do parasito na patobiologia do parasitismo

Os determinantes do parasito compreendem: (1) *propriedades invasivas*, decorrentes de características das cápsulas (*Diplococccus pneumoniae, Haemophilus influenzae, Klebsiella pneumoniae, Bacillus anthracis, Staphylococcus aureus, Pasteurella pestis*), presença de proteína M na superfície (*Sterptococci* — grupo A), secreção de enzimas extracelulares [hialuronidases (*Streptococci* — grupo A)], coagulases (*Staphylococcus aureus*), quinases (*Staphylococci, Streptococci)*, colagenases *(Clostridium perfringens);* (2) *liberação de exotoxinas*, que inibem a síntese proteica e processos oxidativos *(Corynebacterium diphtheriae);* expressam ação anticolinérgica *(Clostridium botulinum, C. tetani);* têm efeito citolítico *(Clostridium perfringens),* são citotóxicas para vasos sanguíneos (*Streptococci* — grupo A), necrosantes para epitélio brônquico e produzem linfocitose *(Bordetella pertussis*); alteram o equilíbrio hídrico e eletrolítico no intestino pela ativação de adenilciclase (*Vibrio cholerae);* (3) *liberação de endotoxinas* por bactérias gram-negativas (*Escherichia, Shigella* e especialmente *Salmonella*), que compreendem complexos lipopolissacarídios-lipoproteínas (p. ex., LPS), que têm ação pirogênica, emética, e diarreica. Choque e necrose maciça das adrenais às vezes ocorrem em sepse meningocócica atribuídos a efeito tipo Schwartzman, induzido por endotoxina. Choque e colapso cardiovascular são ocorrências frequentes em sepse grave por gram-negativos (McCall, 1975; Madigan *et al.*, 1997); (4) *penetração intracelular*, com inibição de certas vias metabólicas, alterações funcionais em organelas e incorporação no DNA (como visto anteriormente); (5) *organotropismo* é expresso por *Menigococcus* para meninges, *Pneumococcus* para trato respiratório inferior, *Cholera bacillus* para trato gastrintestinal, *Rickettsia* para vasos sanguíneos, *Trichinella* para músculo, filárias para vasos sanguíneos e linfáticos, protozoários da malária para hemácias, arbovírus para sistema nervoso central e fígado, herpesvírus para pele e sistema nervoso, vírus da hepatite para fígado, sarampo para glândulas salivares e outras localizações (McCall, 1975).

Determinantes híbridos (do parasito e do hospedeiro) na patobiologia do parasitisimo (patogenicidade e virulência)

O conceito de virulência e de patogenicidade tem sido usado para descrever uma variedade de fenômenos divergentes, com variadas interpretações no transcurso do tempo. A capacidade de um micróbio [parasito] ou de um produto microbiano [parasitário] de causar doença em um hospedeiro suscetível, por exemplo, tem sido designada de *patogenicidade* ou *virulência*, enquanto moléculas microbianas [parasitárias] responsáveis por induzir a doença têm sido apontadas como *fatores de patogenicidade* ou *de virulência* (Ulvestad, 2007). Casadevall e Pirofski (1999) propuseram que "patógeno correspone a um micróbio [ou parasito] capaz de causar dano ao hospedeiro; essa defininição engloba patógenos clássicos e oportunistas; o dano ao hospedeiro pode resultar diretamente da ação microbiana [parasitária] ou da resposta imunitária do hospedeiro. [...] Patogenicidade é a capacidade de um micróbio [parasito] de causar dano, enquanto virulência corresponde à capacidade relativa de um micróbio [parasito] de causar dano em um hospedeiro; e o fator (ou determinante) de virulência se refere a um componente de um patógeno, que provoca dano no hospedeiro; pode incluir componentes essenciais para a viabilidade, como as modulinas". A confusão, na literatura, em relação a esses conceitos, ocasionou a proliferação de adjetivos para descrever os patógenos, rotulando-os como primários, oportunistas, comensais, emergentes e nosocomiais, além de outros. Esses termos são usados de maneira vaga, imprecisa e muitas vezes confusa (Casadevall e Pirofski, 1999) e deveriam ser abolidos (Casadevall e Pirofski, 2003). Esses autores propuseram um novo conceito teórico para lidar com a relação parasito-hospedeiro denominado *arcabouço de resposta de dano* ("*the 'damage-response' framework*"), baseado em três pilares:

- A patogênese microbiana [parasitária] é o resultado de uma interação entre um hospedeiro e um microrganismo [parasito] e não é atribuível, isoladamente, nem ao microrganismo [parasito] e nem ao hospedeiro
- O resultado patológico da interação do microrganismo [parasito]-hospedeiro é determinado pela quantidade de dano ao hospedeiro
- O dano ao hospedeiro pode resultar de fatores microbianos [parasitários] e/ou da resposta do hospedeiro (Casadevall e Pirofski, 2003). Nessa proposta conceitual, a diferença entre um organismo patogênico e não patogênico é função da resposta do hospedeiro ao agente parasitário, e os patógenos poderiam ser assim classificados: *Classe 1*: patógenos que somente causam dano no cenário de respostas imunitárias fracas (*Staphylococcus epidermis*, *Pneumocystis carinii*); *Classe 2*: patógenos que causam dano em hospedeiros com respostas imunitárias fracas ou habituais ("normais") (*Streptococcus pneumoniae*, *Candida albicans*, arbovírus, *Toxoplasma gondii*); *Classe 3*: patógenos que causam dano perante respostas imunitárias apropriadas ou em ambas as extremidades do contínuo das respostas imunitárias (fracas e fortes) (*Staphylococccus aureus*, *Mycobacterium tuberculosis*, herpes-vírus simples, HIV); *Classe 4*: patógenos que causam danos preferencialmente nos extremos da resposta imunitária (fracas e fortes) (*Aspergillus* spp., vírus da vaccínia); *Classe 5*: patógenos que causam dano em todo o espectro da resposta imunitária, mas o dano pode ser ampliado nas respostas imunitárias fortes ou intensas [*Shigella* spp., *Mycoplasma pneumoniae*, vírus da caxumba (paramixovírus), *Chlamydia trachomatis*, *Trypanosoma* spp.); *Classe 6*: patógenos que somente causam dano em situações de resposta imunitária intensa (*Helicobacter pylori?*, SARS-coronavírus associada, agente da doença de Wipple? Agentes teóricos que não causam doenças infecciosas). O fenômeno do parasitismo deve ser sempre considerado no tempo e no espaço (um contínuo entre benefício e dano ao hospedeiro), podendo evoluir para comensalismo, colonização, latência e doença (Casadevall e Pirofski, 2003). Para o(a) leitor(a) interessado(a) em aprofundar-se nesse tema, as seguintes publicações são sugeridas, além das anteriormente referidas: Casadevall e Pirofski, 2000; 2001; McClelland *et al.*, 2005; 2006).

Interacionismo construtivista (construção em vez de adaptação) na interação parasito-hospedeiro

No prefácio do livro de Oyama (2000), Lewontin teceu as seguintes ponderações: "Virtualmente, toda a linguagem da genética descreve a função dos genes na formação de organismos. É dito que os genes são 'autorreplicantes', que se empenham em 'ação gênica', 'fazem' proteínas e são 'ligados' ou 'desligados' por DNA 'regulador'. Mas nada disso é verdade. Os genes certamente não são 'autorreplicantes'. Novas fitas de DNA são sintetizadas pela máquina celular complexa [outra metáfora], consistindo em proteínas que usam as fitas velhas de DNA como moldes. Nós não falamos de manuscritos 'autorreplicantes' em uma máquina fotocopiadora. Os genes não 'fazem' nada, não 'realizam' nada e não podem ser 'ligados' ou 'desligados' como uma luz ou uma torneira de água, porque nem energia e nem material fluem através deles. DNA está entre as moléculas orgânicas mais inertes e não reativas; esta é a razão por que fragmentos de DNA podem ser recuperados intactos de fósseis muito tempo depois que todas as proteínas desapareceram." Continuou Lewontin, no mesmo prefácio: "Não há 'ações gênicas' fora de ambientes. O próprio *status* de ambiente como uma causa contribuidora para a natureza de um organismo depende da existência de um organismo em desenvolvimento. Sem organismo pode existir um mundo físico, mas não há ambientes, embora moléculas soltas de DNA possam estar presentes na poeira. Organismos constituem os nexos entre circunstâncias externas e moléculas de DNA que convertem as circunstâncias físicas em causas de desenvolvimento, em primeiro lugar. Eles se tornam causas somente na função de nexo, e eles não podem existir como causas exceto em sua ação simultânea." Esse é a essência da reivindicação de Oyama (2000), que preconiza que a informação passa a existir somente no processo da ontogenia. Rompendo o dualismo entre as causas genéticas (*nature* = *genes*) e as causas ambientais (*nurture* = *non genes*), responsáveis pelo desenvolvimento de um ser, Oyama (2000) propôs a ideia de "interacionismo construtivista". Lewontin (1998) foi mais além e afirmou: "O organismo não é determinado nem por seus genes, nem por seu ambiente, nem mesmo pela interação deles, mas carrega uma marca significativa de processos aleatórios."

Os autores preconizadores da teoria de sistemas desenvolvimentistas (*developmental systems theory* = DST) questionam a perspectiva centrada no gene, enfatizando a relevância do desenvolvimento para a evolução, com destaque no potencial evolucionário da herança extragênica. O resultado é uma explicação sobre a evolução na qual a unidade fundamental que sofre seleção natural não é nem gene individual nem fenótipo, mas o ciclo da vida gerado por meio da interação de um organismo em desenvolvimento com o ambiente. Nesse sentido, o "sistema desenvolvimentista" compreende toda a matriz de recursos que interagem para reconstruir o ciclo da vida (Pigliucci e Preston, 2004). A DST identifica mais coisas com potencial epigenético do que a biologia desenvolvimentista evolucionária (*evolutionary developmental biology* = EDB) tradicionalmente considera, tais como: (a) moldes de membrana; (b) gradientes químicos no ovo; (c) centros organizadores de microtúbulos; (d) endossimbiontes; (e) hospedeiros e *habitats* nos quais os organismos estão inseridos ou com os quais estão passivamente associados biogeograficamente; (e) o ambiente de enxame em insetos com casta; (f) tradições culturais; e (g) características construídas de um nicho, como acidez do solo de um pinheiral ou (h) a periodicidade de incêndios em uma floresta de eucaliptos (Pigliucci e Preston, 2004). Em outra versão da lista de temas centrais da DST, Oyama, Griffiths e Gray (2001) enfocaram seis itens: (1) determinação conjunta por múltiplas causas; (2) sensibilidade ao contexto e contingência; (3) hereditariedade ampliada; (4) desenvolvimento como construção; (5) controle distribuído e (6) evolução como construção. O movimento conceitual da DST propõe substituir a noção darwiniana clássica de adaptação por *construção*, defendendo uma posição antipré-formacionismo, abandonando, portanto, as explicações teleológicas em biologia, os resquícios de causas finais e causas formais aristotélicas (Oyama, 2000; Leite, 2006), que fazem dos genes a sede de uma intencionalidade insustentável, em favor de causas eficientes e materiais, como as interações construtivas envolvendo genes, aspectos do ambiente, estados das células, tecidos, órgãos, recursos de outras gerações, espécies ou indivíduos, e assim por diante. Uma biologia centrada na imanência do desenvolvimento, e não essencialista (ou pré-formista) (Leite, 2006). A concepção do interacionismo construtivista compreende que apenas alguns meios ou recursos de desenvolvimento são herdados; os produtos do desenvolvimento, por seu turno, são construídos, e não determinados de antemão (pré-formados). Isto é, a regularidade que se observa no desenvolvimento de seres da mesma espécie é resultado e não causa do sistema vivo (Oyama, 2000; Keller, 2002; Leite, 2006).

▸ Outras facetas do lado Gaia da coabitologia

O parasitismo nem sempre leva a danos no hospedeiro e, em determinadas condições ambientais, pode até mesmo ser benéfico para ambos os simbiontes (Lincicombe, 1971; Munger e Holmes, 1988; Thomas *et al.*, 2000). Atribui-se a raridade de sífilis terciária na África à alta prevalência de malária (Bush *et al.*, 2001). A malária representou uma forma de terapia, a "malarioterapia", muito empregada no passado para o tratamento de neurossífilis (Chernin, 1984; Collins e Jeffery, 1999), sugerida também para o tratamento da borreliose ou doença de Lyme (Heimlich, 1990), da AIDS (Chen *et al.*, 1999; 2003) e até do câncer (Greentree, 1981).

Embora a infecção pelo *Toxoplasma gondii* esteja associada à formação de tumores (Ryan *et al.*, 1993), principalmente em pacientes imunossuprimidos, a infecção crônica pode ter um efeito antitumoral em murinos (Conley e Remington, 1977). Esse parasito pode ainda reverter a múltipla resistência a fármacos expressa em células tumorais humanas e de murinos (Varga *et al.*, 1999). Atualmente, em especial com as técnicas de clonagem e transfecção, protozoários (Vaccaro, 2000), vírus (Rolph e Ramshaw, 1997) e bactérias (Locht, 2000; Flo *et al.*, 2001) podem ser de grande utilidade terapêutica. Além disso, patógenos, como o *Bacillus thuringiensis*, e himenópteros parasitoides são empregados em controle biológico de pragas (Arrieta *et al.*, 2004).

Os parasitos, em geral, constituem excelentes modelos experimentais, tendo servido de objeto de estudo para muitas descobertas importantes. Vale ressaltar que os grandes avanços alcançados pela biologia molecular seriam impossíveis sem o parasitismo viral em bactérias.

O parasitismo pode dar origem ao mutualismo (Yamamura, 1993) e estar adaptado (resistente) ao parasitismo pode conferir ao hospedeiro uma vantagem competitiva frente a outros organismos. Da mesma maneira que os colonizadores europeus "utilizaram" seus patógenos para subjugar os oponentes, assim também o *Paramecium tetraurelia* emprega bactérias endossimbiontes como *Caedibacter taeniospiralis* como um armamento contra cepas suscetíveis, do mesmo modo que o verme *Parelaphostrongylus tenuis* é usado na competição entre cervídeos da América do Norte (Thomas *et al.*, 2000). A dinâmica de populações entre espécies competidoras como coelhos (*Oryctolagus cuniculus*) e lebres (*Lepus europaeus*) é determinada pelo vírus do mixioma e o helminto *Graphidium strigosum*, ambos patógenos, que apresentam diferentes graus de virulência nesses dois hospedeiros mamíferos. Analogamente, a presença de esporozoário *Adelina tribolli* determina o sucesso competitivo entre os coleópteros *Tribolium confusum* e *T. castaneum* (revisto em Hudson e Greenman, 1998). Os parasitos frequentemente provocam maior letalidade nos hospedeiros novos ou acidentais do que naqueles com os quais evoluíram (*i. e.*, coevoluíram). Assim a infecção de *T. gondii* em gatos domésticos (*Felis catus*) pode ameaçar seriamente espécies que tenham permanecido geograficamente isoladas como, por exemplo, animais selvagens da Austrália (Hill e Dubei, 2002).

Plantas, como a *Ipomopsis aggregata* e a *Gentianella campestris*, têm seu desenvolvimento aumentado pela herbivoria ou parasitismo (Agrawal, 2000). A infecção de esquilos *Spermophilus richardsonii* pelo *Trypanosoma otospermophili* é normalmente deletéria para os hospedeiros, mas quando esses estão submetidos a uma dieta deficiente em vitamina B_6 (piridoxina), os animais parasitados têm maior sobrevivência e aumento do crescimento. Acantocéfalos e cestódeos intestinais podem acumular metais pesados, favorecendo a sobrevivência de seus hospedeiros em ambientes poluídos. Analogamente, os plasmídios são normalmente prejudiciais às bactérias, mas, em presença de antibióticos, podem conferir-lhes resistência (revisto por Thomas *et al.*, 2000). As sanguessugas medicinais (*Hirudo medicinalis*), que foram muito úteis no passado, salvando muitas vidas, voltaram ao uso hoje em dia, ajudando na reconstituição vascular de tecidos com congestão venosa pós-operatória. Entretanto, esses anelídeos necessitam da ajuda de uma bactéria do gênero *Aeromonas* para realizar a digestão do repasto sanguíneo. Essa bactéria, por sua vez, pode provocar infecções em indivíduos submetidos à sangria pelo hirudíneo, sendo, portanto mutualista para o hospedeiro invertebrado e parasito para o hospedeiro vertebrado. Outros parasitos hematófagos, como o *Ancylostoma caninum*, são muito estudados, visando aplicações médicas decorrentes do lucrativo mercado dos anticoagulantes, pois esses podem até ter efeitos inibitórios sobre metástases de células de melanoma humano *in vivo* (Donnelly *et al.*, 1998; Konigsberg e Cappello, 1998).

Com a prolongada coevolução parasito-hospedeiro, é esperável que a ruptura desse consórcio simbiótico possa gerar alterações patológicas, como alergias, asma e manifestações autoimunes (Lynch *et al.*, 1999). Alguns estudos indicam que a eliminação de helmintos intestinais pode promover doenças autoimunes, como colites ulcerativas, síndrome de Crohn e talvez esclerose múltipla (Elliott *et al.*, 2000; Hunter e McKay, 2004), que são doenças raras em áreas endêmicas de países subdesenvolvidos em que ocorrem as principais parasitoses intestinais. Moléculas parasitárias estão sendo estudadas como medicamentos imunomoduladores. [Vale lembrar que cerca de 80% dos linfócitos B humanos estão associados à mucosa intestinal e que cada metro de intestino produz diariamente cerca de 0,8 g de IgA, aproximadamente o mesmo que uma glândula mamária em lactação (revisto em Falk *et al.*, 1998)]. Um estudo realizado pela equipe do Dr. Weinstock, da Universidade de Iowa, indica que a infecção por helmintos como *Trichuris suis* pode até mesmo reverter quadros de autoimunidade (Newman, 1999) e produtos de vermes podem ser empregados terapeuticamente (Erb, 2009). Diversos parasitos, portanto, figuram como comensais e quase mutualistas, podendo até ser vantajosos, impedindo as autoagressões, promovendo vantagem em competições inter e intraespecíficas (Thomas *et al.*, 2000), sendo necessário analisar a ecologia dessas associações simbióticas de um modo mais amplo e dinâmico. É importante destacar que os tipos de relações ecológicas entre os seres vivos não são excludentes nem estáticos, não devendo, portanto, ser aceitos de forma absoluta e/ou imutável e os parasitos nem sempre são os "vilões" da estória (ou da história).

Reid (2004), estudioso de probióticos, chama a atenção para o fato de que os microrganismos povoam este planeta desde aproximadamente 3,9 bilhões de anos antes de nós. Portanto são os humanos que devem se adaptar a eles e não vice-versa. Pergunta Reid: "Que acontecerá no futuro?" É possível, diz ele, que a longevidade e a qualidade de vida possam ser aumentadas, programando recém-natos para serem colonizados por grupos seletos de bactérias. Ele discute que a flora de uma criança que nasce pela vagina materna é diferente daquela de uma criança nascida por cesárea. Pergunta ele: "Que temos feito para selecionar os organismos que permanecerão conosco durante a vida, e quais são as implicações de sua composição e funções? Um estudo tem demonstrado que diferentes espécies de *Lactobacillus* podem modular a capacidade de células dendríticas intestinais de induzir respostas Th1/Th2/Th3, alterando, assim, os padrões de defesa do hospedeiro (Christensen *et al.*, 2002).

▶ Conclusão e perspectivas

A abordagem deste capítulo, mantendo o espírito da primeira edição, procurou encaixar o "fenômeno parasitismo" dentro de uma *visão ecológica*, como foi proposta por Ferreira em 1973, portanto há três décadas. Esse autor cita Levine (1968), para quem a "parasitologia é um ramo da ecologia na qual um organismo é o ambiente para outro". O romancista e filósofo Arthur Koestler (1905–1993) chamou de "holarquia" a coexistência de seres menores em totalidades maiores (Koestler, 1978). Segundo Margulis e Sagan (2002b), a maioria das pessoas, ao contrário, acha que a vida na Terra é hierárquica – uma grande cadeia de seres, com humanos no topo. A palavra criada por Koestler, segundo Margulis, é isenta de implicações de "superioridade", ou de que um dos componentes da holarquia controle os outros de algum modo. Também os componentes receberam de Koestler um novo nome. Não sendo meras partes, eles são "hólons" – totalidades que também funcionam como partes. Portanto, segundo Margulis e Sagan (2002b), a vida na Terra não é uma hierarquia criada, mas uma holarquia emergente, surgida da sinergia autoinduzida da combinação, da interação e da recombinação. Dentro dessa perspectiva, a *parasitologia deveria ser chamada de coabitologia*, pois é um ramo da ciência que estuda a relação entre os seres coabitantes. O enfoque tradicional, antropocêntrico e militarista está turvando a visão para novas formas de analisar o "fenômeno parasitismo".

Nesta segunda edição, procurou-se inserir, ainda que de forma superficial, a coabitologia dentro da perspectiva da *biologia de sistemas* [*a emergência da coabitacão do simbionte com o ser coabitado gera um sistema complexo* (Horwitz e Wilcox, 2005)], porque, segundo Goldenfeld e Woese (2007) está se passando por uma revolução do pensamento, que acompanha o novo corpo de dados, particularmente trazidos pelas "ômicas". Segundo esses dois autores, os seguintes aspectos merecem destaque:

- A convergência de novas ideias teóricas sobre a evolução e a avalanche de dados da genômica irão alterar profundamente nossa compreensão da biosfera, com provável revisão dos conceitos de espécies, organismo e evolução
- O reducionismo molecular que dominou a biologia molecular do século 20 será suplantado por enfoque interdisciplinar, que abarca fenômenos coletivos (caso do consórcio de seres vivos em um organismo ou superorganismo. De fato, os humanos podem constituir *Homo viralis, Homo bacteriens, Homo mycoticus, Homo parasiticus* ou um superorganismo *Homo superparasiticus*)
- Devido à transferência horizontal de genes (HGT), não é uma boa aproximação considerar os micróbios como organismos dominados por características individuais. De fato, suas comunicações por genética ou canais que *percebem as decisões grupais* (*quorum-sens ing*) indicam que o comportamento bacteriano deve ser entendido como predominantemente cooperativo. *Quorum-sensing* é um tipo de processo de tomada de decisão usado por grupos descentralizados para coordenar comportamento. Muitas espécies de bactérias usam o *quorum-sensing* para coordenar a expressão gênica segundo a densidade local de suas populações. As decisões grupais são realizadas por meio de comunicações bactéria-bactéria por moléculas sinalizadoras extracelulares, chamadas de autoindutores (Chen et al., 2002)
- É importante considerar e compreeender que os vírus exercem uma função fundamental na biosfera, tanto no sentido imediato como a longo termo, no processo evolutivo. Trabalhos recentes sugerem que os vírus constituem um importante repositório e memória da informação genética da comunidade, contribuindo para a dinâmica e estabilidade dos sistemas dinâmicos evolucionários. Os microrganismos mostram uma capacidade admirável de reconstruir seus genomas perante acentuados estresses ambientais e, em alguns casos, isso decorre da interação coletiva com vírus. Parece que existe uma continuidade de fluxo energético e de transferência de informações

do genoma para as células, comunidade, virosfera e ambiente [conceito de *pangenoma* (veja anteriormente)]. Refinamento advindo do compartilhamento horizontal de inovações genéticas pode desencadear uma explosão de novidades genéticas necessárias para um salto no nível de complexidade requerida na evolução vertical

- Novos conceitos na biologia irão demandar uma *nova linguagem*, baseada na matemática e nos dados que emergem das novas tecnologias.

Se a sequência do genoma é como uma partitura musical de uma sinfonia, o *epigenoma* mostra como as notas do genoma devem ser tocadas (Qiu, 2006). Para Jablonka e Lamb (2010), "o sistema genético é a base de toda a organização biológica, incluindo a base dos sistemas de hereditariedade supragenéticos, [...] mas esses sistemas adicionais permitem que variações em um tipo diferente de informação sejam transmitidas. As variações ocorrem em níveis mais altos de organização – a célula, o organismo ou o grupo. Elas podem ser bastante independentes de variações no nível genético, da mesma forma como variações em performances gravadas podem ser independentes de variações na partitura".

Há uma necessidade premente de "mudar o olhar" sobre o fenômeno da coabitação dos humanos com seres tidos como "parasitos". A boa coabitação dependerá de uma melhor compreensão da relação entre ser(es) coabitante(s) e o hospedeiro. As seguintes referências bibliográficas contribuirão para mudar a perspectiva do olhar: Ferreira (1973), Trager (1986), Brooks e McLennan (1993), Sapp (1994), Lenzi *et al.* (1997), Paracer e Ahmadjian (2000), Tosta (2001), Bush *et al.* (2001), Margulis e Sagan (2002a,b), Bushman (2002), Moore (2002), Combes (2005), Lenzi e Vannier-Santos (2005), Ulvestad (2007), Rollinson e Hay (2009), Gilbert e Epel (2009), Ward (2009), Jablonka e Lamb (2010).

O novo olhar orienta, segundo C. E. Tosta (comunicação pessoal), para um novo paradigma, alterando aquele referido no início deste capítulo:

- Os agentes infecciosos são sócios coevolucionários
- A função do sistema imunitário é manter a individualidade molecular do organismo e promover a adaptação aos agentes infecciosos
- Os genomas do hospedeiro e dos agentes infecciosos estão conectados por ativação mútua e permuta de infectrons, e estão organizados em redes coevolucionárias
- As vacinas devem contribuir para uma melhor adaptação do organismo aos agentes infecciosos
- Esse novo paradigma tem como base teórica a adaptação e a vida compartilhada (*'living together'* = coabitação).

Em conclusão, a futura intelecção do fenômeno parasitismo (coabitação) dentro da perspectiva de biologia de sistemas, necessitará da cooperação entre parasitologistas, infectologistas, imunologistas, patologistas, biólogos experimentais, biólogos teóricos, ecologistas, matemáticos, físicos, especialistas em inteligência artificial e em ciência da computação, além de outros (Aggarwal e Lee, 2003). Há ainda um longo caminho a trilhar para se entender a linguagem dos parasitos, isto é seu "parascripto" (Brooks e McLennan, 1993). "Nós podemos nascer 100% humanos, mas morreremos 90% bacterianos – um verdadeiro organismo complexo" (Goodacre, 2007).

A coabitação simbionte-ser coabitado é uma sinfonia inacabada, porém fascinante como a sinfonia inacabada de Schubert (*i.e.*, nunca terá um fim).

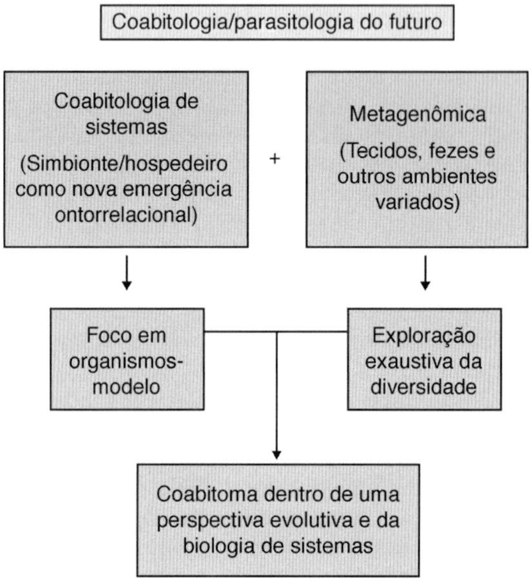

Figura 4.16 Esquema mostrando, sob o ponto de vista dos autores, os principais componentes da parasitologia/coabitologia do futuro, que poderá contribuir para o planejamento do ensino nessa área.

O futuro do devir da coabitologia/parasitologia, em nossa visão, está esquematizado na Figura 4.16. O esquema destaca a importância crescente da biologia de sistemas, metagenômica e parasitologia evolutiva e comparada para um aprofundamento na intelecção da coabitologia (parasitologia) do futuro.

▸ Referências bibliográficas

Aas JÁ, Paster BJ, Stokes LN *et al.* Defining the normal bacterial flora of the oral cavity. *J Clin Microbiol.* 43:5721-32, 2005.

Addicott JF. Stability properties of two-species models of mutualism: Simulation studies. *Oecologia.* 49:42-49, 1981.

Aderem A. Systems biology: its practice and challenges. *Cell.* 121:511-513, 2005.

Aggarwal K, Lee KH. Functional genomics and proteomics as a foundation for systems biology. *Brief Funct Genomic Proteomic.* 2:175-84, 2003.

Agrawal AA. Overcompensation of plants in response to herbivory and the by-product benefits of mutualism. *Trends Plant Sci.* 5:309-13, 2000.

Alderete JF, Engbring J, Lauriano CM *et al.* Only two of the Trichomonas vaginalis triplet AP51 adhesins are regulated by iron. *Microb Pathog.* 24:1-16, 1998.

Alexander C. *Notes on the Synthesis of Form.* Cambridge, Mass.: Harvard University Press, pp. 41-45, 64, 1964.

Alon U. Biological networks: the tinkerer as an engineer. *Science.* 301:1866-7, 2003.

Alon U. Network motifs: theory and experimental approaches. *Nat Rev Genet.* 8:450-61, 2007a.

Alon U. Simplicity in biology. *Nature.* 446:497, 2007b.

Amaral SM, Cortes Ade Q, Pires FR. Nosocomial pneumonia: importance of the oral environment. *J Bras Pneumol.* 35:1116-24, 2009.

Amiri P, Locksley RM, Parslow TG *et al.* Tumour necrosis factor alpha restores granulomas and induces parasite egg-laying in schistosome-infected SCID mice. *Nature.* 356:604-7, 1992.

Antoine JC, Prina E, Courret N *et al.* Leishmania spp.: on the interactions they establish with antigen-presenting cells of their mammalian hosts. *Adv Parasitol.* 58:1-68, 2004.

Aractingi S, Uzan S, Dausset J *et al.* Microchimerism in human diseases. *Immunol Today.* 21:116-8, 2000.

Arias AM, Stewart A. *Molecular Principles of Animal Development.* Oxford: Oxford University Press, 424 pp, 2002.

Arnone MI, Davidson EH. The hardwiring of development: organization and function of genomic regulatory systems. *Development.* 124:1851-64, 1997.

Arrieta G, Hernández A, Espinoza AM. Diversity of Bacillus thuringiensis strains isolated from coffee plantations infested with the coffee berry borer Hypothenemus hampei. *Rev Biol Trop.* 52:757-64, 2004.

Artzy-Randrup Y, Fleishman SJ, Ben-Tal N *et al.* Comment on "Network motifs: simple building blocks of complex networks" and "Superfamilies of evolved and designed networks". *Science.* 305:1107, 2004.

Atlan H. Entre o cristal e a fumaça: ensaio sobre a organização do ser vivo. Rio de Janeiro: Jorge Zahar Editor, 268 p, 1979.

Auffray C, Imbeaud S, Roux-Rouquie *et al.* Self-organized living systems: conjunction of a stable organization with chaotic fluctuations in biological space-time. *Philos Transact A Math Phys Eng Sci.* 361:1125-39, 2003.

Avila M, Ojcius DM, Yilmaz O. The oral microbiota: living with a permanent guest. *DNA Cell Biol.* 28:405-11, 2009.

Backhed F, Ley RE, Sonnenburg JL *et al.* Host-bacterial mutualism in the human intestine. *Science.* 307:1915-20, 2005.

Bailao AM, Schrank A, Borges CL *et al.* Differential gene expression by Paracoccidioides brasiliensis in host interaction conditions: representational difference analysis identifies candidate genes associated with fungal pathogenesis. *Microbes Infect.* 8: 2686-97, 2006.

Bailao AM, Shrank A, Borges CL *et al.* The transcriptional profile of Paracoccidioides brasiliensis yeast cells is influenced by human plasma. *FEMS Immunol Med Microbiol.* 51:43-57, 2007.

Barabási AL, Oltvai ZN. Network biology: understanding the cell's functional organization. *Nat Rev Genet.* 5:101-13, 2004.

Barcinski MA, Costa-Moreira ME. Cellular response of protozoan parasites to host-derived cytokines. *Parasitol Today.* 10: 352-5, 1994.

Barral-Netto M, Brodskyn C, Carvalho EM *et al.* Human_leishmaniasis/cytokines.bahia.br. *Braz J Med Biol Res.* 31:149-55, 1998.

Bakhiet M, Olsson T, Mhlanga J *et al.* Human and rodent interferon-gamma as a growth factor for Trypanosoma brucei. *Eur J Immunol.* 26:1359-64, 1996.

Bazinet C, Collins JE. Rickettsia-like mitochondrial motility in Drosophila spermiogenesis. *Evol Dev.* 5:379-85, 2003.

Bedau MA, Parke EC, Tangen U *et al.* Social and ethical checkpoints for bottom-up synthetic biology, or protocells. *Syst Synth Biol.* 3:65-75, 2009.

Bell PJ. Viral eukaryogenesis: was the ancestor of the nucleus a complex DNA virus? *J Mol Evol.* 53:251-6, 2001.

Bell PJ. Sex and the eukaryotic cell cycle is consistent with a viral ancestry for the eukaryotic nucleus. *J Theor Biol.* 243:54-63, 2006.

Bell PJ. The viral eukaryogenesis hypothesis: a key role for viruses in the emergence of eukaryotes from a prokaryotic world environment. *Ann NY Acad Sci.* 1178:91-105, 2009.

Benecke A. Chromatin code, local non-equilibrium dynamics, and the emergence of transcription regulatory programs. *Eur Phys J E Soft Matter.* 19:353-66, 2006.

Bengmark S. Ecological control of the gastrointestinal tract. The role of probiotic flora. *Gut.* 42:2-7, 1998.

Bermudes D, Joiner KA. The role of parasites in generating evolutionary novelty. *Parasitol Today.* 9:458-63, 1993.

Bernardi G. The human genome: organization and evolutionary history. *Annu Rev Genet.* 29:445-76, 1995.

Bernstein BE, Meissner A, Lander ES. The mammalian epigenome. *Cell.* 128:669-81, 2007.

Bessol L. Le retour de Lamark? *Science e Vie.* 988: 1, 2000.

Bianchi DW, Romero R. Biological implications of bi-directional fetomaternal cell traffic: a summary of a National Institute of Child Health and Human Development-sponsored conference. *J Matern Fetal Neonatal Med.* 14:123-9, 2003.

Bianchi DW, Zickwolf GK, Weil GJ *et al.* Male fetal progenitor cells persist in maternal blood for as long as 27 years postpartum. *Proc Natl Acad Sci USA.* 93:705-8, 1996.

Blader IJ, Manger ID; Boothroyd JC. Microarray analysis reveals previously unknown changes in Toxoplasma gondii-infected human cells. *J Biol Chem.* 276:24223-31, 2001.

Blasius AL, Beutler B. Intracellular toll-like receptors. *Immunity.* 32:305-15, 2010.

Blobel CP, Wolfsberg TG; Turck CW *et al.* A potential fusion peptide and an integrin ligand domain in a protein active in sperm-egg fusion. *Nature.* 356:248-52, 1992.

Bogdan C, Rollinghoff M, Solbach W. Evasion strategies of Leishmania parasites. *Parasitol Today.* 6:183-7, 1990.

Boldrick JC, Alizadeh AA, Diehn M *et al.* Stereotyped and specific gene expression programs in human innate immune responses to bacteria. *Proc Natl Acad Sci USA.* 99:972-7, 2002.

Bonifait L, Chandad F, Grenier D. Probiotics for oral health: myth or reality? *J Can Dent Assoc.* 75: 585-90, 2009.

Boschilia C. *Manual Compacto de Biologia – Teoria e Prática.* São Paulo: Editora Rideel, 440 pp, 2001.

Branciamore S, Gallori E, Szathmary E *et al.* The origin of life: chemical evolution of a metabolic system in a mineral honeycomb? *J Mol Evol.* 69:458-69, 2009.

Brink RA. Paramutation and chromosome organization. *Q Rev Biol.* 35:120-37, 1960.

Brooks DR, McLennan DA. *Parascript – Parasites and the Language of Evolution.* Washington: Smithsonian Institution Press, 429 pp, 1993.

Bush AO, Fernández JC, Esch GW. *Parasitism: The diversity and ecology of animal parasites.* Cambridge: Cambridge University Press, 566 pp, 2001.

Bushman F. *Lateral DNA transfer: mechanisms and consequences.* New York: Cold Spring Harbor Laboratory Press, 448 pp, 2002.

Brusic V, Petrovsky N. Immunoinformatics-the new kid in town. *Novartis Found Symp.* 254:3-13; discussion 13-22, 98-101, 250-2, 2003.

Calderwood MA, Venkatesan K, Xing L *et al.* Epstein-Barr virus and virus human protein interaction maps. *Proc Natl Acad Sci USA.* 104:7606-11, 2007.

Camus D, Zalis MG, Vannier-Santos MA *et al.* The art of parasite survival. *Braz J Med Biol Res.* 28:399-413, 1995.

Canguilhem G. *O Normal e o Patológico.* Rio de Janeiro: Forense Universitária, 307 pp, 2000.

Capra F. *A Teia da Vida – Uma Nova Compreensão Científica dos Sistemas Vivos.* São Paulo: Editora Cultrix, 256 pp, 1996.

Carrol SB. *Infinitas Formas de Grande Beleza: Como a Evolução Forjou a Grande Quantidade de Criaturas que Habitam o Nosso Planeta.* Rio de Janeiro: Jorge Zahar Editor, 303 pp, 2006.

Carvunis A-R, Gómez E; Thierry-Mieg N *et al.* Biologie systémique – Des concepts d'hier aux découvertes de demain. *Med Sci.* (Paris) 25:578-84, 2009.

Casadevall A, Pirofski LA. Host-pathogen interactions: redefining the basic concepts of virulence and pathogenicity. *Infect Immun.* 67:3703-13, 1999.

Casadevall A, Pirofski LA. Host-pathogen interactions: basic concepts of microbial commensalism, colonization, infection, and disease. *Infect Immun.* 68:6511-8, 2000.

Casadevall A, Pirofski L. Host-pathogen interactions: the attributes of virulence. *J Infect Dis.* 184:337-44, 2001.

Casadevall A, Pirofski LA. The damage-response framework of microbial pathogenesis. *Nat Rev Microbiol.* 1:17-24, 2003.

Cavalier-Smith T. Membrane heredity and early chloroplast evolution. *Trends Plant Sci.* 5:174-82, 2000.

Cavalier-Smith T. Only six kingdoms of life. *Proc Biol Sci.* 271:1251-62, 2004.

Cello J, Paul AV, Wimmer E. Chemical synthesis of poliovirus cDNA: generation of infectious virus in the absence of natural template. *Science.* 297:1016-8, 2002.

Ceruti M. *A Dança que Cria – Evolução e Cognição na Epistemologia Genética.* Lisboa: Instituto Piaget, 342 pp, 1995.

Chattopadhyay R, Taneja T, Chakrabarti K *et al.* Molecular analysis of the cytoadherence phenotype of a Plasmodium falciparum field isolate that binds intercellular adhesion molecule-1. *Mol Biochem Parasitol.*133:255-65, 2004.

Chaussabel D, Semnani RT, McDowell MA *et al.* Unique gene expression profiles of human macrophages and dendritic cells to phylogenetically distinct parasites. *Blood.* 102:672-81, 2003.

Chauvin R. *O Darwinismo ou o Fim de um Mito.* Lisboa: Instituto Piaget, 309 pp, 1997.

Chen K, Pachter L. Bioinformatics for whole-genome shotgun sequencing of microbial communities. *PLoS Comput Biol.* 1:106-12, 2005.

Chen MM, Shi L, Sullivan DJ Jr. *et al.* Haemoproteus and Schistosoma synthesize heme polymers similar to Plasmodium hemozoin and beta-hematin. *Mol Biochem Parasitol.* 113:1-8, 2001.

Chen X, Heimlich HJ, Xiao B *et al.* Phase-1 studies of malariotherapy for HIV infecton. *Chin Med Sci J.* 14:224-8, 1999.

Chen X, Schauder S, Potier N *et al.* Structural identification of a bacterial quorum-sensing signal containing boron. *Nature.* 415:545-9, 2002.

Chen X, Xiao B, Shi W *et al.* Impact of acute vivax malaria on the immune system and viral load of HIV-positive subjects. *Chin Med J.* (Engl) 116:1810-20, 2003.

Chernin E. The malariatherapy of neurosyphilis. *J Parasitol.* 70:611-7, 1984.

Christensen HR, Frokiaer H, Pestka JJ. Lactobacilli differentially modulate expression of cytokines and maturation surface markers in murine dendritic cells. *J Immunol.* 168:171-8, 2002.

Clark WR. *Sexo e as Origens da Morte.* Rio de Janeiro: Editora Record, 204 pp, 2006.

Collins MO, Husi H, Yu L *et al.* Molecular characterization and comparison of the components and multiprotein complexes in the postsynaptic proteome. *J Neurochem.* 97 Suppl 1:16-23, 2006.

Collins WE, Jeffery GM. A retrospective examination of the patterns of recrudescence in patients infected with Plasmodium falciparum. *Am J Trop Med. Hyg.* 61:44-8, 1999.

Combes C. *Interactions Durables: Écologie et Évolution du Parasitism.* Paris: Masson, 1995.

Combes C. *The art of being a parasite*. Chicago: The University Chicago Press, 291 pp, 2005.

Conley FK, Remington JS. Nonspecific inhibition of tumor growth in the central nervous system: observations of intracerebral ependymoblastoma in mice with chronic Toxoplasma infection. *J Natl Cancer Inst*. 59:963-73, 1977.

Cornish-Bowden A, Cardenas ML. Systems biology may work when we learn to understand the parts in terms of the whole. *Biochem Soc Trans*. 33:516-9, 2005.

Cossart P, Boquet P, Normark S *et al*. Cellular microbiology emerging. *Science*. 271:315-6, 1996.

Costello EK, Lauber CL, Hamady M *et al*. Bacterial community variation in human body habitats across space and time. *Science*. 326:1694-7, 2009.

Coutinho A. Beyond clonal selection and network. *Immunol Rev*. 110:63-87, 1989.

Cowman AF, Crabb BS. Invasion of red blood cells by malaria parasites. *Cell*. 124:755-66, 2006.

Crabtree B, Holloway DE, Baker MD *et al*. Biological and structural features of murine angiogenin-4, an angiogenic protein. *Biochemistry*. 46:2431-43, 2007.

Cross SH, Bird AP. CpG islands and genes. *Curr Opin Gen Dev*. 5:309-314, 1995.

Crum CP, Lester SC, Cotran RS. The female genital system and breast. In: Robbins. *Basic Pathology*. V. Kumar (ed.). Philadelphia, Pa, USA: Saunders, 2003.

Cummings JH, Macfarlane GT. The control and consequences of bacterial fermentation in the human colon. *J Appl Bacteriol*. 70:443-59, 1991.

Damm EM, Pelkmans L. Systems biology of virus entry in mammalian cells. *Cell Microbiol*. 8:1219-27, 2006.

Daniel-Ribeiro CT, Zanini G. Autoimmunity and malaria: what are they doing together? *Acta Trop*. 76:205-21, 2000.

Davey ME, O'Toole GA. Microbial biofilms: from ecology to molecular genetics. *Microbiol. Mol Biol Rev*. 64:847-67, 2000.

Davies SJ, Grogan JL, Blank RB *et al*. Modulation of blood fluke development in the liver by hepatic CD4+ lymphocytes. *Science*. 294:1358-61, 2001.

De Backer P, De Waele D, Van Speybroeck L. Ins and outs of systems biology vis-a-vis molecular biology: continuation or clear cut? *Acta Biotheor*. 58:15-49, 2010.

de Chassey B, Navratil V, Tafforeau L *et al*. Hepatitis C virus infection protein network. *Mol Syst Biol*. 4:230, 2008.

Dedet JP, Pratlong F. Leishmania, Trypanosoma and monoxenous trypanosomatids as emerging opportunistic agents. *J Eukaryot Microbiol*. 47:37-9, 2000.

De Groot AS. Immunomics: discovering new targets for vaccines and therapeutics. *Drug Discov Today*. 11:203-9, 2006.

Denkers EY, Butcher BA. Sabotage and exploitation in macrophages parasitized by intracellular protozoans. *Trends Parasitol*. 21:35-41, 2005.

Denkers EY, Gazzinelli RT. *Protozoans in Macrophages*. Austin, Texas USA: Landes Bioscience, Medical Intelligence Unit, 2007.

Dent LA, Daly C, Geddes A *et al*. Immune responses of IL-5 transgenic mice to parasites and aeroallergens. *Mem Inst Oswaldo Cruz*. 92 Suppl 2:45-54, 1997.

Denton M. A *Evolução terá sentido?* Lisboa: Instituto Piaget, 494 pp, 1997.

Dermine JF, Scianimanico S, Privé C *et al*. Leishmania promastigotes require lipophosphoglycan to actively modulate the fusion properties of phagosomes at an early step of phagocytosis. *Cell Microbiol*. 2:115-26, 2000.

De Souza W, Vannier-Santos MA. Early events in the process of leishmania-macrophage interaction. In: FJ Tapia; Cáceres-Dittmar; MA Sánchez. *Molecular and Immune Mechanisms in the Pathogenesis of Cutaneous Leishmaniasis*. New York: Chapman e Hall, p. 49-70, 1996.

DeVita Jr VT, Hellman S, Rosenberg SA. *Cancer – Principles e Practice of Oncology*. 7th edition. Philadelphia: Lippincott Williams e Wilkins, 2898 + I-158 pp, 2005.

Diamond J. *Armas, Germes e Aço*. Rio de Janeiro: Editora Record, 472 pp, 2002.

Dongowski G, Lorenz A, Anger H. Degradation of pectins with different degrees of esterification by Bacteroides thetaiotaomicron isolated from human gut flora. *Appl Environ Microbiol*. 66:1321-7, 2000.

Donnelly KM, Bromberg ME, Milstone A. Ancylostoma caninum anticoagulant peptide blocks metastasis in vivo and inhibits factor Xa binding to melanoma cells in vitro. *Thromb Haemost*. 79:1041-7, 1998.

Doolittle WF. Phylogenetic classification and the universal tree. *Science*. 284:2124-9, 1999.

Doolittle WF. Uprooting the tree of life. *Sci Am*. 282:90-5, 2000.

Dyer MD, Murali TM, Sobral BW. Computational prediction of host-pathogen protein-protein interactions. *Bioinformatics*. 23:i159-66, 2007.

Dyer MD, Murali TM, Sobral BW. The landscape of human proteins interacting with viruses and other pathogens. *PLoS Pathog*. 4:e32, 2008.

Dykhuizen DE. Santa Rosalia revisited: why are there so many species of bacteria? *Antonie Van Leeuwenhoek*. 73:25-33, 1998.

Ebert D, Hamilton WD. Sex against virulence: the coevolution of parasitic diseases *Trends Ecol e Evolut*. 11: 79-82, 1996.

Ehrt S, Schnappinger D. Mycobacterial survival strategies in the phagosome: defence against host stresses. *Cell Microbiol*. 11:1170-8, 2009.

Elliott DE, Urban JJ, Argo CK *et al*. Does the failure to acquire helminthic parasites predispose to Crohn's disease? *FASEB J*. 14:1848-55, 2000.

Emmeche C, El-Hani CN. Definindo a vida. In CN El-Hani; AAP Videira. *O que É a Vida? Para Entender a Biologia do Século XXI*. Rio de Janeiro: Relume Dumará, p. 31-56, 2000.

Endler JA. *Natural Selection in the Wild*. Princeton: Princeton University Press, 354 pp, 1986.

Erb KJ. Can helminths or helminth-derived products be used in humans to prevent or treat allergic diseases? *Trends Immunol*. 30:75-82, 2009.

Esteves de Vasconcellos MJ. *Pensamento Sistêmico: O Novo Paradigma da Ciência*. Campinas, SP: Papirus, 268 pp, 2003.

Evans JP, Schultz RM, Kopf GS. Characterization of the binding of recombinant mouse sperm fertilin alpha subunit to mouse eggs: evidence for function as a cell adhesion molecule in sperm-egg binding. *Dev Biol*. 187:94-106, 1997.

Fadok VA, Bratton DL, Frasch SC *et al*. The role of phosphatidylserine in recognition of apoptotic cells by phagocytes. *Cell Death Differ*. 5:551-62, 1998.

Fakan S, van Driel R. The perichromatin region: a functional compartment in the nucleus that determines large-scale chromatin folding. *Semin Cell Dev Biol*. 18:676-81, 2007.

Falk PG, Hooper LV;,Midtvedt T *et al*. Creating and maintaining the gastrointestinal ecosystem: what we know and need to know from gnotobiology. *Microbiol Mol Biol Rev*. 62:1157-70, 1998.

Farah SB. *DNA Segredos e Mistérios*. 2ª ed. São Paulo: Sarvier, 538 p, 2007.

Fasman GD, Park K, Schlesinger DH. Conformational analysis of the immunodominant epitopes of the circumsporozoite protein of Plasmodium falciparum and knowlesi. *Biopolymers*. 29:123-30, 1990.

Fazzari MJ, Greally JM. Epigenomics: beyond CpG islands. *Nat Ver Genet*. 5:446-55, 2004.

Felipe MS, Andrade RV, Arraes FB *et al*. Transcriptional profiles of the human pathogenic fungus Paracoccidioides brasiliensis in mycelium and yeast cells. *J Biol Chem*. 280:24706-14, 2005a.

Felipe MS, Torres FA, Maranhao AQ *et al*. Functional genome of the human pathogenic fungus Paracoccidioides brasiliensis. *FEMS Immunol Med Microbiol*. 45:369-81, 2005b.

Feller AC, Diebold J. *Histopathology of Nodal and Extranodal Non-Hodgkin's Lymphoma (Based on the WHO Classification)*. Berlim: Springer-Verlag, 428 pp, 2004.

Feng GJ, Goodridge HS, Harnett MM *et al*. Extracellular signal-related kinase (ERK) and p38 mitogen-activated protein (MAP) kinases differentially regulate the lipopolysaccharide-mediated induction of inducible nitric oxide synthase and IL-12 in macrophages: Leishmania phosphoglycans subvert macrophage IL-12 production by targeting ERK MAP kinase. *J Immunol*. 163:6403-12, 1999.

Ferreira LF. O fenômeno parasitismo. *Rev Soc Bras Med Trop*. 7:261-277, 1973.

Flower DR, Timmis J. *In Silico Immunology*. New York: Springer, 450 pp, 2007.

Flo J, Tisminetzky S, Baralle F. Oral transgene vaccination mediated by attenuated Salmonellae is an effective method to prevent Herpes simplex virus-2 induced disease in mice. *Vaccine*. 19:1772-82, 2001.

Freire-de-Lima CG, Nascimento DO, Soares MB *et al*. Uptake of apoptotic cells drives the growth of a pathogenic trypanosome in macrophages. *Nature*. 403:199-203, 2000.

Fróes OM. *Parasitos – O que São e Como Evitá-los*. Porto Alegre: GEOU-Grupo dos Editores de Livros Universitários, 116 pp, 1988.

Fuhrman JA. Marine viruses and their biogeochemical and ecological effects. *Nature*. 399:541-8, 1999.

Gandhi TK, Zhong J, Mathivanan S *et al*. Analysis of the human protein interactome and comparison with yeast, worm and fly interaction datasets. *Nat Genet*. 38:285-93, 2006.

Gardiner-Garden M, Frommer M. CpG islands in vertebrate genomes. *J Mol Biol*. 196:261-82, 1987.

Gargas A, DePriest PT, Grube M *et al*. Multiple origins of lichen symbioses in fungi suggested by SSU rDNA phylogeny. *Science*. 268:1492-5, 1985.

Garham PCC. Multiple infections of parasites. *Mémoires du Museum National d'Histoire Naturelle Série A, Zoologie*. 123:39-46, 1981.

Gavin AC, Bosche M, Krause R *et al*. Functional organization of the yeast proteome by systematic analysis of protein complexes. *Nature*. 415:141-7, 2002.

Gazzinelli RT, Denkers EY. Protozoan encounters with Toll-like receptor signalling pathways: implications for host parasitism. *Nat Rev Immunol*. 6:895-906, 2006.

Ge H, Walhout AJ, Vidal M. Integrating 'omic' information: a bridge between genomics and systems biology. *Trends Genet*. 19:551-60, 2003.

Ghannoum MA, Jurevic RJ; Mukherjee PK *et al.* Characterization of the oral fungal microbiome (mycobiome) in healthy individuals. *PLoS Pathog.* 6:e1000713, 2010.
Ghavidel A, Cagney G, Emili A. A skeleton of the human protein interactome. *Cell.* 122:830-2, 2005.
Gibson DG, Glass JI, Lartigue C *et al.* Creation of a bacterial cell controlled by a chemically synthesized genome. *Science.* 329:52-6, 2010.
Gibson GR, Roberfroid MB. Dietary modulation of the human colonic microbiota: introducing the concept of prebiotics. *J Nutr.*125:1401-12, 1995.
Gilbert SF, Epel D. *Ecological Developmental Biology: Integrating Epigenetics, Medicine and Evolution.* Sunderland, MA, USA: Sinauer Associated, Inc. Publishers, 480 pp, 2009.
Gill SR, Pop M, Deboy RT *et al.* Metagenomic analysis of the human distal gut microbiome. *Science.* 312:1355-9, 2006.
Giordan A. Qui sommes-nous em chiffres? *Science e Vie.* 200: 14-20, 1997.
Goh KI, Cusick ME, Valle D *et al.* The human disease network. *Proc Natl Acad Sci. USA* 104:8685-90, 2007.
Goldenfeld N, Woese C. Biology's next revolution. *Nature.* 445:369, 2007.
Goliszek A. *Cobaias Humanas – A História Secreta do Sofrimento Provocado em Nome da Ciência.* Rio de Janeiro: Ediouro, 533 pp, 2003.
Goodacre R. Metabolomics of a superorganism. *J Nutr.* 137:259S-266S, 2007.
Goodwin B. Development of a robust natural process. In WD Stein; FJ Varela. *Thinking about Biology: An Invitation to Current Theoretical Biology.* Santa Fé Institute Studies in the Sciences of Complexity: Lecture Notes, Addison Wesley Publ. Comp., p. 123-148, 1993.
Gordon S. Alternative activation of macrophages. *Nat Rev Immunol.* 3:23-35, 2003.
Gould SJ. *O Polegar do Panda: Reflexões sobre História Natural.* São Paulo, SP: Martins Fontes, 1989.
Gould SJ. *The Book of Life: An Illustrated History of the Evolution of Life on Earth.* New York: W.W. Norton e Company, 1993.
Gould SJ. *La Estructura de la Teoría de la Evolución.* Barcelona: Tusquets Editores, 1426 pp, 2004.
Greentree LB. Malariotherapy and cancer. *Med Hypotheses.* 7:43-9, 1981.
Hamer HM, Jonkers D, Venema K *et al.* Review article: the role of butyrate on colonic function. *Aliment Pharmacol Ther.* 27:104-19, 2008.
Hameroff SR. *Ultimate Computing: Biomolecular Consciousness and NanoTechnology.* New York: North-Holland, 1987.
Hamilton WD, Axelrod R, Tanese R. Sexual reproduction as an adaptation to resist parasites (a review). *Proc Natl Acad Sci USA.* 87:3566-73, 1990.
Hao WL, Lee YK. Microflora of the gastrointestinal tract: a review. *Methods Mol Biol.* 268:491-502, 2004.
Haury M, Grandien A, Sundblad A *et al.* Global analysis of antibody repertoires. 1. An immunoblot method for the quantitative screening of a large number of reactivities. *Scand J Immunol.* 39:79-87, 1994.
Hawrelak JA, Myers SP. The causes of intestinal dysbiosis: a review. *Altern Med Rev.* 9:180-97, 2004.
Hecht MM, Nitz N, Araujo PF *et al.* Inheritance of DNA transferred from American trypanosomes to human hosts. *PLoS One.* 5:e9181, 2010.
Heimlich HJ. Should we try malariotherapy for Lyme disease? *N Engl J Med.* 322:1234-5, 1990.
Henderson B, Wilson M. Homo bacteriens and a network of surprises. *J Med Microbiol.* 45:393-4, 1996.
Henderson B, Wilson M. Commensal communism and the oral cavity. *J Dent Res.* 77:1674-83, 1998.
Herzenberg LA, Bianchi DW, Schroder J *et al.* Fetal cells in the blood of pregnant women: detection and enrichment by fluorescence-activated cell sorting. *Proc Natl Acad Sci USA.* 76:1453-5, 1979.
Hill D, Dubey JP. Toxoplasma gondii: transmission, diagnosis and prevention. *Clin Microbiol Infect.* 8:634-40, 2002.
Ho Y, Gruhler A, Heilbut A *et al.* Systematic identification of protein complexes in Saccharomyces cerevisiae by mass spectrometry. *Nature.* 415:180-3, 2002.
Holland JH. *Hidden order. How Adaptation Builds Complexity.* Cambridge, MA: Perseus Books, 185 pp, 1995.
Holland JH. Sistemas complexos adaptativos e algoritmos genéticos. In: Nussunzweig HM (ed.). *Complexidade e Caos.* Rio de Janeiro, RJ: UFRJ/COPEA, p. 213-230, 1999.
Holmes EC. Viral evolution in the genomic age. *PLoS Biol.* 5:e278, 2007.
Hooper LV, Stappenbeck TS; Hong CV *et al.* Angiogenins: a new class of microbicidal proteins involved in innate immunity. *Nat Immunol.* 4:269-73, 2003.
Horiike T, Hamada K, Kanaya S *et al.* Origin of eukaryotic cell nuclei by symbiosis of Archaea in Bacteria is revealed by homology-hit analysis. *Nat Cell Biol.* 3:210-4, 2001.
Horiike T, Hamada K, Shinozawa T *et al.* Origin of eukaryotic cell nuclei by symbiosis of Archaea in Bacteria supported by the newly clarified origin of functional genes. *Genes Genet Syst.* 77:369-76, 2002.
Horwitz P, Wilcox BA. Parasites, ecosystems and sustainability: an ecological and complex systems perspective. *Int J Parasitol.* 35:725-32, 2005.
Huang Q, Liu D, Majewski P *et al.* The plasticity of dendritic cell responses to pathogens and their components. *Science.* 294:870-5, 2001.
Hudson P, Greenman J. Competition mediated by parasites: biological and theoretical progress. *Trends Ecol Evol.* 13: 387-390, 1998.
Hunter MM, McKay DM. Review article: helminths as therapeutic agents for inflammatory bowel disease. *Aliment Pharmacol Ther.* 19:167-77, 2004.
Hurst GDD, Hurst LD, Majerus MEN. Altering sex ratios: the games microbes play. *BioEssays.* 15: 695-697, 1993.
Hurst LD, Randerson JP. Parasitos e manipuladores sexuais. *Scientific American Brasil.* 4:78-81, 2002.
Imase A, Kobayashi K, Ohmae H *et al.* Horizontal and vertical transfer of mouse endogenous retroviral DNA sequences in schistosomes. *Parasitology.* 121 (Pt 2):155-62, 2000.
Inal JM. Parasite interaction with host complement: beyond attack regulation. *Trends Parasitol.* 20: 407-12, 2004.
Ioachim HL. *Pathology of Granulomas.* New York: Raven Press, 541 pp, 1983.
Ishii KJ, Koyama S, Nakagawa A *et al.* Host innate immune receptors and beyond: making sense of microbial infections. *Cell Host Microbe.* 3:352-63, 2008.
Jablonka E, Lamb MJ. *Epigenetic Inheritance and Evolution: The Lamarkian Dimension.* Oxford: Oxford University Press, 1995.
Jablonka E, Lamb MJ. *Evolução em Quatro Dimensões: DNA, Comportamento e a História da Vida.* São Paulo: Companhia das Letras, 511 pp, 2010.
Jacob F. *A Lógica da Vida.* Lisboa: Publicações Dom Quixote, 308 pp, 1985.
Jankovic D, Kullberg MC, Caspar P *et al.* Parasite-induced Th2 polarization is associated with down-regulated dendritic cell responsiveness to Th1 stimuli and a transient delay in T lymphocyte cycling. *J Immunol.* 173:2419-27, 2004.
Jankovic D, Sher A, Yap G. Th1/Th2 effector choice in parasitic infection: decision making by committee. *Curr Opin Immunol.* 13:403-9, 2001.
Jenkinson HF, Lamont RJ. Oral microbial communities in sickness and in health. *Trends Microbiol.* 13:589-95, 2005.
Jenner RG, Young RA. Insights into host responses against pathogens from transcriptional profiling. *Nat Rev Microbiol.* 3:281-94, 2005.
Jeon KW. Development of cellular dependence on infective organisms: micrurgical studies in amoebas. *Science.* 176:1122-3, 1972.
Jeon KW. Change of cellular "pathogens" into required cell components. *Ann NY Acad Sci.* 503:359-71, 1987.
Jeon KW, Ahn TI. Temperature sensitivity: A cell character determined by obligate endosymbionts in amoebas. *Science.* 202: 635-637, 1978.
Jeon KW, Jeon MS. Endosymbiosis in amoebae: recently established endosymbionts have become required cytoplasmic components. *J Cell Physiol.* 89: 337-44, 1976.
Jeon KW, Lorch IJ. Unusual intracellular bacterial infection in large, free-living amoebae. *Exp Cell Res.* 48:236-240, 1967.
Jerne NK. The immune system. *Sci Am.* 229:52-60, 1973.
Jerne NK. Clonal selection in a lymphocyte network. *Soc Gen Physiol Ser.* 29: 39-48, 1974a.
Jerne NK. Towards a network theory of the immune system. *Ann Immunol.* (Paris) 125C:373-89, 1974b.
Johnson KL, Bianchi DW. Fetal cells in maternal tissue following pregnancy: what are the consequences? *Hum Reprod Update.* 10:497-502, 2004.
Jorgensen R. The germinal inheritance of epigenetic information in plants. *Philos Trans Roy Soc London Ser.* B 339: 173-181, 1993.
Jorgensen R. Developmental significance of epigenetic imposition on the plant genome: a paragenetic function for chromosomes. *Dev Genet.* 15: 523-532, 1994.
Keller EF. *O Século do Gene.* Belo Horizonte: Crisálida, 206 pp, 2002.
Joshi-Tope G, Gillespie M, Vastrik I *et al.* Reactome: a knowledgebase of biological pathways. *Nucleic Acids Res.* 33:D428-32, 2005.
Kalliomäki MA, Isolauri E. Probiotics and down-regulation of the allergic response. *Immunol Allergy Clin North Am.* 24:739-52, 2004.
Kashtan N, Alon U. Spontaneous evolution of modularity and network motifs. *Proc Natl Acad Sci USA.* 102:13773-8, 2005.
Kauffman SA. *Reinventing the Sacred: A New View of Science, Reason and Religion.* New York: Basics Books, 2008.
Kelly D, King T, Aminov R. Importance of microbial colonization of the gut in early life to the development of immunity. *Mutat Res.* 622:58-69, 2007.
Kima PE, Constant SL, Hannum L *et al.* Internalization of Leishmania mexicana complex amastigotes via the Fc receptor is required to sustain infection in murine cutaneous leishmaniasis. *J Exp Med.* 191:1063-8, 2000.
Kitano H. *Foundations of System Biology.* Cambridge, USA: The MIT Press, 297 pp, 2001.
Knight TF. Engineering novel life. *Mol Syst Biol.* 1:2005 0020, 2005.
Koestler A. *Janus: A Summing up.* New York: Random House, 1978.

Kobasa D, Jones SM, Shinya K *et al.* Aberrant innate immune response in lethal infection of macaques with the 1918 influenza virus. *Nature.* 445:319-23, 2007.
Konig R, Zhou Y, Elleder D *et al.* Global analysis of host-pathogen interactions that regulate early-stage HIV-1 replication. *Cell.* 135:49-60, 2008.
Konigsberg WH, Cappello M. Ancylostoma caninum anticoagulant peptide blocks metastasis in vivo and inhibits factor Xa binding to melanoma cells in vitro. *Thromb Haemost.* 79: 1041-1047, 1998.
Korbel DS, Finney OC, Riley EM. Natural killer cells and innate immunity to protozoan pathogens. *Int J Parasitol.* 34:1517-28, 2004.
Koyama S, Ishii KJ, Coban C *et al.* Innate immune response to viral infection. *Cytokine.* 43:336-41, 2008.
Kumar V, Cotran RS, Robbins SL. *Robbins Basic Pathology.* 7th edition. Philadelphia: Saunders, 873 pp, 2003.
Kumagai Y, Akira S. Identification and functions of pattern-recognition receptors. *J Allergy Clin Immunol.* 125:985-92, 2010.
Lafferty KD, Dobson AP, Kuris AM. Parasites dominate food web links. *Proc Natl Acad Sci USA.* 103:11211-6, 2006.
Lanning DK, Rhee KJ, Knight KL. Intestinal bacteria and development of the B-lymphocyte repertoire. *Trends Immunol.* 26:419-25, 2005.
Laplantine F. *Antropologia da Doença.* São Paulo: Martins Fontes, 274 pp, 1991.
Laskay T, van Zandbergen G, Solbach W. Neutrophil granulocytes-Trojan horses for Leishmania major and other intracellular microbes? *Trends Microbiol.* 11:210-214, 2003.
Lawrence E. *Henderson's Dictionary of Biological Terms.* 11th edition. Harlow: Longman Scientific e Technical, 683 pp, 1995.
Lawrence JG. Gene transfer, speciation, and the evolution of bacterial genomes. *Curr Opin Microbiol.* 2:519-23, 1999.
Layland LE, Mages J, Loddenkemper C *et al.* Pronounced phenotype in activated regulatory T cells during a chronic helminth infection. *J Immunol.* 184:713-24, 2010.
Leippe M. Amoebapores. *Parasitol Today.* 13:178-83, 1997.
Leite M. *Promessas do Genoma.* São Paulo: Editora UNESP, 243 p, 2006.
Le Roith D, Shiloach J, Berelowitz M *et al.* Are messenger molecules in microbes the ancestors of the vertebrate hormones and tissue factors? *Fed Proc.* 42: 2602-7, 1983.
Lenzi HL, Kimmel E, Schechtman H *et al.* Histoarchitecture of schistosomal granuloma development and involution: morphogenetic and biomechanical approaches. *Mem Inst Oswaldo Cruz.* 93 Suppl 1:141-51, 1998.
Lenzi HL, Lenzi JÁ, Kerr IB *et al.* Extracellular matrix in parasitic and infectious diseases. *Mem Inst Oswaldo Cruz.* 86 Suppl 3:77-90, 1991.
Lenzi HL, Pacheco RG, Pelajo-Machado M *et al.* Immunological system and Schistosoma mansoni: coevolutionary immunobiology. What is the eosinophil role in parasite-host relationship? *Mem Inst Oswaldo Cruz.* 92 Suppl 2:19-32, 1997.
Lenzi HL, Vannier-Santos MA. Interface parasito-hospedeiro: coabitologia – uma visão diferente do fenômeno parasitismo. In: Coura JR. *Dinâmica das Doenças Infecciosas e Parasitárias.* Rio de Janeiro: Guanabara Koogan, p. 19-44, 2005.
Lesne A. The chromatin regulatory code: beyond a histone code. *Eur Phys J E Soft Matter.* 19:375-7, 2006.
Letelier JC, Marin G, Mpodozis J. Autopoietic and (M,R) systems. *J Theor Biol.* 222:261-72, 2003.
Levine N. *Infectious Blood Diseases of Man and Animals.* New York: Academic Press, 1968.
Ley RE. Obesity and the human microbiome. *Curr Opin Gastroenterol.* 26:5-11, 2010.
Ley RE, Turnbaugh PJ, Klein S *et al.* Microbial ecology: human gut microbes associated with obesity. *Nature.* 444:1022-3, 2006.
Lewontin R. *A Tripla Hélice: Gene, Organismo e Ambiente.* São Paulo: Companhia das Letras, 138 p, 1998.
Li M, Wang B, Zhang M *et al.* Symbiotic gut microbes modulate human metabolic phenotypes. *Proc Natl Acad Sci USA.* 105:2117-22, 2008.
Li S, Armstrong CM, Bertin N *et al.* A map of the interactome network of the metazoan C. elegans. *Science.* 303:540-3, 2004.
Li Y, Ismail AI, Ge Y *et al.* Similarity of bacterial populations in saliva from African-American mother-child dyads. *J Clin Microbiol.* 45:3082-5, 2007.
Lima L de O. *Piaget – Sugestões aos Educadores.* Petrópolis: Editora Vozes, 254 pp, 1999.
Lincicombe DR. The goodness of parasitism. In TC Cheng. *The Biology of Symbiosis.* Baltimore: University Park Press, p. 139-227, 1971.
Locht C. Live bacterial vectors for intranasal delivery of protective antigens. *Pharm Sci Technol Today.* 3:121-128, 2000.
Lovegrove FE, Pena-Castillo L, Mohammad N *et al.* Simultaneous host and parasite expression profiling identifies tissue-specific transcriptional programs associated with susceptibility or resistance to experimental cerebral malaria. *BMC Genomics.* 7:295, 2006.
Lovelock J. *Gaia.* Lisboa: Instituto Piaget, 1996.
Lovelock J. *A Vingança de Gaia.* São Paulo: Intrínseca, 160 pp, 2006.
Lovelock J. *Gaia – Cura para um Planeta Doente.* São Paulo: Cultrix, 192 pp, 2007.
LoVerde PT, Carvalho-Queiroz C, Cook R. Vaccination with antioxidant enzymes confers protective immunity against challenge infection with Schistosoma mansoni. *Mem Inst Oswaldo Cruz.* 99:37-43, 2004.
Luder CG, Gross U, Lopes MF. Intracellular protozoan parasites and apoptosis: diverse strategies to modulate parasite-host interactions. *Trends Parasitol.* 17: 480-6, 2001.
Lynch NR, Goldblatt J, Le Souef PN. Parasite infections and the risk of asthma and atopy. *Thorax.* 54:659-60, 1999.
Macfarlane GT, Cummings JH. Probiotics and prebiotics: can regulating the activities of intestinal bacteria benefit health? *West J Med.* 171:187-91, 1999.
Macfarlane S, Macfarlane GT, Cummings JH. Review article: prebiotics in the gastrointestinal tract. *Aliment Pharmacol Ther.* 24:701-14, 2006.
Madigan MT, Martinko JM, Parker J. *Brock Biology of Micro-organisms.* 8th edition. Upper Saddle River, NJ: Prentice Hall, 986+ (A-1 – I-30) pp. ll, 1997.
Magalhães RC de. *O Grande Livro da Mitologia nas Artes.* Rio de Janeiro: Ediouro, 2007.
Maizels RM, Yazdanbakhsh M. Immune regulation by helminth parasites: cellular and molecular mechanisms. *Nat Rev Immunol.* 3:733-44, 2003.
Mannino JA. *Human Biology.* New York: Mosby, 456 pp, 1995.
Mansy SS, Szostak JW. Reconstructing the emergence of cellular life through the synthesis of model protocells. *Cold Spring Harb Symp Quant Biol.* 74:47-54, 2009.
Margueron R, Trojer P, Reinberg D. The key to development: interpreting the histone code? *Curr Opin Genet Dev.* 15:163-76, 2005.
Margulis L. *Symbiosis in Cell Evolution.* 2nd edition. New York: W. H. Freeman, 1993.
Margulis L. *O Planeta Simbiótico – Uma Nova Perspectiva da Evolução.* Rio de Janeiro: Rocco, 137 pp, 2001.
Margulis L, Sagan D. *Acquiring genomes – A Theory of the origins of Species.* New York: Basic Books, 240 pp, 2002a.
Margulis L, Sagan D. *O que É a Vida?* Rio de Janeiro: Jorge Zahar Editor, 289 pp, 2002b.
Margulis L, Schwartz KV. *Five Kingdoms: An Illustrated Guide to the Phyla of Life on Earth.* 3rd edition. New York: W.H. Freeman and Company, 520 p, 1998.
Marsh PD. Dental plaque as a microbial biofilm. *Caries Res.* 38:204-11, 2004.
Martiny A, Meyer-Fernandes JR, de Souza W *et al.* Altered tyrosine phosphorylation of ERK1 MAP kinase and other macrophage molecules caused by Leishmania amastigotes. *Mol Biochem Parasitol.* 102:1-12, 1999.
Martiny A, Vannier-Santos MA, Borges VM *et al.* Leishmania-induced tyrosine phosphorylation in the host macrophage and its implication to infection. *Eur J Cell Biol.* 71:206-15, 1996.
Martiny A, Vannier-Santos MA *et al.* Leishmania-Host Interplay: the everlasting rivalry. *Medicinal Chemistry Reviews – Online.* 2: 1-19, 2005.
Maturana HR. *A Ontologia da Realidade.* Magro C, Graciano M e Vaz N (org.). Belo Horizonte: Editora UFMG, 350 pp, 1997.
Maturana H, Varela F. *Autopoietic Systems. A Characterization of the Living Organization.* Urbana: Biological Computing Laboratory, 1975.
Maturana H, Varela F. *Autopoiesis and Cognition: The Realization of the Living. Boston Studies in the Philosophy of Science.* Vol. 42. Boston: The Reidel, 1980.
Maturana HR, Varela FJ. *El Árbol del Conocimiento.* Santiago do Chile: Behncke, 1984. [*A árvore do conhecimento – As bases biológicas da compreensão humana.* São Paulo: Editora Palas Athena, 283 pp, 2001.]
Maturana HR, Varela FJ. *De Máquinas y Seres Vivos.* 2ª ed. Santiago do Chile: Editorial Universitária, 137 pp., 1994.
Mazmanian SK, Kasper DL. The love-hate relationship between bacterial polysaccharides and the host immune system. *Nat Rev Immunol.* 6:849-58, 2006.
Mazmanian SK, Liu CH, Tzianabos AO *et al.* An immunomodulatory molecule of symbiotic bacteria directs maturation of the host immune system. *Cell.* 122:107-18, 2005.
Mazmanian SK, Round JL, Kasper DL. A microbial symbiosis factor prevents intestinal inflammatory disease. *Nature.* 453:620-5, 2008.
Mazumdar V, Snitkin ES, Amar S *et al.* Metabolic network model of a human oral pathogen. *J Bacteriol.* 191:74-90, 2009.
May RM. Models for two interacting populations. In: RM May. *Theoretical Ecology: Principles and Applications.* 2nd edition. New York: Sinauer, 1981.
Mayr E. *Biologia, ciência única.* São Paulo: Companhia das Letras, 266 p, 2005.
McCall CE. Host-parasite interaction. In M LaVia; R B Hill Jr. *Principles of Pathobiology.* 2nd edition. New York: Oxford University Press, p.141-172, 1975.
McClelland EE, Bernhardt P, Casadevall A. Coping with multiple virulence factors: which is most important? *PLoS Pathog.* 1:e40, 2005.

McClelland EE, Bernhardt P, Casadevall A. Estimating the relative contributions of virulence factors for pathogenic microbes. *Infect Immun.* 74:1500-4, 2006.
McClintock B. Mechanisms that rapidly reorganize the genome. In JA Moore. *The Discovery and Characterization of Transposable Elements.* New York: Garland, p. 593-616, 1978.
McClintock B. The significance of responses of the genome to challenge. *Science.* 226:792-801, 1984.
McKee AS, Pearce EJ. CD25+CD4+ cells contribute to Th2 polarization during helminth infection by suppressing Th1 response development. *J Immunol.* 173:1224-31, 2004.
Medina I, Carbonell J, Pulido L *et al.* Babelomics: an integrative platform for the analysis of transcriptomics, proteomics and genomic data with advanced functional profiling. *Nucleic Acids Res.* 38 Suppl:W210-3, 2010.
Meyer P, Saedler H. Homology-Dependent Gene Silencing in Plants. *Annu Rev Plant Physiol Plant Mol Biol.* 47:23-48, 1996.
Mi S, Lee X, Li X *et al.* Syncytin is a captive retroviral envelope protein involved in human placental morphogenesis. *Nature.* 403:785-9, 2000.
Milo R, Itzkovitz S, Kashtan N *et al.* Superfamilies of evolved and designed networks. *Science.* 303:1538-42, 2004.
Milo R, Shen-Orr S, Itzkovitz S *et al.* Network motifs: simple building blocks of complex networks. *Science.* 298:824-7, 2002.
Ming M, Ewen ME, Pereira ME. Trypanosome invasion of mammalian cells requires activation of the TGF beta signaling pathway. *Cell.* 82:287-96, 1995.
Monnard PA, Ziock HJ. Question 9: prospects for the construction of artificial cells or protocells. *Orig Life Evol Biosph.* 37:469-72, 2007.
Moore J. *Parasites and the Behavior of Animals.* Oxford: Oxford University Press, 315 pp., 2002.
Moran P, Rico G, Ramiro M *et al.* Defective production of reactive oxygen intermediates (ROI) in a patient with recurrent amebic liver abscess. *Am J Trop Med Hyg.* 67:632-5, 2002.
Morin E. *O Método 1. A Natureza da Natureza.* Mira-Sintra: Publicações Europa-América, 363 pp., 1977.
Moss L. *What Genes Can't Do?* Cambridge: The MIT Press, 2003.
Moss L. The question of questions: what is a gene? Comments on Rolston and Griffiths & Stotz. *Theor Med Bioeth.* 27:523-34, 2006.
Mosser DM, Brittingham A. Leishmania, macrophages and complement: a tale of subversion and exploitation. *Parasitology.* 115 Suppl: S9-23, 1997.
Muir A, Lever A, Moffett A. Expression and functions of human endogenous retroviruses in the placenta: an update. *Placenta.* 25 Suppl A: S16-25, 2004.
Muller CA, Autenrieth IB, Peschel A. Innate defenses of the intestinal epithelial barrier. *Cell Mol Life Sci.* 62:1297-307, 2005.
Muller S. Redox and antioxidant systems of the malaria parasite Plasmodium falciparum. *Mol Microbiol.* 53:1291-305, 2004.
Munger JC, Holmes JC. Benefits of parasitic infection: a test using a ground squirrel–trypanosome system. *Canadian J of Zool.* 66: 222-227, 1988.
Munro CL, Grap MJ. Oral health and care in the intensive care unit: state of the science. *Am J Crit Care.* 13:25-33; discussion 34, 2004.
Musser JM, DeLeo FR. Toward a genome-wide systems biology analysis of host-pathogen interactions in group A Streptococcus. *Am J Pathol.* 167:1461-72, 2005.
Nasidze I, Li J, Quinque D *et al.* Global diversity in the human salivary microbiome. *Genome Res.* 19:636-43, 2009.
Nau GJ, Richmond JF, Schlesinger A *et al.* Human macrophage activation programs induced by bacterial pathogens. *Proc Natl Acad Sci USA.* 99:1503-8, 2002.
Navratil V, de Chassey B, Meyniel L *et al.* VirHostNet: a knowledge base for the management and the analysis of proteome-wide virus-host interaction networks. *Nucleic Acids Res.* 37:D661-8, 2009.
Navratil V, de Chassey B, Meyniel L *et al.* System-level comparison of protein-protein interactions between viruses and the human type I interferon system network. *J Proteome Res.* 9:3527-36, 2010.
Nelson DL, Cox MM. *Lehninger Principles of Biochemistry.* 4th edition. New York: W. H. Freeman, 2004.
Newman A. In pursuit of an autoimmune worm cure. *The New York Times.* Aug. 31, 1999, 5.
Nicholson JK, Holmes E, Lindon JC *et al.* The challenges of modeling mammalian biocomplexity. *Nat Biotechnol.* 22:1268-74, 2004.
Nicholson JK, Holmes E, Wilson ID. Gut micro-organisms, mammalian metabolism and personalized health care. *Nat Rev Microbiol.* 3:431-8, 2005.
Nicholson JK, Lindon JC. Systems biology: Metabonomics. *Nature.* 455:1054-6, 2008.
Nobre V, Serufo JC, Carvalho O dos S *et al.* Alteration in the endogenous intestinal flora of Swiss Webster mice by experimental Angiostrongylus costaricensis infection. *Mem Inst Oswaldo Cruz.* 99:717-20, 2004.
Nobrega A, Haury M, Grandien A *et al.* Global analysis of antibody repertoires. II. Evidence for specificity, self-selection and the immunological "homunculus" of antibodies in normal serum. *Eur J Immunol.* 23:2851-9, 1993.
Nykter M, Price ND, Aldana M *et al.* Gene expression dynamics in the macrophage exhibit criticality. *Proc Natl Acad Sci USA.* 105:1897-900, 2008.
Oda K, Kitano H. A comprehensive map of the toll-like receptor signaling network. *Mol Syst Biol.* 2:2006 0015, 2006.
Oettinger MA, Schatz DG, Gorka C *et al.* RAG-1 and RAG-2, adjacent genes that synergistically activate V(D)J recombination. *Science.* 248:1517-23, 1990.
O'Hara AM, Shanahan F. The gut flora as a forgotten organ. *EMBO Rep.* 7:688-93, 2006.
Okomo-Adhiambo M, Beattie C, Rink A. cDNA microarray analysis of host-pathogen interactions in a porcine in vitro model for Toxoplasma gondii infection. *Infect Immun.* 74: 4254-65, 2006.
Oliveira MF, d'Avila JC, Tempone AJ *et al.* Inhibition of heme aggregation by chloroquine reduces Schistosoma mansoni infection. *J Infect Dis.* 190:843-52, 2004.
Oliveira MF, d'Avila JC, Torres CR *et al.* Haemozoin in Schistosoma mansoni. *Mol Biochem Parasitol.* 111:217-21, 2000.
Olivier M. Modulation of host cell intracellular Ca2+. *Parasitol Today.* 12:145-50, 1996.
Onah DN, Nawa Y. Mucosal immunity against parasitic gastrointestinal nematodes. *Korean J Parasitol.* 38:209-36, 2000.
Ordovas JM, Mooser V. Metagenomics: the role of the microbiome in cardiovascular diseases. *Curr Opin Lipidol.* 17:157-61, 2006.
Ouaissi A, Ouaissi M, Sereno D. Glutathione S-transferases and related proteins from pathogenic human parasites behave as immunomodulatory factors. *Immunol Lett.* 81:159-64, 2002.
Ovington KS, Behm CA. The enigmatic eosinophil: investigation of the biological role of eosinophils in parasitic helminth infection. *Mem Inst Oswaldo Cruz.* 92 Suppl 2:93-104, 1997.
Oyama S. *The ontogeny of information: developmental systems and evolution.* Duram: Duke University Press, 273 p., 2000.
Oyama S, Griffiths PE, Gray RD. Introduction: What is developmental Systems Theory? In: S Oyama, PE Griffiths, RD Gray. *Cycle of Contingency: Developmnetal Systems and Evolution.* Cambridge: MIT Press, 2001.
Palmer KD. Autopoietic meta-theory. http://dialog.net:85/homepage/at00v00.pdf, 1998.
Palsson BO. *Systems Biology – Properties of Reconstructed Networks.* Cambridge: Cambridge University Press, 322 p., 2006.
Paracer S, Ahmadjian V. *Symbiosis – An Introduction to Biological Associations.* 2nd edition. Oxford: Oxford University Press, 291 pp., 2000.
Park AW, Jokela J, Michalakis Y. Parasites and deleterious mutations: interactions influencing the evolutionary maintenance of sex. *J Evol Biol.* 23:1013-23, 2010.
Peña JA, Rogers AB, Ge Z *et al.* Probiotic Lactobacillus spp. diminish Helicobacter hepaticus-induced inflammatory bowel disease in interleukin-10-deficient mice. *Infect Immun.* 73:912-20, 2005.
Pennisi E. Synthetic biology. Synthetic biology remakes small genomes. *Science.* 310:769-70, 2005.
Pereira M, Bailao AM, Parente JA *et al.* Preferential transcription of Paracoccidioides brasiliensis genes: host niche and time-dependent expression. *Mem Inst Oswaldo Cruz.* 104:486-91, 2009.
Perelson AS. Immune network theory. *Immunol Rev.* 110:5-36, 1989.
Petrovsky N. Immunome research. *Immunome Res.* 1:1, 2005.
Piaget J. *Biologie et Connaissance.* Paris: Editions Gallimard, 1967. [*Biologia e Conhecimento.* Petrópolis: Editora Vozes, 2003, 423 pp.]
Pigliucci M, Preston K. *Phenotypic Integration: Studying the Ecology and Evolution of Complex Phenotypes.* Oxford: Oxford University Press, 443 p., 2004.
Pinto-Coelho RM. *Fundamentos de Ecologia.* Porto Alegre: Artmed, 252 pp., 2002.
Pleass RJ, Kusel JR, Woof JM. Cleavage of human IgE mediated by Schistosoma mansoni. *Int Arch Allergy Immunol.* 121:194-204, 2000.
Podbilewicz B. ADM-1, a protein with metalloprotease- and disintegrin-like domains, is expressed in syncytial organs, sperm, and sheath cells of sensory organs in Caenorhabditis elegans. *Mol Biol Cell.* 7:1877-93, 1996.
Pollard TD, Earnshaw WC. *Biologia Celular.* Rio de Janeiro: Mosby-Elsevier, 799 pp., 2006.
Poulin R. The evolution of parasite manipulation of host behaviour: a theoretical analysis. *Parasitology.* 109 Suppl: S109-18, 1994.
Price PW. *Evolutionary Biology of Parasites.* Princeton: Princeton University Press, 1980.
Price PW. The web of life: development over 3.8 billion years of trophic relationships. In: Margulis L; Fester R. *Symbiosis as a Source of Evolutionary Innovation: Speciation and Morphogenesis.* Cambridge, MA: The MIT Press, p 262-272 pp., 1991.
Price PW. *Insect Ecology.* 2nd. Wiley Prociv P, Croese J., 1984.
Prociv P, Croese J. Human enteric infection with Ancylostoma caninum: hookworms reappraised in the light of a "new" zoonosis. *Acta Trop.* 62:23-44, 1996.

Qin J, Li R, Raes J *et al.* A human gut microbial gene catalogue established by metagenomic sequencing. *Nature.* 464:59-65, 2010.

Qiu J. Epigenetics: unfinished symphony. *Nature.* 441:143-5, 2006.

Que X, Reed SL. Cysteine proteinases and the pathogenesis of amebiasis. *Clin Microbiol Rev.* 13:196-206, 2000.

Quina AS, Buschbeck M, Di Croce L. Chromatin structure and epigenetics. *Biochem Pharmacol.* 72:1563-9, 2006.

Quintana FJ, Hagedorn PH, Elizur G *et al.* Functional immunomics: microarray analysis of IgG autoantibody repertoires predicts the future response of mice to induced diabetes. *Proc Natl Acad Sci USA.* 101 Suppl 2:14615-21, 2004.

Quintana FJ, Merbl Y, Sahar E *et al.* Antigen-chip technology for accessing global information about the state of the body. *Lupus.* 15:428-30, 2006.

Ragno S, Romano M, Howell S *et al.* Changes in gene expression in macrophages infected with Mycobacterium tuberculosis: a combined transcriptomic and proteomic approach. *Immunology.* 104:99-108, 2001.

Ramsey SA, Gold ES, Aderem A. A systems biology approach to understanding atherosclerosis. *EMBO Mol Med.* 2:79-89, 2010.

Ramsey SA, Klemm SL, Zak DE *et al.* Uncovering a macrophage transcriptional program by integrating evidence from motif scanning and expression dynamics. *PLoS Comput Biol.* 4:e1000021, 2008.

Rawal S, Majumdar S, Dhawan V *et al.* Entamoeba histolytica Gal/GalNAc lectin depletes antioxidant defences of target epithelial cells. *Parasitology.* 128:617-24, 2004.

Rego AA, Gibson DI. Hyperparasitism by helminths: new records of cestodes and nematodes in proteocephalid cestodes from South American siluriform fishes. *Mem Inst Oswaldo Cruz.* 84:371-6, 1989.

Reid G. When microbe meets human. *Clin Infect Dis.* 39:827-30, 2004.

Rey L. *Parasitologia – Parasitos e Doenças Parasitárias do Homem nas Américas e na África.* 3ª ed. Rio de Janeiro: Guanabara Koogan, 856 pp., 2001.

Rey L. *Dicionário de Termos Técnicos de Medicina e Saúde.* 2ª ed. Rio de Janeiro: Guanabara Koogan, 950 pp., 2003.

Richardson D.H.S. War in the world of lichens: parasitism and symbiosis as exemplified by lichens and lichenicolous fungi. *Mycological Research.* 103: 641-650, 1999.

Rico G, Leandro E, Rojas S *et al.* The monocyte locomotion inhibitory factor produced by Entamoeba histolytica inhibits induced nitric oxide production in human leukocytes. *Parasitol Res.* 90:264-7, 2003.

Ridley M. *The Red Queen: Sex and the Evolution of Human Nature.* New York: Macmillan, 1994.

Rigaud T. Further endosymbiont diversity: a tree hiding in the forest? *Trends Ecol Evol.* 14: 212-213, 1999.

Roberts LS, Janovy Jr. J, Gerald D. *Schmidt e Larry S. Roberts' Foundations of Parasitology.* 5th edition. Chicago: Wm. C. Brown Publishers, 659 pp., 1996.

Rollinson D, Hay S. *Advances in parasitology-Natural history of host-parasite interactions.* London: Academic Press, 344pp., 2009.

Rolph MS, Ramshaw IA. Recombinant viruses as vaccines and immunological tools. *Curr Opin Immunol.* 9:517-24, 1997.

Rosen R. A relational theory of biological systems. *Bull Math Biophys.* 20:245-341, 1958a.

Rosen R. The representation of biological systems from the standpoint of the theory of categories. *Bull Math Biophys.* 20:317-341, 1958b.

Rosen R. *Life Itself.* New York: Columbia University Press, 1991.

Rote NS, Chakrabarti S, Stetzer BP. The role of human endogenous retroviruses in trophoblast differentiation and placental development. *Placenta.* 25:673-83, 2004.

Round JL, Mazmanian SK. The gut microbiota shapes intestinal immune responses during health and disease. *Nat Rev Immunol.* 9:313-23, 2009.

Roux-Rouquie M, Le Moigne JL. The systemic paradigm and its relevance to the modelling of biological functions. *C R Biol.* 325:419-30, 2002.

Rual JF, Venkatesan K, Hao T *et al.* Towards a proteome-scale map of the human protein-protein interaction network. *Nature.* 437:1173-8, 2005.

Ryan P, Hurley SF, Johnson AM *et al.* Tumours of the brain and presence of antibodies to Toxoplasma gondii. *Int J Epidemiol.* 22:412-9, 1003.

Saad SMI. Probióticos e prébióticos: o estado da arte. *Braz J Pharm Sci.* 42:1-16, 2006.

Samuelson J. General Pathology of Infectious diseases. In: V Kumar, RS Cotran, SL Robbins. *Robbins Basic Pathology.* 7th edition. Philadelphia: Saunders, p. 307-322, 2003.

Sanz Y, Santacruz A, De Palma G. Insights into the roles of gut microbes in obesity. *Interdiscip Perspect Infect Dis.* 2008:829101, 2008.

Sapp J. *Evolution by association – A History of Symbiosis.* Oxford: Oxford University Press, 255 pp., 1994

Savage DC. Microbial ecology of the gastrointestinal tract. *Annu Rev Microbiol.* 31:107-33, 1977.

Schnappinger D, Ehrt S, Voskuil MI *et al.* Transcriptional adaptation of mycobacterium tuberculosis within macrophages: insights into the phagosomal environment. *J Exp Med.* 198:693-704, 2003.

Schneider ED, Kay JJ. Ordem a partir da desordem: a termodinâmica da complexidade biológica. In: Murphy MP, O'Neill LAJ. *"O que É a Vida?" 50 Anos Depois – Especulações sobre o Futuro da Biologia.* São Paulo: Editora UNESP, 221 pp., 1997.

Schoen FJ, Cotran RS. The Blood Vessels. In: Kumar V, Cotran RS, Robbins SL. *Robbins Basic Pathology.* 7th edition. Philadelphia: Saunders, p. 325-360, 2003.

Schrödinger E. *What is Life? The Physical Aspect of the Living Cell.* Cambridge: Cambridge University Press, 1944.

Schönbach C. From immunogenetics to inmunomics: functional prospecting of genes and transcripts. In: *Immunoinformatics Strategies for Better Understanding of Immune Function*: Novartis Foundation Symposium 254. Vol. 254. Bock Gregory; Goode Jamie (ed.), p. 177-192, 2003.

Schroder K, Tschopp J. The inflammasomes. *Cell.* 140:821-32, 2010.

Sekirov I, Finlay BB. Human and microbe: united we stand. *Nat Med.* 12:736-7, 2006.

Shapiro JA. Genome as smart systems. *Genetica.* 84: 3-4, 1991.

Shapiro JA. Natural genetic engineering in evolution. *Genetica.* 86:99-111, 1992.

Shapiro JA. Genome organization, natural genetic engineering and adaptive mutation. *Trends Genet.* 13: 98-104, 1997.

Sharan R, Suthram S, Kelley RM *et al.* Conserved patterns of protein interaction in multiple species. *Proc Natl Acad Sci USA.* 102:1974-9, 2005.

Shelburne SA 3rd, Granville C, Tokuyama M *et al.* Growth characteristics of and virulence factor production by group A Streptococcus during cultivation in human saliva. *Infect Immun.* 73: 4723-31, 2005.

Sher A, Hall BF, Vadas MA. Acquisition of murine major histocompatibility complex gene products by schistosomula of Schistosoma mansoni. *J Exp Med.* 148:46-57, 1978.

Silva SS, Tavares AH, Passos-Silva DG *et al.* Transcriptional response of murine macrophages upon infection with opsonized Paracoccidioides brasiliensis yeast cells. *Microbes Infect.* 10:12-20, 2008.

Simoes-Barbosa A, Arganaraz ER, Barros AM *et al.* Hitchhiking Trypanosoma cruzi minicircle DNA affects gene expression in human host cells via LINE-1 retrotransposon. *Mem Inst Oswaldo Cruz.* 101:833-43, 2006.

Smith DC. The symbiotic condition. *Symbiosis.* 14: 3-15, 1992.

Smith HO, Hutchison CA 3rd; Pfannkoch C *et al.* Generating a synthetic genome by whole genome assembly: phiX174 bacteriophage from synthetic oligonucleotides. *Proc Natl Acad Sci USA.* 100:15440-5, 2003.

Sober E. The multiple realizability argument against Reduccionism. In Sober E. *Conceptual Issues in Evolutionary Biology.* 3rd edition. Cambridge, Massachusetts: The MIT, 2006.

Sole RV. Evolution and self-assembly of protocells. *Int J Biochem Cell Biol.* 41:274-84, 2009.

Sonnenburg JL, Angenent LT, Gordon JI. Getting a grip on things: how do communities of bacterial symbionts become established in our intestine? *Nat Immunol.* 5:569-73, 2004.

Spotswood HT, Turner BM. An increasingly complex code. *J Clin Invest.* 110:577-82, 2002.

Stappenbeck TS, Hooper LV, Gordon JI. Developmental regulation of intestinal angiogenesis by indigenous microbes via Paneth cells. *Proc Natl Acad Sci USA.* 99:15451-5, 2002.

Stelzl U, Wanker EE. The value of high quality protein-protein interaction networks for systems biology. *Curr Opin Chem Biol.* 10:551-8, 2006.

Stewart J, Varela FJ. Exploring the meaning of connectivity in the immune network. *Immunol Rev.* 110:37-61, 1989.

Strachan T, Read AP. *Genética Molecular Humana.* Porto Alegre: Artmed, 576 pp., 2002.

Strahl BD, Allis CD. The language of covalent histone modifications. *Nature.* 403:41-5, 2000.

Strauss E. Microbes feature as pathogens and pals at gathering. *Science.* 284:1916-7, 1999.

Takai D, Jones PA. Comprehensive analysis of CpG islands in human chromosomes 21 and 22. *Proc Natl Acad Sci USA.* 99:3740-5, 2002.

Takeuchi O, Akira S. Pattern recognition receptors and inflammation. *Cell.*140:805-20, 2010.

Tamayo RP. *El concepto de Enfermedad – Su Evolución a través de la Historia, Fondo de Cultura Económica.* México, Tomo I- 232 pp., Tomo II-267 pp., 1988.

Tambourgi DV, Kipnis TL, da Silva WD *et al.* A partial cDNA clone of trypomastigote decay-accelerating factor (T-DAF), a developmentally regulated complement inhibitor of Trypanosoma cruzi, has genetic and functional similarities to the human complement inhibitor DAF. *Infect Immun.* 61:3656-63, 1993.

Tan SL, Ganji G, Paeper B *et al.* Systems biology and the host response to viral infection. *Nat Biotechnol.* 25: 1383-9, 2007.

Tavares AH, Silva SS, Dantas A *et al.* Early transcriptional response of Paracoccidioides brasiliensis upon internalization by murine macrophages. *Microbes Infect.* 9:583-90, 2007.

Teixeira AR, Nascimento RJ, Sturm NR. Evolution and pathology in Chagas disease-a review. *Mem Inst Oswaldo Cruz.* 101: 463-91, 2006a.

Teixeira AR, Nitz N, Guimaro MC *et al.* Chagas disease. *Postgrad Med J.* 82:788-98, 2006b.

Terré D. *As derivas da Argumentação Científica*. Lisboa: Instituto Piaget, 357 pp., 1998.

Testa B, Kier LB. Emergence and dissolvence in the sefl-organisation of complex systems. *Entropy.* 1: 1-25, 2000.

Tetz VV. The pangenome concept: a unifying view of genetic information. *Med Sci Monit.* 11:HY24-9, 2005.

Thomas F, Poulin R, Guégan J-F *et al.* Are there Pros as well as Cons to being Parasitized? *Parasitol Today.* 16: 533-536, 2000.

Thompson O. *A Assustadora História da Maldade*. Rio de Janeiro: Prestígio Editorial, 592 pp., 2002.

Todar K (ed.). The normal bacterial flora of humans. In: *Todar's Online Textbook of Bacteriology*. 2008. (www.textbookofbacteriology.net)

Tosta CE. Coevolutionary networks: a novel approach to understanding the relationships of humans with the infectious agents. *Mem Inst Oswaldo Cruz.* 96:415-25, 2001.

Toyoda T, Wada A. Omic space: coordinate-based integration and analysis of genomic phenomic interactions. *Bioinformatics.* 20:1759-65, 2004.

Trager W. *Living Together – The Biology of Animal Parasitism*. New York: Plenum Press, 467 pp., 1986.

Troy EB, Kasper DL. Beneficial effects of Bacteroides fragilis polysaccharides on the immune system. *Front Biosci.* 15:25-34, 2010.

Turnbaugh PJ, Hamady M, Yatsunenko T *et al.* A core gut microbiome in obese and lean twins. *Nature.* 457:480-4, 2009.

Uetz P, Dong YA, Zeretzke C *et al.* Herpesviral protein networks and their interaction with the human proteome. *Science.* 311:239-42, 2006.

Ulvestad E. *Defending life. The Nature of Host-Parasite Relations*. Netherlands: Springer, Dordrecht, 241 pp., 2007.

Underhill DM, Ozinsky A. Toll-like receptors: key mediators of microbe detection. *Curr Opin Immunol.* 14:103-10, 2002.

Vaccaro DE. Symbiosis therapy: the potential of using human protozoa for molecular therapy. *Mol Ther.* 2:535-8, 2000.

Vanhoutvin SA, Troost FJ, Hamer HM *et al.* Butyrate-induced transcriptional changes in human colonic mucosa. *PLoS One.* 4:e6759, 2009.

Vannier-Santos MA, Martiny A, de Souza W. Cell biology of Leishmania spp.: invading and evading. *Curr Pharm Des.* 8:297-318, 2002.

Varela FJ. *Principles of Biological Autonomy*. New York: Elsevier North-Holland, 1979.

Varela FG, Maturana HR, Uribe R. Autopoiesis: the organization of living systems, its characterization and a model. *Curr Mod Biol.* 5:187-96, 1974.

Varga A, Sokolowska-Kohler W, Presber W *et al.* Toxoplasma infection and cell free extract of the parasites are able to reverse multidrug resistance of mouse lymphoma and human gastric cancer cells in vitro. *Anticancer Res.* 19:1317-24, 1999.

Vastrik I, D'Eustachio P, Schmidt E *et al.* Reactome: a knowledge base of biologic pathways and processes. *Genome Biol.* 8:R39, 2007.

Vaz NM, Pordeus V. Visiting immunology. *Arq Bras Cardiol.* 85: 350-62, 2005.

Villarreal LP. Are viruses alive? *Scientific American.* 291: 76-79, 2004. (Ameaça Fantasma, *Scientific American Brasil* 32:61-63.)

Von Sternberg R. The role of constrained self-organization in genome structural evolution. *Acta Biotheor.* 44:95-118, 1996a.

Von Sternberg R. Genome self-modification and cellular control of genome reorganization. *Rev Biol.* 89:423-61, 1996b.

Von Sternberg R. Genomes and form. The case for teleomorphic recursivity. *Ann NY Acad Sci.* 901:224-36, 2000.

Von Sternberg RM, Novick GE, Gao GP *et al.* Genome canalization: the coevolution of transposable and interspersed repetitive elements with single copy DNA. *Genetica.* 86:215-46, 1992.

Waddington CH. *Instrumental para o Pensamento*. São Paulo: Editora da Universidade de São Paulo, 242 pp., 1979.

Waldram A, Holmes E, Wang Y. Top-down systems biology modeling of host metabotype-microbiome associations in obese rodents. *J Proteome Res.* 8:2361-75, 2009.

Walker A. Genome watch: probiotics stick it to the man. *Nat Rev Microbiol.* 7:843, 2009.

Wang HH. Synthetic genomes for synthetic biology. *J Mol Cell Biol.* 2:178-9, 2010.

Wang W, Chadee K. Entamoeba histolytica suppresses gamma interferon-induced macrophage class II major histocompatibility complex Ia molecule and I-A beta mRNA expression by a prostaglandin E2-dependent mechanism. *Infect Immun.* 63:1089-94, 1995.

Wang Y, Holmes E, Nicholson JK *et al.* Metabonomic investigations in mice infected with Schistosoma mansoni: an approach for biomarker identification. *Proc Natl Acad Sci USA.* 101:12676-81, 2004.

Ward P. *The Medea Hypothesis – Is Life on Earth Ultimately Self-destructive?* Princeton, USA: Princeton University Press, 180 pp., 2009.

Werren JH. Biology of Wolbachia. *Annu Rev Entomol.* 42:587-609, 1997.

Wikipidea: http://www.wikipedia.org, 2010.

Wilkinson T. Wolbachia comes of age. *Trends in Ecology and Evolution.* 13:213-214, 1998.

Wilson EO. *Diversidade da vida*. São Paulo: Companhia das Letras, 447 pp., 1992.

Wolkenhauser O. Why Systems Biology is (not) called Systems Biology. *BIOforum Europe.* 4: 2-3, 2007.

Wong JM, de Souza R, Kendall CW *et al.* Colonic health: fermentation and short chain fatty acids. *J Clin Gastroenterol.* 40:235-43, 2006.

Wuchty S, Ipsaro JJ. A draft of protein interactions in the malaria parasite P. falciparum. *J Proteome Res.* 6:1461-70, 2007.

Xu J, Gordon JI. Inaugural Article: Honor thy symbionts. *Proc Natl Acad Sci USA.* 100:10452-9, 2003.

Xu J, Li Y. Discovering disease-genes by topological features in human protein-protein interaction network. *Bioinformatics.* 22:2800-5, 2006.

Yamamura N. Vertical transmission and evolution of mutualism from parasitism. *Theoretical Population Biology.* 44: 95-109, 1993.

Zak DE, Aderem A. A systems view of host defense. *Nat Biotechnol.* 27:999-1001, 2009.

Zaura E, Keijser BJ, Huse SM *et al.* Defining the healthy "core microbiome" of oral microbial communities. *BMC Microbiol.* 9:259, 2009.

Zhang S, Kim CC, Batra S *et al.* Delineation of diverse macrophage activation programs in response to intracellular parasites and cytokines. *PLoS Negl Trop Dis.* 4:e648, 2010.

Zimmer C. Parasites rule the World? *Discover.* 21:80-85, 2000.

Zimmer C. Origins. On the origin of sexual reproduction. *Science.* 324:1254-6, 2009.

5 Ecologia

Fernando Dias de Avila-Pires

▸ Introdução

Entre os limites extremos de uma visão cósmica da natureza e a redução simplista dos fenômenos naturais a níveis de complexidade cada vez mais baixos na hierarquia sistêmica, a ecologia científica ocupa um nicho importante e desempenha um papel de destaque na formulação e solução de problemas que envolvem plantas, animais e microrganismos em suas interações com o ambiente.

Em 1913, Victor E. Shelford definiu a ecologia como a parte da fisiologia geral que trata do organismo como um todo. Distinguiu, assim, o estudo do funcionamento dos órgãos e sistemas corporais daquele que se ocupa das respostas fisiológicas dos organismos às influências do ambiente exterior. Sua concepção, na época, não se afastava muito daquela expressada por Ernst Haeckel em 1870, ao ampliar a definição de ecologia proposta por Haeckel em 1866, momento em que o estudo das relações dos organismos com o mundo exterior foi dividido em dois segmentos: a *ecologia*, preocupada em conhecer as relações dos organismos entre si e com o meio inorgânico, e a *corologia*, que se ocupa da distribuição geográfica das espécies.

Por ocasião do 3º Congresso Internacional de Botânica, realizado em Bruxelas em 1910, discutiu-se a definição de *ecologia* e o uso dos termos *autoecologia*, para o estudo das relações de indivíduos ou espécies com os fatores do ambiente, e *sinecologia*, para o estudo ecológico das associações. Aos poucos, os limites indefinidos da autoecologia e da fisiologia fizeram com que essa categorização caísse em desuso (Allee *et al.*, 1950). Como resultado, a ecologia passou a ser considerada como o estudo das relações recíprocas das comunidades com o meio ambiente. Ao redefinir, em 1929, ecologia como a ciência das comunidades animais, Shelford não quis defender a repartição da ecologia em subáreas, mas apenas considerar a fauna como centro de referência da rede de relações bióticas e abióticas que caracterizam as comunidades.

Naquele congresso, botânicos discutiram também uma definição de consenso para *associação vegetal.*

Em 1939, Clements e Shelford lamentaram a redução do estudo das comunidades bióticas à descrição dos grupos taxonômicos que as integram, destruindo sua unidade fundamental. Falava-se em ecologia animal e ecologia vegetal como áreas de investigação independentes. Ao discordar desse estado de coisas, Clements e Shelford (1939) consideraram a organização departamental das universidades responsável pela dificuldade de preparar pesquisadores e consultores dotados da capacidade de abordar questões complexas de maneira holística, no moderno sentido detalhado por Funtowicz e Ravetz (1994). A intenção real de Clements e Shelford foi a de desautorizar o uso das divisões da ecologia em *autoecologia* e *sinecologia*.

A geografia médica (Lacaz *et al.*, 1972; Pessoa, 1978) precedeu a ecologia, e suas origens históricas encontram-se, há quase 2.500 anos, na escola hipocrática de Cós. O *Corpus Hipocraticus* constitui o fundamento da medicina científica ao reconhecer a doença como fenômeno natural dependente de fatores do ambiente exterior e sua ocorrência relacionada com as características dos *Ares, Águas e Lugares.* Na primeira parte da obra, atribuída a Hipócrates, o autor investiga as relações da saúde com o clima, e, na segunda, compara as doenças da Europa e da Ásia. Essas noções originadas na antiga Grécia dominaram a medicina até o século 19.

Durante o Renascimento, as expedições marítimas revelaram aos europeus a existência de outros continentes, com plantas, animais e homens desconhecidos, cuja origem a Bíblia não esclarecia. A cartografia, necessária para a navegação, para a administração colonial e para a compreensão do mundo, cujas fronteiras se dilataram graças ao projeto naval que permitiu a construção das caravelas, evoluiu. O progresso da cartografia médica no século 19 (Aragão, 1961) permitiu o desenvolvimento da epidemiologia e levou ao esclarecimento da origem de várias doenças e à identificação de seus vetores.

A primeira frase de Darwin em seu *A Origem das Espécies* revela a importância do estudo da distribuição geográfica de animais e plantas para sua proposta de uma teoria da evolução operada pela seleção natural: "as relações geológicas que existem entre a fauna atual e a fauna extinta da América Meridional, assim como certos fatos relativos à distribuição dos seres organizados que povoam este continente, impressionaram-me profundamente quando da minha viagem a bordo do navio Beagle na qualidade de naturalista."

A zoogeografia também serviu a Alfred Wallace para propor as ideias que precederam a teoria de Darwin (Darlington, 1957; MacArthur, 1972).

Desde os tempos da Grécia clássica, os padrões de distribuição dos organismos e das doenças atribuídos primordialmente às influências climáticas dependem, também, de outros fatores ecológicos e de contingências históricas e geográficas. Enquanto a zoogeografia mapeia as regiões, sub-regiões, províncias e distritos biogeográficos com base em listas faunísticas e florísticas, a tectônica, a paleogeografia e a biogeografia histórica revelam as configurações continentais ao longo da evolução da crosta terrestre e permitem reconstituir as rotas e caminhos da dispersão das espécies na superfície da Terra. A biogeografia ecológica, por sua vez, explica como os organismos se adaptam ou não às condições locais e desenha os padrões ecológicos dos biomas e biótopos (Allee e Schmidt, 1951; Schmidt, 1954; Dansereau, 1957; Udvardy, 1969; Patton *et al.*, 1997; Mustrangi e Patton, 1997; Fonseca *et al.*, 1999).

O termo *habitat* é pouco preciso, mas tem sido utilizado para descrever os aspectos paisagísticos de unidades fitofisionômicas. Já o termo ecossistema, aplicado de modo errado e indiferente a unidades ecológicas, como biomas e biótopos, não tem uma realidade física e deve ser usado, como foi proposto por Tansley em 1935, para descrever o sistema de transferência de energia entre os níveis da pirâmide trófica e de reciclagem da matéria orgânica na biosfera. Os ecólogos da Europa Oriental preferem o termo biogeocenose, proposto por Sukachev em 1958. Patocenose, por sua vez, aplica-se às associações ecológicas que resultam em doença e origina-se da expressão patobiocenose (Pavlovsky, 1939; 1946).

Edward Forbes, amigo particular de Charles Darwin, dedicou-se ao estudo de comunidades marinhas no Mediterrâneo e, em 1844, relacionou elementos e fatores responsáveis pelos padrões de distribuição geográfica das espécies. Por sua vez, Karl Möbius descreveu, em 1877, a associação particular de animais relacionados com um banco de ostras, que designou biocenose. Deixou de incluir, porém, as plantas.

Em fins do século 19, a zoogeografia estava firmemente estabelecida como disciplina independente, e a ecologia dava seus primeiros passos. Botânicos foram os primeiros a preocupar-se com a definição de unidades ecológicas, como associações, formações e sinúsias, e a fisiologia vegetal forneceu bases firmes para o estudo das adaptações das plantas às exigências do meio ambiente exterior (Avila-Pires, 1999). Os conceitos de sucessão vegetal e de clímax caracterizam a ecologia das primeiras décadas do século 20.

Associações simbióticas entre animais e plantas de espécies distintas foram objeto de pesquisa por parasitologistas e ecólogos pioneiros (Avila-Pires, 1998). Multiplicaram-se as categorias, e chegou-se a propor uma linha evolutiva do parasitismo à simbiose estrita, que foi posteriormente descartada (Sapp, 1994). É compreensível, portanto, que a ecologia médica tenha se desenvolvido a partir das noções de distribuição geográfica das patologias em relação a fatores climáticos e do estudo das relações dos organismos parasitos com seus hospedeiros e reservatórios (Avila-Pires, 2004a, b).

▸ Antecedentes históricos

O historiador das áreas transdisciplinares enfrenta a tarefa de construir um relato que revele as propriedades emergentes de um conhecimento complexo, de valor heurístico, o qual não resulta apenas do somatório das informações coletivas das áreas que contribuíram para a sua origem e evolução. A história da ecologia surge não do recorte e justaposição das histórias setoriais da química, da botânica, da zoologia e demais ciências naturais e, sim, da construção de um conhecimento próprio, independente, paralelo, mas dependente do desenvolvimento das áreas limítrofes e subsidiárias.

Por outro lado, a busca da origem dos conceitos modernos precisa distinguir ideias pioneiras das que não passam de meras analogias e homonimias e que pertencem a um universo conceitual distinto.

A compreensão atual das influências mútuas entre organismos e ambiente pouco devem às observações empíricas dos antigos agricultores, assim como a moderna ecologia médica distancia-se da concepção hipocrática relativa à importância de águas, ares e lugares sobre saúde e doença. De fato, nenhuma das concepções da doença como castigo divino, como resultante do desequilíbrio entre os elementos constituintes da Terra ou dos humores correspondentes, ou ainda como resultado de processos dependentes de mecanismos desconhecidos do contágio e dos miasmas, permitiu a compreensão real das naturezas da saúde e da doença. No Oriente, o fundamento religioso da medicina hindu, posteriormente influenciada pela medicina hipocrática trazida pela expansão islamita e que se espalhou da Índia para a China e Japão, não permitia também uma interpretação correta das influências do ambiente físico e biótico sobre a fisiologia e a patologia.

A ecologia médica somente teve condições de se desenvolver a partir da teoria da origem microbiana e da especificidade das infecções de Pasteur.

O papel dos hospedeiros não humanos dos reservatórios e vetores, descoberto no final do século 19, permitiu a integração dos conhecimentos da ecologia vegetal e animal com a ecologia da saúde e da doença.

Finalmente, as aplicações da ecologia médica à saúde pública tiveram que esperar a concepção do *público* no sentido coletivo que lhe deu a sociologia, também nascida no século 19.

O conceito de ecossistema se baseia em noções fundamentais da síntese da matéria orgânica a partir de radicais minerais ou inorgânicos, da fixação e transferência de energia de um nível trófico a outro, da degradação e decomposição da matéria orgânica em seus elementos minerais constituintes e em sua reciclagem.

Em *A Origem das Espécies*, Charles Darwin mencionou o fato de que a abundância das vespas que polinizam o trevo vermelho na Inglaterra depende da população de roedores que destroem seus ninhos. Posteriormente, essas cadeias singelas de relações deram origem às pirâmides tróficas de Elton. Todavia, para se chegar à concepção fundamental do modelo de ecossistema amplas descobertas anteriores foram necessárias. Elas estavam relacionadas com a evolução histórica da noção de energia vital, das moléculas orgânicas, da nutrição vegetal, da síntese e da degradação da matéria orgânica, das relações ecobióticas dos seres vivos com o ambiente físico, das relações alelobióticas com outros organismos e, finalmente, com a teoria da evolução.

Em fins da Idade Média e durante a Renascença, a fisiologia animal serviu de modelo para a nutrição vegetal, somente compreendida após a descoberta do processo de fixação e transformação da energia solar, por fotossíntese. No decorrer dos séculos 17 e 18, em concordância com o mecanicismo clássico, as questões que desafiavam botânicos e agrônomos foram aquelas relativas à circulação da seiva, à seleção de nutrientes, à digestão, à excreção, à respiração e à reprodução das plantas, cujas respostas buscavam na fisiologia animal.

No caso da ecologia seria o inverso. Isto é, a ecologia vegetal, partindo da classificação e da estrutura das formações vegetais, serviria de modelo para a ecologia animal.

Progressivamente, as analogias entre plantas e animais revelaram-se inconsistentes. As relações das plantas com o solo e com a atmosfera e a respiração foram objeto de experimentos por vezes elaborados, mas pouco elucidativos. Opiniões divergentes de mecanicistas cartesianos e newtonianos opuseram duas facções de botânicos, os que acreditavam que as plantas eram seres vivos e aqueles que as consideravam como seres inanimados. Para os cartesianos, o solo oferece elementos nutritivos distintos para cada espécie, mas a absorção não é seletiva, e sim realizada no sistema vascular, enquanto para os newtonianos, as raízes são organelas gustativas capazes de selecionar os nutrientes apropriados à planta e rejeitar os outros.

Questões como essas só encontraram respostas após o desenvolvimento da química e a proposição da teoria da respiração e sua relação com o processo de combustão orgânica.

No século 16, a ideia de um mundo constituído por uma matéria unitária fundava-se no animismo: minerais, vegetais e animais, assim como o próprio homem, eram criações divinas, dotados de uma alma e formados pelos mesmos elementos ou partículas elementares. A noção de vida como resultado da organização da matéria ainda não existia, vindo a surgir somente no século 19. Por essa razão, a transformação de minerais e plantas em animais, pela geração espontânea, era comumente admitida. Nas obras de Duret, Aldrovandi e Kircher encontram-se ilustrações que mostram o nascimento de carneiros diretamente do solo e a transformação de folhas de árvores em aves e peixes, em um processo imaginário e fantástico de reciclagem.

Não havia conceito de espécie, e os bestiários descreviam a aparência externa dos animais e seu comportamento, misturando seres reais e imaginários, fábula e realidade.

A unidade da natureza fundava-se no conceito das *moléculas orgânicas*. Após a morte dissociavam-se as partículas constituintes, que permaneciam no solo prontas a se reagruparem e formarem um novo organismo animal ou vegetal. É evidente, entretanto, que essa reciclagem nada tem a ver com o conceito moderno de ecossistema, mas revela nada mais que uma explicação convergente ou análoga, sem fundamento homólogo. Todavia, a ideia das moléculas orgânicas permitiu adaptar a visão mecanicista do mundo à interpretação newtoniana do universo.

Devemos a Lavoisier, no fim do século 18, a ideia da integração em sistemas dos órgãos que participam na respiração, digestão, excreção, reprodução e circulação. As relações entre o oxigênio absorvido, os elementos nutritivos digeridos e o sangue foram compreendidas graças a seus trabalhos.

A anatomia comparada produziu o conceito de homologia e permitiu a compreensão das afinidades e da origem comum de estruturas e funções em grupos taxonômicos distintos. A ideia de diversificação de estruturas, a partir de uma estrutura ancestral como processo de adaptação ao meio ambiente, teria, no futuro, importância fundamental para a ecologia.

No final do século 18, Vicq D'Azyr, um dos proponentes do termo *biologia*, reconheceu a existência de apenas dois reinos da natureza, um vivo e um inanimado, criando assim uma barreira conceitual entre organismos e minerais. O princípio vital assumiu o lugar da alma cartesiana, e o vitalismo substituiu o animismo. Da classificação de caracteres para a taxonomia de organismos e do conceito de arquétipos, nasceu a moderna sistemática.

A noção do fenômeno vital constituiu, assim, uma barreira à admissão dos processos de síntese e de degradação da matéria orgânica, que estão na base do conceito de ecossistema.

No século 19, a teoria das moléculas orgânicas deu lugar à concepção segundo a qual os organismos seriam originários de colônias de microrganismos organizados: após a morte os infusórios se desintegrariam para posteriormente reorganizarem-se em um novo ser. Abandonara-se a crença na existência das moléculas universais dotadas de uma alma cartesiana dos animistas e mecanicistas do século 16, como também na força vital dos vitalistas do século 18. Essa concepção dos organismos como formados por seres mais simples persistiu até a proposição da teoria celular. Por sua vez, a ideia da geração espontânea, desacreditada no século 18 e retomada com o progresso da observação dos organismos microscópicos, só seria abandonada no final do século 19.

A questão da síntese da matéria orgânica, primeiramente associada à geração espontânea, seria esclarecida finalmente pela síntese de compostos orgânicos por Wöhler e pelo avanço da química agrícola e adubação mineral graças aos trabalhos de Liebig, propositor de uma das leis fundamentais da ecologia, a lei do mínimo. Segundo Liebig, os elementos minerais, para os quais o grau de tolerância é menor, limitam a distribuição e sobrevivência das plantas. Liebig desvendou os processos de síntese de compostos orgânicos e o papel dos minerais na nutrição dos vegetais, libertando as práticas agrícolas da necessidade de associação à pecuária e da dependência do adubo animal. Seus trabalhos permitiram estabelecer um importante elo na cadeia ecológica, a reciclagem.

Faltava esclarecer o processo de degradação da matéria orgânica, que teve que aguardar as pesquisas de Louis Pasteur sobre a natureza da fermentação e putrefação, considerados pelos grandes químicos de meados do século 19 como sendo de natureza química. Pasteur comprovou sua natureza biológica como resultante das atividades de fungos, levedos e bactérias. Devemos a ele a primeira formulação moderna do esquema conceitual da reciclagem ecológica.

Na França, Lamarck, um dos propositores do termo *biologia*, com Vicq D'Azyr e Tréviranus, foi igualmente o primeiro a formular um mecanismo natural para o processo de evolução orgânica, fundado na ação dos fatores do meio físico sobre plantas e animais, provocando alterações adaptativas, que seriam transferidas aos descendentes.

Na Inglaterra, Charles Darwin privilegiou as influências do meio biótico, como a competição e cooperação, as quais seriam agentes do processo de seleção natural.

Essas duas grandes linhas definiriam o campo da ecologia e fazem parte de sua definição clássica: o estudo das relações recíprocas dos organismos com os fatores do meio biótico e abiótico.

▸ Fatores do meio físico

Águas, ares e lugares são fatores do meio físico, inorgânico ou abiótico. Estes fatores costumam ser analisados isoladamente, mas sua ação é simultânea e combinada.

A água constitui um componente essencial dos organismos, originando-se, no meio aquático, a vida. Células e tecidos contêm elevada quantidade de água, e o *meio interior*, definido por Claude Bernard, é líquido. A desidratação leva à morte, e os organismos desenvolveram, no curso da evolução, mecanismos especiais para a retenção e a economia da água. Temperatura, pressão, velocidade de fluxo, pH e salinidade são fatores importantes tanto no meio exterior quanto no meio interior. A água em seus três estados, no solo e no ar constitui um dos fatores ecológicos importantes para o estabelecimento dos ritmos e ciclos naturais e é um dos elementos integrantes do clima. Nesse aspecto, o comportamento da corrente marítima de Humboldt ilustra bem as alterações produzidas pelo seu deslocamento nas comunidades aquáticas e terrestres, afetando a economia das nações e a saúde das populações (Voituriez e Jacques, 1999). A disponibilidade de água regula a existência de plantas e, em consequência, dos animais, incluindo o homem, e é um dos principais fatores que governam o estabelecimento dos assentamentos humanos. Umidade e temperatura atuam associadas, como podemos perceber pela sensação térmica, condicionada pela ação combinada do grau de umidade do ar e da temperatura.

A temperatura limita a manifestação de fenômenos vitais. Ela influi na velocidade das reações físicas, químicas e biológicas. Os organismos desenvolveram, ao longo de sua evolução, estratégias de sobrevivência, sendo a homeotermia uma das mais elaboradas, dependendo de mecanismos e comportamentos complexos de termorregulação. No meio exterior, a temperatura é responsável pela zonação latitudinal e estratificação altitudinal das comunidades bióticas. A temperatura ambiente depende do ângulo de incidência das radiações solares, que se altera durante o ano, caracterizando a luminosidade e determinando a sazonalidade das atividades vitais.

A luz solar fornece a energia necessária para o processo de síntese da matéria orgânica. As plantas clorofiladas estão na base das comunidades bióticas e de sua atividade produtora depende a existência da diversidade orgânica. O fotoperiodismo circadiano e sazonal, mais do que as alterações da temperatura do ar, regula as atividades de plantas e animais e todos os processos fisiológicos que determinam a muda de pelagem, camuflagem, reconhecimento específico, estivação e hibernação, reprodução e migração. Em diferentes latitudes, as atividades humanas são reguladas, fundamentalmente, pelos ciclos de iluminação e pela duração dos períodos de dia e noite.

Pressão barométrica, radiações, ventos, eletricidade estática e magnetismo terrestre são outros fatores do meio físico que afetam as reações e as redes de relações ecológicas.

O solo, por sua vez, formado pela decomposição de rochas e povoado por micro e macro-organismos é o laboratório onde a matéria orgânica dos biomas terrestres é desagregada e decomposta por bactérias e fungos em seus radicais e compostos minerais, os quais serão reabsorvidos e reciclados pelas plantas clorofiladas que os transferem para consumidores primários e secundários de níveis tróficos sucessivos. Existe uma extensa bibliografia na área de agronomia, biologia, edafologia e ecologia de solos e uma introdução à geoquímica relacionada com a saúde humana que foi editada por Cannon e Hopps (1971).

A questão climática teve grande importância para a medicina e também para a economia das nações. Partidários da teoria do clima e dos miasmas como causa de doenças, os anticontagionistas negavam a eficácia do controle de epidemias pela quarentena. Durante o século 19, os epidemiologistas faziam suas previsões baseados na sazonalidade das doenças e nos dados das estações meteorológicas. Henri Clermond Lombard, médico suíço e autor de um tratado de climatologia médica publicado entre 1877 e 1880, procurou demonstrar a existência de uma correspondência entre enfermidades sazonais da Europa e aquelas resultantes de circunstâncias geográficas, prevalentes nas diferentes zonas climáticas da Terra. As doenças características do verão europeu seriam encontradas nas regiões equatoriais, as do inverno nas altas latitudes e as da primavera e outono, nas regiões intertropicais. Essa teoria e suas variantes tiveram ampla aceitação na época.

O surgimento e a evolução da microbiologia médica desviariam a atenção das teorias climáticas para concentrá-la na descoberta dos agentes patogênicos das infecções. A climatologia tomou novos rumos, voltando-se para o estudo das reações fisiológicas aos fatores constituintes do clima (Mills, 1939).

Nas duas últimas décadas, a preocupação com as mudanças climáticas provocadas pela redução da camada de ozônio e pelo consequente aumento gradual da temperatura trouxe de volta a preocupação com as influências diretas e indiretas do clima sobre a saúde e a doença. Atualmente, previsões e estimativas moderadas ou catastróficas analisam a possibilidade de expansão das áreas de distribuição de enfermidades relacionadas com a temperatura ambiente e com a água, e que dependem da zoogeografia e ecologia de vetores (WHO, 1990; 2000; Weiner, 1992; McMichael *et al.*, 1996; Voituriez e Jacques, 1999). Uma das falhas nessas previsões é a de ignorar um dos fatores epidemiológicos mais importantes, isto é, o comportamento humano de risco, que expõe indivíduos e populações a doenças.

▸ Fatores do meio biótico

Plantas e animais, incluindo microrganismos, constituem o meio biótico.

O pano de fundo fitofisionômico dos biomas terrestres, como as florestas, savanas, caatingas, tundras, estepes e desertos, transmite uma falsa impressão de estabilidade, continuidade e permanência, que não reflete a realidade do dinamismo ecológico. No entanto, a renovação das populações que integram as comunidades pode variar no tempo, desde alguns minutos, no caso de bactérias, a séculos, no caso de certas árvores longevas. Períodos de atividade, repouso e quiescência, circadianos e sazonais diferem muito de uma espécie para outra. A observação de um mesmo biótopo de dia e de noite e em diferentes épocas do ano revela alterações cíclicas notáveis. Existe uma circulação circadiana de microrganismos entre camadas mais profundas e a superfície nos ambientes aquáticos assim como nos solos.

A distribuição geográfica das espécies de animais e vegetais é descontínua e fragmentada, suas populações distribuídas como em um tabuleiro de xadrez, em subpopulações locais ou mendelianas denominadas *demes* (Gilmour e Gregor, 1939; Huxley, 1942). O fluxo genético é mantido por indivíduos trans-humantes que se deslocam em busca de outros territórios e novos domínios vitais que satisfaçam suas necessidades tróficas e reprodutivas.

As comunidades bióticas têm sua composição frequentemente alterada pela substituição natural e oportunística de espécies que podem ocupar um mesmo nicho ecológico. Assim, os organismos dominantes, árvores de grande porte nos biomas terrestres e vegetais abundantes nos biomas aquáticos proporcionam uma falsa impressão de estabilidade e permanência, que é desfeita quando se observa a composição florística e faunística das populações de organismos menores.

A estratificação vertical de espécies nos biomas aquáticos, assim como a que se verifica no subsolo e acima do substrato, da superfície do solo ao topo das árvores, resulta na formação de redes de subcomunidades que mantêm relações parciais entre si, mas que, na maior parte, comportam-se como se fossem sistemas independentes. Esta estratificação é importante para as relações entre reservatórios e vetores, que necessitam ter distribuição vertical sintópica.

A comunidade biótica é a unidade orgânica que tem existência autônoma na biosfera. Ela é constituída pelo conjunto de populações que vivem em um biótopo, interagindo em níveis sucessivos de produtores, consumidores, degradadores e decompositores de matéria orgânica, em um sistema aberto de circulação e reciclagem de nutrientes e da transferência da energia que recebe do sol (Rigler, 1975; Reichle *et al.*, 1975).

Cada nível trófico é ocupado por organismos de diferentes espécies que competem ou colaboram na utilização dos recursos disponibilizados, na base da pirâmide, pelos produtores primários. O conjunto dos níveis, limitados em número pela segunda lei da termodinâmica que traduz a perda de energia para o sistema a cada transferência, constitui a pirâmide trófica, em cujo topo encontram-se os organismos parasitos.

O nicho ecológico é a *função* de um organismo nas comunidades que integra e é definido pelas possibilidades de exploração dos recursos oferecidos. Por vezes, função e local se confundem, mas o nicho não é um micro-*habitat*.

Um mesmo nicho é compartilhado e disputado por diferentes espécies de categorias taxonômicas muito afastadas, como insetos, aves e mamíferos. A organização pode suportar substituições nas espécies que constituem uma biota, ou seja, da composição florística e faunística de um biótopo. Permanece o aspecto fitofisionômico da *vegetação*, ainda que seja alterada sua composição *florística*. Em ecologia, portanto, o nicho é mais importante do que o táxon. Além disso, ao longo de seu desenvolvimento ontogenético, um mesmo organismo pode ocupar nichos diferentes e integrar comunidades em distintos biomas, como acontece com os animais que passam por metamorfoses radicais vivendo, quando jovens, como seres aquáticos e, quando adultos, terrestres, o que acontece com anfíbios e insetos. Em diferentes estágios de desenvolvimento ontogenético seu nicho se altera, com a mudança do regime alimentar, como no caso dos mosquitos cujas larvas são detritívoras e, quando adultos, os machos são fitófagos, portanto, consumidores primários, e as fêmeas, parasitos hematófagos.

Uma das consequências práticas para a ecologia médica é a de que a erradicação de uma espécie deixa um nicho vago para ser preenchido por outra, que não necessita ser muito eficiente em sua exploração, na ausência de competidores.

Outra consequência é a de que os modelos epidemiológicos devem levar em conta as alterações temporais e as constantes substituições que ocorrem na exploração dos nichos.

▸ Fatores sociais e culturais

A rápida evolução da espécie humana e sua diferenciação cultural introduziu novos fatores ecológicos às comunidades de que participa ou que influencia, que não podem ser ignorados ou minimizados. Sua longevidade associada à capacidade de pensamento abstrato, comunicação e registro de experiências notavelmente elaborados proporcionou-lhe meios de transmissão de conhecimentos adquiridos a seus descendentes por via não genética e complementar ao processo evolutivo de mutação, recombinação e seleção natural. Além dos genes, a espécie humana transmite diretamente *memes* (Gabora, 1997). Organização social e cultura não são exclusivas do homem, mas adquiriram uma importância progressiva ao longo de sua evolução a ponto de justificar o surgimento da disciplina de ecologia humana (Bonner, 1980; Avila-Pires, 1983; Gabora, 1997).

As relações com o meio biótico e abiótico são intermediadas pela cultura. O ambiente tem um significado especial para a espécie humana, povoado de significados imaginários, moldados por um pensamento finalista e modulado por considerações morais e estéticas, que não são necessariamente adaptativas. Sua visão do ambiente é subjetiva, suas reações não são apenas fisiológicas e suas necessidades nem sempre pragmáticas.

A distribuição geográfica cosmopolita e a capacidade de alterar profundamente os elementos abióticos e bióticos da biosfera, interferindo nos padrões biogeográficos e nas relações ecológicas em todos os biomas, fazem com que não se possa considerar o homem um mero integrante, ainda que dominante, das comunidades bióticas.

O grau de desenvolvimento tecnológico determina o impacto que o homem pode exercer nas comunidades de que participa. De seu centro de origem nas savanas africanas, o *Homo sapiens* emigrou por oceanos e continentes e dispersou-se para colonizar a Terra. Nos últimos 10 mil anos o caçador-coletor primitivo tornou-se cultivador e domesticador de animais, construtor de núcleos urbanos e bem-sucedido ao estabelecer novos tipos de relações com os elementos e fatores da biosfera (IUCN, 1970). O impacto sobre o ambiente é mais reduzido nas populações humanas tecnologicamente primitivas e aumenta progressivamente nas populações agrárias, periurbanas e urbanas (Karlen, 2001). Em consequência, alteram-se os aspectos sanitários e os padrões epidemiológicos.

As populações tecnologicamente primitivas não dispõem de recursos para alterar seu *habitat* de modo permanente e utilizam fontes limitadas de energia. Contatos extragrupos são reduzidos. A sazonalidade determina a disponibilidade de alimentos obtidos por caça e coleta à produção local. Os indivíduos são vítimas dos grandes predadores e dos parasitos microscópicos e macroscópicos, muitos deles adquiridos do contato íntimo e promíscuo com animais silvestres de que se alimentam e cujas peles e couros utilizam.

No século 19, antropólogos enganaram-se ao tentar identificar os padrões ecológicos de vida dos povos tecnologicamente primitivos atuais com nossos ancestrais e extrair de sua observação noções sobre traços culturais, organização, comportamento e mentalidade, para finalmente concluir que as tribos modernas não constituem fósseis-vivos (Avila-Pires *et al.*, 2001).

A seleção artificial de linhagens de plantas e a domesticação de animais provocaram uma revolução nas relações ecológicas do homem com o ambiente. As condições de saúde melhoraram graças ao suprimento constante de alimentos de melhor qualidade. O sedentarismo proporcionou as condições necessárias para a organização complexa das estruturas, hierarquias e das relações sociais e para a sofisticação da cultura. A acumulação de bens de consumo levou ao incremento das relações intergrupos, ao comércio e à difusão de conhecimentos, experiências e ideias.

Em contrapartida, o armazenamento de alimentos e de água, o contato com animais domésticos e os encontros com outros grupos humanos tornaram-se fonte de novos parasitos e de ciclos de epidemias generalizadas enquanto geo-helmintos puderam completar seus ciclos biológicos nos hospedeiros humanos sedentários. Grupos mais populosos permitiram a endemização de doenças que não podiam se perpetuar em populações reduzidas.

O desenvolvimento da agricultura e a existência de núcleos densos e permanentes de povoamento foram condições propícias para o surgimento de núcleos urbanos de estrutura complexa. Abastecida com recursos vindo de fora, muitas vezes objeto de comércio, a civilização urbana passou a extravasar os limites dos biótopos locais e a construir, finalmente, um *geossistema*, liberado das circunstâncias limitantes de sua localização geográfica e da sazonalidade dos recursos tróficos (Moran, 1990).

Os núcleos urbanos não são autossustentáveis e não há reciclagem de seus recursos. Não se poder falar, portanto, em ecossistema urbano, do mesmo modo que não existe um agroecossistema. Pode-se sim estudar a ecologia agrária e a ecologia urbana, isto é, as redes de relações entre os elementos constituintes da biota das unidades agrícolas e urbanas (Avila-Pires, 2000).

Por sua vez, as cidades abrigam grupos de imigrantes e de excluídos sociais, que passam a constituir populações marginais, com suas redes de relações próprias com o meio ambiente, que se refletem, também, na saúde individual e coletiva.

A capacidade do solo, do ar e da água absorverem a quantidade de elementos poluentes produzidos nas regiões urbanas é limitada e isto constitui um dos mais sérios problemas da atualidade.

Dentre os fatores sociais que influem na saúde e na doença destaca-se o padrão das relações familiares e matrimoniais, que determinam a herança genética de caracteres hereditários e a transmissão não genética do patrimônio cultural. A divisão do trabalho propicia o surgimento de doenças profissionais, por exposição a riscos específicos de cada tipo de atividade. Violência urbana, estresse, desnutrição e aglomeração humana em áreas degradadas e marginais constituem outros fatores. Por outro lado, a organização social provê melhores oportunidades de educação e de prevenção e manutenção da saúde, com o aumento da expectativa de vida ao nascer. Por outro lado, criam-se oportunidades de sobrevivência para portadores de deficiências físicas e mentais.

Ao contrário das sociedades animais, as sociedades humanas se baseiam em relações culturais e não da ação não dirigida da seleção natural. Rituais, tabus, crenças, tradições familiares e locais são fatores que intermedeiam as relações interpessoais e com o meio ambiente. Em consequência, constituem fatores importantes para a sociologia e a ecologia médicas.

▸ Estudo das comunidades bióticas

É praticamente impossível encontrarmos comunidades bióticas que não incluam a espécie humana ou que estejam livres de sua influência. Comunidades pristinas existiram somente antes do aparecimento da nossa espécie, da sua progressiva dispersão e colonização da biofera. Com o desenvolvimento das soluções tecnológicas derivadas da aplicação das leis científicas à solução de problemas, atividades humanas passaram a provocar alterações a longo prazo e a distância, na biosfera. Por essa, razão os modelos da ecologia básica necessitam de ajustes para serem funcionais quando aplicados à ecologia humana.

Pesquisas que pretendem estudar ciclos silvestres de microrganismos pretensamente não perturbados pelo homem e sem a sua participação em princípio não atingem seu objetivo. Por outro lado, o conhecimento das cadeias de relações ecológicas permite-nos compreender certos aspectos da epidemiologia das zoonoses. Para isso, entretanto, é necessário que os modelos teóricos não sejam excessivamente reducionistas. Não se pode restringir as complexas redes de relações dos organismos de uma comunidade às espécies diretamente relacionadas com as cadeias de transmissão de parasitos e patógenos. Deve-se ter em vista, além disso, a advertência de que os modelos matemáticos não devem ser tão simples, que os tornem desnecessários, nem tão complexos, que os façam inoperantes (Peller, 1967).

Diversas obras sobre metodologia de estudos em ecologia, como a de Southwood (1968), estão disponíveis e, atualmente, as técnicas de processamento de dados, localização no campo (GPS) e de geoprocessamento (GIS) facilitam a representação dos processos dinâmicos.

No campo, o primeiro problema com que o ecólogo se defronta é o da delimitação da comunidade que pretende analisar. Não foi por acaso que os primeiros estudos sobre comunidades descreveram as cadeias ecológicas encontradas em ilhas e lagos, cujos limites são claramente definidos. Na prática, considerações pragmáticas determinam a extensão da área de trabalho, segundo os recursos humanos e materiais disponíveis.

A questão do tempo dedicado à análise é de grande importância. Microcomunidades têm taxas de renovação rápida de suas populações, enquanto comunidades com dominantes arbóreos de regiões temperadas têm ciclos de longa duração e maior estabilidade.

A identificação taxonômica correta dos organismos é fundamental e pode requerer o concurso de diversos especialistas. Igualmente, a alocação aos diferentes níveis tróficos exige conhecimentos sobre a biologia das espécies e seus hábitos nos diferentes estágios de desenvolvimento que nem sempre estão disponíveis. A distribuição ecológica e a frequência devem ser delimitadas.

Não só a estrutura, mas a dinâmica da comunidade precisa ser descrita, incluindo seus estágios de sucessão, ou *sere*, e os ciclos circadianos e sazonais que têm lugar durante o estudo.

As inter-relações entre produtores e consumidores dependem de seus números, da eficiência no armazenamento de energia dos produtores, do potencial biótico ou taxa de renovação das populações e da relação entre produção e consumo de energia (Seber, 1973; Schwarz, 1975).

O tratamento a ser dado será sempre de caráter sistêmico, levando-se em conta as propriedades emergentes de cada nível de complexidade, o que nem sempre é fácil. Como demonstrou Bergandi (1993; 1995), um dos textos mais utilizados no ensino da ecologia, o de Odum, publicado originalmente em 1953, defende o tratamento holístico para a análise de comunidades, porém propõe metodologia claramente reducionista.

▸ Referências bibliográficas

Allee WC, Emerson AE, Park O, Park T, Schmidt KP. *Principles of Animal Ecology*. Philadelphia: Saunders; 1950.

Allee WC, Schmidt KP. *Ecological Animal Geography*. New York: John Wiley, 1951.

Aragão MB. Cartografia médica. *Rev Bras Malar Doen Trop*. 13: 135-156, 1961.

Avila-Pires FD. *Princípios de Ecologia Humana*. Porto Alegre: EDUFRGS; 158 pp., 1983.

Avila-Pires FD. Parasites in history. *Revta Ecol Latinoamer*. 5: 1-11, 1998.

Avila-Pires FD. *Fundamentos Históricos da Ecologia*. Ribeirão Preto: Holos, 1999.

Avila-Pires FD. *Princípios de Ecologia Médica*. Florianópolis: Editora UFSC; 328 pp., 2000.

Avila-Pires FD. Écologie médicale. In Lecourt D. *Dictionaire de la Pensée Médicale*. Paris: Presses Universitaires de France; p. 382-387, 2004a.

Avila-Pires FD. Medical ecology. In Susanne C. *Societal Responsibilities in Life Sciences*. Delhi: Kamla-Raj; p. 97-103, 2004b.

Avila-Pires FD, Mior LC, Aguiar VP, Schlemper SEM. The concept of sustainable development revisited. *Found Sci*. 5: 261-268, 2001.

Bergandi D. Fundamentals of Ecology de E. P. Odum: véritable "approche holiste" ou réductionisme masqué? *Bull Écol*. 24: 57-69, 1993.

Bergandi D. Reductionist holism: an oximoron or a philosophical chimera of E. P. Odum's systems ecology? *Ludus Vitalis*. 3: 145-180, 1995.

Bonner JT. *The Evolution of Culture in Animals*. Princeton: University Press; 1980.

Cannon HL, Hopps HC. *Environmental Geochemistry in Health and Disease*. The Geological Society of America, Boulder; 230 pp., 1971.

Clements FE, Shelford VE. *Bioecology*. New York: John Wiley; 1939.

Dansereau P. *Biogeography. An Ecological Perspective*. New York: Ronal Press; 1957.

Darlington PJ. *Zoogeography*. London: John Wiley; 1957.

Fonseca GA, Herrmann G, Leite YL. Macrogeography of Brazilian mammals. In Eisenberg JF, Redford KH (eds). *Mammals of the Neotropics: the Central Neotropics*. vol. 3. Chigaco: Univ. Chicago Press; 1999.

Funtowicz SJ, Ravetz JR. Uncertainty, complexity and post normal science. *Environm Toxicol Chem*. 13: 1881-1885, 1994.

Gabora L 1997. The origin and evolution of culture and creativity. *J Memetics*. http://jom-emit.cfpm.org/vol11/gabora-l.html.

Gilmour JL, Gregor JW. Demes: a suggested new terminology. *Nature*. 144: 333, 1939.

Haeckel E. *Generelle Morphologie der Organismen: Algmeine Grundzüge der organischen Formen-Wissenschaft, mecanisch begründet durch die von Charles Darwin reformiste Descendenz-Theorie*. 2 vols. Berlim: Georg Reimer, 1866.

Haeckel E. Ueber Entwickelungsgang u. Aufgabe der Zoologie. *Jenaiche Z*. 5: 353-370, 1870.

Huxley J. *Evolution: the Modern Synthesis*. London: George Allen & Unwin; 1942.

IUCN. *The Ecology of Man in the Tropical Environment*. IUCN, New series, 4; 1970.

Lacaz CS, Baruzzi RG, Siqueira Jr W. *Introdução à Geografia Médica do Brasil*. São Paulo: Edgard Blucher/EDUSP; 1972.

Lombard HC. *Traité de Climatologie Médicale. Comprenant la Météorologie Médicale et l'Étude des Influences Physiologiques, Pathologiques, Prophylatiques et Thérapeutiques du Climat sur la Santé.* 4 vols. 1 atlas. Paris: Baillière et fils; 1887-1880.

MacArthur RH. *Geographical Ecology.* New York: Harper & Row; 1972.

McMichael AJ, Haines A, Slooff R, Kovats S. *Climate Change and Human Health,* WHO, Geneva; 1996.

Mills CA. *Medical Climatology.* Springfield: Charles C. Thomas; 1939.

Moran EF. Ecosystem ecology in biology and anthropology: a critical assessment. In *The Ecosystem Approach in Anthropology: From Concept to Practice.* Ann Arbor: The University of Michigan Press; p. 3-40, 1990.

Mustrangi MA, Patton JL. *Phylogeography and Systematics of the Slender Mouse Opossum Marmosops (Marsupialia, Didelphidae).* Berkeley: University of Calofornia Publications, Zool. 130; 1997.

Odum EP. *Fundamentals of Ecology.* Philadelphia: Saunders; 1953.

Patton JL, Silva MN, Lara MC, Mustrangi MA. Diversity, differentiation, and the biogeography of nonvolant small mammals of the Neotropical forests. In Laurance WF, Bierregaard Jr. RO (eds). *Tropical Forest Remnants: Ecology, Management and Conservation of Fragmented Communities.* Chigaco: University of Chicago Press; 1997.

Pavlovsky EN. *Natural Nidality of Transmissible Diseases.* Moscou: Peace Publ; 1939.

Pavlovsky EN. On the theory of natural of diseases transmissible to man. *J Gen Biol Moscow.* 7: 3-33, 1946.

Peller S. *Quantitative Research in Human Biology and Medicine.* Bristol: John Wright; 1967.

Pessoa SB. Histórico da geografia médica, Capítulo 3. In *Ensaios Médico-sociais.* São Paulo: Hucitec; 1978.

Reichle DE, O'Neil RV, Harris WF. Principles of energy and material exchange in ecosystems. In Van Dobben WH, Lowe-McConnell RH (eds). *Unifying Concepts in Ecology.* Junk: The Hague; p. 27-43, 1975.

Rigler FH. The concept of energy flow and nutrient flow between trophic levels. In Van Dobben WH, Lowe-McConnell RH (eds). *Unifying Concepts in Ecology.* Junk: The Hague; p. 15-26, 1975.

Sapp J. *Evolution by Association: A History of Symbiosis.* Oxford University Press: Oxford; 1994.

Schwabe CW. Estadio ecologico de la enfermedad. Capítulo 7. *Medicina Veterinaria Y Salud Pública.* México: Novaso; 1968.

Schwarz SS. The flow of energy and matter between trophic levels (with special reference to the higher levels). In Van Dobben WH, Lowe-McConnell RH (eds). *Unifying Concepts in Ecology.* Junk: The Hague; p. 50-60, 1975.

Seber GA. *The Estimation of Animal Abundance.* London: Griffin; 1973.

Southwood TR. *Ecological Methods.* London: Chapmanand Hall; 1968.

Tansley AG. The use and abuse of vegetational concepts and terms. *Ecology.* 16: 284-307, 1935.

Udvardy MD. *Dynamic Zoogeography.* New York: Van Nostrand Reinhold; 1969.

Voituriez B, Jacques G. *El Niño: Réalité et Fiction.* Paris: Unesco; 1999.

Weiner J. *Os Próximos Cem Anos.* Rio de Janeiro: Campus; 1992.

WHO. *Climate Change and Human Health: Impact and Adaptation.* Geneva; 2000.

WHO. *Potential Health Effects of Climatic Changes.* Geneva; 1990.

6 Ecologia das Zoonoses

Fernando Dias de Avila-Pires

"O homem pode receber dos animais inferiores e transmitir a eles certas doenças como a raiva, a varíola, o mormo etc., fato que demonstra com muito mais evidência a grande similaridade de seus tecidos e de seu sangue, tanto na sua composição quanto em sua estrutura elementar do que poderia ser feito pela comparação com o melhor microscópio ou a análise química a mais minuciosa. [...] O homem é infestado de parasitos internos, que causam por vezes efeitos funestos e é atormentado por parasitos externos, todos pertencentes aos mesmos gêneros e famílias do que os que se encontram nos outros mamíferos" – Charles Darwin, 1871, *The Descent of Man.*

▸ Definições e conceitos

A posição privilegiada que o homem confere à própria espécie fez com que vários séculos decorressem antes que aceitasse sua origem comum e reconhecesse suas relações de parentesco com os demais organismos na natureza. E ainda mais tempo até que fosse firmemente estabelecida a doença como uma das circunstâncias habituais e naturais da vida humana e, particularmente, as doenças compartilhadas com outros animais. Assim, em 1877, enquanto autores evolucionistas como Thomas Huxley reconheciam maiores diferenças dentro da espécie humana do que entre homens e os demais antropoides, antropólogos como Quatrefages e outros criacionistas continuavam a defender um lugar especial na escala dos seres para o homem.

Apesar de vermes parasitos do homem serem conhecidos desde a antiguidade clássica e Jenner haver reconhecido, ainda no século 18, a relação existente entre uma infecção das vacas e a varíola humana, a medicina mantinha independência em relação às doenças de outros animais e das plantas (Papavero, 1977; Avila-Pires, 1998). A disseminação do processo empírico de variolização na Ásia, Europa e América não reduzia a distância entre o homem e os outros animais.

A similaridade de certas estruturas e funções comuns a plantas e animais só seria reconhecida no início do século 19. As semelhanças foram reforçadas com a proposição da teoria celular em 1838 por Schwann e por Schleiden revelando a unidade fundamental de plantas e animais. No século 19 nasceu a medicina moderna, fundamentada na metodologia científica, no princípio da verificação experimental e nos conhecimentos das ciências básicas, se bem que ainda desarmada de recursos terapêuticos eficientes. Virchow estabeleceu as bases da patologia celular e Bichat, a ideia dos sistemas funcionais baseados na histologia, inaugurando a histologia patológica. Na década de 1870, Pasteur enunciou a teoria da natureza microbiana e da especificidade das infecções, Claude Bernard definiu a metodologia da pesquisa experimental em fisiologia, conceituou meio interior e meio exterior ou ambiente, e Koch inaugurou a era da bacteriologia médica. Os ecólogos devem a Pasteur e a Claude Bernard a descrição correta das relações tróficas entre animais, plantas e microrganismos nas comunidades bióticas e a explicação dos processos de fermentação e de degradação da matéria orgânica, o que viria permitir a noção ecossistêmica da reciclagem de nutrientes (Avila-Pires, 1999).

No fim do século 19, as investigações de Laveran, na França, Manson e Ross na Inglaterra, Bassi na Itália, Finlay em Cuba, Reed no Panamá e Lutz no Brasil conduziram à descoberta do papel dos vetores e abriram caminho para o estudo da ecologia das cadeias de transmissão de zoonoses. Seguiram-se a modelização matemática e a avaliação estatística do risco, a determinação das áreas potenciais de transmissão, bem como a possibilidade de controle de uma doença de maneira indireta, através da redução das populações de reservatórios e vetores.

O isolamento do vírus da febre amarela no início do século 20 abriu uma caixa de Pandora. A importância de artrópodes na transmissão de patógenos a vertebrados e, posteriormente, a demonstração do papel primordial de roedores e de aves como hospedeiros e reservatórios preferenciais de zoonoses por vírus levou à proposição, em 1942, da expressão *arbovirus*, contração de *arthropod-borne-virus*. Esta designação foi oficialmente adotada em 1963 pela Comissão Internacional de Nomenclatura de Vírus.

Conhecemos, hoje, mais de uma centena e meia de infecções humanas que transitam entre nossa espécie e outros vertebrados (Faust *et al.*, 1973; Steele, 1982). No Brasil, Barbosa (1985) reuniu as informações disponíveis sobre zoonoses de roedores em livro.

O termo "zoonose", incorretamente atribuído a Virchow, era utilizado, originalmente, por autores alemães, para designar "doenças dos animais" em oposição a "doenças humanas" (Fiennes, 1978). Posteriormente passou a ser aplicado às doenças transmitidas por animais ao homem. Em 1951, um Comitê Conjunto de Especialistas em Zoonoses da Organização Mundial da Saúde e da FAO (OMS/FAO, 1951) propôs a definição atual de doenças que são naturalmente transmitidas entre o homem e outros vertebrados. A Organização Panamericana de Saúde (Acha e Szyfres, 1986) mantém a definição da OMS/FAO para as infecções ou enfermidades infecciosas transmissíveis, em condições naturais, entre animais vertebrados e o homem. Mas anexa, em seu catálogo, as zoonoses e enfermidades infecciosas veiculadas por alimentos.

Um breve histórico das vicissitudes por que passou a definição do termo foi publicado por Fiennes em 1967. A restrição aos vertebrados impõe-se, não pela dificuldade em se determinar as relações entre microrganismos e seus vetores, mas em função da resposta imune e produção de anticorpos naqueles.

Nem todos os problemas foram resolvidos com esta definição. No caso da febre amarela, por exemplo, que pode afetar vários hospedeiros vertebrados distintos, os mosquitos e não os vertebrados são os reservatórios. Há exemplos mais complexos, que questionam a funcionalidade da definição. Mamíferos e aves sadios abrigam, no intestino, bactérias comensais as quais podem, no momento do abate e corte, contaminar a carne destinada ao consumo humano e provocar uma infecção que seria, por definição, zoonótica. Peixes consomem algas produtoras de toxinas como as responsáveis pelas marés vermelhas e que ingeridos podem comprometer a saúde humana, mas isto não caracterizaria, tecnicamente, uma zoonose. Se a definição fosse ampliada neste caso, por que não no caso de fitotoxinas ingeridas com ostras ou mariscos? A situação não seria fundamentalmente diferente daquela em que peixes concentram metais pesados, o que não se pode considerar como infecção, mas sim doença, tanto para estes como para quem os consome ao longo da cadeia alimentícia. E no caso de príons? Se considerarmos os príons como "microrganismos" capazes de produzir uma infecção, por que não os genes modificados artificialmente e inseridos em animais de consumo que podemos adquirir por transmissão horizontal? Podemos, por extensão, considerar como zoonose a transmissão horizontal ao homem de genes introduzidos artificialmente em animais de consumo que provoquem enfermidade?

Por outro lado, a terminologia proposta por Hertig *et al.* (1937) resolveu satisfatoriamente os problemas trazidos pela utilização de termos imprecisos ou empregados com mais de um sentido como *infestação, especificidade parasito-hospedeiro* e *simbionte.*

Em 1829 foi publicado em Paris o primeiro tomo dos *Annales d'Hygiène Publique et de Médecine Légale,* que passaram a reunir trabalhos dos higienistas que, até então, apareciam dispersos em periódicos de medicina geral. Seu fascículo inicial encerra um manifesto do partido higienista no qual se enaltece a função da medicina na organização do Estado. Ao definir o campo da higiene pública, ressalta que *elle s'étend à tout ce qui concerne les endémies, les épidémies, les épizooties, les hôpitaux,...* (Salomon-Bayet, 1986). Em épocas mais recente, diferentes designações foram propostas para diferenciar "doenças que afetam mais o homem do que animais" e vice-versa. Apesar das recomendações de vários autores como Fiennes (1978), ainda encontramos em trabalhos de parasitologia e de epidemiologia as expressões "antropozoonose" e "zooantroponose" com esta intenção, mas nem sempre usadas de forma coerente ou respeitando o significado correto de suas raízes gregas. Um bom exemplo deste uso impreciso encontramos em um trabalho publicado em 1968 por Galuzo, a respeito da teoria da nidalidade de Pavlovsky. Os autores russos e de outros países da Europa oriental denominam "zooantroponose" o que nós chamamos "zoonose" e, para eles, a expressão "doenças transmissíveis" só se aplica àquelas que são transmitidas por vetores (Levine, 1968). Além disso, com raríssimas exceções, é pouco provável que se demonstre que uma doença satisfaça o critério numérico de preferência pelo homem ou por outros vertebrados. Um exemplo, que revela um padrão comum em pesquisas de campo, pode ilustrar melhor esta afirmação.

Desde as primeiras investigações admitiu-se que a esquistossomíase fosse uma infecção exclusivamente humana. O encontro de primatas infectados introduzidos nas Antilhas, foi considerado acidental. No início da década de 1950, pesquisadores identificaram, na África e no Nordeste brasileiro, roedores naturalmente infectados por *Schistosoma mansoni.* Durante os vinte anos seguintes descreveram-se novos hospedeiros entre mamíferos domésticos e silvestres e se discutiu, sem se chegar a uma conclusão definitiva, o papel de hospedeiros não humanos na epidemiologia da esquistossomíase mansônica. Somente na década de 1970 um projeto de investigação da ecologia médica dessa parasitose no Brasil, levado a efeito no vale do Rio Paraíba do Sul, em São Paulo, viria revelar a taxa real de prevalência nas populações naturais dos hospedeiros não humanos, a variação sazonal das populações das diferentes espécies envolvidas, seu comportamento relativo à possibilidade de estabelecimento de novos focos e a viabilidade da existência de um ciclo silvestre alternativo da infecção (Dias *et al.*, 1978). Até então, o cálculo da "prevalência" representava o número de animais infectados em relação ao total de animais capturados e não em relação à população local de roedores, como se fazia com a população humana. Ocasiões em que apenas dois indivíduos de uma espécie de roedor haviam sido examinados, um infectado e outro não, a taxa de prevalência era registrada como sendo de 50%. Estimativas absolutas de populações de animais silvestres exigem técnicas elaboradas e trabalhosas, raramente empregadas nos inquéritos epidemiológicos expeditos, mas de rotina nos estudos ecológicos de dinâmica de populações.

As pesquisas de campo sobre a dinâmica e a genética de populações são importantes do ponto de vista da ecologia médica em virtude de sua variabilidade geográfica e cronológica. As espécies são constituídas por populações que apresentam variações na frequência de seus genes. Em virtude disso, os hospedeiros comportam-se como filtros biológicos, que selecionam linhagens genéticas ou cepas distintas de parasitos. A variação na frequência gênica dessas linhagens traduz-se na alteração dos sintomas de infecção que o hospedeiro pode apresentar. A longevidade reduzida dos roedores faz com que as gerações se sucedam com rapidez, dando lugar ao tipo de seleção natural denominada por Dobzhansky (1951) polimorfismo balanceado. E resulta em que um estudo ao longo do tempo implique a observação de gerações sucessivas e não de uma população única, como é comum descrever-se.

Durante décadas discutiram-se definições e limites para os tipos de associações biológicas que ocorrem na natureza, sem se levar em conta que esses limites são imprecisos e circunstanciais (Avila-Pires, 1998). Muitas vezes é difícil distinguir comensais ou inquilinos de parasitos, ainda mais porque as relações se alteram ao longo do desenvolvimento ontogenético dos indivíduos envolvidos, especialmente naqueles que passam por metamorfoses profundas, ou ainda com a variação da resistência orgânica e do grau de imunidade do hospedeiro. Frequentemente microrganismos de vida livre, saprófitos anaeróbios, são encontrados no intestino de hospedeiros acidentais. Ao mesmo tempo, organismos de idades e sexos distintos ocupam nichos distintos nas cadeias ecológicas. Larvas da maioria dos mosquitos são aquáticas e detritívoras, machos adultos são fitófagos e fêmeas adultas, hematófagas. Entre parasitos, muitos passam sucessivamente por fases de vida livre e por estágios em que, aí sim, são parasitos, podendo necessitar de mais de um hospedeiro para completarem seu ciclo vital. Muitos autores admitiam uma progressão evolutiva do parasitismo à simbiose, hipótese que não se demonstrou válida (Baer, 1946; Cheng, 1970).

Do ponto de vista médico, a infecção é analisada com ênfase nas consequências patológicas resultantes; para o ecólogo, infecção nada mais é que um exemplo de associação simbiótica em que existem um hospedeiro e um microrganismo parasito, inquilino ou comensal. A doença, segundo May (1958), significa a incapacidade de um organismo de desempenhar funções normais em seu ambiente natural.

Em termos ecológicos, não há muita diferença entre ser consumido por um leão ou por um verme, se ambos se alimentam de presas vivas. A estrutura básica dos ecossistemas é constituída por uma rede de relações tróficas, onde os nichos constituem sua característica mais importante. Distintos organismos podem competir ou explorar simultaneamente um mesmo nicho ecológico, isto é, desempenhar funções equivalentes na cadeia trófica. Em áreas geográficas distintas, a vicariância é comum, com nichos equivalentes sendo ocupados por organismos diferentes (Hudson *et al.*, 2001).

Os pioneiros da ecologia detalharam a noção da circulação de nutrientes e de transferência de energia em um modelo que foi descrito formalmente, na forma atual por Tansley, em 1935, ao propor o termo ecossistema. Os autores da Europa Oriental preferem, entretanto, a designação sinônima de biogeocenose. O ecossistema não é mais do que um modelo teórico. O termo é frequentemente utilizado de forma errônea para designar uma formação vegetal ou um bioma.

Dentre os vertebrados, os mamíferos, por motivos óbvias, constituem os hospedeiros e reservatórios de maior importância sanitária e epidemiológica para o homem (Childs, 1995; Childs *et al.*, 1995; Krebs *et al.*, 1995; Gage *et al.*, 1995; Mills *et al.*, 1995).

A noção de que os animais silvestres são naturalmente saudáveis é comum, mas incorreta. No prefácio do volumoso tratado de H. Fox, publicado em 1923, que registrara observações sistemáticas de necropsias em animais do zoológico de Filadélfia a partir de 1901, Charles B. Penrose reconhece que

> *it is a mistake to think that all animals in the wild state are healthy. The healthy wild animals that we see are the survivors, the sick and the weaklings having died.*
>
> *...The desire to explain the abnormal has had the effect, during the half century since Virchow defined cellular pathology and Darwin systematized the world's knowledge of comparative biology, of directing attention to comparative pathology and of stimulating the study of veterinary medicine.*

Em 1931, Charles Elton ainda comentava que, apesar de muito se haver escrito sobre epizootias em animais silvestres, as pesquisas neste campo continuavam a ser esporádicas e não sistemáticas. Por esta razão ressaltou que

> *up to the present time it has been costumary to believe that wild animals possess a high standard of health... The systematic study of disease in wild animals forms one of the latest branches of animal ecology... Disease is, in fact, a perfectly natural phenomenon, and it forms one of the commonest periodic checks upon the numbers of wild animals, especially in the case of mammals...*

Por outro lado, a tradição popular foi, em muitas ocasiões, um bom indicador para a pesquisa das relações entre vetores, reservatórios e doenças. A suspeita da relação de ratos com a peste bubônica tem sua origem em épocas bíblicas. No Brasil, o cronista seiscentista Gabriel Soares de Sousa assinalou a existência, na Bahia, de mosquitos pequenos, parecidos com moscas, conhecidos como *nhitinga*, que transportariam a peçonha da bouba de uma pessoa a outra, ideia que só seria retomada mais de trezentos anos depois. Herrer e Christensen, que revisaram a história natural do Peru no século 18, mencionam a crença corrente de que certos dípteros, conhecidos dos nativos pelo nome de *uta*, seriam os responsáveis pela transmissão da leishmaniose cutânea, a que devem seu nome popular e da bartonelose. Na África, a *nagana*, tripanossomíase que acomete tanto mamíferos silvestres quanto o gado introduzido da Europa, era conhecida como *fly disease*. Foster, comentando um trabalho de John Kirk publicado em 1865, ressaltou que Kirk, quando estudou a biologia das moscas tsé-tsé, costumava registrar as opiniões dos nativos, os quais distinguiam claramente a "doença das moscas", reconhecida como não contagiosa, de outras afecções do gado, que o eram. Theobald Smith (Smith e Kilborne, 1893) também ouvira, dos criadores de gado nos EUA, a sugestão de que a febre do Texas estaria relacionada com a infestação por carrapatos. Griffith Evans, médico veterinário militar, servindo no Punjab em 1880, descobriu um flagelado no sangue de cavalos, mulas e camelos afetados por uma doença febril conhecida como *surra*. Havia, também ali, na tradição nativa, a crença de que a enfermidade era transmitida por moscas hematófagas (Tabanidae), o que Evans registrou em seu relatório como uma possibilidade viável. Andrew Balfour recolheu relatos em Trinidad de que velhos habitantes previam o surgimento de surtos de febre amarela pela mortandade precedente de macacos do gênero *Alouatta*. Em Santa Catarina, no Sul do Brasil, lavradores sugeriam a possibilidade de transmissão da raiva por morcegos, quando se acreditava ser doença de carnívoros, o que despertou a atenção de Carini e Parreiras Horta, como historiou Lima (1934, 1935). Ora, Piso, no Brasil holandês do século XVII, já levantara a dúvida ao escrever sobre os *andirá* ou morcegos hematófagos:

> *entre os venenos primários são contados a língua e o coração dos morcegos; até agora não descobri se, comidos, são da mesma natureza da peçonha do cão raivoso, que causa a hidrofobia, como o atestaram gravíssimos autores.*

Em fins do século XIX, ciclos de parasitos importantes estavam sendo investigados e descritos nos centros de pesquisa dedicados à medicina tropical, expressão criada por Manson, que estava ciente de sua impropriedade. Na época, observações ocasionais que se houvessem sido aprofundadas poderiam ter levado a descobertas importantes deixaram de sê-lo, permanecendo meramente folclóricas. Um exemplo é a nota do médico de bordo da marinha francesa Bourel-Roncière, publicada em 1872.

> *Dans le Parana et les autres rivières, et sourtout dans le haut Paraguay, les moustiques constituent un véritable fléau pour les navigateurs; leurs piqûres toujours cuisantes dégénèrent souvent en ulcères, quand elles ne sont pas soignés, sourtout chez des hommes anémiés et cachetiques.... ces piqûres négligées et irritées par les frottement ont un extrême tendance à s'ulcérer. En 1866, plusieurs hommes de* **la Décidée** *ont séjourné à l'hôpital de Buenos-Ayres avec des ulcérations difficiles à guérir. Il existe, dit-on, en Paraguay des ulcères qui ressemblent beaucoup aux ulcères de Conchinchine; je n´ai pu me procurer de renseignements à ce sujet.*

O autor refere-se, certamente, à leishmaniose cutânea ou botão do oriente e à possibilidade de ser transmitida por um inseto.

No Brasil, a sólida formação universitária de Adolfo Lutz aliada a uma insaciável curiosidade que o levou a exercer a clínica em lugares distantes do Rio de Janeiro e São Paulo, como São Francisco, nos EUA, e no leprosário de Honolulu, no Havaí, resultou em um trabalho seminal sobre a ecologia da microfauna aquática associada às bromélias, como complemento à investigação do surto de malária ocorrido em 1897 na Serra de Santos. Lutz foi um dos pioneiros do estudo das zoonoses entre nós, graças à sua sólida formação em zoologia.

Nas primeiras décadas do século XX, os estudos sobre tripanossomíases na África e no Brasil abriram caminho para o melhor conhecimento da ecologia das zoonoses e das novas possibilidades para seu controle (Chagas, 1909; Swynnerton, 1921). No Instituto Oswaldo Cruz, Henrique Aragão introduziu a noção nova do ciclo exoeritrocitário de hemosporídeo de pombo, que permitiria um grande avanço na descoberta do ciclo dos parasitos da malária. Um dos pioneiros da ecologia médica endógena foi Olympio da Fonseca Filho, que intitulou um dos capítulos de sua tese de doutoramento, apresentada em 1915, *Ecologia Geral* e, no ano seguinte, participando da 1ª Conferência Sul-Americana de Hygiene, Microbiologia e Pathologia realizada em Buenos Aires, apresentou um trabalho sobre a ecologia de flagelados parasitos do sangue. A ecologia endógena seria desenvolvida, a seguir, por veterinários e microbiologistas estudando a associação entre microrganismos comensais e mamíferos ruminantes e por biólogos investigando a ecologia do aparelho digestivo humano.

Em março de 1921, realizou-se a primeira conferência internacional sobre epizootias, quando foi reconhecida a necessidade de circular informações entre países. Para isso criou-se o *Office International des Epizooties.*

Entretanto, a moderna era do estudo ecológico das zoonoses teve início com as pesquisas sobre populações silvestres de Charles Elton, o qual estabeleceu a metodologia básica, ainda hoje utilizada. Em 1924 esse autor, que já se preocupara com a ecologia da peste, estudou o periodismo nas variações populacionais em mamíferos silvestres e suas relações com ciclos climáticos e manchas solares.

Em 1925, Elton, ressaltando que *the object of this paper is to point out certain facts about the regulation of numbers of wild mammals in general, and in rodents in particular, which do not appear to be widely known to medical investigators...* demonstrou definitivamente o papel da peste bubônica na regulação de populações animais, e como o homem pode se envolver, por acidente, no ciclo. Decreveu o início das epidemias a partir de epizootias de roedores silvestres, enquanto a literatura médica só mencionava, na Europa, os roedores comensais urbanos. A este respeito, Davis publicou um importante trabalho em 1986, enfatizando o descaso dos historiadores da medicina e dos epidemiólogos para com certos detalhes importantes, como o número reduzido, na Europa medieval, de *Rattus rattus*, a falta de referências e descrições dos roedores silvestres pelos cronistas da época e a incongruência ecológica na explicação de que *R. norvergicus* teria substituído *R. rattus* por competição, quando têm hábitos e *habitats* diferentes.

Elton (1925) discutiu o papel das influências climáticas na regulação populacional, tema que daria lugar a uma grande polêmica sobre a precedência de fatores dependentes e independentes de densidade populacional, na década de 1960. Mas advertiu que

> *it is worth emphasizing that practically nothing is known about the causative organisms in these rodent epidemics/=* epizootics/, *except in the case of plague, and one or two others. The possibility of rodents acting as reservoirs for other human diseases should therefore not be ignored.*

Elton foi também o autor de um texto de introdução à ecologia que teria várias edições e no qual estabeleceu, na primeira edição de 1927, a noção de pirâmide ecológica. Daria a conotação moderna ao *nicho ecológico* como função de organismos na pirâmide trófica e não como *locus* ou *micro-habitat.*

Entre 1925 e 1928 µm ambicioso programa de pesquisas, que viria a constituir a mais exaustiva análise de populações de roedores silvestres do ponto de vista sanitário até então empreendido, foi implementado nos arredores de Oxford, por um grupo liderado por Elton (Elton *et al.*, 1931). Desse programa nasceria o *Bureau of Animal Populations* (Croweroft, 1991). Em 1942, Elton publicou uma das mais importantes obras pioneiras sobre a dinâmica de populações de presas e predadores.

Em 1939 Pavlovsky publicou sua teoria dos focos naturais de doenças, mas, como mostrou Audy (1958a) *...the fundamental concept behind the idea of nidality has been known to various epidemiologists for a long time.* Coube a ele, entretanto, difundir noções de ecologia entre os epidemiólogos e firmar a ideia de que as zoonoses têm não só localização definida no espaço e no tempo, como relações complexas com os elementos de um biótopo. E, mais importante, que o aspecto paisagístico de um biótopo pode servir de indicador da possível ocorrência de um ciclo zoonótico. As relações que se estabeleciam anteriormente entre geografia e doença eram baseadas em teorias nem sempre ecologicamente corretas, como a do suíço Lombard (1887), reminiscente da escola de Hipócrates, que estabeleceu correlações entre as doenças de maior incidência nas estações do ano na Europa ocidental e aquelas prevalentes nas distintas faixas de latitude da Terra.

Nas décadas de 1940-1950 os trabalhos dos institutos soviéticos e da Estação de Pesquisas Navais Nº 3 dos EUA, a partir de sua base no Cairo (que organizou um programa de tradução dos textos em russo), passaram a apresentar características multidisciplinares, com a colaboração de zoólogos e ecólogos, que permitiram elucidar problemas de taxonomia e definir relações de especificidade hospedeiro-parasito (Hoogstraal, 1956). No Brasil, um trabalho de fôlego executado por uma equipe multiprofissional desenvolveu técnicas de pesquisas integradas envolvendo mamíferos, aves, mosquitos e florestas para elucidação da ecologia da febre amarela (Gilmore, 1943; Aragão, 1943; Davis, 1945; Veloso, 1945; 1947; Taylor e Cunha, 1946; Laemmert *et al.*, 1946).

Henrique Aragão, do Instituto Oswaldo Cruz, encontrou um reservatório natural do vírus *Myxoma* conseguindo isolá-lo, em 1942, em tapetis (*Sylvilagus brasiliensis*), um leporídeo neotropical. Contactado pelo governo da Austrália, Aragão propôs utilizar esse vírus em um programa de controle biológico dos coelhos europeus, que haviam sido introduzidos naquele continente no século XVIII e que se tornaram uma séria praga de cultivos agrícolas, programa que se revelou bem-sucedido (Vaughan e Vaughan, 1969; Fenner e Ratcliffe, 1965) após uma série de tentativas iniciais frustradas. Um dos problemas foi que, na Austrália, mosquitos são os principais vetores, enquanto, na Inglaterra, são pulgas que transmitem a mixomatose dos coelhos.

A partir da Segunda Guerra Mundial houve um renovado interesse na aplicação de conhecimentos de ecologia básica aos estudos de epidemiologia de zoonoses (Heisch, 1956; May, 1958; Audy, 1958a; 1960; Abdusalam, 1959; May, 1961; Levine, 1968). Uma grande contribuição veio da área de medicina veterinária, como demonstrou Schwabe (1968). O controle de zoonoses abriu a discussão sobre o conceito e as possibilidades de erradicação de espécies consideradas indesejáveis (Andrews e Langmuir, 1963; Soper, 1977). A questão que periodicamente ressurge é a da utilização de um mesmo termo com sentidos diferentes em relação a um organismo e a uma doença. Erradicação, no sentido literal, significa a extinção de uma espécie, mas é utilizada, também, para indicar a eliminação ou supressão de ocorrência de uma doença em uma determinada região – apesar de a OMS haver definido sua extinção na biosfera. Soper (1977) mostrou a importância de se adotar uma clara definição, ao relatar a descoberta da febre amarela silvestre, que ocasionou a mudança de estratégia de erradicação: do vírus para os vetores e a doença.

A terminologia ecológica passou a ser utilizada, mas nem sempre de modo consistente ou com sentido correto (Whittaker *et al.*, 1973; Margolis *et al.*, 1982; Avila-Pires, 1995; Bush *et al.*, 1997). Entretanto, malgrado os esforços de alguns autores, ainda hoje pouco se aplica de ecologia na pesquisa rotineira e no controle de zoonoses.

Se, na epidemiologia, a população humana é o foco da atenção na busca da origem e distribuição de agravos à saúde, na ecologia médica este foco se desloca para a teia de relações bióticas e abióticas que caracterizam um ecossistema.

A compreensão da natureza das zoonoses depende da familiaridade com os fenômenos ecológicos de relações entre os organismos, especialmente nas de cooperação e competição. Para o ecólogo, a doença constitui um indicador de (des)equilíbrio ecológico que afeta o desempenho ou a sobrevivência de organismos em seu ambiente (May, 1958; 1961). Esse equilíbrio é dinâmico e não estático ou permanente, como se costuma imaginar.

Na prática, costuma-se reduzir a complexidade das cadeias ecológicas aos hospedeiros ou reservatórios, aos vetores e microrganismos, construindo modelos estáticos e pouco adequados, pela sua simplificação extrema, que, além disso, deixa de levar em conta outros fatores do ambiente tanto físico como biótico. No caso das zoonoses, os ciclos deixam de considerar, por exemplo, fatores socioeconômicos, culturais e comportamentais das populações humanas envolvidas.

Se os componentes bióticos são subavaliados, os fatores abióticos são comumente analisados fora do contexto imediato. A posição de Strong (1935) reproduz um exemplo de herança colonial que adota explicações baseadas em um falso determinismo ecológico. Uma das características deste modo de pensar é o reconhecimento da existência de "doenças climáticas" que, na verdade, são extremamente raras, restritas à intermação, insolação, cegueira da neve e ao congelamento. Verifica-se, sem dúvida, maior suscetibilidade a certas doenças por influência direta do frio ou calor por alterações em tecidos e redução da imunidade, mas em geral as influências de fatores climáticos como temperatura, umidade e radiação são importantes, mas indiretas.

Nunca é demais lembrar que a unidade ecológica é a comunidade biótica e não a espécie. Mas, como mostrou Hoogstraal, a correta identificação taxonômica dos vetores e hospedeiros não humanos tem importância fundamental para a compreensão do processo. Assim, o estudo da biodiversidade zoológica, botânica e microbiana é indispensável para o conhecimento e o controle das zoonoses (Monis, 1999). Esta tarefa cabe aos taxonomistas, que trabalham com coleções museológicas e lançam mão de técnicas desenvolvidas em diferentes áreas do conhecimento, como a genética e a biologia celular e molecular, sem desprezar as mais tradicionais como a morfologia. Em certas regiões da biosfera, como nos trópicos e em países em desenvolvimento, o conhecimento da biodiversidade é precário. Inexistem manuais, muitos grupos taxonômicos carecem de revisões modernas e o número de profissionais em atividade é insuficiente para atender às demandas crescentes vindas das áreas de conhecimento aplicado. Na literatura epidemiológica não é raro que um autor descreva em detalhes as técnicas e os equipamentos usados em uma investigação, mas que identifique um reservatório como "o rato" ou "o rato silvestre", designação popular de mais de meia centena de espécies no Brasil.

Também é comum ignorarem-se as diferenças profundas que se verificam no comportamento de distintas espécies de hospedeiros e de vetores. Tende-se a imaginar que pequenos roedores comportam-se da mesma maneira. Na realidade, diferem nos processos de aprendizagem de reconhecimento e seleção de alimentos e nas adaptações fisiológicas e etológicas às alterações do ambiente, na aquisição e perda de imunidade a organismos patogênicos com que entram em contato, na longevidade, no comportamento territorial, na exploração e amplitude de seus domínios vitais, na seleção de *habitats*, na vagilidade. Diferem nas reações à presença do homem e das modificações que este introduz no ambiente, alguns tolerando, acomodando-se e prosperando com elas, outros evitando o contato com as áreas ruderais, termo proposto por Lund, em 1838, para os ambientes alterados pelo homem.

Como consequência, a presença de hospedeiros ou vetores nas casas é interpretada, muitas vezes, como sendo uma adaptação à condição domiciliar. Na verdade, o processo evolutivo de adaptação depende principalmente da ocorrência e seleção de mutações genéticas. A domiciliação, erradamente confundida com a domesticação, no mais das vezes, não implica alteração do comportamento do comensal ou inquilino, mas decorre do fato de se oferecerem condições de *micro-habitats* equivalentes àquelas que o vetor ou hospedeiro de organismos patogênicos encontram na natureza.

Muitas vezes esquecemos que a exposição ao risco depende diretamente do comportamento humano (Schantz, 1983; Croll e Cross, 1983). Novos hábitos e modismos alimentares podem ser rapidamente assimilados, com vantagens e riscos. Alterações nos métodos de produção agrícola ou introdução de técnicas novas na criação de animais repercutem sobre a saúde humana. Sociólogos e antropólogos detêm, muitas vezes sem o perceberem, a chave para a explicação de padrões epidemiológicos particulares. A colonização territorial resulta, entre outras mudanças, na eliminação dos grandes predadores que com ele competem; na produção de alimento abundante em monoculturas vegetais e criações de animais domésticos; na oferta de proteção e abrigos a vetores e reservatórios nativos. Daí a importância da formação do conhecimento interdisciplinar ou multidisciplinar que, como afirma Moles (1995), só pode ser feito na cabeça de um indivíduo e não pela colagem das opiniões individuais de uma equipe multiprofissional, em que cada qual utiliza expressões que têm significado distinto em diferentes áreas do conhecimento.

▸ Evolução e geografia

Doenças, assim como organismos que ocorrem em uma área geográfica limitada (Lacaz *et al.*, 1972), ou se originaram nela ou ali chegaram de alguma forma, por um dos mecanismos conhecidos de *disseminação* (dentro de sua área original de ocorrência) ou de *dispersão* (além das fronteiras primitivas ou conhecidas). Ecólogos e biogeógrafos designam como *endêmico* o grupo taxonômico restrito a uma pequena área de distribuição e *autóctone* aquele que se originou por evolução, na região em que ocorre correspondendo, em parte, ao que se denomina *emergente* em epidemiologia.

A área endêmica de uma zoonose, isto é, seu ninho ou foco natural na terminologia de Pavlovsky é caracterizada por condições bióticas e abióticas particulares que permitem a existência e as interações entre os elementos de sua cadeia de transmissão. Patógenos são organismos como outros quaisquer e necessitam de condições de ambiente externo ou interno apropriado, além de meios de disseminação para se perpetuarem.

O padrão de ocorrência e manifestação das zoonoses evolui no tempo e no espaço. Ele é determinado pelo tamanho das populações, pelas relações do homem com vetores e reservatórios silvestres, ruderais e urbanos, endêmicos ou cosmopolitas, e pelas facilidades de transporte e disseminação, tanto do homem como dos vetores e hospedeiros.

Durante todo o paleolítico, o mesolítico e o neolítico inferior as populações humanas eram reduzidas e estavam em contato constante e direto com vetores e reservatórios silvestres de zoonoses. Nossos ancestrais sobreviveram em pequenos grupos. Contaminavam-se durante as expedições, no transporte e preparação de carnes e peles, e pela ingestão de alimentos crus, malcozidos ou deteriorados. Em compensação, vivendo em grupos de elevada endogamia, com cerca de 200 pessoas, e expectativa de vida de 35 anos ou menos, os surtos eram naturalmente limitados, mas a mortalidade podia ser elevada entre crianças e idosos e eram frequentes as extinções locais. Nos adultos, a mortalidade podia ser alta não só devido à gravidade da doença propriamente dita como ao enfraquecimento que impedia o exercício das atividades essenciais de aprovisionamento, sacrificando os membros da família. Comunicações esporádicas entre clãs e tribos também eram empecilhos à pandemização de infecções. O nomadismo, requerido pela rotação sazonal e pela rarefação de recursos nas áreas de caça e coleta colaborava, em certos casos, para a interrupção de ciclos parasitários. Comportamentos de risco eram o hábito de beber sangue de animais recém-mortos e a lida com carcaças e vísceras de cadáveres. Animais doentes eram presas mais fáceis. Vetores mecânicos como moscas disseminavam bactérias e fungos. Nos dias de hoje, não só as populações tecnologicamente primitivas ou de indígenas como caçadores, exploradores, militares em campanha ou treinamento no campo, trabalhadores e técnicos na linha de frente de projetos de prospecção ou de construção, refugiados e outros expõem-se às zoonoses tipicamente silvestres e, ao contrário do que acontecia, podem transportar vetores e reservatórios para áreas distantes em curto espaço de tempo, antes mesmo que os sintomas ou sinais de doença se façam sentir.

A domesticação e seleção de linhagens de plantas e de animais e sua posterior ecogenização no sentido proposto por Moojen em 1942 – e ocorridos há cerca de 10.000 anos antes do presente – alteraram profundamente o caráter das zoonoses, abrindo novas possibilidades. Ao mesmo tempo em que permitiram a sedentarização, a divisão de trabalho e a constituição de hierarquias sociais complexas, proporcionaram alimentos básicos para o sustento de populações maiores e de densas aglomerações humanas, cujos hábitos alimentares se modificaram. Alguns hábitos persistiram, como o de beber sangue de bovinos, de consumir alimentos de origem animal crus, e de coabitar com animais domesticados, que constituem fontes importantes de infecções zoonóticas. Não só os Massai, na África, ingerem sangue do gado, como trabalhadores em abatedouros o consideram como fortificante. Não é rara a infecção por *Toxoplasma* e cisticerco devida ao hábito de mordiscar pedaços de carne crua, na cozinha. O contato íntimo e permanente com rebanhos no peridomicílio ou com animais no interior de abrigos passou a possibilitar a endemização de parasitoses e infecções zoonóticas. Rebanhos e plantações em monoculturas facilitaram a transmissão de patógenos e parasitos. O uso de fertilizantes animais, por sua vez, permite que se completem os ciclos de vários helmintos. Além disso, criaram-se condições para a evolução de novas linhagens "filtradas" de vírus, de parasitos e de microrganismos adaptados estreitamente à espécie humana. A irrigação artificial de cultivos provocou, como ainda provoca, o incremento de zoonoses transmitidas por vetores aquáticos ou que têm um estágio aquático. Nos dias de hoje, populações rurais apresentam algumas características ilustrativas daquela fase pioneira da constituição de zoonoses ruderais, isto é, das zonas alteradas pela atividade humana, na definição de Lund (1838).

Migrações humanas foram responsáveis pela dispersão de parasitos e seus hospedeiros. A bibliografia sobre este tópico é imensa (Thomas, 1956; Fonseca, 1970; Ministério da Saúde, 1982; Crosby, 1986; 1994; Karlen, 1995). Essas migrações permitiram a ocupação progressiva da superfície da Terra pelo homem, desde os tempos pré-históricos. Patógenos seguiram os comerciantes fenícios, as migrações bíblicas, os exércitos romanos, as invasões dos bárbaros após a queda do Império em 450, as pegadas dos Cruzados, os peregrinos de Santiago de Compostela, Meca, Roma, os pioneiros da circunavegação, os colonizadores portugueses e espanhóis renascentistas, os exércitos de Napoleão e as guerras mundiais. Cães, gatos, galinhas, carneiros, porcos, bois e cavalos, mangustos, com seus microrganismos simbiontes, foram introduzidos nas Américas, coelhos na Austrália, carneiros e marsupiais predadores australianos na Nova Zelândia. Roedores comensais, pulgas, baratas e moscas tornaram-se cosmopolitas (S. B., 1979; Davis, 1986; Crosby, 1994). Finalmente, aos hospedeiros acidentais juntaram-se exploradores e cientistas transportando vírus e seus hospedeiros que provocaram, em diversas ocasiões, episódios felizmente limitados, como os de Marburg, na Alemanha e do vírus Lassa, em Ibadan, Yale e Atlanta cuja investigação foi marcada por episódios de suspense reminiscentes do filme de 1994, *Outbrake*.

O progresso nos transportes, que reduziu o tempo das viagens, possibilitou a disseminação de doenças que antigamente eram limitadas pelo curto período de incubação e letalidade elevada. Mais do que os secos relatos dos diários de bordo dos veleiros que cruzavam os oceanos, narrativas romanceadas revelam as condições de promiscuidade de viajantes e da fauna de bordo que eram responsáveis pelas altas taxas de mortalidade que se verificavam nas longas travessias, como bem descreve Barret (1996). Às romarias de antigamente e às de hoje aos santuários e locais sagrados, que incluem os templos hindus dedicados a ratos, juntou-se o turismo de massa (Withey, 1997). Modernamente, com o transporte aéreo e as possibilidades de distribuição de vírus em aeroportos internacionais de multidestinações, as possibilidades de pandemias são tão ameaçadoras como a dispersão dos vírus de computador pela Internet.

As zoonoses tornaram-se tema de literatura, factual ou romanceada, como o relato de McCormick e Hoch (1996) sobre a caça a arbovírus e seus reservatórios, em três continentes. John Fuller (1974) relatou a epidemia de Lassa, na Nigéria, em 1969, e William Close a de Ebola de 1976 em Yambuku, Zaire. Na literatura de ficção destacam-se autores clássicos como Daniel Defoe, no pretenso diário publicado em 1722 em que retratou a epidemia de peste que atingiu Londres no ano de 1665, e Camus, que descreveu a quarentena em Oram, atingida pela peste. Le May (1979), autor de novelas despretensiosas, explorou como tema a saga de seis estudantes de medicina enfrentando uma epidemia imaginária em Paris, iniciada na África do Sul durante a caçada de um antílope, na qual o caçador, ao ser fotografado junto à sua presa, recebe a picada de um ácaro. David Anne abordou a questão do risco do apego a animais de estimação em uma novela que explora o terror de uma epidemia de raiva na Inglaterra, a partir da introdução de um cão contrabandeado do continente, burlando a grave legislação britânica de quarentena. A escritora Gwyneth Cravens e John S. Marr, doutor em saúde pública, imaginaram uma epidemia de peste pneumônica iniciada em Nova York, a partir do regresso à cidade de uma garota que, em viagem de férias, encontrou e abrigou um esquilo doente. O desenrolar da estória retrata fielmente a expansão da rede de contatos diretos que incluíram companheiros desconhecidos de viagem, porteiro e vizinhos do seu prédio de apartamentos, pessoal de saúde da assistência municipal, contatos indiretos como participantes de seminários acadêmicos e viajantes que compartilharam salas de embarque de aeroportos internacionais. E, recentemente, surgiu uma novela escrita por um epidemiólogo e um novelista sobre as dez pragas bíblicas e mais uma envolvendo a famosa lista de correio eletrônico pro-MED.

Animais de estimação, domésticos ou silvestres constituíram sempre um problema de saúde pública. Toxoplasmose, raiva, tuberculose, micoses e dezenas de outras enfermidades constituem zoonoses urbanas (Mott *et al.*, 1990). Até o século XIX encontravam-se animais de criação doméstica no centro das capitais. Nas décadas de 1960 e 1970, zoólogos, veterinários, epidemiólogos e conservacionistas moveram campanha contra o comércio e tráfico de primatas exportados da Ásia, África e América do Sul para os EUA, Alemanha, Inglaterra, Bélgica, Holanda, entre outros destinos, onde eram vendidos como animais de estimação. Laboratórios farmacêuticos, laboratórios de pesquisa em biomedicina e psicologia cederam a uma verdadeira moda na adoção de um modelo animal que lhes conferia *status* e carreava recursos financeiros para seus projetos. Animais capturados, mantidos e transportados em condições precárias, infectados com parasitos próprios ou adquiridos durante a permanência no campo e no traslado, muitas vezes inapropriados para as finalidades a que eram destinados, constituíam uma grande ameaça à saúde pública, como atestam as frequentes microepizootias e microepidemias que então ocorreram. Somente da América do Sul, mais de um milhão de indivíduos de apenas cinco espécies foram exportados em certos anos, antes que legislações nacionais e convenções internacionais controlassem o comércio (Avila-Pires, 1966).

A urbanização, retomada durante o Renascimento europeu do século XI e incrementada em épocas mais recentes, alterou o padrão das zoonoses. A aglomeração densa de pessoas, criações domésticas e comensais cosmopolitas no interior das cidades, desde a época medieval até o século XIX, resultou em ondas epidêmicas importantes e em endemias permanentes. O final do século XIX foi marcado pela pandemização da peste bubônica e iniciou a era das chamadas "doenças emergentes" e reemergentes, bem definidas por Grmek (1993), muitas das quais retraíram-se para certas regiões do globo para expandirem-se novamente quando a memória de seus impactos já desaparecera.

A segunda metade do século XX assistiu, principalmente nos países em desenvolvimento, a migração do campo para as cidades e a formação de megalópoles onde as populações marginais sitiadas em favelas e conjuntos habitacionais desprovidos de condições elementares de higiene permitem a circulação de zoonoses que envolvem comensais cosmopolitas, animais domésticos e alguns silvestres que resistem nas periferias, além de vetores que se tornaram quase impossíveis de controlar (WHO, 1991). As ligações familiares e tradicionais com áreas rurais ajudam a introduzir e urbanizar doenças de origem zoonótica. Enormes populações de cães, gatos, aves, animais de estimação e de comensais indesejáveis como ratos, ratazanas e camundongos, baratas, pulgas, piolhos, moscas e mosquitos participam de ciclos de patógenos que afetam o homem. O comércio clandestino de animais silvestres, que movimenta bilhões de dólares, é também responsável pela circulação de zoonoses e eclosão de pequenos surtos em países desenvolvidos. Certas zoonoses tendem a permanecer nas periferias como a leishmaniose, enquanto outras adaptam-se a novas formas de transmissão, como a doença de Chagas por transfusões de sangue.

Para ilustrar a diversidade de situações e a complexidade da análise ecológica das zoonoses, escolhemos quatro exemplos, nos quais as condições de manutenção e transmissão diferem.

Uma zoonose de vertebrados terrestres, mas de transmissão hídrica

O controle de zoonoses é prejudicado, com frequência, por observações superficiais das condições particulares de ocorrência. Um exemplo é o da leptospirose, infecção aguda provocada por uma centenas de sorovares de uma bactéria que tem um grande número de hospedeiros não humanos. No noticiário e na literatura médica corrente mencionam-se, comumente, roedores ou "o rato" como responsável pelas epidemias as quais se sucederiam às enchentes.

A explicação corrente sugere que "ratos" espalham-se com as enchentes eliminando bactérias na urina. Entretanto, a correlação entre enchentes e surtos epidêmicos é precipitada, como demonstra uma simples análise da coincidência desses eventos em Santa Catarina, Brasil, cobrindo o período de janeiro de 1991 a abril de 1996.

O levantamento feito revelou que houve coincidência entre três picos de incidência de leptospirose e os picos de precipitação atmosférica verificados nos anos de 1991, 1994 e 1996, o que, aparentemente, confirmaria a correlação propalada; contudo, a análise do número de requisições de exames realizados pelo Laboratório Central reduziu-se em 1992 e 1993, anos em que não houve enchentes; em 1993, ano em que não houve cheia, o número de exames solicitados foi **menor**, mas a taxa de positivos foi semelhante à dos anos de enchentes e a mortalidade foi **maior** do que em anos de cheia.

Os dados indicam, na verdade, que nas épocas de enchentes já é esperado que ocorram casos de leptospirose e, portanto, há maior número de diagnósticos preliminares e de solicitações de exames. Nos anos em que não há cheia, o diagnóstico é feito tardiamente, e cresce o número de óbitos (Avila-Pires, 2007).

Transmissão por vetores: peste

Se, do ponto de vista de seu agente patogênico, as distintas formas clínicas da peste são o resultado da infecção por uma mesma bactéria, *Yersinia pestis*, a ecologia e a epidemiologia das formas bubônica, pneumônica e septicêmica são bastante distintas.

A peste bubônica, conhecida desde a Antiguidade, teve sua presença associada a roedores na Bíblia e no livro sagrado dos hindus, a Bhagava Parana. Três grandes pandemias tiveram sua ocorrência reconhecida: a peste de Justiniano, nos anos de 540 a 543; a peste negra (com surtos pneumônicos violentos), de 1346-1349, seguida por surtos menores que duraram até 1388, e a que teve início na Ásia em 1891 e chegou às Américas e África, até então indenes, no final do século XIX. Muitos aspectos ecológicos continuam inexplicados, incluindo as razões que levaram ao desaparecimento da peste dos centros urbanos e os mecanismos de manutenção entre os surtos.

A última grande pandemia iniciou-se, ao que se supõe, na Mandchúria, expandindo-se para a China e para a Índia.

Em 1896 ocorreram os primeiros casos na região portuária de Bombaim. Entre 1897 e 1901 publicaram-se milhares de páginas de relatórios de comissões internacionais designadas especificamente para a investigação. Áustria, Inglaterra, Alemanha, Japão, França, Egito, Rússia, Itália e Ceilão (hoje, Sri Lanka) enviaram especialistas à Índia. Nenhum dos estudos publicados foi, porém, tão importante quanto o artigo de P. L. Simond, de 1898. Sua leitura demonstra o exercício criterioso do método epidemiológico, do raciocínio sherlockiano e das técnicas ecológicas aplicadas à pesquisa das zoonoses.

Simond procedeu ao estudo minucioso dos fatos, mapeou as casas que abrigavam enfermos, notou a procedência dos doentes, a data dos primeiros sintomas, os relatos de ocorrências isoladas e em grupos familiares, as opiniões populares a respeito da origem da peste e de sua propagação. Reconheceu três períodos definidos na epidemia: um lento crescimento inicial do número de casos humanos, com 620 a 690 mortes semanais; uma fase de estabelecimento ou manutenção, com a duração de cerca de 4 meses, com 1.400 mortos por semana; finalmente, um declínio progressivo.

Os mapas e cronogramas preparados por Simond indicavam que a peste progredia, regularmente, em pequenas distâncias, mas irregularmente, aos saltos, para locais mais afastados. Neste último caso, o homem parecia ser o agente de transporte. Após a chegada de um doente a um determinado local, decorria um período longo de tempo antes que os primeiros casos autóctones surgissem. Em diversas ocasiões, estes verificavam-se em casas cujos habitantes evitaram entrar em contato com o portador, o que indicava a possibilidade de transmissão indireta e não por contágio pessoal.

É evidente que a ocorrência de diferentes formas clínicas desorientou as investigações. O método adotado por Simond, entretanto, conduziu-o às respostas corretas.

O bacilo pestoso havia sido identificado, em 1894, simultaneamente, por Yersin, discípulo de Pasteur e por um aluno de Koch, Kitasato. Simond dedicou-se à realização de uma série de experiências, inoculando roedores com o bacilo, obtido de pacientes humanos e de ratos infectados. Tentou diferentes vias: alimentou-os com sangue, restos de cadáveres, fezes, cereais. Colocou ratos sadios em frascos nos quais haviam morrido ratos pestosos. Finalmente, concluiu que somente através da inoculação conseguia a transmissão da doença. Um caso curioso foi o de um rato, alimentado com sangue contaminado e que sofrera um ferimento no lábio produzido por uma pinça, que desenvolveu bubões cervicais. Estes dados levaram Simond a admitir a via subcutânea como sendo a porta de entrada do germe. A partir daí, preparou uma nova lista de fatos, com o objetivo de descobrir o que ocorria na natureza.

Suas suspeitas voltaram-se para um vetor intermediário entre ratos e homens. Vários foram considerados e descartados, incluindo percevejos e moscas – ainda admitidos como vetores por Oswaldo Cruz em 1906. Simond, finalmente, concluiu que as pulgas constituíam os vetores da peste bubônica.

Para testar sua teoria, Simond lançou mão de um protocolo de experiências muito bem planejadas. Só que, para obter pulgas em número suficiente, utilizou as coletadas em gatos. Hirst, que em 1953 historiou a conquista da peste, mostrou que as hipóteses de Simond, que contrariavam muitas opiniões correntes, só foram aceitas anos mais tarde. E, entre as questões que retardaram sua admissão, contava-se o parco conhecimento sobre taxonomia de pulgas, na época. A comissão britânica, por exemplo, havia identificado 80 mil exemplares como *Pulex cheopis*, confundindo três espécies, que só foram convenientemente reconhecidas como distintas em 1914.

Os verdadeiros vetores apresentam condições especiais em seu proventrículo, cujo meio endógeno permite a multiplicação de bactérias, bloqueando a entrada do esôfago. Ao refluirem até o aparelho bucal, são inoculadas por ocasião da picada. Assim, quando Simond utilizava pulgas transmissoras, seus experimentos comprovavam a teoria. Mas, quando inadvertidamente usava outras espécies, que não sabia distinguir, os resultados mostravam-se negativos.

Outro aspecto raramente mencionado é o papel dos roedores silvestres nas epidemias e epizootias do Velho Mundo (Davis, 1986). Para as Américas e África, a peste foi levada, a bordo de navios, por *R. rattus* infectados. Em ambos os continentes, *Y. pestis* encontrou pulgas e novos hospedeiros não humanos viáveis. Hoje, os surtos ocorrem em zonas rurais, independentemente da intervenção dos vetores e hospedeiros clássicos. Este é um dos problemas importantes e interessantes que restam a ser esclarecidos: não haveria, na Europa, vetores silvestres viáveis? Elton, em 1925, menciona alguns surtos limitados de peste humana ocorridos em Suffolk, Inglaterra, entre 1906 e 1918, e originados em epizootias de roedores silvestres, mas a literatura médica é pobre em informações que nos permitam avaliar os mecanismos de enzootização da peste na Europa. Por outro lado, Davis, em um artigo bem documentado e argumentado que publicou em 1986, questiona o papel realmente desempenhado por *R. rattus* nas epidemias pestosas. De qualquer modo, a explicação comumente encontrada na literatura de que a competição entre *R. rattus* e *R. norvergicus* teria resultado na redução das populações do rato preto e eventual fim das epidemias carece de fundamento ecológico. Essas duas espécies têm hábitos distintos e ocupam biótopos diferentes nas zonas urbanas. *R. rattus* prefere locais secos, nos forros das casas, enquanto *R. norvergicus* vive nos esgotos, nas valas e condutos pluviais, em contato com a água.

Encarada, comumente, como enfermidade humana, a peste bubônica é, na verdade, uma zoonose e, mais que isso, constitui, em muitas regiões, um mecanismo natural de controle de populações de certos roedores silvestres.

Uma parcela da população murina mantém a infecção em estado enzoótico, nos focos primários, ocorrendo microepizootias ocasionais ou periódicas. O desequilíbrio biológico decorrente de alterações ecológicas provocadas por causas naturais, como variações climáticas e a flutuação intrínseca da demografia de hospedeiros ou parasitos, ou em decorrência de atividades humanas, provoca epizootias de peste nos focos primários. Um ano de chuvas abundantes seguido por longo período de seca, por exemplo, acarreta resultados drásticos. A disseminação acidental de roedores e pulgas infectados, nos focos potenciais, amplia a área afetada e provoca a eclosão de epizootias e epidemias temporárias, que se extinguem ao esgotar-se o potencial de indivíduos suscetíveis nas populações afetadas.

Não é o incremento populacional de hospedeiros e parasitos que constitui problema. Normalmente esse incremento faz parte da flutuação sazonal. A redução brusca do número de hospedeiros, por falta de alimento, após as coletas de cereais, por exemplo, resulta na liberação de pulgas, incrementando o índice parasitário e o número de insetos livres nas casas e nos campos. No caso da peste, a morte dos hospedeiros não é necessária para que se propague a infecção, mas desempenha um papel importante na epidemiologia, pois as pulgas abandonam o cadáver e disseminam as bactérias.

Assim como a diminuição do número de hospedeiros provoca o aumento do número de vetores infectantes livres, o incremento populacional de pulgas, quando se verifica por influência de condições ambientais favoráveis, teria efeito semelhante, desde que o número de roedores infectados fosse suficiente para garantir o material infectante.

Admitimos a correspondência dos focos que são, na realidade, áreas de atividade pestosa e locais determinados onde ocorreu um caso humano, com os biótopos, onde se localizam as populações de hospedeiros não humanos e vetores. Os *pockets of population* de Hershkovitz (1962) correspondem aos *pockets of infection* de Karl Meyer (1936), noções coerentes com a teoria de focos naturais de Pavlovsky. A área endêmica corresponde, por sua vez, à área de distribuição ecológica dos hospedeiros e vetores.

Verifica-se, no Brasil, a coincidência das epidemias com as epizootias que ocorrem após as coletas em áreas de cultivo de cereais. A época de plantio corresponde ao início da estação chuvosa, quando os roedores silvestres começam a se reproduzir. A coleta cria condições de superpopulação em relação ao alimento. Os grãos colhidos são armazenados em paióis rudimentares ou dentro da própria casa de moradia, e as condições socioeconômicas e higiênicas prevalentes são de molde a propiciar não só um contato íntimo como verdadeira promiscuidade dos moradores com elementos da fauna silvestre e comensal de roedores. Por vezes, por falta de espaço para armazenagem, parte das espigas e favas são deixadas com a haste partida, no campo. No Nordeste, as primeiras chuvas caem em março/abril e em junho ou julho realiza-se a coleta. Os casos de peste ocorrem a partir daí.

Vetores reservatórios: a febre amarela

Tornada famosa pelos surtos que faziam desviar a rota de navios e de viajantes, prejudicando o comércio nos portos em quarentena, a febre amarela merecia, se então reconhecida, cavalgar junto com os quatro cavaleiros do apocalipse.

Walter Reed isolou o vírus em 1901, após os eventos que cercaram a elucidação de sua cadeia de transmissão, objeto de acirrada polêmica entre os historiadores da medicina (Delaporte, 1989).

Em 1914, Balfour divulgou, no meio científico, a suspeita dos nativos de Trinidad de que macacos seriam hospedeiros e vítimas do vírus amarílico. Seguindo-se ao isolamento do vírus na África e a utilização de *rhesus* como modelo de laboratório (Stokes *et al.*, 1928), a Fundação Rockefeller instalou um laboratório de pesquisas na Bahia. Em 1928, Bauer sugeriu a possibilidade da transmissão do vírus por mosquitos que não *Aedes aegypti.* Dois anos mais tarde Lutz descreveu a eclosão de surtos de febre amarela no interior do estado de São Paulo, nos quais suspeitava haver a intervenção de um vetor desconhecido. Em suas reminiscências biográficas, publicadas naquele ano, já afirmava que *nestes, a existência de stegomyias tinha pouca probabilidade cabendo possivelmente o papel de transmissor a mosquitos de matto, mais ou menos parentes.*

No final da década de 1920 chegavam, do Espírito Santo, denúncias de casos de febre amarela no interior do estado. Alvaro Mello, diretor do Serviço Estadual de Saúde, suspeitava da existência de casos endêmicos em zonas tipicamente rurais, em desacordo com as ideias vigentes de ser a doença tipicamente urbana. Em 1932, A. M. Walcott, da Fundação Rockefeller, visitou a região e, não encontrando o vetor urbano clássico, decidiu-se pela não instalação de postos de coleta de amostras de fígado, para a realização de um inquérito epidemiológico. Sopper e seus colaboradores comentaram posteriormente:

> *subindo ao topo do corte da estrada adiante de Santa Tereza, mirou o belo Vale do Canaã, centenas de metros abaixo e, como o velho Moisés que olhou mas não penetrou no Vale do Canaã, Walcott voltou.*

Ele faria o mesmo quando se anunciou a possibilidade de ocorrer febre amarela silvestre na Bolívia.

Em seguida, porém, a existência de casos humanos foi indiscutivelmente comprovada. Uma equipe enviada à região procedeu a um levantamento minucioso dos casos suspeitos e caracterizou a existência de um foco endêmico, sem que criadouros de *Ae. aegypti* fossem encontrados. Preparou-se uma lista de vetores prováveis, dentre os quais *Ae. scapularis* ocupava o primeiro lugar. Conclui Sopper que a descoberta foi, em grande parte, fortuita, uma vez que o agente de saúde pública local havia visto casos de febre amarela durante a epidemia de 1928-1929, no Rio de Janeiro, mas, afortunadamente, ignorava a inexistência de *Ae. aegypti* no Vale do Canaã.

A descoberta da febre amarela silvestre teria marcada influência no desenvolvimento da ecologia, no Brasil.

David E. Davis (1945), chefe da Seção de Ecologia do Serviço Especial de Pesquisas sobre a Febre Amarela, publicou, em 1945, os resultados preliminares da investigação que visava, primordialmente, explicar a ecologia da manutenção e transmissão do vírus em zonas de florestas:

> *o campo da investigação aqui relatada era o estudo da ecologia animal nas regiões de florestas e o desenvolvimento de métodos e técnicas apropriados ao estudo da epidemiologia da febre amarela silvestre. Uma vez que o conhecimento da abundância e dos movimentos dos animais é fundamental para a compreensão da manutenção e difusão do vírus, a pesquisa compreendia estes dois aspectos, em mosquitos, aves e mamíferos. As plantas, na floresta, sofreram uma investigação preliminar, para permitir um melhor conhecimento do habitate. As variações durante 1 ano proporcionaram a base para comparação de 1 mês com outro e de 1 ano para outro.*

Em 1942, o botânico Henrique P. Velloso, estagiário do Museu Nacional, foi comissionado para estudar a vegetação da região de Teresópolis. Seu trabalho de 1 ano foi publicado em 1945. João Moojen (mamíferos), Herbert Berla (aves) e Antenor L. de Carvalho (répteis) colaboraram no estudo sistemático dos reservatórios e Nelson Cerqueira identificou os mosquitos.

Como resultado desse programa, o Museu Nacional teve suas coleções notavelmente ampliadas, posteriormente, servindo de base às pesquisas sobre a peste.

São Paulo mantinha um serviço especial de defesa contra a febre amarela que esteve sob a direção de Henrique Aragão de junho de 1937 a maio de 1938. Aragão instalou uma estação biológica em um trecho de mata situada a cerca de 3 km de Água Fria, na ponta da linha férrea de Perus e a 28 km desta cidade. Era intenção de Aragão (1943) dotar o estado de uma rede de tais estações, cuja construção justificava com os seguintes argumentos:

> *a adaptação, porém, em época que não parece muito distante, do vírus aos mosquitos que vivem nas matas, dando lugar a modalidade silvestre, tornou necessário não só o estudo destes novos transmissores, sob seus vários aspectos ecológicos, como também dos animais silvestres em que normalmente eles se alimentam e muitos dos quais são sensíveis ao vírus da moléstia.*

Em 1938 Aragão publicou um trabalho sobre a ecologia da febre amarela no interior do estado.

Soper (1977) ressaltou que a mudança de orientação das campanhas de controle da doença para o controle de *Ae. aegypti* resultou no desaparecimento da transmissão nas zonas urbanas. Entretanto, a reintrodução desses mosquitos no Brasil, detectada em Belém em 1967 (Frahia, 1968), possibilita o retorno de epidemias urbanas, uma vez que os reservatórios silvestres mais importantes são primatas que toleram a presença do homem, vivendo em pequenos capões de mato remanescentes em fazendas e em zonas urbanas.

Transmissão direta da raiva por morcegos

Em 1908 grassou em Santa Catarina uma epizootia que foi responsável pela morte de mais de quatro mil cabeças de gado vacum e mil equinos. Esta epizootia estendeu-se pelo Norte da Argentina, Uruguai, Paraguai e o Chaco Boliviano.

Em 1911, Carini e Parreiras Horta diagnosticaram a zoonose com sendo raiva, o que foi posto em dúvida pela inexistência de cães em muitas áreas onde ocorria, uma vez que, segundo o conceito clássico, seriam os carnívoros, apenas, os vetores do vírus. Mesmo assim, em uma campanha empreendida em 1912, 6.799 cães foram eliminados, sem resultado aparente. O mesmo aconteceria no México, na década de 1930-1940.

Entre 1914 e 1916, Haupt e Rehaag, levando em conta observações de habitantes rurais e realizando algumas experiências que não foram cercadas de cuidados necessários para que fossem conclusivas, admitiram a possibilidade de os morcegos hematófagos serem vetores do vírus rábico.

Por volta de 1930 demonstrou-se que certas espécies de quirópteros podiam transmitir determinadas zoonoses. Assim, em 1932, Herbert C. Clark e Lawrence Dunn demonstraram que *Desmodus rotundus* infectava-se e podia transmitir doença de Chagas. No ano seguinte publicaram resultados de pesquisas que indicavam a mesma espécie como vetor potencial de *Trypanosoma hippicum*.

Finalmente, em 10 de setembro de 1933, Esperidião de Queirós Lima e Alvaro Salles publicaram os resultados de experiências cuidadosamente planejadas e conclusivas que mostravam a transmissão da raiva bovina por *D. rotundus*. Em 1933-1934 mostraram que também *Diphylla ecaudata* podia ser vetor de raiva e que ambas as espécies podiam ser portadoras, mas sem apresentar sintoma clínico da infecção.

Núcleos importantes de pesquisa sobre raiva de quirópteros surgiram em Trinidad, México e EUA, e a posterior constatação da transmissão entre quirópteros e de morcegos não hematófagos ao homem revelou a complexidade insuspeitada das interações ecológicas entre reservatórios e vetores silvestres e domésticos.

Conclusão

As zoonoses constituem um caso particular de relações entre organismos, em que estas resultam em doença. A colonização do homem por microrganismos adquiridos de animais que se comportam como inquilinos ou comensais tem importância para o epidemiólogo, mas não para o clínico. Ao longo da evolução social do homem reduziram-se as chances de infecções zoonóticas, independentemente do incremento dos conhecimentos sobre sua ecologia e chegou-se a imaginar um futuro de higidez universal. Mas a emergência e reemergência (Grmek, 1993) de zoonoses obriga-nos a reavaliar conceitos e expectativas, agora à luz de teorias da ecologia médica.

Referências bibliográficas

Abdusalam M. Significance of ecological studies of wild reservoirs of zoonose. *Bull WHO* 21: 179-186, 1959.

Acha P, Szyfres B. *Zoonosis y Enfermedades Transmissibles Comunes al Hombre y a Otros Animales,* 2ª ed., OPAS, Washington, 989 pp, 1986.

Andrews JME, Langmuir AD. The philosophy of disease eradication. *J Pub Health* 53: 1-6, 1963.

Anne D. *Rabid*, Dell, N. York, 269 pp, 1977.

Aragão HB. Observações a respeito de um foco limitado de febre amarela sylvestre no Estado de São Paulo. *Brasil Médico* 52: 401-412, 1938.

Aragão HB. Uma Estação biológica para o estudo dos mosquitos e de outros animais silvestres relacionados com a febre amarela. *Mem Inst Oswaldo Cruz* 38: 21-37, 1943.

Audy JR. Medical ecology in relation to geography. *Br J Clin Pract* 12: 2-10, 1958b.

Audy JR. *Relation of Foci of Zoonoses to Interspersed or Mosaic Vegetation*, Papers 1st WHO Course Nat. Foci Infect, USSR, 1960.

Audy JR. The localization of diseases with special reference to the zoonoses. *Trans R Soc Trop Med Hyg* 52: 308-338, 1958a.

Avila-Pires FD. *Fundamentos Históricos da Ecologia,* Holos, Ribeirão Preto, 278 pp, 1999.

Avila-Pires FD. Leptospirose e enchentes: uma falsa correlação? *Rev Patol Trop* 36(5): 199-204, 2007.

Avila-Pires FD. On the criteria for selection of laboratory Primates. *Lab Primates Newsl* 5: 21-22, 1966.

Avila-Pires FD. Parasites in history. *Rev Ecol Lat Am* 5 (1-2): 1-11, 1998.

Avila-Pires FD. The use and misuse of some ecological terms and concepts in epidemiology. *Mem Inst Oswaldo Cruz* 90: 561-564, 1995.

Baer J. *Le Parasitisme,* Libr. de l'Université/F. Rouge, Lausanne, 235 pp, 1946.

Balfour A. The wild monkey as a reservoir for the virus of yellow fever. *Lancet* 1: 1176-1178, 1914.

Barbosa MD. *Roedores da Região Neotrópica e Patógenos de Importância para o Homem,* UFSCAR, Rio Claro, 120 pp, 1985.

Barret A. Ship fever. In Barret A, *Ship Fever,* W. W. Norton, New York, p. 159-254, 1996.

Bauer JH. The transmission of yellow fever by mosquitoes other than *Aedes aegypti*. *Am J Trop Med* 8: 261-282, 1928.

Bourel-Roncière. *Arch Médécine Navale* 17: 121, 1872.

Bush AO, Lafferty KD, Lotz JM, Shostak AW. Parasitology meets ecology on its own terms: Margolis *et al.* revisited. *J Parasit* 83: 575-563, 1997.

Camus A. *La Peste.* Gallimard, Paris, 279 pp, 1947.

Chagas C. Nova tripanozomiaze humana. Estudos sobre a morfolojia e o ciclo evolutivo do *Schizotrypanum cruzi* n. gen., n. sp., ajente etiolojico na nova entidade morbida do homem. *Mem Inst Oswaldo Cruz* 1: 159-218, 1909.

Cheng TC. *Symbiosis*, Pegasus, New York, 250 pp, 1970.

Childs JE. Special features: zoonoses. *J Mammal* 76: 663, 1995.

Childs JE, Mills JN, Glass GE. Rodent-borne hemorrhagic fever viruses: a special risk for mammalogists? *J Mammal* 76: 664-680, 1995.

Clark HCE, Dunn L. Experimental Studies on Chagas' disease in Panama. *Am J Trop Med Hyg* 12: 49-77, 1932.

Cravens G, Marr JS. *A Peste Negra*, Nova Fronteira, Rio de Janeiro, 294 pp, 1978.

Croll NA, Cross JH. *Human Ecology and Infectious Diseases,* Academic Press, New York, 364 pp, 1983.

Crosby AW. *Ecological Imperialism,* Cambridge Univ. Press, Cambridge, 319 pp, 1986.

Crosby AW. *Germs, Seeds & Animals. Studies in Ecological History*, Sharpe, Armonk, 215 pp, 1994.

Croweroft P. *Elton's Ecologists: a History of the Bureau of Animals Populations,* The University of Chicago Press, Chicago, 1991.

Cruz O. Peste. Consultas médicas. *Formulario Pratico do Brazil-Medico:* 481-503. In *Oswaldo Gonçalves Cruz, Opera Omnia,* s/d., Instituto Oswaldo Cruz, Rio de Janeiro, 747 pp, 1906.

Davis DE. The annual cycle of plants, mosquitoes, birds, and mammals in two forests. *Ecol Monog* 15: 243-295, 1945.

Davis DE. The scarcity of rats and the black death: an ecological history. *J Interdiscipl History* 16: 455-470, 1986.

Defoe D. *Journal de l'Année de la Peste*, Gallimard, Paris, 378 pp, 1982.

Delaporte F. *Histoire de la Fièvre Jaune,* Payot, Paris, 219 pp, 1989.

Dias LC, Avila-Pires FD, Pinto AC. Parasitological and ecological aspects of schistosomiasis mansoni in the valley of the Paraíba do Sul river (São Paulo

State, Brazil). I. Natural infection of small mammals with *Schistosoma mansoni. Trans R Soc Trop Med Hyg* 72: 496-500, 1978.
Dobzhansky T. *Genetics and the Origin of Species,* 3rd ed., Columbia Univ. Press, New York, 391 pp, 1951.
Elton CS. *Animal Ecology,* Sidgwick & Jackson, Londres, 209 pp, 1927.
Elton CS. Periodic fluctuations in the numbers of animals: their causes and effects. *Brit Exper Biol* 2: 119-163, 1924.
Elton CS. Plague and the regulation of numbers in wild animals. *J Hyg* 24: 138-163, 1925.
Elton CS. The study of epidemic diseases among wild animals. *J Hyg* 31: 435-456, 1931.
Elton CS. *Voles, Mice and Lemmings. Problems in Population Dynamics,* Oxford, New York, 496 pp, 1942.
Elton CS, Ford EB, Baker JR. The health and parasites of a wild mouse population. *Proc Zool Soc* 1931: 657-721.
Faust EC, Beaver PC, Jung RC. *Animal Agents and Vectors of Human Disease,* Lea & Febiger, Philadelphia, 461 pp, 1973.
Fenner FE, Ratcliffe FN. *Myxomatosis,* Cambridge Univ. Press, Cambridge, 379 pp, 1965.
Fiennes R. *Zoonoses and the Origins and Ecology of Human Diseases,* Academic Press, Londres, 196 pp, 1978.
Fiennes R. *Zoonoses of Primates,* Weidenfeld & Nicholson, Londres, 190 pp, 1967.
Fonseca O. *Parasitismo e Migrações Pré-históricas,* Mauro Familiar, Rio de Janeiro, 453 pp, 1970.
Foster W. *A history of Parasitology,* Livingston, Edinburgh, 202 pp, 1965.
Fox H. *Disease in Captive Wild Mammals and Birds,* JB Lippincott, Philadelphia, 665 pp, 1923.
Frahia H. Reinfestação do Brasil pelo *Aedes aegypti.* Considerações sobre o risco de urbanização do vírus da febre amarela silvestre na região reinfestada. *Rev Inst Med Trop São Paulo* 10: 289-294, 1968.
Fuller JG. *Fever,* Ballantine, New York, 1974.
Gage KL, Ostfeld RS, Olson J G. Nonviral vector-borne zoonoses associated with mammals in the United States. *J Mammal* 76: 695-715, 1995.
Galuzo IG. Twenty years of natural-nidal disease studies. In Levine ND, *Natural Nidality of Diseases and Questions of Parasitology,* University of Illinois, Urbana, p. 9-16, 1968.
Gilmore RM. Mammalogy in an epidemiological study of jungle yellow fever in Brazil. *J Mammal* 24: 144-162, 1943.
Grmek MD. Le concept de maladie émergente. *Hist Phil Life Sci* 15: 281-296, 1993.
Heisch RB. Zoonoses as a study in ecology. *Brit Med J* 2: 669-673, 1956.
Hershkovitz P. Evolution of Neotropical cricetine rodents. *Fieldiana Zool* 46: 1-524, 1962.
Hertig M, Taliaferro WH, Schwartz B. Supplement to the report of the twelfth annual meeting of the American Society of Parasitologists. *J Parasitol* 23: 325-329, 1937.
Hirst LF. *The Conquest of Plague,* Oxford Univ. Press, Oxford, 478 pp, 1953.
Hoogstraal H. Faunal explorations as a basic approach for studying infections common to man and animals. *East Afr Med J* (nov): 1-8, 1956.
Hudson P, Rizzoli A, Grenfell B, Heesterbeek H, Dobson A. *The Ecology of Wildlife Diseases,* Oxford University Press, Oxford, 2001.
Huxley T. *Man's Place in Nature,* Appleton, New York, 328 pp, 1896.
Karlen A. *Plague's Progress,* Phoenix, London, 1995.
Krebbs JH, Wilson ML, Childs JE. Rabies – Epidemiology, prevention, and future research. *J Mammal* 76: 681-694, 1995.
Lacaz CS, Baruzzi RG, Siqueira Jr W. *Geografia Médica do Brasil,* E. Blucher e Edusp, São Paulo, 567 pp, 1972.
Laemmert HW, Ferreira LC, Taylor RM. An epidemiological study of jungle yellow fever in an endemic area in Brazil. Part II. Hosts and arthropod vectors. *Am J Trop Med* (Suppl.) 26: 23-69, 1946.
Le May J-L. *Safari pour un Virus.* Fleuve Noir, Paris, 220 pp, 1979.
Levine ED. Editor's Preface. In Levine ND, *Natural Nidality of Diseases and Questions of Parasitology,* University of Illinois, Urbana, 483 pp, 1968.
Lima CF. A raiva em Santa Catharina. *Rev Dept Nac Prod An* 15: 41-70, 1934.
Lima EQ. Novos rumos na epizo-otiologia e na prophylaxia da raiva dos herbivoros. *Bol Minist Agric* 24: 1-10, 1935.
Lombard HC. *Traité de Climatologie Médicale. Comprenant la Météorologie Médicale et l'Étude des Influences Physiologiques, Pathologiques, Prophylatiques et Thérapeutiques du Climat sur la Santé,* 4 vols, 1 atlas, J. B. Baillière et fils, Paris, 1880.
Lund PW. Bemaerkninger over de almindelige Vej-og Ukrudplanter i Brasilien. [Estudo sobre as plantas que geralmente vegetam como joio junto aos caminhos e cercas do Brasil.]. *Kroyers Naturhist Lidsskr* 2: 53-67, 1838.
Lutz A. Reminiscencias da febre amarella no Estado de São Paulo. *Mem Inst Oswaldo Cruz* 24: 127-142, 1930.
Margolis L, Anderson R, Holes JC. Recommended usage of selected terms in ecological and epidemiological parasitology. *Bull Canad Soc Zool* 1: 314, 1982.
Marr J, Baldwin J. *The Eleventh Plague,* Harper, Massachussets, 1999.
May JM. *The Ecology of Human Disease,* MD, New York, 327 pp, 1958.
May JM. *Studies in Disease Ecology.* Hafner, New York, 613 pp, 1961.
McCormick J, Hoch SF. *Level 4. Virus Hunters of the CDC,* Turner, Atlanta, 379 pp, 1996.
Meyer K. Latent infections. *J Bacteriol* 31: 109-35, 1936.
Mills JN, Yates TL, Childs JE, Parmenter RR, Ksiazek TG, Rollin PE, Peters CJ. Guidelines for working with rodents potentially infected with hantavirus. *J Mammal* 76: 716-722, 1995.
Ministério da Saúde. *Doenças e Migrações Humanas,* Centro Doc. Minist. Saúde, Brasília, 213 pp, 1982.
Moles JA. *Les Sciences de l'Imprécis,* Seuil, Paris, 360 pp, 1995.
Monis PT. The importance of systematics in parasitological research. Int *J Parasitol* 29: 381-388, 1999.
Moojen J. Ecogenização e domesticidade. *Bol Mus Nac Rio Janeiro,* 1938-1941: 14-17, 1942.
Mott KE, Desjeux P, Moncayo A, Ranque PE, Raadt P. Parasitic diseases and urban development. *Bull WHO* 68: 691-698, 1990.
OMS/FAO. Groupe mixte d'experts des zoonoses. *Rapp Techn* 40 Genève, 1951.
Papavero N. *The World Oestridae (Diptera), Mammals and Continental Drift,* The Hague, Junk, 240 pp, 1977.
Pavlowski E. *Natural Nidality of Transmissible Diseases,* Peace, New York, 249 pp, 1966.
Piso G. *História Natural e Médica da Índia Ocidental,* Instituto Nacional do Livro, Rio Janeiro, 1957.
Quatrefages A de. *L'Espèce Humaine.* G Baillière, Paris, 368 pp, 1877.
S.B. [*sic*]. The black rat in Britain. *Nature* 281: 101, 1979.
Salomon-Bayet C. *Pasteur et la Révolution Pastorienne,* Payot, Paris, 692 pp, 1986.
Schantz PM. Human behavior and parasitic zoonoses in North America. In Croll NA, Crowson JH (eds), *Human Ecology and Infectious Diseases,* Academic Press, New York, p. 21-48, 1983.
Schwabe CW. *Medicina Veterinaria y Salud Pública,* Novaro, México, 896 pp, 1968.
Simond PL. La propagation de la peste. *Ann Inst Pasteur* 12: 625-687, 1898.
Smith T, Kilborne FL. Investigations into the nature, causation, and prevention of Texas or Southern cattle fever. *Bull Bur An Ind* 1: 7-301, 1893.
Soper FL. *Ventures in World Health.* PAHO, Washington, D.C, 365 pp, 1977.
Sousa GS. *Tratado Descritivo do Brasil em 1587,* Editora Nacional, São Paulo, 1987.
Steele JH. *Handbook Series in Zoonoses,* CRC, Boca Raton, 1982.
Stokes A, Bauer JH, Hudson NP. Experimental transmission of yellow fever to laboratory animals. *Am J Trop Med Hyg* 8: 103-164, 1928.
Strong RP. The importance of ecology in relation to disease. *Science* 82: 307-317, 1935.
Swynnerton CF. An examination of the tsetse problem in North Mossurise, Portuguese East Africa. *Bull Ent Res* 11: 315-385, 1921.
Tansley AG. The use and abuse of vegetational concepts and terms. *Ecology* 16: 284-307, 1935.
Taylor RM, Cunha JF. An epidemiological study of jungle yellow fever in an endemic area in Brazil. Part 1: Epidemiology of human infections. *Am J Trop Med Hyg* (Suppl.) 26: 1-21, 1946.
Thomas WL. *Man's Role in Changing the Face of the Earth,* Univ. Chicago Press, Chicago, 1956.
Vaughan HW, Vaughan JA. Some aspects of the epizootiology of mysomatosis. In McDiarmid A, *Diseases in Free Living Wild Animals,* Academic Press, Londres, p. 289-309, 1969.
Veloso HP. As comunidades e as estações botânicas de Teresópolis, Estado do Rio de Janeiro. *Bol Mus Nac Rio de Janeiro Bot* 3: 1-95, 1945.
Veloso HP. Estudos dos agrupamentos vegetativos relacionados com as áreas onde foram efetuadas as pesquisas sôbre a febre amarela silvestre no município de Passos, Estado de Minas Gerais. *Mem Inst Oswaldo Cruz* 45: 679-708, 1947.
Whittaker RH, Levin SA, Root RB. Niche, habitat, and ecotype. *Amer Natur* 107: 321-338, 1973.
Withey L. *Grand Tours and Cook's Tours. A History of Leisure Travel 1750-1915,* William Morrow, New York, 401 pp, 1997.
WHO. *Health and the Cities: a Global Overview,* A44/Techn. Disc./2, Background Document, Genebra, 35 pp, 1991.

7 Dinâmica dos Reservatórios Extra-humanos das Doenças Infecciosas e Parasitárias

Fernando Dias de Avila-Pires

▸ Introdução

Doenças, como processos biológicos que comprometem o desempenho das atividades normais e ameaçam a sobrevivência, antecedem de muito o ser humano e podem ser datadas dos tempos das primeiras manifestações de vida no nosso planeta, após 3,5 bilhões de anos passados. Associações cooperativas ou competitivas entre organismos constituem uma das características fundamentais dos sistemas ecológicos, que o homem moderno veio integrar há apenas algumas dezenas de milhares de anos. Essas associações, muitas vezes, têm caráter circunstancial, mas podem ser específicas, íntimas e permanentes. Dentre elas, as de parasitismo são importantes para o bem-estar do ser humano e da fauna doméstica selecionada por motivos utilitários, tróficos, gastronômicos, econômicos, lúdicos e afetivos.

Nossos primeiros ancestrais terrícolas, ao passarem a privilegiar o carnivorismo, iniciaram uma das mais profundas alterações nos padrões de saúde e de doença que já afetaram o ser humano ao longo de sua história evolutiva. O exercício da caça e o contato íntimo com peles, couros, carcaças, sangue e vísceras expuseram nossos ancestrais ao contato com parasitos externos e internos de diferentes espécies. A nova dieta viria alterar o meio interior. Animais doentes são mais fáceis de serem capturados e caçadores pouco experientes e desprovidos de um corpo de conhecimentos tradicionais e empíricos, ainda em estágio de formação, foram alvo dos primeiros surtos de zoonoses que afetaram as populações primitivas. A expansão de sua área de origem na África para terras mais frias alterou a composição de sua flora parasito, graças à sucessão sazonal característica dos climas temperados e à associação com animais estranhos à fauna dos biomas de florestas e savanas africanos. Muitos de seus antigos parasitos falharam em se estabelecer definitivamente no ser humano e permaneceram para trás, em seus focos zoonóticos de hospedeiros e vetores originais. Quando os primeiros neandertais espalharam-se pela Europa, há cerca de 100 mil anos, a linhagem humana já passara por três grandes mudanças ecológicas que se refletiram nos padrões sanitários: a adoção de hábitos terrícolas e um íntimo contato com o solo, a adoção do carnivorismo e onivorismo e a colonização de biomas em outras latitudes. Há 50 mil anos, uma nova revolução começaria a ocorrer, quando o homem neolítico adquiriu o poder de alterar o ambiente em escala maior, de início regional, depois continental e, no último século, planetária. Apenas nos últimos 10 mil anos desenvolveram-se os processos de cultivo, domesticação e seleção artificial de plantas e animais que nos acompanham de perto. De algumas centenas de indivíduos, vivendo em grupos tribais nômades, atingimos populações consideráveis de membros de comunidades sedentárias, sustentadas por uma produção agropecuária planejada e constante (Karlen, 1995). A sedentarização, mesmo parcial, permite que os ciclos de geo-helmintos se completem. Ao mesmo tempo, a convivência próxima e, mesmo, promíscua com animais domésticos favorece a troca de micro-organismos, cujo grau de patogenicidade para cada espécie varia, mas que encontram reservatórios capazes de manter populações viáveis.

Cada etapa da evolução do ser humano foi marcada, assim, por problemas sanitários próprios, dependendo das relações características com o meio ambiente alterado e construído, especialmente com os membros da fauna com os quais mantinha contato voluntário, ou indesejado. Os abrigos onde conviviam grupos familiares humanos ofereciam condições de *habitat* propícias para abrigar reservatórios e vetores de micro-organismos patogênicos, que neles encontravam as condições requeridas para sua sobrevivência, equivalentes às do ambiente nativo do peridomicílio. Nem sempre ocorreu a adaptação genética de comensais e inquilinos às novas condições que se ofereciam.

O estudo das associações bióticas constitui um capítulo importante da ecologia. Relações de competição e cooperação encontram-se na base da teoria da evolução orgânica (Sapp, 1994). E, apesar de se mencionar, com frequência e em sentido figurado, a transmissão de parasitos ao longo de linhagens filogenéticas, parasitos são transmitidos de um organismo a outro, ou são lançados no solo, ar ou água, intermediados pela ação de fatores ecológicos bióticos e abióticos.

▸ Antecedentes históricos

A preocupação com a saúde dos animais domesticados parece ser tão antiga quanto a própria iniciativa de capturar, criar e reproduzir espécies, selecionando-as para fins utilitários. Dessa primitiva engenharia genética empírica e artesanal, cujas técnicas perduraram por milênios, surgiu a variedade de raças que conhecemos hoje. Assim, nasceu a medicina veterinária, praticada 2 mil anos antes de Cristo e, provavelmente, desde épocas pré-históricas.

Nos seus primórdios, os praticantes das artes médicas e veterinárias preocupavam-se com os riscos possíveis para a saúde humana representados por animais doentes. A semelhança anatômica evidente de animais com o ser humano foi notada e utilizada por anatomistas clássicos, como Galeno, depois que as dissecções passaram a ser consideradas como religiosa e politicamente incorretas. Muitas contribuições à medicina humana durante a Idade Média basearam-se primordialmente na dissecção de animais. Erros que para nós são evidentes, foram perpetuados em virtude dos métodos de ensino utilizados na Europa medieval. A ideia de um plano básico de organização anatômica dos vertebrados só foi absorvida pela ciência ocidental após o Renascimento, que libertou a busca do conhecimento organizado das rígidas normas da escolástica cristã. Segundo Schwabe, a difusão da fé judaico-cristã foi responsável, em grande parte, pela separação entre a medicina humana e a veterinária. Esta última foi de importância capital para o desenvolvimento das ideias sobre saúde coletiva e contágio e sobre prevenção de epizootias.

A diversificação do conhecimento acumulado durante o Renascimento em disciplinas especializadas, a partir do século XVII, quando surgiram os primeiros periódicos científicos, conduziu a zoologia, a medicina humana e a veterinária a caminhos divergentes. A riqueza da fauna neotropical e neártica ocupava o tempo dos taxonomistas, voltados quase que exclusivamente a redesenhar sistemas de classificação que dessem conta da diversidade do mundo animal, então ampliado graças à invenção e à popularização da microscopia que revelou o mundo microbiano.

Caberia a Louis Pasteur e a Claude Bernard e Robert Koch, em meados do século 19, abrir o caminho a um novo campo de conhecimentos com a utilização dos métodos da medicina experimental, da microbiologia, da imunologia e da nova biologia nascentes (Bernard, 1865; 1878-1879).

A administração dos impérios coloniais, especialmente nas nações asiáticas e africanas em formação, constituiu, durante os séculos 19 e 20, um terreno fértil para o desenvolvimento da antropologia social ou cultural e da medicina tropical, que, no sentido de Manson, pode-se considerar sinônimo de medicina colonial.

A saga dos primeiros tropicalistas que desvendaram a biologia e a ecologia dos ciclos complexos dos vetores e reservatórios da malária, da peste, da nagana, não terminou com o fim dos impérios coloniais, mas serviu de modelo para as investigações que esclareceram a epidemiologia da febre do Texas, da febre amarela, da doença de Chagas, da esquistossomose, da leishmaniose e de outras zoonoses que tiveram importância no passado e, em certas regiões, são importantes ainda hoje.

▸ Hospedeiros e reservatórios

A dimensão moderna das relações de saúde e doença envolvendo o ser humano e a fauna dependeu da concepção da posição da espécie humana no mundo natural, que hoje denominamos biosfera. Para isso, contribuíram, no meio científico, os progressos verificados na década de 1860 com o advento da teoria da evolução orgânica de Charles Darwin. Contemporâneo e destacado defensor da teoria da evolução de Darwin, Thomas Huxley (1860) defendeu a noção de que existe maior variação dentro da espécie humana do que entre o ser humano e os primatas antropomorfos. Porém, durante séculos, o ser humano foi considerado pelos cristãos como uma criatura especial, feito à imagem e semelhança de Deus. Dentre seus atributos especiais estariam as doenças explicadas como penitência. Doença é sofrimento e castigo e assim foi interpretada até os nossos dias, a despeito dos ensinamentos da Escola Hipocrática, que considerou a doença como fenômeno natural, passível de ser estudado, previsto e, em certos casos, evitado.

No curso da história, sempre se suspeitou da participação de outros animais em certas epidemias. A Bíblia relata a suposta relação entre ratos e o que se supõe ter sido uma das primeiras epidemias de peste bubônica, no episódio do roubo da Arca Sagrada pelos filisteus. Em busca da cura, foram aconselhados pelos sacerdotes a devolverem-na aos israelitas, recheada de réplicas em ouro de tumores e de ratos. No Brasil holandês do século 17, Piso sugeriu uma suposta relação entre os morcegos e a raiva. Por outro lado, há muito se sabia que o ser humano compartilhava com outras espécies alguns parasitos e, no século 18, Edward Jenner introduziu, na Inglaterra, trazida do Oriente, a prática da variolização, chamando a atenção para a semelhança da varíola bovina com a varíola humana. Jenner iniciou um artigo publicado em 1798 com a advertência de que

> "os desvios do homem da situação em que foi colocado pela natureza parece ter constituído uma fonte prolífica de doenças. Por amor ao esplendor, pela indulgência à luxúria e por sua inclinação pela diversão, ele se tornou familiar de um grande número de animais que podem não ter sido destinados para serem seus associados. O lobo, desarmado de sua ferocidade agora se aninha no colo das senhoras. O gato, o pequeno tigre de nossa ilha, cujo *habitat* natural é a floresta, está igualmente domesticado e acariciado. A vaca, o porco, o carneiro e o cavalo foram todos, para uma variedade de finalidades, colocados sob seu domínio e cuidado."

Foi somente no final do século 19 que os ciclos biológicos envolvendo parasitos, hospedeiros e vetores ficaram cientificamente demonstrados. Em 1865, John Kirk registrou observações feitas por nativos na África, sobre as condições de ocorrência de uma doença conhecida como *nagana* que afetava tanto mamíferos silvestres quanto o gado doméstico. Notou a associação entre moscas tsé-tsé, os grandes mamíferos e seus hábitos alimentares. Griffith Evans, médico veterinário militar, servindo no Punjab em 1880, por sua vez, investigou uma doença febril conhecida como *surra* cujo parasito é um flagelado que pode ser encontrado no sangue de cavalos, mulas e camelos, descrevendo, assim, o primeiro tripanossomo patogênico. Em 1895, David Bruce, atento às observações dos zulus, elucidou o ciclo da nagana e estabeleceu um modelo para o estudo biológico e epidemiológico dos reservatórios (Hoare, 1962). No continente americano, Billings (1884) esforçou-se por implantar a ideia do controle sanitário de animais reservatórios de doenças que constituíam risco para a saúde pública, tentando orientar a medicina veterinária em uma nova direção.

De um modo geral, pode-se dizer que houve mais empenho na pesquisa dos organismos patogênicos responsáveis pelas infecções humanas no período pós-pastoriano, e na identificação de vetores de microrganismos e de parasitos logo após os trabalhos pioneiros de Manson, de Grassi e de Ross, do que na busca de reservatórios naturais. Certamente, médicos civis e militares procederam à identificação de vertebrados silvestres ou domésticos de patógenos de interesse humano ou veterinário na África, na Ásia e nas Américas, mas, por força mesmo de sua formação, estavam mais aptos às tarefas realizadas nos laboratórios de microbiologia, helmintologia e entomologia do que nas pesquisas de campo sobre reservatórios. Somente no século 20 tornariam-se frequentes as pesquisas visando à identificação de novas espécies encontradas naturalmente infectadas por micro-organismos patogênicos.

Em 1956, Harry Hoogstraal, responsável pela unidade de pesquisas da marinha norte-americana no Cairo, publicou um importante alerta para a necessidade de se realizarem estudos taxonômicos especializados sobre a fauna de hospedeiros e reservatórios, que servissem de base à elucidação de ciclos epidemiológicos e epizootiológicos.

▸ Definições

A presença de microrganismos responsáveis pelos processos de fermentação e de putrefação no ar e na água constituiu um dos temas importantes das pesquisas que levaram à nossa concepção atual de fonte ou reservatório de infecção. Quando a teoria microbiana veio substituir a crença nos miasmas e esclarecer os mecanismos de contágio, buscou-se de imediato identificar as fontes mais importantes de infecção. Pasteur e Tyndal procuraram comprovar a teoria comparando amostras de ar e de água colhidas em locais desertos situados em altitudes elevadas e nas áreas urbanas.

Na década de 1840, na era pré-pastoriana, Holmes nos EUA e Semmelweiss na Áustria, trabalhando independentemente, descobriram a rota de contaminação da febre puerperal. Em 1853, Snow demonstrou a origem das epidemias de cólera que atingiram Londres em 1848-1849 e 1853-1854.

No início do século 17, um físico holandês, van Helmont, observou que as uvas só fermentavam quando tinham a casca perfurada. Dois séculos mais tarde, Louis Pasteur partiria desse fato para explicar a ação microbiana responsável pelos processos biológicos da fermentação e putrefação. E passou a pesquisar e demonstrar a presença constante e disseminada de microrganismos no ar e nas águas, com o auxílio de bombas de vácuo e com o balão de "pescoço de cisne", inventado por Balard, para demonstrar sua teoria.

Do ponto de vista teórico, há uma diferença radical entre essa concepção e a ideia hipocrática da influência de águas, ares e lugares na origem das doenças.

Charles Darwin, tendo tido seu interesse despertado pelo assunto em 1837, descreveu, em seu último livro publicado em 1881, o papel das minhocas na aeração do solo e na produção de húmus. Na mesma época, na França, Louis Pasteur tentava responder à questão de como os bacilos do carbúnculo podiam surgir na superfície do solo, uma vez que os fazendeiros enterravam profundamente os animais mortos pela doença. A resposta veio durante a visita a uma fazenda nas proximidades de Chartres, em 1878, quando Pasteur teve a atenção despertada pelos torrões de solo expulsos das galerias escavadas por minhocas, em um local onde o proprietário havia sepultado carneiros mortos pelo carbúnculo. A ideia de um foco ou reservatório inorgânico de infecção ampliou-se com essa observação.

Com a admissão generalizada da teoria microbiana das infecções de Pasteur e o isolamento de micro-organismos patogênicos para o ser humano no meio ambiente e em outras espécies animais passou-se a definir um *reservatório* como qualquer organismo ou substrato inorgânico no qual o agente infeccioso vive habitualmente e se multiplica, assegurando a sobrevivência da espécie. Alguns autores como Faust *et al.* (1973), entretanto, consideram como reservatório apenas uma espécie animal da qual um parasito depende para sua sobrevivência. A restrição proposta é perfeitamente justificada, uma vez que a definição mais ampla falha em distinguir a noção ecológica de biótopo ou *habitat* e a conotação médico-sanitária de fonte de infecção, daquela de elo essencial em uma cadeia biológica. Recentemente, Haydon *et al.* (2002) retomaram a questão da definição de hospedeiros e reservatórios, mas sua proposta deixa de levar em conta a questão dos diferentes níveis de complexidade em que ocorrem os fenômenos. Assim, não se pode considerar um *ambiente* como reservatório.

Reservatórios e patógenos coadaptam-se de maneira a reduzir atritos e a conviverem em certa harmonia. Em geral, reserva-se o nome de *hospedeiro* para a espécie que abriga ocasionalmente um parasito oportunista, que pode ou não comprometer sua sobrevivência.

A questão da especificidade das infecções deve ser qualificada. É fato notório a afinidade entre certos micro-organismos e seus reservatórios naturais. Porém, a possibilidade de colonização depende de circunstâncias relacionadas com as variações ambientais e com o estresse. Em condições de laboratório, animais podem ser infectados com uma grande variedade de micro-organismos, reduzindo suas defesas naturais de várias maneiras, desde o uso de imunodepressores à esplenectomização. As relações entre reservatórios e parasitos precisam ser examinadas nos distintos níveis de complexidade em que ocorrem, desde o nível molecular, em que operam as estratégias das respostas imunológicas do hospedeiro e defensivas dos parasitos, até o nível individual da infecção e dos ecossistemas, no qual ocorre o fenômeno das epidemias, da coexistência, da coevolução e das endemias.

Enquanto os reservatórios vivem em contato direto com o meio exterior, parasitos e patógenos têm fases de seus ciclos biológicos no interior dos seus reservatórios que, para eles, constituem seu meio exterior. Suas relações com os organismos que os abrigam não são simples e inconsequentes. Desde sua penetração até o momento de deixarem o corpo dos reservatórios, podem fixar-se em diferentes tecidos e órgãos, nos quais encontram condições distintas à adaptação. Os reservatórios constituem, portanto, filtros biológicos, selecionando linhagens genéticas particulares. Brenner e Andrade (1979) mencionam, de passagem, esse fenômeno.

As relações entre micro-organismos e seus reservatórios são complexas e dinâmicas. O meio interior é inconstante e as relações com sua flora se modificam com experiências imunológicas sucessivas. Os vertebrados apresentam características diferentes dos invertebrados e das plantas, especialmente no tocante às respostas imunitárias (Whipple, 1963).

Em 1879, Du Bary propôs o termo *simbiose* cuja definição incluía diversos tipos de associações entre organismos. Em seguida, designações como mutualismo, esclavagismo, comensalismo, inquilinismo surgiram para identificar associações caracterizadas por vantagens mútuas ou unilaterais. Os interessados no tema podem consultar as obras de Baer (1946), Caullery (1950), Cheng (1970), Whitfield (1979), Boucher (1985) e Sapp (1994). Chegou-se a sugerir mecanismos de evolução ortogenética, que iriam do parasitismo ao comensalismo ou inquilinismo, hoje desacreditados. Mas, ao contrário dos meios inorgânicos que podem servir como fontes de infecção, reservatórios animais não constituem substratos inertes, mas, sim, microssistemas ecológicos complexos, povoados por comunidades de micro-organismos que competem, cooperam e relacionam-se de maneira dinâmica entre si e com os hospedeiros que os abrigam. As comunidades endógenas são constituídas, principalmente, por populações que Dubos (1965) distingue em categorias discretas. Comunidades indígenas, autóctones ou nativas são aquelas integradas por espécies encontradas normalmente nos hospedeiros, variando com o estágio de desenvolvimento ontogenético, o sexo e a área geográfica em que vive o hospedeiro. Um exemplo clássico é a flora intestinal. As perturbações benignas que ocorrem por ocasião de deslocamentos são conhecidas como diarreia dos viajantes e refletem alterações na composição da flora normal ou indígena. São provocadas pela presença de comunidades invasoras ou alóctones, de caráter transiente, provenientes do meio exterior e que penetram no corpo do hospedeiro com o alimento, o ar respirado, por via venérea, por meio das mucosas, de ferimentos ou da própria epiderme. No meio endógeno, podem provir de tecidos adjacentes e, nesse caso, podem comportar-se como comensais em um tecido, mas patogênicos em outro.

A localização no corpo dos reservatórios obedece a padrões biogeográficos endógenos específicos, nem sempre fáceis de serem mapeados. Ao longo de seu desenvolvimento, parasitos e patógenos podem migrar de um micro-*habitat* a outro do corpo que os abriga, antes de abandonarem o hospedeiro para se disseminarem ou se dispersarem da área normal de distribuição geográfica.

A definição de zoonose, ao restringir a transmissão de maneira natural, deixou de levar em conta a complexidade das relações entre o ser humano, nas diferentes situações em que vive, de modo permanente ou temporário, e a fauna. Índios de vida tribal, agricultores e criadores, caçadores e pescadores, praticantes de turismo ecológico, funcionários de jardins zoológicos, geólogos, botânicos, zoólogos e antropólogos, expõem-se a participar dos ciclos silvestres, rurais ou ruderais de inúmeras zoonoses. A definição do que é natural está na origem das interpretações duvidosas do que constituiria a transmissão natural. A exclusão da infecção experimental deliberada ou a transmissão proposital em condições de laboratório resolve o problema, em parte. Resta decidir como considerar, por exemplo, a transmissão da doença de Chagas e outras, por transfusão de sangue. O risco que se corre é o de chegarmos a uma definição antropocêntrica e de pequeno valor heurístico (Fiennes, 1978).

▶ Competição e cooperação

Uma abundante literatura, pós-darwiniana, abordou o problema da competição, mas Allee (1951) dedicou-se a evidenciar o papel da cooperação entre espécies distintas, questão de grande utilidade para quem se interessa pela biologia e sociologia dos reservatórios animais. O papel dos parasitos como reguladores das populações de seus reservatórios já fora percebido por Darwin. Na primeira edição de *Origem das Espécies*, Darwin menciona o fato de as epizootias operarem como mecanismos de controle populacional e afirma que essas seriam devidas a vermes parasitos que encontrariam condições favoráveis de disseminação, em razão do efeito de manada, o qual é resultado da aglomeração dos indivíduos de uma população. Hoje, sabemos que a taxa de transmissão é densidade-dependente. Mas foi com os estudos de campo e laboratório iniciados na década de 1920 que Charles Elton impulsionou as pesquisas sobre a dinâmica das populações de parasitos e reservatórios (Elton, 1924; 1925; 1927; 1931; 1942; Elton *et al.*, 1931).

Elton interessou-se inicialmente pelos aspectos ecológicos da transmissão da peste, cujos reservatórios não humanos e vetores haviam sido identificados em fins do século 19 e durante a primeira década do século 20. A identificação do agente patogênico, *Yersinia pestis*, contou-se entre as contribuições pioneiras que se seguiram à aceitação generalizada das teorias pastorianas e à adoção da metodologia de trabalhos em microbiologia médica desenvolvidos por Koch. Yersin, aluno de Pasteur, e Kitasato, discípulo de Koch, descreveram, em 1894, uma bactéria encontrada no sangue de pacientes e de ratos em Hong Kong. Entretanto, foi o epidemiólogo francês Simond que, em 1897, descreveu em Bombaim a cadeia de transmissão. Mostrou que se tratava de uma doença cujos reservatórios são roedores e que o ser humano se envolve no ciclo de maneira secundária. Identificou os vetores e demonstrou as relações que existem entre epizootias e epidemias. Um modelo de investigação sobre a ecologia de reservatórios de peste foi publicado em 1961 por Golvan e Rioux, do Instituto Pasteur. Tornou-se evidente a noção de que o que para o ser humano constitui doença pode ser um mecanismo natural de controle de populações de hospedeiros e reservatórios. O germe da ideia da doença como estratégia de controle populacional, encontrado no relato bíblico da sucessão de pragas no Egito, teve, em fins do século 18, sua formulação moderna em um ensaio de Malthus sobre a dinâmica das populações humanas e suas relações com a produção de alimentos. Por sua vez, Darwin a incorporou na sua teoria da evolução por seleção natural.

No final do século 19 e na primeira metade do século 20, a descoberta das vacinas, das sulfas e dos antibióticos, a partir da teoria da antibiose de Pasteur, difundiu a ideia de que a conquista das infecções estaria em pouco tempo assegurada. Entretanto, a crescente preocupação trazida pela emergência de doenças transmitidas ao ser humano por reservatórios não humanos passou a exigir atenção especial.

Na década de 1970, a epidemiologia e a ecologia das zoonoses experimentaram um surto de desenvolvimento quando Roy Anderson e Robert May partiram dos princípios da ecologia de populações não humanas para desenvolver modelos analíticos aplicados às doenças no ser humano. Esses modelos eram bem mais sofisticados do que os pioneiros de Ronald Ross e de Macdonald (Bruce-Chwatt e Glanville, 1973). Anderson (1981; 1982) foi um dos precursores, preocupando-se primordialmente com a dinâmica das populações de agentes e as possibilidades de aplicação prática dos modelos teóricos.

A década de 1990 foi rica em contribuições derivadas da aplicação dos modelos propostos, quando Grenfell e Dobson (1995) resumiram o estado da arte da modelagem de reservatórios silvestres. Em 2001, Hudson *et al.* editaram os resultados de um seminário que reuniu 50 dos principais pesquisadores na área, unificando teorias derivadas da biologia evolutiva, dinâmica populacional, biologia molecular e ecologia no sentido de consolidar os métodos e teorias relativos ao estudo da ecologia de reservatórios. O grande desafio é o de propor métodos que nos permitam passar do conhecimento das infecções que temos no nível individual para sua disseminação em populações e como influem na dinâmica populacional dos reservatórios.

Os reservatórios protegem, de certa maneira, os micro-organismos das incertezas da vida no ambiente exterior. Mas o problema da disseminação constitui um risco que necessita ser reduzido por estratégias diversas que, além de tudo, diminuam as perdas energéticas (Avila-Pires, 1997). Uma dessas estratégias envolve o concurso de vetores, que podem ser mecânicos (no caso de forésia) ou biológicos, quando integram o ciclo biológico dos micro-organismos que transportam. A disseminação com a cooperação de vetores reduz consideravelmente os riscos de permanência, no meio exterior, representados por condições adversas do meio físico e da competição e predação no meio biótico. Constituem, além disso, garantia de alcançar um hospedeiro viável.

▶ Relações com o ser humano

A análise das relações dos reservatórios com o ser humano envolve aspectos que pertencem a diferentes áreas disciplinares das ciências biológicas e sociais.

As espécies silvestres, que vivem e se reproduzem naturalmente fora do cativeiro, em biótopos naturais, constituem fontes naturais e permanentes de zoonoses virais, como a febre amarela silvestre, a hantaviroses, o Ebola, a St. Louis, a SARS, e mais de uma centena de outras, incluindo a própria AIDS, em sua origem. Helmintos, bactérias e protozoários figuram entre as zoonoses de grande importância para a saúde pública (Faust *et al.*, 1973; Acha e Szyfres, 1986).

Animais *ruderais* são espécies silvestres que procuram as áreas alteradas pelo ser humano, como terrenos baldios, margens de estradas, roças e quintais, beneficiando-se da redução do número de predadores de grande porte e de competidores, da abundância de alimento e das edificações. Em geral, participam das comunidades pioneiras nas primeiras etapas, ou *seres* de uma sucessão ecológica, e apresentam uma estratégia reprodutiva em *r*, isto é, produzindo rapidamente um grande número de descendentes. Entre os reservatórios, contam-se animais domésticos, que passaram por um processo longo de ecogenização (Moojen, 1942), envolvendo a seleção de características privilegiadas pelo ser humano com objetivos diversos. Entre eles, as fontes de alimento, de vestuário, de proteção e de companhia. Além da utilidade imediata e da satisfação de necessidades básicas, contam-se, por um lado, os animais cujas companhias constituiram evidências de *status* social, como tigres e leões; por outro lado, fornecem peles finas e caras, cuja exibição é considerada hoje como politicamente incorreta. Comensais e inquilinos do ser humano, muitas vezes designados erradamente na literatura como domésticos, são, na verdade, domiciliados ou sinantrópicos, como os ratos cosmopolitas e toda a fauna indesejada que infestam residências e arredores. Por sua vez, portadores sãos, compartilhando nossa moradia e vizinhanças, podem ser de particular interesse para os epidemiólogos. Sem demonstrar sinais ou evidências visíveis, constituem uma ameaça constante à saúde humana e animal. Vírus, bactérias, fungos e helmintos podem infectar, sem causar problemas, reservatórios silvestres, domésticos ou ruderais, sobrevivendo como comensais ou inquilinos.

Reservatórios podem estar pré-adaptados a microrganismos emergentes, isto é, chegados por migração ativa, ou introdução passiva em áreas que se situam além dos limites de sua distribuição geográfica atual. A importância do papel do ser humano no transporte de micro-organismos e de reservatórios atuais ou potenciais acompanhou a evolução dos meios de transporte. Na pré-história, animais domésticos acompanharam as levas de migrantes sazonais ou colonizadoras de novos territórios. Junto com eles, dispersaram-se parasitos e demais simbiontes. Em épocas históricas, a introdução propositada de plantas e animais como recursos econômicos para a alimentação e produção de artigos derivados (Thomas, 1956; Elton, 1958) deu início a alterações profundas nos padrões originais de distribuição biogeográfica. Novas associações simbióticas surgiram, quando animais introduzidos revelaram-se reservatórios viáveis de micro-organismos locais e quando microrganismos dispersados encontraram reservatórios potenciais viáveis. Um exemplo clássico de pré-adaptação entre nós é o da sobrevivência de *Schistosoma mansoni*, vindo da África, em espécies de moluscos nativos da Região Neotropical. O vírus da febre amarela, também procedente do continente africano, estabeleceu-se em populações de primatas autóctones e encontrou vetores viáveis entre mosquitos da fauna regional. Porém, a introdução acidental de roedores que se tornaram cosmopolitas, como ratos e camundongos urbanos e ruderais, e de mosquitos urbanos, ampliou consideravelmente a área original de distribuição de vírus e bactérias patogênicas do ser humano, como os responsáveis pela peste, que infectou roedores e pulgas da fauna silvestre, e pelo dengue (Barbosa, 1985).

A revelação do papel dos reservatórios na ecologia das zoonoses, cujos antecedentes encontramos nas pesquisas iniciadas pelos governos coloniais europeus a partir de meados do século 19, cedeu lugar ao estudo da ecologia dos ciclos de endemias e epidemias iniciado por Elton e retomado pela escola russa de Pavlovsky. Em 29 de maio de 1939, Eugeny N. Pavlovsky, da Academia de Ciências da União Soviética, apresentou sua teoria da nidalidade, na qual definiu um foco natural de doença como uma biogeocenose, ou seja, como resultante da conjugação de fatores particulares como clima, vegetação, solo e microclimas favoráveis em locais onde vetores, doadores e recipientes de infecção encontram abrigo. Ou seja, um foco de infecção relaciona-se com uma paisagem geográfica específica, caracterizada por biótopos definidos. Como consequência, certas paisagens podem sugerir a presença e ciclos silvestres de zoonoses (Pavlovsky, 1939; s/d; 1968). Os trabalhos dessa escola culminaram na IV Conference on the Natural Nidality of Diseases and Questions of Parasitology of Kazakhstan and the Republics of Middle Asia. Alma-Ata, September, 1959, organizada pelo Instituto de Zoologia da Academia de Ciências da República do Cazaquistão. Por recomendação do Conselho para a Coordenação da Pesquisa Científica da Academia de Ciências da URSS, a conferência tornou-se ponto de referência para a investigação da ecologia de reservatórios e vetores. É importante notar que os autores russos e de outros países da Europa oriental denominam "zooantroponose" o que nós chamamos de "zoonose" e a expressão "doenças transmissíveis" só se aplica àquelas que são transmitidas por vetores (Levine, 1968).

O desenvolvimento dessa linha de investigação deixa de lado, entretanto, um aspecto relevante da ecologia humana, representada pelos fatores sociais e culturais. A importância que esses fatores adquiriram durante o curso da evolução humana justifica o reconhecimento da ecologia humana como uma disciplina autônoma e, dentro dela, o estudo da herança de unidades culturais ou *memes* (Ehrlich, 2000) ocupa lugar destacado como mostram os artigos publicados no *Journal of Memetics*. A organização social da qual dependem os sistemas de educação e saúde, as normas, códigos e leis reguladores das atividades humanas determinam as relações com reservatórios animais. A regulamentação referente a animais domésticos em zonas urbanas e às normas de vigilância da higiene alimentar constituem bons exemplos. Mas a organização das sociedades humanas baseia-se principalmente na herança cultural e nesta os animais sempre desempenharam papel importante. Tradições familiares e sociais, rituais religiosos, tabus, hábitos alimentares, são herdados como memes e não com os genes. Inúmeras atividades colocam o ser humano em contato com elementos da fauna e o expõem a riscos. Dentre essas atividades, aquelas relacionadas às pesquisas biológicas e médicas apresentam riscos importantes.

A utilização de modelos animais no estudo de doenças exige a utilização de reservatórios naturais e artificiais para a manutenção de microrganismos patogênicos em laboratório. Ironicamente, devemos a uma das espécies que já causou os maiores desastres que sofreu a humanidade, responsável pelas epidemias de peste que figuram com destaque na história da medicina, da literatura e da pintura, o rato preto, *Rattus rattus*, o tributo de ser a que maiores avanços permitiu no conhecimento da doenças de todas as categorias, desde infecciosas a degenerativas e nutricionais.

O uso de animais silvestres trazidos do campo para o laboratório interessa a distintas linhas de investigação. Além disso, tornou-se comum, a partir da década de 1960, a procura por certas espécies, especialmente primatas, que conferiam *status* ao laboratório. Na mesma época, exportaram-se milhões de indivíduos recém-capturados no Peru, na Bolívia e na fronteira brasileira, que eram disputados nos EUA e na Europa pelo mercado de animais de estimação. Infecções ocorridas em laboratórios de segurança atestam os riscos envolvidos no trato com reservatórios silvestres (Childs, 1995; Pearl, 2004) e constituem riscos ocupacionais. Muitas vezes, com a atenção centrada em uma determinada patologia, os pesquisadores se esquecem de que os animais com que lidam podem ser reservatórios de outros micro-organismos patogênicos. Entretanto, o risco é mútuo, como veremos a seguir.

▶ O ser humano como reservatório

O ser humano como reservatório comporta-se de maneira bastante distinta daquela das populações de reservatórios não humanos, como vimos, em razão das características de sua organização social e de sua evolução cultural complementar à evolução genética.

Comparada aos 3,5 bilhões de anos de evolução da vida na Terra, a existência humana é insignificante. Entretanto, nos últimos 10 mil anos a espécie humana foi responsável por alterações consideráveis na biosfera, incluindo a criação de linhagens e raças de plantas, animais e micro-organismos e a reorganização dos padrões de distribuição biogeográfica.

Ações diretas ou repercussões ecológicas alteraram a dinâmica das populações naturais e influíram decisivamente nos ciclos biológicos de curta, média e longa duração.

Assim, como é duvidosa a origem de certas plantas e animais domésticos, os reservatórios naturais ancestrais das doenças que são hoje exclusivamente humanas são apenas suspeitados. Além disso, até recentemente, acreditava-se que infecções como a tripanossomíase africana, a esquistossomose e a leishmaniose não tinham reservatórios não humanos. Pensávamos que as espécies de *Plasmodium* responsáveis pelas malárias humanas eram específicas do ser humano até que evidências recentes indicassem a provável existência de reservatórios silvestres de *P. malariae*.

A questão relativa ao ser humano como reservatório envolve a posição antropocentrista, que admite diferenças fundamentais entre a espécie humana e os outros animais. Mas, vista sob a perspectiva ecológica, isto é, das relações entre organismos que partilham dos mesmos biótopos, nossa espécie representa um risco considerável para as populações animais. Deixando de lado os problemas da contaminação ambiental, da alteração dos *habitats* que levam muitas espécies à extinção e interferem na dinâmica das populações naturais, as influências sobre os reservatórios de zoonoses são drásticas.

A população humana ultrapassa os 7 bilhões de indivíduos hoje concentrados em áreas urbanizadas e periurbanas que se estendem sobre a maior parte da biosfera, da Antártida ao Ártico. Meios de transporte cada vez mais rápidos facilitam a circulação de micro-organismos que provocam pandemias sucessivas e enfermidades emergentes por todo o globo. O controle é difícil e os mecanismos de intervenção nem sempre são bem aceitos. A expectativa de se poder erradicar espécies de reservatórios, vetores ou micro-organismos patogênicos esbarra, em geral, em dificuldades operacionais (Andrews e Langmuir, 1963). Um dos poucos exemplos de sucesso foi a erradicação do vírus da varíola, mas não há notícia de sucesso nas tentativas de se erradicarem reservatórios no passado. O que se pode esperar é o controle de suas populações visando à interrupção da transmissão de doenças ao ser humano e aos animais domésticos.

Animais domésticos de valor econômico ou afetivo recebem atenção especial. Profilaxia, vigilância sanitária, controle de infecções e isolamento em granjas e criadouros especiais são mais estritos do que em hospitais.

Tanto o ser humano quanto os animais domésticos constituem ameaças sérias para a fauna silvestre, como acontece nos casos da transmissão da raiva de cães domésticos para carnívoros silvestres e da passagem do vírus do sarampo de ecoturistas para gorilas. Em jardins zoológicos, esquemas especiais são adotados para proteger a saúde dos animais da contaminação pelos visitantes.

Se o controle pode ser efetivo no caso dos animais domésticos, a vigilância das zoonoses e seu controle em reservatórios silvestres apresentam sérios problemas, tanto práticos quanto éticos. A dinâmica das populações de reservatórios pode, em certos casos, ser acompanhada e monitorada, mas nenhum programa resiste às consequências do controle efetivo de zoonoses. Tão logo as estatísticas mostram a redução dos riscos de infecção, os recursos destinados à vigilância também se reduzem e são redirecionados para atender a outros problemas.

Um dos exemplos mais conhecidos de controle de reservatórios silvestres é o da raiva na Europa. Um dos métodos utilizados na Inglaterra é o da redução das populações de raposas em um ritmo suficiente para manter a densidade abaixo de um nível crítico. Outro método consiste em espalhar iscas envenenadas. Suíça e outros países como França e Bélgica, em ações que devem ser coordenadas, utilizam iscas contendo uma vacina. Entretanto, todos esses métodos são custosos e apresentam, cada qual, problemas particulares.

Em 1982, a Organização Mundial da Saúde (OMS) definiu esse método com o uso de animais silvestres ou domésticos que não são reservatórios de certa doença, para desviar de reservatórios humanos o ataque de mosquitos vetores daquela doença. Em 1944-1945, Brumpt apresentou dados que justificavam o uso do método no controle da malária, por meio da redução do ataque de anofelinos ao ser humano. Em 1974, Nelson explorou a questão do uso de hospedeiros não humanos no controle da esquistossomose.

A despeito de vários autores apresentarem evidências favoráveis ao método, o conceito de zooprofilaxia é questionável por várias razões.

Em seu favor, há evidências de redução de ataques por vetores quando existe oferta alternativa de presas aceitáveis e quando não existe marcada especificidade ou mesmo preferência alimentar. Porém, o aumento da oferta de alimento, que significa incremento trófico, permite o aumento da população de vetores e, por conseguinte, o risco de transmissão de patógenos. Há evidências de que a presença de animais domésticos próximos das residências aumenta a disponibilidade de locais de reprodução de vetores.

Mesmo nos casos em que a associação de métodos complementares de controle é indicada, a zooprofilaxia não deve ser recomendada sem que projetos piloto demonstrem sua viabilidade e que existam evidências de que seu uso pode trazer resultados positivos. É importante lembrar que o sucesso no encontro de presas por vetores depende mais da frequência de sua distribuição do que de sua densidade, ou seja, de sua maior uniformidade na distribuição espacial do que da relação entre população total e área ocupada. Em certos casos, dependendo da área de domínio vital do vetor, a concentração de presas constitui um fator positivo, mas em outros não.

Tentativas drásticas de controle foram utilizadas em diferentes épocas. Quarentenas rígidas, isolamento de portadores, campanhas de erradicação de reservatórios e vetores marcaram época. Bruce, na África inglesa do século 19, preconizou o abandono de aldeias e a remoção de populações inteiras em regiões onde moscas tsé-tsé transmitiam a doença do sono. Comprovado o papel de reservatórios silvestres, Bruce recomendou o abate sistemático das manadas de mamíferos silvestres que viviam nos arredores das áreas povoadas e das estradas de ferro. A Austrália já tem uma longa experiência na tentativa de controle de populações de coelhos, introduzidos naquele continente, a partir da Europa, no século 18 (Fenner e Ratcliffe, 1965). Na década de 1950, no Estado brasileiro de Santa Catarina, erradicaram-se mais de um milhão de bromélias, nas quais podem criar-se as larvas de um dos vetores de malária característicos da faixa litorânea que vai até o litoral de São Paulo e reaparece na ilha de Trinidad.

▶ Ecologia dinâmica

A dinâmica das infecções de que não se conhecem reservatórios não humanos é relativamente simples. Os principais elementos da equação são o tempo durante o qual o patógeno mantém a capacidade de infectar fora do corpo do hospedeiro no ar ou substrato úmido ou ressecado; disponibilidade de rotas de transmissão; número de pessoas suscetíveis; duração do período de imunidade; duração do período de incubação; número de fontes de infecção (Burnet e White, 1972). Entretanto, quando se adicionam vetores e reservatórios não humanos, o número de possibilidades a serem consideradas para a construção de um modelo se multiplica. O conceito mais fundamental dessas equações é o de R_0, que representa o número de novas infecções que têm origem em um indivíduo infectado (no caso de microparasitas) ou o número de fêmeas que se estabelecem a partir de um helminto fêmea (macroparasita) em uma população de hospedeiros ou reservatórios suscetíveis, na qual não haja fatores densidade-dependentes operando (Anderson e May, 1991).

Pesquisas de campo comprovam que um dos aspectos mais importantes para o estudo da dinâmica populacional dos reservatórios e para o controle de infecções é o da agregação. Shaw e Dobson (1995) demonstraram empiricamente que em uma população de reservatórios, a maioria dos indivíduos abriga poucos parasitos enquanto uma minoria hospeda o maior número deles. Os principais fatores responsáveis por esse tipo de distribuição são o comportamento individual, a suscetibilidade diferencial e a variação nas condições de exposição.

Reservatórios não existem isolados, mas fazem parte de ecossistemas que interagem com produtores, consumidores, parasitos e decompositores. A análise das comunidades leva em consideração, logo, sua estrutura complexa, que se inicia pela fitofisionomia (Dansereau, 1951; Cain e Castro, 1959). Sendo a vegetação o aspecto dominante das paisagens, começa-se por descrevê-la. Não se deve confundir vegetação, que é o aspecto paisagístico, com a flora, que estuda sua composição florística ou taxonômica. A análise da fauna é mais complexa, sendo necessário limitar nossa análise aos grupos mais representativos das comunidades e que interagem na estrutura trófica direta dos reservatórios que nos interessam. A densidade e a frequência das populações que integram a comunidade precisam ser determinadas. O estudo das comunidades precisa levar em conta sua dinâmica, isto é, as modificações cíclicas e a evolução ao longo do tempo (Davis, 1945).

A impossibilidade de identificar a totalidade dos componentes de qualquer sistema, por simples que pareça, impõe a necessidade de se identificar as espécies dominantes para desenhar um modelo abreviado, mas representativo da comunidade em foco. Não pode ser tão complexo que perca sua utilidade, nem tão simplificado que falsifique a realidade. Regra geral peca-se pela segunda opção, reduzindo-se os ciclos a um reservatório, um vetor e um patógeno, como se existissem isolados no espaço geográfico.

A análise das populações de reservatórios não difere muito das análises demográficas das populações humanas. Inicia-se pela descrição da estrutura etária, sexual e nichos ocupados. Métodos especiais para determinação de idade e sexo são particulares a cada grupo animal. É importante lembrar que, ao longo do desenvolvimento ontogenético, um animal em geral ocupa diferentes nichos. Sexos diferentes podem ocupar nichos distintos, como no caso de mosquitos, em que as fêmeas são hematófagas e parasitos e os machos fitófagos.

O estudo da dinâmica populacional pode apresentar dificuldades, começando com as estimativas de população. Um dos erros mais comuns em estudos de epidemiologia é o de se tomar como taxa de prevalência a relação entre o número de reservatórios potenciais ou de vetores capturados e o número de infectados na amostra. Para se ter a taxa correta é indispensável estimar a população total na área de estudo.

Dentre os métodos de censo de populações animais, a fórmula de Lincoln-Petersen pode ser adaptada ao estudo de espécies distintas (Southwood, 1966; Seber, 1973). A ideia é simples e parte da premissa de que é possível estimar uma população total por amostragens parciais sucessivas de animais que são marcados, estabelecendo-se a relação entre o total da primeira captura e o número de marcados recapturados na segunda amostragem. A população $P = a \cdot n/r$, em que a = número total de indivíduos marcados na primeira amostra; n = número total de indivíduos na segunda amostra; r = número de indivíduos recapturados na segunda amostra.

É importante que, ao serem libertados, os indivíduos se misturem aleatoriamente na população. Entretanto, quando as amostras são pequenas, usa-se a fórmula derivada de Bailey, em que $P = a(n + 1)/r + 1$.

O intervalo entre as capturas pode variar de horas para insetos e de semanas para mamíferos. Nesse caso, o número total de animais capturados durante a primeira semana pode ser considerado como a primeira captura.

Estimada a população total, deve-se identificar sua distribuição espacial, que nunca é contínua e uniforme, mas, sim, em mosaico, no qual se verificam concentrações de indivíduos em populações locais ou mendelianas separadas por espaços de ausência. O fluxo genético entre essas subpopulações é assegurado por indivíduos transumantes. Em seguida, calcula-se o potencial biótico, ou seja, a taxa de renovação da população.

Isso é feito por meio da estimativa das taxas de natalidade, fertilidade e mortalidade. Em geral, a longevidade é difícil de ser observada diretamente e opta-se por tomar o tempo médio de permanência na área de estudo como longevidade.

O estudo dos ciclos de abundância é importante para a compreensão e previsão dos ciclos de epidemias que afetam as populações humanas.

▸ Referências bibliográficas

Acha P, Szyfres B. *Zoonosis y Enfermedades Transmisibles Comunes al Hombre y a los Animales.* Organización Panamericana de la Salud, Washington, DC; 1986.

Allee W. *Cooperation among Animals.* New York: H Schuman; 1951.

Anderson R. Population ecology of infectious disease agents. In May R. *Theorethical Ecology*. Oxford: Blackwell; p. 318-355, 1981.

Anderson R. *The Population Dynamics of Infectious Diseases: Theory and Applications*. London: Chapman and Hall; 1982.

Anderson R, May R. *Infectious Diseases of Humans: Dynamics and Control.* Oxford: Oxford University Press; 1991.

Andrews J, Langmuir A. The philosophy of disease eradication. *Am J Publ Health.* 53: 1-6, 1963.

Avila-Pires F. On the ecology of vectors. *J Environm Sci.* 9: 246-256, 1997.

Baer J. *Le Parasitisme.* Lausanne: F Rouge; 1946.

Barbosa D. *Roedores da Região Neotrópica e Patógenos de Importância para o Homem.* Rio Claro: UFSCAR; 1985.

Bernard C. *Introduction à l'Étude de la Médecine Expérimentale.* Baillière, Paris. [Trad. Green HC. *An Introduction to the Study of Experimental Medicine.* New York: Dover; 1957.]

Bernard C. *Leçons sur les Phé-nomènes de la Vie Comuns aux Animaux et aux Végétaux.* 2 vols. Paris: Baillière; 1878-1879.

Billings F. *The Relation of Animal Diseases to the Public Health and their Prevention.* New York: Appleton; 1884.

Boucher D. *The Biology of Mutualism.* London: Croom Helm; 1985.

Brenner Z, Andrade Z. *Trypanosoma cruzi e Doença de Chagas.* Rio de Janeiro: Guanabara Koogan; 1979.

Bruce-Schwatt L, Glanville V. *Dynamics of Tropical Diseases: the Late George Macdonald.* Oxford: Oxford University Press; 1973.

Brumpt E. Revue critique: zooprophylaxie du paludisme. *Ann Parasit Hum Comp.* 1944-1945; 20: 191-206.

Burnet M, White D. *Natural History of Infectious Disease.* Cambridge: Cambridge University Press; 1972.

Cain S, Castro G. *Manual of Vegetation Analysis.* New York: Harper; 1959.

Caullery. *Le Parasitisme et la Symbiose.* Paris: G Doin; 1950.

Cheng T. *Symbiosis.* New York: Pegasus; 1970.

Childs J. Special features: zoonoses. *J Mammal.* 76: 663, 1995.

Dansereau P. Description and recording of vegetation upon a structural basis. *Ecology.* 32: 172-229, 1951.

Darwin C. *On the Origin of Species by Means of Natural Selection or the Preservation of Favored Races in the Struggle for Life.* London: John Murray; 1859.

Davis D. The annual cycle of plants, mosquitoes, birds, and mammals in two forests. *Ecological Monographs.* 15: 243-295, 1945.

Dubos R. *Man Adapting.* New Haven: Yale University Press; 1965.

Ehrlich P. *Genes, Cultures, and the Human Prospect.* New York: Island Press; 2000.

Elton C. *Animal Ecology.* London: Sidgwick & Jackson; 209 pp., 1927.

Elton C. Periodic fluctuations in the numbers of animals: their causes and effects. *Brit J Exper Biol.* 2: 119-163, 1924.

Elton C. Plague and the regulation of numbers in wild animals. *J Hyg.* 24: 138-163, 1925.

Elton C. *Voles, Mice and Lemmings. Problems in Population Dynamics.* Oxford: Oxford, University Press; 1942.

Elton C. *The Ecology of Invasions by Animals and Plants.* New York: Methuen; 1958.

Elton C, Ford E, Baker J. The health and parasites of a wild mouse population. *Proc Zool Soc.* 657-721, 1931.

Elton CS. The study of epidemic diseases among wild animals. *J Hyg.* 31: 435-456, 1931.

Faust E, Beaver P, Jung R. *Animal Agents and Vectors of Human Diseases.* Philadelphia: Lea & Febiger; 1973.

Fenner F, Ratcliffe F. *Myxomatosis.* Cambridge: Cambridge University Press; 1965.

Fiennes R. *Zoonoses and the Origins and Ecology of Human Disease.* London: Academic Press; 1978.

Golvan Y, Rioux EJ. Écologie des mérions du Kurdistan Iranien: relations avec líépidémiologie de la peste rurale. *Ann Parasit Hum Comp.* 36: 449-588, 1961.

Grenfell B, Dobson A. *Ecology of Infectious Diseases in Natural Populations.* Cambridge: Cambridge University Press; 1995.

Haydon D, Cleaveland S, Taylor L, Laurenson M. Identifying reservoirs of infection: a conceptual and practical challenge. *Emerg Infect Dis.* 8. http://www.cdc.gov/ncidod/EID/vol18nº12/1 a 0317.htm, 2002.

Hoare C. Reservoir hosts and natural foci of human protozoal infections. *Acta Trop.* 19: 281-316, 1962.

Hoogstraal H. Faunal explorations as a basic approach for studying infections common to man and animals. *East Afr Med.* J: 1-8, 1956.

Hudson P, Rizzoli A, Grenfell B, Heesterbeek H, Dobson A. *The Ecology of Wildlife Diseases.* Oxford: Oxford University Press; 2001.

Huxley T. On the relations of man to the lower animals. In Huley T. *Manís Place in Nature and other Anthropological Essays*, New York: Appleton; p. 77-156, 1860.

Jenner E. *An inquiry into the causes and effects of the variolae vaccine, or cow pox.* http://www.bartleby.com/38/4/1.html

Karlen A. *Plague's Progress. A Social History of Man and Disease.* London: Phoenix; 1995.

Levine N. *Natural Nidality of Diseases and Questions of Parasitology.* Urbana: Univ. Illinois Press; 1968.

Malthus T. *Essay on the Principles of Population, or a View of its Past and Present Effects on Human Happiness,* London: 1798. [Trad. Fondo de Cultura Económica, México, 1951.]

Moojen J. Ecogenização e domesticidade. *Bol Museu Nacional.* 14-17, 1942.

Nelson G. Zooprophylaxis, with special reference to schistosomiasis and filariasis. In Sousby E. *Parasitic Zoonoses.* London: Academic Press. p. 273-285, 1974.

Pavlovsky E. *Natural Nidality of Transmissible Diseases in Relation to Landscape Epidemiology of Zooanthroponoses.* Moscow: Peace; s/d.

Pavlovsky E. Vestnik Akademii. Moscow. 10; 1939.

Pavlovsky E. The doctrine of the natural nidality of diseases on the twentieth anniversary of its existence. In Levine NB. *Natural Nidality of Diseases and Questions of Parasitology.* Urbana: Univ. Illinois Press; p. 5-8, 1968.

Pavlovsky EN. *Human Diseases with Natural Foci.* Moscow: Foreign Languages Publishing House; s/d.

Pearl M. Wildlife trade: threat to global health. *Ecohealth.* 1: 111-112, 2004.

Sapp J. *Evolution by Association. A History of Symbiosis.* Oxford: Oxford University Press; 1994.

Schwabe CW. *Medicina Veterinaria y Salud Pública.* México: Novaro; 1968.

Seber G. *The Estimation of Animal Abundance.* London: Griffin; 1973.

Shaw D, Dobson A. Patterns of macroparasite abundance and aggregation in wildlife host populations: a quantitative review. *Parasitology.* 111: S111-S113, 1995.

Southwood T. *Ecological Methods.* London: Methuen; 1966.

Thomas W. *Manís Role in Changing the Face of the Earth.* Chicago: Univ Chicago Press; 1956.

Whipple H. Some biochemical and immunological aspects of host-parasite relationships. *Ann N York Acad Sci.* 113: 1-510, 1963.

Whitfield P. *The Biology of Parasitism: an Introduction to the Study of Associating Organisms.* London: Arnold; 1979.

World Health Organization. Manual on environmental management for mosquito control: with special emphasis on malaria vectors. Geneva: WHO Offset Publ 66; 1982.

8 Principais Insetos Vetores e Mecanismos de Transmissão das Doenças Infecciosas e Parasitárias

Ricardo Lourenço de Oliveira

▶ Histórico

Embora há alguns séculos se postulasse a participação de insetos e outros artrópodes na transmissão de agentes etiológicos de doenças do ser humano e de animais domésticos, foi somente no final do século 19, e nos primeiros anos do século 20, que houve a comprovação de que alguns microrganismos e parasitos só infectavam vertebrados depois de se desenvolverem e/ou multiplicarem em um desses invertebrados. Nesse período, também foram descobertos os agentes etiológicos e descritos os ciclos das principais doenças transmissíveis. Louis Pasteur e a teoria microbiana das doenças e Robert Koch e seu postulado são exemplos de alguns dos investigadores que deram as bases para o desenvolvimento de fármacos e de práticas, como a vacinação, a quarentena e o saneamento, que levaram a uma diminuição considerável da morbidade de muitas doenças transmissíveis que afligiam a humanidade.

Inicialmente, as investigações e práticas sanitárias enfocavam essencialmente as doenças transmitidas diretamente entre seres humanos ou entre estes e animais domésticos, como a raiva. Todavia, em 1878, Sir Patrick Manson fez uma descoberta crucial para o desenvolvimento da entomologia médica e para a compreensão da dinâmica da propagação de doenças transmitidas por vetores. Manson demonstrou que a filariose por *Wuchereria bancrofti* era transmitida durante a picada de fêmeas infectadas por mosquitos do gênero *Culex*. Ainda que pouco antes já se tivesse demonstrado que a infecção por outro filarídeo humano, o *Dracunculus medinensis*, era adquirida pela ingestão de um microcrustáceo infectado com larvas do helminto, foram as observações de Manson que guiaram várias investigações em entomologia médica que se sucederam naquela virada de século.

Embora, na antiguidade, romanos e outros povos drenassem pântanos (do italiano *paludi*, do qual deriva paludismo) e/ou já associassem a ocorrência da malária à presença de pântanos, de onde emanariam mosquitos e ar ruim (em italiano *mala* + *aria*), foi em 1897 que Ronald Ross demonstrou que plasmódios eram transmitidos por mosquitos e, em 1899, que Grassi *et al.* provaram que só mosquitos de um grupo específico, os anofelinos, eram capazes de transmitir os plasmódios humanos. Em 1901, Walter Reed comprovou que a febre amarela urbana é transmitida por uma espécie de mosquito dentre tantas que existem: o *Aëdes aegypti*.

A partir da constatação de que havia certa especificidade entre agentes etiológicos e seus transmissores, surgiu a necessidade de se aprender a reconhecer quem eram realmente esses vetores, distinguindo-os dos congêneres sem importância sanitária. Se era preciso combater um vetor específico para se controlar uma doença, era obviamente preferível que se economizassem recursos e se otimizassem os procedimentos para se atingir a espécie-alvo. Para que as estratégias de ataque fossem eficientes, elas precisavam ser específicas, e, para isso, era necessário distinguir bem os transmissores dos não transmissores. Por isso, nos primeiros anos do século 20, um número importante de investigadores passou a buscar caracteres morfológicos que permitissem a identificação das espécies vetoras e a estudar a história natural desses invertebrados, de modo a detectar pontos vulneráveis para o seu ataque eficaz. Esse esforço se fez logo sentir. Por exemplo, apenas duas espécies de mosquitos eram conhecidas pela ciência no século 18, mas, na primeira década do século 20, mais de 240 já tinham sido descritas.

Posteriormente, verificou-se que artrópodes idênticos e, portanto, presumivelmente pertencentes à mesma espécie, transmitiam certo parasito em uma região, mas não em outra. Descobriu-se que tal fenômeno decorria de diferenças entre populações de uma mesma espécie ou da existência de um complexo de espécies crípticas, isto é, um conjunto de espécies muito semelhantes ou mesmo indistinguíveis mediante alguns métodos de que se dispõem, porém isoladas reprodutivamente.

Afora outras estratégias, como o manejo ambiental, logo se elegeram os inseticidas como a arma mais importante para combater os artrópodes vetores de doenças do ser humano e de animais. No final da década de 1930, apareceu o DDT que, por sua ampla ação letal para os artrópodes e pela longa persistência de tal ação nos locais onde era aplicado, foi considerado uma panaceia. Logo depois da Segunda Guerra Mundial, a disponibilidade de medicamentos ou vacinas para o tratamento ou prevenção de muitas das doenças e de um inseticida com tal eficiência e eficácia gerou a expectativa de que muitas das infecções transmitidas por vetores seriam logo erradicadas do planeta. Com efeito, muitas dessas doenças, como a malária e a febre amarela, desapareceram de diversas áreas ou tiveram sua prevalência muito reduzida nos anos que se seguiram. Tal crença resultou em uma grave e acentuada diminuição do interesse pelo estudo dos artrópodes vetores, até que as evidências revelassem o oposto: doenças como malária, leishmanioses, filarioses, doença de Lyme, dengue e outras arboviroses emergiram, reemergiram ou ampliaram seus limites de ocorrência e prevalência de maneira assustadora a partir dos anos de 1970. Rapidamente, uma nova geração de investigadores precisou ser formada para responder ao desafio que se apresentava. Dessa vez, a convergência de conhecimentos de disciplinas, como a imunologia, a bioquímica e a biologia molecular, com aqueles da entomologia clássica mostrou-se necessária para se tentar alcançar melhor compreensão da dinâmica e dos mecanismos de transmissão de patógenos por artrópodes e controlá-los. Um resumo desse conhecimento é o que pretendemos fornecer neste capítulo. Para tal, será preciso entender um pouco quem são, como são e como vivem alguns dos artrópodes vetores, principalmente os insetos, já que grande parte das doenças que nos interessam são especificamente transmitidas ou causadas por artrópodes dessa classe.

Artrópodes

Artrópodes são invertebrados do filo Arthropoda, que consiste em um agrupamento muito heterogêneo de mais de 1 milhão de espécies e, portanto, o maior dos filos do Reino Animal. Eles são tão heterogêneos que incluem animais como corpulentas e saborosas lagostas até exíguos e indesejáveis chatos e ácaros de poeira que provocam asma. Mesmos os mais horripilantes, como aranhas e vespas, podem nos ser úteis, já que suas picadas ou ferroadas nos atingem somente por acidente em meio a tantas outras picadas destinadas às suas presas, que são, essencialmente, outros artrópodes nocivos à agricultura, cujas populações, para o nosso conforto, são naturalmente controladas por tais predadores.

Basicamente, os artrópodes podem ser definidos como invertebrados que possuem pernas articuladas (do grego *arthros* + *podos*) e corpo segmentado com simetria bilateral, revestido por um exoesqueleto de quitina. Placas de tal revestimento endurecido articulam-se por meio de membranas, as pleuras, permitindo a distensão de partes do corpo, especialmente do abdome, durante a alimentação e a gravidez. O exoesqueleto, tal como uma caixa, encerrará uma cavidade, chamada hemocele, repleta de um fluido extracelular, a hemolinfa, na qual os órgãos dos sistemas digestivo, reprodutor e excretor acham-se totalmente banhados. O crescimento corporal dos artrópodes só é feito por meio das mudas, ou ecdises, quando o exoesqueleto se desprende e um novo esqueleto quitinoso, que se formou sob o antigo, expande-se e endurece. Esse processo se repetirá a cada muda, até o artrópode atingir a forma adulta. A rígida cutícula quitinosa evitará a desidratação dos tecidos e funcionará como uma excelente barreira de proteção contra patógenos. Agentes infecciosos só conseguem invadir o organismo do artrópode por soluções de continuidade nessa carapaça, como secretando enzimas especiais, as quitinases. Por isso, a maneira mais comum de entrada de patógenos em artrópodes se dá por intermédio da ingestão. O sistema digestivo dos artrópodes é completo: uma boca e um trato digestivo tubular que termina em um ânus. O sistema nervoso compreende uma série de gânglios, que se distribuem pelos segmentos do corpo e se comunicam com um cérebro, ao passo que o sistema circulatório é aberto, já que a hemolinfa flui livremente na hemocele, levemente bombeada por um vaso dorsal. A respiração se dá por meio de um sistema de traqueias, que se ramificam em traqueíolas a partir de uma abertura ao meio externo e terminam nos diferentes tecidos.

Artrópodes como causadores e transmissores de doenças

As milhares de espécies do filo Arthropoda estão agrupadas em gêneros, os gêneros em famílias, as famílias em ordens e estas últimas dispostas em cinco classes.

Artrópodes podem causar doenças ou transmitir agentes etiológicos de doenças do ser humano e de animais. Muitos artrópodes causam doenças ao se alimentarem de tecidos de vertebrados, como as larvas de moscas causadoras de miíases, os piolhos causadores da pediculose e os ácaros causadores das sarnas.

A maioria dos artrópodes que transmite doenças, os chamados vetores, sugam sangue por alguns instantes ou vivem quase todo o tempo espoliando vertebrados. Por isso, artrópodes vetores e causadores de doenças podem ser também encarados como parasitos ou micropredadores, desde o caso de mosquitos fêmeas, que precisam tomar um pouquinho de nosso sangue a cada 2 ou 3 dias para desovar, até carrapatos que passam dias a fio sugando suas vítimas. As principais doenças transmitidas e causadas pelos artrópodes estão listadas na Tabela 8.1, segundo o grupo de artrópode envolvido.

Das cinco classes do filo Arthropoda — Insecta, Arachnida, Myriapoda, Copepoda e Malacostrata — as de maior importância médica são as duas primeiras, pois incluem espécies hematófagas, responsáveis pela veiculação biológica de parasitos e microrganismos. Nesse caso, o estudo dos insetos — a entomologia — se reveste de grande importância, já que é na classe Insecta que está agrupada a maioria das espécies que veiculam as doenças transmissíveis que acometem milhões de humanos anualmente, como a malária, o dengue, a peste, as leishmanioses, as filarioses e as tripanossomíases.

Transmissão mecânica e biológica de patógenos

Os artrópodes vetores podem ser agrupados em duas categorias, descritas a seguir.

Vetores mecânicos

São aqueles que transmitem o agente patogênico tal como o coletou, sem que ocorram multiplicação e/ou alterações morfológicas no parasito que está sendo veiculado.

As moscas, por exemplo, são vetores mecânicos quando carreiam patógenos aderidos em suas patas. Protozoários, vírus ou bactérias causadores de infecções intestinais podem ser transmitidos mecanicamente nas patas da *Musca domestica* de uma fossa ou lixo para nosso alimento; ou *Chlamydia*, bactéria causadora do tracoma, adquirida nas secreções oculares decorrentes da conjuntivite de um paciente, podem ser transmitidas nas patas das mosquinhas *Hipellates*. Como sabemos, tais microrganismos podem ser transmitidos de outro modo, pela via hídrica ou de contato direto, não havendo, portanto, obrigatoriedade de uma passagem pelo artrópode para a sua replicação ou desenvolvimento cíclico. As patas de moscas levam bactérias tais como as obtiveram, como um carimbo que leva a tinta da almofada ao papel. O vírus da encefalite equina e tripomastigotas sanguíneos de *Trypanosoma equinum*, ambos circulantes no sangue de um hospedeiro infectado, podem ser transmitidos para outro animal nas peças bucais ainda sujas com o sangue infectado, caso o repasto sanguíneo do inseto seja bruscamente interrompido no animal infectado e imedia-

Tabela 8.1 Doenças humanas transmitidas e causadas por artrópodes, segundo a classe, ordem, famílias e gêneros/espécies.

Classe	Ordem/família	Doença transmitida	Doença causada	Gênero/espécie
Subfilo Uniramia				
Classe	*Ordem Diptera*	Malária		*Anopheles*
Insecta	Culicidae	Filariose bancroftiana		*Culex quinquefasciatus*
	(mosquitos)	Dengue		*Aedes aegypti, Aedes albopictus*
		Febre amarela urbana		*Aedes aegypti*
		Febre amarela silvestre		*Haemagogus, Sabethes*
		Outras arboviroses		*Culex, Aedes, Anopheles,*
		(encefalites, Mayaro,		*Psorophora, Haemagogus,*
		Oeste do Nilo etc.)		*Sabethes*, dentre outros
		Berne		*Psorophora, Mansonia*
	Psychodidae	Leishmanioses		*Lutzomyia, Phlebotomus*
	(flebótomos)	Doença de Carrión	Estomatite vesiculosa	*Lutzomyia*
		Febre de Papatasi		*Phlebotomus*
	Simuliidae	Oncocercose		*Simulium*
	(borrachudos)	Mansonelose		*Simulium*
	Ceratopogonidae	Mansonelose	Dermatozoonose	*Culicoides*
	(maruins)	Oropouche		*Culicoides*
	Tabanidae	Loaiase		*Chrysops*
	(mutucas)	Tularemia		*Chrysops, Tabanus*
	Glossinidae	Doença do sono		*Glossina*
	(tsé-tsé)			
	Muscidae	Infecções intestinais		*Musca domestica*
	(moscas)	Berne		*Stomoxys, Naivamyia*
	Calliphoridae		Miíase	*Cochliomyia*
	(moscas-varejeiras)		(larvas biontófagas)	
	Sarcophagidae		Miíases	*Sarcophaga*
	(moscas)		(larvas necrobiontófagas)	
	Cuterebridae		Berne	*Dermatobia hominis*
	(mosca-do-berne)			
	Chloropidae	Bouba		*Hippelates*
	(mosca-dos-olhos)	Tracoma		*Hippelates*
	Ordem Hemiptera			
	Reduviidae	Doença de Chagas		*Triatoma, Panstrongylus, Rhodnius*
	("barbeiros")	Tripanossomíase a *T. rangeli*		*Rhodnius*
	Cimicidae		Dermatose	*Cimex*
	(percevejos)			
	Ordem Siphonaptera			
	(pulgas)			
	Pulicidae	Peste		*Xenopsylla, Pulex*
		Tifo murino		*Xenopsylla*
	Ceratophylidae	Peste		*Nosopsyllus*
	Rhopalopsyllidae	Peste		*Polygenis*
	Ctenocephalidae	Dipilidíase, himenolepíase		*Ctenocephalides*
	Tungidae		Bicho-de-pé	*Tunga penetrans*
	Ordem Anoplura			
	Pediculidae	Tifo exantemático epidêmico	Pediculose	*Pediculus humanus*
	(piolhos, chato)		Ptiríase (Charto)	*Phtirus pubis*
	Ordem Blattaria			
	(baratas)			
	Blattidae		Infecções intestinais	*Periplaneta, Blatta*
	Blattellidae			*Blatella, Supella*
	Ordem Coleoptera			
	(besouros)			
	Tenebrionidae	Himenolepíase		
	Staphylinidae		Dermatose urticante	*Tenebrio*
	(potó)		vesiculosa imediata	*Paederus*

(*continua*)

Tabela 8.1 Doenças humanas transmitidas e causadas por artrópodes, segundo a classe, ordem, famílias e gêneros/espécies. (*Continuação*)

Classe	Ordem/família	Doença transmitida	Doença causada	Gênero/espécie
Subfilo Uniramia				
Classe Insecta	*Ordem Hymenoptera*			
	Vespidae (vespas)		Envenenamento por picada	*Gymnopolybia, Polybia, Polystes*
	Apidae (abelhas)			*Apis, Bombix, Xilocopa*
	Formicidae (formigas)			*Paraponera, Neaponera, Solenopis*
	Ordem Lepidoptera			
	Megalopygidae (mariposas)		Dermatose urticante por cerdas de larvas	*Megalopyge*
	Arctidae (mariposas)		Pararama	*Premolis*
Classe *Myriapoda*	*Ordem Scolopendomorpha*			
Subclasse *Chilopoda*	Scolopendridae (lacraias, centopeias)		Envenenamento por picada de lacraias	*Scolopendra*, dentre outros
Subclasse *Diplopoda*	*Ordem Julida*			
	Julidae (gongolo)	Himenolepíase		*Julus*
Subfilo Chelicerata				
Classe Arachnida	*Ordem Acarina*			
	Ixodidae (carrapatos)	Febre maculosa	Paralisia	*Amblyomma, Dermacentor*
		Doença de Lyme		*Ixodes*
		Babesiose	Dermatose por micuim	*Amblyomma, Ixodes*
		Tularemia		*Haemaphysalis*
		Encefalites a vírus		Vários gêneros
	Argasidae (carrapatos moles)	Febres recorrentes endêmicas		*Ornithodorus*
	Trobididae	Tsutsugamuchi	Dermatose (micuim)	*Trombicula, Leptotrombidium*
	Dermanysidae	Riquetsiose pustulosa		*Dermanysus*
	Pyroglyphidae (ácaros de poeira)		Doenças alérgicas — Asma	*Dermatophagoides* e outros gêneros
	Sarcoptidae (ácaros)		Sarna	*Sarcoptes*
	Ordem Araneae (aranhas)			
	Ctenidae (armadeira)		Envenenamento por picada	*Phoneutria*
	Lycosidae (tarântula, aranha-lobo)			*Lycosa*
	Theridiidae (viúva-negra)			*Latrodectus*
	Sicariidae (aranha-marrom)			*Loxosceles*
	Ordem Scorpionida			
	Buthidae (escorpiões)			*Tityus*
Subfilo Crustacea	*Ordem Cyclopoida*			
	Cyclopoidae	Dracunculose, Difilobotríase		*Cyclops*
Classe Copepoda	Diapotomidae	Difilobotríase		*Diaptomus*
Classe Malacostraca	*Ordem Decapoda*			
	Pseudothelphusidae	Paragonimíase		*Hypolobocera*

tamente reiniciado em outro vertebrado. Portanto, um vetor mecânico meramente transmite o patógeno de um vertebrado a outro ou de uma fonte de infecção a um vertebrado, sem que haja desenvolvimento ou multiplicação em seu organismo.

Vetores biológicos

São aqueles em que o agente transmitido se multiplicará e se desenvolverá, antes de ser transmitido ao hospedeiro vertebrado.

Em muitos casos, a transmissão biológica se dá somente após *multiplicação ou replicação do patógeno*. Ou seja, depois de haver aumento de número de maneiras infectantes nos tecidos do artrópode. Essa maneira propagativa é a observada na transmissão de arbovírus, por exemplo. O vírus da febre amarela é ingerido pelo mosquito vetor juntamente com o sangue. No estômago, as partículas virais aderem às células epiteliais que revestem o órgão e nelas penetram e replicam. Sucessivas replicações são feitas ao longo da monocamada epitelial, até que as partículas aí produzidas atinjam outros órgãos, dentre os quais as glândulas salivares, nas quais novamente se replicam e se acumulam aos milhares. Depois de cerca de 10 a 14 dias, as partículas virais existentes na saliva do artrópode serão inoculadas em novo hospedeiro durante um repasto sanguíneo. Observa-se que, nesse caso, houve somente amplificação do número de agentes patogênicos. As formas ingeridas pelo vetor biológico, e que replicaram em seus diferentes tecidos, são morfologicamente idênticas às que estarão sendo inoculadas no novo hospedeiro.

No entanto, no caso da transmissão da filariose bancroftiana, as microfilárias ingeridas pelos mosquitos durante o repasto sanguíneo não se multiplicam no inseto. As formas produzidas nos mosquitos serão em número menor ou igual às adquiridas, porém morfológica e fisiologicamente distintas. Ou seja, achando-se no estômago de um mosquito suscetível, a microfilária da *W. bancrofti* migra em direção ao epitélio e o atravessa ativamente. Agora, na forma de L_1, desloca-se para os músculos de voo, no tórax, em que se transforma duas vezes ($L_1 \rightarrow L_2 \rightarrow L_3$). Depois de alguns dias da ingestão de uma microfilária, uma larva infectante terá migrado do tórax para a cabeça e estará em meio às peças bucais esperando que o mosquito pique outro indivíduo, para deslizar e descer até a pele, penetrando ativamente no orifício deixado pela picada. A microfilária, que circula no sangue do vertebrado humano, só é capaz de infectar o mosquito, mas não sai desse estágio se inoculada em um outro humano, que só se infecta ao ser contaminado pela L_3. Por isso, a transmissão dessa filária ao ser humano só é possível depois de um desenvolvimento larval nos tecidos do vetor biológico.

Na transmissão do *T. cruzi* podemos constatar tanto multiplicação quanto desenvolvimento dos parasitos, entre o momento em que as formas tripomastigotas sanguíneas são ingeridas por triatomíneos, os "barbeiros", até a contaminação de outro vertebrado pelas excretas do inseto contendo as formas infectantes, os tripomastigotas metacíclicos. É preciso que ocorra uma série de alterações morfológicas nos flagelados, de tripomastigotas em formas epimastigotas, as quais se multiplicam sucessivas vezes por divisão binária, e se diferenciam em tripomastigotas metacíclicos, eliminados com as excretas. As *Leishmania*, as *Babesia*, os *Plamodium* e quase todas as espécies de *Trypanosoma* são exemplos dessa categoria de patógenos de transmissão biológica. A profusa multiplicação, intercalada ou seguida por diferenciações dos parasitos dentro do artrópode, como nos exemplificados acima, parecem vitais para a perpetuação do patógeno na natureza. Com efeito, na malária, a troca de informações genéticas entre populações parasitárias, como fluxo de genes ligados à resistência a quimioterápicos e à virulência, se dá com a fecundação dos gametas no lúmen do estômago dos mosquitos. Tripanossomatídeos têm mostrado evidências de sexualidade em meio de cultura que, na verdade, simulam essencialmente o que se dá no organismo dos artrópodes vetores biológicos.

Diferentemente da veiculação mecânica, na transmissão biológica há especificidade entre patógenos e os vetores que os transmitem. Tal especificidade é decorrente da existência de condições fisiológicas e bioquímicas específicas nos tecidos nos quais os agentes patogênicos vão viver ou por onde vão migrar. Por isso, em geral, apenas uma ou poucas espécies de artrópodes são vetores biológicos naturais de um dado parasito.

Vetores primários e secundários

Vetores são também classificados segundo a sua importância epidemiológica, mais especificamente quanto a sua eficiência como transmissores de dado agente patogênico para o ser humano. Diz-se que uma espécie de artrópode é *vetor primário* quando é capaz de desencadear uma epidemia a partir de alguma fonte de infecção e manter a transmissão da infecção em uma área. Tal eficiência é decorrente da elevada *capacidade vetorial* das populações da espécie vetora que, por sua vez, denota a velocidade com que um microrganismo ou parasito poderá ser disseminado entre os indivíduos sensíveis de uma área à custa de uma população de um vetor biológico. A capacidade vetorial é estimada a partir de parâmetros biológicos, ecológicos e comportamentais do inseto. Dentre esses parâmetros, destaca-se a probabilidade de o vetor se infectar a partir de um repasto sanguíneo em um vertebrado infectado: a *competência vetorial*. Essa é expressa pela taxa de indivíduos da população do vetor suscetível ao agente etiológico, dependendo, essencialmente, de fatores intrínsecos e controlados geneticamente, nos artrópodes. Outros fatores levados igualmente em conta na determinação da capacidade vetorial são: a) o número médio de indivíduos da espécie vetora por hospedeiro, reflexo de sua densidade populacional na área; b) a média diária de picadas no hospedeiro específico do parasito, que denota a preferência pelo sangue ingerido; c) a média diária de picadas infectantes por indivíduo; d) a duração do período de incubação do patógeno no inseto até haver formas infectantes disponíveis para a transmissão, ou seja, o *período de incubação extrínseco*; e) a duração do *ciclo gonotrófico* ou *gonadotrófico*, que corresponde ao tempo decorrido entre a realização de um repasto sanguíneo, a oviposição e a procura por um novo repasto sanguíneo; e f) a taxa de sobrevivência diária do vetor, avaliada de modo a se estimar a probabilidade de sobrevida do vetor em relação ao período de incubação extrínseco do patógeno.

Chamamos *vetores secundários* os artrópodes cuja capacidade vetorial é menor, devido, essencialmente, à sua menor competência vetorial e ao seu comportamento menos associado ao ser humano ou aos reservatórios dos parasitos e microrganismos em consideração. Em consequência, vetores secundários geralmente ajudam na transmissão de uma infecção em uma dada área, onde ela já está sendo mantida à custa de um vetor primário.

Por exemplo, *Anopheles darlingi* é vetor primário da malária na Amazônia ocidental, onde *An. albitarsis* e *An. oswaldoi* são considerados vetores secundários. Lá, há coincidência entre a presença e a frequência do *An. darlingi* com a alta prevalência de malária, havendo transmissão de plasmódio mesmo quando esse mosquito se acha com densidade populacional moderada. Isso é consequência da elevada capacidade vetorial demonstrada pelas populações desse anofelino. Porém, *An. albitarsis* e *An. oswaldoi*, além de menos suscetíveis aos plasmódios humanos, exibem comportamento pouco associativo com o ser humano, não havendo, geralmente, relação entre a ocorrência desses mosquitos e a malária. Essas duas espécies de mosquitos também podem transmitir a malária em que ela já está sendo mantida pelo *An. darlingi*. Por isso, aquelas espécies são denominadas vetores secundários e esta, vetor primário.

Todavia, espécies caracterizadas como vetor secundário em uma área podem assumir papel primário na veiculação do mesmo patógeno em outra área. Isso pode decorrer, principalmente, de diferenças entre a capacidade vetorial das populações da espécie em consideração, da existência de um complexo de espécies crípticas ainda não investigadas ou de certos desequilíbrios ecológicos, como alterações no ambiente que favorecem grande ampliação da densidade do vetor, aproximação ou invasão de humanos em seus *habitats* ou de outras peculiaridades locais que possam favorecer o frequente contato entre os vetores e as fontes de infecção e os humanos suscetíveis.

A já citada espécie de mosquito *An. albitarsis*, que talvez seja o anofelino mais difundido no Brasil, na verdade, constitui um complexo de pelo menos seis espécies crípticas, duas das quais estão associadas à transmissão da malária na Amazônia setentrional, particularmente em Roraima e Amapá, ao passo que as outras ainda têm papel duvidoso na veiculação de doenças. A espécie de flebotomíneo *Lutzomyia whitmani* tem papel distinto na transmissão da leishmaniose tegumentar no Nordeste e Norte do Brasil. Se no Nordeste as populações da espécie assumem papel de vetor primário, muito associadas ao ser humano nas áreas endêmicas, na Amazônia os hábitos não favorecem seu contato com o ser humano. Julga-se que essas populações com seus diferentes comportamentos possam corresponder a diferentes espécies de um complexo de espécies crípticas ainda por elucidar. São muitos os exemplos de variações comportamentais e da capacidade vetorial de espécies transmissoras, sendo um dos temas mais estudados ultimamente.

▶ Insetos

É o grupo de animais mais bem-sucedidos que conhecemos, quando consideramos o número de espécies que reúne e de nichos que ocupam. De fato, existem insetos em toda parte: de águas profundas, salgadas, doces ou salobras, até elevadas altitudes nas montanhas, e de florestas úmidas aos desertos. Na maioria, as espécies são benéficas, pois polinizam flores e constituem parte fundamental da cadeia alimentar, nutrindo desde peixes a mamíferos insetívoros, além de controlarem a densidade de outros insetos. Nesse último caso, espécies de insetos já são usadas como agentes de controle biológico de pragas e vetores: vespas atacam lagartas de borboletas, larvas de mosquitos não hematófagos devoram as dos hematófagos-vetores, dentre outras dezenas de exemplos do uso dessa prática.

Os insetos são os únicos invertebrados que têm asas. Aliás, a maioria deles tem dois pares de asas, embora haja os que não têm asas, como os piolhos, chatos e pulgas, mas são exceções. Contudo, o que também distingue os insetos, alados ou não, dos demais artrópodes, é o fato de os insetos apresentarem o corpo distintamente dividido em três tomos — cabeça, tórax e abdome —, e de possuírem apenas um par de antenas e três pares de patas, cada par emergindo de um dos três segmentos que compõem o tórax.

As partes que compõem a boca, ou aparelho bucal, são essencialmente as mesmas, mas acham-se modificadas para atender os diferentes tipos de alimentação exercidos pelos distintos insetos durante a sua vida, que vão desde tomar sangue a triturar tecidos animal ou vegetal. Assim, até um mesmo indivíduo pode possuir peças bucais muito diferenciadas durante a sua vida: larvas de mosquitos mastigam detritos dentro da água, ao passo que os adultos vão puncionar um capilar e sugar sangue. Tal diferença no modo de se alimentar obviamente demandará uma grande metamorfose entre essas fases, que ocorrerá durante o período pupal. Com efeito, uma das principais formas de classificação dos insetos é segundo o tipo de metamorfose que fazem desde a saída do ovo até o seu amadurecimento sexual na fase adulta.

Já sabemos que os artrópodes só podem crescer e se desenvolver à custa de mudas do exoesqueleto. As mudas são controladas por hormônios, que aumentam em concentração na hemolinfa e estimulam a formação de um esqueleto novo sob o exoesqueleto já existente, o qual já incorpora as características morfológicas do estágio vindouro. Essa metamorfose pode ter intensidades variáveis, sendo reconhecidos três tipos básicos: *ametabolia, hemimetabolia e holometabolia.*

Nos insetos *ametábolos* (imutáveis), as formas imaturas são praticamente indistinguíveis dos adultos, a não ser pelo tamanho e pela capacidade reprodutora, o que não é o caso de insetos de interesse médico. Já nos insetos *hemimetábolos* (metamorfose incompleta) ocorrem alterações morfológicas gradativas no decurso do seu crescimento e desenvolvimento, desde as formas mais jovens aos adultos, os quais, além de adquirirem capacidade reprodutiva, quase sempre apresentam asas funcionais. Esse é o caso, por exemplo, das baratas, dos grilos e dos "barbeiros", cujas formas jovens se chamam ninfas e são ápteras ou quando muito exibem rudimentos de asas, que só estarão completas e funcionais quando adultos. O importante também é notar que, sendo ainda morfologicamente bastante semelhantes aos adultos, as ninfas dos insetos hemimetábolos possuem peças bucais iguais às dos adultos. Por isso mesmo, todos os estágios de vida dos insetos hemimetábolos se nutrem do mesmo tipo de alimento e vivem no mesmo nicho, pelo menos os de interesse médico. Isso favorece muito a propagação de parasitos: uma ninfa de "barbeiro" que sugar o sangue de um animal infectado com *T. cruzi* em seu primeiro repasto poderá manter o parasito em seu organismo e transmiti-lo até durante a fase adulta, o que pode perdurar mais de 1 ano. Além dos "barbeiros" (Hemiptera), os piolhos (Anoplura) também são vetores hemimetábolos.

O mais notório exemplo de inseto *holometábolo* é a borboleta, embora outros insetos de interesse médico também exibam metamorfose completa, como pulgas (Siphonaptera), mosquitos, moscas, flebotomíneos, borrachudos, maruins e mutucas (todos Diptera). Em todos esses casos, surpreendentes mudanças ocorrem entre a forma que sai do ovo (a larva) e o adulto, pois há um estágio intermediário, a pupa, no qual ocorre uma grande reorganização do corpo. A mudança é tão admirável que as fases larvais em nada lembram os adultos que emergem da pupa. É de interesse notar que as fases larvais e a pupa dos holometábolos vetores vivem em nichos muito diferentes dos adultos e que as larvas e adultos se nutrem de forma e alimento também distintos. Assim, larvas de pulgas vivem nas frestas do chão mastigando detritos orgânicos, inclusive as excretas deixadas ali pelos adultos quando descem do corpo dos hospedeiros em que praticam continuamente a hematofagia. Se as larvas das pulgas mastigam, os adultos sugam. Enquanto aquelas se arrastam como vermes, estes saltam ou correm atilados e velozes entre os pelos da vítima.

A complicada existência de um inseto vetor

Não é nada simples a jornada de um inseto ou outro artrópode vetor a partir do momento que se transforma em adulto, seja após completada a muda do último estágio ninfal ou depois de emergir da pupa. Quando são hematófagos, precisam localizar sua vítima, escapar de suas potenciais reações e sobreviver aos parasitos e microrganismos que podem estar no sangue ingerido. Além disso, se for fêmea, precisa descobrir um local apropriado para o desenvolvimento da prole, tudo isso escapando de predadores e inseticidas. Muito mais complicada e incerta é a situação em que se coloca o parasito que, evolutivamente, experimentou e passou a tirar partido do hábito hematofágico do artrópode vetor a tal ponto que não pode mais prescindir desse veículo para transportá-lo entre hospedeiros suscetíveis, apesar da fragilidade de seus carreadores. Porém, alguns patógenos altamente virulentos, como os agentes da dengue e da malária, podem ser transmitidos, independentemente do fato de o seu hospedeiro vertebrado ter condições de se locomover, e disseminá-los entre indivíduos suscetíveis, já que o vetor poderá cobrir grandes distâncias e se incumbirá disso.

As táticas que cada espécie de artrópode empregam para se perpetuar vão variar, definindo as diferentes dinâmicas de transmissão dos agentes patogênicos veiculados por cada uma. Tais estratégias vão de níveis comportamentais a moleculares, que facilitarão ou limitarão a multiplicação e/ou desenvolvimento de agentes etiológicos, modulando a distribuição dos patógenos e a intensidade de transmissão na natureza, acabando por definir até mesmo o local e o horário de transmissão.

Os artrópodes vetores que acabaram de atingir estágio adulto, com exoesqueleto ainda mole e pouco pigmentado, e, portanto, frágeis e lerdos, precisam urgentemente procurar um abrigo. Borrachudos e mosquitos, por exemplo, emergem da pupa em águas que podem ser pouco tranquilas, precisando se equilibrar sobre a tensão superficial da água, sem se molhar, e caminhar ou voar o mínimo possível para se abrigar em um esconderijo com o mínimo de corrente de ar e luz. A cópula está também entre as primeiras providências tomadas pelos insetos vetores. Mas é preciso esperar algumas horas depois da muda, pois as peças do aparelho genital masculino precisam endurecer e, em alguns casos, assumir a posição adequada. Isso conseguido, machos saem à procura de fêmeas, muitas vezes antes de se alimentarem, de modo a garantir sua descendência. Como em muitos grupos de artrópodes vetores, as fêmeas dispõem de um receptáculo, a espermateca, destinado a armazenar o sêmen da primeira cópula e usá-lo na fecundação de seus óvulos durante toda a vida. Assim, compreende-se porque os machos se apressam para procurá-las precocemente. Por isso mesmo, é raro encontrarmos uma fêmea de flebótomo, mosquito, borrachudo ou pulga que não esteja com a espermateca cheia de sêmen.

Em muitas ordens e até mesmo nas famílias de artrópodes, somente um grupo de espécies é hematófago e, mesmo assim, em muitos deles somente as fêmeas sugam sangue, enquanto os inofensivos machos são fitófagos. Porém, "barbeiros", pulgas e piolhos de ambos os sexos são hematófagos e, portanto, têm papel igualmente importante na disseminação de patógenos. A hematofagia, além de indispensável à sobrevida desses vetores, pode ser fundamental para a reprodução, como nas pulgas, em que os machos, embora emersos da pupa com os espermatozoides maduros, necessitam realizar uma alimentação sanguínea para que se dissolva uma espécie de tampão epididimal e permita a passagem do sêmen. Todavia, nos vetores Diptera, como mosquitos, borrachudos, flebótomos, maruins e mutucas, só fêmeas sugam sangue, elemento essencial para a vitelogênese e maturação dos ovos. As moscas hematófagas, como a tsé-tsé, transmissora da doença do sono, são exceção entre os dípteros.

Tanto machos quanto fêmeas de dípteros hematófagos ingerem carboidratos que obtêm de vegetais, ou mesmo de outros artrópodes, como é o caso de flebotomíneos que tomam melizitose, açúcar que só se sabe existir nas secreções de afídeos. Nas fêmeas hematófagas dos supracitados dípteros, o sangue ingerido se acumula no estômago, ao passo que os líquidos açucarados são estocados em divertículos ou papos, de onde vão sendo passados ao estômago de acordo com as necessidades do inseto. A ingestão de açúcares varia bastante entre espécies de vetores hematófagos em condições naturais. Sendo rara em *Aedes aegypti* e não parece ter importância na replicação do vírus da dengue, é frequente em flebotomíneos, nos quais a proliferação das promastigotas de *Leishmania* e sua diferenciação em formas infectantes é bastante favorecida pela ingestão de açúcares por esses vetores.

A procura pela fonte de sangue

A procura pelo vertebrado a cada necessidade de tomar sangue é mais laboriosa para uns insetos do que para outros. As adaptações a certos nichos e o desenvolvimento de certas estratégias de sobrevivência são meios de otimizar as chances de sucesso nesse sentido. Insetos que vivem sobre ou junto da fonte sanguínea, obviamente, consomem pouco ou nenhum tempo e esforço para achá-la. O extremo da facilidade é o caso de piolhos e chatos, cujas fases evolutivas e sexos estão continuamente sobre o corpo da vítima e, por isso mesmo, são chamados *ectoparasitos*. Estando o sangue tão disponível, os piolhos não precisam se empanturrar de sangue a cada vez que comem. Por isso, piolhos sugam sangue aos poucos, de acordo com a sua conveniência. Borrachudos e flebotomíneos estão entre os exemplos que se acham no extremo oposto dos piolhos, já que não vivem associados à vítima e podem ser notados durante o pouso e nos momentos em que lhes rouba o sangue: o contato com a vítima precisa ser rápido e o mais proveitoso possível. Com isso, esses e outros insetos saem dos seus abrigos naturais à procura do vertebrado como em um ataque surpresa, permanecem em contato com a vítima o mínimo possível, tomam toda a quantidade de sangue que puderem de uma vez e batem em retirada. Aliás, procurarão se esquivar ao máximo da vítima por alguns dias, enquanto digerem o sangue. O esforço de intensidade intermediária para achar o hospedeiro é, contudo, exercido por insetos que passam parte do tempo sobre o vertebrado ou muito junto deles, como em seus ninhos ou em seus abrigos, como é o caso de "barbeiros" e pulgas. "Barbeiros" já vivem normalmente onde estão os vertebrados que sugam, seja na fresta da parede da casa, junto à cama do ser humano, seja na toca do tatu ou no ninho de ave em uma palmeira, onde ficam à espera da vítima. Eventualmente, alguns "barbeiros" migram de um desses nichos para fundar colônias em outro nicho desocupado ou para atacar um vertebrado, ao molde do que descrevemos para os borrachudos, caso a vítima não volte ao seu encontro, faltando-lhe o sangue essencial. Já que o sangue pode lhes faltar por algum tempo, garantem um lauto repasto quando a vítima está disponível, podendo tomar volume de sangue equivalente a várias vezes o seu peso corporal.

Mesmo os grupos de artrópodes, que geralmente mantêm rápido contato físico com a vítima, desenvolveram comportamentos específicos no sentido de otimizar as chances de conseguir localizar a fonte sanguínea mais facilmente. Por exemplo, o *Ae. aegypti*, mosquito vetor de dengue, vive quase todo o tempo dentro das habitações do ser humano, que é a sua fonte sanguínea preferida. Criam seus descendentes, abrigam-se, copulam e tomam sangue do próprio ser humano, dentro das casas. Esse hábito de um artrópode permanecer dentro das habitações humanas, mesmo enquanto digere o sangue ingerido, é chamado *endofilia*. São também exemplos de espécies endófilas o *Culex quinquefasciatus* e o *An. gambiae*, que, por conta desse mesmo comportamento, maximizam as chances de se infectar e transmitir, respectivamente, a filariose bancroftiana e a malária, duas antroponoses. Há espécies de insetos que se associam ao ser humano e seu domicílio, porém de uma forma menos intensa. Por exemplo, fêmeas de flebotomíneos, como as de *Lutzomyia intermedia*, transmissoras da leishmaniose tegumentar americana, invadem as casas para sugar o sangue humano, mas depois se dirigem a abrigos para digerir o sangue e desovarem, quando, por sua vez, acharem-se no peridomicílio ou no ambiente natural. Por penetrar na habitação humana fundamentalmente para tomar sangue e depois partir, essa e outras espécies de insetos são chamadas endófagas, pois se diz que praticam *endofagia* ("comem dentro das nossas casas"). Enquanto isso, a grande maioria dos insetos restringe a hematofagia e o repouso ao peridomicílio e a outros locais longe das casas, situação que se denomina *exofagia*.

Espécies vetoras com hábitos endofílicos ou endofágicos são aquelas cujas populações se adaptaram às alterações antrópicas, ou seja, às modificações feitas pelo ser humano no ambiente natural onde originalmente viviam. Com efeito, muitas das espécies mantêm apenas algumas populações residuais em nichos silvestres remotos e que já se acham praticamente isoladas geneticamente das suas populações que entram e/ou repousam dentro de nossas casas. Esses vetores, tais como ratos, moscas e baratas, são espécies ditas sinantrópicas, já que se beneficiam, em diferentes graus, das modificações antrópicas. Por exemplo, quando derrubamos uma porção de mata para erguer uma palhoça e seus respectivos anexos destinados a abrigo de animais domésticos e fazer um plantio, exercemos uma pressão de seleção sobre as espécies que outrora habitavam aquele ambiente natural. Populações de espécies de flebotomíneos, de mosquitos e de "barbeiros", por exemplo, que até então viviam no ambiente natural, alimentando-se do sangue de animais silvestres, podem responder de diferentes formas a essa pressão de seleção. As espécies com potencial sinantrópico, que muitas vezes eram pouco frequentes no local em modificação, sobrevivem a tais pressões antrópicas e passam a proliferar, tirando proveito da diminuição da competição por *habitats* e fontes de alimento decorrentes da morte e partida em retirada das espécies de hábitos *silvestres*, também chamadas *exófagas*. A frequência dos insetos silvestres no ambiente natural varia de acordo com suas preferências por certas condições microclimáticas e disponibilidade de fontes alimentares. A umidade relativa do ar é um dos fatores que modulam a *distribuição vertical* dos insetos: junto ao solo, o ar é mais úmido, ao passo que é mais seco no nível da copa da floresta. Há espécies que, embora ataquem também quem caminha no chão da mata, preferem voar e picar junto às partes altas das árvores, caráter que se denomina *acrodendrofilia* e que se reveste de grande interesse epidemiológico, já que o movimento entre os estratos da floresta favorece a veiculação ao ser humano de infecções que poderiam permanecer restritas aos animais que vivem nas copas. Esse é o caso do flebotomíneo *Lu. umbratilis* e do mosquito *Haemagogus janthinomys*, vetores primários da leishmaniose cutânea e da febre amarela silvestre, cujos reservatórios principais são animais arborícolas, preguiça e macacos, respectivamente.

Como o grau de sinantropia varia entre espécies do mesmo gênero de insetos, um espectro de comportamentos observar-se-á, ao longo do tempo, após uma interferência no ambiente natural. Ou seja, algumas espécies podem passar a viver apenas dentro ou ao redor das construções ou plantações, mantendo-se à custa do sangue do ser humano e dos animais domésticos e escondendo-se nas casas e nos seus anexos. Essas são espécies de elevado grau de sinantropia, chamadas muitas vezes de espécies domésticas. Esse é o caso do "barbeiro" *Triatoma infestans* e dos mosquitos *Cx. quinquefasciatus* e *Ae. aegypti*, que vivem exclusivamente nas habitações humanas, sendo muito raro o encontro de populações desses insetos em ambiente natural, como no caso de *T. infestans* na Bolívia. A estreita associação com o ser humano aumenta as chances de esses insetos obterem sangue e de parasitos serem transmitidos aos seres humanos. Contudo, outras espécies de insetos vão continuar a proliferar no ambiente semissilvestre, como nas franjas da mata, e visitarão o ambiente modificado pelo ser humano para se alimentar do seu sangue e dos animais domésticos, retornando ao ambiente natural onde normalmente se abrigam. Podem também passar a colonizar abrigos de animais domésticos. Porém, mantêm a maior parte de seu contingente nos nichos silvestres, cujos migrantes asseguram as populações dos dois ambientes de certa forma homogêneas geneticamente. Esse é o caso, por exemplo, do *Triatoma sordida*, que se mantém no ambiente silvestre, muito associado aos ninhos de aves, embora invada o ambiente modificado, colonize essencialmente os galinheiros, mas também entra nas casas para picar humanos. Algumas espécies de vertebrados também dotadas de sinantropia, como roedores, passam a proliferar nas plantações e nos paióis, onde encontram abrigo dos predadores e fartura de alimentos, atraindo também artrópodes hematófagos, que passam a invadir e até mesmo a colonizar tais ambientes. Esse é o caso, por exemplo, do flebotomíneo *Lu. flaviscutellata*. Ele pode ser abundante nas monoculturas, nas franjas de mata e nas capoeiras, onde voa a baixa altura e transmite a *Leishmania amazonensis* entre roedores, as suas fontes sanguíneas preferidas. Mas o ser humano pode ser infectado pela picada desse vetor ao invadir tais ambientes. Há espécies exófagas que fazem incursões ao ambiente antrópico, atraídas pela iluminação artificial, mas que, mesmo entrando nas casas, normalmente não sugam o ser humano ou colonizam esse ambiente. É caso do "barbeiro" *T. vitticeps*. Ainda, algumas espécies vão passar a se restringir ao ambiente natural, de onde muito raramente vão sair para o ambiente modificado pelo ser humano. Sua importância epidemiológica pode ser muito grande, pois podem transmitir infecções ao ser humano quando ele invadir seu nicho e for acidentalmente picado. É o caso, por exemplo, da transmissão da leishmaniose cutânea, por *L. guyanensis*, veiculada na mata primária entre o flebotomíneo *Lu. umbratilis* e mamíferos silvestres, como preguiças.

É complexa, portanto, a amplitude de comportamentos e tipos de associação dos insetos vetores com suas fontes sanguíneas, sendo o sucesso da estratégia adotada um modulador fundamental tanto da sobrevida do vetor quanto da dinâmica de transmissão dos patógenos.

Com exceção de piolhos e chatos, que vivem todo o tempo sobre o hospedeiro, os demais artrópodes vetores vão precisar localizar suas fontes sanguíneas periodicamente. Para tal, um artrópode faminto usará informações de origens térmica, odorífica e visual para achar o hospedeiro a cada vez que estiver com fome. É obviamente arriscado e desnecessário para o vetor voar aleatoriamente. Vetores estão devidamente equipados com olhos e ocelos e com sensilas e poros quiomiorreceptores, termorreceptores e mecanorreceptores nas antenas, palpos e outras peças bucais, capacitados para a detecção de pistas deixadas pelo potencial hospedeiro no ambiente. É interessante notar que o uso dessas distintas categorias de pistas difere de acordo com os grupos de artrópodes. Assim, informações visuais vão ser obviamente mais usadas por vetores diurnos do que por noturnos na detecção do hospedeiro. Um ser humano parado ou um animal dentro de uma gaiola é muito menos atraente para fêmeas famintas dos mosquitos diurnos *Ae. albopictus* e *Ae. scapularis* do que se esses vertebrados estivessem se movimentando. Moscas tsé-tsé voam na direção de grandes corpos que se movem na savana africana, como os dos ruminantes, por exemplo. O contraste das massas corporais opacas, em movimento, com a luz do ambiente atrai particularmente a atenção desses e de outros insetos de hábitos diurnos, como mutucas e borrachudos. Insetos noturnos, por sua vez, são muito atraídos pela luz, caráter que foi explorado no desenvolvimento de vários tipos de armadilhas para a sua captura. Portanto, quando acendemos as luzes da casa no crepúsculo vespertino e à noite, estamos emitindo sinais muito atraentes que guiam muitos vetores noturnos em nossa direção. Insetos como "barbeiros", mosquitos e flebotomíneos são atraídos de grandes distâncias para os focos de luz, desenvolvendo voos nitidamente orientados à fonte luminosa, e, ali chegando, usam outras deixas para achar a vítima. A propósito, a combinação de uma fonte luminosa com outros atrativos detectáveis pelo artrópode vetor tem sido bastante empregada, e odores estão entre os mais usados.

Diferentes grupos de espécies praticam suas atividades, nelas incluídas a hematofagia, em distintos horários. Estabelece-se uma espécie de escala de revezamento, de modo que podemos ser sugados a qualquer horário, porém por espécies diferentes, substituindo-se em rodízio. Por exemplo, em uma área urbana e dentro de casa, durante o dia, é o mosquito *Ae. aegypti* que está em atividade, enquanto o mosquito *Cx. quinquefasciatus* repousa, para começar a nos sugar apenas durante a noite. Ao caminharmos na mata, podemos ser atacados numerosamente pelo flebotomíneo *Lu. wellcomei* durante o dia, livrando-nos bastante das picadas de *Lu. flaviscutelata*, que estará em repouso, pois prefere sugar sangue com noite fechada. Se no ambiente rural somos perseguidos por *Simulium exiguum* estritamente durante as horas claras do dia, é ao cair da tarde e ao amanhecer, ou seja, aos crepúsculos, que *An. aquasalis* e muitos outros mosquitos anofelinos virão sugar-nos o sangue, e assim por diante. Com isso, hematófagos são classificados de acordo com o horário de sua mais intensa atividade. Isto é, são classificados de acordo com sua *preferência horária* para a hematofagia, em diurnos, noturnos e crepusculares. Mas, há sempre os oportunistas, que embora prefiram um horário, picam fora dele caso a incauta vítima se aproxime de seu abrigo.

Efetivamente, toda fonte sanguínea viva, de sangue quente ou frio, expira dióxido de carbono (CO_2) e, por isso mesmo, talvez esse seja o elemento mais poderoso e universalmente usado pelos vetores para localizarem as suas vítimas, sejam eles diurnos ou noturnos. O mosquito *Cx. quinquefasciatus*, que vive nos tirando o sono com zunidos em nosso ouvido, acha-nos dentro do quarto escuro, depois de localizar e seguir a corrente de CO_2 que, intermitente e involuntariamente, lançamos no ambiente. Tal como um avião taxiando a pista, a fêmea desse mosquito acaba acidentalmente passando perto de nosso ouvido quando mergulha na onda de CO_2, exalada de nossas narinas. Outra deixa muito usada pelo artrópode na detecção do hospedeiro é o ácido láctico e os produtos de sua oxidação e os vapores de água, presentes no suor e também na expiração. *Ae. aegypti* é frequentemente surpreendido atacando nossos pés, especialmente logo que entramos em casa e retiramos os sapatos. Fêmeas, como a dessa espécie, voam caracteristicamente baixo, até um metro de altura do chão, pois é nesse estrato da atmosfera que se concentram elementos que são mais pesados que o ar: CO_2, vapores de água e o próprio ácido láctico de nosso suor. Por fim, para os vetores que se alimentam de animais homeotérmicos, como o ser humano e a maioria dos reservatórios das zoonoses, a temperatura corporal é um importante fator de atração que, somado aos demais citados, ajudam muito os vetores hematófagos na localização de sua vítima, especialmente à noite, quando a visão é menos útil. As correntes de conversão térmica são detectadas pelos insetos quando a fonte sanguínea se aproxima, provocando-lhes uma excitação e imediato deslocamento em direção à massa que emite temperatura compatível com a do vertebrado que é geralmente sua fonte de sangue. Indivíduos febris — e, portanto, passíveis de estarem em momentos de viremia ou parasitemia — podem ser bastante atrativos para os insetos vetores, muito embora algumas espécies não se seduzam por corpos com temperaturas muito maiores que 37°C. Em conjunto, o aumento da sudorese, da frequência da respiração e da temperatura decorrentes de acessos febris, obviamente, facilita a localização do portador de uma infecção transmissível por vetor. Esse conjunto de sinais favorece ambas as partes, parasito e artrópode.

Os atraentes comentados podem ser usados em diferentes escalas ou sequências, de acordo com a distância entre o vertebrado e a espécie de vetor. Um borrachudo, por exemplo, parece localizar uma potencial fonte de sangue distante, primeiramente, detectando-a e identificando-a por meio dos odores emanados, como o suor. À medida que esse inseto voa perseguindo a onda de odor e vai se aproximando da vítima, passa a aperfeiçoar sua busca usando também o CO_2 por ela expirado. E, ao chegar mais perto, serão a temperatura, os movimentos do corpo e a silhueta da vítima que acabarão por levá-lo ao alvo desejado.

O processo da hematofagia

São dois os tipos essenciais de processos empregados pelos artrópodes para penetrar a pele do hospedeiro e sugar-lhe o sangue. Embora sirvam para as mesmas funções, as peças bucais dos hematófagos evoluíram diferentemente nos distintos grupos, influenciando, consequentemente, o mecanismo de alimentação. Um grupo, no qual estão os mosquitos, a mosca tsé-tsé e os "barbeiros", estiletes finos e longos perfuram a pele, dando passagem a peças também finas, porém tubulares, que vão alcançar um capilar e puncionar o sangue diretamente do mesmo. Ao mesmo tempo que o sangue é puncionado por um tubo de lúmen mais largo, chamado canal alimentar, gotas de saliva são lançadas da ponta de um tubo paralelo e bem mais fino, o canal salivar, conectado aos ductos deferentes das glândulas salivares, localizadas no tórax do inseto vetor. Esse processo, conhecido como *solenofagia*, tem vantagens tanto para o vetor quanto para muitos patógenos. Uma vantagem para o vetor é o fato de que a perfuração da pele pelos estiletes finos muitas vezes não é notada pelo hospedeiro, senão pela irritação causada pela saliva deixada quando o inseto já fugiu. Uma vantagem para os hematozoários e microrganismos a serem transmitidos é a possibilidade de serem puncionados diretamente da corrente sanguínea do vertebrado, e, após realizarem seu ciclo no vetor, localizarem-se e se acumularem e/ou replicarem nas suas glândulas, sendo injetados diretamente na corrente sanguínea do novo hospedeiro.

O outro tipo de alimentação é a empregada pelos flebotomíneos, borrachudos, mutucas, maruins e pulgas, os quais têm peças bucais relativamente curtas e/ou largas, que não permitem uma penetração profunda e punção diretamente dos vasos. Em consequência, tais vetores rasgam a pele da vítima e dilaceram os seus tecidos provocando uma hemorragia, da qual sorvem o sangue, células e linfa que transudam dos minúsculos capilares rompidos por suas peças bucais. Essa hemorragia pode ficar restrita ao tecido subcutâneo, como no caso dos flebotomíneos, ou pode se externar, como no caso dos borrachudos e mutucas, cuja picada é reconhecida pelo sangue vivo que ainda aflora da ferida decorrente da picada, mesmo após a fuga desses hematófagos. Por isso, esse tipo de alimentação, conhecida como *pool feeding*, frequentemente não passa despercebida, porém, favorece a captação de formas parasitárias que se acham mais concentradas em outros tecidos que não o sangue propriamente dito. Esse é, por exemplo, o caso das amastigotas das *Leishmania,* que estão dentro de células do sistema fagocitário mononuclear, e das microfilárias do filarídeo *Onchocerca volvulus*, que estão migrando no tegumento, podendo ser ingeridas, respectivamente, por flebotomíneos e borrachudos vetores por meio desse particular modo de se alimentar.

A hematofagia depende de que o tecido do vertebrado seja perfurado e que o sangue seja ali localizado, identificado como tal e, então, ingerido. A perfuração da pele à procura de sangue só cessa quando o artrópode reconhece o gosto do sangue. Receptores gustativos localizados nas partes proximais das peças bucais vão reconhecer purinas, liberadas com o rompimento das hemácias ingeridas à custa de forte pressão negativa promovida por bombas de sucção — o cibário e a faringe — que antecedem o esôfago, ou outros fagoestimulantes como ATP, ADP e AMP do plasma. Uma vez identificado, o sangue será sorvido em quantidade que variará, como falamos anteriormente, de acordo com a estratégia de abordagem ou tipo de associação com o vertebrado, seja tomando pouca quantidade de sangue ou atingindo a repleção, como é o caso de mosquitos, "barbeiros" e flebótomos, por exemplo. Nesses casos, a sucção do sangue só cessa quando o estômago, já completamente ingurgitado, comprime terminações nervosas no abdome, que enviam sinais ao cérebro para que se interrompa a sucção e as peças bucais sejam retiradas da pele. Antes disso, ou logo após o fim do repasto, quando ainda estão sobre a vítima, insetos como os citados eliminam gotículas de líquido por meio do ânus. Essas gotículas, às vezes, contêm hemácias que acabaram de ser ingeridas. Isso revela que todo o tubo digestivo está repleto pelo sangue recém-tomado, como no caso de mosquitos. Repletos, os insetos procuram também eliminar urina e fezes, em uma tentativa de se livrar de líquidos e começar a restaurar seu balanço hídrico e diminuir seu peso corporal, como no caso dos "barbeiros", caráter biológico que foi explorado pelo *T. cruzi.*

Independentemente do método usado para a obtenção do sangue, a *saliva* concorre fundamentalmente para o sucesso da hematofagia, como também para a infecção, tanto do vetor quanto do vertebrado. Embora a habilidade em obter sangue tenha evoluído independentemente em artrópodes, as atividades exercidas por sua saliva, para anular ou abrandar as defesas da vítima, como a hemostasia, a inflamação e outras reações do sistema imune, são semelhantes. A saliva dos artrópodes possui um arsenal de anti-hemostáticos — anticoagulantes, inibidores de agregação de plaquetas e vasodilatadores — , que variam bastante na sua composição, mas que desempenham finalidades similares. As *apirases* estão presentes na saliva de grupos bastante díspares entre os artrópodes, sendo uma enzima com eficiente ação antiagregação plaquetária. Além dessa atividade anti-hemostática, sabe-se que quanto mais apirase existe na composição da saliva de um vetor, mais rápido ele consegue localizar o vaso sanguíneo a ser puncionado, favorecendo sua alimentação, como é o caso do *Ae. aegypti*. Depois de localizado o vaso sanguíneo, a vasoconstrição representa um obstáculo que o artrópode vence com vasodilatadores eficientes, existentes na saliva de todos eles, embora específicos segundo os grupos, e vão ser a principal causa do eritema observado na pele após a picada. O aumento da permeabilidade vascular alcançada contribui não só para o aumento do fluxo nos vasos puncionados, mas também, principalmente, para a formação dos hematomas superficiais, onde os insetos, como flebótomos e maruins (*pool feeders*), sorverão o sangue que passa a protrair com maior rapidez. Moléculas semelhantes como *taquicininas* (nos mosquitos), assim como um peptídio chamado *maxadilan* (nos flebotomíneos), são exemplos de possantes vasodilatadores existentes na saliva de vetores. Os insetos vetores, em geral, levam pouco tempo se alimentando sobre o hospedeiro, o que não é suficiente para que se dê eficaz coagulação local. Contudo, anticoagulantes também têm sido identificados nas salivas de mosquitos, "barbeiros", borrachudos e moscas tsé-tsé, servindo, por exemplo, para manter o fluxo de sangue fluido por intermédio de seu fino canal alimentar. É importante lembrar que, na transmissão da grande maioria dos parasitos, saliva e parasitos são simultaneamente inoculados no hospedeiro, quando a saliva desempenha papel relevante na instalação e no desenvolvimento do parasito, ou mesmo na evolução da doença. Além disso, certas moléculas de proteínas presentes na saliva de insetos vetores são imunogênicas, desencadeando uma resposta imune que pode controlar a infecção e a progressão para doença, como no caso de leishmanioses. O caráter imunogênico vem sendo considerado como de potencial utilidade no desenvolvimento de vacinas contra parasitos naturalmente coinoculados com a saliva do vetor, em que proteínas da saliva seriam "adjuvantes naturais". Assim, o conhecimento detalhado sobre a diversidade e a similaridade moleculares das proteínas da saliva de diferentes espécies vetoras tem ganhado grande atenção da ciência.

Digestão do sangue

O sangue ingerido passará por um sistema digestivo tubular — o tubo digestivo ou intestino — , que é dividido em três porções: o intestino anterior, que vai do cibário ao cárdia, em que se conecta ao intestino médio, que corresponde ao estômago, o qual pode ser único (como nos mosquitos, flebótomos, borrachudos) ou dividido (como nos "barbeiros"). Depois de digerido, o alimento segue para o intestino posterior, que vai do piloro, no queal se junta às excretas e à urina ali gotejada pelo túbulos de Malpighi, até o reto e o ânus. Os intestinos anterior e posterior são de origem ectodérmica, cujas células são cobertas por uma camada contínua e quitinosa por elas secretada, ao passo que o intestino médio, de origem endodérmica, é revestido de um epitélio colunar rico em microvilosidades. Contudo, o cárdia, por ser a junção dos intestinos anterior e médio, apresenta dois tipos de revestimento, além de musculatura que age ora como forte esfíncter, ora produzindo efeito de válvula, ajudando no controle da ingestão do sangue. O intestino anterior é, essencialmente, uma passagem para o sangue, que se acumulará e será digerido no intestino médio, no estômago. O tubo digestivo, por ser a porta de entrada e local de desenvolvimento da maioria dos agentes patogênicos nos vetores biológicos, reveste-se de grande importância na dinâmica das infecções transmissíveis (Figura 8.1).

Uma vez no estômago do vetor, o sangue passa a ser envolvido por uma matriz extracelular, de material amorfo e laminado, formada essencialmente por quitina, que é secretada pelas células epiteliais do estômago, chamada matriz peritrófica. Ela começa a ser secretada, em geral, entre uma e quatro horas após o repasto, separando o bolo alimentar da monocamada de células epiteliais que recobre o estômago. A quitina confere à matriz peritrófica um aspecto fibroso e denso, porém permeável. Com isso, a matriz peritrófica funciona como uma barreira contra microrganismos e parasitos eventualmente ingeridos com o sangue, limitando qualitativa e/ou quantitativamente o seu desenvolvimento e migração para outras partes do organismo. O cibário e a matriz peritrófica são as primeiras defesas dos artrópodes para limitar a invasão de patógenos. Oocinetos de *Plasmodium* e promastigotas de *Leishmania* possuem quitinases que possibilitam a perfuração da matriz peritrófica e o acesso ao epitélio para o subsequente desenvolvimento, ao passo que microfilárias escapam do lúmen antes que a matriz se forme/mature completamente, escapando do aprisionamento e da digestão que se dará no lúmen. A segunda função da matriz peritrófica é a proteção física, pois resguarda as vilosidades das células epiteliais de possíveis danos decorrentes do contato com elementos do bolo alimentar, como cristais de hemoglobina. E, por seu caráter poroso, a matriz peritrófica permite que as enzimas digestivas secretadas pelo epitélio, dentre as quais se destacam as proteases, atravessem sua trama e ajam sobre o alimento ingerido, ao mesmo tempo que, no sentido inverso, pequenas moléculas, resultantes da digestão que se deu no lúmen, atravessem a matriz e sejam absorvidas pelo epitélio e, subsequentemente, levadas à hemolinfa. A digestão do sangue se inicia com a remoção do excesso de água e a hemólise, a qual permitirá o subsequente acesso a macromoléculas celulares pelas enzimas digestivas, que promoverão sua degradação hidrolítica, e, finalmente, a absorção de micromoléculas. Como o sangue é principalmente composto de proteínas, as proteases, especialmente as endopeptidases como tripsina, quimotripsina e aminopeptidase, começam a ser sintetizadas e secretadas em grande quantidade pelas células epiteliais logo após a ingestão do sangue. Vírus, como os da dengue e febre amarela, devem logo aderir às células epiteliais e penetrá-las para evitar serem digeridos. Contudo, tripanossomatídeos têm membrana com densa cobertura glicolipídica que não é digerida pelas citadas enzimas do vetor. A ativação da quitinase, secretada pelos oocinetos de plasmódios para a perfuração e escape da matriz peritrófica, depende da atividade da tripsina secretada pelo epitélio no lúmen do estômago: inibindo-se a tripsina no mosquito não há penetração do epitélio. Piolhos e pulgas não parecem produzir matriz peritrófica, contudo, possuem endossimbiontes no estômago, também presentes em "barbeiros" e tsé-tsé, que suplementam vitaminas do complexo B e convertem proteínas do sangue ingerido em carboidratos, ambos deficientes no alimento. Quando a digestão do sangue vai se consumindo, a matriz é decomposta e eliminada, dando-se a formação de uma nova matriz peritrófica a cada ingestão sanguínea.

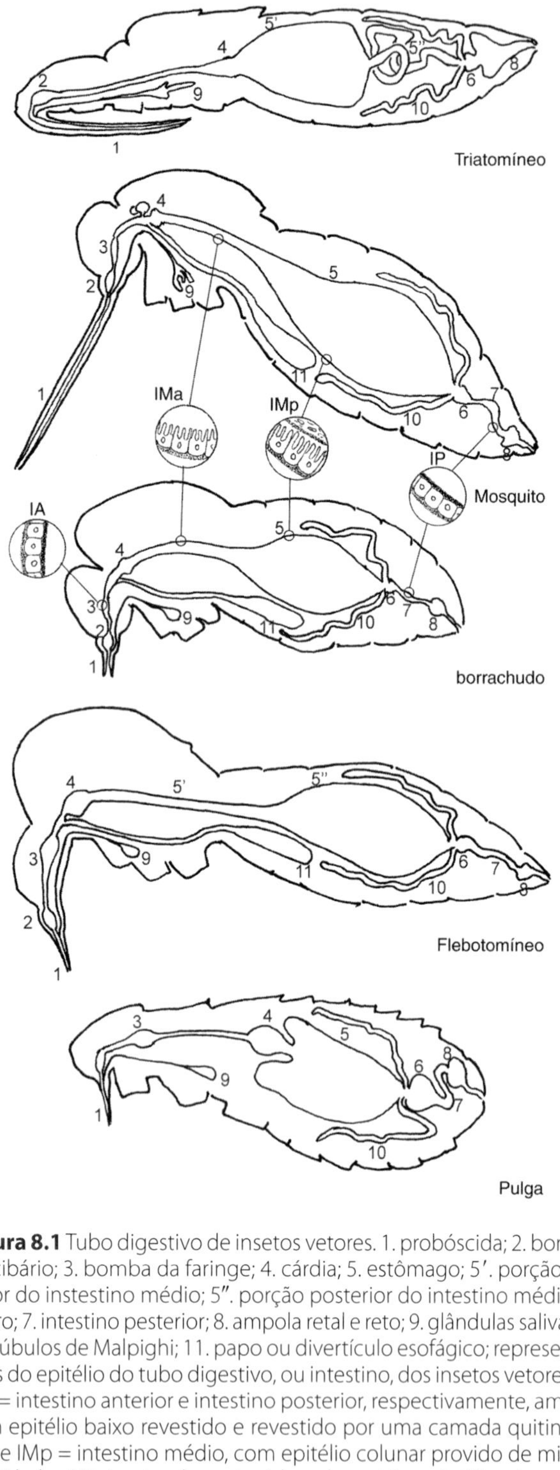

Figura 8.1 Tubo digestivo de insetos vetores. 1. probóscida; 2. bomba do cibário; 3. bomba da faringe; 4. cárdia; 5. estômago; 5'. porção anterior do instestino médio; 5". porção posterior do intestino médio; 6. piloro; 7. intestino pesterior; 8. ampola retal e reto; 9. glândulas salivares; 10. túbulos de Malpighi; 11. papo ou divertículo esofágico; representações do epitélio do tubo digestivo, ou intestino, dos insetos vetores: IA e IP = intestino anterior e intestino posterior, respectivamente, ambos com epitélio baixo revestido e revestido por uma camada quitinosa; IMa e IMp = intestino médio, com epitélio colunar provido de microvilosidades (IMa), estando protegido pela matriz peritrófica durante a digestão de sangue.

▸ Endocrinologia e resposta imune

A dieta essencialmente proteica provocará um aumento da concentração de ácido úrico na hemolinfa, que necessita ser rapidamente eliminado. A hemolinfa tem papel fundamental na endocrinologia do vetor, pois nela são transportados hormônios que regulam a diurese, as mudas e o desenvolvimento do ovário, como também na resposta imune dos insetos, como será detalhado adiante. Dentre as funções da hemolinfa estão também o armazenamento de água e a termorregulação dos vetores. Diferentemente do sangue dos vertebrados, a hemolinfa não tem qualquer papel no transporte de CO_2 e O_2, visto que a respiração se dá por meio de um sistema traqueolar ramificado, que permite a difusão do ar entre as aberturas externas (espiráculos) e os tecidos.

Como a absorção de água é a primeira fase do processo da digestão do sangue pelos vetores, considerável quantidade de urina deverá ser eliminada nos primeiros momentos após a ingestão do sangue. De fato, "barbeiros" e mosquitos, por exemplo, eliminam, entre 3 e 6 horas, quantidade de urina equivalente a até cinco vezes o seu peso corporal anterior ao repasto sanguíneo. Água e ácido úrico são coletados pelos túbulos de Malpighi, que estão imersos na hemolinfa, e são lançados a partir de uma ampola dentro do piloro. É interessante notar que esse processo também foi explorado por parasitos. O gotejamento de urina no piloro induz à metaciclogênese nas formas de *T. cruzi* aderidas ao epitélio dessa porção do intestino posterior, que daí se destacam e são eliminadas em elevada concentração nas excretas dos "barbeiros" lançadas pouco depois do repasto, muitas vezes quando os insetos ainda estão sobre o vertebrado. O tempo entre o repasto e a excreção da urina varia entre espécies de "barbeiros" e, por conta disso, será um importante determinante da capacidade vetorial de cada uma delas.

Dois são os principais hormônios envolvidos na muda e na vitelogênese dos vetores: ecdisona e hormônio juvenil. *Ecdisona* é o hormônio que induz à muda, mas que também capacita o ovário na endocitose de vitelogenina da hemolinfa para dentro dos óvulos em desenvolvimento. Dependendo da espécie de inseto, a ecdisona é produzida em glândulas no tórax e/ou ovários e tem atividade anabólica sobre vários tecidos, induzindo à síntese proteica e à mitose. O *hormônio juvenil*, produzido em um órgão glandular, que fica próximo ao cérebro do vetor, chamado *corpus allatum,* funciona como inibidor da muda para o estágio adulto. Ele também induz à produção de vitelogenina, que em muitos vetores, como "barbeiros", é sintetizada no corpo gorduroso e ovários. O corpo gorduroso é o principal tecido no qual ocorre metabolismo intermediário, mas que também estoca carboidratos, lipídios e proteínas, análogo ao fígado. Em alguns insetos, a ecdisona ou ambos os citados hormônios são vitelogênicos, como em dípteros.

Para insetos como "barbeiros" e piolhos, a hematofagia não é somente indispensável para a sobrevivência de todos os estágios, mas também para que se dê a muda entre eles. Um ou mais repastos sanguíneos vão ser exigidos para que se desencadeiem processos hormonais que resultarão na muda. Adicionalmente, para esses mesmos artrópodes e para os vetores dípteros, como mosquitos, flebotomíneos e borrachudos, em que só fêmeas adultas sugam sangue, o aumento da concentração de aminoácidos e pequenos peptídios na hemolinfa, provenientes da digestão do sangue que acabou de ser ingerido, juntamente com a repleção sanguínea do estômago, são indispensáveis para que se desencadeie a vitelogênese, que resultará no acúmulo de vitelo nos ovos. A dilatação exagerada do estômago repleto de sangue é essencial para que terminações nervosas existentes dentro do abdome, ao serem comprimidas, enviem estímulos ao cérebro do artrópode, cessando a ingestão do sangue, como já explicamos. Mas, ao mesmo tempo, estimulará as células neurossecretoras na produção de um hormônio (EDNH, *egg development neurosecretory hormone*), que levará à produção de ecdisona (que capacitará o ovário à endocitose da vitelogenina e inibirá temporariamente o apetite por sangue) e de hormônio juvenil. Como resultado, 1 a 2 horas depois da ingestão do sangue, os trofócitos, do corpo gorduroso, já estarão produzindo vitelogenina e lançando-a na hemolinfa. Quando os oócitos já estão saturados de vitelo, deixam de captar vitelogenina, que, tendo a sua concentração aumentada na hemolinfa, inibirá a sua produção, em um *feedback* negativo. A essa altura está terminada a oogênese e o vetor já está apto a realizar a postura, depois do que poderá repousar por algumas horas. Cessada a inibição para a hematofagia, o inseto voltará a procurar um hospedeiro, completando-se o ciclo gonotrófico. Se a cada repasto sanguíneo completo corresponder uma oogênese e postura, diz-se haver *concordância gonotrófica.* Porém, pode haver interrupção no decorrer do ciclo gonotrófico, por algumas razões, uma das quais a dificuldade de uma fêmea, mal nutrida durante a fase larval, em conseguir finalizar a oogênese com apenas um repasto sanguíneo. A necessidade de mais de uma alimentação sanguínea para que se complete a respectiva oogênese consiste em uma *discordância gonotrófica*, que parece ser bastante comum em alguns vetores no seu primeiro repasto sanguíneo. Esse fato reveste-se de grande interesse epidemiológico, uma vez que quanto maior o número de alimentações sanguíneas realizadas por um vetor, maiores serão as probabilidades de ele se infectar e de transmitir um patógeno, pois mais numeroso será seu contato com as fontes de infecção e os indivíduos suscetíveis. Tal fato aumenta consideravelmente a sua capacidade vetorial.

São muitas as defesas dos artrópodes contra a invasão dos patógenos que ingerem durante o repasto sanguíneo. A resposta imune dos artrópodes é inespecífica no sentido em que não há complementaridade antígeno-anticorpo, embora seja efetiva, tendo importante papel na dinâmica da transmissão dos patógenos ao ser humano e animais. Espécies de insetos de um mesmo gênero ou populações de uma mesma espécie podem ser diferentemente suscetíveis, resistentes ou refratárias a dado parasito. Espécies de vetores ou suas populações podem desenvolver forte resposta imune diante de um patógeno, o que logicamente reduz ou restringe sua competência vetorial, ao passo que respostas imunes menos exacerbadas permitem que ambos, o vetor e o patógeno ingerido, sobrevivam, tornando o vetor mais competente. A relação entre o parasito e o vetor será modulada geneticamente, em ambas as partes. Os atores principais são tanto os processos de evasão do parasito quanto a resposta imune do vetor. Os próprios mecanismos que cada patógeno usará para evadir da resposta imune do vetor constituem um campo que está sendo explorado na procura de formas de controle de parasitos. A cutícula — o exoesqueleto — , a matriz peritrófica e o próprio epitélio do estômago ou de outras partes do intestino e das glândulas salivares são barreiras contra a invasão de patógenos, os quais vão desenvolver mecanismos específicos para transpô-las. A hemolinfa desempenha papel tanto na resposta imune humoral quanto na celular. A resposta celular é representada pela ação dos hemócitos que nela circulam, células que funcionam como primeira linha de defesa contra invasores. Hemócitos são capazes de fagocitar e cooperam na formação de nódulos e em reações que resultam na encapsulação de patógenos. Essas ações dos hemócitos podem ser desempenhadas quando eles estão na hemolinfa, livres ou agregados, ou infiltrados em tecidos. Hemócitos e células de vários órgãos (p. ex., corpo gorduroso, epitélio do estômago, glândulas salivares, papo) produzem enzimas, como a fenoloxidase, que é importante na produção de substâncias melanoicas, como a melanina. A melanina, empregada no processo de melanização de parasitos encapsulados em tecidos dos vetores, assim como outras proteínas (p. ex., diptericinas, cecropinas, lisozimas, defensinas, aglutininas) com ação antibacteriana, antifúngica e parasiticida, e lectinas, dentre outros, constituem a resposta imune humoral dos artrópodes. Patógenos pequenos, como microrganismos, são fagocitados ou destruídos em nódulos, ao passo que os maiores são encapsulados por camadas multicelulares de hemócitos, seguindo-se, geralmente, um processo de melanização. Em vetores dípteros, há pobreza em hemócitos, mas a melanização ocorre sem que se forme um invólucro celular em torno do patógeno. Isso acontece com larvas de filárias ou oocistos de plasmódios melanizados em mosquitos resistentes. Proteínas produzidas por mosquitos refratários aderem aos oocistos, mediando a destruição dessa fase invasiva, por meio de lise ou melanização. Há parasitos capazes de desabilitar a resposta imune do vetor, como *T. rangeli* que se multiplica incólume dentro de hemócitos na hemolinfa de seus vetores "barbeiros". O mesmo parece ocorrer com *Borrelia recurrentis,* agente da febre recorrente, que invade e replica na hemolinfa do piolho.

▸ Mecanismos de transmissão de alguns patógenos

A seguir, são descritos, resumidamente, os mecanismos de transmissão e as interações parasito-vetor dos agentes patogênicos transmitidos por insetos de maior importância sanitária no Brasil.

▪ Plasmódios e mosquitos

Os plasmódios do ser humano são transmitidos por mosquitos anofelinos (do grego *anophelés* = inútil, vão, prejudicial) (Diptera, Culicidae, Anophelinae). Os plasmódios circulam no sangue do indivíduo infectado em várias formas, inclusive como gametócitos. Plasmódios são numerosos tanto no sangue a ser sugado pelo anofelino quanto nas glândulas salivares desse vetor ao final do ciclo, o que aumenta suas chances de perpetuação: essas são as únicas possibilidades de o parasito transitar entre hospedeiros vertebrados e invertebrados. Nos humanos, as formas sexuadas estão em enorme desvantagem numérica em relação àquelas assexuadas, de manutenção da infecção no vertebrado. A probabilidade de que um anofelino se infecte é diretamente proporcional à quantidade de formas sexuadas presentes na circulação do vertebrado. Todavia, a glândula salivar do inseto é o gargalo e a única saída que convém ao parasito, pois dali será lançado diretamente dentro da circulação de um humano suscetível, juntamente com a saliva que o vetor injeta durante o repasto.

Uma vez dentro do estômago do anofelino, o plasmódio, ingerido na forma de gametócito, passará por um desenvolvimento complexo. Haverá cinco diferenciações dentro do vetor (gametas, zigoto, oocineto, oocisto, esporozoíta) e uma série de eventos será observada (fertilização dos gametócitos, penetração da matriz peritrófica e de dois epitélios do anofelino — estômago e glândulas salivares). As formas assexuadas do plasmódio são digeridas com o sangue ingerido pelo vetor. A trajetória do plasmódio no anofelino, iniciada com a ingestão de gametócitos, pode ser abortada em várias das fases mencionadas. Os próprios gametócitos expressam proteínas na superfície da hemácia, que podem ser reconhecidas por anticorpos igualmente ingeridos pelo mosquito, os quais podem bloquear o desenvolvimento do parasito. De fato, uma série de proteínas especificamente expressas durante a gametocitogênese e a formação dos gametas são imunogênicas e, portanto, consideradas candidatas à composição de vacinas bloqueadoras da transmissão.

A transformação de gametócitos em gametas precede a fecundação dos gametas, já livres do invólucro que era a hemácia na qual navegavam. O gametócito masculino, além de libertar-se da hemácia, realizará a exflagelação, dando origem a microgametas. São necessários sinais para que este último fenômeno ocorra. A queda da temperatura do estado febril do paciente, 37°C ou mais, para a temperatura ambiente (do mosquito), o aumento do pH (7 → 8,2) e a presença de ácido xanturênico são alguns dos fatores que ativam a exflagelação, pelo menos *in vitro*. Os microgametas (masculinos) precisam migrar na massa de sangue contida no estômago do anofelino, localizar os macrogametas (femininos) e fecundá-los. Uma importante estratégia do plasmódio é ser numeroso no sangue ingerido, pois aumenta a chance de fecundação precoce. Dessa fecundação resulta o zigoto, que se diferencia no seu sucessor móvel, denominado oocineto. O fato é que grande densidade parasitária no lúmen do estômago do mosquito será importante na perpetuação da infecção no vetor, já que o número de oocinetos formados pode ser centenas de vezes menor do que a quantidade de gametócitos ingeridos pelo mosquito. Já se observou redução de mais de 300 vezes entre o número de gametócitos de *P. falciparum* e o de oocinetos formados naquele que é seu principal vetor no mundo, *An. gambiae*.

Simultaneamente aos primeiros eventos de diferenciação dos plasmódios no mosquito, a matriz peritrófica está se formando e envolvendo o sangue no qual estão os parasitos, isolando-os do epitélio, que é seu próximo destino. Para escapar do processo de digestão e alcançar o epitélio, oocinetos precisam chegar até a matriz peritrófica, que contém quitina e perfurá-la. Para tal, os oocinetos secretam uma proquitinase, cuja ativação só se dá na presença de uma enzima digestiva do mosquito, a tripsina. A tripsina é secretada pelas células epiteliais do inseto e chega ao lúmen passando por meio da matriz, em sentido inverso daquele programado pelo parasito. Nota-se que tais eventos precisam ser sincrônicos para haver sucesso na infecção. Transposta a primeira barreira — a matriz peritrófica quitinosa — , logo outra se apresenta: o epitélio do estômago. Sabe-se que ali não apenas compatibilidades bioquímicas governarão a sorte do parasito, mas também sua capacidade de escapar à resposta imune do anofelino. Em espécies de mosquitos refratárias a um dado plasmódio, todos os oocinetos são destruídos ao atravessarem epitélio do estômago. Nas espécies suscetíveis, uma grande proporção de oocistos também é destruída, a julgar pelo número de oocinetos que chegam ao epitélio, dezenas de vezes maior que o número de oocistos sobreviventes. Por exemplo, o número de oocistos de *P. falciparum* pode ser 100 vezes menor que o de oocinetos formados em *An. gambiae*. É no momento da passagem dos oocinetos pelo epitélio (cerca de 20 a 30 horas depois do repasto infectante) que a resposta imune do vetor é desencadeada, expressando-se, no epitélio, genes que codificam várias proteínas componentes da sua resposta imune humoral. Moléculas com atividade semelhante aos fatores do complemento, produzidas por hemócitos infiltrados na parede do estômago, ligam-se a oocinetos em migração em direção à lâmina basal do órgão, resultando na lise da maior parte dos parasitos. Isso acontecerá mesmo nas populações de vetores suscetíveis. Nos refratários, todos os oocinetos sofrem lise ou melanização; alternativamente, os oocistos em início de diferenciação sofrem encapsulação e melanização, debelando-se a infecção no vetor. A partir da invasão do estômago do mosquito, observa-se, tanto no próprio estômago quanto sistemicamente, a expressão de genes que codificam várias moléculas que participam da resposta imune antiplasmodial. Portanto, o epitélio do estômago do mosquito tem grande participação na redução da infecção parasitária mesmo nas espécies sensíveis, por intermédio da resposta imune ali desencadeada. Em compensação, centenas de esporozoítas serão produzidos a partir de cada oocisto resultante de um oocineto que evadir essa resposta imune do vetor, consistindo em uma recuperação da perda numérica da população parasitária inicial, desde a fecundação.

Nos anofelinos sensíveis, há diferenciação dos oocinetos em oocistos somente quando aqueles chegam à lâmina basal do epitélio. Dentro dos oocistos, em 10 a 21 dias, estarão formados milhares de esporozoítas. Durante esse período, são ativados genes do parasito que controlam a formação da proteína circum-eporozoíta, que cingirá a superfície dos esporozoítas, e de uma proteína chamada TRAP (*thrombospondin-related anonymous protein*), ambas primordiais para a adesão e penetração dos esporozoítas tanto na lâmina basal das glândulas salivares do vetor quanto na célula-alvo no ser humano, o hepatócito. Assim, milhares de esporozoítas liberados dos oocistos na hemolinfa do vetor precisam localizar as glândulas salivares nela imersas, que apesar de pequenas em relação a outros órgãos, apresentam receptores específicos reconhecidos pelos parasitos. Esporozoítas eventualmente produzidos em um vetor resistente vagam na hemolinfa e não invadem as suas glândulas salivares por falta de receptores compatíveis e específicos. Mesmo nos mosquitos sensíveis, a especificidade tecidual é enorme: a penetração só se dá na porção laterodistal do lobo mediano das glândulas salivares. O esporozoíta precisa atravessar a lâmina basal e a célula do epitélio da glândula, saindo rapidamente para o lúmen das cavidades e ductos secretores, no qual se agrupam em feixes, podendo permanecer vivos durante toda a existência do vetor. Algo de muito importante e modulador da infecção, porém ainda não esclarecido, acontece durante essa travessia: esporozoítas que ainda não o fizeram são pouco eficientes na infecção do vertebrado e os que já fizeram essa travessia não conseguem fazê-lo de novo se inoculados de volta na hemolinfa. Estando na luz das glândulas salivares e nos ductos secretores, os esporozoítas serão lançados juntamente com a saliva diretamente na corrente sanguínea de um novo hospedeiro durante a hematofagia. Animais de laboratório que receberam picadas de anofelinos desenvolveram mais rapidamente a gametocitogênese e apresentaram maior número de merozoítos do que os que não receberam picadas, sugerindo papel importante da própria saliva na perpetuação da transmissão.

É importante notar que a relação parasito-hospedeiro invertebrado, que envolve ao mesmo tempo a existência de receptores específicos e as reações adversas em vários tecidos do vetor, assim como estratégias de evasão e de compensação de densidade populacional do plasmódio, tem papel fundamental na modulação da transmissão desses parasitos. Portanto, somente o encontro de esporozoítas dentro das glândulas salivares de um anofelino pode incriminar uma espécie como vetor natural. Essa é a prova de que a espécie de mosquito reúne certos caracteres intrínsecos que permitiram a chegada de esporozoítas no local exato para ser inoculado em um novo hospedeiro exato. Esse último evento depende, fundamentalmente, do comportamento do anofelino.

Sendo a malária humana uma antroponose essencialmente rural ou periurbana, um dos parâmetros mais importantes na determinação da capacidade vetorial da espécie de inseto é o seu grau de preferência pelo sangue humano, ou *antropofilia*. Espécies que exibem *zoofilia*, isto é, que picam em grandes proporções animais, como o gado, têm capacidade vetorial geralmente baixa, salvo quando esse comportamento é compensado pela alta densidade populacional, que amplia o número médio de picadas diárias em humanos e, consequentemente, as chances de o inseto se infectar e transmitir plasmódios humanos.

Anofelinos são mosquitos de hábitos crepusculares e noturnos, cujas formas imaturas se criam em coleções de águas paradas sobre o solo, variáveis em relação ao tamanho, natureza físico-química, grau de sombreamento e turbidez, dentre outros fatores, de acordo com a espécie. A exceção são os anofelinos do subgênero *Kerteszia*, que se desenvolvem em água acumulada em vegetais, essencialmente em bromélias. Como os anofelinos começam a se alimentar com a chegada da noite, quando o ser humano rural se encontra principalmente no domicílio ou muito próximo, o anofelino será tão melhor vetor quanto maior for seu comportamento antropofílico, mas também endofágico ou endofílico. Por isso, quanto mais antropofílica, endofágica, abundante e longeva for a população dessa espécie de mosquito, maior será sua capacidade vetorial.

Das mais de 50 espécies de anofelinos conhecidas no Brasil, poucas são consideradas vetoras primárias de plasmódios humanos. A principal delas é o *An. darlingi*, que reúne, mais que todas as demais espécies brasileiras, os caracteres citados. É o responsável pela transmissão de quase toda a malária devida a *P. falciparum, P. vivax* e *P. malariae* na região de maior ocorrência no Brasil, a Amazônia e as áreas de transição para esse ecossistema. No litoral, do Norte ao Sudeste brasileiro, *An. aquasalis*, embora comparativamente bem menos antropofílico, tem atuado como vetor primário em epidemias focais, desencadeadas a partir de casos importados da área endêmica, em momentos em que a sua densidade populacional está bastante elevada. É tido, geralmente, como vetor secundário no litoral da região Norte, onde é simpátrico ao *An. darlingi.* Em localidades de vales que sofrem influência da Mata Atlântica, *An. cruzii* tem participado como vetor primário das pequenas epidemias focais devidas ao *P. vivax.* Esse mosquito, juntamente com *An. bellator*, foram, no passado, importantes transmissores da malária, quando ela era endêmica no Sul do Brasil. Outros anofelinos têm sido recentemente apontados como transmissores de malária na Amazônia, como *An. albitarsis* ou outros componentes desse complexo de espécies, mas, na maioria das vezes, com papel secundário ao desempenhado por *An. darlingi,* quando esse último está presente.

Arbovírus e mosquitos

Os arbovírus dependem de artrópodes para a sua transmissão. Os mosquitos destacam-se entre os artrópodes vetores por serem transmissores das arboviroses mais perigosas para o ser humano na atualidade, como dengue, febre amarela, febre do Oeste do Nilo e algumas encefalites. As interações desses flavivírus e de outros arbovírus com o organismo dos mosquitos vetores biológicos e seus mecanismos de transmissão são muito semelhantes.

Não obstante seu genoma reduzido, os arbovírus são capazes de invadir e replicar em células de hospedeiros tão distantes filogeneticamente, como mamíferos e mosquitos, organismos cuja fisiologia, bioquímica e temperatura diferem consistentemente. Por isso, não é surpreendente que, enquanto tais agentes patogênicos possam ser muito virulentos e ter curta permanência no hospedeiro vertebrado, com a formação rápida de anticorpos neutralizantes, aparentemente causem poucos danos ao mosquito. E tendo-se disseminado nos tecidos desse invertebrado, aí incluídas as glândulas salivares, possam ser transmitidos durante toda a existência do vetor. Além disso, arbovírus podem ser transmitidos também entre mosquitos, o que reforça o papel dos vetores na manutenção e amplificação de tais agentes na natureza, principalmente quando a densidade de vertebrados suscetíveis em dada área é pequena. A transmissão entre vetores pode ocorrer por via vertical — quando o vírus infecta o óvulo ou o ovo — ou venérea — quando machos, que herdaram a infecção de sua mãe, transmitem o vírus no líquido seminal. O vírus da dengue, por exemplo, pode ser transmitido verticalmente por mais de 10 gerações do mosquito *Ae. aegypti*. Alguns experimentos sugerem que pode haver diminuição da fertilidade e da fecundidade em fêmeas de mosquitos infectadas horizontalmente, além de certa lentidão no desenvolvimento larvário de mosquitos depois de muitas gerações infectadas sucessivamente por via vertical. Porém, tudo sugere que os mosquitos e outros artrópodes são os verdadeiros reservatórios dos arbovírus na natureza.

Embora a transmissão de arbovírus ao ser humano possa ser mecânica, quando partículas virais ainda estão nas peças bucais de um mosquito, cujo repasto sanguíneo foi involuntariamente interrompido, é a transmissão biológica que parece ser a mais frequente, posto que a infecção no mosquito é duradoura. Arboviroses são essencialmente zoonoses, sendo a infecção humana um acidente em um ciclo que, na natureza, depende apenas de animais silvestres e/ou domésticos e artrópodes. Duas arboviroses importantes, contudo, adaptaram-se a mosquitos sinantrópicos, passando a ser veiculadas por tais vetores entre humanos, no ambiente alterado, urbano ou periurbano, independendo da presença de reservatórios animais como fonte de infecção. É o caso da dengue e da febre amarela urbana e do seu vetor primário e clássico, *Ae. aegypti*. A interação dos vírus da febre amarela e da dengue com esse vetor urbano, assim como com outros mosquitos envolvidos em ciclos rurais ou silvestres, é essencialmente a mesma. Por essa razão, e devido à sua importância epidemiológica atual, o vírus da dengue é, aqui, usado como modelo.

A infecção do mosquito com vírus da dengue se dá classicamente por meio da ingestão de sangue contendo partículas virais. O sucesso da infecção dependerá da magnitude da viremia, isto é, do título viral no repasto sanguíneo, e da duração da viremia no vertebrado: quanto maiores forem o título viral e a duração da viremia, maiores serão as chances de transmissão e vice-versa. Na dengue, embora a magnitude da viremia varie entre pacientes e de acordo com o tempo de infecção, a quantidade de partículas virais circulantes é muito elevada. Essa condição perdura mais na dengue do que na febre amarela. Em consequência, a probabilidade de a infecção do mosquito pelo vírus da dengue, e sua consequente propagação a humanos, passa a ser maior do que na febre amarela. De qualquer forma, sabe-se que há um limiar na viremia, abaixo do qual muito poucos mosquitos que sugarem o sangue vão se infectar e acima do qual a maioria se infectará. Em ensaios de infecção experimental de *Aedes* com dengue, calcula-se esse limiar a partir de uma dose capaz de infectar pelo menos 50% de uma cepa de mosquito muito suscetível. A ingestão de um número elevado de partículas virais é o primeiro requisito para que o mosquito se infecte e dê início ao período de incubação extrínseco do vírus, que pode ter duração variável, mas geralmente é de 10 a 14 dias (a 28°C), aumentando com a diminuição da temperatura.

A matriz peritrófica não parece constituir uma barreira para o vírus alcançar as suas células-alvo, no epitélio do estômago. De fato, a matriz peritrófica é porosa e só estará completamente formada mais de 1 dia depois da ingestão do sangue, quando a maioria dos vírus já aderiu às células epiteliais. Os vírus da dengue infectam as células-alvo do vetor depois de aderirem a receptores celulares, muitos dos quais ainda desconhecidos. O envelope do vírus contém elementos estruturais e funcionais que participam na interação celular vírus-receptor (*viral attachment protein*). No inseto, por sua vez, existem moléculas de glicoproteínas (45 kDa) na superfície de células-alvo desse vírus, como no epitélio do estômago, no ovário e nas glândulas salivares, mas não existem em certos tecidos nos quais não se tem demonstrado haver replicação do vírus da dengue, como os músculos de Malpighi. O bloqueio dessas moléculas impede a invasão do vírus nos tecidos-alvo. Tubulinas e proteínas associadas também são receptores nas células do mosquito em que o vírus da dengue adere para infectá-las. Existe, portanto, uma seletividade ou tropismo do vírus da dengue por alguns tecidos no inseto, tal como se observa no humano. Tais receptores parecem ser a chave para a determinação da suscetibilidade do mosquito, definindo-se como a barreira primordial para que a infecção se instale no epitélio e, assim, module a competência vetorial das populações do vetor.

Já foi demonstrado que a propagação de alguns arbovírus ao longo do epitélio do estômago e a sua passagem para outros tecidos do inseto — a disseminação — se dá principalmente quando partículas virais produzidas em células infectadas chegam ao labirinto basal, que é uma rede reticulada de espaços intercelulares localizada na base do epitélio desse órgão. As abundantes partículas virais lançadas e acumuladas no labirinto podem propagar a infecção célula a célula do epitélio ou procurar transpor a lâmina basal que sustenta o epitélio. O labirinto basal é contíguo ao lado interno da lâmina basal, cujos poros são impermeáveis às partículas dos arbovírus até agora estudados, exceto em certos pontos, nos quais as fibras musculares do estômago se acham intimamente relacionadas, em estreito contato com o epitélio. Ali, a lâmina basal parece ser mais porosa, de aparência esponjosa, situação que se acredita aumentar a sua permeabilidade aos arbovírus, permitindo que partículas virais transponham essa barreira limitante à disseminação do vírus para fora do estômago. Deduz-se que, em tais pontos, partículas virais abundantes no labirinto basal podem alcançar e infectar as fibras musculares e células das traqueíolas (traqueoblastos), nas quais os arbovírus podem se disseminar por todo o corpo do inseto. A partir desse raciocínio, a disseminação viral poderia se dar por meio da hemolinfa, ao longo da rede de traqueias que oxigenam os tecidos do vetor ou por intermédio de ambas as vias. De fato, as traqueias, especialmente os traqueoblastos que se imbricam na trama muscular do intestino médio, são as células mais rápida e frequentemente infectadas quando alguns arbovírus facilitam a disseminação do vírus para o resto do corpo do vetor.

Em um mosquito suscetível, cerca de 1 semana depois, a barreira representada pelo estômago deverá ter sido atravessada e o vírus da dengue já pode ser encontrado na hemolinfa. Em populações de mosquitos pouco suscetíveis, a replicação do vírus da dengue fica restrita ao epitélio do estômago, não havendo disseminação para a hemolinfa e outros tecidos.

A replicação viral do vírus da dengue no epitélio do estômago atinge seu máximo em termos de título viral e de cópias de RNA entre 7 e 10 dias após a ingestão do repasto infectante. Nesse período, 70 a 100% dos mosquitos já têm abundantes partículas virais no estômago. A partir do 11º dia após a infecção, os títulos e quantidades de antígenos virais (diferentemente do número de cópias de RNA) decrescem gradativamente no estômago, mas aumentam em proporções geométricas em outros órgãos e tecidos após a disseminação, tais como no tecido nervoso, nos olhos, no corpo gorduroso e nas glândulas salivares. Essa diminuição de partículas virais infectantes no estômago pode sugerir ação da resposta imune do vetor nesse órgão, ou, no mínimo, os tecidos do estômago reagem diferentemente dos tecidos das glândulas salivares e nervosos do vetor, em que o título viral não para de crescer pelo menos por 3 semanas. Sabe-se que a flora bacteriana do tubo digestivo do *Ae. aegypti* estimula a resposta imune local, que implica a expressão de peptídios antimicrobianos e a regulação da replicação do vírus da dengue (mosquitos tratados com antibióticos têm carga viral muito mais elevada). Essa resposta imune inata [em especial baseada em genes associados às vias *Toll* e IMD (*immune deficiency*)], contudo, parece apenas controlar a infecção, não sendo capaz de evitar a persistência do vírus da dengue nos tecidos do vetor, uma vez que não protege completamente o mosquito da infecção. O vírus da dengue é capaz de suprimir as respostas imunes nas células que ele infecta no mosquito, um fenômeno com importante consequência tanto na fisiologia do *Ae. aegypti* quanto na transmissão do vírus.

Embora 10 a 25% dos mosquitos infectados possam apresentar vírus da dengue nas glândulas salivares 4 dias após o repasto infectante, é a partir do 10º dia que mais de 70% dos mosquitos já contêm vírus na saliva, podendo transmiti-lo. A partir do 10º dia, a quantidade de partículas virais nas glândulas salivares e saliva aumenta linearmente com o tempo, diferentemente do que se dá no epitélio do estômago. No caso dos vírus da dengue e da febre amarela, a lâmina basal e o epitélio da glândula salivar não parecem constituir uma barreira, como já descrito em outros modelos arbovírus-mosquito. Uma vez disseminadas para a hemocele, partículas de vírus da dengue acabam invadindo, replicando-se e acumulando-se nas glândulas salivares, de onde serão inoculadas em um próximo vertebrado.

O vetor *Ae. aegypti* é o melhor exemplo de mosquito sinantrópico, pois, além de ser muito endofílico e antropofílico, aproveita-se também dos depósitos artificiais produzidos pelo próprio ser humano e existentes no ambiente domiciliar ou peridomiciliar para o desenvolvimento das fases imaturas. Em resumo, a espécie encontra no domicílio humano as suas fontes preferidas de sangue e locais para abrigo e criação. Por isso, não se dispersam muito. As fêmeas costumam se mover entre imóveis durante a atividade de postura, pois procuram espalhar seus ovos em diferentes criadouros. Os ovos são postos nas paredes dos criadouros, junto à lâmina d'água, resistindo à dessecação por alguns meses e eclodindo quando submersos, principalmente pelas águas das chuvas. Com isso, sua densidade populacional se eleva consideravelmente ao longo da estação chuvosa, aumentando as chances de transmissão de dengue. Com efeito, as epidemias vêm sendo registradas no final dessa estação, na maior parte do país. A capacidade vetorial de *Ae. aegypti* é também favorecida pelas múltiplas picadas que uma mesma fêmea pode exercer entre as desovas. Primeiro, porque muito comumente apresentam discordância gonotrófica. Segundo, porque sendo muito ariscas, as fêmeas interrompem facilmente a alimentação em uma pessoa, em resposta a pequenos movimentos ou mudança de incidência de luz. Estando ainda com fome, voltam a picar essa ou outra pessoa próxima tantas vezes quanto for preciso, até atingir a repleção. Seus hábitos são, em geral, diurnos, com aumento da atividade hematofágica aos crepúsculos, mas podem agir como oportunistas, picando mesmo à noite quando, a partir de seus locais de abrigo, percebem principalmente ácido láctico, CO_2 e vapores d'água emanados por uma pessoa que se aproxima. Ambos, *Ae. aegypti* e *Ae. albopictus*, vetor primário de dengue na Ásia, mas que no Brasil ainda é considerado somente vetor potencial, são espécies invasoras das Américas, em plena fase de expansão de sua distribuição geográfica. *Ae. albopictus* tem menor grau de sinantropia do que *Ae. aegypti* e as populações existentes no Brasil parecem ser menos suscetíveis aos vírus da dengue e da febre amarela do que as de *Ae. aegypti*. A transmissão vertical de vírus da dengue tem sido relatada em ambos os *Aedes*.

Diferentemente da dengue, a febre amarela silvestre, que é a forma epidemiológica que persiste no Brasil, assim como outras arboviroses, não têm mosquitos sinantrópicos como vetores. Dependem de mosquitos silvestres e oportunistas para que a transmissão atinja o ser humano. *Haemagogus janthinomys* — vetor primário da febre amarela silvestre na maior parte do país — e *H. leucocelaenus* — vetor primário essencialmente nos limites austrais dessa arbovirose — são mosquitos acrodendrofílicos, exclusivamente diurnos, que se criam em água acumulada em ocos de árvore. Mantêm o ciclo da febre amarela entre macacos e saguis dentro das florestas e matas de galeria. O ser humano é picado e infectado principalmente quando invade esse ambiente. A transmissão vertical do vírus da febre amarela parece ser frequente nesses mosquitos silvestres, sugerindo desempenhar papel decisivo na manutenção da transmissão, especialmente em áreas onde a proporção de primatas imunes se acha elevada.

Filárias e seus vetores mosquitos e borrachudos

As principais filárias que têm sido assinaladas em humanos no Brasil são *W. bancrofti*, agente da filariose linfática, transmitida por mosquito, e *Onchocerca volvulus*, agente da oncocercose, veiculada por borrachudos, cujos ciclos e sítios de desenvolvimento nos invertebrados se assemelham, mas cujos mecanismos e dinâmica de transmissão diferem em decorrência de barreiras que se apresentam às formas imaturas dos vermes e no modo de alimentação sanguínea e nos hábitos do vetor. Ambas são antroponoses, dependendo, por conseguinte, de vetores antropofílicos.

As fêmeas da *O. volvulus* são larvíparas, eliminando frequentemente seus embriões, as microfilárias, dentro do nódulo em que estão cingidas. As microfilárias são abundantes nas cercanias desses oncocercomas, mas também migram livremente por meio de todo o tegumento e durante 6 a 30 meses. A abundância e a longa permanência das microfilárias no tegumento são estratégias que aumentam as chances de essas formas serem ingeridas por seus vetores, os borrachudos, também chamados piuns. Quando os borrachudos rasgam a pele com suas peças bucais curtas e robustas, em forma de lâminas, forma-se um pequeno hematoma, uma pequena poça de sangue e linfa que protraem do tegumento lacerado. As microfilárias que se acham próximas migram para esses hematomas. Mosquitos, por puncionarem sangue diretamente nos vasos, não têm, portanto, condição de se infectar com tais larvas livres no tegumento, como fazem os borrachudos.

Ao serem sugadas pelo borrachudo, as larvas de *Onchocerca* enfrentarão barreiras físicas e fisiológicas para o seu desenvolvimento no invertebrado. A primeira das defesas do inseto é de caráter físico, representada pelos dentes da armadura do cibário. Essa defesa tem importante papel definidor da competência vetorial nos borrachudos. A ingestão do sangue contendo microfilárias se dá à custa de forte pressão negativa, exercida pela musculatura da bomba faringeana, fazendo com que hemácias e microfilárias ascendam da pequena hemorragia para o inseto. A passagem, acelerada e sob pressão, do alimento por meio do cibário pode resultar em lesões na cutícula das microfilárias, provocadas por contato com dentes de sua armadura. Esses dentes são mais numerosos, desenvolvidos e/ou espiculosos nas espécies pouco suscetíveis e ausentes e/ou rombos nas espécies vetoras competentes. Esse mecanismo de defesa, ainda que normalmente prejudicial à filária, pode ser-lhe vantajoso, no caso de o borrachudo realizar o seu repasto sanguíneo em um local da pele de um hospedeiro no qual a concentração de microfilária seja elevada. A lesão do tegumento de algumas das microfilárias ingeridas, e subsequente interrupção de seu desenvolvimento, diminuirá o número de parasitos que perfurarão e migrarão nos tecidos do borrachudo, resultando em maior expectativa de vida do vetor e chance de transmissão das filárias sobreviventes. O desenvolvimento de elevado número de microfilárias leva à morte precoce dos borrachudos infectados, refletindo-se na taxa de transmissão.

O segundo grupo de barreiras, ainda de natureza física, é representado pela própria massa de sangue ingerida, que começa a perder líquido, tornando-se densa e dificultando a mobilidade das microfilárias, e a matriz peritrófica, embora essa última seja mais delgada nos borrachudos vetores do que em alguns mosquitos. Ambas as barreiras precisam ser transpostas rapidamente, já que o destino de desenvolvimento das formas imaturas da *Onchocerca*, no borrachudo, são as fibras dos músculos torácicos usados no voo. Uma considerável redução da infecção parasitária no inseto é obtida mediante essas barreiras: em média, somente uma em cada três ou mais microfilárias conseguem chegar ao espaço exterior à matriz peritrófica e se posicionar junto ao epitélio do estômago, a fim de atravessar a parede desse órgão em direção à citada musculatura torácica. A migração até o epitélio do estômago não parece ser imediata, pois a proporção de microfilárias que chegam ao espaço externo à matriz peritrófica em relação às ingeridas aumenta com o tempo, atingindo um platô a partir de 3 horas depois da ingestão do sangue infectado. Novamente, somente cerca de 30% das microfilárias ingeridas pelo borrachudo alcançam a hemolinfa, independentemente do número de microfilárias ingeridas. As microfilárias usam o gancho cefálico e secreções ricas em proteinases para atravessar a parede do estômago. Uma vez alcançada a hemocele, as microfilárias podem desencadear uma resposta imune exacerbada, como acontece em espécies resistentes e refratárias, sendo lisadas por ação de moléculas ainda não bem determinadas presentes na hemolinfa. Quando na hemolinfa, microfilárias podem ser reconhecidas como *nonself* por enzimas do sistema profenoloxidase-fenoloxidase e eliminadas, embora não se registre melanização, como descrito no modelo mosquito-*W. bancrofti*. Todavia, essa reação adversa à filária não parece acontecer enquanto ocorrem as duas mudas de cutícula da larva já situada na musculatura torácica, nem quando o parasito já se diferenciou na forma infectante L_3 (cerca de 8 dias), embora a L_3 abandone a massa muscular e volte a migrar na hemolinfa. Essa última migração se dá em direção à cabeça, na qual, rompendo tecidos, as L_3 passam ao lábio, que é a peça bucal mais intimamente conectada à hemolinfa. Do lábio, as L_3 poderão descer ativamente para dentro da pequena poça que se formará durante o próximo repasto do inseto infectado. A duração do repasto sanguíneo nos borrachudos vetores é consideravelmente demorada, quando comparada com outros dípteros hematófagos, podendo levar de 3 a 6 minutos. Esse comportamento se reveste de grande importância para a transmissão, pois permite que as microfilárias, localizadas no tegumento humano, tenham tempo para se deslocar até a lesão e serem sugadas pelo inseto. O mesmo processo faz com que as larvas infectantes para o ser humano (L_3) migrem das peças bucais e cabeça, ou mesmo de porções anteriores do tórax do borrachudo, para dentro da lesão causada pela picada.

Os borrachudos são insetos silvestres e de hábitos diurnos, com picos de atividade que variam de acordo com a espécie e o ecossistema. Suas formas imaturas se desenvolvem em água corrente, porém aderidas a folhas e galhos ou a pedras que se acham, principalmente, nos pontos de maior turbulência. Por isso, a frequência de tais insetos é maior próximo de rios e cachoeiras, embora seu grande raio de voo permita que assentamentos humanos, a vários quilômetros de seus criadouros, possam também registrar considerável prevalência de oncocercose. Embora algumas espécies exibam maior grau de antropofilia do que outras, borrachudos são essencialmente oportunistas. Com isso, a transmissão da oncocercose depende, sobretudo, de alta densidade populacional de borrachudos, garantindo elevado número de picadas em humanos por dia e de elevada prevalência de humanos com considerável número de microfilárias migrando no tegumento. Nos focos brasileiros, as espécies de borrachudos que melhor reúnem as citadas características biológicas e comportamentais e, por isso consideradas vetores primários, são *Simulium oyapokense*, *S. roraimense*, nas áreas de planície, onde *S. exiguum* também é transmissor nos focos hipoendêmicos; e *S. guianense* e *S. incrustatum*, nas áreas montanhosas, onde estão os principais focos hiperendêmicos, embora a competência vetorial dessa última espécie seja muito prejudicada por possuir dentes salientes na armadura do cibário. Enfim, em diferentes focos de oncocercose, aparentemente certa espécie de borrachudo e a *O. volvulus* coevoluíram, exercendo efeitos recíprocos na sobrevivência de cada um durante as várias etapas do desenvolvimento das larvas no vetor e dando origem a combinações espécie-específicas que influenciam tanto a epidemiologia local quanto a viabilidade do controle da oncocercose.

No caso da filariose linfática, a infecção do mosquito se dá a partir da ingestão de microfilárias que estão na circulação periférica do ser humano, uma vez que tais insetos exercem a hematofagia por meio de punção venosa, e não por intermédio de laceração de tecidos como fazem os borrachudos. Com efeito, a microfilaremia por *W. bancrofti* no ser humano tem periodicidade noturna, havendo maior concentração de microfilárias no sangue periférico entre 22 e 2 h, período que, coincidentemente, cobre o horário de preferência de atividade de picada do seu vetor, o mosquito *Cx. quinquefasciatus*. Sendo assim, a periodicidade da microfilaremia parece ter evoluído como uma resposta ao comportamento hematofágico do vetor.

Logo após a ingestão pelo mosquito, as microfilárias migram na massa sanguínea em direção ao epitélio do estômago, pois é necessário atravessar a barreira representada pela parede desse órgão em direção ao tecido-alvo de desenvolvimento, isto é, os músculos de voo, no tórax. A armadura do cibário do vetor *Cx. quinquefasciatus* não apresenta dentes desenvolvidos, o que em geral favorece a passagem incólume das microfilárias ao estômago. Isso significa que, se um número elevado de microfilárias for ingerido, o inseto poderá perecer devido às migrações que as larvas farão em seus tecidos. De fato, cerca da metade dos mosquitos que se alimentam em indivíduos microfilarêmicos podem morrer devido à migração e ao desenvolvimento do parasito. Por ser permissivo à infecção pela *W. bancrofti*, a chance de o vetor infectado perecer é mais de dez vezes maior do que aquela de um mosquito coespecífico que não ingeriu microfilárias. A matriz peritrófica no vetor *Cx. quinquefasciatus* é secretada essencialmente a partir das células epiteliais da porção torácica e delgada do estômago em direção à abdominal e já está completamente formada 12 a 16 h após o repasto sanguíneo, bem mais rápido do que em outros mosquitos (*Anopheles* e *Aedes*). Mas a travessia da parede do estômago pelas microfilárias de *W. bancrofti* se dá geralmente em 2 h, antes da maturação da matriz, preferencialmente no local em que ela está sendo secretada: a porção torácica do estômago. Poucos minutos após o repasto infectante, as microfilárias passam a migrar ativamente da massa de sangue, que está começando a ser compactada na parte dilatada e abdominal do estômago, em direção à porção torácica, atravessando a matriz peritrófica que está sendo secretada. A parte abdominal do estômago que se distende passa a apresentar um epitélio baixo, com células achatadas, ao passo que sua parte anterior permanece tubular, preservando o epitélio de células colunares. As microfilárias vão perfurar o epitélio alto, típico da porção torácica do estômago que não está dilatada. A migração para fora do lúmen do estômago pode se dar em outras partes, mas a grande maioria dos parasitos bem-sucedidos está entre os que atravessam a porção torácica do órgão, a qual está anatomicamente próxima aos músculos torácicos, como aqueles usados para o batimento das asas do inseto, músculos do voo. Embora já se tenha observado microfilárias ainda com a bainha tentando atravessar o epitélio do estômago, a maioria delas faz a travessia sem esse invólucro, o que pode sugerir que o atrito durante a passagem pela matriz peritrófica em formação ajude na liberação da bainha. As larvas se alojarão nos músculos do voo e farão sua primeira muda, 48 horas depois, transformando-se em larva salsichoide. As larvas estimulam a resposta imune nos mosquitos. Observa-se, por exemplo, um aumento expressivo do número de hemócitos na hemolinfa de *C. quinquefasciatus* infectados, com pico 72 h após a ingestão de microfilárias, mas com variação no tipo de hemócito mais frequente ao longo do ciclo. O fato é que uma proporção bem pequena das larvas será melanizada em *Cx. quinquefasciatus*. Em 2 semanas (8 a 14 dias do repasto infectante), larvas L_3, infectantes para o ser humano, estarão migrando ativamente da musculatura torácica para a cabeça, rompendo os tecidos e, finalmente, alojando-se no lábio, até que o vetor infectado volte a se alimentar. O mecanismo de transmissão da filariose linfática difere consistentemente do descrito para a oncocercose, pois a larva infectante para o ser humano deixa o lábio do mosquito, uma calha longa que protege as peças bucais perfurantes, e cai sobre a pele, e não diretamente dentro de uma lesão, como no caso da *Onchocerca*. A larva infectante de *W. bancrofti* que desce do lábio do mosquito permanece sobre a pele, em torno dos estiletes perfurantes que compõem as peças bucais. Logo que o mosquito tira esses estiletes da pele, a L_3 passa a serpentear, procurando penetrar na solução de continuidade da pele deixada pela picada. Ou seja, enquanto o mosquito está se alimentando, a larva não se afasta de junto dos estiletes, pois se beneficia dos líquidos de lubrificação do mesmo como meio para não desidratar. Quando o mosquito retira as peças perfurantes e voa, a larva tem pouco tempo para achar a solução de continuidade da pele para penetrá-la, caso contrário haverá desidratação e morte. Por isso, a transmissão da *W. bancrofti* existe em locais onde o clima é bastante úmido, em que a pele humana mantém um filme úmido e de lenta evaporação durante os horários de transmissão noturna.

O único vetor primário da *W. bancrofti* no Brasil é o *Cx. quinquefasciatus*, inseto de elevado grau de sinantropismo, endófago, endofílico, antropofílico e estritamente noturno, cujas formas imaturas se desenvolvem em águas com elevado teor de matéria orgânica em decomposição, como fossas, ralos e valas de águas servidas próximas às casas. Esse mosquito existe em todas as cidades do Brasil, havendo transmissão apenas nas áreas onde a umidade relativa do ar é alta, como no litoral do Nordeste, e a média diária de picadas por essa espécie é muito elevada.

▸ Leishmania e flebotomíneos

As diversas espécies de *Leishmania* que infectam o ser humano, e são agentes de diferentes formas clínicas de leishmanioses descritas no Brasil, têm mecanismo de transmissão idêntico e desenvolvem ciclo muito semelhante ao longo do tubo digestivo dos seus vetores flebotomíneos preferenciais. O ciclo de todas as *Leishmania* que infectam o ser humano se inicia de forma idêntica, no vetor, mas à medida que a infecção se estabelece propriamente, configura-se uma nítida preferência de locais para a colonização ao longo do trato digestivo. Essa diferença de comportamento no inseto passou a ser usada como instrumento taxonômico para a distinção biológica entre subgêneros de *Leishmania*. O ponto anatômico tomado como referência foi o piloro, ou seja, o local de junção dos intestinos médio e posterior e no qual convergem os túbulos de Malpighi. As espécies cuja colonização se dá predominantemente nas porções anteriores do estômago, principalmente na sua porção torácica, são ditas exibirem comportamento suprapilárico, sendo agrupadas no subgênero *Leishmania*, como é o caso de agentes das leishmanioses visceral e tegumentar, *L.* (*L.*) *chagasi* e *L.* (*L.*) *mexicana* e *L.* (*L.*) *amazonensis*, respectivamente. Contudo, as espécies que colonizam tanto a região posterior da porção abdominal do estômago quanto a pilórica, padrão de desenvolvimento denominado peripilórico ou peripilárico, foram agrupadas no subgênero *Viannia*, como é o caso de *L.* (*V.*) *braziliensis* e *L.* (*V.*) *guyanensis*, agentes de leishmaniose tegumentar. Afora tais diferenças, os mecanismos pelos quais os flebotomíneos adquirem e veiculam a infecção é o mesmo.

A manutenção da infecção das *Leishmania* nos hospedeiros vertebrados se dá por intermédio da multiplicação das formas amastigotas dentro de células do sistema fagocítico mononuclear. Embora formas amastigotas possam circular no sangue dentro de células que fazem parte desse sistema, é na pele sã ou com lesão em que está a grande maioria das células infectadas. Portanto, é na pele que os vetores deverão buscá-las para que se dê a transmissão. Os vetores das leishmanioses no Brasil são flebotomíneos do gênero *Lutzomyia*. Flebotomíneos também são conhecidos como cangalhinhas, orelhas de veado ou mosquitinhos-palha, insetos cujas fêmeas somente sugam sangue, tal como ocorre nos mosquitos. Porém, diferentemente dos mosquitos, os flebotomíneos possuem peças bucais relativamente curtas, não podendo, consequentemente, puncionar o sangue diretamente nos vasos, alimentando-se em pequeno hematoma resultante da laceração da pele. Devido a esse modo de se alimentar diretamente no tecido cutâneo, flebotomíneos podem ingerir formas amastigotas de *Leishmania* contidas em macrófagos aí presentes, juntamente com o sangue protraído dos pequenos vasos cortados por suas peças bucais. As formas amastigotas, ingeridas durante o repasto, logo se liberaram dos macrófagos por sua ruptura e se diferenciam em formas promastigotas ainda no meio da massa de sangue por digerir. É no estômago do flebotomíneo que o parasito enfrentará uma série de barreiras, desde a resistência a enzimas digestivas até aderência de promastigotas ao epitélio após o escape da matriz peritrófica. A transformação de amastigotas em promastigotas procíclicos logo permitirá que os parasitos sobrevivam à digestão que logo se iniciará. As formas promastigotas têm resistência às enzimas digestivas, conferida por uma densa cobertura glicolipídica (lipofosfoglicana) que envolve todo o corpo do parasito, inclusive o seu flagelo, mas que é inexistente nas amastigotas tomadas do vertebrado. Enquanto o estômago do inseto secreta a matriz peritrófica, que estará completamente formada em cerca de 24 h, as formas promastigotas procíclicas se dividem intensamente livres no bolo alimentar envolto pela matriz peritrófica. Enzimas proteolíticas secretadas pelo epitélio do estômago, como sabemos, atravessarão a matriz peritrófica e iniciarão a digestão do sangue por ela cingido, destruindo as formas retardatárias e que ainda não se diferenciaram em promastigotas. Com efeito, as proteases existentes na saliva, tais como tripsinas, aminopeptidases, quimotripsinas e carboxipeptidades, além de facilitarem a digestão do vetor, podem participar da defesa contra parasitos. Contudo, verificou-se que a presença de *Leishmania* no estômago do flebotomínio modela a produção de certas moléculas, podendo induzir a diminuição na abundância de proteases no lúmen do órgão (como é o caso de quimotripsinas em *Lu. longipalpis* infectada). Formas promastigotas já diferenciadas de uma espécie de *Leishmania* são destruídas se ingeridas por uma espécie de flebotomíneo com baixa competência vetorial, o que sugere especificidade de condições bioquímicas nesse primeiro momento de desenvolvimento do parasito no inseto. É importante fixar que as formas promastigotas, quando dentro do estômago de uma espécie com competência vetorial, resistirão e se multiplicarão durante o processo de digestão do repasto em que foram ingeridas na forma amastigota.

Com o final da digestão, a matriz peritrófica começa a se desintegrar e os resíduos alimentares nela contidos passarão ao intestino posterior. Porém, as formas promastigotas em multiplicação precisarão escapar para o espaço exterior à matriz peritrófica para, em seguida, multiplicar-se e fixar-se no epitélio, como explicaremos mais à frente. Interessa mostrar agora que é nesse momento do processo digestivo do inseto que as diferentes leishmânias vão procurar seus microambientes preferenciais dentro do intestino do vetor. Ou seja, quando se aproxima o final da digestão, cerca de 3 dias do repasto, as formas promastigotas atravessarão a matriz peritrófica à custa de secreção de quitinases: as espécies de *Leishmania* de desenvolvimento suprapilárico migrarão para a porção anterior, enquanto aquelas peripiláricas migrarão para a porção posterior. Nesses locais, as formas promastigotas tornarão a se multiplicar intensamente. Aliás, a ingestão de açúcares, provenientes de plantas ou de afídeos, pelos flebotomíneos, tem papel importante no desenvolvimento e infectividade das leishmânias, pois os parasitos se multiplicam mais intensamente nos insetos que ingerem carboidratos.

Em um vetor suscetível, a maioria dos promastigotas procídicos se transforma em promastigotas nectomonas, atravessa a matriz peritrófica e se fixa ao epitélio, embora uma parte seja excretada junto com restos da matriz e de alimentos já digeridos. A adesão dos promastigotas é feita por meio do flagelo e à custa de fosfoglicanas que se ligam às microvilosidades das células epiteliais. Essa adesão é essencial para que a infecção se estabeleça definitivamente, caso contrário os parasitos podem ser excretados a qualquer momento, como acontece em espécies não competentes para a transmissão de determinada *Leishmania*. Alcançada a adesão, segue-se a metaciclogênese, ou seja, a diferenciação em promastigotas metacíclicos livres e capazes de infectar o hospedeiro vertebrado. Tais formas podem começar a aparecer 4 dias após o repasto, mas é com cerca de 1 semana que os parasitos se movem em direção à porção anterior do trato digestivo, passando ao intestino anterior.

Em todas as combinações de espécies de *Leishmania*-vetor até agora estudadas, verificou-se haver um simultâneo acúmulo de promastigotas metacíclicas e bloqueio da porção anterior do intestino médio por um tampão gelatinoso (*gel-like plug*) secretado pelos próprios parasitos nele contidos. O componente principal desse gel secretado pelos promastigotas é uma proteofosfoglicana filamentosa (fPPG), uma glicoproteína incomum semelhante à muscina unicamente produzida por *Leishmania*. De fato, a quantidade de fPPG no trato digestivo do flebotomíneo infectado com *Leishmania* aumenta conforme avança a infecção, alcançando o seu pico no 7º dia. Isso coincide com o auge da formação, migração e acúmulo de formas infectantes, os promastigotas metacíclicos, na faringe, no cárdia e no esôfago. O tampão gelatinoso de origem parasitária bloqueia essas porções do tubo digestivo do inseto infectado, o qual passa a ter dificuldade em sugar sangue. Com isso, durante um repasto sanguíneo, um flebotomíneo nesse estágio de infecção tentará se livrar desse bloqueio regurgitando os parasitos juntamente com o gel que forma o tampão diretamente dentro do tecido cutâneo lacerado durante a picada. Essa dificuldade em sugar sangue faz com que o inseto cometa múltiplas e demoradas tentativas de alimentação em um mesmo hospedeiro ou em hospedeiros variados. Por conseguinte, aumentam as chances de transmissão do patógeno.

A composição do material regurgitado pelo inseto infectado juntamente com os promastigotas metacíclicos não só facilita como também favorece a exacerbação da infecção e a lesão causada pelas *Leishmania* inoculadas no vertebrado. Verificou-se que a fPPG é o principal componente desse material regurgitado, além, obviamente, da saliva. A inoculação de parasitos sem esse gel resulta em infecções menos exuberantes e lesões discretas, mesmo se as *Leishmania* são injetadas somente com saliva de flebotomíneo. Mas a inoculação do gel secretado pelo parasito, cujo componente ativo principal é fPPG, leva a uma substancial exacerbação da doença e prevê a cura de lesão em certas linhagens de animais de laboratório. Portanto, o gel secretado pelo parasito tem várias vantagens para a transmissão da *Leishmania*, seja pelo bloqueio do tubo digestivo do vetor, seja por sua capacidade em aumentar tanto a sobrevivência dos parasitos regurgitados no tecido cutâneo quanto a patogenicidade. As *Leishmania* usam o gel que secretam para manipular ambos os hospedeiros, invertebrados e vertebrados, alterando indiretamente o comportamento alimentar do primeiro e evadindo a resposta imune do segundo.

Por exemplo, o gel promove exacerbação da infecção cutânea por *L. mexicana* aparentemente por meio do rápido recrutamento de macrófagos para o local da picada do flebotomíneo vetor e de alterações bioquímicas nos macrófagos que favorecem o crescimento intracelular do parasito.

Não se descartou, ainda, a importância do papel da saliva na instalação da infecção por *Leishmania*. Flebotomíneos apresentam um potente vasodilatador denominado maxadilan, que é funcionalmente relacionado com um neuropeptídio de mamífero. Ambos, além da ação vasodilatadora, são também inibidores/moduladores da resposta inflamatória e imunes ao hospedeiro. Portanto, além de manter o fluxo de sangue fluido para o pequeno hematoma, facilitando a alimentação do flebotomíneo, o efeito imunomodulador de componentes da saliva favorecerá a instalação da infecção pelos promastigotas deixados pelo vetor no tecido dilacerado. Acresce que a saliva de flebotomíneos apresenta efeito inibidor da via alternativa (como em *Lu. migonei*) ou ambas as vias clássica e alternativa do complemento (como em *Lu. longipalpis*), que deve ter um papel importante na instalação da infecção da *Leishmania* por eles inoculada no ser humano. As diferentes proteínas da saliva dos flebótomos vetores são imunogênicas em distintas efetividades, além de, em conjunto, possuírem as já citadas atividades farmacológicas, imunomoduladoras e anti-inflamatórias. Em modelos murinos, proteínas da saliva de *Lu. longipalpis* têm ação anti-inflamatória e resultam na exacerbação da leishmaniose, especialmente em animais que não haviam sido picados anteriormente. Mas, em indivíduos que já entraram em contato com tais proteínas, há uma relação positiva entre a proteção contra o desenvolvimento de leishmaniose visceral e a quantidade de anticorpos contra a saliva desse vetor. Imagina-se que resposta imune à saliva do vetor possa alterar a ativação de macrófagos e outras células do hospedeiro que em outra situação manteriam a multiplicação do parasito silenciosamente. Ou seja, tais células matariam parasitos e resultariam em uma redução na carga parasitária. A quantidade e a composição da saliva de flebotomíneos variam entre as espécies e mesmo entre populações de uma mesma espécie, o que também influenciará no sucesso da infecção pelas leishmânias. Por exemplo: *L. chagasi* visceraliza quando os promastigotas metacíclicos são inoculados juntamente com a saliva de *Lu. longipalpis* do Brasil e da Colômbia, mas permanece na pele, levando a uma forma cutânea da leishmaniose, quando veiculada pela picada de população da mesma espécie de flebotomíneo, porém da América Central; a imunização de um hospedeiro vertebrado contra a saliva de uma dada população de uma espécie de flebotomíneo inibe a infecção por *Leishmania* inoculada nesse hospedeiro durante ulterior picada infectante de insetos da mesma origem. Portanto, as leishmânias evoluíram de modo a tirar vantagens das propriedades farmacológicas e imunomoduladoras da saliva de seus vetores.

Há cerca de 230 espécies de flebotomíneos no Brasil, porém poucas já foram incriminadas como vetores de leishmanioses que, por sua vez, são essencialmente zoonoses. Cada espécie de *Leishmania* tem um padrão epidemiológico peculiar, que envolve uma série de reservatórios animais e vetores específicos de acordo com a distribuição geográfica, ou seja, com o ecossistema. O vetor da leishmaniose visceral no Brasil é essencialmente *Lu. longipalpis*, que pode transmitir a *L. chagasi* desde áreas recém-desmatadas, como na Amazônia, até a periferia de grandes cidades, como ocorre nas regiões Sudeste e Nordeste, dado o seu comportamento sinantrópico e antropofílico e a sua alta competência vetorial. Quanto às formas tegumentares da leishmaniose, *Lu. intermedia* e *Lu. whitmani* são consideradas as principais espécies transmissoras de *L. braziliensis*, respectivamente no Sudeste e no Nordeste. São espécies que, frequentemente, abundam nas franjas das matas e invadem o domicílio, tendo sido várias vezes encontradas naturalmente infectadas pelo parasito. *Lu. umbratilis* e *Lu. flaviscutelata*, flebotomíneos dotados de menor antropofilia que os supracitados, mas que podem ser muito abundantes nos focos de transmissão em florestas ou plantações contíguas ao ambiente natural, são considerados os vetores primários, respectivamente, das *L. guyanensis* e *L. amazonensis*.

▸ T. cruzi e "barbeiros"

A doença de Chagas ou tripanossomíase americana é uma zoonose, na qual muitos mamíferos silvestres e domésticos atuam como reservatórios do seu agente, o *T. cruzi*. "Barbeiros", ou seja, triatomíneos, com hábitos que vão desde restritamente silvestres a domésticos, são seus transmissores. Esses insetos são hemimetabólicos, havendo cinco estágios ninfais antes de atingirem a forma adulta. Todos os estágios e sexos se alimentam exclusivamente de sangue. Pode ocorrer a ingestão de hemolinfa por "barbeiros", por meio de canibalismo ou predação de outros insetos, em condições de longo jejum decorrente da falta de vertebrados nos nichos por eles ocupados. Mas, quando há sangue disponível, ninfas ou adultos de "barbeiros" podem sugar quantidade de sangue 6 a 12 vezes seu peso corporal. Todavia, os "barbeiros" podem sobreviver muitos meses em jejum antes de morrerem ou mesmo se faltarem, em seu tubo digestivo, os nutrientes que permitam a sobrevivência do *T. cruzi*. Com efeito, "barbeiros" infectados que morrem de fome têm mais restos de hemoglobina digerida no tubo digestivo do que os não infectados, sugerindo que a morte daqueles pode ser devida ao esgotamento de nutrientes pelos quais o inseto e o parasito competem. O jejum de cerca de 3 meses pode levar à morte mais de 90% dos parasitos em desenvolvimento no inseto e diferenciação em formas esferomastigotas, um estágio do parasito que parece ocorrer sob condições desfavoráveis. Mas uma nova ingestão do sangue promoverá a recuperação da densidade parasitária e outros eventos, descritos mais à frente.

A tomada do sangue pelos "barbeiros" é feita diretamente nos vasos sanguíneos, em que estão circulando formas tripomastigotas sanguícolas do *T. cruzi*. A grande quantidade de sangue ingerido é estocada, praticamente sem sofrer digestão, em uma porção dilatada do intestino médio, chamada papo ou estômago. Um intenso processo de diurese é iniciado. Grande quantidade de água é rapidamente absorvida do sangue estocado, passando do lúmen do papo para a hemolinfa e, em seguida, como já explicamos, para os túbulos de Malpighi e reto. O lúmen do papo passa a ser um ambiente inóspito para os parasitos ingeridos. São grandes as diferenças de temperatura e as condições osmóticas e nutricionais em relação ao hospedeiro vertebrado do qual acabaram de vir. Além disso, a presença de enzimas de ação anticoagulante, vindas da saliva, de hemolisinas do próprio papo e de amilases produzidas por simbiontes, pode levar os tripomastigotas recém-ingeridos à lise. Por conta disso, os parasitos migram, juntamente com pequenas quantidades desse sangue concentrado, para a porção tubular e delgada do intestino médio, no qual se dará a digestão e a absorção de nutrientes à custa de intensa atividade enzimática, especialmente de catepsinas. Mas, a essa altura, o parasito já estará se diferenciando em formas adaptadas a viver no tubo digestivo do vetor, as formas epimastigotas. Assim, 1 a 4 semanas depois da chegada a essa porção delgada do intestino médio, a densidade parasitária já estará muito aumentada em decorrência da ativa divisão binária dos epimastigotas. Essas formas se multiplicarão livremente no espaço entre uma matriz extracelular secretada pelas vilosidades das células do epitélio e o bolo alimentar. Como sabemos, o intestino médio é de origem endodérmica e, portanto, não é revestido por cutícula quitinosa. O fato é que a matriz extracelular secretada no intestino médio parece dificultar a adesão dos parasitos à parede desse órgão, diferentemente do que ocorrerá no intestino posterior, no reto, de origem ectodérmica, cujo revestimento de quitina é favorável à adesão dos epimastigotas que se deslocam para essa porção. Ou seja, os epimastigotas se mantêm em proliferação no intestino médio, mas passam a explorar e se instalar no intestino posterior, o reto. Ali, ocorrerão subsequentes divisões binárias mais intensamente do que no intestino médio, porém com os parasitos essencialmente aderidos à parede interna do órgão. A densidade parasitária no reto pode chegar a 50 vezes àquela observada no intestino médio. A redução na população parasitária devida a jejum prolongado é bem mais grave no intestino médio do que no reto, revelando que esse último microambiente oferece melhores condições ao parasito do que as demais porções do tubo digestivo. Com efeito, considera-se que a infecção do inseto se torna permanente somente a partir da adesão dos flagelados à parede interna do reto. Isso pode ocorrer 1 semana depois do repasto infectante, com a adesão sendo mais intensa nas glândulas do reto, mas também se estendendo às dobras do saco retal e às ampolas dos túbulos de Malpighi, ponto em que a urina é lançada dos túbulos no lúmen do reto. Só a partir da adesão a esses sítios é que as formas epimastigotas se diferenciarão em tripomastigotas metacíclicos.

Nota-se nítida diferença entre as populações de parasitos do intestino médio e reto: as formas epimastigotas são predominantes na porção média, ao passo que quase todos os tripomastigotas metacíclicos são encontrados no reto. A densidade parasitária na colonização do tubo digestivo e a diferenciação do parasito são, portanto, diretamente influenciados pelo tipo de ambiente e mais propriamente pelo tipo de revestimento da parede das duas porções do tubo digestivo. A metaciclogênese, transformação de epimastigotas em tripomastigotas metacíclicos, ocorre quase exclusivamente no reto, requerendo prévia adesão dos epimastigotas, por meio de seu flagelo, à camada cuticular que o reveste. O gotejamento da urina, vinda dos túbulos de Malpighi, sobre os parasitos que acarpetam as glândulas do reto, tem dois importantes papéis em diferentes momentos: estimula a diferenciação em tripomastigotas metacíclicos, que continuam aderidos ao reto e, subsequentemente, destaca e arrasta essas formas junto com ele, no momento da excreção.

A cada alimentação sanguínea desencadeia-se um processo de intensa diurese, para eliminar o excesso de líquido ingerido. Os restos alimentares residuais de uma alimentação anterior e que se acham no reto são excretados logo após a repleção do intestino médio. Tais excretas, por isso, são de cor marrom ou enegrecidas. Em sequência, são excretadas gotas de urina, que de início são claras e depois amareladas, devido à grande concentração de ureia. Poucas horas depois de um repasto, a proporção de formas intermediárias entre epimastigotas e tripomastigotas aumenta consideravelmente no reto, no qual a urina está sendo lançada. A urina do vetor contém AMP cíclico que, por sua vez, é muito mais abundante em tripomastigotas metacíclicos do que em epimastigotas. Isso sugere que AMP cíclico ou seus análogos e a ativação da enzima adenilciclase desempenham um papel importante na metaciclogênese. A metaciclogênese é também influenciada pela temperatura ambiente, pelo estado nutricional do inseto hospedeiro e pela combinação da própria cepa do parasito com a da espécie vetora. Por exemplo, a proporção de epimastigotas que se transforma em tripomastigotas metacíclicos é retardada se o vetor permanecer longo período em temperaturas abaixo de 20°C, mas é consideravelmente maior em *Rhodnius prolixus* e *T. infestans* do que em *T. pseudomaculata*.

Um novo lançamento de grande quantidade de urina no reto do vetor terá outra função no destino do parasito. A maioria das formas já previamente diferenciadas em tripomastigotas metacíclicos, e que se encontravam aderidas, destaca-se da parede do reto e é expelida nas cinco primeiras gotas de urina do vetor. Com isso, haverá uma alta concentração de formas infectantes nas excretas do inseto, que potencialmente serão deixadas sobre a pele do hospedeiro vertebrado. O tempo que decorre entre a alimentação sanguínea e a primeira defecação e subsequente deposição de urina pelo inseto variará entre as espécies de "barbeiro", sendo um fator determinante da capacidade vetorial. Uma espécie que em geral demora a começar a eliminar as suas excretas, urinando quando já não está sobre o hospedeiro, tem muito pouca chance de veicular a infecção e vice-versa. A transmissão se dá, portanto, de modo contaminativo, em que as formas infectantes, os tripomastigotas metacíclicos, não são inoculadas no organismo do hospedeiro, e sim deixadas sobre o hospedeiro. Ali estando, as formas infectantes penetrarão em soluções de continuidade da pele ou em mucosas.

Há mais de 100 espécies de triatomíneos nas Américas, quase todas tendo papel na manutenção do ciclo do *T. cruzi* entre mamíferos silvestres. Porém, poucas infestam o domicílio humano, hábito que, definitivamente, distingue os principais vetores da infecção ao ser humano. Além dessa condição endofílica, o grau de antropofilia/sinantropia demonstrado pela espécie de "barbeiro" e o tempo médio entre a alimentação sanguínea e a eliminação de urina são outros importantes fatores que modelam a capacidade vetorial das espécies. Os "barbeiros" de maior importância sanitária no Brasil vivem cerca de 1 ano, tempo em que, obviamente, alimentam-se várias vezes de sangue, caráter biológico que favorece a manutenção do ciclo do parasito. A espécie mais sinantrópica e principal vetor do *T. cruzi* é o *T. infestans*, "barbeiro" que vive exclusivamente no domicílio humano e seus anexos no Brasil, só sendo encontrado em ambiente natural na Bolívia. Seu caráter altamente sinantrópico facilitou o controle no Brasil. Com isso, algumas espécies que, além de colonizarem as residências, também mantêm seus nichos no ambiente natural, passaram a ter maior importância sanitária recentemente, como é o caso do *T. braziliensis*, no Nordeste. Outras espécies vetoras têm importância epidemiológica, que varia de acordo com as regiões brasileiras. Dentre essas se encontram *Panstrongylus megistus* e *T. sordida*. *R. prolixus* coloniza o domicílio e é importante vetor de *T. cruzi* e de *T. rangeli* em outros países, ao norte da América do Sul. No Brasil, esse inseto e outras espécies do mesmo gênero têm papel significativo na veiculação de ambos os tripanossomas apenas em ambiente natural, especialmente na Amazônia.

▸ Peste e pulgas

O agente etiológico da peste, o bacilo *Yersinia pestis*, é membro da família Enterobacteriaceae, que agrupa bactérias intestinais de grande número de hospedeiros vertebrados.

Desconhece-se ainda como a *Y. pestis* evoluiu para se tornar um patógeno de tamanha virulência, e, além disso, multiplicar-se no intestino de pulgas e ser transmitido por meio da picada desses insetos. O fato é que, diferentemente de outros membros de Enterobacteriaceae, *Y. pestis* vive somente nos organismos do mamífero ou da pulga e não é viável por muito tempo em água ou no solo. Ou seja, *Y. pestis* é parasito obrigatório de mamíferos e pulgas, sendo patogênico para ambos.

O ciclo da peste é mantido, na natureza, por meio da transmissão de *Y. pestis* entre roedores e pulgas. De fato, esse bacilo é parasito essencialmente de ratos e outros roedores. Mais de 200 espécies de roedores e 80 de pulgas já foram encontradas infectadas. Essa forma enzoótica e silvestre é a existente no Brasil, onde a transmissão no meio urbano foi controlada. Os focos silvestres de peste constituem-se, entretanto, em permanente ameaça de dispersão da peste para os meios rural e urbano e são a origem dos casos humanos isolados e de pequenos surtos registrados no país, principalmente no Nordeste e Sudeste. Excetuando-se a propagação ser humano a ser humano decorrente da forma pneumônica, essa zoonose de roedores é transmitida ao ser humano pela picada de pulgas famintas e infectadas. Tais insetos abandonam o corpo dos ratos que morreram durante uma epizootia mortífera entre eles e partem à procura de outras fontes de sangue. O ciclo dessa zoonose, portanto, prescinde a exigência de hábito antropofílico das pulgas vetoras, pois o caráter oportunista de espécies vetoras desses insetos é fundamental para a ocorrência dos surtos humanos de peste.

Estando íntima e continuamente associadas aos hospedeiros, como no caso dos roedores, as pulgas não precisam se ingurgitar totalmente a cada alimentação sanguínea. Assim, pulgas de ambos os sexos sugam quantidades moderadas de sangue em dezenas de picadas diárias em seus hospedeiros e ficam rapidamente famintas e vorazes a cada vez que se afastam da vítima, para desovarem ou quando o hospedeiro morre, devido a peste ou outra doença, por exemplo. Pulgas desovam no solo, em frestas de assoalho, por exemplo. Ali se desenvolvem as larvas, alimentando-se inclusive dos dejetos das fêmeas, e as pupas. Logo que emergem da pupa, os adultos buscam viver sobre o corpo do hospedeiro.

As pulgas possuem peças bucais relativamente curtas, como as dos flebotomíneos. Por conta disso, também se alimentam em pequenos ferimentos que produzem na pele do hospedeiro, lacerando os tecidos e sugando o sangue que protrai dos capilares. Os bacilos de *Y. pestis,* ingeridos juntamente com o sangue de rato septicêmico, passam a se multiplicar rápida e livremente no bolo alimentar no lúmen do intestino médio da pulga. Aliás, é interessante ressaltar que a *Y. pestis* nunca é encontrada dentro de células ou invadindo outro local na pulga, confinando-se ao tubo digestivo. A massa de sangue ingerida logo se torna mais compacta, densa, como um coágulo, tanto pela absorção de líquidos pela pulga quanto por ação de enzimas da própria bactéria, como veremos à frente. É nesse período em que se observa grande multiplicação do bacilo, proliferação que garantirá a instalação definitiva da *Y. pestis* na pulga. De fato, nas fases finais da digestão há alterações morfológicas na bactéria e redução da sua densidade, especialmente no estômago da pulga, local de maior atividade proteolítica. Mas haverá franca recuperação da densidade bacteriana quando, de novo, se formar um bolo alimentar compacto, originário de subsequente alimentação. O fato é que, 3 dias após a alimentação em um roedor septicêmico, os bacilos se multiplicam aglutinados, em agregados envoltos por grumos de pigmentos escuros remanescentes das hemácias digeridas. Os agregados de bacilos vão crescer em tamanho e em densidade durante a primeira semana de infecção, permanecendo envoltos por restos de hemácias digeridas. Ou seja, *Y. pestis* forma microcolônias tanto nos hospedeiros invertebrados quanto nos vertebrados infectados.

Na sequência, essas massas proliferativas de bacilos podem permanecer completamente soltas no intestino médio ou passarem a estar parcialmente ancoradas a espinhos do proventrículo, ou cárdia, da pulga, com o restante do aglomerado flutuando entre o cárdia e a porção anterior do intestino médio. Ou seja, a intensa proliferação bacteriana no trato digestivo da pulga atinge o cárdia, no qual se formam massas do bacilo, que provocarão bloqueio dessa porção do trato digestivo do inseto. O comprometimento do cárdia aumenta após 1 semana do repasto sanguíneo infectante. O bloqueio do cárdia por meio da formação de um biofilme pelo bacilo é fundamental para que haja a transmissão da peste e aparentemente indispensável para a perpetuação da infecção na pulga, como veremos à frente. Por enquanto, é importante frisar que a formação desse biofilme e o bloqueio, contudo, dependem de uma combinação entre fatores que envolvem caráter genético do bacilo, a espécie de pulga e a temperatura. Por exemplo, *Y. pestis* mutante deficiente em genes relacionados com a formação de biofilme pode ser transmitida precocemente, apenas 4 dias depois da ingestão do bacilo pela pulga.

Enquanto está sobre o rato, a pulga infectada e, consequentemente, os bacilos de *Y. pestis* em proliferação em seu organismo estão mantidos a uma temperatura próxima à do hospedeiro. Quando o rato morre, as pulgas infectadas e famintas abandonam o seu corpo, expondo-se à temperatura ambiente. Essa queda da temperatura parece provocar fenômenos importantes para a transmissão. Ou seja, quando a pulga não está mais sobre o animal de sangue quente e acha-se em temperatura abaixo de 27,5°C, um gene que controla a virulência da *Y. pestis* expressa coagulase. Com isso, o sangue ingerido se mantém coagulado, permitindo a proliferação da bactéria e bloqueio do cárdia pelo agregado de numerosos bacilos. Esse bloqueio é dependente de genes de armazenamento de hemina na *Y. pestis* que, por sua vez, são necessários para a produção de uma matriz extracelular que engloba os bacilos, formando-se um biofilme que se ancora na superfície acelular e hidrofóbica dos espinhos que emergem da parede interna do cárdia. É interessante citar também que a matriz extracelular que envolve a *Y. pestis,* no cárdia da pulga, parece conferir certa proteção aos bacilos que se desprendem do biofilme frente aos leucócitos polimorfonucleares existentes no ponto de inoculação na pele do hospedeiro. O fato é que a passagem da *Y. pestis* na pulga e as diferenciações aí sofridas pelo bacilo parecem induzir o aparecimento de fenótipo que aumenta a sua sobrevivência e disseminação após a inoculação no hospedeiro vertebrado. *Y. pestis* que se desenvolveram de pulgas são mais resistentes à fagocitose por macrófagos do que aquelas cultivadas *in vitro*, sugerindo que alguns genes só são expressos durante o trânsito no tubo digestivo do vetor.

Uma vez que a pulga com bloqueio do cárdia volta a estar sobre um outro hospedeiro como o ser humano ou o rato, a temperatura de seu corpo aumentará. Com o aumento da temperatura, o mesmo gene citado da *Y. pestis* iniciará a expressão de fibrinolisina. A ação dessa enzima permitirá que numerosos bacilos se destaquem da densa massa bacteriana que bloqueia o cárdia. Com o cárdia ainda bloqueado, a pulga tem enorme dificuldade em ingerir sangue, tornando-se permanentemente faminta. Em decorrência, a pulga infectada passa a fazer repetidas tentativas infrutíferas de repasto em um mesmo hospedeiro ou em vários hospedeiros. A cada tentativa de repasto, o sangue aspirado ascende ao cárdia bloqueado, banha a massa de bacilo obstrutiva e arrasta várias formas infectantes do biofilme, que são regurgitadas de volta ao local da picada, ocorrendo a transmissão.

As espécies de pulga com maior competência vetorial são aquelas que exibem algumas características fundamentais, como íntima associação com roedores, distribuição geográfica compatível com os focos silvestres e rurais e bloqueio do cárdia quando infectado pela *Y. pestis*. A principal pulga vetora da peste é a *Xenopsylla cheopis*, espécie cujo bloqueio do cárdia é muito frequente e que se acha muito associada aos roedores, embora ataque o ser humano com voracidade quando seus hospedeiros usuais morrem. *Pulex irritans* e *X. braziliensis* também podem transmitir a peste.

▸ Considerações finais

Os mecanismos descritos de transmissão dos principais patógenos veiculados por vetores, no Brasil, são interessantes exemplos de processos de interação entre patógenos e invertebrados, que envolvem adaptações muito particulares e específicas. Os patógenos evoluíram no sentido de se adaptar ao comportamento e ao modo *sui generis* de praticar a hematofagia do vetor biológico. Desenvolveram mecanismos para evadir a resposta imune e resistir ou escapar de ações de enzimas digestivas e de proteínas nocivas produzidas no organismo do transmissor. Para isso, coopera uma série de interações moleculares específicas vetor-patógeno e a constituição genética de ambos, patógeno e vetor biológico. Também entram em jogo fatores de natureza física, como a temperatura que controla desde a expressão de genes até a distribuição geográfica do vetor e do patógeno.

Os ciclos de transmissão são interações dinâmicas, ecológicas e moleculares, entre vetor e patógeno. Várias das etapas dessas interações são hoje vistas como de potencial uso no controle das endemias transmissíveis, por meio de estratégias que têm como alvos o vetor, o patógeno transmitido ou o mecanismo de transmissão. A complexidade de interações específicas durante as fases de desenvolvimento e/ou multiplicação dos patógenos no vetor aponta para uma série de alvos potenciais para a interrupção dos ciclos evolutivos dos parasitos. Nesse sentido, genes-chave dos vetores e dos parasitos estão sendo isolados, sequenciados e estudados de modo a se produzirem vetores transgênicos, nos quais os parasitos são incapazes de se desenvolver. Que os avanços no conhecimento dos vetores e no desenvolvimento tecnológico possam, em pouco tempo, levar ao controle eficiente de importantes doenças transmissíveis por vetor.

▸ Referências bibliográficas

Albuquerque CMR, Cavalcanti VMS, Melo MAV, Verçosa P, Régis LN, Hurdy H. Bloodmeal microfilariae density and the uptake and establishment of *Wuchereria bancrofti* infection in *Culex quinquefasciatus* and *Aedes aegypti*. *Mem Inst Oswaldo Cruz.* 94: 591-596, 1999.

Beaty BJ, Marquardt WC. *The Biology of Disease Vectors.* Niwot: Univ. Press of Colorado; 632 pp., 1996.

Besáñez MG, Churcher TS, Gillet ME. *Onchocerca-Similium* interactions and the population and evolutionary biology of *Onchocerca volvulus*. *Adv Parasitol.* 68: 263-313, 2009.

Blandin S, Shiao SH, Moita LF, Janse CJ, Walters AP, Kafatos FC, Levashina EA. Complement-like protein TEP1 is a determinant of vectorial capacity in the malaria vector *Anopheles gambiae*. *Cell.* 116: 661-670, 2004.

Consoli RAGB, Lourenço-de-Oliveira R. *Principais Mosquitos de Importância Sanitária no Brasil.* Rio de Janeiro: Fiocruz; 228 pp., 1994.

Deane LM. Malaria vectors in Brazil. *Mem Inst Oswaldo Cruz.* 81 (Suppl. III): 5-14, 1986.

Deane LM. Os grandes marcos na história do controle da malária. *Rev Soc Bras Med Trop.* 25 (Supl. II): 12-22, 1992.

Forattini OP. *Culicidologia Médica.* Vol. 2, Identificação, Biologia, Epidemiologia. São Paulo: Edusp; 864 pp., 2002.

Gosh A, Edwards MJ, Jacobs-Lorena M. The journey of the malaria parasite in the mosquito: hopes for the new century. *Parasitol Today.* 16: 196-201, 2000.

Gubler DJ, Kuno GK. *Dengue and Dengue Hemorrhagic Fever.* Wallington: CAB International; 478 pp., 1997.

Hinnebusch BJ. Bulbonic plague: a molecular genetic case history of the emergence of an infectious disease. *J Mol Med.* 75: 645-672, 1997.

Jarret CO, Deak E, Isherwood KE, Oyston PC, Fischer ER, Whitney AR, Kobayashi SD, DeLeo FR, Hinnebusch BJ. Transmission of *Yersinia pestis* from an infectious biofilm in the flea vector. *J Infect Dis.* 15: 783-792, 2004.

Joshi V, Mourya DT, Sharma RC. Persistence of dengue-3 virus through transovarial transmission passage in sucessive generations of *Aedes aegypti* mosquitoes. *Am J Trop Med Hyg.* 67: 158-161, 2002.

Kollien À, Schaub GA. The development of *Trypanosoma cruzi* in triatominae. *Parasitol Today.* 16: 381-387, 2000.

Krishnamoorthy K, Subramanian S, Van Oortmarssen GJ, Habbema JD, Das PK. Vector survival and parasitie infection: the effect of *Wuchereria bancrofti* on its vector *Culex quiquefasciatus*. *Parasitology.* 129: 43-50, 2004.

Lent H, Wygodzinsky P. Revision of Triatominae (Hemiptera, Reduviidae), and their significance as vector of Chagas' disease. *Bull Am Mus Nat Hyst.* 163: 123-520, 1979.

Lourenço-de-Oliveira R, Guimarães AEG, Arlé M, Silva TF, Castro MG, Motta MA, Deane LM. Anopheline species, some of their habits and relation to malaria transmission in malaria endemic areas of Rondonia state, Amazon region of Brazil. *Mem Inst Oswaldo Cruz.* 84: 501-514, 1989.

Lourenço-de-Oliveira R, Vazeille M, de Filippis AM, Failloux AB. *Aedes aegypti* in Brazil: genetically differentiated populations with high susceptibility to dengue and yellow fever viruses. *Trans R Soc Trop Med Hyg.* 98: 43-54, 2004.

Lourenço-de-Oliveira R, Vazeille M, de Filippis AM, Failloux AB. Oral susceptibility to yellow fever virus of *Aedes aegypti* from Brazil. *Mem Inst Oswaldo Cruz.* 97: 437-439, 2002.

Milleron RS, Mutebi JP, Valle S, Montoya A, Yin H, Soong L, Lanzaro GD. Antigenic diversity in maxadilan, a salivary protein from the sand fly vector of American visceral leishmaniasis. *Am J Trop Med Hyg.* 70: 286-293, 2004.

Oliveira F, Jochim RC, Venezuela JG, Kamhawi S. Sand flies, *Leishmania*, and transcriptome-borne solutions. *Parasitol Int.* 58: 1-5, 2008.

Rangel EF, Lainson R. *Flebotomíneos do Brasil.* Rio de Janeiro: Fiocruz; 368 pp., 2003.

Roger ME, Ilg T, Nikolaev AV, Ferguson MAJ, Bates PA. Transmission of cutaneous leishmaniasis by sand flies in enhanced by regurgitation of PPG. *Nature.* 430: 463-467, 2004.

Salazar MI, Richardson JH, Vargas IS, Olson KE, Beaty BJ. Dengue virus type 2: replication and tropisms in orally infected *Aedes aegypti* mosquitoes. *BCM Microbiology.* 7: 9, 2007.

Shelley AJ. Human onchocerciasis in Brazil: an overview. *Cad Saúde Pública.* 18: 1167-1177, 2002.

Soares RP, Macedo ME, Ropert C, Gontijo NF, Almeida JC, Gazzinelli RT, Pimenta PF, Turco SJ. *Leishmania chagasi*: lipophosglycan characterization and biding to midgut of the sand fly vector *Lutzomyia longipalpis*. *Mol Biochem Parasitol.* 121: 213-224, 2002.

Soumbey-Alley E, Basanez MG, Bissan Y, Boatin BA, Remme JH, Nagelkerke NJ, de Vlas SJ, Borsboom GJ, Habbema JD. Uptake of *Onchocerca volvulus* (Nematoda: Onchocercidae) by *Simulium* (Diptera: Simuliidae) is not strongly dependent on the density of skin microfilariae in the human host. *J Med Entomol.* 41: 83-94, 2004.

Valle D. Vitelogenesis in insects and other groups A review. *Mem Inst Oswaldo Cruz.* 88: 1-26, 1993.

Vasconcelos PFC, Travassos-da-Rosa APA, Pinheiro FP, Rodrigues SG, Travassos-da-Rosa ES, Cruz ACR, Travassos-da-Rosa JFS. *Aedes aegypti*, dengue and re-urbanization of yellow fever in Brazil and other South American countries — Past and present situation and future perspectives. *Dengue Bull.* 23: 55-66, 1999.

Yazi-Mendoza M, Salas-Benito JS, Lanz-Mendoza H, Hernandez-Martinez S, del Algel RM. A putative receptor for dengue virus in mosquito tissues: localization of a 45-kDa glycoprotein. *Am J Trop Med Hyg.* 67: 76-84, 2002.

9 Gastrópodes Neotropicais Continentais de Importância Médica

Silvana Carvalho Thiengo e Monica Ammon Fernandez

▸ Introdução

Dentre as principais helmintoses de interesse médico transmitidas por moluscos continentais no Brasil, destacam-se a esquistossomose mansônica, a fasciolose e a angiostrongilose abdominal. Outras que ocorrem no Brasil ou no continente americano são a meningoencefalite eosinofílica, a paragonimose, a equinostomose, a clonorquiose e a opistorquiose.

Além dos moluscos transmissores da esquistossomose mansônica, da fasciolose e da angiostrongilose abdominal, serão também aqui abordados os vetores da meningoencefalite eosinofílica: as três primeiras helmintoses devido à importância que têm sob o ponto de vista da saúde pública, e a última por se tratar de uma zoonose emergente não apenas no Brasil, mas também em outros países do continente americano.

▸ Esquistossomose

A esquistossomose é transmitida por moluscos gastrópodes de água doce da família Planorbidae (Figura 9.1) que apresentam como principais características a presença de concha planispiral (exceto em *Acrorbis* e *Plesiophysa*), tentáculos longos e filiformes e abertura genital à esquerda (Paraense, 1975). Entre os membros dessa família, apenas o gênero *Biomphalaria* Preston, 1910 tem importância médica, por conter as 3 espécies transmissoras naturais do *Schistosoma mansoni* Sambon, 1907 no Brasil: *Biomphalaria glabrata* (Say, 1818), *Biomphalaria tenagophila* (d'Orbigny, 1835) e *Biomphalaria straminea* (Dunker, 1848).

Exemplares adultos de *Drepanotrema* spp. (Figura 9.1D), os quais não são vetores de parasitoses humanas, podem ser confundidos com as espécies vetoras da esquistossomose quando muito jovens. Entretanto, em um exame mais minucioso das conchas e se possível de exemplares vivos, a distinção é extremamente simples: somente nos exemplares do gênero *Drepanotrema* a abertura da concha é do tipo falciforme, e no animal são observadas faixas pigmentadas nos tentáculos, na face dorsal e lateral da cabeça, nas margens da mufla e do pé (Figura 9.2A) (Paraense, 1975). Os pertencentes ao gênero *Drepanotrema* são pequenos (geralmente em torno de 5 mm), bem mais baixos (finos) que os de *Biomphalaria*, e apresentam muitos giros.

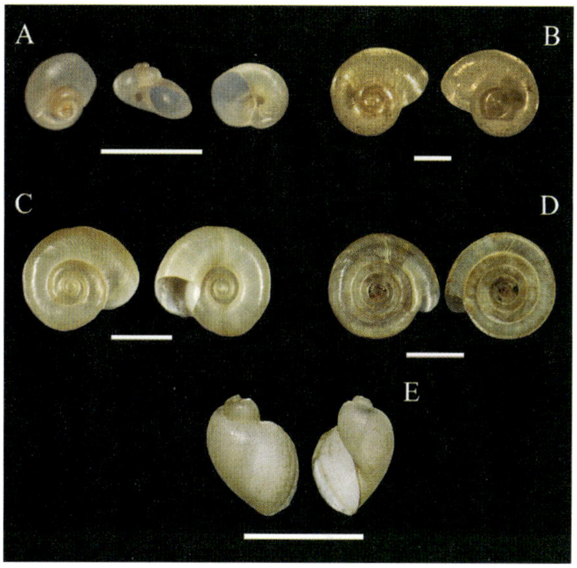

Figura 9.1 Representantes da família Planorbidae no Brasil. **A.** *Acrorbis* Odhner, 1937 (escala 3 mm); **B.** *Antillorbis* Harry e Hubendick, 1964 (escala 1 mm); **C.** *Biomphalaria* Preston,1910 (escala 5 mm); **D.** *Drepanotrema* Fischer e Crosse, 1880 (escala 5 mm); **E.** *Plesiophysa* Fischer, 1883 (escala 5 mm).

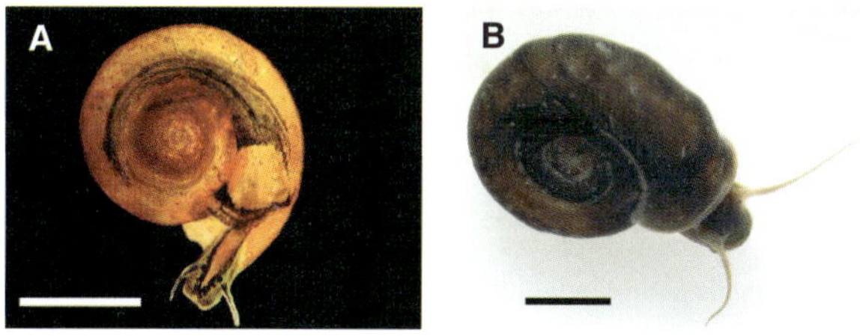

Figura 9.2 Representantes dos gêneros. **A.** *Drepanotrema* (escala 1,5 mm); **B.** *Biomphalaria* (escala 3 mm).

▪ *Biomphalaria* Preston, 1910

O nome *Biomphalaria* (do latim *bis* = duas vezes; do grego *omphalos* = umbigo) faz referência ao aprofundamento do giro central nos dois lados da concha. Exemplares desse gênero apresentam concha planispiral, com diâmetro variando nos indivíduos adultos entre 7 e 40 mm. A cor natural da concha é amarelo-palha, mas modifica-se em contato com substâncias corantes dissolvidas na água dos criadouros, como o óxido de ferro, tornando-se mais escura, passando por vários tons de marrom até o preto (Paraense, 1975).

No Brasil existem 11 espécies e 1 subespécie descrita no gênero *Biomphalaria* (Tabela 9.1 e Figura 9.3), sendo que apenas 3 são hospedeiras naturais do trematódeo *S. mansoni*. Três outras são hospedeiras potenciais, uma vez que se infectam quando expostas experimentalmente ao parasito.

Além da identificação com base nos caracteres da concha (conquiliológicos) e na anatomia, existem estudos genéticos (cruzamentos entre indivíduos, utilizando como marcador o albinismo) e moleculares capazes de fornecer diagnóstico preciso.

Principais características morfológicas:

- Apresenta dois tentáculos longos e filiformes, com os olhos situados na base
- A boca é contornada pela mandíbula, a qual vista de frente tem a forma de um T
- O colo apresenta as aberturas genitais: a masculina localiza-se atrás da base do tentáculo esquerdo, e a feminina um pouco mais atrás, sob a pseudobrânquia (Figura 9.4)
- Na porção cefálica da massa visceral, o manto dobra-se para formar a cavidade pulmonar.

Tabela 9.1 Tabela sinóptica das espécies de *Biomphalaria* descritas para o Brasil, assinalando as hospedeiras naturais, potenciais e não hospedeiras de *S. mansoni*.

Hospedeiras naturais	*Biomphalaria glabrata* (Say, 1818) *Biomphalaria tenagophila* (d'Orbigny, 1835) *Biomphalaria straminea* (Dunker, 1848)
Hospedeiras potenciais	*Biomphalaria amazonica* Paraense, 1966 *Biomphalaria peregrina* (d'Orbigny, 1835) *Biomphalaria cousini* Paraense, 1966
Não hospedeiras	*Biomphalaria intermedia* (Paraense e Deslandes, 1962) *Biomphalaria kuhniana* (Clessin, 1883) *Biomphalaria schrammi* (Crosse, 1864) *Biomphalaria oligoza* Paraense, 1975 *Biomphalaria occidentalis* Paraense, 1981 *Biomphalaria tenagophila guaibensis* Paraense, 1984

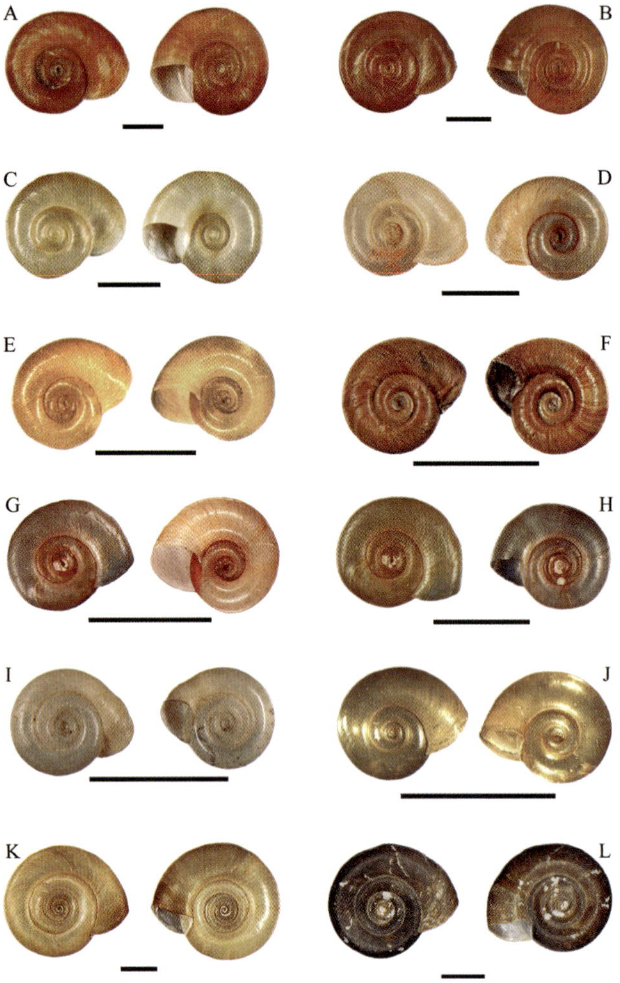

Figura 9.3 Conchas das espécies de *Biomphalaria* que ocorrem no Brasil: **A.** *Biomphalaria glabrata* (Say, 1818); **B.** *Biomphalaria tenagophila* (d'Orbigny, 1835); **C.** *Biomphalaria straminea* (Dunker, 1848); **D.** *Biomphalaria amazonica* Paraense, 1966; **E.** *Biomphalaria peregrina* (d'Orbigny, 1835); **F.** *Biomphalaria cousini* Paraense, 1966; **G.** *Biomphalaria intermedia* (Paraense e Deslandes, 1962); **H.** *Biomphalaria kuhniana* (Clessin, 1883); **I.** *Biomphalaria schrammi* (Crosse, 1864); **J.** *Biomphalaria oligoza* Paraense, 1975; **K.** *Biomphalaria occidentalis* Paraense, 1981; **L.** *Biomphalaria tenagophila guaibensis* Paraense, 1984. Escala: 5 mm.

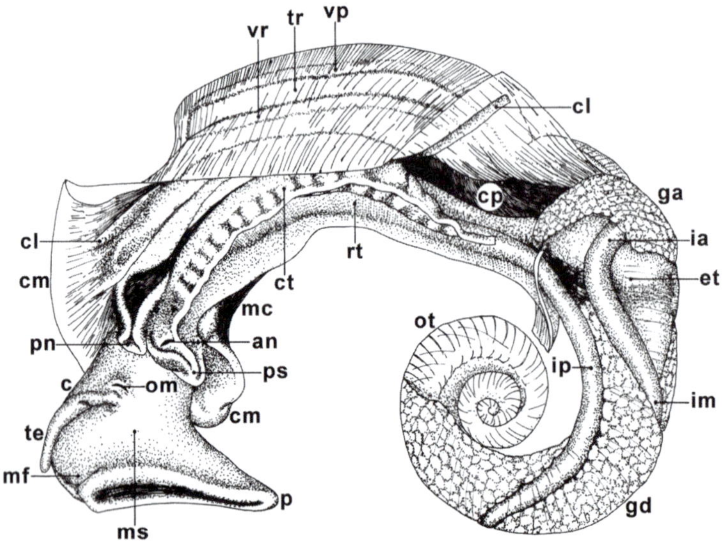

Figura 9.4 *Biomphalaria*: animal retirado da concha com o manto levemente rebatido para visualização das estruturas: abertura anal (*an*), abertura genital masculina (*om*), cavidade pulmonar (*cp*), colar ou borda do manto (*cm*), colo (*c*), crista lateral (*cl*), crista retal (*ct*), estômago (*et*), glândula de albúmen (*ga*), glândula digestiva (*gd*), intestino anterior (*ia*), intestino médio (*im*), intestino posterior (*ip*), massa cefalopodal (*ms*), mufla (*mf*), músculo columelar (*mc*), ovoteste (*ot*), pé (*p*), pneumóstoma (*pn*), pseudobrânquia (*ps*), reto (*rt*), tentáculo (*te*), tubo renal (*tr*), veia renal (*vr*) e veia pulmonar (*vp*). Extraído de Paraense (1975).

Manto

No manto pode ser observado o coração, contido no pericárdio e constituído por uma aurícula e um ventrículo; parte da glândula de albúmen; a veia pulmonar e a veia renal; o ureter e seu meato; o pneumóstoma e o rim. Este último é formado por uma porção sacular, justaposta à esquerda do pericárdio, que se prolonga por uma porção tubular (tubo renal) situada entre a veia renal e a veia pulmonar (Figura 9.5).

A dissecção do animal para a observação do manto é extremamente importante para a identificação específica, uma vez que o principal caráter diagnóstico de *B. glabrata*, a crista renal, encontra-se no manto, sobre o tubo renal (Figura 9.5B) (Paraense e Deslandes, 1959).

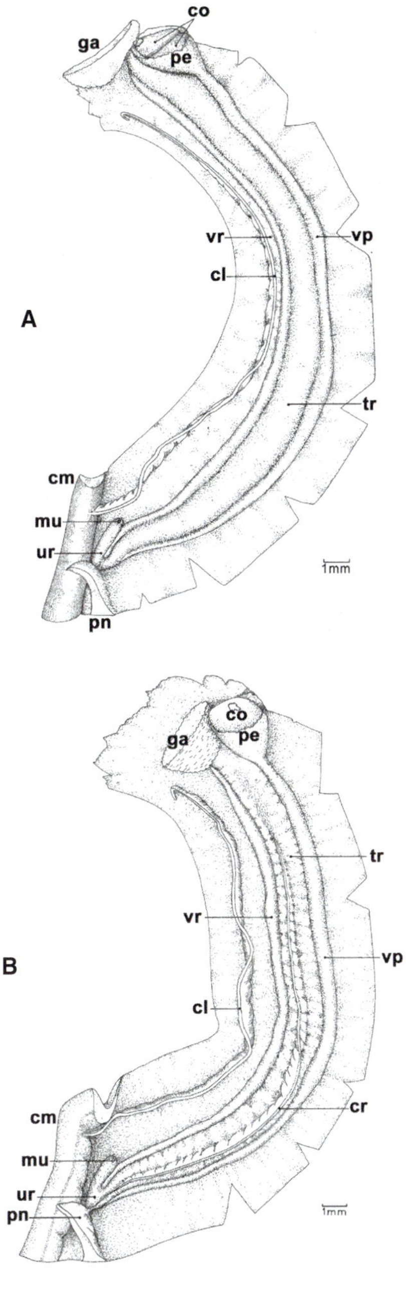

Figura 9.5 Manto dissecado: **A.** *Biomphalaria* sp. **B.** *Biomphalaria glabrata*, com crista renal. Estruturas: colar do manto (*cm*), crista lateral (*cl*), crista renal (*cr*), coração (*co*), glândula de albúmen (*ga*), meato do ureter (*mu*) pericárdio (*pe*), pneumóstoma (*pn*), tubo renal (*tr*), ureter (*ur*), veia pulmonar (*vp*), veia renal (*vr*). Extraído de Paraense (1975).

Sistema reprodutor

São hermafroditas (Figura 9.6), cuja fecundação cruzada predomina sobre a autofecundação; esta última ocorre quando isolados, garantindo a formação de uma população a partir de um único indivíduo. Paraense e Deslandes (1955) demonstraram que um único exemplar de *B. glabrata* pode produzir cumulativamente 10 milhões de descendentes em 3 meses. A fecundação cruzada propicia maior variabilidade genética.

A dissecção do sistema reprodutor permite a identificação específica dos planorbídeos pela observação morfológica dos órgãos (presença e forma de determinadas estruturas, quantificações e proporções entre órgãos, mensurações, posicionamento etc.). O passo a passo ilustrado da dissecção encontra-se em Fernandez *et al.* (2008) e Jannotti-Passos *et al.* (2008).

De um modo geral, as espécies vetoras podem ser identificadas com base nas principais características diagnósticas descritas a seguir.

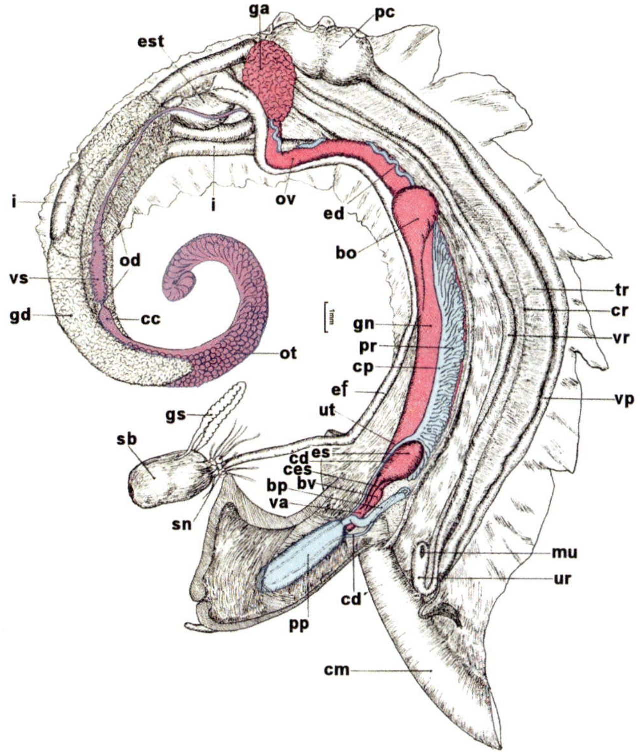

Figura 9.6 *Biomphalaria* parcialmente dissecada mostrando a interação entre os órgãos: órgãos hermafroditas (cinza escuro), órgãos femininos (cinza médio), órgãos masculinos (cinza claro com ranhuras pretas). Estruturas: abertura anal (*an*), abertura genital masculina (*om*), cavidade pulmonar (*cp*), colar do manto ou borda do manto (*cm*), colo (*c*), coração (*co*), crista lateral (*cl*), crista renal (*cr*), crista retal (*cr*), estômago (*et*), glândula de albúmen (*ga*), glândula digestiva (*gd*), intestino anterior (*ia*), intestino médio (*im*), intestino posterior (*ip*), massa cefalopodal (*ms*), meato do ureter (*mu*), mufla (*mf*), músculo columelar (*mc*), ovoteste (*ot*), pé (*p*), pericárdio (*pe*), pneumóstoma (*pn*), pseudobrânquia (*ps*), reto (*rt*), tentáculo (*te*), tubo renal (*tr*), ureter (*ur*), veia pulmonar (*vp*) e veia renal (*vr*). Extraído de Paraense e Deslandes (1955).

Biomphalaria glabrata (Say, 1818)

Concha de exemplares adultos: 20 a 40 mm de diâmetro, 5 a 8 mm de largura e cerca de 6 a 7 giros; paredes laterais dos giros arredondadas (Figura 9.7).

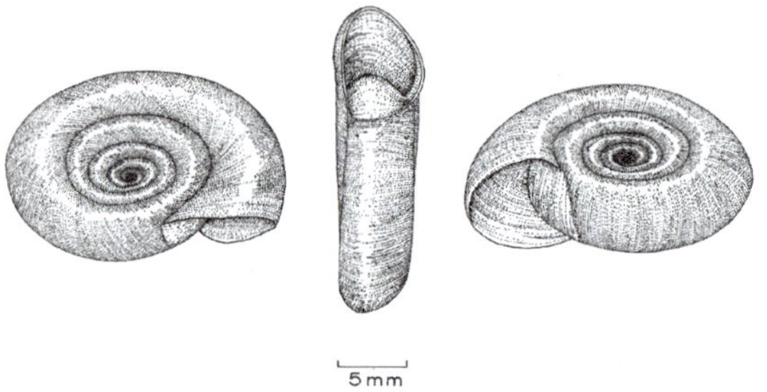

Figura 9.7 Concha de *B. glabrata*.

Caracteres diagnósticos

No manto, consta uma crista pigmentada sobre o tubo renal, sendo que nos indivíduos jovens somente se observa uma linha pigmentada (Figura 9.8A), sobre a qual se desenvolverá a crista renal; sistema reprodutor com bolsa vaginal bem definida (Figura 9.8B).

Distribuição geográfica

Alagoas, Bahia, Distrito Federal, Espírito Santo, Goiás, Maranhão, Minas Gerais, Pará, Paraíba, Paraná, Pernambuco, Rio de Janeiro, Rio Grande do Norte, Rio Grande do Sul, São Paulo e Sergipe (Figura 9.9). A distribuição detalhada encontra-se em Carvalho *et al.* (2008).

Biomphalaria tenagophila (d'Orbigny, 1835)

Concha de exemplares adultos: 15 a 35 mm de diâmetro, com cerca de 7 a 8 giros carenados (Figura 9.10A).

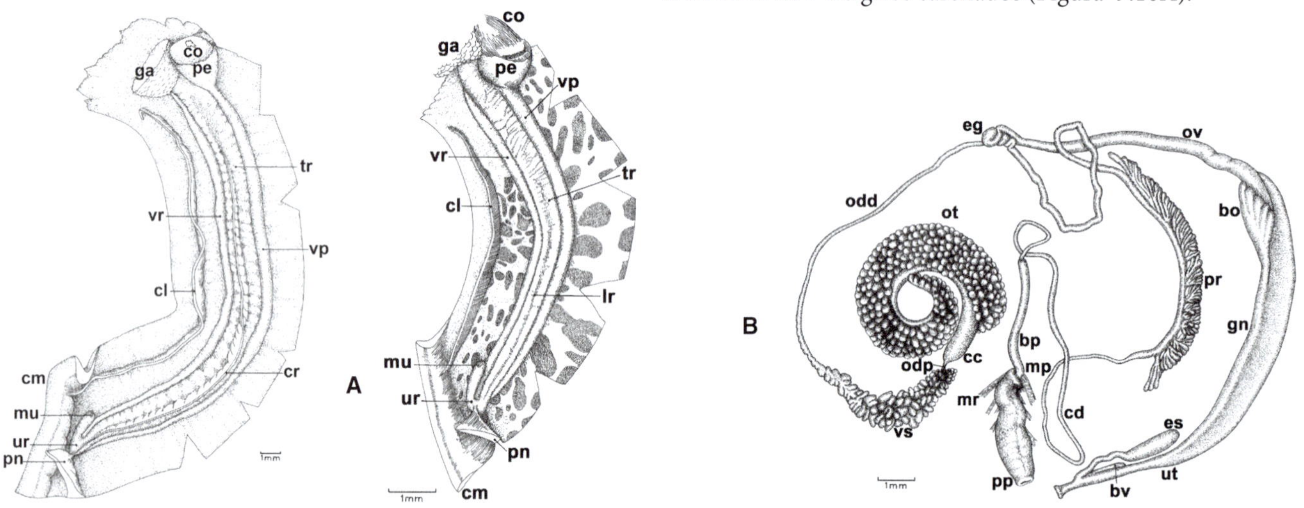

Figura 9.8 Manto (**A**) e sistema reprodutor de *Biomphalaria glabrata* dissecado (**B**). Estruturas hermafroditas: canal coletor do ovoteste (*cc*), encruzilhada genital (*eg*), ovispermiduto proximal (*odp*) e distal (*odd*), ovoteste (*ot*) e vesícula seminal (*vs*); estruturas masculinas: bainha do pênis (*bp*), canal deferente (*cd*), espermiduto (*ed*), músculos do complexo peniano retrator (*mr*) e protrator (*mp*), prepúcio (*pp*) e próstata (*pr*); estruturas femininas: bolsa do oviduto (*bo*); bolsa vaginal (*bv*), espermateca (*es*), glândula nidamental (*gn*), oviduto (*ov*), vagina (*va*) e útero (*ut*). Manto: coração (*co*), pericárdio (*pe*), glândula de albúmen (*ga*), veia pulmonar (*vp*), veia renal (*vr*), tubo renal (*tr*), crista lateral (*cl*), crista renal (*cr*), colar do manto (*cm*), ureter (*ur*) e meato do ureter (*mu*). Extraído de Paraense (1975).

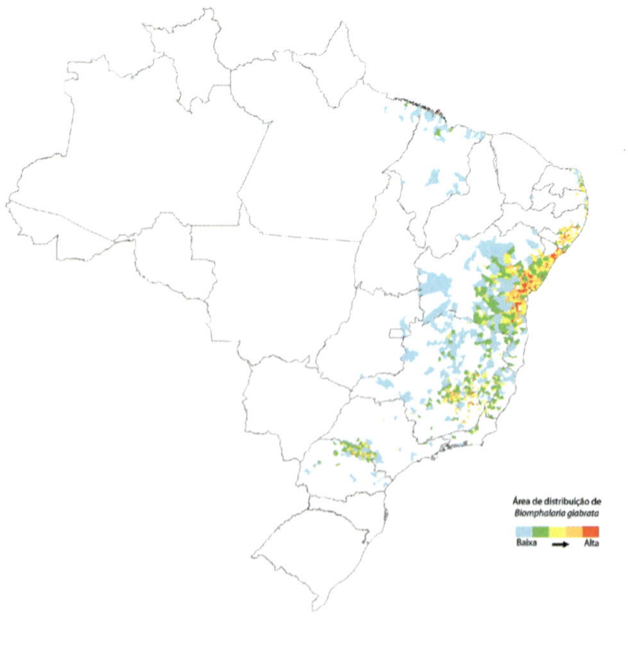

Figura 9.9 Distribuição de *Biomphalaria glabrata*.

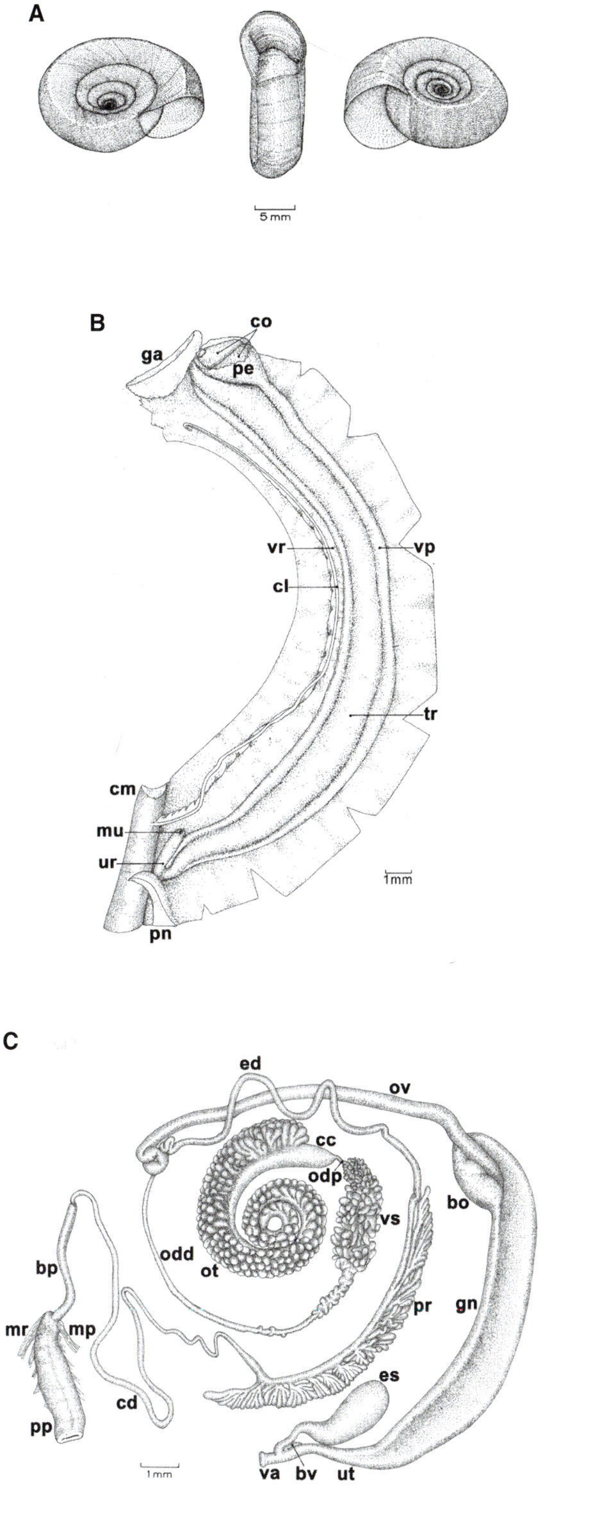

Figura 9.10 Concha de *B. tenagophila* (**A**); manto rebatido, mostrando o tubo renal liso (**B**); sistema reprodutor dissecado (**C**). Estruturas: bainha do pênis (*bp*), bolsa do oviduto (*bo*), bolsa vaginal (*bv*), canal coletor do ovoteste (*cc*), canal deferente (*cd*), colar do manto (*cm*), coração (*co*), crista lateral (*cl*), crista renal (*cr*), encruzilhada genital (*eg*), espermateca (*es*), espermiduto (*ed*), glândula de albúmen (*ga*), glândula nidamental (*gn*), meato do ureter (*um*), músculos do complexo peniano retrator (*mr*) e protrator (*mp*), pericárdio (*pe*), pneumóstoma (*pn*), prepúcio (*pp*), próstata (*pr*), oviduto (*ov*), ovispermiduto proximal (*odp*) e distal (*odd*), ovoteste (*ot*), tubo renal (*tr*), ureter (*ur*), útero (*ut*), vagina (*va*) veia pulmonar (*vp*), veia renal (*vr*) e vesícula seminal (*vs*). Extraídos de Paraense (1975).

Caracteres diagnósticos

Concha carenada, isto é, apresenta uma quilha, mais visível e distinguível ao toque no lado esquerdo; sistema reprodutor com bolsa vaginal bem definida. A anatomia de *B. tenagophila* é quase idêntica à de *B. glabrata*, diferindo pela ausência da crista renal no manto ou, nos espécimes jovens, da linha renal pigmentada (Paraense e Deslandes, 1959).

Distribuição geográfica

Bahia, Distrito Federal, Espírito Santo, Goiás, Minas Gerais, Paraná, Rio de Janeiro, Rio Grande do Sul, Santa Catarina e São Paulo (Figura 9.11). A distribuição detalhada encontra-se em Carvalho *et al.* (2008).

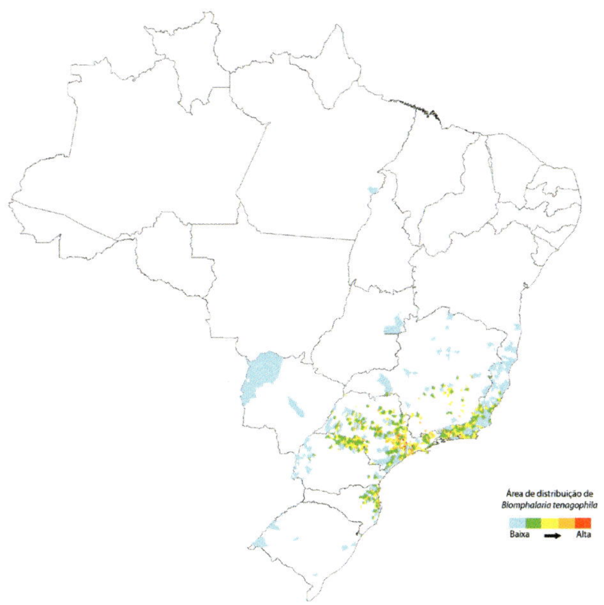

Figura 9.11 Distribuição de *Biomphalaria tenagophila*.

Biomphalaria straminea (Dunker, 1848)

Concha de exemplares adultos: 10 a 16 mm de diâmetro, com 3 a 4 mm de largura e cerca de 5 giros (Figura 9.12A).

Caracteres diagnósticos

Parede dorsal da vagina enrugada devido à presença de uma série de ondulações transversais (enrugamento vaginal) e, histologicamente, 3 camadas musculares na bainha do pênis (Paraense, 1988).

Distribuição geográfica

A espécie ocorre em todos os sistemas de drenagem do território brasileiro, com exceção apenas da bacia do rio Uruguai, do lado oriental da bacia do rio Paraná e da área que drena para o Atlântico ao sul do paralelo 21° S (Figura 9.13) (Paraense, 1970; 1972; 1986). A distribuição detalhada encontra-se em Carvalho *et al.* (2008).

Embora os caracteres diagnósticos mais marcantes das espécies transmissoras presentes no Brasil tenham sido relacionados anteriormente, a identificação precisa requer análises criteriosas, de preferência com vários exemplares, uma vez que existem espécies congenéricas com características similares. Por exemplo, a concha de *B. occidentalis* (espécie refratária ao *S. mansoni*)

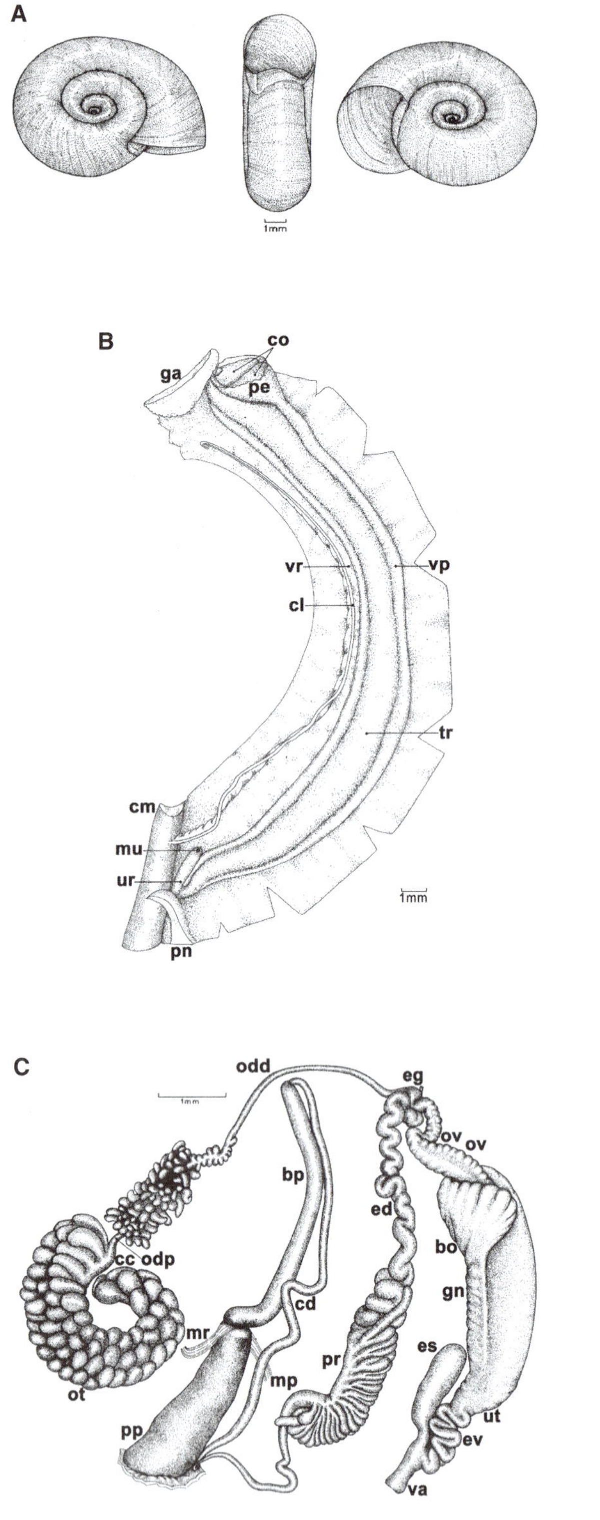

Figura 9.12 A. Concha de *B. straminea*; **B.** manto rebatido onde se vê o tubo renal liso; **C.** sistema reprodutor dissecado. Estruturas: bainha do pênis (*bp*), bolsa do oviduto (*bo*), bolsa vaginal (*bv*), canal coletor do ovoteste (*cc*), canal deferente (*cd*), colar do manto (*cm*), coração (*co*), crista lateral (*cl*), crista renal (*cr*), encruzilhada genital (*eg*), espermateca (*es*), espermiduto (*ed*), enrugamento vaginal (*ev*), glândula de albúmen (*ga*), glândula nidamental (*gn*), meato do ureter (*mu*), músculos do complexo peniano retrator (*mr*) e protrator (*mp*), oviduto (*ov*), pericárdio (*pe*), prepúcio (*pp*), próstata (*pr*), ovispermiduto proximal (*odp*) e distal (*odd*), ovoteste (*ot*), pneumóstoma (*pn*), tubo renal (*tr*), ureter (*ur*), útero (*ut*), vagina (*va*), veia pulmonar (*vp*), veia renal (*vr*) e vesícula seminal (*vs*). Extraídos de Paraense (1975).

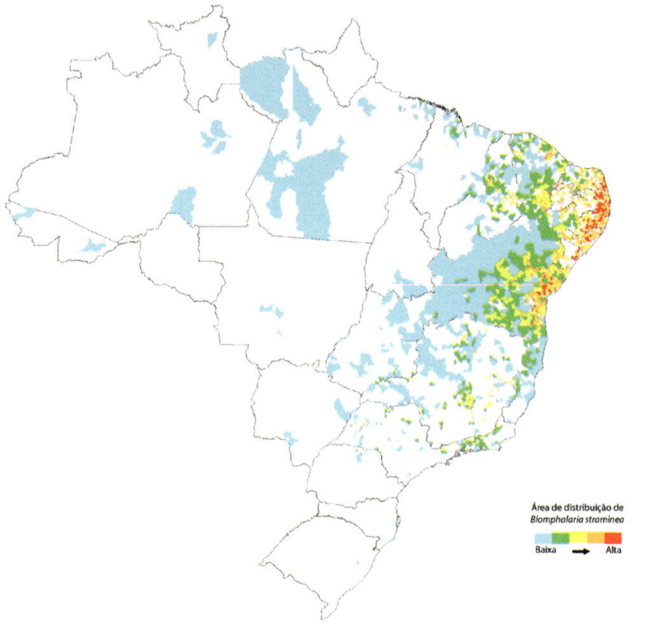

Figura 9.13 Distribuição de *Biomphalaria straminea.*

é muito semelhante à de *B. tenagophila;* e no caso de *B. straminea,* as semelhanças tanto na concha quanto na anatomia levam a crer que há na realidade um complexo de espécies denominado "complexo *straminea*" (Paraense, informação pessoal).

As técnicas necessárias à coleta, à manutenção em laboratório e ao processamento dos moluscos para identificação específica, bem como à pesquisa de larvas de *S. mansoni*, encontram-se em Fernandez *et al.* (2008) e em Jannotti-Passos *et al.* (2008).

▸ Fasciolose

Esta helmintose tem como agente etiológico o trematódeo *Fasciola hepatica* Linnaeus, 1758, que parasita bovinos, caprinos, equinos e outros mamíferos herbívoros e traz grandes prejuízos econômicos à pecuária nacional, principalmente nas Regiões Sul e Sudeste do país. Os animais se infectam ao pastarem no ambiente contaminado com metacercárias encistadas na vegetação. O homem se infecta acidentalmente pela ingestão de hortaliças contaminadas com metacercárias deste trematódeo (Figura 9.14). A prevalência desta parasitose, tanto em animais como em humanos, vem crescendo nos últimos anos, o que aumenta sua importância sob o ponto de vista médico-veterinário (Serra-Freire, 1995; Lessa *et al.*, 2007).

Os transmissores desta parasitose são moluscos gastrópodes da família Lymnaeidae, que vivem preferencialmente em águas continentais estagnadas ou de curso lento. Apresentam hábitos anfíbios e toleram bem a redução de água nos criadouros durante a estiagem. Dentre as espécies presentes no Brasil, *Lymnaea columella* Say, 1817 e *Lymnaea viatrix* (d'Orbigny, 1835) (Figura 9.15) são as principais responsáveis pela transmissão dessa parasitose. *Lymnaea columella* apresenta distribuição bem mais extensa do que as demais espécies congenéricas no Brasil, o que amplia sua importância epidemiológica.

A distinção entre representantes do gênero *Lymnaea* e do gênero *Physa* está na abertura da concha, sendo os limneídeos dextrógiros (abertura voltada para a direita) e os fisídeos sinistrógiros (abertura voltada para a esquerda).

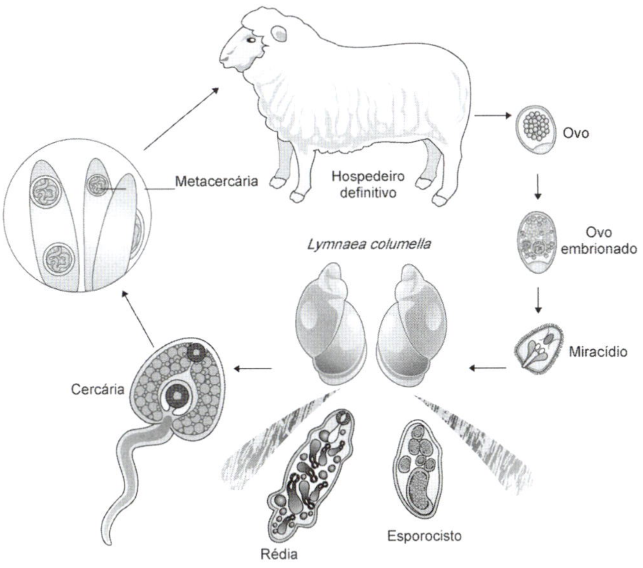

Figura 9.14 Ciclo de vida de *Fasciola hepatica* Linnaeus, 1758.

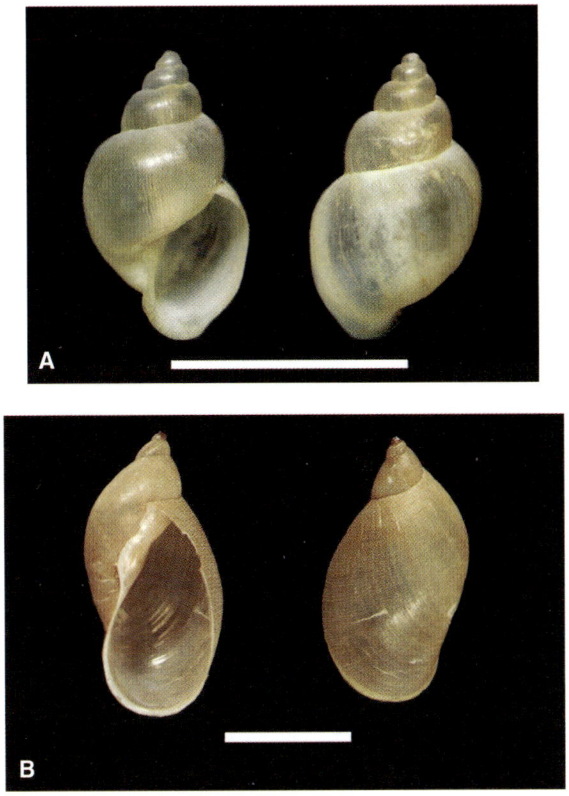

Figura 9.15 A. Conchas de *Lymnaea viatrix;* **B.** concha de *Lymnaea columella*. Escala: 5 mm.

▸ Angiostrongilose abdominal

A angiostrongilose abdominal é uma zoonose causada pelo nematódeo *Angiostrongylus costaricensis* Morera e Céspedes, 1971, cujo ciclo natural envolve moluscos terrestres e principalmente roedores (Figura 9.16). Os helmintos adultos presentes nas artérias mesentéricas dos roedores, após acasalamento, eliminam ovos que ao chegarem ao lúmen intestinal liberam larvas de primeiro estágio (L_1), as quais são descartadas nas fezes. Estas larvas, ao penetrarem no molusco ou serem ingeridas por ele, em um período de 2 a 3 semanas, sofrem duas mudas e atingem o terceiro estágio (L_3), infectante para o vertebrado. Os roedores se infectam ao ingerirem moluscos contaminados ou, no caso de herbívoros, vegetais com a larva L_3. A infecção humana é acidental, por meio da ingestão de moluscos parasitados presentes em hortaliças ou do muco liberado pelo molusco contendo larvas de terceiro estágio do nematódeo.

A pouca especificidade de *A. costaricensis,* principalmente quanto ao hospedeiro intermediário, faz com que várias espécies de moluscos sejam capazes de transmitir esta parasitose, embora as lesmas da família Veronicellidae sejam consideradas as principais vetoras (Figura 9.17). Para a América Central, *Sarasinula plebeia* (Fisher, 1868) é considerada a principal hospedeira, enquanto no Brasil temos várias espécies de veronicelídeos, entre elas: *Phyllocaulis variegatus* (Semper, 1885), *Phyllocaulis soleiformis* (d'Orbigny, 1835) e *Belocaulus angustipes* (Heynemann, 1885). Espécies de caracóis terrestres, como *Bradybaena similaris* (Férussac, 1822) (Figura 9.17A), *Leptinaria unilamellata* (d'Orbigny, 1835) e *Helix aspersa* (Muller, 1774), além de lesmas da família Limacidae, *Limax flavus* (Linnaeus, 1758) e *Limax maximus* (Linnaeus, 1758), podem atuar como transmissoras deste nematódeo (Thiengo, 2007).

Para manutenção de seu ciclo em laboratório são utilizados principalmente exemplares de *B. glabrata*, pela facilidade de criação e ainda pela boa recuperação de larvas L_3. O veronicelídeo *Sarasinula marginata* (Semper, 1885) é também usado para esse fim, embora sua manutenção em laboratório seja mais trabalhosa (Figura 9.17B).

▸ Meningoencefalite eosinofílica ou meningite eosinofílica

Esta zoonose é causada pela espécie congenérica *Angiostrongylus cantonensis* (Chen, 1935), parasito do pulmão de roedores que utiliza em seu ciclo vital várias espécies de moluscos terrestres e límnicos como hospedeiros intermediários. O ciclo é semelhante ao de *A. costaricensis*, porém a aquisição de hospedeiros paratênicos, para facilitar a infecção do hospedeiro definitivo, constitui excelente estratégia de sobrevivência desse nematódeo. O homem infecta-se acidentalmente ao consumir vegetais e moluscos com larvas de terceiro estágio do nematódeo, ou ainda hospedeiros paratênicos (crustáceos, peixes, anfíbios e répteis) crus ou mal cozidos (Acha e Szyfres, 1986).

Endêmica em alguns países asiáticos e em ilhas do Pacífico, a dispersão da meningite eosinofílica nos últimos anos foi extensivamente revista por Cross (1987) e Kliks e Palumbo (1992). Entre os registros do parasito ou da zoonose para o continente americano e a região do Caribe estão: Cuba (Aguiar *et al.*, 1981), Porto Rico (Andersen *et al.*, 1986), Jamaica (Lindo *et al.*, 2002), República Dominicana (Vargas *et al.*, 1992), Haiti (Raccurt *et al.*, 2003) e EUA (Campbell e Little, 1988; New *et al.*, 1995). No Brasil, há registros de casos humanos desta zoonose nos municípios de Cariacica, no Espírito Santo (Caldeira *et al.*, 2007), Olinda e Escada, em Pernambuco (Lima *et al.*, 2009; Thiengo *et al.*, 2010), e Mongaguá, em São Paulo (Pellini *et al.*, 2011).

Quanto à presença de moluscos infectados com *A. cantonensis,* os registros citam os municípios de Barra do Piraí

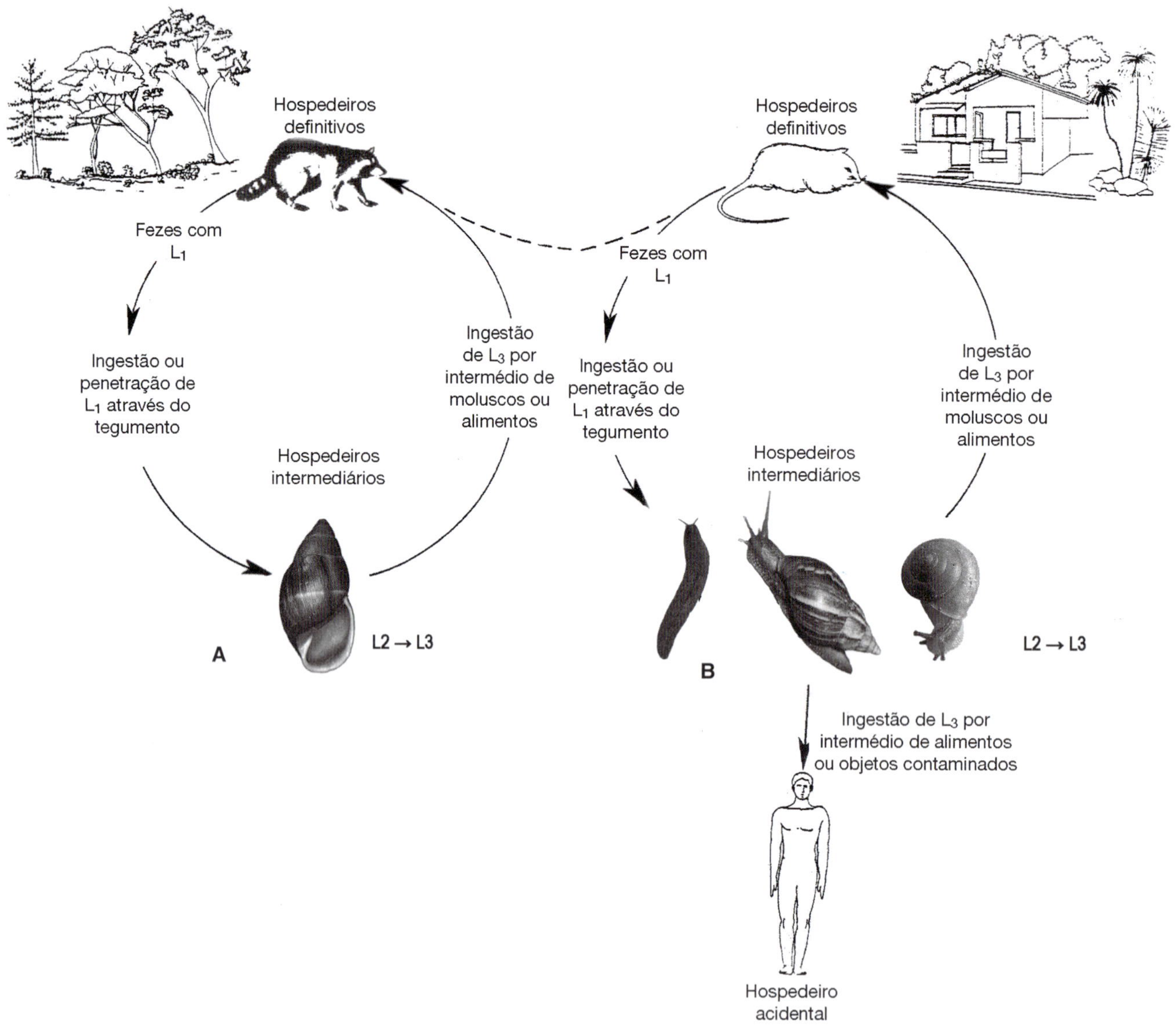

Figura 9.16 Ciclo de vida de *Angiostrongylus costaricensis* Morera e Céspedes, 1971.

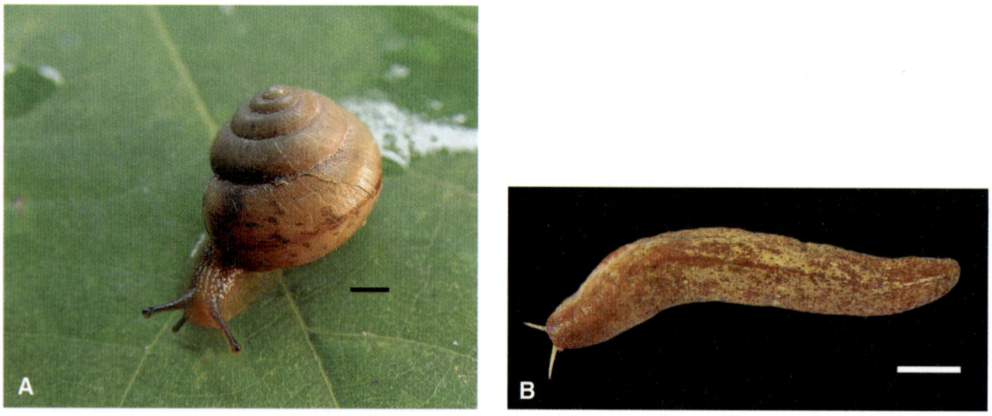

Figura 9.17 A. *Bradybaena similaris*, escala: 1 mm; **B.** vista dorsal e ventral de uma lesma Veronicellidae, *Sarasinula marginata*, hospedeira natural de *A. costaricensis*, escala: 30 mm.

e São Gonçalo, no estado do Rio de Janeiro, e Joinville em Santa Catarina (Maldonado Jr. *et al.*, 2010). Pesquisas recentes ampliam esta ocorrência para os municípios de Queimados, Niterói e Rio de Janeiro, no estado do Rio de Janeiro, São Paulo (SP) e Belém (PA). Todos estes relatos referem-se à existência de exemplares do caramujo africano *Achatina fulica* Bowdich, 1822 (Figura 9.18), naturalmente infectados por *A. cantonensis* (dados ainda não publicados).

Este caramujo exótico, considerado uma das 100 piores pragas no mundo (Alowe *et al.*, 2011), foi introduzido no Brasil na década de 1980 para ser utilizado na alimentação humana, do mesmo modo que em muitos países tornou-se praga. Atualmente *A. fulica* encontra-se em 25 estados brasileiros, mais o Distrito Federal (Figura 9.19), geralmente ocorrendo em densas populações com grandes indivíduos, o que causa incômodo às comunidades das áreas infestadas, danos a plantações de subsistência e jardins, desequilíbrio trófico e perda da biodiversidade, além de expansão de zoonoses, atuando como vetor (Raut e Barker, 2002; Thiengo *et al.*, 2007).

O crescimento da meningite esosinofílica tem sido diretamente relacionado com a dispersão de *A. fulica* (Kliks e Palumbo, 1992). Em um levantamento realizado na China, Lv *et al.* (2009) apontaram *A. fulica* e o gastrópode límnico sul-americano *Pomacea canaliculata* (Lamarck, 1822), ambos introduzidos naquele país como recurso alimentar, como os principais transmissores dessa zoonose. No Brasil, no município de Escada, Pernambuco, além de *A. fulica*, exemplares de *Pomacea lineata* (Spix *in* Wagner, 1827) (Figura 9.20) foram encontrados infectados com *A. cantonensis* no peridomicílio de um paciente com diagnóstico de meningite eosinofílica (Thiengo *et al.*, 2010).

Outros nematódeos de interesse veterinário, como *Aelurostrongylus abstrusus* (Railliet, 1898), parasito de pulmão de felinos, foram também encontrados em exemplares de

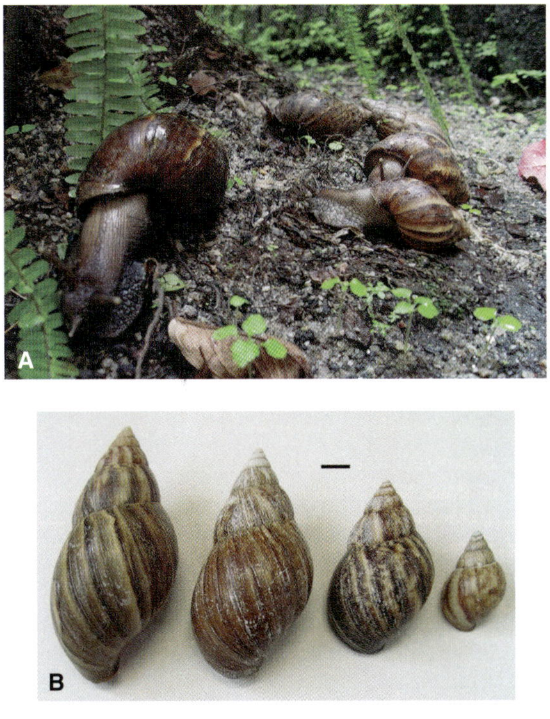

Figura 9.18 Caramujo africano *Achatina fulica* (**A**) e conchas desde jovem até a fase adulta (**B**). Escala: 10 mm.

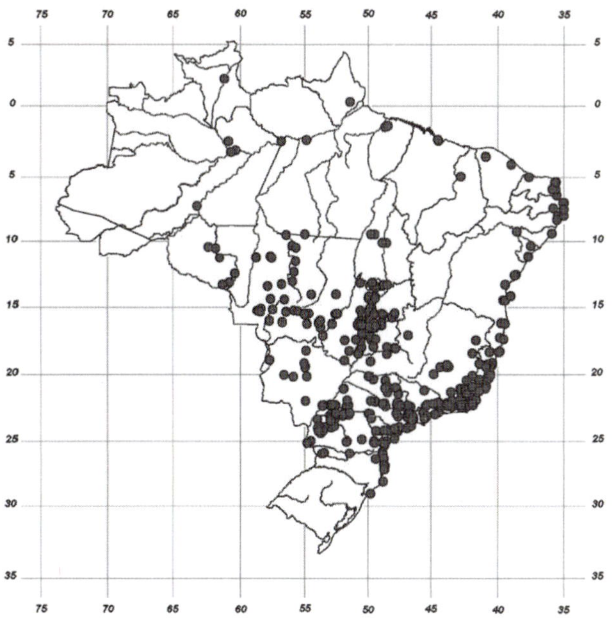

Figura 9.19 Atual distribuição de *Achatina fulica* no Brasil. Atualizada de Thiengo *et al.*, 2007.

A. fulica provenientes das Regiões Nordeste, Centro-Oeste e Sudeste do Brasil (Thiengo *et al.*, 2008).

Os cuidados no manuseio e as medidas de controle de *A. fulica* recomendadas pelo Ministério da Saúde encontram-se em Amaral *et al.* (2008).

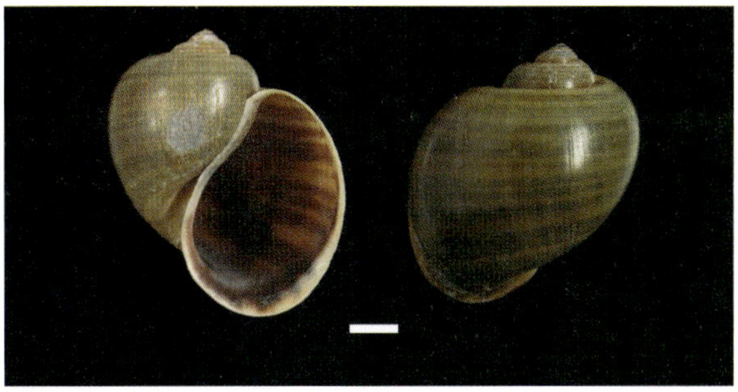

Figura 9.20 *Pomacea lineata* (Spix *in* Wagner, 1827). Escala 1 cm.

▸ Referências bibliográficas

Acha PN, Szyfres B. *Zoonosis y Enfermedades Transmisibles Comunes al Hombre y a los Animales*. 2ª ed. Washington: OPS/WHO Publicación Científica,1986.

Aguiar PH, Morera P, Pascual J. First Record of *Angiostrongylus cantonensis* in Cuba. *American Journal of Tropical Medicine and Hygiene*. 30:5, p. 963-965, 1981.

Alowe S, Browne M, Boudjelas S. 100 of the world's worst invasive alien species. A selection from the global invasive species database. Disponível em http://www.issg.org/database/species/search.asp?st=100ss&fr=1&sts= 2011.

Amaral RS, Thiengo SC, Pieri OS. *Vigilância e Controle de Moluscos de Importância médica: Diretrizes técnicas*. 2ª ed. Brasília: Editora Ministério da Saúde, 2008.

Andersen E *et al.* First Report of *Angiostrongylus cantonensis* in Puerto Rico. *American Journal of Tropical Medicine and Hygiene*. 35:2, p. 319-322, 1986.

Caldeira RL *et al.* First record of molluscs naturally infected with *Angiostrongylus cantonensis* (Chen, 1935) (Nematoda: Metastrongylidae) in Brazil. *Memórias do Instituto Oswaldo Cruz*. 102, p. 887-889, 2007.

Campbell BG, Little MD. The finding of *Angiostrongylus cantonensis* in rats in New Orleans. *American Journal of Tropical Medicine and Hygiene*. 38, p. 568 – 573, 1988.

Carvalho OS, Scholte RGC, Amaral RS. Distribuição dos moluscos hospedeiros intermediários de *Schistosoma mansoni* no Brasil, *Biomphalaria glabrata*, *B. straminea* e *B. tenagophila*. In: Amaral RS, Thiengo SC, Peri OS (orgs.). *Vigilância e Controle de Moluscos de Importância Epidemiológica: Diretrizes Técnicas*, p. 111-126, 2008.

Cross JH. Public health importance of *Angiostrongylus cantonensis* and its relatives. *Parasitology Today*. 3, p. 367-369, 1987.

Fernandez MA, Thiengo SC, Amaral RS. Técnicas Malacológicas. In: Amaral RS; Thiengo SC, Pieri OS (orgs.). *Vigilância e Controle de Moluscos de Importância médica: Diretrizes técnicas*. 2ª ed., p. 43-70, 2008.

Jannotti-Passos LK, Caldeira RL, Carvalho OS. Técnicas utilizadas no estudo dos moluscos do gênero *Biomphalaria* e na manutenção do ciclo de *Schistosoma mansoni*. In: Carvalho OS, Coelho PMZ *et al. Schistosoma mansoni e Esquistossomose: uma visão multidisciplinar*. 1ª ed. Rio de Janeiro: Fiocruz, p. 529-546, 2008.

Kliks MM, Palumbo NE. Eosinophilic meningitis beyond the Pacific Basin: The global dispersal of a peridomestic zoonosis caused by *Angiostrongylus cantonensis*, the nematode lungworm of rats. *Social Science & Medicine*. 34(2), p. 199-212, 1992.

Lessa CSS, Freire NMDS, Pile, EM. Fasciolose – aspectos relacionados com a interação parasito-hospedeiro intermediário. In: Santos SB, Pimenta AD, Thiengo SC, Fernandez MA, Absalão RS (orgs.). *Tópicos em Malacologia*. Rio de Janeiro: Sociedade Brasileira de Malacologia, p. 305-313, 2007.

Lima ARMC, Mesquita SD, Santos SS, Aquino ER, Rosa L, Duarte FS, Teixeira AO, Costa ZR, Ferreira ML. Alicata disease: neuroinfestation by *Angiostrongylus cantonensis* in Recife, Pernambuco, Brazil. *Arquivos de Neuro-Psiquiatria*. 67, p. 1093-1096, 2009.

Lindo JF, Waugh C, Hall J, Cunningham - Myrie C, Ashley D, Eberhard ML, Sullivan JJ, Bishop HS, Robinson DG, Holtz T, Robinson RD. Enzootic *Angiostrongylus cantonensis* in rats and snails after an outbreak of human eosinophilic meningitis, Jamaica. *Emerging Infectious Diseases*. 8, p. 324-326, 2002.

Lv S, Zhang Y, Liu H, Zhang C, Steinmann P, Zhou X, Utzinger J. *Angiostrongylus cantonensis*: morphological and behavioral investigation within the freshwater snail *Pomacea canaliculata*. *Parasitology Research*. 104(6), p. 1351-1359, 2009.

Maldonado Jr. A, Simões RO, Oliveira APM, Mota EM, Fernandez MA, Pereira ZM, Monteiro SS, Torres EJL, Thiengo SC. First report of *Angiostrongylus cantonensis* (Nematoda: Metastrongylidae) in *Achatina fulica* (Mollusca: Gastropoda) from Southeast and South Brazil. *Memórias do Instituto Oswaldo Cruz*. 105, p. 938-941, 2010.

New D, Little M D, Cross J. *Angiostrongylus cantonensis* Infection from Eating Raw Snails. *New England Journal of Medicine*. 332(16), p. 1105-1106, 1995.

Paraense WL. Planorbídeos hospedeiros intermediários do *Schistosoma mansoni*. In: Cunha AS (ed.). *Esquistossomose mansoni*. São Paulo: Universidade de São Paulo, p. 13-30, 1970.

Paraense WL. Fauna planorbídica do Brasil. In: Lacaz C, Baruzzi G *et al. Introdução à Geografia Médica do Brasil*. São Paulo: Ed. Univ. São Paulo, Capítulo 10, p. 213-239, 1972.

Paraense WL. Estado atual da sistemática dos planorbídeos brasileiros. In: *Arquivos do Museu Nacional*. Rio de Janeiro, v. 55, p. 105-111, 1975.

Paraense WL. Distribuição dos caramujos no Brasil. In: Reis F, Faria I *et al. Modernos Conhecimentos sobre Esquistossomose Mansônica*. Belo Horizonte: Academia Mineira de Medicina, v. 14, p. 117-128, 1986.

Paraense WL. *Biomphalaria kuhniana* (Clessin, 1883), planorbid mollusc from South America. *Memórias do Instituto Oswaldo Cruz*. 83, p. 1-12, 1988.

Paraense WL, Deslandes N. Observation on the morphology of *Australorbis glabratus*. *Memórias do Instituto Oswaldo Cruz*. 53, p. 87-103, 1955.

Paraense WL, Deslandes N. The renal ridge as a reliable character for separating *Taphius glabratus* from *Taphius tenagophilus*. *American Journal of Tropical Medicine and Hygiene*. 8(4), p. 456-472, 1959.

Pellini ACG, Liphaus B, Reina M, Jahnel M, Yu A, Ciccione F, Ribeiro A, Pinto P, Graeff-Teixeira C, Carvalho T. Meningite eosinofílica por *Angiostrongylus Cantonensis*: relato de três casos em uma mesma família, residentes em Mongaguá (SP). XLVII Congresso da Sociedade Brasileira de Medicina Tropical, 2011. Natal – RN. p.AO-44.

Raccurt CP, Blaise J, Durette-Desset, MC. Présence d'*Angiostrongylus cantonensis* en Haïti. *Tropical Medicine & International Health*. 8(5), p. 423-426, 2003.

Raut SK, Barker GM. *Achatina fulica* Bowdich and other Achatinidae as pests in tropical agriculture. In: Barker GM (ed.). *Molluscs as crop pests*. Wallingford: CABI Publishing, p. 55-114, 2002.

Serra-Freire NM. Fasciolose hepática. *Hora Veterinária*. 1, p. 13-19, 1995.

Thiengo S, In: Santos SB, Pimenta AD, Thiengo SC, Fernandez MA, Absalão RS (orgs.). Rapid spread of an invasive snail in South America: the giant African snail, *Achatina fulica*, in Brasil. *Biological Invasions*. 9(6), p. 693-702, 2007.

Thiengo SC. Helmintoses de interesse médico-veterinário transmitidas por moluscos no Brasil. In: Santos SB, Thiengo SC, Fernandez MA *et al.* (org.). *Tópicos em Malacologia– Ecos do XVIII EBRAM*. Rio de Janeiro: Sociedade Brasileira de Malacologia, p. 287-294, 2007.

Thiengo SC, Fernandez MA, Torres EJL, Coelho PM, Lanfredi RM. First record of a nematode Metastrongyloidea (*Aelurostrongylus abstrusus* larvae) in *Achatina* (*Lissachatina*) *fulica* (Mollusca, Achatinidae) in Brazil. *Journal of Invertebrate Pathology*. 98(1), p. 34-39, 2008.

Thiengo SC, Maldonado Jr. A, Mota EM, Torres EJL, Caldeira R, Carvalho OS, Oliveira APM, Simões RO, Fernandez MA, Lanfredi RM. The giant African snail *Achatina fulica* as natural intermediate host of *Angiostrongylus cantonensis* in Pernambuco, northeast Brazil. *Acta Tropica*. 115(3) p. 194-199, 2010.

Vargas M, Gomes Perez JD, Malek EA. First record of *Angiostrongylus cantonensis* in the Dominican Republic. *Tropical Medicine Parasitology*. 43, p. 253-255, 1992.

10 Fundamentos de Epidemiologia

Carlos Mauricio de Figueiredo Antunes e Mariangela Carneiro

▸ Conceito e objetivos

A epidemiologia é conceituada como a ciência que estuda a ocorrência e a distribuição de eventos relacionados com a saúde em populações definidas, incluindo a investigação dos determinantes que influenciam estes eventos, denominados *fatores de risco*. Atualmente, as *doenças sociais* (acidentes de trânsito, violência urbana), são também consideradas objetos de estudo desta disciplina.

O principal objetivo da epidemiologia como disciplina científica é o conhecimento das *causas* de eventos relacionados com a saúde e a aplicação deste conhecimento para controle dos mesmos (promoção da saúde) por meio da prevenção, em diferentes grupos populacionais (habitantes de uma área geográfica definida, pessoas em determinada faixa etária, trabalhadores de uma indústria, ou seja, pessoas que foram ou estão expostas a um ou mais fatores de risco específicos).

Por que determinada doença só evolui em algumas pessoas? Por que outras pessoas não adoecem? Por que algumas doenças só ocorrem em determinadas áreas geográficas? Por que a ocorrência de certas enfermidades varia com o tempo?

Respostas a estas perguntas somente serão possíveis se for aceito um princípio básico (premissa), fundamental em epidemiologia: *as doenças não se distribuem ao acaso ou de maneira aleatória na população; são os fatores de risco que determinam esta distribuição.* A história natural da infecção pelo *Trypanosoma cruzi* é um bom exemplo: entre 100 pessoas infectadas, cerca de 60 não apresentarão sintomas da doença de Chagas; os 30% restantes desenvolverão doença de Chagas clinicamente diagnosticável (aproximadamente 27% com doença cardíaca, 3% com doença digestiva e 8% com as duas manifestações clínicas). Quais seriam os fatores de risco que determinariam o adoecimento e as diferentes manifestações clínicas? Cepa do parasito? Características do hospedeiro? Fatores ambientais?

Para entender e explicar as diferenças observadas no aparecimento e na manutenção de enfermidades em populações humanas, o estudo epidemiológico inicialmente descreve a distribuição das doenças em relação à *pessoa*, ao *tempo* e ao *lugar* (epidemiologia descritiva). Três perguntas básicas são formuladas: Quem adoece? Quando a doença ocorre? Onde a doença ocorre? Em seguida, as relações causais (hipotéticas) são investigadas, buscando identificar e medir os efeitos dos fatores de risco (ou intervenções) sobre a saúde ou doença (epidemiologia analítica).

No que se refere à pessoa, busca identificar quem adoece e determinar as razões para o adoecimento: quais são, como e por que as características de pessoas enfermas diferem das características de pessoas não enfermas. A Tabela 10.1 apresenta exemplos de características pessoais que são geralmente investigadas quanto à possível associação com enfermidades.

Com respeito ao tempo, procura determinar quando uma doença ocorre e por que ocorre em épocas distintas. O interesse é identificar se ocorreram mudanças (aumento ou decréscimo) na frequência de determinada doença ao longo do tempo, bem como compreender os mecanismos desta variação. Determinadas doenças apresentam variações a curto prazo, localizadas no tempo e no espaço (surtos epidêmicos). Algumas apresentam variações cíclicas, sendo mais frequentes em determinadas estações do ano. Outras apresentam variações a longo prazo, conhecidas como tendências seculares, normalmente medidas em décadas (Figura 10.1).

Em relação ao lugar, o objetivo é investigar por que uma enfermidade ou grupo de enfermidades ocorre com maior ou menor frequência em uma determinada área geográfica, quando comparada a outras áreas geográficas. As características a serem investigadas incluem fatores climáticos, geológicos, geográficos, hidrográficos, entre outros (Figura 10.2).

As informações obtidas em estudos epidemiológicos são utilizadas, juntamente com aquelas obtidas de outras áreas do conhecimento (p. ex., medicina, genética, biologia, sociologia, bioestatística, demografia), com os seguintes objetivos:

Primeiro, *identificar a etiologia ou a causa das enfermidades* (os fatores de risco associados ao desenvolvimento destas enfermidades); o objetivo é conhecer as *características que aumentam o risco pessoal de adoecer*. Procurar compreender e explicar a patogênese das doenças, incluindo seu modo de transmissão. Identificar se uma doença é transmitida de uma pessoa a outra ou se a transmissão ocorre por meio de vetores ou de fontes comuns de contaminação. Este conhecimento

Tabela 10.1 Exemplos de características pessoais estudadas em epidemiologia.

Características	Exemplos
Demográficas	Sexo, idade, grupo étnico
Biológicas	Níveis de anticorpos, hormônios e pressão sanguínea
Genéticas	Grupo sanguíneo, fator Rh, tipo de hemoglobina
Sociais e econômicas	Nível socioeconômico, escolaridade, ocupação
Hábitos pessoais	Dieta, exercícios físicos, uso de álcool, uso de fumo

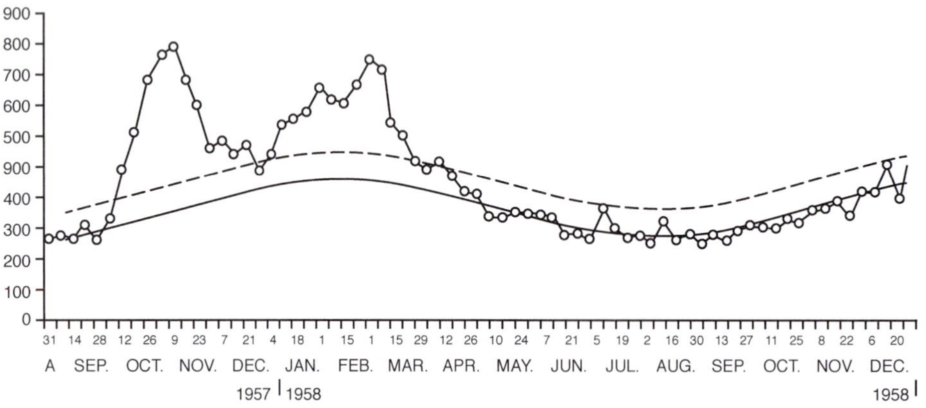

Figura 10.1 Variação cíclica no número de casos de *influenza*, mostrando períodos endêmicos e epidêmicos.

possibilita o desenvolvimento de mecanismos que possam ser utilizados em intervenções preventivas, com o objetivo de reduzir a transmissão, a morbidade ou a mortalidade características de uma determinada doença.

Segundo, *estudar a história natural e o prognóstico das enfermidades*. Procurar compreender o curso ou a sequência das diversas etapas no desenvolvimento de uma enfermidade ao longo do tempo. Algumas doenças são mais graves que outras, algumas são mais letais, outras podem apresentar diferentes tempos de evolução (doenças agudas ou crônicas); a sobrevida também poderá variar em doenças que levam à morte.

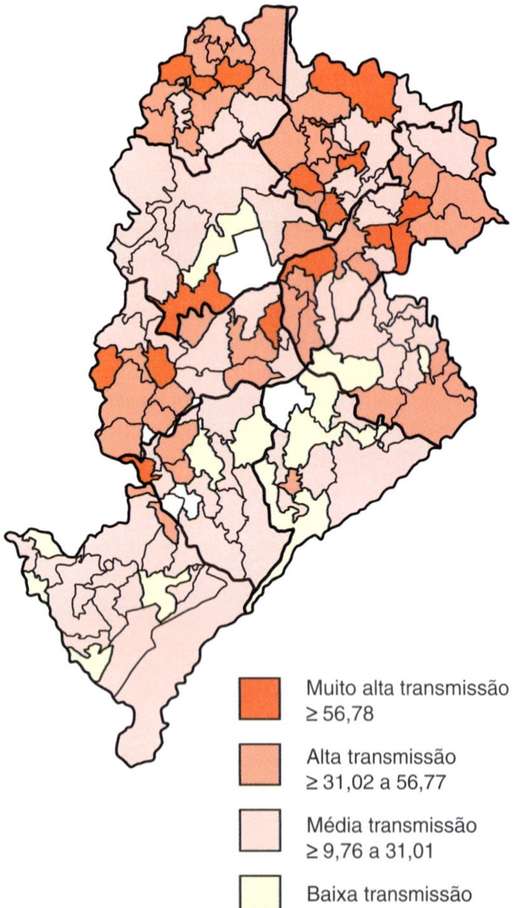

Figura 10.2 Distribuição espacial da leishmaniose visceral em Belo Horizonte.

Terceiro, *determinar a quantidade de doenças existente nas populações ou descrever o estado de saúde das populações*. A descrição é feita pelas medidas de ocorrência de doenças (morbidade) ou mortes (mortalidade); são expressas em números absolutos, proporções ou taxas. Este conhecimento é essencial para o planejamento das ações de saúde pública.

Quarto, *avaliar novas medidas terapêuticas, intervenções e programas de saúde*. Investigar se ocorreram mudanças no nível de saúde da população, em decorrência da implementação de intervenções ou programas de saúde pública. A eficácia e a efetividade de um novo tratamento, medicamento ou vacina, são avaliadas utilizando-se estudos epidemiológicos experimentais conhecidos como ensaios clínicos.

Quinto, *estabelecer os fundamentos teóricos para o desenvolvimento e a implementação* de programas e políticas públicas de saúde, incluindo decisões regulatórias de problemas ambientais que afetem a saúde.

▸ Dinâmica da transmissão de doenças

O aparecimento e a manutenção de uma doença em um grupo populacional são resultantes de um processo interativo envolvendo o hospedeiro, o agente e o meio ambiente. O modelo da tríade epidemiológica tem sido classicamente utilizado para descrever a dinâmica de transmissão das doenças infecciosas (Figura 10.3). O agente é essencial para ocorrência da doença (necessário, mas não suficiente); o hospedeiro é o organismo capaz de ser infectado por um agente e o meio ambiente (*lato sensu*) é o conjunto de características (fatores de risco) que possibilita a interação agente-hospedeiro, determinando o aparecimento e a gravidade da doença. A Tabela 10.2 apresenta uma classificação dos agentes e algumas características dos hospedeiros e fatores ambientais relacionados com o aparecimento das doenças.

As interações existentes em doenças infecciosas também são observadas para as doenças não infecciosas. As doenças

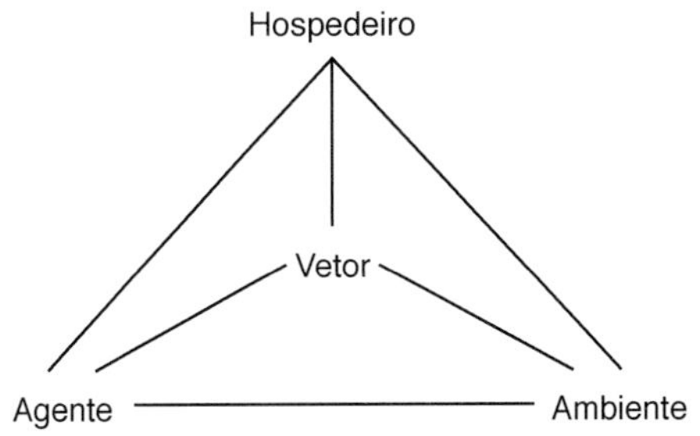

Figura 10.3 Tríade epidemiológica de doenças.

Tabela 10.2 Classificação dos agentes de doenças, características dos hospedeiros e fatores ambientais.

Agentes	Exemplos
Elementos nutritivos	Excesso: colesterol; deficiência: vitaminas e proteínas
Agentes químicos	Veneno: monóxido de carbono; alergênios: medicamentos
Agentes físicos	Radiações
Agentes infecciosos	Metazoários, protozoários, bactérias, fungos e vírus
Hospedeiros	**Exemplos**
Demográficos	Idade, sexo, grupo étnico
Biológicos	Fadiga, estresse, estado nutricional
Sociais	Dieta, exercício físico, ocupação, acesso aos serviços de saúde
Resposta imune	Resistência natural à infecção, doença autoimune
Suscetibilidade Resistência	
Meio ambiente	**Exemplos**
Biológico	Inclui reservatórios de agentes infecciosos, vetores que transmitem estes agentes, plantas e animais
Social	Definido em termos da organização políticae econômica e da inserção do indivíduo nasociedade
Físico	Situação geográfica, recursos hídricos,poluentes químicos, agentes físicos e ambientais; temperatura, umidade e pluviosidade são variáveis que mais de perto se relacionam com doenças

de origem genética, por exemplo, são geralmente resultantes da interação entre fatores genéticos e ambientais.

Conceitos epidemiológicos das doenças

As doenças infecciosas são geralmente classificadas de acordo com o seu agente etiológico (helmintos, protozoários, bactérias ou vírus). Esta classificação, baseada nas características biológicas do agente, é adequada sob vários aspectos, incluindo prevenção. É também possível classificar as doenças por suas características epidemiológicas; muitas vezes, esta classificação apresenta vantagens na identificação de medidas preventivas mais adequadas. Conforme suas características epidemiológicas, as doenças infecciosas podem ser classificadas de seis modos diferentes, descritos a seguir.

Modo de disseminação em populações humanas

- **Veículo comum.** O agente etiológico é transmitido por uma fonte única de infecção, como a água, os alimentos, o ar. A infecção pode ser resultante de exposições simples, múltiplas ou contínuas ao agente por um determinado período de tempo. As infecções alimentares e a cólera (transmissão pela água) são exemplos de doenças transmitidas por veículo comum.
- **Propagação de pessoa a pessoa.** O agente é disseminado mediante o contato entre indivíduos infectados e suscetíveis, por via respiratória (sarampo, gripe), oroanal (helmintíases intestinais), genital (AIDS, sífilis) ou por vetores (leishmanioses, doença de Chagas).
- **Porta de entrada no hospedeiro humano.** Os agentes podem infectar os hospedeiros por meio do trato respiratório (tuberculose), gastrintestinal (cólera), geniturinário (AIDS) ou cutâneo (leishmanioses, doença de Chagas).
- **Reservatórios dos agentes.** Quando o homem é o único reservatório dos agentes, a doença é classificada como uma antroponose (sarampo); quando o homem e outros vertebrados agem como reservatório, a doença é classificada como uma zoonose (leishmanioses).

Ciclo de agentes infecciosos na natureza

As doenças podem ser classificadas de acordo com a complexidade de seu ciclo evolutivo, desde os mais simples (homem → homem: sarampo) até os mais complexos (homem → hospedeiro intermediário → homem: malária; homem → hospedeiro intermediário → homem, incluindo formas de vida livre: esquistossomose).

Período de incubação

Uma importante característica epidemiológica das doenças é o período de incubação, definido como o intervalo entre a exposição ao agente (contato) e o aparecimento da enfermidade (sintomas clínicos). As doenças infecciosas apresentam períodos de incubação específicos, que dependem diretamente do ritmo de crescimento do agente infeccioso no organismo do hospedeiro. Outros fatores, como a dose do agente infeccioso, a porta de entrada do agente no hospedeiro e o grau de resposta imune do hospedeiro são também importantes na determinação do período de incubação. O conceito de período de incubação pode ser também aplicado às doenças não infecciosas; por exemplo, diferentes neoplasias apresentam períodos de incubação (chamado de períodos de latência) específicos.

Manifestações clínicas | Doença clínica e subclínica

Em várias doenças, a proporção de indivíduos infectados sem sinais ou sintomas clínicos (doença subclínica) pode ser bem maior do que a proporção daqueles que apresentam estes sinais ou sintomas (doença clínica). Por não apresentarem manifestações definidas, estas infecções não são, inicialmente, clinicamente diagnosticáveis. Entretanto, as infecções sem sintomas clínicos são extremamente importantes do ponto de vista epidemiológico: dependendo da doença, esta pode ser uma fase de alta transmissibilidade. A Figura 10.4 apresenta o conceito da ponta do *iceberg*. Este modelo mostra a relação existente entre o número de indivíduos infectados com e sem sintomas clínicos. A doença subclínica ou inaparente pode incluir doença pré-clínica, não detectável inicialmente, mas que progride para a forma clínica; doença subclínica propriamente dita, que permanece sem apresentar sinais e sintomas, sendo detectada somente

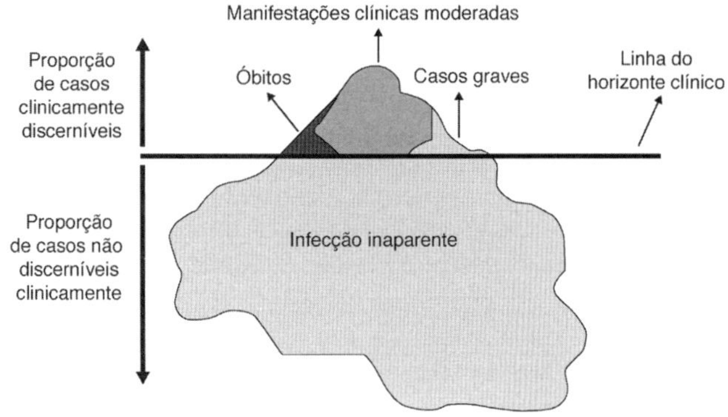

Figura 10.4 Conceito de *iceberg* em doenças infecciosas.

por exames complementares de laboratório, e doença latente, infecções nas quais o agente não se multiplica.

Endemia, epidemia e pandemia

A dinâmica da distribuição das doenças nas populações mostra que a transmissão pode ocorrer em períodos epidêmicos, em períodos interepidêmicos ou esporádicos e em períodos endêmicos.

Endemia é definida como a presença constante de uma doença em uma população definida, em determinada área geográfica; pode também referir-se à prevalência usual de uma doença em um grupo populacional ou em uma área geográfica. As doenças parasitárias, em sua grande maioria, são endêmicas no Brasil.

Epidemia é conceituada como a ocorrência de uma doença em uma população, que se caracteriza por uma elevação progressiva, inesperada e descontrolada do número de casos, ultrapassando os valores endêmicos ou esperados. Algumas doenças endêmicas podem, eventualmente, se manifestar em surtos epidêmicos (Figura 10.1).

Como determinar se existe um aumento no número esperado de casos de uma doença? Não existe uma reposta precisa para esta questão. Geralmente, o serviço de vigilância epidemiológica de um país, de um estado, ou de um município, mediante o acompanhamento da ocorrência de doenças, pode determinar qual seria o número de casos usual ou esperado para cada doença. Ocorre uma epidemia quando o número de casos observados excede o valor do número de casos esperados, tendo como base a experiência acumulada a respeito da doença em determinada população (série histórica). Este número esperado varia com diferentes doenças e em diferentes circunstâncias. Nos dias atuais, um único caso de varíola excederá o valor esperado, uma vez que a doença é considerada erradicada do globo terrestre, caracterizando uma epidemia. As epidemias podem ocorrer tanto em doenças infecciosas como nas doenças não infecciosas. A extensão geográfica de uma epidemia não é especificada; ela pode estar restrita a um bairro, atingir uma cidade, um estado ou um país. Pode se estender por diferentes períodos de tempo: horas (infecções bacterianas alimentares), semanas (gripes e resfriados) ou vários anos (AIDS). Atualmente, a leishmaniose visceral tem se manifestado em várias regiões do país, principalmente em bairros das grandes cidades, em números acima do esperado, caracterizando-se uma epidemia.

Pandemias são as epidemias que ocorrem ao mesmo tempo em vários países, ou seja, são epidemias em nível mundial. A peste bubônica na Idade Média e a gripe espanhola no início do século 20 são exemplos de pandemias que já afligiram a humanidade. Atualmente (2010), a infecção pelo vírus H1N1 (gripe *suína*), por ser epidêmica em vários países, sendo considerada pela Organização Mundial de Saúde (OMS) uma pandemia.

Imunidade de grupo (ou de rebanho)

A imunidade individual reduz a probabilidade de o indivíduo se infectar ou de desenvolver uma doença particular, quando exposto a um agente infeccioso. A imunidade de grupo ou de rebanho indica a proporção de indivíduos imunes, em uma comunidade ou em um grupo populacional, regulando a probabilidade de contato entre os infectados e os suscetíveis. Esta imunidade de grupo age como uma barreira, dificultando a introdução e a manutenção de um agente infeccioso, a despeito da existência de indivíduos suscetíveis na população. Um aspecto importante deste conceito é não haver necessidade de imunizar 100% da população para evitar a ocorrência de uma doença prevenida pela vacinação. A imunidade de grupo é doença-específica.

▸ Prevenção de doenças

A história natural de uma doença, entendida como a sequência de eventos que caracterizam o desenvolvimento de uma enfermidade, pode ser esquematizada, didaticamente, em quatro fases distintas:

saúde ou suscetibillidade → fase subclínica → fase clínica → recuperação
↘ incapacidade
↘ morte

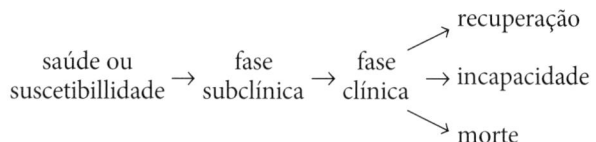

O conhecimento da história natural das enfermidades tem aplicações práticas, não só para o uso de terapêuticas específicas, mas também na definição dos métodos de prevenção e controle. As medidas preventivas podem ser classificadas em três diferentes níveis.

▸ **Prevenção primária.** Medidas que procuram impedir que o indivíduo se infecte, controlando os fatores de risco; agem, portanto, na fase pré-patogênica ou na fase em que o indivíduo encontra-se sadio ou suscetível. Podem ser de caráter geral (moradia adequada, saneamento ambiental, incluindo tratamento de água, esgotamento sanitário e coleta de lixo) ou específico (imunização, uso de equipamento de segurança, uso de preservativo sexual, uso de repelentes contra vetores). A prevenção primária pode, portanto, envolver duas estratégias: ser direcionada a grupos populacionais, com o objetivo de uma redução média do risco de infecção, ou ser dirigida a indivíduos que estejam sujeitos a maior exposição a um fator de risco.

▸ **Prevenção secundária.** Medidas aplicáveis a indivíduos que já se encontram infectados, normalmente na fase subclínica da enfermidade. Estas medidas procuram impedir que a doença evolua para estágios mais avançados, mais graves, que deixem sequelas ou provoquem a morte; incluem o diagnóstico e tratamento precoces.

▸ **Prevenção terciária.** Consiste na prevenção das incapacidades, por meio de medidas destinadas à reabilitação, aplicadas na fase em que esteja ocorrendo ou já tenha ocorrido a doença. Entende-se como o processo de reeducação a readaptação de pessoas acometidas por acidentes ou que estejam com sequelas em decorrência de alguma doença; inclui reabilitação (impedir incapacidade total), fisioterapia e terapia ocupacional. Muitas vezes a prevenção secundária e a terciária se confundem e são aplicadas paralelamente.

▸ Mensuração de saúde e doença

O conceito de saúde definido pela OMS (1948) é o "estado de completo bem-estar físico, mental e social e não, simplesmente, a ausência de doenças ou enfermidades". Em 1984, a OMS expandiu a definição original de saúde, acrescentando "na medida em que um indivíduo ou um grupo seriam capazes de compreender aspirações e satisfazerem suas necessidades e mudar ou lidar com o ambiente. Saúde é um recurso para cada dia da vida, não um objetivo da vida; é um conceito positivo, enfatizando o social e recursos pessoais bem como as capacidades físicas". Todavia, a definição é complexa, faz referência a diferentes dimensões da saúde que são de difícil mensuração. Na prática, a saúde é sempre quantificada em termos de presença ou ausência de algum sinal, sintoma ou diagnóstico de doenças; informações sobre a falta de saúde são as mais utilizadas. Atualmente têm sido feitos esforços para o desenvolvimento de medidas ou indicadores que sejam capazes de realmente mensurar o estado de saúde.

O enfoque epidemiológico consiste em identificar indivíduos nos estágios iniciais da doença ou identificar indivíduos que, embora não tenham ainda desenvolvido a doença, apresentam maior probabilidade de vir a desenvolvê-la. Estes indivíduos são identificados pelas características ou fatores de risco que estão associados a maior probabilidade da ocorrência destas doenças; são considerados tanto os fatores de risco individuais (intrínsecos) quanto os ambientais (extrínsecos). Após serem identificados, eles devem ser observados para que possam ser empregadas medidas que modifiquem estes fatores de risco (prevenção primária) ou para que a enfermidade possa ser diagnosticada precocemente (prevenção secundária), com o objetivo de se alcançar o estado de saúde. Este grupo populacional é denominado população de risco, que apresenta maior suscetibilidade a determinada doença.

▪ Como medir doença e morte em uma população

A quantidade de doença em uma população pode ser expressa pelo número absoluto de casos de doença ou de morte (número de pessoas diagnosticadas com esquistossomose mansoni no Brasil; número de óbitos tendo a doença de Chagas como *causa mortis* no Brasil, em 2010). A principal limitação na utilização de números absolutos de eventos é não possibilitar comparações, porque não leva em consideração o tamanho da população que se encontra sob o risco de adoecer ou morrer, de onde são derivados os casos. Números absolutos de doenças ou mortes são utilizados primariamente no planejamento das ações de saúde pública, por expressarem o número de eventos existentes em uma população; são estimativas da carga de doença ou de morte na população.

Para melhor expressar a quantidade de doença ou morte em uma população, taxas devem ser utilizadas; as taxas, de maneira geral, são caracterizadas pelos seguintes componentes:

- Numerador, refletindo o número de eventos
- Denominador, refletindo a população em risco de desenvolver o evento
- Intervalo de tempo, sempre definido.

Normalmente, as taxas são expressas de maneira padronizada (por um índice populacional), de modo que comparações sobre a ocorrência de doenças ou de mortes em diferentes populações, áreas geográficas e períodos de tempo possam ser efetuadas. Elas expressam, de maneira clara, o risco ou a probabilidade de adoecer ou de morrer, pois levam em consideração a população em risco, onde estes eventos são observados. Para quantificar a morbidade (frequência da ocorrência de doenças) e a mortalidade (frequência da ocorrência de mortes), as taxas em geral utilizadas em epidemiologia são:

▪ Morbidade

▸ **Taxa de incidência.** É definida como o número de casos novos de uma doença (recém-diagnosticados) que ocorreu em uma população em um período de tempo definido. Habitualmente, são publicadas por 100 mil habitantes; este índice é arbitrário, adotado para evitar taxas fracionárias, que podem ocorrer em doenças raras. A taxa de incidência estima o risco ou probabilidade de adoecer. Para determinada doença, pode ser especificada por idade, por sexo ou por exposição a um fator de risco. É importante salientar que os casos (numerador) devem necessariamente pertencer à população em risco de adoecer (denominador). Em outras palavras, o denominador da taxa de incidência representa o número de pessoas que se encontram em risco de desenvolver a doença, ou seja, que potencialmente poderiam adquirir a doença e passar a pertencer ao numerador. Para calcular a taxa de incidência de uma doença é necessário acompanhar a população em risco, prospectivamente durante um período de tempo, registrando o aparecimento de casos novos desta doença. Existem duas maneiras de se medir incidência:

▸ **Incidência cumulativa (ou acumulada ou cumulada) ou risco.** Estima a probabilidade de um indivíduo adoecer durante um período específico de tempo; é também chamada de risco. Relaciona os casos novos da doença e a população exposta no início do período considerado.

Taxas de incidência calculadas para determinada localização geográfica (município, estado, país) utilizam no denominador a média populacional estimada para determinado período de tempo. Esta média populacional pode ser estimada pela população existente no meio do período (1º de julho para o período de 1 ano).

$$\text{taxa de incidência} = \frac{\begin{array}{c}\text{número de casos novos de}\\ \text{determinada doença presentes}\\ \text{em uma população, em}\\ \text{um período de tempo definido}\end{array}}{\begin{array}{c}\text{número de pessoas em risco de}\\ \text{desenvolver esta doença, nesta}\\ \text{população, existentes no meio}\\ \text{do período de tempo definido}\end{array}} \times 10^n$$

▸ **Densidade de incidência (ou coeficiente de incidência média).** Relaciona os casos novos de uma doença em uma população e considera o tempo que cada pessoa é acompanhada e permanece exposta ao risco de desenvolver esta doença. A soma desses tempos representa o denominador, que pode ser expresso em unidades apropriadas como pessoa-ano, -mês, -semana, ou -dia.

Um dos maiores problemas no cálculo da taxa de incidência é fazer o diagnóstico da infecção. Para algumas doenças, este diagnóstico é possível (malária); para outras o início da infecção é difícil de ser identificado (leishmaniose visceral, doença de Chagas, esquistossomose mansoni). Geralmente casos novos são identificados no momento do diagnóstico: para doenças agudas o diagnóstico é bem próximo da exposição (sarampo); para doenças de longo período de incubação o diagnóstico é feito no período de tempo bem distante da exposição (HIV/AIDS). Dados sobre ocorrência de doenças, para cálculo destas taxas, são obtidos dos serviços de saúde, em hospitais, em ambulatórios, em registros especiais de doenças (p. ex., de notificação compulsória) ou por meio de inquéritos populacionais. Os dados populacionais que irão compor o denominador poderão ser obtidos de agências encarregadas de realizar o censo populacional (Instituto Brasileiro de Geografia Estatística - IBGE) e/ou de órgãos governamentais. Muitas vezes estes dados não estão disponíveis para a população de interesse. Nestes casos, ou se realiza um censo específico, ou se usam estimativas; estas podem super ou subestimar as taxas sendo calculadas.

▶ **Taxa de prevalência.** Taxa de prevalência é definida como o número de pessoas afetadas por determinada doença, em uma população, em um período de tempo definido, dividido pelo número de pessoas existentes na população naquele mesmo período de tempo.

$$\text{taxa de prevalência} = \frac{\text{número de casos de determinada doença presentes em uma população, em um período de tempo definido}}{\text{número de pessoas existentes na população no mesmo período de tempo definido}} \times 100$$

A taxa de prevalência é normalmente expressa em porcentagem. Pode ser afetada pela duração e gravidade da doença e por medidas terapêuticas específicas (Tabela 10.3). É essencial nos planejamentos de saúde e no acompanhamento das mudanças no perfil de doenças em populações que se encontram sob intervenção de programas de saúde. Esta taxa expressa a carga de doença em uma população e reflete a situação do momento.

Qual é a diferença entre prevalência e incidência? A prevalência pode ser vista como uma fotografia da população em relação à doença estudada: identificam-se os doentes e os não doentes existentes em determinado momento. Por não levar em consideração a duração da doença, não mede o risco de adoecer. A prevalência é uma medida de difícil interpretação, principalmente para doenças de longa duração. A incidência, por considerar somente os casos novos de determinada enfermidade, estima a probabilidade ou risco de adoecer. Esses conceitos podem ser visualizados na Figura 10.5; a relação matemática entre prevalência e incidência é expressa como:

Tabela 10.3 Fatores que afetam a taxa de prevalência.

Prevalência aumenta	Prevalência diminui
Doenças de longa duração	Doenças de curta duração
Casos novos de doença	Terapêutica eficaz
Aumento da sobrevida	Doenças que causam a morte
Melhoria das técnicas de diagnóstico	
Emigração de pessoas doentes	Imigração de pessoas doentes

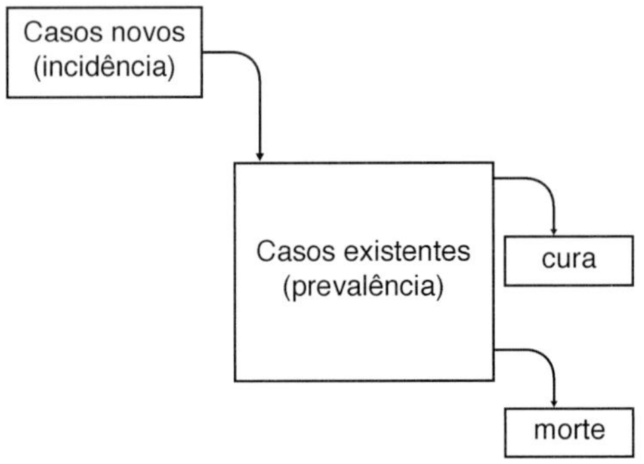

Figura 10.5 Conceitos de prevalência e incidência.

$$\text{prevalência} = \text{incidência} \times \text{duração da doença.}$$

▪ Mortalidade

A fonte oficial de dados utilizada para cálculo das estatísticas de mortalidade é o atestado de óbito, documento oficial exigido por lei. No Brasil, desde 1975, com a criação do Sistema de Informação sobre Mortalidade (SIM) pelo Ministério da Saúde, foi normatizado um único formulário para a Declaração de Óbito. A causa da morte para cálculo das taxas de mortalidade é a *causa básica de morte*, definida como: "a doença ou lesão que iniciou a cadeia de acontecimentos patológicos que conduziram diretamente à morte ou as circunstâncias do acidente ou violência que produziram a lesão fatal". A causa básica de morte é codificada de acordo com a Classificação Internacional de Doenças (CID), utilizada por todos os países, hoje na 10ª edição.

▪ Taxa de mortalidade geral

A taxa de mortalidade geral (TMG) é expressa pela fórmula:

$$\text{TMG} = \frac{\text{número total de mortes em uma população em um período tempo definido}}{\text{número de pessoas existentes nesta população no meio do período de tempo considerado}} \times 1.000$$

A TMG não leva em conta a estrutura etária da população: populações mais velhas apresentam maior risco de morrer. Recomenda-se fazer ajustamentos das TMG quando forem utilizadas para comparações entre regiões, países e séries temporais.

Existem métodos apropriados para ajustamento de taxas que utilizam populações padrão (método direto). No Brasil, as taxas de mortalidade são publicadas pelo Ministério da Saúde e são apresentadas por causa básica de morte, por região geográfica, por sexo e por faixa etária.

A taxa de mortalidade pode ser afetada em seu numerador pela qualidade do preenchimento dos atestados de óbito, pela existência de cemitérios clandestinos, pelas causas mal definidas, pelos registros da morte no local em que a mesma ocorreu e não no local de residência. Modificações que ocorrem na definição de uma doença podem alterar o número de mortes por aquela doença, afetando a análise de sua tendência temporal. Estas modificações geralmente ocorrem devido a mudanças na CID. O denominador da taxa de mortalidade é composto pelo número de pessoas existentes no meio do período em consideração. Esta regra é estabelecida visando a melhor aproximação do número real de pessoas vivas; esta padronização é importante, pois a população modifica-se com o tempo (nascimentos, mortes e migrações).

▪ Mortalidade infantil

Entre as taxas de mortalidade destaca-se a taxa de mortalidade infantil, que expressa óbitos em menores de 1 ano por 1.000 nascidos vivos. É muito utilizada para comparar as condições de saúde entre diferentes países. Reflete o nível de desenvolvimento e de qualidade de vida, sendo empregada para orientar ações específicas relacionadas com a saúde materno-infantil.

▪ Mortalidade proporcional

A mortalidade proporcional segundo a causa do óbito mede a proporção de óbitos por determinada causa, ou grupo de causas, em relação ao total de óbitos.

Indica a importância relativa de uma causa ou grupo de causas de morte em determinada população, e pode ser utilizada nos serviços de saúde na priorização das ações. É uma medida útil quando não se dispõe de estimativas populacionais.

Entretanto, não mede o risco de morrer por não considerar a população (denominador).

$$\text{Mortalidade proporcional} = \frac{\text{número de óbitos por determinada causa em determinado período}}{\text{número total de óbitos no período}} \times 100$$

▪ Medidas de risco

As comparações entre grupos de indivíduos expostos a fatores de risco em diferentes gradientes de exposição e períodos de tempo podem ser utilizadas para calcular o risco de adoecer.

Risco é definido como a probabilidade da ocorrência de um evento (doença ou morte) em um indivíduo, membro de uma população, em um período de tempo definido. Indica a probabilidade de o indivíduo passar do estado de saúde para o estado de doença. As principais medidas que expressam risco são:

▸ **Risco relativo (RR).** É a razão do risco de adoecer (taxa de incidência) entre um grupo *exposto* (numerador) e um grupo *não exposto* (denominador) a determinado fator de risco ou característica.

$$\text{RR} = \frac{\text{taxa de incidência entre os expostos ao fator de risco}}{\text{taxa de incidência entre os não expostos ao fator de risco}}$$

O RR, expresso em número absoluto, mede a força da associação entre um fator de risco e uma doença.

▸ **Odds relativa (razão de chances, odds ratio).** *Odds* de um evento é a razão entre o número de vezes que o evento ocorre e o número de vezes que o evento não ocorre. A diferença entre risco e *odds* está no denominador: o denominador do risco inclui toda a população (se entre 100 pessoas 1 adoece, o risco é 1/100); o denominador da *odds* inclui somente aqueles sem a doença (se entre 100 pessoas 1 adoece, a *odds* é 1/99).

$$\text{OR} = \frac{\textit{odds}\text{ da doença entre os expostos ao fator de risco}}{\textit{odds}\text{ da doença entre os não expostos ao fator de risco}}$$

A *odds* relativa é utilizada quando a incidência não pode ser calculada. É considerada uma boa estimativa do RR quando a doença ocorre em baixa frequência na população; é expressa como número absoluto e sua interpretação é semelhante ao do RR.

▸ **Risco atribuível (RA).** É a proporção de doença, em um grupo populacional, que pode ser atribuída a determinado fator de risco; mede a quantidade de doença que poderia ser prevenida se a exposição ao fator de risco em questão fosse eliminada. Como exemplo, é estimado que cerca de 80% das neoplasias de pulmão que ocorrem atualmente estão associados ao hábito de fumar cigarros (tabagismo). O RA é importante em saúde pública, na definição de prioridades para implementação de programas de prevenção.

▸ Qualidade dos testes diagnósticos

Para entender como uma doença é transmitida e evolui ou para a aplicação correta e efetiva de medidas de prevenção, é necessário diferenciar indivíduos doentes e não doentes. Esta diferenciação é fundamental na clínica (assistência) e na saúde pública (prevenção).

A avaliação da qualidade de procedimentos diagnósticos é fundamental ao tornar possível a identificação de testes que irão diferenciar corretamente em uma população pessoas doentes e não doentes.

Na prática, quando se emprega um teste diagnóstico para identificar os doentes e os não doentes na população, a *realidade*, ou seja, a presença de uma infecção ou doença não é conhecida. Se o fosse, não haveria necessidade desses testes. Para mensurar a validade de um teste diagnóstico, é necessário ter uma referência (estimativa da *verdade*) que permita comparar os resultados obtidos. Normalmente são usados procedimentos diagnósticos que a prática corrente considere os melhores (padrão-ouro) para o diagnóstico da enfermidade em questão. A comparação entre estes dois testes fornece resultados dicotômicos (Tabela 10.4). O ideal seria que o teste

Tabela 10.4 Cálculo de sensibilidade da especificidade em testes diagnósticos.

	"Realidade"		
	Doentes	**Não doentes**	**Total**
Positivo	160	100	260
Teste			
Negativo	40	700	740
Total	200	800	1.000

Sensibilidade = 160/200 = 0,80 ou 80%; especificidade = 700/800 = 0,88 ou 88%.

sendo avaliado identificasse todos os doentes (*verdadeiros-positivos*) e todos os não doentes (*verdadeiros-negativos*). Na realidade, isto não ocorre; algumas pessoas serão classificadas erroneamente: pessoas sem a doença apresentarão resultados positivos (*falsos-positivos*) e pessoas com a doença apresentarão testes negativos (*falsos-negativos*).

Validade

A *validade* de um teste diagnóstico é a capacidade do teste em distinguir corretamente as pessoas doentes das não doentes. A validade tem dois componentes: *sensibilidade* e *especificidade*. A sensibilidade é a capacidade do teste em identificar corretamente os doentes; a especificidade, em identificar corretamente os não doentes.

Suponha uma população hipotética de 1.000 pessoas, na qual 200 têm determinada doença (*realidade*). Um teste diagnóstico é utilizado para identificar os indivíduos positivos e os negativos para esta doença. Os resultados obtidos estão apresentados na Tabela 10.4. Das 200 pessoas com a doença, 160 foram identificadas como doentes (verdadeiros-positivos) e 40 não o foram (falsos-negativos). A sensibilidade do teste é 160/200 = 0,80 ou 80%. Entre as 800 pessoas sem a doença, o teste identificou 700 como não doentes (verdadeiros-negativos) e 100 como doentes (falsos-positivos). A especificidade do teste é 700/800 = 0,88 ou 88%.

Quando o objetivo for triagem (*screening*) de determinada doença em uma população, geralmente são utilizados testes diagnósticos que privilegiem a sensibilidade em detrimento da especificidade; é importante que *todos* os doentes sejam identificados. Normalmente esses testes são menos invasivos e de menor custo. O resultado *positivo* incluirá os verdadeiros e falsos-positivos. A triagem identificará aquelas pessoas na população a serem encaminhadas para um exame confirmatório, muitas vezes, mais caro e invasivo. O teste confirmatório, ao contrário da triagem, privilegia a especificidade. Em Saúde Pública, este algoritmo sequencial é frequentemente utilizado na identificação de doentes em uma população.

No diagnóstico individual, o resultado de um teste de triagem não pode ser considerado diagnóstico. É necessário o resultado do teste confirmatório. Fornecer um diagnóstico do teste inicial positivo sem a confirmação, para quem não tem a doença, pode acarretar problemas principalmente em relação às infecções ou doenças graves. É criado um estado de ansiedade, causando distúrbios psicológicos, problemas familiares, no emprego e com os seguros de saúde. Por outro lado, a utilização de um teste mais específico pode não identificar todos os doentes; isto traria problemas, principalmente em doenças graves, inicialmente sem sintomas, que somente seriam diagnosticadas em etapas mais avançadas e muitas vezes já em fase irreversível.

▸ **Valor preditivo.** Uma pergunta importante a ser respondida na interpretação do resultado de um teste diagnóstico é: se um indivíduo apresenta o resultado *positivo*, qual é a probabilidade de que ele realmente tenha a doença? Esta propriedade é conhecida como *valor preditivo positivo* de um teste. Valor preditivo positivo de testes diagnósticos ou de triagem é a probabilidade de que um indivíduo com um resultado positivo seja realmente um doente (verdadeiro-positivo). Para calcular o valor preditivo positivo de um teste (Tabela 10.5), divide-se o número de verdadeiros-positivos pelo número total de pessoas que foram identificadas como positivas (verdadeiros-positivos + falsos-positivos) pelo teste. De acordo com a Tabela 10.6, entre 2.000 pessoas testadas, 260 apresentaram teste positivo; entre estes indivíduos, somente 160 são os verdadeiros-positivos. O valor preditivo positivo deste teste é 160/260 = 0,62 ou 62%. Outra pergunta importante a ser respondida é: diante de um resultado *negativo*, qual é a probabilidade de este indivíduo realmente não estar doente? Esta propriedade é conhecida como *valor preditivo negativo* de testes diagnósticos ou de triagem. Valor preditivo negativo é a probabilidade de que um indivíduo apresentando um resultado negativo em um teste seja realmente não doente (verdadeiro- negativo). O valor preditivo negativo de um teste é calculado (Tabela 10.5) dividindo-se o número de verdadeiros-negativos pelo número total de pessoas que foram diagnosticadas como negativas (verdadeiros-negativos + falsos-negativos). Voltando à Tabela 10.6, entre 2.000 pessoas que se submeteram ao teste, 740 apresentam resultado negativo; entre estas, 700 são os verdadeiros-negativos. O valor preditivo negativo do teste é 700/740 = 0,95 ou 95%.

Os valores preditivos de um teste são extremamente afetados pela prevalência da doença na população. Diferem da sensibilidade e da especificidade, que são propriedades inerentes do teste. Para a interpretação correta do significado de um resultado positivo ou negativo de um teste diagnóstico ou de triagem, é necessário conhecer a prevalência da doença na população sendo investigada. Por exemplo, um resultado positivo de um teste Elisa para diagnóstico da infecção pelo HIV, conduzido na população em geral (baixa prevalência da infecção), tem um significado totalmente diferente quando comparado a um teste realizado em grupos populacionais com práticas de risco para esta infecção (sexo desprotegido, promiscuidade sexual, uso de drogas ilícitas injetáveis compartilhando seringas etc.).

Tabela 10.5 Comparação dos resultados de um teste com o estado de doença.

	População	
Teste	**Doentes**	**Não doentes**
Positivo	Verdadeiros-positivos (VP)	Falsos-positivos (FP)
Negativo	Falsos-negativos (FN)	Verdadeiros-negativos (VN)

Sensibilidade = VP/VP + FN; especificidade = FP/FP + VN; valor preditivo positivo = VP/VP + FP; valor preditivo negativo = VN/VN + FN.

Tabela 10.6 Cálculo do valor preditivo de um teste diagnóstico.

	População		
Teste	**Doentes**	**Não doentes**	**Total**
Positivo	160	100	260
Negativo	40	700	740
Total	200	800	1.000

Valor preditivo positivo (VPP) = 160/260 = 0,62 ou 62%; valor preditivo negativo (VPN) = 700/740 = 0,95 ou 95%.

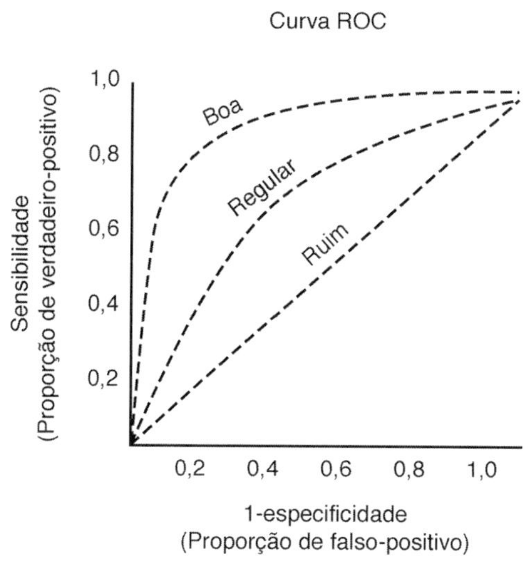

Figura 10.6 Curva ROC.

▸ **Curvas ROC.** Muitos testes diagnósticos apresentam resultados ordinais ou contínuos. Para estes testes é possível calcular diferentes valores de sensibilidade e especificidade, dependendo do ponto de corte escolhido para definir um teste positivo.

O balanço entre sensibilidade e especificidade pode ser mostrado por um método gráfico, a curva ROC (*Receiver Operator Characteristic*). Vários pontos de corte são selecionados e um gráfico é construído, colocando a sensibilidade (verdadeiros-positivos) no eixo Y e o complemento da especificidade (1-especificidade, falso-positivos) no eixo X. O teste ideal é aquele que atinge o lado superior esquerdo do gráfico (100% de verdadeiros-positivos e nenhum falso-positivo). A área sob a curva ROC resume a acurácia de um teste e varia de 0,5 (sem acurácia) a 1 (acurácia perfeita). A curva ROC pode ser utilizada para comparar a acurácia entre dois testes diagnósticos (Figura 10.6).

▸ **Razão de verossimilhança (razão de probabilidade diagnóstica).** É o quociente entre a probabilidade do resultado de um teste diagnóstico observado em indivíduos com a doença e a probabilidade do resultado deste teste observado em indivíduos sem a doença. Quanto maior a razão da verossimilhança (RV), maior a probabilidade do teste em identificar o indivíduo doente.

▪ Confiabilidade

A *confiabilidade* dos testes diagnósticos é a capacidade de apresentar resultados semelhantes quando utilizados em ocasiões distintas. Um teste, mesmo com altos índices de sensibilidade e especificidade, não teria utilidade se não fosse capaz de apresentar resultados reprodutíveis. Os fatores que contribuem para possíveis variações entre os resultados de um teste diagnóstico ou de triagem podem ser classificados como variações entre os *observados* e variações entre os *observadores*.

Os valores obtidos ao se medirem algumas características dos seres humanos podem variar com o tempo, algumas vezes em intervalos curtos: pressão sanguínea e nível de glicose no sangue são exemplos desta variação. As condições sob as quais os testes diagnósticos são conduzidos – hora do dia, tempo após refeições, se em casa ou no consultório médico, em repouso ou após exercício – podem levar a resultados divergentes quando utilizados no mesmo indivíduo. Isto caracteriza a variação entre os observados, que tem que ser levada em consideração quando se avalia um teste diagnóstico.

Outro ponto importante é a variação de resultados que pode ocorrer quando dois ou mais profissionais realizam um mesmo teste diagnóstico; esta falta de concordância, a variação entre observadores, também tem que ser considerada quando um teste diagnóstico está sendo avaliado.

A reprodutibilidade de um teste diagnóstico pode ser avaliada por diferentes métodos para resultados categóricos ou contínuos:

- Resultados categóricos: proporção de concordância, índices kappa e kappa ponderado
  - Proporção de concordância: número de resultados concordantes entre os examinadores dividido pelo número total de testes realizados
  - Estatística kappa: é um indicador de concordância ajustado, que leva em consideração a concordância devida à chance; expressa a concordância entre observadores, além daquela que ocorre ao acaso. Varia de 0 (discordância completa) a 1 (concordância completa); valores intermediários são interpretados como concordância quase perfeita (valores entre 0,80 a 0,99); substancial (entre 0,60 a 0,79); moderada (entre 0,40 a 0,59); razoável (entre 0,20 a 0,39) e pobre (0,01 a 0,19). Para resultados com mais de duas categorias é necessário calcular o kappa ponderado; as categorias terão pesos diferentes (ponderado pelo número de testes por categoria)
- Resultados contínuos: para avaliação dos resultados expressos como variáveis contínuas podem ser utilizadas as técnicas estatísticas correlação, correlação intraclasse, comparações de médias (teste de "t" e análise de variância) ou medianas (Kruskal-Wallis ou Mann-Whitney).

▸ Estudos epidemiológicos

Como já discutido anteriormente, a epidemiologia é uma ciência essencialmente comparativa, que estuda a distribuição das enfermidades e seus determinantes ao longo do tempo, em diferentes populações e lugares. Estas investigações são realizadas pelos estudos epidemiológicos que podem ser classificados em experimentais e observacionais.

▪ Experimentais

Nos estudos experimentais, o investigador exerce um controle absoluto sobre os grupos populacionais (experimental e controle) que estão sendo comparados, decidindo por meio da alocação aleatória dos participantes aqueles que serão expostos a um possível fator de risco, medida preventiva ou terapêutica. A unidade de estudo alocada a receber ou não a medida sendo investigada tanto poderá ser uma comunidade inteira (ensaios de comunidades) quanto o indivíduo (ensaios clínicos). *Ensaios de comunidades* normalmente investigam medidas preventivas aplicáveis a uma divisão política; exemplo: ensaios de fluoretação de água potável para prevenção de cáries dentárias. *Ensaios clínicos* testam vacinas e medicamentos quanto a eficácia e segurança; são os únicos estudos experimentais que podem ser conduzidos com populações humanas. São classificados, quanto aos seus objetivos, em diferentes fases: *fase 1*, realizada com um número reduzido de participantes hígidos (menos de 100), normalmente em ambiente hospitalar, visa estudar a segurança e o perfil farmacológico do medicamento em teste; *fase 2*, estudo inicial da dose, rota de administração, eficácia (medicamentos) ou da imunogenicidade (vacinas), conduzido com número restrito de participantes (entre 200 e 500) em ambiente ambulatorial. Podem ser incluídos, entre os voluntários, pessoas com fatores de risco associados à doença sendo estudada; *fase 3*, tem como objetivo a avaliação, o mais completamente possível, da segurança e eficácia do medicamento ou vacina sendo testados. É conhecida como ensaio clínico expandido (ou estendido). Pode envolver milhares de participantes com a doença ou condição de saúde de interesse, alocados aleatoriamente aos grupos experimental e controle; *fase 4*, conhecida como vigilância pós-mercado, é conduzida após o registro e liberação do medicamento ou vacina pelas agências reguladoras. Tem como objetivo identificar efeitos adversos raros, que podem aparecer após um período prolongado de uso em condições reais de uso.

Os estudos *quase experimentais* (ou experimentais não aleatórios) são investigações conduzidas como um experimento, embora não ocorra a alocação aleatória dos participantes. São utilizados em situações nas quais, por diversos motivos, não se pode aleatorizar as unidades de estudo. A avaliação dos resultados de programas de saúde implementados em diferentes comunidades serve como exemplo: sabe-se que o conjunto de medidas que compõem o programa são eficazes; portanto, não seria ético deixar algumas comunidades como *controle*, sem as ações do programa. A avaliação dos resultados é conduzida comparando-se comunidades onde o programa foi implementado com aquelas ainda sem o programa (ou comunidades com diferentes períodos de tempo sob o programa). Ressalte-se que as razões para implementação ou não do programa nessas comunidades foram provavelmente administrativas ou políticas; as taxas de incidência ou prevalência da doença sob a ação do programa de controle não foram determinantes na decisão.

Observacionais

Nos estudos observacionais, o investigador observa (não interfere) e analisa a ocorrência de enfermidades e fatores de risco em grupos ou em indivíduos (membros dos grupos) de populações humanas. A grande maioria das investigações epidemiológicas, por razões éticas, é constituída por estudos de observação.

Nos estudos conduzidos com grupos populacionais, denominados *estudos ecológicos*, informações individuais dos membros de cada grupo estudado não são obtidas. Dados previamente coletados e consolidados, com informações [tanto sobre a doença quanto sobre fator(es) de risco] sobre o grupo são utilizados. O problema, conhecido como *falácia ecológica*, surge na interpretação dos resultados: se existir uma associação doença-fator de risco, assume-se que os valores (médios) das variáveis do grupo podem ser atribuídos a cada membro do grupo, o que pode não ser verdade. Não será possível inferir sobre a existência de uma relação causa-efeito entre o fator de risco e a doença. Os estudos ecológicos, entretanto, são baratos, conduzidos rapidamente e geram hipóteses de trabalhos que deverão ser validadas em estudos epidemiológicos analíticos individuais.

Nos estudos individuais, informações sobre cada membro do grupo estudado são obtidas. São classificados como levantamentos epidemiológicos, estudos descritivos e estudos analíticos.

Levantamentos epidemiológicos são investigações conduzidas quando existir a necessidade de informações, não disponíveis, sobre a ocorrência de doenças ou fatores de risco em determinada população. As informações sobre a ocorrência das doenças ou fatores de risco são coletadas utilizando-se uma pequena fração (amostra) desta população. A precisão dos resultados obtidos irá depender da aplicação de um conjunto de procedimentos científicos, de maneira sistematizada e ordenada. A generalização dos resultados da amostra para a população dependerá da precisão das estimativas amostrais. As principais características de um levantamento epidemiológico adequado são: responder a pergunta formulada; ser válido, confiável e não viciado; fornecer resultados generalizáveis; ser conduzido eticamente e não ter custo elevado.

Os *estudos descritivos* podem ser classificados como relato de caso, relato de série de casos e estudo longitudinal (ou de seguimento) de casos. *Relato de caso* é uma descrição detalhada de um único caso clínico que apresente uma doença rara ou complicação. *Relato de série de casos* é também uma descrição detalhada de uma coleção de pacientes com características comuns usados para descrever aspectos clínicos ou fisiopatológicos de uma doença. Ambos os estudos fornecem informações preliminares e não podem estimar a frequência ou risco da doença porque não utilizam um denominador válido. Entretanto, vários problemas importantes de saúde que mereceram investigações posteriores foram primeiro identificados a partir de relato de casos ou série de casos: como exemplo, a descrição das séries de casos, em São Francisco e Nova Iorque, de pneumonia causada por *Pneumocystis jiroveci* e de s*arcoma de Kaposi* em jovens, relatos iniciais da infecção pelo vírus da imunodeficiência humana (HIV) com evolução para a síndrome (AIDS), hoje classificadas como uma pandemia. *Estudo longitudinal (ou de seguimento) de casos* tem como objetivo identificar mudanças no estado de saúde do indivíduo (doente) com o passar do tempo; cada participante é examinado mais de uma vez. É utilizado para investigar a história natural da doença. É classificado como um estudo descritivo porque não há formação de um grupo controle simultâneo que permita a comparação de resultados.

Os *estudos analíticos* (ou controlados) caracterizam-se pela existência de um grupo (ou grupos) de comparação, conhecido como grupo controle. Os grupos a serem comparados são selecionados com relação à ocorrência da doença sendo estudada (doentes ou não doentes) ou com relação aos fatores de risco investigados (expostos ou não expostos).

Se a inclusão dos participantes no estudo (processo de amostragem) for baseada na presença ou ausência da doença, a investigação é classificada como *seccional* (ou transversal), quando a exposição ao fator de risco for avaliada no presente, ou como *caso-controle*, quando avaliada no passado. Nos estudos caso-controle busca-se estabelecer uma relação temporal (fator de risco → doença), o que não é possível nos estudos seccionais. Casos devem ser uma amostra representativa dos doentes na população de onde foram selecionados; de maneira análoga, os controles devem representar os não doentes. A seleção de um grupo controle adequado é um dos maiores desafios nos estudos seccionais e caso-controle. Pode ser constituído por pessoas sem a doença na comunidade (controle populacional) ou por pacientes hospitalizados ou de ambulatórios, admitidos com diagnóstico diferente dos casos (controle hospitalar).

Nos estudos caso-controle, a exposição ao fator de risco é verificada no passado (precedendo a doença), pela análise de prontuários hospitalares, entrevistas ou questionários. A qualidade da informação obtida irá depender, principalmente, da limitação da memória (esquecimento) e do vício de memória (casos tendem a lembrar melhor da exposição quando comparados aos controles).

Em ambos os delineamentos, se a exposição ao fator de risco for associada à presença da doença, haverá maior frequência da exposição ao fator de risco entre os doentes (casos) quando comparados aos não doentes (controles). Nestes delineamentos, devido ao processo de amostragem, não é possível calcular incidência. A associação doença-fator de risco é quantificada usando-se a *odds* relativa.

A interpretação dos resultados de um estudo seccional deve ser feita com cautela: como exposição e doença são averiguadas ao mesmo tempo (prevalentes na época de realização do estudo), não é possível estabelecer uma relação temporal. Não se sabe se a característica investigada precede ou é consequência da doença. Uma associação etiológica (de causa e efeito) não pode ser estabelecida.

Quando a inclusão de participantes no estudo for baseada na presença ou ausência da exposição ao fator de risco, a investigação é classificada com estudo de *coorte*. Expostos e não expostos são acompanhados ao longo do tempo e a incidência (ou mortalidade) da doença é calculada. Se a doença for associada à exposição ao fator de risco, haverá maior incidência da doença entre os expostos. Como taxas de incidência são obtidas, a associação fator de risco-doença é quantificada pelo risco relativo. A seleção dos participantes pode ser baseada na exposição ao fator de risco sendo estudado ou por uma amostra populacional (p. ex., residentes de uma comunidade), definida antes da exposição ao fator de risco ter sido avaliada; determinação posterior irá identificar os grupos expostos e não expostos.

Os estudos de coorte podem ser conduzidos de modo prospectivo (*coorte corrente ou prospectiva*), em que os grupos expostos e não expostos são identificados no início da investigação, ou de modo histórico (*coorte histórica*), em que os grupos expostos e não expostos são identificados no passado e são *acompanhados* até o presente (ou futuro, em delineamento híbrido).

O maior problema dos estudos de coorte são as perdas que ocorrem durante o acompanhamento dos participantes; se diferente entre expostos e não expostos, a interpretação dos resultados terá que ser feita com cautela porque os participantes perdidos podem diferir dos que ficaram no estudo, com relação ao desenvolvimento da doença.

Quando utilizar o delineamento caso-controle ou coorte? Se a doença for rara e a exposição for frequente entre os doentes, o estudo caso-controle é indicado; se a exposição for rara e a doença for frequente entre os expostos, o estudo de coorte deve ser o de escolha.

Delineamentos híbridos, com características dos estudos caso-controle e de coorte, são bastante utilizados. Entre esses delineamentos, destaca-se o *estudo caso-controle aninhado em uma coorte*. Nesse tipo de estudo, a amostra de participantes é identificada e acompanhada por um tempo determinado (estudo de coorte); as informações sobre os fatores de risco são coletadas quando os participantes são admitidos no estudo. Após um período de seguimento, aqueles que adoecem (casos) são comparados, com relação à exposição aos fatores de risco, com uma subamostra aleatória daqueles que não adoecem (controles). As principais vantagens desse delineamento são:

- As informações sobre fatores de risco são obtidas no início do estudo, antes do desenvolvimento da doença, praticamente eliminando o vício de memória diferencial
- A sequência temporal fator de risco → doença é evidente
- É um delineamento custo-eficiente.

▸ Inferência epidemiológica

As associações estatísticas identificadas entre um fator de risco e uma doença podem ser explicadas como uma associação espúria (ou criada por artefato), como uma associação indireta (ou estatística) ou como uma associação causal (ou etiológica).

▸ **Associação espúria ou criada por artefato.** É uma associação falsa, resultante de vícios (erros) identificados durante a realização do estudo. Estes erros podem ser introduzidos em diferentes fases da investigação: classificação errada dos participantes na investigação (expostos como não expostos ou doentes como não doentes e vice-versa), coleta de informações (erros de anotação e de digitação), seleção de participantes (não representam doentes ou expostos e não doentes ou não expostos da população da qual são selecionados), diagnóstico da doença (testes inválidos e não confiáveis), análise dos dados e interpretação dos resultados. A existência de uma associação espúria poderá ser descartada se os estudos forem bem planejados, conduzidos e analisados.

▸ **Associação indireta.** É uma associação estatística entre a doença e o fator de risco sendo investigados (chamado de fator de risco *primário*), criada pela presença de outro fator de risco (chamado de fator de risco *secundário*, conhecido ou não). Este fator de risco secundário é denominado *variável de confusão*; necessariamente tem que estar associado, ao mesmo tempo, à enfermidade e ao fator de risco primário sendo estudados e não fazer parte da cadeia de eventos que levam à doença.

▸ **Associação causal ou etiológica.** Antes da discussão sobre associação causal ou etiológica, é necessário conceituar *causa* na interpretação de fenômenos biológicos. O conhecimento sobre a *causa* de doenças é importante para a prevenção, diagnóstico e tratamento adequados. Não existe um consenso sobre o conceito de *causa* em epidemiologia (como em outras ciências); nenhuma definição é totalmente correta.

A *causa* de uma doença pode ser considerada como o evento, condição ou característica (ou a combinação desses fatores), que são importantes para o desenvolvimento desta doença. Logicamente, a *causa* deve preceder a doença.

Historicamente (final do século 19), a *causa* de uma doença era conceituada como *o fator necessário e suficiente para a ocorrência da doença*. Este conceito era adequado para uma época em que se acreditava que a maioria das doenças ocorria devido à presença de um único agente etiológico (em geral, um microrganismo). Implicava aceitar a existência de uma relação 1:1 entre a presença do fator de risco e a ocorrência da doença; quando o fator de risco estivesse presente, a doença teria que ocorrer, e, quando a doença ocorresse, o fator de risco teria que estar presente. Estas regras clássicas, que determinavam se um organismo poderia ser considerado o agente causal de uma doença, são conhecidas como os *postulados de Koch*:

- O organismo tem que ser encontrado em todos os casos de doença
- Tem que ser isolado de pacientes e crescer em cultura pura
- Quando a cultura pura for inoculada em animais suscetíveis ou no homem, tem que reproduzir a doença.

De acordo com estes postulados, para ser considerado um agente causal, o fator de risco (microrganismo) teria que ser uma condição necessária e suficiente para a ocorrência da doença. Entretanto, essas condições nem sempre eram satisfeitas; como exemplo, na doença de Chagas, o isolamento do *Trypanosoma cruzi* de todos os indivíduos doentes não é possível e uma grande proporção dos indivíduos infectados não tem manifestações clínicas da doença.

Na atualidade, sabe-se que o modelo unicausal (ou de causa única) não consegue explicar a ocorrência de doenças. Aceita-se que a ocorrência de doenças seja resultante da interação de fatores de risco (*causas*) múltiplos. Nas doenças infecciosas e parasitárias, o modelo atual considera que o agente da doença é necessário (tem que estar presente), mas não é suficiente para que ela ocorra. O agente está associado à infecção; para que ocorra a doença, há necessidade da interação deste com características do hospedeiro e do meio ambiente.

Em geral, não é necessário identificar todos os fatores causais para que seja possível uma prevenção efetiva. Muitas vezes, a remoção de um único fator de risco pode interferir na ação dos outros componentes da cadeia causal e ser capaz de evitar a doença.

Em vista do exposto, é razoável aceitar um conceito mais pragmático de *causalidade* nos estudos epidemiológicos. Uma relação de causa e efeito (etiológica) poderá ser considerada quando *existirem evidências indicando que os fatores etiológicos são parte integrante de um complexo de circunstâncias que aumentam a probabilidade de ocorrência da doença.* A eliminação de um ou mais desses fatores reduz, consequentemente, a frequência da doença. Ou seja, considera-se a existência de uma associação causal quando a presença do fator de risco aumentar a probabilidade da ocorrência da doença e sua ausência diminuir esta probabilidade. A cadeia de causalidade para a doença de Chagas pode ser vista na Figura 10.7.

Os estudos epidemiológicos procuram estabelecer a contribuição relativa de cada fator de risco na ocorrência da doença e quantificar a redução da doença devido à eliminação de cada um deles. A identificação dos fatores de risco é um passo importante tanto para a prevenção primária (empregada antes do aparecimento da doença) quanto para a prevenção secundária (empregada quando a doença já se instalou), identificando grupos de alto risco para desenvolverem a doença ou a doença grave.

Quatro tipos de fatores de risco fazem parte do processo de *causalidade* das doenças. Todos podem ser necessários, mas, de maneira isolada, raramente serão suficientes para causar uma doença: *fatores predisponentes* (idade, sexo, comorbidades), criam um estado de suscetibilidade do indivíduo ao agente da doença; *fatores facilitadores* (desnutrição, moradia inadequada, falta de saneamento, falta de atenção médica), favorecem o desenvolvimento da doença; *fatores precipitantes*, os agentes específicos associados ao início da doença, sempre presentes (necessários); biológicos (parasitos, vírus, bactérias), toxinas, entre outros; *fatores agravantes* (exposição repetida a determinado agente ou jornada de trabalho estressante) pioram um estado de doença já estabelecido.

O grande desafio na análise de dados de um estudo epidemiológico consiste em determinar se a associação observada é indireta ou se tem significado etiológico (causal). As evidências mais diretas de uma relação causal entre um fator de risco e uma doença são fornecidas pelos estudos experimentais e pela determinação da patogênese (mecanismos biológicos). Estudos experimentais conduzidos em populações humanas forneceriam uma prova direta e absoluta da associação causal.

Estes estudos obviamente não podem ser realizados, com exceção dos ensaios clínicos. Os experimentos conduzidos com animais também poderiam fortalecer uma hipótese causal. Todavia, seus resultados nem sempre podem ser generalizados para populações humanas e não existem modelos animais para algumas doenças. A determinação da patogênese, ou seja, o conhecimento da sequência de eventos que vão da exposição à manifestação clínica da doença, poderia explicar o mecanismo de causalidade. O conhecimento atual dos mecanismos biológicos raramente permite um entendimento completo da sequência de eventos em uma doença.

Os estudos epidemiológicos fornecem evidências indiretas que permitem diferenciar entre uma associação causal e uma associação indireta. *Inferência causal* é o termo utilizado para avaliar a probabilidade de a associação observada ser ou não etiológica. Algumas evidências epidemiológicas que devem ser consideradas para a inferência causal estão apresentadas na Tabela 10.7.

As inferências derivadas dos estudos epidemiológicos não devem ser feitas isoladamente; são consideradas em conjunto com todas as informações biológicas relevantes para mostrar a hipótese causal como a mais provável. Não sendo um experimento controlado, certo grau de subjetividade irá permanecer. Entretanto, mesmo que a hipótese causal seja somente provável, os conhecimentos adquiridos serão muitas vezes suficientes para a aplicação de medidas preventivas e ações de controle.

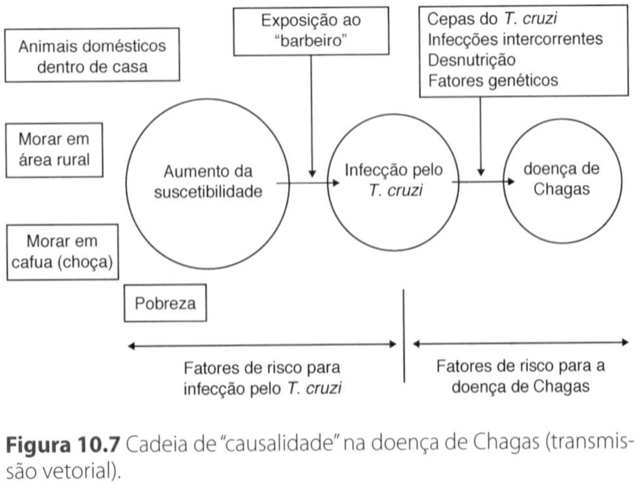

Figura 10.7 Cadeia de "causalidade" na doença de Chagas (transmissão vetorial).

Tabela 10.7 Evidências epidemiológicas para a inferência de causalidade.

Evidências epidemiológicas	
Relação temporal	A causa deve preceder o efeito
Consistência da associação	Os resultados obtidos devem ser semelhantes em diferentes estudos, em diferentes populações e em diferentes locais
Força da associação	Magnitude do risco (ou *odds*) relativo: quanto maior o risco, maior será a evidência de uma associação causal
Grau de exposição	Existência de resposta à dose ou a gradientes diferentes de exposição
Plausibilidade biológica	Os resultados devem ser consistentes com os conhecimentos existentes

▸ Referências bibliográficas

Beaglehole R, Bonita R; Kjellström T. *Basic Epidemiology*. Geneva, Switzerland: World Health Organization, p. 175, 1993.

Brownson RC, Petitti DB (eds). *Applied Epidemiology, Theory and Practice*. New York, USA: Oxford University Press, p. 396, 1998.

Gordis L. *Epidemiology*. 4th edition. Philadelphia, USA: Elsevier Saunders Co., p. 372, 2008.

Greenberg RS, Daniels SR; Flanders WD *et al. Medical Epidemiology*. 2nd edition. Connecticut, USA: Appleton & Lange, p. 196, 1996.

Hulley SB, Cummings SR; Browner WS *et al. Design Clinical Research*. 3rd edition. Philadelphia, USA: Lippincott, Williams & Wilkins, p. 367, 2007.

Jeckel JF, Elmore JG; Katz DL. *Epidemiology, Biostatistics and Preventive Medicine*. Philadelphia, USA: WB Saunders Co., p. 297, 1996.

Krause RM (ed). *Emerging Infections*. San Diego USA: Academic Press, p. 513, 2000.

Lilienfeld AM. *Foundations of Epidemiology*. 3rd edition, revised by Lilienfeld DE and Stolley PD. New York, USA: Oxford University Press, p. 371, 1994.

Nelson KE, Williams CM; Grahan NMH. *Infectious Diseases Epidemiology Theory and Practice*. Gaithersburg USA: Aspen Publishers Inc, p. 748, 2001.

Pereira MG. *Epidemiologia, Teoria e Prática*. Rio de Janeiro, Brasil: Guanabara Koogan, p. 583, 1995.

Porta M (ed). *A Dictionary of Epidemiology*. 5th edition. New York, USA: Oxford University Press, p. 289, 2008.

Rothman KJ, Greenland S, Lash TL. *Modern Epidemiology*. 3rd edition. Philadelphia, USA: Lippincott, Williams & Wilkins, p. 758, 2008.

Stolley PD, Lasky T. *Investigating Disease Patterns*. New York, USA: Scientific American Library, p. 242, 1995.

11 Modelos Matemáticos e Epidemiológicos para Doenças Infecciosas e Parasitárias

Claudio José Struchiner, Paula Mendes Luz e Paulo Chagatelles Sabroza

▶ Introdução

Modelos matemáticos e epidemiológicos (Anderson e May, 1991; Diekmann e Heesterbeek, 2000; Yang, 2001; Massad *et al.*, 2004; Keeling e Rohani, 2007; Otto e Day, 2007) constituem-se em ferramentas importantes para o planejamento das ações de controle das doenças infecciosas e parasitárias. Modelos dos mais variados tipos, e em particular os quantitativos, se propõem a representar e descrever realidades complexas. Para que possa ser útil, essa representação deve procurar a dosagem apropriada de realismo biológico em um contexto de importantes limitações de conhecimento sobre os diversos mecanismos envolvidos. Deve também precisar de forma explícita as diversas fontes de incertezas para que possam ser compreendidas de forma precisa pelo usuário final, geralmente o formulador de políticas públicas.

A descrição matemática da transmissão de agentes infecciosos permite integrar a informação biológica e epidemiológica e oferecer interpretações sobre padrões de espalhamento de doenças e o impacto de intervenções. Exemplos incluem o desenho e avaliação de vacinas (Struchiner *et al.*, 1989), a dinâmica de transmissão do HIV (Massad *et al.*, 2002), o risco de urbanização da febre amarela (Codeco *et al.*, 2004), incertezas sobre os estudos entomológicos de transmissão da dengue (Luz *et al.*, 2003), comparação de modelos de transmissão da esquistossomose (Yang, 2003) etc. Ironicamente, a utilização deste instrumento muitas vezes leva a interpretações distintas do mesmo fenômeno e a recomendações contraditórias. Assim, torna-se importante compreender as virtudes e deficiências das principais abordagens utilizadas na modelagem das doenças infecciosas e parasitárias, bem como as implicações da escolha de premissas que podem afetar as conclusões obtidas. Este capítulo procura apresentar os principais conceitos envolvidos na escolha e interpretação destes modelos.

▶ Conceitos básicos

A evolução de uma epidemia é governada principalmente por dois fatores. O primeiro deles, denominado *número básico de reprodução da doença* (R_0), descreve o número de casos secundários gerados a partir do caso primário no início do processo epidêmico (Heesterbeek 2002a, b). O controle epidêmico é possível quando as medidas implementadas são capazes de reduzir R_0, tal que $R_0 < 1$. Portanto, R_0 oferece uma medida da intensidade de controle necessária à erradicação. O segundo fator, denominado *tempo de geração* (T_G), descreve o tempo médio decorrido até a infecção do caso secundário pelo caso primário (Daley e Gani, 1999). O tempo de geração agrega uma dimensão temporal complementar a R_0. De posse de ambos, torna-se possível optar entre estratégias de controle que considerem o tempo necessário à sua implementação bem como à sua intensidade. Doenças com valores altos de R_0 e curto tempo de geração, como o sarampo ($R_0 \approx 17$, $T_G \approx 11$), não deixam margem a ações localizadas e requerem medidas de controle de caráter global. Em contraste, o controle de doenças com período de incubação mais longo e menor potencial de transmissão, como a varíola ($R_0 \approx 7$, $T_G \approx 21$), pode se tornar mais efetivo com ações mais localizadas adicionais àquelas de caráter mais geral.

A utilização de modelos matemáticos para a avaliação de estratégias de controle pressupõe a existência de parâmetros específicos para este fim na estrutura do modelo concebido. Estratégias passíveis de comparação incluem, entre outras, o isolamento ou quarentena de casos suspeitos ou confirmados, a restrição de movimentos por meio do fechamento de escolas e aeroportos, a vacinação de contenção tendo como alvo os contatos de casos suspeitos, a vacinação de uma população-alvo como um bairro ou cidade, a vacinação em massa, a vacinação profilática de indivíduos particularmente expostos como viajantes e determinadas categorias profissionais, a educação para a mudança comportamental, o controle de vetores por redes impregnadas com inseticidas, o tratamento em massa com antirretrovirais etc. Além dos aspectos relacionados com a dinâmica de transmissão propriamente dita, o processo de escolha de uma estratégia de intervenção ótima deve também levar em consideração, por exemplo, a necessidade de minimizar o uso de fármacos e vacinas e, desta maneira, reduzir o número de reações adversas a elas relacionadas, reduzir a pressão seletiva levando ao aparecimento de formas resistentes, reduzir o desconforto trazido por estas medidas e assim conseguir manter a colaboração da população em graus elevados.

▶ Número básico de reprodução (R_0) | Malária

O número básico de reprodução (R_0) pode ser construído como função das etapas biológicas que descrevem os processos de aquisição e transmissão da infecção. Para doenças provocadas por vírus, bactérias e protozoários, estas etapas podem ser decompostas em três elementos essenciais: uma grandeza que descreve a interação entre indivíduos infecciosos e suscetíveis (a taxa de contatos por unidade de tempo), a probabilidade de transmissão por contato e a duração do período infeccioso.

Iremos ilustrar estes aspectos com o modelo clássico para malária desenvolvido por Ross e MacDonald (Ribeiro *et al.*, 2002). No caso de uma doença transmitida por vetores, como a malária, é razoável supormos, como uma primeira aproximação, que a geração de novos casos dependa da densidade (m) de anofelinos, isto é, o número de mosquitos disponíveis por pessoa. A maneira mais simples de escrevermos esta dependência é assumi-la linearmente:

$$R_0 \propto m$$

Algumas espécies de mosquitos têm hábitos muito específicos, picando apenas humanos, enquanto outras espécies exibem gostos mais genéricos. A formulação de Ross e MacDonald leva também em consideração a parcela desta densidade de mosquitos que está, de fato, picando humanos a cada dia, uma vez que as picadas que se realizam em outras espécies não devem ser contabilizadas para efeito de transmissão da doença. Introduzindo o termo para a taxa específica de picadas em humanos, R_0 passa a ser expressa como

$$R_0 \propto ma$$

O parâmetro a é adimensional, podendo variar entre zero e um. Ele indica a preferência relativa para humanos. Mosquitos com hábitos estritamente antropofílicos são representados por valores de $a = 1$. Como exemplo, o valor de a para a espécie *Anopheles gambiae* é de 0,98. O produto pode ser interpretado como o número de picadas recebidas por um indivíduo por unidade de tempo. A participação deste componente na especificação de R_0 é, em parte, atribuível à possibilidade de mensuração direta no campo por meio do uso de "iscas"humanas.

Nem todas as picadas em um indivíduo infectado, representadas pelo produto ma, irão se traduzir em infecção para o mosquito. A fração destas picadas que irá infectar um mosquito suscetível é denotada por b e descreve a competência vetorial da espécie. A inclusão do parâmetro b na expressão de R_0 é motivada pela racionalidade biológica e também pela possibilidade de estimação direta. Mediante experimentos laboratoriais podemos verificar empiricamente a fração de mosquitos que irá desenvolver infecção das glândulas salivares, uma vez alimentados com sangue infectado. Cada espécie de mosquito terá um valor característico, entre 0 e 1, representando a fração de picadas que pode se desenvolver em infecção, zero indicando a incompetência da espécie para a transmissão do parasito. Após a inclusão deste novo parâmetro, R_0 será proporcional a

$$R_0 \propto mab$$

Para que o ciclo de transmissão se complete, será necessário, agora, que os mosquitos infectados sobrevivam por tempo suficiente até que os parasitos se desenvolvam, vindo a atingir o estágio de esporozoíta e localizando-se nas glândulas salivares do vetor. Esse intervalo de tempo é conhecido como período de incubação extrínseco e denotado por n. Apenas uma parcela dos vetores infectados sobrevive ao período de incubação extrínseco. Esta parcela será função da taxa de mortalidade diária p que pode ser determinada experimentalmente. Assim, a proporção de sobreviventes ao final do período de incubação é dada por p^n e R_0 e será proporcional a

$$R_0 \propto mabp^n$$

Tendo conseguido sobreviver até o final do período de incubação extrínseco, quando então passará a ser capaz de transmitir a infecção, esse vetor terá uma sobrevida adicional dada pela expressão $1/-\ln(p)$. Esta expressão indica que, quanto maior a taxa de mortalidade, menor será o tempo de sobrevida e menores serão as chances do vetor para picar um indivíduo suscetível e, assim, transmitir a infecção. A inclusão do tempo de sobrevida que ultrapassa ao período de incubação na expressão para R_0 implica

$$R_0 \propto \frac{mabp^n}{-\ln(p)}$$

Esta última expressão contabiliza o número de picadas por unidade de tempo com potencial de infecção, gerado por cada indivíduo infectado na população. Da mesma maneira que procedemos anteriormente, deveremos descontar uma vez mais aquelas picadas perdidas para outras espécies animais que não os humanos. Isto fará com que o parâmetro a, que descreve as preferências alimentares de cada espécie de vetores, apareça sob a forma quadrática na expressão para R_0

$$R_0 \propto \frac{ma^2bp^n}{-\ln(p)}$$

Esta última expressão descreve as principais etapas do ciclo evolutivo do parasito no vetor. Este componente de R_0 depende unicamente de características entomológicas e é conhecido como a capacidade vetorial (Garrett-Jones, 1964), uma grandeza que caracteriza o potencial de transmissão associado a cada espécie de mosquitos.

A descrição de R_0 tornar-se-á completa ao acrescentarmos os elementos relativos às etapas humanas do ciclo de vida do parasito. Assim, o parâmetro c irá descrever a eficiência de transmissão da infecção do vetor para o hospedeiro humano. Este parâmetro pode ser interpretado como a proporção de picadas infectadas que conduzirão à efetiva infecção do hospedeiro. Esta proporção é menor que um quer pela possibilidade de exposição por parte do hospedeiro a uma pequena carga parasitária, insuficiente para levar à infecção plena após a picada, quer pela resistência natural de subgrupos da população humana.

Por último, devemos considerar a duração do período infeccioso no hospedeiro humano. Admitindo-se uma taxa de recuperação diária igual a r, o período em que o hospedeiro infectado seria capaz de transmitir a infecção para os vetores é dado por $1/r$. A expressão final de R_0 após a inclusão destes dois novos parâmetros passa a ser então

$$R_0 \propto \frac{ma^2bp^n}{-\ln(p)} \times \frac{c}{r}$$

Esta última expressão revela a contribuição dos componentes entomológico e humano para a manutenção da transmissão. Diferentes espécies de vetores podem apresentar maior ou menor capacidade vetorial, assim como humanos podem apresentar diferentes perfis de suscetibilidade e resposta imunológica às várias espécies de plasmódio.

A análise da expressão de R_0 serviu de base para várias ações de controle (Molineaux, 1985). Assim, o uso de larvicidas ou a eliminação de criadouros pelo saneamento básico influenciam R_0 linearmente por meio da redução do número de mosquitos, e desta maneira *m*. De forma análoga, o uso de inseticidas que tenham atuação em mosquitos adultos diminui a probabilidade de sobrevivência diária, *p*, e terá um impacto maior por entrar exponencialmente na expressão de R_0. A presença de animais domésticos no ambiente peridomiciliar pode afetar R_0 de forma quadrática por intermédio do parâmetro *a*. Este tipo de intervenção é conhecida como zooprofilaxia.

É claro que essas expressões devem ser utilizadas apenas como aproximações para os conceitos biológicos que procuram traduzir. Alguns dos parâmetros introduzidos anteriormente seriam mais bem descritos como funções do tempo, ou de condições climáticas como temperatura e umidade. Além disso, muitos dos parâmetros traduzem, na verdade, comportamentos "médios" que poderiam ser expandidos de tal forma a descrever a verdadeira distribuição populacional de cada conceito. O leitor pode estar se perguntando qual o grau de realismo ideal na formulação de modelos de transmissão de doenças infecciosas. Voltaremos a este tema mais adiante.

▸ Número básico de reprodução (R_0) | Generalizações e aproximações

A extensão do conceito de R_0 para o caso de doenças provocadas por helmintos requer algumas adaptações. Neste caso, R_0 é definido como o número esperado de fêmeas maduras na segunda geração de um parasito fêmea durante o decorrer de sua vida. Esta definição é, na verdade, a mesma definição que recebe este conceito no campo da teoria das populações (demografia). Esta mudança de foco se dá, principalmente, porque no caso de doenças provocadas por helmintos o grau de morbidade é dado pela carga parasitária. Neste caso, observa-se uma distribuição assimétrica de parasitos com alguns poucos indivíduos apresentando altas cargas parasitárias.

Expressões aproximadas para o cálculo de R_0 podem ser encontradas na literatura. Em uma situação de equilíbrio dinâmico, a taxa de incidência e a prevalência da doença permanecem constantes. Nesta circunstância, o número de casos novos gerados a partir de um indivíduo infectado e transmissor da doença irá produzir, em média, um novo caso de infecção, e R_0 pode ser estimado aproximadamente como $R_0 = 1/x$, em que *x* é a proporção de suscetíveis nas condições de equilíbrio.

Dietz (Dietz, 1975; Diekmann e Heesterbeek, 2000) propôs uma segunda aproximação para o cálculo de R_0 em condições de equilíbrio. Primeiramente, assumindo-se uma incidência (*I*) constante para todas as idades, temos que a idade média (*A*) em que um indivíduo suscetível adquire a infecção pode ser obtida pela expressão $A = 1/I$. Conhecendo-se ainda a esperança de vida desta população, então R_0 pode ser estimado como $R_0 \approx L/A$.

Além destas duas aproximações, R_0 pode ainda ser calculado por meio de procedimentos alternativos como os descritos em Diekmann e Heesterbeek (2000). Estes autores representam a evolução de um processo infeccioso mediante iterações sucessivas da matriz denominada *próxima geração*. Os elementos desta matriz representam, por sua vez, o número esperado de novos casos gerados por um indivíduo infectado ao interagir com um indivíduo suscetível. Esta representação matricial permite acomodar as heterogeneidades de diferentes origens, quer do potencial de transmissão (infecciosidade) do indivíduo infectado, quer da suscetibilidade de seus contatos.

▸ Tempo de geração (T_G)

A Figura 11.1 representa os estágios típicos de progressão (Anderson e May, 1991; Daley e Gani, 1999) de muitas doenças infecciosas e serve como ponto de partida para a descrição dos principais conceitos como os períodos latente, de incubação e infeccioso. De modo esquemático, admitimos a existência de um momento quando a infecção se dá e ao qual se segue um período de latência, ou seja, o intervalo de tempo entre o momento da infecção inicial até o momento em que este indivíduo infectado torna-se infeccioso a outros indivíduos suscetíveis na população (A → B). Denominamos período de incubação a extensão deste período até o aparecimento de sintomas da doença ou seu diagnóstico (A → D). O intervalo (A → C), que descreve o tempo decorrido entre a infecção inicial e o primeiro caso de transmissão secundária é referido como intervalo serial. Ao longo da duração do intervalo representado por (B → E), o indivíduo inicialmente infectado no momento é capaz de transmitir a infecção para um outro indivíduo suscetível na população. A expressão tempo de geração (T_G) inclui o período latente mais metade do período infeccioso médio, isto é, T_G = (A → B) + ½ (B → E).

Na prática, a estimação destas grandezas é bastante problemática e estes períodos variam entre indivíduos da população. A utilização destes conceitos só faz sentido em condições de homogeneidade, ou seja, o grau de variabilidade é pequeno em relação ao valor médio da grandeza em consideração.

▸ Realismo biológico e complexidade matemática

As grandezas introduzidas anteriormente apresentam forte apelo prático e podem ser calculadas diretamente a partir de observações empíricas. Entretanto, essas observações podem

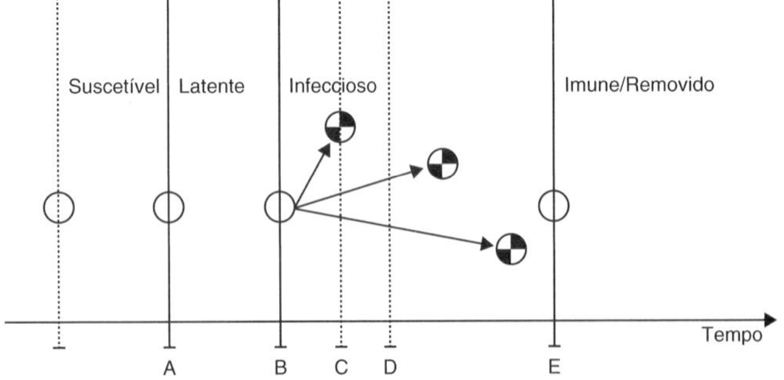

Figura 11.1 Representação esquemática simultânea das dimensões tempo e intensidade de um processo epidêmico. Neste exemplo, o caso inicial gera 3 novos casos (R_0 = 3). A sequência temporal dos estágios evolutivos do processo infeccioso no indivíduo está também representada na figura, recebendo a seguinte notação: A, ocorrência da infecção e início do período de latência; B, início do período de infecciosidade; C, ocorrência do primeiro caso de transmissão para um suscetível; D, surgimento de sinais e sintomas da doença; E, fim do período de infecciosidade.

sofrer a influência de fatores de diversas origens, levando a padrões reconhecidamente heterogêneos. Por exemplo, a densidade de mosquitos, m, será dependente das condições climáticas, já que umidade e temperatura são fundamentais para o desenvolvimento desses insetos. Já o desenvolvimento larvário subsequente em cada uma das espécies de insetos transmissores ocorrerá preferencialmente em coleções hídricas com características distintas quanto a tamanho, durabilidade, concentração de partículas em suspensão e vegetação, padrão sazonal de chuvas etc. A "arte" da modelagem consiste exatamente na identificação daqueles fatores de maior importância na representação do fenômeno estudado e sua integração de forma parcimoniosa e simples. Em uma primeira aproximação, a complexidade biológica esboçada de modo superficial pelos fatores anteriores foi deixada de lado no cálculo de R_0 nessas primeiras expressões matemáticas surgidas até meados do século passado.

O inegável sucesso dos modelos matemáticos e epidemiológicos para o estudo das doenças infecciosas e parasitárias motivou um vertiginoso avanço nas técnicas de modelagem na última metade do século passado. Esses modelos têm permitido a representação quantitativa dos fenômenos biológicos em estudos teóricos e a formulação de estratégias de controle das doenças infecciosas, ampliando, sem precedentes, a abrangência de tópicos tratados. Uma rápida listagem das dimensões estudadas por meio desses modelos nos permite identificar:

▪ Formas de transmissão

Especificação de parâmetros específicos para a representação dos mecanismos de transmissão direta, por vetores, sexual, vertical, pelo manuseio de hemoderivados, pelo compartilhamento de seringas infectadas, por estágios reprodutivos de longa viabilidade no ambiente (esporos) etc.

▪ Estratégias de controle

Detalhamento de parâmetros específicos para a representação dos mecanismos de controle tais como vacinas, tratamento em massa, saneamento, mosquiteiros impregnados com inseticida, isolamento e quarentena, restrição de movimentos etc. Cada uma destas estratégias admite subcategorias como vacinação de contatos, vacinação de população-alvo, vacinação em massa ou vacinação profilática. Em linhas gerais, as estratégias de controle podem ser classificadas em bloqueio da infecção, modificação da morbidade (vacinas terapêuticas) ou ainda bloqueio da transmissão.

▪ Estrutura espacial, social ou demográfica

Especificação de parâmetros para a representação da estrutura de interação dos indivíduos na população. Estas estruturas podem admitir um grau crescente de complexidade como o contato homogêneo, o contato predominante entre membros de um mesmo estrato etário ou social, contatos via rede de interação complexa e contatos em estruturas populacionais segmentadas.

▪ Heterogeneidades individuais de base biológica ou comportamental

Especificação de parâmetros para a representação de heterogeneidades individuais como a resistência natural a infecções, a resposta imunológica a estímulos antigênicos de origem vacinal ou do agente patogênico, o potencial de transmissão de um indivíduo infectado para um vetor ou indivíduos suscetíveis etc. As heterogeneidades individuais podem ainda ter base comportamental, como a atividade sexual de risco.

▪ Resposta parasitária

Especificação de parâmetros para a representação da resposta parasitária aos mecanismos de defesa. As respostas parasitárias compreendem o ajuste de sua taxa de reprodução dependente da densidade (helmintos), o desenvolvimento de resistência a vacinas e fármacos e o aumento ou diminuição do potencial de virulência (cólera). Vários modelos levam ainda em consideração a competição intra-hospedeiro entre diferentes espécies parasitárias durante o fenômeno de coinfecção (*Plasmodium vivax* e *P. falciparum*), ou entre quase espécies, como no caso da infecção pelo HIV.

A incorporação das várias dimensões descritas requer a utilização de técnicas de modelagem complexas. Em termos gerais, estas técnicas podem ser classificadas como determinísticas, estocásticas ou de base individual. Modelos determinísticos (ou de campo médio) são mais facilmente passíveis de simulação numérica, admitem a fácil incorporação de parâmetros com significado biológico e se propõem a descrever a trajetória temporal média de um processo infeccioso na população. Modelos estocásticos descrevem de modo explícito a natureza aleatória dos fenômenos envolvidos na transmissão da infecção, bem como das heterogeneidades individuais. Assim, permitem a formulação de predições acompanhadas de estimativas de incertezas. A natureza aleatória da evolução temporal do processo infeccioso torna-se mais evidente em condições de baixa incidência, como as observadas nos períodos iniciais ou finais de uma epidemia. Os modelos de base individual são estocásticos e permitem o mais alto grau de descrição das heterogeneidades descritas. Entretanto, esses modelos demandam grandes recursos computacionais e carecem de resultados analíticos mais gerais.

▪ Modelos compartimentais determinísticos estruturados

Modelos compartimentais constituem uma das formas mais antigas de representação matemática da epidemiologia das doenças infecciosas e parasitárias. Estes modelos são formados a partir da identificação das classes ou categorias epidemiológicas que participam ativamente no processo de transmissão, e das forças que determinam sua dinâmica. O modelo compartimental mais simples envolve apenas duas classes epidemiológicas, suscetíveis ($X(t)$) e infectados ($Y(t)$), e a força que determina a transição de suscetível a infectado ($\lambda(t)$) é denominada força de morbidade, força de infecção ou incidência. Ainda na situação mais simples, podemos considerar o tamanho populacional ($N(t) = X(t) + Y(t)$) constante e igual a N e introduzir as notações $x(t) = \dfrac{X(t)}{N}$ e $y(t) = \dfrac{Y(t)}{N}$ para as frequências relativas de cada categoria epidemiológica.

Para este modelo simples, a expressão matemática que descreve a evolução temporal do contingente em cada categoria epidemiológica é dada por

$$x(t) = x(0)\exp\left\{-\int_0^t \lambda(u)du\right\}$$

Na literatura epidemiológica e estatística, a evolução temporal dos suscetíveis, $x(t)$, é conhecida como curva de sobrevivência. Já a função $\lambda(t)$ é denominada incidência instantânea.

O desenho de estudos empíricos e o desenvolvimento de técnicas estatísticas que permitem a estimação de $\lambda(t)$ são áreas que vêm recebendo considerável atenção por parte de epidemiologistas e estatísticos. Neste contexto, $\lambda(t)$ é em geral descrito como a resultante da integração dos fatores determinantes do agravo em questão e para isto são utilizadas as técnicas estatísticas descritas na disciplina de análise de dados de sobrevivência. Nesse contexto, o epidemiologista está interessado em comparar diferentes funções de incidência e entender as razões que levam a tais diferenças. A comparação de funções de incidência é também utilizada para a avaliação de diferentes estratégias de controle de doenças transmissíveis.

Modelos compartimentais mais elaborados podem ser desenvolvidos a partir deste modelo simples por meio da incorporação de novas categorias epidemiológicas. No caso das doenças infecciosas, as categorias comumente encontradas nos modelos clássicos descrevem a evolução natural da infecção com a inclusão de compartimentos para os indivíduos em estado latente, aqueles capazes de infectar outros suscetíveis (infecciosos), os imunes e aqueles mortos pela doença. A Figura 11.2 traz uma representação gráfica de alguns destes modelos.

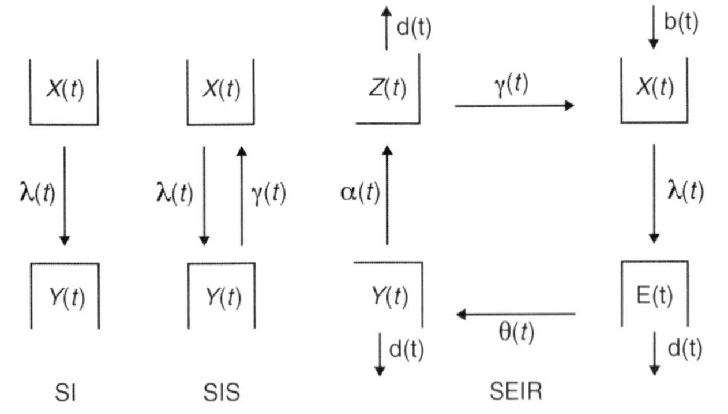

Figura 11.2 Representação gráfica dos modelos compartimentais SI, SIS e SEIR com nascimento e morte. O modelo SI tem dois compartimentos, suscetível e infectado, conforme descrito no texto. O modelo SIS tem como característica adicional o retorno de infectados para o compartimento de suscetíveis. O modelo SEIR adiciona duas novas categorias, exposto mas não infeccioso (E) e recuperado ou imune. Este modelo apresenta também uma estrutura demográfica com nascimento (b(t)) e morte (d(t)).

▶ Lei de ação de massas e matriz de contato

Quando estamos lidando com uma doença infecciosa de transmissão direta, ou seja, os indivíduos suscetíveis de uma determinada população adquirem esta infecção pelo contato com os indivíduos infectados anteriormente, o contato entre suscetíveis e infecciosos é geralmente traduzido matematicamente pelo produto do contingente de cada uma dessas classes, $x(t)$, $y(t)$. Assim, $\lambda(t)$ pode ser escrito como

$$\lambda(t) = \beta y(t),$$

em que β denota a fração de contatos com transmissão efetiva.

Esta relação é conhecida como a lei de ação de massas e tem sua origem no estudo da cinética química, em que se postula que a taxa de formação de um composto é proporcional às concentrações dos reagentes. Tal suposição se justifica em um nível de concentração suficientemente baixo, de modo que cada molécula se movimente independentemente das outras. Nesta situação, aumentando-se a concentração de cada um dos reagentes, aumentar-se-ia proporcionalmente o número de colisões entre moléculas que levam à formação do composto final. A transposição desses conceitos para o caso de doenças transmissíveis é fundamentada na suposição de que os indivíduos infecciosos, $y(t)$, estão se misturando homogeneamente com os suscetíveis, $x(t)$, em toda a população.

O contato entre suscetíveis e infectantes, expresso pelo produto do contingente de cada uma dessas classes, torna explícito um outro conceito importante, o de acontecimentos dependentes (Ross, 1916). A denominação dependente significa que o número de casos novos depende do número de casos antigos. Este conceito se opõe ao de acontecimentos independentes, no qual o número de casos novos independe do número de casos antigos. Boa parte dos modelos epidemiológicos formulados para o estudo das doenças cronicodegenerativas baseia-se nesta última premissa. A independência das observações implica modelos de estrutura mais simples e, por conseguinte, de dinâmica também mais simples. As duas classes de fenômenos não apresentam as mesmas propriedades. Desta maneira, a predição do resultado de intervenções que resultem na diminuição do número de suscetíveis ou de infectantes é muito mais complexa entre os acontecimentos dependentes.

Por outro lado, é interessante observar que a estrutura de dependência não é específica das doenças infecciosas. Certas doenças cronicodegenerativas, como as de origem genética, por exemplo, também podem ser classificadas entre os acontecimentos dependentes, já que o número de novos indivíduos com um determinado padrão genômico é dependente do número de indivíduos na população com este mesmo padrão.

Na maioria das vezes, o contato entre essas duas classes, suscetíveis e infecciosos, nem sempre se dá de modo uniforme, o que implica que a lei de ação de massas serve apenas como uma primeira aproximação para o problema. É sabido que indivíduos de mesma classe social, ou mesma faixa etária, ou, ainda, com comportamentos sexuais afins tendem a manter relações mais frequentes entre si. A incorporação dessas heterogeneidades leva a modificações de β, que passa a incorporar novas estruturas, sendo as mais comuns as estruturas etária, social e sexual.

Para que se possa, então, expressar essa nova estrutura de interação entre suscetíveis e infectados torna-se necessária a definição de uma matriz de contato com a especificação das características que tornam a interação entre indivíduos não homogênea. Por exemplo, quando a idade é o fator de estruturação, a matriz de contato passa a ser expressa sob a forma $\beta(a,a')$, indicando a dependência do contato entre indivíduos na faixa etária a e aqueles na faixa etária a'. A estrutura etária torna-se particularmente importante em doenças de transmissão direta por contato entre crianças em creches e escolas ou no domicílio, entre adultos portadores e crianças suscetíveis. Outro exemplo importante é observado para doenças transmitidas sexualmente, nas quais a estrutura pode ter sua origem quer na escolha de parceiros (hetero, homo ou bissexual) quer de preferências sociais como a utilização de drogas ilícitas injetáveis. A representação matemática dos modelos compartimentais estruturados requer a utilização de ferramentas mais complexas, como os sistemas de equações diferenciais parciais, e requer algoritmos de solução numérica mais complexos e mais resistentes ao tratamento analítico.

▸ Modelos compartimentais e número básico de reprodução da doença (R_0)

Os modelos compartimentais introduzidos na Figura 11.2 representam doenças de transmissão direta. O modelo mais simples para a representação de uma doença com transmissão indireta, como a malária, envolve ao menos dois compartimentos, aqueles dos hospedeiros definitivo e intermediário (Figura 11.3). Denotemos por $y(t)$ a população de humanos infectados e por $v(t)$ a população de vetores fêmeas infectadas. Ambas as variáveis de estado são expressas como proporções da população total de humanos e mosquitos, respectivamente, que assumimos constante. Neste caso, a força de infecção descrevendo a transmissão de parasitos de vetores para humanos ($\lambda(t)$) pode ser escrita como

$$\lambda(t) = macv(t)$$

A notação restante é equivalente à introduzida anteriormente. Assim, mosquitos transmitem novas infecções a humanos a uma taxa que depende do número de picadas por pessoa por unidade de tempo (ma), da probabilidade de essa picada estar infectada ($v(t)$) e de que a infecção irá se estabelecer (c) no indivíduo picado. O número de novos casos em humanos pode ser expresso, então, como o produto da incidência ($\lambda(t)$) pela fração de suscetíveis na população ($1 - y(t)$).

Mosquitos adquirem novas infecções de maneira semelhante. A força de transmissão de humanos para vetores é dada pela expressão $aby(t)$, ou seja, o número de picadas, por mosquito e por unidade de tempo, realizadas em indivíduos infectados, $ay(t)$, corrigida pela eficiência de transmissão da infecção do hospedeiro humano para o vetor, b. O número e novos mosquitos infectados por unidade de tempo corresponderá ao produto desta força de transmissão pela fração de fêmeas suscetíveis ($1 - v(t)$).

Utilizando-se a notação do cálculo diferencial, podemos então escrever

$$\frac{dy(t)}{d(t)} = macv(t)\,(1 - y(t)) - ry(t)$$

$$\frac{dv(t)}{dt} = aby(t)\,(1 - v(t)) - (-\ln p)\,v(t)$$

Os dois termos negativos descrevem a taxa de recuperação em humanos, $ry(t)$, e a mortalidade de mosquitos, $(-1n(p)$

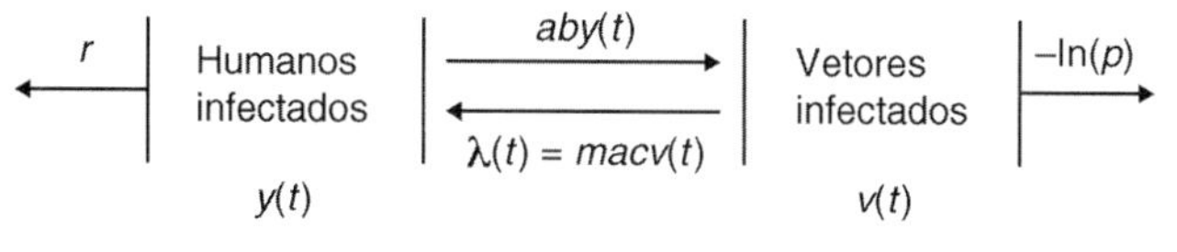

Figura 11.3 Diagrama representando a transmissão indireta da infecção. O fluxo de parasitos do hospedeiro definitivo para o intermediário e vice-versa entram de forma multiplicativa na definição do número básico de reprodução da doença.

$v(t)$. Este sistema de equações, sugerido inicialmente por Ross e posteriormente modificado por MacDonald (Aron & May 1982), descreve a interação da população de humanos in-fectados, $y(t)$, com a de mosquitos fêmeas infectadas, $v(t)$.

Observe que a expressão para R_0, obtida de modo heurístico anteriormente, contém o produto de componentes que descrevem o fluxo de parasitos do hospedeiro definitivo para o hospedeiro intermediário e vice-versa. Mais especificamente, R_0 é formado pelo produto do termo *mac* da força de infecção em humanos e do componente *ab* da força de infecção em mosquitos. Quando o parasito apresenta estágios sexuados no hospedeiro definitivo, como no caso da esquistossomose, passa a ser necessário haver a fecundação entre parasitos adultos. Neste caso, o componente de fluxo de parasitos entre hospedeiro intermediário e definitivo participa de forma quadrática (Macdonal, 1965).

A condição de equilíbrio deste sistema guarda também relação com R_0. Assim, as prevalências de equilíbrio de humanos (y^*) e vetores (v^*) infectados são obtidas pelas expressões

$$y^* = \frac{R_0 - 1}{R_0 + \dfrac{a}{-\ln p}}$$

$$v^* = \left(\frac{R_0 - 1}{R_0}\right)\left(\frac{\dfrac{a}{-\ln p}}{1 + \dfrac{a}{-\ln p}}\right)$$

Neste modelo simples, mosquitos e humanos são classificados em apenas duas categorias, suscetíveis e infecciosos. Obviamente, estas categorias representam apenas um subconjunto das categorias epidemiológicas de interesse. Por exemplo, o modelo não incorpora o período de incubação do parasito, tanto em humanos quanto no vetor, assim como categorias que descrevem os vários aspectos da imunidade desenvolvida naturalmente pelo indivíduo infectado. Mesmo assim, este modelo serviu de base para o planejamento de estratégias de intervenção para malária durante as décadas de 1960 e 1970.

▸ Dimensão molecular

Quando olhada pela perspectiva da saúde pública, muito provavelmente, a caracterização da diversidade genética constitui o principal resultado dos avanços recentes da biologia molecular. Diferenças hereditárias nas cadeias de DNA contribuem para a variação fenotípica, influenciando características individuais tais como as resistências inatas a infecções e doenças degenerativas, as respostas imunológicas a vacinas, o potencial de transmissão da infecção a contactantes suscetíveis, a dinâmica da metabolização de fármacos ou a distribuição de resistência a medicamentos nos vários microrganismos causadores de morbidades.

Os modelos matemáticos descritos nas seções anteriores compõem a epidemiologia clássica quantitativa das doenças infecciosas e parasitárias em que a ênfase é colocada nos fenômenos populacionais. Com raras exceções, esses modelos não exploram as dimensões moleculares dos processos infecciosos, como, por exemplo, a resposta imunológica dos hospedeiros, humano e vetor, e as modificações por que passam os parasitos, levando, por exemplo, a modificações de sua virulência, ao desenvolvimento de resistência a medicamentos e à competição entre espécies que coparasitam o mesmo hospedeiro simultaneamente.

Os modelos de análise que levam em consideração as várias dimensões da diversidade fenotípica (quer em humanos, hospedeiros intermediários ou em seus patógenos naturais) apontam para a presença de complexas relações de interação entre eles. Por exemplo, modelos de base individual que incorporam explicitamente a diversidade estrutural, em oposição àqueles em que todos os indivíduos exibem um único comportamento médio diante de condições ambientais também homogêneas, preveem: 1) um curso mais natural para epidemias (incluindo persistência e tamanho crítico de populações); 2) velocidades evolutivas mais lentas para os vários atores envolvidos no sistema biológico; 3) a possibilidade de coexistência e diversidade desses mesmos atores indicando que a remoção artificial de patógenos por processos que objetivam a promoção da saúde do hospedeiro pode levar a uma evolução mais acelerada e reduzir a estabilidade evolutiva individual ou de ambos; 4) que o parasitismo pode levar a uma grande diversidade genética do hospedeiro em espécies sexuadas; 5) que sistemas envolvendo a interação entre parasitos e seus hospedeiros podem apresentar um estado crítico (quer de transmissibilidade quer de virulência, ou resistência) para o qual evoluem de tal modo a colocar-se na fronteira da possibilidade da sua existência. Esses resultados teóricos confirmam a experiência empírica de que a definição de estratégias de intervenção eficazes para o controle de doenças no contexto da saúde pública requer uma análise cuidadosa dos vários aspectos envolvidos.

A biologia molecular vem permitindo observar os fenômenos relacionados com a interação entre parasitos e hospedeiros em níveis crescentes de detalhe. Assim, o desafio que se coloca passa a ser o de combinar a teoria epidemiológica com os conhecimentos da ecologia evolutiva dos parasitos e a ecologia comportamental de seus hospedeiros utilizando princípios da genética de populações. Os modelos da epidemiologia quantitativa clássica vêm sofrendo a influência dos novos tempos e se expandindo para acomodar as novas dimensões de análise. Veremos algumas dessas tendências nas seções subsequentes.

▸ Perfil imunológico

A classe de modelos que descreveremos constitui a interface de duas escalas de fenômenos biologicamente distintos (um no nível molecular e celular, outro no nível populacional). Estes processos podem apresentar semelhanças importantes em que as unidades interativas dão origem a fenômenos cuja dinâmica pode ser observada na escala macroscópica. O acoplamento dessas várias escalas de observação certamente representa um desafio técnico importante. Alguns trabalhos que descrevem a diversidade de abordagens podem ser citados (Perelson, 1988; Nowak e May, 2000).

Esquematicamente, podemos representar os mecanismos de ação das medidas de controle epidemiológico, como o uso de vacinas, a distribuição em massa de medicamentos, o controle de vetores e o uso de práticas como a quarentena, por meio do diagrama da Figura 11.4. As várias opções de controle da transmissão são indicadas pelas letras maiúsculas A-E, tendo como pano de fundo uma doença que envolve o hospedeiro humano assim como um vetor, como a malária. Ações de controle que bloqueiam a transmissão para o indivíduo suscetível, por exemplo, aumentando a imunidade protetora para as formas invasivas do patógeno, como no caso hipotético de uma vacina para esporozoíta, estão representadas por A.

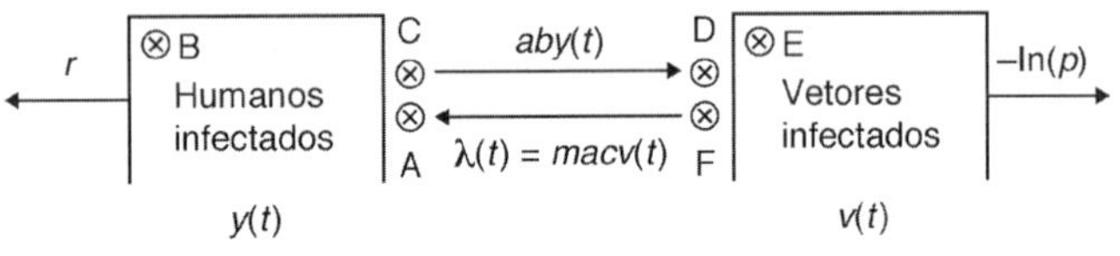

Figura 11.4 Representação esquemática dos mecanismos de ação das intervenções em saúde pública. As letras maiúsculas A-E indicam a interrupção da transmissão nos diferentes estágios do ciclo de evolução da doença.

Mecanismos que modificam a morbidade da doença, como no caso hipotético de uma vacina para merozoítas, são representados por B. O bloqueio da capacidade de transmissão de um indivíduo infectado, como, por exemplo, pela redução, associada ao tratamento, da densidade do estágio do parasito capaz de infectar o vetor, é representado por C.

Representações análogas são possíveis para o hospedeiro intermediário. Nestes, a infecção poderia vir a ser bloqueada (D) ainda nos estágios invasivos, como no caso hipotético de uma vacina para gametas do plasmódio, ou ainda do aumento da defesa deste hospedeiro por mecanismos transgênicos. Esses mesmos mecanismos podem ser evocados para exemplificar respostas defensivas do vetor aos estágios subsequentes de desenvolvimento do parasito em seu interior (E e F).

Por fim, mecanismos de controle mais abrangentes como o controle de vetores por larvicidas ou inseticidas de ação prolongada afetariam mais de um componente simultaneamente. Do mesmo modo, mecanismos de controle social, como o isolamento individual ou a quarentena, poderiam também ser representados por mais de um componente.

A literatura científica em biologia molecular e imunologia dos anos 1980, sugerindo a possibilidade de estratégias de controle da malária por meio de vacinas com mecanismos de ação tendo como alvo estágios distintos de desenvolvimento do parasito, motivou a formulação de um modelo matemático (Halloran *et al.*, 1989; Struchiner *et al.*, 1989) que permitisse predizer as vantagens relativas de cada estratégia. Tomando como base o modelo proposto por Dietz *et al.*, (1974), esses autores introduziram novos parâmetros a este modelo com o intuito de descrever a resposta imunológica às diferentes vacinas e relacionar esta resposta à nova dinâmica populacional da doença na presença de diferentes programas de vacinação. O modelo compartimental proposto é descrito na Figura 11.5.

Assim, espera-se que uma vacina antiesporozoítas (A) bloqueie a infecção. Este mecanismo de ação é representado por um decréscimo do parâmetro *c* entre os vacinados, já que este parâmetro quantifica a eficiência de transmissão da infecção do vetor para o hospedeiro humano. Do mesmo modo, espera-se que uma vacina que produza uma resposta protetora a merozoítas (B), modificando o curso da doença, venha a ter um impacto em *r*, acelerando a taxa de recuperação entre os vacinados. Por último, vacinas antigametócitos (C-D) teriam a propriedade de interromper o ciclo evolutivo do parasito no vetor, impedindo assim a transmissão. Este mecanismo de ação é representado no modelo por uma diminuição em *b*, o parâmetro da capacidade vetorial que descreve a competência do vetor.

O diagrama da Figura 11.5 exemplifica alguns dos elementos-chave na formulação de modelos que procuram combinar diferentes níveis de observações. A densidade de parasitos em indivíduos infectados é função da força de infecção, λ, e da taxa de recuperação, *R*. Assim, a carga parasitária destes indi-

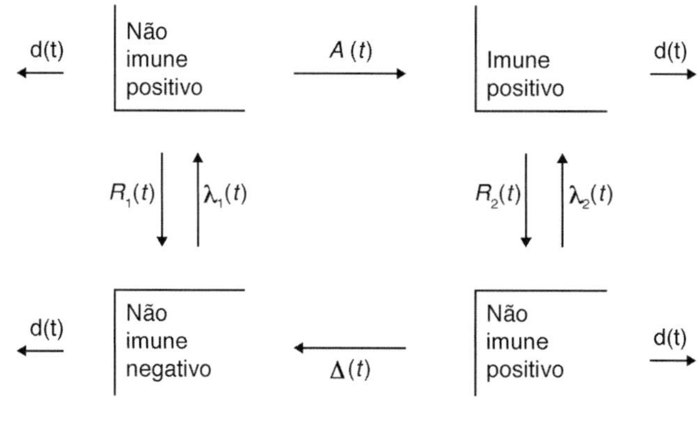

Figura 11.5 Estrutura epidemiológica básica para a representação de diferentes mecanismos de ação de uma vacina para malária. Uma vacina para esporozoíta alteraria as características da força de infecção, λ_1, enquanto uma vacina para merozoíta alteraria as características da taxa de recuperação, R_1, e da taxa de aquisição da imunidade, *A*.

víduos será variável de acordo com as condições epidemiológicas, podendo haver a superposição de diferentes episódios de infecção, fenômeno conhecido como superinfecção. Esta densidade parasitária irá influenciar o processo de aquisição da imunidade *A*. Outro mecanismo imunológico presente neste modelo descreve a perda de imunidade sujeita ao reforço vacinal ou natural, Δ. Indivíduos imunes manterão sua imunidade por um período determinado a menos que seu sistema imunológico seja continuamente estimulado. A imunidade determina também a gravidade da doença, mais séria naqueles não imunes, e a presença de gametócitos na corrente sanguínea, estando ausentes nos imunes.

Neste contexto, é possível descrever a influência da resposta imunológica sobre a dinâmica populacional da doença. Esta última passa a ser influenciada pela duração da imunidade conferida pela vacina, o efeito de doses de reforço natural pela contínua exposição ao parasito e finalmente do reforço vacinal por meio de programas de revacinação. Portanto, se, em uma área holoendêmica, inicialmente a transmissão decrescer, como consequência direta de um programa de vacinação, o perfil imunológico da população tenderá a se alterar pela perda da imunidade natural e o cenário de transmissão poderia mudar de estável para instável. Estando a morbidade da doença ligada ao perfil imunológico, este fato poderia potencialmente acarretar mortalidade superior à que se observava antes da intervenção, passando a ocorrer também entre adultos. Assim, fica claro que os efeitos das vacinas não são totalmente intuitivos, e para sua predição são necessários modelos que descrevam os mecanismos de ação da resposta imunológica.

A resposta imunológica em humanos, quer estimulada naturalmente, quer estimulada pelo uso de vacinas, impõe pressões evolutivas sobre o parasito. Do mesmo modo, os mecanismos de proteção imunológicos em insetos vetores podem também ser capazes de estimular os mecanismos de evasão de parasitos. Veremos alguns elementos relacionados com esta dinâmica, que formam a base dos modelos evolutivos de virulência, na próxima seção.

▸ Evolução da virulência

Acredita-se que altas taxas de transmissão estejam associadas a graus igualmente elevados de exploração, por parte do parasito, de recursos biológicos do hospedeiro (Ewald, 1994). Assim, parasitos com altas taxas de transmissão induziriam alta taxa de mortalidade em seus hospedeiros. Essa mortalidade adicional causada pela infecção constitui a base da definição de virulência na literatura teórica sobre o tema.

Sem dúvida, características específicas de parasitos e hospedeiros determinam a trajetória evolutiva do nível de virulência esperado, como consequência da magnitude relativa de custos e benefícios, fruto da interação entre aqueles dois. Predições sobre a evolução da virulência em patógenos podem ser realizadas utilizando-se extensões dos modelos clássicos discutidos anteriormente. Essa abordagem considera de início o equilíbrio dinâmico entre uma determinada cepa existente e a população hospedeira. Em um segundo momento, procura-se identificar as condições que permitem uma nova cepa mutante, com características diferentes da original, e substituir esta última no sistema parasito-hospedeiro. A cepa que se mostrar mais adaptada é denominada evolutivamente estável e não poderá ser deslocada por nenhum outro mutante.

Hipóteses de trabalho interessantes podem ser obtidas pela aplicação desses princípios ao estudo da evolução da virulência em doenças transmitidas diretamente e, também, por vetores (Day, 2002; Galvani, 2003). Podemos argumentar, por exemplo, que parasitos transmitidos por vetores desenvolvem graus mais altos de virulência do que aqueles transmitidos diretamente. Sendo a alta virulência (alta mortalidade) causada pelas altas taxas de replicação do parasito no hospedeiro, este processo de replicação mais intenso irá também induzir morbidade mais grave no hospedeiro, resultando em diminuição da sua mobilidade. Para parasitos transmitidos por vetores, como no caso de malária e dengue, este nível reduzido de atividade provavelmente teria um baixo impacto na taxa de contato entre hospedeiros, uma vez que o vetor é o responsável pelo contato entre o hospedeiro infectado e aquele suscetível. O mesmo não é verdade para doenças de transmissão direta. Neste caso, a atividade reduzida de um hospedeiro infeccioso teria grande impacto na taxa de contato, diminuindo o potencial de transmissão do parasito. Esse custo adicional para a replicação do parasito poderia, então, pressionar a trajetória evolutiva no sentido de virulências mais baixas.

Aproveitando o modelo compartimental descrito na Figura 11.5 podemos estudar o impacto potencial que diferentes mecanismos vacinais poderiam ter sobre a evolução da virulência de patógenos e suas consequências para as estratégias de controle em saúde pública (Gandon *et al.*, 2001). Na ausência de ações de controle, suponha a existência de uma cepa residente com virulência (mortalidade induzida pelo patógeno) α. Dizemos que esta cepa é evolutivamente estável se o número esperado de casos secundários produzidos por um único hospedeiro infectado por esta cepa durante todo o seu período de transmissibilidade é máximo quando comparado a outras cepas com virulência distinta, ou seja, quando R_0 é máximo para a cepa α. Nessas condições, uma cepa com virulência distinta, digamos α^*, apresenta menor eficiência adaptativa, sendo incapaz de invadir e deslocar a cepa residente de seu nicho ecológico. Assim, as condições que possibilitam a invasão da cepa α^* podem ser obtidas pela análise da expressão que descreve sua eficiência adaptativa.

Denotemos o conceito de eficiência adaptativa da cepa α^* por $R_0[\alpha^*, \alpha]$. Podemos expressar matematicamente este conceito como o número básico de reprodução de uma cepa mutante com virulência α^* em uma população dominada pela cepa residente com virulência α, ou seja,

$$R_0[\alpha^*, \alpha] = \frac{\beta^*(\hat{x} + \sigma\hat{y})}{\delta + \alpha^* + \chi^* + \sigma\hat{h}}$$

em que $\hat{x}$ e $\hat{y}$ são, respectivamente, as densidades de hospedeiros humanos suscetível e infectado em equilíbrio epidemiológico, β^* é a taxa de transmissão da cepa não residente, $\hat{h} = \beta^* \hat{y}$ é a taxa de novas infecções pela cepa não residente em suscetíveis na condição de equilíbrio epidemiológico, χ^* é a taxa de remoção, ou perda de infecciosidade, da cepa não residente, δ é a mortalidade natural do hospedeiro e σ é a eficiência com que o hospedeiro pode sofrer uma nova infecção estando já infectado (superinfecção). Os parâmetros β, χ e h são funções da virulência.

Esses parâmetros são também funções das respostas imunológicas induzidas no hospedeiro humano por meio de diferentes estratégias vacinais. Retornando ao modelo descrito na Figura 11.5, lembramos que essas estratégias podem visar a diferentes estágios do ciclo evolutivo do parasito, tendo como consequência o bloqueio da infecção, a modificação da morbidade, ou o bloqueio da transmissão. Quando os parâmetros β, χ e h se modificam como consequência da estratégia vacinal, a virulência da cepa α não mais maximiza R_0, criando as condições para a invasão por uma cepa mutante. A maximização de R_0 $[\alpha^*, \alpha]$ em função de α^* irá fornecer a virulência evolutivamente estável da cepa mutante α^*. Deste modo, podemos estudar o comportamento de α^* em função da eficácia vacinal sob os três mecanismos de ação representados pelo modelo da Figura 11.5.

É possível desenvolver argumentos plausíveis para a dependência dos parâmetros β, χ e h nos mecanismos de ação vacinal, tal que vacinas desenhadas para reduzir a taxa de crescimento do parasito (vacinas terapêuticas) poderiam vir a permitir níveis mais altos de virulência intrínseca deste, e assim graus maiores de gravidade da doença em indivíduos não vacinados. Contrariamente, vacinas que bloqueiam a infecção ou a transmissão poderiam impor uma pressão seletiva no sentido de benignidade da doença. Essas possibilidades acrescentam novas dimensões a serem consideradas nas escolhas de estratégias vacinais.

Virulência parasitária é o produto de interações complexas entre processos evolutivos, ecológicos e epidemiológicos, e a discussão exemplifica apenas uma pequena parcela dos fatores envolvidos. Esta abordagem poderia ser enriquecida evocando-se dimensões adicionais relevantes ao problema. Neste sentido, podemos citar como fatores adicionais que interferem na fixação da virulência ótima para um determinado sistema hospedeiro-vetor-parasito o padrão de transmissão (horizontal *versus* vertical, direto *versus* indireto), a estrutura espacial e social de transmissão, os mecanismos de dispersão (hídrico, aéreo, esporos), heterogeneidades do hospedeiro (imunológica, transmissão transespécie), competição entre cepas por meio de superinfecção, dinâmica intra-hospedeiro de quase espécies (HIV), mecanismos densidade-dependentes (não linearidades), estratégias de controle (distribuição em massa de medicamentos, estratégias vacinais por meio de populações-alvo, mecanismo de ação vacinal, quarentena, busca ativa ou passiva de casos, anéis de isolamento etc.) e o tipo de reprodução (sexuada ou não) de parasitos e hospedeiros.

▸ Dinâmica da interação entre patógenos intraindivíduos

A documentação da diversidade genética, possível com as técnicas modernas da biologia molecular, revela que as infecções em hospedeiros podem ser compostas por mais de um genótipo do mesmo parasito (Read e Taylor, 2001). Esta diversidade pode ter como origem infecções sucessivas (superinfecção) por clones distintos, uma carga parasitária heterogênea no momento da infecção primária, ou mesmo a diversificação a partir de um único clone primário por meio de mutações a cada replicação. A esses mecanismos, podemos acrescentar aqueles causados pelas ações de controle em larga escala.

Fenotipicamente, essa diversidade se manifesta, por exemplo, mediante receptores na membrana de parasitos envolvidos nos mecanismos de invasão celular e, dessa maneira, no risco de aquisição da infecção e no risco de desenvolver complicações graves. Parasitos de gênero *Plasmodium*, causadores da malária, mostram especificidade por hemácias por meio de mecanismos que envolvem interações entre receptores de membranas. Essa especificidade não é única e alguns isolados parasitários de uma mesma espécie podem invadir hemácias por vias diversas, fazendo uso de receptores distintos. Torna-se plausível pensar que esses parasitos tenham desenvolvido habilidades próprias de invasão celular como parte de sua trajetória evolutiva com o intuito de superar possíveis barreiras à invasão causadas pela heterogeneidade de células hospedeiras. A variabilidade observada em sequências de DNA e na expressão de diferentes proteínas de ligação representa uma diversidade na capacidade de invasão celular, potencialmente vantajosa para o parasito ao lidar com o polimorfismo de proteínas na superfície de hemácias, assim como um mecanismo adicional de evasão à resposta imunológica. O estudo de populações de *P. falciparum* fornece, também, evidências de competição intra-hospedeiro entre cepas.

As implicações da coexistência de cepas diversas no mesmo hospedeiro são estudadas por meio da comparação do desempenho destas cepas quando isoladas com aquele na situação de mistura. Esses experimentos demonstram a presença de competição em pelo menos uma das fases de infecção mediante os mecanismos usuais já descritos em ecologia: 1) limitação de recursos, 2) interferência por ataque direto, mecânico ou químico e 3) competição indireta mediada pela resposta imunológica cruzada.

O impacto da competição entre clones pode trazer como consequência aumento da transmissibilidade em hospedeiros multiparasitados, pela realocação de recursos na produção de estágios transmissíveis em detrimento dos demais estágios. Entretanto, a gravidade da morbidade causada por infecções multiclonais é também afetada pela competição entre clones. Mecanismos relacionados com a densidade, total ou específica de clones mais virulentos, danos colaterais subsequentes à agressiva interferência mútua entre clones, ou respostas imunológicas mais exuberantes aos estímulos multiclonais formam a base dessas observações. Por último, a presença de infecções por cepas geneticamente diversas interfere de modo complexo com a relação entre virulência e habilidade competitiva de cada cepa.

Intervenções médicas modificam a diversidade genética de infecções. Em particular, as chances de infecção multiclonal diminuem com o nível de transmissão, diminuindo também a intensidade dos fenômenos relacionados com a competição interna ao indivíduo. Essa interação entre processos epidemiológicos e evolutivos tem o potencial de apresentar propriedades marcadamente não lineares, dados os mecanismos de retroalimentação existentes. As consequências a longo prazo dessas intervenções para a saúde pública são ainda pouco conhecidas e só se tornarão óbvias em escalas de tempo mais longas que a duração dos atuais ensaios epidemiológicos de eficácia. Essas complexidades tornam as predições mais difíceis e requerem o uso de modelos matemáticos elaborados.

▸ Genética populacional e filogenética

A disponibilidade de sequências de nucleotídios e aminoácidos coletadas em diferentes locais, em diferentes tempos, e acompanhada de informações epidemiológicas, como o intervalo de tempo decorrido entre a infecção e o sequenciamento ou o estágio de evolução do parasito em seu ciclo de vida, tem permitido a extensão dos modelos compartimentais clássicos (Drummond *et al.*, 2003; Grenfell *et al.*, 2004). Esses dados fornecem a base para a análise filogenética. Esta análise torna-se útil, por exemplo, para identificar o local, o tempo e mecanismos de emergência de cepas virulentas, o que pode ajudar no desenho de medidas de controle em saúde pública que reduzam a oportunidade de aparecimento dessas cepas.

As principais questões levantadas na presença desse tipo de informação surgem do casamento da genética populacional com a dinâmica populacional e a evolução molecular. Assim, procura-se esclarecer como a variação genética observada em parasitos pode ser modulada pela resposta imunológica do hospedeiro, também heterogênea, pelos gargalos do processo infeccioso no qual um número reduzido de cepas obtém sucesso ao infectar um novo hospedeiro suscetível, e a dinâmica epidêmica, esta última fruto de estruturas de contato complexas e sujeitas a ações de controle variadas e de longa duração.

Modelos de evolução molecular permitem, por exemplo, a estimação de tempos de divergência entre cepas, de padrões temporais de tamanho populacional, bem como sua estrutura, e de taxas de substituição de nucleotídios discriminando a deriva genética (*genetic drift*), a ação de pressões evolutivas ou a seleção e a migração em populações reprodutivas. Para isto, as sequências moleculares das populações em questão devem ser amostradas por centenas ou milhares de gerações de tal modo que as mutações se acumulem durante o período de observação. Nesse contexto, o conceito de relógio molecular torna-se central e sua existência é avaliada ao se inferir a forma funcional que relaciona o número de mutações acumuladas, δ, no intervalo amostral, t, determinado pela taxa de mutações, por unidade de tempo e por *locus*, $\mu(t)$.

Em saúde pública, esses métodos foram utilizados com sucesso no estudo de infecções diversas por vários agentes, revelando importantes aspectos do processo infeccioso. Quando aplicados ao estudo de sequências de HIV intrapaciente, estando este sob a ação de antirretrovirais, revelaram um significativo decréscimo da taxa de substituição após o início da terapia, indicando que os fármacos antirretrovirais utilizados eram efetivos na diminuição da replicação viral. A dinâmica viral intra-hospedeiro pode também ser associada àquela entre hospedeiros, ao se conhecer a história de transmissão. Esta comparação mostrou que dois vírus transmitidos simultaneamente, a partir de um único hospedeiro infectado, poderiam divergir geneticamente de modo substancial, indicando que os vírus transmitidos são provenientes de uma grande população. Ainda, padrões filogenéticos de evolução do HIV intra-hospedeiro indicam que as cepas mais virulentas geralmente não são transmitidas entre hospedeiros, mas surgem nos estágios finais de progressão da infecção para a doença, compatível com a hipótese de que a virulência do HIV aparece como um subproduto da dinâmica de infecção intra-hospedeiro. Já estudos em epidemiologia molecular mostram-se importantes no monitoramento de doenças virais emergentes, sugerindo as fontes e rotas de transmissão de novos patógenos. O exemplo recente da síndrome respiratória aguda grave (SARS) e o constante processo de reemergência do vírus da influenza A ilustram aplicações deste tipo. Mecanismos semelhantes podem também ser observados em parasitos de replicação mais lenta. A análise filogenética de cepas virulentas de *Escherichia coli* e a alta taxa de mutações não sinônimas em genes que controlam a virulência indicam que a virulência está sob ação de pressões seletivas positivas neste patógeno.

A observação de diversos padrões filogenéticos sugere uma primeira tentativa de classificação da dinâmica evolutiva. Essas categorias são constituídas por: 1) infecções agudas, em que o período infeccioso é medido em dias ou semanas, gerando forte resposta imunológica cruzada, como exemplificado pelo sarampo; 2) infecções agudas com resposta imunológica cruzada apenas parcial, como exemplificado pelo vírus influenza A; 3) infecções com resposta imunológica ampliada gerando reforço positivo entre cepas, como no caso da dengue; e 4) infecções persistentes como as determinadas pelo HIV e HCV nas quais se observam padrões filogenéticos distintos intra e inter-hospedeiros. Resumidamente, esses padrões são gerados por mutações nas bases de DNA e replicações do parasito moduladas pela resposta imunológica do hospedeiro à infecção (que exerce pressão seletiva), do gargalo à transmissão (que dá forma à diversidade parasitária), de gargalos sazonais, gargalos geográficos e sociais, e finalmente ações de controle em larga escala.

O volume crescente de informações sobre processos moleculares em parasitos, e, similarmente, o acesso a informações detalhadas sobre padrões de contato sociais e geográficos têm permitido a integração de diversas disciplinas como a dinâmica populacional, a genética populacional e a filogenética. O conjunto de resultados gerados a partir dessa integração passa a ter implicações nos desenhos de ensaios epidemiológicos para a avaliação de novas intervenções e no desenvolvimento de novas vacinas. Esses modelos podem ser usados, por exemplo, para predizer as cepas responsáveis por surtos futuros de epidemias ou pandemias recorrentes como as causadas pelo vírus da influenza.

▸ Referências bibliográficas

Anderson RM, May RM. *Infectious Diseases of Humans: Dynamics and Control*, Oxford University Press, New York, 757 pp, 1991.

Aron JL, May RM. The population dynamics of malaria. In Anderson RM, *Population Dynamics of Infectious Diseases: Theory and Applications*, Chapman and Hall, London, p. 139-179, 1982.

Codeco CT, Luz PM *et al.* Risk assessment of yellow fever urbanization in Rio de Janeiro, Brazil. *Tran R Soc Trop Med Hyg.* 98: 702-710, 2004.

Daley DJ, Gani JM. *Epidemic Modelling: An Introduction*, Cambridge University Press, New York, 213 pp, 1999.

Day T. The evolution of virulence in vector-borne and directly transmitted parasites. *Theor Popul Biol.* 62: 199-213, 2002.

Diekmann O, Heesterbeek JAP. *Mathematical Epidemiology of Infectious Diseases: Model Building, Analysis, and Interpretation*, John Wiley, New York, 303 pp, 2000.

Dietz K. Transmission and control of arboviruses. In Ludwig D, Cooke KL (eds), *Epidemiology*, SIAM, Philadelphia, p. 104-121, 1975.

Dietz K, Molineaux L *et al.* Malaria model tested in African Savannah. *Bull WHO.* 50: 347-357, 1974.

Drummond AJ, Pybus OG *et al.* Measurably evolving populations. *Trends Ecol Evol.* 18: 481-488, 2003.

Ewald PW. *Evolution of Infectious Disease*, Oxford University Press, New York, 298 pp, 1994.

Galvani AP. Epidemiology meets evolutionary ecology. *Trends Ecol Evol.* 18: 132-139, 2003.
Gandon S, Mackinnon MJ *et al.* Imperfect vaccines and the evolution of pathogen virulence. *Nature.* 414-6865: 751-756, 2001.
Garrett-Jones C. Prognosis for interruption of malaria transmission through assessment of the mosquito's vectorial capacity. *Nature.* 204: 1173-1175, 1964.
Grenfell BT, Pybus OG *et al.* Unifying the epidemiological and evolutionary dynamics of pathogens. *Science* 303: 327-332, 2004.
Halloran ME, Struchiner CJ *et al.* Modeling malaria vaccines. 2. Population effects of stage-specific malaria vaccines dependent on natural boosting. *Mathem Biosc.* 94: 115-149, 1989.
Heesterbeek JAP. A brief history of R_{-0} and a recipe for its calculation. *Acta Biotheoretica.* 50: 189-204, 2002a.
Heesterbeek JAP. A brief history of R_{-0} and a recipe for its calculation. *Acta Biotheoretica* 50: 375-376, 2002b.
Keeling MJ, Rohani P. *Modeling Infectious Diseases in Humans and Animals*, Princeton University Press, New York, 408 pp, 2007.
Luz PM, Codeco CT *et al.* Uncertainties regarding dengue modeling in Rio de Janeiro, Brazil. *Mem Inst Oswaldo Cruz.* 98: 871-878, 2003.
Macdonal G. Dynamics of helminth infections with special reference to schistosomes. *Trans R Soc Trop Med Hyg* 59: 489, 1965.
Massad E, Burattini MN *et al.* Which phase of the natural history of HIV infection is more transmissible? *Intern J Std & Aids* 13: 430-431, 2002.
Massad E, Menezes RX *et al. Métodos Quantitativos em Medicina*, Manole, Barueri, 561 pp, 2004.
Molineaux L. The pros and cons of modelling malaria transmission. *Trans R Soc Trop Med Hyg.* 79: 743-747, 1985.
Nowak MA, May RM. *Virus Dynamics: Mathematical Principles of Immunology and Virology*, Oxford University Press, New York, 237 pp, 2000.
Otto SP, Day T. *A Biologist's Guide to Mathematical Modeling in Ecology and Evolution*, Princeton University Press, New York, 752 pp, 2007.
Perelson AS. *Theoretical Immunology*: The Proceedings of the Theoretical Immunology Workshop, June 1987, Santa Fe, New Mexico. Addison-Wesley, Redwood City, CA, 1988.
Read AF, Taylor LH. The ecology of genetically diverse infections. *Science* 292-5519: 1099-1102, 2001.
Ribeiro JMC, Struchiner CJ *et al.* Dinâmica de transmissão de doenças. In Medronho RA, Carvalho DM *et al.* (eds), *Epidemiologia*, Atheneu, São Paulo.
Ross R. An application of the theory of probabilities to the study of a priori pathometry – Part I. *Proc R Soc London A.* 42: 204-230, 1916.
Struchiner CJ, Halloran ME *et al.* Modeling malaria vaccines. 1. New uses for old ideas. *Math Biosc.* 94: 87-113, 1989.
Yang HM. *Epidemiologia Matemática: Estudo dos Efeitos da Vacinação em Doenças de Transmissão Direta*, Unicamp, Campinas, 239 pp, 2001.
Yang HM. Comparison between schistosomiasis transmission modelings considering acquired immunity and age-structured contact pattern with infested water. *Math Biosc.* 184: 1-26, 2003.

12 Fatores Genéticos nas Doenças Infecciosas e Parasitárias

Pedro H. Cabello

▸ A problemática das doenças infecciosas e parasitárias

Um dos desafios colocados frente ao geneticista é tratar de características que não dependem de fatores genéticos de transmissão mendeliana. Grande parte das doenças se apresenta como resultado da interação entre fatores genéticos (do agente causal e do hospedeiro) e fatores do ambiente. Essas interações são de grande complexidade e sua análise propiciou o surgimento de uma nova área da ciência, a epidemiologia genética, a qual teve que desenvolver uma metodologia totalmente diferente daquela utilizada na análise de características monogênicas. Características como doenças infectoparasitárias, distúrbios como diabetes, câncer, doenças cardíacas, neurodegenerativas e outras são, em geral, produtos tanto de fatores do ambiente como da atuação de muitos genes (poligenes), daí o porquê de elas serem denominadas características multifatoriais.

Na relação parasito-hospedeiro, duas questões básicas precisam ser consideradas: o que determina ou regula quantitativamente a infecção? E por que muitas pessoas são infectadas quando entram em contato com o parasito, algumas adoecem e uma pequena porção morre por causa da doença?

O sucesso do estabelecimento de um parasito particular em um hospedeiro particular é o resultado de uma série de interações e, obviamente, o *background* genético do hospedeiro se constitui em fator de suma importância, cuja atuação pode ser observada em vários níveis (Tabela 12.1). Os padrões de comportamento, geneticamente determinados, devem influenciar o contato inicial entre o parasito e o hospedeiro, e a partir disso desencadear uma série de interações dependentes de características estruturais e fisiológicas. Destaca-se, nessas interações, o desencadeamento de um conjunto formidável de mecanismos e elementos, os quais constituem a maquinaria imunológica que, certamente, são dependentes da atuação de diferentes genes (Wakelin, 1981).

A Tabela 12.1 mostra que o *background* genético do hospedeiro é um fator da maior importância em grande parte dos estágios da interação parasito-hospedeiro, mas não devemos esquecer que essas interações devem ser influenciadas também pela variabilidade genética do parasito. O problema se torna mais complexo quando observamos que os micro-organismos continuamente são capazes de alterar seu padrão genético em resposta a mudanças de seu ambiente; esta contínua adaptação é responsável pela enorme variabilidade entre o micro-organismo e o hospedeiro (Segal e Hill, 2003). Deve-se enfatizar, ainda, que grande parte da interação parasito-hospedeiro está relacionada com o conceito de resistência natural, isto é, a existência de fatores que não são necessariamente adaptativos, pois existem independentemente da presença do parasito.

Sintetizando, a identificação das interações entre fatores genéticos e ambientais na infecção e no desenvolvimento de doenças infecciosas e parasitárias deve, necessariamente, ser abordada de maneira integrada pela genética e pela epidemiologia.

▸ A epidemiologia genética

A complexidade da interação entre o agente causal, o hospedeiro e o ambiente é amplamente conhecida na medicina e tem sido objeto de grande parte dos estudos voltados para a infecção e o desenvolvimento das diversas formas clínicas das doenças infecciosas e parasitárias. Entretanto, considerável parte desses esforços estava focada principalmente no estudo do agente causal, do vetor e das condições do ambiente. Pouca ênfase era dada aos fatores genéticos do hospedeiro. Somente quando as medidas de saúde pública reduziram o impacto das doenças infecciosas nas sociedades industrializadas ("países desenvolvidos") os geneticistas começaram a desenvolver a epidemiologia genética, uma área concernente aos estudos da relação entre a herdabilidade genética e as doenças. O reconhecimento dessa nova área foi feito inicialmente por Neel e Shull (1954), seguidos por Blumberg (1961) e Morton *et al.* (1967).

A epidemiologia genética pode ser definida como a ciência que trata da etiologia, da distribuição, do controle da doença em grupos de parentes e com as causas herdáveis da doença nas populações (Morton, 1982). Nesta definição, os grupos de parentes podem ser tão próximos como os gêmeos e se estender até um grupo étnico; e o termo *herdável* é usado em um sentido bastante amplo, incluindo tanto a herança biológica como a cultural. Certamente, as doenças dependem tanto dos fatores biológicos do hospedeiro como das causas exógenas, embora uma ou outra possa ter um papel preponderante em uma doença particular.

A epidemiologia genética vem preencher uma lacuna entre a genética e a epidemiologia. Os geneticistas estavam acostumados a aleatorizar ou controlar os fatores ambientais, focalizando seus esforços nos fatores genéticos, considerando os fatores do ambiente como ruído, mas têm grandes dificuldades ao tratarem de características onde o ambiente não pode ser manipulado. Por outro lado, os epidemiologistas abordavam o problema no sentido oposto, envolvendo-se bastante com as causas ambien-

Tabela 12.1 Níveis de atuação do background genético na interação parasita-hospedeiro.

Estágio da interação	Comportamento	Estrutura	Fisiologia	Imunidade
Contato	+	+		
Infecção		+	+	
Desenvolvimento		+	+	+
Reprodução			+	+

Fonte: Wakelin, 1981.

tais da doença, mas negligenciando os determinantes genéticos da mesma. A epidemiologia genética tenta, então, conciliar essas duas áreas, eliminando as distorções produzidas por esses dois tipos de abordagem (ambientalista e hereditária).

Assim, na década de 1970-1980, diversos modelos matemáticos foram desenvolvidos tentando parametrizar as causas determinantes da doença (Morton, 1974; Rao e Morton, 1974; Rao *et al.*, 1979; Cloninger *et al.*, 1979); esses modelos tratavam basicamente da análise de semelhança familiar. Dentre tais modelos, a análise de trajetórias tem sido muito útil na avaliação da contribuição dos fatores genéticos e culturais na determinação de características multifatoriais.

▸ O primórdio dos estudos da relação entre a genética do hospedeiro e as doenças parasitárias

O primeiro exemplo concreto sobre a relação entre fatores genéticos e o desenvolvimento de uma doença foi dado pela interação do polimorfismo da cadeia β da hemoglobina, a anemia siclêmica e a malária provocada pelo *Plasmodium falciparum*. Pauling *et al.* (1949) mostraram que uma anemia hereditária, comum em americanos de ascendência africana, podia ser caracterizada pela corrida eletroforética da hemoglobina. Os indivíduos infectados apresentavam uma hemoglobina anormal de mobilidade eletroforética mais lenta do que a hemoglobina normal. Esta hemoglobina denominada S (do inglês *slow*) é produto da substituição de um ácido glutâmico por uma valina na posição 6 da cadeia β da hemoglobina (Ingram, 1959). Os indivíduos que carregam essa hemoglobina podem apresentar duas formas da doença: a) anemia leve, porém com a característica de que seus glóbulos vermelhos adotam a forma de foice quando submetidos à baixa tensão de oxigênio; estes indivíduos são heterozigotos para o gene S e são capazes de sintetizar ambas, uma hemoglobina normal (A) junto com uma hemoglobina anormal (S); a forma grave da anemia, pela condição homozigota SS, que devido a seus efeitos pleiotrópicos, apresenta uma série de manifestações mórbidas que pode levá-los à morte.

O polimorfismo da cadeia β das hemoglobinas tem uma interação extremamente significativa com a malária: as hemácias dos indivíduos normais para a hemoglobina (homozigotos AA) constituem um meio apropriado para o desenvolvimento do *P. falciparum*, portanto esses indivíduos tornam-se suscetíveis à malária; já as hemácias dos heterozigotos AS dificultam o desenvolvimento do parasito e, consequentemente, apresentam anemia leve associada a malária também leve. Por outro lado, no caso dos homozigotos SS, os parasitos não se desenvolvem, a malária não se estabelece, porém essas pessoas apresentam a forma grave da anemia. Em outras palavras, a hemoglobina S em estado heterozigoto proporciona alguma proteção contra a malária causada pelo *P. falciparum* (Allison, 1954a, b). Temos, então, um exemplo clássico de polimorfismo genético sendo mantido por seleção a favor dos heterozigotos, fenômeno denominado *heterose*, em que ambos os alelos (A e S) são favorecidos pela seleção. É claro que esse fenômeno só ocorre em populações nas quais a hemoglobina S está presente e a malária por *P. falciparum* é endêmica.

Ainda em relação à malária, deve-se mencionar que tanto as talassemias (α-*minor* e β-*major*) como a deficiência para a glicose-6-fosfodesidrogenase (G6PD) também têm sido sugeridas como protetores contra a malária (Siniscalco *et al.*, 1961).

Também é conhecido que os indivíduos homozigotos *FyFy* (carentes do antígeno Duffy) oferecem resistência à invasão pelo *P. vivax*. Miller *et al.* (1976) mostraram que os antígenos Fy^a ou Fy^b, do sistema Duffy, na superfície das hemácias funcionavam como receptores necessários para a penetração dos merozoítos de *P. vivax* dentro destas células. A frequência de africanos com o fenótipo *Fy* (a-b-) é muito alta, o que torna essas populações resistentes à infecção malárica por *P. vivax*.

É importante mencionar aqui que o trabalho dos geneticistas em relação à possível associação entre polimorfismos genéticos e doenças infecciosas tinha dois objetivos básicos: saber se determinada doença fazia parte do processo responsável pela manutenção dos polimorfismos ou se a suscetibilidade/resistência a uma doença era condicionada pela sua associação com determinados polimorfismos genéticos. Ambos os objetivos parecem ter a mesma importância, e a metodologia utilizada para seu estudo é similar, porém os níveis de exigência dos resultados são completamente diferentes. Do ponto de vista da genética de populações, a observação de uma pequena, mas significante, associação entre o polimorfismo e a doença é um resultado sumamente importante para explicar mecanismos de manutenção dos polimorfismos. Mas, se o interesse está focado na explicação da suscetibilidade (ou resistência) a determinada doença, então a associação resultante deve ser suficientemente grande para ter um valor diagnóstico ou prognóstico significativo (Beiguelman, 1994).

▸ O controle genético da suscetibilidade a doenças

Até 1970, grande parte do conhecimento relativo à variabilidade do hospedeiro era baseada na experiência de clínicos e criadores de animais domésticos em relação à doença e em outros poucos estudos realizados utilizando correlações entre gêmeos. A rigorosa demonstração do controle genético da suscetibilidade a doenças deve-se principalmente aos trabalhos de Lurie *et al.* (1952), trabalhando com tuberculose em coelhos, e a Webster e Gowen, estudando a infecção por *Salmonella typhimurium* em camundongos (Bradley e Blackwell, 1981).

Esses trabalhos foram bem-sucedidos ao mostrar que a variação na resposta do hospedeiro era geneticamente controlada, porém não conseguiram determinar os mecanismos; isso deve ser atribuído tanto ao limitado conhecimento da genética e da imunologia da época como à metodologia utilizada. Basicamente, os animais para experimentação eram obtidos por meio de cruzamentos extremamente seletivos à procura de linhagens suscetíveis e resistentes; isso era feito pelo endocruzamento contínuo. É claro que este tipo de cruzamento produziu linhagens altamente suscetíveis e outras extremamente resistentes, e portanto um meio fácil de mostrar o controle genético da suscetibilidade. No entanto, este método faz com que todos os genes de suscetibilidade e resistência sejam acumulados, de tal maneira que um gene principal (de efeito bastante significativo) seja completamente mascarado por muitos outros genes de pequeno efeito.

As análises de segregação das linhagens suscetíveis × resistentes mostraram que tais características eram altamente poligênicas, e a busca de genes principais tornou-se comprometida pelo grande esforço a ser realizado e com poucos resultados significativos. Entretanto, as mudanças metodológicas, o incremento do conhecimento da genética das linhagens dos animais de experimentação e os avanços na imunologia possibilitaram alguns progressos na busca de genes candidatos para a suscetibilidade/resistência de linhagens de camundongos a doenças parasitárias como malária, *Toxoplasma* e tripanossomíases (Araújo *et al.*, 1976; Morrison e Murray, 1979; Eugui e Allison, 1979).

▸ A pesquisa de genes para suscetibilidade a doenças multifatoriais

Como mencionado, o estudo das doenças parasitárias é um grande desafio, dado o complexo mecanismo de interações entre a variabilidade do agente vetor, da diversidade dos fatores ambientais e do *background* genético do hospedeiro. Entretanto, é muito mais razoável pensar que os fatores genéticos do hospedeiro envolvem muitos genes polimórficos antes que mutações raras.

Uma primeira questão a ser abordada na pesquisa de mecanismos genéticos associados à suscetibilidade seria a procura de indivíduos geneticamente resistentes que não se infectam e/ou não desenvolvem a doença mesmo compartilhando o mesmo ambiente com indivíduos infectados e que teoricamente constituem um foco de infecção. Exemplo desse tipo de observação pode ser visto no caso da hanseníase (Beiguelman, 1994).

Um segundo indicador da existência de fatores genéticos na suscetibilidade a doenças é a maior concordância em gêmeos monozigóticos do que em gêmeos dizigotos. Um exemplo é proporcionado por estudos sobre a tuberculose em grupos de gêmeos mono e dizigotos. Enquanto 87,2% de monozigóticos eram concordantes em relação à tuberculose, a concordância entre dizigotos era de só 25,6% (Kallmann e Reisner, 1943).

Outro aspecto de importância na procura de determinantes genéticos da suscetibilidade é o estudo das correlações intrafamiliares. Cabello *et al.* (1995), trabalhando sobre famílias residentes em zona endêmica da leishmaniose visceral (LV), verificaram a não existência de correlação para a LV entre os pais (pai × mãe), porém correlações significativas foram observadas nas comparações pais × filhos e entre pares de irmãos. Sabendo-se que o compartilhamento de genes entre os pais é relativamente baixo (dependendo das frequências populacionais), mas que a correlação genética entre pais e filhos e entre irmãos é de aproximadamente ½ e ¼, respectivamente, os resultados da agregação familiar antes observados são evidências claras da existência de mecanismos genéticos na infecção pela *Leishmania chagasi* (veja Tabela 12.2).

▸ Alguns modelos simples de análise de agregação familiar (tabelas de contingência)

Aqui será mostrado como simples tabelas de contingência possibilitam determinar a existência de agregação familiar para doenças em geral.

Modelo geral:

	Indivíduo A		
Indivíduo B	Infectado	Não infectado	Total
Infectado	a	b	n_1
Não infectado	c	d	n_2
Total	n_3	n_4	N

A existência de associação para infecção entre o indivíduo A e o indivíduo B pode ser medida por um teste de qui-quadrado (com correção de Yates, para evitar distorções devidas ao tamanho das amostras):

$$\chi_1^2 = \frac{(|ad - bc| - N/2)^2\ N}{n_1 \cdot n_2 \cdot n_3 \cdot n_4}$$

Este qui-quadrado tem um grau de liberdade. Se o nível de significância com o que queremos trabalhar para fazer nossas inferências for igual a 0,05, então χ^2 crítico será igual a 3,841, portanto, considera-se que exista associação se o valor do χ^2 calculado na amostra for superior ao χ^2 crítico.

Por outro lado, se o χ^2 for significativo, será possível calcular o valor do grau de associação:

$$Q = \frac{ad - bc}{ad + bc}$$

O valor de Q (grau de associação) calculado por esta fórmula pode variar de −1 até +1, passando pelo valor zero (nenhuma associação).

É possível ainda estimar o risco relativo por meio da razão entre os produtos cruzados (OR, do inglês *Odds-Ratio*):

$$OR = \frac{ad}{bc}$$

Para exemplificar o tipo de análise proposto, serão utilizados os dados apresentados por Cabello *et al.* (1995), em um estudo de agregação familiar para infecção por *L. chagasi* (Tabela 12.2).

Tabela 12.2 Tabelas de contingência para várias relações familiares.

Esposa	Esposo: Infectado	Esposo: Não infectado	Total
Infectado	21	13	34
Não infectado	20	32	52
Total	41	45	86
$\chi_1^2 = 3{,}5898$	Nenhuma associação		

Filho(a)	Pai: Infectado	Pai: Não infectado	Total
Infectado	54	36	90
Não infectado	130	165	295
Total	184	201	385
$\chi_1^2 = 6{,}392$	Associação significante		
Q = 0,3113	OR = 1,90		

Filho(a)	Mãe: Infectada	Mãe: Não infectada	Total
Infectado	52	42	94
Não infectado	84	202	286
Total	136	244	380
$\chi_1^2 = 16{,}615$	Associação significante		
Q = 0,4971	OR = 2,98		

Fonte: Cabello *et al.*, 1995.

Alternativamente, é bastante interessante verificar a distribuição de filhos dependendo do fenótipo dos pais (Tabela 12.3).

Neste tipo de tabela, pode-se observar como varia entre as classes a proporção de filhos infectados (p_i). Para checar se a distribuição filial depende do tipo de fenótipos apresentados pelos pais, podemos facilmente calcular o valor do χ^2 (com 2 graus de liberdade = nº de linhas − 1):

$$\chi_2^2 = \frac{\Sigma(p_i \cdot a_i) - P \cdot A}{P \cdot Q}$$

em que Q = 1 − P (ou B/N).

Esse modelo será exemplificado utilizando os dados sobre agregação familiar em relação à LV (Cabello *et al.*, 1995) (Tabela 12.4).

O valor do qui-quadrado obtido é extremamente significativo, o que indica que o caráter infectado do filho depende do tipo de acasalamento. Neste caso, podemos observar que na classe Infectado × Infectado a proporção de filhos infectados (0,5063) é maior do que a dos outros dois tipos de casal, e ainda podemos notar que esta classe é a que apresenta a maior contribuição para o valor do χ^2 total (20,2520).

Finalmente, um outro tipo de análise que permite testar a existência de agregação familiar para a infecção (ou

Tabela 12.3 Esquema da distribuição de filhos de acordo com o fenótipo dos pais.

Tipo de casal	Fenótipo dos filhos: Infectado (a)	Não infectado (b)	Total (n)	a/n (p)	p · a
Inf × Inf	a_1	b_1	n_1	p_1	$p_1 \cdot a_1$
Inf × Não inf	a_2	b_2	n_2	p_2	$p_2 \cdot a_2$
Não -inf × Não inf	a_3	b_3	n_3	p_3	$p_3 \cdot a_3$
Total	A	B	N	P = A/N	P · A

Tabela 12.4 Distribuição de filhos de acordo com o fenótipo dos pais em relação à infecção para leishmaniose visceral.

	Fenótipo dos filhos				
	Infectado	Não infectado	Total		
Tipo de casal	(a)	(b)	(n)	a/n (p)	p · a
Inf × Inf	40	39	79	0,5063	20,2520
Inf × Não -inf	17	129	146	0,1164	1,9788
Não -inf × Não -inf	30	115	145	0,2069	6,2070
Total	87	283	370	0,2351	6,2070

$\Sigma p_i \cdot a_i = 28,4378$; $Q = 0,7649$ $\chi_2^2 = \frac{28,4378 - 20,4537}{(0,2351)(0,7649)} = 44,3985$

desenvolvimento da doença) é estudar a distribuição de pares de irmãos. Aqui são computados todos os possíveis pares de irmãos dentro de cada família, o que torna possível um aumento do tamanho amostral sem mudar a proporção de indivíduos infectados. Por exemplo, uma família com quatro filhos, em que o 1º é infectado, o 2º não infectado, o 3º não infectado e o 4º infectado, pode formar os seguintes pares:

1º par infectado (1º filho)/Não infectado (2º filho)
2º par infectado (1º filho)/Não infectado (3º filho)
3º par infectado (1º filho)/Infectado (4º filho)
4º par não infectado (2º filho)/Não infectado (3º filho)
5º par não infectado (2º filho)/Infectado (4º filho)
6º par não infectado (3º filho)/Infectado (4º filho)

Dessa maneira, de uma amostra de quatro filhos, são obtidos seis pares de observações e o número de infectados continua sendo igual ao número de não infectados.

Após feitas essas combinações dentro de cada família, é possível organizar o conjunto total de pares de irmãos em todas as famílias:

Infectado/ Infectado	Infectado/ Não infectado/	Não infectado/ Não infectado	Total
n_{AA}	n_{AN}	n_{NN}	N

A proporção de indivíduos infectados será calculada como:

$$p = \frac{2n_{AA} + n_{AN}}{2N}$$

A proporção de indivíduos Não infectados é igual a 1-p.

O número esperado para cada uma das classes será calculado como Np^2, $2Npq$ e Nq^2, respectivamente. Assim, calcula-se o valor de χ^2 (com 1 grau de liberdade) de acordo com a fórmula tradicional:

$$\chi^2 = \Sigma \frac{(\text{Observado} - \text{Esperado})^2}{\text{Esperado}}$$

Utilizando como exemplo os dados da Tabela 12.5:

$$p = \frac{2(101) + 236}{2(966)} = 0,2267; \; q = 0,7733$$

Cálculo dos esperados:

$$Np^2 = 966\,(0,2267)^2 = 49,65$$
$$2Npq = 2\,(966)\,(0,2267)\,(0,7733) = 338,70$$
$$Nq^2 = 966\,(0,7733)^2 = 577,65$$
$$\chi_1^2 = 88,813$$

O valor do χ^2 calculado é extremamente significativo, o que mostra marcada agregação entre os pares de irmãos. Nota-se que a distribuição observada de pares de irmãos não é casual; existe um número excessivo de irmãos Infectados/Infectados e de Não infectados/Não infectados em relação aos esperados se a distribuição fosse aleatória. Observa-se ainda a falta de pares Infectados/Não infectados.

Os exemplos aqui apresentados mostram claramente a existência de uma agregação familiar em relação à infecção por *L. chagasi*, o que sugere a existência de fatores genéticos envolvidos nesse processo (sem deixar de considerar que parte dessa agregação pode ser devida ao ambiente familiar comum).

Tabela 12.5 Distribuição de pares de irmãos de acordo com a infecção por Leishmania chagasi.

Pares	Infectado/ Infectado	Infectado/ Não infectado	Não infectado/ Não infectado	Total
Observados	101	236	629	966
Esperados	49,65	338,70	577,65	966

Fonte: Cabello *et al.*, 1995.

Principais estratégias para a pesquisa de genes de suscetibilidade em doenças multifatoriais

No momento, existem quatro técnicas metodológicas que vêm sendo aplicadas na pesquisa de genes de suscetibilidade: Análises de Ligação Genética, Análises de Associação, Testes de Desequilíbrio de Transmissão e Análise de Associação utilizando um grande número de polimorfismos de base única conhecidos por SNP (do inglês *Singular Nucleotide Polymorphisms*).

Análise de ligação genética (linkage)

O fato de os sistemas genéticos constituírem estruturas arranjadas linearmente torna-se um fator de restrição para a segregação independente dos genes, uma vez que genes situados no mesmo cromossomo (sintênicos) tendem a ser transmitidos em conjunto; isso é conhecido como *ligação genética* (ou *linkage*). Dois genes próximos entre si são separados durante a meiose pela recombinação por permuta cromossômica (ou *crossing over*), de maneira menos frequente (< 50%) do que dois genes sintênicos, porém muito afastados entre si. Neste último caso, a frequência de recombinação torna-se tão comum como se esses genes estivessem em cromossomos diferentes, cuja taxa de recombinação é igual a 50%. Observa-se que quando dois genes estão completamente ligados a taxa de recombinação é igual a zero, enquanto dois genes independentes (localizados em cromossomos diferentes ou extremamente afastados entre si) segregam com uma taxa de recombinação (θ) igual a ½. Portanto, diz-se que dois genes estão ligados se a taxa de recombinação entre eles é $0 \geq \theta < ½$. Isso possibilita definir um conjunto de sistemas organizados linearmente, de acordo com suas frequências de recombinação, constituindo os chamados mapas cromossômicos.

Para entender melhor este assunto, suponham-se dois *loci* gênicos ligados constituídos pelos alelos *A,a* e *B,b*, respectivamente. Se os alelos *A* e *B* estiverem localizados no mesmo cromossomo e os alelos *a* e *b* situados no cromossomo homólogo, dizemos que esses genes estão em posição *Cis* ou acoplamento. Por outro lado, se o alelo *A* está no mesmo cromossomo do alelo *b* e o alelo *a* no mesmo cromossomo que carrega o alelo *B*, dizemos que os genes estão em posição *Trans* ou de repulsão.

A Tabela 12.6 nos mostra os possíveis gametas resultantes de um zigoto duplo-heterozigoto (AaBb).

Podemos observar que, em qualquer dos casos (acoplamento ou repulsão), a segregação de gametas recombinantes (não existentes no zigoto original) corresponde a uma fração ou taxa igual a θ, enquanto os gametas parentais (existentes no zigoto original) segregam em uma proporção igual a $1-\theta$. A estimativa do valor de θ pode ser obtida por meio da informação fornecida pelos *pedigrees* de grupos familiares nucleares (pai, mãe e filhos). Tais análises podem ser feitas por observação direta da segregação filial ou fazendo-se uso do método da verossimilhança máxima (geralmente empregados pelos programas computacionais utilizados na análise de ligação genética).

A análise de ligação apresenta dois problemas: a) o número de famílias informativas normalmente é muito pequeno; b) a probabilidade de que dois genes estejam ligados "por acaso" (aleatoriamente) é pequena (ao redor de 0,054) e, portanto, uma grande fração de ligação fracamente significativa, na realidade, é espúria.

Esses dois problemas foram resolvidos por Morton (1956a, b, 1957), que propôs o método conhecido por *Lod Score*, que faz uso da seguinte fórmula:

$$z_i(\theta) = \log_{10}[P_i(\theta)/P_i(1/2)]$$

como sendo a contribuição para o *Lod Score* de θ produzido pelo i-ésimo *pedigree*, em que Pi (1/2) é a probabilidade sob a hipótese nula de que θ é igual a ½ (não ligação). Portanto, nesta hipótese nula, a desigualdade

$$P\{z_i(\theta) > \log A|H_0\} < 1/A$$

é exata, mesmo em amostras pequenas, e mostra forte evidência para ligação se A é suficientemente grande. Em geral, assume-se o valor de A como sendo igual a 1.000 (*i. e.*, $\log_{10} A = 3$), que assegura que a maior parte dos escores significantes é devida à ligação genética.

No caso das doenças multifatoriais, atualmente é utilizado o método de *ligação não paramétrica*, que emprega pares de irmãos afetados como fontes de informação, e o modelo utilizado não requer a assunção de qualquer modo de herança. Neste tipo de abordagem, é necessária a coleta de um grande número de irmãos infectados e são analisados entre 300 e 400 microssatélites marcadores distribuídos ao longo de todo o genoma. É claro que, neste caso, é absolutamente necessário o auxílio de programas computacionais de análise de ligação. A vantagem deste método é que a localização dos genes de suscetibilidade é feita rastreando o genoma completo. Entretanto, este método tem um baixo poder resolutivo; mesmo utilizando centos de famílias como amostra, o método poderá detectar somente variantes que contribuem fortemente para a suscetibilidade, com um OR igual ou superior a 4. Dessa forma, são detectadas regiões de suscetibilidade extremamente grandes, sendo necessários muitos passos sucessivos até identificar o gene da suscetibilidade.

Tabela 12.6 Probabilidades de segregação de um duplo heterozigoto quando os genes estão ligados.

		Segregação de gametas			
Posição	**Genótipo**	**AB**	**Ab**	**aB**	**ab**
Acoplamento	AB/ab	$\frac{1-\theta}{2}$	$\frac{\theta}{2}$	$\frac{\theta}{2}$	$\frac{1-\theta}{2}$
Repulsão	Ab/aB	$\frac{\theta}{2}$	$\frac{1-\theta}{2}$	$\frac{1-\theta}{2}$	$\frac{\theta}{2}$

▪ Análise de associação

Um tipo de análise, comum em estudos de associação entre um determinado marcador genético (p. ex., um alelo de risco) e uma doença, é feito por meio de dados populacionais do tipo caso-controle, ordenados em forma de tabelas de contingência do tipo 2 × 2, cuja notação é apresentada na Tabela 12.7.

Pode-se observar que a análise deste tipo de tabela (Tabela 12.7) pode ser feita de maneira similar àquela já apresentada anteriormente, porém com o intuito de encontrar um índice que permita estimar o risco relativo. Woolf (1955) desenvolveu um método para estudar a associação entre uma doença e grupos sanguíneos, que facilmente pode ser estendido para outras situações, comuns em genética humana (Tabela 12.8).

Pode-se notar que a proporção de doentes que apresentam o alelo de risco é igual a 0,53 (= 106/200), enquanto na população controle a proporção de indivíduos que carrega o alelo de risco é igual a 0,45 (= 1.800/4.000).

O risco relativo de apresentar a doença, entre os indivíduos que carregam o alelo de risco em relação aos indivíduos nos quais esse alelo está ausente, pode ser estimado por meio do OR:

$$OR = \frac{hK}{Hk} = \frac{(106)(2.200)}{(94)(1.800)} = 1{,}378$$

A variação amostral de OR é bastante complicada, mas ela pode ser simplificada por transformação logarítmica:

$$y = \ln(OR) = (\ln h - \ln k) + (\ln H - \ln K)$$

A variância de y é calculada como:

$$s_y^2 = \frac{1}{h} + \frac{1}{k} + \frac{1}{H} + \frac{1}{K}$$

Aplicando essas formulações aos dados antes apresentados, obtém-se:

$$y = \ln(OR) = \ln(1{,}378) = 0{,}3206$$

$$s_y^2 = \frac{1}{106} + \frac{1}{94} + \frac{1}{1.800} + \frac{1}{2.200} = 0{,}2108$$

$$\text{Desvio padrão} = s_y = 0{,}1452$$

Tabela 12.7 Análise de associação.

Fator de risco (alelo)	Doentes	População controle	Total	Proporção
Presente	h	H	n_1	h/n_1
Ausente	k	K	n_2	k/n_2
Total	A	B	N	A/N

Tabela 12.8 Método de associação entre uma doença e grupos sanguíneos.

Fator de risco (alelo)	Doentes	População controle	Total
Presente	106	1.800	1.906
Ausente	94	2.200	2.294
Total	200	4.000	4.200

Se não existe diferença nas probabilidades de contrair a doença entre os indivíduos que carregam o alelo de risco e os que não o carregam, então o valor esperado de OR seria igual a 1 e y seria igual a zero; logo pode-se calcular a significância de y:

$$t = \frac{y}{s_y} = \frac{0{,}3206}{0{,}1452} = 2{,}208$$

que é significante no nível de 0,05 (p = 0,027). Por outro lado, o χ^2, com 1 grau de liberdade, pode ser calculado como:

$$\chi_1^2 = \frac{y^2}{s_y^2} = \frac{(0{,}3206)^2}{0{,}02108} = 4{,}876; \quad p = 0{,}027$$

Como todo estimador de proporções, a estimativa de OR é enviesada, e a distorção pode ser apreciável em amostras pequenas. Haldane (1956) mostrou que tal viés pode ser diminuído se usarmos a seguinte correção:

$$OR = \left(\frac{h + (1/2)}{k + (1/2)}\right)\left(\frac{K + (1/2)}{H + (1/2)}\right) = \left(\frac{2h+1}{2k+1}\right)\left(\frac{2K+1}{2H+1}\right)$$

e a variância de y como:

$$s_y^2 = \frac{1}{h+1} + \frac{1}{k+1} + \frac{1}{H+1} + \frac{1}{K+1}$$

Aplicando essas correções sobre os dados anteriores, obtém-se:

$$OR = 1{,}3773; \quad y = 0{,}32013; \quad s_y^2 = 0{,}02088; \quad s_y = 0{,}1445$$

Como pode ser visto, quando o tamanho amostral é suficientemente grande, as correções introduzidas não provocam grandes diferenças em relação aos valores calculados com as fórmulas originais, porém quando o tamanho da amostra é pequeno, por exemplo, abaixo de 50, essas correções necessariamente devem ser feitas.

Por outro lado, é interessante calcular os intervalos de confiança de y e de OR.

Intervalo de confiança de 95% para o valor de y:

Limite inferior = y (1,96)s_y
Limite superior = y + (1,96)s_y
que, aplicado aos dados deste capítulo:
Limite inferior = 0,32013 − (1,96)(0,1445) = 0,0369
Limite superior = 0,32013 + (1,96)(0,1445) = 0,6034

Os antilogaritmos desses limites correspondem aos limites do intervalo de confiança de 95% do valor de OR, portanto:

$$e^{0{,}0369} < OR < e^{0{,}6034}$$

$$1{,}0375 < OR < 1{,}8283$$

Antes de finalizar o assunto da associação entre uma doença e um marcador genético, é preciso enfatizar que este método é bastante poderoso quando as amostras são grandes, no entanto, deve-se ter muito cuidado na seleção das amostras, pois, se elas são estratificadas (por faixas etárias ou por grupos étnicos diferentes), podem-se obter associações espúrias. É importante mencionar ainda que, apesar de o estudo de associações se mostrar, no momento, uma estratégia de grande poder para a detecção de genes de suscetibilidade, a literatura apresenta associações que não são corroboradas quando os estudos são feitos em populações diferentes. Em alguns casos, os resultados são até contraditórios, porque associações significantes observadas não refletem uma associação primária direta. Na realidade, existe a possibilidade da presença de outro polimorfismo, dentro do gene ou muito próximo, e a associação observada pode ser secundária, resultante do desequilíbrio de ligação. Portanto, torna-se imperativo o estudo de muitos polimorfismos nas regiões vizinhas do gene cuja associação foi detectada.

▪ Testes de desequilíbrio de transmissão

Este também é um método de análise de associação entre um gene polimórfico e uma doença. Neste tipo de análise, as amostras são constituídas por pacientes e seus respectivos pais, de maneira que tanto os infectados como os controles são obtidos dentro das famílias dos pacientes. A vantagem deste método é que as diferenças de *background* genético entre os pacientes e controles podem ser minimizadas. Entretanto, o poder deste tipo de teste é inferior ao proporcionado pela análise de associação caso-controle.

▪ O uso de polimorfismos de base única

Recentemente, a pesquisa de genes para suscetibilidade vem sendo efetuada por meio da análise de um número muito grande de polimorfismos de base única (SNP = *single nucleotide polymorphisms*) distribuídos ao longo do genoma completo.

Estima-se que as análises de associação feitas sobre grupos de pacientes e controles de aproximadamente 500 indivíduos por grupo possam detectar com alta probabilidade variantes de suscetibilidade com OR acima de 2. Entretanto, para que esse tipo de análise seja efetivo, seria necessário analisar centos de milhares de SNP (localizados, de preferência, em domínios codificadores e regiões promotoras associadas à função do gene) ao longo do genoma completo, o que requer uma enorme quantidade de trabalho e o desenvolvimento de tecnologias de custo muito elevado. Alternativamente, existe a análise de associação utilizando microssatélites polimórficos marcadores e restringindo o rastreamento a determinado cromossomo. Nessas análises, as amostras de casos são agrupadas em um *pool*, fazendo o próprio com as amostras dos controles.

Até o momento, considerando o custo-benefício, o rastreamento de genes de suscetibilidade sobre o genoma completo se apresenta com um poder de detecção intermediário, porém com grandes perspectivas para o futuro.

▸ Genes candidatos à suscetibilidade a doenças infecciosas e parasitárias em humanos

▪ Slc11a1 (previamente denominado NRAMP1)

Exemplos de estudos bem-sucedidos sobre a suscetibilidade genética a doenças parasitárias foram experimentos realizados por Bradley *et al.* (1979) que mostraram a existência de um gene, *lsh*, localizado no cromossomo 1 de camundongos e que conferia resistência à infecção por *L. donovani*. Plant e Glynn (1979) mostraram que perto desse *locus* existia um gene responsável pela resistência ao tifo murino (*Ity*). Brown *et al.* (1982) mostraram, ainda, que a resistência a *M. lepraemurium* era controlada por um gene que tinha o mesmo padrão dos genes de resistência ao tifo murino (*Ity*), à leshmaniose visceral (*lsh*) e ao gene que controla a resistência ao *Mycobacterium bovis* (*bcg* — bacillus Calmette-Guérin). Posteriormente, foi mostrado que esses três genes, na realidade, constituíam um único complexo gênico dentre os quais foi identificado um gene candidato que foi denominado *Nramp* (do inglês *natural resistance-associated macrophage protein*) (Vidal *et al.*, 1993). Estudos realizados em humanos mostraram a existência de um gene homólogo, *NRAMP*, que apresentava 92% de similaridade com o gene *NRAMP* dos camundongos. O *NRAMP* humano tem um tamanho aproximado de 12 kb, com 15 éxons que codificam uma proteína de 550 aminoácidos, e é localizado na região cromossômica 2q35 (Cellier *et al.*, 1994; Blackwell *et al.*, 1995). A existência de variações polimórficas dentro deste gene (designado agora *NRAMP1*), assim como sua estreita ligação com dois microssatélites marcadores altamente polimórficos, D2S104 e D2S173, tornaram seu estudo um alvo de grande interesse para verificar o papel deste gene na resistência à infecção por parasitos intracelulares (Liu *et al.*, 1995).

Recentemente, o gene *NRAMP1* foi renomeado *SLC11A1* (do inglês *solute carrier family 11, proton-coupled divalent metal ion transporter, member 1*). Na Tabela 12.9 observa-se que diversos estudos têm sido realizados relacionando este gene com doenças provocadas principalmente por parasitos intracelulares (hanseníase, LV e tuberculose).

▪ Fator de necrose tumoral alfa

O fator de necrose tumoral alfa (TNF-α) é um potente imunomediador e uma citocina pró-inflamatória que tem sido associada à patogênese de numerosas doenças humanas. O gene responsável por esta citocina encontra-se dentro do principal complexo de histocompatibilidade (cromossomo 6p21.3). Devido à sua atividade biológica, tem-se tornado alvo da procura de polimorfismos dentro deste gene que possam contribuir para a associação desta região do genoma com um número considerável de doenças infecciosas e autoimunes.

A Tabela 12.9 mostra que polimorfismos no promotor do gene TNF-α têm sido associados a doença meningocócica, hanseníase, hepatite B, hepatite C, HIV-1, leishmaniase tegumentar, malária, tuberculose e choque séptico.

▪ Outros genes candidatos

Ao se observar a Tabela 12.9, nota-se que, além dos genes mencionados, diversos genes, geralmente relacionados com os mecanismos de resposta imunológica, têm sido associados a doenças infecciosas. Assim, a isoleucina 1 (IL-1) tem sido associada à suscetibilidade a doença meningocócica; a isoleucina 10 (IL-10) tem sido associada à resistência à hepatite B; diversos alelos do sistema HLA têm sido associados à resistência ou suscetibilidade a HIV-1 e esquistossomose mansônica.

Além disso, têm sido sugeridos genes específicos para a suscetibilidade à hanseníase paucibacilar (gene LPRS1, localizado no cromossomo 10p13), à hanseníase em geral (gene LPRS2, no cromossomo 6q25) e à esquistossomose mansônica (gene SM1, no cromossomo 5q31-q33).

Certamente a relação de genes candidatos associados a doenças infecciosas e parasitárias apresentada na Tabela 12.9 é incompleta, porém aqui são relacionados, de preferência, aqueles estudos que se mostraram consistentes e comprovados em mais de uma população.

Tabela 12.9 Estudos de associação de marcadores genéticos + doença infecciosa ou parasitária.

Infecção e/ou doença	Gene	Cromossomo	Tipo	Referência
Doença meningocócica	TNF-α	6p21.3	S	Nadel *et al.*, 1996
Doença meningocócica	TNF-α	6p21.3	NA	Read *et al.*, 2000
Doença meningocócica	IL-1	2q14	S	Read *et al.*, 2000
Hanseníase	Slc11a1 (NRAMP1)	2q35	S	Abel *et al.*, 1998
Hanseníase	COL3A1 e CTLA4	2q31 e 2q33	S	Kaur *et al.*, 1997
Hanseníase	TNF-α	6p21.3	S	Roy *et al.*, 1997
Hanseníase	TNF-α	6p21.3	NL	Levee *et al.*, 1997
Hanseníase	TNF-α	6p21.3	R	Santos *et al.*, 2000
				Moraes *et al.*, 2001
				Santos *et al.*, 2002
Hanseníase paucibacilar	LPRS1	10p13	S	Siddiqui *et al.*, 2001
				Mira *et al.*, 2003
Hanseníase em geral	LPRS2	6q25	S	Mira *et al.*, 2003
Hanseníase	???	21q22	S	Wallace *et al.*, 2004
Hepatite B	TNF-α-238	6p21.3	S	Hohler *et al.*, 1998a
Hepatite B	TNF-α	6p21.3	NA	Miyazoe *et al.*, 2002
Hepatite B	IL-10	1q31-q32	R	Miyazoe *et al.*, 2002
Hepatite C	TNF-α-238	6p21.3	S	Hohler *et al.*, 1998b
Hepatite C	NOS2A	17cen-q11.2	R	Yee *et al.*, 2004
HIV-1	TNF-α-c2	6p21.3	R	Khoo *et al.*, 1997
HIV-1	HLA-A2/6802; DRB1*01	6p21.3	R	MacDonald *et al.*, 2000
Leishmaniose tegumentar	TNF-α	6p21.3	S	Cabrera *et al.*, 1995
				Karplus *et al.*, 2002
Leishmaniose visceral	Slc11a1 (NRAMP1)	2q35	S	Mohamed *et al.*, 2004
Malária (por *P. falciparum*)	S da Cadeia β da Hemoglobina	11p15.5	R	Allison, 1954b, 1964
				Motulski, 1964
Malária (por *P. vivax*)	Duffy (*Fy*)	1q21-22	R	Miller *et al.*, 1976
Malária (por *P. falciparum*)	TNF-α-308A	6p21.3	S	McGuire *et al.*, 1994
				Wattavidanage *et al.*, 1999
Malária (por *P. falciparum*)	CD36	7q11.2	S	Aitman *et al.*, 2000
Malária (por *P. falciparum*)	TNFP-D	6p21.3	NA	Ubalee *et al.*, 2001
Malária (por *P. falciparum*)	FcγRIIa(CD32)	1q21-q23	S/R	Cooke *et al.*, 2003
Malária (por *P. falciparum*)	TNF-α-238A	6p21.3	R	Mombo *et al.*, 2003
Malária (por *P. falciparum*)	G6PD		R	Mombo *et al.*, 2003
Tuberculose	Slc11a1 (NRAMP1) e TNF-α	2q35 e 6p21.3	NL	Shaw *et al.*, 1997
Tuberculose	Slc11a1 (NRAMP1)	2q35	S	Bellamy *et al.*, 1998
				Cervino *et al.*, 2000
				Greenwood *et al.*, 2000
				Awomoyi, 2002
Tuberculose	???	15q e Xq	S	Bellamy *et al.*, 2000
Esquistossomose mansônica	HLA-A1 e HLA-B5	6p21.3	S	Abdel Salam *et al.*, 1979
Esquistossomose mansônica	HLA-A1 e HLA-B5	6p21.3	NA	Cabello *et al.*, 1991
Esquistossomose mansônica	SM1	5q31-q33	S/R	Marquet *et al.*, 1996
Choque séptico	TNF-α-308	6p21.3	NA	Stuber *et al.*, 1995
Choque séptico	TNF-α-308	6p21.3	S	Mira *et al.*, 1999
				O'Keefe *et al.*, 2002

S = susceptibilidade; R = resistência; NA = nenhuma associação; NL = não ligados.

▸ Referências bibliográficas

Abel L, Sanchez FO, Oberti J, Thuc NV, Hoa LV, Lap VD, Skamene E, Lagrange PH, Schurr E. Susceptibility to leprosy is linked to the human NRAMP1 gene. *J. Infect. Dis.* 177: 133-45, 1998.

Aitman TJ, Cooper LD, Norsworthy PJ, Wahid FN, Gray JK, Curtis BR, McKeigue PM, Kwiatkowski D, Greenwood BM, Snow RW, Hill AV, Scott J. Malaria susceptibility and CD36 mutation. *Nature.* 405: 1015-6, 2000.

Allison AC. Protection afforded by sickle-cell trait against subtertian malarial infection. *Brit. Med. J.* 1: 290-4, 1954a.

Allison AC. The distribution of the sickle-cell trait in East Africa and elsewhere and its apparent relationship to the incidence of subtertian malaria. *Trans. R. Soc. Trop. Med. Hyg.* 48: 312-8, 1954b.

Araujo FG, Williams DM, Grumet FC, Remington JS. Strain-dependent differences in murine susceptibility to toxoplasma. *Infect. Immun.* 13: 1528-30, 1976.

Awomoyi AA, Marchant A, Howson JMM, McAdam KPWJ, Blackwell JM, Newport MJ. Interleukin-10, polymorphisms in SLC11A1 (formely NRAMP1), and susceptibility to tuberculosis. *J. Infect. Dis.* 186: 1808-14, 2002.

Beiguelman B. *Dinâmica dos Genes nas Famílias e nas Populações.* Ribeirão Preto: Sociedade Brasileira de Genética; 1994.

Bellamy R, Beyers N, McAdam KP, Ruwende C, Gie R, Samaai P, Bester D, Meyer M, Corrah T, Collin M, Camidge DR, Wilkinson D, Hoal-Van Helden E, Whittle HC, Amos W, van Helden P, Hill AV. Genetic susceptibility to tuberculosis in Africans: a genome-wide scan. *Proc. Natl. Acad. Sci. USA.* 97: 8005-9, 2000.

Bellamy R, Ruwende C, Corrah T, McAdam KPWJ, Whittle HC, Hill AVS. Variations in the NRAMP1 gene and susceptibility to tuberculosis in West Africans. *New Eng. J. Med.* 338: 640-4, 1998.

Blackwell JM, Barton CH, White JK, Searle S, Baker AM, Williams H, Shaw MA. Genomic organization and sequence of the human NRAMP gene: identification and mapping of a promoter region polymorphism. *Molec. Med.* 1: 194-205, 1995.

Blumberg BS. *Genetics Polymorphisms and Geographic Variations in Diseases.* New York: Grune & Stratton; 1961.

Bradley DJ, Blackwell JM. Genetics of susceptibility to infection. In Michal F. *Modern Genetic Concepts and Techniques in the Study of Parasites* (Tropical Disease Research Series no. 4), Schwabe & Co., Basel; 1981.

Bradley DJ, Taylor BA, Blackwell J, Evans EP, Freeman J. Regulation of *Leishmania* population within the host. III. Mapping of the *locus* controling susceptibility to visceral leishmaniasis in mouse. *Clin. Exp. Immunol.* 37: 7-14, 1979.

Cabello PH, Lima AMVMD, Azevedo ES, Krieger H. Familial aggregation of *Leishmania chagasi* in Northeastern Brazil. *Am. J. Trop. Med. Hyg.* 52: 364-5, 1995.

Cabrera M, Shaw MA, Sharples C, Williams H, Castes M, Convit J, Blackwell JM. Polymorphism in tumor necrosis factor genes associated with mucocutaneous leishmaniasis. *J. Exp. Med.* 182: 1259-64, 1995.

Cellier M, Govoni G, Vidal S, Kwan T, Groulx N, Liu J, Sanchez F, Skamene E, Schurr E, Gros P. Human natural resistance-associated macrophage protein: cDNA cloning, chromosomal mapping, genomic organization, and tissue-specific expression. *J. Exp. Med.* 180: 1741-52, 1994.

Cervino ACL, Lakiss S, Sow O, Hill AVS. Allelic association between the NRAMP1 gene and susceptibility to tuberculosis in Guinea-Conakry. *Ann. Hum. Gene.* 64: 507-12, 2000.

Cloninger CR, Rice J, Reich T. Multifatorial inheritance with cultural transmition and assortative matching. II. A general model of combined polygenic and cultural inheritance. *Am. J. Hum. Genet.* 31: 176-98, 1979.

Cooke GS, Aucan C, Walley AJ, Segal S, Greenwood BM, Kwiatkowski DP, Hill AV. Association of FCgamma receptor IIa (CD32) polymorphism with severe malaria in West Africa. *Am. J. Trop. Med. Hyg.* 69: 565-8, 2003.

Eugui EM, Allison AC. Malaria infection in different strains of mice and their correlation with natural killer activity. *Bull WHO.* 57: 231-8, 1979.

Greenwood CM, Fujiwara TM, Boothroyd LJ, Miller MA, Frappier D, Fanning EA, Schurr E, Morgan K. Linkage of tuberculosis to chromosome 2q35 *loci*, including NRAMP1, in a large aboriginal Canadian family. *Am. J. Hum. Genet.* 67: 405-16, 2000.

Haldane JBS. The estimation and significance of the logarithmic of a ratio od frequencies. *Ann. Hum. Genet.* 20: 309-11, 1956.

Hohler T, Kruger A, Gerken G, Schneider PM, Meyer zum Buschenefelde KH, Rittner C. A tumor necrosis factor-alpha (TNF-alpha) promoter polymorphism is associated with chronic hepatitis B infection. *Clin. Exp. Immunol.* 111: 579-82, 1998a.

Hohler T, Kruger A, Gerken G, Schneider PM, Meyer zum Buschenfelde KH, Rittner C. Tumor necrosis factor alpha promoter polymorphism at position -238 is associated with chronic active hepatitis C infection. *J. Med. Virol.* 54: 173-7, 1998b.

Ingram VM. Abnormal human haemoglobin. III. The chemical difference between normal and sickle cell haemoglobins. *Biochim. Biophys. Acta.* 36: 402-11, 1959.

Kallmann FJ, Reisner D. Twin studies on significance of factors in tuberculosis. *Ann. Rev. Tuberc.* 47: 549-74, 1943.

Karplus TM, Jeronimo SM, Chang H, Helms BK, Burns TL, Murray JC, Mitchell AA, Pugh EW, Braz RF, Bezerra FL, Wilson ME. Association between the tumor necrosis factor *locus* and the clinical outcome of *Leishmania chagasi* infection. *Infect. Immun.* 70: 6919-25, 2002.

Kaur G, Sachdeva G, Bhutani LK, Bamezai R. Association of polymorphism at COL3A and CTLA4 *loci* on chromosome 2q31-33 with the clinical phenotype and in-vitro CMI status in healthy and leprosy subjects: a preliminary study. *Hum. Genet.* 100: 43-50, 1997.

Khoo SH, Pepper L, Snowden N, Hajeer AH, Vallely P, Wilkins EG, Mandal BK, Ollier WE. Tumour necrosis factor c2 microsatellite allele is associated with the rate of HIV disease progression. *AIDS.* 11: 423-8, 1997.

Levee G, Schurr E, Pandey JP. Tumor necrosis factor-alpha, interleukin-1-beta and immunoglobulin (GM and KM) polymorphisms in leprosy. A linkage study. *Exp. Clin. Immunogenet.* 14: 160-5, 1997.

Liu J, Fujiwara TM, Buu NT, Sanchez FO, Cellier M, Paradis AJ, Frappier D, Skamene E, Gros P, Morgan K. Identification of polymorphisms and sequence variants in the human homologue of the mouse natural resistance-associated macrophage protein gene. *Am. J. Hum. Genet.* 56: 845-53, 1995.

Lurie MB, Zappasodi P, Dannenberg Jr AM, Weiss GH. On the mechanism of genetic resistance to tuberculosis and its mode of inheritance. *Am. J. Hum. Genet.* 4: 302-14, 1952.

MacDonald KS, Fowke KR, Kimani J, Dunand VA, Nagelkerke NJD, Ball TB, Oyugi J, Njagi E, Gaur LK, Brunham RC, Wade J, Luscher MA, Krausa P, Rowland-Jones S, Ngugi E, Bwayo JJ, Plummer FA. Influence of HLA supertypes on susceptibility and resistance to human immunodeficiency virus type 1 infection. *J. Infect. Dis.* 181: 1581-9, 2000.

Marquet S, Abel L, Hillaire D, Dessein H, Kalil J, Feingold J, Weissenbach J, Dessein AJ. Genetic localization of a *locus* controlling the intensity of infection by *Schistosoma mansoni* on chromosome 5q31-q33. *Nat. Genet.* 14: 181-4, 1996.

McGuire W, Hill AVS, Allsopp CEM, Greenwood BM, Kwiatkowski D. Variation in the TNF-alpha promoter region associated with susceptibility to cerebral malaria. *Nature.* 371: 508-11, 1994.

Miller LH, Mason SJ, Clyde DF, McGuinniss MH. The resistance factor to *Plasmodium vivax* in Blacks. The Duffy-Blood-Group genotype *FyFy*. *N. Engl. J. Med.* 295: 302-4, 1976.

Mira JP, Cariou A, Grall F, Delclaux C, Losser MR, Heshmati F, Cheval C, Monchi M, Teboul JL, Riche F, Leleu G, Arbibe L, Mignon A, Delpech M, Dhainaut JF. Association of TNF2, a TNF-alpha promoter polymorphism, with septic shock susceptibility and mortality: a multicenter study. *JAMA.* 282: 561-8, 1999.

Mira MT, Alcais A, Van Thuc N, Thai VH, Huong NT, Ba NN, Verner A, Hudson TJ, Abel L, Schurr E. Chromosome 6q25 is linked to susceptibility to leprosy in a Vietnamese population. *Nature Genet.* 33: 412-5, 2003.

Miyazoe S, Hamasaki K, Nakata K, Kajiya Y, Kitajima K, Nakao K, Daikoku M, Yatsuhashi H, Koga M, Yano M, Eguchi K. Influence of interleukin-10 gene promoter polymorphisms on disease progression in patients chronically infected with hepatitis B virus. *Am. J. Gastroenterol.* 97: 2086-92, 2002.

Mohamed HS, Ibrahim ME, Miller EN, White JK, Cordell HJ, Howson JMM, Peacock CS, Khalil EAG, El Hassan AM, Blackwell JM. SLC11A1 (formerly NRAMP1) and susceptibility to visceral leishmaniasis in The Sudan. *Europ. J. Hum. Genet.* 12: 66-74, 2004.

Mombo LE, Ntoumi F, Bisseye C, Ossari S, Lu CY, Nagel RL, Krishnamoorthy R. Human genetic polymorphisms and asymptomatic *Plasmodium falciparum* malaria in Gabonese schoolchildren. *Am. J. Trop. Med. Hyg.* 68: 186-90, 2003.

Moraes MO, Duppre NC, Suffys PN, Santos AR, Almeida AS, Nery JAC, Sampaio EP, Sarno EN. Tumor necrosis factor-alpha promoter polymorphism TNF2 is associated with a stronger delayed-type hypersensitivity reaction in the skin of borderline tuberculoid leprosy patients. *Immunogenetics.* 53: 45-7, 2001.

Morrison WI, Murray M. *T. congolense:* inheritance of susceptibility to infection in inbred strains of mice. *Exp. Parasitol.* 48: 364, 1979.

Morton NE. Sequential test for the detection of linkage. *Am. J. Hum. Genet.* 7: 277-318, 1956a.

Morton NE. The detection and estimation of linkage between the genes for elliptocytosis and the Rh blood type. *Am. J. Hum. Genet.* 8: 80-96, 1956b.

Morton NE. Further scoring types in sequential linkage tests, with a critical review of autosomal and partial sex linkage in man. *Am. J. Hum. Genet.* 9: 55-75, 1957.

Morton NE. Analysis of family resemblance. I. Introduction. *Am. J. Hum. Genet.* 26: 318-30 1974.

Morton NE. *Outline of genetic epidemiology.* New York: S. Karger; 1982.

Morton NE, Chung CS, Mi MP. *Genetics of interracial crosses in Hawaii*. New York: S. Karger; 1967.

Nadel S, Newport MJ, Booy R, Levin M. Variation in the tumor necrosis factor-alpha gene promoter region may be associated with death from meningococcal disease. *J. Infect. Dis.* 174: 878-80, 1996.

Neel JV, Shull WJ. *Human heredity*. Chicago: The University of Chicago Press; 1954.

O'Keefe GE, Hybki DL, Munford RS. The G—>A single nucleotide polymorphism at the -308 position in the tumor necrosis factor-alpha promoter increases the risk for severe sepsis after trauma. *J. Trauma*. 52: 817-25, 2002.

Pauling L, Itano HA, Singer SJ, Wells IC. Sickle cell anemia, a molecular disease. *Science*. 110: 543-8, 1949.

Plant J, Glynn AA. Locating salmonella resistance gene on mouse chromosome 1. *Clin. Exp. Immunol.* 37: 1-6, 1979.

Rao DC, Morton NE. Analysis of family resemblance in the presence of gene-environmental interaction. *Am. J. Hum. Genet.* 26: 331-59, 1974.

Rao DC, Morton Ne, Cloninger R. Path analysis under generalized assortative matching. I. Theory. *Genet. Res.* 33: 175-88, 1979.

Read RC, Camp NJ, di Giovine FS, Borrow R, Kaczmarski EB, Chaudhary AG, Fox AJ, Duff GW. An interleukin-1 genotype is associated with fatal outcome of meningococcal disease. *J. Infect. Dis.* 182: 1557-60, 2000.

Roy S, McGuire W, Mascie-Taylor CG, Saha B, Hazra SK, Hill AV, Kwiatkowski D. Tumor necrosis factor promoter polymorphism and susceptibility to lepromatous leprosy. *J. Infect. Dis.* 176: 530-2, 1997.

Segal S, Hill AVS. Genetic susceptibility to infectious disease. *Trends Microbiol.* 11: 445-8, 2003.

Shaw MA, Collins A, Peacock CS, Miller EN, Black GF, Sibthorpe D, Lins-Lainson Z, Shaw JJ, Ramos F, Silveira F, Blackwell JM. Evidence that genetic susceptibility to *Mycobacterium tuberculosis* in a Brazilian population is under oligogenic control: linkage study of the candidate genes NRAMP1 and TNFA. *Tuber Lung. Dis.* 78: 35-45, 1997.

Siddiqui MR, Meisner S, Tosh K, Balakrishnan K, Ghei S, Fisher SE, Golding M, Narayan NPS, Sitaraman T, Sengupta U, Pitchappan R, Hill AVS. A major susceptibility *locus* for leprosy in India maps to chromosome 10p13. *Nature Genet.* 27: 439-41, 2001.

Siniscalco M, Bernini L, Latte B, Motulsky AG. Favism and thalassaemia in Sardinia and their relationship to malaria. *Nature*. 190: 1179-80, 1961.

Stuber F, Udalova IA, Book M, Drutskaya LN, Kuprash DV, Turetskaya RL, Schade FU, Nedospasov SA. -308 tumor necrosis factor (TNF) polymorphism is not associated with survival in severe sepsis and is unrelated to lipopolysaccharide inducibility of the human TNF promoter. *J. Inflamm.* 46: 42-50, 1995.

Ubalee R, Suzuki F, Kikuchi M, Tasanor O, Wattanagoon Y, Ruangweerayut R, Na-Bangchang K, Karbwang J, Kimura A, Itoh K, Kanda T, Hirayama K. Strong association of a tumor necrosis factor-alpha promoter allele with cerebral malaria in Myanmar. *Tissue Antigens*. 58: 407-10, 2001.

Vidal SM, Malo D, Vogan K, Skamene E, Gros P. Natural resistance to infection with intracellular parasites: isolation of a candidate for Bcg. *Cell*. 73: 469-85, 1993.

Wakelin D. Genetics of interaction between host and parasite. In Michal F. *Modern Genetic Concepts and Techniques in the Study of Parasites* (Tropical Disease Research Series no. 4), Schwabe & Co., Basel; 1981.

Wallace C, Fitness J, Hennig B, Sichali L, Mwaungulu L, Ponnighaus JM, Warndorff DK, Clayton D, Fine PE, Hill AV. Linkage analysis of susceptibility to leprosy type using an IBD regression method. *Genes Immun.* 5: 221-5, 2004.

Wattavidanage J, Carter R, Perera KL, Munasingha A, Bandara S, McGuinness D, Wickramasinghe AR, Alles HK, Mendis KN, Premawansa S. TNFalpha*2 marks high risk of severe disease during *Plasmodium falciparum* malaria and other infections in Sri Lankans. *Clin. Exp. Immunol.* 115: 350-5, 1999.

Woolf B. On estimating the relation between blood groups and disease. *Ann. Hum. Genet.* 19: 251-3, 1955.

Yee LJ, Knapp S, Burgner D, Hennig BJ, Frodsham AJ, Wright M, Thomas HC, Hill HV, Thursz MR. Inducible nitric oxide synthase gene (NOS2A) haplotypes and the outcome of hepatitis C virus infection. *Genes Immun.* 5: 183-7, 2004.

13 Parasitos e Hospedeiros | Evolução Genômica sob o Jugo da Rainha Vermelha

Sérgio D. J. Pena

▸ Genomas e parasitos

A palavra *parasito* vem de *parasitos*, no grego (*para* = junto de, e *sitos* = alimento), usada originalmente para designar os indivíduos que serviam comida em banquetes nos templos. Séculos depois, a palavra, principalmente empregada na biologia e na medicina, designa *organismo que se nutre à custa do outro*. Parasitos são onipresentes – todo ser vivo tem os seus parasitos, como observou o satirista Jonathan Swift no início do século 18. *A flea hath smaller fleas that on him prey, and these have smaller fleas to bite'em. And so proceed ad infinitum.*

Na relação de parasitismo, parasito e hospedeiro, 2 organismos com constituições genéticas muito diferentes, vivem juntos, um dentro do outro, célula dentro de célula, ou mesmo genoma dentro de genoma. As informações genéticas desses "parceiros" se expressam lado a lado, em uma interação que pode durar um longo tempo. Não é nada surpreendente que parasitos sejam evolucionariamente de fundamental importância para a espécie hospedeira, e que, por sua vez, os hospedeiros sejam de igual importância para a evolução dos parasitos. O processo de interação entre o genoma do parasito e o do hospedeiro leva à coevolução estratégica de ambos.

Com base na conferência intitulada Genomas e Parasitos, proferida no XVI Congresso Brasileiro de Parasitologia, em 2003, no Rio de Janeiro, este capítulo apresenta uma reflexão sobre o processo coevolucionário em questão, ressaltando a importância fundamental dos parasitos como "escultores" do genoma dos mamíferos. O objetivo é tentar oferecer informações claras, simples e resumidas, sendo necessário, para tal, sacrificar em alguns aspectos o rigor científico e as referências primárias que com frequência dificultam o fluxo do texto. Um último *alerta*: a visão apresentada é pessoal e subjetiva, não contemplando as muitas controvérsias que existem na comunidade científica a respeito de temas tão fundamentais como os discutidos aqui.

▪ O mundo da Rainha Vermelha

Os parasitos evoluem constantemente para maximizar sua infectividade e otimizar sua virulência, enquanto os hospedeiros tentam, por sua vez, evoluir rapidamente para minimizar a infectividade e a virulência dos parasitos. Se um deles conseguir uma vantagem evolucionária significativa, isso poderá levar à extinção do outro. Assim, parasitos bem-sucedidos e hospedeiros bem-sucedidos estão sempre em um "equilíbrio" competitivo que permite a sobrevivência de ambos. Mas esse "equilíbrio" é de natureza dinâmica, dependendo de uma coevolução constante, na denominada "dinâmica da Rainha Vermelha". Este nome, aparentemente estranho, vem do livro *Através do espelho*, de Lewis Carroll. Na história, a menina Alice passa através de um espelho e descobre um estranho mundo construído como um tabuleiro de xadrez, com peças brancas e vermelhas (na Inglaterra vitoriana, as peças oponentes das brancas eram vermelhas, e não pretas, como hoje). Uma das primeiras pessoas que Alice encontra é a Rainha Vermelha, que a leva para um passeio em alta velocidade. Quando Alice observa que a paisagem parece não estar se movendo, a rainha responde que naquele país "você não consegue sair do lugar, embora corra o mais rápido que puder" (Figura 13.1). Assim, a imagem da Rainha Vermelha tem sido evocada para ilustrar a coevolução competitiva de parasitos e hospedeiros, na qual não há perdedores nem vencedores, apenas a manutenção dinâmica do *status quo* evolucionário. Destaque-se que o princípio da Rainha Vermelha tem sido verificado experimentalmente inúmeras vezes em diferentes interações parasito-hospedeiros (Howard e Lively, 1994; Peters e Lively, 1999; Lively e Dybdahl, 2000).

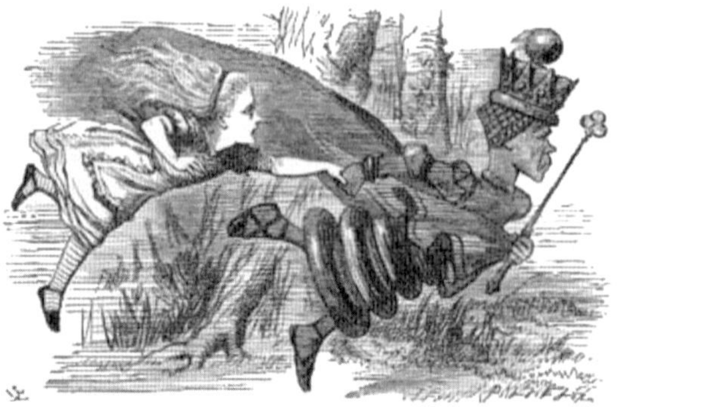

"Now, here, you see, it takes all the running you can do, to keep in the same place."
Lewis Carroll
Through the Looking Glass

Figura 13.1 Alice no mundo da Rainha Vermelha (do livro *Através do espelho*, de Lewis Carroll, ilustração de John Tenniel).

A reprodução sexuada como estratégia evolucionária

Um dos problemas encontrados ao apreciar a coevolução antagonística de parasitos e hospedeiros é que ela não parece bem balanceada: parasitos evoluem mais rápido do que os hospedeiros por causa do maior tamanho populacional, do menor tempo de geração e das elevadas taxas de mutação. Assim, os parasitos deveriam ganhar sempre, adaptando-se ao genótipo prevalente do hospedeiro. Entretanto, sabemos que isso não ocorre em populações naturais. A solução para esse aparente paradoxo foi fornecida pelo grande evolucionista inglês William D. Hamilton, que mostrou que a balança podia ser equilibrada se os hospedeiros adotassem a reprodução sexuada. A recombinação sexual aumenta a taxa de evolução pela criação de novas combinações gênicas, tornando cada hospedeiro um ambiente singular para o parasito e dificultando a adaptação deste. A recombinação sexual é tão eficiente que permite resistência natural à infecção por parasitos que o hospedeiro ainda nem encontrou. Desta maneira, Hamilton sugeriu que evolucionariamente o sexo emergiu como uma estratégia principalmente para lidar com parasitos, e que ele representa uma real vantagem evolucionária para as espécies (Hamilton *et al.*, 1990).

Por outro lado, a reprodução sexuada acarreta uma desvantagem evolucionária a curto prazo. Isso ocorre porque o sexo reprodutivamente ativo é o feminino (que constitui 100% dos indivíduos em espécies assexuadas, mas apenas 50% em espécies sexuadas). Como os machos não podem produzir cria, há um considerável "custo evolucionário de machos". Isso é agravado pelo fato de que muitos recursos usados para reprodução em populações assexuadas são desperdiçados em populações sexuadas em agressivas disputas intraespecíficas na procura de parceiros sexuais. Adicionalmente, os machos competem com as fêmeas pela alimentação e outros recursos naturais.

Recapitulando, embora a reprodução sexuada apresente uma desvantagem evolucionária a curto prazo, a existência do sexo produz a médio e longo prazos significativas vantagens evolucionárias, pois possibilita a evolução rápida e a maximização da diversidade, garantindo à espécie manter-se competitiva na esteira rolante da Rainha Vermelha.

A seleção sexual e os parasitos

The sight of a feather in a peacock's tail, whenever I glaze at it, makes me sick!, escreveu Darwin em uma carta em 1887. Desde a publicação de seu seminal livro *The Descent of Man, and Selection in Relation to Sex*, em 1871, Darwin vinha tentando, de maneira infrutífera, conseguir uma explicação para o fato de os machos de várias espécies de aves, tendo como paradigma o pavão, apresentarem uma plumagem colorida e volumosa, que deveria torná-los presas fáceis para predadores. Esse risco elevado tinha de ser contrabalançado com lucro por um aumento considerável de atração sexual desses machos. Essa observação era análoga às características de outras espécies nas quais se observava o paradoxo da "seleção sexual": o coaxar dos sapos, o tamanho da galhada dos alces, o colorido dos peixes etc. Por que as fêmeas prefeririam esses machos tão enfeitados? O dilema persistiu por mais de 1 século, até que, em 1982, W. D. Hamilton e M. Zuk postularam a hipótese de que os caracteres exuberantes de seleção sexual constituíam uma demonstração de boa saúde, prova de estarem livres de parasitos. Os autores mostraram por uma meta-análise de 7 estudos parasitológicos de aves que havia uma correlação negativa relevante entre a infestação por parasitos (nematódeos e protozoários) e a exuberância da penugem e do canto dos machos. Esses resultados são concordantes com um modelo de seleção sexual em que as fêmeas das aves escolhem parceiros sexuais pelo escrutínio de características físicas cuja expressão completa depende de saúde e vigor. Assim, ao optar por machos ornamentados, as fêmeas estão na verdade escolhendo machos não parasitados, isto é, com genes de resistência, que serão transmitidos aos seus filhotes. Essa é mais uma demonstração do papel fundamental dos parasitos na evolução dos hospedeiros.

Parasitos de genomas

O parasitismo não ocorre apenas em nível organísmico ou celular, mas também em nível genômico. O genoma de eucariotos complexos, tais como os mamíferos, caracteriza-se pela presença de elevadas proporções de DNA repetitivo, consistindo em sequências simples altamente repetitivas em tandem (DNA satélite) ou em sequências mais complexas, intercaladas e medianamente repetitivas. Estas últimas, que compreendem transpósons e retroelementos (retropósons, retrotranspósons e retrovírus endógenos), aparentemente não exercem qualquer função fenotípica ou evolucionária, apesar de constituírem mais de 40% do genoma humano (Figura 13.2).

Acredita-se que a seleção natural atuando dentro de genomas resulte de modo inevitável no aparecimento dessas sequências "egoístas", verdadeiros "parasitos genômicos", cuja única "função" é sobreviver e multiplicar-se dentro dos próprios genomas. A descrição detalhada dos vários tipos de elementos móveis e sua dinâmica nos genomas de mamíferos está além do objetivo deste capítulo, mas pode ser encontrada em outras fontes (veja, p. ex., Kazazian, 2004). É necessário, porém, frisar que os elementos móveis se diversificam com rapidez e que os genomas de distintas categorias taxonômicas contêm diferentes constelações deles. Os retroelementos são os principais elementos móveis ativos nos genomas de mamíferos, e entre eles com certeza os mais fascinantes são os retrovírus endógenos, que constituem uma porção pequena, mas significativa (3%), do genoma humano. É fundamental tentar estabelecer se esses retrovírus endógenos representam retrovírus que se incorporaram ao nosso genoma, ou vice-versa,

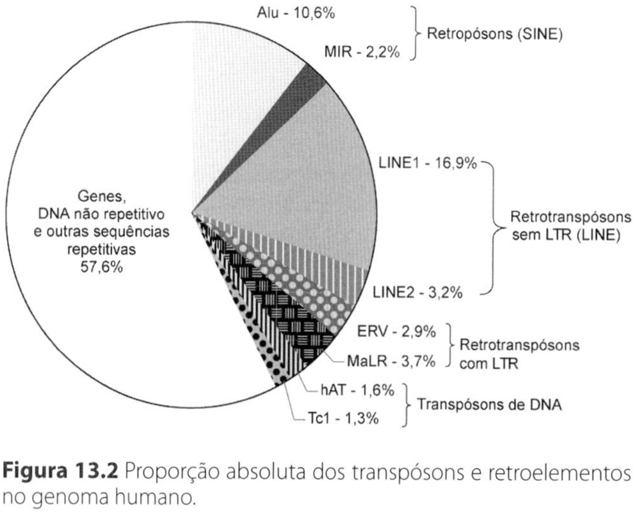

Figura 13.2 Proporção absoluta dos transpósons e retroelementos no genoma humano.

se os retrovírus exógenos emergiram a partir dos genomas de eucariotos superiores. A evidência atual mais confiável aponta na direção da segunda alternativa, ou seja, que os retrovírus emergiram do genoma eucariótico, como elementos móveis que adquiriram um envelope e assim puderam se libertar e "alçar voo" para além dos genomas.

Para atingir as elevadas prevalências observadas no genoma humano, os transpósons e retroelementos precisam de mecanismos eficientes de propagação dentro dos genomas e também da capacidade de infectar outros genomas. Essa enorme eficiência é exemplificada pela verdadeira invasão do genoma da *Drosophila melanogaster* por um transpóson chamado "elemento P". No início do século 20, um único elemento P originado de outra espécie de inseto alojou-se no genoma da *D. melanogaster*. No espaço de poucas décadas, esse transpóson infectou praticamente toda a espécie, e as únicas populações que escaparam à invasão foram os estoques mantidos em laboratórios de genética em vários países. Hickey e Selfish, em 1982, foram os primeiros a sugerir que é a própria reprodução sexuada que favorece a propagação dos elementos móveis dentro dos genomas das espécies. Quando os cromossomos materno e paterno se juntam na formação do zigoto, criam-se então condições ideais para contaminação de um genoma com os parasitos genômicos do outro, permitindo a propagação rápida.

Metilação de citosinas

Como o genoma humano e o de outras espécies toleram números tão elevados de sequências parasitas? Na verdade, os vertebrados são capazes de tolerar níveis elevados de retroelementos mesmo dentro das unidades transcricionais, e no genoma humano a proporção de retroelementos das unidades transcricionais é igual à do genoma como um todo, isto é, 42%. Em plantas, os elementos móveis, embora abundantes, estão concentrados em regiões intergênicas. Deve haver, então, mecanismos eficientes que impeçam a transposição, a transcrição e a expressão gênica desses retroelementos. Um dos principais mecanismos para isso talvez seja a metilação de citosinas.

Todo estudante aprende que a molécula de DNA é um longo polímero composto de quatro bases nitrogenadas (citosina, adenina, guanina e timina) alinhadas em ligações fosfodiéster. É bem menos divulgado que existe uma 5ª base, a 5-metilcitosina. Enquanto a troca de uma citosina por uma timina em um gene constitui um evento genético (uma mutação), a troca de uma citosina por uma metilcitosina ocorre por uma modificação química enzimática, um evento dito "epigenético", ou seja, uma modificação transmissível hereditariamente, mas reversível (Figura 13.3).

Há muito sabemos que a metilação de citosinas está associada à repressão transcricional e que constitui um importante mecanismo de regulação da expressão gênica. Recentemente foi reconhecido que o papel primário da metilação é regular, principalmente reprimir a atividade de retroelementos e transpósons. Obviamente, pelo oportunismo evolucionário da seleção natural, a maquinaria enzimática de metilação de citosinas desenvolvida originalmente para controlar elementos móveis pôde então ser adaptada para outras funções, incluindo a regulação gênica e o *imprinting* genômico (este tem sido traduzido como carimbo genômico, impressão genômica ou estampagem genômica. Para o autor, nenhum desses termos capta bem o seu significado biológico, daí a opção pelo uso do original inglês neste capítulo).

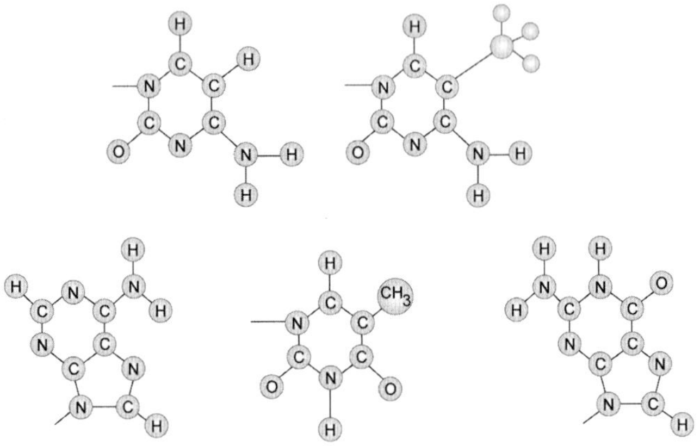

Figura 13.3 As cinco bases do DNA.

Imprinting genômico

A reprodução sexual necessita que cada indivíduo receba um conjunto de genes homólogos de cada um de seus pais. Em mamíferos, a produção de um concepto viável só resulta da fusão entre gametas paternos e maternos. Há uma barreira biológica que impede o desenvolvimento de embriões uniparentais. Embriões produzidos pela fusão de dois gametas maternos (partenogênese) não sobrevivem porque os tecidos extraembrionários necessários para suportar o desenvolvimento embrionário não crescem, e o embrião morre logo após a implantação. Por sua vez, embriões produzidos pela fusão de dois gametas paternos (androgênese) têm o desenvolvimento embrionário retardado, enquanto o desenvolvimento do trofoblasto é exuberante, levando à formação de molas hidatiformes. Como entender essa diferença funcional entre os genomas materno e paterno? A explicação mais óbvia é que não sejam completamente idênticos, mas apresentem diferentes *imprints* que levem à inativação de conjuntos complementares de genes na oogênese e espermatogênese, de tal maneira que o desenvolvimento normal do embrião só possa prosseguir caso ocorra uma contribuição igual de cromossomos de um macho e de uma fêmea. Esses *imprints* teriam de ser reversíveis e, como tal, de natureza epigenética e não genética. Foi demonstrado que elas são produzidas pela metilação diferencial de algumas citosinas na região promotora de certos genes durante a gametogênese. Uma comprovação contundente disso foi a recente produção de um camundongo adulto fértil a partir de dois gametas femininos (ovócitos), sendo que um deles era derivado de camundongos mutantes que não sofriam *imprinting* do gene H19 (Kono *et al.*, 2004).

Pode-se questionar por que um mecanismo tão barroco de bloqueio da reprodução uniparental tenha emergido em mamíferos, quando sabemos que a partenogênese é uma estratégia reprodutiva muito comum em outros eucariotos. Várias hipóteses foram propostas, inclusive modelos interessantíssimos de competição entre o genoma materno e o paterno no desenvolvimento embrionário. Importa neste capítulo, particularmente, a proposta que remete à coevolução competitiva entre hospedeiros e parasitos. Como discutido, a reprodução sexuada é uma ótima estratégia dos hospedeiros para competirem com os parasitos, mas tem um custo evolucionário elevado (o "custo dos machos"). Assim, é de "interesse" evolucionário impedir o aparecimento de linhagens partenogenéticas

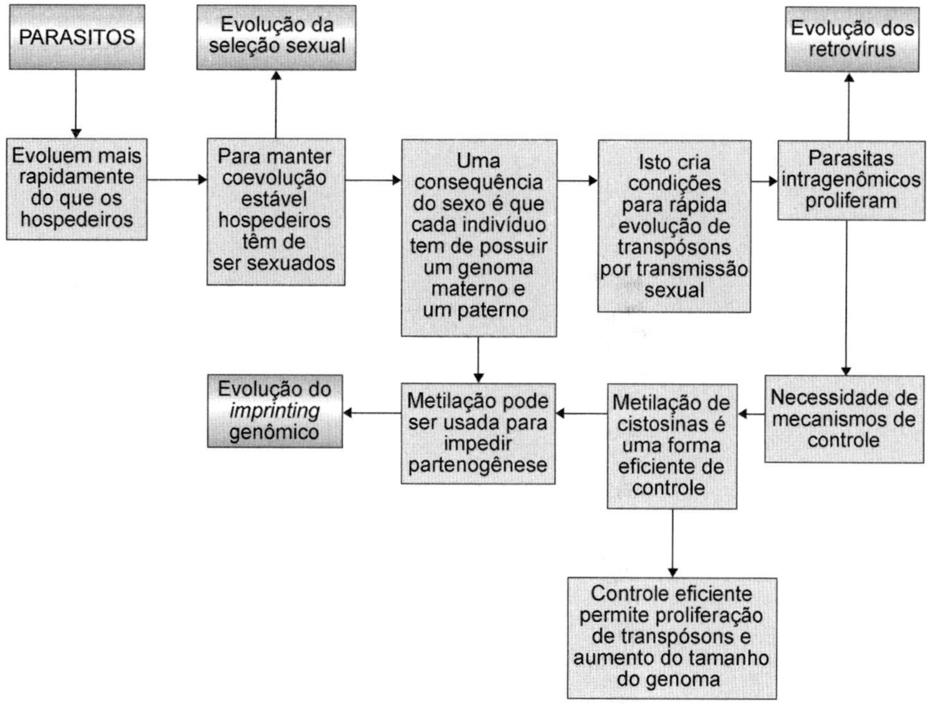

Figura 13.4 Cascata hipotética da influência dos parasitos como escultores do genoma de mamíferos.

assexuadas em espécies sexuadas, já que elas teriam uma vantagem competitiva a curto prazo sobre as sexuadas, mas isso, a longo prazo, tornaria a população mais vulnerável a parasitos, com o risco de extinção da espécie.

O papel dos parasitos como escultores do genoma de mamíferos

A Figura 13.4 resume os principais aspectos do papel fundamental dos parasitos na evolução do genoma de mamíferos.

▸ Genomas de parasitos

Parasitos e hospedeiros estão aprisionados em um processo coevolucionário antagonístico constante, denominado dinâmica da Rainha Vermelha. Por outro lado, a espécie humana conseguiu desenvolver uma cultura elaborada e evoluir por meio dela. A evolução cultural é muito mais rápida e eficiente do que a evolução biológica, pois não depende apenas de transmissão genética vertical, fazendo, em vez disso, uso da linguagem e do aprendizado para transmissão vertical (de pais para filhos) e também horizontal (entre indivíduos não aparentados). Neste sentido, a evolução cultural é altamente "contagiosa" e tornou-se de maior relevância para a espécie humana do que a biológica. A evolução cultural levou o homem ao desenvolvimento da ciência e da medicina e, mais recentemente, ao estudo detalhado e à elucidação dos genomas de seus principais parasitos. Pode parecer otimismo excessivo, mas é possível que o estudo minucioso da constituição genômica de seus inimigos parasitos finalmente permita ao *Homo sapiens* adquirir a vantagem evolucionária que lhe possibilite escapar do jugo da Rainha Vermelha.

▸ Referências bibliográficas

Hamilton WD, Axelrod R, Tanese R. Sexual reproduction as an adaptation to resist parasites (A review). *Proc Natl Acad Sci USA*. 87: 3566-3573, 1990.

Hamilton WD, Zuk M. Heritable true fitness and bright birds: a role for parasites? *Science*. 218(4570): 384-387, 1982.

Hickey DA. Selfish DNA: a sexually transmitted nuclear parasite. *Genetics*. 101: 519-531, 1982.

Howard RS, Lively CM. Parasitism, mutation accumulation and the maintenance of sex. *Nature*. 367(6463): 554-557, 1994.

Kazazian Jr. HH. Mobile elements: drivers of genome evolution. *Science*. 303(5664): 1626-1632, 2004.

Kono T, Obata Y, Wu Q *et al.* Birth of parthenogenetic mice that can develop to adulthood. *Nature*. 428(6985): 860-864, 2004.

Lively CM, Dybdahl MF. Parasite adaptation to locally common host genotypes. *Nature*. 405(6787): 679-681, 2000.

Peters AD, Lively CM. The red queen and fluctuating epistasis: a population genetic analysis of antagonistic coevolution. *Am Nat*. 154: 393-405, 1999.

▸ Leitura recomendada

Bestor TH. Cytosine methylation mediates sexual conflict. *Trends Genet*. 19: 185-190, 2003.

de la Casa-Esperon E, Sapienza C. Natural selection and the evolution of genome imprinting. *Annu Rev Genet*. 37: 349-370, 2003.

Deininger PL, Batzer MA. Mammalian retroelements. *Genome Res*. 12: 1455-1465, 2002.

Doolittle WF, Sapienza C. Selfish genes, the phenotype paradigm and genome evolution. *Nature*. 284(5757): 601-603, 1980.

Engels WR. Invasions of P elements. *Genetics*. 145: 11-15, 1997.

Lower R, Lower J, Kurth R. The viruses in all of us: characteristics and biological significance of human endogenous retrovirus sequences. *Proc Natl Acad Sci USA*. 93: 5177-5184, 1996.

Orgel LE, Crick FH. Selfish DNA: the ultimate parasite. *Nature*. 284(5757): 604-607, 1980.

Ridley M. *The Red Queen: Sex and the Evolution of Human Nature*. London: Penguin Books, 405 pp., 1993.

Yoder JA, Walsh CP, Bestor TH. Cytosine methylation and the ecology of intragenomic parasites. *Trends Genet*. 13: 335-340, 1997.

14 Resposta Imune às Infecções e Mecanismos Evasivos dos Agentes Infecciosos

Amélia Ribeiro de Jesus e Lucas Pedreira de Carvalho

▶ Introdução

O homem interage com diversos patógenos durante a evolução, ambos desenvolvendo mecanismos adaptativos de convivência, que têm a finalidade de preservação das espécies. Esses mecanismos podem funcionar como mecanismos agressores que levam à lesão tecidual do hospedeiro humano, mas, na maioria das vezes, essa interação com agentes infecciosos não leva à doença, podendo até ser benéfica para o hospedeiro.

Para promover doença, o agente infeccioso necessita invadir, proliferar e produzir os seus efeitos lesivos para os tecidos. Esse processo de invasão encontra diversas barreiras: integridade da pele e mucosas, barreiras químicas e biológicas. Ao ultrapassarem essas barreiras naturais, os patógenos desencadeiam uma reação inflamatória nos tecidos, ativando células fagocíticas e fatores solúveis, como as substâncias de fase aguda e o complemento, os quais fazem parte da resposta imune inata. Esses fagócitos reconhecem uma diversidade menor de epítopos, porém reconhecem especificamente alguns padrões moleculares específicos dos patógenos (PAMP) por meio de receptores. A ligação do patógeno a esses receptores induz à ativação dos fagócitos, os quais aumentam suas capacidades microbicidas. A resposta imune inata atua no agente infeccioso e pode eliminá-lo nas primeiras horas após a infecção. Além disso, células apresentadoras de antígenos (macrófagos e células dendríticas) fazem a ligação entre a resposta imune inata e a adaptativa apresentando os antígenos aos linfócitos T.

Os patógenos, por sua vez, desenvolvem mecanismos adaptativos capazes de se evadir de cada um desses mecanismos, desde as barreiras naturais, liberando enzimas, utilizando-se de receptores celulares para invadir nossas células, afetando diversos mecanismos da resposta imune inata, da apresentação de antígenos e da resposta imune adaptativa, com a finalidade de favorecer as suas sobrevivências. O desequilíbrio dessas forças entre os mecanismos adaptativos do hospedeiro e dos patógenos pode levar tanto a uma proliferação excessiva dos agentes infecciosos como a uma excessiva resposta inflamatória, promovendo doenças.

▶ Barreiras naturais e resposta imune inata

▪ Barreiras naturais

A exposição a patógenos é frequente, porém as barreiras naturais os impedem de promover doença no homem, dificultando sua ligação, seu estabelecimento, podendo também destruí-los (Ouellette, 1999; Podolsky, 1999). As principais barreiras naturais são: *mecânica*, superfícies epiteliais e mucosas, descamação da pele e capacidade rápida de regeneração das mucosas e da pele, fluxo aéreo, movimento ciliar, muco produzido pelas mucosas respiratórias e digestiva, movimento peristáltico; *química*, ácidos graxos da pele, substâncias bactericidas como a lisozima (saliva, suor e lágrimas), enzimas proteolíticas (estômago e intestino), pH ácido, receptores solúveis, peptídios antibacterianos como defensinas (pele e intestino) e criptitina (intestino); *biológica*, flora normal, compete por nutrientes e pela ligação com o epitélio, além da produção de substâncias bactericidas.

▸ **Barreiras mecânicas.** Descamação da pele, movimento mucociliar do trato respiratório, excreção de urina e de fezes, lágrima e salivação eliminam vários agentes nocivos ao nosso organismo. Para a ocorrência de um processo infeccioso, é necessária a existência inicial de uma ligação do agente infectante com a célula epitelial. As mucosas recobertas por um gel mucoso, formado por moléculas de glicoproteínas com pontes de enxofre (dissulfeto), dificultam a ligação dos agentes infectantes. Este gel se move continuamente, por meio do movimento ciliar, e contribui para eliminar o agente infectante. Um obstáculo à eliminação da urina na hipertrofia prostática ou urolitíase, por exemplo, aumenta a suscetibilidade para infecções do trato urinário.

▸ **Barreiras químicas.** O muco produzido nas mucosas também contém substâncias que impedem a ligação do agente infectante com a célula epitelial: receptores livres de células, os quais irão competir com os receptores celulares na interação com bactérias; substâncias como fibronectina e lectinas desempenham papel importante nesta interação. A fibronectina é uma glicoproteína de peso molecular elevado, encontrada no plasma e na superfície de células, que medeia a eliminação de bactérias e partículas não bacterianas, como os complexos de fibrinogênio-fibrina, fragmentos de células e plaquetas danificadas. A fibronectina cobre os receptores nas superfícies das células, bloqueando a ligação de micro-organismos, como *Pseudomonas aeruginosa*. Entretanto, o *Staphylococcus aureus* pode utilizar-se da fibronectina para aumentar sua ligação com as células do hospedeiro.

Várias substâncias existentes nas secreções têm efeito antimicrobiano. A saliva e o leite materno contêm uma lactoperoxidase cujo efeito antimicrobiano é semelhante à mieloperoxidase existente em neutrófilos. A lipase do leite tem atividade microbicida contra *Giardia lamblia* e *Entamoeba histolytica*.

A lágrima, a saliva e as secreções nasais contêm lisozima, que tem capacidade de destruir bactérias, mediante ataque a mucopeptídios existentes na parede celular desses micro-organismos. O suco gástrico, em virtude do baixo pH, dificulta o acesso de espécies de *Salmonella* e do *Vibrio cholerae* ao intestino. A acidez da pele e da mucosa vaginal também dificulta o crescimento bacteriano.

▸ **Barreiras biológicas.** A flora bacteriana que coloniza várias áreas do organismo tem papel importante em impedir infecções causadas por agentes patogênicos. Por exemplo, o *Propionibacterium acnes* inibe a colonização da pele pelo *S. aureus*, e o *S. viridans*, que coloniza a faringe, dificulta a colonização do *Pneumococcus*. Bactérias anaeróbicas, por meio da produção de ácidos graxos, retardam o crescimento de *Salmonella* no intestino. Os ácidos biliares, quando desconjugados por bactérias anaeróbicas da flora normal, inibem o crescimento do *Bacteroides fragilis, Clostridium perfringens, Lactobacilus* e *Enterococcus*. Assim, os antibióticos, por reduzirem a flora bacteriana normal, aumentam, principalmente no nível do trato intestinal, a suscetibilidade a infecções bacterianas.

▸ Resposta imune inata

A resposta imune inata consiste em fatores solúveis e de células como os fagócitos (neutrófilos, monócitos), eosinófilos, mastócitos, basófilos e células matadoras naturais (células NK). Os fatores solúveis são proteínas com ações inflamatórias, bloqueadoras e anti-inflamatórias, como as proteínas de fase aguda (proteína C reativa, *manose binding protein*), proteínas da via alternativa do sistema complemento, α_1-antitripsina e proteínas inibidoras da cascata do complemento. Quando um patógeno consegue romper as barreiras naturais e penetra no organismo, a resposta imune inata atua imediatamente após a invasão, neutralizando-o com suas substâncias solúveis, as quais também facilitam a remoção destes agentes e atraem os fagócitos. Células da resposta imune inata como os mastócitos, os basófilos e a células NK liberam substâncias que, além de serem tóxicas para os patógenos, desencadeiam um processo inflamatório local atraindo outras células e impedindo que o patógeno se dissemine pela circulação (Figura 14.1).

A fagocitose representa um dos primeiros mecanismos inespecíficos de defesa do hospedeiro e tem uma grande importância no combate a agentes (Aderem e Underhill, 1999). É exercida por neutrófilos, monócitos e macrófagos. As células fagocíticas exercem o seu efeito contra o patógeno por intermédio de vários mecanismos, incluindo a produção de enzimas como mieloperoxidase e lisozima, ativação do metabolismo respiratório com liberação de peróxido de hidrogênio e oxigênio, produção de óxido nítrico e de proteínas com atividade microbicida. Esses mecanismos são muito importantes contra agentes como bactérias, fungos e protozoários. Os macrófagos são as principais células que atuam sobre esses agentes, fagocitando-os ainda nos tecidos. Os macrófagos são ativados mediante a ligação com PAMP e produzem citocinas inflamatórias (IL-1, IL-6 e TNF-α), quimiocinas (IL-8, MCP-1, Rantes) que atraem e ativam outras células e expressam na membrana moléculas coestimulatórias que vão contribuir para a ativação de células T. As células da resposta imune inata produzem também citocinas regulatórias como IL-10, citocina que modula negativamente as atividades dos fagócitos como as suas ações microbicidas, de processamento, apresentação de antígenos e produção de citocinas, reduzindo o processo inflamatório (Fiorentino *et al.*, 1991).

▪ Substâncias produzidas na fase aguda da inflamação

Uma série de substâncias é produzida durante a fase aguda de um processo infeccioso e estes componentes são responsáveis tanto por manifestações clínicas como pela defesa do hospedeiro (Rigato *et al.*, 1996; Larsson *et al.*, 1999; Ramadori e Christ, 1999). A Figura 14.1 mostra as citocinas liberadas na fase aguda de um processo infeccioso. IL-1 e TNF-α são produzidos em grande quantidade nas primeiras fases de um processo infeccioso e estão associados a manifestações clínicas como febre, sono, além de levarem à ativação do endotélio vascular, com aumento da expressão de moléculas de adesão favorecendo a passagem de células inflamatórias e fatores solúveis para os tecidos. A IL-6, além de produzir febre, induz à produção de proteínas de fase aguda e à produção de anticorpos. A IL-8 é uma quimiocina que recruta células para o local da inflamação, e a IL-12 é responsável pela ativação de células NK.

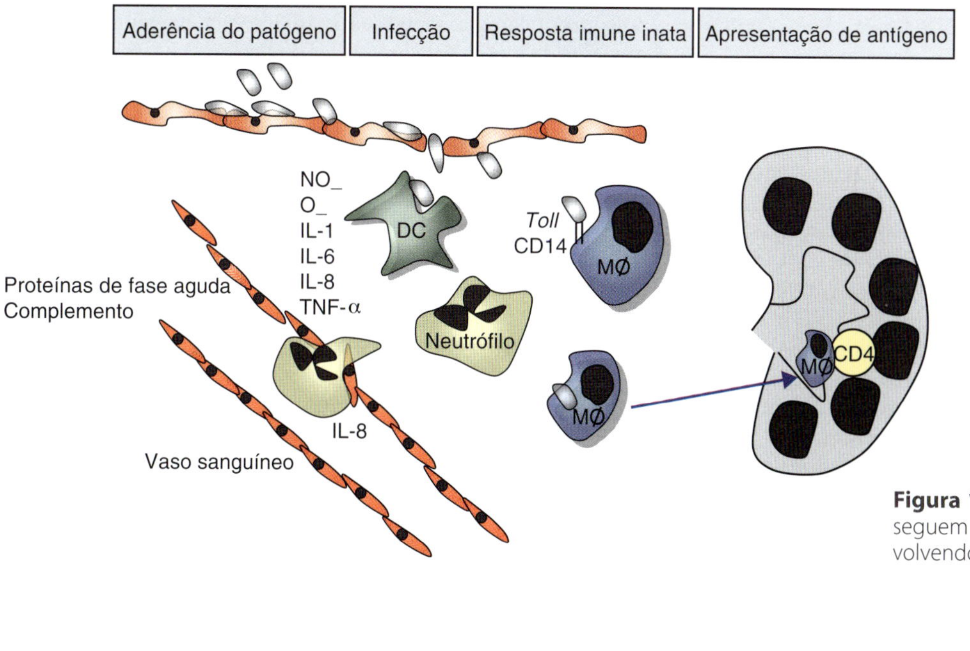

Figura 14.1 Sequência de eventos que se seguem à penetração de um patógeno, envolvendo a resposta imune inata.

O complemento é um conjunto de cerca de 20 proteínas encontradas no plasma, as quais, quando ativadas, podem mediar reações inflamatórias e formar um complexo de ataque à membrana capaz de causar dano direto a microrganismos por meio de destruição de suas membranas (Tomlinson, 1993). Além disso, produtos da ativação do complemento (C3a, C5a) têm efeito quimiotático e vasoativo, atraindo células inflamatórias para o local, além de fazerem opsonização (C3a), ligando os patógenos a receptores de macrófagos. A proteína que se liga à manose é parecida estruturalmente como o componente C1q do complemento e é capaz de ativar o complemento (Frank e Fries, 1991).

Essas substâncias da resposta imune inata que contribuem para nossas defesas podem também ser deletérias ao organismo quando liberadas em grande quantidade. O TNF-α, por exemplo, pelos seus efeitos de aumento da permeabilidade vascular, à passagem de células e fluidos dos vasos para os tecidos, pode levar à depleção de volume no espaço intravascular, causando choque (Rigato *et al.*, 1996). Além do choque séptico, outros efeitos maléficos do TNF-α podem ser observados na esquistossomose aguda, no surto reacional de hanseníase e na malária cerebral (Sarno *et al.*, 1991; McGuire *et al.*, 1994; de Jesus *et al.*, 2002).

▸ Resposta imune adaptativa

Após a ativação de células apresentadoras de antígenos (APC) pela ligação dos PAMP com seus receptores, essas células produzem citocinas como IL-1, IL-6 e IL-12, bem como moléculas de superfície que favorecem a apresentação de antígenos aos linfócitos T (Medzhitov e Janeway, 2000; Akira, 2003). Observa-se, assim, o aumento da expressão de moléculas de MHC classes I e II, expressão de B7 e do CD40, que cooperam na ativação dos linfócitos T. As células capazes de apresentar antígenos via MHC II são os macrófagos/monócitos, as células dendríticas, os linfócitos e basófilos. As APC expressando os sinais apropriados, o MHC classe I ou II com os peptídios do patógeno, que se ligam com o TCR da célula T, consistem no primeiro sinal para ativação do linfócito T virgem. Contribuem também para esta interação as moléculas de CD4 ou CD8 e o complexo CD3. O sinal coestimulatório B7, o qual se liga ao CD28 da célula T, é o segundo sinal para o linfócito T, que induz à produção de fatores de transcrição que levam à produção de IL-2 e de seu receptor. Essa ativação leva à proliferação e diferenciação dessas células (Janeway e Bottomly, 1994). As células T são classificadas em TCD4 (auxiliadores) e CD8 (citotóxicas). As células T citotóxicas são principalmente efetoras e exercem citotoxicidade sobre células infectadas, principalmente por vírus e outros agentes intracelulares. As células T CD4 produzem citocinas que atuam ativando células da resposta imune inata (macrófagos, células NK) ou adaptativa (linfócitos T $CD8^+$ e linfócitos B).

Após ativação e proliferação em decorrência de um estímulo, as células $TCD4^+$ podem se diferenciar em quatro tipos de células: Th1, que produzem IL-2, IFN-γ e TNF-α e β; Th2, que produzem IL-4, IL-5, IL-13 e IL-10 (Mosmann e Coffman, 1989); e Th3 ou células T regulatórias, que produzem IL-10 ou TGF-β, regulando negativamente as outras células por contato celular e produção dessas citocinas supressoras da resposta imune (Belkaid, 2003); e TH 17, que são responsáveis pelo recrutamento de neutrófilos para sítios inflamatórios.

A resposta imune efetora mediada pelos linfócitos Th1 é importante para a defesa contra agentes de vida intracelular como os protozoários, fungos e vírus (Hunter e Reiner, 2000). O IFN-γ e o TNF-α ativam os mecanismos microbicidas dos fagócitos, levando essas células a destruir esses agentes (Munoz-Fernandez *et al.*, 1992). Além disso, as células Th1 ativam os linfócitos T CD8 (citotóxicos) para destruir células infectadas que não têm capacidade microbicida, lisando essas células junto com o patógeno (Mabee *et al.*, 1998).

A resposta imune Th2 está mais relacionada com a indução da produção de anticorpos, pelos efeitos da IL-4 de estimular o linfócito B, IgE, IgG1 e IgG4 (Hunter e Reiner, 2000). Os mecanismos pelos quais os anticorpos atuam são: neutralização, tanto dos patógenos como de seus produtos (toxinas), opsonização (facilitação da fagocitose) e lise pelo complemento, pela ativação da via clássica. Os anticorpos IgE exercem um papel importante na destruição de larvas de helmintos como *Strongyloides stercoralis* e esquistossômulo (*Schistosoma* sp.). Além disso, as citocinas como IL-4 e IL-13 participam como mediadores da expulsão de helmintos do lúmen intestinal pelos seus efeitos no peristaltismo, aumento da produção de muco e redução da absorção de líquidos (Pearce e MacDonald, 2002).

▸ Mecanismos imunológicos de defesa dependem da via de penetração e da localização do agente infeccioso

Os patógenos penetram no organismo através dos epitélios e das mucosas. Nas superfícies, além da proteção pelas barreiras naturais, anticorpos IgA presentes nas secreções (IgA secretora) ligam-se aos patógenos, neutralizando-os, ao impedir suas ligações com as células epiteliais (Corthesy e Spertini, 1999). Organismos extracelulares, localizados no sangue e no intestino, são suscetíveis a serem destruídos por mecanismos da resposta imune inata como a fagocitose e pelo complemento, assim como os mecanismos da resposta adaptativa que favoreçam a fagocitose ou a lise direta do patógeno pelos anticorpos e complemento. Os organismos multicelulares, representados principalmente pelos helmintos, podem ser destruídos por citotoxicidade celular dependente de anticorpo (ADCC), com a participação de eosinófilos e macrófagos (Pearce e MacDonald, 2002).

Os organismos intracelulares têm a sua destruição mediada pela produção de metabólitos tóxicos de oxigênio e óxido nítrico e de enzimas lisossomiais de fagócitos estimulados por citocinas (Munoz-Fernandez *et al.*, 1992) ou por meio de resposta citotóxica, mediada por células NK e linfócitos T CD8 (Barry e Bleackley, 2002). As células NK têm a capacidade de lisar células que não têm um MHC próprio. Assim, elas são muito importantes para destruir células neoplásicas ou modificadas por agentes químicos ou físicos. Em células infectadas, as células NK atuam principalmente pelo mecanismo de ADCC, mecanismo no qual os anticorpos se ligam às células infectadas, e pela sua porção FC às células NK, desencadeando a ativação da liberação do conteúdo de seus grânulos com substâncias citotóxicas. Além de exercerem citotoxicidade, as células NK podem produzir citocinas, como IFN-γ< que contribuem para a ativação de fagócitos e têm efeito antiviral. Mais recentemente, foram descritas células NK com capacidade de produzir IL-4, citocina que levaria as células T a se diferenciarem para Th2. Os linfócitos T $CD8^+$ são ativados pelo reconhecimento de peptídios que estão ligados às moléculas de

MHC classe I em uma célula APC que expressa muito sinal coestimulatório. Após ativação dessas células, elas podem lisar qualquer célula do tecido que expresse o epítopo que ela reconhece; são muito lesivas para os tecidos. Por isso, na doença de Chagas, é demonstrado o papel de células CD8 ativadas na patogenia da miocardite crônica chagásica.

Alguns agentes, como os vírus, têm fases de vida intracelular e extracelular, assim os anticorpos e o complemento são importantes nas fases extracelulares, neutralizando os vírus para que estes não infectem outras células, assim como os mecanismos de citotoxicidade por células CD8 e ADCC por células NK são importantes nas fases intracelulares da infecção (Benedict *et al.*, 2002).

▶ Mecanismos imunológicos de defesa dependem do agente infeccioso

▪ Resposta imune e mecanismos de escape das bactérias intracelulares e o exemplo da tuberculose

As bactérias intracelulares têm como característica a sua capacidade de sobreviver dentro dos macrófagos e têm como principais exemplos o *Mycobacterium tuberculosis* (Mtb) e o *M. leprae.* A penetração no macrófago é também um mecanismo de escape da bactéria e, embora pareça paradoxal, é também benigno para o hospedeiro, desde que a ausência de penetração celular da bactéria possa induzir a uma forte resposta inflamatória, que, mesmo maléfica para a bactéria, levaria a um excessivo dano para o hospedeiro. No nível dos macrófagos, estas bactérias podem estimular tanto as células T $CD4^+$ por meio da expressão de antígeno associado ao MHC classe II, como também células T $CD8^+$ por meio da expressão de antígenos associados a moléculas do MHC classe I. A ativação de células T $CD4^+$ leva à secreção de IFN-γ que ativa os macrófagos, levando a uma produção aumentada de óxido nítrico e destruição de micobactérias. As células T $CD8^+$ participam do mecanismo de defesa por intermédio da citotoxicidade, destruindo os macrófagos infectados por micobactérias.

O Mtb é o agente da tuberculose no homem. A maioria dos infectados imunocompetentes desenvolve uma infecção que não evolui para doença, com teste intradérmico positivo à proteína purificada derivada de micobactéria (PPD). Apenas 10% dos indivíduos infectados desenvolvem doença, na maioria dos casos dentro de 2 anos após a infecção. Em 90% dos infectados, a doença fica em fase de latência, que pode ser por toda a vida do indivíduo. Não é bem esclarecido se os portadores de infecção latente conseguem eliminar totalmente o Mtb. No entanto, diante de situações de imunossupressão, a infecção latente pode resultar em reativação da doença. Entre os fatores ou doenças que levam a essa reativação do Mtb, incluem-se: infecção pelo HIV, má nutrição, uso de corticosteroides e outros imunossupressores ou idade avançada (Tufariello *et al.*, 2003).

A resposta imune ao Mtb é complexa, com múltiplos tipos de células T envolvidas na resposta protetora, sendo a interação entre essas células com macrófagos infectados essencial para o controle da infecção. A resposta imune ao Mtb se inicia quando ela atinge os alvéolos pulmonares. A resposta imune inata, representada pelos macrófagos alveolares e células dendríticas, tem o primeiro contato com o Mtb, fagocitando-o. Algumas bactérias penetram no epitélio respiratório e são fagocitadas por macrófagos pulmonares intersticiais. Antígenos do Mtb interagem com receptores *toll-like* (TLR) dos macrófagos, ativando-os a produzir citocinas inflamatórias, quimiocinas e o sinal coestimulatório (B7). Nos linfonodos, essas células apresentam os antígenos da bactéria para linfócitos T CD4 e CD8. Essas células ativadas proliferam e se diferenciam em células efetoras, as quais migram para o sítio de infecção nos pulmões, onde, juntamente com linfócitos B e macrófagos, formarão o granuloma. Nos linfonodos, o Mtb pode proliferar e alcançar a circulação sanguínea, infectando macrófagos de vários órgãos. Em hospedeiros imunocompetentes, a ativação dos macrófagos por citocinas pode esterilizar o Mtb. Porém, nos pulmões, algumas micobactérias persistem dentro de macrófagos, especialmente no ápice, resultando em uma persistente infecção subclínica. A debilidade da resposta imune do hospedeiro ou eventos desconhecidos do Mtb podem conduzir à reativação da reprodução de bactérias nos macrófagos, apoptose ou necrose dessas células e reativação da infecção.

Os componentes da resposta imune protetora ao Mtb são células $CD4^+$, $CD8^+$, sendo a produção de IFN-γ e TNF-α importante para induzir a ativação da produção de óxido nítrico (NO) pelos macrófagos infectados, contribuindo para a destruição do Mtb. No entanto, a citotoxicidade mediada diretamente por CD8 também pode ter um papel importante na destruição de macrófagos infectados. No homem, foi descrita uma substância citotóxica presente em células CD8, a *granulysin*, capaz de matar diretamente Mtb intracelulares. O tratamento de indivíduos com inibidores do TNF-α (utilizados em doenças autoimunes) aumenta a reativação do Mtb. Estudos sugerem que TNF-α possa estar envolvido na manutenção do granuloma, o qual é importante para a contenção do Mtb.

O Mtb apresenta diversos mecanismos evasivos, sendo capaz de sobreviver no interior das células fagocíticas (Flynn e Chan, 2003; Tufariello *et al.*, 2003). Um dos mecanismos evasivos do Mtb é a sua interferência no processamento e na apresentação de antígenos pelos macrófagos. A glicoproteína de 25 kDa e a lipoproteína de 19 kDa são capazes de reduzir a expressão de MHC classe II nessas células. Além disso, estudos *in vitro* mostram que o Mtb é capaz de retardar a maturação dos fagossomos, interferindo no processamento dos antígenos no início da infecção, prejudicando a apresentação desses antígenos associados a moléculas do MHC classe II. O Mtb também interfere na fusão do fagossomo com o lisossomo. Essa interferência só ocorre com Mtb viáveis, não com bactérias mortas. Embora esses fagossomos não fusionem com o lisossomo, eles mantêm a capacidade de fusionar com outros endossomas e com componentes internalizados pela membrana. Esses mecanismos contribuem para a evasão dos mecanismos de vigilância de células CD4.

Outro mecanismo evasivo importante do Mtb é a sua capacidade de resistir tanto aos mecanismos microbicidas dos macrófagos como aos produtos do NO (RNI) e do oxigênio (ROI). Alguns genes que conferem resistência ao NO já foram identificados, a exemplo do MOXR1 de *Escherichia coli* e de *M. smegmatis*, e NOX R3 de *S. typhymurium*, além de uma *alkyl hydroxipreside redutase submit C* (AhpC) do Mtb que confere resistência a RNI e ROI.

Em conclusão, o balanço entre os mecanismos imunológicos do hospedeiro e os mecanismos evasivos do Mtb são determinantes para o controle da infecção e persistência do

Mtb no hospedeiro. No nível do granuloma, o balanço entre a produção de citocinas é importante para a manutenção da infecção latente, e a alteração da resposta imune nesse microambiente favorece a proliferação excessiva do Mtb e reativação da infecção.

▪ Resposta imune e mecanismos evasivos dos protozoários e o exemplo das leishmanioses

As infecções por protozoários representam um grande problema de saúde pública, pois existem endemias importantes de doenças como a malária e a leishmaniose. Apesar de as infecções serem muito frequentes, apenas um pequeno número de infectados desenvolve doença, sugerindo que os mecanismos de defesa do hospedeiro são capazes de controlar a infecção. Contudo, a persistência dos protozoários no organismo é documentada pelos relatos de doença em indivíduos com AIDS, quando há supressão da resposta imune celular.

Vários componentes da resposta imune inata como fatores do complemento, neutrófilos, citocinas e quimiocinas participam do mecanismo de defesa contra os protozoários (Fearon e Locksley, 1996). No entanto, a resposta adaptativa tipo 1 (IFN-γ e TNF-α) consiste no principal mecanismo de defesa contra estes agentes (Murphy *et al.*, 2001) (Figura 14.2). Após a apresentação de antígenos por macrófagos e células dendríticas, via MHC classe II, ocorrem ativação e proliferação de células T, secreção de citocinas e ativação de outros tipos celulares, como células CD8$^+$ e macrófagos. Em algumas infecções por protozoários, como na leishmaniose visceral e leishmaniose cutânea difusa, ocorre o desvio da resposta imune para um padrão Th2, levando à proliferação e disseminação parasitária. Porém, uma resposta imune protetora tipo 1 exacerbada pode estar envolvida no dano tecidual. Por exemplo, o dano tecidual na doença de Chagas é mediado por células CD4$^+$ e CD8$^+$. O TNF-α e o NO, produtos relacionados com uma resposta Th1, participam da patogenia da malária cerebral. O conceito de que a resposta imune celular é fundamental para o controle da infecção, mas que também pode levar à doença, parece controverso se pensarmos que uma forte resposta do hospedeiro contra os protozoários pode causar a total destruição do parasito. Todavia, como esses agentes permanecem, na maioria das vezes, por toda a vida no hospedeiro mesmo após o uso de drogas antiparasitárias, o mais importante é haver um equilíbrio na relação parasito-hospedeiro, fazendo com que, embora com o patógeno presente, não haja doença (Ribeiro de Jesus *et al.*, 1998).

Estes agentes apresentam mecanismos evasivos que contribuem para a persistência no organismo humano e, muitas vezes, sem causar dano tecidual. A forma mais simples de escapar da resposta imune adotada pelos protozoários como *Leishmania* sp., *Toxoplasma gondii*, *Trypanosoma* sp. e *Plasmodium* sp. é a capacidade de sobreviver no interior de células. Alguns desses patógenos podem sobreviver em células não fagocíticas (*Plasmodium* sp. e *T. cruzi*), dificultando ainda mais a sua destruição pela resposta imune. Outros sobrevivem preferencialmente em células da resposta imune (*Leishmania* sp., *T. gondii*). Microrganismos com ciclo intracelular habitualmente escapam da ação de anticorpos e complemento, porém estão sob constante pressão da resposta imune adaptativa, tendo que criar

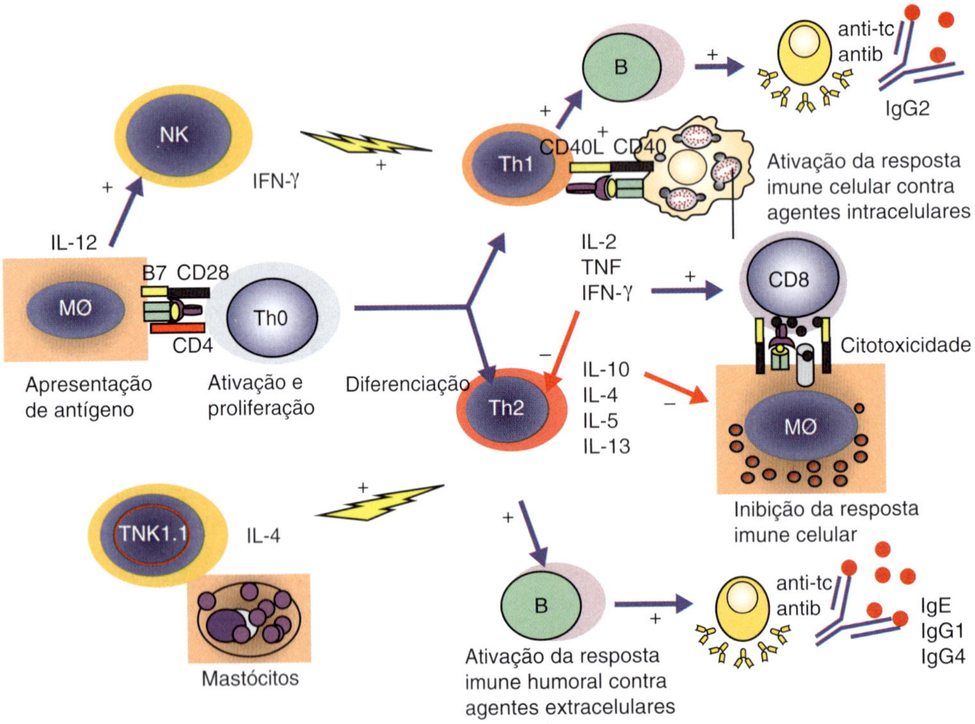

Figura 14.2 Mecanismos de ativação e regulação da resposta imune envolvidos na proteção contra os protozoários, com o modelo da infecção por *Leishmania* sp. O espectro de doença presente em indivíduos infectados por *Leishmania* sp. é variável e depende do parasito e da resposta imune do hospedeiro. Durante as fases iniciais da infecção, a diferenciação de linfócitos T para Th1 ou Th2 é importante para definir se haverá controle da multiplicação do parasito ou um crescimento acentuado e formas mais graves de doença (leishmaniose visceral ou leishmaniose cutânea difusa). Os protozoários que infectam células não fagocíticas são destruídos também por citotoxicidade (*Trypanosoma cruzi*), e aqueles com fases de vida extracelulares (*T. brucei* e *Plasmodium* sp.), por anticorpos.

estratégias para evadir de um microambiente acidificado, bastante inóspito do interior dos fagócitos. O *T. cruzi* escapa do vacúolo parasitófago, vivendo no citosol, por meio da secreção da molécula Tc-TOX, a qual, em pH ácido, tem a capacidade de formar poros em membranas (Andrews *et al.*, 1990). Outros organismos intracelulares, como a *Leishmania* e o *T. gondii*, precisam escapar da ação de enzimas hidrolíticas presentes nos lisossomos. O lipofosfoglicano (LPG) da *Leishmania* previne ou retarda a fusão do fagossomo com o lisossomo, dando tempo para que as formas promastigotas, sensíveis às enzimas lisossomiais, transformem-se em amastigotas, formas mais resistentes às hidrolases (Desjardins e Descoteaux, 1997; Dermine *et al.*, 2000). Caso o fagolisossoma se forme, a gp63 é capaz de inibir a ação das enzimas (Sorensen *et al.*, 1994).

Como o mecanismo de defesa contra organismos intracelulares envolve a ativação de macrófagos por IFN-γ e a IL-12 é a citocina responsável pela derivação de células Th0 para CD4 Th1, a principal fonte produtora de IFN-γ, a *Leishmania* sp., é capaz de inibir a produção de IL-12 (McDowell e Sacks, 1999). A leishmânia inibe também a expressão de moléculas de MHC classe II nos macrófagos. Amastigotas de leishmânias são capazes de endocitar e degradar moléculas do MHC, bem como a β_2-microglobulina, reduzindo sua capacidade de apresentar os antígenos dos linfócitos T (Sacks e Sher, 2002). Além disso, a diminuição da expressão da molécula coestimulatória B7-1 é observada em macrófagos infectados por *Leishmania* e a gp63 de *L. donovani* e *L. chagasi*. Além disso, é capaz de clivar a molécula de CD4. A diminuição da expressão de MHC-I também é vista em cultura de macrófagos tratados com antígenos de *Entamoeba histolytica*.

A interferência na regulação de citocinas consiste também em mecanismo de evasão dos protozoários. Na infecção por *T. cruzi*, por exemplo, a mucina ancorada ao GPI se liga à superfície de macrófagos e induz à produção de IL-1, IL-10 e TGF-β e não de IL-12 ou TNF-α, inibindo a ativação macrofágica. A inibição de expressão do receptor de IL-2 também é observada na infecção pelo *T. cruzi*. A indução de citocinas que suprimem a resposta Th1 também ocorre na infecção por *E. histolytica*, em que a secreção de IL-4 e IL-10 é observada (Zambrano-Villa *et al.*, 2002). A IL-10 e o TGF-β são citocinas moduladoras da resposta imune celular. Essas citocinas são produzidas por macrófagos murinos após infecção por *Leishmania*, e são fatores determinantes de suscetibilidade *in vivo* (Barral-Netto *et al.*, 1992).

Para os parasitos que vivem parte do seu ciclo em um ambiente extracelular, como o *Plasmodium* sp. e o *T. cruzi*, e para aqueles que não apresentam estágios intracelulares, como o *T. brucei*, outros mecanismos de escape da resposta imune humoral e do sistema complemento são observados: a variação antigênica e a resistência à lise pelo complemento e a camuflagem com proteína do hospedeiro. O ciclo de vida do *P. falciparum* é bastante complexo e o parasito passa por vários estágios de diferenciação com períodos de vida intracelulares e extracelulares. Durante a diferenciação, os parasitos expressam na sua superfície ou na superfície de hemácias diversas proteínas estágio-específicas. Algumas dessas proteínas expressas na superfície do plasmódio são altamente polimórficas, como a *circumsporozoite protein* (CSP), que diminui a secreção de anticorpos específicos de alta afinidade. Estudos *in vitro* com culturas de *P. falciparum* demonstraram que, mesmo sem sofrer pressão da resposta imune, a expressão gênica mudava 2% a cada geração (Zambrano-Villa *et al.*, 2002). Outra proteína envolvida no mecanismo de escape do *P. falciparum* é a *merozoite specific protein-1* (MSP-1), a qual induz à síntese de anticorpos MSP-1-específicos, prevenindo a indução de produção de outros anticorpos com capacidade de neutralização (Holder *et al.*, 1999). Um fenômeno similar é visto na infecção por *T. cruzi*, em que ocorre ativação policlonal de células B com grande produção de IgM. A ligação de IgM com antígenos de superfície do *T. cruzi* compete com anticorpos inibitórios da classe IgG. O *T. brucei*, causador da doença do sono, por não possuir estágio intracelular, torna-se alvo fácil para macrófagos. No entanto, esses parasitos são capazes de expressar na sua superfície uma glicoproteína (*variant surface glycoprotein* — VSG) altamente polimórfica. Durante a infecção, todos os parasitos expressam a mesma VSG em um mesmo momento, mudando para outra VSG quando há produção de anticorpos para a primeira VSG, dificultando o reconhecimento por células e anticorpos específicos (Van der Ploeg, 1987). A despeito de a VSG constituir a principal forma de escape do *T. brucei*, a endocitose tem um papel fundamental para a sobrevivência desse parasito. Após a ligação de anticorpos com a VSG, o complexo anticorpo-VSG é endocitado, o anticorpo é degradado e a VSG transportada para a superfície da célula (Russo *et al.*, 1993). A capacidade de endocitose está aumentada em até dez vezes na forma infectante quando comparada com a forma procíclica encontrada no inseto.

Outro mecanismo evasivo utilizado pelos protozoários é o mimetismo molecular. As formas epimastigotas do *T. cruzi*, encontradas no vetor, são suscetíveis ao complemento. Após se transformarem em metacíclicas e em tripomastigotas sanguíneas, formas encontradas no sangue do hospedeiro, o parasito passa a expressar a proteína gp 160, homóloga ao DAF (*decay accelerating factor*), uma proteína reguladora do complemento (Norris *et al.*, 1991). Adicionalmente, a transfecção de gp 160 para epimastigotas confere proteção contra o complemento (Norris, 1998). A *Leishmania*, por sua vez, expressa a proteinase gp63 e LPG, moléculas que têm capacidade de inibir a ativação do complexo de ataque à membrana do complemento (Puentes *et al.*, 1990). Parasitos *knockout* de gp63 ou LPG são altamente suscetíveis ao complemento (Spath *et al.*, 2000; Joshi *et al.*, 2002).

Leishmaniose

As *Leishmanias* são transmitidas ao homem pela picada do flebótomo, onde se multiplicam na forma de promastigotas. Após a inoculação na pele, as formas promastigotas penetram nos macrófagos e adquirem uma forma ovalada denominada amastigota. A leishmaniose visceral (LV) é causada no novo mundo pela *L. chagasi* e no velho mundo pela *L. donovani*. O principal mecanismo de defesa contra a *Leishmania* é a resposta imune celular em que a destruição do parasito é feita mediante a ativação de macrófagos por IFN-γ (Murray *et al.*, 1983). O principal mecanismo de destruição de *Leishmania* pelos macrófagos é a produção de NO. No caso da LV, a doença está associada a uma falha da resposta imune celular (Th1) à *Leishmania*, sendo caracterizada por teste cutâneo de hipersensibilidade tardia negativo ao antígeno de *Leishmania* e ausência de resposta linfoproliferativa e produção de IL-2 e IFN-γ em resposta ao antígeno de *Leishmania* (Carvalho *et al.*, 1985). A produção de TGF-β foi documentada na medula óssea desses pacientes (Gantt *et al.*, 2003). A progressão ou controle da infecção por *L. chagasi* é definida logo após a infecção, documentada pela soroconversão. Indivíduos recém-infectados, caso tenham resposta celular (linfoproliferação e produção de IFN-γ) ao antígeno de *Leishmania*, conseguem controlar a infecção, já aqueles que não apresentam resposta imune celular evoluem para calazar (Carvalho *et al.*, 1985).

A leishmaniose tegumentar apresenta-se com um amplo espectro clínico e imunopatológico, consistindo em leishmaniose cutânea difusa (LCD), leishmaniose disseminada (LD), leishmaniose cutânea (LC) e leishmaniose mucosa (LM), e a resposta imune exerce um papel importante na patogenia destas doenças. Pacientes com LCD apresentam diminuição da resposta imune tipo 1 (Th1), o que favorece a multiplicação e disseminação do parasito. Por outro lado, pacientes com LC ou LM apresentam lesões inflamatórias com destruição tecidual, resposta imune tipo 1 muito exacerbada com alta produção de IFN-γ e TNF-α, o que controla o parasitismo, porém contribui para o dano tecidual. Estudos imuno-histoquímicos *in situ* têm mostrado infiltrado inflamatório crônico com presença de linfócitos $CD4^+$, $CD8^+$, HLA-DR positivos e macrófagos com baixa parasitemia (Bittencourt e Barral, 1991), além de áreas de necrose com a presença de TNF-α na LM. A observação de que o tratamento precoce de pacientes com LC na fase inicial da doença (com menos de 15 dias de lesão) não impede a progressão da lesão é um indício da participação da resposta imune na patogenia da LC (Machado *et al*., 2002).

A LM apresenta-se como doença ainda mais destrutiva. As células mononucleares desses pacientes produzem níveis mais elevados de IFN-γ e TNF-α e mais baixos de IL-10 do que os pacientes com LC (Bacellar *et al*., 2002). A adição *in vitro* de IL-10, antígenos recombinantes com capacidades regulatórias, ou a neutralização de citocinas envolvidas na indução de resposta tipo 1 não são capazes de suprimir a produção de IFN-γ de pacientes com LM. A associação da pentoxifilina, droga inibidora de TNF-α< ao tratamento convencional com antimonial não só reduz o tempo de cura de pacientes com LM, como também cura indivíduos refratários ao tratamento com antimonial, o que demonstra a importância do TNF-α no desenvolvimento da lesão (Lessa *et al*., 2001).

Assim, fica claro que o principal mecanismo de destruição de leishmânias é mediado pela ativação de macrófagos por IFN-γ e TNF-α, com ativação de mecanismos microbicidas nestas células; a ausência desta resposta leva a formas graves, como a LD e a LV. No entanto, o excesso da resposta inflamatória mediada pela produção excessiva e não modulada de IFN-γ e TNF-α também está envolvido na destruição tecidual observada nas formas cutânea e mucosa da doença.

▶ Resposta imune e mecanismos evasivos dos vírus

Os vírus são agentes necessariamente intracelulares porque precisam utilizar a maquinaria das células para sobreviver. Os vírus apresentam uma cápsula proteica que contém os receptores utilizados pelos vírus para a ligação com as células do hospedeiro e para a invasão; no interior desses vírus, o conteúdo genético (DNA ou RNA) e as enzimas. Na célula do hospedeiro, eles introduzem seus materiais genéticos e enzimas necessárias para a integração desse material genético no genoma da célula. Assim, eles proliferam induzindo a sua própria transcrição, via síntese proteica da célula; após a produção de muitas cópias do vírus, este tem um efeito citopático sobre a célula, sendo liberado no meio extracelular e infectando novas células. Sendo um organismo com vida intracelular e extracelular, os mecanismos imunológicos envolvidos na proteção contra esses agentes envolvem diferentes componentes da resposta imune. A resposta imune inata atua contra os vírus, mediante a produção de IFN-tipo I (α e β) pelas células infectadas, além do IFN-γ, produzido por células NK. Os IFN têm efeito antiviral por diversos mecanismos: redução da expressão de receptores nas células utilizadas para a penetração dos vírus, redução da síntese proteica, impedindo a síntese de novas partículas virais, aumento da atividade microbicida e de apresentação de antígenos pelos fagócitos, levando-os a produzir outras citocinas inflamatórias, como IL-1, IL-6 e TNF-α. Essas citocinas, além de induzirem a uma ativação da resposta inflamatória, favorecem a indução da resposta imune adaptativa. Além disso, o TNF-α induz à lise de células infectadas pelos vírus. Outras células da resposta imune inata, como as células NK, também participam da destruição de células infectadas por vírus que expressam moléculas aberrantes de MHC classe I, pois essas células são programadas para matar as células que não possuem MHC autólogo. Entretanto, o principal mecanismo efetor das células NK contra as células infectadas é a ADCC, em que anticorpos reconhecem antígenos virais nas células infectadas e as porções Fc dos anticorpos ligam-se a células NK por meio de um receptor Fcγ RIII de sua superfície. Após a ligação, as células NK induzem à citotoxicidade das células infectadas, liberando o conteúdo de seus grânulos. Além disso, as células NK produzem IFN-γ, o qual não só apresenta efeito antiviral direto, como induz à diferenciação de linfócitos T ativados para Th1. Os linfócitos T $CD4^+$ Th1 produzem citocinas como IL-2, IFN-γ e TNF-α, as quais atuam aumentando a resposta imune celular. Nas infecções virais, é importante a ativação dos linfócitos T $CD8^+$, os quais exercem citotoxicidade das células infectadas que expressam antígenos virais nas moléculas de MHC classe I.

Existem diversos vírus que causam doenças agudas e levam à imunidade protetora após a infecção natural. Esses vírus habitualmente são neutralizados por anticorpos contra as proteínas de superfície em uma segunda exposição, não chegando a penetrar nas células e promover doenças. Assim, diversas vacinas foram desenvolvidas no passado e funcionam de maneira eficaz no controle de diversos desses vírus, a exemplo de sarampo, caxumba, varíola etc. Outros vírus, no entanto, têm a capacidade de persistir por longo tempo no organismo humano, a exemplo dos herpes-vírus simples, hepatite B e C, HIV e HTLV-1. Esses vírus apresentam mecanismos evasivos variados, os quais permitem essa persistência mais longa no organismo humano. Esses mecanismos evasivos atuam em diversos componentes da resposta imune inata e adaptativa. São exemplos desses mecanismos: a produção de homólogos de receptores de quimiocinas [receptor B de quimiocina pelo citomegalovírus (CMV)] receptores de IL-1, TNF-α e IFN-γ pelo vírus da varíola, inibição da expressão de moléculas de adesão como LFA-3 e ICAM-1 pelo vírus Epstein-Barr (EBV), sequências que mimetizam os TLR pelo vírus da varíola. Vários vírus também interferem no processamento e na apresentação de antígenos, inibindo a expressão de MHC classe I (*H. simplex* e CMV) e da proteína transportadora de peptídios (TAP) (*H. simplex*). Os vírus podem codificar homólogos de citocinas reguladoras da resposta imune como IL-10 (EBV), assim como de componentes da resposta imune humoral como homólogos de receptores Fc, receptores de complemento, interferindo com a ADCC e fagocitose (*H. simplex* e CMV), ou sintetizando proteínas homólogas a reguladores do complemento. O vírus *H. simplex*, por exemplo, persiste em células de gânglios nervosos, as quais expressam poucas moléculas de MHC classe I, não sendo atacadas por linfócitos T citotóxicos. Em situação de estresse (físico ou psicológico), o vírus promove doença na pele de região próxima ao gânglio nervoso, a qual evolui por cerca de 2 a 3 semanas e tem cura espontânea. Caso o tratamento antiviral seja instituído, essa lesão pode curar mais cedo, demonstrando o efeito do vírus na indução da lesão. A inibição do transporte de peptídios do proteossoma para o retículo endoplasmático, pela inibição da TAP, impede que os peptídios virais sejam expressados em moléculas de MHC Classe I, dificultando o reconhecimento das células infectadas por linfócitos T $CD8^+$. O vírus B da hepatite e o HIV apresentam mutabilidade de sua sequência, levando a grande variação antigênica, o que representa importante mecanismo de escape da resposta humoral. Além disso, diversos vírus, dentre eles o HIV, apresentam vários mecanismos de escape das vias citolíticas do hospedeiro. A indução da transcrição de IL-2, citocina envolvida na proliferação celular, levando à transcrição tanto de mais cópias do vírus como da célula infectada, é também um mecanismo adaptativo importante utilizado pelo vírus HTLV-1.

▶ Resposta imune e mecanismos evasivos dos helmintos e o exemplo da esquistossomose

Os helmintos são agentes multicelulares e com composição antigênica complexa, com fases do ciclo do parasito em tecidos diferentes do hospedeiro. Além disso, eles têm um tempo de evolução muito prolongado, sendo descritas múmias do Egito infectadas pelo *S. mansoni*. Esse tempo de sobrevivência com a espécie humana explica a complexidade dos mecanismos evasivos do parasito da resposta imune do homem. A maioria dos helmintos sobrevive no lúmen intestinal na fase de vermes adultos, passando por outros tecidos, como a pele e os pulmões, nas fases de larvas. O *Schistosoma* sp. e a *Wuchereria* sp. sobrevivem no sangue e na linfa, respectivamente. A resposta imune aos antígenos desses helmintos varia de acordo com o estágio do ciclo do parasito e o local do organismo onde ele se situa, havendo estágios do parasito que induzem a uma resposta Th1 e outros que induzem a uma resposta Th2. Na infecção por *Schistosoma* sp., por exemplo, cercárias, esquistossômulos e vermes adultos induzem a uma resposta Th1, enquanto os ovos induzem a uma resposta Th2 (Pearce *et al.*, 1998). Os helmintos de vida intestinal induzem a uma resposta Th2 devido à presença de carboidratos nas suas superfícies que induzem à produção de IL-10. Essa resposta Th2 com produção de IL-4 e IL-13 é importante para a expulsão dos vermes e ovos do lúmen intestinal, pois interferem na absorção de líquidos pelo intestino, aumentam a secreção de muco e peristaltismo.

Os helmintos têm diversos mecanismos evasivos, a exemplo de enzimas proteolíticas, as quais participam desde a penetração na pele na epiderme (*Schistosoma* sp. e *Ancylostoma duodenale*) (McKerrow *et al.*, 1983), nutrição do verme adulto e modulação da resposta imune. Um dos mecanismos de evasão da resposta imune humoral do *S. mansoni* é a presença de proteases capazes de clivar IgG ligadas a receptores da porção Fc, protegendo as larvas e o verme adulto do parasito da ADCC (Auriault *et al.*, 1981), regulando a síntese de IgE (Verwaerde *et al.*, 1988) e inibindo a ativação do complemento (Marikovsky *et al.*, 1988; Deng *et al.*, 2003). Outra maneira pela qual o *S. mansoni* pode evitar a ativação do complemento é a remoção da cobertura de glicocálice, a qual contém ativadores de complemento (Samuelson e Caulfield, 1986). Em uma fase posterior, o esquistossômulo e o verme adulto expressam proteínas capazes de se ligar a proteínas do complemento em diversos estágios, a exemplo da paramiosina, que se liga ao C1 (Deng *et al.*, 2003); a Sh-TOR, que se liga ao C2 (Inal e Sim, 2000); e a SCIP-1, que se liga ao C8 e C9 (Parizade *et al.*, 1994). O mimetismo molecular é outro artifício utilizado pelos helmintos para modular a resposta imune humoral e inflamatória do hospedeiro. O mimetismo molecular consiste na expressão de moléculas homólogas do hospedeiro ou adsorção de moléculas do hospedeiro, como de MHC solúvel e DAF, a fim de evitar a indução de anticorpos e células específicas. A SmSP1 é uma serinoprotease presente em diferentes estágios do ciclo de vida do *S. mansoni* e apresenta 32% de homologia com o fator humano I e 34,5% com a proteína *plasma Kallikrein* de camundongos. Apesar de essa proteína ser expressa na cutícula de machos adultos, anticorpos específicos para a SmSP1 não são detectados em ratos ou camundongos infectados por *S. mansoni* (Cocude *et al.*, 1999).

▪ Esquistossomose mansônica

A esquistossomose é uma das helmintíases mais bem estudadas em relação aos mecanismos imunológicos envolvidos na resistência à reinfecção, na patogenia da doença. Na infecção por *S. mansoni*, espécie de parasito encontrada no Brasil, primeira forma do ciclo encontrada na pele após a penetração das cercárias na pele, o esquistossômulo pode ser destruído por diferentes mecanismos imunológicos: ADCC com participação de IgE e IgG e de células como eosinófilos e macrófagos. Porém, macrófagos ativados por IFN-γ e produtores de NO foram descritos em camundongos como importantes para a destruição de esquistossômulos nos pulmões. No homem, estudos *in vitro* mostram que anticorpos IgE e células como eosinófilos e macrófagos podem destruir os esquistossômulos. Contudo, as principais evidências da existência de imunidade protetora ao *S. mansoni* têm sido baseadas em estudos epidemiológicos, que demonstram diminuição da prevalência e da intensidade da infecção em indivíduos com faixa etária mais elevada, a despeito da existência do mesmo grau de exposição à água contaminada. Estudos imunológicos realizados em áreas endêmicas de esquistossomose no Brasil (Bahia e Minas Gerais) e na África (Quênia) mostram a existência de indivíduos com maior resistência à reinfecção (Butterworth *et al.*, 1985; 1987; Dunne *et al.*, 1992; Viana *et al.*, 1994; 1995; Ribeiro de Jesus *et al.*, 2000). Esses indivíduos apresentam maior produção de anticorpos IgE, ou valor mais elevado da relação IgE/IgG4, e também maior resposta linfoproliferativa e produção de IFN-γ aos antígenos de verme adulto (SWAP) e de esquistossômulo (ESQUIST ou CERC). Esses dados sugerem que tanto a resposta Th1 como a Th2 estejam envolvidas na proteção contra a reinfecção.

Como o ciclo de vida do parasito é complexo e várias formas do ciclo evolutivo podem ser encontradas nos tecidos do homem, pode ser que esses mecanismos atuem em locais diferentes. Por exemplo, na pele a destruição de esquistossômulos pode ser mediada por IgE e eosinófilos, enquanto nos pulmões, por macrófagos ativados por IFN-γ, produtores de NO, como é demonstrado em camundongos. A Figura 14.3 mostra uma proposta esquemática dos mecanismos de resposta imune às diversas formas do ciclo evolutivo do *S. mansoni* no homem.

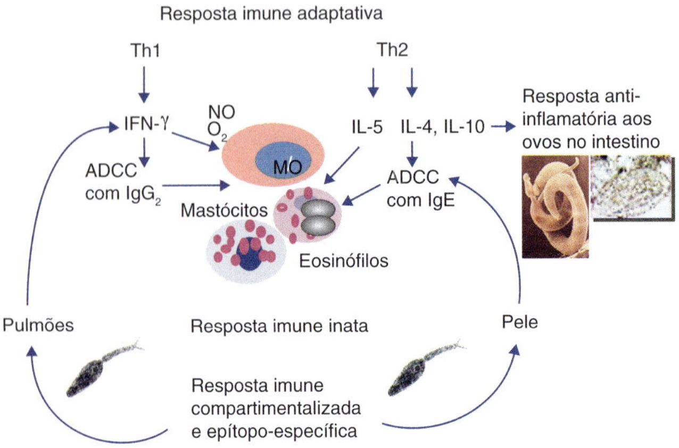

Figura 14.3 Mecanismos envolvidos na resposta protetora ao *Schistosoma* sp. A resposta imune adaptativa é fundamental na fase de indução da resposta, com a produção de células Th1 e Th2, as quais são dirigidas para antígenos diferentes (epítopo-específica) e ativam mecanismos efetores da resposta imune inata, atuantes em sítios diversos do organismo humano (compartimentalizada).

▶ Conclusões

O ser humano conta com inúmeros mecanismos efetores para destruir ou controlar o crescimento dos patógenos no seu organismo; no entanto, os patógenos têm mecanismos evasivos que interferem em diversas etapas da resposta a esses agentes. Quanto mais evoluído o patógeno, maior a sua capacidade de modular a resposta imune, aumentando a sua persistência. Essa interação, com a persistência do agente no organismo humano, não é tão danosa, desde que apenas um pequeno número de infectados desenvolva doença clinicamente aparente, com uma interação parasito-hospedeiro equilibrada. Além disso, a persistência pode ser benéfica para proteger os indivíduos reexpostos a esses patógenos (em áreas endêmicas). No entanto, em situações de imunossupressão, pode haver o crescimento do patógeno. Por outro lado, uma resposta imune exacerbada pode induzir a um processo inflamatório muito intenso, levando a doenças com espectro clínico diverso. Assim, as doenças infectoparasitárias devem ser estudadas com maior profundidade, para que haja melhor compreensão dos antígenos e dos elementos da resposta imune envolvidos na promoção do equilíbrio entre os mecanismos envolvidos na resistência ou na lesão tecidual, assim como na proteção tecidual, para que no futuro possamos atuar de modo a melhor controlar essas doenças com imunoprofilaxias e imunoterapias, desenhadas para reduzir as formas mais graves dessas doenças.

▶ Referências bibliográficas

Aderem A, Underhill DM. Mechanisms of phagocytosis in macrophages. *Annu. Rev. Immunol.* 17: 593-623, 1999.

Andrews NW, Abrams CK, Slatin SL, Griffiths G. A *T. cruzi*-secreted protein immunologically related to the complement component C9: evidence for membrane poreforming activity at low pH. *Cell.* 61: 1277-87, 1990.

Auriault C, Ouaissi MA, Torpier G, Eisen H, Capron A. Proteolytic cleavage of IgG bound to the Fc receptor of *Schistosoma mansoni* schistosomula. *Parasite Immunol.* 3: 33-44, 1981.

Bacellar O, Lessa H, Schriefer A, Machado P, Ribeiro de Jesus A, Dutra WO, Gollob KJ, Carvalho EM. Up-regulation of Th1-type responses in mucosal leishmaniasis patients. *Infect. Immun.* 70: 6734-40, 2002.

Barral-Netto M, Barral A, Brownell CE, Skeiky YA, Ellingsworth LR, Twardzik DR, Reed SG. Transforming growth factor-beta in leishmanial infection: a parasite escape mechanism. *Science.* 257(5069): 545-8, 1992.

Barry M, Bleackley RC. Cytotoxic T lymphocytes: all roads lead to death. *Nat. Rev. Immunol.* 2: 401-9, 2002.

Belkaid Y. The role of CD4(+) CD25(+) regulatory T cells in *Leishmania* infection. *Expert. Opin. Biol. Ther.* 3: 875-85, 2003.

Benedict CA, Norris PS, Ware CF. To kill or be killed: viral evasion of apoptosis. *Nat. Immunol.* 3: 1013-8, 2002.

Bittencourt AL, Barral A. Evaluation of the histopathological classifications of American cutaneous and mucocutaneous leishmaniasis. *Mem. Inst. Oswaldo Cruz.* 86: 51-6, 1991.

Butterworth AE, Bensted-Smith R, Capron A, Capron M, Dalton PR, Dunne DW, Grzych JM, Kariuki HC, Khalife J, Koech D. Immunity in human schistosomiasis mansoni: prevention by blocking antibodies of the expression of immunity in young children. *Parasitology.* 94: 281-300, 1987.

Butterworth AE, Capron M, Cordingley JS, Dalton PR, Dunne DW, Kariuki HC, Kimani G, Koech D, Mugambi M, Ouma JH. Immunity after treatment of human schistosomiasis mansoni. II. Identification of resistant individuals, and analysis of their immune responses. *Trans. R. Soc. Trop. Med. Hyg.* 79: 393-408, 1985.

Carvalho EM, Badaro R, Reed SG, Jones TC, Johnson Jr WD. Absence of gamma interferon and interleukin 2 production during active visceral leishmaniasis. *J. Clin. Invest.* 76: 2066-9, 1985.

Cocude C, Pierrot C, Cetre C, Fontaine J, Godin C, Capron A, Khalife J. Identification of a developmentally regulated *Schistosoma mansoni* serine protease homologous to mouse plasma kallikrein and human factor I. *Parasitology.* 118: 389-96, 1999.

Corthesy B, Spertini F. Secretory immunoglobulin A: from mucosal protection to vaccine development. *Biol. Chem.* 380: 1251-62, 1999.

de Jesus AR, Silva A, Santana LB, Magalhães A, de Jesus AA, de Almeida RP, Rego MA, Burattini MN, Pearce EJ, Carvalho EM. Clinical and immunologic evaluation of 31 patients with acute schistosomiasis mansoni. *J. Infect. Dis.* 185: 98-105, 2002.

Deng J, Gold D, LoVerde PT, Fishelson Z. Inhibition of the complement membrane attack complex by *Schistosoma mansoni* paramyosin. *Infect. Immun.* 71: 6402-10, 2003.

Dermine JF, Scianimanico S, Prive C, Descoteaux A, Desjardins M. Leishmania promastigotes require lipophosphoglycan to actively modulate the fusion properties of phagosomes at an early step of phagocytosis. *Cell microbiol.* 2: 115-26, 2000.

Desjardins M, Descoteaux A. Inhibition of phagolysosomal biogenesis by the *Leishmania* lipophosphoglycan. *J. Exp. Med.* 185: 2061-8, 1997.

Dunne DW, Butterworth AE, Fulford AJ, Ouma JH, Sturrock RF. Human IgE responses to *Schistosoma mansoni* and resistance to reinfection. *Mem. Inst. Oswaldo Cruz.* 87 (Suppl. 4): 99-103, 1992.

Fearon DT, Locksley RM. The instructive role of innate immunity in the acquired immune response. *Science.* 272 (5258): 50-3, 1996.

Fiorentino DF, Zlotnik A, Vieira P, Mosmann TR, Howard M, Moore KW, O'Garra A. IL-10 acts on the antigen-presenting cell to inhibit cytokine production by Th1 cells. *J. Immunol.* 146: 3444-51, 1991.

Flynn JL, Chan J. Immune evasion by *Mycobacterium tuberculosis*: living with the enemy. *Curr. Opin. Immunol.* 15: 450-5, 2003.

Frank MM, Fries LF. The role of complement in inflammation and phagocytosis. *Immunol Today.* 12: 322-6, 1991.

Gantt KR, Schultz-Cherry S, Rodriguez N, Jeronimo SM, Nascimento ET, Goldman TL, Recker TJ, Miller MA,Wilson ME. Activation of TGF-beta by *Leishmania chagasi*: importance for parasite survival in macrophages. *J. Immunol.* 170: 2613-20, 2003.

Holder AA, Guevara Patino JA, Uthaipibull C, Syed SE, Ling IT, Scott-Finnigan T, Blackman MJ. Merozoite surface protein 1, immune evasion, and vaccines against asexual blood stage malaria. *Parassitologia.* 41: 409-14, 1999.

Hunter CA, Reiner SL. Cytokines and T cells in host defense. *Curr. Opin. Immunol.* 12: 413-8, 2000.

Inal JM, Sim RB. A *Schistosoma* protein, Sh-TOR, is a novel inhibitor of complement which binds human C2. *FEBS Lett.* 470: 131-4, 2000.

Janeway Jr CA, Bottomly K. Signals and signs for lymphocyte responses. *Cell.* 76: 275-85, 1994.

Joshi PB, Kelly BL, Kamhawi S, Sacks DL, McMaster WR. Targeted gene deletion in *Leishmania major* identifies leishmanolysin (GP63) as a virulence factor. *Mol. Biochem. Parasitol.* 120: 33-40, 2002.

Larsson BM, Larsson K, Malmberg P, Palmberg L. Gram positive bacteria induce IL-6 and IL-8 production in human alveolar macrophages and epithelial cells. *Inflammation.* 23: 217-30, 1999.

Lessa HA, Machado P, Lima F, Cruz AA, Bacellar O, Guerreiro J, Carvalho EM. Successful treatment of refractory mucosal leishmaniasis with pentoxifylline plus antimony. *Am. J. Trop. Med. Hyg.* 65: 87-9, 2001.

Mabee CL, McGuire MJ,Thiele DL. Dipeptidyl peptidase I and granzyme A are coordinately expressed during CD8+ T cell development and differentiation. *J. Immunol.* 160: 5880-5, 1998.

Machado P, Araujo C, Da Silva AT, Almeida RP, D'Oliveira Jr A, Bittencourt A, Carvalho EM. Failure of early treatment of cutaneous leishmaniasis in preventing the development of an ulcer. *Clin. Infect. Dis.* 34: E69-73, 2002.

Marikovsky M, Arnon R, Fishelson Z. Proteases secreted by transforming schistosomula of *Schistosoma mansoni* promote resistance to killing by complement. *J. Immunol.* 141: 273-8, 1988.

McDowell MA, Sacks DL. Inhibition of host cell signal transduction by *Leishmania*: observations relevant to the selective impairment of IL-12 responses. *Curr. Opin. Microbiol.* 2: 438-43, 1999;.

McGuire W, Hill AV, Allsopp CE, Greenwood BM, Kwiatkowski D. Variation in the TNF-alpha promoter region associated with susceptibility to cerebral malaria. *Nature*. 371(6497): 508-10, 1994.

McKerrow JH, Keene WE, Jeong KH, Werb Z. Degradation of extracellular matrix by larvae of *Schistosoma mansoni*. I. Degradation by cercariae as a model for initial parasite invasion of host. *Lab. Invest.* 49: 195-200, 1983.

Medzhitov R, Janeway Jr C. Innate immunity. *N. Engl. J. Med.* 343: 338-44, 2000.

Mosmann TR, Coffman RL. TH1 and TH2 cells: different patterns of lymphokine secretion lead to different functional properties. *Annu. Rev. Immunol.* 7: 145-73, 1989.

Munoz-Fernandez MA, Fernandez MA, Fresno M. Activation of human macrophages for the killing of intracellular *Trypanosoma cruzi* by TNF-alpha and IFN-gamma through a nitric oxide-dependent mechanism. *Immunol. Lett.* 33: 35-40, 1992.

Murphy ML, Wille U, Villegas EN, Hunter CA, Farrell JP. IL-10 mediates susceptibility to *Leishmania donovani* infection. *Eur. J. Immunol.* 31: 2848-56, 2001.

Murray HW, Rubin BY, Rothermel CD. Killing of intracellular *Leishmania donovani* by lymphokine-stimulated human mononuclear phagocytes. Evidence that interferon-gamma is the activating lymphokine. *J. Clin. Invest.* 72: 1506-10, 1983.

Norris KA. Stable transfection of *Trypanosoma cruzi* epimastigotes with the trypomastigote-specific complement regulatory protein cDNA confers complement resistance. *Infect. Immun.* 66: 2460-65, 1998.

Norris KA, Bradt B, Cooper NR, So M. Characterization of a *Trypanosoma cruzi* C3 binding protein with functional and genetic similarities to the human complement regulatory protein, decay-accelerating factor. *J. Immunol.* 147: 2240-7, 1991.

Ouellette AJ. IV. Paneth cell antimicrobial peptides and the biology of the mucosal barrier. *Am. J. Physiol.* 277: 257-61, 1999.

Parizade M, Arnon R, Lachmann PJ, Fishelson Z. Functional and antigenic similarities between a 94-kD protein of *Schistosoma mansoni* (SCIP-1) and human CD59. *J. Exp. Med.* 179: 1625-36, 1994.

Pearce EJ, La Flamme A, Sabin E, Brunet LR. The initiation and function of Th2 responses during infection with *Schistosoma mansoni*. *Adv. Exp. Med. Biol.* 452: 67-73, 1998.

Pearce EJ, MacDonald AS. The immunobiology of schistosomiasis. *Nat. Rev. Immunol.* 2: 499-511, 2002.

Podolsky DK. Mucosal immunity and inflammation. V. Innate mechanisms of mucosal defense and repair: the best offense is a good defense. *Am. J. Physiol.* 277: 95-9, 1999.

Puentes SM, Da Silva RP, Sacks DL, Hammer CH, Joiner KA. Serum resistance of metacyclic stage *Leishmania major* promastigotes is due to release of C5b-9. *J. Immunol.* 145: 4311-6, 1990.

Ramadori G, Christ B. Cytokines and the hepatic acute-phase response. *Semin. Liver. Dis.* 19: 141-55, 1999.

Ribeiro de Jesus A, Almeida RP, Lessa H, Bacellar O, Carvalho EM. Cytokine profile and pathology in human leishmaniasis. *Braz. J. Med. Biol. Res.* 31: 143-8, 1998.

Ribeiro de Jesus A, Araujo I, Bacellar O, Magalhães A, Pearce E, Harn D, Strand M, Carvalho EM. Human immune responses to *Schistosoma mansoni* vaccine candidate antigens. *Infect. Immun.* 68: 2797-2803, 2000.

Rigato O, Ujvari S, Castelo A, Salomão R. Tumor necrosis factor alpha (TNF-alpha) and sepsis: evidence for a role in host defense. *Infection*. 24: 314-8, 1996.

Russo DC, Grab DJ, Lonsdale-Eccles JD, Shaw MK,Williams DJ. Directional movement of variable surface glycoprotein-antibody complexes in *Trypanosoma brucei*. *Eur. J. Cell. Biol.* 62: 432-41, 1993.

Sacks D, Sher A. Evasion of innate immunity by parasitic protozoa. *Nat. Immunol.* 3: 1041-7, 2002.

Samuelson JC, Caulfield JP. Cercarial glycocalyx of *Schistosoma mansoni* activates human complement. *Infect. Immun.* 51: 181-6, 1986.

Sarno EN, Grau GE, Vieira LM, Nery JA. Serum levels of tumour necrosis factor-alpha and interleukin-1 beta during leprosy reactional states. *Clin. Exp. Immunol.* 84: 103-8, 1991.

Sorensen AL, Hey AS, Kharazmi A. *Leishmania major* surface protease Gp63 interferes with the function of human monocytes and neutrophils *in vitro*. *Apmis*. 102: 265-71, 1994.

Spath GF, Epstein L, Leader B, Singer SM, Avila HA, Turco SJ, Beverley SM. Lipophosphoglycan is a virulence factor distinct from related glycoconjugates in the protozoan parasite *Leishmania major*. *Proc. Natl. Acad. Sci. USA*. 97: 9258-63, 2000.

Tomlinson S. Complement defense mechanisms. *Curr. Opin. Immunol.* 5: 83-9, 1993.

Tufariello JM, Chan J, Flynn JL. Latent tuberculosis: mechanisms of host and bacillus that contribute to persistent infection. *Lancet. Infect. Dis.* 3: 578-90, 2003.

Van der Ploeg LH. Control of variant surface antigen switching in trypanosomes. *Cell*. 51: 159-61, 1987.

Verwaerde C, Auriault C, Neyrinck JL, Capron A. Properties of serine proteases of *Schistosoma mansoni* schistosomula involved in the regulation of IgE synthesis. *Scand. J. Immunol.* 27: 17-24, 1988.

Viana IR, Correa-Oliveira R, Carvalho Odos S, Massara CL, Colosimo E, Colley DG, Gazzinelli G. Comparison of antibody isotype responses to *Schistosoma mansoni* antigens by infected and putative resistant individuals living in an endemic area. *Parasite Immunol.* 17: 297-304, 1995.

Viana IR, Sher A, Carvalho OS, Massara CL, Eloi-Santos SM, Pearce EJ, Colley DG, Gazzinelli G, Correa-Oliveira R. Interferon-gamma production by peripheral blood mononuclear cells from residents of an area endemic for *Schistosoma mansoni*. *Trans. R. Soc. Trop. Med. Hyg.* 88: 466-70, 1994.

Zambrano-Villa S, Rosales-Borjas D, Carrero JC, Ortiz-Ortiz L. How protozoan parasites evade the immune response. *Trends. Parasitol.* 18: 272-8, 2002.

15 Alterações do Timo em Doenças Infectoparasitárias

Wilson Savino

▸ Microambiente tímico e a diferenciação de timócitos

O timo é um órgão linfoide primário, onde células precursoras derivadas da medula óssea passam por um complexo processo de diferenciação e maturação, envolvendo a expressão sequencial de várias proteínas de membrana e o rearranjo dos genes que codificam os chamados receptores de célula T (TCR), cujo produto final interage com proteínas codificadas pelos genes do complexo principal de histocompatibilidade (MHC) expresso em células do microambiente tímico.

O órgão, localizado no mediastino anterior, é dividido em dois lobos, parcialmente subdivididos em lóbulos por septos que contêm vasos e inervação. Cada lóbulo apresenta regiões claramente distintas: o córtex, região densamente povoada por linfócitos em contato íntimo com prolongamentos de células do microambiente, e a medula, menos densa em linfócitos, onde a concentração de elementos microambientais é proporcionalmente maior do que no córtex.

O microambiente tímico, crucial na diferenciação intratímica dos linfócitos T, é uma rede tridimensional composta de células epiteliais (TEC), células dendríticas, fagócitos e fibroblastos, além de componentes da matriz extracelular. Como resultado de tais interações, o microambiente tímico fornece sinais para o desenvolvimento dos timócitos, os quais podem proliferar, diferenciar ou sofrer apoptose (Savino e Dardenne, 2000). O epitélio tímico é o principal componente do microambiente tímico e tem uma influência pleiotrópica nos eventos iniciais de diferenciação das células T, incluindo as interações envolvendo os produtos dos genes do MHC de classe I e classe II (expressos pelas células do microambiente tímico) com o TCR existente nas membranas positivas dos timócitos em diferenciação. Esta interação determina o tipo de seleção ou a negativa nos timócitos, seleção esta que está relacionada com os rearranjos gênicos do TCR e com a afinidade deste TCR aos peptídios apresentados pelo MHC. Timócitos com rearranjo gênico de TCR não produtivo (*i. e.*, cuja molécula formada não alcança a membrana plasmática) morrem por apoptose. Aqueles que apresentam interação TCR/MHC com alta afinidade/avidez também morrerão por apoptose no fenômeno denominado seleção negativa, mediado principalmente por células dendríticas. Por outro lado, os timócitos positivamente selecionados irão migrar do timo, indo colonizar regiões específicas nos órgãos linfoides periféricos. Nestes locais, os linfócitos T maduros poderão proliferar em resposta a um determinado estímulo antigênico e em seguida migrar para locais onde irão exercer sua atividade efetora (Savino e Dardenne, 2000).

As TEC também são capazes de influenciar a proliferação, a seleção e a migração intratímica de células T, mediante a produção de substâncias solúveis como interleucinas (IL) tais como IL-1, IL-3, IL-6 e IL-7 entre outras, várias quimiocinas, como, por exemplo, CXCL12, CCL21 e CCL25, e hormônios tímicos como a timulina, e ainda por contato célula-célula, mediado por moléculas de adesão, assim como moléculas de ECM e seus receptores (Savino *et al.*, 1993; 2002; 2004).

Cabe ainda comentar que o epitélio tímico é um tecido heterogêneo, com células morfológica e fenotipicamente diferentes no córtex e na medula dos lóbulos tímicos. Em particular, serão destacadas as chamadas células *nurse* do timo (TNC), complexos linfoepiteliais localizados na região mais externa do córtex, e nos quais uma célula epitelial é capaz de albergar um número variado de timócitos (principalmente imaturos), que proliferam, morrem e transitam nesses complexos. Nesse sentido, as TNC podem ser usadas como modelos *ex vivo* para o estudo da diferenciação e migração de timócitos no contexto de uma célula epitelial (Villa-Verde *et al.*, 1995).

O processo de diferenciação intratímica ocorre à medida que os timócitos migram do córtex para a medula dos lóbulos tímicos, por meio de interações com o microambiente tímico (Figura 15.1).

As células mais imaturas, localizadas no córtex mais externo do lóbulo tímico, são denominadas células duplo-negativas por não expressarem as moléculas CD4 e CD8 em sua superfície, as quais são utilizadas como marcadores. Essas células migram para o córtex, onde passam por vários ciclos de proliferação na região subcapsular. À medida que migram pelo córtex as células $CD4^-CD8^-$ passam a expressar simultaneamente as moléculas CD4 e CD8, sendo então denominadas duplo-positivas $CD4^+CD8^+$. Estas ocupam praticamente todo o córtex e constituem a maioria dos timócitos presentes no órgão, cerca de 80%. É neste estágio que termina o rearranjo dos genes de TCR que, na membrana plasmática, estarão acoplados a um complexo macromolecular denominado CD3. Os timócitos $CD4^+CD8^+$ selecionados positivamente passam a expressar somente um dos marcadores, CD4 ou CD8, em suas membranas, tornando-se assim células maduras, simples positivas, que correspondem a 15% dos timócitos totais, localizados na medula dos lóbulos tímicos, que poderão deixar o órgão, gerando praticamente todo o chamado repertório de células T da periferia do sistema imune (Savino e Dardenne, 2000).

A migração intratímica de linfócitos T parece ocorrer de modo ordenado da região cortical para a região medular do timo; este tráfego celular depende diretamente da expressão de moléculas ligantes e receptores de matriz extracelular, e também de substâncias quimiotáticas, que estariam, em conjunto, gerando um vetor resultante de migração orientada (Savino *et al.*, 2000; 2002).

Por outro lado, cabe aqui frisar que o processo de diferenciação/migração intratímica de linfócitos T pode ser influen-

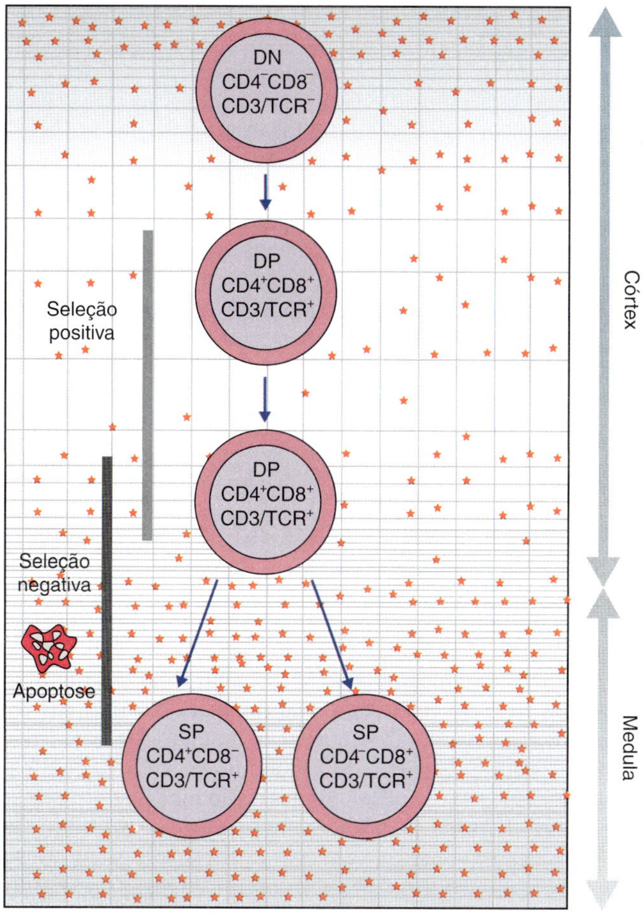

Figura 15.1 Esquema simplificado, ilustrando o processo normal de diferenciação intratímica de linfócitos. Células mais imaturas, localizadas na porção mais externa do córtex dos lóbulos tímicos, não expressam as moléculas CD4 e tampouco CD8, assim como o complexo TCR/CD3. Conforme avançam na diferenciação, passam a expressar TCR/CD3 e as moléculas CD4 e CD8 transformam-se nas chamadas células $CD4^+CD8^+$, as quais ocupam grande parte do córtex. Essas células são submetidas aos processos de seleção e a pequena porcentagem de células positivamente selecionadas progride na diferenciação, tornando-se simples-positivas para CD4 ou CD8, e expressando alta densidade do complexo CD3/TCR. Tais células poderão sair do timo e colonizar os órgãos linfoides periféricos. Todo o processo de diferenciação dá-se no contexto do microambiente tímico (retícula cinza), mediante interações de membrana e de produtos solúveis (estrelas) liberados por esse microambiente. (Modificada a partir de Savino *et al.*, 2004.)

ciado por substâncias endógenas como, por exemplo, hormônios e neuropeptídios (Savino e Dardenne, 2000) e ainda por estímulos exógenos, como agentes infecciosos.

▸ Atrofia tímica em doenças infectoparasitárias

Um aspecto comum em diversas infecções agudas é atrofia grave do timo, com intensa depleção linfocitária particularmente de linfócitos corticais, de fenótipo $CD4^+CD8^+$ (Figura 15.2) e que, pelo menos no caso da infecção chagásica experimental, morrem por apoptose (Savino *et al.*, 1989; Roggero *et al.*, 2002).

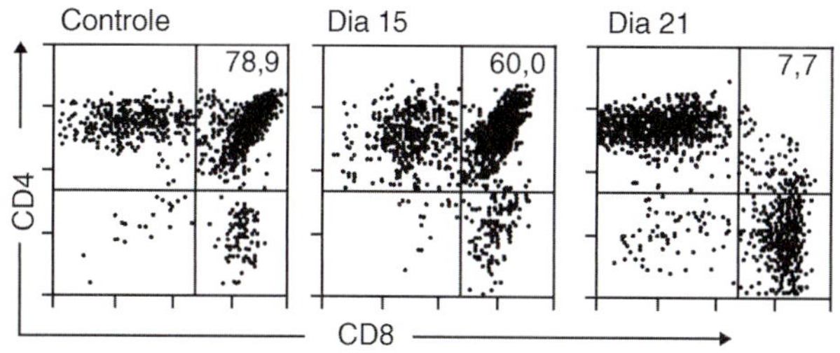

Figura 15.2 Atrofia tímica progressiva em camundongos submetidos à infecção experimental pelo *Trypanosoma cruzi*. No painel à direita encontra-se o perfil citofluorimétrico típico de um timo normal, no que diz respeito à expressão de CD4 e CD8. Ao longo da infecção, pode-se observar uma perda progressiva das células $CD4^+CD8^+$. Os valores percentuais dessa subpopulação estão mostrados no respectivo quadrante. Os dias marcados correspondem ao tempo de infecção, utilizando-se inóculo de 10^5 parasitos por animal.

Esta depleção de linfócitos corticais pode ser evidenciada em infecções virais, tais como raiva murina, hepatite murina, sarampo humano e AIDS (Grody *et al.*, 1985; Savino *et al.*, 1986; 1992; Marcovistz *et al.*, 1994; Verinaud *et al.*, 1998), infecções bacterianas como sífilis, infecções parasitárias, como, por exemplo, aquelas causadas pelo *Trypanosoma cruzi* e pelo *Schistosoma mansoni* (Wellhausen *et al.*, 1982; Savino *et al.*, 1989; 1992; Leite-de-Moraes *et al.*, 1991; 1992; Roggero *et al.*, 2002), e ainda infecções fúngicas, conforme observado na paracoccidioidomicose experimental (Brito *et al.*, 2002; Souto *et al.*, 2003). De fato, em vários casos, a perda de linfócitos corticais é tão grande que há um verdadeiro apagamento do córtex e dos limites corticomedulares.

Os mecanismos responsáveis pela atrofia tímica em doenças infectoparasitárias ainda não estão elucidados e talvez possam ser diferentes em determinadas afecções. Uma das possibilidades é o estresse induzido pela infecção, causando a liberação de hormônios glicocorticoides, sabidamente capazes de induzir à apoptose em timócitos imaturos. No entanto, pelo menos na infecção chagásica experimental, a adrenalectomia prévia à infecção não impediu que ocorresse depleção de linfócitos corticais (Leite-de-Moraes *et al.*, 1991).

Também na infecção aguda pelo *T. cruzi*, foi mostrado que a atrofia tímica persiste em camundongos C3H/HeJ, deficientes em receptor *toll-like* (TLR)-4, em camundongos *gld/gld* (deficientes na molécula Fas) e animais nocautes para o gene de perforina, sugerindo assim que as vias TLR-4, Fas e perforina não estejam envolvidas neste fenômeno (Henriques-Pons *et al.*, 2004). Uma possível participação de TNF-α neste fenômeno também parece improvável, uma vez que o pré-tratamento *in vivo* com anticorpo monoclonal anti-TNF-α não impediu a atrofia tímica (Roggero *et al.*, 2004). Três mecanismos distintos foram recentemente incriminados como estando envolvidos na atrofia tímica observada na infecção chagásica experimental. Mucci *et al.* (2002) observaram que a apoptose em complexos linfoepiteliais *nurse* de animais infectados pode se dever à transialidase derivada do parasito. Viu-se também que timócitos de animais infectados, particularmente as células $CD4^+CD8^+$, são mais sensíveis à ação pró-apoptótica do ATP extracelular, que atuaria via o receptor purinérgico $P2X_7$ (Mantuano-Barradas *et al.*, 2003). Finalmente, dados recentes mostram que uma dessensibilização de camundongos C57BL/6 frente ao tratamento por lipopolissacarídio (LPS) somada à pentoxifilina (substância capaz de inibir os efeitos do LPS) inibiu parcialmente a atrofia tímica em animais submetidos à infecção aguda pelo parasito (Roggero *et al.*, 2004), possivelmente pela diminuição de IL-6 e IL-10 no órgão.

Assim, é possível que, pelo menos no caso da infecção pelo *T. cruzi*, a depleção linfocitária seja decorrente de múltiplas interações, envolvendo substâncias de origem endógena e outras derivadas do próprio parasito.

Nesse sentido, cabe assinalar que vários agentes infecciosos podem alcançar o parênquima tímico, conforme já foi demonstrado para o vírus da imunodeficiência adquirida (Ye *et al.*, 2004), o *T. cruzi* (Savino *et al.*, 1989; Gonçalves-da-Costa *et al.*, 1991) e para o *Paracoccidioides brasiliensis* (Brito *et al.*, 2002), este último evidenciado na Figura 15.3.

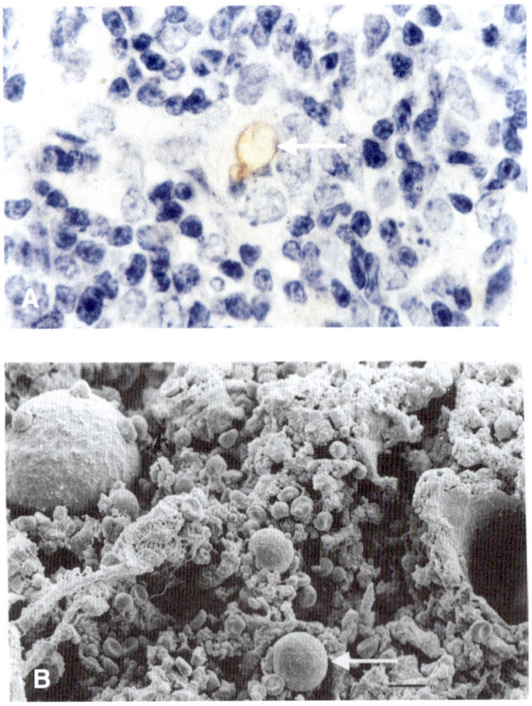

Figura 15.3 Presença de *Paracoccidioides brasiliensis* no timo de camundongos infectados por este fungo. **A.** O agente infeccioso por imuno-histoquímica (*seta*) no interior do parênquima do órgão; **B.** o *P. brasiliensis* é visto no timo de animais infectados (*seta*) por microscopia eletrônica de varredura. (Modificada a partir de Brito *et al.*, 2002; Souto *et al.*, 2003. As micrografias foram gentilmente cedidas pela Dra. Liana Verinaud.)

▸ Proliferação celular e produção intratímica de citocinas na vigência de doenças infectoparasitárias

Além da apoptose intratímica, que ocorre na vigência de diferentes infecções, a resposta proliferativa de timócitos também pode estar alterada. De fato, tais estudos foram essencialmente realizados na infecção chagásica experimental. Foi constatada uma diminuição significativa da resposta mitogênica, induzida por concanavalina A ou anticorpo anti-CD3, em timócitos de animais submetidos à infecção aguda pelo *T. cruzi*, quando comparados aos controles não infectados. Este achado é acompanhado por baixa produção de IL-2 (Leite-de-Moraes *et al.*, 1994). Ao mesmo tempo, observa-se aumento na produção de IL-10 e interferona-γ (IFN-γ) por timócitos de animais infectados. De fato, foi concluído que tal aumento está relacionado com a diminuição da produção de IL-2, e consequentemente com a capacidade de resposta linfoproliferativa, visto que o tratamento *in vitro* de timócitos de animais infectados com anticorpos anti-IL-10 e anti-IFN-γ restaurou a produção de IL-2 e a resposta proliferativa induzida por mitógenos (Leite-de-Moraes *et al.*, 1994).

Por outro lado, observa-se aumento na produção *ex vivo* de IL-4, IL-5 e IL-6, o que também poderia contribuir para o aumento de uma atividade citotóxica, detectada em células tímicas de animais infectados (Leite-de-Moraes *et al.*, 1994).

▸ Microambiente tímico em doenças infectoparasitárias

Além da depleção linfocitária vista em diversas doenças infectoparasitárias, o componente microambiental do timo também pode estar afetado. Por exemplo, na infecção aguda pelo *T. cruzi* foram apontadas células epiteliais corticais apresentando padrões fenotípicos, que em situações normais são característicos de TEC medulares, e simultaneamente detectada em células epiteliais medulares a expressão de citoqueratinas 8 e 18, tipicamente encontradas no epitélio cortical (Savino *et al.*, 1989). Dados semelhantes foram observados na infecção experimental pelo *S. mansoni* (Savino *et al.*, 1992). Por outro lado, no timo de pacientes infectados pelo HIV foi vista uma diminuição no número de corpúsculos de Hassall (Grody *et al.*, 1985), estruturas concêntricas formadas por TEC medulares, apresentando alto grau de queratinização.

Na infecção chagásica experimental, nota-se ainda um aumento na densidade de moléculas de MHC de classe II no microambiente tímico (Savino *et al.*, 1989), o que potencialmente poderia implicar modificações na gênese do repertório intratímico de células T, conforme será mostrado adiante.

No que diz respeito a moléculas solúveis, observa-se uma diminuição, ainda que transitória nos níveis séricos do hormônio tímico timulina (Savino *et al.*, 1989), as quais são sabidamente produzidas por TEC, tanto em murinos quanto em humanos (Savino *et al.*, 1982; Savino e Dardenne, 1984). Diminuição importante no conteúdo intratímico, assim como nos níveis séricos deste hormônio tímico, também foi observada no soro de indivíduos infectados pelo HIV (Dardenne *et al.*, 1983; Incefy *et al.*, 1986; Rubinstein *et al.*, 1986; Savino *et al.*, 1986).

Por outro lado, nada se sabe sobre eventual modulação de citocinas produzidas pelo microambiente tímico tais como IL-1 e IL-7, esta última sendo importante em fases iniciais da diferenciação de timócitos (Rich e Leder, 1995).

Também pouco se sabe sobre modulação de produção de quimiocina pelo microambiente tímico na vigência de infecções. Recentemente, foi constatado que a produção de CXCL12, quimiocina que estimula preferencialmente a migração de timócitos imaturos, está aumentada na infecção experimental pelo *T. cruzi* (Savino *et al.*, 2004).

Cabe ainda frisar que, além de moléculas solúveis a produção intratímica de matriz extracelular (ECM) também parece estar na vigência de afecções infectoparasitárias. De fato, utilizando uma abordagem de imuno-histoquímica, presenciou-se importante aumento de deposição de proteínas de ECM, tais como fibronectina, laminina e colágeno tipo IV, em infecções agudas causadas por vírus, bactérias, protozoários e helmintos (Savino *et al.*, 1992). Poder-se-ia argumentar que tal aumento de deposição apenas reflete o fato de o timo sofrer uma atrofia. De fato, é muito provável que, em parte, a densificação da rede intratímica de ECM se deva a um rearranjo de natureza mecânica, devido à diminuição do espaço ocupado por timócitos. No entanto, pelo menos no caso da infecção pelo *T. cruzi*, detectou-se aumento de proteínas de ECM em cultivos de TEC, infectados *in vitro* pelo parasito (Cotta-de-Almeida *et al.*, 1997). Assim, é provável que haja também um componente de responsividade exacerbada pela rede epitelial tímica, representado pela produção de ECM, na vigência de infecções. Por outro lado, é interessante notar que, simultaneamente a esse aumento de densidade da rede intratímica de ECM, foi observado em animais chagásicos aumento na densidade dos receptores de fibronectina e laminina na membrana de timócitos (Cotta-de-Almeida *et al.*, 2003). Como será mostrado adiante, tais alterações podem ter repercussões no padrão migratório dos timócitos.

▸ Migração intratímica de linfócitos em doenças infectoparasitárias | Possível relação com o escape de células potencialmente autorreativas

Modificações nos padrões de migração de linfócitos T periféricos têm sido descritas em doenças infectoparasitárias (Thomsen *et al.*, 2003) e, de fato, são essenciais na efetuação de respostas imunes orquestradas por células T, incluindo fenômenos de autoimunidade que podem ser observados em algumas doenças infectoparasitárias. No entanto, câmbios migratórios no interior do timo têm sido bem menos estudados. Serão resumidos, a seguir, alguns dados obtidos essencialmente em laboratório, no modelo de infecção experimental pelo *T. cruzi*.

Como mencionado, os complexos linfoepiteliais *nurse* do timo podem ser considerados modelo *in vitro* de migração de timócitos, no contexto do epitélio tímico. Observou-se inicialmente que animais infectados pelo *T. cruzi* apresentam redução do número total de TNC, as quais também apresentam aumento de linfócitos em apoptose (Cotta-de-Almeida *et al.*, 1997), dado este posteriormente confirmado por outros autores (Mucci *et al.*, 2002). Quando cultivadas TNC de animais infectados, ou infectadas *in vitro* TNC oriundas de animais normais, observou-se aumento de produção de ECM e aumento da saída de linfócitos destes complexos (Cotta-de-Almeida *et al.*, 1997). Considerando que a maior parte dos timócitos no interior das TNC são células $CD4^+CD8^+$, poder-se-ia imaginar que tais células apresentassem potencial migratório aumentado. De fato, observa-se significativo aumento de linfócitos T $CD4^+CD8^+$ em órgãos linfoides periféricos de animais infectados, não só durante a infecção aguda, mas também na infecção crônica (Cotta-de-Almeida *et al.*, 2003). Nesse sentido, é relevante o fato de tais linfócitos apresentarem aumento na expressão de receptores de ECM, tais como VLA-4, VLA-5 e VLA-6 (Figura 15.4). Além disso, constatou-se também aumento no receptor de CXCL12 (dados não publicados).

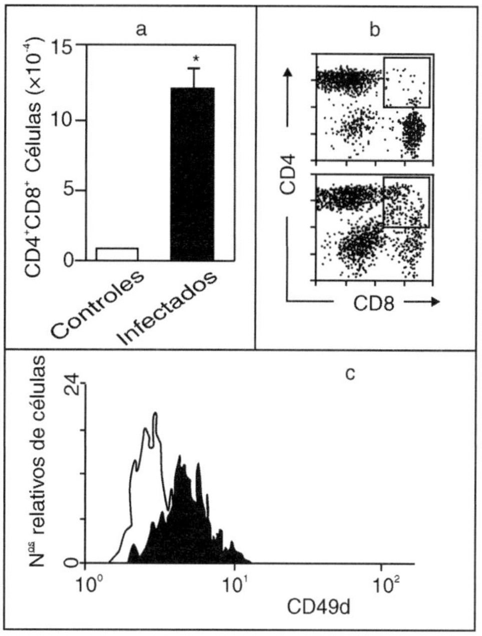

Figura 15.4 Detecção de linfócitos T $CD4^+CD8^+$ em linfonodos de camundongos infectados pelo *Trypanosoma cruzi*. **A.** Número absoluto de células duplo-positivas, comparadas com os valores obtidos em animais controles não infectados; **B.** perfis citofluorimétricos para detecção de CD4 e CD8 nos linfonodos de animais controles (*acima*) e infectados (*abaixo*). Nestes perfis, a localização das células duplo-positivas corresponde ao quadrado interno, visto em cada perfil; **C.** maior densidade da cadeia α4 (CD49d) do receptor de fibronectina VLA-4 nos linfócitos de animais infectados (*curva cheia*), quando comparados aos respectivos controles (*curva vazia*). (Modificada a partir de Cotta-de-Almeida *et al.*, 2003.)

Como será discutido adiante, é possível que tais células tenham escapado aos fenômenos intratímicos de seleção negativa e estejam envolvidas na gênese da autoimunidade T dependente, que ocorre na fase crônica da doença de Chagas.

Outro aspecto interessante é que timócitos de animais infectados pelo *T. cruzi* de fato têm capacidade migratória aumentada frente a estímulos tais como fibronectina e CXCL12; não apenas as células imaturas, mas também timócitos CD4 ou CD8 simples-positivos, os quais têm a potencialidade intrínseca de emigrar do timo.

Nesse sentido, cabe dizer que a capacidade de liberar linfócitos do timo para a periferia é, sem dúvida, fundamental na participação do timo nos processos fisiopatológicos que ocorrem no curso de doenças infectoparasitárias. Tal aspecto funcional pode ser avaliado pela análise dos chamados recentes emigrantes do timo (Savino *et al.*, 2002). Infelizmente, os dados disponíveis na literatura são ainda muito parcos. No entanto, foi demonstrado recentemente que, em pacientes aidéticos, há importante redução dos recentes emigrantes tímicos (Douek *et al.*, 2001; Napolitano *et al.*, 2002; Carcelain *et al.*, 2003), definidos em células T do sangue circulante pela presença dos círculos de excisão dos genes do TCR, restos do DNA que permanecem nos timócitos após o rearranjo gênico para geração do TCR, com consequente liberação de fragmentos de DNA que se organizam de maneira circular.

Como visto, observou-se em linfonodos de camundongos BALB/c infectados pelo *T. cruzi* a presença de células T imaturas, com fenótipo $CD4^+CD8^+$, conforme mostrado na Figura 15.4 (Cotta-de-Almeida *et al.*, 2003). Analisou-se então se tais células poderiam expressar TCR que, em condições normais levam à morte dos timócitos respectivos, por seleção negativa. De fato, parte dos linfócitos T $CD4^+CD8^+$ periféricos representava clones "proibidos", visto que deveriam ter sofrido seleção negativa no timo. Como foi observado que no interior do timo a seleção negativa de fato estava ocorrendo normalmente, isto é, as células simples-positivas para CD4 ou CD8 não expressavam TCR proibidos, é provável que os linfócitos potencialmente autorreativos observados na periferia do sistema imune tenham de fato escapado aos processos intratímicos de seleção (Mendes-da-Cruz *et al.*, 2003).

Assim, é provável que, pelo menos na infecção chagásica experimental, câmbios de migração intratímica de linfócitos estejam na origem da liberação de clones de linfócitos potencialmente autorreativos. No entanto, esta noção permanece no campo das hipóteses, já que a capacidade autorreativa de tais células ainda não foi experimentalmente demonstrada. Ainda assim, é importante que tais estudos sejam também realizados em outras doenças infectoparasitárias, para que se possa melhor compreender o papel do timo na fisiopatologia de tais enfermidades.

Recentemente, também foram observadas alterações nos padrões de respostas migratórias de timócitos de animais submetidos à infecção por *Plasmodium berghei* (Gameiro *et al.*, 2010).

Conceitualmente, os dados resumidos anteriormente indicam claramente que um dos aspectos na fisiopatologia de diferentes doenças infecciosas é uma mudança de dinâmica populacional de linfócitos T, antes mesmo que eles estejam na periferia do sistema imune, e que pode influenciar as diferenças regionais de dinâmica de populações linfocitárias que já foram evidenciadas em órgãos linfoides periféricos, por exemplo na infecção por *T. cruzi* (De Meis *et al.*, 2009).

▶ Timo como alvo de autoimunidade em doenças infectoparasitárias

Além dos mecanismos já discutidos, no que diz respeito à geração de alterações dos compartimentos linfoide e microambiental no curso de doenças infectoparasitárias, e que em alguns casos podem estar relacionados com a liberação de células potencialmente autorreativas, há evidência de que o próprio órgão também seja alvo de fenômenos de autoimunidade. Apesar de ainda serem poucos os estudos nesse sentido, a presença de autoanticorpos circulantes anti-TEC e antitimócitos foi observada durante a fase aguda e a fase crônica da infecção respectivamente. Além disso, anticorpos IgG antitimócitos, purificados de pacientes na fase aguda da doença, modularam a infecção e o processo inflamatório cardíaco quando injetadas em camundongos (Savino *et al.*, 1989; 1990).

Na sífilis humana foram observados depósitos de imunoglobulinas nas membranas basais dos lóbulos tímicos, além de um número aumentado de linfócitos B no interior do órgão (Carvalho-da-Fonseca, 1991).

Assim, é possível que autoanticorpos possam estar influenciando as funções tímicas, na vigência de uma doença infectoparasitária. Tal hipótese representa um vasto campo para futuras investigações.

▶ Considerações finais

Os diversos aspectos discutidos mostram claramente que o timo é órgão-alvo em uma variedade de doenças infectoparasitárias. As modificações dinâmicas de populações linfocitárias no interior do órgão, incluindo câmbios migratórios quantitativos e qualitativos, possivelmente estão envolvidas em alguns dos eventos que irão posteriormente ocorrer na periferia do sistema imune, influindo na fisiopatologia de cada afecção em particular, como foi recentemente sugerido no que diz respeito à AIDS e à infecção chagásica experimental (Cotta-de-Almeida *et al.*, 2003; Ye *et al.*, 2004). No entanto, para que seja possível melhor compreender as alterações gerais e as particularidades vistas em diferentes enfermidades, é importante que mais e mais estudos sejam realizados, seja em animais de experimentação, seja em pacientes. Nesse último aspecto, a análise sistemática de recentes emigrantes tímicos, assim como de autorreatividade para células tímicas, será de grande importância.

▶ Referências bibliográficas

Brito VN, Souto PC, Cruz-Hofling MA *et al.* Thymic invasion and atrophy induced by *Paracoccidioides brasiliensis* in BALB/c mice. *Med Mycol.* 41: 1-5, 2002.

Carcelain G, Saint-Mezard P, Altes HK *et al.* IL-2 therapy and thymic production of naive CD4 T cells in HIV-infected patients with severe CD4 lymphopenia. *AIDS.* 17: 841-850, 2003.

Carvalho-da-Fonseca E. Estudo histológico e imuno-histoquímico sobre a matriz extracelular tímica em patologias infantis. Tese de Mestrado. Rio de Janeiro: Instituto Oswaldo Cruz, 121 pp., 1991.

Cotta-de-Almeida V, Bertho AL, Villa-Verde DMS *et al.* Phenotypic and functional analysis of thymic nurse cells following acute *Trypanosoma cruzi* infection. *Clin Immunol Immunopathol.* 82: 125-132, 1997.

Cotta-de-Almeida V, Mendes da Cruz DA, Bonomo A *et al.* Acute *Trypanosoma cruzi* infection modulates intrathymic contents of extracellular matrix ligands and receptors and alters thymocyte migration. *Eur J Immunol.* 33: 2439-2448, 2003.

Dardenne M, Bach JF, Safai B. Low serum thymic hormone levels in patients with acquired immunodeficiency syndrome. *N Engl J Med.* 309: 48-49, 1983.

De Meis J, Morrot A, Farias-de-Oliveira DA *et al.* Differential regional immune response in Chagas disease. *PLoS Negl Trop Dis.* 3: e417, 2009.

Douek DC, Betts MR, Hill BJ *et al.* Evidence for increased T cell turnover and decreased thymic output in HIV infection. *J Immunol.* 167: 6663-6668, 2001.

Gameiro J, Nagib P, Andrade C *et al.* Changes in cell migration-related molecules expressed by thymic microenvironment during experimental *Plasmodium berghei* infection: consequences on tymocyte development. *Immunology.* 129(2): 248-256, 2010.

Gonçalves-da-Costa SC, Calabrese KS, Bauer PG *et al.* Studies on the thymus in Chagas disease. III. Colonization of the thymus and other lymphoid organs from adult and newborn mice by *Trypanosoma cruzi. Pathol Biol.* 39: 91-97, 1991.

Grody WW, Fligiel S, Naeim F. Thymus involution in the acquired immunodeficiency syndrome. *Am J Clin Pathol.* 84: 85-95, 1985.

Henriques-Pons A, De Meis J, Cotta-de-Almeida V *et al.* Fas and perforin are not required for thymus atrophy induced by *Trypanosoma cruzi* infection. *Exp Parasitol.* 107: 1-4, 2004.

Incefy GS, Pahwa S, Pahwa R *et al.* Low circulating thymulin-like activity in children with AIDS and AIDS-related complex. *AIDS Res.* 2: 109-116, 1986.

Leite-de-Moraes MC, Hontebeyrie-Joskowicz M, Dardenne M *et al.* Modulation of thymocyte subsets during acute and chronic phases of experimental *Trypanosoma cruzi* infection. *Immunology.* 77: 95-98, 1992.

Leite-de-Moraes MC, Hontebeyrie-Joskowicz M, Leboulanger F *et al.* Studies on the thymus in Chagas' disease. II. Thymocyte subset fluctuations in *Trypanosoma cruzi*-infected mice: relationship to stress. *Scand J Immunol.* 33: 267-275, 1991.

Leite-de-Moraes MC, Minoprio P, Dy M *et al.* Endogenous IL-10 and IFN-γ production controls thymic cell proliferation in mice acutely infected by *Trypanosoma cruzi. Scand J Immunol.* 39: 51-58.

Mantuano-Barradas M, Henriques-Pons A, Araújo-Jorge TC *et al.* Extracellular ATP induces cell death in CD4+/CD8+ thymocytes in mice infected with *Trypanosoma cruzi. Microbes & Infection.* 5: 1363-1371, 2003.

Marcovistz R, Bertho AL, Matos DC. Relationship between apoptosis and thymocyte depletion in rabies-infected mice. *Braz J Med Biol Res.* 27: 1599-1600, 1994.

Mendes-da-Cruz DA, De Meis J, Cotta-de-Almeida V *et al.* Experimental *Trypanosoma cruzi* infection alters the shaping of the central and peripheral T cell repertoire. *Microbes & Infection.* 5: 825-832, 2003.

Mucci J, Hidalgo A, Mocetti E *et al.* Thymocyte depletion in *Trypanosoma cruzi* infection is mediated by trans-sialidase-induced apoptosis on nurse cell complex. *Proc Natl Acad Sci USA.* 99: 3896-3901, 2002.

Napolitano LA, Lo JC, Gotway MB *et al.* Increased thymic mass and circulating naive CD4 T cells in HIV-1-infected adults treated with growth hormone. *AIDS.* 16: 1103-1111, 2002.

Rich BE, Leder P. Transgenic expression of interleukin 7 restores T cell populations in nude mice. *J Exp Med.* 181: 1223-1228, 1995.

Roggero E, Perez A, Tamae-Kakazu M *et al.* Differential susceptibility to acute *Trypanosoma cruzi* infection in BALB/c and C57BL/6 mice is not associated with a distinct parasite load but cytokine abnormalities. *Clin Exp Immunol.* 128: 421-428, 2002.

Roggero E, Piazzon I, Nepomnaschy I *et al.* Thymocyte depletion during acute *Trypanosoma cruzi* infection in C57BL/mice is partially reverted by lipopolysaccharide pretreatment. *FEMS Immunol Microbiol.* 41: 123-131, 2004.

Rubinstein A, Novick BE, Sicklick MJ *et al.* Circulating thymulin and thymosin-alpha 1 activity in pediatric acquired immune deficiency syndrome: *in vivo* and *in vitro* studies. *J Pediatr.* 109: 422-427, 1986.

Savino W, Ayres-Martins S, Neves-dos-Santos S *et al.* Thymocyte migration: an affair of multiple cellular interactions? *Braz J Med Biol Res.* 36: 1015-1025, 2003.

Savino W, Dalmau SR, Cotta-de-Almeida V. Role of extracellular matrix mediated interactions in thymocyte migration. *Rev Immunol.* 7: 19-28, 2000.

Savino W, Dardenne M. Neuroendocrine control of thymus physiology. *Endocrine Rev.* 21: 412-443, 2000.

Savino W, Dardenne M. Thymic hormone containing cells. VI. Immunohistologic evidence for the simultaneous presence of thymulin, thymopoietin and thymosin α-1 in normal and pathological human thymuses. *Eur J Immunol.* 14: 987-991, 1984.

Savino W, Dardenne M, Carnaud C. Conveyor belt hypothesis for intrathymic cell migration: possible relationship with extracellular matrix. *Immunol Today.* 17: 292-293, 1996.

Savino W, Dardenne M, Marche C *et al.* Thymic epithelium in AIDS: an immunohistologic study. *Am J Pathol.* 122: 302-307, 1986.

Savino W, Dardenne M, Papiernik M *et al.* Thymic hormone containing cells. Characterization and localization of serum thymic factor in young mouse thymus studied by monoclonal antibodies. *J Exp Med.* 156: 628-633, 1982.

Savino W, Itoh T, Imhof BA *et al.* Immunohistochemical studies on the phenotype of murine and human thymic stromal cell lines. *Thymus.* 8: 245-256, 1986.

Savino W, Leite de Moraes MC, Hontebeyrie-Joskowicz M *et al.* Studies on the thymus in Chagas' disease. I. Changes in the thymic microenvironment in mice acutely infected with *Trypanosoma cruzi. Eur J Immunol.* 19: 1727-1733, 1989.

Savino W, Leite de Moraes MC, Silva Barbosa SD *et al.* Is the thymus a target organ in infectious diseases? *Mem Inst Oswaldo Cruz.* 87 (Suppl. V): 73-78, 1992.

Savino W, Mendes da Cruz DA, Silva JS *et al.* Intrathymic T cell migration: a combinatorial interplay of extracellular matrix and chemokines? *Trends Immunol.* 23: 305-313, 2002.

Savino W, Mendes-da-Cruz DA, Smaniotto S *et al.* Control of thymocyte migration: an interplay of distinct cellular interactions. *J Leukocyte Biol.* 75: 951-961, 2004.

Savino W, Silva JS, Silva Barbosa SD *et al.* Antithymic cell autoantibodies in human and murine chronic Chagas' disease. *EOS J Immunol Immunopharmacol.* 10: 204-205, 1990.

Savino W, Villa Verde DMS, Lannes Vieira J. Extracellular matrix proteins in intrathymic T cell migration and differentiation? *Immunol Today.* 14: 158-161, 1993.

Souto PCS, Brito VN, Gameiro J *et al.* Programmed cell death in thymus during experimental paracoccidioidomycosis. *Med Microbiol Immunol.* 192: 225-229, 2003.

Thomsen AR, Nansen A, Madsen AN *et al.* Regulation of T cell migration during viral infection: role of adhesion molecules and chemokines. *Immunol Lett.* 85: 119-127, 2003.

Verinaud L, Cruz-Höfling MA, Sakurada JK *et al.* Immunodepression induced by *Trypanosoma cruzi* and mouse hepatitis virus type 3 is associated with thymus apoptosis. *Clin Diag Lab Immunol.* 5: 186-191, 1998.

Villa-Verde DMS, Mello-Coelho V, Lagrota-Cândido JM *et al.* The thymic nurse cell complex: an *in vitro* model for extracellular matrix-mediated intrathymic T cell migration. *Braz J Med Biol Res.* 28: 907-912, 1995.

Wellhausen SR, Boros DL. Atrophy of the thymic cortex in mice with granulomatous schistosomiasis mansoni. *Infect Immun.* 35: 1063-1069, 1982.

Ye P, Kirschner DE, Kourtis AP. The thymus during HIV disease: role in pathogenesis and in immune recovery. *Curr HIV Res.* 2: 177-183, 2004.

16 A Modulação da Resistência do Hospedeiro por Microrganismos

Sylvio Celso Gonçalves da Costa

▸ Introdução

A ideia de que os microrganismos podem modular a resistência dos hospedeiros é conhecida desde a Antiguidade. Os egípcios já haviam observado empiricamente que indivíduos portadores de abscessos eram mais resistentes às epidemias do que aqueles dotados de boa saúde. Chanfort afirmava em sua *maximas* que pacientes com paludismo eram parcialmente protegidos contra a peste. Nestes casos as infecções estariam promovendo imunoestimulação, mas em muitos casos as infecções induzem à imunossupressão. A noção de que infecções podem causar imunossupressão surgiu com as observações levantadas na tripanossomíase africana, que leva a uma profunda supressão o sistema imunitário do hospedeiro, proporcionando infecções oportunistas. Foi observado, no início do século 20, que pacientes com a doença do sono apresentavam alta incidência de pneumonia lobar (Low e Castellani, 1903) e que, em muitos casos, ocorria supressão generalizada.

A extensão dessas observações para o campo da veterinária explica as falhas em programas de vacinação em rebanhos com infecções por *Trypanosoma vivax* e *T. congolensis*. Esta supressão aparecia associada a baixos níveis de anticorpos induzidos por vacinas aplicadas ao gado (Osório *et al.*, 2008).

No caso da tripanossomíase americana vários estudos têm mostrado que o *T. cruzi* causa supressão nos modelos experimentais.

Talvez o fato mais marcante tenha sido a descrição da doença por Carlos Chagas, também no início do século 20, quando apresentou uma nova patologia humana, sistêmica, com quadros patológicos extremamente graves. Se analisarmos estes trabalhos veremos que o autor estudou a forma aguda desta infecção em crianças, cuja idade variava de 1 semana a 6 meses, e viviam em uma região onde a subnutrição era um fato marcante (Chagas, 1909; 1916). Assim, os primeiros casos da doença de Chagas foram descritos em indivíduos com um sistema imunológico imaturo, possivelmente apresentando um quadro de imunodeficiência adquirida por subnutrição e infectados por um organismo capaz de induzir à supressão de alguns compartimentos da resposta imunológica. Este efeito supressor ocorre tanto em linfócitos murinos quanto em humanos (Maleckar e Kierzenbaum, 1983).

Tem sido demonstrado um bloqueio da produção de interleucina-2 (IL-2) *in vitro* após estimulação pela concanavalina A (Con A) durante a fase aguda da infecção murina pelo *T. cruzi* (Harel-Bellan *et al.*, 1983). Na fase aguda da tripanossomíase americana Carlos Chagas encontrou no homem e em animais de experimentação formas que foram confundidas como parte do ciclo do *T. cruzi* e caracterizadas como *Pneumocystis carinii* (Redhead *et al.*, 2006).

Em 1981 um relatório preparado pelo Centers for Disease Control and Prevention (CDC) mostrava que em 8 meses foram diagnosticados em Los Angeles cinco casos de pneumonia cuja causa etiológica era o *P. carinii.* Em geral esta pneumonia era conhecida como uma doença oportunista em pacientes com câncer ou em pessoas em uso de imunossupressores. Era uma doença rara e tratada com pentamidina, uma droga ainda empregada em caráter experimental e usada apenas com autorização do CDC. Este fato chamou a atenção do CDC, pois a incidência foi em pacientes jovens e homossexuais considerados imunocompetentes.

Paralelamente, durante um período de 30 meses, 26 novos casos de sarcoma de Kaposi foram detectados em homens jovens homossexuais residentes em Nova York e na Califórnia. Alguns destes pacientes também apresentavam pneumonia causada por *P. carinii* e outras infecções oportunistas.

Em janeiro de 1983, novos e bem documentados casos apareceram entre mulheres cujos maridos faziam uso de drogas injetáveis, mostrando que a doença não era exclusiva de homens. Verificando que a doença, além de ser transmitida pelo contato sexual, era também transmitida por transfusão de sangue, os grupos de pesquisa envolvidos ficaram convencidos de que a síndrome de imunodeficiência adquirida (AIDS) era uma enfermidade causada por um agente infeccioso. Esta hipótese foi confirmada por Luc Montagnier e seu grupo no Instituto Pasteur de Paris pelo isolamento do vírus da imunodeficiência humana (HIV), fato este que trouxe um novo impacto à ciência médica e biológica por ampliar extraordinariamente o espectro dos hospedeiros imunocomprometidos (Barre-Sinoussi *et al.*, 1983; CDC, 1986).

A subnutrição é outra condição considerada causa de imunodeficiência adquirida cuja ocorrência em muitas regiões do Terceiro Mundo e em países em desenvolvimento contribui para o agravamento de infecções pelo HIV e de inúmeras doenças parasitárias. Alguns aspectos dessa imunodeficiência são expressos por depressão da imunidade celular (principalmente em consequência da diminuição de células T), deficiência de complemento, bem como diminuição da atividade fagocítica e microbicida dos macrófagos.

É possível que nos casos descritos por Chagas o hospedeiro, já imunocomprometido pela subnutrição, somado ao fato de haver supressão induzida pelo próprio *T. cruzi*, apresentasse casos de infecção com organismos oportunistas como o *P. carini.*

Esta condição se sobrepõe a uma alta incidência de helmintíases nos países subdesenvolvidos ou em desenvolvimento, problema que atravessou o século passado, como assinalou Samuel Barnsley Pessôa no capítulo "Pauperismo, subnutrição e verminoses intestinais no Nordeste brasileiro" do livro *Ensaios Médico-Sociais* (1960), e continua desafiando a saúde pública moderna. Todas estas situações de infecções concomitantes, muitas vezes de um poliparasitismo acentuado, levam o hospedeiro a um conflito imunológico cuja consequência é a polarização da resposta imunológica.

Como na física, um sistema de força tem uma resultante que, no caso da infecção, é a predominância da atividade de uma determinada subpopulação de células imunologicamente competentes, gerando citocinas que podem modular a resistência do hospedeiro, de forma favorável para a cura ou para o agravamento da infecção, ou de uma doença parasitária que pode culminar com a morte do mesmo.

Tem sido proposto que a alta incidência de helmintíases estaria correlacionada e poderia explicar os altos índices de reativação da tuberculose (Beyers *et al.*, 1996; Elias *et al.*, 2007). Os helmintos aparecem como um potente indutor de resposta Th2 que se expressa por altos níveis de IgE. Uma correlação direta entre altos níveis de IgE e uma incidência de testes cutâneos elevados tem sido observada em algumas cidades da África (Beyers *et al.*, 1998).

Observações semelhantes foram feitas em pacientes com leishmaniose tegumentar (LT) causada por *Leishmania braziliensis*. No Rio de Janeiro esta infecção é mais benigna do que aquela observada em outras cidades do Brasil onde a doença é endêmica. A cura espontânea é admitida por vários autores e, como o tratamento envolve o glucantime, uma droga considerada tóxica, têm sido empregados esquemas terapêuticos com doses menores e têm sido obtidos resultados semelhantes às doses mais elevadas (Oliveira Neto *et al.*, 1997). Durante um surto de LT, no Rio de Janeiro, foi observada uma correlação entre títulos elevados de IgE total e paciente apresentando lesões de maior porte onde a cura clínica (considera-se a cicatrização) foi mais demorada (Gonçalves da Costa *et al.*, 1975). Este fato foi confirmado por autores investigando pacientes portadores de LT na Bolívia. Foi visto, entretanto, que infecções por *L. amazonensis* não são capazes de induzir IgE (Afchain *et al.*, 1983). Anticorpos da classe IgE, específicos para leishmânias, também foram encontrados no soro de pacientes com calazar (Towbin *et al.*, 1979). Níveis elevados de IgE encontrados em pacientes com leishmaniose podem ocorrer também em consequência do somatório de anticorpos específicos para *Leishmania* com aqueles induzidos por infecções concomitantes por helmintos.

Numerosas observações, tanto na clínica como em modelos experimentais, mostravam, desde muitos anos, que as respostas imunológicas humorais e celulares são muitas vezes exclusivas e seriam reguladas por mecanismos distintos. Foi visto também que algumas doenças infecciosas dependem, para sua resolução, mais da imunidade celular e outras, de maneira predominante, da imunidade humoral (Adler, 1964; Turk e Bryceson, 1971; Convit *et al.*, 1972). Na leishmaniose humana, por exemplo, o desenvolvimento de uma resposta a antígenos do parasito está correlacionada não apenas à cicatrização da lesão, mas a uma imunidade protetora (Adler, 1964; Convit *et al.*, 1972). Foi, então, colocada a questão da dificuldade de se explicar como uma célula, a célula $CD4^+$, poderia estar envolvida em dois mecanismos fisiopatológicos que se apresentavam antagônicos na evolução de várias doenças infecciosas.

Somente com os trabalhos de Mosmann *et al.* (1986), analisando a produção de linfocinas por vários clones de células T, oriundas de linhagens de camundongos diferentes, estimuladas por antígenos específicos ou por ConA, foi claramente definida a heterogeneidade das populações de células T. Foi proposta, assim, a existência de duas subpopulações, as células Th1 e Th2 com capacidade de produzirem padrões diferentes de citocinas (Mosmann *et al.*, 1986). Posteriormente, as investigações realizadas por diferentes laboratórios permitiram o aprofundamento dos mecanismos regulatórios das citocinas envolvidas em processos que resultam nesta dicotomia da resposta imunológica (Coffman *et al.*, 1991).

Desta forma, os autores propuseram a existência de duas subpopulações de células $CD4^+$, Th1 e Th2, tendo propriedades diferentes com relação à produção de citocinas: Th1 produzindo preferencialmente IL-2, interferona gama (IFN-γ), fator de necrose tumoral alfa (TNF-α) e Th2 sintetizando principalmente IL-4, IL-5, IL-6, IL-10 e IL-13. Uma outra subpopulação (Th3) foi identificada mais tarde e verificou-se que produz níveis elevados de TGF-β (*transforming growth factor* β). O TGF-β dos mamíferos é o protótipo de uma larga família de citocinas, com membros desde a drosófila até o homem; é dotado de múltiplas ações biológicas; tem propriedades inibidoras do crescimento de certas células, como as células epiteliais e endoteliais, e em contrapartida é capaz de estimular os fibroblastos; tem ação sobre os fibroblastos e mioblastos, estimulando a síntese de componentes da matriz extracelular (MEC), como o colágeno e a fibronectina; aumenta a síntese de inibidores de protease que degradam a MEC; participa nos processos de reparação tissular, mas, em níveis elevados, esta produção excessiva vai contribuir para as lesões decorrentes do parasitismo como veremos adiante. O TGF-β tem ação supressiva, bloqueando a proliferação de linfócitos B e inibindo a produção de linfócitos T citotóxicos; está relacionado com fenômenos de imunossupressão (Mosmann *et al.*, 2009; Ince *et al.*, 2009). Essas subpopulações apresentam outras propriedades funcionais: as células Th1 de animais sensibilizados convenientemente quando injetadas em animais normais e histocompatíveis são capazes de transferir uma reação (Cher e Mosmann 1987). São capazes de produzir IFN-γ e linfotoxina e realizar uma atividade citotóxica. No conjunto dessas atividades tem um papel importante na eliminação de microrganismos intracelulares.

Ambas as células, Th1 e Th2, são capazes de colaborar com os linfócitos B, mas criam anticorpos de diferentes isótipos. Foi demonstrado por estudos *in vitro* que as células Th1 induzem à produção de IgG2a, enquanto subpopulações Th2 induzem IgG1 (Stevens *et al.*, 1988). A existência de subpopulações Th1 e Th2 foi descrita com base em linhagens contínuas de células T mantidas em cultura por várias semanas ou meses. Um outro grupo de pesquisadores mostrou, ao estudar populações mantidas em cultura recente, que uma porcentagem elevada de células produz citocinas que compõem o padrão de ambas as subpopulações, como IL-2, IL-3, IL-4, IFN-γ e TNF-α. Em 1989, foi publicado um trabalho evidenciando a existência de outra subpopulação de células Th, denominada Th0. Estas células produzem IL-12, IL-3 e IL-4, IFN-γ e TNF e são precursoras tanto de Th1 quanto de Th2 (Firestein *et al.*, 1989). Um experimento muito interessante mostrou que linfócitos T cultivados em presença de IL-4 recombinante se diferenciam em Th2, enquanto aqueles cultivados em presença de IL-2 e anticorpo neutralizante de IL-4 se diferenciam em Th1 (Abehsira-Amar *et al.*, 1992).

Devemos considerar ainda as células T $CD4^+$ de memória que compreendem populações de células que podem ser distinguidas por serem deficientes na produção de citocinas. Estas populações não devem ser confundidas com as células Th0 que produzem, por exemplo, IFN-γ e IL-4. Foi proposto o termo célula T não polarizada (células Tnp) para as células que não produzem qualquer tipo de citocinas (Iezzi *et al.*, 2001). Estas células, ainda não especializadas, poderão se tornar elementos-chave para entendermos algumas fases iniciais da estimulação antigênica (Kim *et al.*, 2001).

Dois pesquisadores do Instituto Pasteur, Philippe Kourilsky e Paolo Truffa-Bach (2001), estabeleceram o conceito de campo de citocina, que ficou definido como sendo uma área onde se encontra uma determinada concentração de várias citocinas. A intensidade do campo dependeria da intensidade de síntese, consumo e difusão de cada componente neste espaço. Dentro deste quadro, uma célula dendrítica estimulada por um determinado antígeno produz citocinas do perfil Th1, assim como IL-12 levará uma célula Th0 não sensibilizada a produzir uma determinada citocina de forma concordante com o padrão já determinado, gerando um campo elementar de resposta Th1. Novas células Th0 chegando ao local amplificariam o campo, podendo ocorrer migrações para outro local. Desta forma, a polarização poderia ocorrer pela produção de uma citocina que inibisse a produção de outras; como exemplo, a produção de IFN-γ inibiria a proliferação de Th2 e, consequentemente, as citocinas correlatas. Modelos experimentais das leishmanioses têm dado contribuições importantes para o esclarecimento dos conceitos de subpopulações de células T.

Quando analisamos a infecção experimental por *L. amazonensis* podemos, às vezes, encontrar situações aparentemente antagônicas: uma lesão de pele do tipo anérgico (Figura 16.3), comumente chamada histiocitoma, pode ter, em contrapartida, um linfonodo poplíteo (drenante da lesão da pata), apresentando um granuloma organizado com a presença de células gigantes. Este granuloma, expressando uma resposta, tipicamente Th1, aparece como o ponto de resistência à dispersão sistêmica da infecção.

Alguns destes estudos mostraram que IgE é o principal anticorpo induzido por IL-4 e IL-13 durante o desencadeamento de uma resposta Th2 (Romagnani, 1998; 2000; Hunter e Reiner, 2000); este fato vem estimulando novas investigações sobre a ocorrência de IgE anti-*Leishmania* no soro de paciente infectados com este parasito. Observações em pacientes com calazar, no Brasil, mostraram que os procedimentos empregados para a eliminação de IgG dos soros destes pacientes empregando esferas revestidas de Sepharose-proteína G também eliminam IgE pela fixação de autoanticorpos IgG anti-IgE (Souza-Atta *et al.*, 1999). Além disso, tem sido observado na África uma rápida progressão de AIDS em pacientes habitando áreas endêmicas de helmintíases (Anzala *et al.*, 1995) e que este fato estava associado a um aumento da carga viral (Dyer *et al.*, 1998). Um aumento da carga viral do HIV no plasma, considerado um marcador da evolução da doença (Mellors *et al.*, 1996), está muitas vezes associado às leishmanioses nas áreas endêmicas para calazar. O tratamento diminui a carga viral (Wolday *et al.*, 1999) e tem sido evidenciado que o pré-tratamento visando à redução da carga viral do HIV no plasma influencia a resposta aos quimioterápicos contra a leishmaniose. Foi observado também que uma leishmaniose visceral (LV) ativa ocorre em estreita correlação com o aumento da replicação viral. Estes fatos dão suporte à ideia de que infecções concomitantes têm um papel importante na progressão de ambas as infecções (Berthe *et al.*, 1999). Esta discussão é extremamente estimulante pelo fato de a resistência à infecção pela *Leishmania* estar relacionada com uma resposta predominantemente Th1. Tem sido demonstrado que a proteção contra a infecção pela *L. major* depende da atividade de células Th1 e, em particular, da produção de IFN-γ; por outro lado, a atividade predominante de células Th2 e seus produtos conduzem à progressão da doença (Titus *et al.*, 1984; Heinzel *et al.*, 1989). Em muitas ocasiões podemos observar uma imunossupressão transitória, como aquela induzida pelo vírus da rubéola (Lafaix, 1990). Este vírus pode exacerbar uma infecção concomitante por *Leishmania* (Gonçalves da Costa *et al.*, observações não publicadas).

Tem sido mostrado que clones de células T, produtores de padrões de citocinas Th1 ou Th2, oriundos de camundongos infectados com *L. major*, reagem com diferentes frações antigênicas (Sadick *et al.*, 1990). Uma das dificuldades que surge no desenvolvimento de vacinas contra infecções por leishmânias é o fato de que as populações das áreas endêmicas têm um perfil para o lado do padrão de citocinas Th2, causado por intensas infestações por helmintos. Isto pode explicar a pouca eficácia ou mesmo a ausência de proteção ao bacilo da tuberculose em programas de vacinação pelo BCG na África ou na Ásia. O número de indivíduos mortos por terem contraído sarampo permanece elevado em países em desenvolvimento, cuja incidência é dramática na África. Esta alta incidência surge em consequência de complicações com outras infecções e está diretamente associada, na maior parte dos casos, à subnutrição (Salama *et al.*, 2001).

Um padrão sistêmico de citocinas já instalado no organismo pode modular uma resposta a um novo desafio causado ao organismo por um outro agente infeccioso. Tanto no camundongo como no homem, a resposta ao parasitismo por *Schistosoma mansoni* está associada a uma intensa estimulação do tipo Th2 (Kullberg *et al.*, 1992). Um exemplo interessante foi observado na resposta à toxina tetânica, que, no homem normal, tende a induzir a uma estimulação de Th0 ou Th1, produz ao contrário uma estimulação Th2 em pacientes infectados com *S. mansoni* (Henderson *et al.*, 1991). Experimentalmente foi vista uma mudança de expressão do padrão de linfocinas induzidas por outros antígenos em camundongos normais e infectados por helmintos (Sher *et al.*, 1991), o que pode explicar muitos resultados conflitantes em diferentes modelos experimentais, já que muitas criações de animais para experimentação produzem camundongos com uma carga de helmintos elevada (Gonçalves *et al.*, 1998).

As espécies de leishmânias causadoras da LV ou calazar no Velho Mundo (*L. donovani, L. infantum*) e no Novo Mundo (*L. infantum*) são consideradas organismos oportunistas. Recentemente o aumento da incidência de LV tem sido associado a estados de imunodeficiência grave como AIDS, terapias imunossupressivas antirrejeição em casos de transplante de rim, fígado e coração, terapias imunossupressivas em casos de câncer e em terapias prolongadas para tratamento de doenças reumáticas. Em escala menor ocorre associada a estados de imunotolerância, como a gestação. As recaídas ocorrem principalmente em pacientes imunocomprometidos, sendo raras em pessoas com seu sistema imunológico intacto.

Os casos assintomáticos e as recaídas mostram que a persistência do parasito no hospedeiro é um fato frequente, que ocorre antes do tratamento e após a chamada cura clínica do paciente. Isto foi observado na LT tanto do Velho Mundo, em pacientes infectados há mais de 40 anos (Guillaud *et al.*, 1991), quanto do Novo Mundo, causada por *L. braziliensis,* quando o parasito ou seus antígenos foram encontrados em cicatrizes com mais de 10 anos após a cura clínica (Guillaud *et al.*, 1991; Schubach *et al.*, 1998; 2001). As lesões cutâneas podem ulcerar e podemos observar uma forte reação do linfonodo (Figura 16.1A). Outras vezes, talvez por causa de um tratamento imediato, os linfonodos não aparecem amplificados de forma marcante como na figura anterior (Figura 16.1B). A linfadenopatia ocorre também nos modelos experimentais (Figura 16.2).

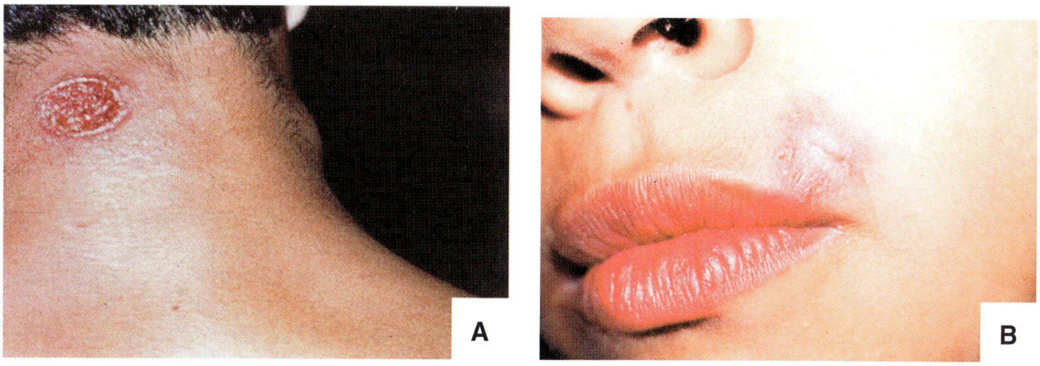

Figura 16.1 Os mecanismos que permitem a colonização de órgãos e também a persistência do parasito em células do hospedeiro, como nos linfonodos e nas cicatrizes após a cura clínica do paciente ou dos animais de experimentação, é de importância capital para entendermos a relação parasito-hospedeiro e as possibilidades de reativação das infecções. **A.** Em áreas endêmicas de *Leishmania braziliensis,* o parasito tem sido isolado de linfonodos nos casos em que ocorre adenopatia anterior à ulceração de uma lesão cutânea. Tem sido sugerido o aspirado de linfonodos como elemento de diagnóstico precoce (Barral *et al*., 1992). Na evolução da infecção podemos às vezes observar uma adenopatia satélite à lesão cutânea ulcerada. Após o tratamento no homem e no modelo experimental o parasito pode persistir no linfonodo (Dereure *et al*., 2003). **B.** Após a cicatrização, que é o critério de cura clínica na leishmaniose tegumentar humana, o parasito pode ser isolado em cultura ou seus antígenos detectados por técnicas de imuno-histoquímica vários anos após (Schubach *et al*., 2001).

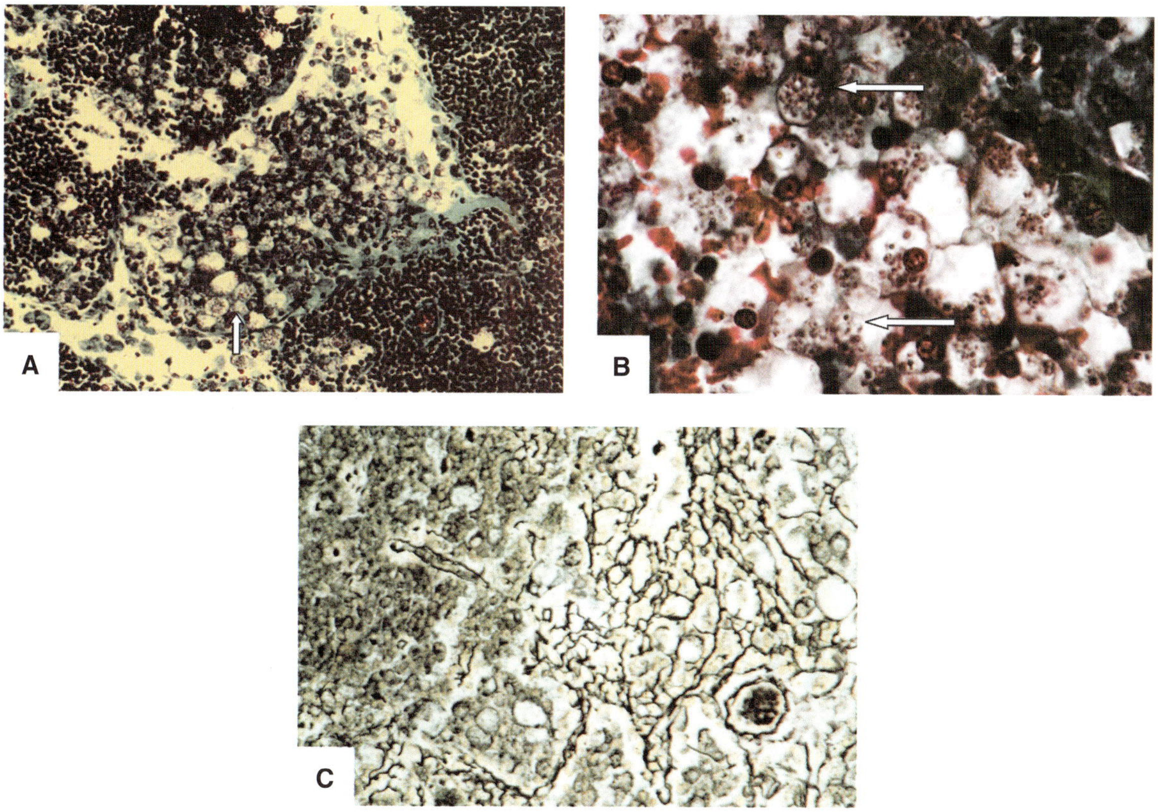

Figura 16.2 Expressão da adenopatia nas leishmanioses no modelo experimental em infecções por *Leishmania mexicana*. **A.** Observamos uma intensa carga parasitária no linfonodo poplíteo de hamster infectado com 10^4 amastigotas. Os macrófagos repletos de amastigotas (seta) em multiplicação provocam a perda da arquitetura do órgão linfoide. Tricrômico de Gomori (100×); **B.** Macrófagos inflamatórios nos sinus e cordas de linfonodo poplíteo mostrando vacúolos parasitóforos contendo amastigotas (setas). Tricrômico de Gomori (1.600×); **C.** impregnação pela prata pelo método da reticulina de Gomori, revelando no linfonodo inguinal a arquitetura delgada e ramificada do colágeno tipo III, responsável pela sustentação das células do estroma do órgão; pode-se observar no grupamento celular à direita pouca definição do espaço intracelular devido ao conjunto de células inflamatórias, alterando a morfologia microscópica do órgão (400×).

Os resultados experimentais confirmam as observações clínicas. Animais infectados com *L. mexicana* e *L. major*, considerados curados pelo critério clínico de cura pela cicatrização da lesão, apresentaram reativação da mesma após imunossupressão. O tratamento de animais infectados com *L. chagasi* ou *L. amazonensis* pela ciclofosfamida determina uma aceleração da cinética das lesões primárias e a indução de metástases (Aragort De Rossel *et al.*, 1992; Bodgan *et al.*, 2000; Souza, 2002).

Podemos admitir que a persistência do parasito promova um estímulo contínuo da resposta imunológica relativa ao padrão de citocinas produzidas por células $CD4^+$ Th1. É interessante salientar que testes de Montenegro repetidos, mesmo com espaço de 1 ano, tendem a ser mais intensos (Gonçalves da Costa *et al.*, dados não publicados).

A imunossupressão determina uma ruptura neste estado de imunidade concomitante também chamada premunição. A persistência do parasito parece estar relacionada com a presença de amastigotas em fibroblastos de linfonodos de animais infectados com *L. major* ou fibroblastos em lesões cutâneas por *L. amazonensis* (Bodgan *et al.*, 2000; Abreu-Silva *et al.*, 2004). Gestantes com leishmaniose assintomática podem passar a uma fase sintomática e transmitir a doença ao feto. Pode ocorrer que um caso de leishmaniose congênita venha revelar uma infecção assintomática da mãe e em casos extremos pode determinar um aborto espontâneo. Estes casos requerem uma ampla discussão sobre os mecanismos fisiopatológicos que envolvem o agravamento da infecção. Está bem estabelecido que uma gestação normal se caracteriza pela ausência de uma forte imunidade mediada por células antifetal e uma imunidade humoral predominante. Wegmann *et al.* (1993) demonstraram que os tecidos placentários secretam espontaneamente citocinas de perfil Th2, como IL-4, IL-5 e IL-10, enquanto as células do baço e dos linfonodos não o fazem. Estes e outros estudos indicam uma mudança no equilíbrio de produção de citocinas variando de uma reatividade Th1 para uma produção do padrão Th2. Estas mudanças dão o racional para as explicações mais prováveis dos mecanismos fisiopatológicos da ativação de uma infecção assintomática de LV em uma gestante.

A infecção pelo HIV pode reativar tanto a LC (Machado *et al.*, 1992) quanto a LV (Badaró *et al.*, 1986; Cortés *et al.*, 1997). Quando analisamos as espécies do gênero *Leishmania* como organismos oportunistas, alguns aspectos precisam ser considerados, sendo o mais importante a disseminação da infecção. A coinfecção com o HIV promove formas atípicas da doença, com sintomas que podem simular outras patologias (Gradoni e Gramiccia, 1994; Michiels *et al.*, 1994). Foi visto, por exemplo, que pacientes com leishmaniose e AIDS apresentando lesões cutâneas mimetizando dermatomiosite apresentavam formas amastigotas nas biopsias das lesões. O isolamento de leishmânias em cultura tanto de lesões de pele quanto de aspirados de medula óssea demonstrou a presença de *L. infantum*. É muito importante assinalar que os autores isolaram também leishmânias da pele sem lesões nesses mesmos pacientes (Daudén *et al.*, 1996). É interessante ressaltar que em regiões endêmicas de calazar no Centro-Oeste do Brasil é frequente encontrarmos cães com lesões cutâneas, às vezes em extensas áreas da orelha, repletas de amastigotas parasitando macrófagos. Estas lesões muitas vezes foram confundidas e diagnosticadas como lesões causadas por fungos com base em um diagnóstico clínico, sem levarem em consideração a necessidade de um diagnóstico histopatológico. Lesões cutâneas em cães infectados por *L. chagasi* muitas vezes não apresentam a formação de um granuloma organizado, observando-se em geral um histiocitoma (Cortada *et al.*, 2004). Ensaios experimentais com cepas de *L. chagasi* isoladas de pacientes mostram, em camundongos sensíveis, o mesmo aspecto histopatológico encontrado em alguns cães infectados da região. O padrão histopatológico tanto de cães quanto de camundongos infectados com *L. chagasi* é semelhante àquele observado em pacientes com forma difusa de leishmaniose em infecções por *L. amazonensis*. Lesões cutâneas em camundongos BALB/c infectados com formas promastigotas de *L. chagasi* e *L. amazonensis* apresentam padrões histopatológicos muito semelhantes (Souza e Gonçalves da Costa, resultados ainda não publicados), mostrando uma convergência entre lesões de espécies diferentes de parasito e também de hospedeiros (Figura 16.3).

Neste particular observamos, em vários modelos experimentais, os mesmos aspectos imunopatológicos, tanto no hamster quanto em diferentes linhagens de camundongos infectados por *L. enriettii*, *L. mexicana*, *L. amazonensis* e *L. chagasi* inoculadas na pata desses animais. São particularmente marcantes as alterações da matriz fibrosa da pele (Figura 16.4).

Um outro problema a ser enfatizado é o fato de as infecções serem mais agudas e graves nas crianças do que nos adultos na maior parte das doenças infecciosas e parasitárias, com alta taxa de mortalidade, cujos fatores principais podem ser resumidos em seus pontos principais: a imaturidade do sistema imunológico da criança e o fato de as crianças serem mais atingidas por helmintíases (Laranja *et al.*, 1956; Bernstein *et al.*, 1989; Ortigão Sampaio *et al.*, 1999). O poliparasitismo pode também interferir com os resultados de testes sorológicos pelo aspecto das reações cruzadas ou indiretamente por seu efeito no sistema imunológico (Buck *et al.*, 1978).

▸ Competição antigênica e imunodepressão

Nos últimos 20 anos, um grande número de investigações tem sido realizado na tentativa de esclarecer fenômenos que ocorrem durante infecções concomitantes e o papel da competição antigênica nos processos de imunossupressão. Os avanços nos métodos diagnósticos empregando técnicas imunológicas e da biologia molecular têm sido fundamentais para o esclarecimento de muitos casos envolvendo parasitos constituídos por espécies de um mesmo gênero ou até mesmo clones de uma mesma espécie. É evidente que a pandemia pelo vírus HIV e o aparecimento de um grande número de organismos oportunistas em pacientes com AIDS foram decisivos nesta área de pesquisa.

As investigações empregando tripanossomas africanos mostraram que animais infectados simultaneamente com igual número de parasitos, de dois clones diferentes, tiveram uma resposta humoral gravemente suprimida para um dos clones, enquanto para o outro a resposta não foi afetada. Ensaios no gado mostraram que animais infectados com um clone poderiam ser ou não drasticamente deprimidos em função do intervalo entre as duas inoculações. As características destas respostas sugeriram que a incapacidade de um animal infectado responder a um desafio simultâneo ou subsequente com outro antígeno estaria relacionada com o processo de competição antigênica. Os autores puderam concluir com outros experimentos que a concentração do antígeno usado não era um fator importante. O intervalo de tempo entre a primeira infecção e o desafio, ao contrário, constituiria um fator crítico para o desenvolvimento da supressão.

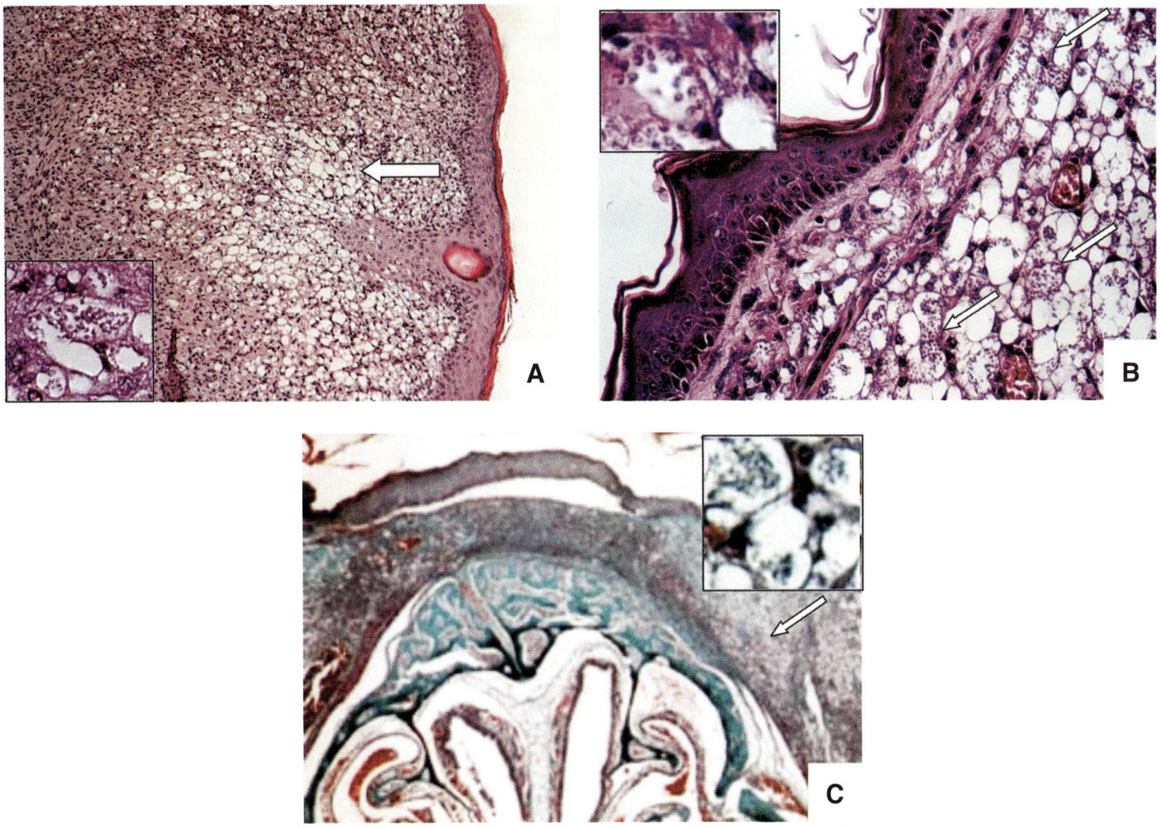

Figura 16.3 Histopatologia das lesões cutâneas ocorridas em virtude de infecções por *Leishmania infantum* e *L. amazonensis*, mostrando uma convergência do padrão de lesões entre uma espécie envolvida principalmente com a forma visceral e outra com a leishmaniose tegumentar. **A.** Pele de um cão infectado com *L. infantum* com um granuloma do tipo histiocitoma apresentando um grande infiltrado de células macrofágicas que aparece altamente vacuolizado e repleto de amastigotas (seta). Em grande aumento um setor da lesão mostrando macrófagos com amastigotas em multiplicação. Hematoxilina Delafield, 100×; **B.** Corte da pele de camundongo infectado experimentalmente com 10^4 promastigotas de *L. chagasi* isolada de infecção humana mostrando o mesmo tipo de granuloma da figura anterior. Podemos observar um grande número de macrófagos vacuolizados, que parecem sacos contendo amastigotas (seta). Nota-se um número pequeno de linfócitos na reação inflamatória. Em grande aumento, um macrófago com amastigotas em multiplicação. Hematoxilina Delafield, 1.000×; **C.** Histopatologia da região oral de um camundongo infectado com 10^4 formas amastigotas após 1 ano de infecção. Observamos uma lesão onde se observa uma intensa reação inflamatória com macrófagos parasitados, com estrutura vacuolizada repleta de amastigotas (seta). *L. amazonensis* tem sido isolada de pacientes com várias formas clínicas, incluindo formas cutâneas, mucocutâneas, difusa e forma visceral. Tricrômico de Gomori, 40× (Cupolillo *et al.*, 2003).

Vários mecanismos têm sido propostos para explicar a imunossupressão na tripanossomíase africana: células T supressoras, macrófagos supressores e fatores solúveis supressores. Tem sido especulado há longo tempo que estímulos antigênicos sequenciais podem causar estados de imunodepressão (Terry, 1977; Nantulya *et al.*, 1982). Outro fato que parece determinar imunossupressão é termos os parasitos ou seus antígenos alcançando todos os órgãos linfoides primários e secundários (Nossal e Mitchell, 1966), como é o caso do *T. cruzi* no modelo murino que invade o timo, a medula óssea, o baço e os linfonodos (Gonçalves da Costa *et al.*, 1991).

Têm sido descritos casos de infecção por espécies diferentes de *Leishmania* que merecem reflexões cuidadosas quando se pensa no desenvolvimento de uma vacina na área das leishmanioses. Foi descrito um caso de coinfecção por *L. amazonensis* e *L. infantum* em que o paciente apresentava forma difusa. As duas espécies de *Leishmania* foram isoladas do mesmo paciente e caracterizadas pelos respectivos padrões isoenzimáticos. Um outro caso descrito foi o de um paciente infectado com *L. donovani*, apresentando sintomas característicos de calazar, que desenvolveu, 1 mês após, uma lesão cutânea de onde foi isolado *L. braziliensis*. Estas observações mostraram que *L. donovani* não induz proteção, mas é capaz de induzir supressão, pois o paciente apresentando leishmaniose cutânea por *L. braziliensis* mostrou uma resposta negativa ao teste de Montenegro.

▸ Modulação da resistência por fármacos imunossupressores

A prevalência de infecções por parasitos oportunistas tem particularidades em função dos problemas endêmicos de cada região. *Cryptosporidium* e *Isospora belli* aparecem como as infecções parasitárias mais frequentes em pacientes com AIDS na África (Henry *et al.*, 1986; Pape *et al.*, 1989; Datry, 1989; Colebunders *et al.*, 1998). A doença de Chagas na América Latina, pela sua alta incidência, mostra que o *T. cruzi* é um importante organismo oportunista; a associação com o HIV tem apresentado uma alta incidência de reativação da doença com

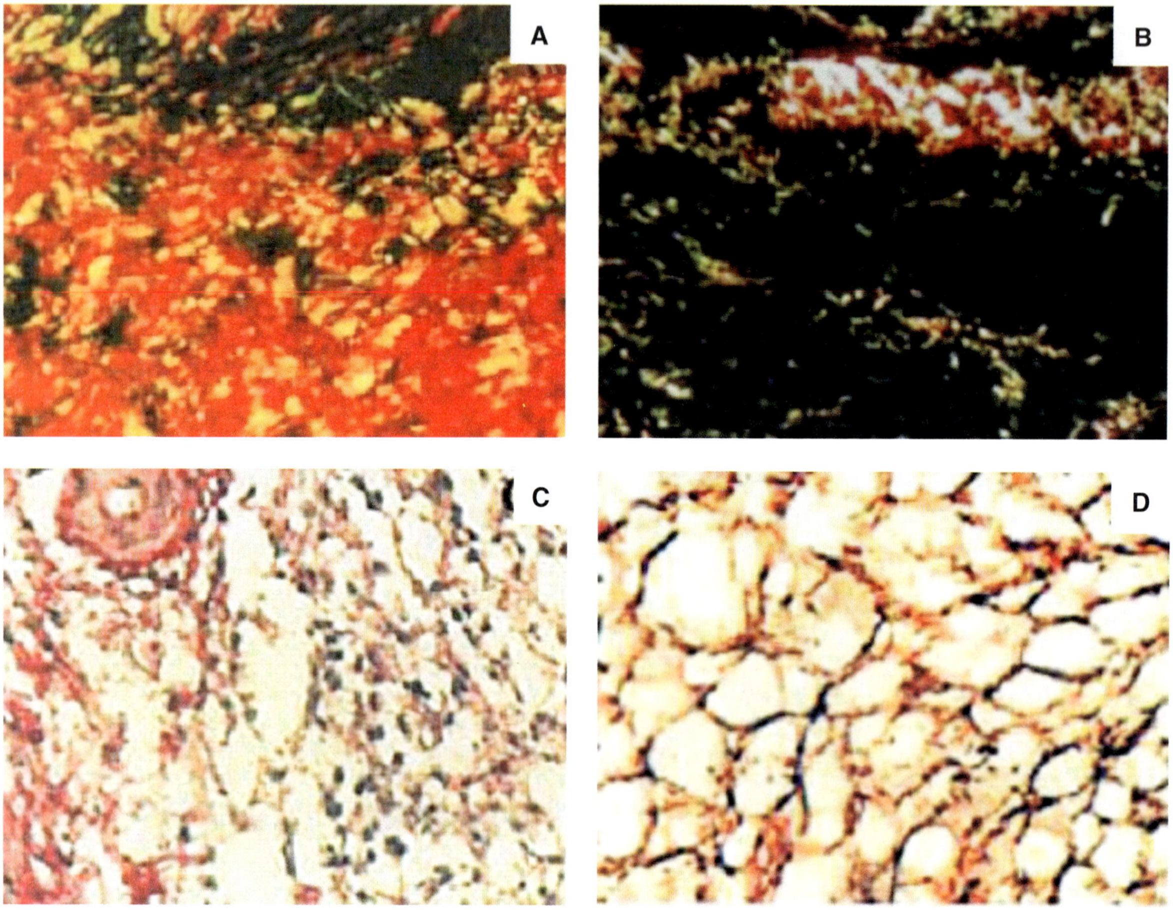

Figura 16.4 Histopatologia de lesão cutânea oriunda de uma infecção por *Leishmania amazonensis* no coxim plantar da pata traseira de camundongos infectados com 10^4 formas amastigotas. Alterações da matriz fibrosa da pele demonstradas por técnicas histoquímicas para o colágeno. **A.** Método do Sirius Red (Junqueira *et al.*, 1986) em microscopia de polarização; observa-se na pele normal intensa birrefringência do colágeno tipo I (CI), espesso e bastante resistente, em contraste com a birrefringência do colágeno tipo III (CIII), com fibras delgadas e ramificadas, características da pele não parasitada. 100×; **B.** Análise histológica da pele do camundongo BALB/c parasitado com 10^4 amastigotas de *L. amazonensis*, revelando pela técnica do Sirius Red, em microscopia de polarização, as alterações fibrosas de matriz extracelular, com preponderante redução das fibras do colágeno tipo I (CI) e o aumento da quantidade do colágeno tipo III (CIII), visando promover o suporte das células do processo inflamatório; **C.** Análise histológica do preparado da parte B da figura, sem a polarização, onde observamos efetivamente o dano tecidual, representado, especialmente, pela presença de numerosos macrófagos intensamente parasitados. 100×; **D.** Análise histológica de pele do camundongo BALB/c parasitada pela *L. amazonensis*, demonstrando, por meio da técnica de Gorton e Sweet para a trama reticular, as fibras do colágeno tipo III (CIII) favorecendo o suporte aos macrófagos parasitados presentes no processo inflamatório. 100× (Abreu-Silva *et al.*, 2004).

comprometimento do sistema nervoso central (SNC) (Rocha *et al.*, 1994). A reativação da doença de Chagas em pacientes imunocomprometidos por outras causas, como terapias imunossupressivas em pacientes com câncer ou em casos de transplantes de órgãos, tem sido descrita (Mattosinho-França *et al.*, 1969; Monteverde *et al.*, 1976; Jost *et al.*, 1977; Kodl *et al.*, 1982; Rocha *et al.*, 1994). A ação de fármacos imunossupressores na tripanossomíase americana tem sido investigada em modelos experimentais e muitos aspectos podem ser relacionados com os problemas patológicos descritos em pacientes imunocomprometidos nos quais a doença de Chagas foi reativada (Gonçalves da Costa e Calabrese, 1992; 1996; Calabrese *et al.*, 1996; 2000; Calabrese, 1999). Estudos empregando camundongos atímicos mostraram a importância da resposta T dependente nesta tripanossomíase tendo-se observado uma ausência de miocardite que poderia ser reconstituída pela transferência de células T. Nos camundongos a infecção é sistêmica e alcança níveis elevadíssimos de parasitemia e alta carga de amastigotas nos tecidos (Gonçalves da Costa *et al.*, 1984). Ficou esclarecido que a depressão de células T $CD4^+$ por meio de anticorpos anti-CD4 favorecia o aumento da miocardite, enquanto a transferência de células $CD4^+$ para camundongos *nude* era capaz de restaurar o processo inflamatório (Russo *et al.*, 1988). Um outro aspecto importante foi descrito recentemente, mostrando que altos níveis de parasitemia e intensa invasão sistêmica do parasito na ausência de reação inflamatória ocorre de forma idêntica tanto em camundongos atímicos singênicos de linhagens consideradas sensíveis quanto nos atímicos de linhagens consideradas resistentes para as cepas do *T. cruzi* estudadas. Deste modo, nenhum fator da imunidade natural desses camundongos foi capaz de alterar o curso da infecção pelo *T. cruzi* na ausência da resposta T-dependente (Figura 16.5).

Um fato interessante a ressaltar é que a reativação da doença de Chagas associada à coinfecção pelo HIV é caracterizada por miocardite aguda e por meningoencefalite (Ferreira *et al.*, 1997; Diazgranados *et al.*, 2009; Tanowitz *et al.*, 2009). Estes

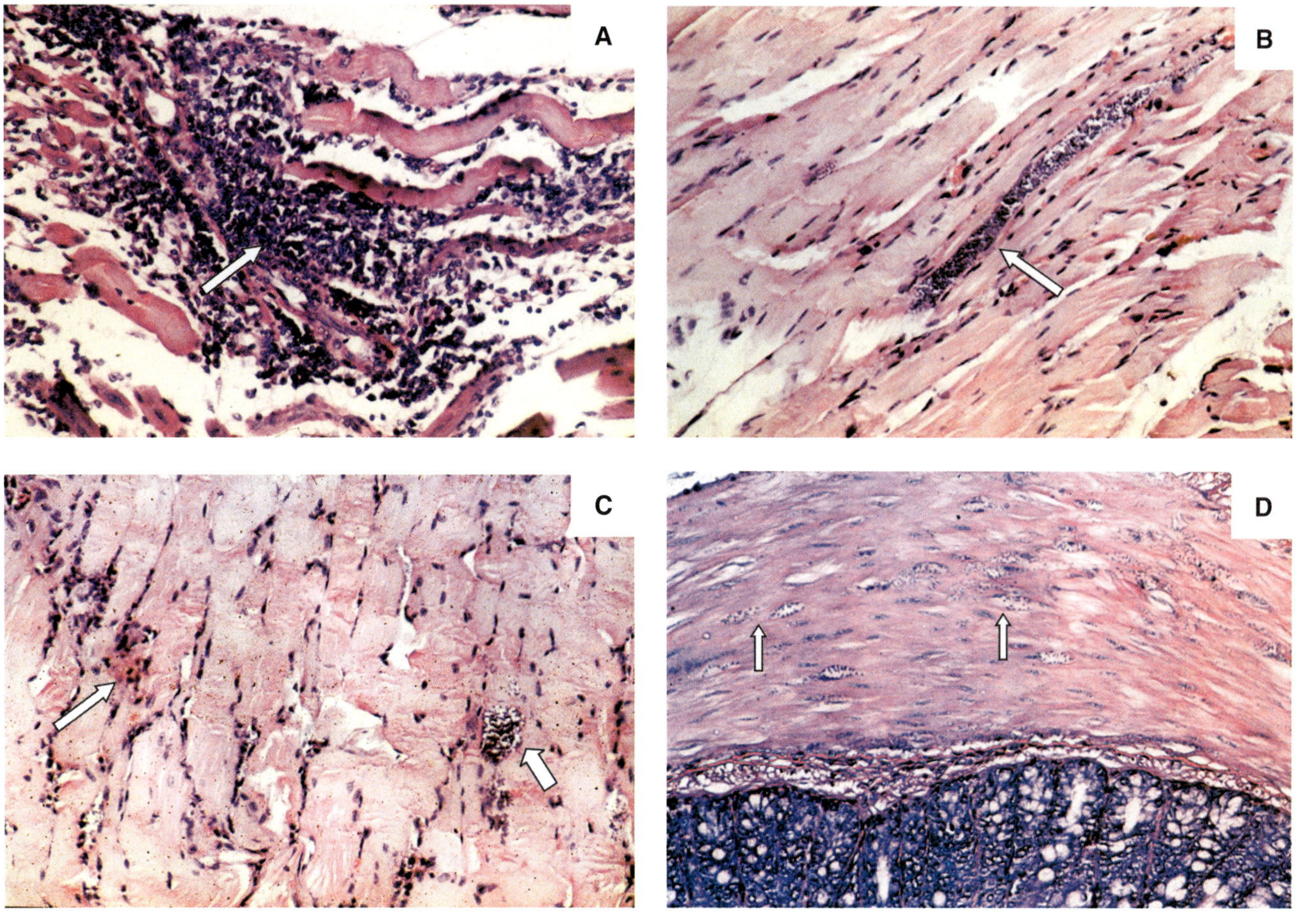

Figura 16.5 Histopatologia de camundongos atímicos e eutímicos infectados com 10^4 tripomastigotas da cepa Y do *Trypanosoma cruzi*, coloração pela hematoxilina e eosina. **A.** Observamos um intenso infiltrado inflamatório, predominantemente mononuclear, desproporcional à carga de parasitos no tecido, de modo semelhante ao que observamos no homem; **B.** Corte histológico do coração de camundongo atímico (*nude*) albino, linhagem OF1, observando-se um grande ninho com amastigotas em multiplicação (seta); constata-se a ausência completa de infiltrado inflamatório, demonstrando a natureza T-dependente da miocardite desta tripanossomíase; **C.** A transferência de células T de camundongos eutímicos BALB/c infectados com *T. cruzi* para animais atímicos no 7º dia de infecção restaura a miocardite que ocorre normalmente no grupo controle; podemos observar um ninho intacto (seta larga) e restos de ninhos destruídos pelo infiltrado inflamatório (seta fina) no 13º dia de infecção; **D.** Corte transversal do intestino de camundongo atímico OF1, infectado, observando-se um intenso parasitismo da musculatura lisa, com a presença de vários pseudocistos (seta) sem reação inflamatória associada. Neste caso, bem como em animais tratados com drogas imunossupressoras, não observamos dilatações de víscera (como se observa em animais C_3H eutímicos; resultado não publicado).

casos em geral ocorrem quando a taxa de células $CD4^+$ alcança níveis extremamente baixos (Ferreira, 2000). No modelo experimental, camundongos atímicos não apresentam parasitismo do SNC, enquanto eutímicos recém-nascidos e adultos jovens podem apresentar lesões no SNC (Gonçalves da Costa *et al.*, 2002). Vemos assim que o modelo atímico/eutímico de uma determinada linhagem se apresenta como um modelo importante para o estudo das lesões do SNC em infecções pelo *T. cruzi*, pela possibilidade de ensaios de transferência de células (Gonçalves da Costa *et al.*, 2002). Devemos enfatizar, entretanto, que linhagens de camundongos extremamente sensíveis ao *T. cruzi* como A/J apresentam intenso parasitismo do SNC (Arruda, 2000). Vários estudos estão sendo desenvolvidos para explicar os fatores que favorecem ao *T. cruzi* atravessar a barreira hematencefálica. É interessante assinalar que este parasito também ultrapassa a barreira hematotímica, indo parasitar células do parênquima tímico, preferencialmente as células de linhagem monocitária. Estudos *in vitro* mostraram que células epiteliais também são infectadas pelo *T. cruzi*. Deste modo, o *T. cruzi* transforma o timo em um órgão-alvo da resposta imunológica contra o parasito, provocando profundas alterações no microambiente tímico. Estas alterações, bem como a intensidade do parasitismo deste órgão linfoide pelo parasito, dependem da idade e da linhagem do camundongo, dose do parasito e via de inoculação (Savino, 1990; Gonçalves da Costa *et al.*, 1991; Arruda, 2000).

Outro fato para o qual se deve chamar a atenção é que quando são empregadas diferentes substâncias imunossupressoras, não são observadas nos ensaios já realizados a colonização do SNC. A utilização da ciclofosfamida (Cy) em dose única de 200 mg/kg antes da infecção pelo *T. cruzi* (cepa Y) mostrou um aumento da miocardite na fase aguda da infecção. Neste modelo a carga parasitária nos tecidos foi extremamente pequena se comparada com o controle só infectado. A explicação está baseada no fato de que a Cy tem uma ação citotóxica temporária na medula óssea e após 7 dias ocorre uma explosão de polimorfonucleares neutrófilos (PMN) e monócitos que passam à circulação sanguínea e, a seguir, aos focos inflamatórios induzidos pelos tripamostigotas que chegam ao tecido após o pico de parasitemia que, com esta, cepa ocorre no 8º dia de infecção (Calabrese, 1999). Com base neste fato, foi desenvolvido um ensaio de vacinação empregando a fração de flagelo injetado no granuloma do BCG induzido 21 dias antes. Neste grupo uma dose de Cy (200 mg/kg) 2 dias antes da dose de sensibilização com fração de flagelo do parasito ao receber desafio promove uma reação extraordinária e uma forte resistência à infecção, apresentando 100% de resistência (Gonçalves da Costa e Lagrange, 1981). Resultados semelhantes ocorrem quando se utilizam formas atenuadas pela actinomicina D (Zaverucha do Valle *et al.*, 2003). A utilização da Cy ou de uma dose de raios X antes de um desafio por *L. major* inibe a suscetibilidade de camundongos BALB/c. Esta ação profilática tem sido atribuída às células T supressoras que estariam atuando sobre a imunidade de células responsáveis pela resistência a este organismo. Papel semelhante tem sido atribuído à ciclosporina A(CsA) que eliminaria as células T-supressoras, modulando a fase da resposta imunológica contra este parasito (Howard *et al.*, 1981). Este argumento também foi utilizado por alguns autores para explicar o aumento da miocardite na infecção experimental pelo *T. cruzi* (Rossi e Mengel, 1992). A ação da Cy e da CsA após o estabelecimento da infecção tanto pelo *T. cruzi* quanto por *Leishmania* provoca o agravamento da infecção.

A CsA atua de forma diferente sobre populações de células T. Estudos *in vitro* mostraram que ela atua seletivamente sobre as células T auxiliares, inibindo a sua ativação e proliferação. Os antígenos são processados e apresentados por células dendríticas, entre elas os macrófagos, às células T. Esta interação leva os macrófagos a secretarem IL-1 que, por sua vez, induz as células T a produzirem IL-2 e, simultaneamente, o receptor para IL-2. A associação entre IL-2 e seus receptores promove a proliferação das células T e a consequente manifestação de suas atividades, como atividade auxiliar, supressão e citotoxidade. A CsA tem ação direta sobre alguns parasitos, inibindo o crescimento de *Plasmodium in vitro* e promovendo o controle da parasitemia. Atua também sobre o *S. mansoni*, promovendo a cura em ratos e em camundongos imunodeficientes. Não tem ação direta contra o *T. cruzi in vitro*.

Tem sido demonstrado que uma injeção de TNF-α no SNC pode ativar vasos locais que permitem a entrada de células T (Lampson *et al.*, 1994). O cérebro, considerado um sítio imunologicamente privilegiado pela existência de uma barreira hematencefálica, é dotado de um microambiente bem definido, podendo ser considerado um local interessante para o estudo do fluxo de células para um foco inflamatório (Lampson *et al.*, 1994; Lampson, 1998). Surpreendentemente, avaliando-se os aspectos sistêmicos da infecção por *L. amazonensis,* foi possível observar o parasitismo do SNC por esta espécie no modelo experimental (Abreu-Silva *et al.*, 2004). Casos humanos de calazar com parasitismo no SNC têm sido descritos recentemente, e nestes casos o tratamento indicado é a anfotericina B, que é uma substância capaz de ultrapassar a barreira hematencefálica.

Imunossenescência

A reativação de doenças infecciosas ocorre em indivíduos imunocomprometidos, o que mostra o quanto os organismos humano e animal precisam da manutenção do sistema imunológico para a contínua vigilância imunológica, que tem um custo, que pode ser analisado sob três aspectos principais:

- Manter a imunidade bloqueadora dos organismos invasores persistentes
- A necessidade de eliminar células envelhecidas que precisam ser retiradas do sistema imunológico por um processo de apoptose
- A eliminação de células apoptóticas. Além dos microrganismos e parasitos persistentes, devemos levar em consideração as infecções que se sucedem ao longo da vida de um indivíduo que envelhece. Devem-se acrescentar os desafios das vacinas periódicas, como a vacina antitetânica, da hepatite B, e contra o vírus da *influenza*. Somem-se ainda vacinas eventuais quando se viaja para áreas endêmicas, muitas vezes em razão do ecoturismo. Viagens à região Centro-Oeste do Brasil requerem muitas vezes vacinações contra a febre amarela; nesta região a forma silvestre é endêmica e tem promovido periodicamente pequenos surtos isolados na região do Mato Grosso do Sul (Dégallier *et al.*, 1992). As próprias companhias aéreas divulgam programas de vacinação recomendáveis para os turistas em função da região a ser visitada. Neste particular devemos assinalar o crescente número de indivíduos da chamada terceira idade, cujas atividades de lazer têm se expandido extraordinariamente e resultam muitas vezes em viagens deste tipo.

No momento os pesquisadores procuram marcadores visando a estabelecer parâmetros de avaliação da disfunção imunológica associada à idade. A maior parte das contribuições em modelos experimentais vem de investigações no modelo murino; estudos em *Macaca mulata* (*rhesus*) têm sido desenvolvidos. Esses estudos se concentram na influência da restrição calórica no sistema imunológico (Yu e Chung, 2001). A suscetibilidade às infecções aumenta nas pessoas idosas e as infecções têm sido de modo crescente a *causa mortis* das mesmas. Existem algumas investigações que mostram uma correlação entre baixos níveis de resposta humoral e sorologia positiva para citomegalovírus (CMV) aliada a uma alta proporção de subpopulações de células T $CD8^+$ $CD28^-$ (Goronzy *et al.*, 2001; Saurwein-Teissl *et al.*, 2002). Tem sido demonstrada a ocorrência de um aumento de populações de células T $CD4^+$ e $CD8^+$ com fenótipo $CD28^-$ com infecções pelo CMV (Looney *et al.*, 1999). A isto podemos associar o aumento de células com este fenótipo nas pessoas idosas. Este fenótipo tem sido também relacionado com as atividades supressoras. Este efeito supressivo tem sido detectado em diferentes situações, como doenças autoimunes e em transplantes de órgãos (Cortesini *et al.*, 2001). Além disso, tem sido observado um predomínio de células $CD8^+$ na miocardite chagásica crônica. É um fato conhecido há muitos anos que, após um longo período na forma indeterminada, que por ser assintomática é pouco estudada, o indivíduo chagásico pode desenvolver uma miocardite crônica 20 ou 30 anos após a fase aguda. Os estudos imunopatológicos em pacientes crônicos têm demonstrado, de forma consistente, que subpopulações $CD8^+$ são três vezes mais frequentes do que as células $CD4^+$ nesses infiltrados inflamatórios. As células $CD8^+$ que aparecem aderidas aos miócitos expressam o fator citotóxico granzima A (Reis *et al.*, 1993; Higuchi *et al.*, 1993). É interessante assinalar que células $CD8^+$ senescentes apresentam maior resistência à apoptose *in vivo* e *in vitro*, enquanto as células $CD4^+$ têm mostrado com a idade um aumento da suscetibilidade à apoptose (Pawelec *et al.*, 1996; Posnett *et al.*, 1999; Spaulding *et al.*, 1999).

As investigações no modelo animal têm sido pouco exploradas e devem ser consideradas importantes, mas a escolha deve ser criteriosa. Alguns modelos são mais complexos, como é o caso da doença de Chagas. O comprometimento do sistema nervoso autônomo na tripanossomíase americana e a sua relação com as diferentes formas clínicas da doença têm sido estudados há longos anos. Essas investigações, realizadas tanto em pacientes chagásicos quanto nos modelos experimentais, têm demonstrado, na fase crônica da infecção, alterações histológicas e a redução numérica dos neurônios parassimpáticos cardíacos e a diminuição do número dos neurônios nos plexos mioentéricos do esôfago e do cólon (Köberle, 1968). Têm sido relatadas também alterações ultraestruturais desses plexos (Tafuri *et al.*, 1971). Embora menos estudada, a redução do número de neurônios também ocorre na fase aguda (Paiva, 1980). O fator adicional neste modelo é o fato de que, nas pessoas com idade avançada, já ocorre, naturalmente, uma perda neuronal, o que agravaria as lesões decorrentes da infecção. Os fenômenos locais relativos à presença do parasito e da reação inflamatória por ele induzida estariam diretamente relacionados com as lesões descritas nas terminações nervosas simpáticas observadas no coração. Camundongos de linhagem C_{57}BL/6 são capazes de desenvolver amiloidose espontaneamente com a idade, mas tem sido evidenciado que muitos aspectos do envelhecimento envolvem processos inflamatórios e que os processos de envelhecimento podem estar ligados a uma atividade inflamatória crônica de um baixo ou moderado grau de intensidade (Bruunsgaard, 2001). Muitos fatores se sobrepõem na indução de um determinado mecanismo fisiopatológico. No caso dos camundongos C_{57}BL/6 foi observado que a infecção por *L. amazonensis* promove um processo inflamatório crônico e crescente que culmina com o desenvolvimento de uma extensa amiloidose em vários órgãos após 1 ano de infecção (Barbosa-Santos e Gonçalves da Costa, 1984). Neste modelo, além da tendência genética no desenvolvimento da amiloidose, temos também um fator indutor de um organismo infeccioso que torna o modelo interessante para um aprofundamento da relação envelhecimento e infecção. É fato conhecido que alguns vírus, após uma infecção, se estabelecem no hospedeiro e nunca são eliminados, de tal modo que tem sido observado que a maior parte das pessoas idosas são positivas para CMV, vírus Epstein-Barr e varicela. Sabe-se também que uma reativação da infecção por varicela causa lesões dolorosas, e por CMV pneumonias fatais. Em geral essas reativações ocorrem no hospedeiro imunocomprometido. Inúmeras pesquisas estão sendo realizadas para identificar o fenótipo de subpopulações de células T na manutenção de estados de premunição (nome dado por Sergent e Sergent na década de 1930 para o fenômeno da imunidade concomitante) em diferentes modelos e sua variação no envelhecimento e nos mecanismos de reativação da infecção. Tem sido levantada a hipótese de que a persistência do parasito ou qualquer organismo infeccioso é um fator primordial da subversão da imunidade celular na senescência (Pawelec *et al.*, 2004). Estas alterações contribuem para que todo o sistema imunológico seja desregulado e acelere a mortalidade.

▸ Comentários finais

O desenvolvimento das pesquisas envolvendo drogas imunossupressoras e a expansão de sua aplicação na clínica médica trouxeram uma grande contribuição para o progresso da medicina na área de transplantes de órgãos e na quimioterapia do câncer e doenças autoimunes. A descoberta da CsA no início da década de 1970 proporcionou a sua introdução na terapia preventiva de rejeição de transplantes já em 1978 (Calne *et al.* 1978). Este sucesso tem, por outro lado, um preço elevado por comprometer as defesas do organismo humano ou animal, aumentando seriamente a suscetibilidade às infecções. Este fato é sobretudo mais enfático quando aplicado em regiões endêmicas para infecções comumente relacionadas com a Medicina Tropical. Não podemos esquecer, entretanto, que os países da Europa, com áreas que margeiam o Mediterrâneo, apresentam problemas, como por exemplo a LV. Por esta razão, as investigações sobre o efeito desses fármacos no sistema imunológico em modelos experimentais de diferentes infecções e doenças parasitárias são de grande importância, pois trazem novas bases que poderão contribuir para um melhor acompanhamento terapêutico e avaliação de sua aplicabilidade em pacientes com infecções e parasitoses. Os estudos experimentais têm trazido uma contribuição importante, mostrando que alguns microrganismos, com boa capacidade imunopotenciadora como o BCG, podem reverter situações nas quais uma infecção que teria normalmente um prognóstico difícil pode ter novas perspectivas. No caso do BCG, a possibilidade de inclusão de uma resposta imunológica de perfil de citocinas Th1 tem ampliado seu emprego associado a produtos pouco imunogênicos isolados de microrganismos.

A solução ou mesmo a simples atenuação de muitos problemas só ocorrerá se as autoridades em saúde pública e as agências de fomento fizerem investimentos de grande porte na imunologia e biologia molecular dos organismos envolvidos em doença consideradas emergentes e reemergentes.

▸ Referências bibliográficas

Abehsira-Amar O, Gilbert M, Joliy M, Thèze J, Jankovic DL. IL-4 plays a dominant role in the differential development of Th0 into Th1 and Th2 cells. *J Immunol* 148: 3820-3829, 1992.

Abreu-Silva AL, Calabrese KS, Cardoso FO, Cupolilo SMN, Gonçalves da Costa SC. Histopathological studies of visceralized *Leishmania (Leishmania) amazonensis* in mice experimentally infected. *Vet Parasitol* 121: 179-187, 2004.

Abreu-Silva AL, Calabrese KS, Mortara RA, Tedesco RC, Cardoso FA, Carvalho LOP, Gonçalves da Costa SC. Extracellular matrix alterations in experimental murine *Leishmania (L.) amazonensis* infection. *Parasitology* 28: 385-390, 2004.

Adler J. Outbreak of several local epidemics of tuberculosis in the Netherlands and their significance. Harefuah 67: 57-58, 1964.

Afchain D, Desjeux P, La Fuente C, Le Ray D, Cesbron JY, Neyrink JC, Capron A. Specific IgE antibodies to *Leishmania braziliensis* in patients with mucocutaneous leishmaniasis. *Ann Immunol* (Paris) 134C: 311-319, 1983.

Anzala AO, Nagelkerke NJD, Bwayo JJ, Holton D, Moses S, Ngugi EN, Ndinya-Achola JO, Plummer FA. Rapid progression to disease in African sex workers with human immunodeficiency virus type 1 infection. *J Inf Dis* 171: 686-689, 1995.

Aragort De Rossel R, De Jesus de Duran R, Rossell O, Rodriguez AM. Is leishmaniasis ever cured? *Trans R Soc Trop Med Hyg* 86: 251-253, 1992.

Arruda RBP. *A resposta imunológica inata na doença de Chagas experimental*, Tese de Mestrado em Biologia Parasitária, Instituto Oswaldo Cruz, Rio de Janeiro, 2000.

Badaró R, Carvalho EM, Rocha H, Queiroz AC, Jones TC. *Leishmania donovani*: an opportunistic microbe associated with progressive disease in three immunocompromised patients. *The Lancet* 22: 647-649, 1986.

Barbosa-Santos EGO, Gonçalves da Costa SC. Subcellular fraction of *Leishmania mexicana amazonensis*. *Arq Biol Tecnol* 27: 212, 1984.

Barral A, Barral-Netto M, Almeida R, de Jesus AR, Grimaldi Junior G, Netto EM, Santos I, Bacellar O, Carvalho EM. Lymphadenopathy associated with *Leishmania braziliensis* cutaneous infection. *Am J Trop Med Hyg* 47: 587-592, 1992.

Barre-Sinoussi F, Chermann JC, Rey F, Nugeyre MT, Chamaret S, Gr Dauguet C, Axler-Blin C, Vezinet-Brun F, Rouzioux C, Rozenbaum W, Montagnier L. Isolation of a T-lymphocyte retrovirus from a patient at risk for acquired immune deficiency sindrome (AIDS). *Science* 220 (4599): 868-871, 1983.

Bernstein CJ, Bye MR, Rubinstein A. Prognostic factors and immunodeficiency syndrome and *Pneumocystic carinii* pneumonia. *Am J Dis Child* 143: 775-778, 1989.

Berthe N, Wolday D, Hailu A, Abraham Y, Ali A, Gebre-Michael T, De P, Sonnerborg A, Akuffo H, Britton S. HIV viral load and response to antileishmanial chemotherapy infected patients. *AIDS* 13: 1921-1925, 1999.

Beyers AD, Van Rise A, Adam J, Fenhalls G, Gie RP, Beyers N. Signals that regulate the host response to *Mycobacterium tuberculosis*. *Novartis Found Symp* 217: 145-57; discussion 157-159, 1998.

Beyers N, Gie RP, Zietsman HL, Kunneke M, Tatley M, DPR. The use of a geographical information system (GIS) to evaluate distribution of tuberculosis in a high-incidence community. *S Afr Med J* 86: 40-44, 1996.

Bodgan C, Donhauser N, Doring R, Rollinghott M, Diefenbach A, Rittig MG. Fibroblasts as host cells in latent leishmaniosis. *J Exp Med* 191: 2121-2130, 2000.

Bruunsgaard H, Pedersen M, Pedersen BK. Aging and proinflammatory cytokines. *Curr Opin Hematol* 8: 131-136, 2001.

Buck AA, Anderson RI, Mac Rae AA. Epidemiology of polyparasitism. III Effects on the diagnostic capacity of immunological tests. *Tropen Med Parasit* 29: 145-155, 1978.

Calabrese KS. Immunosuppressive drugs as a tool to explore the immunopathology in experimental Chagas disease. *Mem Inst Oswaldo Cruz* 94 (Suppl. I): 273-276, 1999.

Calabrese KS, Lagrange PH, Gonçalves da Costa SC. Chagas' disease: enhancement of systemic inflammatory reaction in cyclophosphamide treated mice. *Int J Immunopathol* 18: 505-514, 1996.

Calabrese KS, Paradela ASRC, Zaverucha do Valle T, Tedesco RC, Silva S, Mortara RA, Gonçalves da Costa SC. Study of acute chagasic mice under immunosuppressive therapy by cyclosporin A: modulation and confocal analysis of inflammatory reaction. *Int J Immunopharmac* 47: 1-11, 2000.

Calne RY, White DJ, Thiru S, Evans DB, McMaster P, Dunn DC, Craddock GN, Pentlow BD, Rolles K. Cyclosporin A in patients receiving renal allografts from cadaver donors. *Lancet* 2(8104-5): 1323-1327, 1978.

Centers for Disease Control update. Acquired immunodeficiency syndrome in United States. *MMWR* 35: 17-21, 1986.

Chagas C. Nova Tripanozomiaze humana. Estudos sobre a morfologia e o ciclo evolutivo do *Schizotrypanum cruzi* n. gen., n. sp., ajente etiolojico da nova entidade mórbida do homem. *Mem Inst Oswaldo Cruz* 1909; I: 159.

Chagas C. Tripanosomiase Americana, forma aguda da molestia. *Mem Inst Oswaldo Cruz*. 8(2), 1916.

Cher DJ, Mosmann TR. Two types of murine helper T cell clone. II. Delayed-type hypersensitivity is mediated by TH1 clones. *J Immunol* 138: 3688-3694, 1987.

Coffman RL, Varkila K, Scott P, Chatelain R. Role of cytokines in the differentiation of CD4+ T cell subsets *in vivo*. *Immunological Reviews* 123: 1-19, 1991.

Colebunders R, Lusakumuni K, Nelson AM, Gigase P, Lebughe I, Van Marck E, Kapita B, Francis H, Salaun JJ, Quinn TC. Persistent diarrhea in Zairian AIDS patients: an endoscopia and histological study. *Gut* 29: 1687-1691, 1998.

Convit J, Pinardi ME, Rondon AJ. Diffuse cutaneous leishmaniasis: a disease due to an immunological defect of the host. *Trans R Soc Trop Med Hyg* 66: 603-610, 1972.

Cortada VMCL, Doval MEC, Souza Lima MAA, Oshiro ET, Meneses CRV, Abreu-Silva AL, Cupolilo E, Souza CSF, Cardoso FO, Brazil RP, Calabrese KS, Gonçalves da Costa SC. Canine visceral leishmaniasis in Anastácio, Mato Grosso do Sul State, Brazil. *Vet Res Communic* 28: 365-374, 2004.

Cortés P, Cardeñosa N, Romani J, Gállego M, Muñoz C, Barrio JL, Riera C, Portú M. Oral leishmaniasis in an HIV-positive patient. *Trans R Soc Trop Med Hyg* 91: 438-439, 1997.

Cortesini R, LeMaoult J, Ciubotariu R, Cortesini NS. $CD8^{+}CD28^{-}$ T suppressor cells and the induction of antigen-specific, antigen-presenting cell-mediated suppression of Th reactivity. *Immunol Rev* 182: 201-206, 2001.

Cupolillo SMN, Souza CSF, Abreu-Silva AL, Calabrese KS, Gonçalves da Costa SC. Biological behavior of *Leishmania (L.) amazonensis* isolated from human diffuse cutaneous leishmaniasis in inbred strains of mice. *Histol Histopath* 18: 1059-1065, 2003.

Datry A. Diagnostic des parasitoses et mycoses, SIDA, infection à HIV, aspects en Zone Tropicale. *UREJ*: 218-223, 1989.

Daudén E, Penas PF, Rios L, Jimenez M, Fraga J, Alvar J, Garcia-Diez A. Leishmaniasis presenting as a dermatomyositis-like eruption in AIDS. *J Am Acad Dermatol* 35: 316-319, 1996.

Dégallier N, Travassos da Rosa APA, Vasconcelos PFC, Travassos da Rosa ES, Rodrigues S, Sá Filho GC, Travassos da Rosa JFS. New entomological and virological data on the vectors of sylvatic yellow fever in Brazil. *J Braz Assoc Adv Sci* 44: 136-142, 1992.

Dereure J, Duong Thanh H, Lavabre-Bertrand, Cartron G, Bastides F, Richard-Lenoble D, Dedet JP. Visceral leishmaniasis. Persistence of parasites in lymph nodes after clinical cure. *J Infection* 47: 77-81, 2003.

Diazgranados CA, Saavedra-Trujillo CH, Mantilla M, Valderrama SL, Alquichire C, Franco-Paredes C. Chagasic encephalitis in HIV patients: common presentation of an evolving epidemiological and clinical association. *Lancet Infect Dis* 9: 324-330, 2009.

Dyer JR, Kazembe P, Vernazza PL, Gilliam BL, Maida M, Zimba D, Hoffman IF, Royce RA, Schock JL, Fiscus SA, Cohen MS, Eron Jr JJ. High levels of human immunodeficiency virus type 1 in blood and semen of seropositive men in sub-Saharan Africa. *J Inf Dis* 177: 1742-1746, 1998.

Elias D, Britton S, Kassu A, Akuffo H. Chronic helminth infections may negatively influence immunity against tuberculosis and other diseases of public health importance. *Expert Rev Anti-Infect Ther* 5: 475-484, 2007.

Ferreira MS. Infections by protozoa in immunocompromised hosts. *Mem Inst Oswaldo Cruz* 95 (Suppl. I): 159-162, 2000.

Ferreira MS, Nishioka AS, Silvestre MTA, Borges AS, Nunes-Araujo FRF, Rocha A. Reactivation of Chagas' disease in patients with AIDS: report of three new cases and review of the literature. *Clin Infect Dis* 25: 1397-1400, 1997.

Firestein GS, Roeder WD, Laxer JA, Townsend KS, Weaver CT, Hom JT, Linton J, Torbett BE, Glasebrook AL. A new murine CD4+ T cell subset with an unrestricted cytokine profile. *J Immunol* 143: 518-525, 1989.

Gonçalves da Costa SC, Calabrese KS. Schizotrypamids: the occurrence of dermatitis in immunodeficient animals infected with *Trypanosoma cruzi*. *Mem Inst Oswaldo Cruz* 87(Suppl. I): 81, 1992.

Gonçalves da Costa SC, Calabrese KS. Immunopotentiation of protective antigens in experimental Chagas' disease. New dimensions in parasitology. Keynote papers from the VIII Internacional Congress of Parasitology. *Acta Parasitol Turcica* (Supl. I): 79-90, 1996.

Gonçalves da Costa SC, Calabrese KS, Bauer P, Savino W, Lagrange PH. Studies of the thymus in Chagas' disease: III colonization of the thymus and other lymphoid organs of adult and newborn mice by *Trypanosoma cruzi*. *Pathol Biol* 39: 91-97, 1991.

Gonçalves da Costa SC, Calabrese KS, Zaverucha do Valle T, Lagrange PH. *Trypanosoma cruzi*: infection patterns in intact and athymic mice of susceptible and resistant genotypes. *Histol Histopat* 17: 837-844, 2002.

Gonçalves da Costa SC, Kanitz M, Povoa H. IgE in sera of patients with American cutaneous leishmaniasis. *J Protozool* 22: 35A, 1975.

Gonçalves da Costa SC, Lagrange PH. Development of cell mediated immunity to flagellar antigens and acquired resistance to *T. cruzi* in mice. *Mem Inst Oswaldo Cruz* 76: 367-381, 1981.

Gonçalves da Costa SC, Lagrange PH, Hurtrel B, Kerr IB, Alencar A. Role of T lymphocytes in the resistance and immunopathology of experimental Chagas' disease. I- Histopathological studies. *Ann Immunol (Inst Pasteur)* 135: 317-332, 1984.

Gonçalves L, Pinto RM, Vicente JJ, Noronha D, Gomes DC. Helminth parasites of conventionally maintained laboratory mice-II. Inbred strains with an adaptation of the anal *swab* technique. *Mem Inst Oswaldo Cruz* 93: 121-126, 1998.

Goronzy JJ, Fulbright JW, Crowson CS, Poland GA, O'Fallon WM, Weyand CM. Value of immunological markers in predicting responsiveness to *influenza* vaccination in elderly individuals. *J Virol* 75: 12182-12187, 2001.

Gradoni L, Gramiccia M. *Leishmania infantum* tropism: strain genotype or host immune status? *Parasitol Today* 10: 264-267, 1994.

Guillaud V, Hill MP, Piens MA, Barrut D, Moulin G. Leishmaniose cutanée évoluant depuis 48 ans. *Ann Dermatol Vénéréol* 118: 850-851, 1991.

Harel-Bellan A, Joskowicz M, Fradelizi D, Eisen H. Modification of T-cell proliferation and interleukin 2 production in mice infected with *Trypanosoma cruzi*. *Proc Natl Acad Sci USA* 80: 3466-3469, 1983.

Heinzel FP, Sadick MD, Holaday BJ, Coffman RC, Lucksley RM. Reciprocal expression of interferon-γ on interleukin 4 during the resolution or progression of murine leishmaniasis. *J Exp Med* 159: 59-72, 1989.

Henderson GS, Conary JT, Summar M, McCurley TL, Colley DG. *In vivo* molecular analysis of lymphokines involved in the murine immune response during *Schistosoma mansoni* infection. I. IL-4 mRNA, not IL-2 mRNA, is abundant in the granulomatous livers, mesenteric lymph nodes, and spleens of infected mice. *J Immunol* 147: 992-997, 1991.

Henry MC, De Clercq D, Lokombe B, Kayembe K, Kapita B, Mamba Mbendi N, Mazebo P. Parasitological observations of chronic diarrhea in suspected AIDS adult patients in Kinshasa (Zaire). *Trans R Soc Trop Med Hyg* 80: 309-310, 1986.

Higuchi ML, Brito T, Reis MM, Barbosa A, Bellotti G, Pereira-Barreto AC, Pileggi F. Correlation between *Trypanosoma cruzi* parasitism and myocardial inflammatory infiltrate in human chronic chagasic myocarditis: light microscopy and immunohistochemical findings. *Cardiov Pathol* 2: 101-106, 1993.

Howard JG, Hale C, Liew FY. Immunological regulation of experimental cutaneous leishmaniasis. *J Exp Med* 153: 557-568, 1981.

Hunter CA, Reiner SL. Cytokines and T cells in host defense. *Curr Opin Immunol* 12: 413-418, 2000.

Iezzi G, Scheidegger D, Lanzavecchia A. Migration and function of antigen-primed nonpolarized T lymphocytes *in vivo*. *J Exp Med* 193: 987-993, 2001.

Ince MN, Elliott DE, Setiawan T, Metwali A, Blum A, Chen HL, Urban JF, Flavell RA, Weinstock JV. Role of T cell TGF-beta signaling in intestinal cytokine responses and helminthic immune modulation. *Eur J Immunol* 39: 1870-1878, 2009.

Jost L, Turin M, Etchegoyen P, Leiguarda R, Taratutu AC, Iotti R. Meningoencefalite chagasica em paciente com tratamiento imunosupresor por transplante renal. *Rev Neurol Agent* 3: 425-428, 1977.

Junqueira LCU, Assis Figueiredo MT, Torloni H, Montes GS. Differential histologic diagnosis of osteoid A study on human osteosarcoma collagen by the histochemical Picrosirius-polarization method. *J Pathol* 148: 189-196, 1986.

Kim CH, Campbell DJ, Butcher EC. Nonpolarized memory T-cells. *Trends Immunol* 22: 527-530, 2001.

Köberle F. Chagas' disease and Chagas' syndromes: the pathology of American trypanosomiasis. *Adv Parasitol* 6: 63-116, 1968.

Kodl S, Pichering LK, Frankel, LS, Yaeger RG. Reactivation of Chagas' disease during therapy of acute lymphocytic leukemia. *Cancer* 50: 827-828, 1982.

Kourilsky P, Truffa-Bachi P. Cytokine fields and the polarization of the immune response. *Trends Immunol* 22: 502-509, 2001.

Kullberg MC, Pearce EJ, Hieny SE, Sher A, Berzofsky JA. Infection with *Schistosoma mansoni* alters Th1/Th2 cytokine responses to a non-parasite antigen. *J Immunol* 148: 3264-3270, 1992.

Lafaix C. La rougeole: un modèle d'immuno-dépression acquise. *Med Sciences* (special number): 12-18, 1990.

Lampson LA. Beyond inflammation: site-directed immunotherapy. *Immunol Today* 19: 17-22, 1998.

Lampson LA, Chen A, Vortmeyer AO, Sloan AE, Ghogawala Z, Kim L. Enhanced T cell migration to sites of microscopic CNS disease: complementary treatments evaluated by 2- and 3-D image analysis. *Brain Pathol* 4: 125-134, 1994.

Laranja FS, Dias E, Nóbrega G, Miranda A. Chagas' disease: A clinical, epidemiologic, and pathologic study. *Circulation* XIV: 1035-1060, 1956.

Looney RJ, Falsey A, Campbell D, Torres A, Kolassa J, Brower C, McCann R, Menegus M, McCormick K, Frampton M, Hall W, Abraham GN. Role of cytomegalovirus in the T cell changes seen in elderly individuals. *Clin Immunol* 90: 213-219, 1999.

Low GC, Castellani A. Report of the Sleeping Sickness Commission. *Proc R Soc London* 2: 14, 1903.

Machado ES, Braga Mda P, Da Cruz AM, Coutinho SG, Vieira AR, Rutowitsch MS, Cuzzi-Maya T, Grimaldi Junior G, Menezes JA. Disseminated American mucocutaneous leishmaniasis caused by *Leishmania braziliensis braziliensis* in a patient with AIDS: a case report. *Mem Inst Oswaldo Cruz* 87: 487-492, 1992.

Maleckar JR, Kierszenbaum F. Inhibition of mitogen-induced proliferation of mouse T and B lymphocytes by bloodstream forms of *Trypanosoma cruzi*. *J Immunol* 130: 908-911, 1983.

Mattosinho-França LC, Lemos S, Fleury RN, Melarajmo FR, Ramos Jr A, Pasternak J. Moléstia de Chagas crônica associada à leucemia linfática. Ocorrência de encefalite aguda com alteração do estado imunitário. *Arq Neuropsiquiatr* 27: 59-66, 1969.

Mellors JW, Rinaldo Jr CR, Gupta P, White RM, Todd JA, Kingsley LA. Prognosis in HIV-1 infection predicted by the quantity of virus in plasma. *Science* 272: 1167-1170, 1996.

Michiels JF, Monteil RA, Hofman P, Perrin C, Fuzibet JG, Lefichoux Y, Loubière R. Oral leishmaniasis and Kaposi's sarcoma in an AIDS patient. *J Oral Path Med* 23: 45-46, 1994.

Monteverde DA, Taratuto AC, Lucatelli N. Meningoencefalite chagásica aguda em pacientes imunossuprimidos. *Rev Neurol Argent* 22: 260-266, 1976.

Mosmann TR, Cherwinski H, Bond MW, Giedlin MA, Coffman RL. Two types of murine helper T cell clone. I Definition according to profiles of lymphokine activities and secret proteins. *J Immunol* 136: 2348-2357, 1986.

Mosmann TR, Kobie JJ, Lee FE, Quataert SA. T helper cytokine patterns: defined subsets, random expression, and external modulation. *Immunol Res* 45: 173-184, 2009.

Nantulya VM, Musoke AJ, Rurangirwa FR, Barbet AF, Ngaira J, Katende JM. Immune depression in African trypanosomiasis: the role of antigenic competition. *Clin Exp Immunol* 47: 234-242, 1982.

Nossal GJV, Mitchell J. The thymus in relation to immunological tolerance. In Wolsten-holme GEW, Porter R (eds), *Thymus Experimental and Clinical Studies*, Churchill, London, p. 105, 1966.

Oliveira Neto MP, Schubach A, Mattos SC, Gonçalves Costa C, Pirmez C. A low-dose antimony treatment in 159 patients with American cutaneous leishmaniasis: extensive follow up studies (up to 10 years). *Am J Trop Med Hyg* 57: 651-655, 1997.

Ortigão Sampaio MB, Abreu TF, Linhares CMI, Ponce LA, Castelo Branco LRR. Surrogate markers of disease progression in HIV infected children in Rio de Janeiro, Brazil. *J Trop Pediatrics* 45: 299-302, 1999.

Osório ALA, Madruga CR, Desquesnes M, Soares CO, Ribeiro LRR, Gonçalves da Costa SC. *Trypanosoma (Duttonella) vivax*: its biology, epidemiology, pathogenesis, and introduction in the New World — A Review. *Mem do Inst Oswaldo Cruz* 103: 1-13, 2008.

Paiva SM. Desnervação do esôfago na fase aguda da moléstia de Chagas. *Rev Goiana Med* 26: 95-114, 1980.

Pape WJ, Verdier RI, Johnson Jr WD. Treatment and prophylaxis of *Isospora belli* infection in patients with the acquired immunodeficiency syndrome. *N Engl J Med* 320: 1044-1047, 1989.

Pawelec G, Akbar A, Caruso C, Effros R, Grubeck-Loebenstein B, Wikby A. Is immunosenescence infectious? *Trends Immunol* 25: 406-410, 2004.

Pawelec G, Sansom D, Rehbein A, Adibzadeh M, Beckman I. Decreased proliferative capacity and increased susceptibility to activation-induced cell death in late-passage human $CD4^+$ $TCR2^+$ cultured T cell clones. *Exp Gerontol* 31: 655-668, 1996.

Pessôa SB. Pauperismo, subnutrição e verminoses intestinais no Nordeste Brasileiro. In *Ensaios Médicos-sociais, Samuel Barnsley Pessôa,* Guanabara Koogan, Rio de Janeiro, p. 195-203, 1960.

Posnett DN, Edinger JW, Manavalan JS, Irwin C, Marodon G. Differentiation of human CD8 T cells: implications for *in vivo* persistence of $CD8^+$ $CD28^-$ cytotoxic effector clones. *Int Immunol* 11: 229-241, 1999.

Redhead SA, Cushion MT, Frenkel JK, Stringer JR. *Pneumocystis* and *Trypanosoma cruzi*: nomenclature and typifications. *J Eukaryot Microbiol* 53: 2-11, 2006.

Reis DD, Jones EM, Tostes Jr S, Lopes ER, Gazzinelli G, Colley DG, McCurley TL. Characterization of inflammatory infiltrates in chronic chagasic myocardial lesions: presence of tumor necrosis factor-$alpha^+$ cells and dominance of granzyme A^+, $CD8^+$ lymphocytes. *Am J Trop Med Hyg* 48: 637-644, 1993.

Rocha A, Meneses CA, da Silva AM, Ferreira MS, Nishioka SA, Burgarelli MK, Almeida E, Turcato Júnior G, Metze K, Lopes ER. Pathology of patient with Chagas' disease and acquired immunodeficiency syndrome. *Am J Trop Med Hyg* 50: 261-268, 1994.

Romagnani P, Annunziato F, Piccinni MP, Maggi E, Romagnani S. Th1/Th2 cells, their associated molecules and role in pathophysiology. *Eur Cytokine Netw* 11: 510-511, 2000.

Romagnani S, Kapsenberg M, Radbruch A, Adorini L. Th1 and Th2 cells. *Res Immunol* 149: 871-873, 1998.

Rossi MA, Mengel JO. Ponto de vista sobre patogênese da miocardite chagásica crônica: o papel de fatores autoimunes e microvasculares. *Rev Inst Med Trop São Paulo* 34: 593-599, 1992.

Russo M, Starobinas N, Minoprio P, Coutinho A, Hontebeyrie-Joskowicz M. Parasitic load increases and myocardial inflammation decreases in *Trypanosoma cruzi*-infected mice after inactivation of helper T cells. *Ann Inst Pasteur Immunol* 139: 225-236, 1988.

Sadick MD, Lucksley RM, Tubbs C, Raff HV. Murine cutaneous leishmaniasis: resistance correlates with the capacity to generate interferon-γ in response to *Leishmania* antigens *in vitro*. *J Immunol* 136: 655-660, 1990.

Salama P, Assefa F, Talley L, Spiegel P, Van Der Veen A, Gotway CA. Malnutrition, measles, mortality, and the humanitarian response during a famine in Ethiopia. *JAMA* 286: 563-571, 2001.

Saurwein-Teissl M, Lung TL, Marx F, Gschosser C, Asch E, Blasko I, Parson W, Bock G, Schonitzer D, Trannoy E, Grubeck-Loebenstein B. Lack of antibody production following immunization in old age: association with CD8(+) CD28(−) T cell clonal expansions and an imbalance in the production of Th1 and Th2 cytokines. *J Immunol* 168: 5893-5899, 2002.

Savino W. The thymic microenviroment in infectious diseases. *Mem Inst Oswaldo Cruz* 85: 255-260, 1990.

Schubach A, Cuzzi-Maya T, Oliveira AV, Sartori A, Oliveira-Neto MP, Mattos MS, Araújo ML, Souza WJS, Haddad F, Perez MA, Pacheco RS, Momen H, Coutinho SG, Marzochi MCA, Marzochi KBF, Gonçalves da Costa SC. Leishmanial antigens in the diagnosis active lesions and ancient scars of American tegumentary leishmaniasis patients. *Mem Inst Oswaldo Cruz* 96: 987-996, 2001.

Schubach A, Marzochi MCA, Cuzzi-Maya T, Oliveira AV, Araujo ML, Oliveira ALC, Pacheco RS, Momen H, Conceição-Silva F, Coutinho SG, Marzochi KBF. Cutaneous scars in American tegumentary leishmaniasis patients: a site of *Leishmani (Viannia) braziliensis* persistence and viability eleven years after antimonial therapy and clinical cure. *Am J Trop Med Hyg* 58: 824-827, 1998.

Sher A, Fiorentino D, Caspar P, Pearce E, Mosmann T. Production of IL-10 by $CD4^+$ T lymphocytes correlates with down-regulation of Th1 cytokine synthesis in helminth infection. *J Immunol* 147: 2713-2716, 1991.

Souza CSF. *Um Modelo Murino para Infecção Subcutânea com Leishmania (Leishmania) chagasi: Aspectos Clínico, Parasitológico, Histopatológico e Imunológico*, Tese de Doutorado em Biologia Parasitária, Instituto Oswaldo Cruz, Rio de Janeiro, 2002.

Souza-Atta ML, Araujo MI, D'Oliveira Junior A, Ribeiro-de-Jesus A, Almeida RP, Atta AM, Carvalho EM. Detection of specific IgE antibodies in parasite diseases. *Braz J Med Biol Res* 32: 1101-1105, 1999.

Spaulding C, Guo W, Effros RB. Resistance to apoptosis in human CD8$^+$ T cells that reach replicative senescence after multiple rounds of antigen-specific proliferation. *Exp Gerontol* 34: 633-644, 1999.

Stevens TL, Bossie A, Sanders VM, Fernandez-Botran R, Coffman RL, Mosmann TR, Vitetta ES. Regulation of antibody isotype secretion by subsets of antigen-specific helper T cells. *Nature* 334(6179): 255-258, 1988.

Tafuri WL, Maria TA, Freire-Maia L, Cunha Melo JR. Effect of purified scorpion toxin on vesicular components in the myenteric plexus of the rat. *Toxicon* 9: 427-428, 1971.

Tanowitz HB, Machado FS, Jelicks LA, Shirani J, de Carvalho AC, Spray DC, Factor SM, Kirchhoff LV, Weiss LM. Perspectives on *Trypanosoma cruzi*-induced heart disease (Chagas disease). *Prog Cardiovasc Dis* 51: 524-539, 2009.

Terry JE. Gonioscopy: evaluation and interpretation. *J Am Optom Assoc* 48: 1415-1423, 1977.

Titus RG, Kelso A, Louis JA. Intracellular destruction of *Leishmania tropica* by macrophages activated with macrophage activating factor/interferon. *Clin Exp Immunol* 55: 157, 1984.

Towbin H, Staehelin T, Gordon J 1979. Electrophoretic transfer of proteins from polyacrylamide gels to nitrocellulose sheets: procedure and some applications. *Proc Natl Acad Sci USA* 76: 4350-4354, 1979.

Turk JL, Bryceson AD. Immunological phenomena in leprosy and related diseases. *Adv Immunol* 13: 209-266, 1971

Wegmann TG, Lin H, Guilbert L, Mosmann TR. Bidirectional cytokine interactions in the maternal-fetal relationship: is successful pregnancy a TH2 phenomenon? *Immunol Today* 14: 353-356, 1993.

Wolday D, Berhe N, Akuffo H, Britton S. *Leishmania*-HIV infection: immunopathogenic mechanism. *Parasitol Today* 15: 182-187, 1999.

Yu BP, Chung HY. Stress resistance by caloric restriction for longevity. *Ann NY Acad Sci* 928: 39-47, 2001.

Zaverucha do Valle T, Calabrese KS, Côrte-Real S, Baetas WC, Gonçalves da Costa SC. Trypanosoma cruzi: in vitro morphological alterations induced by actinomycin *D. Pharmacology* 67: 55-58, 2003.

17 Infecções no Hospedeiro Imunocomprometido

Marcelo Simão Ferreira

▸ Introdução

Nas três últimas décadas, observou-se um inegável avanço em praticamente todas as áreas da medicina. Nos anos 1940 e 1950, pacientes com neoplasias, doenças autoimunes ou imunodeficiências congênitas tinham poucas chances de sobreviver além de alguns meses ou anos. A partir dos anos 1960, com a introdução da terapêutica com corticosteroides e com o início da quimioterapia para portadores de câncer, a sobrevida desses pacientes melhorou de forma considerável. Obviamente, a grande maioria desses indivíduos desenvolvia grave imunodepressão consequente ao tratamento, além daquela originária da própria enfermidade de base. Nos anos 1970, houve grande incremento do número de transplantes, adicionando um verdadeiro exército de imunodeficientes crônicos em nossos ambulatórios e enfermarias, todos altamente suscetíveis ao desenvolvimento de infecções por variados patógenos. Na década seguinte, a comunidade médica mundial enfrentou, talvez, a mais devastadora das doenças imunodepressoras, a síndrome da imunodeficiência adquirida (AIDS), doença causada por um retrovírus, que infecta os linfócitos TCD4 e outras células do nosso sistema imune (Donowitz, 1996).

Em todas essas situações supracitadas, parte ou mesmo todo o sistema imunológico do organismo pode estar comprometido. Vários padrões e graus de disfunção imune resultam em diferentes modalidades de infecções assim como são, também, abertas diversas oportunidades para a invasão de microrganismos oportunistas. Muitos patógenos causadores de infecções nesses indivíduos são de baixa virulência e, frequentemente, fazem parte da flora normal de nossas cavidades naturais, muitas vezes dificultando a interpretação das culturas microbiológicas realizadas durante o decurso de um evento infeccioso. Microrganismos primariamente patogênicos, causadores de doenças graves em imunocompetentes, podem também infectar imunodeprimidos, frequentemente causando nestes enfermidade sistêmica e persistente. A ausência de resposta imune adequada pode modificar a história natural e o quadro clínico de muitos desses processos infecciosos, dificultando a realização de um diagnóstico rápido e preciso, fator essencial no manuseio dessas infecções. Portanto, o desenvolvimento de uma abordagem sistemática para identificação adequada da infecção, sua localização e sua etiologia é de grande importância no cuidado dessa população (Donowitz, 1996).

Este capítulo tem por objetivo orientar a abordagem diagnóstica e terapêutica nas várias categorias de imunodepressão, embora particularidades detalhadas de algumas das patologias aqui abordadas, tais como a AIDS, devam ser mais bem conhecidas em revisões específicas de cada assunto.

▸ Classificação das imunodeficiências

Imunodeficiências são classificadas, didaticamente, em primárias ou congênitas (que incluem defeitos em linfócitos B, T, alterações na cascata do complemento e nos fagócitos) e secundárias ou adquiridas, estas resultantes de neoplasias e seus tratamentos, da imunodepressão pós-transplante ou da AIDS; nesse contexto, podemos convenientemente considerar a abordagem de grupos diferentes de imunodeficiências, que serão comentados posteriormente:

- Desordens inatas do sistema imune
- Neutropenia e disfunção dos neutrófilos
- Defeitos nos linfócitos T (imunidade celular)
- Hipo ou agamaglobulinemia
- Deficiências do complemento
- Esplenectomia (funcional ou cirúrgica)
- Imunodeficiência de amplo espectro relacionada com as neoplasias hematológicas, a quimioterapia antineoplásica, ou após transplantes, e a AIDS.

Evidentemente, essa classificação aparentemente simples em muitas ocasiões não reflete a realidade da prática clínica, uma vez que a imunodeficiência de um indivíduo raramente é devida a um único defeito, mas, ao contrário, podem ocorrer desequilíbrio e falência concomitante de muitos componentes do sistema imunológico; por exemplo, defeitos nos linfócitos T também vão comprometer a função dos linfócitos B, responsáveis pela imunidade humoral (Bodey, 1986; Pizzo, 1999).

▸ Etiologia das infecções oportunísticas em imunodeficientes

Uma gama de agentes infecciosos, incluídos em todas as classes de microrganismos, pode causar doença em imunodeprimidos; vírus, bactérias, algas, fungos e parasitos pertencentes a dezenas de gêneros e espécies já foram catalogados como oportunistas. Somente na AIDS, mais de 100 patógenos já foram descritos causando doença localizada ou generalizada. Alguns comentários merecem ser considerados em cada um desses grupos. A Tabela 17.1 mostra os principais agentes de infecção em hospedeiros imunocomprometidos.

▪ Vírus

Os vírus são microrganismos intracelulares, cuja eliminação do organismo depende de mecanismos celulares (linfócitos T) e humorais (anticorpos específicos). Muitas infec-

Tabela 17.1 Principais micro-organismos causadores de infecções oportunísticas em imunodeficientes

Vírus	Bactérias
Herpes simples	*Mycobacterium tuberculosis*
Herpes-zóster/varicela	Micobactérias não tuberculosas
Epstein-Barr	*Listeria monocytogenes*
Citomegalovírus	*Salmonella enterica* (vários sorotipos)
Adenovírus	*Nocardia asteroides*
Papilomavírus	Enterobactérias
Poliomavírus	*Legionella pneumophila*
Hepatites B e C	*Staphylococcus aureus*
Paramixovírus do sarampo	
Fungos	**Parasitos**
Candida (várias espécies)	*Toxoplasma gondii*
Aspergillus (várias espécies)	*Cryptosporidium parvum*
Mucorales	*Cyclospora cayetanensis*
Scedosporium apiospermum	*Isospora belli*
Fusarium	*Trypanosoma cruzi* (eventual)
Histoplasma capsulatum	*Leishmania* (eventual)
Cryptococcus neoformans	*Acanthamoeba*
Paracoccidioides brasiliensis (eventual)	*Strongyloides stercoralis*
Pneumocystis jiroveci	

ções virais ocorrem no decurso de neoplasias hematológicas, transplantes, quimioterapia anticâncer e AIDS. O destaque recai para os vírus do grupo herpes, que podem causar lesões localizadas (herpes simples ou zóster) ou disseminadas (citomegalovirose), em pacientes transplantados ou com AIDS. Outros patógenos virais, tais como adenovírus, papilomavírus, poliomavírus e vírus das hepatites B e C, também podem causar sérios problemas em hóspedes com disfunção imune. É importante comentar que determinados vírus, tais como o paramixovírus do sarampo, podem se comportar de duas formas, ou seja, induzindo à imunodepressão e atuando como oportunistas; em imunodeficientes, esse vírus causa pneumonia grave (de células gigantes) e encefalite, ambas com elevada letalidade (Donowitz, 1996).

Bactérias

Diversas bactérias, de diferentes gêneros e espécies, causam infecções em imunodeficientes. Pacientes com hipogamaglobulinemia, esplenectomizados, neutropênicos, portadores de cirrose com insuficiência hepática, de diabetes melito e alcoólatras crônicos são altamente predispostos a desenvolver infecções bacterianas. Pacientes com disfunção da imunidade celular (linfomas, AIDS) frequentemente são acometidos pelo *Mycobacterium tuberculosis* e outras micobactérias atípicas. Os portadores de deficiências de anticorpos ou de frações do complemento são mais predispostos a infecções por bactérias encapsuladas, particularmente pelo *Streptococcus pneumoniae*, *Haemophilus influenzae* ou por diplococos gram-negativos do gênero *Neisseria*; enterobactérias e *Staphylococcus aureus*, por outro lado, já são mais comuns em neutropênicos, diabéticos e nos portadores de cirrose hepática. A *Listeria monocytogenes* é um cocobacilo gram-positivo que causa bacteriemia e meningite em muitos imunodeficientes da linhagem linfocitária T; sua presença em um hemocultivo ou no liquor deve alertar o médico sobre a presença de disfunção imune, se esta ainda não for evidente. Bactérias filamentosas do gênero *Nocardia*, em particular a *N. asteroides* e *N. farcinica*, são também oportunistas e podem causar pneumonia, abscesso cerebral e infecção disseminada em doentes com linfoma, em transplantados e raramente em portadores da AIDS (Lee e Pizzo, 1993).

Fungos

Esses micro-organismos são muito frequentes em pacientes imunodeprimidos e podem ser responsáveis por até 30% das infecções oportunísticas; fungos de baixa patogenicidade, como os agentes de dermatofitoses ou saprófitas do ambiente, como o *Fusarium*, por vezes causam infecções devastadoras, particularmente em neutropênicos e portadores de neoplasias hematológicas. Mesmo os fungos causadores de micoses endêmicas, tais como o *Paracoccidioides brasiliensis*, o *Sporothrix schenckii* e o *Histoplasma capsulatum,* podem, em imunodeprimidos, se tornar oportunistas e causar infecções sistêmicas com elevada letalidade. Na AIDS, a histoplasmose disseminada e a meningite criptocócica constituem as duas infecções micóticas invasivas mais importantes e tendem a acometer pacientes com níveis de linfócitos TCD4 muito baixos, em geral < 100 células/$\mu\ell$; ainda, nesses pacientes, são comuns infecções por fungos do gênero *Candida*, porém com baixo poder invasivo, acometendo principalmente as mucosas oral, esofágica e vaginal. Nos últimos anos, houve um aumento considerável de infecções por *Candida* não *albicans* (*C. parapsilosis*, *C. glabrata*, *C. tropicalis*, *C. krusei* etc.), particularmente em pacientes neutropênicos, portadores de neoplasias hematológicas e transplantados de medula óssea; esse fato provavelmente deve-se ao maior uso de cateteres de longa duração, de antibióticos de amplo expectro, do uso profilático de fluconazol nesses pacientes e, também, da larga utilização da nutrição parenteral. O aumento considerável dos transplantes, nos últimos anos, particularmente os de medula óssea, levou ao surgimento de grande número de infecções por *Aspergillus* e outros fungos filamentosos; estes patógenos são habitantes normais dos condutos de ar não filtrado em hospitais e seus conídeos podem se disseminar pelo ambiente provocando surtos nosocomiais de aspergilose invasiva em áreas de internação de transplantados. Construções próximas, ou mesmo dentro de hospitais, também podem provocar extensa disseminação de conídeos desses fungos na área hospitalar, inviabilizando, muitas vezes, a instalação de unidades para tratamento de portadores de neoplasias ou transplantados (Anaissie, 1992;Walsh *et al.*, 1994; Denning, 1998; Nucci e Anaissie, 2001).

Outrora considerado protozoário, o *Pneumocystis jiroveci* (ou *carinii*), hoje recolocado no mundo dos fungos, causa infecções pulmonares e disseminadas, notadamente em portadores de AIDS, embora eventualmente possa acometer também pacientes com leucemia aguda, transplantados e portadores de defeitos congênitos da imunidade celular (Miller, 1996).

Parasitos

Desde os anos 1960 que se conhece o potencial de alguns protozoários e helmintos em produzir doença oportunística em imunodeficientes. Muitas dessas infecções representam reativações de infecções latentes, adquiridas em épocas passadas, durante a permanência do indivíduo em áreas endêmicas. A maioria desses parasitos causa doença autolimitada ou de baixa morbidade em imunocompetentes, tornando-se altamente agressivos na vigência de imunodepressão. Quase todos os indivíduos acometidos são portadores de graves disfunções da imunidade mediada por linfócitos T. Entre os protozoários, destacam-se como causadores de doença grave em imunodeficientes o *Toxoplasma gondii*, o *Cryptosporidium parvum*, a *Isospora belli*, a *Cyclospora* e, menos comumente, o *Trypanosoma cruzi* e a *Leishmania*; entre os helmintos, apenas o *Strongyloides stercoralis* apresenta capacidade de causar doença disseminada, com alta taxa de letalidade, em portadores de diversas formas de imunodepressão (Ferreira e Borges, 2002).

O *T. gondii* pode causar meningoencefalite, uveíte, pneumonia e infecção disseminada, notadamente em pacientes com AIDS, embora aqueles com doença de Hodgkin, transplante cardíaco e leucemia aguda possam, também, ser acometidos (Holliman, 1988).

Nos últimos anos, houve especial interesse no comportamento do *T. cruzi* e da *Leishmania* em pacientes imunodeficientes. Antes do surgimento da AIDS, esses parasitos eventualmente causavam doença disseminada em pacientes com neoplasias hematológicas, doenças do colágeno e naqueles que faziam uso de altas doses de corticosteroides; nessas circunstâncias, o *T. cruzi* causava meningoencefalite e/ou miocardite com alta taxa de letalidade e a *Leishmania* provocava quadros graves de doença visceral ou cutânea generalizada, pouco responsivas à terapêutica habitual. Ambas as infecções continuaram a ser relatadas, após o advento dos transplantes, porém ainda de forma esporádica, ocorrendo principalmente em áreas endêmicas. A situação se modificou com o advento da AIDS, quando o número de casos de reativação de ambas as parasitoses aumentou consideravelmente, principalmente com relação à *Leishmania*; este fato se tornou mais evidente nos países europeus mediterrâneos, onde centenas de casos de leishmaniose visceral associados a essa retrovirose foram diagnosticados. Reativações da doença de Chagas ocorreram, em menor proporção, principalmente no Brasil e na Argentina. A manifestação clínica mais comumente observada em chagásicos imunodeprimidos coinfectados é a meningoencefalite necrosante focal, muito semelhante à observada nos casos de toxoplasmose do sistema nervoso; a miocardite tem ocorrido com menor frequência (Ferreira e Borges, 2002).

Coccídeos intestinais como *Cryptosporidium*, *I. belli* e *Cyclospora* e os microsporídeos estão cada vez mais frequentes em imunodeficientes, particularmente nos portadores de AIDS. Eles provocam diarreia crônica, com duração de semanas a meses, levando o paciente à desidratação, à desnutrição (por síndrome disabsortiva) e à morte. Eventualmente invadem as vias biliares e a vesícula biliar provocando colangite esclerosante e colecistite alitiásica. A frequência de casos dessas coccidioses em pacientes com AIDS diminuiu sobremaneira após a introdução de terapia antirretroviral combinada (Ortega *et al.*, 1993; Griffits, 1998; Didier, 1998; Weber *et al.*, 2000; Ferreira e Borges, 2002).

Finalmente, destaque deve ser dado ao *S. stercoralis*, nematódeo muito frequente em todas as regiões do Brasil. A maioria das infecções é assintomática ou oligossintomática, e o parasito apresenta a excepcional capacidade de realizar autoinfecção interna, que permite sua perpetuação por décadas no hospedeiro humano. Diversas formas de imunodeficiência, afetando basicamente a imunidade celular, podem predispor à disseminação das larvas do helminto para múltiplos órgãos (hiperinfecção), fato decorrente da aceleração deste ciclo de autoinfecção interna; o uso de corticosteroides, mesmo em doses mais baixas, permanece o fator predisponente à disseminação mais comum, embora outras condições, tais como neoplasias hematológicas, transplantes de órgãos sólidos e AIDS também possam predispor ao desenvolvimento de formas graves dessa parasitose (Igra-Siegman *et al.*, 1981; Karp e Neva, 1999; Ferreira *et al.*, 1999; Ferreira, 2003).

▸ Peculiaridades das infecções oportunísticas em grupos selecionados de imunodeficientes

▪ Imunodeficiências congênitas

Diversas imunodeficiências congênitas, afetando múltiplos setores do sistema imune, já foram descritas no homem (Tabela 17.2); algumas são muito raras e difíceis de diagnosticar, embora outras, como a deficiência seletiva de IgA, ocorram com maior frequência, particularmente na população pediátrica (Puck, 1997).

Os defeitos que envolvem o sistema de linfócitos T podem afetar diversas populações celulares efetoras: linfócitos T auxiliares e supressores, células T citotóxicas e outras envolvidas nas reações de hipersensibillidade retardada; essas anormalidades predispõem os indivíduos acometidos a infecções graves por patógenos intracelulares, como vírus, micobactérias, *Listeria*, fungos e protozoários, além de afetar, também, a vigilância imunológica a neoplasias e a rejeição a enxertos.

Nos defeitos dos linfócitos B, ocorre um decréscimo da imunidade humoral com diminuição ou parada da produção isotípica de anticorpos; a mais comum, como já mencionado, é a deficiência seletiva de IgA secretória que ocorre em uma proporção de 1/400 a 1/1.000 casos na população geral. Pacientes portadores de anormalidades humorais desenvolvem infec-

Tabela 17.2 Principais imunodeficiências congênitas observadas no homem, de acordo com o tipo específico de defeito

Disfunção da imunidade mediada por linfócitos T	Imunodeficiência combinada grave
	Síndrome de Di George
	Síndrome de Wiskott-Aldrich
	Ataxia-telangiectasia
Anormalidades dos linfócitos B	Agamaglobulinemia tipo Brüton
	Síndrome hiper-IgM
	Deficiência seletiva de IgA
	Imunodeficiência comum variável
Defeitos nas células fagocitárias	Deficiência de adesão dos leucócitos
	Síndrome de Job
	Doença granulomatosa crônica
	Síndrome de Chediak-Higashi
Deficiências das frações do complemento	Deficiência de C_1 e C_4
	Deficiência de C_2 e C_3
	Deficiência de C_5, C_6, C_7, C_8, C_9
	Deficiência de properdina

ções recorrentes sinopulmonares e/ou gastrintestinais, além de meningites e sepse, em geral causadas por bactérias encapsuladas como pneumococo, meningococo e *H. influenzae*. Existe também suscetibilidade não usual a infecções persistentes por enterovírus, que pode causar meningoencefalite ou síndromes semelhantes à poliomielite. Algumas formas de hipogamaglobulinemia com aumento de IgM podem se associar à neutropenia, à doença hepática crônica e ao desenvolvimento de linfomas. Na imunodeficiência comum variável, em que não há diferenciação de linfócitos B em plasmócitos, surgem, com frequência, doenças autoimunes, carcinomas, linfomas e doença granulomatosa semelhante à sarcoidose; é comum a ocorrência de diarreia associada à má absorção intestinal. Na deficiência de IgA, a ocorrência de neoplasias e doenças autoimunes também é frequente (Hermaszewsk e Webster, 1993; Smith, 1996; Puck, 1997).

Defeitos no sistema fagocítico podem ocorrer em leucócitos polimorfonucleares, monócitos circulantes e em macrófagos tissulares ou fixos. Qualquer das funções fagocíticas pode estar afetada, incluindo aderência ao endotélio, agregação, diapedese, quimiotaxia, fagocitose e desgranulação, levando à falha na destruição do patógeno. As células fagocitárias são responsáveis pela defesa contra bactérias extracelulares e determinados fungos (*Candida, Aspergillus*) em associação com opsoninas, anticorpos, complemento e algumas proteínas de fase aguda. Neutrófilos constituem uma das primeiras linhas de defesa contra infecções bacterianas, e qualquer anormalidade em seu número e nas suas funções predispõe ao desenvolvimento de abscessos cutâneos e/ou celulite por microrganismos piogênicos, pneumonias de repetição, otite média, sinusites agudas e crônicas, osteomielite, periodontite e linfadenite piogênica. Das doenças que cursam com defeitos fagocíticos, destaca-se a doença granulomatosa crônica que se caracteriza por infecções recorrentes por microrganismos catalase-positivos, que afetam o trato respiratório, a pele e os tecidos moles. O defeito é devido a alterações na enzima NADPH-oxidase associada à membrana que é necessária para a produção de radicais de oxigênio, essenciais para a destruição intracelular dos microrganismos catalase-positivos, tais como *S. aureus, S. epidermidis, Serratia marcescens* e *Aspergillus*. A alteração genética nessa doença está situada em um gene do cromossomo X que tem sido identificado como gene do citocromo β de cadeia pesada. Na síndrome de Job, ocorrem infecções recorrentes associadas à hiperimunoglobulinemia E e à dermatite eczematoide crônica; as infecções ocorrem na pele e no trato respiratório e são causadas por *H. influenzae*, estreptococos do grupo A, bactérias gram-negativas e *C. albicans*; a anormalidade mais importante nessa doença é a inadequada quimiotaxia dos neutrófilos que tem caráter intermitente e resulta da deficiência de δ-interferona, que normalmente suprime a produção de IgE (Roos, 1994; Puck, 1997; Engelich *et al.*, 2001).

O sistema de complemento é composto de glicoproteínas, que são ativadas sequencialmente para produzir substâncias biologicamente ativas que estimulam reações leucocitárias e resultam em lise de células e microrganismos invasores. O sistema pode ser ativado por duas vias: a clássica, que é ativada pela ligação de IgG ou IgM a antígenos, e a alternada, que é iniciada pelo acoplamento direto de C_3 ativado na superfície da bactéria. Pacientes com deficiência dos componentes desse sistema frequentemente apresentam infecções recorrentes por bactérias encapsuladas, artrites, erupções cutâneas e glomerulonefrite. Quando a deficiência atinge apenas as últimas frações do complemento (C_5-C_9), existe um risco aumentado de desenvolvimento de infecções por *Neisseria* (meningococo, gonococo). Doenças autoimunes, particularmente lúpus eritematoso sistêmico, associam-se com frequência a essas deficiências, particularmente naqueles envolvendo C_1, C_2 e C_4 (Figueiroa, 1991; Puck, 1997).

O diagnóstico das imunodeficiências congênitas não é fácil e muitas vezes requer a realização de testes sofisticados, muitos dos quais não estão disponíveis na maioria dos laboratórios comunitários. A Tabela 17.3 mostra uma sequência de exames laboratoriais essenciais para o *screening* e para o diagnóstico definitivo.

O tratamento dessas imunodeficiências é outra dificuldade encontrada pelos clínicos e imunologistas ao se diagnosticar qualquer uma dessas entidades. A Tabela 17.4 mostra algumas opções terapêuticas utilizadas no manuseio das principais deficiências imunes, muitas delas ainda não disponíveis para uso clínico.

Neutropenia

A neutropenia é definida quando a contagem de leucócitos polimorfonucleares está abaixo de 500 céls./mm³; alguns autores consideram que, quando o número de neutrófilos está entre 500 e 1.000 céls./mm³, o paciente se apresenta com neutropenia, embora com um risco de desenvolvimento de infecções bem menor do que o observado no primeiro grupo. Essa alteração hematológica é, na atualidade, condição frequentemente diagnosticada na prática clínica diária, particularmente em indivíduos submetidos à quimioterapia antineoplásica,

Tabela 17.3 Testes laboratoriais para detecção, confirmação e definição diagnóstica das imunodeficiências congênitas

Disfunção da imunidade mediada por linfócitos T	Dosagem dos linfócitos totais séricos
	Testes cutâneos de hipersensibilidade retardada (PPD, candidina tricofitina etc.)
	Dosagem do anti-HIV
	Contagem de linfócitos T CD3, T CD4, T CD8 no sangue
	Medir a proliferação de linfócitos T diante de mitógenos, células alogênicas e produção de citocinas
Anormalidades dos linfócitos B	Dosagem de IgM, IgG, IgA séricas
	Dosagem das subclasses de IgG
	Avaliação de resposta anticórpica IgG a antígenos proteicos e polissacárides
	Dosagem do anti-HIV
	Contagem de linfócitos B totais no sangue
	Avaliação *in vitro* da biossíntese de Ig
Defeitos nas células fagocitárias	Hemograma completo
	Teste do *nitroblue-tetrazolium* (NBT)
	Dosagem do nível sérico de IgE (síndrome de Job)
	Avaliação da função dos neutrófilos (aderência, agregação, quimiotaxia, fagocitose etc.)
Deficiências das frações do complemento	Dosagem sérica das frações do complemento (C_2, C_3, C_4, C_5 etc.)
	Medir a atividade do complemento hemolítico total
	Medir a atividade da via alternativa da cascata

Tabela 17.4 Opções terapêuticas para pacientes com imunodeficiências congênitas

Disfunção da imunidade mediada por linfócitos T deficiente	Transplante de medula óssea Reposição de interleucina 2 Transplante de tecido tímico fetal (síndrome de Di George) Profilaxia com cotrimoxazol Terapia gênica (perspectiva futura)
Anormalidades dos linfócitos B	Transplante de medula óssea Reposição de imunoglobulinas Terapia gênica (perspectiva futura)
Defeitos nas células fagocíticas	Infusões de leucócitos Estimulação com citocinas (fator estimulador de colônias de granulócitos e granulócitos-macrófagos) Gamainterferona para doença granulomatosa crônica Profilaxia antibiótica Terapia gênica (perspectiva futura)
Deficiências das frações do complemento	Derivados da metiltestosterona na deficiência da C_1-esterase Terapia antibiótica profilática Vacinas antipneumocócica e antimeningocócica

com destaque para aqueles portadores de leucemias e linfomas. Esquemas quimioterápicos modernos para essas neoplasias são muito potentes e induzem grave mielossupressão. Outros grupos, como os transplantados de medula óssea ou de órgãos sólidos, pacientes com AIDS, portadores de anemia aplásica, de deficiências congênitas ou da síndrome de Felty, podem cursar também com neutropenia em diversos períodos de sua evolução (Bodey, 1986; Pizzo, 1999; Hughes *et al.*, 2002).

A extensão e a duração da neutropenia são fatores críticos na determinação do risco de infecção nesses pacientes. A neutropenia pode ter longa duração nos transplantados de medula óssea e naqueles que fazem uso de citosina arabinosídeo. É importante destacar que a maioria desses doentes apresenta, concomitantemente, outros defeitos imunitários, envolvendo as imunidades celular e humoral, próprios das doenças de base ou do uso de elevadas doses de corticosteroides (Pizzo, 1999).

A ruptura da barreira mecânica normal, cutânea ou mucosa facilita o surgimento de infecções em neutropênicos; o uso de cateteres intravasculares e a mucosite induzida pela quimioterapia são exemplos de condições que predispõem ao desenvolvimento de bacteriemias e fungemias potencialmente letais para o paciente. No caso da mucosite, a própria flora, normalmente presente na boca e no lúmen do trato gastrintestinal, representa um risco potencial para o desencadeamento de infecções invasivas (Bodey, 1986; Lee e Pizzo, 1993; Pizzo, 1999).

Nos últimos 30 anos, houve profundas alterações na etiologia das infecções encontradas em pacientes neutropênicos. Tradicionalmente, as bactérias gram-negativas, incluindo a *P. aeruginosa*, eram as causas mais comuns de bacteriemias e infecções localizadas nesses indivíduos; todavia, nas últimas décadas, o espectro dos agentes infecciosos mudou, tendo havido um progressivo aumento das bactérias gram-positivas nos isolamentos microbiológicos nesses doentes, provavelmente devido ao uso de cateteres intravenosos de longa duração e do uso de regimes antimicrobianos empíricos, com menor cobertura para esses patógenos. Também nas últimas décadas, cresceu o número de infecções fúngicas causadas principalmente por organismos do gênero *Candida* (*albicans* e não *albicans*), *Aspergillus*, *Mucor*, *Fusarium* e outros fungos filamentosos. Essas infecções surgem após neutropenia prolongada e provocam doença pulmonar e disseminada de elevada letalidade. Outros patógenos, como *C. neoformans*, *P. jiroveci*, *T. gondii* e *S. stercoralis*, têm sido menos frequentemente associados à neutropenia e, quando presentes, provavelmente refletem a concomitância de outros defeitos imunitários nesses indivíduos (Walsh *et al.*, 1994; Denning, 1998; Nucci e Anaissie, 2001; Hughes *et al.*, 2002).

O principal sintoma associado à infecção em pacientes com neutropenia é a febre; a ausência de neutrófilos e, consequentemente, de outros sinais de inflamação impede o aparecimento de muitos sinais e sintomas que poderiam auxiliar no diagnóstico do processo infeccioso. Uma história cuidadosa da doença de base, sua terapia específica, a duração da neutropenia, o uso prévio de antibióticos profiláticos, histórias de viagens ou exposição a animais domésticos, a prevalência de determinados patógenos e sua sensibilidade aos antimicrobianos na instituição onde está internado o paciente são alguns dos fatores que devem ser levados em consideração na elucidação do processo infeccioso. O exame físico deve ser cuidadoso e repetido a intervalos regulares, uma vez que o *status* clínico do indivíduo pode se modificar rapidamente. A presença na pele de erupções cutâneas, nódulos ulcerados (que podem ser devidos a infecções micóticas), ectima gangrenoso (infecção por *P. aeruginosa*) ou áreas de celulite sugere a presença de infecções sistêmicas de alta letalidade. A cabeça e o pescoço devem ser cuidadosamente examinados, particularmente a boca, onde podem estar presentes mucosite, gengivoestomatite ou periodontite, que constituem a porta de entrada para estreptococos α-hemolíticos, anaeróbios ou *Candida*. Áreas de celulite na região perianal estão frequentemente presentes e, durante o exame, o toque retal deve ser evitado, pois pode induzir à bacteriemia. Fungos, especialmente *Candida*, *Aspergillus* e *Mucor*, causam lesões cutâneas, sinusite, broncopneumonia e encefalite necro-hemorrágica; esses microrganismos têm a capacidade de invadir a parede dos vasos sanguíneos, provocando trombose, necrose tecidual e hemorragia; a taxa de letalidade dessas infecções pode ultrapassar os 80%. Todos os sítios de cateteres devem ser inspecionados para detecção de áreas de flutuação ou tunelite. Nos pulmões ocorrem, com frequência, surgimento de infiltrados localizados ou difusos, por vezes com formação de nódulos e/ou cavitações; diversos agentes infecciosos podem causar tais infiltrados, particularmente, bactérias gram-negativas e micobactérias, fungos filamentosos, *N. asteroides*, vírus do grupo herpes, *P. jiroveci* e *S. stercoralis*; a presença de cavitação deve trazer à lembrança micobactérias, *Nocardia* e fungos filamentosos. O abdome pode estar doloroso à palpação e evidenciar a presença de tiflite (inflamação do ceco), que é particularmente comum em crianças com leucemia aguda (Pizzo, 1999).

Em relação ao diagnóstico, é fundamental, no início dos episódios febris, obterem-se hemoculturas do sangue periférico e de todos os lumens dos cateteres implantados no paciente. Infelizmente, apenas 10 a 20% dessas culturas revelam a presença de bacteriemia e fungemia. Em adição às hemoculturas, um aspirado ou biopsia deve ser obtido de qualquer foco suspeito de infecção que tenha sido identificado pelo exame clínico ou por um método de imagem. Os pacientes com sintomas respiratórios e infiltrados pulmonares ao exame radiológico devem ser submetidos à broncoscopia com lavado broncoalveolar e a uma biopsia pulmonar a céu aberto para elucidação diagnóstica. Qualquer espécime clínico deve ser cultivado para bactérias (inclusive anaeróbios), micobactérias, fungos e parasitos (*Leishmania*, por exemplo). Pacientes com quadros de meningoencefalite devem ter seu sangue e liquor colhidos para pesquisa de antígenos do *C. neoformans* pela prova de aglutinação com partículas de látex. Naqueles com diarreia, as fezes devem ser examinadas e cultivadas à procura de patógenos bacterianos, protozoários e do *S. stercoralis*; o exame colonoscópico, com biopsias da parede intestinal, pode ser necessário para detectar a colite pelo citomegalovírus. Técnicas de reação em cadeia da polimerase (PCR) são muito úteis para detectar material genético de vírus, micobactérias e parasitos (Hughes *et al.*, 2002).

Métodos de imagem também são imprescindíveis na detecção de focos infecciosos. A radiografia de tórax frequentemente acusa a presença de infiltrados pulmonares não detectados clinicamente; em pacientes com neutropenia arrastada, o surgimento de um novo infiltrado pulmonar deve levar o médico a considerar a possibilidade diagnóstica de aspergilose; a presença do sinal do halo (tênue opacidade ao redor do infiltrado) e do sinal do ar crescente vistos à tomografia computadorizada dos pulmões corrobora o diagnóstico dessa micose, embora possam surgir em outras infecções pulmonares como nocardiose, tuberculose ou outras infecções micóticas invasivas. A tomografia do abdome também é particularmente útil para a documentação da candidíase hepatoesplênica; essa entidade surge em pacientes que estão se recuperando da neutropenia e manifesta-se com febre, dor abdominal e elevação das enzimas hepáticas; a imagem tomográfica mostra múltiplas lesões nodulares hipodensas distribuídas pelo fígado e baço, podendo-se obter a confirmação diagnóstica pelo achado de hifas e pseudo-hifas de *Candida* na biopsia hepática dirigida durante a realização do exame radiológico (Anaissie, 1992; Denning, 1998).

Um aspecto importante a ser considerado no manuseio dos pacientes neutropênicos é que a febre nem sempre é consequência de um processo infeccioso; várias neoplasias podem levar à febre: linfomas, carcinomas hepatocelular e de células renais, leucemias agudas e, além disso, drogas, sangue e seus produtos; tromboflebite ou reações de hipersensibilidade podem também ocasionar elevações da temperatura corporal.

O início da terapia empírica antibiótica para qualquer paciente neutropênico febril deve ser considerado quando houver uma elevação única de temperatura ≥ 38,5°C ou três ou mais elevações ≥ 38°C em um período de 24 h. A rapidez com que um processo infeccioso leva à deterioração do estado clínico do indivíduo neutropênico justifica a introdução da terapia antimicrobiana de forma empírica. A seleção do esquema antibiótico a ser administrado deve ser influenciada pela flora bacteriana predominante em um determinado centro, sua suscetibilidade às drogas, além, obviamente, dos dados clínicos e laboratoriais obtidos dos pacientes. A Tabela 17.5 mostra os fármacos antimicrobianos e as doses utilizadas no tratamento das infecções em neutropênicos. O esquema inicial deve incluir um fármaco ou uma associação de medicamentos que promova cobertura ampla contra bactérias gram-positivas e negativas, incluindo a *P. aeruginosa*; para isso pode-se utilizar um betalactâmico (cefepime, ceftazidime, piperacilina-tazobactam, imipeném-cilastatina ou meropeném) como monoterapia ou associado a um aminoglicosídio, de preferência amicacina, ou ainda a uma quinolona (ciprofloxacino); a maioria dos estudos concorda que qualquer desses esquemas produz resultados semelhantes, embora ceftazidime isoladamente tenha cobertura ineficiente para bactérias gram-positivas. Todos os antimicrobianos devem ser utilizados por via parenteral, embora em alguns pacientes neutropênicos, considerados de baixo risco (portadores de tumores sólidos, em quimioterapia, com neutropenia de curta duração), admite-se hoje a utilização de fármacos orais já no início do quadro febril ou terapia parenteral de curta duração (2 a 3 dias), seguida da mudança para o regime oral; nesses casos recomenda-se a utilização de uma quinolona oral (ciprofloxacino, por exemplo) associada à combinação de amoxicilina-clavulanato, para atuar em bactérias gram-positivas, ou ainda de monoterapia com novas quinolonas (levofloxacino ou moxifloxacino), que apresentam ampla cobertura para gram-positivos e negativos. Se após 72 h o paciente se mostrar afebril o esquema deve ser mantido; por outro lado, se os testes microbiológicos identificarem um patógeno específico, a terapia empírica pode ser modificada; o isolamento de um gram-positivo, requer, na maioria das vezes, a adição de vancomicina ou de uma penicilina antiestafilocócica e o esquema completo deverá ser mantido durante todo o período da neutropenia. Se o paciente permanecer febril até o 6º dia de terapêutica antimicrobiana, a terapia antifúngica deve ser adicionada. Infecções fúngicas estão associadas a períodos prolongados de neutropenia e esses agentes são difíceis de recuperar em culturas, sendo frequentemente achados em necropsias de pacientes neutropênicos que faleceram de infecção generalizada. Anfotericina B deoxicolato ou qualquer das formulações lipídicas deste fármaco ou ainda o voriconazol constituem a terapia de escolha. Fluconazol não deve ser utilizado como fármaco inicial, porque não tem atividade sobre *Aspergillus* e outros fungos filamentosos e sobre algumas espécies de *Candida* (*C. krusei*, *C. glabrata*). O advento de novos fármacos antifúngicos (anidulafungina, posaconazol) abre boas perspectivas para o tratamento dessas infecções em neutropênicos. Os fatores de crescimento hematopoéticos (G-CSF e GM-CSF) são importantes fármacos adjuvantes no tratamento dos neutropênicos febris; estas citocinas aumentam a proliferação e diferenciação das células progenitoras da medula óssea e auxiliam na restauração do número de neutrófilos e na função macrofágica, encurtando o período de neutropenia, de internação e diminuindo a incidência de bacteriemia; essas substâncias devem ser consideradas em todos os pacientes com duração da neutropenia maior do que 1 semana. Como já referido, a terapia antimicrobiana empírica deve ser continuada até a recuperação da neutropenia. Quando há defervescência por 3 a 5 dias consecutivos, e após 10 a 14 dias de uso, os antibióticos podem ser suspensos, desde que não haja um foco de infecção definido. Nas doenças fúngicas, os fármacos antimicóticos devem ser administrados por 14 a 21 dias após a coleta da hemocultura que isolou o agente (Hughes *et al.*, 2002).

Cateteres intravasculares profundos com infecção comprovada são em geral tratados com antibióticos no lúmen do material, sem remoção do mesmo. Entretanto em algumas situações recomenda-se a remoção, principalmente quando: as hemoculturas permanecem positivas 48 h após o início dos antibióticos; houver isolamento de fungos ou bactérias do gênero *Bacillus* nas culturas; presença de tunelite, indicada pela constatação de induração e sensibilidade ao longo do trajeto subcutâneo do cateter.

O prognóstico do paciente neutropênico febril depende de vários fatores, incluindo gravidade da doença de base e

Tabela 17.5 Fármacos e doses de antimicrobianos utilizados no tratamento das infecções em neutropênicos (adultos)

Antimicrobianos	Doses totais/dia	Intervalos (horas)	Via de administração
Betalactâmicos			
Oxacilina	8 a 12 g	6	IV
Piperacilina-tazobactam	18 a 21 g	4	IV
Ceftriaxona	2 a 4 g	12	IV
Ceftazidime	6 g	8	IV
Cefepime	4 g	12	IV
Imipeném-cilastatina	2 a 4 g	6	IV
Meropeném	3 g	8	
Aminoglicosídios			
Amicacina	1 g	12	IV, IM
Gentamicina	240 mg	8	IV, IM
Quinolonas			
Ciprofloxacino	1 g	12	VO, IV
Levofloxacino	400 mg	24	VO, IV
Moxifloxacino	500 mg	24	VO, IV
Antifúngicos			
Anfotericina B			
deoxicolato	0,6 a 1,0 mg/kg	24	IV
Anfotericina B lipossomal	2 a 4 mg/kg	24	IV
Fluconazol	400 a 800 mg	24	VO, IV
Itraconazol	400 mg	24	VO
Voriconazol	400 mg	12/12 h (1º dia)	IV, VO
	200 mg	12/12 h (durante o tratamento)	

IV = intravenosa; IM = intramuscular; VO = via oral.

a resposta microbiológica ao tratamento e à recuperação da neutropenia. Os índices de cura clínica e microbiológica, na atualidade, utilizando os modernos esquemas antibióticos, é > 90%; nas infecções fúngicas, a resposta microbiológica é menor. A taxa de letalidade associada a infecções documentadas em pacientes com neutropenia e febre caiu de 90% nos anos 1950 para < 10% nos anos 1990. A taxa de letalidade é maior nas recidivas e nas superinfecções, principalmente quando causadas por fungos oportunistas ou enterococo (> 50%) (Pizzo, 1999; Hughes *et al.*, 2002).

Várias estratégias têm sido utilizadas para decrescer a incidência de infecções em neutropênicos. Estudos utilizando antibióticos profiláticos (cotrimoxazol ou ciprofloxacino) trouxeram resultados conflitantes; estes medicamentos diminuem o risco de infecção por gram-negativos, mas não por gram-positivos, não alteram a taxa de letalidade final e, além disso, favorecem o surgimento de cepas de bactérias multirresistentes. Hoje, preconiza-se o uso de profilaxia antimicrobiana apenas para pacientes com alto risco de complicações infecciosas, como os transplantados de medula óssea e células-tronco, devendo ser utilizadas nessas situações as quinolonas mais novas, tais como levofloxacino ou moxifloxacino (Bucaneve *et al.*, 2005).

Profilaxia antifúngica com fluconazol decresce a incidência de infecções por espécies de *Candida*, mas está associada também à emergência de leveduras resistentes (*C. krusei*). A profilaxia contra o *P. jiroveci* com cotrimoxazol está recomendada a pacientes neutropênicos, que estão utilizando altas doses de corticosteroides.

Transplantes

Os transplantes de órgãos se tornaram, nas últimas décadas, opções terapêuticas válidas para muitas doenças humanas em estágio terminal. Hoje é possível realizar transplantes de córneas, medula óssea e de células-tronco, fígado, rins, coração, pulmões, pâncreas e intestino delgado; entre os transplantes de medula óssea, é possível separá-los em alogênicos (que envolvem transplantes a partir de doadores relacionados não idênticos ou de doadores não relacionados) e autólogos (quando o paciente recebe a própria medula óssea, armazenada previamente após altas doses de quimioterapia antineoplásica) (Snydman, 2001).

As infecções permanecem a maior complicação em todos os tipos de transplantes. Os agentes infecciosos encontrados no pós-transplante incluem organismos endógenos (do próprio hospedeiro), veiculados pelo órgão transplantado ou provenientes do ambiente. A imunodepressão administrada a esses pacientes diminui a resposta inflamatória aos micro-organismos e, consequentemente, os sinais e sintomas gerados pelo processo infeccioso, dificultando sobremaneira a elucidação diagnóstica; nesses casos as investigações devem ser agressivas, invasivas e realizadas com rapidez, para introdução precoce da terapia anti-infecciosa. Uma história completa deve ser obtida, na qual devem ser incluídas doenças infecciosas prévias, viagens a áreas endêmicas, presença de outras comorbidades, doenças ocorridas na infância, vacinações e exposições a possíveis patógenos durante o trabalho profissional (Rubin, 1995; Snydman, 2001; Fishman e Issa, 2010; Morris *et al.*, 2010).

Em transplantes de órgãos sólidos, as doenças infecciosas que complicam o quadro podem ser influenciadas por fatores cirúrgicos, pelo grau de imunodepressão e por exposições ambientais; as infecções podem variar de acordo com o período pós-transplante analisado. Classicamente costuma-se dividi-los em três categorias: a) o 1º mês pós-transplante; b) do 2º ao 6º mês pós-transplante; c) depois do 6º mês do transplante. Algumas infecções como a criptococose, as hepatites virais e a infecção pelo HIV costumam ocorrer em qualquer fase após o transplante. A Tabela 17.6 mostra os principais agentes infecciosos que ocorrem em receptores de órgãos sólidos e de medula óssea.

A maioria das infecções que ocorrem no 1º mês pós-transplante de órgãos sólidos está relacionada com as complicações cirúrgicas e são semelhantes às infecções que ocorrem em pacientes cirúrgicos gerais; são infecções bacterianas como as do sítio cirúrgico, as pneumonias, as infecções do trato urinário e as infecções oriundas de cateteres intravenosos, biliares ou torácicos. Nesse período, qualquer episódio febril ou bacteriemia deve ser suspeitado como sendo causado por problemas técnicos ou anatômicos relativos ao transplante: abscessos ao redor do enxerto, hematomas infectados, fístulas urinárias etc. Transplantados de fígado estão sob risco de trombose portal, oclusão de veias supra-hepáticas, trombose arterial, estenose das vias biliares, abscessos hepáticos, entre outras; já os receptores de coração costumam desenvolver mediastinite e infecção na linha de sutura aórtica, com consequente desenvolvimento de aneurisma micótico. A única infecção viral observada nesse período é o herpes simples, em geral resultante de reativação; o uso profilático de aciclovir durante esse período tem reduzido sobremaneira a incidência dessa virose (Kusne *et al.*, 1988; Rubin, 1993; Fishman e Rubin, 1998; Snydman, 2001; Fishman e Issa, 2010).

No período compreendido entre o 2º e o 6º mês pós-transplante de órgãos sólidos podem ocorrer infecções oportunísticas causadas por diversos agentes: citomegalovírus, *P. jiroveci*, *Aspergillus*, *N. asteroides*, *T. gondii* e *L. monocytogenes*, além de outras doenças infecciosas resultantes de reativações de infecções latentes, como a tuberculose e a histoplasmose; agentes infecciosos podem ser transmitidos pelo próprio órgão transplantado, como ocorre com o HIV, com os vírus das hepatites B e C, com o *T. cruzi* e algumas micobactérias; essas infecções induzidas por tais agentes se tornarão clinicamente aparentes nessa fase (Patel e Paya, 1997; Fishman e Rubin, 1998; Snydman, 2001).

Após 6 meses do transplante, a maioria dos transplantados de órgãos sólidos está relativamente bem, e predispostos às mesmas infecções vistas na população geral, que incluem viroses respiratórias, infecções urinárias e pneumonia. Entre as viroses, destaca-se a ocorrência de herpes-zóster e raramente da retinite pelo citomegalovírus. Duas condições, entretanto, podem predispor os pacientes a outras infecções nesse período pós-transplante; primeiro, aqueles com crises frequentes de rejeição aguda requerem um aumento na dosagem dos imunodepressores por longos períodos, ficando sob alto risco do desenvolvimento de numerosos patógenos oportunistas (citomegalovírus, *T. gondii*, fungos, *Nocardia* etc.), normalmente vistos no segundo período pós-transplante; e, segundo, os pacientes com infecções crônicas pelos HIV, VHB e VHC podem já sofrer nesse período alterações mórbidas associadas a esses patógenos (Patel e Paya, 1997; Snydman 2001).

Nos transplantados de medula óssea e de células-tronco, costuma-se dividir também o pós-transplante em três períodos distintos (Tabela 17.6): a) o 1º mês pós-transplante; b) o 2º e o 3º mês pós-transplante; c) o período pós-transplante tardio, 3 meses ou mais após a introdução do novo órgão. No primeiro período, a granulocitopenia e o dano às superfícies mucosas causados pela quimioterapia pré-transplante e radioterapia são os defeitos predominantes. Nessa fase os pacientes desenvolvem infecções bacterianas causadas por microrganismos gram-positivos e gram-negativos e infecções fúngicas causadas por *Candida* e por fungos filamentosos; infecções herpéticas também ocorrem e podem ser evitadas pelo uso de aciclovir profilático, à semelhança do observado nos transplantados de órgãos sólidos. Durante o segundo período, observa-se a ocorrência de uma profunda depressão da imunidade celular e humoral; essas anormalidades são graves e podem persistir em pacientes com doença enxerto-*versus*-hospedeiro. Transplantes autólogos obviamente experimentam poucas ou nenhuma infecção nesse período, quando comparados com os transplantes alogênicos. As complicações mais importantes vistas nos pacientes com doença enxerto-*versus*-hospedeiro, especialmente se estão submetidos a pesada quimioterapia imunodepressora, são a pneumonia intersticial causada pelo citomegalovírus e a aspergilose

Tabela 17.6 Microbiologia das infecções em receptores de órgãos sólidos e de medula óssea/células-tronco

Receptores de órgãos sólidos		Receptores de medula óssea/células-tronco	
Tempo pós-transplante	Agentes etiológicos	Tempo pós-transplante	Agentes etiológicos
1º mês	Bactérias (gram-positivas e negativas), *Candida*, herpes simples	1º mês (neutropenia)	Herpes simples, bactérias (gram-positivas e negativas), fungos (*Candida*, *Aspergillus*)
2º ao 6º mês	Citomegalovírus (CMV), *Pneumocystis jiroveci*, *Nocardia*, *Toxoplasma gondii*, *Mycobacterium tuberculosis*, fungos (*Histoplasma capsulatum*, *Cryptococcus neoformans*, *Aspergillus*)	2º ao 6º mês	CMV, adenovírus, vírus sincicial respiratório, *parainfluenza*, BK, fungos (*Aspergillus*)
6 meses a 1 ano	Vírus respiratórios, infecção do trato urinário, CMV (retinite), varicela-zóster, micobactérias, *S. pneumoniae*	Após o 3º mês	Varicela-zóster, *Haemophilus influenzae*, vírus respiratórios, *Streptococcus pneumoniae*
Qualquer mês pós-transplante	*C. neoformans*, hepatites B e C, HIV		

pulmonar, ambas com altas taxas de letalidade. Além disso, infecções bacterianas (muitas vezes originadas de cateteres) e infecções virais (adenovírus, sincicial respiratório, BK, *parainfluenza* etc.) podem ocorrer também nesse período. A partir dos 3 meses pós-transplante, ocorre recuperação gradual das imunidades celular e humoral, que só estará completa após 1 a 2 anos pós-transplante; poucas infecções são vistas nesse período, além do herpes-zóster e das infecções respiratórias bacterianas e virais. A ocorrência da forma crônica da doença enxerto-*versus*-hospedeiro causa inúmeros prejuízos ao transplantado, que persistirá com deficiência acentuada das imunidades celular e humoral; essa modalidade de rejeição pode levar à ocorrência de citomegalovirose pulmonar, pneumonia pelo *P. jiroveci*, broncopneumonias bacterianas de repetição e infecções estafilocócicas sistêmicas, estas resultantes do efeito destrutivo dessa doença sobre as superfícies mucocutâneas (Denning, 1998; Snydman, 2001; Dikewicz, 2001; Van der Bij e Speich 2001; Person *et al.*, 2010; Ljungman *et al.*, 2010).

Uma vez diagnosticada a infecção e o seu agente etiológico, a introdução rápida da terapêutica permite um controle adequado do processo na maioria dos pacientes; muitas vezes é necessário introduzir um esquema empírico de terapia, com cobertura para os patógenos mais prováveis de uma determinada infecção, e aguardar os resultados de culturas e biopsias, para melhor adequação da terapêutica. A Tabela 17.7 mostra a terapêutica específica para cada patógeno causador de infecções em transplantados adultos.

Outras doenças imunodepressoras

Diversas doenças neoplásicas ou não podem provocar depressão no sistema imune humano; entre elas, merecem consideração especial o diabetes melito, a sarcoidose, as doenças do colágeno, os linfomas e as leucemias crônicas, o mieloma múltiplo, os usuários crônicos de corticosteroides (por diversas doenças) e a esplenectomia, todas com elevado grau de predisposição a infecções oportunísticas. Não analisaremos neste capítulo as infecções associadas à AIDS, que serão abordadas em outro capítulo deste livro. A Tabela 17.8 mostra os defeitos imunitários e os agentes das infecções intercorrentes que aparecem em diversas entidades mórbidas do homem; serão analisadas as peculiaridades relativas à depressão imunitária e suas consequências em algumas dessas patologias.

Diabetes melito

Há muito tempo sabe-se que os pacientes diabéticos são mais suscetíveis à infecção; várias publicações na literatura confirmaram elevadas morbidade e letalidade infecciosas nessa endocrinopatia. Diversos fatores atuam como contribuintes da imunidade alterada nesses pacientes: os distúrbios da atividade fagocítica parecem ser os mais importantes, ressaltando-se que já foi demonstrado que os doentes apresentam diminuição dessa atividade, com destruição intracelular inadequada, redução da quimiotaxia e da mobilidade dos leucócitos, além de baixa aderência dessas células à parede vascular. Além disso, sabe-se que essa doença também afeta a imunidade celular, fato comprovado por meio da resposta *in vitro* diminuída dos linfócitos estimulados por diversos mitógenos e pela produção diminuída de citocinas por essas células imunitárias (Elliopoulos, 1995; Joshi *et al.*, 1999).

A doença vascular periférica com microangiopatia é comum em formas avançadas da doença e leva ao comprometimento da circulação local, retardando a apropriada resposta do hospedeiro à infecção, a cicatrização das feridas e a liberação de

Tabela 17.7 Terapêutica das infecções oportunísticas observadas em pacientes transplantados adultos

Agente etiológico	Terapêutica (doses, duração)
Bactérias gram-positivas e negativas	Cefepime, 6 g IV/dia associada ou não a vancomicina 2 g IV/dia; imipeném-cilastatina 2 g IV/dia associada ou não a amicacina 1 g IV/dia; duração: 14-21 dias
Legionella pneumophila	Eritromicina 4 g IV/dia + rifampicina 1.200 mg/dia VO; ciprofloxacino 1 g VO/dia ou 800 mg/dia IV; duração: 21 dias
Nocardia asteroides/farcinica	Cotrimoxazol 50 a 75 mg/kg/dia (da sulfa) IV/VO; duração: 6 meses a 1 ano
Listeria monocytogenes	Ampicilina, 12 g IV/dia + gentamicina 240 mg/dia IV; cotrimoxazol 50 mg/kg/dia (da sulfa) IV; duração: 21 dias
Fungos	Anfotericina B, 2 a 4 g IV, dose total (depende do fungo)
(*Cryptococcus neoformans, Candida albicans, Histoplasma capsulatum, Aspergillus*)	Anfotericina B lipossomal, 6 a 8 g IV (dose total)
	Fluconazol 400 a 800 mg IV/VO (dose diária)
	Itraconazol 400 mg VO (dose diária)
	Voriconazol 400 a 800 mg IV/VO; duração: depende do fungo causador da infecção
Citomegalovírus	Ganciclovir, 5 mg/kg/dia IV/VO; duração: 14-21 dias
Herpes simples/Varicela-zóster	Aciclovir 15 a 30 mg/kg/dia IV; duração: 7-10 dias; fanciclovir 1,5 g VO/dia; duração: 7-10 dias; valaciclovir 3 g VO/dia; duração: 7-10 dias
Pneumocystis jiroveci	Cotrimoxazol 80 a 100 mg/kg/dia (dose da sulfa) IV/VO; duração: 21 dias
Toxoplasma gondii	Sulfadiazina 4 g VO/dia + pirimetamina 50 a 100 mg/dia VO ou clindamicina 2,4 g IV/dia + pirimetamina; duração: 42 dias
Trypanosoma cruzi	Benzonidazol 5 a 10 mg/kg VO/dia; duração: 60 dias
Strongyloides stercoralis	Tiabendazol 50 mg/kg/dia VO (máx.: 3 g); duração: 3-10 dias; ivermectina 200 μg/kg VO/dia (12 mg/dia); duração: 2 dias; repetir após 2 semanas

IV = intravenosa; VO = via oral.

Tabela 17.8 Defeitos imunitários e sua relação com agentes infecciosos em diversas condições mórbidas do homem

Doença de base	Defeito imunitário	Agentes infecciosos
Diabetes melito	Alterações na fagocitose ↓ na imunidade celular	Bactérias gram-positivas e negativas; *Candida; Mucorales*
Doença de Hodgkin	↓ na imunidade celular	Herpes-zóster; micobactérias; *Cryptococcus neoformans; Listeria; Toxoplasma gondii; Pneumocystis jiroveci; Strongyloides stercoralis; Cryptosporidium; Salmonella*
Leucemia linfocítica crônica	↓ na imunidade humoral (hipogamaglobulinemia) ↓ na imunidade celular	Bactérias encapsuladas; mesmos microrganismos da doença de Hodgkin
Mieloma múltiplo	Imunidade humoral anormal	Bactérias encapsuladas; tardiamente infecções fúngicas (uso de corticoides)
Lúpus eritematoso sistêmico	Alterações na fagocitose e hipocomplementemia	Bactérias encapsuladas; enterobactérias; *Pseudomonas*
Sarcoidose	↓ na imunidade celular	Idem à doença de Hodgkin
Corticosteroides (doses elevadas) (várias doenças)	↓ na imunidade celular Monocitopenia na imunidade humoral	Bactérias gram-positivas e negativas, vírus (grupo herpes), fungos, protozoários, *S. stercoralis*
Esplenectomia	↓ da produção de anticorpos ↓ opsonização	Bactérias encapsuladas; *Babesia*

agentes antimicrobianos na área envolvida. A neuropatia diabética se manifesta por perda sensorial das extremidades inferiores, dificultando aos pacientes a distinção dos extremos de temperatura e da sensação de dor. A infecção bacteriana pode ocorrer ao menor trauma que não seja prontamente observado. Outra consequência da neuropatia periférica é a bexiga neurogênica, que leva à formação de urina residual e infecção urinária de repetição. As altas concentrações de glicose no sangue e na urina promovem o crescimento de bactérias e inibem a resposta imune do hospedeiro (Elliopoulos, 1995; Joshi *et al.*, 1999).

As infecções mais comumente descritas no diabetes são as do pé diabético, as infecções do trato urinário, da pele e dos tecidos moles, a tuberculose, a otite externa maligna, a colecistite enfisematosa, a candidíase mucocutânea e a mucormicose rinocerebral; os detalhes sobre os aspectos clínicos, laboratoriais e terapêuticos destas enfermidades não serão aqui comentados, porque fogem aos objetivos deste trabalho e poderão ser encontrados em outras publicações da literatura.

Sarcoidose

A sarcoidose é uma doença multissistêmica, granulomatosa, de etiologia desconhecida, que se acompanha de evidente disfunção imune, que inclui hiperatividade da imunidade humoral e depressão da imunidade celular, esta comprovada pela anergia cutânea. Os granulomas sarcoides se acham distribuídos em múltiplos órgãos: pulmões, linfonodos, olhos, pele, sistema nervoso central, coração, rins, sistema osteoarticular e fígado. Quase todos os pacientes mostram aumento sérico das gamaglobulinas, com banda policlonal à eletroforese das proteínas. Seu tratamento é realizado com corticosteroides orais, tomados por longos períodos. Os doentes são acometidos por infecções oportunísticas causadas por patógenos intracelulares (vírus, micobactérias, fungos e protozoários) com destaque para duas infecções, a tuberculose e a criptococose. Recentemente observamos paciente com sarcoidose avançada, de muitos anos de duração, que teve grave meningoencefalite pelo *M. tuberculosis* e pelo *C. neoformans*, concomitantemente. Obviamente a terapêutica com corticoides agrava a disfunção imune e aumenta a predisposição a infecções (Johns e Michele, 1999).

Doenças do colágeno

A predisposição a infecções oportunísticas nas doenças do colágeno advém de anormalidades provenientes da própria doença e também do uso crônico de corticosteroides e outros imunossupressores utilizados para tratamento dessas entidades mórbidas. Na artrite reumatoide, as infecções são comuns na síndrome de Felty, em que existe, além de artrite crônica, leucopenia e esplenomegalia; cerca de 60% dos portadores dessa síndrome desenvolvem infecções cutâneas ou pulmonares, em geral causadas por cocos gram-positivos e bastonetes gram-negativos. A gravidade da granulocitopenia se correlaciona com o risco de infecção, particularmente quando o número de neutrófilos cai abaixo de 1.000 céls./mm^3 (Donowitz, 1996).

No lúpus eritematoso sistêmico, as infecções decorrem de defeitos na fagocitose, da hipocomplementemia (que altera a opsonização) e do uso de altas doses de corticosteroides e/ou imunossupressores. Cerca de 23% das etiologias de processos febris em pacientes lúpicos são devidos a infecções; bactérias encapsuladas (que necessitam ser opsonizadas antes de serem fagocitadas) e patógenos intracelulares estão entre os agentes que mais comumente causam doença nesses indivíduos. Outras doenças do colágeno, que necessitam de doses elevadas de imunodepressores para controlar seus sinais e sintomas, tais como dermatomiosite, vasculites sistêmicas e esclerodermia, também mostram risco elevado de desenvolver infecções durante sua evolução (Sthahl *et al.*, 1979).

Linfomas, leucemias crônicas e mieloma múltiplo

As neoplasias hematológicas sempre representaram exemplos de enfermidades humanas com alta predisposição a infecções; as leucemias agudas levam à neutropenia, assunto já abordado anteriormente neste capítulo; na leucemia linfocítica crônica, as imunidades humoral e celular são anormais e esses doentes muitas vezes são acometidos por uma gama enorme de patógenos, que incluem bactérias encapsuladas, vírus, micobactérias, fungos, protozoários e helmintos (*S. stercoralis*); na leucemia mieloide crônica, o defeito básico está relacionado com a fagocitose pelos neutrófilos, predispondo os pacientes a infecções bacterianas (Bodey, 1996; Smith, 1996).

Entre os linfomas, a doença de Hodgkin desde há muito é considerada a enfermidade protótipo da disfunção da imunidade celular, que se acentua após a utilização da radioterapia e da quimioterapia para o seu tratamento. Muitos desses pacientes são também esplenectomizados, o que contribui para acentuar sua imunodepressão. Entre as infecções que ocorrem nessa população, destaca-se o herpes-zóster, a meningite criptocócica e a histoplasmose disseminada, embora qualquer patógeno intracelular possa ser causador de processos infecciosos nesses casos. Em outros linfomas (não Hodgkin), uma combinação de defeitos imunitários (neutropenia, queda na produção de anticorpos, disfunção da imunidade celular) predispõe os pacientes a graves infecções sistêmicas por vários agentes oportunistas. O mesmo comportamento pode ser observado em portadores de leucemia de células pilosas (ou cabeludas) em que múltiplos defeitos estão também presentes (depressão celular, função monocítica anormal, leucopenia, monocitopenia) (Donowitz, 1996).

Finalmente, no mieloma múltiplo, neoplasia que acomete as células plasmáticas que produzem anticorpos, observa-se profunda depressão da imunidade humoral e deficiente opsonização, predispondo os pacientes a infecções por bactérias encapsuladas. O uso de altas doses de corticosteroides nessa população levou a um aumento considerável das infecções fúngicas sistêmicas e, consequentemente, a um aumento da letalidade (Bodey, 1986).

Esplenectomia

O baço está envolvido na produção de anticorpos, assim como na fagocitose e na produção de opsoninas outras que não as imunoglobulinas, particularmente aquelas utilizadas contra os antígenos polissacarídicos de bactérias encapsuladas, portanto a esplenectomia anatômica ou funcional (como ocorre na anemia falciforme) está frequentemente associada a maior suscetibilidade a infecções; estas são mais frequentes e graves dentro dos primeiros anos após a perda do órgão ou se esta ocorreu ainda na infância. Os patógenos bacterianos que produzem infecções mais frequentes e graves nesses doentes incluem o *S. pneumoniae* e outros estreptococos, o *H. influenzae*, a *N. meningitidis* e, eventualmente, as bactérias do gênero *Moraxella* (*M. catarrhalis*). Esses patógenos podem causar infecção em qualquer sítio orgânico, com destaque para os pulmões, corrente sanguínea e sistema nervoso central. Também tem-se observado (principalmente na Europa) que esplenectomizados contraem com maior frequência infecções por protozoários do gênero *Babesia*, parasitos habituais de bovinos e roedores. A vacinação antipneumocócica, anti-*H. influenzae* (cepas capsuladas) e antimeningocócica está indicada em pacientes asplênicos e no caso de esplenectomias eletivas; tais vacinas deverao ser admınıstradas previamente ao procedimento cirúrgico (Donowitz, 1996).

▸ Referências bibliográficas

Anaissie E. Opportunistic mycosis in the immunocompromised host: experience at a cancer center and review. *Clin Infect Dis* 14: 542-553, 1992.

Bodey GP. Infection in cancer patients. *Am J Med 81*(Suppl. 1A): 11-26, 1996.

Bucaneve G, Micozzi A, Menichetti F. Levofloxacin to prevent bacterial infection in patients with cancer and neutropenia. *N Engl J Med* 353: 977-987, 2005.

Denning DW. Invasive aspergillosis. *Clin Infect Dis* 26: 781-805, 1998.

Didier ES. Microsporidiosis. *Clin Infect Dis* 27: 1-8, 1998.

Donowitz GR. Fever in the compromised host. *Infect Dis Clin N Am* 10: 129-148, 1996.

Dykewicz CA. Summary of the guidelines for preventing opportunistic infections among hematopoietic stem cell transplant recipients. *Clin Infect Dis* 33: 139-144, 2001.

Elliopoulos G. Infections in diabetes mellitus. *Infect Dis Clin North Am* 9, 1995.

Engelich G, Wright DG, Hartshorn KL. Acquired disorders of phagocyte function complicating medical and surgical illnesses. *Clin Infect Dis* 33: 2040-2048, 2001.

Ferreira MS. Strongyloidiasis and acquired immunodeficiency syndrome. *Enf Emerg* 5:18-26, 2003.

Ferreira MS, Borges AS. Some aspects of protozoan infections in immunocompromised patients A review. *Mem Inst Oswaldo Cruz* 97: 443-457, 2002.

Ferreira MS, Nishioka S, Borges AS. Strongyloidiasis and infection due to human immunodeficiency virus: 25 cases at a Brazilian Teaching Hospital, including seven cases of hyperinfection syndrome. *Clin Infect Dis* 28: 154-155, 1999.

Figueroa JE. Infectious diseases associated with complement deficiencies. *Clin Microbiol Rev* 4: 359-361, 1991.

Fishman JA, Issa NC. Infection in organ transplantation: risk factors and evoloing patterns of infection. *Infect Dis Clin North Am* 24: 273-283, 2010.

Fishman JA, Rubin RH. Infection in organ transplant recipients. *N Engl J Med* 338: 1741-1751, 1998.

Griffiths JK. Human cryptosporidiosis: epidemiology, transmission, clinical disease, treatment and diagnosis. *Adv Parasitol* 40: 37-85, 1998.

Hermaszewsk RA, Webster AD. Primary hypogammaglobulinemia: a survey of clinical manifestations and complications. *Quart J Med* 86: 31-35, 1993.

Holliman RE. Toxoplasmosis and the acquired immune deficiency syndrome. *J Infect* 16: 121-128, 1988.

Hughes WT, Armstrong D, Bodey G. Guidelines for the use of antimicrobial agents in neutropenic patients with cancer. *Clin Infect Dis* 34: 730-751, 2002.

Igra-Siegman Y, Kapila R, Sen P, Kaminski ZC, Louria DB. Syndrome of hyperinfection with *Strongyloides stercoralis*. *Rev Infect Dis* 3: 397-407, 1981.

Johns CJ, Michele TM. The clinical management of sarcoidosis. A 50-year experience at the Johns Hopkins Hospital. *Medicine* (Baltimore) 78: 65-75, 1999.

Joshi N, Caputo, G, Weitekamp M, Karchmer A. Infections in patients with diabetes mellitus. *N Engl J Med* 341: 1906-1912, 1999.

Karp CL, Neva FA. Tropical infectious diseases in human immunodeficiency virus-infected patients. *Clin Infect Dis* 28: 947-961, 1999.

Kusne S, Dummer JS, Singh N. Infections after liver transplantation: an analysis of 101 consecutive cases. *Medicine* (Baltimore) 67: 132-143, 1988.

Lee JW, Pizzo PA. Management of the cancer patients with fever and prolonged neutropenia. *Hematol Oncol Clin North Am* 7: 937-941, 1993.

Ljungman P, Hakki M, Boeckh M. Cytomegalovirus in hematopoietic stem cell transplant recipients. *Infect Dis Clin North Am* 24: 319-337, 2010.

Miller RF, Le Noury J, Corbett EL. *Pneumocystis carinii* infection: current treatment and prevention. *J Antimicrob Chemother* 37: 33-53, 1996.

Morris MI, Fisher SA, Ison MG. Infections transmitted by transplantation. *Infect Dis Clin North Am* 24: 497-514, 2010.

Nucci M, Anaissie E. Revisiting the source of candidemia: skin or gut? *Clin Infect Dis* 33: 1959-1967, 2001.

Ortega YR, Sterling CR, Gilman RH 1993. *Cyclospora* species — A new protozoan pathogen of humans. *N Engl J Med* 328: 1308-1312, 1993.

Patel R, Paya CV. Infections in solid organ transplant recipients. *Clin Microbiol Rev* 10: 86-124, 1997.

Person AK, Kantoyiannis DP, Alexander BD. Fungal infections in transplant and oncology patients. *Infect Dis Clin North Am* 24: 439-459, 2010.

Pizzo PA. Fever in immunocompromised patients. *N Engl J Med* 341: 893-898, 1999.

Puck JM. Primary immunodeficiency diseases. *J Am Med Assoc* 278: 1835-1838, 1997.

Roos D. The genetic basis of chronic granulomatous disease. *Immunol Rev* 138: 121-125, 1994.

Rubin RH. Infections disease complications of renal transplantation. *Kidney Int* 44: 221-236, 1993.

Rubin RH. Infection in transplantation. *Infect Dis Clin North Am* 9: 811-822, 1995.

Smith S. The immunocompromised host. *Pediatr Rev* 17: 435-439, 1996.

Snydman DR. Epidemiology of infections after solid organ transplantation. *Clin Infect Dis* 33: 55-58, 2001.

Stahl JI, Klippel JH, Decker JL. Fever in systemic lupus erythematosus. *Am J Med* 67: 933-935, 1979.

Van der Bij W, Speich R. Management of cytomegalovirus infection and disease after solid-organ transplantation. *Clin Infect Dis* 33: 533-537, 2001.

Walsh TJ, De Pauw B, Anaissie E. Recent advances in the epidemiology, prevention and treatment of invasive fungal infections in neutropenic patients. *J Med Vet Mycol* 32: 33-51, 1994.

Weber R, Deplazes P, Schwartz D. Diagnosis and clinical aspects of human microsporidiosis. In Petry F. *Cryptosporidiosis and Microsporidiosis, Contributions to Microbiology*. vol. 6, Karger, Basel, p. 116-139, 2000.

18 Testes Sorológicos

Antônio Walter Ferreira

▶ Introdução

Neste capítulo faremos uma breve apresentação dos diferentes testes sorológicos ou imunoensaios para detecção e quantificação de antígenos ou anticorpos em fluidos biológicos. Não faremos uma retrospectiva histórica dos diferentes testes usados ao longo de décadas e sim uma análise crítica dos métodos empregados atualmente avaliando seus custos e benefícios. Normalmente os testes que utilizam reagentes marcados por substâncias químicas ou não (imunofluorescência, enzimaimunoensaio, radioimunoensaio, quimioluminescência) apresentam maior sensibilidade na detecção de seus produtos do que os testes que derivam da interação dos antígenos com os anticorpos e formam sinais de detecção (aglutinação, precipitação).

A reação de precipitação ocorre quando componentes solúveis de antígenos e anticorpos correspondentes interagem e saem da solução. A precipitação é máxima quando existem quantidades equivalentes de antígenos e anticorpos. Excesso de um dos componentes desequilibra a reação e solubiliza os complexos pré-formados. Fenômenos de pré-zona e pós-zona ocorrem acarretando falsos resultados positivos ou negativos. São exemplos de reação de precipitação: imunodifusão radial – método de Mancini usado para avaliações quantitativas de imunoglobulinas e demais componentes séricos; dupla difusão em gel de ágar – método de Ouchterlony usado em laboratórios de pesquisa para avaliação de antissoros e imunoeletroforese usado na patologia clínica para avaliação qualitativa e semiquantitativa de proteínas séricas, como por exemplo na identificação de mielomas.

Na reação de aglutinação um dos componentes do processo, antígeno ou anticorpo, está na forma figurada. Quando o determinante antigênico é parte integrante da partícula, temos a reação de aglutinação direta usada normalmente para determinação de grupos sanguíneos e fator Rh; reação de Widal (salmoneloses) etc. Quando partículas inertes são sensibilizadas por determinado antígeno ou anticorpo, temos a reação de aglutinação indireta ou condicionada, de larga aplicação na patologia clínica para fins diagnósticos e em bancos de sangue para triagem de doadores de sangue. Hemácias formoladas, principalmente de aves, por serem nucleadas, são as partículas inertes mais utilizadas pela facilidade de obtenção, reprodutibilidade e baixo custo. Reagentes de hemaglutinação para cisticercose, toxoplasmose e doença de Chagas são exemplos largamente utilizados em nosso meio. Fenômeno de pré-zona por excesso de anticorpos pode interferir nos resultados acarretando falsos resultados negativos. Partículas de látex sensibilizadas com diferentes antígenos ou anticorpos apresentam larga aplicação na patologia clínica, principalmente no diagnóstico das meningites bacterianas por meningococos, nas infecções estreptocócicas, nas infecções por adenovírus, rotavírus etc. Fatores que podem interferir nas reações de aglutinação: agitação inicial da placa, repouso durante a incubação, tipo de anticorpo (classe IgM com 10 sítios de ligação é 750 vezes mais eficiente que IgG com 2 sítios de ligação), temperatura, tempo de leitura da reação, concentrações de antígeno e anticorpo. Necessita-se de muito anticorpo para que ocorra a aglutinação: 2 gotas do soro (50 $\mu\ell$) + 1 gota da hemácia sensibilizada (25 $\mu\ell$).

Uma etapa importante na evolução dos testes sorológicos foi a necessidade de automatizar os procedimentos visando à rapidez na execução dos testes e maior confiabilidade nos resultados, principalmente pela ausência de interferências por erro humano na manipulação.

Essa evolução na sorologia, muito nova em nosso meio, começou com a introdução dos testes com antígenos ou anticorpos marcados e tem causado muita confusão na interpretação de resultados, principalmente pela sensibilidade na detecção de diferentes classes de imunoglobulinas. Anticorpos tidos como marcadores de fase aguda (anticorpos IgM) pela sensibilidade dos métodos permanecem presentes na circulação dos pacientes após a fase aguda. Por não apresentarem valor clínico, esses anticorpos, considerados residuais, perderam o seu valor diagnóstico e foram substituídos por outros marcadores.

▶ Imunofluorescência

O teste de imunofluorescência ainda é muito utilizado nos laboratórios de pesquisa e rotina, principalmente na detecção de autoanticorpos ou em laboratórios de pequeno porte com rotina limitada. Em muitos países da América Latina as diferentes técnicas de imunofluorescência são usadas largamente na rotina laboratorial, justamente por apresentarem número limitado de exames.

O teste apresenta duas modalidades técnicas principais: imunofluorescência direta (pesquisa de antígenos) e imunofluorescência indireta (pesquisa de anticorpos).

O teste de imunofluorescência tem como pontos críticos: conjugados fluorescentes (anticorpos antideterminantes antigênicos de microrganismos ou anticorpos anti-imunoglobulinas marcados com fluorocromos, sendo o oisotiocianato de fluoresceína o mais utilizado); microscopia de fluorescência; e subjetividade na leitura. Na microscopia de fluorescência o sistema de epi-iluminação usando lâmpadas de halogênio substituiu o sistema de transiluminação, inicialmente utilizado, barateando o custo do teste e tornando o equipamento acessível aos pequenos laboratórios.

A imunofluorescência direta usando anticorpos específicos conjugados com fluorocromos tem aplicações na patologia clínica, na pesquisa de antígenos ou de componentes celulares (pesquisa de *Escherichia coli* enteropatogênica em fezes, pesquisa de *Streptococcus* β-hemolítico do grupo A de Lancefield em exsudatos de orofaringe, pesquisa de corpúsculos de Negri em macerado de cérebro etc.). O teste é simples e rápido e apresenta sensibilidade superior à dos métodos bacteriológicos ou parasitológicos clássicos. A utilização de anticorpos monoclonais contra epítopos bem definidos de parasitos ou células aumentou consideravelmente a especificidade da técnica sem influir na sensibilidade.

A imunofluorescência indireta é tradicionalmente utilizada para detecção e quantificação de imunoglobulinas em amostras de soros. É uma forma indireta de se fazer o diagnóstico de uma determinada patologia. A sensibilidade e a especificidade da técnica variam em função da resposta imune do hospedeiro e dos antígenos utilizados na detecção de imunoglobulinas no soro dos indivíduos. Normalmente o antígeno é um microrganismo íntegro, inativado e preservado em sua estrutura por ação do formaldeído em concentração apropriada (*Trypanosoma cruzi, T. gondii, T. pallidum, Leishmania donovani, L. chagasii* etc.). Antígenos particulados (*Cisticercus cellulosae, Schistosoma mansoni* etc.) ou componentes antigênicos solúveis fixados a suportes inertes podem ser utilizados no teste de imunofluorescência.

A possibilidade de detecção e quantificação de classes e subclasses de imunoglobulinas aumentou consideravelmente a utilização do teste na patologia clínica e em laboratórios especializados. A pesquisa de anticorpos IgM apresenta ainda hoje grande importância no diagnóstico das infecções recentes, sendo em muitos casos considerado um marcador sorológico de doença aguda (doença de Chagas, toxoplasmose). A pesquisa de anticorpos IgE e de subclasses de IgG permite uma avaliação de prognóstico da doença. Nos casos de agravamento desta encontramos um aumento significativo dessas imunoglobulinas no sangue dos pacientes (malária, leishmaniose visceral).

Atualmente, por dificuldades operacionais, a imunofluorescência indireta deixou de ser utilizada em grandes rotinas, principalmente nos bancos de sangue, onde, durante muitos anos, foi teste de referência na triagem sorológica de doadores de sangue (doença de Chagas, sífilis, confirmatório da infecção pelo HIV).

A subjetividade da avaliação da fluorescência emitida durante a leitura das lâminas fez com que muitos laboratórios abandonassem sua utilização pela pouca reprodutibilidade nos resultados obtidos. A introdução de soros de referência (soro com fluorescência mínima de 1+, na reação de FTAabs para sífilis) na rotina laboratorial diminuiu o problema, tornando mais homogêneos os resultados obtidos nos diferentes laboratórios.

A sensibilidade da técnica de imunofluorescência indireta foi melhorada pela utilização do sistema avidina-biotina. Neste caso o soro anti-imunoglobulinas é conjugado à biotina e o complexo formado é revelado pela adição de avidina marcada com fluorocromo. Embora seja mais sensível do que o método tradicional esta variável técnica não foi aplicada na rotina industrial pela descontinuidade do uso do teste de imunofluorescência.

Um grande problema da técnica de imunofluorescência indireta foi relacionado com a pesquisa de anticorpos IgM. Falsos resultados positivos e falsos resultados negativos começaram a aparecer nos laudos dos laboratórios. Após muitos estudos os pesquisadores concluíram que os falsos resultados positivos estavam relacionados com a presença do fator reumatoide (molécula semelhante ao anticorpo IgM que interage com o fragmento Fc da molécula de IgG) e que os falsos resultados negativos estavam relacionados com a presença de excesso de anticorpos IgG na circulação dos paciente. Com uma simples absorção do soro, com um produto comercial *RF absorbens*, o problema foi resolvido.

▸ Testes imunoenzimáticos

Os testes imunoenzimáticos começaram a ganhar espaço na literatura a partir de 1966, com os trabalhos publicados por Paul Nakane em imuno-histoquímica. O impacto das publicações foi rapidamente absorvido pelos laboratórios, principalmente pelas vantagens que a nova metodologia apresentava: antissoros conjugados a enzimas, leitura das reações em microscópio óptico comum, tempo de armazenamento das lâminas infinito e possibilidade da utilização do sistema em microscopia eletrônica, com inúmeras vantagens sobre o tradicional sistema de marcação do anticorpo com ferritina. Muitos laboratórios procuram aplicar os mesmos conceitos do teste de imunofluorescência para o novo teste denominado "teste de imunoperoxidase", pela utilização da enzima peroxidase com marcador de anticorpos. Assim tivemos as técnicas de imunoperoxidase direta (raiva) e a imunoperoxidase indireta (esquistossomose, doença de Chagas, toxoplasmose etc.) com a finalidade de substituir as tradicionais técnicas de imunofluorescência. As técnicas de imunoperoxidase, embora tivessem grande aplicação, não tiveram vida longa pela introdução de uma variável técnica que permitia a fixação de componentes antigênicos solúveis de microrganismos em suportes inertes e procedimentos técnicos semelhantes às técnicas radioimunológicas, principalmente pela elevada sensibilidade, superior à dos testes de imunofluorescência e imunoperoxidase.

O enzimaimunoensaio é um método quantitativo em que a reação antígeno-anticorpo é monitorada pela medida da atividade enzimática. Existe uma grande variedade de sistemas de detecção, que vão de leituras visuais a fotométricas objetivas com cromógenos (substrato mais doadores de hidrogênio) coloridos, fluorescentes ou luminescentes. As enzimas mais utilizadas na conjugação com anticorpos são a peroxidase e a fosfatase alcalina. Os cromógenos mais utilizados para revelação da atividade enzimática da peroxidase são associações entre o substrato, normalmente a água oxigenada e substâncias químicas doadoras de hidrogênio como o ortofenileno diamina (OPD) de ação cancerígena, o tetrametil-benzidina (TMB) e a umbeliferina (fosfato de 4-metil-umbeliferil que, sob a ação da enzima, fornece um composto fluorecente 4-metil-umbeliferona) usada nos ensaios de automatizados. As principais variáveis técnicas do enzimaimunoensaio são: duplo anticorpo, competição e ELISA (*enzyme linked immunosorbent assay*). As variáveis do duplo anticorpo e competição são normalmente empregadas na pesquisa de antígenos em fluidos biológicos. Para tanto, anticorpos policlonais ou monoclonais são fixados a suportes inertes para capturar antígenos eventualmente presentes nos soros dos pacientes. Os antígenos capturados são revelados por um anticorpo monoclonal marcado com enzima. A atividade enzimática presente nas reações positivas é revelada por um cromógeno específico, geralmente o TMB. No teste de competição, antígenos marcados com enzimas competem com antígenos não marcados eventualmente presentes nos soros dos pacientes com anticorpos fixados nos suportes inertes. Como aplicações dessas técnicas, temos a pesquisa de antígenos do vírus da hepatite B e determinação qualitativa e quantitativa de hormônios em geral.

A variável técnica ELISA é hoje largamente utilizada na pesquisa de diferentes classes de imunoglobulinas. Nesta técnica antígenos fixados em suportes inertes reagem com anticorpos específicos ou complementares (o que resulta em falsas reações positivas) presentes nos soros dos pacientes. O complexo antígeno-anticorpo é detectado por um conjugado soro anti-imunoglobulina humana monoclonal ou policlonal marcado com enzima. A atividade enzimática presente nas reações positivas é revelada por um cromógeno específico, geralmente o TMB. Embora largamente aplicado na patologia clínica o ELISA apresenta limitações na especificidade, geralmente pela sua alta sensibilidade. Várias pesquisas foram feitas para minimizar esse problema. A utilização de antígenos mais definidos, obtidos por purificação – biologia molecular – ou engenharia genética melhorou a especificidade da técnica, porém em muitas situações influiu na sensibilidade. É o caso da aplicação da técnica no diagnóstico da doença de Chagas, em que temos hoje um repertório enorme de antígenos recombinantes, sintéticos ou rearranjos químicos, os MAP (*multiple antigen peptides*), antígenos sintéticos quimicamente ligados para formar um único componente antigênico, visando aumentar a sensibilidade na detecção dos anticorpos.

Uma tentativa bem-sucedida para evitar falsas reações positivas é a utilização do ELISA captura, principalmente na pesquisa de anticorpos das classes IgM e IgE. Nesta técnica anticorpos específicos anti-imunoglobulina fixados nos suportes inertes reagem com as imunoglobulinas correspondentes presentes nos soros dos pacientes. Essa reação é revelada por um antígeno marcado com enzima e cromógeno. Pode-se também utilizar um antígeno não marcado e um antissoro contra o antígeno marcado com enzima. O ELISA captura apresenta grande aplicação na patologia clínica por não sofrer interferência do fator reumatoide nem do excesso de anticorpos IgG, responsáveis pelos falsos resultados observados. A sensibilidade da técnica tem sido responsável por interpretações errôneas de resultados positivos para anticorpos IgM, por exemplo na toxoplasmose e na rubéola. O problema está sendo bem resolvido pela avaliação avidez de anticorpos IgG e pela pesquisa de subclasses de IgG, que irão conferir ao resultado do ELISA o valor clínico indispensável na interpretação dos resultados.

Duas novas variáveis técnicas dos testes imunoenzimáticos apresentam importância nos laboratórios de pesquisa e nos laboratórios clínicos para fins diagnósticos: *Western blotting* ou *imunoblotting* e os testes rápidos, principalmente os de imunocromatografia. O *Western blotting* usado como teste confirmatório de algumas patologias (doença de Chagas e AIDS, síndrome da imunodeficiência adquirida) apresenta sensibilidade e especificidade superiores às do ELISA. Existe uma grande dificuldade técnica na produção em larga escala das fitas de nitrocelulose com as bandas antigênicas presentes. Perdas importantes na fabricação fazem o custo do teste ser elevado e muitas vezes não acessível a muitos laboratórios. Para obtenção das fitas de nitrocelulose sensibilizadas primeiramente deve-se fazer a separação eletroforética das proteínas componentes dos extratos antigênicos em gel de poliacrilamida em concentração previamente definida na presença de dodecil sulfato de sódio, como descrito por Laemmli em 1970. Depois da corrida eletroforética o gel é transferido para membranas e nitrocelulose por 18 h em voltagem constante de 20 V, a 4°C. Após a transferência as membranas são bloqueadas, cortadas em fitas e guardadas em ambiente isento de umidade, até sua utilização.

Os testes rápidos, embora de custo elevado, assumem cada vez mais espaço na patologia clínica, principalmente pela facilidade de execução. A aplicação dos testes rápidos é crescente não apenas no campo das doenças infecciosas e parasitárias (malária, doença de Chagas, tuberculose, dengue, adenovírus, rotavírus etc.), mas também nas unidades de terapia intensiva (marcadores cardíacos) e bioquímica clínica (testes para diabetes).

Dos testes rápidos os testes imunocromatográficos são os mais utilizados. Para malária o teste OptiMAL 2™ (Flow) Inc, para detecção de antígenos em amostras de sangue contaminadas por *Plasmodium falciparum* e não *P. falciparum*, tem sua aplicação em áreas de garimpo do Brasil e nos bancos de sangue da Índia. Para a dengue pesquisamos anticorpos IgG e IgM e a proteína estrutural NHS antivírus da dengue para o diagnóstico precoce da infecção. São vantagens dos testes rápidos:

- Facilidade de manuseio
- Rapidez
- Prazo de validade longo mesmo à temperatura ambiente
- Não necessita de equipamentos, podendo ser realizado em locais distantes
- Sensibilidade e especificidade boas para testes de triagem
- Possibilidade de uso com diferentes espécimes biológicos

São desvantagens dos testes rápidos:

- Custo por teste elevado
- Indefinição de antígenos usados no suporte
- Ensaio qualitativo – triagem
- Leitura subjetiva – resultados inconclusivos
- Não recomendado para grandes rotinas
- Ausência de reprodutibilidade dos diferentes lotes produzidos pelos fabricantes
- Muitos *kits* no mercado com fortes diferenças de parâmetros sorológicos e consistência (robustez)

A partir de 1992, o mercado brasileiro de diagnóstico sofreu profunda modificação com a automação dos procedimentos utilizados na sorologia. As grandes empresas de biotecnologia lançaram no mercado seus aparelhos sem que esse mercado estivesse devidamente preparado para receber a inovação tecnológica. Dois equipamentos, VIDAS tecnologia ELFA (*enzyme linked fluorescent assay*), e AXSYM tecnologia MEIA (*microparticles enzyme immunoassay*), produzidos por bioMérieux S.A., Abbott Laboratories Diagnostic Division, foram os mais aceitos no mercado que em pouco tempo automatizou seus procedimentos em 80% dos laboratórios. A reprodutibilidade e a acurácia dos resultados foram os pontos fortes dos métodos automatizados em relação aos métodos clássicos tradicionais. A sensibilidade dos métodos também prejudicou bastante a interpretação dos resultados, trazendo graves prejuízos para os pacientes, principalmente nos exames pré-natais. Mais uma vez a utilização de testes que medem a avidez dos anticorpos IgG completou as informações e as normalizou. A maioria dos testes automatizados utiliza atualmente o sistema da quimioluminescência, seguramente mais sensível do que o tradicionalmente utilizado. Atualmente as grandes empresas estão apostando em equipamentos totalmente automatizados para grandes rotinas, em que são realizados mais de cem testes por hora. Esse procedimento é reflexo da fusão de laboratórios ou união de laboratórios para realizarem determinadas rotinas.

Pesquisas importantes estão sendo realizadas por diferentes grupos para viabilizar, na rotina, os ensaios multiparamétricos. A possibilidade de realização de múltiplos ensaios em um pequeno volume de soro é uma meta a ser atingida, visando à rapidez e ao baixo custo. Dos ensaios multiparamétricos em estudos, o sistema Flowmetrix™ da Luminex Corp. é sem dúvida o que tem apresentado melhor evolução. Associando métodos moleculares, bioquímicos e imunológicos a empresa tem apresentado, em publicações, resultados animadores que permitem visualizar sua utilização em futuro próximo.

O princípio do ensaio multiparamétrico Flowmetrix™ é simples e poderá ser realizado em laboratórios que disponham de citômetro de fluxo e sistema de emissão de luz ultravioleta.

Pequenas esferas de poliestireno, uniformes, do tamanho de uma hemácia, 5,5 µm, coloridas com diferentes corantes, por exemplo vermelho e laranja em diferentes tonalidades, apresentando grupos funcionais carboxilato na sua superfície, são sensibilizadas com antígenos ou anticorpos para os ensaios imunológicos e com *primers* para os ensaios moleculares. As partículas são sensibilizadas de acordo com a tonalidade da cor. Por exemplo, para uma determinada faixa do espectro laranja sensibilizamos com antígenos de *T. pallidum*, para uma outra faixa do espectro laranja sensibilizamos com antígenos de *T. cruzi*, para outra faixa do espectro laranja com anticorpo monoclonal anti-HBs e assim sucessivamente. As partículas sensibilizadas nas diferentes tonalidades de cor são colocadas em um único tubo ao qual é adicionado um pequeno volume do soro a ser testado. Havendo complementaridade imunológica, haverá a formação do complexo antígeno-anticorpo, que será detectado por um conjugado anti-imunoglobulina fluorescente.

Após lavagens é feita a leitura em citômetro de fluxo para identificação da cor da partícula e, simultaneamente, uma luz ultravioleta identifica a fluorescência. A presença desta indica reação sorológica positiva e a coloração indica o sistema biológico detectado.

Segundo publicações, atualmente dispomos de sistema multiparamétrico para detecção de 64 testes simultâneos. Acreditamos que a definição de perfis moleculares ou sorológicos para o melhor conhecimento da instalação e evolução do processo patológico será de grande utilidade na medicina, principalmente quando se dá ênfase à medicina baseada em evidências.

▸ Referências bibiográficas

Abbas AK, Lichtman AH, Pober JS. *Cellular and Molecular Immunology*, 3rd ed., W.B. Saunders, Philadelphia, p. 38-65, 1997.

Almeida IC, Covas DT, Soussumi LM, Travassos LR. A highly sensitive and specific chemioluminescent enzyme linked immunosorbent assay for the diagnosis of active *Trypanosoma cruzi* infection. *Transfusion* 37: 850-857, 1997.

Camargo ME. Introdução às técnicas de imunofluorescência. *Rev Bras Patol Clí* 10: 57-71, 1974.

Engvall E, Perlmann P. Enzyme linked immunosorbent assay (ELISA). Quantitative assay of immunoglobulin G. *Immunochemistry* 8: 871-874, 1971.

Ferreira AW, Ávila SML. *Diagnóstico Laboratorial das Principais Doenças Infecciosas e Autoimunes*, 2ª ed., Guanabara Koogan, Rio de Janeiro, p. 9-48, 2001.

Fulton RJ, McDade RL, Smith PL, Kienker JL, Kettman Jr JR. Advanced multiplexed analysis with the FlowMetrix system. *Clin Chem* 43: 1749-1756, 1997.

Mesli S, Demaily SLE, Moigne F, Derache P, Jouzier E. Evaluation of new automated immunodiagnostic assay, VIDAS Lp (a) assay. Comparison with an immunonephelometric method. *Clin Chim* Acta 272: 183-185, 1998.

Nakane PK. Simultaneous localization of multiple tissue antigens using the peroxidase labeled antibody method: a study on pituitary glands of the rat. *J Histochem Cytochem* 16: 557-560, 1968.

Noya O, Alarcón de Noya B. The multiple antigen blot assay (MABA): a simple immunoenzymatic technique for simultaneous screening of multiple antigens. *Immunol Lett* 63: 53-56, 1998.

Sing N, Valecha N, Sharma VP. Malaria diagnosis by field workers using an immunochromatografic test. *Trans R Soc Trop Med Hyg* 91: 396-397, 1997.

Voller A. Immunoassays for tropical parasitic infections. *Trans R Soc Trop Med Hyg* 87: 497-498, 1993.

Voller A, Bidwell D. Enzyme linked immunosorbent assay. In Rose NR, Friedman H, Fahey JL (eds), *Manual of Clinical Laboratory Immunology*, America Society for Microbiology, Washington, p. 99-109, 1986.

19 Técnicas Básicas de Diagnóstico Molecular em Doenças Infecciosas e Parasitárias

Constança Britto, Claude Pirmez, Nelson Caburo Junior e Octavio Fernandes

▶ Introdução

Nos últimos 30 anos, os avanços técnicos na área de biologia molecular e DNA recombinante tiveram como consequência direta a utilização dos conhecimentos básicos em testes de diagnóstico de patologias humanas. Assim, a biologia molecular, atualmente, é considerada de grande importância clínica quando vinculada ao diagnóstico laboratorial de diversas patologias, contribuindo para o aperfeiçoamento dos métodos de pesquisa de marcadores biológicos. Nas doenças infecciosas e parasitárias, o aprimoramento de abordagens moleculares para a identificação de sequências de ácidos nucleicos (AN) específicas para determinados patógenos tem possibilitado detectar com êxito a presença do agente etiológico em amostras clínicas de pacientes, vetores e em hospedeiros reservatórios, permitindo em muitas vezes a substituição dos ensaios, o que torna o diagnóstico molecular o condutor da tecnologia de ponta. Deste modo, as ferramentas de biologia molecular têm se mostrado prontamente adaptadas para serem usadas no diagnóstico, terapia, investigações epidemiológicas e controle de infecções (Cormican e Pfaller, 1996; Pfaller, 2000). Prova disso foi a rápida absorção de várias destas técnicas em *kits* comerciais disponíveis no mercado da medicina laboratorial para inúmeras patologias infecciosas.

O presente capítulo se propõe a discutir, de maneira simplificada, os procedimentos práticos relacionados com o diagnóstico molecular e suas aplicações. Uma breve discussão das metodologias utilizadas como ferramentas de biologia molecular para o diagnóstico das doenças infecciosas será apresentada.

▶ Diagnóstico molecular | Introdução

O princípio fundamental do diagnóstico molecular em patologias infecciosas está no grande potencial de contribuição para a assistência aos pacientes por meio da rápida detecção e caracterização de patógenos específicos. Embora, por um lado, os testes moleculares possam ser considerados de excelência devido ao seu desempenho, reprodutibilidade, sensibilidade e especificidade, por outro, o custo relativo pode levar à utilização desses testes em cenários mais carentes.

Historicamente, a identificação de microrganismos sempre foi fundamentada nas características fenotípicas, tais como morfologia e expressão de vias metabólicas (caracterização bioquímica). No entanto, em alguns casos, sistemas apoiados no cultivo *in vitro* resultam na demora do diagnóstico final, além de exigirem uma infraestrutura laboratorial mínima e meios de cultura especializados, recursos estes que muitas vezes são raros em locais onde as infecções são endêmicas. Além disso, alguns patógenos são de difícil crescimento, seja por sua natureza intracelular obrigatória ou simplesmente por não se ter conseguido obter meios de cultivo adequados para o seu crescimento. Apesar de tecnicamente simples, o processo de cultivo *in vitro* é bastante laborioso, exigindo grande atenção e concentração do pessoal técnico envolvido, sobretudo durante estudos epidemiológicos, em que várias amostras devem ser analisadas em um curto período de tempo.

Avanços na biologia molecular abriram novas oportunidades para a identificação genotípica e caracterização de agentes infecciosos. Por se tratar de técnicas inovadoras, ainda não convencionais e de larga aplicação, existe uma tendência geral de se considerar as técnicas de biologia molecular complexas e de difícil entendimento. Entretanto, a compreensão dos princípios gerais utilizados atualmente no diagnóstico molecular laboratorial não necessita de conhecimentos conceituais profundos ou básicos de biologia molecular. Os testes de detecção de AN usados no diagnóstico de doenças infecciosas empregam métodos padrão para o isolamento de DNA ou RNA diretamente de organismos e amostras clínicas, assim como o uso de endonucleases de restrição, eletroforese em gel, técnicas de hibridização de AN para a análise de DNA ou RNA, técnicas de amplificação de DNA ou cDNA (DNA sintetizado a partir de um molde de RNA) ou amplificação do sinal de detecção (Tang e Persing, 1999). O entendimento do processo de hibridização de AN tornou possível o desenvolvimento da tecnologia de sondas de DNA. Basicamente, as sondas de AN podem ser utilizadas para detecção e identificação da espécie e/ou cepa de um organismo em cultura ou amostra clínica para fins epidemiológicos e/ou de diagnóstico clínico. Por exemplo, sondas de DNA espécie-específicas já vêm sendo empregadas há alguns anos para a identificação e caracterização de bactérias, parasitos e vírus. Entretanto, assim como os parâmetros fenotípicos, as limitações dos métodos de hibridização, principalmente no que se refere à sensibilidade para a detecção de patógenos, podem estar relacionadas com o isolamento e o pré-cultivo do agente infeccioso.

Alternativamente, o desenvolvimento da tecnologia de amplificação de AN gerou aumento na sensibilidade de detecção da sequência-alvo preestabelecida, abrindo novas perspectivas para a detecção, identificação e caracterização de organismos patogênicos. Devido à possibilidade de o DNA ou RNA-alvo estarem presentes em quantidades mínimas nas amostras clínicas, técnicas para a amplificação de alvos gênicos têm sido empregadas na detecção de agentes infecciosos nos laboratórios de diagnóstico clínico (Fredricks e Relman, 1999; Tang e Persing, 1999). Dessa forma, o cultivo *in vitro* passou a ser dispensado em alguns casos específicos. A amplificação de DNA é conhecida como reação de amplificação em cadeia pela enzima DNA polimerase (PCR – *polymerase chain reaction*), que será, assim como as demais técnicas, mais amplamente discutida no decorrer deste capítulo.

As técnicas de amplificação de AN podem ser divididas em duas categorias gerais:

- Sistemas de amplificação de alvos, os quais usam PCR, amplificação mediada pela transcrição ou TMA (*transcription mediated amplification*), e tecnologias similares como NASBA (*nucleic acid sequence based amplification*)
- Sistemas de amplificação de sinal, nos quais o sinal gerado a partir de cada molécula de sonda é aumentado pelo emprego de sondas combinadas (captura híbrida) ou a tecnologia de sondas ramificadas (*branched-probe* ou *branched-DNA*, b-DNA) (Tabela 19.1). Exemplos de cada categoria serão discutidos separadamente. Todos esses sistemas compartilham algumas vantagens sobre os métodos tradicionais, particularmente no que se refere à detecção de organismos de difícil cultivo ou fastidiosos.

É bom lembrar que os testes de diagnóstico molecular requerem muita atenção no que se refere à interpretação de seus resultados, quando comparados com as técnicas convencionais de cultivo e sorologia, por exemplo. Uma cultura positiva para um determinado organismo demonstra claramente a sua viabilidade, enquanto um aumento no título de anticorpo para um organismo específico pode sugerir resposta à infecção. Por outro lado, uma sonda de ácido nucleico ou um procedimento de amplificação determina se sequências específicas de DNA ou RNA de um organismo em particular estão presentes na amostra clínica que se quer diagnosticar.

Antes de introduzir os ensaios moleculares nos laboratórios de diagnóstico, três questões estratégicas devem ser levadas em consideração:

- Quais organismos necessitam de um teste melhor do que aqueles oferecidos por métodos tradicionais?
- Quais amostras clínicas e sob quais condições pré-analíticas devem ser recebidas e analisadas?
- Os testes moleculares disponíveis preenchem os critérios necessários de elevada sensibilidade e especificidade, velocidade na obtenção dos resultados, simplicidade e relevância clínica? Em geral, as técnicas de diagnóstico molecular são indicadas para a detecção de organismos que não podem ser cultivados *in vitro* ou para aqueles cujos métodos usuais com base no crescimento em cultura e microscopia são de baixa sensibilidade, extremamente onerosos ou laboriosos (Fredricks e Relman, 1996; 1999; Tang e Persing, 1999; Woods, 2001).

Com o ganho de experiência no uso de métodos moleculares, limitações adicionais se tornaram aparentes. Neste sentido, o desafio maior é a prevenção de contaminação das amostras negativas com moléculas de produto previamente amplificadas (*amplicon carryover*), ou contaminação cruzada a partir de controles positivos e/ou amostras preparadas em paralelo. Devido à capacidade de amplificação da PCR, a contaminação de uma dada amostra com até mesmo uma única molécula-alvo (*template*) de AN exógeno pode gerar resultados falso-positivos. Por outro lado, uma variedade de fatores pode também produzir resultados falso-negativos. Por exemplo, a presença de inibidores da enzima polimerase usada nos ensaios de amplificação faz com que medidas para controle de qualidade sejam tomadas durante a realização de cada ensaio de PCR. Quando se tem suspeita de inibição, os métodos de lise e extração de AN a partir de amostras clínicas devem ser investigados para evitar que o desempenho do ensaio seja afetado.

Uma outra limitação das técnicas de amplificação de AN se refere ao custo. As despesas com reagentes, equipamentos e o espaço necessário para separar os procedimentos de pré-amplificação e pós-amplificação têm impedido a introdução de métodos moleculares em muitos laboratórios clínicos.

As técnicas de amplificação não devem ser empregadas para o diagnóstico de infecções quando métodos convencionais se revelam suficientes. Por outro lado, o diagnóstico molecular pode apresentar um benefício significativo quando aplicado na detecção de organismos para os quais os meios convencionais sejam ineficientes, não confiáveis, ou simplesmente indisponíveis. Atualmente as técnicas moleculares se tornaram mais eficientes e amplamente difundidas, resultando em custos mais baixos por teste, porém com maior implicação para a medicina clínica.

▸ Sondas de ácidos nucleicos

A hibridização de DNA foi um dos primeiros métodos de biologia molecular desenvolvido para uso diagnóstico. O prin-

Tabela 19.1 Métodos usuais de amplificação de ácidos nucleicos.

Métodos de amplificação	Categorias da amplificação	Enzimas usadas	Exigências de temperatura	Alvos de AN
PCR	Alvo	*Taq* DNA polimerase	Ciclador térmico com alternância de temperaturas	DNA e cDNA
TMA	Alvo	Transcriptase reversa (RT), RNA polimerase, RNase H	Isotérmico	RNA e cDNA
NASBA	Alvo	Transcriptase reversa (RT), RNA polimerase, RNase H	Isotérmico	RNA e cDNA
Branched-probe ou b-DNA	Sinal	Nenhuma	Isotérmico	DNA e RNA

AN: ácido nucleico; PCR: *polymerase chain reaction*; TMA: *trancription mediated amplification*; NASBA: *nucleic acid sequence based amplification*.

cípio da tecnologia de sondas de AN é fundamentado na seleção de sequências genômicas específicas para um grupo particular de agentes infecciosos. Para a identificação, escolha e posterior utilização diagnóstica de uma sonda molecular, torna-se primordial um extenso estudo prévio do fragmento de AN que será utilizado como sonda. Atualmente, o sequenciamento de DNA tem sido empregado para melhor definição da região a ser usada como sonda molecular. As sondas hibridizam com alvos de DNA ou RNA presentes na amostra clínica (Figura 19.1).

A sonda molecular tem um tamanho variável e pode ser proveniente de qualquer forma de AN, podendo corresponder a um fragmento genômico clonado em vetor específico, ou mesmo uma pequena sequência de DNA sintetizada quimicamente, geralmente de 15 a 30 nucleotídios (oligonucleotídios).

O passo seguinte é a decisão de qual sistema de detecção do híbrido (sonda molecular + DNA presente na amostra clínica) será adotado. Sondas marcadas podem ser acopladas a enzimas, substâncias quimioluminescentes, fluorescentes ou mesmo radioisótopos. Aquelas acopladas a sistemas enzimáticos podem ser detectadas por reações simples de Elisa (*enzyme-linked immunosorbent assay*). Os compostos quimioluminescentes e os radioisótopos podem ser detectados por exposição a filmes de raios X ou a equipamentos que meçam luz (luminômetros) ou radiações ionizantes (*phosphoimagers*). Atualmente, a detecção pode ser facilmente definida por sistemas automatizados.

Na realidade, o processo como um todo foi evoluindo progressivamente com o tempo. A forma mais comum de marcação utiliza material radioativo, como o fósforo 32 (^{32}P). O fósforo é um dos átomos presentes na molécula de DNA e a detecção é feita por meio de exposição do suporte utilizado para a hibridização – em geral se utilizam membranas de nitrocelulose ou náilon – a filmes de raios X (autorradiograma). Entretanto, devido à natureza radioativa destas sondas e das limitações com a meia-vida do isótopo radioativo (14 dias), além das dificuldades de se manipular e descartar material radioativo em um laboratório clínico, outros processos de marcação de sondas moleculares com material não radioativo (sondas frias) foram desenvolvidos. Por exemplo, sondas de AN podem ser marcadas com biotina e detectadas com avidina conjugada a enzimas, como a fosfatase alcalina, e reveladas com adição de cromógeno específico (semelhante à revelação de um teste imunoenzimático). Outro exemplo de procedimento não radioativo envolve a incorporação às sondas de compostos detectáveis por substâncias quimioluminescentes. Neste processo a hibridização será detectada pela simples emissão de luz em filmes de raios X ou por luminômetros em sistemas automatizados. A principal desvantagem dessas "sondas frias" é o baixo nível de sensibilidade, quando comparado com os resultados obtidos a partir de sondas marcadas com radioisótopos.

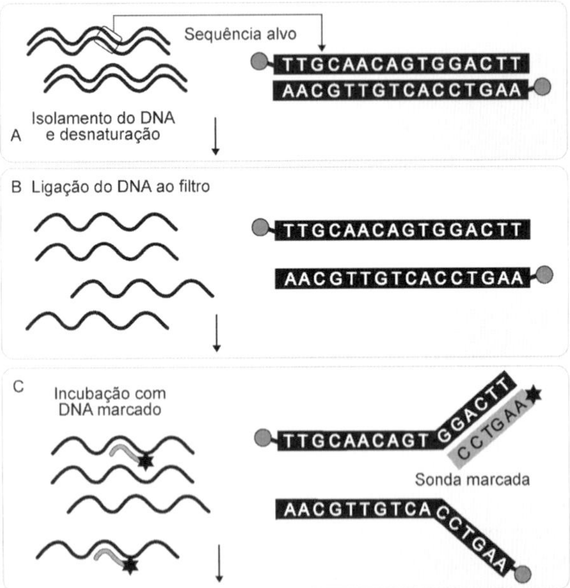

Figura 19.1 Representação esquemática da hibridização de alvos de DNA com sonda marcada. **A.** A molécula de DNA é desnaturada em temperaturas acima de 90°C. **B.** Aplicada a um suporte sólido (como filtro de náilon). **C.** Em seguida é hibridizada em solução contendo a sonda complementar marcada. Após lavagens para remoção das sondas que não hibridizaram, a reação positiva é visualizada após exposição do filtro em filme de raios X (autorradiografia).

A sensibilidade da hibridização varia diretamente com o tamanho e a composição das sondas, assim como com a natureza da amostra original. Geralmente, a identificação de organismos em cultura é menos complexa do que a detecção dos mesmos em amostras clínicas, devido à ausência de AN competidores que eventualmente possam interferir no processo de hibridização. Um grande número de sondas de DNA preparadas comercialmente para a identificação de agentes infecciosos já foi descrito (Drake *et al.*, 1987; Kiviat *et al.*, 1990; Hall *et al.*, 1992; Lewis *et al.*, 1993).

Três formatos de sistemas de hibridização com sonda de DNA têm sido mais comumente usados: fase líquida, fase sólida e hibridização *in situ*. O formato em fase líquida é o que apresenta a taxa de hibridização mais rápida (Matthews e Kricka, 1988; Wetmur, 1991). A hibridização em fase sólida é a mais usada em projetos de pesquisa e em laboratórios clínicos (Tenover, 1988), em que moléculas de AN são transferidas para membranas de náilon ou nitrocelulose ou fixadas em placas de Elisa (suporte sólido) e hibridizadas com sonda contendo uma sequência de AN específica do organismo a ser detectado. As sondas não ligadas são eliminadas por lavagens e a sonda hibridizada pode ser detectada como descrito anteriormente.

No processo conhecido como *Southern blot*, o DNA isolado do organismo a ser analisado é inicialmente clivado com enzimas de restrição e separado por eletroforese em gel. Os fragmentos obtidos são transferidos por capilaridade em solução alcalina para o suporte sólido e hibridizados com a sonda apropriada (Southern, 1975) (Figura 19.2).

O procedimento de *Northern blot* (transferência de RNA para posterior hibridização com sondas) é semelhante, exceto que dispensa o uso de enzimas de restrição (Tenover, 1988).

Os ensaios de hibridização *in situ* empregam células íntegras ou cortes histológicos obtidos de amostras recolhidas a partir de biopsias, necropsias ou esfregaços, fixados em lâminas de microscópio (Beckmann *et al.* 1985). O AN no tecido-alvo é hibridizado com sonda molecular específica, seguindo os princípios gerais usados na hibridização em fase sólida (Strickler e Copenhaver, 1990; Hankin, 1992). Em amostras clínicas, os cortes de tecidos fixados em formalina tamponada e parafinados são mais comumente empregados.

Com o advento de oligonucleotídios sintéticos, os procedimentos para o emprego de sondas de DNA passaram a ser realizados em tempos mais curtos, devido em grande parte à maior rapidez na cinética de hibridização. Estabelecida a

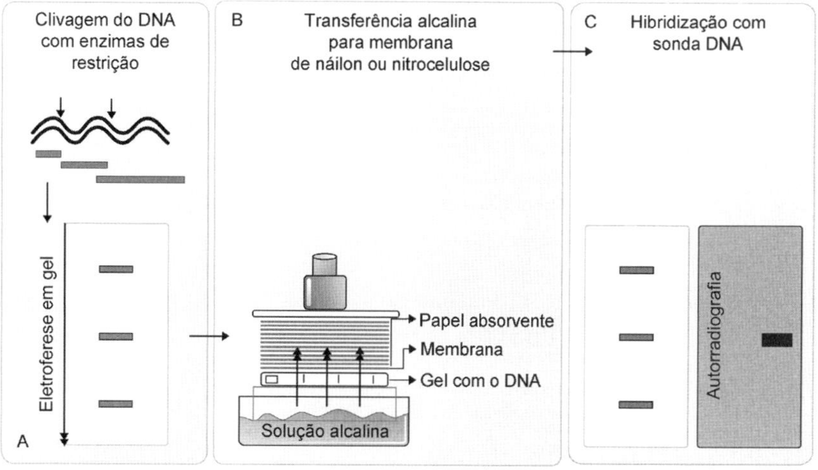

Figura 19.2 Representação esquemática da transferência por capilaridade de moléculas de DNA. **A.** O DNA é inicialmente digerido com enzimas de restrição e os fragmentos gerados são separados por eletroforese em gel de agarose. **B.** Em seguida o DNA é transferido para suporte sólido (membrana de nitrocelulose ou náilon) por capilaridade, utilizando-se uma solução alcalina. **C.** O DNA transferido é agora hibridizado e o produto revelado por autorradiografia (Figura 19.1C).

sequência de nucleotídios que tenha função diagnóstica, esta sonda molecular (oligonucleotídio) poderá ser sintetizada quimicamente em maiores quantidades. Esses oligonucleotídios, constituídos por pequenas sequências de DNA fita simples de 15 a 30 bases e marcados convenientemente, representam as sondas de escolha para uso no diagnóstico molecular.

Entretanto, o uso de sondas para o diagnóstico de amostras clínicas ainda é considerado de difícil introdução na rotina laboratorial. Uma série de razões, como a manipulação de isótopos radioativos, dificuldades técnicas de automação do sistema, sensibilidade insuficiente quando há baixas quantidades do agente etiológico na amostra clínica e, sobretudo, dificuldades de reprodutibilidade na hibridização por detecção não radioativa, têm direcionado o emprego desta tecnologia mais para estudos acadêmicos e taxonômicos (tipagem de cepas e espécies) do que para o diagnóstico clínico propriamente dito. Contudo, grande parte dessas limitações foi superada com o aprimoramento das técnicas de marcação de sondas moleculares com materiais não radioativos, além do desenvolvimento de novas técnicas que possibilitam a amplificação de sequências específicas de AN, no sentido de se obterem métodos mais sensíveis (Singh, 1997; Bertholf, 1998).

▶ Métodos de detecção de AN com base em amplificação

Para melhor compreensão dos métodos de amplificação, iremos dividi-los didaticamente em dois tipos: (1) sistemas de amplificação da sequência-alvo, aumentando a probabilidade de hibridização com sonda específica e resultando em maior sensibilidade (PCR, TMA ou NASBA e LCR); (2) sistemas que amplificam o sinal obtido após hibridização com sonda específica (captura híbrida e *branched*-DNA).

▪ Técnicas de amplificação da sequência-alvo

PCR e suas variantes

A PCR alterou drasticamente o procedimento de detecção e caracterização de AN, trazendo uma solução para o problema da sensibilidade limitada dos ensaios de hibridização de DNA, sobretudo quando baixas quantidades de patógeno estão presentes na amostra a ser analisada (Saiki *et al.*, 1988; Mullis, 1990). Pela primeira vez descrita em 1985, a PCR se tornou um marco tecnológico na área da biotecnologia, e o seu inventor Kary B. Mullis foi agraciado com o Prêmio Nobel para Medicina em 1993 (Saiki *et al.*, 1985; Mullis e Faloona, 1987). Esta metodologia segue as regras básicas do processo fisiológico de replicação do DNA e consiste na amplificação de forma sequencial de fragmentos predeterminados do genoma, sendo que esses são altamente específicos para um determinado organismo (Mullis e Faloona, 1987). Utiliza-se neste ensaio a enzima DNA polimerase que tem a habilidade de copiar uma fita de DNA, iniciando a etapa de extensão (polimerização) a partir do oligonucleotídio (*primer* ou iniciador) que está ligado (anelado/hibridizado) à fita de DNA (alvo). Quando dois iniciadores se ligam às sequências complementares do DNA-alvo, a sequência entre os dois sítios de ligação desses iniciadores é amplificada exponencialmente com cada ciclo da PCR (Mullis, 1990).

Cada ciclo de amplificação da PCR consiste em três fases: (1) uma etapa de desnaturação do DNA, na qual as duas fitas do DNA-alvo são separadas a temperaturas acima de 94°C; (2) uma etapa de anelamento dos *primers* ou iniciadores da replicação, que corresponde à ligação destes às sequências complementares, alvo da amplificação, em uma temperatura mais baixa (essa temperatura vai depender da composição de bases e tamanho dos dois *primers*); (3) uma etapa de alongamento ou extensão da reação, na qual a DNA polimerase (*Taq* polimerase) sintetiza a sequência-alvo localizada entre os *primers*, a uma temperatura de 72°C. No final de cada ciclo, que consiste nas três fases descritas, os produtos de PCR são teoricamente duplicados (Figura 19.3).

A duração de cada uma das fases do ciclo, em geral, varia de 1 a 3 min. Todo o procedimento é realizado em um termociclador programável (aparelho que contém um bloco de aquecimento que permite rápida mudança de temperatura) (Figura 19.4). De um modo geral, 30 a 40 ciclos térmicos resultam em quantidade detectável de uma sequência-alvo presente originalmente em um número de cópias menor que 100 (White *et al.*, 1992).

O DNA amplificado pode ser detectado simplesmente por eletroforese em gel de agarose, seguido de coloração com brometo de etídio e visualização em transiluminador com luz ultravioleta (UV), considerando que o processo permite amplificar em cerca de um milhão de vezes uma sequência de DNA. Alternativamente, os produtos amplificados podem ser submetidos à eletroforese em gel de poliacrilamida e revelados por colo-

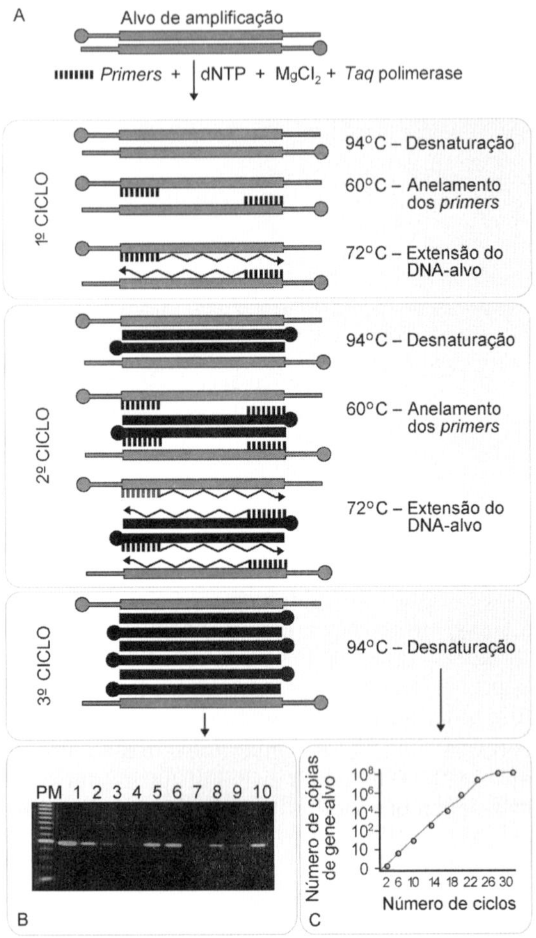

Figura 19.3 Princípios da reação em cadeia da polimerase (PCR). **A.** No primeiro ciclo de amplificação, a dupla fita de DNA é separada por aquecimento a 94°C (etapa de desnaturação). A ligação dos *primers* ou iniciadores nas sequências complementares do DNA- alvo é realizada em temperatura que pode variar entre 55 e 64°C, dependendo da composição de bases e tamanho dos *primers* (etapa de anelamento). A seguir, a mistura da reação é aquecida a 72°C para que a enzima *Taq* polimerase possa sintetizar a região do DNA localizada entre o par de *primers* (etapa de extensão). Um único ciclo de PCR duplica o número de cópias de uma sequência-alvo. Nos ciclos subsequentes (em geral 30 a 40), as três etapas descritas são repetidas, com a formação de sequências de DNA dupla fita delimitadas pelos *primers* em ambas as extremidades. Ao final de todos os ciclos, os produtos amplificados, também denominados *amplicons*, podem ser detectados por eletroforese em gel de agarose corado com brometo de etídio e visualizados sob exposição à luz ultravioleta. **B.** O número de cópias da sequência-alvo aumenta exponencialmente com o número de ciclos, até atingir a fase de *platô*, em que o acúmulo de produtos não é mais exponencial devido à limitação dos reagentes da reação.

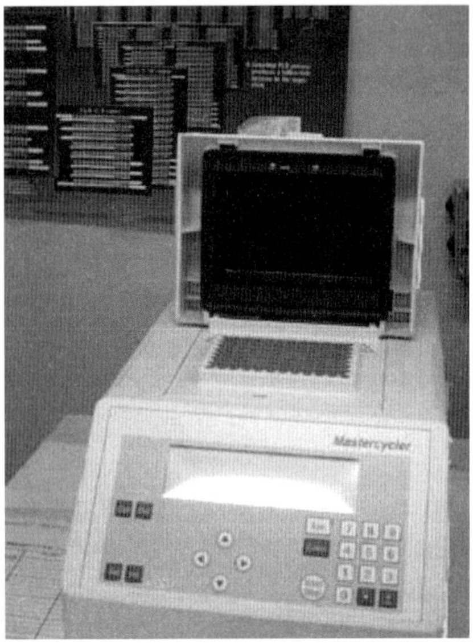

Figura 19.4 Exemplo de um termociclador capaz de amplificar 96 amostras ao mesmo tempo.

ração com a prata. No caso de haver necessidade de maior sensibilidade de detecção, o DNA amplificado pode ser identificado por hibridização em fase sólida, como já descrito. A técnica de PCR está se tornando extremamente atraente para o diagnóstico de doenças infectoparasitárias, permitindo a amplificação e a detecção de mínimas quantidades do DNA-alvo, mesmo na presença de altas concentrações do DNA do hospedeiro.

A PCR foi desenvolvida como técnica de amplificação de DNA, o que poderia complicar a possível amplificação de genomas de RNA (vírus, por exemplo). A reação da transcriptase reversa acoplada a PCR, ou RT-PCR, pode solucionar esse problema. Neste processo os alvos de RNA são inicialmente convertidos em DNA complementar (cDNA) pela enzima transcriptase reversa (RT) e depois amplificados pela PCR. A enzima RT convencional não consegue tolerar as temperaturas mais altas da PCR, o que pode limitar a especificidade de anelamento dos *primers* (quanto mais elevada for a temperatura de anelamento, maior a especificidade da reação de amplificação). Entretanto, a enzima DNA polimerase termoestável derivada de *Thermus thermophilus* e outras relacionadas derivadas de organismos distintos têm uma eficiente atividade de transcrição reversa. Essas enzimas podem ser usadas para amplificar alvos de RNA sem ser necessária uma etapa à parte, inicial, de transcrição reversa (Myers e Gelfand, 1991). Os dois processos podem ocorrer conjuntamente por intermédio da mesma enzima: síntese de cDNA a partir do RNA-alvo e posterior amplificação do DNA.

Para os ensaios de PCR e suas variantes, cabe ressaltar mais uma vez a importância da escolha correta da região a ser amplificada. Devido à extrema sensibilidade do método, a técnica tem capacidade de amplificar qualquer sequência contida entre os dois *primers*. Sendo assim, o anelamento (hibridização) de ambos os oligonucleotídios deve ser específico. Um erro na escolha dos *primers* pode gerar o anelamento em regiões diferentes, resultando na amplificação de um produto não desejado, e fornecendo resultados falso-positivos. Torna-se importante conhecer previamente o tamanho do produto a ser amplificado e verificar se está de acordo com o esperado. Cuidados desse tipo podem assegurar maior confiabilidade dos resultados obtidos.

Quando se busca a detecção de patógenos a partir de material biológico humano, é fortemente recomendado incluir na execução do ensaio de PCR controles internos da reação de amplificação como, por exemplo, *primers* para sequências genômicas da célula eucariótica humana, como o gene da β-globina (Saiki *et al.*, 1985) ou HLA, que permitam analisar o desempenho da reação quando se suspeita da presença de potenciais inibidores nas amostras clínicas. Essa precaução deve ser tomada para evitar resultados falso-negativos, decorrentes da inibição da enzima DNA polimerase.

Como já mencionado, a extrema sensibilidade do método também pode ser um problema, pois propicia altos índices de contaminação. Geralmente esta contaminação advém de produtos amplificados anteriormente, denominados *amplicons*. Uma única molécula do *amplicon* pode gerar um resultado falso-positivo, fruto de contaminação seja na etapa de extração do AN do material clínico, seja na preparação da reação a ser executada. Assim, cuidados intensos devem ser tomados durante o preparo das amostras a serem testadas (etapa de extração de AN), recomendando-se fortemente que seja realizado em ambientes fisicamente separados do local onde a reação vai ser processada (Figura 19.5). A técnica de PCR fica a princípio restrita aos grandes laboratórios que podem dispor de infraestrutura especial, a fim de se evitarem eventuais contaminações. Entretanto, grandes empresas estão trazendo soluções de automação, garantindo confiabilidade dos testes, flexibilidade na aplicação e minimização nos riscos de contaminação.

Ainda que outras estratégias estejam disponíveis, a PCR e técnicas derivadas representam os métodos de amplificação de AN mais amplamente usados devido à relativa simplicidade e à flexibilidade da metodologia. A partir de meados da década de 1990, vários fabricantes passaram a desenvolver *kits* comerciais fundamentados em PCR para o diagnóstico de doenças genéticas e infecciosas. Paralelamente, testes diagnósticos com base na técnica de PCR foram testados e otimizados pelos próprios usuários e aplicados ao estudo de uma variedade de agentes etiológicos: *Plasmodium* (Snounou *et al.*, 1993; Singh *et al.*, 1996), *Leishmania* (Smyth *et al.*, 1992; Degrave *et al.*, 1994), *Trypanosoma cruzi* (Avila *et al.* 1993; Britto *et al.* 1993), *Toxoplasma gondii* (Bastien, 2002; Kompalic-Cristo *et al.*, 2004), *Entamoeba histolytica* (Aguirre *et al.*, 1995), *Giardia* (Mahbubani *et al.*, 1991), *Cryptosporidium parvum* (Widmer, 1998), *Taenia* (Gasser e Chilton, 1995), *Wuchereria bancrofti* (Williams *et al.*, 1996) e *Onchocerca volvulus* (Bradley e Unnasch, 1996).

Uma série de variações com base na técnica de PCR tem sido descrita na literatura para uso em diagnóstico, como, por exemplo *nested*-PCR, PCR multiplex e PCR quantitativo em tempo real.

A reação de *nested*-PCR utiliza dois conjuntos de *primers* em duas reações de PCR consecutivas, sendo que o produto da primeira amplificação servirá como alvo para a segunda (Figura 19.6). Este tipo de ensaio foi desenhado principalmente para aumentar a sensibilidade da reação (Haqqi *et al.*, 1988). Os produtos da primeira reação são submetidos a uma segunda amplificação com outro par de *primers* específico para uma sequência interna presente nos *amplicons* gerados durante a primeira PCR. O ensaio de *nested*-PCR apresenta sensibilidade maior e teoricamente é mais específico do que a reação clássica com um único par de *primers*. Este fato é verdadeiro porque os produtos de DNA gerados com a primeira PCR devem conter sítios de hibridização para o segundo par de *primers*. A maior desvantagem do *nested*-PCR é a alta probabilidade de contaminação durante a manipulação dos *amplicons* gerados pelo primeiro turno de amplificação, para dar prosseguimento à segunda reação. Esse problema pode ser evitado tanto pela separação física das duas misturas de reação com uma camada de parafina ou óleo mineral (Whelen *et al.*, 1995) como por meio do desenho de protocolos alternativos que processam a reação de amplificação em um único tubo.

A reação de PCR multiplex consiste em um ensaio de amplificação em que são introduzidos, no mesmo tubo, dois ou mais conjuntos de *primers* específicos para alvos diferentes. Em uma determinada amostra mais de uma sequência-alvo de diferentes organismos pode ser amplificada ao mesmo tempo (Chamberlain *et al.*, 1988). Os *primers* empregados nas reações de multiplex devem ser desenhados com cuidado, de forma que apresentem temperaturas de anelamento semelhantes e que não tenham sequências complementares. A coamplificação de alvos múltiplos pode ser usada para propósitos distintos. Para uso diagnóstico, o multiplex PCR pode ser empregado para a detecção de controles internos, assim como

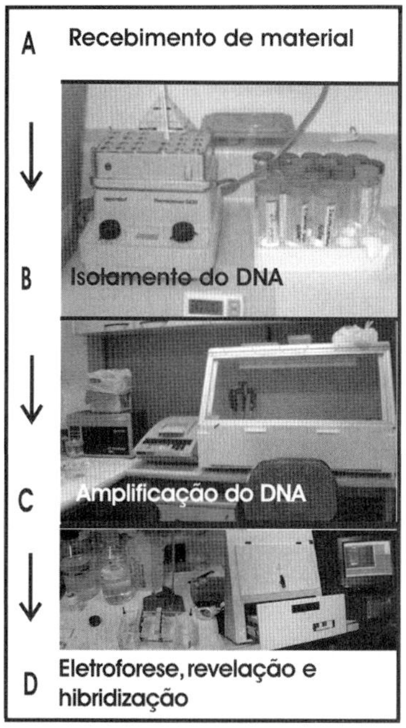

Figura 19.5 Infraestrutura ideal de um laboratório para o desenvolvimento da PCR na rotina diagnóstica. Recomenda-se fortemente a separação física dos ambientes para cada uma das seguintes etapas: **A.** Recebimento do material. **B.** Processamento dos amostras para extração do DNA. **C.** Área de preparo da mistura da reação de amplificação do DNA. **D.** Área para a detecção dos produtos amplificados.

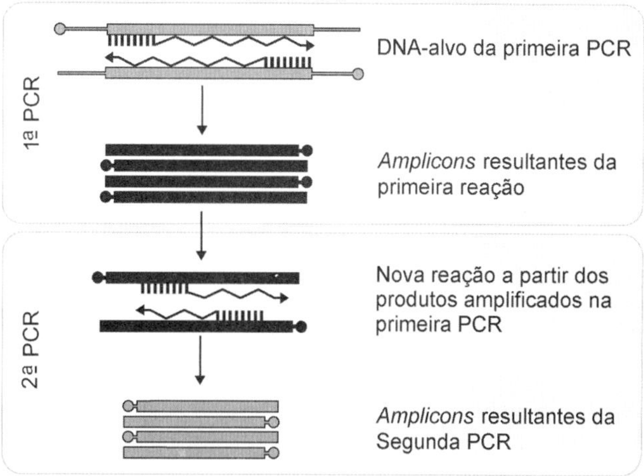

Figura 19.6 Representação esquemática da reação de *nested*-PCR. O método é realizado em duas reações de PCR consecutivas: os produtos amplificados no primeiro turno do ensaio são submetidos a uma segunda amplificação empregando-se *primers* mais internos para esses fragmentos. A segunda reação de PCR gera *amplicons* que correspondem a sequências internas específicas para o produto desejado.

na identificação de patógenos múltiplos presentes em uma mesma amostra (Bej *et al.*, 1990; Roberts e Storch, 1997).

Visando ao estabelecimento de ensaios de PCR quantitativo, uma das abordagens mais promissoras é a que emprega a quantificação em tempo real da reação de amplificação, utilizando equipamentos automatizados que detectam os produtos amplificados à medida que os ciclos vão ocorrendo. Estes equipamentos (família 7500) utilizam a tecnologia *TaqMan* que emprega sondas para detecção do DNA, desenhadas especificamente para uma região mais interna do *amplicom*, marcadas simultaneamente na extremidade 5′ com compostos fluorescentes (FAM, TET, JOE, HEX, VIC) e na 3′ com compostos inibidores da fluorescência (TAMRA) (Livak *et al.*, 1995; Heid *et al.*, 1996). A proximidade destes compostos faz com que a fluorescência emitida na extremidade 5′ seja absorvida (*quenched*) pelo inibidor presente no terminal 3′. Durante o processo de amplificação, a atividade exonucleolítica 5′ → 3′ da enzima *Taq* polimerase cliva a sonda, separando os dois compostos fluorogênicos e permitindo dessa forma a emissão de fluorescência, sem haver inibição pelo marcador presente na extremidade 3′ (Figura 19.7). Ou seja, a cada passagem da enzima a cada síntese de uma fita nova de DNA – é ativada a fluorescência da molécula marcada covalentemente ligada ao terminal 5′ da sonda. A emissão de fluorescência pode então ser monitorada durante os ciclos da reação (em tempo real) pelo sistema a *laser* do detector de sequências automatizado, sendo estritamente proporcional à quantidade de sequências-alvo amplificada (Figura 19.8).

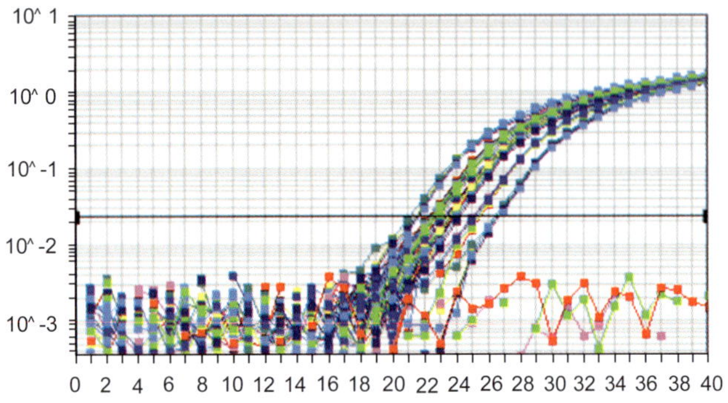

Figura 19.8 Detecção de produtos de PCR em tempo real. Equipamentos como o Applied Biosystem 7500 Fast constroem espectros de amplificação a partir dos dados de emissão de fluorescência (ΔRn) coletados durante a fase de extensão (polimerização) em cada ciclo da reação de PCR. A figura mostra curvas de amplificação que correspondem a diferentes amostras contendo quantidades distintas de um determinado ácido nucleico (AN) (diluições em série). A quantificação de AN é determinada por meio da normalização do sinal de fluorescência emitido pelo corante *reporter* em função do número de ciclos, e é apoiada nos valores de C_T (*threshold cycle*) para cada amostra. O C_T corresponde ao ciclo de PCR no qual pode ser detectado um aumento significativo na fluorescência do corante *reporter* (acima da linha de base). O valor de C_T é inversamente proporcional ao número inicial de moléculas-alvo presente nas amostras. Amostras mais concentradas apresentam valores de C_T mais baixos do que aquelas que têm menor número de cópias da sequência-alvo.

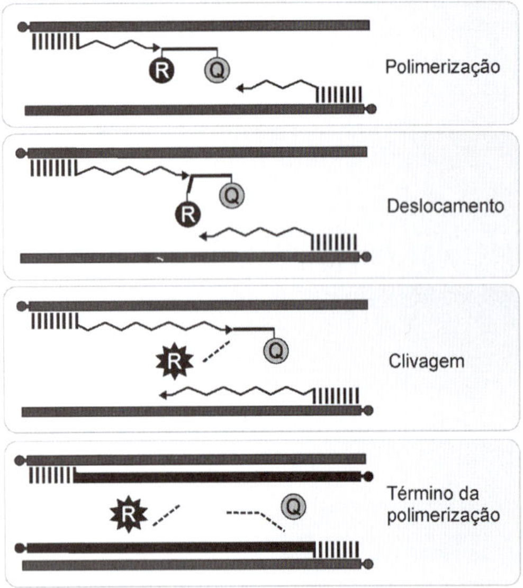

Figura 19.7 Representação esquemática do princípio do uso de sondas *TaqMan* para as análises de PCR quantitativo em tempo real. As sondas *TaqMan*, desenhadas para sequências internas de um DNA-alvo que se quer quantificar, apresentam dois corantes fluorescentes ligados em cada extremidade da sonda: o *reporter* (R) e o *quencher* (Q). Quando ambos os fluoróforos estão ligados à sonda, a emissão de fluorescência pelo *reporter* é inibida devido à transferência de energia fluorescente do corante *reporter* para o *quencher*. Durante cada ciclo de extensão (polimerização), a sonda é deslocada na sua extremidade 5′ pela DNA polimerase. Em seguida, a enzima cliva a sonda por meio de sua atividade 5′ → 3′ exonucleásica e libera o corante *reporter*. Uma vez separado do *quencher*, ocorre a emissão de fluorescência característica do *reporter*, que pode então ser medida pelo sistema a *laser* do detector de sequências automatizado. A quantidade de fluorescência medida é proporcional à quantidade de produtos gerados pela PCR.

Para a determinação da concentração inicial do AN-alvo de detecção presente nas amostras clínicas, torna-se necessário incluir em cada estudo de quantificação amostras padrões em que o número exato de cópias da sequência-alvo seja conhecido. Desta maneira a quantificação de um determinado patógeno presente em material biológico pode ser relativamente determinada por interpolação, se o número inicial de cópias estiver representado dentro da faixa de concentração dos padrões. Para os experimentos de quantificação é recomendada a incorporação de até cinco padrões que permitam representar uma ampla faixa de número de cópias ou quantidades do AN-alvo a ser amplificado, com a finalidade de assegurar que as amostras que estão sendo analisadas estejam representadas dentro deste espectro.

Não obstante ser uma tecnologia ainda em aperfeiçoamento para diferentes modelos de doenças, esta abordagem já permitiu a realização de interessantes estudos clínicos que demonstraram inequivocamente a correlação entre, por exemplo, a quantidade de RNA de HIV-1 e a evolução clínica de pacientes HIV-positivos (Gupta *et al.*, 1993; Rinaldo *et al.*, 1995).

Um sistema alternativo para a detecção de AN pela PCR em tempo real emprega o corante fluorescente denominado *SYBR Green*. Neste caso, à medida que a sequência-alvo vai sendo amplificada, o corante se intercala aos novos fragmentos de DNA dupla fita gerados, de maneira inespecífica, diferentemente das sondas *TaqMan* (Figura 19.9). A maior facilidade em se trabalhar com *SYBR Green* associa-se ao menor custo da reação, já que não é necessária a confecção de sondas marcadas por fluoróforos em ambas as extremidades. No entanto é menos específico do que a tecnologia *TaqMan* e geralmente mais utilizado em ensaios qualitativos.

A PCR também pode ser realizada com *primers* arbitrários, randômicos (RAPD – *random amplified polymorphic DNA*) (McClelland e Welsh, 1994). Para o ensaio de RAPD não é

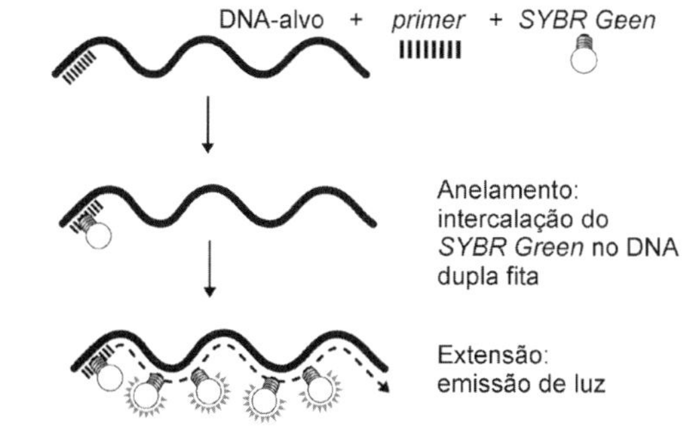

Figura 19.9 Representação esquemática do ensaio de PCR quantitativo em tempo real empregando o corante *SYBR Green*. À medida que a nova fita de DNA vai sendo sintetizada pela *Taq* polimerase a partir dos *primers*, o corante se intercala na dupla hélice recém-formada, emitindo sinal de fluorescência. A intensidade de luz emitida é proporcional ao número de alvos dupla fita que foi amplificado.

necessário o conhecimento prévio da sequência de DNA, visto que este método envolve o uso de um único oligonucleotídio de tamanho relativamente pequeno (aproximadamente 10 a 15 bases), escolhido arbitrariamente para amplificar DNA genômico sob condições de baixa estringência, isto é, em temperaturas de anelamento mais baixas que favorecem a hibridização do *primer* nas regiões complementares do genoma. Pelo fato de este iniciador ser menor e menos específico, ele se liga randomicamente a sequências complementares de ambas as fitas de DNA, resultando na amplificação de regiões situadas entre os locais de anelamento dos oligonucleotídios. Apenas as regiões flanqueadas por sítios de ligação ao *primer* nas fitas complementares serão amplificadas. Quando analisados por eletroforese em gel, os produtos da amplificação aparecem como padrão de bandeamento específico para cada cepa ou isolado relacionado com um determinado agente infeccioso. Pela utilização desta técnica, *fingerprinting* de DNA e variação genética têm sido descritos para uma variedade de parasitos, incluindo as espécies de *Leishmania* que causam a forma cutânea da doença (Andresen *et al.*, 1996), *Cryptosporidium* (Morgan *et al.*, 1995), tripanossomos (Waitumbi e Murphy, 1993) e *Giardia* (Morgan *et al.*, 1993). Desta forma, o ensaio de RAPD tem sido empregado para diferenciar isolados de uma determinada espécie (Figura 19.10), sorotipos variados dentro de uma espécie e distintos subtipos

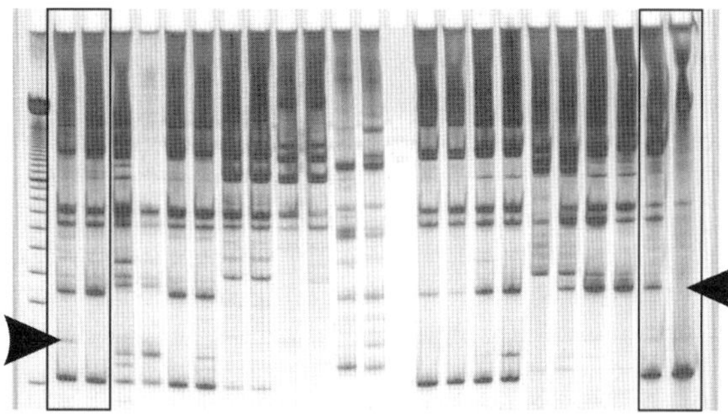

Figura 19.10 Visualização de produtos amplificados pela técnica de RAPD após separação eletroforética em gel de poliacrilamida e coloração pela prata (*fingerprinting* de DNA). As pontas de setas indicam a presença ou ausência de bandas específicas, que permitem demonstrar, por exemplo, a variação genética que ocorre entre dois isolados de *Leishmania* (delimitados por retângulos).

dentro de um sorotipo (van Belkum *et al.*, 1995). Este ensaio é útil para determinar, por exemplo, se dois isolados de uma mesma espécie estão relacionados epidemiologicamente (epidemiologia molecular). Apesar da difícil reprodutibilidade do teste entre ensaios e laboratórios distintos, a técnica de RAPD é provavelmente o mais simples método de subtipagem com base em DNA desenvolvido até o presente.

Reação de amplificação com base em transcrição

Descrita em 1989 por Kwoh *et al.*, a amplificação com base em transcrição tem início com a síntese de uma molécula de DNA complementar ao RNA-alvo (Kwoh *et al.*, 1989). Esta etapa é seguida pela transcrição *in vitro* utilizando o cDNA recém-sintetizado como molde (*template*), gerando novas moléculas de RNA, que por sua vez serão incluídas nos sucessivos ciclos de amplificação. Variações neste processo são o NASBA ou TMA (Guatelli *et al.*, 1990; Compton, 1991). Nos ensaios de amplificação com base em transcrição são utilizadas três enzimas na reação: RT, RNase H e T7 RNA polimerase (veja a Tabela 19.1). Estas técnicas utilizam como alvo uma molécula de RNA e se assemelham ao ciclo de replicação natural do genoma de um retrovírus. Os passos de amplificação envolvem a formação de cDNA a partir do alvo de RNA, empregando *primers* que contêm um sítio de ligação para a T7 RNA polimerase. Dessa forma, todas as fitas de cDNA produzidas pela enzima RT contêm o promotor T7 na extremidade 5′. A RNase H degrada a fita inicial do alvo de RNA no híbrido formado RNA-DNA, após esta molécula de RNA ter atuado como *template* para o primeiro *primer*. O segundo *primer* se liga ao cDNA recém-formado e a extensão desse resulta na geração de cDNA dupla fita, em que uma ou ambas as fitas são capazes de atuar como moldes de transcrição para a T7 RNA polimerase (Figura 19.11).

Diferentemente de RT-PCR, essas reações são isotérmicas e poucos ciclos já resultam em amplificações da ordem de 10^6 novas moléculas. A técnica de TMA envolve várias enzimas e uma série complexa de reações que ocorrem simultaneamente na mesma temperatura e tampão. As vantagens dessa técnica incluem sua rápida cinética e o não requerimento de termocicladores. Condições isotérmicas em um único tubo, associadas a um produto que é rapidamente degradado (RNA), ajudam a minimizar os riscos de contaminação (Guatelli *et al.*, 1990). Os ensaios de TMA são muito úteis para a amplificação de alvos de RNA fita simples. A amplificação de RNA não somente possibilita a detecção de vírus de RNA, como aumenta a sensibilidade em se detectarem patógenos, como bactérias e fungos, pela utilização de alvos de RNA que estejam representados em um elevado número de cópias no genoma (Compton, 1991).

Ensaios com base em TMA têm sido fornecidos na forma de *kits* para a detecção de *Mycobacterium tuberculosis* e infecção por *Chlamydia trachomatis* e *Neisseria gonorrhoeae,* além dos testes multiplex para HIV, HCV e HBV utilizados em bancos de sangue em complementação aos testes sorológicos.

Técnicas de amplificação de sinal obtido após hibridização

Os métodos de amplificação de sinal são usados para intensificar o sinal de hibridização, aumentando a concentração de marcadores (radioisótopos, enzimas, fluorocromos etc.)

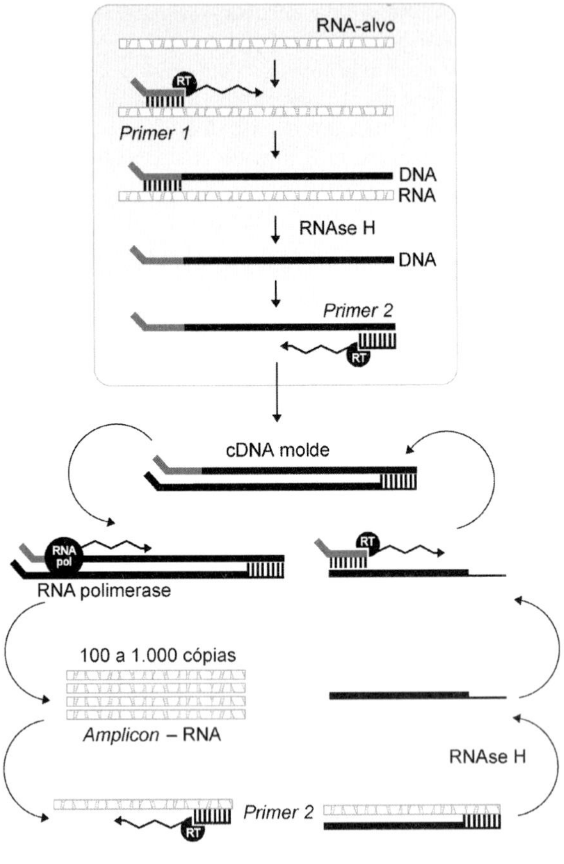

Figura 19.11 Representação esquemática da reação de amplificação com base em transcrição ou TMA. Os passos de amplificação envolvem inicialmente a formação da primeira fita de cDNA a partir do alvo de RNA, utilizando a enzima RT (transcriptase reversa) e um *primer* que contem sítio de ligação para a T7 RNA polimerase (*primer* 1). Em seguida, a RNase H degrada a fita inicial do alvo de RNA no híbrido RNA-DNA. Na presença da enzima RT e do segundo *primer*, é sintetizada a segunda fita do cDNA. Estes cDNA dupla fita recém-sintetizados servirão como moldes de transcrição para a T7 RNA polimerase, possibilitando a geração de 100 a 1.000 cópias do alvo de RNA, que por sua vez servirão como modelo para as sucessivas reações de amplificação.

ligados ao AN-alvo (Fahrlander e Klausner, 1988). A associação de múltiplas sondas e enzimas tem sido empregada para aumentar a detecção do alvo (Wiedbrauk, 1992).

Captura híbrida

Um exemplo de amplificação de sinal é o *sistema de captura híbrida* que consiste em um ensaio de hibridização em fase sólida (em geral placas de Elisa) com anticorpos que atuam como sondas de captura. O método pode ser empregado com uma variedade de sistemas de detecção, que vão de leituras visuais a fotométricas, com substratos que emitem cor, fluorescentes ou luminescentes. Esses sistemas possibilitam um aumento da sensibilidade com o emprego de compostos amplificadores de sinal e reações em cascata com mais de uma enzima e substrato. O ensaio de captura híbrida com detecção quimioluminescente é amplamente usado para determinar e tipar infecções por HPV (com sonda específica de RNA) em esfregaços cervicais ou amostras de biopsia cervical (Lorincz *et al.*, 1990). Amostras contendo o DNA-alvo hibridizam com uma sonda modificada. Os híbridos formados são capturados na parede de um tubo (ou na superfície dos poços de uma placa de Elisa) previamente revestido com anticorpos específicos. Após a adição de anticorpos conjugados a fosfatase alcalina, os híbridos imobilizados reagem com esses anticorpos conjugados. Nesta etapa ocorre a amplificação de sinal, visto que anticorpos múltiplos se ligam à sequência-alvo. Os anticorpos conjugados a enzimas são então detectados na presença de um substrato luminescente. À medida que o substrato é clivado pela enzima ligada ao anticorpo, ocorre a emissão de luz que pode ser medida em um luminômetro (Figura 19.12). A intensidade de luz emitida é proporcional à concentração do DNA-alvo na amostra. O sistema de captura híbrida é um método quantitativo em que a reação entre os híbridos imobilizados e anticorpos conjugados é monitorada por medida da atividade enzimática.

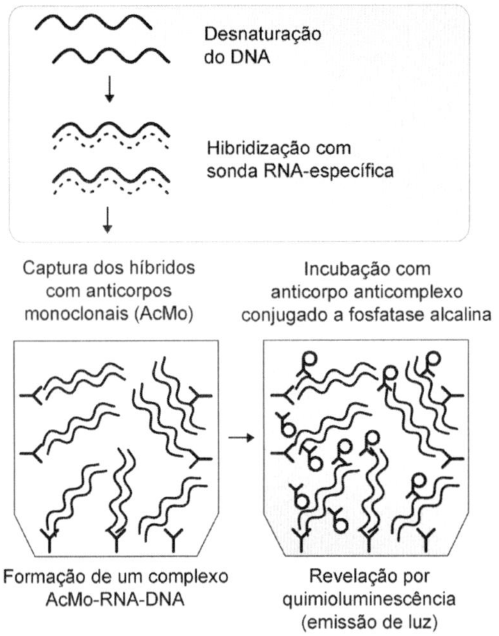

Figura 19.12 Representação esquemática de um sistema de captura híbrida para a amplificação do sinal de hibridização, empregando anticorpos previamente ligados a uma superfície sólida, que atuam como sondas de captura.

Reação de *branched-DNA*

A técnica de *branched-DNA* (b-DNA) é uma variante da hibridização clássica. Essa técnica emprega como sonda DNA quimicamente modificado, com inúmeras ramificações, que se liga em uma segunda fase a uma outra sonda marcada com biotina, fornecendo então aumento do sinal em proporção à quantidade de alvos na mistura de reação (Urdea *et al.*, 1991). Múltiplos oligonucleotídios sintéticos específicos hibridizam com o alvo e o capturam em uma superfície sólida (sondas de captura). Em seguida é adicionado um complexo de sondas sintéticas ramificadas compreendendo múltiplos oligonucleotídios conjugados a enzimas (amplificadores de b-DNA). A hibridização ocorre entre esses amplificadores e os alvos previamente imobilizados. Pela técnica de b-DNA torna-se relativamente fácil ligar de 60 a 300 moléculas de enzima em cada sequência-alvo. Posteriormente é adicionado um substrato quimioluminescente e a emissão de luz pode então ser quantificada (Figura 19.13).

Nos ensaios de b-DNA todas as reações de hibridização ocorrem simultaneamente e o sinal observado é proporcional à quantidade de DNA-alvo. Este DNA-alvo pode ser quan-

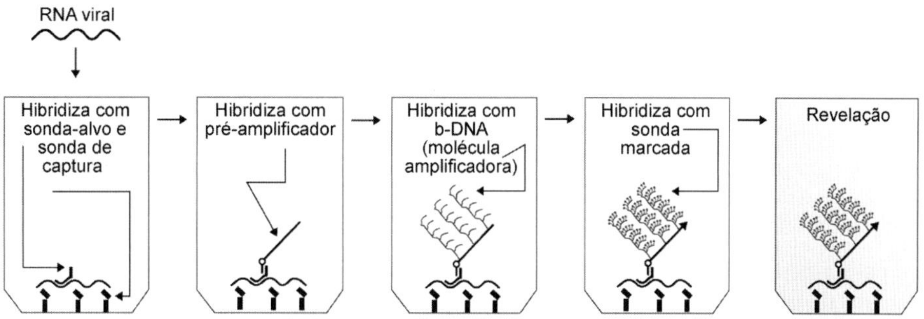

Figura 19.13 Reação de *branched-DNA* que compreende sucessivas etapas de hibridização e o uso de moléculas amplificadoras (sondas sintéticas ramificadas) e sondas marcadas por métodos não isotópicos, que irão aumentar o sinal da hibridização que ocorre entre os amplificadores e os alvos previamente imobilizados na superfície sólida.

tificado a partir de uma curva padrão. Um exemplo de *kit* comercial que emprega esta metodologia é o *HIV-1 branched-chain assay* (Quantiplex, Chiron Diagnostics), que tem sido amplamente utilizado para detecção e quantificação do RNA de HIV-1, a partir de soro ou plasma. A principal desvantagem da técnica se refere a sua menor sensibilidade quando comparada com os ensaios de amplificação enzimática, fornecendo um limite de detecção que varia de 5×10^2 a 2×10^5 moléculas de AN-alvo, dependendo do teste.

▸ Detecção e análise pós-amplificação

▪ Eletroforese em gel

Após a amplificação do alvo, o método convencional para a detecção de produtos é a eletroforese em gel. Usa-se agarose ou poliacrilamida, dependendo do tamanho da sequência amplificada e do nível de resolução exigido. Na eletroforese em gel de agarose, os produtos da amplificação podem ser visualizados por coloração com corantes fluorescentes, como o brometo de etídio, após a exposição do gel à luz ultravioleta. Recentemente foi desenvolvido corante menos tóxico que o brometo de etídio, o Syber®Safe, que também apresenta afinidade pelo DNA mas não é cancerígeno. Embora pouco mais caro, deverá ser usado especialmente para minimizar riscos ao operador e preservar o meio ambiente. Alternativamente, os *amplicons* podem ser detectados por meio da eletroforese em gel de poliacrilamida revelada com nitrato de prata.

▪ Eletroforese seguida de hibridização

Outros procedimentos podem ser empregados não apenas para "visualizar" os produtos, mas também para fornecer aumento na sensibilidade e especificidade de detecção. Para muitas aplicações clínicas pode se tornar necessário confirmar a identidade dos produtos de DNA amplificados, por meio da hibridização com sondas moleculares específicas. Isto pode ser conseguido pela transferência do DNA diretamente dos géis para membranas de nitrocelulose ou náilon (método de *Southern*). A membrana é incubada em solução contendo a sonda marcada com o radioisótopo ^{32}P, ou alternativamente por métodos que permitam a detecção não isotópica, conforme discutido anteriormente (Leary *et al.*, 1983; Bugawan *et al.*, 1988; Bronstein *et al.*, 1991). As membranas apresentando sondas ligadas marcadas com radioisótopos ou compostos fluoresceinados são expostas a filmes de raios X, e os produtos da hibridização aparecem como bandas escuras (Figura 19.14). Alternativamente, sondas marcadas com enzimas podem ser visualizadas por meio da emissão de luz ou cor. Mesmo sendo extremamente específicos e altamente sensíveis, os métodos de transferência são trabalhosos, demorados e tecnicamente exigentes. Embora ainda considerados importantes para pesquisas acadêmicas e como ferramenta em potencial para confirmação diagnóstica, os ensaios com base em transferência de AN têm sido substituídos por sistemas mais simples e rápidos, que ainda podem ser automatizados.

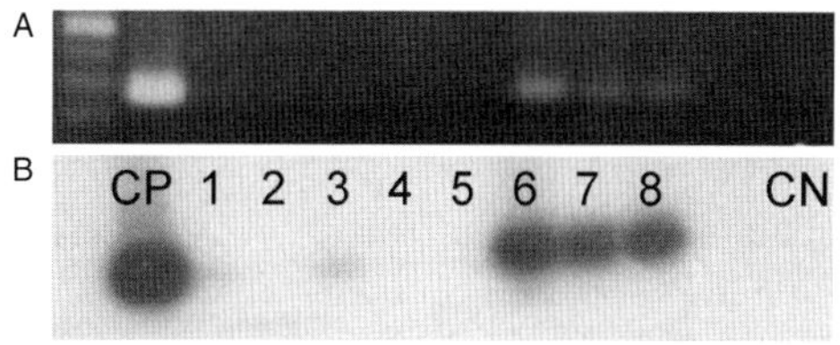

Figura 19.14 Eletroforese seguida de hibridização. Amostras de DNA extraídas de lesão de pacientes com suspeita de leishmaniose foram submetidas à PCR utilizando *primers* que amplificam a região conservada de minicírculo de *Leishmania*. **A.** O gel de agarose, corado pelo brometo de etídio e visualizado à luz ultravioleta, mostra bandas evidentes do produto de 120 pb amplificado nas fileiras 6 a 8 e no controle positivo (CP – adição de DNA de *Leishmania* à reação), sendo negativo nas fileiras 1 a 5, inclusive no controle negativo (CN – tubo contendo todos os reagentes da PCR, exceto DNA). **B.** Após transferência para membrana de náilon (Figura 19.2), os produtos foram hibridizados com sonda específica para subgênero *Viannia*. A hibridização mostra que os produtos visualizados ao gel de agarose pertencem ao subgênero *Viannia*, e ainda revela que as amostras 1 e 3, negativas em A, puderam ser visualizadas em B.

▪ Sistemas colorimétricos em fase sólida

A detecção colorimétrica em fase sólida pode ser realizada empregando-se diferentes suportes para a hibridização, tais como as partículas de agarose, poliacrilamida, dextrana, poliestireno etc. Placas plásticas de microtitulação são as mais difundidas, por permitirem a realização de múltiplos ensaios e automação. Nesse sistema que é de certo modo semelhante a um sistema de imunoensaio enzimático, o DNA amplificado com *primers* previamente marcados com biotina é então submetido à desnaturação e capturado por uma sonda (oligonucleotídio complementar ou um anticorpo específico) adsorvida à superfície dos micropoços da placa. A detecção é efetuada por mudança de cor que ocorre após a adição de um conjugado de enzima e seu substrato cromogênico apropriado (Figura 19.15).

Os sistemas de detecção colorimétrica em placas utilizam uma sonda de captura de sequência específica e oferecem três vantagens técnicas comparadas aos métodos tradicionais:

- A sensibilidade para a detecção de produtos de PCR é 10 a 100 vezes maior do que a obtida após coloração de géis de agarose
- O emprego de uma sonda de captura confere a especificidade do produto de PCR
- A utilização de um sistema em placa de microtitulação fornece uma análise rápida de múltiplas reações simultaneamente, podendo ser automatizado, além de permitir uma análise quantitativa de detecção do patógeno. Os sistemas colorimétricos em placas necessitam de menos de 4 h para a identificação do produto de amplificação, fornecendo assim resultados mais rápidos (Tang *et al.*, 1998).

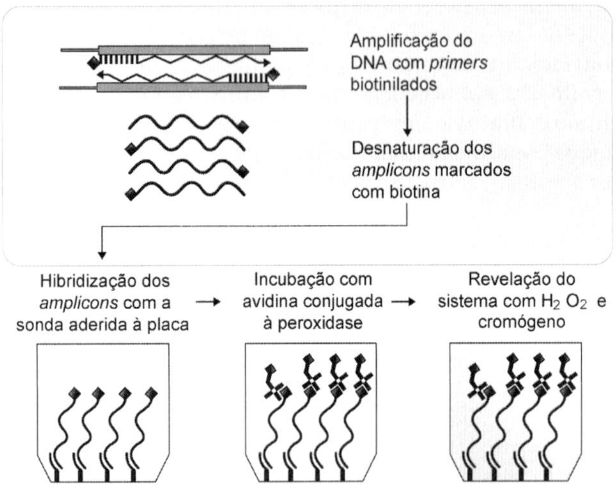

Figura 19.15 Sistema de detecção colorimétrica em placa de produtos amplificados marcados com biotina, após incubação com conjugado avidina-peroxidase e revelação enzimática com substrato cromogênico.

Vários formatos estão disponíveis comercialmente. Em um desses, a amplificação do alvo é realizada com *primers* biotinilados que são incorporados no produto de PCR (Figura 19.15). O produto amplificado é desnaturado e diretamente transferido para placa de microtitulação, a qual foi previamente revestida com uma sonda de captura de sequência específica. Após a hibridização, os produtos amplificados que não foram ligados são removidos por lavagens; em seguida é adicionado um conjugado de avidina com enzima que vai se ligar ao híbrido biotinilado. Após lavagem, adiciona-se o substrato cromogênico e a detecção é realizada por reação enzimática colorimétrica. A enzima converte o componente cromógeno (substrato + doador de oxigênio) em produto insolúvel que precipita no local da reação. Além da peroxidase, outras enzimas como a fosfatase alcalina e a glicose oxidase podem ser empregadas. A peroxidase é a enzima de escolha porque a coloração é de fácil realização (os produtos de oxidação do cromógeno diaminobenzidina formam um precipitado insolúvel), além de fornecer resultados satisfatórios e reprodutíveis.

Outro exemplo desses *kits* comerciais com detecção colorimétrica emprega um anticorpo marcado com biotina capaz de reconhecer exclusivamente a sonda ligada ao DNA-alvo (Mantero *et al.*, 1991). Os compostos da biotina disponíveis no mercado contêm um domínio quimicamente ativo que se liga diretamente aos grupos ε dos aminoácidos. Como muitas moléculas de biotina podem se ligar a um anticorpo, a adição de um conjugado de enzima na presença do substrato apropriado resulta em uma amplificação do sinal de detecção. A reação é finalizada da mesma forma que ocorre com uma reação imunoenzimática.

Ainda em relação aos sistemas de detecção colorimétrica, foi desenvolvido e disponibilizado comercialmente um *kit* para PCR acoplado a um ensaio de Elisa que utiliza digoxigenina-dUTP incorporada ao produto de PCR. Esse sistema também permite a caracterização precisa e a quantificação dos produtos previamente amplificados (Poljak e Seme, 1996).

Quimioluminescência

Quimioluminescência é o fenômeno em que se obtém energia luminosa a partir de uma reação química. Pode ser utilizada como sistema de monitoramento e amplificação em uma grande variedade de testes. Os avanços obtidos com os métodos de marcação quimioluminescente permitiram um aumento significativo de sensibilidade nos ensaios com sondas de DNA não isotópicas (Girotti *et al.*, 1996). Os sistemas de sondas marcadas com biotina e digoxigenina, nos quais a quimioluminescência é ativada por enzima, são no mínimo tão sensíveis quanto os métodos isotópicos, atingindo a ordem de atomol (10^{-18} M). Além da meia-vida longa desses produtos, o tempo gasto para a obtenção dos resultados pode ser medido em minutos, contrapondo-se com o período de horas ou dias necessário para os procedimentos de rotina com radioisótopos.

A medida da luz emitida pelos compostos quimioluminescentes pode ser chamada luminometria e, desse modo, os aparelhos que realizam essa medida são os luminômetros. Alguns são totalmente automatizados e outros permitem a utilização manual. O princípio da quimioluminescência vem sendo utilizado em técnicas semi- e não automatizadas, além de sua ampla aplicação em sistemas automatizados.

Métodos empregados na epidemiologia molecular

Testes moleculares podem ainda ser úteis em estudos de epidemiologia molecular. Nessa eventualidade, contudo, além dos ensaios de fins diagnósticos, procuram-se identificar eventuais variantes genotípicas de um determinado agente infeccioso.

RFLP | Restriction fragment length polymorphism

Em genomas simples como os bacterianos, por exemplo, a simples digestão do DNA total com enzimas de restrição (enzimas que cortam o DNA em pontos especificos) pode gerar um perfil de fragmentos capaz de identificar espécies ou isolados. Em genomas mais complexos, opta-se por amplificar um determinado segmento antes de se proceder à digestão, ou hibridizam-se os produtos digeridos com sondas específicas.

Na análise do polimorfismo de tamanho dos fragmentos de restrição (RFLP), os produtos de DNA amplificados são clivados por uma endonuclease de restrição, separados por eletroforese em gel e então transferidos para uma membrana de nitrocelulose ou náilon (método de *Southern*). Um ou mais fragmentos contendo sequências específicas podem ser detectados pela utilização de um oligonucleotídio marcado, como sonda. Variações no número e tamanho dos fragmentos detectados, que correspondem a diferenças nas sequências genômicas, são referidas como perfis de RFLP (DNA *fingerprint* – Figura 19.16) e, assim como a técnica de RAPD já descrita, o método de RFLP pode ser usado para tipagem de isolados em estudos epidemiológicos (van Embden *et al.*, 1993).

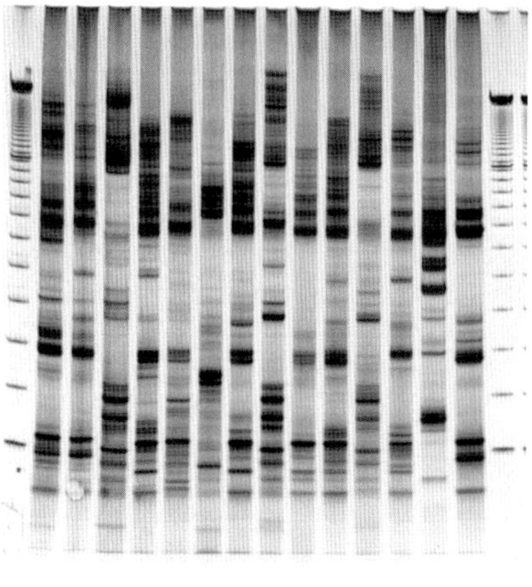

Figura 19.16 Técnica de RFLP. Gel de poliacrilamida revelado pela prata contendo produtos amplificados a partir de cepas distintas de *Leishmania*, os quais foram submetidos à digestão com enzima de restrição (DNA *fingerprint*). Este ensaio de RFLP mostra uma grande heterogeneidade entre as cepas (polimorfismo de tamanho dos fragmentos de restrição), apesar de algumas bandas compartilhadas.

Sequenciamento direto de produtos amplificados

A identificação de variantes genotípicas para um determinado organismo pode ainda ser executada pela análise de sequências de DNA. O sequenciamento direto oferece um meio simples, rápido e acurado para a análise de produtos amplificados. O sistema de sequenciamento por PCR combina os métodos para determinar sequências de DNA diretamente de amostras clínicas (Innis *et al.*, 1988). Inicialmente é determinada a sequência do produto amplificado, e então é realizada uma análise filogenética para identificar especificamente o patógeno. Com a automação da tecnologia de sequenciamento capilar, hoje em dia é possível que um indivíduo sequencie centenas de milhares de pares de bases em um único período de 8 h/dia.

Recentemente, novas tecnologias de sequenciamento começaram a ser disponibilizadas, aumentando consideravelmente a capacidade de obtenção de dados, ou seja, geram informações sobre milhões de pares de bases em um único ensaio. Hoje é possível obter o genoma completo de bactérias e vírus em um único teste. Mesmo o genoma humano pode ser sequenciado em apenas 1 semana, embora sua aplicação clínica não esteja definida. Dentre os sequenciadores da nova geração estão: o SOLEXA da Illumina, o 454 FLX da Roche e o Solid System da Applied Biosystems.

Acredita-se que essas tecnologias revolucionárias terão grande impacto nos laboratórios de Biologia Molecular no futuro.

Hibridização em matriz ou microarranjos de DNA (chips de DNA)

A hibridização em matriz é realizada por meio da ligação de centenas ou milhares de oligonucleotídios sintéticos a um suporte sólido (técnica de microarranjos). Um produto de amplificação marcado com fluorescência, contendo sequência específica para um determinado alvo, é então hibridizado com as sondas de oligonucleotídios, dando origem a sinais de hibridização específicos. A leitura do padrão gerado pelas reações de hibridização fornece uma análise extensiva do produto amplificado. Se um número elevado de sondas for utilizado, a sequência do alvo amplificado poderá ser determinada por meio da análise computacional do padrão de sinal de hibridização gerado, levando em consideração as sequências individuais dos oligonucleotídios em cada posição na matriz.

O procedimento de hibridização em matriz pôde ser adaptado com base na tecnologia industrial de semicondutores, que permitiu a fabricação de estruturas complexas em *chips* de silicone ou lâmina de vidro (Fodor *et al.*, 1993; Pease *et al.*, 1994).

Por outro lado, *chips* baseados em pérolas (*beads*), ensaios em fase líquida baratearam a produção desta tecnologia e *kits* comerciais como o de tipagem para HPV estão disponíveis no mercado. Outra novidade são as testes capazes de detectar um grande número de agentes, permitindo que o diagnóstico etiológico seja realizado para patologias específicas, por exemplo: encefalites, infecções do trato respiratório, intestinal, TORCH (*Toxoplasma*, Rubéola, Citomegalovírus e Herpesvírus).

Uma vantagem da técnica de microarranjos se refere a sua habilidade em identificar misturas complexas de sequências amplificadas. O primeiro sistema comercial disponível permitiu a identificação de mutações no genoma de HIV-1 que estão associadas à resistência a fármacos (Kozal *et al.*, 1996). Com essa tecnologia pode-se constatar não apenas se um indivíduo se encontra infectado com HIV-1, mas também se os genomas dos vírus carregam mutações que tornam a infecção resistente à terapia.

As principais limitações do sistema de microarranjos de DNA incluem a complexidade na fabricação dos *chips* e o custo do ensaio. Além disso, a presença de sondas múltiplas em um *chip* torna-se um desafio para a "qualidade" da hibridização, considerando que as condições ótimas para uma determinada sonda podem ser ligeiramente diferentes daquelas necessárias para as demais sondas presentes. Uma avaliação cuidadosa da *performance* do ensaio, incluindo a determinação da sensibilidade, especificidade e reprodutibilidade, deve ser realizada antes que uma aplicação mais ampla da tecnologia de *chips* de DNA possa ser considerada no diagnóstico e nos estudos de epidemiologia molecular de agentes infecciosos.

Pirossequenciamento

Este novo método determina a sequência de fragmentos pequenos sem o uso de eletroforese. A técnica é fundamentada no sequenciamento por síntese em tempo real utilizando quatro enzimas: ATP sulforilase, luciferase, DNA polimerase e apirase. A cada ciclo um dos DNTP é adicionado e caso este seja complementar ao molde de DNA, luz será liberada. É uma técnica rápida e pode ser utilizada na genotipagem de SNP (mutações pontuais) e tipagem microbiana.

Espectrometria de massa

Usada principalmente em abordagens proteômicas. Esse método pode ser utilizado na testagem de um grande número de amostras na detecção de SNP (mutações pontuais). A espectrometria de massa MALDI-TOF (*Matrix-assisted laser desorption ionization time-of-flight*) tem sido muito aplicada na caracterização de bactérias em razão da sua capacidade de analisar moléculas de massa elevada e estruturas complexas de biomoléculas. Apresenta alta sensibilidade e por isso pode identificar bactérias mesmo em quantidades reduzidas de amostras. Acredita-se que essa técnica poderá ser atrativa até mesmo na identificação de amostras clínicas em rotinas de laboratório clínico (Stingu *et al.*, 2008).

Aplicações correntes dos testes moleculares ao diagnóstico

Detecção de microrganismos não cultiváveis ou de crescimento lento

Em determinadas situações o resultado do isolamento primário de um organismo, associado às condições específicas para seu cultivo, pode ser substituído por métodos moleculares quando se quer identificar a presença do organismo em material clínico. O DNA ou RNA de agentes infecciosos isolado diretamente de amostras clínicas pode ser analisado para a presença de sequências específicas, independentemente das exigências fisiológicas ou viabilidade desses organismos. Por exemplo, a inabilidade de se cultivar o agente etiológico da hepatite C, o vírus HCV, limitou os avanços médicos na área de diagnóstico para esta doença. Utilizando métodos moleculares pesquisadores foram capazes de isolar o AN do HCV (Choo *et al.*, 1989). A posterior análise e clonagem do genoma de HCV forneceram os antígenos virais necessários para o desenvolvimento de testes sorológicos específicos (Alter *et al.* 1989). Mais recentemente, o ensaio de RT-PCR tem permitido a identificação, quantificação e análise do genoma de HCV nos indivíduos infectados (Young *et al.*, 1993).

Alguns organismos, embora fáceis de se cultivar, podem ser encontrados em número reduzido nas amostras clínicas a serem analisadas. À medida que as técnicas moleculares se tornam mais amplamente disponíveis e automatizadas, a tendência é que os testes diagnósticos se tornem mais rápidos e com menores custos.

Prognose por meio da tipagem de organismos

A tipagem de organismos por técnicas moleculares constitui importante implicação para o prognóstico e terapia de doenças infecciosas. Neste cenário, a caracterização molecular de infecções virais, ou genotipagem, apresenta valor prognóstico. Por exemplo, o HPV pode causar displasia, neoplasia intraepitelial e carcinoma no trato genital feminino. Alguns tipos, como o 16 e o 18, estão associados a um alto risco de desenvolvimento de neoplasia, enquanto os tipos 6 e 11 representam subtipos de baixo risco (Reid *et al.*, 1987). Ensaios de hibridização de DNA podem ser empregados para determinar a infecção por HPV e tipos virais em esfregaços cervicais (*swabs*) ou amostras de biopsias, fornecendo uma informação proveitosa para o manejo clínico do paciente e o tratamento da infecção (Lorincz *et al.*, 1990). Da mesma forma, diferentes genótipos de HCV apresentam perfis distintos de patogenicidade, infectividade e resposta à terapia antiviral (Choo *et al.*, 1991).

Monitoramento da doença por meio da quantificação do patógeno

A partir de meados da década de 1990, foi observada uma crescente demanda para a quantificação de alvos de AN (Crotty *et al.*, 1994; Reischl e Kochanowski, 1995). A medida de carga viral é utilizada para monitorar a resposta terapêutica e fornecer informação prognóstica para os pacientes infectados com HIV (Mellors *et al.*, 1995), HCV (Jacob *et al.*, 1997) e HBV (Hendricks *et al.*, 1995). A estimativa da medida de HIV no plasma representa um marcador precoce e acurado de progressão da doença (Mellors *et al.*, 1996), resultando no seu emprego para averiguar a necessidade de iniciar ou modificar a terapia antiviral. A quantificação de carga viral se baseia primariamente na amplificação de alvos, incluindo ambas as técnicas de PCR e NASBA, e amplificação de sinal com base no ensaio de b-DNA. As tecnologias apoiadas em *kits* comerciais têm facilitado as análises quantitativas, permitindo que vários laboratórios possam realizá-las na sua rotina.

Análises genotípicas para a detecção de organismos resistentes a medicamentos

Os testes de suscetibilidade a medicamentos representam um dos maiores desafios para os laboratórios clínicos. Esses ensaios fornecem uma estimativa *in vitro* da probabilidade de uma infecção responder à terapia. Por outro lado, as técnicas moleculares já apresentam um importante papel no que tange à rápida detecção de resistência a medicamentos. Em alguns casos, tais técnicas oferecem a oportunidade de redução do tempo necessário para se instituir uma terapia definitiva, reduzindo o uso de medicações inapropriadas e o seu ônus. A rapidez em se detectarem organismos resistentes também permite reconhecer precocemente os portadores infectados, levando à implementação apropriada do seu isolamento, investigação epidemiológica e práticas de controle integrado da infecção.

A aplicação de ensaios moleculares para o problema de resistência a medicamentos depende do conhecimento das bases genotípicas para determinada resistência. Para os organismos com mecanismos de resistência de genótipos desconhecidos, os testes convencionais de suscetibilidade permanecem essenciais. Alguns tipos de resistência a medicamentos são devidos a múltiplos mecanismos. Sob determinadas circunstâncias, um único organismo pode expressar sua resistência antimicrobicida pela expressão de diferentes genes. Isso representa um tremendo desafio para a determinação de bactérias resistentes a medicamentos, pelo emprego de técnicas moleculares. Assim, é importante determinar o grau de consistência com o qual cada gene que codifica para um mecanismo de resistência é expresso pelo organismo. Por exemplo, no caso de *Staphylococcus aureus* contendo o gene *mecA*, praticamente todas as cepas expressam resistência à meticilina.

Atualmente, *chips* de DNA (técnica de microarranjos) têm sido desenvolvidos para simultaneamente identificar e determinar genótipos de resistência a medicamentos em *M. tuberculosis*. Nesse contexto, foram elaborados *chips* universais que contêm arranjos de oligonucleotídios específicos para todos os genes de resistência conhecidos desta micobactéria. Com certeza, com o advento dessas tecnologias, torna-se possível imaginar em um futuro próximo suas numerosas aplicações diagnósticas.

▪ Avaliação de infecções epidêmicas

A investigação e o controle de infecções epidêmicas representam atividades complexas. Os esforços de profissionais que militam nesta área são facilitados pela disponibilidade de novas técnicas para a tipagem molecular. Os ensaios moleculares de diagnóstico têm demonstrado êxito na investigação e controle de patógenos clássicos e emergentes que podem causar surtos epidêmicos.

A habilidade em se caracterizarem organismos suspeitos de causar um princípio de doença comunitária torna-se crítica para os esforços de saúde pública. A identificação deve ser rápida, porém sem gerar ambiguidade. Várias contribuições para a epidemiologia clínica e hospitalar dependeram do ensaio de PCR para a identificação de novas espécies de agentes que causam epidemias (CDC, 1993).

▶ Processamento de amostras clínicas para diagnóstico

Uma boa qualidade da amostra e do seu processamento é crítica para o diagnóstico molecular. Para tal, a preparação das amostras compreende uma eficaz recuperação do AN-alvo, o estabelecimento da integridade do DNA ou RNA recuperado, além da remoção ótima de potenciais inibidores da reação de amplificação e de outros componentes que possam afetar os substratos enzimáticos (p. ex., metais).

Os métodos de processamento variam de acordo com o alvo e a natureza da amostra clínica que se quer analisar. No entanto, vários tipos de amostras podem ser manipulados por procedimentos relativamente simples. Para algumas amostras clínicas, a simples fervura é suficiente para tornar acessível o AN do organismo que se busca detectar. Recentemente *kits* comerciais foram desenvolvidos para os diversos tipos de amostras, desde liquor até tecido em parafina com um controle maior na inativação de potenciais inibidores. Devido a sua praticidade e possibilidade de automação, estes devem ser escolhidos preferencialmente no laboratório clínico.

▶ Considerações finais

Do mesmo modo que avanços técnicos na área da biologia molecular já revelaram importantes contribuições para a genética molecular humana, o advento da técnica da PCR, no final da década de 1980, serviu de base para o desenvolvimento de uma ampla variedade de novos procedimentos, os quais são particularmente valiosos para a pesquisa médica e investigação de doenças infecciosas.

O diagnóstico de certeza de um processo infeccioso é a demonstração do patógeno ou de seus componentes e produtos, nos tecidos ou fluidos biológicos dos hospedeiros. O genoma (DNA ou RNA no caso de alguns patógenos virais) de um determinado organismo não se altera durante os diferentes estágios de seu ciclo de vida. Assim, os métodos diagnósticos que buscam a detecção específica de AN de agentes etiológicos estão livres de qualquer variação fenotípica. O rápido progresso na utilização de métodos moleculares para o diagnóstico de doenças infecciosas tem contribuído bastante como uma nova ferramenta na pesquisa diagnóstica e em estudos epidemiológicos. Um grande esforço tem sido centrado para o desenvolvimento de ensaios automatizados envolvendo a análise simultânea de múltiplas amostras, com custos mais baixos. Devemos ter em mente que o teste ideal (o *gold standard*) que poderá vir a substituir os métodos convencionais de diagnóstico deverá ter características que o tornem um método simples, rápido, específico, sensível e barato. A tecnologia de amplificação de AN ilustra claramente esses pontos. Em termos de seu potencial para direcionar pesquisas biológicas, o advento da PCR e suas variantes pode certamente ser comparado com a descoberta das técnicas de clonagem molecular há aproximadamente 35 anos. Alguns protocolos apoiados em técnicas de amplificação genômica ainda necessitam de aperfeiçoamento para serem validados na rotina diagnóstica. A aplicabilidade clínica irá depender da eficácia de padronização dos sistemas de detecção e identificação dos produtos de amplificação, além da otimização dos métodos e reagentes para a coleta e processamento das amostras.

▶ Referências bibliográficas

Aguirre A, Warhurst DC, Guhl F, Frame IA. Polymerase chain reaction-solution hybridization enzyme-linked immunoassay (PCR-SHELA) for the differential diagnosis of pathogenic and non-pathogenic *Entamoeba histolytica*. *Trans R Soc Trop Med Hyg*. 89: 187-188, 1995.

Alter HJ, Purcell RH, Shih JW, Melpolder JC, Houghton M, Choo QL, Kuo G. Detection of antibody to hepatitis C virus in prospectively followed transfusion recipients with acute and chronic non-A, non-B hepatitis. *N Engl J Med*. 321: 1494-1500, 1989.

Andresen K, Gaafar A, El-Hassan AM, Ismail A, Dafalla M, Theander TG, Kharazmi A. Evaluation of the polymerase chain reaction in the diagnosis of cutaneous leishmaniasis due to *Leishmania major*: a comparison with direct microscopy of smears and sections from lesions. *Trans R Soc Trop Med Hyg*. 90: 133-135, 1996.

Avila HA, Borges-Pereira J, Thiemann O, De Paiva E, Degrave W, Morel CM, Simpson L. Detection of *Trypanosoma cruzi* in blood specimens of chronic chagasic patients by polymerase chain reaction amplification of kinetoplast minicircle DNA: comparison with serology and xenodiagnosis. *J Clin Microbiol*. 31: 2421-2426, 1993.

Bastien P. Diagnosis. Molecular diagnosis of toxoplasmosis. *Trans R Soc Trop Med Hyg*. 96: 205-215, 2002.

Beckmann AM, Myerson D, Daling JR, Kiviat NB, Fenoglio CM, McDougall JK. Detection and localization of human papillomavirus DNA in human genital condylomas by *in situ* hybridization with biotinylated probes. *J Med Virol*. 16: 265-273, 1985.

Bej AK, Mahbubani MH, Miller R, DiCesare JL, Haff L, Atlas RM. Multiplex PCR amplification and immobilized capture probes for detection of bacterial pathogens and indicators in water. *Mol Cell Probes*. 4: 353-365, 1990.

Bertholf RL. The expanding role of molecular biology in clinical chemistry. *Cell Vis*. 5: 67-69, 1998.

Bradley JE, Unnasch TR. Molecular approaches to the diagnosis of onchocerciasis. *Adv Parasitol*. 37: 57-106, 1996.

Brian MJ, Frosolono M, Murray BE, Miranda A, Lopez EL, Gomez HF, Cleary TG. Polymerase chain reaction for diagnosis of enterohemorrhagic *Escherichia coli* infection and hemolytic-uremic syndrome. *J Clin Microbiol*. 30: 1801-1806, 1992.

Britto C, Cardoso MA, Wincker P, Morel CM. A simple protocol for the physical cleavage of *Trypanosoma cruzi* kinetoplast DNA present in blood samples and its use in polymerase chain reaction (PCR)-based diagnosis of chronic Chagas disease. *Mem Inst Oswaldo Cruz*. 88: 171-172, 1993.

Bronstein I, Voyta JC, Vant Erve Y, Kricka LJ. Advances in ultrasensitive detection of proteins and nucleic acids with chemiluminescence: novel derivatized 1,2-dioxetane enzyme substrates. *Clin Chem.* 37: 1526-1527, 1991.

Bugawan D, Saiki RK, Levenson CH, Watson RM, Erlich HA. The use of non-radioactive oligonucleotide probes to analyze enzymatically amplified DNA for prenatal diagnosis and forensic HLAA typing. *Bio/Technology.* 6: 943-947, 1998.

CDC-Centers for Disease Control and Prevention. Update: outbreak of hantavirus infection Southwestern United States, 1993. *Morbid Mortal Weekly Rep.* 42: 477-479, 1993.

Chamberlain JS, Gibbs RA, Ranier JE, Nguyen PN, Caskey CT. Deletion screening of the Duchenne muscular dystrophy *locus* via multiplex DNA amplification. *Nucleic Acids Res.* 16: 11141-11156, 1988.

Choo QL, Kuo G, Weiner AJ, Overby LR, Bradley DW, Houghton M. Isolation of a cDNA clone derived from a blood-borne non-A, non-B viral hepatitis genome. *Science.* 244: 359-362, 1989.

Choo QL, Richman KH, Han JH, Berger K, Lee C, Dong C, Gallegos C, Coit D, Medina-Selby R, Barr PJ. Genetic organization and diversity of the hepatitis C virus. *Proc Natl Acad Sci USA.* 88: 2451-2455, 1991.

Compton J. Nucleic acid sequence-based amplification. *Nature.* 350: 91-92, 1991.

Cormican MG, Pfaller MA. Molecular pathology of infectious diseases. In Henry JB, *Clinical Diagnosis and Management by Laboratory Methods,* 19th ed., W. B. Saunders, Philadelphia, p. 1390-1399, 1996.

Crotty PL, Staggs RA, Porter PT, Killeen AA, McGlennen RC. Quantitative analysis in molecular diagnostics. *Hum Pathol.* 25: 572-579, 1994.

Degrave W, Fernandes O, Campbell D, Bozza M, Lopes U. Use of molecular probes and PCR for detection and typing of *Leishmania*— A mini-review. *Mem Inst Oswaldo Cruz.* 89: 463-469, 1994.

Drake TA, Hindler JA, Berlin OG, Bruckner DA. Rapid identification of *Mycobacterium avium* complex in culture using DNA probes. *J Clin Microbiol.* 25: 1442-1445, 1987.

Fahrlander PD, Klausner A. Amplifying DNA probe signals: a Christmas tree approach. *Bio/Technology* 6: 1165-1168, 1988.

Fodor SP, Rava RP, Huang XC, Pease AC, Holmes CP, Adams CL. Multiplexed biochemical assays with biological chips. *Nature.* 364: 555-556, 1993.

Fredricks DN, Relman DA. Sequence-based identification of microbial pathogens: A reconsideration of Koch's postulates. *Clin Microbiol Rev.* 9: 18-33, 1996.

Fredricks DN, Relman DA. Application of polymerase chain reaction to the diagnosis of infectious disease. *Clin Infect Dis* 29: 475-488, 1999.

Gasser RB, Chilton NB. Characterization of taenid cestode species by PCR-RFLP of ITS2 ribosomal DNA. *Acta Trop.* 59: 31-40, 1995.

Girotti S, Musiani M, Ferri E, Gallinella G, Zerbini M, Roda A, Gentilomi G, Venturoli S. Chemiluminescent immunoper-oxidase assay for the dot blot hybridization detection of Parvovirus B19 DNA using a low light-imaging device. *Anal Biochem.* 236: 290-295, 1996.

Guatelli JC, Whitfield KM, Kwoh DY, Barringer KJ, Richman DD, Gingeras TR. Isothermal, *in vitro* amplification of nucleic acids by a multienzyme reaction modeled after retroviral replication. *Proc Natl Acad Sci USA.* 87: 1874-1878, 1990.

Gupta P, Kingsley L, Armstrong J, Ding M, Cottrill M, Rinaldo C. Enhanced expression of human immunodeficiency type 1 correlates with development of AIDS. *Virology.* 196: 586-595, 1993.

Hall GS, Pratt-Rippin K, Washington JA. Evaluation of a chemiluminescent probe assay for identification of *Histoplasma capsulatum* isolates. *J Clin Microbiol.* 30: 3003-3004, 1992.

Hankin RC. *In situ* hibridization: principles and applications. *Lab Med* 23: 764-770, 1992.

Haqqi TM, Sarkar G, David CS, Sommer SS. Specific amplification with PCR of a refractory segment of genomic DNA. *Nucleic Acids Res.* 16: 11844, 1988.

Heid CA, Stevens J, Livak KJ, Mickey-Williams P. Real time quantitative PCR. *Genome Res.* 6: 986-994, 1996.

Hendricks DA, Stowe BJ, Hoo BS, Kolberg J, Irvine BD, Neuwald PD, Urdea MS, Perrillo RP. Quantitation of HBV DNA in human serum using a branched DNA (bDNA) signal amplification assay. *Am J Clin Pathol.* 104: 537-546, 1995.

Innis MA, Myambo KB, Gelfand DH, Brow MA. DNA sequencing with *Thermus aquaticus* DNA polymerase and direct sequencing of polymerase chain reaction-amplified DNA. *Proc Natl Acad Sci USA.* 85: 9436-9440, 1988.

Jacob S, Baudy D, Jones E, Xu L, Mason A, Regenstein F, Perrillo RP. Comparison of quantitative HCV RNA assays in chronic hepatitis C. *Am J Clin Pathol.* 107: 362-367, 1997.

Kiviat NB, Koutsky LA, Critchlow CW, Galloway DA, Vernon DA, Peterson ML, McElhose PE, Pendras SJ, Stevens CE, Holmes KK. Comparison of Southern transfer hybridization and dot filter hybridization for detection of cervical human papillomavirus infection with types 6, 11, 16, 18, 31, 33, and 35. *Am J Clin Pathol.* 94: 561-565, 1990.

Kompalic-Cristo A, Nogueira SA, Guedes AL, Frota C, González LF, Brandão A, Amendoeira MR, Britto C, Fernandes O. Lack of technical specificity in the molecular diagnosis of toxoplasmosis. *Trans R Soc Trop Med Hyg.* 98: 92-95, 2004.

Kreader CA. Relief of amplification inhibition in PCR with bovine serum albumina or T4 gene 32 protein. *Appl Environ Microbiol.* 62: 1102-1106, 1996.

Kwoh DY, Davis GR, Whitfield KM, Chappelle HL, DiMichele LJ, Gingeras TR. Transcription-based amplification system and detection of amplified human immunodeficiency virus type 1 with a bead-based sandwich hybridization format. *Proc Natl Acad Sci USA.* 86: 1173-1177, 1989.

Leary JJ, Brigati DJ, Word DC. Rapid and sensitive colorimetric method for visualizing biotina-labeled DNA probes hybridized to DNA or RNA immobilized on nitrocellulose: bioblots. *Proc Natl Acad Sci USA.* 80: 4045-4049, 1983.

Lewis JS, Fakile O, Foss E, Legarza G, Leskys A, Lowe K, Powning D. Direct DNA probe assay for *Neisseria gonorrhoeae* in pharyngeal and rectal specimens. *J Clin Microbiol.* 31: 2783-2785, 1993.

Livak KJ, Flood SJA, Marmaro J, Giusti W, Deetz K. Oligonucleotides with fluorescent dyes at opposite ends provide a quenched probe system useful for detecting PCR product and nucleic acid hybridization. *PCR Meth Appl.* 4: 357-362, 1995.

Lorincz AT, Schiffman MH, Jaffurs WJ, Marlow J, Quinn AP, Temple GF. Temporal associations of human papillomavirus infection with cervical cytological abnormalities. *Am J Obstet Gynecol.* 162: 645-651, 1990.

Mahbubani MH, Bej AK, Perlin M, Schaefer FW 3rd, Jakubowski W, Atlas RM. Detection of *Giardia* cysts by using the polymerase chain reaction and distinguishing live from dead cysts. *Appl Environ Microbiol* 57: 356-361, 1991.

Mantero G, Zonaro A, Albertini A, Bertolo P, Primi D. DNA enzyme immunoassay: general method for detecting products of polymerase chain reaction. *Clin Chem.* 37: 422-429, 1991.

Matthews JA, Kricka LJ. Analytical strategies for the use of DNA probes. *Anal Biochem.* 169: 1-25, 1988.

Mcclelland M, Welsh J. DNA fingerprinting by arbitrarily primed *PCR. PCR Methods Appl.* 4: 59-65, 1994.

Mellors JW, Kingsley LA, Rinaldo CR, Todd JA Jr., Hoo BS, Kokka RP, Gupta P. Quantitation of HIV-1 RNA in plasma predicts outcome after seroconversion. *Ann Intern Med.* 122: 573-579, 1995.

Mellors JW, Rinaldo CR, Gupta P, White RM, Todd JA, Kingsley LA. Prognosis in HIV-1 infection predicted by the quantity of virus in plasma. *Science.* 272: 1167-1170, 1996.

Morgan UM, Constantine CC, Greene WK, Thompson RCA. RAPD (Random Amplified Polymorphic DNA) analysis of *Giardia* DNA and correlation with isoenzyme data. *Trans R Soc Trop Med Hyg.* 87: 702-705, 1993.

Morgan UM, Constantine CC, O'Donoghue P, Meloni BP, O'Brien PA, Thompson RCA. Molecular characterization of *Cryptosporidium* isolates from humans and other animals using RAPD (Random Amplified Polymorphic DNA) analysis. *Am J Trop Med Hyg.* 52: 559-564, 1995.

Mullis KB. The unusual origin of the polymerase chain reaction. *Sci Am.* 262: 56-65, 1990.

Mullis KB, Faloona FA. Specific synthesis of DNA *in vitro* via a polymerase-catalyzed reaction. *Meth Enzymol.* 155: 335-350, 1987.

Myers TW, Gelfand DH. Reverse transcription and DNA amplification by a *Thermus thermophilus* DNA polymerase. *Biochemistry.* 30: 7661-7666, 1991.

Pease AC, Solas D, Sullivan EJ, Cronin MT, Holmes CP, Fodor SP. Light-generated oligonucleotide arrays for rapid DNA sequence analysis. *Proc Natl Acad Sci USA.* 91: 5022-5026, 1994.

Pfaller MA. Diagnosis and management of infectious disease: molecular methods for the new millennium. *Clin Lab News.* 26: 10-13, 2000.

Poljak M, Seme K. Rapid detection and typing of human papillomaviruses by consensus polymerase chain reaction and enzyme-linked immunosorbent assay. *J Virol Methods.* 56: 231-238, 1996.

Reid R, Greenberg M, Jenson AB, Husain M, Willett J, Daoud Y, Temple G, Stanhope CR, Sherman AI, Phibbs GD. Sexually transmitted papillomaviral infections. I. The anatomic distribution and pathologic grade of neoplastic lesions associated with different viral types. *Am J Obstet Gynecol.* 156: 212-222, 1987.

Reischl U, Kochanowski B. Quantitative PCR. A survey of the present technology. *Mol Biotechnol.* 3: 55-71, 1995.

Rinaldo C, Huang XL, Fan Z, Ding M, Beltz L, Logar A, Panicali D, Mazzara G, Liebmann J, Cottrill M, Gupta P. High levels of anti-human immunodeficiency virus type 1 (HIV-1) memory cytotoxic T-lymphocyte activity and low viral load are associated with lack of disease in HIV-1 infected long-term non-progressors. *J Virol.* 69: 5838-5842, 1995.

Roberts TC, Storch GA. Multiplex PCR for diagnosis of AIDS-related central nervous system lymphoma and toxoplasmosis. *J Clin Microbiol.* 35: 268-269, 1997.

Saiki RK, Gelfand DH, Stoffel S, Scharf SJ, Higuchi R, Horn GT, Mullis KB, Erlich HA. Primer-directed enzymatic amplification of DNA with a thermostable DNA polymerase. *Science.* 239: 487-491, 1988.

Saiki RK, Scharf S, Faloona F, Mullis KB, Horn GT, Erlich HA, Arnheim N. Enzymatic amplification of β-globin genomic sequences and restriction site analysis for diagnosis of sickle cell anemia. *Science.* 230: 1350-1354, 1985.

Singh B. Molecular methods for diagnosis and epidemiological studies of parasitic infections. *Int J Parasitol* 27: 1135-1145, 1997.

Singh B, Cox-Singh J, Miller AO, Abdullah MS, Rahman AO. Detection of malaria in Malaysia by nested polymerase chain reaction amplification of dried blood spots on filter papers. *Trans R Soc Trop Med Hyg.* 90: 519-521, 1996.

Smyth AJ, Ghosh A, Hassan MQ, Basu D, De Bruijn MH, Adhya S, Mallik KK, Barker DC. Rapid and sensitive detection of *Leishmania* kinetoplast DNA from spleen and blood samples of kala-azar patients. *Parasitology.* 105: 183-192, 1992.

Snounou G, Viriyakosol S, Jarra W, Thaitong S, Brown KN. Identification of the four human malaria parasite species in field samples by the polymerase chain reaction and detection of a high prevalence of mixed infections. *Mol Biochem Parasitol.* 58: 283-292, 1993.

Southern EM. Detection of specific sequences among DNA fragments separated by gel electrophoresis. *J Mol Biol.* 98: 503-517, 1975.

Stingu CS, Rodloff AC, Jentsch H, Schaumann R, Eschrich K. Rapid identification of oral anaerobic bacteria cultivated from subgingival brofilm by MALDI-TOF-MS. *Oral Microbiology and Immunology.* 23; 5: 372-376, 2008.

Strickler JG, Copenhaver CM. *In situ* hybridization in hematopathology. *Am J Clin Pathol.* 93: S44-S48, 1990.

Tang YW, Espy MJ, Persing DH, Smith TF. Molecular evidence and clinical significance of herpesvirus coinfection in central nervous system. *J Clin Microbiol.* 35: 2869-2872, 1997.

Tang YW, Persing DH. Molecular detection and identification of micro-organisms. In Murray PR, Baron EJ, Pfaller MA, Tenover FC, Yolken RH (eds), *Manual of Clinical Microbiology*, 7th ed., American Society for Microbiology, Washington, p. 215-244, 1999.

Tang YW, Rys PN, Rutledge BJ, Mitchell PS, Smith TF, Persing DH. Comparative evaluation of colorimetric microtiter plate systems for detection of herpes simplex virus in cerebrospinal fluid. *J Clin Microbiol.* 36: 2714-2717, 1998.

Tenover FC. Diagnostic deoxyribonucleic acid probes for infectious diseases. *Clin Microbiol Rev.* 1: 82-101, 1988.

Urdea MS, Horn T, Fultz TJ, Anderson M, Running JA, Hamren S, Ahle D, Chang CA. Branched DNA amplification multimers for the sensitive, direct detection of human hepatitis viruses. *Nucleic Acids Symp Ser.* 24: 197-200, 1991.

van Belkum A, Kluytmans J, van Leeuwen W, Bax R, Quint W, Peters E, Fluit A, Vandenbroucke-Grauls C, van den Brule A, Koeleman H. Multicenter evaluation of arbitrarily primed PCR for typing of *Staphylococcus aureus* strains. *J Clin Microbiol.* 33: 1537-1547, 1995.

van Embden JD, Cave MD, Crawford JT, Dale JW, Eisenach KD, Gicquel B, Hermans P, Martin C, McAdam R, Shinnick TM. Strain identification of *Mycobacterium tuberculosis* by DNA fingerprinting: recommendations for a standardized methodology. *J Clin Microbiol.* 31: 406-409, 1993.

Waitumbi JN, Murphy NB. Inter and intra-species differentiation of trypanosomes by genomic fingerprinting with arbitrary primers. *Mol Biochem Parasitol.* 58: 181-186, 1993.

Wetmur JG. DNA probes: applications of the principles of nucleic acid hybridization. *Crit Rev Biochem Mol Biol.* 26: 227-259, 1991.

Whelen AC, Felmlee TA, Hunt JM, Williams DL, Roberts GD, Stockman L, Persing DH. Direct genotypic detection of *Mycobacterium tuberculosis* rifampin resistance in clinical specimens by using single-tube heminested PCR. *J Clin Microbiol* 33: 556-561, 1995.

White TJ, Madej R, Persing DH. The polymerase chain reaction: clinical applications. *Adv Clin Chem* 29: 161-196, 1992.

Widmer G. Genetic heterogeneity and PCR detection of *Cryptosporidium parvum*. *Adv Parasitol.* 40: 223-239, 1998.

Wiedbrauk DL. Molecular methods for virus detection. *Lab Med.* 23: 737-742, 1992.

Williams SA, Nicolas L, Lizotte-Waniewski M, Plichart C, Luquiaud P, Nguyen LN, Moulia-Pelat JP. A polymerase chain reaction assay for the detection of *Wuchereria bancrofti* in blood samples from French Polynesia. *Trans R Soc Trop Med Hyg.* 90: 384-387, 1996.

Woods GL. Molecular techniques in mycobacterial detection. *Arch Pathol Lab Med.* 125: 122-126, 2001.

Young KK, Resnick RM, Myers TW. Detection of hepatitis C virus RNA by a combined reverse-transcription-polymerase chain reaction assay. *J Clin Microbiol.* 31: 882-886, 1993.

Zein NN, Rakela J, Krawitt EL, Reddy KR, Tominaga T, Persing DH. Hepatitis C virus genotypes in the United States: epidemiology, pathogenicity, and response to interferon therapy. *Ann Intern Med* 125: 634-639, 1996.

20 Febre e Seus Mecanismos | Exame Clínico e Encaminhamento | Diagnóstico do Paciente Febril

Nelson Gonçalves Pereira

▸ Regulação térmica normal

Sendo o homem um animal endotérmico, a sua temperatura (T) corporal oscila em uma estreita faixa de variação. De uma forma simplista pode-se dizer que a T resulta do jogo de forças entre as perdas e a produção de calor e que o equilíbrio da balança é regido por neurônios termossensitivos em vários níveis do sistema nervoso central (SNC).

A produção de calor resulta das reações bioquímicas que ocorrem nas células, em todos os níveis. Parte da energia metabólica é convertida em calor. A principal fonte provém do trabalho da musculatura esquelética, mediante calafrios ou abalos musculares. A outra origem importante é a queima de gordura nos adipócitos, constituindo a chamada termogênese estática, principalmente nos locais onde existe a gordura marrom, rica em vasos sanguíneos e mitocôndrias. A aquisição de calor do meio externo pode ocorrer quando a T ambiental é maior do que a corporal, particularmente se a umidade relativa do ar é elevada (Lambertucci, 1991; Mackowiak, 2000).

O calor produzido na intimidade dos tecidos é redistribuído para outras partes do organismo via sistema circulatório. A vasodilatação na pele aumenta muitas vezes a superfície de perda de calor; a vasoconstrição funciona ao contrário, conservando-o; seu bom funcionamento é peça fundamental na regulação térmica. As trocas de calor com o meio externo se fazem por quatro processos: condução, convecção, radiação e evaporação. Os três primeiros funcionam bem como perda de calor, entre outras variáveis, se a T ambiental for menor que a corporal, caso contrário adquire-se calor do ambiente em vez de perdê-lo. A sudorese, sua evaporação e a perda de vapor d'água pela pele e pela respiração são formas fundamentais de eliminação do calor, além de mecanismos acessórios, como a eliminação de urina ou fezes aquecidas e mudanças comportamentais e posturais.

A regulação da T, de maneira didática, é feita por três conjuntos de mecanismos: o aferente ou sensor, o integrador ou central e o efetor ou eferente. Os mecanismos sensores informam as variações da T ocorridas nas diversas partes do organismo e do ambiente; eles são constituídos principalmente pelos receptores térmicos existentes na pele, nos vasos sanguíneos, no abdome, na medula espinal e no próprio hipotálamo. O mecanismo integrador analisa os impulsos aferentes da T. A termorregulação não parece se processar em um único determinado local do SNC, contudo o hipotálamo desempenha papel central nesta função. A área pré-óptica do hipotálamo funciona como se fosse um termostato, ajustado para manter a T em um determinado nível chamado *set-point*. Os neurônios termossensitivos hipotalâmicos são capazes de controlar as reações que determinam perda ou conservação de calor, funcionado por meio de um *feedback* negativo; toda vez que a T se eleva ele é capaz de acionar as perdas de calor, sucedendo o contrário quando a T abaixa. Este controle é feito mediante conexões do hipotálamo com o sistema vegetativo, SNC e sistema endócrino e, em última análise, produz respostas que levam ao aumento da produção de calor, diminuição das perdas ou aumento da eliminação do calor.

▸ Patogenia da febre

Existem hipertermias na prática clínica que não são febres verdadeiras. O primeiro grupo é resultante de aumento da produção de calor e/ou aumento da aquisição de calor do meio externo. As hipertermias observadas após exercícios físicos ou trabalho muscular exaustivo, principalmente se executados em ambientes muito aquecidos, hipertireoidismo, tireotoxicose, feocromocitoma, trabalhadores de altos-fornos são alguns exemplos. Vários fatores podem facilitar hipertermias deste tipo como a idade avançada, má nutrição, obesidade, deficiente ingesta de líquidos, roupas e ventilação inadequadas. Alguns medicamentos podem atuar interferindo na eliminação de calor, como é o caso da atropina que inibe a sudorese, ou aumentando a produção de calor, como a anfetamina, facilitando as hipertermias por este mecanismo (Pereira, 1975). Um segundo grupo se caracteriza por diminuição da eliminação de calor. Os portadores de displasia ectodérmica, em que há ausência de glândulas sudoríparas, sequelas de grandes queimaduras, esclerodermia em fase avançada e possivelmente as alterações circulatórias na insuficiência cardíaca congestiva (ICC) podem causar elevação da T por este mecanismo; o aumento da aquisição ou produção de calor pode estar associado, agravando o problema. O terceiro é representado por lesões no SNC, principalmente no hipotálamo, que podem se acompanhar de alterações da homeostase térmica, principalmente em casos de traumatismos cranioencefálicos, acidente vascular cerebral, tumores cerebrais e infecções do SNC (Powers e Scheld, 1996). Inúmeras condições neurológicas podem interferir com as respostas envolvidas na regulação térmica e causar hipertermia deste tipo (Figura 20.1).

Ativadores

Microrganismos em geral, toxinas, traumas, neoplasias, reações imunológicas, colagenoses, queimaduras, produtos químicos, infartos viscerais, processos inflamatórios em geral; esteroides pirogênicos

↓

Células produtoras

Monócitos, polimorfonucleares, neutrófilos, macrófagos, células gigantes, histiócitos, fagócitos em geral

↓

Citocinas pirogênicas

Interleucina-1, interleucina-6, fator de necrose tumoral e interferona alfa

↓

Receptores hipotalâmicos

↓

Prostaglandina E2

↓

Elevação do *set-point* hipotalâmico

↓

Febre

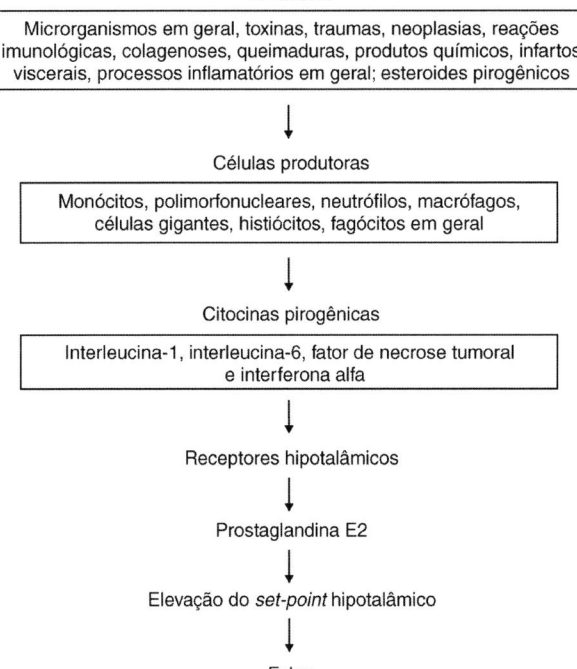

Figura 20.1 Patogenia da febre.

As febres verdadeiras são causadas pela produção de pirogênios endógenos (PE) e se acompanham de elevação do *set-point* hipotalâmico. Embora muitas células sejam capazes de produzir citocinas pirogênicas (CP), os monócitos, os polimorfonucleares neutrófilos, os macrófagos em geral, os histiócitos, as células gigantes parecem ser as fontes principais; eles têm em comum o fato de serem células fagocíticas. Os PE, para serem produzidos e liberados, precisam de um estímulo. Inúmeras são as condições demonstradas experimentalmente capazes de ativar a produção dos PE, dentre elas as infecções, toxinas, reações imunológicas, produtos químicos, colagenoses, infartos viscerais, traumas e queimaduras. Na maioria destas condições constatam-se processos inflamatórios, seja por microrganismos ou não. As CP principais envolvidas parecem ser as interleucinas-1 e 6 (IL-1 e IL-6), o fator de necrose tumoral (FNT) e a interferona alfa (INF-α). Estas CP atuam em uma complexa rede de substâncias envolvidas no processo inflamatório, em que muitas delas aumentam ou diminuem a atuação das CP na produção de febre. Estas CP ganham a circulação e, ao que tudo indica, vão agir no hipotálamo, elevando o *set-point*. As CP atuam por meio da liberação de prostaglandina E2, explicando a atuação dos antitérmicos habitualmente usados (Blatteis *et al.*, 2000; Cimpello *et al.*, 2000).

Após a elevação do *set-point* hipotalâmico, vários eventos são desencadeados pelo hipotálamo, objetivando aumentar a produção de calor e ao mesmo tempo diminuir a sua eliminação, até a temperatura atingir o novo patamar programado. Estas alterações envolvem sistema endócrino, metabolismo orgânico, sistema nervoso autônomo e modificações comportamentais. As principais mudanças são aumento da atividade muscular, calafrios, tremores e piloereção, aumento do metabolismo celular generalizado e vasoconstrição periférica.

Ao mesmo tempo que existe a produção dos PE, o organismo também produz substâncias que funcionam como antitérmicos naturais, chamados por alguns autores de criogênios endógenos. Estes criogênios atuam de maneira articulada com os PE e parecem impedir o surgimento de hiperpirexias, que raramente são observadas na prática médica. Quando a infecção é controlada e cessa o estímulo de produção dos PE, o *set-point* volta ao seu normal e a T endógena se normaliza (Cimpello *et al.*, 2000).

▸ Resposta da fase aguda

O aumento de T relacionado com as CP é apenas a mais conhecida das múltiplas alterações da resposta febril (Tabela 20.1), coletivamente chamadas resposta da fase aguda. Tais reações incluem: manifestações clínicas, como sonolência, prostração, astenia, entre outras, alterações na síntese hepática de uma série de proteínas, como proteína C reativa, fibrinogênio, ceruloplasmina, complemento C3 e C4, ferritina e fibronectina. Muitas destas substâncias parecem modular a resposta inflamatória, facilitar a fagocitose e induzir a reparação tecidual. Várias alterações hormonais são também descritas, como aumento do TSH, do cortisol, aldosterona, catecolaminas, insulina, glucagon, na gliconeogênese, balanço nitrogenado negativo, no metabolismo lipídico, diminuição nas concentrações de zinco e do ferro. Tende a ocorrer leucocitose, trombocitose e anemia. Estas reações também ocorrem em outros processos inflamatórios não infecciosos, em geral um pouco menos intensas. É possível que determinadas alterações sejam mais intensas e mais bem correlacionadas com determinados agressores e que isto possa também ser usado para diagnóstico ou controle de resposta terapêutica, como é o caso da proteína C reativa; a neutralização de várias destas substâncias tem sido utilizada como medida terapêutica em várias condições, principalmente na sepse (AAP, 1996; Hasday *et al.*, 2000; Macrowiak, 2009).

Tabela 20.1 Atividades biológicas das principais citocinas pirogênicas.

CP	Atividades principais
IL-1	Ativa as células B e T; ↑ a síntese de imunoglobulina pelas células B; ↑ a morte microbiana por fagocitose; ↑ a síntese hepática das proteínas da fase aguda; ↓ a síntese de albumina; ativa as células-tronco hematopoéticas e as células endoteliais; estimula as células sinoviais e a reabsorção óssea; ↑ IL-1, IL-6 e TNF; induz choque séptico e anorexia; acelera a cicatrização de feridas
IL-6	Ativa as células B; ↑ a síntese de imunoglobulinas pelas células B; ↑ a síntese hepática das proteínas da fase aguda; decresce a síntese de albumina; ↑ a maturação dos megacariócitos; ↑ a diferenciação neuronal e a proliferação das células-tronco hematopoéticas
FNT	Ativa as células T e B; ↑ a síntese de imunoglobulina pelas células B; ↑ a morte microbiana por fagocitose; ↑ a síntese hepática das proteínas da fase aguda; ↓ a síntese de albumina; estimula as células sinoviais e a reabsorção óssea; ↑ a produção de IL-1, IL-6 e TNF; induz choque séptico, sono e anorexia; estimula a morte e a necrose de células tumorais
INF	Melhora a atividade antiviral dos macrófagos; aumenta a atividade *natural killer*; estimula a síntese proteica hepática; induz à produção de FNT e IL-1; induz o sono

Adaptada de Cimpelo, 2000. CP: citocinas pirogênicas; IL-1: interleucina-1; IL-6: interleucina-6; FNT: fator de necrose tumoral; INF: interferona; ↑: aumenta; ↓: diminui.

Semiologia da febre

A medida da T é feita habitualmente com termômetros de mercúrio, usando-se em menor escala os termômetros elétricos e os eletrônicos que, embora sejam melhores, estão menos disponíveis. Estudos comparando a qualidade de termômetros de mercúrio mostram muitas variações na medida da T, devendo-se usar marcas confiáveis para diminuir os erros.

O local da tomada da T é na maioria das vezes a região axilar, embora nos países desenvolvidos utilize-se muito a T oral. A correlação de ambas com a T interna é muito irregular, existindo erros frequentes. A T retal parece ser melhor, porém exige termômetro individual e é mais incômoda. O termômetro deve ficar bem posicionado e o tempo de permanência varia na literatura entre 2 e 10 min. Outros locais para a medida não são habituais como a membrana timpânica, esôfago e de secreções como a urina. A T axilar para a maioria das pessoas varia entre 36 e 37°C; deve-se evitá-la em pacientes com processos inflamatórios de vizinhanças e nos hipotensos ou em choque, preferindo-se nestes casos a T retal. A T oral normal varia para a maioria das pessoas entre 36,5 e 37,3°C; exige termômetro individual e deve ser evitada quando houver processos inflamatórios locais e nos mascadores de chicletes. A T retal varia em uma faixa de até 1°C maior que a axilar; se esta dissociação for maior que 1°C há possibilidade de choque infeccioso ou processo inflamatório de vizinhança, incluindo peritonite e abscesso perirretal. O intervalo entre as medidas varia com cada caso; em geral é de 6 em 6 h quando internado e de 12 em 12 h quando no ambulatório; o horário das tomadas da T deve ser alterado toda vez que houver clínica sugestiva de febre (Lambertucci, 1991; Cunha, 1996; Mackowiak *et al.*, 1997; Pereira, 2003).

Existem variações fisiológicas da T corporal que não devem ser confundidas com febre, embora não ultrapassem na maioria das vezes os seus limites habituais. A mais importante é o conhecimento do ritmo circadiano normal. Para a maioria das pessoas a T é mais baixa durante o sono profundo; aumenta paulatinamente durante o dia e atinge o máximo em geral entre 17 e 22 h. Os recém-nascidos têm maior labilidade da T corporal em relação às variações externas; o maior metabolismo em relação à superfície corporal pode causar T mais altas em crianças. Os idosos têm alterações da regulação térmica com ajustes e percepção mais lentos às variações ambientais da T. Existem variantes fisiológicas normais, em cerca de 1% das pessoas, de mais ou menos 0,5°C; para estes pacientes 37,5°C ou mais pode não ser febre; são indivíduos assintomáticos e sem dados objetivos no exame físico ou exames laboratoriais, mas que eventualmente podem ser causa de febre de origem obscura, particularmente em mulheres jovens com problemas de ordem emocional. A T corporal varia em função da T ambiental, não surpreendendo cifras de 37,5°C em dias muito quentes no final da tarde, início da noite; o mesmo pode ocorrer após exposição prolongada ao sol, banhos quentes longos, saunas, uso de roupas inadequadas à T ambiental etc. Os estresses emocionais, a excitação psicomotora e a histeria podem causar elevações térmicas em geral de pequena monta. Após exercícios físicos intensos ou trabalho muscular a T pode oscilar comumente entre 1 e 2°C acima do normal. Após refeições copiosas, ricas em proteínas, durante a fase de digestão, a T corporal oscila comumente em torno de 0,5°C; na gestação até o quarto mês e no parto também são descritas alterações da T; o mesmo ocorre na ovulação.

Para cada grau de T o pulso deve aumentar de 10 a 20 pulsações. Quando isto não ocorre estamos diante de dissociação pulso/T. A bradicardia relativa tem sido descrita nas meningites, encefalites e outras infecções do SNC, na febre tifoide, nas icterícias infecciosas, eventualmente em doenças febris com bradiarritmias, como nas miocardites com bloqueio A-V, febre por substâncias e nas febres falsas. A taquicardia desproporcional à febre pode indicar a existência de infecções com toxemia, miocardite aguda, insuficiência respiratória, anemia, sangramentos ou choque.

Em relação à intensidade a febre pode ser classificada em baixa, até 37,9°C; moderada, entre 38 e 38,9°C; alta, entre 39 e 40,5°C; hiperpirexia, quando maior que 40,5°C. Na comunidade é muito difícil o paciente febril chegar ao médico sem estar usando antitérmicos, fato que altera grande parte de suas características. Nos pacientes internados é mais fácil observar a febre, porém as características semióticas na maioria dos pacientes mostram-se de pouco valor, sobretudo nas infecções adquiridas no hospital. Contudo, as hepatites por vírus, a tuberculose pulmonar e o tétano na sua fase inicial são exemplos de doenças que cursam habitualmente com febre baixa ou moderada. Por outro lado as sepses, a *influenza* clássica, a pneumonia pneumocócica comunitária, as meningites bacterianas agudas, a leptospirose na sua forma ictérica e a malária são enfermidades em que em geral há febre alta (Tabelas 20.2 e 20.3).

Quanto ao início, pode-se classificar as doenças febris em insidiosas e súbitas. Nas febres de início súbito os pacientes sabem exatamente quando começou o quadro, às vezes precisando até a hora, como acontece na leptospirose ictérica, nas crises clássicas de malária, nas septicemias, nas pneumonias bacterianas, na dengue clássica, nas pielonefrites agudas, em casos de amigdalite estreptocócica aguda e erisipela, entre outros. Calafrios correlacionam-se com a intensidade e a rapidez da elevação da febre. Nas febres insidiosas o enfermo não precisa bem o começo do quadro, como costuma ocorrer nas

Tabela 20.2 Classificação das febres quanto à intensidade.

Tipos de febre	Intensidade
Febre baixa	Até 37,9°C
Febre moderada	De 38 até 38,9°C
Febre alta	De 39 até 40,5°C
Hiperpirexia	Maior que 40,5°C

Tabela 20.3 Causas de febre nas diferentes intensidades.

Febre baixa ou moderada	Febre alta	Hiperpirexia
Hepatites por vírus	Septicemias	Tumores cerebrais
Tuberculose pulmonar	Leptospirose	Supurações do SNC
Tétano na fase inicial	Pneumonias bacterianas	Traumatismo cranioencefálico
Feridas infectadas	Meningites	Intermação
Flebites superficiais	Malária	Tétano grave
Cistites	Colangite	Hipertermia maligna
Infarto do miocárdio	Pielonefrite	Substâncias
Hemorragia digestiva	Abscessos viscerais	Encefalites

hepatites virais, na tuberculose, na endocardite subaguda, na febre tifoide, entre outras.

Em relação à defervescência, considera-se em crise quando a queda da T é rápida, com sudorese profusa; na queda em lise ela se faz lentamente, geralmente acompanhada de bom prognóstico. Entretanto, o uso de antitérmicos modificou muito estas interpretações. O tratamento antitérmico produz também quedas rápidas da T, em crise com sudorese profunda; quando passa o seu efeito a febre pode retornar com calafrios, particularmente quando se usam métodos físicos.

Em relação ao tipo as curvas febris podem ser classificadas em: irregular, quando não há um padrão definido, tipo mais encontrado na prática; contínua ou sustentada, quando as oscilações diárias são menores que 1°C; remitente, quando as oscilações diárias são maiores que 1°C, sem voltar ao normal; intermitente, existem períodos de apirexia entre as crises febris, podendo ser diária, terçã ou quartã; recorrente, os períodos de febre de dias ou semanas alternam-se com períodos também variáveis de apirexia; bifásica, quando entre dois períodos de febre ocorre um intervalo de 1 ou 2 dias de apirexia; febre inversa, quando a T é maior pela manhã do que à tarde. Na Tabela 20.4 podem ser vistas as causas mais comuns dos principais padrões de curva febril.

Tabela 20.4 Significado diagnóstico de alguns padrões de febre.

Padrões de febre	Causas habituais
Intermitente	Malária, endocardites bacterianas, uso de antitérmicos, tuberculose miliar, anfotericina B
Remitente	Malária grave por *Plasmodium falciparum*, pneumonias bacterianas, septicemias, endocardite bacteriana aguda, abscessos viscerais
Contínua	Febre tifoide, malária grave, brucelose, febre por substâncias, meningite tuberculosa, febre macular
Bifásica	Leptospirose, dengue, enteroviroses, febre amarela, poliomielite
Recorrente	Colangites, brucelose, calazar, linfomas, doença de Still, febre do Mediterrâneo
Duplo pico diário	Calazar, malária mista, endocardite bacteriana, tuberculose miliar, doença de Still

Adaptada de Cunha, 1996; Lambertucci, 1991; Mackowiack, 2000a,b,c; Pereira, 2003.

As características semióticas da febre foram demasiadamente valorizadas pelos autores antigos; atualmente observa-se uma tendência inversa, que também não parece correta. A análise da febre, feita juntamente com o restante do quadro clínico, epidemiológico e laboratorial, contribui para o diagnóstico, ajuda o raciocínio clínico e facilita o controle de cura dos pacientes com doenças febris.

▸ Abordagem clínica geral do paciente febril

As doenças febris, quanto à sua duração, podem ser classificadas em curtas e prolongadas. Febres de curta duração, para a maioria dos autores, são aquelas com menos de 3 semanas, enquanto as prolongadas têm 3 ou mais semanas. Há classificações que identificam um grupo de duração intermediária entre 1 e 3 semanas (Rivero *et al.* 2003). A maioria das doenças febris da prática médica são de curta duração, de evolução autolimitada e causadas por agentes virais. Elas estão entre os motivos mais comuns de consulta médica, que em clínica pediátrica chegam a produzir 20% dos atendimentos.

Quanto à dificuldade diagnóstica, várias são as classificações existentes. Podem ser divididas em fácil e difícil diagnóstico ou febres de origem obscura. Febre prolongada de origem obscura, no seu conceito tradicional, é caracterizada por febre de existência indiscutível, duração mínima de 3 semanas com um quadro clínico inconcluso e que permanece sem diagnóstico após a realização do conjunto de exames e procedimentos indicados inicialmente para o caso particular; nas de fácil diagnóstico a história, o exame físico e a rotina mínima de exames indicada para o paciente são suficientes para esclarecer o caso. Felizmente as febres prolongadas de origem obscura tradicionais respondem somente por 1 a 8% das doenças febris que procuram um grande hospital geral, frequência muito menor quando se considera o atendimento ambulatorial ou de medicina comunitária; como consequência, as de fácil diagnóstico são as que predominam no dia a dia e é sobre elas que serão feitas as considerações em seguida, visto que as de origem obscura serão vistas em capítulo à parte.

A abordagem de um paciente febril começa com uma boa anamnese. Não raro falhas na coleta dos dados podem tornar difíceis casos simples; em outras palavras, sem história, toda doença febril, mesmo que rotineira, pode tornar-se obscura. Na história da doença atual não devem ser esquecidas as características semióticas da febre e queixas gerais que foram revisadas no tópico anterior. Também nas doenças febris a boa história é a pedra angular do diagnóstico.

Nos enfermos febris, quando não há informação espontânea de manifestações que permitam o diagnóstico de localização ou sindrômico, a anamnese dirigida cresce de importância. Devem ser investigadas as principais manifestações clínicas das doenças habitualmente presentes como causa de febres de curta duração, tais como tosse, coriza, dor de garganta, espirros, otalgia, fotofobia, sensação de chiado no peito, dor torácica, dispneia ou cansaço; queixas digestivas como náuseas, vômitos, dor abdominal, diarreia, prisão de ventre e hiporexia; disúria, polaciúria, dor lombar, corrimento vaginal, alterações menstruais, além de dor no baixo ventre não podem ser esquecidas; cefaleia, mialgias, artralgias, lesões de pele e exantemas estão entre as queixas mais comumente apuradas (Kramer e Shapiro, 1997; Slater e Krug, 1999).

A história patológica pode induzir fortemente as hipóteses diagnósticas para o caso, sendo cada vez mais comum encontrarmos na comunidade indivíduos imunodeprimidos em tratamento de neoplasias sólidas ou hematológicas, tratamentos imunossupressores, uso de corticoides, cardiopatas crônicos, diabéticos, pneumopatas crônicos, insuficiência renal crônica, com cirrose hepática ou outras hepatopatias crônicas, AIDS, hemoglobinopatias, alcoólatras crônicos, cirurgias recentes, apenas para citar algumas patologias comuns e que têm complicações infecciosas relativamente previsíveis.

A história epidemiológica constitui fonte importante de dados para as doenças febris e comumente tem falhas que podem complicar casos simples. A área geográfica em que se trabalha, a idade do paciente, o seu contexto social, principalmente as condições de saneamento básico de sua moradia, viagens para áreas endêmicas de doenças infecciosas conhecidas, contato ou existência de casos semelhantes entre os familiares, uso de medicamentos ou de drogas ilícitas, tipo de trabalho e se há exposição a agentes infecciosos, práticas que envolvam maior risco de doenças sexualmente transmissíveis, história alimentar e história vacinal comumente dão informações relevantes (Ramirez *et al.*, 2002; Lo Re III e Gluckman, 2003).

O exame físico também deve ser minucioso, começando pela constatação da febre; a elevação térmica é sempre associada à existência de doença e sempre gera ansiedade, particularmente quando o diagnóstico não está evidente. Embora a maioria das doenças febris seja benigna, devem-se avaliar as repercussões da atual doença no estado geral do paciente para se separar aqueles que deverão ser investigados laboratorialmente de saída ou mesmo internados. Febre alta, calafrios ou tremores intensos, elevação rápida da T, queda do estado geral, apatia, sonolência excessiva, intensa hiporexia, irritabilidade, prostração e astenia intensas, desidratação, pouca melhora das queixas mesmo após o uso dos antitérmicos, sinais de toxemia, em crianças choro contínuo, gemência e perda do humor são alterações que podem sugerir mais gravidade, independentemente da infecção que as estejam causando. No restante do exame físico buscam-se sinais que levem a diagnóstico anatômico ou sindrômico da doença febril, como faringite, amigdalite, otite, sinusite, pneumonia, traqueobronquite, infecções dentárias, piodermites, áreas de celulite ou erisipela, feridas infectadas, exantemas e outras erupções cutâneas, sinais de desidratação, anemia, icterícia, dor abdominal à palpação, hepatomegalia, esplenomegalia, adenomegalias, dor lombar e na região hipogástrica, corrimento vaginal ou uretral, artralgias ou artrites, miosites, sinais de hipertensão craniana e sinais de irritação meníngea, entre outras. Estas alterações em geral estão presentes nas infecções mais comumente encontradas na prática médica e junto com a história em geral permitem fazer o diagnóstico (Pereira, 2003).

Quando o diagnóstico não é feito inicialmente deve-se avaliar se o paciente em questão está em bom estado geral, se tem possibilidade de acesso adequado ao médico ou ao serviço e as suas condições materiais e intelectuais de ficar em observação em casa, sob orientação médica. Grande parte das doenças febris habituais se define em 24 ou 48 h de observação, que pode ser feita pelo paciente ou seus familiares, desde que estejam orientados para o que deve ser observado, particularmente para os sinais de agravamento e os que permitem localizar a causa da febre.

Quando há dúvida ou maior risco de doenças graves estarem presentes, alguns exames costumam ser indicados pelos autores. O hemograma pode indicar se a doença parece ser causada por vírus ou por bactérias. Em geral leucocitoses acima de 15.000 por mm^3, desvios para a esquerda acima de 1.500 bastões, elevação da hemossedimentação acima de 30 mm na primeira hora, e aumento da proteína C reativa acima de 5 mg/dℓ, piúria ou bacterioscopia positiva da urina não centrifugada ou infiltrados na radiografia do tórax são alterações que aumentam a possibilidade de infecções bacterianas que poderão exigir tratamento antibiótico. Outros exames devem ser acrescidos a esta rotina inicial, dependendo do local onde se trabalha, dos dados epidemiológicos e das informações colhidas na anamnese e no exame físico. Assim, por exemplo, um paciente febril, vindo da Amazônia, sem um diagnóstico evidente para a causa da febre, obrigatoriamente fará pesquisa de plasmódio para afastar a hipótese de malária. A realização de hemoculturas e principalmente a punção lombar são decididas em função dos achados de cada caso.

▶ Convulsões febris

Podem ser amplamente definidas como convulsões, acompanhadas de febre, porém sem infecção do SNC. Representam um problema mundial que ocorre em 2 a 5% das crianças entre 6 meses e 5 anos de idade, principalmente dos 7 aos 36 meses, não havendo diferenças raciais. Em 25 a 40% dos casos há história de convulsão febril (CF) na família; o risco aumenta se os acometidos são os pais ou irmãos (AAP, 1996; Powers e Scheld, 1996; Murahovschi, 2003; Warden *et al.*, 2003).

A febre nas CF, na maioria das vezes, situa-se entre 38 e 39°C. São mais referidas em crianças que apresentam infecções das vias respiratórias superiores por vírus, gastrenterites, exantema *súbito*, otite média aguda, infecção do trato urinário e reações febris a várias vacinas como a tríplice bacteriana e contra sarampo. Embora haja uma predisposição constitucional, parecendo ser transmitida por um gene dominante com penetrância incompleta, a sua patogenia não é inteiramente conhecida; sabe-se que a febre altera o limiar convulsivo pelo fato de poder produzir acidose, aumento do consumo de oxigênio da glicose e poder causar distúrbios hidreletrolíticos.

As CF são classificadas como simples quando generalizadas, de duração inferior a 15 min, atingindo crianças dos 6 meses aos 5 anos, sem características focais, que não se repetem mais de uma vez em 24 h e não deixam sequelas. As CF complexas são generalizadas ou focais, com duração maior que 15 min e repetem-se no mesmo episódio febril. Cerca de 35 a 40% das CF apresentam recidivas em geral nos 12 meses que se seguem ao primeiro episódio; as recidivas ocorrem mais quando o primeiro episódio aconteceu antes dos 12 meses de idade, nos casos de CF complexas e quando há CF na família.

A evolução das CF costuma ser favorável. Nos casos de CF simples o risco de epilepsia posterior é pouco maior que o da população geral, em torno de 2 a 3%; nos casos de CF complexa o risco de epilepsia é maior, chegando a 4 ou 5%.

A investigação clínica das crianças com CF deve incluir história e exame completos para se afastarem as condições capazes de causar febre e convulsões, como traumas, história familiar, doenças prévias, convulsões anteriores, por exemplo; a impossibilidade de uma boa história é indicação de punção lombar. Sabe-se que as meningoencefalites cursam com convulsões em 20 a 25% dos casos; embora elas possam estar entre as suas manifestações iniciais, raramente acontecem sem outras alterações clínicas associadas. A meningite em CF tem sido referida entre 0,1 e 3,5% dos casos. Existem autores que preconizam a punção lombar em todos os casos de CF, o que é uma conduta exagerada. Deve-se identificar a possível causa da febre e obrigatoriamente investigar manifestações comuns nas meningites tais como *rash*, petéquias, cianose, hipotensão, irritabilidade, vômitos persistentes, entre outros; o exame neurológico deve ser minucioso para detectar dor à mobilização do pescoço, rigidez de nuca, outros sinais de irritação meníngea, sinais de hipertensão craniana, desvio conjugado dos olhos, ataxia, alterações do sensório persistentes, coma, torpor, sonolência, nistagmo, fontanela abaulada, alterações respiratórias, para listar as mais comuns. A American Academy of Pediatrics (AAP) sugere que nas CF em crianças menores que 1 ano, por conta das manifestações clínicas de meningite serem mais tardias e menos pronunciadas, a PL deveria sempre ser considerada. A mesma conduta é preconizada para crianças até 18 meses, nas quais os sinais meníngeos costumam ser sutis e também para as que estão usando antibióticos, em função de eles poderem modificar o quadro clínico das meningites. Os pacientes com CF complexas, aqueles com estado pós-ictal prolongado, também têm um risco maior de apresentar meningite. Recomenda-se que os casos de CF não submetidos a PL fiquem em acompanhamento por pelo menos 24 h após o evento.

De acordo com a AAP não há estudos demonstrando que o EEG deva ser feito de rotina após CF visto que ele não tem valor preditivo para avaliar o risco de epilepsia nestes casos; a mesma orientação é feita para os exames de neuroimagem, embora vários autores os recomendem sistematicamente nas CF complexas. Os exames de bioquímica sanguínea, particularmente glicemia e eletrólitos, devem ser considerados.

O tratamento na fase aguda deve ser feito com antitérmicos e anticonvulsivantes usados habitualmente como diazepam, fenobarbital e hidantoína. Os antitérmicos falham em prevenir as CF. Os anticonvulsivantes não são indicados preventivamente, a não ser em casos especiais, visto que a história natural das CF é favorável aos pacientes.

▸ Papel da febre no organismo

O uso generalizado dos antitérmicos nos pacientes com febre parte do princípio de que ela seja nociva. Existem evidências de que a febre é benéfica para as defesas do hospedeiro, da mesma forma que outras apontam em sentido contrário.

O efeito benéfico tem como argumento inicial a sua existência largamente distribuída no reino animal, principalmente nos mamíferos, répteis, anfíbios e peixes, e até em alguns invertebrados, como resposta à inoculação de microrganismos. Seria difícil explicar que a seleção natural tivesse preservado uma reação nociva em tantos animais (Lambertucci, 1991; Blatteis e Sehic, 2000; Aronoff e Neilson, 2001).

Existe uma série de mecanismos de defesa que são estimulados no hospedeiro com febre em trabalhos experimentais, tais como aumento da quimiotaxia, fagocitose e atividade bactericida dos polimorfonucleares e dos macrófagos; maior resposta proliferativa das células T, resposta dos linfócitos B aumentada, em sua maioria favoráveis ao hospedeiro; boa parte das inúmeras alterações da resposta febril tem como objetivo predominante criar as condições para que as reações de defesa se processem melhor. Existem muitas investigações demonstrando, em vários tipos de animais, aumento da resistência a algumas infecções quando a T está aumentada dentro de determinadas faixas, dentre elas estudos utilizando ratos, cães e coelhos inoculados com vírus da poliomielite, coxsackie B, raiva, herpes simples e *Cryptococcus neoformans*. Estes efeitos benéficos não têm sido demonstrados em outros microrganismos, como o *Streptococcus pneumoniae*. Estudos em culturas de tecido caracterizam o efeito nocivo da elevação térmica contra os vírus da pólio, entretanto as conclusões dos estudos *in vitro* são mais difíceis porque a resposta febril é muito mais ampla do que apenas o aumento da T. Estudos *in vivo* e *in vitro* mostram efeito protetor de CP em várias espécies de plasmódio, *Toxoplasma gondii, Trypanosoma cruzi, Leishmania major* e *Cryptosporidium* spp. No homem há uma série de observações clínicas em infecções por gonococos e pelo *Treponema palidum* salientando a sua baixa resistência a T elevadas. Alguns estudos usando antitérmicos (AT) em pacientes com varicela mostram cura mais lenta das lesões quando comparados com outros que não os usaram; fato semelhante foi comprovado em enfermos com rinovírus, que produziram doença mais prolongada e com eliminação de maior quantidade de vírus no grupo que usou ácido acetilsalicílico.

Por outro lado, trabalhos recentes demonstraram que as CP, principalmente em infecções graves, podem mediar uma série de alterações nocivas ao hospedeiro. Há muito se sabe que na sepse por gram-negativos as endotoxinas têm um papel-chave na sua patogenia; a injeção de endotoxina produz em animais liberação de CP coincidindo com o agravamento da sepse; os níveis de CP são inversamente proporcionais ao índice de sobrevida na sepse. Fatos semelhantes foram comprovados em sepse por gram-positivos, meningite, na síndrome de angústia respiratória do adulto e na artrite séptica.

Em relação ao temor dos efeitos lesivos das hiperpirexias, principalmente no SNC, é de observação geral que a febre raramente ultrapassa 41°C; na febre há um aumento controlado pelo hipotálamo da T, em parte pela atuação dos criogênios endógenos. As hiperpirexias têm sido mais referidas em pacientes que apresentam condições que interferem com o bom funcionamento do hipotálamo.

As CF, resumidas anteriormente, constituem um dos efeitos nocivos da febre nas crianças suscetíveis, porém não são preveníveis com o uso de AT. Também se descrevem os efeitos deletérios da febre nos cardiopatas, nos pneumopatas e nos doentes neurológicos que têm dificuldades na regulação térmica.

Em conclusão, faltam estudos controlados para avaliar a ação da febre e dos AT sobre a maioria das infecções, fundamentais para uma terapêutica antitérmica mais racional no futuro.

▸ Tratamento antitérmico

Embora muitas formas de antipirese tenham sido usadas desde a antiguidade e atualmente os médicos tenham à sua disposição métodos efetivos de tratamento antitérmico (TA), não se sabe se os seus benefícios são maiores do que o risco do seu uso. Inúmeros trabalhos têm surgido acerca da bioquímica, farmacologia e mecanismos de ação dos AT, porém suas indicações para uso clínico permanecem carentes de estudos controlados. O gasto mundial anual estimado com AT gira em torno de 6 bilhões de dólares, o que demonstra a importância do tema.

▸ Argumentos a favor e contra o TA | Principais indicações da literatura

O alívio do desconforto causado pela febre é uma das razões mais citadas para o TA, porém carece de trabalhos controlados. A comparação entre enfermos em que a baixa da febre foi obtida por meios físicos e pacientes sem tratamento antitérmico mostrou que as diferenças de conforto são mínimas. Por outro lado quase todos os antitérmicos são também analgésicos e anti-inflamatórios e possivelmente boa parte da melhora sintomática seja devida mais à ação analgésica e anti-inflamatória do que à antitérmica. O desconforto causado pela febre também é bastante subjetivo e o grau de alívio também é influenciado por este fato. A maioria das febres observadas na prática tem um grau tolerável de desconforto, principalmente as temperaturas baixas e moderadas. Existem ocasiões em que cefaleia, dores pelo corpo, artralgias, hiporexia e vômitos interferem no repouso, na alimentação e hidratação do enfermo; nestes casos o TA é justificado (Tabela 20.5).

O uso de TA é feito sistematicamente em crianças com CF, entretanto nunca foi comprovado que o TA seja capaz de prevenir o seu aparecimento. Por outro lado, a febre pode piorar após as convulsões, por conta do aumento brusco de produção de calor, e deve ser tratada, bem como as convulsões. Indivíduos com infecções que produzem acidose ou hipoxia também podem desencadear convulsões na epilepsia

Tabela 20.5 Argumentos contra e a favor do tratamento antitérmico.

Razões mais citadas contra o tratamento
Efeitos adversos dos antitérmicos
Modificação da semiologia da febre
Interferência no controle de cura e acompanhamento da febre
Boa tolerância na maior parte dos pacientes à presença da febre
Falta de estudos controlados comprovando o benefício dos antitérmicos
Inibição dos supostos benefícios imunológicos da febre
Razões mais citadas a favor do tratamento
Melhora do desconforto causado principalmente pelas febres elevadas
História de epilepsia ou de convulsões febris. Presença de convulsões
Pacientes com delírio febril
Portadores de doenças cardíacas, pulmonares e neurológicas
Efeitos adversos sobre o feto nos primeiros meses de gestação

e estas são indicações precisas do TA (Aronoff e Neilson, 2001; Greisman e Mackowiak, 2002; Mackowiak, 2000a,b,c,d).

A redução do aparecimento de delírio febril, bem como de ansiedade e depressão, principalmente em idosos, é outra indicação referida para TA; embora estas manifestações assustem, costumam ser benignas na sua evolução, desde que não haja doença neurológica. O TA mostra-se útil para diminuir estes eventos.

Há uma ideia disseminada de que a febre seja por si só nociva e por isto deve sempre ser tratada. Esta percepção não tem base científica. Mesmo as febres elevadas são relativamente bem toleradas por vários dias, desde que se tratem paralelamente suas consequências, como as perdas calóricas, hídricas e eletrolíticas. Por outro lado, não há comprovação da redução de morbidade das doenças estudadas com TA. Um grupo de enfermos no qual o TA parece ser bem fundamentado é o de pacientes cardiopatas, embora também faltem trabalhos controlados. A demanda metabólica imposta pela temperatura elevada, principalmente durante a fase de calafrios, pode agravar sobretudo a cardiopatia isquêmica, sendo comuns, também nestes pacientes, a piora da insuficiência coronariana, o surgimento de arritmias e mesmo descompensação cardíaca. Benefícios semelhantes são citados no TA de pneumopatas crônicos que têm dificuldade em atender o aumento do volume respiratório por minuto, o aumento no consumo de oxigênio, o aumento do quociente respiratório e do tônus simpático que ocorrem durante a febre. Os pacientes com sequelas neurológicas graves podem ter alterações importantes nos mecanismos de regulação térmica e ter mais dificuldades no controle da temperatura. Citam-se ainda efeitos adversos da T elevada sobre o feto nos primeiros meses de gestação, quando se justificaria o TA.

Os principais argumentos contra o TA são em primeiro lugar a interferência com a semiologia da febre, que pode ter importância para o diagnóstico clínico e para controlar a resposta terapêutica após o tratamento específico. Por vezes o efeito anti-inflamatório dos AT modifica ou até controla as características clínicas de certas doenças como o uso do ácido acetilsalicílico na febre reumática e na artrite reumatoide juvenil. Vários anti-inflamatórios não hormonais como o naproxeno, a indometacina e o diclofenaco são sugeridos para distinguir a febre de doenças neoplásicas pelo fato de responderem melhor a estes agentes do que a produzida por infecções. Os efeitos adversos dos AT pesam contra o tratamento; embora os AT sejam habitualmente bem tolerados em algumas ocasiões os parefeitos são maiores que os possíveis benefícios. Inúmeras referências mostram os efeitos benéficos da febre, principalmente nas de intensidade baixa ou moderada, e que seriam inibidos pelo TA. Na prática clínica poucos são os exemplos em que esta interferência é demonstrada em estudos controlados. A maioria das doenças febris na comunidade é benigna e a febre é bem tolerada (Lambertucci, 1991; Mackowiak, 2000a,b,c; Murahovshi, 2003).

Em tese o TA estaria indicado quando os custos metabólicos da febre são maiores do que os seus benefícios, ou quando o TA diminui os custos metabólicos da febre ou outros efeitos adversos causados por ela sem afetar negativamente o curso da doença de base; é claro que os parefeitos dos antitérmicos também devem ser menores do que o seu benefício. Infelizmente faltam dados clínicos para validar tais indicações quando se utiliza um critério mais científico.

Principais AT e o seu mecanismo de ação

Os alvos da atuação dos AT são:

- redução da produção de mediadores inflamatórios, como as citocinas ou aumento da produção local de moléculas anti-inflamatórias
- redução na produção de prostaglandina E2 por meio da inibição da ciclo-oxigenase
- produção de antipiréticos naturais aumentada
- redução da adesão de células produtoras de PE no foco inflamatório (Aronoff e Neilson, 2001; Geisman e Mackowiak, 2002).

A prostaglandina E2, fundamental para a produção da febre, é sintetizada a partir do ácido araquidônico, com a participação fundamental das duas isoformas da ciclo-oxigenase (Cox 1 e Cox 2). A maioria dos AT age na síntese de prostaglandinas inibindo a Cox 1 e a Cox 2, tanto periférica como centralmente. O paracetamol ou acetaminofeno é um fraco inibidor da Cox 1, sendo por isto um fraco anti-inflamatório. O ácido acetilsalicílico e outros anti-inflamatórios não hormonais (AINH), além da diminuição da PGE2, diminuem a produção de PE e das citocinas mediadoras da inflamação, diminuem a adesão das células produtoras de PE nos locais inflamatórios, e aumentam a produção de antipiréticos naturais. A dipirona também parece diminuir a PGE2 por inibição da Cox.

O ácido acetilsalicílico ou AAS (ácido acetilsalicílico) tem ação antitérmica, anti-inflamatória e analgésica, além de ser antiadesivo-plaquetário. Absorvido na parte alta do delgado, apresenta uma absorção média de 15 a 20 min. É metabolizado no fígado e parte é eliminada intacta pelos rins. A capacidade de metabolização hepática é limitada, podendo haver acúmulo do fármaco quando usado em doses elevadas, com sinais de intoxicação. Em geral a queda da T ocorre 30 a 60 min e o efeito dura de 3 a 4 h. As doses recomendadas são de 10 a 15 mg/kg por tomada; em adultos usam-se quase sempre 500 mg a 1 g por tomada por via oral; as doses podem ser repetidas a cada 6 h. A maioria dos parefeitos costuma ocorrer nas doses altas ou no uso crônico. Alterações digestivas são comuns. Dispepsia, náuseas e queimação retroesternal são referidas com ou sem alterações radiológicas ou endoscópicas. Eventualmente lesões mais graves podem ocorrer, principalmente hemorragia digestiva e úlcera perfurada; estes paraefeitos também são comuns nos outros AINH, sendo mais relatados em idosos, nos enfermos com antecedentes de úlcera péptica ou história prévia de sangramento digestivo, uso concomitante de corticosteroides ou de anticoagulantes. Pode causar inúmeros tipos de reação alérgica, principalmente exantemas de vários tipos, fotossensibilização e rinite, por vezes quadros mais graves de anafilaxia. Deve-se evitá-lo próximo ao parto, pois há descrição de aumento do tempo de gestação e da frequência de sangramentos. As doses muito altas, a ingestão acidental ou por tentativa de suicídio podem determinar intoxicação por salicilatos, com quadro neurológico, zumbido, vômitos intensos, hiperpneia, às vezes sangramentos e distúrbios do equilíbrio acidobásico, acidose ou alcalose respiratória. As alterações renais são menos comuns; podem ser distúrbios hidreletrolíticos e insuficiência renal e são mais descritas em pacientes com ICC e cirrose; nefrite intersticial e nefropatia por analgésicos são raras com o AAS, embora mais descritas em outros AINH. Casos de síndrome de Reye, embora raros, foram descritos em menores de 18 anos, principalmente na *influenza* e na varicela, e, por esta razão, deve-se evitar o seu uso nestas situações. As principais contraindicações são alergia aos salicilatos, últimas semanas de gestação, discrasias sanguíneas em geral, uso de anticoagulantes, insuficiência hepática, insuficiência renal e úlcera péptica (Lambertucci, 1991; Plaisance, 2000).

O paracetamol pertence ao grupo dos aminofenóis, inteiramente diverso dos salicilatos e também das fenilpirazolonas. Tem ação AT semelhante à do ácido acetilsalicílico e fracas atuações analgésica e anti-inflamatória. Seus níveis sanguíneos máximos são alcançados em 1 ou 2 h. A vida média plasmática é de 3 a 4 h semelhante à do ácido acetilsalicílico. A dose recomendada do paracetamol é de 10 a 15 mg/kg, por tomada, repetida a cada 4 ou 6 h. Nas doses rotineiras, o paracetamol é um fármaco bem tolerado quando comparado aos outros antitérmicos, particularmente em relação aos sintomas digestivos e complicações hematológicas. O paracetamol é metabolizado no fígado por conjugação com ácido glicurônico e sulfatião; de modo menos extenso utiliza a via do p 450, formando um metabólito eletrofílico, o N-acetil-p-benzoquinoneimina (NAPQI). Quando as vias primárias estão saturadas, este metabólito se acumula e se liga a proteínas celulares; quando a ligação é extensa e envolve os hepatócitos a toxicidade hepática pode começar. Em condições normais o NAPQI é detoxicado por conjugação com o glutatião. Se os estoques de glutatião estiverem depletados, como no alcoolismo crônico, fome ou jejum prolongado, o risco de hepatotoxicidade aumenta. Na maioria dos casos a hepatotoxicidade aparece em doses muito acima das recomendadas, seja por erro no cálculo, ingesta acidental, tentativa de suicídio ou uso inadvertido de múltiplos produtos contendo paracetamol; casos em menor número têm sido descritos com doses levemente acima do recomendado. Alguns medicamentos, provavelmente por estimular a via p 450, podem aumentar o risco de hepatotoxicidade, se usados simultaneamente, como as tetraciclinas, salicilatos, cloranfenicol, barbitúricos, morfina, entre outros. Nos casos mais graves pode haver icterícia e insuficiência hepática aguda. Apesar de ser um metabólito da fenacetina não apresenta nefrotoxicidade significativa. Raramente causa reações alérgicas. É contraindicado nas insuficiências hepática e renal (Tabela 20.6).

A dipirona pertence ao grupo das fenilpirazolonas. Tem boa ação AT e analgésica, embora sendo um anti-inflamatório mais fraco, disponível por via oral e injetável. A dipirona pode ser usada por VO na dose de 10 a 20 mg/kg por tomada, repetindo-se 3 a 4 vezes/dia, e também IM, porém a injeção é muito dolorosa; algumas apresentações podem ser feitas por via IV, sendo o único AT para uso parenteral do nosso meio. Os derivados pirazolônicos são associados comumente a inúmeros tipos de alergias, incluindo anafilaxia e farmacodermias. Devido ao relacionamento do uso da dipirona com casos de agranulocitose o fármaco foi retirado do comércio de vários países, incluindo os EUA. A agranulocitose parece ser por mecanismo de hipersensibilidade, na qual há uma destruição periférica dos leucócitos; nos casos mais graves pode haver também lesão na medula. O quadro é recorrente e por isto o paciente deve ser proibido de tomar qualquer derivado pirazolônico. Os números da agranulocitose pela dipirona são muito discordantes na literatura, variando de 1:2.000 até 1:1.000.000 de pacientes. Embora seja uma complicação indiscutível ela aparentemente foi supervalorizada em alguns países. Quando se usa muito a dipirona deve-se fazer o controle com hemograma. Habitualmente não é AT de primeira linha, apesar da ação excelente, por causa da agranulocitose; em nosso meio tem sido largamente usada sem problemas hematológicos significativos referidos na literatura nacional.

Os AINH são também antitérmicos em graus variáveis e têm sido muito utilizados com esta finalidade, principalmente em pacientes que não apresentam comorbidades que dificultem ou agravem seus inúmeros paraefeitos. Como apresentam atividade anti-inflamatória acentuada, isto pode interferir com a doença de base que esteja causando a febre, podendo em alguns casos dificultar o diagnóstico ou a interpretação da resposta terapêutica aos antibióticos. Em geral seus efeitos adversos são mais frequentes e o custo mais elevado. Embora muito usados em pediatria, ficam em geral em segundo plano nos pacientes mais idosos. O mais citado tem sido o ibuprofeno, embora muitos outros apareçam na literatura com a mesma indicação.

Embora os métodos físicos de combate à febre (MF) sejam os de escolha para tratar a hipertermia, o seu papel no tratamento da febre permanece incerto, apesar de milenar. Na hipertermia não há elevação do *set-point* hipotalâmico e admite-se que a capacidade de eliminar o calor do organismo chegou ao seu limite, não conseguindo mais controlar a T. Durante a febre, a utilização dos MF diminui a T em um primeiro momento,

Tabela 20.6 Doses VO dos principais antitérmicos utilizados no Brasil.

Antitérmicos	Doses habituais em adultos	Doses em mg/kg por dose	Dose máxima diária para adultos
Ácido acetilsalicílico ou AAS	325 a 1.000 mg por dose, de 6 em 6 h	10 a 15 mg/kg por dose, de 6 em 6 h	4 g
Paracetamol	325 a 1.000 mg por dose, de 6 em 6 h	10 a 15 mg/kg por dose, de 6 em 6 h	4 g
Dipirona[a]	500 mg a 1.000 mg por dose, de 6 em 6 h	10 a 20 mg/kg, por dose, de 6 em 6 h	2 a 4 g
Ibuprofeno[b]	200 a 800 mg por dose, de 6 em 6 ou de 8 em 8 h	10 mg/kg por vez, a cada 6 ou de 8 h	3,2 g

Adaptada de Lambertucci, 1991; Aronoff, 2001; Murahovschi, 2003; a: dose máxima diária de acordo com monografia do laboratório; b: o ibuprofeno é o AINH mais citado nas referências. Veja o texto.

porém como não abaixam o *set-point* hipotalâmico, a febre retorna tão logo cessa a sua aplicação; provocam perda de calor por condução, convecção ou evaporação; uma variedade de técnicas como compressas ou esponjas molhadas com água morna ou álcool, aplicação de sacos de gelo, cobertores frios, ventiladores após banhos para acelerar a evaporação e banhos de imersão estão entre as mais usadas. Entretanto, logo após a baixa provisória da temperatura são comuns as crises de calafrios, vasoconstrição cutânea e volta da T ao nível anterior, com desgaste metabólico maior e claro desconforto durante a sua aplicação. Poucos estudos comparativos existem entre os MF e os farmacológicos, pois na prática os dois são usados simultaneamente; a comparação entre os MF mais AT com os AT sozinhos mostra resultados semelhantes ou superioridade na combinação de ambos, contudo o desconforto é maior quando se usam os MF. Há necessidade de trabalhos controlados para se estabelecer melhor o risco/benefício de associar os MF ao tratamento farmacológico, sobretudo nas febres altas e hiperpirexias. A febre deve ser tratada inicialmente com os AT e a associação eventual de MF só deve ser feita após o início do efeito dos AT, dando-se preferência à esponja com água morna (Axelrod, 2000; Aronoff e Neilson, 2001; Greisman e Mackowiak, 2002).

▸ Referências bibliográficas

AAP-American Academy of Pediatrics. The neurodiagnostic evaluation of the child with a first simple febrile seizure. Practice guideline. *Pediatrics.* 97: 1-6, 1996.

Aronoff DM, Neilson EG. Antipyretics: mechanisms of action and clinical use in fever suppression. *Am J Trop Med.* 111: 304-315, 2001.

Axelrod P. External cooling in the management of fever. *Clin Infec Dis.* 31: S224-S229, 2000.

Blatteis CM, Sehic E, Li S. Pyrogen sensing and signaling: old views and new concepts. *Clin Infec Dis.* 31: S168-S177, 2000.

Cimpello LB, Goldman DL, Khine H. Fever pathophysiology. *Clin Ped Emerg Med.* 1: 84-93, 2000.

Cunha BA. The clinical significance of fever patterns. *Infec Dis North Am.* 10: 33-44, 1996.

Greisman LA, Mackowiak PA. Fever: benefical and detrimental effects of antipyretics. *Cur Opin Infec Dis.* 15: 241-245, 2002.

Hasday JD, Fairchild KD, Shanholtz C. The role of fever in the infected host. *Microbes Infection.* 2: 1891-1904, 2000.

Kramer MS, Shapiro ED. Management of the young febrile child: a comentary on recent oractice guidelines. *Pediatrics.* 100: 128-134, 1997.

Lambertucci JR. *Febre, Diagnóstico e Tratamento,* Medsi, Rio de Janeiro.

Lo Re III V, Gluckman SJ 2003. Fever in the returned traveler. *Am Fam Physician* 68: 1343-1350, 2003.

Mackowiak PA. Diagnostic implications and clinical consequences of antipyretic therapy. *Clin Infec Dis.* 31: S230-S233, 2000a.

Mackowiak PA. Physiological rationale for suppression of fever. *Clin Infec Dis.* 31: S185-S189, 2000b.

Mackowiak PA. Temperature regulation and the pathogenesis of fever. In Mandell GL, Douglas RG, Bennett JE (eds), *Principles and Practice of Infectious Diseases*, 5th ed., Churchill Livingstone, New York, 2000c.

Macowiak PA. Temperature regulation and the pathogenesis of fever. In Mandeel GL, Douglas RG, Bennett JE (eds.). *Principles and Practice of Infectious Diseases*, 7th ed, Churchill Livingstone, New York, 2009.

Mackowiak PA, Borden EC, Goldblum SE, Hasday JD, Munford RS, Nasraway SA, Stolley PD, Woodward TE. Concepts of fever: recent advances and lingering dogma. *Clin Infec Dis.* 25: 118-138, 1997.

Murahovschi J. A criança com febre no consultório. *J Pediatria.* 79: S55-S64, 2003.

Pereira NG. *Febre: Especial Referência às Febres de Difícil Diagnóstico*, Tese de Mestrado, Doenças Infecciosas e Parasitárias, Faculdade de Medicina, UFRJ, Rio de Janeiro, 1975.

Pereira NG. Síndrome febril. *J Bras Gastroenterol* 3: 177-185, 2003.

Plaisance KI. Toxicities of drugs used in the management of fever. *Clin Infec Dis.* 31: S219-S223, 2000.

Powers JH, Scheld M. Fever in neurologic diseases. *Infec Dis North Am.* 10: 45-66, 1996.

Ramirez ML, Soriano ER, Martinez LS, Zapata MR. Protocolo diagnostico-terapeutico del síndrome febril de corta duración em el paciente ambulatorio. *Medicine.* 65: 3486-3489, 2002.

Rivero A, Zambrana JL, Pachón J. Fiebre de duración intermédia. *Enfer Infec Microbiol Clin* 21: 147-152, 2003.

Slater M, Krug SE. Evaluation of the infant with fever without source: an evidence basead approach. *Emerg Med N Am* 17: 97-127, 1999.

Warden CR, Zibulewsky J, Mace S, Gold C, Gauche-Hill M. Evaluation and management of febrile seizures in the out-of-hospital and emergency department settings. *Ann Emerg Med* 41: 215-222, 2003.

21 Febres Prolongadas de Origem Obscura

Nelson Gonçalves Pereira e Ana Maria Vergueiro Borralho

▸ Introdução

Febre prolongada de origem obscura (FPOO), febre de origem obscura (FOO), febre de origem obscura clássica, febre de origem indeterminada, febre de origem criptogenética ou, ainda, de difícil diagnóstico são termos equivalentes na prática médica. Felizmente a maioria absoluta das doenças febris do dia a dia são de fácil diagnóstico. As febres a esclarecer representam em torno de 1 a 8% das enfermidades febris que procuram os grandes hospitais gerais, participação muito menor quando se consideram os atendimentos ambulatoriais em nível primário ou secundário. Apesar de todo o progresso da medicina o seu diagnóstico constitui um dos maiores desafios médicos, ficando ainda hoje um número considerável de pacientes sem um esclarecimento definitivo, em todas as séries publicadas.

▸ Conceito

Em 1961, Petersdorf e Beeson definiram FOO como aquela de intensidade maior que 38,3°C, aferida em várias ocasiões, com duração de pelo menos 3 semanas e sem diagnóstico após 7 dias de investigação hospitalar. Esses critérios foram estabelecidos objetivando a exclusão das doenças febris mais comuns da prática médica, tais como as infecções agudas de evolução autolimitada, as viroses endêmicas da área em que vive o paciente, as hipertermias fisiológicas e também permitir a feitura de exames laboratoriais rotineiros, se fosse o caso, para um paciente com febre a esclarecer. Esse conceito teve o grande mérito de permitir a comparação de inúmeros trabalhos sobre as FPOO nos 42 anos que se seguiram, visto que a maioria dos autores passou a adotá-lo. A análise crítica desta definição ao longo dos anos foi motivando algumas adaptações, inicialmente feitas pelos próprios autores. O nível mínimo de hipertermia seguramente indicativo de febre é muito controverso. Quando se usam limites muito baixos de temperatura para definir a existência de uma febre, corre-se o risco de considerar oscilações fisiológicas da temperatura corporal (Pereira, 1975), como doença. Se os níveis são mais elevados, podem-se excluir patologias que evoluem com febrícula. Parece mais correto considerar, além de um determinado nível de temperatura (a maioria dos autores considera 38,3°C de temperatura provavelmente oral, que equivale a 37,8°C na axilar, a existência de outras manifestações clínicas ou laboratoriais da síndrome febril, tais como cefaleia, mialgias, artralgias, sensação de frio, taquicardia, dentre outras, além do aumento da velocidade de hemossedimentação (VHS) ou da proteína C reativa (Knockaert *et al.*, 2003), de modo a caracterizar melhor a existência de febre.

Aplicar o nome FOO, sem especificações da duração, a febres com menos de 3 semanas seria contraditório com o conceito original, por isso o termo FPOO parece mais adequado, pois reforça o caráter prolongado da febre. A "rotina mínima" de exames para definir os enfermos com FPOO deve ser personalizada, visto que ela varia principalmente em função da idade, de fatores regionais, de achados epidemiológicos e clínicos, mesmo que sejam inespecíficos, de doenças preexistentes e de recursos disponíveis. Contudo, não se deve fazer um diagnóstico provisório de FPOO em nosso país sem pelo menos ter realizado uma radiografia do tórax e um hemograma completo. O quadro clínico de uma FPOO necessariamente é inespecífico, podendo ser constituído exclusivamente por febre, condição chamada por alguns de febre nua (Amato Neto e Mendonça, 1984), porém inúmeras combinações podem se apresentar: febre associada a esplenomegalia, hepatomegalia, adenomegalias, sintomas e sinais vários (Cunha, 1996a) que são chamados indícios por vários autores (Kleijn *et al.*, 2000). O tempo de investigação hospitalar de 1 semana depende mais dos recursos disponíveis do que da causa da febre; ele parece exagerado nos locais com mais recursos materiais, onde 3 dias são suficientes. Por outro lado a maioria dos pacientes nos grandes centros pode ser investigada adequadamente em nível ambulatorial em um tempo semelhante. A ideia que deve prevalecer é a de observar um tempo adequado para serem realizados os procedimentos iniciais indicados para o caso em questão, chamada pelo próprio Petersdorf rotina inteligente de exames (Petersdorf, 1985), não sendo obrigatória a internação.

Poder-se-ia então concluir que febre prolongada de origem obscura é caracterizada por febre de existência indiscutível, duração mínima de 3 semanas (Soto e Veja, 1972; McClung, 1972; Jacoby e Swartz, 1973; Pizza *et al.*, 1975; Esposito e Gleckman, 1979; Larson *et al.*, 1982; Gleckman e Espósito, 1986; Brush e Weinstein, 1988; Coutinho e Mendonça, 1991a; Neto e Pasternack, 1991; Blady, 1991; Knocaert *et al.*, 1994; Dinarello e Wolf, 1995; Cunha, 1996b; Ramos *et al.*, 1997; Kleijin *et al.*, 1997; Timermann, 1997; Gelfand e Denarello, 1998; Lambotte, 2003; Madaule *et al.*, 2008), com um quadro clínico inconcluso e que permanece sem diagnóstico após a realização do conjunto de exames e procedimentos indicados inicialmente para aquele caso particular. Este rótulo é provisório, posto que as doenças febris são muito dinâmicas e, na maioria das vezes, o esclarecimento é feito porque novos sinais, sintomas ou alterações laboratoriais se desenvolvem, tornando simples o que antes era complicado.

Várias publicações na literatura sugerem (Mackowiak e Durack, 2009; Roth e Basello, 2003) dividir as febres de origem obscura em 4 subgrupos: FOO clássica, FOO nosocomial, FOO em imunodeprimidos e neutropênicos e FOO nos pacientes com HIV (Tabela 21.1). A FOO clássica corresponde ao conceito original de Petersdorf com as modificações resumidas. A FOO nosocomial é adquirida no hospital como consequência de cirurgias, procedimentos e medicamentos aí realizados. Apesar de ser um problema importante, o fato de pressupor 3 ou mais dias de existência deforma o conceito de febre prolongada de Petersdorf. Em geral, é uma febre de curta e melhor seria chamá-la de FOO de curta duração, adquirida no hospital, pelo menos até completar 3 semanas. A FOO em neutropênicos (< 500 neutrófilos) e imunodeprimidos ocorre em pacientes como o próprio nome indica, porém, na sua definição, exige a duração de 3 dias sendo, portanto, uma febre curta. Do ponto de vista prático quando surge a febre neste grupo de enfermos, o tratamento já está teoricamente atrasado, pois a evolução pode ser rapidamente letal, existindo várias diretrizes que sugerem tratamentos antibióticos iniciais de emergência (Hughes *et al.*, 2002) logo após a coleta dos exames, desde que estes não retardem o início da medicação, orientação oposta à da FOO clássica na qual se evitam ao máximo as provas terapêuticas empíricas. A FOO no HIV pode ser de curta duração (3 dias se internado) ou prolongada se o paciente estiver no ambulatório. Embora seja um problema relevante, tem conotações conceituais diferentes da FOO clássica e deveria ser cuidada como um problema clínico diferente. Concluindo, essas denominações deveriam ser evitadas visto que não obedecem ao conceito original das FOO (Cunha 1996b; Hirshmann, 1997), dificultando as comparações entre os estudos, como acontecia antes do trabalho de Petersdorf. As FOO nosocomiais, as FOO em neutropênicos e imunodeprimidos e as relacionadas com o HIV são problemas clínicos relevantes, porém constituem entidades clínicas separadas das FOO clássicas, com abordagem diferente.

A fim de dirigir mais objetivamente a investigação das FPOO alguns autores reconhecem 3 verdadeiros subgrupos, que mantêm o espírito do conceito original: FPOO em idosos (Tabela 21.4), FPOO em crianças e FPOO episódica ou periódica ou de muito longa duração ou recorrente (Tabela 21.5). As denominações são autoexplicativas.

Outras citações têm surgido para as doenças febris: febre do pós-operatório, febre em viajantes, febre nos pacientes cardíacos, febre no politraumatizado, febre na cirrose, febre nos transfundidos, febre nas neoplasias, entre outras. A investigação etiológica da febre nas condições citadas é própria para cada uma delas, pois as principais causas envolvidas são relativamente previsíveis e repetitivas; o diagnóstico desses casos na maioria das vezes é relativamente simples, desde que se tenham os recursos laboratoriais para investigá-las. Neste capítulo será abordada somente a FOO clássica ou FPOO.

Tabela 21.1 Definições de febre de origem obscura de acordo com Mackowiak e Durack.

1. *Febre de origem obscura clássica*
   Febre > 38,3°C em várias ocasiões
   Duração > 3 semanas
   Diagnóstico incerto após 3 dias de investigação apropriada
2. *Febre de origem obscura nosocomial*
   Pacientes hospitalizados – Febre > 38,3°C em várias ocasiões
   Doença febril não estava presente nem em incubação antes da internação
   Duração > 3 dias, sem diagnóstico após 3 dias de investigação apropriada
3. *Febre de origem obscura nos neutropênicos*
   Menos do que 500 neutrófilos por mm^3
   Febre de 38,3°C em várias ocasiões
   Duração > 3 dias, sem diagnóstico após 3 dias de investigação apropriada
4. *Febre de origem obscura associada ao HIV*
   Infecção pelo HIV confirmada
   Febre de 38,3°C em várias ocasiões
   Duração de > 3 dias se internado ou de 3 semanas em ambulatório
   Sem diagnóstico após 3 dias de investigação apropriada

Os autores não especificam o local da tomada da temperatura e a hora do dia. Supõe-se que em trabalhos americanos seja usada a temperatura oral que equivaleria a 37, 8°C de temperatura axilar.

▸ Etiologia das FPOO

Existem mais de 200 causas de FPOO publicadas na literatura (Arnow e Flaherty, 1997). Há variações quando se consultam as diversas casuísticas, em função da faixa etária estudada, duração total da febre, região geográfica dos enfermos e a disponibilidade de recursos materiais e humanos. De acordo com década em que o trabalho foi realizado mudanças importantes também ocorreram. Essas diferenças refletem o progresso da medicina, como por exemplo facilitando o diagnóstico de abscessos, tumores, vegetações em válvulas cardíacas, melhores exames para o diagnóstico do lúpus e outras colagenoses. Muitas causas de FPOO listadas atualmente não eram conhecidas nos anos 1960 (Tabela 21.6). A experiência adquirida fez com que determinadas causas sejam mais rapidamente diagnosticadas e passem a frequentar menos as séries mais recentes. Contudo, as principais causas de FOO são, com pequenas variações, semelhantes na maioria dos países (Tabelas 21.2 e 21.3).

Tabela 21.2 Etiologias das febres prolongadas de origem obscura.

Infecções (25 a 52%)
Tuberculose extrapulmonar, tuberculose miliar, abscessos abdominais, abscessos pélvicos, vírus Epstein-Barr, infecções das vias biliares, paracoccidioidomicose, osteomielites, citomegalovírus, infecção urinária, endocardite infecciosa, otite, sinusite, prostatite, outros abscessos, histoplasmose, esquistossomose, abscesso dentário, toxoplasmose, infecções dentárias, doença de Chagas, febre tifoide, malária, calazar, colangite, brucelose, HIV, criptococose, enterobacteriose septicêmica prolongada

Neoplasias (2 a 33%)
Linfoma Hodgkin, linfomas não Hodgkin, hepatomas, carcinomatose, leucoses, tumores do cólon, tumores do aparelho digestivo, linfadenopatia imunoblástica, hipernefroma, mixoma atrial, tumor de Wilms, retinoblastoma

Doenças inflamatórias não infecciosas (4 a 35%)
Doença de Still com início na idade adulta, lúpus eritematoso sistêmico, polimialgia reumática, febre reumática, artrite reumatoide, arterite de células gigantes, doença de Wegener, poliarterite nodosa, outras vasculites, doença inflamatória intestinal, sarcoidose, hepatite granulomatosa

Miscelânea (3 a 31%)
Febre medicamentosa, febre factícia, febre do Mediterrâneo, trombose venosa profunda e embolia pulmonar, tireoidite subaguda, cirrose, hematomas, hipertireoidismo, hipertermia habitual, hepatite alcoólica, síndrome de Reiter, síndrome de Sweet, síndrome de hiper-IgD, doença de Kawasaki, síndrome de Kikuchi, doença de Castleman, anemias hemolíticas, febre psicogênica

Sem diagnóstico (3 a 33%)

Tabela 21.3 Etiologia das febres prolongadas de origem obscura em relação à frequência.

Mais comuns	Tuberculose miliar e extrapulmonar, abscessos principalmente intra-abdominais, endocardite infecciosa, infecção do trato urinário, síndrome mononucleose (vírus EB, citomegalovírus e toxoplasmose); linfomas, leucoses, carcinomas do aparelho digestivo principalmente do cólon, hepatomas, síndromes mielodisplásicas, carcinoma de células renais; doença de Still do adulto, lúpus eritematoso sistêmico, polimialgia reumática, arterite temporal, outras vasculites, doença inflamatória intestinal; febre factícia, febre medicamentosa, trombose venosa profunda, algumas outras, dependendo da região geográfica estudada
Menos comuns ou raras	Hepatite alcoólica, dissecção da aorta, mixoma atrial, síndrome de Behçet, doença de Castleman, cirrose, carcinomatose, doença de Fabry, febre familiar do Mediterrâneo, febre familiar hiberiana, síndrome hipereosinofílica, histiocitose X, linfadenopatia imunoblástica, doença de Kikuchi, doença dos polímeros do fumo, síndromes mieloproliferativas, febre periódica, anemias hemolíticas, feocromocitoma, síndrome pós-pericardiotomia, pericardite, pancreatite, embolia pulmonar, sarcoidose, doença do soro, síndrome de Sjögren, púrpura trombocitopênica trombótica, hipertireoidismo, doença de Whipple, linfadenite necrosante subaguda, granulomatose de Wegener, hemoglobinopatias

Tabela 21.4 Principais etiologias das febres prolongadas de origem obscura nos idosos e nas crianças.

Idosos	Tuberculose, endocardite, abscessos principalmente intra-abdominais, infecções complicadas do trato urinário, neoplasias sólidas, neoplasias hematológicas, arterite temporal, polimialgia reumática, leucemia, linfomas Hodgkin e não Hodgkin, mieloma múltiplo, tumores do cólon, embolia pulmonar, hipertireoidismo, tireoidite subaguda, febre por drogas
Crianças	Tuberculose, endocardite bacteriana, pielonefrite, salmoneloses (incluindo a febre tifoide), infecção urinária, osteomielites, sinusite, otite, mastoidite, abscessos, CMV, EBV, HIV, hepatite, malária, toxoplasmose, calazar, doença de Still, poliarterite nodosa, lúpus eritematoso sistêmico, doença de Kawasaki, linfomas, leucoses, neuroblastoma, febre medicamentosa, febre factícia, disautonomia familiar, displasia ectodérmica, doença de Crohn, febres periódicas, hipertireoidismo

Tabela 21.5 Febres prolongadas de origem obscura episódicas ou recorrentes e as de duração muito longa (acima de 6 meses).

Comuns	Tuberculose, prostatite crônica, colangite, endocardite infecciosa, osteomielite, doença de Still no adulto, doença de Crohn, linfomas principalmente Hodgkin, câncer de cólon, febre medicamentosa, febre factícia, hipertermia habitual
Menos comuns	Febre familiar do Mediterrâneo, outras febres periódicas hereditárias, síndrome de hiper-IgD, espondilite anquilosante, hepatite granulomatosa, mixoma atrial, carcinomas, doença de Fabry, doença de Gaucher, doença de Castleman, sarcoidose

As inúmeras causas de FPOO podem, com fins didáticos, ser divididas em cinco grupos de doenças: infecções, neoplasias sólidas e hematológicas, doenças inflamatórias não infecciosas (Kleijn *et al.*, 2000; Vanderschueren *et al.*, 2003) (incluindo as colagenoses, vasculites, hipersensibilidade autoimune e doenças granulomatosas), um conjunto heterogêneo de enfermidades chamado miscelânea e as que não são diagnosticadas. A seguir serão revisadas as mais importantes causas de FOO dentro de cada categoria diagnóstica.

Infecções

Na maioria das séries de FPOO, incluindo os idosos, as doenças infecciosas e parasitárias prevalecem como etiologia, determinando entre 25 e 52% dos casos. Nos estudos em que predominam crianças ou nos provenientes de países em desenvolvimento, sua presença costuma ser ainda mais acentuada.

Tuberculose (TB)

Estima-se que a terça parte da população mundial encontra-se infectada, de forma latente, pelo bacilo da tuberculose. No Brasil a doença ainda é um grave problema de saúde pública; são notificados mais de 80 mil casos anuais, sendo a maioria absoluta de TB pulmonar. Portanto não surpreende que ela seja a mais frequente causa de FPOO em nosso meio e na maioria das séries publicadas, inclusive de países do primeiro mundo. As apresentações que predominam são as formas miliar e as extrapulmonares em geral; elas têm sido mais relatadas em pacientes com HIV, na raça negra, em mulheres (Yang *et al.*, 2004), em idosos, em diabéticos, alcoólatras e desnutridos, embora possam ocorrer em indivíduos previamente sem problemas aparentes. A TB miliar se torna um diagnóstico difícil principalmente quando faltam as alterações pulmonares sugestivas na radiografia do tórax. Sabe-se que as lesões pulmonares para terem expressão radiológica devem medir mais de 2 mm e, por isto, às vezes, demoram a ser demonstradas. A TB miliar também é capaz de mimetizar outras doenças, desviando a atenção do médico para hipóteses falsas, sobretudo simulando doenças hematológicas e colagenoses. Nos idosos tende a ser mais atípica clinicamente quando comparada aos doentes jovens. Pode se apresentar após o uso de corticoides, como consequência da imunossupressão produzida. A VHS costuma ser elevada. As radiografias seriadas do tórax podem mostrar infiltrados progressivos ou adenomegalias mediastinais de aumento lento, detectáveis somente quando se comparam as diferentes radiografias. O PPD é positivo em somente 50% dos de TB com FPOO, comportamento esperado na TB miliar. O encontro do bacilo em escarro ou lavado broncoalveolar nesses pacientes ocorre em 25 a 50% dos casos; a cultura tem positividade maior, porém apesar de avanços ainda é demorada na maioria dos centros que não dispõem de sistemas automatizados. As biopsias de pulmão e a hepática exibem granulomas em 80 a 90% dos casos de TB miliar; cerca de metade deles mostram BAAR e necrose de caseificação. A biopsia de medula óssea mostra granulomas em metade dos pacientes; estes números aumentam se o enfermo tiver anemia, leucopenia e monocitose, achados comuns no hemograma TB miliar. Todo material retirado por biopsia deve ser estudado bacteriologicamente e cultivado, conduta comumente esquecida. Quando disponível o PCR pode ser útil em alguns casos de FPOO. Infelizmente várias referências relatam casos só diagnosticados em necropsia (Borrowitz, 1982; Twomey e Leavel, 1965).

Nas fases iniciais dos casos de TB extrapulmonar a doença pode manifestar-se durante semanas ou meses apenas com febre, até surgirem sinais de localização que a denunciem. As topografias mais frequentes são renal, ganglionar, hepática, esplênica, intestinal, sistema nervoso, pericárdica e ginecológica; correspondem a cerca de 15% dos casos notificados de TB em alguns países (Yang *et al.*, 2004). A história dirigida para detectar manifestações que indiquem o acometimento destes locais pela tuberculose deve ser minuciosa, além da vigilância para o seu aparecimento durante a evolução. Os métodos de diagnóstico por imagem são importantes para detectar lesões ou gânglios. Além dos corticoides, alguns medicamentos podem interferir com a sua evolução, como por exemplo o uso de fluoroquinolonas ou aminoglicosídios, produzindo respostas parciais no quadro febril, o qual retorna tão logo cessa a medicação, tornando alguns casos de evolução muito longa com extrema dificuldade diagnóstica.

O complexo primário na localização retrocardíaca ou quando manifesta-se somente com o polo ganglionar no mediastino, principalmente no grupo pediátrico, pode também surpreender o médico. Este quadro por vezes é diagnosticado pela virada do PPD, em geral 4 a 6 semanas após o início da doença.

A TB pulmonar habitualmente não frequenta as séries de FPOO por causa da radiografia de tórax que deve fazer parte de qualquer investigação inicial de doença febril de causa não evidente.

Abscessos

São muito descritos, sobretudo os abdominais. Os mais comuns acometem principalmente baço, pâncreas, região pélvica, próstata, rins, fígado e os subfrênicos. Estima-se que em cerca de 5% dos casos esses abscessos possam evoluir sem os sinais de localização que habitualmente os denunciam. Sua evolução pode ser subaguda, particularmente em idosos, e a sua presença às vezes só é suspeitada quando rompem para estruturas vizinhas. Os antecedentes de viagens para áreas onde a amebíase é comum, de doenças das vias biliares, abdome agudo, cirurgias abdominal ou ginecológica recentes, diverticulites, principalmente as de repetição, doença inflamatória intestinal, mormente a doença de Crohn, pancreatite aguda, traumatismos em geral, incluindo os abdominais, doença inflamatória pélvica, endocardite bacteriana, uso de drogas intravenosas ou infecções estafilocócicas recentes como as piodermites, podem dar a pista decisiva para o seu diagnóstico. Antecedentes recentes de colonoscopia, retossigmoidoscopia, culdoscopia e curetagem uterina podem eventualmente causar abscesso como complicação. Os abscessos de localização muscular, no psoas, paravertebral, perinefrético, dentário, cerebral, perirretal entre outros são citados, com menor ocorrência, em algumas casuísticas. Com o progresso do diagnóstico por imagens, principalmente a ultrassonografia, a tomografia computadorizada e a ressonância magnética, e da medicina nuclear, a tarefa de confirmar a sua existência ficou mais fácil e talvez por isto a sua presença nas séries mais recentes seja um pouco menor quando comparada com trabalhos mais antigos. Contudo, continuam sendo problema nos locais de poucos recursos, nos exames eventualmente falso-negativos ou de interpretação errônea e naqueles em que os resultados de diferentes procedimentos são conflitantes.

Endocardite bacteriana

Nos trabalhos mais antigos (Petersdorf, 1961; Magaldi, 1966; Ramos Rincón, 1997) a endocardite sempre é referida entre as primeiras causas de FPOO. Com o melhor conhecimento do seu quadro clínico e com os avanços tecnológicos tornou-se uma etiologia de FPOO menos comum, embora ainda muito importante (Larson, 1982). Algumas circunstâncias, entretanto, podem dificultar o seu diagnóstico, tais como a sua localização do lado direito, as que apresentam hemoculturas negativas, aquelas causadas por etiologias pouco comuns (Brouqui, 2001), as produzidas por germes de desenvolvimento lento ou que não crescem nos meios de cultura rotineiros, os locais em que o laboratório de microbiologia não é de boa qualidade ou não é aparelhado adequadamente, o uso prévio de antibióticos, as endocardites murais, as endoarterites e a ausência de sopros na ausculta cardíaca, os quais podem faltar em 10 a 20% dos casos no primeiro exame. O ecocardiograma com resultado inespecífico, sobretudo quando as vegetações são muito pequenas e não se dispõe do ecocardiograma transesofágico, além da falta de recursos apropriados para investigar esta infecção, são dificuldades adicionais (Fortes, 1998). Sabe-se que a infecção pode existir sem vegetações valvulares demonstráveis na clínica. Os idosos, em função de lesões degenerativas valvulares, prolapso de válvula mitral, placas de ateroma, presença de válvulas protéticas e do uso de cateteres vasculares nos hospitais, respondem por 50% dos casos; neles o curso clínico é mais comumente atípico que nos jovens, levando a retardo diagnóstico e piorando o prognóstico (Mylonakis, 2001; Dhawan, 2002; Mouli *et al.*, 2002). Em crianças a endocardite é menos comum, porém mudou a sua epidemiologia, com declínio da febre reumática como causa predisponente, maior participação de cardiopatias congênitas e casos resultantes do uso mais difundido de cateteres em ambiente hospitalar, principalmente nas UTI infantis (Ferrieri *et al.*, 2002). A endocardite bacteriana pode ter a sua evolução modificada por uso empírico de antibióticos, em tempo não suficiente, produzindo respostas parciais, melhora clínica passageira e recaída posterior, fazendo com que alguns casos possam ter longa evolução ou febres episódicas ou recorrentes. A ecocardiografia transesofágica constitui exame fundamental na sua investigação, com sensibilidade de 90%, bem superior à ecocardiografia transtorácica principalmente para as vegetações pequenas. Por outro lado, doenças como a endocardite de Libman-Sacks descrita no lúpus eritematoso sistêmico, o mixoma de aurícula e a endocardite marântica podem mimetizar a endocardite bacteriana, devendo ser excluídas.

Infecções do trato urinário (ITU)

Sempre estiveram entre as mais frequentes causas de FPOO, principalmente nos pacientes pediátricos, devendo ser sistematicamente pesquisadas em qualquer enfermo com febre sem sinais de localização evidentes. Os doentes que aparecem nas séries são em geral aqueles com urinoculturas negativas, elementos anormais e sedimento urinário pouco alterado, com história de uso recente de antibióticos ou positividade intermitente das urinoculturas. Comumente são casos de ITU complicada, associados a malformações congênitas ou obstrução das vias urinárias que justificam a repetição ou a manutenção mais prolongada dos episódios. A prostatite crônica pode também ocasionar quadros de longa duração, comumente associados a problemas locais como cálculos, abscessos ou tumores. O abscesso renal ou o perinefrético são mais relatados em diabéticos, em pacientes com história de cirurgias urológicas, cálculos, infecção urinária e obstruções das vias urinárias. A pielonefrite xantogranulomatosa é uma reação não usual do paciente à infecção urinária, rara, mas que pode causar FPOO. Cistos renais infectados também são relatados, além da TB urinária já referida. Assinale-se que a urinocultura com contagem de colônias significativa pode ser encontrada em FPOO sem que seja a sua verdadeira causa, apenas como achado eventual, que ocorre também na população geral, particularmente no sexo feminino e nos idosos. Como já foi assinalado, as ITU como causa de FPOO quase sempre são complicadas, estando indicada a ultrassonografia ou tomografia computadorizada para detectar essas complicações; quando a investigação nada demonstra é menos provável que a ITU seja a causa do quadro. Este fato tem motivado provas terapêuticas infrutíferas que contribuem ainda mais para retardar o diagnóstico real. O toque retal, bem como a ultrassonografia da próstata e a verificação dos níveis do PSA, devem ser feitos para a investigação das FOO, principalmente em idosos, sendo a forma habitual de diagnóstico do aumento da próstata por hipertrofia benigna, neoplasia ou abscesso.

A febre tifoide, apesar de estar diminuindo a sua frequência, sobretudo nas grandes cidades brasileiras, continua sendo uma doença endêmica na maior parte de nosso país e de outros países em desenvolvimento, e é sempre lembrada como hipótese nas FPOO. O uso abusivo de antibióticos é, sem dúvida, a principal razão da dificuldade diagnóstica desta doença, pois, além de modificarem o quadro clínico, também dificultam o isolamento da *Salmonella typhi* nas culturas de rotina, além de poder inibir a positivação da reação de Widal. A mielocultura ou a bilicultura, embora não habituais, podem ser exames decisivos na sua busca nessas condições. A história de viagens a locais onde as condições de saneamento deixam a desejar ou as viagens de lazer dos fins de semana, casos semelhantes entre os que se expuseram, podem ser a pista decisiva. Infecção por outras salmonelas eventualmente aparecem como causa de FPOO, geralmente com manifestações sistêmicas ou lesões localizadas como endocardite, abscessos e osteomielites. No Brasil deve-se ainda citar a possibilidade das enterobacterioses septicêmicas prolongadas, descritas principalmente em pacientes infectados com salmonelas, outras enterobactérias e a esquistossomose mansônica, além de outras condições que levam a imunossupressão como AIDS, anemia falciforme, linfomas e neoplasias, produzindo um quadro clínico semelhante ao do calazar.

A brucelose, classicamente citada, deve ser aventada nas áreas onde há criação de gado ou quando há dados epidemiológicos sugestivos ou compatíveis, como a ingestão de leite cru, o contato com animais infectados, determinadas profissões como veterinários, fazendeiros, criadores de gado, magarefes etc. Clinicamente pode causar febre prolongada e por vezes confundir-se com febre tifoide, TB, endocardite ou colagenoses. Fora das áreas de pecuária é causa rara de FPOO. É comum a presença de sorologia positiva em pacientes que residiram em áreas de atividade pecuária e apresentaram infeção subclínica, fato que no passado levou a muitos diagnósticos equivocados e tratamentos inúteis.

Algumas infecções localizadas, particularmente em crianças, podem produzir FPOO. São exemplos disto a sinusite aguda, a otite média, a mastoidite e as infecções dentárias, principalmente os abscessos periapicais. As osteomielites, mormente as de localização maxilar e vertebral, devem ser lembradas (Mc Clung, 1972; Lamberttucci 1991; Cunha, 1998; Bartlett 1999). Quase sempre são causadas por via hematogênica, a partir de um foco de infecção, particularmente pele, aparelho urinário e infecções adquiridas no hospital, sobretudo infecções da corrente sanguínea. Nesses eventos as manifestações clínicas de localização podem ser discretas ou aparecer tardiamente. Com frequência o diagnóstico dessas condições depende de exame radiológico e às vezes da ressonância magnética e, em casos de dúvida, da biopsia da lesão com coleta de material para cultura e histopatologia.

As infecções das vias biliares, tais como a colangite e a colecistite, podem evoluir com pobreza de sinais de localização, particularmente quando de repetição e em pacientes idosos. A história recente de dor abdominal ou de antecedentes biliares deve reforçar esta hipótese. A sua obstrução de modo intermitente pode causar quadros muito arrastados de FPOO de curso recorrente.

As infecções virais são as grandes causadoras de febres de curta duração, sendo mais raras nas febres prolongadas. A infecção pelo vírus Epstein-Barr tem sido frequentemente listada entre as causas de FPOO, da mesma forma que a toxoplasmose e a citomegalovirose, que constituem as 3 principais causas da chamada síndrome mononucleose. Estes casos em geral se apresentam somente com febre, sem os demais sinais e sintomas característicos da síndrome, além do hemograma inespecífico. É mais comum em adolescentes e adultos jovens (Carmoi, 2010), a sua duração máxima raramente ultrapassa 6 a 8 semanas, o estado geral quase sempre é mantido, tendendo à cura espontânea. Este quadro mais raramente pode atingir pacientes idosos. A infecção pelo citomegalovírus tem sido muito valorizada em trabalhos recentes, mormente em febres de pacientes imunodeprimidos.

A infecção pelo HIV, enquanto durar a atual epidemia, deve sempre ser discutida como possibilidade etiológica nas FPOO. A febre pode ser a única manifestação da infecção viral, principalmente na primoinfecção. Mais comumente pode ser a expressão inicial de uma das muitas doenças oportunistas da AIDS. Deve-se estar atento para a sua ocorrência mesmo sem os dados epidemiológicos clássicos, evento cada vez mais comum e que contribui para dificultar o diagnóstico. Por outro lado, a caracterização da infecção pelo HIV induz à investigação para as causas de doença febril habitualmente envolvidas naquela condição (Sullivan, 1996; Legg, 1997; Mayo, 1997; Mendelson, 1998; Hot *et al.*, 2007), constituindo um problema clínico diferente e que será abordado no capítulo sobre infecção pelo HIV.

As infecções fúngicas vêm aumentando de frequência, sobretudo quando oportunistas. Por isto devem ser mais procuradas em pacientes com patologias que levem à imunossupressão (Silva, 1991). A histoplasmose disseminada e a criptococose podem assumir, mesmo em imunocompetentes, a forma de uma FPOO, com pobreza de manifestações pulmonares e predominância das sistêmicas, às vezes sem dados epidemiológicos claros. Outras micoses profundas são causas raras desta síndrome, devendo ainda ser lembradas a candidose e a mucormicose. A paracoccidioidomicose é citada como causa eventual de FPOO; na sua forma infanto-juvenil ou aguda comumente cursa com febre e adenomegalias, e não costuma ter comportamento oportunista, sendo raramente relacionada com a AIDS ou neoplasias hematológicas, ao contrário da histoplasmose e da criptococose.

As infecções por protozoários e helmintos podem, em algumas situações, adquirir comportamento de FPOO. Em um país como o Brasil, onde ocorrem centenas de milhares de casos de malária a cada ano, é natural que esta protozoose possa causar FPOO. Isto acontece principalmente quando ela surge fora das áreas endêmicas esperadas, sob a forma de focos isolados. A malária por transfusão de sangue, fora de área endêmica, também pode dificultar muito o diagnóstico, visto ser menos frequente e fugir ao padrão epidemiológico usual. Por vezes falhas na história epidemiológica deixam de detectar passagens por áreas de transmissão ativa da protozoose, omissão que pode transformá-la em FPOO, às vezes com consequências graves para o enfermo. Tratamentos irregulares prévios, as recaídas e reinfecções comuns, a ausência da febre terçã ou quartã clássicas em muitos pacientes, as infecções mistas além de falhas no exame parasitológico também explicam a dificuldade de alguns casos.

O calazar vem expandindo continuamente as suas fronteiras no Brasil, ocorrendo atualmente cerca de 4.000 casos anuais. Fora das suas áreas conhecidas pode surpreender o médico (Herwaldt, 1999). Ultimamente esta protozoose tem sido descrita em inúmeros focos novos em vários estados do Brasil, como o recentemente descrito no Rio de Janeiro. A sua reagudização em pacientes com AIDS pode causar quadro menos típico e tem sido problema nas FOO em pacientes com HIV.

A doença de Chagas, na sua forma aguda, pode ser causa de FPOO, particularmente quando produzida por transfusões VO ou quando não existem dados epidemiológicos habituais. A história de viagens para as áreas onde existe esta endemia é a informação-chave para o diagnóstico. As reagudizações da doença de Chagas em pacientes com AIDS e outras imunossupressões têm causado problemas diagnósticos nas FOO daquelas situações.

No Brasil, deve-se citar a esquistossomose aguda como etiologia ocasional de FPOO, principalmente quando surgem focos novos da doença ou quando passagens em áreas endêmicas não são detectadas na história epidemiológica. A eosinofilia intensa do hemograma costuma ser uma pista importante para o seu diagnóstico. Outras protozooses ou helmintíases raramente causam FPOO no Brasil.

Muitas outras doenças infecciosas e parasitárias aparecem na literatura e sabe-se que qualquer uma delas pode ocasionalmente produzir uma FPOO. Deve-se ainda estar atento para a história de viagens para outros países, nos diversos continentes, já que nestas circunstâncias doenças febris de toda parte do mundo podem estar envolvidas como etiologia da FPOO.

Neoplasias

Em muitas das séries publicadas, as neoplasias malignas sólidas ou hematológicas ocupam o segundo ou o terceiro lugar entre as etiologias de FPOO, sendo em algumas poucas até a primeira causa, particularmente em casuísticas nas quais predominam os idosos (Gleckman e Espósito, 1986; Norman e Yoshikawa, 1996). Inúmeros são os mecanismos de produção de febre descritos nas neoplasias malignas, destacando-se entre eles a produção e a liberação de pirogênios endógenos pelos tumores, a necrose tumoral isquêmica, as reações imunológicas do hospedeiro contra a neoplasia, as infecções secundárias e as oportunistas, manifestações paraneoplásicas em geral, liberação de produtos hormonais e o estresse. Nos trabalhos mais recentes, possivelmente refletindo o grande progresso do diagnóstico por imagens propiciando um diagnóstico mais ágil e precoce, as neoplasias aparecem atrás das doenças inflamatórias não infecciosas como etiologia, embora permaneçam ainda em nível elevado. A febre nas neoplasias pode não ter relação com o tamanho do tumor, sendo frequente que ela surja antes dos indícios clínicos de sua localização, daí a importância dos métodos de diagnóstico por imagem, que têm permitido a mais rápida localização de massas tumorais principalmente em sítios pouco acessíveis ao exame físico.

Muitos tipos de neoplasias aparecem nas publicações, podendo-se afirmar que praticamente todas podem eventualmente originar FPOO. Os linfomas são as mais comuns, chegando em algumas casuísticas a produzir 50% das doenças deste grupo, seguidos em geral por leucoses, hepatomas, tumores do tubo digestivo e hipernefromas (Pedroso e Ferrari, 1991; Ramos Rincon *et al.*, 1997).

Os linfomas, principalmente a doença de Hodgkin, comumente causam febre e comportam-se como FPOO, sobretudo quando se iniciam em gânglios não superficiais como do retroperitônio, mediastino e abdome, de difícil detecção no exame físico. Os linfomas, quando se iniciam no fígado, baço, estômago, intestinos, medula óssea ou vasos, podem ter seu diagnóstico mais complicado. As biopsias, quando os fragmentos de tecido são pequenos, podem não permitir a definição, particularmente em alguns tipos de linfoma que podem ser confundidos com infiltrados inespecíficos. A presença de febre recorrente com vários meses ou até anos de duração é fato bastante sugestivo da sua possibilidade. As leucemias mais descritas são agudas e do tipo não linfocítico (Hirschmannn, 1997; Kleijn *et al.*, 1997), em geral aleucêmicas, necessitando de exame da medula óssea para o seu diagnóstico. As síndromes mielodisplásicas podem causar FPOO e terminar em leucemias; os estados pré-leucêmicos são referidos em quase todas as séries (Lowemberg *et al.*, 1999; Sanchez *et al.*, 2002). O mieloma múltiplo é considerado uma causa rara de FPOO; a febre no mieloma na maioria das vezes é produzida por infecções secundárias (Lambotte, 2003), porém pode ser pela doença e responder à quimioterapia. Os tumores do fígado, tanto os primários quanto os metastáticos, são comuns. Os metastáticos aparecem principalmente associados às neoplasias do tubo digestivo, particularmente as do pâncreas e as do cólon. Os tumores do cólon aparecem comumente nas séries em que predominam idosos. O hipernefroma, embora não seja uma neoplasia das mais frequentes, é uma causa clássica de FPOO, pois em cerca de 15% dos casos é a sua forma de apresentação inicial; não há correlação entre o tamanho do tumor e a presença de febre, não apresentando no início sinais urinários de sua localização. Muitas outras neoplasias causam FPOO, como os carcinomas do pulmão, mama, ovário, estômago, esôfago, vesícula, pâncreas, nasofaríngeo, tumores ósseos e musculares.

As neoplasias são menos frequentes nos trabalhos de FPOO em crianças (Pizzo *et al.*, 1975; Miller *et al.*, 1996). Contudo, deve-se assinalar a eventual ocorrência do neuroblastoma, do retinoblastoma e do tumor de Wilms, que não costumam estar presentes em séries de adultos. Os tumores benignos, em menor escala, podem também causar FPOO, como os mixomas de aurícula, que, embora muito raros, devem ser lembrados pela sua possível confusão clínica com a endocardite bacteriana.

Doenças inflamatórias não infecciosas

Não há uma denominação de aceitação unânime dos autores para este conjunto de patologias. Didaticamente, este grupo pode ser subdividido em 3 subgrupos: doenças do tecido conjuntivo ou colagenoses, vasculites e desordens granulomatosas (Vanderschueren *et al.*, 2003). Estas doenças alternam com as neoplasias, na maioria dos trabalhos, no segundo ou terceiro grupos etiológicos, determinando de 4 a 35% das FPOO; em alguns estudos chegam a aparecer no primeiro lugar (Tal *et al.*, 2002).

Entre as colagenoses, a doença de Still ou artrite reumatoide juvenil é a que mais comumente causa FPOO. Nestes eventos a febre e os sinais e sintomas gerais predominam sobre os articulares, fato que pode desviar a atenção do clínico da sua presença (Jaime *et al.*, 1998; Pouchot, 1998; Zenone, 2007). A febre pode ser dominante por mais de 1 ano; costuma ser elevada, contínua ou recorrente, com as crises febris separadas por semanas, meses ou anos. O diagnóstico é baseado, sobretudo, nos dados clínicos da doença, pois a pesquisa de fator reumatoide e dos anticorpos antinucleares é habitualmente negativa, fazendo com que a exclusão de outras colagenoses e doenças hematológicas seja um quesito obrigatório. A ocorrência cada vez mais frequente de casos em adultos tem sido também um fator de dificuldade, visto ser esta condição muito mais comum em crianças e jovens. A evolução por vezes muito prolongada, com recidivas, VHS elevada, adenomegalias, esplenomegalia, presença de *rash* evanescente e de repetição, comumente relacionado com o aparecimento dos episódios febris, dor de garganta, leucocitose com desvio para a esquerda, níveis séricos de ferritina muito elevados durante a atividade da doença, enzimas hepáticas aumentadas são alterações muito sugestivas (Mackowiak e Durack, 2000; Frenkel e Kuis, 2002; Baicus *et al.*, 2003).

O lúpus eritematoso sistêmico (LES) pode ter inúmeros modos de começar, dentre eles a febre e sinais constitucionais como únicas manifestações da doença, as quais podem permanecer assim por semanas ou meses. Nessas condições, quando ainda não existem evidências clínicas mais sugestivas, como o acometimento articular, dermatológico, renal, neurológico, hematológico, psiquiátrico, derrame pleural, pericardite, entre outros, o diagnóstico clínico é muito difícil. Por outro lado, os exames laboratoriais que sugerem o LES podem ser negativos em certas fases da doença, principalmente na fase inicial. Esta situação às vezes perdura até aparecerem alterações clínicas sugestivas ou até que os testes laboratoriais tornem-se positivos (Carsons, 1996). O LES é mais comum em mulheres da raça negra, e na idade adulta. A ocorrência em mulheres chega até a 23 casos para 1 homem em alguns trabalhos (Gill *et al.*, 2003) e por isto é sempre mais difícil fazer a hipótese no sexo masculino, sendo este um fator de dificuldade, particularmente quando a clínica não é típica e o paciente é idoso. Nas séries mais recentes a ocorrência desta causa de FPOO tem diminuído em função dos avanços no seu diagnóstico imunológico, o qual se tornou mais sensível e específico, além do melhor conhecimento desta faceta clínica da doença (Larson *et al.*, 1982). A presença de anticorpos antinucleares em títulos iguais ou superiores a 1:40 somada aos dados clínicos é muito sugestiva e pode ocorrer em até 99% dos pacientes; menos comumente títulos elevados de anti-dsDNA ou anti-Sm são considerados muito específicos, embora pouco sensíveis (Gill *et al.*, 2003). Deve-se considerar ainda a possibilidade de algumas colagenoses cursarem com ANA positivos, tais como a síndrome de Sjögren, a esclerodermia, a artrite reumatoide e mais raramente a artrite reumatoide juvenil, embora habitualmente com títulos mais baixos.

A polimialgia reumática (PMR) tem sido referida principalmente em idosos. A maioria dos casos ocorre em maiores de 50 anos, com pico de incidência aos 70 anos. Cerca de 50% dos casos de angiite temporal desenvolvem PMR. Caracteriza-se por febre, em geral moderada, prolongada, perda de peso, queixas musculares e articulares progressivas, com dificuldade para executar as tarefas normais. O diagnóstico é clínico e de exclusão principalmente de outras colagenoses. A VHS costuma ser elevada. Apresenta boa resposta aos esteroides.

Embora muito lembrada no passado, a febre reumática tem diminuído de frequência na maioria dos países e tornou-se também uma causa muito rara de FPOO. Ocasionalmente são também referidos casos de esclerodermia, doença mista do colágeno, polimiosite, doença reumatoide, doença indiferenciada do tecido conjuntivo, e mais raramente outras, todas com importância bem menor que a doença de Still, o LES e a PMR.

No subgrupo das vasculites a arterite de células gigantes ou angiite temporal (por ser a artéria mais comumente acometida) é a principal causa de FPOO. Quase sempre é limitada aos caucasianos. A suspeita é clínica e o Colégio Americano de Reumatologia considera como principais parâmetros a idade acima de 50 anos, a VHS na primeira hora em geral acima de 50 mm e alterações na biopsia da artéria temporal compatíveis (arterite necrosante de artérias de grande calibre e presença de células gigantes); os achados clínicos mais sugestivos são a claudicação da língua ou maxila, alterações visuais e anormalidades na artéria temporal, tais como pulso diminuído, dor no seu trajeto ou nódulos e cefaleia de início recente, às vezes quando o paciente se penteia (Arnow e Flaherty, 1997; Mackowiak e Durack, 2009; Tal *et al.*, 2002). Podem ocorrer manifestações sistêmicas confundindo com outras angiites, pois a arterite de células gigantes afeta muitas outras artérias pelo corpo. A febre com manifestações sistêmicas dominantes pode ocorrer, levando à FPOO. A biopsia é o exame mais útil, porém a sua normalidade não afasta o diagnóstico, sendo às vezes necessário fazer a biopsia contralateral, quando a suspeita é grande. Por vezes o tratamento com corticoides é iniciado de maneira empírica, somente com os dados clínicos, particularmente nos pacientes com elevado risco de apresentar complicações isquêmicas, em geral com boa resposta; como a terapêutica é prolongada, é importante fazer a biopsia, pois as alterações histológicas sugestivas ainda são encontradas por cerca de 2 semanas após o uso dos corticoides (Xutglà *et al.*, 2003). Alguns estudos, fora do Brasil, consideram a angiite temporal a causa mais comum de FPOO em idosos.

A poliarterite nodosa é citada em quase todas as séries. Mais comum entre os 40 e 60 anos, produz uma angiite necrosante de vasos de médio e pequeno calibres, levando a trombose, aneurismas e sangramentos. O quadro clínico pode ser mais localizado ou sistêmico. A febre com queixas gerais e o emagrecimento são comuns, por vezes dominantes no quadro clínico quando se manifestam como FPOO. As manifestações clínicas mais sugestivas são mononeurites, mialgias, artralgias, eventualmente artrites, lesões cutâneas de vasculite, dor abdominal, manifestações cardiológicas de isquemia, hipertensão arterial e insuficiência renal. A associação com a presença de HBsAg ocorre em 7 a 36% dos casos; a VHS em geral está acima de 60 mm na primeira hora em mais de 80% dos casos; a presença de anticorpos contra citoplasma de neutrófilos (ANCA) é rara; a biopsia é o exame de escolha, em geral de estruturas clinicamente atingidas no quadro, principalmente musculares, de nervos periféricos ou pele, e mostra um quadro histopatológico bastante sugestivo. Em casos eventuais a angiografia pode mostrar aneurismas, estreitamentos e tromboses com um padrão considerado muito compatível. A doença de Kawasaki aparece muito em trabalhos pediátricos, contudo o quadro febril habitualmente cede em até 2 semanas, entrando mais no contexto das febres curtas; 80% dos casos ocorrem antes dos 4 anos de idade, com o pico de incidência entre 18 e 24 meses; rara em adolescentes e adultos; é mais comum em asiáticos, principalmente em pacientes de origem japonesa. É uma vasculite difusa principalmente de médio e pequeno calibres, com febre, lesões mucosas, exantemas, congestão conjuntival, adenomegalias, dor abdominal, diarreia, às vezes com comprometimento cardíaco grave por isquemia; a VHS é elevada e os demais achados dependem dos acometimentos do caso. O diagnóstico diferencial é extenso. Costumam responder ao uso de AAS e imunoglobulinas na prova terapêutica.

Nas doenças granulomatosas não infecciosas a sarcoidose é clássica como causa, embora não usual, de FPOO; descrevem-se casos com meses de febre precedendo as alterações mais sugestivas, como adenomegalias, uveíte, eritema nodoso e alterações pulmonares. A biopsia ajuda muito a estabelecer o diagnóstico. A hepatite granulomatosa é um diagnóstico de exclusão, visto que devem ser afastadas as causas conhecidas de lesão granulomatosa no fígado, como histoplasmose, tuberculose, brucelose, sífilis, febre Q, yersinose, doença da arranhadura do gato, doença de Whipple, toxoplasmose, doença de Wegener, linfomas, beriliose, toxocarose, sarcoidose e várias drogas. Febre muito prolongada em pacientes na quinta ou sexta décadas de vida, alterações da fosfatase alcalina ou das aminotransferases são indicativas do seu diagnóstico, e, após a exclusão dos principais diagnósticos diferenciais, a boa resposta aos corticoides é considerada outra característica marcante para os autores que acreditam ser a hepatite granulomatosa uma doença independente; outros não consideram a hepatite granulomatosa uma entidade separada (Knockaert *et al.*, 2003). A doença de Crohn pode causar FOO, mormente na sua fase inicial, quando os sinais e sintomas gerais podem predominar sobre manifestações intestinais discretas, sendo descritos casos que assim evoluíram por até vários meses ou anos, sobretudo em adultos, já que a doença é incomum em crianças. Deve-se lembrar que pacientes com doença de Crohn já conhecida podem apresentar reagudizações com febre dominante ou complicar com abscessos intra-abdominais. A colite ulcerativa é menos citada nas séries de FPOO.

▪ Miscelânea

Este grupo é composto por um número muito grande e heterogêneo de doenças que no seu conjunto produzem cerca de 3 a 31% das FPOO. Serão analisadas algumas das principais etiologias.

As embolias pulmonares de repetição podem apresentar-se somente com febre (Goldaber, 1998). Sabe-se que cerca de metade dos casos de embolia pulmonar pode cursar de forma inespecífica. Por outro lado, a febre é um evento muito descrito, particularmente se os episódios forem repetidos, ocasiões em que ela pode ser prolongada. A presença de condições que favoreçam o aparecimento de tromboflebites profundas (pacientes idosos, acamados por muito tempo, neoplasias, presença de varizes profundas) deve fazer considerar esta hipótese para investigação por meio do Doppler de membros inferiores; em geral ocorre boa resposta da febre com o tratamento anticoagulante. A tromboflebite pélvica, mesmo sem embolização, também é citada como etiologia de FPOO, principalmente em pacientes no período puerperal, pós-abortamento e com antecedentes recentes de doença inflamatória pélvica.

As febres medicamentosas merecem destaque especial pela sua frequência (Dantas, 1991; Johnson e Cunha, 1996). Os medicamentos podem causar hipertermia alterando os mecanismos termorregulatórios; por vezes o próprio medicamento produz febre estimulando farmacologicamente a liberação de pirogênios endógenos ou causando irritações químicas; podem ocorrer reações idiossincráticas, como a hipertermia maligna; contudo a verdadeira febre medicamentosa se faz por mecanismos de hipersensibilidade (Cunha, 1996a), e o teste de transformação dos linfócitos tem um bom potencial diagnóstico deste mecanismo. Em cerca de 5% dos casos a febre pode aparecer como alteração isolada, embora na maioria ocorram outras manifestações associadas, principalmente cutâneas. A eosinofilia existe em 20% dos casos. Os fármacos mais implicados podem ser vistos na Tabela 21.7, em que se observam paradoxalmente vários medicamentos com propriedades antitérmicas e anti-inflamatórias, além de antibióticos que são usados para tratar doenças febris (Arnow e Flaherty, 1997). Não só os medicamentos de uso recente devem ser incluídos como suspeitos, mas também os que o paciente venha usando por longos períodos, os quais podem se tornar tardiamente, por motivos não bem conhecidos, a causa de reação de hipersensibilidade e febre. Todo enfermo de FPOO, sempre que possível, deve ter os medicamentos que porventura esteja usando suspensos ou substituídos por outros de grupos químicos diferentes. Após a retirada a febre desaparece em 2 a 3 dias em média. Qualquer substância em tese pode produzir febre por hipersensibilidade.

Os hematomas fechados, com ou sem a presença de infecção bacteriana secundária, podem causar FPOO, particularmente em pacientes com traumatismos recentes ou em uso de anticoagulantes; o diagnóstico por imagens pode ajudar bastante, principalmente nos locais de difícil acesso ao exame clínico.

A hepatite alcoólica como causa de doença febril é destacada principalmente em casuísticas que se referem a locais que prestam atendimento primário ou secundário, visto ser o alcoolismo um problema dos mais frequentes na população. A história da ingestão abusiva de bebidas alcoólicas, presença de icterícia, e o aumento discreto da TGP, menor do que o da TGO, podem sugerir o seu diagnóstico como causa de febre prolongada. A cirrose em atividade também pode cursar com FPOO, embora alguns autores achem que esses casos sejam infecções não diagnosticadas (Knockaert *et al.*, 2003); os episódios febris têm sido correlacionados com a necrose do fígado e eventualmente com a presença de infecções secundárias, incluindo a TB.

As febres factícias ou falsas são divididas em dois grupos principais. O primeiro é formado por pacientes que usam os mais diversos artifícios para simular uma febre inexistente, tais como atritar ou aquecer o termômetro ou trocar por um já previamente adulterado. No outro grupo os enfermos, em geral com noções na área biomédica, injetam os mais diversos materiais ou micro-organismos com o objetivo de produzir uma febre autêntica. No primeiro grupo a "subida" rápida da febre sem calafrios ou a "defervescência" súbita sem sudorese, a dissociação pulso-temperatura, a falta do ritmo circadiano e a insistência do paciente em medir sua temperatura devem levantar a suspeita (Aduan e Fauci, 1979; Fonseca, 1991). O uso de termômetros elétricos ou eletrônicos, a medida da temperatura de vários líquidos orgânicos ou a constatação da febre pelo próprio médico são providências também efetivas. Somente a minuciosa observação faz com que a equipe de saúde possa flagrar o artifício usado na produção da febre e comprovar o diagnóstico. Os pacientes com este tipo de febre têm, em sua maioria, importantes alterações psicoemocionais subjacentes (Aduan e Fauci, 1979). Se a investigação for excessivamente policial o enfermo tende a entrar em conflito com a equipe de saúde, impedindo a abordagem psiquiátrica que se impõe nestes casos e força a sua alta. Referências em que funcionários da equipe de saúde registraram febre inexistente, a fim de prolongar o atendimento domiciliar ao paciente, também já foram descritas na literatura. O termo hipertermia habitual tem sido aplicado principalmente a pacientes geralmente do sexo feminino, jovens, com bom grau de escolaridade, que apresentam hipertermia quase sempre entre 37 e 38°C, de forma regular ou intermitente, acrescida de astenia, insônia, mialgias, dores vagas e outras manifestações que podem sugerir a existência de psiconeuroses (Weinstein, 1985). Estes casos podem evoluir durante meses ou anos e comumente os pacientes reagem negativamente diante da hipótese de que sua febre seja psicogênica. A abordagem clínica não revela alterações significativas, da mesma forma que o acompanhamento, durante o qual o quadro permanece estável ao longo dos meses; os exames laboratoriais não têm achados relevantes e a VHS costuma ser normal. A denominação febre psicogênica é utilizada por alguns autores. Por vezes variações fisiológicas na temperatura corporal são interpretadas como febre, como foi o caso produzido por uma mãe superprotetora que usava este achado para impedir que sua filha adolescente fosse a festas noturnas.

A febre familiar do Mediterrâneo (FM) é uma doença hereditária, autossômica recessiva, caracterizada geralmente por febre, polisserosite, artrites ou artralgias, lesões cutâneas por vezes imitando a erisipela, e em menor frequência outras alterações. Ocorre predominantemente em judeus, armênios, árabes, turcos e em menor escala em outros povos. Cerca de 50% dos casos têm história familiar. Em geral começa entre os 5 e 15 anos, podendo ser mais tarde. Os surtos febris duram em geral entre 2 e 10 dias, e podem eventualmente ser a única manifestação da doença (Ben-Chetrit e Levi, 1998), embora comumente se acompanhe de dor abdominal (Hague, 2001). As recorrências aparecem em intervalos variáveis de dias a meses, durante os quais o enfermo permanece assintomático. Alguns pacientes desenvolvem amiloidose, embora esta seja menos comum atualmente em função do uso da colchicina. Respondem bem à terapêutica com a colchicina, que é inclusive capaz de prevenir as recorrências, constituindo-se esta prova terapêutica em um bom critério diagnóstico (Frenkel e Kiuz, 2002). Mesmo os casos típicos de FM podem tornar-se difíceis por não se considerar a sua possibilidade. A febre familiar hiberiana, hoje chamada síndrome periódica associada ao receptor 1 do fator de necrose tumoral (responde a corticoides), a síndrome de hiperglobulinemia IgD e a síndrome de Muckle-Wells produzem quadros clínicos semelhantes, causando febres periódicas parecidas com a febre familiar do Mediterrâneo; na síndrome de hiper-IgD o diagnóstico é feito medindo-se os níveis de IgD, que se mostram muito elevados.

Febres causadas por distúrbios hipotalâmicos têm sido referidas, porém são raras. Distúrbios na regulação térmica fazem parte do quadro clínico de pacientes neurológicos com sequelas de encefalites, meningites, traumatismos de crânio, acidentes vasculares cerebrais, principalmente nos meses quentes quando a temperatura ambiental e a umidade relativa do ar são elevadas (Powers e Scheld, 1996). Algumas patologias congênitas podem raramente causar FPOO, como a disautonomia familiar e a displasia ectodérmica, que aparecem mais nas publicações pediátricas.

Algumas doenças endócrinas ocasionalmente aparecem nas séries de FPOO, como feocromocitoma, síndrome de Cushing, doença de Addison, porém destacando-se o hipertireoidismo e a tireoidite subaguda; em ambos os quadros a febre e a perda de peso podem ser as manifestações dominantes. A dor à palpação da tireoide comumente falta nestes casos, embora a glândula seja comumente palpável (Pedroso e Ferrari, 1991; Hirschmann, 1997); a dor da tireoidite pode ser referida como sendo na garganta, às vezes irradiada para a mandíbula ou ouvidos. Principalmente nos idosos as manifestações do hipertireoidismo podem ser mais inespecíficas; esta hipótese deve ser sempre pesquisada com avaliação do TSH e do T4.

Algumas condições têm sido descritas com mais destaque em trabalhos recentes de FPOO, em geral imitando linfomas, como a doença de Kikuchi, a adenopatia angioimunoblástica, a doença de Castleman e a linfadenopatia inflamatória pseudotumoral (Norris *et al.*, 1996; Hirschman, 1997). A adenopatia angioimunoblástica acomete pacientes em geral com 60 a 80 anos, apresentando adenopatia difusa, hepatoesplenomegalia, prurido, erupção cutânea, anemia, eosinofilia e hipergamaglobulinemia. A doença de Kikuchi ou linfadenite necrosante histiocítica acomete em geral mulheres com menos de 40 anos, cursa com febre, adenomegalia cervical, ocasionalmente em outros sítios, regular ou bom estado geral, neutropenia, alterações de enzimas hepáticas e que involui em um período de 1 a 4 meses. A doença de Castleman pode ser localizada ou generalizada. A forma localizada ocorre mais em jovens com menos de 30 anos, gânglios aumentados no abdome ou no mediastino e o diagnóstico é feito na histopatologia do gânglio; na variedade hialinovascular o enfermo não costuma ter manifestações sistêmicas importantes, porém na variedade de células plasmáticas, menos comum, o enfermo tem febre, emagrecimento, às vezes polineuropatia, anemia, hipergamaglobulinemia e disfunção renal. O tratamento consiste na retirada cirúrgica dos gânglios alterados, com resolução típica dos sintomas. Já a forma generalizada da doença de Castleman ocorre em enfermos mais idosos, acomete também gânglios periféricos, causa febre, sinais gerais, hepatoesplenomegalia e anemia. O diagnóstico histológico é mais difícil, pois os gânglios são inespecíficos, e baseia-se em suposição clínica e exclusão de infecção pelo HIV e linfomas. A adenopatia inflamatória pseudotumoral acomete gânglios superficiais ou profundos, a febre é persistente e a resolução é espontânea, com ou sem a excisão dos gânglios acometidos.

Contam-se às centenas as causas de FPOO que são descritas neste grupo miscelânea. Consultas adicionais poderão ser feitas na bibliografia citada, contudo, as principais em nosso país foram aqui resumidas. A lista de novas causas de FPOO não para de crescer por conta de relatos de condições novas não usuais ou por apresentações atípicas ou incomuns de patologias já conhecidas (Tabela 21.6).

Tabela 21.6 Causas emergentes de febres prolongadas de origem obscura descritas na última década.

Babesiose, erlichiose, bartonelose, doença de Liyme, infecção persistente por *Yersinia* sp., parvovírus B19, HHV8, *Pneumocystis carinii*, linfadenite necrosante de Kikuchi, adenopatia inflamatória pseudotumoral, doença de Castleman, síndrome da ativação do macrófago, síndrome de Schniztler, deficiência de vitamina B_{12}, hematoma oculto, dissecção aórtica, dermatose linear IgA, síndrome da fadiga crônica, síndrome de hipersensibilidade anticonvulsivante, síndrome de hipersensibilidade à minociclina

Adaptada de Knockaert, 2003.

Tabela 21.7 Fármacos envolvidos em febre medicamentosa.

Comuns
Atropina, anfotericina B, asparaginase, barbitúricos, bleomicina, metildopa, penicilinas, cefalosporinas, fenitoína, procainamida, quinidina, salicilatos, sulfonamidas, interferona, captopril, clofibrato, hidroclorotiazida, meperidina
Menos comuns
Alopurinol, azatioprina, cimetidina, hidralazina, iodetos, isoniazida, rifampicina, estreptoquinase, imipeném, vancomicina, nifepidina, anti-inflamatórios não hormonais, metoclopramida, nitrofurantoína, salicilatos, corticosteroides, macrolídeos, tetraciclinas, minociclina, clindamicina, cloranfenicol, complexos vitamínicos, anti-histamínicos, mercaptopurina, clorambucila, ácido para-aminossalicílico

Adaptada de Johnson, 1996; Roth, 2003.

▪ Sem diagnóstico

O número de enfermos de FPOO que permanecem sem diagnóstico após uma investigação bem conduzida é cada vez menor, situando-se, na maioria dos trabalhos, entre 5 e 35% dos casos (Hirschmann, 1997). Este fato parece refletir um melhor conhecimento do tema e principalmente um avanço nos métodos de diagnóstico. Contudo, naqueles locais onde os recursos laboratoriais disponíveis são escassos, os índices de esclarecimento pouco mudaram em relação aos trabalhos mais antigos.

▸ Conduta diagnóstica nas FOO

▪ A abordagem inicial

Não há fórmulas mágicas para investigar esses doentes, caso contrário deixariam de existir as FPOO. Todavia, algumas recomendações gerais são feitas por um grande número de estudiosos do tema e serão resumidas a seguir (Knockaert *et al.*, 1996; Arnow e Flaherty, 1997; Kleijn, 2000; Mackowiack e Durack, 2000; Sanchez *et al.*, 2002; Tal *et al.*, 2002; Baicus *et al.*, 2003; Mourad *et al.*, 2003; Roth e Basello, 2003).

Deve-se verificar inicialmente se o paciente tem uma febre real. Há inúmeras condições fisiológicas capazes de levar à hipertermia e que erroneamente podem ser interpretadas como febre. Citam-se como exemplos a ovulação, a observada após exercícios ou trabalhos intensos, após refeições copiosas, nos dias muito quentes com umidade relativa do ar elevada, nos trabalhadores de minas, altos-fornos ou outros ambientes muito aquecidos, após banhos quentes ou prolongada exposição ao sol, no estresse, no final dos dias, nas crianças, nos que usam agasalhos em excesso, nas variantes fisiológicas normais. A equipe médica deve constatar a febre do doente, pelo menos nos primeiros dias, a fim de que se possa afastar a possibilidade de febre factícia por manipulações do termômetro. Por outro lado, alguns doentes têm "cura" espontânea de sua febre e por isto é boa norma verificar se ela ainda existe antes de se iniciar a dispendiosa e cansativa investigação laboratorial. Confusões são também referidas em pacientes que medem a temperatura oral e não informam o fato ao médico, que acaba interpretando como se a medida fosse axilar, em média 0,5°C mais baixa. Sempre que for possível o enfermo deverá ficar sem antitérmicos, para observarem-se as características semióticas da febre (Cunha, 1996b; 1998), embora alguns autores considerem-nas de pouco valor para o diagnóstico. A presença de febre terçã ou quartã, por exemplo, pode sugerir a malária e eventualmente a endocardite bacteriana subaguda, da mesma forma que a clássica febre de Pel Ebstein leva a se pensar em doença de Hodgkin. A defervescência rápida sem sudorese também pode ser evidenciada nas febres falsas. A duração da febre muito prolongada, principalmente quando acima de 1 ano, torna mais prováveis as hipóteses de hipertermia habitual ou hipertermias fisiológicas, doença de Still, linfomas e outras neoplasias, hepatite granulomatosa, febre factícia, FM, sendo pouco frequente a participação das infecções ou de outras colagenoses (Tabela 21.5). A dissociação pulso-temperatura com bradicardia relativa é comum na febre factícia ou na febre tifoide. Alterações da dissociação fisiológica entre a temperatura oral e retal têm sido referidas na chamada hipertermia habitual.

Outro ponto fundamental é o de que a história clínica deve ser a mais completa possível. Na definição de FPOO este item é bem claro, pois sem ela qualquer doença febril de fácil diagnóstico pode tornar-se obscura. Sabe-se que a maioria das febres prolongadas são de fácil diagnóstico, bastando para isto uma boa história e exame físico. As falhas mais comuns da história são a coleta incompleta dos dados epidemiológicos, tais como viagens, hábitos pessoais, exposição a animais ou drogas; na história sexual; na história patológica, deixando-se de caracterizar as doenças prévias e comorbidades; na história ocupacional e a familiar, importante por exemplo em epidemias de âmbito familiar, de pessoas igualmente expostas ou doenças genéticas como a FM. A anamnese dirigida tem que ser completa e, para isto, o médico deverá estar familiarizado com as principais causas de FPOO e suas variações em função da idade e da localização geográfica; indícios potencialmente esclarecedores do caso podem ser detectados. O ideal seria que todo médico chamado a opinar sobre um caso de FPOO realizasse diretamente a anamnese e o exame físico para evitar a hipertrofia de dificuldades inconscientemente induzidas por quem acompanha o paciente ou perpetuar eventuais falhas na coleta das informações. No exame físico, os erros mais comuns estão na não realização do exame da genitália, do toque retal quando indicado, do exame completo das mamas, falta de palpação do trajeto das principais artérias, em particular a temporal, e não realização do exame de fundo de olho. São fundamentais as repetições do exame físico, do qual muitas vezes surgem pistas que inspiram a rotina que leva ao diagnóstico. Toda dúvida semiótica deve ser esclarecida com o parecer de especialistas ou a realização de exames complementares.

Se o estado do paciente permanecer preservado, pode-se investigá-lo em regime ambulatorial, internando-o apenas para se fazerem exames que tenham algum risco e nos casos mais graves. A internação, entretanto, permite com mais facilidade a observação contínua e o exame físico repetido. Na evolução dos doentes de FPOO costumam surgir pistas decisivas, antes inexistentes, que levam ao diagnóstico, como sopros cardíacos, nódulos subcutâneos, exantemas de duração fugaz, esplenomegalia, adenomegalias, uveíte e outras alterações oculares, dores ósseas ou articulares, artrites, hepatomegalia, sufusões hemorrágicas subconjuntivais, entre outros. Em geral a internação, pelo menos na maioria dos hospitais públicos de nosso país, permite maior aceleração na execução dos exames laboratoriais, maior facilidade na troca de opiniões com outros médicos, menor carga emocional na relação médico-paciente e, com isto, menor tendência às provas terapêuticas sem bases sólidas.

O próximo passo é verificar se a rotina mínima de exames indicada para o caso em questão foi realizada. A TB pulmonar é uma causa importante de febre prolongada facilmente diagnosticada, em geral na radiografia do tórax, fato por vezes esquecido.

Recomenda-se que sejam suspensos todos os medicamentos usados pelos enfermo com FPOO, pois eventualmente são eles a sua causa ou então produzem interferências nos exames que serão efetuados, como é o caso principalmente dos antibióticos, corticoides e anti-inflamatórios em geral. Se não for possível a suspensão, troca-se o grupo químico do fármaco em uso. De um modo geral a febre por hipersensibilidade às substâncias costuma apresentar-se em tratamentos longos, após um período de 10 dias (Dantas, 1991; Johnson e Cunha, 1996), contudo há variações individuais em função da substância, do mecanismo de hipersensibilidade envolvido e da existência de sensibilização prévia ou não. Após a retirada do fármaco a febre costuma desaparecer, na maioria das vezes, em até 2 ou 3 dias, dependendo principalmente da velocidade de eliminação do mesmo no organismo. Há casos descritos em que a defervescência demora até semanas para acontecer, como a dos iodetos. A reintrodução do fármaco para verificar se a febre retorna é uma medida desnecessária e perigosa, a não ser nos casos em que o enfermo toma vários medicamentos que não podem ser suspensos nem substituídos sem desvantagem, situação em que é importante uma definição precisa.

A investigação laboratorial

Os roteiros de exames exigem racionalidade e personalização, não havendo sentido na realização de baterias extensas de procedimentos laboratoriais, de altíssima relação custo/benefício sem uma análise minuciosa da sua pertinência naquele caso particular e do que se espera encontrar como alteração.

Os dados epidemiológicos obtidos, as manifestações clínicas encontradas na história e no exame físico e as alterações em exames complementares que foram feitos para caracterizar a febre como obscura em geral fornecem indícios que devem determinar a ordem e quais os que serão pedidos (Amato-Neto e Mendonça, 1984; Cunha, 1996a, b; Kleijn, 1997a, b, c; Knockaert *et al.*, 2003). A evolução clínica estável ou não e a forma mais ou menos grave com que o doente se apresente na primeira consulta podem antecipar procedimentos, inverter etapas e indicar investigações invasivas logo de início.

Quando não houver qualquer indicação de qual o caminho a ser seguido, a orientação deverá ser baseada nas estatísticas prévias sobre as etiologias predominantes na área geográfica de onde provém o doente em questão. A busca do diagnóstico deve partir dos procedimentos mais simples e menos agressivos para os mais complicados (Tabela 21.8).

O hemograma completo faz parte da avaliação mínima das FPOO e, por isto, em geral pouco acrescenta ao seu diagnóstico. As leucoses ou os casos de síndrome mononucleose, que aparecem nas séries de FPOO, são aqueles sem as repercussões esperadas neste exame. A leucocitose é frequente mas inespecífica. Leucopenia em FPOO tem sido mais comum nas leucoses aleucêmicas, na tuberculose miliar, nos linfomas, no LES, no calazar e na febre tifoide. Eosinofilia pode sugerir inicialmente esquistossomose aguda, doença de Hodgkin, poliarterite nodosa e algumas reações a drogas. Reações leucemoides são relatadas mormente na TB miliar, neoplasias malignas, abscessos e outras infecções bacterianas piogênicas (Cunha, 1996a, b). A detecção de linfocitose (TB, toxoplasmose, citomegalovirose, vírus Epstein-Barr etc.), linfocitopenia (infecção pelo HIV, LES, sarcoidose), linfócitos atípicos (medicamentos, CMV, toxoplasmose, vírus Epstein-Barr), trombocitose (carcinomas, hipernefroma, linfomas, TB, angiite temporal) e trombocitopenia (leucoses, linfomas, LES, vasculites, infecção pelo HIV) devem ser valorizadas, porém são menos comuns. A anemia hipocrômica e microcítica pode indicar sangramento oculto do aparelho digestivo e por isso sugerir neoplasias principalmente do cólon. A associação de FPOO com anemia megaloblástica pode ser encontrada na hepatite alcoólica, na doença de Crohn, na TB intestinal e outras que possam apresentar disabsorção intestinal. Algumas anemias hemolíticas podem causar ou complicar várias etiologias de FPOO, além de elas próprias poderem ser a causa da febre.

Tabela 21.8 Abordagem de um paciente com febres prolongadas de origem obscura

1. *Abordagem inicial*
   Constatação da existência da febre e suas características semióticas; história minuciosa e completa repetida por um outro médico se houver dúvidas; exame físico detalhado e repetido, sistematicamente, durante a evolução; pareceres especializados se for o caso; assegurar que a rotina inteligente de exames para o caso foi executada, incluindo radiografia do tórax; suspender todos os medicamentos possíveis e trocar para outro grupo químico os que não puderem ser suspensos
2. *Investigação laboratorial básica ou mínima para as FPOO sem indícios iniciais*
   Hemograma completo. Plaquetometria. VHS
   Bioquímica: aminotransferases, bilirrubinas, fosfatase alcalina, ureia, creatinina, glicemia, DLH, CPK, proteínas totais e frações, cálcio e fósforo; TSH, T4; PSA
   Parasitológico de fezes, pesquisa de sangue oculto nas fezes
   Urina EAS. Urinocultura com contagem de colônias
   Hemoculturas três amostras, aeróbios, anaeróbios e fungos
   Pesquisa de ANA e fator reumatoide
   Sorologia para HIV, CMV, toxoplasmose e vírus Epstein-Barr; PPD
   Ecocardiografia transtorácica e transesofágica
   US abdominal e pélvica; TC do abdome, pélvis e tórax; de membros inferiores
   Scan com radionuclídios, principalmente gálio 67
3. *Investigação em função de indícios obtidos no item 2 e na evolução*
   Varia em função das suspeitas de cada caso. Veja o texto

A VHS, quando muito aumentada, faz pensar primeiro em colagenoses, neoplasias, abscessos, osteomielite, endocardite subaguda, doenças mielodisplásicas ou TB. Vários autores consideram-na de pouco valor para o diagnóstico das FPOO, pois uma parte menor das infecções, colagenoses e neoplasias pode apresentar-se sem alterações de importância desse exame. Febres factícias, hipertermia habitual e elevações fisiológicas da temperatura, as chamadas febres psicogênicas, não alteram a VHS.

O EAS é pouco produtivo nas FPOO, porém às vezes um sedimento bem feito pode denunciar a participação renal na doença, como por exemplo no LES ou na endocardite. A piúria "estéril", principalmente se o pH da urina é ácido, sugere TB renal. O hipernefroma, o abscesso perinefrético e as pielonefrites podem cursar com o EAS normal.

A urinocultura, se preciso repetida, faz parte da rotina de investigação de FPOO, mormente no grupo pediátrico, em que é obrigatória. Registre-se que ela em geral é negativa no abscesso perinefrético. O encontro de urinocultura com mais de 100 mil UFC, em casos de FPOO, deve ser interpretado com cautela. Eventualmente, várias causas de FPOO, como as neoplasias do aparelho geniturinário, a TB, o LES e a endocardite bacteriana, apresentam-se com urinocultura positiva, tratando-se de associação de patologias. Outras vezes o achado é apenas bacteriúria assintomática, fato que também ocorre na população geral, sobretudo feminina, e em idosos.

O exame parasitológico de fezes pouco contribui para esclarecer as FPOO. Nos casos em que há suspeita de esquistossomose ou outras helmintoses de ciclo pulmonar na fase aguda, exames de fezes seriados podem demonstrar o aparecimento de ovos ou larvas previamente inexistentes.

As dosagens das principais enzimas e provas funcionais, como será visto adiante, são para tentar diagnosticar o envolvimento anatômico ou funcional de determinado órgão, na FPOO. Estas alterações, devidamente correlacionadas com a clínica, podem dar a pista decisiva ou dirigir a investigação para o esclarecimento (Hirschmann, 1997; Kleijn, 1997a, b, c).

A dosagem da fosfatase alcalina mostra-se aumentada em várias etiologias de FPOO que envolvem o fígado ou os ossos (hepatomas primários ou metastáticos, TB miliar, linfomas, hepatite granulomatosa, sarcoidose, metástases ósseas). A sua alteração, mesmo na ausência de dados mais precisos, reforça a indicação de biopsia hepática. A dosagem das aminotransferases, principalmente quando mostram alterações de pequena monta, são pouco específicas; aumentos mais significativos podem sugerir causas de FPOO que acometam o fígado, tais como febre tifoide, toxoplasmose, citomegalovirose, vírus Epstein-Barr, leptospirose, entre outras. Aumento das bilirrubinas pode dirigir o caso para o diagnóstico diferencial das icterícias, delimitando as hipóteses. Outras provas de função hepática podem ser realizadas com objetivos semelhantes. A dosagem das proteínas e principalmente a eletroforese de proteínas pode eventualmente dar pistas para a investigação. O aumento monoclonal de globulinas sugere o mieloma múltiplo, embora não seja uma causa comum de FPOO. Aumento policlonal de globulinas pode ocorrer em muitas condições, sendo considerado por muitos autores como de pouco valor; contudo, os maiores aumentos acontecem no calazar, e em menor escala na TB miliar, paracoccidioidomicose na forma aguda, enterobacteriose septicêmica prolongada, cirrose, sarcoidose, poliarterite nodosa, linfomas e infecção pelo HIV. A dosagem de ureia e creatinina alterada, sugerido uma causa de FPOO que evolua com insuficiência renal, pode induzir à procura de endocardite bacteriana subaguda, TB renal em fase avançada, leptospirose, periarterite nodosa, LES, hipernefroma, sarcoidose, entre outras. Alterações na dosagem do cálcio, fósforo, ácido úrico eventualmente acompanham neoplasias ocultas. A pesquisa de sangue oculto nas fezes é mandatória em pacientes com anemia ferropênica, e bem interpretada pode sugerir neoplasias e outras patologias do tubo digestivo que produzam FPOO.

A glicemia, quando alterada, associa-se comumente às infecções do trato urinário e outras complicações infecciosas que acometem mais frequentemente os diabéticos. As dosagens de TSH, T3 e T4 podem comprovar a hipótese de hipertireoidismo e também da tireoidite subaguda. Outras dosagens hormonais podem estar indicadas na investigação de casos em que se suspeite de doença de Addison, feocromocitoma, síndrome de Cushing, eventuais causas de FPOO.

As hemoculturas podem evidenciar várias doenças causadoras de FPOO ou suas complicações, como endocardite bacteriana, febre tifoide, brucelose, enterobacterioses septicêmicas prolongadas, abscessos viscerais, osteomielites e candidose sistêmica. A confiabilidade depende da maneira como elas são obtidas e do padrão técnico do laboratório de microbiologia que as processam. Colhem-se 3 amostras por série, dependendo do volume de sangue; os resultados obtidos com 6 amostras de 10 mℓ de sangue semeados em frascos com 45 mℓ do meio de cultura são semelhantes aos observados com 3 *sets* de 20 mℓ de sangue, inoculados em 90 mℓ de meio de cultura. A observação deve ser prolongada para serem demonstrados também micro-organismos de crescimento lento. Os meios de cultura utilizados devem permitir o isolamento de germes aeróbios, anaeróbios e de fungos, além de outros em casos especiais. Quando métodos de automação estão disponíveis, devem ser seguidas as recomendações dos fabricantes (Fortes e Korzeniowski, 1998). Os antibióticos interferem com o crescimento de bactérias em hemoculturas por até 2 semanas, porém não é necessário esperar todo este tempo para a coleta. Recomenda-se, nos casos negativos, colher uma segunda série de hemoculturas, principalmente se havia história de uso recente de antibióticos. Alguns microrganismos sempre são valorizados quando crescem em hemoculturas, como é o caso de *Streptococcus pneumoniae, Salmonella typhi, Staphylococcus aureus, Haemophilus influenzae* e *Escherichia coli*; outras bactérias, como *S. epidermidis, Streptococcus* do grupo *viridans, Bacillus* spp. e os difteroides, precisam ser analisados dentro do contexto clínico e idealmente devem crescer em mais de uma amostra para serem valorizados. Os resultados com isolamento polimicrobiano ou de bactérias não usuais devem levantar a possibilidade de febre factícia. A contaminação de 2 a 15% das hemoculturas pode ser maior que a frequência de isolamento de patógenos verdadeiros nas FPOO (Fortes e Korzeniowski, 1998), fato que deve ser bem avaliado para erros e provas terapêuticas inúteis.

As urinoculturas, como as hemoculturas, fazem parte da investigação habitual das FPOO, mormente no grupo pediátrico. As urinoculturas podem ser positivas com o exame de sedimento urinário normal em cerca de 20% dos casos. A positividade pode ser intermitente, fato que por vezes conduz a resultados conflitantes. A frequência de infecção urinária como causa de FPOO é, na maioria das séries, semelhante à da bacteriúria assintomática na população, e por isso cursos inúteis de antibioticoterapia às vezes são realizados, retardando a busca da verdadeira causa da febre. A cultura de outros materiais e fluidos orgânicos, dependendo de cada caso, pode contribuir para o diagnóstico das FPOO, porém é solicitada em bases individuais.

Como rotina, todo material enviado para o estudo histopatológico (medula óssea, gânglios, fígado, entre outros) deve ser também encaminhado para cultura, dependendo do caso, para bactérias piogênicas mais comuns, bacilo da TB e fungos; esta conduta é comumente esquecida e causa dúvidas evitáveis, além de se perderem oportunidades de esclarecer a causa da FPOO.

As reações sorológicas para as principais doenças a que o paciente ter-se-ia exposto são importantes, da mesma forma que aquelas dirigidas para as doenças infecciosas e parasitárias habitualmente presentes na área onde vive o paciente. Devem-se usar amostras pareadas, tendo-se o cuidado de estocar soro para a realização de futuras sorologias que venham a ser indicadas na evolução.

Em nosso meio não podem deixar de ser feitas as sorologias para toxoplasmose, mononucleose infecciosa e citomegalovírus. Cerca de 10 a 20% dos casos de mononucleose evoluem sem a presença de anticorpos heterófilos, portanto com monoteste, reações de Paul-Bunnell e de Paul-Bunnell-Davidsohn negativas; nestes casos a sorologia para o vírus Epstein-Barr em geral é positiva. Na atualidade a sorologia para o HIV deve ser rotineira em casos de FPOO, independentemente de história epidemiológica de maior ou menor risco da infecção, em virtude da epidemia em curso. Das reações sorológicas que são solicitadas em casos de FPOO devem-se conhecer a especificidade e a sensibilidade, pois em um contexto no qual determinada patologia seja rara, a positividade em geral tem um baixo valor preditivo para o diagnóstico, levando por vezes a provas terapêuticas vãs, caracterizando o falso-reativo. A realização de reações sorológicas para múltiplas doenças, solicitadas a esmo, de um modo geral pouco contribui para o diagnóstico das FPOO. Especial atenção na interpretação de reações sorológicas deve ser dada em casos de FPOO nos quais algumas doenças como linfomas, leucoses, LES e outras colagenoses causam comumente reações falso-reativas (Lambertucci e Pompeu, 1991; Silva *et al.*, 1991; Slater e Krug, 1999).

A pesquisa de anticorpos antinucleares (ANA) constitui excelente exame para investigar a presença do LES; embora não seja específico desta doença, em mais de 95% dos casos eles estão positivos, geralmente em títulos iguais ou superiores a 1:40 quando pesquisados em várias ocasiões, particularmente em fases de maior atividade. A pesquisa de ANA repetidamente negativa torna pouco provável a hipótese de LES. O ANA, geralmente em títulos menores que 1:40, pode ser positivo em outras colagenoses, em menor frequência. A pesquisa do anti-dsDNA (dupla fita) é menos sensível porém específica. Os anticorpos anti-histona são comumente positivos no LES induzido por drogas. Os anticorpos anti-Sm (antimúsculo liso), embora muito sugestivos de LES, estão presentes em apenas 30% dos casos. A pesquisa de outros autoanticorpos pode ser utilizada, embora com menor rendimento. Tendo em vista o caráter dinâmico desta doença, deve-se estar atento para o fato de que em determinadas fases os exames podem ser negativos, particularmente no LES quando se comporta como FPOO, daí a necessidade de serem repetidos quando há suspeita clínica.

A pesquisa de fator reumatoide (FR), por qualquer método, está presente em cerca de 70% dos adultos com artrite reumatoide, contudo não é específica, embora este quesito faça parte do critério diagnóstico do Colégio Americano de Reumatologia. As formas mais graves da doença costumam cursar com FR positivo, e são aquelas mais citadas nas FPOO. Cerca de 5% da população geral podem apresentar fator reumatoide positivo, principalmente os idosos. Uma série de enfermidades que causam também FPOO podem apresentar-se com FR positivo como LES, hepatopatias crônicas, sarcoidose, endocardite bacteriana, tuberculose, sífilis, hanseníase, calazar, malária, mononucleose infecciosa e esquistossomose mansônica. A doença de Still em cerca de 90% dos casos é sorologicamente negativa e mesmo quando é positiva o faz transitoriamente (Jaime *et al.*, 1998; Pouchot, 1998).

Os ANCA, do tipo c-ANCA, são encontrados principalmente na granulomatose de Wegener e considerados muito sugestivos, sobretudo quando correlacionados com dados clínicos e histopatológicos. Na poliarterite nodosa podem ser encontrados os ANCA, em percentuais baixos, porém predominando o tipo p-ANCA (perinuclear). Ainda nesta última doença, em 7 a 36% dos casos encontra-se o HBsAg positivo. Resultados positivos dos ANCA podem ser encontrados eventualmente em várias outras doenças causadoras de FPOO, como em outras vasculites necrosantes, sarcoidose, colite ulcerativa e infecção urinária (Speek e Roberts, 1996; Kovacs e Kovacks, 1998; Slater e Krug, 1999).

A febre reumática, embora seja uma causa rara de FPOO, pode ser sugerida por elevações significativas da antiestreptolisina O, antiestreptoquinase e anti-hialuronidase, embora estas duas últimas sejam pouco disponíveis em nosso meio.

Antígenos tumorais circulantes e de substâncias produzidas por neoplasias podem ser pesquisados em casos especiais de FPOO com o objetivo de diagnosticá-las, embora, à exceção do PSA, os demais marcadores não tenham sensibilidade nem especificidade para funcionarem como *screening* desta doenças (Perkins *et al.*, 2003). Entre estas substâncias citam-se o antígeno carcinoembriogênico (tumores colorretais, de pâncreas, pulmão, mama, ovário e teratomas da linha média), a calcitonina (tumor de células medulares da tireoide), a alfafetoproteína (hepatoma), a gonadotrofina coriônica humana (corioepitelioma, mola hidatiforme), a serotonina (carcinoide), o ácido vanilmandélico (feocromocitoma, neuroblastoma), o PSA (próstata) e o CA-125 (tumor de ovário). De uma forma geral essas dosagens são de pouco rendimento na pesquisa dessas patologias em FPOO, em virtude da sua baixa sensibilidade e especificidade. O PSA, por exemplo, está elevado em 65% dos casos de câncer prostático e juntamente com o toque retal é muito útil na sua detecção; contudo, além de não se alterar em 35% dos pacientes com a doença, pode estar aumentado em casos de hipertrofia benigna da próstata, em prostatites ou infartos prostáticos (Lambertucci e Pompeu, 1991; Kleijn, 1997a, b, c).

Alguns testes intradérmicos podem ser utilizados nas FPOO. Entre eles o PPD é o mais citado, porém, em nosso país, pouco esclarece a presença de uma reação positiva. Mesmo na TB miliar o PPD comumente é positivo. Por vezes a viragem do PPD pode indicar um complexo primário pulmonar retrocardíaco. A negativação de um PPD previamente positivo pode significar queda importante da imunidade celular referida com frequência em linfomas, sarcoidose, AIDS, dentre outras. A reação de Kveim é pouco disponível em nosso país, porém positiva-se em 50 a 70% dos casos de sarcoidose, não sendo usada como rotina em qualquer série de FPOO. Outras reações intradérmicas raramente são feitas, pois não diferenciam a infecção atual de infecção antiga, além de poder interferir eventualmente nos resultados de várias reações sorológicas.

A radiografia de tórax, que é obrigatória antes do diagnóstico de FPOO, deve ser feita de forma seriada enquanto durar a FPOO, pois o seu estudo comparativo não raro leva a pistas importantes. Pelo menos na primeira radiografia deve-se solicitar a anteroposterior e o perfil. A serigrafia esofagogastroduodenal e o trânsito delgado são muito úteis para o diagnóstico de várias causas de FPOO, como TB intestinal, enterite regional, colite ulcerativa, linfomas do tubo digestivo, paracoccidioidomicose, doença de Whipple, que podem determinar lesões sugestivas mormente na região ileocecal.

Outras radiografias, como a dos seios da face, dos dentes e dos ossos, são muito utilizadas, enquanto a pielografia venosa, a colecistografia, o clister opaco e outras podem ser feitas em determinadas situações, porém são menos usadas habitualmente. A linfografia está praticamente abandonada.

A medicina nuclear pode também contribuir para o esclarecimento das FPOO, mormente ajudando na localização de abscessos, massas tumorais, osteomielites e vasculites. Os radionuclídios mais utilizados são o tecnécio 99, o gálio 67 e o índio 111 (Knockaert *et al.*, 1994; Klejn *et al.*, 1995a, b). Nos casos de FPOO parecem mais interessantes os traçadores capazes de detectar focos de infecção, tumores e outras inflamações, que representam as 3 principais categorias etiológicas (Knopckaert *et al.*, 2003); desta forma, o gálio 67 e o F18-flurodeoxiglicose (FDG) parecem os mais adequados. Em recente trabalho utilizando tomografia por emissão de pósitrons e F18-flurodeoxiglicose (PET-FDG) em FPOO, os autores demonstraram que todas as alterações evidenciadas pelo gálio 67 o foram também pelo PET-FDG; este foi capaz de detectar mais vasculites; nesse trabalho 79% dos pacientes tiveram alterações no exame, das quais 41% foram consideradas úteis para o diagnóstico, enquanto em 38% foram falso-positivas, resultados estatisticamente semelhantes aos do gálio 67. Vários trabalhos mais recentes utilizando o PET-FDG têm demonstrado a sua utilidade no esclarecimento da causa da FOO e este tem-se tornado um exame que tende a fazer parte da investigação básica (Ferda *et al.*, 2009). O papel principal desses exames é o de localizar alterações para posterior investigação com a radiologia convencional, ultrassonografia, tomografia computadorizada, ressonância magnética, endoscopia e só então decidir por processo invasivo ou não. Idealmente não se devem indicar intervenções cirúrgicas somente com esses métodos devido ao grande número de falso-positivos (Blockmans *et al.*, 2001). Em casos de tireoidite subaguda e em outras doenças da tireoide a cintigrafia da tireoide com o iodo 131 pode ajudar no diagnóstico, da mesma forma que a cintigrafia pulmonar nas embolias pulmonares de repetição.

A ultrassonografia tem lugar bem definido na elucidação de casos de FPOO. Sua sensibilidade na detecção de massas no abdome, principalmente vias biliares, área hepática e na pelve é semelhante à da TC. Outras vantagens são a rapidez do exame, a distinção se a massa é de conteúdo sólido ou líquido, a possibilidade da realização do exame à beira do leito, a de servir como guia para a drenagem de abscessos por punção ou a realização de biopsias e a ausência de efeitos nocivos. Existem, contudo, barreiras físicas à realização do exame como os órgãos de conteúdo gasoso, os circundados por caixa óssea como o crânio e nas situações em que o aparelho não pode entrar em contato com a pele, pela presença de drenos ou telas cirúrgicas por exemplo. A ultrassonografia depende muito da experiência de quem interpreta as imagens, bem como da aparelhagem usada. Outro problema são as falsas imagens e os falso-negativos, embora a sensibilidade referida seja de 70 a 90% dos casos.

Os vários tipos de ecocardiografia transtorácica e transesofágica são ótimos métodos para caracterizar vegetações valvulares, massas cardíacas e patologia pericárdica, revelando a sua presença em mais de 90% dos casos. O exame deve ser repetido quando o paciente é visto em fase inicial de sua doença, pois as vegetações menores que 2 mm podem não ser bem visualizadas (Fortes e Korzeniowski, 1998). A ecocardiografia transtorácica (50%) embora mais simples e mais barata, tem uma sensibilidade bastante inferior na detecção de vegetações quando comparada à transesofágica (90%); desta forma, quando há suspeita de endocardite pode-se iniciar fazendo a transtorácica, porém em casos de dúvida ou nos negativos deve-se indicar a transesofágica (Tal *et al.*, 2002).

A TC melhorou muito a capacidade de demonstração de massas e abscessos principalmente no abdome, evitando desta forma inúmeros procedimentos invasivos feitos no passado muitas vezes às cegas (Geraci e Nichols, 1959); as estruturas que se mostram anormais na TC quase sempre são confirmadas nos processos invasivos. A TC, do mesmo modo que a ultrassonografia, serve também para guiar tratamentos ou biopsias. O seu valor nos processos intracranianos é inestimável pela inocuidade em relação aos métodos até então existentes. As TC do abdome e do tórax são consideradas exames quase habituais (Hirschman, 1997) nas FPOO; eventualmente a TC de outros setores do organismo pode contribuir para o esclarecimento de alguns casos de FPOO. O seu custo elevado ainda é um obstáculo à sua realização como método de rotina nas FPOO nos locais onde é pouco disponível. Eventuais falso-negativos têm sido atribuídos a distorções da anatomia normal no paciente ou a lesões de pequeno tamanho, além de falhas do contraste.

A ressonância magnética começa a ter um lugar bem definido nas FPOO, embora existam poucas citações na literatura sobre o tema, mormente de trabalhos comparativos com os métodos mais tradicionais. Está particularmente indicada em condições de dúvidas na ultrassonografia e na TC ou especificamente quando lhes é muito superior, como no esclarecimento de lesões vertebrais e paravertebrais, em abscessos intra-abdominais não evidenciados pela TC, em algumas patologias intracranianas e dissecção de aneurisma de aorta. É pouco disponível em nosso meio, a não ser nos grandes centros.

A integração e a correlação destes meios de diagnóstico devem ser feitas com cuidado e competência devido aos eventuais exames falso-negativos que podem dificultar mais ainda o esclarecimento de alguns casos de FPOO. O ideal de se obter concordância entre mais de um método de diagnóstico de imagem nem sempre é conseguido e o médico pode ficar diante de resultados conflitantes. Deve ser lembrado que nessas situações a valorização do quadro clínico e a repetição de exames são inestimáveis, bem como a ampliação da discussão com outros especialistas.

Na maioria dos enfermos de FPOO as biopsias são indicadas em fases adiantadas da investigação, calcadas nos achados anatômicos, sindrômicos ou funcionais encontrados até aquele momento; entretanto, esta sequência habitual é rompida toda vez que as alterações encontradas ou a evolução do caso assim o indicarem. Biopsias às cegas cada vez têm menos defensores devido ao seu baixo rendimento nas FPOO, porém a de medula óssea e a hepática continuam as mais citadas pelos autores. O aspirado e a biopsia de medula óssea podem ser úteis principalmente no diagnóstico de leucemias aleucêmicas, síndromes mielodisplásicas, mieloma múltiplo e eventualmente linfomas, metástases, além de várias doenças infecciosas e parasitárias, como a TB miliar, outras micobactérias, histoplasmose disseminada, calazar, malária, febre tifoide e enterobacteriose septicêmica prolongada; falso-negativos são referidos nas FPOO, necessitando eventualmente de repetição (Benito *et al.*, 1997). O material deve ser processado também rotineiramente na microbiologia, com as culturas e colorações cabíveis no caso. As biopsias de fígado mostram melhor rendimento quando existem alterações clínicas, nas provas de função hepática, na ultrassonografia ou na TC. Mesmo na ausência destas alterações a biopsia hepática está indicada, tendo em vista as inúmeras causas de FPOO que acometem o fígado, como os linfomas, a hepatite granulomatosa, a TB hepática, os tumores, entre outras. Por vezes ocorrem resultados falso-negativos ou inconclusivos; nestas ocasiões a repetição da biopsia deve ser discutida, de preferência guiada por laparoscopia ou por alterações anatômicas previamente caracterizadas. Dependendo das alterações encontradas, muito comumente são realizadas biopsias de gânglios, músculos, pele, nervo e, em menor escala, outras. Em pacientes com mais de 50 anos, em que a VHS é muito elevada, na ausência de dados clínicos mais específicos, recomenda-se a biopsia da artéria temporal, uni ou bilateral, devido à frequência da arterite temporal nessas circunstâncias (Mackowiak e Durack, 2009).

Deve-se assegurar o correto processamento anatomopatológico, imunológico e microbiológico do material, em função das suspeitas clínicas. Recomenda-se também guardar blocos do tecido biopsiado para futuras revisões e investigações que se façam necessárias.

A laparotomia exploradora, tão citada no passado, raramente é indicada sem evidências seguras de que poderá esclarecer ou mesmo tratar o enfermo (Geraci e Nichols, 1959). A laparoscopia ou a videolaparoscopia com biopsias dirigidas têm defensores na literatura das FPOO, podendo ser realizadas em algumas situações, evitando-se a laparotomia exploradora. A pleuroscopia e a mediastinoscopia têm indicações mais limitadas e muito especializadas.

Seria impossível citar todos os processos indicados para esclarecer todas as causas de FPOO, visto que todo o arsenal de exames e procedimentos diagnósticos disponível acaba sendo usado, dependendo do caso. Foram citados os que mais têm contribuído para esclarecer as FPOO.

▶ Razões que contribuem para o retardo diagnóstico das FPOO

Falhas na anamnese, no exame físico e na interpretação dos achados encontrados já foram referidas previamente neste capítulo e estão resumidas na Tabela 21.9.

No raciocínio clínico habitual costumam-se formular as hipóteses diagnósticas com base nas apresentações mais esperadas das doenças. Nas FPOO não raro lidam-se com as formas atípicas dessas mesmas doenças, e por isto demora-se mais a pensar nelas. Essas formas atípicas são numericamente mais encontradas nas FPOO do que as apresentações comuns de doenças raras; quando este fato ocorre, muitos casos podem ter o seu diagnóstico complicado.

A apresentação mesmo que habitual de doenças raras também pode surpreender o médico nas FPOO, que pela sua raridade não são consideradas; neste caso, confirma-se o aforismo clínico: quem não sabe o que procura não encontra o que acha. A lista de doenças emergentes causadoras de FPOO não para de crescer. É importante uma atualização contínua para diagnosticar esses casos quando se apresentarem.

O uso indiscriminado de antibióticos é uma das razões mais encontradas para retardar o esclarecimento de FPOO. Dificilmente um paciente febril por 3 semanas em nosso meio deixa de fazer uso de algum antibiótico. Esta prática tão difundida interfere na evolução clínica de algumas doenças causadoras de FOO como a febre tifoide, a endocardite bacteriana, abscessos e TB, tornando-as inespecíficas ou produzindo respostas parciais. Por outro lado, exames de laboratório são modificados, como por exemplo as hemoculturas, as quais podem demorar até 2 semanas para positivar-se novamente, ou alterações nos títulos de reações sorológicas. A endocardite bacteriana subaguda, por exemplo, pode ter remissões por cursos de antibióticos de tempo insuficiente para curá-las, mas o bastante para interferir com o seu quadro habitual.

O uso precipitado de corticoides e, em menor grau, de outros anti-inflamatórios não hormonais, com ou sem antibióticos, altera o comportamento da febre, queixas gerais e modifica a evolução clínica de muitas doenças causadoras de FPOO, como as colagenoses; laboratorialmente altera principalmente a imunossorologia dos pacientes. A rigor estes medicamentos só deveriam ser prescritos em bases racionais, o mesmo valendo para os imunossupressores. Algumas vezes a prescrição empírica e sem o controle adequado de corticoides ou imunossupressores agrava a verdadeira causa da FPOO, como por exemplo a TB e a histoplasmose, disseminando-as e podendo inclusive causar óbito.

A positivação tardia de exames laboratoriais pode dificultar o esclarecimento. São exemplos disto os germes de crescimento lento, as sorologias que só alcançam títulos sugestivos na convalescença, os que só se alteram em determinadas fases da doença, hemoculturas ou urinoculturas de pacientes que apresentem condições capazes de causar eliminação intermitente de bactérias. É necessário lembrar que os exames de laboratório, mesmo quando bem realizados, têm os seus limites; é preciso conhecer a sensibilidade e a especificidade de cada um deles para não serem valorizados acima do seu limite.

Exames sorológicos falso-positivos ou falso-negativos, reações cruzadas, erros de laboratório ou na interpretação dos exames também podem acontecer.

A falta de recursos adequados ao esclarecimento do processo febril, tão comum na maioria dos hospitais de nosso país, é uma das causas mais importantes para retardar o diagnóstico.

No raciocínio clínico habitual sempre se tenta explicar todo o quadro apresentado pelo paciente com apenas uma enfermidade. Nas FPOO às vezes a dificuldade reside neste ponto, pois associações de doenças as mais estranhas e variadas têm sido descritas, sendo as mais difíceis de diagnosticar aquelas cuja clínica pode ser semelhante. Outras vezes são evidenciadas doenças que à primeira vista poderiam explicar o quadro clínico do enfermo, porém a evolução demonstra que eram meros achados sem importância maior para o caso, como por exemplo a demonstração de bacteriúria acima de cem mil colônias, que tanto pode ser a causa da febre quanto uma bacteriúria assintomática.

Tabela 21.9 Principais razões que levam ao retardo diagnóstico das doenças febris.

Omissões na história da doença atual, na anamnese dirigida, na história patológica, história epidemiológica, informações com erros que são repetidas e perpetuadas, falhas no exame físico (principalmente no exame das mamas, genitália, toque retal, exame do fundo de olho, na interpretação das medidas da temperatura, na evolução diária etc.)
Uso prévio e precipitado de antimicrobianos (especialmente antibióticos), anti-inflamatórios, corticoides e imunossupressores
Falta dos recursos necessários ao caso
Apresentações atípicas de doenças comuns
Apresentações comuns de doenças raras
Associação de doenças
Positivação tardia de exames, os falso-positivos e falso-negativos, qualidade dos exames laboratoriais disponíveis, exames conflitantes, interpretação errônea de exames, limitações dos métodos empregados

▶ Evolução das FPOO

Com o progresso da medicina, torna-se cada vez menos frequente, após uma investigação bem conduzida e com recursos adequados, que os pacientes fiquem sem esclarecimento de sua FOO. Nessas condições, nas séries mais recentes, estima-se que 5 a 35% destes enfermos ficam sem diagnóstico.

Dos doentes com diagnóstico, a maioria tem patologias curáveis ou controláveis, compensando o esforço despendido (Knockaert *et al.*, 1996).

Infelizmente em uma parte menor dos pacientes pouco se tem a fazer. Este grupo é constituído principalmente por neoplasias malignas em fase avançada, colagenoses com lesões graves já estabelecidas e ocasionalmente infecções de difícil controle.

Alguns enfermos têm "cura" espontânea da febre após o início da investigação. Nesta situação recomenda-se um seguimento ambulatorial durante 6 meses a 2 anos. Eventualmente o diagnóstico é feito posteriormente, porém na maioria das vezes ele permanece obscuro, mormente no grupo pediátrico. Neste grupo os trabalhos de seguimento têm demonstrado um bom prognóstico na maioria das vezes.

Menos afortunados, alguns doentes permanecem com febre, agravam seu quadro clínico e vêm a falecer com ou sem provas terapêuticas realizadas. A grande parte destes doentes tem o seu esclarecimento na necropsia, quando esta pode ser feita. Os diagnósticos mais comumente descritos nesta situação são os abscessos intra-abdominais ou pélvicos, alguns tipos de linfomas, TB miliar, outras neoplasias com septicemias terminais, algumas angiites necrosantes e as embolias pulmonares de repetição.

Uma parte pequena dos doentes permanece com febre sem diagnóstico, porém com bom estado geral. Este grupo pode ser submetido a várias investigações seriadas que comumente levam ao esclarecimento definitivo do caso.

Como já foi referido alguns pacientes têm evolução longa, por mais de 6 meses, porém mais ou menos cíclica de sua FPOO. Este comportamento é predominantemente observado nos linfomas e outras neoplasias, na febre factícia, na hipertermia habitual, na hepatite granulomatosa, na FM, doença de Still, colagenoses, e mais raramente em outras. Um número significativo destes pacientes fica sem diagnóstico em função do desaparecimento espontâneo da FPOO.

Descrevem-se ainda casos que evoluíram para o óbito, nos quais se realizou necropsia e nem assim tiveram o seu diagnóstico estabelecido, constituindo a chamada necropsia branca; esta hipótese, na atualidade, com o progresso da anatomia patológica, é muito rara.

▸ Provas terapêuticas

As FPOO sem dúvida são um grande desafio médico, fascinante do ponto de vista científico, porém muito desgastante do ponto de vista humano. A febre traz um conceito já culturalmente sedimentado de doença aguda, de urgência. Nos dias de hoje, quando o paciente febril procura o médico, ele o faz em busca do diagnóstico e também do milagroso antibiótico que resolva todos os seus problemas. Nas FPOO por definição a doença já tem 21 dias de evolução sem uma hipótese definida. Trata-se de um paciente quase sempre angustiado com sua doença e inconformado com o rótulo provisório de FPOO. Cabe ao médico cumprir o seu papel técnico já resumido neste trabalho e explicar com franqueza ao seu paciente a natureza do problema. O plano de investigação deve ser conduzido de modo a não gerar ansiedade excessiva. A família também deve ser esclarecida da dificuldade do diagnóstico (Lambertucci e Pompeu, 1991). Quando o paciente está internado a tarefa de acompanhar o doente em equipe fica mais fácil. Na medida em que a investigação segue o seu curso e o diagnóstico não é estabelecido, a confiança no médico comumente fica abalada e aumenta a pressão por um tratamento, principalmente se o enfermo está piorando. Nessas horas, mais do que nunca, é preciso ser técnico, pois a avaliação geral dos autores é a de que as provas terapêuticas feitas sem base clínica ou laboratorial são quase sempre improdutivas. Vários autores são radicalmente contrários às provas terapêuticas sem bases clínicas, não havendo estudos sobre isto nas FPOO (Mourad *et al.*, 2003).

A prova terapêutica ideal deveria ser realizada com medicamentos que atuassem apenas no alvo visado, com previsão da resposta definida se ela estiver correta. Este fato não é o que ocorre quando se usam antibióticos ou corticoides, os quais são capazes de interferir com muitas patologias e, dessa forma, induzir a conclusões errôneas. Outra desvantagem das provas terapêuticas é a possibilidade de mudar o curso de muitas doenças, tornando-as ainda mais atípicas. O desgaste da relação médico-paciente é o que se deve esperar quando há insucesso na prova. Os efeitos colaterais dos medicamentos, o agravamento da verdadeira doença do paciente por corticoides, por exemplo, o retardo ou interferência na busca diagnóstica e as respostas parciais são outras desvantagens das terapêuticas de prova.

Existem, entretanto, algumas situações em que há uma certa concordância entre os autores quanto ao uso de provas terapêuticas, as quais serão então revisadas (Bryan e Ahuja, 2007).

Não existe um caso de FPOO em que a hipótese de TB não esteja presente, mormente em nosso meio, onde continua sendo a causa mais comum isoladamente. Por outro lado, várias publicações têm chamado a atenção para casos de TB só diagnosticados na necropsia (Borrowitz, 1982). A prova é comumente aventada toda vez que em qualquer resultado histopatológico apareçam granulomas nos quais não são demonstrados micro-organismos. O mesmo acontece nos doentes que apresentam infiltrados pulmonares ou derrame pleural não bem esclarecidos porém com o PPD reator. Outra situação em que a prova terapêutica tem sido indicada é a presença de um PPD reator, após uma exploração exaustiva da febre, sem nenhuma conclusão, principalmente quando há rápido agravamento do paciente. Decidida a prova terapêutica devem ser pesados e muito bem controlados os paraefeitos dos medicamentos escolhidos. Habitualmente dá-se preferência ao esquema mais potente, com hidrazida, rifampicina e pirazinamida. Em geral a resposta terapêutica se faz sentir em cerca de 14 dias, embora alguns casos possam demorar até 6 semanas.

Toda vez que a hipótese de endocardite bacteriana não puder ser afastada com segurança razoável está indicado o tratamento de prova com penicilina G (ou ampicilina) associada à gentamicina, visando à endocardite subaguda por *Streptococcus* spp. e enterococos, durante 10 a 14 dias, tempo habitual para haver uma resposta clínica convincente na ausência de complicações. Nos dias atuais esta prova cada vez é menos comum, pois com a repetição da ecocardiografia e com as hemoculturas feitas em bons laboratórios de microbiologia, dificilmente deixar-se-á de fazer o diagnóstico. Alguns autores preferem realizar esta prova terapêutica com a associação de vancomicina e gentamicina.

A doença de Still é comumente diagnosticada pela clínica após a exclusão das doenças que com ela se confundem. O diagnóstico final é feito geralmente pela boa resposta aos salicilatos ou à fenilbutazona e em menor número de casos aos corticoides (Jaime *et al.*, 1998; Pouchot, 1998).

Considerada uma causa rara de FPOO, a febre reumática, quando apresenta este comportamento, cursa geralmente com quadro articular ausente ou atípico, sem endocardite evidente e em geral com miocardite. A prova deve ser feita com o ácido acetilsalicílico em dose anti-inflamatória, que nos casos positivos é seguida de excelente e rápida resposta da febre.

Em algumas vasculites, não raro são necessárias provas terapêuticas baseadas no quadro clínico ou em dados histopatológicos pouco definidos em relação à etiologia da angiite, principalmente em quadros graves. A mais citada na literatura é o uso de corticosteroides para a arterite temporal, que é geralmente, nos casos positivos, acompanhada de uma resposta brilhante da febre em alguns dias (Pompeu e Lambertucci, 1991; Jennette e Falk, 1997). A resposta ao uso do AAS e imunoglobulina faz parte do critério diagnóstico da doença de Kawasaki. A polimialgia reumática também costuma ter uma excelente resposta aos corticoides e sua suspeita é eminentemente clínica; a resposta aos corticoides também faz parte do diagnóstico desta entidade.

Outras colagenoses eventualmente precisam de provas terapêuticas com corticoides, geralmente em doentes que têm quadro clínico sugestivo de LES ou doença mista do tecido conjuntivo, mas sem comprovação laboratorial.

A embolia pulmonar de repetição está entre os diagnósticos mais comumente feitos nas necropsia de pacientes com FPOO não esclarecidas em vida. Os doentes idosos, os cardiopatas, aqueles com flebites ou outras condições emboligênicas são aqueles para quem esta hipótese deve ser considerada com maior ênfase.

Alterações sugestivas na cintigrafia pulmonar e a dopplerometria dos principais troncos venosos podem reforçar a indicação do uso da heparina, que é seguido nos casos positivos de uma resposta excelente da febre em menos de 48 h (Goldhaber, 1998). A tromboflebite pélvica, mesmo quando evolui sem embolização pulmonar, é uma das causas de FPOO que também costuma responder, de forma brilhante, ao uso da heparina.

Os casos de hepatite granulomatosa, nos quais não é demonstrado qualquer agente na histopatologia e nas culturas do fragmento hepático, devem em nosso meio fazer o tratamento de prova para TB. Se não houver resposta, está indicada a prova terapêutica com esteroides visando à hepatite granulomatosa.

A FM tem uma boa resposta à colchicina, inclusive na prevenção das recorrências; esta prova terapêutica faz parte do critério diagnóstico desta entidade.

A resposta antitérmica excelente da febre de neoplasias sólidas e algumas doenças reumatológicas, como a doença de Still ao naproxeno sódico e à indometacina, pode ajudar na caracterização destas entidades (Mackowiak e Durack, 2000), pois não costuma ser tão brilhante em outras patologias. Alguns autores contestam essas observações.

A retirada de uma substância suspeita de estar causando febre não deixa de ser uma prova terapêutica. Assinale-se que a resposta da temperatura nestes casos depende da substância empregada, sendo em geral dentro de 48 a 72 h horas (Dantas, 1991; Johnson e Da Cunha, 1996). A persistência da hipertermia após 1 semana de suspensão da substância quase afasta esta hipótese, embora a febre causada pelo iodo e pela penicilina benzatina possa durar várias semanas. Não se recomenda a reintrodução para observar o retorno da febre por ser conduta desnecessária e perigosa.

▶ Bibliografia

Aduan RP, Fauci AS. Factidious fever and self-induced infection. *Ann Int Med* 90: 230, 1979.

Ahmed S, Siddiqui AK, Mehrotra B. Diagnostic yield of bone marrow examination in fever of unknown origin. *Am J Med* 115: 591-592, 2003.

Amato Neto V, Mendonça JS. *Febre de Origem Indeterminada*. Sarvier, São Paulo, 1984

Amin K, Kauffman CA. Fever of unknown origin — A strategic approach to this diagnostic dilemma. *Postgraduate Med* 114: 1-9, 2003.

Arnow PM, Flaherty JP. Fever of unknown origin. *Lancet* 350: 575-580, 1997.

Baicus C, Bolosiu HD, Tanasescu C, Baicus A, Gsfonr FD. Fever of unknown origin — Predictors of outcome. A prospective multicenter study on 164 patients. *European J Inter Med* 14: 249-254, 2003.

Baldy JLS. Febre de origem indeterminada: outras causas. In Lambertucci JR. *Febre, Diagnóstico e Tratamento*. Medsi, Rio de Janeiro, p. 139-148, 1991.

Bartlett JG. Febre. In Bartlett JG. *Tratamento Clínico da Infecção pelo HIV*. Johns Hopkins University, edição brasileira, 1999

Ben-Chetrit E, Levy M. Familial Mediterranean fever. *Lancet* 351: 659-664, 1998.

Benito N, Nuñez A, Gorgonzola M, Esteban J, Calabuig T, Rivas MC, Guerreiro MLF. Bone marrow biopsy in the diagnosis of fever of unknown origin in patients with acquired immunodeficiency syndrome. *Arch Intern Med* 157: 1577-1580, 1997.

Blockmans D, Knockaert D, Maes A, Caestecker S, Bobbaers H, Mortelmans I. Clinical value of F18, fluorodeoxyglucose positron emission tomography for patients with fever of unknown origin. *Clin Infec Dis* 32: 191-196, 2001.

Borrowitz ID. Active tuberculosis undiagnosed until autopsy. *Am J Med* 72: 850, 1982.

Brouqui P, Raoult D. Endocarditis due to rare and fastidious bacteria. *Clin Microbiol Rev* 14: 177-207, 2001.

Brush JL, Weinstein L. Fever of unknown origin. *Med Clin North Am* 72: 1247, 1988.

Bryan CS, Ahuja D. Fever of unknown origin: is there a role for empiric therapy? *Inf Dis Clin N Amer* 21: 1213-1220, 2007.

Carmoi T, Grateau G, Billhot M, Dumas G, Biale L, Penot J, Algayres P. Les fiévres prolonguées: problématique chez adulte jeune. *Rev Med Interne* doi 10-1016, 2010.

Carson SE. Fever and autoimune diseases. *Infec Dis Clin North Am* 10: 67-84, 1996.

Coutinho VM, Mendonça JS. A febre de origem indeterminada em São Paulo. In Lambertucci JR. Febre, *Diagnóstico e Tratamento*. Medsi, Rio de Janeiro, p. 275-281, 1991.

Cunha BA. Clinical implications of fever. Postgraduate Med 85: 188-198, 1989a.

Cunha BA. Fever of unknown origin. In Gorbach LS, Bartlett JG, Blacklow NR (eds). *Infectious Diseases*, 2nd ed., WB Saunders, London, p. 1678-1689, 1989b.

Cunha BA. Fever of unknown origin. *Infec Dis Clin North Am* 10: 111-127, 1996a.

Cunha BA. The clinical significance of fever patterns. *Infec Dis Clin North Am* 10: 33-44, 1996b.

Danta W. Febre de origem indeterminada: febre por drogas. In Lambertucci JR. *Febre, Diagnóstico e Tratamento*. Medsi, Rio de Janeiro, p. 117-127, 1991.

Dhawan VK. Infective endocarditis in elderly patients. *Cin Infect Dis* 34: 806-812, 2002.

Dinarello CA, Wolf SM. Fever of unknown origin. In Mandell GL, Douglas RG, Bennett JE (eds). *Principles and Practice of Infectious Diseases*. 4th ed., Churchill Livingstone, New York, 1995.

Esposito AL, Gleckman RA. A diagnostic approach to the adult with fever of unknown origin. *Arch Int Med* 139: 135, 1979.

Ferda J, Ferdová E, Záhlava J, Matejovic M, Kreuzberg B. Fever of unknown origin: value of F-FDG-PET/CT with integrated full diagnostic isotopic CT imaging. *European Journal of Radiology* doi: 10-1016 ej. rad 2008, 12.019, 2009.

Ferrieri P, Gewitz MH, Gerber MA, Newburguer JW, Dajani AS, Sculman ST, Wilson W, Bolger AF, Bayer A, Levison ME, Pallaschtj, Gage TW, Taubert KA. Unique features of infective endocarditis in childhood. *Circulation* 105: 2115-2127, 2002.

Fonseca JGM. Febre de origem indeterminada: a febre factícia ou fraudulenta. In Lambertucci JR. *Febre, Diagnóstico e Tratamento*. Medsi, Rio de Janeiro, p. 129-137, 1991.

Fortes CQ, Korzeniowski OM. Endocardite infecciosa. In Schechter M, Marangoni DV (eds). *Doenças Infecciosas Conduta Diagnóstica e Terapêutica*.2ª ed., Guanabara Koogan, Rio de Janeiro, p. 341-368, 1998.

Frenkel J, Kuis W. Overt and occult rheumatic diseases: the child with chronic fever. *Best Practice & Research Clin Rheumatol* 16: 443-449, 2002.

Geckman RA, Esposito AL. Fever of unknown origin in the elderly: diagnosis and treatment. *Geriatrics* 41: 45, 1986.

Gelfand JA, Dinarello CA. Fever of unknown origin. In *Harrison's Principles of Internal Medicine*. Vol. 1, 14th ed., Mc-Graw-Hill, New York, p. 780-785, 1998.

Geraci JE, Nichols DR. Fever of unknown origin — the value of abdominal exploration in diagnosis. Report of seventy cases. *JAMA* 169: 1306, 1959.

Gill JM, Quisel AM, Rocca PV, Walters DT. Diagnosis of systemic lupus erytematosus. *Am Family Physician* 68: 2179-2186, 2003.

Gleckman RA, Esposito AL. Fever of unknown origin in elderly: diagnosis and treatment. *Geriatrics* 41: 45, 1986.

Goldhaber SZ. Pulmonary embolism. *New England J Med* 339: 93-102, 1998.

Haghe R. Fever of unknown origin — investigation and management. *Curr Pediat* 11: 445-451, 2001.

Herwaldt BL. Leishmaniasis. *The Lancet* 354: 1191-1199, 1999.

Hirschmann JV. Fever of unknown origin in adults. State-of-the-art clinical article. *Cli Inf Dis* 24: 291-302, 1997.

Hot A, Schmulewitz, B Sc, Viard JP, Lortholary O. Fever of unknown origin in HIV/AIDS patients. *Infect Dis Clin N Am* 21: 1013-1032, 2007.

Hughes WT, Armstrong D, Bodey GP, Bow EJ, Brown AE, Calandra T, Feld R, Pizzo VPA, Rolston KVI, Shenep JL, Young LS. Guidelines for the use of antimicrobial agents in neutropenic patients with cancer. *Clin Infec Dis* 34: 730-751, 2002.

Jacoby GA, Swartz MN. Fever of undetermined origin. *New England J Med* 289: 154, 1973.

Jaime MAI, Baptista R, Azevedo MNL, Nentzinky V, Kik AA, Sauaya DR, Vianna U. Doença de Still no adulto: estudo de 25 casos. *Rev Bras Reumatol* 38: 285-290, 1998.

Jennette JC, Falk RJ. Small-vessel vasculitis. *New England J Med* 337: 1512-1523, 1997.

Johnson DH, Cunha BA. Drug fever. *Infec Dis Clin North Am* 10: 85-99, 1996.

Joshi N, Caputo GM, Weitekamp MR, Karchmer AW. Infections in patients with diabetes mellitus. *New England J Med* 341: 1906-1912, 1999.

Kleijn EMHA, Van Der Meer JWM. Fever of unknown origin: report on 53 patients in a Dutch university hospital. *Netherlands J Med* 47: 54-60, 1995b.

Kleijn EMHA, Van Der Meer JWM. Inquiry into the diagnostic work-up of patients with fever of unknown origin. *Netherlands. J Med* 50: 69-74, 1997a.

Kleijn EMHA, Knockaert D, Van Der Meer JWM. Fever of unknown origin: a new definition and proposal for diagnostic work-up. *European J Inter Med* 11: 1-2, 2000.

Kleijn EMHA, Oyen WJG, Claessens RAMJ, Corstens FHM, Meer JWM. Utility of scintigraphic methods in patients with fever of unknown origin. *Arch Intern Med* 155: 1989-1994, 1995a.

Kleijn EMHAD, Vandenbroucke JP, Meer JWMVD. Fever of unknown origin: I. A prospective multicenter study of 167 patients with FOO, using fixed epidemiologic criteria. *Medicine* 76: 392-400, 1997b.

Kleijn EMHAD, Vandenbroucke JP, Meer JWMVD. Fever of unknown origin: II. Diagnostic procedures in a prospective multicenter study of 167 patients. *Medicine* 76: 401-414, 1997c.

Knockaert D, Vanderschueren S, Blockmans D. Fever of unknown origin in adults: 40 years on. *J Inter Med* 253: 263-275, 2003.

Knockaert DC, Dujardin KS, Bobbaers HJ. Long-term follow-up of patients with undiagnosed fever of unknown origin. *Arch Intern Med* 156: 618-620, 1996.

Knockaert DC, Mortelmans MC, Roo DE, Bobbaers HJ. Clinical value of gallium-67 scintigraphy in evaluation of fever of unknown origin. *Clin Infec Dis* 18: 601-605, 1994.

Knockaert DC, Vanneste LJ, Bobbaers HJ. Fever of unknown origin in the 1980's. An update of diagnosis spectrum. *Arch Intern Med* 152: 51-55, 1992.

Koné-Pault I, Bouayed K, Prieur AM. Apport des donnés physiopathogenic au diagnostic des fièvres récurrentes. *Arch Pediatrie* 10: 719-726, 2003.

Kovacs SO, Kovacs SC. Dermatomyositis. *J Am Acad Dermatol* 39: 899-914, 1998.

Lambertucci JR. Febre, *Diagnóstico e Tratamento*, Medsi, Rio de Janeiro. 1991a

Lambertucci JR. Febre de origem indeterminada: a relação médico-paciente. In Lambertucci JR *Febre, Diagnóstico e Tratamento*. Medsi, Rio de Janeiro, p. 191-208, 1991b.

Lambertucci JR. Febre de origem indeterminada. Análise de 63 casos. *Rev Soc Bras Med Trop*, 24 (S): 221, 1991c.

Lambertucci JR. Pompeu FR. FOI em Minas Gerais. In Lambertucci JR, *Febre, Diagnóstico e Tratamento*. Medsi, Rio de Janeiro, p. 283-311, 1991.

Lambotte O, Royer B, Genet P, Brice P, Brouet JC, Fermand JP. Multiple myeloma presenting as fever of unknown origin. *European J Inter Med* 14: 94-97, 2003.

Larson EB, Featherstone HJ, Petersdorf RG. Fever of undetermined origin: diagnosis and follow-up cases, 1970-1980. *Medicine* 61: 269-291, 1982.

Legg JJ, Balano KB. Symptom management in HIV-infected patients. *Primary Care* 24: 597-606, 1997.

Löwenberg B, Downing JR, Burnett A. Acute Myeloid Leukemia. *New England J Med* 341: 1051-1062, 1999.

Mackowiak PA & Durack DT. Fever of unknown origin. In Mandell GL, Douglas RG, Bennett JE (eds). *Principles and Practice of Infectious Diseases*, 7th ed., Churchill Livingstone, New York, 2009.

Madaule S, Delavigne K, Charlat J. Le paradoxe des fièvres prolongées inexpliquées *Médicine Nucléaire* 32: 161-172, 2008.

Magaldi C. Febre de origem indeterminada. Análise de 102 casos. *Rev Hosp Cli USP* 21: 315, 1966.

Mayo J, Collazos J, Martinez E. Fever of unknown origin in the HIV-infected patient: new scenario for an old problem. *Scand J Infect Dis* 29: 327-336, 1997.

McClung HJ. Prolonged fever of unknown origin in children. *Am J Dis Child* 124: 544, 1972.

Mendelson M. Fever in the immunocompromised host. *Emerg Med Clin North Am* 16: 761-779, 1998.

Miller LC, Sisson BA, Tucker LB, Schaller JG. Prolonged fevers of unknown origin in children: patterns of presentation and outcome. *J Pediatr* 129: 419-423, 1996.

Mouly S, Ruimy R, Launay O, Arnout F, Brochet E, Troulliet JL, Leport C, Wolff M. The changing clinical aspects of infective endocarditis. Descritive review of 90 episodes in a french teaching hospital and risk factors of death. *J Infection* 45: 246-256, 2002.

Mourad O, Palda VP, Detsky AS. A comprehensive evidence-based approach to fever of unknown origin. *Arch Int Med* 163: 545-551, 2003.

Murray HW. Fastidious fever updated. *Arch Int Med* 139: 739, 1979.

Mylonakis E, Calderwood SB. Infective endocarditis in adults. *N Engl J Med* 345: 1318-1330, 2001.

Neto VA, Pasternak JP. Febre de origem indeterminada: introdução e conceito. In Lambertucci JR. *Febre, Diagnóstico e Tratamento*. Medsi, Rio de Janeiro, p. 95-100.

Norman DC, Yoshikawa TT. Fever in the elderly. *Infec Dis Clin North Am* 10: 93-99, 1996.

Norris AH, Krasinskas AM, Salhany KE, Gluckman SJ. Kikuchi-Fujimoto disease: a benign cause of fever and lymphadenopathy. *Am J Med* 101: 401-405, 1996.

Pedroso ERP, Ferrari TCA. Febre de origem indeterminada: As causas mais comuns: infecções, doenças neoplásicas e doenças do colágeno. In Lambertucci JR. *Febre, Diagnóstico e Tratamento*. Medsi, Rio de Janeiro, p. 103-116, 1991.

Pentimone F, Chessa G, Pagni V, Pastine F, Del Corso L. La febbre di origine sconosciuta nellánziano degli anni 1990. *Minerva Med* 88: 299-305, 1997.

Pereira NG. *Febre: Especial Referência às Febres de Difícil Diagnóstico*, Tese de Mestrado, Curso de Pós-graduação em Doenças Infecciosas e Parasitárias, UFRJ, Rio de Janeiro, 1975.

Pereira NG, Galhardo MCG, Zajdenverg R. Febre de origem obscura. *JBM* 62: 60-85, 1992.

Pereira NG, Galhardo MCG, Zajdenverg R. Febre de origem obscura. In Schechter M, Marangoni DV (eds). *Doenças Infecciosas Conduta Diagnóstica e Terapêutica*. 2ª ed., Guanabara Koogan, Rio de Janeiro, p. 111-120, 1998.

Perkins GI, Slater ED, Sanders GK. Serum tumor markers. *Am Family Phisician* 68: 1075-1082, 2003.

Petersdorf RG, Beeson PB. Fever of unexplained origin: report of 100 cases. *Medicine* 40: 1, 1961.

Petersdorf RG. FUO: how it has changed in 20 years. *Hospital Practice* 15: 84-88, 1985.

Pierroti LC. Fungal endocarditis. *Chest* 122: 302-310, 2002.

Pizzo PA, Lovejoy FH, Smith DH. Prolonged fever in children: a review of 100 cases. *Pediatrics* 55: 468, 1975.

Pompeu FR, Lambertucci JR. Febre de origem indeterminada: a abordagem: o exame clínico. In Lambertucci JR *Febre, Diagnóstico e Tratamento* Medsi, Rio de Janeiro, p. 151-161, 1991.

Pouchot J. Maladie de Still de l'adult. *Ann Med Inter* 149: 120-136, 1998.

Powers JH, Scheld WM. Fever in neurologic diseases. *Infect Dis Clinics of North Am* 10: 45-66, 1996.

Ramos Rincon JM, Ramos GR, Huerta HF. Fever of unknown origin in internal medicine. The experience of Spanish authors over 20 years. *An Med Interna* 14: 585-592, 1997.

Roth AR, Basello GM. Approach to the adult patient with fever of unknown origin. *Am Family Physician* 68: 224-228, 2003.

Saltoglu N, Tasova Y, Midikli D, Aksu HSZ, Sanli A, Dündar IH. Fever of unknown origin in Turkey: evaluation of 87 cases during a nine year period study. *J Infection* 48: 81-85, 2004.

Sanchez FG, Romero FB, Leal CR. Fiebre de origen incierto. *Medicine* 8: 3881-3886, 2002.

Schechter M. Febre no indivíduo portador de infecção pelo HIV. In Schechter M, Marangoni DV (eds), *Doenças Infecciosas Conduta Diagnóstica e Terapêutica*, 2ª ed., Guanabara Koogan, Rio de Janeiro, p. 566, 1998.

Sheon RP, Omnem V. Fever of unknown origin. Diagnosis and treatment base on a series of sixty cases. *Am J Med* 34: 486, 1963.

Silva RAP, Lambertucci JR. Febre de origem indeterminada: a abordagem: exames complementares: técnicas invasivas e não invasivas. In Lambertucci JR. *Febre, Diagnóstico e Tratamento*. Medsi, Rio de Janeiro, p. 163-190, 1991.

Slater M, Krug SE. Evaluation of the infant with fever without source: an evidence based approach. *Emerg Med Clin North Am* 17: 97-126, 1999.

Soto S, Vega E. Síndrome febril prolongado. Análise de 100 casos. *Rev Med Chile* 100: 37, 1972.

Sullivan M, Feinberg J, Bartlett JG. Fever in patients with HIV infection. *Infec Dis Clin North America* 10: 149-165, 1996.

Tal S, Guller V, Levi S. Fever of unknown origin in the elderly. *J Inter Med* 252: 295-304, 2002.

Timerman A. Febre prolongada de etiologia obscura. In Veronesi R, Foccacia R (eds). *Tratado de Infectologia*. Atheneu, São Paulo, 1733 pp., 1997.

Twomey JJ, Leavel BS. Leukemoid reactions to tuberculosis. *Arch Int Med* 116: 21, 1965.

Vanderschueren S, Knockaert D, Adriaensens T, Demey W, Durnez A, Blockmans D, Bobbaers H. From prolonged febril ilness to fever of unknown origin. *Arch Intern Med* 163: 1033-1041, 2003.

Weinstein L. Clinically benign fever of unknown origin: a personal retrospective. *Rev Infect Dis* 7: 692, 1985.

Xutglà MCC, Hernandez-Rodriguez J, Salvatore A. Tratamiento de las vasculites sistémicas. *Rev Clin Esp* 203: 248-256, 2003.

Yang Z, Kong Y, Wilson F, Foxman B, Fowler AH, Marrs CF, Cave MD, Bates JH. Identification of risk factors for extrapulmorary tuberculosis. *Clin Infec Dis* 38: 199-205, 2004.

Zenone T. Fever of unknown origin in rheumatic diseases. *Infect Dis Clin N Am* 21: 1115-1135, 2007.

22 Diarreia Aguda Infecciosa

Aderbal Sabrá, Selma Sabrá e Gustavo Rodrigues

▸ Introdução

Os episódios diarreicos ocorrem como consequência de uma alteração na função gastrintestinal. Esta alteração é caracterizada pelo aumento da frequência e do volume das evacuações, associada à diminuição da consistência das fezes, consequente à má absorção de água e de eletrólitos.

A diarreia também pode ser conceituada como aguda ou crônica. O divisor de águas para a caracterização entre as duas modalidades é a duração em dias do episódio. Aqueles com duração menor que 14 dias são classificados como episódios agudos. A diarreia crônica persiste por mais de 14 dias.

Vários fatores podem gerar a diarreia. Contudo, a diarreia aguda da infância tem como etiologia mais comum os agentes infecciosos e os erros alimentares. Nesta faixa etária a diarreia é uma das causas mais importantes de morbimortalidade. Fatores como deficiências nutricionais, práticas inadequadas de higiene física e alimentar, aglomeração domiciliar e institucional, ausência de saneamento básico, acesso a água contaminada e os períodos quentes do ano contribuem para a etiologia infecciosa e principalmente bacteriana. Devido a isto, regiões de baixo poder aquisitivo, como as favelas, os guetos ou locais com condições sanitárias precárias, apresentam um alto índice de mortalidade por diarreia.

No caso das grandes cidades, que contam com infraestrutura sanitária, é constatada uma inversão do padrão etiológico. Observa-se a ocorrência muito maior de episódios diarreicos causados por vírus nestes locais.

A incidência deste agravo é muito alta em continentes como a América Latina, a Ásia (excluindo a China) e a África, locais caracterizados, de maneira geral, pela pobreza e pelas decadentes condições socioeconômico-sanitárias. Na última década, cerca de 1 bilhão de crianças apresentaram pelo menos um episódio de diarreia aguda por ano e, dentre estas, 4,6 a 6 milhões morreram em consequência desses episódios. As evidências observadas nos últimos anos indicam redução da mortalidade por conta da efetividade da terapia de reidratação oral (TRO) e discreta melhoria das condições de vida em alguns países em desenvolvimento, como é o caso do Brasil.

Os números na população adulta também são alarmantes. Nos EUA, país com uma população aproximada de 200 milhões de pessoas, cerca de 99 milhões de adultos têm de um a dois episódios de diarreia aguda por ano.

Com o advento da TRO, experimentada pela primeira vez por Phillips, em 1964, para o tratamento de pacientes acometidos por cólera e sendo definitivamente assumida como uma estratégia de tratamento após os trabalhos publicados por Hirschhorn e Nalin, em 1968, e por Sack em 1978, a mortalidade da diarreia vem diminuindo substancialmente nas últimas décadas. Além disso, estudos mais recentes têm mostrado uma mudança de padrão na etiologia da diarreia, ou seja, os casos de gastrenterite por bactérias têm diminuído, enquanto a incidência dos episódios causados por vírus tem relativamente aumentado. O principal agressor viral é o rotavírus.

No Brasil, os agentes que mais comumente causam diarreia são o rotavírus, a *Escherichia coli* enterotoxigênica (ECET) e a *E. coli* enteropatogênica (ECEP). Na Tabela 22.1 observamos o perfil etiológico da diarreia aguda infecciosa (DAI) nos países em desenvolvimento ao longo das três últimas décadas.

Nos países desenvolvidos essa incidência tem proporções muito diferentes das encontradas nos países em desenvolvimentos. Um estudo realizado nos EUA mostra o perfil etiológico da diarreia bacteriana incidente na população estudada (Tabela 22.2).

▸ Etiopatogenia e clínica da DAI

Existem inúmeros agentes infecciosos que podem ser responsáveis por um evento diarreico. No entanto, o mecanismo fisiopatogênico gerador da diarreia sofre alterações de acordo com a agressão causada pelo agente. Desta forma, podemos classificar os agentes relacionando-os com o processo desencadeador da diarreia de acordo com a toxigenicidade (ECET, cólera, *Vibrio*) e com a invasão (ECEI, *Shigella*, *Salmonella* e *C. jejuni*).

▪ Toxigenicidade

As bactérias que compõem este grupo promovem diarreia pela produção de enterotoxinas. Estas enterotoxinas estimulam o transporte de líquidos para dentro do lúmen intestinal, diluindo as fezes e causando diarreia.

Cada agente produz pelo menos um tipo de enterotoxina capaz de gerar este processo. E, em alguns casos, a toxina é tão potente que é capaz de induzir a perda de uma grande quantidade de líquidos que pode levar o paciente rapidamente à desidratação e à morte.

E. coli enterotoxigênica

Esta bactéria é responsável por dois tipos de quadros distintos: a DAI e a diarreia do viajante. Alguns estudos mostram que cerca de 50% dos casos de diarreia do viajante são causados por algum sorotipo de *E. coli* produtora de enterotoxina. Estes casos estão mais relacionados com viajantes provenientes de regiões com excelentes condições sanitárias, que visitam locais onde as medidas higiênicas não são bem estabelecidas.

Os surtos de ECET em países desenvolvidos são raros, enquanto nos países em desenvolvimento este é um dos principais agentes da diarreia aguda bacteriana entre as crianças. A incidência da infecção é geralmente mais baixa na faixa etária escolar e nos adultos. A ECET é veiculada pela água e pelos alimentos contaminados, por isso as condições de higiene ditam a incidência do agravo.

Tabela 22.1 Diarreia aguda infecciosa nos países em desenvolvimento.

Autor	Sabra *et al.*	Muños *et al.*	Stall *et al.*	Mata *et al.*	Trabulsi *et al.*	Kitagawa *et al.*	Gerant *et al.*	Souza *et al.*
País	Brasil	México	Bangladesh	Costa Rica	Brasil	Brasil	Brasil	Brasil
Cidade	Rio de Janeiro	México	Dacca	San José	São Paulo	São Paulo	Fortaleza	São Paulo
Ano	1977-1978	1971-1979	1979-1980	1976-1981	1979-1982	1982	1983	1994-1996
Rotavírus	30	17,1	19,4	45,3	n	9,6	19,4	20,8
ECET	22	7,1	20	14,3	13	7,1	20,8	1,3
ECEP	15	N	N	N	25,8	21,1	4,6	9,1
ECEI	1	0,6	N	N	1,2	1,3	2,0	n
ECEA	n	N	N	N	n	n	n	5,8
Salmonella	19	12,1	0,6	7,3	7,2	6,0	n	0,7
Shiguella	5	13,6	11,6	8,1	5,9	6,6	8,0	3,9
Campylobacter	5	10	11,6	8,1	6	5,4	n	nd
Yersinia	2,5	4	N	N	0,6	n	n	0,7
Vibrio cholerae	n	N	5,5	N	n	n	n	n
Entamoeba histolitica	n	2,1	6,1	N	n	n	2	n
Giardia lamblia	n	1,8	5,6	4,5	n	n	6,7	1,4
Associações[a]	n	N	N	N	n	n	n	29,1
Não identificados	0,5	31,6	19,6	12,4	40,3	42,9	36,5	27,2

ECET = *Escherichia coli* enterotoxigênica; ECEP = *E. coli* enteropatogênica; ECEI = *E. coli* enteroinvasora; ECEA = *E. coli* enteroagregativa; *a* = episódios causados por mais de um agente infeccioso; n = não investigado; N = não detectado.

As cepas de ECET produzem duas enterotoxinas, a LT (termolábil) que tem dois sorogrupos — LT-I (expressada por cepas que infectam homens e animais) e LT-II (expressada por cepas que infectam animais) —, e a ST (termoestável), que possui um sorogrupo denominado STa, encontrado em infecções em humanos. Essas enterotoxinas são capazes de estimular o transporte de líquidos para o lúmen intestinal e causar diarreia.

No entanto, somente a produção das enterotoxinas não é suficiente para provocar diarreia. É necessário que haja a adesão desta bactéria à superfície da mucosa das células epiteliais mediada por fímbrias e que o microrganismo seja capaz de se multiplicar no intestino delgado.

A diarreia nesses quadros é tipicamente abrupta, aquosa, sem sangue ou leucócitos. Devido ao número de evacuações, a desidratação pode se instalar rapidamente. Esses eventos geralmente não são acompanhados por febre ou vômitos. A perda fecal de sódio é alta.

Tabela 22.2 Incidência dos patógenos causadores de diarreia nos EUA.

	Incidência por 100.000 habitantes
Campylobacter spp.	25
Salmonella spp.	16
Shigella spp.	9
Escherichia coli O157:H7	3
Yersinia spp.	1
Listeria spp.	0,5
Vibrio spp.	0,2

Cólera

A cólera é causada por uma bactéria denominada *Vibrio cholerae*. Esta bactéria é classificada em dois grupos, de acordo com a capacidade de produzir a cólera: o *V. cholerae* sorogrupo O:1 (responsável pela cólera) e o *V. cholerae* não O:1. Desde o final de 1992 o *V. cholerae* sorogrupo O139 tem emergido como causador de cólera, gerando um quadro indistinguível daquele produzido pelo *V. cholerae* O1. Recentes estudos têm revelado outros sorogrupos responsáveis por quadros semelhantes à cólera.

Desde o século 19, sete pandemias de cólera foram descritas. A última se originou na Indonésia em 1961 e se expandiu para Ásia, Europa, África e Sul do Pacífico. Em 2001, 184.311 casos de cólera, em 58 países (em sua maioria pertencentes à África Central e ao Sul da África), foram computados pela Organização Mundial da Saúde (OMS); e dentre esses casos 2.728 pessoas morreram.

O homem é o único reservatório do *V. cholerae* e a forma de transmissão é pela água ou pelos alimentos (camarão, ostras, arroz etc.) contaminados por indivíduos infectados. O *V. cholerae* é capaz de resistir por até 2 semanas na água, mantendo o seu poder de infectividade.

O processo fisiopatogênico que gera a diarreia é dependente da enterotoxina produzida pela bactéria. Após a adesão da bactéria ao enterócito, a enterotoxina é liberada e promove um bloqueio da bomba de transporte neutro de Na^+ e Cl^-, aumentando o AMP cíclico intracelular e, por isso, gerando uma secreção ativa de cloro pelas criptas intestinais que causa a diarreia.

Nos quadros coleriformes os pacientes podem apresentar desde sintomas leves até o quadro diarreico grave. As fezes se caracterizam por não apresentarem sangue ou leucócitos, porém têm grande quantidade de muco que, somado à grande perda hídrica, dá um aspecto de "água de arroz" às fezes. Em casos graves, a perda hídrica é tão grande que o paciente chega a perder uma quantidade hídrica que pode exceder 11 mℓ/kg/h. Isto pode conduzir o paciente rapidamente ao choque hipovolêmico e à consequente morte. O sódio fecal está geralmente acima de 100 mEq/ℓ.

O quadro clássico se caracteriza inicialmente por vômitos biliosos e diarreia intermitente. No momento em que o vômito se torna aquoso, tipo "água de arroz", a diarreia torna-se contínua, com fezes aquosas. Na evolução do evento nos indivíduos não tratados, instalam-se oligúria, perda de peso pela desidratação, voz débil (*vox cholerae*), cãibras musculares, primeiro nos membros inferiores e depois no abdome, astenia progressiva, colapso circulatório, coma e morte. O paciente tem um cheiro característico de salmoura causado pela defecação nas suas roupas consequente à perda do controle do esfíncter anal.

Vibrios

Os *Vibrios* são os outros membros da família *Vibrionaceae*, à qual o *V. cholerae* pertence. São capazes de produzir diarreia toxigênica, mas incapazes de produzir cólera. Estes podem ser denominados *V. cholerae* não O1.

Assim como o *V. cholerae*, os *Vibrios* também são produtores de uma enterotoxina para causar diarreia e são transmitidos pela água ou por alimentos contaminados.

As manifestações clínicas encontram-se relacionadas de acordo com a prevalência nas infecções por *Vibrios*, como descrito na Tabela 22.3.

Atualmente, dentre os *V. cholerae* não O1, se destaca o *V. parahaemolyticus*. Este é uma causa comum de gastrenterite em países com comércio relacionado com crustáceos, como o Japão. Nos EUA a infecção tem sido associada ao consumo desses alimentos, especialmente ostra crua. A sintomatologia consiste em diarreia, que pode ser sanguinolenta, dor abdominal, náuseas, vômito e febre. Em pacientes com diabetes, alcoólatras ou hepatopatas, a infecção pode tomar grandes proporções e evoluir para septicemia.

Invasão

Os patógenos deste grupo se caracterizam por invadirem a mucosa, produzindo agressão à parede intestinal, levando à perda da integridade da camada de células epiteliais e a destruição de tecidos, produzindo invasão, além de intensa reação inflamatória e formação de um exsudato inflamatório que flui para o lúmen intestinal e promove a diarreia.

Shigella

Existem quatro espécies de *Shigella* capazes de gerar diarreia: *S. dysenteriae, S. flexneri, S. boydii* e *S. sonnei.* Nos países em desenvolvimento, a *S. flexneri* e a *S. dysenteriae* são as mais prevalentes. As populações mais atingidas são aquelas expostas a precárias condições higiênico-sanitárias. Por este motivo, a shigelose se torna um grande problema em instituições que abrigam retardados mentais. A transmissão se dá pela via fecal-oral. A transmissão pela contaminação de água ou de alimentos não é muito importante, pois a *Shigella* morre em poucos minutos quando entra em contato com o ar.

A habilidade do patógeno de invadir e multiplicar-se dentro da mucosa intestinal, gerando assim uma reação inflamatória intensa, dano celular, necrose do epitélio, ulceração da mucosa e consequente hemorragia e drenagem de material purulento, é o que define a doença. Em alguns casos a diarreia pode também ser aquosa, e isto se deve à produção de uma citotoxina que destrói as vilosidades intestinais e, consequentemente, reduz a capacidade absortiva da mucosa.

A evolução clínica clássica se manifesta pela tríade: fezes mucopiossanguinolentas, dor abdominal e tenesmo. As fezes são geralmente de pequeno volume, com sangue, muco e têm um aspecto purulento. A dor abdominal é grave, com o paciente assumindo postura fletida e expressão facial de dor. O tenesmo é tão intenso que pode levar ao prolapso retal, principalmente em crianças pequenas, nas quais é menor o suporte muscular de contenção do reto. Dependendo da virulência da cepa agressora a intensidade clínica é maior ou menor. As úlceras intestinais são profundas e são prevalentemente distais.

Algumas complicações podem acompanhar os quadros de shigelose, sendo a mais dramática a síndrome hemolítico-urêmica. Esta se desenvolve, na maioria das vezes, durante a infecção pela *S. dysenteriae 1*. Esta bactéria produz uma endotoxina denominada toxina Shiga que, acompanhada de imunocomplexos circulantes, irá determinar anemia hemolítica microangiopática associada a insuficiência renal aguda. Esta complicação geralmente se instala 1 semana após o início da infecção e o paciente começa a apresentar oligúria, anúria e anemia. O hematócrito cai vertiginosamente, podendo sofrer redução de até 10% ao dia; isto causa um desequilíbrio hemodinâmico que pode levar a insuficiência cardíaca. A uremia vai se instalando lentamente, acompanhada pela hiperpotassemia. Nesses casos o risco de morte encontra-se elevado e o que determinará a sobrevida do paciente é a rapidez com que o tratamento (diálise peritoneal e transfusões sanguíneas) é implantado.

Tabela 22.3 Prevalência (%) de achados nas infecções por Vibrios.

Vibrios	Diarreia	Dor abdominal	Febre	Náuseas e vômitos	Sangue nas fezes	Cefaleia
V. cholerae não O:1	100	93	71	21	< 25	—
V. mimicus	94	67	44	67	16	39
V. parahaemolyticus	98	82	27	71	100	42
V. fluvialis	100	75	35	97	75	—
V. furnisii	91	79	—	612	—	—
V. hollisae	100	—	55	55	—	—
V. alginolyticus	100	—	—	—	—	—

Tabela 22.4 Complicações graves da shigelose.

Convulsões
Hiponatremia
Síndrome hemolítico-urêmica
Megacólon tóxico
Perfuração intestinal
Síndrome perdedora de proteínas
Desnutrição
Reação leucemoide
Sepse e CID
Síndrome de Ikari
Obstrução intestinal

Salmonella

O gênero *Salmonella* é subdividido em três espécies: *S. typhi*, *S. choleraesuis* e *S. enteritidis*. Dentre estas espécies a *S. enteritidis* é o principal agente causador de infecção intestinal em nosso meio. Esta espécie tem mais de 2.000 sorotipos e o sorotipo que mais comumente está associado à diarreia é a *S. enteritidis* sorotipo *thyphimurium*. Como forma de abreviação, convencionou-se denominar este sorotipo *S. thyphimurium*.

A salmonelose obedece a um padrão sazonal, sendo mais prevalente nos períodos quentes do ano. A transmissão geralmente decorre de alimentos contaminados (aves, carnes mal passadas, queijos, sucos, vegetais frescos, ovos e produtos de laticínio) ou por pessoa a pessoa.

O mecanismo pelo qual a *Salmonella* produz diarreia depende da invasão da mucosa, que causa uma reação inflamatória importante, e da produção de uma citotoxina (*shigella-like*) que provoca a necrose das células epiteliais, e de uma enterotoxina (cólera-*like*) que atua estimulando a secreção de cloro para o lúmen intestinal e promovendo a diarreia.

A salmonelose se manifesta mais comumente como uma enterocolite. No entanto, infecções assintomáticas e oligossintomáticas, além do estado de portador transitório, também são muito frequentes. Clinicamente, o paciente apresenta náuseas, vômitos, diarreia, anorexia, prostração e, em alguns casos, febre com ou sem calafrios, dor abdominal e cefaleia. As fezes são aquosas e esverdeadas e muitas vezes com muco e sangue. A gravidade da doença está relacionada com a faixa etária do paciente; nas idades extremas (lactentes e idosos) o quadro pode ser potencialmente fatal. Na grande maioria, o evento se resolve entre 48 e 72 h, restando apenas um desconforto intestinal.

Campylobacter jejuni

Existem outros tipos de *Campylobacter* relacionados com a diarreia; atualmente 14 espécies têm sido validadas e outros membros continuam aparecendo. O *C. coli* e o *C. upsaliensis* têm sido reconhecidos como agentes causadores de diarreia em humanos, porém o *C. jejuni* é a espécie mais frequentemente isolada.

Nos EUA, estima-se que haja 2,4 milhões de casos de campilobacteriose anualmente, sendo que aproximadamente 17% dos casos necessitam de hospitalização. Nos países em desenvolvimento, a infecção ocorre com maior incidência em lactentes e pré-escolares, enquanto nos países desenvolvidos são os escolares e os adolescentes os mais afetados.

Este patógeno também é um dos responsáveis pela diarreia do viajante, principalmente em pessoas que se deslocam de países desenvolvidos para os em desenvolvimento. Além disso, há um aspecto de sazonalidade que não pode ser ignorado. Um trabalho feito por Mattila *et al.* (1992) demonstrou que o *Campylobacter* era o agente causador da diarreia em 30% dos episódios de pacientes provenientes do Marrocos no inverno e que este número caía para 7%, quando os dados foram colhidos no outono.

A principal fonte de contaminação são as aves mal cozidas ou cruas, porém outros produtos alimentares como leite, ovos e até mesmo água podem transmitir o patógeno. Além disso, pessoas em contato íntimo com animais, por exemplo indivíduos que trabalham em *pet shops*, estão suscetíveis a esta infecção. A transmissão pessoa a pessoa não é muito comum, no entanto bebês de mães que são portadoras de *Campylobacter* estão sob risco na hora do nascimento.

O mecanismo pelo qual o *Campylobacter* causa diarreia é dependente, inicialmente, da aderência da bactéria à superfície da célula hospedeira (célula epitelial intestinal). Este processo acontece pela interação de inúmeros receptores de adesina. Após esta adesão, ocorre a produção de uma toxina pela bactéria, denominada CDT (*cytolethal distending toxin*), que irá penetrar na célula hospedeira e ativará uma resposta imune local que resultará na produção da citocina IL-8. Altas quantidades de IL-8 facilitarão a entrada da bactéria na célula hospedeira. Após a entrada da bactéria, o processo inflamatório se estabelece e acredita-se que esta seja a causa da diarreia.

Em geral, a diarreia é autolimitada, de curta duração, do tipo invasora. Por este aspecto, em 50% dos casos a diarreia pode se tornar disenteriforme, ou seja, acompanhada de pus e sangue. Na metade dos pacientes a diarreia é precedida por pródromos como febre baixa, mal-estar, dor nas costas, cefaleia, tonturas, mialgias, náuseas, dor abdominal e, por vezes, calafrios. Com o aparecimento da diarreia, a febre se torna alta (em torno de 40°C) e a dor abdominal, que antes era uma dor central e inexpressiva, se torna intensa, do tipo cólica. A diarreia é líquida, com odor fétido e frequentemente tingida por bile; além disso, as fezes podem apresentar sangue e leucócitos. Sensações como urgência e incontinência fecal podem estar presentes e podem ser precipitadas por mudanças de posição.

Complicações locais podem ocorrer como resultado da expansão da infecção do trato gastrintestinal. Patologias como colecistite, pancreatite, peritonite e hemorragia gastrintestinal massiva podem advir desta condição. Manifestações extraintestinais são raras e incluem meningite, endocardite, artrite séptica, entre outras.

Uma importante complicação pós-infecciosa pode acontecer. A infecção por *C. jejuni* é um gatilho comum da síndrome de Guillain-Barré (SGB). Um estudo realizado em 1997 por Allos mostrou que o *C. jejuni* seria responsável por cerca de 30% dos casos de SGB, porém atualmente este número é menor.

E. coli enteroinvasora

Esta cepa de *E. coli* produz uma diarreia semelhante à disenteria e clinicamente o quadro é indistinguível da shiguelose. A ECEI produz doença por uma invasão da célula epitelial em nível colônico, multiplicação intracelular e invasão das células vizinhas causando um intenso processo inflamatório que se manifesta pela ulceração da mucosa.

A diarreia na infecção por ECEI nem sempre é disenteriforme. Algumas vezes a diarreia aquosa pode preceder a disenteria, ou mesmo ser a única manifestação do quadro diarreico. Isto se deve à produção de enterotoxinas, porém a atuação destas na produção dos eventos de diarreia aquosa ainda não está estabelecida.

No quadro clássico, disenteriforme, as fezes contêm sangue, muco e leucócitos. A febre quase sempre acompanha o processo.

▪ Aderência

Este grupo se caracteriza por conter patógenos com a propriedade de adesão às células epiteliais. Após a adesão inicia-se uma destruição celular causada pelas toxinas liberadas pelos patógenos. Essa destruição gera um sangramento abundante e estabelece o processo diarreico. Nos casos de ausência da destruição celular por necrose, prevalece apenas o quadro diarreico sem sangue.

E. coli êntero-hemorrágica

A ECEH foi descrita pela primeira vez em 1983 por Riley. Desde então vários sorotipos foram descobertos, porém o mais frequentemente isolado relacionado com eventos diarreicos foi o sorotipo O157:H7. Este sorotipo é responsável pela produção de uma toxina citotóxica denominada verotoxina. Esta citotoxina é essencialmente semelhante àquela produzida pela *S. dysenteriae 1*; por este motivo esta bactéria também é conhecida como *E. coli* produtora da toxina Shiga (ECTS), ou mesmo *E. coli* produtora da verotoxina (ECVT).

A patogenia da ECEH ainda não está muito bem estabelecida, porém estudos mostram uma grande semelhança com a patogenia da ECEP. Fatores como o aumento dos níveis de cálcio intracelular e o aumento do IL-8 também estão presentes nas infecções por ECEH. A toxina Shiga é o fator de maior virulência e é característico da infecção por ECEH. Muitos dos sintomas são causados por esta citotoxina.

A infecção pela ECEH O157:H7 causa uma lesão histopatológica intestinal clássica caracterizada por hemorragia e edema na lâmina própria. A biopsia colônica mostra necrose focal e infiltração de neutrófilos.

O maior reservatório das cepas de ECEH causadoras de diarreia em humanos é o gado. A transmissão ocorre na maioria dos casos pela ingestão de alimentos, principalmente os de origem bovina, contaminados. Além disso, a transmissão pode ocorrer pela água contaminada e por pessoa a pessoa.

O período de incubação do episódio diarreico é de aproximadamente 3 a 4 dias. O sintoma inicial geralmente é a diarreia aquosa precedida por dor abdominal e febre. Alguns pacientes podem apresentar vômitos durante este período. Após 1 a 2 dias do início do quadro a diarreia se torna sanguinolenta e a dor abdominal se torna mais intensa. Nos casos mais graves, os pacientes relatam a presença de evacuações sanguinolentas sem fezes.

Assim como nas shigeloses, esses episódios podem apresentar complicações semelhantes às descritas anteriormente, sendo que, dentre estas, a mais frequente é a síndrome hemolítico-urêmica, que chega a acometer 10% dos pacientes com menos de 10 anos de idade, infectados pela ECEH.

E. coli enteroagregativa

As cepas de ECEA são definidas como cepas de *E. coli* que não secretam enterotoxinas LT ou ST e que aderem às células HEp-2 com um padrão proeminente de autoaglutinação das células bacterianas umas às outras.

A patogenia da infecção pela ECEA ainda não foi completamente elucidada; no entanto, acredita-se que haja um processo inicial de aderência à mucosa intestinal auxiliado por fímbrias (AAF — *aggregative adherence fimbriae*), seguido pelo aumento da produção de muco, que conduz à diarreia. Acredita-se também que possa haver a participação de uma citotoxina envolvida no processo patogênico que seria responsável pelo dano das células intestinais e pelas evidências histopatológicas.

É crescente o número de estudos demonstrando a associação de diarreia por ECEA nos países em desenvolvimento com episódios de longa duração (> 14 dias). Um estudo realizado por Guerrant (1990), no Brasil (Fortaleza), demonstrou que 68% dos casos de diarreia persistente tinham a ECEA como agente causador.

As características clínicas do quadro ainda não estão bem definidas; entretanto, espera-se que o indivíduo infectado manifeste uma diarreia secretória aquosa e mucoide, acompanhada por febre baixa e poucos vômitos. Um terço dos pacientes pode apresentar diarreia sanguinolenta. Estes episódios tendem à cronificação e os pacientes permanecem sintomáticos por mais de 14 dias.

E. coli difusamente aderente

Com exceção da capacidade de aderência, pouco se sabe sobre a patogenia da ECDA. Ainda não está claro o meio pelo qual esta bactéria adere à mucosa intestinal e causa diarreia.

Alguns estudos mostram que a suscetibilidade à infecção tem relação com a idade; por exemplo, pré-escolares são mais suscetíveis do que lactentes, porém os fatores que determinam esta suscetibilidade ainda não foram esclarecidos.

São poucos os estudos epidemiológicos sobre a ECDA para podermos caracterizar uma síndrome clínica clássica, contudo acredita-se que a infecção se manifeste por meio de diarreia aquosa.

▪ Secreção

Nesta classe, os patógenos promovem diarreia por um processo secretório ativo, estimulando a liberação direta de eletrólitos, ou passivo. No processo passivo ocorre alteração na relação vilosidade/cripta, tornando a mucosa menos absortiva e consequentemente mais secretora. Existem casos em que os dois processos podem estar envolvidos na gênese do evento.

E. coli enteropatogênica

A ECEP tem vários sorogrupos O que são responsáveis pela diarreia.

Para causar diarreia em crianças com menos de 2 anos de idade, é necessária a ingestão de cerca de 10^5 a 10^8 organismos, enquanto nos adultos a ingestão deve ser em torno de 10^8 a 10^{10} organismos. A razão para essa relativa resistência em adultos é desconhecida. Após a ingestão, a ECEP fica incubada por cerca de 1 a 2 dias até que a síndrome diarreica se instale. A transmissão se dá pela via fecal-oral ou por meio de fômites e alimentos contaminados. Acredita-se que crianças sintomáticas ou assintomáticas possam ser reservatórios da ECEP, assim como os adultos, que também podem ser carreadores assintomáticos.

O mecanismo pelo qual a ECEP causa diarreia ainda não está muito bem esclarecido. Sabe-se que a habilidade para a bactéria aderir às células epiteliais está relacionada com um plasmídio chamado EAF (*ECEP adherence factor*). Além disso, fímbrias produzidas pela bactéria se agregam formando feixes nomeados BPF (*bundle-forming pilus*) e estes promovem a adesão bactéria a bactéria. Após a adesão do patógeno ocorre a indução para a produção de várias proteínas que irão aprimorar o processo de adesão (intimina) e alterar o transporte de íons das células epiteliais, aumentando os níveis intracelulares de cálcio. Quando o cálcio está aumentado há inibição da absorção de sódio e cloro e um estímulo para a secreção de cloreto no enterócito, o que conduz à diarreia e sugere que o mecanismo fisiopatogênico seja secretório. Este mecanismo secretor prevalece durante o estabelecimento da crise diarreica. No entanto, a aderência da ECEP causa lesões ao epitélio intestinal e este perde sua capacidade absortiva. Isto, por si só, seria suficiente para perpetuar a diarreia pelo mecanismo de má absorção. A resposta inflamatória local gera aumento da permeabilidade intestinal como consequência da infecção por ECEP. Esta inflamação contribui também para a manutenção da diarreia. Outros mecanismos, como a estimulação direta de secreção de íons, podem estar relacionados com a patogenia do quadro.

O quadro clínico relacionado com esta bactéria caracteriza-se por diarreia aquosa, sem sangue ou leucócitos. A febre alta e o vômito podem estar presentes, principalmente no início do evento. Raramente pode haver diarreia com sangue, porém este não tem relação com o processo fisiopatogênico, mas sim com a agressão causada à mucosa pelas excessivas evacuações. Devido à grande perda hídrica e de eletrólitos, a desidratação pode ocorrer; porém, na maioria das vezes, esta pode ser contornada com a reidratação oral.

Mista

O patógeno pertencente a este grupo promove diarreia por vários mecanismos patogênicos o que dificulta sua caracterização em um grupo específico.

Vírus

Seis categorias de vírus estão hoje associadas a diarreia: o rotavírus, o Norwalk, o adenovírus entérico, o calicivírus, o astrovírus e o coronavírus. Dentre estes, o rotavírus é o que se destaca, pois é responsável por 30% dos casos de diarreia. Os outros vírus são causadores de infecções esporádicas e diarreia no viajante. Na Tabela 22.5, veremos as características de cada um desses vírus.

O rotavírus humano é responsável por casos esporádicos e por epidemias de gastrenterite na infância em todas as partes do mundo.

No Brasil as infecções por rotavírus são prevalentes durante todo o ano, porém há uma discreta predominância do acometimento nos meses de inverno, na população infantil. Vários estudos sugerem que esta sazonalidade não esteja presente na infecção dos adultos.

Este patógeno tem sido associado a vários casos de diarreia do viajante, especialmente entre visitantes da América Central e do Caribe. Alguns estudos chegam a relatar o rotavírus como o segundo mais frequente agente etiológico da diarreia do viajante.

A infecção geralmente ocorre de pessoa a pessoa, por meio da transmissão fecal-oral. Após a ingestão, o vírus é conduzido ao intestino delgado, onde se estabelece e se replica dentro do enterócito. O mecanismo pelo qual o vírus causa diarreia ainda é obscuro, contudo, acredita-se que haja um mecanismo multifatorial originando o processo (Figura 22.1).

A clássica manifestação clínica da infecção por rotavírus caracteriza-se por um quadro que se inicia com febre e vômitos e se mantém assim por 2 ou 3 dias, evoluindo com o aparecimento da diarreia (sem sangue) profusa, em que o indivíduo pode apresentar até 20 evacuações diárias, nos casos mais graves. A infecção em adultos normalmente não acompanha este padrão temporal e eles desenvolvem diarreia, febre, cefaleia, mal-estar, náuseas e dor abdominal.

Nos pacientes com imunodeficiências, a diarreia pode cronificar e a infecção pelo vírus pode disseminar-se. O mesmo acontece em pacientes infectados pelo vírus HIV-1, ou acometidos por doenças hepáticas ou renais.

Tabela 22.5 Características das diarreias causadas por vírus.

Vírus	Características epidemiológicas; idade preferencial; região
Rotavírus	Principal causa de diarreia; qualquer idade (prevalece no lactente); todo o mundo
Adenovírus entérico	Diarreia endêmica; qualquer idade (prevalece no lactente jovem); todo o mundo
Norwalk	Surtos epidêmicos; escolares e adolescentes; todo o mundo
Calicivírus	Casos esporádicos; qualquer idade; todo o mundo
Astrovírus	Surtos comunitários; qualquer idade; todo o mundo
Coronavírus	Associado à enterite necrosante do recém-nascido?

Yersinia enterocolitica

A *Y. enterocolitica* é uma importante causa de diarreia. Seus sintomas em alguns pacientes podem simular quadros de apendicite. Este patógeno se associa a diarreia e dor abdominal nos EUA, porém é mais comum nos países do nordeste da Europa, assim como na América do Sul, na Ásia e na África.

A transmissão da infecção ocorre mais comumente por meio da ingestão de alimentos contaminados (principalmente provenientes de porco) ou água, ou menos comumente pelo contato direto com animais ou pessoas infectadas.

O mecanismo pelo qual a bactéria causa secreção intestinal não é muito bem compreendido, mas está provavelmente relacionado com um mecanismo misto associado à capacidade de adesão, invasão epitelial e produção de uma enterotoxina.

Algumas síndromes clínicas têm sido associadas à infecção por *Y. enterocolitica*, como a gastrenterite aguda, a adenite mesentérica e a poliarterite reacional. O paciente com gastrenterite aguda desenvolve febre, diarreia e dor abdominal. Nos casos graves, sangramento retal e perfuração ileal podem ocorrer. As fezes podem apresentar leucocitose, sangue e muco.

Os pacientes com adenite mesentérica e ileíte terminal têm febre, dor abdominal no quadrante inferior direito e leucocitose. Esta síndrome é mais comum em escolares e adolescentes e pode ser indistinguível do quadro de apendicite aguda.

Outras apresentações clínicas ocorrem, como eritema nodoso, faringite esxudativa, pneumonia, empiema e abscesso hepático; outras complicações podem estar presentes.

Desconhecido

O mecanismo de desencadeamento do evento diarreico de alguns patógenos ainda não foi completamente estabelecido. Assim, a caracterização destes patógenos em um grupo patogênico se torna impossível.

Aeromonas

As *Aeromonas* são da família *Vibrionaceae*, porém do gênero *Vibrionaceae não vibrio*, assim como as *Plesiomonas*

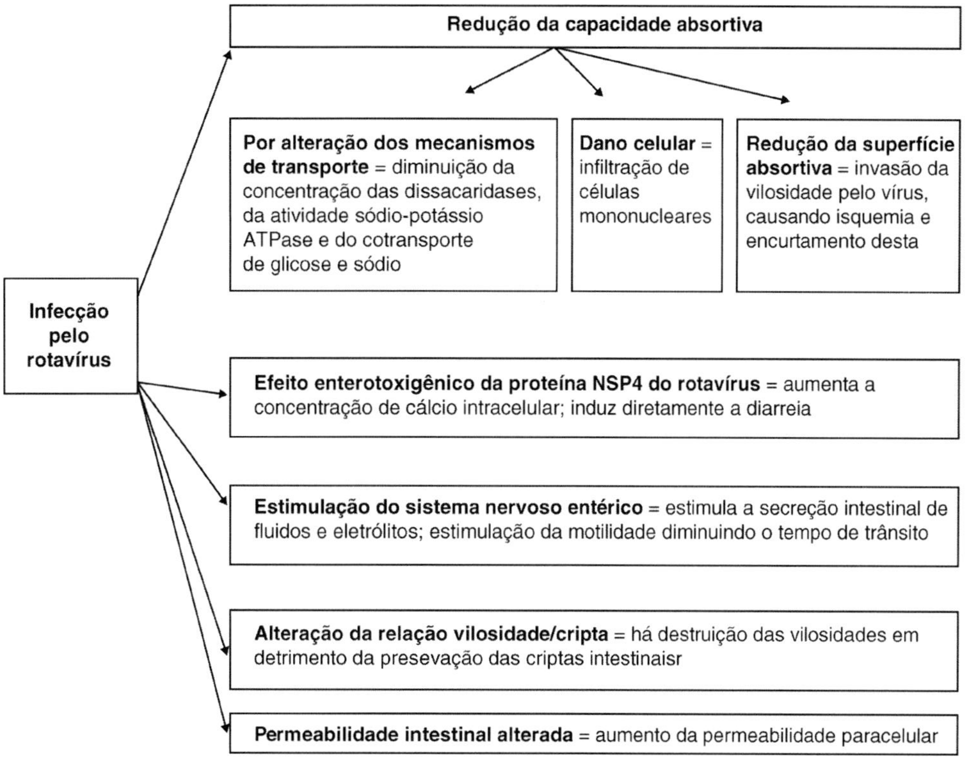

Figura 22.1 Potenciais mecanismos de indução da diarreia por vírus.

que serão descritas mais adiante. A *A. caviae* é predominantemente isolada nos episódios diarreicos. No entanto, em algumas regiões a *A. hydrophila* e a *A. veronii* podem ser também prevalentes. Acredita-se que seu mecanismo de causar diarreia seja por meio da produção de uma enterotoxina. Em alguns casos pode haver a produção de uma citotoxina que destrói as células epiteliais e gera diarreia disenteriforme. No entanto, o mecanismo preciso ainda não foi estabelecido.

A sintomatologia, na maioria dos casos, é caracterizada por diarreia autolimitada, com fezes aquosas, febre e vômitos de curta duração. Em alguns casos a disenteria está presente e o quadro pode se estender por 1 mês.

Plesiomonas

A *P. shigelloides* tem sido implicada como causadora de diarreia em adultos. Raramente apresenta sérias infecções extraintestinais. A transmissão ocorre após a ingestão de água ou de alimentos contaminados, ou ainda pelo contato com animais colonizados.

As regiões tropicais e subtropicais da África, Ásia e Austrália são as mais suscetíveis à infecção. Os organismos estão presentes nas águas da costa do Golfo do México e estão associados à diarreia do viajante nos indivíduos que viajam para o México e para o Caribe.

A sintomatologia inclui dor abdominal, desidratação, febre, cefaleia, vômitos e diarreia, que geralmente é secretória, porém pode manifestar-se como disenteria.

Clostridium difficile

Este patógeno geralmente está envolvido com a colite pseudomembranosa. Para isto, existe a produção de duas citotoxinas (A e B) que causam aumento da permeabilidade vascular, gerando hemorragia, e induzem à produção de TNF-α e interleucinas pró-inflamatórias que contribuem para a resposta inflamatória e para a formação da pseudomembrana. No entanto, o processo patológico tem associação com o uso prévio de antibióticos e com o estado imunológico do paciente.

Este patógeno não era considerado um agente causador de DAI, até que em 2003 Sabra *et al.* publicaram um trabalho mostrando que o *C. difficile* era o patógeno responsável por causar diarreia em 6,7% dos 210 pacientes com diarreia estudados. Contudo, o mecanismo fisiopatogênico pelo qual o *C. difficile* causa diarreia é desconhecido. Acredita-se que possa haver uma associação com a toxina A, porém isto deve ser mais bem estudado.

▶ Diagnóstico

Durante a identificação do episódio diarreico agudo, temos que pensar na possibilidade de diarreia osmótica. Esta é causada pelo déficit da produção de dissacaridases e aumento de ingestão de solutos. Qualquer processo patológico que danifique a mucosa intestinal prejudica a produção e a liberação das dissacaridases; com isto, a quantidade de alimento (hidratos de carbono) que antes era tolerada normalmente pela mucosa, agora se encontra em excesso criando um gradiente osmolar para dentro do lúmen intestinal. Este é o mecanismo pelo qual a diarreia osmótica se desenvolve.

Com algumas medidas podemos facilmente diferenciar um episódio de diarreia osmótica da diarreia infecciosa (Tabela 22.6). A principal manobra para extinção da diarreia aguda osmolar é a retirada do nutriente da dieta, obtendo-se um resultado quase imediato.

Tabela 22.6 Fatores diferenciais entre os episódios diarreicos infecciosos e osmolares.

	Diarreia infecciosa	Diarreia osmolar
Resposta à dieta	Inalterada	Cura
Volume fecal nas 24 h	> 700 mℓ	< 500 mℓ
Volume fecal por vez	> 70 mℓ	< 50 mℓ
Na^+ fecal (mEq/ℓ)	> 20	< 10

No momento em que o episódio osmótico é descartado, o próximo passo é a identificação do agente etiológico causador da diarreia. Para isto temos que pensar nos grupos de possíveis agentes causadores: os vírus (representados na maioria dos casos pelo rotavírus); as bactérias invasoras; as bactérias toxigênicas; e as bactérias aderentes. Contudo, o reconhecimento de um agente não define o diagnóstico, devido às possibilidades de portador são e de associações de patógenos serem isoladas em uma amostra fecal.

Portanto, a concordância da pesquisa etiológica com as alterações laboratoriais encontradas na diarreia (Tabela 22.7) nos permite o estabelecimento do diagnóstico.

Quando se depara com um quadro sugestivo de infecção viral, como já dito, o principal agente associado é o rotavírus. Pensando nisto, fomenta-se solicitar a pesquisa de rotavírus. O melhor método de se diagnosticar a rotavirose é pela detecção do vírus nas fezes, por ELISA. Este exame deve ser realizado preferencialmente entre o 1º e o 4º dia da doença, período em que há maior excreção viral.

Nos casos em que se suspeita de infecções bacterianas deve-se sempre realizar a cultura de fezes na tentativa de identificação do germe causador da diarreia.

Dois exames que nos ajudam no diagnóstico e podem ser facilmente realizados são a quantificação dos eletrólitos fecais e a osmolaridade fecal.

Eletrólitos fecais

Os eletrólitos fecais podem existir na forma insolúvel ou serem dissolvidos na água das fezes. Quando estão dissolvidos na água, os eletrólitos são influenciados pela atividade secretória e absortiva do cólon.

O potássio é o cátion presente em maior concentração, acompanhado por magnésio, cálcio, sódio, bicarbonato e, em menor concentração, cloro. O cálcio e o magnésio são, na sua maioria, derivados de resíduos alimentares. O sódio, o potássio e o cloro e parte do bicarbonato são derivados da secreção intestinal e são pouco influenciados pela dieta. As concentrações de sódio e potássio nas fezes são marcadamente influenciadas pelos mineralocorticoides.

Os níveis normais dos principais cátions e ânions fecais são: sódio 40 mEq/ℓ; potássio 90 mEq/ℓ; cloro 15 mEq/ℓ e bicarbonato 30 mEq/ℓ.

O sódio e o cloro são absorvidos pela mucosa colônica contra um gradiente eletroquímico. Esse movimento gera uma diferença de potencial negativo no lúmen que retarda a absorção de sódio e estimula a secreção de potássio.

Essa é a maior explicação para concentrações de potássio normalmente altas e de concentrações de sódio baixas nas fezes. Sódio fecal elevado pode estar associado à diarreia secretória. Concentrações de cloro nas fezes são geralmente baixas por causa do processo de troca entre bicarbonato/cloro na borda em escova do intestino, especialmente no íleo terminal.

Osmolaridade fecal

Em condições normais, as fezes têm um teor de água e eletrólitos mais ou menos constante, com a sua fração líquida sendo constituída basicamente de eletrólitos dissolvidos. Por conseguinte, a osmolaridade fecal depende principalmente dos eletrólitos fecais. Como existe o mesmo número de cargas positivas e negativas, o duplo produto de concentração de cátions passa a representar a concentração total. E já que o sódio e o potássio juntos somam a quase totalidade dos cátions presentes, em termos práticos podemos considerar que a osmolaridade fecal é representada aproximadamente pelo duplo produto das concentrações de sódio e potássio. Então: osmolaridade = 2 × (sódio + potássio).

Um trabalho recentemente realizado por Sabra *et al.* (2005), pesquisou a etiologia da diarreia em 50 pacientes correlacionando as culturas bacteriológicas e a pesquisa viral com os eletrólitos e a osmolaridade fecal. Graças a esse trabalho temos um padrão de osmolaridade e de eletrólitos no qual podemos nos basear para distinguir os principais agentes etiológicos (Tabela 22.8).

Atualmente existem outros métodos de alta complexidade para a realização do diagnóstico das diarreias, principalmente quando o agente etiológico é bacteriano. Exames como PCR (*polymerase chain reaction*) para identificação de toxinas (nos casos de ECEH), meios de cultura seletivos (como o meio de Skirrow para a identificação do *C. jejuni*), testes fenotípicos e genotípicos (no caso da ECEP), provas de DNA (detecção da ECEA), detecção de genes (ECEH), entre outros, têm sido

Tabela 22.7 Alterações laboratoriais na diarreia aguda.

	Osmótica	Vírus	Invasora	Toxigênica	Aderente
pH	< 5	5 ± 6	N ± 7	N ou > 7	N ou < 6
SR	1	±	–	–	±
Leucócitos	–	–	1	–	–
Sangue	–	–	1	–	±
Na^+ fecal[a]	< 20	30 (± 10)	65 (± 15)	100 (± 20)	40 (± 20)
Cultura	–	–	1	1	1

S = substância redutora; *a* = mEq/ℓ; N = normal.

Tabela 22.8 Valores da osmolaridade e do sódio fecal em relação aos patógenos.

Microrganismo	Na fecal (mEq/ℓ)	Osmolaridade
Cólera	X[a] > 100	2 (Na + K)
ECET	X > 80	2 (Na + K)
Bactéria invasora	30 < X < 80 (entre 50 e 80)	2 (Na + K)
Rotavírus	20 < X < 50 (entre 20 e 40)	X > 2 (Na + K)

a = valor; ECET = *Escherichia coli* enterotoxigênica.

realizados para a detecção dos organismos. No entanto, esses testes demandam muito dinheiro e, em alguns casos, seu resultado é posterior à resolução do quadro. Portanto, sua utilização em âmbito clínico é questionável.

A verdade é que a suspeita clínica, seguida por investigação laboratorial básica, dosagem de eletrólitos fecais, cultura de fezes e pesquisa de rotavírus, somada aos fatores epidemiológicos pode nos orientar quase precisamente ao diagnóstico, nos ajudando na hora da implementação do tratamento, escolhendo a melhor solução de TRO. Na Figura 22.2 encontramos um organograma que nos orienta em relação às medidas a serem tomadas de acordo com cada evento.

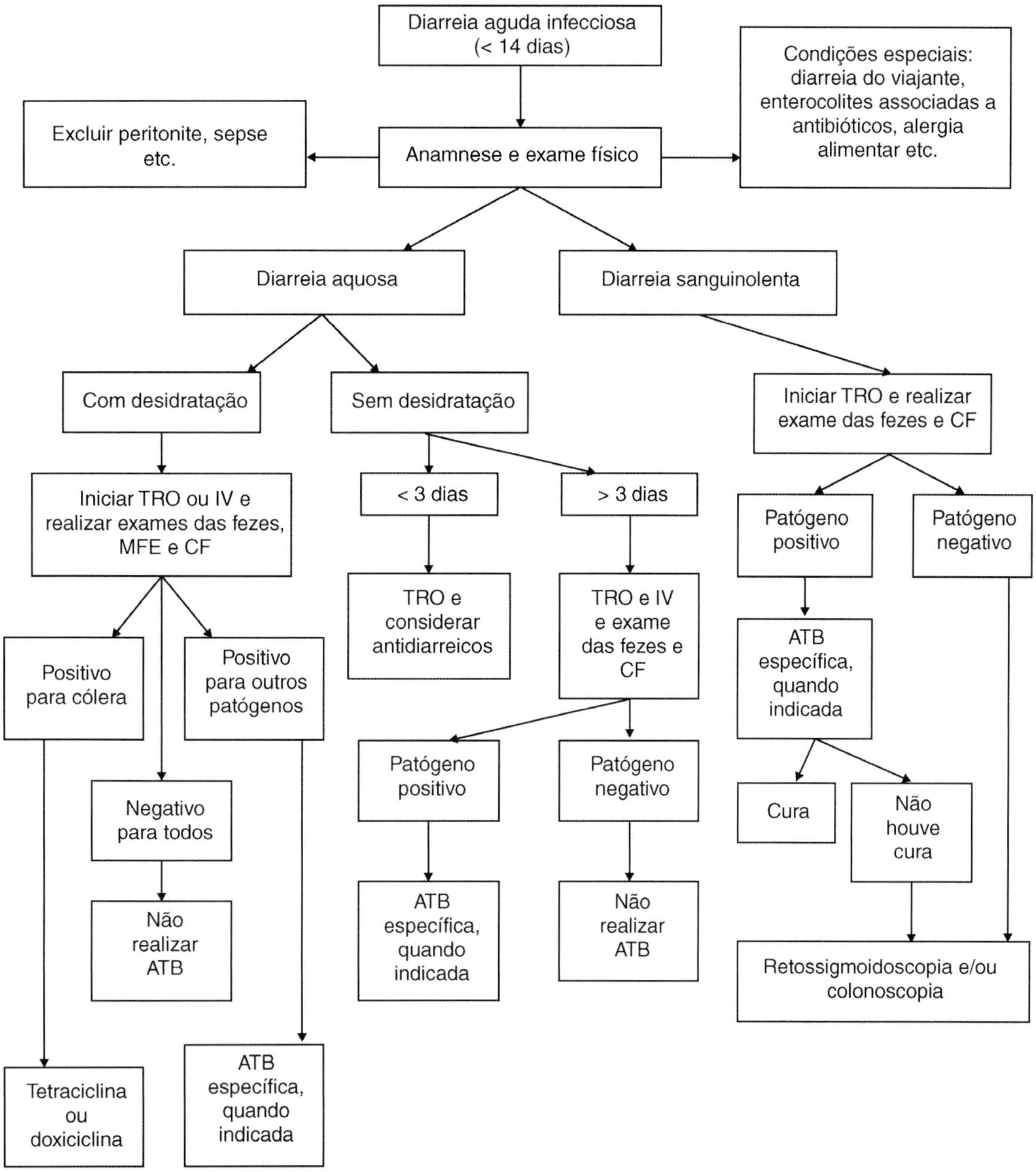

Figura 22.2 Organograma com os passos do diagnóstico e do tratamento. TRO = terapia de reidratação oral; IV = infusão venosa; MFE = microscopia com fundo negro; CF = cultura de fezes; ATB = antibioticoterapia.

▸ Tratamento

O tratamento da DAI consiste em quatro medidas indispensáveis: correção da desidratação; combate à desnutrição; uso adequado dos antibióticos; e prevenção das complicações.

▪ Correção da desidratação

Qualquer indivíduo com diarreia aguda deve fazer uso da TRO com a solução clássica da OMS, que contém 90 mEq/ℓ de sódio, 20 mEq/ℓ de potássio, 80 mEq/ℓ de cloreto, 30 mEq/ℓ de citrato ou bicarbonato e 20 mEq/ℓ de glicose em um litro de solução. O estabelecimento da TRO deve ser o mais precocemente possível, a fim de evitar quadros de desidratação graves. A OMS, nos países sem cólera, caminha para recomendar a distribuição da TRO contendo 75 mEq/ℓ de sódio, por acreditar que esta solução seja mais eficaz no tratamento das DAI não coleriformes.

A quantidade de solução a ser administrada pode ser calculada de duas formas, como vemos na fórmula a seguir. O resultado do cálculo corresponde à quantidade de solução que deve ser administrada às colheradas, a intervalos regulares nas 4 h seguintes. Caso não haja reidratação ao final destas, o processo deve ser repetido por mais 4 h, até que se restabeleça a reidratação (paciente apresentando diurese de cor clara).

Fórmulas para o estabelecimento da quantidade de solução a ser administrada:

- Maneira empírica:
  TRO (mℓ) = 50 a 100 mℓ de solução × peso em kg do paciente
- Maneira de maior acurácia:
  TRO (mℓ) = peso em gramas × perdas pela desidratação[a] × 2

  a = quantidade de peso perdida devido à desidratação em porcentagem.

De modo prático, a TRO tem seu volume calculado multiplicando-se por 2 o peso em kg do paciente. Este número é oferecido em mililitros, a cada 5 min, às colheradas, de solução da OMS

- Exemplo do cálculo da TRO

  Paciente pesa 10 kg

  Receberá 10 × 2 = 20 mℓ

Prescrição: administrar 20 mℓ de 5 em 5 min, em 4 h, às colheradas, de solução da OMS.

Algumas situações da TRO levam ao insucesso, como é o caso da desidratação grave, dos vômitos persistentes, da intolerância à glicose e os casos de cólera em que o paciente perde mais que 11 mℓ/kg/h. Nesses casos faz-se necessária a fluidoterapia venosa.

Após o restabelecimento da reidratação, o paciente necessitará de manutenção, isto porque a diarreia pode persistir ainda por alguns dias. O volume de manutenção deve ser de 150 mℓ/kg/dia da solução de escolha.

▪ Combate à desnutrição

Toda diarreia aguda infecciosa causa desnutrição, principalmente aquelas cujo agente é a *Shigella*, em que os pacientes apresentam caracteristicamente anorexia e síndrome perdedora de proteínas. As infecções maciças por rotavírus também podem gerar desnutrição, assim como a ECEP em lactentes. A ECEP nos desnutridos tende a cronificar como diarreia persistente.

Nos casos em que há enteropatia aguda decorrente das infecções por *Shigella*, *Salmonella* e ECEI devemos estabelecer uma dieta isenta de lactose. Quando a enteropatia é grave, como ocorre nos casos de rotavírus e ECEP, devemos proceder com a introdução de uma dieta semielementar. Nos outros casos, deve-se restabelecer a dieta habitual após a reidratação.

▪ Uso adequado dos antimicrobianos

A indicação formal dos antimicrobianos ocorre quando o benefício é inquestionável. Falamos isto porque a diarreia aguda infecciosa, grande parte das vezes, tem curso autolimitado.

Podemos então agrupar os nossos pacientes quanto ao uso dos antimicrobianos, de acordo com sua indicação relativa.

Situações em que os antimicrobianos estão indicados: cólera, diarreia aguda infecciosa bacteriana em imunocomprometidos.

Situações de indicação relativa: ECEP em berçários, shigeloses, colite por *C. difficile*, diarreia do viajante, infecção por *C. jejuni* que exceder a 1 semana ou acompanhada por diarreia francamente sanguinolenta, sepse ou infecção. Situações de indicação duvidosa: ECEI, ECEH, *Campylobacter*, *Yersinia*, ECET.

Situações em que existe contraindicação formal ao uso de antibióticos: criptosporidiose, infecção viral, salmonelose (exceto nos casos de possibilidade de invasão em pacientes imunocomprometidos e em neonatos).

A Tabela 22.9 lista os fármacos que podem ser utilizados para o tratamento das diarreias infecciosas.

▸ Profilaxia

Além dos cuidados de higiene e o acesso a água filtrada e alimentos adequadamente conservados, outras medidas nos ajudam a prevenir causas de diarreia aguda. Dentre estas medidas, a que ganhou grande importância epidemiológica foi a vacinação contra rotavírus.

Desde 2006 instituída no Calendário de Vacinas das Crianças do Brasil, a vacina aqui utilizada é a vacina monovalente contra o sorotipo G1P1[8], fabricada pela GlaxoSmithKline Biological com vírus vivos atenuados.

Esta vacina é aplicada em duas doses com 2 e com 4 meses de idade VO. O intervalo médio entre as doses é de 4 semanas e a idade mínima para aplicação da 1ª dose é 1 mês e 15 dias de vida.

Já têm sido publicados vários estudos mostrando a eficácia e a segurança de outra vacina oral atenuada pentavalente, contra os sorotipos G1, G2, G3, G4 e G1P1[8] fabricada pela Merck. Esta vacina conferiria melhor proteção aos episódios de diarreia por rotavírus.

▸ Prevenção das complicações

Prevenir as complicações significa tratar convenientemente a desidratação (com o uso da terapia de reidratação oral ou venosa), usar a dieta adequada e usar os antimicrobianos, quando indicados. Ainda assim, algumas complicações já mencionadas (relacionadas com um patógeno exclusivo) podem acontecer.

Tabela 22.9 Fármaco de escolha para o tratamento da diarreia infecciosa.

	Fármaco de escolha	Fármaco alternativo
Cólera	Tetraciclina Doxiciclina e SMZ-TMP	Cloranfenicol, furazolidona
Víbrios	Tetraciclina	Fluoroquinolonas e cefotaxime
ECEP	Polimixina B	Gentamicina, SMZ-TMP
Shigella	SMZ-TMP	Ampicilina e ácido nalidíxico
ECEH e ECEI	Semelhante a *Shigella*	Semelhante a *Shigella*
Campylobacter	Eritromicina, azitromicina	Imipeném, meropeném ou aminoglicosídios (nos casos de sepse)
Aeromonas	Cefalosporina de 3ª geração sozinha ou em combinação com um aminoglicosídio	—
Yersinia	Aminoglicosídios, tetraciclina, clorafenicol ou SMZ-TMP	Piperacilina ou cefalosporinas de 3ª geração
ECET	SMZ-TMP ou doxiciclina	Fluoroquinolonas (nos casos resistentes)
Salmonella	Ampicilina ou SMZ-TMP (nas cepas sensíveis)	Fluoroquinolonas ou cefalosporinas de 3ª geração (ceftriaxone ou cefotaxime) nos casos resistentes
Clostridium	Metronidazol	Vancomicina

SMZ-TMP = sulfametoxazol-trimetoprima.

Devemos estar sempre preparados para intervir prontamente nas complicações, como na secreção inapropriada de hormônio antidiurético, em que o sódio plasmático pode cair para níveis críticos. Nos casos de síndrome hemolítico-urêmica, iniciar a diálise peritoneal é indispensável. Prevenir a sepse nas invasões bacterianas em imunocomprometidos também é primordial.

O domínio total no manejo da DAI depende do conhecimento cada vez maior que se tem da fisiopatogenia e das complicações de cada agente etiológico.

▸ Referências bibliográficas

Allos BM. Association between *Campylobacter* infectious and Guillain-Barré syndrome. *J Infect Dis 176* (Suppl. 2): S125-128, 1997.

Almeida IAZC, Rodrigues ECA, Marques DF *et al*. Frequência de isolamento de enterobactérias patogênicas na região de São José do Rio Preto SP. *Rev Anual Inst Adolfo Lutz* 2: 175, 1997.

Anderson EJ, Weber SG. Rotavirus infection in adults. *Lancet Intect Dis* 4: 91-99, 2004.

Antunes ENF, Sabra A, Domingues RMCP *et al*. Pattern III non-toxigenic *Bacterioides fragilis* (NTBF) strains in Brazil. *Anaerobe* 8: 17-22, 2002.

Baldwin TJ, Lee-Denaulay MB, Knutton S, Williams PH. Calcium-calmodulin dependence of actin accretion and lethality in cultured Hep-2 cells infected with enteropathogenic *Escherichia coli*. *Infect Immun* 61: 760-763, 1993.

Bakldwin TJ, Ward W, Aitken A, Knutton S, Williams PH. Elevation of intracellular free calcium levels in Hep-2 cells infected with enteropathogenic *Escherichia coli*. *Infect Immun* 59: 1599-1604, 1991.

Bishop RF, Davidson GP, Holmes IH, Ruck BJ. Virus particles in epithelial cells of duodenal mucosa from children with acute non-bacterial gastroenteritis. *Lancet* 2: 1281-1283, 1973.

Bottone EJ. *Yersinia enterocolitica*: overview and epidemiologic correlates. *Microb Infect* 1: 323-333, 1999.

Bottone EJ. *Yersinia enterocolitica*: the charisma continues. *Clin Microbiol Rev* 10: 257-276, 1997.

Bourke B, Chan VL, Sherman P. *Campylobacter upsaliensis*: waiting in the wings. *Clin Microbiol Rev* 11: 440-449, 1998.

Bouzari S, Jafari A, Nataro JP *et al*. Short report: characterization of enteroaggregative *Escherichia coli* isolates from Iranian children. *Am J Trop Med Hyg* 65: 13-14, 2001.

Burnens AP, Frey A, Lior H, Nicolet J. Prevalence and clinical significance of Vero-toxin-producing *Escherichia coli* (VTEC) isolated from cattle in herds with and without calf diarrhoea. *J Vet Med* 42: 311-318, 1995.

Butzler JP. *Campylobacter*, from obscurity to celebrity. *Clin Microbiol Infect* 10: 868-876, 2004.

CDC-Centers for Disease Control and Prevention. Foodborne diseases active surveillance network, 1996. *MMWR* 65: 3209-3217, 1997.

Cohen MB, Nataro JP, Berstein DI *et al*. Prevalence of diarrheagenic *Escherichia coli* in acute childhood enteritis: a prospective controlled study. *J Pediatr* 146: 54-61, 2005.

Crushell E, Harty S, Sharif F, Bourke B. Enteric *Campylobacter*: purging its secrets? *Pediatr Res* 55: 3-12, 2004.

da Silva Duque S, Silva RM, Sabra A, Campos LC. Primary fecal culture used as template for PCR detection of diarrheagenic *E. coli* virulence factors. *J Microbiol Meth* 51: 241-246, 2002.

Daniels NA, MacKinnon L, Bishop R *et al*. Vibrio parahaemolyticus infections in the United States, 1973-1998. *J Infect Dis* 181: 1661-1666, 2000.

Fang GD, Lima AAM, Nataro JP *et al*. Etiology and epidemiology of persistent diarrhea in Northeastern Brazil: a hospital-based, prospective, case-control study. *J Pediatr Gastroenterol Nutr* 21: 137-144, 1995.

Field M, Rao MC, Chang EB. Intestinal electrolyte transport and diarrheal disease, part 1. *N Engl J Med* 321: 800-806, 1989.

Field M, Rao MC, Chang EB. Intestinal electrolyte transport and diarrheal disease, part 2. *N Engl J Med* 321: 879-883, 1989.

Gomes TAT, Rassi V, Macdonald KL. Enteropathogens associated with acute diarrhea disease in urban infants in São Paulo, Brazil. *J Infect Dis* 164: 331-337, 1991.

Goossens H, Vlaes L, De Boeck M *et al*. Is "*Campylobacter upsaliensis*" an unrecognized cause of human diarrhoea? *Lancet* 335: 584-586, 1990.

Griffin PM, Olmstead LC, Petras RE. *Escherichia coli* O157:H7-associated colitis: a clinical and histological study of 11 cases. *Gastroenterology* 99: 142-149, 1990.

Griffin PM, Tauxe RV. The epidemiology of infectious cased by *Escherichia coli* O157:H7, other enterohemorragic *E. coli*, and the associated hemolytic uremic syndrome. *Epidemiol Rev* 13: 60-98, 1991.

Guerrant RL, Hughes JM, Lima NL, Crane J. Diarrhea in developed and developing countries: magnitude, special setting and etiologies. *Rev Infect Dis* 12 (Suppl.): 41S-50S, 1990.

Hancock DD, Besser TE, Kinsel ML *et al*. The prevalence of *Escherichia coli* O157:H7 in dairy and beef cattle in Washington State. *Epidemiol Infect* 113: 199-207, 1994.

Hickey TE, Baqar S, Ewing CP *et al*. *Campylobacter jejuni*-stimulated secretion of interleukine-8 by INT407 cells. *Infect Immun* 67: 88-93, 1999.

Hickey TE, McVeigh AL, Scott DA *et al*. *Campylobacter jejuni* cytolethal distending toxin mediates release of interleukin-8 from intestinal epithelial cells. *Infect Immun* 68: 6535-6541, 2004.

Hohmann EL. Nontyphoidal salmonellosis. *Clin Infect Dis* 32: 263-269, 2001.

Horie Y, Nakagomi O, Koshimura Y *et al*. Diarrhea induction by rotavirus NSP4 in the homologous mouse model system. *Virology* 262: 398-407, 1999.

Janda JM, Abbout SL. Envolving concepts regarding the genus *Aeromonas*: an expanding panorama of species, disease presentations and unanswered question. *Clin Infect Dis* 27: 332-244, 1998.

Janda JM, Abbout SL. Unusual food-borne pathogens. *Listeria monocytogenes, Aeromonas, Plesiomonas* and *Edwardsiella* species. *Clin Lab Med* 19: 553-582, 1999.

Konowalchuk J, Speirs JL, Stavric S. Vero response to a cytotoxin of *Escherichia coli*. *Infect Immun* 18: 775-779, 1977.

Lawson AJ, On SL, Logan JM, Stanley J. *Campylobacter hominis* sp. nov., from the human gastrintestinal tract. *Int J Syst Evol Microbiol* 51: 651-660, 2001.

Levine MM. *Escherichia coli* that cause diarrhoea: enterotoxigenic, enteropathogenic, enteroinvasive, enterohemorragic and enteroadherent. *J Infect Dis* 155: 377-389, 1987.

Levine MM, Edelman R. Enteropathogenic *Escherichia coli* of classic sorotypes associated with infant diarrhea: epidemiology and pathogenesis. *Epidemiol Rev* 6: 31-51, 1984.

Lundgren O, Svensson L. Pathogenesis of rotavirus diarrhea. *Microbes Infect* 3: 1145-1156, 2001.

Lundgren O, Peregrin AT, Svensson L *et al.* Role of the enteric nervous system in the fluid and electrolyte secretion of rotavirus diarrhea. *Science* 287: 491-495, 2000.

Matilla L, Siitonen A, Simula I *et al.* Seasonal variation in etiology of travelersí diarrhea. *J Infect Dis* 165: 385-388, 1992.

Mead PS, Shatsker L, Dietz V *et al.* Food-related illness and death in the United States. *Emerg Infect Dis* 5: 607-625, 1999.

Medeiros MIC, Neme SN, Silva P *et al.* Etiology of acute diarrhea among children in Ribeirão Preto SP, Brazil. *Rev Inst Med Trop São Paulo* 43: 21-24, 2001.

Morris Jr. JG. Cholera and other types of vibriosis: a story of human pandemics and oysters on the half shell. *Clin Infect Dis* 37: 272-280, 2003.

Nakajima H, Nakagomi T, Kamisawa T *et al.* Winter seasonality and rotavirus diarrhoea in adults. *Lancet* 357: 1950, 2001.

Nataro JP. Enteroaggregative *Escherichia coli* pathogenesis. *Curr Opin Gastroenterol* 21: 4-8, 2005.

Nataro JP, Kaper JB. Diarrheagenic *Escherichia coli*. *Clin Microbiol Rev* 11: 142-201, 1998.

Nataro JP, Baldini MM, Kaper JB *et al.* Detection of an adherence factor of enteropathogenic *Escherichia coli* with a DNA probe. *J Infect Dis* 152: 560-565, 1985.

Obert G, Peiffer I, Servin AL. Rotavirus-induced structural and functional alterations in tight junctions of polarized intestinal Caco-2 cell monolayers. *J Virol* 74: 4645-4651, 2000.

Pinto LJ, Sabra A, Alcides AP *et al.* Incidence and importance of *Clostridium difficile* in paediatric diarrhoea in Brazil. *J Med Microbiol* 52: 1095-1099, 2003.

Pitout JDD, Church DL. Emerging gram-negative enteric infectious. *Clin Lab Med* 24: 605-626, 2004.

Poutanen SM, Simor AE. *Clostridium difficile*-associated diarrhea in adults. *CMAJ* 171: 51-58, 2004.

Ramamurthy T, Yamasaki S, Takeda Y, Nair GB. *Vibrio cholerae* O139 bengal: odyssey of a fortuitous variant. *Microb Infect* 5: 329-344, 2003.

Ricciardi ID, Ferreira MC, Sabra A *et al.* Thermophilic *Campylobacter*-associated diarrhea in Rio de Janeiro. *Rev Bras Pesq Med Biol* 12: 189-191, 1979.

Riley LW, Remis RS, McGee HB *et al.* Hemorragic colitis associated with a rare *Escherichia coli* sorotype. *N Engl J Med* 308: 681-685, 1983.

Sabra A. *Diarreia Aguda e Crônica em Pediatria.* 4ª ed., Cultura Médica. Rio de Janeiro, 1994.

Sabra A. ECEP, ECET, ECEA, ECEH, ECEI, ECAD: a *E. coli* revisada no contexto da diarreia aguda. *J Pediatr (Rio de Janeiro)* 77: 5-7, 2002.

Sabra A *et al.* Diarreia osmolar e diarreia secretória: osmolaridade e eletrólitos fecais no diagnóstico diferencial. *J Pediatr (Rio de Janeiro)* 46: 350-354, 1979.

Sabra A, Rodrigues G, Silva L, Sabra S. Comportamento da osmolaridade e dos eletrólitos fecais na diarreia aguda infecciosa. *J Pediatr (Rio de Janeiro)* no prelo, 2005.

Sarantuya J, Nishi J, Wakimoto N *et al.* Typical enteroaggregative *Escherichia coli* is the most prevalent pathotype among *E. coli* strains causing diarrhea in mongolian children. *J Clin Microbiol* 42: 133-139, 2004.

Shiau YF, Feldman GM, Resnick MA, Coff PM. Stool electrolyte and osmolarity measurements in the evaluation of diarrheal disorders. *Ann Intern Med* 102: 773-775, 1985.

Shlim DR. Update in traveler's diarrhea. *Infect Dis Clin N Am* 19: 137-149, 2005.

Souza EC, Martinez MB, Taddei CR *et al.* Perfil etiológico das diarreias agudas de crianças atendidas em São Paulo. *J Pediatr (Rio de Janeiro)* 78: 31-38, 2002.

Steffen R, Collard F, Tornieporth N *et al.* . Epidemiology, etiology and impact of travelerís diarrhea in Jamaica. *JAMA* 281: 811-17, 1999.

Stumph M, Ricciardi I, Sabra A *et al. Yersinia enterocolitica* as a cause of infantile diarrhoea in Rio de Janeiro. *Rev Bras Pesq Med Biol* 11: 383, 1979.

Torres AL, Viaro T, Kallas MRE *et al.* Observações sobre a favela da cidade Leonor, São Paulo. *Rev Paul Med* 109: 273-277, 1991.

Victpra CG, Fuchs SC. Breast-feeding, nutritional status and other prognostic factors for dehydration among young children with diarrhoea in Brazil. *Bull WHO* 70: 705-714, 1992.

WHO, Unicef. New oral rehydration solution adopted by WHO and Unicef. *WHO Drug Information* 18: 138-139, 2004.

WHO-World Health Organization. Cholera, 2001. *Wkly Epidemiol Rec* 77: 257-264, 2002.

Wrong O, Metcalfegibson A. The eletrolyte content of faeces. *Proc R Soc Med* 58: 1007-1009, 1965.

23 Endocardite Infecciosa

Rinaldo Siciliano Focaccia, Tânia Mara Varejão Strabelli e David Everson Uip

▸ Definição

Endocardite infecciosa é um processo infeccioso da superfície endotelial do coração que acomete preferencialmente as valvas cardíacas, mas pode ocorrer em defeitos do septo cardíaco, cordoalha tendínea e parede do endocárdio. Sua apresentação pode ser aguda ou subaguda-crônica, podendo ter evolução fatal se não tratada agressivamente com antibióticos, combinados ou não à cirurgia. A etiologia mais comum é bacteriana, embora, com menor frequência, possa ser causada por riquétsias, clamídias, micoplasmas ou fungos. O risco de infecção das valvas cardíacas aumenta em pacientes com alterações estruturais cardíacas (p. ex., doença reumática, anomalias cardíacas congênitas ou cirurgia valvar cardíaca) e condições que potencialmente possam gerar bacteriemia como tratamentos dentários, procedimentos invasivos em trato geniturinário ou intestinal, uso de drogas ilícitas intravenosas ou uso de cateteres venosos centrais.

▸ Classificação

Historicamente as endocardites bacterianas foram classificadas de acordo com sua história natural, conceito que foi definido no século passado, antes da era antibiótica. Desse modo, as endocardites apresentam-se em 2 formas: aguda ou subaguda a crônica. A doença aguda é causada principalmente pelos *Staphylococcus aureus* ou outras bactérias de alta virulência, desenvolvendo-se de modo fulminante após quadro febril com duração de 1 a 6 semanas. Há invasão local com destruição valvar progressiva e formação de abscessos no miocárdio, além de poderem ocorrer êmbolos sépticos precoces que levam à formação de abscessos pulmonares, cerebrais, esplênicos ou de qualquer outro órgão. A forma subaguda a crônica em geral desenvolve-se em valvas que apresentam alterações estruturais e cursa com febre que pode durar de semanas a meses, associada a perda de peso, mal-estar e calafrios. A infecção ocorre por agentes de menor virulência, predominantemente estreptococos do grupo *viridans* e não raro há retardo no diagnóstico devido aos sintomas pouco específicos e evolução mais indolente. Quando não tratada pode levar ao óbito, em dias na forma aguda ou, meses após, na subaguda.

Esta classificação das endocardites de acordo com a evolução clínica tem sido abandonada e, atualmente, as endocardites são agrupadas em categorias orientadas pela condição clínica predisponente: endocardites em valvas nativas, endocardites em valvas protéticas, endocardites em usuários de drogas ilícitas intravenosas e endocardites hospitalares.

▪ Endocardites em valvas nativas

As características epidemiológicas das endocardites infecciosas têm sido modificadas desde o início da era antibiótica. Houve um importante declínio das endocardites secundárias a doença infecciosa em local remoto (pneumonias ou abscessos piogênicos), causa frequente de endocardite no início do século passado (Lerner e Weistein, 1966; Levy, 1985). Houve também um aumento gradual da idade média dos pacientes, que antes de 1940 era menor que 30 anos (Lerner e Weistein, 1966; Kaye *et al.*, 1961) e, nos dias atuais, varia entre 40 e 60 anos. A mudança na distribuição da doença por idade pode ter sido influenciada por vários fatores: aumento da expectativa de vida da população, mudança na condição predisponente valvar como o declínio da doença reumática cardíaca e aumento das doenças cardíacas "degenerativas" na população idosa (especialmente calcificação da valva aórtica), maior sobrevida de indivíduos com cardiopatia congênita e novas técnicas cirúrgicas valvares como as plastias e implantes de próteses, que aumentaram o tempo de exposição à endocardite. Além disso, houve a emergência das endocardites hospitalares, que são secundárias às novas modalidades de tratamento invasivo, como uso de cateter venoso central, marca-passo cardíaco, alimentação parenteral, hemodiálise, entre outros. A endocardite acomete mais homens que mulheres em uma proporção de 1,2 até 3:1, sendo que essa diferença tende a ser mais acentuada nos idosos (Harris,1992). As valvas mais frequentemente envolvidas são mitral e aórtica. A valva tricúspide é envolvida em menor grau (predominante em usuários de drogas ilícitas intravenosas ou relacionada com marca-passo cardíaco) e a endocardite da valva pulmonar é excepcional.

A grande maioria dos casos de endocardite (70 a 80%) ocorre em pacientes com doença cardíaca predisponente ou qualquer condição que determine alteração do fluxo sanguíneo no coração. A incidência de endocardite infecciosa relacionada com a doença reumática cardíaca declinou nos EUA nas últimas décadas, mas ainda permanece como um importante fator predisponente nos países em desenvolvimento (Mylonakis e Calderwood, 2001). As valvopatias "degenerativas" como estenose aórtica calcificada e calcificação do anel mitral predispõem à endocardite, principalmente na população idosa. Elas podem estar presentes em mais de 50% das endocardites em pacientes com mais de 60 anos de idade (Moreillon e Que, 2004). Cardiopatias congênitas estão relacionadas com aproximadamente 10 a 20% das endocardites, sendo mais comuns os defeitos do septo ventricular, tetralogia de Fallot, persistência do canal arterial e coarctação de aorta. A endocardite pode ocorrer tanto antes como após a correção cirúrgica, na infância ou na fase adulta. Embora o prolapso da valva mitral tenha alta prevalência na população (1 a 5%), o risco de endocardite é relativamente baixo (3 a 8 vezes maior que na população em geral) e está relacionado com a presença de regurgitação (MacMahon *et al.*, 1987; Marks *et al.*, 1989) Outros fatores de risco como a presença de uma valva protética ou a ocorrência prévia de endocardite representam risco relativo muito maior. Cardiomiopatia hipertrófica, aortite sifilítica e síndrome de Marfan também são predisponentes, porém menos comuns.

Em cerca de 1/3 dos pacientes com endocardite não é identificada qualquer alteração estrutural cardíaca. Neste grupo, encontram-se com maior frequência usuários de drogas ilícitas intravenosas, endocardites com origem hospitalar e microrganismos de maior virulência como o *Staphylococcus aureus.*

Endocardites em próteses valvares

A endocardite em prótese valvar (EPV) permanece como uma grave complicação infecciosa após cirurgias de substituição valvar cardíaca apesar dos avanços no seu diagnóstico, tratamento e profilaxia. De maneira global, a taxa de EPV por paciente/ano varia de 0,1 a 2,3% (Vlessis *et al.*, 1997), atingindo letalidade de 23 a 48% (Calderwood *et al.*, 1985; Yu *et al.*, 1994). O risco de EPV é maior nos primeiros 3 meses de pós-operatório, mantendo-se elevado até o sexto mês e declinando gradualmente até atingir uma taxa relativamente constante de 0,3 a 0,6% após o 12º mês pós-operatório (Horskotte *et al.*, 1995; Aggnihotri *et al.*, 1995).

A EPV é tradicionalmente classificada como precoce, quando ocorre nos primeiros 60 dias após a cirurgia, ou tardia, quando a infecção se apresenta após este período (Chasttre e Trouillet, 1995; Dossche *et al.*, 1997; Freeman, 1995). Esta divisão é importante, pois se acredita que as endocardites precoces tenham origem hospitalar, relacionadas com o ato cirúrgico ou eventos perioperatórios, enquanto as endocardites tardias tenham epidemiologia semelhante às de valva nativa (bacteriemias originadas por procedimentos orais, urológicos, gastrintestinais ou uso de drogas ilícitas injetáveis). Estudos com grandes casuísticas mostraram que até 12 meses após a cirurgia de troca valvar o risco de endocardite ainda se mantém elevado, com um nítido predomínio de bactérias hospitalares (*S. aureus* e estafilococos coagulase-negativos), enquanto, após este período, são isoladas bactérias comuns às endocardites em valva nativa como os estreptococos do grupo *viridans* (Calderwood *et al.*, 1985; Ivert *et al.*, 1984; Keys, 1993). Deste modo, preferimos adotar a designação de "endocardites precoces em prótese valvar" como aquelas que se desenvolvem até o 12º mês pós-operatório. Por outro lado, muitos aspectos da origem de endocardites dessa natureza ainda permanecem sem esclarecimento, o que prejudica a implantação de medidas preventivas.

Vários estudos procuraram encontrar fatores de risco para o desenvolvimento de endocardite em prótese valvar, entretanto os resultados não são uniformes (Ivert *et al.*, 1984; Keys, 1993; Karavas *et al.*, 2002; Gordon *et al.*, 2000; Calderwood *et al.*, 1985). Ivert *et al.* (1984) compararam 53 casos de endocardite em próteses com 1.465 controles e mostraram maior risco para aqueles com diagnóstico prévio de endocardite, presença de prótese mecânica, raça negra e sexo masculino; Calderwood *et al.* (1985) estudaram 116 casos de EPV e 2.608 controles, separando aqueles que ocorreram no primeiro ano pós-operatório (n = 72), e avaliaram os seguintes fatores de risco: duração da CEC, tipo da cirurgia, procedimentos associados, localização e tipo da prótese. Houve maior risco de endocardite nas valvas metálicas no primeiro ano e nas biológicas a partir daí; nenhum dos demais fatores teve correlação com EPV. Um estudo prospectivo multicêntrico (Fang, 1993) avaliou isoladamente a ocorrência de infecções de corrente sanguínea no pós-operatório e o risco de endocardite precoce em prótese valvar. Cento e setenta pacientes com prótese valvar e infecção de corrente sanguínea foram acompanhados por 1 ano, sendo que 11% evoluíram com diagnóstico de EPV após 45 dias em média. A origem da infecção da prótese valvar no primeiro ano pós-operatório deve provavelmente envolver elementos da cirurgia, bacteriemias e características individuais do hospedeiro. A real participação de cada fator de risco ainda não foi bem esclarecida e poderia auxiliar no planejamento de medidas preventivas.

Endocardites em usuários de drogas ilícitas intravenosas

Segundo a literatura internacional, a incidência geral de endocardite bacteriana em usuários de drogas ilícitas intravenosas (UDI) é de 1,5 a 20 por 1.000 indivíduos/ano (Frontera e Gradon, 2000). Os pacientes são, em sua maioria, adultos jovens do sexo masculino e mais da metade não apresenta doença valvar predisponente (DeWitt e Paauw, 1996). Devemos considerar que no Brasil, entre todos os casos de endocardite, aqueles com doença secundária ao uso de drogas ilícitas injetáveis é proporcionalmente menor que em países europeus e nos EUA. Isso se deve provavelmente ao menor consumo de droga ilícita injetável em nosso país em relação aos países desenvolvidos, e ao grande número de pacientes com valvopatia reumática ainda existente em nosso meio.

A maioria destas endocardites se desenvolve do lado direito do coração (75%), predominantemente na valva tricúspide (Roberts e Slovis, 1990), havendo menor mortalidade do que nas endocardites que ocorrem na valva mitral ou aórtica. A infecção tem origem em injeções intravenosas não estéreis, sendo provavelmente a própria pele do UDI a principal fonte de contaminação, o que explica por que o *Staphylococcus aureus* é a etiologia bacteriana mais frequente (60 a 70%). É possível que a droga ilícita ou seu diluente contaminado também possam carrear bactérias à corrente sanguínea (Sande *et al.*, 1992). O *S. aureus* é seguido pelos estreptococos e enterococos, que são mais frequentes nas endocardites em valva aórtica e mitral. *Pseudomonas aeruginosa*, fungos e infecções polimicrobianas também podem ocorrer, com evolução clínica mais grave. As vegetações do lado direito do coração frequentemente geram embolizações sépticas para os pulmões, particularmente nas infeções por *S. aureus*. O sopro proveniente da valva tricúspide nem sempre é detectado à admissão e os fenômenos embólicos podem sugerir o diagnóstico de endocardite. O paciente geralmente apresenta-se febril, com dor pleurítica, dispneia e tosse com escarro hemoptoico. Alterações à radiografia de tórax são observadas em mais de 50% dos casos. Sintomas neurológicos, quando presentes, sugerem vegetações concomitantes do lado direito (5 a 10% dos casos). Entre pacientes com o vírus da imunodeficiência humana (HIV), o uso de drogas ilícitas injetáveis é a principal condição predisponente para a ocorrência de endocardite. O *S. aureus* é o agente mais comum e a mortalidade parece não aumentar entre os usuários de drogas ilícitas intravenosas com ou sem o HIV, exceto quando a contagem de CD4 é inferior a 200 células/mm^3 (Cicalini S *et al.*, 2001).

Endocardites hospitalares

São habitualmente definidas como aquelas que têm início a partir de 48 a 72 h da internação hospitalar ou endocardites diretamente relacionadas com um procedimento realizado no ambiente hospitalar até 4 a 8 semanas antes do seu diagnóstico. (Haddad *et al.*, 2004; Giamarellou, 2002). Como definido anteriormente, parte das endocardites em próteses valvares precoces (até 12 meses após cirurgia de implante valvar) preenche este último critério, entretanto, devido às suas particularidades quanto a fatores de risco e mortalidade, elas não serão abordadas nesta seção. Dentre todas as endocardites, 7,5 a 29% são de aquisição hospitalar (Terpenning *et al.*, 1988; Chen *et al.*, 1992; Fernandez-Guerrero *et al.*, 1995) e desde o final da década de 1970, parece ocorrer aumento na sua ocorrência nos hospitais terciários (Fernandez-Guerrero, 1995). Contribuem para isso o aumento dos procedimentos invasivos, o maior número de leitos em UTI e a maior sobrevida de idosos e imunodeprimidos.

As endocardites hospitalares podem ser consideradas uma complicação das bacteriemias hospitalares. A origem destas bacteriemias é mais facilmente identificada do que nas endocardites adquiridas na comunidade (Fernandez-Guerrero *et al.*, 1995), sendo a maioria relacionada com cateteres intravasculares, predominantemente os cateteres venosos centrais, seguidos pelos acessos venosos periféricos e cateteres de Swan-Ganz (Giamarellou, 2002). Outras fontes importantes de bacteriemia são instrumentação urinária, fístulas arteriovenosas para hemodiálise, derivações ventriculoperitoneais, cirurgias do aparelho digestivo e infecções da ferida operatória ou da pele e partes moles. Os microrganismos mais comuns nas endocardites hospitalares são as bactérias gram-positivas, principalmente o *S. aureus*, seguido por estafilococos coagulase-negativos e enterococos.

A taxa de endocardite entre pacientes com bacteriemia por *S. aureus* é alta e pode não ser suspeitada. Estudos de necropsia encontraram de 18 a 55% de endocardites por *S. aureus* sem suspeita clínica (Figueiredo *et al.*, 2001; Espersen e Frimodt-Moller, 1986). Fowler *et al.* (1997) observaram endocardite em 23% dentre 69 pacientes com bacteriemia por *Staphylococcus aureus* por meio de exame ecocardiográfico transesofágico e sugerem que a realização deste exame poderia ser superior à ecocardiografia transtorácica na detecção de vegetações ou embolizações nas bacteriemias por *S. aureus* hospitalares (Fowler *et al.*, 1999; Watanakunakorn, 1999). Entretanto, o uso rotineiro de um exame ecocardiográfico transesofágico para detecção de endocardite em pacientes com bacteriemia por *Staphylococcus aureus* não é uma realidade em grande parte dos serviços no Brasil. Dentre os pacientes que apresentam bacteriemia por *S. aureus* um grupo apresenta maior risco de endocardite e deveria ser priorizado para avaliação ecocardiografica transesofágica: pacientes com prótese valvar, aqueles com bacteriemia persistente (> 4 dias) ou febre persistente (> 72 h), a despeito de antibioticoterapia adequada, quando a bacteriemia é de fonte desconhecida e naqueles com estafilococcia de aquisição na comunidade (Del Rio *et al.*, 2009).

Bacteriemias hospitalares por enterococos habitualmente são originadas por procedimentos no trato geniturinário ou abdominais. Um estudo de bacteriemias hospitalares por enterococos encontrou 8% de endocardites, com maior risco naqueles com valvopatia prévia e ocorrência de três ou mais hemoculturas positivas para *Enterococcus faecalis* (Fernandez-Guerrero, 2002).

Embora as infecções de corrente sanguínea hospitalares por bactérias gram-negativas sejam relativamente frequentes e imprimam alta letalidade, elas representam uma pequena parte das endocardites nosocomiais. Talvez isto ocorra pela sua menor capacidade de adesão ao tecido valvar cardíaco do que as bactérias gram-positivas. *Pseudomonas aeruginosa* é a mais prevalente, embora potencialmente qualquer outra bactéria gram-negativa que cause bacteriemia possa ocasionar endocardite, incluindo multirresistentes. Infecções fúngicas merecem destaque entre as endocardites hospitalares pela sua alta taxa de letalidade e recidiva. Trata-se de uma infecção emergente e os fungos mais comuns são *Candida albicans* e *Candida* não *albicans* e, em menor grau, *Aspergillus* spp.

Outro grupo emergente de pacientes sob risco de desenvolver endocardite relacionada com a assistência à saúde são os pacientes hemodialíticos (Nucifora *et al.*, 2007). Estes pacientes são especialmente vulneráveis pelo maior risco de bacteriemia transitória secundária pelos acessos vasculares e, em geral, encontram-se em estado de imunodeficiência devido ao *status* urêmico, comorbidades e/ou desnutrição. Estima-se um risco de 50 a 180 vezes maior para endocardite em pacientes hemodialíticos que a população em geral. Nas casuísticas de endocardite de países desenvolvidos nos últimos 10 anos, os pacientes hemodialíticos passaram a figurar em até 20% dos casos. O risco de endocardite varia de acordo com o dispositivo de hemodiálise: cateteres vasculares de curta permanência > cateteres vasculares de longa permanência > enxertos arteriovenosos > fístula arteriovenosa nativa.

É interessante notar que, embora seja uma contaminação do sistema venoso (como os usuários de drogas ilícitas), as infecções ocorrem do lado esquerdo do coração na grande maioria das vezes, o que confere maior gravidade (letalidade de 40 a 50%). Isto talvez ocorra porque os pacientes dialíticos apresentam maior chance de valvopatia degenerativa que a população em geral, como estenose aórtica calcificada ou calcificação do anel. O microrganismo predominante é o *S. aureus* e cerca de 30% deles oxacilinorresistentes. Um dos principais sinais clínicos da endocardite, a febre incide em frequência baixa entre os pacientes dialíticos com endocardite (45 a 70%). Assim esta infecção deve ser suspeitada em pacientes hemodialíticos que apresentem: bacteriemia por microrganismo típico (p. ex., estafilococo ou enterococo), aqueles que desenvolvem hipotensão durante a diálise (especialmente em paciente previamente hipertenso), recidiva de bacteriemia após tratamento adequado com antibiótico ou novo episódio de insuficiência cardíaca.

▶ Etiologia

▪ Estreptococo do grupo viridans

Streptococcus spp. são microrganismos típicos nas endocardites, isolados em 40 a 60% dos casos de endocardite em valvas nativas. Dentre estes, os estreptococos do grupo *viridans* (alfa-hemolíticos, não classificados de acordo com Lancefield) são os mais frequentes, destacando-se *S. mitis, S. mutans, S. sanguis* e *S. oralis*. Estas bactérias fazem parte da flora normal humana, principalmente da cavidade bucal e faringe. Através de doença periodontal ou trauma local (procedimento dentário ou até escovação intensa) podem atingir a corrente sanguínea e causar endocardite em valva que apresente condição predisponente. Por terem baixa virulência, os estreptococos produzem doença de evolução mais arrastada e potencialmente menor risco de complicações locais ou embolização séptica do que o *S. aureus*.

▪ Enterococos

Os enterococos fazem parte da flora endógena do intestino grosso dos seres humanos e podem colonizar a região perineal, sendo causa de infecção urinária. Eles são a terceira causa de endocardite depois dos estreptococos e estafilococos, e sua incidência parece estar aumentando. A endocardite por enterococo acomete classicamente idosos do sexo masculino por via urinária e mulheres jovens após procedimento obstétrico ou instrumentação urinária. No ambiente hospitalar os enterococos são causa frequente de bacteriemia em pacientes imunodeprimidos, em uso de cefalosporinas e sondagem vesical, porém endocardite secundária a bacteriemia ocorre em menos de 10% dos casos (Mylonakis e Calderwood, 2001). O *E. faecalis* é a espécie mais comum (80 a 90%), seguida pelo *E. faecium*. A infecção em geral tem evolução subaguda e envolve tanto valvas nativas como protéticas. Os enterococos são intrinsecamente resistentes às cefalosporinas, e a atividade bactericida desejada para o tratamento da endocardite é conseguida somente com a associação de um antibiótico de ação na parede celular (p. ex., penicilina, ampicilina, glicopeptídio) com um aminoglicosídio.

Outros estreptococos

Os *Streptococci bovis* (grupo D de Lancefield) são colonizantes habituais do trato gastrintestinal humano e podem causar bacteriemia e endocardite principalmente em indivíduos com mais de 60 anos. Trauma ou doenças do cólon como pólipos, adenomas e câncer podem produzir bacteriemias por *S. bovis* e endocardite. A incidência de associação de neoplasia de cólon e bacteriemia ou endocardite por *S. bovis* tem sido descrita em 18 a 62% dos casos. O câncer pode estar silente ao diagnóstico da endocardite ou ser diagnosticado à colonoscopia nos primeiros anos após o diagnóstico do episódio infeccioso (Waisberg *et al.*, 2002). Desta maneira, sugere-se que, na presença de endocardite ou apenas bacteriemia por *S. bovis*, deve-se seguir uma investigação detalhada para doenças do cólon, com especial atenção a neoplasias.

O *Streptococcus pneumoniae* causa 1 a 3% das endocardites e pode ser secundário a pneumonia lobar ou meningite; esplenectomia e alcoolismo são condições predisponentes. A endocardite tem rápida evolução com destruição valvar e formação de abscesso perivalvar, se o tratamento for postergado. A valva aórtica é comumente envolvida nessas infecções, mesmo que não apresente alteração predisponente. A letalidade é elevada, sobretudo em pacientes idosos.

Variantes do estreptococo nutricionalmente deficientes são agrupadas em um novo gênero, a *Abiotrophia*, e têm sido causa de até 6% das endocardites estreptocócicas (Brouqui e Raoult, 2001). As espécies mais comuns são a *A. defectiva* e *A. adjacens*, que frequentemente apresentam suscetibilidade reduzida à penicilina. Sua participação nas endocardites pode estar sendo subdiagnosticada devido às suas exigências especiais para o cultivo microbiológico.

Estafilococos

Entre os estafilococos coagulase-positivos o único patogênico ao homem é o *S. aureus*. Trata-se de uma bactéria de alta virulência, principal causa de endocardite aguda, capaz de causar infecção em valvas cardíacas previamente normais. Na comunidade, a endocardite estafilocócica pode ter origem a partir de processos infecciosos de pele e partes moles que geram bacteriemia, uso de drogas ilícitas injetáveis ou bacteriemia primária. Dentro do ambiente hospitalar, a ocorrência de infecções de corrente sanguínea por *Staphylococcus aureus* e, consequentemente, de endocardite, vem sofrendo um expressivo aumento nas últimas décadas. Isto se deve ao maior número de procedimentos invasivos, próteses implantáveis e principalmente uso de cateteres vasculares. Paralelamente, observa-se a emergência de cepas de *S. aureus* resistentes à oxacilina (SAOR) devido ao uso excessivo de antibióticos e dificuldades na adesão às medidas de controle das infecções hospitalares. Nos EUA, 30% dos *S. aureus* isolados nas infecções de corrente sanguínea hospitalares são resistentes à oxacilina (Edmond *et al.*, 1999), representando mais de 50% das cepas em unidades de terapia intensiva (NNIS, 1999). A endocardite pode estar presente em até um terço dos pacientes com infecção de corrente sanguínea por *S. aureus*. As valvas habitualmente envolvidas são aórtica e mitral, mas em usuários de drogas ilícitas intravenosas a valva tricúspide está envolvida em 90% dos casos. A capacidade de invasão local pelo *S. aureus* pode levar a complicações como a formação de abscessos no miocárdio, pericardite purulenta, rápida destruição valvar e insuficiência cardíaca congestiva. Mais de 40% dos casos são associados a complicações embólicas, com letalidade de 20 a 40% (Tak *et al.*, 2002). Os estafilococos coagulase-negativos habitam naturalmente a pele e vias respiratórias superiores, têm baixa virulência e raramente causam infecções em indivíduos sadios. Esse microrganismo, entretanto, ganha importância dentre as infecções de origem hospitalar, podendo causar bacteriemia ou sepse relacionada com cateteres vasculares e, consequentemente, endocardite nosocomial, sendo a principal causa de endocardites em próteses valvares precoces. *Staphylococcus epidermidis* representa a maioria dos casos; outros coagulase-negativos relacionados com a endocardite incluem *S. hominis, S. hemolyticus, S. warnerii, S. cohnii e S. saprophyticus*. Os estafilococos coagulase-negativos também podem causar endocardites em valvas nativas, afetando em maior número indivíduos com alteração estrutural valvar predisponente (Arber *et al.*, 1991). Por apresentarem um curso clínico mais indolente e serem contaminantes habituais de hemoculturas, deve-se ter atenção especial para fazer um diagnóstico específico e precoce. De outro modo, o *Staphylococcus lugdunensis*, uma espécie de estafilococo coagulase-negativo de aquisição na comunidade, tem alta virulência, sendo capaz de causar endocardite com destruição valvar e que geralmente necessita de correção cirúrgica (Seenivasan e Yu, 2003; Patel *et al.*, 2000).

Grupo HACEK

O acrônimo HACEK (*Haemophilus* spp., *Actinobacillus actinomycetemcomitans, Cardiobacterium hominis, Eikenella corrodens* e *Kingella kingae*) representa um grupo de bactérias gram-negativas responsáveis por cerca de 5% das endocardites em adultos (Mylonakis e Calderwood, 2001). Este agrupamento se deu devido a características comuns: frequentemente colonizam a orofaringe de humanos, apresentam crescimento lento e seu cultivo é favorecido pelo dióxido de carbono. Em geral as endocardites causadas pelo grupo HACEK têm prognóstico mais favorável que outras causas de endocardite, com taxa de letalidade ao redor de 15%. Estas bactérias atingem a corrente sanguínea após procedimento odontológico ou na presença de doença periodontal e tendem a desenvolver endocardite em valvas cardíacas com alteração estrutural ou próteses em indivíduos jovens ou adultos (Das *et al.*, 1997). Sua evolução é lenta, os sintomas costumam preceder o diagnóstico em semanas a meses, gerando vegetações maiores. Infecções por *Cardiobacterium hominis* são quase uma exclusividade das endocardites, sendo que as demais bactérias do grupo podem gerar pneumonia, meningite, abscessos cerebrais ou infecções de pele ou partes moles. As espécies mais comuns de *Haemophilus* spp., em ordem crescente de prevalência, são o *H. aphrophilus, H. parainfluenzae, H. paraphrophilus* e *H. influenzae*. Infecções por *Eikenella corrodens* podem ser polimicrobianas, em geral associadas ao *Streptococcus* spp. Embora o grupo HACEK deva ser considerado uma possibilidade nas endocardites com hemoculturas negativas devido ao seu crescimento lento, na maior parte das vezes elas são identificadas até o quinto dia de hemocultivo (Brouqui e Raoult, 2001).

▪ Fungos

Os fungos apresentam-se como causa de aproximadamente 2% de todas as endocardites (Sarli *et al.*, 2003) destacando-se por imprimir elevadas taxas de mortalidade e recidiva. O uso de drogas ilícitas intravenosas, que no passado foi importante fonte para as endocardites fúngicas, parece estar sendo substituído por um paciente com valvopatia, hospitalizado e debilitado por outras comorbidades e tratamentos invasivos. Dois estudos de revisão envolvendo a casuística de 1965 até 2001 encontraram como fatores de risco mais importantes para a endocardite fúngica o uso de cateter venoso central, uso prévio de antibióticos de amplo espectro, doença maligna, tratamento imunossupressor, presença de prótese valvar, entre outros (Pierrotti e Baddour, 2002; Ellis *et al.*, 2001). Os fungos habitualmente encontrados são: *Candida albicans*, *Candida* de espécies não *albicans* (*C. parapsilosis, C. glabrata, C. tropicalis*) e *Aspergillus* spp. Uma grande variedade de fungos pode causar endocardite de forma esporádica; alguns deles são emergentes: *Trichosporon* spp., *Scedosporium* spp., *Fusarium* spp., *Mucor* spp., *Cryptococcus neoformans, Histoplasma capsulatum, Pseudallescheria boydii* e *Penicillium marneffei*. O risco de embolização é superior ao encontrado nas endocardites bacterianas e, infelizmente, as taxas de mortalidade ainda são excessivamente altas (50 a 70%). Ocorre maior sobrevida em pacientes com infecção por *Candida* spp. do que por *Aspergillus* spp. e naqueles tratados com antifúngico associado a cirurgia de substituição valvar. A cura parece ser improvável sem a troca valvar e, devido ao alto risco de recorrência (superior a 30%), alguns autores sugerem manutenção de um antifúngico por período indeterminado, ou principalmente nos primeiros 2 anos.

▪ Endocardites com culturas negativas

A hemocultura permanece o principal método utilizado para o diagnóstico etiológico das endocardites. Entretanto, em alguns casos de endocardite as hemoculturas ou cultura da vegetação valvar podem resultar negativas, o que dificulta o reconhecimento da etiologia da infecção e uso de terapia antibiótica específica. Culturas negativas ocorrem em 2,5 a 30% dos casos de endocardite, e, segundo alguns autores, relacionam-se com maior risco de destruição da valva, embolização séptica e maior mortalidade quando comparadas às endocardites com agente etiológico conhecido (Houpikian e Raoult, 2002; Zamorano *et al.*, 2003). Possíveis razões para culturas negativas são: a administração de antibióticos antes da coleta das hemoculturas e a presença de microrganismos que não se desenvolvem nas hemoculturas habituais ou não podem ser identificados pelas técnicas microbiológicas de rotina.

Nos últimos anos, a investigação da infecção por *Bartonella* spp. e *Coxiella burnetii* mediante sorologia ou técnicas de biologia molecular entre pacientes com endocardite e culturas negativas tem recebido destaque na literatura. Por se tratar de microrganismos intracelulares, *Coxiella burnetii* e *Bartonella* spp. não são identificadas pelos métodos microbiológicos empregados na rotina de hemocultura. A sorologia (imunofluorescência indireta) é um método seguro e de fácil realização para o diagnóstico das endocardites por *Bartonella* spp. e *Coxiella burnetii*. Títulos séricos de anticorpos IgG superiores a 1:800 têm valor preditivo positivo de 98% nas endocardites causadas por *Coxiella burnetii*, e sensibilidade de 97% e especificidade de 98 a 100% nas endocardites por *Bartonella* spp. Isso levou recentemente alguns autores a proporem que títulos elevados de anticorpos (> 1/800) para *Coxiella burnetii* ou *Bartonella* spp. sejam considerados novos critérios maiores para diagnóstico de endocardite dentre os já estabelecidos "Critérios de Duke". O diagnóstico das endocardites por *Bartonella* spp. e *Coxiella burnetii* pode ser confirmado por meio de técnicas de imuno-histoquímica no tecido valvar ou por análise de biologia molecular, principalmente se associada ao cultivo celular de sangue ou da vegetação valvar.

Coxiella burnetii é um microrganismo intracelular obrigatório responsável pela febre Q, zoonose mundialmente distribuída e que pode se apresentar no homem como doença aguda ou crônica. Seus hospedeiros naturais são bovinos, equinos e carneiros, que raramente adoecem. No homem, a endocardite é a apresentação da doença mais frequente na sua forma crônica; representa 78% dos casos de febre Q crônica e é responsável por 3 a 5% de todos os casos de endocardite em países da Europa (Brouqui e Raoult, 2001). O retardo no diagnóstico é muito comum nesta infecção, haja vista que, além de apresentarem hemoculturas negativas, somente 20 a 30% dos pacientes apresentam vegetações ao ecocardiograma. Trata-se de uma endocardite de curso crônico (em geral mais de 12 meses até o diagnóstico) que deve ser suspeitada em pacientes com valvopatia prévia (90% dos casos) que apresentam sintomas de insuficiência cardíaca progressiva e/ou sintomas inespecíficos como fadiga, perda de peso, suor noturno e febre baixa. Ao exame físico observa-se esplenomegalia e laboratorialmente anemia, trombocitopenia, elevação discreta das transaminases e hipergamaglobulinemia. É comum o vínculo epidemiológico do contato com animais de fazenda e vida em ambiente rural. O exame histológico de valvas retiradas de pacientes com endocardite revela vegetação pequena ou ausente na maior parte dos casos (Lepidi *et al.*, 2003). No Brasil é conhecida a existência de infecção humana por *Coxiella burnetii*, porém sua prevalência é pouco estudada. Existem alguns estudos de prevalência em São Paulo e Minas Gerais realizados nas décadas de 1960 e 1970 que encontraram sorologia positiva em baixos títulos para *Coxiella burnetii* (infecção pregressa) em cerca de 8,5 a 29% dos tratadores de rebanhos de gado (Ribeiro-Netto *et al.*, 1964; Riermann *et al.*, 1975). Provavelmente trata-se de uma doença subdiagnosticada e somente nos últimos anos descrevemos os primeiros casos da doença no Brasil. (Siciliano *et al.*, 2006; Siciliano *et al.*, 2008).

Bartonella spp. é uma bactéria gram-negativa de crescimento intracelular facultativo que pode causar várias síndromes clínicas em indivíduos imunocompetentes e imunodeprimidos. Estas incluem doença da arranhadura do gato, febre prolongada, adenopatia crônica febril, meningoencefalites, peliose hepática e angiomatose bacilar. As espécies patogênicas mais importantes são *B. henselae* e *B. quintana*. Estas duas espécies são agentes reconhecidos de endocardites com hemocultura negativa e constituem 3% de todas as endocardites, ao menos em um estudo realizado na França (Rauolt *et al.*, 1996). A endocardite por *B. henselae* ocorre em pacientes com valvopatia prévia e está relacionada com o contato com gatos domésticos, enquanto a *B. quintana* tem como reservatório o próprio homem e é transmitida por ectoparasitas. Esta última ocorre com maior frequência entre pacientes etilistas, moradores de rua e na ocorrência de pediculose ou escabiose (Founier *et al.*, 2001). Assim como a *Coxiella burnetii,* embora somente nos últimos anos tenham sido publicados os primeiros casos de endocardite no Brasil, sua real prevalência ainda é desconhecida.

Outros agentes infecciosos, como *Mycoplasma* spp., *Legionella* spp., *Brucella* spp., *Abiotrophia* spp., *Fracisella tularensis* e *Chlamydia psittaci* foram identificados como causa de endocardites, embora em descrições esporádicas (Brouqui e Raoult, 2001). A *Chlamydia psittaci* é associada à exposição a pássaros e seu diagnóstico pode ser confundido com o de bartonelose pela possibilidade de sorologia cruzada. Recentemente a *Tropheryma whippelii* tem sido apontada como uma nova etiologia para endocardites com hemocultura negativa. Os casos de endocardite foram reconhecidos principalmente com a técnica de PCR (reação em cadeia da polimerase) no tecido valvar e nem sempre acompanhavam os sintomas clássicos da doença de Whipple: artralgia, diarreia, adenomegalia e emagrecimento (Richardson *et al.*, 2003; Geissdorfer *et al.*, 2001; Wendler *et al.*, 1995).

Bacilos álcool-acidorresistentes (BAAR) são uma causa rara de endocardites e têm como principal etiologia as micobactérias de crescimento rápido (complexo *Mycobacterium fortuitum).* Embora na comunidade causem infecções de ocorrência esporádica, no ambiente hospitalar foram relatados surtos de infecções de local cirúrgico após mamoplastias, procedimentos oftalmológicos ou cirurgias cardíacas. Identificamos um surto de endocardite em próteses valvares causada por micobactérias no Instituto do Coração do Hospital das Clínicas da FMUSP, onde a origem da contaminação das próteses foi o processo de confecção do material protético (Strabelli *et al.*, 2010). A simples realização da coloração de Ziehl-Neelsen na rotina da avaliação anatomopatológica de próteses valvares substituídas por endocardite pode prover o diagnóstico. Sugerimos a realização sistemática desta técnica em valvas protéticas retiradas cirurgicamente por endocardite, especialmente se as hemoculturas permanecem negativas.

▶ Patogênese

O desenvolvimento da endocardite infecciosa depende da interação entre diversos fatores, como a quebra na integridade do endotélio que recobre as valvas ou superfície endovascular, capacidade de aderência do microrganismo ao endotélio e sua interação com o hospedeiro, criando um ambiente favorável a sua persistência e crescimento. Esta camada endotelial, quando danificada, permite a exposição de proteínas da matriz extracelular ao contato direto com o sangue, desencadeando a formação de um coágulo composto de fibrina, fibronectina, plaquetas e proteínas plasmáticas como uma resposta natural do tecido, facilitando a aderência bacteriana durante bacteriemias transitórias. A colonização bacteriana do coágulo induz atração e ativação de monócitos que produzem fatores de ativação tecidual e citocinas, que ativam a cascata da coagulação, estimulam a adesão plaquetária e a ativação de células endoteliais vizinhas, favorecendo o crescimento da vegetação. A lesão do endotélio ocorre geralmente por alterações mecânicas ou inflamatórias. Lesões cardíacas que geram fluxo sanguíneo com grande turbulência promovem escarificação do endotélio e, portanto, maior risco de endocardite. O endotélio também pode ser danificado pelas lesões da cardite reumática, cirurgias valvares, implantes de próteses, presença de eletrodos no miocárdio ou por alterações valvares degenerativas que causam microulcerações e inflamação local.

As bacteriemias transitórias por microrganismos da flora endógena podem ocorrer após quebra da barreira mucosa como após procedimentos dentários, geniturinários, gastrintestinais, ou mesmo espontaneamente. Em geral, são bactérias de baixa patogenicidade, com uma carga circulante de pequena intensidade. A capacidade de adesão da bactéria ao endotélio alterado é parte importante no processo de colonização e uma característica peculiar das bactérias gram-positivas que habitualmente causam endocardite (estafilococos, estreptococos e enterococos). Estas bactérias apresentam elementos na sua superfície (adesinas) com alta capacidade de adesão a componentes da matriz extracelular expostos após lesão do endotélio ou ao coágulo ali formado. O *S. aureus*, por exemplo, gera proteínas ligadoras a fibronectina, fibrinogênio ou colágeno e os estreptococos produzem polissacarídios de superfície que são facilitadores de adesão. O processo contínuo de desenvolvimento da vegetação é estimulado pela presença destas bactérias que induzem agregação de plaquetas e formação de "fatores teciduais" por monócitos, fibroblastos e células endoteliais, criando um microambiente favorável à sobrevivência bacteriana e sua proliferação. A resposta imune do hospedeiro tanto humoral como celular tem papel limitado no controle desta infecção. Na endocardite a bacteriemia contínua promove intensa exposição de antígenos e consequente formação de várias classes de anticorpos (IgG, IgM e IgA) e complexos imunes. Ocorre hipergamaglobulinemia inespecífica e positivação do fator reumatoide. A deposição de complexos imunes abaixo da membrana basal glomerular juntamente com complemento é responsável pela glomerulonefrite difusa ou focal que pode se desenvolver paralelamente à endocardite.

▶ Manifestações clínicas

A endocardite infecciosa gera uma doença sistêmica capaz de produzir diferentes formas de apresentação clínica. Seus sinais e sintomas podem advir da bacteriemia persistente, de lesão valvar ou miocárdica por invasão local, fenômenos embólicos e/ou microembólicos periféricos ou vasculites. Nem sempre a síndrome clássica de febre, anemia, sopro cardíaco e fenômenos embólicos está presente ou é reconhecida. Não é raro que o quadro febril seja erroneamente justificado por outros focos infecciosos ou que as complicações embólicas distantes ganhem maior atenção e sua origem cardíaca seja tardiamente detectada.

A febre é a manifestação mais comum e está presente em mais de 90% dos casos. Em pacientes idosos ou debilitados por doenças crônicas ela pode ter menor intensidade ou estar ausente, assim como na prescrição inadvertida de antibióticos. Nas infecções por estreptococos do grupo *viridans* a febre é menos intensa do que nas endocardites por *S. aureus* ou *S. pneumoniae*, e pode ser acompanhada de sintomas inespecíficos como calafrios, fadiga, anorexia e perda de peso. A febre prolongada a despeito do tratamento antibiótico pode ocorrer devido à formação de abscesso miocárdico ou a distância, secundário à embolização.

A segunda manifestação mais frequente é o sopro cardíaco que pode preexistir pela alteração valvar predisponente ou ser intensificado por destruição do folheto valvar causada pela endocardite ou ruptura da corda tendínea. O som mais sugestivo é o de regurgitação mitral ou aórtica que não existia ou tornou-se mais proeminente. Há que se diferenciar do sopro benigno gerado pelo estado hiperdinâmico da febre.

A esplenomegalia é observada em maior frequência nos casos com evolução mais lenta. Sua ocorrência parece ter diminuído nas últimas décadas com o diagnóstico mais precoce e o uso de antibióticos em larga escala. Ela é resultado da estimulação progressiva à proliferação de células do sistema reticuloendotelial por bactérias e imunocomplexos.

Microembolizações ou vasculites focais podem determinar alterações cutâneas que, embora inespecíficas, contribuem para o diagnóstico de endocardite. Podem ocorrer pequenas hemorragias lineares no leito ungueal ou petéquias que, na maioria das vezes, são observadas na conjuntiva, palato, mucosa oral ou nas extremidades. As lesões de Janeway (Figura 23.1) são hemorragias maculares, não dolorosas, nas palmas das mãos e plantas dos pés, consequentes a fenômenos embólicos. Outra alteração cutânea típica são os nódulos de Osler – nódulos subcutâneos eritematosos e dolorosos que se desenvolvem nas polpas digitais e partes proximais dos dedos, sendo sua patogênese mais relacionada com a deposição de complexos imunes do que a embolia séptica. A fundoscopia pode mostrar hemorragia retiniana, classicamente oval, com parte central pálida (manchas de Roth), e o exame de urina, micro-hematúria e proteinúria (glomerulonefrite imunomediada). Dor lombar, artralgias e artrites ocorrem com frequência e podem ser confundidas com desordens reumatológicas, uma vez que, na endocardite, também há aumento da velocidade de hemossedimentação e pode haver positivação do fator reumatoide sérico. As manifestações clínicas secundárias à estimulação imunológica se desenvolvem com maior frequência nos quadros subagudos. Não há, entretanto, qualquer manifestação clínica patognomônica da endocardite infecciosa.

O desprendimento de fragmentos das vegetações cardíacas pode gerar eventos embólicos na periferia vascular. As complicações mais temidas são as embolias para o sistema nervoso central (SNC) que podem ocorrer em 20 a 40% dos pacientes com endocardite (Mylonakis e Calderwood, 2001). As alterações anatômicas incluem infarto cerebral, aneurismas micóticos, abscessos, hemorragia intraparenquimatosa ou subaracnoide e meningite. Deve-se ter atenção a sintomas neurológicos como déficits focais, ataxia, crise convulsiva ou confusão mental que, por vezes, são o motivo da primeira consulta médica do paciente com endocardite. O início precoce do tratamento antibiótico reduz o risco de embolização, entretanto, pacientes hospitalizados em tratamento por endocardite que apresentem sinais ou sintomas neurológicos, cefaleia intensa ou focal, devem ser submetidos a exames de imagem do SNC (tomografia ou ressonância magnética ou angiorressonância) para pesquisa de eventos isquêmicos, hemorrágicos ou aneurismas micóticos. Este tipo de aneurisma geralmente é precedido de embolização séptica, que pode não ser clinicamente evidente. A infecção dissemina-se pela parede vascular arterial, permitindo o desenvolvimento do aneurisma, que, às vezes, é detectado somente após as primeiras semanas de tratamento antibiótico, quando o quadro infeccioso está aparentemente sendo controlado. Outros órgãos podem ser afetados por embolizações vasculares como os rins, baço, fígado e as artérias ilíacas ou mesentéricas. Quando a endocardite ocorre nas valvas tricúspide ou pulmonar pode haver embolia séptica para a circulação pulmonar gerando tosse, dispneia e infiltrados focais à radiografia de tórax ou abscessos pulmonares. Embolizações esplênicas são frequentes e geralmente causam dor abdominal no quadrante superior esquerdo ou dor pleurítica podendo gerar abscessos esplênicos que perpetuam a febre mesmo em vigência de antibioticoterapia. Dor em região lombar ou em flancos pode sugerir infarto renal; algumas vezes ocorre apenas micro ou macro-hematúria e deve-se diferenciá-la da glomerulonefrite focal. Entretanto a causa mais comum de insuficiência renal em pacientes com endocardite é a instabilidade hemodinâmica ou a toxicidade gerada pelo tratamento antibimicrobiano (especialmente os aminoglicosídios).

▸ Avaliação diagnóstica

A endocardite deve ser suspeitada em todo paciente que se apresente com febre há mais de 7 dias e sopro cardíaco. No entanto, a diversidade de sintomas e de apresentações clínicas impede a definição de um quadro clínico diagnóstico, devendo-se lançar mão de exames complementares para elevar sua sensibilidade e especificidade. Os exames laboratoriais de rotina como hemograma e análise bioquímica são menos importantes. A anemia é bastante frequente nos quadros com evolução prolongada, mas o leucograma pode estar pouco alterado; casos agudos podem apresentar leucocitose com desvio à esquerda. As provas de atividade inflamatória como velocidade de hemossedimentação e proteína C reativa encontram-se habitualmente elevadas, porém são inespecíficas. No exame de urina os achados mais comuns são micro-hematúria e proteinúria.

O principal exame diagnóstico é a hemocultura. É muito importante que a coleta de sangue seja realizada para detectar a ocorrência de bacteriemia de natureza contínua (típica da

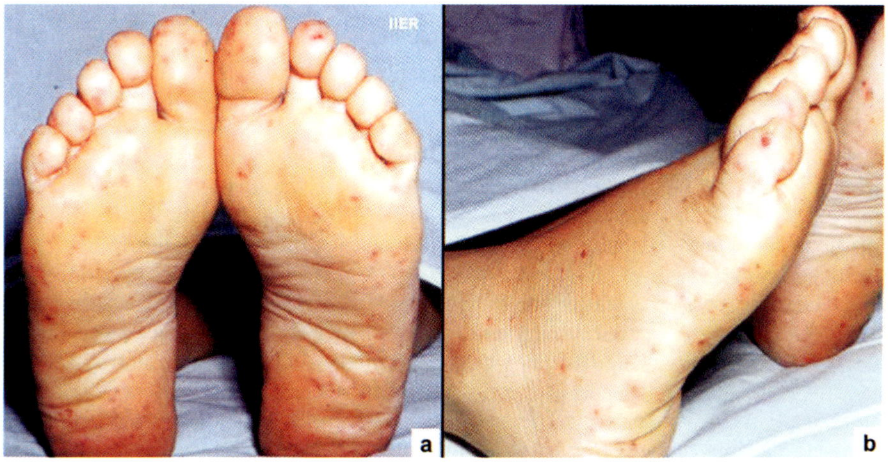

Figura 23.1 Lesões petequiais em paciente com endocardite por *Staphylococcus aureus* (foto cedida pelo Instituto de Infectologia Emílio Ribas).

endocardite), com técnica adequada para minimizar o risco de contaminação da amostra. Desta maneira, sugere-se que sejam colhidos três pares de hemoculturas (meio aeróbio e anaeróbio) com punções venosas periféricas independentes, sob cuidados de higienização da pele com antissépticos e preferencialmente antes da introdução de antibióticos. Em pacientes adultos, deve-se coletar 10 mℓ de sangue por frasco, não sendo recomendada a coleta por aspiração de cateteres pelo risco de contaminação da amostra. Não há diferença quanto à sensibilidade para sangue arterial ou venoso. O intervalo de tempo ideal entre as coletas das hemoculturas não está precisamente definido na literatura; sugere-se intervalo de 30 a 60 min, mas este pode ser reduzido nos casos agudos com apresentação grave pela urgência do início da terapia antibiótica.

Cinco a 7 dias de incubação nos sistemas automatizados de hemocultura são em geral suficientes para isolar a maioria dos microrganismos. Caso não haja crescimento bacteriano até as primeiras 72 h, o laboratório deve ser informado da suspeita clínica de endocardite para prolongar o tempo de incubação e realizar subculturas terminais em meios enriquecidos. Isto pode ser especialmente vantajoso caso sejam utilizados sistemas de cultivo de sangue não automatizados e/ou para o isolamento de bactérias como *Brucella* spp., *Abiotrophia* spp., *Fracisella tularensis*, entre outros.

O "padrão-ouro" para diagnóstico da endocardite infecciosa é o exame direto histopatológico ou a análise microbiológica das vegetações obtidas cirurgicamente ou por necropsia. Deste modo, foram propostos critérios diagnósticos com objetivo de torná-lo mais precoce e uniforme para estudos epidemiológicos e clínicos (Von Reyn *et al.*, 1981; Durack *et al.*, 1994). Em 1981, Von Reyn *et al.*, do Beth Israel Hospital, sugeriram uma classificação conforme a qualificação diagnóstica: endocardite provável, possível ou rejeitada. Em 1994, Durack *et al.* (Duke University) redefiniram os critérios diagnósticos de endocardite, agregando o exame de imagem ecocardiográfica aos dados clínicos e laboratoriais. Estes critérios foram validados por estudos subsequentes (Nettles *et al.*, 1997; Sekeres *et al.*, 1997; Habib *et al.*, 1999; Perez-Vazquez *et al.*, 2000) e denominados "*Critérios de Duke*", sendo que algumas modificações foram propostas recentemente (Li *et al.*, 2000) (Tabela 23.1).

Tabela 23.1 Critérios de Duke para o diagnóstico de endocardite modificados por Li *et al.* (2000). Modificações propostas em negrito.

CRITÉRIOS MAIORES

Hemoculturas
- Duas hemoculturas positivas para microrganismos típicos: *S. viridans*, *S. bovis*, bactérias grupo HACEK, ***S. aureus*, ou enterococo de origem comunitária na ausência de foco primário**#
  - Bacteriemia persistente definida como 2 hemoculturas colhidas com intervalo > 12 h, ou positiva em 3 de 3 hemoculturas ou maioria de 4 ou mais hemoculturas (intervalo maior que 1 h entre as culturas)
- **Cultura positiva para *Coxiella burnetii* ou sorologia positiva com títulos antifase I > 1/800**

Envolvimento endocárdico
- Ecocardiograma positivo (**ecocardiograma transesofágico é recomendado em pacientes com prótese valvar, pacientes classificados como endocardite possível por critérios clínicos, ou endocardite com abscesso perivalvar; ecocardiograma transtorácico é recomendado como primeira opção para os demais pacientes**): massa oscilante intracardíaca aderida à valva, ao trajeto de jatos de regurgitação, a material implantável na ausência de outra explicação anatômica ou abscesso ou deiscência nova de prótese valvar
- Nova regurgitação valvar (alteração de sopro não é suficiente)

CRITÉRIOS MENORES&
- Uso de droga ilícita IV ou cardiopatia predisponente
- Temperatura ≥ 38,0°C
- Fenômeno vascular: embolia arterial, infarto séptico pulmonar, aneurisma micótico, hemorragia intracraniana, hemorragia conjuntival, lesões de Janeway
- Fenômeno imunológico: glomerulonefrite, nódulos de Osler, manchas de Roth ou fator reumatoide positivo
- Evidência microbiológica: hemocultura positiva sem critério maior (**excluindo estafilococo coagulase-negativo em apenas uma hemocultura**) ou evidência sorológica de infecção ativa por microrganismo compatível com endocardite

Endocardite definida
- Presença de 2 critérios maiores, ou 1 maior + 3 menores, ou 5 menores
- Vegetação ou abscesso intracardíaco com evidência histológica de endocardite ativa ou demonstração direta de microrganismo em vegetação, abscesso ou êmbolo.

Endocardite possível¶
- Presença de 1 critério maior e 1 critério menor, ou 3 menores

Endocardite rejeitada
- Diagnóstico claro de outro foco infeccioso ou remissão completa dos sinais com menos de 4 dias de tratamento, ou ausência de evidências anatomopatológicas de endocardite em cirurgia ou necropsia com menos de 4 dias de tratamento antibiótico
- Não preenche os critérios acima

Critério de Duke original: "..., enterococos ou S. aureus de origem comunitária."
& O Critério Duke original – "ecocardiograma consistente com alteração valvar, mas que não preenche critério maior" – foi excluído.
¶ Critério de Duke original: "achados consistentes com endocardite que não preenchem critérios de endocardite definida, mas não são rejeitados."

O ecocardiograma é um exame essencial na investigação de um caso suspeito de endocardite. Além da detecção de vegetações, que têm importante valor diagnóstico, este exame também é relevante na investigação de complicações como presença de abscessos, deiscência da prótese valvar, novas regurgitações, fístulas, aneurismas ou perfurações de folhetos. A persistência de febre durante o tratamento da endocardite ou a progressão das alterações do ritmo cardíaco, por exemplo, podem sugerir a formação de abscessos e devem ser investigadas com ecocardiografia. O ecocardiograma transtorácico (ETT) é um exame rápido, não invasivo, com boa sensibilidade para vegetações, especialmente quando ocorrem nas valvas do lado direito do coração. A obesidade, a doença pulmonar obstrutiva crônica e as deformidades da parede torácica podem comprometer a qualidade da imagem do ETT. Uma alternativa é a realização do ecocardiograma transesofágico (ETE), que tem maior sensibilidade que o ETT, especialmente para investigação de endocardite em próteses valvares e na avaliação da extensão perivalvar da infecção. Devido ao caráter invasivo e maior custo do ETE, habitualmente a avaliação inicial do paciente com suspeita de endocardite é realizada por meio do ETT, sendo o ETE solicitado quando a imagem transtorácica é tecnicamente inadequada ou se persiste elevada suspeita da doença com ETT negativo. Sugere-se o uso do ETE como primeiro exame quando há suspeita de endocardite em prótese valvar ou suspeita de complicações cardíacas (abscesso perivalvar). Caso o ETE seja negativo e persista a suspeita de endocardite, sugere-se que ele seja repetido dentro de até 7 dias.

Quando disponível, o exame anatomopatológico do tecido valvar define o diagnóstico de endocardite e/ou até seu agente etiológico. A lesão característica da endocardite é a vegetação (Figura 23.2), que pode medir de poucos milímetros até alguns centímetros, podendo ser bastante corrosiva, levando a perda de substância, com perfurações da valva e/ou ruptura de cordas. O exame histológico da vegetação revela fibrina, leucócitos, plaquetas e bactérias. Infecções agudas costumam apresentar necrose, maior número de neutrófilos e colônias de bactérias, enquanto as endocardites com evolução subaguda apresentam-se com um infiltrado inflamatório mononuclear e menor número de bactérias (especialmente se o paciente já estiver em tratamento com antibióticos), associado a fibrose do folheto valvar, calcificação e neovascularização. Nas próteses valvares mecânicas, o processo infeccioso se desenvolve preferencialmente no tecido perivalvar, podendo ocasionar fístulas paravalvares ou abscessos; a estrutura valvar não é destruída pela endocardite, embora possa apresentar disfunção ou até soltura da prótese. De outro modo, os folhetos das próteses valvares biológicas são sujeitos a deterioração pelo processo infeccioso, com risco de ruptura ou perfuração. O exame histológico com coloração de hematoxilina-eosina (HE) (Figura 23.3) não permite investigação microbiológica adequada, sendo necessário pesquisa direta de bactérias no tecido valvar. Esta é em geral realizada por colorações histoquímicas no tecido, tais como Brown-Brenn (melhor para gram-positivos) ou Brown-Hopps (melhor para gram-negativos), similares à técnica de Gram de esfregaços diretos. Embora hifas de fungos possam ser observadas na coloração de HE, casos suspeitos de endocardite fúngica ou sem diagnóstico etiológico devem ser examinados especificamente pelos métodos de impregnação da prata, tais como a técnica de Grocott.

A importância da *Bartonella* spp. e *Coxiella burnetii* nas endocardites foi descrita anteriormente e seu diagnóstico pode ser rapidamente obtido pela técnica de imunofluorescência indireta com sensibilidade e especificidade satisfatórias (Watkin *et al.*, 2003). A sorologia pode também contribuir para o diagnóstico de endocardite por outros microrganismos como *Brucella* spp., *Chlamydia* spp., *Legionella* spp. ou *Micoplasma* spp.

Além das hemoculturas e sorologias, o cultivo do tecido valvar ou de êmbolos sépticos removidos cirurgicamente pode revelar o microrganismo causal. A técnica de biologia molecular tem se mostrado promissora como método auxiliar no diagnóstico microbiológico, podendo ser aplicada no tecido valvar (Lisby *et al.*, 2002), com acurácia reduzida, entretanto, em sangue periférico. Há interesse especial na utilização deste método na investigação de casos de endocardite com hemoculturas negativas pelo uso de antibióticos ou para detectar microrganismos de difícil cultivo como *Tropheyma whipplei* ou *Bartonella* spp. (Wilck *et al.*, 2001; Goldenberger *et al.*, 1997; Houpikian e Raoult, 2002).

▸ Tratamento

O tratamento da endocardite infecciosa fundamenta-se primordialmente na terapia antibiótica de alta potência com o objetivo final de erradicar os microrganismos contidos na vegetação. Esse microambiente favorece a perpetuação da infecção por bactérias ou fungos, pois são menos expostos à resposta imune celular e humoral do hospedeiro e há dificuldade para os antibióticos atingirem concentrações efetivas no seu interior.

O tratamento antimicrobiano ideal seria aquele com alta atividade microbicida, administrado por via venosa e em doses e a intervalos que permitam atingir níveis séricos elevados de forma constante e por período de tempo prolongado. Na prática clínica, entretanto, enfrentam-se problemas quanto à toxicidade de antibióticos, à resistência bacteriana e à necessidade de tratamento cirúrgico combinado por condições cardíacas ou de complicações sépticas a distância. Devido à ocorrência esporádica da endocardite, a maioria dos esquemas terapêuticos atuais foi avaliada em modelo experimental em animais ou por estudos clínicos observacionais.

Na maioria dos casos, o tratamento antimicrobiano da endocardite aguda deve ser empírico, iniciado antes da identificação do microrganismo na hemocultura e da definição do seu perfil de sensibilidade. Algumas informações clínicas são relevantes para a escolha terapêutica, tais como uso de drogas ilícitas intravenosas, presença de prótese valvar e tempo após o implante, hospitalizações prévias, bacteriemias ou endocardites prévias. Uma sugestão para a cobertura antibiótica empírica é apresentada na Tabela 23.2. Os pacientes com maior risco e que merecem antibioticoterapia imediatamente após a coleta das primeiras hemoculturas são aqueles que se apresentam com quadro de sepse, disfunção valvar grave, suspeita de evento embólico ou abscesso perivalvar. Nos pacientes que fizeram uso de antibiótico antes do diagnóstico de endocardite e que se apresentam com endocardite subaguda de baixo risco para complicações ou sepse, é possível aguardar os primeiros dias de incubação das hemoculturas, e, caso permaneçam negativas, iniciar então antibioticoterapia empírica após coleta de novas amostras.

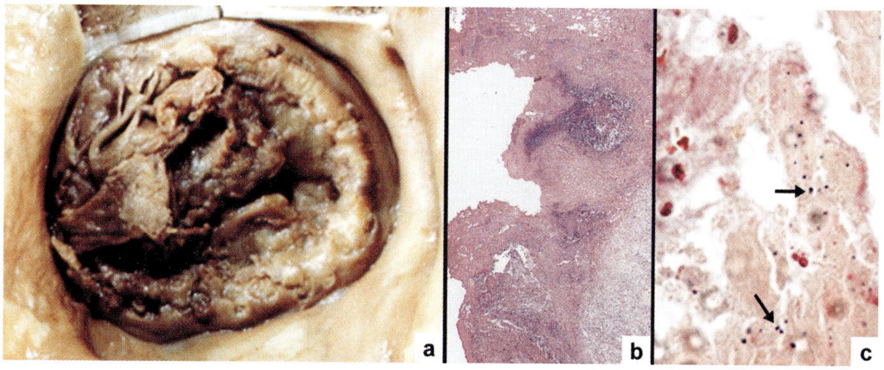

Figura 23.2 Endocardite aguda bacteriana em bioprótese. Paciente masculino, 25 anos, submetido à troca valvar por estenose mitral reumática. **A.** Aspecto macroscópico: face atrial da prótese com vegetação exuberante sobre os folhetos, ocluindo totalmente a prótese. **B.** Na histologia: vegetação constituída por exsudato fibrinoleucocitário (hematoxilina-eosina × 2,5). **C.** Em grande aumento, coloração específica para bactérias demonstrando a presença de inúmeros cocos gram-positivos (setas) (Brown-Hopes × 100 oil) (imagens cedidas pela Dra. Jussara B. Castelli, Laboratório de Anatomia Patológica do InCor, HCFMUSP).

Tabela 23.2 Sugestão para tratamento antimicrobiano empírico nas endocardites com culturas negativas em adultos.

Situação	Antibioticoterapia	Duração/semanas
Valva nativa ou prótese valvar implantada há mais de 12 meses	Pen G cristalina 3 a 4 milhões 6 vezes/24 h + oxacilina 2 g 6 vezes/24 h +	4 a 6
	gentamicina 1 mg/kg 3 vezes/24 h	2
Prótese valvar implantada há menos de 12 meses	Vancomicina 15 mg/kg 2 vezes/24 h + rifampicina 300 mg 3 vezes/24 h +	6
	gentamicina 1 mg/kg 3 vezes/24 h	2 a 4

Entre os estreptococos do grupo *viridans* observa-se a emergência de cepas com suscetibilidade diminuída a penicilina e a outros betalactâmicos por redução na afinidade de proteínas de membrana ligadoras da penicilina. A determinação da concentração inibitória mínima (CIM) deste grupo bacteriano auxilia na escolha do esquema terapêutico (Tabela 23.3). Eles são em geral classificados como sensíveis à penicilina (CIM $\leq$ 0,1 mg/ℓ), com resistência intermediária (CIM > 0,1 até 0,5 mg/ℓ) ou alta resistência à penicilina (CIM $\geq$ 0,5 mg/ℓ). A endocardite por estreptococos sensíveis é tratada habitualmente com a combinação de penicilina e um aminoglicosídio por 2 semanas e manutenção da penicilina por mais 14 dias. Embora o sinergismo das penicilinas com aminoglicosídios permita a redução do tempo de tratamento para 2 semanas, sua eficácia não foi testada adequadamente entre pacientes com choque séptico, complicações (abscesso, embolização) ou presença de prótese valvar (Graham e Gould, 2002). Pacientes idosos ou com alteração da função renal e endocardite não complicada podem ser tratados com penicilina por 4 semanas sem associação de aminoglicosídio. Embora não tenha sido devidamente estudado em endocardite, outra estratégia para minimizar o risco renal é o uso do aminoglicosídio em dose única diária (Hoen, 2002). Este esquema posológico tem sido preferido para pacientes de risco renal e com endocardite sem complicação. Para estreptococos com sensibilidade intermediária à penicilina é utilizada a associação de aminoglicosídio com doses mais altas de penicilina. O tratamento para estreptococos com alta resistência à penicilina não está estabelecido e se recomenda o uso de penicilina em altas doses (até 30 milhões de UI/dia em adultos) associada a aminoglicosídio. Variantes nutricionais dos estreptococos foram reunidas no gênero *Abiotrophia* e apresentam suscetibilidade reduzida a penicilina e cefalosporinas de terceira geração. Há pouca experiência clínica e seu tratamento tem sido realizado com penicilina mais aminoglicosídio ou vancomicina por 4 semanas (Hsiu-Hao *et al.*, 2002).

Os enterococos são resistentes às cefalosporinas e apresentam menor sensibilidade às penicilinas. O tratamento das endocardites por enterococo com monoterapia com penicilina, ampicilina ou glicopeptídios (vancomicina e teicoplanina) mostrou-se insuficiente e a combinação com aminoglicosídios é parte importante deste tratamento, aumentando a atividade bactericida. A escolha dos antibióticos deve ser ajustada de acordo com o perfil de sensibilidade para as penicilinas, aminoglicosídios e glicopeptídios; há preferência para ampicilina ou penicilina em cepas sensíveis. A resistência à gentamicina sugere também resistência aos demais aminoglicosídios, exceto à estreptomicina, embora todos devam ser testados individualmente. A associação de um antibiótico de ação na parede celular (penicilina, ampicilina ou glicopeptídio) com um aminoglicosídio é necessária por pelo menos 4 semanas nas endocardites por enterococos, devendo ser estendida até a sexta semana nas endocardites em próteses, complicadas com abscessos ou com quadro clínico com mais de 3 meses de duração (Wilson, 1998).

Staphylococci aureus que causam endocardite comunitária em valva nativa são, em sua maioria, sensíveis à oxacilina. Nesses

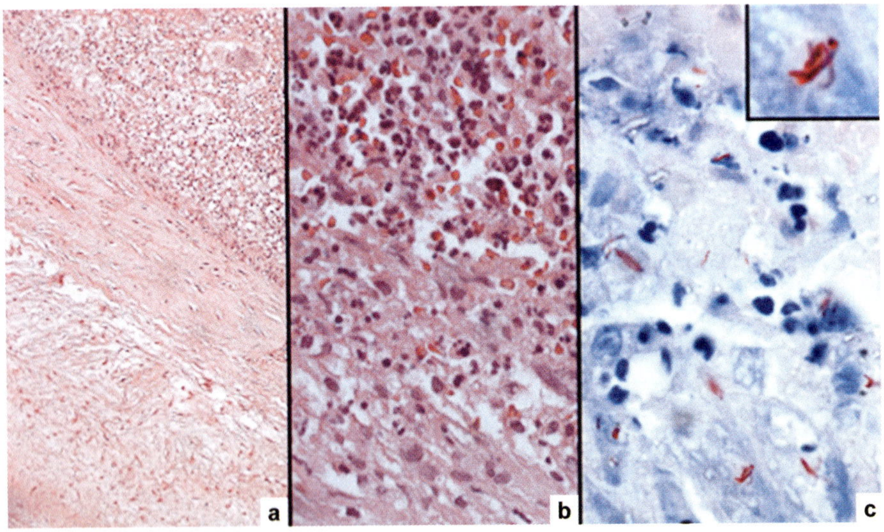

Figura 23.3 Histologia de bioprótese com endocardite aguda por micobactérias. **A.** Pequeno aumento mostrando grande vegetação fibrinoleucocitária acometendo o folheto protético (hematoxilina-eosina (HE) × 10). **B.** Grande aumento da vegetação mostrando em detalhes numerosos neutrófilos e fibrina compondo a lesão (HE × 40). **C.** Coloração específica para detecção de agentes infecciosos com álcool-acidorresistência evidenciando numerosos bacilos presentes (micobactérias), observadas em maior detalhe no canto superior direito (Ziehl-Neelsen × 10 oil) (imagens cedidas pela Dra. Jussara B. Castelli, Laboratório de Anatomia Patológica do InCor, HCFMUSP).

Tabela 23.3 Tratamento antimicrobiano para os principais agentes infecciosos das endocardites infecciosas em adultos.

	Valva nativa		Valva Protética	
Microrganismo	**Antibiótico**	**Semanas**	**Antibiótico**	**Semanas**
Estreptococos do grupo *viridans* e *Streptococcus bovis* sensíveis à penicilina (CIM ≤ 0,1 mg/ℓ)	Pen G cristalina 2 a 3 milhões 6 vezes/24 h ou ceftriaxona 2 g/24 h	4	Pen G cristalina 2 a 3 milhões 6 vezes/24 h ou ceftriaxona 2 g/24 h	6
	± gentamicina 1 mg/kg 3 vezes/24 h	2	+ gentamicina 1 mg/kg 3 vezes/24 h	2
	Ou			
	Pen G cristalina 2 a 3 milhões 6 vezes/24 h ou ceftriaxona 2 g/24 h	2		
	+ Gentamicina 1 mg/kg 3 vezes/24 h	2		
Estreptococos do grupo *viridans* e *Streptococcus bovis* com sensibilidade intermediária à penicilina (CIM > 0,1 a 0,5 mg/ℓ)	Pen G cristalina 3 a 4 milhões 6 vezes/24 h	4 a 6	Pen G cristalina 3 a 4 milhões 6 vezes/24 h	6
	+ gentamicina 1 mg/kg 3 vezes/24 h	2	+ gentamicina 1 mg/kg 3 vezes/24 h	2 a 4
Estreptococos do grupo *viridans* e *Streptococcus bovis* CIM ≥ 0,5 mg/ℓ ou *Abiotrophia* spp.	Pen G cristalina 4 a 5 milhões 6 vezes/24 h	4 a 6	Pen G cristalina 4 a 5 milhões 6 vezes/24 h	6
	+ gentamicina 1 mg/kg 3 vezes/24 h, ou	4 a 6	+ gentamicina 1 mg/kg 3 vezes/24 h	6
	vancomicina 15 mg/kg 2 vezes/24 h	4 a 6		
Enterococos (avaliar perfil de sensibilidade)	Pen G cristalina 3 a 4 milhões 6 vezes/24 h + gentamicina 1 mg/kg 3 vezes/24 h, ou	4 a 6	Pen G cristalina 3 a 4 milhões 6 vezes/24 h + gentamicina 1 mg/kg 3 vezes/24 h, ou	6
	ampicilina 2 g 6 vezes/24 h + gentamicina 1 mg/kg 3 vezes/24 h, ou	4 a 6	ampicilina 2 g 6 vezes/24 h + gentamicina 1 mg/kg 3 vezes/24 h, ou	6
	vancomicina 15 mg/kg 2 vezes/24 h + gentamicina 1 mg/kg 3 vezes/24 h	4 a 6	vancomicina 15 mg/kg 2 vezes/24 h + gentamicina 1 mg/kg 3 vezes/24 h	6
HACEK	Ceftriaxona 2 g/24 h	4	Ceftriaxona 2 g/24 h	6
Estafilococos sensíveis à oxacilina	Oxacilina 2 g 6 vezes/24 h	4 a 6	Oxacilina 2 g 6 vezes/24 h	6
	± gentamicina 1 mg/kg 3 vezes/24 h	3 a 5 dias iniciais	+ rifampicina 300 mg 3 vezes/24 h + gentamicina 1 mg/kg 3 vezes/24 h	2
Estafilococos resistentes à oxacilina	Vancomicina 15 mg/kg 2 vezes/24 h	4 a 6	Vancomicina 15 mg/kg 2 vezes/24 h +	6
	± gentamicina 1 mg/kg 3 vezes/24 h	3 a 5 dias iniciais	rifampicina 300 mg 3 vezes/24 h + gentamicina 1 mg/kg 3 vezes/24 h	2 a 4

Adaptado de ESC guidelines (2009); Mylonakis e Calderwood (2001).

casos, combinação com aminoglicosídio pode ter um benefício potencial de acelerar a erradicação dos estafilococos na vegetação e no sangue, mas não há evidência clínica de que melhore a evolução clínica ou diminua o risco de complicações. O uso dessa associação (aminoglicosídio/oxacilina) é sugerido por até 5 dias, pela nefrotoxicidade (Horstkotte *et al.*, 2004). Isso é válido também para endocardites por estafilococos resistentes à oxacilina quando o fármaco de escolha é a vancomicina. Caso seja identificado um estafilococo sensível à oxacilina em um paciente sob tratamento empírico com vancomicina, esta deve ser substituída pela oxacilina devido ao seu maior poder bactericida.

As endocardites em prótese valvar causadas por *S. aureus* têm alta mortalidade e o tratamento é feito com associação de três antibióticos (oxacilina ou vancomicina + aminoglicosídio + rifampicina) e indicação de cirurgia de substituição valvar precoce. A rifampicina tem especial atividade antiestafilocócica quando a infecção está relacionada com próteses, mas há alto risco de emergência de cepas resistentes se usada isoladamente. A combinação betalactâmico ou vancomicina com aminoglicosídio reduz a possibilidade de emergência de resistência do estafilococo à rifampicina e alguns autores sugerem ainda que esta deva ser agregada ao esquema poucos dias após o início do tratamento. Como a rifampicina deve ser mantida durante todo o tempo de tratamento é necessária a avaliação periódica das enzimas hepáticas (risco de hepatotoxicidade) e interação com outros fármacos. Nos casos em que o *S. aureus* apresenta concentração inibitória mínima (MIC) elevada para vancomicina (> 1,5 a 2 μg/mℓ), deve-se utilizar outra classe de fármacos para o tratamento, como daptomicina (Fowler *et al.*, 2006).

A detecção de cocos gram-positivos no tecido valvar pelo exame histológico após uma cirurgia de troca por endocardite não pode servir como parâmetro único para decisão de prolongar o tempo de tratamento, já que bactérias mortas podem persistir por longos períodos em uma vegetação estéril (Morris *et al.*, 2003). De outra forma, o crescimento bacteriano a partir de cultura da vegetação/tecido valvar ou achado de infecção ativa sugere a viabilidade das bactérias, devendo-se estender a duração da antibioticoterapia.

O antibiótico de escolha para o tratamento das endocardites causadas por bactérias do grupo HACEK são as cefalosporinas de terceira geração (preferencialmente ceftriaxona). Devido à possibilidade de resistência e nefrotoxicidade, a ampicilina combinada com aminoglicosídios por 4 semanas é uma segunda opção e requer o conhecimento da sensibilidade à ampicilina.

Endocardites fúngicas (Figura 23.4) apresentam alta mortalidade e elevados índices de recidiva. A anfotericina B ou suas formulações lipídicas permanecem como melhor opção terapêutica associada à cirurgia precoce de substituição valvar. A manutenção de antifúngico oral por longos períodos é sugerida para pacientes tratados que não puderam realizar substituição valvar pelo risco cirúrgico ou por dificuldades técnico-cirúrgicas, e até mesmo nos pacientes que trocaram a valva infectada, pelo alto risco de recidiva desta infecção (Pierrotti e Baddour, 2002; Ellis *et al.*, 2001).

Tratamento cirúrgico

A indicação e o momento ideal para a realização do tratamento cirúrgico das endocardites e suas complicações podem ser decisivos para a sobrevida do paciente ou prevenção de recidivas. A cirurgia é necessária em pelo menos 30% dos casos com endocardite ativa e em outros 20 a 40% depois do tratamento (ESC Guidelines, 2009). Muitas vezes a indicação cirúrgica não é tão clara, e a decisão é tomada por um entendimento entre o infectologista, cardiologista e cirurgião cardíaco.

As principais situações nas quais o tratamento cirúrgico das endocardites é indicado são apresentadas a seguir.

▸ **Insuficiência cardíaca congestiva moderada a grave (classe III ou IV da NYHA).** É a indicação mais frequente para cirurgia cardíaca em endocardite. A insuficiência cardíaca pode se desenvolver pelo surgimento ou por progressão da disfunção valvar preexistente. A regurgitação na valva aórtica pode progredir, causando insuficiência cardíaca mais rapidamente que na mitral. Disfunção grave da valva pode instalar-se agudamente por ruptura de cordas, perfuração de folhetos, deiscência da prótese ou formações de fístulas no miocárdio, exigindo cirurgia cardíaca rapidamente.

▸ **Extensão perivalvar da infecção.** Com a formação de abscessos, fístulas ou ruptura de uma ou mais válvulas ocorre com maior frequência em endocardites na valva aórtica ou em próteses e merece tratamento cirúrgico. O ecocardiograma transesofágico tem sensibilidade superior ao transtorácico (Choussat *et al.*, 1999) na detecção desta complicação. Um novo distúrbio de condução cardíaca encontrado ao eletrocardiograma (p. ex., bloqueio A-V) tem elevada especificidade, porém sensibilidade menor que 50% (Blumberg *et al.*, 1995), indicando disseminação local da infecção, o que pode levar a cirurgia de urgência.

▸ **Endocardites com embolizações recorrentes ou evidências de infecção persistente.** Caracterizam-se por febre e bacteriemia documentada, que persistem durante os primeiros 10 a 14 dias de tratamento antibiótico, e também se beneficiam do tratamento cirúrgico. Esta condição é frequentemente citada como falha do tratamento etiológico.

▸ **Endocardites precoces em próteses valvares.** São tradicionalmente tratadas com antibióticos associados a troca valvar pelo risco de recrudescência da infecção ou da formação de abscessos perivalvares. Isto é especialmente válido nas infecções por *Staphylococcus aureus*. Já as endocardites que ocorrem após os primeiros 12 meses do implante da prótese valvar têm como etiologia mais comum microrganismos menos patogênicos (p. ex., estreptococos do grupo *viridans* ou enterococos) e pode-se considerar o tratamento conservador nos casos não complicados.

▸ **Endocardites causadas por microrganismos de difícil tratamento.** Estes podem ser fungos *(Candida* spp. ou *Aspergilus* spp.*), Brucella* spp. ou *Staphylococcus lugdunensis*. Habitualmente requerem tratamento cirúrgico associado.

▸ **Obstrução mecânica.** Ocorre em prótese valvar pela vegetação. É indicação de cirurgia de urgência.

Os resultados da cirurgia precoce têm melhorado na última década. Eles dependem principalmente do quadro clínico pré-operatório do paciente, do tipo de lesão (valva nativa ou prótese, ausência ou presença de lesões paravalvares), do microrganismo e da experiência da equipe cirúrgica (Delahaye *et al.*, 2002).

▸ Prevenção de endocardite

Com o intuito de tentar prevenir casos de endocardite, a American Heart Association (AHA) tem publicado recomendações específicas para o uso de antimicrobianos em pacientes com risco de endocardite devido a lesões cardíacas e extracardíacas que sejam submetidos a procedimentos que causam trauma às

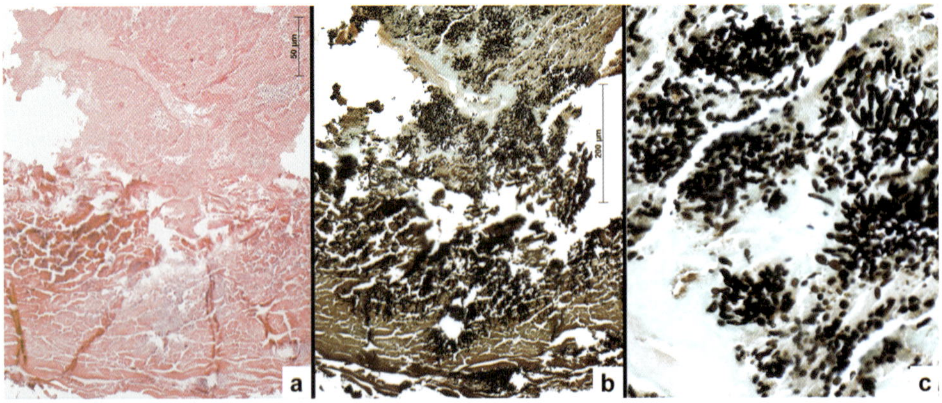

Figura 23.4 Endocardite fúngica por *Candida* sp. **A.** Histologia em pequeno aumento mostra grande vegetação valvar (hematoxilina-eosina × 20). **B.** Técnica específica para detecção de fungos por impregnação pela prata, revelando a presença de numerosas hifas e esporos fúngicos, com padrão morfológico consistente com *Candida* (Grocott × 20). **C.** Grande aumento da lâmina anterior mostrando o aspecto fúngico em detalhes, com a presença de esporos e hifas com pseudosseptação (Grocott × 40) (imagens cedidas pela Dra. Jussara B. Castelli, Laboratório de Anatomia Patológica do InCor, HCFMUSP).

mucosas (Wilson *et al.*, 2007). Estudos recentes indicam que a maioria dos casos é, na verdade, causada por bacteriemias transitórias que ocorrem naturalmente com atividades quotidianas, como escovar os dentes ou mastigação. Não existem estudos prospectivos, randomizados, placebo-controlados de eficácia de profilaxia antibiótica para endocardite em procedimentos dentários. No entanto, alguns casos confirmados são relacionados com procedimentos traumáticos, e podem, potencialmente, ser prevenidos. Assim, ao longo das últimas décadas tais recomendações têm sofrido várias alterações, e, desde a publicação anterior da AHA (1997) foi desaconselhado o uso de antibioticoprofilaxia antes de procedimentos envolvendo trato gastrintestinal (GI) ou geniturinário (GU).

As condições cardíacas elegidas pela AHA para profilaxia antibiótica antes de procedimentos que lesam mucosas são aquelas que determinam alto risco de aquisição de endocardite, e apresentam risco aumentado de desfecho desfavorável da endocardite (Tabela 23.4). Consideramos que pacientes com valvopatia reumática com refluxo moderado ou importante deveriam também deveriam ser incluídos para profilaxia, condição ainda muito prevalentes em nosso país. Os procedimentos em que a profilaxia antibiótica é recomendada para pacientes com condições cardíacas de risco para endocardite são apresentados na Tabela 23.5, e os esquemas antibióticos na Tabela 23.6.

Tabela 23.4 Condições cardíacas de alto risco de endocardite e desfecho desfavorável em que a profilaxia com antibióticos é recomendada antes de procedimentos dentários.

1) Próteses valvares
2) Endocardite prévia
3) Cardiopatias congênitas:
   - Cianóticas não corrigidas, incluindo *shunts* e condutos paliativos
   - Cianóticas não corrigidas, incluindo *shunts* e condutos paliativos
   - Com correção completa com prótese ou dispositivo nos primeiros 6 meses após procedimento (período de endotelização)
   - Corrigida com defeitos residuais locais ou adjacentes a retalhos ou dispositivos prostéticos (inibem a endotelização)
4) Receptores de transplante cardíaco com valvopatias
5) Valvopatia reumática crônica (?)

Tabela 23.5 Procedimentos invasivos com indicação de profilaxia antibiótica para endocardite em pacientes de risco.

1) Procedimento dentário:
   - Manipulação de gengivas
   - Manipulação periapical dos dentes
   - Perfuração das mucosas
   - Não é indicada em anestesia em tecido não infectado, colocação, ajuste ou retirada de próteses e dispositivos ortodônticos, perda da primeira dentição ou trauma aos lábios e mucosa oral
2) Procedimentos em trato respiratório
   - Amigdalectomia, adenoidectomia e procedimentos que envolvem incisão ou biopsia da mucosa respiratória
   - Broncoscopia quando houver perspectiva de biopsia
3) Procedimentos em trato gastrintestinal ou geniturinário
   - Profilaxia não é recomendada rotineiramente para tais procedimentos, inclusive endoscopia digestiva alta ou colonoscopia (não há estudos que a indiquem ou justifiquem)
   - Os pacientes colonizados que serão submetidos à manipulação de trato GI/GU: tratar antes do procedimento

Tabela 23.6 Profilaxia antibiótica para procedimentos invasivos orais ou de trato respiratório com indicação.

Situação	Antibiótico	Dose única 30 a 60 min antes do procedimento – Adultos	Dose única 30 a 60 min antes do procedimento – Crianças
Oral	Amoxilina	2 g	50 mg/kg
Sem condições de ingestão oral	Ampicilina ou cefazolina ou ceftriaxona	2 g IM ou IV 1 g IM ou IV	50 mg/kg IM ou IV 50 mg/kg IM ou IV
Alergia à penicilina – uso oral	Cefalexina* ou clindamicina ou azitromicina ou claritromicina	2 g 600 mg 500 mg	50 mg/kg 20 mg/kg 15 mg/kg
Alergia à penicilina e sem condições de ingestão oral	Cefazolina ou ceftriaxona ou clindamicina	1 g IM ou IV 600 mg IM ou IV	50 mg/kg ou IV 20 mg/kg ou IV

IM = intramuscular; IV = intravenosa.
*Não utilizar em pacientes com história de alergia grave às penicilinas

Médicos e dentistas devem ter em mente que a manutenção da higiene e saúde bucal em pacientes com valvopatia crônica pode ser uma medida mais eficaz em reduzir a incidência de bacteriemias e, consequentemente, de endocardite do que a profilaxia de antibióticos pré-procedimentos dentários.

▸ Referências bibliográficas

Aggnihotri AK, McGiffin DC, Galbraith AJ *et al.* The prevalence of infective endocarditis after aortic valve replacement. *J Thorac Cardiovasc Surg.* 110:1708-24, 1995.

Arber N, Militianu A, Ben-Yehuda A *et al.* Native valve Staphylococcus epidermidis endocarditis: report of seven cases and review of the literature *Am J Med.* 90(6):758-62, 1991.

Blumberg EA, Karalis DA, Chandrasekaran K *et al.* Endocarditis-associated paravalvar abscess. Do clinical parameters predict the presence of abscess? *Chest.* 107:898-903, 1995.

Brouqui P, Raoult D. Endocarditis due to rare and fastidious bacteria. *Clin Microbiol Rev.* 14(1):177-207, 2001.

Calderwood SB, Swinski LA, Waternaux CM *et al.* Risk factors for the development of prosthetic valve endocarditis. *Circulation* 72:31-37, 1985.

Chasttre J, Trouillet JL. Early infective endocarditis on prosthetic valves. *Eur Heart J.* 16:32-8, 1995.

Chen SC, Dwyer DE and Sorrell TC. A comparison of hospital and community-acquired infective endocarditis. *Am J Cardiol.* 70(18):1449-52, 1992.

Choussat R, Thomas D, Isnard R *et al.* Perivalvar abscesses associated with endocarditis. *Eur J Infect.* 20:232-41, 1999.

Cicalini S, Forcina G and De Rosa FG. Infective endocarditis in patients with human immunodeficiency virus infection. *J Infect.* 42(4):267-71, 2001.

Dajani AS, Taubert KA, Wilson W *et al.* Prevention of bacterial endocarditis. *JAMA* 277:2794-801, 1997.

Das M, Badley AD, Cockerill FR *et al.* Infective endocarditis caused by HACEK micro-organisms. *Annu Rev Med.* 48:25-33, 1997.

Delahaye F, Hoen B, McFadden E *et al.* Treatment and prevention of infective endocarditis. *Exper Opin. Pharmacother.* 3 (2): 131-45, 2002.

DeWitt DE, Paauw DS. Endocarditis in injection drug users. *Am Fam Physician.* 53(6):2045-9, 1996.

Dossche KM, Defauw JJ, Ernst SM *et al.* Allograft aortic root replacement in prosthetic aortic valve endocarditis. A review of 32 patients. *Ann Thorac Surg.* 63:1644-9, 1997.

Durack DT, Lukes AS and Bright DK. New criteria for diagnosis of infective endocarditis: utilization of specific echocardiographic findings. Duke Endocarditis Service. *Am J Med.* 96(3):200-9, 1994.

Durack DT, Phil D. Prevention of infective endocarditis. *New Eng J Med.* 38-44, 1995.

Edmond MB, Wallace SE, McClish DK *et al.* Nosocomial bloodstream infections in United States hospitals: a three-year analysis. *Clin Infect Dis.* 29:239-44, 1999.

Ellis ME, Al-Abdely A, Sandridge W *et al.* Fungal endocarditis: evidence in the world literature, 1965-1995. *Clin Infect Dis.* Jan 32(1):50-62, 2001.

ESC guidelines. Guidelines on the prevention, diagnosis, and treatment of infective endocarditis (new version 2009): the Task Force on the Prevention, Diagnosis, and Treatment of Infective Endocarditis of the European Society of Cardiology (ESC). *Eur Heart J.* 30(19):2369-413, 2009.

Espersen F, Frimodt-Moller N. *Staphylococcus aureus* endocarditis. A review of 119 cases. *Arch Intern Med.* 146(6):1118-21, 1986.

Fang G, Keys TF, Gentry LO *et al.* Prosthetic valve endocarditis resulting from nosocomial bacteremia. *Ann Intern Med.* 119:560-567, 1993.

Fernandez-Guerrero ML, Herrero L, Bellver M. Nosocomial enterococcal endocarditis: a serious hazard for hospitalized patients with enterococcal bacteremia. *J Intern Med.* 252 (6):510-5, 2002.

Fernandez-Guerrero ML, Verdejo C, Azofra J *et al.* Hospital-acquired infectious endocarditis not associated with cardiac surgery: an emerging problem. *Clin Infect Dis.* 20(1):16-23, 1995.

Figueiredo LT, Ruiz-Junior E and Schirmbeck T. Infective endocarditis (IE) first diagnosed at autopsy: analysis of 31 cases in Ribeirao Preto, Brazil. *Rev Inst Med Trop Sao Paulo.* 43(4):213-6, 2001.

Fournier PE, Lelievre H, Eykyn SL *et al.* Epidemiologic and clinical characteristics of Bartonella quintana and Bartonella henselae endocarditis. A study of 48 patients. *Medicine.* 80:245-51, 2001.

Fowler VG, Boucher HW *et al.* Daptomycin *versus* standard therapy for bacteremia and endocarditis caused by Staphylococcus aureus. *New England Journal of Medicine.* 355(7):653-665, 2006.

Fowler VG Jr, Li J, Corey GR *et al.* Role of echocardiography in evaluation of patients with *Staphylococcus aureus* bacteremia: experience in 103 patients. *J Am Coll Cardiol.* 30(4):1072-8, 1997.

Fowler VG Jr, Sanders LL, Kong LK *et al.* Infective endocarditis due to Staphylococcus aureus: 59 prospectively identified cases with follow-up. *Clin Infect Dis.* 28(1):106-14, 1999.

Freeman R. Prevention of prosthetic valve endocarditis. *J Hosp Infect.* 30:44-53, 1995.

Frontera JA, Gradon JD. Right-side endocarditis in injection drug users: review of proposed mechanisms of pathogenesis. *Clin Infect Dis.* 30(2):374-9, 2000.

Geissdorfer W, Wittmann I, Seitz G *et al.* A case of aortic valve disease associated with Tropheryma whippelii infection in the absence of other signs of Whipple's disease. *Infection.* 29(1):44-7, 2001.

Giamarellou H. Nosocomial cardiac infections. *J Hosp Infect.* 50(2):91-105, 2002.

Goldenberger D, Kunzli A, Vogt P *et al.* Molecular diagnosis of bacterial endocarditis by broad-range PCR amplification and direct sequencing *J Clin Microbiol.* 35(11):2733-9, 1997.

Gordon SM, Serkey JM, Longworth DL *et al.* Early onset prosthetic valve endocarditis: Cleveland Clinic experience 1992-1997. *Ann Thorac Surg.* 69(5):1388-92, 2000.

Graham JC, Gould FK. Role of aminoglycosides in the treatment of bacterial endocarditis. *Journal of Antimicrobial Chemotherapy.* 49:437-444, 2002.

Habib G, Derumeaux G, Avierinos JF *et al.* Value and limitations of the duke criteria for the diagnosis of infective endocarditis. *J Am Coll Cardiol.* 33:2023-9, 1999.

Haddad SH, Arabi YM, Memish ZA *et al.* Nosocomial infective endocarditis in critically ill patients: a report of three cases and review of the literature. *Int J Infect Dis.* 8(4):210-6, 2004.

Harris SL. Definitions and demographic characteristics. In: Kaye D (ed.). *Infective endocarditis.* 2nd edition. New York: Raven Press, 1992.

Hoen B. Special issues in the management of infective endocarditis caused by Gram-positive cocci. *Infect Dis North Am.* 16:437-452, 2002.

Horstkotte D, Follath F, Gutschik E *et al.* Guidelines on prevention, diagnosis and treatment of infective endocarditis executive summary; the task force on infective endocarditis of the European society of cardiology. *Eur Heart J.* 25(3):267-76, 2004.

Horskotte D, Piper C, Niehues R *et al.* Late prosthetic valve endocarditis. *European Heart J.* 16(suppl B):39-47, 1995.

Houpikian P, Raoult D. Diagnostic methods, current best practices and guidelines for identification of difficult-to-culture pathogens in infective endocarditis. *Infect Dis Clin N Am.* 16:377-92, 2002.

Hsiu-Hao C, Chun-Yo L, Hsueh P *et al.* Endocarditis caused by Abiotrophia defectiva in children. *Pediatric Infectious Disease Journal.* 21(7):697-700, 2002.

Ivert TA, Dismukes WE, Coobs CG *et al.* Prosthetic valve endocarditis. *Circulation* 69:223-32, 1984.

Karavas NA, Fisulfi F, Mihaljevic T *et al.* Risk factors and manegement of endocarditis after mitral valve repair. *J Heart Valve Dis.* 11(5):660-4, 2002.

Kaye D, McComarck RC, Hook EW. Bacterial endocarditis: the changing pattern since the introduction of penicilina therapy. *Antmicrob Agents Chemother.* 1:37-46, 1961.

Keys TF. Early-onset prosthetic valve endocarditis. *Cleve Clin J Med.* 60(6):455-9, 1993.

Lepidi H, Houpikian P, Liang Z *et al.* Cardiac valves in patients with Q fever endocarditis: microbiological, molecular, and histologic studies. *J Infect Dis.* 187(7):1097-106, 2003.

Lerner PI and Weistein L. Infective endocarditis in the antibiótic era. *N Engl J Med.* 274:199-206, 1966.

Levy CS, Kogulan P, Gill VJ *et al.* Endocarditis caused by penicillin-resistant *viridans* streptococci: 2 cases and controversies in therapy. *Clin Infect Dis.* 33(4):577-9, 2001.

Levy DM. Centenary of William Osler's 1885 Gulstonian Lectures and their place in the history of bacterial endocarditis. *J R Soc Med.* 78:1039-46, 1985.

Li SJ, Sexton DJ, Mick N *et al.* Proposed modifications to the Duke criteria for the diagnosis of infective endocarditis. *Clin Infect Dis.* 30:633-8, 2000.

Lisby G, Gutschik E, Durack DT. Molecular methods for diagnosis of infective endocarditis. *Infect Dis Clin North Am.* 16(2):393-412, 2002.

MacMahon SW, Roberts JK, Kramer-fox *et al.* Mitral valve prolapse and endocarditis. *Am Heart J.* 113:1291-8, 1987.

Marks AR, Choon CY, Sanfilippo AJ *et al.* Identification of high-risk and low-risk subgrups of patients with mitral valve prolapse. *N Engl J Med.* 320:1031-6, 1989.

Moreillon P, Que Y. Infective endocarditis. *Lancet.* 363:139-49, 2004.

Morris AJ, Drinkovic D, Pottumarthy S *et al.* Gram stain, culture, and histopathological examination findings for heart valves removed because of infective endocarditis. *Clin Infect Dis.* 36(6):697-704, 2003.

Mylonakis E, Calderwood SBC. Infective endocarditis in adults. *N Engl J Med.* 345:1318-1330, 2001.

Nettles RE, McCarry DE, Corey GR *et al.* An evaluation of the Duke criteria in 25 pathologically confirmed cases of prosthetic valve endocarditis. *Clin Infect Dis.* 25:1401-3, 1997.

NNIS. Data summary from January 1990-May1999. *Am J Infect Control.* 27:520-532, 1999.

Nucifora G, Badano LP, Viale P *et al.* Infective endocarditis in chronic haemodialysis patients: an increasing clinical challenge. *Eur Heart J.* 28(19):2307-12, 2007.

Patel R, Piper KE, Rouse MS *et al.* Frequency of isolation of *Staphylococcus lugdunensis* among staphylococcal isolates causing endocarditis: a 20-year experience. *J Clin Microbiol.* 38(11):4262-3, 2000.

Perez-Vazquez A, Parinas MC, Garcia-Palomo JD *et al.* Evaluation of the Duke criteria in 93 episodes of prosthetic valve endocarditis: could sensitivity be improved? *Arch Intern Med.* 160:1185-91, 2000.

Pierrotti LC, Baddour LM. Fungal endocarditis, 1995-2000. *Chest.* 122:302-9, 2002.

Raoult D, Fournier PE, Drancourt M *et al.* Diagnosis of 22 new cases of Bartonella endocarditis. *Ann Intern Med.* 125:646-52, 1996.

Ribeiro-Netto A, Nikitin T e Ribeiro IF. Estudo sobre febre Q em São Paulo. Prevalência em ordenhadores e tratadores de bovinos. 6(6):255-7, 1964.

Richardson DC, Burrows LL, Korithoski B *et al.* Tropheryma whippelii as a cause of afebrile culture-negative endocarditis: the evolving spectrum of Whipple's disease. *J Infect.* Aug 47(2):170-3, 2003.

Riermann HP, Brant PC, Behymer D.E. *et al. Toxoplasma gondii* and *Coxiella burnetii* antibodies among brazilian slaughterhouse employees. *Am J Epidemiol.* 102:986-93, 1975.

Roberts R and Slovis CM. Endocarditis in intravenous drug abusers. *Emerg Med Clin North Am.* 8(3):665-81, 1990.

Del Rio A, Cervera C, Moreno A *et al.* Patients at risk of complications of *Staphylococcus aureus* bloodstream infection. *Clin Infect Dis.* 48 Suppl 4:S246-53, 2009.

Sande MA, Lee BL, Mills J *et al.* Endocarditis in intravenous drug users. In: *Infective Endocarditis.* 2nd edition. Kaye D New York Raven Press, 1992.

Sarli Issa V, Fabri J Jr, Pomerantzeff PM *et al.* Duration of symptoms in patients with infective endocarditis. *Int J Cardiol.* May 89(1):63-70, 2003.

Seenivasan MH and Yu VL. *Staphylococcus lugdunensis* endocarditis – the hidden peril of coagulase-negative staphylococcus in blood cultures. *Eur J Clin Microbiol Infect Dis.* 22(8):489-91, 2003.

Sekeres MA, Abrutyn E, Berlin JA *et al.* An assessment of the usefulness of the Duke criteria for diagnosing active infective endocarditis. *Clin Infect Dis.* 24:1185-90, 1977.

Siciliano RF, Ribeiro HB, Furtado RH *et al.* Endocarditis due to Coxiella burnetii (Q fever): a rare or underdiagnosed disease? Case report. *Rev Soc Bras Med Trop.* 41(4):409-12, 2008.

Siciliano RF, Strabelli TM, Zeigler R *et al.* Infective endocarditis due to Bartonella spp. and Coxiella burnetii: experience at a cardiology hospital in Sao Paulo, Brazil. *Ann N Y Acad Sci.* 1078:215-22, 2006.

Strabelli TM, Siciliano RF, Castelli JB *et al.* Mycobacterium chelonae valve endocarditis resulting from contaminated biological prostheses. *J Infect.* 60(6): 467-73, 2010.

Tak T, Reed KD, Haselby RC *et al.* An update on the epidemiology, pathogenesis and management of infective endocarditis with emphasys on *Staphylococcus aureus*. *WMJ.* 101(7):24-33, 2002.

Terpenning MS, Buggy BP and Kauffman CA. Hospital-acquired infective endocarditis. *Arch Intern Med.* 148(7):1601-3, 1988.

Vlessis AA, Khaki A, Gary L *et al.* Risk, diagnosis and management of prosthetic valve endocarditis: a review. 5:443-65, 1997.

Von Reyn CF, Levy BS, Arbeit RD *et al.* Infective endocarditis: an analysis based on strict case definitions. *Ann Intern Med.* 94:505-18, 1981.

Waisberg J, Matheus CO and Pimenta J. Infectious endocarditis from Streptococcus bovis associated with colonic carcinoma: case report and literature review. *Arq Gastroeterol.* 39:179-180, 2002.

Watanakunakorn C. Increasing importance of intravascular device-associated *Staphylococcus aureus* endocarditis. *Clin Infect Dis.* Jan 28(1):115-6, 1999.

Watkin RW, Lang S, Lambert PA *et al.* The microbial diagnosis of infective endocarditis. *J Infect.* 47:1-11, 2003.

Wendler D, Mendoza E, Schleiffer T *et al.* Tropheryma whippelii endocarditis confirmed by polymerase chain reaction. *Eur Heart J.* 16(3):424-5, 1995.

Wilck MB, Wu Y, Howe JG *et al.* Endocarditis caused by culture-negative organisms visible by Brown and Brenn staining: utility of PCR and DNA sequencing for diagnosis. *J Clin Microbiol.* 39(5):2025-7, 2001.

Wilson WR. Antibiotic treatment of infective endocarditis due to *viridans* streptococci, enterococci, and other streptococci. *Clin Microbiol Infect.* 4 Suppl 3:S17-S26, 1998.

Wilson W, Taubert KA, Gewitz M *et al.* Prevention of infective endocarditis: guidelines from the American Heart Association: a guideline from the American Heart Association Rheumatic Fever, Endocarditis, and Kawasaki Disease Committee, Council on Cardiovascular Disease in the Young, and the Council on Clinical Cardiology, Council on Cardiovascular Surgery and Anesthesia, and the Quality of Care and Outcomes Research Interdisciplinary Working Group. *Circulation* 116(15):1736-54, 2007.

Yu VL, Fang D, Keys TF *et al.* Prosthetic valve endocarditis: superiority of surgical valve replacement *versus* medical therapy only. *Ann Thorac Surg.* 58:1073-7, 1994.

Zamorano J, Sanz J, Almeida C *et al.* Differences between endocarditis with true negative blood cultures and those with previous antibiotic treatment. *J Heart Valve Dis.* 12:256-60, 2003.

24 Infecção do Trato Urinário

Omar da Rosa Santos e Guilherme Santoro Lopes

▸ Introdução

A infecção no trato urinário (ITU) é a mais frequente das enfermidades no âmbito da nefrologia e da urologia. No entanto, uma revisão dos índices dos principais periódicos dedicados às doenças renais poderá deixar impressão diversa. Com efeito, é pequeno o número de artigos e revisões que, por exemplo, a revista oficial da *International Society of Nephrology*, tem dedicado, nos últimos 25 anos, à pielonefrite, opostamente ao interesse que o assunto despertava no passado. Isto porque o emprego dos antibióticos reduziu a morbimortalidade que assustava as gerações ainda no passado recente; provavelmente porque tornou-se claro que a ITU, *per se,* trata-se, em geral, de doença de prognóstico benigno, *quod vitam* e *quod valitudinem.* Na verdade um razoável número de publicações, nos periódicos de doenças infecciosas, e menos de urologia, lida com testes para o diagnóstico ou com os resultados do tratamento, faixas em que o complexo industrial força, de certo modo, as investigações e as consequentes publicações.

Comecemos por remeter o leitor a algumas revisões recentes sobre o diagnóstico, o tratamento e os aspectos da virulência microbiana nas ITU, baixa e alta, simples (ITUñC) ou complicada (ITUC) (Graham e Galloway, 2001; Michael *et al.*, 2002; Heilberg e Schor, 2003; Hooton, 2003; Rubenstein e Schaeffer, 2003; Johnson, 2003; Nicollé, 2003; Fihn, 2004) que oferecem excelente atualização.

O texto não segue uma tentativa de abordagem disciplinada da ITU, anelo inatingível à face das miríades de facetas concorrentes; ao contrário, vai e volta, tangenciando diferentes determinantes da compreensão do universo da ITU, para estimular o estudo sistematizado.

▸ Dilema etiopatogênico

Convém rever a uretrite e a cistite antes de discutir a ITU superior. As urinoculturas (UC) devem ser interpretadas no contexto clínico, considerando os dados da microscopia do sedimento urinário e as condições de coleta do material, sem preterir a possível contaminação com a flora periuretral e da uretra anterior.

A urina emitida costuma predizer a vigência da ITU se houver mais de 10^5 organismos/mℓ (Kass, 1957), conquanto tal contagem se haja referido originalmente aos coliformes gram-negativo usuais nas ITU; também, o crescimento de diversos organismos, mais que 10^5/mℓ, na presença de sintomas, indica infecção ativa. Tais contagens conservam alto grau de especificidade, embora baixa sensibilidade, pois considerável número das mulheres com cistite sintomática tem contagens, nos espécimes de meio de jato, entre 10^2 e 10^5/mℓ. Efetivamente, a redução da contagem para 10^2 agentes/mℓ aumenta a sensibilidade para o diagnóstico para 95%, baixando a especificidade para tão só 85% (Stamm, 1982), convindo portanto adotar tal critério para considerar uma bacteriúria como significativa (BuS). Provavelmente os uropatógenos gram-positivo, como o *Staphylococcus saprophyticus*, de menor velocidade de multiplicação, são bem surpreendidos nas ITU, adotando-se tais limites (Sellin *et al.*, 1975). As contagens bacterianas baixas em floras polimicrobióticas sugerem contaminação, embora não seja incomum que agentes dos gêneros *Staphylococcus, Neisseria* e *Diphteroides* venham associados aos uropatógenos nas ITU.

Nas mulheres assintomáticas o encontro de $> 10^5$ agentes/mℓ em mais de um cultivo costuma indicar BuS, enquanto, para a urina colhida por cateterização vesical, a presença de $> 10^5$ agentes/mℓ costume indicar infecção, ao passo que contagens baixas frequentemente significam contaminação. As amostras obtidas por aspiração suprapúbica raramente são contaminadas (Monzon *et al.*, 1958). Com relação aos homens o nível considerado BuS orça em 10^4 organismos/mℓ. Para os dois sexos a Bu inferior a 10^5/mℓ nas mulheres e a 10^4/mℓ nos homens, em indivíduos assintomáticos, raramente indica BuS.

A síndrome uretral aguda instala-se em mulheres com cistite sintomática embora com menos de 10^5 colônias/mℓ, convindo abandonar tal denominação, que indica a origem dos sintomas na uretra e a causa indefinida; a maioria alberga cistite ou uretrite em que é possível identificar o agente patogênico. Na cistite, a inflamação limita-se à camada superficial da mucosa, cursando polaciúria, disúria e, frequentemente, hematúria, lombalgia e queixas relativas ao abdome inferior, sendo raras a pirexia e a dor costovertebral. Releva contudo considerar que não existe relação dos sinais e dos sintomas com o sítio da infecção e que cerca da metade das mulheres com aparente cistite albergam infecção renal silenciosa.

As ITU recorrentes correspondem a recaídas (RC), pelo mesmo agente patogênico, ou reinfecções (RI), por agentes diferentes. As RI respondem por cerca de 80% das recorrências (Stamey, 1972) decorrendo da reemergência dos organismos da flora periuretral, advindos da vagina ou das fezes, muitas vezes devendo-se a tratamento inapropriado, enquanto as RC, na maioria, decorrem de focos infecciosos sequestrados, na próstata, no rim, ou em anormalidades estruturais do trato urinário. As RC frequentes apesar do tratamento correto e as ITU crônicas verdadeiras são raras e costumam indicar calculose ou normalidades estruturais. Considera-se recorrência a presença de quatro ou mais episódios anuais, sendo complexo o discrime entre RC e RI, que requer UC seriadas. A RC costuma ser mais próxima da ITU inicial do que a RI; nesta exige-se tratamento mais prolongado, por 2 a 6 semanas; na RI, usual após o tratamento com dose única de antimicrobianos, tem indicação e aplicação a quimioprofilaxia. Nas mulheres jovens o mais comum é a RI, quando a quimioprofilaxia costuma dispensar os procedimentos de investigação urológica.

Contra as ITU recorrentes aplicam-se medidas gerais: ingestão abundante de líquidos; adoção do hábito de esvaziar a bexiga com frequência, recorrendo à dupla micção que elimina os volumes residuais urinários da bexiga; higiene genital frequente com água; aquisição do hábito de esvaziar a bexiga após o intercurso sexual; tratamento adequado das vaginites intercorrentes; ministração de cremes vaginais com estriol após a menopausa; instilação vaginal de *Lactobacillus casei* durante 1 ano (nas jovens). Refere-se que a ingestão de suco de oxicoco (*cranberry*) inibe a expressão das fímbrias P pela *Escherichia coli* ou a aderência ao urotélio mediada pelas interações lectina-açúcares; o suco contém inibidores da aderência, um deles a frutose, que também existe no suco de laranja e no de abacaxi. Os hormônios ovarianos podem influir na ITU recorrente; mulheres sob contraceptivos hormonais mimetizam o estado gravídico que, no seu conjunto, predispõe para a ITU. A falta de estrógenos também contribui para a ITU após a menopausa; os estrógenos de baixa potência (estriol), produtos finais metabólicos de curta retenção, ministrados pela via oral na pós-menopausa, ou vaginal, depois dos 60 anos, melhoram as queixas urogenitais e previnem a ITU pós-menopausa (Raz, 2001).

A Figura 24.1 resume o curso da ITUñC por *E. coli* (7) ou *P. mirabilis* (3) em 10 médicas ou esposas de médicos, entre 23 e 38 anos, com uretrocistoscopia normal, exceto em duas em quem a trigonite foi tratada com nitrato de prata, local (por cortesia do Dr. Edson M. Pires), que puderam ser acompanhadas durante 5 anos ou mais após o tratamento com agentes indicados nos testes de sensibilidade a antimicrobianos, recebendo quimioprofilaxia por 2 anos com nitrofurantoína (N) (50 mg ao deitar-se) ou sulfametoxazol-trimetoprima (ST) (200 mg ao deitar-se), aderindo às recomendações expressas nos textos de Kunin (1979) e Kaye (1972), sem engravidar ou usar contraceptivos hormonais orais. Foram excluídas 11 pacientes por haverem engravidado (2); usado anovulatórios (2); ter identificada tuberculose geniturinária associada (2); prestado informações duvidosas (1); desenvolvido litíase urinária (1), leucose (1) ou exibido ITU por germes diversos (2). Observou-se que os 44 episódios de ITU ocorridos durante o ano prévio à inclusão no protocolo reduziram-se a 7 no primeiro ano (redução de 84%), havendo totalizado apenas 28 no curso dos 5 anos de controle.

A patogenia da cistite bacteriana quase sempre implica a colonização na uretra anterior ou na pele periuretral, sendo eventualíssimos os acessos linfático e hematogênico; a infecção retrógrada a partir da próstata ou do rim não é rara. Por vezes os agentes patogênicos atingem a bexiga a partir de fístulas entéricas (doença de Crohn, neoplasias etc.) cursando, então, flora polimicrobiótica e pneumatúria.

36 PA[a]	••••••	N	••	••	•		•
24 EC	••••	N			•		•
24 EC	••••	ST	•	•		•	•
26 PM	•••	N			•		
22 EC	••••	N	•	•		•	
28 EC[a]	••••••	ST	•	••		•	
38 PA	••••	N	•				•
26 EC	••••	ST			••		
25 EC	•••	N					
27 EC	••••••	N	•	•	•		•
		Tx	1	2	3	4	5

Figura 24.1 Tratamento quimioprofilático (10 pacientes). 1ª coluna: idade e germe; 2ª coluna: de episódios de ITU (•) no ano anterior; 3ª coluna: início do tratamento quimioprofilático (Tx) com nitrofurantoína (N) ou sulfametoxazol-trimetoprima (ST); 4ª a 8ª colunas: episódios de ITU nos 5 anos de acompanhamento (•). *a*: dois pacientes com trigonite vesical; PA: *Pseudomonas aeruginosa*; EC: *Escherichia coli*.

A uretra feminina, curta, não basta para barrar a chegada das bactérias à bexiga, fato que se dá à larga nos intercursos sexuais (Nicollé *et al.*, 1982) como se depreende da incidência de BuS, quatro vezes superior entre as mulheres na idade sexualmente ativa do que entre freiras (Kunin e McCormack, 1968), estas contraindo BuS na ordem dos 0,4% ao ano. A cateterização urinária única provoca ITU em cerca de 1%, dado ligado com a demonstração de que os agentes responsáveis pela cistite geralmente colonizam na vagina e na zona periuretral anteriormente (Stamey, 1972). Os fatores mecânicos para a cistite pela rota ascendente são também demonstrados na gravidez, quando a BuS costuma se instalar em cerca de 5%, aumentando a frequência com a idade e a paridade (Kunin, 1987).

A cistite aguda em 80% é provocada pela *E. coli*, seguindo-se o *S. saprophyticus* (11%) e os gêneros *Klebsiella, Proteus, Enterococcus* ou a flora mista (3% ou menos, cada) (Stamm, 1997). A sorotipagem informa que, das enterobacteriáceas gram-negativo, investigadas pelos antígenos 0, H e K, poucos sorotipos (2, 4, 8, 18ab, 75) mostram-se uropatogênicos. Nas ITU recorrentes emergem agentes resistentes aos antimicrobianos e à flora múltipla. Entre doentes hospitalizados é maior a frequência de agentes diferentes da *E. coli*, muitas vezes resistentes, principalmente quando os doentes foram submetidos a cursos terapêuticos protraídos ou múltiplos.

As ITU pelo *S. saprophyticus*, cada vez mais comprovadas, sóem ocorrer nas mulheres jovens como deflui do exame das séries europeias (20 a 30%) e norte-americanas (5 a 15%) (Stamm, 1997). Os micro-organismos contaminantes incluem corinebactérias, lactobacilos, estreptococos diversos do enterococo, bactérias anaeróbias e outros estafilococos, habitantes usuais da flora perineal e da uretra distral. As bactérias encontradiças na urina nas infecções sistêmicas (leptospirose, salmoneloses) e nos abscessos metastáticos renais (*Staphylococcus aureus*) não costumam provocar cistite. Certos adenovírus provocam cistite hemorrágica em meninos (Manalo *et al.*, 1971). Convém não preterir, diante de dor pélvica, urgência e frequência urinárias com cultivos negativos e achados na citoscopia de úlcera de Hunner e "glomerulações" depois de hidrodistensão, sob anestesia, o diagnóstico de cistite intersticial que costuma ser tratável embora não sanável.

O balanço das contribuições das defesas do hospedeiro e os fatores de virulência dos agentes microbianos costuma participar na instalação das cistites. Dos fatores de virulência cabe enumerar, da *E. coli*, a aderência às células da vagina, as adesinas das fímbrias que se fixam no uroepitélio, a produção de hemolisinas, a resistência à atividade bactericida normal do soro e a produção exagerada de antígenos capsulares K. A capacidade das cepas uropatogênicas de aderir ao urotélio determina a infectividade e também a propensão para a ITU alta. Há fatores de virulência de certos uropatógenos (*E. coli, P. mirabilis*) como o aerobactin e o enterobactin, proteínas que ligam ferro necessário para a replicação bacteriana, assim como a produção de hemolisinas e fímbrias bacterianas que determinam, em conjunto, a capacidade de os agentes produzirem pielonefrite (PN) em vez de, tão só, ITU baixa.

Svenson e Kallenius (1986) elaboraram o mecanismo pelo qual os *E. coli* P-fimbriadas colonizadas no trato digestivo e na zona periuretral aderem ao epitélio em receptores propiciadores da penetração com liberação de lipopolissacarídio tóxico, colonizando e ascendendo pelo ureter, onde se processam novas aderências e penetração, contra o fluxo urinário, de modo que o ureter se comporta como funcionalmente obstruído; daí às papilas e ao epitélio tubular, como por degraus, até assentarem-se no parênquima intersticial.

A aderência se processa pela ligação dos *pili* ou *fimbriae*, que nascem da cápsula bacteriana, dotados de resíduos manose, que se fixam no urotélio (Johnson, 1991); se tais resíduos forem inibíveis por α-metil-manosídio, trata-se de aderência manose-sensível (MS); em caso contrário há manose-resistência (MR), que é o que costuma se dar com as cepas produtoras de ITU alta (pielonefrite — PN). As *E. coli* MR são dotadas de adesinas que reconhecem receptores glicolipídicos presentes nas hemácias e no urotélio (Leffler e Svanborg, 1981), cuja menor estrutura receptiva é o dissacarídio (galactosídio) α-gal-β-gal, um contribuinte do antígeno de superfície P eritrocitário. Assim, denominam-se fímbrias P aquelas das cepas uropatogênicas. As cepas virulentas são dotadas também de F-adesinas, igualmente mais prevalentes nos casos de ITU com PN.

Tais fatos vêm abrindo caminho para a tentativa de bloquear ou alentecer a nefropatogenicidade pelo uso de bloqueadores competitivos com as adesinas e pelo emprego de vacinas (O'Hanley *et al.*, 1983). Outras espécies como *S. saprophyticus, P. mirabilis, Klebsiella* sp. aderem igualmente ao epitélio urinário por meio da proteína α_1-microglobulina.

À aderência segue-se a ação de fatores virulentos: a produção de hemolisinas e de várias endotoxinas, que favorecem a invasão tecidual. A maior parte das bactérias uropatogênicas produzem sideróforos entero e aerobactin, que promovem a aquisição do ferro, nutriente para os microrganismos. Também a presença de certos antígenos K protege as bactérias patogênicas da fagocitose.

A respeito dos fatores de virulência (FV), Johnson (2003) provê madura análise dos determinantes de virulência microbiana na ITU. Discute as adesinas em pormenor, tomando o exemplo da *E. coli*. A maioria das adesinas está nas fímbrias, embora algumas jazam em fímbrias amorfas ou na cápsula, fixando-se em receptores mono ou oligossacarídicos ou em alvos de aminoácidos, das glicoproteínas ou de glicolipídios das células hospedeiras, da matriz extracelular ou de fluidos orgânicos, podendo ser bloqueada a aderência por moléculas receptoras solúveis; trata-se de heteropolímeros constituídos de subunidades que contêm os segmentos aderentes nas pontas das fibras.

A aderência MS geralmente se dá por fímbrias tipo 1 (*common pili*), presentes independentemente de capacidade patogenética; promove a aderência na cavidade oral, na bexiga, nos intestinos, na vagina etc. e desperta a fagocitose pelos polimorfonucleares. Na bexiga urinária, prende-se a uropaquinas manosiladas da superfície epitelial, que é inibida pela proteína Tamm-Horsfall (uromucoide). As bactérias aderidas são internalizadas pelo epitélio, que experimenta apoptose. É possível imunizar contra tal adesina (FimH), o que já vem sendo praticado na clínica (Langermann *et al.*, 1997).

A aderência MR é bastante diferente; o principal grupo de adesinas pertence à família de fímbrias P, específicas para o gal (α1-4)-gal-β-dissacarídio (galabiose) que está presente nos antígenos do sistema do grupo sanguíneo P. Tais fímbrias associam-se a PN, a sepse e a prostatite. É possível que compostos contendo a galabiose protejam contra a ITU pela *E. coli* P-fimbriada (Svanborg-Éden *et al.*, 1982). Existem mais dois grupos de adesinas MR fimbriadas (AFA), da família Dr e da família S/F1C, que aderem, respectivamente à molécula que contém o antígeno humano Dr (associada a diarreia, ITU, PN gestacional) e a receptores contendo ácido siálico (as fímbrias S) (associadas a meningite e também a ITU); as fímbrias F1C não têm a capacidade patogenética bem definida. Além disso, existem numerosas fímbrias de adesinas não P conhecidas (Johnson *et al.*, 2001).

As *E. coli* uropatogênicas ou extraintestinais patogênicas (ExPEC) também produzem fatores de defesa contra o hospedeiro, as protectinas lipo e polissacarídicas, proteínas de membrana que impedem a defesa mediada pelo complemento, e proteases de membrana clivadoras de imunoglobulinas. São dotadas de genes metabólicos sintetizadores de guanina e de arginina, armas na competição ecológica com outras cepas de *E. coli*, e da capacidade de síntese de lipopolissacarídios que interagem com receptores *Toll-like* e outros, das células imunes e do epitélio, transduzindo cascatas de citoquinas e quimioquinas.

As ExPEC expressam antígenos O, H e K restritos e também codificam diversos fatores de virulência (FV) já citados, em diversas combinações deles, pois as experiências laboratoriais indicam que um FV *per se*, qualquer, não dota a cepa da virulência, do mesmo modo que nenhum *per se* parece ser necessário; agem em concerto, por exemplo: fímbrias P_{II} e adesinas PapG, pielonefritogênicas.

Existe complexa regulação da expressão dos FV e das suas variantes, finamente regulados por genes, explicando os diversos graus de renotropismo e, possivelmente, as diferentes habilidades das cepas patogênicas no curso da vida. Com efeito, uma porcentagem elevada das mulheres com ITU recorrente por RC experimenta decaimento da intensidade da infecção de maneira aparentemente espontânea. Kunin (1979) já mostrava que se o percentual de mulheres jovens em uma população que sofre BuS anda sempre em torno dos 5%, há porém elevadas taxas de entrada e de saída no reservatório desses 5%; permanece a taxa 5%, mas as protagonistas variam, pois os sorotipos das bactérias variam com o tempo, possivelmente, em parte pela ação dos mecanismos defensivos, e noutra parte pela modificação da sintonia dos genes bacterianos cooperativos.

A identificação dos FV operativos nas ITU recorrentes guarda relação com as decisões clínicas sobre o tempo do tratamento quimioprofilático, sobre o cotratamento dos coabitantes, eventuais reservatórios de clones virulentos etc. Isto traz à colação a possibilidade de intervir seletivamente nos FV em vez de na flora intestinal globalmente, como hoje se faz. Será, quiçá, possível vacinar contra receptores de adesinas, ou empregar quimioterápicos específicos contra tais FV etc.? Quem sabe montar uma vacina polivalente contra múltiplos FV?

Além da *E. coli*, outras espécies, como o *P. mirabilis* e o *Providencia stuartii*, produzem FV-urease, litogênico, diversas adesinas; hemolisinas e proteases. As espécies de *Klebsiella* geram adesinas sideróforos, polissacarídios capsulares etc. A *Serratia* expressa várias adesinas e o *S. saprophyticus* produz hemaglutinina que se liga à fibronectina, mediadora da aderência no urotélio (Meyer *et al.*, 1996).

Paralelamente ao estudo dos FV dos uropatógenos é hora de aprofundar estudos epidemiológico-clínicos para identificar reservatórios e o modo de transmissão dos agentes responsáveis pelas ITU.

A uretra feminina, curta, favorece a colonização perianal para o introito vaginal, periuretral, donde os organismos penetram, contra a corrente, a bexiga, durante a micção. A *E. coli* coloniza a vagina de 6 a 20% das mulheres (Franz *et al.*, 2001). O trauma do coito, a fase do ciclo menstrual, o pH vaginal superior a 4,5, o uso de métodos contraceptivos mecânicos e o uso de antibióticos, inibindo os *Lactobacillus*, predispõem a ITU. A instilação vaginal semanal de *Lactobacillus* reduz bastante a taxa de ITU, assim como a ação dos estrogênios, havendo clara proteção contra a ITU nas mulheres que usam pomadas vaginais de estriol após a menopausa (Stapleton, 1999).

Os fatores defensivos do hospedeiro protegem contra o assentamento de ITU. Das mulheres cateterizadas, tão só 1% são capazes de se defender. O acúmulo da urina e a micção, classicamente (Cox e Hinman, 1961) se sabe, defendem a bexiga. O pH ácido, a concentração de ureia e as osmolalidades urinárias extremas tornam a urina meio de cultura ruim (Kaye, 1968), motivo por que se facilita a ITU na gravidez.

Igualmente, nos homens, a urina é meio de cultura menos favorável, devido à proteção provida pelo fluido prostático (Stamey *et al.*, 1968). A proteína Tamm Horsfall, do muco urinário, protege contra as *Enterobacteriaceae*, porque é rica em resíduos de manose. A mucosa vesical defende-se das adesinas em função dos mucopolissacarídios da superfície, perdendo-se esta proteção com a aplicação de ácidos (Parsons *et al.*, 1975).

Os santuários bacterianos (cálculos, corpos estranhos, anomalias estruturais do trato urinário) obstaculizam a erradicação das infecções. A urina inibe a fagocitose pelos polimorfonucleares.

Neste cipoal de fatores protetores e facilitadores devem incidir as medidas no sentido de combater a BuS e enfrentar a ITU. Certas citoquinas medeiam a inflamação nas cistites em que, opostamente ao que se dá nas PN, a resposta anticorpogenética é débil. As mulheres com BuS e ITU baixa excretam excesso de IL-6, mas a elevação no soro só ocorre na PN. Nas grávidas com ITU, no entanto, é baixa a excreção urinária de IL-6 e de imunoglobulinas. Há estudos que endereçam a produção de IL-8 (correlacionável com a intensidade da piúria), a indução da sintetase do óxido nítrico (iNOs), a excreção de IL-6 e IL-10, exacerbáveis pela instilação vesical de lipopolissacarídio bacteriano. Outros medem os nitratos e o GMP cíclico urinário na tentativa de identificar a localização das ITU (Stapleton e Stamm, 1997; Stapleton, 1999).

Stamey e Sexton (1975) propõem que as mulheres que desenvolvem ITU de repetição tenham defeito de defesa local. Kunin *et al.* (1980) preferem admitir que a virulência do agente infeccioso seja determinante da predisposição, dependendo a recorrência do grau de proteção provida pelo tratamento, de modo que quanto maior for o tempo entre os surtos infecciosos menos provável é estabelecer-se a recorrência renitente. Para ambos os conceitos, contudo, a colonização periuretral é o fator predisponente base. Há inúmeros argumentos, bem discutidos por Kunin (1979; 1987; 1994) e Stamm (1997): o pH local alcalino e os sorotipos perversos são facilitadores, e o fluido vaginal é inibidor da ITU por *P. aeruginosa, P. mirabilis* e, menos, *E. coli* (Stamey, 1976). Embora as diferenças na flora vaginal não tenham papel definido, parece que espermicidas e diafragmas promovem a colonização pela *E. coli.* A aderência da *E. coli* ao epitélio periuretral, dos tratos urinário, vaginal e bucal, e a condição não secretora de antígenos de grupos sanguíneos, provavelmente indicam predisposição genética para ITU na mulher.

▶ Notícia epidemiológica

No primeiro ano de vida a ITU incide mais no sexo masculino, sendo cerca de 1% entre todos os neonatos, podendo associar-se com bacteriemia. Entre 1 e 5 anos a prevalência nas mulheres se eleva a 4,5% por ano, enquanto nos homens se reduz para 0,5% por ano, limitando-se aos meninos não circuncidados ou que tenham anormalidades congênitas urinárias. Entre 30 e 50% dos casos com BuS e ITU associa-se o reflexo vesicoureteral (RVU) nesta fase da vida, crítica para determinar PN e cicatrizes renais (*Lancet*, Editorial, 1975).

Entre meninas escolares a ITU prevalece em cerca de 1,2% nos EUA, havendo BuS em perto de 5% das mulheres em alguma época (Kass, 1955; Kaye, 1980), independentemente da presença de anormalidades estruturais; contudo raramente se apresenta entre os homens. Cresce a porcentagem entre as mulheres nos anos férteis, atingindo a taxa de pelo menos um episódio de ITU/ano, entre os 20 e os 64 anos (Gallagher *et al.*, 1965) de modo tal que é possível identificar BuS em cerca de um terço das mulheres nos anos reprodutivos. Nas idades mais avançadas as prevalências de BuS e de ITU, entre homens e mulheres, aumentam notoriamente.

As manifestações clínicas de ITU na infância incluem anorexia, náuseas, vômitos, crescimento corporal reduzido, febre e desconforto abdominal. Mais adiante, prevalecem os sintomas e sinais típicos de cistite, com disúria, urgência e frequência maior nas micções. No adulto verificam-se a noctúria e as micções frequentes de pequenos volumes com urina turva ou sanguinolenta e desconforto abdominal; o início pode ser abrupto e muitos casos se resolvem espontaneamente; algumas vezes, após 1 ou 2 dias, sobrevêm indicações do envolvimento do trato superior; febre, rigores, vômitos, lombalgia, dor nos flancos, hematúria. Contudo, as tentativas de correlacionar a localização da bacteriúria por meio das técnicas laboratoriais e a sintomatologia e a semiologia física não fornecem bom resultado. Entre os homens, a disúria e a uretrite prevalecem com relação à cistite. Nos idosos é frequente a ITU assintomática e os sintomas atribuíveis à ITU devem ser investigados com cuidado, já que outras entidades mórbidas (doenças prostáticas, tumores genitais etc.) podem provocá-los.

Kass (1956; 1957) demonstrou, em trabalhos clássicos, o valor da quantificação na UC, indicando que $> 10^5$ bactérias/mℓ de urina constitui o número capaz de discriminar a contaminação de bacteriúria verdadeira. Certamente cerca de 40% das mulheres com cistite exibem menor número de bactérias na urina, estabelecendo-se então o conceito de que a cistite com menos ou mais de 10^5 microrganismos/mℓ compõe um *continuum* biopatológico; efetivamente, cerca da metade das mulheres que experimentam a síndrome uretral aguda subsequentemente desenvolvem BuS (O'Grady *et al.*, 1970).

A uretrite e a vaginite respondem pelos sintomas urinários na maior parte das mulheres com UC negativa. Os patógenos de transmissão sexual *Chlamydia trachomatis, Neisseria gonorrhoeae, Herpes simplex* vírus, são causa de disúria, respondendo por cerca de 20% das queixas nas mulheres nas clínicas de doenças sexualmente transmissíveis. Aproximadamente 30% das mulheres com ITU atendidas nas emergências sofrem de gonorreia (Curran *et al.*, 1975). A *C. trachomatis* é agente frequente da disúria entre adolescentes. O herpes genital, do mesmo modo, é a causa da disúria em cerca de 10% das mulheres. A vaginite por *C. albicans* ou *T. vaginalis* provoca disúria, como também as vaginoses bacterianas. Diversos microrganismos têm sido implicados na "síndrome uretral": *Mycoplasma urealyticum, Ureaplasma urealyticum,* agentes anaeróbios, microaerófilos, bactérias fastidiosas. Algumas mulheres relacionam os episódios de disúria com diversos precipitantes: calor, frio, estresse, alergia, ansiedade, trauma, atrofia genital senil, obstrução urinária etc., sugerindo-se medidas terapêuticas cirúrgicas, psiquiátricas, de reposição estrogênica etc. Não obstante, cerca de 15% não reconhecem qualquer fator determinante.

▶ Aspectos do diagnóstico

O diagnóstico depende do exame da urina, por numerosos métodos, frequentemente exigindo o auxílio de imagens.

O exame microscópico da amostra da urina de meio de jato é o primeiro. Mais de 90% excretam leucócitos em excesso aos 400.000/h usuais, que costumam redundar em menos de 10 céls./mℓ de urina.

Certamente a piúria não é específica da cistite, embora sugira infecção. Piúria diante de UC negativa exige investigar a presença de gonorreia ou de infecção por *Chlamydia*. A hematúria, sem dismorfismo das hemácias, é usual na cistite e rara nas duas naturezas de infecção mencionadas. A verificação de glóbulos piocitários no sedimento urinário e de cilindros de células brancas costuma indicar infecção urinária alta (PN) (Figura 24.2).

Os cilindros leucocitários indicam inflamação intrarrenal embora não sejam específicos já que diversas glomerulonefrites e nefrites intersticiais podem acompanhar-se deles. Temos observado cilindros com leucócitos em casos de PN usando o corante de Malbin-Sternheimer; os leucócitos se mostram animados de intenso movimento browniano citoplasmático, como leucócitos agrupados ou isolados. A adição de uma gota de solução de ácido clorídrico ao tubo, antes de centrifugar, realça os núcleos leucocitários. Os leucócitos se desintegram na urina alcalina e os pacientes neutropênicos também podem padecer de resultados falso-negativos. A quantificação da piúria na ITU sintomática não fornece resultados exatos (Mabeck, 1969).

A bacteriúria assintomática (BuA) pode corresponder à contaminação, não se sabendo com que frequência ela precede a ITU sintomática; Musher *et al.* (1976) indicam que a maioria dos homens com cateter urinário desenvolve piúria, indicando ITU em curso. A proteinúria, mesmo na PNA, não costuma exceder 100 a 500 mg/24 h. No RVU com PNC a proteinúria pode exceder, devendo-se então a glomeurolosclerose que toma lugar (Delano *et al.*, 1972).

A presença de bactérias examinadas com lente de imersão em óleo (1.000×) em urina não centrifugada e corada pelo Gram, correlaciona-se com a contagem superior a 10^5 microrganismos/mℓ na UC (Stamm, 1989) constituindo assim método simples e rápido para o *screening* da BuS, embora não para as contagens mais reduzidas.

Diversos testes rápidos são aproveitáveis. O teste da glicose -oxidase detecta a ausência da glicose, metabolizada pelas bactérias depois de a urina permanecer por cerca de 4 h na bexiga; não tem valor na gestação nem no diabetes melito.

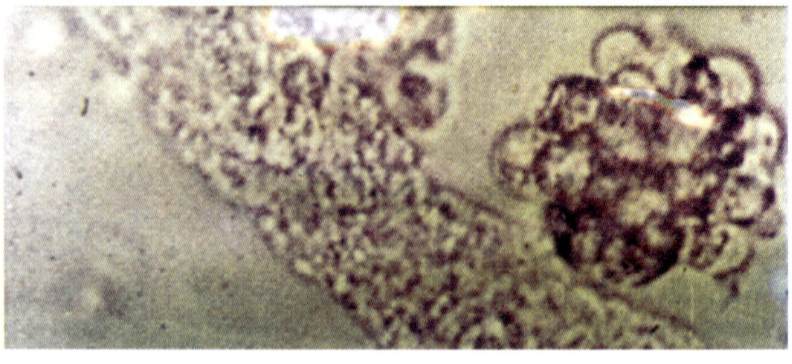

Figura 24.2 Sedimento urinário de pielonefrite aguda vendo-se segmento de cilindro granular e típico glóbulo de piócitos.

O teste da catalase verifica a formação de bolhas de O_2 liberadas na urina, na adição de peróxido de hidrogênio, pela ação de catalase bacteriana; seu valor é limitado porque os elementos sanguíneos também produzem catalase. O teste dos nitritos (Griess) analisa a redução dos nitratos, da urina normal a nitritos, pelas bactérias, expressando-se pela detecção colorimétrica rósea; exige incubação da urina na bexiga por 4 h; enterococos e fungos não reduzem os nitratos e diversas substâncias, como o urobilinogênio e o ácido ascórbico, e o pH ácido fornece resultado falso-positivo. O teste da redução do cloreto de trifeniltetrazólio, que identifica a atividade da desidrogenase bacteriana por método colorimétrico, tem igualmente baixa sensibilidade. O teste da esterase leucocitária procura demonstrar a leucocitúria superior a 25 céls./mℓ; associado à redução dos nitritos, guarda boa sensibilidade (70 a 95%) e especificidade (65 a 85%) (Wenk *et al.*, 1982) por meio de *dipstick test*.

Diversos métodos automáticos (Pezzlo, 1984) vêm sendo empregados para detectar a BuS, incluindo técnicas fotométricas, que investigam a multiplicação bacteriana, de certo sendo frequentes os falso-negativos, por exemplo, com o *Pseudomonas*, de crescimento lento; técnicas turbidimétricas, como o *Limulus test*, que denota bacteriúria gram-negativo com sensibilidade de 95% quando há mais de 10^5 col./mℓ (Jorgensen e Alexander, 1982); técnicas de filtração como o *Bac-T-Screen* que filtra, cora e quantifica em 2 min com alta sensibilidade mas baixa especificidade (Davis *et al.*, 1984), e técnicas de bioluminescência, que estudam a capacidade do sistema luciferina/luciferase de converter a energia do ATP em luz (Thore *et al.*, 1975); o sistema Malthus, que mede a condutância entre dois eletrodos, analisando as modificações da impedância devidas ao crescimento bacteriano; os métodos eletroquímicos, que examinam a produção molecular de hidrogênio; o enzimaimunoensaio, que detecta anticorpos contra antígenos bacterianos específicos; as técnicas microcalorimétricas, que aproveitam as modificações da temperatura da urina provocadas pelas bactérias; as técnicas de filtração colorimétrica que investigam a coloração pela safranina do filtrado urinário retido (Stamm, 1997; Graham e Galloway, 2001). Svenson *et al.* (1982) desenvolveram um teste de aglutinação em partículas com receptores para os glicosídios das fímbrias P bacterianas (*PPA test*) que oferece altas especificidade e sensibilidade. São métodos empregáveis nos inquéritos epidemiológicos, em geral hábeis para surpreender BuS > 10^5 col./mℓ, conquanto menos confiáveis nas contagens entre 10^2 e 10^4 col./mℓ.

A quantificação convencional na UC requer a introdução de volumes conhecidos de urina em alças de platina calibradas (0,01 a 0,001 mℓ) em placas de ágar, incubadas por 24 h (Hoeprich, 1960). Duas culturas mostrando mais de 10^5 col./mℓ do mesmo agente (na mulher, ou uma no homem) estabelecem o diagnóstico (Kass, 1956), embora a contagem em geral exceda as 10^5 colônias. Na PN a cultura da urina dos ureteres (Stamey *et al.*, 1965) oferece ampla variação na quantificação, costumando-se alcançar maiores quantidades após a permanência de urina na bexiga durante a noite. Isto não obriga contudo a cultivar apenas amostras da urina matinal.

A coleta de urina do meio de jato, aspirada de cateteres, por cateterismo intermitente, por aspiração vesical suprapúbica, diretamente dos ureteres (por ocasião de cistoscopia) ou do rim (por meio de nefrostomia), deve atender às condições clínicas vigentes, devendo a amostra ser refrigerada a 4°C e transportada, em menos de 2 h, para proceder-se ao plantio. Pode-se utilizar o ácido bórico, que limita o crescimento bacteriano, quando não se puder efetuar a inoculação logo em seguida à micção. Existem lâminas equipadas com meios de cultura que permitem a imediata semeadura, apesar de isto encarecer o procedimento. As técnicas de cultivo, os meios apropriados para as diversas categorias de patógenos etc. estão bem sumarizados em alguns textos (Kunin, 1979; 1987; Graham e Galloway, 2001). Muitos determinantes, como diurese, micções frequentes, tratamento parcialmente eficaz, agentes de crescimento fastidioso, infecção extraluminal etc., contribuem para que não se atinjam contagens bacterianas elevadas nas UC.

A contaminação não costuma se verificar nas amostras plantadas por aspiração de frasco estéril de coleta (Stark e Maki, 1984), e doentes com UC inicial contendo baixo número de colônias frequentemente oferecem números significativos subsequentemente, o que leva a acatar que qualquer crescimento em urina obtida por cateter antecipa ulterior BuS. As UC em que cresçam vários microrganismos não significam sempre contaminação da amostra, sendo da ordem de 10% tal achado em pacientes com ITU complicada com litíase ou corpos estranhos. Pode haver agentes diversos, colonizando os dois rins, um deles suprimindo outro(s) durante a estada vesical, embora as urinas dos dois ureteres possam fornecer crescimentos diferentes. As manobras para produzir bacteriúria forçada, por uso de corticoides ou incremento da diurese, não são recomendadas.

Os pacientes com PNA devem ter o sangue cultivado, pois a bacteriemia acompanha em 15 a 30% os doentes hospitalizados (lkaheimo, 1994), especialmente as mulheres idosas (Gleckman *et al.*, 1985), no diabetes e nos obstruídos.

Além da *C. albicans*, outras espécies (*glabrata, kruzei, parapsolosis, tropicalis*) são patogênicas, estas resistindo mais ao tratamento usual com fluconazol, itraconazol, 5-fluorocitosina e alcalinização urinária, requerendo não raro a anfotericina B, que pode ser usada em irrigação contínua vesical (50 mg/ℓ continuamente, 5 dias) (Nicollé, 2005).

A candidúria, que é frequente, merece exame particular. Os rins são envolvidos na maioria das infecções sistêmicas por *Candida* sp. (Figura 24.4), que também pode colonizar o meato uretral provocando contaminação. O tratamento depende do convencimento clínico, diante dos fatores de risco (defeitos congênitos, diabetes melito, imunossupressão, tratamento com antibióticos, doenças comprometendo a imunidade etc.). Já detectamos, no sedimento urinário, cilindros contendo hifas e micelas de *Candida* sp. em doentes com AIDS, doença reumatoide e lúpus sistêmico, presas de grave fungemia, merecendo tratamento com anfotericina B, 5-fluorocitosina, fluconazol e alcalinização. Os doentes cateterizados podem exibir candidúria assintomática.

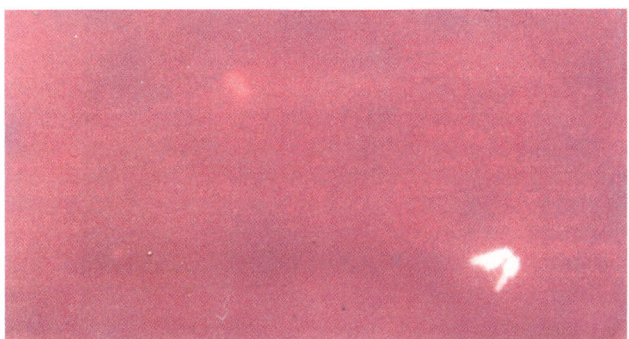

Figura 24.3 Bactéria recoberta por anticorpo IgG (cortesia do Prof. Rômulo Macambira).

Uma vez que as sensibilidades dos diversos patógenos acabam sendo razoavelmente predizíveis, a cistite não complicada vem sendo hoje tratada empiricamente com cursos curtos de antimicrobianos, aliás atendendo à velha prática dos balconistas de farmácias e das donas de casa atarefadas, que a ela têm recorrido historicamente. O desejo utópico de tratar cada episódio de ITU com refinado conhecimento bacteriológico cede pois a tais condutas corriqueiras, devido ao número elevado de casos de ITU e do resultado frequentemente satisfatório alcançado com o tratamento empírico. Merece, contudo, desafogado o excesso dos requerimentos aos laboratórios, seguir as recomendações do National Health Service Executive Guidance (1979), perfazendo UC nas ITU "verdadeiras". Para as cistites não complicadas costumam ser eficazes: sulfa-trimetoprima (ST); nitrofurantoína; quinolonas clássicas e novas; cefalosporinas orais; o grupo tetraciclinas e drogas afins (doxiciclina, minociclina), que ainda cobrem, estas, as uretrites por *Chlamydia*, e clindamicina ou metronidazol, que atingem os anaeróbios.

Quanto à localização da infecção, a maior parte das bacteriúrias, assintomáticas ou sintomáticas, limita-se à bexiga (Stamey *et al.*, 1965). Diversos métodos, como cateterização ureteral bilateral, *washout* vesical, urografia venosa, imagem com isótopos, cultura de biopsia renal (BR), fluorescência tecidual de antígenos bacterianos, anticorpos séricos contra antígenos lipopolissacarídicos, enzimas urinárias, proteína C reativa, anticorpos antiproteína de Tamm-Horsfall, prova da concentração urinária, pesquisa de bactérias recobertas por anticorpos (Figura 24.3) e recorrência pós-tratamento, bem revistos por Ronald e Nicollé (1997), têm sido usados em inquéritos epidemiológicos e na prática clínica. Todos padecem de limitações, das dificuldades com a sistematização das técnicas, dos custos etc.

O emprego da urografia venosa (UV) é valioso em até 30 a 40% das PNA, embora um conjunto de três séries, com 421 adultos bacteriúricos, com aparente "cistite", só haja contemplado a 5% com anormalidades indicativas (Farr *et al.*, 1979, Fowley e Pulaski, 1981).

As imagens dos rins com citrato de Ga^{67} e hipuran I^{131} têm sido usadas para localizar a ITU. Novos agentes vêm sendo utilizados, aperfeiçoando as imagens, e embora séries mais amplas devam ser investigadas para situar a posição de tal método isotópico, simples porém ainda dispendioso, principalmente para o estudo das PNA. A Dra. Goldraich realça a importância do diagnóstico do RVU na ITU pediátrica, destacando o valor da cintigrafia renal com DMSA na infecção nos lactentes, limitando a uretrocistografia miccional a casos individualizados (Goldraich, 2006).

A técnica de Fairley *et al.* (1967) emprega a cateterização vesical, seguida de irrigação com antibióticos e enzimas desbridadoras; segue lavagem e a obtenção de UC seriadas que, estima-se, refletem os microrganismos originados dos rins. O exame em 125 mulheres, principalmente com BuA, ofereceu a distribuição das pacientes com cerca de 40% com cistite e 60% com PN (Boutros *et al.*, 1972); outra série de Smeets e Gower (1973) distribuiu os pacientes meio a meio, embora quase 20% tenham fornecido resultados equívocos. Trata-se de técnica trabalhosa, que fornece resultados enganosos na presença de RVU, assim como pela liberação intermitente dos microrganismos dos rins.

Os métodos indiretos são vários. A pesquisa de anticorpos contra antígenos bacterianos (principalmente de *E. coli*), clamam alguns, oferece sensibilidade e especificidade de 80%, ao passo que outros negam tais taxas (Nicollé *et al.*, 1989). Certas enzimas urinárias (leucino aminopeptidase, β-glicuronidase, catalase, desidrogenase láctica e lisozima) têm sido indicadas como de valor, embora subsista considerável confusão nos resultados. A medida da proteína C reativa foi investigada em crianças (Wientzen *et al.*, 1979). A excreção da proteína de Tamm-Horsfall e a pesquisa de autoanticorpos IgG contra ela têm sido praticadas sem definição de validade (Hanson *et al.*, 1981). A PN interfere na capacidade de concentração da urina (Ronald *et al.*, 1969); a deprivação de líquidos por 24 h associada à injeção de hormônio antidiurético assiste osmolalidade urinária superior a 800 mOsm/ℓ em cerca de 80% na cistite, o que não se verifica em cerca de 70% na PN; a localização unilateral da PN, o desconforto da privação de líquidos, a possibilidade de outras condições que interfiram com a concentração da urina etc. limitam o valor de tal prova. No entanto, a presença de anticorpos contra bactérias e o defeito da concentração da urina, conjugados, sugerem a existência de PN.

A Dra. Virginia Thomas *et al.* (1974) e Jones *et al.* (1974) descreveram teste dependente da presença de imunoglobulinas contra o antígeno somático O da superfície das bactérias, o teste das bactérias cobertas por anticorpos (BCA) fluorescentes (Figura 24.3), dependendo a positividade da presença de 10% microrganismos recobertos, depois reduzida para a presença de cinco ou mais bactérias fluorescentes após 5 min de busca. Ocorrem muitos resultados falso-positivos: pela contaminação da urina com bactérias vaginais ou retais; por lesão do urotélio, favorecendo resposta imune que recubra bactérias que provoquem ITU baixa; por cistite hemorrágica; prostatite etc., principalmente na presença de cateter urinário de demora. Os resultados falso-negativos ocorrem nas crianças (Wientzen, 1979) e também nos adultos em urinas deixadas na temperatura ambiente; pela multiplicação ulterior de bactérias; pela ação do uromucoide, impedindo a aderência dos anticorpos; pelo exame precoce, na fase de invasão do tecido renal pelas bactérias etc. (Smith *et al.*, 1977).

Os resultados são de interpretação difícil, mormente nos exames de acompanhamento, que dão resultados positivos em boa parte dos pacientes já curados (Greenberg *et al.*, 1981). Porém nas mulheres com BuA o teste em urina obtida por cateterismo vesical provê sensibilidade e especificidade de 80% para a predição da PN (Ronald *et al.*, 1976).

A resposta ao tratamento curto também tem sido usada como discriminador entre PN e ITU baixa, pois no primeiro caso requer-se tratamento mais prolongado. O método é razoavelmente específico, mas pouco sensível.

Os exames radiográficos e outros, por imagens, conservam importante valor nas ITU. Na PNA, todos os homens e as mulheres que respondam mal ao tratamento, que exibam quadros atípicos ou choque séptico, merecem estudos por imagens. A ultrassonografia renal (USR) vem substituindo a urografia venosa (UV) por identificar anormalidades anatômicas, focos infecciosos, abscessos perinefréticos (Figura 24.10) etc., além de identificar rins edemaciados (Johnson *et al.*, 1992). A tomografia computadorizada (TC) desvenda outras condições patológicas abdominais ou retroperitoneais.

A TC (Figura 24.9) supera a UV na identificação de imagens anômalas mas expõe à radiação e ao contraste; a TC sem contraste mostra rins volumosos na PNA; o contraste realça microabscessos e o envolvimento perinefrético, expondo lesões menores que 2 cm; analisa bem as lesões intracísticas na doença policística.

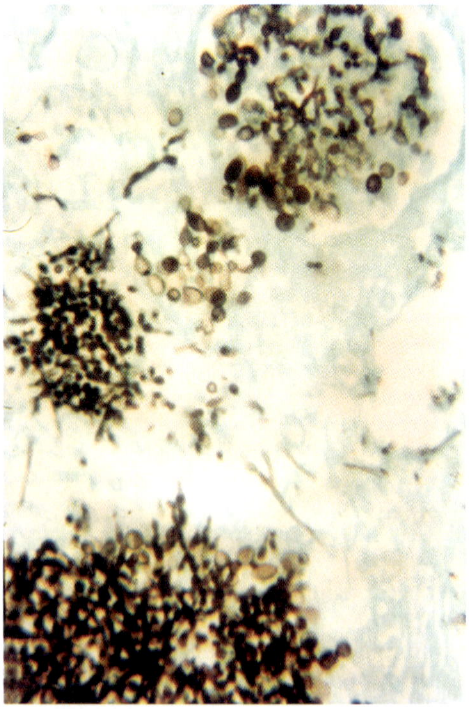

Figura 24.4 Fragmento de rim de necropsia de caso de síndrome da imunodeficiência adquirida/insuficiência renal aguda por candidíase sistêmica, verificando-se hifas e micélios no glomérulo, nos túbulos e no interstício renal (H.U. Gaffrée e Guinle, RJ) (Grocott 250×).

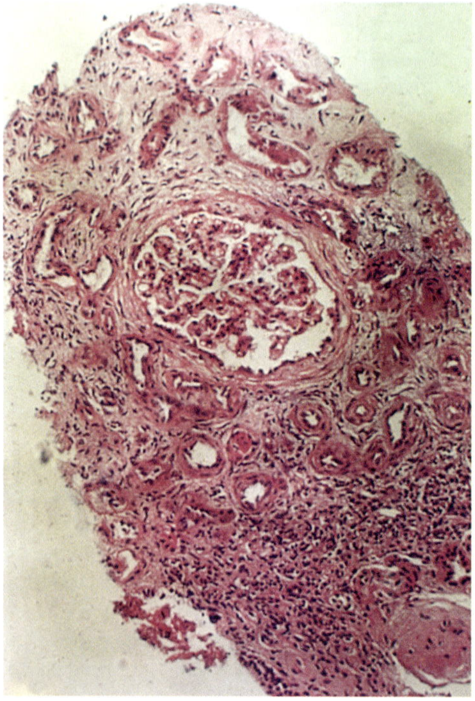

Figura 24.5 Fragmento de rim em caso de insuficiência renal crônica/pielonefrite crônica em jovem que sofria de infecção do trato urinário recorrente desde a infância por refluxo vesicouretral (H.U. Gaffrée e Guinle, RJ) (H. E. 160×).

Os rins, na UV, mostram-se edemaciados na PNA e o contraste mostra nefrograma homogêneo, estriado ou defeitos segmentares em cunha (Figuras 24.7 e 24.8) (Goldman e Fishman, 1981) correspondendo estas a áreas mal funcionantes, que sofrem vasospasmo, edema intersticial ou obstrução tubular.

A ressonância magnética (RM) não tem sido amplamente utilizada; ela provê ótima diferenciação corticomedular e das coleções líquidas. Tem sido de valor no diagnóstico de PN xantogranulomatosa.

Há mais de duas décadas empregávamos o retropneumoperitônio, com a injeção pré-sacral de um litro de ar (outros usavam CO_2), para visibilizar os contornos renais, com a identificação de abscessos, coisa que não mais se justifica, pelo desconforto trazido e pela disponibilidade de novas técnicas (Figura 24.13). Convém não preterir que o Rx simples do abdome forneça informações preciosas, quanto à presença de cálculos radiopacos, às dimensões e contornos dos rins, a sinais de hidronefrose, de atrofia renal, de presença de gás perinefrético (Figura 24.11A, B), e às imagens retroperitoneais etc.

A UV não é recomendada de início na PNA, devendo preceder a USR. As reações idiossincrásicas provocando a morte dão-se entre 1/40.000 e 1/75.000 exames, fato que sempre traz temor. São aproveitáveis no diagnóstico o aumento das dimensões renais, o retardo na excreção do contraste (Figuras 24.7 e 24.8) e a má definição da arquitetura caliciana no rim afetado (Kanel *et al*., 1988). O edema da mucosa ureteral pode oferecer delicada estriação paralela no sistema coletor (Harrison e Shaffer, 1979), além do estriamento e da distorção do infundíbulo e dos cálices. Silver *et al.* (1976) oferecem um bom espectro das alterações observáveis em adolescentes e adultos com PNA, ampliando a descrição de Kass *et al.* (1976) de hidronefrose não obstrutiva, presença de cálculos, papilas necróticas descoladas (Figura 24.6A, B) etc. Rosenfeld *et al.* (1979) descrevem a "nefronia" inflamatória, massas não supurativas, em que o *scan* com Ga^{67} mostra hipercaptação, a USR indica ovoides lucentes que destroem a separação corticomedular, e a TC exibe massas mal definidas de baixa densidade com realce *patchy* (Goldman e Fischman, 1981).

A cintigrafia cortical pode ser aproveitada no exame de crianças com ITU, como a uretrocistografia miccional e a USR. O DMSA-Tc^{99} detecta cicatrizes corticais dez vezes mais do que a USR, como se comprova nos exames de crianças sujeitas a ITU de repetição com RVU (Franz *et al*., 2001) que têm cicatrizes corticais em 75%. A tomografia de emissão de prótons (SPECT) planar aperfeiçoa mais os resultados, duplicando a acurácia da cintigrafia. Em resumo, o córtex renal é mais bem examinado com o DMSA-Tc^{99} e com o glucoeptonato; os agentes funcionais, como o DTPA-Tc^{99} junto com a furosemida, oferecem o diagnóstico das obstruções urinárias; os agentes que investigam a inflamação, como Ga^{67} e os leucócitos marcados com In^{111}, identificam abscessos e nefronia.

A uretrocistografia miccional identifica o RVU, fator para ITU na criança, recomendado abaixo de 1 ano ou quando houver sinais sistêmicos de infecção. A cistografia com ecocontraste empregando suspensão de galactose tem sensibilidade próxima a 100% no RVU, sem expor à radiação. Usa-se na ITU do transplante renal para investigar RVU no enxerto (Franz *et al*., 2001; Heilberg e Schor, 2003). A cistografia isolada indica-se na ITU com hematúria, para identificar tumores, tuberculose urinária e trigonite. Não convém realizá-la se a UC não for estéril e a profilaxia da infecção é recomendada.

A angiografia renal raramente é recomendada na PNA. Descrevem-se estrias lineares com densidade e lucência alternadas no córtex, pelas alterações na perfusão tecidual, além da perda da interface corticomedular (Davidson e Talner, 1973). As alterações radiográficas são geralmente reversíveis

A 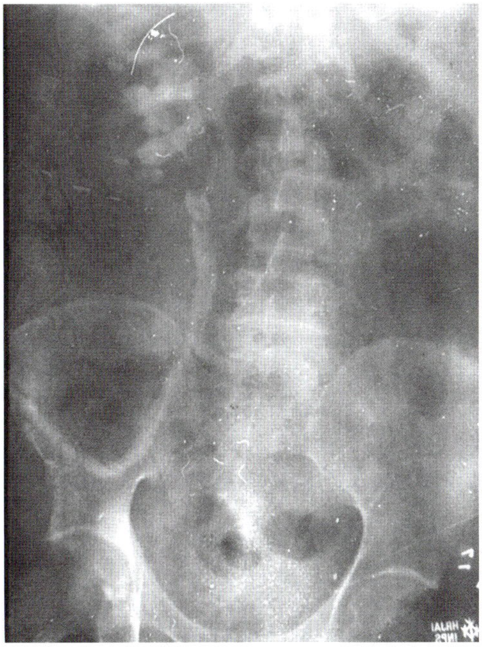 B 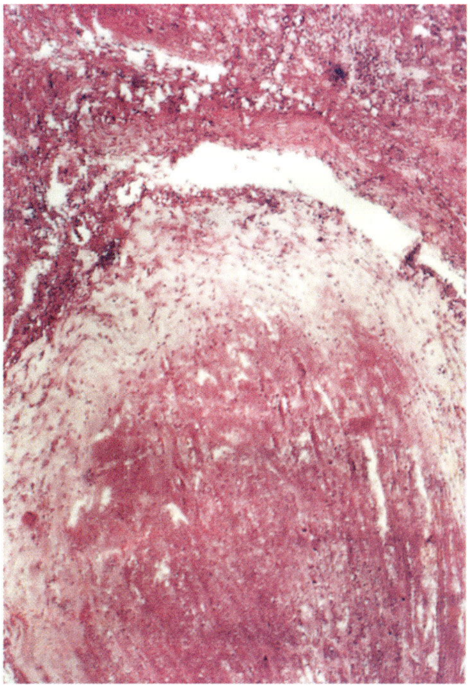

Figura 24.6 A. Insuficiência renal avançada em homem de 68 anos com volumosa neoplasia prostática obstrutiva, diabetes melito e infecção do trato urinário grave, submetido a ureterostomia à direita com restauração da diurese. A injeção de contraste pelo ureter indica falha de enchimento na pelve renal direita, devida a necrose papilar (H. do Andaraí, RJ). **B.** Imagem de papila renal descolada. Visão panorâmica em pequeno aumento mostrando extensa necrose papilar.

com o tratamento, conquanto haja relatos de cicatrizes redutoras seguindo episódios de PNA. As técnicas de TC mostram imagens hipodensas, algumas produzindo cicatrizes ou zonas atróficas (Meyrier, 1989).

Na PNC, a UV e as demais técnicas com imagens constituem o melhor método detector de cicatrizes grosseiras, grandes, profundas e segmentares no córtex, em geral relacionadas com um ou mais cálices (Hodson, 1972), mais vezes no polo superior, com os cálices distorcidos pela retração das papilas nas cicatrizes, principalmente quando o processo se inicia na tenra idade. No caso de a cicatriz conter tão somente túbulos, confirma-se a *Ask-Upmark Syndrome*, uma malformação congênita (Shindo *et al.*, 1983). Na ITU complicada, a exposição dupla no mesmo filme, em inspiração e expiração, socorre na identificação de abscessos perinefréticos, por exemplo, quando no lado envolvido não se verifica a movimentação do rim. A PN é uma doença que afeta os rins por faixas; o tecido circunvizinho pode oferecer aspectos hipertróficos com exuberâncias segmentares mimetizando pseudotumores.

Na ITU alta, a investigação inicial prefere a USR às técnicas que requeiram injeção de contraste devido ao risco da falência renal metainduzida. A investigação deve prosseguir em crianças com a ITU comprovada, principalmente nos homens, com a USR, seguindo-se a cintigrafia com o ácido dimercaptossuccínico (DMSA)-Tc[99] (Gleeson e Gordon, 1991). A uretrocistografia miccional é indicada nas crianças com PN.

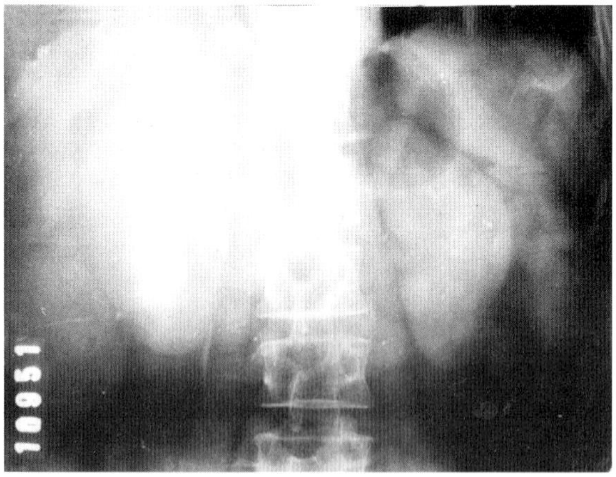

Figura 24.7 Urografia venosa com dose elevada de contraste em mulher idosa com pielonefrite aguda à direita. Na radiografia tardia observa-se o rim esquerdo com nefrograma denso e o rim direito bastante aumentado de volume, com excreção retardada do contraste (H. U. Gaffrée e Guinle, RJ).

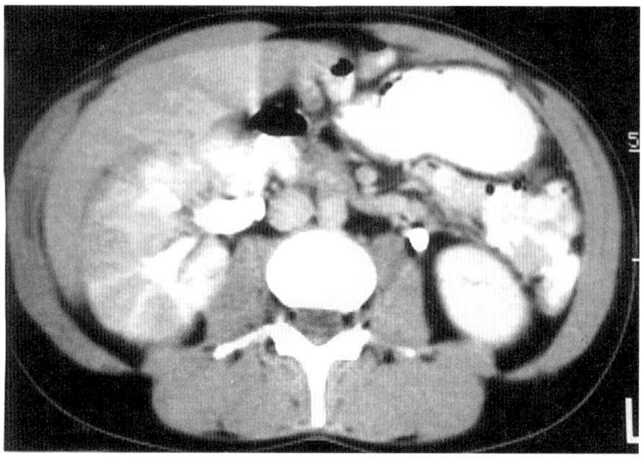

Figura 24.9 Pielonefrite aguda à direita. A imagem pela tomografia computadorizada com contraste exibe o volumoso aumento do rim direito e a impregnação heterogênea do parênquima pelo contraste (exame realizado pelo Prof. Antonio Carlos Pires Carvalho).

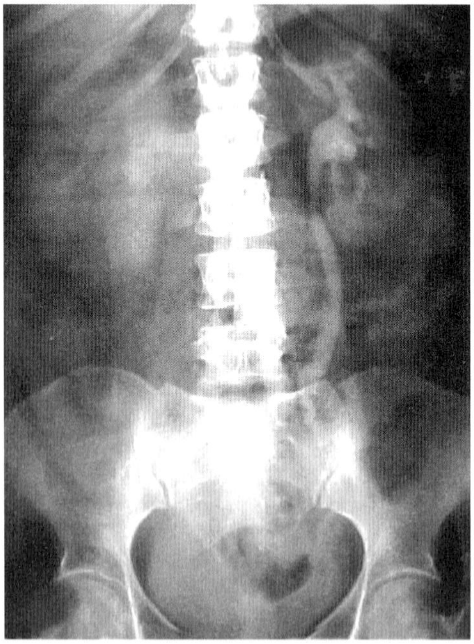

Figura 24.8 Pielonefrite aguda à direita, vendo-se na urografia venosa o aumento das dimensões do rim direito, o borramento da imagem do psoas e o retardo na excreção do contraste pelo rim direito, na incidência aos 20 min (exame realizado pelo Prof. Antonio Carlos Pires Carvalho).

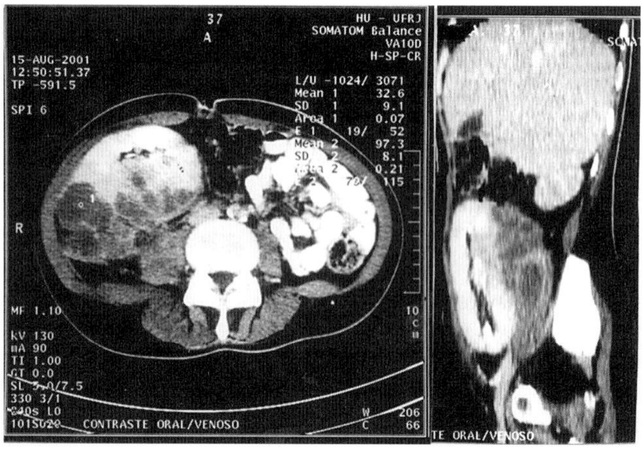

Figura 24.10 Tomografia computadorizada em caso de grave infecção do trato urinário por estreptococo do grupo B em rim transplantado, observando-se o aumento do volume do enxerto e a impregnação heterogênea pelo contraste com diversas zonas de coleção subcapsular, também bem identificadas na imagem sagital, na parte posterior do enxerto (Prof. G. Santoro Lopes).

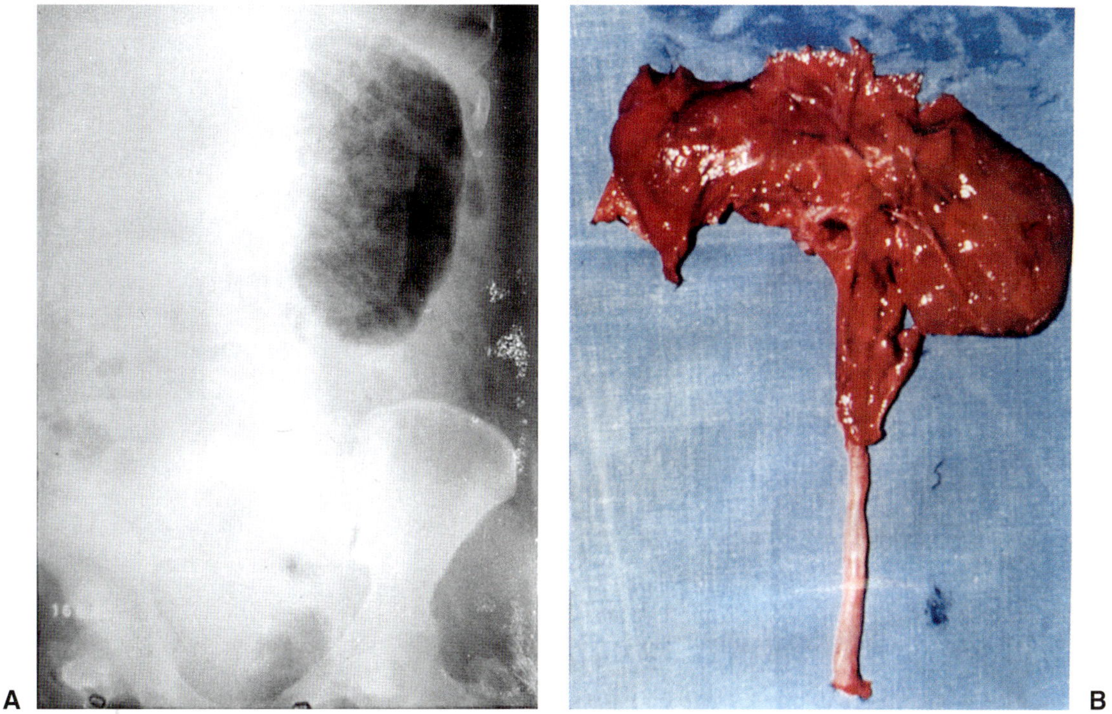

Figura 24.11 A. Mulher admitida em choque/sepse/insuficiência renal aguda consecutivos à ruptura renal esquerda por PNA enfisematosa provocada por obstrução ureteral litiásica. Observa-se o contorno do rim esquerdo dentro de volumosa coleção gasosa. **B.** Peça cirúrgica correspondente, seguindo-se a recuperação completa (H. do Andaraí, RJ).

Na mulher adulta só se indica a investigação quando há sinais de PN; entre mais de 4.000 mulheres com ITU baixa, só 5% exibiram anormalidades, enquanto 163 outras com PNA deixaram ver alterações estruturais ou funcionais em 46% (Ronald e Nicollé, 1997) concordando que a UV está indicada quando não há resposta ao tratamento depois de 72 h ou se ocorrer reinfecção dentro de 2 semanas do tratamento efetivo. Na PN da gravidez deve-se aguardar 2 meses para perfazer estudos radiográficos, para oportunizar o desaparecimento das modificações próprias do estado gravídico. No homem idoso com ITU deve ser examinada a próstata, não estando definidas as necessidades do estudo radiográfico. Na obstrução urinária infectada no diabético, deve ser considerada a necrose papilar (Figura 24.6A, B).

Na PN sem obstrução não é comum a sotoposição de anormalidades (Gower, 1976), desencorajando-se a repetição dos exames. Nas crianças os selos da ITU alta se instalam no primeiro ano de vida, não sendo necessária a repetição dos exames radiográficos (Cardiff-Oxford Bacteriuria Study Group, 1978).

As técnicas percutâneas incluem a pielografia anterógrada (Figura 24.12), a nefrostomia com aspiração e colocação de cateteres que oferecem diagnóstico e tratamento nas pionefroses e nos abscessos frequentemente ensejando defervescências salvadoras da vida. Tal a contribuição meritória da urorradiologia.

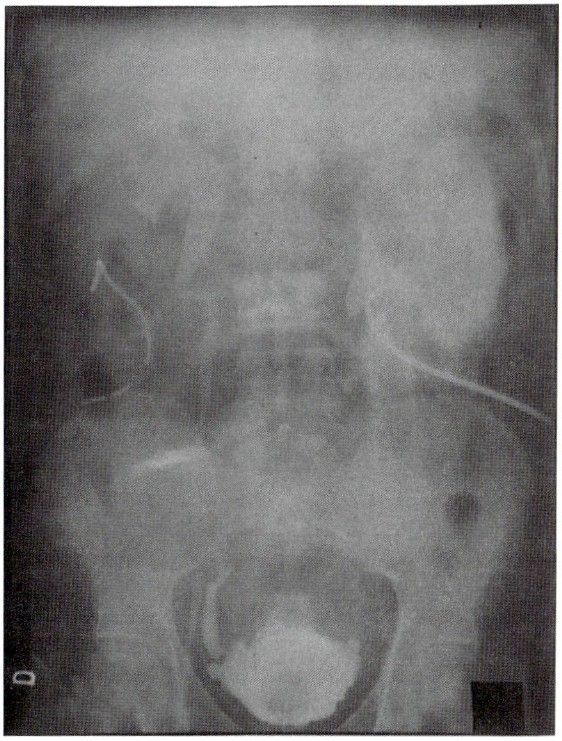

Figura 24.12 Caso de infecção do trato urinário complicada grave, com urolitíase bilateral, sepse e insuficiência renal aguda. Submetido a nefrostomia bilateral. A pielografia realizada através das nefrostomias mostra resolução da obstrução à direita restando ainda dilatação das vias excretoras; à esquerda subsiste volumosa hidronefrose. A bexiga exibe paredes irregulares e a imagem de cateter no interior.

▸ Epidemiologia clínica

Combinam-se certos conceitos: piúria (mais de cinco leucócitos polimorfonucleares por campo de grande aumento na urina centrifugada); bacteriúria assintomática (BuA) (10^5 col./mℓ de urina em duas amostras de urina colhida por cateter ou aspiração suprapúbica (mulheres) ou em uma amostra (homens); bacteriúria significativa (BuS) [mais de 10^5 col./mℓ (Kass, 1956), embora contagens inferiores sejam consideradas]; pielonefrite crônica (PNC) (conceito radiográfico correspondendo a cicatrizes e destruição tecidual por infecção bacteriana ou RVU, pois a fibrose e a inflamação intersticial são inespecíficas) (Heptinstall, 1983), e pielonefrite aguda (PNA) (síndrome clínica de dor lombar ou no flanco, febre, calafrios e bacteriúria com eventual bacteriemia e choque séptico), para a compreensão das infecções do trato urinário alto.

Na PN adquirida na comunidade, a bacteriologia é bem sumariada por Ronald e Nicollé (1997). As *E. coli* dotadas de características nefritogênicas restritas a certos sorotipos O, K e H, resistentes à atividade bactericida do soro e produtoras de hemolisina, respondem por 75% das PN adquiridas na comunidade; tais agentes exibem fímbrias P e proteínas capazes de aderir a receptores do epitélio, tornando-se capazes de passar para o interstício renal (Shimamura e Maesaka, 1984; O'Hanley *et al.*, 1985; Svanborg-Eden e Man, 1987). Outras bactérias gram-negativo (*Klebsiella* sp., *P. mirabilis, Enterobacter*) respondem por 10 a 15%; estafilococos coagulase-negativo e *Enterococcus faecalis,* principalmente no idoso, respondem por 2 a 3% das PN. O *P. mirabilis* prevalece nas infecções do homem na infância e tem propensão para produzir cálculos de estruvita. Quanto ao *S. saprophyticus,* comum na cistite da mulher, não costuma produzir PNA. Os estreptococos do grupo A não, mas os do grupo B sim, causam PNA em diabéticos e em rins anormais. O *S. aureus* é agente de PNA com bacteriemia e a *Gardnerella vaginalis* assume papel relevante na PN gravídica. *Mycoplasma hominis* e *Ureaplasma urealyticum* também são causa de PNA.

No que toca à PNA hospitalar a bacteriologia é diferente. Prevalece a *E. coli*, seguida de *P. aeruginosa* e *Serratia marcescens* (10 a 15%); o *S. epidermidis* resistente é frequente nos pacientes cateterizados; entre estes referem-se (Stark e Maki, 1984): estafilococos coagulase-negativo (31%), *Candida* sp. (32%), *P. aeruginosa* (17%), *Klebsiella* (17%), *E. coli* (16%). O *Corynebacterium* D_2 inclui-se neste âmbito. Agentes produtores de urease, como o *P. mirabilis,* produzem PNA e bacteriemia. Mencionam-se *Leptospiras, Brucella* sp., *Salmonella* sp. e bactérias anaeróbias gram-negativo (Segura *et al.*, 1972). As formas L, protoplásticas, são descritas, acantonadas nos rins (Gutman *et al.*, 1967), responsáveis por casos de PN recorrente.

Nos doentes com o trato urinário indene, contribuem fatores genéticos, como a existência de receptores glicolipídicos do sistema de antígenos do grupo sanguíneo P, ou a carência de antígenos do grupo Lewis, para a instalação da PN (Lomberg, 1983; Sheinfeld *et al.*, 1989). Do mesmo modo, a presença de anormalidades da micção (bexiga neurogênica) e a obstrução urinária alta. Também, a resposta à invasão bacteriana com a produção de interleucinas IL-1, IL-6, IL-8, a produção local de anticorpos IgA e IgG, de proteína C reativa, de anticorpos séricos, e a atuação tecidual de monócitos e neutrófilos com a consequente piúria, conjugam-se na organização da cena de fatores facilitadores e de resposta na PN (Jacobson *et al.*, 1994).

A PN incide em 35 a 90/10.000 na infância, na ausência de malformações, destacando-se os casos nas unidades neonatais, presumindo-se a colonização de *E. coli* invasiva durante a hospitalização.

Estudo epidemiológico cuidadoso de Bryan e Reinolds (1984a, b) mostrou que em uma população de 400.000 indivíduos acompanhada por 5 anos foram identificados 313 casos de bacteriemia de origem urinária, falecendo 15, mais idosos, que sofriam enfermidades complexas graves; no mesmo período no ambiente hospitalar, ocorreram 221 episódios de bacteriemia de origem urinária entre 1.520 casos com bacteriemia, sendo a mortalidade de 12,7% entre estes. Percebe-se que cerca de 60% foram originados na comunidade, havendo, principalmente no trato urinário cateterizado, nascido 18% das bacteriemias; constataram que a mortalidade na bacteriemia urinária foi notavelmente inferior àquelas originárias noutros sítios. Na mulher com ITU não complicada, acompanhada durante 9 anos, a relação cistite/PN foi de 18/1 (Stamm *et al.*, 1991), sendo a taxa de infecção de 2,6 pacientes/ano, enquanto entre pacientes com lesão medular cateterizados intermitentemente a taxa de PN foi 1,8 paciente/ano (Waites *et al.*, 1993). A PN em homens não obstruídos é incomum, 4,9/10.000/ano, entre universitários acompanhados por 6 anos (Krieger *et al.*, 1993).

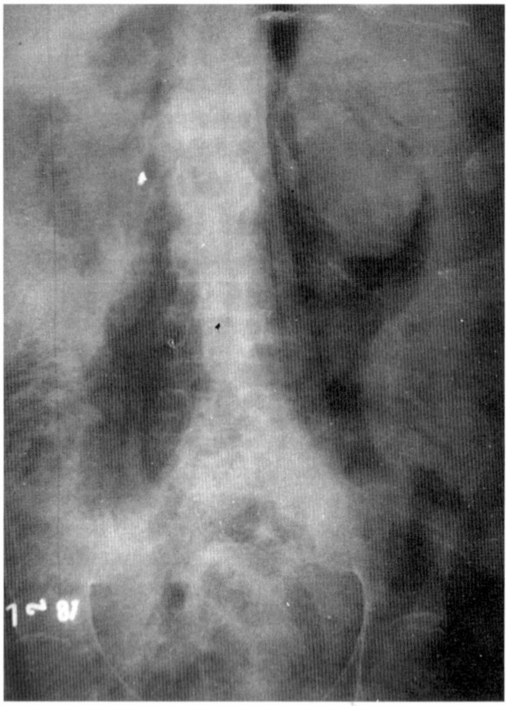

Figura 24.13 Retropneumoperitônio em paciente que fora admitida urêmica, com hipertensão arterial maligna complicada por grave infecção do trato urinário. Observam-se os rins com moderada redução das dimensões.

A ITU alta assintomática é menos conhecida. Entre neonatos a BuA é mais comum nos homens (2,7%) por motivos obscuros (Lincohn e Winberg, 1964), mas em vários exames da questão (Kunin, 1979; Ronald e Nicollé, 1997) mostram a prevalência de 1,2% nas mulheres escolares, muito superior à dos homens, com incidência anual de 0,4%, de modo que cerca de 5% das meninas adquirem ITU entre 6 e 18 anos, assintomática em dois terços. Estudos populacionais em mulheres indicam a prevalência da Bu semelhante em diversos países, entre 3 e 7%, dos 16 aos 65 anos (Gaymans *et al.*, 1976). A ITU sintomática se instala em cerca de um terço das mulheres com BuA a cada ano.

A atividade sexual e a idade foram endereçadas por Kunin e McCormack (1968), estudando freiras e mulheres trabalhadoras (cerca de 3.000 de cada grupo); a prevalência de BuA nas freiras jovens foi de 1/12, comparativamente, e foi-se elevando com a idade das freiras até não haver mais diferença notória. Certas populações de mulheres indígenas exibem prevalência de BuA de até 15%.

Na gravidez a BuA prevalece de 3 a 10% (Patterson e Andriole, 1987) e incide em 1% no ciclo gravídico, taxa semelhante ao estado não gravídico, mas a PNA gravídica costuma instalar-se nos segundo e terceiro trimestres. A idade avançada assiste clara elevação da taxa da BuA nos dois sexos, crescendo para cerca de 18% nas mulheres e 6% nos homens acima de 65 anos (Boscia, 1986) e sendo nitidamente superior entre os idosos residentes em casas de apoio (50% nas mulheres e 20% nos homens, o que justifica a alta taxa de ITU (50%) entre as mulheres idosas nas casas de apoio (Nicollé *et al.*, 1988).

Pacientes diabéticos, alega-se, têm elevadas prevalência e incidência de ITU; a BuA tem sido identificada três vezes mais nas mulheres, mas não nos homens (Zahnel *et al.*, 1991), indicando os testes de bactérias recobertas por anticorpos que mais da metade dos diabéticos com BuA têm ITU alta. Invocam-se desarranjos na secreção local de citocinas no cerne da patogenia da PN no diabetes melito (Hoepelman *et al.*, 2003), recomendando-se tratamento por 1 a 2 semanas na "cistite" dos diabéticos adultos.

A história natural de ITU não foi bem estudada antes da disponibilidade dos agentes antimicrobianos, embora sejam claras as referências a altas porcentagens de óbitos naquela época.

Pelos anos trinta do século passado falava-se na insuficiência renal crônica (IRC) pela progressão da PN bilateral, bem como era usual atribuir à PNC a IRC nas séries antigas (Weiss e Parker, 1939; Huland e Busch, 1982). Sabe-se que aquilo que se considerava "PN" incluía uma série de entidades nosológicas então assim consideradas. A identificação da ITU foi considerada um alvo a localizar e destruir, buscando impedir a progressão, com hipertensão arterial, litíase urinária, complicações da gestação e progressiva degradação da função renal.

Se o trato urinário for anatomicamente normal, só ocorre a progressão da PN para a IRC quando se instala na infância, sendo o refluxo vesicoureteral (RVU) considerado necessário. Winberg *et al.* (1982) dedicaram-se a acompanhar 600 crianças com ITU por duas décadas, notando claramente que os homens identificados antes do primeiro ano raramente exibiam cicatrizes renais, que se instalavam, contudo, com o tempo, em 5% deles, enquanto os homens identificados depois do primeiro ano exibiam cicatrizes renais em 25%; verificaram também que entre 440 mulheres cuidadosamente acompanhadas, as cicatrizes se instalaram em cerca de 5%, enquanto entre 41 mulheres tratadas de modo incorreto, 17% desenvolveram cicatrizes renais. O conjunto de tais dados aponta para o perigo de deixar de identificar e tratar corretamente a ITU que ocorra durante o primeiro ano de vida (Figura 24.5).

O estudo de 744 crianças com ITU (Smellie *et al.*, 1981), 200 das quais seguidas por 10 a 20 anos, mostrou que as cicatrizes nos rins se instalavam quase só nos casos com RVU, evidenciando-se que raras novas cicatrizes se verificavam, ou progrediam as antigas, se a ITU fosse tratada convenientemente e as recorrências prevenidas. As cicatrizes parecem promover a parada do crescimento do rim afetado, mas o tratamento adequado, nas crianças que não experimentam RVU, permite o crescimento renal normal (Smellie *et al.*, 1981). Como a prevalência de ITU costuma ser aproximadamente a mesma em mulheres e homens no primeiro ano de vida, e as necropsias mostram cicatrizes renais em taxas aproximadamente idênticas nos dois sexos, discute-se que a ITU que produz PNC é apenas aquela que toma curso, e não é adequadamente tratada, apenas no primeiro ano de vida. O mesmo se depreende do estudo epidemiológico levado a termo pelos grupos Cardiff-Oxford (1978) e Newcastle (1981). Davidson *et al.* (1984), neste último centro, acompanharam meninas com BuA pela vida adulta e verificaram que aquelas que haviam sido tratadas corretamente na infância conservavam a reserva funcional renal nas gestações, o que não se dava com as outras, que não haviam sido corretamente tratadas. Então, a ITU deve ser perseguida nos infantes febris, merecendo tratamento, quer seja sintomática ou não.

O exame da ITU adquirida na idade adulta, tomando curso com redução da função renal, requer estudo pormenorizado. Kunin (1985) retomou a questão de se a ITU causa a falência renal, e, nas últimas décadas tem sido estabelecido, mediante certos conceitos *pari passu* adquiridos: melhor compreensão do que seja a PN, com o reconhecimento das semelhanças entre a PN e as outras enfermidades produzidas por lesões vasculares, pela nefrite intersticial e pela necrose papilar; evidências de que a PN e o RVU nos primeiros 3 anos de vida associam-se com cicatrizes corticais renais e distorções calicianas; descrição de nefropatia pelos analgésicos capaz de produzir nefrite intersticial e necrose papilar; avanços no conhecimento da bacteriologia e aperfeiçoamento de métodos de diagnóstico na ITU; os resultados dos estudos epidemiológicos prospectivos nas ITU etc.

Stamm *et al.* (1991), acompanhando mulheres com ITU recorrente (cerca de 700 episódios em 51 mulheres durante 9 anos), identificaram 5% dessas como PN mas não surpreenderam degradação da função renal, e o registro de 375 pacientes com PN em Bristol só anotou um caso com cicatrizes progressivas (Gaches *et al.*, 1976). As necropsias (Kleeman e Freedman, 1960; Freedman, 1967) indicam critérios histopatológicos para PN tão só em 1,4% de quase 5.000 exames, distribuídos pelos dois rins, ensinando que as lesões vasculares, a necrose papilar e os cistos medulares respondem pelas lesões, quase nunca imputáveis à ITU, de sorte que os quase 16.000 casos do 12º Relatório do Registro de Transplantes (Barnes *et al.* 1975), entre os quais 13% haviam sido atribuídos a PNC, provavelmente continham informações incorretas, devendo-se a um conjunto de nefropatias (analgésicos, RVU, litíase, obstrução urinária etc.) que, alegava-se, eram "PN".

Giro conceitual assemelhado experimentam agora as neoplasias no que toca à etiologia da doença renal crônica. Aquilo até recentemente denominado "nefrosclerose crônica" vem sendo crescentemente identificado como nefropatia vinculada à síndrome metabólica e à obesidade.

Que a ITU recorrente com o trato urinário preservado tratava-se do caso de nefropatias com história natural benigna, tornou-se quase consensual, já que a autorizada voz de Parker e Kunin (1973), depois de acompanhar 74/163 mulheres com PNA, indicou a permanência do processo mórbido por 10 a 20 anos em 40%, exigindo operações urológicas, cursando litíase urinária etc., e 17% seguindo com BuS, com dois pacientes em IRC avançada e um transplantado. Já Gower (1976), acompanhando 62 mulheres com indicações radiográficas de PN, tratadas por 5 anos, detectou progressão radiológica em 17% e Alwall (1978), igualmente, descreveu 29 mulheres sem obstrução urinária nas quais se desenvolveram casos de IRC. Jones (1992) descreveu casos de insuficiência renal aguda por PNA e mencionou 12 casos de falência renal ligados ao uso concomitante de anti-inflamatórios. Não é portanto pacífico que a PNA seja sempre inocente, conquanto seja infrequente que produza insuficiência renal progressiva.

Estudo experimental (Miller *et al.*, 1992) da biopatologia da PN evidencia a invasão bacteriana dos rins depois de 48 h de ITU baixa, embora sem determinar invasão maciça do parênquima renal; subsistem leucocitúria e bacteriúria testemunhando a PN subclínica, provável condição morbígena frequentemente desconsiderada.

As nefropatias decorrentes de ITU incluem uma série. A nefrolitíase pode decorrer de focos de calcificação em um trato urinário obstruído diante de pH ácido e níveis de amônia propiciadores, contribuindo para a produção de urease. A concorrência de litíase e infecção pode-se dar em até quase 50%. Em crianças, a infecção se eleva a 74% na presença de urolitíase, facilitando cálculos de fostato tríplice, estruvita e apatita, que carreiam inegável morbidade exagerada (Blandy e Singh, 1976). Aliás, a mortalidade diante da BuS demonstra-se maior, mesmo na ausência de condições determinantes claras; em uma série jamaicana (Evans, 1982) anota-se mortalidade de 2% em 13 anos de acompanhamento. Platt *et al.* (1982) observaram o mesmo entre mulheres com BuS, cateterizadas. Pacientes idosos bacteriúricos (Dontas *et al.*, 1981) têm mortalidade duplicada e vários estudos com voluntários o confirmam.

A bexiga neurogênica em jovens traumatizados, exigindo cateterização permanente, se associa a mortalidade da ordem de 20% em três décadas (Guttman e Frankel, 1966), sendo a insuficiência renal a principal causa de morte após duas décadas de lesões medulares, taxas que vêm sendo claramente reduzidas com o emprego de medidas que se destinam a manter um sistema de baixa pressão no interior do trato urinário (Stover *et al.*, 1989), especialmente a cateterização intermitente.

A hipertensão arterial (HA) é provável decorrência da ITU, causando maior mortalidade (Shapiro *et al.*, 1966; Kincaid-Smith *et al.*, 1973), embora esta não seja opinião unânime (Kunin e McCormick, 1968; Parker e Kunin, 1973); estes últimos anotaram 14% de mulheres hipertensas, com e sem BuS, na mesma faixa etária; o mesmo grupo (Kunin e McCormick, 1968), ao examinar numerosas mulheres bacteriúricas a longo prazo, não pôde constatar maior prevalência de HA diante da BuS. Contudo, na presença de alterações radiográficas (Gower, 1976) a HA concentra-se nas mulheres com ITU (28%), naquelas com alterações bilaterais, provavelmente ligando-se com perda da função renal. O Registro de Bristol (Gaches *et al.*, 1976) não foi capaz de notar, depois de 13 anos, o desenvolvimento de HA nas mulheres com ITU, não se podendo pois afirmar tal vinculação.

No ciclo gravídico puerperal a PN costuma instalar-se em até 2% das mulheres não investigadas para bacteriúria (Little, 1966; Duff, 1984), exigindo hospitalização e provocando prematuridade. A PNA gravídica determina súbita diminuição da filtração glomerular (Whalley *et al.*, 1975), recuperável em 2 meses. Uma série de 5.000 gestações denota altas incidências de baixo peso ao nascer e de natimortos entre as 3,5% que exibiram ITU (Sever *et al.*, 1979); do mesmo modo Naeye (1979) observou duplicação na taxa de mortalidade perinatal entre as mulheres com ITU, de acordo com o Registro de Nascimento do Estado de Washington (Mc Grady *et al.*, 1985). Romero (1989), em ampla metanálise, mostrou que o tratamento da ITU diminui o risco de baixo peso do concepto. O estudo prolongado das mulheres com BuS na gravidez indica curso benigno na maioria, não obstante conservar-se a Bu em cerca de 40% (Zinner e Kass, 1971), alcançando-se então menor osmolalidade urinária e permanecendo as cicatrizes de PN em 28%. Naeye (1986) discute o possível papel facilitador da ITU gravídica pela prática do coito, e oferece dado que discorda da informação de que os produtos da gravidez com ITU possam sofrer futuro retardo mental.

▸ Considerações clínicas

Consideremos de início a ITU em dois grandes âmbitos: complicada (ITUC) e não complicada (ITUñC), pois as abordagens diferem. As ITUñC, *sensu lato*, englobam as cistites e as PN da mulher não grávida que não tenham anormalidades no trato urinário. As ITUC, que se associam com a insuficiência renal (IR) ou com enfermidades que acarretam graves situações clínicas, como diabetes melito, bexiga neurogênica, nefrolitíase, obstrução urinária etc., frequentam as mulheres e os homens, sendo frequente a resistência dos agentes infecciosos aos medicamentos. Já foram mencionados os principais agentes infecciosos; cabe aqui indicar sua ocorrência nos dois tipos (Nicollé, 1997) (Tabela 24.1).

Tabela 24.1 Agentes patogênicos na infecção no trato urinário (ITU).

Agentes gram-negativos	ITU não complicada (%)	ITU complicada (%)
Escherichia coli	70 a 95	21 a 54
Proteus mirabilis	1 a 2	1 a 10
Klebsiella sp.	1 a 2	2 a 17
Citrobacter sp.	< 1	5
Enterobacter sp.	< 1	2 a 10
Pseudomonas aeruginosa	< 1	2 a 19
Outros	< 1	6 a 20
Agentes gram-positivos		
Staphylococcus		
coag. (saprophyticus)	5 a 10	1 a 4
Enterococcus	1 a 2	1 a 23
Streptococcus grupo B	< 1	1 a 4
S. aureus	< 1	1 a 2
Outros	< 1	2

No tratamento empírico, a seleção dos fármacos na ITU não considera:

- O espectro antimicrobiano
- A farmacocinética, que permite maior intervalo entre as doses
- A prevalência, no local, da resistência dos uropatógenos
- O tempo de permanência das concentrações adequadas do agente terapêutico no rim e na urina
- O efeito dos agentes na flora, focal e vaginal
- Os efeitos colaterais
- O custo do tratamento (Neu, 1992).

O tratamento das cistites, das PN etc., em crianças, mulheres jovens, homens e mulheres pós-menopausa, está otimamente discutido por Ronald e Nicollé (1997), Michael *et al.* (2002), Hooton (2003), Nicollé (2003), que também examinam o tratamento nas ITUC.

Na fase neonatal a ITU costuma se manifestar por sepse, embora o cotejo clínico albergue numerosas expressões (Littlewood, 1972; Bergstrom *et al.*, 1972); da BuA, à febre, às manifestações digestivas, à icterícia, ao crescimento lento, aos quadros neurológicos e à sepse grave, prevalecendo no sexo masculino, talvez pela colonização no prepúcio. Meninos maiores (Burbige *et al.*, 1984) exibem enurese, febre, bexiga irritadiça, hematúria e massas abdominais, cerca de um quarto padecendo de obstrução urinária baixa. Nas meninas predominam febre, vaginite, dor abdominal e queixas digestivas (Smellie *et al.*, 1981); a BuA é quase exclusiva do sexo feminino (Newcastle Group, 1981; Kunin, 1984), manifestando-se ulteriormente dor abdominal, urgência urinária e enurese noturna em cerca de três quartos dos casos.

No adulto, é clássico o quadro da PNA: febre, calafrios, lombalgia ou dor no flanco, queixas digestivas, cefalalgia e mialgias de progressão rápida, havendo comemorativos de ITU baixa no semestre precedente. Há expressões clínicas menos exuberantes, não raramente. Releva mencionar que na fase da colonização bacteriana no tecido renal intersticial podem gerar-se pirógenos e mediadores inflamatórios vigorosos antes de ocorrer a descarga leucopiocitária nos túbulos com o surgimento da piúria. A resposta febril à ITU cursa com a atração para o rim de numerosos elementos celulares e geração de quimioquinas (Otto *et al.*, 2005), cabendo ao urotélio a coordenação da resposta imune (Chawdhury *et al.*, 2004) provocada pela aderência e lesão da mucosa (Bergstein *et al.*, 2004). Vimos, mais de uma vez, sedimento urinário pouco elucidativo na urina matinal, e piúria maciça com cilindros piocitários em urinas emitidas 8 a 12 h depois.

Na gravidez (Cunningham *et al.*, 1973) pode decorrer choque séptico, e nos diabéticos é frequente a descompensação metabólica, podendo instalar-se PN enfisematosa (Figura 24.11) à custa do CO_2 produzido por bastões gram-negativo (Cook *et al.*, 1989), descolamento papilar, obstrução urinária, hematúria e pneumatúria. No idoso, os sintomas podem ser pouco aparentes, típicos, ou evoluir o choque séptico (Gleckman, 1982).

Em todos os casos de ITU, em todas as idades, desejamos realçar o notável papel contributário da simples observação das características organolépticas da urina recentemente emitida, em frasco transparente, procurando vê-la contra a luz, à procura de turvação e presença de grumos ou fragmentos, seguindo-se o exame microscópico do sedimento (quando conveniente, depois de recentrifugação, ou tricentrifugação, para concentrar os constituintes do sedimento), aplicando corantes se possível. A emissão de "nacos" teciduais recomenda exame microscópico para detectar fragmentos papilares descolados (Figura 24.6B). No passado, empregamos a injeção intravenosa de dexametasona em alguns casos para realce da leucopiocitúria, abandonando a técnica por ter mais riscos que benefícios.

O diagnóstico de PN conduz à consideração de infecção metastática (Siroky *et al.*, 1976), no esqueleto, no endocárdio, no sistema nervoso, no fígado, ocular etc. No homem, não deve ser preterida a prostatite aguda com disseminação da infecção. O risco da bacteriemia imediata, seguindo a expressão no toque prostático, nos leva a praticá-lo com extremo cuidado, preferindo mesmo substituí-lo, na hipótese de infecção aguda, pela firme aplicação do dedo indicador direito à direita do orifício anal, procedendo a rotação por 180° até a esquerda, mantendo a pressão e procurando observar a expressão de dor na face do paciente no caso de prostatite, com reduzido risco de disseminação da infecção. No caso da prostatite crônica, convencemo-nos de que a etiologia deve incluir a tuberculose no inventário diagnóstico. No caso de infecção metastática de origem urinária, convém lembrar que considerável parte dos doentes, principalmente os homens, a experimentam após as manipulações no trato urinário.

O crescimento da população de indivíduos com rins transplantados (TxR) recomenda o exame deste ângulo da ITU (Franz *et al.*, 2001) pelas relações com a imunossupressão (IS) e com as rejeições. Os fatores de risco para a ITU no TxR são: o sexo feminino, os antecedentes de ITU, a existência de RVU, a doença renal policística, o diabetes melito, as infecções virais crônicas, a proteinúria exagerada, a perda de alumínio com a urina, a presença de cateteres urinários, as altas doses acumuladas da medicação IS, a vulnerabilidade do enxerto manipulado, os enxertos infectados no doador, a contaminação dos fluidos de perfusão do enxerto etc. Os agentes responsáveis incluem *E. coli*, *P. mirabilis*, *K. pneumoniae*, cocos gram-positivo, *Enterobacter* sp., *Enterococcus*, *Serratia*, *Acinetobacter*, *Citrobacter* e *P. aeruginosa*, por ordem de frequência. As ITU costumam dar-se até 10 dias pós-TxR, nas crianças, por até 6 meses; 80% situam-se no trato urinário baixo com poucos sintomas ou nenhum. Depois de 1 ano ocorrem as PN.

As recorrências instalam-se em até 40%, igualmente nos homens e nas mulheres, costumando haver reinfecções. As ITU tardias indicam a busca de anormalidades estruturais. Os corticosteroides facilitam as ITU, não sendo raras após o emprego dos *pulses* de metilprednisolona. O uso do tacrolimus em vez de ciclosporina e de azatioprina parece diminuir a frequência de ITU pós-TxR. O uso, mais recente, de monoclonais (*p.ex.*, T10 B9 1A-31) contra epítopos do antígeno receptor das células, no lugar da globulina antilinfocítica ou dos anticorpos OKT3, ou de anticorpos contra receptores anti-IL2, possivelmente cerca-se de menos ITU (Franz *et al.*, 2001).

A tuberculose urinária deve ser preocupação no diagnóstico da ITU. Na nossa experiência, com mais de 1.200 pacientes admitidos à hemodiálise regular nos últimos 25 anos, pudemos colher histórico de tuberculose em cerca de 11%, incluindo a localização pulmonar, genital, ganglionar, nervosa, digestiva, peritoneal ou urinária, a maior parte no passado. Tuberculose renal como causa de IRC é rara; observámo-la em cinco pacientes entre os primeiros 700, atendidos nos serviços dos Hospitais do Andaraí e Gaffrée-Guinle, entre os anos de 1967 e 1990 (Figura 24.14A, B, C). Mas a tuberculose urinária não é infrequente entre nós, muitas vezes tendo curso protraído, sem determinar necessariamente lesões invasivas. Tal foi a nossa experiência no lúpus eritematoso sistêmico (1967-1980); observamos tuberculose urinária em 5/62 pacientes (Santos, 1982), em 2 de natureza "galopante", mas em 3 outros requerendo numerosas urinoculturas específicas. Outros casos temos identificado, insistindo com até dez UC em meio de Sabouraud, em pacientes com ITU renitente, infecções genitais prolongadas, prostatite crônica, litíase múltipla, cistite "estéril" insolúvel etc. A emergência da epidemia da AIDS trouxe, no bojo, a tuberculose e as infecções pelas micobactérias atípicas; no H. U. Gaffrée-Guinle, a prevalência de tuberculose foi estimada em mais de 30% entre os pacientes internados; a tuberculose generalizada tornou-se frequente e a IRA na infecção pelo VIH humano (Santos *et al.*, 2000) reconheceu casos como os exemplificados nas Figuras 24.15 e 24.16.

A tuberculose extrapulmonar incide em 20 a 27% no âmbito geniturinário nos EUA e no Reino Unido (Eastwood *et al.*, 2001), respondendo o *M. tuberculosis*, e, menos, o *M. bovis*, o *M. africanus* e o complexo *M. avium*, este na infecção pelo HIV. Cerca de um quarto dos casos de tuberculose urinária são creditados ao *M. bovis*. Várias outras micobactérias, de crescimento rápido ou lento, são descritas.

A descrição clássica (Eastwood *et al.*, 1996) refere casos avançados, com cavitação renal e queixas do trato urinário baixo continuadas, hematúria, piúria com urina estéril para

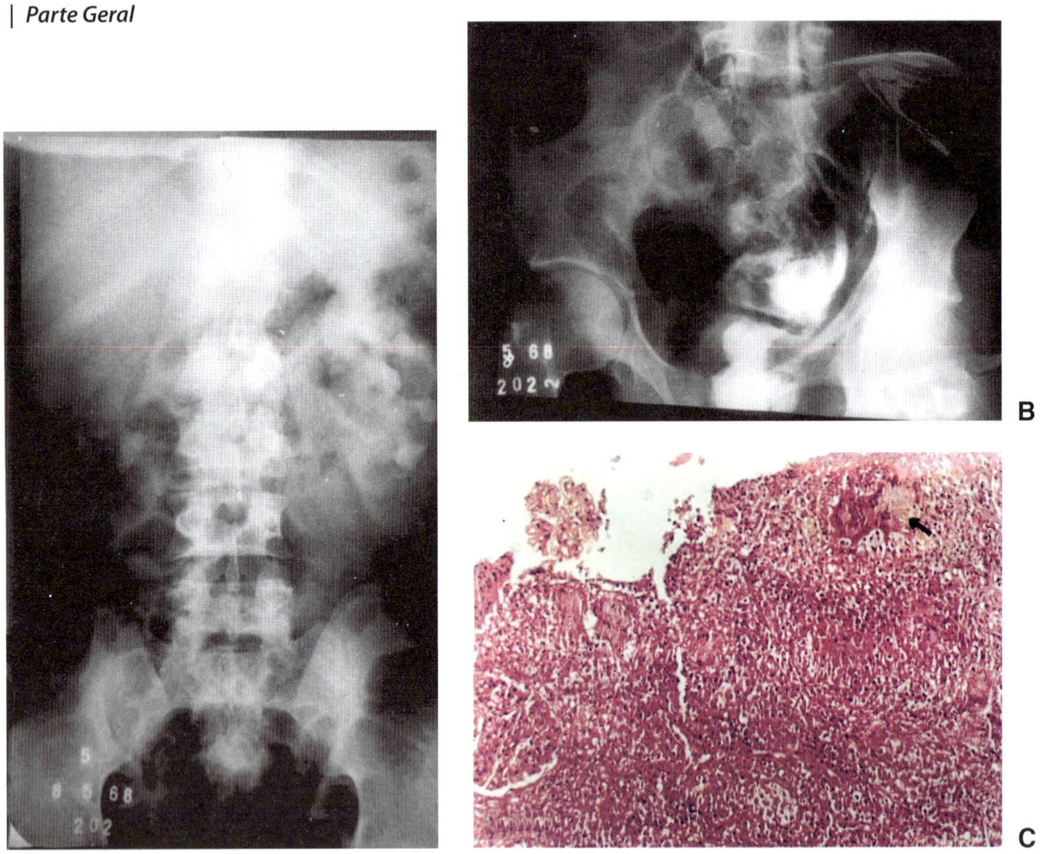

Figura 24.14 Homem jovem admitido com insuficiência renal de moderada gravidade (*clearance* de creatinina próximo a 30 mℓ/min) e grave infecção do trato urinário recorrente. **A.** Aspecto da UV aos 5 min, tomada com dose maciça de contraste; o rim direito é atrófico, mal visualizado; o rim esquerdo é volumoso e apresenta dilatação caliciana com diversas imagens de adição correspondentes a cavernas tuberculosas. **B.** Observa-se ureter de calibre normal com opacificação retal por fístula ureterossigmoideana; bexiga atrófica, de capacidade reduzida. **C.** Aspecto de biopsia renal esquerda colhida durante lobotomia para nefrostomia; grave nefrite intersticial por pielonefrite granulomatosa, verificando-se granulomas com focos de necrose (seta) e células gigantes (H. E. 160×).

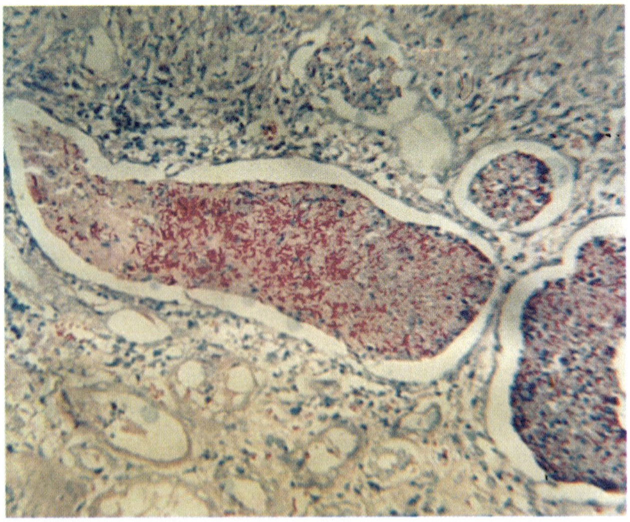

Figura 24.15 Fragmento renal em caso de síndrome da imunodeficiência adquirida/insuficiência renal aguda por tuberculose generalizada. Observam-se miríades de bacilos álcool-acidorresistentes nos glomérulos, no interstício e, especialmente, concentrados em grandes cilindros impactantes de túbulos muito dilatados (Ziehl-Neelsen, 80×) (H. U. Gaffrée e Guinle, RJ).

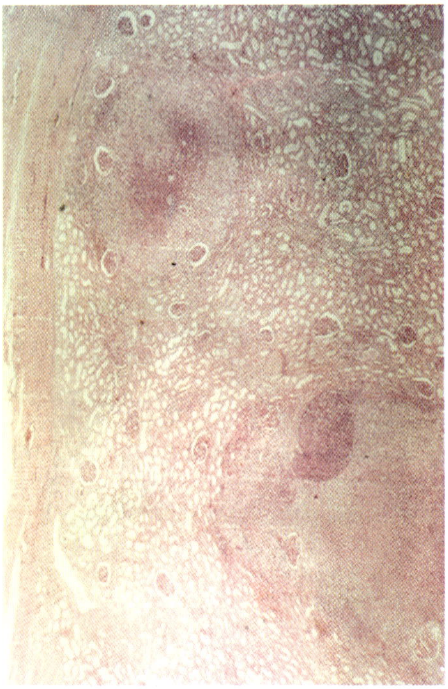

Figura 24.16 Peça de necropsia em caso de síndrome da imunodeficiência adquirida/tuberculose, observando-se que as áreas de necrose são extensas e não se acham limitadas pela paliçada usual no granuloma tuberculoso (H. E., 40×) (H. U. Gaffrée e Guinle, RJ).

bactérias usuais, noctúria e disúria. O envolvimento pulmonar concomitante não é frequente. O envolvimento vesicoureteral determina a insuficiência renal, mais do que a tuberculose do parênquima renal (Figura 24.14B). No homem, orquiepididimite e prostatite orientam para a investigação, podendo instalar-se tuberculose uretropeniana, com fístulas, ulcerações etc. A tuberculose genital feminina, bastante comum, acompanha-se de lesões no trato urinário em 5%.

A nefrite intersticial tuberculosa, com rins de dimensões preservadas, sem calcificações com distorções anatômicas, identifica-se eventualmente, havendo granulomas, infiltrado intersticial, inflamatório, necrose de caseificação e bacilos álcool-acidorresistentes na BR (Figura 24.15) (Morgan *et al.*, 1990).

O registro Europeu da Associação de Diálise e Transplante (EDTA) incluiu, em 1991, 195/35.064 novos pacientes (0,65%) cuja IRC deveu-se à tuberculose, oriundos de 35 países, predominando a Grécia (4,5%), seguindo-se Portugal, Bélgica, Espanha e Inglaterra. É possível a subestimativa da tuberculose como causa de IRC, já porque diz-se prevalecer entre minorias étnicas menos favorecidas, já pela necessidade da suspeição e da persecução para o diagnóstico. A literatura consagra poucos casos de TxR por tuberculose urinária (42 casos em 30 anos) (Eastwood *et al.*, 2001); aliás na década de 1970, o passado da tuberculose excluía, nos EUA, os candidatos a TxR. Dados mais recentes incluem 14/403 pacientes transplantados, incidência exorbitante com relação às populações gerais; provavelmente há defeito na detecção dos casos (Hussain *et al.*, 1990; Eastwood *et al.*, 2001).

O risco de tuberculose nos doentes com IRC independe da positividade do teste tuberculínico. A quimioprofilaxia mostra-se efetiva para prevenir a tuberculose nos doentes transplantados; o emprego da isoniazida (300 mg/dia) e da piridoxina (25 a 50 mg/dia) por 1 ano pré-TxR, seguindo após a enxertia, permitiu prevenir a ocorrência, enquanto 6/27 pacientes não submetidos ao esquema a exibiram (Qunibi *et al.*, 1990; Eastwood, 2001). Não é erro ministrar 100 mg de isoniazida e 25 mg de piridoxina a doentes sob diálise provenientes de áreas em que a incidência de tuberculose seja elevada e a quimioprofilaxia se pratica nos doentes com passado de tuberculose mal tratada, com teste tuberculínico positivo, que convivam com contatos infectados ou que tenham Rx de tórax anormal.

A peritonite tuberculosa deve ser investigada nos doentes sob diálise peritoneal contínua ambulatorial (DPCA) que desenvolvam peritonite, sem haver necessidade de suspender-se o tratamento dialítico peritoneal.

O diagnóstico de tuberculose urinária faz-se pela UC no meio adequado, sendo eventualíssima a detecção do bacilo no sedimento corado. O cultivo de material de BR que inclua zonas perinecróticas é valioso. As culturas são demoradas, exigindo 45 dias, e devem ser repetidas várias vezes. Em poucos casos obtivemos positividade em cultivo de raspado de endométrio e de sangue menstrual, bem como de material de expressão prostática. As técnicas diagnósticas que exploram a biologia molecular, com a reação em cadeia de polimerase (PCR), não têm provido a especificidade esperada.

A uretrocistoscopia identifica as lesões orificiais, periureterais, clássicas e os estudos radiográficos complementam a investigação perquirindo a ureterite e as cavidades parenquimatosas e as distorções calicianas classicamente descritas.

Provavelmente as lesões renais iniciais são hematogênicas, plantando granulomas corticais bilateralmente; daí advêm abscessos que drenam para o lúmen tubular, decorrendo cavitações medulares que progridem, ensejando sucessivas descargas luminares que lesam as papilas e erodem os ureteres, até a bexiga, donde, é possível, os bacilos ascendem pelo ureter oposto, restando grave cistite, ureterite promotora de fibrose e estenoses, sendo diferente o envolvimento dos dois rins (Figura 24.14A), com obstruções dos gargalos calicianos, das junções ureteropélvica e ureterovesical, na altura do ligamento largo na mulher. Nos rins, restam calcificações em uma parcela dos casos, podendo engendrar-se coraliformes e cálculos ureterais ou vesicais. O rim tuberculoso terminal pode assumir o aspecto radiográfico de nuvens tipo cúmulos. A identificação tempestiva e o tratamento efetivo impedem as lesões avançadas.

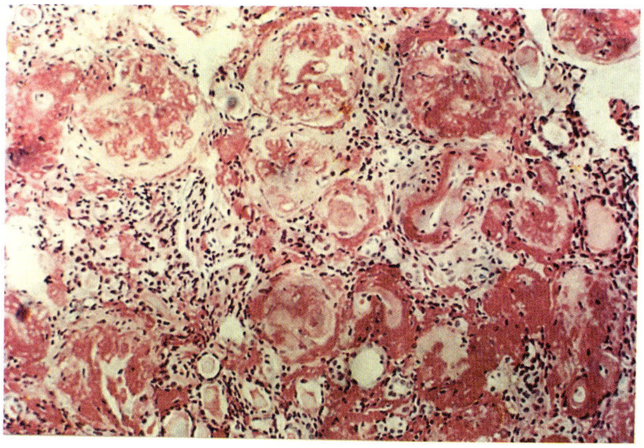

Figura 24.17 Biopsia renal em caso de nefrose/IR em paciente com hanseníase virchowiana. Observa-se conspícuo envolvimento de glomérulos, túbulos, vasos e interstício por depósitos ambiloides. Amiloidose renal (vermelho do Congo, 160×) (H. U. Gaffrée e Guinle, RJ). Obs.: os estudos histopatológicos mostrados nas Figuras 24.4, 24.5, 24.6B, 24.14C, 24.15, 24.16 e 24.17 foram realizados pelo Prof. C. A. Basílio de Oliveira.

A epidemia da AIDS modificou a face da tuberculose urinária pois a depleção dos linfócitos T impede a cascata biopatológica que redunda no granuloma circunscrito pela fibrose; nos rins, como noutros sítios, formam-se massas caseosas sem a clássica paliçada circunscrevente (Figura 24.16). Felizmente a resposta ao tratamento é boa, cabendo então maior grau de suspeição e intervenção terapêutica pronta, eficaz.

Enfim, das outras micobactérias humanas a vergastar o aparelho urinário, cabe mencionar a hanseníase. Conquanto não seja usual a agressão aos rins pelo *M. leprae*, a nefrite intersticial, a glomerulonefrite de feição imunitária e a amiloidose secundária clássica (Figura 24.17) dão-se nos casos multibacilares; também a epididimite e a prostatite leprótica são descritas. Trata-se de mais um ângulo a encarecer na vaga da epidemia da AIDS, como na hanseníase lepromatosa (Ahsan *et al.*, 1995). Também entre os hemodialisandos e os pacientes em IRC sob DPCA, cabem cuidados semelhantes àqueles indicados para a tuberculose.

▸ Tratamento

O tratamento transformou as ITU de temível infecção determinante de morte em cerca de 20% dos infantes, de implacável marcador na vida das jovens que haviam padecido de "pielite" que muitas vezes marchavam, cloróticas, para a uremia, isto no primeiro terço do século passado, em uma doença banal, que vem sendo expurgada do rol dos determinantes principais da IRC, relegada às prescrições dos balconistas das farmácias e aos cochichos das comadres, no caso de ITUñC.

No entanto, na ITUC, segue alta a morbimortalidade. Mesmo no tratamento eficaz, na ITUñC, e mais na ITUC, emerge o fantasma da resistência aos agentes terapêuticos, mola propulsora de um esforço formidável, geradora de incalculáveis investimentos e despesas para a síntese e a comercialização de sempre novos medicamentos.

Não nos deteremos, por desconhecer, em alternativas como a alegada ação eficaz de bacteriófagos alardeada noutros ambientes. Também não na descrição das medidas higiênicas, dietéticas e de hábitos, já de leve mencionadas. De certo a simples ingestão de água em abundância e o costume da micção frequente têm importância positiva essencial no tratamento da ITU. Os probióticos (p. ex., *Lactobacillus acidophilus, casci, Bifidobacterium* spp.) têm sido dados como capazes de diminuir a recorrência da ITU (Marques *et al.*, 2006), ao promoverem o reequilíbrio da flora intestinal e perianal e liberarem substâncias inibidoras da proliferação (bactericinas), parecendo ser boa arma contra a ITU infantil, pós-menopausa e pós-uso prolongado de antibióticos.

A ITUñC enfrenta a crescente resistência aos antimicrobianos como os betalactâmicos (βL) e a associação sulfametoxazol-trimetoprima (ST) no correr da última década. A escolha dos agentes a empregar depende de protocolos locais, do comportamento regional da flora, dos recursos disponíveis e da preferência dos médicos. O uso da associação ST por 3 dias é o tratamento empírico de escolha, hoje disputado pelas fluoroquinolonas (fQ). A nitrofurantoína (N) continua sendo alternativa, ao nosso ver, simpática e eficaz. Os βL e a fosfomicina (F) permanecem na segunda linha.

Para a PNA adquirida na comunidade preferem-se as fQ (Hooton, 2003). Usam-se novas quinolonas (nQ): norfloxacino, ciprofloxacino, lomefloxacino, ofloxacino, perfloxacino etc.; as cefalosporinas (CFL), como a cefalexina e o cefaclor, permanecendo os da terceira geração como armas valiosas contra agentes gram-negativo (exceto o enterococo); as tetraciclinas (tC), incluindo: tetraciclina, oxitetracilina, doxociclina, minociclina; as penicilinas ativas contra germes produtores de penicilinase (oxaciclina, cloxacilina e dicloxacilina), reservadas para os estafilococos; a clindamicina (CM) e o metronidazol (MZ), para os germes anaeróbios. Todas são empregáveis nas ITU agudas (Heiberg e Schor, 2003).

As considerações de Kunin (1985), relativas ao emprego das então novas penicilinas (azlocilina, mezlocilina, piperacilina), dos betalactâmicos (cefalosporinas, moxalatam, tienamicina) e da associação ácido clavulânico-amoxicilina, provaram-se corretas.

O uso de ST, fQ, nQ, F e CFL, eventualmente de aminopenicilinas (aP) com ou sem inibidores de betalactamase: ampicilina, amoxicilina, amoxicilina-clavulanato, é preconizado por Franz *et al.* (2001) para as ITUñC, podendo-se, na BuA sem risco imediato, preferir as medidas gerais higienodietéticas.

A questão do tratamento de curta duração *versus* curso *standard* (7 a 14 dias) na ITU da criança tem sido examinada em muitos trabalhos e algumas metanálises (Shapiro, 1982; Moffatt *et al.*, 1988; Tran *et al.*, 2001) sem esclarecer a questão. Michael *et al.* (2002) efetuaram metanálise incluindo 652 crianças de dez instituições, estabelecendo que o uso de N, ST, sulfas, amoxicilina isolada ou associada a ácido clavulânico e cefuroxima, em média por 3 dias, mostra-se tão efetivo quanto o curso de 10 dias na erradicação da ITU.

Para a ITU recorrente, seja por RC ou RI, devidamente identificada por UC seriadas, os casos de RC (cerca de 20%) são mais bem abordados por 2 a 6 semanas de tratamento e os casos de RI (cerca de 80%) por cursos renovados de antimicrobianos, uma vez afastados os fatores promotores do estado.

Usam-se, em geral, os mesmos agentes, incluindo, quando cabível, os aminoglicosídios (AG), seguindo-se cursos quimioprofiláticos que utilizam baixas doses de ST, T (trimetoprima isolada), N e, menos vezes, fQ ou CFL oral, por 6 a 12 meses, junto com as demais medidas descritas (Nicollé, 2003; Fihn, 2004). Recomenda-se o uso de doses de reforço pós-coito. Na cistite por *Chlamidia, Mycoplasma, Ureaplasma ureolyticum*, têm vez os macrolídeos (eritromicina, lincomicina, clindamicina, azitromicina).

O tratamento da PNA tem mudado radicalmente no último decênio, com as práticas de hospitalização e ministração de antibióticos via parenteral, especialmente as fQ. A conversão do tratamento parenteral para a VO faz-se tão logo o diagnóstico tenha sido certificado e o paciente possa hidratar-se convenientemente; tão logo o doente logre aderir ao tratamento e experimente melhora dos sintomas e sinais mais limitantes. Tal, redunda em notável economia de recursos. O tratamento por até 6 meses, reconhece-se hoje, não necessita ser tão prolongado, limitando-se a 10 a 14 dias na maior parte dos casos. Diversas formulações de esquemas terapêuticos são apontadas na ótima revisão de Hooton (2003) que estipula os regimes de antimicrobianos VO: amoxicilina isolada ou conjugada com clavulanato, fQ, ST; ou parenteral: ceftriaxona, cefepima, nQ (diversas), gentamicina + ampicilina, ST, aztreonam, ampicilina + sulbactam, piperacilina + tazobactam etc.

A Infections Diseases Society of America (IDSA) propôs (Warren *et al.*, 1999) guia baseado em evidências práticas para o tratamento das ITUñC na mulher, recomendando frequentes reexames das suscetibilidades nas comunidades. Na ITUñC aguda: ST por 3 dias, se a taxa de resistência local for inferior a 20%, podendo-se usar T ou fQ; ou fQ por 3 dias, se a taxa for superior a 20%; alternativamente, N ou F por 7 dias, desaconselhando os βL. Na PNA não obstrutiva, com sintomas moderados, o tratamento pode ser ambulatorial, com fQ, TS ou aP (para patógenos gram-positivo); na presença de sintomas mais graves o tratamento requer internação e o uso de AG + aP, fQ ou nQ, CFL de amplo espectro + AG, sempre por 7 a 14 dias, passando-se do regime parenteral para o oral logo que possível.

Na gravidez a ITU tende a progredir para PNA com graves repercussões na mãe e no concepto. A BuA gravídica requer tratamento desde o primeiro trimestre, empregando N, CFL (cefalexina), ST ou amoxicilina. A cistite aguda exige tratamento por 7 a 10 dias com N, CFL, amoxicilina ou F (esta por 3 dias). A PNA requer hospitalização e tratamento com AG e ceftriaxona parenterais. Exclui-se o uso de N se houver deficiência de G6PD, e de fQ pelos efeitos danosos na cartilagem fetal (Nicollé, 2003).

Para as ITUC torna-se difícil padronizar esquemas terapêuticos rígidos. Estas incluem obstruções urinárias, litíase, uso de cateteres, TxR, doenças como o diabetes melito, enfermos imunocomprometidos, e o ciclo grávido-puerperal, sendo a presença de insuficiência renal dos maiores dilemas propostos.

Já mencionamos a prostatite, que pode ser aguda ou crônica, associada ou não a litíase prostática; bacteriana, por *Mycoplasma, Chlamydia*, vírus etc., gonocócica, tuberculosa, parasitária, micótica ou inespecífica. Boa análise é oferecida por Meares Jr. (1991). O tratamento médico na forma bacteriana aguda é feito com ST por 1 a 4 meses, além de por T, fQ, nQ, eritromicina, minociclina, doxiciclina, carbenicilina, cefalexina, azitromicina, eventualmente AG, cabendo o tratamento supressivo prolongado que emprega ST, N etc. Contudo, os resultados não costumam ser alentadores na metade dos doentes. Cabe então, não poucas vezes, o tratamento cirúrgico, com a excisão da próstata e das vesículas seminais, quando a prostatectomia transuretral não for capaz de remover o foco. Na prostatite crônica, cabe colher quatro amostras para cultivo:

- Primeiro jato, que lava a uretra
- Meio de jato, que expressa a urina vesical e descendente dos rins
- Fluido prostático, exprimido por massagem
- Jato pós-expressão, que exprime a infecção uretral e prostática.

No caso de infecção prostática a terceira amostra deve conter dez vezes mais microrganismos que a segunda. Muitos antimicrobianos não penetram a próstata, como se "o fluido seminal fosse importante demais para a espécie para ser invadido pelas intervenções humanas" (Gillenwater, 1991). Na prostatite por *Mycoplasma* e *Chlamydia* usam-se tC, fQ, MZ e macrolídeos.

Nos idosos a bacteriúria costuma prevalecer entre 5 e 10%, podendo chegar até 50% entre indivíduos institucionalizados. O diagnóstico é dificultado por demência, incontinência fecal e vesical etc. além da frequente comorbidade. A BuA não merece tratamento mas as infecções sintomáticas merecem tratamento, que não difere daquele aplicado nos adultos (Nicollé, 2005). Estudamos a incidência da BuS em 430 mulheres e 232 homens idosos ambulatórios, encontrando 18,5% (Marques *et al.*, 2008); as mulheres exibiram ITU (18,6%) e BuA (5,1%), mais do que os homens (respectivamente 8,6% e 0,4%), sendo da *E. coli* o agente mais comum (75%); frequentemente a ITU foi pouco sintomática, predominando odor fétido da urina, disúria e urgência e o diabetes melito, a vaginite bacteriana e a hiperplasia prostática foram os fatores predisponentes.

Nos imunossuprimidos há maior suscetibilidade para a ITU, pelos defeitos celulares, humorais e fagocíticos (Korzeniuwsky, 1991), dependendo da frequência do grau e da duração da ruptura das barreiras naturais; estabelecida, costuma perdurar. As ITU predominam nos diabéticos e no TxR, como na imunodeficiência adquirida; neste último grupo, detectamos, além de infecções oportunistas (Figura 24.4), e de tuberculose renal (Figuras 24.15 e 24.16) em cerca de 25% das necropsias (Marques *et al.*, 1996), a ITU por germes usuais, geralmente *E. coli* (de Pinho *et al.*, 1994) entre homens hospitalizados, não sendo possível afirmar que os homossexuais praticantes do coito anal receptivo fossem mais atingidos (Lopes e Santos, 1992). Releva indicar que, ocasionalmente, a ITU, mesmo assintomática, colaborou na morbimortalidade, o que recomenda o tratamento da BuA na AIDS.

No diabetes melito, recomenda-se o tratamento da cistite com o regime oral, por 7 a 14 dias, com ST ou fQ (Hoepelman *et al.*, 2003), mais eficaz do que os βL, não esquecendo a ação hipoglicemiante da associação ST e a pertinência do uso quimioprofilático de N ou F. Na presença de PN deve-se colher a UC e aplicar o tratamento que não difere daquele descrito para a PNA não complicada, empregando ST, fQ, ou CFL parenteralmente, ou AG, recomendando-se o curso por 2 semanas. Instalando-se a PN enfisematosa, a nefrectomia provê mortalidade menor (20%) do que apenas o uso de antibióticos (80%) (Patterson e Andriole, 1997) (Figura 24.11A, B), embora a evolução das técnicas ofereça, cada vez mais, a opção do tratamento antimicrobiano intensivo combinado com a drenagem percutânea.

A ITU no TxR já foi parcialmente objetada. Ela prevalece do primeiro ao terceiro mês, de 30 a 95%, em diversas séries, mais vezes assintomática, embora participe na instalação de PN e de cerca de 60% das sepses pós-TxR, como das falhas do enxerto. Vai, depois, reduzindo a incidência que, tardiamente, não difere do geral na população (Curvelier *et al.*, 1985). Nas mulheres, principalmente diabéticas, a incidência triplica, requerendo monitoramento. A permanência de cateter vesical se associa a elevação do risco de Bu de 6,6% (até 24 h) para 45% (até 72 h) (Korzemiowsky, 1991). Na ITU precoce prevalecem os agentes causais *E. coli* e *Enterococcus,* em que se prefere o uso de ST ou fQ e ampicilina ou piperacilina, respectivamente. Depois do terceiro mês a bacteriologia não difere daquela nas ITUñC. Recomendável o uso da medicação por 6 semanas diante da PN no TxR nos 3 meses iniciais; na PN tardia, bastam as 2 semanas do tratamento usual. Quanto à precaução contra a ITU vinculada ao cateterismo, convém a profilaxia por 4 semanas, com baixa dose de ST, que praticamente erradica a possibilidade de sepse (Tolkoff-Rubin *et al.*, 1982), embora a coministração de ST e ciclosporina provoque competição pela excreção urinária de creatinina e enseje mais frequência de infecção pelo *P. aeruginosa.* Deve, como no diabetes melito, sempre ser considerada a possibilidade da infecção por fungos.

Na presença do refluxo vesicoureteral (RVU)/nefropatia do refluxo, as ITU são do grupo ITUC por causa das decorrentes: proteinúria, hipertensão arterial e insuficiência renal. No RVU congênito e curto, o segmento submucoso, pela ectopia lateral do orifício ureteral, tende a melhorar com a idade que assiste o alongamento do ureter intravesical; no RVU secundário a tuberculose ou bilharzioze, há inflamação e obstrução do pescoço vesical. A uretrocistografia miccional classifica os graus do refluxo desde aquele restrito ao ureter (grau I), até o grau IV, que oblitera os ângulos agudos dos fórnices, e o grau V, que apaga as impressões papilares dos cálices. A US vesical miccional fornece bem o diagnóstico do grau do RVU e o *scan* com DMSA Tc^{99} detecta bem as cicatrizes corticais, diminuindo a ITU pós-procedimento e excluindo a exposição à radiação, correlacionando-se com a concentração sérica do receptor solúvel da IL-2, com a concentração da molécula de aderência dos leucócitos ao endotélio (ELAM-1) e com a creatininemia (Franz *et al.*, 2001).

Cerca de 40% das crianças com ITU têm RVU, mais de 70% na tenra infância, e aquelas com refluxo III ou IV experimentaram cicatrizes corticais, enquanto o grau V cursa com insuficiência renal progressiva. O tratamento da ITU/RVU não difere daquele usado nos adultos, atendida a especificidade do agente infeccioso determinada pela UC. Na ITU recorrente com cicatriz renal, recorre-se à profilaxia com ST, T ou N. Cerca de 80% dos RVU discretos resolvem-se espontaneamente com o crescimento. O RVU moderado pode ser tratado cirurgicamente embora o resultado funcional tardio não faça preferir a cirurgia. O RVU grave merece tratamento cirúrgico (Gillenwater, 1991).

Considera-se a ITU da gravidez entre as ITUC como já foi brevemente discutido.

Merece atenção especial a ITU que ocorre na presença da IR. Nesta situação exige-se mais atender aos princípios gerais do tratamento da ITU:

- Confirmação bacteriológica
- Atentar para os testes de sensibilidade
- Conhecer a farmacologia dos agentes terapêuticos para atingir níveis teciduais renais e urinários eficazes
- Aproveitar a eficácia dos medicamentos no pH da urina produzida
- Procurar reconhecer as obstruções urinárias e as supurações no aparelho urinário para abordá-los criteriosamente
- Atentar para as ações tóxicas e colaterais dos agentes antimicrobianos, praticando os ajustes convenientes nas doses
- Examinar a recorrência da ITU
- Preservar a função renal remanescente. Ora, tanto demandaria longa discussão que este texto não comporta. Cabe a leitura criteriosa das recomendações de Kunin (1979) e Pinson *et al.* (1992).

Na IRC existem fatores de risco para a ITU, como as micções infrequentes, a oligúria, a incapacidade de concentrar a urina, as infecções frequentes no tratamento substitutivo da função renal, as instrumentações urológicas etc. A rigor, qualquer agente antimicrobiano pode ser usado, atentando para as características farmacológicas. Certos medicamentos, como algumas tetraciclinas (doxiciclina, minociclina), N, clindamicina, cloranfenicol, eritromicina, rifampicina, isoniazida, podem ser utilizados virtualmente sem necessidade de ajuste de doses ou intervalos.

Há antibióticos cujo uso obriga redução das doses na IR, pois a meia-vida sofre grande incremento: AG (estreptomicina, kanamicina, gentamicina, tobramicina, amicacina etc.); tC; vancomicina, 5-fluoruracila, polimixinas, CFL (cefalexina, cefazolina). Outros, moderadamente afetados na meia-vida: aP, várias CFL (cefalotina, cefafrim, cefradina), T, sulfametoxazol e anfotericina B.

Diante da IR avançada os princípios farmacocinéticos dos medicamentos nem sempre podem ser transportados para o âmbito clínico. Para os AG, por exemplo, a gentamicina, ministra-se a dose de ataque (1,7 mg/kg) e procura-se estabelecer a de manutenção à vista das condições de estabilidade, ou não, da função renal, usando metade da dose de ataque (0,85 mg/kg) a cada intervalo correspondente à meia-vida (24 h), [A], ou usando doses plenas (1,7 mg/kg) a cada duas ou três meias-vidas (48 a 72 h), [B]. Porém os níveis plasmáticos com as formulações [A] e [B] ficam abaixo da concentração desejável, principalmente na hipótese [B], de modo que um terceiro método [C] foi proposto (Dettli *et al.*, 1970), ministrando-se doses menores (0,21 mg/kg) a cada 8 h para assegurar concentrações inibitórias estáveis desejáveis.

Na IRC as fQ e as nQ são efetivas na ITU e as doses devem ser corrigidas quando a depuração de creatinina for inferior a 30 mℓ/min, cabendo precatar contra o efeito sinérgico deletério da associação com a ciclosporina. Os βL (penicilina e diversas cefalosporinas) podem ser empregados requerendo modestas reduções de doses se o *clearance* da creatinina cai abaixo de 25 mℓ/min, com razoável segurança. A N não atinge níveis urinários convenientes com a depuração de creatinina menor que 60 mℓ/min, estabelecendo-se o risco de neurite. A maioria das tC, catabolizantes, convém evitar na IR. A azitromicina pode ser usada em doses plenas se a depuração da creatinina for 40 mℓ/min ou mais. As sulfas podem degradar a função renal. Os AG podem ser usados, guardados os cuidados do ajuste das doses citado atentando-se para a estabilidade funcional. Temos colhido gratos resultados no tratamento de sepse e endocardites bacterianas em pacientes sob diálise regular com o emprego criterioso da vancomicina (1 g/semana, no adulto), bastante barata, e da teicoplanina, efetiva contra estafilococos e enterococos. Igualmente, com as carboxipenicilinas (carbenicilina e ticarcilina-clavulanato), contra o bacilo piociânico, e com a clindamicina, nas infecções por agentes gram-positivo. Sobre o uso de antibióticos na IR convém a leitura do manual de Correa (2004).

Para o emprego de antibióticos na IR os conceitos de meia-vida e de constante de velocidade de eliminação devem ser considerados, pois as diversas drogas distribuem-se de modo diverso pelos compartimentos do líquido extracelular e dos tecidos. Dois tipos base de drogas, extremos, podem ser considerados (Kunin, 1979): a) drogas exclusivamente eliminadas pelo rim (AG, polimixina, tC, vancomicina etc.) cujas meias-vidas tendem ao infinito quanto a filtração glomerular cai abaixo de 25 mℓ/min; b) drogas que não são manejadas pelo rim (N, algumas sulfas, cloranfenicol, doxiciclina, eritromicina, isoniazida), inativadas no fígado; há uma terceira classe, C, de drogas manejadas pelo fígado e pelo rim (T, penicilinas, cefalosporinas, quilononas) em que há dissociação da meia-vida e da velocidade de eliminação; certos grupos como as CFL albergam drogas do primeiro grupo (cefazolina) como do segundo (cefalotina).

Por fim, cabe mencionar o papel do pH urinário, facilitando ou prejudicando a ação dos antimicrobianos. A acidificação pode ser provida pelo uso de cloreto de amônio (8 a 12 g/dia, no adulto) ou de metionina (8 a 12 g/dia), contraindicados se houver insuficiência renal ou hepática, ou, eventualmente, vitamina C (1 a 2 g/dia) apesar do seu efeito gerador de oxalatos; ainda pelo uso de xaropes de sulfato ácido de sódio ou fosfato ácido de potássio. A alcalinização se alcança com o uso de CO_3HNa (5 g 8/8 h) ou de acetazolamida (250 a 500 mg 8/8 h). Agem melhor em pH urinário ácido: metenamina, carbenicilina, ticarcilina, TC e N, e no pH alcalino: eritromicina, AG, polimixinas, anfotericina B, sulfas, sendo a faixa de 6 a 8 mais aproveitável pelas CFL. Para a associação ST, a depuração de S é maior na urina alcalina e o de T na ácida (Craig e Kunin, 1975).

Nas ITUC, com litíase urinária ligada a cateterismo crônico, o emprego de inibidores da urease bacteriana tem sido efetuado; usa-se o ácido acetoidroxâmico no controle das infecções por *Proteus*, e hidroxiureia, capaz de diminuir as dimensões dos cálculos.

Para completar o exame do tratamento das ITUC devem ser estudadas as situações de ITU na presença de anormalidades estruturais do trato urinário: obstruções congênitas e adquiridas; bexiga neurogênica; divertículo vesical; cistocele; presença de cateteres urinários; infecções localizadas em "santuários" como coraliformes, cistos renais, próstata etc., bem como as ITU provocadas por micro-organismos pouco sensíveis aos agentes terapêuticos. Do mesmo modo, as intervenções urológicas praticadas para o tratamento de ITUC (Rubenstein e Scheaffer, 2003), coisa que expandiria exorbitantemente este texto.

Costumamos seguir, na prática, as recomendações de Levinson e Kaye 1972, modificadas (Figura 24.18).

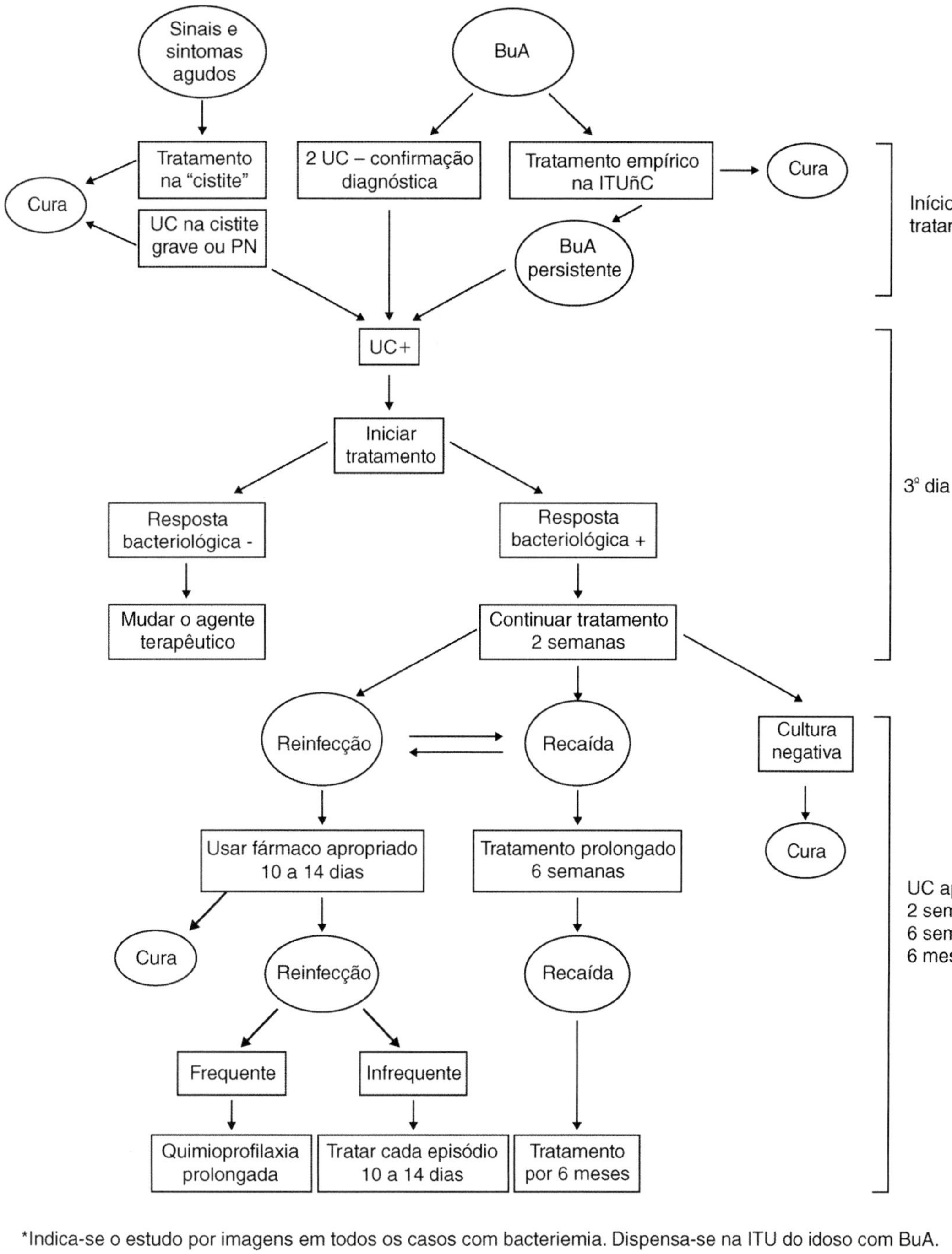

Figura 24.18 Esquema do tratamento da ITUñC em mulheres.

▸ Referências bibliográficas

Ahsan N, Wheeler DE, Palmer BP. Leprosy associated renal disease: case report and review of the literature. *J Am Soc Nephrol* 5: 1546, 1995.

Alwall N. On controversial and open questions about the course and complications of non-obstructive urinary tract infection in adult women. *Acta Med Scand* 203: 369, 1978.

Barnes BA, Bergan JJ, Braun WE *et al.* The 12th report of the Human Renal Transplant Registry. *JAMA* 233: 787, 1975.

Bergstein G, Samuelson P, Wuilt B *et al.* Pap-G dependent-adherence breaks mucosal inertic and triggers the innate immune response. *J Infec Dis* 189: 1734-1742, 2004.

Bergstrom T, Larson K, Lincoln K, Winberg J. Studies of urinary tract infections in infancy and childhood: XII 80 consecutive patients with neonatal infection. *J Pediatr* 80: 858, 1972.

Blandy JP, Singh M. The case for a more agressive approach to staghorn stones. *J Urol* 115: 505, 1976.

Boscia JA. Epidemiology of bacteriuria in an elderly ambulatory population. *Am J Med* 80: 208.

Boutros P, Mourtada H, Ronald AR. Localization of urinary tract infection. *Am J Obstet Gynecol* 112: 379, 1972.

Bryan CS, Reynolds KL. Community-acquired bacteremic urinary tract infection. Epidemiology and outcome. *J Urol* 132: 490, 1984a.

Bryan CS, Reynolds KL. Hospital-acquired bacteremic urinary tract infections. Epidemiology and outcome. *J Urol* 132: 494, 1984b.

Cardiff-Oxford Bacteriuria Study Group. Sequelae of covert bacteriuria in schoolgirls. A four year follow-up study. *Lancet* 1: 889, 1978.

Chowdhury P, Sacks S, Sherrin N. Function of the renal tract ephitelium in coordenating the innate immune response. *Kidney Int* 66: 1334-1344, 2004.

Cook DA, Achong MR, Dobranowsk J. Emphysematous pyelonephritis complicating urinary tract infection in diabetes. *Diabetes Care* 12: 229, 1989.

Correa JC. *Antibióticos no Dia a Dia.* 3ª ed., Rubio, Rio de Janeiro, 2004.

Cox CE, Hinman F. Experiments with residual bacteriuria, vesical emptying and bacterial growth on the mechanism of bladder defense to infection. *J Urol* 86: 739, 1961.

Craig WA, Kunin CM. Trimethoprim-sulfamethoxazole. Pharmacologic effects of urinary pH and impaired renal function: studies in humans. *Ann Intern Med* 78: 491, 1973.

Cunningham FG, Morris GB, Mickal A. Acute pyelonephritis in pregnancy: a clinical review. *Obstet Gynecol* 42: 112, 1973.

Curran, JW, Rendtorff RC, Chandler RW *et al.* Female gonorrhea: its relation to abnormal uterine bleeding, urinary tract symptoms and cervicitis. *Obstet Gynecol* 45: 195, 1975.

Curvelier R, Pirson Y, Alexander GPI *et al.* Late urinary tract infection after transplantation: Prevalence, predisposition and morbidity. Nephron 40: 76, 1985.

Davidson AJ, Talner LB. Urographic and angiographic abnormalities in adult-onset acute bacterial nephritis. *Radiology* 106: 249, 1973.

Davidson JM, Sprott MS, Selkon JB. The effect of covert bacteriuria in schoolgirls. *Lancet* 2: 651, 1984.

Davis JH, Stager CE, Araj EF. Clinical laboratory evaluation of a bacteriuria detection device for urine screening. *Am J Clin Pathol* 81: 48, 1984.

de Pinho AMF, Lopes GS, Ramos Fº CR, Santos OR. Urinary tract infection in men AIDS. *GenitourinMed* 70: 30, 1994.

Delano BG, Goodwin NJ, Thompson GE *et al.* "Chronic Pyelonephritis" as a cause of massive proteinuria (nephrotic syndrome). *Arch Intern Med* 73: 129, 1972.

Dettli L, Spring P, Habersang R. Drug dosage in patients with impaired renal function. *Postgrad Med* 46: 32, 1970.

Dontas AS, Kasvici-Charvati P, Papanayotoo DC, Marketo SG. Bacteriuria and survival in old age. *N Engl J Med* 304: 939, 1981.

Duff P. Pyelonephritis and pregnancy. *Clin Obstet Gynecol* 27: 17, 1984.

Eastwood JB, Dilly SA, Grange JM. Tuberculosis, leprosy and other mycobacterial disease. In Cattell WR, *Infections of the Kidney and Urinary Tract.* Oxford Univ. Press., Oxford, p. 291, 1996.

Eastwood JB, Dilly SA, Grange JM. Renal infections. Part 2. In Massry SG, Glassock RJ (eds), *Renal Mycobacterial Diseases.* In *TextBook of Nephrology*, 4th ed., p. 771, 2001.

Evans DA. Bacteriuria and subsequent mortality in women. *Lancet* 2: 156.

Fairley KF, Bond AG, Brown RB *et al.* Simple test to determine the site of urinary tract infection. *Lancet* 1: 427, 1967.

Farr WR, McClenan BL, Jost RG. Are excretory urograms necessary in evaluating women with urinary tract infection? *J Urol* 121: 313, 1979.

Fihn SD. Acute uncomplicated urinary tract infection in women. *N Engl J Med* 349: 259, 2004.

Fowley JE, Pulaski ET. Excretory urography, cystography and cystoscopy in the evaluation of women with urinary tract infection. *N Engl J Med* 304: 462, 1981.

Franz M, Schmaldienst S, Hörl WH. Renal Infections, Part 1. In Massry SG, Glassock RJ (eds). Renal Mycobacterial Diseases. In *TextBook of Nephrology*, 4th ed., p. 759, 2001.

Freedman LR. Chronic pyelonephritis at autopsy. *Ann Intern Med* 66: 597, 1967.

Gaches CGC, Miller LW, Roberts BM, Slade N. The Bristol Pyelonephritis Registry 10 years on. *Br J Urol* 47: 721, 1976.

Gallagher DJA, Montgomeric JZ, North JDK. Acute infections of the urinary tract and urethral syndrome in general practice. *Br Med J* 1: 622, 1965.

Gaymans R, Valkenburg HP, Haverkorn MJ, Goslings WRO. A prospective study of urinary tract infection in a Dutch general practice. *Lancet* 2: 674, 1976.

Gillenwater JY. The role of the urologist in urinary tract infections. *Med Clin NA* 75: 471, 1991.

Gleckman RA. Acute pyelonephritis in the elderly. *South Med J* 75: 551, 1982.

Gleckman RA, Bradley PJ, Roth RM, Hibert DM. Bacteremic urosepsis: a phenomenum unique to elderly women. *J Urol* 133: 174, 1985.

Gleeson FV, Gordon I. Imaging of urinary tract infection. *Arch Dis Child* 66: 1282, 1991.

Goldman SM, Fishman EK. Upper urinary tract infection. The current role of CT, ultrasound and MRI. *Seminars in Ultrasound, CJ and MRI* 12: 335, 1981.

Goldraich NP. Ainda é importante Identificar o refluxo vesicouretral na infecção urinária em pediatria? In *Atualidades em Nefrologia* (Cruz, Cruz e Barros, Eds.) Vol. 9. Sarvier, S. Paulo, p. 44-50, 2006.

Gower PE. A prospective study of patients with radiological pyelonephritis, papilary necrosis and obstructive atrophy. *Q J Med* 45: 315, 1976.

Graham JC, Galloway A. The laboratory diagnosis of urinary tract infection. *J Clin Pathol* 54: 911, 2001.

Greenberg RN, Sanders CV, Lewis AC *et al.* Single dose cefaclor therapy of urinary tract infection: evaluation of antibody coated bacteria test and Creative protein assay as predictors of cure. *Am J Med* 71: 841, 1981.

Guttman L, Frankel H. Value of intermittent catetherization in early management of traumatic paraplegia and tetraplegia. *Paraplegia* 4: 63, 1966.

Guttman LT, Schaller J, Wedgewood RJ. Bacterial L-forms in relapsing urinary tract infection. *Lancet* 1: 464, 1967.

Hanson LA, Fasth A, Jodal U *et al.* Biology and pathology of urinary tract infections. *J Clin Pathol* 34: 695, 1981.

Harrison AB, Schaffer HA. The roentgenographic findings in acute pyelonephritis. *JAMA* 241: 1718, 1979.

Heiberg IP, Schor N. Abordagem diagnóstica e terapêutica na infecção do trato urinário. *Rev Ass Med Bras* 48: 109, 2003.

Heptinstall RH. *Pathology of the Kidney*. 3rd ed., Little Brown Co., Boston, 1323 pp, 1983.

Hodson CJ. Radiology in pyelonephritis. *Curr Probl Radiol* 2: 1, 1972.

Hoepelman AIM, Meiland R, Greelings S. Pathogenesis and management of bacterial urinary tract infections in adult patients with diabetes mellitus. *Intern J Antimicob Agents* 22: s-35, 2003.

Hoeprich P. Culture of urine. *J Lab Clin Med* 56: 899, 1960.

Hooton JM. The current management strategies for community acquired urinary tract infection. *Infect Dis Clin N Amer* 17: 303, 2003.

Huland H, Busch R. Chronic pyelonephritis as a cause of end-stage renal disease. *J Urol* 127: 642, 1982.

Hussain MM, Backer N, Roujouleh H. Tuberculosis in patients undergoing maintenance dialysis. *Nephrol Dial and Transplant* 5: 584, 1990.

Ikaheimo R. Community acquired pyelonephritis in adults: characteristics of *E. coli* isolates in bacteremic and non-bacteremic patients. *Scand J Infect Dis* 21: 289, 1994.

Jacobson SH, Hylander B, Wretlind B, Brauner A. Interleukin-6 and interleukin-8 in serum and urine in patients with acute pyelonephritis: its relation to bacterial-virulence-associated traits and renal function. *Nephron* 67: 172, 1994.

Johnson JR. Virulence factors in *Escherichia coli* urinary tract infection. *Clin Microbiol Rev* 4: 80, 1991.

Johnson JR, Vincent LM, Wang K *et al.* Renal ultrasonographic correlates of acute pyelonephritis. *Clin Infect Dis* 14: 15, 1992.

Johnson JR, Delavari P, Kuskowski M, Stell AL. Phylogenetic distributions of extraintestinal virulence associated traits in *Escherichia coli. J Infect Dis* 183: 78, 2001.

Johnson JR. Microbial virulence determinants and the pathogenesis of urinary tract infections. *Infect Dis Clin N Amer* 17: 261, 2003.

Jones SR, Smith JW, Stamford JP. Localization of urinary tract infection by detection of antibody coated bacteria in urine sediment. *N Eng J Med* 290: 541, 1974.

Jones SR. Acute renal failure in adults with uncomplicated acute pyelonephritis: case report and review of literature. *Clin Infect Dis* 14: 243, 1992.

Jorgensen JH, Alexander GH. Rapid detection of significant bacteriuria by use of an automated limulus amoebocyte lysate assay. *J Clin Microbiol* 16: 587, 1982.

Joris JTH Roelofs, Gwendoline JD Teske, Peter I Bonta *et al.* Plasminogen activator inhibitor-1 regulates neutrophil influx during acute pyelonephritis. *Kidney Int.* 75: 52, 2009.

Kanel KT, Kroboth FJ, Schwentker FN, Lecky JW. The intravenous pyelogram in acute pyelonephritis. *Arch Intern Med* 148: 2144, 1988.

Kass EH. Chemotherapeutic and antimicrobial drugs in the management of infections of the urinary tract. *Am J Med* 18: 764, 1955.

Kass EH. Asymptomatic infections of the urinary Tract. *Trans Assoc Am Phys* 69: 56, 1956.

Kass EH. Bacteriuria and the diagnosis of infection of the urinary tract, with observations of the use of methionine as a urinary antiseptic. *Arch Intern Med* 100: 709, 1957.

Kass EH, Silver TM, Konnack JW *et al.* The urografic findings in acute pyelonephritis: non-obstructive hydronephrosis. *J Urol* 116: 544, 1976.

Kaye D. Antibacterial activity of human urine. *J Clin Invest* 47: 2374, 1968.

Kaye D. *Urinary Tract Infection and its Management.* Mosby Co., St. Louis, 1972.

Kaye D. Urinary tract infection in the elderly. *Bull NY Acad Med* 56: 209, 1980.

Kincaid-Smith P, Fairley KF, Heale WF. Pyelonephritis as a cause of hypertension in man. In Onesti K, Kim E, Moyer JH (eds). *Hypertension: Mechanism and Management.* Grune e Stratton, New York, p. 697, 1973.

Kleeman SE, Freedman LR. The findings of chronic pyelonephritis in males and females at autopsy. *N Engl J Med* 263: 988, 1960.

Korzemiowski OM. Urinary tract infection in the impaired host. *Med Clin N Amer* 75: 391, 1991.

Krieger JN, Ross SD, Simonsen MJ. Urinary tract infection in healthy university men. *J Urol* 149: 1046, 1993.
Kunin CM, McCormack RC. An epidemiological study of bacteriuria and blood pressure among nuns and working women. *N Engl J Med* 278: 635, 1968.
Kunin CM. *Detection, Prevention and Management of Urinary Tract Infections*. 3rd ed., Lea e Febiger, Philadelphia, 1979.
Kunin CM. Genitourinary infection in the patient at risk: extrinsic risk factors. *Am J Med* 76:131, 1984.
Kunin CM. Does kidney infection cause renal failure? *Annu Rev* 36:165, 1985.
Kunin CM. Use of antimicrobial agents in the treatment of urinary tract infection. *Adv Nephrol* vol. 14. Year Book Med Publish Inc p. 39-66, 1985.
Kunin CM. *Detection, Prevention and Management of Urinary Tract Infections*. 4th ed., Lea e Febiger, Philadelphia, 1987.
Kunin CM. Urinary tract infections in females (State-of-the-art). *Clin Infect Dis* 18: 1, 1994.
Kunin CM, Polyak F, Postel E. Periurethral bacterial flora in women. Prolonged intermittent colonization with *Escherichia coli*. *JAMA* 243: 134, 1980.
Lancet, Editorial. Bacteriuria. When does it matter? *Lancet* 2: 1155, 1975.
Langermann S, Palaszynski S, Barnhart M *et al*. Prevention of mucosal *E. coli* infection by Fim H-adhesin based systemic vaccination. *Science* 276: 607, 1997.
Leffler H, Svanborg, Eden C. Glycolipid receptors for uropathogenic *E. coli* on human erythrocytes and uroepithelial cells. *Infect Immun* 34: 920, 1981.
Levison ME, Kaye D. Management of urinary tract infections. Chapter 12, In Massry SG, Glassock RJ (eds), *Renal Mycobacterial Diseases*. In *Text Book of Nephrology*, 4th ed., p. 188, 1972.
Lincoln K, Winberg J. Studies of urinary tract infections in infancy and childhood. *Acta Pediatr Scand* 53: 307, 1964.
Little JP. The incidence of urinary tract infection in 5000 pregnant women. *Lancet* 2: 925, 1966.
Littlewood JM. Sixty-six infants with urinary tract infection in the first north of life. *Arch Dis Child* 47: 218, 1972.
Lomberg H. Correlation of P-blood group; vesicoureteral reflux and bacterial attachment in patients with recurrent pyelonephritis. *N Engl J Med* 308: 1189, 1983.
Lopes GS, Santos OR. Bacteriuria in males with AIDS Book of Abstracts. VIII Intern. Congr. AIDS, STD World Congress, Amsterdam, 1982.
Mabeck CE. Studies in urinary tract infection. IV Urinary leukocyte excretion in bacteriuria. *Acta Med Scand* 186: 193, 1969.
Marques LPJ, Rioja LS, Oliveira CAB, Santos OR. AIDS associated renal tuberculosis. *Nephron* 74: 701, 1996.
Marques LPJ, Victor MH, Barbosa ACL *et al*. . Aspectos epidemiológicos da infecção urinária nos idosos. *J Bras Nephrol* 30 (supl. 3) 119, 2008.
Marques NC, Baxmann AC e Ferraz RRN. Probióticos e rim. Capítulo 4. In *Atualidades em Nefrologia* (Cruz, Cruz e Barros, Eds.). Sarvier, S. Paulo, p. 22-24, 2006.
Mc Grady GA, Daling JR, Peterson DR. Maternal urinary tract infection and adverse fetal outcomes. *Am J Epidemiol* 121: 377, 1985.
Meares Jr. EM. Prostatitis. *Med Clin N Amer* 75: 405, 1991.
Meyer HG, Wengler-Becker V, Galermann SG. The hemagglutinin of *Staphylococcus saprophyticus* is a major adhesin for uroepithelial alls. *Infect Immun* 64: 3896, 1996.
Meyrier A. Frequency and development of early cortical scarring in acute primary pyelonephritis. *Kidney Int* 35: 696, 1989.
Michael M, Hodson EM, Craig JC *et al*. Short compared to standard duration of antibiotic treatment for urinary tract infection: a systematic review of randomized controlled trials. *Arch Dis Child* 87: 118, 2002.
Miller TE, Findon, G, Rainer SD, Gavin JB. The pathobiology of subclinical pyelonephritis: an experimental evaluation. *Kidney Int* 41: 1356, 1992.
Moffatt M, Embree J, Grinn P *et al*. Short-course antibiotic therapy for urinary tract infection in children: a methodological review of the literature. *Am J Child Dis* 142: 57, 1988.
Morgan SH, Eastwood JB, Backer LRI. Tuberculosis interstitial nephritis. The tip of the iceberg. *Tubercle* 71: 5, 1990.
Musher DM, Thorsteinsson SB, Airola VM. Quantitative urinalysis: diagnosing urinary tract infection in men. *JAMA* 236: 2069, 1976.
Naeye RL. Causes of excessive rates of perinatal mortality and prematurity in pregnancies complicated by maternal urinary tract infection. *N Engl J Med* 300: 819, 1979.
Naeye RL. Urinary tract infection and the outcome of pregnancy. *Adv Nephrol* vol. 15. Year Book Med Publish Inc p. 95-102, 1986.
Newcastle Covert Bacteriuria Research Group. Covert bacteriuria in schoolgirls in Newcastle upon Tyne. A five-year follow-up. *Arch Dis Child* 56: 585, 1981.
Neu HC. Optimal characteristics of agents to treat uncomplicated urinary tract infection. *Infection* 20(Suppl. 4): s-266, 1992.
Nicollé LE. A practical guide to the management of complicated urinary tract infection. *Drugs* 53: 583, 1997.
Nicollé LE. Urinary tract infection: traditional pharmacologic therapies. *Dis Month* 49: 111, 2003.
Nicollé LE. Urinary tract infection. Chapt. 54, In Primer of Kidney Diseases. N.K.F. (USA) 4th. Ed. Elsevier Saunders, p. 411-417, 2005.
Nicollé LE, Harding GKM, Preiksaitis J, Ronald AR. The association of urinary tract infection with sexual intercourse. *J Infect Dis* 146: 579, 1982.
Nicollé LE, Muir P, Harding GKM, Norris M. Localization of urinary tract infection in elderly institutionalized women with asymptomatic bacteriuria. *J Infect Dis* 157: 65, 1988.
Nicollé LE, Brunka J, Ujack E, Bryan L. Antibodies to major outer membrane proteins of *E. coli* in urinary infection in the elderly. *J Infect Dis* 160: 627, 1989.
O'Grady FW, McSheray MA, Richards B *et al*. Introital Enterobacteriaceae, urinary infection and the urethral syndrome. *Lancet* 2: 1208, 1970.
O'Hanley PD, Lark D, Falkow S, Schoolnik G. A globoside binding *E. coli* pilus vaccine prevents pyelonephritis. *Clin Res* 31: 372A, 1983.
O'Hanley PD. Gal-gal binding and hemolysin phenotypes and genotypes associated with uropathogenic *E. coli*. *N Engl J Med* 313: 414, 1985.
Otto G, Burdick M, Strieter R, Godaly G. Chemokyne response to febrile urinary tract infection. *Kidney Int* 68: 62, 2005.
Parker J, Kunin C. Pyelonephritis in young women. JAMA 224: 585, 1973.
Parsons CL, Greenspan C, Mulholland SG. The primary antibacterial defense mechanism of the bladder. *Invest Urol* 13: 72, 1975.
Patterson TF, Andriole VT. Bacteriuria in pregnancy. *Infect Dis Clin N Amer* 1: 807, 1987.
Patterson TF, Andriole VT. Bacterial urinary tract infection in diabetes. *Infect Dis Clin N Amer* 11: 735, 1997.
Pezzlo MT. Detection of bacteriuria by authomated methods. *Lab Med* 15: 539, 1984.
Pinson AG, Philbrick JT, Lindbeck GH, Schoring JB. Oral antibiotic therapy for acute pyelonephritis: a methodological review of the literature. *J Gene Int Med* 7: 544, 1992.
Platt R, Polk BF, Murdock B, Rosner B. Mortality associated with nosocomial urinary tract infection. *N Engl J Med* 307: 637, 1982.
Qunibi WY, Al-Sibai MB, Taher S *et al*. Mycobacterial infection after renal transplantation: a report of 14 cases and review of the literature. *Q J Med* 77: 1039, 1990.
Raz R. Hormone replacement therapy or prophylaxis in postmenopausal women with recurrent urinary tract infection. *J Infect Dis 183* (Suppl. 1): s-74, 2001.
Romero R. Meta-analysis of the relationship between asymptomatic bacteriuria and pre-term delivery/low birth weight. *Obstet Gynecol* 73: 576, 1989.
Ronald AR, Nicollé LE. Infections of the upper urinary tract. In Schrier RW, Gottschalk CW (eds), *Diseases of the Kidneys*. 6th ed. Little Brown and Co., USA, p. 913, 1997.
Ronald AR, Cuttler RE, Turk M. Effect of bacteriuria on the renal concentration mechanism. *Ann Intern Med* 70: 723, 1969.
Ronald AR, Boutros P, Mourtada H. Bacteriuria localization and response to single-dose therapy in women. *JAMA* 235: 1854, 1976.
Rosenfield AT, Glickman MG, Taylor KJW *et al*. Acute focal bacterial nephritis (acute lobar nephronia). *Radiology* 132: 553, 1979.
Rubenstein JN, Schaeffer AJ. Managing complicated urinary tract infection. The Urologic view. *Infect Dis Clin N Amer* 17: 333, 2003.
Santos OR. *Contribuição ao Estudo da Nefropatia no Lúpus Eritematoso Sistêmico*, Tese, UniRio, Rio de Janeiro, 1982.
Santos, OR, Lopes GS, Queiroz Madeira EP, Marques LPJ. Insuficiência renal aguda na infecção pelo vírus da imunodeficiência adquirida humana. *J Bras Nefrol* 22 (Supl. 1): 4, 2000.
Segura JW, Kelalis PP, Martin WJ, Smith LH. Anaerobic bacteria in the urinary tract. *Mayo Clin Proc* 47: 30, 1972.
Sellin M, Cooke DI, Gillespie WA *et al*. Micrococcal urinary tract infection in young women. *Lancet* 2: 570, 1975.
Sever JZ, Ellenberg JH, Edmunds O. Urinary tract infection during pregnancy: maternal and pediatric findings. In Kass EH, Brumfitt W (eds), *Infections of the Urinary Tract*. Univ. Chicago Press, Chicago, 1979.
Shapiro AP, Moutsos SE, Krifcher E, Sapira JD. Hypertension pyelonephritis and renal failure. *Am J Cardiol* 17: 638, 1966.
Shapiro ED. Short-course antimicrobial treatment of urinary tract infection in children; a controlled analysis. *Pediatr Infect Dis* 1: 294, 1982.
Sheinfeld J, Schaffer AJ, Cordon-Cardo C *et al*. Association of Lewis blood group phenotype with recurrent urinary tract infection. *N Engl J Med* 320: 773, 1989.
Shimamura T, Malsaka JK. Phagocytosis of *Escherichia coli* by renal tubular epithelia. *Yale J Biol Med* 57: 817, 1984.
Shindo B, Bernstein J, Arant BS Jr *et al*. Evolution of renal segmental (Ask-upmark syndrome) in children with vesicoureteric reflux: radiographic and morphologic studies. *J Pediatr* 102: 847, 1983.

Silver TM, Kass EJ, Thornbury JR *et al.* The radiological spectrum of acute pyelonephritis in adults and adolescents. *Radiology* 118: 65, 1976.
Siroky MB, Moylan RA, Austen G, Olsson CA. Metastatic infection secondary to genitourinary tract sepsis. *Am J Med* 61: 351, 1976.
Smeets F, Gower PE. The site of infection in 133 patients with bacteriuria. *Clin Nephrol* 1: 290, 1973.
Smellie JM, Normand ICS, Katz G. Children with urinary tract infection; a comparison of those with and those without vesicoureteric reflux. *Kidney Int* 20: 717, 1981.
Smellie JM, Edwards D, Normand ICS, Prescot IV. Effect of vesicoureteric reflux on renal growth in children with urinary tract infection. *Arch Dis Child* 56: 593, 1981.
Smith JW, Jones SR, Kaijser B. Significance of antibody-coated bacteria in urine sediment in experimental pyelonephritis. *J Infect Dis* 135: 571, 1977.
Stamey TA, Govan DE, Palmer JM. The localization and treatment of urinary tract infections: the role of bacterial urine levels as opposed to serum levels. *Medicine* 44: 1, 1965.
Stamey TA, Fair WR, Timothy MM. Antibacterial nature of prostatic fluid. *Nature* 218: 444, 1968.
Stamey TA. *Pathogenesis and Treatment of Urinary Tract Infection.* Williams and Wilkins, Baltimore, 1972.
Stamey TA. Studies of introital colonization in women with recurrent urinary infections. V. The inhibitory effect of normal vaginal fluid on *P. mirabilis* and *P. aeruginosa. J Urol* 115: 146, 1976.
Stamey TA, Sexton CC. The role of vaginal colonization with Enterobacteriaceae in recurrent urinary infection. *J Urol* 113: 214, 1975.
Stamm WE. Diagnosis of coliform infection in acutely dysuric women. *N Engl J Med* 307: 463, 1982.
Stamm WE. Urinary tract infections: from the pathogenesis to treatment. *J Infect Dis* 154: 400, 1989.
Stamm WE, McKevitt M, Roberts PL, White NJ. Natural history of recurrent urinary tract infections in women. *Rev Infect Dis* 13: 77, 1991.
Stamm WE. Cystitis and urethritis. In Schrier RW, Gottschalk CW (eds), *Diseases of the Kidneys.* 6th ed., Little Brown and Co., USA, 895 pp, 1997.
Stapleton A. Prevention of urinary tract infection in women. *Lancet* 1: 7, 1999.
Stapleton A, Stamm WE. Prevention of urinary tract infection. *Infect Dis Clin N Amer* 11: 719, 1997.
Stark RP, Maki DG. Bacteriuria in the catheterized patient: what qualitative level of bacteriuria is relevant? *N Engl J Med* 311: 560, 1984.
Stover SL, Lloyd LK, Waites KB, Jackson AB. Urinary tract infection in spinal cord injury. *Arch Phys Med Rehabil* 70: 47, 1985.
Svanborg-Eden C, Froter R, Hagbverg L *et al.* Inhibition of experimental ascending urinary tract infection by an epithelial cell-surface receptor analogue. *Nature* 298: 560, 1982.
Svanborg-Eden C, Man P. Bacterial virulence in urinary tract infection. Epidemiology and outcome. *Infect Dis Clin N Amer* 1: 731, 1987.
Svenson SB, Kallenius G, Möllby R *et al.* Rapid identification of P-fimbriated *E. coli* by a receptor specific particle agglutination test. *Infection* 10: 209, 1982.
Svenson SB, Kallenius G. The role of bacterial adherence in the initiation of pyelonephritis. *Adv Nephrol* vol. 15. Year Book Med Publish Inc p. 245-257, 1986.
Thomas VL, Shelokov A, Forland M. Antibody-coated bacteria in the urine and the site of urinary tract infection. *N Engl J Med* 290: 588, 1974.
Thore A, Lundin SAA, Bergman S. Detection of bacteriuria by luciferase assay of adenosine triphosphate. *J Clin Microbiol* 1: 1, 1975.
Tolkoff-Rubin NE, Cosimi AB, Russel PS, Rubin RHA. A controlled study of cotrimoxazole prophylaxis against urinary tract infection in renal transplant patients. *Rev Infect Dis* 4: 614, 1982.
Tran D, Muchant DG, Arnoff SC. Short-course *versus* conventional length antimicrobial therapy for uncomplicated lower urinary tract infection in children: a meta-analysis of 1279 patients. *J Pediatr* 139: 39, 2001.
Waites KB, Canupp KL, De Vito MJ. Epidemiology and risk factors for urinary tract infections following spinal cord injury. *Arch Phys Med Rehabil* 74: 691, 1993.
Warren JW, Abrutyn E, Hebel JR *et al.* Guidelines for antimicrobial treatment of uncomplicated acute bacterial cystitis and acute pyelonephritis in women. *Clin Infect Dis* 29: 745, 1999.
Weiss S, Parker F. Pyelonephritis: itís relation to vascular lesions and to arterial hypertension. *Medicine* 18: 221, 1939.
Wenk RE, Dutta D, Rudert J *et al.* Sediment microscopy, nitrituria, and leukocyte esterasuria as predicators of significant bacteriuria. *J Clin Lab Automation* 2: 117, 1982.
Whalley PJ, Cunningham FC, Martin FG. Transient renal dysfunction associated to acute pyelonephritis of pregnancy. *Obstet Gynecol* 46: 1741975.
Wientzen RL. Localization and therapy of urinary tract infection of childhood. *Pediatrics* 63: 467, 1979.
Winberg J, Bollgren I, Kallenius G *et al.* Clinical pyelonephritis and focal renal scarring. *Pediatr Clin N Amer* 38: 801, 1982.
Zahnel GG, Harding GKM, Nicollé LE. Asymptomatic bacteriuria in patients with diabetes mellitus. *Rev Infect Dis* 13: 150, 1991.
Zinner SH, Kass EH. Long-term (10 to 14 years) follow-up of bacteriuria of pregnancy. *Lancet* 1: 820, 1971.

25 Meningoencefalites Infecciosas

Patrícia Brasil, Keyla Marzochi, Mayumi Wakimoto e Nádia Stella-Silva

▸ Definição

No sentido estrito do termo, a meningite corresponde a um processo inflamatório das leptomeninges (conjunto das membranas pia-máter e aracnoide que envolvem o cérebro) caracterizado pela presença de exsudato no espaço subaracnóideo, detectável no líquido cefalorraquidiano (LCR). A inflamação pode estender-se à medula espinal e ao parênquima cerebral, quando então se denomina meningoencefalite. Clinicamente reflete-se em uma conhecida tríade de sintomas (nem sempre completa) representada por cefaleia, vômitos e rigidez de nuca. A diferenciação clínica entre meningite e meningoencefalite dá-se pelo nível de gravidade do acometimento do sistema nervoso central (SNC).

▸ Introdução

Descrita desde a era de Hipócrates, a meningite continua sendo uma síndrome potencialmente fatal. A Organização Mundial da Saúde (OMS) estima que cerca de 171.000 pessoas morram anualmente de meningite em todo o mundo. A incidência e a mortalidade são muito mais elevadas no Terceiro Mundo. Porém, mesmo com terapia adequada a taxa de letalidade varia entre 5 e 10% nos países em desenvolvimento. A gravidade depende, sobretudo, da faixa etária e da resposta imune do paciente, do agente biológico, do diagnóstico precoce e da eficácia terapêutica. Dos que sobrevivem, cerca de 10 a 20% permanecem com sequelas como retardo mental, surdez ou epilepsia (WHO, 2004). É necessário que os profissionais de saúde estejam capacitados para reconhecer e conduzir clinicamente a meningite, e que a população seja orientada para suspeitar desse diagnóstico. Prevenção quando possível, diagnóstico precoce e terapia agressiva são as principais abordagens requeridas.

▸ Epidemiologia segundo os agentes biológicos

Sendo um diagnóstico sindrômico, as meningites podem associar-se a diferentes tipos de agentes biológicos (vírus, bactérias, fungos e parasitos) e também a causas não infecciosas. É comum classificá-las segundo o tipo de expressão inflamatória que esses agentes produzem no LCR. De modo geral, são padrões de resposta mais frequentes a linfomonocitária, característica dos vírus, e a neutrofílica ou purulenta, produzida por bactérias (cocos e bacilos); a resposta linfomonocitária com exsudato proteico costuma se associar às infecções granulomatosas (tuberculosa e fúngica) enquanto os parasitos não apresentam um padrão definido, podendo ser linfomonocitário (cisticercose) ou purulento em casos raros (por amebas de vida livre). Causas não infecciosas como sarcoidose, metástases de tumores malignos, algumas colagenoses, medicamentos anti-inflamatórios não esteroides e alguns antimicrobianos podem causar meningite asséptica (Spiro e Spiro, 2004), cuja resposta inflamatória é linfomonocitária.

Em geral existe uma correlação entre o tipo de agente causal e o tempo de evolução da meningite, pelo que também se classificam em agudas, subagudas e crônicas.

De regra, os mesmos agentes biológicos responsáveis por quadros de meningite em alguns podem se associar a infecções subclínicas na maioria das pessoas.

▪ Meningites linfomonocitárias

São também chamadas assépticas pela dificuldade que ainda persiste de determinação da sua etiologia, o que originalmente levou a não associá-las a agentes biológicos causais. Estes, quando investigados corretamente, podem ser identificados em 55 a 70% dos casos.

Os vírus são as principais causas das meningites linfomonocitárias agudas, caracterizadas por pleocitose liquórica predominantemente linfocítica com proteinorraquia e glicorraquia normais.

Meningite linfomonocitária viral

Diferentes vírus podem ser agentes dessas meningites, sendo os enterovírus a causa mais importante reconhecida. Esses, por suas características de transmissão orofecal, ocorrem com frequência em surtos, atingindo predominantemente crianças. Outros agentes virais podem causar as meningites linfomonocitárias como arbovírus, vírus da caxumba, vírus da coriomeningite linfocítica, HIV-1, adenovírus, herpes simples tipos 1 e 2, varicela-zóster, Epstein-Barr, citomegalovírus, vírus do sarampo.

Os *enterovírus* distribuem-se em todo o mundo. Em países de clima temperado têm uma sazonalidade marcada (verão e outono), e em área tropical ocorrem durante todo o ano. A transmissão é orofecal e os principais enterovírus são da família Picornaviridae: *vírus ECHO* 11, 9, 30, 4e, 6, 3, 75 e 21; *coxackievírus* B5, B4, B3, B2, B1, B6 e A9; *enterovírus* 70 e 71. Os lactentes e pré-escolares (1 a 4 anos) são os mais suscetíveis. Reinfecção pode ocorrer por sorotipos diferentes.

Os fatores considerados predisponentes da meningite por enterovírus são imunodeficiência e exercício físico, além da idade.

Adenovírus são vírus DNA, gênero *Mastadenovirus*, família Adenoviridae e geralmente causam infecções respiratórias altas e conjuntivites. Esporadicamente levam a meningite, principalmente o sorotipo 7 e mais raramente outros sorotipos (1, 6, 12), podendo produzir meningite crônica, ainda mais rara, em pacientes com hipoglobulinemias (sorotipos 7, 12 e 32).

O *vírus da caxumba* (RNA vírus do gênero *Rubulavirus*, da família Paramyxoviridae) é um dos agentes mais comuns de meningite linfomonocitária na população não imunizada. O pico de incidência é entre 5 e 9 anos, estendendo-se a adolescentes e adultos jovens. Ocorre em 10 a 30% dos pacientes com caxumba, sendo na maior parte das vezes não diagnosticada e podendo ocorrer sem inflamação das glândulas salivares.

Vírus do Rocio, vírus do oeste do Nilo ou do Nilo ocidental e vírus da encefalite do carrapato – vírus RNA, do gênero *Flavivirus*, família Flaviridade, e Vírus Oroupoche – RNA, gênero *Bunyavirus*, família Bunyaviridade – são arbovírus, denominação genérica correspondente a algumas famílias de vírus em geral transmitidos por artrópodes. Estão associados frequentemente a encefalites e mais raramente a meningites.

O *vírus da coriomeningite linfocítica* é de ocorrência rara, sendo transmitido a partir do contato com roedores ou suas excretas. A via de transmissão é a digestiva, pela contaminação de comida com a urina do roedor, ou pela exposição de feridas. Não há evidência de transmissão inter-humana. O risco é maior em laboratórios.

Os *herpesvírus humanos, HSV-1* e *HSV-2*, são responsáveis por 0,5 a 3% de todos os casos de meningite linfomonocitária aguda. É importante distinguir encefalite pelo herpesvírus, potencialmente fatal, da meningite, em geral autolimitada. O envolvimento do SNC ocorre em associação com a infecção primária ou com a recrudescência dos herpesvírus. O HSV-1 é uma causa de meningoencefalite, enquanto o HSV-2 causa mais comumente meningite linfomonocitária e radiculite (Heymann, 2008).

Mais recentemente tem sido descrita infecção do SNC pelo herpesvírus 1 ou vírus simiano, em veterinários ou profissionais que manipulam cultivo de células de macaco, ou têm contato com macacos do hemisfério oriental; 30-80% dos macacos rhesus (*Macaca mulatta*) são soropositivos. A doença em humanos é adquirida pela mordida de macacos aparentemente normais ou por mucosas ou lesões cutâneas expostas à saliva do macaco ou à cultura de células de macacos (Heymann, 2008).

O *citomegalovírus (CMV)* e o vírus *Epstein-Barr (EB)* podem causar meningite junto com a síndrome de mononucleose infecciosa, assim como o *HIV* durante a infecção primária associada à síndrome de soroconversão (*mononucleose-like*) em 5 a 10% dos casos.

A meningite recorrente de *Mollaret* está associada a alguns vírus: HSV-1, HSV-2, EB e o herpesvírus humano 6 (HHV-6) com o quadro de *roseola infantum*.

Meningite linfomonocitária bacteriana

Mycobacterium tuberculosis é o agente bacteriano mais importante desse grupo. A meningite tuberculosa incide em geral proporcionalmente à prevalência da infecção tuberculosa na comunidade (Molavi e LeFrock, 1985). A infecção do SNC constitui manifestação infrequente da tuberculose, sendo definido como caso suspeito o paciente com sinais e sintomas de meningite e história de contato com tuberculose pulmonar bacilífera, em geral no domicílio.

Em nível mundial, a tuberculose representa um problema de saúde pública, levando em torno de 2 milhões de pessoas por ano ao óbito (www.who.org). Na última década a taxa de incidência foi superior a 140/100.000.

O Brasil está entre os 22 países que concentram 80% dos casos de tuberculose do mundo. Nas Américas é responsável, juntamente com o Peru, por 50% dos casos de tuberculose. A média anual no país é de 90 a 95.000 casos e no período entre 1990 e 2001 apresentou coeficiente de incidência de 48/100.000. A região Sudeste concentra 48,24% dos doentes e o Rio de Janeiro foi o estado com a maior taxa de incidência (89,3/100.000) em 2002. Do total de pacientes de tuberculose notificados no país (78.870) em 1999, 15,44% (12.178) foram extrapulmonares, sendo que 2,29% (279) corresponderam à meningite tuberculosa (www.saude.gov.br/svs).

O risco de adoecimento é mais elevado nos primeiros anos de vida (excluídos os 6 primeiros meses), menor na idade escolar e novamente elevado na adolescência e início da idade adulta. Apresentam também grande risco os grupos etários mais avançados e os indivíduos HIV-positivos. Os maiores índices de incidência concentram-se na faixa do adulto jovem (20 a 49 anos) e em menores de 5 anos.

A tuberculose do SNC, embora seja a forma mais grave, corresponde, desde a introdução da quimioterapia e vacinação BCG, a uma pequena porcentagem dos casos de tuberculose extrapulmonar; um aumento, entretanto, vem sendo observado em pacientes imunodeprimidos, particularmente nos portadores de infecção HIV/AIDS. No Brasil a letalidade média é em torno de 30% para todas as idades (II Consenso Brasileiro de Tuberculose, SBTP, 2004).

Espiroquetas são outros agentes bacterianos também capazes de causar meningite linfomonocitária:

Leptospira, que pode associar-se à forma meningítica isolada, apresentando-se como meningite linfomonocitária. Constitui, em muitos países, a forma clínica mais comum da leptospirose. Pode ser a principal manifestação da fase imune das formas anictéricas e, como nas meningites virais, pode estar associada a outras manifestações sistêmicas por diversos sorotipos da *Leptospira interrogans*. São raros os trabalhos que identificam as espécies de leptospira na meningite.

Treponema pallidum, capaz de levar à meningite na sífilis (ou lues) primária e secundária. A incidência de meningite sifilítica é maior nos dois primeiros anos após a infecção e é estimada em 0,3 a 2,4% dos casos de sífilis. Por sua vez, a lues meningovascular é encontrada em 10 a 12% dos indivíduos com envolvimento do SNC e ocorre meses a anos após a infecção primária (pico de incidência em 7 anos). A incidência de neurossífilis aumentou em associação com a infecção pelo HIV. Em uma série de casos, 44% dos pacientes com neurolues tinham AIDS, e dos pacientes com AIDS, 1,5% teve sífilis em algum momento (Tunkel e Scheld, 2002).

Borrelia burgdorferi é responsável pela doença de Lyme na qual a meningite se apresenta junto com *eritema migrans*, 1 a 6 meses após a infecção em 10 a 15% dos pacientes. O DNA bacteriano pode ser encontrado no LCR na fase aguda da doença ($<$ 2 semanas), o que confirma a invasão precoce do SNC na borreliose disseminada.

Meningite bacteriana purulenta parcialmente tratada

É originalmente a meningite/meningoencefalite bacteriana purulenta neutrofílica que passa a apresentar predomínio de linfomononucleares no LCR com bioquímica variável. Após o início da terapêutica antimicrobiana, pode mudar o padrão de celularidade do LCR, podendo, portanto, ser confundida com a meningite de etiologia viral, tuberculosa ou fúngica.

Meningite linfomonocitária fúngica

A meningite por fungos está frequentemente associada a quadros de imunossupressão. Diferentes agentes podem estar envolvidos, caracterizados segundo aspectos clínicos, epidemiológicos e laboratoriais. Para sua definição, devem ser observados relatos de viagens a regiões endêmicas, além de história de imunodepressão (Tunkel e Scheld, 2002). Costumam ser de evolução subaguda, com quadro clínico e laboratorial semelhante ao da meningoencefalite tuberculosa.

Cryptococcus neoformans é o agente mais comum das meningites fúngicas (71%) e representa cerca de 9,3% do total das meningites (Khetsuriani *et al.*, 2003). Após o surgimento da AIDS tornou-se uma apresentação muito importante da forma sistêmica grave da criptococose, de alta letalidade – 35 a 40%. Além de pacientes com AIDS, a meningite criptocócica pode ocorrer em indivíduos aparentemente saudáveis, assim como está frequentemente associada a doenças malignas reticuloendoteliais (linfoma), sarcoidose, doença do colágeno (lúpus eritematoso sistêmico), diabetes, insuficiência hepática crônica, transplante de órgãos sólidos e corticoterapia. O *C. neoformans* é encontrado em todo o mundo, em diversos tipos de solos, e em tecidos, secreções e excretas de vários animais e do próprio homem. Alguns estudos valorizam o seu achado em *habitats* de pombos, cujas excretas são meio de cultura fértil para o crescimento do fungo, sendo que as fezes velhas contêm maior concentração do que as fezes recentemente eliminadas. Os pombos, porém, raramente se infectam devido à sua alta temperatura corporal (42°C) (Batista e Silva, 2002).

A criptococose por *C. neoformans var. gatii* ocorre em regiões tropicais e subtropicais, tendo como *habitat* natural algumas espécies de eucaliptos e restos de vegetais, além de oco das árvores de diversas regiões do Brasil, sendo causa de meningite em indivíduos sem evidência de imunodepressão (veja o Capítulo 107, Criptococose).

Candida é um comensal normal dos humanos. A invasão tecidual acontece nas pessoas com alteração das defesas, incluindo-se doentes com câncer, doença granulomatosa crônica, diabetes, lesões térmicas e em uso de corticoides ou submetidos a procedimentos relacionados com o ambiente hospitalar – cateter venoso central, uso de antimicrobianos de largo espectro, nutrição parenteral etc. A meningite por *Candida* é pouco frequente, ocorrendo em menos de 15% dos pacientes com candidíase do SNC. A *C. albicans* é a espécie mais comumente isolada do SNC (Tunkel e Scheld, 2002).

Outras meningites fúngicas ocorrem em menor frequência, associadas a aspergilose, blastomicose, actinomicose e esporotricose.

Meningite linfomonocitária parasitária

Alguns agentes parasitários podem levar a meningites linfomonocitárias que por vezes se distinguem pela presença associada de eosinofilia no LCR.

▸ **Cysticercus cellulosae.** A larva da *Taenia solium* é o principal agente parasitário de meningite e outros acometimentos do SNC (epilepsia, paralisia dos nervos cranianos, hidrocefalia, infartos, cistos com e sem efeito de massa e calcificações parenquimatosas). A cisticercose é endêmica em determinadas regiões rurais do Sul e Sudeste do país, onde é muito frequente a ingestão de carne de porco. Esta, se infectada com cisticercos, leva no homem à produção de teníase, podendo decorrer infestação do solo por ovos de *Taenia* onde não há saneamento, e contaminação de verduras; estas, ao serem ingeridas, podem ocasionar a cisticercose cerebral, localização predominante do cisticerco. Já foi descrita em todos os continentes, tendo desaparecido de muitas regiões com o desenvolvimento social. Ocorre em todas as faixas etárias, sendo menos frequente nos idosos. O rompimento da cápsula do cisticerco com liberação do líquido do seu interior para o espaço de circulação liquórica leva a resposta inflamatória das meninges do tipo linfomonocitária e às vezes com presença de eosinófilos. Algumas vezes a cisticercose pode ser concomitante à teníase, pois o portador de *Taenia* pode se autoinfectar, infectar outros, além de contaminar o meio ambiente. Quadros prévios compatíveis com hipertensão intracraniana e convulsões devidos a cisticercose cerebral podem estar associados clinicamente a episódios de meningite por *Cysticercus*.

▸ **Angiostrongylus cantonensis.** É responsável pela meningite eosinofílica. A larva do nematódeo invade o cérebro por via hematogênica. A distribuição do parasito se dá via roedores, sendo descrita na Tailândia (a taxa de infestação de ratos em Bangkok chega a 40%), Índia, Malásia, Vietnã, Indonésia, Papua-Nova Guiné e ilhas do Pacífico, incluindo o Havaí (Tunkel e Scheld, 2003). No Brasil, um caso de meningite eosinofílica foi descrito após ingestão voluntária de molusco (caramujo africano) no Rio de Janeiro, associada a altos títulos de anticorpos anti-*A. cantonensis* no soro e no LCR do paciente (Moll *et al.*, 2006).

▸ **Baylisascariasis procyonis.** Trata-se de um novo patógeno com infecção humana documentada nos EUA e Alemanha, cujo hospedeiro original, o quati *Procyon lotor*, tem ampla distribuição. Mais de 90% dos quatis jovens são parasitados e excretam até 45 milhões de ovos nas fezes. O inóculo para infecção humana é muito pequeno, a doença é grave e não há vacina ou terapia efetiva contra a infecção. A sua apresentação mais comum é de meningoencefalite eosinofílica (Mitchell e Cross Jr., 2003).

▸ **Trypanosoma cruzi.** Raramente relatada na literatura, a meningoencefalite na doença de Chagas acompanha a fase aguda e pode estar associada à imunossupressão em 50% dos casos. Recentemente, foi relatada na Amazônia, onde se tem referido a transmissão oral da infecção (Medeiros *et al.*, 2008).

▪ Meningites purulentas

Meningite purulenta bacteriana

Mais de 80% das meningites bacterianas são associadas a *Neisseria meningitidis*, agente da doença meningocócica, *Streptococcus pneumoniae* e *Haemophilus influenzae*. Por sua importância, a *N. meningitidis* será apresentada em um capítulo à parte.

Outros agentes etiológicos podem estar implicados, variando em relação a faixa etária e situações clínicas associadas: *Listeria monocytogenes*, Enterobacteriaceae, *Streptococcus agalactiae* e *Staphylococcus aureus* com ênfase nos recém-natos, entre outros.

A distribuição dos agentes, que varia com a idade e a doença subjacente, é apresentada nas Tabelas 25.1 e 25.2.

Tabela 25.1 Distribuição dos agentes bacterianos de meningites por faixa etária.

Bactérias	Faixa etária
Streptococcus agalactiae, Escherichia coli, Listeria monocytogenes, Klebsiella pneumoniae, Enterococcus sp., *Salmonella* sp.	Recém-nato
S. agalactiae, E. coli, L. monocytogenes, Haemophilus influenzae, Neisseria meningitidis, S. pneumoniae, Salmonella sp.	1 a 3 meses
H. influenzae, N. meningitidis, S. pneumoniae, enterobactérias	4 meses-1 ano
H. influenzae, N. meningitidis, S. pneumoniae	1 a 5 anos
N. meningitidis, S. pneumoniae	6 a 50 anos
N. meningitidis, S. pneumoniae, L. monocytogenes, bacilos gram-negativos aeróbios	> 50 anos

Tabela 25.2 Fatores predisponentes às meningites bacterianas.

Fatores predisponentes	Bactérias
Imunossupressão	*Neisseria meningitidis, Streptococcus pneumoniae, Listeria monocytogenes*
Esplenectomia	*S. pneumoniae, N. meningitidis, Haemophilus influenzae*
Anemia falciforme	*S. pneumoniae*
Fratura de base de crânio	*S. pneumoniae, N. meningitidis H. influenzae, Streptococcus* do grupo A
Trauma/neurocirurgia	*Staphyloccoccus aureus, S. epidermidis,* bacilos gram-negativos aeróbios
Cofatores (vírus *influenza*; tabaco)	*N. meningitidis*
Deficiência de complemento	*N. meningitidis, S. pneumoniae*

A meningite por *Haemophilus influenzae* tipo b (Hib) tem distribuição universal, acometendo, predominantemente, crianças na faixa etária de 3 meses a 4 anos, 50% dos casos ocorrendo até 1 ano. No final dos anos 1990, após a utilização da vacina anti-Hib em larga escala, a meningite por *Hemophilus influenzae* praticamente desapareceu nos países industrializados, do mesmo modo que as demais infecções invasivas como epiglotite e bacteriemia. A letalidade hoje é de cerca de 5%. A perda da audição ocorre em cerca de 6% dos pacientes e algum tipo de sequela acomete 25% dos sobreviventes (Heymann, 2008).

No Brasil, o *Haemophilus influenzae* tipo b ocupava o segundo lugar dentre as meningites bacterianas especificadas e, após a introdução da vacina, houve uma redução de aproximadamente 95% na incidência de meningites por esse agente em menores de 5 anos, quando comparados os anos de 1998 e 2009 (www.portal.saude.gov.br, acessado em dezembro 2009). No estado de São Paulo essa redução foi de 27,2/100.000 para 1,7/100.000 em menores de 5 anos, e o número de óbitos foi reduzido de 60 em 1998 para 4 em 2009 (Sinan, DDTR, CVE, CCD, SES-SP, 2010). No estado do Rio de Janeiro, as notificações caíram de 202 casos em 1998 para 10 casos em 2004 (Brasil, SVS, 2009) o mesmo se observando no município do Rio de Janeiro, que notificou 73 casos em 1998 e apenas 2 casos em 2002 (Wakimoto *et al.*, 2002). Nos estados da região Norte do país o número de casos confirmados caiu de 145 em 1998 para 12 casos em 2004 (Brasil, SVS, 2009). Por outro lado, passam a chamar atenção os casos de doenças infecciosas por *Hemophilus* não b e cepas não capsuladas, em crianças vacinadas, que emergem como patógenos responsáveis por meningites (Anderson *et al.*, 2001; De Almeida e Marzochi, 2005).

A meningite bacteriana causada por *S. pneumoniae* ocorre mais frequentemente nos extremos de idade, em especial a partir dos 65 anos e em menores de 2 anos (Mantese *et al.*, 2003). Pode ainda ocorrer em indivíduos imunodeprimidos, com doenças crônicas debilitantes (Mantese *et al.*, 2003) e nos traumas fechados de crânio com fístula liquórica (Campeas e Campeas, 2003). Apresenta taxa de incidência entre 2 e 11/100.000 e importante letalidade, em torno de 30%, ou acima em alguns países (Gold, 1999). Dados do município do Rio de Janeiro demonstram média anual de 52 casos e letalidade em torno de 37% no período de 1997-2002 (Wakimoto *et al.*, 2002).

O *Streptococcus agalactiae* é uma causa comum de meningite no neonato, com cerca de 52% dos casos relatados durante o primeiro mês de vida. O risco de transmissão para o bebê aumenta quanto maior o inóculo de organismos e mais frequentes os locais de infecção na mãe. O estreptococo do grupo B já foi isolado em 15 a 40% de mulheres grávidas assintomáticas. A transmissão pelas mãos dos profissionais de saúde também já foi registrada. A maioria dos casos de meningite neonatal é causada pelo subtipo III e ocorre após a primeira semana de vida. Também pode ocorrer em adultos parturientes, idosos (> 60 anos), sob corticoterapia ou com doenças de base graves como diabetes, cardiopatia, doença do colágeno, câncer, alcoolismo, insuficiência hepática, insuficiência renal; contudo, já foi relatada na ausência de doença de base (Tunkel e Scheld, 2003).

Bacilos aeróbios gram-negativos (*enterobactérias* e *P. aeruginosa*): a meningite por esses agentes em geral ocorre após trauma cranioencefálico (TCE) ou procedimentos neurocirúrgicos, mas pode ser encontrada também entre neonatos, idosos e imunossuprimidos, e acompanhada de sepse. Há relatos de associação com a estrongiloidíase disseminada na síndrome de hiperinfecção, quando a larva migra e ocorre meningite secundária a bacteriemia persistente pelas enterobactérias. A letalidade varia entre 30 e 80%.

Staphylococcus sp.: a meningite por *S. aureus* está associada a trauma ou neurocirurgia e derivação ventricular (*shunts*). Raramente ocorre como complicação de cateter epidural temporário. Cerca de 20% das meningites por *S. aureus* são uma complicação de endocardite infecciosa ou de infecção paramedular. Outras fontes de infecção comunitária incluem sinusite, osteomielite e pneumonia. A letalidade varia de 14 a 77% (Tunkel e Scheld, 2003). *S. epidermidis* é a causa mais comum de meningite em pacientes com válvulas de derivação liquórica.

Meningite purulenta por parasito

Amebas de vida livre – Naegleria fowleri e *Acanthamoeba* – podem causar meningites purulentas e agudas. Estão associadas às práticas esportivas, de lazer ou laborais em águas de lagos e piscinas contaminadas, com falhas na clorinação. Admite-se que esses protozoários proliferem melhor em água morna e rica em matéria orgânica. De altíssima letalidade, são raramente diagnosticadas, havendo relatos de 7 casos/1 bilhão de infectados em lagos na Flórida e outros associados à infecção pelo HIV em fase avançada (Tunkel e Scheld, 2002).

▸ Etiopatogenia

Poucos patógenos são capazes de invadir o SNC graças à proteção efetiva das barreiras fisiológicas entre a corrente sanguínea e o SNC. As formas de invasão bacteriana são:

- Invasão das meninges por via sanguínea, secundária à colonização de nasofaringe (*N. meningitidis*, *S. pneumoniae* e *H. influenzae*), ou à colonização gastrintestinal (*Escherichia coli* K1, *L. monocytogenes* e *S. agalactiae*)
- Disseminação de infecção local, como na otite média aguda por *S. pneumoniae*, por exemplo
- Disseminação via neural, como a do herpesvírus simples (HSV).

A invasão do SNC segue-se à interação direta com a superfície luminal do endotélio cerebral, que constitui a barreira hematencefálica (BHE), cuja junção intercelular tem uma resistência extremamente alta (Nassif *et al.*, 2002). O número limitado de patógenos capazes de atravessar a BHE e invadir as meninges sugere que eles tenham atributos bioquímicos específicos como a afinidade por moléculas de adesão ao endotélio. São as seguintes as bactérias com tropismo cerebral: *M. tuberculosis*, *L. monocytogenes*, *H. influenzae*, *N. meningitidis*, *S. pneumoniae*, *E. coli* K1, e *S. agalactiae* (*Streptococcus* do grupo B).

Na ausência de um modelo animal de infecção ou *in vitro* da BHE, supõe-se que, no caso dos patógenos intracelulares, estes invadam o SNC por meio de leucócitos infectados. Estas bactérias alterariam a expressão genética dos leucócitos, tornando-os capazes de atravessar os capilares endoteliais do cérebro.

Os principais mecanismos de patogenia de algumas meningites específicas são:

▸ Meningite tuberculosa. A meningite tuberculosa surge geralmente como uma extensão ou complicação imediata ou tardia da primoinfecção. Pode também se desenvolver no decurso de tuberculose crônica, a qual, se não tratada, constitui a consequência terminal. Em ambos os casos, a infecção atinge o SNC, através da corrente sanguínea, com a implantação de focos no córtex ou na meninge – a lesão caseosa pode ocasionalmente estar na medula espinal. Raramente se estende para as meninges a partir de espondilite, otite ou osteíte tuberculosa.

Na primoinfecção, se o hospedeiro é imunocompetente, o desenvolvimento da imunidade específica acaba por bloquear a multiplicação bacilar com a formação de granuloma, em geral no pulmão, que pode conter bacilos viáveis, mas com tendência a permanecerem em latência durante toda a vida do indivíduo. Se, por outro lado, não se desenvolve a imunidade de base celular, os bacilos se multiplicam em algum local de implantação, iniciando o processo patológico da tuberculose, que pode ser nas meninges, com posterior comprometimento cerebral. De regra, ocorre a formação inicial do tuberculoma e o processo costuma ficar delimitado, exceto se, em algum momento, as defesas do hospedeiro se comprometerem significativamente, havendo multiplicação dos bacilos e desenvolvimento da doença.

O processo inflamatório nas duas circunstâncias causa: aumento da permeabilidade vascular, com acúmulo de células no local da lesão e produção de exsudato na base do crânio envolvendo os nervos cranianos, os grandes vasos sanguíneos e cobrindo com frequência o plexo coroide no interior dos ventrículos; vasculite, envolvendo principalmente os vasos da base do cérebro; edema e infiltração perivascular e reação microglial do tecido cerebral, que está imediatamente abaixo do exsudato tuberculoso; alterações vasculares resultando em lesão isquêmica ou infarto, ocasionalmente hemorrágico (esses infartos podem atingir o tronco cerebral); e hidrocefalia, mais frequentemente comunicante, decorrente de bloqueio das cisternas basais por exsudato inflamatório (estágio inicial) ou por aderências aracnóideas (estágios tardios). Esses fatores explicam a gravidade clínica da meningite/meningoencefalite tuberculosa (Molavi e LeFrock, 1985).

▸ Meningite criptocócica. A infecção por *C. neoformans* é adquirida pela inalação das formas leveduriformes não encapsuladas ou com cápsula pouco espessa provenientes de fontes ambientais, não estando documentada qualquer transmissão de homem para homem. A maioria dos pacientes com sua imunidade intacta é capaz de abrigar a infecção no pulmão ou nos linfonodos hilares de modo assintomático. A resistência natural ao *C. neoformans* é tão importante que, muitas vezes, a criptococose pode ser o primeiro sinal de imunodepressão. Uma resposta imune normal do hospedeiro elimina ou sequestra o fungo que pode permanecer latente no organismo. Estudos recentes demonstraram a participação de interleucinas e macrófagos nos mecanismos de suscetibilidade ou resistência à infecção (Batista e Silva, 2002). A forma disseminada da doença ocorre quando há reativação do foco primário, semelhante à tuberculose extrapulmonar secundária, frequente no quadro de imunodeficiência adquirida de imunidade mediada por célula. Esse fungo apresenta neurotropismo importante, por mecanismos desconhecidos, levando a maioria dos pacientes com doença disseminada a ter envolvimento do SNC. Outros locais também acometidos são miocárdio, pericárdio, gânglios linfáticos, trato gastrintestinal, fígado, baço, medula óssea, articulações, sangue, olhos, pele, rins e próstata, sendo esta reservatório crítico, mesmo nos pacientes tratados. O endocárdio raramente é infectado, mesmo em presença de criptococcemia. Os achados patológicos vistos na infecção criptocócica do SNC compreendem meningite crônica basilar, bem como lesões por todo o cérebro, constituídas em grupos de microrganismos com pequena resposta inflamatória. Tais lesões podem tornar-se suficientemente grandes para serem vistas macroscopicamente, sendo então chamadas criptococomas ou torulomas (Molavi e LeFrock, 1985).

▸ Meningite por cisticercose. Uma vez ingeridos, os ovos da *T. solium* perdem a sua capa protetora e atravessam a parede intestinal, caindo na corrente sanguínea e atingindo diversos tecidos, preferencialmente o SNC, onde evoluem até o estágio larval (cisticerco). A cisticercose meníngea decorre da localização dos cistos larvários nas meninges, aderidos à pia-máter, ao tecido cortical subjacente ou no espaço subaracnóideo. Pode desencadear intensa reação inflamatória, cursar cronicamente, levando a obstrução de forames cerebrais, hidrocefalia e HIC, ou ocorrer agudização associada ao rompimento do cisto.

▸ Meningite bacteriana. As bactérias causadoras de meningite como *N. meningitids*, *H. influenzae*, *S. pneumoniae*, *E. coli*, *S. agalactiae* e *L. monocytogenes* têm fatores de virulência e potencial neurotrópico que as permitem vencer as sequências de defesa do hospedeiro. Após a colonização da mucosa do epitélio, elas invadem e sobrevivem nos vasos sanguíneos, por meio dos quais transpõem a BHE, e atingem o LCR/SNC, onde se replicam, liberam componentes da parede celular e lipo-oligossacarídios e desencadeiam a liberação de citocinas, prostaglandinas, metaloproteinases etc., responsáveis pela inflamação do espaço subaracnóideo e por uma série de eventos, que envolvem a fisiopatologia da meningite.

A interação entre os fatores de virulência e os mecanismos específicos de defesa do hospedeiro é responsável, portanto, pelos primeiros eventos patogênicos que resultam em meningite bacteriana, como esquematizado na Tabela 25.3:

Tabela 25.3 Correlação entre fatores bacterianos e do hospedeiro na patogenia de meningites bacterianas.

Evento	Fatores bacterianos	Fatores do hospedeiro
Colonização da mucosa	Fímbria, cápsula, protease anti-IgA	Epitélio mucoso, atividade ciliar, IgA secretória, anticorpos anticapsulares
Sobrevida intravascular	Cápsula polissacarídica	Complemento
Invasão meníngea	Fímbria, associação com os monócitos, gene Ibe 10 Omp A, fator ativador de plaquetas, proteína A ligadora a colina, ácido lipoteicoico, listenolisina O	Barreira hematencefálica
Sobrevida no espaço subaracnóideo	Cápsula polissacarídica	Baixa atividade opsônica

Adaptado de Tunkel *et al*. Acute meningitis. In: Mandell, 2009.

- Colonização da mucosa e invasão sistêmica: a infecção meníngea geralmente é iniciada pela colonização da nasofaringe por um novo organismo (Tunkel, 2001). As fímbrias (ou *pili*) da *N. meningitidis* e do *H. influenzae* medeiam a adesão desses organismos nas células epiteliais da nasofaringe, ou no trato respiratório superior de células epiteliais, respectivamente, aumentando a colonização da superfície da mucosa. A cápsula é outro fator de virulência importante na colonização nasofaríngea e invasão sistêmica dos agentes patogênicos meníngeos. Entre os seis tipos encapsulados de *H. influenzae* (A a F), cepas do tipo B constituem menos de 5% dos isolados da nasofaringe, mas causam mais de 95% das infecções sistêmicas e meníngeas. A cápsula de polissacarídio também é um fator de virulência importante para o desenvolvimento de doença invasiva por *S. pneumoniae*. Eventos de transformação capsular *in vivo* podem resultar em fenótipos invasivos, altamente virulentos, aumentando a gravidade da infecção pneumocócica, especialmente a causada por cepas multirresistentes (Tunkel, 2009).

Apesar de a adesão de microrganismos a superfícies mucosas ser inibida por anticorpos naturais como a IgA encontrados nas secreções mucosas muitas espécies de bactérias patogênicas (p. ex., *Neisseria*, *Haemophilus*, *Streptococcus*) produzem proteases que clivam essa imunoglobulina e facilitam a adesão das bactérias às superfícies das mucosas. Anticorpos polissacarídios anticapsulares, como os anticorpos da classe IgG contra o polissacarídio pneumocócico, também reduzem a colonização nasofaríngea por patógenos meníngeos (Tunkel, 2009)

- Sobrevivência intravascular: o equilíbrio parasito-hospedeiro pode ser rompido a partir da colonização de duração mínima ou prolongada, ou a partir de um processo inflamatório localizado e levar à invasão sanguínea, que pode ser autolimitada ou uma bacteriemia que, embora transitória, leve ao acometimento das meninges; ou septicemia com acometimento posterior ou concomitante das meninges, como na forma septicêmica da infecção meningocócica (meningococcemia) sem meningite.

Após atravessarem a mucosa e terem acesso à corrente sanguínea, as bactérias superam os mecanismos de defesa adicionais do hospedeiro para sobreviver. A fagocitose pelos neutrófilos é inibida pela cápsula bacteriana que também confere resistência à atividade bactericida mediada pelo complemento, aumentando a sobrevivência do organismo e facilitando a sua replicação intravascular.

Após a invasão de bactérias na corrente sanguínea as principais vias de ativação, como o sistema de complemento, a resposta inflamatória e as vias de coagulação e fibrinolítica, são acionadas e capazes de interagir entre elas. O equilíbrio hemostático em direção à trombose ocorre como resultado da resposta inflamatória, da ativação da coagulação e da deposição de fibrina. Os polimorfismos genéticos (p. ex., deficiências de complemento e defeitos nos sensores ou caminhos opsonofagocíticos) determinam a suscetibilidade à infecção, bem como a gravidade da doença e o seu desfecho. As citocinas pró-inflamatórias TNF-α, IL-1 e IL-6 coordenam uma ampla variedade de reações inflamatórias e têm um papel importante na iniciação, manutenção e encerramento dessas reações (Tunkel, 2009).

- Invasão meníngea: células endoteliais microvasculares formam a barreira hematencefálica (BHE) que restringe a invasão de patógenos veiculados pelo sangue. As células endoteliais dos capilares cerebrais, ao contrário de outros capilares sistêmicos, se fundem por junções apertadas e, com a virtual ausência de vesículas de pinocitose, impedem o transporte intercelular.

Apesar de algumas bactérias terem acesso sabidamente por via intercelular (entre as células) ou intracelular (através das células), por mecanismos facilitados por leucócitos infectados (mecanismo de "cavalo de Troia"), ou por meio de rotas de transporte retrógradas, não hematogênicas, como os nervos cranianos, os principais mecanismos pelos quais os patógenos entram no SNC permanecem desconhecidos. Alguns fatores facilitadores dessa invasão, no entanto, já foram identificados, como: a proteína da membrana exterior, OmpA, da *E.coli*; o gene (denominado ibe10) que codifica uma proteína de 8,2 kDa e permite a invasão da *E. coli* nas células da microvasculatura do cérebro *in vitro* e *in vivo*; a expressão do ácido lipoteicoico na superfície celular do estreptococo do grupo B; o fator de ativação plaquetária (PAF) e a colina pneumocócica A; a produção de internalina B pela *L. monocytogenes*; a fímbria tipo IV da *N. meningitidis*, entre outros (Tunkel, 2009).

- Sobrevivência bacteriana no espaço subaracnóideo: após alcançar as meninges, a infecção rapidamente se estende por todo o espaço subaracnóideo. Os baixos níveis de complemento no LCR resultando em mínima ou nenhuma atividade opsônica ou bactericida e a fluidez do ambiente levando a fagocitose insuficiente de organismos não opsonizados facilitam a replicação bacteriana sem obstáculos.

A indução da inflamação no espaço subaracnóideo: as citocinas pró-inflamatórias como a interleucina-1 e o fator de necrose tumoral são induzidos a partir da estimulação das células endoteliais e meníngeas, macrófagos e micróglia pelos componentes bacterianos (paredes celulares ou ácido lipoteicoico do *S. pneumoniae*, lipopolissacarídio da *N. meningitidis* e do H. *influenzae*), no espaço subaracnóideo. Essas citocinas parecem aumentar ainda mais a passagem neutrófilos em direção ao espaço subaracnóideo pela estimulação de famílias de moléculas de adesão que interagem com os receptores correspondentes em leucócitos (Tunkel, 2009).

- Alterações da barreira hematencefálica (BHE): a BHE é composta da membrana aracnoide, do epitélio do plexo coroide e do endotélio microvascular cerebral. Na meningite bacteriana há aumento da permeabilidade por meio da lesão da BHE localizada especificamente e topograficamente nas vênulas meníngeas.

Após invasão do espaço subaracnóideo, os neutrófilos são ativados para liberar mais prostaglandinas, metaloproteinases, oxigênio e metabólitos tóxicos, que aumentam a permeabilidade vascular local e causam neurotoxicidade direta. Quando ocorre o rompimento das junções endoteliais intercelulares e da lâmina basal subendotelial (as metaloproteinases podem ter esse papel), há aumento de vesículas pinocitóticas que aparecem nas células endoteliais, e por onde haverá o escape de albumina das vênulas pós-capilares para o espaço subaracnóideo.

Embora a maioria das estratégias de terapia adjuvante vise atenuar a gravidade da inflamação do SNC, os achados em estudos clínicos e experimentais de meningite bacteriana sugerem que a resposta inflamatória também pode ter efeitos protetores. A baixa concentração de leucócitos no LCR tem sido associada a risco aumentado de gravidade em adultos com meningite pneumocócica. A inibição de diferentes mediadores envolvidos na resposta inflamatória pode levar ao agravamento da doença e suas complicações, na meningite pneumocócica experimental (Tunkel, 2001).

- Aumento da pressão intracraniana: as mudanças que precedem o processo inflamatório podem contribuir para o aumento da pressão intracraniana e das alterações no fluxo sanguíneo cerebral. O edema cerebral pode ser do tipo vasogênico, quando causado pelo aumento da permeabilidade da barreira hematencefálica; citotóxico, como resultado da liberação de moléculas tóxicas por bactérias e neutrófilos; ou intersticial, pela obstrução da via de saída do LCR relacionada com a inflamação no nível das vilosidades aracnoidais
- Alterações na circulação sanguínea cerebral: a meningite bacteriana causa vasculites que levam ao estreitamento ou à trombose dos vasos sanguíneos cerebrais, com consequente isquemia ou infarto do cérebro subjacente. Essas alterações, em combinação com o aumento da pressão intracraniana, resultam em comprometimento do fluxo sanguíneo cerebral nos pacientes com meningite bacteriana. O fluxo sanguíneo cerebral, que depende da pressão arterial média, parece estar aumentado nos estágios iniciais da meningite, mas depois diminui substancialmente em alguns pacientes, nos quais pode ser responsável pela consequente lesão neurológica. Áreas localizadas de hipoperfusão acentuada, imputável a focos inflamatórios ou trombose vascular, podem ocorrer em pacientes com fluxo normal de sangue. O prejuízo da autorregulação do fluxo sanguíneo cerebral, medido por ultrassonografia com Doppler transcraniano da artéria cerebral média, ocorre na fase precoce da meningite bacteriana aguda e faz com que o fluxo sanguíneo cerebral corresponda diretamente à pressão arterial média, levando a hiperperfusão ou hipoperfusão do cérebro. Essa alteração do fluxo sanguíneo pode levar a hipoxia regional, aumento das concentrações de lactato no cérebro, secundário à utilização da glicose pela glicólise anaeróbia, e acidose do LCR, precursora da encefalopatia.

A capacidade da vasculatura cerebral de manter um nível constante de perfusão apesar de variações na pressão arterial média restaura-se na fase de recuperação da meningite.

- Acometimento neuronal: a patogênese da lesão neuronal ou da morte celular que ocorre na meningite bacteriana é explicada pela ação dos radicais livres de oxigênio, do TNF-α, do fator de indução de apoptose (FIA), dos intermediários reativos de nitrogênio, do óxido nítrico, do fator ativador do plasminogênio tecidual e dos aminoácidos excitatórios.

Em resumo, a liberação de citocinas pró-inflamatórias como o TNF-α, que ocorre na fase precoce da infecção do SNC, ativa de maneira sinérgica uma cascata de mediadores da inflamação, que leva à migração de neutrófilos para o SNC. A consequência mais importante desse processo é a lesão do parênquima cerebral.

▶ Quadro clínico

▪ Meningites linfomonocitárias

Meningite linfomonocitária viral

▶ **Enterovirose.** As manifestações da meningite por enterovírus variam com a idade e imunidade do hospedeiro. O início dos sintomas em geral é súbito, com febre em 76 a 100% dos pacientes. Mais da metade dos doentes tem rigidez de nuca. Em neonatos a febre está quase sempre presente e em geral é acompanhada de vômitos, anorexia, exantema, ou sinais e sintomas respiratórios. O envolvimento neurológico é representado pelo abaulamento da fontanela anterior em crianças menores de 1 ano. A cefaleia está quase sempre presente nos adultos e a fotofobia também é comum. O nível de consciência pode estar alterado, mas sinais neurológicos focais são incomuns. Sinais e sintomas inespecíficos incluem sintomas respiratórios superiores (principalmente faringite), vômitos, anorexia, diarreia, tosse e mialgias. Outros indícios da etiologia por enterovírus, além do caráter epidêmico com que aparecem, frequentemente no verão e início do outono, podem ser a ocorrência variável de exantemas, miopericardite e quadros mais característicos ou específicos como conjuntivite, pleurodinia, herpangina e doença de mãos-pés-boca. Quaisquer dessas manifestações podem se associar ou não a meningite. A duração da meningite por enterovírus é menor que 1 semana e muitos pacientes melhoram após a punção lombar, como resultado da redução da pressão intracraniana (Tunkel e Scheld, 2003). A evolução é em geral benigna, exceto:

- No período neonatal, quando a morbidade e a letalidade podem alcançar 74 e 10%, respectivamente (Kaplan *et al.*, 1983)

- Em pacientes com deficiência da imunidade humoral (agamaglobulinemia), cujo *clearance* dos enterovírus está prejudicado, levando a um curso crônico, com evolução fatal (Tunkel e Scheld, 2003)
- Em casos de surtos isolados como o ocorrido em 1999 em Taiwan, por enterovírus 71, entre crianças de 3 meses a 8 anos, em que 90% apresentaram romboencefalite, com uma taxa de letalidade de 14% (Huang *et al.*, 1999). Contudo, na criança maior de 1 ano, a meningite por enterovírus raramente tem prognóstico ruim.

▸ **Caxumba.** A apresentação clínica mais frequente da meningite pelo vírus da caxumba é a tríade não específica de febre, vômitos e cefaleia. Alguns pacientes podem apresentar rigidez de nuca, letargia ou sonolência e dor abdominal. O comprometimento do SNC pode ocorrer na ausência de parotidite, entre 40 e 50%. É em geral benigna e autolimitada, com evolução para cura em 7 a 10 dias.

▸ **Coriomeningite linfocítica.** A infecção começa com sintomatologia inespecífica, parte dos pacientes (15%) pode apresentar meningite e evoluir com cefaleia intensa, fotofobia, lombalgia e faringite. Manifestações tardias como orquite, artrite, miopericardite e alopecia também podem ser vistas.

▸ **Meningites por HSV, CMV, EB e HIV.** O herpesvírus é causa de, aproximadamente, 3% das meningites assépticas, geralmente em associação com a infecção genital por HSV-2. As manifestações iniciais são febre, cefaleia, vômitos, fotofobia e rigidez de nuca. Inicia-se geralmente de 3 a 12 dias após as lesões cutâneas, com a resolução ocorrendo após 1 semana. À evolução de alguns casos podem ocorrer disestesia, parestesia, neuralgia, fraqueza muscular, dificuldades de concentração e comprometimento da acuidade auditiva. Meningite recorrente já foi descrita. Importante distinguir da encefalite herpética, raramente associada ao HSV-2 no adulto, a maioria sendo causada pelo HSV-1. Pode manifestar-se inicialmente por mudanças súbitas de comportamento, progredindo insidiosamente para alterações de consciência, sinais neurológicos e convulsões, com letalidade elevada.

A presença de faringite, linfadenopatia, esplenomegalia e mais raramente exantema deve sugerir infecção por EB e, eventualmente, CMV; enquanto a presença de um exantema vesiculopustular pode associar-se à meningite pelo vírus da varicela-zóster (HZV).

A infecção aguda pelo HIV pode causar meningite linfomonocitária clássica. Alguns pacientes, porém, podem apresentar uma síndrome crônica recorrente e frequentemente associada a neuropatias cranianas (V, VII e VIII). A meningite é autolimitada ou recorrente, mais que progressiva. Apenas ocasionalmente o HIV pode levar a encefalite durante a fase aguda da doença.

Meningite linfomonocitária bacteriana

Meningite/meningoencefalite tuberculosa

O quadro clínico da meningite tuberculosa depende da idade do paciente, da gravidade da infecção, da imunidade ou hipersensibilidade do paciente, da duração da doença e do tipo de tratamento recebido. Clínica e patologicamente seria correto designar-se a doença como meningoencefalite, em vez de apenas meningite pelo tipo de reação inflamatória do SNC que justifica o quadro clínico:

- Espesso exsudato basilar (paralisias de nervos cranianos, hidrocefalia)
- Vasculite e oclusão vascular (déficits neurológicos focais)
- Reação de hipersensibilidade à tuberculoproteína (alterações do LCR)
- Edema cerebral (redução do nível de consciência e hipertensão intracraniana)
- Presença de tuberculomas (expressando-se como lesões expansivas).

Enquanto o maior impacto da doença recai sobre as meninges de base, são encontradas na maioria dos casos lesões parenquimatosas cerebrais devidas à extensão direta do processo inflamatório (Molavi e LeFrock, 1985). A meningoencefalite tuberculosa geralmente tem início insidioso, exceto em crianças pequenas, quando parece assumir característica aguda. Uma história de tuberculose prévia é obtida em menos de 20% dos casos (Ogawa *et al.*, 1987). Os sintomas gerais incluem febre baixa, anorexia e adinamia. Em crianças, a apatia, a perda do interesse por brincadeiras, a irritabilidade, a agitação noturna, as cefaleias de pequena intensidade, a perda do apetite, as náuseas, os vômitos e as dores abdominais são sintomas comuns de apresentação. Com o início da irritação meníngea, a cefaleia e os vômitos tornam-se as maiores queixas. Nas crianças com menos de 3 anos predomina o vômito e a cefaleia é uma queixa rara. Nos adultos, a cefaleia é mais comum. Esse sintoma, se presente em paciente com tuberculose miliar, está fortemente associado à concomitância com meningite. Outros sintomas específicos que podem se desenvolver em 2 a 3 semanas são: alterações do comportamento, redução do nível de consciência e confusão mental. O processo inflamatório cerebral determina o aparecimento de convulsões, vômitos, além de alterações visuais e da fala. As convulsões são encontradas em todos os estágios da doença. As crises focais são mais comuns nos adultos, enquanto as convulsões generalizadas predominam na criança (Molavi e LeFrock, 1985).

O exame físico está relacionado com o estágio da doença e da região mais comprometida. A febre é inconstante, observada em 50 a 98% dos casos (Tunkel e Scheld, 2003). Sinais de irritação meníngea, alterações dos nervos cranianos, principalmente o VI, seguido dos III, IV, VIII e II pares, além de alterações cerebelares, são os achados mais comuns. Infarto isquêmico na topografia da artéria cerebral média pode levar a hemiparesia. A presença de tubérculos coroides na retina é sugestiva de tuberculose, podendo ocorrer em até 80% dos casos de meningoencefalite por essa etiologia (Afiune, 2002). O comprometimento difuso do SNC leva a hipertensão intracraniana, descorticação e descerebração. A evolução é em geral grave, com elevadas letalidade e frequência de sequelas.

Meningite linfomonocitária fúngica

A meningite por *C. neoformans* apresenta-se de modo diferente no paciente com ou sem AIDS. No paciente sem AIDS a apresentação é subaguda, de evolução em dias ou semanas. As queixas mais frequentes são cefaleia, febre e alterações de personalidade. Cerca de 50% têm confusão mental, irritabilidade e alterações do comportamento refletindo um quadro de meningoencefalite. Papiledema ou alterações de nervos cranianos ocorrem em torno de 40% dos casos e a invasão direta do nervo óptico também pode ocorrer. Por outro lado, a apresentação no paciente com AIDS pode ser muito sutil. Os únicos achados podem ser cefaleia, febre e letargia. Os sinais meníngeos são raros. Fotofobia e paralisia de nervos cranianos geralmente estão ausentes. Contudo, no continente africano, a meningite criptocócica associada à AIDS leva a maior comprometimento neurológico, possivelmente devido ao estágio mais avançado da doença no momento da apresentação da meningite (Moosa e Coovadia, 1997).

Meningite linfomonocitária por parasito

A meningite por *C. cellulosae* pode cursar com manifestações agudas ou crônicas de cefaleia, febre baixa e dor cervical. Algumas vezes se inicia com cefaleia, rigidez de nuca e convulsões. Pode se associar a quadro prévio sugestivo de hipertensão intracraniana ou evoluir de modo arrastado e oligoassintomático, levando a hidrocefalia comunicante (por aracnoidite basilar) (Pedretti Jr. *et al.*, 2002).

Na meningite por *Angiostrongylus cantonensis* os sintomas ocorrem de 6 a 30 dias após a ingestão de moluscos crus, ou outras fontes do parasito. Cefaleia (90%), rigidez de nuca (56%), parestesia (54%) e vômitos (56%) são os sintomas mais comuns. Febre moderada ocorre em cerca de 50% dos casos.

Meningites purulentas

Meningite purulenta bacteriana

As apresentações clássicas de meningite bacteriana aguda são febre, cefaleia e sinais de irritação meníngea. Estes correspondem a rigidez de nuca, sinais de Kernig – flexão do joelho e da coxa na posição supina, e Brudzinski – flexão do quadril e dos joelhos em resposta à flexão passiva do pescoço; na criança equivalem ao sinal do gatilho de fuzil – na posição deitada, em decúbito lateral e encolhida de modo a não estirar as raízes nervosas (todos estes sinais correspondem a respostas antálgicas devido à dor provocada pelo alongamento das raízes nervosas inflamadas).

Os sinais de disfunção cerebral podem se apresentar em diversos graus: confusão mental – paciente acordado, mas desorientado; sonolência – há redução do nível de consciência, mas com resposta ao comando verbal; torpor – ausência de resposta ao comando verbal com resposta aos estímulos álgicos; e coma – ausência de qualquer resposta aos estímulos verbais ou dolorosos. Apesar de todos os pacientes apresentarem pelo menos um dos sinais, somente dois terços dos pacientes com meningite apresentam a "tríade clássica" de febre, rigidez de nuca e alteração do nível de consciência (Aronin e Quagliarello, 2003), e o diagnóstico de meningite pode ser afastado com 99 a 100% de sensibilidade se não houver pelo menos um desses sinais (Porter, 2004). A paralisia dos nervos cranianos (III, IV, VI, VII) e os sinais focais são vistos em 10 a 20% dos casos (Tunkel e Scheld, 2002).

No recém-nascido (RN) e no lactente os sinais meníngeos não estão presentes pela imaturidade do sistema nervoso e do tônus, tornando o diagnóstico com base em irritabilidade, recusa alimentar, apatia, crises convulsivas, apneia, instabilidade térmica (hipotermia ou hipertermia). A alteração do estado de alerta é um dos principais sinais de meningite no RN. Com a progressão da doença podem ocorrer hipertensão intracraniana (HIC) com vômitos, hipertensão arterial, bradicardia, paralisia do III nervo craniano e edema de papila ao exame de fundo de olho. E evolui com alteração do sensório, convulsões e distúrbios respiratórios como hiperventilação neurogênica, resultante do aumento da $Paco_2$, edema pulmonar neurogênico decorrente da falha na oxigenação do SNC, ou respiração de *Cheyne-Stokes* resultante de disfunção hemisférica cerebral bilateral. No lactente com fontanela aberta, a tensão e seu abaulamento caracterizam a HIC. É importante lembrar que nesse grupo etário é comum o agravamento do quadro pela presença de encefalite e sepse.

Na meningoencefalite bacteriana aguda os sintomas em geral se instalam de maneira súbita, e o estado do paciente pode agravar-se em horas; ou a evolução pode ser mais gradual, em 1 a 2 dias (CDC, 2004).

Algumas condições ou doenças de base como asplenia e doenças hematológicas predispõem a quadro septicêmico com vasculite e intenso processo inflamatório (Stella-Silva *et al.*, 2003), geralmente associado a *N. meningitidis* e *S. pneumoniae*. Caracteriza-se por toxemia grave com multiplicação e disseminação de petéquias, capaz de evoluir em minutos ou horas para hipotensão arterial, choque e óbito.

Meningite purulenta por amebas de vida livre

A meningoencefalite amebiana apresenta-se sob duas formas:

- Aguda: após um período de incubação de 3 a 8 dias ocorrem febre alta, fotofobia, cefaleia e progressão para estupor ou coma, em geral indistinguível da meningite bacteriana aguda, apesar de estar mais associada a sinais focais e crises convulsivas. Alteração do olfato ou paladar pode ser uma queixa frequente em decorrência do envolvimento do nervo olfatório. O óbito ocorre em 2 a 3 dias do início do quadro, se não tratado
- Subaguda ou crônica: de evolução insidiosa desenvolve-se com febre moderada, cefaleia e sinais focais (afasia, hemiparesia, paralisia de nervos cranianos, distúrbios visuais, diplopia, ataxia, convulsões); em geral os bulbos olfatórios estão preservados. A deterioração progressiva até a morte ocorre em um período de 2 a 4 semanas, podendo às vezes se estender até 5 ou 8 meses.

▸ Complicações

Embora assim chamadas, correspondem, na maioria das vezes, às manifestações graves que compõem o leque clínico associado diretamente à fisiopatogenia evolutiva da doença específica. Em geral, quase todos os pacientes com meningite viral e 70 a 80% daqueles com meningite bacteriana purulenta ou tuberculosa se recuperarão. Contudo, ainda que a maioria deles tenha uma recuperação rápida e completa, a meningite (particularmente a meningoencefalite) pode evoluir com gravidade e levar a sequelas.

Diagnóstico e tratamento precoces são considerados fatores essenciais para evitar a ocorrência dos agravamentos precoces e, sobretudo, das sequelas tardias da meningite bacteriana purulenta ou linfomonocitária tuberculosa. Alguns estudos têm demonstrado que a frequência de complicações em RN é superior àquela das crianças maiores, sendo talvez um fator que contribua para isso o atraso no diagnóstico de meningites nos neonatos devido à pobreza de sintomas clínicos (Krebs *et al.*, 1996). Fatores associados e correlações clinicopatológicas em caso de óbito devem ser investigados (Stella-Silva *et al.*, 2003).

Considerando as meningites purulentas, cuja evolução é mais aguda, as manifestações graves costumam ser, em geral, precoces. Hipotensão e choque séptico surgem dentro das primeiras 48 h, e, se associados à hipertensão intracraniana, podem resultar no comprometimento acentuado da circulação cerebral. O quadro de choque é um fator crítico que costuma acompanhar outras manifestações de septicemia grave como púrpuras fulminantes com disfunção ou falência múltipla dos órgãos, capaz de agravar a evolução da doença meningocócica e mais raramente das meningites por *S. pneumoniae, H. influenzae* e gram-negativos entéricos.

Algumas manifestações neurológicas representam os mais frequentes agravos das meningites não meningocócicas, cuja incidência parece não ter sido influenciada pelo progresso da antibioticoterapia. Resultantes da reação inflamatória dos vasos cerebrais, as vasculites levam ao edema cerebral e microtromboses de pequenos vasos, provocando lesões isquêmicas cerebrais (Debernat, 2002). O quadro clínico é representado por alterações variáveis do nível de consciência, podendo chegar ao coma profundo, convulsões e estado de mal convulsivo, alterações neurovegetativas como distúrbios vasomotores, hipo ou hipertensão, alterações do ritmo respiratório e paralisias de nervos cranianos, mais frequentemente dos III, VI e VII pares, levando a anisocoria, estrabismo convergente e paralisia facial.

Outros diagnósticos neurológicos, considerados secundários, surgem ao redor do 3º ou 4º dias e atualmente impõem a utilização de estudos de imagem cerebral (US, RM ou TC) que podem evidenciá-los diretamente. São eles:

▸ **Efusão e empiema subdural.** Predominam em lactentes com meningite bacteriana aguda por H. influenzae e *S. pneumoniae,* podendo levar a manutenção ou retorno da febre, vômitos, irritabilidade, crises convulsivas generalizadas ou focais. A efusão subdural é mais frequente e muito menos grave, podendo requerer punções terapêuticas. O empiema tem maior efeito de massa com imagem diferente na US e TC e seu tratamento é sempre cirúrgico (Nogueira e Fortes, 1994; Carvalho et al., 1996). À efusão não se associa mau prognóstico.

▸ **Ventriculite.** É uma complicação mais frequente em RN e lactentes mais jovens. A US é mais sensível na sua demonstração do que a TC.

▸ **Hidrocefalia.** Pode se instalar no decurso da meningite ou surgir progressivamente após a alta do paciente, por isso os pacientes devem ser seguidos em consultório com medidas do perímetro cefálico.

▸ **Abscesso cerebral.** Pode raramente complicar a meningite bacteriana aguda.

Outras manifestações evolutivas

▸ **Artrites purulentas ou assépticas.** As primeiras, mais precoces podem decorrer do quadro de bacteriemia ou sepse associada; as artrites assépticas ou artralgias, mais tardias, surgindo no final da primeira semana ou na segunda semana de evolução, são consideradas de natureza autoimune. Ambas as formas evoluem bem e são mais frequentes na meningite por *N. meningitidis.*

▸ **Complicação metabólica.** Representada essencialmente pela redução da secreção de hormônio antidiurético, é uma manifestação rara que ocorre geralmente nas formas neurológicas graves, apresentando-se como hemodiluição e hiponatremia progressiva.

Na Tabela 25.4 sintetizam-se dados clínicos e abordagem terapêutica às meningites purulentas.

Tabela 25.4 Manifestações evolutivas da meningite bacteriana aguda e condutas.

Complicações	Pacientes de risco	Terapêuticas
Edema cerebral + secreção inapropriada de HAD	Crianças com meningite por *H. influenzae* ou *S. pneumoniae*	Restrição hídrica Manitol Descompressão cirúrgica
Empiema subdural	Lactentes com meningite por gram-negativos ou com meningite grave	Drenagem cirúrgica
Ventriculite	RN e lactentes com meningite por gram-negativos, raramente por *S. agalactiae*	Ventriculostomia Antibióticos intraventriculares
Abscesso cerebral	Crianças com meningite por *H. influenzae*	Drenagem cirúrgica
Efusão subdural	Lactentes	Nenhuma Drenagem (em caso de compressão)

Sequelas

Como sequela entende-se a falta de recuperação completa do processo da doença restando algum tipo de agravo, apesar da ausência do fator desencadeante. Decorrem dos acometimentos prévios associados à intensidade da inflamação, da elevação da pressão intracraniana e da lesão vascular. São acometimentos de regra permanentes, podendo ser incapacitantes e se agravar pelo comprometimento emocional que suscitem. Ocorrem em mais de 20% das crianças curadas das meningoencefalites bacterianas. Os fatores predisponentes podem ser: faixa etária – são mais gravemente afetados os lactentes abaixo de 6 meses; ocorrência de hipertensão intracraniana; ocorrência de crises convulsivas precoces ou prolongadas; coma e/ou sinais neurológicos focais.

Outras sequelas tardias incluem epilepsia, cegueira e hemiplegia (Tabela 25.5). A redução permanente do hormônio antidiurético (HAD) por lesão do hipotálamo pode ocorrer levando ao quadro de diabetes insípido.

Tabela 25.5 Sequelas tardias da meningite bacteriana.

Sequelas	Pacientes-alvo	Terapêuticas
Surdez sensorial uni ou bilateral	7 a 10% dos pacientes	Aparelhos e reeducação
Hidrocefalia	Pacientes com meningite grave, neonatos ou meningites por gram-negativos	*shunt* ventriculoperitoneal
Convulsões, epilepsia		Anticonvulsivantes
Retardo psicomotor, paralisias, dificuldade de aprendizagem		Aparelhos e reeducação Educação especial

Admite-se que a glicorraquia muito baixa ou a proteinorraquia elevada no exame inicial se associariam mais a sequelas (Harvey *et al.*, 1999; Goetgebuer *et al.*, 2000).

▸ **Surdez.** É a sequela mais frequente, ocorrendo principalmente na meningoencefalite por *S. pneumoniae* (Olivier *et al.*, 2002). Caracterizada como surdez neurogênica, pode ser mais ou menos acentuada, uni ou bilateral. Seu mecanismo parece ser ocasionado pela disseminação das bactérias ou toxinas bacterianas através do aqueduto coclear ou conduto auditivo interno, levando a labirintite ou neurite do VIII par craniano.

▸ **Hidrocefalia.** Pode ser desenvolvida meses ou anos após a recuperação da meningite, embora com baixa incidência, sendo mais frequente em RN prematuros (Overtuf, 1994). Estudo mostra que dos neonatos que sobreviveram à meningite por *Candida*, 50% tinham hidrocefalia (Tunkel e Scheld, 2003).

Alterações cognitivas podem ser vistas associadas às meningoencefalites como distúrbios de atenção e memória e déficit intelectual, constatados especialmente durante o período escolar.

Embora muitos indivíduos tenham uma recuperação rápida e completa, outros necessitarão de suporte e cuidados por semanas ou meses, inclusive na esfera psicológica. Infelizmente é impossível predizer os problemas orgânicos ou emocionais que o paciente poderá desenvolver. Deve-se admitir que pessoas de qualquer idade, mesmo evoluindo sem complicação caracterizada, sofreram um processo capaz de afetar gravemente o SNC (à exceção da etiologia viral, de regra), requerendo, provavelmente, semanas a meses para recuperação total, pós-alta medicamentosa.

Estudo de 467 crianças internadas com meningite bacteriana aguda no Instituto Estadual de Infectologia São Sebastião do Rio de Janeiro, no período de 1995-2000, mostrou a importância do acompanhamento ambulatorial pós-alta, para diagnóstico de sequelas temporárias (44%) e permanentes (55%); controle de convulsões nas crises convulsivas; abordagem multidisciplinar terapêutica de sequelas visuais, auditivas, motoras e cognitivas; busca da reintegração da criança à escola e da prática de esportes voltadas àquelas com necessidades especiais (Saad Salles, 2003). Em adultos, análise multiprofissional preliminar diagnosticou 20% de sequelas pós-alta (Marzochi *et al.*, 2004).

▪ Casos específicos por agente etiológico

A *encefalite herpética* pode apresentar até 70% de sinais ou sintomas neurológicos persistentes com 30% de sequelas neurológicas graves ou óbito (Tunkel e Scheld, 2003).

Na meningite por Hib, estimativas de incidência de 20 a 30% de sequelas sugerem 100.000 pacientes afetados por ano, a maioria com distúrbios auditivos (Peltola, 2000).

Na *meningite tuberculosa* a incidência de sequelas neurológicas tem sido relatada em 10 a 30% dos casos (Molavi e LeFrock, 1985). É mais elevada em crianças. O retardo do tratamento também está associado a aumento na incidência de sequelas. Danos visuais e auditivos são os mais comuns por lesão do nervo óptico ou do quiasma óptico e do VIII nervo craniano pelo exsudato basilar. Crianças apresentam mais comumente deficiência motora tardia com hemiplegia ou tetraplegia. Abaixo dos 3 anos de idade pode ocorrer retardo mental com distúrbio da aprendizagem. Endocrinopatias podem tornar-se evidentes meses ou anos mais tarde após a recuperação. Estas são devidas mais provavelmente à formação de bridas cicatriciais no hipotálamo ou nas cisternas basais adjacentes. Já foram também relatados obesidade, hipogonadismo, síndrome de Frolich, precocidade sexual, diabetes insípido e retardo no crescimento. Calcificações cerebrais podem ocorrer, sendo em geral vistas na região selar. A hidrocefalia geralmente é comunicante, causada por aderências nas cisternas basais. A hidrocefalia obstrutiva secundária à obstrução dos forames de Lushka e Magendi ou do aqueduto de Sylvius é relativamente comum (Molavi e LeFrock, 1985).

Na meningite por *Candida*, em neonatos, a sobrevida está frequentemente associada a retardo psicomotor (Tunkel e Scheld, 2003).

▸ Abordagem diagnóstica

O diagnóstico precoce da meningite, sobretudo bacteriana, é essencial, uma vez que o atraso no tratamento está associado a um pior prognóstico. A falta de experiência no reconhecimento clínico pode determinar evolução fatal. É importante buscar possíveis portas de entrada da infecção.

Não existe exame complementar que substitua a história clínica completa e acurada e o exame físico cuidadoso, com especial atenção ao exame neurológico, na abordagem ao paciente com suspeita de meningite, sobretudo para decisão do momento de realização da punção lombar, a qual não deve ser retardada. Em caso de impossibilidade ou necessidade de adiamento da realização da punção lombar, uma terapia empírica precoce deve ser instituída. A Figura 25.1 orienta a abordagem ao paciente com suspeita de meningite.

Diante da suspeita clínica de meningite, deve-se sempre proceder à punção lombar (entre L3 e S1), salvo raras contraindicações:

- Infecção no local da punção; neste caso pode-se lançar mão da punção suboccipital (por profissional experiente)
- Presença de sinais neurológicos focais como pupilas não reativas e dilatadas, anormalidades na motilidade ocular, paralisia da marcha, paresia de braço ou perna; deve-se

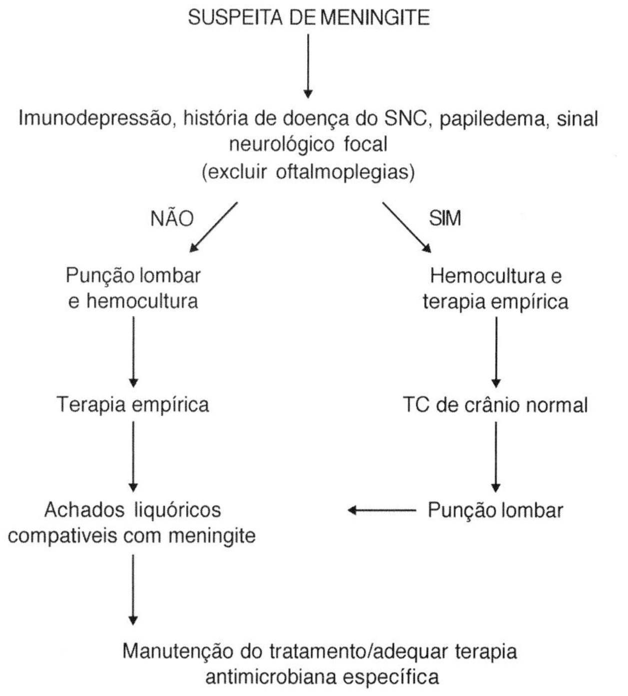

Figura 25.1 Abordagem ao paciente com suspeita de meningite.

ressaltar que a paralisia do VI nervo craniano se manifesta frequentemente como expressão de edema cerebral em decorrência de sua longa extensão e não como sinal focal, pelo que, isoladamente, não contraindica a punção lombar
- Suspeita de hipertensão intracraniana grave – pressão de LCR acima de 40 cm de água (a pressão normal inicial varia de 5 a 20 cm de água ou 4 a 15 mmHg. A pressão final depende da quantidade de liquor retirada) e presença de papiledema.

Alguns preconizam o retardo da punção lombar por 30 min em pacientes com crises convulsivas curtas, e contraindicam a punção lombar na presença de crises convulsivas prolongadas e precoces, com base na possibilidade de aumento da pressão intracraniana transitória que representam. No entanto, esta contraindicação não é aplicável às crianças, nas quais as crises convulsivas podem ocorrer em até 30% das meningites bacterianas antes da admissão (Tunkel *et al.*, 2004).

Imunocomprometidos e pacientes com história de doenças do SNC (portadores de válvulas, hidrocefalia, trauma após neurocirurgia ou na suspeita de lesões com efeito de massa) devem ter a TC realizada antes da punção lombar.

Diante de qualquer contraindicação a retirada de LCR deve ser postergada até a obtenção do efeito dos medicamentos que reduzam o edema cerebral como o manitol. A realização da punção liquórica deve ser acompanhada da medida da pressão intracraniana, sempre que possível. Apesar de a maioria, senão todos os casos de meningite purulenta, concorrerem para o aumento da pressão intracraniana, a herniação é uma complicação rara (5%) (Dodge e Swartz, 1965; Horowitz *et al.*, 1980; Rennick *et al.*, 1993).

Diagnóstico laboratorial

O LCR deve ser analisado quanto ao aspecto da citologia, bioquímica, bacterioscopia, detecção de antígeno (látex ou contraimunoeletroforese) e cultivo. A reação de polimerase em cadeia tem alta sensibilidade para diagnóstico das meningites virais e é também usada para diagnóstico de meningites bacterianas (veja o Capítulo 123, Doença Meningocócica).

▸ **Aspecto.** Pode ser purulento, turvo, xantocrômico ou límpido e incolor.

▸ **Citologia.** Considera-se normal a contagem de 0 a 15 leucócitos/mm^3 no RN e até 5 células na criança maior e no adulto. Nem sempre é nítida a diferenciação etiológica entre as meningites com base na pleocitose que, de regra, está presente.

Na *meningite viral* a celularidade costuma estar abaixo de 500 células, embora podendo variar entre 100 e 1.000 céls./mm^3 (Tunkel e Scheld, 2002). Precocemente nessas meningites pode haver predomínio de neutrófilos (polimorfonucleares) com inversão do padrão em 6 a 48 h.

As *meningites de etiologia micobacteriana e fúngica*, de evolução subaguda e crônica, também apresentam predomínio de linfócitos, com baixa contagem celular (raramente acima de 500 céls./mm^3), após um período inicial de predomínio de PMN. Pacientes com AIDS podem ter contagem de leucócitos no LCR muito baixa, ou mesmo normal durante a infecção ativa por *C. neoformans*; em torno de 65% desses pacientes têm menos do que 5 céls./mm^3, embora com isolamento do fungo.

Na meningite por *neurocisticercose* a citologia do LCR é de grande importância para o diagnóstico, mas também não tanto quanto ao aspecto citológico unicamente, exceto quando se associa presença de eosinófilos à pleocitose mononuclear. Quando ocorre reação inflamatória ao cisticerco, 50% dos casos podem apresentar eosinófilos no LCR (Sotelo, 1987).

Na meningite por *A. cantonensis* os leucócitos estão moderadamente aumentados no LCR com eosinofilia variável (16 a 72%).

Na *meningite bacteriana aguda*, diferentemente, verifica-se predomínio de neutrófilos (> 60%) com celularidade em geral elevada (> 1.000 céls./mm^3); a presença de celularidade baixa (0 a 20 neutrófilos/mm^3) na meningite bacteriana aguda pode ser sinal de mau prognóstico, correspondendo a um componente séptico inicial com acometimento secundário do SNC e concentração bacteriana elevada, ou representar imunodepressão do hospedeiro que pode estar neutropênico ou ser portador de AIDS. Por isso, a bacterioscopia (Gram) e o cultivo devem ser sempre realizados, independentemente da celularidade do LCR, juntamente com a hemocultura (veja adiante).

▸ **Bioquímica.** O nível da glicose no LCR deve corresponder a dois terços da glicemia; varia de 42 a 78 mg/dℓ no RN e de 15 a 45 mg/dℓ na criança maior e no adulto. A proteína pode variar normalmente de 15 a 45 mg/dℓ, podendo chegar a 78 mg/dℓ no RN.

Na *meningite viral*, se houver alteração bioquímica do LCR, ela é discreta.

Na *meningite tuberculosa e nas meningites purulentas*, a glicorraquia costuma estar bastante reduzida (< 50% em relação ao plasma) e os níveis de proteína, elevados.

Considerando-se a diferenciação entre meningite viral e bacteriana aguda, admite-se que, quando a razão glicorraquia/glicemia é < 0,23 associada a proteinorraquia > 220 mg/dℓ e celularidade > 2.000 leucócitos, com no mínimo 60% PMN, tem-se um valor preditivo positivo para meningite bacteriana aguda = 99% e um valor preditivo negativo para meningite viral = 99% (Tunkel e Scheld, 2002). Na meningite bacteriana, a dosagem de lactato acima de 35 mg/dℓ também auxilia no diagnóstico.

Na *meningite criptocócica e tuberculosa*, a proteína está em geral elevada, às vezes com concentração acima de 1.000 mg/dℓ, sugerindo obstrução aracnóidea. A glicose no LCR pode estar normal em dois terços desses pacientes quando têm AIDS.

Na meningite por *cisticerco* e por *A. cantonensis* há elevação variável de proteínas. Na cisticercose é frequente a hiperproteinorraquia (Pedretti Jr. *et al.*, 2002), mas em cerca de 25% dos casos de cisticercose ocorre hipoglicorraquia no LCR (Sotelo, 1987).

A *proteína C reativa* (PCR) sérica tem alta sensibilidade (96%) e alta especificidade (93%) e, quando em níveis normais, tem valor preditivo negativo de 99% para a meningite bacteriana aguda, sendo, portanto, útil à admissão para a decisão terapêutica (Tunkel *et al.*, 2004).

A procalcitonina em elevadas concentrações séricas também é útil na distinção entre meningite bacteriana e viral. Um nível maior que 0,2 ng/mℓ corresponde a sensibilidade e especificidade de 100% para o diagnóstico de meningite bacteriana (Viallon *et al.*, 1999).

Evidenciação do agente etiológico

▸ **Por exame direto do LCR.** A maioria dos agentes de meningites pode ser observada por exame direto, em frequência variável. O achado do *M. tuberculosis* não é comum, porém obteve-se aumento de 86% na positividade pelo exame direto com quatro amostras separadas de LCR (Tunkel e Scheld, 2003).

Nas *meningites criptocócicas* o exame direto com tinta da China permite o diagnóstico de cerca de 50 a 75%, quando feito por examinador experiente.

Na *angiostrongiloidíase* as larvas são ocasionalmente encontradas.

Na meningite purulenta a bacterioscopia pelo Gram está relacionada com a concentração do microrganismo no LCR. Quando a concentração bacteriana é menor ou igual a 1.000 unidades formadoras de colônias (UFC), a chance de a bacterioscopia ser positiva é de cerca de 25%; se esta concentração for maior ou igual a 100.000 a frequência de positividade sobe para quase 100%. A variação de positividade do Gram pode depender também do microrganismo, sendo em ordem decrescente: pneumococo, hemófilos, meningococo, bacilos gram-negativos, *Listeria* (Greenlee, 1990; Gray e Fedorko, 1992). As colorações com alaranjado de acridina ou azul de metileno, na utilização de microscopia de fluorescência, são mais sensíveis que o Gram, podendo detectar de 100 a 1.000 colônias/mℓ mesmo com o uso prévio de antimicrobiano, que reduz a chance de isolamento em cultivo.

Na *meningite amebiana* aguda, trofozoítas móveis podem ser encontrados ao exame direto do LCR, enquanto na forma subaguda ou crônica não são encontrados.

▸ **Por cultivo do LCR.** Diante da suspeita clínica de meningite deve-se buscar isolar o agente.

Entre as linfomonocitárias, na *meningite criptocócica* o cultivo parece ter resultados excelentes, mesmo quando os demais parâmetros diagnósticos do LCR estão normais, como ocorre nos pacientes com AIDS (Tunkel e Scheld, 2003). Os meios de *Sabouraud* e *Lowenstein* são acrescentados na investigação de meningites subagudas e crônicas.

Na meningite purulenta semeiam-se de 3 a 5 gotas de liquor em cada meio de ágar-sangue ou ágar-chocolate e de *Muller-Hynton* enriquecido com os fatores X e V do estafilococo, que facilitam o crescimento de meningococo, pneumococo e hemófilo.

▪ Testes imunológicos no LCR

Nas *meningites linfomonocitárias*, para o diagnóstico da *meningite tuberculosa*, há novos testes alternativos de detecção da presença do *M. tuberculosis* que estão se mostrando úteis, porém nenhum foi ainda padronizado e todos têm custo elevado. A exemplo, o ensaio da adenosina deaminase (ADA) pode ser útil na diferenciação de outras etiologias de meningoencefalite linfomonocitária com sensibilidade variável de 60 a 100% e especificidade de 84 a 99%. Mas não está validado e a técnica exige métodos especiais de preparo, não estando portanto recomendado até o momento. Outros testes incluem a dosagem de anticorpos contra a tuberculina no LCR (sensibilidade de 24% e especificidade de 98%) e o teste direto de detecção do ácido tuberculoesteárico por método cromatográfico, com sensibilidade e especificidade de 95 e 98%, respectivamente, cujas aplicações não têm revelado boas perspectivas até o momento (II Consenso Brasileiro de Tuberculose, 2004). Crianças com meningite tuberculosa têm taxas de positividade ao teste tuberculínico de cerca de 85 a 90%, enquanto 35 a 60% dos adultos com possível meningite tuberculose não respondem ao PPD (Ogawa *et al.*, 1987).

No diagnóstico da *neurossífilis*, os exames sorológicos podem ajudar, apesar de a reação imunológica do LCR ser algo problemática. Por exemplo, o LCR coletado está sujeito à contaminação por sangue em 10% das punções lombares, o que pode resultar em um resultado falso-positivo. A possibilidade de falso-positivo depende da proporção da contaminação do LCR, do título de anticorpos séricos e da sensibilidade do teste. Em pacientes com VDRL < 1:256, a contaminação do LCR por sangue, visível a olho nu, é o suficiente para levar a reação falso-positiva no LCR. A especificidade do VDRL no LCR por neurossífilis é alta, mas a sensibilidade é baixa (positividade em somente 50 a 85% dos pacientes). Por isso, VDRL positivo no LCR na ausência de contaminação por sangue é suficiente para o fechamento do diagnóstico de neurossífilis, mas um resultado negativo não exclui o diagnóstico. O teste de absorção de anticorpo treponêmico fluorescente, o mais sensível dos testes para sífilis (excluindo a PCR) quando realizado no sangue, é de utilidade indefinida para o diagnóstico de neurossífilis (Tunkel e Scheld, 2003).

O diagnóstico de meningite na *doença de Lyme* é feito pela demonstração dos anticorpos séricos específicos de *B. burgdorferi* em paciente com quadro neurológico alterado, constituindo forte evidência da presença de meningite.

Na meningite criptocócica a técnica de aglutinação do látex para detecção do antígeno polissacarídio do *criptococo* é sensível e específico quando a amostra é pré-aquecida para eliminação do fator reumatoide. A detecção do antígeno pode ser positiva mesmo quando a cultura é negativa, na fase inicial da doença. Um diagnóstico presuntivo pode ser feito quando o título de anticorpos é > 1:8. O teste pode ser positivo mesmo no indivíduo imunossuprimido grave, apesar de, quando realizado no sangue, o seu valor para diagnóstico de meningite ainda ser questionável. Em geral os títulos do antígeno são mais altos no soro do que no LCR e quando esses títulos ultrapassam 1:10.000 podem predizer mau prognóstico (Tunkel e Scheld, 2003).

Na *cisticercose* o teste imunológico no LCR pela reação de fixação de complemento alcança 83% de positividade se associada a alterações inflamatórias, enquanto o Elisa mostra 87 e 95% de sensibilidade e especificidade, respectivamente. O Elisa detecta anticorpos das classes IgG e IgM, tendo a vantagem de diagnosticar casos com citoquímica normal (Pedretti Jr. *et al.*, 2002). A utilidade de ambos os testes eleva a acurácia diagnóstica para 95%. Embora de eficácia controversa, o diagnóstico de cisticercose pode ser confirmado por sorologia.

Nas *meningites purulentas* destacam-se os testes de diagnóstico rápido. A contraimunoeletroforese (CIE) no LCR detecta antígenos específicos da *N. meningitidis* (sorogrupos A, C, Y ou W135), do *Hib*, do *S. pneumoniae* (83 sorotipos), do *Streptococcus* do grupo B (tipo III) e da *E. coli* K1. A sensibilidade da CIE, porém, varia de 50 a 95%, apesar de sua alta especificidade. Na prática foi substituída pela nova técnica de aglutinação do látex, de mais simples realização, mais rápida (< 15 min) e 10 vezes mais sensível. O látex detecta os mesmos antígenos que a CIE, com exceção do sorogrupo W135 da *N. meningitidis*. Está indicado em todos os possíveis casos de meningite bacteriana, cuja bacterioscopia e cultura do LCR sejam negativas; contudo seu uso de rotina para diagnóstico da meningite bacteriana tem sido questionado por alguns, principalmente admitindo-se que seu resultado não modificaria a decisão de iniciar a terapia antimicrobiana e porque podem haver resultados falso-positivos (Tunkel *et al.*, 2004).

Na *meningite amebiana* o valor do teste sorológico para diagnóstico é variável, fazendo-se necessário o pareamento de amostras de soro para a demonstração da elevação de títulos de imunofluorescência e fixação do complemento.

A *amplificação de ácido nucleico na meningite tuberculosa*, se, por um lado, torna a utilização da PCR para detecção de fragmentos de DNA de micobactérias no LCR uma ferramenta promissora ao diagnóstico (Bonington *et al.*, 1998), por outro, ainda requer uma grande escala de testes confirmatórios para sua utilização de rotina diante da suspeita dessa etiologia (Tunkel e Scheld, 2003).

A técnica da PCR pode detectar o DNA do *Treponema pallidum* de pacientes com neurossífilis aguda, mas sua sensibilidade e especificidade ainda estão indefinidas.

A PCR também pode identificar o DNA da *B. burgdorferi* no LCR de pacientes com neuroborreliose, enquanto o cultivo não é sensível.

Na *meningite purulenta* a sensibilidade e especificidade da PCR podem chegar, ambas, a 91%. Refinamentos desta técnica podem aumentar a sua utilidade, principalmente quando a bacterioscopia, a detecção de antígenos e os cultivos são negativos. A utilidade clínica da PCR para o diagnóstico de meningite bacteriana tem sido testada com a utilização de *primers* bacterianos de amplo espectro. Com esses, a sensibilidade pode chegar a 100% e a especificidade a 98,2%, com valor preditivo positivo de 98,2% e valor preditivo negativo de 100% (Saravolatz *et al.*, 2003). Portanto, a PCR pode ser útil para excluir o diagnóstico de meningite bacteriana, podendo auxiliar na decisão de iniciar ou interromper a terapia antimicrobiana (Tunkel *et al.*, 2004).

▸ **Hemocultivo.** Na suspeita de *meningite bacteriana* a hemocultura deve preceder a antibioticoterapia. A associação de hemocultura, bacterioscopia ou látex do LCR foi capaz de identificar, em um estudo retrospectivo, com cultivo do LCR positivo, cerca de 92% das etiologias bacterianas (Coant *et al.*, 1992).

O diagnóstico específico pode ser sugerido pela presença de alguns sinais e sintomas. Cinquenta por cento dos pacientes com meningite meningocócica, por exemplo, têm um exantema purpúrico em extremidades (veja o capítulo específico). Além disso, a meningite pode também ser a manifestação inicial de casos de endocardite infecciosa ou estar associada a outras septicemias, como por enterobactérias e estafilococos.

▸ **Diagnóstico por imagem.** Alterações na radiografia convencional de tórax (Rx) são comuns nas crianças com tuberculose do SNC, normalmente refletindo tuberculose primária, enquanto nos adultos as alterações incluem cicatriz apical, calcificações dos complexos de Gohn e doença nodular do lobo superior. A doença miliar foi documentada em 25 a 50% dos adultos com meningite tuberculosa.

Alguns achados na TC do crânio (TCC) como hidrocefalia, edema cerebral, espessamento da meninge basal e indícios de pequenos infartos parenquimatosos são compatíveis com tuberculose meníngea (II Consenso Brasileiro de Tuberculose, 2004).

Na suspeita de cisticercose são indicados os exames de tomografia axial computadorizada (TAC) e de ressonância nuclear magnética quando os achados da TAC são inespecíficos.

A TCC não está indicada como exame de rotina diagnóstica nas meningites em geral. Embora recomendada por alguns autores antes da punção lombar, mostra-se normal na maioria dos casos de meningite bacteriana, inclusive nos que evoluem com herniação (Olivier *et al.*, 2003). Deve, no entanto, ser considerada antes da punção lombar, na presença de sinais neurológicos focais, a fim de se excluir qualquer *efeito de massa*. Está indicada também diante de suspeita de qualquer complicação intracraniana (efusão, empiema, abscesso etc.) quando, após início do tratamento específico da meningite, o paciente evolui com piora da cefaleia; manutenção ou recorrência da febre; disfunção neurológica persistente; presença de crises convulsivas de difícil controle, ou manifestas além do quarto dia da doença.

A ultrassonografia transfontanela pode ser útil no diagnóstico das complicações intracranianas (efusões, empiemas e abscessos) do lactente, sendo mais sensível que a TC na detecção da ventriculite.

▸ Tratamento específico

▪ Meningites linfomonocitárias

Meningite linfomonocitária viral

O tratamento da meningite por enterovírus é em geral de suporte. No entanto, a utilização de pleconarila tem mostrado efeitos benéficos nos parâmetros clínicos, virológicos, laboratoriais e radiológicos em pacientes com infecções graves por enterovírus (Rotbart *et al.*, 2001).

Não está claro se a terapia antiviral é benéfica para o tratamento da meningite leve por HSV-2. No entanto, o tratamento com aciclovir é recomendado nas infecções genitais primárias pelo mesmo, além de encefalite. Nesta, reduz a letalidade, devendo ser administrado na dose de 10 mg/kg/dose, a cada 8 h (para função renal normal), durante 14 a 21 dias.

A terapia antirretroviral (ARV) deve ser considerada no paciente com síndrome de soroconversão aguda e quadro de meningite.

Meningite linfomonocitária bacteriana

▸ **Meningite/meningoencefalite tuberculosa.** O tratamento deve ser iniciado com base em forte suspeita clínica, não se devendo aguardar qualquer confirmação diagnóstica. Rifampicina, isoniazida e pirazinamida têm muito boa penetração no SNC e, na presença de inflamação das meninges, o pico de concentração dessas substâncias no LCR corresponde a 90% para a isoniazida, 20% para a rifampicina e 100% para a pirazinamida. Em relação às demais medicações utilizadas no tratamento da meningoencefalite tuberculosa é importante ressaltar que o etambutol penetra a barreira hematencefálica, quando as meninges estão inflamadas; que a etionamida penetra bem nas meninges estejam elas inflamadas ou não; e que as quinolonas como ciprofloxacino e ofloxacino também atingem boa concentração liquórica, além de apresentarem excelente atividade *in vitro* contra as micobactérias. O tempo de tratamento deve ser de 9 meses, conforme a Tabela 25.6.

Para contornar o problema mundial da multirresistência o etambutol foi acrescentado como quarto fármaco na fase intensiva de tratamento (dois primeiros meses) do esquema básico, e tem como justificativa a constatação do aumento da resistência primária à isoniazida (de 4,4 para 6,0%) e a resistência primária à isoniazida associada à rifampicina (de 1,1 para 1,4%), observado no II Inquérito Nacional de resistência aos fármacos anti-TB conduzido em 2007-2008, em comparação com os resultados do I Inquérito Nacional, realizado no período de 1995-1997 (http://portal.saude.gov.br/portal/arquivos/pdf/nota_tecnica_versao_28_de_agosto_v_5, acessado em dezembro 2009).

As vantagens da mudança da apresentação dos fármacos são, entre outras, o maior conforto do paciente, pela redução do número de comprimidos a serem ingeridos; a impossibilidade de tomada isolada de fármacos e a simplificação da gestão farmacêutica em todos os níveis. Os comprimidos são apresentados com dose fixa combinada dos 4 fármacos (4 em 1) para a fase intensiva do tratamento. Os comprimidos são for-

Tabela 25.6 Esquema indicado para a forma meningoencefálica da tuberculose.

Regime	Fármacos	Faixa de peso	Unidades/dose	Meses
2RHZE Fase intensiva	RHZE 150/75/400/275 Comprimido em dose fixa combinada	20 a 35 kg 36 a 50 kg > 50 kg	2 comprimidos 3 comprimidos 4 comprimidos	2
7RH Fase de manutenção	RH 300/200 ou 150/100 Cápsula	20 a 35 kg 36 a 50 kg > 50 kg	1 cápsula 300/200 1 cápsula 300/200 + 1 cápsula 150/100 2 cápsulas 300/200	7

Na meningoencefalite tuberculosa deve ser associado corticosteroide ao esquema anti-TB: prednisona oral (1 a 2 mg/kg/dia) por 4 semanas ou dexametasona intravenosa nos casos graves (0,3 a 0,4 mg/kg/dia), por 4 a 8 semanas, com redução gradual da dose nas 4 semanas subsequentes.
Fonte: *Guia de Tratamento da TB* (2009). Disponível em: http://portal.saude.gov.br/portal/arquivos/pdf/nota_tecnica_versao_28_de_agosto.
R = rifampicina; H = isoniazida; Z = pirazinamida; E = etambutol.

mulados com doses reduzidas de isoniazida e pirazinamida em relação às utilizadas no esquema anterior no Brasil.

Esse esquema de quatro fármacos é mundialmente utilizado, com excelentes resultados quanto à efetividade, em particular pela maior adesão ao tratamento. Espera-se com a introdução de um quarto fármaco aumentar o sucesso terapêutico e evitar o aumento da multirresistência.

Para os casos de coinfecção TB/HIV-AIDS que necessitem de terapia antirretroviral, incompatível com o uso da rifampicina, a rifabutina deverá estar disponível para a substituição e composição do esquema básico para meningoencefalite.

A multirresistência (resistência à rifampicina e à isoniazida) entre as micobactérias, juntamente com a imunodeficiência celular, também pode ocorrer e ser causa da meningite neutrofílica persistente, uma síndrome de meningite crônica, rara, caracterizada pela persistência de neutrófilos (≥ 50%) no LCR após 1 semana de tratamento específico adequado (Peacock *et al.*, 1984; Greenlee *et al.*, 1990; Peacock, 1990).

Meningite por espiroquetas

Para o *T. pallidum* como agente da *neurossífilis*, o fármaco de eleição é a penicilina G cristalina intravenosa, na dose diária de 18 a 24 milhões U, divididas em quatro doses, durante 10 a 14 dias. O prognóstico em geral é muito bom, exceto quando já existem distúrbios neurológicos graves antes da terapia; nesses casos a terapêutica consegue interromper a progressão da doença e prevenir novos ataques isquêmicos associados a neurolues.

Para a *B. burgdorferi* indica-se a ceftriaxona, 2 g/dia, durante 14 a 28 dias para o tratamento das manifestações neurológicas da doença de Lyme, inclusive meningite. Cefotaxima (2 g de 8/8 h), ou penicilina G cristalina (20 a 24 milhões U/dia) também são alternativas aceitáveis. A meningite aguda e a sintomatologia sistêmica podem ser resolvidas em dias ou semanas, enquanto o desfecho favorável da doença crônica pode levar meses. As anormalidades podem ser interrompidas pelo tratamento, mas alguns déficits residuais podem ocorrer. Não há evidências que sustentem o tratamento além de 4 semanas, assim como nenhum regime terapêutico parece universalmente efetivo (Tunkel e Scheld, 2003).

Meningite linfomonocitária fúngica

A combinação de anfotericina B (Anfo B) com 5-fluocitosina (5FC) durante 4 a 6 semanas é preconizada para tratar a meningite por *Cryptococcus neoformans* no paciente sem AIDS. A utilização de Anfo B melhorou muito o prognóstico da meningite criptocócica, embora a morbidade, a letalidade e a frequência de recaídas permaneçam altas, especialmente em imunodeprimidos, cuja taxa de cura encontra-se em torno de 50% após o primeiro curso de tratamento. A toxicidade pela 5FC é comum (38%), indicando que os seus níveis séricos devem ser monitorados (Tunkel e Scheld, 2003). A complementação com fluconazol em pacientes com meningite criptocócica sem AIDS não é clara. Um estudo mostrou bons resultados com a sua utilização na consolidação da terapia, após indução com Anfo B (Pappas *et al.*, 2001).

No tratamento da meningite criptocócica em pacientes com AIDS deve ser utilizada Anfo B, na dose de 0,7 mg/kg/dia durante as duas primeiras semanas, associada ou não a 5FC (Van der Horst *et al.*, 1997). Este período pode ser prolongado se o paciente estiver grave. O tratamento deve ser seguido pelo uso de fluconazol na dose de 400 mg/dia, durante mais 8 semanas até o curso completo de 10 semanas. Nas recaídas ou falhas primárias de tratamento pode-se dobrar a dose do fluconazol (800 mg/dia). Pacientes com AIDS e meningite criptocócica têm uma grande taxa de recaída após a interrupção do tratamento e a próstata representa um grande reservatório do fungo. A utilização de fluconazol é, portanto, indicada também para o tratamento de supressão, na dose de 200 mg/dia, mostrando-se superior ao itraconazol (200 mg/dia) e Anfo B (50 mg/semana).

O tratamento da meningite por *Candida* deve ser feito com Anfo B, associado ou não a 5FC. Embora não existam estudos comparando a eficácia das duas formas de tratamento, alguns pesquisadores preconizam a associação dos antifúngicos alegando maior velocidade de esterilização do LCR e, possivelmente, redução das sequelas neurológicas em RN. As taxas de cura com Anfo B variaram de 67 a 89% em adultos e de 71 a 100% em neonatos (Tunkel e Scheld, 2003).

Meningite linfomonocitária parasitária

► **Por Cysticercus cellulosae.** Discute-se o tratamento e o prognóstico na dependência das inúmeras formas de apresentação associadas à localização da larva da *Taenia solium* e se está viva ou calcificada. Considerando-se a possível dificuldade de definir se a reação inflamatória deve-se à presença de larva viva ou degenerada, indica-se a associação de cisticida ao corticosteroide. O tratamento específico deve ser feito preferencialmente com albendazol, na dose de 15 mg/kg/dia, durante 8 a 15 dias, ou praziquantel, 50 mg/kg/dia durante 14 dias. O corticoide deve ser iniciado antes do uso do cisticida e mantido durante e após, visando evitar que uma súbita e simultânea destruição dos parasitos, se presentes em grande número, possa agravar a resposta inflamatória (Evans *et al.*,

1997; Pedretti Jr. *et al.*, 2002). É aconselhável o acompanhamento por exames imunológicos e de imagem.

▸ **Por A. canthonensis.** Indica-se o tratamento sintomático. A recuperação ocorre em geral em 1 a 2 semanas. O tiabendazol pode ser utilizado na fase inicial da doença, antes que a larva atinja o SNC (Tunkel e Scheld, 2003).

Meningites purulentas

Meningite purulenta bacteriana

Diferentemente de outras doenças infecciosas, a terapia antimicrobiana da meningite bacteriana nem sempre é fundamentada em ensaios clínicos prospectivos, duplo-cegos, randomizados, mas é resultante de dados obtidos em ensaios experimentais da infecção em modelos animais (Tunkel *et al.*, 2004). A abordagem inicial do tratamento do paciente com suspeita de meningite/meningoencefalite bacteriana aguda depende do reconhecimento precoce da síndrome, da rápida avaliação diagnóstica e da terapia antimicrobiana e adjuvante imediata (Tunkel *et al.*, 2004).

Nas infecções purulentas do SNC a escolha do tratamento específico recomendado deve basear-se na sensibilidade regional do microrganismo e obedecer aos princípios gerais do uso de antibiótico, quais sejam: penetrar a barreira e se distribuir no SNC; ter atividade em meio ao LCR purulento; apresentar menor frequência de efeitos colaterais e, de preferência, ter menor espectro de ação para evitar a seleção de microrganismos multirresistentes. Além desses parâmetros, o modo de administração da medicação e as intrínsecas correlações entre as suas concentrações e a atividade bactericida no LCR (farmacodinâmica) influenciam a eficácia do agente antimicrobiano e a consequente possibilidade de sucesso terapêutico da meningite bacteriana (Sinner e Tunkel, 2004).

A Tabela 25.7 orienta a antibioticoterapia da meningite/meningoencefalite bacteriana conforme o agente etiológico.

É importante que se tenha conhecimento da prevalência regional de resistência das principais bactérias causadoras de meningite para orientação terapêutica específica. A partir da década de 1980, vem sendo descrito um aumento de cepas de pneumococo com diminuição da suscetibilidade à penicilina, inicialmente na Espanha e África do Sul e depois em todo o mundo (Klugman, 1990; Appelbaum, 1992). No Brasil, a incidência de pneumococo não suscetível à penicilina é variável, conforme a localização geográfica (Luppi *et al.*, 2001; Berezin *et al.*, 2002). Cefotaxima e ceftriaxona são opções de tratamento em locais onde ainda não haja relato de falha terapêutica por estas cefalosporinas de 3ª geração (Friedland e McCrakern, 1993; Kleiman *et al.*, 1993; Friedland *et al.*, 1994).

Além do pneumococo resistente à penicilina, o hemófilo produtor de betalactamase também é causa de falha terapêutica na meningite com o uso de ampicilina. Por sua vez, o cloranfenicol, isoladamente ou associado à ampicilina, também deixou de ser uma opção terapêutica para o tratamento de meningite por hemófilo, em decorrência de resistência crescente a esse antimicrobiano.

A duração recomendada do tratamento da meningite bacteriana aguda é de 10 a 14 dias, para casos de meningite não meningocócica. Alguns estudos em crianças com meningite por hemófilo sugerem que a terapia por 7 dias pode ser segura e efetiva, embora toda terapia deva ser individualizada e, em alguns casos, cursos mais prolongados de antibiotióticos sejam necessários (Tunkel e Scheld, 2003).

Tabela 25.7 Tratamento específico das meningites bacterianas agudas.

Microrganismo	Recomendação	Alternativa
Haemophilus influenzae		
Betalactamase negativa	Ampicilina	Cefalosporina de 3ª geração, aztreonam
Betalactamase positiva	Cefalosporina de 3ª geração	Cefepima, aztreonam
Neisseria meningitidis		
Penicilina MIC $< 0,1\ \mu g/m\ell$	Penicilina G ou ampicilina	Cefalosporina de 3ª geração, cloranfenicol
Penicilina MIC 0,1 a 1 $\mu g/m\ell$	Cefalosporina de 3ª geração	Cloranfenicol
Streptococcus pneumoniae		
Penicilina MIC $< 0,1\ \mu g/m\ell$	Penicilina G ou ampicilina	Cefalosporina de 3ª geração, cloranfenicol
Penicilina MIC 0,1 a 1 $\mu g/m\ell$	Cefalosporina de 3ª geração	Meropeném, vancomicina
Penicilina MIC $\geqslant 2\ \mu g/m\ell$	Cefalosporina de 3ª geração e vancomicina	Meropeném
Enterobactérias	Cefalosporina de 3ª geração	Aztreonam, sulfametoxazol + trimetoprima

Quando a meningite é tratada adequadamente, a esterilidade do LCR é assegurada em 36 a 48 h após o início do tratamento (Bonadio, 1992), acompanhada de progressiva remissão de sinais e sintomas. Se há dúvida quanto à evolução favorável do processo, uma punção lombar de controle é recomendada porque pode estar ocorrendo baixa suscetibilidade ou mesmo resistência antimicrobiana do patógeno envolvido.

Apesar da disponibilidade de antimicrobianos bacterianos efetivos para uso clínico, a meningite bacteriana permanece uma importante causa de morbiletalidade, mesmo com a cura bacteriológica, devido à marcada resposta inflamatória produzida pela ação de citocinas no SNC. A terapia adjuvante com esteroides encontra aí a sua justificativa.

Meningite purulenta não bacteriana

▸ **Por amebas de vida livre.** Muitos antimicrobianos têm ação contra amebas de vida livre *in vitro*. Esses incluem anfotericina B, tetraciclinas, imidazólicos, qinghaosu e rifampicina. Somente quatro pacientes relatados na literatura sobreviveram à meningoencefalite por amebas de vida livre primária (Niu e Duma, 1990; Durack, 1997). Todos receberam Anfo B com diversos outros antimicrobianos. A melhor documentação de um sobrevivente à meningoencefalite amebiana revelou que o paciente havia feito uso de Anfo B e miconazol intravenoso e intratecal, assim como rifampicina, sulfa e dexametasona. No entanto, não há qualquer regime efetivo estabelecido. Alguns sugerem a combinação de Anfo B, tetraciclina e rifampicina por via parenteral e intracisterna, durante 2 a 3 semanas (Tunkel e Scheld, 2003). Certamente uma grande dificuldade associada à terapêutica é não se considerar a hipótese etiológica.

▸ Tratamento de suporte

A meningite bacteriana acompanhada de bacteriemia pode levar a uma resposta inflamatória sistêmica com choque séptico, síndrome de angústia respiratória em adultos e coagulação intravascular disseminada. O aumento da pressão intracraniana (HIC) por edema cerebral pode progredir para herniação bulbar, enquanto o envolvimento cerebrovascular pode ocasionar déficits neurológicos. Todas essas formas graves de apresentação requerem identificação rápida e monitoramento rigoroso, portanto assistência em unidade de terapia intensiva.

A importância da reposição líquida deve ser enfatizada no tratamento inicial da meningite bacteriana. A presença de desidratação, hipotensão ou choque deve ser corrigida com volume para garantir perfusão tecidual e pressão arterial adequadas. Monitoramento do peso, eletrólitos, osmolaridade sérica e urinária e volume urinário deve ser rigoroso nas primeiras 48 h de internação. Nada deve ser feito VO, devido ao risco de aspiração. A pressão arterial deve ser mantida nos níveis normais, uma vez que a perda da autorregulação do fluxo sanguíneo cerebral o torna altamente vulnerável, de acordo com a sua variação. A administração de líquidos e coloides pode ser guiada pela pressão venosa central após cateterização de veia central. Os distúrbios hidreletrolíticos e de equilíbrio acidobásico devem ser corrigidos para adequação do débito cardíaco. Se após essas correções persistirem sinais de hipotensão ou choque utilizam-se fármacos vasoativos intravenosos como dobutamina ou dopamina.

Os pacientes com hiponatremia e outros sinais de secreção inadequada de hormônio antidiurético (SIADH) devem ter a administração de líquidos e eletrólitos monitorada. A SIADH caracteriza-se por hiponatremia com hipo-osmolaridade sérica correspondente; excreção continuada de sódio na urina; ausência de evidência de depleção de volume (PA e turgor cutâneo normais); osmolaridade da urina aumentada; funções renal e adrenal normais. Nesses casos, uma abordagem mais conservadora na hidratação pode evitar a piora do edema cerebral.

▸ **Hipertensão intracraniana (HIC).** O edema cerebral, seja ele vasogênico, citotóxico ou intersticial, contribui para a HIC que, por sua vez, altera o fluxo sanguíneo cerebral com acometimento da pressão de perfusão. A perda da autorregulação do fluxo cerebral associada à hipotensão arterial pode levar à isquemia cerebral. O aparecimento de sinais clínicos de HIC (alteração do nível de consciência – escala de coma de Glasgow menor que 10; sinais de descorticação ou descerebração; pupilas midriáticas, não reativas; redução da motilidade ocular, bradicardia e hipertensão arterial) ou pressão intracraniana (PIC) $>$ 20 mmHg devem ser tratados. Contudo, a manipulação da PIC não é preconizada.

Medidas simples como elevação da cabeceira a 30° podem maximizar a drenagem venosa e reduzir a PIC. Rotação da cabeça e hiperflexão do pescoço na intubação endotraqueal também devem ser evitadas (Bleck e Greenle, 2002).

Antipiréticos reduzem o metabolismo e o fluxo sanguíneo cerebral.

Apesar de questionada por alguns autores, a hiperventilação pode ser utilizada para redução da $Paco_2$ (deve ser mantida entre 27 e 30 mmHg) e para vasoconstrição com redução do volume sanguíneo cerebral e da PIC.

A utilização de agentes hiperosmolares como o manitol reduz a HIC com a diminuição do edema cerebral. As doses podem ser repetidas, se necessário, visando manter a osmolaridade sérica em torno de 315 a 320 mOsm/ℓ.

A utilização de corticoides para redução do edema cerebral é controversa. Admite-se que a redução da inflamação das meninges pode reduzir a penetração de alguns antibióticos na BHE.

Quando todas as formas falharem no controle da HIC, altas doses de barbitúricos podem ser úteis, pela redução do metabolismo cerebral. Este tipo de abordagem requer o monitoramento intracraniano ou eletroencefalográfico da atividade cerebral. Além disso, o risco de toxicidade cardíaca com diminuição do débito, hipotensão e arritmia deve estar previsto.

▸ **Convulsões.** Cerca de 20 a 30% das crianças com meningite purulenta têm crise convulsiva antes do atendimento hospitalar, e essa frequência pode chegar a 80%. Contudo, tanto pode ser uma manifestação precoce da meningite bacteriana e por outras etiologias como uma complicação tardia. A convulsão pode estar associada a: febre; distúrbios hidreletrolíticos como hiponatremia, hipopotassemia e hipoglicemia; SIADH; cerebrite; efusão subdural; empiema; trombose vascular; e abscesso cerebral. A abordagem inicial deve ser de controle da febre, correção de distúrbio metabólico e pesquisa de complicação intraparenquimatosa por neuroimagem. No entanto, convulsões podem decorrer de uma condição subjacente ao processo inflamatório em questão, ou levar à lesão neurológica e ao aumento da PIC, com consequente isquemia e hipermetabolismo cerebral, e à lesão neurológica. Quando recorrentes e prolongadas, requerem tratamento agressivo.

Os benzodiazepínicos estão indicados na crise, seguindo-se um anticonvulsivante de ação prolongada. A fenitoína é efetiva e não deprime a respiração nem a consciência. Pode prolongar o intervalo Q-T ou produzir arritmias. Se houver falha com o uso de diazepam e fenitoína pode-se associar o fenobarbital. Caso as convulsões persistam procede-se a intubação para ventilação mecânica e uso de tionembutal ou midazolam.

Medidas de suporte como desobstrução das vias respiratórias, aspiração de secreções, uso de cateter de oxigênio, uso de sonda nasogástrica aberta, além de hidratação e glicose intravenosa para evitar a cetose de jejum devem ser efetuadas.

▸ Tratamento adjuvante

▪ Meningites linfomonocitárias

▸ **Viral.** A administração de gamaglobulina tem sido útil em pacientes com quadro grave de meningoencefalite viral, principalmente entre os agamaglobulinêmicos e neonatos com sepse grave por enterovírus (Tunkel e Scheld, 2003).

▸ **Tuberculosa.** Existem evidências de que a corticoterapia sistêmica reduz a letalidade e as sequelas neurológicas a longo prazo em crianças com meningoencefalite tuberculosa por sua ação anti-inflamatória na redução do edema cerebral, na inflamação "*de per si*", e na ocorrência de vasculite. Recomenda-se o uso de dexametasona, em doses correspondentes de prednisona de 1 a 2 mg/kg/dia, por 4 a 16 semanas; na criança, a dose máxima de prednisona é de 30 mg/dia. Diante de comprometimento neurológico, a fisioterapia deve ser iniciada o mais cedo possível (II Consenso Brasileiro de Tuberculose, SBTP, 2004).

▸ **Por cisticercose.** Como já referido, o tratamento com corticosteroides na cisticercose do SNC deve preceder, acompanhar e se manter por determinado período após o uso de cisticida, avaliando-se caso a caso. A destruição de cisticercos pelo tratamento específico pode levar à piora do quadro clínico com aumento da HIC e, raramente, ao óbito. O uso de corticoides aumenta os níveis séricos de albendazol e esta associação induz a um bom prognóstico da cisticercose cerebral (Evans *et al.* 1997).

Meningites purulentas

Apesar da existência de antimicrobianos bactericidas efetivos no tratamento da meningite bacteriana, a sua morbidade e letalidade permanecem inaceitavelmente altas. O manejo terapêutico dessas infecções deve, portanto, incluir meios de monitorar e reduzir as complicações como o aumento da pressão intracraniana, a hiponatremia, o choque séptico, entre outras. A utilização de agentes que reduzam a inflamação no espaço subaracnóideo tem sido examinada em estudos experimentais e entre os agentes destacam-se: a pentoxifilina e a talidomida, que reduzem a produção de TNF-α; os anticorpos monoclonais IB4, antirreceptores que bloqueiam o acúmulo de leucócitos no LCR; e a dexametasona, mais extensivamente estudada em humanos. Uma meta-análise de estudos clínicos em crianças confirmou o efeito benéfico da terapia adjuvante com dexametasona (0,15 mg/kg de 6/6 h, durante 2 a 4 dias), para meningite por Hib e por pneumococo, com redução significativa da perda auditiva, se iniciada junto ou antes da terapia antimicrobiana (Van de Beek *et al.*, 2007). Alguns autores acreditam que, apesar de os corticosteroides não reverterem os danos resultantes das consequências fisiopatológicas da meningite bacteriana (p. ex., por edema cerebral e aumento da pressão intracraniana), o seu uso deve ser considerado no tratamento adjuvante, mesmo em crianças com meningite bacteriana inespecífica, já que efeitos adversos não poderiam ser imputados a sua administração e que o seu uso poderia beneficiar algumas das crianças com meningite (Mongelluzo *et al.*, 2008).

Em adultos, o uso de dexametasona no tratamento da meningite passou a ser aceitável após a publicação de um ensaio prospectivo duplo cego com 301 pacientes com meningite bacteriana, no qual o uso de corticoide esteve associado à redução da proporção de pacientes com desfechos desfavoráveis. Os benefícios foram superiores no grupo de pacientes com meningite pneumocócica e naqueles com doença moderada ou grave pela escala de Glasgow de classificação do coma (De Gans *et al.*, 2002).

No entanto, a utilização de dexametasona ainda permanece controversa, como demonstrado pelo resultado de meta-análise recente, em que o autor incluiu cinco ensaios clínicos com 2.029 pacientes (833 [41,0%] menores de 15 anos, 580 [28,6%] infectados pelo HIV e 1.639 [80,8%] com confirmação do diagnóstico de meningite bacteriana), e não demonstrou benefícios com o uso de corticoides no tratamento das meningites bacterianas em nenhum dos subgrupos pré-especificados. Além de não diminuir a letalidade nem tampouco as desordens neurológicas, o corticoide ainda levaria ao risco da redução da penetração de alguns antimicrobianos na BHE (Van de Beek *et al.*, 2010).

Controle

As meningites são agravos que integram a lista de doenças de investigação do Sistema Nacional de Vigilância Epidemiológica, atendendo aos critérios de vulnerabilidade (agravos controlados por medidas regulares de prevenção e controle) e transcendência (alta incidência e/ou prevalência e repercussões sociais e econômicas).

Outras medidas de controle disponíveis irão variar de acordo com o agente etiológico; portanto, a notificação de casos suspeitos é fundamental e deverá desencadear ações para o diagnóstico precoce e tratamento imediato, visando à redução da letalidade e de sequelas.

Medidas de caráter geral incluem: informação à população acerca dos sinais e sintomas da doença e modos de transmissão, sobretudo em situações de surto; orientação para busca de atendimento médico imediato; notificação e investigação de todos os casos suspeitos; coleta de material para o diagnóstico laboratorial; quimioprofilaxia e imunização, quando indicadas; definição do perfil epidemiológico dos casos e agentes biológicos (distribuição, formas clínicas, cepas, entre outros) e das medidas de prevenção e controle.

Meningites linfomonocitárias

Meningite viral

Medidas eventuais e específicas de controle podem associar-se aos numerosos agentes das respectivas viroses com potencial acometimento do SNC.

Meningite tuberculosa

▶ **Modo de transmissão.** Ocorre por via respiratória, sendo os casos de tuberculose pulmonar com baciloscopia do escarro positiva a principal fonte de infecção. A meningite decorre da disseminação hematogênica do *M. tuberculosis* para o SNC.

▶ **Prevenção.** A *imunização* é a principal estratégia de controle da tuberculose, consistindo na manutenção de cobertura vacinal de 100% das crianças com BCG. O esquema preconizado pelo PNI visa à imunização de recém-natos a pré-escolares (zero a 4 anos de idade), sendo obrigatória para menores de 1 ano, de acordo com a Portaria nº 452, de 6/12/76, do Ministério da Saúde. Está ainda recomendada a revacinação aos 10 anos, podendo esta ser antecipada para os 6 anos, independentemente da presença de cicatriz vacinal (MS-Funasa, 2002). O BCG exerce notável poder protetor contra as manifestações graves da primoinfecção, como as disseminações hematogênicas e a meningoencefalite, mas não evita a infecção tuberculosa. A imunidade se mantém por 10 a 15 anos. O BCG não protege os indivíduos já infectados pelo *M. tuberculosis*. A vacina está contraindicada em RN com peso inferior a 2 kg e em concomitância com afecção dermatológica no local de vacinação ou generalizada; e uso de imunossupressor. A *educação em saúde*, outro modo de prevenção, deve consistir em atividades educativas e de orientação sobre a doença, sobretudo em relação a modos de transmissão e prevenção, ressaltando-se a importância da manutenção de ambientes domiciliares e ocupacionais ventilados, além da sensibilização para a adesão à imunização de todas as crianças e ao tratamento de todos os doentes.

▶ **Controle do paciente, comunicantes e ambiente.** Considerando que *a meningite tuberculosa não é transmissível*, as medidas de controle, de regra, visam basicamente: à detecção precoce e ao tratamento dos casos de tuberculose bacilíferos; *à prevenção e ao controle de comunicantes*; à manutenção de altas coberturas com BCG (SBTP, 2004).

O *isolamento aéreo* (quarto privativo com pressão negativa e utilização de máscaras N95) é necessário apenas para o paciente bacilífero, ou seja, com lesão pulmonar ativa, ou na forma miliar, já que, embora remota, existe a possibilidade de recuperação do bacilo a partir de focos pulmonares pós-primários.

A *desinfecção* e a *quarentena* não estão indicadas.

A *quimioprofilaxia* com isoniazida apenas está indicada em comunicantes de meningite tuberculosa se o caso índice for bacilífero, após se excluir a doença e confirmar infecção subclínica por reação ao PPD > 10 mm; e > 15 mm nos vacinados. Comunicantes hígidos e com PPD < 10 mm, vacinam-se.

Meningite por cisticercose (e outros acometimentos)

O controle requer medidas sanitárias de vigilância da carne suína, prevenindo a teníase, e saneamento do ambiente visando à prevenção da ingestão de ovos da *T. solium* pelo homem e pelo porco e a consequente cisticercose humana e animal. É relevante afastar o diagnóstico concomitante de teníase de um paciente com suspeita de cisticercose, cujo tratamento, além de evitar a possível autoinfecção, elimina uma fonte potencial de cisticercose. Em focos de transmissão preconiza-se o tratamento maciço da teníase, bem como legislação e educação para proteção da saúde pública.

Meningites purulentas

Meningite por *N. meningitidis*

Veja o capítulo específico.

Meningite por *H. influenzae*

▸ **Modo de transmissão.** A meningite por *H. influenzae* causada pelo sorotipo b (Hib) é a mais frequente e se transmite por contato direto por gotículas e secreções nasofaríngeas.

▸ **Reservatório.** O homem.

▸ **Período de incubação.** Dois a 4 dias, provavelmente.

▸ **Período de transmissibilidade.** Variável, associado à presença do agente etiológico nas vias respiratórias superiores, que independe da ocorrência de coriza. Há risco de infecção nos comunicantes domiciliares, com taxa de 0,5% nos indivíduos acima de 6 anos e de 2% em menores de 4 anos (MS-Funasa, 2002). Não é transmissível após 24 a 48 h de antibioticoterapia efetiva.

▸ **Suscetibilidade.** Universal. A imunidade depende da presença de anticorpos bactericidas e anticapsulares circulantes adquiridos por meio da circulação transplacentária e por infecção subclínica ou clínica, ou imunização.

▸ **Prevenção.** A *imunização* com a vacina conjugada contra a infecção por *Hib* (HIB) foi implantada no Brasil em setembro de 1999, por intermédio do PNI, para crianças abaixo de 2 anos. Consiste no esquema básico de vacinação de três doses, com intervalo de 60 dias entre as doses, no primeiro ano de vida (aos 2, 4 e 6 meses). Também é indicada *uma dose* para crianças entre 1 e 5 anos, não vacinadas, ou com esquema incompleto. As reações adversas são raras e, de regra, locais (dor, eritema e enduração) nas primeiras 24 a 48 h. O esquema de vacinação em vigor preconiza a utilização da vacina tetravalente que é a combinação da vacina polissacarídica contra Hib conjugada com proteína tetânica sob a forma de pó liofilizado e vacina adsorvida contra difteria, tétano e coqueluche sob a forma de suspensão injetável (MS-SVS, 2004). O monitoramento de casos na população suscetível, creches, por exemplo, deve ser feito. A *educação em saúde* consiste em atividades educativas e de orientação, sobretudo em creches, escolas e na comunidade sobre o risco de ocorrência de casos secundários entre comunicantes menores de 4 anos do caso índice, e sobre as medidas a serem tomadas (pronta avaliação e tratamento) diante de surgimento de febre ou rigidez de nuca entre os mesmos.

Controle do paciente, comunicantes e ambiente

Isolamento respiratório (preferencialmente quarto privativo; na sua impossibilidade, distância entre leitos de no mínimo 1 metro e uso de máscara cirúrgica pelo profissional de saúde) durante as primeiras 24 h após o início do tratamento específico.

A *desinfecção* e a *quarentena* não estão indicadas.

A quimioprofilaxia dos comunicantes para a prevenção dos casos secundários está indicada: para os contatos domiciliares do paciente quando houver criança com menos de 48 meses residente no mesmo domicílio, incluídos os adultos e as crianças que moram no domicílio ou que tiveram contato por mais de 4 h diárias até 5 a 7 dias antes da internação; em creches com crianças menores de 24 meses, não imunizadas ou com esquema vacinal incompleto, cujo contato com o caso seja em torno de 24 h semanais, incluídos adultos e crianças; em creches e escolas com crianças acima de 2 anos se ocorrer mais de um caso em um período de 60 dias, incluídos adultos e crianças na quimioprofilaxia.

O esquema quimioprofilático contra o *H. influenzae* (MS, 2009) está na Tabela 25.8.

Tabela 25.8 Esquema profilático contra *Haemophilus influenzae*.

Antibiótico	Dose	Intervalo	Duração
	Adultos 600 mg/dose	24/24 h	4 dias
Rifampicina	Crianças > 1 mês até 10 anos 20 mg/kg/dose	24/24 h (dose máxima 600 mg)	4 dias
	< 1 mês 10 mg/kg/dose	24/24 h (dose máxima 600 mg)	

Fonte: *Guia de Vigilância Epidemiológica/MS* (2002).

Meningite por *S. pneumoniae*

▸ **Modo de transmissão.** É transmitido pela disseminação de gotículas, por contato oral direto ou por objetos recém-contaminados com secreções das vias respiratórias. Apresenta-se comumente a partir de focos pneumônicos e otorrinolaringológicos (otite, faringite, sinusite e mastoidite) ou de bacteriemia primária.

▸ **Reservatório.** O homem. O *S. pneumoniae* encontra-se frequentemente no trato respiratório de indivíduos saudáveis e os portadores são mais comuns entre crianças.

▸ **Período de incubação.** Um a 4 dias, provavelmente.

▸ **Período de transmissibilidade.** Variável, associado à presença do agente etiológico nas vias respiratórias superiores. Pode se estender por muito tempo, principalmente em imunodeprimidos.

▸ **Suscetibilidade.** Universal. A imunidade depende da presença de anticorpos bactericidas e anticapsulares circulantes adquiridos por meio da circulação transplacentária, ou a partir de infecção prévia ou imunização. São mais suscetíveis os idosos, indivíduos portadores de quadros crônicos ou de doenças imunossupressoras.

▸ **Prevenção.** A *imunização* é a principal estratégia. Nos EUA é recomendada para adultos acima de 65 anos ou crianças acima de 24 meses imunodeprimidas ou portadoras de doença crônica (Heymann *et al.*, 2008).

No Brasil, a vacina atualmente disponível é composta de polissacarídios purificados de *S. pneumoniae* de 23 sorotipos (PPV 23) e está indicada para adultos, a partir de 60 anos de idade, quando hospitalizados, institucionalizados, acamados ou asilados; crianças a partir de 2 anos, adolescentes e adultos que apresentem imunodeficiência congênita ou adquirida, síndrome nefrótica, disfunção anatômica ou funcional do baço (p. ex., anemia falciforme), doença pulmonar ou cardiovascular crônica e grave, insuficiência renal crônica, diabetes melito insulinodependente, cirrose hepática, fístula liquórica; transplantados de medula óssea de qualquer idade antes da esplenectomia eletiva (15 dias); antes de quimioterapia imunossupressora (duas semanas). Em geral não se recomenda além de uma dose de PPV 23. Uma segunda dose está indicada em indivíduos com rápido declínio de anticorpos após a vacinação inicial (síndrome nefrótica, insuficiência renal, transplante renal) ou com asplenia anatômica ou funcional, após 5 anos da dose primária. Ou em indivíduos ≥ 65 anos de idade cuja primeira dose tenha sido feita antes dos 65 anos e em um período maior do que 5 anos.

Embora as crianças menores de 2 anos apresentem incidência aumentada de doença pneumocócica invasiva, demonstram pouca resposta à maioria dos antígenos dessa vacina. O nível de anticorpos decresce rapidamente em alguns meses após a imunização e a segunda dose não gera resposta anamnéstica (Wuorimaa e Kaythty, 2002).

Nos EUA, além da vacina PPV 23 licenciada em 1983, está também disponível a vacina pneumocócica conjugada heptavalente (PCV7). Nesta estão incluídos os sorotipos 4, 6B, 9V, 14, 18C, 19F e 23F, responsáveis por 83% das meningites pneumocócicas nos EUA. No Brasil, os 15 sorotipos prevalentes entre 1.069 crianças com menos de 6 anos de idade no período de 1993-1998 com doença invasiva, principalmente pneumonia e meningite, foram: 14 (24,7%); 1 (10,3%); 6B (10%); 18C (7,9%); 5 (6,5%); 6A (5,4%); 23F (5,2%); 19F (4,5%); 9V (4,2%); 19A (3,2%); 3 (2,3%); 4 (1,6%); 10A (1,6%); 8 (1,4%); 7F (0,7%). Outros sorotipos respondem por apenas 10,5% dos casos (Brandileone, 1999). Comparando esses dados com os encontrados nos EUA, constata-se que a vacina heptavalente ofereceria uma cobertura vacinal de 63,5% (SBP, 2009). Contudo, pela vantagem de ser imunogênica em crianças menores de 2 anos e pelos resultados de estudos demonstrando a eficácia protetora contra a doença pneumocócica invasiva em relação a todos os demais sorotipos, inclusive os não presentes na vacina (89,1%), o Advisory Committee on Immunization Practices (ACIP) e a Sociedade Brasileira de Pediatria (SBP) recomendam vacina de rotina para todas as crianças menores de 24 meses (Jacobson e Poland, 2002; SBP, 2009). As doses são aplicadas aos 2, 4 e 6 meses com uma quarta dose entre 12 e 18 meses de idade (Tabela 25.9). Outras indicações da vacina heptavalente incluem crianças com idade entre 24 e 59 meses e risco elevado de infecção pneumocócica devido à doença de base; todas as crianças com idades entre 24 e 35 meses e crianças que frequentam creches.

▸ **Controle do paciente, comunicantes e ambiente.** O isolamento do paciente com meningite por *S. pneumoniae* não é necessário, sendo importantes as medidas de precaução padrão.

A *desinfecção* e a *quarentena* não estão indicadas.

A *proteção* de comunicantes não se aplica.

Tabela 25.9 Esquema recomendado para a vacina conjugada heptavalente contra os pneumococos em lactentes e crianças previamente não vacinadas, por idade (SBP, 2009).

Idade na 1ª dose (meses)	Série primária	Dose adicional
2 a 6	3 doses, com intervalo de 2 m[a]	1 dose, com 12 a 18 m
7 a 11	2 doses, com intervalo de 2 m[a]	1 dose, com 12 a 18 m
12 a 23	2 doses, com intervalo de 2 m[b]	–
24 a 59	1 dose	–
Crianças saudáveis	2 doses, com intervalo de 2 m[b]	–
24 a 59	Crianças com doenças de base ou imunodepressão	

a: intervalo mínimo no 1º ano de vida: 4 semanas; *b*: intervalo mínimo a partir do 2º ano de vida: 6 a 8 semanas.

A *investigação* de comunicantes e fonte de infecção não é útil.

▸ **Situações de surtos.** A meningite pneumocócica pode ocorrer dentro de um surto de doença pneumocócica em contextos institucionais. Nestes casos, a Associação de Saúde Pública Americana indica a imunização de todos os comunicantes para o controle do surto (Heymann *et al.*, 2008).

▸ Referências bibliográficas

Afiune JB. Tuberculose extrapulmonar. In: Veronesi R, Focaccia R (ed.). *Tratado de infectologia*. São Paulo: Atheneu, p. 964-969, 2002.

Anderson EE, Byington CL, Spencer L *et al.* Invasive serotype a *Haemophilus influenzae* infections with a virulence genotype resembling *H. influenzae* type b: emerging pathogen in the vaccine era? *Pediatrics*. 108: 1-6, 2001.

Aronin SI, Quagliarello VJ. Clinical pearls: bacterial meningitis. *Infect Med*. 20: 142-153, 2003.

Batista L, Silva MV. Criptococose. In: Veronesi R, Focaccia R (ed.). *Tratado de infectologia*. São Paulo: Atheneu, p. 1132-1135, 2002.

Berezin EN, Carvalho LH, Lopes CR *et al.* Meningite pneumocócica na infância: características clínicas, sorotipos mais prevalentes e prognósticos. *J Ped*. 78: 19-23, 2002.

Bleck TP, Greenlee JE. Approach to the patient with central nervous system infection. In: Mandell GL, Bennett JE, Dolin R (ed.). *Principles and practice of infectious diseases*. Philadelphia: Churchill Livingstone, p. 950-959, 2002.

Bonadio WA. The cerebrospinal fluids: physiologic aspects and alterations associated with bacterial meningitis. *Pediatr Infect Dis J*. 11: 423-432, 1992.

Bonington A, Strang JIG, Klapper PE *et al.* Use of Roche AMPLICOR *Mycobacterium tuberculosis* PCR in early diagnosis of tuberculosis meningitis. *J Clin Microbiol*. 36: 1251-1254, 1998.

Brandileone MCC. Distribuição dos sorotipos, resistência antimicrobiana e perfil molecular de Streptococcus pneumoniae isolado de doença invasiva no Brasil: 1993 a 1998. Tese. São Paulo: Escola Paulista de Medicina, 1999.

Brasil. Ministério da Saúde/Secretaria de Vigilância em Saúde. Meningite por *Haemophilus influenzae* – Distribuição de casos confirmados, por Unidade Federada. Brasil, 1980-2005. Disponível em http://portal.saude.gov.br/portal/arquivos/pdf/meningite_haemo_2006.pdf. Acesso em dez. 2009.

Campéas AE, Campéas MVS. Meningites bacterianas. *Prática Hospitalar*. Ano V 27: 17-24, 2003.

Carvalhanas T. Situação epidemiológica das meningites bacterianas no estado de São Paulo. Boletim Epidemiológico Paulista, Secretaria de Estado de Saúde de São Paulo, Ano 1, nº 5, www.cve.saude.sp. gov.br., 2004.

Carvalho ACC, Gomes MZR, Brasil P *et al.* Meningoencefalites bacterianas agudas. Curso de doenças infectoparasitárias. *JBM*. 71: 119-146, 1996.

Centro de Vigilância Epidemiológica de São Paulo. Meningites/Doença Meningocócica – Dados Estatísticos. Disponível em (http://www.cve.saude.sp.gov.br/htm/resp/meni9004_hife.htm). Acesso em fev. 2010.

Coant PN, Kornberg AE, Duffy LC *et al.* Blood culture results as determinants in the organism identification of bacterial meningitis. *Pediatr Emerg Care.* 8: 200-205, 1992.

De Almeida AECC, Marzochi KBF. Infecção por *Haemophilus*. In: Lopes AC. *Tratado de Clinica Médica*. 2ª ed. São Paulo: Roca, p. 4006-4012, 2009.

Debernat H. Physiopathologie des méningites à *Hæmophilus influenzae*. In: McIntyre JP, Keen GA (ed.). *Méningites bactériennes communitaires.* Paris: MédiBio, Elsevier, p. 19-26, 2002.

De Gans, Van de Beek. Dexamethasone in adults with bacterial meningitis. *N Engl J Med.* 347: 1549-1556, 2002.

Dodge PR, Swartz MN. Bacterial meningitis: review of selected aspects. II. Special neurologic problems, postmeningitic complications and clinicopathological correlations. *N Engl J Med.* 272: 954-960, 1965.

Durack DT. Amebic infections. In: Scheld VM, Whitley RJ, Durack DT (ed.). *Infections of the central nervous system*. Philadelphia: Lippincott, p. 831-844, 1997.

Friedland IR, McCracken Jr. GH. Management of infections caused by antibiotic-resistant *Streptococcus pneumoniae. Drug Therapy.* 331: 377-382, 1993.

Friedland IR, Shelton S, Paris M *et al.* Dilemmas in diagnosis and management of cephalosporin-resistant *Streptococcus pneumoniae* meningitis. *Pediatr Infect Dis J.* 12: 196-200, 1994.

Garpnholt O, Silfverdal S, Fredlund H *et al.* The impact of *Haemophillus influenzae* Type b vaccination in Sweden. *Scand J Dis.* 28: 165-169, 1996.

Goetghebuer T, West TE, Wermenbol V *et al.* Outcome of meningitis caused by *Streptococcus pneumoniae* and *Haemophilus influenzae* Type b in children in Gambia. *Trop Med Health.* 5: 207-213, 2000.

Gold R. Epidemiology of bacterial meningitis. *Infect Dis Clin N Am.* 13: 515-525, 1999.

Gray LD, Fedorko DP. Laboratory diagnosis of bacterial meningitis. *Clin Microbiol Rev.* 5: 130-145, 1992.

Greenlee JE. Abordagem ao diagnóstico de meningite. *Clín D Infec Am Norte* 4: 575-590, 1990.

Harvey D, Holt DE, Bedford H. Bacterial meningitis in the newborn; a prospective study of mortality and morbidity. *Seminars in Perinatol.* 23: 218-225, 1999.

Heymann DL *et al.* Meningitis. In: Heymann DL. *Control of communicable diseases manual.* Baltimore: Copyright by the American Public Health Association. United Book Press Inc, p. 412-426, 2008.

Horowitz SJ, Boxerbaum B, O'Bell J. Cerebral herniation in bacterial meningitis in childhood. *Ann Neurol.* 7: 524-528, 1980.

Huang CC, Liu CC, Chang UC *et al.* Neurologic complications in children with enterovirus 71: emerging infections and emerging questions. *N Engl J Med.* 341: 984-985, 1999.

Jacobson RM, Poland GA. The pneumococal conjugate vaccine. *Minerva Pediatr.* 54: 295-303, 2002.

Kaplan MH, Klein SW, McPhee J *et al.* Group B coxsackievirus infections in infants younger than three months of age: a serious childhood illness. *Rev Infect Dis.* 5: 1019-10332, 1983.

Khetsuriani N, Queiroz ES, Holman RC *et al.* Viral meningitis – Associated hospitalizations in the United States 1988-1999. *Neuroepidemiology* 22: 345-352, 2003.

Klugman KP. Pneumococcal resistance to antibiotics. *Clin Microbiol Rev.* 3: 171-196, 1990.

Kmetzsch, Schermann MT, Santana JCB *et al.* Meningites por *Haemophilus influenzae* B após a implantação da vacina específica. *J Pediatr.* 79: 530-536, 2003.

Krebs VLJ, Diniz EMA, Vaz FAC *et al.* Meningite bacteriana neonatal. *Arq Neuropsiquiatr.* 54: 75-81, 1996.

Lupi O Brasil P, Rebello MC *et al.* Perfil de suscetibilidade do *Streptococcus pneumoniae* isolado em casos de doença invasiva no Estado do Rio de Janeiro. *Braz J Infect Dis.* 5(Suppl. 2): S103-288, 2001.

Mantese OC, Paula A, Moraes AB *et al.* Prevalência de sorotipos e resistência antimicrobiana de cepas invasivas do *Streptococcus pneumoniae. J Ped.* 79: 537-542, 2003.

Marzochi KBF, Wakimoto M, Dantas J *et al.* Avaliação das meningites no Rio de Janeiro – Evolução, vigilância epidemiológicas e sequelas. *Rev Soc Bras Trop.* 37 (Supl. 1): 63, 2004.

Medeiros MB, Guerra JAO, Lacerda MGV. Meningoencefalite em paciente com doença de Chagas aguda na Amazônia Brasileira. *Revista da Sociedade Brasileira de Medicina Tropical.* 41(5):520-521, 2008.

Mitchell CL, Cross Jr. TJ. Zoonoses. In: *Reese & Betts' a practical approach to infectious diseases*. Philadelphia: Lippincott Williams & Wilkins, p. 812-834, 2003.

Molavi A, LeFrock JL. Meningite tuberculosa – Infecções do sistema nervoso central. *Clin Med Am N.* 2: 335-352, 1985.

Moll AV, Zanini GM, Graefi-Teixeira C *et al.* Primeiro caso de meningite eosinofílica por *Angiostrongylus cantonensis* no Brasil. In: *Anais do V Congresso Paulista de Infectologia.* São Paulo, Campinas, 2006.

Moosa MYS, Covadia YM. Cryptococcal meningitis in Durban, South Africa: a comparison of clinical features, laboratory findings, and outcome for human immunodeficiency virus (HIV)-positive and HIV-negative patients. *Clin Infect Dis.* 24: 131-134, 1997.

Nassif X, Bourdoulous S, Couraud EE *et al.* How do extracellular pathogens cross the blood-brain barrier? *Trends Microbiol.* 10: 227-232, 2002.

Niu MT, Duma RJ. Meningitis due to protozoa and helminths. *Infect Dis Clin North Am.* 4: 809-841, 1990.

Nogueira AS, Fortes CQ. Infecções do sistema nervoso central. In: Schechter M, Marangoni VD (ed.). *Doenças infecciosas: conduta diagnóstica e terapêutica.* Rio de Janeiro: Guanabara Koogan, p. 154-163, 1994.

Ogawa SK, Smith MA, Brennessel DJ *et al.* Tuberculosis meningitis in an urban medical center. *Medicine.* 66: 317-326, 1987.

Olivier C, Bégué P, Cohen R *et al.* Méningites à pneumocoque chez l'enfant. Résultats d'une enquête nationale (1993-1995). *BEH.* 16: 67-69, 2000.

Oliver WJ, Shope TC, Kuhns LR. Fatal lumbar puncture: fact *versus* fiction – an approach to a clinical dilemma. *Pediatrics.* 112: e174-e177, 2003.

Peacock Jr. JE. Meningite neutrofílica persistente. *Clin D Infec Am N.* 4: 739-759, 1990.

Peacock Jr. JE, McGinnis MS, Cohen MS. Persistent neutrophilic meningitis. *Medicine.* 63: 379-395, 1984.

Pedretti Jr. L, Bedaque EA, Morales JS *et al.* Cisticercose. In: Veronesi R, Focaccia R (ed.). *Tratado de infectologia.* São Paulo: Atheneu, p. 352-1367, 2002.

Porter V. Bacterial meningitis: a deadly but preventable disease. *Medscape Nurses.* 6: 1-8, 2004.

Quagliarello V, Scheld MW. Bacterial meningitis: pathogenesis, pathophysiology, and progress – Review article. Mechanisms of disease. *N Engl J Med.* 17: 864-872, 1992.

Reinert P, Liwartowiaki A, Dabernat H *et al.* Epidemiology of *Haemophilus influenzae* Type b disease in France. *Vaccine.* 11(Suppl.): S38-42, 1993.

Rennick G, Shann F, De Campo J. Cerebral herniation during bacterial meningitis in children. *BMJ.* 306: 953- 955, 1993.

Ribeiro GS, Reis JN, Cordeiro SM *et al.* Prevention of *Haemophilus influenzae* Type b (Hib) meningitis and emergence of serotype replacement with type A strains after introduction of Hib immunization in Brazil. *Bras J Infect Dis.* 187: 109-116, 2003.

Rotbart HA, Webster AD, The Pleconaril Treatment Registry Group. Treatment of potentially life-threatening enterovirus infections with pleconaril. *Clin Infect Dis.* 32: 228-235, 2001.

Saad Salles TRD. Acompanhamento pós-alta de pacientes com sequelas de meningoencefalite bacteriana aguda na infância. Tese de Doutorado. Rio de Janeiro: Escola Médica, UFRJ, 176 pp., 2003.

Saravolatz LD, Manzor O, VanderVelde N *et al.* Broad-range bacterial polymerase chain reaction for early detection of bacterial meningitis. *Clin Infect Dis.* 36: 40-45, 2003.

SBP. Sociedade Brasileira de Pediatria. Disponível em: www.sbp.com.br. Acesso em dez/2009.

SBTP. Sociedade Brasileira de Tisiologia e Pneumologia. II Consenso Brasileiro de Tuberculose. *J Bras Pneumol.* 30(Supl. 1): 1-86, 2004.

Sinner SW, Tunkel AR. Antimicrobial agents in the treatment of bacterial meningitis. *Infect Dis Clin N Am.* 18: 581-602, 2004.

Sotelo J. Neurocysticercosis. In: Kennedy PGE, Johnson R (ed.). *Infections of the nervous system*. London: Butterworth & Co, p. 145-155, 1987.

Spiro CE, Spiro DM. Acute meningitis: focus on bacterial infection. *Clin Rev.* 14: 53-60, 2004.

Stella-Silva N, Oliveira SA, Marzochi KBF. Meningococcal disease: clinicopathological correlation. *Enferm Infecc Microbiol Clin.* 21: 557-562, 2003.

Tunkel AR, Hartman BJ, Kaplan SL *et al.* Practice guidelines for the management of bacterial meningitis. *CID.* 39: 1267-1284, 2004.

Tunkel AR, Scheld M. Central nervous system infections. In: *Reese & Betts' a practical approach to infectious diseases.* Philadelphia: Lippincott Williams & Wilkins, p. 173-221, 2003.

Tunkel AR, Scheld WM. Acute meningitis. In: Mandell GL, Bennett JE, Dolin R (ed.). *Principles and practice of infectious diseases.* Philadelphia: Churchill Livingstone, p. 1189-1230, 2009.

Van de Beek D, Farrar JJ, De Gans J *et al.* Adjunctive dexamethasone in bacterial meningitis: a meta-analysis of individual patient data. *Lancet Neurol.* 9: 254-63, 2010.

Van der Horst, Saag MS, Cloud GA *et al.* Treatment of cryptococcal meningitis associated with the acquired immunodeficiency syndrome. *N Engl J Med.* 337: 15-21, 1997.

Viallon A, Zeni F, Lambert C *et al.* High sensitivity and specificity of serum procalcitonin levels in adults with bacterial meningitis. *Clin Infect Dis.* 28: 1313-1316, 1999.

Wakimoto MD, Dantas J, Rabello E *et al.* Análise da qualidade do registro da ficha de investigação epidemiológica de meningite no Rio de Janeiro. *Rev Bras Epidem* (Supl. Especial) março de 2002. Livro de Resumos - V Congresso Brasileiro de Epidemiologia. Curitiba, PR, p. 286.

WHO. World Health Organization. Initiatives for Vaccine Research. State of new vaccines: research & development. Available at: http://www.who.int/vaccine_research/documents/new_vaccines/en/index7.html. Accessed June 17, 2004.

Wuorimaa T, Käyhty H. Current state of pneumococcal vaccines. *Scand J Immunol.* 56: 111-129, 2002.

▸ Páginas da Internet consultadas

www.saude.gov.br/svs
www.cve.saude.sp.gov.br
www.who.org
www.scielo.br
www.cdc.gov
www.sbp.com.br

26 Pneumopatias Infecciosas

Agnaldo José Lopes, Ursula Jansen, Domenico Capone, Arnaldo José Noronha, Teresinha Y. Maeda, Rafael Barcelos Capone e José Manoel Jansen

▸ Mecanismos de defesa do aparelho respiratório contra as infecções

Os pulmões são dotados de grande interface interagindo com o meio externo e, por isso, estão sob constante agressão. Para se ter uma ideia do grau de exposição a agentes nocivos, basta supor a superfície alveolar sendo proporcional à área de uma quadra de tênis (70 a 80 m^2) e o volume de ar respirado em 24 h próximo daquele que encheria uma piscina média (10 a 15 m^3).

Nos indivíduos normais, a árvore brônquica abaixo da carina principal é isenta de germes, o mesmo não acontecendo nas vias respiratórias superiores, onde, habitualmente, vivem microrganismos saprófitas e patogênicos. Tais condições são consequência de uma constante vigilância do aparelho respiratório por meio de seus mecanismos de defesa. Estes mecanismos atuam mais ou menos em conjunto, na maioria das vezes em sequência, e podem ser divididos em duas linhas de defesa: a *mecânica* e a *imunológica*.

A primeira linha de defesa, a dos *meios mecânicos*, inicia-se nas *narinas*, que impedem, por intermédio dos cílios e do turbilhonamento aéreo, a passagem de microrganismos, seguidos do *fechamento da glote*. Quando essa atitude defensiva mais imediata do aparelho respiratório não é capaz de deter o agente infeccioso, tornam-se importantes outros mecanismos, incluindo a filtração aerodinâmica e o transporte mucociliar.

A filtração aerodinâmica envolve a deposição de partículas inaladas. Aproximadamente 90% das partículas de 5 a 10 μm de diâmetro ficam retidas em algum ponto, ao longo da traqueia ou dos brônquios de grosso calibre, enquanto aquelas de 0,5 a 3 μm de diâmetro podem escapar à filtração e ser depositadas nos espaços aéreos ou deixar as vias respiratórias pela expiração. Como as bactérias têm, em sua maioria, estas dimensões (entre 0,5 e 3 μm), assim se explica que elas atinjam os alvéolos.

O mecanismo de *transporte mucociliar* constitui-se em exemplo notável de eficiência contra as infecções pulmonares. Existem cerca de 200 cílios em cada célula, ou aproximadamente dois milhões de cílios por cm^2 de superfície mucosa, com maior concentração na traqueia e nos brônquios pré-segmentares. Cada cílio apresenta cerca de 1.300 bpm, promovendo o deslocamento ascendente de partículas a uma velocidade de 10 a 20 mm/min. Aproximadamente 90% do material depositado sobre a mucosa do trato respiratório inferior pode ser eliminado dentro de 1 h.

Além dos mecanismos que dificultam a progressão do agente infeccioso no trato respiratório, existem aqueles que são responsáveis pela sua expulsão, incluindo não só os atos voluntários de *fungar* e *assoar*, como ainda o mecanismo reflexo de *espirrar*. Também a *tosse*, um complexo mecanismo reflexo de instalação explosiva, atua na limpeza das vias respiratórias inferiores, de onde propulsiona secreções e outros materiais estranhos acumulados, levando-os até a orofaringe.

A segunda linha de defesa, a dos meios imunológicos, também inicia nas vias respiratórias superiores. Ela é composta por um sistema de imunidade inata (ou natural) e outro de imunidade adquirida (ou adaptativa). Assim, o sistema imunológico natural proporciona a defesa inicial, enquanto o imunológico adquirido, uma resposta mais sustentada e mais forte.

Os componentes da defesa natural atuam de maneira imediata ao longo das vias respiratórias, dificultando a chegada de germes às porções mais profundas do pulmão – esta imunidade inata também retarda ao máximo a instalação de alguma reação inflamatória que possa ser potencialmente danosa às estruturas mais nobres do próprio órgão. Já os mecanismos de defesa adquiridos envolvem respostas imunológicas mediadas por linfócitos – estes são capazes de deter o agente agressor, mas, também, podem levar a consequências desastrosas. Assim, a imunidade, seja ela a natural ou a adquirida, é necessária para a sobrevivência do hospedeiro, mas também tem o potencial de causar lesão.

A imunidade inata é um sistema filogeneticamente bem preservado entre diferentes espécies, que consegue discriminar o *self* do *non-self*, ou seja, consegue discernir e identificar estruturas estranhas ao organismo e atacá-las imediatamente após o contato. Esse sistema reage contra microrganismos e responde essencialmente da mesma maneira a sucessivas infecções. Os principais componentes da imunidade natural são as células fagocíticas (neutrófilos e macrófagos), as NK (*natural killer*) e as dendríticas.

Um dos componentes extremamente importantes desse sistema são os receptores *Toll-like* (TLR), uma família de receptores de proteínas de superfície celular presentes em distintos tipos de células. As estruturas que se ligam aos TLR são moléculas altamente conservadas e presentes em muitos patógenos, denominadas *padrões moleculares associados a patógenos* (PAMP).

Os diversos PAMP, com frequência, constituem-se de lipídios e carboidratos, presumivelmente porque são os maiores componentes das membranas celulares dos microrganismos, e os receptores que se ligam a essas estruturas preservadas são chamados de *receptores de reconhecimento de padrões*. Esses receptores são ligados a vias de transdução de sinal intracelulares que ativam várias respostas celulares, incluindo a produção de moléculas que promovem inflamação e defesa contra micróbios.

Diferentes classes de patógenos (p. ex., vírus, bactérias gram-negativas, bactérias gram-positivas, fungos) expressam diferentes PAMP. Essas estruturas incluem:

- Ácidos nucleicos, os quais são únicos de microrganismos, tais como o RNA de dupla hélice encontrado nos vírus em replicação ou sequências CpF de DNA não metiladas presentes em bactérias

- Características de proteínas observadas em microrganismos, tais como a iniciação por N-formilmetionina, a qual é típica de proteínas bacterianas
- Complexos de lipídios e carboidratos sintetizados por germes, mas não por células de mamíferos, tais como lipopolissacarídios em bactérias gram-negativas, ácidos teicoicos em bactérias gram-positivas e oligossacarídios ricos em manose encontrados em glicoproteínas microbianas.

Os domínios citoplasmáticos dos TLR, por serem homólogos do domínio de sinalização do receptor de interleucina 1 (IL-1R), são designados domínios *Toll*/IL-1R (TIR). A ativação específica do TLR por um PAMP converge no nível do domínio TIR, sinalizando a ativação do fator nuclear NF-κB. Este, por sua vez, desloca-se do citoplasma para o núcleo da célula e, aí, expressa genes inflamatórios a fim de combater os agentes infecciosos. Os TLR ativados desencadeiam a expressão de diversas citocinas, tais como as interferonas e as interleucinas (IL-2, IL-6, IL-8, IL-12, IL-16), além do TNF-alfa.

Muitos microrganismos evoluíram para resistir aos mecanismos de defesa natural, e a proteção contra tais patógenos é criticamente dependente das respostas imunológicas adquiridas. Tais respostas são, em geral, mais fortes do que a imunidade natural por várias razões, incluindo a expansão da amostragem de linfócitos antígeno-específicos e a diferenciação. O sistema imunológico adquirido induz as células efetoras para a eliminação dos microrganismos e as células de memória para a proteção do indivíduo de infecções subsequentes. Além disso, tem uma incrível capacidade para distinguir diferentes patógenos e moléculas, incluindo até mesmo aqueles que apresentam grande semelhança sendo, por isso, também chamado de imunidade específica.

Existem dois tipos de respostas imunológicas adquiridas, a imunidade celular e a humoral, que são mediadas por diferentes componentes do sistema imunológico e cuja função é eliminar os diversos tipos de microrganismos.

A imunidade celular é mediada pelos linfócitos T. Microrganismos intracelulares, como os vírus e algumas bactérias, sobrevivem e proliferam no interior de fagócitos e outras células do hospedeiro, onde estão protegidos dos anticorpos. A defesa contra tais infecções cabe à imunidade celular, que promove a destruição dos microrganismos localizados em fagócitos ou a das células infectadas para eliminar os reservatórios da infecção.

Os linfócitos T auxiliares $CD4^+$ ajudam não só os macrófagos a eliminar micróbios ingeridos, como também as células B a produzir anticorpos. Já os linfócitos T citotóxicos $CD8^+$ destroem as células que contêm patógenos intracelulares, assim eliminando os reservatórios de infecção.

Os macrófagos alveolares residem permanentemente nos alvéolos normais, constituindo as mais importantes células, do ponto de vista numérico, presentes no compartimento alveolar. Por meio de um conjunto de substâncias e funções, o macrófago alveolar é capaz de cumprir seu papel de mais importante agente do *clearance* alveolar. O material retirado do ambiente intra-alveolar por estas células (50% dele dentro de 24 h) é levado até o bronquíolo terminal, seguindo daí para a frente sobre o tapete mucociliar.

Estima-se que a ação da fagocitose alveolar decresça a partir da presença de dez partículas por célula. Excedida a capacidade de funcionamento dessa via, outras mais lentas se estabelecem com a passagem do material para o interior do tecido pulmonar, onde macrófagos localizados no interstício ou no interior de tecido linfático ou de vasos sanguíneos atuam como células fagocíticas ou processadoras de antígeno. As células fagocíticas do pulmão, de modo geral, têm suas atividades facilitadas não só pelas opsoninas, mas também por fibronectinas e pela substância tensoativa alveolar.

A defesa imunológica do aparelho respiratório inicia-se nas vias respiratórias superiores, no muco de revestimento que contém grande concentração de IgfA, conferindo proteção a infecções virais e, provavelmente, dificultando a aderência bacteriana à mucosa. IgG e IgA estão presente em menor quantidade nas vias respiratórias inferiores, sendo auxiliadas pela opsonização não imunológica dos pneumócitos tipo II, preparando a fagocitose por macrófagos alveolares e neutrófilos. Estes últimos não são células residentes dos alvéolos, mas podem ser rapidamente recrutados a partir da circulação, em caso de agressão.

A imunidade humoral é a principal resposta imunológica protetora contra bactérias extracelulares e atua no bloqueio da infecção, na eliminação dos microrganismos e na neutralização de suas toxinas. Os mecanismos efetores utilizados pelos anticorpos para combater essas infecções incluem neutralização, opsonização e fagocitose, e ativação da via clássica do complemento. Enquanto a neutralização é mediada pelos isótopos IgG e IgA de alta afinidade, a opsonização se faz por algumas subclasses de IgG. Já a ativação do complemento é mediada por IgM e subclasses de IgG.

▸ Gripe

A gripe é uma doença respiratória aguda provocada pelo vírus *influenza* pertencente à família Orthomyxoviridae. Seu material genético constitui-se de RNA que é envolto por uma membrana interna proteica – matriz proteica – e de um envelope externo lipídico a partir do qual se projetam as glicoproteínas de superfície de dois tipos: hemaglutinina e neuraminidase. Essas glicoproteínas possibilitam a adesão do vírus às células do hospedeiro (hemaglutinina) e a hidrólise (neuraminidase) das mucoproteínas que as recobrem, possibilitando a multiplicação viral. Elas são responsáveis pela indução da resposta humoral, notadamente a hemaglutinina. De acordo com a antigenicidade do RNA e da matriz proteica, o vírus é classificado em A, B ou C.

O vírus *influenza* A tem subtipos conforme características da hemaglutinina (H) e neuraminidase (N).

O vírus *influenza* pode sofrer pequenas variações antigênicas a cada ano (*antigenic drift*), o que justifica as revacinações anuais para a gripe sazonal. Ou pode passar por modificações profundas (*antigenic shift*), o que ocorre com o vírus *influenza* A em intervalos irregulares de 10 a 40 anos. Isso se deve à recombinação do material genético de vírus oriundos de diferentes reservatórios (homem, porcos, aves, cavalos entre outros), gerando um vírus novo para o qual não há nenhuma imunidade prévia. Em vista disso, pode haver rápida disseminação da infecção, atingindo até proporções mundiais, as pandemias, como aconteceu com a *influenza* AH,N/2009 (gripe suína).

A transmissão do vírus *influenza* se dá por meio das secreções respiratórias, principalmente sob a forma de aerossol, e pelo contato com mãos e fômites contaminados por secreções.

O período de incubação varia de 1 a 4 dias e o indivíduo infectado é capaz de transmitir o vírus desde 1 dia antes até 7 dias depois do início dos sintomas.

Tipicamente, a gripe se caracteriza por apresentar febre geralmente elevada, de início súbito, na maioria das vezes acompanhada de calafrios, mialgia principalmente nas pernas e na região lombossacra, artralgia e cefaleia. Posteriormente, surgem tosse, faringalgia, rinorreia e obstrução nasal. Habitualmente, os sintomas duram 2 a 5 dias. Por vezes, principalmente em idosos, observa-se astenia pós-*influenza* que pode persistir semanas. Durante a pandemia de *influenza* AH,N/2009, verificou-se, além dos sintomas habituais, maior ocorrência de manifestações gastrintestinais. O aspecto de gravidade dessa gripe foi amplo, variando desde quadros leves até gravíssimos, com pneumonia fatal.

Na maioria dos casos, a infecção pelo vírus da *influenza* é autolimitada e de evolução benigna. Contudo, podem surgir complicações, destacadamente as infecções bacterianas secundárias como sinusite, otite e pneumonia.

O diagnóstico da gripe é, na prática médica, sobretudo clínico. Porém a confirmação diagnóstica pode ser obtida pela detecção do vírus por meio da inoculação em meios de cultura de material proveniente das vias respiratórias (escarro, secreção nasal ou de orofaringe); pela detecção de antígeno viral pelas técnicas de imunofluorescência e ELISA; ou ainda pelo diagnóstico sorológico por intermédio da demonstração da elevação dos títulos de anticorpos na fase aguda em relação aos da fase de convalescença. Embora a detecção do antígeno viral seja mais rápida de ser obtida, é menos sensível à cultura.

O tratamento da gripe é sintomático. Entretanto, a redução da intensidade e a duração dos sintomas gripais podem ser conseguidas pelo emprego de fármacos como amantadina, rimantadina e inibidores da neuraminidase – zanamivir e oseltamivir. Estes medicamentos devem ser utilizados nas primeiras 48 h do início do quadro e durante 3 a 7 dias. As doses recomendadas de amantadina e rimantadina para adultos são de 200 mg/dia; em indivíduos acima de 65 anos e em portadores de insuficiência renal, devem ser de 100 mg/dia, enquanto em crianças menores de 9 anos, 6,6 mg/kg/dia (o máximo de 150 mg/dia). Ambos os fármacos são administrados por via oral. O oseltamivir por via oral deve ser empregado na dose de 150 mg/dia dividida em duas tomadas. O zanamivir, por via inalatória, 20 mg/dia, também dividido em duas tomadas.

Embora estes fármacos utilizados no tratamento da gripe também possam ser empregados na sua prevenção, o principal recurso profilático é a vacinação. As vacinas são preparadas a partir do vírus ou de seus componentes inativos. As vacinas contra a gripe sazonal são compostas de duas cepas de vírus *influenza* A e uma cepa de *influenza* B. Devem ser aplicadas anualmente, no outono. A imunidade surge em 1 ou 2 semanas após a vacinação e confere proteção de 70 a 90%.

▸ Pneumonias bacterianas

As pneumonias bacterianas continuam sendo a maior causa de morte, por doenças infecciosas, no mundo, a despeito de todos os avanços científicos modernos e da disponibilidade de antibióticos potentes. Podem ser adquiridas na comunidade, em zona urbana ou rural, ou em ambiente hospitalar. Associam-se a vários tipos de microrganismos, apresentam gravidade variável, podem acometer indivíduos de qualquer idade, previamente sãos, ou com doenças subjacentes, imunologicamente competentes, ou não. Pneumonias em pacientes residentes em asilos ou em regime de internação domiciliar, em indivíduos que recebem antibióticos IV ou quimioterapia dentro dos 30 dias que antecederam a instalação da doença, em renais crônicos em diálise e em pessoas internadas em unidades de emergência por mais de 2 dias dentro de 3 meses que antecederam a infecção em questão devem ser interpretadas como "adquiridas em ambiente hospitalar", em relação às possibilidades etiológicas.

Os agentes infecciosos chegam aos pulmões e superam a poderosa capacidade de defesa do trato respiratório de 4 maneiras: pela aspiração de material oriundo das vias respiratórias superiores, naso e orofaringe; por inalação de aerossóis contaminados; pela implantação de inóculos por via hematogênica através da circulação arterial pulmonar e/ou brônquica; por contiguidade, a partir de lesões adjacentes.

A evolução do processo inflamatório pulmonar depende de vários fatores como o volume do inóculo, seu modo de atingir o parênquima, o microrganismo envolvido e suas propriedades de virulência e patogenicidade, além da reação do hospedeiro.

Sendo a aspiração o mecanismo patogênico mais frequente, é de suma importância o papel da flora que coloniza vias respiratórias superiores, boca, naso e orofaringe. Essa colonização depende de fatores ligados tanto ao hospedeiro quanto ao meio ambiente no qual a doença é adquirida. Identificar o agente etiológico da pneumonia não é missão fácil. Mesmo em situações em que se aplicam procedimentos diagnósticos múltiplos, inclusive invasivos, há uma probabilidade de falha de até 50%. Diante disso, o diagnóstico etiológico é importante, mas não fundamental para se iniciar a terapia antibiótica. O tratamento empírico precoce e bem direcionado constitui a chave dos bons resultados.

Com base em peculiaridades que podem ser apresentadas pelas pneumonias do adulto, sob o ponto de vista etiológico e terapêutico, elas são divididas em 3 grupos principais: pneumonia adquirida na comunidade, pneumonia hospitalar e pneumonia em imunodeficientes.

▪ Pneumonia adquirida na comunidade

Vários fatores devem ser considerados na tomada de decisões inicial para o controle de uma pneumonia.

O padrão de referência para o diagnóstico da pneumonia, na prática diária, é a radiografia de tórax. Ela é imprescindível no manejo da doença, não somente como elemento diagnóstico, mas também para avaliar a extensão do comprometimento pulmonar e sua gravidade, identificar complicações, assim como monitorar a evolução e a resposta terapêutica.

Do ponto de vista radiológico, as pneumonias podem ser classificadas em alveolar, broncopneumonia e intersticial.

Pneumonia alveolar

A área de consolidação é localizada, estendendo-se a um ou mais segmentos broncopulmonares contíguos. Pode ocupar totalmente um lobo (Figura 26.1) ou até mesmo todo o pulmão. Identifica-se a presença de broncograma aéreo. Trata-se de um padrão radiológico frequentemente observado nas pneumonias por pneumococo e outros germes gram-positivos (Figura 26.2), *Mycobacterium tuberculosis* e bactérias gram-negativas.

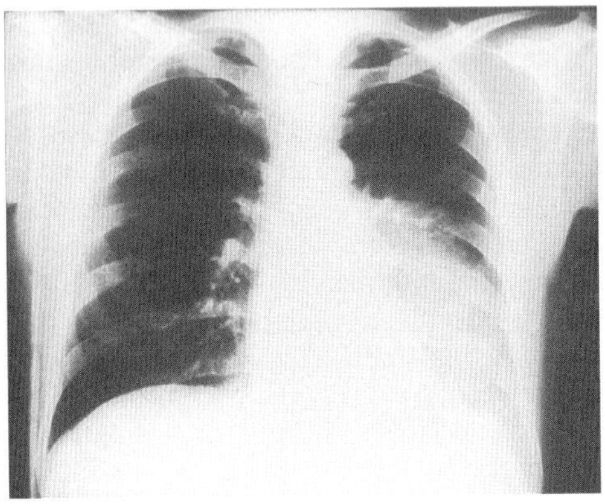

Figura 26.1 Radiografia de tórax que evidencia consolidação homogênea ocupando o lobo inferior esquerdo, além de broncograma aéreo (pneumonia lobar).

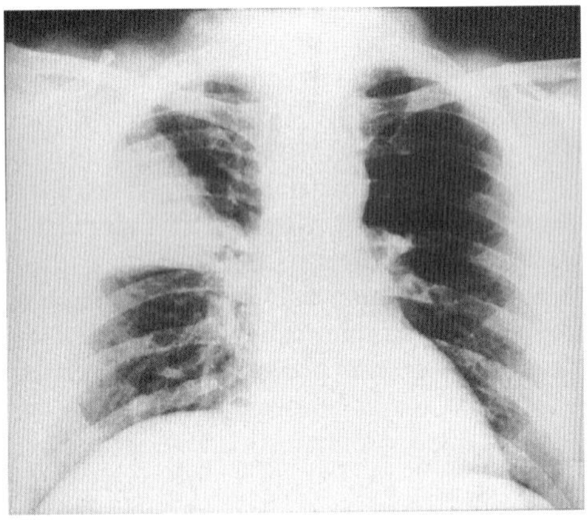

Figura 26.2 Radiografia de tórax que mostra opacidade alveolar localizada no lobo superior direito com tênue aerobroncograma. Diagnóstico: pneumonia pneumocócica.

Broncopneumonia

Caracteriza-se por opacidades heterogêneas e ausência de broncograma aéreo. Pode acometer um ou mais lobos, e haver confluência de lesões. Esse padrão pode ser notado nas pneumonias por micoplasma, hemófilo e estafilococo (Figura 26.3).

Pneumonia intersticial

Ocorre comprometimento de um ou mais dos compartimentos intersticiais, podendo ser evidentes espessamento dos feixes broncovasculares e opacidades reticulonodulares. É um achado radiológico observado nas pneumonias por vírus e *Pneumocystis carinii*.

Outros achados radiológicos podem auxiliar na provável causa da pneumonia. A presença de cavidades, por exemplo, sugere etiologia por anaeróbios, estafilococos ou bacilos gram-negativos (Figura 26.4). Nesses casos, não se esquecer de incluir a tuberculose no diagnóstico diferencial.

Sabemos, entretanto, que aspectos epidemiológicos, clínicos, patológicos e mesmo radiológicos não são, necessariamente, peculiares para cada microrganismo possível. Conhecimento da literatura médica atualizada, dos consensos propostos por várias sociedades médicas, experiência pessoal adquirida e boa dose de bom senso devem servir como suporte para a definição de uma conduta terapêutica adequada, visando reduzir ao máximo o erro no julgamento do caso, a falha no tratamento e, consequentemente, diminuir os riscos para o paciente.

Partindo dessas premissas, colocamos, dentro do "funil" de decisões, uma série de variáveis: local de aquisição da pneumonia; idade do paciente; concomitância de outras doenças; condição imunológica do hospedeiro; tempo de internação prévia, nas pneumonias hospitalares; presença de ventilação mecânica; gravidade, *per se*, da pneumonia, na sua apresentação inicial; dados sobre a flora local (hospital, asilo, região geográfica); manifestações clínicas e radiológicas.

As condições de imunocompetência do paciente, a coexistência de outras doenças, as quais podem se associar a maior prevalência de determinados germes, e, principalmente, o nível de gravidade da pneumonia em sua apresentação inicial são os principais aspectos a analisar, que contribuirão para as importantíssimas decisões no controle dessa infecção: *que antibiótico iniciar imediatamente* (Tabela 26.1) *e em que local submeter o paciente ao tratamento*.

Das pneumonias adquiridas na comunidade, 80% são tratadas ambulatorialmente sem maiores problemas e têm taxas de mortalidade entre 1 e 5%. Os 20% restantes são pneumonias que requerem internação, e aquelas tratadas em UTI apresentam taxas de mortalidade de 25%.

Vários autores propuseram critérios para caracterizar o risco/a gravidade de cada caso. Tais critérios devem ser vistos como métodos auxiliares no raciocínio e não como diretri-

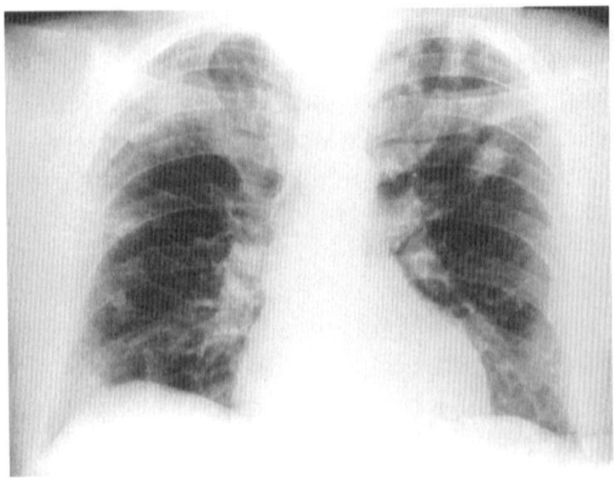

Figura 26.3 Radiografia de tórax que mostra opacidades nodulares, de limites imprecisos e densidades homogêneas, localizadas nos lobos superiores. Diagnóstico: pneumonia estafilocócica.

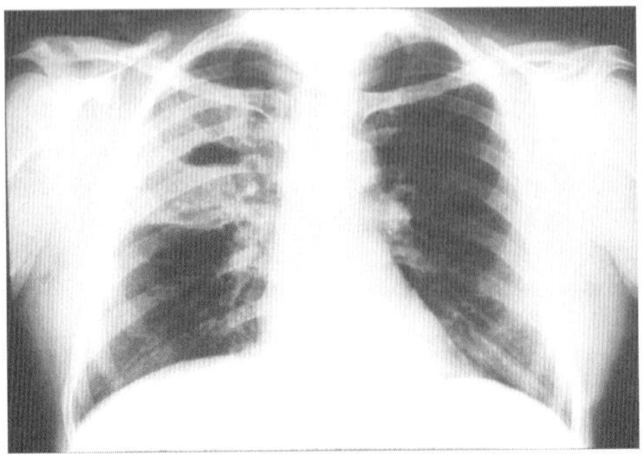

Figura 26.4 Radiografia de tórax que mostra lesão escavada em lobo superior direito com presença de nível hidroaéreo. Diagnóstico: abscesso pulmonar por anaeróbio.

Tabela 26.1 Comorbidades e microrganismos prevalentes.

AIDS	*Pneumocystis carinii*, micobactérias, citomegalovírus, *Cryptococcus*, *S. pneumoniae*
Alcoolismo	Anaeróbios (aspiração), *Klebsiella pneumoniae, Staphylococcus pneumoniae, Haemophilus influenzae*
Anemia falciforme	*S. pneumoniae, H. influenzae*
Bronquiectasias	*S. pneumoniae, H. influenzae, Pseudomonas aeruginosa*
Corticoterapia prolongada com dose alta	*Legionella, Mycobacterium tuberculosis*
Diabetes	*Staphylococcus, S. pneumoniae*, gram-negativos
DPOC	*H. influenzae, S. pneumoniae*, gram-negativos
Drogas ilícitas injetáveis	*Staphylococcus*, gram-negativos
Fibrose cística	*P. aeruginosa, Staphylococcus*
Granulocitopenia	*Staphylococcus, P. aeruginosa*, fungos
Gripe	*S. pneumoniae, Staphylococcus, H. influenzae*
Insufuciência cardíaca	*S. pneumoniae*
Senectude	*S. pneumoniae, H. influenzae, K. pneumoniae, Staphylococcus*

zes, pois nenhum é completo, indiscutível ou isento de falhas. Usando-os, podemos embasar melhor a decisão do local mais adequado para o tratamento: ambulatório, leito de enfermaria ou leito de terapia intensiva.

Ewig e Torres propuseram critérios para a caracterização de PAC grave. Consideram que a presença de dois ou mais critérios menores, ou a de um ou mais critérios maiores indica a internação em UTI (Tabela 26.2).

Fine *et al.* elaboraram um índice de gravidade da pneumonia, atribuindo pontos a cada caso individualizado dessa infecção. Analisam 20 parâmetros (3 demográficos, 5 comorbidades, 7 dados laboratoriais e radiográficos, e 5 dados de exame físico). Este índice gera 5 classes, com taxas de mortalidade distintas, prestando-se a auxiliar na indicação do local de tratamento dos pacientes. Em uma versão simplificada, seria capaz de sugerir aquele paciente sem indicação de internação hospitalar (Tabela 26.3).

CURB-65 e CRB-65 são escores de gravidade mais simples e também auxiliam na tomada de decisões quanto à internação dos pacientes com pneumonia adquirida na comunidade (PAC). As variáveis são: C – confusão mental; U – uremia > 50 mg/dℓ; R – taquipneia $\geqslant 30$ ipm; B – hipotensão sistólica < 90 mmHg ou diastólica $\leqslant 60$ mmHg; 65 – idade $\geqslant 65$ anos.

Tabela 26.2 PAC grave: indicação para tratamento em UTI.

Critérios menores
- Hipotensão arterial sistólica < 90 mmHg ou diastólica $\leqslant 60$ mmHg
- Relação $Pa_{O_2}/FI_{O_2} < 250$
- Presença de infiltrados radiológicos multilobares

Critérios maiores
- Choque séptico com necessidade de vasopressores
- IRA com indicação de ventilação mecânica

Tabela 26.3 Indicações para tratamento ambulatorial.

Idade < 70 anos
Ausência de comorbidades
- Neoplasia
- Doença hepática
- Insuficiência cardíaca
- Doença cerebrovascular
- Insuficiência renal

Ausência das seguintes alterações no exame físico
- Frequência cardíaca > 125 bpm
- Frequência respiratória > 30 irpm
- PA sist. < 90 mmHg
- Temperatura axilar < 35°C ou > 40°C
- Confusão mental

A cada uma dessas vaiáveis anormais ou idade acima de 65 anos é atribuído um ponto. Assim, no escore CURB-65, a pontuação máxima é 5 e, no CRB-65, 4.

A definição da gravidade e do local de tratamento do quadro pneumônico também determina o quanto de investigação diagnóstica deve ser feito. Nos casos ambulatoriais, praticamente não realizamos exames complementares.

Cabe esclarecer que a importância da radiografia de tórax, em PA e perfil, é tamanha, que não a consideramos, em Pneumologia, um método complementar. Faz parte, na verdade, de um "exame físico ampliado". Caracteriza a síndrome pneumônica, pode dar alguma pista diagnóstica e, às vezes, praticamente sela a etiologia. A radiografia de tórax deve ser repetida, quando necessário, durante o acompanhamento no decorrer do tratamento na fase aguda e 6 a 8 semanas após o quadro pneumônico em pacientes tabagistas com mais de 50 anos. A medida da Sa_{O_2} por meio da oximetria de pulso deve ser feita rotineiramente. Ela pode, isoladamente, definir a gravidade do caso.

Em pacientes internados, realizam-se exames de complexidade crescente, conforme a necessidade, tais como: hemograma completo e VHS; bioquímica de sangue e urina; exames diretos e culturas de materiais das vias respiratórias (escarro, escarro induzido, lavado broncoalveolar, escovado protegido, punção aspirativa com agulha fina, fragmentos pulmonares obtidos por biopsias); hemoculturas; exame direto e cultura do líquido pleural; antigenúria (*Legionella* e pneumococo); sorologias; pesquisa e dosagem de marcadores biológicos como a proteína C reativa e a procalcitonina; reação em cadeia da polimerase (PCR).

Uma vez estabelecido o local apropriado para o tratamento (ambulatório, leito hospitalar comum ou leito de UTI), é preciso definir a antibioticoterapia empírica. Apesar da pouca especificidade entre clínica, radiologia, epidemiologia e etiologia, não é aconselhável abdicar do raciocínio lógico e optar pelo uso sistemático de antibióticos potentes, de largo espectro de ação, seguindo à risca orientações que existem com a finalidade de nortear e não de definir condutas.

Para o tratamento ambulatorial, dispomos, basicamente, de 4 grupos de antibióticos, para uso isolado ou em associação, capazes de suprir as demandas encontradas: betalactâmicos, associados, ou não, a inibidores de betalactamase; quinolonas "respiratórias"; macrolídeos; doxiciclina. As opções devem se basear na prevalência dos germes envolvidos (*S. pneumoniae* é, em geral, a bactéria mais prevalente), na disponibilidade da apresentação oral, em aspectos como adesão ao tratamento (importância das relações "posologia × tolerância × custos"), na prevalência de bactérias resistentes no nosso meio, e na minimização permanente dos riscos para o paciente. A definição de resistência de cepas do *S. pneumoniae* à penicilina, baseada na CIM, foi modificada em 2008 pelo Clinical Laboratory Standard Institute (CLSI). Os estudos de vigilância microbiológica mostram que, à luz do CLSI 2008, as cepas invasivas do pneumococo isoladas no Brasil são sensíveis à penicilina. Devemos lembrar que a prescrição de medicamentos é um ato (do) médico e este não pode prescindir da sua experiência, do seu cabedal técnico, do raciocínio associativo lógico e do bom senso.

Para o tratamento em leito hospitalar, comum, dispomos de um leque maior de medicamentos, administráveis por via oral ou parenteral, isoladamente ou em associações: quinolonas "respiratórias"; cefalosporinas de 2ª, 3ª ou 4ª geração; betalactâmicos com inibidor de betalactamase; macrolídeos; ciprofloxacino; aminoglicosídios; penicilina G; clindamicina; oxacilina; vancomicina etc. A presença de quadros clássicos e comorbidades deve direcionar as decisões iniciais.

Nas PAC graves, é frequente a necessidade de reposição volêmica imediata. Caso a hipotensão persista mesmo com a adequada reposição volêmica e o uso de vasopressores, a infusão de hidrocortisona IV deve ser cogitada.

O paciente com pneumonia grave, encaminhado para a UTI, deve ser tratado com o pressuposto de que os agentes etiológicos mais prováveis são pneumococo, gram-negativos (incluindo *P. aeruginosa*) e *Legionella*, a não ser que haja forte indicação para outros germes. Os antibióticos seriam os listados anteriormente, usados sempre em associações, acrescidos dos fármacos anti-*Pseudomonas* diante da forte suspeita de sua participação.

Pneumonia hospitalar

A pneumonia hospitalar (PAH) é aquela que surge após 48 h da internação, no mínimo, não se relacionando com intubação traqueal e ventilação mecânica. Deve ser considerada precoce, quando ocorre até o quarto dia de internação, e tardia, quando se instala a partir do quinto dia. Esta divisão se dá por implicações etiológicas e prognósticas. A pneumonia associada à ventilação mecânica (PAVM) é analisada de maneira separada devido às suas peculiaridades. Também se divide em precoce e tardia, sendo o momento da intubação e ventilação o "ponto zero". Reconhece-se, atualmente, o quadro de traqueobronquite hospitalar, caracterizada pela ausência de infiltrados radiológicos novos apesar dos sintomas respiratórios e da febre.

A PAH é a segunda infecção hospitalar mais comum (a infecção mais frequente é a urinária), porém apresenta maiores índices de morbidade e mortalidade.

Ela ocorre mais entre os pacientes cirúrgicos do que entre os clínicos. É muito mais frequente, ainda, nas unidades de terapia intensiva, chegando a ser diagnosticada em percentuais acima de 40% dos pacientes.

Essa incidência é ainda maior se analisarmos apenas os pacientes em ventilação mecânica. Nesses, o risco de ocorrência de pneumonia eleva-se 1 a 3% por cada dia de assistência respiratória.

Conforme os estudos considerados, a mortalidade das pneumonias hospitalares se situa entre 27 e 50%.

Quando causadas por *P. aeruginosa*, *Acinetobacter* sp. e *Staphylococcus aureus* resistentes à meticilina, encontram-se as maiores taxas de mortalidade.

O principal mecanismo patogênico é a aspiração de bactérias que colonizam os tratos respiratório e digestivo. Sendo assim, os fatores de risco para colonização das vias respiratórias superiores, orofaringe e estômago, por bactérias patogênicas, bem como os fatores que favorecem a aspiração, associam-se ao risco de ocorrência de pneumonias hospitalares.

Há mecanismos menos comuns, mas não com menor importância: inalação de aerossóis contaminados nos equipamentos de nebulização e ventilação mecânica; disseminação hematogênica, seja de focos infecciosos a distância, seja por meio da translocação de bactérias do tubo digestivo; disseminação por contiguidade.

Nos pacientes intubados, sob ventilação mecânica, concorrem para a grande incidência de infecções a inoculação de secreções acumuladas sobre o balonete do tubo traqueal, de condensados contaminados dentro de circuitos ou pela utilização de técnicas não assépticas para aspiração traqueal.

Os principais fatores que facilitam a colonização das vias respiratórias superiores e orofaringe, principalmente por enterobactérias, são: idade avançada, acima de 65 anos; internações prolongadas; uso de antibióticos; desnutrição; alcoolismo; tabagismo; hipotensão arterial; acidose metabólica, diabetes; uremia; insuficiência hepática; DPOC; medicamentos que elevam o pH gástrico; não lavagem das mãos, por parte dos profissionais de saúde, antes do atendimento ao paciente.

Os principais fatores de risco para aspiração são: redução do nível de consciência; cânula traqueal; sonda gástrica ou enteral; reintubações; distúrbios de deglutição; infusão de dieta em posição supina; redução da peristalse.

De todos os fatores que contribuem para a ocorrência das PAH, há aqueles que são modificáveis e outros que não o são (p. ex., idade, comorbidades, procedimentos cirúrgicos). Para os modificáveis, algumas medidas são fundamentais para a redução do risco: lavagem e desinfecção frequente das mãos, remoção precoce de dispositivos invasivos, implementação de rotinas que minimizem o uso indiscriminado de antibióticos, rotinas de atenção para os pacientes em ventilação mecânica e para desmame criterioso.

O diagnóstico das pneumonias hospitalares é estabelecido pelo aparecimento de febre, tosse, secreções broncopulmonares purulentas, leucocitose, surgimento de infiltrados novos na radiografia de tórax (ou piora daqueles preexistentes).

Deve-se buscar o diagnóstico microbiológico, pois, com base apenas em critérios clínicos e radiológicos, há, aproximadamente, 35% de chance de falsos diagnósticos de pneumonias. Incluem-se no diagnóstico diferencial atelectasias, embolia pulmonar, hemorragia alveolar, edema pulmonar, neoplasias, reação a substâncias, "pneumonites" químicas ou actínicas, e SARA.

Pode-se chegar ao diagnóstico microbiológico por meio de hemoculturas, apesar do seu baixo rendimento. Colhem-se pelo menos duas amostras de 10 mℓ de sangue em diferentes locais de punção durante o pico febril. O uso prévio de antibióticos compromete mais ainda os resultados. Deve-se colher alguma secreção respiratória e submetê-la a culturas quantitativas ou semiquantitativas. Notadamente nas PAVM, os métodos de coleta são broncoscópicos (LBA, LBAP, EP) e não broncoscópicos (AET, EPNB, LBNB). Para diferençar colonização de infecção, usam-se os seguintes pontos de corte nas culturas quantitativas:

- Lavado broncoalveolar (LBA) e LBA protegido (LBAP): 10^4 ufc/mℓ
- Escovado protegido (EP): 10^3 ufc/mℓ
- Aspirado endotraqueal (AET): 10^5 ufc/mℓ

Outros aspectos importantes no diagnóstico da infecção e no monitoramento evolutivo são os marcadores biológicos. Os mais importantes, sensíveis e potencialmente úteis são:

receptor solúvel de ativação expresso em células mieloides (sTREM-1), cuja expressão está aumentada em macrófagos e neutrófilos na presença de produtos bacterianos; procalcitonina (PCT), cujos níveis séricos são baixos ou imperceptíveis em indivíduos normais, mas que, na vigência de infecções bacterianas graves, encontram-se elevados; proteína C reativa, que parece útil na detecção de pacientes com perspectivas de evolução conturbada, tendo assim valor prognóstico.

Alguns autores propuseram um escore de infecção pulmonar (CPIS: escore clínico de infecção pulmonar) com o objetivo de auxiliar no diagnóstico da PAH, na tomada de decisões terapêuticas iniciais e na avaliação subsequente. Seis parâmetros geram uma pontuação que vai de 0 a 12. CPIS maior que 6 associa-se a alta probabilidade de PAVM (Tabela 26.4).

Tabela 26.4 Escore CPIS para diagnóstico de pneumonia hospitalar (máximo de 12 pontos ou 10 pontos, caso não se considere a variável "cultura semiquantitativa").

Temperatura (°C)
0 ponto – > 36,5 e < 38,4
1 ponto – > 38,5 e < 38,9
2 pontos – > 39,0 e < 36,0
Leucometria (por mm³)
0 ponto – > 4.000 ou < 11.000
1 ponto – < 4.000 ou > 11.000, mais 1 ponto se bastões > 500
Secreção traqueal (0-4+, cada aspiração total/dia)
0 ponto – < 14+
1 ponto – > 14+, mais 1 ponto se secreção purulenta
Pa_{O_2}/FI_{O_2}
0 ponto – > 240 mmHg ou SDRA
2 pontos – < 240 mmHg e ausência de SDRA
Radiografia de tórax
0 ponto – sem infiltrado
1 ponto – infiltrado difuso
2 pontos – infiltrado localizado
Cultura semiquantitativa de aspirado traqueal (0, 1, 2 ou 3+)
0 ponto – cultura de bactéria patogênica: sem crescimento, ou até 1+
1 ponto – cultura de bactéria patogênica > 1+, mais 1 ponto se for a mesma bactéria do Gram

Os principais agentes etiológicos das pneumonias hospitalares são os bacilos gram-negativos aeróbios e o *S. aureus*.

A prevalência de determinados agentes depende do tempo de internação antes do diagnóstico da pneumonia, da sua gravidade, da presença de determinados fatores de risco específicos (Tabela 26.5), de fatores de risco para patógenos resistentes (características da flora local, uso prévio de antibióticos por mais de 24 h nos 15 dias antecedentes à pneumonia, ventilação mecânica, alguma condição de imunossupressão).

Tabela 26.5 Fatores de risco específicos nas PAH.

Cirurgia abdominal recente ou aspiração maciça – considere os germes anaeróbios como agentes preferenciais
Coma, TCE, diabetes, insuficiência renal crônica – considere *Staphylococcus aureus*
Uso de corticoides em doses altas – possibilidade de *Legionella* sp.
Paciente com doença estrutural pulmonar, uso de corticoides, internação prolongada em UTI – alto risco para *Pseudomonas aeruginosa*
DPOC – associa-se a *S. pneumoniae, Haemophilus influenzae* e *Mycobacterium catarrhalis*

O tratamento empírico das pneumonias hospitalares deve ser iniciado após a estratificação dos pacientes conforme a gravidade da pneumonia, o tempo de internação no momento do diagnóstico (precoce ou tardio) e a existência de fatores de risco específicos e para patógenos resistentes.

A Tabela 26.6 resume as ações a serem desenvolvidas a partir da suspeita de PAH/PAVM para o estabelecimento do tratamento empírico inicial.

Tabela 26.6 Tratamento empírico da PAH/PAVM.

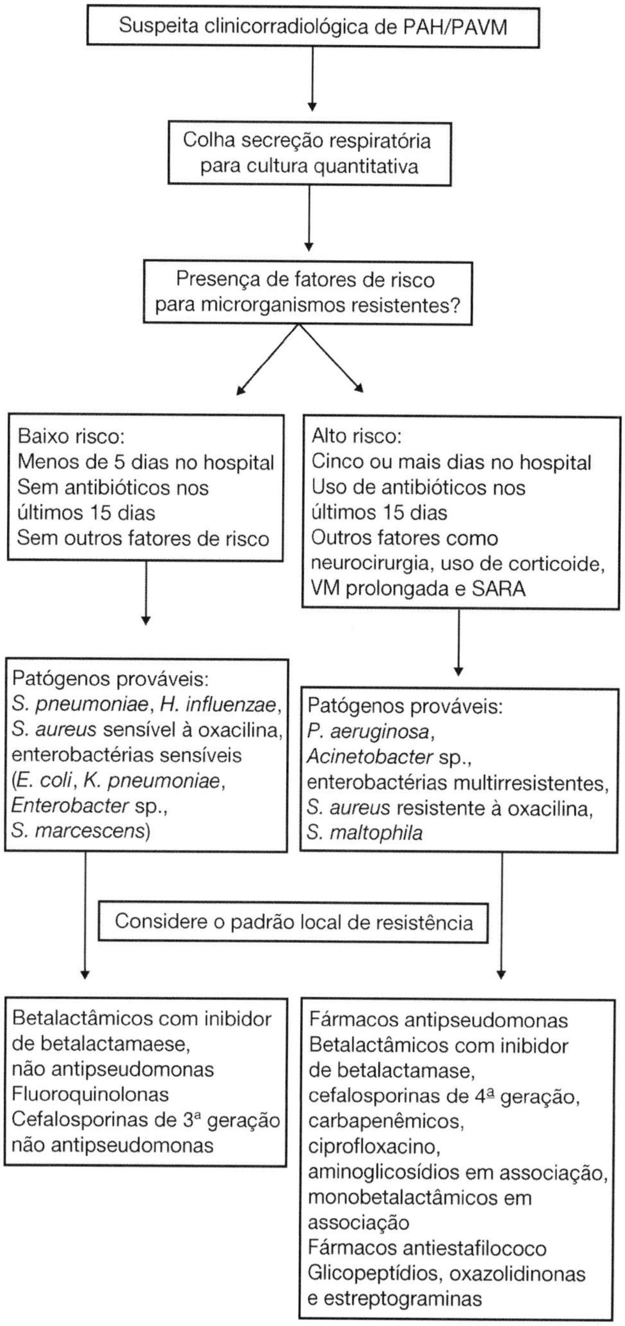

Adaptado de Diretrizes brasileiras para tratamento das PAH e das PAVM – 2007.

De modo geral, a duração do tratamento não deve ser inferior a 10 dias (Figuras 26.5 e 26.6). A presença de *P. aeruginosa*, *Acinetobacter*, *S. aureus*, envolvimento pulmonar multilobar, cavitações e desnutrição orienta no sentido do prolongamento da duração do tratamento para 3 a 4 semanas.

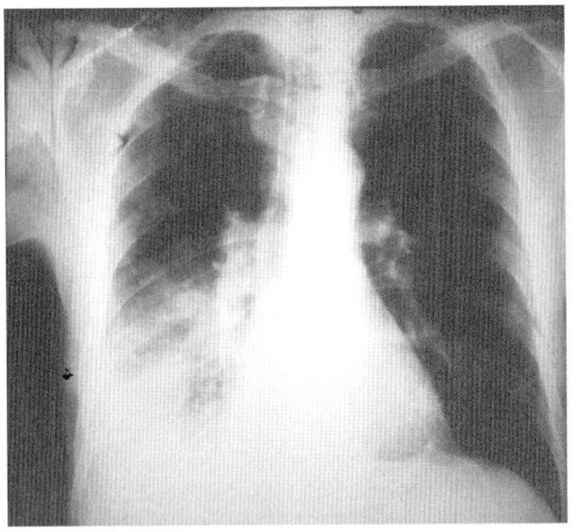

Figura 26.5 Na internação, a radiografia de tórax mostrava consolidação heterogênea que ocupava o terço inferior do pulmão direito.

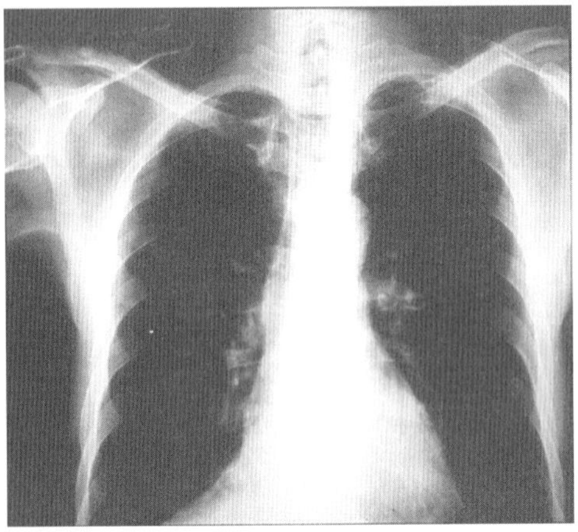

Figura 26.6 Mesmo caso da Figura 26.5. Após 10 dias de antibioticoterapia com amoxicilina-clavulanato, a radiografia de tórax mostrava resolução completa da lesão pulmonar.

▪ Pneumonia em imunodeficientes

AIDS, doenças neoplásicas e tratamentos imunossupressores para transplantes representam as formas mais importantes de imunodepressão, e pneumonias são as complicações infecciosas mais graves e frequentes.

No enfrentamento inicial da pneumonia que ocorre em pacientes com comprometimento de sua imunidade, devemos valorizar o tipo de imunodeficiência, que pode associar-se a microrganismos preferenciais, bem como a aspectos dos infiltrados pulmonares visualizados na radiografia simples de tórax, ou em tomografias computadorizadas, assim como a evolução dessas lesões.

Se o infiltrado pulmonar é difuso, afastando-se a possibilidade de edema, infiltração neoplásica, reação a substâncias, ou, mais raramente, hemorragia, os agentes mais frequentes são *P. carinii* e citomegalovírus. Menos frequentemente, *Cryptococcus*, *Aspergillus* e *Candida*.

Se o padrão radiográfico é nodular ou cavitário, as principais possibilidades são *Cryptococcus*, *Nocardia*, *Aspergillus*, *M. tuberculosis* e, com menos frequência, *Legionella*.

Quando o padrão é segmentar ou lobar, excluindo-se o diagnóstico de embolia pulmonar, as causas mais frequentes são bactérias piogênicas, *Cryptococcus* e mucormicose. Em segundo plano, *M. tuberculosis* e vírus.

Em relação à evolução temporal dos infiltrados, aqueles de curso rápido sugerem etiologia bacteriana (gram-negativos, *S. aureus*, *Legionella*); os de curso subagudo, *P. carinii*, *Aspergillus*, citomegalovírus e mucormicose. Já os de evolução mais insidiosa associam-se também a *P. carinii*, *Nocardia*, *Cryptococcus* e *M. tuberculosis*, afastando-se lesões por substâncias, infiltração neoplásica e radioterapia.

É notória a relação existente, nos transplantes de órgãos, principalmente de rins ou de fígado, entre as infecções que possam ocorrer e o tempo desde o transplante. Assim, no primeiro mês, na fase imediata, preponderam as pneumonias hospitalares, provocadas principalmente por germes gram-negativos e *Staphylococcus*. Entre o segundo e o sexto mês, os efeitos da imunossupressão se fazem sentir mais intensamente e os germes oportunistas representam os maiores causadores de infecção (vírus, *P. carinii*, outros fungos e micobactérias).

Exames complementares devem ser sempre realizados, para reduzir a chance de erro diagnóstico. Os mais utilizados são: tomografias computadorizadas, exames sorológicos, hemoculturas, exame direto e culturas do escarro induzido, do material obtido por broncofibroscopia com lavado broncoalveolar e escovado protegido, biopsia transbrônquica, punção aspirativa transparietal com agulha fina e biopsia pulmonar a céu aberto.

A Tabela 26.7 nos dá ideia das associações entre imunodeficiências e microrganismos. Obviamente, quanto mais complexo e grave for o caso, mais amplo será o esquema empírico e mais extensa a exploração complementar.

Os antibióticos mais usados no tratamento empírico desses pacientes são os betalactâmicos com atividade antipseudomonas (carbapenêmicos, cefalosporinas de 4ª geração, penicilinas com atividade antipseudomonas), aminoglicosídios, glicopeptídios (vancomicina e teicoplanina), oxazolidinonas (linezolida), anfotericina B e outros antifúngicos (fluconazol, caspofungina, voriconazol), sulfametoxazol-trimetoprima, tuberculostáticos e fármacos antivirais (ganciclovir, aciclovir).

As primeiras 48 a 72 h nortearão a conduta posterior. Havendo detecção do agente etiológico, refaz-se a terapêutica, direcionada. Não existindo definição da etiologia, porém com evolução favorável, mantém-se o tratamento inicial. Não havendo resposta, investe-se mais nos exames complementares (lavado broncoalveolar, biopsia transbrônquica, punção aspirativa com agulha fina) e considera-se a adição de outros medicamentos, ou a modificação radical do esquema. Caso não se obtenha diagnóstico específico, nem evolução favorável, nesta etapa, indica-se a biopsia pulmonar a céu aberto e modifica-se o esquema antibiótico.

Em pacientes transplantados de medula óssea, a suspeita de infecção por citomegalovírus implica tratamento imediato com fármacos antivirais associados a imunoglobulina específica. A mortalidade é altíssima, alcançando 90%.

Tabela 26.7 Associações entre imunodeficiências e microrganismos.

Condição	Situações clínicas usuais	Patógenos
Neutropenia (< 500/mℓ)	Quimioterapia Leucemia Reações a substâncias	**Bactérias**: bacilos gram-negativos aeróbios (coliformes, *Pseudomonas*), *Staphylococcus aureus*, *S. epidermidis*, *Streptococcus* sp. **Fungos**: *Aspergillus*, *Candida* sp.
Redução da imunidade celular	Transplante de órgãos Infecção pelo HIV Doença de Hodgkin Corticoterapia	**Bactérias**: *Listeria*, *Salmonella*, *Nocardia*, *Legionella*, *Mycobacterium tuberculosis*, *M. avium* **Vírus**: CMV, *Herpes simples*, Varicela-zóster **Parasitos**: *Toxoplasma*, *Strongyloides stercoralis*, *Cryptosporidium* **Fungos**: *Pneumocystis carinii*, *Candida*, *Criptococcus*, *Histoplasma*
Hipogamaglobulinemia ou disgamaglobulinemia	Mieloma múltiplo Deficiência adquirida ou congênita de Ig Leucemia linfocítica crônica	**Bactérias:** *S. pneumoniae*, *H. influenzae* (tipo B) **Parasitos:** *Giardia* **Vírus:** Enterovírus
Deficiência de C2, C3, C5, C6 ou C8	Congênita	**Bactérias:** *S. pneumoniae*, *H. influenzae*, *S. aureus*, *Enterobacter*, *N. meningitidis*, *Salmonella*
Alteração da quimiotaxia	Diabetes Alcoolismo Insuficiência renal Trauma LES	**Bactérias:** *S. aureus*, *Streptococcus* sp., gram-negativos **Fungos:** *Candida*
Alteração da função neutrofílica	Doença granulomatosa crônica Deficiência de mieloperoxidase	**Bactérias:** agentes catalase-positivos, *S. aureus*, *E. coli* **Fungos:** *Candida*

▸ Pneumonias virais

Na última década, observou-se aumento na incidência da pneumonia viral em decorrência da melhoria das técnicas diagnósticas, permitindo um diagnóstico virológico com alto grau de sensibilidade e especificidade, aliado ao aumento da população de indivíduos imunossuprimidos.

As pneumonias virais acometem crianças e adultos, imunocompetentes ou não (Figura 26.7). Cerca de um terço dos adultos hospitalizados com pneumonia comunitária tem evidência de infecção por um ou mais vírus respiratórios. A maioria dos casos ocorre no inverno, em populações enclausuradas e nos portadores de doença cardíaca ou pulmonar. Pacientes com doença cardiovascular apresentam risco 4 vezes maior de adquirir pneumonia viral do que pneumonia bacteriana.

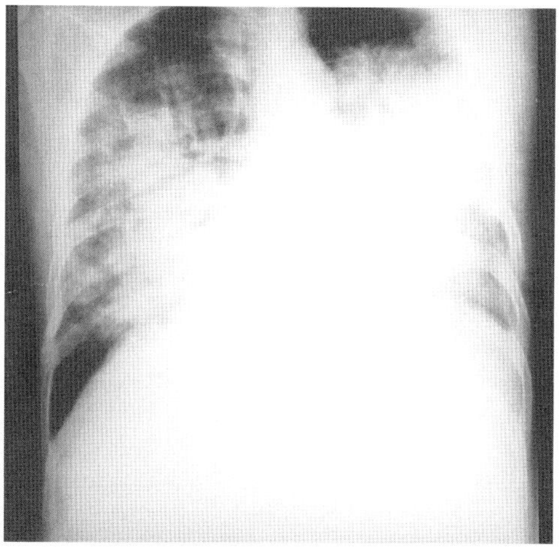

Figura 26.7 Radiografia de tórax de um homem adulto que mostra infiltrado alveolar difuso e bilateral, além da presença de aerobroncograma, em um caso de pneumonia viral.

As viroses respiratórias podem ser divididas em 2 grandes grupos de acordo com o tipo de ácido nucleico que seus agentes apresentam: grupo RNA (mixoviroses, picornaviroses, retroviroses, arenaviroses, coronaviroses e togaviroses) e grupo DNA (poxviroses, papovaviroses, adenoviroses e herpesviroses). Estas viroses podem causar não somente infecções das vias respiratórias superiores, mas também das inferiores.

Nos adultos, as 3 etiologias mais frequentes de pneumonias virais são o vírus *influenza*, o vírus sincicial respiratório (VSR) e o vírus *parainfluenza* (VPI), sendo os vírus *influenza* tipos A e B responsáveis pela maioria das pneumonias virais adquiridas na comunidade, sobretudo durante as epidemias pelo vírus *influenza*.

Outros vírus que podem acarretar pneumonias virais são herpesvírus simples (VHS), varicela-zóster, sarampo, adenovírus, citomegalovírus (CMV), Epstein-Barr, hantavírus e coronavírus.

Nas crianças, VSR, *influenza* A e B, VPI, adenovírus e vírus do sarampo são os vírus responsáveis pelas pneumonias virais. Em crianças menores de 2 anos, VSR, VPI 3 e adenovírus são as causas mais comuns de bronquiolite e pneumonia. VPI 1 e 2 são os principais agentes etiológicos em crianças maiores, nas quais podem provocar laringotraqueobronquite (crupe).

Outrora, o diagnóstico de pneumonia viral se fundamentava essencialmente em bases clínicas. Atualmente, avanços biotecnológicos têm permitido diagnósticos de certeza cada vez mais precoces por meio da utilização de métodos eficazes, rápidos e menos invasivos, reservando-se os procedimentos mais invasivos, como a biopsia pulmonar, para indivíduos imunocomprometidos gravemente enfermos.

O vírus pode ser identificado por intermédio da análise citológica. As inclusões intranucleares frequentemente ocorrem em células infectadas pelos vírus DNA (adenovírus, VPI, CMV), enquanto as inclusões citoplasmáticas estão presentes nas infecções causadas pelos vírus RNA (VSR, herpesvírus simples, vírus da varicela-zóster).

O isolamento e a identificação do vírus podem ser obtidos a partir da cultura de material recolhido de amostras de escarro, lavado e escovado de nasofaringe, lavado broncoalveolar e fragmentos de tecido do trato respiratório superior e inferior. As culturas são analisadas do ponto de vista dos efeitos citopatogênicos, além da evidência de crescimento viral. Os vírus *influenza*, adenovírus, VSR, VPI, sarampo, herpesvírus, varicela-zóster e CMV podem ser identificados por meio da cultura com auxílio da imunofluorescência ou sondas de ácidos nucleicos.

A detecção rápida de antígenos por imunofluorescência ou método Elisa pode ser utilizada para o diagnóstico das pneumonias por VHS, VSR, *influenza* A e B, VPI, CMV, adenovírus e varicela-zóster. O resultado pode ser obtido em cerca de 3 h após a coleta do material. A desvantagem do método está na sua baixa sensibilidade em relação à cultura.

Outro procedimento diagnóstico sugerido é a amplificação gênica. A reação em cadeia da polimerase (PCR) apresenta altas sensibilidade e especificidade, sendo especialmente útil na detecção do CMV no sangue, na urina e em secreções respiratórias. Outra técnica de diagnóstico molecular mais recente é a transcriptase reversa multiplex associada ao PCR que permite identificar precocemente VRS, adenovírus e VPI.

O tratamento das pneumonias virais se baseia nas medidas habituais de suporte como repouso, analgésicos, antipiréticos, dieta adequada, hidratação, oxigênio e observação. A pneumonia viral pode curar-se por si só, sem tratamento antiviral específico. Terapia antiviral pode estar indicada em algumas situações, e os fármacos disponíveis no mercado são amantadina, rimantadina, oseltamivir, zanamivir, ribavirina, aciclovir, ganciclovir e foscarnet. Amantadina e rimantadina, inibidores M2, estão indicadas em prevenção e tratamento da infecção pelo vírus *influenza* A, sendo ineficazes contra o vírus *influenza* B. Já oseltamivir e zanamivir, inibidores da neuraminidase, são eficazes para ambos os vírus. Recomenda-se que estes fármacos sejam iniciados dentro de 24 a 48 h do início dos sintomas. Ribavirina está indicada no tratamento da pneumonia grave por VSR, da pneumonia por sarampo em crianças infectadas pelo HIV e em adultos imunocomprometidos. Aciclovir é o fármaco de escolha para pneumonia por VHS e tem tido eficácia também no tratamento da pneumonia por varicela em imunodeprimidos. Ganciclovir, associado ou não a altas doses de imunoglobulina, é recomendado nos casos de pneumonia aguda por CMV. Foscarnet pode ser usado nas pneumonias por CMV e VHS.

Vírus influenza

Pertencente ao grupo dos ortomixovírus, o vírus *influenza* contém RNA e é classificado em tipos A, B e C, de acordo com as diferenças antigênicas de suas proteínas internas. Os subtipos do vírus *influenza* A responsáveis pela maioria das infecções em humanos são determinados pelas glicoproteínas de superfície – hemaglutininas (H1, H2, H3 etc.) e neuraminidases (N1 ou N2). Em 1997 foi documentada a primeira infecção humana pelo vírus da *influenza* aviária H5N1. Como o vírus não se dissemina facilmente de aves para humanos ou diretamente de pessoa para pessoa, a ocorrência desta infecção ficou restrita a surtos em alguns países, principalmente no Sudeste Asiático. Em março de 2009, surgiram os primeiros casos da gripe suína ou nova gripe, provocada pela *influenza* A H1N1/09, que rapidamente tornou-se pandêmica, pois se tratava de um novo vírus contra o qual o sistema imunológico humano não estava preparado. Ao contrário do que acontece na gripe sazonal pela *influenza* que ocorre mais em idosos, na gripe aviária e na suína há acometimento maior de crianças e adultos jovens, muitos deles previamente saudáveis. Na gripe suína, verificou-se maior taxa de mortalidade em grávidas e portadores de doença metabólica crônica, como obesidade, diabetes e colesterol elevado. O vírus *influenza* é a principal causa de infecção respiratória em crianças e adultos, sendo os vírus *influenza* A e B responsáveis por um terço das viroses respiratórias. A transmissão do vírus *influenza* se dá por contato pessoal, via aerossol ou fômites. Tipicamente, a infecção por esse vírus é autolimitada e costuma se manifestar subitamente, com febre elevada, calafrios, mialgia, artralgia, rinorreia, obstrução nasal, cefaleia, dor de garganta e tosse seca. Diarreia e vômitos aparecem com maior frequência na gripe pela cepa H1N1 do que na gripe sazonal. Em hospedeiros normais, os sintomas frequentemente melhoram dentro de 3 a 5 dias. Por vezes, principalmente em idosos, em pacientes com doença cardiopulmonar e em imunodeprimidos, pode ocorrer pneumonia grave com quadro de insuficiência respiratória, que se instala dentro de 12 a 36 h após os sintomas iniciais e pode ser provocada somente pelo vírus ou por superinfecção pelo estafilococo. Mais comumente, observa-se infecção bacteriana superposta por pneumococo, estafilococo ou hemófilo que se desenvolve 2 semanas depois da infecção viral. Radiologicamente, são comuns os infiltrados peribrônquicos e peri-hilares. Nas formas mais graves, são observados infiltrados confluentes, especialmente em uma distribuição bibasal e em geral com um aspecto multifocal. Atelectasia e hiperinsuflação podem acontecer. Cultura positiva pode ser obtida dentro de 2 a 3 dias. O método diagnóstico recomendado pela Organização Mundial da Saúde para a confirmação laboratorial de *influenza* H1N1 é o RT-PCR em tempo real em amostras de secreções respiratórias coletadas, preferencialmente até o terceiro dia, após o início dos sintomas. O tratamento é sintomático. Como vimos anteriormente, cloridrato de amantadina e de rimantadina são eficazes apenas contra o vírus *influenza* A, ao passo que oseltamivir e zanamivir são ativos também contra os vírus *influenza* A e B. Estes fármacos, os quais devem ser administrados dentro de 24 a 48 h depois do início dos sintomas, reduzem a duração destes sintomas, bem como o risco de progressão para pneumonia em pacientes imunocompetentes ou imunocomprometidos. Para a prevenção da infecção pelo vírus *influenza*, recomenda-se o uso da vacina inativa contra os vírus A e B, cuja proteção é de 70 a 90% em adultos sadios. Sua eficácia na prevenção de pneumonia, hospitalização ou óbito em asilos para idosos é estimada em 50 a 68%. Os pacientes que apresentam contraindicação à vacinação e os transplantados de medula óssea (durante os primeiros 6 a 12 meses após o transplante) devem receber medicamentos antivirais.

Vírus parainfluenza

O vírus *parainfluenza* é um paramixovírus comum que infecta a maioria das pessoas durante a infância, conferindo imunidade apenas transitória, e apresenta quatro tipos baseados nas características antigênicas. Os tipos 1 e 2 são os maiores responsáveis pela laringotraqueobronquite (crupe) em crianças; o tipo 3 causa mais bronquite, bronquiolite e broncopneumonia; o tipo 4 pode acometer adultos e crianças, além de provocar doença respiratória discreta. Clinicamente, o quadro pode ser o de um resfriado comum; outras vezes, o de laringotraqueobronquite com sinais de obstrução alta; e, mais raramente, pneumonia, que, em indivíduos imunossuprimidos, particularmente nos transplantados, pode ser grave e levar a insuficiência respiratória. Nos transplantados de órgãos sólidos, a infecção pelo vírus *parainfluenza* aumenta o risco de rejeição. Radiologicamente, podemos encontrar desde infiltrado focal até infiltrado intersticial ou alveolointersticial difuso. O diagnóstico pode ser estabelecido por cultura viral, análise citológica, testes de detecção rápida de antígeno e amplificação gênica. Ribavirina tem sido utilizada no tratamento da pneumonia, sobretudo nos imunossuprimidos. Nos casos de laringotraqueobronquite aguda com obstrução alta, por vezes há necessidade de intervenção urgente, podendo ser necessário intubação traqueal ou mesmo traqueostomia.

Vírus sincicial respiratório

O vírus sincicial respiratório (VSR) é altamente contagioso, pertencente à família dos paramixovírus. Pode se disseminar por meio de gotículas respiratórias ou por contato direto com material infeccioso e, portanto, é comumente adquirido em hospitais. Apresenta apenas um sorotipo e é o principal agente causador de pneumonias em crianças entre 6 meses e 3 anos de idade. É raro em adultos imunocompetentes, mas trata-se de causa bem reconhecida de pneumonia em idosos e adultos imunocomprometidos nos quais formas graves da doença podem ocorrer. Constitui a maior causa de morbidade e mortalidade em transplantados, podendo também estar associado a maior risco de outras infecções, como a aspergilose invasiva. A mortalidade em imunocomprometidos com pneumonia pelo vírus sincicial respiratório é de aproximadamente 80%. O quadro clínico costuma ser variado, com sintomas do trato respiratório superior, traqueobronquite, bronquiolite ou pneumonia que pode ser grave nos imunossuprimidos. O exame radiológico pode mostrar infiltrado intersticial difuso, condensações lobares e derrame pleural. O vírus pode ser identificado mediante vários métodos, como cultura, avaliação citológica na qual células gigantes multinucleadas e inclusões intranucleares podem ser vistas, detecção rápida de antígeno e amplificação gênica. Ribavirina tem sido indicada somente para casos graves da doença. A profilaxia com imunoglobulina anti-VSR pode reduzir a frequência e a gravidade do VSR em imunocomprometidos. Também palivizumabe, anticorpo monoclonal humanizado, pode ser empregado como profilaxia em crianças com risco elevado de desenvolver a pneumonia pelo VSR.

Adenovírus

O adenovírus contém DNA, e são conhecidos 42 tipos antigênicos; os principais responsáveis pelas doenças respiratórias são os tipos 1, 2, 3, 4, 7, 14 e 21. O adenovírus pode acarretar também enterite, cistite hemorrágica, encefalite e hepatite. As pneumonias pelo adenovírus geralmente não são graves, exceto as que acontecem em imunocomprometidos nos quais pneumonia fulminante pode ocorrer. O quadro clínico inclui febre, mal-estar, cefaleia, faringite, amigdalite, traqueíte e tosse. Em adultos imunocomprometidos, a febre é predominante e sintomas gastrintestinais podem ser importantes. A radiografia de tórax pode revelar presença de *air trapping* e colapso lobar em consequência da inflamação brônquica e peribrônquica e, como sequelas, podem aparecer bronquiolite obliterante, bronquiectasias e síndrome de Swyer-James. A identificação do vírus pode ser obtida por cultura viral, análise citológica, detecção rápida do antígeno e amplificação gênica. O tratamento é de suporte. Ribavirina e aciclovir têm sido utilizados nas infecções por adenovírus. A mortalidade nos imunossuprimidos está associada à presença de pneumonia viral e doença disseminada.

Vírus do sarampo

Pertencente à família dos paramixovírus, o vírus do sarampo pode causar pneumonia grave em crianças e adolescentes, especialmente em imunodeprimidos e desnutridos. Além do quadro clínico clássico de sarampo com as fases catarral, exantemática e descamativa bem definidas, podem ocorrer achados pulmonares paralelamente aos sinais cutâneos, com a gravidade da pneumonia correlacionado-se com a piora do *rash* cutâneo. Radiologicamente, podem-se observar infiltrado intersticial reticular difuso, atelectasia lobar e aumento dos linfonodos hilares. Nos casos de infecção bacteriana superposta, geralmente por pneumococo, estafilococo ou hemófilo, o padrão radiológico pode se alterar. O agente pode ser identificado por cultura viral. O tratamento geralmente é de suporte. Crianças infectadas pelo HIV e adultos imunodeprimidos que apresentam pneumonia pelo vírus do sarampo têm sido tratados com ribavirina em aerossol ou intravenosa. Imunoglobulina intravenosa pode ser administrada.

Citomegalovírus

Pertencente ao mesmo grupo dos herpesvírus 1 e 2, do vírus varicela-zóster e do Epstein-Barr, o CMV pode ser adquirido por meio de contato direto inter-humano, transfusão sanguínea, transplante de órgãos, gestação, parto ou amamentação. Metade da população urbana é portadora de anticorpos específicos para o CMV. Em hospedeiros imunocompetentes, a infecção e a pneumonia por CMV causam a síndrome mononucleose-*símile*. Nestes indivíduos, a infecção e a pneumonia por CMV, que acontecem em 6% dos casos, são autolimitadas. Em indivíduos imunodeprimidos, a pneumonia por CMV é comum e frequentemente fatal, estando sua gravidade relacionada com o grau de imunodepressão. O CMV está presente nos pulmões em cerca de 75% dos pacientes com HIV e pneumonia por *Pneumocystis carinii*. Nestes pacientes, a pneumonia se resolve sem necessidade de tratamento específico para CMV, se a pneumonia por *P. carinii* for tratada. O CMV pode acometer vários órgãos e acarretar enterocolite, retinite, hepatite, mielossupressão e encefalite. O quadro clínico da pneumonia é geralmente subagudo e inespecífico. Radiologicamente, observa-se infiltrado intersticial com predomínio em lobos inferiores. Acometimento mais difuso pode ser notado na fase tardia da doença e também em transplantados de órgãos. O diagnóstico pode ser realizado pela cultura viral com obtenção do resultado em 24 h, avaliação citológica, antigenemia e PCR que apresenta alta sensibilidade e especificidade. O tratamento recomendado para a pneumonia aguda por CMV é ganciclovir, medicamento que previne a replicação do DNA viral pela inibição da enzima DNA-polimerase. O equivalente oral do ganciclovir é a valganciclovir, tão eficaz quanto ele. Imunoglobulina intravenosa em altas doses tem sido empregada em associação ao ganciclovir. Como profilaxia da infecção por CMV em transplantados, recomenda-se aciclovir ou ganciclovir antes e depois do transplante.

Herpesvírus simples

O VHS raramente causa infecção de vias respiratórias inferiores em indivíduos imunocompetentes, nos quais geralmente determina doença mucocutânea e ceratoconjuntivite. Contudo, os imunodeprimidos podem adquirir pneumonia que pode ser por extensão direta a partir de infecção de vias respiratórias superiores ou em consequência de disseminação hematogênica de herpes simples genital ou oral. Clinicamente, a pneumonia manifesta-se com tosse, dor torácica, dispneia, sibilância, hemoptise, taquipneia e febre. Radiologicamente, apresenta infiltrado focal com pequenos nódulos que podem coalescer, formando extensos infiltrados. Cultura viral, avaliação citológica, detecção do antígeno e amplificação gênica podem identificar o vírus. O medicamento recomendado no tratamento de pneumonia pelo VHS é o aciclovir. Devido à alta proporção da associação de pneumonia bacteriana, sugere-se antibioticoterapia de amplo espectro, incluindo cobertura estafilocócica, naqueles pacientes que não apresentarem melhora com aciclovir.

▪ Vírus varicela-zóster

A pneumonia pelo vírus varicela-zóster é uma complicação comum da varicela em adultos (15%), podendo resultar em significativas morbidade e mortalidade. Indivíduos imunocomprometidos e grávidas são os mais propensos a adquirir esta complicação. A pneumonia habitualmente surge 2 a 5 dias após o início da febre. São comuns tosse, hemoptise, dispneia e dor pleurítica devido à presença de vesículas na pleura. A radiografia de tórax mostra infiltrado intersticial nodular ou reticular difuso rapidamente progressivo. As lesões pulmonares em geral regridem concomitantemente com o desvanecimento das erupções cutâneas, porém podem persistir por meses ou mesmo calcificar. O diagnóstico pode ser estabelecido por isolamento do vírus na cultura, testes de detecção rápida do antígeno, avaliação citológica e análises sorológicas. Para o tratamento, além das medidas de suporte, aciclovir é recomendado.

▪ Vírus Epstein-Barr

O vírus Epstein-Barr é um vírus DNA da família Herpesviridae que tem como principais locais de acometimento os linfócitos B, as glândulas salivares, a nasofaringe e a orofaringe. A infecção primária em geral manifesta-se como mononucleose, e a pneumonia ocorre em menos de 10% desses casos. Não há tratamento específico.

▪ Hantavírus

Pertencente à família Bunyavirus, o hantavírus contém RNA e é excretado na urina e nas fezes de roedores. O homem adquire o vírus por via inalatória e pode desenvolver quadro abrupto, dramático, de "síndrome pulmonar do hantavírus", que apresenta alta taxa de mortalidade (52%). Nesta síndrome, ocorrem insuficiência respiratória rapidamente progressiva, edema pulmonar não cardiogênico, hemoconcentração, trombocitose, acidose láctica, diminuição do débito cardíaco e arritmia cardíaca. Os sintomas respiratórios são precedidos de febre e mialgia em 1 a 10 dias. A tosse, geralmente não produtiva, está presente em cerca de 2/3 dos pacientes no início do quadro. Ocasionalmente, a coloração do escarro é amarelo-âmbar e representa líquido de edema alveolar; surge na fase de choque da doença. Frequentemente, aparecem dor no dorso e no quadril, vômitos, diarreia e dor abdominal. Na fase inicial, a radiografia de tórax pode ser normal. Posteriormente, às vezes em 4 a 6 h, ocorrem sinais de edema intersticial com presença de linhas B de Kerley, edema peribrônquico e, finalmente, infiltrado alveolar difuso, que tipicamente se inicia nas áreas dos pulmões dependentes da gravidade. Não se observa aumento da área cardíaca, e derrame pleural acontece em todos os pacientes à medida que a doença progride. Derrame pleural pode estar presente. Além das medidas de suporte, ribavirina intravenosa tem sido utilizada, mas sua eficácia não foi comprovada. Devido à possibilidade de infecção secundária por bactérias gram-positivas e gram-negativas, recomenda-se a utilização de antibióticos de amplo espectro quando se suspeitar dessa ocorrência. Ribavirina tem sido usada, mas parece não ser eficaz. Também a utilização da circulação extracorpórea por membrana (ECMO) não teve a sua eficácia confirmada.

▪ Coronavírus

O coronavírus causa frequentemente infecção respiratória leve a moderada, principalmente no inverno. Em 2002, surgiu na China um novo coronavírus (SARS-CoV) de origem animal que foi responsabilizado pelo surgimento de uma nova doença respiratória infecciosa denominada "síndrome respiratória aguda grave" (SARS), também chamada de pneumonia asiática ou pneumonia atípica. A epidemia, que acometeu principalmente profissionais de saúde, não se generalizou, provavelmente pelo fato de o vírus não ser de fácil transmissão. Transmitida por meio de gotículas e possivelmente por fômites, com período de incubação entre 2 e 10 dias, a doença se inicia subitamente, com febre alta, calafrios, mialgia e tosse. Em 3 a 4 dias, surge dispneia, que, em 10 a 20% dos casos, progride para quadro de insuficiência respiratória aguda e síndrome da angústia respiratória com alta taxa de mortalidade. Achados comuns são linfopenia, trombocitopenia e elevação dos níveis de desidrogenase láctica e creatinoquinase. Radiologicamente, é frequente a presença de consolidação de espaço aéreo, de localização periférica, unilateral focal, unilateral multifocal ou bilateral. Medida de RNA sérico pela técnica do PCR-transcriptase reversa tem taxa de detecção de 75 a 80% na primeira semana da doença. Idade acima de 40 anos e presença de comorbidades estão associadas à gravidade do quadro. Não existe, até o momento, tratamento específico. Recomendam-se medidas de suporte. Ribavirina associada a corticoide tem sido empregada.

▪ Picornavírus

Rinovírus e enterovírus são picornavírus que provocam infecções respiratórias. O rinovírus é responsável por cerca de 50% das doenças respiratórias denominadas resfriado comum. Em indivíduos imunocompetentes, a doença por esses picornavírus classicamente se limita ao trato respiratório inferior, incluindo exacerbação de asma e bronquite crônica, crupe, bronquiolite e pneumonia viral. Em imunocomprometidos, a incidência de pneumonia e de insuficiência respiratória é elevada. Dois novos agentes antivirais, pleconarila e ruprintrivir, estão sendo testados para o tratamento das infecções por picornavírus.

▸ Tuberculose

Tuberculose é uma doença infectocontagiosa crônica, granulomatosa, decorrente do bacilo *M. tuberculosis* e que se caracteriza pelo comprometimento da imunidade mediada por células. Pode acometer praticamente qualquer órgão, com exceção de unhas e cabelos, mas tem na localização pulmonar sua forma mais frequente.

Trata-se de uma das mais importantes causas de sofrimento e morte já imposta à humanidade em todos os tempos. A enfermidade acompanha o homem desde as civilizações mais antigas que deixaram registros. Sua origem provável remonta a cerca de 8.000 a 4.000 anos a.C., mas a presença inconteste do bacilo no ser humano foi encontrada em múmias descobertas em Tebas e datadas como sendo de 1.000 a.C. Tudo indica que seus riscos se ampliaram na proporção do adensamento das populações ao passo do sentido gregário que adotaram desde a revolução agrícola. Até o início do século 20, a doença era a principal causa de morte na Europa e nos Estados Unidos, desafiando e ocupando a posição de maior destaque na Medicina desde Hipócrates até Robert Koch, que identificou o bacilo em 1882.

A partir do início dos anos 1940, começaram a surgir os agentes antimicrobianos com eficácia comprovada contra o *M. tuberculosis*. Desse modo, o advento da quimioterapia, com índice esperado de cura de até 95% dos casos, originou a euforia pela possível erradicação definitiva da "peste branca". No entanto, em meados da década de 1980, a incidência mundial de tuberculose começou a subir, mudando o quadro de euforia para um cenário de recrudescimento do flagelo, inclusive indicando perspectivas muito preocupantes, se negligenciadas as ações e as medidas adequadas de controle.

A tuberculose, ainda hoje, representa um sério problema de saúde pública em nível mundial, notadamente nos países em desenvolvimento.

Vários são os fatores que recolocaram a doença em estado de emergência global pela OMS, desde 1993. A AIDS é apenas um desses fatores de importância nesse contexto, modificando o perfil epidemiológico e expondo a fragilidade dos programas de controle da doença.

As condições de abandono e miséria de grande parte da população mundial, associadas à deterioração dos serviços de saúde, são outros pilares que sustentam o agravamento da pandemia.

A tuberculose é, na verdade, um indicador da miséria e da exclusão social, e sua incidência é diretamente proporcional a esses fatores.

O abuso de drogas ilícitas e álcool também tem acentuado esse quadro. Atualmente, a tuberculose é considerada a principal causa de morte por doença infecciosa determinada por um único agente.

Epidemiologia

A cada segundo, alguém é infectado pelo *M. tuberculosis*. Por conta de estimativas da Organização Mundial da Saúde (OMS), um terço da população mundial está infectado pelo bacilo tuberculoso, possibilitando este enorme reservatório de bacilos que, a cada ano, faz adoecer 8 milhões de pessoas e matar 2,9 milhões. Destes 8 milhões de casos anuais, 7,6 milhões (95%) ocorrem em países em desenvolvimento, sendo o continente asiático responsável por 5 milhões (65%) do total que ocorre no Terceiro Mundo. Estima-se que a tuberculose provoque 7% de todas as mortes e 26% das mortes que podem ser evitadas no mundo, a maioria acontecendo em indivíduos jovens.

No Brasil, estima-se que, do total da população, 50 milhões de pessoas estejam infectadas pelo *M. tuberculosis* e que esse número cresceria em 1 milhão por ano. O país ocupa atualmente o 18º lugar no mundo em números de casos de notificações de tuberculose, com aproximadamente 74.000 novos casos a cada ano, o que representa cerca de 35% do total das Américas. No ano de 2007, o Brasil apresentou um coeficiente de incidência de 38,12/100.000 habitantes, com uma taxa em torno de 5.000 mortes/ano. Em um período de 15 anos, a taxa de incidência tem mostrado diminuição, sendo o maior valor registrado em 1995 (58,4/1.000) contra os 38,1 atuais. Esses números, no entanto, são excessivamente elevados quando comparados com os de países desenvolvidos, sendo, portanto, inquietantes e inaceitáveis.

O risco de infecção da tuberculose é considerado o melhor indicador do impacto da doença na população, pois permite conhecer a força de sua transmissão. Ele representa o número de infecções novas que ocorrem a cada ano em uma comunidade e revela a probabilidade de um indivíduo vir a ser infectado pelo bacilo de Koch. Na maioria dos países em desenvolvimento, o risco de infecção tuberculosa é da ordem de 2 a 5% e, há anos, permanece invariável ou declina lentamente. No Brasil, atualmente, o risco de infecção estimado estaria por volta de 0,8%.

Etiopatogenia

O agente causador da tuberculose (TB) humana é, geralmente, *M. tuberculosis* e, ocasionalmente, *M. bovis*. Existem outras duas espécies da família Mycobacteriaceae, ordem Actinomycetales: o *M. africanum*, aparentemente um patógeno intermediário entre *M. tuberculosis* e *M. bovis*, e o *M. microti*, um patógeno de roedores. Entretanto, como a infecção pelo *M. bovis* é rara, o termo "bacilo tuberculoso" aplica-se, na prática, como sinônimo do *M. tuberculosis*.

O *M. tuberculosis* é um germe imóvel, não formador de esporos e aeróbio estrito. Seu crescimento é lento, com um tempo de reprodução de 14 a 20 h, comparado a menos de 1 h para a maioria dos patógenos bacterianos. Devido à presença de uma parede celular rica em ácidos graxos, o bacilo é muito resistente à ação dos agentes químicos, mas extremamente sensível ao calor e à radiação ultravioleta. Chama-se também bacilo álcool-acidorresistente (BAAR) por causa da resistência a álcool e ácido durante processo de coloração em lâminas, embora outras espécies bacterianas, como a *Nocardia* sp., também a apresentem.

A transmissão do bacilo é realizada, quase exclusivamente, por via inalatória. A fala, o espirro e, principalmente, a tosse de um doente com tuberculose pulmonar lançam no ar contaminadas gotículas de tamanhos variados, também denominadas gotículas de Pflugge. As de maior peso vão ao chão, enquanto as mais leves permanecem em suspensão no ar, ou porque são pequenas ou porque sofrem evaporação. Somente os núcleos secos das gotículas (núcleos de Wells), contendo 1 a 3 bacilos, conseguem atingir bronquíolos e alvéolos, além de iniciar a multiplicação. Calcula-se que, durante 1 ano, em uma comunidade, uma fonte de infecção possa infectar cerca de 10 a 15 pessoas que com ela tenham tido contato.

Nos pulmões, os macrófagos aí residentes, por intermédio da fagocitose, estão entre as primeiras células a interagir com o bacilo. Além da produção de interleucinas, como a IL-12, os macrófagos ativados e infectados por *M. tuberculosis* processam e apresentam antígenos, estabelecendo o início da ativação da resposta imune-específica, que pode ser mediada por anticorpos ou por células. A resposta celular é de grande importância, uma vez que linfócitos T CD4+ e T CD8+ são estimulados e participam ativamente da resposta imunológica contra os bacilos infectantes. O processo evolui, então, para a formação do granuloma tuberculoso, cuja característica principal é a necrose caseosa, rica em lipídios degradados da parede celular das micobactérias.

O foco pulmonar, em geral único e periférico, é chamado de foco de Ghon. Simultaneamente, a partir desse foco, há disseminação linfática até o gânglio satélite (foco ganglionar). O complexo formado por um foco pulmonar, linfangite e um foco ganglionar é denominado complexo primário ou complexo de Ranke.

Após a primoinfecção, caso o processo não seja detido, pela deficiência no desenvolvimento da imunidade celular, pela carga infectante ou pela virulência da cepa aspirada, instala-se a *Tb primária*, com lesões pulmonares e de linfonodos, formas pneumônicas, meníngeas e miliares. Esta evolução para a doença ocorre em não mais do que 5% dos indivíduos, enquanto os outros 95% permanecem infectados, porém assintomáticos. Entretanto, com o passar dos anos, e na dependência de queda imunológica, cerca de 5% destes últimos apresentarão reativação dos bacilos dormentes, evoluindo, então, com *Tb pós-primária* de origem endógena, ou, ao serem submetidos a novas cargas bacilares, adoecerão por reinfecção exógena.

Diagnóstico

Diagnóstico clínico

O diagnóstico clínico da tuberculose pulmonar é um diagnóstico de presunção. Entretanto, dentro de um contexto epidemiológico, quando ele é aliado aos resultados de exames complementares, mesmo sem baciloscopia e/ou cultura positivas, pode-se firmar o diagnóstico da doença. Dessa maneira, atenção especial deve ser dada aos grupos de maior risco de adoecimento, representados, sobretudo, por residentes em comunidades fechadas, como presídios e asilos, e pessoas marginalizadas socialmente, incluindo alcoólatras, usuários de drogas ilícitas e mendigos. Também incluem-se nessa categoria os imunodeprimidos por uso de medicamentos ou por serem portadores de doenças imunossupressoras.

A *Tb primária* pode se apresentar de modo agudo e grave ou, mais comumente, de maneira insidiosa e lenta. Na forma insidiosa, o paciente, geralmente uma criança, apresenta-se irritadiço, com febre prolongada, inapetência e perda ponderal. A repercussão sobre o aparelho respiratório costuma ser pequena. Nesses pacientes de baixa idade, um dado de grande auxílio é a descoberta de contato, intradomiciliar ou não, com indivíduos adultos portadores de tuberculose pulmonar.

Na *Tb pós-primária*, a gravidade dos sintomas depende do tempo de adoecimento. Na fase inicial, em que o diagnóstico é essencialmente radiológico, o paciente não refere sintomas. Quando estes aparecem, o mais frequente e característico é a tosse produtiva, que pode evoluir para escarros sanguíneos e hemoptise. Outras manifestações clínicas comuns incluem febre baixa e vespertina, astenia, dores torácicas vagas, sudorese noturna e emagrecimento. O exame físico normalmente apresenta mais alterações do estado geral do que sinais localizados. A fácies de doença crônica e a perda ponderal significativa são comuns. A ausculta pulmonar pode mostrar alterações como diminuição do murmúrio vesicular ou um sopro anfórico. Entretanto, na maioria das vezes, alterações no aparelho respiratório passam despercebidas ao exame físico.

Diagnóstico tuberculínico

A prova tuberculínica faz parte dos métodos de abordagem diagnóstica e estaria indicada como método de triagem para o diagnóstico de tuberculose; quando positiva, isoladamente, indica apenas infecção e não é suficiente para o diagnóstico da doença. O teste se baseia na reação celular desenvolvida após a inoculação intradérmica de um derivado proteico purificado (PPD) do *M. tuberculosis*: linfócitos T, depois da infecção pelo bacilo, permanecem capazes, pelo mecanismo de memória, de reagir contra a introdução de novos bacilos ou frações deles.

Além da infecção pelo bacilo da tuberculose, outras condições podem positivar a reação ao PPD. A vacinação com BCG é uma delas. Outra é o efeito *booster*, que consiste no aumento da reatividade quando indivíduos são submetidos à repetição do teste em um intervalo de 2 a 6 semanas. Por outro lado, existem situações que podem levar a hiporreatividade ao PPD, incluindo:

- Doenças imunodepressoras, como neoplasias linfoproliferativas, câncer de cabeça e pescoço, além de sarcoidose
- Tratamento com corticosteroide ou imunodepressor
- Vacinação com vírus vivo
- Gravidez
- Crianças com menos de 2 meses de idade
- Pessoas com mais de 65 anos de idade.

A leitura da prova tuberculínica, realizada 72 a 96 h após sua aplicação, origina a seguinte classificação e interpretação clínica:

- 0 a 4 mm – *não reator*: indivíduo não infectado pelo *M. tuberculosis* ou por outra micobactéria; indivíduo infectado pelo *M. tuberculosis* em fase de viragem tuberculínica; excepcionalmente, em pessoas infectadas ou doentes pelo *M. tuberculosis* (p. ex., paciente imunodeprimido)
- 5 a 9 mm – *reator fraco*: indivíduo vacinado com BCG; pessoas infectadas pelo bacilo da tuberculose ou por outras micobactérias
- 10 mm ou mais – *reator forte*: indivíduo vacinado recentemente com BCG; pessoa infectada pelo bacilo da tuberculose, que pode estar doente ou não.

Esta classificação somente é válida para pacientes com testes sorológicos anti-HIV negativos. As pessoas infectadas pelo HIV são consideradas coinfectadas pelo bacilo da tuberculose, desde que apresentem teste tuberculínico com enduração igual ou superior a 5 mm.

Diagnóstico radiológico

A *radiografia de tórax* é o método de imagem de escolha na avaliação inicial e no acompanhamento da tuberculose pulmonar.

Na *Tb primária*, a linfonodomegalia mediastinal e hilar é a manifestação radiológica mais frequente, sendo observada em até 96% das crianças e 43% dos adultos. Em geral, está associada a atelectasia. Mais raramente, pode-se observar consolidação segmentar ou lobar – a denominada "pneumonia tuberculosa" – ou opacidades micronodulares difusas – a chamada "tuberculose miliar" (Figura 26.8).

Na *Tb pós-primária*, o achado radiológico mais frequente é a imagem tênue de hipotransparência nos segmentos apicoposteriores dos lobos superiores ou nos segmentos superiores dos lobos inferiores, característica esta que sustenta o aforismo segundo o qual "o doente carrega a tuberculose nas costas". As pequenas opacidades tendem a progredir, envolver o lobo e determinar o aparecimento de imagens cavitárias – o mais importante dado radiológico desta forma (Figura 26.9). As cavitações, geralmente com paredes mais ou menos espessas, são encontradas em 40 a 45% dos casos de tuberculose pulmonar. A evolução mais frequente da tuberculose cavitária é a presença de opacidades acinares, denominadas lesões satélites, descobertas pela radiografia de tórax em mais da metade dos pacientes (Figuras 26.10 e 26.11). Esta disseminação broncogênica é sugestiva de tuberculose, mesmo sendo excepcionalmente observada

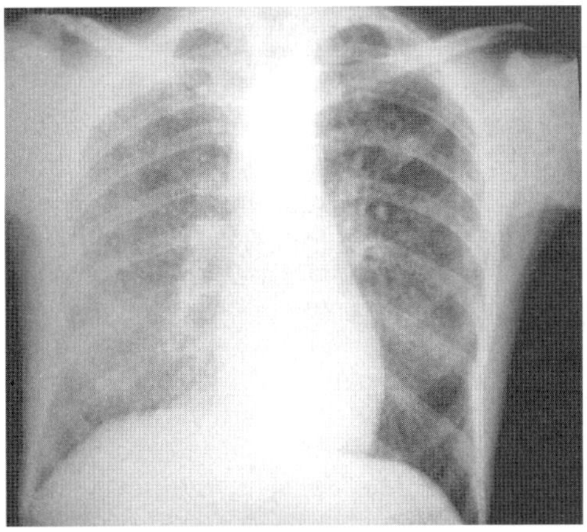

Figura 26.8 Radiografia do tórax da forma miliar clássica em que predominam nódulos bem definidos, de tamanho uniforme, difusamente distribuídos.

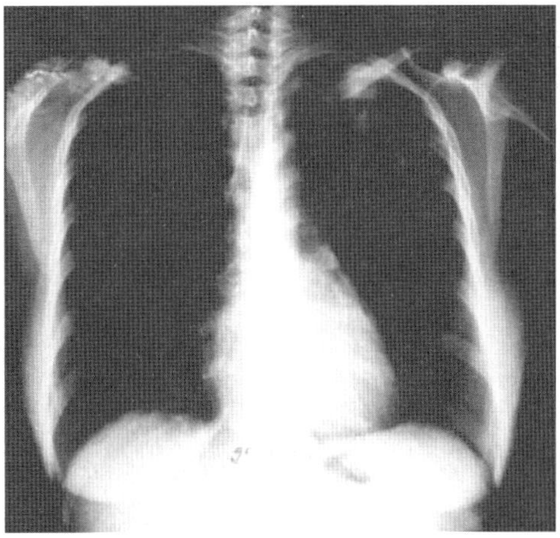

Figura 26.10 Radiografia de tórax que demonstra imagem cavitária em lobo superior esquerdo.

em outras doenças, e compromete mais intensamente lobo médio, língula e bases pulmonares. As apresentações radiológicas consideradas atípicas, representadas por formas pseudotumorais e por alterações que envolvem os segmentos anteriores, são mais frequentes em indivíduos idosos, diabéticos, aidéticos e portadores de lúpus eritematoso sistêmico.

A *tomografia computadorizada do tórax de alta resolução* (TCAR) (Figura 26.12) é utilizada na suspeita clínica de tuberculose pulmonar, especialmente nos casos em que a radiografia inicial é indeterminada, na diferenciação com outras doenças torácicas e em pacientes com AIDS ou com febre de origem desconhecida. Esse método pode, em certas circunstâncias, ser capaz de distinguir lesões residuais de lesões recentes, mostrar precocemente nódulos miliares e lesões centrolobulares, estas últimas caracterizando a disseminação broncogênica, avaliar a presença de pequenas cavitações, sendo especialmente útil nos pacientes com baciloscopias negativas, já que pode definir a instituição de quimioterapia antes dos resultados da cultura. Os principais sinais sugestivos de atividade da doença são nódulos do espaço aéreo associados a ramificações lineares configurando o padrão descrito como "árvore em brotamento".

Outras alterações incluem cavidades, espessamento das paredes brônquicas e dilatação dos brônquios.

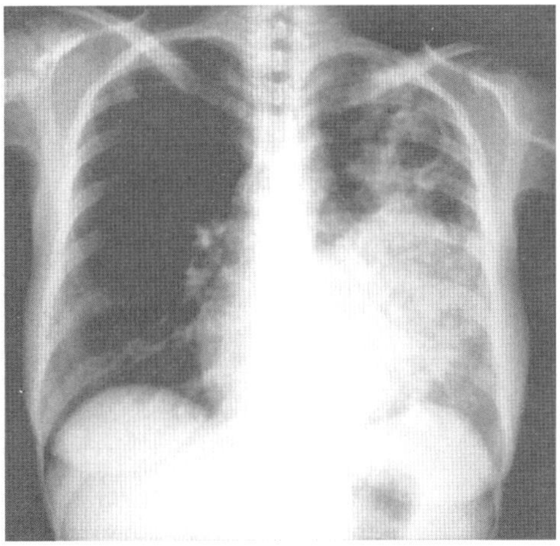

Figura 26.11 A evolução radiológica do paciente da Figura 26.10 mostra a disseminação broncogênica para os dois terços inferiores do pulmão esquerdo.

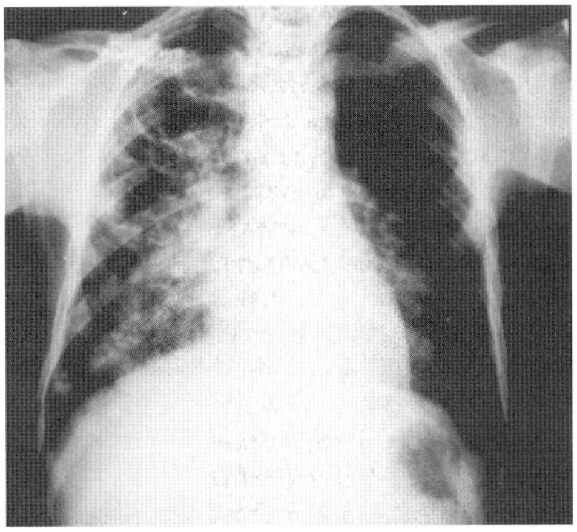

Figura 26.9 Radiografia de tórax que demonstra infiltrado heterogêneo em pulmão direito, além de cavitação em lobo superior direito.

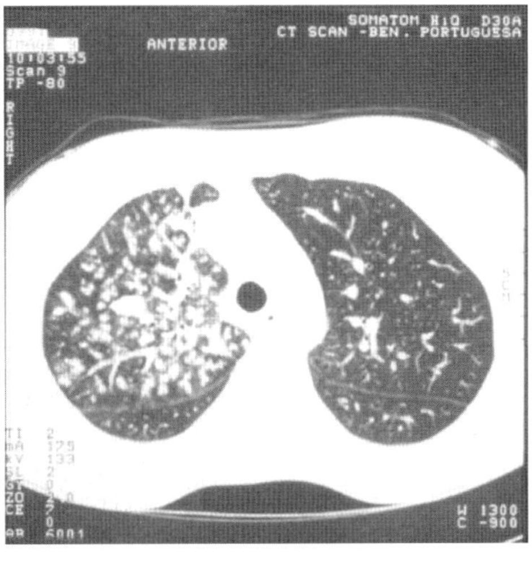

Figura 26.12 Tomografia computadorizada do tórax de alta resolução: nódulos centrolobulares e aspecto de "árvore em brotamento", lesões estas muito sugestivas de tuberculose em atividade.

Diagnóstico bacteriológico

Reconhecidamente, a pesquisa bacteriológica é o método prioritário, quer para o diagnóstico quer para o controle do tratamento da tuberculose, além de permitir a identificação da principal fonte de transmissão da infecção: o paciente bacilífero. O diagnóstico da tuberculose pulmonar, em nosso meio, baseia-se no encontro de duas baciloscopias diretas positivas do escarro ou uma cultura positiva para *M. tuberculosis*.

A *baciloscopia direta do escarro* pelo método de Ziehl-Neelsen é exame simples, rápido e econômico, que apresenta rendimento entre 50 e 80% dos casos de tuberculose pulmonar. Baseia-se na propriedade de os bacilos serem resistentes ao álcool e ao ácido, ou seja, depois de tingidos pela fucsina básica, eles mantêm coloração vermelha ou rósea, mesmo depois de serem submetidos ao processo de descoloração.

A *cultura do escarro* é o método ideal para diagnóstico da tuberculose pulmonar, pois alia a alta especificidade que falta à radiografia convencional à sensibilidade ausente na baciloscopia direta. Este método pode aumentar em até 30% a positividade do exame direto de escarro. Dos vários meios de cultura atualmente disponíveis, o mais utilizado é o de Löwenstein-Jensen, um meio sólido à base de ovo; entretanto, do ponto de vista prático, a sua grande restrição é a demora para obter o resultado, que leva de 3 a 8 semanas. Os métodos de detecção automatizada ou semiautomatizada do crescimento micobacteriano em meios líquidos possibilitam o diagnóstico mais precoce, com a detecção em 1 a 3 semanas; contudo, pelo menos uma cultura em meio sólido deve ser realizada em paralelo, para garantia do isolamento de cepas de *M. tuberculosis* que não crescem em outros meios.

Após o crescimento da cultura, é necessário identificar a espécie micobacteriana, comumente realizada por intermédio de testes bioquímicos como os testes de produção de niacina. A identificação da espécie também pode ser realizada com sondas de ácido desoxirribonucleico (DNA) específicas para cada espécie, ou pela amplificação e detecção de segmentos genéticos espécie-específicos, por meio de PCR. Assim, a cultura está indicada, em princípio, para os suspeitos clinicorradiológicos de tuberculose pulmonar, persistentemente negativos ao exame direto. Também está indicada nos casos de retratamento após falência bacteriológica ao esquema terapêutico padronizado, recidiva de doença, reinício após abandono e suspeita de resistência bacteriana aos fármacos, seguida do teste de sensibilidade. Nos casos de suspeita de infecção por micobactérias não tuberculosas, notadamente nos pacientes HIV-positivos, deverá ser realizada a tipificação do bacilo.

Até o presente momento, os *testes sorológicos* não apresentam sensibilidade e especificidade que justifiquem seu uso rotineiro na investigação clínica da tuberculose.

Tratamento

Os bacilos da tuberculose, por necessitarem de oxigênio para seu metabolismo, apresentam-se em três momentos patobiológicos distintos. No primeiro estágio da lesão, no interior dos macrófagos, em condições desfavoráveis provocadas pelo pH ácido do meio intracelular e pela deficiente oferta de oxigênio, os bacilos se multiplicam de maneira lenta. No segundo estágio, em lesões fechadas, caseosas, com pH neutro ou ácido, eles têm que acumular certa quantidade do oxigênio proveniente do metabolismo tecidual para então se multiplicarem, apresentando um crescimento intermitente. Esses germes de crescimento lento ou intermitente, das populações intracelulares e das lesões fechadas, em que a ação do fármaco é mais demorada, são denominados *bacilos persistentes*, responsáveis pelas recaídas e pelas recidivas. E, por último, com a liquefação da lesão caseosa e seu esvaziamento, os bacilos encontram-se na parede da cavidade formada, em condições ideais para sua multiplicação, tanto pela boa oferta de oxigênio e pelo pH neutro, quanto pela presença de nutrientes – esse é o terceiro estágio, caracterizado pelo crescimento rápido. Nestas lesões, formam-se grandes populações bacilares que, se tratadas inadequadamente, resultam na falência do tratamento pelo aparecimento de *bacilos resistentes*.

Os medicamentos apresentam diferentes atuações conforme o tipo de população bacilar. No interior dos macrófagos, agem as que melhor se difundem no meio intracelular e atuam em pH ácido, no caso a rifampicina (R), a pirazinamida (Z) e o etambutol (E). Nas lesões fechadas, em que o crescimento bacilar é intermitente, o fármaco mais efetivo e de maior rapidez de ação é a R, sendo a atuação da isoniazida (H) mais lenta e demorada. Na parede cavitária, são boas as ações da R, da H e da estreptomicina (S).

Para evitar a falência do tratamento devido à resistência adquirida, associam-se medicamentos de alto poder bactericida na fase inicial do tratamento – *fase de ataque*. Consegue-se, assim, reduzir rápida e drasticamente a população bacilar e a proporção de mutantes resistentes. O prolongamento da terapia – *fase de manutenção* – tem como objetivo eliminar os germes persistentes, além de prevenir recaídas e recidivas.

Para efeito de indicação de esquemas terapêuticos, considera-se sem tratamento anterior ou *virgem de tratamento* o paciente que nunca se submeteu a quimioterapia antituberculosa ou o fez por apenas 30 dias. Define-se como *retratamento* a prescrição de um esquema de fármacos para o doente já tratado por mais de 30 dias e há menos de 5 anos, que venha a necessitar de nova terapia por recidiva depois de cura ou retorno após abandono. Considera-se *recidiva* o doente de tuberculose que já se tratou anteriormente e recebeu alta por cura, desde que o intervalo entre a data da cura e a do diagnóstico da recidiva não ultrapasse 5 anos; se esse intervalo exceder 5 anos, o caso é considerado novo. Entende-se por *falência* a persistência da positividade do escarro ao final do tratamento; são também classificados como casos de falência os doentes que, no início do tratamento, são fortemente positivos (++ ou +++) e mantêm essa situação até o 4º mês, ou aqueles com positividade inicial seguida de negativação e nova positividade por 2 meses consecutivos, a partir do 4º mês de tratamento. O aparecimento de poucos bacilos no exame direto do escarro, na altura do 5º ou do 6º mês, isoladamente, não significa, necessariamente, falência do esquema, em especial se acompanhado de melhora clinicorradiológica.

O tratamento da tuberculose recomendado pelo PNCT/MS desde 1979 sofreu recentes modificações. As principais são: – introdução de um 4º medicamento, o etambutol (E) na fase de ataque – combinação dos 4 fármacos em 1 comprimido e não em cápsulas anteriormente utilizadas – adequação das doses de isoniazida (H) e pirazinamida (Z) em adultos para 300 e

1.600 mg/dia, respectivamente – padronização do esquema para tuberculose multidrogarresistente (TBmR).

Assim, os esquemas a serem utilizados são os seguintes:

▸ **Esquema básico.** Indicado para todos os casos novos de todas as formas de tuberculose pulmonar e extrapulmonar exceto meningoencefalite. Também indicado para todos os pacientes com recidiva e retorno após abandono (Tabela 26.8).

Tabela 26.8 Esquema básico para tratamento de TB no Brasil.

Esquema	Fármacos	Peso	Dose	Meses
2 RHZE 1ª fase	RHZE	Até 20 kg	R: 10 mg/kg/dia H: 10 mg/kg/dia Z: 35 mg/kg/dia E: 25 mg/kg/dia	2
		21 a 35 kg	2 comprimidos	
		36 a 50 kg	3 comprimidos	
		> 50 kg	4 comprimidos	
4 RH Fase de manutenção	RH	Até 20 kg	R: 10 mg/kg/dia H: 10 mg/kg/dia	4
		20 a 35 kg	2 comprimidos	
		36 a 50 kg	3 comprimidos	
		> 50 kg	4 comprimidos	

O número que antecede a sigla indica a quantidade de meses de tratamento. Dose por comprimido: R = 150 mg; H = 75 mg; Z = 400 mg; E = 275 mg.

▸ **Esquema para meningoencefalite.** Além dos medicamentos listados na Tabela 26.9, é recomendável o uso associado de corticosteroide (prednisona na dose de 1 a 2 mg/kg/dia) por 4 semanas.

Tabela 26.9 Esquema de tratamento para forma meningoencefálica.

Esquema	Fármacos	Peso	Dose	Meses
2 RHZE 1ª fase	RHZE	Até 20 kg	R: 10 mg/kg/dia H: 10 mg/kg/dia Z: 35 mg/kg/dia E: 25 mg/kg/dia	2
		21 a 35 kg	2 comprimidos	
		36 a 50 kg	3 comprimidos	
		> 50 kg	4 comprimidos	
7 RH Fase de manutenção	RH	Até 20 kg	R: 10 mg/kg/dia H: 10 mg/kg/dia	7
		21 a 35 kg	2 comprimidos	
		36 a 50 kg	3 comprimidos	
		> 50 kg	4 comprimidos	

O número que antecede a sigla indica a quantidade de meses de tratamento. Dose por comprimido: R = 150 mg; H = 75 mg; Z = 400 mg; E = 275 mg.

▸ **Esquema para TBmR.** Indicado nos casos de falência do esquema básico com resistência a R + H ou R + H + outro fármaco de 1ª linha e nos casos em que haja impossibilidade de uso do esquema básico por intolerância a 2 ou mais fármacos (veja Tabela 26.10).

Tabela 26.10 Esquema para TBmR.

Esquema	Fármacos	Peso	Dose	Meses
2 S_5EOZT 2ª fase	S	Até 20 kg	20 mg/kg/dia	2
		21 a 50 kg	500 mg/dia	
		> 50 kg	1.000 mg/dia	
	E	Até 20 kg	25 mg/kg/dia	
		21 a 50 kg	800 mg/dia	
		> 50 kg	1.200 mg/dia	
	O	Até 20 kg	10 mg/kg/dia	
		21 a 50 kg	400 mg/dia	
		> 50 kg	800 mg/dia	
	Z	Até 20 kg	35 mg/kg/dia	
		21 a 50 kg	1.000 mg/dia	
		> 50 kg	1.500 mg/dia	
	T	Até 20 kg	250 mg/dia	
		21 a 50 kg	500 mg/dia	
		> 50 kg	750 mg/dia	
4 S_3EOZT 1ª fase	S	Até 20 kg	20 mg/kg/dia	4
		21 a 50 kg	500 mg/dia	
		> 50 kg	1.000 mg/dia	
	E	Até 20 kg	25 mg/kg/dia	
		21 a 50 kg	800 mg/dia	
		> 50 kg	1.200 mg/dia	
	O	Até 20 kg	10 mg/kg/dia	
		21 a 50 kg	400 mg/dia	
		> 50 kg	800 mg/dia	
	Z	Até 20 kg	35 mg/kg/dia	
		21 a 50 kg	1.000 mg/dia	
		> 50 kg	1.500 mg/dia	
	T	Até 20 kg	250 mg/dia	
		21 a 50 kg	500 mg/dia	
		> 50 kg	750 mg/dia	
12EOT Fase de manutenção	E	Até 20 kg	25 mg/kg/dia	12
		21 a 50 kg	800 mg/dia	
		> 50 kg	1.200 mg/dia	
	O	Até 20 kg	10 mg/kg/dia	
		21 a 50 kg	400 mg/dia	
		> 50 kg	800 mg/dia	
	T	Até 20 kg	250 mg/dia	
		21 a 50 kg	500 mg/dia	
		> 50 kg	750 mg/dia	

O número que antecede a sigla indicada a quantidade de meses de tratamento. O número subscrito após a letra na sigla indicada a quantidade de dias da semana em que o mediAmento será administrado.

Prevenção

Existem duas medidas farmacológicas preventivas eficazes contra a tuberculose: a vacinação com BCG e a quimioprofilaxia. A primeira é medida central para proteger as pessoas não infectadas de adoecerem por tuberculose, caso venham a se infectar com *M. tuberculosis*. Já a segunda é indicada principalmente para indivíduos infectados, embora tenha indicações entre os não infectados.

Vacinação com BCG

O BCG protege contra manifestações graves da primoinfecção, como a disseminação hematogênica e a meningoencefalite, mas não evita a infecção tuberculosa. Sua eficácia é de 80%, conferindo imunidade que se mantém por 10 a 15 anos. No Brasil, recomenda-se vacinar todos os recém-nascidos, desde que tenham peso ≥ 2 kg e não apresentem intercorrências clínicas;

os recém-nascidos, filhos de mães HIV-positivas ou com AIDS; as crianças HIV-positivas ou filhas de mães com AIDS, desde que sejam não reatoras à prova tuberculínica e assintomáticas para a síndrome; contatos de doentes com hanseníase. A revacinação está indicada apenas em lactentes que foram vacinados ao nascer e que não tenham cicatriz vacinal após 6 meses de idade (as normas atuais recomendam descontinuar as medidas de revacinação de escolares com BCG no país).

Quimioprofilaxia

Quimioprofilaxia é a administração de medicamentos capazes de prevenir a infecção ou de impedir que o indivíduo infectado adoeça. Baseia-se na administração de H a uma pessoa não infectada, com a finalidade de prevenir a infecção (quimioprofilaxia primária), ou a pessoa já infectada, mas sem sinais de doença, para prevenir a evolução da infecção à doença (quimioprofilaxia secundária). O efeito protetor de H varia de 50 a 75%, com uma medida sumarizada, estimada por meio de metanálise, de 60%. A dose recomendada é de 10 mg/kg de peso corporal, com o total máximo de 300 mg VO, durante 6 meses.

No Brasil, a única indicação para a *quimioprofilaxia primária* incide sobre o recém-nascido de mãe bacilífera. Nesse caso, deve-se utilizar H por 3 meses e, em seguida, fazer a prova tuberculínica. Caso o PPD seja não reator, deve-se suspender H e vacinar com BCG. Se o PPD for reator fraco ou forte, deve-se utilizar H por mais 3 meses, para completar a quimioprofilaxia.

A *quimioprofilaxia secundária*, em nosso meio, está indicada para indivíduos já infectados, ou seja, com a prova tuberculínica reatora forte. Como no país a prevalência da infecção tuberculosa estimada é de 50 milhões de pessoas, selecionam-se os grupos de maior risco: menores de 15 anos, não vacinados com BCG, contato de bacilífero, sem sinais da doença e forte reatores ao PPD; indivíduos com viragem tuberculínica recente (até 12 meses), isto é, que passaram de não reatores a reatores fortes; população indígena (neste grupo, a quimioprofilaxia está indicada em todo o contato de tuberculoso bacilífero, reator forte ao PPD, independentemente da idade e do estado vacinal, após avaliação clínica e afastada a possibilidade de tuberculose-doença); reatores fortes à tuberculina, sem sinais de tuberculose ativa, mas com condições clínicas associadas a alto risco de desenvolvê-la como alcoolismo, diabetes, silicose, sarcoidose, neoplasias, linfomas, doenças renais, uso de antineoplásicos, de imunossupressor; coinfectado HIV-*M. tuberculosis*, sem alteração radiológica no tórax, sem sinal e sem sintoma de tuberculose pulmonar ou extrapulmonar, e PPD $\geq$ 5 mm.

▸ Micoses

Micoses são infecções causadas por fungos com amplo espectro de apresentação clínica, variando desde uma infecção superficial que habitualmente provoca algum desconforto aos pacientes como, por exemplo, as dermatofitoses, até as situações graves, disseminadas, de significativa mortalidade, quando não diagnosticadas precocemente e tratadas de maneira correta. Nos últimos anos, vem sendo dada grande importância às micoses pulmonares devido ao aumento do número de casos, o que decorre não só do aprimoramento das técnicas diagnósticas mas principalmente do aumento das populações suscetíveis expostas aos fungos potencialmente patogênicos.

É fato bem conhecido que nem todos os fungos patogênicos que atingem o homem alcançam também os pulmões. Há alguns que o fazem com maior frequência e outros que só excepcionalmente. Além dessa preferência sistêmica, a incidência depende do fator epidemiológico: micoses pulmonares relativamente raras em outros países são comuns entre nós. Portanto, há uma hierarquia ditada pela frequência e que deve ser considerada no estudo dessas micoses.

▪ Paracoccidioidomicose

No Brasil, a paracoccidioidomicose é a micose pulmonar de maior interesse, não só pela frequência mas também pela gravidade. A enfermidade incide preferencialmente em homens brancos, em uma proporção de 13:1 em relação às mulheres. A maioria dos casos ocorre na faixa etária entre 20 e 50 anos, sobretudo naqueles indivíduos que vivem em zona rural e que trabalham na lavoura, em contato duradouro com o solo.

O agente etiológico da doença, o *Paracoccidioides brasiliensis*, vive saprofiticamente em solos férteis, úmidos, com abundante vegetação. Em parasitismo, apresenta-se sob formas arredondadas, com parede espessa, de duplo contorno, isoladamente ou em brotamento (ou gemulação). O número de brotos (gemas) varia bastante; quando muito numeroso, recobrindo toda a superfície da célula-mãe, pode-se observar o aspecto em "roda de leme", patognomônico, do fungo. A doença é universalmente reconhecida como uma micose sistêmica que se adquire pela inalação dos conídios infectantes produzidos na fase saprofitária realizada no solo. A transmissão de homem a homem nunca foi descrita.

Atualmente, a tendência é estudar a paracoccidioidomicose sob duas formas clínicas básicas: regressiva (primária) e progressiva (secundária). A regressiva resulta de um primeiro contato com o fungo em hospedeiros sem comprometimento imunológico, apresenta tendência a cura espontânea e é de evolução subclínica, às vezes assintomática. Manifesta-se como infecção subclínica, assintomática, ou como doença pulmonar aguda primária. A progressiva atinge indivíduos com alguma deficiência da imunidade e seria resultante, no adulto, de reativação da lesão primária quiescente, constituindo a forma clássica e mais comum da doença, com manifestações pulmonares e extrapulmonares.

A sintomatologia respiratória é variável, dependendo da fase da doença e, consequentemente, da extensão das lesões. Na fase mais avançada, o quadro assume as características clínicas dos processos supurativos broncopulmonares crônicos sem nenhuma especificidade, confundindo-se, na maioria das vezes, com a tuberculose. Desde logo, chama atenção a riqueza radiológica que contrasta com a pobreza das manifestações clínicas. Em um grande número de casos, a doença vem associada a tuberculose pulmonar, e convém estarmos atentos para não nos contentarmos com apenas um diagnóstico. Além do comprometimento pulmonar, a maioria dos pacientes com a forma disseminada crônica da paracoccidioidomicose tem lesões das mucosas das vias respiratórias e digestivas superiores, de gânglios (sobretudo cervicais) e de quaisquer outros locais orgânicos.

Nos pulmões, os padrões radiológicos mais frequentes são os observados nas formas avançadas em que predominam as lesões intersticiais, predominantemente reticulonodulares. Áreas densas de coalescência alveolar, poupando os ápices e as partes mais periféricas das bases associadas ao infiltrado intersticial, estão presentes em cerca de 20% dos casos. Tais imagens são rudimentarmente comparáveis a flocos de algodão, tendo sido descritas como imagens "em asa de borboleta" (Figura 26.13).

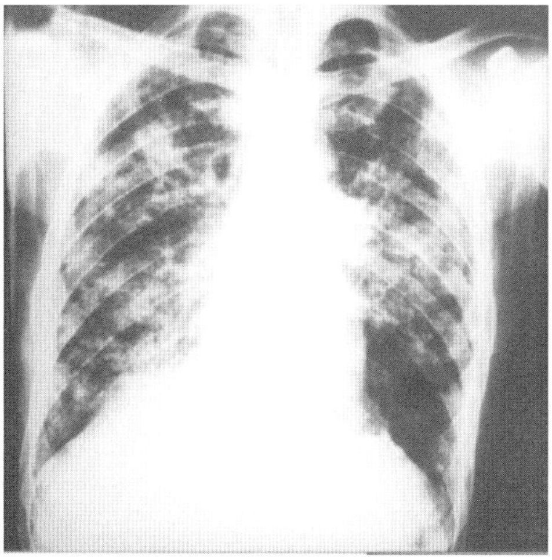

Figura 26.13 Radiografia de tórax que demonstra infiltrado intersticial e alveolar bilateral, mais notadamente nos terços médios. Diagnóstico: paracoccidioidomicose.

A tomografia computadorizada de alta resolução, por sua maior sensibilidade, demonstra um padrão clássico de comprometimento nas formas crônicas do adulto, assinalado por distribuição das lesões ao longo do feixe broncovascular, predominando na porção axial dos pulmões. Há concomitante enfisema parasseptal e cicatricial em quase todos os casos, ao lado de alterações de fibrose. Outro aspecto tomográfico sugestivo da doença distingue-se por opacidades arredondadas do tipo vidro fosco circundadas por um halo consolidado que confere aspecto clássico descrito como "sinal do halo invertido". Dentro de um contexto clinicoepidemiológico, em nosso meio, este aspecto tem relevante significado diagnóstico.

O *P. brasiliensis* é de fácil identificação, quer no exame direto entre lâmina e lamínula, quer após coloração. O material ideal é aquele obtido por raspagem de lesão ulcerada ou por biopsia de lesão. O escarro obtido espontaneamente ou por técnicas próprias também é um ótimo material para exame. A cultura nem sempre é fácil, demorando cerca de 20 dias ou mais. Para o estudo sorológico, a técnica mais utilizada atualmente é a imunodifusão dupla em gel de ágar, atingindo especificidade e sensibilidade de cerca de 95% na forma crônica da doença. É considerada método ideal de triagem e deve ser utilizada em todos os pacientes com suspeita clínica da micose.

O tratamento da paracoccidioidomicose pode ser feito com derivados sulfamídicos, anfotericina B ou derivados azólicos. O cotrimoxazol, de manejo fácil e baixo custo, atende à maioria dos casos; deve ser mantido até completar 2 anos ou mais, na dependência da observação de cura clínica, radiológica, micológica e sorológica. Vários são os derivados imidazólicos que podem ser utilizados no tratamento de formas leves a moderadas.

Cetoconazol, fluconazol e itraconazol têm sido empregados com sucesso, recaindo a preferência por este último, na dose de 200 mg de 12/12 h, por um período mínimo de 6 meses. Outro derivado antifúngico de aquisição mais recente, o variconazol, tem sido também utilizado.

As formas graves e disseminadas devem ser tratadas com anfotericina B, até alcançar a dose total de 1 a 2 g, podendo-se complementar o tratamento posterior com sulfa ou derivado imidazólico.

Histoplasmose

O termo *histoplasmose* designa duas micoses sistêmicas humanas causadas por variedades distintas de *Histoplasma capsulatum*: a histoplasmose capsulata ou clássica, cosmopolita, provocada pelo *H. capsulatum* var. *capsulatum*; e a histoplasmose *duboisii* ou africana, pelo *H. capsulatum* var. *duboisii*. No Brasil, só é descrita a histoplasmose capsulata.

O *H. capsulatum* var. *capsulatum* é um fungo dimórfico geofílico, que penetra no organismo por inalação e atinge o sistema reticuloendotelial, produzindo ora uma simples infecção subclínica, ora histoplasmose grave. A doença pode ocorrer em casos isolados ou em surtos, sobretudo na forma pulmonar aguda, atingindo indivíduos que perturbam microfocos ambientais do fungo em cavernas, construções abandonadas, galinheiros toscos ou em quaisquer outros locais onde o solo possa estar enriquecido com fezes de morcegos, galinhas e de outras aves gregárias.

Nos pulmões, ao atingir os alvéolos, os microconídios infectantes são fagocitados, iniciando processo de multiplicação dentro dos macrófagos. Nesta fase, acorrem a este foco macrófagos e polimorfonucleares que determinam pneumonite focal. O fungo, ao vencer esta barreira de defesa inespecífica, alcança os linfonodos mediastinais por via linfática, constituindo o complexo pulmonar ganglionar primário, semelhante ao da tuberculose. Nesta fase, antes de o hospedeiro reagir com hipersensibilidade celular retardada, acontece disseminação linfo-hematogênica para fígado, baço, medula óssea, pulmões e outros órgãos, determinando focos secundários. Dez a 18 dias depois do início da infecção primária, ativa-se a imunidade celular, detendo o processo tanto nos focos primários quanto nos secundários. Esta reação granulomatosa é seguida de necrose de caseificação, encapsulamento fibroso e frequente depósito de sais de cálcio nas lesões residuais. Nos pacientes imunocompetentes, as subsequentes reexposições ao fungo determinam lesões regressivas semelhantes; entretanto, em pacientes com deficiência ou imaturidade da imunidade celular, a infecção pode assumir caráter progressivo, de gravidade variável. A forma pulmonar crônica apresenta mecanismo patogênico diverso, resultando da colonização de áreas pulmonares estruturalmente defeituosas, como enfisema centrolobular e bolhoso, assumindo neste contexto um caráter oportunista; porém, cumpre assinalar, a micose permanece circunscrita aos pulmões.

Na histoplasmose pulmonar aguda, a febre, a mialgia e a hepatoesplenomegalia estão sempre presentes, em geral acompanhadas de manifestações respiratórias, como tosse seca, dor retroesternal, dispneia e, ocasionalmente, dor pleural. Radiologicamente, esta forma caracteriza-se por pequenas áreas de pneumonite em meio a infiltrado intersticial difuso, além de linfonodomegalia hilar. Na histoplasmose pulmonar crônica, as manifestações clínicas, as lesões radiológicas e a evolução são praticamente indistinguíveis da tuberculose pulmonar de reinfecção do adulto (Figura 26.14).

O diagnóstico definitivo é obtido laboratorialmente por intermédio de técnicas micológicas, histopatológicas e imunológicas. *H. capsulatum* var. *capsulatum*, por suas reduzidas dimensões, é de difícil visualização, tanto nas preparações diretas quanto em cortes histológicos. O cultivo é procedimento obrigatório no diagnóstico da enfermidade, principalmente nas formas disseminadas e pulmonar crônica, em que pode apresentar sensibilidade acima de 85%. Para o exame sorológico, a reação de fixação do complemento e a imunodifusão dupla são os testes mais amplamente utilizados.

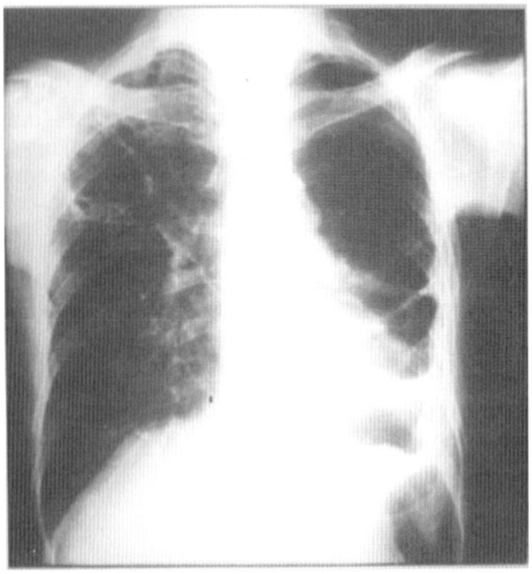

Figura 26.14 Radiografia de tórax que demonstra bolhas comprometendo ambos os pulmões; à esquerda, observam-se algumas destas com nível hidroaéreo. A cultura para fungo no lavado brônquico mostrou o crescimento de *Histoplasma capsulatum*. Diagnóstico: histoplasmose crônica.

Por ser autolimitada, a forma aguda da histoplasmose nem sempre requer tratamento medicamentoso. Pacientes sintomáticos por mais de 3 semanas com febre e/ou adinamia. intensa devem ser tratados com derivados imidazólicos como o itraconazol na dose de 200 mg de 12/12 h por um período mínimo de 60 dias.

Na forma pulmonar crônica, o tratamento deve ser estendido por pelo menos 6 meses, pois a taxa de recaída é muito elevada quando se utiliza tempo de tratamento mais curto.

Formas graves e disseminadas devem ser tratadas com anfotericina B, até se alcançar a dose cumulativa de pelo menos 1 g, complementando-se o tratamento com derivado imidazólico.

Coccidioidomicose

A coccidioidomicose é doença exclusiva do Continente Americano. Seu agente consiste no fungo dimórfico *Coccidioides immitis*, encontrado predominantemente em regiões desérticas e semiáridas. Observa-se a doença sob a forma de casos isolados ou em surtos em indivíduos que perturbam microfocos ambientais do fungo, geralmente relacionados com tocas de animais ou locais arqueológicos. Em nosso meio, foram descritas várias microepidemias na Região Nordeste, a maioria delas relacionadas com atividade de desentocar e caçar tatus.

A coccidioidomicose é adquirida por via inalatória, manifestando-se sob três formas clínicas principais: pulmonar primária, pulmonar progressiva, geralmente crônica, e disseminada. A pulmonar primária é, na maioria das vezes, benigna e autolimitada, podendo ser assintomática ou manifestar-se por quadro pseudogripal. Radiologicamente, caracteriza-se por opacidade segmentar ou múltiplos nódulos com áreas de coalescência predominando nas bases; em alguns casos, pode-se observar a presença de cavitação central dos nódulos, o que é mais bem caracterizado pela tomografia computadorizada, que também pode detectar linfonodomegalia mediastinal e hilar em grande número dos casos. A pulmonar progressiva evolui a partir da primoinfecção. Pode mostrar-se como: lesões nodulares ou cavitárias, às vezes representando achado radiológico casual; doença pulmonar fibrocavitária; disseminação miliar pulmonar, com manifestações clínicas e radiológicas inespecíficas. Pela evolução crônica, estes quadros constituem importante diagnóstico diferencial com a tuberculose pulmonar. A coccidioidomicose disseminada pode seguir a uma primoinfecção e, neste caso, evolui geralmente de forma aguda, atingindo vários órgãos ou sistemas, sendo rapidamente fatal quando não diagnosticada e tratada a tempo. Radiologicamente, distingue-se, mais frequentemente, pelo padrão pulmonar do tipo micronodular difuso.

A demonstração do *C. immitis* pode ser feita por meio de exames microscópicos de espécimes clínicos. Testes sorológicos de imunodifusão dupla em gel de ágar e de fixação de complemento têm valor presuntivo quando positivos.

O tratamento da coccidioidomicose segue as mesmas linhas gerais para as outras micoses sistêmicas.

As formas primárias pulmonares para muitos, por serem autolimitadas, não requerem tratamento medicamentoso, embora isso seja uma decisão controversa.

Os principais fármacos utilizados são o itraconazol na dose de 100 a 200 mg, 2 vezes/dia, durante um período mínimo de 3 meses.

O fluconazol, outro derivado imidazólico, é também excelente opção terapêutica direcionada notadamente para o envolvimento do sistema nervoso central. A anfotericina B é reservada para os casos graves da doença.

Criptococose

A criptococose é micose sistêmica, adquirida por via inalatória, causada pela levedura capsulada *Cryptococcus neoformans*, que tem 2 variedades: *C. neoformans* var. *neoformans* e *C. neoformans* var. *gattii*. A variedade *neoformans* é cosmopolita, relacionada com excretas e *habitats* de aves, principalmente pombos e periquitos, facilmente encontrada em ambientes urbanos do mundo todo; comporta-se fundamentalmente como agente oportunista, acometendo principalmente indivíduos com depressão da imunidade celular. A variedade *gattii* ocorre associada a restos vegetais de eucaliptos e de diversas árvores tropicais, acometendo predominantemente indivíduos aparentemente normais, sobretudo adultos jovens de ambos os sexos e crianças, nativos de áreas tropicais e subtropicais.

A criptococose apresenta caráter multicêntrico, tanto do ponto de vista clínico quanto do radiológico. Três são as formas de apresentação clínica mais comuns: pulmonar regressiva, pulmonar progressiva e disseminada. A pulmonar regressiva geralmente passa despercebida, e o diagnóstico é feito casualmente pela análise histopatológica de nódulos pulmonares residuais. A pulmonar progressiva manifesta-se de maneira insidiosa, simulando, às vezes, pneumonia de evolução crônica; radiologicamente, pode apresentar-se como massa periférica, de limites bem definidos, simulando tumor de pulmão (Figura 26.15). Na disseminada, vários órgãos podem ser concomitantemente atingidos; nos pulmões, o aspecto radiológico mais encontrado é o infiltrado intersticial difuso do tipo micronodular.

O diagnóstico da doença se faz pelo isolamento do fungo, que, na maioria das vezes, é facilmente obtido. O cultivo do liquor, como de qualquer outro material obtido de lesão fechada, também serve ao diagnóstico. O exame sorológico visa à identificação de antígeno capsular, por meio da agluti-

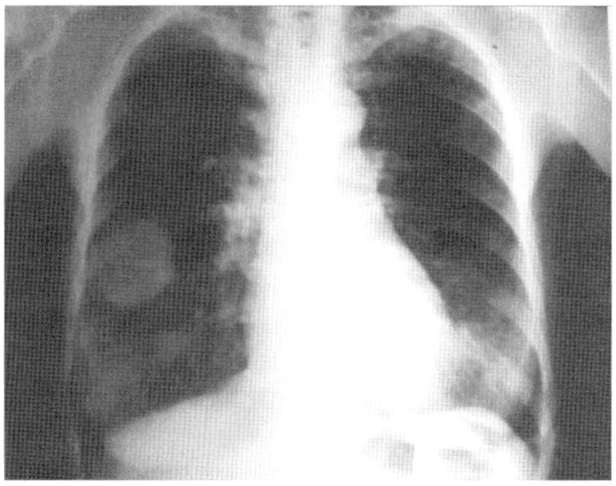

Figura 26.15 Radiografia de tórax que evidencia massa periférica, de limites bem definidos, localizada no terço médio direto. Diagnóstico: criptococose pulmonar.

nação de partículas de látex; a sensibilidade e a especificidade da técnica são muito elevadas, atingindo quase 100%.

A escolha do antifúngico para o tratamento da criptococose depende basicamente da forma de apresentação clínica.

A forma pulmonar isolada deve ser tratada com itraconazol, na dose de 200 a 400 mg/dia, durante tempo mínimo de 6 meses. A persistência de lesão pulmonar na forma de nódulo deve ser abordada cirurgicamente para evitar recidivas. Formas com envolvimento do sistema nervoso central devem ser tratadas com fluconazol, na dose de 400 mg/dia, pela sua melhor penetração no liquor.

Formas extremamente graves devem ser tratadas pela associação de anfotericina B, de preferência na sua apresentação lipossomal, com 5-fluorcitosina, não disponíveis, atualmente, no Brasil.

Candidíase

Doença outrora considerada rara, tem como agente espécies do gênero *Candida*, sendo *C. albicans* universalmente a mais prevalente. Todas as formas de candidíase são manifestações oportunistas, atingindo indivíduos que apresentam alguma deficiência no sistema imunodefensivo, tanto no sistêmico quanto no localizado.

A porta de entrada para *Candida* em geral é alguma solução de continuidade no tegumento cutâneo ou mucoso, sobretudo o trato digestivo. A disseminação se dá sobretudo pela via hemática, sob a forma de elementos em levedo, determinando uma reação do tipo piogênica e formando microabscessos. Os pulmões podem estar envolvidos nestas formas, geralmente nas fases terminais de pacientes graves.

As manifestações broncopulmonares da candidíase não têm características próprias, o que torna difícil, senão impossível, correlacioná-las com a presença do fungo. Do mesmo modo, torna-se difícil atribuir-lhes manifestações radiológicas próprias. Todavia, nos casos comprovados, os aspectos mais comumente descritos são condensações homogêneas, segmentares ou não, e infiltrados intersticiais difusos.

O diagnóstico definitivo somente é assegurado pela demonstração do fungo na lesão, com sua forma parasitária característica de hifas e pseudo-hifas com blastoconídios justasseptais. Ou seja, o fungo deve ser demonstrado em material obtido por métodos invasivos, o que, por motivos óbvios, nem sempre é possível nos pacientes graves, representando um formidável obstáculo para o diagnóstico definitivo.

Os principais medicamentos utilizados no tratamento da candidíase são a anfotericina B, que pode ser associada a derivados triazólicos.

Aspergiloses

O termo "aspergilose" designa diversos acometimentos por fungos termotolerantes pertencentes ao gênero *Aspergillus*, que se apresentam em parasitismo como hifas hialinas septadas e ramificadas dicotomicamente em ângulo aproximado de 45°. Numerosas espécies já foram identificadas como patogênicas para o homem, como *A. fumigatus*, *A. niger*, *A. flavus*, *A. terreus*, *A. nidulans* e outras; porém, a espécie ainda hoje responsável por mais de 90% das várias formas de apresentação da aspergilose é *A. fumigatus*.

Os fungos do gênero *Aspergillus* estão por toda parte, são ubiquitários, e a micose causada é, por consequência, cosmopolita. Crescem abundantemente em qualquer matéria orgânica em decomposição. São, portanto, sapróbios encontrados em solo, restos vegetais, sementes e grãos. Termotolerância para 37 a 40°C é atributo fundamental para um fungo ser considerado patogênico. Espécies de *Aspergillus* termotolerantes potencialmente patogênicos são encontradas com facilidade dentro de domicílios, na poeira doméstica, em ventiladores e aparelhos de ar condicionado, em ductos de sistemas de ventilação e climatização, construções velhas, hospitais, água e ervas, entre as quais a *Cannabis sativa* (maconha).

Dependendo do estado imunológico ou anatômico do hospedeiro, os *Aspergillus* podem comportar-se como agente *sensibilizante* (alergênio), *colonizador* ou *invasor*, causando, respectivamente, os quadros clínicos de *aspergilose alérgica*, *colonização intracavitária aspergilar* e *aspergiloses invasivas*.

Aspergilose broncopulmonar alérgica

A aspergilose broncopulmonar alérgica (ABPA) é uma reação de hipersensibilidade a antígenos do *Aspergillus*, especialmente *A. fumigatus*, que ocorre quando os brônquios se tornam colonizados pelo fungo. O microrganismo não invade os tecidos, mas permanece como saprófita no lúmen das vias respiratórias. Estima-se que 7 a 14% dos pacientes asmáticos corticoide-dependentes, bem como 6% dos portadores de fibrose cística, sofrem de ABPA.

O quadro clínico respiratório é variável, muitas vezes superpondo-se a uma crise de asma associada a infiltrados pulmonares transitórios, fugaz eosinofilia sanguínea e no escarro, sibilância, febre e tosse acompanhada de eliminação de tampões mucosos castanhos espessos.

A suspeita de aspergilose broncopulmonar alérgica inclui vários itens, devendo-se cogitar a doença em pacientes com asma brônquica, desde que apresentem:

- Episódios agudos de broncospasmo
- Eosinofilia sanguínea acima de 1.000/mm^3
- Imunodifusão dupla precocemente positiva
- Eliminação, pelo escarro, de tampões mucosos ou sanguinolentos, ricos em eosinófilos
- Infiltrados pulmonares de repetição
- Sinais radiológicos caracterizados por espessamento das paredes brônquicas e imagens areolares de permeio, sugestivos de bronquiectasias confirmadas por TCAR

- Reatividade cutânea dos tipos I e III aos antígenos de *Aspergillus*. O achado isolado do fungo em exame do escarro não tem valor diagnóstico; porém, este dado, repetidas vezes presente, reforça a hipótese diagnóstica.

As alterações radiológicas aparecem como opacidades parenquimatosas segmentares ou lobares, atelectasias e imagens lineares de hipotransparência, muitas delas resultantes de tampões mucosos intrabrônquicos. Estas lesões são mais comuns nos lobos superiores, sobretudo nas áreas correspondentes aos brônquios de calibre médio, assumindo o aspecto de infiltrados cordoniformes ao longo dos feixes broncovasculares. As paredes brônquicas mostram se espessadas, às vezes com bronquiectasias centrais. Tais lesões, ao se tornarem crônicas, evoluem para fibrose (Figura 26.16).

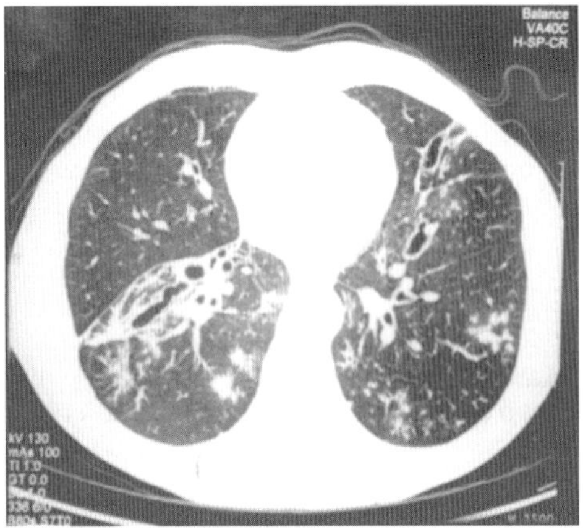

Figura 26.16 Tomografia computadorizada de alta resolução do tórax: bronquiectasias centrais e sinais de impactação mucoide. Diagnóstico: aspergilose broncopulmonar alérgica.

O tratamento da ABPA deve ser feito com prednisona na dose de 0,5 mg/kg/dia, durante 2 semanas; a seguir, manter a mesma dose, em dias alternados, até que os níveis de IgE fiquem abaixo daqueles habitualmente verificados nos asmáticos sem aspergilose.

Asma brônquica

A crise de asma brônquica, em razoável número de pacientes, pode ser atribuída à inalação dos esporos de *Aspergillus*. Alguns asmáticos apresentam testes cutâneos positivos com antígenos de *Aspergillus*, porém sem outros exames que possam confirmar o diagnóstico de ABPA.

O quadro clínico costuma ser mais dramático do que aquele encontrado nas crises desencadeadas por outros alergênios, manifestando-se por tosse, dispneia, sibilos, calafrios, mal-estar e dores generalizadas. Eosinofilia pode ser observada no hemograma e no escarro. Algumas vezes, estes ataques podem vir acompanhados de infiltrados pulmonares fugazes na radiografia de tórax.

Alveolite alérgica extrínseca

A alveolite alérgica extrínseca (AAE) atinge indivíduos não atópicos após inalarem quantidade maciça de propágulos do fungo. O processo assume as características de uma reação de hipersensibilidade intra-alveolar. As reações são do tipo III imediata (reação de Arthus, que aparece após 12 a 18 h) e retardada (reação que aparece depois de 24 a 48 h).

O curso clínico da AAE tem várias faces e está sob a influência da frequência, intensidade e duração da exposição antigênica. A forma aguda é a mais facilmente diagnosticada, pois a relação causa e efeito é, em geral, perceptível. Caracteriza-se por um quadro de início abrupto composto de tosse seca, taquidispneia, febre, calafrios, adinamia e intensa mialgia. A forma subaguda é a mais comum e surge após exposição antigênica prolongada a pequenas quantidades do antígeno. O quadro clínico é mais arrastado, mais persistente e frequentemente confundido com bronquite crônica. Já a forma crônica, a mais grave, resulta da exposição antigênica continuada e de baixa intensidade e se manifesta com quadro clínico de insuficiência respiratória crônica progressiva.

A radiografia de tórax, na fase aguda da doença, pode ser normal ou mostrar infiltração em vidro fosco. Infiltrados micronodulares ou reticulares, com predomínio em lobos superiores, costumam aparecer nas formas subaguda e crônica. A TCAR do tórax mostra, na AAE aguda, opacidades alveolares do tipo consolidação ou vidro fosco em meio a áreas de tecido pulmonar normal. Na fase subaguda, além das áreas difusas de opacidade em vidro fosco, são também observados micronódulos centrolobulares e áreas de aprisionamento aéreo. Na AAE crônica, os achados tomográficos são comuns a outras pneumopatias intersticiais como fibrose pulmonar idiopática, em que podem ocorrer padrão reticular, perda de volume pulmonar, áreas de faveolamento e, às vezes, são evidenciadas zonas de hiperinsuflação pulmonar. A fibrose pode ser difusa.

O tratamento requer controle ambiental rigoroso ou afastamento do contato repetitivo com os esporos do fungo. Os corticosteroides estão indicados em todas as formas clínicas da doença.

Colonização de cavidades

Em nosso meio, a colonização intracavitária é bastante comum no interior de cavernas tuberculosas residuais e saneadas após o uso de tuberculostáticos. Outras cavidades aeradas podem ser atingidas, como as ectasias brônquicas e os seios da face. A colonização de uma cavidade, quando completa, forma uma ou várias massas de camadas sucessivas do fungo, conhecidas como *bola fúngica* ou *fungus ball*. Essas massas são consistentes, de superfície irregular, constituídas por hifas de *Aspergillus*, sangue e restos celulares. A parede da cavidade se torna muito edemaciada, com tecido de granulação e neoformação vascular, muito friável, o que explica a facilidade com que sangram. Na fase de crescimento, o fungo muitas vezes adere à parede da caverna. A absoluta maioria é causada por *A. fumigatus*. Embora o fungo possa habitar formações cavitárias de outras naturezas, é mais comum nas de origem tuberculosa.

Essa modalidade de aspergilose não tem características clínicas definidas. Sua evolução é silenciosa, e a quase certeza diagnóstica surge com a ocorrência de hemoptises súbitas com tendência a repetição, ou hemoptoicos, na presença de imagem radiológica compatível. O aspecto radiológico inconfundível é o sinal da meia-lua: imagem cavitária, ocupada parcial ou totalmente por formação densa nodular – a massa aspergilar (Figura 26.17). Quase todos os pacientes com este quadro têm sorologia de imunodifusão dupla positiva, o que auxilia bastante o diagnóstico, mormente nos indivíduos que não têm o quadro radiológico típico.

O tratamento é essencialmente invasivo, consistindo na remoção da massa intracavitária. Muitos pacientes mostram elevado risco cirúrgico, restando outras alternativas cirúrgicas

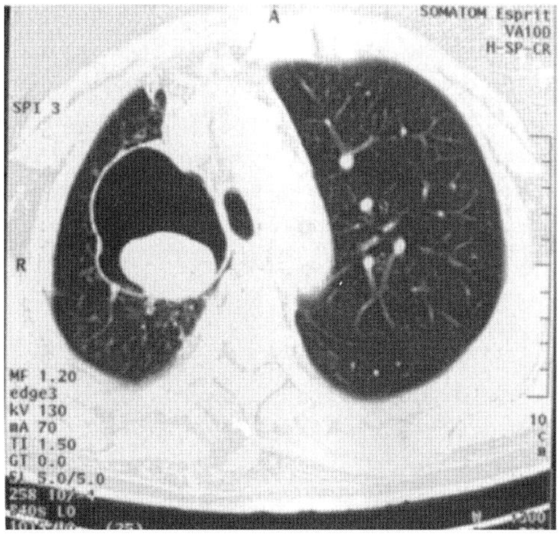

Figura 26.17 Tomografia computadorizada de alta resolução do tórax: imagem clássica de micetoma aspergilar em pulmão direito. Diagnóstico: aspergiloma.

ou clínicas de controlar o sangramento, entre elas a cavernostomia, a radioterapia ou o emprego de antifúngicos.

Aspergilose invasiva

Considerada rara durante muitos anos, a aspergilose invasiva está hoje entre as micoses mais comuns adquiridas em hospital; sua mortalidade é alta. Atinge, na maioria dos casos, pacientes imunocomprometidos, sobretudo os neutropênicos. Todavia, raramente, tem sido observada em indivíduos sem essas características. O fungo, ao invadir o paciente, cresce preferencialmente no interior de vasos sanguíneos, causando hemorragias localizadas e áreas de infarto que evoluem para necrose e cavitação. Os agentes mais frequentemente isolados são *A. fumigatus* e *A. flavus*; outros fungos, porém, podem provocar o mesmo quadro.

Clinicamente a infecção simula pneumonia bacteriana grave, necrosante. Os aspectos radiológicos não são característicos; as imagens mais comuns são de opacidades broncopneumônicas, distribuídas com mais frequência na periferia, segmentares ou lobares. Com a evolução, podem surgir escavações.

O diagnóstico desta forma de aspergilose não é fácil. A demonstração de *A. fumigatus*, *A. flavus* ou de outra espécie do gênero, dado o caráter ubiquitário destes fungos, tem valor apenas presuntivo. As reações sorológicas de imunodifusão dupla são de grande valor quando positivas; porém, nos quadros iniciais geralmente são negativas e só positivam nos pacientes que evoluem para quadros subagudos ou crônicos. O diagnóstico definitivo, de certeza, só pode ser obtido por meio da demonstração do fungo em material obtido das lesões e o subsequente isolamento do agente em cultivos; isso requer procedimentos invasivos, nem sempre possíveis nos indivíduos atingidos.

O tratamento de escolha é a anfotericina B, na sua forma clássica ou nas apresentações lipossomais. O voriconazol, derivado imidazólico, tem mostrado eficácia superior à da anfotericina B no tratamento da aspergilose invasiva. Em situações de extrema gravidade, outra opção terapêutica é a caspofungina.

Aspergilose necrosante crônica

Trata-se de uma forma de aspergilose invasiva de decurso subagudo ou crônico, mais comum nos pacientes diabéticos ou naqueles submetidos a tratamento com corticoides, por tempo prolongado. Nesses casos, o fungo igualmente invade vasos sanguíneos, com infarto que evolui para necrose e cavitação. Dentro desta cavidade, costuma desenvolver-se massa resultante do material denso sequestrado, consistindo em restos de tecido necrosado permeado de hifas fúngicas. Radiologicamente, o quadro simula colonização intracavitária com formação de bola fúngica; todavia, ao contrário da colonização em que a parede da cavidade não é invadida pelo fungo, na aspergilose necrosante crônica as paredes das cavidades mostram o fungo no seu característico aspecto intravascular. O tratamento exige a prescrição de anfotericina B, na sua apresentação clássica ou nas formulações lipossomais.

▸ AIDS e infecções respiratórias

Nas últimas décadas, o número de hospedeiros imunocomprometidos tem aumentado significativamente por intermédio da AIDS, sendo esses indivíduos muito mais vulneráveis a pneumonias. O envolvimento do pulmão por agentes infecciosos é, segundo vários estudos, a principal causa de morbidade e mortalidade em pacientes com AIDS. Cerca de 65% deles apresentam infecção respiratória com risco de morte, e aproximadamente 30% vão a óbito por causa pulmonar.

Essas infecções, por serem frequentemente caracterizadas por sintomatologia inespecífica e atípica, representam um desafio diagnóstico, terapêutico e preventivo em saúde pública. Além disso, o espectro de patógenos costuma ser bastante diferente quando se trata de doente portador do vírus HIV.

A causa dessas infecções é bastante variável e depende do estado imunológico e da condição socioeconômica do paciente, assim como do uso de antirretrovirais e medicamentos profiláticos. As infecções pulmonares mais frequentes são as pneumonias bacterianas, a pneumonia por *P. carinii*, as micobacterioses (*M. tuberculosis* e micobactérias atípicas), as infecções por fungos (*C. neoformans*, *H. capsulatum*, *Aspergillus* sp.) por vírus (CMV, herpes simples, adenovírus) e por protozoários e helmintos (*T. gondii*, *S. stercoralis*). A associação de infecções pulmonares em um mesmo indivíduo é comum na AIDS e contribui para retardar o diagnóstico final de febre de origem obscura na maioria dos casos.

O grau de imunossupressão, estimado pela contagem de linfócitos T CD4+, pode ser valioso na elaboração de conduta diagnóstica, pois existe correlação entre o número dessas células e as infecções oportunistas. A pneumonia por *P. carinii*, por exemplo, ocorre, na quase totalidade das vezes, com contagens de linfócitos CD4+ inferiores a 200/mm^3. Já a tuberculose, ainda que possa surgir com qualquer contagem de CD4+, apresenta manifestações radiológicas atípicas mais comuns com contagens inferiores a 200/mm^3, e a doença disseminada com contagens abaixo de 100/mm^3.

▪ Pneumonias bacterianas

Há alguns anos, as pneumonias não eram reconhecidas como infecções definidoras de AIDS. Só após cerca de uma década da pandemia, em 1993, os Centers for Disease Control and Prevention, dos Estados Unidos, apontaram-nas como reais consequências da infecção pelo HIV. Nesses tempos, acumularam-se evidências de que as pneumonias eram muito mais frequentes nos infectados por esse vírus do que na população em geral. Com efeito, comprovou-se que ocorrem frequentemente pneumonias oito vezes mais nos portadores do

HIV do que na população geral. Esse fato decorre da soma de vários defeitos provocados na rede imunológica.

Em geral, os episódios de pneumonia começam em fase precoce da história natural da infecção pelo HIV e têm a tendência de repetição. Algumas vezes, é esse o fato que chama a atenção, muitas vezes antes da percepção do paciente e do médico para a condição de infecção pelo retrovírus.

No grupo das pneumonias comunitárias, os germes mais comuns são os mesmos da população em geral. Predomina amplamente o pneumococo, e o hemófilo é o segundo mais frequente. Outras bactérias possíveis são *Klebsiella*, *Moraxella catarrhalis* e estreptococos que não o pneumococo (*S. milleri*, *S. agalactiae*). As pneumonias por *S. aureus* e *P. aeruginosa* ocorrem especialmente naqueles com contagem de células CD4+ abaixo de 50 células/$\mu\ell$. As infecções por *Rhodococcus equi*, *Bartonella* e *Nocardia* são, algumas vezes, observadas nesses indivíduos.

O *Rhodococcus equi* é um octinomiceto gram-positivo conhecido entre os criadores de animais de fazenda.

Dentre os casos descritos na literatura, 90% são em pacientes imunossuprimidos, principalmente os infectados pelo HIV. No entanto, depois do advento da terapia antirretroviral, houve diminuição de casos.

A frequente necessidade de internação dos pacientes aidéticos favorece a recorrência de infecções hospitalares. Uso de cateteres intravenosos e vesicais, manipulação das vias respiratórias, aspirações e caquexia são todas condições que permitem essas complicações. As pneumonias hospitalares no aidético são em tudo semelhantes a todas as outras da população internada, em geral. Os germes mais comuns também são as enterobactérias gram-negativas, o estafilococo, a pseudomonas e o pneumococo. Um fato a destacar é a ocorrência muito mais frequente de bacteriemia (e, eventualmente, septicemia). Essa constatação obriga à realização de hemoculturas bem mais frequentes, em todo caso suspeito de pneumonia em paciente aidético.

Os achados radiológicos mais observados são consolidações segmentares ou lobares, com frequente envolvimento multilobar. Na pneumonia por hemófilo, o padrão é predominantemente de broncopneumonia. A presença de escavação sugere infecção por *S. aureus*, *P. aeruginosa*, *Nocardia* ou *R. equi* (Figura 26.18).

O tratamento dessas pneumonias comunitárias e hospitalares segue todas as normas da terapêutica geral das pneumonias. O tratamento dura 10 a 30 dias, na dependência da gravidade e das complicações locais e gerais. Como os microrganismos em geral envolvidos são semelhantes aos observados normalmente, as diretrizes do tratamento desses pacientes também se mantêm. Entretanto, deve-se ter cuidado no uso de fluorquinolonas, pois elas podem mascarar uma possível infecção por *M. tuberculosis*. O prognóstico geralmente é bom, em vista da sensibilidade dos germes não alterada pelo HIV.

Pneumonia por P. carinii

A pneumonia por *P. carinii* (*P. jiroveci*) na AIDS é das mais frequentes, rivalizando, no Brasil, apenas com a tuberculose. Na primeira década do aparecimento da epidemia de imunodeficiência, a infecção pulmonar por *P. carinii* acontecia em pelo menos 75% dos casos e, muitas vezes, recorria em vários episódios. A prática de quimioprofilaxia contra esse germe, associada ao tratamento antirretroviral com vários fármacos incluindo as antiproteases, diminuiu bastante a ocorrência de episódios de pneumocistose e sua mortalidade. Mais uma vez, a contagem celular é fundamental, já que mais de 90% dos diagnósticos são feitos em pacientes com CD4+ < 200 células/$\mu\ell$.

Durante muitos anos, afirmou-se que o *P. carinii* era um protozoário, devido a muitos aspectos de sua biologia. Técnicas de biologia molecular, recentemente utilizadas, colocam-no mais perto dos fungos do que dos protozoários, em vista de semelhanças nas respectivas composições do DNA.

A pneumocistose é doença insidiosa. Comumente, inicia-se com sintomas gerais, como febre baixa, mal-estar geral, astenia, sudorese noturna e perda de peso. Com o progredir do quadro clínico, geralmente em semanas, alcança-se a fase de franca necessidade de cuidados médicos, com dispneia intensa, tosse e cianose.

Cinco a 10% dos casos de pneumocistose podem apresentar radiografia de tórax normal. As lesões típicas surgem em pelo menos 80% dos casos. Em fase muito precoce, nota-se discreto infiltrado intersticial peri-hilar uni ou bilateral (Figura 26.19). Na fase avançada, o aspecto é de "pulmão branco", em tudo semelhante à síndrome de angústia respiratória do adulto.

As lesões ditas "atípicas" correspondem a 10 a 15% dos casos e incluem formações císticas que, quando subpleurais, podem romper-se e provocar pneumotórax; consolidações

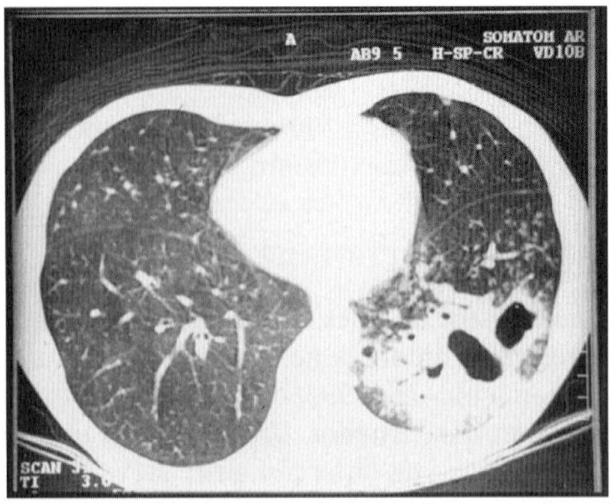

Figura 26.18 Tomografia computadorizada do tórax de alta resolução que mostra lesão escavada em pulmão esquerdo. Diagnóstico: pneumonia por *Rhodococcus equi* na AIDS.

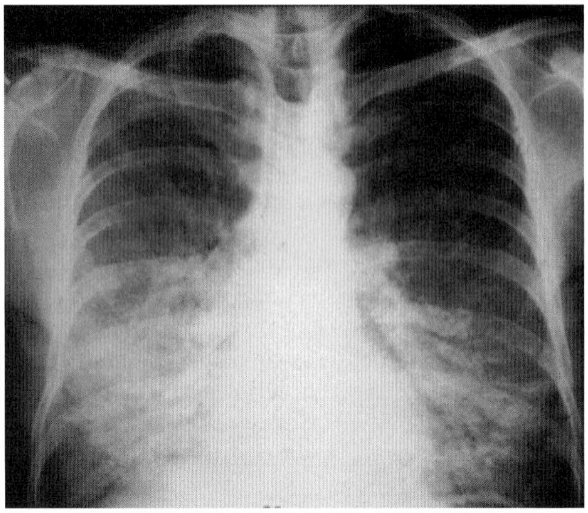

Figura 26.19 Radiografia de tórax que mostra infiltrado intersticial ocupando os dois terços superiores do pulmão esquerdo. Diagnóstico: pneumonia por *Pneumocystis carinii*.

focais que podem simular pneumonia alveolar ou tuberculose; aspecto miliar; formações de grandes nódulos ou mesmo massas; cavitações; derrame pleural.

Dos exames laboratoriais, destacam-se dois que são mais frequentemente alterados, e isso desde fases precoces da doença: o aumento da desidrogenase láctica e a hipoxemia. O diagnóstico de certeza só é feito pelo encontro do microrganismo em algum material pulmonar – escarro, lavado broncoalveolar, aspirado pulmonar ou biopsia pulmonar – e deve sempre ser buscado.

O tratamento mais utilizado é o que emprega associação sulfametoxazol-trimetoprima na dose de 15 a 20 mg/kg/dia de trimetoprima e 75 a 100 mg/kg/dia de sulfametoxazol por via intravenosa, dividida em 3 ou 4 aplicações. Eventualmente, pode ser utilizada a via oral. A duração do tratamento é de 3 semanas. Além desse tratamento específico, mostra-se muito eficaz o uso de corticosteroides nos casos mais graves com importante repercussão nas trocas gasosas. O esquema terapêutico mais comumente utilizado é: prednisona – 40 mg 2 vezes/dia, por via oral, durante 5 dias, seguida por 20 mg 2 vezes/dia, por mais 5 dias, seguida por 20 mg 1 vez/dia, por mais 5 dias.

Tuberculose pulmonar

A eclosão da AIDS trouxe, consigo, o aumento progressivo da tuberculose e o surgimento de novos reservatórios de bacilos capazes de disseminar a doença, em todas as regiões do mundo, embora com intensidade variada. O paciente sororreativo para o HIV não apresenta maior probabilidade de se infectar do que o soronegativo. Mas, uma vez infectado, tem risco de 5 a 10%, ao ano, de evoluir para tuberculose-doença, e esta progride de maneira bem mais rápida. As estimativas oficiais mostram que, em todo o mundo, existem cerca de 15 milhões de pessoas infectadas pelo vírus HIV, das quais um terço apresenta coinfecção por tuberculose. Destas, aproximadamente 50% adoecerão de tuberculose. Este grupo tem maior taxa de mortalidade e de replicação viral do que o grupo de AIDS sem a coinfecção.

No Brasil, a tuberculose é a segunda principal doença oportunista em pacientes com AIDS, atrás apenas da candidíase oral. Atualmente, cerca de 8% dos pacientes com tuberculose têm coinfecção do HIV, conforme mostrado nos dados de notificação.

A possibilidade de tuberculose pulmonar deve ser considerada em todo indivíduo, portador ou não do HIV, que se torne sintomático respiratório, ou seja, apresente tosse, com ou sem expectoração, de causa não determinada, por mais de 3 semanas. Outros sinais e sintomas aumentam a possibilidade do diagnóstico de tuberculose, incluindo febre vespertina, sudorese noturna, emagrecimento, anorexia, astenia e hemoptise.

Nas fases precoces da doença provocada pelo HIV, a tuberculose pulmonar comporta-se como nos casos HIV-negativos. As lesões localizam-se predominantemente nos lobos superiores e podem cavitar. Na maioria das vezes, a pesquisa de BAAR no escarro é positiva e o PPD, fortemente reator. Nas fases mais avançadas da enfermidade, a apresentação radiológica da tuberculose é menos típica. Pode-se observar condensação alveolar homogênea ou heterogênea, a localização não é a habitual e não se nota cavitação. Nesses casos, o PPD costuma ser não reator e as secreções brônquicas, negativas para a pesquisa do BAAR.

Recomenda-se a utilização do esquema convencional de tratamento para tuberculose, incluindo isoniazida, rifampicina, pirazinamida e etambutol. Entretanto, os indivíduos soropositivos para o HIV apresentam maior número de efeitos colaterais do que aqueles apenas com tuberculose. O conhecimento das interações medicamentosas entre os tuberculostáticos e os medicamentos antirretrovirais é fundamental no manejo desses pacientes.

Infecções por fungos

A presença e a progressão das infecções micóticas são muito maiores quando há um déficit imunológico de base, especialmente na AIDS. A criptococose é a micose mais prevalente no aparelho respiratório desses indivíduos. A histoplasmose que, entre nós, é mais rara do que em outros países, também é encontrada em pacientes aidéticos. A aspergilose invasiva pulmonar também é rara, se bem que menos do que a candidíase, e só ocorre em pacientes muito imunocomprometidos. A paracoccidioidomicose, a micose rural brasileira por excelência, não tem mostrado número elevado em indivíduos com AIDS, embora os casos conhecidos sejam muito graves, geralmente.

A *criptococose* só costuma ocorrer em fase de intensa diminuição de células no sangue periférico, geralmente com contagem de CD4+ $<$ 100 células/μℓ Sua principal manifestação na AIDS é a meningite, que é seguida, em frequência, por comprometimento pulmonar e por doença sistêmica (disseminada). O comprometimento pulmonar pode exteriorizar-se por dispneia de pequena monta e tosse seca ou com pouca produção de muco. A mais comum apresentação radiológica é a infiltração reticulonodular. Visando ao diagnóstico, além dos exames gerais (cultura de sangue, de medula óssea, pesquisa de antígeno pelo látex no sangue e na urina), deve-se sempre buscar o fungo nas diversas amostras de secreção brônquica.

A *histoplasmose* na AIDS se dá, quase exclusivamente, sob a forma disseminada e com contagens de linfócitos CD4+ menores do que 75/mm^3. As manifestações clínicas mais comuns são febre, perda de peso, esplenomegalia e linfadenopatia. Os sintomas respiratórios mais frequentes são tosse e dispneia. O estudo radiológico do tórax demonstra infiltrado difuso em mais de 70% dos casos. Na histoplasmose disseminada, torna-se fundamental a identificação rápida do fungo em materiais biológicos. O teste mais simples e prontamente disponível é o esfregaço de sangue periférico, que pode ser positivo em cerca de 46% dos casos. A pesquisa direta do *Histoplasma* na medula óssea e no lavado broncoalveolar também pode ser útil nesse grupo de pacientes.

As *infecções por Aspergillus* têm sido crescentemente relatadas nos pacientes aidéticos. Podem manifestar-se com invasão de parênquima ou brônquios, levando a dispneia e obstrução das vias respiratórias. Na radiografia de tórax, são observados infiltrados ou nódulos cavitários múltiplos.

O tratamento das infecções pulmonares fúngicas é feito basicamente com anfotericina B. Fluconazol pode também ser usado na criptococose. Itraconazol pode ser recomendado para aspergilose e histoplasmose.

Outras infecções pulmonares

Infecção por M. avium-intracellulare

As micobacterioses atípicas, e especialmente pelo *M. avium-intracellulare*, são infecções bem comuns em pacientes com AIDS. Trata-se de importante causa de morbidade entre esses indivíduos. Ocorrem em geral quando o nível de linfócitos T CD4+ está muito baixo e, portanto, a imunidade está bastante alterada. Clinicamente, esses pacientes apresentam sintomas sistêmicos, como febre, perda de peso, sudorese, anorexia, hepatomegalia, dor abdominal e mal-estar geral, com poucas queixas respiratórias e com pequenas alterações radiológicas. O diagnóstico é feito por meio da cultura de sangue, linfonodos, fígado ou medula óssea. O achado do agente em escarro ou fluido de lavado broncoalveolar nem sempre indica doença disseminada.

Infecções por vírus

As infecções virais estão entre as doenças oportunistas mais comuns em pessoas infectadas pelo HIV. Os agentes virais de maior importância a serem considerados no manejo destes pacientes, além do próprio HIV, estão agrupados na família dos herpes simples que inclui o CMV, o herpes simples tipos 1 (VHS-1) e 2 (VHS-2), o varicela-zóster e o Epstein-Barr. Com relação aos pulmões, permanece controverso o verdadeiro papel patogênico desses vírus como causadores de doença clinicamente relevante. Apenas a identificação do vírus no escarro ou no material brônquico não significa, obrigatoriamente, que a doença exista. A certeza da infecção pulmonar, até o momento, só é possível quando se encontram, em cortes histológicos, alterações celulares características, na ausência de outro agente.

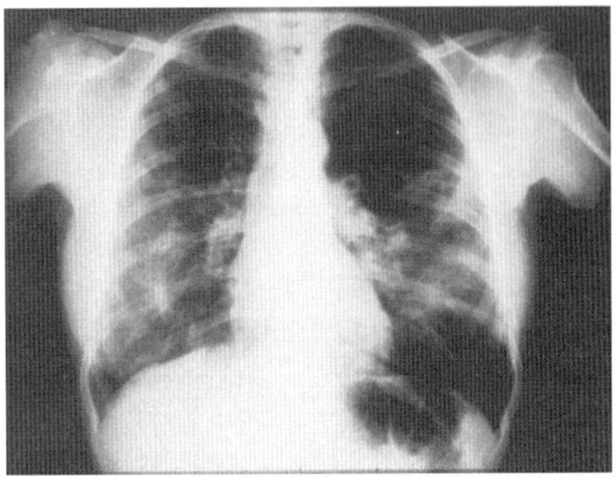

Figura 26.20 Infiltrados nodulares heterogêneos nos dois terços inferiores do hemitórax direito e na base esquerda. O exame parasitológico de fezes demonstrava, em várias amostras, a presença de ovos de *Ascaris lumbricoides*. Após tratamento antiparasitário, houve regressão dos infiltrados nodulares. Diagnóstico: síndrome de Löffler.

Infecções por protozoários e helmintos

A real importância de muitas dessas infecções nos pulmões, sobretudo nos pacientes HIV-positivos, ainda é incerta. *T. gondii* e *Cryptosporidium*, de maneira mais frequente, causam, respectivamente, doenças nos sistemas nervoso central e gastrintestinal, mas também podem envolver os pulmões. A infecção do trato respiratório devido ao protozoário microsporídio está associada, quase exclusivamente, à doença disseminada. A síndrome de hiperinfecção por *S. stercoralis* é uma complicação rara na AIDS.

▸ Infecções por helmintos e protozoários

No Brasil, assim como em outros países em desenvolvimento, as helmintíases e as protozooses constituem enormes problemas de saúde pública por sua morbidade e extrema dificuldade de serem controladas. Até mesmo as suas taxas de incidência são desconhecidas, retratando a falta de investimento em saúde.

Estas infestações parasitárias, em algumas circunstâncias, cursam com comprometimento respiratório, por vezes de marcante gravidade. Por se tratar de situações clínicas menos usuais, são, em geral, pouco cogitadas em termos de diagnóstico diferencial, impossibilitando a detecção e a terapêutica precoces.

▪ Helmintíases

A. lumbricoides e *S. stercoralis*, por suas características evolutivas de "passagem" pelos pulmões (ciclo de Loss), podem causar comprometimento respiratório em pacientes infectados. O quadro clínico típico é a síndrome de Löffler, caracterizada por sibilância, dispneia, tosse produtiva, febre e astenia. As alterações radiológicas caracterizam-se por infiltrações pulmonares difusas, de caráter migratório que, quando associadas à eosinofilia, levantam a suspeita diagnóstica (Figura 26.20). A confirmação baseia-se na identificação das larvas nos tecidos ou secreções digestivas e pulmonares. O tratamento da infecção por *A. lumbricoides* é feito com mebendazol ou albendazol. Nos casos de estrongiloidíase, utiliza-se o tiabendazol (esquema mais usual) ou o cambendazol.

O *S. stercoralis* é também implicado em quadros graves de infecção disseminada em pacientes imunodeprimidos. Estes casos frequentemente são acompanhados de sepse por flora entérica, o que torna a parasitose grave e fatal. As manifestações pulmonares podem se assemelhar àquelas observadas na síndrome da angústia respiratória do adulto, com taquidispneia intensa, hipoxemia e alcalose respiratória.

A *larva migrans visceral* resulta da migração persistente e profunda de larvas de *T. canis* ou *T. cati*. Após a sua penetração através da pele, inicia-se o processo de migração tecidual e liberação de produtos antigênicos. Esses antígenos funcionam como alvo e estímulo para o sistema imune, levando a hipereosinofilia, hipergamaglobulinemia e aumento de IgE, IgM e IgG. Se a migração progride, as larvas, liberadas no jejuno, podem alcançar fígado, pulmão, olho e SNC. O quadro clínico pulmonar é representado por febre, tosse e sibilos, além de infiltrado pulmonar. A demonstração das larvas em material de biopsia é extremamente difícil e, por isso, na maioria das vezes, recorre-se aos métodos sorológicos para a confirmação da doença. O tratamento é feito com dietilcarbamazina, tiabendazol, albendazol, mebendazol ou cambendazol.

Wuchereria bancrofti é considerada uma das causas mais importantes da *síndrome de eosinofilia tropical*, uma reação de hipersensibilidade à presença da microfilária no pulmão, fígado, baço e nos linfonodos. A manifestação pulmonar mais importante é a crise asmatiforme, geralmente noturna, acompanhada de febre e mal-estar. Na radiografia de tórax, podem ser observadas lesões miliares difusas. O tratamento é feito com dietilcarbamazina.

A *esquistossomose* representa, ainda hoje, um dos mais importantes problemas de saúde pública no Brasil. É causada pelo *S. mansoni*, cujo hospedeiro intermediário são os caramujos, presentes em coleções de água doce. Os pulmões podem ser envolvidos tanto na fase toxêmica quanto na crônica da doença. Na toxêmica, a principal manifestação pulmonar é a crise asmatiforme, enquanto, na crônica, predominam os achados clínicos de *cor pulmonale*. O diagnóstico é estabelecido por exame de fezes, biopsia retal ou biopsias tissulares. O tratamento da infecção é feito com praziquantel (medicamento de escolha) ou oxamniquina.

Outra helmintíase relatada no Brasil é a *paragonimíase*, provocada pela infecção por *Paragonimus westermani*. O homem, como hospedeiro definitivo, infecta-se com a ingestão de crustáceos de água doce (hospedeiro intermediário), crus ou malcozidos. O principal local da infecção é o pulmão e, no processo de penetração até ele, as larvas atravessam o diafragma e a pleura, podendo acarretar pneumotórax ou derrame pleural. Os sintomas são inespecíficos e as imagens radiológicas podem ser confundidas com as da tuberculose; a confirmação de paragonimíase requer o achado de ovos operculados típicos em escarro, fezes ou em tecidos. Como terapêutica de escolha, utiliza-se o praziquantel.

Uma helmintíase também rara em nosso meio é a *equinococose*, causada pelo estágio larvário (cisto hidático) do *Equinococcus granulosus*. O fígado é o órgão com maior frequência comprometido. Nos pulmões, a moléstia acomete mais frequentemente as porções inferiores do órgão, com certa predileção pelo pulmão direito. Quando existem sintomas, os mais encontrados são tosse, dor torácica e dispneia. Para a confirmação e complementação diagnósticas, devem ser utilizados ensaios imunoenzimáticos e parasitológicos. O tratamento farmacológico é feito com albendazol. Entretanto, quase sempre, há necessidade de ressecção cirúrgica dos cistos.

Protozooses

O acometimento pulmonar na *malária*, a ponto de se constituir uma emergência, está associado à infecção grave por *Plasmodium falciparum*. As alterações da microcirculação levam, nos pulmões, a alterações dramáticas que se expressam clinicamente por edema pulmonar e, eventualmente, por franca hemorragia intra-alveolar. Clinicamente, há taquidispneia, tosse seca, cianose e estertores crepitantes. As imagens radiológicas podem indicar infiltrados intersticiais difusos com comprometimento alveolar. A pesquisa do plasmódio em gota espessa é o meio diagnóstico mais rápido e eficiente. A terapêutica específica deve ser feita por via intravenosa (quinino, associado ou não a artemisina). A despeito do tratamento, o prognóstico do acometimento pulmonar é sombrio, com taxas de letalidade superiores a 80%.

A *toxoplasmose*, uma doença de aves e mamíferos, é provocada pelo protozoário *Toxoplasma gondii*. Sua transmissão para humanos se dá pela ingestão de cistos eliminados nas fezes de felinos. Em indivíduos normais, após a infecção aguda, os cistos persistem no SNC em estado de latência, podendo reativar e disseminar a infecção em caso de imunodepressão. Se o indivíduo torna-se imunocomprometido, como no caso da AIDS, há reativação e disseminação da infecção por *T. gondii*. Nesses casos, o envolvimento pulmonar manifesta-se por quadro "arrastado" com tosse, febre e dispneia. O padrão radiológico é variável, podendo ocorrer desde infiltrado reticular difuso até aspectos nodulares, cavitação e derrame pleural. O diagnóstico de certeza é feito pela demonstração do parasito em exame histopatológico. O esquema de escolha continua sendo a associação de pirimetamina com sulfadiazina.

A *amebíase*, infecção causada por *Entamoeba histolytica*, pode, eventualmente, por extensão da lesão hepática, acarretar empiema e fistulização broncopleural. O diagnóstico é estabelecido pelo achado dos trofozoítos no líquido pleural. O tratamento de escolha é feito com metronidazol.

A *leishmaniose* é uma doença infecciosa de evolução crônica, provocada por um protozoário do gênero *Leishmania*. Os animais silvestres e domésticos são os hospedeiros definitivos, e o homem, um hospedeiro acidental. Estima-se que a cada ano surjam novos casos no Brasil, e o crescimento deste número se deve, em parte, ao aumento desenfreado das áreas de desmatamento. Laringe, traqueia e brônquios, além de lábios e assoalho da boca, podem ser afetados. A confirmação diagnóstica pode ser feita por meio de vários exames, incluindo a pesquisa direta do parasito e a intradermorreação de Montenegro. O medicamento de escolha é o antimônio pentavalente.

▶ Referências bibliográficas

Aidé MA. Curso de Atualização – Micoses. Histoplasmose. *J Bras Pneumol.* 35 (11): 1145-1151, 2009.

American Thoracic Society. Guidelines for the management of adults with community-acquired pneumonia: diagnosis, assessment of severity, antimicrobial therapy, and prevention. *Am J Respir Crit Care Med.* 163: 1730-1754, 2001.

Arancibia F, Bauer TT, Ewig S *et al.* Community-acquired pneumonia due to gram-negative bacteria and *Pseudomonas aeruginosa*: incidence, risk and prognosis. *Arch Intern Med.* 162: 1849-1858, 2002.

Bártholo RM, Bártholo TP. Imunidade inata e a importância dos receptores Toll-similar. *Pulmão RJ.* (Supl.2): 52-58, 2009.

Battleman DS, Callahan M, Thaler HT. Rapid antibiotic delivery and appropriate antibiotic selection reduce lenght of hospital stay of patients with community acquired pneumonia. *Arch Intern Med.* 3162: 682-688, 2002.

Brummer E, Castañeda E, Restrepo A. Paracoccidioidomycosis: an update. *Clin Microbiol Rev.* 6: 89-117, 1993.

Bulpa PA, Dive AM, Garrino MG *et al.* Chronic obstructive pulmonary disease patients with invasive pulmonary aspergillosis: benefits of intensive care? *Intensive Care Med.* 27: 59-67, 2001.

Carvalho Filho ET, Alencar YMG. Teorias do envelhecimento. In: Carvalho Filho ET, Papaléo Netto M (ed.). *Geriatria: fundamentos, clínica e terapêutica.* São Paulo: Atheneu, p. 1-8, 1994.

Castro FR, Naranjo OR, Marcova. Infecciones pulmonares. *Arch Bronchoneumol.* 43: S31-S39, 2007.

Chastre J, Fagon JY. Ventilator-associated pneumonia. *Am J Respir Crit Care Med.* 165: 867-903, 2002.

Ciencewicki J, Trivedi S, Kleeberger SR. Oxidonts and the pathogenesis of lung diseases. *J. Allergy Clin Immund.* 122: 456-467, 2008.

Colleen FK, Checkley W, Mannino DM *et al.* Trends in hospitalizations for AIDS-associated *Pneumocystis jirovecci* peneumonia in the United States (1986 to 2005). *Chest* 136: 190-197, 2009.

Colombo AL. Epidemiology and treatment of hematogenous candidiasis: a Brazilian perspective. *Braz J Infect Dis.* 5: 113-118, 2000.

Confalonieri M, Urbino R, Poteno A *et al.* Hydrocortisone infusion for severe community-acquired pmeumonia: a preliminary randomised study. *Am J Respir Crit Care Med.* 171 (3): 242-248, 2005.

Cunha BA. Cytomegalovirus pneumonia: community-acquired pneumonia in immunocompetent hosts. *Infect Dis Clin North Am.* 24(1): 147-58, 2010.

Darzé C, Lucena R, Gomes I *et al.* Características clínicas e laboratoriais de 104 casos de meningite criptocócica. *Rev Soc Bras Med Trop.* 33: 21-26, 2000.

De Roux A, Marcos MA, Garcia E *et al. Chest* 125: 1343-1351, 2004.

Deus Filho A. Curso de Atualização Coccidioidomicose. *J Bras Pneumol.* 35 (9): 920-930, 2009.

Diretrizes para o tratamento de Tuberculose. *J Bras Pneumol.* 35 (10): 1018-1048, 2009. Disponível em: http://txt.estado.com.br/editoriais/2008/03/18 ger – 1.93.7.2008 03/8.81.xml.

Drinka PJ. Influenza vaccination and antiviral therapy: Is there a role for concurrent administration is the institutionalized eldery? *Drugs & Aging.* 20: 165-174, 2003.

Duchin JS *et al.* Hantavirus pulmonary syndrome: a clinical description of 17 patients with antiviral a newly recognized disease. The hantavirus study group. *N Engl J Med.* 330: 949-955, 1994.

El-Sadr W, Mayer KH, Hodder SL. AIDS in America – Forgotten but not gone. *N Engl J Med.* 6: 1-5, 2010.

Ewig S, Ruiz M, Mensa J *et al.* Severe community-acquired pneumonia: assessment of severity criteria. *Am J Respir Crit Care Med.* 158: 1102-1108, 1998.

Ewig S, Schlochterneier M, Göke N *et al.* Applying sputum as a diagnostic tool in pneumonia: limited yield, minimal impact on treatment decisions. *Chest* 121: 1486-1492, 2002.

Ewig S, Torres A. Severe community acquired pneumonia. *Clin Chest Med.* 20: 575-587, 1999.

Faria EC, Capone D. Métodos radiológicos em enfermidades tropicais. In: Siqueira-Batista R, Gomes AP, Igreja RP *et al.* (ed.). *Medicina Tropical:*

Abordagem Atual das Doenças Infecciosas e Parasitárias. Rio de Janeiro: Cultura Médica, p. 17-30, 2001.
Ferreira MS. Malária: patologia, fisiopatologia, quadro clínico e diagnóstico. In: Veronesi R, Foccacia R (ed.). *Tratado de infectologia.* São Paulo: Atheneu, p. 349-532, 1997.
Fine MJ, Auble TE, Yealy DM. A prediction rule to identify low-risk patients with community-acquired pneumonia. *N Engl J Med.* 336: 243-250, 1997.
Garantziotis S *et al.* Influenza pneumonia in lung transplant recipients: clinical features and association with bronchiolitis obliterans syndrome. *Chest* 119: 1277-1280, 2001.
Garcia-Vidal C, Calbo E, Pascual V *et al.* Effects of systemic steroids in patients with severe community-acquired pneumonia. *Eur Respir J.* 30(5): 951-956, 2007.
Gil JR, Sheng ZM, Ely SF *et al.* Pulmonary pathologic findings of fatal 2009 pandemic influenza A/H1N1 viran infections. *Arch Pathol Lab Med.* 134(2): 235-43, 2010.
Gomes NH, Renck DV, Cunha DE *et al.* Hidatidose do esterno e musculatura peitoral. *J Pneumol.* 27: 223-226, 2001.
Goulart AE, Lopes AJ, Jansen JM *et al.* Microsporidiose disseminada na AIDS: relato de caso. *J Pneumol.* 25: 53-56, 1999.
Haringer DMC. Pneumonia associada à ventilação mecânica. *Pulmão RJ.* (Supl 2): 537-545, 2009.
Holmes KV. SARS-associated coronavirus. *N Engl J Med.* 384: 1948-1951, 2003.
Huang L, Crothers K. HIV-associated opportunistic pneumonias. *Respirology* 14: 474-485, 2009.
Hui DSC *et al.* Severe acute respiratory syndrome (SARS): epidemiology and clinical features. *Postgrad Med J.* 80: 373-381, 2004.
Ison MG, Hayden FG. Viral infections in immunocompromised patients: what's new with respiratory viruses? *Cur Opin Infect Dis.* 15: 355-367, 2002.
Jain S, Kamimoto L, Bramley A *et al.* Hospitalized Patients with 2009 H1N1 influenza in the United States, April-June 2009. *NEJM* 361(20): 1935-1944, 2009.
Jansen JM, Lima DB, Paiva DD *et al. Pneumo-AIDS.* Rio de Janeiro: Revinter, 235 pp., 2004.
Jansen JM, Tavares JL, Maeda TY *et al. Pneumonias.* São Paulo: Atheneu, 1992.
Jennings LC, Anderson TP, Beynon KA *et al.* Incidence and characteristics of viral community-acquired pneumonia in adults. *Thorax* 63:42-48, 2008.
Jhayya TJ, Coloma MA, Pérez M *et al.* Paragonimíase pulmonar e pleural: relato de dois casos. *J Pneumol.* 26: 103-106, 2000.
Kritski AF, Conde MB, Souza GRM. *Tuberculose – Do Ambulatório à Enfermaria.* 2ª ed. São Paulo: Atheneu, 2000.
Ksiazek TG *et al.* A novel coronavirus associated with severe acute respiratory syndrome. *N Engl J Med.* 348: 1953-1966, 2003.
Kumar R. Mild, moderate, and severe forms of allergic bronchopulmonary aspergillosis – A clinical and serologic evaluation. *Chest* 124: 890-892, 2003.
Lacaz CS, Porto E, Martins JEC. Histoplasmose clássica. In: *Micologia médica: fungos, actinomicetos e algas de interesse médico.* 8ª ed. São Paulo: Sarvier, p. 327-341, 1991.
Lambertucci JR, Rayes AAM, Nunes F *et al.* Fever of undetermined origin in patients with the acquired immunodeficiency syndrome in Brazil: report on 55 cases. *Rev Inst Med Trop São Paulo* 41: 27-32, 1999.
Lapinsky SE. Epidemic viral pneumonia. *Curr Opin Dis.* 23:139-144, 2010.
Lim WS, MacFarlane JT, Colthorpe CL. Pneumonia and pregnancy. *Thorax* 56: 398-405, 2001.
Lopes AJ, Jansen U, Capone D *et al.* Aspergiloses pulmonares. *Pulmão/RJ.* 13: 257-267, 2004.
Marques AS, Contero LO, Sgarbi LP *et al.* Paracoccidioidomycosis associated with acquired immunodeficiency syndrome – Report of seven cases. *Rev Inst Med Trop São Paulo* 37: 261-265, 1995.
Massad M, Ramirez AM. Influenza pneumonia in thoracic organ transplant recipients: what can we do to avoid it? *Chest* 119: 997-999, 2001.
Melo SMD, Neto JCT, Andrade LCF. Pseudo-hemoptise por leishmaniose. *J Pneumol.* 26: 347-350, 1999.
Millar AB *et al.* Cytomegalovirus in the lungs of patient with AIDS. Respiratory pathogen or passenger? *Am Rev Respir Dis.* 141: 1474, 1990.
Ministério da Saúde. Coordenação Nacional de Pneumologia Sanitária. *Manual de normas para o controle da tuberculose.* Brasília, 1995.
Ministério da Saúde. Diretrizes do plano de ação emergencial para o controle da tuberculose no Brasil 1996/1998. Brasília, 1996.
Ministério da Saúde. Fundação Nacional de Saúde. Coordenação Nacional de Pneumologia Sanitária. Centro de Referência Prof. Hélio Fraga. *Manual de administração do programa controle da tuberculose,* p. 7-56, 1996.
Ministério da Saúde. Programa Nacional de Doenças Sexualmente Transmissíveis e AIDS. *Revisão da definição nacional de casos de AIDS em indivíduos com 13 anos ou mais.* Brasília, 1998.
Ministério da Saúde. Fundação Nacional de Saúde. Coordenação Nacional de Pneumologia Sanitária. Centro de Referência Prof. Hélio Fraga. *Controle da tuberculose: uma proposta de integração ensino-serviço.* 5ª ed. Rio de Janeiro, 2002.
Miyashita N, Fukano H, Okimoto N *et al.* Clinical presentation of community-acquired *Chlamydia pneumonia* pneumonia in adults. *Chest* 121: 1776-1781, 2002.
Noronha Fº AJ. Pneumonia por vírus. In: Jansen JM *et al. Pneumonias.* Rio de Janeiro: Atheneu, p. 71-79, 1992.
Novel Swine-Origin influenza A (H1N1) Virus Investigation Team. Emergence of a novel swine-origin influenza A (H1N1) virus in humans. *NEJM.* 360 (25): 2605-2615, 2009.
Oliveira E, Marik P, Colice G. Influenza pneumonia. *Chest.* 119: 1717-1723, 2001.
Panis C, Matsuo T, Reiche EMV. Infecções hospitalares em pacientes infectados com HIV-1 e com AIDS: principais microrganismos e perfil imunológico. *Braz J Microbiol.* 40: 155-162, 2009.
Passoni LFC, Wanke B, Nishikawa MM *et al. Cryptococcus neoformans* isolated from human dwellings in Rio de Janeiro, Brazil: an analysis of the domestic environment of AIDS patients with and without cryptococcosis. *Med Micol.* 36: 305-311, 1998.
Raviglione MC. Global epidemiology of tuberculosis: morbidity and mortality of a worldwide epidemic. *JAMA* 273: 220-226, 1995.
Rello J, Pop-Vicas A. Clinical review: primary influenza viral pneumonia. *Crit Care* 13 (6): 235, 2009.
Roux A *et al.* Viral community-adquired pneumonia in non immunocompromised adults. *Chest* 125: 1343-1351, 2004.
Sage EK, Noursadeghi M, Evans HE *et al.* Prognostic value of C-reactive protein in HIV-infected patients with *Pneumocystis jirovecii* pneumonia. *Int J STD AIDS* 21: 288-292, 2010.
Severo CB, Gazzoni AF, Severo LC *et al.* Curso de Atualização – Micoses. Criptococose pulmonar. *J Bras Pneumol.* 35 (11): 1136-1144, 2009.
Siqueira-Batista R, Gomes AP, Faria EC *et al.* Acometimento pulmonar nas moléstias parasitárias. *Pulmão RJ.* 11: 85-94, 2002.
Slone RM, Gutierrez FR, Fisher AJ. *Thoracic Imaging: A Pratical Approach.* New York: McGraw-Hill Companies, 1999.
Snider DE, Raviglione M, Kochi A. A global burden of tuberculosis. In: Bloon BR. *Tuberculosis Pathogenesis, Protection and Control.* Washington: ASM Press, p. 3-11, 1994.
Sniydes D, Daniels JMA, De Graaf CS *et al.* Efficacy of corticosteroids in community-acquired penumonia. A randomized double-blind clinical trial. *AM J Respir Crit Care Med.* 181: 975-982, 2010.
Sociedade Brasileira de Pneumologia e Tisiologia. Consenso brasileiro de pneumonias em indivíduos adultos imunocompetentes. *J Pneumol.* 27 (Supl. 1): S1-S40, 2001.
Sociedade Brasileira de Pneumologia e Tisiologia. II Diretrizes brasileiras para tuberculose. *J Bras Pneumol.* 30 (Supl. 1): S1-S86, 2004.
Sociedade Brasileira de Pneumologia e Tisiologia. Diretrizes brasileiras para o tratamento das pneumonias adquiridas no hospital e das associadas à ventilação mecânica. *J Bras Pneumol.* 33 (Supl.1): S1-S30, 2007.
Sociedade Brasileira de Pneumologia e Tisiologia. Diretrizes brasileiras para o tratamento das pneumonias adquiridas na comunidade em adultos imunocompetentes. *J Bras Pneumol.* 35 (6): 574-601, 2007.
Soubani AO, Chandrasekar PH. The clinical spectrum of pulmonary aspergillosis. *Chest.* 121: 1988-1999, 2002.
Tarantino AB, Frare e Silva R, Salluh J. Pneumonias. In: Tarantino AB. *Doenças Pulmonares.* Rio de Janeiro: Guanabara Koogan, p. 179-250, 2002.
Torres A *et al.* Defining, treating and preventing hospital acquired pneumonia European perspective. *Intensive Care Med.* 35: 9-29, 2009.
Vilchez R *et al.* Influenza e parainfluenza respiratory viral infection requiring admission in adult lung transplant recipients. *Transplantation* 73: 1075-1078, 2002.
Wanke B, Aidê MA. Curso de Atualização – Micoses. Paracoccidioidomicose. *J Bras. Pneumol.* 35 (12): 1245-1249, 2009.
Wanke B, Lazera MS, Monteiro PCF *et al.* Investigation of an outbreak of endemic coccidioidomycosis in Brazil's northeastern state of Piauí with a review of the occurrence and distribution of *Coccidioides immitis* in three other Brazilian states. *Mycopathologia.* 148: 57-69, 1999.
Weiss SE. The effect of DOT on the rates of drug resistance and relapse in tuberculosis. *N Engl J Med.* 330: 1179-1184, 1994.
Whimbey E *et al.* Community respiratory viral infections in the immunocompromised host. *Am J Med.* 17: 102-103, 1997.
Zurlo JJ, Lane HC. Other bacterial infections. In: DeVita Jr. SH, Hellman S, Rosenberg SA (ed.). *AIDS: Biology, Diagnosis, Treatment and Prevention.* 4th edition. Philadelphia, New York: Lippincott-Raven, p. 215-229, 1997.

27 Sepse e Bacteriemias

Andréa d'Avila Freitas, Fernando Augusto Bozza e Simone Aranha Nouér

A sepse representa um problema clínico de alta relevância devido a sua crescente incidência, custo e frequente letalidade. Sua incidência anual tem aumentado de maneira preocupante nas últimas décadas, sendo estimada nos EUA em 1995 em 750.000 casos, ocasionando 215.000 mortes por ano, com um custo anual de 16,7 bilhões de dólares (Angus, 2001). Apesar dos constantes avanços obtidos na terapêutica de suporte, assim como na antibioticoterapia, sua mortalidade continua sendo extremamente elevada, variando nas formas mais graves, entre 40 e 80%, sendo assim a principal causa de morte nas unidades de terapia intensiva. Os dados referentes à epidemiologia da sepse no Brasil ainda são escassos, no entanto, estima-se que anualmente ocorram 398.325 casos de sepse grave e choque séptico, responsáveis por 227.045 óbitos. Os gastos com internações e tratamento dos pacientes sépticos são estimados em R$17,34 bilhões/ano somente no Brasil.

▶ Definições

Revendo a literatura dos anos 1970 e 1980 relativa a sepse, podemos observar grandes disparidades na mortalidade de pacientes com síndrome séptica, sepse ou choque séptico. Essas diferenças se devem às definições empregadas então, quando muitas vezes a bacteriemia ou o isolamento de um agente infeccioso era considerado indispensável ao diagnóstico de sepse, e os termos síndrome séptica, septicemia, sepse ou choque séptico eram com frequência empregados indiscriminadamente. Em 1991, realizou-se a Conferência de Consenso entre American College of Chest Physician e Society of Critical Care Medicine (ACCP/SCCM) para a unificação das definições de sepse (Bone *et al.*, 1992), visando à realização de futuros estudos multicêntricos com novos agentes imunomoduladores. O termo síndrome de resposta inflamatória sistêmica (SIRS) foi criado, com o objetivo de indicar uma série de manifestações clínicas secundárias a insultos diversos, sendo a mais frequente a infecção. A sepse passou a ser definida como SIRS, acompanhada de um processo infeccioso conhecido (Figura 27.1). Novas terminologias como sepse grave, choque séptico e síndrome de disfunção orgânica múltipla (SDOM) passaram a ser usadas (Tabela 27.1), e vários estudos surgiram afirmando que tais terminologias representam a evolução de um mesmo processo (Rangel-Frausto *et al.*, 1995; Brun-Buisson *et al.*, 1995).

Desde de sua publicação em 1992, os critérios de sepse têm sido criticados por sua excessiva sensibilidade e baixa especificidade. As variáveis utilizadas para definir sepse e SIRS, como temperatura, frequência cardíaca, frequência respiratória e leucometria, não têm poder preditivo para avaliar a mortalidade em pacientes hospitalizados com febre, além de não apresentarem correlações fisiopatológicas com as disfunções orgânicas.

As críticas às definições de sepse tornaram-se mais contundentes nos últimos anos, em especial devido ao fracasso dos estudos com agentes anti-inflamatórios e imunomoduladores. Diferentes autores revisaram as causas relacionadas com o fracasso desses estudos (Bone, 1996a; Denham e Norman, 1996; Eichacker *et al.*, 2002; Vincent *et al.*, 2002; Nasraway, 2003), entre as quais podemos destacar razões relacionadas com a potência dos agentes testados, às diferenças fisiopatológicas entre os modelos pré-clínicos e clínicos, e problemas em relação ao desenho dos estudos, em particular aos critérios de entrada. Esses mesmos autores sugeriram a necessidade de modificações nas definições de 1992, visando à diminuição da heterogeneidade dos grupos estudados (Sibbald e Vincent, 1995; Abraham *et al.*, 2000; Cohen *et al.*, 2001).

Uma reunião para a definição de novos critérios de sepse foi realizada no fim de 2001. Foi sugerida então a criação de um sistema de critérios mais específico, que incluiria fatores predisponentes para o desenvolvimento da sepse, extensão da infecção (localizada ou sistêmica), presença e magnitude de disfunções orgânicas e parâmetros de avaliação da resposta imune (biomarcadores). Deste modo, os novos critérios não se limitariam apenas ao diagnóstico de sepse, mas também se criaria a possibilidade da estratificação dos pacientes, em particular por sua gravidade (Levi *et al.*, 2003).

O novo sistema foi chamado de *PIRO*:

- *P* – predisposição: os pacientes com patologias associadas importantes têm maior probabilidade de apresentar quadros graves de infecção; além disso, parece existir um espectro de apresentações de uma mesma infecção de acordo com a predisposição genética do indivíduo (p. ex., portadores de polimorfismos para TNF-α, IL-10 ou CD14)
- *I* – infecção: demonstração de bactérias ou outros microrganismos em sítios possíveis de infecção, em meios de culturas ou sorologias

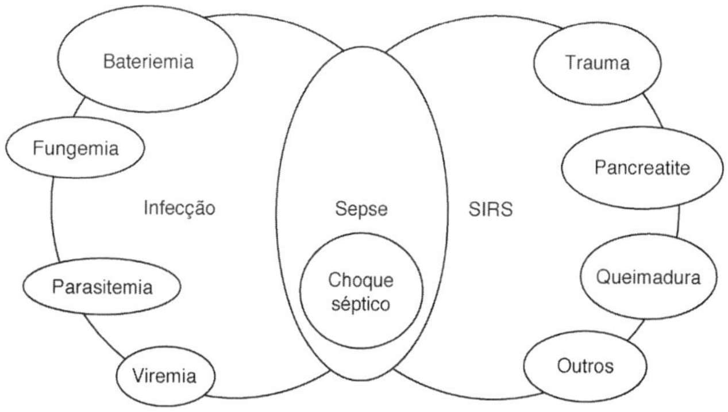

Figura 27.1 Relações entre infecção, sepse e SIRS, segundo os critérios da Conferência de Consenso da ACCP/SCCM para a unificação das definições de sepse (Bone *et al.*, 1992).

Tabela 27.1 Definições de sepse e de suas consequências.

Infecção

Fenômeno caracterizado por uma resposta inflamatória à presença de microrganismos ou à invasão de tecidos do hospedeiro normalmente estéreis por esses organismos

Bacteriemia

Presença de bactérias viáveis no sangue evidenciada por hemocultura positiva

Septicemia

Presença de microrganismos ou suas toxinas no sangue. Segundo o consenso este termo deve ser abandonado

SIRS

Síndrome da resposta inflamatória sistêmica, caracterizada por duas ou mais das seguintes condições:

- Febre (temperatura corporal $> 38°C$) ou hipotermia (temperatura corporal $< 36°C$)
- Taquipneia (FR > 20 ipm) ou hiperventilação ($Pa_{CO_2} < 32$ mmHg)
- Taquicardia (frequência cardíaca > 90 bpm)
- Leucocitose (leucometria total > 12.000 cél./mm^3), leucopenia (leucometria total < 4.000 cél./mm^3) ou presença de neutrófilos imaturos ("bastões") $> 10\%$ do total

Pode ter uma etiologia não infecciosa

Sepse

Evidência clínica sugestiva de infecção, mais SIRS caracterizada por mais de dois dos sinais de resposta sistêmica à infecção

- Febre (temperatura corporal $> 38°C$) ou hipotermia (temperatura corporal $< 36\ °C$)
- Taquipneia (FR > 20 ipm) ou hiperventilação ($Pa_{CO_2} < 32$ mmHg)
- Taquicardia (frequência cardíaca > 90 bpm)
- Leucocitose (leucometria total > 12.000 cél./mm^3), leucopenia (leucometria total < 4.000 cél./mm^3) ou presença de neutrófilos imaturos ("bastões") $> 10\%$ do total

Hemoculturas positivas não são necessárias

Sepse grave

Sepse com um ou mais sinais de disfunção orgânica, hipoperfusão ou hipotensão associada a sepse, tais como:

- Hipoxemia ($Pa_{O_2}/F_{IO_2} < 280$)
- Aumento do lactado plasmático (acima do limite normal superior)
- Oligúria ($< 0,5$ mℓ/kg/h)
- Alteração do estado de consciência

Hipotensão associada a sepse

Diagnóstico clínico de sepse mais hipotensão (< 90 mmHg ou queda maior ou igual a 40 mmHg abaixo do basal) por menos de 1 h e responsivo a reposição volêmica

Choque séptico

Diagnóstico clínico de sepse grave mais hipotensão (< 90 mmHg ou queda maior ou igual a 40 mmHg abaixo dos valores habituais de pressão) por pelo menos 1 h e não responsivo a reposição volêmica

Síndrome de disfunção orgânica múltipla

É a presença de alterações da função orgânica em pacientes críticos, de forma que a homeostase sistêmica não possa ser mantida sem intervenções

Síndrome séptica

Diagnóstico clínico de sepse com evidências de alterações de perfusão em um ou mais sistemas. Segundo o consenso este termo também deveria ser abandonado

- *R* – resposta à infecção: presença de marcadores de inflamação aguda, como proteína C reativa, IL-6, HLA-DR, MIF etc.
- *O* – órgãos com disfunção: evidência clínica (hipotensão, oligúria, torpor) ou laboratorial (elevação da creatinina, piora da troca gasosa, elevação de bilirrubinas ou trombocitopenia) de disfunção de um ou mais órgãos.

Os pacientes com sepse grave e choque séptico estão predispostos a desenvolver múltiplas disfunções orgânicas. Existe um efeito cumulativo do número de disfunções de órgãos e sistemas em relação à sobrevida (Padkin *et al.*, 2003; Flaaten *et al.*, 2004; Tanriover *et al.*, 2005; Vincent *et al.*, 2006; Engel *et al.*, 2007; Cheng *et al.*, 2007; Rezende *et al.*, 2008). Pacientes com mais de 3 ou 4 disfunções apresentam mortalidade acima de 60% (Vincent *et al.*, 2006). Assim sendo, estes pacientes constituem um subgrupo de pacientes com sepse, que desafiam médicos e pesquisadores com sua alta letalidade. Por isso criou-se o termo SDOM há mais de 20 anos, com prevalência de aproximadamente 15% nos pacientes internados em unidades de tratamento intensivo (UTI) (Tilney *et al.*, 1973). A aplicação vigorosa de suporte orgânico tem prevenido a letalidade precoce, mas por outro lado estende a internação em UTI e cria oportunidade para o aparecimento de novos insultos e progressão lenta da SDOM (Mongardon *et al.*, 2009). O manuseio clínico é baseado no suporte de disfunções orgânicas, como hemodiálise para disfunção renal e ventilação mecânica para dano pulmonar agudo, até que o paciente se recupere espontaneamente. Sistemas de avaliação de disfunções orgânicas, como o escore Sequential Organ Failure Assessment (SOFA), carecem de biomarcadores que se correlacionem com a evolução para SDOM. A estratificação por meio do sistema PIRO pode ser interessante se conseguir relacionar todos seus aspectos, mas os critérios de resposta do hospedeiro e de disfunções orgânicas não foram aprofundados com o melhor conhecimento de fisiopatologia da sepse. Por exemplo, critérios de resposta à infecção têm sido limitados à presença de taquicardia ou hipotensão (Lisboa *et al.*, 2008; Rubulotta *et al.*, 2009), e não conseguiram identificar biomarcadores para ajudar na predição do diagnóstico ou gravidade da sepse (Bozza *et al.*, 2005).

▶ Epidemiologia

Qualquer indivíduo, independentemente de sexo e raça, pode desenvolver bacteriemia e sepse. Entretanto os extremos de idade, os portadores de imunodeficiência, o uso de procedimentos e dispositivos invasivos e a maior disponibilidade de recursos tecnológicos têm contribuído para o crescente aumento dessas síndromes. Uma comparação entre a mortalidade hospitalar de diferentes estudos de sepse encontra-se na Tabela 27.2. A descrição dos principais estudos segundo a região está apresentada a seguir.

▪ EUA

Podemos dividir os estudos sobre epidemiologia da sepse em dois grandes grupos, os estudos retrospectivos e os prospectivos. Entre os retrospectivos estão incluídos os de Angus e Martin. Estes são grandes estudos populacionais baseados em bancos de dados de internações hospitalares e utilizam códigos de diagnóstico pós-alta (p. ex., ICD-9CM – The International Classification of Diseases/WHO, 9th Revision, Clinical Modification). Como

Tabela 27.2 Mortalidade hospitalar comparativa entre diferentes estudos epidemiológicos referentes a sepse, sepse grave e choque séptico.

Autor principal	Ano	Número de pacientes	País	Mortalidade		
				Sepse	Sepse grave	Choque séptico
Greenman	1991	226	EUA	41%		
Ziegler	1991	543	EUA	43%		
Rangel-Frausto	1995	467	EUA	16%	20%	46%
Brun-Buisson	1995	1.052	França	-	56%	71%
Salvo	1995	67	Itália	36%	52%	81,8%
Sands	1997	1.342	EUA	34%		
Angus	2001	192.980	EUA		28,6%	
Alberti	2002	3.239	Europa	17 a 50%	25,5 a 56,3%	45,7 a 66,8%
Martin	2003	4.068.819	EUA	17,9%		
Annane	2003	8.251	França	-	-	61,2%
Padkin	2003	15.362	Reino Unido		47,3%	
Brun-Buisson	2004	546	França	-	41,9%	-
Finfer	2004	691	Australia e New Zelandia	-	37,5%	-
Silva	2004	241	**Brasil**	33,9%	46,9%	52,2%
Flaatten	2004	6.665	Noruega	13,5%	27%	29,3%
Sundararajan	2005	33.741	Austrália	10,2%	31,1%	-
Adrie	2005	713	França	-	39%	-
Tanriover	2005	63	Turquia	-	87,3%	-
Záhorec	2005	124	Rep. Eslovaca	-	51,2%	-
Sales Júnior	2006	521	**Brasil**	16,7%	34,4%	65,3%
Cheng	2007	318	China	-	48,7%	-
Engel	2007	415	Alemanha	-	55,2%	-
Moreno†	2008	2.052	Global	35,4%	44,9%	52,5%
Ballester	2008	33.767	Espanha	-	42,5%	-
Blanco	2008	311	Espanha	-	54,3%	-
Rezende	2008	342	**Brasil**	-	64%	-
PROGRESS	2009	12.570	Global	-	49,6%	-
PROGRESS††	2009	969	**Brasil**	-	67,4%	-
Kwannimit	2009	390	Tailândia	-	21,8%	44,2%
Total	**1991-2009**	**4.383.114**	-		**18,9%**	
Excluindo-se Martin, 2003	**1991-2009**	**305.275‡**			**32,5%‡**	
Estudos brasileiros	**2004-2009**	**2.073‡‡**			**59,1%‡‡**	

estes códigos são utilizados para pagamentos de internações e procedimentos hospitalares, e não incluem características fisiológicas necessárias ao diagnóstico de sepse, talvez sofram de imprecisões e vieses difíceis de serem quantificados.

A estimativa de sepse grave no estudo de Angus *et al.* (2001) foi de três casos por 1.000 habitantes, sendo que aproximadamente dois terços dos casos ocorrem em pacientes acima de 65 anos; entre os idosos a incidência foi cerca de dez vezes mais elevada, ou seja, 26,2 casos por 1.000 habitantes. A taxa de letalidade global foi de 28,6% e apresentou uma relação linear com a idade (10% em crianças e 38,4% em adultos com idade ≥ 85 anos).

Martin *et al.* (2003) analisaram a ocorrência de sepse durante 22 anos (1979-2000) nos EUA. Durante esse período houve 10.319.418 casos de hospitalização por sepse nos hospitais americanos, o que correspondeu a 1,3% do total de internações hospitalares. Observou-se um aumento anual da incidência de sepse de 8,7%; no entanto, a letalidade global entre os pacientes vem diminuindo. Nos períodos de 1979-1984 e 1995-2000, a letalidade intra-hospitalar secundária a sepse declinou de 27,8% para 17,9%, respectivamente, embora em números absolutos os casos de óbitos secundários a sepse tenham aumentado. Os mesmos autores relatam que, no período de 1979-1987, as bactérias gram-negativas predominavam como agentes causadores de sepse; entretanto, a partir de 1987, as bactérias gram-positivas tornaram-se o patógeno predominante. Em 2000 a etiologia de sepse por bactérias gram-positivas foi 52,1%, bactérias gram-negativas 37,6%, polimicrobianas 4,7% e fúngica 4,6%. É notável o aumento da ocorrência de sepse fúngica de 5.231 casos em 1979 para 16.042 em 2000, o que representou um crescimento de 207%.

Estima-se que a letalidade atribuída a sepse gire em torno de 30 a 40% e que a antibioticoterapia adequada inicial resulte em uma redução significativa da letalidade global entre os pacientes que desenvolvem sepse: 33% nos que receberam antibioticoterapia adequada *versus* 43% com antibioticoterapia inadequada (p < 001) (MacArthur *et al.*, 2004).

Europa

Brun-Buisson *et al.* (1996) avaliaram prospectivamente a relação entre bacteriemia e sepse grave em 85.750 admissões em enfermarias e UTI de 24 hospitais franceses. As taxas de incidência de bacteriemia, sepse grave e sepse grave com hemocultura positiva foram, respectivamente, de 9,8; 6; e 2,6 por 100 admissões. Os fatores de risco independentes identificados para o desenvolvimento de sepse grave, durante episódio de bacteriemia, foram idade e foco infeccioso intra-abdominal, pulmonar, meníngeo ou múltiplo. Nenhum microrganismo em especial mostrou qualquer relação com o desenvolvimento de sepse, entretanto a sepse urinária esteve associada a um prognóstico melhor.

Rello *et al.* (1994) avaliaram 111 episódios consecutivos de bacteriemia em uma UTI clinicocirúrgica na Espanha, durante 3 anos. A taxa de ataque foi de 1,9 por 1.000 pacientes-dia. A letalidade geral foi de 31,5% e aquela diretamente atribuída a infecção, de 65,7%. Os microrganismos mais frequentes foram *Staphylococcus* coagulase-negativo, *S. aureus*, *P. aeruginosa* e *E. coli*, sendo os cateteres intravasculares a porta de entrada mais comum.

Vincent *et al.* (1995), no estudo EPIC, envolvendo 17 países da Europa Ocidental e 1.417 UTI, realizaram estudo de corte de prevalência (apenas 1 dia de monitoramento). Cada infecção foi classificada como: adquirida na comunidade; adquirida no hospital; e adquirida na UTI. Foram analisados cerca de 10.000 pacientes, dos quais 4.501 (44%) tiveram um ou mais episódios de infecção. A infecção adquirida na comunidade acometeu 1.376 pacientes, enquanto as adquiridas no hospital e na UTI acometeram 975 e 2.064 pacientes, respectivamente. Os microrganismos recuperados com mais frequência nas bacteriemias adquiridas nas UTI foram Enterobacteriaceae, *Staphylococcus aureus*, *Pseudomonas aeruginosa*, *Staphylococcus* coagulase-negativo e fungos.

No EPISEPSIS, estudo realizado em 205 unidades de terapia intensiva na França, durante um período de 2 semanas em 2001, foram avaliadas 3.738 admissões, sendo que 546 pacientes (14,6%) apresentavam critérios de sepse grave ou choque séptico. A mortalidade foi de 35% em 30 dias e 41,9% em 2 meses (Brun-Buisson *et al.*, 2004). No Reino Unido a incidência de sepse grave foi 51/100.000 habitantes, com prevalência de 27% de todas as internações hospitalares de 1995-2000 (Padkin *et al.*, 2003). Os autores britânicos estimaram que 46% das diárias de UTI são utilizadas pelos pacientes sépticos. Na Alemanha, a incidência nacional de sepse grave foi de 76 a 110 casos por 100.000 habitantes, com mortalidade de 55% (Engel *et al.*, 2007). Na Espanha, a região de Valencia apresentou incidência crescente da sepse grave em 4,7 a 5,4 casos por 100.000 habitantes entre 1995 e 2004 (Ballester *et al.*, 2008), enquanto é de 25/100.000 habitantes em outras 14 regiões do mesmo país (Blanco *et al.*, 2008). A mortalidade hospitalar foi 42 e 54%, respectivamente, nestes dois estudos espanhóis. Na Noruega a incidência de sepse grave foi de 1,49 caso por 1.000 habitantes, com 9,5 casos por 1.000 internações hospitalares, e idosos e aqueles com mais de 2 disfunções orgânicas apresentaram pior prognóstico (Flaatten, 2004).

Brasil

Os dados referentes à epidemiologia da sepse no Brasil são recentes. O Brazilian Sepsis Epidemiological Study (BASES) avaliou 1.383 pacientes internados em cinco unidades de terapia intensiva (três em São Paulo e duas em Santa Catarina) durante um período de 5 meses (Silva *et al.*, 2004). Do total de 1.383 pacientes incluídos, 415 pacientes (30,5%) desenvolveram sepse, 241 (17,4%) sepse grave e 203 (14,7%) choque séptico. A taxa de mortalidade encontrada foi de 33,9%, 46,9% e 52,2%, para sepse, sepse grave e choque séptico, respectivamente. O estudo Sepse Brasil foi realizado em 75 UTI de todas as regiões brasileiras (Sales Júnior *et al.*, 2006). A incidência de sepse foi 16,7% (521 de 3128 pacientes admitidos em UTI). Ocorreu sepse em 19,6% dos pacientes, sepse grave em 29,6% e choque séptico em 50,8%. A idade média da população foi 61 anos, com leve predomínio do sexo masculino e com tempo de internação na UTI 15 dias. Houve diferenças regionais: pacientes da região Sudeste eram mais idosos e tiveram menor mortalidade que outros das regiões Sul, Nordeste, Centro-Oeste e Norte. Grande parte dos pacientes tinha comorbidades significativas (60%) e foi admitida por doenças não cirúrgicas e pneumonia (65%). A mortalidade global foi 46,6%, mas aumentou gradativamente de 16,7% com sepse, para 34,4% na sepse grave e 65,3% no choque séptico. Finalmente o estudo multicêntrico global PROGRESS (Promoting Global Research Excellence in Severe Sepse) também pôde fornecer dados sobre características e prognóstico da sepse grave do Brasil, já que 982 brasileiros de 12.750 pacientes foram incluídos. Os pacientes brasileiros apresentavam características demográficas e gravidade de doença aguda (expressa por escores prognósticos) semelhantes às de outros países (Argentina, Canadá, Índia, Alemanha e Austrália), mas ficaram internados no hospital por mais tempo (média 33 dias contra 28 dias no grupo global) e apresentaram maior mortalidade hospitalar (67,4% no Brasil, *versus* média geral de 49%). Tomada em conjunto destes 4 estudos, a taxa de mortalidade por sepse grave no Brasil é 57,9% (1.008 óbitos do total de 1.731 pacientes). Finalmente, Rezende *et al.* avaliaram a apresentação de sepse grave em 342 pacientes no Serviço de Emergência de um hospital terciário de São Paulo. A incidência foi 6,4%, com elevação nos meses de inverno, e presença de 2 ou mais disfunções orgânicas em 28% dos pacientes sépticos. A mortalidade hospitalar foi 64%, e esteve associada a fatores como idade acima de 70 anos, sexo masculino, pneumonia, presença de disfunções orgânicas e acidose metabólica.

O Instituto Latino-Americano de Sepse (ILAS – www.sepsisnet.org) apresentou recentemente os dados referentes a 3.602 pacientes com sepse grave e choque séptico acompanhados em 39 centros do Brasil no contexto da Campanha Sobrevivendo à Sepse (relatório Abril 2010). Neste grupo, a mortalidade hospitalar por sepse grave foi de 48,7% e do choque séptico de 65,5%.

África

Em recente publicação, Reddy e Shaw (2010) revisaram 22 publicações sobre bacteriemias de aquisição comunitária no continente africano; em um total de 58.296 pacientes, dos quais 2.051 (13,5%) de 15.166 adultos e 3.527 (8,2%) de 43.130 crianças tinham infecção da corrente sanguínea. Dentre essas, 1.643 (29,1%) foram causadas por *Salmonella enterica* (58,4%), o microrganismo mais prevalente em adultos, e 1.031 (18,3%) foram por *Streptococcus pneumoniae*, o mais comum em crianças. Outros patógenos identificados foram o *Staphylococcus aureus* (531 infecções; 9,5%) e a *Escherichia coli* (412 infecções; 7,3%). Em sete estudos que utilizaram cultura para *Mycobacterium*, o complexo *Mycobacterium tuberculosis* foi identificado em 166 (30,7%) de um total de 539 isolados. Importante ressaltar que a ocorrência de infecção pelo HIV esteve associada a qualquer bacteriemia, particularmente as causadas por *Salmonella enterica* e pelo complexo *Mycobacterium tuberculosis*.

▸ Etiologia

Frequentemente tenta-se fazer a diferenciação clínica entre sepse por germes gram-negativos e gram-positivos, raramente bem-sucedida. Há situações, porém, em que é possível predizer o tipo de microrganismo infectante. Por exemplo, bacteriemias a partir do trato urinário são mais comumente causadas por bactérias gram-negativas, enquanto as de porta de entrada cutânea são causadas por bactérias gram-positivas. Pode estar relacionado com um foco de infecção, tal como infecções intra-abdominais e pélvicas que são tipicamente polimicrobianas e envolvem germes gram-positivos, gram-negativos e anaeróbios. Finalmente, alguns grupos de pacientes são particularmente suscetíveis a certos tipos de bactérias: pacientes com asplenia funcional ou cirúrgica são mais afetados por germes capsulados, como *S. pneumoniae, Haemophillus influenzae, Neisseria meningitidis* e *Salmonella* spp. (Sriskandan e Cohen, 1999).

Muitas vezes o clínico depara com pacientes com sinais clínicos de sepse sem evidências de uma fonte de infecção. Como nenhum parâmetro é 100% sensível e específico para o diagnóstico de sepse, o julgamento clínico, a história e um exame físico acurado à beira do leito serão fundamentais para orientar a investigação diagnóstica e a conduta terapêutica (Doman, 2003). A abordagem empírica do paciente que desenvolve sepse poderá ser guiada pelas possíveis portas de entrada e/ou fatores predisponentes do hospedeiro.

▪ Bacteriemias comunitárias

As bacteriemias comunitárias são aquelas identificadas no momento da internação hospitalar ou até as primeiras 72 h de hospitalização, com exceção das infecções que podem ser atribuídas a procedimentos invasivos executados nesse período (p. ex., punção venosa profunda, intubação orotraqueal).

Nos indivíduos que desenvolvem sepse ou choque séptico, apenas 60% têm infecção microbiologicamente confirmada. Cohen *et al.* (1999) analisaram, em uma série clínica, 444 pacientes com sepse; o trato respiratório e o intra-abdominal foram responsáveis por 73% dos casos de infecção (trato respiratório, 43%; intra-abdominal, 27%). A *Escherichia coli* foi isoladamente a bactéria gram-negativa mais frequente e, com outras enterobactérias (*Klebsiella, Enterobacter, Serratia* spp.), foram os principais causadores de sepse por Gram-negativo.

O *S. aureus*, o *S. pneumoniae* e a *E. coli* foram os microrganismos mais comumente recuperados em hemoculturas de pacientes com sepse grave/choque séptico precoce (11%, 13% e 18%, respectivamente) e tardio (11%, 9% e 16%) (Cohen e Abraham, 1999), bem como os principais agentes associados a sepse comunitária (Hughes e Alcid,1996). Em situações de emergência, quando em uma primeira avaliação não se consegue identificar um foco infeccioso evidente, esses três microrganismos devem ser obrigatoriamente cobertos pela antibioticoterapia empírica.

Manifestações cutâneas do tipo petequial, purpúrica, eritematosa, maculopapular, vesicobolhosa e urticariforme podem surgir na vigência de sepse por diversos agentes infecciosos (Tabela 27.3).

A *Neisseria meningitidis* é um importante agente causador de sepse comunitária grave que pode cursar com lesões petequiais e/ou purpúricas, mesmo na ausência de sinais meníngeos ou alteração liquórica associados. A endocardite bacteriana aguda, em especial a causada por *Staphylococcus aureus*, pode simular quadros de meningococcemia quando apresenta alteração liquórica secundária a êmbolo séptico para o sistema nervoso central, acompanhada de lesões petequiais e purpúricas. Nesses casos, a história prévia de processos infecciosos da pele (como furúnculo, foliculite, celulite) é

Tabela 27.3 Manifestações cutâneas associadas a doenças infecciosas.

Tipo de manifestação cutânea	Etiologia bacteriana	Outros agentes infecciosos
Petequial	- Endocardite - Estafilococcia - Meningococcemia - Gonococcemia - Bacteriemia por *Pseudomonas* - Riquetsiose - Tifo endêmico - Doença da mordedura do rato	- Vírus da dengue - Enterovírus - Hepatite B - Vírus Epstein-Barr - Rubéola
Eritematosa	- *Streptococcus* - *Staphylococcus* - Síndrome do choque tóxico - Doença de Kawasaki - Erlichiose - *Chemolyticum*	- Vírus da dengue - Enterovírus
Maculopapular	- Endocardite - Meningococcemia - Síndrome do choque tóxico - Escarlatina - Doença de Kawasaki - Riquetsiose - Febre tifoide - Sífilis secundária - Doença de Lyme - *Mycoplasma* - Psitacose	- Vírus da dengue - Enterovírus - Adenovírus - Vírus Epstein-Barr - Rubéola - Parvovírus B19 - Herpes-vírus 6 - HIV
Vesicobolhosa	- Endocardite - Estafilococcia - Meningococcemia - Bacteriemia por *Pseudomonas* - Erisipela - Síndrome do choque tóxico - Síndrome da pele escaldada	- Vírus *Varicella zoster* - Herpes-vírus *simples* - Enterovírus - Parvovírus B19 - HIV
Urticariforme	- *Mycoplasma* - Doença de Lyme	- Enterovírus - Adenovírus - Vírus Epstein-Barr - Hepatites - HIV

Modificado de Dorman, NJ. Sepsis. In: Robert F. Betts, Stanley W. Chapman, Robert L. Penn. *A practical approach to infectious diseases*. Lippincott Williams & Wilkins, 5th ed, 2003, Philadelphia, 19-66.

extremamente útil e sugere a possibilidade de estafilococcia associada à endocardite. Pacientes com relato de exposição a carrapatos e que venham a desenvolver síndrome febril com lesão maculopalular e/ou petequial devem ser tratados para riquetsiose até que outra causa para o quadro infeccioso seja evidenciada. O *Streptococcus pyogenes*, embora incomum como causador de sepse, pode eventualmente levar a quadros de extrema gravidade e óbito nas primeiras 24 h de hospitalização. As principais portas de entrada são infecções da pele e do tecido celular subcutâneo, como erisipela, celulite, fasciite necrosante e gangrena de Fournier, podendo desencadear a síndrome do choque tóxico estreptocócico. O *S. pneumoniae* é o agente etiológico identificável mais comum de pneumonia comunitária: é responsável por dois terços dos casos de pneumonia que cursam com bacteriemia (Bartlett *et al.*, 2000). É também o principal agente causador de meningite bacteriana em adultos, responsável por 30 a 50% dos casos de meningite em pacientes acima de 15 anos (Wispelwey *et al.*, 1990). Embora em menor frequência, pode levar a quadros de sepse grave com lesões petequiais e purpúricas semelhantes a meningococcemia. A *E. coli* é a principal causa de urossepse e a bactéria mais envolvida em sepse por gram-negativos. Na sepse urinária de origem comunitária, as enterobactérias são os agentes mais envolvidos, entretanto o *Enterococcus faecalis* deve ser lembrado nos pacientes acima de 65 anos que a desenvolvem. A sepse de foco intra-abdominal (intestinal e trato biliar) e pélvico é geralmente polimicrobiana; bacilos gram-negativos (Enterobacteriaceae) e anaeróbios (*B. fragilis*) são os patógenos envolvidos. Quadros de diarreia infecciosa que cursam com bacteriemia e sepse têm como agente etiológico importante a *Salmonella*. A bacteriemia transitória pode ocorrer em 1 a 4% dos pacientes com gastrenterite causada por esse patógeno (Golderb e Rubin, 1988). Os pacientes portadores de AIDS, diabetes melito, anemia falciforme, lúpus eritematoso sistêmico e os esplenectomizados são mais propensos a desenvolver bacteriemia por *Salmonella* do que a população em geral.

Entre os pacientes com maior risco de desenvolver essas infecções, destacamos a seguir as peculiaridades de alguns grupos.

Bacteriemia em pacientes neutropênicos e portadores de doença maligna

Mais de dois terços dos episódios febris em pacientes neutropênicos são causados por infecção, o que pode ocorrer com ou sem sinais e sintomas focais. Devido às deficiências da resposta inflamatória, os sinais clássicos de infecção – tais como dor, calor, rubor e edema – podem estar ausentes, logo, a febre é o primeiro e frequentemente o único sinal de infecção. Em pacientes neutropênicos atribui-se à infecção todo episódio febril até que outra causa seja esclarecida (Glauser e Calandra, 2000). O risco de infecção em pacientes com neutropenia é elevado quando a contagem absoluta de neutrófilos é inferior a 500 células/mm^3, especialmente quando a queda é de início abrupto (neutropenia aguda).

Os locais mais frequentes de infecção são a cavidade oral, o pulmão, a pele e partes moles. A lesão de mucosa oral (mucosite) secundária a quimioterapia (QT) está associada a bacteriemia por *Streptococcus viridans*. Os efeitos secundários da QT sobre o tubo digestivo podem levar a quadros de diarreia profusa, dor abdominal à direita intensa, sugestivas de tiflite e bacteriemia secundária por anaeróbios (*Clostridium septicum* e *C. perfringens*). Os cateteres vasculares profundos (CVC) são importante fonte de infecção em pacientes oncológicos. No Brasil, *S. aureus*, bacilos gram-negativos (*P. aeruginosa*, enterobactérias) e *Candida* sp. devem ser considerados em infecções da corrente sanguínea nestes pacientes.

Bacteriemias em portadores de diabetes melito

Pacientes portadores de diabetes melito (DM) parecem ter um risco mais elevado de desenvolver infecções por determinados microrganismos. Todavia, permanece incerto se o DM é um fator de risco independente para uma incidência aumentada ou maior gravidade de algumas infecções, como as do trato respiratório inferior e superior (Joshi *et al.*, 1991).

Várias deficiências da imunidade são descritas nos diabéticos, e a imunidade celular parece ser a mais afetada, com alterações nos polimorfonucleares, mononucleares, monócitos e linfócitos (Calvet e Yoshikama, 2001).

Os pacientes portadores (DM) apresentam maior predisposição a desenvolver bacteriemia por *S. aureus*. Isso se deve, em parte, a uma elevada frequência de colonização de pele e mucosa desses indivíduos pelo *S. aureus*, especialmente nos pacientes insulinodependentes. Cerca de 12 a 14% dos episódios de bacteriemia nos diabéticos são causados por *S. aureus*. Também em relação a infecção por *Streptococcus* do grupo B, Farley *et al.* encontraram prevalência de diabetes em 27,5% de pacientes adultos (não grávidas) que desenvolveram bacteriemia por esse microrganismo (Joshi *et al.*, 1991).

Embora não pareçam ser mais propensos à infecção do trato respiratório inferior por *S. pneumoniae* do que a população em geral, os diabéticos que apresentam pneumonia desenvolvem mais bacteriemia por esse microrganismo e requerem hospitalização com mais frequência do que os não diabéticos (Breen e Karchmer, 1995).

Esses pacientes são também mais suscetíveis a infecções por microrganismos entéricos, pois o DM ocasiona uma síndrome de dismotilidade gastrintestinal, acometendo não só o esôfago mas também o estômago e o cólon. Uma elevada incidência de DM (30 a 60%) foi relatada por Leibovici *et al.* em episódios de bacteriemia por *Klebsiella pneumoniae* associada ao uso de cateter vesical. DM também tem sido identificado como fator de risco em infecções causadas por *Salmonella enteritidis* (Joshi *et al.*, 1991).

A bacteriemia e a sepse secundárias à infecção aguda do pé diabético são geralmente causadas por *Staphylococcus* e *Streptococcus*, e o tratamento empírico pode ser feito com monoterapia direcionada para tais agentes. No entanto, as infecções crônicas ou previamente tratadas são polimicrobianas (bacilos gram-negativos, anaeróbios) e requerem, portanto, cobertura antimicrobiana mais ampla.

Bacteriemias em portadores de lúpus eritematoso sistêmico

Pacientes portadores de lúpus eritematoso sistêmico (LES) têm elevado índice de infecções quando comparados à população em geral. Estima-se que em torno de 50% dos pacientes desenvolverão episódio de infecção grave em algum momento do curso de sua doença (Bouza *et al.*, 2001). Esses pacientes apresentam fatores predisponentes que os tornam suscetíveis às infecções, como a deficiência de imunidade celular e humoral e o uso de corticosteroides e de fármacos imunossupressores. Apresentam ainda uma asplenia funcional que prejudica a eliminação de determinados microrganismos capsulados, como a *Salmonella*, por exemplo. Em países desenvolvidos, o LES é um dos fatores predisponentes mais comuns em pacientes que desenvolvem bacteriemia por *Salmonella* e podem ter evolução fatal em 25% ou mais dos casos.

Noventa por cento ou mais dos episódios infecciosos ocorridos em portadores de LES são de etiologia bacteriana. Microrganismos tais como *S. aureus*, enterobactérias e bacilos gram-negativos não fermentadores predominam. Em infecções graves os bacilos gram-negativos são os agentes mais comuns.

O *Streptococcus pneumoniae*, conhecido causador de infecções do trato respiratório superior e de pneumonias comunitárias, causa ocasionalmente sepse fulminante em portadores de LES. As condições predisponentes são os baixos níveis de complemento, hipoesplenismo, déficits de opsonização e quimiotaxia. Além do trato respiratório, as afecções de pele, fáscia, língua, epiglote, tireoide, cérebro e mama podem apresentar bacteriemia pneumocócica simultânea em metade dos casos (Bouza *et al.*, 2001).

Bacteriemia em pacientes portadores de insuficiência renal

As complicações infecciosas são as principais causas de morbidade e letalidade em pacientes renais crônicos com uremia. Esse grupo particular de pacientes apresenta uma série de deficiências de imunidade que os torna suscetíveis a infecções. Soma-se a isso o uso de dispositivos invasivos, como cateteres vasculares, fístulas arteriovenosas e cateter de diálise peritoneal.

A Tabela 27.4 apresenta os defeitos de imunidade e fatores predisponentes em pacientes urêmicos em hemodiálise (HD) que contribuem para a maior suscetibilidade desses pacientes às infecções (Minnaganti e Cunha, 2001).

Nsouli *et al.* (1979) publicaram estudo retrospectivo de 133 episódios de bacteriemia em 112 pacientes em HD. A frequência de bacteriemia foi de 9,5% em pacientes portadores de insuficiência renal aguda; pneumonia e abscesso intra-abdominal foram as causas mais frequentes de sepse, geralmente por bacilos gram-negativos e com elevada letalidade. Em pacientes com insuficiência renal crônica, as infecções do *shunt* ou da fístula arteriovenosa (FAV) foram as causas mais comuns; o *Staphylococcus* foi o microrganismo mais frequente e apresentou um índice de sobrevida mais favorável.

Tabela 27.4 Alterações imunológicas e fatores predisponentes às infecções em pacientes em hemodiálise.

Defeitos de imunidade	Fatores predisponentes em pacientes urêmicos em diálise
Função deprimida dos neutrófilos	Hipoalbuminemia secundária a desnutrição
Leucopenia secundária a ativação de complemento	Cálcio intracelular elevado
Fagocitose prejudicada	Sobrecarga de ferro
Atividade reduzida das células *natural killer*	Toxinas urêmicas de baixo peso molecular
Redução da função dos linfócitos B e T	Acidose metabólica
Resposta reduzida dos linfócitos T a antígenos	Inibidores circulantes de fatores quimiotáticos
	Produção reduzida de pirógenos endógenos
	Acessos vasculares para diálise

A incidência de bacteriemia associada a acessos vasculares em pacientes em HD varia de acordo com o local e a duração do cateter. Os índices de bacteriemia variam de 1,6 a 7,7% por 1.000 cateteres-dia (Minnaganti e Cunha, 2001). Os acessos por veia femoral e veia jugular interna estão mais associados a bacteriemia do que por veia subclávia. O *S. aureus* é o microrganismo mais comum em bacteriemias associadas a HD, correspondendo a metade das infecções. O *Enterococcus* e os bacilos Gram-negativos são responsáveis pela outra metade.

Outros focos de infecção e sepse em pacientes em HD são próteses, úlceras de decúbito, infecção do trato urinário e pneumonias hospitalares.

As principais fontes de bacteriemia em pacientes em diálise peritoneal são as infecções relacionadas com o cateter (12%), seguidas de pneumonia (12%), infecção do trato urinário (8%), peritonite (5%), endocardite (2%), celulite e abscesso dos pés (2%) (Minnaganti e Cunha, 2001). Pacientes em diálise peritoneal ambulatorial (CAPD) que venham a desenvolver peritonite têm como principal agente responsável as bactérias gram-positivas (em dois terços dos casos). O *Staphylococcus epidermidis* é o mais comum e o *S. aureus* é o segundo mais frequente. Embora menos frequentes, o *Enterococcus* e os *Streptococcus* não *Enterococcus* também estão envolvidos em um número razoável de casos. A *E. coli* e outras enterobactérias (*Enterobacter, K. pneumoniae*) são os bacilos gram-negativos prevalentes.

Bacteriemia em pacientes portadores de hepatopatias crônicas

Os pacientes cirróticos por alcoolismo ou aqueles com insuficiência hepática aguda fulminante têm maior frequência de infecção que os pacientes com outras causas de cirrose hepática (Johnson e Cunha, 2001). As infecções mais comuns são peritonite primária, pneumonia e infecção do trato urinário. A suspeita clínica de infecção deve ser sempre feita assim que houver piora do estado geral, como na presença de encefalopatia ou piora da função renal, pois febre não é sinal clínico comum. Entre as causas de depressão da resposta inflamatória nesses pacientes encontramos alterações da função do sistema reticuloendotelial hepático, diminuição da fagocitose, da opsonização e das atividades de linfócitos e neutrófilos, entre outras (Van der Meer, 1998).

Bacteriemias têm sido relatadas em aproximadamente 7% dos pacientes hospitalizados com cirrose. Essa incidência é maior nos pacientes com função hepática descompensada (20%) do que naqueles com a função compensada (1%). A presença de bacteriemia sugere um prognóstico pior. Como fonte de bacteriemia, a infecção mais comum é a peritonite, na maioria das vezes, espontânea, ou seja, devido a translocação de bactérias do lúmen intestinal para linfonodos e subsequente bacteriemia. A peritonite, porém, pode ser secundária a alterações das mucosas dos tratos gastrintestinal ou geniturinário, como perfuração ou inflamação aguda intra-abdominal. É uma diferenciação difícil, mas necessária, pois a peritonite secundária geralmente não se resolve sem intervenção cirúrgica e deve ser considerada quando o paciente não evolui satisfatoriamente apesar da terapia adequada. Sempre que houver suspeita de infecção, hemoculturas devem ser colhidas e, se houver presença de ascite, a paracentese diagnóstica deve ser considerada. A antibioticoterapia empírica deve ser iniciada assim que a hipótese de peritonite for realizada. Microrganismos de origem entérica são responsáveis por 69% dos quadros de peritonite em cirróticos, sendo *E. coli* e *K. pneumoniae* os mais recuperados em culturas. Ainda deve ser considerada a possibilidade de infecção por *Streptococcus* spp., apesar de sua incidência ter diminuído nos últimos anos devido à vacinação dessa população com vacina antipneumocócica. No caso de suspeita de peritonite secundária, deve-se ampliar o espectro antimicrobiano para anaeróbios e *Enterococcus*. Cabe ressaltar que inúmeros pacientes fazem uso de quinolonas profilaticamente após o primeiro episódio de peritonite espontânea ou quando apresentam sangramentos gastrintestinais. Por este motivo, tem-se observado um aumento no número de infecções por bactérias resistentes às quinolonas nessa população, esta informação pode ser útil na escolha do antibiótico inicial.

Bacteriemia em pacientes idosos

A ocorrência de sepse em idosos aumenta a cada ano nos EUA, com cerca de 2.500 casos por 1.000.000 pacientes com idade igual ou superior a 85 anos. A idade é fator determinante na incidência de bacteriemias, sendo maior em idosos do que em jovens. Tal fato provavelmente se deve à presença de doenças crônicas, comorbidades, institucionalização (moradia em casas de apoio, internações recentes, internação domiciliar) e também a imunossenilidade, desnutrição, uso de dispositivos invasivos (p. ex., uso permanente de sonda vesical), entre outros. Vários estudos apontam para a ausência de febre nestes indivíduos, mesmo com presença de bactérias no sangue; a maioria também não demonstra neutrofilia. Fraqueza e alteração da consciência são sintomas comuns. Há também diferenças quanto à etiologia das bacteriemias: os idosos são mais propensos a desenvolverem infecções por bactérias gram-negativas, o que em parte é resultado da porta de entrada de sepse mais frequente nesse grupo, o trato urinário. As principais causas de bacteriemia nessa população, por ordem decrescente, são: infecção do trato urinário, infecção abdominal e infecção pulmonar. Pacientes que moram em asilos podem apresentar infecções cutâneas como foco de bacteriemia. É importante, ainda, enfatizar que a eliminação de antimicrobianos é mais lenta nesses pacientes, portanto as doses devem ser ajustadas (Meyers, 1989).

Bacteriemias em pacientes transplantados de órgãos

Apesar dos avanços alcançados nos últimos anos nas diversas etapas dos transplantes de órgãos sólidos (TOS) e de medula óssea (TMO), a intensa imunossupressão necessária nos primeiros meses pós-transplante expõe os pacientes ao risco de complicações infecciosas que podem representar sério obstáculo ao sucesso desses procedimentos. Infecções bacterianas são as mais comuns nesses pacientes, e sua incidência se concentra principalmente no primeiro mês pós-transplante.

Considerando o TMO, alteração de mucosas, neutropenia e presença de cateteres vasculares são os principais fatores de risco para infecção bacteriana. Como mais de 80% das bacteriemias ocorrem durante a fase de neutropenia, ou seja, nos primeiros 20 dias pós-transplante (Collin *et al.*, 2001), estes pacientes seguem a mesma epidemiologia que a dos pacientes neutropênicos. Assim também para a conduta antimicrobiana, segue-se a mesma orientação que para os pacientes neutropênicos. Deve-se dar preferência àqueles com menor toxicidade, com menor espectro e menor indução de resistência. O acréscimo de glicopeptídio ao esquema deve ser considerado na presença de choque hemodinâmico, mucosite ou evidência de infecção do cateter vascular.

Considerando os pacientes submetidos a TOS, as infecções bacterianas mais frequentes são as relacionadas com o procedimento cirúrgico e os procedimentos invasivos subsequentes, como pneumonia relacionada com ventilação mecânica, infecção relacionada com cateter vascular, infecções urinárias relacionadas com cateter vesical. As infecções urinárias são responsáveis por 40 a 60% das bacteriemias dos receptores de rim. Assim, *Pseudomonas*, enterobactérias e *Enterococcus* são as principais causas dessas infecções. Nos receptores de pulmão e de coração, as bacteriemias relacionadas com infecção pulmonar são causadas por bactérias gram-negativas, enquanto as secundárias a cateter vascular central são em geral causadas por bactérias gram-positivas. Nos receptores de fígado e de pâncreas, as bacteriemias secundárias ao foco abdominal são causadas por *Pseudomonas* e enterobactérias, enquanto as relacionadas com acesso vascular são geralmente causadas por bactérias gram-positivas. No Hospital Universitário Clementino Fraga Filho da UFRJ, Gouvêa e Lopes observaram que a incidência de bacteriemias em pacientes receptores de fígado, nos anos de 2002 e 2003, foi de 21%. Em 67%, as bacteriemias foram primárias, sendo o restante relacionado com a ferida operatória ou pneumonia. Nos casos de bacteriemia primária, os agentes foram *Staphylococcus* coagulase-negativo e *K. pneumoniae* (21% cada um), *Streptococcus* spp., *Enterococcus faecalis* e *P. aeruginosa* (14% cada um), *Staphylococcus aureus* e *E. coli* (7% cada um). Portanto, observa-se maior incidência de bactérias gram-negativas do que o relatado na literatura. Nota-se, ainda, que as bacteriemias refletem a distribuição de agentes da flora hospitalar local, visto que as infecções hospitalares são as principais fontes de bacteriemia nessa população. Portanto, o controle de bactérias multirresistentes e a epidemiologia local são fundamentais para o uso adequado de antimicrobianos empíricos (Simon e Levin, 2001).

As bacteriemias em pacientes portadores de AIDS e bacteriemias de origem hospitalar serão abordadas nos capítulos de infecção em AIDS e infecções hospitalares.

Fisiopatologia

Apesar da maior compreensão dos mecanismos moleculares envolvidos nas diferentes etapas da resposta imune inata, o esclarecimento da fisiopatologia da sepse tem se mostrado desafiador e extremamente complexo. A teoria prevalente é a de que a sepse representa uma resposta inflamatória excessiva e descontrolada do hospedeiro frente à invasão do organismo por determinados patógenos. Essa resposta se caracteriza, classicamente, por febre/hipotermia, taquicardia, hipotensão, taquipneia, leucocitose e elevação de citocinas pró-inflamatórias como TNF, IL-1, IL-6, IL-8, IL-12, MIF, HMGB-1, mediadores lipídicos, radicais de oxigênio, entre outros. Tais padrões de resposta, com liberação de grandes quantidades de mediadores pró-inflamatórios, são característicos dos modelos experimentais em roedores após a administração de LPS (endotoxemia). No entanto, o mesmo não parece ocorrer em modelos de infecção com bactérias vivas ou em pacientes com sepse, nos quais os níveis de TNF no plasma são praticamente indetectáveis (Casey *et al.*, 1993; Abrahamsson *et al.*, 1997), com exceção da meningococcemia, na qual se detectam níveis de TNF elevados na maioria dos pacientes (Waage *et al.*, 1989; Gardlund *et al.*, 1995).

Alguns autores vêm destacando a importância da imunodepressão/imunoparalisia como mecanismo principal na evolução da sepse (Hotchkiss e Karl, 2003), seja já nos primeiros momentos (Munford e Pugin, 2001) ou como resposta contrarregulatória tardia (Bone, 1996b). Essa resposta caracteriza-se por anergia, resposta pró-inflamatória diminuída a antígenos bacterianos e maior frequência de infecções nosocomiais. Os principais mecanismos responsáveis por esses efeitos seriam, segundo estes autores: polarização de uma resposta Th1 (inflamatória) para uma Th2 (anti-inflamatória), apoptose de células do sistema imune (linfócitos $CD4^+$, células dendríticas, células B), diminuição na expressão de antígenos de histocompatibilidade da classe II em monócitos circulantes, bem como efeito imunossupressor de células apoptóticas.

Portanto, o papel desempenhado pelo balanço entre moléculas efetoras pró-inflamatórias e substâncias reguladoras anti-inflamatórias parece ser determinante, tanto na evolução para falência orgânica e morte quanto para resolução da infecção.

Mecanismos de reconhecimento dos patógenos

A resposta inicial à invasão dos tecidos por patógenos baseia-se nos componentes do sistema imune inato, tais como células efetoras – macrófagos, neutrófilos, células *natural killer* (NK), capazes de agir diretamente contra os microrganismos (por fagocitose ou *killing*) –, nas moléculas solúveis, como o sistema do complemento, citocinas, ou nas moléculas coestimuladoras do sistema imune adaptativo. O desafio inicial desse sistema é discriminar entre organismos patogênicos e seus componentes e os componentes do próprio indivíduo (*self*), usando um repertório de receptores restrito. Para tal, ao longo da evolução foram desenvolvidos receptores de reconhecimento de padrão (PRR), que reconhecem estruturas moleculares conservadas e essenciais para a sobrevivência dos microrganismos, conhecidas como padrões moleculares associados a patógenos (PAMP). Essas estruturas em geral não estão presentes em eucariontes superiores.

Uma grande variedade de componentes de bactérias, fungos, vírus e protozoários são capazes de estimular o sistema imune inato. Esses componentes incluem LPS, peptidoglicanos, ácido lipoteicoico, lipoarabinomanana (LAM), lipopeptídios, mananas da parede de fungos, DNA bacterianos e virais, RNA virais de dupla hélice e flagelinas. Um mesmo patógeno pode apresentar diferentes PAMP, resultando em uma resposta imune inata bastante robusta e rápida. Os receptores de reconhecimento de padrão podem estar ligados à membrana, ser citoplasmáticos ou solúveis. Em geral, o reconhecimento dos PAMP resulta em fagocitose e ou em ativação de vias pró-inflamatórias.

Funcionalmente os receptores de reconhecimento de padrão podem ser divididos em três classes: secretados, endocíticos ou com sinalização (Medzhitov e Janeway, 2000).

Entre os PRR secretados, destaca-se o receptor *mannanbiding lectin* (MBL), membro da família das "lecitinas dependentes de cálcio", que pode ligar carboidratos presentes na parede celular de bactérias gram-negativas e gram-positivas em fungos e em alguns vírus e parasitos. A MBL é estruturalmente similar ao componente C1q, sendo capaz de ativar a via da lecitina do sistema do complemento (Eisen e Minchinton, 2003; Ezekowitz, 2003). A MBL é sintetizada no fígado e secretada como uma proteína de fase aguda. Entre os receptores de reconhecimento de padrão endocíticos, vale ressaltar o receptor de manose do macrófago (Gordon, 2002), também membro da família das "lecitinas dependentes de cálcio", capaz de ligar carboidratos com grande número de manoses, característico de alguns microrganismos, levando à sua fagocitose pelo macrófago. Outro receptor de reconhecimento de padrão endocítico é o receptor de *scavenger* do macrófago, que pode ligar tanto LDL oxidada ou acetilada quanto uma variedade de microrganismos, levando à sua endocitose (Haworth *et al.*, 1997; van der Laan *et al.*, 1999; Kobayashi *et al.*, 2000).

Os receptores de reconhecimento de padrão com sinalização, quando ativados por padrões moleculares associados a patógenos, são capazes de induzir a transcrição de alguns genes, em particular genes da resposta inume, como os responsáveis pela expressão de diversas citocinas. A família dos receptores *Toll-like* (TLR) parece ser fundamental no reconhecimento de patógenos e na geração de uma resposta inflamatória e imune imediata (Beutler, 2003; Janssens e Beyaert, 2003; Takeda *et al.*, 2003).

Família dos receptores Toll-like

Os receptores *Toll-like* são uma família de receptores transmembrana do tipo 1, codificados em linhagem germinativa e não clonais. Até o momento, dez membros da família do TLR foram descritos em humanos, com distintas funções de reconhecimento na imunidade inata (revisto por Medzhitov, 2001).

O TLR4 foi o primeiro membro da família a ser caracterizado em mamíferos e é expresso em uma grande variedade de células, principalmente em células do sistema imune, como macrófagos e células dendríticas. É o principal receptor para LPS capaz transduzir o sinal. O reconhecimento do LPS pelo TLR4 é bastante complexo e depende de várias moléculas acessórias, como a proteína plasmática LBP (*LPS-binding protein*), que liga o LPS monômero e o transfere para o CD14, receptor de alta afinidade pelo LPS que pode ser secretado na circulação ou expresso na superfície de macrófagos, monócitos ou neutrófilos. A presença do CD14 aumenta muito a sensibilidade da célula ao LPS. Outro componente do complexo LPS-TLR4 é o MD2, pequena molécula sem região transmembrana que é expressa na superfície da célula e interage com domínios externos do TLR4. O reconhecimento do LPS pelo TLR4 parece se dar diretamente, tendo o auxílio do CD14 e do MD2. O TLR4 parece estar envolvido no reconhecimento de outras moléculas, como ácido lipoteicoico, proteínas de cheque térmico (HSP60) e algumas proteínas virais. A sinalização comum dos TLR/Receptor de IL-1 depende de algumas proteínas adaptadoras, proteinoquinases e várias etapas de fosforilação, culminando na fosforilação do IκB, liberando o NFκB (fator nuclear κB), que se desloca até o núcleo e induz a transcrição de vários genes inflamatórios, codificando citocinas, quimiocinas, receptores de membrana e proteínas imunomoduladoras. Polimorfismos do CD14, do TLR4 e do TLR2 podem ser importantes determinantes da resposta individual a sepse.

Tem sido mostrado o envolvimento do TLR2 no reconhecimento de um amplo espectro de produtos microbianos, que incluem peptidoglicanos e ácido lipoteicoico de bactérias gram-positivas, lipoarabinomanana (LAM) de microbactérias, lipopeptídios, lipopolissacarídios atípicos de *L. interrogans* e glicofosfatidilinositol (GPI) de *T. cruzi*, entre outros. As interações com outros membros da família *Toll* parecem ser as responsáveis por esse espectro de reconhecimento.

O TLR3 está expresso quase que exclusivamente em células dendríticas e sua função parece estar relacionada com o reconhecimento de RNA de dupla hélice (dsRNA), padrão molecular presente em várias viroses.

O TLR5 está envolvido no reconhecimento da flagelina, principal componente dos flagelos bacterianos. Participa do reconhecimento de patógenos intestinais, estando expresso na célula epitelial intestinal exclusivamente na superfície basolateral, o que possibilita uma resposta pró-inflamatória a patógenos invasivos como a *Salmonella*, mas não a bactérias comensais que vivem no lúmen intestinal.

O TLR9 é responsável pelo reconhecimento de sequências CpG não metiladas do DNA bacteriano, sequências estas não encontradas no DNA de mamíferos.

Após a interação inicial patógeno-hospedeiro e o reconhecimento dos padrões moleculares de patógenos, há ativação de genes relacionados com a resposta inflamatória em células da imunidade inata, na tentativa de coordenar os mecanismos de defesa tanto humorais quanto celulares. As células mononucleares têm um papel-chave, tanto na produção de moléculas pró-inflamatórias quanto no desencadeamento de mecanismos contrarreguladores. Essas moléculas reguladoras são conhecidas como citocinas.

Mediadores solúveis

As citocinas são proteínas secretadas por células do sistema imune inato ou adaptativo, atuando como efetoras ou moduladoras da resposta inflamatória. São fundamentais tanto na erradicação do agente infeccioso quanto no desenvolvimento do choque séptico. Entre as principais citocinas envolvidas na sepse, podemos destacar o TNF/IL-1, que são os protótipos de citocinas pró-inflamatórias, responsáveis por muitos dos efeitos fisiopatológicos observados no choque endotóxico. Entre as ações do TNF/IL-1 estão o aumento da expressão de moléculas de adesão na célula endotelial e a indução da secreção de quimiocinas por macrófagos e células endoteliais, efeitos que levam a migração celular para o sítio de infecção. O aumento da expressão de fator tecidual (TF) e do inibidor do ativador do plasminogênio (PAI-1), assim como a inibição da trombomodulina, levam a um estado de pró-coagulante. Alterações hemodinâmicas, como diminuição da resistência vascular periférica, aumento da permeabilidade capilar e efeito inotrópico negativo, são observadas após a administração de TNF.

Outras citocinas com papel relevante na sepse são IL-6, MIF, HMGB-1 e IL-10. A IL-6 é uma citocina com características tanto pró- quanto anti-inflamatórias, estando entre suas ações a indução de proteínas de fase aguda no fígado, a ativação do gene para ICAM-1 (*intercellular adhesion molecule-1*) em células endoteliais, induzindo maior migração de neutrófilos para o foco infeccioso, a ativação de linfócitos T e a diferenciação de linfócitos B. Nos últimos anos a IL-6 vem sendo usada em diferentes estudos clínicos como critério de entrada ou como biomarcador de intensidade da resposta inflamatória.

O MIF é liberado em grandes quantidades na circulação sanguínea após a administração de LPS. Sua inoculação simultânea com LPS causa um aumento na letalidade e a sua neutralização com anticorpos desempenha um papel protetor no choque endotóxico (Berhagen *et al.*, 1993; Calandra *et al.*, 1994). Estimula a produção de TNF-α por macrófagos e alguns trabalhos vêm demonstrando que, uma vez secretado, pode anular o efeito inibitório dos glicocorticoides na produção de citocinas como TNF-α, IL-6, IL-8 e na ativação celular. Na ausência de MIF os camundongos se tornaram mais eficientes na eliminação de *P. aeruginosa* instiladas no pulmão e de *E. coli* injetadas no peritônio (Bozza *et al.*, 1999; Calandra *et al.*, 2000).

O HMGB-1 é uma proteína cromossômica não histona, abundantemente distribuída, presente tanto no núcleo quanto no citoplasma ou na membrana citoplasmática. Facilita a transcrição gênica por estabilizar o nucleossoma. Recentemente foi mostrado que o HMGB-1 aumenta tardiamente (12 h) no choque endotóxico e que a neutralização com anticorpos foi protetora, tanto na administração de LPS quanto em modelos de infecção (Anderson e Tracey, 2003).

A IL-10 é o protótipo da citocina anti-inflamatória e desempenha um papel fundamental na regulação do processo inflamatório tanto local e quanto sistêmico. Antagoniza a diferenciação de células T em Th1, em parte por suprimir a síntese de interferona-γ, IL-12 e IL-18. Sua principal ação na sepse é a supressão da expressão e a síntese de citocinas pró-inflamatórias. IL-1, TNFα, IL-6, IL-8, IL-12, IL-18, G-CSF e GM-CSF, MIP-1 (*macrophage inhibitor protein-1*) e NO são algumas das substâncias que têm sua síntese inibida pela IL-10.

Existe um grupo de "citocinas quimiotáticas", denominadas quimiocinas, que regula o tráfego de vários leucócitos por meio de interações com seus receptores. Algumas quimiocinas têm papel fisiopatológico na sepse, sendo as mais importantes MCP-1 e IL-8. O MCP-1 foi originalmente identificado como um mediador do recrutamento e da ativação monocitária (Yoshimura *et al.*, 1996). A IL-8 é um potente quimiotático para neutrófilos, além de causar a secreção de enzimas granulares e aumentar a atividade fagocítica.

Coagulação e sepse

Nos últimos anos, vem ganhando relevância a importância das citocinas na indução de efeito pró-coagulante na sepse. As alterações da coagulação são comuns no paciente com sepse, especialmente nas formas mais graves. Tais alterações se dão tanto por expressão e ativação de fatores pró-coagulantes quanto pela diminuição dos mecanismos normais regulatórios, como o sistema fibrinolítico e anticoagulantes naturais, como a antitrombina III e a proteína C. A trombose da microcirculação pode estar presente, sendo uma das causas importantes de falência orgânica associada a sepse.

Disfunção mitocondrial na sepse

A hipoxia tecidual é considerada uma das principais causas da supressão metabólica associada à sepse e pode ser causada por hipoxemia, anemia ou perfusão inadequada. Recentemente, um novo mecanismo foi proposto para explicar este quadro, chamado de "*hipoxia citopática*" (Fink *et al.*, 2001). Este termo define a relação entre a baixa produção de ATP e valores de P_{O_2} normais ou até supranormais nos tecidos. Desta forma, mesmo na presença de níveis adequados de O_2 nas proximidades das mitocôndrias, estas não são capazes de utilizá-lo para desempenhar suas funções normais. Sabe-se que após a reposição volêmica e o equilíbrio do choque séptico, os níveis de P_{O_2} teciduais são elevados, tanto quanto em voluntários saudáveis (Boekstegers *et al.*, 1994). Disfunções de enzimas da cadeia respiratória, como a citocromo c oxidase, são associadas a altos níveis teciduais de NO, que também age na fisiopatologia do choque na sepse (Takehara *et al.*, 1995; Landry, 2001). A partir da produção aumentada de NO, ocorre maior formação de peroxinitrito que, além de inativar a citocromo c oxidase e induzir maior lesão de isquemia-reperfusão, inibe a F0F1-ATPase e a aconitase (enzima do ciclo de Krebs que catalisa a reação de citrato em isocitrato) (Castro *et al.*, 1994). A ativação da poliADP ribosil polimerase (PARP), enzima reparadora de DNA e indutora de apoptose, age como NADase e depleta seus estoques, reduzindo a fosforilação oxidativa (Zingarelli *et al.*, 1996).

Diversos mecanismos foram propostos para explicar este fenômeno, incluindo a diminuição da disponibilidade de substratos para o ciclo de Krebs (como o piruvato), a inibição de enzimas tanto do ciclo de Krebs quanto dos complexos da cadeia transportadora de elétrons e o colapso do gradiente de prótons resultado do desacoplamento da respiração mitocondrial (Crouser, 2002a). Assim, acredita-se que a hipoxia citopática aconteça tanto em pacientes quanto em animais sépticos ou com endotoxemia e que os mecanismos citados anteriormente estejam envolvidos na fisiopatologia destas doenças (Crouser, 2004).

Pacientes sépticos e politraumatizados frequentemente desenvolvem sinais de disfunção orgânica múltipla ainda que os órgãos atingidos não tenham sido diretamente afetados pelo insulto original. Esta falha orgânica é tradicionalmente atribuída ao efeito dos mediadores inflamatórios circulantes que induzem modificações na circulação que resultam em hipoxia e dano celular. Paradoxalmente, os tecidos oriundos de órgãos disfuncionantes demonstram um perfil histológico frequentemente normal, com baixa incidência ou ausência de células apoptóticas ou necróticas. Estes resultados sugerem que o comprometimento orgânico é mais funcional do que estrutural e, portanto, potencialmente reversível (Brealey *et al.*, 2004). A gravidade da sepse é acompanhada pela redução na utilização de oxigênio embora os níveis teciduais deste gás não sejam alterados, sugerindo que o problema reside na inibição do consumo de oxigênio e não na diminuição da perfusão tecidual. Entretanto a natureza precisa do mecanismo pelo qual o consumo de oxigênio é inibido em pacientes sépticos permanece obscura, já que a síntese de ATP parece estar reduzida na sepse, colaborando para manutenção da disfunção orgânica múltipla (SDOM).

▶ Diagnóstico

A primeira avaliação de um paciente com sepse muitas vezes ocorre em uma unidade de emergência, onde poucas informações estão disponíveis. O médico deve esforçar-se ao máximo para obter uma história do evento atual com o próprio paciente, com um familiar ou responsável. Alguns pacientes apresentam sintomas sugestivos (tosse, expectoração, disúria, dor lombar, dor abdominal, cefaleia, vômitos, diarreia) e um foco evidente (pneumonia, celulite, outras infecções cutâneas, pielonefrite, infecção pós-parto, infecção pós-cirúrgica), extremamente útil para diagnóstico e orientação da terapia antimicrobiana. A história de viagens recentes a regiões do país ou do mundo onde exista transmissão de determinados agentes (p. ex., África e Região Amazônica: malária, febre amarela, febre tifoide), exposição ocupacional (p. ex., leptospirose em catadores de lixo, lixeiros, bombeiros hidráulicos) ou em atividades de lazer (p. ex., riquetsiose em contato com animais ou mata com presença de carrapatos) é fundamental no diagnóstico diferencial de síndrome febril. A realização de exame físico minucioso – com especial atenção para manifestação cutânea de determinados agentes infecciosos (p. ex., *N. meningitidis*, *N. gonorrhoeae* e *Rickettsiae* na presença de lesões petequiais e purpúricas), presença de sopro cardíaco (endocardites bacterianas), hepatoesplenomegalia (endocardite, malária, febre tifoide, calazar, neoplasias hematológicas), sinais de irritação meníngea, lesões de mucosa oral em pacientes neutropênicos – auxilia no diagnóstico etiológico presuntivo e diferencial das doenças febris.

Os exames complementares, como hemograma completo, bioquímica, eletrólitos, coagulograma (naqueles com manifestações hemorrágicas), prova de função hepática, proteína C reativa, velocidade de hemossedimentação, bacterioscopia pelo método de Gram de exsudatos, coleções e urina, e raios X de tórax, devem fazer parte da abordagem inicial de pacientes com sepse.

Tem sido proposta a utilização de alguns biomarcadores, utilizados com diferentes finalidades na condução do paciente com sepse, tais como:

- Estabelecer o diagnóstico de sepse, diferenciando pacientes com resposta inflamatória sistêmica de causas infecciosas daqueles sem infecção
- Quantificar a gravidade da doença, identificando os pacientes em maior risco de evoluir para um desfecho desfavorável
- Indicar e acompanhar a resposta à terapia, estabelecendo quais pacientes se beneficiam de determinada intervenção.

No entanto, poucos marcadores foram incorporados à prática clínica, sendo sistematicamente estudados. Entre eles podemos destacar a proteína C reativa (PCR) e a procalcitonina (PCT) (Chirouze *et al.*, 2002; Povoa, 2002; Simon *et al.*, 2004).

A conclusão dos diferentes estudos sobre a utilidade desses biomarcadores é a seguinte:

- A PCR e a PCT mostraram-se marcadores úteis na condução do paciente crítico e, embora sejam marcadores de resposta inflamatória sistêmica, níveis mais elevados de PCT e PCR são encontrados nos pacientes com sepse. O melhor ponto de corte a ser utilizado dependerá da situação clínica de interesse
- A PCR parece ser um bom teste descriminante devido à sua boa sensibilidade e razoável especificidade, ajudando a separar pacientes infectados de não infectados
- A PCT pode ser um bom marcador de gravidade de doença, podendo ser utilizada no monitoramento do tratamento de pacientes críticos
- As medidas sequenciais parecem ser mais úteis do que as medidas isoladas, e a combinação de diversos marcadores com diferentes características pode ser uma boa estratégia a ser investigada.

A hemocultura é o exame complementar de eleição para o diagnóstico microbiológico de sepse e bacteriemias. A positividade da hemocultura não só estabelece a etiologia infecciosa da doença como permite a identificação e a sensibilidade do microrganismo, propiciando uma terapia antimicrobiana mais adequada (Magalia e Weinstein, 2001). Infelizmente, as hemoculturas podem ser negativas em um número substancial de pacientes com sepse (Dorman, 2003). Uma série de fatores pode estar associada a resultados negativos:

- Bacteriemias transitórias que ocorrem com muitas infecções graves mas que cessam antes da ocorrência de febre ou outra manifestação clínica
- Bacteriemias intermitentes ou recorrentes, associadas à obstrução esporádica ou à manipulação de focos infecciosos

- O uso de antibióticos prévio à coleta reduz a recuperação de microrganismos, no entanto, a utilização de frascos com meios de cultura com substâncias inativadoras de antimicrobianos (resina e carvão ativado) pode minimizar esse efeito. Em compensação, esses meios perdem em especificidade, pois ocorre maior recuperação de germes contaminantes, como o *Staphylococcus* coagulase-negativo
- As infecções causadas por germes de crescimento lento, tais como *Bartonella*, *Legionella*, *Brucella*, grupo HACEK e outros bacilos gram-negativos fastidiosos, requerem um período de incubação maior, além dos 5 dias rotineiramente utilizados para os demais microrganismos. Na suspeita de infecção por esses germes, o laboratório de microbiologia deve ser informado (Magalia e Weinstein, 2001; Dorman, 2003).

Outros fatores-chave que interferem na sensibilidade e no valor preditivo positivo das hemoculturas são a técnica asséptica de coleta, local de venopunção, dando-se preferência à região cubital, e volume de sangue. Em adultos, cada frasco de hemocultura comporta de 8 a 10 mℓ de sangue, sendo recomendada a obtenção de três amostras por cada episódio de infecção. Na suspeita de endocardite o volume de cada coleta deve ser de 20 mℓ, fracionados em dois frascos (aeróbio e anaeróbio). As hemoculturas devem ser coletadas mesmo em pacientes que já tenham iniciado inadvertidamente a terapia antimicrobiana, devendo ser repetidas naqueles que não apresentarem melhora clínica. O intervalo de tempo entre a coleta das amostras (duas ou três) deve ser uma decisão clínica; em situações de urgência, em que se faz necessário o início imediato da antibioticoterapia, pode-se colher a intervalos de até 15 min.

Interpretação dos resultados

Quando a maioria ou todas as amostras de hemoculturas colhidas revelam crescimento do mesmo microrganismo, independentemente da sua identidade, a probabilidade de ser esse o verdadeiro agente causador da infecção é extremamente elevada.

A identidade do patógeno também apresenta um valor preditivo. Germes que sempre ou quase sempre (> 90%) representam uma verdadeira infecção são *S. aureus*, *S. pneumoniae*, *E. coli* e outras enterobactérias, *P. aeruginosa* e *Candida* spp. Outros microrganismos, tais como *Corynebacterium* sp. e *Propionibacterium acnes*, raramente (< 5%) representam bacteriemia verdadeira. O *Streptococcus viridans*, o *Enterococcus* e o *Staphylococcus* coagulase-negativo são mais complexos, pois podem representar verdadeira bacteriemia (38%, 78% e 15% dos casos, respectivamente) ou estar associados à contaminação.

A recuperação do *Staphylococcus* coagulase-negativo em apenas uma amostra de hemocultura, em uma série de duas ou três, é considerada pela maioria dos autores um contaminante. Isoladamente (sem correlação com a situação clinicoepidemiológica, como, por exemplo, suspeita de infecção de próteses), esse resultado não deve ser levado em consideração na decisão quanto ao início da antibioticoterapia.

Tratamento

O tratamento atual da sepse continua baseando-se no tripé medidas de suporte de vida, controle do foco infeccioso e antibioticoterapia.

Medidas gerais

Os pacientes sépticos devem receber o mesmo tratamento geral que outros doentes graves, que inclui: reposição volêmica, analgesia, profilaxia de trombose venosa profunda (TVP), suporte nutricional, profilaxia de sangramento digestivo e prevenção de escaras (Perez e Dellinger, 2001). Em 2002, European Society of Intensive Care Medicine (ESICM), International Sepsis Forum (ISF), e Society of Critical Care Medicine (SCCM) lançaram a campanha Surviving Sepsis Campaign (SSC) na esperança de melhorar o desfecho da sepse, por meio da padronização de medidas de suporte baseadas em informações obtidas de diversos ensaios clínicos publicados. Foram desenvolvidos protocolos baseados em evidências, o primeiro foi publicado foi em 2004 (endossado por 11 sociedades profissionais). Uma versão atualizada foi publicada em 2008 (envolvendo 18 organizações, tanto sociedades profissionais como uma rede organizada de hospitais). Os elementos-chave do protocolo foram organizados em grupos de medidas, os pacotes de medidas (*bundles*). Foi estabelecida uma abordagem em duas etapas: a primeira a ser aplicada nas primeiras 6 h após o início da sepse grave (medidas de ressucitação) e a segunda dentro das próximas 24 h (medidas de manejo).

Medidas de ressucitação (a serem aplicadas nas primeiras 6 h)

- Dosagem de lactato sérico
- Coleta de hemoculturas antes da administração de antibióticos
- Início da antibioticoterapia dentro das primeiras 3 h para pacientes atendidos nos serviços de emergência, e em 1 h para pacientes em UTI
- Na presença de hipotensão e/ou lactato > 4 mmol/ℓ (36 mg/dℓ):
  - Administração de volume mínimo inicial de 20 mℓ/kg (solução cristaloide ou coloide equivalente)
  - Administração de fármacos vasopressores para hipotensão não responsiva a reanimação volêmica inicial, manter pressão arterial média > 65 mmHg
- Na presença de hipotensão persistente a despeito da resssucitação volêmica (choque séptico) e/ou lactato > 4 mmol/ℓ (36 mg/dℓ)
  - Manter pressão venosa central (PVC) > 8 mmHg
  - Manter a saturação venosa central de O_2 > 70%

Medidas de manejo (a serem aplicadas nas primeiras 24 h)

- Administração de baixas doses de corticoide para choque séptico
- Administração de proteína C recombinante (drotrecogina α)
- Manuseio do controle da glicose (manter glicemia acima do limite inferior normal mas abaixo de 150 mg/dℓ)
- Manutenção do platô da pressão de inspiração < 30 mmH_2O em paciente em ventilação mecânica.

Medidas de suporte de vida

Os pacientes sépticos frequentemente encontram-se hipotensos, sendo que as principais causas da hipotensão são hipovolemia e vasodilatação, além da disfunção cardíaca. Isto acontece por conta de: maior capacitância venosa, baixa ingesta oral, aumento de perdas insensíveis (sudorese, taquipneia), náuseas, vômitos e perda de líquido para o terceiro espaço. O paciente com sepse deve ser reanimado do choque com reposição volêmica vigorosa, um dos aspectos mais esquecidos do tratamento (Jindal *et al.*, 2000). O paciente pode precisar de 3 a 8 ℓ de líquidos por dia, no início da internação.

Recomenda-se o uso de aminas vasopressoras na falta de resposta à infusão de líquidos e na presença de disfunção cardíaca (prévia ou decorrente da sepse). A persistência da hipotensão e má perfusão tecidual indicam vasodilatação grave e/ou trabalho cardíaco diminuído. As doses de aminas devem ser tituladas para manter uma pressão arterial média em torno de 70 mmHg ou sistólica acima de 90 mmHg e diurese maior que 0,5 mℓ/kg/h (Steel e Bihari, 2000; Torres, 2000; Vincent, 2001).

Alguns trabalhos recentes demonstram benefício de tratamentos em doses baixas de hidrocortisona (300 a 200 mg/dia) por períodos prolongados (5 a 7 dias) e em fases mais tardias da sepse (Bollaert *et al.*, 1998; Briegel *et al.*, 1999). Alguns autores vêm preconizando a utilização da hidrocortisona apenas nos doentes que apresentem uma insuficiência adrenal relativa (Annane, 2002).

▪ Controle do foco infeccioso

A identificação e o controle do foco infeccioso talvez seja o mais importante dos aspectos do tratamento da sepse. A identificação correta da origem da infecção permite o manejo mais rápido e definitivo do processo séptico e a drenagem, se possível, do foco de sepse (Wheeler e Bernard, 1999).

▪ Antibioticoterapia

A escolha adequada do antibiótico é fundamental para o êxito do tratamento da sepse. A letalidade é mais elevada nas situações em que o esquema antimicrobiano empírico foi inadequado, mesmo que se faça o ajuste posterior após resultado das culturas. Portanto, a escolha adequada do antimicrobiano inicial deve se basear no provável foco de infecção, na capacidade de penetração do fármaco no foco e na suscetibilidade local dos prováveis agentes etiológicos.

A escolha do antimicrobiano deve considerar também o conhecimento das propriedades farmacocinéticas e farmacodinâmicas (FC/FD) dos agentes, que é fundamental para alcançar a eficácia microbiológica. Os efeitos colaterais, por exemplo, nefrotoxicidade, neurotoxicidade, interação medicamentosa e relato de hipersensibilidade também devem ser avaliados.

A suscetibilidade dos microrganismos aos antimicrobianos baseada na classificação categórica de resistente, intermediário e sensível, é insuficiente para determinar a melhor abordagem terapêutica em bactérias multirresistentes. A medida mais utilizada para caracterizar a atividade antimicrobiana é a concentração inibitória mínima (CIM). O conhecimento da CIM é fundamental e útil para se inferir a presença de determinados mecanismos de resistência, e crucial para adequar a posologia dos antibióticos à beira do leito (Zavascki *et al.*, 2010).

▪ Esquemas antimicrobianos

O tratamento empírico da sepse comunitária deve levar em consideração os possíveis focos de infecção (respiratória, cutânea, abdominal, urinária, ginecológica, peritoneal) e a epidemiologia local p. ex., *Staphylococcus aureus* resistente a meticilina de aquisição comunitária, resistência de pneumococo a penicilina).

O relato de internação hospitalar nos últimos doze meses, de atendimento domiciliar, do uso prévio de antimicrobianos e de procedimentos médico-cirúrgicos (p. ex., cateter vascular profundo, cirurgia) aumentam a possibilidade de bactérias com mecanismos de resistência adquiridos, e, portanto, de *flora selecionada*. Na presença desses fatores é recomendada a cobertura antimicrobiana de espectro mais amplo.

Em infecções comunitárias de pele e partes moles que cursam com sinais de sepse grave, ou pneumonia pós-infecção por *influenza* (gripe), deve-se ampliar a cobertura antimicrobiana para *Staphylococcus aureus* resistente a meticilina de aquisição comunitária (CA-MRSA). Nos pacientes com sepse de foco urinário, relatos de infecções urinárias de repetição, de uso prévio de quinolonas, de idade superior a 65 anos e de instrumentalização do trato urinário (sonda vesical de demora, cateter duplo J) são condições que representam risco de infecção por *E. coli* produtoras de ESBL.

Todo esquema antimicrobiano empírico deve ser adequado após resultado de cultura e antibiograma. Os esquemas propostos nas Tabelas 27.5 e 27.6 são recomendações dos autores para infecções de origem comunitária. As infecções em pacientes HIV-positivos, portadores de imunodeficiência e infecções nosocomiais serão abordadas em capítulos específicos.

Tabela 27.5 Opção terapêutica em bacteriemia e sepse de foco infeccioso indeterminado.

Sepse de foco indeterminado	Prováveis microrganismos envolvidos	Opção terapêutica empírica
Sem fatores de risco para infecções associadas a serviços de saúde **Sem** risco de infecções por *P. aeruginosa*, BGN multirresistentes, MRSA	*S. pneumoniae*, *S. aureus* oxacilina-sensível, *E. coli*, *H. influenzae*	Cefalosporinas de 2ª geração ou Cefalosporinas de 3ª geração ou Penicilina associada a inibidor de betalactamase (amoxicilina/clavulanato, amoxacilina/sulbactam)
Presença de fatores de risco para infecções associadas a serviços de saúde (internação domiciliar, internação prévia nos últimos doze meses, residentes em asilos ou casas de apoio)	MRSA, *P. aeruginosa*, *K. pneumoniae* ou *E.coli* ESBL-positivas	Cefalosporinas de 4ª geração ou Penicilinas antipseudomonas (piperacilina/tazobactam) ou Carbapenemas (meropeném ou imipeném) + agentes com ação para MRSA (glicopeptídios ou linezolida)

Tabela 27.6 Opção terapêutica em bacteriemia e sepse segundo foco provável de infecção.

Sepse com foco provável	Prováveis microrganismos envolvidos	Opção terapêutica empírica
Sepse grave de origem cutânea, paciente sem comorbidades	*Staphylococcus aureus* **(incluindo CA-MRSA)** *Streptococcus pyogenes*	Oxacilina + sulfametoxazol/trimetoprima ou glicopeptídios ou linezolida
Sepse de origem cutânea em portadores de diabetes melito, insuficiência arterial grave, úlcera crônica de decúbito	Em infecções agudas, **sem** necrose, sem uso prévio de antimicrobiano: *Staphylococcus aureus, Streptococcus pyogenes*	Oxacilina ou cefalotina ou amoxicilina/clavulanato ou ampicilina/sulbactam **(Avaliar cobertura para CA-MRSA)**
	Infecções crônicas, **com necrose:** *os anteriores* + anaeróbios, enterobactérias, *P. aeruginosa*	Cefalosporina 4ª geração + antianaeróbico ou ticarcilina/clavulanato ou piperacilina/tazobactam **(Avaliar cobertura para MRSA)**
	Evolução crônica, **com** necrose, **com** uso prévio de antimicrobianos de largo espectro (mesmos agentes com risco de multirresistência)	Carbapenemas (meropeném, imipeném) (**Avaliar cobertura para MRSA**)
Sepse de foco urinário **Sem** uso recente de antimicrobianos (até 3 meses):	*E. coli* Outras enterobactérias	Cefalosporina de 2ª ou 3ª geração ou amoxicilina/clavulanato ou amoxacilina/sulbactam
Relato de uso recente de quinolonas ou outros antimicrobianos (até 3 meses)	*E. coli* produtora de ESBL Outras enterobactérias	Aminoglicosídio (amicacina) ou ertapenem
	Risco de *Enterococcus:* idosos (acima de 65 anos), uso de sonda vesical	Associar ampicilina para cobertura de *Enterococcus*
Pneumonia em pacientes **sem** comorbidades, **sem** fatores de risco para *P. aeruginosa* e BGN multirresistente	*S. pneumonaie, H. influenzae, Mycoplasma pneumoniae, Chlamydia pneumoniae, Legionella* sp.	Cefalosporinas de 2ª ou 3ª geração ou amoxicilina/clavulanato ou amoxacilina/sulbactam ou macrolídeos (claritomicina ou azitromicina) Associação de cefalosporinas com macrolídeos em infecções graves
Pneumonia em pacientes com comorbidades porém **sem** fatores de risco para infecções associadas a serviços de saúde (internação domiciliar, internação hospitalar nos últimos 3 meses)	Os mesmos + *P. aeruginosa*, enterobactérias	Cefalosporina de 4ª geração ou penicilinas antipseudomonas (ticarcilina/clavulanato, piperacilina/tazobactam) + macrolídeos (claritomicina, azitromicina) ou quinolonas respiratórias (moxifloxacino, levofloxacino)
Pneumonia em pacientes **com** fatores de risco para infecções associadas a serviços de saúde e uso recente de antimicrobianos (últimos 3 meses)	Os anteriores + BGN produtores de ESBL MRSA	Carbapenemas (meropeném ou imipeném) + linezolida
Sepse de foco abdominal Peritonite primária	Enterobactérias *S. pneumoniae*	Cefalosporinas de 2ª ou 3ª geração ou amoxacilina/sulbactam ou amoxicilina/clavulanato
Peritonite secundária **Estômago, intestino delgado e cólon:** Leve a moderada (úlcera péptica perfurada, diverticulite, apendicite perfurada ou abscessos intra-abdominais)	Enterobactérias Anaeróbios	Cefalosporinas de 2ª ou 3ª geração + metronidazol ou clindamicina
Grave (distúrbios fisiológicos graves, idade avançada, imunossupressão)		Piperacilina/tazobactam ou cefepime + metronidazol
Vesícula e vias biliares: Colecistite leve a moderada	Enterobactérias	Cefalosporinas 1ª, 2ª ou 3ª geração
Colecistite grave (distúrbios fisiológicos graves, idade avançada, imunossupressão) colangite aguda com anastomose biliodigestiva	Enterobactérias Anaeróbios	Cefalosporina de 3ª geração + metronidazol ou piperacilina/tazobactam

▸ Referências bibliográficas

Abraham E, Matthay MA, Dinarello CA, Vincent JL, Cohen J, Opal SM *et al.* Consensus conference definitions for sepsis, septic shock, acute lung injury, and acute respiratory distress syndrome: time for a reevaluation. *Crit Care Med* 28:232-235, 2000.

Abrahamsson J, Pahlman M, Mellander L. Interleukin 6, but not tumour necrosis factor-alpha, is a good predictor of severe infection in febrile neutropenic and non-neutropenic children with malignancy. Acta Paediatr 86:1059-1064, 1997.

Adrie C, Alberti C, Chaix-Couturier C, Azoulay E, De Lassence A, Cohen Y, Meshaka P, Cheval C, Thuong M, Troché G, Garrouste-Orgeas M, Timsit JF. Epidemiology and economic evaluation of severe sepsis in France: age, severity, infection site, and place of acquisition (community, hospital, or intensive care unit) as determinants of workload and cost. *J Crit Care* 20:46-58, 2005.

Adrie C, Bachelet M, Vayssier-Taussat M, Russo-Marie F, Bouchaert I, Adib-Conquy M, Cavaillon JM, Pinsky MR, Dhainaut JF, Polla BS. Mitochondrial membrane potential and apoptosis peripheral blood monocytes in severe human sepsis. *Am J Respir Crit Care Med* 164: 389-395, 2001.

Alberti C, Brun-Buisson C, Burchardi H, Martin C, Goodman S, Artigas A, Sicignano A, Palazzo M, Moreno R, Boulmé R, Lepage E, Le Gall R. Epidemiology of sepsis and infection in ICU patients from an international multicentre cohort study. *Intensive Care Med* 28:108-121, 2002.

Alberti C, Brun-Buisson C, Goodman SV, Guidici D, Granton J, Moreno R, Smithies M, Thomas O, Artigas A, Le Gall J. Influence of systemic inflammatory response syndrome and sepsis on outcome of critically ill infected patients. *Am J Respir Crit Care Med* 168:77-84, 2003.

Andersson U, Tracey KJ. HMGB1 in sepse. *Scand J Infect Dis* 35:577-584, 2003.

Angus DC, Linde-Zwirble WT, Lidicker J, Clermont G, Carcillo J, Pinsky MR. Epidemiology of severe sepsis in the United States: Analysis of incidence, outcome, and associated costs of care. *Crit Care Med* 29:1303-1310, 2001.

Angus DC, Wax RS. Epidemiology of sepse: an update. *Crit Care Med* 29:109-116, 2001.

Annane D, Aegerter P, Jars-Guincestre MC, Guidet B. Current epidemiology of septic shock: the CUB-Rea Network. *Am J Respir Crit Care Med* 168:165-172, 2003.

Annane D, Sebille V, Charpentier C, Bollaert PE, Francois B, Korach JM, et al. Effect of treatment with low doses of hydrocortisone and fludrocortisone on mortality in patients with septic shock. *JAMA* 288:862-871, 2002.

Ballester JCA, Ballester F, González Sánchez A, Almela Quilis A, Colomer Rubio E, Peñarroja Otero C. Epidemiology of sepsis in the Valencian Community (Spain), 1995-2004. *Infect Control Hosp Epidemiol* 29:630-634, 2008.

Bartlett JG, Dowell SF, Mandell LA, File TM, Musher DM, Fine MJ. Practice guidelines for management of community-acquired pneumonia in adults. *CID*. 31:347-382, 2000.

Beale R, Reinhart K, Brunkhorst FM, Dobb G, Levy M, Martin G, Martin C, Ramsey G, Silva E, Vallet B, Vincent JL, Janes JM, Sarwat S, Williams MD. Promoting Global Research Excellence in Severe Sepsis (PROGRESS): lessons from an international sepse registry. *Infection* 37:222-232, 2009.

Belikova I, Lukaszewicz AC, Faivre V, Damoisel C, Singer M, Payen D. Oxygen consumption of human peripheral blood mononuclear cells in severe human sepsis. *Crit Care Med* 35: 2702-2708, 2007.

Berman SJ. Infections in patients with end-stage renal disease. *Infect Dis Clin North Am* 15:709-720, 2001.

Bernard N, Matecki S, Py G, Lopez S, Mercier J, Capdevila X. Effects of prolonged mechanical ventilation on respiratory muscle ultrastructure and mitochondrial respiration in rabbits. *Intensive Care Med* 29:111-118, 2003.

Bernhagen J, Calandra T, Mitchell RA, Martin SB, Tracey KJ, Voelter W *et al.* MIF is a pituitary-derived cytokine that potentiates lethal endotoxaemia. *Nature* 365:756-759, 1993.

Berthiaume F, MacDonald AD, Kang YH, Yarmush ML. Control analysis of mitochondrial metabolism in intact hepatocytes: effect of interleukin-1beta and interleukin-6. *Metab Eng* 5:108-123, 2003.

Beutler B. Science review: key inflammatory and stress pathways in critical illness – the central role of the Toll-like receptors. *Crit Care* 7:39-46, 2003.

Blanco J, Muriel-Bombín A, Sagredo V, Taboada F, Gandía F, Tamayo L, Collado J, García-Labattut A, Carriedo D, Valledor M, De Frutos M, López MJ, Caballero A, Guerra J, Alvarez B, Mayo A, Villar J. Incidence, organ dysfunction and mortality in severe sepse: a Spanish multicentre study. *Crit Care* 12:R158, 2008.

Boczkowski J, Lisdero CL, Lanone S, Samb A, Carreras MC, Boveris A, Aubier M, Poderoso JJ 1999. Endogenous peroxynitrite mediates mitochondrial dysfunction in rat diaphragm during endotoxemia. *FASEB J* 13:1637-1646, 1999.

Boekstegers P, Weidenhöfer S, Kapsner T, Werdan K. Skeletal muscle partial pressure of oxygen in patients with sepsis. *Crit Care Med* 22:640-650, 1994.

Bone RC. Why sepsis trials fail. *JAMA* 276:565-566, 1996a.

Bone RC. Immunologic dissonance: a continuing evolution in our understanding of the systemic inflammatory response syndrome (SIRS) and the multiple organ dysfunction syndrome (MODS). *Ann Intern Med* 125:680-687, 1996b.

Bossink AW, Paemen L, Jansen PM, Hack CE, Thijs LG, Van Damme J. Plasma levels of the chemokines monocyte chemotactic proteins-1 and -2 are elevated in human sepsis. *Blood* 86:3841-3847, 1995.

Bouza E, Moya JGL, Munõz P. Infections in systemic lupus erythematosus and rheumatic arthritis. *Infect Dis Clin North Am* 15:335-361, 2001.

Boveris A, Alvarez S, Navarro A. The role of mitochondrial nitric oxide synthase in inflammation and septic shock. *Free Radic Biol Med* 33:1186-1193, 2002.

Bozza FA, Bozza PT, Castro Faria Neto HC. Beyond sepse pathophysiology with cytokines: what is their value as biomarkers for disease severity? *Mem Inst Oswaldo Cruz* 100 Suppl 1:217-221, 2005.

Bozza FA, Gomes RN, Japiassu AM, Soares M, Castro-Faria-Neto HC, Bozza PT, Bozza MT. Macrophage migration inhibitory factor levels correlate with fatal outcome in sepsis. *Shock* 22:309-313, 2004.

Bozza FA, Salluh JI, Japiassu AM, Soares M, Assis EF, Gomes RN, Bozza MT, Castro-Faria-Neto HC, Bozza PT. Cytokine profiles as markers of disease severity in sepsis: a multiplex analysis. *Crit Care* 11:R49, 2007.

Bozza M, Satoskar AR, Lin G, Lu B, Humbles AA, Gerard C *et al.* Targeted disruption of migration inhibitory factor gene reveals its critical role in sepsis. *J Exp Med* 189:341-346, 1999.

Brealey D, Brand M, Hargreaves I, Heales S, Land J, Smolenski R, Davies NA, Cooper CE, Singer M. Association between mitochondrial dysfunction and severity and outcome of septic shock. *Lancet* 360: 219-223, 2002.

Brealey D, Karyampudi S, Jacques TS, Novelli M, Stidwill R, Taylor V, Smolenski RT, Singer M. Mitochondrial dysfunction in a long-term rodent model of sepsis and organ failure. *Am J Physiol Regul Integr Comp Physiol* 286:R491-497, 2004.

Breen JD, Karchmer AW. *Staphylococcus aureus* infections in diabetic patients. *Infect Dis Clin North Am* 9:11-24, 1995.

Broder G, Weil MH. Excess lactate: an index of reversibility of shock in human patients. *Science* 143:1457-1459, 1964.

Brun-Buisson C, Doyon F, Carlert J. Bacteriemia and severe sepse in adults: a multicenter prospective survey in ICUs and wards of 24 hospitals. *Am J Respir Crit Care Med* 154:617-624, 1996.

Brun-Buisson C, Doyon F, Carlet J, Dellamonica P, Gouin F, Lepoutre A, Mercier JC, Offenstadt G, Régnier B. Incidence, risk factors, and outcome of severe sepse and septic shock in adults. A multicenter prospective study in intensive care units. French ICU Group for Severe Sepsis. *JAMA* 274:968-74, 1995.

Brun-Buisson C, Meshaka P, Pinton P, Vallet B. EPISEPSIS: a reappraisal of the epidemiology and outcome of severe sepse in French intensive care units. *Intensive Care Med* 30:580-588, 2004.

Calandra T, Bernhagen J, Mitchell RA, Bucala R. The macrophage is an important and previously unrecognized source of macrophage migration inhibitory factor. *J Exp Med* 179:1895-1902, 1994.

Calandra T, Echtenacher B, Roy DL, Pugin J, Metz CN, Hultner L *et al.* Protection from septic shock by neutralization of macrophage migration inhibitory factor. *Nat Med* 6:164-170.

Calvano SE, Xiao W, Richards DR, Felciano RM, Baker HV, Cho RJ, Chen RO, Brownstein BH, Cobb JP, Tschoeke SK, Miller-Graziano C, Moldawer LL, Mindrinos MN, Davis RW, Tompkins RG, Lowry SF. A network-based analysis of systemic inflammation in humans. *Nature* 437:1032-1037, 2005.

Calvet HM, Yoshikawa TY. Infections in diabetes. *Infect Dis Clin North Am*15:407-420, 2001.

Casey LC, Balk RA, Bone RC. Plasma cytokine and endotoxin levels correlate with survival in patients with the sepsis syndrome. *Ann Intern Med* 119:771-778, 1993.

Cassina A, Radi R. Differential inhibitory action of nitric oxide and peroxynitrite on mitochondrial electron transport. *Arch Biochem Biophys* 328:309-316, 1996.

Castro L, Rodriguez M, Radi R. Aconitase is readily inactivated by peroxynitrite, but not by its precursor, nitric oxide. *J Biol Chem* 269:29409-29415, 1994.

Cheng B, Xie G, Yao S, Wu X, Guo Q, Gu M, Fang Q, Xu Q, Wang D, Jin Y, Yuan S, Wang J, Du Z, Sun Y, Fang X. Epidemiology of severe sepsis in critically ill surgical patients in ten university hospitals in China. *Crit Care Med* 35:2538-2546, 2007.

Chirouze C, Schuhmacher H, Rabaud C, Gil H, Khayat N, Estavoyer JM *et al.* Low serum procalcitonin level accurately predicts the absence of bacteriemia in adult patients with acute fever. *Clin Infect Dis* 35:156-161, 2002.

Christaki E, Opal SM. Is the mortality rate for septic shock really decreasing? *Curr Opin Crit Care* 14:580-586, 2008.

Cohen J, Abraham E. Microbiologic findings and correlations with serum necrosis factor-α in patients with severe sepsis and septic shock. *JID* 138:116-121, 1999.

Cohen J, Guyatt G, Bernard GR, Calandra T, Cook D, Elbourne D *et al.* New strategies for clinical trials in patients with sepsis and septic shock. *Crit Care Med* 29:880-886, 2001.

Collin BA, Leather HL, Wingard JR, Ramphal R. Evolution, incidence, and susceptibility of bacterial bloodstream isolates from 519 bone marrow transplant patients. *Clin Inf Dis* 33: 947-953, 2001.

Crouser ED. Mitochondrial dysfunction in septic shock and multiple organ dysfunction syndrome. *Mitochondrion* 4:729-741, 2004.

Crouser ED, Julian MW, Blaho DV, Pfeiffer DR. Endotoxin-induced mitochondrial damage correlates with impaired respiratory activity. *Crit Care Med* 30: 276-284, 2002a.

Crouser ED, Julian MW, Huff JE, Mandich DV, Green-Church KB. A proteomic analysis of liver mitochondria during acute endotoxemia. *Intensive Care Med* 32:1252-1262, 2006.

Crouser ED, Julian MW, Joshi MS, Bauer JA, Wewers MD, Hart JM, Pfeiffer DR. Cyclosporin A ameliorates mitochondrial ultrastructural injury in the ileum during acute endotoxemia. *Crit Care Med* 30: 2722-2728, 2002b.

D'Avila JCP, Santiago APSA, Amâncio RT, Galina A, Oliveira MF, Bozza FA. Sepsis induces brain mitochondrial dysfunction. *Crit Care Med* 36:1925-1932, 2008.

Denham W, Norman JG. Why sepse trials fail [letter; comment]. *JAMA* 276:1723, 1996.

Dorman NJ. Sepse. In: Robert F. Betts, Stanley W. Chapman, Robert L. Penn., *A practical approach to infectious diseases*. Lippincott Williams & Wilkins, 5th ed, 2003, Philadelphia, 19-66.

Eichacker PQ, Parent C, Kalil A, Esposito C, Cui X, Banks SM *et al.* Risk and the efficacy of anti-inflammatory agents: retrospective and confirmatory studies of sepsis. *Am J Respir Crit Care Med* 166:1197-1205, 2002.

Eisen DP, Minchinton RM. Impact of mannose-binding lectin on susceptibility to infectious diseases. *Clin Infect Dis* 37:1496-1505, 2003.

Engel C, Brunkhorst FM, Bone HG, Brunkhorst R, Gerlach H, Grond S, Gruendling M, Huhle G, Jaschinski U, John S, Mayer K, Oppert M, Olthoff D, Quintel M, Ragaller M, Rossaint R, Stuber F, Weiler N, Welte T, Bogatsch H, Hartog C, Loeffler M, Reinhart K. Epidemiology of sepsis in Germany: results from a national prospective multicenter study. *Intensive Care Med* 33:606-618, 2007.

Ezekowitz RA. Role of the mannose-binding lectin in innate immunity. *J Infect Dis* 187:S335-339, 2003.

Feijó J, Westphal GA, Filho MC, Martins SF, Silva FN, Bagnati F, Araújo JP, Kaepfer KM, Bork JC. Avaliação institucional de uma nova metodologia para identificação precoce da sepse em pacientes hospitalizados em um hospital público. Disponível em http://www.saudebrasilnet.com.br/vota-sepse/trabalhos/005_PR.pdf, em 03/11/2009.

Finfer S, Bellomo R, Lipman J *et al.* Adult-population incidence of severe sepsis in Australian and New Zealand intensive care units. *Intensive Care Med* 30:589-596, 2004.

Fink MP. Cytopathic hypoxia. Mitochondrial dysfunction as mechanism contributing to organ dysfunction in sepsis. *Crit Care Clin* 17:219-37, 2001.

Flaatten H. Epidemiology of sepsis in Norway in 1999. *Crit Care* 8:R180- 184, 2004.

Fredriksson K, Hammarqvist F, Strigård K, Hultenby K, Ljungqvist O, Wernerman J, Rooyackers O. Derangements in mitochondrial metabolism in intercostal and leg muscle of critically ill patients with sepse-induced multiple organ failure. *Am J Physiol Endocrinol Metab* 291:E1044-E1050, 2006.

Gardlund B, Sjolin J, Nilsson A, Roll M, Wickerts CJ, Wretlind B. Plasma levels of cytokines in primary septic shock in humans: correlation with disease severity. *J Infect Dis* 172:296-301, 1995.

Gattinoni L, Brazzi L, Pelosi P, Latini R, Tognoni G, Pesenti A, Fumagalli R. A trial of goal-oriented hemodynamic therapy in critically ill patients. Sv_{O2} Collaborative Group. *N Engl J Med* 333:1025-1032, 1995.

Giamarellou H, Antoniadou A. Infectious complications of febrile leucopenia. *Infect Dis Clin North Am* 15:457-482, 2001.

Gerard TD, Ely EW. Bacteriemia and Sepsis in older adults. *Clin Geriatr Med* 23:633-647, 2007.

Glauser MP, Calandra T. Infections in patients with hematologic malignancies. In: Michel P. Glauzer, Philip A. Pizzo. *Management of infections in immunocompromised patients.* WB Sauders, United Kingdom, 141-188, 2000.

Goldberg MB, Rubin RH. The spectrum of salmonella infection. *Infect Dis Clin North Am* 2:571-598, 1988.

Gordon S. Pattern recognition receptors: doubling up for the innate immune response. *Cell* 111:927-930, 2002.

Gouvêa EF, Lopes GS. Informação pessoal.

Greenman RL, Schein RM, Martin MA, Wenzel RP, MacIntyre NR, Emmanuel G, Chmel H, Kohler RB, McCarthy M, Plouffe J. A controlled clinical trial of E5 murine monoclonal IgM antibody to endotoxin in the treatment of gram-negative sepse. The XOMA Sepsis Study Group. *JAMA* 266:1097-1102, 1991.

Guidelines for preventing opportunistic infections among hematopoietic stem cell transplant recipients: recommendations of CDC, the Infectious Disease Society of America, and the American Society of Blood and Marrow Transplantation. *MMWR*, 49. RR-10, 2000.

Harris P, Bateman M, Gloster J. Relations between the cardiorrespiratory effects of exercise and the arterial concentration of lactate and pyruvate in patients with rheumatic heart disease. *Clin Sci* 23:531-543, 1962.

Haworth R, Platt N, Keshav S, Hughes D, Darley E, Suzuki H *et al.* The macrophage scavenger receptor type A is expressed by activated macrophages and protects the host against lethal endotoxic shock. *J Exp Med* 186:1431-1439, 1997.

Hayes MA, Timmins AC, Yau EH, Palazzo M, Hinds CJ, Watson D. Elevation of systemic oxygen delivery in the treatment of critically ill patients. *N Engl J Med* 330:1717-1722, 1994.

Hayes MA, Timmins AC, Yau EH, Palazzo M, Watson D, Hinds CJ. Oxygen transport patterns in patients with sepsis syndrome or septic shock: influence of treatment and relationship to outcome. *Crit Care Med* 25:926-936.

Hotchkiss RS, Karl IE. The pathophysiology and treatment of sepsis. *N Engl J Med* 348:138-150.

Hubbard WJ, Bland KI, Chaudry IH. The role of the mitochondrion in trauma and shock. *Shock* 22: 395-402, 2004.

Hughes & Alcid. Bacteriemia and sepse. In: Reese RE, Betts RF *A practical approach to infectious diseases.* 4th ed., Library of Congress, 1996, EUA, 25-65.

Janssens S, Beyaert R. Role of Toll-like receptors in pathogen recognition. *Clin Microbiol Rev* 16:637-646, 2003.

Johnson DH, Cunha BA. Infections in cirrhosis. *Infect Dis Clin North Am* 15:363-371, 2001.

Joshi N, Caputo GM, Weitekamp MR, Karchimer AW. Infections in patients with diabetes mellitus. *N Engl J Med* 341:1906-12, 1991.

Kantrow SP, Tatro LG, Piantadosi CA. Oxidative stress and adenine nucleotide control of mitochondrial permeability transition. *Free Radic Biol Med* 28: 251-260, 2000.

Karlsson S, Varpula M, Ruokonen E Pettilä V, Parviainen I, Ala-Kokko TI, Kolho E, Rintala EM. Incidence, treatment, and outcome of severe sepsis in ICU-treated adults in Finland: the Finnsepsis study. *Intensive Care Med* 33:435-443, 2007.

Kellogg JA. Frequency of low-level bacteriemia from birth to fifteen years of age. *J Clin Microbiol* 38:2181-2185, 2000.

Khwannimit B, Bhurayanontachai R. The epidemiology of, and risk factors for, mortality from severe sepsis and septic shock in a tertiary-care university hospital setting. *Epidemiol Infect* 137:1333-1334, 2009.

Knaus WA, Draper EA, Wagner DP, Zimmerman JE. APACHE II: a severity of disease classification system. *Crit Care Med* 13:818-829, 1985.

Kobayashi Y, Miyaji C, Watanabe H, Umezu H, Hasegawa G, Abo T *et al.* Role of macrophage scavenger receptor in endotoxin shock. *J Pathol* 192:263-272, 2000.

Leibovici L, Samra Z, Konisberger H, Kalter-Leibovici O, Pitlik SD, Drucker M. Bacteriemia in adult diabetic patients. *Diabetes Care* 14:89-94, 1993.

Levy MM, Dellinger RP, Linde-Zwirble WT, Marshall JC, Bion J, Schorr C, Artigas A, Ramsay G, Beale R, Parker MM, Gerlach H, Reinhart K, Silva E, Harvey M, Regan S, Angus D. The Surviving Sepsis Campaign: results of an international guideline based performance improvement program targeting severe sepse. *Intensive Care Med* 36: 222-231, 2010.

Levy RJ. Mitochondrial dysfunction, bioenergetic impairment, and metabolic down-regulation in sepse. *Shock* 28:24-28, 2007.

Levy RJ, Vijayasarathy C, Raj NR, Avadhani NG, Deutschman CS. Competitive and noncompetitive inhibition of myocardial cytochrome C oxidase in sepse. *Shock* 21:110-114, 2004.

Lisboa T, Diaz E, Sa-Borges M, Socias A, Sole-Violan J, Rodríguez A, Rello J. The ventilator-associated pneumonia PIRO score: a tool for predicting ICU mortality and health-care resources use in ventilator-associated pneumonia. *Chest* 134:1208-1216, 2008.

MacArthur RD, Miller M, Albertson T, Panacek E, Johnson D, Teoh L, Barchuk W. Adequacy of early empiric antibiotic treatment and survival in severe sepsis: experience from ten MONARCS trial. *CID* 38:284-288, 2004.

Magadia R, Weinstein MP. Laboratory diagnosis of bacteriemia and fungemia. *Infect Dis Clin North Am* 15:1009-1024, 2001.

Martin GS, Mannino DM, Eaton S, Moss M. The epidemiology of sepsis in the United States from 1979 through 2000. *N Engl J Med* 348:1546-1554, 2003.

Martin GS, Mannino DM, Eaton S, Moss M. The epidemiology of sepse in the United States from 1979 through 2000. *N Engl J Med* 348:1546-1554, 2003.

Medzhitov R. Toll-like receptors and innate immunity. *Nat Rev Immunol* 1:135-145, 2001.

Medzhitov R, Janeway C, Jr. Innate immunity. *N Engl J Med* 343:338-344, 2000.

Mela L, Bacalzo LV Jr, Miller LD. Defective oxidative metabolism of rat liver mitochondria in hemorrhagic and endotoxin shock. *Am J Physiol* 220:571-577, 1971.

Meyers BR. BSI infections in elderly. *Am J Med* 86: 379-84, 1989.

Minnaganti VR, Cunha BA. Infections associated with uremia and dialysis. *Infect Dis Clin North Am* 15:385-406, 2001.

Mongardon N, Dyson A, Singer M. Is MOF an outcome parameter or a transient, adaptive state in critical illness? *Curr Opin Crit Care* 15:431-436, 2009.

Munford RS, Pugin J. Normal responses to injury prevent systemic inflammation and can be immunosuppressive. *Am J Respir Crit Care Med* 163:316-321, 2001.

Morrel MR, Micek ST, Kolle MH. The Management of Sever Sepse and Septic Shock. *Infect Dis Clin North Am* 23:485-501, 2009.

Nasraway SA. The problems and challenges of immunotherapy in sepsis. *Chest* 123:451S-459S, 2003.

Ninin E, Milpied N, Moreau P, André-Richet B, Morineau N, Mahé B, Vigier M, Imbert BM, Morin O, Harousseau JL, Richet H. Longitudinal study of bacterial, viral, and fungal infections in adult recipients of bone marrow transplants. *Clin Inf Dis* 33: 41-47, 2001.

Nsouli KA, Lazarus M, Schoenbaum SC, Gottbis MN, Lowrie EG, Shocair. Bacteremic infection in hemodialysis. *Arch Intern Med* 139:1255-1258, 1979.

Nucci *et al.* Proportion of Gram-positive and Gram-negative organisms causing bacteriemia in HSCT during neutropenia. VI Congresso da SBTMO, 2002.

Padkin A, Goldfrad C, Brady AR, Young D, Black N, Rowan K. Epidemiology of severe sepse occurring in the first 24 hrs in intensive care units in England, Wales, and Northern Ireland. *Crit Care Med* 31:2332-2338, 2003.

Poderoso JJ, Carreras MC, Lisdero C, Riobó N, Schöpfer F, Boveris A. Nitric oxide inhibits electron transfer and increases superoxide radical production in rat heart mitochondria and submitochondrial particles. *Arch Biochem Biophys* 328:85-92, 1995.

Povoa P. C-reactive protein: a valuable marker of sepsis. *Intensive Care Med* 28:235-243, 2002.

Rangel-Frausto MS. The epidemiology of bacterial sepsis. *Infect Dis Clin North Am* 13:299-312, 1999.

Rello J, Ricart M, Mireles B *et al.* Nosocomial bacteriemia in a medical-surgical intensive care unit epidemiologic characteristics and factors influencing mortality in 111 episodes. *Intensive Care Med* 20:94, 1994.

Rello J, Rodriguez A, Lisboa T, Gallego M, Lujan M, Wunderink R. PIRO score for community-acquired pneumonia: a new prediction rule for assessment of severity in intensive care unit patients with community-acquired pneumonia. *Crit Care Med* 37:456-462, 2009.

Rezende E, Silva JM Jr, Isola AM, Campos IV, Amendola CP, Almeida SL. Epidemiology of severe sepsis in the emergency department and difficulties in the initial assistance. *Clinics* (São Paulo) 63:457-464, 2008.

Rocco JR, Tompson A, dos Santos G, Perrota de Souza L. Epidemiologia da síndrome de resposta inflamatória sistêmica, sepse, sepse grave e choque séptico em pacientes internados em unidade de terapia intensiva e semi-intensiva de hospital universitário. *RBTI* suplemento 1:64, 2004.

Sales Junior JA, David CM, Hatum R, Souza PCSP, Japiassú A, Pinheiro CTS, Friedman G, Silva OB, Dias MD, Koterba E, Dias FS, Piras C, Luiz RR. Sepse Brasil: estudo epidemiológico da sepse em unidades de terapia intensiva brasileiras. *Rev Bras Ter Intens* 18:9-17, 2006.

Salvo I, de Cian W, Musicco M, Langer M, Piadena R, Wolfler A, Montani C, Magni E. The Italian SEPSE study: preliminary results on the incidence and evolution of SRIS, sepsis, severe sepse and septic shock. *Intensive Care Med* 21 Supl 2:S244-S249, 1995.

Sands KE, Bates DW, Lanken PN, Graman PS, Hibberd PL, Kahn KL, Parsonnet J, Panzer R, Orav EJ, Snydman DR, Black E, Schwartz JS, Moore R, Johnson BL Jr, Platt R. Epidemiology of sepsis syndrome in 8 academic medical centers. *JAMA* 278:234-240, 1997.

Schumer W, Erve P, Kapica SK, Moss GS. Endotoxin effect on respiration of rat liver mitochondria. *J Surg Res* 10:609-612, 1970.

Shchepina LA, Pletjushkina OY, Avetisyan AV, Bakeeva LE, Fetisova EK, Izyumov DS, Saprunova VB, Vyssokikh MY, Chernyak BV, Skulachev VP. Oligomycin, inhibitor of the F0 part of H± ATP-synthase, suppresses the TNF-induced apoptosis. *Oncogene* 21:8149-8157, 2002.

Sibbald WJ, Vincent JL. Round table conference on clinical trials for the treatment of sepsis. *Crit Care Med* 23:394-399, 1995.

Silva E, Pedro Mde A, Sogayar AC, Mohovic T, Silva CL, Janiszewski M, Cal RG, de Sousa EF, Abe TP, de Andrade J, de Matos JD, Rezende E, Assunção M, Avezum A, Rocha PC, de Matos GF, Bento AM, Corrêa AD, Vieira PC, Knobel E. Brazilian Sepse Epidemiological Study (BASES study). *Crit Care* 8:R251-260.

Simon DM, Levin S. Infectious complications of solid organ transplantations. *Infect Dis Clin North Am* 15:521-549, 2001.

Simon L, Gauvin F, Amre GK, Saint-Louis P, Lacroix J. Serum procalcitonin and C-reactive protein levels as markers of bacterial infection: a systematic review and meta-analysis. *Clin Infect Dis* 39:206-217, 2004.

Sims NR, Blass JP. Expression of classical mitochondrial respiratory responses in homogenates of rat forebrain. *J Neurochem* 47:496-505, 1986.

Singer M. Mitochondrial function in sepse: acute phase *versus* multiple organ failure. *Crit Care Med* 35 Supl 9:S441-S448.

Singh S, Evans TW. Organ dysfunction during sepsis. *Intensive Care Med* 32:349-360, 2006.

Solomkin JS, Mazuki JE, Bradley JS, Rodvold KA, Goldstein JC, Baron EJ, O'Neil PJ, Chow AW, Dellinger EP, Eadrempati SR, Gorbach S, Hilfiker M, May AK, Nathens AB, Sawyer RG, Bartlett JG. Diagnosis and Management of Complicated Intra-abdominal Infection in Adults and children. Guidelines by the Surgical Infectious Diseaes Society of America. *Cin infect Dis* 50:133-64, 2010.

Takeda K, Kaisho T, Akira S. Toll-like receptors. *Annu Rev Immunol* 21:335-376, 2003.

Takehara Y, Kanno T, Yoshioka T, Inoue M, Utsumi K. Oxygen-dependent regulation of mitochondrial energy metabolism by nitric oxide. *Arch Biochem Biophys* 323:27-32.

Tanriover MD, Guven GS, Sen D, Unal S, Uzun O. Epidemiology and outcome of sepsis in a tertiary-care hospital in a developing country. *Epidemiol Infect* 134:315-322.

van der Laan LJ, Dopp EA, Haworth R, Pikkarainen T, Kangas M, Elomaa O *et al.* Regulation and functional involvement of macrophage scavenger receptor MARCO in clearance of bacteria *in vivo*. *J Immunol* 162:939-947, 1999.

Van Der Meer. Defects in host defense mechanisms, In: Robert H. Rubin, Lowell S. Young. *Clinical approach to infection in the compromised host*, Plenum Medical Book Company, New York and London, 33-66, 1998.

Vincent JL, Bihari DJ, Suter P *et al.* The prevalence of nosocomial infection in intensive care units in Europe: results of European prevalence of infection in intensive care study (EPIC). *JAMA* 274:639-644, 1995.

Vincent JL, Sakr Y, Sprung CL, Ranieri VM, Reinhart K, Gerlach H, Moreno R, Carlet J, Le Gall JR, Payen D. Sepsis in European intensive care units: results of the SOAP study. *Crit Care Med* 34:344-353, 2006.

Vincent JL, Sun Q, Dubois MJ. Clinical trials of immunomodulatory therapies in severe sepsis and septic shock. *Clin Infect Dis* 34:1084-1093, 2002.

Waage A, Brandtzaeg P, Halstensen A, Kierulf P, Espevik T. The complex pattern of cytokines in serum from patients with meningococcal septic shock. Association between interleukin 6, interleukin 1, and fatal outcome. *J Exp Med* 169:333-338, 1999.

Westphal GA, Feijó J, Andrade PS, Trindade L, Suchard C, Monteiro MAG, Martins SF, Nunes F, Filho MC. Estratégia de detecção precoce e redução de mortalidade na sepse grave. *Rev Bras Ter Intens* 21:113-123, 2009.

Wispelwey B, Tunkel AR, Scheld WM. Bacterial meningitis in adults. *Infect Dis Clin North Am* 4:645-59, 1990.

Záhorec R, Firment J, Straková J, Mikula J, Malík P, Novák I, Zeman J, Chlebo P. Epidemiology of severe sepsis in intensive care units in the Slovak Republic. *Infection* 33:122-128, 2005.

Zavascki AP, Cavalhaes CG, Picão RC, Gales AC. Multidrug–resistant Pseudomonas aeruginosa and Acinetobacter baumanii:resistance mechanisms and implications for therapy. *Expert Rev Anti-infect Ther* 8:71-93, 2010.

28 Sepse e Choque Séptico

Celso Ferreira Ramos Filho, Sebastião Siqueira de Carvalho Jr. e Paulo Francisco Almeida Lopes

Erasino vivia próximo à ravina de Bootes. Foi acometido por febre após o jantar, e passou uma noite inquieta. O primeiro dia foi sossegado; a noite, agitada. Segundo dia: todos os sintomas se tornaram mais pronunciados, teve delírio à noite. Terceiro dia: com dores, muito delírio. Quarto dia: o pior até então; não dormiu à noite. Alucinações visuais, delírio. Estes foram seguidos por alterações ainda mais marcadas, sentimentos de pavor, e seu estado era muito grave. Quinto dia: no começo da manhã a lucidez retornou, e ele recuperou os sentidos. Mas pouco antes do meio dia tornou-se furioso, e não podia ser contido; extremidades frias e um tanto lívidas. Supressão da urina. Ele morreu na hora do poente. (Hipócrates: Epidemias, Livro I, caso viii)

▸ Introdução

A associação de febre, presença de uma infecção, comprometimento de diversos órgãos e evolução para morte é comum: Erasino provavelmente morreu de sepse, qualquer que tenha sido a infecção que a tenha ocasionado. Neste ponto, aquele grego falecido há dois mil e quinhentos anos não difere tanto de nós.

Não sendo propriamente uma doença, mas a consequência de uma resposta descontrolada a uma infecção, a sepse é não obstante a principal causa de morte em unidades de terapia intensiva, Segundo estimativa da OMS, ocorreram 36 mil óbitos maternos apenas por sepse puerperal em 2008: três vezes mais do que o total mundial de mortes por dengue naquele ano, No Brasil, onde a letalidade pela sepse é uma das maiores do mundo, estima-se a mortalidade bruta anual de 200 mil óbitos. Embora avanços recentes na compreensão dos mecanismos da sepse tenham sido relativamente amplos, muito ainda é necessário para a translação deste conhecimento para condutas clínicas que melhorem esse panorama. Em especial, a maior compreensão por médicos e mesmo leigos do que é a sepse, e o correspondente aumento na precocidade de seu diagnóstico e na rapidez da tomada de medidas para a sua correção.

Na sepse, tempo é vida.

▸ Histórico da infecção

É intuitivo que febres ou infecções seguidas de manifestações sistêmicas e morte tenham ocorrido desde os primórdios da existência humana. Entretanto, a diferenciação entre os diversos estados mórbidos envolvidos e o estabelecimento de suas causas teve de esperar a consolidação da revolução pasteuriana e do estabelecimento da teoria dos germes (em torno de 1870) para ser efetivada.

A importância das doenças infecciosas no desenvolvimento histórico da espécie humana pode ser exemplificada pela peste: a primeira epidemia europeia em 541 marca o fim do Império Romano e o inicio da Idade Média. Em 1361, a segunda epidemia – a peste negra – dizimou dois terços da população da Europa Ocidental e, por este cataclismo demográfico, determinou o fim do sistema político-econômico feudal, apressou o término da Idade Média, e alterou definitivamente as relações sociais vigentes, prenunciando o início do Renascimento e da Era das Luzes, em seguida (Rouffie e Sournia, 1986; McNeil, 1989).

Apesar desta antiguidade, conceitos como *infecção, contágio* e *miasma* também já foram usados de maneira indistinta, superposta, alternativa e mesmo oposta e mutuamente excludente (Delaporte, 2004). As repetidas tentativas de definição precisa falharam, já que necessariamente eram influenciadas pelas conceituações anteriores (Pelling, 1993). Isto torna um histórico da sepse e do choque séptico difícil, uma vez que os conceitos modernos e atuais que poderão ser adotados, por mais precisos e científicos que pareçam, necessariamente não se aplicam de modo absoluto às fontes precedentes.

A ideia de que uma doença fosse causada por seres ou partículas microscópicas vem de Marco Terêncio Varrão, em sua obra *Rerum Rusticarum de Agricultura* (36 a.C.), tratado sobre agricultura, no qual ele postulava que "seres tão minúsculos que não podem ser vistos pelos olhos, e que, pelo ar, entram no corpo pela boca e narinas, aí causam graves moléstias". Em 1546, na obra *De Contagione et Contagiosis Morbis et Eorum Curatione*, o veronês Jerônimo Fracastoro propôs que as doenças pudessem ser causadas por "esporos" de rápida multiplicação, que poderiam ser transmitidos diretamente, indiretamente por fômites, ou, ainda, a longas distâncias. Entretanto, tais corpúsculos não seriam necessariamente vivos. Até então apenas inferido, o mundo da vida microscópica começou a tornar-se aparente quando o mercador holandês Antônio Filipe (Antonie Philips) van Leeuwenhoek (1632-1723) descobriu um meio de fabricar lentes, que lhe permitiam a visualização de microrganismos (que ele chama de "animálculos"). Leeuwenhoek nunca publicou suas observações, mas manteve intensa correspondência com a *Royal Society* de Londres, que validou suas observações, nomeando-o seu *fellow* em 1860 (Penso, 1981).

Marco Antônio Plenciz nasceu em Gorízia, à época parte do Império Austríaco, e hoje província integrada à Itália. Praticando em Viena, em 1762 ele publicou sua *Opera Medico Physica, in Quatuor Tractatus Digesta* [...], cujo segundo volume tratava da varíola, e o terceiro da escarlatina (o quarto referia-se ao terrível terremoto de Lisboa, de 1755). Plenciz não apenas recolhia as observações de Leeuwenhoek ao domínio da patologia, como considerava serem essas doenças causadas por *animalcula minima, animalcula insensibilia, miasma verminosum* e *materia animata*, entre outras denominações – todas elas, entretanto, fazendo ver que ele as considerava como detentoras de vida. Mais ainda, por meio de observações minuciosas, ele estabelecia que esses microrganismos eram constantes em uma dada doença, e dela específicos. Entretanto, e seguindo a característica escolástica da teoria médica da época, suas considerações eram apenas teóricas. Em vista disso, seu trabalho foi esquecido e desconsiderado por longo tempo (Penso, 1981).

Sob pena de anacronismo, é necessário lembrar que, prevalente desde os gregos, e reforçada pelo caráter dogmático em que eram tidos os trabalhos de Cláudio Galeno, a teoria dos humores não se conciliava com esta visão infecciosa: as doenças pestilenciais eram causadas pela corrupção dos humores, e a geração espontânea admitida sem reservas – ainda que um experimento do italiano Francisco Redi em 1668 demonstrasse que "vermes" (*i. e.*, larvas de artrópodos) não surgiam na carne deixada exposta ao ar, desde que moscas não tivesssem acesso a ela. Ainda assim, como será visto adiante, duas escolas de pensamento existiam: a contagionista e a miasmática. O contágio era compreendido como uma substância que, derivada do corpo do doente, passava de um indivíduo para outro, transmitindo a doença. Miasma era uma substância gerada fora do corpo que, espalhando-se por intermédio do ar, produzia a doença.

A epítome tanto dessa pluralidade de noções como de sua aproximação a um sentido mais atual está na história da febre ou sepse puerperal, principalmente nos séculos 18 e 19. Mencionada já nos escritos hipocráticos (430 a 330 a.C.), só em 1751 John Burton sugeriu que ela fosse transmissível. Em 1773, Charles White notou ser ela mais comum após partos realizados em hospitais (Spink, 1978). Uma epidemia na Escócia (1789-1792) permitiu a Alexander Gordon afirmar ser a condição contagiosa e transmitida por parteiros (Loudon, 1993). Nos EUA, Oliver Wendell Holmes (1843) a considerou possivelmente transmitida de uma paciente a outra por intermédio dos médicos, indicando oito itens preventivos a serem observados por parteiros, inclusive a lavagem de mãos. Embora não indicasse propriamente seu uso, Holmes claramente se referiu à solução de hipoclorito de cálcio como passível de destruir o miasma da sepse. Embora a clareza de seus argumentos, e ainda que a sepse puerperal acarretasse uma letalidade de 5 a 20% em diversos hospitais, Oliver Weldell Holmes enfrentou uma violenta e feroz oposição por parte de muitos obstetras americanos da época (Carter, 1993).

O passo seguinte, e bem conhecido hoje, vem com a saga de Inácio Filipe (Ignáz Fülop) Semmelweis. Obstetra húngaro trabalhando em Viena, e desconhecendo os trabalhos de Gordon e de Holmes, Semmelweis observou (1844-1855) que a incidência da sepse puerperal era diferente entre duas enfermarias do *Allgemaines Krankenhaus*, principal hospital do Império Austro-Húngaro, sendo maior naquela atendida por médicos e estudantes, que frequentemente a ela vinham depois de realizarem necropsias. Correlacionando um fato com o outro, tomou medidas corretivas, impondo a proibição desta conduta e, posteriormente, obrigando à lavagem das mãos com solução de hipoclorito (Celine, 1998). A morte de seu colega Koletschka após um acidente perfurocortante sofrido durante uma necropsia e a constatação de que as lesões patológicas nele encontradas eram semelhantes àquelas verificadas em casos de sepse puerperal convenceram em definitivo Semmelweis da identidade patológica entre ambas, e da correlação causal entre elas, ainda que ele imputasse esta causa a partículas cadavéricas, ou a uma matéria mórbida, pela "reabsorção de matéria orgânica em decomposição", e não necessariamente a um microrganismo (Semmelweis, 1983).

As medidas propostas por Wendell Holmes e Semmelweis precederam em mais de 30 anos os estudos de Pasteur e de Koch sobre a etiologia bacteriana de doenças: eram então contrárias às teorias de causação da febre puerperal que eram correntes e possíveis naquele momento (Delaporte, 2004). Por essa razão, ambos foram combatidos, e as práticas preventivas propostas foram largamente desprezadas. Apesar de apoiado por nomes como Skoda, Rokitanski e von Hebra, Semmelweis abandonou Viena e retornou a Budapeste, onde passou depois a apresentar quadro de comportamento maníaco, vindo, segundo a lenda, a morrer de infecção cadavérica, também adquirida durante uma necropsia (1865). Entretanto, Nuland sustenta recentemente que sua morte deveu-se a espancamento sofrido durante uma última internação psiquiátrica, prática ainda comum, apesar de Pinel ter tirado as correntes que prendiam os insanos no Hospital de Bicêtre já em 1798 (Nuland, 1995).

Muito se fala sobre o reacionarismo médico em Viena em relação às ideias de Semmelweis, em Boston às de Wendell Holmes, em outros locais às de outros precursores. Na verdade, mesmo dentro da transformação por que passava o pensamento médico no século 19, uma teoria unitária do que fosse infecção não era ainda possível. Que uma condição qualquer podia ser transmitida era claro: as epidemias – como a de cólera em Londres em 1854 – o demonstravam a sobejo. Entretanto, duas teorias explicavam o fato: uma era esposada pelos contagionistas, que acreditavam que uma "matéria mórbida" qualquer podia se originar em um organismo, tornando-o então doente. Esta matéria, transmitida a outra pessoa, podia também nela induzir doença. Duas observações: primeiro, que esta matéria podia ser gerada espontaneamente, e ser causada, promovida ou de algum modo estimulada por condições externas ou internas ao organismo. A segunda, a de que esta matéria não seria viva: como apresentado anteriormente, este era o pensamento de Semmelweis. O uso de hipoclorito não tinha qualquer intenção de *desinfecção*, no sentido que hoje é dado às palavras, mas o de limpeza e de neutralização do mau cheiro – o termo grego *sêpsis* (σήψις) se relaciona a *podridão.*

A teoria miasmática implicava a existência de substâncias também derivadas da decomposição de matérias orgânicas. O exemplo mais conhecido é o da malária, cujo agente etiológico seriam as emanações decorrentes do apodrecimento de restos vegetais. Também associados ao mau cheiro decorrente e à podridão, os miasmas eram do mesmo modo combatidos com perfumes e substâncias odoríferas e, em intervenções ambientais, com o cultivo de eucaliptos e de outras plantas semelhantemente aromáticas.

Embora van Leeuwenhoek houvesse já demonstrado a existência do que hoje se chamam bactérias (*circa* 1670), e mesmo que a existência de macroparasitas fosse óbvia e evidente, a existência do conceito de geração espontânea fazia com que esses fossem considerados não como sendo a *causa* de uma doença, mas sim como sua *consequência.* Ao mesmo tempo, fenômenos físico-químicos inexplicados auxiliavam nesta incerteza de conceitos: afinal, cristais cresciam a partir de soluções saturadas – e não eram vivos, e o fenômeno da fermentação implicava transformações da natureza química de substâncias (como açúcares em álcool, e este em vinagre, por exemplo). Assim, os estudos que iniciariam a futura Microbiologia foram feitos por químicos como Max von Pettenkofer, Justus Liebig e Louis Pasteur.

Os estudos de Pasteur sobre a fermentação láctica, alcoólica e butírica levaram-no à convicção de que tais transformações ocorriam por meio da ação de "fermentos organizados", ou seja, de microrganismos. Em seguida, Pasteur demonstrou que tais corpúsculos não eram gerados espontaneamente como consequência do processo de transformação da matéria orgânica, mas eram sim responsáveis por ela. Posteriormente, trabalhando com doenças do bicho-da-seda, ele conseguiu demonstrar que elas seriam transmissíveis e causadas por germes específicos, o que Davaine conseguiu demonstrar para o carbúnculo (Fantini, 1999).

Robert Koch introduziu a cultura de bactérias em meio semissólido, facilitando sobremodo a determinação da especificidade etiológica de cada doença. Além disso, retomou e ampliou os conceitos de Henle, criando assim os chamados postulados de Henle-Koch sobre a etiologia das doenças infecciosas. Joseph Lister aplicou as teorias e o método pasteuriano na cirurgia, criando a antissepsia, ao operar sob um aerossol de ácido fênico e empregar ataduras saturadas com a mesma substância. As técnicas de esterilização desenvolvidas nos laboratórios alemães e franceses demonstravam a utilidade dos processos de esterilização, particularmente aquela feita com o uso do calor sob pressão e em ambiente úmido, pela autoclave de Charles Chamberland.

Evidentemente, o conhecimento de que uma determinada doença fosse causada por um germe específico levou à ideia de que tais doenças pudessem ser tratadas por substâncias que, atuando sobre o organismo causador da doença poupasse desta ação o organismo infectado: a "bala mágica" de Paul Erlich, que ao desenvolver um medicamento capaz de tratar a sífilis (o salvarsan) multiplicou por dois a quantidade de substâncias com ação antimicrobiana, já que, anteriormente, apenas o quinino era disponível para o tratamento da malária. Em 1935 Gerhard Domagk descobriu as sulfonamidas, e a era antibiótica surgiu de pleno quando, durante a II Guerra Mundial, uma equipe formada por Howard Florey, Boris Chain e Norman Heatley fez o desenvolvimento químico, clínico e industrial da penicilina, descoberta por Alexandre Fleming em 1928.

▸ Histórico do choque

A palavra *choque* entrou no vocabulário médico em 1931, em um livro do francês Henri François LeDran, sobre feridas por arma de fogo. O autor referia-se porém mais aos efeitos de um golpe ou choque sobre o indivíduo, e não aos efeitos da perda sanguínea consequente aos ferimentos sofridos. Assim, o termo foi inicialmente usado para denotar qualquer estado clínico caracterizado por um colapso. Já na segunda metade do século 19, e seguindo-se à experiência de campo obtida na Guerra de Secessão americana, o termo já compreendia o "efeito peculiar sobre o sistema animal consequente a uma violenta lesão ou dano de qualquer causa, ou ainda subsequente a uma forte emoção mental" (Manji *et al.*, 2009).

A assimilação daquele conceito ao do distúrbio hemodinâmico conhecido hoje como "choque" exigiria para a sua caracterização o desenvolvimento do esfigmomanômetro entre 1887 e 1896 por von Basch, Potain e Riva-Rocci, entre outros (Postel-Vinay, 2004), e de sua conjunção com o estetoscópio por Korotkov em 1905 (Duffin, 1999), permitindo a medida e o estudo da pressão arterial. Em consequência, o fenômeno do choque não era bem conhecido até mesmo depois da Primeira Grande Guerra e de seus traumas e sangramentos, admitindo-se a presença de fatores tóxicos ou neurogênicos na patogenia até mesmo dos choques de origem hemorrágica, o que continuou até os trabalhos de Blalock, nos anos 1930 (Tröhler, 1993). De certo modo, sucedeu aqui o que ocorrera antes quanto à etiologia microbiana das doenças: dentre as várias manifestações clínicas do choque – frequência do pulso, sua plenitude, o grau de consciência do indivíduo, a temperatura corporal –, qual seria a mais relevante para o diagnóstico e monitoramento do choque? A resposta foi dada por George Washington Crile, em 1899, ao sugerir que a pressão arterial fosse o atributo central e definidor do choque (Manji *et al.*, 2009).

A obtenção de medidas diretas e centrais da pressão arterial e do débito cardíaco se iniciaram em 1929, quando Werner Forbmann, um residente em cirurgia em Eberswalde, introduziu um cateter vesical em sua veia basílica esquerda, documentando radiologicamente a sua progressão até o ventrículo direito. Para isto, Forbmann iludiu e manietou ao leito a enfermeira responsável pela sala onde o experimento se deu, obtendo porém depois a sua cooperação em levá-lo ao serviço de radiologia. Forbmann sofreu posteriormente uma punição por continuar com experiências deste tipo sem autorização, tornou-se membro do Partido Nazista, e foi um dos laureados com o Prêmio Nobel de Medicina de 1956, em conjunto com André Courmand e Dickinson Richards, que nos anos 1940 haviam obtido registros de pressão das cavidades direitas do coração e da artéria pulmonar, em indivíduos sãos e com insuficiência cardíaca (Manji *et al.*, 2009). Desenvolvimentos posteriores levaram ao uso hoje rotineiro do cateter de Swan-Ganz (Swan *et al.*, 1970).

Já com a hipotensão arterial como marco clínico central, o advento da I Guerra Mundial tornou amplamente claro que perdas significativas de sangue levavam ao choque; entretanto, a presença de um choque traumático sem evidência de hemorragia era de causa incerta. Assim, admitia-se que este fosse causado pela liberação de toxinas não especificadas, que levariam a uma vasoplegia "neurogênica". Os trabalhos de Alfred Blalock demonstraram em seguida que a causa era a perda de sangue e plasma para o terceiro espaço, e não pela presença das toxinas aventadas (Funk *et al.*, 2009).

O conceito de choque evoluiu então de "uma desordem do sistema nervoso" no início do século 20 até a definição de Blalock, nos anos 1930, segundo a qual choque seria "uma insuficiência circulatória periférica resultante de uma discrepância entre a capacidade do leito vascular e o volume do líquido neste mesmo espaço". Vinte anos depois, Carl Wiggers diria que "o choque é uma síndrome que decorre da depressão de muitas funções orgânicas, dentre as quais a redução do volume circulatório efetivo é de importância básica, e no qual o desarranjo circulatório progride inexoravelmente até um estado de insuficiência circulatória irreversível" (Manji *et al.*, 2009). Este critério é de suma importância, pois, ao ressaltar o fato de evolução para um estado de irreversibilidade, torna visível a urgência posta hoje em dia na necessidade de pronto diagnóstico e de tratamento precoce do choque.

Desde que se reconheceu que diversos fatores eram capazes de levar ao choque, surgiu a necessidade de uma classificação. Blalock propôs então quatro tipos de choque: hipovolêmico, cardiogênico, neurogênico e vasogênico, esta última categoria correspondendo ao choque séptico. Trinta anos após, Shibin e Weil acrescentaram mais dois tipos: anafilático e endocrinológico, denominando o choque séptico como "bacteriêmico", termo por muito tempo preferido na literatura de língua inglesa (Funk *et al.*, 2009).

O esclarecimento dos fenômenos hemodinâmicos associados ao choque séptico levaram, em um primeiro momento, à sua divisão em duas fases sucessivas e progressivas: na primeira, a hipotensão associada a extremidades aquecidas e a um pulso de grande amplitude era a chamada fase "quente" do choque. Quando as extremidades se tornavam frias e o pulso era filiforme ou pouco perceptível, tinha-se a fase "fria" do choque, em geral de péssimo prognóstico. Sabe-se hoje que a "fase quente" era associada ao aumento do débito cardíaco, correspondendo a "fase fria" à redução deste parâmetro, e que a fase inicial do choque séptico corresponde a uma situação hemodinâmica de alto débito cardíaco e baixa resistência vascular periférica, ao contrário do que sucede nos choques cardiogênico e hemorrágico, em que há redução do débito e alta resistência vascular.

▸ Nomenclatura e conceitos

Os termos *sepse* e *séptico* derivam do grego *sêpsis* (σήψις), significando decomposição de matéria orgânica ou vegetal em presença de bactérias, segundo uma interpretação grega contemporânea (Geroulanos e Douka, 2006). A palavra já era encontrada nos poemas de Homero, sendo derivada da forma verbal *sepo* (σηπω), que significa eu apodreço. Em Hipócrates, *sípsis* e o termo *sepidon* (σηπεδών: a decomposição de teias) são encontrados indiferentemente, e Aristóteles, Plutarco e Galeno empregaram o termo com o mesmo sentido dado pelos autores do *Corpus Hippocraticum* (Gerolanos e Douka, 2006). Aristóteles considerava que a digestão se dava por dois processos: a *pépsis* (significando cozimento, ou cocção), no abdome superior, e a *sêpsis* (putrefação), no inferior. Qualitativamente, o primeiro processo era um aperfeiçoamento, enquanto o segundo era uma degradação (Grmek, 1989).

Ainda em 1903, a 20ª edição do *Dicionário de Medicina de Littré* (Littré, 1903) define *séptico* como sendo aquilo que produz a putrefação, e *venenos sépticos* como aqueles que determinam afecções gangrenosas (esporão do centeio, veneno de víboras) ou uma sorte de decomposição dos tecidos orgânicos (ácido sulfúrico). Ou seja, conceito independente por inteiro daquele de infecção, embora também se admitisse que a palavra fosse empregada "como sinônima de pútrido, de infeccioso, ou de certas formas de virulência". Já *septicemia* seria "em sua acepção etimológica, [aplicada a] todas as afecções mórbidas resultantes da alteração do sangue por matérias sépticas ou pútridas".

Modernamente, termos como *sepse*, *bacteriemia*, *septicemia* e outros foram e vêm sendo usados de maneira imprecisa, em sentidos ora distintos, ora sinônimos. Esta diversidade de conceitos fazia difícil a comparação entre estudos com objetivos semelhantes, e tornava óbvia a necessidade de um conceito comumente aceito. Isto foi claramente demonstrado em um inquérito internacional recente: de 1.058 médicos com experiência no tratamento da sepse, 67% confirmavam a necessidade de uma definição comum, enquanto nenhuma das definições oferecidas à escolha obteve aceitação maior do que de 17% dos participantes (Poeze *et al.*, 2004). A falta de coerência existente havia levado a que o American College of Chest Physicians e a Society of Critical Care Medicine realizassem uma Conferência de Consenso em 1991 (American College of Chest Physicians/Society of Clinical Care Medicine, 1992); entretanto, apenas 13% dos entrevistados concordavam com a proposta.

Como um reflexo disso, uma outra conferência de consenso foi convocada, em 2001, sob o patrocínio da Society of Critical Care Medicine, da European Society of Intensive Care Medicine, do American College of Chest Physicians, da American Thoracic Society e da Surgical Infection Society. Os 29 participantes (europeus e americanos) reviram os conceitos e recomendações de 1992, e decidiram que não havia evidência que justificasse uma mudança propriamente nos critérios, exceto pela ampliação dos sinais e sintomas associados à sepse (Levy *et al.*, 2003).

A sepse pode ser causada por qualquer tipo de agente – fungos, vírus, bactérias, protozoários, metazoários, substâncias de origem microbiana e toxinas; sua origem pode se dar em qualquer órgão e, em consequência, uma enorme variedade de sinais e sintomas – aliás, inespecíficos – pode anunciar a sua ocorrência. Além do mais, as manifestações clínicas da sepse não apenas variam entre pacientes, mas se alteram em um mesmo paciente, no curso de sua afecção. Por último, as manifestações podem variar em gravidade de uma simples e passageira febre até um grave e letal choque séptico. Portanto, é possível e mesmo provável que uma única definição (clínica, ao menos) de sepse nunca venha a ser formulada (Vincent *et al.*, 2009). Na verdade, a sepse não é verdadeiramente uma doença: à medida que o papel da resposta imune à infecção é desvendado, torna-se claro que o que tem sido chamado sepse é na verdade uma resposta sistêmica do organismo frente ao invasor – mais do que um atributo específico deste último.

A esta reação orgânica normal dá-se o nome de *síndrome de resposta inflamatória sistêmica – SRIS* (SIRS, na abreviatura em inglês), sendo ela definida como a presença de 2 ou mais dos seguintes itens:

- Temperatura central acima de 38°C, ou abaixo de 36°C
- Frequência cardíaca acima de 90 bpm
- Frequência respiratória acima de 20 incursões por minuto
- $Paco_2$ abaixo de 32 mmHg, ou necessidade de ventilação assistida
- Leucometria acima de 12.000/mm³, abaixo de 4.000/mm³, ou ainda com mais de 10% de formas jovens na contagem diferencial.

Os critérios estabelecidos em 1991 definiam sepse como sendo toda SRIS que se acompanha de uma infecção devidamente documentada. Entretanto, esta definição é extremamente sensível, mas, ao mesmo tempo, pouco específica, já que os sinais e sintomas listados podem ocorrer na vigência de condições como pancreatite, queimaduras e isquemias teciduais, e nem sempre é possível afirmar a presença (ou a ausência) de infecção em um determinado paciente. Os critérios definidos em 2001 passaram então a caracterizar sepse como sendo a presença concomitante de uma infecção e de *alguns* sinais e sintomas de resposta inflamatória sistêmica. Propositalmente, não foi estabelecido um número específico de sinais e sintomas, nem se tentou construir algum tipo de índice, com o objetivo de promover e facilitar o diagnóstico da sepse à beira do leito.

Infecção é definida como sendo um processo patológico causado pela invasão de tecidos, cavidades ou fluidos orgânicos por um organismo patogênico, ou potencialmente patogênico, reconhecendo-se que esta definição não é perfeita: a enterite causada por *Clostridium difficile* ocorre devido ao crescimento excessivo do organismo no cólon, certamente um órgão não estéril, e a doença não é causada por qualquer invasão, mas pelo efeito citopático de uma exotoxina produzida pelo agente.

Os sinais e sintomas associados à sepse podem ser agrupados em 5 categorias (Levy *et al.*, 2003), a saber:

- Sinais e sintomas gerais
  - Febre (temperatura central > 38,3°C)
  - Hipotermia (temperatura central < 36°C)
  - Taquicardia (frequência > 90 bpm, ou 2 desvios padrão acima da média para a idade)
  - Taquipneia
  - Estado mental alterado
  - Edema significativo, ou balanço hídrico positivo (> 20 mℓ/kg em período de 24 h)
  - Hiperglicemia na ausência de diagnóstico prévio de diabetes (> 120 mg/dℓ)
- Sinais de inflamação sistêmica
  - Leucocitose (> 12.000/mm^3)
  - Leucopenia (< 4.000/mm^3)
  - Desvio para a esquerda (> 10% de formas jovens na presença de número normal de leucócitos)
  - Proteína C reativa > 2 desvios padrão acima do normal (em geral > 0,5 mg/dℓ)
  - Procalcitonina > desvios padrão acima do normal (em geral > 2 ng/mℓ)
- Variáveis hemodinâmicas
  - Hipotensão arterial
  - Hipotensão arterial (pressão sistólica < 90 mmHg, ou pressão arterial média < 70 mmHg)
  - Saturação venosa mista de oxigênio > 70%
  - Índice cardíaco > 3,5 ℓ/min/m^2
- Variáveis indicadoras de disfunção de órgãos
  - Hipoxemia ($PaO_2/FiO_2 < 300$)
  - Oligúria (diurese < 0,5 mℓ/kg/h)
  - Elevação da creatinina > 0,5 mg/dℓ
  - Alterações da coagulação (INR > 1,5 ou tempo de tromboplastina ativada > 60 segundos
  - Íleo paralítico (ausência de ruídos intestinais à ausculta)
  - Hiperbilirrubinemia (bilirrubina total > 4 mg/dℓ)
  - Trombocitopenia (< 100.000/mm^3)
- Variáveis de perfusão tecidual
  - Hiperlactatemia (> 1 mmol/dℓ)
  - Má perfusão capilar.

Sepse grave é aquela acompanhada de disfunção de um ou vários órgãos, sendo preferível o termo *disfunção* à má tradução de *failure* como *falência*. A disfunção pode apresentar-se de vários modos, como por hipoxemia, alterações da coagulação, hiperglicemia, hiperbilirrubinemia, trombocitopenia etc.

Choque séptico, por sua vez, é a presença de hipotensão induzida por sepse, mantida apesar de reposição volêmica, e associada a distúrbios de perfusão. A *hipotensão* é caracterizada como pressão arterial (PA) sistólica abaixo de 90 mmHg, ou queda de 40 mmHg na pressão basal do paciente, ou, ainda, como PA média abaixo de 60 mmHg.

Outras definições úteis são (Young, 2000):

- Septicemia: presença de bactérias no sangue, comprovada por culturas, e acompanhada de sintomas
- Bacteriemia: entre nós, geralmente significa a passagem (muitas vezes transitória) de bactéria pelo sangue, sem acompanhamento de sintomas, ou com sintomas de pouca monta
- Choque séptico refratário: aquele com mais de uma hora de duração e sem resposta à reposição volêmica e ao uso de aminas vasomotoras.

Além disto, é recomendável que nos casos de sepse (grave ou não) e choque séptico, com culturas apropriadamente colhidas, mas com resultados negativos, e nos quais habitualmente se emprega antibioticoterapia empírica, a negatividade das culturas seja explicitada.

Assim, o conceito de SRIS prescinde da presença de uma infecção ativa: o melhor exemplo será talvez o quadro de pancreatite aguda. Por sua vez, a sepse não se acompanha necessariamente da presença de bactérias no sangue, ou seja, não é obrigatoriamente resultante de septicemia, podendo esta frequentemente ser mesmo decorrência e não causa de sepse, quando as alterações patológicas subsequentes a esta permitem o fenômeno da translocação bacteriana do intestino para a circulação.

▸ Etiologia e epidemiologia

Como se entende, sepse e choque séptico são consequências de uma resposta exacerbada e descontrolada a uma infecção e a SRIS, resposta em princípio normal ao fenômeno infeccioso. Ambos os primeiros não se adaptam pois ao conceito de doença infecciosa, em si, no sentido de que não há como satisfazer os postulados de Henle-Koch. Além do mais, são conceitos clínicos, sem relação direta com dados microbiológicos. Entretanto, estudos descritivos têm mostrado o seu relacionamento com determinados agentes ou grupos de agentes, e, além disso, mudanças nesse padrão e nas três características epidemiológicas clássicas de tempo, lugar e pessoa.

Em princípio, qualquer agente patogênico pode desencadear sepse, como, por exemplo, o vírus da imunodeficiência adquirida (HIV), durante a infecção aguda (De Socio *et al.*, 1998). Entretanto, as bactérias são o seu elemento desencadeador mais comum, a ponto de, frequentemente, usar-se o termo sepse bacteriana como sinônimo de sepse. Não obstante, agentes como os fungos tornam-se cada vez mais importantes e, em determinadas situações, como em epidemias de dengue e em áreas endêmicas para malária falcípara, outros agentes possam desempenhar importante papel nosológico.

Embora o choque séptico não seja em geral uma doença de notificação compulsória, e em que pese a variabilidade de conceitos já aludida, dificultando comparações, parece claro que a ocorrência de sepse tem aumentado nas últimas décadas. Isto tem sido atribuído a diversos fatores, como o aumento proporcional e absoluto de pessoas na terceira idade, a maior sobrevida da espécie humana, o crescimento do estoque de indivíduos portadores de doenças crônicas e de imunodeficiências, o desenvolvimento de técnicas invasivas e, paradoxalmente, de métodos de suporte vital. Entretanto, deve-se notar que o aumento proporcional de óbitos por doenças degenerativas, neoplásicas e por causas externas significa uma redução, ao menos relativa, daquelas mortes por causas infecciosas presumivelmente associadas, portanto, à SRIS e à sepse.

De todo modo, as bactérias são os agentes mais comumente envolvidos na gênese do choque séptico. A septicemia pode ser demonstrada em 40 a 60% dos pacientes, sendo que em 10 a 30% dos casos não se consegue o isolamento do agente etiológico, fato muitas vezes devido certamente ao uso prévio de antibióticos (Aztiz e Rackow, 1998).

Até 1920, menos de 100 casos de sepse por gram-negativos haviam sido publicados na literatura (Martin, 1991). Não se sabendo qual a população sob risco, os estudos iniciais não permitiam a determinação de taxas de ataque, ou de densidade de incidência. O estudo clássico de McCabe e Jackson (1962) mostrou aumento de 0,75 caso por 1.000 admissões hospitalares em 1951 para 3,9 em 1958. Outro estudo clássico, por DuPont e Spink (1966), detectou elevação no mesmo índice de 4,9 em 1958 para 8,1 em 1966, com outros estudos subsequentes mostrando a mesma tendência à elevação do número de casos.

Provavelmente a melhor aproximação da etiologia da sepse e do choque séptico seja dada por resultados de análises de resultados de hemoculturas, apesar da ressalva quanto à não identidade entre as condições sepse/choque séptico, por um lado, e septicemia, por outro. A National Nosocomial Infections Survey tem verificado nos EUA a mudança recente nesta etiologia, com um aumento progressivo da proporção de casos devidos a germes gram-positivos, como *Staphylococcus epidermidis* e *Enterococcus* sp., e de leveduras, como *Candida* sp. (Schaberg *et al.*, 1991). Entre nós, os agentes mais comuns são as enterobactérias, os estafilococos e a *Pseudomonas aeruginosa* (Luz *et al.*, 2005).

Os fatores de risco para o desenvolvimento de septicemia e sepse são vários e sua magnitude e importância podem mudar de um determinado local para outro. Em geral, estão sob risco aumentado indivíduos admitidos em uma unidade de terapia intensiva, submetidos a tratamentos quimioterápicos ou imunossupressivos, manipulados com processos ou instrumentos invasivos (respiradores, cateteres), queimados, indivíduos de idade avançada, politraumatizados, pacientes com AIDS, os previamente tratados com antibióticos de largo espectro, entre outros. Os focos primários dessas infecções são o aparelho respiratório, os cateteres intravasculares, os aparelhos geniturinário e digestivo, e as feridas cirúrgicas (Rangel-Frausto, 1999). Tais focos primários influenciam a etiologia da sepse; assim, focos intra-abdominais dão origem a infecções por enterobactérias, flora anaeróbia, e cocos gram-positivos aeróbios, notadamente *Enterococcus* sp. e *Streptococcus* sp. do grupo D de Lancefield. O trato geniturinário origina infecções por enterobacteriáceas e, principalmente em homens idosos, por *Enterococcus* sp. O aparelho respiratório em geral é porta de entrada para cocos gram-positivos, como o *Streptococcus pneumoniae* e o *Staphylococcus aureus*, por enterobactérias (principalmente nas infecções de origem hospitalar) e por germes menos comuns ou menos diagnosticados, como *Mycoplasma pneumoniae* e *Legionella pneumophila*. Dentre os demais, merece especial menção o *Mycobacterium tuberculosis*, principalmente em populações com grande interação entre este agente e o vírus da imunodeficiência humana (Archibald *et al.*, 1998).

Em geral, cerca de metade dos casos de sepse são causados por germes gram-negativos, e metade deles é acompanhada de hemoculturas positivas. O choque séptico complica entre 50 e 60% das septicemias por gram-negativos, e entre 5 e 10% das causadas por germes gram-positivos ou por fungos (Rangel-Frausto, 1999).

A história natural da SRIS foi estudada por Rangel-Frausto *et al.* (1995) em estudo fundamental para a compreensão do fenômeno. Em um período de 9 meses, 3.708 pacientes foram avaliados. Destes, 2.527 (68%) satisfizeram dois ou mais critérios para SRIS, e foram seguidos por 28 dias, ou até alta ou óbito. Um total de 649 (17%) desenvolveram sepse, 467 (13%) evoluíram para sepse grave, e 110 (3%) caminharam para o choque.

Diversas observações do estudo demonstraram que SRIS, sepse, sepse grave e choque séptico representam um contínuo hierárquico: mais de dois terços (71%) de 110 pacientes que vieram a ter choque séptico secundário à septicemia comprovada haviam sido previamente classificados como portadores de sepse grave, sepse ou SRIS; os demais 29% se apresentaram com choque séptico já no dia da internação. Dos 467 que desenvolveram sepse grave (com culturas positivas), 58% haviam sido previamente classificados como tendo sepse ou SRIS, sendo que os demais já se apresentaram com sepse grave no momento da internação. Dos 649 que tiveram o diagnóstico de sepse, 44% apresentaram anteriormente pelo menos dois critérios para SRIS, e os demais foram internados com o diagnóstico de sepse estabelecido. O estudo também mostrou que o número de critérios satisfeitos para SRIS tinha também importância prognóstica para o desenvolvimento de sepse.

Quanto à importância e ao impacto populacional da sepse e do choque séptico, estudo realizado durante 1995 em todos os hospitais de sete estados americanos avaliou 6.621.559 registros de alta ou óbito, encontrando 192.980 casos de sepse grave. Isto permite calcular uma taxa de 29,2 casos por 1.000 altas hospitalares, quase quatro vezes aquela encontrada por DuPont e Spink, 30 anos antes.

A larga maioria dos casos foi atendida em unidades coronárias, de terapia intensiva ou intermediária. A incidência aumentou mais de cem vezes com a idade (de 0,2 por mil em crianças para 26,2 por mil em pessoas de mais de 85 anos), tendo a mortalidade seguido a mesma tendência: 10% em crianças, e 38,4% em indivíduos acima de 85 anos.

O estudo permitiu uma estimativa para o país de 751 mil casos, 215 mil óbitos, e um custo de 16,7 bilhões de dólares, anualmente, comprovando serem essas condições importantes problemas de saúde pública (Angus *et al.*, 2001).

Dados referentes ao Brasil são mais escassos. Entretanto, o estudo BASES (*Brazilian Sepsis Epidemiological Study*) analisou prospectivamente 1.383 internações realizadas entre maio de 2001 e janeiro de 2002, efetivadas em cinco unidades de terapia intensiva (públicas e privadas) de São Paulo e Santa Catarina (Silva *et al.*, 2004). A densidade de incidência de sepse foi de 57,9 por 1.000 pacientes-dia, correspondendo a 30,5% das admissões em terapia intensiva. As proporções para sepse grave e choque séptico foram respectivamente de 17,4 e 14,7%.

Descartadas as internações com menos de 24 h de duração, foram avaliados 884 pacientes; destes, 88,8% satisfizeram os critérios para SRIS em pelo menos 1 dia durante a internação, mostrando a enorme frequência desta condição. As densidades de incidência encontradas foram de 64,1 para sepse, 35,6 para sepse grave e 30 para choque séptico, todas por 1.000 pacientes-dia. As letalidades observadas foram de 24,2% para SRIS, 33,9% para sepse, 46,9% para sepse grave e 52,2% para choque séptico. Pacientes com SRIS, porém sem infecção, tiveram letalidade de 11,3%, mostrando claramente que a presença de um processo infeccioso agrava o prognóstico da condição.

Outros estudos no Brasil mostram o mesmo quadro, com poucas variações. Análise prospectiva de internações em uma unidade de terapia intensiva de um hospital público com dados coletados incluiu um total de 1.179 pacientes. A sepse foi a principal causa de internação, respondendo por 40,3%, enquanto a soma das internações por motivos neurológicos e por doença coronariana atingiu apenas 13,7%: ou seja, três vezes menos. A letalidade para indivíduos com sepse foi de 32,8%, a por sepse grave foi de 49,9%, enquanto 72,7% dos pacientes com choque séptico caminharam para o óbito. É importante notar que a própria internação em uma unidade de terapia intensiva implica risco de sepse: dos 697 pacientes classificados como sépticos, 143 (20,5%) desenvolveram sepse após sua entrada na UTI (Kauss, Grion, Cardoso *et al.*, 2010).

Outro estudo nacional revelou uma impressionante dificuldade no reconhecimento da sepse grave e do choque séptico na emergência de um hospital terciário da cidade de São Paulo, bem como na condução correta de seu tratamento inicial: em 2 períodos de 3 meses cada, de 5.332 pacientes admitidos no serviço de emergência do hospital, 342 pacientes preencheram os critérios de inclusão para sepse grave e choque séptico, ou 6,4% do total. Embora a maioria (90%) dos pacientes tenha recebido antibioticoterapia, uma outra importante medida no tratamento da sepse não foi atendida, e o volume médio de infusão de cristaloides nas primeiras 6 h de tratamento foi de apenas 500 mℓ, certamente muito abaixo do necessário. Além disso, uma minoria de pacientes foi referida para internação em terapia intensiva: 33,5% (Rezende *et al.*, 2008).

A letalidade por sepse no Brasil é uma das mais elevadas do mundo, e em comparação com dados internacionais, os pacientes brasileiros apresentam doença de maior gravidade e em decorrência deste e provavelmente de outros fatores têm uma permanência hospitalar mais demorada (Sales Jr. *et al.*, 2006).

Como visto, apesar de avanços no diagnóstico e tratamento de pacientes com sepse, a letalidade atribuída à condição permanece excessiva. Foi observado que a sepse não é uma doença individualizada, mas uma resposta ao insulto infeccioso, sendo múltiplos tanto o tipo de resposta do organismo quanto a natureza da agressão sofrida. É evidente que, ao agrupar todos os pacientes com sepse em uma única categoria, incorre-se em uma simplificação que provavelmente ajuda na dificuldade de compreensão do fenômeno, e que – não menos importante – leva a que pacientes com características diferentes sejam tratados de modo semelhante. É então certamente oportuna uma caracterização mais precoce e precisa dos pacientes com sepse, e a melhor compreensão das características específicas desses indivíduos pode permitir o surgimento de novas ferramentas para estratificação da sepse (Rabello *et al.*, 2009).

Vem sendo então introduzido um conceito ou sistema de estratificação ou estadiamento da sepse, com base em quatro grupos de parâmetros, com o objetivo de avaliar o risco e o prognóstico, ajudar na inclusão de pacientes em estudos clínicos e estimar a probabilidade de resposta de pacientes a intervenções terapêuticas específicas. Este conceito é fundamentado no sistema de estadiamento oncológico TNM, em que T refere-se às características do tumor (tipo histológico, tamanho), N refere-se à presença de metástases em nódulos linfáticos regionais, e M relaciona-se à presença de metástases a distância.

O sistema *PIRO* busca estratificar pacientes em função da *P*redisposição à sepse, das características da *I*nfecção, da *R*esposta do indivíduo e da disfunção *O*rgânica presente (Rabello *et al.*, 2009).

Quanto à *predisposição*, é bem sabido que fatores tais como idade, sexo, raça e presença de comorbidades são importantes no prognóstico da sepse. Um fator que vem se tornando mais evidente é a variabilidade genética, que vem sendo desvendada pela genômica e pela proteômica.

No que tange à *infecção*, diversos fatores podem influir, como o tipo de germe envolvido, sua origem comunitária ou hospitalar, fatores de virulência, resistência a quimioterápicos, momento do início da antibioticoterapia e outros. Em doenças como malária e infecção pelo HIV, é sabido que a intensidade da infecção, isto é (nos dois casos), o grau de parasitemia e a dimensão da carga viral têm importância prognóstica, parecendo ocorrer o mesmo em relação a doenças bacterianas, como a pneumonia pneumocócica, em que uma carga bacteriana elevada parece estar associada ao risco de morte, de evolução para choque e de necessidade de ventilação mecânica (Rello *et al.*, 2009).

A *resposta* do hospedeiro é responsável pela maioria dos desfechos desfavoráveis, e a sua complexidade (e o fato de que as moléculas efetoras nos sistema imune e de coagulação têm com frequência ações e interações múltiplas e multifárias) provavelmente explica o insucesso das terapêuticas que almejam modular essas respostas. É hoje em dia claro que a sepse não é apenas uma resposta inflamatória descontrolada e exacerbada, passível de tratamento pelo bloqueio das diversas citocinas pró-inflamatórias envolvidas. Mais do que isto, trata-se de uma resposta ontogenicamente necessária que o hospedeiro monta frente à infecção, sendo seu bloqueio ou interrupção muitas vezes oneroso em termos de gravidade e de desfecho desfavorável. Um melhor estudo clinicolaboratorial desta resposta e de seu estágio em um dado paciente pode no futuro ser importante em uma consequente manipulação imunobiológica e farmacológica do quadro imunológico presente.

Quanto à *disfunção orgânica*, ela deve ser avaliada em função da natureza do órgão envolvido, do número de locais lesados e de seus respectivos graus de disfunção. Diversos escores de avaliação existem, como o SOFA (*Sequential Organ Failure Assessment*).

Diversos estudos recentes vêm aplicando o conceito PIRO na estratificação do risco dos pacientes em uma amostra, ajudando também na compreensão da fisiopatogenia da sepse.

▸ Fisiopatogenia do choque séptico

A compreensão da fisiopatogenia da sepse e, em consequência, a do choque séptico, apesar do enorme avanço nas últimas décadas, ainda está em franca evolução, já que muito dos conhecimentos atuais provêm da experiência em animais, nem sempre aplicáveis ao homem.

Em condições metabólicas normais, as funções celulares, teciduais e orgânicas dependem de perfusão periférica adequada. Para tal, é necessário que haja resistência ao fluxo sanguíneo apropriado a fim de manter a pressão arterial, aliada a uma função cardíaca satisfatória, isto é, pré-carga, pós-carga, contratilidade ventricular e ritmo.

A resistência ao fluxo sanguíneo, ou resistência vascular periférica, está na dependência, em 80%, do tônus do esfíncter e da musculatura lisa arteriolar, resultante de fatores extrínsecos e intrínsecos. Os primeiros são controlados por barorreceptores cardiopulmonares e consistem em inervação arteriolar simpática e liberação de norepinefrina e epinefrina por estímulo da suprarrenal. Os intrínsecos envolvem a dilatação ou constrição miogênica vascular em resposta à alteração da pressão transmural, mantendo o fluxo sanguíneo; vasodilatadores liberados no local ou de modo sistêmico, como o óxido nítrico (NO), a prostaciclina, eicosanoides, cininas e adenosinas; vasoconstritores como endotelina 1, renina, angiotensina II, tromboxano, vasopressina e radicais livres de oxigênio (Parrillo, 2004). Também é importante a manutenção da integridade endotelial para que ocorra, com eficiência, o rolamento de leucócitos mediado por integrinas e selectinas, além da deformabilidade das hemácias.

A influência dos fatores genéticos é fundamental na manutenção do estado fisiológico, pois alguns alelos são mais vulneráveis a desenvolver sepse e choque (Lin *et al.*, 2004; Jaber *et al.*, 2004; Bochud *et al.*, 2005; Ku *et al.*, 2005). Indivíduos com alelos para o fator de necrose tumoral 2 (TNF2), um TNF-α promotor de polimorfismo, são mais propensos a desenvolver choque e evoluir para a morte, talvez por maior produção de TNF.

A tendência atual é de considerar sepse e choque séptico como resultantes de um desequilíbrio, influenciado pelo polimorfismo genético, da resposta imune aos microrganismos patogênicos (Hotchkiss *et al.*, 2003; Bochud *et al.*, 2005), e de conceituar o choque como uma síndrome séptica acompanhada de hipotensão, apesar de reposição volêmica adequada, como anteriormente visto.

Ao vencerem as barreiras físicas da pele e das mucosas, ou quando introduzidos diretamente na circulação, os microrganismos ou suas toxinas são imediatamente confrontados pelos constituintes humoral e celular do sistema imune. Os fatores humorais são representados por citocinas, sistema complemento, proteínas de fase aguda, anticorpos e quimiocinas. Os celulares, pelas células dendríticas, monócitos, macrófagos, células endoteliais e epiteliais de mucosas, polimorfonucleares e os linfócitos matadores naturais.

É marcante a diferença entre a resposta aos microrganismos gram-negativos e aos gram-positivos. O principal determinante patogênico dos gram-negativos é o lipopolissacarídio (LPS) enquanto os dos gram-positivos são vários componentes da parede como o ácido lipoteicoico (LTA), o peptidioglicano ou mucopeptídio (PNG) e exotoxinas (Opal e Cohen, 1999; Sriskandan *et al.*, 1999; Opal e De Pablo, 2000).

Em princípio, o reconhecimento de microrganismos ou de seus produtos leva a uma resposta local e sistêmica que erradica o agressor e repara o dano ocorrido. Todavia, havendo desequilíbrio na resposta à ativação ampla das células, há liberação de um conjunto de mediadores inflamatórios como citocinas, quimiocinas, prostaglandinas, eicosanoides e substâncias reativas ao oxigênio (Pinsky, 2004).

A resposta aos microrganismos gram-negativos envolve principalmente leucócitos e produção de TNF-α, de interleucina 1 (IL-1) e interleucina 6 (IL-6). As exotoxinas dos gram-positivos agem como superantígenos, ativam células T liberando menor quantidade de TNF, IL-1, IL-6 e maior de interleucina 8 (IL-8). O conjunto destas substâncias induz vasodilatação, ativação de moléculas de adesinas, migração de neutrófilos e monócitos (Geissman *et al.*, 2003), ativação de leucócitos e células endoteliais, depressão miocárdica, estímulo da coagulação, resultando em hipoperfusão, hipoxia e início de lesões de múltiplos órgãos, envolvendo principalmente pulmão, fígado e rim. Em situações extremas pode ocorrer, com a hipoperfusão, coagulação intravascular disseminada, alteração da barreira mucosa intestinal e translocação bacteriana.

As células do sistema imune apresentam, em sua superfície, receptores de reconhecimento de padrões, conhecidos pela sigla do inglês PRR (Janeway, 2002), que reconhecem e ligam-se aos padrões moleculares associados aos patógenos (PAMP), principalmente aos LPS, peptidoglicano ou mucopeptídio (PGN), ALT, lipopeptídios, flagelina, manose, zimosan, RNA viral, fragmentos do DNA e hemozoína de *P. falciparum* (Coban *et al.*, 2005). Além disso, os mononucleares (monócitos e macrófagos) e polimorfonucleares são capazes de reconhecer componentes microbianos opsonizados por complemento e Fc de IgG, mediante seus respectivos e específicos receptores e, também, estímulos endógenos liberados pela lise bacteriana como a proteína de choque quente e fragmentos do DNA. Experiências com camundongos insensíveis a LPS provam que macrófagos e monócitos são as principais células que expressam PRR (Kaisho *et al.*, 2001; Amersfoort *et al.*, 2003).

Após o reconhecimento desenvolve-se uma complexa interação de PAMP com cofatores humanos como a proteína de ligação de LPS (LBP), ativação de complemento (C3; C5) e liberação de material pró-coagulante: C5a e fator XII (Hagman). A maioria desses complexos de ativação liga-se inespecificamente ao CD-14, receptor universal de inflamação (Pinsky, 2004). O CD-14 é uma âncora proteica da membrana externa de mononucleares que se liga a LPS ou ao complexo LPS-LBP aumentando, em muito, a produção de citocinas por mononucleares, e que, quando solúvel, torna células endoteliais responsivas ao complexo LPS-LBP, além de auxiliar na ligação deste complexo com os recém-descritos receptores semelhantes a *toll*.

Os receptores *toll*-símile são proteínas transmembrana com um domínio extracelular rico em leucina e um domínio intracelular homólogo aos receptores *toll*/IL-1, receptor TIR, o qual é domínio homólogo comum a esses receptores. Dos 11 *toll* reconhecidos (Lancaster *et al.*, 2005), 9 têm função definida na regulação da resposta imune, pois além de reconhecerem patógenos, intermedeiam a resposta pró e anti-inflamatória. O *toll* 1 é receptor de *Neisseria meningitidis*, *Borrelia burgdorferi* e *M. tuberculosis*, o *toll* 4 reconhece a LPS (Tabela 28.1, Figura 28.1) (Yoshimura *et al.*, 1999).

Tabela 28.1 Receptores.

Receptor	Origem	Ligante
TLR-2	Gram +	PNG e ALT
	Gram –	LPS
	Micobactéria	Lipoarabinomana da parede celular, lipoproteína/ lipopeptídio
	Borrelia burgdorferi[a]	Lipoproteína/lipopeptídio
	Treponema spp.	Glicolipídio e lipoproteína/ lipopeptídio
	Mycoplasma spp.	Lipoproteína/lipopeptídio
	S. aureus	Modulina fenol solúvel
	CMV	Modulina fenol solúvel
	Staphylococcus pneumoniae	Parede celular
	Streptococcus do grupo B	Fator solúvel
	Neisseria meningitidis[a]	Porina
	Zimosan	Célula total Proteína de choque térmico
TLR-3	Vírus	RNA dupla hélice
TLR-4	Gram –	LPS
	Gram +	ALT
	Micobactéria	Compostos termolábeis
	Chlamydia pneumoniae	Proteína de choque térmico
	Vírus sincicial respiratório	Proteína F
TLR-5	Flagelo bacteriano	Flagelina
TLR-9	Bactéria	DNA
	Protozoário	Hemozoína

PNG: peptidoglicano; ALT: ácido lipoteicoico; LPS: lipopolissacarídio; *a*: participante com TLR-1. Adaptado de Van Amersfoort *et al.* (2003).

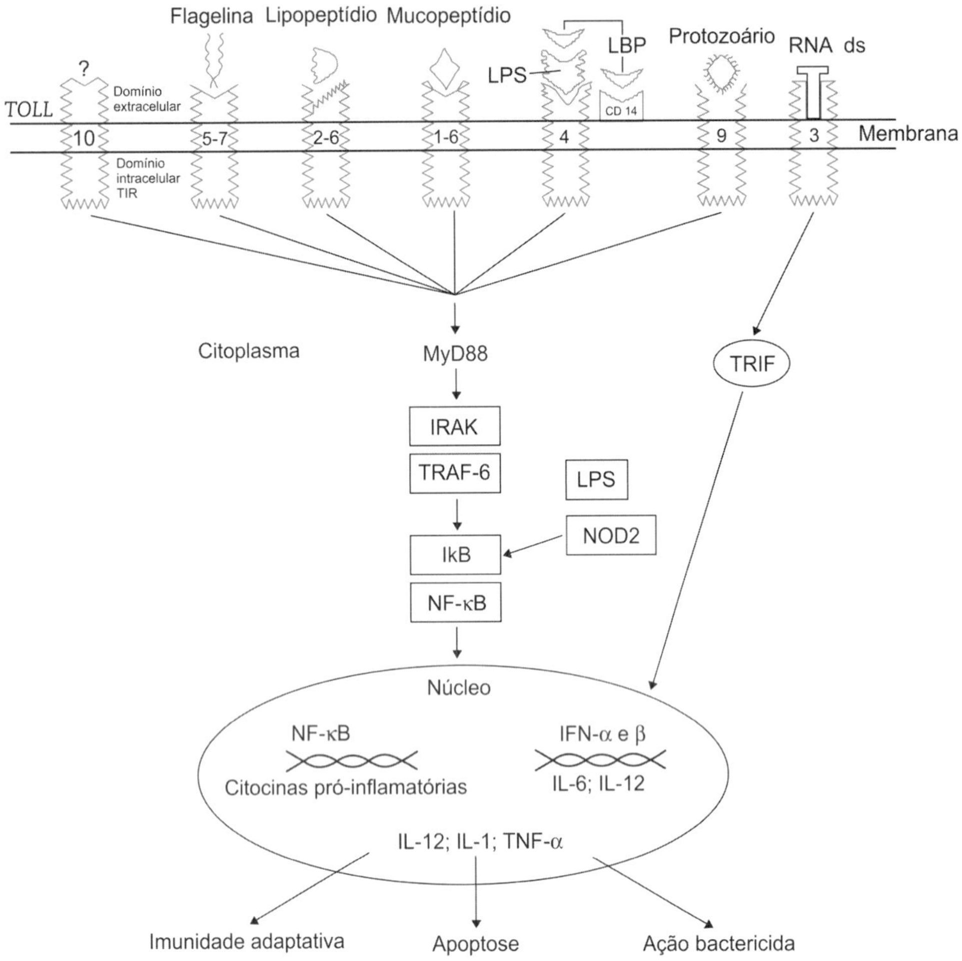

Figura 28.1 Receptores *toll* sinalizadores de infecção. Adaptada de Opal *et al.*, 2002; Abreu *et al.*, 2004.

O LPS associado ao receptor celular CD-14, os antígenos de microrganismos gram-positivos, as micobactérias, os vírus, os fungos e protozoários ligados a seus respectivos *toll*, sinalizam para ativação do NF-κB por uma via complexa que parece comum a seres multicelulares. O domínio TIR citoplasmático do *toll* ou o IL-1R liga-se e ativa a proteína adaptadora MyD88, que é a proteína de diferenciação mieloide (Annane *et al.*, 2005) e que, por seu domínio de morte, interage com outros domínios de morte nas serina-treoninoquinases associadas ao IL-1R chamadas IRAK. Inicia-se então a cascata ativadora, em que duas quinases IκKa e IκKB ativam-se, formam um dímero IkK que fosforila uma proteína inibidora IkB complexada com o fator de transcrição, NF-κB. Desligado do IkB o NF-κB migra para o núcleo da célula ativando genes que contribuem para a imunidade adaptativa e secreção de citocinas pró-inflamatórias: TNF-α; IL-1; IL-6; IL-8 e TNF-8 (Figura 28.1).

É substancial a quantidade de informações admitindo a distinção entre diversas especificidades dos *toll*. O *toll* 4 está envolvido em praticamente todas as experiências com LPS visando comprovar a síndrome séptica e o choque por bacilos gram-negativos (Ozinsky *et al.*, 2000; Van-Poltarkar *et al.*, 2000; Hennek *et al.*, 2001; Alexopoulou *et al.*, 2001; Amersfoort *et al.*, 2003; Doyle *et al.*, 2003; Abreu e Ardns, 2004). Note-se, na Figura 28.1, que a infecção viral na ativação da resposta imune não utiliza MyD88, e sim TRIF, resultando em resposta mediada por IFN-α e β e citocinas IL-6 e IL-12. IFN-α inibe a replicação viral, enquanto IL-6 e IL-12 exercem função citotóxica. O RNA de dupla hélice (RNA ds dupla hélice), o PAMP viral, é reconhecido pelo *toll* 3 e liga-se ao PKR citoplasmático (quinase proteica dependente dele), induzindo NF-κB e IFN tipo I.

Admite-se que a imunidade inata induza a formatação por meio do *toll*, da resposta imune adaptativa (Asseman *et al.*, 2000; Ku *et al.*, 2003; Abreu e Ardns, 2004) necessária à eliminação de microrganismos ou seus produtos. Linfócitos T CD4 são programados para produzir tanto citocinas pró-inflamatórias quanto anti-inflamatórias. O sinal do receptor *toll* das células dendríticas imaturas induz a célula a expressar as moléculas coestimuladoras CD80/CD88 que aumentam sua função apresentadora e, na dependência de MyD88, a de produzir a IL-12. IL-12 induz TH0 a diferenciar-se em TH1 ou TH2. Os macrófagos e células dendríticas também são ativados por fagocitose e por INF-δ secretado pelas TH1 que diferenciaram. Quando macrófagos ou células dendríticas fagocitam células necróticas ou bactérias, induzem TH1 a produzir interleucinas inflamatórias tipo 1 (IFN-α, IFN-δ e IL-2). Se fagocitam células apoptóticas, ativam TH2 a produzir IL-4 e IL-10 anti-inflamatórias ou anergia e a IL-10 suprime a ativação dos macrófagos (O'Sullivan *et al.*, 1995; Lerer *et al.*, 1999; Gogos *et al.*, 2000; Oberholzer *et al.*, 2001; Hotching e Karl, 2003). Macrófagos ativados por LPS e outros antígenos produzem estoques intracelulares de radicais livres de oxigênio, lisozima, proteínas catiônicas, lactoferrina e hidrólases ácidas, além de secretar TNF-α, IL-1 e IL6. O RNA dessas interleucinas é transcrito para as células de Kupffer, ampliando a resposta inflamatória (Grewe *et al.*, 1994; Luster *et al.*, 1994).

A atividade dessas interleucinas pró-inflamatórias (TNF-α, IL-1, IL-6, IL-8 e IL-12) aliada a quimiocinas, eicosanoides, anafilatoxinas C3a e C5a fomenta e atrai PMN para o local de infecção (Lukacs *et al.*, 1999; Katori *et al.*, 2000). Os PMN ativados agregam-se, aderem por suas adesinas ou com as adesinas das células endoteliais (ICAM-1; AG-1 associado a função linfocítica; ELAM-1; L-selectina; P-selectina), aumentam a vasodilatação e, por diapedese, junto com macrófagos migram para os tecidos.

Os PMN ativados expressam CD14 e CD11/CD18, receptores para Fc e complemento; por isto, reconhecem bactérias e seus produtos. Secretam um conjunto de agentes microbicidas como lisozimas, proteína bactericida por aumento da permeabilidade bacteriana, enzimas e radicais livres de oxigênio. Apresentam VCAM-1 com capacidade aumentada dependente de uma α-4 integrina (Ibbotson *et al.*, 2001; Annane *et al.*, 2005), TNF-α, leucotrieno B4 e o fator de agregação plaquetária (PAF) contribuindo para dano endotelial, de tecidos e agravamento das funções metabólicas e cardiovasculares.

As células endoteliais também participam do processo lesivo reconhecendo LPS ou LTA ou PNG e citocinas circulantes, por intermédio do CD14. Liberam IL-1, IL-6, eicosanoides, agentes vasoativos, como fator de relaxamento endotelial, quimiocinas e fator estimulante de colônias (CSF). Estas ações, ligadas àquelas dos PMN, ao aumento de elastases produzidas por leucócitos e dosáveis em plasma e lavado broncoalveolar, além de justificarem muitas das alterações endoteliais, também devem concorrem para choque e lesão ou disfunção de múltiplos órgãos (Tanaka *et al.*, 1991).

A ativação de macrófagos e PMN, além dos fatores já citados, induz à produção intracelular de O_2, H_2O_2 e NO que são liberados em altas concentrações, causando danos teciduais extensos.

O NO produzido por macrófagos, células endoteliais e hepatócitos rapidamente se converte a nitrato ou nitrito e desempenha amplos efeitos fisiológicos benéficos como microbicida e tumoricida. Entretanto, causa vasodilatação, dano endotelial do hepatócito, inibe a produção de proteínas da fase aguda e aumenta a adesão leucocitária no fígado e no pulmão. Além disso, por um provável mecanismo de queda na expressão da proteína de junção das células epiteliais (*zonula ocludens* 1) associado à síntese induzida de NO age, com outras citocinas, alterando a função epitelial no pulmão (lesão pulmonar), fígado e intestino. A lesão intestinal resulta em translocação bacteriana perpetuando a sepse e induzindo falha ou insuficiência de múltiplos órgãos (Hans *et al.* 2004). Por causar relaxamento da musculatura lisa, é potente vasodilatador e corresponsável pela hipotensão, hipoperfusão e choque. Apesar disso, durante a restauração da homeostasia, aliado ao TNF, IL-1, IL-6 e IL-2 circulantes, e também ao IFN-α e IL-6 locais, por via aferente vagal, aumenta a produção de vasopressina, corticotropina e cortisol. Deficiências na função adrenal e na vasopressina ocorrem, respectivamente, na metade e em um terço dos casos de choque.

As citocinas IFN-α, IL-1β, IL-6 e IL-8 estimulam a liberação de fatores mononucleares e endoteliais ativadores da cascata de coagulação por via extrínseca e intrínseca (Figura 28.2).

O fator tecidual (TF), normalmente produzido e retido na camada subendotelial, em presença de lesão vascular, liga-se e ativa o fator VII (VIIa), formando um complexo TF-VIIa. Este complexo ativa o fator X por ação direta e, também, de

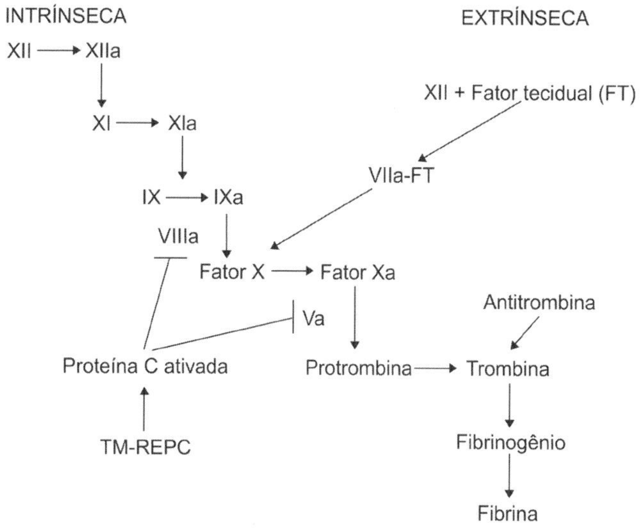

Figura 28.2 Proteína C na cascata de coagulação e anticoagulação fisiológica. Adaptada de Jagneaux *et al.*, 2004.

maneira indireta, por ativar o fator IX da via intrínseca para aumentar a produção de fator X. O fator Xa mais o Va transformam a protrombina em trombina, que, por sua vez, ativa os fatores VII e XI da via intrínseca e, junto com o TF, levam à formação de trombina e coágulo de fibrina. As citocinas e a trombina podem diminuir a fibrinólise endógena estimulando a liberação do fator inibidor do ativador do plasminogênio (PAI-1) pelas plaquetas e endotélio. Além disso, a trombina também ativa múltiplas vias inflamatórias e inibe o sistema fibrinolítico, ativando o TAFI (fator inibidor de fibrinólise ativável por trombina). Apesar de as células endoteliais expostas à trombina converterem o plasminogênio em plasmina para degradar a fibrina, ao mesmo tempo, e pela mesma via, o fator 1 inibidor do ativador do plaminogênio (PAF-1) é liberado e bloqueia a lise da fibrina mediada por plasmina.

A trombina e os coágulos de fibrina induzem a anticoagulação ao ativar a antitrombina, o TFPI (fator inibidor da via do fator tecidual) e a proteína C. O TFPI é uma proteína sérica que circula ligada à lipoproteína e às plaquetas. Está também associado às células endoteliais, inibe o fator Xa e o complexo TF-VIIa. Na presença do fator Xa, além de ser o principal anticoagulante, o TFPI é também anti-inflamatório (Fourrir *et al.*, 2000; Creasey e Reinhart, 2001; Grinnell *et al.*, 2001). O TFPI modula a interação de toxinas com o CD14, podendo inibir o sinal para a produção de citocinas dependentes da toxina, inibe a apoptose endotelial e diminui a lesão vascular.

A antitrombina liberada pelo fígado circula livre ou associada às plaquetas e às células endoteliais. Além de inibir a trombina e os fatores Xa, IXa, XIa, XIIa e calicreína, bloqueando a progressão da coagulação, e tem efeito anti-inflamatório, por bloquear a migração de neutrófilos, a produção de fator X e a trombina, resultando na queda das citocinas inflamatórias produzidas por monócitos, células endoteliais e polimorfonucleares aderidos ao endotélio (Jagneaux *et al.*, 2004). Durante a coagulação intravascular disseminada a antitrombina pode estar diminuída por ligar-se a múltiplos fatores de coagulação, por perda pela permeabilidade capilar e por ação da elastase liberada por neutrófilos.

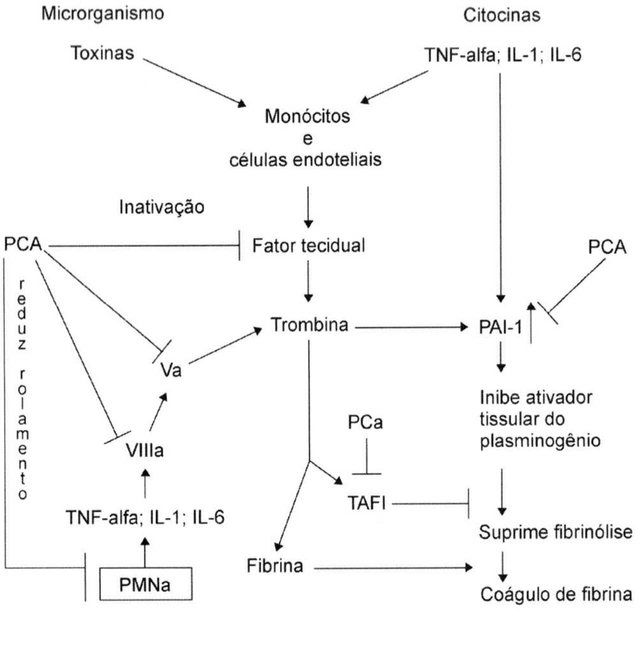

Figura 28.3 Ação da proteína C ativada (PCA). Modificada de Bernard *et al.*, 2001.

A proteína C é uma protease sérica que circula na forma inativa e que, na presença da proteína receptora endotelial é ativada pelo complexo trombina-trombomodulina (Grinnell *et al.*, 2001). A proteína C ativada (PCA) diminui a atividade do fator 1 inibidor do ativador do plasminogênio (PAI-1) e outros inibidores da fibrinólise, aumentando a lise de coágulos (Figura 28.3). Na resposta inflamatória, a lesão endotelial diminui a PCA pela queda nos níveis de trombomodulina. O resultado final é a lesão endovascular difusa, trombose microvascular, isquemia e disfunção de múltiplos órgãos.

A PCA exerce efeito antitrombótico inativando fatores Va, VIIa e VIII, por limitar a formação de trombina e reduzir a resposta inflamatória, pró-coagulante e antifibrinolítica. *In vitro*, a PCA tem efeito anti-inflamatório por inibir a liberação de TNF-α, IL-1 e IL-6 por monócitos. Além disso, por limitar o rolamento de leucócitos no endotélio lesado e, indiretamente, ao inibir o PAI-1 aumenta a fibrinólise (Bernard *et al.*, 2001; Matthay, 2001; Riedemann *et al.*, 2003).

A ativação da cascata de coagulação pode advir também como uma consequência da ativação da cascata do sistema complemento pela via alternativa, liberando as anafilotoxinas C3a, C5a, indutoras de IL-1, IL-6 e TNF e de vasodilatação, aumento da permeabilidade vascular, agregação plaquetária e de neutrófilos, com consequentes alterações na microvasculatura. Essas citotoxinas, as toxinas e o endotélio alterado, ativam o TF da via extrínseca e o fator XII (Hagman) ou de contato, o qual libera bradicinina pela via de ativação do calicreinogênio para calicreína, o que aumenta a vasodilatação e a permeabilidade capilar. A atividade pró-coagulante, devido à inibição da fibrinólise, por inibição da trombomodulina, reduz os níveis plasmáticos da proteína S e eleva os da PAI-1, aumentando o depósito de fibrina (Matthay, 2001).

As células endoteliais lesadas ativam o metabolismo do ácido araquidônico pela fosfolipase A2. Pela via da ciclo-oxigenase são liberadas prostaglandinas e pela lipo-oxigenase os leucotrienos. Das prostaglandinas, a prostaciclina é vasodilatadora, agregadora plaquetária e aumenta a permeabilidade de capilares arteriolares. O tromboxano produzido por plaquetas é vasoconstritor e agregador, age nas fases iniciais da lesão pulmonar, aumenta a vasoconstrição da artéria pulmonar e a resistência vascular pulmonar. A PGE-1 tem efeito antagônico. O leucotrieno LTB-4 é um quimiotáxico e permeabilizador vascular que, aliado a outros mediadores, tem ação redutora de débito cardíaco, da função renal e, nos pulmões, leva a uma potente e prolongada vasoconstrição, ao broncospasmo e aumento da permeabilidade capilar com extravasamento de líquidos e hemoconcentração (SARA).

Durante a SRIS as alterações da cascata de coagulação e as lesões endoteliais (Hack e Zeerleder, 2001) aumentam a liberação de NO e a exposição de adesinas, facilitam a adesão e o rolamento de leucócitos e a ruptura da junção endotelial, contribuindo para a queda da resistência vascular e extravasamento de líquido. A queda do tônus vascular dificulta a circulação no sistema microvascular, aumenta a produção de quimiotáticos, radicais livres e enzimas líticas e agrava a lesão vascular, também dificultando a oferta de O_2 e a retirada de substâncias tóxicas.

Nessas circunstâncias ocorre metabolismo anaeróbico, com grande produção de ácido láctico o que, em alguns casos, é a única manifestação e prenúncio de choque de evolução grave.

É preciso ressaltar que são as alterações da microcirculação que justificam as várias fases e gravidade do choque séptico. As células endoteliais não são inertes e, como demonstrado por vários trabalhos de pesquisa, elas não só interagem como também produzem mediadores inflamatórios, e são por eles lesadas. A disfunção capilar acarreta hipotensão, disfunção de múltiplos órgãos e choque.

▶ Conduta diagnóstica e terapêutica

Há duas formas polares de manifestação clínica inicial do choque. A que representa a progressão da sepse grave para hipotensão persistente, apesar de reposição volêmica adequada, e a forma oculta, caracterizada pela hiperlactatemia que antecede a hipotensão (Riedmann *et al.*, 2003).

Em ambas, a variação da pressão arterial, súbita ou insidiosa, mantendo a pressão arterial média menor que 60 mmHg nos pacientes previamente normotensos e menor que 80 mmHg naqueles já hipertensos associa-se a sinais e sintomas da infecção primária ou agravam aqueles das alterações de todos os sistemas orgânicos. Apesar de não ter sequência lógica é frequente que a variação de pressão arterial se acompanhe de diminuição do nível de consciência ou agitação psicomotora e alterações clínicas de outros sistemas.

Há concomitância de taquipneia sem esforço ou mesmo fadiga ventilatória, taquicardia associada ou não a arritmias com ou sem disfunção sistólica ventricular esquerda, sudorese associada a hipertermia e hiperemia difusa que progride para palidez cutaneomucosa com ou sem hipotermia, oligúria com urina pigmentada ou clara e sinais de agressão hepática e disfunção metabólica. Na realidade as manifestações clínicas são da sepse grave e da SRIS.

No instante do reconhecimento do choque a decisão terapêutica necessita identificar as manifestações de disfunção orgânica como oligúria (diurese $< 0,5$ mℓ/kg/h), hiperventilação consequente a acidose metabólica, alteração do sensório, evidência de hipoperfusão sistêmica (hiperlactatemia – lactato sérico > 2 mmol/dℓ), queda da Svo_2 (saturação venosa de oxigênio central < 70%), hipotensão com PA média < 60 mmHg com resposta à reanimação volêmica.

A conduta terapêutica deve ser iniciada o mais precocemente possível, a fim de evitar a progressão do choque para a irreversibilidade e lesão de múltiplos órgãos.

Uma vez feita a identificação das condições citadas, algumas decisões podem modificar a letalidade. É mandatório tentar a reanimação volêmica dentro da primeira hora com uso intravenoso de volume a partir de 30 mℓ/kg de coloide ou 60 mℓ/kg de cristaloide. Iniciar antibioticoterapia de amplo espectro, com preferência por bactericidas em associação que visem aos germes mais comuns do sistema ou órgão primoinfectado ou daqueles inoculados por via intravascular direta, bem como a manutenção das funções orgânicas monitoradas por diurese, oxigenação, hemodinâmica (Dellinger *et al.*, 2008).

Com essas medidas nas primeiras 6 h deve-se atingir PVC (pressão venosa central) entre 8 e 12 mmHg se o paciente estiver sem ventilação mecânica e, caso contrário, 12 a 15 mmHg. Por vezes é necessária a hemotransfusão para manter o hematócrito no mínimo em 30%, e uso de dobutamina até a dose de 20 μg/kg/min para manter a Svo_2 no mínimo em 70%; PAM maior que 65 mmHg e débito urinário de, no mínimo, 0,5 mℓ/kg/h (Dellinger e Carlet, 2004).

O diagnóstico etiológico deve sempre ser priorizado no início e durante toda a evolução por pelo menos duas amostras de sangue, uma percutânea e outra pelo acesso venoso, caso este tenha menos de 48 h. Completa-se o inventário microbiológico com culturas de urina, liquor, secreção respiratória, lesões cutâneas, ponta de cateter vascular ou outros locais antes do início da antibioticoterapia empírica.

Estudos diagnósticos por imagem (tomografia computadorizada, ressonância magnética, ultrassonografia, ecocardiograma), quando indicados, necessitam da avaliação prévia do risco e benefício do transporte do paciente caso este esteja com muitos critérios de gravidade (doses elevadas de aminas, norepinefrina > 2 μg/kg/min, PEEP > 15).

A escolha dos agentes anti-infecciosos em associação ou monoterapia depende da história do paciente e a decisão clínica deve considerar não só os microrganismos a serem atingidos, a sensibilidade, a origem – se hospitalares ou comunitárias –, a gravidade clínica e comorbidades associadas (DPOC, ICC, insuficiência renal, neoplasias, colagenoses, neutropenia, AIDS, insuficiência hepática), além do uso prévio de antimicrobianos e algum modo de intolerância às medicações (anafilaxias, alergias) e toxicidade.

A escolha das associações empíricas deve considerar inclusive o perfil de sensibilidade da flora prevalente na unidade hospitalar. Porém, após 48 a 72 h do início deve ser reavaliado, modificando-se o esquema caso os resultados de culturas e antibiograma sejam discordantes e não haja melhora clínica e laboratorial (febre, leucometria, PCR T [proteína C reativa titulada], menor necessidade de O_2 e doses de aminas). Sempre que possível, deve-se reduzir o espectro de ação de antimicrobianos para evitar a pressão de seletividade e superinfecção como algumas espécies de *Candida* resistentes a antifúngicos, *Clostridium difficile* ou *Enterococcus faecium* resistente à vancomicina; e com isso diminuir custo e toxicidade, além de evitar o surgimento de um quadro infeccioso de menor chance de sucesso terapêutico.

Considerando a maioria dos patógenos, não há evidência de que a terapia combinada seja melhor do que a monoterapia. Entretanto, apesar de não haver consenso nem evidência com base em estudos amplos e multicêntricos que comprovem maior eficácia, há recomendações na literatura para que a terapêutica combinada em casos de infecção por *Pseudomonas*, em pacientes neutropênicos, deva ser mantida enquanto houver a neutropenia. Em qualquer situação o esquema escolhido deve ser mantido por no mínimo 7 a 10 dias, guiado pela reposta clínica e estendido na dependência das doenças envolvidas, como osteomielite, meningites, endocardite infecciosa, paracoccidioidomicose, infecções granulomatosas (Dellinger *et al.*, 2008).

Caso a evolução da síndrome clínica presuntiva (sepse, sepse grave ou choque séptico) retrospectivamente seja determinada clinicamente ou por outros métodos diagnósticos como de causa não infecciosa, ou seja apenas SRIS desencadeada por outra etiologia (grande queimado, politrauma, pós-operatório de grandes cirurgias), a interrupção imediata do agente anti-infeccioso é necessária.

O controle do foco infeccioso inicial deve continuamente ser observado devido à necessidade de ressecções cirúrgicas, drenagem, desbridamento e outras medidas. A rápida remoção do foco causador ou perpetuador da infecção é primordial para a boa evolução clínica.

Quando há suspeita de infecção por cateter (tempo e aspecto do local de inserção, ou por exclusão) este deve ser prontamente removido após a inserção de novo cateter, com cultura da ponta e hemocultura pareada.

A reanimação volêmica adequada, em pacientes com suspeita de hipovolemia, deve ser feita com 500 a 1.000 mℓ de cristaloide ou 300 a 500 mℓ de coloide por 30 min e repetida de acordo com a melhora hemodinâmica e o aumento do débito urinário (Dellinger *et al.*, 2008).

Em relação ao tipo de líquido para reposição da volemia, não parece haver diferença no efeito terapêutico entre cristaloide e coloide (Choi *et al.*, 1999). A diferença é que o cristaloide necessita de maior volume de reposição e ocasiona mais edema.

Pacientes em choque necessitam de reposição volêmica nas primeiras 24 h e a decisão do volume indicado, no maior ou menor tempo de reposição, deve ser individualizada, considerando-se sempre a condição volêmica do paciente por meio do Döppler de veia cava inferior (VCI < 1,2 cm), lactato sérico (> 2 mmol/dℓ), Svo_2 < 70%, pressões de enchimento baixas pelo monitor de cateter de Swan-Ganz (pressão capilar pulmonar [PCAP] < 5, PVC < 5, PAPM < 20) mostrando hipovolemia.

O uso do monitoramento com cateter de Swan-Ganz tem sido controverso porém é importante quando há mais de duas disfunções orgânicas, desde que inclua a pulmonar ou a renal, já que define a volemia.

O uso de vasopressores é necessário quando, apesar de reposição volêmica adequada, não se mantêm níveis pressóricos (PAM > 65 mmHg) que consigam uma perfusão sistêmica eficaz (com queda do lactato sérico e aumento do Svo_2) secundária à produção de substâncias vasodilatadoras, entre elas o NO.

Norepinefrina ou dopamina são os vasopressores de escolha, sendo que a norepinefrina é mais vasoconstritora e menos indutora de taquicardia ou arritmia. A dopamina em baixas doses, para efeito diurético, como proteção renal, não é recomendável (Kellum e Decker, 2001).

O nível sérico de vasopressina está aumentado na fase precoce do choque séptico e diminui dentro de 24 a 48 h. Doses de reposição de vasopressina > 0,04 U/min são associadas a isquemia miocárdica, diminuição do débito cardíaco e parada cardíaca (Sharshar *et al.*, 2003).

A vasopressina na dose de 0,01 a 0,04 U/min em gotejamento por 30 min ou terlepressina, na dose de 1 a 2 mg, a cada

4 h, por no máximo 24 h, é recomendada se não houver resposta à norepinefrina. O uso destas substâncias requer grande atenção pelo risco de induzir isquemia enteromesentérica e coronariana (Holmes *et al.*, 2001).

Dobutamina na dose terapêutica de 5 μg/kg/min e no máximo de 20 μg/kg/min é a substância inotrópica de primeira escolha na presença de bom enchimento final diastólico ventricular esquerdo, em pacientes com baixo débito cardíaco, apesar de adequada reposição volêmica, o que pode ser confirmado pelo ecocardiograma ou cateter de Swan-Ganz. Quando a hipotensão está associada à diminuição do débito cardíaco é indicada a combinação com vasopressor (norepinefrina). Esta associação pode provocar hipotensão devido ao efeito vasodilatador da dobutamina e não por piora da condição clínica.

A dobutamina também é indicada durante a diminuição progressiva da retirada do suporte ventilatório mecânico quando o paciente apresenta disfunção sistólica mesmo que moderada como consequência da sepse.

Não há benefício no aumento da oferta de oxigênio em nível supranormal mediante o uso de dobutamina já que não aumentaria a oferta nem o consumo periférico de O_2 (Gattinoni *et al.*, 1995).

É indispensável a manutenção de uma via arterial para monitoramento confiável da pressão arterial, e cateter venoso profundo, preferencialmente triplo lúmen, com uma via única para o vasopressor, tendo como locais preferenciais as veias subclávias ou jugulares.

Apesar de o uso de hidrocortisona ser controverso e o valor de referência do cortisol como indicador de insuficiência adrenal relativa não estar definido, alguns autores indicam-na quando o teste com ACTH (250 μg IV) indique um aumento do cortisol > 9 μg/dℓ em 30 a 60 min ou não possa ser realizado. A dose inicial é de 300 mg e a manutenção de 50 mg de 6/6 h ou 100 mg de 8/8 h, ou em infusão contínua (Cooper e Stewart, 2003; Annane e Cavaillon, 2003; Dellinger *et al.*, 2008). Não há parâmetros para interrupção precoce ou para o tempo de manutenção do corticoide com ou sem diminuição progressiva da dose (Annane e Cavailon, 2003). Esses autores também discutem o efeito benéfico da associação de fludrocortisona (um mineralocorticoide) VO 50 μg 4 vezes/dia, com hidrocortisona, na insuficiência adrenal (Annane *et al.*, 2002; Marik e Zaloga, 2003).

Quando não houver resposta adequada a doses elevadas de norepinefrina e terlepressina, principalmente na fase inicial da vasodilatação (Riedmann *et al.*, 2003), a alternativa é o azul de metileno, principal bloqueador do NO. A dose inicial é de 2 mg/kg, diluído em 20 mℓ de soro glicosado a 5%, e a de manutenção de 2 mg/kg diluídos em 200 mℓ de soro glicosado em gotejamento por 4 h (Ribeiro *et al.*, 2004).

Quando corrigida a hipoperfusão tissular pela reposição de líquidos, uso de vasopressores e corticosteroides, e na ausência de doença coronariana significativa, hemorragia aguda ou acidose láctica, a transfusão de concentrado de hemácias será indicada se a hemoglobina sérica estiver < 7 g/dℓ, ainda que não se saiba qual o valor ideal e nem o que signifique em relação à mortalidade.

Embora o valor ideal mínimo da hemoglobina para pacientes com choque séptico ainda não esteja especificamente definido, a literatura até o momento considera ser adequado um valor de 7 a 9 g/dℓ para a maioria dos pacientes graves. A transfusão de concentrado de hemácias para manter a hemoglobina > 7 g/dℓ, apesar de aumentar a oferta tissular de O_2, não aumenta o consumo e não está associada a diminuição da taxa de mortalidade.

Paciente com baixa SvO_2 deve ser transfundido durante as primeiras 6 h do esquema de reanimação, e tantas vezes quantas forem necessárias, a fim de tentar diminuir a anaerobiose, controlando-se pela diminuição da acidose metabólica. Após 6 h, o valor é relativo.

Quando houver disfunção renal ou outras condições clínicas associadas ao choque que justifiquem, está indicado uso de hematopoetina. A eritropoetina diminui a reposição de concentrado de hemácias na evolução clínica (Corwin *et al.*, 1999).

A reposição de plasma fresco apenas é recomendada quando há documentada deficiência de fatores de coagulação, aumento do tempo de tromboplastina parcial (PTT), diminuição do tempo de atividade de protrombina (TAP) com presença de sangramento ativo ou antes de cirurgia ou procedimentos invasivos (Dellinger *et al.*, 2008). A reposição de antitrombina não é recomendada para tratamento do choque séptico (Warren *et al.*, 2001).

Reposição de plaquetas em presença de plaquetopenia de 5.000 a 30.000, com risco de sangramento, é recomendada. Caso haja necessidade de cirurgia ou procedimento invasivo é necessário manter níveis maiores que 50.000 plaquetas (Dellinger *et al.*, 2008).

Ventilação mecânica na lesão pulmonar aguda (LPA) e na síndrome da angústia respiratória do adulto (SARA), denominada ventilação protetora, tem como objetivo diminuir a hipoxemia, as altas pressões de admissão e de platô, melhorar a distribuição gasosa na árvore traqueobronquioalveolar devido à heterogeneidade do acometimento do tecido pulmonar na patologia dessas doenças.

Na última década vem sendo aprimorada a estratégia de assistência ventilatória. O mais indicado é a ventilação com baixo volume corrente, evitando altas pressões ventilatórias.

Hipercapnia em pacientes com LPA e SARA pode até ser tolerada se for consequente à manutenção de baixo volume corrente e baixa pressão de platô, embora devam-se avaliar as consequências da elevação da $PaCO_2$ (pressão arterial de dióxido de carbono), isto é, vasodilatação com aumento da frequência cardíaca, da pressão arterial e do débito cardíaco. A hipercapnia discreta até pode ser tolerada com segurança, desde que os pacientes não estejam em acidose metabólica e com aumento da pressão intracraniana (PIC).

O valor determinado da pressão positiva no final da expiração (PEEP) deve ser avaliado e modificado de acordo com a gravidade da hipoxemia, medida pela PaO_2 (pressão arterial de oxigênio) obtida da gasometria arterial; do fluxo inspiratório de oxigênio (FIO_2) ofertado para manter uma saturação de oxigênio arterial (SaO_2) adequada (> 92%) e da relação PaO_2 com o FIO_2 (P/F).

É característica da ventilação protetora a necessidade da PEEP com valores mais elevados, com o objetivo de diminuir FIO_2 para manter a relação P/F progressivamente mais elevada fazendo-se uso inclusive de manobras de recrutamento alveolar e cálculos de PEEP, PaO_2 e FIO_2 ideais para condição do momento, além de cálculos de complacência estática e dinâmica. O aumento e a manutenção dos valores de PEEP elevados contribuem para a obtenção e manutenção das unidades alveolares pérvias, facilitando as trocas gasosas.

A menos que seja contraindicado, o paciente deve ser mantido com a cabeceira a 45° com o propósito de diminuir a incidência de pneumonia associada a ventilação mecânica (Drakulovic *et al.*, 1999).

A necessidade de pronar, por algumas horas por dia (7 h), embora controversa, fundamenta-se na observação de que alguns pacientes melhoram a oxigenação, só tendo indicação na fase inicial. Deve-se lembrar dos riscos e os cuidados necessários com a mudança de decúbito e avaliar a possibilidade de cada paciente (Gattinoni *et al.*, 2001).

A alternância diária de ventilação controlada com espontânea é recomendada quando possível, e de acordo com as condições de cada paciente, para diminuir o tempo de ventilação mecânica e, em condições favoráveis, progredir o desmame da prótese ventilatória e avaliação dos critérios de extubação: aumento da relação P/F (> 300); estabilidade hemodinâmica sem uso de vasopressores, algumas vezes com uso de dobutamina devido à disfunção sistólica permanente; melhora clínica e laboratorial da infecção; recuperação adequada do nível de consciência após suspensão da sedação.

A sedação é necessária em pacientes em suporte de ventilação mecânica para adequada e correta assistência ventilatória, propiciando diminuição de gasto energético, conforto ao paciente e controle das estratégias utilizadas (modificação dos modos e recursos necessários em cada condição).

Há vários sedativos, analgésicos, bloqueadores neuromusculares e associação entre eles utilizados para sinergismo ou adição de efeitos, por exemplo midazolam (0,1 a 0,3 mg/kg/h) mais fentanila (0,01 a 0,1 μg/kg/min). É recomendada a interrupção e reavaliação clínica diária com o propósito de retorno com titulação da menor dose necessária naquele momento (Kress *et al.*, 2000). Esta estratégia tem mostrado resultados como menor tempo de ventilação mecânica e, com isso, diminuição da incidência de pneumonia associada a ventilação mecânica, diminuição da necessidade de traqueostomia, do tempo de internação em unidade de tratamento intensivo e hospitalar.

Os bloqueadores neuromusculares devem ser evitados devido ao risco de continuar o bloqueio, mesmo após interrupção, que pode evoluir para perda definitiva ou apenas prolongada da força muscular. Esses pacientes apresentam outros fatores causadores de diminuição ou perda da força muscular, entre eles os próprios mediadores inflamatórios, uso de várias medicações (corticosteroides, antibióticos, entre outras), o que configura a polimioneuropatia do paciente crítico (Frankel *et al.*, 1996; Rudis *et al.*, 1997). No entanto, quando necessários deve-se seguir a mesma estratégia dos sedativos, com interrupção e reavaliação de retorno diário na menor dose.

O uso de infusão contínua de insulina para manutenção da glicemia entre 80 e 110 mg/dℓ ou sempre < 150 mg/dℓ tem menor risco de complicações, sendo a mais grave a dificuldade de nutrição adequada (Finney *et al.*, 2003; Van den Berghe *et al.*, 2003). O risco de hipoglicemia é menor quando há oferta calórica adequada, preferencialmente na forma de dieta enteral ou de dextrose a 5 ou 10% (Klein *et al.*, 1997).

A hemofiltração venovenosa contínua e a hemodiálise intermitente são equivalentes em pacientes com insuficiência renal aguda sem instabilidade hemodinâmica. Caso haja instabilidade, é melhor a contínua.

A terapia dialítica e de ultrafiltração é necessária quando houver insuficiência renal, inclusive para contribuir para o restabelecimento posterior da função, já que a própria azotemia, assim como medicamentos utilizados (vasopressores, antibióticos), má perfusão sistêmica, além dos mediadores inflamatórios são causadores de lesões renais.

Não é recomendada a reposição de bicarbonato para o tratamento da hipoperfusão induzida por acidose láctica, com pH ≥ 7,15 (Cooper *et al.*, 1990).

É indispensável a profilaxia para trombose venosa profunda (TVP) com uso de heparina não fracionada (5.000 UI SC de 12/12 h) ou heparina de baixo peso molecular (40 mg SC 1 vez/dia) com ou sem compressor pneumático de membros inferiores. Nos pacientes com contraindicações ao uso de heparina, como trombocitopenia, coagulopatia, sangramento ativo, hemorragia intracraniana recente, o uso de compressor pneumático isolado deve ser feito, a menos que o paciente tenha doença arterial periférica. É alta a frequência de embolia pulmonar que, quando ocorre, implica inserção do filtro de veia cava inferior. A combinação da terapia farmacológica e da mecânica é indicada em pacientes de alto risco para TVP.

A profilaxia de úlcera péptica deve ser feita por meio do uso dos antagonistas dos receptores H2 ou com os inibidores de bomba de prótons (Stothert *et al.*, 1980; Bresalier *et al.*, 1987).

▸ Referências bibliográficas

Abreu MT, Arditi M. Innate immunity and toll like receptors: clinical implications of basic science research. *J Ped.* 144: 421-429, 2004.

Alexopoulou L, Holt AC, Medzhitov R *et al.* Recognition of double-stranded RNA and activation of NF-kB by toll-like receptor 3. *Nature.* 413: 732-738, 2001.

American College of Chest Physicians/Society of Clinical Carte Medicine. Consensus Conference. Definitions for sepsis and organ failure and guidelines for the use of innovative therapies in sepsis. *Crit Care Med.* 20: 864-874, 1992.

Angus DC, Linde-Zwirble WT, Lidicker J *et al.* Epidemiology of severe sepse in the United States: analysis of incidence, outcome, and associated costs of care. *Crit Care Med.* 29: 1303-1310, 2001.

Annane D, Bellisant E, Cavaillan JM. Septic shok. *Lancet.* 365: 63-78, 2005.

Annane D, Cavaillon JM. Corticosteroids in sepsis: from bench to bedside? *Shock.* 20: 197-207, 2003.

Annane D, Sebille V, Charpentier C. Effect of treatment with low doses of hydrocortisone and fludrocortisone on mortality in patients with septic shock. *JAMA.* 288: 862-871, 2002.

Archibald LK, den Dulk MO, Pallangyo KJ *et al.* Fatal *Mycobacterium tuberculosis* bloodstream infection infebrile hospitalized patients in Dar es Salaam, Tanzania. *Clin Infect Dis.* 26: 290-296, 1998.

Asseman C, Fouler S, Powrie F. Control of experimental inflammatory T cells. *Am J Resp Crit Care Med.* 162: 5185-5189, 2000.

Aztiz ME, Rackow EC. Septic shock. *Lancet.* 351: 1501-1505, 1998.

Bernard GR, Vincent JL, Laterre PF *et al.* Efficacy and safety of recombinant human activated protein C for severe sepsis. *N Eng J Med.* 344: 699-709, 2001.

Bochud PY, Thierry C. Pathogenesis of sepsis: new concept and implications for future treatment. *BMJ* 326: 262-266, 2003.

Bresalier RS, Grendell JH, Cello JP. Sucralfate *versus* titrated antacid for the prevention of acute stress-related gastrointestinal hemorrhage in critically ill patients. *Am J Med.* 83: 110-116, 1987.

Carter KC. Puerperal fever. In: Kiple KF. *The Cambridge World History of Human Disease.* New York: Cambridge University Press, p. 955-957, 1993.

Céline LF. *A Vida e a Obra de Semmelweis.* Tradução de R. F. D'Aguiar. São Paulo: Companhia das Letras, 1998.

Choi PTL, Yip G, Quinonez LG *et al.* Crystalloids vs colloids in fluid resuscitation: a systematic review. *Crit Care Med.* 27: 200-210, 1999.

Coban C, Ishii KJ, Kawai T *et al.* Toll-like receptor 9 mediates inate immune activation by the malaria pigment hemozoin. *JEM.* 201: 19-25, 2005.

Cooper DJ, Walley KR, Wiggs BR. Bicarbonate does not improve hemodynamics in critically ill patients who have lactic acidosis: a prospective, controlled clinical study. *Ann Intern Med.* 112: 492-498, 1990.

Cooper MS, Stewart PM. Corticosteroid insufficiency in acutely ill patients. *N Eng J Med.* 348: 727-734, 2003.

Corwin HL, Gettinger A, Rodriguez M. Efficacy of recombinant human erythropoietin in the critically ill patient: a randomized double-blind, placebo-controlled trial. *Crit Care Med.* 27: 2346-2350, 1999.

Creasey AA, Reinhart K. Tissue factor pathway inhibitor activity in severe sepsis. *Crit Care Med.* 29: S126-129, 2001.

De Socio GVL, Marroni M, Menichetti F. Sepsis with multiple organ disfunction. *Lancet.* 351: 1552, 1998.

Delaporte F. Contagion et infection. In: Lecourt D. *Dictionnaire de la Pensée Médicale.* Paris: Quadrige/PUF, p. 283-287, 2004.

Dellinger RP, Levy MM, Carlet JM *et al.* Surviving Sepsis Campaign: International guidelines for management of severe sepsis and septic shock: 2008 [correção existente em *Crit Care Med.* 2008; 36: 1394-1396]. *Crit Care Med.* 36: 296-327, 2008.

Doyle SE, O'Connell R, Vaidya SA *et al.* Toll-like receptor 3 mediates a more potent antiviral response than toll-like receptor 4. *J Immunol.* 170: 3565-3571, 2003.

Drakulovic M, Torres A, Bauer T. Supine body position as a risk factor for nosocomial pneumonia in mechanically ventilated patients: A randomised trial. *Lancet.* 354: 1851-1858, 1999.

Duffin J. Technology and disease: the stethoscope and physical diagnosis. In: Duffin J. *History of Medicine. A Scandalously Short Introduction* (reprint). London: Macmillan Press, p. 191-211, 2001.

DuPont HL, Spink WW. Infections due to gram-negative organisms: an analysis of 860 patients with bacteriemia at the University of Minnesota Medical Center, 1958-1966. *Medicine.* 48: 307-332, 1969.

Fantini B. La microbiologie médicale. In: MD Grmek. *Histoire de la Pensée Médicale en Occident.* Tradução do italiano de Louise Lambrichs. Paris: Éditions du Seil, p. 115-146, 1999.

Finney SJ, Zekveld C, Elia A *et al.* Glucose control and mortality in critically ill patients. *JAMA.* 290: 2041-2047, 2003.

Fourrier F, Jourdain M, Tournoys A. Clinical trial results with antithrombin III in sepsis. *Crit Care Med.* 28: S38-43, 2000.

Frankel H, Jeng J, Tilly E. The impact of implementation of neuromuscular blockade monitoring standards in a surgical intensive care unit. *Am J Surg.* 62: 503- 506, 1996.

Frey EA, Miller DS, Gullstein-Jahr T *et al.* Soluble CD-14 participates in the response of cells to lipopolysaccharide. *J Exp Med.* 176: 1665-1671, 1992.

Funk DJ, Parrillo JE, Kumar A. Sepsis and septic shock: a history. *Crit Care Clin.* 25:83-101, 2009.

Gattinoni L, Brazil L, Pelosi P. A trial of goal-oriented hemodynamic therapy in critically ill patients. *N Engl J Med.* 333: 1025-1032, 1995.

Gattinoni L, Tognoni G, Pesenti A. Effect of prone positioning on the survival of patients with acute respiratory failure. *N Engl J Med.* 345: 568-573, 2001.

Geissmann F, Jung S, Littman D. Blood monocytes consist of two principal subsets with distinct migratory properties. *Immunity.* 19: 71-82, 2003.

Gerolanos S, Douka ET. Historical perspective of the word "sepsis". *Intensive Care Med.* 32: 2077, 2006.

Gogos CA, Drosou E, Bassanis HP *et al.* Pro-*versus* anti-inflammatory cytokine profile in patients with severe sepsis: a marker for prognosis and future therapeutic options. *J Infect Dis.* 181: 176-180, 2000.

Grewe M, Gausling R, Gyujko K *et al.* Regulation of the m RNA expression for tumor necrosis factor-α in rat liver macrophages. *J Hepatol.* 20: 811-818, 1994.

Grinnell BW, Joyce D. Recombinant human activated protein C: a system modulator of vascular function for treatment of severe sepsis. *Crit Care Med.* 29: S53-60, 2001.

Grmek MD. Common purulent inflamations. In: Grmek MD. *Diseases in the Ancient Greek World.* London & Baltimore: The Johns Hopkins University Press, p. 119-132, 1989.

Hack CE, Zeerleder S. The endothelium in sepsis: source of and a target for inflammation. *Crit Care Med.* 29: S21-27, 2001.

Hans X, Fink MP, Yang R *et al.* Increased iNOS activity is essential for intestinal epithelial tight junction dysfunction in endotoxenic mice. *Shock.* 21: 261-270, 2004.

Henneke P, Takenchi O, Van Strip JA *et al.* Novell engagement of CD-14 and multiple toll-like receptors by group B streptococci I. *J Immunol.* 167: 7069-7076, 2001.

Hipócrates. Epidemics, Book 1. In: Lloyd GER. *Hippocratic Writings.* London: Penguin Classics, Penguin Books, p. 87-112, 1978.

Holmes CL, Walley KR, Chittock DR *et al.* The effects of vasopressin on hemodynamics and renal function in severe septic shock: A case series. *Intens Care Med.* 27: 1416-1421, 2001.

Hoshino K, Takenchi O, Kawai T *et al.* Culting edge: toll-like receptor 4 (TLR-4) deficient mice are hyporesponsive to lipopolysaccharide: evidence for TLR-4 as the LPS gene product. *J Immunol.* 162: 3749-3752, 1999.

Hotchkiss RS, O'Karl IE. The pathophysiology and treatment of sepsis. *N Engl J Med.* 348: 138-150, 2003.

Ibbotson GG, Doig C, Kaur J. Functional a 4 integrin: a newly identified pathway of neutrophil recruitment in critically ill septic patients. *Nat Med.* 7: 465-470, 2001.

Jaber BL, Rao M, Guo D. Cytokine gene promoter polymorphisms and mortality in acute renal failure. *Cytokine.* 25: 212-219, 2004.

Janeway Jr. CA, Medzhitov R. Innate immune recognition. *Annu Rev Immunol.* 20: 197-216, 2002.

Jangneaux T, Taylor DR, Kantrow SP. Coagulation in sepis. *Am J Med Sci.* 328: 196-204, 2004.

Kaisho T, Takenchi O, Kawai T *et al.* Endotoxin-induced maturation of MyD88-deficient dendritic cells. *J immunol.* 166: 5688-5694, 2001.

Katori M, Majima M. Cyclooxigenase-2, its rich diversity of roles and possible application of its selective innibitors. *Inflamm Res.* 49: 367-392, 2000.

Kauss IAM, Grion MC, Cardoso LTQ *et al.* The epidemiology of sepsis in a Brazilian teaching hospital. *Braz J Infect Dis.* 14:264-270, 2010.

Kellum J, Decker J. Use of dopamine in acute renal failure: a meta-analysis. *Crit Care Med.* 29: 1526-1531, 2001.

Klein S, Kinny J, Jeejeebhoy K. Nutrition support in clinical practice: review of published data and recommendations for future research directions. A summary of a conference sponsored by the National Institutes of Health and the American Society for Parenteral and Enteral Nutrition. *Am J Clin Nutr.* 66: 683-706, 1997.

Kress JP, Pohlman AS, O'Connor MF. Daily interruption of sedative infusions in critically ill patients undergoing mechanical ventilation. *N Engl J Med.* 342: 1471-1477, 2000.

Ku CL, Yang K, Bustamante J *et al.* Inherited disorders of humans Toll-like receptor signaling immunological implications. *Immunol Rev.* 10-20, 2005.

Lederer JA, Rodnick ML, Mannick JA. The effects of injury on the adaptive immune response. *Shock.* 11: 153-159, 1999.

Levy MM, Fink MP, Marshall JC *et al.* 2001 SCCM/ESICM/ACCP/ATS/SIS International Sepsis Definitions Conference. *Crit Care Med.* 31: 1250-6, 2003.

Lin MT, Albertson TE. Genomic polymorphisms in sepsis. *Crit Care Med.* 32: 569-579, 2004.

Littré E. *Dictionnaire de Médecine, de Chirurgie, de Pharmacie, de l'Art Vetérinaire et des Sciences qui S'y Rapportent.* 20ème édition. Paris: Librairie J.B. et Fils, p. 1443-1444, 1903.

Loudon ISL. Childbirth. In: Bynum WF, Porter R (ed.). *Companion Encyclopedia of the History of Medicine.* London: Routledge, p. 1050-1071, 1993.

Lukacs NW, Hogaboam C, Campbell E *et al.* Chemokines: junction, regulation and alteration of inflammatory responses. *Chem Immunol.* 72: 102-120, 1999.

Luster MI, Germolec DR, Yoshilda T *et al.* *Hepatology.* 19: 480-488, 1994.

Luz KG, Marinho LAC, Tavares W. Sepse. In: Tavares W, Marinho LAC (ed.). *Rotinas de diagnóstico e tratamento das doenças infecciosas e parasitárias.* São Paulo: Atheneu, p. 941-950, 2005.

Mahalingam S, Karupiah G. Chemokines and chemokine receptors in infectious diseases. *Immunol Cell Biol.* 77: 469-475, 1999.

Manji RA, Wood KE, Kumar A. The history and evolution of circulatory shock. *Crit Care Clin.* 25:1-29, 2009.

Marcondes Vieira AF. Estudo das moléculas de adesão intercelular e elementos correlatos da matriz extracelular na tuberculose pleural associada ou não ao HIV. Tese de Mestrado. Rio de Janeiro: Uerj, 2001.

Marik PE, Zaloga GP. Adrenal insufficiency during septic shock. *Crit Care Med.* 31: 141-145, 2003.

Martin MA. Epidemiology and clinical impact of gram-negative Sepsis. *Infect Dis Clin North Amer.* 5: 739-752, 1991.

Massari P, Henneke Y, Ito P *et al.* Culting edge: immune stimulation by neisserial porins is toll-like receptor 2 and MyD88 dependent porins. *J Immunol.* 168: 1533-1537, 2002.

Mattay MA. Severe sepses. A new treatment with both anticoagulant and anti inflamatory properties. *N Engl J Med.* 334: 760-761, 2001.

McCabe WR, Jackson GG. Gram-negative bacteriemia. I. Etiology and ecology. *Arch Intern Med.* 110: 847-855, 1962.

McNeil WH. *Plagues and Peoples* (reprint). Garden City: Anchor Books, p. 132-175, 1989.

Nuland SB. The germ theory before germs. The enigma of Ignac Semmelweis. In: Nuland SB. *Doctors. The Biography of Medicine* (reprint). New York: Vintage Books, p. 238-262, 1995.

O'Sullivan ST, Lederer JA, Horgan AF *et al.* Major injury lads to predominance of the T helper-2 lymphocyte phenotype and diminished interleukin-12 production associated with decreased resistance to infection. *Ann Surg.* 222: 482-492, 1995.

Oberholzer A, Oberholzer C, Moldawer LL. Sepsis syndromes: understanding the role of innate and acquired immunity. *Shock.* 16: 83-96, 2001.

Opal SM, Cohen J. Clinical gram positive sepsis: does it fundamentally differ from gram negative sepsis? *Crit Care Med.* 27: 1608-1616, 1999.

Opal SM, De Pablo VA. Anti-inflammatory cytokines. *Chest.* 117: 1162-1172, 2000.

Opal SM, Huber CE. Bench-to-bedside review: Toll-like receptors and their role in septic shock. *Critical Care.* 6: 125-136, 2002.

Ozinsky A, Underhill DM, Fontenot JD *et al.* The repertoire for pattern recognition of pathogens by the innate imme system is defined by cooperation between Toll-like receptors. *Proc Natl Acad Sci USA.* 97: 13766-13771, 2000.

Parrilo JE. Shock syndromes related to sepsis. In: *Cecil Textbook of Medicine.* 22nd edition. Philadelphia: Ter Goldman & Dennis Ausiello, p. 620-626, 2004.

Pelling M. Contagion/germ theory/specificity. In: Bynum WF, Porter R (ed.). *Companion Encyclopedia of the History of Medicine.* London: Routledge, p. 309-334, 1993.

Penso G. *La Conquête du Monde Invisible. Parasites et Microbes à Travers les Siècles.* Paris: Les Éditions Roger Dacosta, 384 pp.

Pinsky MR. Dysregulation of the immune response in severe sepsis. *Am J Med Sci.* 328: 220-229, 2004.

Poeze M, Ramsay G, Gerlach H *et al.* An international sepsis survey: a study of doctors' knowledge and perception about sepsis. *Crit Care.* 8:R409-13, 2004.

Poltorak A, Ricciardi-Castagnoli S, Cilterio S *et al.* Physical contact between lipopolysaccharide and toll-like receptor 4 revealed by genetic complementation. *Proc Natl Acad Sci USA.* 97: 2163-2167, 2000.

Postel-Vinay N. Hypertension artérielle. In: Lecourt D. *Dictionnaire de la Pensée Médicale.* Paris: Quadrige/PUF, p. 609-613, 2004.

Rangel-Frausto MS. The epidemiology of bacterial sepsis. *Infect Dis Clin North Amer.* 13: 299-312, 1999.

Rangel-Frausto MS, Pittet D, Costigan M *et al.* The natural history of the systemic inflammatory response syndrome (SIRS). A prospective study. *JAMA.* 273: 117-123, 1995.

Rabello LSCF, Rosolem MM, Leal JV *et al.* Entendendo o conceito PIRO: da teoria à prática clínica – Parte 1. *Rev Bras Ter Intensiva.* 21:425-31, 2009.

Rello J, Lisboa T, Lujan M *et al.* Severity of pneumococcal pneumonia associated with genomic bacterial load. *Chest* 136:832-40, 2009.

Rezende E, Silva Jr. JM, Isola AM *et al.* Epidemiology of severe sepsis in the emergency department and difficulties in the initial assistance. *Clinics.* 63:457-64, 2008.

Ribeiro NAM, Stolf NAG, Silva Jr. AF *et al.* Efeito do azul de metileno na resposta inflamatória e hemodinâmica em pacientes submetidos a cirurgias de revascularização miocárdica com circulação extracorpórea. *Rev Bras Cir Cardiovasc.* 19: 17-23, 2004.

Riedemann NC, Guo RF, Ward PA. The enigma of sepsis. *J Clin Invest.* 112: 460-467, 2003.

Rudis MI, Sikora CA, Angus E. A prospective, randomized, controlled evaluation of peripheral nerve stimulation *versus* standard clinical dosing of neuromuscular blocking agents in critically ill patients. *Crit Care Med.* 25: 25575-25583, 1997.

Sales Júnior JAL, David CM, Hatum R *et al.* Sepse Brasil: estudo epidemiológico da sepse em unidades de terapia intensiva brasileiras. *Rev Bras Ter Intensiva.* 18: 9-17, 2006.

Schaberg DR, Culver DH, Gaynes RP. Major trends in the microbiology etiology of nosocomial infections. *Am J Med.* 91: 72S-75S, 1991.

Schwandner R, Dziarski Wesche H, Rothe M *et al.* Peptidoglyclan and lipoteichoic acid-induced cell activation is mediated by toll-like receptor 2. *J Biol Chem.* 274: 17406-17409, 1999.

Semmelweis IP. *The Etiology, Concept, and Prophylaxis of Childbed Fever.* Translated and edited, with an introduction by K. Codell Carter. Madison: The University of Wisconsin Press, 1983.

Sharshar T, Blanchard A, Paillard M. Circulating vasopressin levels in septic shock. *Crit Care Med.* 31: 1752-1758, 2003.

Silva E, Pedro MA, Sogayar ACB *et al.* Brazilian sepsis epidemiological study (BASES Study). *Crit Care* 8: R251-260, 2004. Disponível em http://ccforum.com/content/8/4/R251.

Sournia JC, Rouffie J. *As epidemias na história do homem.* Tradução de Joel Goes. Lisboa: Edições 70, p. 73-114, 1986.

Sriskandan S, Cohen J. Gram positive sepsis. Mechanisms and differences from gram negative sepsis. *Infect Dis Clin North Am.* 13: 397-412, 1999.

Stothert JC, Simonowitz DA, Dellinger EP. Randomized prospective evaluation of cimetidine and antacid control of gastric pH in the critically ill. *Ann Surg.* 192: 169-174, 1980.

Swan HJ, Ganz W, Forrester J *et al.* Catheterization of the heart in man with use of a flow-directed balloon-tipped catheter. *N Engl J Med.* 283:447-51, 1970.

Tanaka H, Sugimoto H, Yoshioka T *et al.* Role of grannulocyte elastase in tissue injury in patients with septic shock complicated by multiple-organ failure. *Ann Surg.* 213: 81-85, 1991.

Tröhler U. Surgery (Modern). In: Bynum WF, Porter R (ed.). *Companion Encyclopedia of the History of Medicine.* London: Routledge, p. 1000-1028, 1993.

Van Amersfoort ES, Van Berkel TJC, Kuiper J. Receptors, mediators, and mechanisms involved in bacterial sepsis and septic shock. *Clin Microbiol Rev.* 16: 379-414, 2003.

Van den Berghe G, Wouters PJ, Bouillon R. Outcome benefit of intensive insulin therapy in the critically ill: insulin dose *versus* glycemic control. *Crit Care Med.* 31: 359-366, 2003.

Vincent JL, Martinez EO, Silva E. Evolving concepts in sepsis definition. *Crit Care Clin.* 25: 665-675, 2009.

Warren BL, Eid A, Singer P. High-dose antithrombin III in severe sepsis. A randomized controlled trial. *JAMA.* 286: 1869-1878, 2001.

Yoshimura A, Lien E, Ingalls RR *et al.* Cutting edge: recognition of gram positive bacterial cell wall components by the innate immune system occurs via toll-like receptor 2. *J Immunol.* 163: 1-5, 1999.

Young LS. Sepsis syndrome. In: Mandell GL, Bennett JE, Dolin R (ed.). *Principles and Practice of Infectious Diseases.* Philadelphia: Churchill Livingstone, p. 806-819, 2000.

29 Implicações Psiquiátricas das Doenças Infectocontagiosas

Adolpho Hoirisch

▸ Introdução

Hoje, com o incremento da medicina preventiva, apaga-se a formulação de que "doente é quem procura o médico". Se, de um lado, a promoção de saúde e a profilaxia das doenças são procedimentos relevantes na História da Medicina, por outro lado, há que se lembrar dos que sofrem por acreditar serem acometidos de contaminação inexistente.

Comecemos pelos *hipocondríacos* que são rotulados como "o zero anatomopatológico", mas mostram uma crença cada vez mais inabalável da existência da enfermidade. Após sucessivos e exaustivos exames, o agente de saúde não encontra etiologia compatível com as queixas ou apreensões; o comum é que estas pessoas não fiquem satisfeitas e, não raro, procurem outros médicos. Da peregrinação efetivada pela *medicina científica* é possível passar para a denominada "medicina não oficial" e tornam-se presas fáceis de charlatães, curandeiros populares e feiticeiros.

Entretanto, no exemplo acima, como nos seguintes, deve o médico ter um alto nível de tolerância à frustração. Muitos profissionais da saúde, concluindo que o paciente "não sofre de nada", livram-se daquela presença incômoda, enviando-o (até com certa hostilidade) ao psiquiatra. Torna-se o especialista em foco, assim, "o médico do nada". Esses "doentes imaginários" rechaçam o encaminhamento aos alienistas, pois "não são loucos".

Outro exemplo, que se alinha no grupo dos consulentes de queixas obscuras, é o do *simulador*. Este consegue, com certa facilidade, irritar o médico, que se torna agressivo ao descobrir o embuste, e clínicos e cirurgiões chegam a desabafar que "não estão a serviço da fraude". Neste grupo, há os pacientes que, além dos motivos da procura do consultório ou do hospital, "fabricam os sintomas". São qualificados como *factícios*. Se o agente de saúde é inexperiente ou temeroso de uma acusação de negligência, confere um rótulo nosográfico e acaba gratificando o anseio do fraudador. Os simuladores engrossam as fileiras dos encaminhados aos peritos, pois emerge a suspeita de que objetivam benefícios: *isenção do serviço militar, aposentadoria, irresponsabilidade criminal, indenização etc.*

Nessas considerações introdutórias, há que se aludir aos *fóbicos e obsessivos*. A fobia é um medo irracional a diferentes motivos; no caso em pauta, falamos do temor de contrair infecções. Se as afecções existem, e não havendo razões evidentes para temê-las, o fato é que reagem com intensa ansiedade e, até mesmo, com terror e pânico.

Por vezes, uma campanha publicitária promovida pelas autoridades sanitárias tanto pode fomentar a demanda de procedimentos preventivos como também pode criar verdadeira neurose coletiva, aparecendo os fóbicos nas primeiras fileiras. A apreensão pode ser tão intensa que se associa ao comportamento obsessivo-compulsivo. O cliente procura alívio de seu sofrimento com telefonemas e consultas reiteradas, com uso indiscriminado de automedicação e complicados rituais de desinfecção.

Ocorrem casos de comorbidade em que se associam hipocondria, fobia e obsessão. De vez em quando, surge a convicção do acometimento de doença sexualmente transmitida, em cuja gênese está a punição para atenuar a culpa gerada pela infidelidade conjugal. A AIDS ocupa lugar de relevo não somente como pena autoaplicada, como também sendo casado(a), a pessoa mantém paralelamente relações homossexuais. É a doença imaginária como punição.

As doenças, que, em sua origem, estão vinculadas à falta de higiene e/ou à promiscuidade, por serem motivo de vergonha, são sonegadas na colheta de dados anamnésticos.

Hospitalizações demoradas costumam ser prejudiciais. Isto se torna ainda mais intolerável, se o paciente fica confinado ao isolamento, sem visitas, com tratamento robotizado e "sem alimentos para o espírito". São fatores, entre outros mais, que acarretam tristeza, enfado, revolta, irritabilidade fácil e instabilidade emocional.

▸ Aspectos conceituais

Mente e corpo interagem, como totalidade unitária, de tal maneira que só são separados por artifício didático.

Os escritos de Manfred Bleuler *et al.* são leitura obrigatória e assim começam.

"Quase todos sabemos que as enfermidades somáticas agudas e graves são acompanhadas frequentemente de alterações psíquicas; poucos são os que carecem de uma dolorosa experiência pessoal a este respeito. As alterações mentais, que surgem na ocasião da enfermidade somática, constituem algo habitual para o médico. A literatura científica de todas épocas tem-nas registrado e assim nos revela a História da Medicina..."

A obra em apreço focaliza de modo pormenorizado os complexos sintomáticos psíquicos emergentes nas doenças somáticas, alargando os horizontes de Karl Bonhoeffer, que cunhou a expressão *reação exógena aguda*.

Não se trata de enfocar as repercussões anímicas, ante a constatação diagnóstica ou da percepção do próprio cliente de um ou mais sintomas físicos (no caso, infecciosos). O fato é que inúmeras das doenças em questão, ao invadirem o organismo, provocam distúrbios mentais agudos, de gravidade variável. O caráter agudo confere o aspecto dramático, vale dizer, as manifestações são gritantes. Torna-se fácil formular o diagnóstico, além de se instituir a terapêutica adequada. É comum a cura da doença mental, sem defeito (delírio febril, por exemplo).

Se, no modelo descrito, considera-se que as toxinas específicas, invadindo a corrente circulatória, afetem o cérebro, diferente é o modelo em que o agente patogênico age especificamente no encéfalo. Nem sempre o diagnóstico é precoce e a evolução torna-se, assim, crônica. Exemplo ilustrativo é o da menigoencefalite sifilítica crônica e difusa (chamada impropriamente de paralisia geral progressiva): após o cancro de inoculação, até atingir o parênquima cerebral, passam-se dez anos ou mais neste paradigma, com sequelas graves.

Convém lembrar, ainda, embora não sejam infecções, a cisticercose e a equinococose cerebrais, com possíveis manifestações epilépticas.

No que tange às denominações, estas variam: reações exógenas, psicoses de base somática, transtornos mentais decorrentes de lesão e disfunção cerebrais e de doença física (CID-10), transtornos mentais devidos a uma condição médica geral (DSM-IV).

Vemos que a CID-10, classificação da Organização Mundial da Saúde, cria uma denominação extensiva, revelando a intenção de englobar várias etiologias. Já o DSM-IV, a bíblia dos psiquiatras americanos, chama condições médicas, quando caberiam os adjetivos somáticas, biológicas ou físicas.

Importa, pois, enfatizar que certas doenças classificadas como físicas deflagram quadros psicóticos; isto torna útil a presença do chamado *psiquiatra de ligação* no Hospital Geral. Este não apenas instituirá a terapêutica, como também opinará sobre a necessidade de remoção do enfermo. O fato é que o preconceito contra a alienação mental, vista como potencialmente perigosa, desperta o impulso "antropoemético". A propensão a "livrar-se de louco" ainda é uma realidade, porém os cuidados somáticos são habitualmente prioritários.

▶ Formas clínicas

Entre os psiquiatras circula a assertiva, sob a forma de blague, segundo a qual estes especialistas costumam agregar às nosografias existentes algo mais — quando não suprimem certos rótulos diagnósticos. Vem daí a conclusão de que cada alienista tem sua classificação — não é, assim desejamos, o nosso caso.

Vejamos, pois, os principais complexos sintomáticos mais frequentes e de interesse dos infectologistas. Preliminarmente, vale chamar a atenção para o sintoma nuclear nas toxinfecções agudas: a *perturbação de consciência*. Mais ainda: em se tratando de psicoses, existe obviamente *falência do juízo de realidade*. Como consequências surgem ideias delirantes, alucinações, além de afrouxamento da crítica e dos freios morais.

▪ Delirium ou delírio oniroide

Existe, como assinalamos, turvação de consciência, desorientação e acentuada ansiedade, acompanhadas de inquietação ou agitação psicomotora. Apesar da consciência ofuscada, o enfermo permanece alerta aos fatos elementares do ambiente. Dentre as alucinações, predominam as visuais e o pensamento, bem como a linguagem que são incoerentes. Na dependência dos tipos de alucinação, o doente se mostra apavorado e até mesmo agressivo. Suas palavras e a mímica traduzem a estranheza ante o mundo, quando percepções normais se misturam às alucinações. O diálogo é difícil, quando não é impossível.

▪ Alucinose

É um síndromo em que predominam alucinações visuais ou auditivas. Tais distúrbios da sensopercepção são persistentes e recorrentes; além disto não há comprometimento da consciência. Não é incomum que o paciente constate a irrealidade da falsa percepção. Ao contrário do quadro anterior, as funções intelectuais não são muito afetadas.

▪ Síndrome amnéstica ou de Korsakoff

O sintoma principal está no domínio das funções mnêmicas. Existe amnésia anterógrada associada à desorientação temporal. É possível também haver comprometimento retrógrado e desorientação espacial, além de autopsíquica (identidade e noção de seu estado). Agrega-se a tudo o fenômeno da *fabulação*, vale dizer, o enfermo preenche as lacunas de memória com dados inverossímeis, que se modificam rapidamente. A sugestionabilidade fácil e o embaraço, causados por perguntas, estão entre as causas da fabulação.

É uma psicose subaguda e não se acompanha de sequelas. Se é expressão de *demência*, alguns autores chamam de presbiofrenia; neste caso a doença é irreversível.

▪ Retardo mental e demência

Considerando, em obediência a um esquema didático, que as funções intelectuais se desenvolvem quantitativamente até os 18 anos, os estados deficitários irreversíveis têm denominação diversa, em relação à faixa etária. Até a referida idade, falamos de *retardo mental* (ou oligofrenia) e, após a mesma, *demência*. Como curiosidade, vale assinalar que grande parte dos médicos alia ao conceito de demência a eclosão na velhice apenas.

Vejamos alguns exemplos em que o agente infeccioso afeta o parênquima cerebral, e, no caso das demências, o processo costuma obedecer à *lei da regressão mnêmica* de Ribot — dito em outras palavras: os engramas (ou recordações) são destruídos dos recentes para os remotos, dos complexos para os simples, dos menos organizados para os mais organizados.

Na dependência da época do episódio ou surto encefalítico, ocorrido na infância ou na adolescência, bem como da gravidade, os graus de retardo intelectual variam. Quanto mais precoce e grave, atingindo as funções intelectuais elementares, o grau ficará entre a idiotia (déficit mais profundo) e a imbecilidade. Ao contrário, a encefalite causará uma parada no desenvolvimento das funções mais elaboradas (abstração, generalização, juízo, raciocínio e imaginação criadora) é a debilidade mental. Evidentemente, quanto mais cedo se diagnostica e se efetua o tratamento adequado, tanto melhor será o prognóstico.

A sífilis está de tal modo controlada que muitos autores não se preocupam em registrar a menigoencefalite luética. O advento dos antibióticos colocou a malarioterapia, o emprego da neoarsfenamina e o bismuto no arsenal do passado. Não vivemos mais a época em que "se pensava sifiliticamente".

Hoje ganha particular relevo a *demência* causada pelo vírus HIV. Esta afecção é caracterizada por queixas de esquecimento, dificuldade de concentração e de compreensão da leitura, bem como de raciocínio alentecido. Notam-se apatia e retraimento social. O processo demencial é rápido (semanas ou meses) em direção a um déficit cognitivo global, embotamento afetivo, mutismo, estupor e morte.

Fala-se atualmente do conceito de AIDS *demência-complex*, agrupando em um *continuum* os *distúrbios cognitivos*. As manifestações em tela englobam apenas as funções superiores: concentração atentiva, fixação mnêmica, raciocínio lento — tudo isto associado à apatia.

Na encefalopatia pelo HIV, a anatomia patológica revela comprometimento cortical, mas raramente está isolado, pois outras doenças cerebrais estão envolvidas.

Síndrome pós-encefalítica

Tais manifestações podem evoluir consoante o modelo das doenças cicatriciais. Encontram-se sintomas residuais na esfera do comportamento, consequentemente às encefalites virais ou bacterianas. São síndromes inespecíficas, variando com os pacientes (onde avulta a idade dos mesmos) e o agente etiológico. São assinalados: mal-estar, apatia ou tristeza ou irritabilidade fácil, humor lábil, funções cognitivas atrofiadas, ritmos de sono desregulados, o mesmo se dando com alimentação, comportamento sexual variando de acordo com a falência da crítica.

Se as sequelas são reversíveis, não obedecem a uma especificidade. O que é mais comum é a persistência dos sentimentos de tristeza e de vergonha.

Verão os leitores atentos que, hoje, não se registra entre as formas clínicas o *estado confusional*. Dizia-se que em tais casos, comparados aos rotulados de *delirium*, apresentavam um contato mais fácil e o que avultava era a incoerência do pensamento e da comunicação verbal. A perturbação de consciência não era acentuada, nem havia distúrbios psicossensoriais.

Em virtude do exposto, e como a desagregação do pensamento integra frequentemente o *delirium*, os estados em apreço são qualificados como *confuso-oniroides*.

Síndrome de Alice no País das Maravilhas

Por apresentar semelhança com as vivências psicóticas da personagem central do livro de Lewis Carroll, o complexo sintomático ganhou este nome. Ficam afetadas as consciências de tempo e espaço, além do transtorno da percepção angustiante do esquema corporal. Foi descrita na mononucleose infecciosa.

Psicoimunologia

O sistema imunitário foi considerado como autônomo até a formulação de Selye, consoante o qual o timo tomaria parte no fenômeno do *estresse*. Assim, o sistema endócrino hipófise-adrenal mediaria as relações entre o estresse e o sistema imunitário. Sucederam-se vários estudos neste campo e surgiu a ciência psicoimunofarmacologia.

Os cuidados para impedir, por meio de medicamentos, a rejeição de órgãos transplantados, não estão isentos de consequências indesejáveis. Os imunossupressores (ciclosporina, azatioprina, corticosteroides) abrem as defesas a fungos, protozoários e bactérias oportunistas e novas doenças aparecem com maior ou menor risco de repercussões mentais. É preciso lembrar sempre que os psicofármacos podem interagir com os imunossupressores.

Se nos detivermos na relação estresse-infecção, alguns exemplos merecem referência. No caso da mononucleose infecciosa (vírus Epstein-Barr) estudos fundamentados em longa observação revelam que jovens, sob intenso estresse, são mais suscetíveis a contrair a doença. Dois fatores se agigantam em seus antecedentes: um forte desejo de vencer e os resultados medíocres nos exames.

A concentração de anticorpos para o herpes genital recidivante está aumentada nos períodos de estresse, particularmente nas pessoas em isolamento. Outro aspecto é o das infecções respiratórias, que eclodem nos jovens à época dos exames.

Sabe-se hoje que o impacto da viuvez, após os 60 anos, acarreta inibição da imunidade, mormente se o casal vivia em harmonia. Isto é mais comum no sobrevivente masculino. Há uma diminuição significativa da resposta linfocitária. O nexo temporal não é imediato e a vulnerabilidade do enlutado aparece após 2 a 14 meses da morte do cônjuge. Estas pessoas devem ser objeto de maior vigilância, dado o risco de dentro de 1 a 2 anos sobrevir grave infecção, seguida de morte.

Passemos aos psicofármacos. Grande parte dos sedativos (neurolépticos, barbitúricos, benzoadiazepinas, opiáceos) possui certo poder redutor das funções imunitárias. O diazepam inibe o sistema imunitário e, em contrapartida, o alprazolam estimula.

O *lítio*, empregado como profilático dos episódios maníacos ou melancólicos, é um modulador imunitário. Exerce ação antiviral, particularmente no caso do causador do herpes. Isto se dá não apenas no uso oral, como também no tópico. O lítio, em altas doses, tem efeito estimulante na maturação de leucócitos (granulopoese).

Aspectos médico-legais

Comumente todas áreas do saber médico estão relacionadas com a Medicina Legal e a infectologia não se divorcia desta assertiva.

Vejamos alguns exemplos:

As *doenças agudas*, sabidamente inseridas "entre parênteses" na trajetória existencial do paciente, se evoluem com turvação de consciência, apresentam o risco de comportamento delituoso. No meio da perturbação da ordem pública, emergem os *crimes de sangue*. Houve, no antigo Hospício do Rio de Janeiro, o caso de um doente malárico, que, por ocasião de um acesso febril, feriu com instrumento perfurocortante outro internado, matando-o. O bom senso do magistrado, ouvido o perito psiquiátrico-forense, fê-lo decretar a *liberdade vigiada*. O primeiro passo seria condená-lo à *medida de segurança detentiva* — desnecessária, dado o bom prognóstico quanto à cura. A perda da capacidade de determinação e de entendimento foi transitória, como foi a crise de hipertermia.

Em contrapartida, as entidades crônicas podem implicar, mais cedo ou mais tarde, *interdição*. Isto não afasta a possibilidade de uma ação penal, mas o que se deseja enfatizar é que a doença crônica se confunde com a curva biográfica do paciente provavelmente para o resto da vida. A demência (processo destrutivo-progressivo), após prova documental (parecer, atestado, laudo) é, de regra, motivo de interdição e o demente se torna incapaz para todos atos da vida civil (doação, testamento, casamento etc.).

Iatrogenia medicamentosa

Antibióticos e antissépticos

O infectologista deve estar vigilante para a *iatrogenia* com implicações psiquiátricas destes medicamentos.

► **Betalactaminas.** São as penicilinas e as cefalosporinas. Estas moléculas têm ação direta sobre o sistema nervoso central. Os distúrbios psíquicos são raros, mas podem ser graves: turvação de consciência e, como consequência, quadros confuso-oniroides, alucinações isoladas. São frequentes, se as doses destes antibióticos são elevadas e administradas por via venosa; certas cefalosporinas VO acarretam as complicações já descritas, contudo são reversíveis e cessam imediatamente com a suspensão do medicamento.

► **Tetraciclinas.** Na criança e com pouca frequência no adulto, o risco é a hipertensão craniana benigna, pois desaparece com a interrupção do tratamento. Chamam a atenção a irritabilidade e a impulsividade acentuadas.

► **Macrolídios.** A eritromicina pode ser o grande vilão responsável pelos quadros psicóticos, centrados na consciência ofuscada. Mesmo sedado à noite, o paciente tem seu sono agitado em virtude de constantes pesadelos. As complicações são mais frequentes nas mulheres.

► **Arminosídios.** Assinalam-se síndromes confuso-oniroides.

► **Ácidos nalidíxico e axolímico.** Agem como psicoanalépticos, pois a estrutura é similar à das anfetaminas — são complexos sintomáticos confuso-oniroides com insônia, agitação e alucinações.

► **Fosfomicina.** Dentre os sintomas predominam a apatia e o torpor. A desidratação intracelular é achado raro.

► **Dissulona.** São registradas: cefaleia, ansiedade, agitação e ideias delirantes. Tais manifestações surgem com doses elevadas como aquelas empregadas na hanseníase.

▪ Antituberculose

► **Isoniazida.** É um psicoestimulante e sua estrutura se assemelha à dos inibidores da monoamina oxidase (IMAO, medicamento antidepressivo). Utiliza-se a pirodoxina na prevenção e tratamento dos efeitos psicodislépticos.

► **Rifampicina.** Existe o risco de acarretar neuropatias periféricas, distúrbios psicóticos da consciência e ataxia.

► **Etionamida.** A ocorrência de suicídio fica mais possível na associação com isoniazida.

► **Etambutol.** Pode ser a causa de estados confuso-oniroides.

► Conclusão

Diz um provérbio chinês: *Quanto mais gordo for teu inimigo, melhor para que o venças: é mais fácil cravar uma faca em um boi do que esmagar uma pulga na unha.* Descoberta a microbiologia, os insetos cederam lugar na batalha pela saúde e pela vida a adversários diminutos. A medicina vem triunfando cada vez mais, porém os microrganismos ganham resistência aos tratamentos e nem sempre os pacientes resistem às terapêuticas.

O fato é que, quanto mais se aprimora a ciência médica, as vitórias são maiores do que os fracassos.

► Referências bibliográficas

Amiel-Lebigre. Méthodes d'Evaluation dês Événements Stressants de la Vie. *Encycl Méd Chir Psychiatrie*. 1988; 37401 E10, 11 Editions Techniques, Paris, p. 4.

Azorin J *et al.* Confusion Mentale *Encycl Med Chir Psychiatrie*. 37124 A10, Editions Techniques, Paris, p. 9, 1992.

Benson D *et al. Aspectos Psiquiátricos das Doenças Neurológicas*. Manole, São Paulo, 1977.

Belinato P. Considerations on a case of acute virogenic infection caused by a lymphotropic virus (infectious mononucleosis). Indications of a confusional psychosis followed, with apparently consolidated clinical recovery, by schizophrenic manifestations. *Riv Sper Freniatr Med Leg Alien Ment*. Jun 30; 84: 502-10, 1960.

Bleich A *et al.* Schizophreniform episode with infectious mononucleosis. *Psychosomatics*. Oct 23; (10): 1067-1068, 1982.

Bleuler Manfred *et al. Síndromes Psíquicos Agudos em las Enfermedades Somáticas*, Morata. Madrid, 1968.

Bourgeois M, Verdoux H. Psychologiques aux Affections Somatiques. *Encicl Med Chir Psychiatrie*: 37-A-20, Editions Techniques, Paris, 10 pp, 1994.

Cau C. The Alice in Wonderland syndrome. *Minerva Med*. Oct; 90 (10): 397-401, 1999.

Cheng AC *et al.* Psichosocial factors are associated with prolonged hospitalization in a population with advanced HIV. *Int J STD AIDS*. May; 12 (5): 302-306, 2001.

Chistovich AS. Infectious psychoses. *Zh Nevropatol Psikhiatr Im S S Korsakova*. 67 (11): 1697-1706, 1967.

Chkili T *et al.* Manifestations Neurologiques et Psyvhiatriques de la Syphilis Cerebrale. *Encycl Méd Chir Psychiatrie*. 37620 A10-10, Editions Techniques, Paris, p. 110, 1989.

Classificação de Transtornos Mentais e de Comportamento da CID. *Descrições Clínicas e Diretrizes Diagnósticas*, Coord. OMS, Artes Médicas, Porto Alegre, 1993.

Consoli SG. Psychoimunologie. *Encycl Méd Chir, Psychiatrie*. 37402 E10, 11, Editions Techniques, Paris, p. 7, 1988.

Consoli SG, Ferrand I. Les Manifestations Psychiatrique de l' Infection à HIV. *Encycl Méd Chie Psychiatrie*. 37550 A20, 10, Editions Techniques, Paris, p. 6, 1989.

Covelli V *et al.* Stress neuropsychiatric disorders and immunological effects exerted by benzodiazepines. *Immunopharmacol Immunotoxicol*. 20: 199-209, 1998.

DSM-IV. *Manual Diagnóstico e Estatístico de Transtornos Mentais*. Artes Médicas, Porto Alegre, 1995.

Gerwig M, Kastrup *et al.* Adult post-infectious thalamic encephalitis: acute onset and benign course. *Eur J Neurol*. Feb; 11 (2): 135-139, 2004.

Ghiciuc CM *et al.* Lês effects immunossupresseurs d'un nouveau derivé de la phenothiazine. *Ann Pharm Fr*. 62: 43-48, 2004.

Goldney RD, Temme PB. Case report: manic depressive psychosis following infectious mononucleosis. *J Clin Psychiatry*. Sep; 41 (9): 322-323, 1980.

Herman ZS. New views in immunopsychopharmacology. *Pol J Pharmacol*. 50: 377-386, 1998.

Hill D, Dubet JP. *Toxoplasma gondii* transmission, diagnosis and prevention. *Clin Microbiol Infect*. 8: 634-640, 2002.

Hoirisch A. *Iatrogenias* Cultura Médica, Rio de Janeiro, 1993.

Jarvis *et al.* Acute psychosis in a patient with Epstein-Barr virus infection. *J Am Acad Child Adolesc Psychiatry*. May; 29 (3): 468-469, 1990.

Kerr JR *et al.* Evidence for the role of demyelination, HLA-DR alleles, and cytokines in the pathogenesis of parvovirus B19, meningoencephalitis and its sequelae. *J Neurol Neurosurg Psychiatry*. 73: 739-746, 2002.

Kiecolt-Glaser JK *et al.* Psychoneuroimmunology and psychosomatic medicine: back to the future. *Psychosom Med*. 64: 15-28, 2002.

Klaren VN, Kijustra. Toxoplasmosis, and overview with emphasis on ocular involvement. *Ocul Immunol Inflamm*. 10: 1-26, 2002.

Kohler CG *et al.* Neurosyphilis presenting as schizophrenialike psychosis. *Neuropsychiatry Neuropsychol Behav Neurol*. Oct; 13 (4): 297-302, 2000.

Koltler C *et al.* Unités pour Malades Difficiles. *Encycl Med Chir Psychiatrie*. 37-952, A-10, Elsevier, Paris, p. 5, 1998.

Lazetic B *et al.* Emotional stress as an illness-related factor. *Med Pregl*. 56: 341-345, 2003.

Leavell R *et al.* Unusual acute neurologic presentations with Epstein-Barr virus infection. *Arch Neurol*. Feb; 43 (2): 186-8, 1986.

Linard F *et al.* Psychiatrie et Infections a VIH chez l'Adulte, *Encycl Med Chir*. 37-550-A-20,. Editions Techniques, Paris, p. 11, 1995.

Machon, RA *et al.* Adult major affective disorder after prenatal exposure to an influenza epidemic. *Arch Gen Psychiatry*. Apr; 54 (4): 322-328, 1997.

Marneros *et al.* Infection-caused mental disorders. Are they still topical in antibiotic era? *Dtsch Med Wochenschr*. May 15; 12 (20): 796-800, 1987.

Mc Daniel JS *et al.* severe mental illness and HIV-related medical and neuropsychiatric sequelae. *Clin Psychol Rev*. 17 (3): 311-325, 1997.

Paulino PH. Tronbles Psychiatriques d'Origine Medicamentense. *Encicl Med Chir Paychiatrie*. 37-875 B 10, Editions Techniques, Paris, p. 8, 1993.

Polimacher T *et al.* Effects of antipsychotic drugs on cytokine networks. *J Psychiatr Res*. 34: 369-382, 2000.

Portnov AA *et al.* Catammesis of patients treated for infectious psychoses. *Zh Nevropatol Psikhiatr Im S S Korsakova*. 67 (5): 735-741, 1967.

Rubin RL. Adolescent infectious mononucleosis with psychosis. *J Clin Psychiatry.* Oct; 39 (10): 773-775, 1978.

Rybakowski JK. Antiviral and immunomodulatory effect of lithium. *Pharmacopsychiatry.* 35: 158-164, 2000.

Spihtle BJ *et al.* Post-infectious encephalopathy simulating functional psychosis. *N Z Med J.* Mar 9; 85 (583): 180-181, 1977.

Stober G *et al.* First-trimester maternal gestational infection and cycloid psychosis. *Acta Psychiatr Scand.* Nov; 96 (5): 319-324, 1997.

Stober G *et al.* Exposure to prenatal infections, genetics and risk of systematic and periodic catatonia. *J Neural Transm.* May; 109 (5-6): 921-929, 2002.

Talbott J *et al. Tratado de Psiquiatria*, Artes Médicas, Porto Alegre.

Torch EM, Bishop ER Jr. Delusions and parasithosis: psychotherapeutic engagement. *Am J Psychother.* Jan; 35 (1): 101-106, 1981.

Trzepacz PT *et al.* Psychopharmacology and neuropsychiatric syndromes in organ transplantation. *Gen Hosp Psychiatry.* 13: 233-245, 1991.

Villemain F. Apport de l'Immunologie à la Psychiatrie. *Encycl Med Chir Psychiatrie.* 370-40 A 10, Editions Techniques, Paris, p. 4, 1992.

Whitten KL *et al.* The emotional experience of intercourse and sexually transmitted diseases: a decision Three analysis. *Sex Transm Dis.* 30: 348-356, 2003.

30 Mecanismos de Ação dos Antimicrobianos

Walter Tavares e Luiz Henrique Conde Sangenis

▸ Introdução

A ação dos antibióticos sobre os agentes microbianos provoca 2 tipos de efeitos, desde que o germe seja sensível à substância: a morte da bactéria (efeito bactericida — ou fungicida, no caso dos fungos) ou a interrupção de seu crescimento e reprodução (efeito bacteriostático — ou fungistático, no caso dos fungos). Esses efeitos são determinados por mecanismos de ação primários ou secundários dos fármacos sobre o agente microbiano e são variáveis com a concentração do antibiótico no meio em que se encontra o germe e com a sensibilidade do microrganismo. Essa observação é particularmente importante quando consideradas as concentrações possíveis de serem mantidas *in vivo*. Exemplo prático é oferecido pela anfotericina B. O conhecimento da ação da anfotericina B sobre os fungos indica que essa substância deve causar um efeito fungicida. Na prática, porém, esse antibiótico tem que ser usado em pequenas doses, devido à sua toxicidade para o homem. Tais doses determinam baixas concentrações sanguíneas, as quais podem não ser suficientes para atuar pelo mecanismo primário, impedem que o fármaco exerça sua ação fungicida. No entanto, tais concentrações podem provocar um efeito fungistático, certamente por interferência em outras estruturas ou processos metabólicos da célula, diferentes daquele local primário de ação. Por outro lado, o cloranfenicol, substância bacteriostática por excelência, exerce ação bactericida sobre algumas bactérias (p. ex., o pneumococo), considerando a elevada sensibilidade desse microrganismo ao antibiótico (Alterthum, 2004; Tavares, 2001).

O mecanismo de ação dos fármacos antimicrobianos, que compreende os antibióticos e os quimioterápicos antimicrobianos (sulfonamidas e quinolonas), é exercido essencialmente por: interferência na síntese da parede celular; alterações na permeabilidade da membrana citoplasmática; interferência na replicação do cromossomo; interferência na síntese proteica, interferência em processos metabólicos (Alterthum, 2004; Carter *et al.*, 1966; Cruz, 1974; Galé, 1960; Gaon *et al.*, 1980; Neu, 1982; Russel, 1969; Silva *et al.*,1983; Swenson e Sanford, 1970; Trabulsi e Zuliani, 1972) (Figura 30.1).

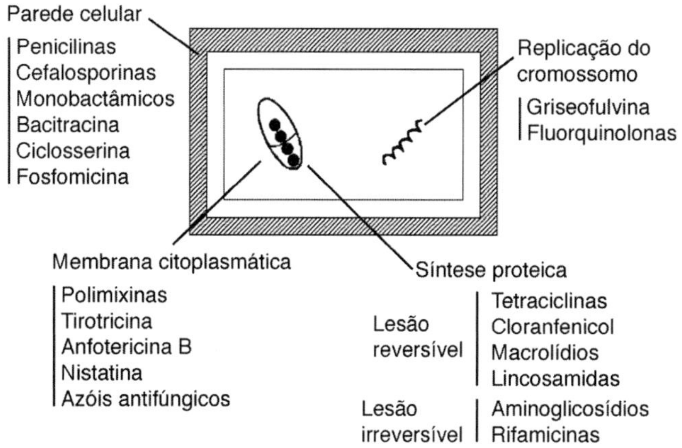

Figura 30.1 Mecanismo de ação dos antimicrobianos.

▸ Antibióticos que interferem na síntese da parede celular

As bactérias (exceto os micoplasmas), assim como as leveduras e plantas, apresentam uma estrutura denominada parede celular, que envolve a membrana citoplasmática. A parede celular é que dá forma à bactéria (coco, bacilo, espirilo) e funciona como uma barreira osmótica. É uma estrutura vital para a sobrevivência das bactérias no meio líquido, considerando que o meio interno bacteriano é hipertônico (Carvalhal e Alterthum, 2004). Bactérias sem parede sofrem lise osmótica. As bactérias gram-positivas têm uma pressão osmótica interna 10 a 30 vezes maior que a existente na água, enquanto nas gram-negativas e nos enterococos a pressão osmótica é de 3 a 5 vezes a pressão do meio exterior líquido. Bactérias desprovidas de parede celular podem ser obtidas em laboratório por vários mecanismos, mas só são capazes de sobreviver em um meio hipertônico, sendo então denominadas protoplastos, bactérias gram-positivas totalmente despojadas de constituintes da parede celular, ou esferoplastos, bactérias gram-negativas que conservam resíduo da parede celular em sua superfície externa (Carvalhal e Alterthum, 2004; McGee *et al.*, 1971). As formas L de bactérias, eventualmente encontradas em processos infecciosos, correspondem a bactérias sem parede que conseguem sobreviver devido às condições de maior osmolaridade do meio em que se situam (p. ex., vias urinárias, secreção em bronquiectasias). Além da importância na manutenção da hipertonicidade interna da bactéria, a parede celular é necessária à reprodução binária normal da célula, que se inicia pela formação de um septo a partir dela (Carter *et al.*, 1966; Carvalhal e Alterthum, 2004; Cruz, 1974; Neu, 1982; Richmond, 1981; Swenson e Sanford, 1970; Trabulsi e Zuliani, 1972). A parede celular é também denominada de membrana externa.

A parede celular tem constituição diferente conforme a bactéria seja gram-positiva (cocos e bacilos) ou um bacilo gram-negativo. Todas, entretanto, apresentam em comum um mucopeptídio, o peptidoglicano, um polímero mucocomplexo rígido, constituído por monômeros formados pelos açúcares aminados

N-acetilglicosamina e ácido N-acetilmurâmico, ligados por pontes de aminoácidos. Nas bactérias gram-positivas, a parede celular é uma estrutura simples, formada por uma espessa camada do peptidoglicano, o qual se situa imediatamente por fora da membrana citoplasmática. Além do mucopeptídio, que corresponde a cerca de 60% da sua composição, a parede celular dos germes gram-positivos contém ácidos teicoicos, ribonucleato de magnésio e carboidratos. Já nos bacilos gram-negativos, a parede celular é mais complexa, constituindo o peptidoglicano somente cerca de 10% da sua composição, formando uma camada basal sobre a qual se encontra uma camada externa composta por lipopolissacarídios, fosfolipídios e proteínas. Em ambos os tipos de germes, externamente à parede celular, pode-se encontrar uma estrutura macromolecular que constitui a cápsula (Carvalhal e Alterthum, 2004; Freitas, 1983; Lorian, 1971; Richmond, 1981; Swenson e Sanford, 1970).

Tal constituição da parede, variável com o tipo de microrganismo, origina diferenças na permeabilidade aos fármacos, fato de importância no entendimento do mecanismo de ação dos antibióticos, que devem penetrar na célula para atingir seu local de ação. Assim, por exemplo, a polimixina B atua na membrana citoplasmática das bactérias, situada internamente à parede celular; no entanto, este antibiótico não tem ação sobre os germes gram-positivos, principalmente porque é retido pela camada de ribonucleato de magnésio presente na parede destes microrganismos. Este mesmo antibiótico age sobre os bacilos gram-negativos, desprovidos deste elemento em sua parede celular. Por outro lado, substâncias com baixa lipossolubilidade têm maior dificuldade em agir sobre germes gram-negativos, ricos em lipídios em sua parede. É o que ocorre com a penicilina G, que em baixas concentrações não é capaz de atravessar as camadas superficiais da parede celular dos bacilos gram-negativos para agir em seu receptor, inibindo a formação do mucopeptídio. Já a ampicilina e a carbenicilina agem em tais germes, por serem mais lipossolúveis (Lorian, 1971).

A face mais exterior da membrana externa dos bacilos gram-negativos é formada por lipopolissacarídios que correspondem às endotoxinas destes germes. Sua fração lipídica é responsável pelo efeito tóxico e sua fração polissacarídica constitui o antígeno somático, ou antígeno O. Atravessando a estrutura da membrana externa dos bacilos gram-negativos, encontram-se proteínas denominadas porinas, que se dispõem de modo a formar túneis ou poros através dos quais moléculas de tamanho apropriado podem passar do meio exterior para o espaço periplásmico (Carvalhal e Alterthum, 2004; Richmond, 1981).

Em uma bactéria em atividade biológica, isto é, crescendo e se reproduzindo, a parede celular está constantemente sendo destruída e sintetizada, de modo a permitir que as células-filhas sejam compostas por esta estrutura vital. Nas células em crescimento normal, estabelece-se um equilíbrio entre a síntese e a lise, sendo esta lise produzida por enzimas autolíticas (hidrolases); entre elas, a acetilmuramidase. Este equilíbrio permite que a divisão celular se dê sem ocorrer destruição celular, pois, à medida que se abrem pertuitos nas camada basais da parede, novas subunidades dissacarídico-peptídicas são formadas e interligadas, preenchendo os espaços formados na parede da célula em divisão. Entretanto, se em uma bactéria em reprodução ocorrer uma inibição da síntese de constituintes da nova parede, rompe-se o equilíbrio, continuando a destruição da parede anterior. Com isto, a parede celular existente torna-se defeituosa, ou mesmo desaparece, sucedendo a lise osmótica bacteriana, resultante da maior pressão osmótica no interior da célula (Alterthum, 2004; Freitas, 1983).

O peptidoglicano é o constituinte fundamental da estrutura da parede celular das bactérias. Os açúcares aminados que o compõem, a N-acetilglucosamina e o ácido N-acetilmurâmico, se dispõem de forma alternada, formando longas cadeias; essas, por sua vez são ligadas por cadeias peptídicas que se entrecruzam. São estas pontes cruzadas que asseguram a rigidez da parede celular. A biossíntese dos constituintes da parede celular, bem como sua ligação para formar a longa cadeia polissacarídica e as pontes peptídicas, são catalisadas por diferentes enzimas. Sendo o peptidoglicano o principal elemento que configura a rigidez da parede, responsável pela manutenção da maior pressão interna nas bactérias, as substâncias que interferem na síntese deste elemento certamente causarão um efeito destrutivo sobre a bactéria. É o que ocorre com as penicilinas, cefalosporinas e outros antibióticos betalactâmicos, fosfomicina, vancomicina e outros glicopeptídios, bacitracina e ciclosserina, antibióticos que inibem a síntese da parede celular, por agirem em várias etapas da formação do mucopeptídio, geralmente por mecanismo competitivo e inibitório com enzimas que participam desta síntese (Rolinson, 1977; Tavares, 2001).

Assim, a fosfomicina inibe a enzima piruvil-transferase que participa da formação do ácido acetilmurâmico; a ciclosserina compete com enzimas que ligam os peptídios formadores da parede celular; os glicopeptídios (vancomicina e teicoplanina) interrompem o alongamento do peptidoglicano por formarem complexos com peptídios precursores, funcionando como antagonistas competitivos da polimerização da cadeia peptidoglicana (Kahan *et al.*, 1974; Nagarajan *et al.*, 1991; Reynolds, 1989). Por ação dos glicopeptídios e da bacitracina, ocorre o acúmulo dos precursores do peptidoglicano no interior ou no espaço periplásmico (Storm, 1974; Nagarajan *et al.*, 1991). Estes antibióticos atuam também, de maneira secundária, sobre a membrana citoplasmática, alterando sua permeabilidade; por isso, são altamente tóxicos para as células de mamíferos.

A polimerização (ou transglicosilação), pela qual as moléculas precursoras vão sendo ligadas para formar a longa cadeia polissacarídica, é catalisada por enzimas denominadas transglicosidases, as quais podem ser inibidas por antibióticos betalactâmicos. A biossíntese do peptidoglicano se completa pela união das cadeias polissacarídicas por meio da ligação entrecruzada das cadeias pentapeptídicas de uma molécula com a de outra. Esta reação é chamada transpeptidação, constituindo-se o polímero mucocomplexo em forma de rede (o peptidoglicano) que proporciona a rigidez e a barreira osmótica da parede celular. A reação de transpeptidação é catalisada por transpeptidases, havendo também a participação de carboxipeptidases e de endopeptidases. É principalmente nesta fase que atuam os antibióticos betalactâmicos (penicilinas, cefalosporinas, carbapenemas, monobactâmicos), ao se ligarem de maneira irreversível às proteínas ligadoras de penicilinas ou PBP (do inglês *penicillin-binding proteins*), inibindo sua ação (Alterthum, 2004; Georgopapadakou *et al.*, 1986; Neu, 1982; Richmond, 1981; Spratt, 1975, 1977; Tomasz, 1982; Waxman e Strominger, 1983).

As proteínas ligadoras de penicilinas (PBP) constituem o receptor de ação dos antibióticos betalactâmicos. São proteínas situadas na face externa da membrana citoplasmática, que têm atividade enzimática de transglicosidases, transpeptidases, carboxipeptidases e endopeptidases, participando de maneira fundamental na terceira etapa da biossíntese das novas moléculas de peptidoglicano e sua incorporação no peptidoglicano preexistente na parede celular da bactéria em multiplicação. Desta maneira, ocorre a divisão da célula bacteriana, formação de septos entre as bactérias-filhas e seu alongamento. As PBP correspondem a cerca de 1% das proteínas da membrana citoplasmática e a maioria das bactérias contém entre 1.000 e 10.000 moléculas destas proteínas. As PBP são divididas em sete frações principais, separadas de acordo com o seu peso molecular, tendo as características descritas a seguir (Alterthum, 2004; Freitas, 1983; Georgopapadakou e Liu, 1980; Georgopapadakou *et al.*, 1986; Spratt, 1975; Tomasz, 1982; Waxman e Strominger, 1983).

A PBP 1Bs é a enzima mais importante na biossíntese do peptidoglicano que participa do alongamento da bactéria em divisão; a PBP 1A não é essencial, funcionando como substituta da PBP 1Bs em mutantes carentes desta proteína. A ligação dos antibióticos betalactâmicos às proteínas ligadoras 1A e 1Bs impede a formação do peptidoglicano, ficando a célula em crescimento defeituosa, rapidamente ocorrendo a lise osmótica. As penicilinas e cefalosporinas ligam-se prontamente a estas PBP; já as amidinopenicilinas, o aztreonam, a tienamicina e o ácido clavulânico não se ligam às PBP 1. Entretanto, as bactérias sensíveis a esses antibióticos sofrem lise, indicando que a morte bacteriana resulta de outros tipos de ligação além da fixação às PBP 1. Da mesma maneira, nos *Staphylococcus aureus,* as PBP 1 não têm importância na ação das penicilinas, que atuam contra o germe principalmente por meio da ligação com as PBP 2 e 3.

A PBP 2 catalisa reações de transpeptidase e carboxipeptidase responsáveis pela topologia (configuração, formato celular) dos bacilos gram-negativos durante uma parte específica da síntese da parede. Esta PBP provavelmente regula a formação da cadeia do mucopeptídio em locais específicos da parede celular, participando do alongamento da célula pela introdução do peptidoglicano no local adequado. Desta maneira, esta PBP é responsável pela manutenção da forma da bactéria e, em sua ausência, ocorre o crescimento das bactérias como grandes células redondas que terminam por sofrer lise após algumas horas de ativo desenvolvimento. As amidinopenicilinas, o ácido clavulânico, a cefotaxima e a tienamicina ligam-se principalmente à PBP 2 dos bacilos gram-negativos.

A terceira proteína ligadora de penicilinas de maior importância é a PBP 3, responsável pela formação do peptidoglicano; este constitui o septo que divide a bactéria durante a multiplicação. Como consequência de sua inibição, a célula continua o seu crescimento formando longos filamentos sem divisão septal, terminando por sofrer lise após um período de desenvolvimento variável. Esta PBP exerce ação de carboxipeptidase e de transglicosidase, sendo inibida por penicilinas e cefalosporinas. Constitui o único local de ação do aztreonam e da furazlocilina. Também a cefalexina, a cefradina e o cefaclor ligam-se principalmente a esta PBP, originando inicialmente células alongadas dos microrganismos sensíveis antes de causarem sua lise.

As PBP 4, 5 e 6 têm menor importância, pois os microrganismos deficientes em sua composição não apresentam dificuldades em seu crescimento.

As PBP das bactérias variam em número, em características de formação química e em afinidade pelos antibióticos betalactâmicos, de acordo com a espécie bacteriana. Assim, enquanto no gonococo existem três tipos de PBP, na *E. coli* atualmente foram descritos 10; as PBP 1 da *E. coli* têm composição diferente das PBP 1 de uma bactéria de outra espécie; as PBP 1 dos micro-organismos têm afinidade pelas penicilinas e cefalosporinas, mas não têm afinidade pelo aztreonam ou a tienamicina. Por outro lado, a maior ou menor afinidade (capacidade de ligação) de um certo antibiótico betalactâmico pelas PBP de bactérias pertencentes a um determinado grupo ou espécie explica, respectivamente, a sensibilidade do germe ou sua resistência a este antibiótico. Assim, o aztreonam e a amidinocilina (mecilinam) ligam-se, respectivamente, às PBP 2 e 3 dos bacilos gram-negativos, mas não o fazem nas bactérias gram-positivas; daí sua especificidade de ação sobre os bacilos gram-negativos. Similarmente, a pequena afinidade da maioria das cefalosporinas pelas PBP do *Enterococcus faecalis* correlaciona-se com a pequena atividade destes antibióticos contra este microrganismo (resistência natural dos enterococos às cefalosporinas). Da mesma maneira, a resistência adquirida dos pneumococos às penicilinas e de algumas cepas de estafilococos à meticilina e à oxacilina está relacionada com alterações na composição das PBP destes germes, ficando impedida a ligação dos antibióticos em seus locais de ação. Outros microrganismos podem também se mostrar resistentes aos antibióticos betalactâmicos por apresentarem modificações nas proteínas ligadoras de penicilinas (Dougherty *et al.*, 1980; Georgopapadakou e Liu, 1980, 1980; Maloin e Bryan, 1986; Ubukata *et al.*, 1985).

É preciso lembrar que a ação bactericida dos antibióticos betalactâmicos depende não só de sua ligação às proteínas ligadoras de penicilinas, mas também do funcionamento adequado das enzimas autolíticas sobre a parede celular anteriormente presente na bactéria. É graças à ação destas autolisinas que a parede (peptidoglicano) "velha" é rompida, permitindo o acoplamento das novas unidades do peptidoglicano que irão formar o septo divisório entre as células reprodutivas e o alongamento das células-filhas resultantes da divisão bacteriana. Quando o peptidoglicano não é formado pela ação dos antibióticos, mas as enzimas autolíticas continuam a agir na bactéria em divisão, formam-se paredes frágeis ou defeituosas, o que resulta na lise osmótica do germe. Em determinadas cepas de bactérias, pode ocorrer deficiência na ação das autolisinas (com frequência resultado da ação de inibidores destas enzimas), deixando de haver a lise do microrganismo submetido à ação do antibiótico betalactâmico, muito embora o germe seja inibido em seu crescimento e divisão devido à ligação do antibiótico em seu receptor. Estes microrganismos são chamados tolerantes, sendo este tipo de resistência à ação bactericida dos antibióticos descrito em estirpes de estafilococos, estreptococos do grupo A, enterococos e pneumococos (Freitas, 1983; Kim e Kaplan, 1985; Sabath *et al.*, 1977; Said *et al.*, 1987; Tuomanen *et al.*, 1988).

A ação dos antibióticos betalactâmicos em seus receptores depende não só de sua afinidade pelas PBP, mas também da possibilidade de os fármacos chegarem ao seu local de ação. Desta maneira, é necessário que as membranas externas do microrganismo sejam permeáveis aos antibióticos e que estes cheguem íntegros ao seu receptor. Muitas bactérias resistentes aos antibióticos betalactâmicos produzem betalactamases que inativam o fármaco no espaço periplásmico, alterando a integridade da molécula da substância, que perde, assim, a capacidade de ligação às PBP. A permeabilidade da membrana externa é também fundamental à passagem dos antibióticos, sabendo-se que a penicilina G, a meticilina e a oxacilina são inativas contra os bacilos gram-negativos porque não podem penetrar até seus receptores (resistência natural por impermeabilidade da membrana externa). Esta permeabilidade é controlada nos bacilos gram-negativos pela presença das porinas na membrana externa, que são proteínas que constituem canais ou poros hidrofílicos através dos quais os antibióticos betalactâmicos cruzam para o espaço periplásmico. Dependendo do tamanho da molécula da substância e do diâmetro destes poros, os antibióticos poderão ou não atravessar do meio externo para atingir o seu receptor (Curtis *et al.*, 1979; Neu, 1982; Richmond, 1981; Zimmermann, 1980). A impermeabilidade da membrana externa ou a perda de porinas específicas pode ser um dos mecanismos de resistência aos antibióticos betalactâmicos.

As penicilinas, as cefalosporinas e outras betalactaminas, a fosfomicina, a bacitracina, a vancomicina e outros glicopeptídios e a ciclosserina são antibióticos que inibem a síntese normal do peptidoglicano. Embora esses antibióticos atuem em diferentes fases da síntese, o resultado será o mesmo, havendo ausência de parede celular ou formação de uma frágil parede defeituosa ou ausência de formação dos septos que dividem as células em multiplicação. Em consequência disto, a bactéria não conseguirá sobreviver, pois, devido à hipertonicidade intracelular, entrará água do meio externo para o meio interno e por fim ocorrerá a lise bacteriana. A lise osmótica poderá não ocorrer se a bactéria estiver situada em um meio hipertônico, tal como pode ser encontrado na urina. Aí, então, sobreviverá sob a forma de esferoplasto ou protoplasto, mas não conseguirá se reproduzir enquanto durar a ação do antibiótico. Nos bacilos gram-negativos, a lise osmótica geralmente demora a acontecer e pode não ocorrer, caso sofram a ação de penicilinas, cefalosporinas e fosfomicina por curto espaço de tempo. Isto se deve ao fato de nesses germes a pressão osmótica interna ser pequena e os constituintes da parede celular serem principalmente lipopolissacarídios e lipoproteínas, tendo menor participação o mucopeptídio. Desta forma, embora haja bloqueio da síntese deste último componente, os demais constituintes preservam por tempo mais prolongado a integridade física do germe. A vancomicina e a teicoplanina não originam protoplastos devido à sua toxicidade se manifestar também para a membrana citoplasmática (Tavares, 2001).

Os antibióticos mencionados são, portanto, bactericidas e sua ação se fará sobre bactérias que estejam com atividades biossintéticas, ou seja, crescendo e se reproduzindo. Em uma bactéria estabilizada, sem crescimento, com parede já formada, tais substâncias não terão ação. Existe um antibiótico, porém, que pode agir mesmo nas bactérias que não estão proliferando. Trata-se da lisozima, presente na lágrima, saliva e outras secreções, capaz de romper pontes osídicas da N-acetilglucosamina com o ácido murâmico, provocando, por ação enzimática, a dissolução da parede celular dos germes que lhe são sensíveis.

▸ Antibióticos que interferem na permeabilidade da membrana citoplasmática

Abaixo da parede celular e circundando o citoplasma, está a membrana citoplasmática ou interna. É uma típica membrana com dupla camada de lipídios, com elevado conteúdo de proteínas, estando os lipídios com seus grupos polares orientados para fora e as cadeias apolares voltadas para dentro da membrana. Cerca de 66% de sua constituição são proteínas e 33% são lipídios, principalmente fosfolipídios, não havendo esteróis nas bactérias, os quais estão presentes nos fungos (Carvalhal e Alterthum, 2004).

A membrana citoplasmática apresenta uma permeabilidade seletiva que controla a passagem de substâncias nutrientes para o interior da célula e a saída de dejetos resultantes do catabolismo. Apresenta um sistema enzimático de transporte ativo, isto é, contra gradientes de concentração, e tem papel na respiração celular por intermédio de citocromo-oxidases, funcionando, portanto, como as mitocôndrias dos protistas superiores (fungos, protozoários), animais e plantas. Na membrana, ocorre a produção de ATP pelo processo de oxidação fosforilativa e se dá a formação final de alguns componentes celulares, como fosfolipídios, e a ação de enzimas envolvidas no processo de síntese da parede celular.

A membrana citoplasmática apresenta permeabilidade passiva para os produtos de baixo peso molecular, sendo a penetração favorecida se a substância é solúvel nos lipídios. Para as substâncias de grande peso molecular poderem penetrar, é preciso haver locais de reatividade química a elas. Alguns antibióticos passam livremente para o interior da célula bacteriana, como, por exemplo, a espiramicina e o cloranfenicol. Outros não penetram imediatamente, necessitando de um sistema ativo de transporte, tal como ocorre com a fosfomicina e os aminoglicosídios. Estes últimos utilizam um sistema de transporte dependente de energia, com mobilização de elétrons em presença de oxigênio, resultante da fosforilação oxidativa, enquanto a fosfomicina é transportada por um sistema de glicerofosfatos e hexose-fosfatos (Bryan e Van Den Elzen, 1977; Cruz, 1974; Laboratoires Clin Midy, s/d; Russel, 1969). Modificações nos sistemas de transporte podem ser causa de resistência das bactérias aos fármacos que necessitam desses sistemas para atingir seu receptor de ação (Ahmad *et al.*, 1980; Leon *et al.*, 1998; Perlin e Lerner, 1986). As alterações físico-químicas da membrana citoplasmática levam à morte bacteriana, pois a permeabilidade seletiva é rompida, havendo a saída de elementos vitais à célula, como fosfatos, íons, purinas e ácidos nucleicos, ou a entrada de substâncias nocivas ao metabolismo bacteriano. Além disso, a morte pode ocorrer por alterações do sistema respiratório da célula. Existem antibióticos que se ligam aos constituintes normais da membrana, atuando como verdadeiros detergentes e provocando, assim, sua desorganização funcional. O exemplo de importância é dado pelas polimixinas. A tirotricina age provavelmente por processo semelhante ou por causar alterações na respiração celular. A nistatina e a anfotericina B agem na membrana dos fungos, por se fixarem nos esteróis presentes nestes agentes. Tendo em vista que a composição da membrana citoplasmática das bactérias e, principalmente, dos fungos é bastante semelhante à das células de animais superiores, os antibióticos que atuam neste órgão têm uma toxicidade seletiva menos marcante, mostrando-se tóxicos também para as células humanas (Cruz, 1974; Russel, 1969; Silva *et al.*, 1983; Trabulsi e Zuliani, 1972).

A membrana citoplasmática pode, ainda, sofrer alterações porque seus constituintes foram formados de maneira errada. É o que se observa com o uso da estreptomicina e outros aminoglicosídios. Estes antibióticos agem primariamente na síntese proteica, determinando a formação de proteínas erradas, as quais podem dar origem a uma membrana anormal. Trata-se, nesse caso, do efeito secundário a uma alteração primariamente feita em outro local (Tavares, 2001).

Os antibióticos que interferem na permeabilidade da membrana citoplasmática são, também, bactericidas ou fungicidas. No caso das polimixinas, o efeito se manifesta mesmo nos germes em inatividade de biossíntese; no caso dos aminoglicosídios o efeito só se manifesta nas bactérias metabolicamente ativas (em crescimento e reprodução).

▸ Antibióticos que interferem na síntese proteica

A síntese proteica é um processo metabólico bastante complexo, comandado por genes cromossômicos. Recorde-se de que o cromossomo bacteriano é formado por uma única longa molécula de DNA (ácido desoxirribonucleico), no qual está contido o código genético com o programa completo da síntese das proteínas e de outras moléculas. De maneira resumida, a síntese proteica se desenrola de acordo com as seguintes etapas principais descritas a seguir (Alterthum, 2004; Cruz, 1974; Lorian, 1971; Michel-Briand, 1979; Russel, 1969; Swenson e Sanford, 1970).

A síntese proteica tem início pela ação de uma enzima, a RNA-polimerase, que promove a formação de um RNA chamado RNA-mensageiro (RNA-m), que carrega o programa da proteína a ser formada de acordo com o código genético contido no DNA cromossômico. Cada proteína é determinada por uma sequência de genes no DNA e cada RNA-m comporta-se como uma cópia complementar do fragmento do DNA contendo a informação genética especial para a fabricação da proteína desejada. Este processo de formação dos RNA-m por ação da RNA-polimerase é denominado transcrição. Haverá tantos RNA-m quantas forem as proteínas programadas no cromossomo. No RNA-m ficam especificados o tipo e a ordem de aminoácidos a serem ligados para formar a proteína útil. Esta especificação é feita por uma sequência de bases nucleicas que recebe o nome de códon.

Assim como são constituídos os RNA-m, que vão funcionar como o molde da proteína a ser formada, a célula produz um outro tipo de RNA, chamado de RNA de transporte (RNA-t), encarregado de trazer os aminoácidos absorvidos pela célula para serem ligados na composição do peptídio.

Os RNA-mensageiros transcritos irão se deslocar para os ribossomos da célula, ligando-se a eles em sua fração 30S. Os ribossomos são partículas formadas por ácido ribonucleico e proteínas (nucleoproteínas) constituídas por duas partes: uma que sedimenta na fração 30S à ultracentrifugação e outra que sedimenta em 50S o conjunto, formando um ribossomo 70S. Nas células animais, os ribossomos estão ligados ao retículo endoplasmático, mas nas bactérias estão fixados à membrana citoplasmática. Os ribossomos formam agregados constituindo os polirribossomos ou polissomos e funcionam como sendo uma fábrica de proteínas, ligando-se vários ribossomos a uma mesma molécula do RNA-m.

Uma vez fixado ao ribossomo, o RNA-m funciona como o molde da proteína a ser formada, os polissomas como a fábrica e os RNA-t como os fornecedores da matéria-prima da síntese de proteínas, os aminoácidos.

Os RNA-t apresentam uma sequência de bases que formam anticódons e se fixam ao complexo RNA-m-ribossomo no local do códon correspondente. A ligação ao ribossomo se dá por meio de suas unidades 30S e 50S. Ocorre, então, uma série de reações, catalisadas por uma enzima, a peptidil-transferase (transferase ribossômica), na qual o ribossomo, deslocando-se ao longo do RNA-mensageiro, vai ligando os aminoácidos trazidos pelo RNA-t. Este processo é denominado translocação e resulta na formação do polipeptídios de acordo com o programa contido no RNA-m, finalizando por constituir-se a proteína codificada geneticamente no cromossomo.

A síntese proteica pode sofrer interferência em várias fases do seu desenvolvimento: na formação dos RNA (RNA-mensageiro, RNA-ribossômico e RNA-de transporte); na fixação do RNA-m ao ribossomo; por alterações no ribossomo; na fixação do RNA-t ao ribossomo.

A interferência na síntese dos RNA é observada com as rifamicinas. Estes antibióticos ligam-se de maneira irreversível às RNA-polimerases das bactérias, bloqueando a iniciação da cadeia dos RNA. Devido à ligação irreversível com as RNA-polimerases, todo o processo da síntese proteica fica comprometido, morrendo a bactéria pela não renovação de seus constituintes vitais. À microscopia eletrônica, verifica-se, no *M. tuberculosis* tratado com rifampicina, o desaparecimento dos ribossomos e a degeneração dos mesossomos. Considerando que os mesossomos exercem atividades fisiológicas importantes na célula bacteriana, principalmente por conterem enzimas respiratórias, sua alteração conduz à morte bacteriana. As RNA-polimerases das bactérias apresentam grande afinidade pelas rifamicinas, o que contribui para a especificidade de ação de baixas concentrações destes antibióticos sobre bactérias em multiplicação, e mesmo em repouso. As RNA-polimerases de mamíferos apresentam pequena afinidade pelas rifamicinas, motivo pelo qual a síntese do RNA das mitocôndrias das células de mamíferos não é habitualmente inibida pelas concentrações utilizadas da rifampicina e outras rifamicinas (Cruz, 1974; di Mauro *et al.*, 1969; Tavares, 2001).

A fixação do RNA-mensageiro aos ribossomos é inibida pelo cloranfenicol e o tianfenicol, que competem com o ácido nucleico na ligação com a fração 30S. Mais importante, porém, é a ação desses antimicrobianos ao se ligarem, reversivelmente, à fração 50S do ribossomo, impedindo a ligação do RNA-t e inibindo a ação das peptidil-transferases, bloqueando assim a união dos aminoácidos na formação do polipeptídio. A ação do cloranfenicol e do tianfenicol não impede a formação dos nucleotídios, não afetando a síntese de DNA e RNA. Como resultado de sua ação, o cloranfenicol e o tianfenicol inibem a síntese proteica e exercem efeito bacteriostático sobre a maioria dos germes sensíveis. Consequentemente, se o fármaco é eliminado, a célula reassume a síntese proteica normal e continua sua reprodução em curto período (Cruz, 1984; Gaon *et al.*, 1980; Lorian, 1971; Russel, 1969; Standiford, 2000). Entretanto, o cloranfenicol pode exercer uma ação bactericida contra determinados patógenos que se mostram particularmente sensíveis ao medicamento, tais como o *Streptococcus pneumoniae*, o *Haemophilus influenzae* e a *Neisseria meningitidis*. Tal ação é obtida mesmo em concentrações habitualmente utilizadas em terapêutica. Eventualmente, em doses mais elevadas, a ação bactericida pode ser observada em outros microrganismos, como *E. coli, S. typhi* e *S. aureus*. Esta ação bactericida não tem seu mecanismo suficientemente claro, sendo possivelmente devida a defeitos na parede celular em consequência da falha na sua composição proteica (Klainer e Perkins, 1972; Rakal e Simberkoff, 1979; Standiford, 2000). O cloranfenicol tem pequena afinidade pelos ribossomos 80S das células de mamíferos e plantas, o que explica sua toxicidade seletiva para as bactérias. Contudo, a síntese das proteínas das mitocôndrias é similar ao ribossomo 70S e sua inibição pelo cloranfenicol é responsável pela toxicidade hematológica, com depressão medular causada pelo fármaco, mesmo em doses utilizadas em terapêutica (Bartlett e Tally, 1982; Korohoda *et al.* 1993; Oerter *et al.*, 1964; Russel, 1969; Standiford, 2000).

As lincosamidas (lincomicina e clindamicina) ligam-se também à subunidade 50S, agindo de modo semelhante ao cloranfenicol (Swenson e Sanford, 1970). Entretanto, habitualmente não se observa toxicidade hematológica com esses antibióticos.

As tetraciclinas ligam-se à fração 30S, impedindo a ligação dos RNA de transporte, impedindo com isto o aporte de aminoácidos e bloqueando a síntese proteica. Exercem ação bacteriostática. Esses antibióticos são transportados para o interior da célula por um mecanismo ativo de transporte dependente de energia e, em concentrações muito elevadas, podem exercer atividade quelante sobre íons metálicos, como o magnésio. As tetraciclinas podem exercer ação tóxica sobre as células de mamíferos, seja por sua afinidade pelos íons Mg^{++} ou pela inibição da síntese de proteínas. Esta ação em geral só se manifesta em doses elevadas, pois as células de mamíferos não dispõem do sistema ativo de transporte (Cruz, 1984; Gaon *et al.*, 1980; Kaji *et al.*, 1981; Russell, 1969; Standiford, 2000).

Os antibióticos macrolídeos e o ácido fusídico também se ligam à fração 50S do ribossomo, inibindo a translocação do RNA-t, com isto bloqueando a união dos aminoácidos na formação da cadeia peptídica. Estes antibióticos são primariamente bacteriostáticos e competem com o cloranfenicol e as lincosamidas na ligação pelo mesmo receptor. Desta maneira, essas substâncias são antagônicas entre si. A toxicidade seletiva dos macrolídeos para as bactérias e sua pequena ação tóxica para os mamíferos deve-se ao fato de estes fármacos terem afinidade pela subunidade 50S bacteriana e sua não ligação à subunidade 60S das células dos mamíferos (Kaji *et al.*, 1981; Russell, 1969; Swenson e Sanford, 1970).

As alterações no ribossomo são observadas com os aminoglicosídios. Estes antibióticos interferem na síntese das proteínas produzindo seu bloqueio ou causando a formação de proteínas erradas, dependendo da fração do ribossomo à qual se ligam. Em concentrações subinibitórias, esses fármacos ligam-se à fração 50S, inibindo a síntese proteica ao impedirem o processo de acoplamento dos aminoácidos que provoca a formação e o alongamento dos peptídios. Esta ação tem efeito bacteriostático e é a menos importante. Em concentrações terapêuticas, os aminoglicosídios ligam-se à fração 30S, provocando uma distorção no RNA-mensageiro ligado a esta fração do ribossomo. Com isto, a união dos aminoácidos se faz de maneira diferente da codificada geneticamente, originando-se proteínas aberrantes. Estas proteínas erradas, ao serem incorporadas à membrana celular, enzimas respiratórias e outras estruturas essenciais, provocam alterações em sua função que levam à morte celular (p. ex., a alteração da permeabilidade celular ou o não funcionamento de enzimas respiratórias). Esta ação dos aminoglicosídios causa efeito bactericida e só se manifesta nos microrganismos em atividade metabólica de crescimento; portanto, a associação com o cloranfenicol tem efeito antagônico, pois este antibiótico, ao deter o crescimento (inibição da síntese proteica), limita a formação das proteínas erradas (Alterthum, 2004; Gaon, 1980; Lorian, 1971; Russell, 1969; Swenson e Sanford, 1970).

▶ Antibióticos que interferem na replicação do DNA do cromossomo

O DNA cromossômico é formado por duas cadeias de nucleotídios em espiral, as quais encontram-se enroladas de modo fortemente apertado, a fim de ocupar o menor espaço na célula. Este superespiralamento do DNA é controlado por ação de uma enzima, a DNA-girase (ou topoisomerase II), a qual é formada por duas subunidades A e duas subunidades B. Por ocasião da divisão celular, as subunidades A da DNA-girase provocam uma incisão nas cadeias do DNA cromossômico, que se separam. Sob a ação de uma outra enzima, a DNA-polimerase, forma-se uma cadeia de nucleotídio complementar a cada uma das cadeias antigas, que são ligadas a estas novamente pela ação da DNA-girase, voltando a ocorrer, a seguir, o superespiralamento do DNA. O superespiralamento e a replicação do DNA cromossômico também são controlados pela topoisomerase IV. Esta replicação ocorre, mais especificamente, nas bactérias gram-positivas (Brown *et al.*, 1986; Smith, 1986).

Existem vários antibióticos que atuam na replicação do DNA cromossômico. A maioria não apresenta toxicidade seletiva, sendo tóxica, também, para a célula humana; é o caso da mitomicina, um antibiótico antineoplásico. Dos antimicrobianos empregados na terapêutica, agem por este mecanismo a griseofulvina, a novobiocina e as quinolonas. A intimidade do processo não é bem conhecida, sabendo-se que as quinolonas inibem as subunidades A da DNA-girase e as subunidades ParC e ParE da topoisomerase IV; com isto, o DNA tem suas espirais relaxadas, ocupando um espaço maior que o contido na bactéria. O alvo primário de ação das fluoroquinolonas nas bactérias gram-negativas é a DNA-girase, a qual é um local secundário de ação nos estafilococos; ao contrário, nos estafilococos, o alvo primário é a topoisomerase IV, sendo a DNA-girase alvo secundário. Esta ação explica o alongamento anormal das bactérias, que ocorre sob a influência das quinolonas, e, por fim, o rompimento da célula bacteriana. Além disto, as incisões expostas nas cadeias do DNA induzem a produção de exonucleases, que podem degradar o cromossomo, com consequente morte celular. Paradoxalmente, as quinolonas em elevada concentração têm ação bacteriostática, provavelmente por inibirem a síntese do RNA. O superenovelamento do DNA é também determinado pela ação das subunidades B da DNA-girase, as quais são inibidas pela ação da novobiocina, verificando-se que este antibiótico age sinergicamente com as quinolonas contra os germes sensíveis. Por fim, a griseofulvina age sobre a síntese do DNA dos fungos dermatófitos por mecanismo pouco esclarecido (Gaon, 1980; Hooper *et al.*, 1987; Monk *et al.*, 1987; Russell, 1969; Smith, 1986; Swenson e Sanford, 1970).

▶ Ação dos antibióticos em concentrações subinibitórias

Como já mencionado, a ação antimicrobiana dos antibióticos depende de sua concentração no meio onde se situa o germe sensível. Desde que em concentrações adequadas, os fármacos agem por diferentes mecanismos primários de ação que lhes dão as características de serem bactericidas ou bacteriostáticos. Entretanto, como vimos, mecanismos secundários podem ser o fundamento principal da ação de um antibiótico. Os aminoglicosídios, por exemplo, exercem sua ação letal sobre as bactérias por causarem defeitos em suas membranas celulares, enzimas e outras estruturas metabólicas, em consequência de essas estruturas terem sido formadas por proteínas erradas resultantes da ação desses antibióticos no nível ribossômico. Outro exemplo é o efeito bactericida das rifamicinas. Embora seu mecanismo primário de ação seja a inibição da síntese proteica, o efeito bactericida neste caso é causado por outros mecanismos, que se tornam manifestos devido à especial sensibilidade dos germes sensíveis a baixas concentrações desses antibióticos.

Concentrações elevadas de antibióticos bacteriostáticos provocam efeito bactericida. Tal efeito resulta de alterações secundárias provocadas por mecanismos primários, como, por exemplo, a falta de formação de proteínas para estruturas essenciais da célula, ou por alterações primárias ainda não conhecidas. Por outro lado, concentrações subinibitórias podem causar efeitos diferentes dos obtidos com as concentrações terapêuticas.

O efeito de concentrações subinibitórias sobre a célula bacteriana pode resultar de ações anômalas sobre os receptores dos fármacos antimicrobianos ou ser devido à interferência em outros locais. Assim, a penicilina em concentrações baixas liga-se pouco à PBP 1Bs dos germes sensíveis e, desta maneira, não provoca a rápida lise observada com o emprego das concentrações bactericidas. Além disto, em concentrações subinibitórias, as penicilinas bloqueiam a produção de enzimas autolíticas. Com isto, originam formas aumentadas ou alongadas, de crescimento lento, às vezes formando-se conglomerados de células não separadas, nem sempre ocorrendo a morte da bactéria (Lorian, 1975; Richmond, 1981; Rolinson, 1977).

Alguns antibióticos, em concentrações subinibitórias, reduzem a capacidade de aderência das bactérias aos tecidos. Esta propriedade tem sido observada com as tetraciclinas, estreptomicina, cloranfenicol, clindamicina e associação de sulfas com trimetoprima. É sabido que a capacidade de aderência dos microrganismos está relacionada com a presença de adesinas na superfície bacteriana, as quais se ligam especificamente a receptores na superfície da célula epitelial. Estas adesinas são formadas principalmente pelas fímbrias e fibrilas, que são apêndices filamentosos curtos, numerosos, situados, respectivamente, na superfície das bactérias gram-negativas e gram-positivas.

As adesinas têm composição proteica. Por tal motivo, os antibióticos que interferem na síntese proteica, seja bloqueando a síntese seja originando proteínas anômalas, podem alterar a formação das adesinas. Tem sido relatado que os antibióticos em concentrações subinibitórias podem inibir de maneira diferenciada os fatores proteicos que compõem as adesinas. A inibição da aderência bacteriana vem sendo observada, também, com o uso de concentrações subinibitórias das fluorquinolonas, vancomicina e amoxicilina (Edmiston Jr. e Goheen, 1989; Glauser *et al.*, 1983; Vosbeck *et al.*, 1982). Desta maneira, os antibióticos em concentrações subinibitórias podem exercer um papel na profilaxia de infecções, como a endocardite bacteriana ou infecções urinárias. É discutível, porém, a difusão deste método de uso dos antibióticos para outras situações clínicas, considerando a possibilidade de seleção de germes resistentes. Por fim, foi observado que algumas cepas de *S. aureus* submetidas a concentrações subinibitórias de cloranfenicol, eritromicina, clindamicina e pristinamicina podem apresentar uma diminuição na produção de penicilinase. Esta atividade também está relacionada com a inibição da síntese proteica causada pelas substâncias (Michel *et al.*, 1980). Recentemente, Egusa *et al.* (2000) relataram a diminuição da aderência de espécies de *Candida* a dentaduras de acrílico com a exposição do material a doses subterapêuticas de nistatina e anfotericina B. Os autores especulam sobre o valor desta medida na redução de estomatites associadas à colonização de dentaduras por diferentes espécies de *Candida*.

Em concentração subinibitória, a eritromicina reduz a aderência do *Streptococcus pneumoniae* às células epiteliais respiratórias e diminui a lesão deste epitélio causada pela bactéria, possivelmente por interferir na liberação de pneumolisinas (Lagrou *et al.*, 2000).

▸ Referências bibliográficas

Ahmad MH, Rechenmacher A, Bock A. Interaction between aminoglycoside uptake and ribosomal resistance mutations. *Antimicrob Agents Chemother.* 18(5): 798-806, 1980.

Alterthum F. Mecanismo de ação dos antibacterianos e mecanismos de resistência. In: Trabulsi LR, Alterthum F (ed). *Microbiologia.* 4ª. ed. São Paulo: Atheneu; p. 79-84, 2004.

Bartlett JG, Tally FP. Cloranfenicol. In: Kagan BM. *Terapia Antimicrobiana.* Rio de Janeiro, Interamericana; p. 108, 1982.

Brown NC, Dudycz LW, Wright GE. Rational design of substrate analogues targeted to selectively inhibit replication-specific DNA polymerases. *Drugs Exp Clin Res.* 12(6-7): 555-64, 1986.

Bryan LE, Van Den Elzen HM. Effects of membrane-energy mutations and cations on streptomycin and gentamicin accumulation by bacteria: a model for entry of streptomycin and gentamicin in susceptible and resistant bacteria. *Antimicrob Agents Chemother.* 12(2): 163-77, 1977.

Carter W, McCarty KS. Molecular mechanisms of antibiotic action. *Ann Intern Med.* 64(5): 1087, 1966.

Carvalhal ML, Alterthum F. Morfologia e estrutura da célula bacteriana. In: Trabulsi LR, Alterthum F (ed). *Microbiologia.* 4ª. ed. São Paulo: Atheneu; p. 7-19, 2004.

Cruz FS. Mecanismo de ação dos antibióticos. *Ars Curandi.* 7(5): 9-25, 1974.

Curtis NA, Brown C, Boxall M, Boulton MG. Inhibition of *Escherichia coli* K-12 by a β-lactam antibiotic with poor antibacterial activity: interaction of permeability and intrinsic activity against penicillin-binding proteins. *Antimicrob Agents Chemother.* 15(3): 332-36, 1979.

Di Mauro E, Snyder L, Marino P, Lamberti A, Coppo A, Tcchini-Valentin GP. Rifampin sensitivity of the components of DNA-dependent RNA polymerase. *Nature.* 222; 533-37, 1969.

Dougherty TJ, Koller AE, Tomasz A. Penicillin-binding proteins of penicillin-susceptible and intrinsically resistant *Neisseria gonorrhoeae. Antimicrob Agents Chemother.* 18(5): 730-37, 1980.

Edmiston Jr. CE, Goheen MP. Impact of subinhibitory concentrations of quinolones on adherence of enterobacteriaceae to cells of small bowel. *Rev Infect Dis.* 11 (suppl 5): S948-49, 1989.

Egusa H, Ellepola AN, Nikawa H, Hamada T, Samaranayake LP. Exposure to subtherapeutic concentrations of polyene antifungals suppresses the adherence of *Candida* species to denture acrylic. *Chemotherapy* (Basel). 46(4): 267-74, 2000.

Freitas CC. Como as penicilinas e outros betalactâmicos matam e lisam as bactérias. *Ciência e Cultura.* 35(8): 1121-30, 1983.

Gale EF. The nature of the selective toxicity of antibiotics. *Brit Med Bull.* 16(1): 11-15, 1960.

Gaon D *et al.* Classificação e mecanismo de ação dos antibióticos. *Ars Curandi;* 13(9): 8-58, 1980.

Georgopapadakou NH, Liu FY. Penicillin-binding proteins in bacteria. *Antimicrob Agents Chemother.* 18(1): 148-57, 1980.

Georgopapadakou NH, Liu FY. Action of β-lactam antibiotics to penicillin-binding proteins of *Staphylococcus aureus* and *Streptococcus faecalis*: relation to antibacterial activity. *Antimicrob Agents Chemother.* 18(5): 834-36, 1980.

Georgopapadakou NH, Dix BA, Mauriz YR. Possible physiological function of penicillin-binding proteins in *Staphylococcus aureus. Antimicrob Agents Chemother.* 29(2): 333-36, 1986.

Glauser MP, Bernard JP, Moreillon P, Francioli P. Successful single dose amoxicillin prophylaxis against experimental streptococcal endocarditis: evidence for two mechanisms of protection. *J Infect Dis.* 147(3): 568-75, 1983.

Hooper DC, Wolfson JS, Ng EY, Swartz MN. Mechanisms of action and resistance of ciprofloxacin. *Am J Med.* 82(suppl 4A): 12-20, 1987.

Kahan FM, Kahan JS, Cassidy PJ, Kropp H. The mechanism of action of fosfomycin. *Ann N Y Acad Sci.* 235: 364-86, 1974.

Kaji A, Igarashi K, Ishitsuka H, Kuriki Y. Mode of action of antibiotics on various steps of protein synthesis. *Adv Cytopharmacol.* 1: 99-111, 1981.

Kernbaum S. La spiramicine. *Sem Hôp.* 58(5): 289-97, 1982.

Kim KS, Kaplan EL. Association of penicillin tolerance with failure to eradicate group A streptococci from patients with pharyngitis. *J Pediatr.* 107(5): 681-84, 1985.

Klainer AS, Perkins RL. Surface manifestations of antibiotic-induced alterations in protein synthesis in bacterial cell. *Antimicrob Agents Chemother.* 1(2): 164-70, 1972.

Korohoda W, Pietrzkowski Z, Reiss K. Chloramphenicol, an inhibitor of mitochondrial protein synthesis, inhibits myoblast fusion and myotube differentiation. *Folia Histochem Cytobiol.* 31(1):9-13, 1993.

Laboratoires Clin Midy. Fosfocine. Paris, Laboratoires Clin Midy (Monografia, sem data).

Lacy MK, Nicolau DP, Nightingale CH, Quintiliani R. The pharmacodynamics of aminoglycosides. *Clin Infect Dis.* 27(1): 23-7, 1998.

Lagrou K, Peetermans WE, Jorissen M, Verhaegen J, Van Damme J, Van Eldere J. Subinhibitory concentrations of erythromycin reduce pneumococcal adherence to respiratory epithelial cells in vitro. *J Antimicrob Chemother.* 46(5): 717-23, 2000.

Lorian V. The mode of action of antibiotics on gram-negative bacilli. *Arch Intern Med.* 128(4): 623-32, 1971.

Lorian V. Some effects of subinhibitory concentrations of antibiotics on bacteria. *Bull N Y Acad Med.* 51(9): 1046-55, 1975.

Maloin F, Bryan LE. Modification of penicillin-binding proteins as mechanisms of lactam resistance. *Antimicrob Agents Chemother.* 30(1): 1-5, 1986.

McGee ZA, Wittler RG, Gooder H, Charache P. Wall-deffective microbial variants: terminology and experimental design. *J Infect Dis.* 123(4): 433-38, 1971.

Michel J, Stessman P, Stessman J. Effects of subminimal inhibitory concentrations of erytrhomycin, clindamycin and pristinamycin on the penicillinase production of *Staphylococcus aureus. Antimicrob Agents Chemother.* 17(1): 13-15, 1980.

Michel-Briand Y. Le mécanisme d'action des deux grandes familles d'antibiotiques: betalactamines et aminosides. *Ann Anesthes Franc.* 20(6-7): 571-76, 1979.

Monk JP, Richards DMC. Ofloxacin: a review. *Drugs.* 33(4): 346-91, 1987.

Nagarajan R. Antibacterial activities and mode of action of vancomycin and related glycopeptides. *Antimicrob Agents Chemother.* 35(4): 605-9, 1991.

Neu HC. Penicillins — new insights into their mechanism of activity and clinical use. *Bull N Y Acad Med.* 58: 681, 1982.

Oerter D, Kirstaedter HJ, Bass R, Merker HJ. Effect of chloramphenicol and thiamphenicol on mitochondrial components and the possible relationship to drug toxicity. *Postgrad Med J.* 50 (Suppl 5):65-8, 1974.

Perlin MH, Lerner SA. High-level amikacin resistance in *Escherichia coli* due to phosphorylation and impaired aminoglycoside uptake. *Antimicrob Agents Chemother.* 29(2): 216-24, 1986.

Rahal JJ, Simberkoff MS. Bactericidal and bacteriostatic action of chloramphenicol against meningeal pathogens. *Antimicrob Agents Chemother.* 15(1): 13, 1979.

Reynolds PE. Structure, biochemistry and mechanism of action of glycopeptide antibiotics. *Eur J Clin Microbiol Infect Dis.* 8(11): 943-50, 1989.

Richmond MH. *β-lactam Antibiotics.* The background to their use as therapeutic agents. Frankfurt. Hoechst; 1981.

Rolinson GN. Os antibióticos vistos ao microscópio. *Folha Med* (Br): 74(6), 1977.

Rolinson GN. Subinhibitory concentrations of antibiotics. *J Antimicrob Chemother.* 3(2): 111-13, 1977.

Russel AD. The mechanism of action of some antibacterial agents. *Prog Med Chem.* 6: 135-99, 1969.

Sabath LD, Wheeler N, Laverdiere M, Blazevic D, Wilkinson BJ. New type of penicillin resistance of *Staphylococcus aureus. Lancet.* 1: 443-7, 1977.

Said I, Fletcher H, Volpe A, Daneo-Moore L. Penicillin tolerance in *Streptococcus faecium. Antimicrob Agents Chemother.* 31(7): 1150-52, 1987.

Silva NP *et al.* Mecanismo de ação dos antibióticos. *Medicina e Cultura.* 38(2-3): 74-8, 1983.

Smith JT. The mode of action of quinolones. *Infection.* 14(suppl 1). 3-15, 1986.

Spratt BG. Distinct penicillin-binding proteins involved in the division, elongation and shape of Escherichia coli k12. *Proc Natl Acad Sci USA.* 72(8): 2999-3003, 1975.

Spratt BG. Properties of the penicillin-binding proteins of *Escherichia coli* k12. *Eur J Biochem.* 72(2): 341-52, 1977.

Standiford HC. Tetracyclines and chloramphenicol. In: Mandell GL, Bennett JE, Dolin R. *Principles and Practice of Infectious Diseases.* 5th ed. Churchill Livingstone: Philadelphia. p. 336-482, 2000.

Storm DR. Mechanism of bacitracin action. *Ann N Y Acad Sci.* 235: 387-98, 1974.

Swenson RM, Sanford JP. Clinical implications of the mechanism of action of antimicrobial agents. *Adv Intern Med.* 16: 372-99, 1970.

Tavares W. Mecanismos de ação dos antimicrobianos. In: Tavares W (ed). *Manual de Antibióticos e Quimioterápicos Anti-infecciosos.* 3ª. ed., Rio de Janeiro: Atheneu, p. 33-54, 2001.

Tomasz A. Penicillin-binding proteins in bacteria. *Ann Intern Med.* 96(4): 502-04, 1982.

Trabulsi R, Zuliani ME. Mecanismo de ação dos antibióticos. *Ars Curandi.* 5(5): 8-28, 1972.

Tuomanen E, Pollack H, Parkinson A, Davidson M, Facklam R, Rich R, Zak O. Microbiological and clinical significance of a new property of defective lysis in clinical strains of pneumococci. *J Infect Dis.* 158(1): 36-43, 1988.

Ubukata K, Yamashita N, Konno M. Ocurrence of a β-lactam inducible penicillin-binding protein in methicillin-resistant staphylococci. *Antimicrob Agents Chemother.* 27(5): 851-57, 1985.

Vaxman DJ, Strominger JL. Penicillin-binding proteins and the mechanism of action of β-lactam antibiotics. *Ann Rev Biochem.* 52: 825-69, 1983.

Vosbeck K, Mett H, Huber U, Bohn J, Petignat M. Effects of low concentrations of antibiotics on *Escherichia coli* adhesion. *Antimicrob Agents Chemother.* 21(6): 864-69, 1982.

Zimmerman W. Penetration of β-lactam antibiotics into their target enzymes in *Pseudomonas aeruginosa. Antimicrob Agents Chemother.* 18(1): 94-100, 1980.

31 Resistência Bacteriana

Luiz Henrique Conde Sangenis e Walter Tavares

▸ Introdução

A resistência aos antimicrobianos é um fenômeno genético, relacionado com a existência de genes contidos no microrganismo, codificadores de diferentes mecanismos bioquímicos que impedem a ação dos fármacos. A resistência pode ser natural, quando os genes de resistência fazem parte do código genético do microrganismo, ou adquirida, quando esses genes não estão normalmente presentes no código genético do germe, sendo a ele incorporados. A resistência adquirida pode ser originada em mutações que ocorrem no microrganismo durante seu processo reprodutivo e que resultam de erros de cópia na sequência de bases que formam o DNA. A outra origem da resistência é a importação dos genes causadores do fenômeno, consistindo na resistência transferível (Rice, 1998; Saunders, 1984; Suassuna, 1983; Trabulsi, 1973).

A resistência entre as bactérias causadoras de infecção humana era pouco frequente ao início da era da antibioticoterapia. A expansão do problema coincide com a introdução e ampla utilização de inúmeros antimicrobianos na década de 1950, agravando-se a partir de 1960 com a introdução dos novos antibióticos betalactâmicos. A importância das substâncias antimicrobianas no aumento do fenômeno da resistência reside no seu papel selecionador dos exemplares resistentes, por meio da pressão seletiva resultante de seu emprego clínico (humano e veterinário), industrial (conservação de alimentos), comercial (engorda de animais, tratamento de vegetais) e experimental (Buu-Hoi *et al.*, 1986; Goetz, 2000; Saunders, 1984; Trabulsi, 1973; WHO, 1998). O problema é sobretudo observado no ambiente hospitalar, onde a pressão do uso destes medicamentos é maior (Correa *et al.*, 1989; Swartz, 1997).

Nos dias atuais, tanto em países desenvolvidos como naqueles em desenvolvimento, o problema da resistência microbiana é particularmente preocupante com os estafilococos resistentes à oxacilina e, agora, aos glicopeptídios; os enterococos que resistem à ampicilina e, agora, aos glicopeptídios; os pneumococos com resistência às penicilinas e, agora, às cefalosporinas; as *P. aeruginosa, Acinetobacter, Enterobacter* e *Klebsiella* multirresistentes a betalactâmicos, aminoglicosídios e quinolonas; o *Mycobacterium tuberculosis* multifarmacorresistente; as espécies de *Candida* resistentes aos azóis antifúngicos. Ademais, existem problemas específicos em outros países, como a diminuição da sensibilidade do meningococo aos betalactâmicos na Espanha ou a resistência a múltiplos fármacos de *Shigella* na África, de *Salmonella typhi* na Índia e de *Vibrio cholerae* no Equador (Baquero *et al.*, 1996; Hughes e Tenover, 1997). No Brasil, ao início do século 21, a resistência de bactérias gram-positivas, com exceção dos estafilococos produtores de penicilinase, ainda não atingiu grande magnitude. Ao contrário, a resistência dos bacilos gram-negativos é elevada entre nós, tanto no ambiente hospitalar quanto no comunitário.

▸ Conceitos

▪ Tolerância

O termo *tolerância* é utilizado para designar o fato de alguns germes mostrarem-se sensíveis às concentrações inibitórias mínimas de determinados antibióticos, isto é, sofrerem bacteriostase, mas não sofrerem a ação das concentrações bactericidas mínimas habituais destas mesmas substâncias. O fenômeno tem sido registrado principalmente no estafilococo e em algumas cepas de enterococos, pneumococos e estreptococos beta-hemolíticos, associado ao uso de penicilinas, cefalosporinas e vancomicina (Acar e Sabath, 1978; Sabath, 1982; Woolfrey, 1988). Por definição, a tolerância é diagnosticada quando a concentração bactericida mínima (CBM) é 32 vezes maior, às vezes mais, que a concentração inibitória mínima (CIM), devendo-se recordar que habitualmente a CBM é igual ou somente superior, em uma ou duas diluições, à CIM. Em termos práticos, a tolerância não oferece dificuldades terapêuticas para a maioria das infecções em pacientes com imunidade preservada, uma vez que a atividade bacteriostática do medicamento é suficiente para permitir aos fatores imunitários do indivíduo eliminar o microrganismo. A tolerância pode provocar efeitos semelhantes à resistência em circunstâncias clínicas definidas, como as sepses em pacientes imunocomprometidos ou as endocardites ou as osteomielites, registrando-se falha terapêutica da oxacilina em infecções por estafilococos tolerantes a este fármaco.

▪ Persistência

O termo *persistência* é utilizado para significar a sobrevivência do germe nos tecidos ou líquidos orgânicos apesar da sensibilidade ao fármaco utilizado para combatê-lo (Trabulsi, 1973). A persistência pode ser devida à quantidade insuficiente do antibiótico que chega ao foco de infecção (p. ex., abscessos, localização meníngea ou óssea); à inativação do antibiótico por enzimas produzidas por outros germes associados no local da infecção; ou à sobrevivência da bactéria como um esferoplasto ou protoplasto ou formas L, desde que o microrganismo esteja submetido a antibiótico que age na parede celular e esteja situado em líquidos orgânicos hipertônicos (p. ex., persistência de *Escherichia coli* sensível à ampicilina em vias urinárias) (Acar e Sabath, 1978; Palmer, 1979; Trabulsi, 1973). A persistência devida à inativação do antibiótico pela ação de enzimas produzidas por microrganismos associados no local da infecção pode ser observada, seja quando todos os microrganismos estão envolvidos na gênese do quadro clínico ou quando os germes associados inativadores fazem parte da flora da região. No primeiro caso, temos como exemplo as infecções peritoneais causadas por flora mista contendo *Bacteroides fragilis* e *Escherichia coli*. Neste caso, ainda que a *E. coli* seja sensível à ampicilina, o antibiótico não terá ação sobre este germe por ser inativado por betalactamases originadas no anaeróbio. A inativação por germes saprófitos locais pode ser observada, por exemplo, na falência da penicilina no tratamento de estreptococcias faringoamigdalianas em consequência da penicilinase produzida por estafilococos ou por moraxelas da flora da boca (Acar e Sabath, 1978).

Resistência

Diz-se que uma bactéria é resistente a um determinado antibiótico quando o germe é capaz de crescer *in vitro* em presença da concentração inibitória que este fármaco atinge no sangue (Trabulsi, 1973). O conceito de resistência é relativo e é enunciado em função das concentrações terapêuticas possíveis de serem obtidas no sangue. E isso porque a concentração sanguínea é muito inferior àquela alcançada em certos líquidos ou tecidos orgânicos, como a bile e a urina. Assim, uma bactéria pode ser resistente à concentração do fármaco atingida no sangue e, no entanto, ser destruída por este mesmo fármaco ao se localizar, por exemplo, nas vias urinárias, devido à mais elevada concentração neste local. O inverso pode ocorrer, ao se localizar uma bactéria sensível em uma região onde o antibiótico não alcança boa concentração. Denomina-se resistência simples, quando o germe é resistente a um só fármaco; múltipla, quando ele resiste simultaneamente a dois ou mais. Chama-se resistência cruzada, quando o mecanismo bioquímico de resistência a um fármaco é o mesmo para outros. Assim, por exemplo, o mecanismo de resistência do *Staphylococcus aureus* para a penicilina G se deve à produção de uma enzima, uma betalactamase, a qual inativa esse antibiótico e também a penicilina V, a ampicilina e a amoxicilina. As bactérias gram-negativas podem ser, igualmente, produtoras de betalactamases, algumas das quais mostram atividade não só contra penicilinas mas, também, contra as cefalosporinas. Um outro conceito que precisa ser estabelecido é que, para a maioria das bactérias, não são os antibióticos que transformam uma bactéria sensível em resistente. Os antibióticos não parecem ser agentes mutagênicos. O que pode ocorrer com o uso deles é a seleção de germes resistentes já previamente existentes em uma população bacteriana (Trabulsi, 1973). Embora não sejam agentes mutagênicos, tem sido observado que alguns antibióticos podem ser indutores de resistência em determinadas espécies bacterianas. A resistência pode ser natural e adquirida (Cunha, 1998; Fraimow e Abrutyn, 1995; Zuliani e Trabulsi, 1972).

Resistência natural

A resistência natural, ou intrínseca, caracteriza uma determinada espécie bacteriana e compõe a herança genética cromossômica do microrganismo. Essa resistência é um caráter hereditário, transmitido verticalmente às células-filhas, comandado por genes cromossômicos, os quais determinam na célula bacteriana a ausência de receptores para a ação dos antibióticos ou a existência de estruturas e mecanismos que impedem a ação do fármaco (Benveniste e Davies, 1973; Fraimow e Abrutyn, 1995; Murray e Moellering Jr., 1978). A resistência natural devida à ausência do receptor é observada, por exemplo, entre os micoplasmas em relação aos antibióticos betalactâmicos, já que estes microrganismos não têm parede celular, o local de ação destes antibióticos (Palmer, 1979). Um outro mecanismo é a impermeabilidade ao fármaco, causada pela existência no microrganismo de estruturas que impedem o antibiótico de chegar a seu receptor. Assim, a resistência natural dos bacilos gram-negativos à penicilina G está relacionada com a composição própria das membranas externas da sua parede celular, que impede o antibiótico de atravessar esta estrutura para ligar-se ao seu receptor, as proteínas ligadoras de penicilina. A resistência natural também pode ser provocada pela produção de enzimas que inativam o antibiótico. A determinação destas enzimas tem sido estudada principalmente quanto aos antibióticos betalactâmicos. Tanto as bactérias gram-negativas como as gram-positivas são naturalmente capazes de originar betalactamases de origem cromossômica. Na maioria das espécies, a quantidade de betalactamases produzida é mínima e não provoca resistência dos germes, com exceção das espécies de *Klebsiella*, *Enterobacter* e *Serratia* que são naturalmente resistentes à ampicilina (Saunders, 1984). Entretanto, o aumento da produção das enzimas pode acontecer, seja por mutação cromossômica ou pela indução na presença de antibióticos (Murray e Moellering Jr., 1978; Trabulsi, 1973).

Resistência adquirida

A resistência adquirida consiste no surgimento do fenômeno da resistência a um ou vários antimicrobianos em uma população bacteriana originalmente sensível a estes mesmos antimicrobianos. Essa resistência resulta de modificações na estrutura ou no funcionamento da célula bacteriana, as quais decorrem de fatores genéticos adquiridos por mecanismos que alteram o cromossomo bacteriano ou afetam elementos extracromossômicos formados por segmentos de DNA (ácido desoxirribonucleico) e denominados plasmídios (Novick, 1980; Saunders, 1984).

Os plasmídios são constituídos por segmentos circulares de DNA de cadeia dupla, genes que conferem à célula características biológicas adicionais, entre as quais a expressão de resistência aos antimicrobianos. Eles podem existir e se multiplicar de modo autônomo no citoplasma do germe ou incorporar-se ao cromossomo bacteriano, neste caso multiplicando-se no mesmo ritmo que este. Embora os plasmídios não sejam essenciais à vida da célula bacteriana, sua presença habitualmente é vantajosa para as bactérias que os têm. Em alguns plasmídios existem genes que conferem propriedades metabólicas adicionais à bactéria (plasmídios metabólicos). Outros plasmídios podem mostrar determinantes genéticos que aumentam a virulência do microrganismo (plasmídios de virulência), codificando a produção de toxinas, a aderência da bactéria, a capacidade invasiva do germe e outros fatores de virulência. Um tipo especial de plasmídio é o denominado plasmídio conjugante que promove a ligação física entre bactérias. A maioria das espécies bacterianas patogênicas para o homem também apresenta plasmídios que contêm genes que conferem ao germe resistência a um ou a vários antimicrobianos. Estas partículas são chamadas de plasmídios R ou de resistência e podem existir de maneira autônoma ou ser integradas a plasmídios conjugantes, quando são designados fatores de transferência de resistência (RTF) (Zuliani e Trabulsi, 1972).

Além dos plasmídios, as células bacterianas podem conter um outro elemento genético denominado transpóson (ou transpossomo), constituído por partículas de DNA capazes de transpor-se, dentro de uma mesma célula, de plasmídios para o cromossomo e vice-versa, e entre plasmídios entre si, podendo ainda inserir-se em bacteriófagos. Este processo de recombinação genética é conhecido com o nome de transposição (Novick, 1980; Rice, 1998; Saunders, 1984).

Enquanto a resistência natural não dispõe de grande significado prático, por ser previsível e constante, bastando conhecer o espectro de ação de um antibiótico para evitá-la, a resistência adquirida, por ser variável, é causa de importantes problemas clínicos. A aquisição de resistência por uma célula bacteriana sensível sempre decorre de uma alteração genética que se expressa bioquimicamente. A resistência adquirida decorre de mutações no cromossomo bacteriano (o que origina o surgimento de genes de resistência em uma bactéria sensível) ou pela transferência de genes de resistência de uma célula para outra. As duas modalidades de resistência, a mutação e a transferível, podem estar presentes na mesma bactéria (Saunders, 1984; Suassuna, 1983; Trabulsi, 1973).

▶ Mecanismos de aquisição de resistência

▪ Resistência adquirida por mutação ou cromossômica

As mutações são fenômenos espontâneos, possíveis de ocorrer no momento da divisão celular, mas que podem ser provocados por determinados agentes chamados de mutagênicos, tais como os raios X, os raios ultravioleta e o ácido nitroso. As mutações não são provocadas por antibióticos. A resistência de bactérias aos medicamentos pode surgir devido ao fenômeno da mutação espontânea, sendo em geral simples (*i. é.*, para um tipo de fármaco) e pode ser transmitida verticalmente para suas descendentes. A mutação é um fenômeno raro, mesmo entre as bactérias, ocorrendo o surgimento de mutantes resistentes a um determinado antibiótico na proporção de um para cada 100 milhões a um para cada 10 bilhões de células que se reproduzem. Os mutantes resistentes geralmente têm menor capacidade de sobrevivência que as cepas normais, apresentando ritmo de crescimento mais lento, menor resistência a variações de pH, maior sensibilidade à competição biológica e habitualmente desaparecem com o progredir da população microbiana sensível. Estas bactérias são denominadas defectivas (Lacey, 1973; Levy, 1982; Saunders, 1984; Suassuna, 1983).

Para a maioria dos antibióticos, a resistência por mutação estabelece-se por múltiplas etapas, isto é, são necessárias seguidas mutações em um mesmo gene para que sejam atingidos altos níveis de resistência. Esse mecanismo geralmente provoca baixos níveis de resistência, desenvolvendo-se lentamente (Suassuna, 1983). Dessa maneira, é possível o controle terapêutico inicial do mutante com a elevação da dose do medicamento. Um outro tipo de resistência por mutação é aquele que ocorre em única etapa. Nesses casos, o surgimento de elevados níveis de resistência depende de uma única mutação (Suassuna, 1983). Nesse tipo de mutação, não há vantagem no emprego de doses mais altas do antimicrobiano, pois o nível de resistência é superior às concentrações terapêuticas dos fármacos. Este tipo de resistência é observado em relação a estreptomicina, isoniazida, rifampicina, dapsona e a outros medicamentos utilizados na terapêutica de infecções por micobactérias e pode ser encontrado com alguma frequência durante o tratamento da tuberculose e da hanseníase.

▪ Resistência transferível (transformação, transdução, conjugação e transposição)

A transferência de genes de uma célula doadora para uma receptora se dá por intermédio de três mecanismos principais: transformação, transdução e conjugação.

A transformação é um mecanismo de captação, por uma célula receptora, do DNA solúvel proveniente de parte ou de todo o cromossomo ou plasmídio liberado no meio por uma bactéria doadora, sendo a parte transferida incorporada ao cromossomo ou plasmídios da célula receptora. Em condições naturais, a transformação pode acontecer quando uma bactéria sofre morte por lise, e o seu DNA livre no meio ambiente é captado por outra. Contudo, a transformação parece ser um mecanismo de pouca importância na aquisição de resistência em condições naturais. Habitualmente, só ocorre entre bactérias da mesma espécie, já tendo sido observada entre hemófilos, neissérias, estafilococos e estreptococos, mas carece de importância prática (Lerner, 1987; Saunders, 1984; Zuliani e Trabulsi, 1972).

A transdução consiste na transferência de material genético de uma bactéria para outra por intermédio de bacteriófagos. Os bacteriófagos utilizam o DNA bacteriano para sua própria multiplicação e, neste processo, podem incorporar ao genoma das novas partículas virais fragmentos de DNA cromossômico ou plasmidial da bactéria parasitada contendo genes de resistência. Ao infectarem uma nova bactéria, os bacteriófagos podem então introduzir nesta célula a característica de resistência da célula precedente (Trabulsi, 1973). A transdução é um mecanismo limitado de transferência de resistência, pois somente ocorre entre bactérias da mesma espécie. A transdução de genes cromossômicos de resistência não tem importância prática, porque só casualmente se dará a incorporação ao fago de fragmentos de DNA cromossômico com genes de resistência. Já transdução de genes de resistência localizados em plasmídios é geralmente bem eficaz, sobretudo quando os plasmídios são muito pequenos. Foi o que aconteceu nos estafilococos, que adquiriram resistência à penicilina G por esse mecanismo.

A conjugação é um mecanismo de transferência de material genético de uma célula bacteriana viável para outra, por meio do contato físico entre elas, realizado por uma organela designada fímbria sexual ou diretamente pelo contato célula a célula. A fímbria é formada pela bactéria doadora que tem um plasmídio conjugativo, ocorrendo a passagem deste plasmídio para a célula receptora sem haver a perda do caráter pela célula doadora, devido à replicação do DNA plasmidial. Essa transferência de plasmídios conjugativos por intermédio de fímbrias é habitualmente observada entre os bacilos gram-negativos. Já a transferência pelo contato célula a célula é notada entre os cocos gram-positivos (estreptococos, enterococos e estafilococos) e resulta da secreção pela célula doadora de uma substância chamada de feromônio, que provoca a adesão e a agregação da célula doadora com as células receptoras, possibilitando a transferência dos plasmídios conjugativos. Esses plasmídios que conferem resistência aos antibióticos são os denominados fatores R e frequentemente apresentam genes de resistência para dois ou três antibióticos, sendo possível o encontro de genes para resistência a até 10 tipos de fármacos (Novick, 1980; Suassuna, 1983). A resistência por plasmídios R, conjugativos ou não conjugativos, é conhecida como resistência plasmidial, ou resistência extracromossômica, ou ainda resistência infecciosa (Cavallo, 1973; Davies, 1972; Murray e Moellering Jr., 1978; Saunders, 1984; Suassuna, 1983; Trabulsi, 1973; Zuliani e Trabulsi, 1972). Observa-se a resistência infecciosa ou extracromossômica principalmente entre os bacilos gram-negativos, gonococo, *B. fragilis* e enterococo, podendo ocorrer entre bactérias da mesma espécie ou entre espécies diferentes e até mesmo entre gram-negativos e gram-positivos.

Na atualidade, a conjugação constitui o mais frequente processo de resistência bacteriana aos antimicrobianos em hospitais, favorecido pela pressão seletiva do uso destes medicamentos no ambiente hospitalar.

Denomina-se transposição a transferência de genes de um plasmídio para outro, para o cromossomo ou para um bacteriófago, bem como do cromossomo para plasmídios, dentro de uma célula. Essa transferência se dá por meio de transpósons. Diferentemente dos plasmídios, os transpósons não são capazes de se replicar independentemente. Eles, ao se incorporarem em plasmídios ou no cromossomo bacteriano, podem manter-se estáveis e replicar-se junto com o DNA receptor. Por serem pequenos fragmentos de DNA, habitualmente transportam poucos genes e, por isso, em geral codificam resistência simples ou resistência para dois ou não mais que três fármacos. Vários grupamentos de antibimicrobianos já foram envolvidos nesse processo de aquisição de resistência, como aminoglicosídios, sulfonamidas, eritromicina, cloranfenicol, ampicilina e trimetoprima (Levy, 1982; Saunders, 1984).

Resistência induzida

A indução enzimática é um fenômeno conhecido entre os sistemas celulares, consistindo na produção pela célula de um determinado elemento, quando submetida à ação de um outro elemento. A indução é um fenômeno genético e resulta da desrepressão (liberação) de genes responsáveis por uma determinada característica da célula que estavam reprimidos por um outro gene produtor de uma substância repressora (Sanders Jr. e Sanders, 1988). A cefoxitina e os carbapenéns (imipeném e meropeném) constituem os mais potentes antibióticos indutores de resistência, desreprimindo a produção de betalactamases em alguns microrganismos. As cefalosporinas da terceira geração, as ureidopenicilinas, as amidinopenicilinas e o ácido clavulânico mostram-se indutores menos potentes na prática clínica, enquanto é mínima a indução de resistência pelo aztreonam, pelo sulbactam e tazobactam e pelas cefalosporinas da quarta geração. A resistência induzida pelos antibióticos betalactâmicos é variável com a concentração do fármaco, alguns antibióticos só demonstrando a indução enzimática em altas concentrações, como, por exemplo, as cefalosporinas da terceira geração, enquanto a cefoxitina e o imipeném são indutores de resistência mesmo em concentrações subinibitórias. A resistência induzida pelos antibióticos betalactâmicos entre os bacilos gram-negativos resulta da desrepressão da síntese de betalactamases, consequente à interação entre o antibiótico com um repressor dentro da célula. A desrepressão induzida é reversível com a retirada do fármaco. A betalactamase induzida pode antagonizar não só a ação do antibiótico indutor, mas também a de outros betalactâmicos, como ocorre com a cefoxitina. Sendo assim, as novas cefalosporinas e outros novos betalactâmicos são capazes de causar resistência para si próprios e resistência cruzada para outras cefalosporinas da primeira, segunda e terceira gerações, para as penicilinas e para outros antibióticos betalactâmicos. Ogle *et al.* também relataram a aquisição de resistência de origem cromossômica entre estirpes de *Pseudomonas aeruginosa* ao norfloxacino e ao ciprofloxacino durante a terapêutica com essas quinolonas (Ogle *et al.*, 1988).

Mecanismos bioquímicos de resistência

Os mecanismos genéticos que codificam a resistência bacteriana se exteriorizam frente aos antimicrobianos por seis principais mecanismos bioquímicos de ação: inativação do fármaco por enzimas; alteração da permeabilidade bacteriana ao fármaco; alteração de sistemas de transporte na célula; retirada ativa do fármaco do meio intracelular (efluxo); alteração do receptor do fármaco; modificação do sistema metabólico ativo para o fármaco e síntese de vias metabólicas alternativas (Davies, 1972; Jacoby e Archer, 1991; Lesage, 1969; Levy, 1982; Lima, 1969; Murray e Moellering Jr., 1978; Nord, 1985; Trabulsi, 1973).

Inativação enzimática

A inativação enzimática do fármaco é o mecanismo mais importante de resistência microbiana, pois os microrganismos podem originar enzimas que irão inativar, bloquear ou modificar a estrutura do antimicrobiano, impedindo assim a sua ação. A destruição enzimática dos antibióticos betalactâmicos por enzimas produzidas pelas bactérias (betalactamases) é a causa principal de resistência aos antibióticos betalactâmicos. Estas enzimas são frequentemente oriundas de germes gram-positivos e gram-negativos e hidrolisam a ligação amida do anel betalactâmico, acarretando a destruição irreversível da atividade antibacteriana desses antibióticos. Além de causar a resistência do germe ao betalactâmico utilizado para seu combate, a produção de betalactamases pode interferir na sobrevivência de outros microrganismos, sensíveis ao antibiótico, quando o germe produtor da enzima encontra-se presente como parte de uma flora mista. É o que pode ocorrer na orofaringe, quando o estreptococo do grupo A permanece nas amígdalas, mesmo após o tratamento com penicilina G ou V às quais é sensível, devido à inativação do antibiótico por betalactamases produzidas por estafilococos ou moraxelas ou bactérias anaeróbias presentes na flora amigdaliana (Tuner e Nord, 1983).

Os estafilococos são os principais patógenos gram-positivos produtores de betalactamases, as quais são adquiridas por mutação ou transferência de plasmídios e são basicamente do tipo penicilinase. Bacilos gram-negativos (*Pseudomonas, E. coli, Klebsiella, H. influenzae*) também são produtores de betalactamases, habitualmente adquiridas por conjugação de plasmídios ou transpósons, podendo inativar tanto as penicilinas (penicilinases) quanto as cefalosporinas (cefalosporinases) e até os monobactâmicos. As enterobactérias dos gêneros *Enterobacter, Serratia, Citrobacter, Providencia* podem ser produtoras de betalactamases de origem cromossômica capazes de hidrolisar penicilinas, cefalosporinas e monobactâmicos, não sendo inibidas pelos inibidores de betalactamases. Estas betalactamases de origem cromossômica são induzíveis, podendo surgir no curso da terapêutica com penicilinas e cefalosporinas, sobretudo da terceira geração. Os microrganismos produtores dessas enzimas habitualmente são sensíveis aos carbapenéns e às cefalosporinas da quarta geração. Bacilos gram-negativos não fermentadores de glicose, tais como *Pseudomonas aeruginosa, Stenotrophomonas maltophilia, Acinetobacter baumannii* e *A. lwoffii* isoladas em diferentes países, inclusive no Brasil, podem mostrar resistência aos betalactâmicos, incluindo os carbapenéns, pela produção de betalactamases de origem cromossômica ou por modificações de canais porínicos. As enzimas com características de carbapenemases não são inibidas por inibidores de betalactamases

(Jacoby e Archer, 1991; Livermore, 1995; Sader, 1998; 2000). Em relação à formação de betalactamases pelo *B. fragilis*, tem sido verificado que mais de 90% das cepas deste germe produzem enzimas cromossômicas com ação contra a maioria dos antibióticos betalactâmicos, podendo ser ou não inibidas pelo ácido clavulânico e pelo sulbactam (Leung e Williams, 1978; Neu, 1985; Simpson *et al.*, 1982). Algumas cepas de enterococo podem produzir betalactamases do tipo penicilinase que irão inativar a ampicilina. O *M. tuberculosis* é naturalmente produtor de betalactamases ativas contra penicilinas e cefalosporinas.

As enzimas inativadoras dos aminoglicosídios são codificadas em genes situados em transpósons localizados no cromossomo e em plasmídios e a capacidade de sua produção pode ser adquirida pelo microrganismo por meio do fenômeno de conjugação. Algumas das enzimas inativadoras de aminoglicosídios são amplamente distribuídas entre as espécies bacterianas, sendo produzidas por microrganismos gram-positivos e gram-negativos. Estudos sobre a resistência aos diversos aminoglicosídios em diferentes partes do mundo vêm mostrando elevada resistência dos germes gram-negativos à gentamicina e à tobramicina. Entretanto, é possível o encontro de germes resistentes à gentamicina e sensíveis à tobramicina, especialmente nas *Pseudomonas*. Já a resistência à amicacina, durante longo tempo, permaneceu em níveis baixos, apesar do emprego deste antibiótico. Mais recentemente, porém, em especial no Brasil, níveis moderados ou mesmo elevados de resistência à amicacina (11 a 40%) têm sido referidos em bacilos gram-negativos isolados de infecções hospitalares (Correa *et al.*, 1989; Martins *et al.*, 1981; Sader *et al.*, 1999; Young e Hindler, 1986). Tal resistência está relacionada com o uso mais difundido da amicacina nos hospitais, possibilitando a seleção de cepas resistentes por mecanismos de impermeabilidade ou enzimas específicas (Levine *et al.*, 1985). Verifica-se, assim, que, devido à resistência manifestar-se por ação de diferentes enzimas, entre os aminoglicosídios não existe necessariamente resistência cruzada, com exceção da gentamicina e da sisomicina que são inativadas exatamente pelos mesmos tipos enzimáticos (Nord, 1985; Phillips *et al.*, 1986; Siebert *et al.*, 1977; Young e Hindler, 1986).

Também está hoje em dia estabelecido que o principal mecanismo de resistência ao cloranfenicol se dá por inativação enzimática, devido à presença nas bactérias resistentes da cloranfenicol-acetiltransferase. A produção dessa enzima é mediada por genes plasmidiais. Em resultado da ação enzimática, o antibiótico modificado perde a capacidade de ligar-se ao ribossomo bacteriano, deixando, assim, de exercer a atividade antimicrobiana (Shaw, 1984). A resistência ao cloranfenicol se manifesta igualmente para o tianfenicol e tem sido observada mais frequentemente em bacilos gram-negativos causadores de infecções hospitalares. Epidemias de febre tifoide causadas por uma cepa de *S. typhi* albergando um plasmídio mediador da produção da cloranfenicol-acetiltransferase foram referidas em alguns países (México, Peru), mas a grande maioria dos isolamentos deste germe em nosso país mantém a sensibilidade ao fármaco. O cloranfenicol também permanece como um dos principais fármacos para o combate do *B. fragilis*, visto ser excepcional e sem significância clínica o encontro de resistência a este antibiótico entre os microrganismos anaeróbios (Finegold, 1985; Goldstein *et al.*, 1986; Herzog, 1980; Mehta *et al.*, 1992; Sader, 1998; Shaw, 1984).

Germes gram-positivos e anaeróbios podem ficar resistentes à lincomicina e à clindamicina devido à inativação enzimática por uma lincosamida-nucleotidiltransferase, codificada geneticamente em plasmídios (Moreira e Daum, 1995).

Alteração da permeabilidade aos fármacos

Muitos antibióticos altamente tóxicos para as bactérias gram-positivas, como por exemplo, a penicilina, só exercem ação contra os bacilos gram-negativos em concentrações bem elevadas. Um dos mecanismos envolvidos nesta resistência natural reside na impossibilidade de o antibiótico atingir o seu local de ação, por ser incapaz de atravessar a membrana externa lipopolissacarídica dos germes gram-negativos (Nikaido, 1989). A resistência por alteração na permeabilidade adquirida por mutação passou a ter, nos dias atuais, grande importância ao se descreverem estirpes de *Staphylococcus aureus* resistentes aos glicopeptídios. Inicialmente referidos no Japão, em 1996, com o isolamento de uma amostra resistente à vancomicina, foram a seguir descritos nos EUA e atualmente vêm sendo encontrados em outras regiões (Bierbaum *et al.*, 1999; Hiramatsu, 1997; Howe *et al.*, 1998). Tais estafilococos mostram-se resistentes aos glicopeptídios provavelmente por apresentarem espessamento da parede celular, resultante do aumento de sua síntese provocada por maior número de proteínas ligadoras de penicilinas.

A resistência devida a alterações na permeabilidade promovida por genes plasmidiais é pouco frequente. Sua ocorrência é referida na *P. aeruginosa* resistente a antibióticos betalactâmicos e ao cloranfenicol e em cepas de *E. coli* e de *Haemophilus influenzae* resistentes ao cloranfenicol. É também atribuída a raras cepas de pneumococo apresentando resistência múltipla (Benveniste e Davies, 1973; Robins-Brown *et al.*, 1979; Shaw, 1984). O mecanismo da impermeabilidade aos fármacos pode ser um dos fatores responsáveis pela resistência de estafilococos à meticilina (e isoxazolilpenicilinas); dos germes anaeróbios aos antibióticos betalactâmicos; e dos bacilos gram-negativos às quinolonas. Resulta de alterações nas porinas das membranas externas, com isso havendo o bloqueio da penetração das drogas em seu local de ação (Leung e Williams, 1978; Nord *et al.*, 1985).

Alteração de sistemas de transporte na célula

A passagem dos antibióticos aminoglicosídios através das membranas bacterianas está associada à diferença de potencial elétrico existente entre o exterior e o interior da célula. Estes antibióticos têm carga elétrica positiva e são transportados para o meio interno celular, que dispõe de carga elétrica negativa, pela diferença de potencial nas duas faces da membrana. O transporte ativo dos aminoglicosídios é dependente de energia, a qual é derivada da passagem de elétrons, usando oxigênio ou, alternativamente, nitratos como um terminal receptor. A passagem dos aminoglicosídios para o interior das células só é realizada, portanto, em condições aeróbias necessárias à geração do fluxo de elétrons. Isso explica a diminuição da atividade destes fármacos em condições anaeróbias e a resistência natural das bactérias anaeróbias, as quais não dispõem deste sistema de transporte (Nord, 1983; Phillips *et al.*, 1986). A resistência aos aminoglicosídios pode resultar de mutações que afetam o metabolismo energético da membrana, com isso diminuindo a diferença de potencial através da membrana e reduzindo a penetração dos antibióticos. A alteração no transporte dos aminoglicosídios é frequentemente responsável pela resistência adquirida da *P. aeruginosa* a estes medicamentos. Menos comumente, esse mecanismo tem sido relatado também em enterobactérias (Phillips e Shannon, 1984). Alterações no transporte ativo para o seu receptor constituem também o mecanismo de resistência para a cicloserina e a fosfomicina, observada em mutantes de bacilos gram-negativos. O surgimento espontâneo de mutantes resistentes à fosfomicina é observado com facilidade, levando à alteração do mecanismo de transporte.

Retirada ativa do fármaco do meio intracelular (efluxo)

A resistência às tetraciclinas é muito comum entre os bacilos gram-negativos entéricos portadores de plasmídios R conjugativos. Além das enterobactérias, plasmídios com genes determinantes de resistência às tetraciclinas têm sido identificados em *H. influenzae, Bacillus* sp. *Bacteroides fragilis, S. aureus, Enterococcus faecalis, S. pyogenes, S. agalactiae* (grupo B), *N. gonorrhoeae, N. meningitidis* e *Vibrio cholerae.* Os genes determinantes de resistência às tetraciclinas se expressam de modo fenotípico principalmente pela produção de proteínas localizadas na membrana citoplasmática que promovem o efluxo, isto é, a saída das tetraciclinas da célula. Esse bombeamento ativo do antibiótico é dependente de energia ligada à movimentação de prótons, funcionando as proteínas de resistência como bombas de efluxo, transportando as tetraciclinas para fora da célula (Benveniste e Davies, 1973; Chopra, 1984; Murray e Moellering Jr., 1978; Nikaido, 1998). As bombas de efluxo não são específicas e podem funcionar para antibióticos de classes diferentes. Assim, a resistência por efluxo é a causa da resistência intrínseca natural do *Bacteroides fragilis* às fluoroquinolonas (Miyamae *et al.*, 1998). Este mecanismo também é comum na resistência de estafilococos e pneumococo aos macrolídeos, em mutantes do *Streptococcus pneumoniae, P. aeruginosa* e enterobactérias às fluoroquinolonas. Nas bactérias gram-negativas, o mecanismo de efluxo pode servir de resistência a múltiplos grupamentos de antibióticos como quinolonas, cloranfenicol, eritromicina e antibióticos betalactâmicos (Acar e Goldstein, 1997; Amsden, 1999; Giraud *et al.*, 2000; Nikaido, 1998; Poole, 2000). O mecanismo de efluxo está também envolvido na resistência dos fungos aos azóis antifúngicos, tais como o fluconazol e o itraconazol.

Alteração do receptor do fármaco

A resistência aos antibióticos por alterações no seu receptor geralmente é adquirida por mutação cromossômica, sendo pouco frequente a participação de plasmídios, tanto entre os germes gram-positivos como nos gram-negativos. A resistência aos antibióticos betalactâmicos observada em cepas mutantes de *N. gonorrhoeae, H. influenzae, P. aeruginosa, E. coli, Streptococcus pneumoniae, E. faecium, S. mitis* (grupo *viridans*), *Clostridium perfringens* pode ser devida à diminuição da afinidade desses antibióticos pelas proteínas ligadoras de penicilinas (PBP), local natural de ação dos betalactâmicos. Essa diminuição da afinidade pode resultar de quatro tipos de alterações nas PBP (Brandileone *et al.*, 1998; Chambers, 1997; Dougherty *et al.*, 1980; Fontana *et al.*, 1994; Grebe e Hakenbeck, 1996; Jacoby, 1994; Malouin e Bryan, 1986; Neuwirth *et al.*, 1995; Reynolds, 1984; Tomasz, 1994): ausência ou diminuição no mutante resistente da principal PBP de ligação do antibiótico, produção aumentada de uma PBP de menor importância na ação do antibiótico, produção de uma PBP adicional com pequena afinidade de ligação ao antibiótico, e modificação na constituição da PBP alvo primário do antibiótico. *Enterococcus faecium* e *E. faecalis* mostram-se resistentes à vancomicina devido à existência de um gene, denominado Van A, presente em um plasmídio transmissível (Goldmann, 1992; Jacoby e Archer, 1991; Leclerq e Courvalin, 1997). Outros genes, chamados Van B e Van C (de origem cromossômica), também conferem resistência a cepas de enterococos à vancomicina. Entretanto, permanecem sensíveis à teicoplanina (Rosato *et al.*, 1995; Sader *et al.*, 1994). A resistência dos enterococos à vancomicina e à teicoplanina encontra-se em expansão em vários países, já sendo também encontrada entre nós. A partir de 1997, foram descritos *Staphylococci aureus* com resistência à vancomicina e à teicoplanina. Tais estafilococos receberam a sigla em inglês VISA (estafilococos com resistência intermediária à vancomicina) ou GISA (estafilococos com resistência intermediária aos glicopeptídios) e agora existem estafilococos com ampla resistência, conhecidos como VRSA, e têm seu mecanismo de resistência relacionado com o espessamento da parede celular ou com o aprisionamento dos fármacos pela hiperprodução de componentes da parede (Hanaki *et al.*, 1998; Hiramatsu e Hanaki, 1998; Waldvogel, 1999). Outro receptor que pode sofrer alterações em sua constituição devidas a mutações em genes cromossômicos é o ribossomo bacteriano. Modificações ou a ausência de proteínas do ribossomo resultam em resistência aos macrolídeos, às lincosamidas e aos aminoglicosídios. A resistência por alterações em proteínas ribossômicas tem sido descrita em mutantes de gonococos, enterococos, estafilococos, pseudomonas e enterobactérias, mas apresenta pequena importância clínica, com exceção da resistência à estreptomicina observada no *M. tuberculosis* e em bacilos gram-negativos. A resistência aos poliênicos (anfotericina B e nistatina) é rara. Algumas cepas de *Candida* sp. e *C. neoformans* isoladas de material clínico ou mantidas em laboratórios mostram mutações cromossômicas que codificam a ausência ou a diminuição do ergosterol na membrana ou a formação de esteróis modificados com menor afinidade de ligação aos poliênicos. A resistência às quinolonas resulta de mutações em genes cromossômicos, não sendo conhecida resistência mediada por plasmídios. Em consequência, formam-se DNA-girases modificadas, às quais não mais se ligam os antimicrobianos ativos. A resistência dos germes gram-negativos a esses fármacos ainda é pouco frequente na clínica, embora venha aumentando entre *P. aeruginosa, Klebsiella, Citrobacter, Serratia* e, mesmo, *H. influenzae.* Entre os estafilococos, porém, é cada vez mais frequente o isolamento de exemplares resistentes a esses fármacos.

Modificação do sistema metabólico ativo para o fármaco e síntese de vias metabólicas alternativas

Vários mecanismos que provocam alterações no metabolismo dos folatos podem causar resistência às sulfonamidas e à trimetoprima. Esses mecanismos podem ter origem em genes cromossômicos ou em transpósons e plasmídios (Coughter *et al.*, 1987; Hamilton-Miller, 1979; Murray e Moellering Jr., 1978; Rubin e Swartz, 1980; Smith e Amyes, 1984; Towner, 1992). A resistência natural às sulfonamidas e à trimetoprima mediada por genes cromossômicos é encontrada na *P. aeruginosa*, resultando de impermeabilidade aos fármacos, e entre os germes anaeróbios (*Bacteroides, Clostridium, Fusobacterium*), devido à diminuída sensibilidade da di-hidrofolatorredutase desses microrganismos a esses fármacos. A resistência às sulfonamidas e à trimetoprima pode ser encontrada em até 25% de germes isolados de material clínico, especialmente as enterobactérias, sendo a presença de plasmídios responsável pela minoria dos casos. A resistência ao metronidazol e a outros nitroimidazólicos decorre de dois mecanismos mediados por genes cromossômicos: redução ou ausência da penetração do fármaco e diminuição da nitrorredução (Finegold, 1980; Rosenblatt e Edson, 1987). A resistência a esses medicamentos foi identificada entre mutantes de germes anaeróbios e protozoários, mas sua importância clínica é insignificante na atualidade. A resistência primária dos fungos leveduriformes à flucitosina é pouco frequente. Entretanto, o surgimento da resistência durante o tratamento de infecções pelo *Cryptococcus neoformans* e *Candida albicans* é muito comum, resultando de indução de mutantes resistentes pelo quimioterápico. O mecanismo da resistência parece relacionar-se à diminuição da permeabilidade ao fármaco e à perda da ação enzimática das desaminases.

▶ Resistência nos principais grupos bacterianos

▪ Estafilococos

A resistência dos estafilococos é extremamente difundida em todas as partes do mundo. No meio comunitário, eles mostram elevada resistência (acima de 60%) às penicilinas G e V, à ampicilina e à amoxicilina. No ambiente hospitalar, a situação é ainda mais dramática, pois se soma a isso a elevada resistência à oxacilina e às cefalosporinas das primeira e segunda gerações (em alguns hospitais, superior a 50%). Estes estafilococos receberam a denominação MRSA ou ORSA (*Staphylococcus aureus* meticilina ou oxacilinarresistentes). Frequentemente, os estafilococos penicilinaserresistentes mostram-se também resistentes a macrolídeos, aminoglicosídios, tetraciclinas, mupirocina e cotrimoxazol pelos mecanismos bioquímicos referidos anteriormente (Boyce, 1992; Bradley *et al.*, 1995; Kernodle *et al.*, 1988; Lacey, 1973; Malouin e Bryan, 1986; Maple *et al.*, 1989; Moreira e Daum, 1995; Mulligan *et al.*,1993). Os glicopeptídios (vancomicina e teicoplanina) são a opção terapêutica nesses casos. Entretanto, o fenômeno de resistência a esses antibióticos é crescente em várias partes do mundo, inclusive no Brasil (Del'Alamo *et al.*, 1999; Mamizuka *et al.*, 2000; Otília Santos *et al.*, 1999). Os estafilococos resistentes aos glicopeptídios têm como alternativas terapêuticas as estreptograminas (quinupristina/dalfopristina), as oxazolidinonas, a tigeciclina, a daptomicina e a combinação da vancomicina com um antibiótico betalactâmico antiestafilocócico (Climo *et al.*, 1999).

▪ Enterococos

Atualmente, os enterococos (*Enterococcus faecalis* e *E. faecium*) têm pequena sensibilidade aos aminoglicosídios e à penicilina G, moderada sensibilidade à ampicilina e ao cloranfenicol, mas são bastante sensíveis aos glicopeptídios, embora não raramente ocorram cepas hospitalares resistentes à vancomicina. Além da resistência aos betalactâmicos, aos aminoglicosídios e aos glicopeptídios, os enterococos multirresistentes são insensíveis a cloranfenicol, tetraciclinas, eritromicina e rifampicina, variando seu isolamento com características locais (French, 1998; Sader *et al.*, 1994). As alternativas atuais para o tratamento de infecções por enterococos resistentes a penicilinas e glicopeptídios são cloranfenicol, tigeciclina, quinupristina/dalfopristina e oxazolidinonas (Husni e Raad, 1997).

▪ Pneumococo

A resistência do *Streptococcus pneumoniae* à ação das penicilinas constitui problema grave em vários países, especialmente África do Sul, Espanha, França, EUA, Coreia do Sul e Leste Europeu. O isolamento de estirpes resistentes é maior no ambiente hospitalar que na comunidade; porém, descreve-se o encontro de 50% ou mais de amostras de pneumococo resistente isoladas de pacientes com infecções respiratórias ou meníngeas que chegam para atendimento médico naqueles países (Appelbaum, 1996; Baquero *et al.*, 1996; Doit *et al.*, 1999; Friedland e Klugman, 1992; Liñares *et al.*, 1992; Tomasz, 1997). A resistência à penicilina G expressa, da mesma maneira, a resistência à ampicilina, à amoxicilina e às cefalosporinas da primeira geração. Conceitualmente, consideram-se sensíveis à penicilina os pneumococos com CIM $\leq$ 0,06 mcg/mℓ; resistência intermediária (RI) quando CIM situa-se entre 0,1 e 1,0 μg/mℓ; e resistência elevada (RR) quando CIM é $>$ 2 μg/mℓ. Frequentemente, os pneumococos com elevada resistência à penicilina o são também a outros antimicrobianos, configurando o *S. pneumoniae* multirresistente. Os pneumococos com elevada resistência às penicilinas frequentemente mantêm a sensibilidade às fluoroquinolonas antipneumocócicas (levofloxacino, moxifloxacino) e aos glicopeptídios (Bradley e Scheld, 1997). Dessa maneira, esses fármacos representam alternativas terapêuticas para infecções causadas por estas estirpes resistentes: as fluoroquinolonas para as infecções respiratórias; vancomicina e teicoplanina para as infecções sistêmicas. Em relação às meningoencefalites pneumocóccicas, a associação da vancomicina com a ceftriaxona apresentou sinergismo (Friedland *et al.*, 1993). A resistência intermediária à penicilina não oferece dificuldade para o tratamento de infecções respiratórias ou sistêmicas pelo pneumococo, visto que as doses usuais ou em ligeiro excesso de penicilinas e cefalosporinas são adequadas para promover níveis superiores ao limite desta resistência. No entanto, a resistência intermediária pode influenciar a ação terapêutica das penicilinas nas meningites pneumocócicas, pois a concentração desses fármacos não atinge o pneumococo RI quando está situado nas meninges. Nesta circunstância, as cefalosporinas da terceira geração mostram-se adequadas para o tratamento (Kaplan e Mason Jr., 1998). No Brasil, o isolamento de pneumococos com elevada resistência à penicilina é ainda pouco frequente, mas vem aumentando nos últimos anos, sobretudo em grandes centros urbanos, como Rio de Janeiro, São Paulo, Salvador e Florianópolis (Brandileone *et al.*, 1998; Sader *et al.*, 1999). Por tal motivo, nesses locais, indica-se o tratamento empírico da meningite pneumocócica com vancomicina associada a ceftriaxona, até o resultado de exames do liquor revelando a sensibilidade do germe.

▪ Estreptococos

Os estreptococos beta-hemolíticos permanecem sensíveis à ação dos antibióticos betalactâmicos, e a benzilpenicilina continua a ser o fármaco de escolha para o tratamento de infecções provocadas por esses microrganismos (Horn *et al.*, 1998; Kaplan, 1997). Este fato talvez encontre explicação na incapacidade de esses microrganismos produzirem betalactamases (Horn *et al.*, 1998). Contudo, estirpes mutantes de *Streptococcus pyogenes* podem apresentar resistência a tetraciclinas, cloranfenicol, cotrimoxazol, eritromicina e a outros macrolídeos, podendo ou não manter a sensibilidade à clindamicina. Nos estreptococos do grupo *viridans* (*Streptococcus mitis, S. mutans, S. sanguis* e outros), a resistência à penicilina é encontrada em diferentes países (África do Sul, Argentina, Eslováquia, Espanha, EUA), com frequência variável de 4 a

45% (Doern *et al.*, 1996; Guiot *et al.*, 1994; Krcmery e Trupi, 1995). É possível que o aumento da resistência dos estreptococos viridescentes venha a se tornar no futuro um problema emergente também entre nós, comprometendo a eficácia da terapêutica penicilínica das endocardites e sepses causadas por esses microrganismos.

Gonococo e meningococo

Nos EUA, a resistência do gonococo às penicilinas varia de 7 a 20%, frequentemente associada à resistência às tetraciclinas, enquanto, na Europa, a resistência vem se mantendo em níveis baixos, inferiores a 10% (Gorwitz *et al.*, 1993; Lind, 1997). No Brasil, a resistência do gonococo às penicilinas pela produção de betalactamases foi descrita inicialmente no Recife e em São Paulo (Lombardi *et al.*, 1985; Magalhães, 1984). Posteriormente, outros trabalhos realizados também em São Paulo revelaram a resistência de *N. gonorrhoeae* às penicilinas em 3,5% e às tetraciclinas em cerca de 19% das amostras estudadas (Belda Jr., 1992; Nitrini, 1995; Siqueira, 1993). Amoxicilina, amoxicilina associada a ácido clavulânico, penicilina G procaína, tianfenicol, norfloxacino, utilizados em dose única, continuam a ser medicamentos recomendados no tratamento da gonorreia não complicada (Passos e Carluccio, 1993). No entanto, em recente publicação do Ministério da Saúde, é indicado o uso do ofloxacino ou da cefixima ou da ceftriaxona ou do tianfenicol como a terapêutica de escolha para uretrite e cervicite gonocócica sem complicação (Brasil, Ministério da Saúde, 1999).

A resistência da *Neisseria meningitidis* à ação da penicilina surgiu na década de 1970 e, habitualmente, não é observada para altas concentrações do fármaco. Raramente, foi referido na Espanha, na África do Sul e no Canadá o isolamento de meningococos com resistência superior a 1 μg/mℓ, portadores de plasmídios capazes de produzir betalactamases. Na maioria dos relatos, o nível de resistência à penicilina situa-se entre 0,1 e 1 μg/mℓ, configurando os meningococos com resistência intermediária ou sensibilidade diminuída ou moderadamente suscetível às penicilinas (Baquero *et al.*, 1996; Dillon *et al.*, 1983; Oppenheim, 1997). Nas regiões onde os meningococos com reduzida sensibilidade à penicilina vêm sendo descritos, tais como Espanha, Portugal, França e Reino Unido, recomenda-se que a terapêutica das meningoencefalites meningocócicas seja realizada com doses elevadas da penicilina G cristalina (2 milhões de unidades a cada 4 h) ou com ceftriaxona ou cefotaxima (Oppenheim, 1997). Em nosso país, desconhece-se a resistência do meningococo às penicilinas.

Haemophilus influenzae

A resistência do *H. influenzae* à ampicilina em diferentes partes do mundo situa-se entre 10 e 50%, predominando em estirpes do sorotipo B, produtoras de betalactamases mediadas por plasmídios (Van Klingeren, 1988). Os hemófilos produtores de betalactamases habitualmente mostram-se sensíveis à associação de amoxicilina com ácido clavulânico, às cefalosporinas orais e injetáveis da segunda e terceira gerações, como a axetilcefuroxima, a cefprozila, a cefuroxima e a ceftriaxona, e à azitromicina e à claritromicina (Doern *et al.*, 1996; Hogan e Sheehan, 1998). Além dos betalactâmicos, o *H. influenzae* adquiriu também resistência a tetraciclinas, cloranfenicol, rifampicina e sulfametoxazol + trimetoprima em índices variáveis entre diferentes países. No Brasil, Rey e Farhat, em 1997, registraram o isolamento de *H. influenzae* resistente à ampicilina e ao cotrimoxazol em cerca de 9% das amostras estudadas em São Paulo, sendo de 7% a resistência ao cloranfenicol. Na mesma cidade, Rossi *et al.* e Casagrande *et al.* encontraram, respectivamente, a resistência à ampicilina em 14,5 e 16,3%, sendo registrado por esses últimos autores a resistência ao cloranfenicol em cerca de 16% das amostras do hemófilo isoladas de pacientes com meningoencefalite (Casagrande *et al.*, 1993; Rossi *et al.*, 1999). Em Belo Horizonte, foram registrados por Starling *et al.* os mais elevados índices de resistência, chegando a 62% para ampicilina, 87% para cotrimoxazol, e 7% para cloranfenicol e rifampicina (Starling *et al.*, 1997). As estirpes de *H. influenzae* isoladas em nosso país mantêm a sensibilidade às cefalosporinas das segunda e terceira gerações, às fluorquinolonas, à associação de amoxicilina ou piperacilina com inibidores de betalactamases, e à azitromicina e claritromicina.

Enterobactérias

Os bacilos gram-negativos entéricos são, na atualidade, amplamente resistentes aos antimicrobianos tradicionalmente ativos, tais como as sulfonamidas, a ampicilina e amoxicilina, as cefalosporinas da primeira geração e os aminoglicosídios. Tal resistência é observada tanto em ambiente hospitalar como no meio extra-hospitalar em todos os países e foi adquirida sobretudo por mecanismos de mutação, transposição e conjugação (Goldstein *et al.*, 1986; Lampe *et al.*, 1982; Rowe e Threlfall, 1984; Toledo *et al.*, 1970). A eficácia das cefalosporinas das segunda e terceira gerações, elevada quando de sua introdução na terapêutica, há mais de 20 anos, é, nos dias atuais, também menos consistente em relação aos bacilos gram-negativos hospitalares, revelando-se diminuição na sensibilidade sobretudo das espécies de *Klebsiella, Enterobacter, Serratia* e *Morganella*. Conquanto menos frequente, a resistência das enterobactérias na comunidade extra-hospitalar vem aumentando, sendo tanto maior o isolamento de microrganismos resistentes quanto maior for a facilidade para o uso de antimicrobianos pela população (Bermudez e Vidal, 1985; Camargo *et al.*, 1994; Levy, 1982; Rowe e Threfall, 1984; Young e Hindler, 1986). Contudo, o padrão de resistência/sensibilidade dos bacilos gram-negativos é muito variável de país para país, de cidade para cidade, de hospital para hospital, o que exige o reconhecimento da sensibilidade local destes microrganismos para a condução mais segura da terapêutica das infecções por eles causadas (Lopes, 1994). Um fator agravante na resistência das enterobactérias foi a emergência de microrganismos capazes de produzir betalactamases de espectro estendido que as tornam resistentes às cefalosporinas da terceira geração, às penicilinas da quarta geração e aos monobactâmicos. Atualmente, a resistência devida à produção de betalactamases de espectro estendido, seja de origem cromossômica ou plasmidial, é demonstrada em *E. coli, Klebsiella, Serratia* e em outros bacilos gram-negativos, inclusive em amostras hospitalares no nosso país (Chow *et al.*, 1991; Drusano, 1998; Gales *et al.*, 1997; Hashimoto *et al.*, 1999; Piroth *et al.*, 1998). Mais recentemente, a resistência das enterobactérias às fluoroquinolonas, tanto no meio hospitalar como na comunidade extra-hospitalar, tornou-se também, uma realidade em diferentes países, resultante de mutações que conduzem a alterações nas topoisomerases (Garau *et al.*, 1999; Kern *et al.*, 1994). A ocorrência desses mutantes resistentes tem sido relacionada com o maior emprego de quinolonas na terapia humana e, também, com o uso desses medicamentos na terapêutica e profilaxia de infecções em animais (WHO, 1998).

▪ Bacilos gram-negativos não fermentadores da glicose (Pseudomonas aeruginosa, Acinetobacter baumannii, Burkholderia cepacia e Stenotrophomonas maltophilia)

Nos últimos anos, a resistência da *P. aeruginosa* aos antimicrobianos vem se acentuando em todos os países, em especial no ambiente hospitalar, sendo descritos surtos de infecções hospitalares por estirpes multirresistentes, inclusive em nosso país (Pinto *et al.*, 1996; Sader *et al.*, 1999; Silva Neto *et al.*, 1999; Van Klingeren, 1988). Esse aumento da resistência está relacionado com o uso maciço de antimicrobianos e com a facilidade de este microrganismo adquirir resistência por fenômenos de mutação, conjugação, transposição e indução, tornando a ação dos antimicrobianos obsoleta, como no caso da carbenicilina, ou imprevisível, como na ceftazidima ou nos aminoglicosídios. A pressão seletiva, selecionando e concentrando os microrganismos resistentes, exerce papel indutor, desreprimindo genes de resistência não manifestos em condições normais, sem a exposição aos antimicrobianos (Carmelli *et al.*, 1999; Peterson *et al.*, 1998). Nesse sentido, são esclarecedores o trabalho de Peterson *et al.*, que relacionam a resistência ao ciprofloxacino com o uso de quinolonas, e os de Carmelli *et al.* e Troillet *et al.*, que revelam a atividade adversa do uso do imipeném como fator de risco para o aumento da resistência da *Pseudomonas aeruginosa* a diferentes fármacos antipseudomonas (Carmelli *et al.*, 1999; Peterson *et al.*, 1998; Troillet *et al.*, 1997). As mesmas considerações são aplicáveis ao *Acinetobacter baumannii*, cuja participação em infecções hospitalares, sobretudo em unidades de tratamento intensivo, é preocupante devido à elevada resistência a múltiplos antimicrobianos. Os medicamentos ativos contra este patógeno frequentemente limitam-se a polimixinas, carbapenéns, ciprofloxacino e ampicilina associada a sulbactam, não sendo raro o encontro de multirresistência, com sensibilidade somente às polimixinas (Hashimoto *et al.*, 1999; Tosin *et al.*, 1999). Em relação à *S. maltophilia* e à *B. cepacia*, germes menos frequentemente encontrados em infecções oportunistas em pacientes hospitalizados, a sensibilidade/resistência deve, também, ser avaliada por testes de sensibilidade da amostra isolada, considerando sua resistência variável aos antimicrobianos. Tais microrganismos, porém, costumam ser sensíveis à associação de ticarcilina com clavulanato e ao cotrimoxazol.

▪ Medidas de combate à resistência

O combate à resistência bacteriana pode ser realizado por meio de diversas medidas, quais sejam: uso de fármacos que promovam a reversão ao estado de sensibilidade primitiva por perda de fatores de resistência ou por mutação, utilização de altas concentrações do antibiótico para superar o mecanismo de inativação, rodízio de uso de antibióticos em hospitais, emprego da associação de antibióticos, descoberta de novas substâncias antimicrobianas, inibição do mecanismo bioquímico da resistência por substâncias inibidoras das enzimas inativantes dos antibióticos (como os inibidores de betalactamases), limitação do uso de antibióticos para a promoção do crescimento de animais, vigilância epidemiológica (implantação de programas de controle de infecção), restrição ao emprego dos antibióticos e educação dos profissionais de saúde e da população para a correta utilização dos antimicrobianos.

▸ Referências bibliográficas

Acar JF, Goldstein FW. Trends in bacterial resistance to fluoroquinolones. *Clin Infect Dis.* 24(suppl 1):S67-73, 1997.

Acar JF, Sabath LD. Bacterial persistance in vivo: resistance or tolerance to antibiotics. *Scand J Infect Dis.* (suppl 14):86-91, 1978.

Amsden GW. Pneumococcal macrolide resistance – myth or reality? *J Antimicrob Chemother.* 44:1-6, 1999.

Appelbaum PC. Epidemiology and in vitro suceptibility of drug-resistant *Streptococcus pneumoniae. Pediatr Infect Dis J.* 15: 932-39, 1996.

Appelbaum PC, Gladkova C, Hryniewicz W *et al.* Carriage of antibiotic resistant *Streptococcus pneumoniae* in children in eastern and central Europe. *Clin Infect Dis.* 23:712-17, 1996.

Baquero F, The Task Force of the Spanish Ministry of Health. Antibiotic resistance in Spain: what can be done? *Clin Infect Dis.* 23:819-23, 1996.

Barry AL, Fuchs PC, Brown SD. Antipneumococcal activities of a ketolide (HMR 3647), a streptogramin (quinupristin-dalfopristin), a macrolide (erythromycin), and a lincosamide (clindamycin). *Antimicrob Agents Chemother.* 42:945-46, 1998.

Belda Jr. W. *Neisseria gonorrhoeae*: resistência plasmidial e cromossômica a tetraciclina em São Paulo – Brasil. Tese, Faculdade de Saúde Pública – USP, 89 p., 1992.

Benveniste R, Davies J. Mechanism of antibiotic resistance in bacteria. *Ann Rev Biochem.* 42: 471-506, 1973.

Bermudez LE, Vidal E. Padrão de resistência aos antibióticos entre cepas de *Serratia marcescens* isoladas de pacientes imunossuprimidos. *Rev Bras Cancerol.* 31:255-57, 1985.

Bierbaum G, Fuchs K, Lenz W *et al.* Presence of *Staphylococcus aureus* with reduced susceptibility to vancomycin in Germany. *Eur J Clin Microbiol Infect Dis.* 18:691-96, 1999.

Bradley JS, Scheld WM. The challenge of penicillin-resistant *Streptococcus pneumoniae* meningitis: current antibiotic therapy in the 1990s. *Clin Infect Dis.* 24(suppl 2):S213-21, 1997.

Brandileone MCC, Vieira VSD, Casagrande ST *et al.* Characteristics of isolates of *Streptococcus pneumoniae* from middle aged and elderly adults in Brazil. *Braz J Infect Dis.* 2:90-96, 1998.

Brasil, Ministério da Saúde. Coordenação Nacional de DST/AIDS. Manual de controle das doenças sexualmente transmissíveis – DST. 3ª ed. 1999.

Brown NM e Reeves DS. Mechanisms and epidemiology of aminoglycoside resistance. *J Med Microbiol.* 36:11-13, 1992.

Buu-Hoi A, Goldstein FW, Acar JF. R-factors in gram-positive and gram-negative aerobic bacteria selected by antimicrobial therapy. *Scand J Infect Dis.* (suppl 49):46-55, 1986.

Camargo LFA, Strabelli TM, Sousa CCB *et al.* Relação entre o consumo de antibióticos betalactâmicos e o desenvolvimento de resistência das bactérias gram-negativas à cefotaxima. *Rev Soc Bras Med Trop.* 27(supl 1): 220, 1994.

Carmelli Y, Troillet N, Eliopoulos GM *et al.* Emergence of antibiotic-resistant *Pseudomonas aeruginosa:* comparison of risks associated with different antipseudomonal agents. *Antimicrob Agents Chemother.* 43: 1379 -82, 1999.

Casagrande ST *et al.* Vigilância de base laboratorial de resistência aos antimicrobianos em *Haemophilus influenzae* isolados de casos de meningite no Brasil. *Braz J Infect Dis.* 3(suppl 2):S107, 1993.

Cavallo G. A resistência bacteriana. Rassegna Med e Cultural, p. 15-61, 1973.

Chambers HF. Methicillin resistance in Staphylococci: molecular and biochemical basis and clinical implications. *Clin Microbiol Rev.* 10(4): 781-91, 1997.

Chopra I. Antibiotic resistance resulting from decreased drug accumulation. Br Med Bull 40:11-17, 1984.

Chow JW, Fine MJ, Shlaes DM *et al. Enterobacter* bacteremia: clinical features and emergence of antibiotics resistance during therapy. *Ann Intern Med.* 115:585-90, 1991.

Climo MW, Patron RL, Archer GL. Combinations of vancomycin and β-lactams are synergistic against staphylococci with reduced susceptibilites to vancomycin. *Antimicrob Agents Chemother.* 43:1747-53, 1999.

Correa CM, David CM, Gontijo Filho PP. Uso de antimicrobianos e resistência bacteriana em um hospital universitário do Rio de Janeiro. *Rev Assoc Med Bras.* 35:46-48, 1989.

Cunha BA. Antibiotic resistance. *Drugs of Today* 34:691-98, 1998.

Davies J. Bacterial resistance to aminoglycoside antibiotics. *J Infect Dis.* 124(suppl): S7-10, 1971.

Davies J. La resistance des bactéries aux agents antimicrobiens. *Triangle* 11:131-36, 1972.

Del'Álamo LD, Cereda RF, Tosin I *et al.* Antimicrobial susceptibility of coagulase-negative staphylococci and characterization of isolates with reduced susceptibility to glycopeptides. *Diagn Microbiol Infect Dis.* 34:185-91, 1999.

Dillon JR, Pauze M, Yeung KH. Spread of penicillinase-producing and transfer plasmids from teh gonococcus to *Neisseria meningitidis*. *Lancet* 1:779-81, 1983.
Doern GV, Ferraro MJ, Brueggemann AB *et al.* Emergence of high rates of antimicrobial resistance among viridans group streptococci in the United States. *Antimicrob Agents Chemother.* 40:891-94, 1996.
Doit C, Loukil C, Fitoussi F *et al.* Emergence in France of multiple clones of clinical *Streptococcus pneumoniae* isolates with high-level resistance to amoxicillin. *Antimicrob Agents Chemother.* 43:1480-83, 1999.
Dougherty TJ, Koller AE, Tomasz A. Penicilin-binding proteins of penicillin-susceptible and intrinsically resistant *Neisseria gonorrhoeae. Antimicrob Agents Chemother.* 18:730-37, 1980.
Drusano GL. Infection in the Intensive Care Unit: β-lactamase-mediated resistance among *Enterobacteriaceae* and optimal antimicrobial dosing. *Clin Infect Dis.* 27(suppl 1): S111-16, 1998.
Feinman SE. Antibiotics in animal feed – Drug resistance revisited. *ASM News* 64(1): 24-30, 1998.
Finegold SM. Metronidazole. *Ann Intern Med.* 93:585-87, 1980.
Finegold SM. Treatment of anaerobic infections: an overview. *Scand J Infect Dis.* 46(suppl):89-95, 1985.
Fontana R, Aldegheri M, Ligozzi M *et al.* Overproduction of a low-affinity penicillin-binding protein and high-level ampicillin resistance in *Enterococcus faecium. Antimicrob Agents Chemother.* 38:1980-83, 1994.
Fraimow HS, Abrutyn E. Pathogens resistant to antimicrobial agents. *Infect Dis Clin North Am.* 9:497-529, 1995.
Friedland IR, Klugman KP. Antibiotic-resistant pneumococcal disease in South African children. *Amer J Dis Child.* 146:920-23, 1992.
Friedland IR, Klugman KP. Evaluation of antimicrobial regimens for treatment of experimental penicillin- and cephalosporin-resistantpneumococcal meningitis. *Antimicrob Agents Chemother.* 37:1630-36, 1993.
Gales AC, Bolmstrom A, Sampaio J *et al.* Antimicrobial susceptibility of *Klebsiella pneumoniae* producing extended expectrum β-lactmases isolated in Hospitals in Brazil. *Braz J Infect Dis.* 1:196-203, 1997.
Garau J, Xercavins M, Rodriguez-Carballeira M *et al.* Emergence and dissemination of quinolone-resistant *Escherichia coli* in the community. *Antimicrob Agents Chemother.* 43:2736-41, 1999.
Giraud E, Cloeckaert A, Kerboeuf D *et al.* Evidence for active efflux as the primary mechanism of resistance to ciprofloxacin in *Salmonella enterica* serovar *typhimurium. Antimicrob Agents Chemoth.* 44:1223-28, 2000.
Goetz F. Using antibiotics to treat plant diseases-potencial consequences. *ASM News* 66(4): 189, 2000.
Goldmann DA. Vancomycin-resistant *Enterococcus faecium*: headline news. *Infect Control Hosp Epidemiol.* 13:695-99, 1992.
Goldstein FW, Chumpitaz JC, Guevara JM *et al.* Plasmid-mediated resistance to multiple antibiotics in *Salmonella typhy. J Infect Dis.* 153:261, 1986.
Gorwitz RJ, Nakashima AK, Moran JS *et al.* Sentinel surveillance for antimicrobial resistance in *Neisseria gonorrhoeae* – United States, 1988-91. *MMWR* 42(SS-3):29-39, 1993.
Grebe T, Hakenbeck R. Penicillin-binding proteins 2b and 2x of *Streptococcus pneumoniae* are primary resistance determinants for different classes of β-lactam antibiotics. *Antimicrob Agents Chemother.* 40:829-34, 1996.
Guiot HF, Corel LJ, Vossen JM. Prevalence of penicillin-resistant viridans streptococci in healthy children and in patients with malignant haematological disorders. *Eur J Clin Microbiol Infect Dis.* 13:645-50, 1994.
Hamilton-Miller JMT. Mechanisms and distribution of bacterial resistance to diaminopyrimidines and sulphonamides. *J Antimicrob Chemother.* 5(suppl B):61-73, 1979.
Hanaki H, Kuwahara-Arai K, Boyle-Vavra S *et al.* Activated cell-wall synthesis is associated with vancomycin resistance in methicillin-resistant *Staphylococcus aureus* clinical strains Mu3 and Mu50. *J Antimicrob Chemother.* 42:199-209, 1998.
Hashimoto A, Sader H *et al.* Avaliação da sensibilidade a antimicrobianos em bactérias gram-negativas isoladas em hemoculturas. Resultados de um estudo brasileiro multicêntrico. *Braz J Infect Dis.* 3(suppl 2):S103, 1999.
Herzog C. New trends in the chemotherapy of typhoid fever. *Acta Trop.* 37:275-80, 1980.
Himaratsu K. Reduced susceptibility of *Staphylococcus aureus* to vancomycin – Japan, 1996. *MMWR* 46:624-26, 1997.
Hiramatsu K, Hanaki H. Glycopeptide resistance in staphylococci. *Curr Opin Infect Dis.* 11:653-58, 1998.
Hogan PA, Sheehan DJ. Macrolide susceptibility and β-lactamase production among *Haemophilus influenzae* isolates in the United States, 1996-1997. *Antimicrob Agents Chemother.* 42:3313-14, 1998.
Horn DL, Zabriskie JB, Austrian R *et al.* Why have group A streptococci remained susceptible to penicillin? Report of a symposium. *Clin Infect Dis.* 26(6):1341-45, 1998.
Howe RA, Bowker KE, Walsh TR. Vancomycin-resistant *Staphylococcus aureus. Lancet* 351:601-02, 1998.
Hughes JM, Tenover FC. Approaches to limiting emergence of antimicrobial resistance in bacteria in human populations. *Clin Infect Dis.* 24(suppl 1):S131-35, 1997.
Husni R, Raad I. Treatment and prevention of vancomycin-resistant enterococcus. *Curr Opin Infect Dis.* 10:431-34, 1997.
Jacoby GA. Prevalence and resistance mechanisms of common bacterial respiratory pathogens. *Clin Infect Dis.* 18(6): 951-57, 1994.
Jacoby GA, Archer GL. New mechanisms of bacterial resistance to antimicrobial agents. *N Engl J Med.* 324:601-12, 1991.
Kaplan EL. Recent evaluation of antimicrobial resistance in β-hemolytic streptococci. *Clin Infect Dis.* 24(suppl 1): S89-92, 1997.
Kaplan SL, Mason Jr. EO. Management of infections due to antibiotic-resistant *Streptococcus pneumoniae. Clin Microbiol Rev.* 11:628-44, 1998.
Kayser FH. Mecanismo de resistência bacteriana aos quimioterápicos. *Prática Médica (Roche)* 1(4): 10-17, 1980.
Kern WV, Andriof E, Oethinger M *et al.* Emergence of fluoroquinolone-resistant *Escherichi coli* at a Cancer Center. *Antimicrob Agents Chemother.* 38:681-87, 1994.
Kernodle DS *et al.* Intrinsic methicillin resistance and phage complex 94/96 of *Staphylococcus aureus. J Infect Dis.* 157:396-97, 1988.
Krcmery V, Trupi J. Bacteraemia dut to penicillin-resistant *Streptococcus viridans* in cancer patients, before and after prophylaxis with penicillin. *Lancet* 346:1362-63, 1995.
Lacey RW. Genetic basis, epidemiology and future significance of antibiotic resistance in *Staphylococcus aureus*. A review. *J Clin Pathol.* 26:899-913, 1973.
Lampe MF, Allan BJ, Minshew BH *et al.* Mutational enzymatic resistance of *Enterobacter* species to betalactam antibiotics. *Antimicrob Agents Chemother.* 21:655-60, 1982.
Leclercq R, Courvalin P. Resistance to glycopeptide in enterococci. *Clin Infect Dis.* 24:545-56, 1997.
Lesage D. Mecanisme biochimique de la resistance aux antibiotiques. *Presse Med.* 77: 910, 1969.
Levine JF, Maslow MJ, Leibowitz RE *et al.* Amikacin-resistant gram-negative bacilli: correlation of ocurrence with amikacin use. *J Infect Dis.* 151:295-300, 1985.
Levy SB. Microbial resistance to antibiotics. *Lancet* 2:83-88, 1982.
Lima LC. Mecanismos bioquímicos de resistência aos antibióticos. Anais de Microbiologia XVI: 53-57, Instituto de Microbiologia da UFRJ, 1969.
Liñares J, Alonso T, Perez JL *et al.* Decreased susceptibility of penicillin-resistant pneumococci to twenty-four β-lactam antibiotics. *J Antimicrob Chemother.* 30:279-288, 1992.
Lind I. Antimicrobial resistance in *Neisseria gonorrhoeae. Clin Infect Dis.* 24(suppl 1): S93-97, 1997.
Livermore DM. β–lactamases in laboratory and clinical resistance. *Clin Microbiol Rev.* 8: 57-84, 1995.
Lombardi C, Siqueira LF, dos Santos Jr. MF *et al. Neisseria gonorrhoeae* produtora de penicilinase. Primeira cepa isolada em São Paulo, SP (Brasil). *Rev Saúde Publ (São Paulo)* 19: 374-76, 1985.
Lopes HV. A resistência bacteriana na prática hospitalar. *Âmbito Hosp.* 5(58): 15-17, 1994.
Magalhães M. Uretrite causada por *Neisseria gonorrhoeae* produtora de penicilinase: relato de um caso. *Rev Bras Pat Clin.* 20:116-18, 1984.
Malouin F, Bryan LE. Modification of penicillin-binding proteins as mechanisms of β-lactam resistance. *Antimicrob Agents Chemother.* 30:1-5, 1986.
Mamizuka EM, Dell'Áquila AM, Oliveira GA. Isolamento de cepas de *Staphylococcus aureus* com sensibilidade reduzida à vancomicina em hospital brasileiro. *Pharmacia Brasileira*, mai-jun, p. 7-8, 2000.
Maple PAC, Hamilton-Miller JM, Brumfitt W. World-wide antibiotic resistance in methicillin-resistant *Staphylococcus aureus. Lancet* 1: 537-40, 1989.
Martins RM, Lacombe SC, Carvalho CS *et al.* Resistência bacteriana, infecção hospitalar e consumo de antibióticos. *J Pediat (Rio J)* 51:67-72, 1981.
Mehta A, Rodriques C, Joshi VR. Multiresistant salmonella organisms in India. *JAMA* 267:1614, 1992.
Miyamae S, Nikaido H, Tanaka Y *et al.* Active eflux of norfloxacin by *Bacteroides fragilis. Antimicrob Agents Chemother.* 42:2119-21, 1998.
Moreira BM, Daum RS. Antimicrobial resistance in staphylococci. *Pediatr Clin North Am.* 42:619-48, 1995.
Mulligan ME, Murray-Leisure KA, Ribner BS. Methicillin-resistant *Staphylococcus aureus*: a consensus review of the microbiology, pathogenesis and epidemiology with implications for prevention and management. *Am J Med.* 94:313-28, 1993.
Murray BE, Moellering Jr. RC. Patterns and mechanisms of antibiotic resistance. *Med Clin North Am.* 62:899-923, 1978.
Neu HC. Contribution of betalactamases to bacterial resistance and mechanisms to inhibit betalactamases. *Am J Med.* 79(suppl 5B):2-12, 1985.
Neuwirth C, Siébor E, Durez JM *et al.* Imipenem resistance in clinical isolates of *Proteus mirabilis* associated with alterations in penicillin-binding proteins. J *Antimicrob Chemother.* 36:335-42, 1975.

Nikaido H. Antibiotic resistance caused by gram-negative multidrug efflux pump. *Clin Infect Dis.* 27(suppl 1):S32-41, 1998.
Nikaido H. Outer membrane barrier as a mechanism of antimicrobial resistance. *Antimicrob Agents Chemother.* 33:1831-36, 1989.
Nitrini SMO de O. Vigilância sentinela em *Neisseria gonorrhoeae*: características epidemiológicas na cidade de São Paulo e proposta de um modelo a nível nacional. Tese de Livre Docência. São Paulo, Faculdade de Saúde Pública, USP, 153 p., 1995.
Nord CE. Mecanismos de resistência ao metronidazol, cloranfenicol e clindamicina. In: *Anais do Simpósio Internacional sobre Resistência Bacteriana e Infecções Mistas, São Paulo, 1982.* São Paulo: Unipress, 1983.
Nord CE, Lindqvist L, Olsson-Liljequist B *et al.* Betalactamases in anaerobic bacteria. *Scand J Infec Dis.* (suppl 46):57-63, 1985.
Novick RP. Plasmids. *Scientif Am.* 243(6): 77-89, 1980.
Ogle JW, Reller LB, Vasil ML. Development of resistance in *Pseudomonas aeruginosa* to imipenem, norfloxacin and ciprofloxacin during therapy. *J Infect Dis.* 157:743-48, 1988.
Oppenheim BA. Antibiotic resistance in *Neisseria meningitidis*. *Clin Infect Dis.* 24(suppl 1):S98 -101, 1997.
Otília Santos HLR, Patrícia Pinheiro YM, Miguel R *et al.* Perfil de sensibilidade do *Staphylococcus aureus* e *Staphylococcus epidermidis* no Hospital Municipal Souza Aguiar, 1º sem. 1998. *Rev Soc Bras Med Trop.* 32(supl 1): 423, 1999.
Palmer DW. Inadequate response to adequate treatment of bacterial infection: L forms and bactericidal antibiotic activity. *J Infect Dis.* 139:725-27, 1979.
Passos MRL, Carluccio E. Terapêutica antimicrobiana em doenças sexualmente transmissíveis. *J Bras Med.* 65(5/6):165-86, 1993.
Patterson JE, Patterson JE, Masecar BL *et al.* A nosocomial outbreak of ampicillin-resistant *Haemophilus influenzae* type B in a geriatric unit. *J Infect Dis.* 157:1002-07, 1988.
Peterson LR, Postelnick M, Pozdol TL *et al.* Management of fluoroquinolone resistance in *Pseudomonas aeruginosa*. *Int J Antimicrob Agents* 10:207-14, 1998.
Phillips I, King A, Shannon K. Prevalence and mechanisms of aminoglycoside resistance. *Amer J Med.* 80(suppl 68): 48-55, 1986.
Phillips I, Shannon K. Aminoglycoside resistance. *Brit Med Bull.* 40:28-35, 1984.
Pinto CAG, Santi LQ, Santos AAM. Comportamento microbiológico das infecções hospitalares no Hospital Municipal Odilon Behrens, Jan 94 a dez 94. In: *Programa Científico Oficial do IX Congresso Brasileiro de Infectologia, Recife. Resumo421*, p. 186, 1996.
Piroth L, Aube H, Doise JM *et al.* Spread of extended-spectrum β–lactamase-producing *Klebsiella pneumoniae*: are β–lactamase inhibitors of therapeutic value? *Clin Infect Dis.* 27:76-80, 1998.
Poole K. Efflux-mediated resistance to fluoroquinolones in gram-negative bacteria. *Antimicrob Agents Chemother.* 44:2233-41, 2000.
Quinn JP. Clinical problems posed by multiresistant nonfermenting gram-negative pathogens. *Clin Infect Dis.* 27(suppl 1):S117-24, 1998.
Rassmussen BA, Bush K, Tally FP *et al.* Antimicrobial resistance in anaerobes. *Clin Infect Dis.* 24(suppl 1): S110-20, 1997.
Rey LC, Farhat CK. Prevalência de *Haemophilus influenzae* resistentes a ampicilina, cefaclor, cefotaxime, cloranfenicol e cotrimoxazol isolados de laboratórios na cidade de São Paulo. *J Pediatr (RJ).* 73:26-31, 1997.
Reynolds PE. Resistance of the antibiotic target site. *Br Med Bull.* 40:3-10, 1984.
Rice LB. Tn916 family conjugative transposons and dissemination of antimicrobial resistance determinants. *Antimicrob Agents Chemother.* 42:1871-77, 1998.
Robins-Brown RM *et al.* Resistance mechanisms of multiply resistant pneumococci. *Antimicrob Agents Chemother.* 15:470-74, 1979.
Rosato A *et al.* Inducible and constitutive expression of resistance to glycopeptide and vancomycin dependence in glycopeptide-resistant *Enterococcus avium*. *Antimicrob Agents Chemother.* 39:830-33, 1995.
Rosenblatt JE, Edson RS. Metronidazole. *Mayo Clin Proc.* 62:1013-17, 1987.
Rossi F *et al.* Análise de perfil de sensibilidade de *H. influenzae*. *Braz J Infect Dis.* 3(suppl 2):S102, 1999.
Rowe B, Threlfall EJ. Drug resistance in gram-negative aerobic bacilli. *Br Med Bull.* 40:68-76, 1984.
Rubin RH, Swartz MN. Trimethoprim-Sulfamethoxazole. *N Engl J Med.* 303:426-32, 1980.
Sabath LD. Mechanisms of resistance to betalactam antibiotics in strains of *Staphylococcus aureus*. *Ann Intern Med.* 97:339-44, 1982.
Sabath LD *et al.* A new type of penicillin resistance of *Staphylococcus aureus*. *Lancet* 1:443-47, 1977.
Sader HS. Antimicrobial resistance in Brazil: comparison of results from two multicenters studies. *Braz J Infect Dis.* 4:91-99, 2000.
Sader HS. Resistência bacteriana. Fascículo 1. São Paulo, Laboratórios Pfizer, 28 p., 1998.
Sader HS *et al.* Evaluation and characterization of multiresistant *Enterococcus faecium* from 12 U.S. medical centers. *J Clin Microbiol.* 32:2840-42, 1994.
Sader HS, Sampaio JL, Zoccoli C *et al.* Results of the 1997 SENTRY antimicrobial surveillance program in three brazilian medical centers. *Braz J Infect Dis.* 3:63-79, 1999.
Sanders Jr. WE, Sanders CC. Inducible β-lactamase: clinical and epidemiologic implications for use of newer cephalosporins. *Rev Infect Dis.* 10:830-38, 1988.
Santos Filho L *et al.* Evolution of drug-resistance in *Staphylococcus aureus* from a brazilian university hospital. *Folha Med.* 108:101-03, 1994.
Saunders Jr. Genetics and evolution of antibiotic resistance. *Br Med Bull.* 40:54-60, 1984.
Shaw WV. Bacterial resistance to chloramphenicol. *Br Med Bull.* 40:36-41, 1984.
Siebert WT *et al.* Resistance to gentamicin: a growing concern. South Med J 70:289-92, 1977.
Silva Neto RS *et al.* Estudo de microrganismos multirresistentes segundo antibiótico-índice no Hospital Getúlio Vargas, de agosto de 1996 a abril de 1998. *Braz J Infect Dis.* 3(suppl 2):S80, 1999.
Simpson IN *et al.* The contribution of β-lactamases to β-lactam resistance in *Bacteroides fragilis*. *J Antimicrob Chemother.* 9:29-45, 1982.
Siqueira LFG. Aspectos fenotípicos e epidemiológicos de *Neisseria gonorrhoeae* produtora de penicilinase (ngpp) isoladas em São Paulo. Tese. São Paulo, Faculdade de Saúde Pública – USP, 124 p., 1993.
Smith JT, Amyes SGB. Bacterial resistance to antifolate chemotherapeutic agents mediated by plasmids. *Br Med Bull.* 40: 42-46, 1984.
Starling CEF *et al.* Perfil de sensibilidade de *Haemophilus influenzae* do tipo B isolados em casos de meningites notificados na região metropolitana de Belo Horizonte. *Braz J Infect Dis.* 1 (suppl 1):S7, 1997.
Suassuna I. Noções gerais e incidência da resistência bacteriana. In: *Anais do Simpósio Internacional sobre Resistência Bacteriana e Infecções Mistas, São Paulo, 1982.* São Paulo: Unipress, 1983.
Swartz MN. Use of antimicrobial agents and drug resistance. *N Engl J Med.* 337:491-92, 1997.
Toledo MRF, Zuliani ME, Trabulsi LR. Single and multiple transferable drug resistance among clinically isolated *Shigella* strains. *Rev Microbiol (São Paulo).* 1:1-11, 1970.
Tomasz A. Antibiotic resistance in *Streptococcus pneumoniae*. *Clin Infect Dis.* 24(suppl 1):S85-88, 1997.
Tomasz A. Multiple antibiotic-resistant pathogenic bacteria. *N Engl J Med.* 330:1247-51, 1994.
Tosin I, Carmo Filho Jr., Mendes RE *et al.* Avaliação do perfil de sensibilidade de bactérias isoladas no Hospital São Paulo utilizando o Biomic e o Programa WHONET. *Braz J Infect Dis.* 3(suppl 2): S103, 1999.
Towner KJ. Resistance to antifolate antibacterial agentes. *J Med Microbiol.* 36:4-6, 1992.
Trabulsi LR. Aspectos médicos da resistência bacteriana a drogas. *Rev Microbiol (São Paulo).* (supl. espec.): 1-30, 1973.
Troillet N, Samore MH, Carmeli Y. Imipenem-resistant *Pseudomonas aeruginosa:* risk factors and antibiotic susceptibility patterns. *Clin Infect Dis.* 25(5):1094-98, 1997.
Tuner K, Nord CE. Betalactamase-producing micro-organisms in recurrent tonsilitis. *Scand J Infect Dis.* (suppl 39):83-85, 1983.
Van Klingeren B. Antibiotic resistance in *Pseudomonas aeruginosa, Haemophilus influenzae* and *Staphylococcus aureus*. *Chest* 94(2-suppl):1035-95, 1988.
Waldvogel FA. New resistance in *Staphylococcus aureus*. *N Engl J Med.* 340:556-57, 1999.
WHO Meeting. Use of quinolones in food animals and potential impact on human health. Geneve: WHO, 1998.
Woolfrey BE. Penicillin tolerance in betasstreptococci. *Scand J Infect Dis.* 20:235-37, 1988.
Young LS, Hindler J. Aminoglycoside resistance: a worldwide perspective. *Am J Med.* 80(suppl 6B):15-21, 1986.
Zuliani ME, Trabulsi LR. Resistência microbiana a drogas. *Ars Curandi.* 5(5):50-72, 1972.

32 Princípios Gerais do Controle das Doenças Infecciosas

Luiz Jacintho da Silva

Inda tanto nos sobra, por este grandioso país, de doenças e insectos por cuidar!...

Mario de Andrade
Macunaíma (1928)

▶ Breve histórico da evolução do controle das doenças infecciosas no Brasil

Convencionou-se no Brasil designar determinadas doenças, em sua maioria parasitárias ou transmitidas por vetor, como *endemias*, *grandes endemias* ou *endemias rurais*. Foram e são elas a malária, a febre amarela, a esquistossomose, as leishmanioses, as filarioses, a peste, a doença de Chagas, além do tracoma, da bouba, do bócio endêmico e de algumas helmintíases intestinais, principalmente a ancilostomíase.

A lógica para tal designação era o impacto dessas doenças em saúde pública. Ainda hoje, essa conceituação de endemias é adotada pelo Ministério da Saúde.

Essas doenças, predominantemente rurais, constituíram a preocupação central da saúde pública brasileira por quase um século, até que diversos fatores, notadamente a urbanização, desfizeram as razões de sua existência como corpo homogêneo de preocupação.

▶ Breve retrospecto do controle das endemias e epidemias no Brasil

▪ Primórdios do controle de endemias

Durante séculos o controle das doenças infecciosas se fundamentou na medicina dos humores. Fatores ambientais como os ventos, a chuva, emanações reais ou imaginárias compunham um figurino de ação tipicamente hipocrático.

A saúde pública brasileira antes da República estava repleta de medidas de intervenção ambiental, quase sempre nas cidades, ainda que a maioria da população fosse rural. A localização dos cemitérios e hospitais, a drenagem dos terrenos e a influência dos ventos e até de pessoas "nocivas", como mendigos, doentes mentais ou "leprosos", sempre constituíram um ponto central de preocupação.

▪ Final do século 19 e o salto de qualidade

A partir do final do século 19 houve um salto de qualidade nas atividades de controle de endemias, decorrência do advento da microbiologia como ciência. Varíola, febre amarela e cólera foram as que mais sofreram a influência das novas ideias.

O início do século 20 foi um suceder de estudos sobre a etiologia, a ocorrência e outros aspectos de diferentes doenças endêmicas brasileiras, como os estudos de Gaspar Vianna sobre a leishmaniose cutânea, de Lutz sobre a paracoccidioidomicose e a descoberta da doença de Chagas em 1909. Esse fervilhante movimento científico, concentrado no Rio de Janeiro e em São Paulo, se fez sentir sobre o controle das doenças. A febre amarela, que vinha causando epidemias sucessivas no Rio de Janeiro desde 1849, determinou a mais emblemática das ações de controle de endemias na história do país.

Ao mesmo tempo que a Comissão Reed estudava a transmissão da febre amarela em Cuba e concluía de maneira definitiva pela transmissão vetorial, Emílio Ribas, buscando controlar a febre amarela nas cidades cafeeiras do estado de São Paulo, passou a empregar o controle do *Aedes aegypti* como estratégia única do controle da febre amarela, em São Simão. O sucesso obtido ainda no século 19 determinou a adoção da estratégia em outras cidades de São Paulo e, posteriormente, por intermédio de Oswaldo Cruz, no Rio de Janeiro. Em 1908, a febre amarela urbana havia desaparecido de São Paulo e do Rio de Janeiro, ainda que permanecesse nas cidades costeiras do Norte e do Nordeste.

Em 1899, a peste bubônica chegava aos portos brasileiros, causando epidemias em Santos e no Rio de Janeiro. Foi ela, mais do que a febre amarela, o gatilho para o desencadeamento da resposta governamental às endemias e epidemias que acometiam as cidades brasileiras. A investigação conduzida por Vital Brazil em Santos foi exemplar e estabeleceu as bases dos serviços de controle da peste. Esta foi eficientemente controlada, não chegando a causar grandes epidemias e não mais surgindo no meio urbano, ainda que tenha permanecido em focos silvestres e rurais, hoje silenciosos, no Nordeste e na Serra dos Órgãos no estado do Rio de Janeiro.

Doença importada, de triste memória no imaginário europeu desde a Idade Média, a peste determinou uma enérgica resposta, que levou à constituição do Instituto Butantan, em São Paulo, e do Instituto Oswaldo Cruz, no Rio de Janeiro, ambos, ainda hoje, duas grandes instituições de pesquisa em saúde pública e ciências biológicas do país.

A renovação urbana talvez tenha sido o grande legado da resposta sanitária brasileira do início do século 20. Pereira Passos, no Rio de Janeiro, Saturnino de Brito, em Santos, Orozimbo Maia, em Campinas, solidamente apoiados pelos governos centrais, buscaram emular Hausmann e empreenderam reformas nas suas cidades, com destaque para as obras de saneamento (Piza, 1964; Franco, 1969; Chalhoub, 1996; Benchimol, 2001).

Descoberta do sertão e a nova agenda do controle de endemias

O impacto das endemias na primeira década do século 20 se fazia sentir essencialmente nas cidades. Tanto que a malária, doença do sertão e de pequenas cidades, somente foi alvo de ações sistemáticas quando dificultou projetos de grande importância, como a modernização do porto de Santos, a construção de uma estrada de ferro no sertão mineiro e da adutora de água para o Rio de Janeiro, em Cachoeiras de Macacu, na serra fluminense. País com um vasto, desconhecido e inexplorado sertão, o Brasil ainda era uma constelação linear de cidades ao longo da costa. Poucos anos antes, no final do século 19, a recém-proclamada República havia se dado conta dos riscos decorrentes de ignorar o povo e a cultura desse sertão, quando do episódio de Canudos.

Talvez impulsionado por essa trágica experiência, o governo brasileiro determinou ao Instituto Oswaldo Cruz que realizasse uma série de expedições ao interior do país para conhecer a realidade sanitária nacional.

A mais memorável dessas expedições foi a de Artur Neiva e Belisário Penna, mas não podem ser esquecidas as de Oswaldo Cruz à Amazônia, incluída aí a Estrada de Ferro Madeira-Mamoré, então em construção; a de Lutz e Penna ao Nordeste, e a de Lutz, Souza Araújo e Fonseca Fº ao Sul do país, chegando à Argentina pelo rio Paraná (Pessoa, 1950; Franco, 1969; Chalhoub, 1996; Benchimol, 2001).

Período entre as guerras e as novas alianças

O final da Primeira Guerra Mundial alçou os EUA à sua nova posição de destaque na ordem mundial, e colocou o Brasil nos planos da Fundação Rockefeller, o braço sanitário internacional dos EUA.

Na época, o grande interesse dessa fundação era a ancilostomíase, cujo controle se baseava na experiência adquirida no Sul dos EUA no início do século, com a febre amarela e a malária, estas buscando reproduzir a experiência do exército norte-americano em Cuba e no Panamá.

A participação da Fundação Rockefeller teve um peso considerável na formação do pensamento sanitário brasileiro, influenciando-o até as décadas de 1950 e mesmo 1960, principalmente por ter financiado o treinamento de uma geração de sanitaristas brasileiros nos EUA, a imensa maioria na Escola de Saúde Pública da Universidade Johns Hopkins, em Baltimore. Os três primeiros médicos brasileiros a receberem bolsa de estudos foram Carlos Chagas, Geraldo H. de Paula Souza e Francisco Borges Vieira.

Esse foi um período de intensa atividade e de grandes avanços. A parceria com a Fundação Rockefeller foi reforçada devido a duas importantes circunstâncias: o retorno das epidemias de febre amarela urbana, com a epidemia de 1928 a 1929 no Rio de Janeiro, e a detecção do *Anopheles gambiae* no Rio Grande do Norte.

Quando a febre amarela deixou de causar epidemias nas capitais brasileiras, a partir de 1908, as atividades de controle do *Ae. aegypti* foram gradativamente relegadas a segundo plano, até que, 20 anos depois, irrompeu uma epidemia no Rio de Janeiro, controlada a muito custo e com um contingente de 10.000 agentes. Essa epidemia serviu como um sério alerta às autoridades, que entenderam haver a necessidade de programas de controle de endemias mais organizados e de caráter permanente, o que levou o governo brasileiro a firmar um acordo com a Fundação Rockefeller para o controle da febre amarela em todo o país (Pessoa, 1950; Chalhoub, 1996; Benchimol, 2001).

Pós-guerra e as novas tecnologias

O final da Segunda Guerra Mundial trouxe não só uma nova ordem mundial, mas também a ideia de que as doenças endêmicas eram passíveis de controle, quando não de erradicação. A capacidade organizativa adquirida pelos sanitaristas norte-americanos durante a guerra e a percepção de que o controle das doenças endêmicas e epidêmicas poderia ser um importante trunfo na busca de aliados durante a Guerra Fria fizeram com que o governo norte-americano, por meio de diversas agências de cooperação internacional, assim como os organismos internacionais de saúde, a Organização Pan-americana da Saúde (OPAS) e a Organização Mundial da Saúde (OMS), empreendessem uma série de ações globais ou regionais com vistas ao controle e à erradicação de doenças.

No Brasil, essas ações tiveram pleno desenvolvimento graças a uma significativa coorte de sanitaristas formados no país e no exterior que haviam acumulado invejável experiência no controle de diversas endemias ao longo de décadas. Apoiados pela OMS e pela OPAS, empreenderam 2 grandes campanhas cujo objetivo final era a erradicação da malária, com sucesso parcial, e do *Ae. aegypti*, com sucesso total, ainda que de duração efêmera (Franco, 1969).

No início da segunda metade do século 20 havia uma grande proximidade entre essas organizações internacionais: o presidente da OMS era Marcolino Candau, um sanitarista brasileiro, e o da OPAS era Fred L. Soper, um sanitarista norte-americano, anteriormente da Fundação Rockefeller, que trabalhara por vários anos no Brasil, tendo sido responsável pelo programa de controle da febre amarela e pela erradicação do *An. gambiae* do Nordeste brasileiro (Benchimol, 2001; Killeen *et al.*, 2002).

Ao lado das sempre lembradas campanhas de erradicação do *Ae. aegypti* e da malária, há outra, sempre esquecida, mas com resultados excelentes e duradouros: a de erradicação da bouba. Esta foi talvez a campanha mais eficientemente conduzida e de maior sucesso de toda a história da saúde pública brasileira.

Desmonte da máquina e a implantação do SUS

A manutenção das agências de controle de endemias e de suas ações fazia parte da ideologia desenvolvimentista dos anos 1950 e 1960, fortemente apoiada, e muitas vezes financiada, por organismos internacionais e pelo governo norte-americano. O gradual desinteresse deste último pelo controle e pela erradicação de endemias, notadamente a malária, fez com que o governo brasileiro pós-1964 passasse a relegar essas atividades a um plano cada vez mais secundário, preocupado que estava com seu projeto de desenvolvimento de indústrias de base e de infraestrutura, muito mais urbano do que rural. O centro das preocupações em saúde passou a ser o oferecimento de atenção médico-hospitalar à crescente população urbana.

Um exemplo claro da mudança do eixo das endemias e epidemias brasileiras do sertão para a cidade foi a epidemia de doença meningocócica da primeira metade da década de 1970. Ainda que epidemias de doença meningocócica assolassem a cidade de São Paulo desde o início do século 20, nenhuma foi tão alarmante como as do início da década de 1970, que se alastraram por outras cidades do país. Um sistema de controle de endemias e epidemias ainda de inclinação fortemente rural não conseguiu lidar com uma epidemia urbana de grandes proporções. A virtual inexistência de um sistema de vigilância epidemiológica e a ausência de um sistema de saúde que possibilitasse dispor de leitos hospitalares em número suficiente e em tempo adequado foram um choque de realidade para um sistema que se vangloriava de sucessos passados, como a erradicação da varíola e do *Ae. aegypti*.

As ações de controle de endemias foram perdendo sua importância na lógica oficial, ainda que mantidas, mas não mais com a prioridade dada no início da década de 1950. Tanto foi que o *Ae. aegypti*, erradicado em 1955, voltou ao país diversas vezes, mas sempre eliminado, até que em 1973 se constatou a reinfestação do país, não mais sendo alcançada a erradicação.

O desmantelamento da estrutura de controle das endemias não se restringiu aos governos militares, ao contrário, se acelerou após a restituição da democracia e com a implantação do Sistema Único de Saúde (SUS). A implantação do SUS implicou a enorme tarefa de passar para o controle e a responsabilidade do Ministério da Saúde e das Secretarias Estaduais e Municipais de Saúde de todo o país todo o sistema de assistência médico-hospitalar público, até então na sua maior parte sob o controle dos órgãos previdenciários. A Constituição Federal de 1988 e as constituições estaduais que se seguiram estabeleceram como direito do cidadão e dever do Estado o acesso à assistência médico-hospitalar.

Fin de siècle e o novo milênio

No final do século 20, apresentou-se uma folha corrida no mínimo paradoxal. Algumas endemias importantes foram controladas, umas por ação direta dos programas de controle, outras por força da evolução da sociedade, como urbanização, saneamento e melhoria das condições de vida, não obstante uma parcela significativa da população ainda viver próximo e abaixo da linha da pobreza. Dentre essas endemias, pode ser citada a doença de Chagas, resultado de uma combinação de fatores: ações específicas de controle, urbanização e redução da população rural. A transformação do trabalhador rural de permanente e residente no local em trabalhador temporário, residindo na periferia de cidades, tendência observada no país desde a década de 1960, foi um importante fator na redução da doença de Chagas. A ancilostomíase sofreu uma importante redução, quase desaparecendo, graças a uma conjunção de fatores: urbanização, maior acesso ao uso de calçados, melhoria do saneamento e disponibilização de medicamentos específicos de baixo custo, altamente eficazes e com quase total ausência de efeitos colaterais (Waldman *et al.*, 2000; Ministério da Saúde, 2001; Brasil, 2001).

É muito difícil fixar uma tendência geral das endemias na virada do século. Ao mesmo tempo que o país se vê às voltas com repetidas epidemias de dengue, com a circulação, até a data, de quatro sorotipos diferentes do vírus, vários estados vêm sendo certificados pela OPAS como tendo interrompido a transmissão vetorial da doença de Chagas (Ministério da Saúde, 2010). Uma análise sensata, ainda que sujeita a críticas, mostra que as endemias para as quais se dispõe de medidas de intervenção eficazes e de custo acessível, que não dependam da melhoria dos indicadores sociais e de qualidade de vida, sofreram redução significativa do impacto causado sobre a sociedade. Exemplo disso é a doença de Chagas, controlada mediante uma ação coordenada e sustentada.

A esquistossomose é um interessante exemplo: ao mesmo tempo que deixou de representar um papel negativo sobre a população, graças à medicação específica, de custo acessível e altamente eficaz, continua expandindo sua área de transmissão, já atingindo todas as unidades da federação, inclusive Rio Grande do Sul e Santa Catarina. Esse comportamento indica que os determinantes da sua ocorrência ainda estão presentes, apenas a doença deixou de determinar a morbidade anteriormente vista (Silva e Canesqui, 1989).

Controlar doenças, melhor ainda, eliminá-las sempre foi, e continua sendo, uma aspiração das sociedades humanas.

Desde as últimas décadas do século 19, as medidas de controle das doenças infecciosas deixaram de ser empíricas, resultado de tentativas, erros e acertos, adquirindo uma base científica com o desenvolvimento da microbiologia como disciplina científica. A partir de então, graças ao desenvolvimento dessa nova tecnologia, uma enorme quantidade de agentes infecciosos e seus vetores, reservatórios e mecanismos de transmissão puderam ser identificados, tornando possível a consolidação de uma nosografia que já vinha se estabelecendo desde o final do século 18 (Foucault, 1980).

O adequado uso da microbiologia e da epidemiologia trouxeram à saúde pública uma série de princípios gerais de controle das doenças infecciosas que formam a base da moderna saúde pública (Waldman, 1991; Silva, 1999; 2001; 2003).

No âmbito mundial, sem dúvida AIDS, tuberculose e malária são as doenças infecciosas de maior impacto em saúde pública, tanto em termos de mortalidade como de morbidade. Essas 3 endemias exemplificam bem as dificuldades de controle das doenças infecciosas. As de mais fácil controle são aquelas cuja transmissão é passível de interrupção mediante medidas simples, pouco custosas e que não dependem de mudanças sociais ou de comportamento. Exemplos são a varíola e a poliomielite, ambas passíveis de controle pela vacinação, sem necessidade de medidas adicionais (CDC, 1999; WHO, 2001; Shiff, 2002).

Sem dúvida uma das primeiras medidas eficazes para o controle de uma doença foi a introdução da vacinação antivariólica por Edward Jenner, ainda no final do século 18. Dois outros momentos da história se destacam: o trabalho de Semmelweiss no controle da infecção puerperal e o de Snow no controle da cólera (Snow, 1999).

A intensa urbanização da Europa ao longo do século 19 criou um terreno fértil para a ocorrência de epidemias, e o desenvolvimento da microbiologia trouxe a tecnologia necessária para fundamentar medidas de controle de doenças. A percepção de que intervenções pontuais no ciclo de uma doença infecciosa poderiam interromper o processo, simbolizada pelo clássico estudo de Snow, constituiu a base do controle de doenças infecciosas que se mantém ainda hoje (Evans, 1990; Snow, 1999).

▸ Relações entre a clínica e a saúde pública

Muitas vezes se torna difícil discernir as diferenças de abordagens adotadas pela clínica e pela saúde pública. É a diferença entre a abordagem individual e a coletiva. Na prática clínica, o objetivo é a cura ou prevenção da doença em determinado indivíduo. Na saúde pública, é o controle ou mesmo a erradicação de determinada doença em certa população. Essas abordagens são, na maioria das vezes, complementares, mas frequentemente diferem sobremaneira, chegando mesmo a ser conflitantes.

Exemplos que podem ser lembrados são o controle da malária e o da tuberculose. Nesta última, o diagnóstico precoce e o tratamento eficaz são as mais importantes medidas de controle da doença em saúde pública. O mesmo se aplica à clínica, os esquemas terapêuticos são idênticos, e a quimioprofilaxia é indicada em casos específicos. Na malária, ainda que o tratamento seja semelhante, há substanciais diferenças quanto ao uso da quimioprofilaxia. Esta, muitas vezes desejável para o paciente que se dirige a uma área de transmissão, pode, se utilizada com frequência, induzir resistência, sendo o seu uso muitas vezes contraindicado com o intuito de poupar determinados medicamentos (Waldman, 1991; Silva, 1996; Brasil, 2001).

Em tempos recentes, a linha que separa a saúde pública da clínica vem se tornando cada vez mais difícil de perceber, exigindo do clínico disciplina quando do tratamento do paciente. A crescente problemática das infecções nosocomiais exemplifica bem essa situação. O uso dos antimicrobianos não pode mais ser do livre-arbítrio do clínico, devendo este seguir recomendações vigentes no sentido de não aumentar mais o risco do surgimento da resistência aos mesmos (Silva, 1996).

Quando do controle das doenças infecciosas, deve-se ter sempre em mente as 2 perspectivas: a do clínico, ou seja, a abordagem individual, e a da saúde pública, ou seja, a abordagem coletiva.

▸ Controle das doenças infecciosas | Definições e princípios gerais

Há várias maneiras didáticas de tratar o assunto do controle das doenças infecciosas. Antes de analisar o tema, algumas definições são importantes (CDC, 1999; Brasil, 2002).

▸ **Controle.** Redução da incidência, prevalência, mortalidade ou morbidade de determinada doença a um patamar aceitável como resultado de ação ou ações deliberadas. Geralmente ações continuadas são necessárias para a manutenção do controle.

▸ **Eliminação da doença.** Redução da incidência de uma doença a zero em determinada área geográfica, como resultado de ações deliberadas. Geralmente ações continuadas são necessárias para a manutenção do controle.

▸ **Eliminação da infecção.** Redução da incidência de uma infecção a zero em determinada área geográfica, como resultado de ações deliberadas. Geralmente ações continuadas são necessárias para a manutenção do controle.

▸ **Erradicação.** Redução permanente a zero da incidência mundial de determinada infecção como resultado de ações deliberadas. Ações continuadas de controle não são necessárias.

▸ **Extinção.** Significa que o agente etiológico não existe mais, nem mesmo em laboratório. Essa situação ainda não ocorreu.

O conceito clássico da prevenção e do controle das doenças, consagrado por Leavell e Clarke na década de 1950, subdivide as medidas de prevenção e controle em 3 níveis: primário, secundário e terciário.

De nível primário seriam as medidas gerais, visando mais à promoção da saúde do que propriamente à prevenção ou ao controle de doenças. Exemplos são as medidas de saneamento ambiental, em que o fornecimento de água potável e o esgotamento sanitário criam condições que levam, por decorrência, ao controle das doenças de transmissão hídrica, como a febre tifoide, por exemplo.

De nível secundário seriam as medidas de proteção específica contra determinada doença. Exemplo clássico é a vacinação.

De nível terciário, as ações dirigidas ao indivíduo doente, transmissor em potencial da doença. Nessa categoria estão as medidas de controle da tuberculose, da hanseníase e da AIDS, doenças para as quais o diagnóstico precoce e o tratamento eficaz são medidas de importância no controle.

As medidas de nível primário não serão discutidas por fugirem ao escopo da obra.

▸ Medidas de proteção individual

Desde o desenvolvimento da microbiologia com a decorrente compreensão dos mecanismos de transmissão das doenças infecciosas, as medidas de proteção individual, ou medidas de intervenção sobre o indivíduo, foram se tornando cada vez mais populares. Estas podem ser subdivididas didaticamente como apresentado adiante.

▪ Imunização ativa (vacinação)

É sem dúvida a grande história de sucesso da saúde pública brasileira. O grande marco simbólico do sucesso desse programa foi o declínio e a subsequente erradicação da poliomielite no país, a partir de 1981, pela implantação de um programa de campanhas nacionais de vacinação, bianuais, em junho e agosto. A evolução do programa está bem descrita em Waldman *et al.* (2000). Atualizando as informações e a análise do artigo, cabe acrescentar que desde então foram introduzidos no PNI as vacinações universais contra o *Haemophilus influenzae* b e a hepatite B na infância e a vacinação anual contra a gripe para maiores de 60 anos, colocando o país lado a lado com os programas de vacinação dos países industrializados. Não causa espanto o fato de que a base de dados de vacinação é uma das melhores e mais atualizadas das existentes. As informações sobre a incidência das doenças preveníveis por imunização e sobre doses aplicadas de cada uma das vacinas, assim como da cobertura vacinal, podem ser facilmente acessadas em http://www.datasus.gov.br.

A imunização ativa, ou vacinação, é sem dúvida uma das medidas de saúde pública com a melhor relação custo-benefício e que tem apresentado resultados mais significativos (Measles Technical Working Group, 2001). A experiência brasileira nas últimas duas décadas mostra muito bem esse fato.

▪ Imunização passiva

A imunização passiva é hoje apenas uma medida excepcional, aplicada em circunstâncias específicas, geralmente quando a imunização ativa não pode ser empregada. Exemplo é o uso de imunoglobulina específica contra a varicela em gestantes ou pessoas imunossuprimidas.

▪ Quimioprofilaxia

Muitas vezes eficaz, apresenta problemas quando utilizada em larga escala: indução de resistência no microrganismo, ocorrência de efeitos colaterais aos medicamentos, custo muitas vezes elevado e dificuldades logísticas.

A tentativa de empregar a quimioprofilaxia em massa para o controle da malária com cloroquina na Amazônia brasileira na década de 1950 acabou levando à resistência do *Plasmodium falciparum* (Shiff, 2002).

A quimioprofilaxia, no entanto, é de elevado valor em situações restritas, como nos casos da quimioprofilaxia para o controle da transmissão intradomiciliar ou intrainstitucional da *Neisseria meningitidis* (Brasil, 2002).

Medidas de barreira química ou física

Estas medidas, não obstante sua grande eficácia em muitas situações, são, com exceção da vacinação, de difícil implementação em saúde pública, dado que exigem, na imensa maioria das vezes, intervenção individual continuada, frequentemente dependente de iniciativa do indivíduo. Exemplo disso é o uso de preservativos nas relações sexuais para proteção contra as doenças sexualmente transmissíveis. Essa medida, ainda que antiga, ganhou importância nas últimas décadas devido à pandemia de AIDS. Considerada altamente eficaz, quando usada como medida de saúde pública, encontra sérias barreiras.

Diagnóstico precoce e tratamento

São meios de intervenção bastante empregados, principalmente quando inexiste vacina ou outra medida de intervenção mais eficaz. Tuberculose, hanseníase e AIDS são doenças cujo controle depende de diagnóstico precoce e tratamento dos pacientes, de modo não só a curá-los, ou pelo menos melhorar suas condições, mas também a torná-los não infectantes (Brasil, 2002).

O que transforma o diagnóstico e o tratamento de uma doença em medida de controle é a existência de ações programáticas bem definidas, diagnóstico e tratamento padronizados, avaliações frequentes e livre e fácil acesso dos pacientes aos meios de diagnóstico e tratamento.

Medidas de intervenção no ambiente

Estas podem ainda ser subdivididas didaticamente em 2 categorias, as específicas e as gerais. As primeiras visam interromper a transmissão de determinada doença, como o uso de inseticidas com o intuito de controlar anofelinos, reduzindo ou interrompendo a transmissão da malária. As medidas de ordem geral podem ser tomadas com determinado objetivo em mente, mas acabam tendo impacto sobre a transmissão de uma série de doenças. As medidas de saneamento, água potável e esgotamento sanitário são talvez as mais importantes desse grupo.

Vigilância

Dentre as medidas recomendadas para controle ou mesmo erradicação das doenças infecciosas, destaca-se a vigilância epidemiológica (Waldman, 1991; Silva, 1992; 2001).

Ela é hoje a ferramenta metodológica mais importante para prevenção e controle de doenças em saúde pública. É consensual no discurso de todas as entidades de saúde pública mundo afora, desde as de âmbito internacional até as de abrangência local, que não existem ações de prevenção e controle de doenças com base científica que não estejam estruturadas sobre sistemas de vigilância epidemiológica.

Vigilância e investigação de doenças infecciosas, assim como de seu controle, sejam casos isolados ou surtos, são inseparáveis em conceito e em ação, uma inexiste na ausência da outra. Constituem, sem dúvida, as ações fundamentais e imprescindíveis de qualquer conjunto de medidas de controle de doenças infecciosas e adquirem hoje grande importância.

Antes do início da discussão, cabe lembrar que serão consideradas doenças de notificação compulsória como um conceito, e não como uma listagem de doenças. Isso porque, para alcançar o *status* de notificação compulsória, é imprescindível que exista uma política pública de controle ou de ações com relação à doença, sob o risco de se incorrer em erro grave. É totalmente desprovida de senso lógico a notificação de uma doença sem que isso deflagre, ou pelo menos subsidie, um conjunto de medidas de saúde pública.

Decorrência inevitável da definição citada é a afirmação inicial de que vigilância e investigação são uma só.

A vigilância epidemiológica é uma ação cujas origens se perdem nas brumas dos tempos. Não cabe aqui discorrer sobre a sua história, outros já o fizeram. Os motivos para a vigilância epidemiológica variaram ao longo dos séculos, mas sempre tiveram como objetivo proteger a saúde pública, ainda que muitas vezes de maneira inadequada, porém sempre bem-intencionada.

Na primeira metade da década de 1960 consolidou-se, internacionalmente, uma conceituação mais abrangente de vigilância epidemiológica, em que eram explicitados seus propósitos, funções, atividades, sistemas e modalidades operacionais. Vigilância epidemiológica foi, então, definida como:

> "... o conjunto de atividades que permite reunir a informação indispensável para conhecer, a qualquer momento, o comportamento ou história natural das doenças, bem como detectar ou prever alterações de seus fatores condicionantes, com o fim de recomendar oportunamente, sobre bases firmes, as medidas indicadas e eficientes que levem à prevenção e ao controle de determinadas doenças" (Waldman, 1991).

No Brasil, esse conceito foi inicialmente utilizado em alguns programas de controle de doenças transmissíveis coordenados pelo Ministério da Saúde, notadamente a Campanha de Erradicação da Varíola (CEV), de 1966 a 1973. A experiência da CEV motivou a aplicação dos princípios de vigilância epidemiológica a outras doenças evitáveis por imunização, de modo que, em 1969, foi organizado um sistema de notificação semanal de doenças, baseado na rede de unidades permanentes de saúde e sob a coordenação das Secretarias Estaduais de Saúde. As informações de interesse desse sistema passaram a ser divulgadas regularmente pelo Ministério da Saúde, por meio de um boletim epidemiológico de circulação quinzenal. Tal processo propiciou o fortalecimento de bases técnicas que serviram, mais tarde, para a implementação de programas nacionais de grande sucesso na área de imunizações, com destaque para a erradicação da transmissão autóctone do poliovírus selvagem na região das Américas (Waldman *et al.*, 2000).

Em 1975, por recomendação da 5ª Conferência Nacional de Saúde, foi instituído o Sistema Nacional de Vigilância Epidemiológica – SNVE. Esse sistema, formalizado por meio da Lei nº 6.259, do mesmo ano, e do Decreto nº 78.231, que a regulamentou, em 1976, incorporou o conjunto de doenças transmissíveis então consideradas de maior relevância sanitária no país. Buscava-se, na ocasião, compatibilizar a operacionalização de estratégias de intervenção desenvolvidas para controlar doenças específicas, mediante programas nacionais que eram, então, escassamente interativos (Silva, 2004).

A promulgação da Lei nº 8.080, que instituiu em 1990 o SUS, teve importantes desdobramentos na área de vigilância epidemiológica. O texto legal manteve o SNVE, oficializando o conceito de vigilância epidemiológica como:

> "... um conjunto de ações que proporciona o conhecimento, a detecção ou prevenção de qualquer mudança nos fatores determinantes e condicionantes de saúde individual ou coletiva, com a finalidade de recomendar e adotar as medidas de prevenção e controle das doenças ou agravos."

Embora essa definição não modifique a essência da concepção até então adotada pelo SNVE, ela faz parte de um contexto de profunda reorganização do sistema de saúde brasileiro, que prevê a integralidade preventivo-assistencial das ações de saúde e a consequente eliminação da dicotomia tradicional entre essas duas áreas, que tanto dificultava as ações de vigilância. Além disso, um dos pilares do novo sistema de saúde passou a ser a descentralização de funções, sob comando único em cada esfera de governo – federal, estadual, municipal –, o que implica o direcionamento da atenção para as bases locais de operacionalização das atividades de vigilância epidemiológica no país.

Dessa maneira, a orientação atual para o desenvolvimento do SNVE estabelece, como prioridade, o fortalecimento de sistemas municipais de vigilância epidemiológica dotados de autonomia técnico-gerencial para enfocar os problemas de saúde próprios de suas respectivas áreas de abrangência. Espera-se, assim, que os recursos locais sejam direcionados para atender, prioritariamente, as ações demandadas pelas necessidades da área, em termos de doenças e agravos que lá sejam mais prevalentes. Nessa perspectiva, a reorganização do SNVE deve pautar-se nos seguintes pressupostos, que resultaram de amplo debate nacional entre os técnicos da área, com base nos preceitos da reforma sanitária instituída e implementada no país: heterogeneidade do rol de doenças e agravos sob vigilância no nível municipal, embora apresentando, em comum, aquelas que tenham sido definidas como de interesse do sistema nacional e do estadual correspondente; distintos graus de desenvolvimento técnico, administrativo e operacional dos sistemas locais, segundo o estágio de organização da rede de serviços em cada município; incorporação gradativa de novas doenças e agravos – inclusive doenças não transmissíveis – aos diferentes níveis do sistema; fluxos de informações baseados no atendimento às necessidades do sistema local de saúde, sem prejuízo da transferência, em tempo hábil, de informações para outros níveis do sistema; construção de programas de controle localmente diferenciados, respeitadas as bases técnico-científicas de referência nacional.

A relação de doenças de notificação nacional tem sofrido revisões durante as últimas décadas, em função de novas ações programáticas instituídas para controlar problemas específicos de saúde. Em 1998 foi empreendida, pelo Centro Nacional de Epidemiologia (Cenepi), ampla revisão do assunto, que resultou na explicitação de conceitos técnicos sobre o processo de notificação, bem como dos critérios utilizados para a seleção de doenças e agravos notificáveis. Essa orientação servirá de base para a atualização da relação de doenças de notificação compulsória em âmbito nacional (Teixeira *et al.*, 1998).

Em 2003, as atividades de vigilância epidemiológica e de controle de doenças foram retiradas da Funasa e repassadas para a recém-criada Secretaria de Vigilância da Saúde (SVS), órgão da administração direta do Ministério da Saúde. Essa medida administrativa segue uma tendência mundial de reunir todas as ações de vigilância em uma só entidade. Até então, a vigilância e os programas de controle da AIDS, da tuberculose e da hanseníase não estavam agrupados, ficando separados em áreas distintas do Ministério da Saúde. Com a criação da SVS, todas essas atividades foram reunidas em uma só entidade administrativa, incluídas a vigilância das doenças e agravos não transmissíveis e a vigilância ambiental, duas vertentes até então praticamente ignoradas.

A vigilância epidemiológica pode ser dividida, pelo menos didaticamente, em vigilância na estrutura e vigilância de casos. Na primeira é implantado um sistema que detecte a circulação ou transmissão do agente infeccioso, seja em humanos, em animais ou no ambiente. Na segunda, o sistema é montado para detectar a ocorrência de casos clínicos em humanos. As normas vigentes de notificação compulsória preveem o segundo tipo de vigilância.

Durante décadas a vigilância epidemiológica se baseou em doenças específicas, infecciosas ou não. Com a complexidade das sociedades contemporâneas, a globalização da economia, os avanços da biologia molecular e as doenças emergentes, o conceito de vigilância por doença específica se tornou insuficiente para fazer frente às demandas e necessidades da saúde pública. Houve uma mudança de paradigma, passando-se a propor a vigilância multidoenças e a vigilância por síndromes. Essa mudança não é mero modismo e não exclui a vigilância clássica por doença. A vigilância por síndromes incorpora a percepção de que as diferentes doenças infecciosas apresentam quadros muitas vezes semelhantes e variáveis, no tempo e no espaço. A vigilância por síndromes não só pressupõe maior variabilidade de quadros clínicos, mas também incorpora os conceitos de resposta rápida e necessidade de investigação laboratorial ampla, inclusiva (Silva, 1992; 1996; 2004).

▸ Planejamento

O planejamento é fundamental para o controle de qualquer doença infecciosa. A definição clara dos objetivos e metas, das estratégias a serem adotadas e das avaliações a serem feitas são as etapas essenciais.

Na definição dos objetivos e metas deve ser estabelecido o que se pretende alcançar com a implantação das medidas a serem adotadas. Ainda que pareçam óbvias, essas definições nem sempre são claras. Historicamente as medidas de controle foram implantadas sem essas definições. A vacinação contra a varíola foi implantada para proteger as pessoas, sem grande preocupação com os resultados a longo prazo. Foi somente na segunda metade do século 20, mais de 150 anos depois da sua introdução, que a vacinação contra a varíola se transformou em um programa mundial de erradicação.

Muitas vezes ações que, a princípio, se mostram bastante eficazes para o controle de determinadas doenças acabam tendo resultados desapontadores, criando situações mais complexas, como nos casos da malária e da tuberculose, em que os resultados animadores acabaram acarretando resistência dos agentes etiológicos, obrigando a uma revisão dessas medidas.

A lista relativamente longa de resultados por vezes paradoxais reforçou a necessidade de planejamento. Em época recente foi incluída a avaliação do que se convencionou denominar *carga da doença* (do inglês *disease burden*). A tradução não é a mais adequada, o correto seria *fardo*. Não obstante, *carga* tem sido o termo mais amplamente utilizado na literatura nacional, sistemática recomendada pela OMS para determinar o impacto de uma doença sobre uma população específica. Sem entrar em maiores detalhes, o planejamento de qualquer ação de controle deverá levar em conta a definição da doença e seu impacto sobre a mortalidade, a morbidade, a ocorrência de sequelas, a opinião pública e o custo econômico. Essa avaliação nem sempre é objetiva, muitas vezes a opinião pública dificulta uma análise fria da situação, pela mobilização da sociedade civil, o que pode levar a alocação desigual de recursos para o controle de diferentes doenças, como se comprova com a AIDS e a malária. Esta última, ainda que determine mortalidade bem maior do que a da AIDS, foi relegada a segundo plano na prioridade de alocação de recursos para pesquisa e controle (Communicable Disease Control, 2001; Michaud *et al.*, 2001).

▸ Considerações finais

As duas últimas décadas do século 20 formaram o cenário de uma significativa mudança, qualitativa e quantitativa, dos princípios e normas do controle de doenças. O modelo vertical foi direcionado a situações muito particulares e substituído por um contexto que valoriza a informação, a agilidade de ação e a integração de diferentes tipos de intervenção, sempre valorizando as medidas que levem à mudança de comportamento da população e à correção de inadequações ambientais.

O crescimento das assim chamadas "doenças emergentes" e a percepção de programas de controle dependentes de um só tipo de intervenção redundaram em fracasso.

Maior respeito pelo ambiente e o crescimento de um padrão ético nas intervenções de saúde pública marcam os momentos atuais. Distantes ficam os programas de controle de malária com o DDT, ainda que isso gere certa polêmica, e os programas de internação compulsória de pacientes com doenças transmissíveis, como a hanseníase.

Não existe mais um modelo básico de controle das doenças infecciosas; existem diferentes modelos, baseados na vigilância epidemiológica e no conhecimento das características biológicas da doença, conhecimento que ganhou força com o advento da biologia molecular. O controle das doenças transmissíveis passou a ser, portanto, uma atividade fortemente pautada no conhecimento e no respeito às pessoas.

▸ Referências bibliográficas

Benchimol JL. *Febre amarela: a doença e a vacina, uma história inacabada*. Rio de Janeiro: Fiocruz, 2001.

Brasil. Situação da prevenção e controle das doenças de notificação compulsória e endêmicas no Brasil. Brasília: Fundação Nacional da Saúde, Ministério da Saúde, 2010.

Brasil. *Guia de vigilância epidemiológica*. 5ª ed. 2 vols. Brasília: Fundação Nacional de Saúde, 2002.

CDC-Centers for Disease Control and Prevention. Global disease elimination and eradication as public health strategies. *MMWR* 48 (Suppl.): 1-211, 1999.

Chalhoub S. *Cidade febril. Cortiços e epidemias na corte imperial*. São Paulo: Cia das Letras, 1996.

Communicable Disease Control. The use of indicators for communicable disease control at district level. Geneva: World Health Organization [WHO/CDS/TB/2001.289], 2001.

Evans RJ. *Death in Hamburg. Society and politics in the cholera years 1830-1910*. London: Penguin Books, 1990.

Foucault M. *O Nascimento da clínica*. 2ª ed. Rio de Janeiro: Forense-Universitária, 1980.

Franco O. História da febre amarela no Brasil. *Rev Bras Malariol D Trop*. 21: 315-520, 1969.

Killeen GF, Fillinger U, Kiche I *et al*. Eradication of *Anopheles gambiae* from Brazil: lessons for malaria control in Africa. *Lancet Inf Dis*. 2: 618-627, 2002.

Measles Technical Working Group. Strategies for measles control and elimination. Report of a Meeting, Geneva, 11-12 May 2000. Department of Vaccines and Biologicals, World Health Organization. Geneva, 2001. Disponível em www.who.int/vaccines-documents. Acesso em 10 out. 2004.

Michaud CM, Murray CJL, Bloom BR. Burden of disease – Implications for future research. *JAMA* 285: 535-539, 2001.

Ministério da Saúde. Controle de endemias. Brasília: Secretaria Executiva, 2010.

Pessoa SB. *Problemas brasileiros de higiene rural*. São Paulo: Renascença, 1950.

Piza JT. Esboço histórico da incidência de algumas moléstias infectuosas agudas em São Paulo. *Arq Hig Saúde Públ*. 29: 7-46, 1964.

Shiff C. Integrated approach to malaria control. *Clin Microbiol Rev*. 15: 278-293, 2002.

Silva LJ. *A evolução da doença de Chagas no estado de São Paulo*. São Paulo: Hucitec/Funcraf, 1999.

Silva LJ. Da vacina ao ácido acetilsalicílico. Considerações acerca das ações coletivas em saúde pública. *Saúde e Sociedade*. 5: 3-16, 1996.

Silva LJ. O controle das endemias no Brasil e sua história. *Ciên Cul*. 55: 44-47, 2003.

Silva LJ. Public health challenges and emerging diseases: the case of São Paulo. *Cad Saúde Públ*. 17 (Supl.): 1416, 2001.

Silva LJ. Vigilância epidemiológica. In: Guimarães R, Angulo-Tuesta A (org.). *Saúde no Brasil. Contribuições para uma agenda de prioridades de pesquisa*. Brasília: Ministério da Saúde, p. 157-176, 2004.

Silva LJ. Vigilância epidemiológica: uma proposta de transformação. *Saúde e Sociedade*. 1: 7-14, 1992.

Silva LJ, Canesqui AM. Política de controle da esquistossomose no Brasil. *Mem Inst Osvaldo Cruz*. 84 (Suppl. 1): 220, 1989.

Snow J. *Sobre a maneira de transmissão do cólera*. São Paulo: Hucitec-Abrasco, 1999.

Teixeira MG, Penna GO, Risi JB *et al*. Seleção das doenças de notificação compulsória: critérios e recomendações para as três esferas de governo. *Inf Epid SUS*. 7: 7-28, 1998.

Waldman EA. *Vigilância epidemiológica como prática de saúde pública*. Tese de Doutorado. São Paulo: Faculdade de Saúde Pública, Universidade de São Paulo, 1991.

Waldman EA, Silva LJ, Monteiro CA. Trajetória das doenças infecciosas: da eliminação da poliomielite à reintrodução da cólera. In: Monteiro CA. *Velhos e novos males da saúde no Brasil*. 2ª ed. São Paulo: Hucitec/Nupens-USP, 2000.

WHO-World Health Organization. Department of Communicable Disease Surveillance and Response. Report of a global meeting on communicable disease surveillance, including epidemic-prone and/or vaccine-preventable diseases. Cairo, Egypt, 24-25 January 2001. WHO. WHO/V&B/02.04 & WHO/CDS/CSR/NCS/2002.4. Geneva, 2002.

33 Imunizações

Reinaldo Menezes Martins, Akira Homma e Edimilson Migowski

▸ Introdução

A vacinação é procedimento médico com potencial extraordinário para reduzir morbimortalidade, controlar e até mesmo erradicar doenças.

O conhecimento sobre as vacinas deve estender-se a todos os profissionais da área de saúde, pois todos têm parcela de responsabilidade na sua utilização adequada e universal.

É relevante que, em toda consulta, por qualquer motivo, se pergunte sobre o estado vacinal do paciente, orientando-o a completar ou iniciar o esquema vacinal apropriado para sua idade.

A aplicação de vacinas é um procedimento relativamente simples, mas que exige grande atenção a detalhes para que se obtenha um resultado ótimo, como qualidade da vacina, transporte, conservação, técnica de aplicação, acompanhamento dos eventos adversos, comunicação adequada com o público.

Por mais simples que seja o calendário de imunizações, com frequência surgem situações específicas, que exigem adaptação às imunizações. A flexibilidade na utilização dos esquemas vacinais é importante e exige entendimento dos mecanismos imunológicos e das características de cada vacina para que sejam tomadas as decisões corretas.

Além disso, um dos aspectos essenciais na implementação de programas de imunização é a orientação adequada ao público, e isso exige compreensão das características das vacinas, seus benefícios, limitações e possíveis eventos adversos.

Neste capítulo, procuraremos apresentar, de modo muito resumido, uma compreensão sobre os fundamentos científicos das vacinações e os aspectos práticos de sua utilização no Brasil.

▸ Alguns marcos fundamentais na história das vacinações

Vale a pena conhecer a história da medicina, refletir sobre os seus acertos e erros, conhecer os processos históricos e intelectuais que conduziram às descobertas e progressos. Não é diferente com a história das vacinações.

As forças mais relevantes que impulsionaram a descoberta e o aperfeiçoamento das vacinas foram de natureza psicossocial (o terror das epidemias) e econômica (prejuízos em agricultura e veterinária) (Martins, 2008).

Edward Jenner clinicava na zona rural da Inglaterra, onde havia esporadicamente epidemias de *cowpox* (varíola das vacas). As pessoas que ali moravam sabiam que as moças que ordenhavam leite e tinham cicatrizes de *cowpox* nas mãos não adquiriam varíola. Benjamin Jesty, um criador de gado, que havia adquirido *cowpox* e era imune à varíola, inoculou sua mulher e 2 filhos com *cowpox*, para protegê-los contra varíola. Mas coube a Jenner, em 1796, a demonstração científica dessa proteção cruzada e, além disso, de que as lesões de *cowpox* poderiam ser passadas de pessoa a pessoa, o que permitia protegê-las mesmo quando não houvesse epidemia de *cowpox* (Plotkin e Plotkin, 1999). Este trabalho foi decisivo para o uso generalizado da vacinação contra varíola, por meio da inoculação deliberada da *cowpox*.

Louis Pasteur era um químico que, empenhado em melhorar a qualidade do vinho, descobriu os fenômenos de fermentação, anaerobiose, e a interação entre microrganismos e fenômenos químicos. Percebeu que esses fenômenos poderiam explicar a gênese das doenças infecciosas.

Seu interesse deslocou-se para as doenças animais. Fez estudos sobre doenças do bicho-da-seda, encontrando os seus agentes etiológicos e as maneiras de evitá-las. Seu próximo alvo foi a cólera das galinhas e o carbúnculo, que atingia 10 a 50% dos carneiros na França. Descobriu, em 1879, que uma cultura envelhecida de *Pasteurella multocida*, o agente etiológico da cólera das galinhas, não matava os animais de experimentação, mas protegia contra a inoculação de culturas novas e virulentas. Essa foi a primeira demonstração de atenuação em laboratório, que abriu o caminho para o desenvolvimento das vacinas subsequentes. A descoberta da vacina contra o carbúnculo ou antraz, causado pelo *Bacillus anthracis*, seguiu metodologia semelhante e teve uma demonstração pública em 1882, destinada a convencer os incrédulos e opositores do valor da *vacinação* (do latim *vacca*), palavra que Pasteur cunhou, em homenagem a Jenner.

A seguir, estudou a raiva, inoculando material infectante, obtido de saliva de cães raivosos, em coelhos e utilizando as medulas dessecadas destes como vacina em animais. A ideia de Pasteur, que desconhecia o agente infeccioso, era inativar o agente infeccioso, de maneira similar ao que havia feito com as vacinas de cólera das galinhas e de carbúnculo. Em 1885, essa vacina rudimentar foi aplicada em um menino de 9 anos, com ferimentos graves provocados por cão raivoso. Esse menino, Joseph Meister, não adquiriu a raiva e recuperou-se completamente.

Os métodos de atenuação de germes virulentos em laboratório, desenvolvidos por Pasteur e seu grupo, aperfeiçoados, constituíram a base para obtenção de outras vacinas, vivas ou não vivas.

Em 1931, Goodpasture introduziu o uso da membrana corioalantoide do ovo de galinha fértil como meio de cultura de vírus. Isso viabilizou a obtenção de vacinas virais, como a de *influenza*.

Uma outra etapa surgiu a partir dos estudos realizados no Boston Children's Hospital, no final dos anos 1940 (Enders *et al.*, 1949). Utilizando pele e músculo de recém-nascidos que tinham morrido logo após o nascimento, cultivaram os vírus da poliomielite em tecido não nervoso, iniciando assim a era das vacinas obtidas em culturas de tecidos, que deram margem a muitas das vacinas hoje em uso, como as de poliomielite, sarampo, rubéola, caxumba e varicela.

Em 1986, foi licenciada a vacina contra hepatite B, obtida por tecnologia de recombinação de DNA, clonando o gene de HBsAg em levedo de cerveja (Valenzuela *et al.*, 1982).

O Brasil deu uma contribuição relevante à história das vacinações, destacando-se, dentre muitas outras realizações:

- O desenvolvimento e aperfeiçoamento de vacina contra febre amarela pela Fundação Oswaldo Cruz, com destaque para a tecnologia de lote-semente, o que confere maior segurança e confiabilidade à vacina (Benchimol, 2001)
- O desenvolvimento e utilização no Brasil do BCG, sob a liderança de Arlindo de Assis, produzido inicialmente no Instituto Vital Brazil, em Niterói, e depois no que é atualmente a fundação Ataulfo de Paiva, no Rio de Janeiro
- O sucesso das campanhas de vacinação do Ministério da Saúde, desde Oswaldo Cruz, no início do século 20, até a erradicação da varíola, e a eliminação da poliomielite, do sarampo e da rubéola
- A criação de uma vasta rede de Postos de Saúde em todo o país, com atuação coordenada e integrada, logística e rede de frio modelares
- A criação de Centros de Referência de Imunobiológicos Especiais (CRIE), em todos os estados do Brasil, para a aplicação de vacinas e imunoglobulinas de alto custo a pacientes com imunocomprometimentos ou em situações especiais de risco.

Atualmente, com muitas das doenças evitáveis por vacina sob controle, ou até erradicadas, ganha destaque o estudo de eventos adversos pós-vacinais e o esforço para obtenção de vacinas menos reatogênicas.

▶ Conceitos gerais de imunologia aplicada às vacinações

As imunizações não são iguais em sua eficácia. Entre as variáveis que condicionam a resposta imune, podemos citar as características de cada imunobiológico e as do indivíduo receptor da vacina. Para que se tenha uma ideia adequada dessas variáveis, é preciso compreender os mecanismos imunológicos que provocam a resposta imune ou que conferem proteção perante as infecções. Há excelentes livros de imunologia cuja leitura recomendamos, como, por exemplo, o *Kuby Immunology* (Goldsby *et al.*, 2000).

Os mecanismos de proteção anti-infecciosa podem ser inespecíficos ou específicos. Os inespecíficos são de natureza mecânica ou fisiológica, ou então correspondem a mecanismos imunológicos de natureza geral, como fagocitose, ativação de complemento e remoção de microrganismos da corrente sanguínea pelo baço.

A imunidade específica é também chamada de adquirida, em contraposição à imunidade natural ou inespecífica. É exercida por meio de anticorpos (imunidade humoral) ou células com especificidade para determinados antígenos (imunidade celular específica).

Os anticorpos são produzidos pelos plasmócitos, originários de linfócitos B produzidos na medula óssea. Eles são dirigidos contra antígenos, ou melhor, contra epítopos, que são locais desses antígenos reconhecidos pelos anticorpos.

As células responsáveis pela imunidade celular específica são os linfócitos T citotóxicos, também denominados $CD8^+$. Os linfócitos T $CD4^+$ têm papel de estímulo geral à imunidade, tanto nos braços humoral quanto celular, e são também responsáveis pela maior especificidade da resposta imune, como veremos adiante.

Anticorpos são imunoglobulinas que se encontram nas secreções e no sangue. Há várias classes de imunoglobulina. As mais importantes são IgA, IgG e IgM. As imunoglobulinas das secreções são essencialmente IgA, chamada IgA secretória. IgG e IgM encontram-se principalmente no sangue. A IgA do sangue denomina-se IgA sérica.

A resposta sérica humoral inicial, diante de um estímulo antigênico, se faz com a produção de imunoglobulinas de classe IgM. A presença predominante dessa classe de imunoglobulina caracteriza a resposta imunológica primária.

Se o indivíduo for imunocompetente e o antígeno suficientemente poderoso para estimular a imunidade tímica, há uma troca de classe de imunoglobulina, de IgM para IgG. Os anticorpos de classe IgG são mais específicos e têm maior afinidade para os epítopos e, com isso, são, como regra, mais eficazes no combate aos antígenos do que os de classe IgM. A estimulação de linfócitos T $CD4^+$ é essencial para a troca de classe.

Outra consequência da troca de classe é a memória imunológica, característica da resposta imune associada à produção de anticorpos de classe IgG.

Os linfócitos T $CD4^+$ também estimulam a imunidade celular mediada pelos linfócitos T citotóxicos $CD8^+$, que é igualmente específica, dotada de memória e representa o braço mais potente da resposta imune.

A resposta imune com a participação de linfócitos T $CD4^+$ e T $CD8^+$, isto é, com a participação do timo, é muito mais poderosa do que aquela que se faz sem a sua participação, chamada de resposta imune timoindependente.

A independência, no caso, é uma fraqueza. Os antígenos polissacarídicos são incapazes de estimular a imunidade tímica, portanto não estimulam a produção de linfócitos T $CD4^+$ e T $CD8^+$. Não há troca de classe, não há memória (ou ela é mínima), a imunidade se baseia na produção de anticorpos de classe IgM.

Como não induzem memória significativa e os anticorpos são de classe IgM, pouco específicos e de baixa afinidade, os antígenos polissacarídicos têm grandes limitações quando são usados como vacinas. A repetição do estímulo antigênico não aumenta a resposta imune.

Antígenos proteicos em geral produzem resposta imunológica potente, com produção de anticorpos de classe IgG e memória, isto é, a repetição do estímulo provoca respostas imunes maiores do que no estímulo inicial, primário.

Os antígenos polissacarídicos podem tornar-se bons imunógenos, se forem combinados a proteínas, como ocorre com as vacinas de nova geração contra *Hemophilus influenzae* tipo b (Hib), pneumococos e meningococos do sorogrupo C.

É necessário um tempo de maturação para que a memória se instale adequadamente. Essa é a razão para os intervalos entre os estímulos iniciais (primeiras doses de vacina) e entre estas e os reforços. Um intervalo muito curto entre as doses pode induzir resposta imune e memória mais fracas.

Por outro lado, se os antígenos estimulam adequadamente a memória, como ocorre com a quase totalidade das vacinas do calendário de rotina, não há necessidade de recomeçar o esquema vacinal, se o intervalo entre as doses for maior do que o recomendado. Mas, na medida do possível, deve-se procurar não atrasar o esquema vacinal, para não retardar a proteção ótima induzida pela vacinas.

Como as imunidades secretória e citotóxica são difíceis de medir, os estudos para avaliar a resposta imunológica às vacinas utilizam a medição dos anticorpos séricos. Então, é preciso ficar atento para entender que resposta quantitativa de anticorpos não é sinônimo de proteção, pois depende da qualidade e especificidade do anticorpo produzido, e que por outro lado há fatores de proteção que não estão sendo medidos e que podem ser, inclusive, mais importantes.

Além disso, com o decorrer do tempo, mesmo que o antígeno seja potente e estimulador da imunidade tímica, o título de anticorpos pode cair, chegando às vezes a níveis não detectáveis pelos métodos habituais de laboratório. Perante um novo estímulo pelo mesmo antígeno, seja por exposição ao agente infeccioso ou por nova dose de vacina, há efeito de reforço, com elevação rápida de anticorpos, predominantemente de classe IgG.

As vacinas proteicas ou glicoconjugadas (polissacarídio conjugado a proteína), não vivas, como as contra hepatite A e hepatite B, tétano, difteria, Hib, pneumocócica conjugada, meningocócica conjugada, estimulam basicamente a imunidade humoral, específica, com memória. A imunidade celular que evocam se faz por meio dos linfócitos T $CD4^+$, mas não há estímulo à produção de linfócitos T citotóxicos, $CD8^+$. A imunidade é de longa duração, mas é esperado que seja necessário algum reforço em alguma época da vida, para manutenção da imunidade, embora isso seja questionável em relação à vacina contra hepatite B, doença de longo período de incubação e que por isso apresenta algumas peculiaridades imunológicas.

As vacinas virais vivas são em geral antígenos ainda mais potentes, pois induzem resposta imunológica humoral e celular, com produção de linfócitos T $CD8^+$, o braço mais forte da resposta imune. São exemplos as vacinas contra sarampo, caxumba, rubéola, febre amarela, varicela. Induzem, além de anticorpos específicos e de alta afinidade, com memória, linfócitos T citotóxicos $CD8^+$. Em geral, produzem imunidade com dose única e por toda a vida. Os títulos de anticorpos caem, mas a memória permanece e após novo estímulo há efeito de reforço, com produção rápida de linfócitos T específicos $CD4^+$, $CD8^+$ e anticorpos de classe IgG.

A repetição das doses de vacina oral contra poliomielite se deve à dificuldade de "pega" com uma só dose, devido à competição intestinal entre si dos três tipos de vírus vacinais, por competição com outros enterovírus etc. Mas, uma vez estabelecida a "infecção" pelo vírus vacinal atenuado, a imunidade é a característica das vacinas vivas, isto é, por toda a vida.

A repetição de vacina contra o sarampo, vacina viva, faz parte de uma estratégia para erradicar a doença, dando margem ao encontro e vacinação de pessoas que acaso não tenham sido vacinadas anteriormente. Também visa corrigir as raras falhas vacinais primárias (aquelas que ocorreram por ocasião da vacinação inicial) ou secundárias (as que ocorreram por queda da imunidade ao longo do tempo).

A aplicação de vacinas por via mucosa apresenta algumas vantagens, pois induz imunidade local, bloqueando o microrganismo em sua porta de entrada. Foi licenciada recentemente nos Estados Unidos uma vacina viva contra *influenza* para utilização por via nasal. A vacina oral contra poliomielite induz anticorpos IgA secretórios, anticorpos séricos de classes IgG e IgM e linfócitos T $CD4^+$ e citotóxicos $CD8^+$. Já a vacina inativada se comporta como os antígenos proteicos das vacinas não vivas, isto é, induz basicamente imunidade humoral.

As vacinas proteicas, conjugadas e virais vivas têm ainda uma importante propriedade, a capacidade de induzir imunidade de rebanho, ou coletiva, isto é, indivíduos não vacinados ficam protegidos pela diminuição da circulação dos microrganismos na população.

A Tabela 33.1 mostra esquematicamente algumas diferenças entre os diferentes tipos de vacinas, do ponto de vista de resposta imunológica.

A principal desvantagem das vacinas vivas está no risco que podem representar para os imunodeprimidos e a possibilidade teórica de reversão à virulência, o que até agora só foi comprovado para a vacina oral contra a poliomielite, de ocorrência rara. A termoestabilidade das vacinas não vivas também é melhor.

Em princípio, a imunização ativa, por meio de vacinas seguras e potentes, é o que melhor a medicina pode oferecer no combate às doenças infecciosas. A imunização passiva utiliza apenas anticorpos, isto é, apenas um dos elementos da resposta imune. Entretanto, em algumas situações, é a melhor ou única opção. A Tabela 33.2 mostra uma comparação entre vacinas e imunoglobulinas.

Tabela 33.1 Diferenças entre vários tipos de vacinas.

Característica	Vacina não viva, polissacarídica	Vacina não viva, proteica ou glicoconjugada	Vacina viral viva
Tipo de imunidade	Timoindependente	Estimula a imunidade tímica, com produção de linfócitos T $CD4^+$	Estimula a imunidade tímica, com produção de linfócitos T $CD4^+$ e $CD8^+$
Memória	Não, ou mínima	Sim, mas necessita de reforços	Sim, em geral imunidade por toda a vida
Imunidade de rebanho (coletiva)	Não	Possível	Sim
Número de doses	Em geral, aplicam-se em dose única, pois a resposta imunológica não aumenta com a repetição	Várias doses e reforços	Em princípio, dose única
Riscos para imunodeprimidos	Não	Não	Sim
Possibilidade de reversão à virulência	Não	Não	Sim
Termoestabilidade	Mais estáveis	Mais estáveis	Menos estáveis

Tabela 33.2 Diferenças entre vacinas e imunoglobulinas.

Propriedade	Vacina	Imunoglobulina
Risco de uso em imunodeprimidos	Sim, no caso das vacinas vivas	Não
Eficácia em imunodeprimidos graves	Não	Sim
Duração da proteção	Longa	Transitória
Proteção após aplicação	Geralmente após algumas semanas	Imediata
Eliminação de portadores sãos	Possível	Impossível
Erradicação de doenças	Possível	Impossível
Custo	Variável, em geral baixo	Geralmente alto

▸ Vacinas | Características e componentes

As características mais importantes de uma vacina dependerão da sua natureza, ou melhor, do tipo de antígeno nela presente.

Discutiremos as linhas gerais das vacinas inativadas e vivas atenuadas (viral e bacteriana), lembrando que, embora existam vacinas combinadas, não existe a combinação de antígenos inativados e atenuados, ou seja, como será descrito adiante, pela própria composição da vacina, todos os antígenos presentes em vacinas combinadas serão ou inativados ou atenuados.

▪ Vacinas não vivas inativadas e vivas atenuadas

São exemplos de vacinas inativadas as vacinas contra tétano, difteria, coqueluche, pólio injetável, gripe injetável, raiva, *Haemophilus influenzae* tipo b, meningococo, pneumococo, hepatites A e B.

Já BCG, tríplice viral (sarampo, caxumba e rubéola), pólio oral, varicela, gripe nasal, febre amarela e varíola são exemplos de vacinas vivas atenuadas.

No que diz respeito à estimulação do sistema imunológico, em geral, os antígenos inativados são menos "competentes" do que as vacinas elaboradas com microrganismos vivos atenuados. Assim, para melhorar a resposta imunológica das vacinas inativadas, lança-se mão de alguns artifícios: aplica-se um número maior de doses, como, por exemplo, na vacinação contra hepatite B, difteria, tétano, coqueluche (DTP) e *Haemophilus influenzae* tipo b, que são 3 doses, e, no caso da DTP, ainda outros reforços, além de se utilizar o alumínio como adjuvante.

▪ Adjuvantes

A palavra adjuvante deriva da palavra latina *adjuvare* e não está presente em vacinas atenuadas. Os vírus vivos atenuados e bacilos (BCG) se multiplicam no indivíduo vacinado e, por si sós, potencializam a sua resposta imunológica. O adjuvante é um imunopotencializador colocado em determinados tipos de vacinas para aumentar sua resposta imunológica. O alumínio, em forma de hidróxido ou fosfato, vem sendo utilizado em vacinas há mais de 70 anos (Eickhoff, 2002). O alumínio apresenta o antígeno para as células do sistema imune (especialmente as células dendríticas), promovendo a ativação do complemento e estimulação do macrófago, potencializando a resposta imunológica (em especial na série primária). Além disso, prolonga o tempo de exposição do antígeno, reduzindo a quantidade de antígeno por dose, o número de doses, e o percentual de não respondedores, e proporciona uma proteção de longa duração. Vale ressaltar que alguns antígenos, quando administrados de forma isolada, não são capazes de induzir resposta imunológica, este é o caso do toxoide tetânico, que na ausência de alumínio não é imunogênico.

A maioria das vacinas inativadas apresenta alumínio em sua formulação (pólio injetável, na apresentação monovalente, e anti-*influenza* são exceções), o que impõe a elas algumas condições, a saber: vacinas que têm alumínio devem ser armazenadas entre +2°C e +8°C, e, se forem congeladas, devem ser desprezadas, pois o congelamento promove a formação de grumos de alumínio, muitas vezes imperceptíveis ao olho nu, o que pode acarretar aumento da reatogenicidade e comprometimento da imunogenicidade. Se por um lado as vacinas inativadas não devem ser congeladas, por outro apresentam boa tolerância à temperatura elevada, sendo mais termoestáveis do que as vacinas vivas atenuadas. Por terem alumínio, devem ser administradas por via IM, pois, se aplicadas por via SC, causarão uma forte reação inflamatória, aumentando os eventos adversos locais.

A presença do alumínio está associada, quando se compara com as vacinas sem adjuvante, a maiores eventos adversos locais, como hiperemia, edema e dor no local da aplicação. As vacinas de vírus vivos atenuados não têm alumínio e podem ser administradas por via SC ou IM. O BCG também não tem adjuvante e deve ser administrado por via intradérmica (ID).

Recentemente, outros adjuvantes vêm sendo utilizados, como o AsO_4 (monofosforil lipídio A deacetilado com alumínio) e compostos de esqualeno, um óleo natural. O primeiro é utilizado em uma das vacinas de papiloma e em uma vacina especial contra hepatite B para maus respondedores ou imunodeficientes. O segundo é utilizado em algumas das vacinas contra *influenza*.

Muitos outros adjuvantes estão em estudo, e essa é uma área promissora, talvez viabilizando novas vacinas, que até agora têm sido difíceis de obter com os métodos tradicionais.

▪ Conservantes

Especialmente nas apresentações multidoses, utilizam-se 2-fenoxietanol e timerosal. O uso de timerosal vem sendo abandonado e, nas vacinas combinadas mais novas (DTPa, hepatites A + B), o conservante que vem sendo utilizado é o 2-fenoxietanol. Timerosal e 2-fenoxietanol são os conservantes de muitas vacinas inativadas, e não estão presentes em vacinas vivas atenuadas, pois agrediriam o componente vivo.

▪ Estabilizadores

A gelatina hidrolisada é usada como estabilizador em algumas vacinas, como as de febre amarela e varicela, e pode causar reações anafiláticas.

▪ Antibióticos

Algumas vacinas contêm quantidades residuais de antibióticos, como eritromicina, neomicina ou canamicina. Não são conservantes, pois existem em mínimas quantidades, mas podem causar reações alérgicas.

Proteínas residuais

Algumas vacinas contêm proteínas residuais, em geral proteínas do ovo de galinha, resultantes do processo de produção, como as de febre amarela e *influenza*, podendo provocar reações alérgicas.

Vacinas e possíveis interferências com imunoglobulina

Com frequência se afirma que as pessoas que receberam imunoglobulina padrão ou sangue total não devem ser vacinadas até que 3 meses tenham se passado; esta afirmativa se prende ao fato de poder haver interferência com a resposta imune das vacinas. Ressaltamos que este fato se restringe, basicamente, às vacinas elaboradas com vírus vivos atenuados, e em especial à vacina contra o sarampo. As respostas imunológicas das vacinas inativadas não costumam ser prejudicadas pela presença de anticorpos específicos (podem ser aplicados simultaneamente, em locais diferentes, soro antitetânico e toxoide tetânico, imunoglobulina contra o vírus da hepatite B e vacina contra hepatite B, soro contra a raiva e vacina contra a raiva etc.).

Tendo em vista que a gestante passa IgG para o bebê, por via transplacentária, estes anticorpos podem interferir de maneira significativa na resposta das vacinas virais vivas, daí não se administrar este tipo de vacinas antes de 1 ano, e, quando isto é feito, como até 2002 com a vacina contra o sarampo, ela deve ser repetida após os 12 meses de idade para se garantir uma boa soroconversão. Por que não ocorre prejuízo da resposta imunológica com a vacina Sabin, já que é um exemplo de vacina viva atenuada? A mãe não passa IgA secretória para o bebê pela placenta, portanto a resposta imunológica é menos afetada pelas imunoglobulinas circulantes, por tratar-se de vacina aplicada VO. Outra exceção de vacina atenuada aplicada com sucesso antes de 1 ano de idade é o BCG, que confere imunidade fundamentalmente celular, mas não humoral (IgG), e portanto anticorpos maternos não interferem com a resposta imune.

Vacinação em gestantes e imunodeprimidos

As vacinas elaboradas com microrganismos vivos atenuados não devem ser aplicadas em gestantes; exceção é a vacina contra febre amarela, que poderia ser aplicada quando o risco de exposição fosse muito elevado, evitando-se, sempre que possível, o primeiro trimestre de gestação.

Já as vacinas inativadas, quando indicadas, podem ser aplicadas. Também se evita, sempre que possível, o primeiro trimestre de gestação, visto ser a fase de maior ocorrência de abortos espontâneos que poderiam ser atribuídos, de maneira equivocada, às vacinas.

Pacientes imunodeprimidos devem ser avaliados caso a caso para se calcular o "risco × benefício" de determinadas vacinas. Na eventualidade de não ser possível a administração de certas vacinas vivas no paciente imunodeprimido, é relevante vacinar as pessoas com as quais tem contato intradomiciliar. No caso de se administrar a vacina contra poliomielite, deve-se optar pela vacina inativada, não só no paciente, como também nas pessoas com quem ele tem contato íntimo.

Recomendamos a leitura do *Manual dos Centros de Referência para Imunobiológicos Especiais*, do Ministério da Saúde, para maiores detalhes (Ministério da Saúde, 2006).

Intervalos entre as vacinas

A maioria das vacinas pode ser aplicada no mesmo dia, desde que com seringas, agulhas e em locais diferentes. No caso das vacinas vivas, recomenda-se que sejam aplicadas no mesmo dia ou com um intervalo mínimo de 15 dias, preferencialmente 30 dias. Este procedimento é adotado porque há um risco teórico (e talvez remoto) de o vírus atenuado, que irá multiplicar-se no organismo nas semanas seguintes, interferir com a resposta imunológica à vacinação posterior, visto que ocorre produção de interferona, o que pode acarretar prejuízo na replicação de vírus vacinais aplicados antes de 15 dias.

Recentemente, observou-se interferência entre a vacina de febre amarela e a tríplice viral (sarampo, caxumba e rubéola), quando aplicadas no mesmo dia, com menor resposta imunológica à vacina de febre amarela e, em menor grau, à vacina de rubéola, comparadas à aplicação com intervalo de 30 dias (Camacho *et al.*, 2008).

Devido à memória imunológica, não há necessidade de recomeçar o esquema vacinal, quando o intervalo entre as doses ultrapassar o recomendado. Entretanto, deve haver empenho em cumprir as datas aprazadas para as novas doses, pois a imunidade só fica completa com a aplicação de todas as doses.

Calendários vacinais do Ministério da Saúde (criança, adolescente e adulto)

Os calendários vacinais são dinâmicos, estão sujeitos a modificações periódicas, em função das condições epidemiológicas. O Ministério da Saúde instituiu os calendários vacinais da criança, do adolescente, do adulto e do idoso (Tabelas 33.3, 33.4 e 33.5).

Vacina conjugada contra pneumococos

Duas novas vacinas pneumocócicas foram licenciadas recentemente: uma vacina 10-valente, utilizando como proteína básica de conjugação a proteína D do *Haemophilus influenzae*, e outra 13-valente, utilizando como proteína de conjugação o CRM 197. A vacina 10-valente inclui os sorotipos 1 e 5, importantes em nosso meio, e será distribuída pelo Programa Nacional de Imunizações para uso de rotina na infância. A vacina polissacarídica 23-valente pode ser utilizada a partir dos 2 anos de idade para suplementar a proteção da vacina conjugada, em crianças com fatores especiais de risco (veja adiante, vacina pneumocócica polissacarídica).

Vacina conjugada contra meningococo C

O meningococo C é responsável por cerca de 50 a 66% dos casos de doença meningocócica no Brasil. Esta vacina será distribuída pelo Programa Nacional de Imunizações para uso de rotina na infância. Existe ainda uma vacina meningo-

Tabela 33.3 Calendário básico de vacinação da criança.

Idade	Vacinas	Doses	Doenças evitadas
Ao nascer	BCG – ID	Dose única	Formas graves de tuberculose
	Vacina contra hepatite B *(1)*	1ª dose	Hepatite B
1 mês	Vacina contra hepatite B	2ª dose	Hepatite B
2 meses	Vacina tetravalente (DTP + Hib) *(2)*	1ª dose	Difteria, tétano, coqueluche, meningite e outras infecções causadas pelo *Haemophilus influenzae* tipo b
	VOP (vacina oral contra pólio)	1ª dose	Poliomielite (paralisia infantil)
	VORH (vacina oral de rotavírus humano) *(3)*	1ª dose	Diarreia por rotavírus
	Vacina tetravalente (DTP + Hib)	2ª dose	Difteria, tétano, coqueluche, meningite e outras infecções causadas pelo *Haemophilus influenzae* tipo b
4 meses	VOP (vacina oral contra pólio)	2ª dose	Poliomielite (paralisia infantil)
	VORH (vacina oral de rotavírus humano) *(4)*	2ª dose	Diarreia por rotavírus
6 meses	Vacina tetravalente (DTP + Hib)	3ª dose	Difteria, tétano, coqueluche, meningite e outras infecções causadas pelo *Haemophilus influenzae* tipo b
	VOP (vacina oral contra pólio)	3ª dose	Poliomielite (paralisia infantil)
	Vacina contra hepatite B	3ª dose	Hepatite B
9 meses	Vacina contra febre amarela *(5)*	Dose inicial	Febre amarela
12 meses	SRC (tríplice viral)	Dose única	Sarampo, rubéola e caxumba
15 meses	VOP (vacina oral contra pólio)	Reforço	Poliomielite (paralisia infantil)
	DTP (tríplice bacteriana)	1º reforço	Difteria, tétano e coqueluche
4 a 6 anos	DTP (tríplice bacteriana	2º reforço	Difteria, tétano e coqueluche
	SRC (tríplice viral)	Reforço	Sarampo, rubéola e caxumba
10 anos	Vacina contra febre amarela	Reforço	Febre amarela

(1) A primeira dose da vacina contra a hepatite B deve ser administrada na maternidade, nas primeiras 12 h de vida do recém-nascido. O esquema básico se constitui de 3 doses, com intervalos de 30 dias da primeira para a segunda dose e 180 dias da primeira para a terceira dose. *(2)* O esquema de vacinação atual é feito aos 2, 4 e 6 meses de idade com a vacina tetravalente e 2 reforços com a tríplice bacteriana (DTP). O primeiro reforço aos 15 meses e o segundo entre 4 e 6 anos. *(3)* É possível administrar a primeira dose da vacina oral de rotavírus humano a partir de 1 mês e 15 dias a 3 meses e 7 dias de idade (6 a 14 semanas de vida). *(4)* É possível administrar a segunda dose da vacina oral de rotavírus humano a partir de 3 meses e 7 dias a 5 meses e 15 dias de idade (14 a 24 semanas de vida). O intervalo mínimo preconizado entre a primeira e a segunda dose é de 4 semanas. *(5)* A vacina contra febre amarela está indicada para crianças a partir dos 9 meses de idade, que residam em áreas de risco de febre amarela ou que viajarão para essas áreas. Se forem viajar para áreas de risco, vacinar contra febre amarela 10 dias antes da viagem.

Tabela 33.4 Calendário de vacinação do adolescente *(1)*.

Idade	Vacinas	Doses	Doenças evitadas
De 11 a 19 anos (na primeira visita ao serviço de saúde)	Hepatite B	1ª dose	Contra hepatite B
	dT (dupla tipo adulto) *(2)*	1ª dose	Contra difteria e tétano
	Febre amarela *(3)*	Reforço	Contra febre amarela
	SCR (tríplice viral) *(4)*	Dose única	Contra sarampo, caxumba e rubéola
1 mês após a 1ª dose contra hepatite B	Hepatite B	2ª dose	Contra hepatite B
6 meses após a 1ª dose contra hepatite B	Hepatite B	3ª dose	Contra hepatite B
2 meses após a 1ª dose contra difteria e tétano	dT (dupla tipo adulto)	2ª dose	Contra difteria e tétano
4 meses após a 1ª dose contra difteria e tétano	dT (dupla tipo adulto)	3ª dose	Contra difteria e tétano
A cada 10 anos, por toda a vida	dT (dupla tipo adulto) *(5)*	Reforço	Contra difteria e tétano
	Febre amarela	Reforço	Contra febre amarela

(1) Adolescente que não tiver comprovação de vacina anterior, seguir este esquema. Se apresentar documentação com esquema incompleto, completar o esquema já iniciado. *(2)* Adolescente que já recebeu anteriormente 3 doses ou mais das vacinas DTP, DT ou dT, aplicar uma dose de reforço. São necessárias doses de reforço da vacina a cada 10 anos. Em caso de ferimentos graves, antecipar a dose de reforço para 5 anos após a última dose. O intervalo mínimo entre as doses é de 30 dias. *(3)* Adolescente que resida em área de risco de febre amarela ou que for viajar para essa área. Se for viajar para área de risco, vacinar contra febre amarela 10 dias antes da viagem. *(4)* Adolescente que tiver 2 doses da vacina tríplice viral (SCR) devidamente comprovada no cartão de vacinação não necessita receber esta dose. *(5)* Adolescente grávida, que esteja com a vacina em dia, mas tenha recebido sua última dose há mais de 5 anos, precisa receber uma dose de reforço. A dose deve ser aplicada no mínimo 20 dias antes da data provável do parto. Em caso de ferimentos graves, a dose de reforço deve ser antecipada para 5 anos após a última dose.

Tabela 33.5 Calendário de vacinação do adulto e do idoso.

Idade	Vacinas	Doses	Doenças evitadas
A partir de 20 anos	dT (dupla tipo adulto) *(1)*	1ª dose	Contra difteria e tétano
	Febre amarela *(2)*	Dose inicial	Contra febre amarela
	SCR (tríplice viral) *(3)*	Dose única	Contra sarampo, caxumba e rubéola
2 meses após a 1ª dose contra difteria e tétano	dT (dupla tipo adulto)	2ª dose	Contra difteria e tétano
4 meses após a 1ª dose contra difteria e tétano	dT (dupla tipo adulto)	3ª dose	Contra difteria e tétano
A cada 10 anos, por toda a vida	dT (dupla tipo adulto) *(4)*	Reforço	Contra difteria e tétano
	Febre amarela	Reforço	Contra febre amarela
60 anos ou mais	*Influenza (5)*	Dose anual	Contra *influenza* ou gripe
	Pneumococo *(6)*	Dose única	Contra pneumonia causada pelo pneumococo

(1) A partir dos 20 anos, gestante, não gestante, homens e idosos que não tiverem comprovação de vacinação anterior, seguir o esquema acima. Apresentando documentação com esquema incompleto, completar o esquema já iniciado. O intervalo mínimo entre as doses é de 30 dias. *(2)* Adulto/idoso que resida em área de risco de febre amarela ou que viajará para essa área. Se for viajar para área de risco, vacinar 10 dias antes da viagem. *(3)* A vacina tríplice viral – SCR (sarampo, caxumba e rubéola) deve ser administrada em mulheres de 12 a 49 anos que não tiverem comprovação de vacinação anterior e em homens até 39 anos. *(4)* Mulher grávida que esteja com a vacina em dia, mas tenha recebido sua última dose há mais de 5 anos precisa receber uma dose de reforço. A dose deve ser aplicada no mínimo 20 dias antes da data provável do parto. Em caso de ferimentos graves, a dose de reforço deverá ser antecipada para 5 anos após a última dose. *(5)* A vacina contra *influenza* é oferecida anualmente durante a Campanha Nacional de Vacinação do Idoso. *(6)* A vacina contra pneumococo é aplicada durante a Campanha Nacional de Vacinação do Idoso nos indivíduos que convivem em instituições fechadas, tais como casas geriátricas, hospitais, asilos e casas de repouso, com apenas um reforço 5 anos após a dose inicial.

cócica conjugada tetravalente, contra os sorogrupos A, C, Y e W135, que pode ser utilizada a partir dos 2 anos de idade até os 55 anos de idade (American Academy of Pediatrics, 2009). Vacinas polissacarídicas não conjugadas AC, ou A, C, Y, W135, podem também ser utilizadas, a partir dos 2 anos de idade.

Vacina contra papilomavírus

Um progresso importante nos últimos anos foi a disponibilidade de vacinas contra papilomavírus humano (HPV), causador de câncer de colo de útero. Estão disponíveis 2 vacinas, uma delas quadrivalente, para os sorotipos 6, 11, 16 e 18 (para câncer de colo de útero e verrugas genitais) e outra bivalente, para os sorotipos 16 e 18 (para câncer de colo de útero). O seu alto custo inviabilizou até agora a sua inclusão no calendário vacinal de rotina para pré-adolescentes e adolescentes do Ministério da Saúde.

Vacina polissacarídica contra pneumococo

A vacina polissacarídica, contra 23 sorotipos pneumocócicos, é ineficaz em crianças de menos de 2 anos de idade. Sua principal indicação é em idosos, ou em pessoas com doenças de base, que predisponham a pneumopatias ou bacteriemia, como os portadores de doença pulmonar ou cardiovascular crônica, doenças renais ou metabólicas crônicas, pessoas portadoras de asplenia anatômica ou funcional, esta última em geral associada a doenças hematológicas que comprometem a função esplênica, imunodeficientes em geral (Ministério da Saúde, 2006). Infelizmente, é vacina timoindependente, portanto com imunogenicidade limitada. Pode ser aplicada como proteção suplementar às crianças com doenças de base a partir dos 2 anos de idade, que já tenham recebido a vacina conjugada. É aplicada em dose única, podendo ser repetida uma única vez, 3 anos depois (crianças com 10 anos ou menos), ou 5 anos depois (pessoas com mais de 10 anos), IM.

Vacina e soro contra raiva

Embora os casos de raiva humana sejam atualmente raros, são bem frequentes os acidentes com animais, que exigem orientação adequada dos profissionais de saúde. É preciso identificar e avaliar o risco do animal agressor, as suas condições e a gravidade do acidente. Sugerimos consulta ao *Guia de Vigilância Epidemiológica do Ministério da Saúde* (Ministério da Saúde, 2005), que detalha a conduta a ser seguida: somente observação do animal, ou aplicação de vacina, ou aplicação de vacina mais soro antirrábico.

Profilaxia do tétano após ferimentos

A profilaxia do tétano após ferimentos deve ser orientada pela história de vacinação contra tétano (antígeno contido nas vacinas tríplice DTP contra difteria, tétano e *pertussis* ou coqueluche, dupla difteria-tétano tipo infantil DT, ou dupla tipo adulto dT, ou no toxoide tetânico TT) e pelas características do ferimento. Em todos os casos, é importante lavagem e antissepsia das feridas, e desbridamento quando for o caso (conforme a Tabela 33.6).

A vacina dupla tipo infantil (DT) contém a mesma concentração de toxoide diftérico e de toxoide tetânico presentes na vacina DTP, devendo ser utilizada em crianças com menos de 7 anos de idade, quando houver contraindicação absoluta à utilização do antígeno *pertussis*. A dupla do tipo adulto (dT) contém menor quantidade de toxoide diftérico.

É de importância capital que todas as pessoas sejam revacinadas de 10 em 10 anos com a vacina dT, para evitar a necessidade de conduta emergencial nos casos de ferimentos ou, pelo menos, para evitar a necessidade de administração de imunização passiva, em que os eventos adversos são muito mais frequentes ou ela é mais dispendiosa.

Tabela 33.6 Profilaxia do tétano após ferimentos.

História de vacinação contra o tétano	Ferimento limpo ou superficial		Outros tipos de ferimento	
	Vacina*	SAT ou IGHAT	Vacina*	SAT ou IGHAT
Incerta ou menos de 3 doses	Sim	Não	Sim	Sim
Três doses ou mais; última dose há menos de 5 anos	Não	Não	Não	Não
Três doses ou mais; última dose entre 5 e 10 anos	Não	Não	Sim	Não
Três doses ou mais; última dose há mais de 10 anos	Sim	Não	Sim	Não

*Para crianças com menos de 7 anos: DTP ou DT; para crianças com 7 anos ou mais: dT ou, na falta desta, TT.
**5.000 UI de SAT (soro antitetânico de origem animal) ou IGHAT (imunoglobulina humana antitetânica) 250 UI, dose única IM. As vacinas contra o tétano e o SAT (ou IGHAT) devem ser aplicadas em locais diferentes. Pessoas alérgicas a soros de origem animal devem receber IGHAT, em vez de SAT.
Fonte: Ministério da Saúde, *Guia de Vigilância Epidemiológica*, 2005.

▸ Outras vacinas, de disponibilidade limitada mas também recomendadas

▪ Vacina contra varicela

A vacina contra varicela é elaborada com vírus vivos atenuados, cepa Oka, tendo sido licenciada nos Estados Unidos em 1995 e no Brasil em 1998.

O número de doses desta vacina varia de acordo com cada produtor. Em geral, recomenda-se dose única em crianças de 12 meses a 12 anos de idade. Em pessoas com 13 anos de idade ou mais, 2 doses, com intervalo de 4 a 8 semanas, SC.

Profissionais de saúde que lidam com imunodeficientes e familiares destes são prioritários para vacinação contra varicela, desde que ainda não tenham tido a doença, isto é, sejam suscetíveis. A vacina contra varicela, aplicada nos primeiros dias após o contágio (3 dias, talvez 5) pode evitar a doença em suscetíveis, o que é relevante na prevenção e controle de surtos de varicela (American Academy of Pediatrics, 2009; Ministério da Saúde, 2006).

A vacina de varicela pode ser aplicada na forma monovalente ou combinada com a vacina tríplice viral (SCRV), contra sarampo, caxumba, rubéola e varicela (American Academy of Pediatrics, 2009).

▪ Vacina contra hepatite A

A vacina contra a hepatite A é inativada. Recomenda-se sua aplicação em 2 doses, a partir de 1 ou 2 anos de idade, de acordo com o fabricante, IM. Seria vacina para aplicação de rotina, caso seu custo fosse mais baixo e disponível para aplicação universal. É especialmente importante em pessoas portadoras de hepatopatias.

A profilaxia pós-exposição deve ser considerada em pessoas que entraram em contato com doentes de hepatite A, especialmente em coletividades, como creches, jardins de infância, escolas etc. O risco de contágio é maior entre crianças sem controle esfincteriano, que ainda usam fraldas, pois a contaminação fecal é maior. A vacinação pré-exposição contra hepatite A é sempre preferível à profilaxia pós-exposição. Contudo, muitas são as situações nas quais as pessoas não estão imunizadas e foram infectadas pelo vírus da hepatite A (VHA). Nestes casos, dentro de no máximo 2 semanas após a infecção, 3 condutas são atualmente aceitas: proteção com imunoglobulina padrão; proteção com vacina; ou proteção com imunoglobulina e vacina anti-VHA.

A profilaxia pós-exposição com a vacina de hepatite A em dose única tem eficácia similar ao uso de imunoglobulina, se administrada nos primeiros 14 dias depois da exposição (American Academy of Pediatrics, 2009).

Em situações de grande urgência na proteção pós-exposição ao VHA de pessoas não vacinadas, acima de 1 ano de idade, pode-se administrar simultaneamente imunoglobulina e vacina anti-VHA, desde que com seringas, agulhas e em locais separados (American Academy of Pediatrics, 2009).

A vacina contra hepatite A tem sido recomendada para controle de surtos que estejam ocorrendo tanto na comunidade quanto em instituições (American Academy of Pediatrics, 2009; Canadian Immunization Guide, 2002).

A imunoglobulina comum (*standard*) deve ser usada em crianças menores de 1 ano e em imunodeprimidos, quando expostos à doença, pois nesses grupos a vacina pode não conferir boa imunidade. A dose é 0,02 mℓ/kg, IM.

▪ Vacina contra influenza

As vacinas anti-*influenza* registradas no Brasil são constituídas por subunidades virais, cultivadas em ovos embrionados, trivalentes, contendo 2 tipos de vírus *influenza* A e 1 tipo de vírus *influenza* B. Todos os anos, a Organização Mundial da Saúde determina a composição da vacina que deverá ser utilizada no Hemisfério Norte e no Hemisfério Sul.

A vacina anti-*influenza* induz a formação de níveis protetores de anticorpos cerca de 10 a 14 dias após a vacinação em 70 a 80% dos vacinados, por 1 ano.

No Brasil, campanhas de vacinação contra gripe ocorrem todos os anos, desde 1999. Além das pessoas com 60 anos ou mais de idade, independentemente de terem, ou não, doenças de base, os pacientes com doenças crônicas renais, respiratórias, metabólicas (diabetes), que usaram ou usam fármacos imunossupressores, infectados pelo HIV, assim como contactantes intradomiciliares de pacientes de alto risco, usuários crônicos de ácido acetilsalicílico, profissionais de saúde, podem ser vacinados em serviços públicos de saúde (Essen *et al.*, 2003).

Tendo em vista a morbidade da *influenza*, as pessoas com asma deveriam ser vacinadas anualmente, pois a vacina neste grupo é segura (Miller *et al.*, 2003). A vacina é utilizada por

Tabela 33.7 Doses recomendadas da vacina anti-*influenza*, de acordo com a idade.

Idade	Dose em mℓ	Nº de doses
6 a 35 meses	0,25	1 ou 2*
3 a 8 anos de idade	0,5	1 ou 2*
≥ 9 anos de idade	0,5	1

*Duas doses no primeiro ano em que a vacina for aplicada.

via intramuscular, podendo ser aplicada no mesmo dia que outras vacinas, desde que com seringas, agulhas e em locais diferentes. A vacina é administrada em dose única anual, e crianças com idades entre 6 meses e 9 anos (excluindo esta idade) no primeiro ano em que são vacinadas recebem 2 doses da vacina com intervalo de 1 mês entre as doses (veja a Tabela 33.7).

A vacina contra gripe deve ser utilizada a partir dos 6 meses de idade, pois os dados de eficácia em crianças com menos de 6 meses são muito escassos (Bridges, Katz, Levandowski *et al.*, 2008). Está contraindicada em pessoas com relato de reação alérgica a ovos de galinha (Centers for Disease Control and Prevention, 2003).

Em 2009, o Ministério da Saúde implementou grande campanha de vacinação contra uma cepa pandêmica de *influenza* (H1N1), visando aos grupos de maior risco de exposição ou complicações, como profissionais de saúde, população indígena aldeada, gestantes, crianças entre 6 meses e 2 anos de idade, portadores de doenças crônicas e adultos de 20 a 39 anos.

▸ Eventos adversos pós-vacinais

Não há vacina sem algum tipo de evento adverso. O que releva é saber que, entre as vacinas do calendário, fazendo-se uma comparação entre os riscos da doença e da vacinação, eles são muito menores com a vacinação. Por outro lado, acontece frequentemente uma coincidência meramente temporal entre a aplicação da vacina e o evento adverso, sem relação causal, como, por exemplo, uma infecção intercorrente. Ainda em outras situações, é impossível saber se existe ou não relação causal entre o evento adverso e a vacinação.

Assim, há necessidade de essas situações serem avaliadas criteriosamente, sem julgamentos precipitados, que possam ameaçar injustamente a credibilidade dos programas de vacinação e afetar as coberturas vacinais, colocando em risco a população.

O Ministério da Saúde dispõe de um sistema que analisa em nível nacional a ocorrência desses eventos adversos, notificados aos Postos de Saúde, avaliados em níveis local e central. É um sistema útil, mas que tem limitações, pelas suas características de vigilância passiva e porque registra o que acontece, com ou sem relação causal.

Busca-se desenvolver vacinas que sejam menos reatogênicas, preservando sua imunogenicidade. Um bom exemplo são as vacinas acelulares contra coqueluche, que infelizmente são de disponibilidade restrita e de alto custo. O Ministério da Saúde recomenda tais vacinas em casos de determinados eventos adversos depois da vacina DTP tradicional (chamada celular, pois utiliza as bactérias inteiras inativadas como antígeno), como convulsão nas primeiras 72 h, ou episódio hipotônico-hiporresponsivo nas primeiras 48 h após dose anterior. Estas vacinas acelulares estão disponíveis nos CRIE (veja a seguir).

Episódio hipotônico-hiporresponsivo consiste no aparecimento súbito, nas primeiras 48 h após vacinação DTP, geralmente nas primeiras 6 horas, de hipotonia, hiporresponsividade (diminuição de resposta a estímulos) e palidez ou cianose, de curta duração. Tem cura espontânea e é de bom prognóstico, embora seja assustador. Atribui-se à endotoxina contida na fração *pertussis* da vacina de células inteiras.

A aplicação em larga escala da vacina DTP tradicional tornou a coqueluche uma doença rara, praticamente restrita aos primeiros meses de vida, quando a criança ainda não foi imunizada, ou a formas em geral clinicamente leves em adolescentes e adultos, pela diminuição progressiva da imunidade. Não há dúvida da eficácia e grande benefício da vacinação contra coqueluche com a vacina celular. Os países que deixaram de vacinar contra coqueluche por causa dos eventos adversos do componente *pertussis* tiveram que enfrentar, pouco tempo depois, epidemias com grande número de casos graves de coqueluche, com muitas hospitalizações e mortes.

Com a diminuição e até mesmo desaparecimento, como no caso da poliomielite, dos casos das doenças evitáveis por vacina, ganham relevo os eventos adversos. Deve ficar o alerta de que a suspensão da vacinação pode acarretar o retorno das doenças, com consequências funestas.

O profissional de saúde deve ter amplo conhecimento dos possíveis eventos adversos pós-vacinais e orientar adequadamente as condutas nesses casos. Para maiores informações, deve ser consultado o *Manual de Vigilância Epidemiológica dos Eventos Adversos Pós-vacinais*, do Ministério da Saúde (Ministério da Saúde, 2008).

▸ Vacinações nos Centros de Referência de Imunobiológicos Especiais

O Ministério da Saúde criou uma rede que abrange todos os estados visando aplicar ou distribuir imunobiológicos de alto custo, destinados a pacientes com algum tipo de vulnerabilidade imunológica ou em situações especiais de risco. Por exemplo, pacientes com neoplasias, infectados pelo HIV, pessoas com doenças cardíacas, pulmonares, renais, hepáticas ou metabólicas crônicas, com alergias a soros de origem animal etc.

Nestes centros – os CRIE – são distribuídas ou aplicadas vacinas contra pneumococos e meningococos C polissacarídicas ou conjugadas, contra *influenza*, contra hepatite A, inativada contra poliomielite (indicada em imunodeficientes), contra varicela, imunoglobulinas humanas hiperimunes contra raiva, varicela e hepatite B etc.

Muito importante é proteger com vacinas as pessoas que convivem com imunodeficientes, como os familiares e os profissionais de saúde. Além das vacinas de rotina, essas pessoas devem receber vacinas contra *influenza*, anualmente, e varicela (caso sejam suscetíveis).

Explicação detalhada da utilização desses imunobiológicos especiais e os endereços dos CRIE podem ser obtidos no endereço eletrônico do Ministério da Saúde. Os documentos pertinentes são: *Manual dos Centros de Referência de Imunobiológicos Especiais* (Ministério da Saúde, 2006), *Recomendações para Vacinação em Pessoas Infectadas pelo HIV* (Ministério da Saúde, 2002a) e *Recomendações para Imunização Ativa e Passiva de Doentes com Neoplasias* (Ministério da Saúde, 2002b). Também pode ser consultado o *Manual de Imunizações do Comitê de Infectologia Pediátrica da Sociedade de Pediatria do Rio de Janeiro* (Martins, Migowski e Gonzaga, 2004) e o livro *Vacinas e Imunoglobulinas* (Cunha, Krebs, Barros *et al.*, 2009).

▶ Vacinações | Aspectos legais e atendimento

▪ Aspectos gerais de serviço de saúde

Todo serviço de vacinação deverá ter, além da licença de funcionamento concedida pela prefeitura, o Alvará Sanitário ou Licença da Fiscalização Sanitária. Isto traduz que o serviço realmente "existe" para os órgãos de regulamentação e de fiscalização e que o estabelecimento deve ter cumprido todas as exigências necessárias para a obtenção da licença. Geralmente, a clínica afixa em murais, ou quadro de avisos internos, este tipo de licença atualizada.

Além de boa iluminação, as condições de higiene, limpeza e estado de conservação do local são fundamentais. Seria desejável que todo o revestimento das paredes e pisos permitissem boa higiene e fosse lavável. Carpetes e pisos irregulares cheios de frestas e falhas não são aconselháveis. O serviço de vacinação deve "dispor de instalações físicas adequadas para as atividades de vacinação", de acordo com as Normas para Projetos Físicos de Estabelecimentos Assistenciais de Saúde, aprovadas pela Portaria – MS 1.884, de 11/11/94, devendo ser dotado, no mínimo, dos seguintes ambientes obrigatórios: recepção, consultório, sala de vacinas exclusiva para este fim, e sanitários ou banheiros.

Mas não é só a higiene do local que deve ser avaliada; faz-se necessário observar também o aspecto dos funcionários. Uniforme limpo, unhas limpas e cortadas, cabelos tratados também são importantes em serviços de vacinação. A lavagem das mãos, ou a higiene com álcool a 70%, sempre deve ser realizada antes da vacinação. Embora óbvio, vale ressaltar que o profissional deve estar habilitado e deve ser experiente. Na eventualidade de ele ainda não ter toda a vivência necessária para o ato vacinal, deverá estar sob estreita supervisão de profissionais mais experientes.

Os aspectos dos equipamentos da clínica também devem ser observados; em outras palavras, não são admissíveis equipamentos enferrujados, sujos e maltratados.

É importante que as latas de lixo tenham tampa e que sejam forradas internamente com sacos específicos para lixo. Igualmente importante é que as tampas das lixeiras possibilitem a sua abertura sem a necessidade de tocá-las com as mãos. Ou seja, é desejável que o acionamento de abertura das tampas seja realizado com os pés.

Toda clínica deve ter um recipiente específico para descartar agulhas, seringas e frascos de vacina utilizados. Este tipo de recipiente nunca deve estar ao alcance de crianças. Lembre-se de que crianças podem acidentar-se com agulhas, frascos e seringas.

▪ Aspectos específicos de um serviço de vacinação

Geladeira

A geladeira utilizada para armazenar vacinas só deve ser utilizada para este fim. Ou seja, não é permitido pôr alimentos nem bebidas em geladeiras de vacinas. Geralmente afixada na porta da geladeira, ou ao lado da mesma, coloca-se a ficha para anotação diária da temperatura. A temperatura interna da geladeira de vacinas deve oscilar entre +2 e +8°C.

Vacina

Antes de aplicar qualquer vacina, é importante ver a data em que ela foi fabricada e a data de sua validade. Todas as vacinas utilizadas no Brasil devem ter registro no Ministério da Saúde, e tanto o rótulo quanto a bula devem estar em português.

Registro da vacina aplicada

A clínica deverá registrar no cartão de vacinação o lote e o nome da vacina aplicada. No caso de adultos, muitos sem a carteira de vacinação, a vacina aplicada deverá ser registrada em receituário, ou cartão, do próprio serviço de saúde.

▪ Lista de verificação de um serviço de vacinação

A sala de vacinação deve seguir os padrões estabelecidos pela vigilância sanitária, a saber:

- Paredes revestidas de material lavável
- Piso de material lavável
- Pia com torneira e bancada lisa e lavável
- Interruptor exclusivo para cada equipamento elétrico
- Arejamento e iluminação adequados, evitando a incidência de luz solar direta
- Maca
- Cadeira
- Geladeiras para vacinas distanciadas das paredes
- *Freezer*
- Armários exclusivos para armazenamento de material de apoio
- Lixo descartável para material contaminado
- Lixeira com pedal para lixo (caixas, algodão, outros) com saco leitoso
- Recipiente rígido, identificado como material de risco, específico para recolhimento e descarte de agulhas
- Saboneteira para sabonete líquido na pia
- Papel toalha para secar mãos
- Seringas (1 mℓ; 2 mℓ; 2,5 mℓ; 3 mℓ)
- Agulhas (tipo tuberculina; 16 × 5; 20 × 5,5; 25 × 6; 25 × 7; 30 × 7; 40 × 7)
- Algodão cortado
- Bandeja de aço inoxidável (grande, média e pequena)
- Álcool a 70%
- Tesoura reta com ponta romba
- Esparadrapo
- *Kit* SOS (epinefrina, cloridrato de prometazina, hidrocortisona ou dexametasona injetável, água para injeção)
- Termômetros
- Balão de oxigênio
- Ambu

- Estetoscópio
- Aparelho de pressão.

Aspectos legais de um serviço de vacinação

A Portaria Conjunta Anvisa/Funasa nº 1, de 2 de agosto de 2000, estabelece as exigências para o funcionamento de estabelecimentos privados de vacinação, seu licenciamento, fiscalização e controle.

Vacinar exige licença da Secretaria de Saúde, além de alvará de funcionamento, registro junto ao CRM, licença da Vigilância Sanitária, e o serviço de vacinação deve estar registrado junto ao setor da Secretaria de Saúde Estadual ou Municipal responsável pelo Programa Nacional de Imunizações em sua região.

A documentação da clínica deve ser exposta na recepção, não só por questões legais (documentos devem estar à disposição dos fiscais), como também para dar ciência ao cliente.

Alvará de funcionamento, cartão do CNPJ, cartão de inscrição municipal, licença da Vigilância Sanitária (atualizado ou protocolos de renovação anual), registro junto ao Conselho Regional de Medicina (CRM), anuidade do CRM paga – da clínica e do responsável técnico –, notas fiscais de compra de vacina, registro junto ao setor de Epidemiologia/Imunizações da Secretaria Municipal de Saúde são alguns dos documentos que devem estar disponíveis para qualquer fiscalização.

Relatório para a Secretaria de Saúde

O serviço de vacinação, devidamente registrado, deverá apresentar mensalmente relatório das vacinas aplicadas, por vacina e por faixa etária, de acordo com os padrões estabelecidos. Os eventos adversos pós-vacinais também deverão ser notificados.

Devem estar disponíveis na clínica os manuais do Ministério da Saúde, como o de *Normas de Vacinação* (Ministério da Saúde, 2001a), de *Procedimentos para Vacinação* (Ministério da Saúde, 2001b), de *Eventos Adversos Pós-vacinação* (Ministério da Saúde, 2008), de *Rede de Frio* (Ministério da Saúde, 2001c), dos *Centros de Referência para Imunobiológicos Especiais* (Ministério da Saúde, 2006). O calendário de vacinação do PNI – Programa Nacional de Imunizações – deve ser afixado na recepção da clínica, com a indicação de que as vacinas nele constantes estão disponíveis gratuitamente na rede pública e de que as não constantes do PNI somente sejam aplicadas mediante a apresentação de receita médica.

Perspectivas de novas vacinas

O avanço extraordinário de conhecimentos científicos em ciências biológicas, imunologia, biologia molecular; a genômica; a proteômica; a tecnologia de DNA recombinante com clonagem e expressão de antígenos em bactérias, leveduras, fungos, células eucarióticas; as vacinas conjugadas; a vacina DNA; a vacinologia reversa; os peptídios sintéticos; os vetores virais e bacterianos; as plantas transgênicas; estas novas tecnologias aplicadas à produção de vacinas permitem antever que as metodologias atualmente adotadas devam ser substituídas por novas abordagens tecnológicas para produção de vacinas no futuro bem próximo.

Exemplos de vacinas que utilizam as novas tecnologias são as vacinas contra hepatite B e as de papiloma, obtidas por tecnologia de DNA recombinante, e contra *Haemophilus influenzae* tipo b ou pneumococos conjugadas, obtidas por reação de conjugação química entre polissacarídio da membrana externa da bactéria e proteína, que pode ser o toxoide tetânico, diftérico etc.

Novas vias de inoculação e novos adjuvantes

Com a justificativa de aumentar a segurança da vacinação com a eliminação de agulha de injeção, tem sido proposta a inoculação via mucosa, para imunização contra sarampo. Esta via foi estudada e descartada há muitos anos. Necessita de equipamento especial, mas de fácil operação e que evite contaminação ambiental. A imunização via mucosa confere proteção precoce pela produção de IgA e poderia ser utilizada em estratégias de vacinação em massa, pela facilidade de operação. Outros estudos incluem uso de seringas individuais, sem agulha, utilizando pressão de ar para injetar a vacina, ou o uso de adesivos impregnados de antígenos vacinais.

Há inúmeros estudos que buscam novos adjuvantes (Vogel e Hem, 2004), como os lipossomos que contêm lipídios A; os extratos purificados da planta *Quillaia saponaria* – o Quil; a formação do ISCOM – complexo imunoestimulador; microesferas biodegradáveis (O'Hagan, 1997) programadas para liberar os antígenos vacinais em períodos que permitam ao organismo receptor a melhor resposta imunitária. Também se estudam adjuvantes específicos para ativar os receptores *Toll-like*, como oligodeoxinucleotídios sintéticos contendo CpG não metilado e outros. Além do aumento da resposta imune, os novos adjuvantes podem modulá-la, com uma resposta TH1/TH2 mais equilibrada. É provável que novos adjuvantes sejam incorporados às novas vacinas, além dos sais de alumínio, monofosforil lipídio A deacetilado e esqualeno. Preocupações com eventos adversos ou risco de autoimunidade fazem com que essa linha de pesquisa se desenvolva lentamente.

Combinação de vacinas

As vacinas combinadas foram desenvolvidas com o objetivo de diminuir o número de injeções e o custo operacional. Duas combinações de vacinas são utilizadas há vários anos na rotina da imunização: tríplice bacteriana DTP e tríplice viral SCR. Outras combinações são a vacina tetravalente bacteriana (DTP/Hib); a vacina pentavalente DTP/HBV/Hib; a vacina hexavalente DTP/HB/IPV/Hib; a vacina tetravalente viral (SCR/varicela). Muitas das vacinas combinadas incluem o antígeno *pertussis* acelular, diminuindo sua reatogenicidade e mantendo imunogenicidade aceitável.

No desenvolvimento de vacinas combinadas, é fundamental o estudo da compatibilidade entre os diferentes antígenos para verificar a manutenção da capacidade imunogênica de todos os antígenos vacinais, a manutenção da termoestabilidade, além de verificar se não houve aumento de reações adversas, pelo somatório de reações adversas que as vacinas apresentam de modo monovalente.

Processo de inovação tecnológica de vacinas

O desenvolvimento de uma vacina é altamente complexo, requer equipes multiprofissionais, instalações e equipamentos específicos. São várias etapas diferenciadas e específicas e, na maioria das vezes, sequenciais, e deve haver forte liderança e coordenação das diferentes atividades (Homma *et al.*, 2003).

A partir da descoberta de um novo antígeno que demonstre capacidade imunogênica por provas biológicas e *in vitro*, a fase seguinte envolve a caracterização biológica, química, bioquímica, físico-química, da estabilidade genética, molecular, térmica. Os volumes dos antígenos em estudo também são incrementados, buscando informações sobre o rendimento de produção.

Os estudos pré-clínicos em animais de laboratório examinam questões de segurança e determinam se o antígeno vacinal poderá ser aplicado em seres humanos. Estuda-se a toxicidade geral e específica e, dependendo da formulação utilizada, são exigidos outros estudos mais complexos, como a teratogenicidade da nova formulação. São buscados dados adicionais sobre a capacidade imunogênica do antígeno vacinal, em diferentes doses e vias de inoculação.

Os estudos clínicos realizados com vacinas produzidas em laboratórios que cumprem normas de BPF (Boas Práticas de Fabricação) e adotam as normas de BPC (Boas Práticas Clínicas) são feitos também em etapas:

- **Etapa 1.** Busca-se conhecer a reatogenicidade e secundariamente a imunogenicidade da vacina candidata. É realizada em pequeno número (20 a 30 pessoas), em geral jovens adultos saudáveis.
- **Etapa 2.** Busca-se conhecer a imunogenicidade, além de dados adicionais sobre a reatogenicidade; nesta fase, também são feitos estudos de dose-resposta. Esta etapa exige um maior número de voluntários.
- **Etapa 3.** Busca-se conhecer a eficácia da vacina, que às vezes pode ser avaliada por meio de estudos de imunogenicidade, quando há correlatos sorológicos de imunidade, isto é, quando, por dosagem de anticorpos séricos, pode-se prever a proteção clínica contra a doença.

Concluídos os estudos clínicos, é feito o registro da vacina na Agência Nacional de Vigilância em Saúde (Anvisa). Com a utilização da vacina, inicia-se a etapa 4, de pós-comercialização da vacina, quando são monitorados os eventos adversos raros, além de se buscarem dados sobre a efetividade da vacina, ou seja, o impacto determinado pelo seu uso sobre a incidência da doença.

A complexidade do processo de inovação tecnológica de vacinas, o longo período de desenvolvimento (15 a 20 anos), o alto custo e alto risco do investimento fazem com que a inovação tecnológica provenha predominantemente dos países desenvolvidos. A inovação tecnológica em geral inicia-se com pesquisas básicas realizadas pelo setor acadêmico; empresas de biotecnologia de pequeno e médio portes realizam os estudos pré-clínicos e fases iniciais de estudos clínicos; as grandes empresas multinacionais conduzem as fases finais de estudos clínicos e se encarregam da comercialização (WHO, Unicef, World Bank, 2009).

Os grandes investimentos financeiros necessários, a constatação de que a maioria das pesquisas jamais chegam a gerar produtos, e o longo tempo de maturação para que um produto chegue ao mercado fazem com que as novas vacinas sejam muito caras e fora do alcance da maioria dos países em desenvolvimento.

Entretanto, atualmente os produtores de vacinas dos países em desenvolvimento tornaram-se grandes fornecedores de vacinas para os programas de saúde pública em várias partes do mundo, muitas vezes lançando mão de parcerias com grandes empresas multinacionais.

Por intermédio de parcerias que envolvem transferências de tecnologia, está se conseguindo abreviar o tempo entre a geração de novas vacinas e a sua disponibilização pelos serviços de saúde pública. Assim, o Brasil conseguiu colocar uma nova vacina de rotavírus e uma nova vacina pneumocócica de tecnologia avançada na rede de saúde pública, logo após o seu licenciamento.

Espera-se que, cada vez mais, seja possível conciliar a recompensa financeira necessária para manter o interesse pela inovação com a necessidade social e a exigência ética de colocar as vacinas ao alcance de todos.

Desenvolvimento de vacinas novas e aperfeiçoadas

O Relatório Jordan (Division of Microbiology and Infectious Diseases, NIAID, NIH, 2002) apresenta números impressionantes de projetos de inovação tecnológica de vacinas que estão sendo realizados nos Estados Unidos. São centenas de projetos em diferentes etapas de desenvolvimento tecnológico, dos quais 48 estão em Etapa 3 de estudos clínicos. Portanto, novas vacinas estarão disponíveis em futuro próximo, incluindo novas combinações de vacinas; vacinas contra diarreias – *Shigella, Salmonella, E. coli* enterotóxica; vacinas aperfeiçoadas contra febre amarela, *pertussis*, *influenza*, tuberculose e outras; vacinas contra doenças de alta endemicidade, como dengue e malária.

No Brasil, são muito poucos os projetos de inovação tecnológica de vacinas em andamento. As agências de fomento de C & T não têm um programa específico para esta área e os poucos projetos apoiados não têm coordenação nem são acompanhados de maneira sistemática.

Mais recentemente, este tema vem despertando maior atenção da comunidade científica brasileira, em decorrência de inúmeras reuniões específicas sobre o tema, resultando em propostas para fortalecer atividades de inovação tecnológica de vacinas importantes para saúde pública. Neste contexto, foi estabelecido o programa Inovacina, parceria entre o Ministério da Saúde e a Fundação Oswaldo Cruz, o que permitiu identificar as diferentes instituições envolvidas, os projetos em andamento, os estrangulamentos e necessidades de investimento, tendo definido os critérios para seleção de vacinas prioritárias, que incluem: importância em saúde pública *vis-à-vis* com tecnologias alternativas de controle da doença; importância para o Programa Nacional de Imunização; análise da viabilidade tecnológica e econômica e existência de grupos de pesquisa envolvidos no desenvolvimento da vacina.

Referências bibliográficas

American Academy of Pediatrics. *Red Book – Report of the Committee on Infectious Diseases*. 28th edition. Elk Grove Village, Il: AAP, 984 p., 2009.

Benchimol JL. *Febre Amarela. A Doença e a Vacina, uma História Inacabada*. Rio de Janeiro: Fiocruz, 467 p., 2001.

Bridges CB, Katz JM, Levandowski RA *et al.* Inactivated *influenza* vaccines. In: Plotkin SA, Orenstein WA, Offit PA. *Vaccines*. 5th edition. China Saunders p.

Camacho LAB, Collaborative Group for Studies of Yellow Fever Vaccines, 2008. Interference of immune response to yellow fever vaccines and combined measles-rubella-mumps vaccines in infants. Abstract Sixth World Congress on Vaccines, Immunisation and Immunotherapy, Milan, September 23-25, p. 30.

Centers for Disease Control and Prevention. Prevention and Control of Influenza: Recommendations of the Advisory Committee on Immunization Practices (ACIP). *MMWR*. 52 (No. RR-8): 44, 2003.

Cunha J, Krebs LS, Barros E *et al.* Vacinas e imunoglobulinas. Porto Alegre: Artmed, 608 p., 2009.

Division of Microbiology and Infectious Diseases, NIAID, NIH. *The Jordan Report*. US Department of Health and Human Services, 267 p., 2002.

Eickhoff TC. Conference Report Workshop Summary. Aluminium in vaccines. *Vaccine*. 20: S1-S4, 2002.

Enders JF, Weller TH, Robbins FC. Cultivation of the Lansing strain of poliomyelitis virus in cultures of various human embryonic tissues. *Science.* 109:85, 1949.

Essen GA, Palache AM, Forleo E *et al. Influenza* vaccination in 2000: Recommendations and Vaccine Use in 50 Developed and Rapidly Developing Countries. *Vaccine.* 21: 1780-5, 2003.

Goldsby RA, Kindt TJ, Osborne BA. *Kuby Immunology.* 4th edition. New York: Freeman, 650 p., 2000.

Homma A, Martins RM, Jessouroun E *et al.* Desenvolvimento tecnológico: o elo deficiente na inovação tecnológica de vacinas no Brasil. *História, Ciências, Saúde.* 10: supl 2:671-695, 2003.

Martins RM. Breve história das vacinações. In: Farhat CK, Weckx LY, Carvalho LHFR *et al. Imunizações, Fundamentos e Prática.* 5ª ed. São Paulo: Atheneu, p. 3-23, 2008.

Martins RM, Migowski E, Gonzaga MA. *Manual de Imunizações do Comitê de Infectologia Pediátrica da Sociedade de Pediatria do Rio de Janeiro.* Rio de Janeiro: Medsi, 230 p., 2004.

Miller RL, Cheng M, DiMango EA *et al.* T-cell responses and hypersensitivity to *influenza* and egg antigens among adults with asthma immunized with the *influenza* vaccine. *J Allergy Clin Immunol.* 112:606-8, 2003.

Ministério da Saúde. *Manual de Vigilância dos Eventos Adversos Pós-vacinação.* 2ª ed. Brasília: Secretaria Nacional de Vigilância em Saúde, 184 p., 2008.

Ministério da Saúde. *Manual dos Centros de Referência de Imunobiológicos Especiais.* 3ª ed. Brasília: Secretaria Nacional de Vigilância em Saúde, 188 p., 2006.

Ministério da Saúde. *Manual de Normas de Vacinação.* Brasília: Fundação Nacional de Saúde, 67 p., 2001a.

Ministério da Saúde. *Manual de Procedimentos para Vacinação.* Brasília: Fundação Nacional de Saúde, 315 p., 2001b.

Ministério da Saúde. *Manual de Rede de Frio.* Brasília: Fundação Nacional de Saúde, 77 p., 2001c.

Ministério da Saúde. *Recomendações para Vacinação em Pessoas Infectadas pelo HIV.* Brasília: Fundação Nacional de Saúde, 18 p., 2002a.

Ministério da Saúde. *Recomendações para Imunização Ativa e Passiva de Doentes com Neoplasias.* Brasília: Fundação Nacional de Saúde, 26 p., 2002b.

Ministério da Saúde. *Guia de Vigilância Epidemiológica.* 6ª ed. Brasília: Secretaria Nacional de Vigilância em Saúde, 816 p., 2005.

National Advisory Committee on Immunization. *Canadian Immunization Guide.* 6th edition. Ottawa: Canadian Medical Association, 292 p., 2002.

Organização Pan-Americana da Saúde. *Boas Práticas Clínicas: Documento das Américas,* 88 p., 2005.

Plotkin SL, Plotkin AS. A Short History of Vaccination. In: Plotkin AS, Orenstein WA. *Vaccines.* 3rd edition. Philadelphia: Saunders, p. 2-5, 1999.

Taliani G, Gaeta GB. Hepatitis A: Post-exposure Prophylaxis. *Vaccine.* 21: 2234-2237, 2003.

Valenzuela P, Medina A, Rutter WJ *et al.* Synthesis and assembly of hepatitis B virus surface antigen particles in yeast. *Nature.* 298:347-350, 1982.

O'Hagan DT. Prospects for the development of new and improved vaccines through the use of microencapsulation technology. In: Levine MM, Woodrow GC, Kaper JB *et al. New Generation Vaccines.* Marcel Dekker, p. 215-228, 1997.

Vogel FR, Hem SL. Immunologic adjuvants. In: Plotkin AS, Orenstein WA. *Vaccines.* Saunders, p. 69-79, 2004.

WHO, Unicef, World Bank. *State of the World's Vaccines and Immunization.* 3rd edition. Geneva: World Health Organization, 169 p., 2009.

Nota: muitos desses documentos podem ser obtidos pela Internet, como os do Ministério da Saúde, dos Centers for Disease Control and Prevention, o Canadian Immunization Guide, o *Jordan Report*, o *State of the World's Vaccines and Immunization*, o *Documento das Américas* da OPAS etc. Para os que trabalham em clínicas privadas de imunização, recomendamos o *site* da Sociedade Brasileira de Imunizações – SBIM.

34 Biossegurança na Abordagem de Pacientes com Doenças Infecciosas

Patrícia Brasil e Jacqueline Menezes

▸ Definição

A *biossegurança* é definida como o "conjunto de saberes direcionados para ações de prevenção, minimização ou eliminação de riscos inerentes às atividades de pesquisa, produção, ensino, desenvolvimento tecnológico e prestação de serviços, que possam comprometer a saúde do homem, dos animais, das plantas e do ambiente ou a qualidade dos trabalhos desenvolvidos" (CTBio-Fiocruz, 2003).

Simplificando, no âmbito deste capítulo: é o conjunto de atitudes e medidas de prevenção contra riscos biológicos, aqui entendidos como os riscos a que se expõem profissionais de saúde que lidam com pacientes no seu ambiente de trabalho.

Profissionais de saúde também podem ser a origem de riscos biológicos ao se comportarem como elo entre pacientes ou como fonte de microrganismos patogênicos.

O *risco biológico* é o risco representado por agentes vivos, diferentemente do risco químico (agentes tóxicos ou cáusticos) ou físico (radiações). A magnitude do risco no manuseio de pacientes com doenças infecciosas depende da prevalência das doenças transmissíveis na população atendida [vírus da imunodeficiência humana (HIV), vírus da hepatite tipo B (HBV), vírus da hepatite tipo C (HCV), *Mycobacterium tuberculosis*, vírus da varicela-zóster, *Trypanosoma cruzi* etc., das informações sobre os mecanismos de transmissão e prevenção, e das condições de segurança do trabalho.

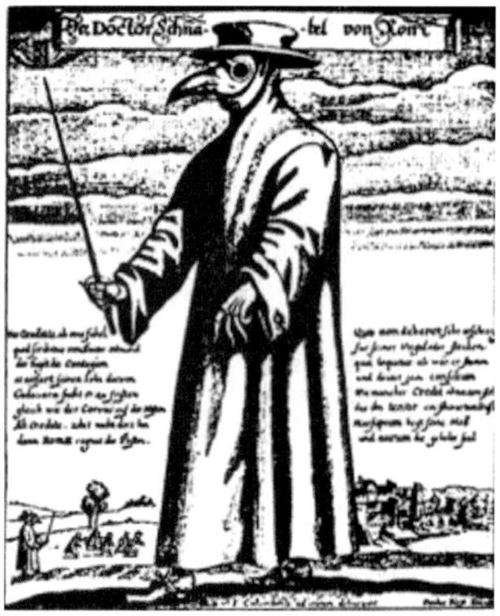

Figura 34.1 "Biossegurança" no século 16 (epidemia de peste). Note a vestimenta, as luvas, a máscara e os óculos de proteção.

▸ Histórico

A aquisição profissional de doenças infecciosas se confunde com a própria história da medicina, como a aquisição do tifo exantemático na Grécia antiga. Pessoas que cuidavam de doentes acometidos por afecções vistas como capazes de passar para outros indivíduos sempre tentaram se proteger contra este risco, real ou imaginário.

No século 16, faziam parte da vestimenta usada pelos que cuidavam de vítimas da peste um par de luvas e uma máscara em forma de bico de pássaro que evoca um tipo de máscara ("bico de pato") utilizada hoje por profissionais de saúde para se protegerem contra a transmissão aérea da tuberculose. Mera coincidência: o bico da máscara antiga tinha um reservatório contendo ervas aromáticas para combater exalações dos doentes e cadáveres (Figura 34.1) (Lewinsohn, 2003).

Em meados do século 19, Ignaz Semmelweis, um obstetra húngaro, chefiava uma enfermaria em uma grande maternidade em Viena, Áustria, onde a febre puerperal matava uma em cada três parturientes. Sob sua orientação trabalhavam os estudantes de medicina. Em outra enfermaria da mesma maternidade trabalhavam apenas parteiras e a mortalidade era desprezível. Semmelweis observou que os estudantes faziam as necropsias das mulheres que faleciam e dali se dirigiam diretamente às enfermarias, onde examinavam as gestantes.

Semmelweis passou a obrigar os estudantes a lavar as mãos em desinfetante clorado antes de examinar as parturientes e a mortalidade caiu drasticamente (Loudon, 1997). Antes dele, Gordon na Escócia e Holmes nos EUA já haviam feito observações semelhantes, porém foi somente a partir das descobertas de Pasteur (1822-1895) e Lister (1827-1912) que se começou a compreender que as infecções eram causadas por microrganismos e que poderiam ser evitadas com técnicas de assepsia e antissepsia.

Em 1975, uma doença fulminante originada no coração da África causou centenas de mortes, muitas em profissionais de saúde. Na pequena unidade de saúde de missionários belgas, onde as primeiras vítimas do filovírus Ebola Zaire foram atendidas, não havia luvas nem material estéril: meia dúzia de seringas e agulhas eram utilizadas seguidamente em centenas de pessoas. O pequeno hospital de Yambuku retransmitiu o mortífero agente à população de 55 aldeias ao seu redor, dizimando seus habitantes e sua própria equipe de saúde (Garrett,

1994). Foi também do coração da África (o berço da humanidade) que se originou o vírus HIV (Zhu *et al.*, 1998), causador da AIDS e do grande despertar da consciência dos riscos do contato com sangue e líquidos biológicos.

Após a grande pandemia de *influenza* do início do século 20, Wells idealizou em 1934 o conceito do "núcleo da gotícula", uma partícula infecciosa que permanece suspensa no ar por muitas horas após a evaporação da gotícula e que pode ser carregada a longa distância por correntes de ar. Testou sua teoria em um experimento no qual instalou luz ultravioleta em algumas salas de aula de duas escolas. Em uma epidemia subsequente de sarampo a incidência da doença foi muito maior nas salas sem luz ultravioleta. Este experimento e observações epidemiológicas mais sofisticadas associadas à análise de surtos estabeleceram a importância da via respiratória na disseminação de muitas doenças (Decker e Schafnner, 1999).Vinte e cinco anos depois, Riley, em colaboração com Wells e outros, mostrou que a teoria de Wells era também aplicável à disseminação da tuberculose.

O surgimento de novos patógenos [síndrome respiratória aguda grave (SRAG) pelo coronavirus (SARS-CoV) (*severe acute respiratory syndrome-coronavirus*)], a transmissão humana da gripe dos frangos pelo H5N1, a elaboração de novas terapias e vacinas por meio de técnicas de modificação genética de microrganismos e a preocupação com as armas biológicas fizeram necessária a ampliação do conceito e a revisão de guias de prevenção de transmissão de patógenos infecciosos nas unidades e em outros campos de atenção humana em saúde.

"Profissionais de saúde que vão ao campo investigar doenças desconhecidas podem se tornar vítimas destas infecções se não seguirem medidas de proteção de barreira máxima. Se por um lado tais medidas poderão ser reavaliadas *a posteriori* e entendidas como exageradas (p. ex., investigação de encefalite do Rocio e da doença causada pelo vírus Sabiá, no Brasil)" (Cavalcante e Pereira, 2000), por outro lado, o trabalho de campo para a coleta de espécimes animais durante pesquisas relacionadas com reservatórios ou vetores de doenças conhecidas, como a leishmaniose, pode levar o profissional a entrar em contato com patógenos mais agressivos como *Yersinia pestis*, riquétsias ou hantavírus.

A relação do profissional de laboratório com a biologia molecular e a veiculação de doenças desconhecidas como aquelas atribuídas aos príons, a partir dos preparados de origem animal, também chamam a atenção para a necessidade da reformulação e atualização das medidas preventivas, para que o profissional de saúde alcance um mínimo de proteção adequada.

Além disso, o Brasil, um país com alta prevalência de tuberculose, deve adotar medidas de biossegurança que se adaptem ao perfil de cada unidade de saúde, visando reduzir a transmissão do *M. tuberculosis* entre pacientes e desses para os profissionais de saúde (III Diretrizes Brasileiras para Tuberculose da Sociedade Brasileira de Pneumologia e Tisiologia, 2009).

▸ Meios de transmissão de patógenos e métodos de prevenção dentro da unidade de saúde

A transmissão de infecção requer três elementos: uma fonte (ou reservatório) do microrganismo infectante, um hospedeiro suscetível e um modo de transmissão.

A transmissão de agentes infecciosos no ambiente hospitalar é resultante de fonte humana e do ambiente inanimado. Os reservatórios humanos são os pacientes, os profissionais de saúde, os familiares e os visitantes. Estes indivíduos podem ter infecção ativa no período de incubação e serem ainda assintomáticos ou estar transitória ou cronicamente colonizados por microrganismos patogênicos, principalmente nos tratos respiratório e gastrintestinal. Algumas vezes a flora endógena do paciente é a própria fonte da infecção.

A suscetibilidade às infecções é individual e depende de fatores genéticos do indivíduo (nem sempre perfeitamente caracterizáveis), da existência de imunidade específica após a exposição transitória ou permanente ao agente infeccioso em causa e da virulência de determinados patógenos.

▪ Meios de transmissão

A exposição aos microrganismos pode acontecer por três vias: contato, gotículas respiratórias e aérea, isto é, do núcleo da gotícula respiratória (partículas inaláveis $\leq 5\ \mu m$).

O *contato* é o modo de transmissão mais comum e pode ocorrer de maneira direta ou indireta. A transmissão por contato direto acontece quando o microrganismo é transferido diretamente de uma pessoa a outra. Exemplos: contaminação de ferida do profissional de saúde por sangue; transmissão inter-humana de escabiose; desenvolvimento de lesão herpética no dedo do profissional, após contato sem luva, com lesão por *Herpes simples*.

Os meios de contato indireto são responsáveis pela transmissão de infecção aos pacientes pelas mãos dos profissionais, de brinquedos ou materiais contaminados, ou de equipamentos submetidos a processamentos inadequados de desinfecção ou esterilização.

As *gotículas respiratórias* são geradas quando uma pessoa infectada tosse, espirra, assoa o nariz, canta ou fala e durante procedimentos como aspiração e broncoscopia. A transmissão ocorre quando as gotículas são expelidas a uma curta distância e atingem a conjuntiva, a mucosa nasal ou bucal. A distância para a transmissão respiratória é historicamente definida como 1 metro, mas a distância alcançável pelas gotículas pode depender da velocidade e do mecanismo pelo qual são expelidas da fonte, da temperatura e da umidade ambiente e da densidade das secreções respiratórias (CDC, 2004). Na epidemia de SRAG de 2003, por exemplo, investigações sugeriram que as gotículas raramente ultrapassavam 2 metros. Em decorrência do tamanho e peso das gotículas elas não ficam em suspensão no ar e recomendações especiais de ventilação e manipulação aérea (*special air handling*) não são necessárias. Exemplos de agentes infecciosos transmitidos por gotículas são: *Bordetella pertussis*, vírus *influenza* – subtipo pandêmico – H1N1, ou outros, adenovírus, rinovírus, *Mycoplasma pneumoniae*, coronavírus associado à SRAG (SARS-CoV), estreptococos do grupo A e *Neisseria meningitidis*.

A *transmissão aérea* ocorre por disseminação do núcleo de gotículas evaporadas que contém microrganismos infecciosos e permanece suspenso no ar ou em poeiras por longos períodos de tempo. Os microrganismos carregados dessa maneira podem ser disseminados por correntes de ar e ser inalados por hospedeiros suscetíveis na mesma sala ou a longa distância do paciente-fonte, quando o mesmo ar é compartilhado. Poucos, mas relevantes, microrganismos são sabidamente transmitidos por via respiratória: *M. tuberculosis*, vírus do sarampo e vírus da varicela/herpes-zóster. A transmissão aérea de SARS-CoV relatada na última epidemia, assim como a da varíola e das febres virais hemorrágicas ainda não tiveram comprovação conclusiva.

As vias de transmissão variam com o tipo de microrganismo. Os agentes infecciosos e suas principais vias de transmissão (contato, gotículas, aérea) podem ser encontrados em http://www.cdc.gov/hiepac/2007IP/2007isolationprecautions.html.

▪ Precaução padrão e precaução expandida | Precaução básica ou padrão

A expressão substituiu "precaução universal" e define um conjunto de medidas que têm por objetivo a prevenção da transmissão de agentes infecciosos durante a interação do profissional de saúde com o paciente, evitando ao máximo a ocorrência de lesões perfurocortantes durante procedimentos e a exposição de pele não íntegra e de mucosas aos fluidos do paciente. Devem ser adotadas com *todos* os pacientes, independentemente de um diagnóstico de infecção. As precauções padrão foram sistematizadas por Garner, em 1996.

Após a epidemia de SRAG em 2003, quando falhas na implementação de medidas de controle de infecção contribuíram para a transmissão do vírus SARS-CoV entre pacientes, visitantes e profissionais de saúde, surgiu uma proposta de que novas recomendações de higiene respiratória e toilete da tosse (*respiratory hygiene/cough etiquette*) sejam adicionadas às precauções padrão, levando à ampliação da terminologia para precaução expandida (Siegel *et al.*, 2004).

▪ Precaução padrão

Higienização das mãos (CDC, 2002)

A higienização das mãos, norma básica da precaução padrão, é um dos principais instrumentos para prevenir infecções: de profissional para paciente, de paciente para profissional e de paciente para paciente pelas mãos do profissional de saúde.

Dada a importância do tema, várias referências encontram-se *on-line*: no Brasil a Anvisa (2007) disponibiliza em sua página um manual e material educativo. A Organização Mundial da Saúde publicou em 2009 diretrizes atualizadas sobre a higienização das mãos na assistência à saúde (WHO, 2009) e os CDC dos EUA também apresentam na sua página farto material informativo e educativo (CDC, 2010).

As mãos devem ser lavadas antes e depois do contato com pacientes ou objetos próximos, depois de remover as luvas e cada vez que tiverem entrado em contato com secreções.

A sujeira visível deve ser removida primeiro com prolongada lavagem com água e sabão neutro ou antisséptico, inclusive sob as unhas e depois da remoção de anéis, pulseiras ou relógio. As unhas devem ser mantidas curtas e lisas. Uma vez as mãos limpas, estas poderão ser descontaminadas com um produto à base de álcool que pode ser um gel e que será esfregado em toda a superfície das mãos e dos dedos até secar. Entre pacientes ou um procedimento e outro, na ausência de sujeira visível, pode-se usar apenas a descontaminação com gel à base de álcool. A quantidade do produto tem que ser suficiente (geralmente alguns mililitros) para a descontaminação adequada. Trabalho recente vem apontando a eficácia do álcool gel mesmo na presença de matéria orgânica (Kawagoe, 2004), proporcionando maior adesão à higienização das mãos pelo tempo que economiza e pela menor ocorrência de irritação da pele, quando comparada à tradicional lavagem das mãos. A higienização das mãos tem que ser facilitada e promovida ativamente pela instituição de saúde.

Equipamentos de proteção individual

Os EPI são os dispositivos de uso individual que visam proteger o profissional e compreendem luvas, óculos de proteção, protetores faciais, máscaras de diversos tipos, aventais e outras roupas especiais, em alguns casos botas (profissionais de limpeza).

Luvas

As luvas servem para reduzir o risco de aquisição pelo profissional de infecção dos pacientes; prevenir a passagem da flora das mãos do profissional para o paciente; e reduzir a passagem de germes de um paciente para outro mediante a contaminação transitória das mãos do profissional. Todavia, há que se higienizar as mãos após a remoção das luvas e trocar de luvas a cada vez que se vai de um paciente ou de um procedimento para outro.

Luvas de procedimentos (luvas cirúrgicas, não estéreis, fabricadas em látex) devem ser usadas para procedimentos não cirúrgicos como coleta de sangue ou manuseio do paciente, principalmente quando é esperado o contato com mucosas, líquidos ou secreções. As luvas não devem ser lavadas ou reutilizadas, pois podem vir a apresentar pequenos furos invisíveis a olho nu.

Luvas não impedem acidentes perfurocortantes com agulhas ou lâminas de bisturi, mas constituem uma barreira eficiente, desde que intactas, para a passagem de microrganismos, reduzindo a quantidade de sangue ou material que entra em contato com a pele do profissional. Mais de 50% do sangue são efetivamente retirados pelas luvas das agulhas com lúmen e mais de 80% das agulhas de sutura sem lúmen (Mast *et al.*, 1993). Uma única luva pode reduzir até seis vezes o volume de sangue transferido por uma agulha sólida, mas somente a metade do volume no caso de uma agulha oca (Mast *et al.*, 1993). Assim, em situações consideradas de alto risco, como cirurgias de grande porte ou que incluem procedimentos em cavidades "cegas", é recomendado o uso de dois pares de luvas superpostos.

Óculos e protetores faciais

Devem ser utilizados cada vez que existir a possibilidade de líquidos respingarem na direção do rosto do profissional. Os óculos necessitam de proteção lateral, devem se adaptar bem ao rosto do profissional, e podem, e devem, ser utilizados por cima dos óculos de grau. O contato com as mucosas ocular, nasal e bucal representa cerca de 10% dos casos em todas as casuísticas de acidentes com profissionais de saúde envolvendo líquidos biológicos.

Aventais e outros protetores do corpo do profissional

Além dos capotes cirúrgicos, pode ser necessário o uso de protetores de material impermeável por baixo da roupa cirúrgica, quando não esterilizáveis, ou por cima da mesma quando estéreis e descartáveis. No caso dos profissionais que manipulam roupas sujas ou limpam o chão é importante proteger os membros inferiores e particularmente os pés.

Calçados

Devem ser fechados e proteger a parte superior dos pés e os calcanhares no caso dos profissionais que lidam com pacientes ou que trabalham no laboratório. Botas tipo "galochas" são indicadas a profissionais que efetuam tarefas de limpeza do ambiente ou em cirurgias ortopédicas. Em novembro de 2005 o Ministério do Trabalho e Emprego publicou a norma regulamentadora 32 (NR32), da *Segurança e Saúde no Trabalho em Serviços de Saúde*, obrigando as unidades de saúde a implementar aos poucos uma série de medidas de proteção dos trabalhadores, entre as quais sobressaem a aquisição dos equipamentos de segurança e treinamentos aos profissionais.

Descarte de objetos perfurocortantes e descarte de material contaminado

Segundo as Resoluções RDC 306 (Resolução da Diretoria Colegiada da Anvisa, 2004) e Conama 358 (Ministério do Meio Ambiente, 2005) os resíduos dos serviços de saúde são classificados em 5 grupos designados pelas letras de A a E. Os resíduos biológicos estão no grupo A, que por sua vez se subdivide em cinco categorias, de A1 a A5.

Os resíduos do grupo A são resíduos com a possível presença de agentes biológicos que, por suas características de maior virulência ou concentração, podem apresentar risco de infecção. Estes resíduos não podem ser reciclados, reutilizados ou reaproveitados, inclusive para alimentação animal.

Os materiais perfurocortantes contaminados ou não (agulhas de todos os tipos, lâminas cortantes, cacos de vidro) utilizados nas atividades de assistência pertencem ao grupo E e devem ser acondicionados em recipiente rígido e impermeável, portando o símbolo do risco biológico sobre fundo amarelo. Geralmente utiliza-se uma caixa com duas camadas rígidas de papelão separadas por uma embalagem plástica. A montagem correta da caixa exige treinamento. A montagem incorreta acarreta risco para os profissionais que a manipulam. A caixa deverá ser cheia somente até o máximo de 2/3 de sua capacidade. Não se deve tentar comprimir ou manipular de maneira alguma o conteúdo da caixa, que tem uma aba para o seu fechamento e duas alças laterais para seu transporte. As caixas devem estar próximas do local onde se realiza(m) o(s) procedimento(s). *Agulhas não devem ser destacadas manualmente de seringas, reencapadas, dobradas ou fincadas em tampas de borracha.* Mais de 30% dos acidentes evitáveis ocorrem por manuseio de agulhas. Caso seja necessário remover a agulha deve-se utilizar uma pinça ou outro equipamento apropriado.

A NR32, já citada, obriga as instituições a implantar progressivamente dispositivos de segurança como agulhas retráteis para minimizar este tipo de acidente; infelizmente esta não se aplica a instituições de saúde governamentais, exceto quando abrigam empregados regidos pela CLT.

Materiais contaminados como gazes, algodão e outros materiais não perfurocortantes devem ser descartados em saco branco leitoso para materiais infectantes não cortantes também com o símbolo do risco biológico.

Sobras de amostras de laboratórios de análises e tecidos como placenta ou peças cirúrgicas não fixadas em formol são classificadas como A2 e são acondicionados em saco branco leitoso.

A instituição de saúde deve ter um plano de gerenciamento de resíduos (PGRSS) e contratar uma empresa habilitada para a realização de coleta, transporte e destinação final de resíduos potencialmente infectantes no seu município.

Outras estratégias

Os profissionais de saúde devem receber orientação periódica sobre os procedimentos de risco e as maneiras de evitá-los ou minimizá-los. Devem participar das decisões sobre a aquisição ou troca de equipamentos (p. ex., óculos) e produtos (p. ex., antissépticos para as mãos), a fim de melhorar a adesão às recomendações.

A simples mudança de localização de caixas de descarte, de equipamentos ou de pias pode tornar mais simples a rotina de prevenção e evitar acidentes.

A substituição de equipamentos por outros de melhor qualidade ou que ofereçam risco menor, apesar de representar maior custo aparente, pode na verdade gerar uma economia importante a curto, médio e longo prazos ao evitar infecções e hospitalizações prolongadas em pacientes e problemas de saúde nos profissionais.

E, por fim, a equipe de saúde é responsável pela proteção, orientação e supervisão dos profissionais terceirizados, frequentemente despreparados para tarefas em ambiente de risco.

Precaução de contato

Esse tipo de precaução evita a transmissão direta (pele e mucosas) ou indireta (superfícies e equipamentos) de microrganismos do paciente colonizado ou do ambiente contaminado. Elas devem ser adicionadas às precauções padrão.

Os pacientes devem ser colocados em quarto privativo sempre que possível ou, ao menos, centralizados em uma mesma enfermaria com portadores do mesmo patógeno.

Quando previsto o contato com o paciente, seus equipamentos ou mobiliários, luvas de procedimento devem ser calçadas e o capote colocado, preferencialmente com mangas compridas.

O uso de luvas é obrigatório. Elas devem ser trocadas após cada procedimento e antes de tocar qualquer superfície ou o paciente.

Os equipamentos não críticos (termômetro, estetoscópio, aparelho de pressão, monitores, bombas infusoras etc.) devem ser individualizados ou utilizados após a desinfecção com álcool a 70%, entre um paciente e outro.

As luvas devem ser descartadas ainda dentro do quarto. O capote deve ser cuidadosamente retirado, evitando-se a contaminação da sua parte interna, em caso de reutilização.

A higienização das mãos deve ser feita antes de calçar as luvas e após a sua retirada.

Após a retirada da luva e a higienização das mãos nenhuma superfície deverá ser tocada, inclusive a maçaneta da porta que deverá, ao toque, ser coberta com papel toalha.

A circulação do paciente deve ser limitada. Em caso de transferência é importante que o setor de destino do paciente seja notificado e que o paciente utilize capote no transporte. Toda drenagem deve ser selada.

Os familiares e visitantes devem seguir as recomendações de lavagem das mãos com água e sabão comum. Estes não devem circular na enfermaria, nem ter contato com líquidos corporais.

Precaução respiratória (transmissão por gotículas)

Estão indicadas durante o período de transmissibilidade da doença (http://www.cdc.gov/hicpac/2007IP/2007isolationPrecautions.html).

Os pacientes devem ser colocados em um quarto privativo sempre que possível ou, ao menos, centralizados em uma mesma enfermaria, mantendo uma separação entre os leitos de no mínimo 1 metro.

Não existe recomendação de ventilação especial de ar, de modo que a porta do quarto pode ser mantida aberta.

O uso de máscara cirúrgica está indicado quando a distância entre o profissional e o paciente for menor ou igual a 1 metro.

A circulação do paciente deve ser limitada. Quando transportado, este deve usar máscara cirúrgica, se possível.

Para a prevenção de contágio por rubéola ou caxumba, profissionais ou familiares imunes não necessitam de máscara cirúrgica.

Precaução aérea

A precaução aérea é indicada para evitar a transmissão de microrganismos existentes no núcleo da gotícula respiratória ($\leq 5\ \mu m$), que podem se manter em suspensão no ar e se disseminar por meio de correntes de ar. Partículas desse tamanho, ao entrarem no trato respiratório do indivíduo, são capazes de escapar das defesas ciliares e de mucosa e se depositar diretamente no alvéolo pulmonar.

O paciente deve ser colocado em um quarto privativo. Caso não haja disponibilidade de quarto privativo, o paciente pode ser acomodado com outro paciente com infecção ativa pelo mesmo microrganismo, salvo contraindicações (veja adiante):

- A pressão no interior do quarto deve ser negativa em relação ao ambiente adjacente com troca mínima de 6 a 12 volumes de ar/h
- As portas, janelas e ductos devem ser mantidos fechados de modo a garantir a pressão negativa e o direcionamento do fluxo de exaustão
- O ar de exaustão deve ser filtrado com filtros HEPA (*high-efficiency particulate air*) antes de retornar para a área de circulação
- A proteção respiratória individual inclui a utilização de máscaras especiais denominadas N95 (veja Medidas de proteção respiratória, adiante) na entrada e durante toda a permanência no interior do quarto de isolamento. A adequação da máscara ao rosto para teste de vedação deve ser feita antes da entrada no quarto
- Para a prevenção de contágio por sarampo ou varicela indivíduos imunes não necessitam de máscara
- A circulação do paciente deve ser limitada; quando transportado deve usar máscara cirúrgica
- Após a alta do paciente o quarto deverá ser mantido vazio para troca de ar (ventilação e exaustão) por período mínimo de 1 h (com fim de obtenção de 99,9% de eficácia na remoção de contaminantes aéreos), para uma troca igual a 6 volumes de ar/h). Este tempo vai se reduzindo à medida que a troca de ar aumenta (CDC, 2005).

Desde a década de 1930 encontram-se relatos na literatura internacional sobre a infecção intra-hospitalar da tuberculose e o risco ocupacional para as equipes de saúde. No Brasil, no final da década de 1970, um hospital geral de São Paulo mostrou uma prevalência de quase 70% de reatores ao teste tuberculínico entre os funcionários do hospital, acima portanto da média nacional de 35%. A incidência de tuberculose-doença encontrada foi quatro vezes maior do que a referida para a população geral de São Paulo, com cerca de 40% dos casos ocorrendo nos primeiros 2 anos após a admissão e maior adoecimento entre aqueles envolvidos diretamente no atendimento ao paciente (Fiuza de Melo e Kritski, 2002). Estudo recente realizado no Rio de Janeiro, São Paulo e Belo Horizonte mostrou uma taxa de conversão do teste tuberculínico entre os profissionais de saúde de 8,7% ao ano, mais alta do que entre os moradores de favelas na cidade do Rio de Janeiro (2,5%/ano) ou do que a taxa entre os estudantes de medicina (3,9%/ano) (Muzy de Sousa *et al.*, 2002; Roth *et al.*, 2004). Prevalência elevada de infecção latente e de incidência de tuberculose entre estudantes de medicina também já foi demonstrada (Silva *et al.*, 2002; Teixeira *et al.*, 2004), ilustrando a necessidade de implementação de um programa de controle da tuberculose também nas escolas de medicina.

As estratégias essenciais para a prevenção da transmissão da tuberculose no ambiente de assistência à saúde dividem-se em medidas administrativas, de proteção ambiental e de proteção individual (CDC, 2005; Sociedade Brasileira de Tisiologia e Pneumologia, 2009).

As medidas administrativas são atividades voltadas para a identificação e o direcionamento do sintomático respiratório, visando ao diagnóstico bacteriológico precoce e à redução da circulação do indivíduo bacilífero. Elas possibilitam a eliminação do risco de exposição às partículas infectantes dos outros pacientes, visitantes, profissionais de saúde e de apoio, determinando a eficácia do controle da transmissão da tuberculose. Essas medidas estão listadas a seguir.

Identificar as áreas de risco

Locais onde permanecem ou transitam os pacientes sintomáticos respiratórios: salas de espera, laboratórios, farmácia, ambulatórios, emergências, quartos de isolamento, salas de coleta de escarro induzido, broncoscopia, espirometria, radiologia, locais de manipulação de material biológico potencialmente contaminado, salas de nebulização, para a implantação das medidas de controle ambiental.

Informar os profissionais de saúde sobre os aspectos da transmissão, o risco ocupacional e as normas de precaução que reduzem esse risco, além do significado e propósito do teste tuberculínico.

Criar alertas visuais para educação do paciente.

Determinar a hora e o local apropriado para triagem e avaliação dos suspeitos de tuberculose (salas de espera bem ventiladas, salas de atendimento exclusivas, separação do atendimento de imunodeficientes ou de crianças com menos de 5 anos).

Determinar salas de coleta de escarro arejadas, com luz solar, de preferência em áreas abertas, do lado de fora, longe de outros pacientes ou profissionais.

Priorizar o atendimento dos sintomáticos respiratórios e o tratamento imediato do caso confirmado.

Evitar a hospitalização ou internar em quartos individuais. Se necessário aceita-se a internação de mais de um paciente por quarto, desde que confirmada a tuberculose (TB) em todos os pacientes, que devem estar em tratamento efetivo. *O quarto individual é indispensável* quando houver suspeita de infecção por TB multirresistente (história de abandono, retratamento, ou contato com paciente com AIDS ou TB multirresistente) (Sociedade Brasileira de Tisiologia e Pneumologia, 2009).

Liberar o paciente do isolamento somente com três baciloscopias negativas consecutivas, após 2 semanas de tratamento.

As áreas de risco para transmissão de tuberculose, citadas anteriormente, devem ser avaliadas por profissionais qualificados em biossegurança com a finalidade de determinar as condições de ventilação adequadas para a sua utilização.

Existem várias medidas de controle ambiental com o objetivo de reduzir a concentração e remover as partículas infectantes no ambiente. A mais simples e de menor custo que pode ser utilizada na triagem ou no atendimento ambulatorial é a ventilação natural, aumentando ao máximo o fluxo do ar livre e direcionando-o para área externa por janelas ou portas abertas em extremidades opostas, longe da circulação de pessoas e da captação de ar. Ventiladores e exaustores podem ser colocados na altura das janelas e mesas de atendimento, direcionando o fluxo entre o paciente e o profissional e proporcionando a exaustão do ar para a área externa. Ventiladores de teto não são eficazes e são contraindicados.

Em unidades fechadas devem ser geradas no mínimo 6 a 12 trocas de ar por hora, o que em geral cria uma pressão negativa, evitando a contaminação de outros setores da unidade. Aparelhos de ar condicionado só devem ser instalados em condições adequadas de biossegurança que incluem a instalação de exaustores com estudo de fluxo, ou preferencialmente de filtros especiais. Filtros HEPA, de maior custo, podem ser utilizados para a filtração do ar. São considerados HEPA os filtros que conseguem remover 99,7% das partículas com 0,3 μm de diâmetro em suspensão. Podem ser colocados em ductos de exaustão, no teto das salas ou em unidades móveis de filtração (Sociedade Brasileira de Tisiologia e Pneumologia, 2009). A maioria desses sistemas tem capacidade de gerar pressão negativa.

Outro sistema de proteção ambiental é a irradiação ultravioleta, que inativa o *M. tuberculosis* por meio da sua ação germicida, mas que, além da sua ação carcinogênica e de produzir ceratoconjuntivites, necessita de manutenção por profissional especializado e do uso sistemático de aparelhos de controle de medição (CDC, 2005).

As medidas de controle ambiental devem ser monitoradas periodicamente.

Medidas de proteção respiratória (aérea)

Consistem no uso de máscaras especiais (respiradores) capazes de filtrar partículas com diâmetro de 0,3 μm com eficiência de 95% e de se adaptar adequadamente a diferentes formatos de rosto. Devem ser utilizadas quando da exposição a ambientes onde exista o risco de inalação de partículas infectantes, ou seja, locais onde sejam atendidos pacientes com suspeita ou diagnóstico confirmado de TB, ou ainda em locais de alto risco como os citados anteriormente. As máscaras cirúrgicas não oferecem proteção adequada aos profissionais de saúde, sendo o seu uso restrito aos pacientes como meio de conter as partículas no momento em que são geradas (durante fala, tosse ou espirros).

As máscaras N95 apresentam 95% de eficácia na filtração de partículas menores que 0,3 μm e são apresentadas em diversos modelos, formatos (p. ex., bico de pato) e cores, de acordo com o fabricante, e não são resistentes a óleo, conforme indica a letra N nas Figuras 34.3 a 34.6. Respiradores com válvulas também podem ser utilizados desde que sejam N95 (Figura 34.4). A válvula expiratória reduz o calor e a umidade produzidos pelo ar expirado. Recomenda-se que tenham o certificado da NIOSH (National Institute for Occupational Safety and Health), órgão americano que atesta a qualidade e a propriedade do respirador, ou da Fundacentro, no Brasil. *A máscara deve ser individualizada, identificada e pode ser reutilizada pelo mesmo profissional, desde que se mantenha íntegra, seca e limpa (sem áreas rasgadas, puídas ou amassadas).* Para guardá-la deve ser acondicionada sem dobradura em local limpo e seco. Desaconselha-se o uso de sacos plásticos após o uso porque podem manter a umidade da máscara, contribuindo para a perda da sua integridade e para a proliferação de microrganismos. A adequada adaptação da máscara à face deve ser continuamente avaliada, assim como a elasticidade das suas alças de fixação à cabeça e a integridade da sua estrutura. Pessoas com barbas ou cicatrizes profundas na face podem ter uma selagem deficiente do respirador ao rosto. A orientação para teste de vedação do respirador pode ser encontrada na página da internet: www.cdc.gov/niosh/99-143.htm#step6. Modelos de respiradores individuais mais sofisticados, como os PAPR (*powered air-purifying respirators*), que contêm filtros HEPA, encontraram sua indicação em procedimentos que geravam aerossóis, como a broncoscopia durante a epidemia de SRAG (Figura 34.2).

As Figuras 34.1, 34.5 e 34.6 foram obtidas pela página http://www.google.com/images, e as Figuras 34.2 a 34.4 da página http://www.cdc.gov/niosh.

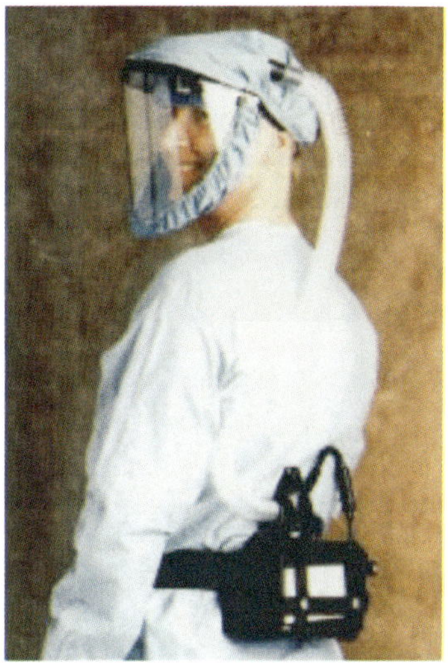

Figura 34.2 Respirador PAPR *(powered air-purifying respirator)*. Século 21.

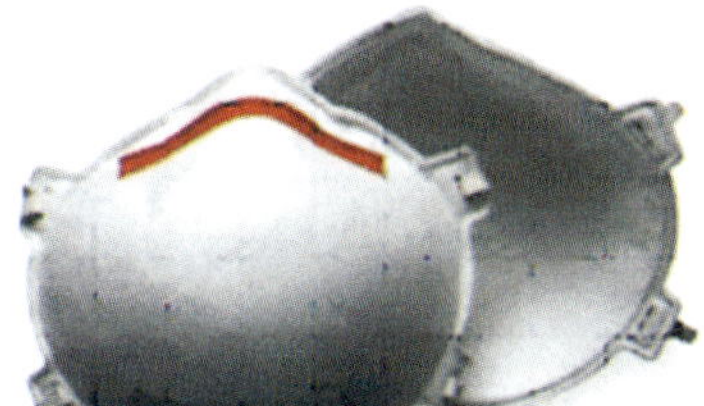

Figura 34.3 Respirador N95.

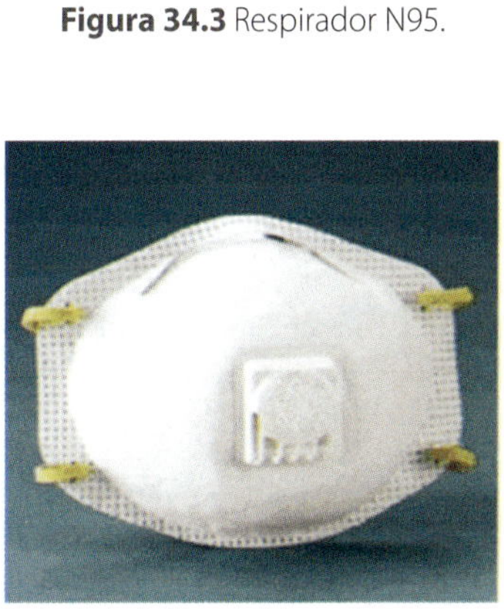

Figura 34.4 Respirador N95 com válvula.

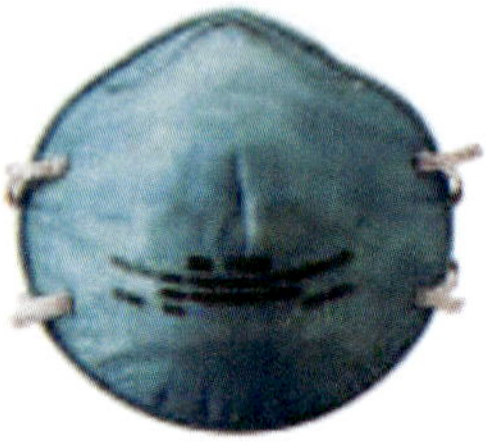

Figura 34.5 Respirador N95 (modelo disponível no Brasil).

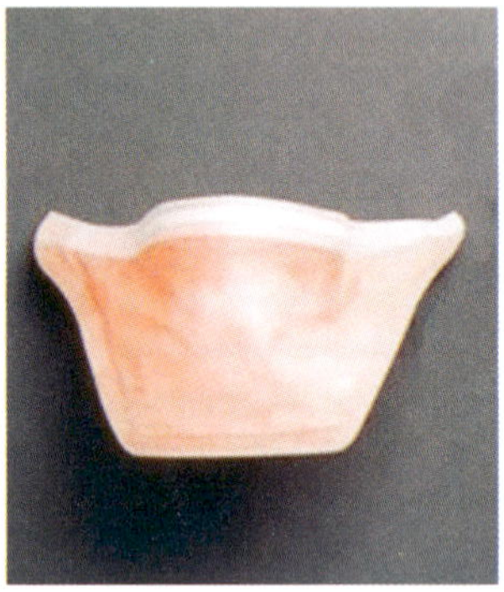

Figura 34.6 Respirador N95 (modelo disponível no Brasil).

▶ Importância da transmissão e tipos de proteção contra alguns patógenos incomuns ou emergentes

Diversas classes de microrganismos se estabeleceram de modo endêmico no ambiente hospitalar ou ganharam importantes implicações epidemiológicas no controle de infecção: microrganismos multirresistentes (MDR – *multidrug-resistant*), agentes de bioterrorismo, príons, SARS-CoV, *influenza* das aves (H5N1) e *influenza* pandêmica (H1N1).

▪ MDR

São definidos como microrganismos – predominantemente bactérias – resistentes a uma ou mais classes de antimicrobianos. São um problema primordial pela limitação terapêutica e pelo risco de disseminação entre os pacientes por meio de veículos de transmissão, entre os quais as mãos dos profissionais desempenham papel importante. O risco profissional existe quando está envolvida a transmissão de *M. tuberculosis*, cuja multirresistência é definida pela resistência à isoniazida e à rifampicina. Surtos de TB multirresistente não são novidade, tendo já sido descritos desde 1976 (Garrett *et al.*, 1999). A diferença de antigos para novos surtos é a velocidade de disseminação e o grande número de pacientes e profissionais de saúde envolvidos nas epidemias mais recentes. Para os profissionais de saúde, a maior taxa de conversão tuberculínica quando comparada à exposição ao bacilo suscetível é resultante do maior tempo de exposição dos profissionais ao paciente bacilífero, sob tratamento ineficaz (Pearson *et al.*, 1992; Ikeda *et al.*, 1995). Em todos os surtos houve confirmação da transmissão nosocomial pela identificação do DNA. Os fatores que contribuíram para esses surtos foram atraso no diagnóstico, tratamento não efetivo para multirresistente, além de uma população altamente suscetível, formada sobretudo por pacientes com infecção pelo HIV (a imunossupressão causada pela AIDS proporciona maior frequência de doença ativa) e pelas falhas nas precauções de controle de infecção (Garrett *et al.*, 1999).

A compreensão da epidemiologia, dos modos de transmissão, da evolução clínica de cada doença e a elaboração cuidadosa de guias para os profissionais de saúde, administrativos e de suporte são as ferramentas básicas para a execução de medidas de controle de infecção diante de uma ameaça de guerra biológica. O controle de infecção será também fundamentado na prevenção da transmissão entre pacientes, profissionais de saúde e visitantes; identificação das pessoas infectadas e expostas; tratamento e profilaxia, além de proteção ambiental. Para uma abordagem mais específica relativa aos agentes do carbúnculo, varíola, peste, tularemia, febres hemorrágicas virais e botulismo, consulte as seguintes páginas na internet: www.bt.cdc.gov e www.usamriid.army.mil/publications/index.html, que contêm atualizações periódicas sobre o tema.

▪ Príon

É definido como agente proteináceo infeccioso, ou proteína priônica (PPr). É responsável pela doença de Creutzfeldt-Jakob (DCJ), caracterizada como uma doença rapidamente progressiva, degenerativa, que cursa com distúrbios neurológicos. Apesar do seu período de incubação variar até décadas após a exposição, o óbito ocorre dentro de 1 ano do aparecimento dos sintomas. Cerca de 90% dos casos são esporádicos e 10% familiares. No entanto, alguns casos de transmissão iatrogênica já foram relatados: por hormônio pituitário de origem cadavérica, por gonadotrofina, ou pela implantação de enxerto humano de dura-máter contaminado, assim como por transplantes de córnea. Existem ainda raros relatos de casos (n = 6, 1% do total) relacionados com a contaminação de instrumentação neurocirúrgica ou de eletrodos estereotáxicos de eletroencefalograma.

Em 1996 surgiu uma variante da DCJ (vDCJ) transmitida pela ingestão de carne de boi contaminada (encefalopatia bovina espongiforme, ou doença da "vaca louca"). Difere da DCJ esporádica pela faixa etária de acometimento (16 a 48 anos), tempo de duração da doença (média de 13 meses), menor tempo de incubação (5 a 10 anos) e maior frequência de acometimento psiquiátrico e detecção de PPr em tecido amigdaliano. Trata-se da primeira doença por príon transmitida do animal para o homem e com possibilidade de transmissão pelo sangue (Chamberland, 2002; Llewelyn *et al.*, 2004). Apesar da ausência de evidências de transmissão ambiental, investigações sobre o assunto prosseguem (Evatt, 2000; Chamberland, 2002).

Como não há transmissão inter-humana direta de príons, as precauções básicas são suficientes no cuidado com o paciente com suspeita clínica ou caso confirmado de DCJ. Precauções especiais são recomendadas para embalsamamentos ou necropsias, assim como para manipulação de cadáveres após necropsias de casos suspeitos ou confirmados de doença por príon. Recomendações para reprocessamento de material cirúrgico podem ser encontradas em literatura especializada (Rutala e Weber, 2001; Weber e Rutala, 2001).

▪ SRAG

A epidemia global de 2003 se caracterizou pela magnitude da sua repercussão em ambientes hospitalares, com transmissão a grande número de profissionais de saúde e elevados índices de morbiletalidade, rompendo com os sistemas de saúde e levando ao fechamento de hospitais. A implementação e rápida adesão às normas de controle de infecção foram as únicas maneiras de interromper a expansão da doença, limitando a sua transmissão ao ambiente hospitalar.

A transmissão de SARS-CoV ocorreu predominantemente pelo contato com indivíduos infectados. As secreções respiratórias foram as fontes mais comuns de infecção. Contato direto (aperto de mãos) ou indireto (objetos ou superfícies) com substâncias contaminadas com secreção respiratória também são tipos de exposição. O SARS-CoV também pode ser transmitido quando o paciente tosse ou assoa o nariz. Em algumas circunstâncias a transmissão aérea não pode ser descartada (Yu *et al.*, 2004).

Houve transmissão de SARS-CoV em unidades de internação, emergências e casas de apoio, de pacientes a profissionais de saúde e a visitantes. Na epidemia de 2003, procedimentos que geravam aerossóis mostraram resultar em risco aumentado para transmissão de SARS-CoV (Yu *et al.*, 2004). Para controle da infecção, as internações deveriam ser limitadas aos casos graves. Os demais casos deveriam permanecer na residência para redução do risco de transmissão.

Lições aprendidas com a epidemia de SARS-CoV nos levam a reflexões acerca da importância das "boas maneiras na prática clínica" que o profissional de saúde deve ter na sua rotina diária, a fim de abordar possíveis contatos com novos patógenos, de maneira segura.

As pessoas com *doença não reconhecida* contribuem para o início e a expansão de uma epidemia, especialmente no ambiente hospitalar.

A transmissão aos profissionais de saúde ocorre após contato primário próximo e desprotegido, antes da implantação das medidas de precaução para o controle de infecção.

Alguns procedimentos (geração de aerossóis) aumentam o risco de transmissão de viroses respiratórias como a SARS-CoV.

Algumas medidas devem ser observadas para proteção do profissional de saúde contra vírus respiratórios emergentes como SARS-CoV:

- Colocação de alertas visuais na entrada dos serviços de saúde (ambulatórios, emergências, consultórios médicos etc.) podem ser úteis para a instrução dos pacientes e acompanhantes para: informar o profissional de saúde se tem sintoma respiratório; orientar para a adoção de práticas de higiene respiratória como cobrir o nariz e a boca ao tossir ou assoar o nariz e usar lenços ou toalhas para conter as secreções respiratórias
- Disponibilização de locais para descarte de lenços de papel e de locais para lavagem das mãos, ou dispositivos de álcool gel
- Disponibilização de máscaras para os tossidores e pacientes com sintomatologia respiratória
- Disponibilização de equipamento de proteção individual (EPI) necessários ao cumprimento das precauções de contato e respiratórias
- Métodos de diagnóstico que permitam a detecção precoce e quarto de isolamento para o paciente com risco de infecção por SARS-CoV (existência de casos de SARS-CoV no mundo [www.cdc.gov/sars/], história de viagem recente para a China, Hong Kong ou Taiwan, contato com pessoa doente proveniente dessas áreas ou profissional de laboratório que manipule o vírus) ou para o paciente com pneumonia comunitária grave de etiologia desconhecida devem estar disponíveis.

Além dessas medidas, o reforço na educação e no treinamento dos profissionais deve ser feito sobre as regras básicas de controle de infecção, como higienização das mãos, precauções padrão, de contato e aérea; sobre o cumprimento das normas de utilização do EPI, o acesso e a utilização do EPI adequado com suas instruções de uso, assim como testagem da adequação do respirador (máscara) ao rosto, para garantia de uma vedação adequada (www.cdc.gov/niosh/99-143.htm#step6). O seguimento dessas recomendações determina a efetividade da proteção do profissional de saúde exposto a qualquer patógeno, conhecido ou desconhecido, em qualquer unidade de saúde.

Recomendações ao profissional exposto a doenças de diferentes meios de transmissão (contato, gotículas e aérea) (Tabelas 34.1 a 34.3)

Tabela 34.1 Recomendações ao profissional exposto às doenças de transmissão por contato.

Agente etiológico	Período de incubação	Período de transmissibilidade	Restrição ao trabalho	Profilaxia pós-exposição (PPE)
Pediculose	6 a 10 dias	Até a cura. Os ovos podem sobreviver até 10 dias	Exposto: nenhuma Infectado: restrição imediata até 1 dia após completado o tratamento	Não há
Escabiose	4 a 5 semanas. Na reinfestação: 1 a 4 dias	Antes do início dos sintomas até a cura	Exposto: nenhuma após a profilaxia. Infectado: restrição imediata até 1 dia após completado o tratamento	Recomendada para todos expostos: Permetrina a 5%
Hepatite A	15 a 50 dias	Três semanas antes do início dos sintomas, principalmente na última semana prévia até uma semana após o início da icterícia	Exposto: nenhuma Infectado: retornar 1 semana após o início da icterícia	Imunoglobulina até 2 semanas após a exposição[a]

Outras doenças como varicela, sarampo e síndrome respiratória aguda grave, também de transmissão por contato, foram abordadas nas precauções por transmissão aérea. *a*: não deve ser administrada na imunodeficiência de IgA, após vacina tríplice viral (até 2 semanas) ou após a vacina antivaricela (até 3 semanas). Estas vacinas devem ser adiadas por um período ≥ 5 meses após a administração da imunoglobulina anti-hepatite A.

Tabela 34.2 Recomendações ao profissional exposto às doenças de transmissão por gotículas.

Agente etiológico	Período de incubação	Período de transmissibilidade	Restrição ao trabalho	Profilaxia pós-exposição (PPE)
Rubéola	14 a 21 dias	De 7 dias antes até 7 dias após o exantema. Rubéola congênita: por período superior a 1 ano	Restrição do 7º dia após a primeira exposição até 21 dias da última exposição	Não há
Caxumba	15 a 25 dias	De 7 dias antes do início dos sintomas até 9 dias após	Restrição do 11º dia após a primeira exposição até 26 dias da última exposição	Não há
Eritema infeccioso (parvovírus B19)	> 20 dias	Decresce com o aparecimento do exantema. Imunossuprimidos podem desenvolver infecção crônica e eliminar o vírus por longos períodos	Evitar contato com pacientes com alto risco de complicações por esta doença (anemias hemolíticas, gestantes, imunossuprimidos)	Não há
Influenza	1 a 3 dias	Máxima em 24 h antes dos sintomas até 1 semana após, podendo se estender em crianças	Não trabalhar com pacientes de alto risco enquanto durarem os sintomas[a]	Vacinação anual antes da exposição. Após a exposição ao vírus da *influenza* A: amantadina ou rimantadina 100 a 200 mg
Coqueluche	6 a 20 dias	Principalmente na fase catarral, diminuindo no período paroxístico, mas podendo persistir até 3 semanas	Exposto: não há Infectado: restrição até obtenção de cultura negativa	Macrolídeos[b] ou sulfametoxazol-trimetoprima
Doença meningocócica	1 a 10 dias	Até 24 h de tratamento efetivo	Exposto: nenhuma	Rifampicina: 600 mg 12/12 h durante 2 dias (exceto grávidas) Ciprofloxacino: 500 mg em dose única (exceto grávidas) Ceftriaxona: 250 mg IM em dose única para grávidas

A PPE só está indicada em casos de aspiração ou intubação e manobras de reanimação realizadas sem proteção respiratória; *a*: manter a máscara cirúrgica e intensificar a higienização das mãos se não houver afastamento dos cuidados com o paciente; *b*: a eritromicina ainda é o farmáco de escolha na PPE à *B. pertussis*, na ausência de hipersensibilidade. Na intolerância à eritromicina pode-se utilizar a claritromicina na dose de 500 mg cada 12 h durante 7 dias ou azitromicina 10 mg/kg durante 5 dias (Aoyama *et al.*, 1996; Bace *et al.*, 1999). Os dados de confirmação da efetividade clínica com estes últimos macrolídeos ainda são poucos. SMX-TMP é fármaco de 2ª linha na profilaxia de *pertussis*, mas está contraindicado na grávida e puérpera (CDC, 2004); alguns autores preconizam a associação do antibiótico com a vacina acelular *antipertussis* na PPE, embora esta vacina ainda não esteja licenciada para o uso em adultos nos EUA (Sheffer *et al.*,1995).

Tabela 34.3 Recomendações ao profissional exposto às doenças de transmissão aérea.

Agente etiológico	Período de incubação	Período de transmissibilidade	Restrição ao trabalho	Profilaxia pós-exposição (PPE)
Varicela-zóster[a]	10 a 21 dias > 28 dias em quem recebeu a VZIG	De 1 a 2 dias antes do exantema, até o desaparecimento da última vesícula	Restrição ao contato com pacientes suscetíveis ou imunocomprometidos do 8º dia após a primeira exposição até 21 dias da última exposição[b]	VZIG até 96 h após a exposição[c] Vacina[d] se exposição inferior a 120 h
Sarampo[a]	7 a 18 dias	De 3 a 5 dias antes do exantema até 4 a 7 dias após o seu aparecimento	Restrição ao contato com pacientes suscetíveis do 5º dia após a primeira exposição até 21 dias da última exposição	Vacina até 96 h após a exposição ou imunoglobulina até 6 dias após a exposição
Tuberculose	Infecção: 2 a 10 semanas para ocorrer viragem do PPD Doença: risco maior em 2 anos	Em geral até 2 a 3 semanas de tratamento efetivo Crianças com TP primária raramente são contagiosas	Exposto: sem restrição em caso de viragem assintomática Infectado até 3 semanas de tratamento efetivo	Isoniazida: 300 mg/dia durante 6 meses
SRAG[a]	2 a 10 dias, podendo alcançar 14 dias	Enquanto durar a febre ou a tosse. Pico máximo na 2ª semana de doença	Exposto: não há Infectado: até 10 dias após o desaparecimento da febre	Não há

a: transmissão também por contato; *b*: ou até 28 dias se em uso de VZIG; *c*: indicada para grávida suscetível ou profissional imunossuprimido por doença ou uso de medicamentos; *d*: contraindicada na gravidez, infecção pelo HIV e diabetes; VZIG: imunoglobulina hiperimune; SRAG: síndrome respiratória aguda grave.

▸ Profilaxia pós-exposição em acidentes com líquidos biológicos

No momento o Manual com as recomendações para atendimento e acompanhamento de exposição ocupacional do Programa Nacional de DST-AIDS e Hepatites Virais é o do ano de 2004, disponível na página de Risco Biológico (www.riscobiologico.org) sob o item Bioinformações, subitem Manuais e Normas. Esse manual data de 2004 e a quimioprofilaxia para HIV encontra-se atualizada no Anexo C do Consenso para o Tratamento de Adultos e Adolescentes de 2006, disponível no mesmo *link*. Existe um outro Manual, escrito pelo grupo de Saúde do Trabalhador do mesmo Ministério, com algumas discordâncias em relação ao primeiro. Está em fase final de preparação um Manual atualizado e conjunto que deverá ser disponibilizado na página do Programa Nacional de DST-AIDS e Hepatites Virais.

▪ Risco de infecção

O risco de infecção depende do agente infeccioso e, para cada agente infeccioso, depende da quantidade de vírus e da natureza do acidente.

▪ Risco por agentes

HIV

Risco médio estimado de 0,3% para acidentes perfurocortantes e de 0,09% para exposições em mucosas. Sangue, líquido amniótico, LCR, exsudatos, tecidos, líquidos de serosas e outros materiais contendo sangue, sêmen, secreções vaginais e leite materno estão envolvidos na transmissão do HIV. Os últimos três raramente estão relacionados com risco profissional. Outros materiais como saliva, escarro, urina e fezes apresentam risco apenas quando contaminados por sangue ou células inflamatórias. Na incerteza da presença de sangue, todo o material biológico dever ser tratado como potencialmente contaminado.

HBV

Exposições percutâneas a sangue com HBsAg trazem um risco de 6 a 30%. O risco aumenta muito na presença de HbeAg – um marcador de replicação viral. Entretanto, pacientes com a mutação pré-core podem ter o HbeAg negativo e replicar ativamente. Além do sangue, o HBV está presente em outros materiais biológicos, como secreções nasofaríngeas, saliva, fezes, LCR, leite materno, líquido biliar e até no suor. Entretanto, a quantidade de partículas infectantes é muito menor nesses outros veículos.

HCV

O vírus da hepatite C só é transmitido de modo eficiente pelo sangue. A incidência média de soroconversão após exposição percutânea com sangue sabidamente infectado pelo HCV é de 1,8% (variando de 0 a 7%).

▪ Quantidade de vírus

Corresponde na prática ao tamanho do inóculo. No caso do HIV, um estudo caso-controle retrospectivo multicêntrico de acidentes com fontes HIV-positivas, publicado em 1997 pelo grupo dos CDC (Cardo *et al.*, 1997), apontou para um risco seis vezes maior de soroconversão quando o paciente-fonte estava em estado terminal, o que na prática significa carga viral elevada. De modo semelhante, nos casos de transmissão vertical e por via sexual a transmissão é rara quando a carga viral é inferior a 1.000 cópias de RNA/HIV/mℓ. Em caso de acidente provocado por uma agulha previamente colocada em veia ou artéria, isto é, contendo sangue, o risco é multiplicado por cinco. Quanto aos acidentes causados por agulhas, não houve transmissão documentada no caso de agulhas sólidas (sem lúmen), nas quais a quantidade de sangue é menor do que no caso de agulhas ocas (com lúmen).

No caso do HBV, a replicação ativa do vírus evidenciada pela presença do antígeno *e* multiplica a probabilidade de soroconversão. Tudo indica que, em relação ao HCV, o risco de transmissão também seja proporcional à carga viral do vírus.

▪ Natureza do acidente

Os acidentes podem ser *perfurocortantes*, como os causados por agulhas, lâminas cortantes ou pedaços de vidro. Este tipo de acidente representa cerca de 90% dos casos registrados e é também considerado mais perigoso por provocar solução de continuidade do tegumento e introduzir material potencialmente infectante. Quanto mais profundo o ferimento causado, maior o risco. Também há que se levar em conta, como já citado, a presença de luvas ou barreiras como roupas que funcionam como filtros retendo material e a natureza do instrumento: agulhas ocas previamente colocadas em vasos sanguíneos inoculam material contido em seu lúmen e, quanto maior o diâmetro, maior a quantidade de líquido infectante.

Nos acidentes em que o líquido respinga ou espirra em direção ao profissional podem ser atingidas as *mucosas* (ocular, bucal e nasal) ou áreas de *pele não íntegra* com lesões traumáticas ou dermatites. O risco de contaminação neste tipo de acidente é menor, porém real, e calculado em 0,09% em média no caso do HIV. Já no caso de *contato* de líquidos potencialmente infectantes com pele íntegra o risco é quase inexistente, somente se justificando algum tipo de profilaxia quando a área atingida for muito extensa e a fonte tiver uma carga viral potencial ou comprovadamente elevada.

▪ Conduta em caso de acidente

Será abordada a profilaxia para HIV e HBV, já que, no caso de HCV, ainda não existe profilaxia disponível.

O atendimento aos profissionais de saúde ou outros acidentalmente expostos a líquidos biológicos potencialmente contaminados é uma *emergência médica*. Estudos indicam que, para ser eficaz, a profilaxia deve ser iniciada nas primeiras horas após o acidente, idealmente na primeira hora no caso dos antirretrovirais. Assim, o profissional deve ter acesso rápido a um primeiro atendimento, na sua instituição de saúde ou em algum lugar próximo e acessível, em regime de plantão 24 h. Caso não seja possível o atendimento imediato por especialista a equipe de emergência deve ter à mão, se possível, um *kit* de teste rápido para HIV e HBsAg e, sempre, um suprimento emergencial de antirretrovirais para iniciar a PPE para HIV até que se conheça o resultado da fonte ou até a avaliação por profissional experiente, na rotina.

A atitude da vítima do acidente varia de ansiedade extrema a indiferença relativa. Tranquilizar o profissional para poder avaliar melhor o risco do acidente, mesmo que isto signifique administrar antes disso a primeira dose de antirretroviral com um copo d'água, é fundamental.

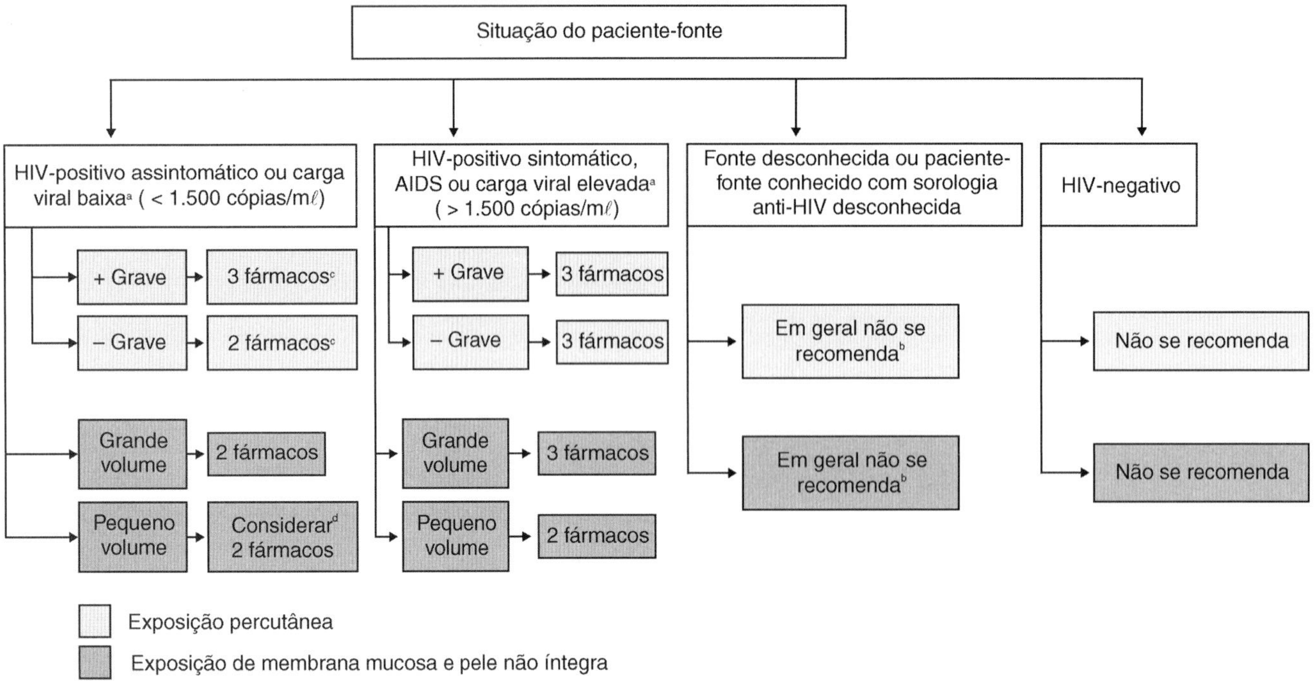

+ Grave: agulhas com lúmen/grosso calibre, lesão profunda, sangue visível no dispositivo usado ou agulha usada recentemente em artéria ou veia do paciente; – *Grave*: lesão superficial, agulha sem lúmen; *Pequeno volume*: poucas gotas de material biológico de risco, curta duração; *Grande volume*: contato prolongado ou grande quantidade de material biológico de risco. *a*: estudos em exposição sexual e transmissão vertical sugerem que indivíduos com carga viral < 1.500 cópias/mℓ apresentam um risco muito reduzido de transmissão do HIV; *b*: quando a condição sorológica do paciente-fonte não é conhecida, o uso de PEP deve ser decidido em função da possibilidade da transmissão do HIV que depende da gravidade do acidente e da probabilidade de infecção pelo HIV deste paciente (locais com alta prevalência de indivíduos HIV-positivos ou história epidemiológica para HIV e outras DST). Quando indicada, a PEP deve ser iniciada e a sua manutenção reavaliada de acordo com o resultado da sorologia do paciente-fonte; *c*: *2 fármacos*: 2 inibidores da transcriptase reversa análogos de nucleosídios (geralmente AZT+3TC); *3 fármacos*: esquema de 2 fármacos + inclusão de 1 IP (geralmente NFV ou IND/r); *d*: *Considerar* indica que a PEP é opcional e deve ser fundamentada na análise individualizada da exposição e decisão entre o acidentado e o médico assistente.

Figura 34.7 Profilaxia antirretroviral após exposição ocupacional ao HIV. Fonte: SVS – MS (2004).

Tentar obter sangue da fonte, não envolvendo a vítima na coleta da amostra: esta tarefa pode ser solicitada ao superior imediato do profissional, orientando-o a explicar a situação ao paciente-fonte, a obter a autorização do mesmo após aconselhamento e a colocar o sangue em tubo sem anticoagulante. Alguns tipos de teste rápido podem ser feitos com sangue total, mas a confirmação pela rotina irá exigir soro que deverá ser separado e guardado em congelador a –20°C.

Avaliar o risco do acidente de acordo com os dados citados e seguindo o fluxograma do Manual do Ministério da Saúde (Figura 34.7).

Em caso de dúvida é preferível começar a PPE e suspendê-la horas ou dias após, caso seja considerada desnecessária pelo especialista.

Cuidados locais

A área atingida deve ser imediata e exaustivamente lavada com água e sabão nos casos de exposições percutâneas ou cutâneas. A utilização de soluções antissépticas degermantes é uma opção, sem que estudos controlados demonstrem superioridade ao sabão comum. Não se justifica a expressão do local exposto como modo de facilitar o sangramento. As mucosas expostas devem ser lavadas exaustivamente com água ou com solução salina fisiológica. Procedimentos que aumentam a área exposta (cortes, injeções locais) e a utilização de soluções irritantes como éter, hipoclorito ou glutaraldeído são contraindicados.

Quimioprofilaxia para HIV

Iniciada nas primeiras horas após o acidente, deverá ser mantida por 28 dias. Compõe-se de dois ou três medicamentos dependendo da avaliação do risco. Geralmente indica-se a associação de dois nucleosídios como a zidovudina (ZDV) e a lamivudina (LMV), em comprimidos contendo 300 mg de ZDV e 150 mg de LMV, administrados um a cada 12 h. Quando indicado o esquema triplo associa-se um inibidor da protease como o nelfinavir, mais bem tolerado que o indinavir. Os não nucleosídios praticamente não são usados: a nevirapina é formalmente contraindicada tendo causado problemas graves em profissionais de saúde, e o efavirenz, além de ser mal tolerado nos primeiros dias, é potencialmente teratogênico. Atenção às interações dos inibidores da protease com medicamentos que o profissional possa estar usando como anticonvulsivantes ou contraceptivos orais. O profissional deverá ser acompanhado em ambulatório especializado não só quanto aos paraefeitos, como para a avaliação de resistência e, portanto, mudança do esquema antirretroviral (novas associações com a utilização do lopinavir, tenofovir e atazanavir também são possíveis), e para a realização de sorologias de acompanhamento até 6 meses após o acidente. Para detalhes sobre a PPE, os antirretrovirais, suas interações e paraefeitos e o acompanhamento pós-acidente consulte o Manual de Acidentes citado ao início do capítulo.

Profilaxia para HBV

Todo profissional deve ser vacinado contra a hepatite B. Idealmente, todo profissional de saúde que se propõe a trabalhar com pacientes em situação de possível contato com sangue ou secreções deveria ser vacinado ou ter o seu *status* sorológico verificado ao ser admitido no emprego. A vacina está disponível nas unidades públicas de saúde.

Caso estejam presentes anticorpos para HBV (anti-HBs com ou sem anti-HBc) o profissional não necessita de outras doses da vacina (Tabela 34.4).

Tabela 34.4 Interpretação de marcadores sorológicos para HBV em profissional de saúde.

HBsAg	Anti-HBc	Anti-HBs[a]	Significado e conduta
+	+	–	Portador do vírus, encaminhar para avaliação por especialista
–	+	+	Infecção passada por HBV, imune. Não necessita de vacina
–	–	+	Imunidade por vacina
–	–	–	Não imune. Vacinar

a: anti-HBs > 10 mUI/ml.

Caso os anticorpos estejam ausentes o profissional deverá receber as três doses com intervalo de 1 mês entre as duas primeiras e 5 meses entre a segunda e a terceira.

Após no mínimo 30 dias da última dose verifique o nível do anticorpo anti-HBs: considera-se positivo acima de 10 mUI/mℓ, porém é desejável um título pelo menos igual a 50 mUI/mℓ.

O profissional que não responder à primeira série deve receber nova série de três doses.

Caso o anti-HBs continue negativo e os HBsAg e anti-HBc também estejam negativos – isto é, não se trata de portador crônico de HBV, mas sim de não respondedor –, o profissional deve ser instruído a receber profilaxia com imunoglobulina anti-hepatite B (duas doses com intervalo de 1 mês) caso venha a sofrer acidente com fonte HBsAg-positiva ou com alta probabilidade de positividade.

Conduta em caso de acidente

A Tabela 34.5 também pode ser encontrada na página 22 do Manual do Ministério da Saúde (SVS-MS, 2004).

Recomendações para profilaxia de hepatite B após exposição ocupacional a material biológico (Recomendações do Programa Nacional de Hepatites Virais)

Estas recomendações ampliam aquelas definidas previamente pelo Programa Nacional de Imunizações, pois incluem a necessidade de testagem para conhecimento do *status* sorológico dos profissionais que já foram vacinados, uma vez que até 10% dos vacinados podem não soroconverter para anti-HBs-positivo após o esquema vacinal completo.

Tabela 34.5 Conduta em caso de acidente.

Situações vacinal e sorológica do profissional de saúde exposto	Paciente-fonte		
	HBsAg-positivo	HBsAg-negativo	HBsAg desconhecido ou não testado
Não vacinado	IGHAHB + iniciar vacinação	Iniciar vacinação	Iniciar vacinação[a]
Com vacinação incompleta	IGHAHB + completar vacinação	Completar vacinação	Completar vacinação[a]
Previamente vacinado			
Com resposta vacinal conhecida e adequada (≥ 10 mUI/mℓ)	Nenhuma medida específica	Nenhuma medida específica	Nenhuma medida específica
Sem resposta vacinal após a 1ª série (3 doses)	IGHAHB + 1 dose da vacina contra hepatite B ou IGHAHB (2×)[b]	Iniciar nova série de vacina (3 doses)	Iniciar nova série de vacina (3 doses)[b]
Sem resposta vacinal após 2ª série (6 doses)	IGHAHB (2×)[b]	Nenhuma medida específica	IGHAHB (2×)[b]
Resposta vacinal desconhecida	Testar o profissional de saúde Se resposta vacinal adequada: nenhuma medida específica Se resposta vacinal inadequada: IGHAHB + 1 dose da vacina contra hepatite	Testar o profissional de saúde Se resposta vacinal adequada: nenhuma medida específica Se resposta vacinal inadequada: fazer nova série de vacinação	Testar o profissional de saúde Se resposta vacinal adequada: nenhuma medida específica Se resposta vacinal inadequada: fazer nova série de vacinação

Profissionais que já tiveram hepatite B estão imunes à reinfecção e não necessitam de profilaxia pós-exposição. Tanto a vacina quanto a imunoglobulina devem ser aplicadas dentro do período de 7 dias após o acidente, mas, idealmente, nas primeiras *24 h* após o acidente. Recentemente, dados provenientes de estudos de transmissão mãe-filho mostram que a vacinação contra hepatite B nas primeiras 12 h após o nascimento confere proteção equivalente à obtida com a aplicação conjunta de vacina e imunoglobulina humana contra hepatite B.
a: o uso associado de imunoglobulina hiperimune está indicado se o paciente-fonte tiver alto risco para infecção pelo HBV: usuários de drogas ilícitas injetáveis, pacientes em programas de diálise, contatantes domiciliares e sexuais de portadores HBsAg-positivos, homens que fazem sexo com homens, heterossexuais com vários parceiros e relações sexuais desprotegidas, história prévia de doenças sexualmente transmissíveis, pacientes provenientes de áreas geográficas de alta endemicidade para hepatite B, pacientes provenientes de prisões e de instituições de atendimento a pacientes com deficiência mental; *b*: IGHAHB (2×): 2 doses de imunoglobulina hiperimune para hepatite B com intervalo de 1 mês entre as doses. Esta opção deve ser indicada para aqueles que já fizeram 2 séries de 3 doses da vacina mas não apresentaram resposta à vacina ou apresentem alergia grave à vacina.

Recomendações de imunizações para os profissionais de saúde (Tabelas 34.6 a 34.8)

Tabela 34.6 Recomendações de vacinas para os profissionais que trabalham em qualquer unidade de assistência à saúde.

Vacinação	Profissionais
Antitetânica (dupla adulto)[a]	Todos
Antidiftérica (dupla adulto)[a]	Todos
Antirrubéola[b]	Mulheres em idade fértil
Antissarampo[b]	Profissionais de países onde não foram vacinados na infância
Anticaxumba[b]	Suscetíveis
Anti-hepatite B	Suscetíveis e pós-exposição
Anti-*influenza*	Todos
Antivaricela	Suscetíveis e pós-exposição

a: dupla adulto (DT); *b*: tríplice viral (MMR).
Adaptada de CDC. *MMWR*. 46 (RR-18): 1-42, 1997. Disponível em: www.cdc.gov/mmwr/preview/mmwrhtml/00050577.htm.

Tabela 34.7 Vacinas que podem ser indicadas em função do risco de exposição.

Vacinação	Profissionais
Anti-hepatite A[a]	Suscetíveis
Antiamarílica (febre amarela)	Área endêmica
Antituberculose BCG[b]	
Pertussis[c]	Controle de surto para quem tem contato próximo e prolongado com lactentes, não completamente imunizados
Pólio	Quando houver risco de exposição a indivíduos que excretam o vírus selvagem e em laboratório de pesquisa
Raiva[d]	
Febre tifoide[e]	

a: particularmente recomendado para os portadores de hepatite B ou C; para os profissionais que trabalham com primatas infectados e com a manipulação de vírus em laboratórios de pesquisa; *b*: indicada para profissionais de saúde com risco de TB multirresistente; *c*: em função da liberação da forma acelular para adultos; *d*: para profissionais que trabalham com o vírus em laboratório de pesquisa; *e*: para os profissionais que trabalham com a *Salmonella typhi*.
Adaptada de Decker *et al.*, 2004.

Tabela 34.8 Recomendações de vacinação em profissionais de saúde com riscos especiais.

Vacina	Gravidez	Infecção pelo HIV	Imunossupressão grave	Asplenia	Insuficiência renal	Diabetes	Alcoolismo ou cirose alcoólica
BCG	C	C	C	SE	SE	SE	SE
Hepatite A[a]	SE	SE	SE	SE	SE	SE	R[c]
Hepatite B	R	R	R	R	R	R	R
Influenza	R	R	R	R	R	R	R
Sarampo, caxumba, rubéola	C	R[d]	C	R	R	R	R
Meningococo	SE	SE	SE	R[c]	SE	SE	SE
Poliovírus vacina inativada (IPV)[b]	SE	SE	SE	SE	SE	SE	SE
Poliovírus vacina, atenuada oral (OPV)[b]	C	C	C	C	C	C	C
Pneumococo[c]	SE	R	R	R	R	R	R
Raiva	SE	SE	SE	SE	SE	SE	SE
Tétano/difteria	R	R	R	R	R	R	R
Febre tifoide inativada & Vi[e]	SE	SE	SE	SE	SE	SE	SE
Febre tifoide Ty21a	SE	C	C	SE	SE	SE	SE
Varicela	C	C	C	R	R	R	R

a: imunodeficiência congênita, leucemia, linfoma, neoplasia ou se estiver em uso de terapia imunossupressora; a vacinação contra a hepatite A está indicada para profissionais suscetíveis que cuidam de crianças, manipulam alimentos ou pesquisadores de laboratório que manipulam o vírus, além de portadores de hepatite B ou hepatite C; portadores de distúrbios da coagulação; homossexuais masculinos; profissionais de laboratórios de pesquisa e que lidam com primatas infectados (Burton e Shaw-Stiffel, 2003); *b*: vacinação é recomendada para profissionais de saúde não vacinados que tenham contato próximo com pacientes que possam estar excretando o vírus selvagem da pólio. A vacinação primária com IPV é recomendada pelo maior risco de paralisia associado à vacina após OPV em adultos e pelo risco de o profissional transmitir o vírus vivo (Rosenbach *et al.*, 2003). Profissionais de saúde que têm a série de OPV ou IPV completa e estiverem envolvidos com pacientes excretando poliovírus podem receber uma dose de reforço de IPV; *c*: recomendação baseada em predisposição subjacente e não em risco ocupacional; *d*: contraindicada em AIDS; *e*: vacina parenteral de polissacarídio capsular; R: recomendado; C: contraindicada; SE: indicada em situações especiais.
Adaptada de CDC-HIPAC, 1997.

▸ Outras profilaxias

Muitos acidentes envolvem material encontrado no lixo ou no chão e a profilaxia contra o tétano não pode ser esquecida.

No caso de pacientes portadores de outros patógenos potencialmente transmitidos pelo sangue, como HTLV-1 ou 2, *T. cruzi* ou *Treponema pallidum*, a necessidade e a utilidade da quimioprofilaxia deverão ser analisadas caso a caso. Não existe, por exemplo, recomendação de profilaxia pós-exposição aos retrovírus HTLV-1 e 2. No caso do *T. cruzi*, a não ser que o paciente esteja na fase aguda da infecção, é pouco provável que o acidente com pequena quantidade de sangue do paciente ofereça algum risco. O risco existe para profissionais de laboratório que trabalhem com cultivos *in vitro* ou com triatomíneos, justificando a existência de um esquema de profilaxia com benzonidazol (veja situações específicas).

▪ Outros profissionais de saúde

Cabe lembrar que algumas categorias de profissionais de saúde têm riscos específicos ligados às suas atividades. É o caso de profissionais de odontologia, veterinários e profissionais que trabalham em laboratório, em atividades de rotina ou de pesquisa.

Odontólogos

Além das infecções pelo HIV, HCV e HBV, os profissionais da área são ocasionalmente expostos a germes da cavidade bucal inoculados por mordeduras ou presentes na saliva (EBV) e ao bacilo da tuberculose. Os EPI do dentista devem compreender, além das luvas, óculos e máscara de proteção.

Veterinários

Apenas nos três primeiros casos listados existe profilaxia específica:

- Raiva: o profissional tem que receber o esquema de vacinação pré-exposição com três doses e a cada 2-3 anos um reforço, ou fazer a dosagem de anticorpos. O mesmo diz respeito aos profissionais de laboratório que lidam com o vírus
- Leptospirose: PPE com doxiciclina – vacina ainda não disponível no Brasil para seres humanos
- Herpes B (macacos: mordedura, arranhões, contato de saliva com mucosas): potencialmente fatal, após a exaustiva limpeza do local é recomendada a PPE com valaciclovir, 1 g 8/8 h por 14 dias (Cohen *et al.*, 2002)
- Viroses de animais de laboratório (Lassa)
- Arboviroses (animais selvagens)
- Esporotricose e doença da arranhadura do gato
- Riquetsioses (pastos com gado, cavalos)
- Infecções por mordeduras em geral (*Pasteurella multocida*)
- Febre Q
- Brucelose.

Profissionais de laboratório, rotina e pesquisa

Muitas vezes lidam com material diretamente infectante (sangue, escarro), vidraria sujeita a quebrar e material concentrado como cultura.

De particular interesse para laboratórios de análises em geral: HIV e outros patógenos presentes em sangue e secreções; *M. tuberculosis*.

Laboratórios de pesquisa: no caso de acidentes com *T. cruzi* a profilaxia específica é feita com benzonidazol 7-10 mg/kg por 10 dias. Chegam a 30% os casos de reação de hipersensibilidade (exantema).

Leptospiras: doxiciclina 200 mg dose única.

Cultura de células em geral, germes exóticos e desconhecidos: para cada tipo de microrganismo as exigências são definidas pelo nível de risco que representam. Estes riscos vão de 1 (praticamente sem risco) a 4 (alto risco para o profissional e a coletividade) (Teixeira e Valle, 1996), correspondendo a níveis de contenção ou de biossegurança de 1 a 4 (Simas, 1996). Cada laboratório ou centro de pesquisa deve seguir rotinas estritas de prevenção e ter diretrizes de profilaxia pós-exposição de acordo com o material manipulado – por exemplo, o esquema de benzonidazol para acidentes com *T. cruzi*.

Profissionais de biotério

Riscos listados anteriormente para os veterinários.

Lembre-se dos riscos dos profissionais que lidam com animais peçonhentos em unidades de preparo de soro.

▸ Profissional de saúde infectado

Por fim será abordada a questão, cada vez mais frequente, do profissional de saúde como fonte de infecções para os pacientes.

Como revisto anteriormente, em algumas infecções preveníveis por vacinação, é importante que o estudante ou o profissional da área de saúde conheça a sua imunidade natural, ou seja vacinado contra o sarampo, a rubéola, a varicela e a hepatite B. No caso da varicela a história de infecção é suficiente para determinação da imunidade na maioria dos casos, não havendo necessidade de utilização de marcador sorológico. Embora a vacina ainda não esteja disponível nas unidades públicas de saúde, é recomendável aplicá-la nos profissionais sem história de "catapora".

No caso de hepatite B, sarampo e rubéola, duas condutas são possíveis: verificação da presença de anticorpos seguida de vacina caso estes estejam ausentes; imunização sem verificar a sorologia prévia: pode ser a conduta mais econômica, já que pelo menos em tese não existe contraindicação à revacinação contra HBV, sarampo ou rubéola.

A *influenza* ou gripe ocorre de modo cíclico e o vírus muda a cada ano. Pela sua maior exposição, os profissionais de saúde devem ser vacinados anualmente. A vacina se encontra disponível para os profissionais de saúde na época de realização da campanha do Ministério da Saúde dirigida aos idosos e a outras categorias suscetíveis (DPOC, soropositivos para HIV).

▪ Profissional com lesões cutâneas infectadas ou não

Soluções de continuidade ou lesões na pele das mãos ou antebraços devem ser cobertas com curativo impermeável para impedir o contato com patógenos de secreções do paciente ou a passagem de germes do profissional para o paciente. No caso de lesões na face (herpes) o uso de máscara é mandatório caso haja possibilidade de contato com bebês ou pacientes com imunidade comprometida. A presença de dermatites de qualquer natureza em áreas de pele em contato com o paciente (antebraços, braços) também facilita a passagem de microrganismos do sangue do profissional para o paciente, como já relatado no caso de HBV (Gunson *et al.*, 2003; Williams *et al.*, 2004).

Tuberculose

O PPD é recomendado a todo indivíduo adulto que se *destina* a trabalhar em instituição de saúde. Trabalhos mostram que estudantes de medicina, ao ingressar nos anos de clínica, têm um índice de PPD reator idêntico ao de estudantes de outros cursos universitários. Já ao fim do ciclo clínico, a viragem do PPD é muito maior nos estudantes de medicina (Silva *et al.*, 2002).

Indicações da profilaxia com isoniazida

Em caso de viragem do teste tuberculínico, uma vez afastada a doença. Dose: 300 mg/dia durante 6 meses. Preencher ficha específica.

Qualquer profissional com suspeita de tuberculose deve ser afastado por alguns dias do contato com pacientes até que o diagnóstico seja concluído. Caso confirmado, ele será encaminhado para tratamento e afastado até a alta clínica e bacteriológica.

Profissional de saúde com germes transmissíveis por sangue e líquidos corporais | HBV, HCV, HIV

Em 2006, Perry *et al.* fizeram uma revisão de casos documentados de infecções transmitidas de profissionais a pacientes no mundo e concluíram pela importância de um controle mais rigoroso de tais infecções.

HBV

O vírus da hepatite B é de transmissão relativamente fácil por meio de pequenas soluções de continuidade da pele em contato com sangue ou líquidos corporais de indivíduos portadores de HBSAg, principalmente se houver replicação ativa do vírus HBV evidenciada pelo antígeno (HBeAg) ou pela evidenciação de DNA do HBV por PCR, nos casos de vírus HBV com a mutação pré-core.

Foram descritos vários "surtos" de transmissão de HBV de cirurgiões infectados para pacientes (Gunson *et al.*, 2003) e também o caso de um técnico HBeAg-positivo que transmitiu hepatite B a pelo menos 75 pacientes ao implantar eletrodos subdérmicos de EEG (Williams *et al.*, 2004). Em função desses fatos a Grã-Bretanha não permite que profissionais de saúde com HBeAg realizem procedimentos de risco e nos EUA também existem recomendações para que tais profissionais evitem esses procedimentos.

Procedimentos de risco

Situações nas quais uma lesão no profissional permitiria que o seu sangue entrasse em contato com os tecidos expostos do paciente. Tal situação é frequente em cirurgias gineco-obstétricas, abdominais, cardiovasculares, torácicas e ortopédicas. É fundamental que todo profissional seja vacinado contra HBV e que, no caso de ser candidato a realizar procedimentos invasivos, seja verificado seu *status* sorológico quanto à hepatite B. No caso do profissional de saúde portador crônico de HBsAg, deverá ser encaminhado para avaliação e tratamento por especialista. No mais, a observância estrita de normas de biossegurança como as descritas anteriormente deverá reduzir ao mínimo as chances de transmissão.

HCV

É de transmissão bem menos fácil do que o HBV, porém a realização de procedimentos de risco como os descritos é desaconselhável a cirurgiões portadores de HCV. Vários casos de pacientes infectados no decorrer de um ato cirúrgico por uma cepa de HCV idêntica à do cirurgião ou do anestesista são relatados na literatura (Henderson, 2003). As mesmas recomendações de encaminhamento para tratamento e avaliação por especialista e observância rigorosa de normas de biossegurança merecem ser repetidas aqui.

HIV

O mesmo diz respeito ao profissional HIV-positivo, lembrando que a transmissão deste último vírus é muito menos provável do que HCV e HBV e que o tratamento antirretroviral, se indicado, poderá reduzir ainda mais a chance de transmissão.

No momento, somente os Conselhos Regionais de Medicina do Paraná e de São Paulo emitiram parecer a respeito do exercício profissional de médicos portadores de HBV, HCV ou HIV (CRM-PR, 2002). Nos EUA, a Society for Healthcare Epidemiology of America (SHEA ou Sociedade de Epidemiologia da Assistência à Saúde dos EUA) publicou, em março de 2010, um artigo de revisão enfatizando o risco de procedimentos invasivos profundos por profissionais infectados pelo HIV, HBV ou HCV relativo à carga viral dos agentes e recomendando a rigorosa observância das normas de biossegurança por parte de tais profissionais.

A ocorrência de um acidente envolvendo risco de transmissão do profissional para o paciente tem uma conotação suplementar de natureza ética. Quando o risco parte do paciente, o profissional de saúde é legalmente obrigado a manter segredo sobre o *status* sorológico da fonte. Quando a fonte é o próprio profissional e as circunstâncias obrigam que se revele ao paciente o risco que ele está correndo para as medidas de proteção e acompanhamento necessárias, este último não está obrigado a guardar segredo da condição do profissional envolvido. Situações constrangedoras e até perda de clientela com o fim da vida profissional do médico já foram registradas nesses casos.

Doenças em que é aconselhável o afastamento do profissional de saúde, até ao menos a sua resolução

Conjuntivite infecciosa (até o desaparecimento dos sintomas); diarreia aguda; doença estreptocócica (até 24 h após o início da antibioticoterapia específica); hepatite A, rubéola, sarampo, caxumba, coqueluche, furunculose, escabiose, infecções do trato respiratório superior, se em contato com paciente de alto risco (a observação de utilização de máscara cirúrgica e intensificação da higienização das mãos deve ser rigorosa se não houver afastamento do profissional); varicela, herpes simples nas mãos ou dedos (até o aparecimento de crostas). Lesões por herpes-zóster devem ser cobertas e o profissional deve evitar cuidar de pacientes de alto risco (Rosenbach *et al.*, 2003).

Referências bibliográficas

Aoyama T, Sumakawa K, Iwata S *et al.* Efficacy of short-term treatment of *pertussis* with clarithromycin and azithromycin. *J Pediatr.* 129: 761-764, 1996.

Bace A, Zrnic T, Begovac J *et al.* Short-term treatment of *pertussis* with azithromycin in infants and young children. *Eur J Clin Microbiol Infect Dis.* 18: 296-298, 1999.

Bolyard EA, Tablan OC, Williams WW *et al.* Comments on CDC guideline for isolation precautions in hospitals. *Am J Infect Control.* 12: 163, 1984.

Brasil. Agência Nacional de Vigilância Sanitária. Resolução RDC nº 306, de 7 de dezembro de 2004. Disponível em: http://www.anvisa.gov.br/servicosaude/arq/normas.htm. Acesso em 21/05/2010.

Brasil. Agência Nacional de Vigilância Sanitária. Higienização das mãos em serviços de saúde/Brasília: Anvisa, 2007. Disponível em: http://bvsms.saude.gov.br/bvs/publicacoes/higienizacao_maos.pdf. Acesso em mai. 2010.

Brasil. Ministério do Meio Ambiente Conselho Nacional do Meio Ambiente - Conama Resolução nº 358, de 29 de abril de 2005. Dispõe sobre o tratamento e a disposição final dos resíduos dos serviços de saúde e dá outras providências. Disponível em: http://www.mma.gov.br/port/conama/res/res05/res35805.pdf. Acesso em 21/05/2010.

Brasil. Ministério do Trabalho e Emprego. Portaria nº 485 de 11 de novembro de 2005. Aprova a Norma Regulamentadora nº 32 (Segurança e Saúde no Trabalho em Estabelecimentos de Saúde). *Diário Oficial da União*, 16 de novembro de 2005, Seção 1, 219: 80-94.

Burton Jr. JR, Shaw-Stiffel T. Hepatitis viruses. In: Reese and Betts'. *A Practical Approach to Infectious Diseases*. 5th edition. Philadelphia: Lippincott Williams & Wilkins, pp. 477-492, 2003.

Cardo DM, Culver DH, Ciesielski CA. A case-control study of HIV seroconversion in health care workers after percutaneous exposure. *N Engl J Med*. 337: 1485-1490, 1997.

Cavalcante NJF, Pereira NA. Saúde ocupacional. In: Fernandes AT, Fernandes MOV, Ribeiro Filho N (ed.). *Infecção Hospitalar e suas Interfaces na Área de Saúde*. 2ª ed. São Paulo: Atheneu, p. 1287-1300, 2000.

CDC - Centers for Disease Control and Prevention. Update: outbreak of severe acute respiratory syndrome-worldwide. *MMWR*. 52: 241-246, 8, 2003.

CDC - Centers for Disease Control and Prevention. Guidelines for Preventing Health-Care-Associated Pneumonia, 2003. Recommendations of CDC and the Healthcare Infection Control Practices Advisory Committee (HICPAC). *MMWR*. 53(RR-3):1-40, 2004.

CDC - Centers for Disease Control and Prevention. guidelines for preventing the transmission of *mycobacterium tuberculosis* in health-care settings. *MMWR*. 54(R-17): 1-147, 2005.

CDC - Centers for Disease Control and Prevention. Workbook for designing, implementing, and evaluating a sharps injury prevention program. Tradução e Adaptação Rapparini C, Reinhardt EL. Disponível em: http://www.riscobiologico.org.

CDC - Centers for Disease Control and Prevention. Hand hygiene in healthcare settings. Available in: http://www.cdc.gov/HandHygiene/index.html. Access: 21/05/2010.

Chamberland ME. Emerging infectious agents: do they pose a risk to the safety of transfused blood and blood products? *Clin Infect Dis*. 34: 797-805, 2002.

Cohen JI, Davenport DS, Stewart JA *et al*. Recommendations for prevention of and therapy for expoure to B virus *Cercopithecine Herpesvirus* 1. *Clin Infect Dis*. 35: 1191-203, 2002.

Conselho Regional de Medicina de São Paulo, consulta 70597/97. Assunto: definição do limite entre procedimentos invasivos e não-invasivos por médico soropositivo para vírus HIV. Homologado na 2094ª reunião plenária em 07/04/98.

CRM-PR - Conselho Regional de Medicina do Paraná. Parecer 1.433/2002. Assunto: exercício profissional de médicos portadores do vírus da hepatite B, C e do HIV.

Commitee of the WHO Consultation on Clinical Aspects of Pandemic (H_1N_1). *Influenza N Engl J Med*. 362: 1708-1719, 2010.

Comissão de Biossegurança da Fundação Oswaldo Cruz. In: Teixeira P, Valle S (ed.). *Biossegurança, uma abordagem multidisciplinar*. Rio de Janeiro: Fiocruz, p. 13-14, 2004.

Controle da Tuberculose, Uma Proposta de Integração Ensino-Serviço. 5ª ed. Rio de Janeiro: Funasa/CRPHF/SBPT, p. 147-154, 2002.

Decker DD, Schaffner WA. Nosocomial diseases of healthcare workers spread by the airborne or contact routes (Other than Tuberculosis). In: Mayhall CG. *Hospital Epidemiology and Infection Control*. 3rd edition. Philadelphia: Lippincott Williams & Wilkins, p. 1401-1430, 2004.

Decker DD, Weber DJ, Schaffner WA. Healthcare vaccinations. In: Mayhall CG. *Hospital Epidemiology and Infection Control*. 3rd ed. Philadelphia: Lippincott Williams & Wilkins, p. 1381-1399, 2004.

Evatt B. Creutzfeldt-Jakob disease and haemophilia: assessment of risk. *Haemophilia*. 6 (Suppl.) 1: 94-99, 2000.

Fiuza de Melo FA, Kritski AL. Infecção, adoecimento e proteção dos profissionais de saúde na tuberculose. In: Veronesi R, Focaccia R (ed.). *Tratado de Infectologia*. 2ª ed. São Paulo: Atheneu, p. 979-981, 2002.

Garrett DO, Dooley SW, Snider Jr. DE *et al*. *Mycobacterium tuberculosis*. In: Mayhall CG. *Hospital Epidemiology and Infection Control*. 2nd edition. Philadelphia: Lippincott Williams & Wilkins, p. 477-503, 1999.

Garrett L. Yambuku. In: *The Coming Plague: Newly Emerging Diseases in a World Out of Balance*. New York: Penguin Books, p. 100-152, 1994.

Gunson RN, Shouval D, Roggendorf M *et al*. Hepatitis B virus (HBV) and hepatitis C virus (HCV) infections in health care workers (HCWs): guidelines for prevention of transmission of HBV and HCV from HCW to patients. *J Clin Virol*. 27: 213-230, 2003.

Henderson DK. Managing occupational risks for hepatitis C transmission in the health care setting. *Clin Microbiol Rev*. 16: 546-568, 2003.

Hill AF, Butterworth RJ, Joiner S. Investigation of variant Creutzfeldt-Jakob disease and other human prion diseases with tonsil biopsy samples. *Lancet*. 353: 183-189, 1999.

Ikeda RM, Birkhead GS, DiFerdinando GT *et al*. Nosocomial tuberculosis: an outbreak of a strain resistant to seven drugs. *Infect Control Hosp Epidemiol*. 16: 152-159, 1995.

Kawagoe JW. Tese de Doutorado. Escola de Enfermagem da USP, 2004. Citada na página http:www.ccih.med.

Lewinsohn R. A peste negra e o médico do século XIV. In: *Três Epidemias – Lições do Passado*. Campinas: Unicamp, p. 35-94, 2003.

Llewelyn CA, Hewitt PE, Knight RS. Possible transmission of variant Creutzfeldt-Jakob disease by blood transfusion. *Lancet*. 363: 417-421, 2004.

Loudon I. Childbirth. In: Loudon, I. *Western Medicine – An Illustrated History*. Oxford: Oxford University Press, p. 206-220, 1997.

Mast ST, Woolwine JD, Gerberding JL. Efficacy of gloves in reducing blood volumes transferred during simulated needlestick injury. *J Infect Dis*. 168: 1589-1592, 1993.

Muzy de Souza GR, Carvalho ACC, Cravo R *et al*. Viragem da prova tuberculínica entre profissionais de saúde em atividades num hospital universitário, referência para AIDS, no Rio de Janeiro. *Pulmão RJ*. 11: 64-75, 2002.

Pearson ML, Jereb JA, Frieden TR *et al*. Nosocomial transmission of multidrug-resistant *Mycobacterium tuberculosis* infections: a risk to patients and health care workers. *Ann Intern Med*. 227: 191-196, 1992.

Perry JL, Pearson RD, Jagger J. Infected health care workers and patient safety: a double standard. *Am J Infect Control*. 34: 313-319, 2006.

Rosenbach KA, Houston SH, Sinnott JT *et al*. Infectious disease aspects of employee (occupational) health. In: Reese and Betts'. *A Practical Approach to Infectious Diseases*. 5th edition. Philadelphia: Lippincott Williams & Wilkins, p. 957-968, 2003.

Rutala WA, Weber DJ. Creutzfeldt-Jakob disease: recommendations for disinfection and sterilization. *Clin Infect Dis*. 32: 1348-1356, 2001.

Sheffer A, Dales L, Nelson M *et al*. Use and safety of acellular *pertussis* vaccine among adult hospital staff during an outbreak of *pertussis*. *J Infect Dis*. 171: 1053-1056, 1995.

Siegel JD, Rhinehart E, Jackson M, Chiarello L, and the Healthcare Infection Control Practices Advisory Committe. 2007 Guideline for isolation precautions: preventing transmission of infectious agents in healthcare settings. Available in: http://www.cdc.gov/hicpac/2007IP/2007isolationprecautions.html. Access may, 2010.

Silva VM, Cunha AJ, Kritski AL. Tuberculin skin test conversion among medical students at a hospital in Rio de Janeiro, Brazil. *Infect Control Hosp Epidemiol*. 23: 591-594, 2002.

Sociedade Brasileira de Tisiologia e Pneumologia. III Diretrizes para tuberculose da Sociedade Brasileira de Tisiologia e Pneumologia. *Jornal Brasileiro de Pneumologia*. 35 (10): 1018-1048, 2009.

SVS - Secretaria de Vigilância em Saúde - MS 2004. *Manual de recomendações para atendimento e acompanhamento de exposição ocupacional a material biológico: HIV e hepatites B e C*. Programa Nacional DST/AIDS. Disponível em: http:/www.aids.gov.br/final/biblioteca/manual_exposicao/manual_acidentes.doc.

Teixeira EG, Menzies D, Comstock GW *et al*. Latent tuberculosis infection among undergraduate medical students in Rio de Janeiro state, Brazil. *Int J Tuberc Lung Dis*. 9: 841-847, 2005.

Telles MA, Kritski AL. Biosafety and hospital control. In: Palomino JC, Leão SC, Ritacco V. *Tuberculosis 2007 - From Basic Science to Patient Care*. Available in: www.tuberculosistextbook.com.

Weber DJ, Rutala WA. Lessons from outbreaks associated with bronchoscopy. *Infect Control Hosp Epidemiol*. 22: 403-408, 2001.

Williams IT, Perz JF, Bell BP. Viral hepatitis transmission in ambulatory health care settings. *Clin Infect Dis*. 38: 1592-1598, 2004.

Yu IT, Li Y, Wong TW *et al*. Evidence of airborne transmission of the severe acute respiratory syndrome virus. *N Engl J Med*. 350: 1731-1739, 2004.

Zhu T, Korber BT, Nahmias AJ *et al*. An african HIV-1 sequence from 1959 and implications for the origin of the epidemic. *Nature*. 391: 531-532, 1998.

▸ Literatura recomendada

Fernandes AT, Fernandes MOV, Ribeiro Filho N. *Infecção Hospitalar e suas Interfaces na Área de Saúde*. 2ª ed. São Paulo: Atheneu, 2000.

Kritski AL, Conde MB, Muzy de Souza GR. *Tuberculose do Ambulatório à Enfermaria*. 2ª ed. São Paulo: Atheneu, 2000.

Mayhall CG. *Hospital Epidemiology and Infection Control*. 3rd edition. Philadelphia: Lippincott Williams and Wilkins, 2004.

Palomino JC, Leão SC, Ritacco V. Tuberculosis 2007. From basic science to patient care. Available in: www.tuberculosistextbook.com.

Veronesi R, Focaccia R. *Tratado de Infectologia*. 2ª ed. São Paulo: Atheneu, 2002.

35 Infecção Hospitalar e seu Controle

Denise Marangoni e Marisa Santos

▶ Conceito

O termo *infecção hospitalar* (IH) ou *nosocomial* foi substituído por *infecção relacionada com a assistência à saúde* (IRAS), como modo de abranger infecções em áreas emergentes tais como assistência domiciliar, hospitais de pacientes crônicos, clínicas de procedimentos ambulatoriais etc. A IRAS é definida, então, como complicação infecciosa relacionada com a assistência prestada ao paciente em sua doença de base e, para tanto, tem que ser adquirida após o início da assistência (ausência de sinais clínicos e/ou laboratoriais anteriores) e pode se manifestar durante a internação ou mesmo após a alta, quando puder ser relacionada com a assistência.

Existe ainda o critério temporal segundo o qual, para ser IRAS, a infecção não pode estar no período de incubação no momento do início da assistência. Assim, para infecções bacterianas inespecíficas em que o período de incubação não seja uniforme para todos os pacientes, arbitrariamente são consideradas hospitalares quando se manifestam após 48 h. As infecções com período de incubação regular serão rotuladas como hospitalares quando se manifestarem após este período (p. ex., varicela será considerada hospitalar quando manifestada após 21 dias).

▶ Histórico

Na verdade, a história das IRAS, como são entendidas hoje, faz parte de todo o desenvolvimento da medicina, desde os primeiros procedimentos invasivos, a criação dos hospitais, o descobrimento dos microrganismos e, posteriormente, dos antibióticos.

Fernandes (2000) fez uma extensa revisão histórica das infecções hospitalares, de onde foram retiradas as informações que serão apresentadas neste tópico.

Os primeiros hospitais já trouxeram para a população o medo de contrair doenças no seu interior e de morrer devido a estas doenças. O hospital Hôtel Dieu em Paris, fundado no século 7, chegou a ter no século 18 cerca de 2.000 leitos nos quais eram mantidos mais de 5.000 pacientes (alguns leitos com 3 pacientes). Nas epidemias, cada leito era ocupado por até sete pacientes. Durante uma epidemia de febre puerperal nesse hospital, em 1746, morreram 19 de cada 20 parturientes. Em relação aos pacientes cirúrgicos, na sala de operações ficavam, ao mesmo tempo, os pacientes que estavam sendo operados, os que já haviam sido, e os que aguardavam a cirurgia. Uma comissão de peritos, nomeada pelo rei Luís XVI em 1777 para analisar a situação, propôs medidas de controle brilhantes, tais como locais específicos para o preparo dos pacientes que seriam operados e para o pós-operatório, que a sala cirúrgica fosse específica para este fim e que fosse construída de maneira que a operação pudesse ser observada de fora para evitar um grande número de pessoas dentro da sala, medidas de higiene e preparo mental para os pacientes, e limpeza do ambiente hospitalar.

Na Inglaterra, em 1751, antes do descobrimento dos microrganismos, Burton já considerava contagiosa a febre puerperal que causava grande mortalidade materno-infantil nas maternidades, e Charles White foi pioneiro em suas recomendações de limpeza do ambiente e lavagem das mãos de médicos e parteiras, reduzindo a taxa de mortalidade materna que era de 24/1.000 no período de 1749 a 1758 para 3,5/1.000 em 1789 a 1798 no Hospital Britânico de Partos.

Quase um século após, em 1846, Semmelweis realizou um trabalho epidemiológico pioneiro em sua abordagem completa da febre puerperal: identificação do problema, da causa, proposição de medidas de controle e avaliação dos resultados. Iniciou seus estudos sobre a doença em um grande hospital de Viena, onde foi admitido como assistente na Clínica Obstétrica. A maternidade era dividida em duas unidades, a primeira para o ensino de médicos e a segunda para o de parteiras. A mortalidade materno-infantil na primeira unidade (atendida apenas por médicos) era três a dez vezes maior do que na segunda (atendida apenas por parteiras). Semmelweis dedicou sua vida a entender essas diferenças de taxas que, segundo ele esperava, poderiam explicar as verdadeiras causas da doença. Começou com observação minuciosa do que acontecia nas duas unidades, suas condições ambientais, a distribuição das pacientes, suas diferenças sociais, fez exames clínicos e necropsias e levantamento bibliográfico para avaliar teorias e propostas anteriores, e nada explicava as diferenças. O esclarecimento veio com a morte de um colega médico que, durante uma necropsia de uma paciente que morreu com febre puerperal, foi ferido no braço pelo bisturi de um estudante e desenvolveu uma doença em tudo semelhante à das parturientes, inclusive os achados de necropsia. Concluiu, então, que o bisturi havia introduzido na lesão partículas de decomposição de matéria cadavérica que, no caso das parturientes, seriam levadas pelas mãos dos médicos e seus discípulos, ao examinarem-nas após fazerem necropsias. Na segunda unidade, as parteiras não dissecavam cadáveres e aí estava a diferença que explicava as taxas de mortalidade. Analisou as taxas históricas da maternidade e verificou que a mortalidade aumentou com o início das necropsias, e diminuiu no período em que ele se afastou da maternidade para descanso, período em que foram diminuídas as necropsias. Quis comprovar esta hipótese fazendo um estudo de taxas de mortalidade por cada médico, correlacionado-as com sua participação prévia em necropsias. Infelizmente foi impedido de realizar este estudo porque foi interpretado como base para denúncias pessoais. A partir da hipótese, Semmelweis propôs as medidas de controle que foram: isolamento das parturientes acometidas, lavagem das mãos dos médicos e estudantes com água clorada após as necropsias e entre os exames nas pacientes, e fervura do instrumental e utensílios. A taxa de mortalidade caiu de 18%, no mês anterior às medidas, para uma média de 3% a partir do mês posterior. No ano seguinte, a média de mortalidade na primeira clínica foi de 1,27%, inferior à da segunda, que foi de 1,33%. Semmelweis falhou apenas na estratégia de conscientização dos profissionais de saúde, que se revoltavam frente às suas medidas de controle cada vez mais rígidas.

Ainda hoje (2011), um século e meio após, a higiene das mãos é considerada a principal medida isolada de controle de IH, e um dos maiores desafios das Comissões de Controle de Infecção Hospitalar (CCIH) é conseguir a adesão dos profissionais de saúde a esta medida.

O século 19 também foi palco da descoberta dos microrganismos e de sua participação nas infecções, e da consequente substituição da teoria miasmática (coisas desconhecidas presentes no ar) pela teoria microbiana. O reflexo desses fatos para o entendimento da IH foi muito importante. Em 1886, Ernest von Bergmann observou que os microrganismos eram transmitidos pelas mãos dos cirurgiões, seus instrumentais e pelas esponjas muito utilizadas nas cirurgias, e que no ar os germes eram raros e geralmente inofensivos para o homem. Houve desenvolvimento da esterilização instrumental, inclusive pelo vapor d'água, importantíssimo até hoje. O método de Lister (desinfecção do ar da sala de cirurgia e do campo operatório por fenol) foi sendo substituído pela assepsia, por meio de aventais e instrumentais cirúrgicos esterilizados, e em seguida, pelo uso de máscaras e de luvas cirúrgicas.

A chegada dos antibióticos no século 20 e sua imediata aplicação na profilaxia cirúrgica (considerada, na época, como assepsia interna) causaram um certo descuido com as medidas de assepsia externa, o que foi responsável, pelo menos em parte, pelos resultados menos favoráveis que os esperados com a profilaxia antibiótica.

A organização de equipes permanentes para controle de IH (CIH) aconteceu já na metade do século 20, nos EUA, devido à ocorrência crescente de infecção por *Staphylococcus aureus* cada vez mais resistente aos antibióticos que vinham sendo desenvolvidos. Estas equipes eram formadas por profissionais de saúde interessados, voluntários, e deveriam trabalhar na retomada da importância da assepsia nos procedimentos invasivos e na desinfecção ambiental.

O primeiro livro específico sobre IH foi publicado em Londres em 1960. No decorrer dessa década, bactérias gram-negativas e fungos mostraram-se também importantes nas IH, especialmente em pacientes imunodeprimidos e nos submetidos a procedimentos invasivos. No início dessa década, nos EUA, foi realizada uma conferência nacional sobre IH, dando ênfase à organização de sistema de vigilância epidemiológica e à educação de profissionais de saúde para trabalharem em equipes de controle de infecção. Em 1965 teve-se conhecimento de um caso de IH levado aos tribunais e, em seguida vários outros, o que contribuiu para a instalação de equipes de controle de infecção pelos hospitais americanos, já que a existência dessas comissões era o primeiro passo para a defesa do hospital ou do médico na justiça.

A primeira conferência internacional sobre IH foi realizada nos EUA no início da década de 1970 e fez várias recomendações: a existência de um programa de CIH nos níveis nacional e de cada instituição; vigilância ativa das IH (notificação dos casos, não pelos médicos assistentes, mas pela equipe de CIH); análise epidemiológica dos dados obtidos para tomada de decisões; uma enfermeira exclusiva em CIH para cada 250 leitos do hospital; e um coordenador da CCIH denominado epidemiologista hospitalar. Em 1972 os Centers for Disease Control and Prevention (CDC) fundaram o National Nosocomial Infection Surveillance (NNIS) para obter dados nacionais de IH, mediante a participação voluntária de hospitais, e foi fundada a primeira Associação de Funcionários em CIH nos EUA. Ainda nessa década foi iniciado o Projeto Senic (*Study of Efficacy of Nosocomial Control*), um importante estudo sobre a eficácia das CCIH e seu custo/benefício, e a Joint Commission on Accreditation of Hospitals incorporou a vigilância epidemiológica aos requisitos necessários para credenciamento dos hospitais americanos.

Nos anos 1980, houve aperfeiçoamento da vigilância epidemiológica com informatização dos dados, aumento dos estudos de custo/benefício das medidas de controle e dos fatores de risco para as IH. Em 1985 foi finalizado o Projeto Senic, trazendo conclusões favoráveis à eficácia das CCIH e ao seu custo/benefício, o que constituiu outro incentivo para a criação de CCIH, reforçado ainda pela instituição de um novo sistema de pagamento hospitalar com base no diagnóstico, no qual apenas 5% do gasto no tratamento de IH eram reembolsáveis. A epidemia de síndrome de imunodeficiência adquirida (AIDS), naquela década, contribuiu para o desenvolvimento das medidas de isolamento e das precauções adotadas pelos profissionais de saúde durante o atendimento de qualquer paciente (precauções padrão ou universais). No final da década, teve início a expansão da epidemiologia hospitalar para estudo não só de complicações infecciosas, mas também de outras naturezas, relacionadas com a assistência, integrando-se então o CIH na visão de qualidade da assistência prestada ao paciente.

Nos anos 1990, toda a abrangência do CIH ficou bem estabelecida, interagindo com todos os setores do hospital: administração (aconselhamento sobre o custo/benefício de padronização de novos materiais e insumos, participação ativa na planta adequada de arquitetura nas expansões hospitalares, e assessoria nos processos jurídicos); na educação dos profissionais de todos os setores para prevenção de infecções; no aconselhamento aos médicos sobre o uso adequado de antibióticos; na vigilância sobre a potabilidade da água de todos os setores; com os serviços cirúrgicos e com as unidades de terapia intensiva na prevenção das infecções relacionadas com os procedimentos invasivos; com a farmácia na padronização de antimicrobianos; com o laboratório de microbiologia no controle de microrganismos multirresistentes; na relação das autoridades sanitárias com a administração e a equipe de assistência; e com a saúde ocupacional, prevenindo IH e acidentes nos profissionais de saúde.

Apesar de todo o desenvolvimento do CIH, as IRAS se mantêm importantes devido ao prolongamento da vida da população em geral e, em particular, de pacientes crônicos e imunodeprimidos, aliado ao desenvolvimento de tecnologia multi-invasiva da medicina, ambos aumentando a chance de complicação infecciosa. Além disso, o aumento de internações domiciliares e de internações de curta permanência (hospital-dia) eleva a proporção de pacientes graves nos hospitais gerais, necessitando de assistência muito invasiva, provocando tendência ao aumento da taxa de IH. Atualmente os avanços na estatística e na biologia molecular têm permitido estudos mais completos dos fatores de risco para IH, para infecção por microrganismos multirresistentes e de surtos.

Na Europa o progresso do controle das IH foi semelhante ao descrito para os EUA, com pequenas diferenças entre programas.

O Brasil vem seguindo os passos dos EUA neste processo. As primeiras CCIH datam do final dos anos 1960 e início dos 1970 em Porto Alegre, São Paulo e Rio de Janeiro.

Na década de 1970, Uriel Zanon (Rio de Janeiro) elaborou cursos e apostilas, traduziu manuais de CIH americanos e defendeu a necessidade de CCIH em todos os hospitais do Brasil junto ao Ministério da Saúde (MS). Este órgão começou a participar efetivamente do CIH em 1979, após uma conferência sobre IH na América Latina patrocinada pela OPS/OMS, começando a definir a política nacional em CIH.

O primeiro livro brasileiro no assunto foi publicado em 1982 por Edmundo Ferraz: *Manual de Controle de Infecção em Cirurgia*, e o segundo, mais abrangente, publicado por Uriel Zanon e Jayme Neves em 1987: *Infecções Hospitalares: Prevenção, Diagnóstico e Tratamento.* Nessa década houve grande desenvolvimento do CIH e a formação das primeiras Associações de Profissionais em CIH. Também é dessa década a primeira portaria ministerial, Portaria MS 196/83, recomendando a criação de CCIH nos hospitais brasileiros e dando orientações para o seu funcionamento. O grande impacto para impulsionar os projetos do MS foi a morte de Tancredo Neves (o primeiro presidente eleito pelo povo após o regime militar). Tancredo foi operado, no mesmo dia que seria sua posse, para tratamento de diverticulite intestinal. Evoluiu com IH e morte, o que comoveu todo o país. O controle de infecção ganhou força no MS, e nesse mesmo ano foram iniciados os cursos de capacitação de profissionais em CIH em todo o país, realização de fóruns, publicação de manuais e da legislação brasileira no assunto. Em 1987 foi fundada a Associação Brasileira de Profissionais em Controle de Infecção Hospitalar (ABIH), e em 1989 foi realizado o I Congresso Brasileiro em São Paulo, organizado pela Associação Paulista de Controle de Infecção Hospitalar, e o Rio de Janeiro foi sede do ICHI 89 (International Congress on Control of Hospital Infection), organizado por Uriel Zanon, com apoio de várias entidades.

O início dos anos 1990 foi marcado pela realização do II Congresso Brasileiro em 1990, em Belo Horizonte, organizado pelas associações mineira, paulista e brasileira de CIH. A partir daí, os congressos passaram a ser realizados pela ABIH, a cada 2 anos. Em 1992 foi lançada a segunda portaria do MS (Portaria MS 930/92), ampliando e atualizando as recomendações de ações de controle e de grupos específicos de CIH. Mais adiante, a obrigatoriedade da existência de CCIH e de um programa de CIH em todas as instituições de atendimento à saúde passou a ter força de lei, com a aprovação pelo Congresso de um projeto de lei sobre o assunto. A portaria mais recente foi lançada em 1998 (Portaria MS 2.616/98), marcando a última ação do MS sobre o Programa Nacional de Infecções Hospitalares, que passou a ser subordinado à Agência Nacional de Vigilância Sanitária (Anvisa), a partir de sua criação em janeiro de 1999, como um órgão vinculado mas não subordinado ao MS. O programa passou a ser denominado Programa de Controle de Infecção em Serviços de Saúde. Um inquérito nacional sobre a situação das infecções hospitalares, realizado por esse órgão em dezembro de 1999, evidenciou que 40% dos hospitais brasileiros apresentavam um programa formal controle de infecções hospitalares. Esta situação melhorou, segundo outro inquérito realizado pela Anvisa em 2003, com base em um questionário respondido por 3.123 hospitais brasileiros, que demonstrou que 76% dos hospitais tinham CCIH formalmente nomeada, 59,6% tinham programa de CIH, 60,9% dispunham de laboratório de microbiologia que era independente do hospital em 54,8% dos casos.

Após a virada do século, já com grande conhecimento sobre os fatores de risco de IH e as ações efetivas para seu controle, o desafio das CCIH é conseguir a adesão dos profissionais de saúde para o funcionamento destas ações. Durante toda a década de 2000, os maiores desafios enfrentados pelas CCIH foram: o grande aumento de microrganismos multirresistentes aos antimicrobianos, a transmissão cruzada desses microrganismos entre os pacientes assistidos em serviços de saúde, a conscientização dos profissionais de saúde sobre a importância do seu papel no controle das IH, e o aumento progressivo da dificuldade no uso racional de antibiótico devido às infecções por multirresistentes.

▸ Importância

A importância das IH está em sua frequência, morbidade, letalidade e custos (direto, preventivo e indireto), além do fato de serem preveníveis em grande percentual. A taxa de IRAS faz parte dos índices de qualidade da assistência prestada pela instituição.

Por serem complicações infecciosas da assistência prestada ao paciente, as IH localizam-se em qualquer parte do organismo, de acordo com os fatores de risco para seu desenvolvimento, que representam uma quebra do equilíbrio entre microrganismos colonizantes ou contaminantes e as defesas anti-infecciosas do organismo. As topografias mais frequentes são os tratos respiratório e urinário, os tecidos operados e a corrente sanguínea, relacionados diretamente com procedimentos invasivos, como intubação traqueal, cateterismo vesical, cirurgia e cateterismo vascular, respectivamente. Outras infecções, como as gastrintestinais, relacionadas com a nutrição enteral ou com o uso de antibióticos, e as cutâneas em úlcera de pressão ou no local de inserção de cateter vascular e nas ostomias (traqueais, gástricas, e intestinais) são menos frequentes.

A incidência dessas infecções é maior em grandes hospitais gerais de referência para pacientes graves e, dentro de cada hospital, a incidência é maior nas unidades de terapia intensiva (UTI). Quanto maior a gravidade do estado do paciente, menor a sua capacidade de defesa, e maior será o número de procedimentos invasivos necessários para seu tratamento. Esta situação constitui grande fator de risco para as IH. A capacidade técnica da equipe de saúde e uma CCIH atuante também constituem um diferenciador nas taxas de IH. A taxa relatada em uma determinada instituição varia também com o método empregado na sua avaliação. A vigilância epidemiológica contínua dessas infecções é importante para a sua prevenção, uma vez que pode apontar um aumento significativo da taxa basal de um determinado tipo de infecção, o que leva necessariamente a uma reavaliação das medidas preventivas em curso e a novo treinamento da equipe de saúde. A vigilância microbiológica é essencial para fornecer informação contínua sobre o perfil de microrganismos isolados e suas suscetibilidades aos antimicrobianos em cada setor do hospital. Este dado permite a adoção de medidas de controle de disseminação de microrganismos multirresistentes (MMR) e de política de uso de antimicrobianos diferenciada nos vários setores da instituição (Namias *et al.*, 2000). A vigilância permite avaliar a eficácia de determinadas medidas adotadas como, por exemplo, um programa de treinamento sobre uso de álcool para higiene das mãos e de precauções de contato na diminuição da prevalência de MMR em um determinado setor. Constitui, portanto, um instrumento essencial para a prevenção.

Entre maio e agosto de 1994 foi realizado um levantamento em 99 hospitais terciários localizados nas capitais brasileiras sobre a prevalência de IH, tendo sido encontrada uma taxa média de 15,5%, variando de 5,3% na obstetrícia, a 58,2% na UTI neonatal (Prade *et al.*, 1995) (Tabela 35.1). Apenas 42,4% das instituições avaliadas coletavam os dados da vigilância epidemiológica pela busca ativa pela CCIH, que é o método confiável. Na distribuição das infecções, a pneumonia foi a mais prevalente, responsável por 29%, chegando a 52,2% nas UTI de adultos.

As taxas de IH são mais elevadas nos países em desenvolvimento. Rosenthal *et al.* (2006) fizeram um estudo multicêntrico em 55 UTI de 46 hospitais localizados na Argentina, Brasil, Colômbia, Índia, México, Marrocos, Peru, e Turquia com o objetivo de definir a incidência de infecção relacionada com dispositivos em UTI de países em desenvolvimento, durante os anos de 2002 a 2005. Encontraram a taxa global de 14,7% ou 22,5 infecções por 1.000 dias de UTI. A infecção mais frequente foi a pneumonia associada à ventilação mecânica (PAV): 41% de todas as infecções associadas a dispositivos e 24,1 casos por 1.000 ventiladores-dia; em seguida a infecção da corrente sanguínea (ICS) relacionada com cateteres venosos centrais (ICS-CV): 30% das infecções e 12,5 casos por 1.000 cateteres-dia; e a infecção do trato urinário (ITU) relacionada com cateteres vesicais (ITU-CV): 29% das infecções e 8,9 casos por 1.000 cateteres vesicais-dia. Essas taxas foram muito superiores às das UTI dos EUA: PAV (5,4/1.000 ventiladores-dia), ICS-CV (4,0/1.000 cateteres vasculares-dia), e ITU-CV (3,9/1.000 cateteres vesicais-dia) (NNIS, 2004).

A morbidade das IH é muito variável, podendo ser muito pequena, como nas infecções urinárias assintomáticas, ou determinar graves deficiências físicas, como em algumas infecções ortopédicas, ou até causar diretamente óbito, como nas pneumonias ou nas sepses abdominais. O seu tratamento pode exigir prolongamento da internação, intervenções cirúrgicas, uso de aminas vasoativas e de antibióticos de largo espectro, ou de ventilação mecânica nas UTI. Por serem frequentemente causadas por MMR, o seu tratamento com antibióticos determina uma grande pressão seletiva de resistência. Já são isolados com frequência, em nossas UTI, bacilos gram-negativos suscetíveis apenas a um antibiótico, ou a nenhum, algumas vezes. A capacidade bacteriana de resistir aos antibióticos é muito maior do que a capacidade humana de desenvolver novos antibióticos ou de adesão às medidas de controle de resistência. Bactérias trocam material genético entre si com grande frequência, inclusive entre espécies diferentes, disseminando características importantes para sua sobrevida, inclusive a resistência aos antibióticos.

A taxa de mortalidade bruta, para pacientes com infecção associada a dispositivos, encontrada por Rosenthal *et al.* (2006) em países em desenvolvimento, variou de 35,2% para ICS-CV a 44,9% para PAV. Em pacientes sem infecção relacionada com a assistência a taxa de mortalidade bruta foi de 17,1%, o que significa um excesso de mortalidade de 18,1% para ICS-CV e de 27,8% para PAV.

Os custos diretos das IH são os correspondentes ao diagnóstico e tratamento dessas infecções, incluindo exames complementares, diárias extras, medicamentos e medidas de isolamento. Para cada IH, o custo é muito variável na dependência da sua gravidade. Por exemplo, o custo estimado por episódio de ICS relacionada com cateter venoso central é de US$25.000 a US$56.000 (Mermel, 2000; O'Grady, 2002). Custos preventivos referem-se ao custo do funcionamento das CCIH, às medidas preventivas, incluindo material adequado dos dispositivos invasivos, antissépticos, esterilização de materiais, profilaxia antibiótica, isolamento de pacientes, treinamento dos profissionais etc. Faltam estimativas atualizadas sobre tais custos.

Restam ainda os custos indiretos incomensuráveis que constituem as consequências de uma IH: sofrimento físico e mental do paciente e seus familiares frente a novas intervenções necessárias, prolongamento da hospitalização e/ou de tratamento antibiótico, risco de morte; afastamento do paciente de seu trabalho por mais tempo e, muitas vezes, sua incapacitação para reassumir sua atividade profissional; ou morte. Ainda consta dos custos indiretos a diminuição da rotatividade dos leitos hospitalares, agravando a demanda reprimida e, portanto, comprometendo a eficiência do sistema de saúde (Fernandes *et al.*, 2000). Outro aspecto cada vez mais importante devido a seu aumento progressivo é o dos processos judiciais contra médicos e instituições, gerados pela ocorrência de IH.

Tabela 35.1 Prevalência de infecção hospitalar (IH) por unidade de internação e distribuição topográfica em 99 hospitais terciários em capitais brasileiras – 1994.

Unidade	Pneumonia %	Cirúrgica %	Cutânea %	Urinária %	Sistêmica %	Outras	Taxa de IH – %
UTI neonatal	29,0	1,6	11,3	0	21,8	36,3	58,2
UTI pediátrica	45,0	5,0	2,5	5,0	22,5	20,0	28,8
Queimados	8,7	4,3	82,6	4,3	0	0	41,8
UTI adulto	52,2	10,7	9,6	12,9	9,6	5,1	38,9
Neonatologia	22,1	0	24,2	3,2	17,9	32,6	16,2
Clínica cirúrgica	17,1	44,2	10,0	12,4	5,6	10,6	15,9
Clínica médica	31,5	2,7	20,0	14,5	9,6	21,7	11,5
Emergência	30,8	0	7,7	23,1	0	38,5	8,9
Obstetrícia	5,3	60,5	2,6	15,8	0	15,8	5,3
Total	29,0	15,7	15,4	11,3	10,1	18,5	15,5

Adaptada de Fernandes *et al.*, 2000.

Infecções relacionadas com o cateter vascular

Epidemiologia

Estima-se que nos EUA sejam instalados mais de 150 milhões de dispositivos vasculares, por ano, para administrar líquidos intravenosos, medicações, sangue e derivados, e nutrição parenteral; para monitorar o estado hemodinâmico; e para hemodiálise. A maioria é constituída por cateteres venosos periféricos, porém mais de 5 milhões de cateteres vasculares centrais são inseridos por ano (Maki e Mermel, 1998). São vários os tipos: cateteres venosos periféricos de diferentes comprimentos, cateter arterial periférico, cateter venoso central de curta permanência, cateter venoso central inserido perifericamente, cateter arterial pulmonar, e cateteres venosos centrais de longa permanência semi-implantáveis e totalmente implantáveis (Mermel *et al.*, 2009). Esses cateteres podem ser instalados por punção, dissecção ou implantação cirúrgica parcial ou total. As complicações infecciosas relacionadas com as linhas vasculares estão listadas e definidas na Tabela 35.2, e na Tabela 35.3 são mostradas as taxas de infecção da corrente sanguínea (ICS) para diferentes tipos de cateter.

Os dispositivos vasculares constituem a causa mais importante de ICS associada à assistência à saúde, com um número estimado de 250.000 a 500.000 ICS relacionadas com a dispositivos intravasculares, por ano, nos EUA. Os cateteres venosos centrais não implantáveis são os que apresentam as maiores taxas de complicações infecciosas, sendo responsáveis por 80 a 90% das ICS relacionadas com cateter vascular (Widmer, 1997). Nos EUA, ocorrem cerca de 80.000 ICS por ano nas unidades de terapia intensiva (UTI), relacionadas com esses cateteres (Mermel, 2000). No estudo de Rosenthal *et al.* (2006) a incidência média de ICS de alguns hospitais de oito países em desenvolvimento foi três vezes superior à media de 300 hospitais americanos: 12,5 *versus* 4,0/1.000 cateteres-dia, respectivamente. A taxa média dos hospitais brasileiros que enviaram seus resultados para esse estudo foi de 9,2/1.000 cateteres-dia. O risco de ICS varia de acordo com o tipo e a finalidade de uso do cateter, o local de inserção, a experiência dos profissionais que instalam os cateteres, a frequência com que o cateter é acessado, a duração da cateterização, as características do paciente cateterizado e o uso de medidas preventivas de infecção (Maki *et al.*, 2006; O'Grady *et al.*, 2002; Safdar *et al.*, 2004). Os fatores que aumentam o risco de infecção, relacionados com o paciente, são: idade avançada, gravidade da doença de base, insuficiência renal crônica em programa de diálise, neutropenia, quimioterapia, AIDS, queimaduras extensas e prematuridade. Os relacionados com o cateter são: inserção em situações de urgência, cateteres não tunelizados, local de inserção (a veia subclávia infecta menos do que a jugular, que, por sua vez, infecta menos do que a femoral); tipo de cateter: cateter venoso periférico infecta menos do que o central de inserção periférica (PICC), que infecta menos do que o venoso central de curta permanência; finalidade de uso: cateter para nutrição parenteral total e para hemodiálise; material do cateter (poliuretano e silicone são melhores do que Teflon, polivinil e polietileno), tipo de inserção: por dissecção venosa em vez de punção; os fatores relacionados com o momento da inserção: paramentação inadequada da equipe, antissepsia incorreta do local de inserção, tipo de antisséptico [clorexidina é melhor que polivinil pirrolidona-iodo (PVP-I)], número de tentativas de punção, inexperiência do profissional; os fatores relacionados com a manutenção do cateter: falta de treinamento dos profissionais de saúde no manuseio do cateter (Kritchevsky,

Tabela 35.2 Complicações infecciosas relacionadas com os cateteres vasculares.

Tipo de complicação	Definição
Colonização do cateter	Crescimento significante de ≥ 1 microrganismo em cultura quantitativa ou semiquantitativa da ponta do cateter, ou de seu segmento subcutâneo, ou do conector
Flebite	Enduração ou eritema, calor, e dor ao longo do trajeto de uma veia cateterizada
Infecção no local de inserção	Definição microbiológica: crescimento de microrganismo no exsudato do local de inserção com ou sem concomitante infecção da corrente sanguínea
	Definição clínica: eritema, enduração, e/ou dor à palpação > 2 cm do local de inserção; podem estar associados a outros sinais e sintomas de infecção, como febre ou secreção purulenta no local de inserção, com ou sem infecção concomitante da corrente sanguínea
Infecção do túnel	Dor, eritema, e/ou enduração ≥ 2 cm do local de inserção, ao longo do trajeto de um cateter tunelizado (p. ex., cateter de Hickman ou Broviac), com ou sem infecção concomitante da corrente sanguínea
Infecção do reservatório	Líquido infectado no reservatório subcutâneo de um cateter vascular totalmente implantado; frequentemente associado a dor, eritema, e/ou induração sobre a área do reservatório; ruptura espontânea ou drenagem, ou necrose da pele sobrejacente, com ou sem infecção concomitante da corrente sanguínea
Infecção da corrente sanguínea	Relacionada com o líquido de infusão: crescimento do mesmo microrganismo em cultura do líquido de infusão e do sangue colhido percutaneamente de veia periférica, sem outra fonte identificada de infecção Relacionada com o cateter: bacteriemia ou fungemia em paciente com cateter vascular e > 1 hemocultura positiva obtida de uma veia periférica, manifestações clínicas de infecção (p. ex., febre, calafrios, e/ou hipotensão), e ausência de outra fonte aparente da infecção. Deve estar presente 1 dos seguintes: cultura semiquantitativa positiva (> 15 ufc/segmento do cateter) ou quantitativa (> 10^2 ufc/segmento do cateter), com a mesma espécie isolada na ponta do cateter e no sangue periférico; culturas quantitativas simultâneas de sangue com taxa > 3:1 ufc/mℓ de sangue (cateter *vs* sangue periférico); intervalo de tempo diferente para positividade (crescimento em hemocultura obtida por meio do cateter é detectado por sistema automático de hemocultura pelo menos 2 h antes do que a cultura de igual volume do sangue periférico)

Adaptada de Mermel *et al.*, 2009.

Tabela 35.3 Taxa de infecção da corrente sanguínea (ICS) segundo o acesso vascular.

Tipo de acesso	Incidência de ICS por 1.000 cateteres-dia
Cateter venoso periférico	
• Cateter de plástico	0,5
• Agulhas de aço	8,6
• Cateter introduzido através de corte na pele e TCS	9,0
• Cateter venoso periférico de linha média	0,2
Cateter arterial periférico	1,7
Cateter venoso central de curta permanência sem antimicrobiano	
• Não tunelizado, sem *cuff*	2,7
° Para hemodiálise	4,8
• Tunelizado	1,7
• Introduzido perifericamente	
° Paciente hospitalizado	2,1
° Paciente externo	1,0
• Cateter na artéria pulmonar	3,7
Cateter venoso central de curta permanência com antimicrobiano	
• Clorexidina-sulfadiazina de prata	1,6
• Minociclina-rifampicina	1,2
• Impregnado com prata	4,7
• Prata iontoforética	3,3
• Cloreto de benzalcônio	4,8
Cateter venoso central de longa permanência	
• Tunelizado e com *cuff*	1,6
• Totalmente implantado	0,1
Balão intra-aórtico	7,3
Dispositivo intraventricular esquerdo	2,1

Fonte: Maki *et al.*, 2006.

2001). A mortalidade atribuível a (diretamente causada por) estas infecções varia de 14 a 28%, na dependência da gravidade clínica; o prolongamento da internação na UTI é de 6,5 dias em média (Widmer, 1997) e o custo estimado é de US$25.000 a 56.000 por episódio (Mermel, 2000; O'Grady, 2002). Neste capítulo serão abordadas as infecções relacionadas com esses cateteres, como também com os venosos periféricos que ainda representam um grande problema nos hospitais brasileiros.

Fisiopatogenia

O cateter vascular, periférico ou central, torna-se colonizado por meio das seguintes vias: pele do local de inserção (migrando pela parede externa do cateter), conexões do cateter com o equipo de infusão (migrando pelo lúmen do cateter), hematogênica (a partir de um foco infeccioso a distância) e pela solução infundida contaminada (Figura 35.1). As mãos dos profissionais de saúde podem contribuir para a infecção, contaminando a pele do paciente no local de inserção, as conexões e a solução infundida. Cateteres vasculares, instalados há menos de 14 dias, são mais frequentemente colonizados em sua superfície externa, enquanto aqueles com mais de 2 semanas o são também

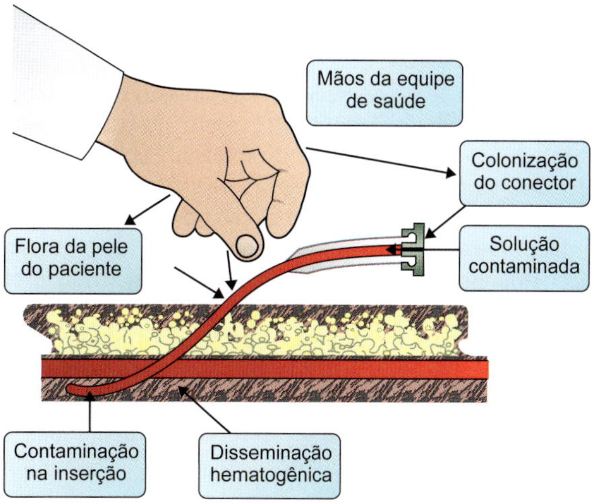

Figura 35.1 Fontes das infecções relacionadas com o cateter.

na superfície interna (Mermel *et al.*, 2009). Segundo Sherertz (1997), em cateteres venosos centrais inseridos há menos de 8 dias, a colonização extraluminal é a mais importante (75 a 90%), seguida pela colonização intraluminal pela contaminação dos conectores (10 a 50%), hematogênica (3 a 10%), e líquido de infusão contaminado em 2 a 3%. Naqueles inseridos há mais de 8 dias, a contaminação das conexões é a fonte mais provável (66 *versus* 26% para a via cutânea). A via hematogênica é, em geral, menos frequente, porém em pacientes internados em UTI, a exposição a bacteriemia proveniente de outra fonte é muito frequente e pode ser um fator de risco importante para infecção do cateter venoso central (Maki e Will, 1990).

Apresentações clínicas

Infecções relacionadas com o cateterismo venoso periférico

Flebites são complicações muito comuns da cateterização venosa periférica, ocorrendo em 15 a 70% em adultos, e 10 a 13% em crianças, e não são infecciosas em sua maioria, mas causadas por fatores físicos (composição, comprimento, largura e defeitos do cateter, tempo de cateterização, rapidez de infusão, trauma na punção, local anatômico de inserção) e características do fluido infundido (pH, osmolaridade, irritabilidade inerente). Apresentam-se como inflamação local: eritema, dor, cordão venoso palpável, edema, endurecimento e linfangite, sem drenagem purulenta (que caracteriza infecção), com ou sem febre. Não há colonização significativa do cateter nesses casos (Mayhall, 1997). As flebites podem facilitar infecção, que pode se limitar ao local de inserção (inflamação + purulência + cateter colonizado) ou evoluir também com bacteriemia, o que pode ser importante, especialmente para pacientes imunocomprometidos, cardiopatas e portadores de próteses. A denominada flebite supurativa é uma das mais graves complicações da terapia intravenosa, com bacteriemia em 70 a 100% dos casos, a maioria evoluindo para sepse, com embolia séptica para pulmões (Mayhall, 1997). Felizmente não é frequente, sendo mais relatada em pacientes queimados: 4,2% no estudo de Pruitt *et al.* (1980). Em sua apresentação típica, há febre, calafrios, hipotensão, celulite importante no local de inserção, acompanhada de dilatação de veias periféricas e veias colaterais salientes. O início pode ser insidioso, sem infecção no local de inserção, e pode aparecer dias após a remoção do cateter.

Infecções relacionadas com o cateterismo venoso central de curta permanência

Infecções da corrente sanguínea (ICS) causadas por bactérias ou fungos são as mais frequentes, a partir do cateter colonizado em sua superfície externa e/ou interna. Estas infecções se manifestam, na maioria das vezes, apenas com febre acompanhada ou não de calafrios, sem infecção no local de inserção, e sem infecção aparente em qualquer outro local do organismo. São as chamadas ICS relacionadas com o cateter vascular central. Pode haver evolução para sepse.

Infecções no local de inserção que se manifestam com a presença de celulite caracterizada como eritema, dor e endurecimento com diâmetro maior que 2 cm ao redor do local de inserção, ou pela presença de secreção purulenta local são geralmente de pequena gravidade, na dependência da intensidade da celulite.

Estas duas formas de infecção podem se apresentar isoladamente ou em conjunto. A forma mais frequente é a ICS isolada.

Pode haver complicação como tomboflebite na veia cateterizada, e infecções a distância, como osteomielite, endocardite, abscessos cerebrais e pulmonares.

Etiologia

Infecções relacionadas com o cateterismo venoso periférico

Estudos isolados mostram que, em adultos, mais de 90% das infecções limitadas ao local de inserção são causadas por estafilococo coagulase-negativo, enquanto a maioria das bacteriemias e das flebites supurativas é causada por *S. aureus*. Bacilos gram-negativos são muito raros nas infecções restritas ao local de inserção e responsáveis por cerca de 20% dos casos das flebites supurativas e bacteriemias. Fungos são bem mais raros (Mayhall, 1997).

Infecções relacionadas com cateteres venosos centrais de curta permanência

Na Tabela 35.4 estão listados os patógenos mais encontrados em ICS de pacientes em hospitais gerais (Wisplinghoff *et al.*, 2004) e UTI (Fridkin e Gaynes, 1999) dos EUA, e em UTI do Rio de Janeiro (Infecto – banco de dados de 2001 e 2002). *Staphylococcus* coagulase-negativo (SCoN) foi o agente mais isolado, em proporções semelhantes, nas três casuísticas, seguido de *Staphylococcus aureus*, mais isolado em pacientes fora das UTI. *Enterococus* spp. aparecem em terceiro lugar nos EUA. No Brasil, sempre há menos infecção por esta bactéria, em relação aos EUA, seja qual for o local de infecção. As várias espécies de *Candida*, em conjunto, ocupam a 4ª posição entre os agentes mais frequentes nos EUA. Este patógeno tem igual importância no Brasil, porém não aparece na Tabela 35.4 porque foram avaliadas apenas as bactérias naquele levantamento. O restante da etiologia é constituído por bactérias gram-negativas, entre as quais, *Pseudomonas aeruginosa* e *Klebsiella pneumoniae* se destacam na casuística das UTI no Rio de Janeiro. No estudo de Rosenthal *et al.* (2006), a etiologia de ICS relacionada com cateteres venosos centrais em UTI de hospitais de 8 países em desenvolvimento (incluindo o Brasil), em conjunto, foi: enterobactérias (27%), *S. aureus* (25%), *Staphylococcus* coagulase-negativo (18%), *Acinetobacter* spp. (13%), *P. aeruginosa* (9%), *Candida* spp. (5%), e *Enterococcus* spp. (3%). Nesta casuística, 57% das enterobactérias foram resistentes à ceftriaxona, 85% dos *S. aureus* foram resistentes à oxacilina (MRSA), 49% das *P. aeruginosa* foram resistentes às quinolonas, e 3% dos enterococos foram resistentes à vancomicina. Em cada paciente individual, em um determinado hospital, o agente etiológico e seu perfil de resistência aos antibióticos variarão na dependência da flora predominante nesse tipo de infecção no setor onde o paciente está internado e na dependência dos antibióticos usados recentemente. Em alguns hospitais a importância de bacilos gram-negativos multirresistentes é muito grande, o que tem que ser levado em consideração no momento de tratar empiricamente um paciente séptico de fonte relacionada com o cateter vascular.

Abordagem diagnóstica e tratamento

Se o quadro clínico é apenas febre, sem infecção no local de inserção, sem outro foco aparente, e com o paciente estável, a conduta pode se restringir à coleta de hemoculturas, sem retirada do cateter, ou com sua troca por meio de fio-guia. A coleta de sangue para cultura pode ser realizada apenas em veia periférica (2 a 3 amostras) e processada de modo rotineiro pelo labora-

Tabela 35.4 Prevalência de patógenos em ICS relacionadas com cateter vascular nos EUA e no Rio de Janeiro.

Patógeno	Hospitais Gerais – EUA (1995-2002) n = 24.179 (%)*	UTI EUA (1989-1998) n = 50.091 (%)**	UTI 10 hospitais RJ (2000/2001) n = 416 (%)***
Staphylococcus coagulase-negativo	31,3	39,3	30,5
Staphylococcus aureus	20,2	10,7	10,6
Enterococcus spp.	9,4	10,3	6,0
Candida spp.	9,0	4,9	-
Escherichia coli	2,8	-	-
Klebsiella pneumoniae	2,4	2,9	6,5
Pseudomonas aeruginosa	2,1	3,0	7,7
Enterobacter spp.	1,9	4,2	2,9
Serratia marcescens	-	-	4,6
Acinetobacter baumannii	-	-	4,1

ICS = Infecções da corrente sanguínea; UTI = Unidades de Terapia Intensiva; Fontes: *Wisplinghoff *et al.*, 2004; **Fridkin e Gaynes, 1999; ***Infecto – Infecções Hospitalares e Assessoria Ltda., 2001.

tório. Outra conduta, caso o cateter não seja removido, é realizar 1 coleta em veia periférica e 1 pelo cateter, no mesmo momento, em igual volume, colocadas em frascos distintos de hemocultura, identificados quanto ao modo de coleta, e enviados ao laboratório ao mesmo tempo, para processamento automatizado. Será comparado o tempo gasto para que as culturas se tornem positivas. Se o crescimento bacteriano no frasco com sangue colhido pelo cateter ocorrer pelo menos 2 h antes do colhido perifericamente, fará o diagnóstico de bacteriemia relacionada com o cateter, devido ao maior inóculo de microrganismo presente no sangue do cateter (Mermel *et al.*, 2009). Outro método diagnóstico é a cultura quantitativa de sangue colhido pelo cateter e por via percutânea. No sangue obtido pelo cateter deverão crescer pelo menos 3 vezes mais colônias do que naquele obtido pela veia periférica, método pouco utilizado por necessitar de aparelhagem especial para a contagem de colônias.

Se o cateter foi trocado por fio-guia, pode haver a opção de cultura de sua ponta distal (5 cm). É importante colher hemocultura antes da retirada do cateter para garantir maior chance de positividade. O resultado mais confiável da etiologia da infecção é o da hemocultura, que deverá ser o norteador do tratamento, caso haja discrepância com o resultado da cultura do cateter. Mesmo fazendo-se troca do cateter por fio-guia, pode-se optar por fazer apenas hemocultura porque, quando positiva sem outra fonte aparente de infecção, já estabelece o diagnóstico de ICS relacionada com o cateter vascular (ICS-CV). Quando cultivado o cateter, o método deverá ser semiquantitativo (técnica de Maki) ou quantitativo (lavagem do lúmen do cateter, ou sonicação). Não tem valor a cultura qualitativa do cateter. A técnica semiquantitativa avalia os microrganismos presentes na superfície externa do cateter, enquanto a sonicação avalia ambas as superfícies. Alguns estudos indicam superioridade das técnicas quantitativas, porém outros não encontraram diferença significante (Bouza *et al.*, 2005). A técnica de Maki é mais simples e mais empregada cotidianamente. Cateteres vasculares instalados há menos de 14 dias são mais frequentemente colonizados em sua superfície externa, enquanto aqueles com mais de 2 semanas o são também na superfície interna (Mermel *et al.*, 2009). Caso as hemoculturas sejam positivas, o cateter deverá ser removido, e um novo cateter deverá ser inserido em outro local. Esta conduta, em geral, é suficiente para a cura da infecção. Na maioria das vezes, a evolução clínica será favorável nas primeiras 48 a 72 h. Só será necessário tratamento antibiótico, por 10 a 14 dias, se houver crescimento em hemocultura de *S. aureus* ou *Candida* sp., devido a potenciais infecções a distância, iniciadas durante sua passagem pela corrente sanguínea. Esses microrganismos têm mais facilidade de causar infecção metastática de tratamento difícil, uma vez estabelecida. A escolha do antibiótico será realizada de acordo com o antibiograma no caso de *S. aureus*, e o antifúngico será escolhido de acordo com a espécie de *Candida* isolada e com a disponibilidade de antifúngicos na instituição (Nouér e Nucci, 2005). No caso de *S. aureus*, deve ser realizado ecocardiograma transesofágico para pesquisar endocardite que, se presente, estenderá o tempo de tratamento antibiótico. Esta recomendação é válida para todas as condições discutidas a seguir, quando for isolado *S. aureus* em hemocultura. Mermel *et al.* (2009) recomendam antibioticoterapia não só para *S. aureus* ou *Candida* spp., como descrito anteriormente, mas também para SCoN (5 a 7 dias), e para enterococos e gram-negativos (7 a 14 dias).

Se o quadro clínico é de sepse, sem foco aparente, a conduta é de coleta de culturas, com retirada do cateter, e início imediato de antibióticos contra gram-positivos e negativos e, em determinadas situações, também contra *Candida* spp. A escolha do esquema antimicrobiano empírico vai depender da flora predominante nesse tipo de infecção no setor onde o paciente está internado, dos antibióticos usados recentemente pelo paciente, e de outras condições epidemiológicas do paciente. Dentre os agentes etiológicos listados anteriormente, neste capítulo, os estafilococos coagulase-negativos raramente causam sepse, razão pela qual não são levados em conta na escolha empírica inicial. Para gram-positivos, estão recomendadas vancomicina ou teicoplanina para terapia empírica em locais onde a prevalência de *S. aureus* resistente à meticilina (MRSA) for maior do que 10 a 20% (Mermel *et al.*, 2009). Em instituições onde a maioria das amostras de MRSA apresentar valores de concentração inibitória mínima (CIM) $> 2\ \mu g/m\ell$ para vancomicina, antibióticos alternativos como daptomicina (de preferência) ou linezolida devem ser utilizados. A preferência é para daptomicina porque, para alguns autores, a linezolida não deve ser empregada em terapia empírica de bacteriemia, ainda sem confirmação da fonte (Mermel *et al.*, 2009). Além da prevalência de MRSA na instituição onde está sendo assistido o paciente, a condição de alergia grave a betalactâmicos e a presença de dois dos seguintes fatores também constituem indicação para uso de anti-MRSA: hospitalização no último ano ou procedência de qualquer instituição de atendimento à saúde; uso de quinolona nos últimos 6 meses; fazer parte de programa de diálise; e ter idade > 65 anos (Mensa *et al.*, 2008). Para gram-negativos, a escolha do antimicrobiano (cefalosporina de 4ª geração ou carbapenêmicos ou piperacilina-tazobactam isolados ou associados a aminoglicosídio) será de acordo com dados locais de suscetibilidade antimicrobiana, gravidade do quadro clínico e história epidemiológica do paciente. Há recomendação de abranger obrigatoriamente microrganismos multirresistentes (MMR) e *P. aeruginosa*, com associação de antibióticos, em casos de neutropenia febril, e colonização prévia por esses patógenos (Mermel *et al.*, 2009). O início empírico de antifúngico contra *Candida* spp. está indicado nas seguintes situações: uso de nutrição parenteral total (NPT); uso prolongado de antibióticos de largo espectro; presença de malignidade hematológica; paciente trasnsplantado medular ou de órgãos sólidos; colonização prévia por *Candida* spp. em vários locais do organismo; e infecção relacionada com cateter femoral. Equinocandinas são os antifúngicos de escolha. Fluconazol pode ser empregado em pacientes que não fizeram seu uso nos últimos 3 meses e quando dados locais indicam baixo risco de *Candida krusei* ou Candida *glabatra* (Mermel *et al.*, 2009). De acordo com o resultado das culturas, o esquema antibiótico deverá ser ajustado, reduzindo o espectro, sempre que possível.

Em infecções limitadas ao local de inserção, de pequena gravidade, apenas com pouca secreção purulenta e/ou pequena celulite ao redor, sem febre ou outros sinais sistêmicos, tanto em cateteres periféricos quanto centrais, raramente se faz o isolamento etiológico porque o tratamento será apenas a retirada do cateter, sem necessidade de antibioticoterapia. Culturas da secreção do óstio, da ponta do cateter e do sangue periférico poderão ser realizadas apenas para interesse epidemiológico.

Quando estão associados sinais locais e sistêmicos de infecção, a etiologia será estabelecida por cultura de sangue e da ponta intravascular do cateter (opcional), já que a presença de infecção no local de inserção indica a sua retirada. A conduta será semelhante à descrita anteriormente para pacientes apenas com sinais sistêmicos.

Quando a infecção local é grave (necrose, celulite extensa), o antibiótico deverá ser iniciado imediatamente após a coleta das culturas, de maneira empírica. Geralmente há sinais sistêmicos associados e, especialmente se evolui para sepse, aumenta a possibilidade de tromboflebite supurativa, que exige desbridamento do foco, algumas vezes com retirada da veia envolvida. A antibioticoterapia será conduzida de maneira semelhante ao descrito anteriormente para o quadro clínico de sepse.

Prevenção

▶ **Educação da equipe de saúde.** A medida mais importante de prevenção, para a qual a CCIH não pode medir esforços, é a educação dos profissionais quanto às possíveis complicações das cateterizações periféricas e centrais, à eficácia da higiene das mãos na prevenção, aos métodos disponíveis para a higiene e quando usá-los de maneira adequada, às indicações da cateterização, à técnica de inserção, aos cuidados na manutenção e às demais medidas de prevenção de infecção que serão comentadas. O estímulo à higienização das mãos é fundamental para prevenção de todas as infecções hospitalares. Todo esforço deve ser empregado para aumentar a adesão dos profissionais a esta prática (Aiello e Larson, 2002). O uso de solução alcoólica a 70% com substância emoliente, para prevenir lesão das mãos, é uma opção mais rápida e com eficiência superior à lavagem das mãos com água e sabão antisséptico como a clorexidina (Pittet e Boyce, 2001). Os dispensadores com álcool podem ser colocados em locais estratégicos para facilitar a adesão e diminuir o gasto de tempo para deslocamento até a pia. Deve-se assegurar que todo profissional envolvido na inserção e manutenção dos cateteres seja treinado e esteja apto para estas funções (Tabela 35.5).

Cateteres venosos centrais | Medidas específicas de prevenção

▶ **Material do cateter.** Os cateteres de melhor qualidade são os de poliuretano, silicone ou Teflon. Vários estudos têm demonstrado o impacto do uso de cateteres revestidos por antibiótico ou antissépticos quando, apesar da adesão às medidas preventivas básicas, as taxas permanecem acima de 3 infecções/1.000 dias de cateter. Nesse caso, podem representar uma economia de até US$ 300 por cateter, em especial para pacientes de alto risco como neutropênicos e queimados. O revestimento de clorexidina e sulfadiazina/prata é somente externo e demonstra vantagens claras quando o cateter é mantido por até 8 dias. O revestimento de rifampicina/minociclina é interno e externo, e tem apresentado resultados mais consistentes (Mermel, 2001; McGee e Gould, 2003), principalmente para cateteres mantidos por mais de 5 dias. Aumento na resistência antibiótica é sempre uma preocupação com o emprego desses cateteres. Marschall *et al.* (2008) recomendam cateteres impregnados com antimicrobianos e/ou esponja com clorexidina no local de inserção em pacientes com acesso venoso limitado e história de ICS recorrente, e em pacientes com risco aumentado de sequela grave de ICS como implante recente de dispositivos intravasculares. Vigilância neste aspecto será necessária, se tais dispositivos passarem a ser usados em maior escala.

▶ **Local de inserção.** A julgar apenas pelas complicações infecciosas, a cateterização pela veia subclávia deve ser preferida à jugular, embora outros fatores sejam importantes na escolha do local, tais como a experiência do operador e as características do paciente que possam dificultar a cateterização, como história anterior de dificuldade de punção, obesidade, deformidades anatômicas, ou cicatrizes. A veia subclávia deve ser evitada em paciente com hipoxia grave por causa da possibilidade de pneumotórax ser mais frequente neste procedimento e ser menos tolerado no paciente hipóxico. Em conjunto, a cateterização da jugular interna e da subclávia oferecem igual risco de complicações mecânicas. Pneumotórax e hemotórax são mais comuns na cateterização subclávia, enquanto a punção arterial é mais comum na jugular. A veia femoral deve ser evitada não só pela maior frequência de infecção, quando comparada com a subclávia, mas também pela maior taxa de complicações mecânicas como punção arterial e hematoma. Porém, em condições de reanimação de choque, a cateterização da veia femoral pode ser considerada, devido a maior rapidez deste procedimento. Após a reanimação, o cateter deve ser trocado para outro local mais adequado. Trombose relacionada com cateter venoso central é um evento comum. Sua importância ainda não está estabelecida, embora sempre haja o risco de embolia. Em comparação com a subclávia, o risco de trombose é dez vezes maior em cateter na femoral, e quatro vezes maior na jugular interna.

Os cateteres centrais de inserção periférica (PICC) representam uma boa alternativa para pacientes mais estáveis que necessitem de infusões por tempo prolongado porque apresentam menores taxas de infecção do que os centrais não implantáveis. Constituem o melhor acesso em recém-nascidos.

Dissecção venosa deve ser evitada pelo risco de infecção maior do que o da punção devido ao trauma tecidual e por não haver cateter apropriado para tal procedimento. Mesmo em paciente com distúrbios de coagulação, a dissecção deve ser evitada, dando-se preferência à punção em local passível de compressão, como a veia femoral.

▶ **Antissepsia do local de inserção.** Embora na literatura exista uma clara tendência para as soluções à base de clorexidina, por diminuírem o risco de colonização do cateter, no Brasil ainda há controvérsia, já que não existem no mercado as soluções aquosas a 2% recomendadas pelas *diretrizes internacionais* (Marschall *et al.*, 2008). Porém, a eficácia da solução a 0,5% em base alcoólica foi considerada adequada na metanálise de Chaiyakunapruk *et al.* (2002). PVP-I parece ser mais irritante, provocando hiperemia no local de punção.

▶ **Equipe de saúde.** Antes da inserção, o operador deve degermar as mãos (da mesma maneira recomendada para cirurgia), e durante o procedimento, empregar cuidados máximos de assepsia (capote estéril, gorro, máscara, luvas estéreis e campo estéril longo), que comprovadamente dimi-

Tabela 35.5 Medidas de prevenção de infecção em cateteres venosos periféricos.

Antissepsia do local de inserção com álcool a 70%, ou clorexidina alcoólica ou PVP-I alcoólico
Curativo transparente ou com gaze estéril
Troca do cateter a cada 4 dias no máximo, e sempre que houver flebite, e retirada do mesmo tão logo não seja mais necessário
Inspeção do aspecto de cada fluido a ser aplicado quanto a turbidez, presença de resíduos, data de validade, vazamento etc.
Uso de agulha e seringa estéreis cada vez que aspirar medicamento em frasco de multidose
Não utilização de agulha de metal para infundir fluido que possa causar necrose de tecido no caso de haver extravasamento
Cateterismo, de preferência, em adultos, de uma veia do membro superior porque apresenta menor risco de infecção do que no membro inferior

nuem o risco de infecção relacionada com o cateter, levando a uma economia estimada de US$167 por cateter inserido. Estes cuidados são obrigatórios também para troca de cateter com fio-guia (Marschall *et al.*, 2008).

A equipe treinada para inserção e manutenção do cateter também é fator comprovadamente eficaz na prevenção de infecção. A experiência do operador é um determinante importante. Várias tentativas de punção no mesmo local lesam a pele, que se torna facilmente colonizada, aumentam a chance de complicações mecânicas e de quebra da técnica asséptica. A formação de hematoma também aumenta o risco de infecção. É recomendada a troca do operador após três tentativas malsucedidas, especialmente ser for inexperiente. Punção da jugular interna guiada por ultrassonografia reduz o número de complicações mecânicas, de falhas na inserção e do tempo gasto, quando o médico é treinado para tal procedimento (McGee e Gould, 2003).

▸ **Cuidados na manutenção do cateter.** Não molhar o curativo durante o banho porque pode aumentar a contaminação do local de punção, tanto para curativo com gaze ou com filme transparente. Não há evidência de superioridade contra infecção entre os dois tipos de curativo, nem quanto à frequência ideal de sua troca rotineira. Sem dúvida, o curativo deve ser trocado sempre que estiver sujo ou úmido. A prática de aplicar cremes ou unguentos com antibiótico no local de punção é contraindicada por várias razões: aumenta a colonização do cateter por fungos, promove a emergência de bactérias multirresistentes e não diminui a taxa de bacteriemia relacionada com o cateter (Marschall *et al.*, 2008). Os sistemas de fixação do cateter venoso sem sutura (*sutureless*) e de curativos oclusivos com esponja impregnada com clorexidina têm demonstrado redução nas taxas em um número limitado de estudos, mas o custo e a disponibilidade limitam seu uso ampliado. Os conectores devem ser desinfetados antes de acessados. Trocar conjunto de aplicação de sangue e derivados e lipídios em até 96 h.

▸ **Retirada e troca rotineira do cateter.** O risco de colonização do cateter e de infecção da corrente sanguínea aumenta com o tempo de manutenção do cateter. O risco é baixo até o 5º ou 7º dia. Portanto, toda atenção deve ser dada à retirada do cateter tão logo não seja mais necessário. A troca rotineira programada, com fio-guia ou com nova punção, não é indicada porque não reduz a taxa de infecção. Com o fio-guia, a tendência é aumentar a taxa de infecção, e a troca do local aumenta a taxa de complicações mecânicas (McGee e Gould, 2003).

▸ **Profilaxia com antibióticos sistêmicos.** É contraindicada porque, apesar de reduzir a taxa de bacteriemia relacionada com o cateter, seu emprego aumenta a emergência de multirresistência, que constitui um dos maiores desafios atuais para o tratamento das infecções hospitalares (McGee e Gould, 2003).

▸ **Uso de propofol.** Propofol é um anestésico com grandes vantagens para sedação em terapia intensiva, mas com risco elevado de contaminação. Seus equipos de infusão devem sofrer troca mais frequente, sua manipulação deve ser cuidadosa e seringas e frascos abertos não devem ser guardados. O equipo deve ser acoplado à conexão mais proximal do cateter.

▸ **Implementação de *bundle*.** *Bundle* é um pacote de medidas que, quando aplicadas de maneira correta e em conjunto, são eficazes na prevenção de infecção. Para constituir o pacote, deve ser escolhido um número limitado de medidas profiláticas comprovadamente eficazes e de fácil aplicabilidade pelos profissionais de saúde. Tem que haver treinamento e compromisso dos profissionais envolvidos. Para que sejam eficazes, todas as medidas do *bundle* têm que ser aplicadas em conjunto e deve ser medida a adesão (*tudo ou nada*). Para prevenção de infecção relacionada com o cateter vascular, as medidas do *bundle* são as seguintes: barreira estéril máxima (uso de capote, gorro, máscara, luvas e campos longos) no momento da inserção; uso de clorexidina na antissepsia do local de inserção; preferir veia subclávia para cateterizações em que a expectativa de manutenção seja > 5 dias; avaliar diariamente a necessidade de manutenção do cateter.

▸ Infecção do trato urinário

A importância das infecções do trato urinário (ITU) é principalmente a sua frequência, já que a morbidade, a letalidade e o custo são menores quando esses indicadores são comparados aos das infecções respiratórias, cirúrgicas e relacionadas com o cateter vascular. É a IRA mais frequente, tanto em hospitais gerais (cerca de 40% das infecções hospitalares) quanto no cuidado domiciliar (*homecare*), em asilos e em hospitais de cuidados crônicos. Cerca de 80% das ITU são associadas ao cateter vesical (ITU-CV), chegando a 95% em UTI (Richards *et al.*, 1999). Estudos epidemiológicos em UTI sempre apontaram as ITU ocupando o 2º lugar em frequência, perdendo apenas para as respiratórias (Jarvis *et al.*, 1991; Dahmash *et al.*, 1994; Vincent *et al.*, 1995). No entanto, o estudo de Richards *et al.* (1999) em 112 UTI médicas de 97 hospitais dos EUA, abrangendo o período de janeiro/1992 a julho/1997, encontrou as ITU como as mais frequentes infecções (31%), diferentemente do descrito anteriormente. Mais de 90% destas infecções permanecem assintomáticas (Tambyah e Maki, 2000), sem indicação de tratamento, porém grande parte é tratada pela maioria dos intensivistas, tornando-se uma grande causa de uso desnecessário de antibióticos de largo espectro nas UTI, contribuindo para a pressão seletiva de resistência. Outros pontos de importância das ITU hospitalares estão em sua participação como principal reservatório silencioso de MMR, e em constituir a 2ª fonte mais frequente de infecção da corrente sanguínea no hospital (Maki e Tambyah, 2001).

▪ Conceito, manifestações clínicas e etiologia

Infecções urinárias hospitalares são as que se manifestam clínica ou laboratorialmente após 48 h do início da assistência ao paciente. São classificadas como relacionadas com o cateter vesical quando se manifestam ≥ 48 h após a cateterização. Quanto ao local do trato urinário acometido, são chamadas de infecções baixas quando atingem uretra, bexiga e próstata, e altas quando acometem o ureter e o rim.

São assintomáticas quando há ausência de sintomas em presença de bacteriúria significativa, isto é, presença da mesma espécie bacteriana com $\geq 10^5$ UFC/mℓ de urina em cultura de duas amostras consecutivas de urina colhidas por micção espontânea, na mulher, com intervalo de pelo menos 24 h. Basta uma amostra positiva com $\geq 10^5$ UFC/mℓ de urina de homem, colhida mediante micção espontânea, devido à menor possibilidade anatômica de contaminação, como também, para ambos os gêneros, com urina colhida por cateterismo vesical, a partir da qual, sem tratamento, o nível de bacteriúria ou candidúria cresce uniformemente, atingindo $> 10^5$ UFC/mℓ em 24 a 48 h (Tambyah e Maki, 2000). Candidúria assintomática é diagnosticada pela presença de *Candida* sp. na urina em qualquer nível de contagem de colônias. Mais que 90% das UTI-CV são assintomáticas, mesmo com presença de piúria (contada em hemocitômetro) por vários dias. A piúria está frequentemente associada a bacteriúria ou candidúria, não obrigatoriamente relacionada com a infecção, podendo representar apenas lesão da mucosa da bexiga pelo cateter. Menos que 10% dos pacientes cateterizados com microrganismo em nível significativo na urina, com ou sem piúria, apresentam sintomas (Tambyah e Maki, 2000). Queixas de disúria e urgência têm pequeno valor preditivo de infecção, e são relacionadas com a presença do cateter. Provavelmente a presença do cateter previne a contínua exposição da uretra a grandes números de microrganismos da urina infectada, prevenindo a uretrite, responsável pela disúria e urgência, assim como a contínua drenagem da urina previne a urgência e a frequência relacionadas com a distensão da bexiga inflamada. Alguns pacientes desenvolvem sintomas após a retirada do cateter (Harding *et al.*, 1991). Leucocitose periférica também não é preditiva de ITU-CV. Pacientes cateterizados, com ou sem bacteriúria significativa, apresentaram níveis semelhantes de contagem de leucócitos no sangue no estudo prospectivo de Tambyah e Maki (2000). Febre também não é comum. Kunin *et al.* (1987) encontraram que 74% dos pacientes cateterizados, em um hospital de crônicos, desenvolveram bacteriúria ou candidúria ($\geq 10^3$ UFC/mℓ) e menos que 2% tinham temperatura $> 38°C$. Bacteriemia ocorre em apenas 1 a 4% das UTI-CV devido, provavelmente, também à contínua descompressão do trato urinário (Tambyah e Maki, 2000). ITU relacionada com cateter de longa permanência em idosos pode se manifestar apenas com estado confusional ou uma febre inexplicável. Da mesma maneira, em pacientes com lesão medular, os sintomas de ITU-CV são inespecíficos, podendo haver febre, desconforto abdominal, aumento de espasticidade muscular perineal ou, às vezes, apenas modificação do aspecto e/ou do cheiro da urina.

Em presença de sintomas de infecção urinária em pacientes não cateterizados, qualquer nível de bacteriúria ou candidúria será significativo. Com cateter vesical, a presença de febre ou diminuição do nível de consciência ou confusão mental ou sepse, sem outra fonte diagnosticada, em pacientes com bacteriúria ou candidúria em qualquer nível, será sugestiva de infecção urinária.

A prevalência dos agentes etiológicos e sua suscetibilidade aos antimicrobianos variam muito de hospital para hospital e de um setor para outro no mesmo hospital. Em um paciente individual, varia de acordo com o uso ou não de cateter, de antibiótico prévio, ou de internação recente. A Tabela 35.6 mostra a variação da prevalência etiológica nos hospitais dos EUA em diferentes anos, comparando dados dos hospitais como um todo, e das UTI separadamente. Especialmente expressivo é o aumento de *Candida* spp. na etiologia das ITU em UTI. A Tabela 35.7 reúne resultados de 10 hospitais privados do Rio de Janeiro, separando também os dados das UTI. As ITU-CV de curta permanência são monomicrobianas em mais de 90% dos casos (Tambyah e Maki, 2000). Por outro lado, 77% das bacteriúrias em pacientes cronicamente cateterizados são polimicrobianas (Saint e Chenoweth, 2003).

Tabela 35.6 Patógenos causadores de infecções do trato urinário ao cateter vesical em hospitais americanos de pacientes agudos.

Microrganismos	Hospitais gerais (1990-1992) (% do total)	UTI (1990-1992) (% do total)	UTI clínicas (1992-1997) (% do total)
Escherichia coli	26	18	14
Enterococcus sp.	16	13	14
Pseudomonas aeruginosa	12	11	10
Klebsiela spp. e *Enterobacter* spp.	12	13	11
Candida spp.	9	25	31

Adaptada de Maki e Tambyah, 2001; Richard *et al.*, 1999.

Tabela 35.7 Patógenos causadores de infecções do trato urinário ao cateter vesical em 10 hospitais de pacientes agudos do Rio de Janeiro.

Microrganismos	Hospitais gerais (Jan/2000 a Set/2001) N = 625 (% do total)	UTI (Jan/2000 a Set/2001) N = 294 (% do total)
Escherichia coli	21,6	21,1
Enterococcus sp.	10,4	8,8
Pseudomonas aeruginosa	15,5	15,6
Klebsiella spp. e *Enterobacter* spp.	9,9	9,2
Candida spp.	19,2	25,5

Fonte: Infecto – Infecções Hospitalares e Assessoria Ltda., 2001.

Patogenia

Uma vez inserido o cateter vesical, inicia-se a formação de biofilme em suas superfícies interna e externa. O biofilme é formado pela aderência de microrganismos ao cateter, que em seguida começam a se multiplicar e secretar uma matriz extracelular, constituída principalmente por polissacárides, que envolve a camada de microrganismos. O biofilme protege os microrganismos da ação dos antibióticos de várias maneiras: dificultando a sua penetração; a maioria dos antimicrobianos requer crescimento microbiano ativo para exercer sua atividade e, dentro do biofilme, os microrganismos crescem lentamente, talvez pela falta de nutrientes e oxigênio; os microrganismos dentro do biofilme alteram os locais de ação dos antimicrobianos. A migração do biofilme na superfície interna do cateter à bexiga ocorre em 1 a 3 dias. Na maioria das vezes, uma única espécie bacteriana compõe o biofilme, embora possa haver até cinco espécies. Algumas bactérias como *Proteus* sp., *Pseudomonas aeruginosa*, *Klebsiella pneumoniae* e *Providencia* sp. hidrolisam ureia na urina, produzindo amônia livre que aumenta o pH, permitindo precipitação de minerais dentro do biofilme, causando incrustações que podem até obstruir o cateter. Infecção crônica por estas bactérias pode levar à formação de cálculo renal. Não está ainda estabelecido o papel do biofilme na patogenia da ITU-CV. Alguns estudos sugerem que as bactérias encontradas em cultura de urina coletada pelo cateter podem não refletir a população bacteriana crescendo dentro do biofilme (Warren, 1997).

Os microrganismos ganham acesso às vias urinárias, no paciente cateterizado, mediante dois caminhos. O primeiro é a via extraluminal. Microrganismos colonizantes do períneo podem ser introduzidos por inoculação direta no momento da inserção do cateter, ou, mais tarde, migrar do períneo, por ação de capilaridade, por meio da interface entre a mucosa uretral e a superfície externa do cateter. Um estudo prospectivo de Tambyah *et al.* (1999) mostrou que 66% das ITU-CV foram adquiridas por esta via, sem diferença entre homens e mulheres, e que é mais importante para bacilos gram-negativos do que para fungos e cocos gram-positivos (Tabela 35.8). O segundo caminho é a via intraluminal por microrganismos que ganham acesso ao lúmen do cateter por falha na manutenção da drenagem fechada de urina ou por contaminação da urina na bolsa coletora. Esta via foi responsável por 34% das infecções no estudo de Tambyah *et al.* (1999) e foi o caminho mais importante para as infecções por cocos gram-positivos e fungos. O esvaziamento da bolsa coletora sem os cuidados adequados é frequentemente fonte de surtos de ITU-CV. A via hematogênica para pielonefrite hospitalar é rara e quase exclusivamente para *S. aureus*.

Tabela 35.8 Vias preferenciais de acesso dos microrganismos às vias urinárias.

	Via extraluminal	Via intraluminal
Microrganismos	*(%)*	*(%)*
Cocos gram-positivos (n = 44)	79	21
Fungos (n = 34)	69	31
Bacilos gram-negativos (n = 37)	54	46
Total (n = 115)	66	34

Adaptada de Maki e Tambyah, 2001.

Fatores de risco e medidas de prevenção

▸ **Cateter vesical.** O principal fator de risco das ITU hospitalares é o cateter vesical. Cerca de 80 a 95% das ITU relacionadas com a assistência são associadas ao cateter (ITU-CV) (Richards *et al.*, 1999). Deste modo, a principal medida preventiva é evitar a cateterização desnecessária pela educação da equipe médica sobre as indicações para o cateterismo vesical. Cateterização desnecessária foi registrada em 21 a 50% dos casos por Saint e Chenoweth (2003). A inserção deve ser realizada com técnica asséptica por profissional treinado. As indicações para o uso de cateter estão listadas na Tabela 35.9.

Alternativas ao cateter vesical de demora incluem o uso de coletor externo (*condom*), cateter suprapúbico e cateterismo intermitente.

Tabela 35.9 Indicações para cateterismo vesical.

Imediatamente antes, durante e imediatamente após cirurgia prolongada usando anestesia geral ou raquimedular
Para monitoramento do débito urinário
Para prevenir lesão de pele e úlcera de pressão em pacientes debilitados, paralisados ou comatosos
Para alívio de obstrução anatômica ou funcional do fluxo urinário
Para facilitar a cicatrização em pacientes submetidos a reparação cirúrgica do trato geniturinário
Quando é necessária irrigação contínua da bexiga em pacientes com hemorragia do trato urinário
Quando há incontinência urinária sem obstrução em paciente com úlcera de pressão sacra ou perineal
Para drenagem a longo prazo, quando a correção cirúrgica não é indicada ou desejada

Sobre o uso de *condom*, estudos das décadas de 1970 e 1980 apontavam um risco 2,5 vezes menor de infecção sintomática comparado ao cateter mantido. Porém um estudo de porte nacional realizado em hospitais de agudos e de crônicos, e em assistência domiciliar, mostrou incidência duas vezes maior com o uso de *condom* (Zimakoff *et al.*, 1996). Especialistas sobre o assunto propõem que novos estudos são necessários. Dado que a maioria dos homens incontinentes preferem *condom* ao cateter, este dispositivo deve ser indicado para homens que aderem a este tipo de coleção de urina (Saint e Chemoweth, 2003).

Quanto ao cateter suprapúbico, a maioria dos estudos indica menor taxa de bacteriúria e maior taxa de satisfação dos pacientes com este procedimento, em comparação com o cateter vesical. Porém alguns estudos referem complicações mecânicas maiores. Até que se esclareça o risco/benefício deste procedimento, a sua maior dificuldade de realização limita o seu uso em pacientes que requeiram cateterismo de curta permanência (Saint e Chemoweth, 2003).

O cateterismo intermitente é uma boa alternativa ao cateterismo de longa permanência em pacientes com lesão raquimedular, diminuindo o risco de bacteriúria, de episódios febris, cálculos, infecções periuretrais e de insuficiência renal.

O uso de fraldas em pacientes incontinentes requer infraestrutura de trocas múltiplas (pelo menos 6 vezes/dia) acompanhadas de higiene da região perineal com água e sabão.

Quanto à prevenção, cateteres impregnados com prata têm mostrado eficácia na redução de ITU-CV sem seleção de microrganismos resistentes e os estudos de custo/eficácia mostram que podem trazer economia para a instituição (Maki *et al.*, 1998; Saint *et al.*, 1998).

▸ **Sistema aberto de coleção de urina.** É o principal fator de risco para ITU-CV. Consta de um cateter vesical acoplado ao tubo coletor que drena a urina em um depósito ao qual não é selado. A taxa de bacteriúria em pacientes submetidos a este sistema de coleção é de 100% em 4 dias. A contaminação intraluminal do tubo de drenagem é rápida, e a partir daí os microrganismos ascendem para as vias urinárias. Não há mais indicação para o uso deste sistema nos dias de hoje, razão pela qual todas as informações sobre cateterismo vesical neste capítulo serão referentes ao sistema fechado de coleção de urina, em que o tubo coletor é selado à bolsa coletora. O cateter vesical deve ser conectado ao tubo coletor de maneira asséptica, antes de ser introduzido no paciente, e não deve ser desacoplado durante todo o tempo de uso. O único ponto de abertura do sistema é o conector de drenagem na parte inferior da bolsa, que permanece clampeado, sendo aberto apenas para esvaziamento, e com cuidados adequados para prevenir contaminação (Figura 35.2).

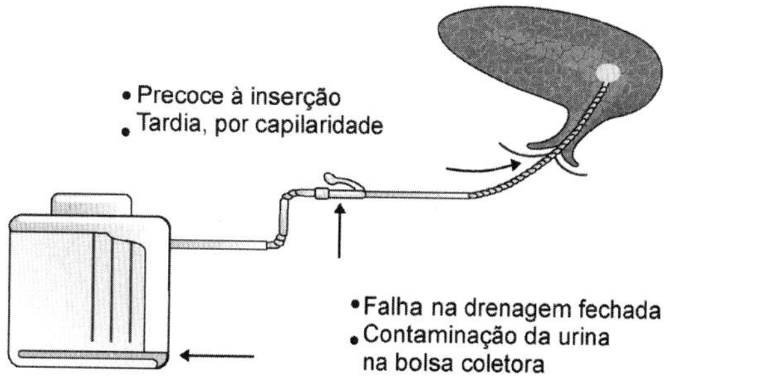

Figura 35.2 Vias de contaminação da urina no paciente cateterizado. Adaptada de Maki e Tambyah (2001).

► **Duração da cateterização.** O tempo de permanência do cateter é o principal fator de risco em pacientes com sistema fechado de coleção. Cerca de 25% dos pacientes cateterizados por 7 ou mais dias apresentarão bacteriúria ou candidúria, com um risco diário de cerca de 5%, e com 30 dias de cateterização a infecção é quase universal (Maki e Tambyah, 2001). Portanto, a principal medida de prevenção no paciente cateterizado é a retirada do cateter tão logo não seja mais necessário. Tempo maior que o necessário é apontado pela literatura em 33 a 50% dos dias de cateterização. Um motivo comum deste prolongamento é o esquecimento do cateter no paciente pelos médicos, ou mesmo a falta de conhecimento que seu paciente esteja cateterizado. Em um estudo recente, realizado em quatro hospitais universitários, os médicos foram questionados se seus pacientes estavam ou não cateterizados. Resposta incorreta negativa foi dada por mais de um terço dos médicos assistentes e por mais de um quarto dos médicos residentes. Este desconhecimento foi ainda maior quando a cateterização era desnecessária (Saint e Chenoweth, 2003). Gardam *et al.* (1998) relataram que, no hospital terciário em que trabalham, mais de 35% dos pacientes cateterizados não têm uma ordem escrita para o procedimento em seu prontuário. Educação periódica da equipe médica sobre os riscos da cateterização desnecessária e de seu prolongamento é medida preventiva importante.

► **Cuidados com o sistema fechado de coleção de urina.** A manutenção rigorosa do sistema fechado está entre as medidas mais importantes de profilaxia, podendo manter o risco de ITU-CV abaixo de 25% por até 2 semanas de cateterismo (Garibaldi *et al.*, 1982). Colocação da bolsa coletora no mesmo nível de altura da bexiga, falha na assepsia durante o esvaziamento da bolsa e manutenção de parte do tubo de drenagem abaixo do nível da bolsa coletora são indicados como fatores de risco para ITU-CV. Maki e Tambyah (2001) encontraram apenas a última condição como fator de risco (RR 1,9). Educação, sempre periódica, da equipe de enfermagem é a medida de prevenção indicada contra estes fatores.

Outros fatores de risco estão listados na Tabela 35.10, e as principais medidas preventivas de ITU-CV, na Tabela 35.11.

► **Práticas não indicadas para prevenção de ITU-CV.** Dentre as medidas comprovadamente ineficazes constam: uso de lubrificantes com antissépticos no cateter no momento da inserção, limpeza rigorosa do meato uretral, mergulhar o cateter em solução de antisséptico ou de antimicrobiano antes da inserção, aplicação periódica de cremes ou unguentos no meato uretral, irrigação contínua da bexiga com solução contendo antisséptico por meio de cateter de triplo lúmen, instilação periódica de solução com antisséptico na bolsa coletora e junção selada do cateter ao tubo de drenagem. Irrigação da bexiga com antimicrobianos não só é ineficaz como também aumenta a proporção de infecção causada por MMR (Maki e Tambyah, 2001).

Tabela 35.10 Outros fatores de risco para infecções do trato urinário associadas ao cateter vesical.

Fatores de risco	Risco relativo
Sexo feminino	2,5 a 3,7
Inserção do cateter fora da sala de operação	2,0 a 5,3
Serviço de urologia	2,0 a 4,0
Creatinina sérica > 2 mg/dℓ	2,1 a 2,6
Stent ureteral	2,5
Desnutrição	2,4
Infecção a distância	2,3 a 2,4
Diabetes	2,2 a 2,3
Monitoramento do débito urinário	2,0

Adaptada de Maki e Tambyah, 2001.

Tabela 35.11 Medidas preventivas de infecções do trato urinário associadas ao cateter vesical.

Educação dos profissionais de saúde sobre indicações, inserção e manuseio do sistema de coleção de urina
Limpeza rigorosa do períneo seguida por técnica asséptica na inserção do cateter
Não interrupção do fluxo da urina
Não elevação da bolsa acima do nível da bexiga
Manutenção de toda a extensão do tubo de drenagem acima do nível da bolsa coletora
Manutenção do sistema coletor fechado
Utilização de cálices individuais para o esvaziamento da bolsa coletora, ou sistemas com câmara de medição de volume, evitando a transmissão cruzada de patógenos, principalmente em unidades de terapia intensiva
Utilização de luvas de procedimento seguida por lavagem das mãos com antisséptico após manipulação do cateter vesical
Coleta de urina para cultura por punção do sistema coletor no local específico para este fim, sendo contraindicada a abertura do sistema
Não existe indicação para troca programada de cateter vesical

Cateteres impregnados com nitrofurantoína ou com associação de minociclina e rifampicina mostraram-se eficazes em reduzir ITU-CV, porém a seleção de microrganismos resistentes é uma possibilidade ainda não resolvida na literatura (Maki e Tambyah, 2001; Saint e Chenoweth, 2003).

O uso de antimicrobianos sistêmicos como quinolonas pode reduzir a incidência de ITU-CV em cateterismos de até 5 dias de duração porém, claramente, seleciona microrganismos resistentes como *P. aeruginosa*, outros bacilos gram-negativos, enterococos e fungos. Como a maioria das ITU-CV é assintomática (sem indicação de tratamento) e não desencadeia sepse, o risco de seleção é maior do que o benefício causado na prevenção (Maki e Tambyah, 2001; Saint e Chenoweth, 2003).

A troca programada de cateter uretral não diminui o risco de ITU, acrescentando mais um risco de bacteriemia no momento da inserção do novo cateter.

Tratamento das ITU hospitalares

A coleta de urina para cultura em paciente cateterizado com suspeita de ITU deve ser feita sem troca do cateter, mesmo que já esteja em uso por muitos dias. O microrganismo será o mesmo, com ou sem troca. Por outro lado, antes de iniciar um tratamento de ITU-CV, o cateter deve ser retirado para melhor eficácia do tratamento, que pode ser dificultado pela presença de biofilme que garante a manutenção dos microrganismos no cateter e perpetuação da infecção. Caso não haja possibilidade de permanecer sem o cateter, o mesmo deve ser trocado antes do início do tratamento, ou, para oferecer maior segurança para o paciente, fazer a troca 2 dias após o início do tratamento, quando a urina já estará estéril e a inflamação nas vias urinárias terá diminuído, o que pode diminuir a chance de bacteriemia no momento da troca.

A maioria das bacteriúrias e candidúrias relacionadas com o cateter vesical é assintomática, não estando indicado tratamento antibiótico, primeiro porque o risco de complicações sistêmicas destas infecções é muito baixo; segundo porque o tratamento, sem a retirada do cateter, não previne recorrência de bacteriúria e candidúria, e assim vai sucessivamente selecionando microrganismos resistentes que se tornam reservatórios silenciosos de multirresistência para o paciente e para a instituição, e podem invadir o paciente quando o equilíbrio entre microrganismos e mecanismos de defesa for perdido. O melhor tratamento é a retirada do cateter, quando possível, que elimina a condição de bacteriúria ou candidúria assintomática em grande parte dos pacientes. O tratamento de bacteriúria assintomática associada ao cateter vesical está indicado apenas em transplantados renais, em gestantes e em pacientes que serão submetidos à manipulação urológica. Quando indicado, o tratamento deve ser realizado apenas se houver persistência da bacteriúria após a retirada do cateter ou de sua troca, quando não puder ficar sem ele. A escolha do antibiótico será de acordo com o antibiograma, e o tempo de tratamento deve ser de 7 dias. Indicação de tratamento de candidúria assintomática inclui recém-nato de baixo peso, além das indicações de tratamento de bacteriúria, e é questionado em pacientes neutropênicos. Nestes casos, antes do tratamento, o cateter vesical deve ser retirado, se possível, e nova cultura de urina deve ser realizada porque a infecção pode ter sido resolvida com a retirada do cateter. Se o paciente não puder ficar sem cateter, deve ser realizada sua substituição e nova urinocultura, para avaliar se a infecção continua. Quando indicado, o tratamento deve ser feito com fluconazol, por via oral, por 7 dias, a menos que a espécie de *Candida* isolada seja normalmente resistente a este antifúngico, como a *C. krusei* (Lundstrom e Sobel, 2001).

As ITU-CV bacterianas ou fúngicas sintomáticas têm que ser tratadas. O problema é que os sintomas relativos ao trato urinário baixo são pouco frequentes e inespecíficos, além de muitos pacientes não terem condições de relatá-los. A situação mais frequente é um quadro de febre $\geq 38°C$ e leucocitose em paciente com múltiplas possíveis fontes. Como a maioria das ITU-CV restringe-se ao achado de cultura positiva, sem qualquer sintoma local ou sistêmico, nesta situação o diagnóstico de ITU é de exclusão, isto é, se não houver outra fonte clara para o quadro (pneumonia, infecção relacionada com cateter vascular, sinusite, reação a medicamento). O achado de piúria, como já abordado anteriormente, também não é específico, podendo ser devido à presença mecânica do cateter. Além do mais, o método utilizado na maioria de nossos laboratórios para pesquisa de piócitos na urina é pelo exame microscópico do sedimento urinário, que tem muitas variáveis em sua execução, o que o torna pouco preciso e com valor preditivo baixo. A avaliação da piúria é mais precisa mediante o exame da urina não centrifugada em hemocitômetro, que é uma câmara de contagem de células (Marangoni *et al.*, 1998). Caso o paciente esteja estável hemodinamicamente, a conduta é pesquisar a fonte da infecção e tratar a bacteriúria ou candidúria apenas quando não for encontrada fonte clara do quadro infeccioso. O antibiótico, então, será escolhido de acordo com o antibiograma e o antifúngico, de acordo com a espécie de *Candida* isolada. O tempo de tratamento será de 10 a 14 dias porque a presença de febre $\geq 38°C$ faz supor que a infecção comprometa o rim. Neste caso também está indicada a pesquisa de obstrução do trato urinário por meio de ultrassonografia ou tomografia computadorizada, caso em que uma intervenção urológica se impõe.

Se o quadro clínico é de sepse, devem ser colhidos materiais para cultura das várias possíveis fontes, incluindo sangue, em seguida efetuar a troca do cateter vesical e iniciar o antibiótico empírico imediatamente, sendo a escolha com base em antibióticos usados previamente nesta internação ou, recentemente, antes da internação; padrão de resistência no local onde o paciente está sendo assistido; e presença de comorbidades. Especialmente se a sepse é grave e não se dispuser de informações epidemiológicas, o antibiótico inicial terá que ser de cobertura ampla, atingindo bacilos gram-negativos e enterococos, e também estafilococos para a possibilidade de o cateter vascular ser a fonte (p. ex., carbapenêmico com ação antipseudomonas + glicopeptídio ou linezolida), e, ainda, avaliar a necessidade de antifúngico, de acordo com a duração e amplitude do esquema de antibióticos prévios e presença de infecção fúngica em um ou mais locais do organismo do paciente, uso de corticoide ou imunossupressores, diabetes, pós-operatório de cirurgia abdominal de grande porte e tempo de cateterismo vesical (geralmente > 12 dias). O diagnóstico de candidúria pode ser auxiliado pelo sedimento urinário com hemácias, leucócitos, leveduras, pseudo-hifas e debris necróticos. A ausência destas alterações não elimina a possibilidade de infecção fúngica. O antifúngico mais seguro nestes casos graves é a caspofungina devido à sua ação efetiva em todas as espécies de *Candida*, praticamente sem toxicidade e sem interações com outras substâncias. Outras possibilidades são as formulações lipídicas de anfotericina B, já que a formação convencional é muito tóxica em pacientes sépticos. O esquema e o tempo de tratamento devem ser reavaliados de acordo com os resultados da cultura, com detalhamento da espécie bacteriana e fúngica, e com o esclarecimento da fonte da infecção.

Os casos compatíveis com cistite hospitalar, sem cateter vesical, podem esperar o resultado da cultura, antes de se iniciar o antimicrobiano, se os sintomas não forem muito intensos; caso contrário podem ser tratados inicialmente com fluoroquinolonas, com ajuste após a cultura. Se há evidência de etiologia fúngica pelo sedimento urinário, o fluconazol é a medicação de escolha inicial. O tempo de tratamento é de 5 a 7 dias, tanto para a etiologia bacteriana quanto fúngica. As mesmas considerações são válidas para o paciente cateterizado, lembrando sempre de trocar o cateter, caso não seja possível retirá-lo, antes do tratamento.

▸ Infecções do trato respiratório

As IH mais comuns do trato respiratório são sinusite, traqueobronquite e pneumonia, e acometem principalmente pacientes submetidos à ventilação mecânica. São as infecções mais frequentes nas UTI. A mais estudada é a pneumonia, razão pela qual será o assunto principal deste tópico.

▪ Sinusite hospitalar

Sua incidência real ainda não está estabelecida. Meduri *et al.* (1994) encontraram a sinusite hospitalar como a terceira causa mais comum de febre em pacientes submetidos à ventilação mecânica. Predomina em seios maxilares (Alcón *et al.*, 2003).

Os fatores que tornam os pacientes em UTI predispostos à sinusite são: obstrução nasal por tubo nasotraqueal ou nasogástrico, debilitação, hipermetabolismo, disfunção de múltiplos órgãos, colonização das vias respiratórias superiores (VRS) e gastrintestinais por bactérias gram-negativas e/ou fungos. Após acúmulo de fluido sinusal, microrganismos presentes nas VRS invadem os seios, e sua multiplicação provoca espessamento da mucosa, maior retenção de secreção e desenvolvimento de infecção. A capacidade de defesa geral desses pacientes está comprometida, o que facilita ainda mais a infecção. A apresentação clínica pode variar, desde uma infecção assintomática a um quadro de febre e leucocitose sem fonte diagnosticada, com ou sem a presença de secreção purulenta em VRS, ou mesmo evoluir para sepse. É um diagnóstico muitas vezes de exclusão, razão pela qual é necessário estar atento à possibilidade. Tomografia computadorizada é o exame de escolha para o diagnóstico, mas pode, com frequência, gerar falsos diagnósticos, uma vez que o acúmulo de líquidos em seios da face de pacientes acamados em ventilação mecânica é comum, não sendo, muitas vezes, correlacionado com sinais de infecção. Diferentemente da etiologia das sinusites da comunidade, os microrganismos mais encontrados nas hospitalares são bacilos gram-negativos (*P. aeruginosa* e enterobactérias) e *S. aureus* (Brook, 1999). O diagnóstico etiológico é sempre importante, mediante punção do seio ou por via endoscópica, devido à possibilidade de resistência dessas bactérias a múltiplos antibióticos e da possibilidade de coleções estéreis. O tratamento inespecífico é o mesmo para as sinusites em geral. Não há necessidade de iniciar antibiótico empírico, a não ser em presença de sepse ou de complicações locais da sinusite, tais como celulite periorbitária, trombose do seio cavernoso e veias corticais, abscesso cerebral, empiema subdural e meningite, ou ainda quando não for colhida secreção para cultura. A escolha do antibiótico, nestes casos, será, de preferência, de acordo com a epidemiologia microbiana do local onde o paciente está internado e/ou de acordo com os antibióticos usados recentemente. Na ausência dessas informações, e de acordo com a resistência da flora frequentemente isolada nos hospitais, a associação de um glicopeptídio ou linezolida ao carbapenêmico deve constituir a escolha. A preferência de meropeném, entre os carbapenêmicos, deve-se à possibilidade de a infecção se estender ao sistema nervoso central, situação em que o emprego de meropeném é mais seguro; ertapeném não está indicado por não atuar em *P. aeruginosa*. Na ausência dessas urgências infecciosas, o início do antibiótico deve esperar o resultado das culturas.

Traqueobronquite hospitalar

É definida como infecção de traqueia e brônquios, sem pneumonia. O diagnóstico clínico baseia-se no aumento e/ou modificação do aspecto da secreção traqueobrônquica, com ou sem febre, desde que não haja imagem radiológica compatível com pneumonia. É menos comum do que a pneumonia. Vincente *et al.* (1995), em um estudo de prevalência de infecções em 1.417 UTI europeias, em 1992, encontraram que a pneumonia foi a mais frequente (47% das infecções), seguida pelas traqueobronquites e infecções urinárias (18% cada), e pelas ICS. Richards *et al.* (1999) encontraram 4% de traqueobronquites dentre as infecções, em 112 UTI clínicas nos EUA. Os fatores de risco e os microrganismos causadores mais frequentes são os mesmos para pneumonia, e serão descritos a seguir.

Pneumonia hospitalar

Epidemiologia

É uma infecção muito frequente, chegando a atingir 7,7% dos pacientes internados em hospitais universitários dos EUA, representando 15 a 18% das IH (Tablan *et al.*, 1994). Na Espanha, um estudo de prevalência de infecções hospitalares apontou uma taxa de pneumonia de 1,5% dos pacientes hospitalizados, representando 16,9% do total de infecções (Fernandes, 2000b). Em estudo realizado em 99 hospitais de capitais brasileiras, a infecção mais prevalente foi pneumonia, atingindo 4,5% dos pacientes internados, o que representou 28,9% das IH diagnosticadas (Prade *et al.*, 1995). Oitenta por cento das pneumonias hospitalares (PH) são associadas à ventilação mecânica (PAV). Nas UTI, a incidência de PAV é estimada em 10 a 40%, sendo responsável por mais da metade das prescrições de antibióticos nessas unidades (Rello e Diaz, 2003; Bonten *et al.*, 2004). Esta grande variação na incidência deve-se a critérios utilizados no diagnóstico, bem como a características da população estudada. São múltiplas as causas de febre em pacientes ventilados (reação ao fármaco, infecção ou inflamação extrapulmonar, transfusão sanguínea) bem como de infiltrado pulmonar (hemorragia ou embolia, atelectasia, insuficiência cardíaca, derrame pleural, aspiração química, tumor, fibroproliferação tardia na síndrome de angústia respiratória aguda). Quanto à confirmação laboratorial, o método mais empregado, devido à facilidade da técnica, é a cultura do aspirado traqueal, porém há controvérsia quanto à segurança desta cultura, mesmo quantitativa, na especificidade do diagnóstico (Mayhall, 2001). Fatores intrínsecos ao paciente como doença pulmonar obstrutiva crônica (DPOC), coma, trauma e lesão térmica aumentam o risco de infecção.

A taxa de letalidade atribuída a PH varia de 13 a 43% (Medeiros, 1991; Fernandes *et al.*, 2000b), o que constitui outro ponto de controvérsia: se estes pacientes realmente sobreviveriam sem a pneumonia (Rello e Diaz, 2003).

É uma infecção com grande impacto em custos, levando ao aumento no tempo de internação hospitalar médio de 7 a 9 dias. As estimativas médias são de US$11.897 por episódio, chegando a US$40.000 nos casos mais graves (Shorr e O'Malley, 2001; ATS, 2005).

A despeito dos questionamentos citados, as informações disponíveis sugerem que a incidência de pneumonia relacionada com a assistência esteja aumentando devido, pelo menos em parte, ao incremento de pacientes mais suscetíveis, o que reforça a necessidade de mais atenção dos profissionais e das agências nacionais sobre sua prevenção (Bonten *et al.*, 2004).

Patogenia

O processo da instalação da pneumonia segue três fases: entrada do microrganismo nas vias respiratórias inferiores, seguida de aderência e colonização local, e superação dos mecanismos de defesa do hospedeiro (mecânicos, humorais e celulares) com invasão tecidual e resposta inflamatória.

A via de entrada mais comum é a microaspiração de secreções acumuladas na orofaringe em pacientes que apresentam dificuldade de mobilizá-las, como nas seguintes situações: problemas da deglutição devido a sequelas de acidente vascular encefálico ou a rebaixamento da consciência; presença de tubo traqueal; e déficit da motilidade da parede torácica ou do diafragma relacionado com doenças neuromusculares ou cirurgias torácicas ou do abdome superior, que possibilita atelectasias e hipoventilação (Fernandes *et al.*, 2000c). Há ainda o trauma pulmonar direto nas cirurgias torácicas. Em paciente intubado, a secreção orofaríngea acumula-se acima do balonete, de onde é aspirada para as vias respiratórias inferiores sempre que houver alguma facilitação, como redução da pressão de ar do balonete, mobilização do tubo durante mobilização do paciente ou durante aspiração das vias respiratórias. Em pacientes muito debilitados ou em uso de antibióticos, a flora da secreção das vias respiratórias superiores é frequentemente modificada pela colonização por bacilos gram-negativos, que são os principais agentes das PH.

Macroaspiração de conteúdo gástrico é outro mecanismo de PH em pacientes com redução do nível de consciência e naqueles com esvaziamento gástrico lento, propiciando acúmulo de secreção.

A via hematogênica, a partir de infecção a distância ou de translocação bacteriana intestinal, é menos frequente.

Em paciente intubado, a inalação de aerossóis contaminados constitui outra via de infecção e da disseminação de patógenos MMR. A contaminação de artigos de inaloterapia como circuitos, micronebulizadores, ambu e espirômetro é uma possibilidade frequente, uma vez que estes artigos são habitualmente termossensíveis e reprocessados por desinfecção química em condições inadequadas de imersão e enxágue (Nafziger, 2003). A inalação de aerossóis contaminados é responsável por surtos por determinados microrganismos. As mãos dos profissionais de saúde constituem uma importante via de transmissão de patógenos causadores de PH nesses pacientes, em especial os MMR, como MRSA e *Acinetobacter* spp., especialmente ao realizarem aspiração do tubo orotraqueal (TOT) e ao manipularem equipamentos ventilatórios sem os cuidados adequados.

Outro dispositivo descrito recentemente como fonte para surtos de pneumonia é o broncoscópio, devido a dificuldades na limpeza (especialmente das válvulas) e enxágue (Kirschke *et al.*, 2003).

Outra possibilidade patogênica é a embolização de microrganismos que colonizam o lúmen do TOT. Após cerca de 11 h da intubação, está formado um biofilme nas superfícies externa e interna do TOT que protege os microrganismos da ação de antimicrobianos e de mecanismos de defesa do paciente. *C. albicans*, *S. aureus*, *P. aeruginosa* e enterobactérias podem atingir 10^6 UFC/cm de TOT. Durante a ventilação mecânica, a aspiração do TOT com cateter ou a broncoscopia pode levar a deslocamento destes microrganismos para as vias respiratórias baixas (Adair *et al.*, 1999).

Fatores de risco e prevenção de PAV

Uma vez conhecidas as vias de infecção, é fácil reconhecer os fatores de risco e as medidas de prevenção. Mais difícil é garantir a adesão dos profissionais de saúde a estas medidas. Todo esforço deve ser feito na educação desses profissionais no cuidado com o paciente que apresenta risco aumentado de PH. Zack *et al.* (2002) desenvolveram um programa educacional para reduzir PAV, cuja característica mais importante foi o autoestudo de um material contendo informações sobre a PAV: frequência, gravidade, custo, fatores de risco, métodos de prevenção, etiologia e métodos de coleta de secreção para cultura. O programa reduziu a PAV em 38 a 61% em três hospitais que o incluíram em seu treinamento dos profissionais de saúde (Bonten *et al.*, 2004). Outro procedimento importante para a prevenção é a vigilância epidemiológica das PAV que, em um determinado período, poderá apontar aumento em sua incidência, o que mobiliza revisão do funcionamento das medidas de prevenção. A seguir serão descritos os fatores de risco para PH e as respectivas ações de prevenção. A literatura tem destacado um papel importante para auditoria de processos e *feedback*. Jamtvedt *et al.* (2009), em revisão sistemática, conclui que auditoria e *feedback* podem apresentar impacto nas taxas, sendo mais efetivos quando a adesão inicial às medidas de prevenção é pequena e a auditoria é aplicada mais intensivamente.

Intubação traqueal e ventilação mecânica

Constituem o fator de risco mais importante, aumentando a probabilidade de PH em até 21 vezes (Torres *et al.*, 1990; Chastre e Fagon, 2002). Portanto, uma importante medida preventiva é evitar a intubação desnecessária, praticando a ventilação não invasiva com pressão positiva, por meio de máscara facial, sempre que possível e segura (Burns *et al.*, 2003). Alguns estudos demonstraram o efeito preventivo deste modo de ventilação na ocorrência de PAV, com um risco relativo de redução de 0,67 a 0,87 (Bonten *et al.*, 2004).

▸ **Duração da ventilação mecânica (VM).** Em pacientes intubados o risco estimado de pneumonia é de 3% ao dia até o 5º dia, 2% por dia entre o 5º e o 10º dia, e 1% ao dia do 10º dia em diante (Cook *et al.*, 1998). Portanto, todo esforço tem que ser feito para diminuir o tempo de VM. As estratégias constam da utilização de protocolos para acelerar desmame do respirador, como a interrupção diurna da sedação. Um fator que tem se mostrado muito importante na diminuição do tempo de VM é o nível técnico da equipe da UTI, sendo necessários treinamentos periódicos em VM adequada e em técnicas de prevenção de infecção no paciente ventilado.

Reintubação e intubação em caráter de emergência

Também são determinantes de risco de PAV (Torres *et al.*, 1995), sendo fundamental a elaboração de um protocolo adequado de desmame como estratégia de redução da reintubação.

Sinusite

A presença de TOT favorece a ocorrência de sinusite, cuja presença aumentou 3,8 vezes o risco para PAV no estudo de Holzapfel *et al.* (1993).

Posição supina do paciente

Paciente mantido com a cabeceira a 0° facilita a aspiração de secreção da orofaringe. Um estudo randomizado mostrou redução de três vezes na incidência de PAV em pacientes mantidos a 45°, quando comparados com aqueles em posição supina (Drakulovick *et al.*, 1999). A manutenção da cabeceira erguida a 45° é medida preventiva isolada de mais simples implementação e maior impacto. Elevações menores que 30° não foram associadas à redução de incidência de PAV (van Nieuwenhoven *et al.*, 2001). O transporte de pacientes intubados também configura um procedimento que aumenta o risco de pneumonia, provavelmente pela manutenção da posição supina.

Colonização orofaríngea-gástrica-intestinal por bactérias gram-negativas

A colonização da orofaringe por enterobactérias e *P. aeruginosa* tem sido identificada como fator de risco independente para desenvolvimento de PAV (Bonten *et al.*, 1996). Estudos objetivando diminuir a colonização, por antissepsia com clorexidina ou com terapia antibiótica, têm encontrado efeitos favoráveis (deRiso *et al.*, 1996; Bergmans *et al.*, 2001). O uso de descontaminação seletiva do trato digestivo (SDD) com antibióticos tópicos (boca, narinas e estômago) e um antibiótico intravenoso (por 4 dias) ainda é controverso. Tem sido associado à redução da incidência de PAV em UTI com baixos níveis endêmicos de resistência bacteriana (D'Amico *et al.*, 1998). Os resultados não são tão favoráveis em unidades com resistência elevada, além de, nestes casos, poderem aumentar a pressão seletiva de resistência (Verwaest *et al.*, 1997). A redução de PAV foi bem documentada em pacientes com trauma, com resultados de metanálise mostrando 44% de redução na incidência de pneumonia (Liberati *et al.*, 2000). Um estudo recente com grande número de pacientes mostrou diminuição importante na mortalidade com o uso de SDD em uma UTI onde a taxa de colonização por bacilos gram-negativos multirresistentes e por enterococos resistentes à vancomicina (VRE) era baixa (de Jonge *et al.*, 2003). A indisponibilidade da pasta oral de antibióticos e o risco de seleção de patógenos multirresistentes têm limitado seu uso.

O uso de antibiótico sistêmico isolado para profilaxia de PAV ainda é controverso, porém a maioria dos autores o considera risco para ocorrência de pneumonia e para aumento da letalidade (Kollef, 1993), além de contribuir para colonização e infecção por MMR.

Limpeza inadequada da orofaringe

A higienização inadequada da cavidade oral aumenta a concentração da flora e, por consequência, do inóculo bacteriano na secreção. A ação recomendada é apenas a manutenção da limpeza local por meio de produtos como água bicarbonatada. O uso de antisséptico, como a clorexidina, no pré-operatório e durante o período de ventilação mecânica, tem demonstrado resultados promissores em cirurgia cardíaca (deRiso *et al.*, 1996). Ainda não é uma recomendação rotineira e pode causar escurecimento dos dentes.

Profilaxia de úlcera de estresse

Pacientes em VM apresentam risco aumentado de sangramento digestivo. Antagonistas de H_2 e antiácidos, usados para sua prevenção têm sido identificados como fatores de risco independentes para PAV por aumentarem a colonização gástrica, consequente à redução da acidez, além de aumentarem o volume intragástrico no caso dos antiácidos. A alternativa seria usar sucralfato que protegeria a mucosa gástrica sem modificar o pH ou o volume da secreção. Os resultados comparativos são desfavoráveis ao sucralfato na prevenção de sangramento. Além disso, a participação da colonização gástrica como origem dos patógenos pulmonares na PAV tem sido questionada (Bonten *et al.*, 2004). Em conclusão, o sucralfato parece diminuir um pouco o risco de PAV, porém este benefício é suplantado pela menor eficácia em prevenir sangramento. Portanto, pacientes em VM, invariavelmente, devem permanecer em uso de bloqueadores de H_2 ou inibidores de bomba de prótons, frente ao alto risco de sangramento gastrintestinal.

Nutrição enteral

O uso mais precoce possível de nutrição enteral é indicado em paciente graves, porém tem sido considerado fator de risco para PH em pacientes submetidos a VM devido ao risco aumentado de aspiração. Seu benefício tem sido considerado maior que o risco de PAV. Alguns cuidados, como acidificação da dieta, aplicação intermitente, posicionamento pós-pilórico do cateter e avaliação da presença de resíduo gástrico e de peristalse antes de cada aplicação são indicados para diminuir o risco de infecção, embora sem comprovação na literatura. Um fator de risco fortemente relacionado com PAV foi a posição supina do paciente em uso de nutrição enteral, devendo-se redobrar a atenção para a cabeceira elevada a 45°.

Aspiração de secreção

A aspiração de secreção pelo TOT pode ser fator de risco quando realizada em número maior do que o necessário, por aumentar a possibilidade de contaminação, especialmente quando realizada sem cuidados adequados de assepsia. Pode também provocar lesões na mucosa traqueal quando o cateter de aspiração ultrapassa a extensão do TOT. Portanto, como prevenção de PAV, aspirar o TOT, e não a mucosa traqueal, somente quando necessário (presença de secreção no TOT), e com a técnica asséptica adequada. Existem dois sistemas de aspiração que parecem não diferir no risco de PH. O sistema mais empregado é aberto, isto é, o circuito do respirador é desacoplado do TOT para que seja feita a aspiração. A técnica asséptica compreende a higienização das mãos do profissional antes e após a aspiração, e uso de materiais que são descartados após o procedimento: cateter estéril, luvas limpas ou estéreis e solução salina fisiológica ou água estéril para irrigar o cateter. Esta técnica gera aerossóis com possibilidade de contaminar o profissional (indicado o uso de máscara, gorro, óculos de proteção e capote limpo) e o meio ambiente ao redor do leito. O sistema fechado é composto por um cateter protegido por uma capa, um reservatório de irrigação em uma extremidade e uma válvula de abertura e fechamento do sistema na outra extremidade. Este dispositivo permanece acoplado ao TOT por meio de uma peça T, e não há necessidade de abrir o circuito de ventilação para aspirar o paciente. Este sistema, quando corretamente manuseado, pode reduzir a contaminação ao redor do leito, em especial por patógenos de sobrevida em ambientes, como *S. aureus* e *Acinetobacter* spp. Também possibilita a aspiração em pacientes ventilados com PEEP (pressão positiva no final da expiração) elevada, evitando a interrupção da ventilação. O sistema fechado de aspiração não necessita de troca diária (Kollef *et al.*, 1997), podendo permanecer por períodos de até 7 dias, devendo ser mantido limpo, irrrigado após cada uso e trocado quando visivelmente sujo após irrigação, ou quando apresentar rompimento.

No paciente intubado, a secreção da orofaringe acumula-se sobre o balonete, sendo posteriormente aspirada para as vias respiratórias baixas. O balonete deve permanecer inflado a > 25 e < 30 cm H_2O, para prevenir, por um lado, a passagem direta de secreção e, por outro, a lesão traqueal isquêmica. A aspiração subglótica contínua por TOT com lúmen específico para tal fim tem demonstrado resultados promissores, especialmente em pacientes submetidos a cirurgia cardíaca, com redução de PAV de 16 para 4% no grupo de intervenção (Smulders *et al.*, 2002). Seu uso tem sido limitado devido ao custo elevado, embora Shorr e O'Malley (2001) tenham estimado que, em pacientes em VM por mais de 72 h, o seu uso possa levar a economia de até US$7.800. O risco relativo de redução de PAV com o uso desta medida tem sido de 0,45 na média dos estudos (Bonten *et al.*, 2004), mas ainda não tem sido incorporado como prática rotineira.

Tubo revestido com prata

Kollef *et al.*, no ensaio Nascent (2008), observaram redução na incidência de pneumonia (4,8% × 7,5%), além de retardo na ocorrência da PAV, sem alterações na mortalidade.

Circuito do respirador

A contaminação do circuito é universal e não tem implicação clínica na grande maioria das vezes. Porém, sua manipulação inadequada pode permitir a precipitação de condensado a partir do ar umidificado e aquecido que ventila o paciente e gerar aerossóis com bactérias que podem eventualmente causar pneumonia (Rello e Diaz, 2003). Os circuitos de VM devem conter copos expurgadores para o esvaziamento dos condensados e devem ser mantidos posicionados de modo que os condensados drenem por gravidade para os expurgadores. É recomendado o uso de luvas de procedimento para esvaziamento do condensado do circuito. Um grande número de estudos comprovou que a frequência da troca de circuitos não altera a incidência de PAV. A troca regular do circuito não oferece vantagens, uma vez que é rapidamente colonizado, e a sua manipulação pode aumentar o risco de aspiração do condensado (Kollef, 2004). O circuito deve ser trocado sempre entre pacientes, e no mesmo paciente, apenas quando grosseiramente sujo (Kollef *et al.*, 1995). O micronebulizador deve ser trocado a cada uso, ou utilizar sistema seco por aerocâmara e *puffs*, com troca entre pacientes. Os nebulizadores de grande volume (macronebulizadores) devem ser trocados a cada 24 h e sempre preenchidos com água estéril. O uso de umidificadores passivos, com ou sem filtro bacteriano, dispensa a água aquecida e, portanto, evita a formação de condensado, reduz a contaminação do circuito, mas não reduz a incidência de PAV. O tempo de troca pode ser determinado pela deterioração do seu funcionamento ou pela presença de sujidade visível.

Fisioterapia respiratória

Embora tradicionalmente associada à prevenção de pneumonia, ensaios clínicos e uma revisão sistemática conduzida por Freitas *et al.* (2009) não observaram impacto da espirometria de incentivo pré-operatória. Yang também, em revisão sistemática (2009), não observou vantagens de fisioterapia para redução ou tratamento de pneumonia.

Lactobacilos

Efeitos benéficos dos probióticos têm sido relatados, especialmente na profilaxia e tratamento de pacientes com gastrenterite. Hosjak (2010) observou uma redução de 62% na incidência de pneumonias em crianças hospitalizadas que fizeram ingestão profilática de leite fermentado, em um ensaio clínico randomizado.

Estatinas

As estatinas têm sido descritas como eficazes na redução da ocorrência de infecções, inclusive em terapia intensiva. A qualidade metodológica dos dados ainda é baixa, permanecendo ponto controverso. Tleyjeh *et al.* (2010), em revisão sistemática de estudos observacionais, observou uma redução de 45% na ocorrência de infecções na coorte com uso regular de estatinas.

Fatores de risco e prevenção de pneumonia associada à assistência em pacientes não intubados

Em pacientes não intubados, os fatores de risco para PH são os que facilitam a aspiração de secreção orofaríngea ou gástrica, os que dificultam a mobilização de secreção da árvore brônquica, os que dificultam a expansão torácica e a diminuição da competência imunológica devido a drogas ilícitas, debilitação grave, ou doenças como diabetes e câncer, que reduzem as defesas sistêmicas do paciente contra a infecção. Os pacientes mais suscetíveis são os que apresentam problemas da deglutição devido a sequelas de acidente vascular encefálico ou a rebaixamento da consciência, aqueles com déficit da motilidade da parede torácica ou do diafragma relacionado com doenças neuromusculares ou cirurgia torácica ou de abdome superior, que possibilita atelectasias e hipoventilação (Fernandes *et al.*, 2000c), e ainda os pacientes imunodeprimidos. Na cirurgia torácica, o próprio trauma pulmonar direto constitui fator de risco. A prevenção de PH nestes pacientes é feita com um conjunto de medidas: cabeceira elevada, mobilização do paciente no leito e fora dele, aspiração de secreção acumulada na orofaringe, fisioterapia motora, analgesia pós-operatória, nutrição e tratamento das comorbidades.

Estratégias específicas para diagnosticar e conter a disseminação do vírus respiratório sincicial são recomendadas, uma vez que este patógeno é de fácil disseminação em crianças e causador de substancial morbidade, determinando frequente internação em terapia intensiva, sendo ainda controverso o uso de anticorpos monoclonais como medida preventiva em pacientes de alto risco.

Na Tabela 35.12 estão listadas as principais medidas de prevenção classificadas de acordo com as evidências de eficácia, cuja definição está descrita na Tabela 35.13.

Diagnóstico clínico e etiológico

No paciente não intubado, a PH apresenta-se com um quadro de febre, leucocitose, dor torácica, tosse, escarro purulento e imagem radiológica de hipotransparência. Na maioria das vezes, os pacientes são tratados empiricamente devido à dificuldade de obtenção de material confiável para cultura. Nos casos leves a moderados, pode ser colhido escarro para Gram e cultura quantitativa com valor $> 10^5$ UFC/mℓ de secreção. A cultura só deve ser realizada se a secreção examinada ao Gram indicar que o material é confiável, isto é, com mais de 25 neutrófilos e menos de 10 células epiteliais escamosas por campo de pequeno aumento. Sua realização é aconselhável porque, se

Tabela 35.12 Principais medidas de prevenção de pneumonia relacionada com a assistência.

Treinamento da equipe – IA
Vigilância das taxas na UTI – IB
Esterilização ou desinfecção dos artigos de inaloterapia entre pacientes, preferencialmente por autoclave ou termodesinfecção (pasteurização) – IB
Esvaziamento regular do condensado dos circuitos do respirador – IA
Utilização de água estéril nos nebulizadores e umidificadores – IB
Desinfecção do micronebulizador após cada uso – IB
Utilização de ventilação não invasiva sempre que indicado – IIB
Utilização de tubos com aspiração subglótica – IB
Manutenção da cabeceira elevada a 30-45° em pacientes em ventilação mecânica ou dieta enteral
Checagem rotineira do posicionamento da sonda enteral – IB
Avaliação rotineira da distensão gástrica – IB
Bochecho com clorexidina para pacientes submetidos a cirurgia cardíaca – IIB

Adaptada de Tablan *et al.*, 2004.

Tabela 35.13 Classificação de eficácia de medidas de prevenção baseadas em evidências.

Classe I	Existe consenso de que o procedimento é útil e fortemente recomendado
Classe II	Opiniões divergentes sobre a utilidade do procedimento
Classe III	Existem evidências ou consenso de que o procedimento não é útil ou pode oferecer riscos
Nível A	Dados originados em múltiplos ensaios clínicos ou em metanálise
Nível B	Dados originados em um único ensaio clínico ou em estudos não randomizados
Nível C	Opinião dos especialistas, estudo de caso ou procedimento rotineiro

Adaptada do AHA/ACC, 2004.

a evolução inicial não for favorável, poderá ser feito posterior ajuste do esquema antibiótico ou, mesmo na evolução favorável, poderá ser indicado ajuste para menor espectro. Nos casos graves em que o paciente tenha condições de fornecer escarro confiável, a conduta será semelhante à descrita para os casos leves. Quando isto não for possível, terá que ser avaliada a equação risco/benefício para a realização de broncoscopia para coleta de lavado broncoalveolar (BAL) para Gram e cultura quantitativa com valor de significância $> 10^4$ UFC/mℓ de secreção. A presença de > 1% de células epiteliais no BAL, ao Gram, sugere contaminação orofaríngea importante, o que compromete a interpretação da cultura (Rello e Diaz, 2003).

PAV deve ser suspeitada em presença de secreção respiratória purulenta e de nova imagem radiológica de infiltrado pulmonar. A investigação da fonte de febre e leucocitose em paciente intubado sempre deve incluir a radiografia de tórax. Como já descrito anteriormente, várias causas de opacidade pulmonar confundem o diagnóstico da PAV, que tende a ser superdiagnosticada. Foi desenvolvido um sistema de pontuação para aumentar a acurácia do diagnóstico clínico de PAV (CPIS: *Clinical Pulmonary Infection Score*). Consta de uma pontuação de zero a dois para as seguintes variáveis: temperatura, contagem de leucócitos, volume e purulência da secreção traqueal, oxigenação, radiografia pulmonar e cultura semiquantitativa do aspirado traqueal. O somatório de pontos > 6 correlaciona-se fortemente com o diagnóstico de pneumonia; ≤ 6 deve ser reavaliada nos próximos 3 dias porque, se continuar neste nível, é provável que o quadro não seja de PAV (Fernandes *et al.*, 2000c). Em qualquer PAV tem que ser colhida secreção brônquica para cultura, antes do início do esquema empírico, para alimentar o banco de dados local (bactérias mais isoladas e seu padrão de resistência), indispensável para a adequação da antibioticoterapia inicial, e também para possibilitar ajuste do esquema antibiótico após os resultados de cultura. A coleta da secreção respiratória pode ser realizada por vários métodos: aspiração traqueal, coleta de secreção do trato respiratório baixo por meio de técnicas não broncoscópicas ou broncoscópicas (BAL – protegido ou não – ou escovado broncoalveolar protegido – raramente realizado em nosso meio). Destes, os mais utilizados são o aspirado traqueal e o BAL. O aspirado traqueal é o que mais se contamina com a flora das vias respiratórias superiores. O procedimento correto é fazer o Gram antes da cultura, para avaliar a adequação da amostra obtida. Os parâmetros para se considerar amostra confiável são semelhantes aos do escarro: mais de 25 neutrófilos e menos de 10 células epiteliais escamosas por campo de pequeno aumento. Nestas condições deve ser realizada cultura quantitativa, que será significativa com valor $\geq 10^5$ ou $\geq 10^6$ UFC/mℓ. A sensibilidade do exame varia de 52 a 100%, a especificidade, de 29 a 100%, e o valor preditivo positivo, de 45 a 100%. O BAL também deve ser submetido a exame direto antes da cultura, como já descrito para o diagnóstico de pneumonia em não intubados. A visualização de < 10% de neutrófilos é fortemente correlacionada com culturas negativas, devendo-se pensar em fonte alternativa para o quadro infeccioso apresentado. O ponto de corte é 10^4 UFC/mℓ, a sensibilidade de 80 a 100%, a especificidade de 75 a 100%, e o valor preditivo positivo de 76 a 100% (Fernandes, 2000c).

Agentes etiológicos e tratamento antibiótico

As PH, especialmente as PAV, são infecções potencialmente graves, que devem ser tratadas com antibioticoterapia adequada o mais precocemente possível. Demora na administração de antibiótico efetivo é associada a aumento de morbidade, mortalidade e custo (Rello e Diaz, 2003). Daí a necessidade de seu diagnóstico precoce e de se conhecer a etiologia esperada e seu padrão de resistência no setor onde está internado o paciente.

A etiologia das PH não relacionadas com a ventilação é pouco conhecida devido à dificuldade de obtenção de material confiável para cultura. Na maioria das vezes, os pacientes são tratados empiricamente. A escolha empírica inicial vai depender de fatores como uso prévio de antibióticos (quais e por quanto tempo), tempo de hospitalização prévio à pneumonia e padrão local de resistência aos antibióticos. Assim, o tratamento poderá variar desde uma cefalosporina de 2ª ou 3ª geração sem ação antipseudomonas, em pacientes internados há menos de 1 semana e sem uso prévio de antibióticos, até uma associação de duas medicações antipseudomônicas (carbapenêmicos, piperacilina/tazobactam, cefalosporina de 3ª ou 4ª geração, ciprofloxacino) e outra contra MRSA (vancomicina, teicoplanina, linezolida) naqueles já expostos a antibióticos, internados há longo tempo em setor com MRSA endêmico. Neste caso, o esquema empírico é muito amplo, para contemplar bactérias multirresistentes, sendo muito importante o ajuste após os resultados de cultura (caso tenham sido realizadas) para diminuir o peso da pressão seletiva na instituição. O tempo de tratamento deverá ser, em média, de 7 dias, podendo ser mais longo na presença de fatores como cavitação ou empiema pleural.

Bactérias são microrganismos importantes na etiologia de PAV. A relevância clínica do achado de *Candida* spp. em cultura de secreção respiratória é de difícil interpretação, sendo mais frequentemente um microrganismo colonizante do que causador de pneumonia, exceto em neutropênicos e transplantados (Rello e Diaz, 2003). As bactérias mais isoladas são *S. aureus*, *P. aeruginosa*, *S. pneumoniae*, *H. influenzae*, enterobactérias (*Klebsiella*, *Enterobacter*, *Serratia*, *E. coli*) e *A. baumannii*. A frequência de cada uma varia na dependência da exposição prévia ou não do paciente a antibióticos, da duração da VM e do tempo de internação prévio à intubação (Trouillet *et al.*, 1998).

Nas PAV precoces (3º-5º dia de VM) em paciente sem uso prévio de antibióticos e sem internação prolongada, as bactérias mais isoladas são da comunidade, que já colonizavam o paciente no momento da intubação: *S. aureus* sensível à oxacilina, *S. pneumoniae* e *H. influenzae*. O antibiótico inicial poderá ser uma cefalosporina de 2ª ou 3ª geração sem ação antipseudomonas. A etiologia varia também em diferentes instituições (Trouillet *et al.*, 1998; Rello e Diaz, 2003), e até mesmo nas diferentes UTI do mesmo hospital (Namias *et al.*, 2000). Assim, por exemplo, o tratamento descrito poderá ter que contemplar enterobactérias mais resistentes e MRSA em algumas UTI.

Nas PAV tardias (> 5 dias de VM), com ou sem antibiótico prévio, e nas precoces com antibiótico prévio, o esquema inicial obrigatoriamente deve contemplar *P. aeruginosa*, enterobactérias multirresistentes, MRSA e *A. baumannii*, na dependência da epidemiologia local. Caso não se disponha de dados locais, a associação de um carbapenêmico com cefepima ou piperacilina/tazobactam e com vancomicina ou teicoplanina ou linezolida é indicada. Em qualquer PAV tem que ser colhida secreção brônquica para cultura, antes do início do esquema empírico, para alimentar o banco de dados local, indispensável para a adequação da antibioticoterapia inicial. Caso bactérias produtoras de carbapenemases (KPC) predominem na unidade este esquema deve ser reavaliado.

O tempo de tratamento das PAV está estabelecido em 7 a 8 dias (ATS, 2005).

▸ Infecção do sítio cirúrgico

▪ Conceito, fisiopatogenia e etiologia

A infecção do sítio cirúrgico (ISC) é aquela que se desenvolve nos tecidos manipulados durante a cirurgia. De acordo com sua profundidade, são classificadas em incisional superficial (pele e subcutâneo), profunda (fáscia e músculo) e intracavitária (órgãos ou cavidades operados, excetuando pele, subcutâneo, fáscia e músculo). Cerca de 60 a 80% das ISC são superficiais (Mangram *et al.*, 1999). Os critérios de definição desses tipos de ISC, adotados pela Organização Mundial da Saúde (OMS) (WHO, 2009) e pela Anvisa (2009), têm o objetivo de uniformizar os dados e indicadores para fins de vigilância de taxas. Embora utilizando critérios semelhantes, a comparação de taxas entre diferentes serviços, unidades, ou mesmo, equipes cirúrgicas deve ser cautelosa devido aos diferentes riscos de infecção apresentados pelas cirurgias realizadas (porte, duração, contaminação do procedimento, gravidade do paciente). As definições de ISC pela Anvisa constam na Tabela 35.14.

A fonte habitual do microrganismo causador é a própria flora da pele, mucosa ou víscera do paciente (infecção endógena). Admite-se que 80% das bactérias isoladas em infecção da ferida operatória sejam originadas da pele do paciente (von Eiff C *et al.*, 2001). Deste modo, a etiologia varia de acordo com a flora predominante no sítio da cirurgia (*S. aureus* nas cirurgias limpas sem prótese; *S. aureus*, estafilococo coagulase-negativo (SCoN) e bacilos gram-negativos nas cirurgias com prótese; bacilos gram-negativos nas urológicas; bacilos gram-negativos, cocos gram-positivos, incluindo enterococos, e anaeróbios nas cirurgias intestinais, biliares, ginecológicas e nas infecções necrosantes de tecidos moles (tradicionalmente chamadas de fasciites necrosantes) de qualquer sítio. Ocasionalmente a fonte pode ser exógena, mais frequentemente detectada pela ocorrência de surtos, originando-se da equipe cirúrgica, instrumental, próteses e, mais raramente, do ambiente como sistemas de ventilação. As fontes exógenas devem ser suspeitadas nas ocorrências repetidas de bactérias ou fungos incomuns e em cirurgias de baixo risco. A ocorrência de várias infecções por *S. aureus* não constitui, por si só, indicação de fonte exógena já que é o patógeno mais comum em infecções cirúrgicas, proveniente do próprio paciente. Neste cenário, a investigação da equipe cirúrgica ou do ambiente, como fontes de um determinado microrganismo, só deve ocorrer respaldada por dados epidemiológicos, como a associação a uma determinada equipe ou procedimento e, preferencialmente, por identificação molecular de predominância de cepa única. Outra fonte pouco usual de contaminação da ferida operatória é a hematogênica, em que um episódio de bacteriemia leva à contaminação secundária da ferida operatória. Esta via é mais descrita em mediastinite e endocardite de prótese, secundárias à bacteriemia relacionada com cateter venoso. A ISC tem início durante a cirurgia e se manifesta, em sua maioria, dentro dos primeiros 15 dias de pós-operatório, embora possa aparecer até 1 ano após em implante de prótese. Ferraz *et al.* (1995) relataram 87,6% das ISC entre o 5º e o 14º dia, e 95,6% até o 21º dia, sendo portanto, a maioria detectada após a alta hospitalar. Há contaminação do sítio operatório durante a maioria das cirurgias (Burke, 1963), o que determinará infecção, ou não, na dependência de 3 fatores principais: a concentração do microrganismo contaminante, a sua virulência, e a resistência do paciente (WHO, 2009). Outros fatores, relacionados com o paciente e o procedimento cirúrgico, são também determinantes importantes e descritos, adiante, no item Fatores de risco.

Tabela 35.14 Critérios da Anvisa para definição de ISC.

Incisional superficial ISC – IS	Ocorre nos primeiros 30 dias após a cirurgia e envolve apenas pele e subcutâneo Com pelo menos um dos seguintes: Drenagem purulenta da incisão superficial Cultura positiva de secreção ou tecido da incisão superficial, obtido assepticamente (não são considerados resultados de culturas colhidas por *swab* A incisão superficial é deliberadamente aberta pelo cirurgião na vigência de pelo menos um dos seguintes sinais ou sintomas: dor, aumento da sensibilidade, edema local, hiperemia ou calor, *exceto* se a cultura for negativa Diagnóstico de infecção superficial pelo médico assistente Obs.: no caso de cirurgia oftalmológica, conjuntivite será definida como infecção incisional superficial Não notificar mínima inflamação e drenagem de secreção limitada aos pontos de sutura
Incisional profunda ISC – IP	Ocorre nos primeiros 30 dias após a cirurgia ou até 1 ano, se houver colocação de prótese, e envolve tecidos moles profundos à incisão (p. ex., fáscia e/ou músculos) Com pelo menos *um* dos seguintes: Drenagem purulenta da incisão profunda, mas não de órgão/cavidade Deiscência parcial ou total da parede abdominal ou abertura da ferida pelo cirurgião, quando o paciente apresentar pelo menos um dos seguintes sinais ou sintomas: temperatura axilar ≥ 37,8°C, dor ou aumento da sensibilidade local, exceto se a cultura for negativa Presença de abscesso ou outra evidência de que a infecção envolva os planos profundos da ferida, identificada em reoperação, exame clínico, histocitopatológico ou exame de imagem Diagnóstico de infecção incisional profunda pelo médico assistente
Órgão/cavidade ISC – OC	Ocorre nos primeiros 30 dias após a cirurgia ou até 1 ano, se houver colocação de prótese, e envolve qualquer órgão ou cavidade que tenha sido aberta ou manipulada durante a cirurgia Com pelo menos *um* dos seguintes: Cultura positiva de secreção ou tecido do órgão/cavidade obtido assepticamente Presença de abscesso ou outra evidência de que a infecção envolva os planos profundos da ferida, identificada em reoperação, exame clínico, histocitopatológico ou exame de imagem Diagnóstico de infecção de órgão/cavidade pelo médico assistente Obs.: osteomielite do esterno após cirurgia cardíaca ou endoftalmite são consideradas infecções de órgão/cavidade Em pacientes submetidos a cirurgias endoscópicas com penetração de cavidade, serão utilizados os mesmos critérios de infecção do sítio cirúrgico do tipo órgão-cavidade Não há, até o momento, critérios que permitam separar infecção ascendente do trato urinário de infecção urinária como expressão secundária de infecção em cirurgia urológica *Não* considerar que a eliminação de secreção purulenta através de drenos seja necessariamente sinal de ISC – OC Sinais clínicos (febre, hiperemia, dor, calor, calafrios) ou laboratoriais (leucocitose, aumento de PCR quantitativa ou VHS) são inespecíficos, mas podem sugerir infecção

Na Tabela 35.15 estão listadas as bactérias mais isoladas nas infecções da ferida operatória em alguns hospitais brasileiros, de acordo com dados do Sentry (programa de vigilância de microrganismos isolados e seu perfil de sensibilidade aos antibióticos em alguns hospitais de muitos países), em hospitais dos EUA (NNIS: National Nosocomial Infection Surveillance), da União Europeia, Tailândia e Turquia.

Tabela 35.15 Percentual de microrganismos mais isolados em ISC.

Microrganismos	Sentry Brasil (2008-2010)	NNIS	União Europeia	Tailândia	Turquia
S. aureus	22,6	20	27 a 40	8,5	50
SCoN	9,3	14	6 a 11	-	6
Enterococcus spp.	18,4	12	-	-	-
E. coli	13,1	8	3 a 15	15,3	8
Pseudomonas aeruginosa	44,1	8	7 a 10	6,8	7
Enterobacter spp.	16,6	-	-	-	-
Klebsiella spp.	20,6	-	-	-	-
Proteus spp.	9,2	-	-	-	-
Acinetobacter spp.	21,8	-	-	-	-

Adaptada de Sader (comunicação pessoal); WHO, 2009.

Epidemiologia

Estima-se que sejam realizadas 234 milhões de cirurgias por ano, no mundo, o que corresponde a cerca de 1 cirurgia para cada 25 pessoas vivas por ano. Desse total, 3 a 25% (pelo menos 7 milhões de cirurgias/ano) apresentam complicações, dentre as quais as infecções, estimadas em 500.000/ano nos EUA (Cruse, 1981). ISC pode apresentar grande impacto em letalidade, aumentando a taxa de 3,2% em pacientes operados que não desenvolveram infecção para 11,5% com infecção (Kollef *et al.*, 1997). Aproximadamente 75% das mortes em pacientes com ISC são relacionados com a infecção, sendo mais de 90% localizados em órgãos ou cavidades. ISC aumenta a permanência hospitalar em 4 a 22 dias, o custo da assistência em US$2.671 a 11.000, e dobra o custo de um paciente sem ISC. Os EUA gastam 22 bilhões de dólares/ano com ISC, levando-se em conta todos os fatores consequentes à infecção, a saber: uso de antibióticos para tratamento, outros medicamentos e insumos, ocupação de leitos, internação em unidades de terapia intensiva, custos com profissionais de saúde, intervenções secundárias, medidas de precauções/isolamentos, transmissão de patógenos, e processos judiciais (Cakmakci, 2010). A prevalência estimada de ISC no Brasil é de 11% do total de procedimentos cirúrgicos, segundo estudo transversal realizado pela Anvisa em 1999. Em um estudo prospectivo de 19.696 cirurgias de alta complexidade realizadas pelo Serviço de Cirurgia Geral da Universidade Federal de Pernambuco (Brasil), entre 1977 e 2007, ISC foi encontrada em 10,3%, com uma mortalidade de 1,6%. Já em 27.781 cirurgias limpas ambulatoriais, realizadas entre 1983 e 2007, a taxa foi < 1%, com apenas 3 mortes (0,00006%) (Edmundo Ferraz – comunicação pessoal). Dados de Campinas (Brasil) mostram que, entre 8.372 cirurgias limpas realizadas no período de janeiro/2009 a abril/2010, houve ISC em 1,93%, gerando letalidade de 10% e aumento do tempo de hospitalização de 3 para 15 dias (Luiz Fernando Waib – comunicação pessoal). Nos EUA, em 2003, foi implantado o Surgical Care Improvement Project (SCIP), com o apoio de mais de 10 organizações nacionais de saúde, com o objetivo de reduzir as principais complicações cirúrgicas (ISC, pneumonia pós-operatória, eventos adversos cardíacos, trombose venosa profunda). Sua meta inicial foi alcançar a redução de 25% dessas complicações até o ano de 2010 (SCIP, 2003). Especificamente para as complicações infecciosas, foi implantado o Surgical Infection Prevention Project (SIPP). A OMS, em outubro/2004, organizou a WHO Patient Safety para melhoria da segurança do paciente nos serviços de saúde. Definiu, como primeiro desafio, para 2005-2006, uma campanha internacional para higiene das mãos, tendo lançado a primeira diretriz internacional sobre higiene das mãos na assistência à saúde. O segundo desafio foi definido para 2007-2008: segurança na assistência cirúrgica, tendo lançado uma diretriz internacional para cirurgia segura em 2008, com a segunda edição atualizada em 2009 (WHO, 2009).

Fatores de risco

Os fatores de risco para ISC são relacionados com o paciente e o procedimento cirúrgico.

Os fatores do paciente reúnem algumas características e comorbidades, tais como: extremos de idade, sexo masculino, hiperglicemia perioperatória, obesidade, desnutrição, fumo, infecção em outro local do organismo, uso de esteroides sistêmicos, transfusão sanguínea perioperatória, colonização nasal com *S. aureus* e hospitalização pré-operatória prolongada (WHO, 2009). Em coorte realizada no Instituto Nacional de Cardiologia de Laranjeiras, o risco relativo para ocorrência de infecções em cirurgia cardíaca em pacientes colonizados por *S. aureus* foi de 11,9 (Santos *et al.*, 2002). O tempo de internação antes da cirurgia é um fator controverso, podendo representar apenas um marcador de gravidade do paciente e, por outro lado, favorecer a colonização por flora multirresistente como MRSA.

Os fatores associados à cirurgia são remoção de pelos, antissepsia de mãos e antebraços da equipe cirúrgica e da pele do paciente, ventilação e limpeza da sala de operação, manutenção do paciente normotérmico no peroperatório, esterilização dos instrumentais e campos cirúrgicos, paramentação da equipe, antibioticoprofilaxia, perícia do cirurgião e técnica asséptica. A experiência do cirurgião é um fator inquestionável, já que a manutenção da hemostasia, preservando o suprimento sanguíneo tecidual, o manuseio delicado dos tecidos, a prevenção de entrada inadvertida em víscera oca e de quebra da técnica asséptica, a remoção de tecido desvitalizado, o uso adequado de bisturi elétrico, dreno e material de sutura, a erradicação de espaço morto e a realização da cirurgia em tempo curto diminuem o risco de infecção (WHO, 2009).

Medidas de prevenção

As medidas de prevenção de ISC serão apresentadas de acordo com sua aplicabilidade no pré, per e pós-operatório, e serão classificadas de acordo com o grau de recomendação pela Organização Mundial da Saúde (OMS): altamente recomendada, recomendada, ou sugerida (WHO, 2009).

No pré-operatório

▸ **Tratamento prévio de infecções em locais distantes da área operada.** Recomendado. Esta medida tem o objetivo de reduzir o risco de bacteriemias e contaminação hematogênica da ferida, estando fortemente recomendada principalmente em cirurgias com inserção de próteses. As lesões e infecções de pele no local de incisão, incluindo as dermatofitoses, devem ser tratadas antes das cirurgias eletivas, já que a pele não íntegra apresenta maior colonização por patógenos como o *S. aureus*, aumentando o risco de infecção. As comorbidades crônicas apresentadas pelo paciente devem estar controladas.

▸ **Evitar tricotomia.** Fortemente recomendado. A tricotomia é uma prática que deveria ser totalmente abolida da rotina cirúrgica, porém ainda encontra resistência das equipes cirúrgicas. A presença do pelo não representa risco de infecção e a sua retirada lesa a integridade da pele. Quando realizada em um intervalo superior a 2 h antes da incisão, mesmo com aparelhos elétricos, leva a aumento da colonização da pele. Quando se opta pela tricotomia, deve ser feita com tricotomizadores elétricos, existindo também a opção de uso de cremes depilatórios, algumas vezes associados a reações de hipersensibilidade cutânea.

▸ **Banho corporal completo com solução detergente de clorexidina.** Recomendado. O objetivo desta medida é diminuir a intensidade da colonização cutânea e, consequentemente, aumentar a eficácia da antissepsia da pele no sítio cirúrgico. Sua indicação tem sido questionada, uma vez que uma revisão sistemática conduzida por Webster (2007)) não mostrou eficácia da prática, embora a capacidade de generalização do estudo seja questionada, uma vez que, em países quentes, a colonização da pele por *S. aureus* é mais abundante, podendo, em teoria, aumentar a importância dessa medida.

▸ **Clister.** Contraindicado. Não deve ser realizado como medida de prevenção de infecção cirúrgica. A rotina de realizar clister para cirurgias não entéricas aumenta a probabilidade de contaminação da pele por flora intestinal. Metanálise publicada por Slim (2009) demonstrou que o preparo do cólon, mesmo em colectomias, não reduziu infecção e elevou o risco de deiscências.

▸ **Redução do tempo de internação pré-operatório.** Recomendada. Embora controversa a sua eficácia na prevenção de ISC, é medida desejável frente à política de contenção de custos hospitalares, e para diminuir o risco de colonização do paciente por microrganismos multirresistentes.

▸ **Descolonização dos portadores nasais de *S. aureus*.** Ainda é uma medida controversa, sem eficácia em alguns estudos, como o de Perl *et al.* (2002), e com eficácia em outros (Usry *et al.*, 2002; Lonneke *et al.*, 2010), levando a uma redução de até 55% das infecções, embora o seu impacto tenha sido questionado. Tem sido utilizada em cirurgias cardíacas e ortopédicas com inserção de próteses. (Pearl *et al.*, 2002).

▸ **Suspensão do tabagismo.** Recomendada. O tabagismo deve ser interrompido pelo menos 30 dias antes de cirurgias eletivas.

No peroperatório

▸ **Antibioticoprofilaxia adequada.** Fortemente recomendada. Esta medida se mostrou efetiva para todos os tipos de cirurgia estudados em uma revisão de 23 metanálises de estudos controlados e randomizados que continham resultados sobre a eficácia de antibioticoprofilaxia na prevenção de ISC. Os autores não encontraram diferença na eficácia em cirurgias limpas, potencialmente contaminadas ou contaminadas (Bowater *et al.*, 2009). O antibiótico atua na prevenção, combatendo as bactérias que vão contaminando o campo operatório, diminuindo o inóculo bacteriano local. Para tanto, é necessário que esteja em concentração adequada no sangue e no tecido antes que a aderência bacteriana aconteça e que seja mantido durante toda a cirurgia. Para que seja adequada, alguns requisitos básicos devem ser seguidos:

- Espectro: deve ser limitado aos patógenos mais importantes para o local a ser operado. Em cirurgias limpas o antibiótico mais utilizado é a cefalosporina de 1ª geração (cefazolina ou cefalotina)
- Dose: deve ser mantido um nível sérico elevado durante toda a cirurgia, entre a abertura e o fechamento da pele. Pacientes obesos, pacientes em cirurgias com grande volume de sangramento e pacientes com inserção de próteses devem receber doses elevadas do antibiótico. Após a dose inicial deve ser realizado repique com doses adicionais em um intervalo correspondente a duas vezes a meia-vida do fármaco (2 h para cefalotina e 4 h para cefazolina). O repique se mostrou efetivo em reduzir de 20% para 10% as infecções em cirurgia cardíaca (Figura 35.3) (Zanetti *et al.*, 2001). Além desses horários programados, está indicado repique de dose quando houver sangramento súbito superior a 1 ℓ, e ao final da circulação extracorpórea
- Início: deve ser iniciado na indução anestésica (30 min antes da abertura da pele), habitualmente intravenoso e em *bolus*. A prática de administração da antibioticoprofilaxia na enfermaria, antes da chamada para o centro cirúrgico, deve ser abandonada por levar a atrasos em relação ao intervalo correto. Burke (2001) observou que os resultados do atraso no início da antibioticoprofilaxia levam a aumento progressivo das taxas de infecção conforme o intervalo de tempo entre o início da profilaxia e o ato cirúrgico (Figura 35.4). Tradicionalmente em cesáreas o início da antibioticoprofilaxia era retardado para após o clampeamento do cordão, porém metanálise realizada por Costantine *et al.* (2008) demonstrou que o início da profilaxia antes da incisão da pele reduz endometrite
- Duração: a ação da antibioticoprofilaxia é comprovada durante o ato operatório. Sua manutenção após o término da cirurgia é desnecessária e desaconselhada para a maioria das cirurgias. Apenas em algumas ainda permanece a indicação de manter por 24 h (Tabela 35.16). Nos EUA, foi realizado um levantamento em 2.965 hos-

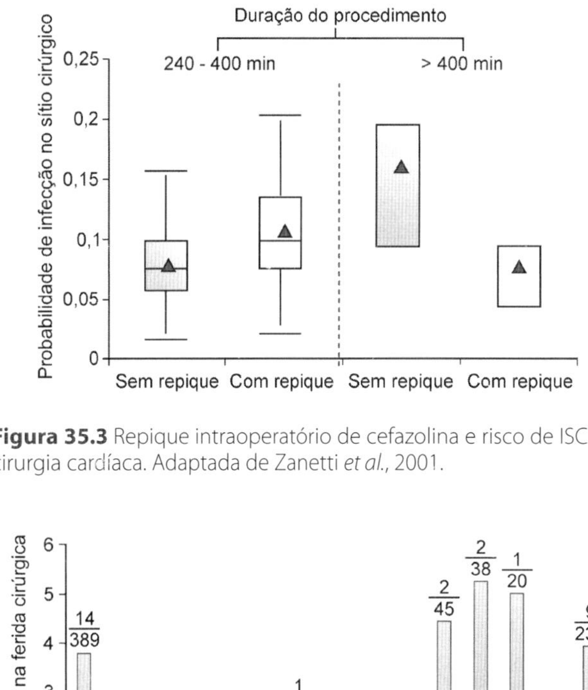

Figura 35.3 Repique intraoperatório de cefazolina e risco de ISC em cirurgia cardíaca. Adaptada de Zanetti *et al.*, 2001.

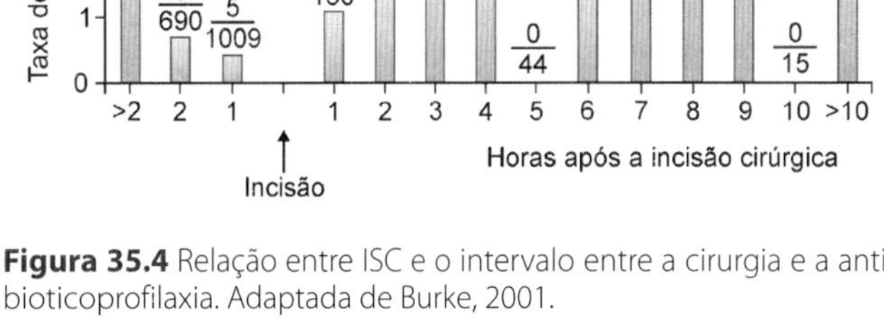

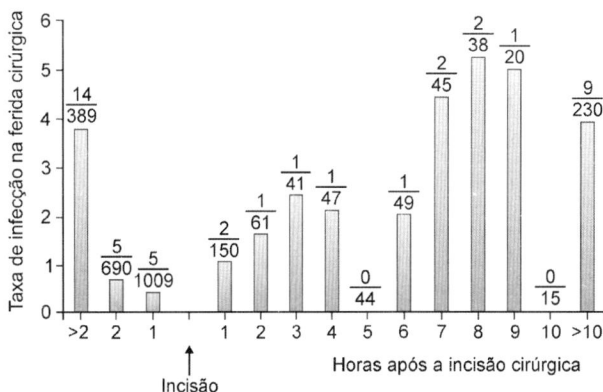

Figura 35.4 Relação entre ISC e o intervalo entre a cirurgia e a antibioticoprofilaxia. Adaptada de Burke, 2001.

Tabela 35.16 Esquemas recomendados para profilaxia conforme cirurgia.

Especialidade	Categoria cirúrgica	Primeira escolha	Dose inicial	Repique (2 vezes a meia-vida)	Opção para alérgicos/2ª opção	Duração
Neurocirurgia	Craniotomia	Cefazolina	2 g	1 g de 3/3 h	Vancomicina	Durante a cirurgia
	Hipofisectomia	Amoxicilina/clavulanato	2 g	1 g 2/2 h	Clindamicina	Durante a cirurgia
Cabeça e pescoço	Cirurgias oncológicas	Clindamicina + gentamicina	600 mg 80 mg	Não é necessário até 6 h de cirurgia	Amoxicilina/ clavulanato	Durante a cirurgia
Cirurgia de tórax	Biopsia de pulmão e drenagem de tórax	Não está indicada profilaxia				
	Esôfago	Clindamicina + gentamicina	600 mg 80 mg	Não é necessário até 6 h de cirurgia	Amoxicilina/ clavulanato	Durante a cirurgia
Cirurgia geral	Colecistectomia convencional	Cefazolina	1 g	1 g de 3/3 h	Vancomicina	Durante a cirurgia
	Colecistectomia por vídeo	Mesmo esquema, restringir a cirurgias de alto risco				
	Herniorrafia	Cefazolina (opcional para cirurgias sem tela)	1 g	1 g de 3/3 h	Vancomicina	Durante a cirurgia
	Colectomia e cirurgias de grande porte, apendicectomia sem peritonite	Cefoxitina	2 g	1 g de 2/2 h	Metronidazol + gentamicina	Durante a cirurgia
	Estômago – várias e gastrostomia	Cefazolina	2 g	1 g de 3/3 h	Vancomicina	Durante a cirurgia
Ortopedia	Com implante de material protético	Cefazolina	2 g	1 g de 3/3 h	Vancomicina	24 h
	Sem prótese	Opcional o uso de cefazolina	2 g	1 g de 3/3 h	Vancomicina	Durante a cirurgia
	Reoperações de prótese de quadril	Vancomicina	1 g (infundir em 1 h)	Não é necessário	-	24 h
Gineco-obstetrícia	Cesariana	Opcional cefazolina	1 g	Dose única	-	Dose única
	Histerectomia	Cefazolina	1 g	1 g de 3/3 h	Clindamicina	Durante a cirurgia
	Cirurgias oncológicas	Cefoxitina	2 g	1 g de 2/2 h	Clindamicina + gentamicina	Durante a cirurgia
Urologia	Prótese de pênis	Cefazolina	2 g	1 g de 3/3 h	Vancomicina	Durante a cirurgia
	Biopsia transretal de próstata	Norfloxacino	400 mg VO 1 h antes do procedimento	-	-	Dose única
	Cirurgias com manipulação de cólon (neobexiga)	Ciprofloxacino + metronidazol	400 mg 500 mg	Não é necessário até 6 h de cirurgia Não é necessário até 12 h de cirurgia		
	Vias urinárias e próstata	Ciprofloxacino	200 mg	Não é necessário até 6 h de cirurgia	Cefazolina	24 h*
Cirurgias plásticas	Limpas de médio e grande porte, incluindo *laser* de face	Cefazolina	2 g	1 g de 3/3 h	Vancomicina	Durante a cirurgia
	Enxertias	Amoxicilina	2 g	1 g de 2/2/h	Cefoxitina	Durante a cirurgia
Cirurgias cardíacas	Revascularização e troca valvar	Cefazolina	2 g	1 g de 3/3 h e após saída de *bypass*	Vancomicina + gentamicina	24 h
	Implante de marca-passo definitivo	Cefazolina	2 g	1 g de 3/3 h	Vancomicina	Durante a cirurgia
Cirurgias vasculares	Varizes e carótidas	Não é necessário profilaxia				
	Aneurismectomia e cirurgias com uso de prótese	Cefazolina	2 g	1 g de 3/3 h e após saída de *bypass*	Vancomicina + gentamicina	24 h
Cirurgias oftalmológicas	Cirurgias de refração e com implante de prótese	Tópico ou subconjuntival: neomicina/polimixina ou tobramicina	-	-	-	Durante a cirurgia

pitais, entre janeiro e novembro/2001, em 34.133 cirurgias, sobre a adequação do uso da antibioticoprofilaxia. Foram encontradas as seguintes taxas de adequação: 55,7% para o horário de início, 92,6% para a escolha do antibiótico, e 40,7% para a duração de, no máximo, 24 h (Bratzler e Hunt, 2006).

Não há consenso sobre a eficácia do uso tópico de antibióticos no sítio cirúrgico. É mais utilizado em cirurgias ortopédicas, em que o antibiótico é misturado ao cimento e usado de maneira isolada ou associada a uso sistêmico, para profilaxia em osteossínteses e artroplastias. Em reconstrução de fraturas fechadas, não há qualquer indicação. Em fraturas abertas, alguns estudos sugerem vantagem da associação dos métodos, e outros não evidenciam qualquer diferença, além de todos serem passíveis de críticas metodológicas, deixando, portanto, o assunto sem definição (Fletcher *et al.*, 2007). Os antibióticos mais usados são tobramicina (2 a 4 g/70 g de cimento) ou vancomicina (2 g/70 g de cimento) por atuarem nos microrganismos mais comuns e por serem termoestáveis (Fletcher *et al.*, 2007).

▸ **Esterilização adequada do material cirúrgico.** Fortemente recomendada. Apesar de obrigatória, é frequentemente negligenciada por causa do uso de material próprio das equipes cirúrgicas, reprocessado com métodos inadequados de esterilização, como a formalina, e pelo reprocessamento de materiais com limpeza inadequada ou mesmo de materiais sem possibilidade de limpeza, como o trocarte de laparoscopia (Alfa e Nemes, 2003). Todo material utilizado deve ser esterilizado sob a responsabilidade da instituição onde é realizada a cirurgia, com métodos comprovados e passíveis de validação biológica e química. Não é mais aceito o processo de desinfecção ou esterilização com glutaraldeído para materiais de cirurgias laparoscópicas, pelo risco de micobacterioses. A mesa com instrumental estéril deve ser mantida sob vigilância direta por no máximo 30 min antes do início da cirurgia, devendo ser montada por instrumentadora com paramentação completa.

▸ **Antissepsia do paciente e da equipe cirúrgica.** Fortemente recomendada. Álcool, clorexidina e povidona-iodo (PVP-I) são os antissépticos disponíveis, dentre os quais, o álcool é o mais eficaz e de atuação mais rápida. Não deve ser usado isoladamente por não ter ação residual e ser inflamável (Fletcher *et al.*, 2007). Comparada com PVP-I, a clorexidina é mais efetiva na redução da flora da pele, tem efeito residual mais prolongado, e não é inativada pela presença de sangue e proteínas séricas. Estas características conferem vantagem, em teoria, sobre PVP-I, porém não há estudos bem controlados evidenciando sua superioridade em reduzir infecção cirúrgica. Outra desvantagem do PVP-I é não poder ser usado na antissepsia de feridas abertas porque pode prejudicar a cicatrização da ferida por sua ação tóxica em fibroblastos e queratinócitos. Esta característica contraindica também o seu uso em curativo pós-operatório (Fletcher *et al.*, 2007).

A literatura atual sugere fortemente que o preparo da pele do paciente seja feito preferencialmente com clorexidina. O preparo começa com fricção da pele com clorexidina em base detergente, para limpeza. Em seguida esse produto é retirado, e aplicada clorexidina em base alcoólica, o que confere rapidez de ação efetiva do álcool e o efeito residual da clorexidina. A área preparada deve ser grande o suficiente para a eventual necessidade de estender a incisão, ou fazer nova incisão, ou colocar dreno (Garibaldi, 1988). Para mucosas ou pele não íntegra, é utilizado PVP-I em base aquosa. O uso de plástico aderente impregnado com iodo (*drape occlusive*), no sítio cirúrgico, não reduziu as taxas de infecção em estudos recentes, em cirurgias ortopédicas. Há diminuição da contaminação da ferida operatória, sem reflexo nas taxas de infecção (Fletcher, 2007).

Na degermação da equipe cirúrgica, as mãos e antebraços devem estar sem adereços (anéis, pulseiras, relógio), as unhas devem ser curtas e naturais; a antissepsia destas áreas é feita mediante escovação, ou apenas fricção, com antisséptico em base detergente, por 2 a 5 minutos, ficando a indicação de escovação restrita às unhas, para não provocar abrasão da pele. Se as mãos já estiverem limpas, a antissepsia pode ser realizada apenas com fricção de antisséptico em base alcoólica (WHO, 2009). A clorexidina tem demonstrado maior eficácia quando comparada ao PVP-I, atribuída ao maior poder residual e ação sobre *S. aureus*.

▸ **Paramentação da equipe cirúrgica.** Fortemente recomendada. A equipe cirúrgica deve cobrir os cabelos e usar aventais e luvas estéreis. As luvas, sempre que possível, devem ser entregues ao cirurgião por instrumentador (técnica fechada). A paramentação, além de fazer uma barreira à exposição do paciente aos microrganismos da pele, mucosas, cabelos e roupas da equipe, ao mesmo tempo protege a equipe da exposição a sangue e secreções do paciente. Aventais e campos cirúrgicos estéreis devem ser impermeáveis a líquidos e microrganismos, principalmente para cirurgias de grande porte (Mangram *et al.*, 1999). O uso de máscara é apenas recomendado. Sua eficácia é limitada, estando recomendado para impedir o contato do profissional com sangue do paciente. Não há indicação para uso de propés. O uso de sapatos ou de coberturas de calçados deve ter como único objetivo proteger o profissional do contato com sangue que pode ocorrer em cirurgias de grande porte. Os propés podem aumentar a contaminação durante sua colocação, se esta não for seguida por rigorosa lavagem de mãos (Santos *et al.*, 2005). A circulação de profissionais de saúde, fora do centro cirúrgico, com roupas específicas, não oferece riscos ao paciente operado.

▸ **Manutenção do paciente aquecido.** Fortemente recomendada. A tensão de oxigênio na ferida operatória é relacionada com o risco de infecção. Tecido aquecido melhora a perfusão e a tensão de oxigênio (Rabkin e Hunt, 1987). Tanto em cirurgias maiores, como colectomia (Kurz *et al.*, 1996), quanto em cirurgias menores do tórax, herniorrafias e cirurgias de varizes (Melling *et al.*, 2001), a manutenção da temperatura corporal durante a cirurgia, pela utilização de cobertores aquecidos, reduziu a taxa de infecção. Além de reduzir a taxa de infecção, a normotermia reduziu também eventos cardíacos mórbidos durante grandes cirurgias (Frank *et al.*, 1997).

▸ **Manutenção da glicemia em níveis normais.** Fortemente recomendada. O controle da glicemia (< 200 mg/dℓ) visa à redução das infecções de maneira global, mas em especial das cirúrgicas. Ainda existe controvérsia sobre controle estrito da glicemia durante a cirurgia (< 110 mg/dℓ), proposto por van den Berghe (2001), com o objetivo de manter normoglicemia Do protocolo constam a infusão de insulina intravenosa, o monitoramento da glicemia a cada 1 a 4 h e a reposição de glicose intravenosa para prevenção de hipoglicemia. Conforme demonstrado por Furnary (2004), em cirurgias cardíacas o aumento na glicemia está associado a aumento das taxas de óbito, mediastinite, tempo de permanência hospitalar e custos. A estratégia é de grande impacto, mas de difícil implementação, necessitando de um grande quantitativo de enfermagem e controle rigoroso para evitar danos relacionados com a hipoglicemia, incluindo convulsões e aumento no risco de óbitos.

▸ **Campos cirúrgicos impermeáveis.** Recomendados. Como parte da barreira estéril.

▸ **Alta fração de oxigênio inspirado (80%).** Sugerida. O benefício de aumentar o nível de oxigênio inspirado durante a cirurgia e nas duas primeiras horas de pós-operatório, com a finalidade de aumentar a tensão de oxigênio tissular, é menos claro do que o da manutenção da normotermia. Em procedimentos colorretais, a oxigenação suplementar a 80% demonstrou resultados benéficos, em metanálise realizada por Qadan (2009), reduzindo em 3% o risco absoluto de infecção.

▸ **Manutenção da pressão positiva na sala de operação.** Sugerida. A sala de operação (SO) deve ser mantida com pressão positiva em relação ao corredor do centro cirúrgico para diminuir o fluxo de ar proveniente de áreas menos limpas. O sistema de ar condicionado deve ter dois filtros em série, e deve haver um mínimo de 15 trocas de ar do ar filtrado por hora, sendo três das quais de ar fresco. Este sistema convencional de ventilação é perdido quando a porta da sala é mantida aberta. A desinfecção da sala de operações deve ser limitada às superfícies em contato com o paciente e deve ser a mesma, tanto para cirurgias infectadas como para limpas.

▸ **Novos dispositivos para profilaxia.** Faltam estudos para determinar eficácia. A grande maioria dos ensaios clínicos randomizados não demonstrou eficácia ou segurança para dispositivos de alto custo como esponjas impregnadas com antibióticos, grampeadores, adesivos e mesmo para videocirurgias em alguns cenários como safenectomia. É fundamental uma cuidadosa revisão da literatura antes da incorporação de novas tecnologias.

No pós-operatório

▸ **Vigilância de taxas de ISC.** Recomendada. Vigilância ativa deve ser conduzida prospectivamente por profissionais do Serviço de Controle de Infecção. Essa vigilância deve ser realizada enquanto o paciente estiver hospitalizado e após a alta, 15 a 30 dias após a cirurgia, por contato telefônico. Como a ISC, na maioria das cirurgias, apresenta-se após a alta, a vigilância em até 30 dias aumenta consideravelmente a taxa de infecção. No Hospital São Francisco (Ribeirão Preto, SP – Brasil) a busca pós-alta revelou um aumento do índice de ISC de 83% em 15.159 cirurgias realizadas no período de janeiro/2006 a junho/2008 (Silvia Fonseca – comunicação pessoal). Cada equipe cirúrgica deve receber o relatório com suas taxas de ISC, as quais devem ser enviadas também ao chefe do departamento ou do serviço de cirurgia. Essa medida tem o objetivo de conscientizar a equipe sobre as ISC ocorridas, bem como as suas morbidades, o que tem demonstrado impacto na redução das taxas.

▸ **Vigilância de indicadores de processos.** Recomendada pela Anvisa (2009). A vigilância da aplicação das medidas de prevenção permite o conhecimento de falhas no processo da prevenção de ISC e a intervenção da CCIH para melhoria desse processo.

▸ **Vigilância de indicadores de estrutura.** Recomendada pela Anvisa (2009). Essa vigilância permite o conhecimento da estrutura da instituição (número de profissionais circulantes por sala operatória, mecanismo automático de manutenção da porta das salas de operação, disponibilidade e dispensação de antisséptico para antissepsia das mãos) necessária à implantação e à manutenção das medidas preventivas de ISC.

▸ **Cuidados com a ferida operatória.** Sugeridos. É recomendada a manutenção do curativo fechado enquanto houver drenagem (24 a 96 h) e limpeza com soluções estéreis, devido à descrição de surtos de micobacterioses relacionadas com a limpeza com água de torneira em feridas abertas; os drenos devem ser retirados logo que possível; em cirurgias cardíacas o uso de vestimentas de suporte ao tórax e mamas tem sido descrito como fator de redução de reoperações e infecções por diminuição das deiscências.

Cada uma dessas medidas tem sua participação ativa na prevenção de ISC e, em conjunto, são muito eficazes. O SIPP, nos EUA, fez um trabalho de conscientização para uso adequado de antibioticoprofilaxia em 56 hospitais espalhados pelo país. Ao final de 1 ano, houve melhora da adequação do início do antibiótico (de uma média de 72% para 92%), da escolha do antibiótico (de 90% para 95%), e da duração (de 67% para 85%). Houve melhora também em outras medidas, como manutenção da normotermia do paciente (da média de 57% para 74%), uso suplementar de oxigênio (de 75% para 94%), manutenção de normoglicemia (de 46% para 54%), e remoção adequada de pelos (59% para 95%). Houve uma redução média de 27% na taxa de ISC (Bratzler e Hunt, 2006). A Joint Commission on Accreditation of Healthcare Organizations (JCAHO) adotou os 3 parâmetros citados de antibioticoterapia adequada como medida necessária para credenciamento, como também a Hospital Quality Alliance, para relato público do desempenho da instituição no Hospital Website (Bratzler e Hunt, 2006). A melhora da taxa de ISC, relacionada com a melhora da adequação da antibioticoprofilaxia, foi também documentada em um estudo de 6 anos (abril/2001-março/2007) em um hospital universitário de 917 leitos em Ancona (região central da Itália). O percentual de adequação da antibioticoprofilaxia subiu de 24,5% no primeiro ano do estudo para 83,4% no último ano. A taxa de ISC caiu de 2,8% para 1,0% no mesmo período (Prospero *et al.*, 2010).

A OMS (WHO, 2009) desenvolveu um *checklist* para cirurgia segura com o objetivo de diminuir a morbidade e a mortalidade relacionadas com a cirurgia. O *checklist* é realizado na sala de operação (SO) pela equipe cirúrgica, em 3 etapas: a primeira, antes do início da anestesia; a segunda, antes da incisão; e a terceira, antes da saída do paciente da SO. Todos os membros da equipe (enfermagem, cirurgiões e anestesista) participam do *checklist,* no que cabe a cada um, que é feito em voz alta, o que torna todos os fatos, relativos ao paciente e ao procedimento, do conhecimento de todos. O teor do *checklist* consta das diretrizes da OMS para cirurgia segura (WHO, 2009). Haynes *et al.* (2009) fizeram estudo multicêntrico em 8 hospitais localizados em 8 cidades de diferentes países, abrangendo populações com diferentes condições econômicas, avaliando taxa de morte e de complicações relacionadas com a cirurgia, antes e após aplicação do *checklist* na SO. Houve redução da mortalidade de 1,5% para 0,8% ($p = 0,003$) e da taxa de complicações de 11% para 7% ($p < 0,001$).

Tratamento

O tratamento das infecções da ferida operatória varia muito, desde apenas a retirada de alguns pontos da ferida para drenagem de pequenos abscessos de parede, sem indicação de antibiótico, até a necessidade de reoperações para drenagens, desbridamentos e retirada de próteses, assistência em UTI e início imediato de antibióticos para a abordagem de infecções graves de parede ou cavitárias. Em infecções tardias, sem isolamento microbiano e sem resposta a antibióticos, sempre descarte micobactérias, especialmente em videocirurgias.

Nas situações em que está indicado o início empírico de antibiótico, amostras de sangue (quando há febre ou sepse) e de materiais da ferida (coletadas durante cirurgia ou não) devem ser coletadas para cultura. A escolha empírica de antibiótico vai depender do microrganismo esperado para o tipo de infecção e cirurgia realizada (veja Conceito, fisiopatogenia e etiologia, anteriormente) ajustando-se o esquema após os resultados de cultura, quando for o caso. Assim, para as infecções graves em cirurgias intestinais, ginecológicas e biliares, o esquema pode ser uma associação de cefalosporinas (ceftriaxona ou cefepima) ou quinolona (moxifloxacino, levofloxacino ou ciprofloxacino) com metronidazol. A indicação de associar ampicilina a este esquema ou de substituí-lo por tigeciclina é mais tardia, quando a infecção se perpetua, havendo pressão seletiva de microrganismos pelo uso de antibióticos. Na fasciite necrosante, a associação de clindamicina e quinolona (moxifloxacino, levofloxacino ou ciprofloxacino) e penicilina cristalina (potente contra *S. pyogenes*) é a indicação inicial. Nas infecções envolvendo prótese (cardíaca, ortopédica ou vascular), vancomicina, teicoplanina ou linezolida devem ser associadas a quinolona (moxifloxacino, levofloxacino ou ciprofloxacino) ou cefalosporina (ceftriaxona ou cefepima). Esquemas diferentes podem ser necessários em pacientes com hospitalização prolongada antes da cirurgia, naqueles que usaram antibióticos recentemente e quando a situação epidemiológica do hospital assim o exigir.

▶ Referências bibliográficas

Adair CG, Gorman SP *et al.* Implications of endotracheal tube biofilm for ventilator-associated pneumonia. *Intensive Care Med.* 25: 1072-1076, 1999.

Aiello AE, Larson EL. What is the evidence for a causal link between hygiene and infections? *Lancet Infect Dis.* 2: 103-110, 2002.

Alcón A, Fàbreras N *et al.* Hospital-acquired pneumonia: etiologic considerations. *Infect Dis Clin N Am.* 17: 679-695, 2003.

Alfa MJ, Nemes R. Inadequacy of manual cleaning for reprocessing single-use, triple-lumen sphinctertomes: simulated-use testing comparing manual with automated cleaning methods. *Am J Infect Control.* 31: 193-207, 2003.

Anvisa. Sítio Cirúrgico. Critérios Nacionais de Infecções Relacionadas com a Assistência à Saúde. anvisa.gov.br.ATS. 2005. Guidelines for the management of adults with hospital acquired ventilated-association and helthcare-associated pneumonia. *Am J Respir Crit Care Med.* 171: 388-416, 2009.

Bergmans DC, Bonten MJM *et al.* Prevention of ventilator-associated pneumonia by oral decontamination: a prospective, randomized, double-blind, placebo-controlled study. *Am J Respir Crit Care Med.* 164: 382-388, 2001.

Bonten MJM, Bergmans DCJJ *et al.* Risk factors for pneumonia, and colonization of respiratory tract and stomach in mechanically ventilated ICU patients. *Am J Respir Crit Care Med.* 154: 1339-1346, 1996.

Bonten MJM, Kollef MH *et al.* Risk factors for ventilator-associated pneumonia: from epidemiology to patient management. *Clin Infect Dis.* 38: 1141-1149, 2004.

Bouza E, Alvarado N, Alcala L *et al.* A prospective, randomized, and comparative study of 3 different methods for the diagnosis of intravascular catheter colonization. *Clin Infect Dis.* 40: 1096-1100, 2005.

Bowater RJ, Stirling AS *et al.* Is antibiotic prophylaxis in surgery a generally effective intervention? *Ann Surg.* 249(4): 551-556, 2009.

Bratzler DW, Hunt DR. The surgical infection prevention and surgical care improvement projects: national iniciatives to improve outcomes for patients. *Clin Infect Dis.* 43: 322-330, 2006.

Brook I. Fisiopatologia e microbiologia. In: Brook I. *Sinusites: da Microbiologia ao Tratamentol.* London: Yale Press, p. 1-24, 1999.

Burke JP. Identification of the source of staphylococci contaminating the surgical wound during operation. *Ann Surg.* 158: 898-904, 1963.

Burke JP. Maximizing appropriate antibiotic prophylaxis for surgical patients: an update from LDS Hospital, Salt Lake City. *Clin Infect Dis.* 33(Suppl. 2): S78-83, 2001.

Burns KE, Adhikari NK *et al.* Non-invasive positive pressure ventilation as a weaning strategy for intubated adults with respiratory failure. *Cochrane Database Syst Rev.* 4: CD004127, 2003.

Cakmakci M. Surgical site infections as a health care quality issue. *Surg Infect.* 11(1): 1-6, 2010.

Chaiyakunapruk N, Veenstra L *et al.* Chlorhexidine compared with povidone-iodine solution for vascular catheter-site care: a meta-analysis. *Ann Intern Med.* 136: 792-801, 2002.

Chastre J, Fagon JY. Ventilator-associated pneumonia. *Am J Respir Crit Care Med.* 165: 867-903, 2002.

Cook DJ, Walter SD *et al.* Incidence of and risk factors for ventilator-associated pneumonia in critically ill patients. *Ann Intern Med.* 129: 433-440, 1998.

Costantine MM *et al.* Timing of perioperative antibiotics for cesarean delivery: a metaanalysis. *Am J Obstet Gynecol.* 199: 301-306, 2008.

Cruse P. Wound infection surveillance. *Rev Infect Dis.* 3: 734-737, 1981.

Dahmash NS, Arora SC *et al.* Infections in critically ill patients: experience in MICU at a major teaching hospital. *Infection.* 22: 264-270, 1994.

D'Amico R, Pifferi S *et al.* Effectiveness of antibiotic prophylaxis in critically ill adult patients: systemic review of randomized controlled trials. *BMJ.* 316: 1275-1285, 1998.

De Jonge E, Schultz M *et al.* Effects of selective decontamination of the digestive tract on mortality and acquisition of resistant bacteria in intensive care: a randomized controlled trial. *Lancet.* 362: 1011-1016, 2003.

DeRiso AJ, Ladowski JS *et al.* Chlorhexidine gluconate 0.12% oral rinse reduces the incidence of total nosocomial respiratory infection and nonpro-phylactic systemic antibiotic use in patients undergoing heart surgery. *Chest.* 109: 1556-1561, 1996.

Drakulovic MB, Torres A *et al.* Supine body position as a risk factor for nosocomial pneumonia in mechanically ventilated patients: a randomized trial. *Lancet.* 354: 1851-1858, 1999.

Fernandes AT. As bases do hospital contemporâneo: a enfermagem, os caçadores de micróbios e o controle de infecção. In: Fernandes AT, Fernandes MOV, Ribeiro Filho N (ed.). *Infecção Hospitalar e suas Interfaces na Área de Saúde.* São Paulo: Atheneu, p. 91-128, 2000a.

Fernandes AT. O desafio da infecção hospitalar: a tecnologia invade um sistema em desequilíbrio. In: Fernandes AT, Fernandes MOV, Ribeiro Filho N (ed.). *Infecção Hospitalar e suas Interfaces na Área de Saúde.* São Paulo: Atheneu, p. 129-159, 2000b.

Fernandes AT, Zamorano PO *et al.* Pneumonia hospitalar. In: Fernandes AT, Fernandes MOV, Ribeiro Filho N (ed.). Vol 1. Infecção Hospitalar e suas Interfaces na Área de Saúde. São Paulo: Atheneu, 516-555, 2000c.

Ferraz EM *et al.* Postdischarge surveillance in SSI. *Am J Infect Control.* 23: 290-294, 1995.

Fletcher N *et al.* Prevention of perioperative infection. *J Bone Joint Surg Am.* 89: 1605-1618, 2007.

Frank SM *et al.* Perioperative maintenance of normothermia reduces the incidence of morbid cardiac events. A randomised clinical trial. *J Am Med Assoc.* 277: 1127-1134, 1997.

Freitas ERFS, Soares B *et al.* Incentive spirometry for preventing pulmonary complications after coronary artery bypass graft. *Cochrane Database of Systematic Reviews.* In: *The Cochrane Library,* Issue 12, Art. no. CD004466. DOI: 10.1002/14651858.CD004466.pub3, 2009.

Fridkin SK, Gaynes RP. Antimicrobial resistance in intensive care units. *Clin Chest Med.* 20: 303-316, 1999.

Furnary AP, Wu Y *et al.* Effect of hyperglycemia and continuous intravenous insulin infusions on outcomes of cardiac surgical procedures: the Portland Diabetic Project. *Endocr Pract.* 10(Suppl. 2): 21-33, 2004.

Gardam MA, Amihod B *et al.* Overutilization of indwelling urinary catheters and the development of nosocomial urinary tract infections. *Clin Perform Qual Health Care.* 6: 99-102, 1998.

Garibaldi RA, Mooney BR *et al.* An evaluation of daily bacteriologic monitoring to identify preventable episodes of catheter associated UTI. *Infect Control.* 3: 466-470, 1982.

Garibaldi RH. Prevention of Intraoperative wound contamination with chlorhexidine shower and scrub. *J Hosp Infect.* 11(Suppl B): 5-9, 1988.

Harding GK, Nicolle LE *et al.* How long should catheter-acquired urinary tract infection in women be treated? *Ann Intern Med.* 114: 713-719, 1991.

Haynes AB, Weiser TG *et al.* A surgical safety checklist to reduce morbidity and mortality in a global population. *N Engl J Med.* 360: 491-499, 2009.

Holzapfel L, Chevret S *et al.* Influence of long-term oro- or nasotracheal intubation on nosocomial maxillary sinusitis and pneumonia: results of a prospective, randomized, clinical trial. *Crit Care Mes.* 21: 1132-1138, 1993.

Infecto – Infecções Hospitalares Assessoria Ltda. 2001. Banco de dados de 2000-2001.

Infecto – Infecções Hospitalares Assessoria Ltda. 2002. Banco de dados de 2001-2002.

Jamtvedt G, Young JM *et al.* Audit and feedback: effects on professional practice and health care outcomes. *Cochrane Database of Systematic Reviews.* In: The Cochrane Library, Issue 12, Art. no. CD000259. DOI: 10.1002/14651858.CD000259.pub1.

Jarvis WR, Edwards JR *et al.* Nosocomial infections rates in adult and pediatric intensive care units in the United States. *Am J Med.* 91(Suppl. 3B): 185S-191S, 1991.

Kirschke DL, Jones TF *et al.* *Pseudomonas aeruginosa* and *Serratia marcescens* contamination associated with a manufacturing defect in bronchoscopes. *N Engl J Med.* 348: 214-220, 2003.

Kollef MH. Prevention of hospital-associated pneumonia and ventilator-associated pneumonia. *Crit Care Med.* 32: 1396-1405, 2004.

Kollef MH. Ventilator-associated pneumonia: a multivariate analysis. *JAMA*. 270: 1965-1970, 1993.

Kollef MH, Afessa B. Silver-coated endotracheal tubes and incidence of ventilator-associated pneumonia: the NASCENT randomized trial. *JAMA*. 2008 Aug 20; 300(7): 805-13. PMID: 18714060. [PubMed – indexed for MEDLINE.]

Kollef MH, Prentice D *et al.* Mechanical ventilation with or without daily changes of in-line suction catheters. *Am J Respir Crit Care Med*. 156: 466-472, 1997.

Kollef MH, Shapiro SD *et al.* Mechanical ventilation with or without 7-day circuit changes. A randomized controlled trial. *Ann Intern Med*. 123: 168-174, 1995.

Kollef MH, Sharpless L *et al.* The impact of nosocomial infections on patient outcomes following cardiac surgery. *Chest*. 112: 666-675, 1997.

Kritchevsky SB, Braun BI *et al.* Impact of hospital care on incidence of bloodstream infection: the evaluation of processes and indicators in infection control study. *Emerg Infect Dis*. 7: 193-196, 2001.

Kunin CM, Chin QF, Chambers S. Morbidity and mortality associated with indwelling urinary catheters in elderly patients in a nursing home: confounding due to the presence of associated diseases. *J Am Geriatr Soc*. 35: 1001-1006, 1987.

Kurz A, Sessler DI, Lenhardt R. Perioperative normothermia to reduce the incidence of surgical-wound infection and shorten hospitalization. Study of Wound Infection and Temperature Group. *N Engl J Med*. 334: 1209-1215, 1996.

Liberati AR, D'Amico R *et al.* Antibiotics for preventing respiratory tract infections in adults receiving intensive care. *Cochrane Database Syst Rev*. CD000022, 2000.

Lonneke GM, Bode MD *et al.* Preventing surgical-site infections in nasal carriers of *Staphylococcus aureus*. *N Engl J Med*. 362(1): 9-17, 2010.

Lundstrom T, Sobel J. Nosocomial candiduria: a review. *Clin Infect Dis*. 32: 1602-1607, 2001.

Maki DG, Kluger DM, Crnich CJ. The risk of bloodstream infection in adults with different intravascular devices: a systematic review of 200 published prospective studies. *Mayo Clin Proc*. 81: 1159-1171, 2006.

Maki DG, Knasinski V *et al.* A novel silver-hidrogel impregnated indwelling catheter reduces CAUTIs: a prospective double-blind trial [abstract]. In: *Programs and Abstracts of the Society for Healthcare Epidemiology in America Annual Meeting*. Orlando, Florida, 1998.

Maki DG, Mermel LA. Infections due to infusion therapy. In: Bennett JV, Brachman PS (ed.). *Hospital Infections*. Philadelphia: Lippincott-Raven, p. 689-724, 1998.

Maki DG, Tambyah PA. Engineering out the risk of infection with urinary catheters. *Emerg Infect Dis*. 7: 342-347, 2001.

Maki DG, Will L. Risk factors for central venous catheter-related infection within the ICU. A prospective study of 345 catheters. In: *Proceedings of the Thirtieth ICAAC*. Atlanta: American Society for Microbiology, Abstract 715, 1990.

Mangram AJ *et al.* Guideline for prevention of surgical site infection. *Infect Control Hosp Epidemiol*. 20(4): 247-278, 1999.

Marangoni DV, Soares CR *et al.* Infecções do trato urinário. In: Schechter M, Marangoni DV (ed.). *Doenças Infecciosas: Conduta Diagnóstica e Terapêutica*. Rio de Janeiro: Guanabara Koogan, p. 425-455, 1998.

Marschall J, Mermel LA *et al.* Strategies to prevent central line-associated bloodstream infections in acute care hospitals. *Infect Control Hosp Epidemiol*. 29 (Suppl 1): S22-30, 2008.

Mayhall CG. Peripheral venous catheters. In: Seifert H, Jansen B, Farr BM (ed.). *Catheter-related Infections*. New York: Marcel Dekker, p. 217-258, 1997.

Mayhall CG. Ventilator-associated pneumonia or not? Contemporary diagnosis. *Emerg Infect Dis*. 7: 200-204, 2001.

McGee DC, Gould MK. Preventing complications of central venous catheterization. *N Engl J Med*. 348: 1123-1133, 2003.

Medeiros EAS. *Efeito da pneumonia hospitalar sobre a letalidade e o tempo de hospitalização em adultos internados em UTIs*. Tese de Mestrado. São Paulo: Escola Paulista de Medicina, 131 pp., 1991.

Meduri GU, Mauldin GL *et al.* Causes of fever and pulmonary densities in patients with clinical manifestations of ventilator-associated pneumonia. *Chest*. 106: 221-235, 1994.

Melling AC *et al.* Effects of peroperative warming on the incidence of wound infection after clean surgery: a randomised controlled trial. *Lancet*. 358: 876-880, 2001.

Mensa J *et al.* Guía de tratamiento de la infección producida por *S. aureus* resistente a meticilina. *Rev Esp Quimioter*. 21 (4): 234-58.

Mermel LA. Prevention of intravascular catheter-related infections. *Ann Intern Med*. 132: 391-402, 2000.

Mermel LA, Allon M *et al.* Clinical practice guidelines for the diagosis and management of intravascular catheter-related infection: 2009. Update by the infectious diseases society of America. *Clin Infect Dis*. 49: 1-45, 2009.

Mermel LA, Farr BM *et al.* Guidelines for the management of intravascular catheter-related infections. *Clin Infect Dis*. 32: 1249-1272, 2001.

Namias J, Samiian L *et al.* Incidence and susceptibility of pathogenic bacteria vary between ICU within a single hospital: implications for empiric antibiotic strategies. *J Trauma*. 49: 638-645, 2000.

NNIS. National Nosocomial Infections Surveillance (NNIS) System Report, data summary from January 1992 through June 2004. *Am J Infect Control*. 32: 470-485, 2004.

Nouér SA, Nucci M. Candidíase sistêmica. In: Coura JR. *Dinâmica das Doenças Infecciosas*. Rio de Janeiro: Guanabara Koogan, p. 1245-1250, 2005.

O'Grady NP, Alexander M *et al.* Guidelines for the prevention of intravascular catheter-related infections. *Infect Control Hosp Epidemiol*. 23: 759-769, 2002.

Perl TM, Cullen JJ *et al.* Intranasal mupirocin to prevent postoperative *Staphylococcus aureus* infections. *N England J Med*. 346: 1871-1877, 2002.

Pittet D, Boyce JR. Hand hygiene and patient care: pursuing the Semmelweis legacy. *Lancet Infect Dis*. April: 9-20, 2001.

Prade SS, Oliveira ST *et al.* Estudo brasileiro da magnitude das infecções hospitalares em hospitais terciários. *Rev Controle Infec Hosp*. 2: 11-24, 1995.

Prospero E, Barbadoro P *et al.* Perioperative antibiotic prophylaxis: improved compliance and impact on infection rates. *Epidemiol Infect*. 1-6, 2011. doi:10.1017/S0950268810002505.

Pruitt BA, McManus WF *et al.* Diagnosis and treatment of cannula-related intravenous sepsis in burn patients. *Ann Surg*. 191: 546-554, 1980.

Qadan M, Akca O *et al.* Perioperative supplemental oxygen therapy and surgical-site infection: a meta-analysis of randomized controlled trials. *Arch Surg*. 144: 359-366, 2009.

Rabkin JM, Hunt TK. Local heat increases blood flow and oxygen tension in wounds. *Archives of Surgery*. 122: 221-225, 1987.

Rello J, Diaz E. Pneumonia in the intensive care unit. *Crit Care Med*. 31: 2544-2551, 2003.

Richards MJ, Edwards JR *et al.* Nosocomial infections in medical intensive care units in the United States. *Crit Care Med*. 27: 887-892, 1999.

Rosenthal VD, Maki DG *et al.* Device-associated nosocomial infections in 55 intensive care units of 8 developing countries. *Ann Intern Med*. 145(8): 582-591, 2006.

Rosenthal VD, Maki DG *et al.* International Nosocomial Infection Control Consortium (INICC) report, data summary for 2003-2008, issued june 2009. *Am J Infect Control*. 38: 95-106, 2010.

Sader HS, Galles AC *et al.* Pathogen frequency and resistance patterns in Brazilian hospitals: summary of results from three years of the SENTRY antimicrobial surveillance program. *Braz J Infect Dis*. 5: 200-214, 2001.

Safdar N, Mermel LA, Maki DG. The epidemiology of catheter-related infection in the critically ill. In: O'Grady N, Pittet D (ed.). *Catheter-related Infections in the Critically Ill*. New York, NY: Kluwer, p. 1-23, 2004.

Saint S, Chenoweth CE. Biofilms and catheter-associated urinary tract infections. *Infect Dis Clin*. 17: 411-432, 2003.

Saint S, Elmore JG *et al.* The efficacy of silver alloy-coated urinary catheters in preventing urinary tract infection: a meta-analysis. *Am J Med*. 105: 236-241, 1998.

Santos AM, Lacerda RA *et al.* Evidence of control and prevention of surgical site infection by shoe covers and private shoes: a systematic literature review. *Rev Lat Am Enfermagem*. 13: 86-92, 2005.

Santos M *et al.* Risco atribuído à colonização por *Staphylococcus aureus* em pacientes submetidos a cirurgia cardíaca. Congresso ABIH, 2002.

SCIP 2003. Disponível em: www.medqic.org/sip.

Sherertz RJ. Pathogenesis of vascular catheter related infections. In: Seifert H, Jansen B, Farr BM (ed.). *Catheter-related Infections*. New York: Marcel Dekker, p. 1-29, 1997.

Shorr AF, O'Malley PG. Continuous subglottic suctioning for the prevention of ventilator-associated pneumonia: potential economic implications. *Chest*. 119: 228-235, 2001.

Slim K, Vicaut E *et al.* Updated systematic review and meta-analysis of randomized clinical trials on the role of mechanical bowel preparation before colorectal surgery. *Ann Surg*. 249: 203-209, 2009.

Smulders KH, Vander Hoeven *et al.* A randomized clinical trial of intermittent subglottic secretion drainage in patients receiving mechanical ventilation. *Chest*. 121: 858-862, 2002.

Tablan OC, Anderson LJ, CDC *et al.* Guidelines for preventing healthcare associated pneumonia: recommendations of CDC and the Healthcare Infection Control Practices Advisory Committee. *MMWR Recomm Rep*. 53 (RR 3): 1-36, 2004.

Tablan OC, Anderson LJ *et al.* Guideline for preventing of nosocomial pneumonia. The Hospital Infection Control Practices Advisory Committee, CDC. *Infect Control Hosp Epidemiol*. 15: 587-627, 1994.

Tambyah PA, Halvorson KT *et al.* A prospective study of pathogenesis of catheter-associated urinary tract infections. *Mayo Clin Proc*. 74: 131-136, 1999.

Tambyah PA, Maki DG. Catheter-associated urinary tract infection is rarely symptomatic: a prospective study of 1497 catheterized patients. *Arch Intern Med*. 160: 678-682, 2000.

Tleyjeh IM, Kashour T, Hakim FA *et al.* Statins for the prevention and treatment of infections: a systematic review and meta-analysis. *Arch Intern Med.* Oct. 12, 169(18): 1658-1667, 2009. Review. Erratum in: *Arch Intern Med.* Jan 11, 170(1): 42, 2010. PMID: 19822822

Torres A, Aznar *et al.* Incidence, risk, and prognosis factors of nosocomial pneumonia in mechanically ventilated patients. *Am Rev Respir Dis.* 142: 523-528, 1990.

Torres A, Gatell JP *et al.* Re-intubation increases the risk of nosocomial pneumonia in patients needing mechanical ventilation. *Am J Respir Crit Care Med.* 152: 137-141, 1995.

Trouillet JL, Chastre J *et al.* Ventilator-associated pneumonia caused by potentially drug-resistant bacteria. *Am J Respir Crit Care Med.* 157: 531-539, 1998.

Usry GH, Johnson L *et al.* Process improvement plan for the reduction of sternal surgical site infections among patients undergoing coronary artery bypass graft surgery. *Am J Infect Control.* 30: 434-436, 2002.

Van den Berghe G, Wouters P *et al.* Intensive insulin therapy in the critically ill patients. *N Engl J Med.* 345: 1359-1367, 2001.

Van Neuwenhoven CA, Van Tiel F *et al.* The effect of semi-recumbent position on the development of ventilator-associated pneumonia. *Intensive Care Med.* 27 (Suppl. 2): S285, 2001.

Verwaest C, Verhaegen J *et al.* Randomized, controlled trial of selective digestive decontamination in 600 mechanically ventilated patients in a multidisciplinary intensive care unit. *Crit Care Med.* 25: 63-71, 1997.

Vincent JL, Bihari DJ *et al.* The prevalence of nosocomial infection in intensive care units in Europe. *JAMA.* 274: 634-644, 1995.

Von Eiff C *et al.* Nasal carriage as a source of *Staphylococcus aureus* bacteremia. Study Group. *N Engl J Med.* 344: 11-16, 2001.

Warren JW. Catheter-associated urinary tract infections. *Infect Dis Clin North Am.* 11: 609-622, 1997.

Webster J, Osborne S. Preoperative bathing or showering with skin antiseptics to prevent surgical site infection. Cochrane Database of Systematic Reviews 2007, Issue 2. Art. no. CD004985. DOI: 10.1002/14651858.CD004985.pub3.

WHO. *WHO guidelines for safe surgery.* Geneva: World Health Organization, 2009.

Widmer AF. Central venous catheters. In: Seifert H, Jansen B, Farr BM (ed.). *Catheter-related Infections.* New York: Marcel Dekker, p. 183-215, 1997.

Wisplinghoff H, Bischoff T *et al.* Nosocomial bloodstream infections in US hospitals: analysis of 24,179 cases from a prospective nationwide surveillance study. *Clin Infect Dis.* 39: 309-317, 2004.

Zack JE, Garrison T *et al.* Effect of an education program aimed at reducing the occurence of ventilator-associated pneumonia. *Crit Care Med.* 30: 2407-2412, 2002.

Zanetti G, Giardina R *et al.* Intraoperative redosing of cefazolin and risk for surgical site infection in cardiac surgery. *Emerg Infect Dis.* 7(5): 828-831, 2001.

Zimakoff J, Stickler DJ *et al.* Bladder management and urinary tract infections in Danish hospitals, nursing homes, and home care: a national prevalence study. *Infect Control Hosp Epidemiol.* 17: 215-221, 1996.

36 Infestação e Doenças Causadas por Ectoparasitos

Júlio Vianna Barbosa

Este capítulo não tem a pretensão de esgotar todos os enfoques acerca da infestação e doenças causadas por ectoparasitos.

Seu objeto maior é firmar alguns conceitos; situar historicamente estudos e pesquisas; desfazer mitos e crendices vinculados ao cotidiano popular; apresentar didaticamente indicações para um diagnóstico e possibilidades de profilaxia, dentre elas, as mais compatíveis com um projeto de saúde com menos danos ao homem.

Pretende ainda servir de alerta a alguns profissionais da área, pelo quase descaso em considerar a infestação e a doença como algo de pouca relevância para a saúde pública.

▶ Conceito de ectoparasito

Ectoparasitos são parasitos externos ao nosso corpo; vivem sobre ou sob a pele humana, podendo provocar vários danos à saúde.

Em função disso, têm um forte papel como transmissores e disseminadores de doenças para o ser humano, tornando-se importantes alvos de estudo em saúde pública no Brasil.

Dentre as infestações e doenças que estes ectoparasitos acarretam para o homem, destacam-se: pediculose da cabeça, pediculose do corpo, pediculose da região pubiana, escabiose, tungíases e ixodidioses.

Embora algumas destas infestações possam levar a quadros letais, elas não despertam muito a atenção de médicos, profissionais de saúde e até mesmo das autoridades públicas no Brasil. Em parte por serem, talvez, consideradas infestações esporádicas, epidêmicas ou algumas vezes endêmicas.

Geralmente, estas ectoparasitoses têm baixa prevalência. Entretanto, dependendo das condições climáticas, socioeconômicas ou de grupos suscetíveis, podem tornar-se altas e, em consequência, levarem à morbidade, grande parte da população (Heukelbach e Feldmeier, 2004).

▶ Pediculose humana

A pediculose humana é uma ectoparasitose. A descrição em humanos desde os nossos ancestrais pré-hominídeos e sua dispersão pelo mundo se deu, em função das migrações do homem (Maunder, 1983).

Esta enfermidade tem, como agentes etiológicos, três tipos de piolhos pertencentes ao Filo Arthropoda, Classe Insecta, Ordem Phthiraptera, Subordem Mallophaga (piolhos com mandíbulas, mordedor-lambedor) e Subordem Anoplura (piolhos com aparelho bucal picador-sugador).

Os piolhos encontrados em humanos são sugadores e pertencem a duas diferentes famílias: piolhos que parasitam a cabeça, piolhos que parasitam o corpo e os que parasitam a região pubiana.

Os dois primeiros pertencem à família Pediculidae com gênero *Pediculus* (Arthropoda: Insecta: Phthiraptera: Anoplura: Pediculidae: *Pediculus*).

Os piolhos encontrados parasitando a região pubiana pertencem à família Pthiridae, com gênero *Pthirus* (Arthropoda: Insecta: Phthiraptera: Anoplura: Pthiridae: *Pthirus*).

Objetivando evitar erros nas citações de artigos científicos foram definidas normas para citação das espécies de piolhos que parasitam humanos (Smith, 2009) (Tabela 36.1).

Assim, ficou normatizado o nome científico dos piolhos humanos:

- Piolho da região pubiana: *Pthirus pubis* Linnaeus
- Piolho humano, encontrado na cabeça e no corpo: *Pediculus humanus* Linnaeus, dividido em duas subespécies
  - *Pediculus humanus capitis* De Geer, conhecido como piolho da cabeça
  - *Pediculus humanus humanus* Linnaeus, chamado de piolho do corpo.

▪ Pediculose do couro cabeludo

Conceito

A pediculose do couro cabeludo ou pediculose da cabeça é um sério problema de saúde pública, pois é uma ectoparasitose que atinge preferencialmente crianças entre três e doze anos de idade, exatamente em fase escolar. Daí talvez poder explicar a grande disseminação entre as crianças, pois a escola congrega alunos de diferentes classes sociais e diversas procedências.

Tabela 36.1 Esquema da nomenclatura taxonômica do piolho humano.

Nome comum – táxon	Nome científico
Piolho da cabeça – espécie	*Pediculus capitis*
Piolho do corpo – espécie	*Pediculus humanus*
Piolho da cabeça – subespécie	*Pediculus humanus capitis*
Piolho do corpo – subespécie	*Pediculus humanus humanus*
Piolho humano (cabeça/corpo) – mesma espécie	*Pediculus humanus*
Piolho da região pubiana	*Pthirus pubis*

Por ainda, estar de forma errônea, associada a falta de higiene e promiscuidade, fatores que levam à discriminação e à exclusão social, fica muito difícil obterem-se dados precisos sobre a prevalência da pediculose do couro cabeludo. Por não ocorrer notificação, consequentemente há a proliferação da doença.

Na verdade, a pediculose não está exclusivamente associada à falta de higiene ou a condições socioeconômicas. Qualquer pessoa, independentemente do grupo social ou renda familiar, pode ser infestada (Barbosa e Pinto, 2003). Estima-se que mais de 100 milhões de pessoas estejam infestadas por piolho (Mumcuoglu *et al.*, 1990) e pode-se observar sua ampla distribuição em todas as classes sociais por diversos países, independentemente do seu grau de desenvolvimento.

Indicam isto as seguintes observações: taxas de prevalência foram calculadas levando-se em consideração uma amostragem de 1.000 crianças em fase escolar. Por exemplo, na França, Israel, Austrália e no Reino Unido os percentuais foram acima de 49%, 20%, 34% e 25%, respectivamente. Estima-se que nos EUA cerca de seis a doze milhões de pessoas se infectem a cada ano (Chosidow, 2000). No Brasil, observa-se taxa de 43% de indivíduos infestados por piolho, que moraram em favelas (Heukelbach *et al.*, 2005).

Breve histórico

O piolho da cabeça é considerado um dos mais antigos ectoparasitos da história humana. Vários são os relatos de trabalhos científicos que assinalam a existência pré-histórica da pediculose humana. Zias e Mumcuoglu (1991) encontraram, em Israel, ovos de piolho datado entre 6900 a 6300 antes de Cristo, em múmias.

Outros dados também importantes foram os achados por Capasso e Di Tota (1998), quando afirmaram a existência de ovos de piolhos aderidos ao cabelo de uma mulher grávida, soterrada pelas larvas do Vesúvio, na Itália em 79 d.C.

Estudos de Reinhard e Buikstra (2003) relatam a presença de *Pediculus humanus* parasitando múmias encontradas em sítios arqueológicos localizados no Peru.

No Brasil, os dados de Araújo *et al.* (2000) reportam ao encontro de ovos de *Pediculus humanus* em múmias de 10.000 anos, que foram localizadas em sítios arqueológicos no Parque Nacional da Serra da Capivara, Piauí.

Evolução dos conhecimentos

▸ **Piolho da cabeça.** De Geer, em 1767, nomeou o piolho da cabeça como *Pediculus humanus capitis*. Tal nomenclatura deve ser usada quando se refere à subespécie. Porém se o piolho da cabeça é considerado como espécie, o nome será binomial, ou seja, *Pediculus capitis* De Geer, 1767.

Vários trabalhos refutam possíveis evidências de justificativas morfológicas, moleculares ou comportamentais, para reconhecer o piolho da cabeça como sendo espécie distinta ou subespécie do piolho do corpo. Assim sendo, não se aceita nenhum outro nome científico (Smith, 2009).

Etiopatogenia

Para um melhor entendimento da etiopatogenia faz-se necessário destacar alguns aspectos sobre a morfologia do piolho.

A pediculose do couro cabeludo é uma enfermidade que tem o *P. humanus capitis* como seu agente etiológico parasitando a cabeça dos indivíduos, daí o nome vulgar "piolho da cabeça".

O *P. humanus capitis* é um inseto com as seguintes características: corpo achatado, dorso ventral, cabeça com formato ovoide, um par de antenas com cinco segmentos, olhos compostos presos na base da cabeça, e aparelho bucal do tipo picador-sugador.

Do tórax fundido partem três pares de pernas divididas em coxa, trocânter, fêmur, tíbia, tarso e garra.

O abdome é dividido em nove segmentos, sendo que os dois primeiros são fundidos; um par de espiráculos em cada lado do segmento. São ápteros (não possuem asas).

Seu desenvolvimento embrionário, do tipo hemimetabólico, passa pelas seguintes fases evolutivas:

- Ovo, chamado de lêndea (Figura 36.1), medindo aproximadamente 1,0 mm de comprimento, de forma elipsoide com opérculo por onde sairá a ninfa
- Três estágios de ninfas, que são semelhantes ao adulto, medindo entre 1,0 e 3,0 mm de comprimento
- Adultos machos e fêmeas.

O macho (Figura 36.2) mede 4,0 mm de comprimento enquanto a fêmea (Figura 36.3) mede em torno de 5,0 mm de comprimento (Canyon *et al.*, 2002).

Os machos apresentam na parte posterior do abdome, o órgão copulador chamado edeago (pênis). Já as fêmeas, na parte final do abdome, têm o órgão reprodutor, a vulva, situada entre dois lobos.

Todas as fases evolutivas, com exceção da lêndea, realizam a hematofagia, isto é, se alimentam do sangue do hospedeiro.

Os *P. humanus* (cabeça e corpo) têm uma característica importante: nunca abandonam o seu hospedeiro. São ectoparasitos que realizam todo seu ciclo sobre o hospedeiro. Quando separados de seu hospedeiro, morrem em 3 dias (Burkhart, 2003).

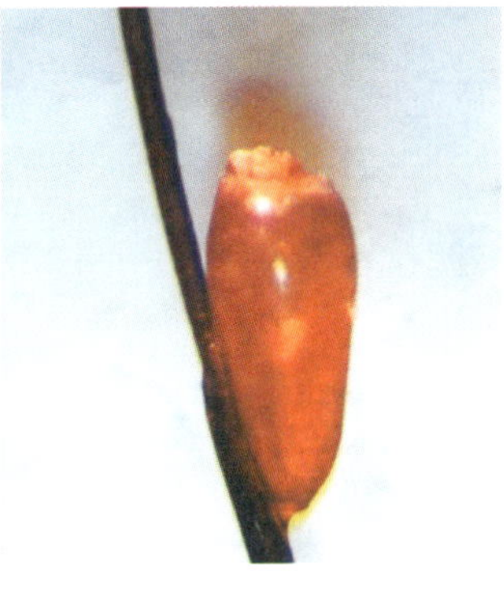

Figura 36.1 Lêndea.

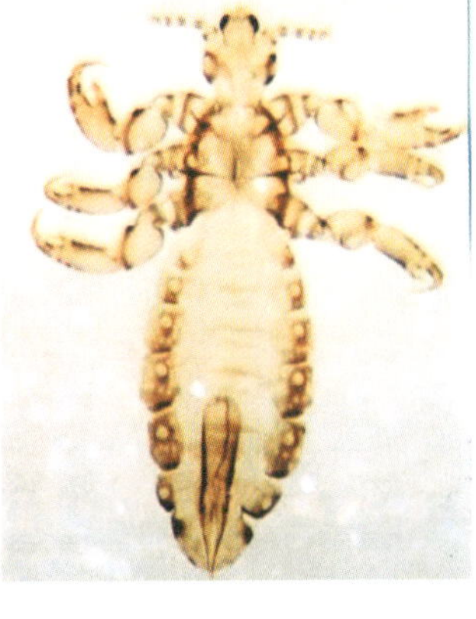

Figura 36.2 Piolho adulto – macho.

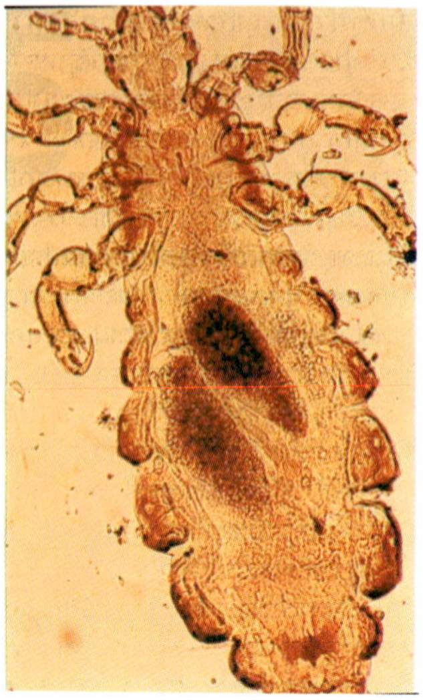

Figura 36.3 Piolho adulto – fêmea.

O ciclo biológico se completa em torno de mais ou menos 3 a 4 semanas, dependendo das condições ambientais e do hospedeiro, tais como: temperatura, umidade, pH etc.

Uma fêmea de *P. humanus capitis* pode depositar no fio de cabelo cerca de aproximadamente dez ovos por dia, totalizando durante sua vida cerca de trezentos a quatrocentos ovos, em um período de sobrevida que pode variar de 1 a 3 meses.

Os ovos são aderidos firmemente ao fio de cabelo por uma substância produzida pela fêmea, o que garante com isso sua fixação e dificultando assim que elas caiam, abandonando o hospedeiro.

De cada ovo irá eclodir somente uma única ninfa, chamada ninfa de primeiro estágio (Figuras 36.4 e 36.5). O tempo para eclosão da ninfa é de cerca de seis a dez dias.

Após a eclosão, as ninfas já estão prontas para realizar a hematofagia e, após 3 ou 4 dias, realizam a primeira troca do exoesqueleto (muda ou ecdise). Tal fenômeno se repete por mais três vezes, durante o crescimento, até a fase adulta.

O piolho adulto necessita realizar a hematofagia 3 vezes/dia, por um período de aproximadamente 15 min (Canyon *et al.*, 2002). Para tal, tem um aparelho bucal picador-sugador retrátil que se localiza na cabeça.

Quando necessitam realizar o repasto sanguíneo, exteriorizam-no e, em seguida o introduzem no hospedeiro com auxílio de enzimas digestivas e anticoagulantes secretadas junto com a saliva, sem que o mesmo perceba.

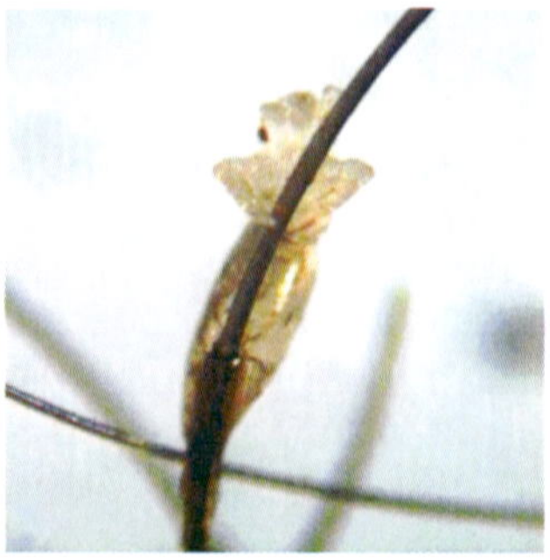

Figura 36.4 Ninfa de primeiro estágio.

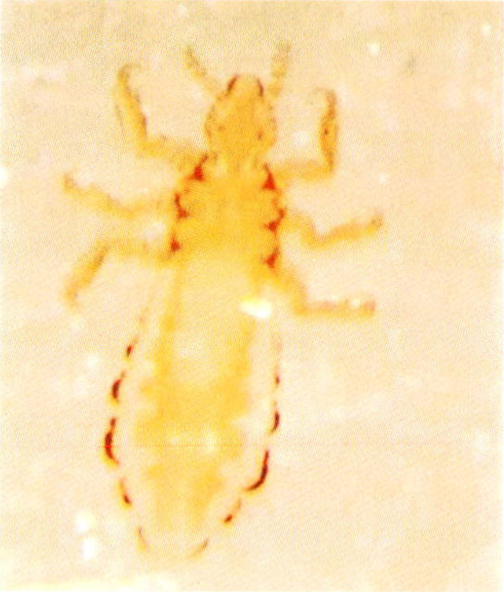

Figura 36.5 Ninfa de primeiro estágio.

Dinâmica da infestação

A pediculose do couro cabeludo não escolhe sexo, cor, idade, renda familiar, ou até mesmo aspectos higiênicos, como boa parte da população imagina.

Todas as classes socioeconômicas podem ser parasitadas. O indivíduo pode ter hábitos higiênicos corretos e ser infestado por este ectoparasito. Isto se deve a sua fácil e rápida proliferação e transmissão que, ao contrário do que a população acredita, embora o piolho seja um inseto, ele não voa, não pula, não salta.

Sua transmissão, portanto, é feita pelo contato direto entre os indivíduos infestados, por meio da aproximação de uma cabeça com outra, ou também por meio de fômites, ou seja, compartilhando objetos de uso pessoal, como: pentes, bonés, travesseiros, presilhas, arcos de cabeça etc.

Evidências demonstram que há maior prevalência e incidência em indivíduos do sexo feminino, aspecto questionável e amplamente discutido na literatura, mas que deve ser ponderado também pelo fato de a menina habitualmente ter cabelos compridos e, consequentemente, disponibilizar uma maior "superfície" de contato para que a fêmea do piolho deposite seus ovos. Além disso, o hábito de colocar os cabelos atrás da orelha ou presos, após lavá-los, facilita a proliferação dos piolhos, uma vez que oferece local quente e úmido, ideal para seu rápido desenvolvimento.

Cabe destacar outros aspectos relevantes, por exemplo, o ato de compartilhar com maior frequência objetos de uso pessoal (pentes, escovas e presilhas) e o comportamento de deitar a cabeça sobre o colo de outra amiga, que corrobora para a maior disseminação da pediculose no ambiente escolar.

Quadro clínico

O primeiro sintoma de manifestação da pediculose do couro cabeludo é uma intensa coceira na região da nuca e atrás da orelha, locais de predileção parasitária devido a serem áreas mais quentes e úmidas da cabeça.

Esta coceira no local da picada é explicada pela presença de enzimas anticoagulantes e anestésicas, secretadas à saliva, decorrente da hematofagia do piolho, provocando com isso uma reação imunológica.

Infecções oportunistas bacterianas por estreptococos ou estafilococos podem também ocorrer devido à coceira intensa, levando a piodermite.

Outro aspecto clínico em decorrência desta infecção consiste na observação da presença de linfodenopatia regional

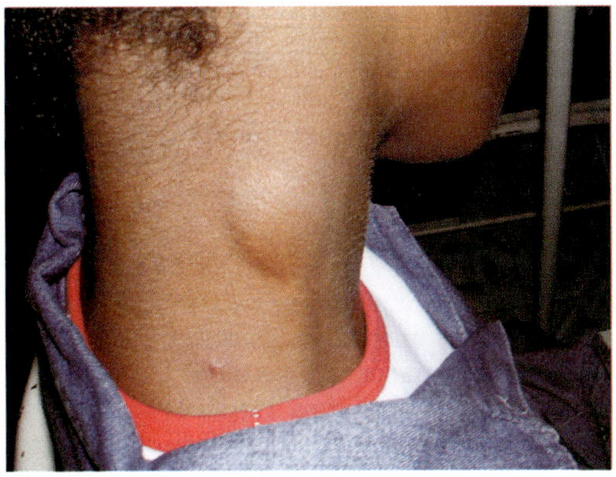

Figura 36.6 Linfodenopatia regional.

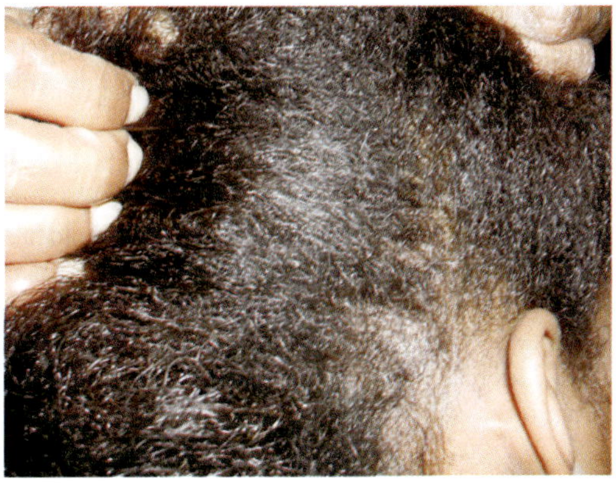

Figura 36.8 Lêndeas na região atrás da orelha.

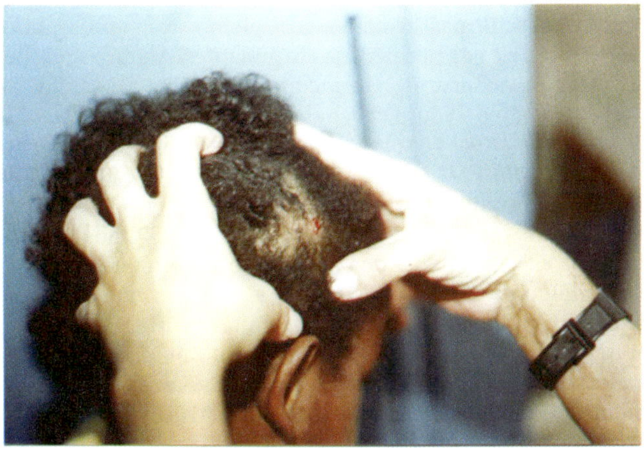

Figura 36.7 Miíase.

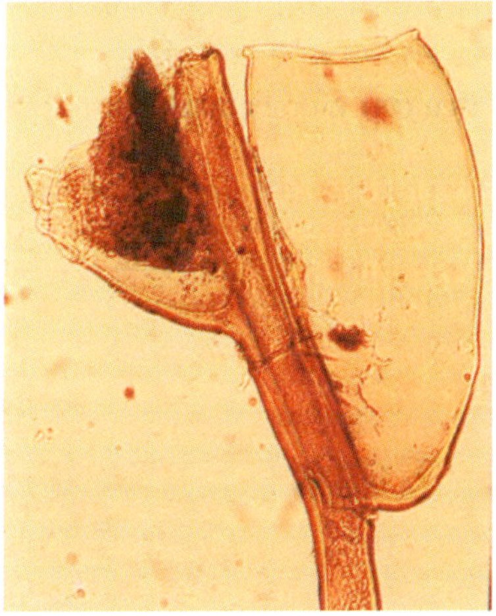

Figura 36.9 Lêndea com opérculo aberto.

(Figura 36.6). Pode-se também observar anemia em função da hematofagia, e em certos casos a presença de larvas de moscas, no local da coceira, levando ao quadro de miíases (Figura 36.7).

O *P. humanus capitis* ainda não teve comprovada sua participação na transmissão de agentes patogênicos para o ser humano. Na verdade ele apenas "abre a porta para infecções oportunistas". Porém, para Robinson *et al.* (2003), não se deve descartar a possibilidade de *P. humanus capitis* ser um potencial transmissor de *Ricketssia prowazekii*, agente etiológico do tifo exantemático responsável por alta mortalidade na 1ª Guerra Mundial. Tal afirmação é baseada em experimentos laboratoriais que demonstraram a capacidade do piolho da cabeça ser um transmissor deste patógeno.

Diagnóstico e profilaxia

Um procedimento extremamente fácil para o diagnóstico da pediculose do couro cabeludo é feito por meio da inspeção sistemática e exaustiva da cabeça à procura de qualquer fase evolutiva do *P. humanus capitis*.

No entanto, por sua rápida locomoção (6 a 30 cm por minuto) é muito difícil a captura dos adultos, o que pode ser facilitado com a ajuda de um pente fino, que deve ser passado na cabeça para a retirada das fases de ninfas e adultos machos e fêmeas.

Já as lêndeas são encontradas com facilidade na região da nuca ou atrás da orelha (Figura 36.8).

Para Pollack *et al.* (2000) a presença de somente um piolho é suficiente para o diagnóstico da pediculose. Porém, a presença de lêndeas não indica infestação ativa.

Tal afirmação leva-nos ao seguinte questionamento: se um indivíduo tem somente um piolho adulto macho ou fêmea ou até mesmo uma ninfa de qualquer estágio, como este piolho irá conseguir procriar, levando a um quadro de infestação? Por outro lado, a presença de lêndeas das quais eclodirão as ninfas que atingirão a fase adulta de machos e fêmeas é que irá determinar um potencial quadro de infestação, a partir da cópula e procriação.

Outro dado importante e que deve ser elucidado à população consiste na presença de lêndeas de cor branca com opérculo aberto (Figura 36.9) significar a eclosão de uma ninfa e não o que equivocadamente para muitos tratar-se-ia de "uma lêndea morta". Tal consideração é de suma importância no controle desta ectoparasitose, a fim de evitar um possível descuido na investigação de formas evolutivas que acarretará, assim, uma provável infestação.

Tratamento

Vários tratamentos têm sido utilizados para a pediculose do couro cabeludo. Dentre eles destacam-se os de uso tópico: benzoato de benzila, butóxido de piperonila, deltametrina, lindane, malation, permetrina e dimeticone. Em nove de abril de 2009, o órgão norte americano Food and Drug Administration (FDA), que autoriza a utilização e administração do uso de medicamentos e alimentos para seres humanos, aprovou uma nova prescrição medicamentosa para o tratamento de piolho da cabeça. Ulesfia (álcool benzila) loção a 5%, que pode ser usada em criança a partir dos 6 meses de idade. Contudo, a escolha do tratamento dependerá essencialmente de padrões de resistência local.

Para se ter uma ideia do lucro obtido pela indústria farmacêutica com produtos para matar piolho, na Inglaterra foi vendida no ano de 1991 a quantidade de 19 mil a 36 mil frascos de inseticidas. O incremento das vendas destes produtos possibilita inferir sobre o crescimento da pediculose nos últimos anos.

Não há, até hoje, nenhuma fiscalização por parte das autoridades competentes com o intuito de impedir a fabricação desenfreada de produtos de combate ao piolho pela indústria farmacêutica, bem como ao uso indiscriminado pela população. Cabe aos médicos alertar a população sobre o uso abusivo destes produtos e esclarecer quando da prescrição dos mesmos. Além disso, devem ser adotadas fortes medidas de orientação sobre prevenção e automedicação, que devem ser atualizadas, evitando assim mecanismos de resistência e um menor grau de toxicidade.

Considerações sobre os principais sais utilizados como piolhicidas:

▸ **Benzoato de benzila.** Éster do ácido benzoico, princípio ativo do bálsamo-do-peru. Encontrado sob a forma líquida, de sabonete e de pomada. Seu mecanismo de ação é desconhecido.

▸ **Deltametrina.** Piretroide fotoestável mais ativo desta classe, substância sintética obtida por esterificação do ácido crisantêmico, proveniente da flor do crisântemo (*Chrysanthemum cinerariaefloium*). Atua atravessando o exoesqueleto de quitina do piolho e estimula o sistema nervoso, resultando em paralisia e morte do inseto. Apresenta elevado coeficiente de segurança e baixa toxicidade para humanos. Disponível em forma de xampu, loção e sabonete. Devido a não ser ovicida, necessita de nova aplicação sete a dez dias após o primeiro tratamento, o que leva à resistência dos piolhos.

▸ **Lindane (1%).** Organoclorado que deve ser prescrito com bastante cautela, pois apresenta neurotoxicidade em humanos devido a complicações do sistema nervoso central quando do uso indevido do produto. Muitos casos de apoplexia têm sido relatados em crianças após o uso de lindane (Tenenbein, 1991). Disponível no mercado sob a forma de xampu, o qual deve ser aplicado no couro cabeludo com uma exposição ao produto por dez minutos, com repetida aplicação dentro de sete a dez dias. Seu uso é questionado devido a sua ação ovicida ser muito baixa, não apresentando efeito sobre 30 a 50% dos ovos, além do fato de se desenvolver resistência que tem sido relatada por vários anos, e dúvidas quanto à segurança de seu uso. Deve-se evitar a prescrição para mulheres grávidas ou que estejam amamentando.

▸ **Malation (0,5%).** Inibidor da colinesterase, ou seja, um organofosforado que tem alta ação ovicida. Está disponível no mercado somente sob a forma de loção, que é aplicada no couro cabeludo por um período de oito a doze horas, e caso ainda haja o encontro de piolhos ou lêndeas em um período de sete a dez dias após o tratamento, recomenda-se nova aplicação do produto. O grande problema reside na alta concentração de álcool existente na formulação, tornando assim facilmente inflamável e, consequentemente, oferecendo alto risco à inalação, além do risco de queimaduras. Por esta razão, sua prescrição deve ser muito cuidadosa e somente deve ser prescrito nos casos em que forem verificados resistência a outros produtos. O malation não é recomendado para crianças menores de 6 meses. Fatores como forte odor, produto altamente inflamável e o longo tempo de exposição na cabeça, para potencializar o efeito do produto, dificultam sua utilização.

▸ **Permetrina (1%).** Primeiro piretroide sintético formulado para uso em seres humanos. Apresenta em sua formulação um derivado do ácido ciclopropanocarboxílico, sendo constituído da mistura dos isômeros cis e trans. Devido a sua baixa toxicidade para mamíferos, a permetrina ainda tem sido o fármaco de escolha para o tratamento da pediculose do couro cabeludo, muito embora vários trabalhos assinalem o desenvolvimento de resistência a estes medicamentos (Picollo *et al.*, 2000).

O mecanismo de ação da permetrina, que ocorre sobre a membrana celular nervosa do *P. humanus capitis*, tem efeito durante quatorze dias. Está disponível na forma de condicionador que é aplicado no couro cabelo durante dez minutos e logo depois de enxaguado, podendo ser reaplicado em um período de sete a dez dias após o primeiro tratamento, caso sejam encontradas formas evolutivas do piolho. Não há nenhum estudo do efeito da permetrina em gestantes. Algumas reações adversas como prurido, vermelhidão, inflamação, ardor ou formigamento do couro cabeludo já foram relatadas.

▸ **Ulesfia (álcool benzila 5%).** É a primeira nova substância aprovada pela FDA como ingrediente ativo para piolho da cabeça. O produto não é neurotóxico, e mata o piolho por asfixia. Dois estudos revelaram que mais de 75% dos sujeitos tratados estavam livres dos piolhos da cabeça, após 14 dias do tratamento iniciado. As reações adversas mais comuns incluem pruridos, eritremas, piodermites e irritação ocular. A aplicação consiste em uso tópico por 10 min durante 7 dias consecutivos. Por não ser ovicida, é necessário novo tratamento a cada 9 dias. (Frankowski *et al.*, 2010).

Outros sais prescritos como piolhicidas são:

▸ **Ivermectina.** Sal sintético derivado das classes avermectinas, isolado de produtos de fermentação do *Streptomyces avermitilis* que tem sido usado como um potente anti-helmíntico.

Atenção deve ser dada ao fato de que, embora muitos médicos façam uso desta prescrição para pediculose, não existe nenhum tipo de aprovação pela FDA para o uso deste sal na ectoparasitose provocada pelos piolhos.

Ivermectina não é indicado como pediculicida (piolhicida), pois pode trazer graves complicações para aqueles que estejam fazendo uso deste medicamento, principalmente crianças, levando-as a um alto risco de vida (Frankowski *et al.*, 2002).

▸ **Sulfametaxazol/trimetropim.** Associação de antibióticos que também não é aprovada pela FDA como pediculicida.

Medidas caseiras

Devido ao alto custo dos medicamentos disponíveis para pediculose e à resistência dos piolhos a tais sais, a população vem lançando mão de algumas alternativas de baixo custo que viabilizem o combate à pediculose, como o uso de receitas caseiras para eliminar o piolho.

Dentre elas, destacam-se o uso de vinagre, água salgada em alta concentração de sal, xampu e ou tinturas à base de ervas vulgarmente conhecidas como boldo (*Plectrantus barbatus*), melão-de-são-caetano (*Momordica charantia Linnaeus*), arruda (*Ruta graveolensis Linnaeus*), nogueira (*Juglans regia Linnaeus*), artemísia (*Artemísia vulgaris Linnaeus*), simaruba (*Simaruba amara*). Embora muito promissor, pouco ou nada se sabe sobre o real efeito destas plantas no combate ao piolho, além de dados puramente empíricos, ou seja, relatos da própria população sobre a eficácia dos mesmos.

Produtos não convencionais

Infelizmente alguns produtos extremamente tóxicos para o ser humano têm sido utilizados no combate ao piolho desde épocas mais remotas.

Talvez em função da desinformação e desespero, por aqueles indivíduos que estejam sendo parasitados, lançando mão de substâncias inflamáveis ou tóxicas, como: gasolina, querosene, creolina, carbaril (neocid), mata-bicheira, fumo de rolo, entre outros, que jamais deviam ser usadas em humanos, devido ao alto risco que trazem para a população, podendo até acarretar a morte por intoxicação.

Controle

É muito difícil pensar em medidas de controle sem envolver efetivamente a sociedade: pais, alunos, professores, médicos, enfermeiros e outros profissionais da área de saúde. Isso se deve em função do fácil mecanismo de transmissão e do rápido desenvolvimento do piolho.

Em consequência disso, medidas educacionais com caráter preventivo para o controle da pediculose do couro cabeludo devem ser encorajadas. Tais medidas envolvem programas educacionais em escolas que levem o esclarecimento à população sobre a biologia, controle, transmissão, tratamento e consequências da pediculose para o ser humano, o que é de fundamental importância para o controle desta ectoparasitose milenar.

Uma das medidas preventivas é conscientizar a população da importância do exame constante à procura de piolhos da cabeça e lêndeas, além do uso diário de pente fino, pois ainda que ele possa não retirar algumas lêndeas, com certeza irá retirar as ninfas e os adultos que estejam parasitando a cabeça, do mesmo modo que irá retirar ninfas recém-eclodidas das lêndeas, evitando assim o seu desenvolvimento (Figura 36.10).

Uma política adotada em escolas americanas é a política do "*No nits*", ou seja, sem lêndeas, que sugere o retorno do aluno às aulas somente após o término da infestação, sem lêndeas e sem piolhos. Tal medida no Brasil deve ser questionada, pois não existe nenhuma lei que sustente o afastamento da criança da escola quando ela esteja infestada com piolho, pois esta parasitose não é considerada doença infectocontagiosa.

Causas das falhas na terapêutica da pediculose do couro cabeludo

As falhas no tratamento para pediculose podem ser atribuídas aos seguintes fatores: alto custo dos produtos; atividade ovicida incompleta; coceira psicogênica; diagnóstico errado; falha na reaplicação do produto; falta de esclarecimento nas instruções; recomendações impróprias dos produtos ou dos profissionais da saúde; lêndeas não removidas; não cumprimento às regras; preparação incorreta (a exemplo do xampu); reinfestação; resistência aos inseticidas; tempo insuficiente de aplicação do produto e/ou quantidade do produto aplicado (Chosidow, 2000).

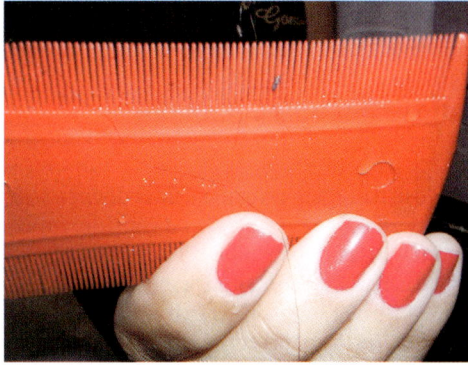

Figura 36.10 Pente fino para retirada de lêndeas e piolhos adultos.

▪ Pediculose do corpo

Conceito

A pediculose do corpo não é hoje um grande problema de saúde pública, pois acomete principalmente um grupo restrito de indivíduos. Está presente em mendigos devido a não terem o hábito de tomar banho e trocar de roupa diariamente, associando assim esta ectoparasitose à falta de higiene e às baixas condições socioeconômicas e, por esta razão, talvez a sua prevalência seja subestimada em muitos países desenvolvidos. Com o aumento do número de indivíduos sem emprego e sem moradia, futuros indigentes, a pediculose do corpo pode recrudescer.

Breve histórico e evolução dos conhecimentos

Embora hoje o seu relato seja menos frequente na literatura científica quando comparado com o piolho da cabeça, o piolho do corpo, que também é vulgarmente conhecido como *Muquirana*, tem vestígios de sua existência desde tempos mais remotos por meio de comprovações arqueológicas datadas do período 66 a 74 a.D., feitas na localidade de Masada, Israel, por Mumcuoglu *et al.* (2003).

O nome científico fixado em 1958 como *Pediculus humanus* Linnaeus, 1758, tem sido ao longo dos anos muito questionado por diversos autores se é ou não espécie diferente do *P. humanus capitis* ou é uma subespécie, sem ainda uma concreta conclusão.

O fato é que, se for considerado como uma espécie, o nome será binomial: *Pediculus humanus* Linnaeus, 1758, e se for considerado como subespécie, terá o nome trinomial: *Pediculus humanus humanus* Linnaeus, 1758. Tal escolha implica o abandono das nomenclaturas de *Pediculus corporis*, *Pediculus humanus corporis*, *Pediculus vestimenti* ou outras sinonímias para o *Pediculus humanus* (Smith, 2009).

Etiopatogenia/dinâmica da infestação

O agente etiológico da enfermidade conhecida como pediculose do corpo é o *Pediculus humanus humanus* que apresenta biologia muito semelhante à do *P. humanus capitis*.

A oviposição dos ovos pela fêmea é feita geralmente na dobra das roupas (Figura 36.11) ou em pelos do corpo, podendo, em casos de alta infestação, parasitar outras regiões do corpo, a exemplo da cabeça e região pubiana.

A transmissão é feita do mesmo modo que o piolho da cabeça, ou seja, pelo contato direto entre indivíduos ou por meio de fômites.

Diferentemente do *P. humanus capitis*, que causa alta morbidade em humanos, o *P. humanus humanus* causa baixa morbidade. Porém, pode ocasionar alta mortalidade, como ficou demonstrado na epidemia letal na Primeira e Segunda Guerras Mundiais, sendo o vetor de patógenos para o ser humano, dentre os quais se destacam a *Rickettsia prowazekii*, agente etiológico do tifo exantemático/epidêmico/clássico/tifo por piolho.

Esta bactéria foi descrita em 1915 por Rocha Lima, que sofreu desta enfermidade, dando o nome em homenagem a dois eminentes pesquisadores, Ricketts e von Prowazek, que

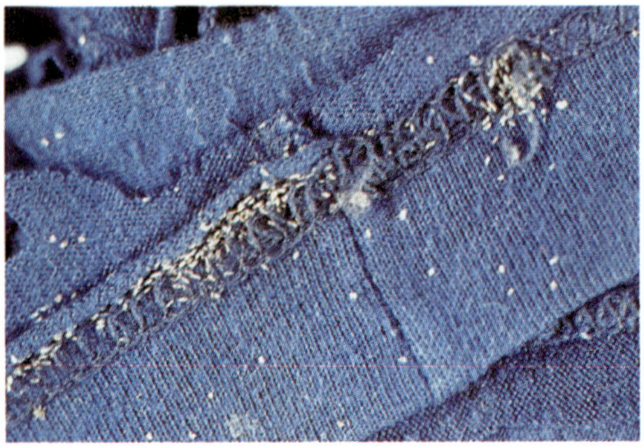

Figura 36.11 Ovos na dobra de roupas.

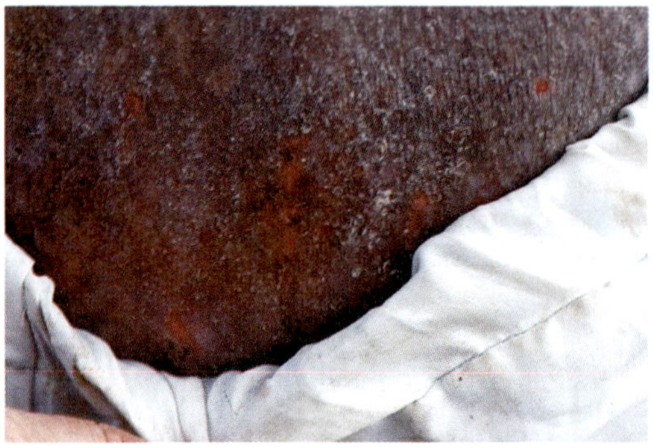

Figura 36.12 Prurido e espessamento na pele.

foram vítimas fatais do tifo que estudaram e se infectaram com este agente etiológico (Cerqueira Falcão, 1966).

Outra bactéria transmitida por *P. humanus humanus* é a *Bartonella quintana* (= *Rochalimaea quintana*) agente etiológico da enfermidade conhecida como febre das trincheiras, epidemia descrita durante a Primeira e Segunda Guerras Mundiais, quando infectou mais de um milhão de pessoas.

Febre recorrente é outra enfermidade que tem como agente etiológico a *Borrelia recurrentis* e também é transmitida pelo *P. humanus humanus*.

Estas patogenias são transmitidas ao ser humano do seguinte modo: após a hematofagia, os piolhos defecam próximo ao local da picada. Ao coçar, devido à reação imunológica provocada pelas enzimas anticoagulantes e anestésicas, que o piolho injeta no ato da hematofagia, o indivíduo carreia para o local da picada (introdução da prosbóscide) fezes, e caso o piolho esteja positivo com algumas destas bactérias, elas serão eliminadas junto com as fezes, penetrando na corrente sanguínea, contaminando assim o indivíduo.

Estes agentes patogênicos podem circular no sangue humano por semanas, meses e até mesmo por um pouco mais que 1 ano (Guibal *et al.*, 2001). Dependendo do agente o indivíduo pode apresentar diferentes sinais e sintomas: mialgia, meningoencefalites, adenopatia crônica, erupções maculopapulares passageiras, artralgia, cefaleia intensa, febre alta por períodos de 5 a 7 dias acompanhada ou não de delírios, erupções cutâneas hemorrágicas, endocardite e bacteriemia. Há, porém, alguns indivíduos que se mantêm assintomáticos.

Outros aspectos clínicos como prurido intenso no corpo, anemia, espessamento na pele, hiperpigmentação com distribuição generalizada e infecções oportunistas também podem ser observados (Figura 36.12).

Embora o tifo exantemático seja considerado uma doença de notificação obrigatória, no Brasil não há dados sobre tal enfermidade.

Isso não significa que não existam casos isolados, os quais não são registrados pelas autoridades. Três podem ser os motivos para a não notificação: desconhecimento desta enfermidade pelos médicos; mau julgamento dos médicos, por não associarem tais enfermidades como sendo transmitidas pelo piolho; ou a sua consideração como caso subclínico, a doença de Brill-Zinsser, um caso particular do tifo exantemático. Neste caso é considerado uma doença esporádica e benigna e sem exantema, provocada pelo recrudescimento do tifo exantemático clássico em pacientes portadores de *R. prowazekii*, que são considerados reservatórios, pois foram anteriormente sensibilizados imunologicamente pela bactéria.

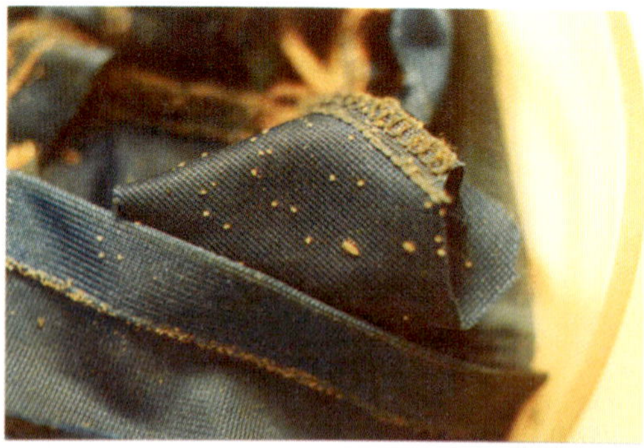

Figura 36.13 Dobra de roupa de indivíduo parasitado.

Diagnóstico

É feito pela observação de uma das fases evolutivas do *P. humanus humanus*: ovos (lêndeas), ninfas (1º, 2º e 3º estágios) e adultos: machos e fêmeas. Estas fases são geralmente encontradas nas dobras ou costuras das roupas dos indivíduos parasitados (Figura 36.13), porém, as localizações preferidas ocorrem em regiões como as proximidades da cintura, isto é, pela localização da roupa no corpo que torna este local quente e úmido.

Tratamento

Aplica-se o mesmo protocolo de tratamento preconizado na pediculose do couro cabeludo.

Controle

O controle da pediculose do corpo consiste em fazer a higienização correta do corpo, que inclui banhos diários com troca e lavagem das roupas. Estas, no entanto, devem sofrer aplicação de inseticidas.

▪ Pediculose da região pubiana

Conceito

A pediculose da região pubiana é uma doença sexualmente transmissível (DST). Alguns autores a consideram como uma das mais contagiosas dentre as DST descritas na literatura, e que de certa forma pode contribuir em investigações forenses. Em caso de estupro já foi possível extrair DNA e foi detectada a presença de DNA humano em piolho da região pubiana.

A transmissão não sexual, por meio de fômites, também foi demonstrada em grupos de mendigos que tinham infestação de piolho da região pubiana na cabeça e no corpo e compartilhavam objetos de uso pessoal.

Portanto é possível explicar a infestação em crianças cujos pais estejam infestados. É importante destacar que neste caso não se deve descartar a hipótese de abuso sexual.

Breve histórico

Relatos arqueológicos demonstraram a existência de piolho da região pubiana no Velho e no Novo Mundo. Adultos de piolho bem preservados foram encontrados em sedimentos e roupas de múmias peruanas datadas de 1.000 anos. Estudos arqueológicos de 2.000 anos revelaram a presença de ovos de piolho do púbis presos em pelos pubianos de múmias chilenas (Rick *et al.*, 2002).

Evolução dos conhecimentos

▸ **Piolho do púbis.** O piolho da região pubiana, vulgarmente conhecido como *chato,* foi descrito e nomeado em 1758, por Linnaeus, como *Pthirus pubis.*

Em 1815, Leach estabeleceu o gênero *Pthirus* com uma única espécie: *Pediculus pubis* Linnaeus. Dois anos mais tarde, Leach refere-se a esta espécie como "*Phthirus*" *pubis* (Linnaeus), com ou sem o primeiro h, ou seja, *Phthirus pubis* ou *Pthirus pubis.*

Entretanto, em 1958, normatizou-se o uso do nome do gênero como *Pthirus.* Logo, o nome científico binomial para o piolho da região pubiana é *Pthirus pubis* (Linnaeus, 1758). Atualmente, o gênero apresenta duas espécies (*P. pubis* e *P. gorillae*) e é o único gênero da família Pthiridae.

Etiopatogenia e dinâmica da infestação

O agente etiológico da pediculose da região pubiana é o *Pthirus pubis*, pequeno inseto áptero que realiza hematofagia e tem o tórax e o abdome fundidos em uma única peça. Em cada lado do abdome observam-se quatro apêndices laterais (metapódios) com cerdas nas extremidades. Assemelha-se a um caranguejo, medindo de 1,0 a 2,0 mm de comprimento. Apresenta fases evolutivas de ovo (lêndea), ninfas (1º, 2º, e 3º estágios), adultos (machos e fêmeas) (Figuras 36.14 a 36.16).

Parasita preferencialmente a região pubiana (Figura 36.17), porém, em casos de grandes infestações, pode ser encontrado parasitando os cílios (Figura 36.18), sobrancelhas, abdome, tórax, axilas, barba, bigode e couro cabeludo (Figura 36.19) (Barbosa e Pinto, 2003).

Diferentemente dos piolhos da cabeça e do corpo o *P. pubis* raramente se desloca, pois fica agarrado à base dos pelos, com

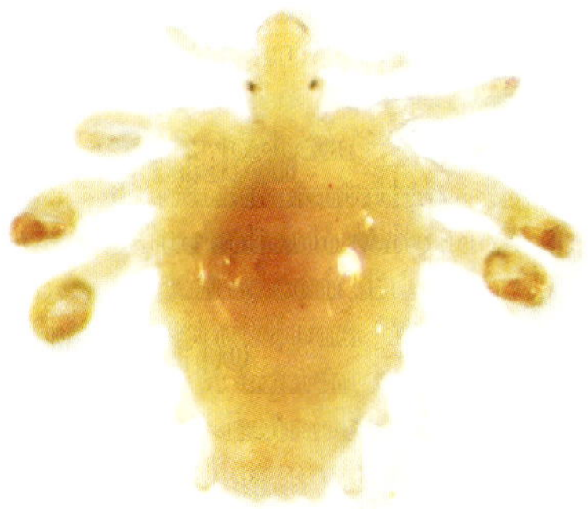

Figura 36.15 *Pthirus pubis* – ninfa.

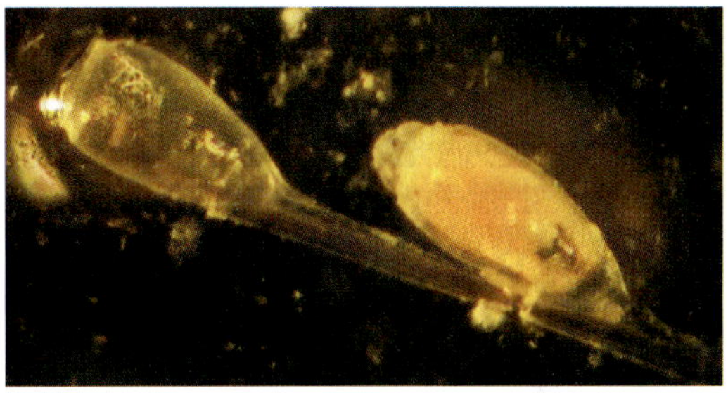

Figura 36.16 *Pthirus pubis* – adulto.

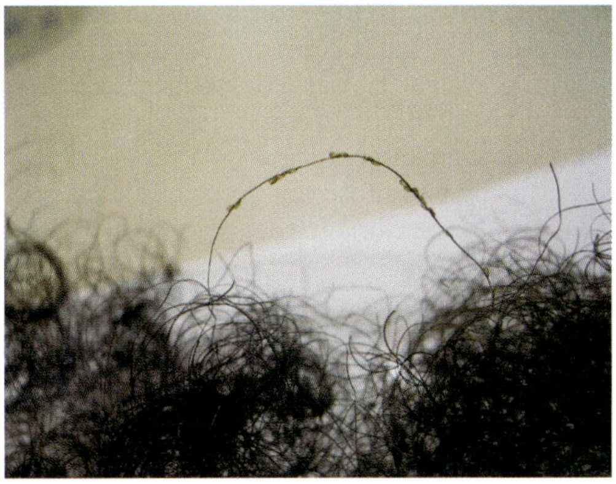

Figura 36.17 Piolho na região pubiana.

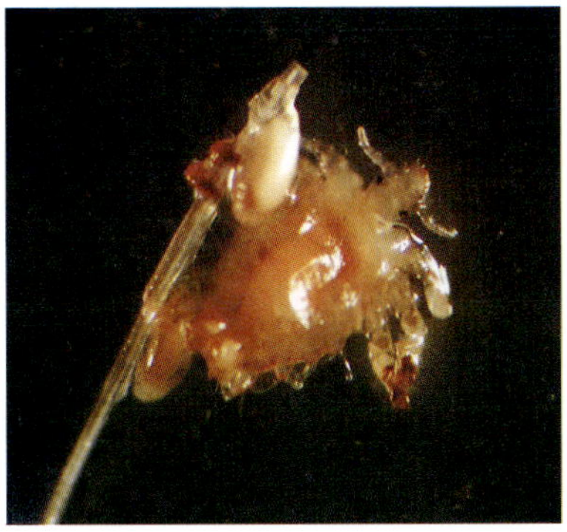

Figura 36.14 *Pthirus pubis* – lêndea.

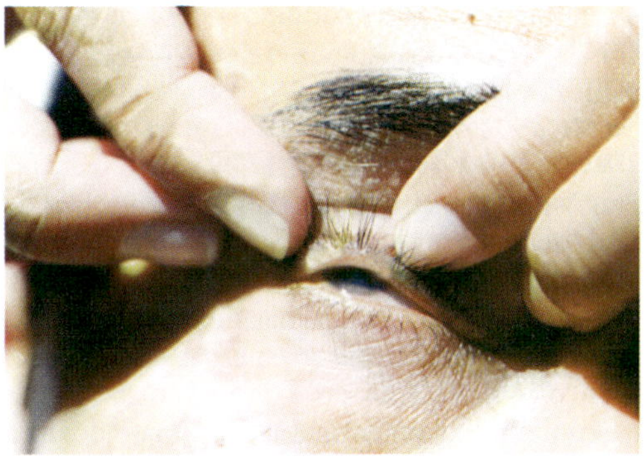

Figura 36.18 Infestação na região dos cílios.

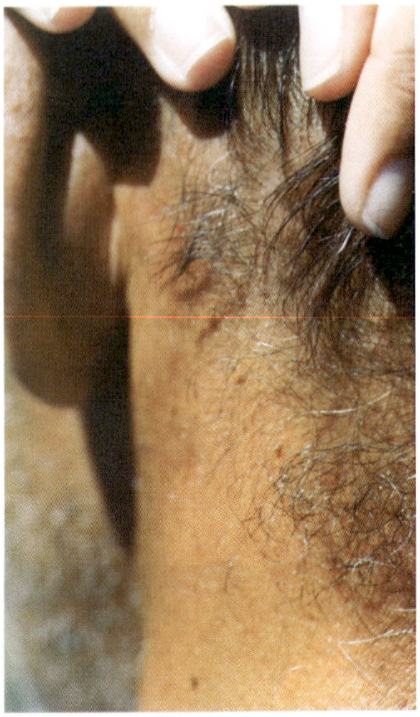

Figura 36.19 Piolho no couro cabeludo.

o aparelho bucal injetado na pele, fazendo hematofagia quase que de um modo contínuo.

Vive em torno de 30 dias e a fêmea pode colocar de dois a três ovos por dia. Sua biologia é muito semelhante à dos *Pediculus humanus*.

Existem poucos estudos sobre a infestação de *P. pubis* e, deste modo, a prevalência exata é desconhecida. Fatores associados a aspectos socioeconômicos, à promiscuidade e à falta de higiene estão estreitamente ligados à transmissão e disseminação desta ectoparasitose nos seres humanos, principalmente nos períodos de clima frio.

Quadro clínico

A presença do *P. pubis* leva a um quadro conhecido como ftiríase, caracterizado por um prurido intenso provocando irritação cutânea, dermatite e aparecimento de pápulas eritematosas, acompanhadas ou não de escoriações oriundas de infecções oportunistas, além de manchas com áreas azuladas ou acinzentadas localizadas no abdome e face interna das coxas, conhecidas como *maculae ceruleae*.

Também já foi relatada a presença de *P. pubis* em um tumor de ovário (Wierrani e Crin *apud* Kouri, 2001). Estudos demonstraram a transmissão do tifo endêmico e da febre das trincheiras, relacionados com a veiculação de *Rickettsia* e *Borrelia* por *P. pubis*.

Diagnóstico

O diagnóstico, semelhante ao da pediculose humana, não necessita de sofisticados equipamentos para a visualização de qualquer fase evolutiva do *P. pubis* (ovos, ninfas e adultos).

A observação nas roupas íntimas de gotículas de sangue e vestígios de crosta da pele decorrente das escoriações facilita o diagnóstico. A realização do diagnóstico diferencial pode ser feita com impetigo, dermatite eczematoide infecciosa, psoríase, dermatite seborreica e dermatite de contato e blefarite nos cílios.

Tratamento

Emprega-se tratamento dos *Pediculus humanos* nas infestações de sobrancelhas e cílios. Entretanto, pode ser usada vaselina em gel que facilita a retirada das lêndeas, ninfas e adultos.

Controle

Os pacientes com ftiríase devem ser orientados a lavar e ferver roupas íntimas e roupas de cama, além de evitar contato sexual até que a infestação seja eliminada. Além disso, deve-se esclarecer que o uso de preservativo não evita a transmissão entre os indivíduos parasitados.

▪ Escabiose

Conceito

É uma zoonose que acomete a pele dos indivíduos parasitados, causando a sarna zoonótica em humanos (Figura 36.20).

Escabiose é uma ectoparasitose de ampla distribuição geográfica e mundial, prevalecendo em países com problemas socioeconômicos acentuados, portanto ligada a fatores de baixa renda, promiscuidade e higiene inadequada, levando a sérias consequências e problemas de saúde pública.

O conhecimento desta ectoparasitose, datada há mais de 2.500 anos, está frequentemente associado a doenças sexualmente transmissíveis (DST). Os agentes etiológicos são ácaros da família Sacarcoptidae. São ectoparasitos de uma grande variedade de mamíferos que podem infestar homens e animais domésticos, como o cão, gato, dentre outros, causando dermatites de origem animal.

Etiopatogenia/dinâmica da infestação

O agente etiológico é um Arthropoda da Classe Arachinida, Ordem Acari, Espécie *Sarcoptes scabiei*, variedade *hominis*. É um ácaro microscópio com características ovoides, medindo de 450 × 350 μm de comprimento para o tamanho das fêmeas, e os machos de 240 × 200 μm de comprimento.

Seus estágios evolutivos compreendem ovo, larvas hexápodes, ninfas octópodes (protoninfas e tritoninfas) e adultos machos e fêmeas. O ciclo biológico pode durar cerca de 10 a 14 dias.

Afeta ambos os sexos em todas as idades e sua transmissão ocorre pelo contato direto entre os indivíduos, por meio de fômites, pois o parasito pode sobreviver alguns dias fora do corpo do hospedeiro, em roupas, toalhas, lençóis.

Os ácaros se alojam sob a pele de seu hospedeiro, formando galerias, onde a fêmea faz a oviposição. As larvas hexápodes

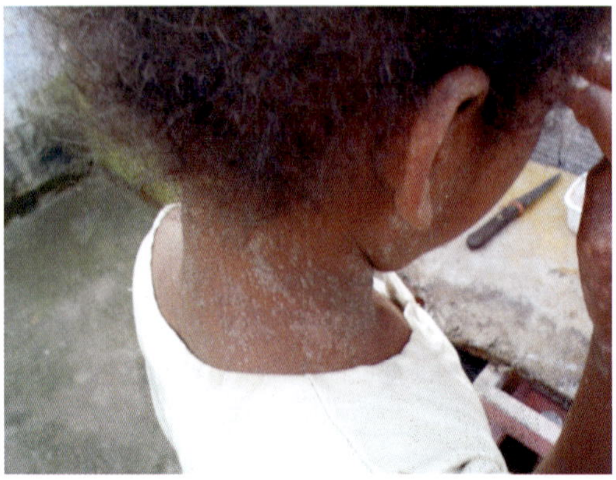

Figura 36.20 Escabiose.

eclodem dos ovos e depois de 2 dias cavam túneis laterais para migrar na superfície e escondem-se abaixo das escamas epidérmicas, penetrando nos folículos pilosos.

Após o segundo e terceiro dias as larvas dão origem às ninfas octópodes de primeiro estágio e, em seguida, a protoninfa que se transforma em tritoninfa até atingir o último estágio evolutivo dos adultos.

As fêmeas realizam a oviposição na superfície a partir da construção de túneis com aproximadamente 0,5 a 5 mm de profundidade por dia. Os ácaros vivem em média de 2 a 3 meses.

A cada ano cerca de 300 milhões de novos casos de escabiose são notificados (Orkin, 1995).

A escabiose ocorre como epidemia cíclica, principalmente em instituições como orfanatos. Um estudo em Ontário, Canadá, revelou que cerca de 20% das 130 instituições que cuidavam da saúde de pessoas idosas tinham problema com escabiose.

Quadro clínico

As lesões atingem principalmente os espaços interdigitais, a superfície dos punhos, cotovelos, axilas, tornozelos, pés, virilhas, genitálias, seios etc. Embora pápulas inflamatórias, escoriações e piodermites estejam presentes na maioria dos casos, as lesões mais específicas são túneis com minúsculas vesículas localizadas nas mãos, nódulos em órgãos genitais e axilas.

A sarna norueguesa é observada em pacientes imunodeficientes. As lesões são crostas exuberantes com extraordinária abundância de parasitos, chegando a mais de 4.700 ácaros por grama de pele, que foram encontrados em pacientes com quadros de hiperqueratose e paraqueratose, e que dão origem às crostas. Estas sarnas se localizam na palma da mão e na planta dos pés, podendo disseminar-se por todo o corpo, atingindo o couro cabeludo, provocando queda de cabelo (Walton *et al.*, 1999).

Diagnóstico

O período de incubação é de 3 semanas, porém, em casos de reinfestações, os sintomas podem reaparecer de 1 a 3 dias. A coceira noturna é o principal sintoma.

A visualização dos ácaros é muito difícil. O diagnóstico é feito pela técnica da fita gomada que primeiramente é aderida à pele. Logo, após sua retirada, é levado ao microscópio para a observação de fases evolutivas do ácaro: ovos, ninfas, adultos ou fezes dos ácaros.

Deve-se, no entanto, fazer o diagnóstico diferencial de urticárias, impetigo e roséolas sifilíticas.

Tratamento e controle

Além da orientação para maior higiene e limpeza do ambiente, como colchões, colchas, lençóis e peças íntimas que devem ser lavadas e passadas a ferro quente, deve-se também chamar a atenção para a realização do tratamento para toda a família.

Substâncias utilizadas no tratamento da escabiose: benzoato de benzila 25%; creme de crotamina 10%; deltametrina; ivermectina; monossulfuram 25%; permetrina 5%; precipitado de enxofre 5 a 10%.

Tungíases

Conceito

Ectoparasitose que tem como agente etiológico um artrópode da Classe Insecta, Ordem Sifonaptera, Espécie *Tunga penetrans*. É vulgarmente conhecida como pulga-de-areia, cuja fêmea é o bicho-do-pé, bicho-de-cachorro, jatecuba ou bicho-do-porco.

Por ter dentre seus principais hospedeiros os animais domésticos e ratos, é considerada uma zoonose.

Breve histórico

Acredita-se que *T. penetrans* seja nativa das regiões tropicais e subtropicais da América Central, América do Sul e Caribe.

Foi notificada pela primeira vez nos trópicos da América em 1526 e na África em 1732, sendo reintroduzida em 1872 por uma navegação britânica que partiu da América do Sul e descarregou seu lastro de areia nas praias de Angola (Acha e Szyfres, 2003).

Etiopatogenia/dinâmica da Infestação

Devido ser uma ectoparasitose associada às condições precárias de moradias, a *T. penetrans* é encontrada em lugares secos e arenosos, dentro ou fora das residências, em chiqueiros, galinheiros, estábulos ou qualquer lugar onde as condições de higiene sejam precárias.

Medem em torno de 1,0 mm de comprimento, e caracterizam-se por ter a cabeça angular em forma de agulha, o que facilita a sua penetração na pele do hospedeiro. O ciclo biológico apresenta as seguintes fases evolutivas: ovo, dois estágios de larva, pupa e adultos.

Ambos os sexos realizam hematofagia, embora os machos sejam de vida livre. As fêmeas fecundadas penetram na pele do hospedeiro (porco ou homem), deixando a extremidade posterior em contato com o ar, proporcionando assim a respiração. Desta forma, alimenta-se de sangue continuamente até a hipertrofia de seus segmentos abdominais, pelo acúmulo de ovos, quando atingem então o tamanho de 5,0 mm de comprimento em aproximadamente 1 semana.

É frequente a observação e presença de reação inflamatória, localizada ao redor da pulga, e também infecções secundárias podem correr.

A fêmea realiza a postura de aproximadamente 200 ovos e depois murcha e morre. Posteriormente, é expelida por uma reação inflamatória. Os ovos caem no solo e após 3 ou 4 dias eclodem as larvas de primeiro estágio, que passam por duas ecdises e atingem a fase de pupa após dez a dezoito dias.

Estas pupas enterram-se no solo, permanecendo de dez a dezoito dias, e depois emergem na forma de pulgas adultas.

Quadro clínico

O prurido na região dos pés, principalmente na sola plantar e nos dedos, bordas das unhas e espaços interdigitais e outras regiões expostas do corpo é o principal sintoma da doença. Tal sintoma, por ser prazeroso segundo relatos dos indivíduos infestados, os leva a não buscar tratamento.

Podem aparecer no início algumas lesões semelhantes a um ponto negro, idênticas às verrugas, e mais tarde uma ulceração e infecções secundárias, que podem levar a perda da unha e deformação de dígitos (Feldmeier *et al.*, 2003).

Diagnóstico

O diagnóstico é feito com a identificação das lesões e/ou com a extração das fêmeas na pele do hospedeiro.

Tratamento

Não é conhecido nenhum tipo de substância que tenha ação eficaz na eliminação das fêmeas que penetram na epiderme. Portanto, o tratamento consiste na retirada mecânica das fêmeas com auxílio de uma agulha estéril, e o tratamento das infecções secundárias deve ser realizado com uso de antibióticos, por vezes, pouco viável em casos endêmicos.

Controle

Associado à higiene adequada e ao uso de calçados, além de pavimentação das vias públicas, saneamento básico e aplicação de inseticidas nos locais infestados.

Outros fatores merecem destaque. A variedade de espécies de animais considerados animais reservatórios, a sobrevivência prolongada da pulga em seu *habitat* natural sem a necessidade do hospedeiro, além da possibilidade de sobrevida por semanas ou por meses dos estágios de ovo, larva e pupa dificultam o controle das tungíases.

▪ Ectoparasitoses por carrapatos

Considerada uma zoonose, tem como agente etiológico representantes do Filo Arthropoda, Classe Arachinida, Ordem Acari, distribuída em duas grandes famílias: Argasidae com os gêneros *Argas* e *Ornithodoros*, e família Ixodidae com gêneros *Amblyomma*, *Boophilus*, *Dermacentor*, *Haemaphysalis*, *Hyalomma*, *Ixodes* e *Rhipicephalus*.

São vulgarmente conhecidos como carrapatos e fazem hematofagia em uma grande variedade de hospedeiros vertebrados: répteis, pássaros e mamíferos (boi, cavalo, cão, entre outros).

Embora o homem não seja um hospedeiro específico destes ectoparasitos, pode ocorrer a infestação ocasional devido ao contato direto com os hospedeiros vertebrados.

Aproximadamente 100 espécies das quase 800 espécies conhecidas de carrapatos são capazes de transmitir doenças ao homem relacionadas com patógenos, como vírus, bactérias e protozoários (Steen *et al.*, 2004).

Dentre as enfermidades transmitidas ao homem encontram-se dermatites (Figuras 36.21 e 36.22) e paralisia provocadas pelas picadas, febre macular, febre recorrente, eritema *migrans* crônico conhecido como doença de Lyme, babesiose, erliquiose (Singh-Behl *et al.*, 2003).

O controle desta ectoparasitose é feito com a utilização de carrapaticidas nos hospedeiros e no meio ambiente (pastagens), porém deve-se levar em consideração a possibilidade do desenvolvimento de cepas de carrapatos resistentes ao uso destes produtos, e a contaminação ambiental por carrapaticidas e acaricidas.

▪ Larvas migrans

A larva *migrans* cutânea (LMC) é uma zoonose também conhecida como dermatite serpiginosa ou dermatite linear serpiginosa, bicho-das-praias e bicho-geográfico, embora o agente etiológico seja um nematódeo, o *Ancylostoma brazieliense*. Apresenta-se como uma infecção cutânea, autolimitada. É uma ectoparasitose de importância na área da saúde pública, pois os animais domésticos, cães e gatos, são seus vetores e hospedeiros (Ferreira *et al.*, 2003).

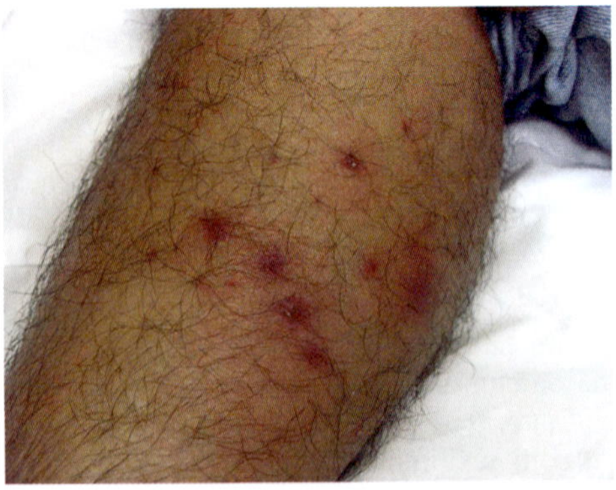

Figura 36.21 Dermatite.

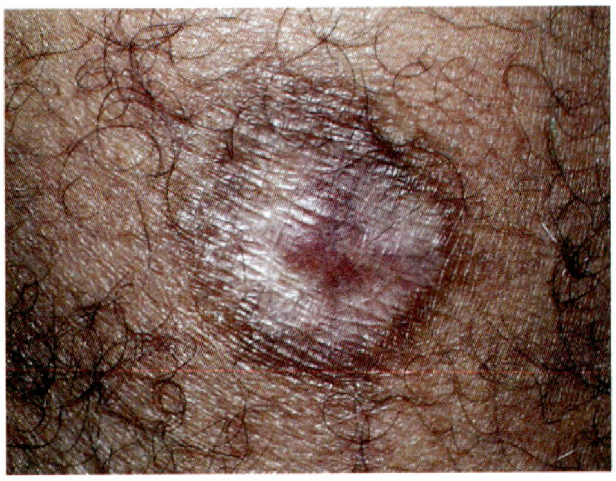

Figura 36.22 Dermatite.

O homem é considerado hospedeiro acidental. Infecta-se ao entrar em contato direto com areias de praias, bancos de areias em praças públicas, jardins, creches e escolas, locais estes contaminados com ovos desses nematódeos, que são eliminados junto com as fezes dos cães e gatos, infectados com a forma adulta do verme.

O quadro clínico e o aspecto da lesão no homem devem-se ao fato de o mesmo não ser o hospedeiro específico. Assim, estas larvas penetram na epiderme e migram no tecido subcutâneo, sem destino, durante várias semanas, provocando quadros de prurido intenso e erupções com aspecto serpiginoso, localizadas principalmente nos membros inferiores, pés, nádegas e mãos.

A infecção está restrita a países tropicais e subtropicais. No Brasil, esta ectoparasitose tem sido relatada em diversos estados, sendo mais frequente em regiões litorâneas.

Embora não exista uma correlação quanto a raça, sexo, idade e cor, observa-se que sua incidência é maior em crianças, provavelmente devido a aspectos relativos aos hábitos comportamentais.

Dentre as enfermidades da LMC para o homem destacam-se a pápula pruriginosa provocada pela larva infectante que, ao penetrar na pele, produz um prurido intenso principalmente à noite, síndrome de Loeffler, além de infecções secundárias. O tratamento consiste na aplicação tópica de tiabendazol ou albendazol por via oral. Deve-se ressaltar, porém, que nenhuma destas substâncias está incluída na lista de medicamentos essenciais do Ministério da Saúde.

O controle é feito em cães e gatos, considerados principais reservatórios e, portanto, devem ser tratados periodicamente com o uso de anti-helmínticos. Programas educacionais de esclarecimento à população orientando para o uso obrigatório de calçados, e impedir livre acesso de cães e gatos em bancos de areias de escolas, praças públicas, jardins e praias, são medidas importantes para contribuir no controle e prevenção desta ectoparasitose.

▸ Referências bibliográficas

Acha PN, Szyfres B. *Zoonosis y enfermedades transmisibles comunes al hombre y a los animales: parasitosis*. Organización Panamericana de la Salud, 3ed. Volumen III. Sección C: Artrópodos, Washington, D.C.: OPS, 2003.

Araújo A, Ferreira LF, Guidon N, Maués da Serra Freire N, Reinhard KJ, Dittmar K. Ten thousand years of head lice infection. *Parasitol Today*, 16 (7): 269, 2000.

Barbosa JV, Pinto ZT. Pediculose no Brasil. *Entomol. Vect.* 10 (4): 579-586, 2003.

Burkhart CN. Fomite transmission with head lice: a continuing controversy. *Lancet*, 361 (11): 99-100, 2003.

Canyon DV, Speare R, Muller R. Spatial and Kinetic Factors for the Transfer of Head Lice (*Pediculus capitis*) etween Hairs. *J. Invest. Derm.*, 119 (3): 629-631, 2002.

Capasso L, Di Tota G. Lice burried under the ashes of Herculaneum. *Lancet*, 351: 992, 1998.

Cerqueira Falcão E. *Estudos sôbre o Tifo Exantemático (Studies on Typhus Fever).* Coligidos e Reproduzidos pelo Dr. Edgard de Cerqueira Falcão. Comentados pelo prof. Dr. Otto G. Bier. São Paulo – Brasil, Editora Universidade de São Paulo. 596 pp, 1966.

Chosidow O. Scabies and pediculosis. *Lancet*, 355 (9206): 819-826, 2000.

Feldmeier H, Eisele M, Sabóia-Moura RC, Heukelbach J. Severe Tungiasis in Underprivileged Communities: Case Series from Brazil. *Emerg. Infect. Dis.*, 9(8): 949-955, 2003.

Ferreira C, Machado S, Selores M. Larva migrans cutânea em idade pediátrica: a propósito de um caso clínico. *Nascer e Crescer*, 12(4): 261-264, 2003.

Frankowski BL, Weiner LB, the Commitee on School Health, and the Committee on Infectious Diseases. Head lice. *Pediatrics*, 110 (3): 638-643, 2002.

Frankowski BL, Weiner LB, the Commitee on School Health, and the Committee on Infectious Diseases. Head lice. *Pediatrics*, 126: 392-403, 2010.

Guibal F, La Salmonière PD, Rybojad M, Hadjrabia S, Dehen L, Arlet G. High seroprevalence to *Bartonella quintana* in homeless patients with cutaneous parasitic infestations in downtown Paris. *J. Am. Acad. Dermatol.*, 44: 219-223, 2001.

Heukelbach J, Feldmeier H. Ectoparasites – the underestimated realm. *Lancet*, 363: 889-891, 2004.

Heukelbach J, Wilcke T, Winter B *et al.* Epidemiology and morbidity of scabies and pediculosis capitis in resource-poor communities in Brazil. Br *J Dermatol.*, 153(1): 150-156, 2005.

Kouri P. Infestación del cabello por *Phthirus pubis* (Anoplura: Pediculidae). *Rev. Cubana Med. Trop.*, 53(1): 63-67, 2001.

Maunder JW. The appreciation of lice. *Proc. R. Institut. Great. Britain*, 5: 1-31, 1983.

Mumcouglu KY, Miller J, Galum R. Susceptibility of the human head and body louse, *Pediculus humanus* to insecticides. *Insect Sci. Appl.* 11: 223-226, 1990.

Mumcouglu KY, Zias J, Tarshis M, Lavi M, Stiebel GD. Body louse remains found in textiles excavated at Masada, *Israel. J. Med. Entomol.*, 40(4): 585-587, 2003.

Orkin M. Scabies: what's new? *Curr. Probl. Dermatol.*, 22: 105-111.

Picollo MI, Vassena CV, Mougabure Cueto GA, Vernetti M, Zerba EN. Resistance to Insecticides and Effect of Synergists on Permethrin Toxicity in *Pediculus capitis* (Anoplura: Pediculidae) from Buenos Aires. *J. Med. Entomol.*, 37 (5): 721-725, 2000.

Pollack RJ, Kiszewski AE, Spielman A. Overdiagnosis and consequent mismanagement of head louse infestations in North America. *Pediatr Infect Dis J*, 19: 689-693, 2000.

Reinhard KJ, Buikstra J. Louse infestation of the chiribaya culture, southern Peru: variation in prevalence by age and sex. *Mem. Inst. Oswaldo Cruz*, 89 (suppl. 1): 173-179, 2003.

Rick FM, Rocha GC, Dittmar K, Coimbra CEA, Reinhard K, Bouchet F, Ferreira LF, Araujo A. Crab louse infestation in Pré-Columbian America. *J. Parasitol.*, 88(6): 1266-1267, 2002.

Robinson D, Leo N, Prociv P, Barker SC. Potential role of head lice, *Pediculus humanus capitis*, as vectors of *Rickettsia prowazekii*. *Parasitol. Res.*, 90: 209-211.

Singh-Behl D, La Rosa SP, Tomecki KJ. Tick-borne infections. *Dermatol. Clin.*, 21: 237-44, 2003.

Smith V, 2009. Taxonomy of human lice. Disponível em: <http://phthiraptera.info/content/taxonomy-human-lice>. Acesso em 05 out. 2010.

Steen CJ, Carbonaro PA, Schwartz RA. Arthropods in dermatology. *J. Am. Acad. Dermatol.*, 50: 819-42, 2004.

Tenenbein M. Seizures after lindame therapy. *J. Am. Geriatr. Soc.*, 39: 394-395, 1991.

Walton SF, McBroom J, Mathews JD, Kemp DJ, Currie BJ. Crusted scabies: a molecular analysis of *Sarcoptes scabiei* variety *hominis* populations from patients with repeated infestations. *Clin. Infect. Dis.*, 29: 1226-1230, 1999.

Zias J, Mumcuoglu KY. Pre-pottery neolithic B head lice from Nahal Hemar Cave. *Atigot*, 20: 167-168, 1991.

37 Acidentes Ofídicos

Francisco Oscar de Siqueira França, Pasesa Pascuala Quispe Torrez, Rodrigo de Souza, José Yamin Risk e João Luiz Costa Cardoso

▸ Introdução

O ofidismo, em nosso país, começou a ser encarado nos seus aspectos técnico-científicos com os trabalhos de Vital Brazil Mineiro da Campanha, que, em São Paulo, no antigo Instituto Serumtherápico, iniciou a produção das primeiras partidas de antiveneno para uso clínico em 1901. Vital Brazil também desenvolveu estudos sobre as atividades dos venenos ofídicos brasileiros, além de ter dado início a um embrionário programa de vigilância epidemiológica, por meio da emissão do *Boletim para observações de accidentes ophidicos*. Ao demonstrar a necessidade de se produzirem antivenenos específicos a partir de venenos das serpentes regionais – contrariando a posição de Calmette que acreditava na existência de um soro universal –, Vital Brazil estava dando contribuição original para o desenvolvimento da imunoterapia (Brazil, 1987).

Ressalte-se, contudo, que extensa é a contribuição brasileira sobre esse importante tema da nosologia tropical.

Em junho de 1986, o Ministério da Saúde instituiu o Programa de Controle de Acidentes por Animais Peçonhentos, baseado no binômio *Treinamento/Descentralização*. Descentralizou a distribuição de soros – para emprego sem custos para o usuário – após a capacitação das equipes técnicas. Teve início a promoção de treinamento contínuo de profissionais de saúde. Os acidentes ofídicos passaram a integrar a lista de doenças negligenciadas da OMS, a partir de abril de 2009, e os acidentes por animais peçonhentos voltaram a ser agravos de notificação compulsória.

O programa está em expansão, e atualmente cerca de 3.000 municípios recebem regularmente o produto. Foram notificados no Brasil 30.077 acidentes ofídicos em 2009 (Sinan, 2011), predominantemente na área rural, com taxa de letalidade de 0,46%, nos casos tratados. A faixa etária mais acometida foi a de 15 a 59 anos (65,8%), 70% ocorreram no sexo masculino e 77,8% foram picados na perna e no pé.

▸ Serpentes de importância médica

No Brasil a fauna ofídica consta de aproximadamente 361 espécies, reunidas em 9 famílias. Deste elenco apenas as famílias Viperidae e Elapidae congregam as serpentes que chamamos "peçonhentas" (Figura 37.1). Diversas espécies da família Colubridae, serpentes ditas "não peçonhentas", têm importância médica, pois podem inocular veneno, desencadeando alterações tóxicas no ser humano (Melgarejo, 2009).

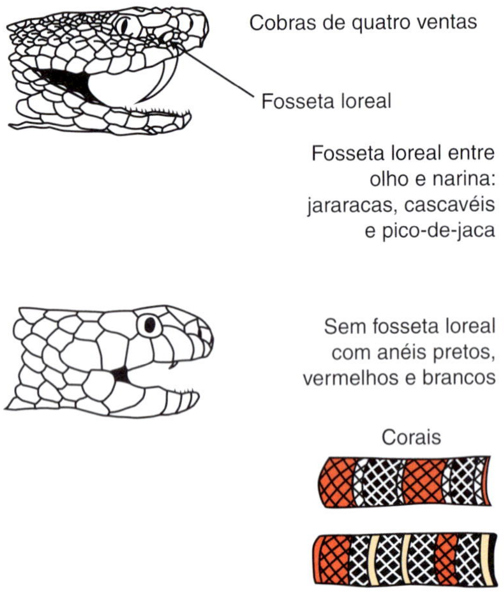

Figura 37.1 Características das serpentes de importância médica do Brasil (viperídeos e elapídeos).

▪ Família Viperiae

Compreende os gêneros de serpentes *Bothrops, Crotalus* e *Lachesis*, todos caracterizados pela presença de cabeça triangular provida de termorreceptores denominados fossetas loreais.

Bothrops

As serpentes do gênero *Bothrops latu sensu* englobam mais de 30 variedades, distribuídas por todo o território nacional. São as serpentes que provocam o maior número de acidentes na América do Sul. Neste capítulo utilizaremos apenas o termo *Bothrops* quando nos referirmos aos diversos gêneros de serpentes pertencentes ao grupo *Bothrops latu sensu* e que atualmente são agrupadas em 5 gêneros: *Bothrops, Bothropoides, Bothriopsis, Botrocophias* e *Rhinocerophis* (Fenwick *et al.*, 2009). Algumas espécies apresentam maior importância por sua extensa distribuição geográfica, como, por exemplo, a *B. atrox* na Amazônia, a *B. erythromelas* no Nordeste, a *B. moojeni* nas regiões Centro-Oeste e a *B. jararaca* nas regiões Sul e Sudeste (Melgarejo, 2009), ou pela potencial gravidade dos acidentes, como a *B. jararacussu* (Benvenuti *et al.*, 2003) (Figura 37.2).

Na América do Sul, as serpentes do gênero *Bothrops* são responsáveis por cerca de 90% dos envenenamentos ofídicos (WHO, 1981; Sinan, 2011).

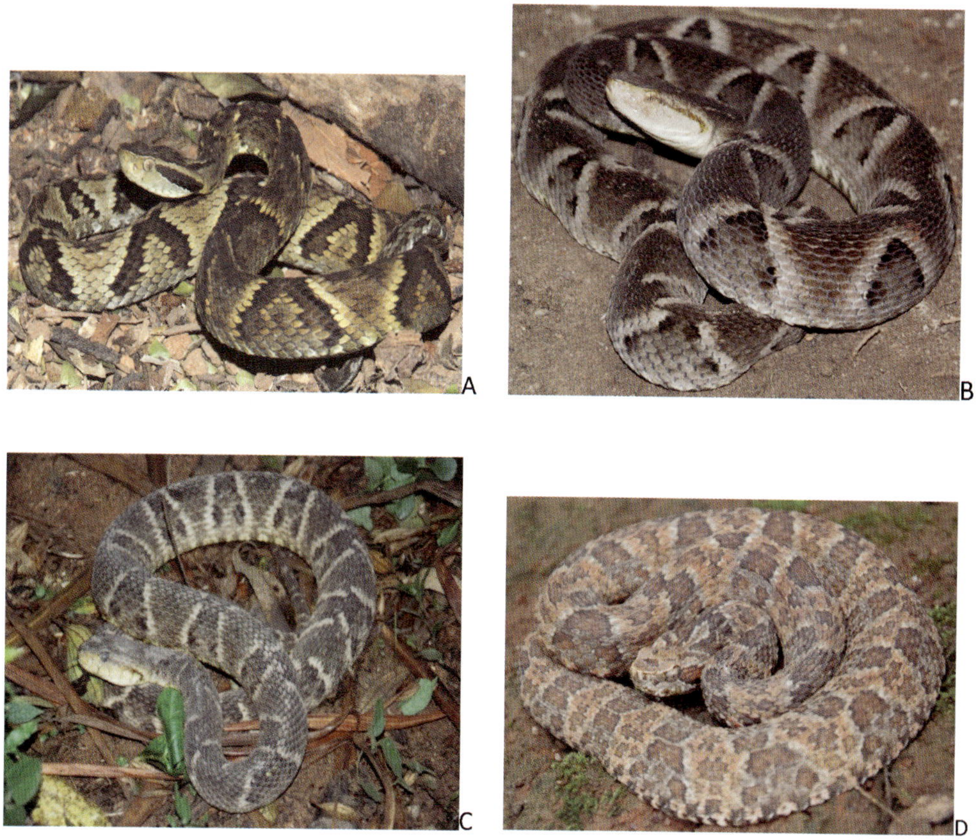

Figura 37.2 Principais espécies de *Bothrops* de importância médica nas regiões brasileiras: **A.** *B. jararaca:* Sudeste/Sul; **B.** *B. moojeni* (Centro-Oeste); **C.** *B. atrox* (Norte); **D.** *B. erythromelas* (Nordeste). Cortesia de Marcelo Duarte Ribeiro/Instituto Butantan.

Lachesis

Podendo alcançar até 3,4 metros de comprimento (Ditmars, 1933), as *Lachesis,* popularmente denominadas "surucucu, surucucu-pico-de-jaca ou surucutinga", apresentam, caracteristicamente, as últimas escamas da cauda em forma de "espinhos". Têm hábitos preferencialmente noturnos e distribuem-se em florestas tropicais primárias (Figura 37.3). No Brasil são encontradas na Floresta Amazônica e em áreas restritas da Mata Atlântica no sul da Bahia, Alagoas, Paraíba e Ceará.

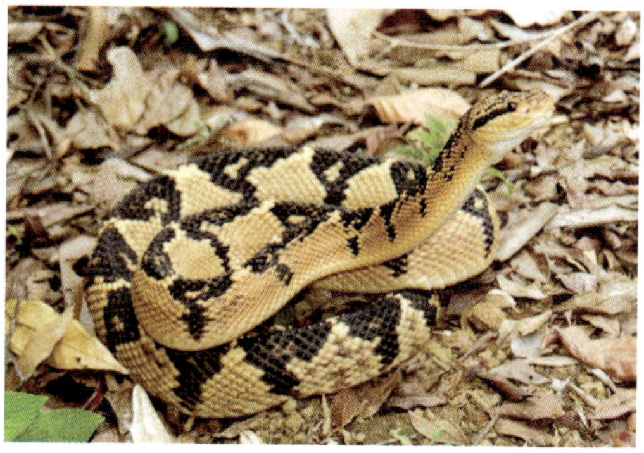

Figura 37.3 *Lachesis:* a maior serpente peçonhenta das Américas habita matas tropicais primárias, evitando áreas antropizadas. Animal notívago, dócil durante o dia, oculta-se sob foliço ou em locas (hábito subfossorial). Cortesia de Rodrigo C. G. de Souza/Núcleo Serra Grande, Itacaré, Bahia.

A sistemática do gênero *Lachesis,* recentemente revisada, define a existência de três espécies:

- *L. muta*, que se divide em duas subespécies, *L. muta muta* na bacia Amazônica e *L. muta rhombeata* na Mata Atlântica do norte do Rio de Janeiro até a Paraíba
- *Lachesis stenophrys*, encontrada na costa atlântica da Costa Rica, Panamá e noroeste da América do Sul
- *L. melanocephala*, presente na costa pacífica do sudeste da Costa Rica (Zamudio e Greene, 1997).

No Brasil o acidente laquético corresponde a 3,8% do total de envenenamentos por serpentes peçonhentas registrados. No ano de 2009 foram notificados ao Ministério da Saúde 972 acidentes atribuídos ao gênero *Lachesis* (Sinan, 2011).

Na literatura geral, 23 registros foram documentados até o ano de 2011 (Silva Haad, 1980/1981; Bolaños *et al.*, 1982; Otero *et al.*, 1993; Bard *et al.*, 1994; Junio e Alencar, 1994; Torres *et al.*, 1995; Mellor e Arvin, 1996; Jorge *et al.*, 1997; Brasil, 1998; Hardy e Silva-Haad, 1998; Souza *et al.*, 2007).

Crotalus

O gênero *Crotalus* – "cascavel", "boicininga", "maracamboia" – apresenta caracteristicamente na cauda a presença de guizo ou chocalho (Figura 37.4); habita áreas abertas, locais secos e quentes, não sendo encontrado na Mata Atlântica e na Amazônia. Há apenas uma espécie no país (*Crotalus durissus*) com 5 subespécies (Melgarejo, 2009).

São responsáveis por 8,7% dos envenenamentos no Brasil, com letalidade de 1,8% (Sinan, 2011).

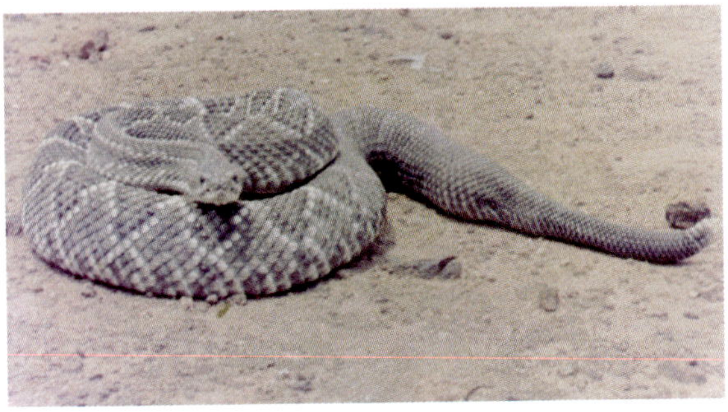

Figura 37.4 *Crotalus* sp.: as cascavéis são responsáveis pelos acidentes de maior índice de letalidade no Brasil. Cortesia de Geraldo Brisolla/ Herpetólogo Amador, Assis, São Paulo.

▪ Família Elapidae

Micrurus

As corais verdadeiras pertencem ao gênero *Micrurus* (Figura 37.5), com 30 espécies distribuídas em todo o território nacional, a maioria na região amazônica (Silva Jr. e Bucaretchi, 2009). Não apresentam fosseta loreal e têm olhos pequenos, quando comparados aos das "falsas corais", pretos. A grande maioria das espécies é dotada de anéis coloridos vermelhos, pretos e brancos ou amarelos. São animais de pequeno e médio portes, conhecidas popularmente como corais, corais verdadeiras ou boicorás. O número reduzido de envenenamentos está relacionado com a limitada agressividade da serpente, aliado ao fato de terem boca pequena, presa inoculadora fixa e por serem, com frequência, de hábitos subterrâneos, vivendo geralmente em buracos ou sob folhagens (Brasil, 1998; Melgarejo, 2009).

Foram responsáveis por 0,8% dos envenenamentos com 214 casos registrados em 2009 (Sinan, 2011).

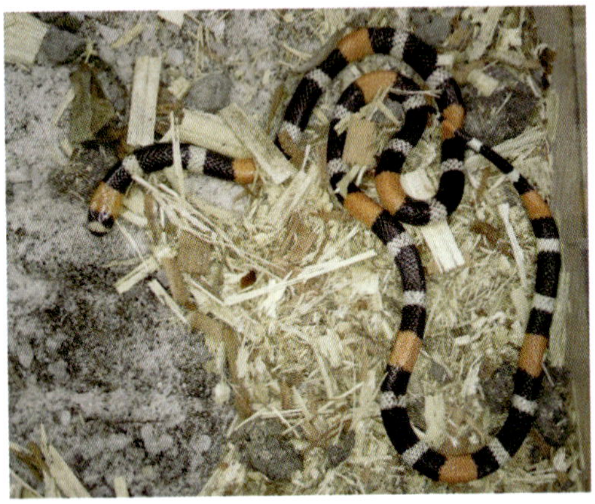

Figura 37.5 *Micrurus lemniscatuas*, da região amazônica. Cortesia de Carlos Alberto Jatoba Lima/Fundação de Medicina Tropical de Manaus.

▸ Acidente botrópico

▪ Mecanismos de ação do veneno

As toxinas ofídicas são, provavelmente, os mais complexos dos venenos. Contêm 20 ou mais componentes, sendo que mais de 90% do peso seco do veneno é constituído por proteínas, compreendendo grande variedade de enzimas, toxinas não enzimáticas e proteínas não tóxicas. As frações não proteicas são representadas por carboidratos, lipídios, metais (frequentemente na forma de glicoproteínas e enzimas metaloproteicas), aminas biogênicas, nucleotídios e aminoácidos livres (Warrell, 1989).

De modo didático são descritas 3 atividades fisiopatológicas do veneno botrópico: *proteolítica*, melhor definida como "inflamatória aguda local", *coagulante* e *hemorrágica* (Rosenfeld, 1971). Evidentemente, essas atividades são extremamente complexas e podem, em geral, ser atribuídas a componentes específicos. No entanto, diferentes toxinas podem atuar sinergicamente para induzir um efeito, ou uma dada toxina pode ter várias atividades.

Atividade proteolítica ou "inflamatória aguda local"

A atividade "inflamatória aguda local" é causada por um conjunto de frações do veneno responsáveis pelos fenômenos locais. São exemplos as metaloproteinases, fosfolipase A2 e serinoproteases (Farsky *et al.*, 2005).

Estas frações apresentam intensa atividade indireta, induzindo ou liberando potentes sustâncias com diversas atividades inflamatórias, como a bradicinina, prostaglandinas, leucotrienos, prostaciclinas, que atuam de maneira complexa e inter-relacionada. Neutrófilos e várias citocinas inflamatórias, como o fator de necrose tumoral (TNF), interleucina 1 (IL-1) e interleucina 6 (IL-6), também participam deste processo (Serrano *et al.*, 2005; Junqueira-de-Azevedo *et al.*, 2002).

É necessário ressaltar a participação da atividade *coagulante*, desencadeando a formação de trombos na microvasculatura, com consequente hipoxia, agravamento do edema e necrose tecidual. A atividade *hemorrágica* pode ampliar o quadro inflamatório por meio da sua atividade sobre o fator de necrose tumoral (FNT) pré-formado, liberando a citocina ativa que tem potente atividade inflamatória (Moura da Silva *et al.*, 1996; Serrano *et al.*, 2005).

Atividades coagulantes e sobre as plaquetas

O veneno botrópico tem capacidade de ativar fatores da coagulação sanguínea, ocasionando consumo de fibrinogênio e formação de fibrina intravascular, induzindo frequentemente incoagulabilidade sanguínea. A maioria das serpentes do gênero *Bothrops* apresenta, isolada ou simultaneamente, substâncias capazes de ativar fibrinogênio, protrombina e fator X. Nahas *et al.* (1979) realizaram estudo comparativo com venenos de *Bothrops* sp., encontrando variações na intensidade da atividade *coagulante* em diferentes espécies e subespécies. Embora já tenha sido observado *in vitro* efeito anticoagulante em alguns venenos botrópicos, esse achado parece não apresentar maior importância no acidente humano.

São descritos fatores com atividade sobre a função plaquetária e também sobre a agregação e aglutinação destas células. Portanto, pode haver comprometimento tanto qualitativo como quantitativo (plaquetopenia) da função plaquetária.

Este quadro é compatível com uma "coagulopatia de consumo", não ocorrendo as manifestações clássicas e graves da coagulação intravascular disseminada.

Atividade hemorrágica

A hemorragia, quando presente, é causada por múltiplos fatores, como componentes específicos denominados hemorraginas, metaloproteinases que contêm zinco e são comuns à família Viperidae. As hemorraginas podem romper a integridade do endotélio vascular e têm atividade desintegrina. Degradam vários componentes da matriz extracelular, como colágeno tipo 4, fibronectina e laminina. Além disso, são potentes inibidoras da agregação plaquetária (Lomonte, 1994). Têm como possíveis mecanismos de ação a digestão enzimática da lâmina basal da microvasculatura e a ruptura completa das células endoteliais ou formação de *gaps*. As clivagens específicas em pontos-chave desencadeariam mecanismos endógenos amplificadores, sendo que, atualmente, há clara evidência de ataque proteolítico à lâmina basal vascular. São conhecidos vários fatores hemorrágicos no veneno de *Bothrops* (Assakura *et al.*, 1986; Gutierrez *et al.*, 2006).

As frações que atuam sobre as plaquetas e a atividade coagulante também podem amplificar a hemorragia. Kamiguti *et al.* (2005), em estudo de revisão sobre o papel das metaloproteinases em plaquetas, consideram 3 mecanismos causais para a hemorragia: o primeiro seria a ação do veneno sobre a coagulação, o segundo, sobre o endotélio, degradando a matriz proteica, e o terceiro, a ação da desintegrina sobre as plaquetas, que compromete a "comunicação intercelular".

Quadro clínico

Alterações locais

A picada constitui-se, na maioria dos casos, em inoculação subcutânea ou intramuscular de veneno na vítima. As marcas das presas no local da picada geralmente são visualizadas, mas não raramente se observa somente uma única perfuração, ou arranhaduras, e, eventualmente, nenhuma marca pode ser visualizada. A distância interposta aos dois sinais da picada nem sempre se correlaciona com as dimensões da serpente, ou com a quantidade de veneno inoculada. O sangramento no sítio de inoculação é frequentemente observado, porém sua presença nem sempre indica comprometimento sistêmico.

O edema no acidente botrópico é precoce, sendo caracteristicamente tenso, ou firme, frio, apresentando muitas vezes tonalidade violácea em decorrência de sangramento subcutâneo (Figura 37.6). A equimose no local da picada pode acometer porção extensa do segmento atingido. O quadro doloroso da área acometida é de intensidade variável, em geral proporcional ao edema. O edema, inicialmente circunscrito, pode em até 24 h estender-se a todo o segmento. Nas primeiras horas desenvolve-se linfadenomegalia regional com gânglios aumentados e dolorosos, podendo instalar-se equimose no trajeto dos vasos que drenam a região. Podem surgir, no local da picada, bolhas em quantidade e proporções variáveis, com conteúdo seroso, hemorrágico, necrótico ou mesmo purulento (Figura 37.7). Em porcentagem variável de casos pode haver evolução para complicações locais, como: infecção local, necrose, síndrome compartimental, déficit funcional e amputação, que serão abordadas posteriormente.

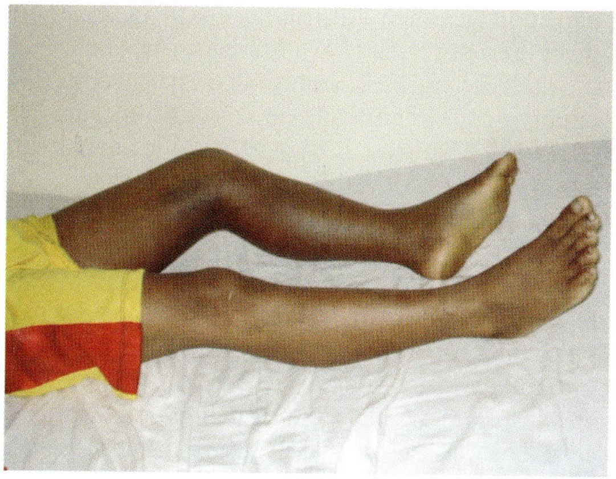

Figura 37.6 Acidente botrópico: aspectos inflamatórios da fase aguda. Cortesia de Pasesa Pascuala Quispe Torrez/Hospital Municipal de Santarém.

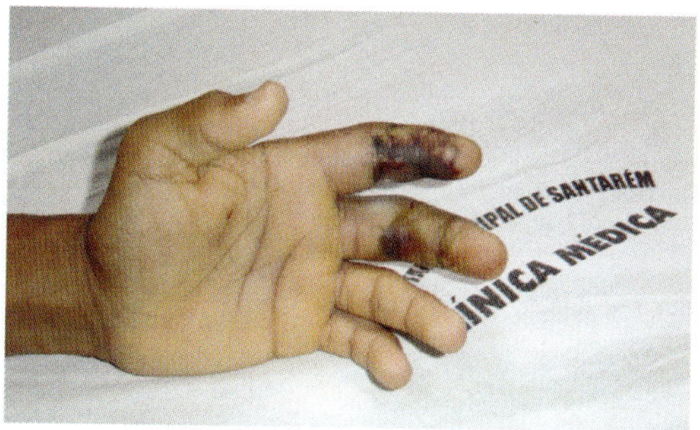

Figura 37.7 Acidente botrópico: hemorragia cutânea e necrose. Cortesia de Pasesa Pascuala Quispe Torrez/Hospital Municipal de Santarém.

Alterações sistêmicas

Na maioria dos envenenamentos botrópicos ocorre "coagulopatia de consumo" acompanhada ou não de manifestações hemorrágicas. Nos acidentes causados por serpentes filhotes a coagulopatia é mais frequente. Sangramentos como gengivorragia, epistaxe, hematúria microscópica e equimose podem ocorrer em qualquer acidente, inclusive nos leves e moderados, sem repercussão hemodinâmica (Kamiguti *et al.*, 1991). A maioria dos casos graves está relacionada com fenômenos sistêmicos, como hemorragia grave, choque e insuficiência renal aguda, que serão abordados posteriormente.

Classificação quanto à gravidade

As manifestações clínicas, divididas em locais e sistêmicas e especificadas anteriormente, são fundamentais para determinar a gravidade do acidente. A avaliação da gravidade deve ser feita imediatamente após a admissão do paciente, no serviço de saúde, uma vez que esta avaliação determinará a quantidade de ampolas de antiveneno que deverão ser administradas ao paciente (Tabela 37.1).

Nesse sentido o exame inicial do paciente picado deverá ser realizado rotineiramente, com destaque para a avaliação de alguns parâmetros clínicos, no sentido de determinar a sua gravidade:

- Parâmetros vitais: devem ser monitoradas pressão arterial, frequência cardíaca e respiratória
- Locais de sangramento: pesquisar hemorragia na região da picada, locais de venopunção, ferimentos prévios, gengivorragia, epistaxe, hematúria etc.
- Estado de hidratação, coloração e volume urinários: com a finalidade de monitorar a função renal
- Intensidade e extensão do edema: avaliação do diâmetro do membro no local da picada e regiões adjacentes, comparado ao membro contralateral
- Presença de complicações locais como bolhas, necrose, abscesso, síndrome compartimental.

Tabela 37.1 Classificação quanto à gravidade e ao tratamento do acidente botrópico.

	Classificação		
	Leve	Moderado	Grave
Quadro clínico	– Edema local de até 1* segmento e/ou – TC alterado apenas – Hemorragia sistêmica ausente ou discreta	– Edema de 2 segmentos – TC normal ou alterado – Hemorragia sistêmica ausente ou discreta	– Edema de 3 segmentos – TC normal ou alterado – Hemorragia grave e/ou hipotensão/choque e/ou insuficiência renal
Soroterapia (nº de ampolas) (SAB/SABC/SABL)	4	8	12
Via de administração	Intravenosa		

[1]SAB: soro antibotrópico; SABC: soro antibotrópico-crotálico; SABL: soro antibotrópico-laquético; TC: tempo de coagulação.
*O membro picado é dividido em 3 segmentos que, em relação ao membro superior, são: **1.** mão; **2.** antebraço; **3.** braço. Do mesmo modo divide-se o membro inferior em 3 segmentos: **1.** pé; **2.** perna; **3.** coxa.

Caso leve

Apresenta quadro clínico local (fundamentalmente edema) discreto ou mesmo ausente, podendo haver hemorragia no ponto da picada. O tempo de coagulação pode estar normal ou alterado. Em alguns acidentes, particularmente aqueles causados por filhotes de *Bothrops*, tem-se observado ausência de manifestações locais, estando presente como única evidência de envenenamento a alteração da coagulação sanguínea (tempo de coagulação prolongado ou incoagulável). Sangramento sistêmico, quando ocorre, é de pequena intensidade (gengivorragia discreta, hematúria microscópica).

Caso moderado

O edema não se restringe ao local da picada, sendo regional. Nos acidentes localizados em membros, que constituem a maioria dos casos, ocorre extensão do edema para outro segmento e aumento do diâmetro da região acometida, sem, no entanto, atingir todo o membro. Hemorragias sistêmicas podem ou não ser observadas, mas não são graves: gengivorragia, hematúria macroscópica, púrpuras, epistaxe, hipermenorragia etc., porém não causam repercussão hemodinâmica.

Caso grave

O caso grave tem como característica fundamental a presença de complicações que podem colocar o paciente sob risco de morte. Estas incluem: distúrbios cardiovasculares (hipotensão, choque), alteração da função renal e sangramentos graves como hemorragia digestiva, hemoptise, sangramento do sistema nervoso central. Por outro lado, se na admissão do paciente o edema já acomete todo o membro picado, o quadro clínico também deverá ser classificado como grave. Embora extremamente raro, o acidente em regiões como a cabeça e o pescoço pode ser potencialmente grave, por risco de compressão mecânica de vias respiratórias superiores, ocasionando comprometimento respiratório (Bucarechti *et al.*, 2007; Brandão *et al.*, 1993).

Fatores prognósticos nos acidentes ofídicos

Vários fatores têm sido imputados como de importância na avaliação da gravidade inicial e no prognóstico dos acidentes ofídicos.

Fatores relacionados com a serpente

- Comprimento: serpentes de maior comprimento podem causar acidentes de maior gravidade e com maior frequência complicações locais quando comparados aos provocados por serpentes menores (França e Cardoso, 1987; Kouyoumdjian e Polizelli, 1989; Ribeiro *et al.*, 2001)
- Idade: vários trabalhos têm demonstrado a influência da idade sobre o quadro clinicolaboratorial. As serpentes filhotes botrópicas apresentam maior percentual de frações pró-coagulantes e menor de frações com atividade inflamatória aguda local, enquanto nas serpentes adultas esse percentual se inverte. Deste modo, estudos em acidentes por serpentes jovens têm evidenciado quadro que ocasiona com maior frequência alterações na coagulação, mas, em geral, com lesões locais de menor intensidade, quando comparados aos acidentes por serpentes adultas (Nicoleti *et al.*, 2010). É necessário enfatizar que mesmo serpentes muito jovens já contêm veneno em suas glândulas (Kamiguti *et al.*, 1988; França *et al.*, 2003; Ribeiro e Jorge *et al.*, 1989)
- Espécie causadora do acidente: também pode ser fator relacionado com gravidade dos acidentes botrópicos. Sabe-se que entre as atividades do veneno descritas classicamente neste gênero há intensidade variável nas atividades hemorrágica, coagulante e inflamatória aguda local, que não estão igualmente distribuídas entre os venenos botrópicos (Ferreira *et al.*, 1992). As frações são encontradas em quantidades variáveis, conforme a espécie considerada, e também com intensidade de ação diferenciada (Ferreira *et al.*, 1992; Sanchez *et al.*, 1992). Os acidentes causados por *B. jararacussu* e *B. moojeni* causam com maior frequência complicações locais, insuficiência renal aguda e apresentam maior letalidade em relação às demais espécies. Já a *B. erythromelas* causa acidentes com menor morbiletalidade. Entretanto, no estudo com pacientes picados por *B jararaca*, foram excluídos os pacientes graves
- Variabilidade dos venenos de serpentes da mesma espécie: variações sazonais, dieta, *habitat*, idade, dimorfismo sexual, variações intersubespécies e intraespécies podem responder pela variabilidade de venenos de uma mesma espécie, e esses fatores devem ser considerados em estudos clínicos (Kamiguti e Cardoso, 1989; Chippaux *et al.*, 1991; Gillissen *et al.*, 1994; Daltry *et al.*, 1996)

- Tempo decorrido entre a picada e o início da soroterapia: este fator tem enorme influência no prognóstico do acidente ofídico. Investigações realizadas em diferentes períodos têm demonstrado que pacientes atendidos muitas horas após a picada têm maior probabilidade de complicações locais e/ou sistêmicas e de evolução para o óbito (Rosenfeld, 1971; Nishioka e Silveira, 1992; França *et al.*, 2003; Serra, 1986). Dados do Ministério da Saúde mostram que 60% dos pacientes vítimas de acidente botrópico que evoluíram para óbito foram atendidos 6 ou mais horas após a picada (Nicoleti *et al.*, 2010; Benvenutti *et al.*, 2003; Brasil, 2004). No entanto, mesmo pacientes admitidos e/ou tratados precocemente podem ter evolução grave ou até mesmo fatal quando o veneno é inoculado diretamente por via intravascular (Benvenutti *et al.*, 2003). De qualquer maneira, é difícil determinar o período de tempo em que os pacientes podem ser atendidos sem haver aumento acentuado do risco de complicações, pois outras variáveis também podem apresentar intensa influência na gravidade dos pacientes no momento da admissão hospitalar
- Peso e idade do paciente parecem influenciar a gravidade (Caiaffa *et al.,* 1994). Observaram que pacientes menores de 10 anos de idade têm maior probabilidade de desenvolver complicações em relação aos pacientes com idade acima dessa faixa etária. Ribeiro *et al.* (2001) mencionam que os acidentes em crianças têm sido considerados mais graves do que aqueles ocorridos em adultos, principalmente em relação às complicações sistêmicas e ao óbito. Há ainda outros relatos na literatura atribuindo pior prognóstico nos acidentes ofídicos observados em crianças causados por serpentes com veneno que apresenta atividade similar ao botrópico (Warrell, 1993; Wallace, 1994)
- Região anatômica em que ocorreu a picada: também tem importância prognóstica. Cardoso *et al.* (1993a) e Nicoleti *et al.* (2010) compararam acidentes botrópicos ocorridos nos dedos com os nas demais áreas do corpo, e concluíram que picadas nesses locais têm probabilidade quase três vezes maior de evoluir para necrose. Além disso, há referências na literatura de acidentes com maior gravidade quando regiões mais centrais do corpo foram atingidas. Esse fato poderia ser explicado porque, em geral, são causados por serpentes de maior comprimento. Também há regiões do corpo em que a probabilidade de surgirem complicações é maior, como a cabeça e o pescoço (Ribeiro e Jorge, 1990; Nishiocka e Silveira, 1992; Cardoso, 1993b)
- Uso de torniquete: a utilização de torniquete está totalmente contraindicada nos acidentes ofídicos que apresentam veneno com atividade inflamatória aguda local. O seu uso acarreta a intensificação desta atividade, aumentando a probabilidade de complicações locais como necrose, infecção secundária, hemorragia, síndrome compartimental, neuropatia periférica e amputação (Bhat, 1974; Furtado, 1987; Jorge e Ribeiro, 1990). Ho *et al.* (1986) observaram que a intensidade das complicações depende de vários fatores, como o tempo de sua utilização, a quantidade de torniquetes utilizada, o local onde o membro foi garroteado, o grau de compressão e o tipo de material utilizado. França *et al.* (2003) observaram que pacientes que utilizaram torniquete apresentaram probabilidade 4 vezes maior de serem classificados como moderados (e não como leves), quando comparados aos pacientes que não fizeram uso do mesmo
- Venenemia: na literatura, vários autores relatam associação entre a venenemia inicial (quantidade de veneno sérico inicial, ou seja, na admissão dos pacientes) e a gravidade do quadro no momento da admissão em acidentes provocados por serpentes peçonhentas. Estudos demonstraram não só a associação entre maior venenemia inicial e maior extensão do edema, como também maior frequência de sangramento sistêmico e necrose local (Vivaran *et al.*, 1986; Warrel *et al.*, 1986; Ho *et al.*, 1986; Than, 1991; França *et al.*, 2003). No entanto, o valor da venenemia pré-soroterapia na avaliação da gravidade tem utilização limitada nos pacientes admitidos tardiamente, uma vez que significativa quantidade de veneno já deixou o espaço intravascular, limitando a importância do teste na avaliação da gravidade do acidente no momento da admissão hospitalar. Além disso, a sua realização não é rotina e tem sido adotada somente em pesquisas
- Outros fatores: outros fatores variados poderiam influenciar o prognóstico dos acidentes ofídicos, como, por exemplo, a realização de incisão e/ou a colocação no local da picada de material infectado (terra, esterco) etc. Além disso, a profundidade em que o veneno foi inoculado (como a região intradérmica, subcutânea, intramuscular, ou até mesmo a via intravascular) tem influência na velocidade de absorção e, portanto, na gravidade do acidente
- Qualidade da assistência: condutas inadequadas na administração da soroterapia (dose, via e especificidade do soro antiofídico), no manejo das complicações diretamente relacionadas com o envenenamento (insuficiência renal aguda, hemorragia e choque) e dificuldades no tratamento de outras complicações (tétano e septicemia) aumentam a letalidade dos acidentes ofídicos (Rosenfeld, 1971).

Complicações locais

As principais complicações locais descritas são infecções de partes moles (celulite, erisipela), abscesso e necrose. Síndrome compartimental é rara e de difícil caracterização clínica.

Infecção local

Abscesso (Figura 37.8), celulite e erisipela podem ser observados na região da picada e resultam de condições propícias ao crescimento de microrganismos provocadas em função da ação "inflamatória aguda local" e da flora bucal das serpentes, constituída por grande número de bactérias gram-negativas e anaeróbias. Há forte associação do agente causador da infecção com os microrganismos encontrados na boca da serpente, predominantemente os bacilos gram-negativos (*Morganella morganii* como agente principal na maioria das infecções, seguido de *Escherícha coli*, *Providencia rettgeri*, *Enterobacter* sp., *Aeromonas hydrophila* e *Bacteroides.* Anaeróbios (incluindo *Clostridium* sp.) e cocos gram-positivos, como *Streptococcus* do grupo D e *Staphylococcus aureus*, também têm sido descritos, mas com menor frequência (Andrade *et al.,* 1989; Jorge *et al.,* 1994). Observa-se maior risco de abscesso quanto maior o tempo entre o acidente e a soroterapia (Nishioka e Silveira, 1992; Fan *et al.,* 1999). A

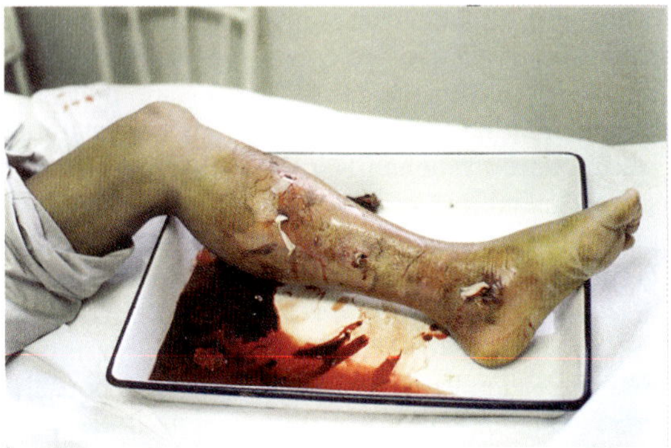

Figura 37.8 Acidente botrópico: drenagem de abscesso.

incidência de abscessos nos acidentes botrópicos tem variado, na literatura nacional, entre 1 e 17,2%. Os fenômenos flogísticos causados pelo envenenamento podem dificultar a avaliação da presença concomitante de infecção. Algumas características, entretanto, se prestam para orientar o diagnóstico de uma infecção secundária incipiente:

- Piora da dor na região da picada a partir do terceiro dia
- Aumento do edema, rubor e calor local em paciente cujos mesmos sinais (provocados pela picada em si na fase aguda) haviam anteriormente se estabilizado ou estavam em regressão
- Febre a partir do segundo dia
- Leucocitose persistente ou ascendente após o terceiro dia (lembrar que o aumento de leucócitos no dia da picada é fato comum e não representa infecção neste momento), hemocultura e cultura do material de aspirado de abscesso íntegro
- Novo aumento das enzimas musculares (CPK, DHL, AST) após queda inicial
- Sinais de flutuação (no caso de abscessos).

Necrose

Sua incidência é variável, sendo relatada frequência de 1 a 20,6% (Figuras 37.7 e 37.9). Em geral, limita-se ao tecido subcutâneo, mas pode comprometer estruturas mais profundas como tendões, músculos e ossos. O período de instalação é variável, na maioria dos casos a partir do segundo dia após o acidente. Foi observado que em acidentes por serpentes adultas a necrose foi 7 vezes mais frequente quando comparados com acidentes por serpentes filhotes (Nicoleti *et al.*, 2010).

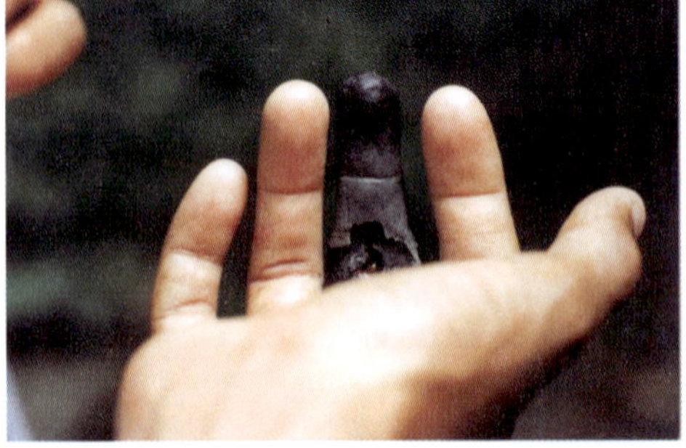

Figura 37.9 Acidente botrópico, complicação do uso do torniquete.

A intensidade e a extensão da necrose estão fortemente relacionadas com o uso de torniquete e, provavelmente, a demora entre o acidente e o tratamento soroterápico. Em casos extremos pode ser necessária a amputação de parte do membro acometido. Do total de acidentes botrópicos atendidos no Hospital Vital Brazil, 0,6% evoluíram com amputação (França e Wen, 1992).

Síndrome compartimental

É uma complicação rara, ocorrendo nas primeiras 24 h pós-picada e necessitando rápido reconhecimento e intervenção precoce, fatores importantes para o sucesso do tratamento. É definida como o aumento da pressão dentro de um compartimento fechado, por onde transcorrem músculos, nervos e vasos, comprometendo a circulação sanguínea regional, resultando em anormalidades da função neuromuscular. Na maioria dos casos o diagnóstico pode ser feito com base nos sinais e sintomas clínicos: dor desproporcional ao edema, paresia e até paralisia dos músculos do compartimento, acentuação da dor à extensão passiva dos músculos envolvidos, hipoestesia evoluindo até anestesia por comprometimento dos nervos que cursam através do compartimento e aumento acentuado da tensão à palpação dos envoltórios compartimentais. A palpação dos pulsos periféricos, a ausência de cianose e a visualização de extremidades coradas não excluem o diagnóstico de síndrome compartimental. Na casuística do HVB foi observada em 1,4% dos acidentes botrópicos (França e Málaque, 2003; Otero *et al.*, 2002; Bucaretchi *et al.*, 2001). A medida da pressão intracompartimental e a estimulação nervosa direta, embora não utilizadas de rotina, podem ser úteis na elucidação de casos duvidosos (Charles *et al.*, 2006).

É importante observar, entretanto, que as características do edema do acidente botrópico, muitas vezes extenso, volumoso e acompanhado de equimose, podem confundir os profissionais, levando a indicações desnecessárias da fasciotomia (Figura 37.10).

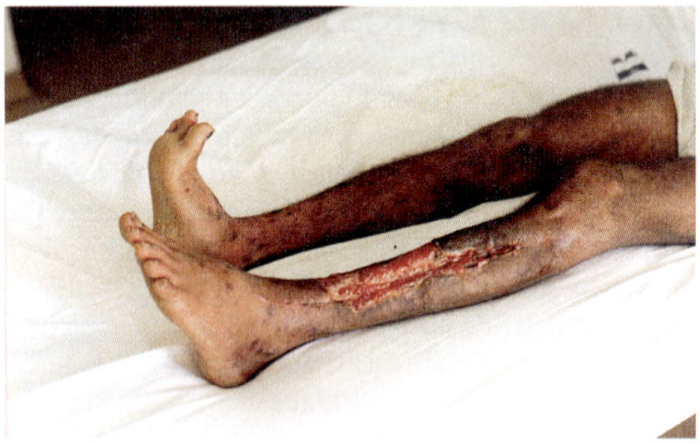

Figura 37.10 Acidente botrópico: sequela pós-fasciotomia.

Déficit funcional

Lesões de nervos, tendões, músculos e ossos ocorrem direta ou indiretamente, em consequência à isquemia e à necrose tecidual, podendo acarretar alterações de sensibilidade e motricidade no membro acometido. Têm grande importância no desencadeamento das complicações locais intervenções amplamente difundidas, porém extremamente prejudiciais, como: torniquete, sucção, uso de substâncias tópicas contaminadas e incisão local.

▪ Complicações sistêmicas

As complicações sistêmicas descritas podem resultar em óbito se não forem precocemente diagnosticadas e adequadamente tratadas.

Hemorragia

Mesmo que discreta em órgãos vitais (subaracnóidea, encefálica, como na hipófise) e/ou hemorragia extensa (hematúria macroscópica, hemoptise, sangramento digestivo [hematêmese, melena e enterorragia], hipermetrorragia etc.) caracterizam o acidente como grave (Benvenuti *et al.,* 2003; Santos-Soares *et al.,* 2007; Machado *et al.*, 2010).

Choque

É uma evolução rara, porém de instalação precoce. A sua presença está, provavelmente, relacionada com a quantidade de veneno inoculada na vítima. Liberação de mediadores inflamatórios e/ou de substâncias vasoativas, sangramento sistêmico abundante e/ou sequestração de líquidos para o compartimento acometido podem ser responsáveis por esta manifestação.

Insuficiência renal aguda

Não é uma complicação infrequente do acidente botrópico e instala-se, em geral, *nas primeiras 24 h após o acidente*. É descrita em 0,5 a 13,8% dos pacientes, dependendo da espécie agressora (Rezende *et al.*, 1989; Burdmann *et al.*, 1993; Boer-Lima *et al.*, 1999).

Sua patogênese é multifatorial, estando associada a coagulopatia de consumo (deposição intraglomerular de fibrina), hipotensão/choque, hemólise (parece ocorrer com maior frequência e intensidade em pacientes que evoluem com insuficiência renal aguda [IRA]) e a eventual ação nefrotóxica direta do veneno. A insuficiência renal aguda foi observada com maior frequência em pacientes com mais de 50 anos de idade (Ribeiro *et al.*, 2008).

A hipotensão, quando ocorre, é fator relevante na gênese da IRA. O envenenamento botrópico pode ocasionar alterações hemodinâmicas, devido ao sequestro de fluidos na região da picada, hemorragias, liberação de substâncias vasoativas, perdas por vômitos, hidratação inadequada dos pacientes. A administração do soro pode precipitar hipotensão e choque por reação de hipersensibilidade imediata.

Muitos autores postulam uma ação nefrotóxica direta dos venenos ofídicos. No entanto, estudos experimentais a esse respeito são conflitantes. Embora não possa ser descartada sua importância, sugere-se que, mesmo ocorrendo a ação nefrotóxica, esta não deve ter papel fundamental na gênese da IRA.

Hemólise parece ocorrer com maior frequência e intensidade em pacientes que evoluem com IRA.

Fatores adicionais podem eventualmente contribuir para a IRA, como o consumo de complemento, hipersensibilidade a proteínas do antiveneno, septicemia e uso de antibióticos.

A maioria dos pacientes picados por serpentes do gênero *Bothrops* e que apresentam insuficiência renal aguda tem como substrato anatomopatológico a necrose tubular aguda, sendo raramente observada necrose cortical e nefrite intersticial (Amaral *et al.,* 1985; Burdmann *et al.,* 1987).

A hemólise é relatada muito raramente em pacientes vítimas de acidente botrópico, sobretudo nos casos graves. Poderia ser explicada pela ação mecânica da fibrina intravascular sobre as hemácias, pela hidrólise de fosfolipídios da membrana, ou indiretamente, pela liberação de lisolecitina da lecitina plasmática (França e Málaque, 2003).

▪ Exames laboratoriais

Testes de coagulação

O acidente botrópico pode provocar várias alterações hematológicas resultantes da ativação de fatores da coagulação, sendo classicamente observados consumo desses fatores e fibrinólise secundária (Kamiguti e Cardoso, 1989; Kamiguti *et al.*, 1992; Cardoso *et al.*, 1993; Fan *et al.*, 1993; Sano-Martins *et al.*, 1994), que podem ser avaliados pelos seguintes testes:

▸ **Tempo de coagulação (TC).** É o exame mais importante no atendimento inicial do picado, devendo ser realizado sempre que houver suspeita de acidente ofídico. De fácil execução e custo praticamente nulo, pode ser realizado ao lado do leito do paciente, utilizando-se para tanto 1 a 2 mℓ de sangue total em um tubo de vidro seco e limpo (Figura 37.11).

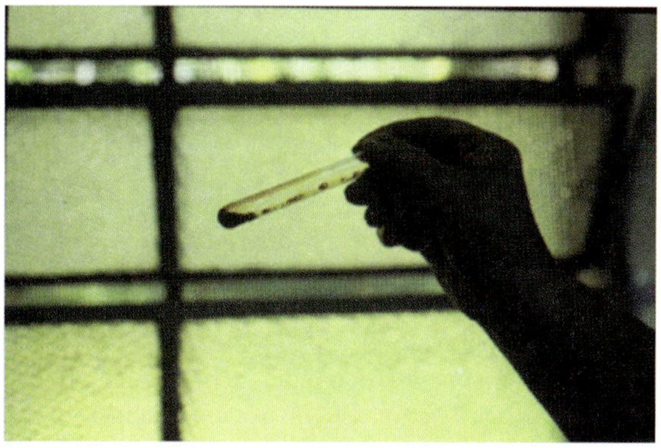

Figura 37.11 Determinação do TC por técnica simplificada: **1.** Colete 1 mℓ de sangue em tubo de vidro limpo e seco; **2.** não havendo coagulação em até 30 min, considere como TC incoagulável.

O TC espelha principalmente o nível de fibrinogênio circulante, mostrando-se alterado quando houver consumo de fatores da coagulação (Sano Martins *et al.*, 1994). O achado de TC prolongado ou incoagulável, mesmo na ausência de alterações locais evidentes ou outras manifestações sistêmicas, indica envenenamento e necessidade de administração de antiveneno. Deve ser utilizado de rotina no atendimento dos acidentes causados por viperídios em nosso país por ser de fácil execução, baixo custo e alta sensibilidade. Pela técnica preconizada, os valores de TC podem ser: *TC normal* até 9 min, *TC prolongado* de 10 a 30 min, *TC incoagulável* acima de 30 min (Brasil, 2004).

▸ **Outros exames.** Tempo de protrombina (TP), tempo de tromboplastina parcial ativado (TTPA) e tempo de trombina (TT), dosagens de fibrinogênio, protrombina e fatores V, VIII e X, produtos de degradação do fibrinogênio/fibrina (PDF) e D-dímeros, alfa$_2$-antiplasmina e plasminogênio.

As alterações na coagulabilidade sanguínea têm valor diagnóstico, mas *não* devem ser utilizadas isoladamente como critério de gravidade nos acidentes.

Hemograma

Podem ser observadas anemia discreta, leucocitose com neutrofilia e desvio à esquerda e trombocitopenia na fase inicial.

Bioquímica

Ureia, creatinina e eletrólitos encontram-se alterados nos pacientes que evoluem com comprometimento renal. Creatinoquinase (CPK), desidrogenase láctica (DHL) e aspartato aminotransferase (AST) podem estar elevadas em pacientes com processo inflamatório acentuado e acompanhados de rabdomiólise ou em acidentes causados por serpentes que apresentem no veneno toxinas com atividade miotóxica, como *B. jararacussu* e *B. moojeni*.

Urina I

Podem ser observadas hematúria, proteinúria e, mais raramente, hemoglobinúria (Burdmann *et al.*, 1993).

Dosagem de veneno sérico

A técnica imunoenzimática (Elisa) é a mais utilizada para detectar a venenemia por animais peçonhentos (França *et al.*, 2003). Não está disponível rotineiramente no Brasil, sendo utilizada tão somente em protocolos de estudos clínicos.

Tratamento

Específico

O antiveneno constitui a principal terapia para o acidente botrópico. Sua indicação baseia-se nos critérios clínicos de gravidade (Tabela 37.1). Cada ampola contém 10 mℓ e neutraliza no mínimo 50 mg de veneno-referência de *B. jararaca*. A administração do soro heterólogo deve ser feita o mais precocemente possível, por via intravenosa, em solução diluída em soro fisiológico ou glicosado.

É importante, após a soroterapia, acompanhamento contínuo de alterações locais e sistêmicas para a detecção e tratamento precoce das complicações e eventualmente a administração de doses adicionais de antiveneno.

Observa-se que, mesmo após administração do antiveneno, muitas vezes há progressão do edema no local da picada. Este fato se deve à liberação muito precoce de substâncias e células inflamatórias pelo veneno, que alguns minutos após a picada já estão atuando, limitando a ação do soro em reverter a progressão do processo inflamatório.

O antiveneno tem sido utilizado mesmo tardiamente no acidente botrópico. A demonstração do veneno botrópico sérico, em um período superior a 72 h após o acidente, mostra a necessidade da administração de soro antibotrópico, mesmo após esse período (Barral-Netto *et al.*, 1991). Portanto, a soroterapia específica deve ser sempre realizada nos acidentes botrópicos com alterações clínicas e/ou de coagulação, mesmo após esse período. Entretanto, permanece por ser definido até quando a soroterapia ainda é benéfica.

O controle da eficácia do soro antibotrópico deve ser realizado pela determinação do TC 12 e 24 h após o término da soroterapia. Se, decorridas as 12 h, o TC permanecer *incoagulável* (acima de 30 min), ou se após 24 h não estiver normalizado, recomenda-se dose adicional de 2 ampolas de soro antibotrópico.

Nos pacientes que na admissão estavam em bom estado geral e apresentaram edema local ou regional e que foram tratados com a dose recomendada de antiveneno, mesmo que evoluam para edema de todo o membro e permaneçam em bom estado geral, não se recomenda dose adicional de soroterapia.

Caso um paciente admitido com quadro definido como leve ou moderado evolua para quadro grave, deverá ser administrada dose adicional compatível com a reclassificação do paciente. Exemplo: paciente admitido como leve recebeu quatro ampolas de SAB. Se evoluir para choque, hemorragia grave ou IRA, deverá receber dose adicional de 8 ampolas de SAB.

Medidas gerais

Hidratação

É importante a hidratação vigorosa dos pacientes vítimas de acidente botrópico com intuito de permitir fluxo renal adequado. Recomenda-se inicialmente hidratação parenteral. Oferecer líquidos (água, chá, suco de frutas) se o paciente não apresentar náuseas e/ou vômitos.

Corticosteroides

Estudo retrospectivo randomizado duplo-cego realizado no Hospital Vital Brazil demonstrou que o uso de dexametasona diminuiu a intensidade do edema nos primeiros dias após a admissão, quando comparado ao grupo de pacientes que recebeu somente a soroterapia específica (França, 2006).

Antibioticoterapia

O acidente ofídico, ao causar ferimento perfurante na superfície cutânea, rompe a barreira de defesa mecânica, favorecendo a ocorrência de infecções por microrganismos provenientes da flora oral do ofídio e, com menor frequência, da pele do paciente. Deve-se estar atento para possível evolução para abscessos ou fasciites (Otero-Partiño, 2009) que exigem drenagem cirúrgica. Os antimicrobianos que têm se mostrado eficientes são aqueles com atividade sobre bacilos gram-negativos, gram-positivos e anaeróbios.

Sugere-se o uso do cloranfenicol como antibiótico de primeira escolha, por abranger a maioria das bactérias causadoras desses abscessos, com exceção de *Providencia*, e por apresentar ótimos resultados clínicos nos estudos publicados (Andrade, 1989; Jorge *et al.*, 1998). Dose de adultos: 25 a 50 mg/kg/dia (máximo 4 g/dia), divididos em 4 tomadas (em recém-nascidos ou prematuros não ultrapassar a dose de 25 mg/kg/dia); 2ª opção: ampicilina/sulbactam (têm ótimo espectro para todas as bactérias envolvidas, no entanto têm alto custo e nem sempre estão disponíveis); 3ª opção: ciprofloxacino associado a metronidazol ou clindamicina se houver evidência de infecção por anaeróbios. Observe que amoxicilina/clavulanato não têm cobertura adequada para *Morganella morganii*, razão da sua não recomendação.

Não é indicado o uso de antibiótico profilático. Em estudo realizado por Jorge *et al.* (2004) não foi mostrado benefício em pacientes que receberam antibioticoterapia profilática quando comparados com o grupo controle.

Profilaxia do tétano

Tétano após picada de serpente, apesar de extremamente raro, tem sido relatado (WHO, 1981; Ehui, 2007). Vários fatores decorrentes do acidente botrópico propiciam condições de anaerobiose que facilitam o crescimento de *Clostridium tetani* na região acometida, tais como: ferimento perfurante provocado pela picada; presença de *C. tetani* na boca da serpente; atividade "inflamatória aguda" do veneno; medidas como torniquete, sucção, incisão e utilização de material contaminado Recomenda-se, deste modo, a profilaxia do tétano em todos os acidentes ofídicos.

Desbridamento cirúrgico

A presença de veneno no conteúdo de bolhas tem sido observada, sendo recomendável a aspiração do líquido dessas coleções, em condições adequadas de antissepsia. A necrose deverá ser debridada quando a área necrótica estiver delimitada, o que ocorre, em geral, alguns dias após o acidente. Dependendo da sua extensão, pode ser necessário enxerto de pele e, mais raramente, amputação.

Medidas de indicação restrita

Fasciotomia

Está indicada no tratamento dos pacientes que apresentam diagnóstico definitivo de síndrome compartimental. Em situações nas quais não há manifestações evidentes de síndrome compartimental este procedimento não é recomendado, uma vez que determina riscos decorrentes da coagulopatia, presente com frequência considerável nesses acidentes.

Heparina e reposição de fatores de coagulação

A heparina não neutraliza os efeitos do veneno botrópico sobre a coagulação, portanto não deve ser administrada com intuito de corrigir os distúrbios de coagulação decorrente do envenenamento.

Do mesmo modo, a reposição de fatores de coagulação (p. ex., plasma fresco) enquanto o veneno não é neutralizado não se justifica, pois com a adição dos fatores de coagulação, que são substratos para o veneno, haverá aumento dos níveis de produtos de degradação, que também são anticoagulantes.

▶ Acidente laquético

São raros os relatos de acidente laquético na literatura geral; 23 registros foram documentados (Silva Haad, 1980/1981; Bolaños *et al.*, 1982; Otero *et al.*, 1993; Bard *et al.*, 1994; Junio e Alencar, 1994; Torres *et al.*, 1995; Mellor e Arvin, 1996; Jorge *et al.*, 1997; Brasil, 1998; Hardy e Silva-Haad, 1998; Souza *et al.*, 2007).

▪ Mecanismo de ação do veneno

O veneno é proveniente de animais de grandes dimensões, e sua quantidade obtida por espécie é, em geral, superior àquela extraída de *Bothrops* ou *Crotalus*. Vellard (1948) menciona ter obtido em média de 200 a 300 mg/animal, chegando a exemplares com 500 mg; Sanchez *et al.* (1992) obtiveram a média de 325 mg do veneno de *L. muta muta*, em cativeiro.

O veneno laquético apresenta atividades fisiopatológicas semelhantes às do veneno botrópico, quais sejam: ação coagulante, hemorrágica e "inflamatória aguda local". É relatada, ainda, atividade cininogenase no veneno de *L. muta* que poderia explicar em parte algumas alterações clínicas denominadas "neurotóxicas" (Diniz e Oliveira, 1992; Giovanni-de-Simone *et al.*, 1997). Também é descrita atividade tipo trombina, isolada inicialmente por Silva *et al.* (1985), que foi posteriormente sequenciada, sendo confirmada sua similaridade com a giroxina crotálica (Magalhães *et al.*, 1993; Aguiar *et al.*, 1996). Além disso, é relatada atividade ativadora do plasminogênio em veneno de *L. muta muta* (Sanchez *et al.*, 2000). Foi isolada também fosfolipase A2 (LM-PLA$_2$) com atividade inibidora de ativação plaquetária, bem como com atividade miotóxica local (Fuly *et al.*, 1997; Fuly *et al.*, 2000). Até o momento foram isoladas duas metaloproteinases (LHF-I e LHF-II) com atividade hemorrágica no veneno de *L. muta muta* que provavelmente têm papel importante nas anormalidades hemorrágicas descritas nos acidente laquéticos. Além disso, atribui-se também a essas metaloproteinases atividade inflamatória local, uma vez que foi demonstrada em relação a LHF-II atividade formadora de edema e degradação de componentes da matriz extracelular (Sanchez *et al.*, 1987; Sanchez *et al.*, 1995a; Sanchez *et al.*, 1995b; Rucavado *et al.*, 1999). Trabalhos experimentais mais recentes demonstraram de modo detalhado mecanismos inflamatórios presentes no veneno de *Lachesis muta muta* (Ferreira *et al.*, 2009, Damico *et al.*, 2008). No entanto, o edema induzido por veneno de *L. m. rhombeata*, experimentalmente, também é provocado por outros mediadores farmacológicos, tais como histamina, serotonina e metabólitos do ácido araquidônico e do óxido nítrico.

▪ Quadro clínico

Descrição clínica detalhada foi realizada por Silva Haad em 1980/1981 em 2 pacientes picados por *Lachesis muta muta*, na Amazônia colombiana (cidade de Leticia). Do ponto de vista clínico, o acidente laquético apresenta aspectos bastante semelhantes aos do acidente botrópico. As manifestações do envenenamento laquético podem ser agrupadas em dois tipos de quadro.

Quadro inflamatório local

No ponto da picada têm sido descritos dor local acompanhada de edema, sangramento e/ou equimose, que podem progredir para todo o segmento afetado. Vesículas e bolhas de conteúdo seroso ou sero-hemorrágico são de aparecimento mais tardio. As complicações locais descritas no envenenamento laquéctico são semelhantes àquelas observadas no acidente botrópico (síndrome compartimental, infecção secundária, necrose, amputação e déficit funcional).

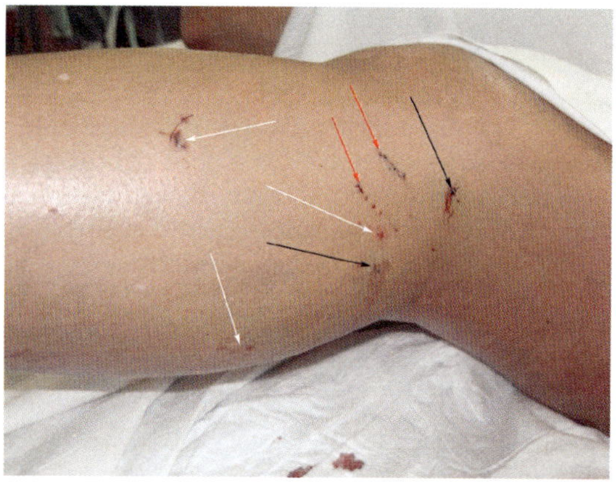

Figura 37.12 Acidente laquético: picado há 2 h. Setas pretas: primeira picada, espaçamento de aproximadamente 7 cm entre as presas; Setas brancas: segunda picada; Setas de ponta branca: marcas de dentes palatinos. Cortesia de Rodrigo C. G. de Souza/Núcleo Serra Grande, Itacaré, Bahia.

Quadro sistêmico

A *coagulopatia* é frequente. *Hemorragias* a distância também podem ocorrer. As complicações sistêmicas assemelham-se às descritas no envenenamento botrópico: hemorragia grave ou em órgãos nobres, choque (hipotensão/sudorese) e insuficiência renal aguda (veja Acidente botrópico).

Há vários relatos clínicos no sul da Bahia e na Amazônia ocidental (fronteira Brasil-Colômbia), onde, além do quadro inflamatório local, se descreve o que tem sido chamado de "tríade vagal", que se traduz por bradicardia, dor abdominal/diarreia e vômitos, mas que não pode, ainda, ser generalizada como critério diagnóstico. Acidentes com a captura da serpente *Lachesis* observados no Ceará não apresentaram a referida "tríade vagal". Em estudo prospectivo realizado em Belém do Pará, em que foram incluídos 74 pacientes com diagnóstico de envenenamento botrópico ou laquético, somente em um paciente foi possível confirmar o diagnóstico de acidente como laquético por imunodiagnóstico (Elisa), não tendo sido observado o quadro neurológico citado anteriormente (Pardal *et al.*, 2004).

Exames laboratoriais

A presença de fração com atividade tipo trombina ocasiona consumo de fibrinogênio, com formação de fibrina "instável" e fibrinólise secundária de rápida instalação. Deste modo, é indicada a realização do tempo de coagulação (TC), teste importante tanto para auxiliar no diagnóstico como para controle da terapêutica. O coagulograma pode evidenciar tempo de protrombina (TP) e tempo de tromboplastina parcial ativada alterados (TTPA). Observa-se também elevação dos produtos da degradação do fibrinogênio/fibrina (PDF) e D-dímeros, com diminuição dos níveis de alfa$_2$-antiplasmina.

Outros exames podem apresentar alterações, como o hemograma que pode cursar com leucocitose com desvio à esquerda, não tendo sido descrita plaquetopenia; ureia e creatinina estão elevadas em pacientes que evoluem com comprometimento da função renal, e a urina pode evidenciar hematúria.

Diagnóstico diferencial

Como a captura e a identificação da serpente causadora de acidente são raramente realizadas, o diagnóstico diferencial entre acidente laquético e botrópico, na Amazônia, não é possível na maioria dos casos pelo quadro local inflamatório-hemorrágico. A chamada "tríade vagal" (hipotensão arterial, náuseas/vômitos/diarreia e bradicardia) não tem sido relato constante nos acidentes laquéticos e pode ocorrer em casos graves de ambos os acidentes. O diagnóstico diferencial botrópico/laquético deve ser aventado somente em regiões onde são encontrados esses dois gêneros de serpentes, como na Amazônia e na Mata Atlântica.

A utilização de uma técnica rápida de detecção de veneno, de alta sensibilidade e especificidade, em pacientes picados em regiões onde coexistam esses 2 gêneros poderia contribuir na diferenciação entre esses acidentes (Colombini *et al.*, 2001).

Tratamento

Específico

Dada a dificuldade diagnóstica pelos achados clínicos entre o acidente laquético e o envenenamento botrópico, no Brasil o Ministério da Saúde oferece para distribuição o soro composto antibotrópico-laquético para uso clínico, mas seu emprego deve ser criteriosamente avaliado, pois o acidente laquético é raro, e a ocorrência da *Laquesis* sp. está na dependência da existência da floresta tropical primária.

A gravidade do acidente laquético é avaliada segundo os sinais locais e pela intensidade das manifestações vagais (bradicardia, hipotensão arterial, diarreia), e ele é classificado como moderado ou grave, sendo preconizada pelo Ministério da Saúde a administração de 10 a 20 ampolas de soro antilaquético ou antibotrópico-laquético por via intravenosa.

Nota: relatos clínicos isolados de "incoagulabilidade persistente" levaram ao estudo experimental no tratamento do envenenamento laquético utilizando-se soro antibotrópico em substituição ao soro antilaquético, constatando-se que o antiveneno botrópico não neutraliza a atividade coagulante do veneno da *L. muta. muta* (Bard *et al.*, 1994).

Geral

O tratamento para as complicações locais não difere do descrito para o acidente botrópico: a necrose deve ser abordada cirurgicamente quando necessário, a infecção secundária deve ser tratada com antibioticoterapia, e a síndrome compartimental, com fasciotomia. Nos pacientes que evoluem com insuficiência renal deverá ser avaliada a indicação de diálise (Brasil, 1998; Silva Haad, 1980/1981; Otero *et al.*, 1993; Bard *et al.*, 1994).

Acidente crotálico

Ação neurotóxica

A crotoxina, um complexo formado pela crotapotina e pela fosfolipase A2, atua na membrana pré-sináptica da junção neuromuscular, impedindo a liberação da acetilcolina, com consequente paralisia muscular (Vital-Brazil, 1980).

Ação miotóxica

Também atribuída à crotoxina, principal componente do veneno da cascavel sul-americana, que apresenta potente atividade miotóxica. Experimentalmente, a inoculação em músculo induz a formação de lesões subsarcolêmicas e edema de mitocôndrias, levando a necrose seletiva de fibras da musculatura esquelética (Azevedo-Marques *et al.*, 1985; Rossi *et al.*, 1989; Cupo *et al.*, 1991).

Ação coagulante

O veneno crotálico apresenta atividade trombina-*like*, podendo levar a incoagulabilidade sanguínea (Kamiguti e Cardoso, 1989; Kamiguti e Sano-Martins, 1995).

Quadro clínico

O quadro local é discreto, podendo ocorrer edema leve e parestesia na região da picada. Os fenômenos neuroparalíticos, decorrentes da ação neurotóxica do veneno crotálico, são de aparecimento precoce. A ptose palpebral associada a flacidez da musculatura da face caracteriza a "fácies neurotóxica ou miastênica" e geralmente é acompanhada de distúrbios de acomodação visual, anisocoria, oftalmoplegia, que comumente se instalam nas primeiras 3 a 6 horas após a picada. Como manifestações raras, podemos encontrar paralisia velopalatina, com dificuldade de deglutição e diminuição do reflexo do vômito, alteração da gustação e do olfato e, nos casos mais graves, insuficiência respiratória aguda. De modo geral, os efeitos da ação neurotóxica desaparecem dentro da primeira semana do acidente.

A atividade miotóxica é traduzida por mialgia generalizada e escurecimento da cor da urina devido à presença de mioglobinúria (Figura 37.13).

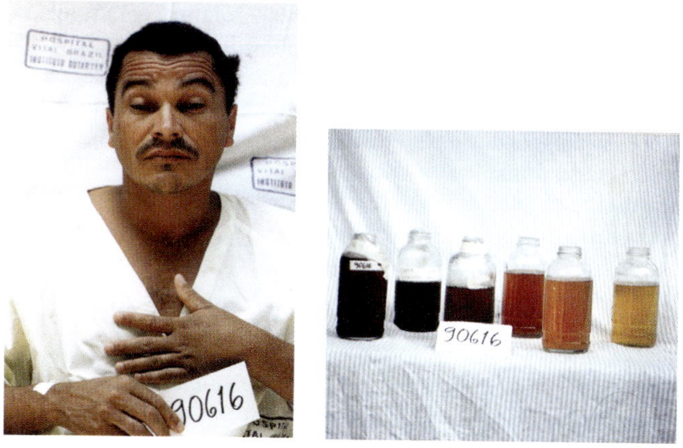

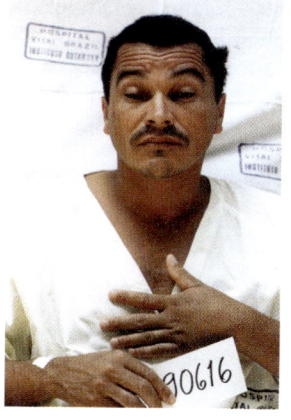

Figura 37.13 Acidente crotálico: fácies neurotóxica e mioglobinúria.

Atribui-se à miotoxicidade papel importante no desencadeamento da insuficiência renal aguda (IRA) que se instala, na maioria das vezes, nas primeiras 48 h após a picada, sendo a necrose tubular aguda a lesão mais frequentemente observada. Em um estudo prospectivo envolvendo 100 pacientes, 29% evoluíram com IRA (Pinho *et al.*, 2005).

Tabela 37.2 Acidente crotálico: classificação quanto à gravidade e soroterapia recomendada.

Manifestações e tratamento	Gravidade (avaliação inicial)		
	Leve	**Moderada**	**Grave**
Fácies miastênica/ visão turva	Ausente ou tardia	Discreta ou evidente	Evidente
Mialgia	Ausente	Discreta	Presente
Urina vermelha ou marrom	Ausente	Pouco evidente ou ausente	Presente
Oligúria/anúria	Ausente	Ausente	Presente ou ausente
Tempo de coagulação (TC)	Normal ou alterado	Normal ou alterado	Normal ou alterado
Soroterapia (ampolas)	5	10	20
Via de administração	Intravenosa	Intravenosa	Intravenosa

*Brasil, Ministério da Saúde, 1998.

Exames complementares

Do ponto de vista laboratorial são observadas elevação dos níveis séricos de creatinoquinase (CK), desidrogenase láctica (DHL), AST (aspartato aminotransferase) e aldolase cuja detecção pode ser útil ao diagnóstico. O aumento dos níveis séricos de CK é mais precoce, podendo atingir intensidade máxima 24 h após a picada. Na presença de comprometimento da função renal há elevação dos níveis séricos de ureia, creatinina, potássio e ácido úrico. Pode haver hipocalcemia grave na fase oligúrica, decorrente, em parte, do depósito de cálcio nas áreas de músculo lesado (Jorge *et al.*, 1986; Cupo *et al.*, 1991).

Cerca de 40% dos pacientes apresentam sangue incoagulável ou TC prolongado, devido à hipofibrinogenemia.

O hemograma é caracterizado por leucocitose com neutrofilia e desvio à esquerda.

Tratamento

Específico

Os esquemas de dose propostos dependem da gravidade do quadro e estão relacionados na Tabela 37.2.

Suporte

A hidratação é fator fundamental na prevenção da IRA. Deve ser administrado aporte hídrico suficiente para manter fluxo de 30 a 40 mℓ de urina por hora em adultos. Diuréticos também podem ser utilizados para manter o fluxo urinário. Na avaliação da função renal deve-se avaliar rigorosa e continuamente a quantidade e a cor da urina. É fundamental a avaliação contínua das provas de função renal. Uma vez estabelecida a IRA, os princípios de tratamento são semelhantes aos indicados no manejo desta complicação devida a outras causas. Se possível, também se recomenda o uso de bicarbonato de sódio com a finalidade de manter a urina alcalina. Deve-se ressaltar, no entanto, que a IRA no acidente crotálico é frequentemente hipercatabólica, devendo orientar a indicação precoce dos métodos dialíticos (Amaral *et al.*, 1991; Cupo *et al.*, 1991). Nos casos de insuficiência respiratória aguda deve ser utilizada ventilação mecânica (Amaral *et al.*, 1991).

▸ Acidente elapídico

Os acidentes com corais verdadeiras são raros, representando menos de 1% de todos os acidentes ofídicos em nosso meio, com poucos relatos clínicos na literatura tanto no Brasil como em outros países americanos onde se encontram as *Micrurus* sp.

Na prática clínica, frente à queixa de picada por "coral" deve-se considerar que tal agente pode ser confundida com a falsa coral (não venenosa), além de os dados da literatura geral revelarem que cerca de 50% dos acidentes por corais não evoluem com envenenamento (Roze, 1996). No Brasil, no registro de atendimentos do Hospital Vital Brazil (HVB), em um período de 52 anos (1959 a 2010) foi verificado que nos 35 casos de acidentes por corais verdadeiras ali atendidos, confirmados pela presença da serpente e marcas de picada, 22,8% (8 casos) não apresentaram sinais e sintomas de envenenamento após 24 h de observação clínica.

Mecanismos de ação do veneno

O principal componente tóxico do veneno pertence ao grupo das neurotoxinas, proteínas básicas de baixo peso molecular, de rápida difusão nos tecidos. Outras frações, como fosfolipase A2, hialuronidase, fosfodiesterase, L-aminoácido-oxidase e anticolinesterase também estão presentes, podendo estar relacionadas com ações miotóxica, hemorrágica e cardiotóxica, demonstradas em estudos experimentais, mas que não foram esclarecidas nos acidentes humanos (Silva Jr. e Bucaretchi, 2009; Tanaka *et al.*, 2010). Outros estudos evidenciaram elevação de creatininoquinase (CK), caracterizando atividade miotóxica (Gutierrez *et al.*, 1992), mas carecem de confirmação clínica.

Os elapídios brasileiros apresentam neurotoxinas de ação pós-sinápticas, com grande afinidade aos sítios receptores de acetilcolina na placa motora terminal, com efeitos semelhantes aos do curare. Algumas *Micrurus* encerram ainda atividade pré-sináptica, que ocasiona inibição na liberação da acetilcolina, como a *M. corallinus* (Vital Brazil, 1980; Vital Brazil e Fontana, 1984; Vital Brazil, 1987).

Quadro clínico

Os sintomas e sinais do envenenamento são devidos ao bloqueio neuromuscular periférico, levando à paralisia flácida da musculatura esquelética.

Os sinais de paralisia geralmente iniciam-se nas primeiras horas após o acidente, mas há casos de aparecimento mais tardio, indicando um tempo de observação médio do paciente por até 24 h após a picada.

No acidente são mais frequentemente acometidos os dedos das mãos, fato relacionado com a manipulação da serpente.

Alterações locais

As alterações no local da picada costumam ser discretas, observando-se geralmente 2 marcas de presas, próximas e superficiais. É frequente a queixa de dor na hora da picada, na maioria dos casos de fraca intensidade. Sensação de parestesia do local, às vezes irradiada para todo o membro afetado, pode ocorrer, com edema e eritema discretos.

Alterações sistêmicas

Sintomas e sinais gerais como mal-estar, cefaleia, vômitos, tonturas, tremores, sudorese, agitação, irritabilidade e sonolência são de aparecimento precoce.

Os pares de nervos cranianos (terceiro, quarto e sexto), mais sensíveis ao bloqueio neuromuscular, são os primeiros comprometidos, levando à instalação de ptose palpebral, distúrbios de acomodação visual (borramento visual e diplopia) e, em alguns casos, oftalmoplegia e anisocoria, com expressão da "fácies miastênica" (Figura 37.14).

São relatados sinais de estimulação do sistema nervoso autônomo como hipersalivação e congestão das conjuntivas oculares (Warrel, 2004).

O comprometimento dos outros pares de nervos cranianos e de nervos periféricos pode ocasionar dificuldade de deglutição, disartria, voz gutural, alteração do paladar e olfato, dor abdominal e/ou testicular, mialgia generalizada, miofibrilações, perda do equilíbrio e dificuldade de marcha, complementando o quadro sistêmico. Caracterizando os casos graves, a diminuição generalizada da força muscular pode progressivamente acometer a musculatura intercostal e diafragmática, com consequente comprometimento da mecânica respiratória evoluindo para apneia, causa de óbito neste tipo de agravo.

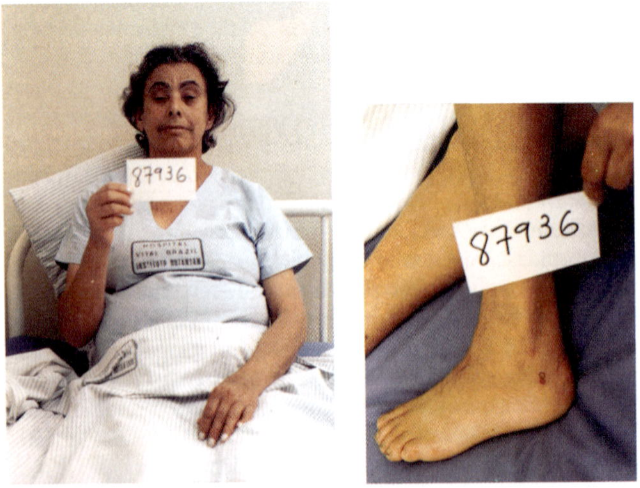

Figura 37.14 Acidente elapídico: fácies neurotóxica e marcas da picada.

Tratamento

Quanto ao quadro local isoladamente, sinais de picada muitas vezes não são seguidos de sinais de envenenamento sistêmicos, fato que pode ser relacionado com as características da serpente por esta apresentar um aparelho inoculador pouco eficaz. Frente à confirmação clínica da hipótese de um acidente elapídico, a indicação do uso do antiveneno é fundamental nos casos com manifestações sistêmicas.

O esquema de dose proposto indica a utilização de 10 ampolas de soro antielapídico. Nos pacientes com evidências de insuficiência respiratória aguda, além da indicação de ventilação mecânica é recomendada a utilização de anticolinesterásicos, do tipo neostigmina, na tentativa de reverter os fenômenos neuroparalíticos na dose de 0,05 mg/kg em crianças e 1 ampola (0,5 mg) no adulto por via intravenosa. Esta deve ser precedida da injeção de 0,6 mg de atropina intravenosa para prevenir os efeitos muscarínicos da acetilcolina, principalmente a bradicardia e a hipersecreção.

Em geral, a resposta é rápida com melhora evidente do quadro em poucos minutos. Recomenda-se então dose de manutenção de neostigmina de 0,05 a 0,1 mg/kg IV a cada 4 h, sempre precedida da administração de atropina. Dependendo da resposta do paciente, pode haver espaçamento maior entre as doses, até que ocorra a recuperação do quadro (Warrell *et al.*, 1983; Watt *et al.*, 1986; Brasil, 1998; Silva Jr. e Bucaretchi, 2009).

O antiveneno antielapídico é obtido a partir da mistura de venenos de 2 espécies: *Micrurus coralinus* e *Micrurus frontalis*. Há necessidade de ser avaliada a introdução de veneno de outras espécies de *Micrurus* na preparação do antiveneno, principalmente para a região amazônica, pois há dúvidas quanto ao espectro neutralizante do mesmo frente às espécies de corais daquela região (Tanaka *et al.*, 2010).

Acidentes por "serpentes não peçonhentas"

Picada de cobra não é equivalente a envenenamento ofídico. Serpentes portadoras de aparelho inoculador podem provocar lesões cutâneas sem que haja envenenamento (picada seca). Por outro lado, aquelas desprovidas de aparelho inoculador desenvolvido podem causar traumatismo sem desencadear envenenamento. Neste grupo estariam incluídas as "serpentes não peçonhentas".

As serpentes consideradas "não peçonhentas" podem se distribuir em 2 grupos:

- Áglifas: destituídas de aparelho inoculador
- Opistóglifas: com presas posteriormente sulcadas e fixadas no maxilar superior, que eventualmente podem provocar alterações clínicas locais.

Na casuística do HVB, cerca de 40% dos atendimentos com queixa de "picada de cobra" não apresentaram sinais ou sintomas de envenenamento após um período médio de observação de 6 h a partir do momento do acidente.

Dados da literatura norte-americana relatam a ocorrência de 45 mil acidentes ofídicos/ano, dos quais 8 mil (cerca de 20%) com envenenamento (Gomez e Dart, 1995).

Família Colubridae

Compreende espécies áglifas ou opistóglifas, estas últimas podendo causar acidentes com repercussão clínica. Dentre estas, destacam-se os gêneros *Philodryas* ("cobra-verde"), *Clelia* (*C. clelia plumbea* – "muçurana") e *Boiruna macuta,* que podem apresentar quadro local sugestivo de acidente botrópico, com presença de edema e hemorragia subcutânea; porém, não apresentam alteração na coagulação sanguínea (Silva e Buononato, 1984; Pinto *et al.*, 1991; Assakura *et al.*, 1992; Ribeiro *et al.*, 1994; Brasil, 1998; Santos-Costa *et al.*, 2000).

Família Boidae

Inclui os gêneros *Eunectes* (sucuri), *Epicrates* (salamanta) e *Boa* (jiboia), animais áglifos, incapazes de inocular secreções. Estas serpentes causam mordedura mecânica que pode evoluir com dor, edema local e, ocasionalmente, infecção secundária (Figura 37.15). Nestes acidentes, o tratamento é sintomático, não havendo soroterapia específica (Brasil, 1998).

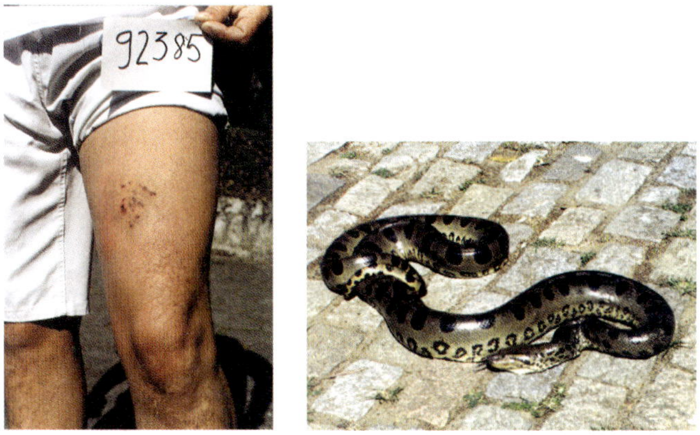

Figura 37.15 Acidente causado por sucuri: quadro local e agente.

Medidas iniciais e soroterapia

A soroterapia é o tratamento fundamental no acidente ofídico, porém sua indicação restringe-se somente aos pacientes que apresentam evidências de envenenamento (clínicas e/ou laboratoriais).

Em pacientes com suspeita de acidente ofídico recomenda-se a observação do mesmo por 12 h. Se após esse período o paciente não apresentar nenhuma alteração clínica e/ou laboratorial compatível com acidente ofídico, o mesmo poderá ter alta com a recomendação de retornar ao serviço de saúde se necessário, caracterizando o acidente como picada seca (picada por serpente peçonhenta que não apresenta nenhuma evidência de envenenamento).

Só deverão receber soroterapia os pacientes que apresentarem sinais e/ou sintomas clínicos ou alterações laboratoriais como plaquetopenia, TC prolongado ou outros (Moreno *et al.*, 2005).

Quando a soroterapia for indicada, deverão ser levadas em consideração as seguintes medidas:

- Remover o paciente a um centro que disponha do antiveneno para o tratamento
- Limpar cuidadosamente o local com água e sabão ou com antissépticos tipo clorexidina 2%
- Não fazer curativos oclusivos ou garroteamentos
- Aliviar a dor com dipirona ou paracetamol, evitando-se o uso de ácido acetilsalicílico (AAS), que aumenta risco de sangramentos
- Evitar fármacos de ação depressora do SNC
- Evitar medicação pela via intramuscular, pois há risco de formação de hematoma no local da injeção
- Manter o paciente, após sua admissão, em jejum até o término da soroterapia antiofídica
- Monitorar sinais vitais e volume urinário.

Medidas iniciais prévias à soroterapia

- Manter o paciente em repouso
- Proceder à limpeza do local picado
- Se necessário, indicar analgesia e/ou sedação, evitando fármacos de ação depressora do SNC
- Não executar manobras mecânicas como garroteamento, sucção ou incisão da região da ferida, pois são contraindicadas
- Monitorar sinais vitais e volume urinário
- Remover o paciente a um centro de tratamento para aplicação do antiveneno.

Os antivenenos brasileiros são apresentados na forma líquida, em ampolas com 10 mℓ, contendo fração Fab´2 de imunoglobulinas heterólogas digeridas pela pepsina. Mantidos em geladeira, de 4 a 8°C, têm validade de 3 anos. Não devem ser congelados.

Recomenda-se a administração preferencial do soro específico (antibotrópico, anticrotálico, antilaquético, antielapídico), pois propicia neutralização mais rápida do veneno inoculado. Usa-se o antiveneno diluído de 1:5 a 1:10 em solução salina ou glicosada, infundido de 30 a 60 min. Uso sem diluição, gota a gota, pode constituir alternativa, mas deve ser realizado com cautela pelo aumento na incidência de reações adversas (Rosenfeld, 1971; Reid e Theakston, 1980; Who, 1981; Cardoso *et al.*, 1993; Brasil, 1998).

Deve ser aplicado em dose única, por via venosa tanto para adultos como para crianças. A dose de soro a ser administrada é definida na avaliação da gravidade quando da admissão do paciente no serviço de saúde. Nos raros casos em que o paciente foi classificado como leve ou moderado e evoluiu com manifestação definidora de quadro grave, ele teve de receber dose adicional de soro, compatível com esse quadro.

O teste de sensibilidade é prática abolida, pois apresenta baixo valor preditivo para a ocorrência de reações imediatas (Reid e Theakston, 1980; WHO, 1981; Cupo *et al.*, 1991; Bucaretchi *et al.*, 1994; Brasil, 1998; Fan, 2003).

O paciente deve ser atendido, de preferência, sob hospitalização para uma melhor avaliação dos resultados imediatos da soroterapia ou da ocorrência (Brasil, 1998).

As reações adversas decorrem da presença de proteínas heterólogas, de natureza equina, e podem ser de dois tipos:

▶ **Reações precoces.** Ocorrem durante a infusão, ou nas primeiras horas, após a administração do soro, com manifestações variáveis como sensação de calor e/ou prurido, urticária, náuseas, vômitos, cólicas abdominais, broncospasmo, entre outras (WHO, 1981; Brasil, 1998). Hipotensão arterial e choque são eventos raros.

Na prevenção das reações precoces, recomenda-se administração parenteral, 15 min antes da soroterapia, de anti-histamínicos bloqueadores de H_1 (prometazina ou difenidramina). Também têm sido recomendados bloqueadores H_2 (ranitidina) e corticosteroides, associados ou não. Dados preliminares no tratamento de acidentes por *Bothrops* demonstraram que a associação de corticosteroides à soroterapia reduziu a intensidade do edema local, quando comparado a pacientes que receberam somente soroterapia, fortalecendo a utilização desse fármaco associado à soroterapia.

A pré-medicação não previne totalmente o aparecimento de manifestações alérgicas ao antiveneno, devendo ocorrer sob estrita vigilância médica. Na vigência de reação adversa, interromper a infusão e administrar epinefrina aquosa 1:1.000. Nos quadros leves e moderados utiliza-se 1/3 de ampola por via subcutânea, a ser repetida se necessário, e, em casos graves, é preferível utilizar o medicamento diluído por via intravenosa.

A inalação de fenoterol, associada ou não a aminofilina por via intravenosa, é útil no manejo do broncospasmo. Fármacos como corticosteroides e anti-histamínicos têm papel secundário no tratamento dessas reações.

Superado o quadro alérgico, retomar com cautela a soroterapia (Bochner *et al.*, 1991; Yunginger, 1992; Brasil, 1998). A frequência de reações imediatas oscila entre 5 e 30%, sendo menor com a utilização do antiveneno diluído (WHO, 1981).

▸ **Reações tardias.** Caracterizam a doença do soro, que se manifesta entre 1 e 3 semanas após soroterapia, evidenciada por febre, prurido ou urticária generalizados e, mais raramente, por artralgias, linfadenopatia, edema periarticular e proteinúria. Respondem bem ao uso de corticosteroides sistêmicos e analgésicos. São observadas em cerca de 5% dos pacientes tratados, com bom prognóstico.

▸ Referências bibliográficas

* Artigos de maior relevância clínica.

Aguiar AS, Alves CR, Melgarejo *et al.* Purification and partial characterization of a thrombin-like/gyroxin enzyme from bushmaster (Lachesis muta rhombeata) venom. *Toxicon.* 34 (5): 555-65, 1996.

*Amaral CF, de Rezende NA, da Silva OA *et al.* Acute kidney failure secondary to ophidian bothropic and crotalid accidents. Analysis of 63 cases. *Rev. Inst Med Trop São Paulo.* 28(4):220-7, 1986.

Amaral CF, Magalhães RA, Rezende NA de. Comprometimento respiratório secundário a acidente ofídico crotálico (*Crotalus durissus*). *Rev. Inst Med Trop São Paulo.* 33(4): 251-5, 1991.

Amaral CF, Silva OA da, Goody P *et al.* Renal cortical necrosis following Bothrops jararaca and B. jararacussu snake bite. *Toxicon.* 23(6): 877-85, 1985.

Andrade JG de, Pinto RN, Andrade AL de *et al.* Estudo bacteriológico de abscessos causados por picadas de serpentes do gênero *Bothrops*. *Rev Inst Med Trop São Paulo.* 31(6): 363-7, 1989.

Assakura MT, Reichl AP, Mandelbaum FR. Comparison of immunological, biochemical and biophysical properties of three hemorrhagic factors isolated from the venom of Bothrops jararaca (jararaca). *Toxicon.* 24(9):943-6, 1986.

Assakura MT, Salomão MG, Puorto G *et al.* Hemorrhagic, fibrinogenolytic and edema-forming activities of the venom of the colubrid snake *Phylodrias olfersii* (green snake). *Toxicon.* 30(4): 427-38, 1992.

*Azevedo-Marques MM Cupo P Hering SE. Detecção precoce da mioglobina no acidente crotálico humano. *Rev Soc Bras Med Trop.* 19(Suppl): 29, 1986.

*Bard R, de Lima JC, de Sá Neto RP *et al.* Inefficacy of bothropic antivenin in the neutralization of the coagulation activity of Lachesis muta muta venom. Report of a case and experimental confirmation. *Rev Inst Med Trop São Paulo.* 36(1):77-81, 1994.

*Barral-Netto M, Schriefer A, Barral A *et al.* Serum levels of bothropic venom in patients without antivenom intervention. *Am J Trop Med Hyg.* 45(6):751-4, 1991.

Benvenuti LA, França FOS, Bárbaro KC *et al.* Pulmonary haemorrhage causing rapid death after *Bothrops jararacussu* snakebite: a case report. *Toxicon.* 42: 331-4, 2003.

Bhat RN. Viperine snake bite poisoning in Jammu. *J. Indian Med. Assoc.* 63(12):383-92, 1974.

Bochner BS, Lichtenstein LM. Anaphylaxis. *N Engl J Med.* 324: 1785-90, 1991.

Bolaños R, Rojas O, Ulloa Flores CE. Biomedical aspects of 4 cases of snake bites by Lachesis muta (Ophidia: Viperidae) in Costa Rica. *Rev Biol Trop.* 30(1): 53-8, 1982.

Brian MJ, Vince JD. Treatment and outcome of venomous snake bite in children Port Moresby General Hospital, Papua New Guinea. *Trans R Soc Trop Med Hyg.* 81(5):850-2, 1987.

Brandão EO, Bastos HC, Nishioka SA *et al.* Lance head viper (*Bothrops moojeni*) bite wounding the eye. *Rev Inst Med Trop São Paulo.* 35(4): 381-383, 1993.

*Brasil: Ministério da Saúde. Fundação Nacional da Saúde. Manual de Diagnóstico e Tratamento dos Acidentes por Animais Peçonhentos. Disponível em http://portal.saude.gov.br/portal/saude/visualizar_texto.cfm?idtxt=21182, 2004.

Brazil OV. Venenos ofídicos neurotóxicos. *Rev Ass Med Bras.* 26:212-218, 1980.

Brazil OV, Fontana MD. Ações pré-juncionais e pós-juncionais da peçonha da cobra coral *Micrurus corallinus* na junção neuromuscular. *Mem Inst Butantan.* 47/48:13-26, 1984.

Brazil OV. History of the primordia of snakebite accident serotherapy. *Mem Inst Butantan.* 49:7-20, 1987.

Brazil OV. Coral snake venoms: mode of action and pathophysiology of experimental envenomation (1). *Rev Inst Med Trop São Paulo.* 29(3):119-26, 1987.

Brazil OV. Sinais e sintomas neurotóxicos do envenenamento ofídico: ação central ou periférica da peçonha das serpentes. *Rev Ass Med Brasil.* 36:63-65, 1990.

Bucaretchi FH, Herrera SRF, Hyslop S *et al.* Snakebites by Bothrops spp in Children in Campinas, Sao Paulo, Brazil. *Rev Inst Med Trop São Paulo.* 43(6): 329-333, 2001.

Bucarechti F, Hyslop S, Mello SM *et al.* Bothrops snakebite on the head: case report and review of the literature. *Ann Trop Med Parasitol.* 101(8):733-43, 2007.

Burdmann EA, Cardoso JLC, Barcelos MAF. Insuficiência renal aguda por acidente ofídico. *Rev Soc Bras Med Trop.* 20 (Supl):56, 1987.

Burdmann EA, Woronik V, Prado EB *et al.* Snakebite-induced acute renal failure: an experimental model. *Am J Trop Med Hyg.* 48(1):82-8, 1993.

Caiaffa WT, Vlahov D, Antunes CM *et al.* Snake bite and antivenom complications in Belo Horizonte, Brazil. *Trans R Soc Trop Med Hyg.* 88(1):81-5, 1994.

Cardoso JL, Fan HW, França FOS *et al.* Randomized comparative trial of three antivenoms in the treatment of envenoming by lance-headed vipers (*Bothrops jararaca*) in São Paulo, Brazil. *QJ Med.* 86(5):315-25, 1993.

Charles HT. *Grabb and Smith's Plastic Surgery*. 6th edition. Chap 70, p. 677-678, 2006.

Colombini M, Fernandes I, Cardoso DF *et al. Lachesis muta muta venom*: immunological differences compared with *Bothrops atrox* venom and importance of specific antivenom therapy. *Toxicon.* 39(5):711-9, 2001.

*Cupo P, Azevedo-Marques MM, Hering SE. Clinical and laboratory features of S. American rattlesnake in children. *Trans R Soc Trop Med Hyg.* 82; 924-929, 1998.

*Cupo P, Azevedo-Marques MM, Menezes JB de *et al.* Reações de hipersensibilidade imediatas após uso intravenoso de soros antivenenos: valor prognóstico dos testes de sensibilidade intradérmicos. *Rev Inst Med Trop São Paulo.* 33(2): 115-22, 1991.

Damico DC, da Cruz Hofling MA, Cintra M *et al.* Pharmacological study of edema and myonecrosis in mice induced by venom of the bushmaster snake (Lachesis muta muta) and its basic Asp49 phospholipase A(2) (LmTX-I). *Protein J.* 27(6): 384-91, 2008.

Diniz MR, Oliveira EB. Purification and properties of a kininogenin from the venom of *Lachesis muta* (bushmaster). *Toxicon.* 30(3): 247-58, 1992.

Ditimars RL. *Reptiles of the world.* NewYork: Macmillan Cia, 1933.

Ehui E, Kra O, Ouattara I *et al.* Generalized tetanus complicating a traditional medicine applied for snakebite. *Bull Soc Pathol Exot.* 100 (3): 184-185, 2007.

Fan HW, França FOS, Cardoso JLC. Correlation between blood coagulability and the fibrinogen concentration in patients bitten by Bothrops snakes. *Toxicon,* 31:126, 1993.

Fan HW, Marcopito LF, Cardoso JL *et al.* Sequential randomised and double blind trial of promethazine prophylaxis against early anaphylactic reactions to antivenom for bothrops snake bites. *BMJ.* 318(7196):1451-2, 1999.

Fan HW. Soroterapia. In: Cardoso JLC, França FOS, Wen FH *et al. Animais peçonhentos no Brasil: biologia, clínica e terapêutica dos acidentes.* São Paulo: Sarvier, p. 380-389, 2009.

Farsky SH, Antunes E, Mello SBV. Pro and Anti-inflammatory Properties of Toxins from Animal Venoms. *Current Drug Targets – Inflammation & Allergy.* (4) 401-411, 2005.

Fenwick AM, Gutberlet-Jr TL, Evans J *et al.* Morphological and molecular evidence for phylogeny and classification of South American pitvipers, genera Bothrops, Bothriopsis, and Botrhrocophias (Serpentes: Viperidae). *Zool J Linean Society.* 156: 617-648, 2009.

Ferreira ML, Moura-da-Silva AM, França FO *et al.* Toxic activities of venoms from nine Bothrops species and their correlation with lethality and necrosis. *Toxicon.* 30(12):1603-8, 1992.

Ferreira T, Camargo EA, Ribela MT *et al.* Inflammatory oedema induced by *Lachesis muta muta* (Surucucu) venom and LmTX-I in the rat paw and dorsal skin. *Toxicon.* 53(1): 69-77, 2009.

Fonseca F. *Animais peçonhentos.* São Paulo: Instituto Butantan, p. 151.

França FOS, Barbaro KC, Fan HW *et al.* Envenoming by *Bothrops jararaca* in Brazil: association between venom antigenaemia and severety at admission to hospital. *Transactions of The Royal Society of Tropical Medicine and Hygiene,* 97:312-317, 2003.

França FOS, Cardoso JLC. Estudo retrospectivo da evolução dos acidentes botrópicos. *Rev Soc Bras Med Trop.* 20;56(Supl), 1987.

Fuly AL, Calil-Elias S, Zingali RB *et al.* Myotoxic activity of an acidic phospholipase A2 isolated from *Lachesis muta* (Bushmaster) snake venom. *Toxicon.* 38(7):961-72, 2000.

Fuly AL, Machado OL, Alves EW *et al.* Mechanism of inhibitory action on platelet activation of a phospholipase A2 isolated from Lachesis muta (Bushmaster) snake venom. *Thromb Haemost.* 78(5):1372-80, 1997.

Gillissen A, Theakston RD, Barth J *et al.* Neurotoxicity, haemostatic disturbances and haemolytic anaemia after a bite by a Tunisian saw-scaled or carpet viper (Echis 'pyramidum'-complex): failure of antivenom treatment. *Toxicon.* 32(8):937-44, 1994.

Giovanni-De-Simone S, Aguiar AS, Gimenez AR *et al.* Purification, properties, and N-terminal amino acid sequence of a kallikrein-like enzyme from the venom of Lachesis muta rhombeata (Bushmaster). *J Protein Chem.* 16(8):809-18, 1997.

Gomez HF, Dart RC. Chapter 29. Clinical Toxicology of Snakebite in North America. In: Meier J, White J (ed.). *Clinical Toxicology of Animals Venoms and Poisons.* New York: CRC Press, p. 620.

Gutiérrez JM, Avila C, Camacho Z *et al.* Ontogenetic changes in the venom of the snake Lachesis muta stenophrys (bushmaster) from Costa Rica. *Toxicon.* 28(4):419-26, 1990.

Gutiérrez JM, Núñez J, Escalante T *et al.* Blood flow is required for rapid endothelial cell damage induced by a snake venom hemorrhagic metalloproteinase. *Microvasc Res.* 71(1):55-63, 2006.

Gutiérrez JM, Rojas G, da Silva Junior NJ *et al.* Experimental myonecrosis induced by the venoms of South American *Micrurus* (coral snakes). *Toxicon.* 30(10):1299-302, 1992.

*Hardy DL, Silva-Haad J. A review of venom toxinology and epidemiology of envenomig of the bushmaster (*Lachesis*) with report of a fatal bite. *Bull Chicago Herp Soc.* 33(6):113-123, 1998.

Ho M, Warrell MJ, Warrell DA *et al.* A critical reappraisal of the use of enzyme-linked immunosorbent assays in the study of snake bite. *Toxicon.* 24(3):211-21, 1986.

Jorge MTA, Nishioka S de *et al. Aeromonas hydrophila* soft-tissue infection as a complication of snake bite: report of three cases. *Ann Trop Med Parasitol.* 92(2): 213-217, 1998.

*Jorge MT, Malaque C *et al.* Failure of chloramphenicol prophylaxis to reduce the frequency of abscess formation as a complication of envenoming by Bothrops snakes in Brazil: a double-blind randomized controlled trial. *Trans R Soc Trop Med Hyg.* 98(9): 529-534, 2004.

*Jorge MT, Ribeiro LA, da Silva ML *et al.* Microbiological studies of abscesses complicating *Bothrops* snakebite in humans: a prospective study. *Toxicon.* 32(6):743-8, 1994.

Jorge MT; Sano-Martins IS, Tomy SC *et al.* Snakebite by the bushmaster (Lachesis muta) in Brazil: case report and review of the literature. *Toxicon.* 35(4):545-54, 1997.

Junio AMC, Alencar VPFGC. Acidentes ofídicos por surucucu (*Lachesis muta rhombeata*). Relato de dois casos atendidos no HU, João Pessoa, Pb. *Ciência, Cultura, Saúde.* XIII(3):11-14, 1994.

*Kamiguti AS, Cardoso JL. Haemostatic changes caused by the venoms of South American snakes. *Toxicon.* 27(9):955-63, 1989.

Kamiguti AS, Cardoso JL, Theakston RD *et al.* Coagulopathy and haemorrhage in human victims of *Bothrops jararaca* envenoming in Brazil. *Toxicon.* 29(8):961-72, 1991.

Kamiguti AS, Sano-Martins IS. SouthAmerican snakes affecting haemosthasis. *J Toxicol. – Toxin Reviews.* 14: 359-74, 1995.

Kamiguti AS. Platelets as targets of snake venom metalloproteinases. *Toxicon* 45: 1041-4, 2005.

Kouyoumdjian JA, Polizelli C. Snake bites by *Bothrops moojeni*: correlation of the clinical picture with the snake size. *Rev Inst Med Trop São Paulo.* 31(2):84-90, 1989.

Lomonte B. *Tissue damage and inflammation induced by snake venoms.* Göteborg: Tryckt & Bunden.

Machado AS, Barbosa FB, Mello GS *et al.* Acidente vascular cerebral hemorrágico associado a acidente ofídico por serpente do gênero *Bothrops*: relato de caso. *Rev Soc Bras Med Trop.* 43(S): 602-604, set-out, 2010.

Magalhães A, da Fonseca BC, Diniz CR *et al.* The complete amino acid sequence of a thrombin-like enzyme/gyroxin analogue from venom of the bushmaster snake (*Lachesis muta muta*). *FEBS Lett.* 329(1-2):116-20, 1993.

Melgarejo AR. Serpentes peçonhentas do Brasil. In: Cardoso JL; França FOS; Wen FH *et al. Animais peçonhentos no Brasil: biologia, clínica e terapêutica dos acidentes.* 2ª ed. São Paulo: Sarvier, p. 42-70, 2009.

Mellor NH, Arvin JC. A bushmaster bite during a birding expedition in lowland southeastern Peru. *Wilderness Environ Med.* 7(3):236-40, 1996.

Moreno E, Queiroz-Andrade M, Lira-da-Silva RM *et al.* Características clinico-epidemiológicas dos acidentes ofídicos em Rio Branco, Acre. *Rev Soc Bras Med Trop.* 38(1): 15-21, jan-fev, 2005.

Moura-da-Silva AM, Laing GD, Paine MJ *et al.* Processing of pro-tumor necrosis factor-alpha by venom metalloproteinases: a hypothesis explaining local tissue damage following snake bite. *Eur J Immunol.* 26(9):2000-5, 1996.

Nahas L, Kamiguti AS, Barros MAR. Thrombin-like and factor X-activator components of *Bothrops* snake venoms. *Thromb and Haemost.* 41(2):314-28, 1979.

Nicoleti AF, de Medeiros CR, Duarte MR *et al.* Comparison of *Bothriopoides jararaca* bites with and without envenoming treated at the Vital Brazil Hospital of the Butantan Instituto, States of Sao Paulo, Brazil 2010. *Rev Soc Bras Med Trop.* 43(6):657-661, 2010.

Nishioka S de A, Silveira PV. A clinical and epidemiologic study of 292 cases of lance-headed viper bite in a Brazilian teaching hospital. *Am J Trop Med Hyg.* 47(6):805-10, 1992.

Otero R, Gutiérrez J, Beatriz Mesa M *et al.* Complications of Bothrops, Porthidium, and Bothriechis snakebites in Colombia. A clinical and epidemiological study of 39 cases attended in a university hospital. *Toxicon.* 40:1107–1114, 2002.

*Otero RP, Tobón GSJ, Gómez LFG. Bites from the bushmaster (*Lachesis muta*) in Antioquia and Choco, Colombia, report of five accidents. *Toxicon.* 31(2):158-159, 1993.

Otero-Patiño R. Epidemiological, clinical and therapeutic aspects of *Bothrops asper* bites. *Toxicon.* 54: 998-1011, 2009.

*Pardal POP, Souza SM, Monteiro MR *et al.* Clinical trial of two antivenoms for the treatment of *Bothrops* and *Lachesis* bites in the north eastern Amazon region of Brazil. *Trans R Soc Trop Med Hyg.* 98 (1):28-4, 2004.

*Pinho FMO, Zanetta DMT, Burdmann EA. Acute renal failure after *Crotalus durissus* snakebite: a propective survey on 100 patients. *Kidney International.* 67: 659-67, 2005.

Pinto RN, Silva Jr. NJ da, Aird SD. Human envenomation by the South American opistoglyph *Clelia clelia plumbea* (Wied). *Toxicon.* 29(12): 1512-6, 1991.

Reid HA, Theakston RD. The management of snake bites. *Bull WHO.* 61: 885-95, 1980.

Ribeiro LA, Jorge MT. Epidemiology and clinical picture of accidents by adult and young snakes *Bothrops jararaca. Rev Inst Med Trop São Paulo.* 32(6):436-42, 1990.

*Ribeiro LA, Jorge MT, Lebrao ML. Prognostic factors for local necrosis in *Bothrops jararaca* (Brazilian pit viper) bites. *Trans R Soc Trop Med Hyg.* 95(6):630-4, 2001.

Ribeiro LA, Puorto G, Jorge MT. Acidente por serpentes do gênero *Phylodrias*: avaliação de 132 casos. *Rev Soc Bras Med Trop.* 27(supl1):87, 1994.

Rosenfeld G. Symptomatology, pathology, and treatment of snake bites in South America. In: Bucherl W, Buckley EE, Deulofeu V (ed.). *Venomous animals and their venoms.* New York: Academic Press, p. 345-841, 1971.

Rossi MA, Peres LC, Paola F de *et al.* Electron-microscopic study of systemic myonecrosis due to poisoning by tropical rattle-snake (*Crotalus durissus terrificus*) in humans. *Arch Pathol Lab Med.* 113 (2): 169-73, 1989.

Roze JA. *Coral Snakes of the Americas: biology, identification, and venoms.* Malabar, Florida: Krieger Publishing Company, p. 109-119, 1996.

Rucavado A, Flores-Sanchez E, Franceschi A *et al.* Characterization of the local tissue damage induced by LHF-II, a metalloproteinase with weak hemorrhagic activity isolated from *Lachesis muta muta* snake venom. *Toxicon.* 37(9):1297-312, 1999.

Russell FE, Carlson RW, Wainschel J *et al.* Snake venom poisoning in the United States. Experiences with 550 cases. *JAMA* 233(4):341-4, 1975.

Sanchez EF, Cordeiro MN, de Oliveira EB *et al.* Proteolytic specificity of two hemorrhagic factors, LHF-I and LHF-II, isolated from the venom of the bushmaster snake (*Lachesis muta muta*). *Toxicon.* 33(8):1061-9, 1995a.

Sanchez EF, Costa MI, Chavez-Olortegui C *et al.* Characterization of a hemorrhagic factor, LHF-I, isolated from the bushmaster snake (*Lachesis muta muta*) venom. *Toxicon.* 33(12):1653-67, 1995 b.

Sanchez EF, Freitas TV, Ferreira-Alves DL *et al.* Biological activities of venoms from South American snakes. *Toxicon.* 30(1):95-103, 1992.

Sanchez EF, Magalhaes A, Diniz CR. Purification of a hemorrhagic factor (LHF-I) from the venom of the bushmaster snake, *Lachesis muta muta. Toxicon.* 25(6):611-9, 1987.

Sanchez EF, Santos CI, Magalhães A *et al.* Richardson M. Isolation of a proteinase with plasminogen-activating activity from *Lachesis muta muta* (bushmaster) snake venom. *Arch Biochem Biophys.* 378(1):131-41, 2000.

*Sano-Martins IS, Fan HW, Castro SC *et al.* Theakston RD. Reliability of the simple 20 minute whole blood clotting test (WBCT20) as an indicator of low plasma fibrinogen concentration in patients envenomed by Bothrops snakes.. *Toxicon.* 32(9):1045-50, 1994.

Santos-Costa MC, Outeiral AB; D'Agostini FM *et al.* Envenomation by the neotropical colubrid *Boiruna maculata* (Boulenger, 1986): a case report. *Rev Inst Med Trop São Paulo.* 42(5): 283-6, 2000.

Santo-Soares PC, Bacellar A, Povoas HP *et al.* Stroke an snakebite: case report. *Arquivos de Neuropsiquiatria.* 65(2), São Paulo, 2007.

*Silva Haad J. Accidentes humanos por las serpientes de los Generos *Bothrops* y *Lachesis. Mem Inst Butantan* 44-45:403-23, 1980/1981.

Silva Jr. N, Bucaretchi F. Mecanismo de ação do veneno elapídico e aspectos clínicos dos acidentes. In: Cardoso JLC, França FOS, Wen FH *et al. Animais peçonhentos no Brasil: biologia, clínica e terapêutica dos acidentes.* 2ª ed. São Paulo: Sarvier, p. 116-124, 2009.

Silva LM, Diniz CR, Magalhaes A. Purification and partial characterization of an arginine ester hydrolase from the venom of the bushmaster snake, *Lachesis muta noctivaga. Toxicon.* 23(4):707-18, 1985.

Silva MV, Buononato MA. Relato clínico de envenenamento humano por *Phylodrias olfersii. Mem Inst Butantan.* 47/48: 121-6, 1984.

*Sinan:http://dtr2004.saude.gov.br/sinanweb/tabnet/dh?sinannet/animaisp/bases/animaisbrnet.def. Acessado em 17 de maio de 2011.

Snyder CC, Straight R, Glenn J. The snakebitten hand. *Plast Reconstr Surg.* 49(3):275-82, 1972.

*Souza RCGAPB, Lima T, Cardoso JLC. The enigma of the north margin of the Amazon River: proven *Lachesis* bites in Brazil, report of two cases, general considerations about the genus and bibliographic. *Review Bull Chicago Herp Soc.* 42(7):105-115, 2007.

Tanaka GD, Furtado MF, Portaro FCV *et al.* Diversity of *Micrurus* snakes species related to their venom toxic effects and the prospective antivenom neutralization. *PLoS. Negl. Trop. Dis.* 9;4(3)e622, 2010.

Than T, Tun T, Pe H. Development of renal function abnormalities following bites by Russell's vipers (Daboia russelii siamensis) in Myanmar. *Trans R Soc Trop Med Hyg.* 85:404, 1991.

Torres JR, Torres MA, Arroyo-Parejo MA. Coagulation disorders in bushmaster envenomation. *Lancet.* 346(8972):449-50, 1995.

Vellard J. *El veneno de Lachesis muta (L.). Publicaciones del museo de História Natural Javier Prado*, 1948.

Viravan C, Veeravat U, Warrell MJ *et al.* Elisa confirmation of acute and past envenoming by the monocellate Thai cobra (*Naja kaouthia*). *Am J Trop Med Hyg.* 35(1):173-81, 1986.

Wallace J. Disorders caused by venoms, bites and stings. In: Isselbacher KJ, Braunwald E, Wilson JD *et al. Harrison's: principles of internal medicine.* 13nd edition. New York: McGraw-Hill, Inc, p. 2467-2473, 1994.

Warrell DA. Snake venoms in science and clinical medicine. 1. Russell's viper: biology, venom and treatment of bites. *Trans R Soc Trop Med Hyg.* 83(6):732-40, 1989.

Warrel DA. Snakebites in Central and South America: epidemiology, clinical features and clinical management. In: Campbell JA, Lamar WW. *The Venomous Reptiles of the Western Hemisphere.* Vol 2. New York: Cornell University Press. Ithaca, p. 728-732, 2004.

Warrell DA, Looareesuwan S, Theakston RD *et al.* Randomized comparative trial of three monospecific antivenoms for bites by the Malayan pit viper (Calloselasma rhodostoma) in southern Thailand: clinical and laboratory correlations. *Am J Trop Med Hyg.* 35(6):1235-47, 1986.

Warrell DA, Looareesuwan S, White NJ *et al.* Severe neurotoxic envenoming by the Malayan krait *Bungarus candidus* (Linnaeus): response to antivenom and anticholinesterase. *Br Med J (Clin Res Ed).* 286(6366):678-80, 1983.

Watt G, Theakston RD, Hayes CG *et al.* Positive response to edrophonium in patients with neurotoxic envenoming by cobras (*Naja naja philippinensis*). A placebo-controlled study. *N Engl J Med.* 315(23):1444-8, 1986.

WHO. Progress in the characterization of venoms and standardization of antivenoms. *WHO Scient Public.* Geneva: 1981.

Yunginger JW. Anaphylaxis. *Curr Probl Pediatrics.* 22(3): 130-46, 1992.

Zamudio KR, Greene HW. Phylogeography of the bushmaster (*Lachesis muta*; Viperidae): Implications for neotropical biogeography, systematics, and conservation. *Biol Jour Linn Soc.* 62:421-442, 1997.

38 Acidentes por Artrópodes Peçonhentos de Importância em Saúde

Fan Hui Wen e Ceila Maria Sant'Anna Malaque

▸ Introdução

São considerados artrópodes peçonhentos de interesse médico os escorpiões, determinados gêneros de aranhas, insetos e taturanas. O diagnóstico do acidente em geral se faz sem dificuldades quando o animal é capturado e identificado. No entanto, quando o paciente não é capaz de capturar ou descrever o agente causal, dados clínicos e epidemiológicos característicos de cada acidente possibilitam o diagnóstico provável e orientam a terapêutica, que, no caso dos artrópodes e insetos, nem sempre envolve a soroterapia.

Ressalta-se que a um grande número de aranhas domésticas são atribuídas diversas afecções cutâneas que não correspondem ao que se poderia esperar desses animais, visto serem, na maioria das vezes, inofensivos.

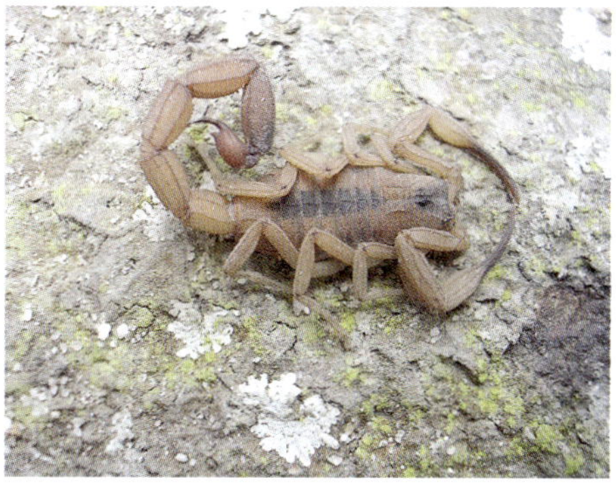

Figura 38.1 Exemplar de *Tityus serrulatus*. Foto de Denise Candido.

▸ Escorpionismo

Dentre os acidentes por animais peçonhentos, o escorpionismo é o de maior frequência, superando os ofídicos. Apesar da evolução benigna da grande maioria dos acidentes, a precocidade no início dos sintomas e o potencial de gravidade em crianças revestem este agravo de especial importância.

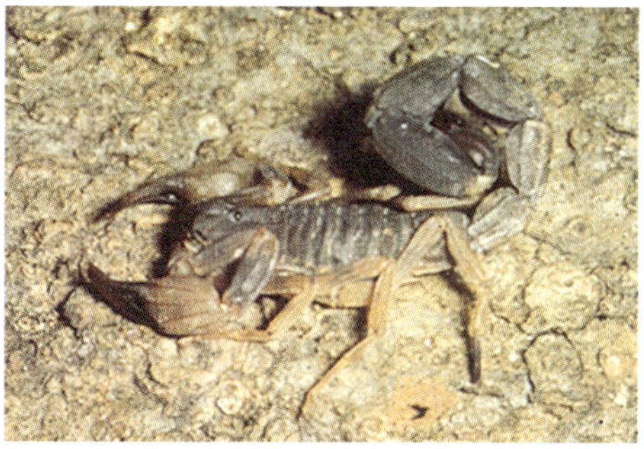

Figura 38.2 Exemplar de *Tityus bahiensis*. Foto de Denise Candido.

▪ Agentes causadores de acidentes de importância médica

Os escorpiões ou lacraus apresentam na extremidade da cauda um artículo chamado télson, que termina em um ferrão, o qual constitui o aparelho inoculador do veneno.

Encontrados em todas as zonas tropicais do mundo, os escorpiões têm hábitos noturnos, escondendo-se durante o dia sob pedras e troncos ou enterrando-se na areia e no solo de florestas. Em áreas urbanas, vivem próximo de habitações, onde o lixo doméstico e o entulho propiciam condições para seu desenvolvimento.

No Brasil, tem importância médica apenas o gênero *Tityus*. As principais espécies relacionadas com os acidentes são *T. serrulatus* (Figura 38.1), *T. bahiensis* (Figura 38.2), *T. stigmurus* (Figura 38.3), *T. obscurus* (Figura 38.4) e *T. metuendus*.

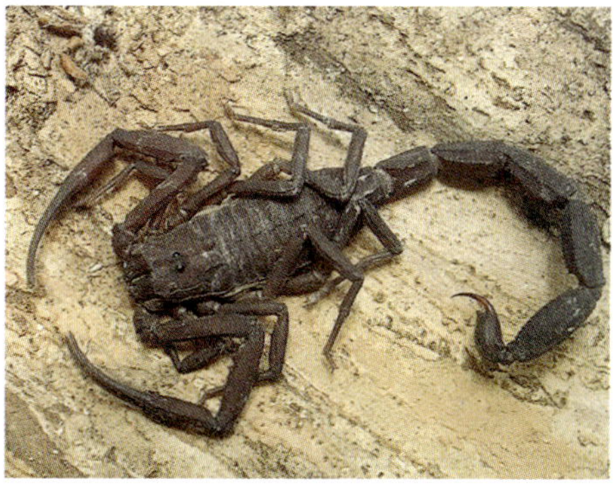

Figura 38.3 Exemplar de *Tityus stigmurus*. Foto de Denise Candido.

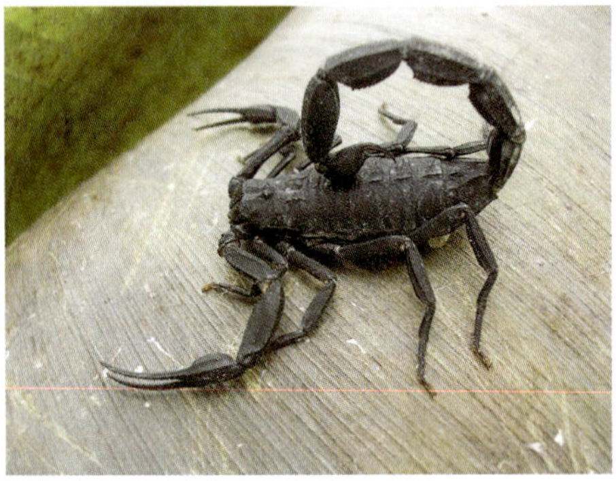

Figura 38.4 Exemplar de *Tityus obscurus*. Foto de Denise Candido.

Histórico e epidemiologia

A importância do escorpionismo como problema de saúde pública é historicamente referida em Minas Gerais, em especial no município de Belo Horizonte, devido ao predomínio de *T. serrulatus* em comparação à presença de *T. bahiensis* em outras áreas (Magalhães, 1946; 1953). Ao longo dos anos, no entanto, verificou-se dispersão na distribuição geográfica do chamado escorpião-amarelo e aumento proporcional no número de acidentes em estados localizados ao sul, como São Paulo e Paraná, e na Região Centro-Oeste.

Em relação ao tratamento, Vital Brazil, em 1907, já vislumbrava a possibilidade de produzir o soro antiescorpiônico, à semelhança dos soros antiofídicos. Maurano, em 1915, no Instituto Butantan, em São Paulo, iniciou a imunização em cavalos, completada nos 2 anos seguintes, ao mesmo tempo que no então Instituto (hoje Fundação) Ezequiel Dias iniciava-se a produção em Belo Horizonte (Bücherl, 1969). Por outro lado, o bloqueio anestésico local ou troncular introduzido por Fleury em 1964 para tratamento dos acidentes causados por *Phoneutria* foi incorporado como terapêutica nos casos de dor local, reservando-se o soro específico somente para aqueles que apresentem manifestações sistêmicas.

Nas últimas décadas, tem havido aumento significativo nas notificações de acidentes, notadamente em alguns estados do nordeste, como Alagoas, Pernambuco e Bahia, além de Minas Gerais manter elevada incidência. O escorpionismo representa atualmente o agravo de maior registro de casos no país (50.126 acidentes ou 41% do total de acidentes por animais peçonhentos em 2010), maior que o número de acidentes ofídicos. Esse aumento reflete o alto índice de infestação por escorpiões, originado pelas condições favoráveis em regiões densamente povoadas, principalmente na periferia de grandes cidades. Locais onde há acúmulo de matéria orgânica, entulho e lixo atraem baratas (*Periplaneta americana* e outras espécies), que são o principal alimento dos escorpiões, daí sua ocorrência comum dentro das residências.

Praticamente 70% dos casos ocorrem em zona urbana, no intra ou peridomicílio, com distribuição sazonal nos estados do sul e sudeste nos meses quentes e chuvosos, porém praticamente uniforme ao longo do ano no norte, nordeste e centro-oeste. Apresenta incidência crescente com a idade e ligeiro predomínio de casos em indivíduos do sexo masculino. A letalidade, apesar de baixa (0,2%), mostra-se mais significativa na faixa etária pediátrica, em que 90% dos óbitos são registrados em menores de 14 anos (Guerra *et al.*, 2008).

Mecanismo de ação do veneno

Os escorpiões injetam o veneno por meio do ferrão localizado no télson, que contém um par de glândulas produtoras de veneno. Não atacam o homem intencionalmente, e o acidente ocorre em geral no momento em que o indivíduo encosta a mão, o pé ou outra parte do corpo no animal.

O veneno de escorpião contém peptídios com ação sobre canais iônicos. Sua atividade sobre canais de sódio voltagem-dependente leva à despolarização de membranas de músculos e nervos sensoriais e do sistema nervoso autônomo (Petricevich, 2010). A liberação maciça de neurotransmissores (epinefrina e acetilcolina) determina o quadro clínico sistêmico, dependente da predominância dos efeitos adrenérgicos e/ou colinérgicos (Becerril *et al.*, 1997).

Quadro clínico

Quadro local

A dor no local da picada está presente na grande maioria dos casos, geralmente intensa, também referida como sensação de ardor, queimação ou agulhada. Frequentemente há irradiação para a raiz do membro acometido, podendo em alguns casos persistir por até 24 h após o acidente. Outras manifestações locais incluem parestesia, eritema, sudorese e piloereção.

Quadro sistêmico

Mais comum em crianças, o quadro sistêmico ocorre precocemente, nas primeiras horas após o acidente. Podem ser observados vômitos, sudorese, tremores, fasciculações, hipertensão arterial, sialorreia, priapismo, hipotensão arterial, arritmia cardíaca, edema agudo de pulmão. A gravidade do envenenamento está associada a alguns fatores como: tipo de escorpião envolvido (acidentes por *T. serrulatus* são mais graves), quantidade de veneno inoculada, tamanho do escorpião, superfície corpórea do paciente (acidentes em crianças tendem a apresentar maior gravidade do que em adultos). Os acidentes podem ser classificados em leves, moderados e graves, com base nas manifestações clínicas e em sua intensidade. O prognóstico, nos casos graves, depende fundamentalmente da precocidade no diagnóstico, de soroterapia específica e tratamento de suporte adequado (Cupo *et al.*, 2003).

O envenenamento por *T. obscurus* em algumas regiões da Amazônia pode ocasionar alterações sistêmicas não observadas em outras partes do país (Pardal *et al.*, 2003). Manifestações como mioclonias, fasciculações e sensação de choque em geral permanecem por cerca de 24 h após a inoculação do veneno, que parece não ser neutralizado pelo soro antiescorpiônico.

Exames complementares

Nos acidentes moderados e graves observa-se leucocitose com neutrofilia, hiperglicemia, hiperamilasemia, hipopotassemia e hiponatremia. Em casos graves, CKMb e troponina I podem estar aumentadas.

O ECG pode apresentar taquicardia ou bradicardia sinusal, extrassístoles ventriculares, alterações similares às encontradas no infarto agudo do miocárdio, bloqueio de condução atrioventricular ou intraventricular.

Em formas graves, a radiografia de tórax evidencia aumento da área cardíaca e edema agudo de pulmão, e é descrita no ecocardiograma hipocinesia transitória do septo interventricular e da parede posterior do ventrículo esquerdo.

▪ Tratamento

Sintomático

Muitas vezes, analgésicos de uso enteral e compressas quentes no local podem auxiliar no controle da dor. Entretanto, quando esta é de forte intensidade, sugere-se infiltração local de anestésico, do tipo lidocaína 2%, sem vasoconstritor, 2 a 4 mℓ. Nos casos em que a infiltração não for eficaz, pode ser necessário administrar opioide por via intravenosa.

O quadro neurológico causado por *T. obscurus* requer uso de relaxante muscular, do tipo diazepam, por via parenteral.

Específico

A soroterapia deve ser administrada o mais precocemente possível em pacientes com manifestações sistêmicas, de acordo com a gravidade estimada do acidente (Tabela 38.1).

▸ Araneísmo

▪ Conceito

Os acidentes causados por aranhas peçonhentas produzem quadros que se diferenciam tanto nos seus aspectos epidemiológicos como nos mecanismos de ação dos venenos, devendo na verdade ser tratados como agravos distintos.

Tabela 38.1 Classificação quanto à gravidade nos acidentes por escorpiões e propostas de tratamento.

Classificação	Manifestações clínicas	Orientação/ tratamento inespecífico	Tratamento específico
Leve	Dor, eritema, sudorese, piloereção	Observação clínica Anestésico local e/ou analgésico	–
Moderado	Quadro local e uma ou mais manifestações como: náuseas, vômitos, sudorese, sialorreia discretos, agitação, taquipneia e taquicardia	Internação hospitalar Anestésico local e/ou analgésico	2 a 3 ampolas de SAAr ou SAEs
Grave	Além das manifestações acima: vômitos profusos e incoercíveis, sudorese profusa, sialorreia intensa, prostração, convulsão, coma bradicardia, insuficiência cardíaca, edema agudo de pulmão, choque	Internação em Unidade de Terapia Intensiva	4 a 6 ampolas de SAAr ou SAEs

SAAr: soro antiaracnídico; SAEs: soro antiescorpiônico/1 ampola = 5 mℓ. Fonte: *Manual de Diagnóstico e Tratamento de Acidentes por Animais Peçonhentos*, Ministério da Saúde, 1998.

▪ Agentes causadores de acidentes de importância médica

São consideradas peçonhentas e que podem causar acidentes com repercussão clínica as aranhas do gênero *Loxosceles* (aranha-marrom) (Figura 38.5), *Phoneutria* (aranha-armadeira, aranha-macaca) (Figura 38.6) e *Latrodectus* (viúva-negra) (Figura 38.7).

As aranhas de jardim ou tarântulas (*Lycosa* sp.) e as caranguejeiras podem causar acidentes, porém sem envenenamento sistêmico, sendo consideradas sem importância médica. De outro modo, é comum atribuir equivocadamente às aranhas domésticas que constroem teias geométricas, bastante comuns no ambiente doméstico, afecções de natureza dermatológica diversa (Lucas, 2003).

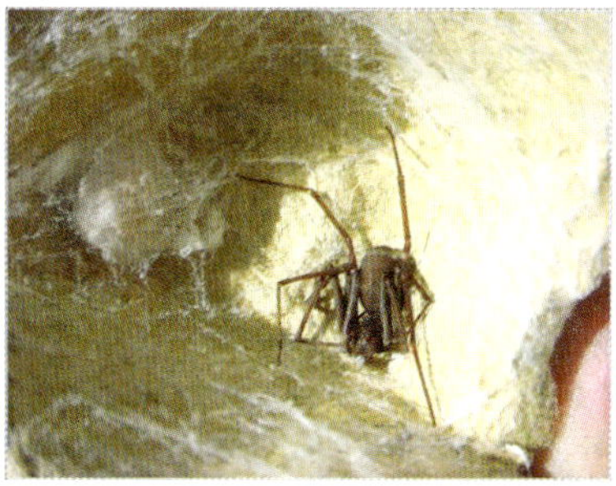

Figura 38.5 *Loxosceles gaúcho* macho com teia algodonosa e ooteca. Foto de Denise Candido.

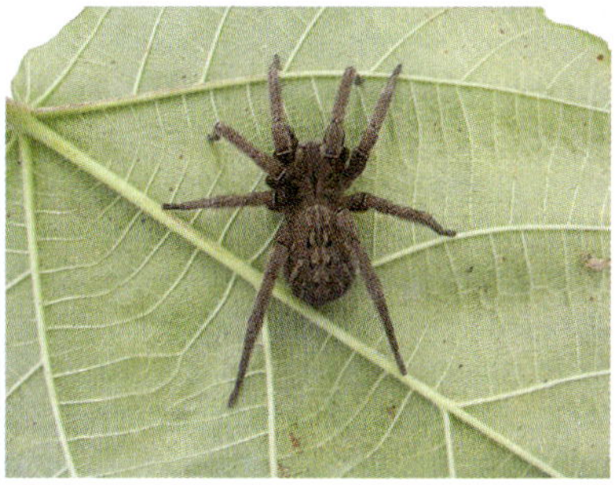

Figura 38.6 Exemplar de *Phoneutria nigriventer* em posição de repouso. Foto de Denise Candido.

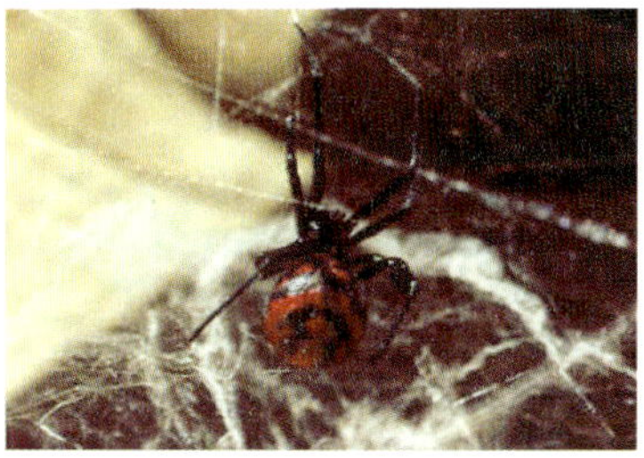

Figura 38.7 Exemplar de *Latrodectus curacaviensis*. Foto de Peter Mix.

▪ Histórico e epidemiologia

O araneísmo necrosante, descrito desde o século 19, foi inicialmente atribuído ao gênero *Lycosa* (Brazil e Vellard, 1925). A partir da década de 1930, o gênero *Loxosceles* começou a ser responsabilizado pelos casos de araneísmo cutâneo no Chile

(Machiavello, 1937), enquanto, no Brasil, a descrição do primeiro caso de loxoscelismo somente ocorreu em 1954 em São Paulo (Barbaro e Cardoso, 2003), confirmando ser a *Loxosceles* o verdadeiro agente responsável pelos quadros de dermonecrose e hemólise intravascular.

Em relação aos demais gêneros de importância médica, já se reconhecia, desde o início do século passado, o quadro doloroso ocorrido no ato de calçar sapato, decorrente de picada de *Ctenus nigriventer* (Brazil e Vellard, 1925), posteriormente classificada como *Phoneutria nigriventer*, enquanto os primeiros relatos de acidente por *Latrodectus* no Brasil indicavam a presença de dor local e contraturas musculares generalizadas (Machado, 1948).

Até a década de 1980, a maioria dos casos de araneísmo no país era devida ao gênero *Phoneutria*, de ocorrência predominante nas Regiões Sul e Sudeste, tendo sido esta aranha introduzida em outros países, em carregamentos de bananas importadas do Brasil (Simó, 1984). Posteriormente, o aumento inusitado e exponencial da população de *Loxosceles* no estado do Paraná no início dos anos 1990 levou à elevação da incidência de acidentes (Marques-da-Silva *et al.*, 2006). Representam cerca de 15% da casuística de todo o país, com o registro de 18.687 acidentes por aranhas em 2009.

Conhecer as circunstâncias em que ocorre o acidente por aranha pode auxiliar na elucidação diagnóstica, na medida em que determinadas situações são bastante peculiares, como o foneutrismo (acidente por *Phoneutria*) e o ato de calçar sapatos, o loxoscelismo (acidente por *Loxosceles*) ao vestir a roupa. O tempo entre a picada e o início dos sintomas também constitui um elemento que pode contribuir para o diagnóstico. No envenenamento por *Loxosceles*, o quadro clínico instala-se de maneira insidiosa, com o passar de horas; já no foneutrismo e no latrodectismo, os sintomas se fazem presentes minutos após a picada.

A letalidade dos acidentes por aranha é reduzida (0,1%), tendo sido registrados 18 óbitos em 2009.

▪ Loxoscelismo

Mecanismo de ação do veneno

O veneno de *Loxosceles* contém várias toxinas isoladas, sendo seu componente mais importante a esfingomielinase-D, que, ao ativar o sistema complemento, célula endotelial, epitelial e plaquetas, libera mediadores inflamatórios responsáveis pelo estabelecimento da lesão cutânea (Barbaro *et al.*, 2010). A presença de uma hialuronidase torna possível a dispersão das demais frações ao lisar o "cimento intercelular" (Futrell, 1992). Além disso, o veneno contém enzimas hidrolíticas capazes de degradar moléculas constituintes da membrana basal (Veiga *et al.*, 2001).

A hemólise observada no loxoscelismo tem sido também atribuída à ação da esfingomielinase-D. Esta atuaria sobre metaloproteinases endógenas que, uma vez ativadas, agiriam sobre proteínas da membrana de hemácias, tornado-as suscetíveis à ação do complemento (Tambourgi *et al.*, 2000).

Quadro clínico

Forma cutânea

É a mais frequentemente observada. O quadro inicia-se com dor discreta no local da picada que regride rapidamente. Após cerca de 4 a 8 h forma-se uma área de eritema ao redor do ponto de inoculação do veneno e a dor reaparece juntamente com edema, surgindo áreas de equimose, mescladas com palidez (Figura 38.8). Em alguns casos, a lesão pode involuir. No entanto, é caracteristicamente descrita a progressão, nos dias subsequentes, para necrose seca (Figura 38.9) que pode variar em profundidade e extensão, dando lugar a crosta superficial até a úlcera com bordos elevados. Infecção secundária não é comumente observada e, em geral, ocorre na fase de crosta. Associados à lesão cutânea, podem ser observados, nas primeiras 24 h do acidente, fenômenos gerais como febre, náuseas, vômitos, tontura, cefaleia e exantema maculopapular (Sezerino *et al.*, 1998; Malaque *et al.*, 2002).

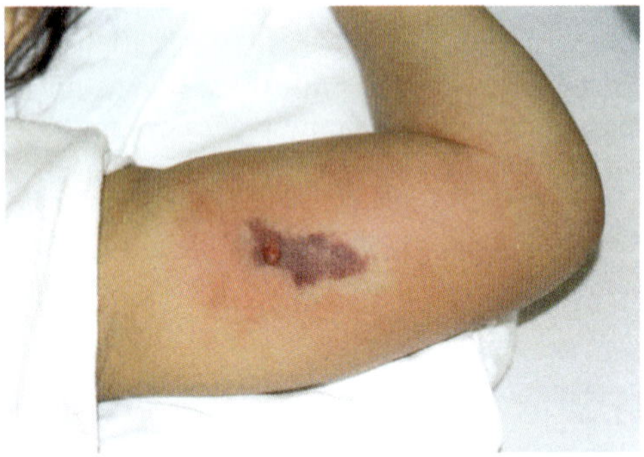

Figura 38.8 Acidente loxoscélico com edema, equimose e palidez ao redor da lesão um dia após a picada.

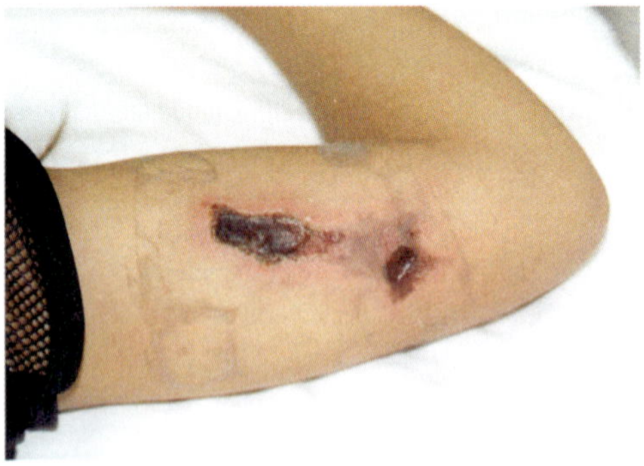

Figura 38.9 Acidente loxoscélico com necrose seca nove dias após a picada.

Forma cutâneo-hemolítica

Mais rara, apresenta, além do comprometimento cutâneo, manifestações clínicas relacionadas com a hemólise intravascular, como: anemia aguda, icterícia, hemoglobinúria. Na grande maioria dos casos, é subclínica ou de leve intensidade, surgindo nas primeiras 72 h do envenenamento. Insuficiência renal aguda (IRA) pode ser observada e, com menor frequência, coagulação intravascular disseminada (CIVD).

Exames complementares

Na forma cutânea ou cutâneo-hemolítica ocorre leucocitose com neutrofilia. Em pacientes com intenso quadro flogístico local pode haver lesão muscular com consequente aumento sérico de enzimas musculares como CK, DHL e AST (*França et al.*, 2002).

Dependendo do grau de hemólise observa-se anemia, aumento de reticulócitos, bilirrubinas indiretas, hemoglobina livre e diminuição da haptoglobina livre (de Souza *et al.*, 2008).

Pode ocorrer plaquetopenia, alterações da função renal e dos testes de coagulação.

Tratamento

Vários esquemas terapêuticos têm sido propostos na literatura. No Brasil, na forma cutânea tem se recomendado o uso de corticosteroides (prednisona 1 mg/kg/dia, VO, durante 5 a 7 dias), sendo facultado o uso do soro antiloxoscélico ou antiaracnídico na fase inicial do envenenamento, em geral nos 3 primeiros dias após o acidente. Entretanto, quanto maior o tempo ocorrido após o acidente, menor a eficácia da soroterapia na redução da necrose (*Pauli et al.*, 2009). Já na forma cutâneo-hemolítica, não há questionamentos sobre a indicação da soroterapia específica em associação ao corticosteroide.

Não se recomenda a remoção precoce da lesão cutânea. O desbridamento cirúrgico deve ser realizado quando houver delimitação do tecido necrótico, o que ocorre em geral após a primeira semana da picada. Eventualmente, pode ser necessária cirurgia plástica reparadora em virtude da extensão da perda tecidual.

Na Tabela 38.2 estão resumidas as manifestações clínicas e medidas terapêuticas recomendadas.

Foneutrismo

Mecanismo de ação do veneno

O veneno de *Phoneutria* ativa canais de sódio, levando à despolarização e aumento da excitabilidade de fibras musculares esqueléticas e nervosas (sensoriais, motoras e do sistema nervoso autônomo). Essas observações justificam a sintomatologia de dor no local da picada, além das raras manifestações sistêmicas decorrentes da liberação de neurotransmissores (catecolaminas e acetilcolina). A *Phoneutria*toxina 2 (PhTx2) é considerada a principal fração tóxica do veneno de *P. nigriventer* e é provavelmente responsável pelas alterações observadas nos acidentes (Antunes e alaque, 2003).

Quadro clínico

Quadro local

A dor imediata é o sintoma mais frequente, encontrada na quase totalidade dos casos, podendo ser de forte intensidade e irradiar-se até a raiz do membro afetado. Outras manifestações, como edema e eritema, também são comuns, além de sudorese e discreta fasciculação na região da picada. Algumas horas após a picada, o quadro doloroso tende a regredir, mas pode permanecer intenso por até 24 h, dando lugar a parestesia na região lesionada.

Quadro sistêmico

Raramente associadas ao quadro local são descritas manifestações sistêmicas como vômito, sudorese, hipertensão arterial, priapismo, bradicardia, hipotensão arterial, arritmias, edema agudo do pulmão, convulsões e coma. Ocorrem mais frequentemente em crianças.

Exames complementares

Em casos graves pode haver leucocitose com neutrofilia, hiperglicemia e acidose metabólica.

Tratamento

Sintomático

Objetiva o alívio da dor, sendo, na maioria dos casos, a única medida terapêutica necessária. Quando a dor é muito intensa, recomenda-se bloqueio com anestésico local, do tipo lidocaína 2%, sem vasoconstritor, 2 a 4 mℓ. Analgésicos sistêmicos e compressas quentes no local podem ser úteis. Eventualmente, quando a dor persiste a despeito das medidas iniciais, analgésicos opioides são necessários.

Específico

A soroterapia é indicada nos casos com manifestações sistêmicas em crianças e em todos os casos graves (Tabela 38.3).

Tabela 38.2 Loxoscelismo: classificação dos acidentes quanto à forma clínica e tratamento.

Loxoscelismo	Manifestações clínicas	Tratamento: Inespecífico	Tratamento: Específico
Cutâneo	Quadro local: edema, eritema, dor, equimose, palidez cutânea, bolha, vesícula, necrose Quadro geral: febre, mal-estar, exantema	• Corticosteroide (Prednisona 1 mg/kg/dia): de 3 a 7 dias • Analgésicos	5 ampolas de SAAr ou SALox
Cutâneo-hemolítico	Além dos acima referidos: icterícia, anemia, alterações laboratoriais indicativas de hemólise, insuficiência renal	• Corticosteroide • Hidratação parenteral • Diuréticos • Correção de distúrbio hidro-eletrolítico	10 ampolas de SAAr ou SALox

* SAAr: soro antiaracnídico; SALox: soro antiloxoscélico/1 ampola = 5 mℓ.
Fonte: *Manual de Diagnóstico e Tratamento de Acidentes por Animais Peçonhentos*, Ministério da Saúde, 1998.

Tabela 38.3 Classificação quanto à gravidade nos acidentes por aranhas do gênero *Phoneutria* e propostas de tratamento.

Classificação	Manifestações clínicas	Orientação/ tratamento inespecífico	Tratamento específico
Leve	Quadro local apenas: dor, edema, eritema, sudorese	Observação clínica Anestésico local e/ou analgésico	–
Moderado	Quadro local associado a: sudorese, vômitos ocasionais, agitação, hipertensão arterial	Internação hospitalar Anestésico local e/ou analgésico	2 a 4 ampolas de SAAr
Grave	Além das manifestações acima: sudorese profusa, priapismo, vômitos frequentes, arritmia, choque, edema agudo de pulmão	Internação em Unidade de Terapia Intensiva	5 a 10 ampolas de SAAr

SAAr: soro antiaracnídico/1 ampola = 5 mℓ. Fonte: *Manual de Diagnóstico e Tratamento de Acidentes por Animais Peçonhentos*, Ministério da Saúde, 1998.

Latrodectismo

Mecanismo de ação do veneno

O principal componente tóxico do veneno de *Latrodectus* é uma neurotoxina com atividade pré-sináptica conhecida como alfalatrotoxina. Ao ligar-se a seu receptor pré-sináptico, forma poros na membrana celular, possibilitando influxo de Ca^{++}. Este aumento de Ca^{++} intracelular promove a liberação maciça de neurotransmissores adrenérgicos, colinérgicos e ácido gama-amino-butírico (GABA) (Ushkaryov *et al.*, 2004).

Quadro clínico

Após a picada, há dor local imediata, que pode ser intensa, com irradiação para os gânglios linfáticos regionais, e na evolução pode estender-se para todo o corpo. Manifestações sistêmicas como sudorese, hipertensão arterial, taquicardia, contraturas musculares, fasciculação, abdome em tábua, trismo, opistótono blefaroconjuntivite, retenção urinária, priapismo, bradicardia e choque podem ocorrer (Rodrigues, 2003).

Exames complementares

Nos casos descritos na literatura brasileira não há relato de alterações laboratoriais.

Tratamento

O tratamento inclui analgésicos, benzodiazepínicos do tipo diazepam (5 a 10 mg em adultos, 1 a 2 mg/kg/dose em crianças IV a cada 4 h), e clorpromazina (25 a 50 mg em adultos, 0,55 mg/kg/dose em crianças IM a cada 8 h) até a reversão da sintomatologia do envenenamento.

A utilização de gliconato de cálcio tem sido descrita sem, no entanto, haver estudos controlados que comprovem sua eficácia nesses acidentes.

O soro antilatrodéctico não se encontra disponível no Brasil no momento, porém encontra-se em uso experimental o antiveneno produzido pelo Instituto Vital Brazil.

Acidentes por lepidópteros

Conceito

São os acidentes provocados pelo contato com lagartas (insetos na fase larval) da ordem *Lepidoptera*, cujo envenenamento ocorre por inoculação de toxinas contidas nas cerdas ou espículas. Estas, ao penetrarem na pele, têm suas pontas quebradas com a liberação do veneno na região intradérmica. A maioria dos acidentes tem evolução benigna, sendo bastante comuns as chamadas "queimaduras por taturana ou lagarta". Nas demais fases (adulto ou mariposa, ovo e pupa), o contato não determina nenhum tipo de lesão, com exceção do gênero *Hylesia*, que pode causar quadro de dermatite urticante.

Acidentes com lagartas do gênero *Lonomia* podem, diferentemente dos demais lepidópteros, causar manifestações sistêmicas com risco potencial de complicações e óbitos.

Agentes causadores de acidentes de importância médica

Popularmente conhecidos como taturana, oruga, ruga, lagarta-de-fogo, tapuru-de-seringueira, os lepidópteros apresentam grande variedade morfológica. As principais famílias causadoras de acidentes são Megalopygidae e Saturniidae.

Os representantes da família Megalopygidae (megalopigídeos) apresentam cerdas pontiagudas, curtas e que contêm as glândulas de veneno, entremeadas por outras longas, coloridas e inofensivas (Figura 38.10). Já as lagartas da família Saturniidae (saturnídeos) têm "espinhos" ramificados e pontiagudos de aspecto arbóreo, com tonalidades esverdeadas mimetizando muitas vezes as plantas que habitam (Figura 38.11); nesta família se inclui o gênero *Lonomia*, causador de acidentes hemorrágicos (Moraes, 2003).

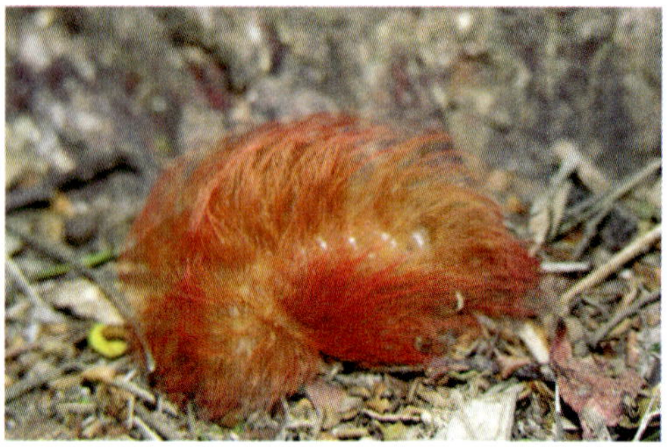

Figura 38.10 Lepidóptero da família Megalopygidae.

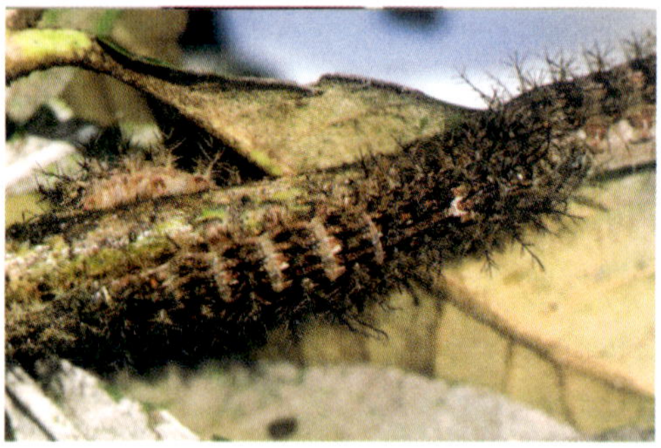

Figura 38.11 Lepidóptero do gênero *Lonomia*, família Saturniidae.

Os lepidópteros têm ampla distribuição em todo o país. Em particular, a *Lonomia* vem adquirindo, nas últimas duas décadas, maior relevância em função do aumento na sua população. É o único grupo responsável por manifestações sistêmicas, caracterizadas por sangramentos.

Histórico e epidemiologia

A primeira descrição no Brasil de um quadro hemorrágico causado por lagartas data de 1912, em Minas Gerais, sem identificação do agente (Alvarenga, 1912). O gênero *Lonomia* só seria imputado como responsável por sangramentos na década de 1970, em que a captura de lagartas responsáveis por acidentes na Venezuela (Arocha-Piñango, 1967; Arocha-Piñango e Layrisse, 1969) possibilitou a identificação desses animais como *Lonomia achelous* (Lemaire, 1974). No Brasil, em 1986, foram relatados casos semelhantes no Amapá e na Ilha do Marajó (Fraiha Neto *et al.*, 1986), com letalidade superior a 38%, pela mesma espécie encontrada na Venezuela.

Acidentes semelhantes passaram a ocorrer a partir de 1989 no norte do Rio Grande do Sul e oeste de Santa Catarina, em progressão geométrica no decorrer dos anos seguintes, chegando a ser registrados mais de 500 casos só na Região Sul, com óbitos decorrentes de insuficiência renal aguda e sangramentos. Até então, pouco se conhecia acerca da espécie causadora, das propriedades farmacológicas do veneno e dos aspectos clínicos consequentes ao contato com suas cerdas. Em poucos anos, diversas pesquisas básicas e aplicadas foram realizadas com veneno de *Lonomia obliqua*, culminando com a produção do soro antilonômico (Dias da Silva *et al.*, 1996), que veio modificar a perspectiva do panorama existente até então, possibilitando a redução das complicações e dos óbitos.

Nos últimos anos, vêm sendo também descritos casos em outras partes do país, como Amapá, Pará, Amazonas, São Paulo e mais recentemente Rio de Janeiro, Minas Gerais, Maranhão e Goiás.

▪ Mecanismo de ação do veneno

Atribui-se ação aos líquidos da hemolinfa e da secreção das espículas, tendo a histamina como um dos principais componentes, além de fosfolipases e substâncias ativadoras de complemento (Picarelli e Valle, 1971).

O veneno de *Lonomia* leva à alteração na coagulação sanguínea, sendo observada, em estudos com extratos de cerdas de *L. obliqua*, ativação de fator X e protrombina (Kelen, 1995). Com relação ao veneno de *L. achelous*, é descrita ação fibrinolítica, além de ativação da protrombina (Arocha-Piñango e Layrisse, 1969; Guerreiro e Arocha-Piñango, 1992). Como resultado, ocorre coagulação intravascular com consumo dos fatores de coagulação e consequente incoagulabilidade sanguínea.

Além disso, o veneno de *L. obliqua* exerce atividade hemolítica direta e indireta, que induz hemólise intravascular em ratos (Seibert, 2004).

▪ Quadro clínico

Quadro local

Independentemente do gênero ou da família do lepidóptero causador do acidente, o quadro local é indistinguível e caracteriza-se por dor imediata em queimação, irradiada para o membro, com área de eritema e edema na região do contato; eventualmente podem ser observadas lesões puntiformes eritematosas nos pontos de inoculação das cerdas (Figura 38.12). Adenomegalia regional dolorosa é comumente referida. Raramente pode haver evolução com bolhas e necrose cutânea superficial. Os sintomas normalmente regridem em 24 h sem complicações (Fan e Duarte, 2003).

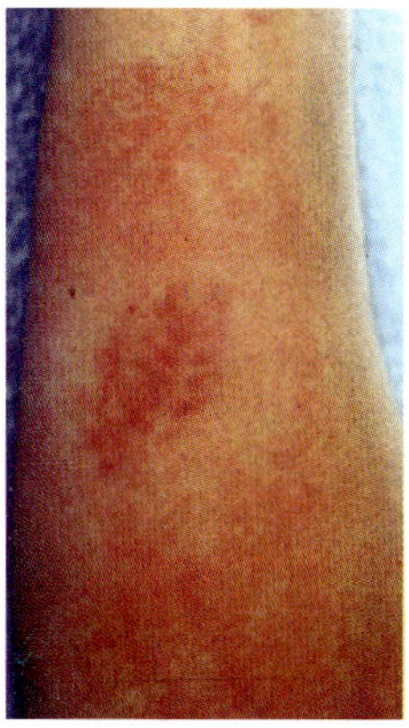

Figura 38.12 Lesões eritematosas puntiformes em local de contato com lagartas.

Quadro sistêmico

É observado somente nos acidentes por *Lonomia* e instala-se algumas horas após o acidente, mesmo após a regressão do quadro local. Sinais e sintomas inespecíficos como cefaleia, mal-estar, náuseas e dor abdominal muitas vezes estão associados ou mesmo antecedem o aparecimento de sangramentos. Dentre as manifestações hemorrágicas, são mais comumente observadas: gengivorragia (Figura 38.13), equimoses de aparecimento espontâneo ou provocado por traumatismo/venopunção (Figura 38.14), epistaxe e outros sangramentos que podem determinar maior gravidade, como hematúria macroscópica (Figura 38.15), hematêmese, hemoptise. Insuficiência renal aguda (Duarte *et al.*, 1990; Burdmann *et al.*, 1996) e hemorragia intracraniana têm sido associadas a óbitos.

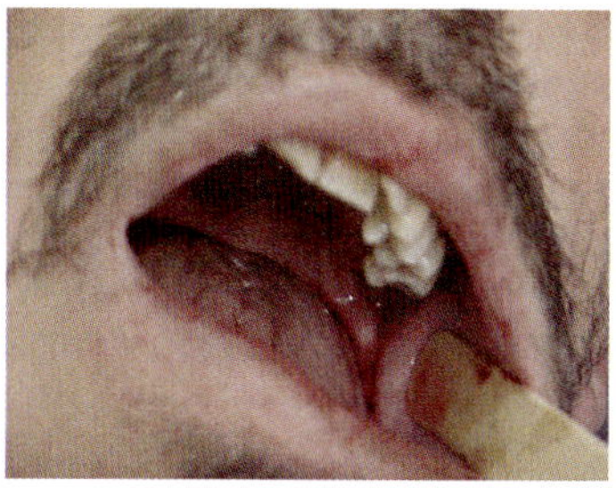

Figura 38.13 Gengivorragia decorrente de envenenamento por *Lonomia*.

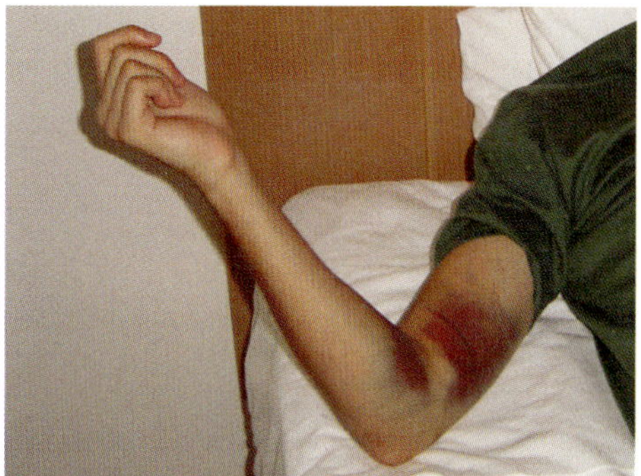

Figura 38.14 Equimose decorrente de envenenamento por *Lonomia*.

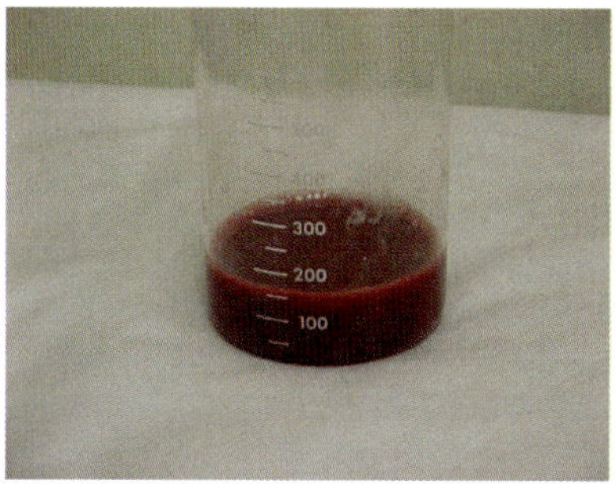

Figura 38.15 Hematúria macroscópica decorrente de envenenamento por *Lonomia*.

Em geral o distúrbio na coagulação sanguínea antecede o aparecimento do sangramento. Desta maneira, considera-se a presença de envenenamento sistêmico quando se detecta a incoagulabilidade sanguínea, mesmo na ausência de manifestações hemorrágicas.

A insuficiência renal aguda tem sido descrita como principal complicação, associada em geral ao quadro hemorrágico sistêmico (Gamborgi *et al.*, 2006; Chan *et al.*, 2008; Riella *et al.*, 2008). A lesão renal parece decorrente da deposição maciça de fibrina nos glomérulos, levando à isquemia, ou da toxicidade direta ao endotélio e aos túbulos renais.

Diagnóstico laboratorial

▸ **Testes de coagulação.** Cerca de 50% dos pacientes acidentados por *Lonomia* apresentam distúrbio na coagulação sanguínea, com ou sem sangramentos. O tempo de coagulação, a exemplo dos acidentes ofídicos, é uma ferramenta útil na detecção desses casos e no acompanhamento após soroterapia. A reversão da incoagulabilidade sanguínea costuma ocorrer 24 h após a administração do antiveneno específico, podendo o controle ser realizado pelas provas de coagulação, como tempo de coagulação (TC), tempo de protrombina (TP), tempo de tromboplastina parcial ativada (TTPA) e tempo de trombina (TT) e dosagem de fibrinogênio plasmático (Zannin *et al.*, 2003).

▸ **Plaquetas.** Na maioria dos casos, a contagem de plaquetas está normal ou discretamente diminuída. Entretanto, plaquetopenia intensa é eventualmente descrita.

▸ **Ureia e creatinina.** Encontram-se alteradas em casos que evoluem para insuficiência renal aguda. Em casos com hemólise, há elevação discreta de bilirrubina total, predominando bilirrubina indireta, DHL, hemoglobina livre e diminuição de haptoglobina. Caso o paciente apresente torpor, rebaixamento do nível de consciência e coma, é recomendada tomografia computadorizada de crânio para detecção de eventual sangramento intracraniano.

Tratamento

Sintomático

Medidas sintomáticas como lavagem e compressas na região com água fria ou gelada, analgésicos, anti-histamínicos sistêmicos e, eventualmente, infiltração local com anestésico do tipo lidocaína 2% auxiliam no controle das manifestações locais.

Específico

Nos acidentes com manifestações hemorrágicas, o paciente deve ser mantido em repouso, evitando-se intervenções traumáticas, como injeções intramusculares, punções e manipulações cirúrgicas até a normalização da coagulopatia.

O soro antilonômico (SALon) está indicado conforme a gravidade do envenenamento (Tabela 38.4).

A aplicação se faz pela via intravenosa e os cuidados em relação às reações adversas devem seguir os mesmos preceitos da administração dos demais soros antipeçonhentos, uma vez que a produção das imunoglobulinas específicas se faz com a imunização de cavalos com extratos de cerdas de lagartas.

Plasma fresco e crioprecipitado não são indicados, sendo imputados como responsáveis pela piora das condições dos pacientes (Carrijo e Carvalho e Chudzinki-Tavassi, 2007).

Tabela 38.4 Acidentes com *Lonomia*: classificação de gravidade e soroterapia recomendada.

Gravidade	Manifestações clínicas	Tratamento específico
Leve	Quadro local apenas, sem sangramento ou distúrbio na coagulação	-
Moderado	Quadro local presente ou não, distúrbio na coagulação, sangramento em pele e/ou mucosas	5 ampolas de SALon
Grave	Independentemente do quadro local, sangramento em vísceras ou complicações com risco de morte ao paciente	10 ampolas de SALon

SALon: soro antilonômico/1 ampola = 10 mℓ. Fonte: *Manual de Diagnóstico e Tratamento de Acidentes por Animais Peçonhentos*, Ministério da Saúde, 1998.

▸ Acidentes por mariposas

Mariposas adultas podem causam quadro de dermatite quando espículas liberadas por fêmeas do gênero *Hylesia* atingem a superfície cutânea. Além do trauma mecânico provocado pela introdução das espículas nas camadas superficiais da derme, postula-se a presença de fatores tóxicos (Haddad e Cardoso, 2003) responsáveis pelas lesões papulopruriginosas que acometem áreas expostas da pele poucas horas após o contato com as cerdas. Acompanhadas de intenso prurido, as lesões regridem em períodos variáveis de 7 a 14 dias.

O uso de anti-histamínicos, por via oral, está indicado para o controle do prurido, além de tratamento tópico com compressas frias e, eventualmente, cremes à base de corticosteroides.

▸ Acidentes por himenópteros

Conceito

Os insetos da ordem *Hymenoptera* são as conhecidas vespas, abelhas e formigas que têm em comum ferrões verdadeiros, capazes de inocular veneno e causar acidentes de importância médica, sendo aqui dada ênfase aos acidentes por abelhas e vespas que apresentam maior potencial de intoxicação.

Dois tipos de acometimento podem ocorrer: hipersensibilidade, provocada por uma ou mais picadas, e envenenamento, por múltiplas picadas ou ataques maciços. Em ambos os casos, os acidentes podem ser graves e levar a óbito por diferentes mecanismos.

Histórico e epidemiologia

Os dados sobre a incidência dos acidentes por himenópteros são escassos e incompletos. De 1993 a 1998, 2.462 acidentes provocados por abelhas foram registrados no estado de São Paulo, com 7 óbitos (letalidade de 0,28%). Os casos fatais provocados por ataques maciços de abelhas têm aumentado desde a década de 1960, fato este atribuído à introdução das abelhas africanas no Brasil em 1956 e à rápida expansão das abelhas africanizadas pelo continente americano, bem como ao seu grau intenso de agressividade, quando comparadas às espécies europeias anteriormente presentes no Brasil.

Mecanismo de ação do veneno

O veneno de abelha é o melhor estudado dentre os himenópteros. O de *A. mellifera* é uma mistura complexa de substâncias químicas, destacando-se a melitina e a fosfolipase A2, que exercem atividades sobre membranas celulares como hemácias, células musculares, hepatócitos, fibroblastos, mastócitos e leucócitos, levando a lise celular e liberação dos produtos de degradação do ácido araquidônico (Habermann, 1972; Dotimas e Hider, 1987).

Quadro clínico

O tipo e a intensidade das manifestações clínicas dependem de fatores como sensibilidade do indivíduo, número de picadas recebidas simultaneamente, local da picada e espécie do agente causador do acidente. O quadro pode ser de natureza alérgica ou tóxica (França e Medeiros, 2003).

Quadro alérgico

As reações alérgicas podem ser locais ou sistêmicas. Forma-se inicialmente um processo inflamatório ao redor do ponto da picada, com edema que progride por até 48 h e persiste por alguns dias, com eventual formação de bolha com conteúdo seroso. As reações sistêmicas ou anafiláticas, quando presentes, surgem poucos minutos após a picada, variam em relação à intensidade, podendo ser observadas: urticária, angioedema, exantema, náuseas, vômitos, cólicas abdominais, diarreia, broncospasmo, edema de glote, arritmia cardíaca, hipotensão e choque.

Quadro tóxico

Ocorre nos acidentes por múltiplas picadas, em geral acima de 100, mesmo em indivíduos não previamente sensibilizados. Em decorrência do grande número de picadas, há liberação maciça de histamina, levando a manifestações semelhantes às observadas nas reações graves de hipersensibilidade, com sensação de prurido, rubor e calor generalizados, pápulas e placas urticariformes disseminadas. Seguem-se hipotensão, taquicardia, cefaleia, náuseas e/ou vômitos, cólicas abdominais e broncospasmo. Pode haver evolução para choque e insuficiência respiratória aguda (França *et al.*, 1994).

A rabdomiólise instala-se precocemente, é intensa e provoca dores musculares generalizadas. Hemólise de intensidade variável está presente, acompanhada ou não de anemia e icterícia. Hipertensão arterial e hipertermia também podem ocorrer. Lesão miocárdica, arritmias cardíacas, síndrome do desconforto respiratório agudo e convulsões são complicações raras.

A excreção renal de pigmentos (mioglobina e hemoglobina) é responsável pela coloração escura da urina e pode contribuir para o desenvolvimento de insuficiência renal aguda (Abdulkader *et al.*, 2008). Além desses fatores, outros como a hipotensão e a eventual ação nefrotóxica direta do veneno podem estar envolvidos na fisiopatogenia da IRA.

O óbito, nos casos de intoxicação pelo veneno, deve-se, principalmente, a complicações como insuficiência renal e respiratória. Estima-se que o número de picadas acima de 500 seja potencialmente letal.

Os achados clínicos resultantes de múltiplas picadas de vespas assemelham-se aos encontrados nos acidentes provocados por abelhas.

Exames complementares

Nos pacientes que apresentam quadro tóxico, observa-se elevação de CPK, AST, DHL devido a rabdomólise; anemia, reticulocitose, aumento de bilirrubina indireta e DHL e diminuição dos níveis séricos de haptoglobina livre ocorrem em consequência da hemólise. Pode haver alteração de enzimas que traduzem lesão hepática (ALT, AST), leucocitose com neutrofilia e plaquetopenia. Em quadros graves têm sido descritas anormalidades compatíveis com coagulação intravascular disseminada. Monitoramento da função renal e eletrólitos e dos parâmetros de oxigenação devem ser realizados para detecção precoce de complicações associadas ao óbito.

Tratamento

É importante que os ferrões sejam removidos o mais rapidamente possível e de maneira cuidadosa, para que não haja compressão das glândulas contidas nos aguilhões, evitando-se eventual inoculação adicional de veneno no paciente.

As manifestações dolorosas devem ser tratadas de acordo com sua intensidade, utilizando-se desde gelo local e analgésicos sistêmicos (paracetamol, opioides). Ácido acetilsalicílico não deve ser utilizado nos quadros tóxicos.

Manifestações alérgicas

O tratamento das reações alérgicas depende da gravidade dos sintomas clínicos e não difere do recomendado para as reações de hipersensibilidade de outras etiologias.

Manifestações tóxicas

Não existe antiveneno específico. Portanto, no tratamento das manifestações tóxicas recomendam-se administração de anti-histamínico e corticosteroides e expansão com cristaloide (para facilitar a excreção de mio e hemoglobina). Para o controle da intoxicação adrenérgica é recomendado o uso de prazosina e nifedipino. O emprego de exsanguineotransfusão ou a plasmaférese têm sido descritos nos quadros graves.

Referências bibliográficas

Abdulkader RC, Barbaro KC, Barros EJ *et al.* Nephrotoxicity of insect and spider venoms in Latin America. *Semin Nephrol.* 28(4):373-82, 2008.

Alvarenga Z. A taturana. *Rev Fac Med USP, Ann VII Cong Bras Med Cir.* II: n132-135, 1912.

Antunes E, Malaque CMS. Mecanismo de ação do veneno de *Phoneutria* e aspectos clínicos do foneutrismo. In: Cardoso JLC., França FOS, Fan HW *et al. Animais Peçonhentos no Brasil. Biologia, Clínica e Terapêutica dos Acidentes.* São Paulo: Ed. Sarvier/Fapesp, cap. 15, p. 150-59, 2009.

Arocha-Piñango CL. Fibrinolysis caused by contact with caterpillars: preliminary communication. *Acta Cient Venez.* 18:136-139, 1967.

Arocha-Piñango CL, Layrisse M. Fibrinolysis produced by contact with a caterpillar. *Lancet.* 1:810-812, 1969.

Barbaro KC, Cardoso JLC. Mecanismo de ação do veneno de *Loxosceles* e aspectos clínicos do loxoscelismo. In: Cardoso JLC, França FOS, Fan HW *et al. Animais Peçonhentos no Brasil. Biologia, Clínica e Terapêutica dos Acidentes.* São Paulo: Ed. Sarvier/Fapesp, cap. 16, p. 160-74, 2009.

Barbaro KC, Lira MS, Araújo CA *et al.* Inflammatory mediators generated at the site of inoculation of *Loxosceles gaucho* spider venom. *Toxicon.* 56(6):972-9, 2010.

Becerril B, Marangoni S, Possani LD. Toxins and genes isolated from scorpions of the genus *Tityus. Toxicon.* 35:821-835, 1997.

Brasil. *Manual de Diagnóstico e Tratamento dos Acidentes por Animais Peçonhentos.* Ministério da Saúde, Fundação Nacional de Saúde, Brasília, 131p., 1998.

Brazil V, Vellard J. Contribuição ao estudo do veneno de aranhas. *Mem Inst Butantan.* 2:5-21, 1925.

Burdmann EA, Antunes I, Saldanha LB *et al.* Severe acute renal failure induced by the venom of *Lonomia* caterpillars. *Clin Nephro.* 46: 337-339, 1996.

Bücherl W. Escorpionismo no Brasil. *Mem Inst Butantan.* 34:9-24, 1969.

Carrijo-Carvalho LC, Chudzinki-Tavassi AM. The venom of the *Lonomia* caterpillar: an overview. *Toxicon.* 49:741-57, 2007.

Chan K, Lee A, Onell R *et al.* Caterpillar-induced bleeding syndrome in a returning traveler. *CMAJ.* 179(2):158-161, 2008.

Cupo P; Azevedo-Marques MM, Hering SE. Escorpionismo. In: Cardoso JLC, França FOS, Fan HW *et al. Animais Peçonhentos no Brasil. Biologia, Clínica e Terapêutica dos Acidentes.* São Paulo: Ed. Sarvier/Fapesp, cap. 20, p. 198-210, 2009.

De Souza AL, Malaque CM, Sztajnbok J *et al.* Loxosceles venom-induced cytokine activation, hemolysis, and acute kidney injury. *Toxicon.* 51(1):151-6, 2008.

Dias da Silva W, Campos CM, Gonçalves LR *et al.* Development of an antivenom against toxins of Lonomia obliqua caterpillars. *Toxicon.* 34:1045-9, 1996.

Dotimas EM, Hider RC. Honeybee venom. *Bee World.* 67:51-70, 1987.

Duarte AC, Caovilla J, Lorini I *et al.* Insuficiência renal aguda por acidentes com lagartas. *J Bras Nefrol.* 12:184-187, 1990.

Fan HW, Duarte AC. Acidentes por *Lonomia.* In: Cardoso JLC, França FOS, Fan HW *et al. Animais Peçonhentos no Brasil. Biologia, Clínica e Terapêutica dos Acidentes.* São Paulo: Ed. Sarvier/Fapesp, cap. 23, p. 224-32, 2009.

Fleury CT. Anestesia local em picadas por animais peçonhentos. *Rev Bras Anestesiol.* 14:88-89, 1964.

Fraiha Neto R, Ballarini AJ, Leão RNQ *et al.* Síndrome hemorrágica por contato com larvas de mariposa (Lepidoptera, Saturniidae). *Inst. Evandro Chagas, 50 anos de contribuição às ciências biológicas e à medicina tropical.* Fundação Serviços de Saúde Pública, Belém, p. 811-8, 1986.

França FO, Benvenuti LA, Fan HW *et al.* Severe and fatal mass attacks by 'killer' bees (Africanized honey bees-*Apis mellifera scutellata*) in Brazil: clinicopathological studies with measurement of serum venom concentrations. *Q J Med.* 87: 269-282, 1994.

França FO, Barbaro KC, Abdulkader RC. Rhabdomyolysis in presumed viscerocutaneous loxoscelism: report of two cases. *Trans R Soc Trop Med Hyg.* 96:287-290, 2002.

França FOS, Medeiros CR. Acidentes por abelhas e vespas. In: Cardoso JLC, França FOS, Fan HW *et al. Animais Peçonhentos no Brasil. Biologia, Clínica e Terapêutica dos Acidentes.* São Paulo: Ed. Sarvier/Fapesp, cap. 26, p. 243-51, 2009.

Futrell JM. Loxoscelism. *Am J Med Sci.* 304:261-267, 1992.

Guerra CM, Carvalho LF; Colosimo EA *et al.* Analysis of variables related to fatal outcomes of scorpion envenomation in children and adolescents in the state of Minas Gerais, Brazil, from 2001 to 2005. *J Pediatr.* 84(6):509-15, 2008.

Guerrero B, Arocha-Piñango CL. Activation of human prothrombin by the venom of *Lonomia achelous* (Cramer) caterpillars. *Thromb Res.* 66:169-177, 1992.

Habermann E. Bee and wasp venoms. *Science.* 177:314-322, 1972.

Hadadd Jr. Cardoso JLC. Erucismo e lepidopterismo. In: Cardoso JLC, França FOS, Fan HW *et al. Animais Peçonhentos no Brasil. Biologia, Clínica e Terapêutica dos Acidentes.* São Paulo: Ed. Sarvier/Fapesp, cap. 22, p. 220-23, 2009.

Gamborgi GP, Metcalf EB, Barros E. Acute renal failure provoked by toxin from caterpillars of the species *Lonomia obliqua. Toxicon.* 47:68-74, 2006.

Kelen EMA, Picarelli ZP, Duarte AC. Hemorrhagic syndrome induced by contact with caterpillars of the genus *Lonomia* (Saturnidae, Hemileucinae). *J Toxicol Toxin Reviews.* 14:283-308, 1995.

Lemaire C. Révision du genre *Lonomia* Walker (Lep. Attacidae). *Ann Soc Ent Fr. (N.S.)* 8:767-861, 1972.

Lucas SM. Aranhas de interesse médico. In: Cardoso JLC, França FOS, Fan HW *et al. Animais Peçonhentos no Brasil. Biologia, Clínica e Terapêutica dos Acidentes.* São Paulo: Ed. Sarvier/Fapesp, cap. 14, p. 141-49, 2009.

Macchiavello A. La *Loxosceles laeta.* Causa del arachnoidismo cutaneo, a mancha gangrenosa, de Chile. *Rev Chil Hist Nat.* 41:11, 1937.

Machado O. *Latrodectus mactans*, sua ocorrência no Brasil. *Bol Inst Vital Brazil.* 4:153-160, 1948.

Magalhães O. Escorpionismo. Dados estatísticos. *Monografias Inst. Oswaldo Cruz* 3:17-38, 1946.

Magalhães O. Escorpionismo. *Brasil Médico.* 16/17:19-23, 1953.

Malaque CM, Castro-Valencia JE, Cardoso JL *et al.* Clinical and epidemiological features of definitive and presumed loxoscelism in São Paulo, Brazil. *Rev. Inst Med Trop São Paulo.* 44:139-143, 2002.

Marques-da-Silva E; Souza-Santos R, Fischer ML *et al. Loxosceles* spider bites in the state of Paraná, Brazil: 1993-2000. *J Venom Anim Toxins Incl Trop Dis.* 12(1):110-123, 2006.

Moraes RHP. Lepidópteros de importância médica. In: Cardoso JLC; França FOS; Fan HW *et al. Animais Peçonhentos no Brasil. Biologia, Clínica e Terapêutica dos Acidentes.* São Paulo: Ed. Sarvier/Fapesp, cap. 21, p. 211-19, 2009.

Pardal PPO, Castro LC, Jennings E *et al.* Aspectos epidemiológicos e clínicos do escorpionismo na região de Santarém, estado do Pará, Brasil. *Rev Soc Bras Med Trop.* 36(3):349-353, 2003.

Pauli I, Minozzo JC, da Silva PH *et al.* Analysis of therapeutic benefits of antivenin at different time intervals after experimental envenomation in rabbits by venom of the brown spider (*Loxosceles intermedia*). *Toxicon.* 53(6):660-71, 2009.

Petricevich VL. Scorpion venom and the inflammatory response. *Mediators Inflamm.* 2010:903295, 2010.

Picarelli ZP, Valle JR. Pharmacological studies on caterppilar venoms. In: Bucherl e Buckely (ed.). *Venomus animals and their venoms.* New York: Academic Press, p. 103-118, 1971.

Riella MC, Chula D, de Freitas S *et al.* Acute renal failure and haemorrhagic syndrome secondary to toxin of caterpillars (*Lonomia obliqua*). *NDT Plus.* 1–2, 2008.

Rodrigues DS. Latrodectismo. In: Cardoso JLC, França FOS, Fan HW *et al. Animais Peçonhentos no Brasil. Biologia, Clínica e Terapêutica dos Acidentes.* São Paulo: Ed. Sarvier/Fapesp, cap. 17, p. 175-78, 2009.

Seibert CS, Oliveira MR, Gonçalves LR *et al.* Intravascular hemolysis induced by *Lonomia obliqua* caterpillar bristle extract: an experimental model of envenomation in rats. *Toxicon.* 44:793-799, 2004.

Sezerino UM, Zannin M, Coelho LK *et al.* A clinical and epidemiological study of *Loxosceles* spider envenoming in Santa Catarina, Brazil. *Trans R Soc Trop Med Hyg.* 92:546-548, 1998.

Simó M. Nota breve sobre la introduccion al Uruguay de la aranã del banano: *Phoneutria nigriventer* (Keyserling, 1891) y *Phoneutria* keyserlingi (Pickard-Cambridge, 1897). *Aracnologia.* (Supl 4):1-4, 1984.

Tambourgi DV, Morgan BP, de Andrade RM *et al. Loxosceles intermedia* spider envenomation induces activation of an endogenous metalloproteinase, resulting in cleavage of glycophorins from the erythrocyte surface and facilitating complement-mediated lysis. *Blood.* 95:683-691, 2000.

Ushkaryov YA, Volynski KE, Ashton AC. The multiple actions of black widow spider toxins and their selective use in neurosecretion studies. *Toxicon.* 43:527-542, 2004.

Veiga SS, Zanetti VC, Braz A *et al. Braz J Med Biol. Res.* 34:843-850, 2001.

Zannin M, Lourenço DM, Motta G *et al.* Blood coagulation and fibrinolytic factors in 105 patients with hemorrhagic syndrome caused by accidental contact with *Lonomia obliqua. Thromb Haemost.* 89:355-64, 2003.

39 Acidentes por Animais Aquáticos Brasileiros

Vidal Haddad Jr e João Luiz Costa Cardoso

▸ Introdução

A notificação da ocorrência de acidentes por animais aquáticos no mundo é esporádica e sem sequência. Os principais animais causadores de acidentes e as características clínicas só recentemente vêm recebendo a devida atenção, o que possibilita mais oportunidade de se estabelecerem medidas terapêuticas efetivas. Como parâmetro para este capítulo, foram utilizados registros de acidentes obtidos pelos autores. Os acidentes por animais marinhos foram registrados em Ubatuba, estado de São Paulo, onde foram atendidos cerca de 1000 pacientes com as mais diversas causas, principalmente por ouriços-do-mar, cnidários e peixes venenosos de várias espécies. Os acidentes provocados por animais fluviais foram registrados nos rios Tietê, Paraná, Paraguai, Araguaia e Negro (Haddad Jr, 2000; 2003; Cardoso *et al.*, 2003).

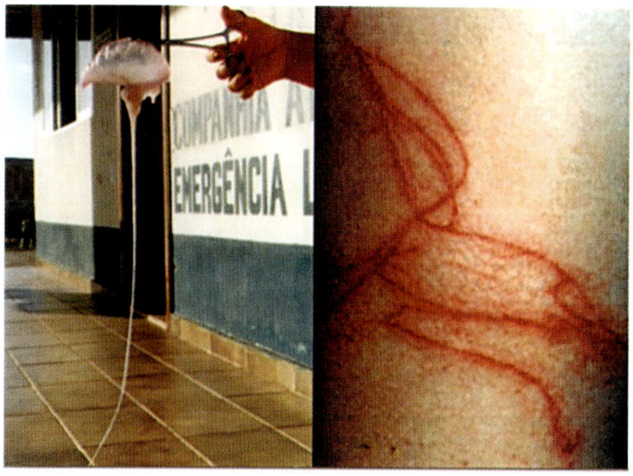

Figura 39.1 Caravela (*Physalia physalis*) e lesões típicas lineares e inflamatórias.

▸ Águas-vivas e caravelas (cnidários)

Os cnidários são animais de estrutura radial, a maioria com tentáculos. As espécies associadas a acidentes no Brasil são as caravelas (*Physalia physalis*), as cubomedusas (*Tamoya haplonema* e *Chiropsalmus quadrumanus*) e as relojinhos, pequenas medusas frequentes que causam acidentes menores, mas dolorosos (*Olindias sambaquiensis*). De uma série de 1000 acidentes provocados por animais marinhos observados por um dos autores (VHJ), cerca de 25% foram causados por cnidários (Haddad Jr, 2000; Haddad Jr *et al.*, 2002; 2003). Estes animais têm células de defesa que descarregam veneno neurotóxico e cardiotóxico, além de proteínas alergênicas, na pele da vítima. O envenenamento causa dor intensa e instantânea, provocando a dermatite linear urticariforme que reproduz o formato dos tentáculos (Figura 39.1). Após horas, o local pode apresentar vesículas, bolhas e mesmo necrose superficial. Podem ocorrer ainda fenômenos sistêmicos como choque cardiogênico, insuficiência respiratória, hemólise e insuficiência renal, responsáveis por óbitos em casos graves (Williamson *et al.*, 1977). As cubomedusas (*Tamoya, Chiropsalmus*) e as caravelas (*Physalia*) também provocam acidentes desta natureza. Considera-se alergia quando existe persistência de lesões após 48 h, o surgimento de novas lesões a distância, reações recorrentes, angioedema ou dermatite de contato (Williamson *et al.*, 1977).

O prurido do calção de banho (*seabather's eruption*) é um quadro eritematopapulopruriginoso causado pelas larvas de um cnidário (*Linuche unguiculata*) que se desenvolve em áreas cobertas para banhistas. A enfermidade não havia sido descrita no Brasil até pouco tempo, quando foi observada em Ubatuba (Haddad Jr *et al.*, 2001).

Acidentes por anêmonas são raros, assim como os falsos corais ou corais-de-fogo (Millepora).

Corais verdadeiros provocam acidentes leves, mas podem provocar ferimentos profundos em banhistas.

No Brasil, a maioria dos acidentes é controlada por analgesia (dipirona, 1 ampola IM), compressas de água marinha gelada ou cubos de gelo recobertos com plástico aplicados na pele e compressas de vinagre (Haddad Jr, 2000). Há uma tendência atual de se utilizar água quente em vez de água fria, mas em nossa experiência o uso de água gelada se mostrou eficiente. Acidentes graves têm indicação de atendimento de urgência, buscando o controle do choque. Arritmias cardíacas devem ser controladas com verapamil IV.

▸ Ouriços-do-mar (equinodermos)

Os ouriços-do-mar pretos (*Echinometra lucunter*) são os mais comuns no litoral brasileiro. Causam acidentes traumáticos (sem veneno), sendo responsáveis por cerca de 50% dos acidentes atendidos em prontos-socorros nas cidades litorâneas (Haddad Jr, 2000; 2003). Os ouriços-do-mar têm veneno nas pedicelárias (órgãos ambulacrais que ficam ao lado das espículas). Algumas espécies apresentam veneno de efeitos hipotensores, hemolíticos, cardiotóxicos e neurotóxicos, cre-

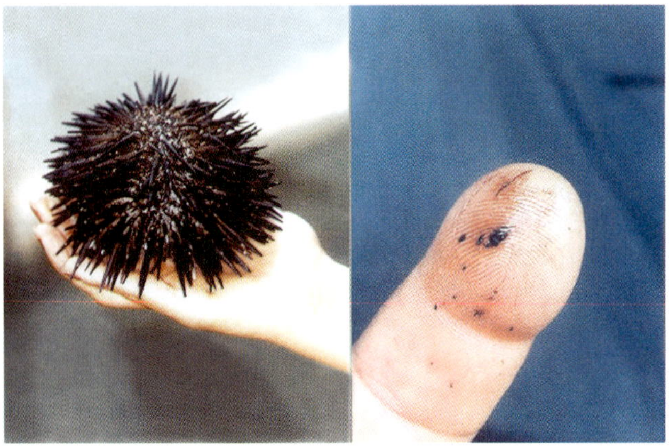

Figura 39.2 Ouriço-do-mar preto (*Echinometra locunter*) e acidente com penetração de espículas no dedo de uma vítima.

ditados a toxinas presentes em pedicelárias e que podem conduzir ao óbito (Meier e White, 1995). Acidentes por ouriços-do-mar venenosos causam processos de irritação cutânea com eritema, edema, pápulas, vesículas, ocasional necrose, cardiotoxicidade e neurotoxicidade.

Em acidentes com ouriço sem veneno (Figura 39.2), a retirada imediata das espículas deve ser tentada sob anestesia local. Deve-se escarificar superficialmente o ponto de entrada com agulha hipodérmica de grosso calibre e utilizar uma pinça fina para retirada das espículas. Atentar para a prevenção do tétano.

▸ Peixes peçonhentos brasileiros

Existem diversas espécies de peixes marinhos peçonhentos no Brasil. Os acidentes por bagres (família Ariidae) são os mais comuns, mas podem-se observar acidentes por arraias (vários gêneros), peixes-escorpião (*Scorpaena* sp.), peixes-sapo (*Thalassophryne* sp.), moreias (*Gimnothorax* sp.) e outros. Os acidentes por peixes venenosos marinhos corresponderam a 28,5% dos observados em uma série de 1000 provocados por animais marinhos (Haddad Jr, 2000). Em aproximadamente 400 acidentes por peixes fluviais, a maioria dos envenenamentos ocorreu por bagres de água doce (mandis) e arraias fluviais (Haddad Jr *et al.*, 2004). Os mecanismos de envenenamento e a potência dos venenos variam: alguns peixes têm ferrões serrilhados, como os bagres e as arraias, outros têm raios de nadadeiras afiados cobertos por glândulas, como os peixes-escorpião, e existem ainda peixes com sofisticados sistemas de inoculação como o peixe-sapo (Haddad Jr, 2003). O veneno é uma mistura proteica, apresentando efeito neurotóxico e proteolítico (dor e necrose cutânea). Os acidentes são causados, na sua maioria, por bagres, em ambiente marinho ou fluvial (Figura 39.3).

Seguem-se acidentes por arraias e por peixes-escorpião. A gravidade é inversamente proporcional à frequência (Haddad Jr, 2003).

Não existe tratamento específico para esses envenenamentos; o ideal é a imersão do ponto comprometido em água quente, mas tolerável, por 30 a 90 min (a água quente interfere na atividade dos venenos de peixes, que são termolábeis, e promove vasodilatação em áreas isquemiadas). Atentar para a possibilidade de retenção de fragmentos de espículas ou ferrões e para a infecção bacteriana.

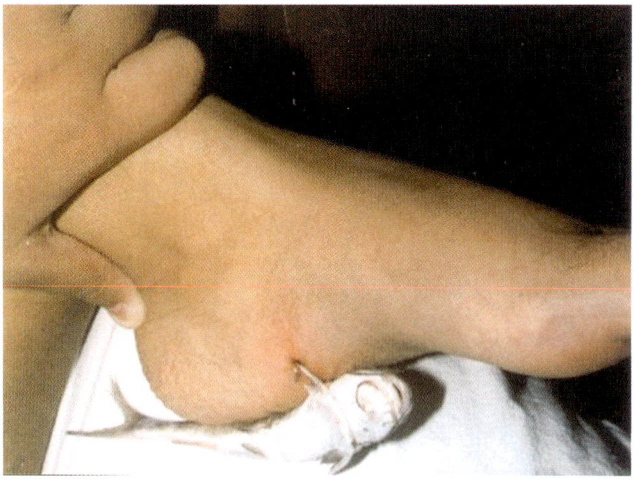

Figura 39.3 Acidente causado por bagre (*Genidens genidens*) no pé de um banhista.

▪ Acidentes provocados por ingestão de animais aquáticos

Não existem dados sobre este tipo de acidente no Brasil, embora haja relatos esparsos de óbitos e envenenamentos graves provocados por baiacus. O diagnóstico depende de procura ativa, uma vez que os sintomas podem passar despercebidos nos prontos-socorros, pois a maioria das enfermidades provoca sintomas neurológicos e gastrintestinais, gerando confusão com toxinas bacterianas, comuns em frutos do mar e peixes decompostos.

▸ Intoxicação pelo baiacu (tetrodotoxina)

▪ Ação do veneno

A tetrodotoxina (Ttx) é uma das mais potentes neurotoxinas. Seu efeito se baseia no bloqueio de canais de sódio. Produzida por bactérias, pode ser acumulada por alguns animais, como os baiacus ou peixes-bola (Tetrodontidae e Diodontidae), alguns moluscos do gênero *Conus*, pelo polvo de anéis azuis, por algumas salamandras e pelas multicoloridas e perigosas rãs tropicais da família Dendrobatidae. A intoxicação por consumo de carne de baiacu ocorre em todo o mundo, inclusive no Brasil. Espécies diferentes ou mesmo indivíduos da mesma espécie podem conter diversas concentrações da toxina, o que torna o acidente imprevisível. A maior concentração de Ttx nos baiacus está nos ovários, fígado, intestinos e na pele do peixe (Williamson *et al.*, 1977; Meier e White, 1995).

Cerca de 5 a 45 min após o consumo de carne de baiacu contaminada o paciente percebe o surgimento de parestesias periorais e náuseas. Em cerca de 1 h, se estabelece descoordenação motora, que evolui em questão de horas para hipotensão, dispneia e paralisia muscular. A consciência se mantém. Em cerca de 24 h podem-se estabelecer hipoxias, paralisia muscular generalizada e grave, bradicardia e óbito por insuficiência respiratória. O prognóstico de recuperação aumenta após 24 h. Em uma série de 3000 acidentes, foi observado um índice de óbito de 51% (Meier e White, 1995).

Deve-se utilizar carvão ativado e êmese nas fases iniciais. A gravidade progressiva do acidente torna fundamental a assistência ventilatória mecânica, mas mesmo assim o índice de mortalidade é muito alto.

Toxinas em frutos do mar

A paralisia por toxinas em frutos do mar é causada pela saxitoxina e alguns derivados, neurotoxinas produzidas por dinoflagelados principalmente dos gêneros *Alexandrium* sp. (antigo *Gonyaulax* sp.) e *Pyrodinium* sp., responsáveis também pelo fenômeno das marés vermelhas. Outros quadros semelhantes são a neurotoxicidade por toxinas de frutos do mar, associada ao dinoflagelado *Gimnodinium breve*, produtor das brevetoxinas, a diarreia por toxinas de frutos do mar (ligada ao dinoflagelado *Dinophysis* sp. e a amnésia por toxinas de frutos do mar, quadro que simula as manifestações clínicas da doença de Alzheimer, com perda definitiva da memória recente. Esta doença surge quando da ingestão de frutos do mar contaminados por ácido domoico de diatomáceas da espécie *Nitzschia pungens*. Os sinais e sintomas são semelhantes aos observados nas intoxicações por baiacus e o tratamento é o mesmo.

Ciguatera

O quadro é provocado pela ingestão de peixes que acumulam ciguatoxina, uma neurotoxina oriunda do dinoflagelado *Gambierdiscus toxicus*. Esta toxina se acumula ao longo da cadeia alimentar, até ter concentrações máximas nos peixes carnívoros (Williamson *et al.*, 1977, Meier e White, 1995). O quadro é de neurotoxicidade e se assemelha aos da paralisia dos frutos do mar e da ingestão de baiacus e o tratamento é sintomático.

Escombroidismo e doença de Minamata

O escombroidismo é uma intoxicação por ingestão da carne deteriorada de peixes da família Scombroidea (atum, cavala, bonito). O quadro clínico é uma intoxicação histamínica, uma vez que a saurina da carne deteriorada tem atividade histamínica. Os anti-histamínicos são muito eficazes. A doença de Minamata decorre do acúmulo de mercúrio em humanos que vivem próximo a águas contaminadas, o que causa graves quadros neurotóxicos. Descrita na baía de Minamata, no Japão, é hoje motivo de preocupação nos garimpos de ouro dos rios brasileiros, decorrente da contaminação pelo mercúrio metálico utilizado no processo.

Referências bibliográficas

Cardoso JLC, França FOS, Wen FH, Malaque CMS, Haddad Jr V. *Animais Peçonhentos no Brasil: Biologia, Clínica e Terapêutica*. Sarvier, São Paulo, 468 pp., 2003.

Haddad Jr V. *Atlas de Animais Aquáticos Perigosos do Brasil Guia Médico de Identificação e Tratamento de Acidentes*. Roca, São Paulo, 145 pp., 2000.

Haddad Jr V. Animais aquáticos de importância médica. *Rev Soc Bras Med Trop*. 36: 591-597, 2003.

Haddad Jr V, Cardoso JLC, Silveira FL. Seabather's eruption: report of five cases in the Southeast region of Brazil. *Rev Inst Med Trop S Paulo*. 43: 171-172, 2001.

Haddad Jr V, Garrone Neto D, Paula Neto JB, Marques FPL, Barbaro KC. Freshwater stingrays: study of epidemiologic, clinic and therapeutic aspects based in 84 envenomings in humans and some enzimatic activities of the venom. *Toxicon*. 43: 287-294, 2004.

Haddad Jr V, Silveira FL, Cardoso JLC, Morandini AC. A report of 49 cases of cnidarian envenoming from southeastern Brazilian coastal waters. *Toxicon*. 40: 1445-1450, 2002.

Meier J e White J. *Clinical Toxicology of Animals Venoms and Poisons*. CRC Press, New York, 723 pp., 1995.

Williamson JA, Fenner PJ, Burnett JW *et al. Venomous and Poisonous Marine Animals: a Medical and Biological Handbook*. University of South Wales Press, Australia, 504 pp., 1977.

40 Doenças Ditas Tropicais, Clima e Globalização

Jacqueline Anita de Menezes

▸ O que são doenças tropicais?

Por definição, seriam doenças prevalentes nas regiões tropicais e, em parte, ligadas ao clima quente e úmido que domina nos trópicos. Como exemplo, tal designação engloba as agressões por animais peçonhentos, cobras, aranhas, escorpiões e outros, que pululam nesses climas, o pênfigo foliáceo endêmico ("fogo selvagem") e doenças carenciais como o bócio endêmico.

No Brasil, a especialidade médica que hoje recebe o nome de Infectologia ou Doenças Infecciosas e Parasitárias, originou-se na Medicina Tropical praticada em instituições de pesquisa e saúde pública como o Instituto Bacteriológico de São Paulo, hoje Instituto Adolpho Lutz (Benchimol *et al.*, 2003) e o Instituto Oswaldo Cruz no Rio de Janeiro (Benchimol, 1990), cujos pioneiros foram os membros da chamada Escola Tropicalista Baiana (Jacobina *et al.*, 2008). No Rio de Janeiro, a Cadeira de Medicina Tropical da então Faculdade de Medicina do Rio de Janeiro foi fundada em 1925 e funcionou até 1978 em um pavilhão construído nos fundos do Hospital São Francisco de Assis; recebeu mais tarde o nome de Pavilhão Carlos Chagas, em homenagem ao seu primeiro catedrático (Kropf, 2011).

O conceito de Medicina Tropical como especialidade médica varia consideravelmente de acordo com o enfoque ou necessidade operacional de cada país ou região. Assim, na maioria dos países europeus e mesmo nos EUA, a chamada Medicina Tropical praticamente se confunde com a parasitologia e com a entomologia, com alguma ênfase na epidemiologia das doenças parasitárias, porém com atividade clínica especializada bastante reduzida. Em nosso meio, Medicina Tropical deve ser o tipo de atividade médica desenvolvida por profissionais com sólida formação clinicoepidemiológica, sobretudo no campo das doenças infecciosas e parasitárias, e com ampla base de ecologia, parasitologia, entomologia, microbiologia, imunologia e patologia, capazes de planejar corretamente uma investigação epidemiológica de campo, estabelecer um diagnóstico clínico e o tratamento adequado de uma doença infecciosa ou parasitária para confirmação diagnóstica e investigação em um determinado ramo em que venha especializar-se (Coura, 1974).

O ensino e a pesquisa em Medicina Tropical no Brasil do século 21 continuam crescendo e se destacando em instituições como o Instituto de Medicina Tropical do Amazonas, o Instituto Evandro Chagas de Belém, o Instituto de Patologia Tropical e Saúde Pública de Goiás, o Instituto Adolpho Lutz e o Instituto de Medicina Tropical de São Paulo, além das diversas regionais que hoje compõem a rede da Fiocruz pelo Brasil afora. Extrapolando os limites das doenças infecciosas, Miguel Nicolelis defende o desenvolvimento de uma "Ciência Tropical" e lançou recentemente o "Manifesto da Ciência Tropical: um novo paradigma para o uso democrático da ciência como agente efetivo de transformação social e econômica no Brasil" (Nicolelis, 2010).

A adjetivação "tropical" surgiu dos colonizadores europeus que, ao descobrirem novas terras ao sul do Trópico de Câncer, na busca de riquezas postuladas ou reais, invadiram continentes, dominaram e escravizaram populações, e se depararam com doenças desconhecidas, algumas das quais, como a cólera, levaram de volta a seus países (Mc Neill, 1976). Os povos que então habitavam essas regiões, não importa quão desenvolvidos estivessem, foram considerados e tratados como inferiores ou desprovidos de "alma" pelos conquistadores "cristãos". Não por acaso, alguns dos maiores centros do estudo das doenças tropicais estão na Inglaterra, na França e na Bélgica. A Inglaterra adotou a expressão *Tropical Medicine*, enquanto a França e a Bélgica adotaram o nome de *Pathogenie Exotique*.

Muitos trabalhos analisaram o significado pejorativo atribuído ao adjetivo "tropical" (Albuquerque *et al.*, 1999; Lewinsohn, 2003; Ferreira, 2003) do ponto de vista político, social, antropológico e sanitário. O homem tropical era visto como uma degeneração do homem europeu, culpando-se o clima pela indolência, preguiça e consequente falta de higiene dos nativos. No livro *1808* (Gomes, 2007), o autor, apoiado em vasta pesquisa bibliográfica, mostra como essas características, às quais acrescenta a corrupção endêmica, foram importadas pelos portugueses que chegaram com a corte de D. João VI. Mello, em 1965, dedicou um livro de mais de 400 páginas à tese da superioridade do homem tropical, lembrando as origens da humanidade e resgatando "o homem tropical que sobrevive dentro do todo ser humano".

Os habitantes dessas regiões costumam apresentar certo grau de imunidade contra as doenças endêmicas em seus países: é o caso, por exemplo, da malária e da leishmaniose tegumentar em populações indígenas do Brasil. Em contraposição, estes não têm proteção contra viroses exantemáticas ou respiratórias comuns em regiões urbanas: no passado, epidemias de sarampo, varíola e até recentemente varicela causaram alta mortalidade em índios brasileiros e representaram verdadeiras estratégias de "guerra biológica" na época da colonização (Lewinsohn, 2003). Como exemplo do oposto, temos a clássica "diarreia do viajante". Ilustrando este caso com perfeição, foi descrito um surto de diarreia nos participantes do oitavo Congresso Internacional de Medicina Tropical e Malária em Teerã 1968: entre os 600 inscritos, 28% tiveram diarreia. Apenas 8% dos 163 congressistas, provenientes de países tropicais, adoeceram contra 41% de indivíduos procedentes de países de clima temperado e apenas um de 48 iranianos (Kean, 1969).

Doenças tropicais fora dos trópicos?

Uma das doenças mais frequentemente associada aos trópicos é a malária: existiu até 1975 uma publicação brasileira intitulada *Revista Brasileira de Malariologia e Doenças Tropicais*. O Congresso Internacional de Medicina Tropical e Malária é realizado a cada 4 anos, e o próximo, o XVIII$^{\underline{o}}$, ocorrerá no Rio de Janeiro em setembro de 2012. Publicações que alertam sobre as consequências do aquecimento global na disseminação de doenças citam frequentemente a malária, e outras doenças transmitidas por mosquitos, como uma ameaça aos países de clima atualmente temperado (Epstein *et al.*, 1998; Shuman, 2010). A doença, entretanto, existiu na Europa até meados do século 20, atingindo os limites do Círculo Polar Ártico. Na Inglaterra era prevalente em uma das épocas mais frias dos últimos séculos, a Pequena Idade do Gelo, entre meados do século 16 e o início do século 18 (Reiter, 2000). Seu melhor vetor na região era o *Anopheles artroparvus* que se reproduzia bem nas águas salgadas e malcheirosas ao longo dos estuários dos rios.

A maioria das doenças ditas "tropicais" foram, em algum momento do passado, prevalentes na Europa. Basta citar a peste bubônica, a cólera e a febre tifoide. A leishmaniose visceral ocorre até hoje na área do Mediterrâneo. Tais doenças estão ligadas basicamente a condições socioeconômicas e sanitárias precárias, podendo ser definidas como doenças da pobreza. A maioria dos países do Terceiro Mundo está localizada em regiões tropicais e subtropicais.

As mudanças sociais nem sempre trouxeram progressos na área da saúde: basta ver o exemplo recente da Federação Russa, onde o desmonte do sistema de saúde que se seguiu à extinção da antiga União Soviética teve consequências desastrosas: AIDS e outras doenças sexualmente transmissíveis como a sífilis e a gonorreia atingiram níveis epidêmicos e estão fora de controle na região, em contraste com a Europa ocidental onde os números são baixos. Outro exemplo marcante é o da tuberculose (TB): segundo estatísticas da Organização Mundial da Saúde a incidência, que aumentou mais de 2% entre 2006 e 2007, chegou em 2009 a 106 novos casos/100.000 habitantes na Federação Russa contra 45 casos/100.000 no Brasil. A prevalência foi calculada em 132/100.000, contra 50/100.000 no Brasil; a mortalidade era de 18 óbitos por TB por 100.000 habitantes, contra 2,1/100.000 no Brasil – e o mais grave é que 16% dos casos novos e 42% dos casos de recaída eram multirresistentes, apontando para falhas graves no controle do tratamento (WHO, 2011a; 2011b).

Doenças tropicais, infecciosas e alterações climáticas

A relação entre alterações do clima, meio ambiente e doenças infecciosas está mais do que nunca em evidência na literatura médica, principalmente no que diz respeito a doenças transmitidas por vetores (Epstein *et al.*, 1998). Mouchet e Carnevale (1997) fazem uma revisão interessante de alterações de ecossistemas ao longo do século 20 provocando mudanças na epidemiologia de algumas doenças classicamente tropicais. No Brasil, Ferreira (2003) descreve um surto de malária ocorrido no oeste do Paraná em 1989, em uma área onde, antes do preenchimento do reservatório de Itaipu, não ocorriam casos autóctones da doença e o *Anopheles darlingi* era escasso. Mostra como o lago favoreceu o desenvolvimento de criadouros e aumentou a proliferação do inseto. Shuman (2010), ao comentar a relação entre clima e doenças infecciosas, lembra que o impacto será maior sobre as doenças transmitidas por vetores e por água contaminada. No caso do aumento da pluviosidade, multiplicam-se os focos de mosquitos e as enchentes contaminam as águas limpas, e, nas secas, a água escassa facilita a ocorrência de gastrenterites e pode propiciar a aproximação das aves que são o hospedeiro principal do vírus da encefalite do Nilo ocidental com os mosquitos vetores que buscam as mesmas fontes de água.

A seguir, alguns exemplos de interações entre clima e doenças infecciosas. A *síndrome pulmonar por hantavírus* é própria de regiões semirrurais e se transmite de roedores ao homem por via respiratória. Surtos, com aumento de casos sazonais, foram descritos no Paraguai (Williams *et al.*, 1997) e na região central dos EUA (Engelthaler *et al.*, 1999) após períodos inusitadamente chuvosos. No trabalho de Engelthaler, o cuidadoso mapeamento dos casos entre 1993 e 1994 ao longo do período que se seguiu a chuvas mais intensas devidas ao fenômeno *El Niño* de 1992-1993, aliado ao acompanhamento da população de roedores, mostrou que a maior pluviosidade trouxe abundância de alimentos para os animais, cuja população aumentou 20 vezes no período do surto. Em 1995, o número de casos havia retornado ao nível endêmico, habitualmente baixo.

Em um trabalho semelhante, uma *epidemia de leptospirose* pelo *sorovar Gryppotyphosa* foi descrita em colhedores de morango do Leste Europeu que trabalhavam temporariamente na Alemanha durante o verão de 2007 (Desai *et al.*, 2009). Após um inverno inusitadamente quente (temperaturas nunca inferiores a 5°C), primavera e verão tiveram precipitações elevadas e a densidade da população de roedores aumentou. A infecção foi documentada em roedores pelo isolamento da *Leptospira* e nos trabalhadores que apresentavam anticorpos séricos.

A *encefalite transmitida por carrapatos* no Norte e no Centro-Leste Europeu vem ocorrendo em altitudes progressivamente maiores a partir de 1980 e as altitudes estão diretamente relacionadas com temperaturas mais elevadas e ao *habitat* dos carrapatos transmissores (Daniel, 2003; Lukan *et al.*, 2010). Alguns autores contestam a influência exclusiva do clima, apontando complexas interações entre fatores políticos como o fim da União Soviética e socioeconômicos como perda maciça de empregos formais, busca de atividades de sustento precárias, levando a um maior contato da população pobre com as florestas, pelo menos na Lituânia, na Estônia e na Látvia (Sumilo *et al.*, 2007). Tais relatos contribuem para ilustrar o quanto o clima, o meio ambiente, os seres humanos e as doenças estão interligados.

Nas Américas atribuem-se ao fenômeno *El Niño*, caracterizado pela elevação da temperatura das águas do Pacífico Oriental, alterações climáticas cíclicas como aumento das chuvas na costa oeste da América do Sul, secas no Nordeste brasileiro e verões mais quentes nos EUA. Em 1998, este fenômeno ocorreu com particular intensidade na costa do Peru, provocando chuvas abundantes, enchentes e alterando a ecologia de vetores de doenças nesse país e em outros da região: surtos de *peste bubônica* foram relatados no Peru (Alva-Dávalos *et al.*, 2001) e no Equador, bem como cólera, leptospirose e tifo murino. Ao mesmo tempo ocorreu um surto explosivo de dermatite por *Paederus irritans*, coleóptero que secreta uma substância cáustico-vesicante, conhecido no Nordeste do Brasil como potó, com 1.451 casos notificados em 4 meses no departamento de Piura, no norte peruano (Alva-Dávalos, 2002).

A sazonalidade da doença pelo *vírus respiratório sincicial* modificou-se na Inglaterra à medida que a temperatura ia aumentando entre 1981 e 2004 (Donaldson, 2006): internações de emergência por bronquiolite estão cessando 2,5 semanas mais cedo a cada aumento anual de um grau centígrado na temperatura anual da região. O autor considera que este foi um efeito benéfico do aquecimento global.

O vírus da *febre do Nilo Ocidental* foi isolado pela primeira vez em 1937 do sangue de uma doente da região do Nilo Ocidental em Uganda. Casos de infecção e doença por este vírus foram subsequentemente descritos em animais e seres humanos na África, na Ásia, na Austrália, na Europa e no Oriente Médio (Gubler, 2007). Trata-se de um flavivírus, transmitido por mosquitos do gênero *Culex*, e seus hospedeiros habituais são aves, podendo causar infecção ou doença em outros vertebrados. Até o fim do século 20 era considerado pouco patogênico apesar de surtos esporádicos de doença neurológica na última década. Em 1999, diversos pacientes idosos com quadro de encefalite na cidade de Nova York (Asnis *et al.*, 2000) levaram à identificação do vírus em 62 casos com 59 casos de doença neuroinvasiva e 7 óbitos. Um inquérito soroepidemiológico mostrou prevalência de 2 a 6% na população da região, levando a uma estimativa de 8.200 casos de infecção humana e 1.700 casos de doença febril (Mostashari *et al.*, 2001). Desde então o vírus, provavelmente introduzido por um viajante procedente de Israel, onde uma cepa idêntica estava causando um surto, espalhou-se rapidamente da costa leste à costa oeste dos EUA, e nas direções norte e sul, atingindo Canadá e México, respectivamente, presumivelmente seguindo as rotas de aves migratórias (Petersen e Hayes, 2008). Desde 1999, o Centro de Controle de Doenças (CDC) dos EUA em Atlanta vigia de perto a incidência de casos de doença febril e neuroinvasiva, além de ter implantado um teste para detectar a infecção em doadores de sangue (CDC, 2011). Nos EUA, o número de casos aumenta ao início do verão e tem seu pico na alta estação e no princípio do outono e a incidência parece estar relacionada com o aumento das temperaturas (Petersen e Hayes, 2008). Curiosamente, apesar do vírus em aves e outros animais na região do Caribe e na América do Sul, parecem raros os quadros graves e a doença neurológica em equinos e em seres humanos nas regiões tropicais no Novo e no Velho Mundo (Gubler, 2007; Petersen e Hayes, 2008). O fato também ocorre com outras doenças causadas por vírus do mesmo grupo, os vírus das encefalites japonesas e de St. Louis, como se o clima tropical oferecesse uma proteção contra as formas mais graves. Uma das explicações seria a proteção cruzada conferida por outros flavivírus como os causadores da dengue e da febre amarela.

A emergência recente da criptococose por *Cryptococcus gattii* na costa noroeste da América do Norte, causando infecção e doença em animais e seres humanos (Datta *et al.*, 2009), constitui até agora um mistério epidemiológico. Diferentemente da criptococose pelo *C. neoformans*, de ocorrência mundial e de caráter predominantemente oportunista, a criptococose pelo *C. gattii* é descrita em indivíduos sem evidência de imunodeficiência e era, até então, uma doença de regiões tropicais e subtropicais (Passoni, 1999). Antes de 1999, não há registro de criptococose por *C. gattii* nesta região da costa do Pacífico, mas de 1999 a 2007 foram descritos 218 casos humanos na província da Colúmbia Britânica (principalmente na ilha de Vancouver), Canadá, e, de 2004 a 2010, 60 casos na região noroeste dos EUA, principalmente nos estados de Washington e Oregon (CDC, 2010). A sua incidência anual na ilha de Vancouver chega a ser mais elevada que em regiões consideradas endêmicas (Datta *et al.*, 2009) e pesquisadores do Centro de Controle de Doenças dos EUA citaram uma letalidade de 33% em pacientes norte-americanos. Casos da doença foram também descritos em animais domésticos, selvagens e marinhos. Fatores ambientais, deslocamentos regionais e características inerentes ao microrganismo podem ter contribuído para a emergência da doença. O isolamento do fungo de diferentes espécies de árvores, do solo, do ar e da água de lagos, rios e mar dessa região evidencia a expansão do nicho ecológico do *C. gattii* para áreas de clima temperado (Kidd *et al.*, 2007). Entretanto, não está claro se o fungo migrou de áreas tropicais e se adaptou a um novo nicho climático ou se o aquecimento global, com o reconhecido aumento da temperatura média da região, criou um ambiente propício para a sobrevida e propagação do fungo. Alterações do ecossistema também não podem ser desprezadas: uma das características deste fungo é a sua reconhecida afinidade por madeira em decomposição e árvores mais maduras, sobretudo seus ocos (Springer e Chaturvedi, 2010), e, em parques florestais dessa região, o fungo foi mais frequentemente isolado de árvores localizadas em áreas de menor densidade arbórea, como estacionamentos (Kidd *et al.*, 2007). Além disso, como os isolados de *C. gattii* de regiões geográficas distintas apresentam uma significativa diferenciação genética e novos genótipos podem surgir via recombinação, há evidências de que os genótipos que circulam no noroeste do Pacífico tenham maior propensão para causar doença em mamíferos, sendo recentemente descrito, no Oregon, o aparecimento de um genótipo ainda mais virulento (Byrnes *et al.*, 2010).

É importante lembrar que muitos problemas de saúde causados por fenômenos climáticos não são doenças infecciosas, como analisa Mendonça (2003). Um trabalho primoroso sobre a abordagem de problemas de saúde relacionados com alterações climáticas elaborado por uma comissão de peritos do University College London Institute for Global Health e da revista *Lancet* foi publicado em 2009. O CDC (2010) também divulgou recentemente uma publicação sobre saúde humana e alterações climáticas (*The Interagency Working Group on Climate Change and Health*) resultado de um grupo de trabalho reunido em 2009, abordando de doenças respiratórias a desnutrição, passando por câncer, doenças cardiovasculares, malformações fetais, doenças transmitidas pela água, por alimentos e por vetores, doenças relacionadas com o calor, morbidade e mortalidade devidas a alterações climáticas, doenças mentais e relacionadas com o estresse, e, sobretudo, recomendações preventivas relacionadas com o preparo das instituições frente a tais modificações e suas consequências. Os impactos causados pelas chuvas torrenciais e as enchentes em vários estados brasileiros estão aí para ilustrar a magnitude deste tipo de problema.

▸ Novas tecnologias para novos problemas

A emergência de doenças infecciosas e o crescimento da tecnologia da informação levaram à busca de novos sistemas de vigilância internacionais e à tentativa do desenvolvimento da capacidade de resposta dos sistemas de saúde frente a ameaças locais ou globais (Grein *et al.*, 2000). Países como os EUA contam com sistemas sofisticados para localização de surtos que incluem o monitoramento da venda de determinados medicamentos e um sistema de resposta rápida frente à notificação de surtos de doenças em humanos ou animais (Wagner *et al.*, 2006). Os países mais vulneráveis, entretanto, estão no terceiro mundo e muitos não têm acesso a tecnologias caras e nem dispõem de pessoal qualificado. Alguns projetos inovadores, baseados na Internet, como o *HealthMap* (Mapa da Saúde) vêm sendo desenvolvidos para atender a essa demanda (Brownstein *et al.*, 2008). O monitoramento de dados climáticos, como avaliação da temperatura da água dos oceanos, o nível das águas e a quantidade de clorofila A, por imagens de satélite (Ford *et al.*, 2009) é outro instrumento utilizado para prever surtos de doenças como a cólera.

▶ Globalização, migrações, viagens e novos ciclos

Como apontado anteriormente, nem sempre o clima é o responsável pela emergência, reemergência, disseminação de doenças ou por modificações na sua epidemiologia. Com o progresso acelerado, as guerras e a facilidade de deslocamento entre regiões distantes, o ser humano tem seu papel preponderante na evolução das doenças.

As *migrações* humanas ocorrem em função da procura por melhores condições de vida e de trabalho ou da fuga de situações de conflito. Migrantes levam consigo doenças e patógenos novos aos olhos dos profissionais de saúde dos países mais desenvolvidos que não estão preparados para reconhecer doenças "exóticas" (Sing, 2007) e enfrentam barreiras culturais na comunicação e na compreensão de linguagem e costumes de populações migrantes (Fadiman, 1997; Kai *et al.*, 2007; Daniels e Swartz, 2007).

Doenças que no passado recente não tinham qualquer repercussão em países desenvolvidos da América do Norte e da Europa obrigaram a mudanças no rastreamento e na vigilância de infecções antes ignoradas (Schmunis, 2010). Bancos de sangue dos EUA implantaram a sorologia para *T. cruzi* a partir de janeiro de 2007 (CDC, 2007), além de programas educativos para profissionais de saúde e do aumento da disponibilidade de medicamentos específicos para a doença de Chagas após a ocorrência de casos agudos em pacientes imunossuprimidos receptores de hemoderivados ou de transplantes. A triagem sorológica prospectiva para a infecção pelo *T. cruzi* em gestantes latino-americanas e seus bebês em maternidades de Barcelona, Espanha, mostrou uma prevalência de 3,4% nas mães com uma taxa de transmissão vertical de 7,3% (Muñoz *et al.*, 2009).

▪ Viagens

A rapidez e a frequência dos deslocamentos motivados por lazer, turismo ou trabalho em menor ou maior escala levaram à criação de um novo campo de atuação multidisciplinar, a medicina de viagem (Igreja, 2003), que vai muito além da medicina tropical, mas exige um conhecimento aprofundado da geografia das doenças infecciosas e parasitárias. No dia 02 de dezembro de 2008, o jornal *O Globo* publicava na sua edição eletrônica, sob o título "Alto Risco" a seguinte notícia:

> "Um empresário sul-africano de 53 anos morreu na manhã desta terça-feira... vítima de febre hemorrágica. Os exames com amostras de sangue do paciente, que estava internado no hospital desde sexta-feira, foram enviados para análise em laboratórios da Fundação Oswaldo Cruz (Fiocruz)" (*O Globo*, 2008).

Entre as hipóteses aventadas o jornal citava um arenavírus, como o causador da febre de Lassa, e prosseguia:

> "Em setembro, um vírus hemorrágico desconhecido, supostamente um arenavírus, causou temor na África do Sul. Ele matou quatro pessoas e deixou mais uma gravemente doente antes de desaparecer sem que tivesse sido identificado ou que se descobrisse como a primeira vítima foi contaminada" (*O Globo*, 2008).

O relato do surto devido a um possível arenavírus se devia ao relato de que o empresário, 1 mês antes de adoecer, tinha ficado internado em uma unidade de saúde onde uma das vítimas do mesmo esteve internada. A possibilidade de se tratar de uma febre hemorrágica por arenavírus fez com que autoridades de saúde seguissem à risca as diretrizes de segurança da OMS para tais casos e, ainda segundo a reportagem, o corpo da vítima foi enviado em caixão de zinco lacrado para a África do Sul. O Laboratório de Hantaviroses e Riquetsioses da Fiocruz caracterizou por biologia molecular, em amostras de sangue e de tecido, uma riquétsia – *Rickettsia conorii conorii* –, conhecidamente endêmica na região (Almeida *et al.*, 2010). Nenhuma das outras hipóteses levantadas para o diagnóstico – dengue, malária, ebola, leptospirose ou sepse – foi confirmada. A riquetsiose não é transmissível entre seres humanos e responde ao tratamento com antibióticos, desde que diagnosticada precocemente.

O Brasil é um dos países onde a transmissão do sarampo foi interrompida, desde 2000. Surtos de sarampo bem delimitados continuam a ocorrer, porém, devido a casos em viajantes. Em 2010 foram 3 surtos: nos estados do Pará, Rio Grande do Sul e Paraíba, em um total de 57 casos confirmados, todos do mesmo genótipo B3 (Brasil, 2011a). Em 2011, até o fim de maio, foram confirmados um caso em Campinas/SP, um caso em Campo Grande/MS, um em Viamão/RS que teve contato com o anterior em uma troca de ônibus no Paraná e dois casos no Rio de Janeiro. Todos os casos tinham histórico de viagem ou contato com alguém procedente do exterior (Brasil, 2011b). As notas técnicas do Ministério da Saúde chamam a atenção para a dificuldade do diagnóstico diferencial em época de epidemia de dengue. Importante lembrar que a nova geração de médicos, formada a partir de 2000, nunca teve a oportunidade de ver um caso de sarampo.

Além das viagens internacionais envolvendo seres humanos, deslocamentos locais e de animais também podem ajudar a disseminar doenças infecciosas. É o caso, por exemplo, da leishmaniose visceral no Mato Grosso do Sul, que tem, entre seus reservatórios, cães domésticos, e era considerada até bem pouco uma doença de populações vivendo em condições socioeconômicas deficientes (Nunes *et al.*, 2001). A migração de cães doentes procedentes de Corumbá no noroeste do estado poderia ter levado a doença a áreas previamente poupadas como Campo Grande (Furlan, 2010). Mais recentemente, casos da doença vêm ocorrendo na população de classe média-alta em Campo Grande que transita entre a cidade e grandes propriedades rurais levando seus cães na caminhonete (Marzochi, 2011, comunicação pessoal).

E, para finalizar, deixando de lado o caso de pandemias como a da *influenza* A H1N1 e a expansão dos vírus da dengue no mundo afora, vamos examinar a história da disseminação do *Aedes albopictus* e da febre Chikungunya.

O *Aedes albopictus* é um mosquito de origem asiática, dotado de grande plasticidade ecológica e vetor de doenças como dengue, febre amarela, febre do Nilo ocidental, febre Chikungunya e filarioses. Este mosquito, capaz de sobreviver tanto em climas tropicais como em regiões temperadas e frias, era encontrado, até meados do século 20, no Sudeste Asiático, chegando a atingir a ilha de Madagascar e outras ilhas do oceano Índico devido a contínuas migrações entre a Indonésia e o continente africano (Rhodain, 1996). A partir dos anos 1980, foi descoberto sucessivamente em várias cidades e regiões dos EUA, ao que tudo indica transportado por pneus vindos do Japão e viajando ao longo de rodovias norte-americanas (Moore e Mitchell, 1997). Chegou ao Brasil na mesma época e foi rapidamente descrito em vários estados (RJ, MG, PR, SP e estados do nordeste e norte do país) (Silva e Lopes, 2007). Rhodain (1996) e outros autores acreditam que o comércio internacional e o armazenamento de pneus usados foi o grande responsável pela disseminação deste mosquito pelo mundo. Em alguns países, inclusive nos EUA, o *A. albopictus* chegou a deslocar o seu primo e competidor *A. aegypti*, aparentemente graças à introdução de um protozoário parasito bem tolerado por ele, mas patogênico para o *A. aegypti*. No Brasil, também havia receio que ele se tornasse um vetor eficiente da dengue, facilitando a disseminação da doença em climas mais frios como as cidades serranas do estado do Rio de Janeiro, o que até agora não aconteceu.

A febre Chikungunya ocorria até meados do século 20 no leste da África e em alguns países da Ásia. A partir de 2004 (Staples *et al.*, 2009), a doença reemergiu no Quênia, expandindo-se rapidamente para leste nas ilhas do Oceano Índico, onde causou epidemias, afetando até 63% das populações locais. Na ilha de La Reunion, pertencente à França, chegaram a ocorrer 40.000 casos por semana em 2006. Naquela região, ao contrário do que ocorria no Quênia, seu melhor vetor era o *Aedes albopictus*. Das ilhas do Oceano Índico, a doença alcançou a Índia, onde vem causando milhões de casos e de onde um viajante levou o vírus para a Itália. Na Itália, o *Aedes albopictus* permitiu a disseminação local do vírus a cerca de 300 pessoas na região de Ravena. A facilidade da disseminação do vírus Chikungunya se deve à sua viremia alta e prolongada (uma semana ou mais), à alta taxa de ataque e à suscetibilidade de muitas populações sem imunidade prévia. Apesar de se tratar de uma doença relativamente benigna, causa febre alta e dores articulares temporariamente incapacitantes, mas que, em alguns casos, podem se prolongar por semanas, meses ou anos. Também foram descritas complicações neurológicas. Não existem tratamento específico nem vacina. Já foram descritos dois casos na Guiana Francesa e, no Brasil, em 2010, três casos importados por brasileiros que voltavam de viagens ao exterior. Parece ser apenas uma questão de tempo a disseminação deste novo vírus em nosso país.

O caso da disseminação do *Aedes albopictus* e da febre Chikungunya exemplifica as consequências do encontro de um mosquito cosmopolita, capaz de transmitir inúmeras doenças com um vírus de alta morbidade, graças à atividade e à mobilidade de seres humanos e seus bens pelo mundo.

Em conclusão citaremos um texto de McNeill tal como foi traduzido e destacado por Lewinsohn (2003):

> Comparando o parasitismo encontrado na natureza com aquele praticado pelo homem, McNeill, em *Plagues and Peoples* (Pragas e povos), livro que se tornou um clássico da historiografia médica, ilustra esta relação extremamente complexa de modo particularmente apto: "Do ponto de vista de outros organismos (...), a humanidade pode ser comparada a uma doença epidêmica aguda, cujas tentativas ocasionais em [adotar] comportamentos menos virulentos jamais foram suficientes, até agora, para que se estabelecesse um relacionamento deveras estável (...) [entre o homem e a natureza]".

▸ Referências bibliográficas

Albuquerque MBM, Silva FHAL, Cardoso TAO. Doenças tropicais: da ciência dos valores à valorização da ciência na determinação climática de patologias. *Ciênc Saúde Colet* 4: 423-431, 1999.

Almeida DN, Favacho AR, Rozental T, Barcaui H, Guterres A, Gomes R, Levis S, Coelho J, Chebabo A, Costa LC, Andrea S, Barroso PF, de Lemos ERS. Fatal spotted fever group rickettsiosis due to *R. conorii conorii* mimicking a viral hemorrhagic fever in a South African traveler in Brazil. *Ticks Tick Borne Dis* 1: 149-150, 2010.

Alva-Dávalos V, Arrieta M, Olguin C, Laguna-Torres VA, Pun M. Surto de peste bubônica na localidade de Jacocha, Huancabamba, Peru. *Rev Soc Bras Med Trop.* 34: 87-90, 2001.

Alva-Dávalos V, Laguna-Torres VA, Huamán A, Olivos R, Chávez M, García C, Mendoza N. Dermatite epidêmica por *Paederus irritans* em Piura, Peru, 1999, relacionada com o fenômeno El Nino. *Rev Soc Bras Med Trop.* 35: 23-28, 2002.

Asnis DS, Conetta R, Teixeira AA, Waldman G, Sampson BA. The west Nile virus outbreak of 1999 in New York: the flushing hospital experience. *Clin Infect Dis.* 30: 413-418, 2000.

Benchimol JL (coord.). *Manguinhos do sonho à vida. A ciência na Belle Epoque.* Rio de Janeiro: Fundação Oswaldo Cruz, Casa de Oswaldo Cruz. 248 p, 1990.

Benchimol JL, Sá MR, Becker J, Gross T, Andrade MM, Ferreira Jr PCG, Cruz MSA Bulhões TS, Gomes VLC. Adolpho Lutz e a história da medicina tropical no Brasil. *Hist. Cienc Saude-Manguinhos* 10: 287-409, 2003.

Brasil, Ministério da Saúde. *Nota técnica n.3*/2011/URI/CGDT/DEVEP/SVS/MS, 2011.

Brasil,Ministério da Saúde. *Notas técnicas n.5, 7, 8 e 13*/2011/URI/CGDT/DEVEP/SVS/MS, 2011.

Brownstein JS, Freifeld CC, Reis BY, Mandl KD. Surveillance sans frontières: internet-based emerging infectious disease intelligence and the HealthMap project. *PLoS Med.* 5: e151. Acesso em: doi:10.1371/journal.pmed.0050151, 2008.

Byrnes EJ III, Li W, Lewit Y, Ma H, Voelz K, Ren P, Carter DA, Chaturvedi V, Bildfell RJ, May RC, Heitman J. Emergence and pathogenicity of highly virulent *Cryptococcus gattii* genotypes in the northwest United States. *PLoS Pathog.*;6 e1000850. Acesso em: doi:10.1371/journal.ppat.1000850, 2010.

Centers for Disease Control and Prevention. Blood donor screening for Chagas disease, US 2006-2007. *MMWR* 56: 141-143, 2007.

Centers for Disease Control and Prevention. Emergence of *Cryptococcus gattii*-Pacific northwest, 2004-2010. *MMWR* 59: 865-868, 2010.

Centers for Disease Control and Prevention [Internet]. The Interagency Working Group on Climate Change and Health 2009. A Human Health Perspective on Climate Change: a Report Outlining the Research Needs on the Human Health Effects of Climate Change. [Acesso em 25 de Abril 2010.] Disponível em: http://www.cdc.gov/climatechange/pubs/HHCC_Final_508.pdf, 2010.

Centers for Disease Control and Prevention [Internet]. West Nile Virus: Statistics, surveillance and control. Atlanta: CDC; [acesso em 2011 May 28]. Disponível em: http://www.cdc.gov/ncidod/dvbid/westnile/Mapsactivity/surv&control10MapsAnybyState.htm, 2011.

Daniel M, Danielová V, Kriz B, Jirsa A, Nozicka J. Shift of the tick *Ixodes ricinus* and tick-borne encephalitis to higher altitudes in central Europe. *Eur J Clin Microbiol Infect Dis.* 22: e327-238, 2003. Acesso em: DOI: 10.1007/s10096-003-0918-2.

Daniels K Swartz L. Understanding health care workers' anxieties in a diversifying world. *PLoS Med.* 4: e319, 2007. Acesso em: doi:10.1371/journal.pmed.0040319.

Datta K *et al.* Spread of *Cryptococcus gattii* into Pacific northwest region of the United States. *Emerg Infect Dis.* 15: 1185-1191, 2009.

Desai S, van Treeck U, Lierz M, Espelage W, Zota L, Sarbu A, Czerwinski M, Sadkowska-Todys M, Avdicová M, Reetz J, Luge E, Guerra B, Nöckler K, Jansen A. Resurgence of field fever in a temperate country: an epidemic of leptospirosis among seasonal strawberry harvesters in Germany in 2007. *Clin Infect Dis.* **48**: 691-697, 2009.

Donaldson GC. Climate change and the end of the respiratory syncytial virus season. *Clin Infect Dis.* 42: 677-679, 2006.

Engelthaler DM, Mosley DG, Cheek JE, Levy CE, Komatsu KK, Ettestad P, Davis T, Tanda DT, Miller L, Frampton JW, Porter R, Bryan RT. Climatic and environmental patterns associated with hantavirus pulmonary syndrome, Four Corners region, United States. *Emerg Infect Dis.* 5: 87-94, 1999.

Epstein PR, Diaz HF, Elias S, Grabherr G, Graham NE, Martens WJM, Mosley-Thompson E, Susskind J. Biological and physical signs of climate change: focus on mosquito-borne diseases. *Bull Amer Meteor Soc.* 79: 409-417, 1998.

Fadiman A. *The spirit catches you and you fall down.* A Hmong child, her American doctors and the collision of two cultures. New York: Farrar, Straus and Giroux. 341p, 1997.

Ferreira MEMC. "Doenças tropicais": o clima e a saúde coletiva. Alterações climáticas e a ocorrência de malária na área de influência do reservatório de Itaipu. *Terra Livre*. 19: 179-191, 2003.

Ford TE, Colwell RR, Rose, JB, Morse SS, Rogers DJ, Yates TL. Using satellite images of environmental changes to predict infectious disease outbreaks *Emerg Infect Dis*.15: 1341-1346, 2009.

Furlan MBG. Epidemia de leishmaniose visceral canina no município de Campo Grande-MS, 2002-2006. *Epidemiol Serv Saude*. 19(1):15-24, 2010.

Gomes, L. *1808: como uma rainha louca, um príncipe medroso e uma corte corrupta enganaram Napoleão e mudaram a História de Portugal e do Brasil*. São Paulo, Planeta do Brasil. 414 p, 2007.

Grein TW, Kamara KO, Rodier G, Plant AJ, Bovier P, Ryan MJ, Ohyama T, Heymann DL. Rumors of disease in the global village: outbreak verification. *Emerg Infect Dis*. 6: 97-101, 2000.

Gubler DJ.The continuing spread of west Nile virus in the western hemisphere. *Clin Infect Dis*. 45: 1039-1046, 2007.

Hitt E. Potentially lethal *Cryptococcus gattii* infection emerging in Pacific Northwest [Internet]. [local desconhecido]: *Medscape Medical News*, c2010. [acesso em 22 de maio 2011]. Disponível em http://www.medscape.com/viewarticle/725219, 2010.

Igreja RP. Medicina de viagem: uma nova área de atuação para o especialista em doenças infecciosas e parasitárias. *Rev Soc Bras Med Trop*. 36: 539-540, 2003.

Jacobina RR, Chaves L, Barros R. A "Escola Tropicalista" e a Faculdade de Medicina da Bahia. *Gaz Méd Bahia* 78: 86-93, 2008.

Kai J, Beavan J, Faull C, Dodson L, Gill P Beighton A. Professional uncertainty and disempowerment responding to ethnic diversity in health care: a qualitative study. *PLoS Med*. 4: e323. Acesso em: doi:10.1371/journal.pmed.0040323, 2007.

Kean BH. Turista in Teheran: "travellers" diarrhea at the eighth international congresses of tropical medicine and malaria 1968. *Lancet* 294:583-584, 1969.

Kidd SE, Chow Y, Mak, S, Bach PJ, Chen H, Hingston AO, Kronstad JW, Bartlett KH. Characterization of environmental sources of the human and animal pathogen *Cryptococcus gattii* in British Columbia, Canada, and the Pacific northwest of the United States. *Appl Environ Microb*. 73: 1433-1443, 2007.

Kropf SP. Carlos Chagas e o Ensino Médico: a cadeira de Medicina Tropical da Faculdade de Medicina do Rio de Janeiro. [Internet]. Rio de Janeiro: Fundação Oswaldo Cruz. [acesso em 28 de maio 2011]. Disponível em: http://www.fiocruz.br/chagas/cgi/cgilua.exe/sys/start.htm?sid=45.

Lancet and University College London Institute for Global Health Commission. Managing the health effects of climate change. *Lancet* 373(9676): 1693-1733, 2009. Acesso em: doi:10.1016/S0140-6736(09)60935-1.

Lewinsohn R. *Três epidemias – Lições do passado*. Campinas (SP): Unicamp. 318 p, 2003.

Lukan M, Bullova E, Petko B. Climate warming and tick-borne encephalitis, Slovakia. *Emerg Infect Dis* 16: 524-526, 2010.

Marinho A, Jansen R, Intrator S. Empresário sul-africano morre no rio vítima de febre hemorrágica. *O Globo* Dec 02 [acesso em 02 de Junho 2011]. Disponível em: http://oglobo.globo.com/rio/mat/2008/12/02/empresario_sul-africano_morre_no_rio_vitima_de_febre_hemorragica-586808565.asp, 2008.

Mc Neill WH. *Plagues and Peoples*, London: Penguin Books. 330 p, 1976.

Mello AS. *A Superioridade do Homem Tropical*. Rio de Janeiro (RJ), Civilização Brasileira. 430 p, 1965.

Mendonça F. Aquecimento global e saúde: uma perspectiva geográfica – notas introdutórias. *Terra Livre* 19: 205-220, 2003.

Moore CG, Mitchell CJ. *Aedes albopictus* in the United States: ten-year presence and public health implications. *Emerg Infect Dis*.3:329-334, 1997.

Mostashari F, Bunning ML, Kitsutani PT, Singer DA, Nash D, Cooper MJ, Katz N, Liljebjelke KA, Biggerstaff BJ, Fine AD, Layton MC, Mullin SM, Johnson AJ, Martin DA, Hayes EB, Campbell GL. Epidemic west Nile encephalitis, New York, 1999: results of a household-based epidemiologic survey. *Lancet* 358 (9278): 261-264, 2001.

Mouchet J, Carnevale P. Impact des transformations de l'environnement sur les maladies à transmission vectorielle *Santé*. 7: 263-269, 1997.

Muñoz J, Coll JO, Juncosa T, Vergés M, del Pino M, Fumado V, Bosch J, Posada EJ, Hernandez S, Fisa R, Boguña JM, Gállego M, Sanz S, Portús M, Gascón J. Prevalence and vertical transmission of *Trypanosoma cruzi* infection among pregnant Latin American women attending 2 maternity clinics in Barcelona, Spain. *Clin Infect Dis*. 48: 1736-1740, 2009.

Nicolelis M. Manifesto da Ciência Tropical: um novo paradigma para o uso democrático da ciência como agente efetivo de transformação social e econômica no Brasil. *Scientific American Brasil*, 2010. [periódico na Internet]. Outubro, 2010 [acesso em 28 de maio 2011]; Disponível em http://www2.uol.com.br/sciam/noticias/manifesto_da_ciencia_tropical.html.

Nunes VLB Galati EAB, Nunes DB, Zinezzi RO, Savani ESMM, Ishikawa E, Camargo MCGO, D'Áuria SRN, Cristaldo G, Rocha HC. Ocorrência de leishmaniose visceral canina em assentamento agrícola no estado de Mato Grosso do Sul, Brasil. *Rev Soc Bras Med Trop* 34: 301-302, 2001.

Passoni LFC. Woods, animals and human beings as reservoirs for human cryptococcus neoformans infection. *Rev Iberoam Micol* 16: 77-81, 1999.

Petersen LR Hayes EB. West Nile virus in the Americas. *Med Clin North Am* (92):1307-1322, 2008.

Reiter P. From Shakespeare to Defoe: malaria in England in the little ice age. *Emerg. Infect. Dis* 6: 1-11, 2000.

Rodhain F. Problèmes posés par l'expansion d'*Aedes albopictus*. *Bull Soc Path Exot* 89: 137-141, 1996.

Schmunis GA Yadon ZE. Chagas disease: a Latin American health problem becoming a world health problem *Acta trop* 115: 14-21, 2010.

Shuman EK. Global climate change and infectious diseases *N Engl J Med* 362: 1061-1063, 2010.

Sing A. Of ants and men (an antology). *Clin Infect Dis* 44: 145-146, 2007.

Springer DJ, Chaturvedi V. Projecting global occurrence e of *Cryptococcus gattii*. *Emerg Infect Dis* 16: 14-20, 2010.

Staples JE, Breiman RF, Powers A. Chikungunya fever: an epidemiological review of a re-emerging infectious disease *Clin Infect Dis* 49: 942-948, 2009.

Sumilo D, Asokliene L, Bormane A, Vasilenko V, Golovljova I, Randolph S. Climate change cannot explain the upsurge of tick-borne encephalitis in the Baltics. *PLoS One* 2: e500, 2007. Acesso em: doi:10.1371/journal.pone.0000500.

Um arenavirus misterioso na África do Sul. *O Globo* Dec 03 2008 [acesso em 02 de Junho 2011]. Disponível em: http://oglobo.globo.com/rio/mat/2008/12/02/um_arenavirus_misterioso_na_africa_do_sul-586817090.asp.

Wagner MM, Moore AW, Aryel RM. *Handbook of Biosurveillance*. Burlington. Elsevier Academic Press. 605p, 2006.

Williams RJ, Bryan RT, Mills JN, Palma RE, Vera I, De Velasquez F, Baez E, Wesley E, Schmidt WE, Figueroa RE, Peters CJ, Zaki SR, Khan AS, Ksiazek TG. An outbreak of hantavirus pulmonary syndrome in western Paraguay *Am J Trop Med Hyg* 57: 274-282, 1997.

World Health Organization. Tuberculosis country profiles (Brazil) [Internet] Washington, D.C.: WHO. [acesso em 28 de maio 2011]. Disponível em: https://extranet.who.int/sree/Reports?op=Replet&name=%2FWHO_HQ_Reports%2FG2%2FPROD%2FEXT%2FTBCountryProfile&ISO2=BR&outtype=html.

World Health Organization. Tuberculosis country profiles (Russian federation). [Internet] Washington, D.C.: WHO. [acesso em 28 de maio 2011]. Disponível em: https://extranet.who.int/sree/Reports?op=Replet&name=%2FWHO_HQ_Reports%2FG2%2FPROD%2FEXT%2FTBCountryProfile&ISO2=RU&outtype=html.

41 A Saúde na Perspectiva da Geografia Médica

Paulo Peiter

Introdução

A Geografia Médica ou Geografia da Saúde é uma área de conhecimento que se dedica a estudar a saúde aplicando o conhecimento geográfico, seus métodos e técnicas. Tem sua origem nos relatos de médicos viajantes, *medical surveys*, dos séculos 16 e 17 e, posteriormente, nas topografias médicas dos séculos 18 e 19. A Geografia Médica propriamente dita instituiu-se em meados do século 19 como um corpo de conhecimentos sistemático e institucionalizado.

Ao longo dessa larga trajetória incorporou diversos paradigmas científicos, abordagens, metodologias e objetos de interesse. Inicialmente mais próxima das ciências naturais, é eminentemente descritiva e com o foco na relação entre a produção da doença e o ambiente, mais precisamente o ambiente natural da geografia física, como o clima, a topografia, o solo, a flora, a fauna etc. Sob influência do determinismo ambiental da antropogeografia de Ratzel e do possibilismo da geografia regional de Vidal de La Blache, notabilizou-se pelos exaustivos levantamentos descritivos de países, regiões, lugares e suas patologias, principalmente nos países tropicais. Adotou o enfoque ecológico, desenvolvendo, posteriormente, um tipo de estudo denominado "ecologia humana das doenças". A concepção de espaço se aproximou mais do conceito de região da geografia tradicional.

Na década de 1950, influenciada pela geografia pragmática ou *new geography* americana, a Geografia Médica adotou o método quantitativo, abandonando os estudos descritivos baseados em levantamentos de campo, e especializou-se em estudos de correlação ecológica, fundamentando-se na teoria dos sistemas, teoria da difusão de inovações e na teoria locacional. Utilizou como metodologias a modelagem matemática e a análise estatística. As *nosoáreas* (áreas de ocorrência de doenças) passaram a ser vistas como áreas homogêneas construídas a partir da perspectiva do pesquisador, por meio de dados secundários, com o intuito de se observar a existência de correlações entre variáveis ambientais, sociais e epidemiológicas. A concepção de espaço subjacente a essa linha da Geografia Médica é a de espaço abstrato ou espaço geométrico (Barcellos, 2002), meio físico abstraído do ser humano (Bouquat e Cohn, 2004).

A partir da década de 1980, surgem novas linhas de estudos de Geografia Médica ou da saúde que procuram aproximar-se das ciências sociais, da economia política, da geografia humanista e da geografia cultural, ampliando seu espectro de interesses. Nessa trajetória mudam as concepções de espaço e de saúde e, evidentemente, as relações entre estas duas categorias e a forma de estudá-las. A concepção de espaço se aproxima mais dos conceitos de território e lugar. Com isso, a própria definição da Geografia Médica se transforma. Atualmente, pode ser definida como "uma antiga perspectiva e uma nova especialização que se ocupa da aplicação do conhecimento geográfico, dos métodos e técnicas na investigação em saúde, na perspectiva da prevenção de doenças" (Iñiguez-Rojas, 1998).

Destaca-se, entre seus objetivos, proporcionar novos conhecimentos e desenvolver uma proposta teórico-metodológica para o estudo das relações espaciais do processo saúde-enfermidade e produzir resultados de valor prático às investigações epidemiológicas, à administração de saúde e, em geral, à racionalidade das ações de melhoramento do bem-estar da população.

Dependendo da divisão das ciências que se adote, a Geografia da Saúde pode ser considerada como parte da geografia humana (Sorre, 1955); como uma disciplina fronteiriça (Pyle, 1979) na interseção entre a geografia, a medicina e a biologia (Darchenkova, 1986), ou entre as ciências sociais, físicas e biológicas (Meade *et al.*, 2000, *apud* Iñiguez Rojas, 1998).

Historicamente, as duas principais vertentes da Geografia Médica ou da Saúde são a *Nosogeografia* (a mais tradicional), que se propõe a identificar e analisar os padrões de distribuição espacial de doenças, e a *Geografia da Atenção Médica*, dedicada à distribuição e ao planejamento dos componentes infraestruturais e dos recursos humanos do sistema de atenção à saúde. Mais recentemente surgem novas propostas de estudos em Geografia da Saúde como as que buscam relacionar as condições de vida (incluindo o acesso aos serviços de saúde) e a situação de saúde, evidenciando o efeito das iniquidades socioespaciais em uma perspectiva de promoção da saúde (Olivera, 1993; Iñiguez Rojas, 1998), e estudos que propõem analisar a saúde nos lugares a partir da percepção e da experiência cotidiana das pessoas.

A denominação da disciplina por várias décadas foi Geografia Médica, mas a ampliação do espectro de temas, questões e abordagens incorporadas ao longo do tempo levou a Comissão de Geografia Médica da União Geográfica Internacional (UGI), em Moscou (1976), a propor a adoção de uma nova denominação, mais abrangente, substituindo Geografia Médica por Geografia da Saúde. Entretanto, essa nova designação não é adotada em todos os países, encontrando-se, ainda hoje, a denominação Geografia Médica (*medical geography*) nos países anglo-saxões. Outros termos já foram adotados para a designação desse campo do conhecimento, como topografia médica, geomedicina, geoepidemiologia, patologia geográfica e ecologia médica.

Geografia e saúde | Uma história muito antiga

O tratado de Hipócrates "Dos Ares, das Águas e dos Lugares" (480 a.C.) e os escritos sobre a medicina nas civilizações egípcias de Heródoto (500 a.C.) são considerados as primeiras descrições sobre a relação entre doença e os lugares de ocorrência (Lacaz *et al.*, 1972; Pessoa, 1978; Armstrong, 1983; Thouez, 1993). Esses relatos enfatizam a importância do modo de vida dos indivíduos, a influência dos ventos, águas, solo e localização das cidades na incidência de doenças. A relação entre o meio e a saúde encontra-se no centro da medicina de Hipócrates e de Galeno, dando origem à "teoria dos humores", que influencia o pensamento médico da Antiguidade até o Renascimento.

Ainda sob influência desse pensamento encontram-se relatos (diários) de viajantes europeus entre os séculos 16 e 17 com informações descritivas de lugares e as patologias prevalentes, constituindo um valioso patrimônio para a formação do conhecimento médico sobre a geografia das doenças ao redor do mundo. Barkhurs (*apud* Armstrong, 1983) assinala que descrições de cidades, distritos ou de países inteiros foram escritas por médicos na forma de *medical surveys* (levantamentos médico-geográficos), enfocando pessoas, lugares, as doenças conhecidas que os afligiam, os métodos locais de tratamento e as crenças sobre as suas causas. Carecem, contudo, de maior precisão sobre a localização e a temporalidade dos eventos ou de qualquer coleta sistemática de dados. Os levantamentos médico-geográficos tornaram-se mais numerosos conforme os europeus intensificaram suas viagens para a Ásia, Américas e África, buscando informar aos colonizadores, comerciantes, visitantes e exércitos em áreas de conflito as potenciais ameaças à saúde nas terras até então desconhecidas.

A reunião sistemática de informações acerca da distribuição espacial das doenças ocorreria somente entre os séculos 18 e 19, com os estudos conhecidos como "topografias médicas", consideradas, estas sim, como precursoras modernas dos estudos de Geografia Médica (Pessoa, 1978; Urteaga, 1980; Armstrong, 1983; Gould, 1993; Thouez, 1993; Olivera, 1993). Nesse período surgiram a medicina social, a estatística médica e o higienismo, com novas concepções e métodos de estudar as doenças. As topografias médicas renovaram os estudos que correlacionam aspectos ambientais com a produção de doenças em determinadas localidades, baseadas na "teoria da constituição epidêmica", de Sydenham (1624-1689), segundo a qual saúde e doença decorrem de uma relação dinâmica entre o corpo e o meio, de um "estado da atmosfera". Segundo Edler (2001), esta concepção representa uma ruptura com a filosofia humoral de Hipócrates e Galeno, pois introduz uma concepção mecanicista na análise da relação entre os seres vivos e seu meio ambiente. A concepção de "constituição epidêmica" introduzida por Sydenham, diferentemente da concepção hipocrática, tinha um caráter efêmero, maligno ou benigno.

De conteúdo muito semelhante ao que era tratado pelas geografias regionais clássicas, as topografias médicas compreendem descrições detalhadas de cidades, vilas e distritos particulares, abordando as condições de saúde, informações meteorológicas, hidrográficas, descrições de plantas e modos de vida dos habitantes locais.

Edler (2001) destacou o fato de que, no momento em que surgiram as topografias médicas, começaram a ser utilizados novos instrumentos de medição, como o termômetro, o barômetro, o pluviômetro, que possibilitaram o desenvolvimento de uma meteorologia quantificada, em lugar das descrições qualitativas até então predominantes. Esses instrumentos viabilizaram de modo mais sistemático a relação entre o clima e a saúde. Os elementos meteorológicos próprios de cada região da Terra puderam ser expressos por meio de cifras, salientando-se os efeitos da diferença de latitude e da topografia. A Geografia Médica lançou mão desses novos recursos para avaliar a influência do clima na ocorrência de doenças nas populações.

O primeiro trabalho de Geografia Médica foi escrito por Leonard Ludwig Finke, em Leipzig (1792), intitulado *Versuch einer allgemeinen medicinisch praktischen Geographie, worin der historische Theil der einheimischen Völker und Staaten Arzeneyhunde vorgetragen wird* (Ensaio de uma Geografia Geral médico-prática, na qual é exposta a parte histórica da ciência curativa dos povos primitivos e Estados) (Barret, 1993; May, 1978). É considerada uma das obras mais importantes da Geografia Médica pela sua abrangência, conteúdo e poder de influência nas obras publicadas posteriormente no século 19, como as de Schnurrer, Boudin, Fuchs, Meuhy, entre outros (Pessoa, 1978). A obra de Finke divide a Geografia Médica em três partes: a geografia das doenças, a geografia da nutrição e a geografia da atenção médica.

Na França, a Geografia Médica foi introduzida mais tarde com os estudos de J. Boudin (1843), que enfocam "...o homem doente nas suas relações com o globo terrestre" (Edler, *op. cit.*). Alguns autores apontam essa como a primeira obra de Geografia Médica, por ser a primeira a utilizar a denominação "Geografia Médica" em seu título, *Essai de géographie médicale, ou étude des lois que président à la distribution géographique des maladies ainsi qu'a leurs rapports topographiques entre les lois de coincidence et d'antagonisme* (García Ballesteros, 1986, *apud* Nossa, 2001).

Esses estudos visavam à constituição de uma carta nosográfica alcançando os limites do ecúmeno. Para tal, reuniam e reinterpretavam diversos trabalhos parciais de topografia médica à luz do método estatístico. Cabe lembrar que a Geografia Médica dependia, nessa época, da coleta de informações realizada por observadores situados em diferentes pontos do globo terrestre:

> "...as topografias médicas regionais, empregando o método estatístico em sua análise ambiental e o agrupamento das observações clínicas locais, feitas com o rigor do diagnóstico anatomoclínico, ajudariam a construir, paulatinamente, uma nosologia mais homogênea ou análoga" (Edler, *op. cit.*).

A nova corrente da Geografia Médica criticou a tradição dos relatos dos viajantes (*medical surveys*) e da topografia médica pela falta de sistematicidade dentro dos parâmetros da estatística médica e da climatologia médica.

Em meados do século 19, essa disciplina foi responsável pela produção de importantes inovações no saber médico. Promoveu um programa de pesquisas que envolveu centenas de médicos que praticavam medicina com as ferramentas conceituais da anatomoclínica e da estatística médica – incorporando gradualmente as disciplinas experimentais, como a parasitologia. O método da anatomoclínica pressupunha a observação cuidadosa de um caso, a sua comparação com outros de mesma natureza, de modo que a observação de muitos casos semelhantes poderia levar a conclusões genéricas sobre doenças e terapêuticas. A ideia da particularidade regional dos conhecimentos sobre diagnósticos, prognóstico, patologia e terapêutica era subjacente. Construiu-se a ideia da singularidade da patologia e da terapêutica tropicais, que está na origem de uma vasta e importante linha de estudos da Medicina Tropical (Edler, *op. cit.)*.

A Geografia Médica e a epidemiologia sempre tiveram laços estreitos (Gould, 1993), chegando-se mesmo a considerar que a epidemiologia surgiu da "Patologia Geográfica" (Nossa, 2001). O trabalho de John Snow (1854) sobre o surto de cólera em Londres entre 1848 e 1849 é um exemplo dessa estreita relação. Recorrendo à cartografia e à estatística descritiva, Snow localizou os óbitos por cólera nas diferentes áreas servidas pelas companhias abastecedoras de água, evidenciando a presença de um foco infeccioso na área de *Broad Street*. Com isso demonstrou que a água era o fator de transmissão do cólera, ainda que não se conhecesse o agente infeccioso responsável (o vibrião colérico), e a teoria dos miasmas exercesse forte influência na medicina.

O ano de 1860 marcou o ápice do prestígio dos estudos médico-geográficos, com a publicação de um livro que se tornaria clássico em medicina, *Handbook of Geographical Historical Pathology*, de August Hirsch (médico e professor em Berlim). Contudo, esse foi o último livro de Geografia Médica a influenciar o ensino da medicina (Armstrong, 1983). Os estudos de Geografia Médica perderam influência na medicina com a demonstração indiscutível de que criaturas microscópicas específicas, e não vagos miasmas químicos, causavam as doenças infecciosas (Rosen, 1994). Os trabalhos de Pasteur (1842-1895) e Koch (1843-1910), nas últimas décadas do século 19, marcaram o início da "Era Bacteriológica", com a supremacia absoluta da teoria da origem microbiana das doenças, suplantando a teoria miasmática. Com isso, o foco de atenção da medicina voltou-se para a descoberta de agentes específicos de doenças. Essas descobertas levaram a uma profunda reformulação na concepção do processo saúde-doença, refletindo-se no ensino da medicina e no campo de atuação dos médicos. Na esteira desses acontecimentos a Geografia Médica saiu dos currículos da formação médica.

A Geografia Médica, eminentemente descritiva, de enfoque ecológico e regional, atravessou um período de declínio, que se estendeu até a década de 1930, quando da publicação da "Teoria dos Focos Naturais", de Pavlovsky. Esse trabalho renovou a Geografia Médica tradicional, alimentando o interesse pelo conhecimento médico da vertente ecológica das doenças. A epidemiologia paisagística teve sua origem nessa vertente, definindo importantes conceitos, como o de circulação do agente no meio natural e o da formação do "complexo agente-ambiente", denominado de *patobiocenose*. Trabalhando com princípios ecológicos, a teoria utilizava variáveis geográficas como solo, vegetação, clima, águas superficiais, população, insetos e pequenos animais para a identificação dos focos naturais das doenças, efetivamente reconhecendo certas paisagens como prováveis *habitats* de doenças, e era muito bem-sucedida em sua aplicação às doenças de vetores (Armstrong, *op. cit.*).

Coincidentemente, na mesma época, veio à luz na geografia francesa o trabalho do geógrafo Maximilian Sorre, que desenvolveu um conceito similar, o de "complexo patogênico", em seu artigo *Complexes Pathogènes et Géograghie Médicale*, de 1933.

A eclosão da Segunda Guerra Mundial (1939-45) contribuiu para o incremento dos estudos de Geografia Médica, ao tornar fundamental e estratégico o conhecimento das doenças encontradas nos campos de batalha. A recuperação da Geografia Médica no período em foco levou à criação da Comissão de Geografia Médica da União Geográfica Internacional – UGI (1949), em Lisboa, e, em 1952, um informe divulgado por essa Comissão tentou impulsionar estudos de Geografia Médica entre os geógrafos (Iñiguez-Rojas, 1998).

Na década seguinte, agora no campo da saúde, a concepção da "Tríade Ecológica" e da "Teoria da História Natural das Doenças" (Leavell e Clark, 1965) renovou o modelo ecológico, definindo pela primeira vez o período pré-sintomático, inserindo-o no modelo explicativo. A abordagem do processo saúde-doença voltou a se ampliar, viabilizando o surgimento de um movimento denominado "Medicina Preventiva", com grandes efeitos posteriores nos sistemas de saúde pública e suas conexões ambientais.

Na Geografia Médica os modelos ecológicos de doenças de Sorre foram aplicados e adaptados por Jaques May (1950), René Dubos, Andrew Learmonth e Melvyn Howe. Esses geógrafos projetaram de forma considerável a Geografia Médica nos Estados Unidos e na Europa, nas décadas de 1950 e 1960. Na medicina o enfoque da ecologia médica influenciou uma vasta produção da parasitologia médica, da cartografia médica e da medicina tropical (veja o Capítulo 5, Ecologia).

Com o fortalecimento da corrente neopositivista do pós-guerra, a geografia regional clássica entrou em crise. Segundo essa corrente, para a geografia adquirir *status* de ciência, deveria ser mais "objetiva", buscar regularidades, leis universais e utilizar métodos quantitativos. Os modelos teóricos de difusão espacial eram os que melhor se adequavam aos novos paradigmas científicos, adaptando-se perfeitamente à investigação da transmissão de patologias infecciosas no espaço. O enfoque ecológico tradicional deu lugar a estudos estatísticos de correlação ecológica, de modo que tanto epidemiologistas quanto geógrafos interessados na saúde passaram a investir maciçamente no desenvolvimento e na aplicação de técnicas de análise espacial e geoprocessamento de informações.

Nas décadas de 1970 e 1980 avolumaram-se as críticas aos enfoques positivistas e funcionalistas predominantes então na geografia, e o mesmo ocorreu no campo da saúde. Nesse mesmo período outras correntes da geografia surgiram e ganharam força, como foi o caso da geografia crítica, da geografia humanística e da geografia cultural, configurando uma nova aproximação com as correntes mais modernas das ciências sociais, em particular da economia política, e revalorizando a aplicação de métodos qualitativos de pesquisa. Em sua crítica, Milton Santos, ilustre geógrafo brasileiro, aponta que a geografia teorética desconsidera o ser humano e a historicidade do espaço geográfico. Os geógrafos humanistas, por sua vez, a criticam por desconsiderar em seus estudos os significados e a subjetividade dos sujeitos. Como resultado, a partir da década de 1980, a Geografia da Saúde passou a incorporar essas novas correntes de pensamento em suas pesquisas.

▸ Diferentes linhas de estudo em Geografia da Saúde

Ao longo da trajetória de constituição do campo da Geografia Médica ou da saúde foram acionados distintos conceitos, métodos e metodologias, de acordo com os paradigmas científicos existentes em cada momento da histórica dessa disciplina.

A análise do espectro de estudos de Geografia da Saúde permite identificar pelo menos 5 linhas ou abordagens teórico-metodológicas distintas: tradicional, estruturalista, humanista, cultural e pós-estruturalista ou pós-moderna (Nossa, 2001; Gatrell e Elliot, 2009). Cabe ressaltar que essa classificação é meramente didática, pois nem sempre é possível enquadrar os estudos de Geografia da Saúde exclusivamente em uma única abordagem.

▪ Abordagens da Geografia Médica tradicional

A Geografia Médica nasceu no século 19 sob a influência do positivismo e dentro da tradição da geografia como ciência da Terra. Buscava-se a sistematização das observações de distintas partes da Terra pela reunião da maior parte possível de dados climatológicos e nosológicos. Realizados por médicos e naturalistas, esses trabalhos tinham uma orientação empiricista (Bousquat e Cohn, 2004). A Geografia Médica tradicional sofreu grande influência das correntes de pensamento mais fortes na geografia daquele momento: o determinismo ambiental, o possibilismo e a ecologia humana.

A corrente determinista da geografia acreditava que o meio ambiente, e particularmente o clima, tinha tanta influência na fisiologia e na psicologia humanas, que era capaz de moldar as próprias características culturais dos povos nas distintas regiões da Terra. O geógrafo alemão Friedrich Ratzel (1844-1904), pai da Antropogeografia, e sua discípula norte-americana Ellen Churchill Semple (1863-1932) são as principais referências desse pensamento. Na Geografia da Saúde o determinismo ambiental originou a climatologia ou geomedicina (Bouquat e Cohn, *op. cit.*).

A corrente possibilista de Vidal de La Blache (1845-1918), ao contrapor-se ao determinismo ambiental, colocava em primeiro plano a ação humana sobre o ambiente. Segundo essa corrente, o homem entraria em contato com a natureza por meio de sua cultura local, e o espaço seria o resultado da interação entre determinada cultura e dado meio natural. Surge daí o conceito de "gênero de vida", que exerceu forte influência nos primeiros estudos de Geografia Médica.

Na Geografia Médica, essa corrente, aliada à corrente da ecologia humana, exerce grande influência sobre o trabalho do geógrafo francês Maximillien Sorre (1880-1962), cujas obras mais importantes foram publicadas entre as décadas 1940 e 1950. Para ele, a ciência geográfica deveria estudar as maneiras pelas quais os homens organizam seu meio, considerando o espaço como a "morada do homem" (Moraes, 1999).

Enfoque ecológico na Geografia da Saúde

O enfoque ecológico foi e continua sendo um dos mais importantes nos estudos de Geografia Médica ou da Saúde. Seu principal referencial é a obra de Max Sorre, destacando-se a publicação nos *Annales de Géographie* (1933) do artigo Complexes Pathogènes et Géographie Medicale, e, posteriormente, de seu mais importante livro, *Les Fondaments Biologiques de la Géographie Humaine* (1955), cuja primeira edição data de 1943, responsável pela revitalização da Geografia da Saúde na Europa e nos Estados Unidos.

Sorre trouxe para a geografia o conceito de *habitat*, que diz respeito a uma área do planeta habitada por uma comunidade que a organiza. Para esse autor, a atividade humana se desenvolve inserida em três grandes planos: o físico, o biológico e o social, que, enquanto condicionantes e condicionados pelo homem, são pertinentes à ciência geográfica (Moraes, *op. cit.*).

Inspirado na noção de "meio geográfico" de Vidal de La Blache, Sorre propôs o conceito de "complexo patogênico", que enfatiza a interdependência dos fatores físicos e sociais envolvidos na produção de doenças. Esse conceito foi desenvolvido praticamente ao mesmo tempo em que, na Rússia, o epidemiologista e geógrafo Pavlovsky apresentava a *Teoria dos Focos Naturais de Doenças Transmissíveis* (1939). Como Sorre, Pavlovsky enfatizou a importância da *paisagem*, entendida como o espaço de circulação dos agentes infecciosos (*patobiocenose*). Segundo essa teoria, as condições para a existência de um foco natural de doença infecciosa só estão presentes em nichos específicos da paisagem geográfica, sendo que sua modificação determina alterações ecológicas na *patobiocenose*, ou seja, altera a circulação do agente infeccioso. Na visão do cientista russo,

> "...uma combinação ou associação de objetos e fenômenos naturais (relevo, clima, água, solos, flora e fauna) sujeitos à atividade humana forma uma entidade harmônica única, tipicamente repetida através de um bioma geográfico" (Pavlovsky, 1939, *apud* Gadelha, 1995).

Gadelha ponderou que, apesar de Pavlovsky chamar a atenção para as doenças antropúrgicas (que dependem da ação humana), a epidemiologia paisagística da Escola Russa atém-se a uma concepção de paisagem quase "natural". Ao contrário, na teoria dos complexos patogênicos de Sorre, a articulação entre os fatores biológicos e a ação humana é melhor desenvolvida, contextualizando os complexos patogênicos no conjunto dos complexos biológicos.

O mérito da contribuição da geografia e, em especial, do conceito de complexo patogênico para o estudo das doenças infecciosas consiste em construir com economia e operacionalidade o "dossiê de uma doença", considerando que a área de distribuição das doenças coincide com a dos complexos patogênicos.

Sorre aborda a ação humana na formação dos complexos patogênicos por meio do conceito proposto por Vidal de La Blache de "gênero de vida", definido por sua vez como o conjunto mais ou menos coordenado das atividades espirituais e materiais consolidado pela tradição graças às quais um grupo humano assegura sua permanência em determinado meio (Gadelha, 1995).

A abordagem ecológica das doenças na Geografia da Saúde, ao ser, posteriormente, desenvolvida por May (1950), definiu a Geografia Médica como o estudo sistemático das correlações existentes entre as doenças da Terra e as doenças da população (May, 1950). Na sua proposta, a condição necessária para a compreensão do processo saúde-doença é o entendimento da relação entre os denominados *patogenes* (fatores causadores de doença) e os *geogenes* (fatores geográficos). Essa abordagem foi também amplamente desenvolvida na parasitologia médica.

No Brasil destacam-se as obras de Josué de Castro, *A geografia da fome* (1946), e de Samuel Pessoa, *Ensaios médico-sociais* (1978), como as mais representativas da Geografia Médica de inspiração sorreana, responsáveis pelo reconhecimento internacional da Geografia Médica brasileira.

Modelo da ecologia humana das doenças

A abordagem ecológica das doenças continua a ser desenvolvida no campo da Geografia da Saúde, e um dos modelos mais influentes é o modelo da "Ecologia Humana das Doenças". Este encontra paralelo na epidemiologia no modelo da "História Natural das Doenças" (Leavell e Clark, 1976) e no modelo de Lalonde (1978) conhecido como "Enfoque Ecossistêmico da Saúde Humana" (Minayo, 2002).

Baseado no triângulo da ecologia humana, considera que *habitat*, população e comportamento formam os vértices de um triângulo que envolve o *estado de saúde* da população (resultado da interação desses fatores) (Meade e Earickson, 2000).

De acordo com esse modelo:

> "...Through their behavior, people create habitat conditions, expose themselves to or protect themselves from habitat conditions, and move elements of the habitat from place to place. The habitat presents opportunities and hazards to the population genetics, nutrition, and immunology. The status of the population affects the health outcome from the habitat stimuli and the energy and collective vigor needed to alter behavior and habitat" (Meade e Earickson, 2000).

Esta forma de explicar a situação de saúde como resultante de dimensões biológicas, ambientais e sociais tem paralelo em outros modelos explicativos na Saúde Pública, como o modelo do "Campo da Saúde" de Lalonde (1974) ou o modelo dos "Determinantes da Saúde" de Blum (1981). Todos são sínteses provisórias da realidade, estando, portanto, sujeitos a críticas; não obstante, são úteis para balizar as investigações.

Meade e Earickson (*op. cit.*) apontam como principais dificuldades das análises ecológicas em saúde: a escolha dos indicadores e medidas de saúde e doença; o perigo da falácia ecológica, a saber, inferir o comportamento individual a partir de dados agregados; o problema da escala, pois a escolha da unidade de análise influencia os coeficientes de correlação; o problema da latência e da mobilidade, entre outros. São esses os problemas que deverão ser tomados em consideração em qualquer estudo ecológico em Geografia da Saúde.

Outra vertente que complementa o panorama dos estudos de Geografia Médica ligada às ciências naturais é a dos estudos de análise espacial que pode ser subdividida em uma linha de estudos de correlação ecológica e de estudos de distribuição e alocação de equipamentos e recursos de saúde no espaço.

Análise espacial em Geografia da Saúde

A tradição da análise espacial na geografia veio do movimento da *New Geography* americana da década de 1950. Esse movimento surgiu a partir das críticas à geografia tradicional (Geografia Regional de Vidal de La Blache), considerada meramente descritiva e idiográfica. A nova proposta visava proporcionar "cientificidade" à geografia, com a aplicação da racionalidade matemática, a objetividade e a utilização da estatística.

Os estudos de análise espacial em Geografia da Saúde em geral buscam aplicar um modelo matemático a um processo espacial já descrito em termos menos quantitativos, com o objetivo de esclarecer as relações socioespaciais entre aspectos da saúde e a distribuição espacial da população. Alguns deles buscam descrever padrões precisos que poderiam ter aplicação geral (Armstrong, 1983). Utilizam métodos das ciências naturais, procurando uma ordem ou padrão espacial em um conjunto de dados. Fundamentam-se em registros acurados e enfatizam o que é observável e mensurável. Importam-se com a localização mais do que em compreender o "lugar" onde ocorrem. Cabe explicitar que o conceito de lugar na geografia está associado ao significado dado às localizações em determinado tempo histórico, enquanto o conceito de localização diz respeito à posição geográfica de determinado ponto no espaço dada pelo seu par de coordenadas geográficas, sendo, portanto, imutável e única.

Aplicada à difusão de doenças infecciosas no tempo e no espaço, essa vertente tem obtido bons resultados. A teoria da difusão espacial e os modelos de séries temporais têm possibilitado formular e testar hipóteses no campo da epidemiologia, a exemplo dos estudos de Cliff, Haggett, Ord e Versey (1981).

Os estudos que aplicam análises multifatoriais para verificação de associações entre a distribuição das doenças e fatores geográficos também têm obtido resultados interessantes (McGlashan e Chick, 1974; Rose e McGlashan, 1975, *apud* Armstrong, 1983). No Brasil essa linha da Geografia da Saúde tem apresentado grande desenvolvimento, podendo-se destacar os trabalhos de Lima e Câmara (2006); Almeida *et al.* (2009); Barcellos *et al.* (1998); Atanaka-Santos *et al.* (2007); Honorio *et al.* (2011); Teixeira e Cruz (2011); Cerbino Neto *et al.* (2009); Szwarcwald *et al.* (2011; 2000; 1997); Carvalho e Souza-Santos (2005); Kawa *et al.* (2002); Santos *et al.* (1996), entre outros.

Outra área da Geografia da Saúde em que a análise espacial apresenta resultados frutíferos é a da análise da distribuição espacial dos serviços de saúde, com três vertentes básicas: a dos padrões espaciais da estrutura dos serviços médicos, incluindo considerações sobre a hierarquia espacial dos equipamentos e a distribuição dos recursos em saúde (humanos e físicos); a que se preocupa com as variações do acesso aos serviços de saúde e os fatores socioespaciais que influenciam o comportamento dos pacientes; e a que se refere aos estudos que procuram identificar agregados espaciais (*spatial clusters*) de desigualdade e carência de oferta, utilização e alcance dos equipamentos de saúde e planejamento para a otimização dos serviços em termos de necessidade humana. Nesta linha encontram-se interessantes trabalhos no Brasil que utilizam a "teoria dos grafos" para a análise da distribuição dos serviços de saúde nos municípios brasileiros (Oliveira, 2005; 2011).

Abordagem estruturalista da Geografia da Saúde

A abordagem estruturalista da Geografia da Saúde foi influenciada pela geografia crítica, que por sua vez incorpora o enfoque da economia política. Tem como objetivos a identificação e investigação dos determinantes econômicos, sociais e políticos da saúde, da doença e da utilização dos serviços de saúde. Valoriza a teoria social e econômica como ferramenta interpretativa, desqualifica a fundamentação exclusivamente empirista. Seus conceitos-chave são espaço geográfico, território, formação socioespacial, modo de produção, dominação, exclusão, segregação socioespacial, injustiça ambiental, conflito, estrutura.

Importa-se com os contextos espaciais mais amplos (estrutura), os conceitos de opressão, dominação de classes, conflito e iniquidades considerados fundamentais para a interpretação dos fatos geográficos. Parte da premissa de que as relações econômicas e estruturais afetam todas as áreas da atividade humana, incluindo a saúde; em outras palavras, o econômico determina o social.

Segundo essa perspectiva, as causas das doenças estão enraizadas nos sistemas políticos e econômicos mais que nos comportamentos e estilos de vida.

Na sua crítica ao modelo ecológico, essa vertente da geografia considera o espaço geográfico como uma projeção do sistema socioeconômico-cultural sobre o sistema ecológico, uma projeção ativa que constrói o próprio espaço (Isnard, 1982, *apud* Nossa, 2001). A epidemiologia social também critica o modelo ecológico e a epidemiologia tradicional por considerar um equívoco colocar no mesmo plano fatores sociais, físicos e biológicos (Breilh, 1991). Segundo esse autor, cada um desses fatores corresponde a diferentes esferas de determinação, portanto não podem ser abordados conjuntamente por um único método. Para ele, a separação entre as ciências físicas e as ciências humanas é real e não pode ser ignorada.

Breilh critica a epidemiologia tradicional (biologicista) por assimilar o processo saúde-doença ao natural, prescindindo do econômico-estrutural, o que denuncia uma despolitização da questão da saúde nos estudos ecológicos.

Ele propõe a aplicação das leis do materialismo histórico ao estudo dos princípios de determinação e distribuição, que são os fundamentos da epidemiologia, de modo a revelar a estrutura social de onde surge a determinação dos grandes processos, ao mesmo tempo em que possibilita desmistificar o fetichismo da igualdade dos homens frente ao risco de adoecer, revelando, assim, a estratificação social em classes e seus distintos perfis de adoecimento (Breilh, *op. cit.*). Do mesmo modo, o modelo multicausal, que considera a realidade como uma série de fatores interconectados cujo peso causal depende da proximidade do efeito, induz a erro, pois "...é preciso apreciar a especificidade do social e do biológico e esclarecer como os processos sociais chegam a expressar-se em processos biológicos" (Breilh, *op. cit.*).

Vários autores da epidemiologia social elegem a categoria "reprodução social" do materialismo dialético para analisar a relação entre o social e o natural e aprofundar os momentos de produção e consumo, considerados indispensáveis para entender as formas de desgaste e reprodução das classes sociais (Breilh, *op. cit.*; Castellanos, 1997).

A abordagem estruturalista na saúde tampouco escapou às críticas. Os estudos de Geografia da Saúde que adotam essa abordagem, ao considerar que o econômico determina o social, retiram o poder da ação humana local sobre os processos sociais mais gerais e desconsideram a subjetividade dos indivíduos perante o fenômeno saúde-doença, mas, como se sabe, a subjetividade humana pode alterar radicalmente nossas escolhas e, portanto, a exposição aos riscos.

No Brasil essa abordagem foi adotada em importantes estudos de saúde pública sobre as relações entre espaço e saúde, procurando articular algumas categorias próprias da geografia crítica, como a noção de "organização social do espaço". Destacam-se, nesse sentido: o trabalho de Maurício Lima Barreto (1982) sobre a relação entre a organização social do espaço e a distribuição da esquistossomose na região da Bacia do Paraguaçu, na Bahia; o trabalho de José R. Carvalheiro (1983) sobre a relação entre o processo migratório e a disseminação de doenças; os diversos estudos de Paulo Chagastelles Sabroza (1991; 1995) sobre doenças transmissíveis e organização social do espaço, e desse mesmo autor com Luciano Toledo e Carlos Osanai (1992) sobre organização do espaço e processos endemoepidêmicos; os de Luis Jacintho da Silva (1981; 1997) sobre a evolução da doença de Chagas no estado de São Paulo e o conceito de espaço na epidemiologia das doenças infecciosas; os de Luciano Toledo (1993; 1996) sobre a dinâmica espacial do cólera no Brasil e no Ceará; e o estudo de Gustavo Bretas (1990) sobre a determinação da malária no processo de ocupação da fronteira agrícola, entre outros.

Abordagens humanistas e culturais em Geografia da Saúde

A geografia humanista ou humanística e a geografia cultural fazem parte das abordagens teórico-metodológicas compreensivas (Minayo, 2007). A geografia humanística utiliza a fenomenologia que privilegia a compreensão e a inteligibilidade como propriedades específicas dos fenômenos sociais, de modo que os conceitos de significado e intencionalidade distinguem esses fenômenos dos fenômenos naturais. Suas explicações estão ancoradas no "mundo social", e não no "mundo natural", correspondendo a uma aproximação da geografia com as ciências sociais.

As principais características dessa abordagem são o foco na experiência vivencial, a consideração da subjetividade dos atores sociais, a ênfase no significado, símbolos, valores, crenças e intenções. Valorizando a experiência subjetiva da saúde e da doença, considera que os significados são construídos nas interações (relações) que temos uns com os outros em nosso dia a dia, por esse motivo valorizam indistintamente as visões do senso comum e dos especialistas. Tal abordagem dá ênfase ao significado da saúde e da doença para o indivíduo, sendo que o desafio para o pesquisador é revelar e interpretar os significados que tornam racional agir de determinada maneira.

Trata-se de estudos que buscam compreender o papel do "lugar" no processo saúde-doença e no sistema de atenção à saúde, portanto a experiência do lugar é mais importante que o registro preciso de um grande número de localizações. Segundo Gatrell e Eliott, "...eles buscam um maior entendimento do processo social envolvido na conformação dos comportamentos e desfechos relacionados com a saúde" (Gatrell e Elliot, *op. cit.*). São estudos na escala local e, consequentemente, trabalham com pequenos números. O lugar é, nesse contexto, muito mais do que mera localização; é o produto de um conjunto de sensações e significados conscientes, moldados pelas circunstâncias culturais, sociais ou emotivas vividas pelos indivíduos.

Esses estudos empregam metodologias qualitativas como entrevistas, grupos focais, observação participante. Um exemplo é o trabalho de Stead *et al.* (2001, *apud* Gatrell e Elliot, *op. cit.*), que analisa os efeitos do tabagismo na saúde não pelas proporções de fumantes, mas pela compreensão do papel da exclusão social no hábito de fumar, principalmente ligado ao nível socioeconômico.

Gatrell e Elliott citam ainda trabalhos sobre a percepção de risco de pessoas que vivem próximo a depósitos de lixo; sobre cuidados domiciliares de saúde; sobre a permanência de médicos em áreas rurais; a desinstitucionalização de pessoas com doenças mentais e sobre a construção local da saúde (Eyles *et al.*, 1993; Williams, 1996; Cutchin, 1997; Joseph e Kearns, 1996; Litva e Eyles, 1994, *apud* Gratell e Elliott, *op. cit.).*

Os estudos de Geografia da Saúde, alinhados com a geografia cultural, procuram compreender como os produtos e normas culturais e suas variações pelos espaços e lugares influenciam a saúde. Nessa linha encontram-se trabalhos sobre as "paisagens terapêuticas" ou lugares de peregrinação terapêutica, nos quais se procura identificar os elementos que levaram determinados lugares a alcançarem uma reputação duradoura de promoverem cura física, mental e espiritual (Gesler, 1996).

Esses estudos procuram compreender do ponto de vista antropológico um conjunto de interações culturais e sociais, subjacentes à expressão de psicopatologias de manifestação étnica e regional, distinguindo quais os fatores etiológicos mais suscetíveis de serem influenciados por elementos contextuais.

Outras abordagens em Geografia da Saúde

Na aproximação da Geografia da Saúde com as ciências sociais, além das abordagens humanísticas e culturais, outros referenciais teóricos foram incorporados, como a "Teoria da Estruturação" de Antony Giddens (1986). Essa teoria procura uma mediação entre o estrutural e o contextual. A teoria da estruturação aplicada à Geografia da Saúde reinsere o cotidiano das pessoas como elemento fundamental para a compreensão do processo de determinação da saúde, ainda que não desconsidere o peso da estrutura. Um conceito-chave é "agenciamento/agência" ou simplesmente "ação" (*human agency*).

Essa teoria reconhece a dualidade entre estrutura e agência, ou seja, reconhece que a estrutura molda as práticas e ações sociais, mas estas últimas, em contrapartida, podem criar e recriar estruturas sociais.

Na Geografia da Saúde essas ideias vêm sendo usadas, por exemplo, para compreender as diferentes exposições a que as pessoas estão submetidas em seu cotidiano (em suas residências, locais de trabalho, e nos caminhos que percorrem durante o dia). A exposição dos indivíduos, segundo essa perspectiva, é condicionada tanto pela forma como a sociedade se estrutura como pelas escolhas e possibilidades de cada um. O trabalho de Häguerstrand, geógrafo sueco que desenvolveu em meados da década de 1960 o diagrama espaço-tempo (*time-geographic diagram*), serviu de fonte de inspiração para esse tipo de estudos.

Outro exemplo clássico do uso da teoria da estruturação na Geografia da Saúde vem de Dear e Wolch (1987, *apud* Gatrell e Elliott, *op. cit.*) em sua investigação do processo social envolvido na desinstitucionalização dos pacientes psiquiátricos na Grã-Bretanha, que resultou na formação de "guetos" em determinadas áreas das cidades, demonstrando haver um relacionamento recíproco entre o processo social e a forma urbana.

Esses mesmos autores apontam o estudo de Dyck e MacLaren (2004, *apud* Gatrell e Elliott, *op. cit.*), que analisaram qualitativamente 17 mulheres imigrantes e refugiadas em Vancouver, Canadá, para pesquisar os impactos da imigração e do assentamento nas relações entre trabalho, saúde e gênero nos domicílios. Outro exemplo é o estudo dos impactos na saúde das mudanças ocorridas em um subúrbio de Cracóvia, na Polônia, durante o período de transição que se seguiu à queda do regime comunista, realizado por Watson (2006), que concluiu que a redemocratização da Polônia resultou em um crescimento substancial das taxas de mortalidade de homens e mulheres, como também no aumento dos níveis de sofrimento psíquico (Watson, 2006, *apud* Gatrell e Elliot, *op. cit.*).

Há ainda uma linha de estudos em Geografia da Saúde que considera a diferença ou alteridade como elemento-chave para a análise dos fenômenos de saúde no espaço. Um exemplo é o trabalho de Craddock (1995, *apud* Gatrell e Elliott, *op. cit.*) que recupera episódios da história da imigração nos Estados Unidos para mostrar como a alteridade é percebida e usada no controle social pela representação do outro como "doentio" e "perigoso". Ele faz isso por meio de um estudo sobre a epidemia de varíola no século 19 em São Francisco, quando os imigrantes chineses estabelecidos no bairro chinês (Chinatown) foram responsabilizados pela epidemia.

▸ Conceitos e noções da Geografia da Saúde

A Geografia da Saúde tem de se apropriar de conceitos e noções das ciências da saúde, em particular da epidemiologia, e construir pontes com seus próprios conceitos e noções para a produção de novos conhecimentos.

Na geografia são conceitos fundamentais: espaço, lugar, região, paisagem, território, redes, localização, vizinhança, distância, ecúmeno, formação socioespacial, difusão espacial, situação geográfica, meio ambiente, ambiente construído, ambiente natural, entre outros. Nas ciências da saúde temos os conceitos de saúde, doença, agravo, contágio, transmissão, epidemia, endemia, surto, situação de saúde, risco, exposição, suscetibilidade, receptividade, vulnerabilidade, imunidade, parasito, hospedeiro, agente, vetor, fatores de risco, foco etc. Na interação entre esses conhecimentos foram criados conceitos híbridos, como o conceito de complexo patogênico, paisagem nosológica, paisagens terapêuticas, áreas de risco, foco antropúrgico etc.

Os conceitos de espaço, região, lugar, paisagem e território são os mais estruturantes do pensamento geográfico e vêm sendo utilizados no campo da saúde de diversas maneiras. Alguns autores estudaram a utilização do conceito de espaço na saúde e na epidemiologia (Czeresnia, 2000; Barcellos *et al.*, 2002; Sabroza, 1992; Bouquat e Cohn, 2004; Silva, 2000; 1997; 1985). Todos compartilham a ideia de que a utilização desse conceito não é trivial e sofreu transformações com as mudanças de paradigmas na saúde e na geografia, bem como das diferentes abordagens teórico-metodológicas adotadas. Outra constatação importante é que, conforme o objetivo do pesquisador, seu modo de abordar o problema e o paradigma adotado privilegiam diferentes conceitos. Os conceitos de paisagem e região foram muito utilizados no período inicial da Geografia Médica, no qual predominava o paradigma positivista com enfoque determinista (paisagem) e possibilista (região). Com a emergência da geografia teorética (*New Geography*) e os estudos de Geografia Médica neopositivistas, os conceitos mais utilizados foram espaço e região, sendo o primeiro sinônimo de área ou superfície (espaço geométrico) e região homogênea (da diferenciação de áreas de Hartshorne). Na década de 1980, a geografia crítica e a epidemiologia social estabeleceram novas formas de pensar a Geografia da Saúde, incorporando conceitos e categorias da economia política, como modo de produção e formação social. A Geografia da Saúde dessa época começou a utilizar o conceito de espaço geográfico, organização espacial e formação socioespacial, fundamentando-se na obra de Milton Santos (1997; 1994; 1985; 1979).

As vertentes da geografia humanista e da geografia cultural também influenciaram a Geografia da Saúde, como apresentado anteriormente, desta vez utilizando os conceitos de lugar e paisagem cultural como forma de articular a saúde com a subjetividade dos sujeitos.

Mais recentemente observa-se a emergência dos conceitos de território e redes nos estudos de Geografia da Saúde, apontando para uma saúde pública voltada para a promoção da saúde e da atenção primária. O conceito de território vem sendo utilizado duplamente como uma ferramenta para o desenho de áreas delimitadas da atenção à saúde (principalmente atenção primária) sintonizadas com os problemas e necessidades das populações e para o planejamento de ações de saúde territorializadas (Monken *et al.*, 2008). Esse conceito tem se mostrado de grande potencial, pois torna possível articular questões como uso da terra, conflitos de interesses, inclusão/exclusão, acesso/acessibilidade, participação, poder e cidadania.

▸ Considerações finais

A Geografia da Saúde ainda é um campo pouco conhecido entre os geógrafos, médicos e epidemiologistas, mas vem despertando crescente interesse, principalmente por suas inúmeras aplicações. Parte desse crescimento pode ser atribuída ao recente desenvolvimento dos Sistemas de Informações Geográficas (SIG) e sua popularização com a disponibilização de vários programas de geoprocessamento gratuitos e bases de dados de fácil acesso pela Internet.

Do ponto de vista dos canais de divulgação dessa área, alguns periódicos internacionais se destacam, como: *Social Science and Medicine* e *Health and Place*. No Brasil, os principais veículos de divulgação da produção da Geografia da Saúde são os *Cadernos de Saúde Pública*, a *Revista Brasileira de*

Epidemiologia de São Paulo, a *Revista da Sociedade Brasileira de Medicina Tropical* e, mais recentemente, a revista eletrônica *Hygeia*.

A história da Geografia Médica ou da saúde tem sido extraordinariamente rica em proporcionar novos olhares sobre o processo saúde-doença. Essa riqueza é extraída do diálogo com outras ciências, fundamentalmente com as ciências sociais e da saúde.

Atualmente é um campo vasto e com múltiplas possibilidades, que devem ser aproveitadas com compromisso da diminuição das iniquidades, da melhoria das condições de vida e saúde das populações.

▶ Referências bibliográficas

Akhtar R. Medical geography: has J.M. May borrowed M. Sorre's 1933 concept of pathogenic complexes? *Cybergeo: European Journal of Geography*, 2003. Disponível em <http://www.cybergeo.revues.org/3976. Acessos em 07 nov. 2011.

Almeida AS, Medronho R, Ortiz Valencia LIO. Análise espacial da dengue e o contexto socioeconômico no município do Rio de Janeiro, RJ. *Rev. Saúde Pública*. 43:666-73, 2009.

Armstrong RW. Medical Geography. In: Rufini JL. *Advances in Medical Social Science*. New York: Gordon and Breach Science Publishers, p. 167-183, 1983.

Atanaka-Santos M, Souza-Santos R, Czeresnia D. Análise espacial na estratificação de áreas prioritárias para o controle da malária no estado do Mato Grosso, Brasil. *Cad. Saúde Pública* 23, 2007. Disponível em <http://www.scielo.br/scielo.php?script=sci_arttext&pid=S0102311X2007000500012&lng=pt&nrm=iso>. Acessos em 07 nov. 2011.

Barcellos C, Coutinho K, Pina MF *et al*. Inter-relacionamento de dados ambientais e de saúde: análise de risco à saúde aplicada ao abastecimento de água no Rio de Janeiro utilizando Sistemas de Informações Geográficas. *CAD. Saúde Pública*. 14:597-605, 1998.

Barcellos C, Sabroza PC. The place behind the case: leptospirosis risks and associated environmental conditions in a flood-related outbreak in Rio de Janeiro. *Cad. Saúde Públ.*, 2011. Disponível em <http://www.scielo.br/scielo.php?script=sci_arttext&pid=S0102311X2001000700014&lng=pt&nrm=iso>. Acessos em 03 nov. 2011

Barcellos C, Sabroza PC, Peiter PC *et al*. Organização espacial, saúde e qualidade de vida: a análise espacial e o uso de indicadores na avaliação de situações de saúde. *Informe Epidemiológico do SUS*. 11: 129-138, 2002.

Barreto ML, Esquistossomose mansônica: distribuição da doença e organização social do espaço. SESAB. Série de estudos em saúde, 6. Salvador, 1984.

Barreto ML, Carmo EH. Mudanças em padrões de morbimortalidade: conceitos e métodos. In: Monteiro CA. *Velhos e novos males da saúde no Brasil: a evolução do país e de suas doenças*. São Paulo: Hucitec/Nupen/USP, p. 7-32, 1996.

Blum HL. *Planing for Health*. Washington: Human Sciences Press, 1981.

Bousquat AE, Cohn A. A dimensão especial nos estudos sobre saúde: uma trajetória histórica. *História, Ciências, Saúde - Manguinhos* 11: 549-68, 2004.

Breilh J. *Epidemiologia, economia, política e saúde*. São Paulo: Unesp/Hucitec, 1991.

Bretas G. *A determinação da malária no processo de ocupação da fronteira agrícola*. Dissertação (Mestrado em Saúde Pública). Rio de Janeiro: Escola Nacional de Saúde Pública, Fundação Oswaldo Cruz, 1990.

Carvalheiro JR. Processo Migratório e Disseminação de Doenças. Textos de Apoio - Ciências Sociais 1. Rio de Janeiro: ENSP/Fiocruz, 1983.

Castellanos PL. Epidemiologia, saúde pública, situação de saúde e condições de vida. Considerações conceituais. In: Barata RB. *Condições de vida e situação de saúde*. Rio de Janeiro: Abrasco, p. 31-75, 1997.

Castro J [1946]. *Geografia da fome*. São Paulo: Brasiliense, 1957.

Cerbino Neto J, Werneck Gl e Costa CHN. Factors associated with the incidence of urban visceral leishmaniasis: an ecological study in Teresina, Piauí State, Brazil. *Cad Saúde Públ*. 25:1543-1551, 2009.

Cliff A, Haggett P. Island Epidemics. *Scientific American* 250:138-147, 1984.

Cliff A, Haggett P. *Atlas of Disease Distribution*. Oxford: Blackwell, 1988.

Cliff A, Haggett P, Ord JK *et al*. *Spatial Diffusion: an Historical Geography of Epidemics in a Island Community*. Cambridge: University Press, 1981.

Curson P. Geography, Epidemiology and Human Health. In: Clarke JI. *Geography and Population*. Oxford: Pergamon Press, p. 93-101, 1986.

Czeresnia D. *Do contágio à transmissão: ciência e cultura na gênese do conhecimento epidemiológico*. Rio de Janeiro: Fiocruz, 1997.

Czeresnia D, Ribeiro AM. O conceito de espaço em epidemiologia: uma interpretação histórica e epistemológica. *Cad Saúde Públ*. 16:5950-617, 2000.

Darchenkova NP. *Significado, Tareas, Desarrollo y Objeto de la Geografía Médica*. Disertación de Maestría. La Habana: Facultad de Geografía, Universidad de La Habana, 1986.

Dubos R. *Man Adapting*. Yale: New Haven, 1980.

Edler FC. De olho no Brasil: a Geografia Médica e a viagem de Alphonse Rendu. *História, Ciências, Saúde - Manguinhos*. 7:925-43, 2001.

Ferreira MU. Epidemiologia e geografia: o complexo patogênico de Max Sorre. *Cad Saúde Públ*. 7:297-300, 1991.

Fleuret SE, Thouez JP. *Géographie de la Santé: un panorama*. Paris: Economica, 2007.

Gadelha P. *História de doenças: ponto de encontros e de dispersões*. Tese (Doutorado em Saúde Pública). Rio de Janeiro: Escola Nacional de Saúde Pública, Fundação Oswaldo Cruz, 1995.

Gatrell AC, Elliott SJ. *Geographies of Health: An Introduction*. Chichester: Wiley-Blackwell, 2010.

Gesler W. The uses of spatial analysis in medical geography: a review. *Soc Sci Med*. 23:963-973, 1986.

Gould P. Épidemiologie et maladie. In: Bailly A; Ferras R; Puimain D. *Encyclopédie de Géographie*. Paris: Economica, p. 947-967, 1993.

Haggett P. The changing geography of disease distributions. *Geografiska Annaler*. 76:69-70, 1994.

Hirsh A. *Handbook of Geographical and Historical Pathology*. London: New Sydenham Society, 1860.

Honorio NA *et al*. The spatial distribution of *Aedes aegypti* and *Aedes albopictus* in a transition zone, Rio de Janeiro, Brazil, 2009. *Cad. Saúde Públ*. 25. Disponível em <http://www.scielo.br/scielo.php?script=sci_arttext&pid=S0102311X2009000600003&lng=pt&nrm=iso>. Acessos em 03 nov. 2011.

Iñiguez Rojas L. Geografía y salud. Temas y perspectivas en América Latina. *Cad. Saúde Públ*. 14:701-711, 1998.

Iñiguez Rojas L, Toledo LM. *Espaço e doenças: um olhar sobre o Amazonas*. Rio de Janeiro: Fiocruz, 1998.

Kawa H, Sabroza PC, Oliveira RM. A produção do lugar de transmissão da leishmaniose tegumentar: o caso da localidade Pau da Fome na cidade do Rio de Janeiro. *Cad Saúde Públ*. 26:1495-1507, 2010.

Kearns RA. Medical geography: making space for difference. *Progress in Human Geography* 19:251-259, 1995.

Lacaz CS, Baruzzi RG; Siqueira Jr. W. *Introdução à Geografia Médica do Brasil*. São Paulo: Edgard Blucher/EDUSP, 1972.

Lalonde M. *A new perspective of the health of Canadians*: A Work Document. Ottawa, 1974.

Learmonth ATA. *Patterns of Disease and Hunger*: A Study in Medical Geography. Newton Abbot: David and Charles, 1979.

Leavell H, Clark E. *Preventive Medicine for the Doctors in the Community*. New York: McGraw Hill, 1965.

Lima-Camara T, Honório NA, Oliveira RL. Frequência e distribuição espacial de *Aedes aegypti* e *Aedes albopictus* (*Diptera: Culicidae*) em distintos ambientes no Rio de Janeiro. *Cad Saúde Públ*. 22:2079-84, 2006.

Marques MB. Doenças infecciosas emergentes no reino da complexidade: implicações para as políticas científicas e tecnológicas. *Cad Saúde Públ*. 11:361-388, 1995.

May JM. Medical Geography: its methods and objectives. *Geogr Rev*. 40:9-41, 1950.

Mayer JD. Geography, ecology and emerging infectious diseases. *Soc Science & Medicine*. 50:937-952, 2000.

Mayer JD. The political ecology of disease as one new focus for medical geography. *Progress in Human Geography*. 20:441-456, 2000.

Meade MS, Earickson RJ. *Medical Geography*. New York: Guilford Press, 2000.

Minayo MCS. *O desafio do conhecimento: pesquisa qualitativa em saúde*. São Paulo: Hucitec, 2007.

Monken M, Peiter PC, Barcellos CC *et al*. O território na saúde: construindo referências para análises em saúde e ambiente. In: Miranda *et al*. *Território, ambiente e saúde*. Rio de Janeiro: Fiocruz, 2008.

Moraes ACR. *Geografia: pequena história crítica*. São Paulo: Hucitec, 1983.

Nossa PNS. *Geografia da Saúde: o caso da Sida*. Oeiras: Celta Editora, 2001.

Oliveira EXG. *A multiplicidade do único no território do SUS*. Tese (Doutorado em Saúde Pública). Rio de Janeiro: Escola Nacional de Saúde Pública, Fundação Oswaldo Cruz, 2005.

Oliveira EXG *et al*. Acesso à assistência oncológica: mapeamento dos fluxos origem-destino das internações e dos atendimentos ambulatoriais. O caso do câncer de mama. *Cad. Saúde Pública* 27:317-326, 2001.

Olivera A. *Geografía de la Salud*. Madrid: Editorial Síntesis, 1993.

Osanai CH. *A epidemia de dengue em Boa Vista, território federal de Roraima, 1981-1982*. Dissertação (Mestrado em Saúde Pública). Rio de Janeiro: Escola Nacional de Saúde Pública/Fiocruz, 1984.

Pavlovsky EN. *Natural Nidality of Transmissable Diseases.* Trans. and ed. by N.D. Levine. Urbana: Univ. Illinois Press, 1966.

Peiter PC. *A Geografia da Saúde na faixa de fronteira continental do Brasil na passagem do milênio* (Tese de Doutorado). Rio de Janeiro: PPGG, Universidade Federal do Rio de Janeiro, 2005.

Pessoa SB. *Ensaios médico-sociais.* São Paulo: Cebes/Hucitec, 1978.

Pinckenhayn JA. Fundamentos teóricos de la geografía de la salud, 2003. *Boletín de Geografía,* Universidad Nacional de Tucumán. s.d. Disponível em: <http://picken@ffha.unsj.edu.ar>. Acesso em 10 nov. 2003.

Porter R. Medicine, the Human Sciences, and the Environment in the Enlightment. In: Driver F, Rose G. Nature and Science: Essays in the History of Geographical Knowledge, *Historical Geography Research Series.* 28:27-36, 1992.

Pyle GF. *Applied Medical Geography.* New York: Wiley, 1979.

Pyle GF. Introduction: foundations to medical geography. *Economic Geography* 52:95-123, 1977.

Pyle GF. *The Diffusion of Influenza.* Totowa, NJ: Rowman and Littlefield, 1986.

Pyle GF, Patterson KD. *Influenza* diffusion in european history: patterns and paradigms. *Ecology of Disease* 2:173-184, 1984.

Rose G. *Uma história da saúde pública.* São Paulo: Hucitec/Abrasco, 1994.

Sabroza PC, Toledo LM, Osanai CH. A organização do espaço e os processos endêmico-epidêmicos. In: Leal MC *et al. Saúde, ambiente e desenvolvimento: processos e consequências sobre as condições de vida.* São Paulo: Hucitec, p. 57-77, 1992.

Santos M. *A natureza do espaço.* São Paulo: Hucitec, 1997.

Santos M. *Técnica, espaço, tempo: globalização e meio técnico-científico informacional.* São Paulo: Hucitec, 1994.

Santos M. *Espaço e método.* São Paulo: Nobel, 1985.

Santos M. *O espaço dividido.* Rio de Janeiro: Francisco Alves, 1979.

Santos M. *Por uma geografia nova.* São Paulo: Hucitec, 1978.

Santos SM *et al.* Detecção de aglomerados espaciais de óbitos por causas violentas em Porto Alegre, Rio Grande do Sul, Brasil, 1996. *Cad. Saúde Públ.* 17. Disponível em http://www.scielo.br/scielo.php?script=sci_arttext&pid=S0102-311X2001000500015&lng=en&nrm=iso>. Acesso em 04 Nov. 2011.

Silva LJ. *A evolução da doença de Chagas no estado de São Paulo.* Tese (Doutorado em Saúde Pública). Ribeirão Preto: Faculdade de Medicina de Ribeirão Preto da USP, 1981.

Silva LJ. A ocupação do espaço e a ocorrência de endemias. In: Barata RB, Briceño-Léon R. *Doenças endêmicas: abordagens sociais, culturais e comportamentais.* Rio de Janeiro: Fiocruz, 2000.

Silva LJ. O conceito de espaço na epidemiologia das doenças infecciosas. *Cad Saúde Públ.* 13:585-93, 1997.

Silva LJ. Organização do espaço e doença. In: Carvalheiro JR. *Textos de Apoio: Epidemiologia 1.* Rio de Janeiro: Escola Nacional de Saúde Pública, p. 159-188,1985.

Snow J [1854]. *Sobre a maneira de transmissão do cólera.* São Paulo/Rio de Janeiro: Hucitec/Abrasco, 1990.

Sorre M. *Fundamentos Biológicos de la Geografía Humana.* Barcelona: Juventud, 1955.

Sorre M. *Les Fondements de la Géographie Humaine.* Paris: Lib. Armand Collin, 1951.

Souza-Santos R, Carvalho MS. Análise da distribuição espacial de larvas de *Aedes aegypti* na Ilha do Governador. Rio de Janeiro, Brasil. *Cad Saúde Públ.* 16: 31-42, 2000.

Szwarcwald CL *et al.* A disseminação da epidemia de AIDS no Brasil no período de 1987-1996: uma análise espacial. *Cad de Saúde Públ.* 16:7-19, 2000.

Szwarcwald CL *et al.* AIDS: o mapa ecológico do Brasil, 1982-1994. In: *Simpósio Satélite: A epidemia da AIDS no Brasil: situação e tendências.* Brasília: Ministério da Saúde. Coordenação Nacional de DST e AIDS, p. 27-44, 1997.

Szwarcwald CL *et al.* A disseminação da epidemia da AIDS no Brasil no período de 1987-1996: uma análise espacial. *Cad. Saúde Públ.,* 2011. Disponível em <http://www.scielo.br/scielo.php?script=sci_arttext&pid=S0102-311-X2000000700002&lng=pt&nrm=iso>. Acessos em 03 nov. 2011.

Teixeira TRA, Cruz OG. Spatial modeling of dengue and socio-environmental indicators in the city of Rio de Janeiro, Brazil. *Cad Saúde Públ.* 27, 2011. Disponível em <http://www.scielo.br/scielo.php?script=sci_arttext&pid=S0102311X2011000300019&lng=pt&nrm=iso>. Acessos em 03 nov. 2011.

Thouez JP. La Géographie des Maladies. In: Bailly A, Ferras R, Puimain D. *Encyclopédie de Géographie.* Paris: Economica, p. 931-946, 1993.

Toledo LM. *O espaço do cólera: determinantes sociais e regulação ambiental dos caminhos de uma epidemia.* Tese (Doutorado em Saúde Pública). Rio de Janeiro: Escola Nacional de Saúde Pública, Fundação Oswaldo Cruz, 1996.

Urteaga L. Miséria, miasmas y microbios, las topografías médicas y el estudio del medio ambiente en el siglo XIX. *Geocrítica.* 28:5-50, 1980.

42 Medicina de Viagem

Fernando S. V. Martins, Luciana G. F. Pedro, Ricardo P. Igreja e Terezinha Marta P. P. Castiñeiras

▸ Introdução

Em 2008, segundo dados da World Tourism Organization (UNWTO), cerca de 922 milhões de pessoas fizeram viagens internacionais, das quais 138 milhões, em razão de trabalho. Os viajantes, por desconhecerem os riscos ou por não observarem adequadamente as medidas de prevenção, podem adoecer durante a viagem ou após o retorno. Dados relativos ao final do século 20 sugerem que, durante ou após a viagem, para cada 100 mil viajantes que se dirigem aos países em desenvolvimento por mês, 50 mil apresentam algum problema de saúde, 8 mil procuram assistência médica, 5 mil precisam de repouso, 1.100 ficam incapacitados para o trabalho, 300 são hospitalizados e 1 morre (Ryan e Kain, 2000).

▸ Medicina de viagem

A *medicina de viagem* surgiu no final da década de 1970 na Europa Ocidental e América do Norte como "ramo" da Medicina Tropical, tendo como objetivo primário proteger a saúde dos viajantes. A medicina de viagem é resultante da percepção de que o deslocamento de pessoas, particularmente para as regiões menos desenvolvidas, é capaz de gerar numerosas oportunidades de adoecimento por agentes infecciosos, tornando prioritário sistematizar medidas preventivas que resultem em redução desses riscos. Em abril de 1988, foi realizada a primeira Conferência Internacional de Medicina de Viagem em Zurique, com cerca de 400 participantes (Buck e Steffen, 2007). Em 1990, foi criada a International Society of Travel Medicine (ISTM), que realiza congressos, a cada 2 anos, e edita uma revista bimestral (*Journal of Travel Medicine*).

Progressivamente, tornou-se evidente a necessidade de expansão da área de atuação da medicina de viagem, uma vez que os riscos à saúde do viajante incluem numerosos outros agravos de natureza não infecciosa, como os acidentes, a exposição aos extremos de temperatura, as intercorrências com doenças crônicas preexistentes etc. A medicina de viagem é uma área multidisciplinar que tem como base a Medicina Tropical e inclui fundamentos de muitas outras especialidades médicas, tais como Epidemiologia, Imunologia, Cardiologia, Pneumologia, Dermatologia, Psiquiatria e, adicionalmente, se apoia em princípios das Ciências Comportamentais e da Geografia. Cabe ao especialista em medicina de viagem integrar os conhecimentos necessários e utilizar, de maneira racional, os recursos disponíveis e cabíveis para a prevenção do adoecimento associado às viagens.

O aconselhamento médico do viajante, entretanto, vai além da preocupação com o indivíduo e considera os riscos existentes para população. O viajante é, geralmente, quem introduz ou reintroduz novas doenças em um lugar, mas também pode ser uma excelente sentinela. Quando recebe as medidas profiláticas e as informações adequadas (*sentinela informada*), tem menor risco de adoecer e, se isto ocorrer, mais chance de diagnóstico precoce, o que reduz o risco potencial de introdução de novas doenças ou reintrodução das que já foram eliminadas. A informação é, portanto, a principal medida de proteção, para os viajantes e para a população.

A medicina de viagem é, fundamentalmente, preventiva e fundamentada no conceito de redução de riscos (Shlim, 2009). É importante, portanto, que o especialista se mantenha adequadamente informado sobre a situação epidemiológica no mundo e, como nenhuma medida profilática é infalível, deve também ser capaz de diagnosticar e tratar condições patológicas, infecciosas ou não, associadas às viagens.

▸ Medicina de viagem no Brasil

O *Cives – Centro de Informação em Saúde para Viajantes* – foi implantado na UFRJ, em março de 1997, em uma estrutura planejada exclusivamente para o atendimento ao viajante. O primeiro serviço público especializado em medicina de viagem do Brasil, o *Cives* realiza atendimentos individuais (60% relacionados com viagens a trabalho) e faz consultorias para empresas e para tropas brasileiras enviadas em missões no exterior. Além disto, desenvolveu e mantém uma *homepage* (http://www.cives.ufrj.br) para divulgação de informações relativas à profilaxia de doenças em viajantes e tem um programa de treinamento e capacitação de recursos humanos.

Em 2000 e 2001, em decorrência da percepção da importância da medicina de viagem para o Brasil, foram criados dois novos serviços no país, ambos em São Paulo. Estes serviços, respectivamente, o *Núcleo de Medicina do Viajante* (Instituto de Infectologia Emílio Ribas) e o *Ambulatório de Medicina do Viajante* (Hospital das Clínicas da USP), são também vinculados ao setor público. Gradativamente, novos serviços especializados foram criados: Hospital das Cínicas de Pernambuco (2004), Escola Paulista de Medicina (2007), Instituto de Medicina Tropical de Manaus (2007) e existem perspectivas de implantação de outro no Hospital Universitário de Brasília. Em 2008, foi criada a *Sociedade Brasileira de Medicina de Viagem – SBMV* (http://www.sbmviagem.org.br/).

▸ Viagens e riscos para a saúde

Viajar é uma característica humana. Os seres humanos modernos viajam há mais de 60.000 anos, desde que migraram da África e se distribuíram por todos os continentes. Os deslocamentos (viagens) são fatores importantes na disseminação de doenças e, atualmente, é possível chegar a praticamente qualquer parte do mundo em até 36 h, um intervalo de tempo menor do que o período de incubação da maioria das doenças infecciosas (Cetron *et al.*, 1998). Os viajantes foram responsáveis, entre outros numerosos episódios, pela introdução da *peste bubônica* na Europa, da *febre amarela* e da *varíola* no continente americano e, mais recentemente, pela disseminação do HIV no mundo (Morse, 1995).

As pessoas deslocam-se, em um mesmo país ou para outros, em razão de guerras, perseguições políticas, atividades comerciais, oportunidades de trabalho, *eventos de massa* ou, simplesmente, para conhecer novos lugares. Em 2008, o principal motivo para viagens internacionais foi o turismo (Tabela 42.1) e, em países desenvolvidos, existe um aumento significativo de viajantes idosos (WHO, 2010; Franco-Paredes, 2009). Viagens a trabalho foram a razão de 15% dos deslocamentos para o exterior (contra cerca de 60% dos viajantes que são atendidos no *Cives*). Os viajantes que visitam amigos e parentes constituem um grupo de risco elevado para adquirir doenças, por serem menos propensos (falsa sensação de segurança) a procurar aconselhamento médico pré-viagem (Franco-Paredes, 2009).

A expressão *evento de massa* é usada para designar qualquer reunião de mais de 1.000 pessoas em um determinado local, para uma finalidade específica e por um período de tempo limitado (WHO, 2010). Os *eventos de massa* constituem complexos desafios, relacionados com a *medicina de viagem*, vigilância epidemiológica, vacinação, saúde ambiental, preparação para emergências, gerenciamento de multidões e de segurança. Podem ser de natureza esportiva, cultural (exposições, festivais de música), encontros religiosos e peregrinações.

O Brasil vem sendo sede de grandes *eventos de massa*. O Rio de Janeiro, em razão da realização dos *Jogos Mundiais Militares* em 2011, recebeu cerca de sete mil atletas de mais de 90 países, além de cerca 500 mil visitantes do mundo inteiro. Além disso, o Brasil realizará em 2014 a 20ª edição da *Copa do Mundo de Futebol da FIFA* (Fédération Internationale de Football Association), e, em 2016, o Rio de Janeiro receberá a *XXXI Olimpíada* e a *XV Paraolímpiada*.

Ao viajar, as pessoas podem ficar expostas a *riscos maiores* do que os existentes no seu local de origem e a *novos riscos*. Podem ser, de modo súbito, submetidas a condições diferentes de clima, de fuso horário, de altitude e a novos microrganismos. Estas mudanças, associadas ao estresse, à fadiga, às condições do meio de transporte, à idade e a problemas de saúde *prévios*, podem representar um risco para a saúde do viajante. A submissão a condições ambientais adversas, como exposição excessiva à luz solar, extremos de temperatura (calor ou frio), variações da pressão atmosférica ou redução do nível de oxigênio disponível, pode resultar em riscos potenciais para a saúde dos viajantes (WHO, 2010). Em razão disto, para minimizar os riscos, uma viagem deve ser adequadamente planejada.

Tabela 42.1 Viagens Internacionais, 2008: motivos e número de viajantes.

Motivo da viagem	Viajantes (milhões)	%
Turismo	467	50,7
Trabalho	138	15,0
Outros (VAP,* peregrinação)	249	27,0
Desconhecido	67	7,3
Total	922	100,0

*VAP = visita a amigos e parentes. Fonte: World Health Organization (WHO), 2010.

Em termos gerais, os riscos para o viajante são maiores em países e regiões menos desenvolvidas. Constitui, no entanto, um equívoco presumir que nos países desenvolvidos os riscos sejam inexistentes. Em *todos os países*, em maior ou menor grau, podem existir condições que impliquem riscos para a saúde do viajante. Os padrões de riscos são desiguais entre países e, dentro de um país, pode haver diferenças consideráveis entre regiões, cidades e, até mesmo, entre os bairros de uma mesma cidade.

As viagens, quando muito frequentes e geralmente as de trabalho, podem estar relacionadas com alto grau de estresse, uma vez que o indivíduo fica exposto a um novo ambiente e recebe uma grande variedade de estímulos não habituais. O desconhecimento dos hábitos locais e dos riscos de violência e acidentes, que são peculiares para cada região, associado a uma desinibição (*sensação de anonimato*), que é comum em viajantes, pode facilitar a ocorrência de transtornos durante a viagem. Os *distúrbios mentais* são um dos principais problemas de saúde relacionados com as viagens, e as *emergências psiquiátricas* são uma das razões mais comuns para evacuação aérea de viajantes. Os *distúrbios mentais* preexistentes podem ser exacerbados devido ao estresse ou, em pessoas predispostas, podem ser desencadeados pela primeira vez (WHO, 2010). As viagens aéreas estão associadas a uma frequência maior de riscos para a saúde, que incluem *cinetose*, *discronismo circadiano (jet lag)*, *distúrbios de comportamento*, *doenças tromboembólicas*, transmissão de *infecções* e *despressurização*.

A violência é um risco a ser sempre considerado durante as viagens. Em qualquer local do mundo, o viajante pode ser vítima de assaltos, furtos, violência sexual, sequestros e homicídios. Pode ainda estar visitando um país com áreas de conflito interno ou ser vítima de ataque terrorista (Sleet *et al.*, 2009). O viajante deve ter cautela durante os deslocamentos no local de destino. Fatores como dirigir em local desconhecido, tráfego em mão inglesa, cansaço excessivo e ingestão de bebidas alcoólicas contribuem para a ocorrência de acidentes de trânsito, uma das principais causas de hospitalização e morte entre os viajantes (Steffen, 2004).

Antes de viajar, os indivíduos com doenças crônicas devem consultar seu médico, informar-se sobre a qualidade da assistência médica no local de destino e se certificar da cobertura do plano de saúde ou seguro de viagem. As viagens devem ser programadas durante um período de estabilidade da doença. É desaconselhável viajar logo após o início ou troca da terapêutica, pelo risco de intolerância aos medicamentos e pela necessidade de avaliação médica frequente.

As mudanças na alimentação, na atividade física, na altitude, na temperatura e no fuso horário podem descompensar doenças preexistentes. As viagens aéreas podem representar risco adicional para os portadores de doenças crônicas. As aeronaves a jato, em geral, voam a uma altitude de cruzeiro entre 9.000 e 11.000 metros e mantêm uma pressurização interna de 544 mmHg, equivalente à pressão atmosférica de um local com cerca de 2.500 metros de altitude. Neste ambiente, existe apenas 71% do oxigênio disponível em um local ao nível do mar. Em geral, os indivíduos saudáveis não apresentam qualquer desconforto com os níveis de oxigênio encontrados no interior dos aviões (WHO, 2010). As pessoas com *doenças cardíacas* ou *pulmonares*, no entanto, podem apresentar complicações, portanto, devem ser submetidas a uma avaliação clínica *antes* de uma viagem.

A ocorrência de *doenças infecciosas* no local de destino é um fator de risco importante para aquisição de doenças durante uma viagem, mas de modo algum é o único fator e nem é determinante de adoecimento. O viajante, em função de doenças preexistentes, pode ter maior suscetibilidade ao adoecimento ou, ao contrário, ter proteção contra uma determinada doença infecciosa conferida pelo contato prévio com o microrganismo ou pela vacinação. Além disto, o viajante, quando adequadamente informado sobre os riscos, pode adotar medidas de proteção. A adoção sistemática das medidas gerais de proteção e – quando indicadas – a vacinação e a utilização de medicamentos preventivos reduzem de maneira significativa o risco de adoecimento. Quando não está adequadamente informado, o viajante tende a deixar de observar as medidas de proteção à medida que aumenta a duração da permanência.

▸ Planejamento da viagem

O planejamento é uma etapa fundamental para redução de transtornos e riscos para a saúde durante a viagem. Alguns fatores individuais, como extremos de idade (crianças e idosos), período gestacional e doenças preexistentes, devem ser levados em consideração durante a escolha do roteiro, do meio de transporte e do tipo de hospedagem (WHO, 2010).

▪ Informação

O viajante deve se informar, com *antecedência,* sobre as características ambientais do local de destino, as condições de saneamento básico, a infraestrutura médico-hospitalar, a situação sociopolítico-econômica, os documentos necessários, os hábitos culturais e as doenças prevalentes na região.

As diferenças culturais, quando desconsideradas, podem causar transtornos e interferir nas atividades profissionais. Além disto, durante a estada em outro país, o viajante estará submetido às leis locais. Essas diferenças devem ser respeitadas e ter noções sobre costumes e tradições locais pode tornar relacionamentos profissionais e pessoais mais produtivos. Pode ser útil aprender (ou ter por escrito) algumas expressões básicas da língua local.

▪ Documentos

Em viagens internacionais, deve ser verificado se o passaporte e os vistos necessários se encontram válidos. Uma fotocópia de ambos deve ser guardada separadamente dos originais. Isto facilitará a obtenção de novos documentos, em caso de extravio. É importante ter à mão os endereços e os telefones das representações diplomáticas do Brasil (embaixadas ou consulados) mais próximas do local de destino, pois isto pode ser importante em caso de problemas médicos ou jurídicos.

Caso esteja planejada a utilização de carro no exterior, o viajante deverá se informar, antes da partida, sobre a necessidade de carteira internacional de habilitação e sobre as regras de trânsito locais, junto à representação diplomática do país de destino.

O viajante deve levar, junto dos documentos de identificação pessoal, as informações sobre doenças de que seja portador, alergias e medicamentos em uso. Deve ainda estar anotado o nome e o telefone da pessoa a ser avisada em caso de urgência. Uma fotocópia do *Cartão de Vacinação* deve ser providenciada, pois é importante que esteja disponível em caso de intercorrências médicas e é fundamental nos casos de acidentes.

O viajante deve estar presente para o *check-in*, com bilhete válido e reserva confirmada, com antecedência recomendada pela companhia aérea. Em caso de *overbooking*, atrasos ou cancelamentos de voos, extravio ou dano de bagagens, o passageiro tem direito a compensações por parte da companhia. Nos voos internacionais, estas compensações são regulamentadas pela Convenção de Varsóvia e, nos voos nacionais, podem variar de país para país. No Brasil, o assunto é regulamentado pela Agência Nacional de Aviação Civil (Anac). Em 2009, a Anac editou um *Guia* contendo direitos, obrigações e orientações básicas para passageiros, que pode pode ser consultado *on-line* (http://www.anac.gov.br) (Anac, 2009).

▪ Bagagem e acessórios básicos

A bagagem deve ser apenas a necessária, levando-se em conta a finalidade da viagem, o tempo de permanência e as condições climáticas. Malas com muito peso são desconfortáveis para serem transportadas, podem causar transtornos à saúde (dor lombar, dores musculares nas pernas e braços, dores articulares) e resultar em custo adicional em razão do excesso de peso. Além disto, a bagagem não poderá conter artigos considerados perigosos, como explosivos, substâncias inflamáveis, materiais radioativos e agentes biológicos. Objetos cortantes (como tesouras) não podem ser transportados na bagagem de mão. Existem, ainda, restrições para transporte de líquidos na bagagem de mão em voos (internacionais ou domésticos) que utilizem a área de embarque para voos internacionais. Em voos internacionais, é necessário consultar a empresa aérea sobre o que é permitido transportar na bagagem de mão, uma vez que as normas no país de destino podem ser diferentes das brasileiras (Anac, 2009).

É sempre oportuno levar artigos de higiene pessoal e acessórios para cuidados básicos. Um *kit* de primeiros socorros pode ser útil, principalmente em lugares de difícil acesso à assistência médica. O *kit* deve conter apenas medicamentos que foram prescritos pelo médico e deve estar de acordo com o tipo de viagem, história de doenças e disponibilidade de assistência médica (Weiss e Franco-Paredes, 2008). Alguns itens são básicos, como sais de reidratação oral, luvas descartáveis, material para curativo (gaze, esparadrapo, atadura), repelentes e termômetro.

A bagagem deve estar identificada na parte externa e interna com nome e telefone do viajante. Os objetos de valor (joias, dinheiro, títulos monetários) devem ser carregados na bagagem de mão, pois as transportadoras estão isentas de responsabilidade sobre estes itens. Por motivos de segurança, em hipótese alguma, devem ser transportados volumes de pessoas desconhecidas.

▪ Avaliação médico-odontológica

A avaliação médico-odontológica é uma etapa imprescindível no planejamento da viagem. Durante a consulta pré-viagem, são avaliados os riscos relacionados com a viagem, de acordo com as características individuais de cada viajante, o meio de transporte, a atividade programada e o roteiro detalhado da viagem. Não é possível avaliar, com segurança, a indicação de medidas de proteção com base apenas no local de destino. O planejamento em relação às medidas profiláticas é individual e para indicá-las é necessária uma consulta médica. A orientação médica especializada deve ser feita com antecedência de pelo menos 30 dias.

É importante fazer uma revisão dentária antes da viagem, particularmente para pessoas com problemas crônicos. As intercorrências odontológicas são causas de enorme desconforto e, quando ocorrem durante uma viagem, podem resultar em transtornos consideráveis, especialmente porque o acesso ao atendimento odontológico de boa qualidade pode ser difícil e caro.

As pessoas em tratamento de qualquer doença (*diabetes, doenças cardíacas* ou *pulmonares, imunodeficiências* etc.) ou em uso de qualquer medicamento (antibióticos, anticoncepcionais, insulina, hipoglicemiantes orais, anticonvulsivantes etc.) devem consultar o médico antes de qualquer viagem. Os medicamentos contra *diabetes* podem necessitar de ajuste, em função de alterações de fuso horário. Os viajantes com fatores de risco para trombose venosa profunda devem receber orientações quanto às medidas preventivas, incluindo o uso de meias elásticas e medicamentos (Alves *et al.*, 2010; Barbeau, 2010). Nas viagens para locais com altitude elevada ou mesmo durante o voo, a redução do nível de oxigênio pode contribuir para por em risco indivíduos saudáveis. Esta redução, no entanto, pode ser ainda mais crítica para pessoas com doenças cardíacas ou pulmonares, para as quais pode ser eventualmente necessária a prescrição de oxigênio suplementar durante viagens aéreas (Alves *et al.*, 2003).

Os viajantes com necessidades de dietas especiais, por motivos de saúde ou religiosos, e os passageiros com necessidade de assistência especial (portadores de deficiência, idosos, gestantes, lactantes, crianças desacompanhadas etc.) devem entrar em contato com a companhia aérea com antecedência de, no mínimo, 48 h antes do embarque para as providências necessárias. Os portadores de doenças graves ou condições de saúde instáveis para os quais sejam necessários equipamentos médicos ou tratamento (inclusive oxigênio) durante a viagem aérea e mulheres no último mês de gestação devem obter com a transportadora um formulário que será preenchido pelo médico assistente. Este formulário, o MEDIF (Medical Information Form), é confidencial, e deve ser entregue com antecedência para ser analisado pelo Serviço Médico da companhia, que então providenciará os recursos necessários ou, eventualmente, contraindicará a viagem (Anac, 2007).

Medicamentos e receitas

Em muitos países, só é possível adquirir medicamentos com receita médica de profissionais com registro no próprio país e, em áreas mais remotas, a obtenção de remédios pode ser impossível. As pessoas que fazem uso de remédios regularmente devem calcular, com o médico, a quantidade necessária para o período da viagem. Os medicamentos devem ser levados em dobro em relação à quantidade calculada. Para minimizar os problemas decorrentes de extravio, uma parte dos medicamentos deve ser transportada na bagagem de mão e a outra deve ser enviada junto com a bagagem despachada.

Para evitar transtornos com as inspeções alfandegárias, deve ser levada uma prescrição médica, especificando o medicamento, o princípio ativo e a quantidade que estará em poder do viajante. Nos casos dos pacientes diabéticos, em uso de insulina, a entrada de seringas e agulhas, em alguns países, é permitida apenas com justificativa médica.

Assistência médica no exterior

A prestação de assistência médica aos brasileiros (segurados do INSS e familiares) residentes ou que se deslocam para o exterior, inclusive turistas, está prevista nos *Acordos Internacionais de Previdência Social* que o Brasil mantém com alguns países: Argentina, Cabo Verde, Chile, Espanha, Grécia, Itália, Portugal e Uruguai. Para ter direito à assistência, o viajante deve estar de posse do *Certificado de Direito à Assistência Médica* (CDAM), que pode ser obtido nas representações estaduais do Departamento Nacional de Auditoria do Sistema Único de Saúde (SUS) do Ministério da Saúde (MPS, 2007). Além disto, deve ser considerada a possibilidade de um seguro-saúde específico para viagens. As pessoas que já dispõem de seguro devem verificar a cobertura em relação às viagens. Informações sobre a qualidade de assistência médica no local de destino e a possibilidade de remoção em caso de emergência são essenciais.

Aconselhamento pré-viagem

O aconselhamento pré-viagem é uma consulta médica especializada que utiliza como princípio básico a prevenção de doenças, levando em consideração a suscetibilidade do indivíduo e os riscos relacionados com a viagem (Acosta, 2009). Pressupõe, portanto, o estudo da epidemiologia das doenças, dos riscos ambientais, de acidentes e de violência nas mais diversas regiões do planeta. A dinâmica da consulta ao viajante é, em sua essência, diferente do atendimento médico de um paciente.

Durante a consulta pré-viagem, que tem duração de 50 a 60 minutos, são avaliadas a *história clínica e vacinal* do indivíduo (Tabela 42.2) e as características da viagem, da atividade programada e do meio de transporte (Tabela 42.3). Todos esses elementos, em conjunto, são imprescindíveis para identificação dos riscos e programação das medidas de proteção (Acosta, 2009). O desconhecimento de que as viagens podem implicar riscos para a saúde é o principal obstáculo para uma viagem mais segura.

Tabela 42.2 Dados básicos: informações sobre o viajante.

- Idade
- Estado civil
- Atividade profissional
- Doenças anteriores
- Doenças atuais
- Tratamentos em curso
- Gestação, amamentação
- Alergias alimentares
- Alergias medicamentosas
- Vacinas já recebidas
- Eventos adversos às vacinas
- Exame físico

Tabela 42.3 Dados básicos: informações sobre a viagem.

- Data da partida
- Roteiro
- Tempo de permanência
- Tipo de transporte
- Motivo da viagem: turismo, trabalho, visita a amigos e parentes
- Atividade programada
- Estilo de viagem
- Condições de alojamento
- Disponibilidade de assistência médica

Registro médico

O registro adequado das informações, como em qualquer outra consulta médica, é fundamental e deve servir de base para o planejamento da conduta. O objetivo do registro médico é permitir que outros profissionais consigam entender a conduta programada com a simples leitura, sem necessitar de deduções. Além disto, em algumas situações, o registro médico pode ser solicitado em processos jurídicos e tem, portanto, valor legal.

A elaboração de fichas para o atendimento ao viajante, quando em bases racionais, pode ser útil para a padronização da coleta de dados, visto que a consulta pré-viagem não decorre de uma queixa principal e a sistematização das perguntas pode auxiliar na obtenção das informações necessárias, sem esquecimentos. As informações contidas nas fichas, entretanto, devem ser apenas as necessárias. Fichas muito extensas não são sinônimos de qualidade e, ao contrário, podem refletir falta de objetividade e implicar perda de tempo para o seu preenchimento.

Dados sobre o viajante

Durante a consulta *pré-viagem*, é necessário identificar os indivíduos suscetíveis a doenças imunopreveníveis, com necessidades especiais ou com contraindicação a vacinas ou medicamentos. Além disto, é importante detectar as preocupações com a viagem, o estilo do viajante, o grau de planejamento, o impacto da viagem na vida da pessoa e a capacidade do viajante de seguir as recomendações. Todas estas variáveis, em maior ou menor grau, podem interferir no risco de adoecimento relacionado com as viagens e na programação das medidas de proteção (Acosta, 2009).

Dados sobre a viagem

Os riscos de adoecimento durante as viagens podem variar de acordo com: local de destino, estação do ano, tempo de permanência, condições de alojamento, tipo de transporte, motivo da viagem, atividade programada e acesso à assistência médica (Acosta, 2009).

Fontes de informação

Em qualquer atendimento em *medicina de viagem*, é fundamental que o médico tenha, com antecedência, a informação do local de destino do viajante, para que possa fazer o estudo de roteiro e análise dos riscos existentes. A obtenção de informações, entretanto, não é tarefa simples e representa um dos principais desafios para o médico que atua em *medicina de viagem*. Além de estar atento às notícias (nem sempre precisas) divulgadas pela imprensa, o médico tem como instrumento fundamental a *Internet*, onde poderá obter informações mais confiáveis e em "tempo real". Existem diversos *sites* governamentais, universitários e privados com informações sobre temas que interessam ao aconselhamento de viajantes (Tabela 42.4).

O programa de monitoramento de doenças emergentes (Program for Monitoring Emerging Diseases – ProMED) permite, além da consulta *online* sobre a ocorrência de doenças emergentes no mundo, o cadastro de *e-mails* para recebimento automático das notícias. A participação em fóruns de discussão sobre assuntos relacionados com a *medicina de viagem* por intermédio da International Society of Travel Medicine permite a troca de experiências e de informações. Adicionalmente, quando retornam, os próprios viajantes, são excelentes fontes de informações.

Estudo de roteiro

As informações obtidas sobre o local de destino, antes da consulta, são elementos essenciais para o atendimento em *medicina de viagem*. O estudo de roteiro não se restringe à distribuição de doenças infecciosas, mas deve, necessariamente, incluir riscos ambientais, de desastres naturais, de conflitos, de criminalidade e, ainda, informações sobre os hábitos culturais, os índices socioeconômicos e a qualidade da assistência médica. Como as informações são extremamente dinâmicas, é

Tabela 42.4 Fontes de informação on-line.

Informação em saúde	Endereço
Centro de Informação em Saúde para Viajantes – *Cives*	http://www.cives.ufrj.br
Centers for Disease Control and Prevention – CDC	http://www.cdc.gov/travel/
Health Canada Travel Medicine	http://www.phac-aspc.gc.ca/tmp-pmv/
Fit for Travel (Escócia)	http://www.fitfortravel.scot.nhs.uk/home.aspx
International Society of Travel Medicine – ISTM	http://www.istm.org
Program for Monitoring Emerging Diseases – ProMED-mail	http://www.promedmail.org
World Health Organization – WHO	http://www.who.int
Informação em segurança	
U.S. Department of State	http://www.state.gov/
British Foreign & Commonwealth Office	http://www.fco.gov.uk/en/
Foreign Affairs and International Trade Canada	http://www.voyage.gc.ca/countries_pays/menu-eng.asp
Australian Department of Foreign Affairs and Trade	http://www.dfat.gov.au/geo/index.html
Informação em desastres naturais	
U.S. Geological Survey	http://earthquake.usgs.gov/
Earth Observatory	http://earthobservatory.nasa.gov/NaturalHazards/
National Geophysical Data Center	http://www.ngdc.noaa.gov/hazard

necessário sempre verificar os dados disponíveis, preferencialmente em mais de uma fonte, pois nem sempre os *sites* são atualizados ao mesmo tempo e algumas recomendações podem variar de acordo com cada país.

Contraindicação a viagens

Condições como gravidez, doenças e idade (crianças e idosos) podem influenciar os riscos para a saúde durante uma viagem. Com o aumento da expectativa de vida e o desenvolvimento de recursos para tratamento de doenças crônicas, viajantes com necessidades especiais são cada vez mais frequentes. Em geral, estes indivíduos podem viajar com segurança, seguindo o planejamento em relação às medidas de proteção. Algumas vezes, entretanto, o risco pode ser particularmente elevado, sendo contraindicada a realização da viagem. Não estar vacinado ou estar com o esquema incompleto pode ser fator determinante para o adiamento de viagens para áreas de risco de doenças como *febre amarela, encefalite japonesa, hepatite A, cólera* etc.

Durante a gestação, algumas condições clínico-obstétricas (ameaça de parto prematuro, hipertensão arterial de difícil controle) podem representar contraindicação à viagem. As viagens aéreas são permitidas para gestantes sem complicações obstétricas e sem doenças de base até a 36ª semana. A partir do sétimo mês, algumas companhias aéreas permitem o embarque apenas mediante apresentação de laudo médico que libere a gestante para o voo. A comprovação da idade gestacional pode ser exigida.

O uso de vacinas durante a gravidez deve ser restrito a situações especiais com benefício evidente. As vacinas com agentes atenuados não devem ser usadas, pois existe o risco de infecção fetal pelo próprio vírus vacinal. As gestantes não imunizadas para *febre amarela* não devem, portanto, viajar para área com risco de transmissão.

A *malária* durante a gestação é potencialmente mais grave e pode aumentar a letalidade materna e a incidência de aborto e parto prematuro (Arguin e Steele, 2009). Quando a viagem para área de risco de transmissão de *malária* for inevitável, é importante que as medidas de proteção contra doenças transmitidas por insetos sejam sistematicamente adotadas, inclusive a utilização de repelentes à base de DEET (30-35%) (Breisch, 2010).

Os viajantes com *doenças cardíacas* ou *pulmonares* devem observar os cuidados adequados à sua condição. São desaconselháveis viagens para regiões remotas, sem estrutura adequada para atendimento médico, com altitude elevada ou que exijam um grau de esforço físico maior que o desejável para o indivíduo. Nas viagens de avião, deve ser levado em consideração que a quantidade de oxigênio é menor no interior das aeronaves do que ao nível do mar, o que é um fator de risco adicional. As pessoas com *infarto cardíaco* recente, incluindo as que foram submetidas a cirurgia de revascularização, devem aguardar, pelo menos por 3 semanas *após a alta hospitalar*, para viajar, sendo necessário que *antes* sejam submetidas à avaliação médica. Os portadores de marca-passos ou desfibriladores devem verificar com o médico se os detectores magnéticos da segurança dos aeroportos podem ou não interferir com o modelo utilizado. As mulheres com *doença cardíaca* que estejam grávidas e as crianças com *cardiopatia cianótica* devem *evitar* viagens. As pessoas com *qualquer doença cardíaca* não controlada, que apresentem falta de ar ou dor torácica, têm contraindicação *absoluta* para viagens.

Os viajantes com *imunodeficiência* devem evitar as áreas de transmissão de *febre amarela*, pois a única vacina disponível para a prevenção da doença é constituída de vírus atenuados e, portanto, está contraindicada. Em indivíduos infectados pelo HIV, quando a viagem para áreas de risco de *febre amarela* for *inevitável*, admite-se (decisão que compete ao médico e ao viajante) a possibilidade de vacinar aqueles com menor grau de comprometimento imunológico (CD4 > 200 células/$\mu\ell$ por pelo menos 3 meses) (United Kingdom, 2010).

Muitos países exigem a realização do exame sorológico para o HIV para concessão de vistos e não permitem a entrada de pessoas infectadas. Em geral, essa exigência se aplica para estudantes e trabalhadores com previsão de permanência prolongada, embora possa se estender para turistas de curta permanência, dependendo do país. A *Organização Mundial da Saúde* não dispõe de uma lista dos países que restringem a entrada de pessoas portadoras do HIV, pois a notificação disto não é exigida. Como pode se alterar ao longo do tempo, a exigência deve ser verificada na embaixada ou consulado do país de destino antes da viagem.

A idade não constitui, *per se*, restrição às viagens, embora os problemas de saúde sejam mais frequentes em crianças pequenas e em idosos. A vacina da *febre amarela* não deve ser usada em menores de 6 meses e deve ser usada, com cautela, em viajantes com mais de 60 anos que não foram previamente vacinados, pelo risco de efeitos colaterais graves. Crianças com *otite* ou sinusite não devem realizar viagens aéreas até que estejam curadas.

Os viajantes que foram submetidos a procedimentos médicos ou odontológicos, nas últimas 4 semanas, devem se informar sobre eventuais restrições a viagens aéreas.

Medidas de proteção individual

Com base nos dados obtidos por meio da consulta médica pré-viagem, é feito o planejamento em relação às medidas de proteção, visando à redução do risco de adoecimento. Todas as medidas preventivas, *gerais e específicas*, são indicadas em bases individuais. Em algumas situações, pode ser prudente o adiamento da viagem.

As *medidas gerais* de proteção incluem orientações básicas sobre a redução de riscos. As medidas *específicas* englobam a prescrição de medicamentos e vacinas, adequados à proteção do viajante em relação aos riscos que sejam individualmente significativos. A discussão sobre estas medidas é responsável por uma parcela significativa do tempo do atendimento médico, tornando a consulta em *medicina de viagem* muito educativa. Como a quantidade de informação é, em geral, muito grande, é importante que o viajante tenha acesso a material informativo, impresso ou *on-line*. Quando não adequadamente esclarecido, a tendência do viajante de deixar de observar as medidas de proteção aumenta proporcionalmente em relação à duração da permanência.

Violência

A violência é um risco em qualquer lugar do mundo. O viajante deve estar atento à situação política e social do local de destino. Estas informações podem ser obtidas pelos meios de comunicação (jornais, televisão, *Internet*), nas agências de viagens, nas representações diplomáticas (embaixadas e consulados) e em *sites* oficiais sobre segurança (Tabela 42.4).

Em todo o mundo, a segurança nos aeroportos tem sido alvo de preocupação, em razão de atentados terroristas. Em diversos países, as medidas de segurança foram reforçadas, como a identificação do viajante por documento contendo fotografia, a passagem por detectores de metais e a inspeção de bagagens por visualização direta, por raios X ou por *scanner* tomográfico. Além disto, existem restrições ao transporte de itens considerados como "carga perigosa", como armas, munições, substâncias inflamáveis, agentes biológicos etc. Como *regra geral*, não se deve andar por áreas desabitadas ou evitadas pela população local e nem estar de posse de objetos de valor elevado (Tabela 42.5). Em caso de viagem para países que estão ou estiveram recentemente em guerra, é importante obter informações sobre as áreas de risco de acidentes com minas terrestres explosivas. As embaixadas e os consulados, em geral, apresentam informações sobre as áreas de riscos.

Tabela 42.5 Recomendações quanto à violência.

- Jamais reagir durante uma tentativa de assalto
- Não viajar com joias valiosas
- Guardar câmera fotográfica, filmadora e outros objetos de valor dentro de uma bolsa
- Não viajar com quantias elevadas de dinheiro em espécie
- Evitar lugares desertos. Procurar se informar sobre as áreas de maior risco junto ao consulado, agência de turismo e hotel
- Manter sempre as portas do carro trancadas e os vidros fechados. Ficar atento durante as paradas nos sinais de trânsito
- Não dirigir à noite em lugares com alto índice de criminalidade. Procurar obter informações em locais apropriados para turistas ou com guardas de trânsito
- Vítimas de violência sexual devem procurar assistência médica, o mais rápido possível – idealmente nas primeiras duas horas – para início de medidas preventivas contra a AIDS, outras doenças sexualmente transmissíveis e gravidez
- Ter sempre uma cópia autenticada dos documentos, guardada em um lugar seguro. Em caso de perda ou furto do passaporte, notificar imediatamente as autoridades locais e o consulado ou embaixada do Brasil
- Em caso de viagem para países que estão ou estiveram recentemente em guerra, procure informações sobre as áreas de risco de acidentes com minas terrestres explosivas. Não ande por áreas desabitadas ou evitadas pela população local. As embaixadas e os consulados, em geral, têm informações mais precisas sobre as áreas minadas

Acidentes de trânsito

Os acidentes com veículos automotores terrestres, mais comumente com automóveis, são uma das principais causas de hospitalização e morte entre os viajantes e, muitas vezes, estão associados à ingestão excessiva de bebidas alcoólicas (Steffen, 2004). Vários fatores podem contribuir para a ocorrência de acidentes de trânsito entre os viajantes, como ingestão excessiva de bebidas alcoólicas, direção em local desconhecido, cenário atrativo, direção em mão inglesa e cansaço excessivo. A letalidade dos acidentes de trânsito é consideravelmente maior nos países e regiões em desenvolvimento. No Reino Unido, por exemplo, a letalidade é de 1,4 óbito para cada 10.000 acidentes, enquanto na Ásia a letalidade varia de 9 a 67 acidentes fatais para cada 10.000, e na África varia de 20 a 118 (Wilks, 1999; Steffen, 2004). No Brasil, em 2009, segundo dados do DPVAT (seguro que cobre Danos Pessoais Causados por Veículos Automotores de Via Terrestre), 256.472 pessoas sofreram acidentes de trânsito, das quais 118.021 ficaram inválidas e 53.052 evoluíram para óbito (CNM, 2010).

Alugar um carro pode ser uma opção interessante em alguns países e absolutamente desaconselhável em outros (Tabela 42.6). O aluguel do veículo deve ser feito antes da viagem, por ser mais econômico. Os veículos devem ser novos e equipados com cintos de segurança e *airbags* (Sleet *et al.*, 2009). Quando a viagem incluir crianças, devem estar disponíveis cadeiras de segurança. As características do veículo devem ser adequadas ao uso previsto. Adicionalmente, deve-se estar atento para as peculiaridades do modelo, que deve ser o mais próximo possível daqueles com os quais o viajante está familiarizado. Um confortável câmbio automático pode ser um transtorno, pelo menos inicialmente, para quem não está habituado com este tipo de transmissão. Devem ser verificadas, junto à representação diplomática do país de destino, a necessidade de carteira internacional de habilitação, a idade mínima permitida para conduzir veículo e as regras de trânsito locais. Antes de alugar um carro, deve ser considerado que alguns países têm mão inglesa (Inglaterra, Austrália, Índia, Japão, África do Sul etc.), o que pode transformar o ato de dirigir em um pesadelo arriscado. Em outros, o risco de acidentes pode ser alto em razão do trânsito caótico ou das estradas em mau estado de conservação e com pouca ou nenhuma sinalização (WHO, 2010). Em qualquer circunstância, ao se alugar um carro, deve ser feito um seguro que cubra acidentes, roubos e furtos.

Tabela 42.6 Recomendações quanto aos acidentes de trânsito.

- Informar-se sobre as leis de tráfego e as condições das estradas no local de destino
- Ficar atento aos riscos de atropelamento ao caminhar. Evitar andar sozinho
- Utilizar preferencialmente táxis com cintos de segurança disponíveis. Procurar viajar no banco traseiro
- Alugar veículos novos, com cintos de segurança e airbags. Para crianças, utilizar cadeiras de segurança
- Utilizar carros com pneus adequados para as condições locais (neve, estradas sem pavimentação)
- Considerar a contratação de um motorista familiarizado com a linguagem e o trânsito local
- Não dirigir após ingestão de bebida alcoólica
- Ficar atento aos pedestres e ter cuidado com animais na pista
- Respeitar os limites de velocidade e utilizar o cinto de segurança
- Não dirigir à noite
- Evitar o uso de bicicletas ou motocicletas. Nunca utilizá-las sem capacete adequado

Acidentes em atividades aquáticas

As atividades aquáticas em mares, rios e piscinas para fins recreativos têm efeito benéfico para a saúde, pois estimulam a atividade física e ajudam a reduzir o estresse. Entretanto, o contato com a água resulta em riscos de *traumas, afogamento*, acidentes com *animais aquáticos* e de aquisição de *doenças infecciosas* (WHO, 2010). A realização de atividades aquáticas não habituais (natação, mergulho, passeios de barco) é muito comum entre os viajantes, principalmente entre os mais jovens, e o *afogamento* é a segunda causa mais comum de fatalidades (Sleet *et al.*, 2009). Em qualquer atividade aquática, a ingestão de bebidas alcoólicas é um importante fator adicional de risco. Em passeios de barco, mesmo as pessoas que sabem nadar devem ser orientadas a sempre usar colete salva-vidas. Crianças não devem ficar sozinhas em piscinas, lagoas, rios ou praias (Tabela 42.7).

Tabela 42.7 Recomendações quanto aos acidentes em atividades aquáticas.

- Obter informações sobre os riscos existentes em piscinas, lagoas, rios ou praias
- Observar os avisos existentes
- Não praticar esportes aquáticos após ingestão de bebida alcoólica
- Não mergulhar em águas com profundidade desconhecida
- Usar colete salva-vidas em passeios de barco
- Não deixar crianças desacompanhadas

Trombose venosa

A doença tromboembólica (trombose venosa profunda e embolia pulmonar) relacionada com imobilidade prolongada foi descrita em Londres, durante a II Guerra Mundial, em pessoas que permaneciam sentadas por longos períodos de tempo em abrigos antiaéreos. Nos anos 1950 foram registrados os primeiros episódios relacionados com viagens de avião (Barbeau, 2010) e, na década de 1970, com a popularização dos voos internacionais, a doença passou a chamar a atenção notadamente pelos casos de embolia pulmonar que resultavam em mortes de passageiros, às vezes em pleno ar. Nos anos 1990, passou-se a utilizar a expressão síndrome da classe econômica, em uma alusão à frequência deste tipo de evento em passageiros submetidos a uma exiguidade de espaço que dificultava a mobilidade durante as viagens aéreas. A expressão é, contudo, imprecisa, uma vez que a ocorrência de doença tromboembólica não é uma exclusividade dos passageiros da classe econômica (Alves *et al.*, 2010). Além disto, a doença ocorre também em viajantes que utilizam outros meios de transporte (automóveis, ônibus, trens etc.).

O risco de *doença tromboembólica* é relativamente pequeno, considerando o número total de pessoas que viajam. Contudo, em razão da possível ocorrência de *embolia pulmonar*, que pode resultar em morte durante ou logo após uma viagem, é importante que sejam observadas *medidas preventivas* (Tabela 42.8). O risco de *trombose venosa profunda*, qualquer que seja o meio de transporte utilizado, pode ser reduzido por medidas simples, como não usar roupas apertadas e fazer pequenos exercícios durante a viagem, que devem ser observadas por *todos* os viajantes, com ou sem *fatores individuais de risco*. O viajante deve ainda procurar utilizar meios de transporte com características favoráveis. Quando se fizer a opção por uma empresa transportadora, por exemplo, deve-se incluir dentre os critérios para a escolha o espaço disponível entre as poltronas. Em uma viagem de ônibus ou trem, deve-se procurar andar durante o intervalo das paradas. Em uma viagem de automóvel, para evitar restrição de movimentos, o número de passageiros e a bagagem devem estar de acordo com a capacidade do veículo. Além disto, periodicamente, devem ser programadas paradas em locais seguros, para que os ocupantes possam se movimentar fora do veículo.

Os viajantes com *fatores individuais de risco* devem reservar assentos no corredor ou próximo às saídas, para facilitar a realização de exercícios. Além disto, devem procurar aconselhamento médico antes da viagem, uma vez que poderá estar indicado o uso de medidas adicionais, como meias elásticas ou medicamentos (ambos têm contraindicações). Quando o *fator de risco* for temporário, como acontece nas primeiras 6 semanas após o parto, deve-se considerar o adiamento da viagem.

Tabela 42.8 Recomendações quanto à trombose venosa.

- Não usar roupas e calçados apertados
- Não colocar bagagens embaixo das poltronas (restringem o movimento das pernas)
- Não ficar imóvel na poltrona. Mudar de posição com frequência (facilita a circulação do sangue)
- Evitar cruzar as pernas (dificulta a circulação do sangue)
- Beber líquidos, como água e sucos (evita a desidratação)
- Evitar o uso de soníferos
- Evitar o uso de bebidas alcoólicas (podem causar sonolência e desidratação)
- Usar um apoio para os pés, para facilitar os exercícios
- Fazer exercícios com as pernas (movimentos de extensão, rotação e flexão dos pés)
- Andar, sempre que isto for possível e seguro

Barotrauma de orelha média

A pressão na orelha média, em condições habituais, é idêntica à pressão do ambiente. A orelha média é separada do ambiente pela membrana timpânica e comunica-se com a nasofaringe (e com o ambiente) por meio da tuba auditiva (ou tubo auditivo). Quando, por qualquer motivo, a pressão do ar na orelha média torna-se maior ou, mais comumente, *menor* do que a existente no ambiente, e a tuba auditiva não permite a passagem do ar para que ocorra o equilíbrio, pode ocorrer o *barotrauma de orelha média*. O *barotrauma de orelha média* pode acontecer em viagens aéreas, durante atividades aquáticas de mergulho e nas viagens (automóvel, ônibus etc.) para locais montanhosos, em geral durante as descidas, principalmente quando muito rápidas, em razão do aumento da pressão do ambiente (WHO, 2010).

A tuba auditiva, em condições habituais, funciona como uma válvula unidirecional. Quando, durante as subidas, a pressão na orelha média aumenta, em geral, a tuba auditiva permite passivamente a saída do ar. No entanto, durante as descidas, à proporção que a altitude diminui (e a pressão atmosférica aumenta), o volume do ar existente na orelha média vai sendo reduzido, criando uma pressão negativa (vácuo parcial) em relação ao ambiente. Nessas circunstâncias, comumente, a tuba auditiva não permite passivamente a entrada de ar para a orelha média, o que faria com que a pressão fosse igualada (equalização) à do ambiente, e pode ocorrer *barotrauma de orelha média*.

O *barotrauma* pode ser uni ou bilateral e resultar em *barotite média* (uma forma de *otite média* serosa, não infecciosa). As manifestações mais comuns da *barotite média* são: dor, sensação de plenitude ("enchimento") no ouvido e alguma diminuição da capacidade auditiva. Nos casos mais graves, a dor de ouvido é muito intensa, podem ocorrer vertigens e perfuração do tímpano, extravasamento de líquido seroso ou de sangue pelo canal auditivo e surdez temporária.

O *barotrauma de orelha média* ocorre mais frequentemente durante os procedimentos de aterrissagem. É mais comum em condições que dificultem a abertura da tuba auditiva, como infecções (*resfriado, gripe, otite, faringite etc.*) ou alergias, bem como em crianças, uma vez que nestas a tuba auditiva tem um diâmetro menor do que nos adultos.

O risco de *barotrauma de orelha média* pode ser reduzido mediante manobras que promovam ativamente a abertura da tuba auditiva (Tabela 42.9). Por este motivo, é importante que o viajante permaneça acordado durante os procedimentos de

Tabela 42.9 Recomendações quanto ao barotrauma de orelha média.

- Não dormir durante decolagens e pousos em viagens de avião ou durante subidas e descidas em viagens (automóvel, ônibus etc.) para locais montanhosos
- Mobilizar a musculatura de mastigação e deglutição, durante procedimentos de decolagem e pouso nas subidas e descidas em viagens para locais montanhosos (mastigar e deglutir algum alimento, mascar chiclete, beber pequenas quantidades de líquidos)
- As crianças de baixa idade devem ingerir líquidos (água, sucos) ou ser amamentadas
- Executar a manobra de Valsalva (expiração suavemente forçada, com a boca fechada e os dedos comprimindo o nariz para impedir a saída do ar)

Tabela 42.10 Recomendações quanto à luz solar.

- Evitar exposição solar demasiada em qualquer horário
- Evitar atividades ao ar livre no horário entre 10 e 14 h
- Usar chapéu e óculos com filtro para os raios ultravioleta
- Usar roupas claras e leves recobrindo a superfície cutânea
- Selecionar e utilizar adequadamente os filtros solares:
  - Observar o FPS (deve ser > 15) e o tipo de proteção conferida (deve ser anti-UVA e anti-UVB)
  - Aplicar o filtro solar uniformemente na pele 30 min antes da exposição
  - Reaplicar periodicamente (geralmente a cada 2 h)
  - Reaplicar após atividade aquática e transpiração excessiva

decolagem e pouso da aeronave. A abertura da tuba auditiva pode ser facilitada pela mobilização dos músculos da mastigação e deglutição ou do aumento forçado *suave* da pressão da nasofaringe.

Luz solar

A exposição excessiva à luz solar poderá provocar efeitos adversos como *queimaduras*, envelhecimento precoce e *câncer de pele* (Ansdell, 2009). Além disto, pode ser o fator desencadeante do *herpes labial* recorrente, do *lúpus eritematoso* e da *porfiria*. Estes efeitos deletérios, que são comuns nas regiões tropicais, ensolaradas, também podem ocorrer em regiões de altitude elevada, nas quais a atmosfera rarefeita permite que maior quantidade de radiações ultravioleta chegue ao solo. Em áreas recobertas por gelo, principalmente em montanhas, as radiações ultravioleta são refletidas pela superfície (WHO, 2010), o que amplifica a sua quantidade e pode resultar em lesão ocular (*queratite*) aguda ("cegueira da neve"). As radiações de maior importância para a saúde encontram-se na faixa ultravioleta do espectro, particularmente as radiações ultravioleta A (UVA), de 320 a 400 nm e as ultravioleta B (UVB), de 290 a 320 nm. As *queimaduras solares* estão geralmente associadas à exposição excessiva aos raios UVB. O *envelhecimento* e os *carcinomas de pele* estão mais associados às radiações UVA.

A *queimadura solar* geralmente manifesta-se com eritema de 2 a 6 h após exposição, com intensidade máxima em 24 a 48 h, reduzindo-se progressivamente até desaparecer por volta do quinto dia. O *eritema* tende a ser mais acentuado nas pessoas que fizeram uso de produtos fototóxicos e, nestes casos, é relativamente comum a ocorrência de *edema*. Nas *dermatites fotoalérgicas*, as alterações cutâneas aparecem mais tardiamente (de 24 a 48 h após a exposição), e geralmente ocorrem lesões como pápulas e vesículas pruriginosas, que podem estar presentes em áreas da pele que não foram expostas ao sol.

A exposição à luz solar deve ser evitada em qualquer horário, particularmente entre 10 e 16 h (Tabela 42.10). Em todas as atividades realizadas em locais com neve deve-se considerar o risco adicional decorrente da reflexão dos raios ultravioleta que incidem sobre esta superfície. Além do uso de roupas apropriadas e filtro ("protetor") solar, deve ser anti-UVA e anti-UVB, com fator de proteção (FPS) igual ou superior a 15 nas áreas expostas da pele, é essencial o emprego de *óculos com lentes especiais* (*com filtro para os raios ultravioleta*), para evitar danos à conjuntiva, à córnea e à retina, causados pelos raios UVB refletidos.

Altitude

Doença da altitude é um termo geral utilizado para descrever o acometimento pulmonar e cerebral que pode ocorrer em alguns indivíduos que viajam para regiões muito elevadas em relação ao nível do mar. A *doença da altitude* é frequente entre os viajantes e tem um amplo espectro clínico que pode variar de transtornos leves ("mal da montanha") a quadros potencialmente fatais de *edema cerebral ou pulmonar* (Hackett e Roach, 2001). A ocorrência depende primariamente da altitude e da rapidez com que ela é atingida e não do modo como o viajante chegou ao local e nem da sua condição física. A suscetibilidade é individual e a doença pode afetar qualquer pessoa, incluindo as saudáveis e fisicamente bem preparadas e os atletas. Crianças e adultos são igualmente acometidos (Hackett e Roach, 2001; Basnyat e Murdoch, 2003).

As manifestações da *doença da altitude* podem surgir acima de 1.500 metros, mas são mais frequentes em altitudes superiores a 2.500 metros. As consequências tendem a ser mais graves em *crianças* e naqueles com condições como *gravidez* ou doenças de base (*cardíacas*, *pulmonares*, *anemia*, *traço falcêmico etc.*). Viajantes com história de episódio anterior têm maior probabilidade de desenvolver a *doença da altitude* (Hackett e Roach, 2001; Basnyat e Murdoch, 2003).

O risco de *doença da altitude*, durante escaladas, pode ser reduzido mediante aclimatação adequada (Tabela 42.11), que inclui a subida de forma lenta e gradual e com paradas para pernoite em altitude sempre inferior à que foi atingida durante o dia. Nas escaladas, a velocidade ideal de ascensão é individual, mas acima de 3.000 metros a diferença recomendada entre os acampamentos noturnos é de 300 metros, não devendo ultrapassar 600 metros. Quando o deslocamento para locais de altitude elevada é feito rapidamente (como nas viagens de avião ou de carro) e em situações em que não seja possível uma programação adequada de aclimatação ou se o viajante já tiver uma predisposição conhecida, o uso de medicamentos (acetazolamida, dexametasona, nifedipino etc.) pode estar indicado para profilaxia ou tratamento da *doença da altitude* (Hackett e Roach, 2001; Basnyat e Murdoch, 2003; Luks e Swenson, 2008). A acetazolamida, a medicação mais comumente utilizada na profilaxia, está contraindicada em pessoas com alergia às sulfas. Por ser um diurético, pode acentuar a tendência à desidratação.

O *chá de coca*, comumente utilizado por pessoas que viajam para locais de altitude elevada na América do Sul, não tem comprovação científica da eficácia. Portanto, não deve ser utilizado para a profilaxia ou tratamento da *doença da altitude*. A argumentação de que as populações locais o utilizam para

Tabela 42.11 Recomendações quanto à altitude.

- Não viajar sem antes saber a altitude do local de destino. A *Internet* permite obter esta informação, com relativa facilidade
- Procurar orientação médica, com antecedência, quanto aos riscos, manifestações e ao uso de medicamentos
- Aprender a reconhecer as manifestações iniciais das doenças relacionadas com a altitude
- Não utilizar recursos sem comprovação da eficácia (como o chá de coca)
- Nas viagem diretas (avião, carro) para locais de altitude elevada, evitar durante a estada bebidas alcoólicas, grandes quantidades de alimentos e atividades que exijam esforço físico excessivo. A ingestão de líquidos (água, principalmente) é importante para manter a hidratação adequada
- As gestantes devem evitar os locais com altitude superiores a 3.600 metros
- Nas caminhadas ou escaladas, programar aclimatação adequada. A subida dever ser lenta e gradual e as paradas para pernoite devem ser em altitude sempre inferior à que foi atingida durante o dia. Nenhuma medida substitui a aclimatação adequada
- Não fazer caminhadas ou escaladas sem o acompanhamento de guias experientes
- Materiais específicos para suporte, como suplemento de oxigênio, câmara hiperbárica portátil e dispositivo de ventilação não invasiva, devem estar disponíveis nas escaladas. Adquirir ou viajar com guias que disponham destes equipamentos
- Não continuar a subida, enquanto as manifestações iniciais da *doença da altitude* não desaparecerem. Ao ocultá-las (o que é comum em atividades com grupos), o viajante estará colocando em risco a própria vida
- Se houver piora do quadro *inicial* ou persistência das manifestações, o viajante deve descer pelo menos 500 metros, o mais rápido possível
- Em casos com suspeita de *edema cerebral* ou *edema agudo de pulmão*, a descida deve ser feita *imediatamente*, de preferência com suplemento de oxigênio. Se a descida *imediata* não for possível, deve ser utilizada uma câmara hiperbárica portátil até que ocorra a melhora das manifestações

combater o "mal da montanha" é destituída de fundamento. As pessoas que vivem em locais de altitude elevada estão, por este motivo, como parece óbvio, *perfeitamente aclimatadas.*

Doenças infecciosas

O risco de transmissão de *doenças infecciosas* existe em todos os países do mundo, mas, em geral, é maior nos países em desenvolvimento, onde a estrutura de saneamento básico é inadequada. Os riscos são variáveis dentro de um país e, frequentemente, desiguais para locais situados em um mesmo estado, ou, ainda, em uma mesma cidade. A dinâmica de transmissão de doenças infecciosas é determinada pela estação do ano, pelos vetores (insetos, carrapatos), pelas condições de saneamento básico (acesso a água tratada e rede de esgoto), pelas condições de moradia e pela cobertura vacinal da população. Além disto, a incidência de doenças infecciosas pode ser modificada de modo significativo, em decorrência de alterações climáticas, em especial, nos casos de desastres naturais (como inundações, secas e terremotos).

Para o viajante, o risco depende de fatores individuais, como a sua *suscetibilidade* aos *agentes infecciosos*, o *propósito da viagem*, as condições de *alojamento*, o *tempo de permanência* e a sua capacidade de seguir as *medidas de prevenção* (WHO, 2010). *A suscetibilidade* a uma determinada infecção está relacionada com o estado imunológico do indivíduo. Algumas infecções (como o *sarampo*) conferem imunidade permanente, outras não o fazem (como a *gonorreia*) ou o fazem parcialmente e apenas durante algum tempo (como a *malária*) (Martins *et al.*, 2004).

As *infecções* podem ser assintomáticas ou causar doença a curto ou a longo prazo e os danos podem não se limitar à própria saúde do indivíduo. O viajante pode transmitir estas infecções para outras pessoas (como *AIDS*, *hepatite B*, *gonorreia*, *sífilis*) ou servir de fonte de infecção para vetores (insetos e carrapatos) e introduzir ou reintroduzir doenças (como a *malária* e a *febre amarela*) em locais onde elas nunca existiram ou já foram eliminadas.

Consumo de água e alimentos

As doenças transmitidas pela ingestão de água e alimentos contaminados estão entre os principais riscos para a saúde durante as viagens. Mais de 250 doenças podem ser transmitidas desta maneira (Tabela 42.12), causadas por *agentes infecciosos* (incluindo *príons*), *toxinas* (produzidas por *agentes infecciosos* ou por *organismos marinhos*) e *contaminantes químicos*. Estas doenças podem ocorrer em qualquer país do mundo, inclusive nos mais desenvolvidos. Em países em desenvolvimento, onde a infraestrutura de saneamento básico é inadequada ou inexistente, o risco de transmissão é ainda maior, visto ser relativamente comum a contaminação das fontes de água e de alimentos com resíduos fecais.

A maioria dos *agentes infecciosos* pode ser adquirida por transmissão fecal-oral, resultante da contaminação de água e alimentos por dejetos, direta ou indiretamente. A disposição inadequada de dejetos, comumente humanos, ocasiona a contaminação da água que é utilizada para consumo e preparação de alimentos. A contaminação dos alimentos pode ocorrer *antes*, *durante* ou *após* o preparo dos alimentos e pode estar relacionada com a preparação inadequada (alimentos não lavados adequadamente, crus ou malpassados), com a manipulação sem higiene correta (mãos que não foram adequadamente lavadas) ou com o contato com insetos (moscas e baratas). O armazenamento incorreto de alimentos (ou insumos) em temperaturas inadequadas (entre 5 e 60°C) por um período longo de tempo (horas) facilita a multiplicação dos *agentes infecciosos*. O consumo de alimentos preparados por vendedores ambulantes ou a ingestão de alimentos crus (ou inadequadamente preparados), em especial frutos do mar, constitui um risco elevado de adoecimento para o viajante. A alimentação feita diretamente com as mãos ou o compartilhamento de um mesmo recipiente com outras pessoas (comum em diversas culturas) aumenta o risco de aquisição de doenças.

A transmissão da *doença de Chagas* por via oral pode ocorrer pela ingestão de alimentos (comida caseira, caldo de cana, suco açaí, suco de bacaba, carne semicrua de caça, leite etc.) contaminados com o *Trypanosoma cruzi*. A contaminação do alimento, mais comumente, é feita com o próprio triatomíneo ("barbeiro") infectado ou com suas fezes. Mais raramente, a transmissão oral pode ocorrer pela ingestão de carne mal cozida de animais de caça portadores do *T. cruzi*, ou de alimentos contaminados por urina ou secreção anal de marsupiais (gambás) infectados. O congelamento de alimentos não impede a transmissão oral do *T. cruzi*. No entanto, a transmissão pode ser evitada por procedimentos como cozimento uniforme (em temperaturas acima de 45°C), pasteurização e liofilização (Dias, 2006).

Ainda que pareça, a seleção de alimentos seguros e de água adequada para o consumo não é tarefa simples, uma vez que envolve mudança de hábitos individuais e compreensão clara dos riscos existentes (Tabela 42.12). Em geral, a aparência, o

Tabela 42.12 Principais doenças transmitidas por ingestão de água e alimentos.

Doenças	Agentes infecciosos	Distribuição geográfica
Cólera	*Vibrio cholerae*	África, América do Sul e Central, Oriente Médio, subcontinente indiano e Sudeste Asiático
"Diarreia dos viajantes"	Bactérias, vírus, helmintos e protozoários	Distribuição global. Risco maior nos países em desenvolvimento
Encefalopatia espongiforme transmissível	Príons	Europa
Febre tifoide	*Salmonella typhi*	Subcontinente indiano, Sudeste Asiático, África, América Central e do Sul
Parasitoses intestinais (helmintos e enteroprotozoários)	*Ascaris lumbricoides* *Enterobius vermiculares* *Trichuris trichura* *Hymenolepis nana* *Taenia solium* *Taenia saginata* *Entamoeba histolytica* *Dientamoeba fragilis* *Giardia lamblia* *Cryptosporidium* spp. *Isospora belli* *Sarcocystis hominis* *Ciclospora* spp. *Microsporidia*	Risco maior nos países em desenvolvimento, sem infraestrutura sanitária adequada
Hepatite A	Vírus da hepatite A	Distribuição global. Risco maior nos países em desenvolvimento
Hepatite E	Vírus da hepatite E	Países em desenvolvimento. Registros de epidemias na: Índia, Paquistão, Rússia, China, África Central, nordeste da África, Peru e México
Poliomielite	Poliovírus	África e subcontinente indiano
Toxoplasmose	*Toxoplama gondii*	Distribuição global
Doença de Chagas	*Trypanosoma cruzi*	Continente americano

cheiro e o sabor dos alimentos não ficam alterados pela contaminação. O consumo de alimentos que *depois de preparados* são armazenados ou expostos à temperatura ambiente (como em *buffets*) por um período longo de tempo (horas) resulta em risco de *intoxicações alimentares*.

O congelamento não elimina os *agentes infecciosos*. Em razão disto, não deve ser utilizado gelo em bebidas, a não ser que tenha sido preparado com água tratada (clorada ou fervida). A adição de álcool também não esteriliza a água ou o gelo, portanto, as bebidas como batidas e caipirinhas podem estar contaminadas. Não se deve beber água mineral, refrigerantes ou cerveja diretamente de latas ou garrafas, sem lavá-las adequadamente, pois a parte externa do recipiente poderá estar contaminada. É preferível utilizar canudo plástico (protegido individualmente por embalagem) ou copo adequadamente limpo. As verduras, particularmente as folhas (como alface, rúcula e agrião), podem ser facilmente contaminadas e são difíceis de serem lavadas adequadamente.

Para reduzir os riscos, o viajante deve alimentar-se em locais que tenham condições adequadas ao preparo higiênico de alimentos, além de observar cuidados adicionais (Tabela 42.13). Os alimentos devem ser bem cozidos e servidos logo após a preparação, para evitar nova contaminação. Quando preparados com antecedência, devem ser novamente aquecidos, imediatamente antes do consumo e servidos ainda quentes ("saindo fumaça") (Connor, 2009). O consumo de água mineral gaseificada, *que tem menor risco de estar adulterada*, e de outras bebidas engarrafadas industrialmente, como refrigerantes, cervejas e vinhos, é geralmente seguro. Café e chá bebidos ainda quentes não constituem risco.

Diarreia dos viajantes

O termo *diarreia dos viajantes* define um grupo de doenças que é resultante da ingestão de *água e alimentos contaminados* por *agentes infecciosos* e que tem a *diarreia* como manifestação principal. A *diarreia* é o principal problema de saúde durante viagens, afetando de 10 a 50% dos viajantes (Adachi *et al.*, 2001; Ko *et al.*, 2005; Hill *et al.*, 2006). Em geral, a *diarreia dos viajantes* tem duração de 2 a 3 dias, mas pode causar desconforto e impedir a realização de atividades importantes (Hill e Beeching, 2010). Pode ainda evoluir com complicações como a *desidratação*, o que é mais comum em *crianças pequenas*, *idosos* e portadores de *doenças crônicas* (Al-Abri *et al.*, 2005; Steffen, 2005).

A *diarreia dos viajantes*, em geral, é uma *infecção alimentar*, ou seja, ocorre após a ingestão de água ou alimentos contaminados por um *agente infeccioso*, que pode multiplicar-se no trato digestivo humano. O *agente infeccioso*, após multiplicar-se no interior do organismo humano, pode causar *diarreia* por ser *invasivo* (como a *Salmonella* spp.) ou, não sendo invasivo (como a *E. coli* enterotoxigênica), por ser capaz de produzir *enterotoxinas*. Diferenciam-se, portanto, das *intoxicações alimentares*, doenças resultantes da ação de *enterotoxinas* que são elaboradas *antes da ingestão* dos alimentos (*toxinas pré-formadas*), em razão da multiplicação de *agentes infecciosos* nos próprios alimentos (como o *Staphylococcus aureus*).

Tabela 42.13 Recomendações quanto às doenças transmitidas pelo consumo de água e alimentos.

- Hospedar-se em áreas com infraestrutura adequada (água e esgoto tratados)
- Lavar sempre as mãos com água e sabão antes do preparo de alimentos, antes das refeições e quando utilizar o toalete. Alternativamente, pode-se utilizar preparações adequadas de álcool-gel para higienização das mãos
- Não consumir qualquer tipo de alimento adquirido com *vendedores ambulantes*
- Não consumir alimentos preparados previamente e que sejam guardados ou expostos por um período prolongado na temperatura ambiente (como em *buffets*)
- Não consumir alimentos crus ou mal cozidos, preparados à base de ovos (como *maionese*) ou leite, molhos, carne, peixe, crustáceos e moluscos. Preferir o consumo de alimentos bem cozidos ou fervidos, preparados na hora do consumo
- Não consumir alimentos "preparados na hora" (como *hambúrgueres* e *sanduíches)* quando não houver segurança de que os produtos necessários foram armazenados em locais e temperaturas adequadas
- Não consumir sucos de frutas, bebidas que contenham gelo ou água não tratada, sorvetes e sobremesas tipo *mousse*
- Utilizar água mineral gasosa engarrafada industrialmente, que em geral tem menor risco de estar adulterada e de transmitir doenças. Quando não for possível, beber água *tratada* (cloro ou iodo) ou *fervida*. Preferir o consumo de bebidas engarrafadas ou enlatadas industrialmente. Refrigerantes, cervejas e vinhos geralmente são seguros
- Não beber água mineral, refrigerante ou cerveja diretamente de latas ou garrafas, sem lavá-las. Utilizar canudo plástico embalado individualmente ou copo adequadamente limpo
- Verificar a composição do produto que contém cloro e observar atentamente as instruções dos fabricantes em relação à concentração adequada para diferentes volumes e finalidades de utilização da água
- Não consumir leite que não seja pasteurizado (ou previamente fervido) ou produtos lácteos (como *iogurtes*, *cremes* e *queijos*) elaborados a partir de leite *in natura*. Café e chá preparados com água fervida e servidos ainda quentes ("saindo fumaça") não oferecem risco
- Não consumir verduras (como *alface*) que não estejam desinfectadas ou frutas cruas que não possam ser descascadas (como uvas) antes do consumo
- Evitar (ou *não consumir*) carne bovina em países (Reino Unido, França etc.) onde ocorra "doença da vaca louca". Nesses países, em qualquer circunstância, *não consumir* alimentos considerados de maior risco (como *hambúrgueres*, *salsichas*, *salames* e *mortadelas*) por conterem uma quantidade elevada de tecido nervoso
- Não consumir sucos de açaí, bacaba ou caldo de cana feitos de forma artesanal
- Utilizar água tratada (ou mineral) para escovar os dentes. Em geral, mesmo em países desenvolvidos, a água disponível nos toaletes dos trens não é potável
- Certificar-se da necessidade de vacinas contra *hepatite A*, *poliomielite*, *febre tifoide* e *cólera*

As *intoxicações alimentares* são doenças frequentes, inclusive em países desenvolvidos, e por terem mecanismos de transmissão e medidas de proteção semelhantes, são relacionadas com a *diarreia dos viajantes*. No entanto, ainda que possam evoluir com *diarreia*, as *intoxicações alimentares* têm como manifestação clínica predominante os *vômitos*. As manifestações geralmente desaparecem espontaneamente em cerca de 12 h (Connor, 2009).

O risco de *diarreia dos viajantes* (e de *intoxicações alimentares*) existe em qualquer país do mundo, mas é consideravelmente maior durante o verão e em países ou regiões em desenvolvimento (Tabela 42.14), onde as condições de saneamento básico são precárias. Em termos gerais, *grosso modo*, as áreas de alto risco (taxas de 30 a 50%) compreendem a maioria dos países da África, Oriente Médio, Ásia, América do Sul, América Central e América do Norte (México). As áreas de risco moderado (taxas de 15 a 20%) abrangem a Europa Ocidental (Sul da Itália, Portugal, Espanha e Grécia), Europa Oriental, Israel e países do Caribe. As áreas de risco baixo (taxas menores que 10%), incluem os outros países da Europa Ocidental, Canadá, EUA, Austrália, Nova Zelândia, Japão e Cingapura (Al-Abri *et al.*, 2005; Dupont, 2006; Wanke, 2010). No entanto, deve ser considerado que as taxas de risco não são imutáveis e podem se alterar ao longo do tempo. Além disto, podem variar de acordo com as estações do ano e, comumente, são desiguais dentro de um mesmo país ou de uma mesma região.

Tabela 42.14 Diarreia dos viajantes: principais agentes infecciosos em países em desenvolvimento.

Agentes infecciosos	Incidência (%)
Bactérias	50 a 80
Escherichia coli	20 a 65
ETEC (enterotoxigênica)	8 a 50
EAEC (enteroaderente)	15 a 26
EIEC (enteroinvasiva)	5 a 15
• *Campylobacter jejuni*	5 a 30
• *Salmonella* spp.	5 a 25
• *Aeromonas* spp.	0 a 10
• *Providencia* spp.	8
• *Plesiomonas shigelloides*	0 a 5
• *Shigella* spp.	3
Vírus	5 a 25
Norovírus	0 a 17
Rotavírus	0 a 10
Protozoários	< 10
Giardia lamblia	0 a 10
Entamoeba histolytica	0 a 10
Cryptosporidium parvum	1 a 5
Cyclospora cayetanensis	0 a 5
Sem etiologia definida	10 a 50

Fontes: *Clin Infect Dis.* 32(12): 1706-1709, 2001; *J Clin Microbiol.* 43(12): 6126-61279, 2005; *Clin Microbiol Rev.* 19(3): 583-594, 2006; *Lancet Infect Dis.* 6(6): 361-373, 2006.

Artrópodes

Os *artrópodes hematófagos* compreendem os *insetos* (6 patas na fase adulta) e os *carrapatos* (8 patas na fase adulta). Podem ser *vetores* de infecções, por serem capazes de transmitir *agentes infecciosos* entre seres humanos ou entre animais e seres humanos. Estes *artrópodes* não servem apenas como meio de transporte mecânico, uma vez que neles ocorre, obrigatoriamente, parte do ciclo de desenvolvimento dos *agentes infecciosos*.

Insetos e doenças

As doenças transmitidas por *insetos* (Tabela 42.15), como a *malária*, *febre amarela* e *dengue*, ainda constituem importantes problemas de saúde pública e, a cada ano, são responsáveis por uma em cada 17 mortes no mundo. Estão entre os principais riscos para a saúde durante as viagens e podem ocorrer inclusive nos países mais desenvolvidos.

Tabela 42.15 Principais doenças transmitidas por insetos.

Insetos	Espécies	Doenças	Agentes infecciosos	Distribuição geográfica
Mosquitos	*Anopheles* spp.	Malária	*Plasmodium vivax* *P. falciparum* *P. malariae* *P. ovale*	América Central, América do Sul, América do Norte (México), África subsaariana, subcontinente indiano, Sudeste Asiático, Oriente Médio e Oceania
	Aedes spp. (urbano) *Haemagoggus* e *Sabethes* spp. (silvestres)	Febre amarela	Vírus da febre amarela	América Central, América do Sul, África subsaariana e ilhas do Caribe
	Aedes spp.	Dengue	Vírus da dengue	América Central, América do Sul, México, África, Austrália, Caribe, China, ilhas do Pacífico, Índia, Sudeste Asiático e Taiwan
	Culex spp.	Encefalite do Nilo ocidental	Vírus do Nilo ocidental	África, Ásia Ocidental, Europa Oriental, Oriente Médio, América do Norte
	Culex spp.	Encefalite japonesa	Vírus da encefalite japonesa	Continente asiático
	Culex spp.	Filarioses linfáticas	*Wuchereria bancrofti*	África e continente americano
			Brugia malayi	China, Sudeste Asiático e sul da Índia
			Brugia timori	Ilha de Timor
Simulídeos	*Simulium* spp.	Oncocercose	*Onchocerca volvulus*	África, península arábica e Continente Americano
	Phlebotomus spp.	Leishmaniose cutânea	*Leishmania* spp.	África, Ásia Central e Ocidental, Oriente Médio, Índia, continente americano, China e litoral do Mediterrâneo
Flebotomíneos	*Phlebotomus* spp. *Lutzomia* spp.	Leishmaniose visceral	*Leishmania* spp.	Subcontinente indiano, litoral do Mediterrâneo, Oriente Médio, África, China e América do Sul
Triatomíneos	*Triatoma* spp. *Panstrongylus* spp. *Rhodnius* spp.	Doença de Chagas	*Trypanosoma cruzi*	Continente americano
Moscas	*Glossina* spp.	Doença do sono	*Trypanosoma brucei*	África subsaariana

spp = espécies.

Os *insetos hematófagos* em geral transmitem os *agentes infecciosos* por inoculação através da pele, durante a alimentação, diretamente no sangue, como ocorre com os mosquitos (*malária, febre amarela, dengue, filariose, encefalite japonesa* e *febre do Nilo ocidental*), com os flebotomíneos (*leishmaniose cutânea* e *visceral*) e com a mosca tsé-tsé (*doença do sono*). Os triatomíneos (*doença de Chagas*), contudo, transmitem o *agente infeccioso* quando defecam após a alimentação e a inoculação ocorre por contaminação de mucosas e de área de pele lesada com os resíduos fecais pelo ato de coçar (Gluber, 2000). Algumas espécies de *besouros* não transmitem *agentes infecciosos*, mas podem causar doenças. Estas espécies de *artrópodes* não são hematófagas, mas produzem substâncias vesicantes (pederina, cantaridina) que causam lesões cutâneas (dermatite bolhosa) em seres humanos.

O risco de aquisição de doenças transmitidas por insetos é, em geral, proporcional ao tempo de permanência na área de trasmissão, o que é mais nítido em algumas doenças (*encefalite japonesa, filarioses, doença do sono*) do que em outras (*malária, febre amarela, dengue*). Os hábitos (local e horário de maior atividade) e as preferências alimentares (seres humanos, animais) dos *vetores* determinam as peculiaridades da transmissão (maior durante o dia ou à noite, dentro ou fora das habitações) e a importância relativa do *inseto* como transmissor de uma doença infecciosa. Os mosquitos transmissores de *dengue* e da *febre amarela* são mais ativos durante o dia. Os transmissores da *malária* têm maior atividade durante a noite, do crepúsculo ao amanhecer. Tanto os transmissores da *dengue* quanto os da *malária*, em geral, picam as pessoas no interior das habitações (casas, apartamentos, hotéis etc.). Locais de altitude acima de 2.000 metros, que tenham baixa umidade relativa do ar ou que disponham de pouca ou nenhuma água são geralmente de risco mais baixo para *malária, febre amarela* e *dengue*.

Carrapatos e doenças

Os *carrapatos* são *artrópodes* que, como as *aranhas* e *escorpiões*, pertencem à classe dos *aracnídeos*. São parasitos obrigatórios que aderem à superfície do corpo (ectoparasitas) dos vertebrados terrestres (anfíbios, répteis, aves e mamíferos) e se alimentam exclusivamente de sangue. Podem permanecer fixados à pele dos hospedeiros por tempo prolongado (dias a semanas), secretando substâncias que impedem a coagulação sanguínea e diminuem a resposta inflamatória no local de fixação.

Os *carrapatos* têm distribuição mundial, existindo mais de 840 diferentes espécies, divididas em três famílias diferentes: Ixodidae, Argasidae e Nuttallidae. Cada espécie de *carrapato* tem um *habitat* próprio, o que determina a sua distribuição geográfica e, consequentemente, o risco de aquisição de doenças (Tabela 42.16). As principais espécies de importância médico-veterinária pertencem às famílias Ixodidae e Argasidae (Sonenshine e Azad, 2000).

O ciclo de vida dos *carrapatos* é constituído por quatro estágios diferentes: ovo, larva, ninfa e adulto. À exceção dos

Tabela 42.16 Principais doenças transmitidas por carrapatos.

Doenças	Agentes infecciosos	Distribuição geográfica
Babesiose	*Babesia* sp.	EUA e Europa
Doença de Lyme	*Borrelia burgdorferi*	Hemisfério norte (região temperada)
Ehrlichiose	*Ehrlichia* spp.	EUA, Europa e África
Febre macular	*Rickettsia rickettsii*	Continente americano
Febre macular do Mediterrâneo	*Rickettsia conorii*	Sul da Europa (abaixo do paralelo 45), África, Ásia Central e Ocidental
Febre hemorrágica Crimeia-Congo	Vírus da febre hemorrágica Crimeia-Congo	Europa Oriental, Ásia, Oriente Médio e África

ovos, todos os estágios precisam de um hospedeiro para se alimentar e dar sequência ao ciclo. Alguns *carrapatos* passam os diferentes estágios (larva, ninfa e adulto) em um único hospedeiro, e somente as fêmeas fertilizadas se desprendem para o ambiente. Outros necessitam de três hospedeiros para completar o ciclo, sendo que a muda (transformação de um estágio para outro) ocorre no ambiente, após o desprendimento do parasito ingurgitado de sangue. Para colocação dos ovos, as fêmeas fertilizadas se soltam do hospedeiro e procuram locais protegidos. De cada ovo nasce uma larva, iniciando-se um novo ciclo. A maioria dos *carrapatos*, quando está à procura de alimento, sobe na vegetação (caules, folhas ou galhos de pequenos arbustos) e aguarda a passagem de um hospedeiro. Outros vivem em ambientes restritos, como tocas, ninhos, cavernas, troncos de árvore e dependem do retorno do animal para se alimentar (Sonenshine e Azad, 2000).

A infestação por *carrapatos* em uma determinada região, além de ser uma preocupação médica pela possibilidade de transmissão de doenças para seres humanos, é um problema veterinário importante, pois pode atingir animais domésticos (cão) e de importância econômica (gado), provocando espoliação sanguínea, transmissão de *agentes infecciosos*, inoculação de toxinas, diminuição do desenvolvimento ponderal e lesões no couro dos animais.

As doenças transmitidas por *carrapatos* afetam primariamente os animais (zoonoses) e os seres humanos são apenas eventualmente infectados, geralmente quando entram em contato com ambientes rurais (pastos) ou com animais durante atividades de recreação ou de trabalho (biólogos, veterinários, fazendeiros). Na maioria das vezes, os *carrapatos* causam apenas discreta reação inflamatória no local de fixação e prurido que podem durar até 2 semanas, porém, eventualmente, pode haver transmissão de *agentes infecciosos*, como protozoários, bactérias e vírus. Além disto, algumas espécies de *carrapatos* podem eliminar substâncias tóxicas que provocam reações alérgicas graves e paralisia. Mais de 40 espécies diferentes de *carrapatos* já foram relacionadas com o aparecimento de paralisia, que pode atingir tanto seres humanos como os animais. O quadro inicialmente é caracterizado por agitação, irritabilidade, dormência nos lábios, face e extremidades dos membros, evoluindo para fraqueza muscular generalizada. A retirada dos *carrapatos*, quando feita nos estágios iniciais da doença, pode reverter as manifestações clínicas.

Medidas de proteção

O risco de aquisição de doenças transmitidas por insetos é, em geral, proporcional ao tempo de permanência na área infestada, o que é mais nítido em algumas doenças (*encefalite japonesa, filarioses, doença do sono*) do que em outras (*malária, febre amarela, dengue*). Os hábitos (local e horário de maior atividade) e as preferências alimentares (seres humanos, animais) dos *vetores* determinam as peculiaridades da transmissão (maior durante o dia ou à noite, dentro ou fora das habitações) e a importância relativa do *inseto* como transmissor de uma doença infecciosa. Os mosquitos transmissores da *dengue* e da *febre amarela* são mais ativos durante o dia. Os transmissores da *malária* têm maior atividade durante a noite, do crepúsculo ao amanhecer. Tanto os transmissores da *dengue* quanto os da *malária*, em geral, picam as pessoas no interior das habitações (casas, apartamentos, hotéis etc.). Locais de altitude acima de 2.000 metros, que tenham baixa umidade relativa do ar ou que disponham de pouca ou nenhuma água, são geralmente de risco mais baixo para *malária, febre amarela* e *dengue*.

Para limitar o contato com os transmissores (Tabela 42.17), é importante que o viajante procure hospedar-se em locais que disponham de ar-condicionado, telas protetoras contra

Tabela 42.17 Recomendações quanto às doenças transmitidas por insetos e carrapatos.

- Não utilizar recursos sem comprovação da eficácia (vitaminas do complexo B, pílulas de alho) na profilaxia de qualquer doença transmitida por vetores
- Usar repelentes na pele à base de *dietiltoluamida* (*DEET*) ou *picaridina* (= *icaridina*), enquanto estiver ao ar livre. Lavar a pele, para retirar o repelente, quando for permanecer em locais fechados e protegidos contra insetos (ar-condicionado, telas protetoras contra mosquitos)
- Ler cuidadosamente as recomendações do fabricante do repelente. As concentrações de *DEET* habitualmente recomendadas são de 30% a 35% (máximo de 50%) e de 20% para a *picaridina*
- Antes de adquirir um repelente, certificar-se da concentração de *DEET* ou *picaridina* no produto. As concentrações não constam nas marcas mais conhecidas no mercado brasileiro
- Tomar cuidado para não aplicar repelentes (*DEET* ou *picaridina*) nos olhos, na boca ou em ferimentos. Não aplicar repelentes nas mãos de crianças pequenas, pelo risco de contato com olhos e boca
- Procurar hospedar-se em locais que disponham de ar-condicionado. Se isto não for possível, utilizar "mosquiteiros" impregnados com *permetrina* (mantém-se efetivo durante vários meses) e *inseticida em aerossol* nos locais fechados onde for dormir (em *hipótese alguma* empregar *inseticidas* na pele). Os "mosquiteiros" também podem ser úteis na proteção contra triatomíneos ("barbeiros", transmissores da *doença de Chagas*) e morcegos (transmissores da *raiva*)
- Usar calças e camisas de manga comprida *sempre que possível* (sempre que as condições locais de temperatura e umidade permitirem), para reduzir a área corporal exposta às picadas de insetos. Usar repelentes na roupa à base de *permetrina* ou *deltametrina*
- Em regiões infestadas por *carrapatos*, usar roupas claras e impregnadas com *permetrina*. Prender a barra da calça nas botas com fita adesiva. Utilizar repelentes (*DEET* ou *picaridina*) nas áreas corporais expostas
- Examinar o corpo pelo menos a cada 3 horas à procura de *carrapatos* e retirá-los cuidadosamente com o auxílio de uma pinça ou luva
- Certificar-se ainda, mediante *consulta médica*, da necessidade de quimioprofilaxia para *malária* que, caso indicada, deverá ser *prescrita* pelo médico
- Certificar-se da necessidade da vacina contra a *febre amarela* (validade de 10 anos, a partir do 10º dia da aplicação inicial) e de obter o *Certificado Internacional de Vacinação* (emitido pelos Postos da Anvisa)
- Certificar-se da necessidade eventual (dependendo do roteiro, do tipo de atividade e tempo de permanência) da vacina contra a *encefalite japonesa* (não disponível no Brasil)

mosquitos, ou que utilize "mosquiteiros" impregnados com *permetrina* (efeito residual por cerca de 6 meses) e inseticida doméstico em aerossol do grupo das piretrinas, que deve ser borrifado no interior das habitações diariamente, no crepúsculo. Alternativamente, espirais ou dispositivos elétricos de liberação prolongada podem ser empregados durante a noite. Além disto, o viajante deve usar calças e camisas de manga comprida a fim de reduzir a área corporal exposta, sempre que as condições climáticas permitirem. Deve dar preferência às roupas de tecidos leves e cores claras, pois isto facilitará a adoção da medida em áreas de risco de clima habitualmente quente e úmido. Em áreas de transmissão da *doença do sono*, no entanto, as roupas devem ser grossas (calças e camisas de manga comprida) e de cor cáqui ou verde-oliva.

É importante que as áreas corporais *expostas* (não cobertas pelas roupas) sejam protegidas com repelentes contra insetos à base de DEET (N,N-dietil-m-toluamida). A concentração em geral indicada é de 30 a 35% (máximo de 50%) para qualquer idade acima de 2 meses. Não parece haver justificativa para o uso de concentrações mais baixas de DEET em crianças (10 a 15%) no intuito de minimizar a toxicidade (risco questionável de induzir convulsões). O uso de preparações com concentrações mais baixas torna necessário repetir a aplicação a intervalos de tempo muito curtos para assegurar eficácia (Fradin e Day, 2002; Zielinski-Gutierrez *et al.*, 2009; Breisch, 2010).

Os repelentes à base de icaridina (*1-piperidinecarboxylic acid, 2-(2-hydroxyethyl)-1-methylpropylester*) podem ser uma alternativa eficaz (inclusive em relação aos carrapatos) ao DEET (Zielinski-Gutierrez *et al.*, 2009) e são amplamente utilizados em outros países desde 1998. Parecem ter efeito protetor semelhante ao DEET, embora se tenha menos informação sobre a eficácia dessa medicação nas diferentes espécies de mosquitos potencialmente transmissores da malária. Preparações de icaridina [= picaridina] a 20% têm efeito protetor prolongado e comparável ao DEET 30 a 35% e podem ser uma alternativa em crianças ou adultos que não tolerem o DEET (Fradin e Day, 2002).

O IR 3535 (*3-[N-acetyl-N-butyl]-aminopropionic acid ethyl ester*) e o óleo de eucalipto-limão, cujo princípio ativo é o *p-memthane-3,8-diol* (PMD) também são repelentes com eficácia comprovada. O IR 3535 é um repelente sintético, disponível na Europa há mais de 20 anos e, desde 1999, nos EUA. Em concentração de 20%, é eficaz por 4 a 6 horas. Os produtos à base de óleo de eucalipto-limão contendo 40% do PMD têm eficácia semelhante ao DEET em baixas concentrações (7 a 15%), mas não são eficazes contra carrapatos e não estão liberados para uso em crianças abaixo de 3 anos de idade. Produtos que não contêm o PMD (princípio ativo), como o óleo natural de eucalipto-limão, não têm a mesma eficácia e não estão recomendados (Zielinski-Gutierrez *et al.*, 2009).

O *Cives* recomenda que, antes da aquisição de um repelente, seja verificada a concentração da substância ativa no produto. Na maioria das marcas comercializadas no Brasil, esta informação não está disponível no rótulo. Recomenda, ainda, que se verifique a existência de instruções para o uso do repelente. É importante, inclusive, que sejam observadas as recomendações do fabricante quanto à duração do seu efeito e as condições (sudorese, exposição à água) que reduzam o seu tempo de ação. Marcas diversas podem conter concentrações distintas, o que pode alterar a frequência de utilização. Como regra geral, um repelente deve ser reaplicado sempre que for notado que os mosquitos voltaram a picar. Os repelentes podem ser utilizados apenas a partir de 2 meses de idade e, em qualquer idade, não devem ser aplicados muito próximo aos olhos, boca ou ferimentos. Em crianças pequenas, não devem ser aplicados nas mãos, pelo risco de absorção excessiva do produto pela mucosa, por meio do contato com olhos e boca.

O *Cives* não recomenda a utilização de produtos que contenham, em uma só apresentação, a associação de protetores solares e repelentes, uma vez que a frequência de aplicação de cada substância é diferente. O intervalo entre as aplicações dos repelentes, em geral, é maior que o recomendado para as reaplicações de protetores solares. Como regra, o protetor solar deve ser aplicado primeiro, antes do repelente.

Os repelentes à base de citronela, independentemente da concentração, têm efeito protetor por tempo muito reduzido (de 30 a 60 min), o que exige múltiplas aplicações (Fradin e Day, 2002). Preparações perfumadas de repelentes devem ser evitadas, uma vez que podem, até mesmo, atrair insetos. A ingestão de pílulas de alho e de complexos de vitamina B para obtenção de efeito repelente "natural" é desprovida de fundamento científico e sem benefício comprovado na profilaxia de *qualquer* doença transmitida por vetores (Fradin, 2004; Zielinski-Gutierrez *et al.*, 2009; Breisch, 2010).

Os inseticidas de contato, à base de permetrina ou deltametrina, podem também ser aplicados em roupas por borrifações (em quantidade suficiente para torná-las úmidas) ou por imersão, o que garante efeito de 2 até 6 semanas (Zielinski-Gutierrez *et al.*, 2009). Preparações específicas de permetrina a 5% para impregnação das roupas pós-lavagem, embora ainda não comercializadas no Brasil, são encontradas facilmente no exterior e têm a vantagem de assegurar eficácia mesmo quando submetidas a lavagens subsequentes (até 5 nos tecidos de algodão). Preferencialmente, as roupas impregnadas não devem ser colocadas diretamente em contato com a pele, para evitar possível efeito tóxico do inseticida.

Para estar o mais protegido possível contra infecções transmitidas por *insetos* e *carrapatos*, o viajante deve estar informado sobre a existência de riscos, empregar as medidas de proteção adequadas (Tabela 42.17) e estar ciente de que todos os métodos de prevenção podem falhar, *inclusive a quimioprofilaxia para malária*.

Para reduzir a população de *insetos vetores*, quando a permanência é prolongada ou em caso de residência em áreas endêmicas de *malária*, *febre amarela* ou *dengue*, deve-se procurar impedir o desenvolvimento domiciliar e peridomiciliar de mosquitos. O controle domiciliar deve ser feito pela eliminação dos mosquitos adultos e, *principalmente*, por destruição dos criadouros de larvas. Para isso é importante que recipientes que possam encher-se de água sejam descartados ou fiquem protegidos com tampas. O controle do desenvolvimento peridomiciliar de mosquitos pode ser feito mediante o uso de larvicidas (como o temefós) e pelo aterro e drenagem de coleções de água. Em áreas de risco para *malária* ou *oncocercose*, os acampamentos devem ficar a pelo menos um quilômetro de aldeias ou povoações, uma vez que a população residente nestes locais constitui um reservatório potencial destas doenças.

O controle da população de *carrapatos* em áreas infestadas depende de um programa contínuo e os resultados só são alcançados a médio ou longo prazo. A aplicação de produtos químicos com propriedades carrapaticidas sobre os animais é o método mais utilizado para combater os *carrapatos*. Em algumas situações, pode-se conseguir a redução da infestação ambiental, pela destruição momentânea do microclima necessário ao desenvolvimento do *carrapato* no ambiente, utilizando-se roçadeiras mecânicas (técnica restrita a áreas de pastagem).

Todos os viajantes que se dirigem para regiões infestadas de *carrapatos* (principalmente áreas rurais) ou que vão exercer atividades que envolvam o contato com animais (veterinários, biólogos) devem usar roupas apropriadas, o que inclui blusas de mangas longas e calças compridas com a barra presa à bota por fita adesiva. Todas as peças do vestuário devem ser, preferencialmente, de cor clara (para facilitar a visualização dos *carrapatos*). Nas áreas corporais expostas, deve-se utilizar repelentes à base de DEET (30 a 35%) ou icaridina (20%). As roupas também podem ser impregnadas com permetrina. Deve-se sempre examinar o corpo à procura de *carrapatos* pelo menos a cada 3 horas, pois a fixação é indolor e a chance de transmissão de doenças é maior quanto maior o tempo de permanência na pele. Os *carrapatos* aderidos à pele devem ser retirados cuidadosamente com uma pinça ou com os próprios dedos protegidos por luvas, evitando a compressão ou esmagamento dos parasitos, pois a eliminação de secreções pode facilitar a transmissão de *agentes infecciosos*.

Profilaxia individual da malária

Os viajantes que tenham como destino áreas de transmissão de *malária*, independentemente do grau de risco presumido para a região de *trânsito* ou *destino final, necessariamente* devem receber todas as informações disponíveis e tecnicamente corretas (Tabela 42.18) em relação ao risco existente e às medidas de proteção mais adequadas para evitar o adoecimento ou a morte. As medidas para limitar o contato com os transmissores (Tabela 42.17) devem ser *sempre recomendadas* e, em algumas circunstâncias, também a *quimioprofilaxia* tem indicação precisa (Tabela 42.20).

Tabela 42.18 Malária: informações essenciais para o viajante.

- Ser informado quanto à possibilidade de aquisição de *malária* (e da existência de outros riscos)
- Ser orientado em relação à importância da adoção de medidas de proteção contra doenças transmitidas por insetos
- Ser informado de que todas as medidas profiláticas, *inclusive a quimioprofilaxia*, podem falhar
- Ser informado de que qualquer tipo de febre iniciada após 1 semana de estada na área de risco, *durante* ou *depois* da viagem, deve ser investigada como possível *malária*
- Ser informado sobre os possíveis locais para diagnóstico e tratamento, durante a estada e após o retorno

Riscos para o viajante

A transmissão da *malária* ocorre em 101 países ou territórios situados na América do Norte (México), América Central, América do Sul (principalmente na Bacia Amazônica), Caribe (República Dominicana e Haiti), África, Ásia (subcontinente indiano, Sudeste Asiático e Oriente Médio) e Oceania (Tabela 42.19) (Arguin e Steele, 2009). Estima-se que cerca de 50 a 70 milhões de viajantes entrem em área de risco de transmissão de *malária*, o que resulta em aproximadamente 30.000 casos importados de *malária* por ano em países industrializados, *com letalidade de 1 a 4%* (WHO, 2010). Este número, entretanto, não representa o total do número de casos e óbitos em viajantes, pois uma parte significativa dos casos é diagnosticada e tratada no próprio país onde a doença foi adquirida e não entra nas estatísticas dos países desenvolvidos.

Tabela 42.19 Malária: países com áreas de risco.

Afeganistão	Gâmbia	Panamá
África do Sul	Gana	Papua-Nova Guiné
Angola	Geórgia	Paquistão
Arábia Saudita	Guatemala	Paraguai
Argentina	Guiana	Peru
Azerbaijão	Guiana Francesa	Quênia
Bangladesh	Guiné	Quirguistão
Belize	Guiné Equatorial	República Centro-Africana
Benin	Guiné-Bissau	República Democrática do Congo
Bolívia	Haiti	República Dominicana
Botswana	Honduras	Ruanda
Brasil	Iêmen	Saara Ocidental
Burkina Faso	Ilhas Salomão	São Tomé e Príncipe
Burundi	Índia	Senegal
Butão	Indonésia	Serra Leoa
Cabo Verde	Irã	Somália
Camarões	Iraque	Sri Lanka
Camboja	Jamaica	Suazilândia
Chade	Laos	Sudão
China	Libéria	Suriname
Colômbia	Madagascar	Tailândia
Comores	Malásia	Tajiquistão
Congo	Malaui	Tanzânia
Coreia do Norte	Mali	Timor Leste
Coreia do Sul	Mauritânia	Togo
Costa do Marfim	Mayotte	Turquia
Costa Rica	México	Uganda
Djibouti	Mianmar	Uzbequistão
El Salvador	Moçambique	Vanuatu
Equador	Namíbia	Venezuela
Eritreia	Nepal	Vietnã
Etiópia	Nicarágua	Zâmbia
Filipinas	Níger	Zimbábue
Gabão	Nigéria	

Fonte: CDC (2009).

No Brasil, atualmente, a transmissão da *malária* está basicamente restrita à Amazônia Legal (Acre, Amapá, Amazonas, parte do Maranhão, Mato Grosso, Pará, Rondônia, Roraima, Tocantins). Em 2007 foram registrados 457.757 casos de *malária*, na Região Amazônica, a maioria (78%) nos estados do Amazonas, Rondônia, Pará e Acre. Também em 2007, os municípios de Cruzeiro do Sul (AC), Manaus (AM) e Porto Velho (RO) concentraram 24% do total de casos (MS, 2007). Nas cidades desta região pode haver transmissão significativa, mesmo em algumas das capitais dos estados, como vem acontecendo com frequência na periferia de Manaus e Porto Velho. No entanto, em Belém, São Luiz (situada fora da Região Amazônica), Cuiabá e Palmas o risco é quase inexistente.

Nos estados fora da Região Amazônica, o risco de transmissão autóctone de *malária* é muito pequeno ou não existente, e a quase totalidade dos casos nestes locais é importada da Amazônia Legal ou de outros países, principalmente da África. Em 2007 ocorreram 172 casos de transmissão autóctone de *malária*, a maioria (88%) nos estados do Espírito Santo, Paraná e São Paulo (MS, 2007). Como, em geral, não é possível eliminar os *Anopheles* nas áreas onde a transmissão da *malária* já foi interrompida, existe o risco de ocorrer eventualmente reintrodução da malária.

O desenvolvimento das manifestações da *malária*, em geral, ocorre entre 9 e 40 dias (período de incubação) após a picada de um mosquito infectado, dependendo da espécie de *Plasmodium*. Podem, no entanto, surgir meses ou eventualmente anos depois da saída de uma área de transmissão de *malária*. As manifestações iniciais são *febre* (com qualquer padrão) sensação de mal-estar, dor de cabeça, dor muscular, cansaço e calafrios. É comum que o viajante confunda as manifestações iniciais da *malária* com as das *viroses respiratórias* ("gripe").

As pessoas que nasceram ou residiram em áreas de transmissão de *malária* e passam a morar em áreas não endêmicas ficam significativamente sob risco de desenvolvimento de formas graves da doença quando retornam ao local de origem. Mesmo as pessoas que, durante o período em que anteriormente residiam na área, tenham história de múltiplos episódios de *malária*, podem ter perdido completamente a imunidade parcial contra a doença. Além disto, em grupos familiares, podem existir pessoas (como os filhos) que tenham nascido em área não endêmica e, portanto, também não têm qualquer imunidade contra a *malária* (e outras doenças, como a *hepatite A*).

O risco de *malária* em viajantes depende do itinerário, da duração da viagem, da época do ano, do tipo de acomodação e das atividades a serem desenvolvidas na área. O risco de aquisição de *malária* não é uniforme dentro de um mesmo país e, frequentemente, é desigual para locais situados em uma mesma região, além de sofrer variações com as estações do ano e ao longo do tempo. A *malária* é transmitida, principalmente, no interior das habitações (residências, apartamentos, hotéis), ainda que também seja comum ao ar livre. A transmissão é mais comum em áreas rurais e semirrurais, mas pode ocorrer em áreas urbanas, principalmente na periferia. Em altitudes superiores a 2.000 metros, o risco é muito pequeno.

Confirmação do diagnóstico

A confirmação do diagnóstico em um indivíduo com suspeita de *malária* é uma *emergência médica*, e um teste laboratorial adequado deve ser realizado o mais precocemente possível (Chen *et al.*, 2007). O padrão-ouro para a confirmação laboratorial do diagnóstico de *malária* é a visualização dos parasitos em lâminas de sangue periférico (distensão ou gota espessa) coradas por um derivado do Romanowsky (utilizado desde 1890), dos quais o Giemsa é o mais utilizado. O intervalo de tempo entre a coleta de sangue e a observação ao microscópio é de cerca de 20 minutos para a distensão e de 1 h e 20 min para a gota espessa (Martins *et al.*, 2007).

Na última década foram desenvolvidos *testes rápidos* de confirmação diagnóstica, com base na detecção de antígenos parasitários (Farcas *et al.*, 2003). Embora alguns destes métodos sejam promissores, nenhum parece, ainda, ser uma alternativa razoável para o método clássico na confirmação ou exclusão do diagnóstico individual de *malária*, por não ser suficientemente sensível e específico (Jelinek *et al.*, 1999; Jelinek *et al.*, 2000; Grobusch, 2004). O *Cives não recomenda* a utilização de *testes rápidos* pelos viajantes para confirmar ou excluir o diagnóstico de *malária*, uma vez que nestas circunstâncias os resultados são completamente não confiáveis.

Quimioprofilaxia

A quimioprofilaxia tem, indiscutivelmente, papel importante na prevenção da *malária*, especialmente na redução de *formas graves* e *óbitos* em indivíduos *não imunes*. A escolha do melhor esquema profilático para um indivíduo em particular não é uma tarefa simples. Nenhuma alternativa é 100% eficaz ou isenta de risco de eventos adversos (Chen *et al.*, 2007). Quando o objetivo é prevenir um *agravo potencial*, os benefícios não são facilmente percebidos, o que torna ainda mais relevante a segurança da medicação utilizada.

O uso de medicamentos profiláticos está basicamente indicado para os indivíduos provenientes de áreas sem transmissão (portanto, não imunes) que vão permanecer em área endêmica, principalmente se forem ficar afastados de assistência médica adequada, se a interrupção de suas atividades por adoecimento possa ter consequências indesejáveis (como *tropas militares*), se apresentam fator de risco adicional (como *gestação*) para desenvolvimento de formas graves de *malária* ou doenças de base (como *anemia falciforme*) que possam ser descompensadas por intercorrências infecciosas.

O emprego de medicamentos profiláticos deve ser feito *exclusivamente* com prescrição médica, elaborada com base na análise detalhada dos riscos da viagem e das particularidades clínicas do viajante (Tabela 42.20) (Chen *et al.*, 2007). A seleção dos medicamentos para o esquema profilático mais adequado para uma determinada área depende do grau do risco existente, das espécies de *Plasmodium* predominantes, da sua resistência aos fármacos (Tabela 42.21) e do risco de efeitos colaterais (Tabela 42.22) (Baird, 2005).

Tabela 42.20 Malária: critérios para a indicação de quimioprofilaxia.

Deve ser *considerada* indicação de quimioprofilaxia sempre que:

- Não houver possibilidade de acesso aos serviços de saúde em menos de 24 h
- Quando não for possível presumir a qualidade adequada dos serviços de saúde para diagnóstico ou tratamento da *malária*
- For intolerável que a atividade do viajante seja interrompida
- Existirem fatores de risco para desenvolvimento de *malária grave* (como *gestação*) ou descompensação de doenças preexistentes (como *anemia falciforme*)
- O risco de aquisição de *malária* for considerado significativo

É necessário ainda levar em consideração que o *Plasmodium falciparum* apresenta resistência a diversas medicações (Tabela 42.22) e que, embora rara, a resistência do *Plasmodium vivax* à cloroquina já foi descrita em diversos países (Brasil, Colômbia, Coreia do Sul, Etiópia, Guiana, Índia, Mianmar, Peru, Ilhas Salomão, Tailândia, Turquia e Vanuatu) (Baird, 2005). Além disso, deve-se ter em mente que, ainda mais rara, a resistência do *Plasmodium malariae* à cloroquina foi registrada na Indonésia (WHO, 2010). A adequação final deve levar em consideração as particularidades individuais, que poderão representar contraindicação absoluta a certas medicações ou maior risco de eventos adversos (Chen *et al.*, 2007).

As medicações comumente utilizadas (Tabela 42.23) podem ser ineficazes, se tomadas em doses e por períodos inadequados. É desejável que a quimioprofilaxia com cloroquina ou mefloquina seja iniciada, pelo menos, 1 semana antes da entrada em área de transmissão, para a detecção de possíveis efeitos colaterais e para a obtenção de um estado de equilíbrio na farmacodinâmica da medicação. A atovaquona-proguanil, doxiciclina e primaquina podem ser utilizadas 2 dias antes da entrada em área de risco. Quando é empregada a primaquina, *obrigatoriamente*, deve ser pesquisada a atividade da glicose-6-fosfato desidrogenase (G6PD), uma vez que a medicação pode causar hemólise grave em indivíduos com deficiência desta enzima (CDC, 2010).

A continuação da profilaxia por 4 semanas após a saída da área (indicada para a cloroquina, mefloquina e doxiciclina) visa esgotar a possibilidade de manifestação de *malária* pelo *P. falciparum*, uma vez que esses fármacos atuam apenas nas for-

Tabela 42.21 Medicações utilizadas na quimioprofilaxia da malária, de acordo com padrão de resistência do *P. falciparum*.

Padrão de resistência	Região geográfica	Medicação de escolha	Alternativas
Sensível à cloroquina	Argentina, Azerbaijão, Belize, Costa Rica, República Dominicana, El Salvador, Geórgia, Guatemala, Haiti, Honduras, Iraque, Jamaica, Coreia do Norte, Coreia do Sul, Quirguistão, México, Nicarágua, Paraguai, Turquia, Uzbequistão	Cloroquina*	Mefloquina, doxiciclina*, atovaquona/proguanil
Resistente à cloroquina	A maior parte da África, América do Sul, subcontinente indiano, Ásia e Oceania	Atovaquona/proguanil	Mefloquina, doxiciclina,* primaquina*
Resistente à cloroquina e à mefloquina	Camboja (áreas de fronteira com a Tailândia) China (fronteira com Mianmar, na província de Yunnan) Laos (fronteira com Mianmar) Mianmar (fronteiras com China, Laos e Tailândia) Tailândia (fronteiras com Camboja, Laos e Mianmar) Vietnã (sul)	Atovaquona/proguanil	Doxiciclina*

Fonte: CDC (2009). * Medicações disponíveis no Brasil.

Tabela 42.22 Medicações utilizadas na quimioprofilaxia da malária – vantagens e restrições.

Medicação	Vantagens	Desvantagens	Eventos adversos	Restrições*
Atovaquona + proguanil	Boa tolerância. Seguro para uso em crianças com > 5 kg. Resistência rara. Profilaxia "causal"	Dose diária Não aprovado para gestantes Ainda não está liberado para profilaxia de longa duração	Frequentes: náuseas, dor abdominal, diarreia Raros: ulcerações orais, convulsões, *rash*	Contraindicações: Insuficiência renal (*clearance* de creatinina < 30 mℓ/min) Crianças ≤ 5 kg Gestação e amamentação Precauções Redução da reposta imunológica à vacina oral contra febre tifoide. Recomenda-se um intervalo de pelo menos 10 dias após a administração da última dose da vacina Nível sérico de atovaquona reduzido pelo uso concomitante de metoclopramida, rifampicina, rifabutina e tetraciclinas O trissilicato de magnésio reduz a absorção do proguanil e deve ser administrado pelo menos 2 a 3 h antes ou depois Interação com fármacos antirretrovirais (redução da ação do indinavir e interferência no metabolismo da zidovudina) O proguanil pode aumentar atividade anticoagulante da varfarina
Cloroquina	Administração semanal Boa tolerância	Resistência disseminada Uso muito restrito	Frequentes: anorexia, náuseas, cefaleia, prurido Ocasionais: erupções cutâneas, úlceras orais, opacidade corneana reversível, depressão, insônia, sonhos vívidos Raros: alopecia, prurido em indivíduos com pele negra, miopatia, neuropatia, retinopatia, psicoses	Contraindicações: Epilepsia. Psicose. Psoríase Retinopatia preexistente *Miastenia gravis* Uso de cloridrato de bupropiona Aumento da toxicidade com uso concomitante de: mefloquina, amiodarona, moxifloxacino e digoxina Precauções: Deficiência de G6PD
Doxiciclina	Resistência rara	Dose diária Não aprovado para gestantes e crianças com < 8anos	Frequentes: náuseas, dor abdominal e diarreia Fotossensibilidade Ocasionais: azotemia Raros: ulcerações esofágicas, discrasias Hipertensão intracraniana	Contraindicações: Doença hepática Gestantes e crianças < 8 anos Amamentação Uso de vitamina A ou isotretinoína (medicamento utilizado para tratamento de acne grave) Precauções: Uso concomitante de medicações que reduzem o nível sérico da doxiciclina (antiácido, ferro, barbitúricos, fenitoína, carbamazepina, rifampicina)

(*continua*)

Tabela 42.22 Medicações utilizadas na quimioprofilaxia da malária – vantagens e restrições. (*Continuação*)

Medicação	Vantagens	Desvantagens	Eventos adversos	Restrições*
				Uso concomitante de varfarina (aumento da atividade anticoagulante) Pode reduzir a eficácia dos anticoncepcionais orais Administração com leite e derivados poder reduzir a absorção da doxiciclina em até 30% (administrar com intervalo de pelo menos 2 h) Pode aumentar o risco de toxicidade do metotrexato
Mefloquina	Administração semanal. Resistência em áreas restritas. Seguro para uso em crianças com > 5 kg e gestantes a partir do segundo trimestre	Potencial de eventos adversos neuropsiquiátricos mais graves	Frequentes: tonturas, cefaleia, náuseas, dor abdominal e diarreia. Ocasionais: insônia, alucinações, alteração de coordenação, distúrbios emocionais, agitação, agressividade, reações paranoides Raros: ideações suicidas	Contraindicações: Distúrbios psiquiátricos. Epilepsia. Distúrbios de condução cardíaca Gestantes no primeiro trimestre Uso concomitante com cloridrato de bupropiona, halofantrina, quinina ou quinidina Precauções: Uso de betabloqueadores, bloqueadores de canal de cálcio, digoxina, rifampicina Medicamentos que aumentam o intervalo QT Atividades que necessitem de coordenação fina
Primaquina	Profilaxia "causal" – pode ser retirada 7 dias depois da saída da área de risco	Dose diária Requer dosagem prévia de G6PD	Ocasionais: náuseas, dor abdominal e diarreia. Hemólise nos deficientes de G6PD	Contraindicações: Deficiência de G6PD Gestantes

Tabela 42.23 Medicações utilizadas na quimioprofilaxia da malária: posologia e duração da prescrição.

Medicação	Dose de adulto	Dose pediátrica	Tempo máximo de prescrição (Reino Unido)
Atovaquona/proguanil Iniciar 1 a 2 dias antes da viagem para área de transmissão de *malária*, manter durante toda a estada e por mais 7 dias após retornar	Comprimidos com 250 mg de atovaquona e 100 mg de proguanil 1 comprimido 1 vez/dia	Comprimidos com 62,5 mg de atovaquona e 25 mg de proguanil 11 a 20 kg: 1 comprimido/dia 21 a 30 kg: 2 comprimidos/dia 31 a 40 kg: 3 comprimidos/dia 40 kg: dose de adulto	Sem evidências de toxicidade a longo prazo. Pode ser prescrita, sob supervisão, por até 1 ano e possivelmente, por um período maior
Cloroquina, fosfato Iniciar 7 dias antes da viagem para área de transmissão de *malária*, manter durante toda a estada e por mais 4 semanas após retornar	Comprimidos com 150 mg de cloroquina base 2 comprimidos (300 mg de cloroquina base) 1 vez/semana	5 mg/kg base (8,3 mg/kg de sal), 1 vez/semana até dose máxima de 300 mg de base/semana	Considerada segura para utilização a longo prazo. Exame oftalmológico deve ser realizado a cada 6 a 12 meses após uso contínuo por mais de 6 anos
Doxiciclina Iniciar 1 a 2 dias antes da viagem para área de transmissão de *malária*, manter durante toda a estada e por mais 4 semanas após retornar	Comprimidos com 100 mg 1 comprimido 1 vez/dia	Maiores de 8 anos de idade: 2 mg/kg/dia até dose máxima de 100 mg/dia	Sem evidências de toxicidade a longo prazo. Pode ser prescrita com segurança por até 2 anos
Mefloquina Iniciar 10 a 14 dias antes da viagem para área de transmissão de *malária*, manter durante toda a estada e por mais 4 semanas após retornar	Comprimidos com 250 mg de sal de mefloquina 1 comprimido 1 vez/semana	5 a 10 kg: 1/8 do comprimido de 250 mg de sal de mefloquina/semana 10 a 20 kg: ¼ do comprimido/semana 20 a 30 kg: ½ do comprimido/semana 30 a 45 kg: 1 comprimido/semana	Sem evidências de toxicidade a longo prazo, se for bem tolerada a curto prazo. Pode ser prescrita com segurança até 3 anos
Primaquina* Iniciar 1 a 2 dias antes da viagem para área de transmissão de *malária*, manter durante toda a estada e por mais 7 dias após retornar	Comprimidos com 15 mg de primaquina base. 2 comprimidos 1 vez/dia	0,5 mg base/dia até dose máxima de 30 mg/dia	Não existe recomendação específica

* Medicação ainda não liberada para utilização de rotina na profilaxia da *malária*. Deve-se considerar a utilização da primaquina somente em casos de contraindicação aos outros antimaláricos.

mas sanguíneas dos parasitos. No entanto, medicamentos como atovaquona-proguanil ou primaquina são capazes de impedir a formação de esquizontes hepáticos e podem ser interrompidos 1 semana após a saída da área de risco. Deve ser ainda ressaltado que, como a maioria dessas medicações (com exceção da primaquina e tafenoquina) não impede a formação de formas hepáticas de latência (hipnozoítas) do *P. vivax* e do *P. ovale*, poderá ocorrer doença posteriormente por estas espécies, possibilidade esta que poderá ser reduzida com a utilização de primaquina após a interrupção da quimioprofilaxia (Fairhurst e Wellems, 2004).

Não existem evidências de que a restrição ao uso *adequado* da quimioprofilaxia possa ter qualquer impacto significativo na redução da emergência de resistência aos antimaláricos. A resistência é decorrente de mutações genéticas naturais e espontâneas que ocorrem independentemente do uso de medicações profiláticas. Um fator que parece contribuir para a seleção de parasitos resistentes é a utilização de fármacos com meia-vida muito longa (como mefloquina e a cloroquina) para *tratamento* de indivíduos que residem (permanecem) em área de alta transmissão e que acabam se reinfectando quando, ao final do tratamento, a concentração sérica do medicamento está abaixo da concentração inibitória mínima. O viajante adequadamente orientado, como parece claro, interrompe a quimioprofilaxia *após ter deixado* a área de transmissão. É importante observar que a quimioprofilaxia, ainda que possa aumentar o período de incubação, de modo algum "mascara" as manifestações clínicas da *malária* ou torna mais difícil a confirmação do diagnóstico (South Africa, 2009).

No Brasil, ainda que o Ministério da Saúde oficialmente recomende a quimioprofilaxia para áreas de risco em viagens internacionais (MS, 2008), existem dificuldades de obtenção de antimaláricos para esta finalidade, o que não se verifica nos países desenvolvidos. A maior parte (com exceção da doxiciclina) não é vendida no comércio, tem a distribuição controlada pelo Ministério da Saúde e, em geral, é destinada apenas ao tratamento. A mefloquina (isolada) não está disponível no Brasil, desde o segundo semestre de 2009. A importação de medicamentos, quando legalmente permitida, representa ônus adicional aos custos dos medicamentos recomendados para a profilaxia.

Duração da quimioprofilaxia

A utilização de quimioprofilaxia de longa duração é uma alternativa adequada para locais de risco elevado de transmissão de malária, sem acesso à assistência médica. Indivíduos em viagens de longa permanência, como militares, missionários, expatriados ou "mochileiros" constituem uma população de alto risco para aquisição da doença e poderá estar indicada a utilização de quimioprofilaxia de longa duração (Tabela 42.23).

A programação de medidas de proteção contra malária em viagens de longa duração deve ser individualizada, levando em consideração o risco no local de destino (incidência, sazonalidade, condições de alojamento), as características do indivíduo (doenças de base, capacidade de seguir as medidas de proteção, incluindo a utilização prolongada de medicamentos profiláticos), o acesso e a qualidade da assistência médica no local de destino. Deve ainda ser considerado que, quando não está adequadamente informado, o viajante tende a deixar de observar as medidas de proteção (inclusive a quimioprofilaxia) à medida que aumenta o tempo de permanência. A duração máxima de quimioprofilaxia varia de acordo com a medicação utilizada (Tabela 42.23) e com recomendações específicas de cada país que, na maioria das vezes, são limitadas pelos critérios de licenciamento e não pela evidência de efeitos colaterais a longo prazo.

Autotratamento

A possibilidade de ingestão de medicamentos para tratamento presuntivo da *malária*, sem supervisão médica (autotratamento) durante a estada em área de transmissão de *malária* deve ser reservada para situações em que nenhum tipo de assistência esteja disponível em um período de 24 h após o aparecimento das manifestações (PHAC, 2009). O viajante que está ou que tenha passado em uma área de risco para *malária* e que apresente *qualquer tipo de febre*, durante ou após a viagem, deve procurar *rapidamente* um serviço de saúde para esclarecimento diagnóstico. De modo geral, sempre que possível, deve-se procurar atendimento nos *hospitais universitários* e, na ausência destes, nos *hospitais militares* mais próximos do local de adoecimento, pois habitualmente são as unidades com maior experiência no diagnóstico e no tratamento dos casos de *malária*.

A indicação mais precisa para o autotratamento se dá quando o viajante vai permanecer por mais de 1 semana em áreas de risco *relativamente baixo*, sem que nenhum tipo de assistência esteja disponível dentro das primeiras 24 h após o adoecimento. Além disto, os viajantes que vão permanecer em áreas de *risco elevado* e sem acesso a diagnóstico e tratamento em menos de 24 h, para os quais a quimioprofilaxia tem indicação precisa, devem *adicionalmente* ter disponível medicação para autotratamento. O início do autotratamento deve estar condicionado ao aparecimento de manifestações clínicas compatíveis com *malária*, particularmente a febre (com qualquer padrão).

O autotratamento, de modo algum, é um substituto para a quimioprofilaxia. As maiores preocupações são de que possa retardar a abordagem terapêutica mais adequada para a *malária*, mascarar outros diagnósticos que exijam terapia diferente e expor o indivíduo a efeitos colaterais de medicamentos (doses maiores são necessárias para o tratamento) sem supervisão médica. Deve ser sempre entendido, portanto, como intervenção provisória que deve ser, obrigatoriamente, seguida de atendimento médico.

Na consulta pré-viagem, quando as circunstâncias justificarem a indicação, o viajante deverá receber a prescrição em doses adequadas para a terapêutica e orientações precisas para a utilização do autotratamento. Os medicamentos devem ser diferentes daqueles eventualmente utilizados para a profilaxia, dando-se preferência aos esquemas mais simples e com menor potencial tóxico. Os mais recomendados atualmente são as associações atovaquona-proguanil e artemisina-lumefantrine.

O *Cives não recomenda* a utilização de *testes rápidos* pelos viajantes para decidir o início ou não do autotratamento, pois a *sensibilidade* – principalmente – e a *especificidade* não são, nem de longe, satisfatórias. Além disto, a realização de *testes rápidos* pelos próprios viajantes pode resultar em problemas, principalmente os relacionados com a inabilidade para coletar o próprio sangue e a incapacidade de interpretar os resultados. Embora, com alguma frequência, sejam distribuídos por empresas para empregados enviados para áreas de risco de transmissão de *malária* no exterior, parece evidente que a *autotestagem* pode resultar em riscos significativos para o viajante (Tabela 42.24).

Transmissão respiratória

As infecções transmitidas por via respiratória são muito frequentes e ocorrem em todos os países do mundo. A maioria destas doenças (*gripe, sarampo, varicela, difteria, tuberculose, doença meningocócica* etc.) predomina nos grandes aglo-

Tabela 42.24 Uso de testes rápidos por viajantes: causa de falhas na autotestagem.*

Problema	Viajantes	%
Incapacidade de coletar o próprio sangue (punção digital)	22	71,0
Incapacidade de colocar a gota de sangue adequadamente no *kit*	8	25,8
Observação inadequada do tempo recomendado para a realização do exame	12	38,7
Incapacidade de identificar as bandas indicativas do resultado	18	58,1
Incapacidade de interpretar o resultado	27	87,1

Fonte: Jelinek *et al.* (2000).
*(n = 31, com possibilidade de mais de uma causa por pessoa).

Tabela 42.25 Recomendações quanto às doenças de transmissão respiratória.

- Certificar-se da necessidade de vacina para *sarampo, rubéola, caxumba, varicela, gripe, pneumonia pneumocócica, meningite meningocócica, difteria* e *coqueluche*
- Evitar, sempre que possível, locais de grandes aglomerações humanas, especialmente em recintos fechados
- Procurar se informar, especialmente em estadas longas nas áreas rurais, da ocorrência local de *paracoccidioidomicose* e *histoplasmose*
- Antes de viajar para a África e Arábia Saudita, informar-se sobre a necessidade de vacinação contra a *meningite meningocócica*
- Adiar as viagens, quando não essenciais, para todas as áreas onde estiverem ocorrendo surtos ou epidemias de doenças de transmissão respiratória para as quais o viajante for suscetível
- Não realizar atividades de risco (limpeza de casas abandonadas, manipulação de entulhos, atividades agrícolas, exploração de cavernas) sem a utilização de equipamentos de proteção individual (luvas, capotes, botas, óculos e máscaras apropriadas)
- Evitar explorações de cavernas (risco de *histoplasmose, raiva*) sem medidas e equipamentos de proteção individual adequados
- Adiar as viagens, quando não essenciais, para todas as áreas onde *quando e se* forem notificados casos de transmissão local da *síndrome respiratória aguda grave*

merados humanos das áreas urbanas e ainda representa um importante problema de saúde, especialmente onde se aliam condições econômicas desfavoráveis, cobertura vacinal inadequada e acesso limitado à assistência médica. Também por via respiratória, em condições peculiares, são adquiridas infecções pouco comuns como a *hantavirose,* a *histoplasmose* e a *síndrome respiratória aguda grave.*

O vírus *influenza* é facilmente transmitido de uma pessoa para outra por gotículas eliminadas pela tosse ou pelo espirro. A penetração do vírus no organismo ocorre por meio da mucosa do nariz ou da garganta e a aglomeração de pessoas em ambientes fechados facilita a disseminação da *gripe.* A transmissão também pode ocorrer por meio da contaminação das mãos com secreções respiratórias e pelo contato direto com outras pessoas (aperto de mãos) ou indireto (tocar em superfícies contaminadas). A infecção, contudo, não ocorre através da pele. A transmissão acontece quando o indivíduo coloca as mãos contaminadas em contato com a mucosa oral, nasal ou ocular.

Condições, como aglomeração de pessoas em ambientes fechados, principalmente durante o inverno, facilitam a disseminação das doenças de transmissão respiratória, diversas das quais são imunopreveníveis (Tabela 42.25). Em países de clima temperado, o ambiente frio e seco durante o inverno favorece a sobrevivência e a disseminação do vírus *influenza,* razão pela qual as epidemias ocorrem, geralmente, nesta estação. Em razão disto, as viagens para grandes centros populacionais, durante o inverno, aumentam o risco de aquisição da *gripe.* Durante uma *epidemia sazonal,* cerca de 5 a 15% da população mundial é infectada, resultando em aproximadamente 3 a 5 milhões de casos graves por ano e 250 a 500 mil mortes no mundo, principalmente entre idosos e portadores de doenças crônicas (Castiñeiras *et al.*, 2009).

A necessidade de vacinação contra a *gripe* deve ser sempre avaliada nas viagens para outros países, durante os períodos de maior risco para as *epidemias sazonais,* que ocorrem durante os invernos nos hemisférios norte e sul. Adicionalmente, o viajante deve levar em consideração o modo de transmissão da gripe, o que significa evitar aglomerações, ambientes sem ventilação adequada e contato com pessoas doentes, bem como lavar as mãos com água e sabão com frequência. Deve ainda *considerar,* do ponto de vista *individual,* a possibilidade de *adiar* viagens *não essenciais* para países ou regiões onde esteja ocorrendo transmissão sustentada de um *novo subtipo* do vírus *influenza A,* principalmente quando existirem limitações quanto à obtenção de medicamentos necessários ao tratamento efetivo da doença.

Contato sexual

As *doenças sexualmente transmissíveis* (DST) representam importante problema de saúde pública e estima-se a ocorrência de cerca de 330 milhões de novos casos por ano no mundo. Os riscos, embora sejam maiores nos países em desenvolvimento, existem em todo o mundo, principalmente onde a prática do turismo sexual é comum (Pedro *et al.*, 2004). Até 50% dos viajantes referem contato sexual durante viagens e esta proporção é ainda maior nas viagens de longa duração.

As *doenças sexualmente transmissíveis* têm amplo espectro de manifestações e, por vezes, permanecem "silenciosas" (assintomáticas) por meses ou anos, e a ausência de alterações nos órgãos genitais não afasta a possibilidade de o indivíduo ser um portador. As manifestações clínicas iniciais, quando presentes, são caracterizadas pelo aparecimento de *úlceras* ou *lesões verrucosas* geralmente na região genital ou *corrimento uretral* nos homens e *cervical* nas mulheres. As *úlceras* podem ser únicas ou múltiplas, dolorosas ou não, e podem, em alguns casos, evoluir com resolução espontânea, embora isso não signifique a cura da doença. As lesões na região genital podem passar despercebidas, principalmente nas mulheres, pois podem estar localizadas no canal vaginal ou no colo do útero. Quando não detectadas e tratadas, podem resultar em consequências desastrosas, como infertilidade (*gonorreia*, infecções por *Chlamydia*), deformidades (*lesões verrucosas* por papilomavírus) e infecções crônicas debilitantes e potencialmente fatais (*AIDS, hepatite B*). Além disto, existe a possibilidade de transmissão para os parceiros sexuais e para outras pessoas por transfusão ou contaminação com sangue (receptores de derivados sanguíneos, usuários de drogas ilícitas, profissionais de saúde) ou vertical (da mãe para o filho). Lesões genitais facilitam a transmissão do HIV e doenças como *AIDS, herpes genital* e *condiloma acuminado* ainda são incuráveis. Doenças como a *AIDS* e a *hepatite B*, embora comumente sejam transmitidas por meio de relação sexual, não apresentam manifestações genitais e podem permanecer assintomáticas por longo período de tempo.

O risco de aquisição depende *exclusivamente* do comportamento do viajante e a prática de atividades sexuais desprotegidas é mais frequente durante as viagens. A *sensação de anonimato* e o uso de bebidas alcoólicas ou drogas ilícitas podem diminuir a capacidade de julgamento do indivíduo, resultando na prática desprotegida de atividades sexuais com parceiros (homens ou mulheres) de maior risco, como os profissionais do sexo (Tabela 42.26).

A único meio 100% seguro de prevenção é a abstinência sexual. Para aqueles viajantes que consideram a abstinência sexual impraticável, está recomendado o uso *sistemático* de preservativos, inclusive durante o sexo oral. O uso correto de preservativos reduz significativamente o risco de transmissão de diversas doenças sexualmente transmissíveis, porém os dados em relação à proteção contra o *herpes genital* são limitados (Workowski, 2009).

Tabela 42.26 Recomendações quanto às doenças sexualmente transmissíveis.

- O risco de aquisição depende exclusivamente do comportamento do viajante
- A abstinência sexual é a única forma 100% segura de prevenção
- Certificar-se sobre a necessidade de vacinação para a hepatite B e HPV (papilomavírus), únicas doenças para as quais existem vacinas eficazes disponíveis
- O uso correto de preservativos de látex reduz a chance de transmissão das DST, com exceção do herpes genital
- Não praticar turismo sexual
- Evitar relações sexuais com profissionais do sexo
- Não ter relações sexuais sob efeito de bebidas alcoólicas ou drogas ilícitas, uma vez que o senso de julgamento fica prejudicado
- Em caso de aparecimento de qualquer lesão genital, procurar imediatamente assistência médica
- Procurar orientação médica, caso tenha se exposto a situações de risco de aquisição de doenças sexualmente transmissíveis, mesmo se não apresentar qualquer manifestação clínica
- As vítimas de violência sexual devem procurar assistência médica o mais rapidamente possível (nas primeiras duas horas, preferencialmente), para possibilitar o início de medidas profiláticas contra a AIDS, outras DST e gravidez

Contato com a água

O contato com a água, além do riscos de acidentes (*traumas, afogamento, animais*) e de exposição a fatores ambientais (*radiação solar, baixas temperaturas* e *produtos químicos*), pode resultar em *doenças infecciosas*. A infecção pode ocorrer pela *ingestão* acidental de água contaminada ou na *penetração* de *microrganismos* (bactérias, helmintos, protozoários) através da pele e de mucosas (WHO, 2010).

A *ingestão* de água contaminada com fezes pode ser causa de *diarreia, hepatite A* e *hepatite E*. A contaminação é mais comum em países que não dispõem de sistema de tratamento de esgoto e despejam esgotos diretamente em rios e mares. A penetração de *agentes infecciosos* através da pele ou mucosas pode resultar em doenças como *leptospirose* e *esquistossomose*, ambas exclusivamente devidas ao contato com coleções de água doce. A *leptospirose*, uma doença bacteriana amplamente distribuída no mundo, é mais comumente transmitida pelo contato com a água e a lama de inundações. Em piscinas, a utilização adequada do cloro elimina a maioria dos vírus e bactérias, mas alguns parasitos como a *Giardia* e o *Cryptosporidium* são altamente resistentes e podem se manter infectantes. A *esquistossomose*, uma verminose com distribuição geográfica mais restrita, é um risco em regiões endêmicas (América do Sul, Caribe, África, Oriente Médio, Sudeste Asiático e regiões do Pacífico (WHO, 2010).

Em piscinas, a utilização adequada do cloro elimina a maioria dos vírus e bactérias, mas alguns parasitos como a *Giardia* e o *Cryptosporidium* são altamente resistentes e podem se manter infectantes. Ainda não existem vacinas contra a *esquistossomose*. Os viajantes que se dirigem para área de transmissão devem evitar banhar-se ou praticar atividades esportivas em lagos, lagoas ou rios sem conhecimento prévio dos riscos. Quando, por motivos profissionais, a exposição a coleções de água doce for inevitável, devem ser utilizados equipamentos de proteção individual adequados, o que inclui, necessariamente, roupas impermeáveis (Tabela 42.27).

Tabela 42.27 Recomendações quanto ao contato com a água.

- Procurar se hospedar em áreas com infraestrutura adequadas (água e esgoto tratados). Escolher um local para hospedagem (ou residência), informar-se sobre a frequência de inundações. Evitar locais sujeitos a inundações frequentes
- Não utilizar piscinas sem que a água tenha sido tratada adequadamente
- Evitar se banhar em praias, lagos, lagoas ou rios sem conhecimento prévio dos riscos
- Não colocar na boca e não ingerir água de piscinas, praias, lagos, lagoas ou rios
- Utilizar equipamentos de proteção individual adequados, quando o contato com coleções de água doce for inevitável
- Usar botas impermeáveis, preferencialmente de cano longo, quando for andar em áreas alagadiças
- Utilizar apenas água tratada com cloro para beber e tomar banho
- Em caso de inundações, evitar a exposição desnecessária à água ou à lama
- Se a residência for inundada, desligar a rede de eletricidade para evitar acidentes
  - Utilizar luvas e calçados impermeáveis quando for:
    - Inevitável, nas enchentes, a exposição à água ou à lama
    - Realizar a limpeza da residência após uma inundação
    - Efetuar a limpeza de fossas e bueiros
  - Empregar hipoclorito de sódio a 2 a 2,5% (água sanitária), segundo as recomendações do fabricante, para limpeza de:
    - Locais onde são criados animais de estimação
    - Residências, após uma inundação

Traumatismos e acidentes com animais

A ocorrência de *ferimentos* resultantes de traumatismos ou *acidentes com animais (mordeduras e picadas)*, durante as viagens, é relativamente comum. O risco pode ser ainda maior, em consequência da atividade exercida pelo viajante (esporte, turismo ecológico, exposição no trabalho) e da infraestrutura do local de destino (disponibilidade de equipamento de proteção para atividades esportivas e de trabalho, acompanhamento de guias especializados durante turismo ecológico). Os *ferimentos*, quando pequenos, tendem a ser ignorados pelo viajante, mas podem, quando não adequadamente tratados, implicar complicações infecciosas, por vezes graves e potencialmente fatais. Os riscos de *ferimentos* existem em todos os países do mundo e nas regiões em desenvolvimento pode haver dificuldade na obtenção de assistência médica e de tratamento adequado.

O contato com animais pode resultar em *mordeduras* (cães, gatos, animais selvagens), *picadas* (serpentes, escorpiões, aranhas, abelhas) e *lesões cáusticas de pele* (besouros). Os *acidentes com animais*, embora possam acontecer em cidades, são mais comuns em áreas rurais. São mais frequentes com crianças e com pessoas que vão permanecer por tempo prolongado em regiões menos desenvolvidas exercendo atividades ao ar livre.

As infecções associadas a *ferimentos* decorrem da introdução de *agentes infecciosos*, durante ou após o trauma, a partir da pele da própria pessoa, do ambiente ou, no caso de *mordeduras* e *picadas*, da flora da cavidade oral dos animais (mamíferos e serpentes). Os microrganismos introduzidos podem causar *infecções secundárias* no *local do ferimento* (bactérias ou, menos comumente, fungos) e *doenças sistêmicas* graves, como o *tétano* e, no caso de mordeduras por mamíferos, a *raiva*. Estar corretamente vacinado contra o *tétano* poderá evitar sérios contratempos durante as viagens e a vacina antirrábica *pré-exposição* poderá ser útil para os viajantes que se dirigem para áreas de alta prevalência da *raiva*, ou que tenham ocupações que envolvam o contato com animais (Tabela 42.28).

Tabela 42.28 Recomendações quanto aos traumatismos e acidentes com animais.

- Manter sempre atualizada a vacinação contra o *tétano*, independentemente da ocorrência de ferimentos
- Certificar-se, de acordo com o risco presumido de exposição, da necessidade eventual de vacinação antirrábica (esquema pré-exposição)
- Em caso de ferimentos abertos, lavar a lesão com água e sabão, proteger com um curativo e procurar assistência médica
- Não se aproximar de animais, principalmente, se estiverem se alimentando, cuidando da cria ou doentes
- Em caso de mordedura, arranhadura ou contato com saliva de animal em algum ferimento ou na boca, lavar a região com água corrente e sabão e procurar imediatamente assistência médica
- Se o animal for doméstico (cão ou gato), procurar também entrar em contato com o dono, para que este avise caso haja mudança de comportamento ou morte do animal
- Usar botas, preferencialmente de cano longo, quando for andar em pequenas vilas, sítios, fazendas e florestas, para evitar acidentes com animais peçonhentos (aranhas, escorpiões e cobras)
- Evitar acúmulo de entulhos, folhas secas, lixo doméstico, material de construção nas proximidades das casas. Evitar folhagens densas (plantas ornamentais, trepadeiras, arbustos, bananeiras e outras) junto a paredes e muros
- Vedar soleiras de portas e janelas, frestas e buracos em paredes, assoalhos e vãos entre o forro e a parede. Usar telas em ralos de chão, pias e tanques
- Afastar as camas e berços das paredes. Evitar que roupas de cama e mosquiteiros encostem-se ao chão. Não pendurar roupas nas paredes
- Não manipular entulhos, tijolos ou telhas sem luvas apropriadas. Não explorar com a mão desprotegida frestas de muro, troncos de árvore ou tocas de animais
- Antes de colocar calçados, verificar sempre se não há algum animal dentro (aranhas, escorpiões, cobras e roedores)
- Inspecionar as roupas antes de vestir e o leito (cama, berço, colchonete, saco de dormir) antes de deitar
- Em caso de acidente com animais peçonhentos (aranhas, escorpiões, cobras e animais marinhos), procurar imediatamente auxílio médico. Não realizar nenhuma tentativa de retirada da peçonha por meio de sucção do ferimento, nem fazer torniquetes
- Evitar contato direto com qualquer animal com o qual não esteja familiarizado, uma vez que até alguns tipos de borboletas e sapos têm venenos ou toxinas que podem levar à morte
- Em praias (principalmente nas oceânicas), procurar se informar sobre a existência de peixes (como tubarões), moluscos, celenterados (águas-vivas, caravelas), esponjas ou ouriços-do-mar, que possam causar alguma espécie de dano físico com o contato direto ou ingestão

▸ Vacinas e viagens

As vacinas têm papel importante, *mas não exclusivo*, na prevenção de doenças infecciosas em viajantes. A administração de uma vacina deve ser primariamente fundamentada no benefício direto para saúde do indivíduo, o que habitualmente também contribui, direta ou indiretamente, para a proteção da população. A administração deve ser feita com cuidados técnicos que possam garantir segurança e eficácia. Além disto, o ato de receber uma vacina deve ser consciente. É importante que o indivíduo (ou o responsável, no caso de crianças) seja informado dos benefícios esperados e também da possibilidade, mesmo que pequena, da ocorrência de um *evento adverso*.

▪ Programação de vacinas

O planejamento é uma etapa fundamental para redução de transtornos e riscos para a saúde durante a viagem, o que pode incluir (ou não) a utilização de vacinas. Durante a *consulta pré-viagem*, além dos *riscos relacionados com a viagem*, deve-se considerar a *história clínica e vacinal* do viajante (Barnett *et al.*, 2008). Em outras palavras, em nenhuma hipótese as vacinas devem ser indicadas *apenas* em virtude dos *riscos* existentes em um lugar.

Além da atualização do *calendário vacinal* (crianças, adolescentes e adultos), é necessário avaliar a necessidade de imunizações complementares (Barnett *et al.*, 2008; Atkinson e Kroger, 2009). Não existe (e nem deveria existir) um "calendário para viajantes". O planejamento é *individual*, uma vez que as vacinas são indicadas para as pessoas, não para os lugares. É importante ainda considerar o tempo disponível para efetuar a imunização e a possibilidade de continuidade de esquemas vacinais que requerem doses múltiplas *durante* e *após* a viagem.

As vacinas, embora possam ser muito eficazes, não são isentas de falhas e nem estão disponíveis para todas as doenças. Em razão disto, a indicação de vacinas não exime o viajante de adotar outras medidas de prevenção (como cuidados com o consumo de água e de alimentos, a utilização de repelentes e mosquiteiros, o uso de preservativos etc.).

É prudente adiar a vacinação de pessoas com febre (até que esta desapareça), casos de doenças agudas ainda sem diagnóstico e doenças crônicas descompensadas. As pessoas com antecedentes de reação alérgica a qualquer vacina ou a seus componentes não devem receber as doses subsequentes. Como regra geral, gestantes e imunodeficientes não podem utilizar vacinas vivas "atenuadas" (Tabela 42.29) (Atkinson e Kroger, 2009; CDC, 2009).

Tabela 42.29 Tipos de vacinas.

Vacinas "atenuadas"	Vacinas "inativadas"
Pólio oral	Pólio injetável
Sarampo	Coqueluche
Rubéola	Toxoide tetânico
Caxumba	Toxoide diftérico
Catapora	Raiva
Febre amarela	Gripe (injetável)
BCG	Hepatite B
Febre tifoide (oral)	Hepatite A
Gripe (*spray* nasal)	*Haemophilus* b
VOHR (rotavírus)	Pneumocócicas
	Meningocócicas
	Febre tifoide (injetável)
	HPV quadrivalente

Tipos de vacinas e componentes

Existem dois tipos básicos de vacinas, as "atenuadas" e as "inativadas" (Tabela 42.29). As *vacinas "atenuadas"* são as produzidas a partir de vírus ou bactérias "selvagens" que sofreram redução progressiva da patogenicidade (*atenuação*). As *vacinas "inativadas"* são as produzidas a partir de microrganismos tornados não viáveis pelo tratamento com calor ou produtos químicos (inativação). As *vacinas "inativadas"* podem utilizar o microrganismo inteiro ou frações deste, como toxinas (proteínas) modificadas para eliminar a patogenicidade (*toxoides*), componentes polissacarídicos da parede celular bacteriana (*vacinas polissacarídicas*) ou componentes polissacarídicos conjugados com moléculas proteicas (*vacinas conjugadas*). Além disto, podem ser empregadas técnicas de engenharia genética na produção de vacinas, tanto das *"atenuadas"* quanto das *"inativadas"* (*vacinas recombinantes*) (CDC, 2009).

Nas *vacinas "atenuadas"*, os microrganismos mantêm a capacidade de se multiplicar e, quando inoculados, replicam-se, simulando a infecção natural em seres humanos. Em pessoas saudáveis essa multiplicação é controlada pelo sistema imunológico, levando à produção de anticorpos sem desenvolvimento de doença ou, algumas vezes, com a ocorrência de "doença branda", com manifestações discretas. A resposta imunológica a estas vacinas é muito próxima da resultante da infecção natural e tende a ser eficaz e duradoura (CDC, 2009). No entanto, em pessoas *imunodeficientes* (*AIDS, leucemia* etc.) a multiplicação do microrganismo pode não ser controlada e existe risco de desenvolvimento de doença causada pela vacina. Por esta razão, como regra geral, essas vacinas não devem ser utilizadas em imunodeficientes, exceto em situações especiais em que o risco da doença seja consideravelmente superior ao imposto pela vacina. Também devem ser evitadas nas gestantes, pela possibilidade de infecção do concepto pelo agente vacinal.

As *vacinas "inativadas"*, por não ocorrer replicação de microrganismos, são mais seguras para uso em imunodeficientes e gestantes. No entanto, em geral, é necessário mais de uma dose para promover resposta imune adequada e devem ser feitos reforços periódicos para manter o nível de anticorpos protetores satisfatório. As vacinas constituídas por microrganismos inteiros, por frações proteicas (como toxinas) ou frações polissacarídicas conjugadas com proteínas são capazes de induzir proteção mais eficiente e duradoura do que as produzidas apenas com frações polissacarídicas, diferença que é mais significativa quando são utilizadas em menores de 2 anos de idade (CDC, 2009).

Em todas as formulações de vacinas, além do antígeno, estão presentes (em pequena quantidade) outros elementos, incluindo *agentes inativantes, preservantes, estabilizantes e adjuvantes*. Os *agentes inativantes* (em geral, formaldeído) são substâncias químicas utilizadas para inativar os microrganismos ou suas frações. Os *preservantes* (timerosal, fenol, antibióticos) são substâncias adicionadas às vacinas para impedir o crescimento bacteriano quando existe o risco de contaminação (p. ex., nos frascos multidoses). Podem ser usados durante o processo de elaboração da vacina ou adicionados no *contêiner* final. Os *estabilizantes* (albumina, lactose, sorbitol) são produtos que são adicionados visando preservar a eficácia da vacina durante o transporte e a estocagem, particularmente conferindo resistência térmica. Os *adjuvantes* (hidróxido de alumínio, fosfato) são utilizados para potencializar a resposta protetora final.

Imunidade

As vacinas podem conferir imunidade de longa duração (como a do *sarampo* ou a da *febre amarela*) ou por apenas alguns anos (como a da *febre tifoide* e as *antimeningocócicas polissacarídicas*). As vacinas necessárias devem ser aplicadas com *antecedência* para que produzam efeito protetor adequado (para algumas, como a contra a *hepatite B*, é necessário mais de uma dose). Para a maioria das doenças infecciosas (como a *malária* ou a *doença de Chagas*) ainda não existem vacinas eficazes.

Vacinas exigidas e vacinas recomendadas

As vacinas *exigidas*, em geral, visam à proteção da população de um país e não necessariamente à do viajante. As vacinas *recomendadas* visam à proteção do viajante. Nem sempre as vacinas *recomendadas* e as *exigidas* são as mesmas. As exigências em relação às vacinas podem variar de um país para outro e também ao longo do tempo. Antes de viajar, estas exigências devem ser *sempre* verificadas nas embaixadas ou consulados.

O *Regulamento Sanitário Internacional* prevê, em algumas situações, a exigência do *Certificado Internacional de Vacinação ou Profilaxia* como condição para a concessão de vistos de entrada. O comprovante de vacinação para meningite com a vacina tetravalente é exigido pela Arábia Saudita para os peregrinos que se dirigem a Meca e Medina durante o Hajj (WHO, 2008). Adicionalmente, a exigência do *Certificado Internacional* no qual conste a vacina contra *febre amarela* pode ser feita por países *com* ou *sem* áreas de risco de *febre amarela*, porque em algumas regiões, embora a doença não ocorra, existem transmissores.

É importante levar em consideração que o fato de um país não *exigir* a comprovação da vacina contra a *febre amarela* não significa que não exista risco de transmissão. Por exemplo, ainda que o *Certificado Internacional* não seja *exigido* como condição para a concessão de vistos consulares e ingresso no Brasil, existe risco de transmissão da *febre amarela* na maior parte do território nacional.

Esquemas de administração

A maioria das vacinas atualmente em uso é injetável (intramuscular, subcutânea ou intradérmica). Os locais para a aplicação intramuscular devem estar distantes dos grandes nervos e dos vasos sanguíneos. Os mais utilizados são o músculo *vasto lateral* da coxa (menores de 15 meses) e o *deltoide* (crianças maiores, adolescentes e adultos). A *região glútea* não deve ser utilizada para aplicação de vacinas (pelo maior risco de reações locais e menor eficácia de algumas vacinas). Para aplicação de vacinas por via intradérmica e subcutânea, comumente utiliza-se a área superposta ao músculo *deltoide*. A utilização de álcool na pele antes da aplicação de vacinas é desnecessária.

As vacinas podem ser administradas de modo *isolado* ou *simultâneo*, ou seja, no mesmo dia (Atkinson e Kroger, 2009). Quando se faz a *administração simultânea*, as vacinas não podem ser misturadas em uma mesma seringa e cada uma deve ser aplicada em um local diferente do corpo (p. ex., braço direito e braço esquerdo). A *administração simultânea* não aumenta a ocorrência de *eventos adversos* nem, em geral, interfere na resposta imunológica a cada vacina isoladamente. Adicionalmente, facilita a aderência e reduz o número de vezes que o viajante necessita retornar para completar a programação vacinal. No entanto, a opção por um ou outro esquema não deve ser feita sem reflexão, uma vez que a administração *simultânea*, eventualmente, também pode dificultar o esclarecimento no caso de *reações adversas*.

A *administração isolada* pode ser a opção mais adequada em algumas circunstâncias, como em viajantes que apresentem fatores de risco para desenvolvimento de reações alérgicas. O intervalo recomendado para a aplicação depende do tipo de vacina. As "*inativadas*" não causam e nem sofrem interferência significativa e podem ser aplicadas em qualquer intervalo antes ou depois de outras vacinas, inclusive as "*atenuadas*". No entanto, poderá ocorrer interferência na resposta entre as vacinas "*atenuadas*", se o intervalo entre cada uma for muito curto. Em razão disto, recomenda-se a aplicação simultânea de vacinas "*atenuadas*" ou que seja observado um intervalo de 4 semanas entre elas (Atkinson e Kroger, 2009). A regra não se aplica para a vacina oral contra a *poliomielite* (Sabin), que pode ser aplicada durante qualquer intervalo, antes ou depois de outras vacinas, "*atenuadas*" ou não.

Eventos adversos

A utilização de vacinas não é desprovida de riscos e a sua indicação deve levar em consideração se os benefícios justificam a possibilidade, ainda que pequena, da ocorrência de *eventos adversos* (Atkinson e Kroger, 2009). A maioria das reações indesejáveis (*eventos adversos*) resulta de algum grau de resposta inflamatória aos componentes da vacina e, quando ocorrem, em geral são desprovidos de gravidade. Por vezes, refletem os efeitos da multiplicação dos microrganismos vivos contidos nas vacinas "*atenuadas*", que podem simular de maneira branda as doenças que evitam. Mais raramente, decorrem de reação de hipersensibilidade (alergia) ao antígeno ou aos outros componentes da vacina.

Os *eventos adversos* mais comuns são aqueles decorrentes de reação inflamatória no local da aplicação das vacinas injetáveis e incluem dor, eritema, edema e enduração. São mais comuns com as *vacinas* "*inativadas*" do que com as "*atenuadas*", uma vez que a concentração de antígenos é maior nas primeiras. Em geral, aparecem de 1 a 3 dias após a aplicação.

As reações *sistêmicas* são menos frequentes que as locais e podem incluir febre, astenia, exantema, artralgias, mialgias e cefaleia. Podem surgir algumas horas ou dias após a vacinação. No caso das *vacinas "atenuadas"*, as reações sistêmicas simulam as manifestações e tendem a aparecer no período de tempo correspondente ao de incubação da infecção natural.

As reações graves de natureza alérgica (anafilaxia), como urticária, rinite, broncospasmo e choque anafilático são raras (Atkinson e Kroger, 2009). A maioria destas reações ocorre de minutos a poucas horas após a administração das vacinas (de 5 minutos a 2 horas), tendendo as mais graves a ocorrer mais precocemente (de 5 a 15 minutos). Podem estar associadas a qualquer componente da vacina, o que torna fundamental a triagem pré-vacinal de antecedentes de reações alérgicas aos componentes da vacina que se deseja administrar, a fim de excluir indivíduos que não possam recebê-la.

A ocorrência de *anafilaxia grave* (obstrução respiratória e choque anafilático) é raríssima, porém acarreta risco de morte para o indivíduo. Como é quase sempre imprevisível, torna-se fundamental que as condições de assistência ao evento estejam disponíveis durante a aplicação de qualquer vacina, o que inclui medicamentos, equipamentos, pessoal treinado e supervisão médica.

Quando o componente desencadeante das reações alérgicas graves for identificado (como o timerosal), este jamais deverá ser administrado novamente. Se a causa específica não for identificada, nenhum dos componentes da vacina deverá ser administrado novamente (o que é um problema significativo quando ocorre *administração simultânea* de vacinas), exceto em circunstâncias particulares, quando prescrito por médico especializado e feito sob supervisão em ambiente hospitalar.

Os desmaios (*síncope vasovagal*) imediatamente após a vacinação (de alguns segundos a menos de 5 minutos) frequentemente decorrem de ansiedade ou pânico e não devem ser confundidos com choque anafilático. O indivíduo recupera-se rapidamente e, em geral, sem intervenção terapêutica, bastando que seja colocado em decúbito dorsal.

Calendários básicos

O calendário vacinal deve ser iniciado precocemente na infância (Tabela 42.30). No entanto, ainda não existe no Brasil uma cultura de vacinação sistemática em adultos e é fundamental que seja dada continuidade ao processo de imunização ao longo da vida do indivíduo. Desta maneira, também é relevante que sejam bem estruturados os programas de vacinação de adolescentes e adultos (Tabelas 42.31 e 42.32).

De modo geral, as vacinas mais recentemente desenvolvidas tendem a ter custo inicial muito elevado, o que dificulta a inclusão imediata na vacinação rotineira da rede pública. Isto explica, por exemplo, o fato de vacinas comprovadamente eficazes (*varicela*) ou mais seguras (*tríplice acelular*) ainda não estarem disponíveis gratuitamente para todos no Brasil, embora já façam parte do calendário infantil de vários países. Cabe ressaltar, entretanto, que a maioria destes novos imunobiológicos pode ser encontrada na rede privada do país.

Vacinas específicas

Cólera

A exigência da vacinação contra a *cólera* como condição obrigatória para a concessão de vistos de entrada foi retirada do *Regulamento Sanitário Internacional* em 1973. Os últimos países, segundo a *Organização Mundial da Saúde,* deixaram de exigir o certificado de vacinação contra a *cólera* em 1993 (WHO, 2008). As vacinas injetáveis apresentam eficácia inferior a 50%, curta duração de imunidade (cerca de 3 meses) e não reduzem a incidência de infecções assintomáticas. As vacinas orais contra a *cólera* têm eficácia em torno de 85% e produzem imunidade por cerca de 3 anos (Jelinek e Kollaritsch, 2008). Embora os resultados iniciais sejam promissores para aplicação individual, nenhuma dessas vacinas é recomendada para viajantes de forma indiscriminada.

O *Cives* não recomenda a vacinação sistemática contra a cólera. Quando o risco de infecção é muito elevado, a utilização das vacinas orais como medida *complementar* deve ser considerada para pessoas com diminuição da secreção ácida do estômago (hipocloridria ou acloridria), em gastrectomizados ou indivíduos com atividade de alto risco (como trabalho em campos de refugiados, em áreas endêmicas). Em 2008, foi liberada no Brasil uma vacina oral contra *cólera* (*V. cholerae* O1, inativado + subunidade B da toxina colérica, recombinante), que pode conferir proteção contra os biotipos "clássico" e "El Tor". As vacinas contra a *cólera* não estão disponíveis na rede pública.

Tabela 42.30 Calendário básico de vacinação (crianças) – 2010.

Idade	Vacinas	Dose
Ao nascer	BCG-ID[1]	Dose única
	Hepatite B[2]	1ª dose
1 mês	Hepatite B[2]	2ª dose
2 meses	Tetravalente (DTP + Hib)[3]	1ª dose
	VOP (vacina oral contra a pólio, Sabin)[4]	1ª dose
	VORH (vacina oral contra rotavírus humano)[5]	1ª dose
	Antipneumocócica 10 (conjugada) [6]	1ª dose
3 meses	Antimeningocócica C (conjugada) [7]	1ª dose
4 meses	Tetravalente (DTP + Hib)[3]	2ª dose
	VOP (vacina oral contra a pólio, Sabin)[4]	2ª dose
	VORH (vacina oral contra rotavírus humano)	2ª dose
	Antipneumocócica 10 (conjugada) [6]	2ª dose
5 meses	Antimeningocócica C (conjugada) [7]	2ª dose
6 meses	Tetravalente (DTP + Hib)[3]	3ª dose
	VOP (vacina oral contra a pólio, Sabin)[4]	3ª dose
	Hepatite B[2]	3ª dose
	Vacina pneumocócica 10 (conjugada) [6]	3ª dose
9 meses	Febre amarela[8]	Dose inicial
12 meses	SRC (tríplice viral, MMR)	Dose inicial
	Vacina pneumocócica 10 (conjugada) [6]	Reforço
15 meses	DTP (tríplice bacteriana)[3]	1º reforço
	VOP (vacina oral contra a pólio, Sabin)[4]	Reforço
	Antimeningocócica C (conjugada) [7]	Reforço
4 a 6 anos	DTP (tríplice bacteriana)[3]	2º reforço
	SRC (tríplice viral, MMR)	2º dose
10 anos	Febre amarela[8]	2º dose (reforço a cada 10 anos)

[1]A BCG-ID (intradérmica) deve ser administrada ao nascimento ou o mais precocemente possível. Nos prematuros com menos de 36 semanas, administrar a vacina após 1 mês de vida e 2 kg de peso. Administrar uma dose em crianças menores de 5 anos de idade sem cicatriz vacinal. Contatos próximos de portadores de hanseníase, menores de 1 ano de idade, comprovadamente vacinados, não necessitam de dose adicional. Administrar 1 dose em contatos de portadores de hanseníase sem cicatriz vacinal (ou se não existir certeza da existência de cicatriz) e com mais de 1 ano de idade. Administrar uma segunda dose em contatos comprovadamente vacinados com a primeira dose. O intervalo mínimo entre as doses da vacina é de 6 meses. Não administrar dose adicional em contatos que tenham recebido duas doses. A vacina é contraindicada em imunodeficientes.

[2]O esquema básico de vacinação contra a *hepatite B* é feito com 3 doses. A primeira dose deve ser administrada nas primeiras 12 h de vida do recém-nascido. A segunda e a terceira doses devem ser aplicadas, respectivamente, 30 e 180 dias após a primeira. Em prematuros ou em recém-nascidos a termo de baixo peso (menos de 2 kg), utilizar esquema de quatro doses (0, 1, 2 e 6 meses de vida). Nos recém-nascidos de mães portadoras da hepatite B administrar a vacina e a imunoglobulina humana contra hepatite B (HBIG – disponível nos CRIE) nas primeiras 12 h ou no máximo até 7 dias após o nascimento, em locais anatômicos diferentes. A amamentação não traz riscos adicionais ao RN que tenha recebido a primeira dose da vacina e a HBIG.

[3]A vacina tetravalente (DTP + Hib) protege contra ***D**ifteria*, ***T**étano*, ***P**ertussis* (coqueluche) e infecções graves pelo *Haemophilus influenzae* tipo b (inclusive meningite). Os reforços, o primeiro aos 15 meses e o segundo entre 4 e 6 anos (idade máxima), são feitos com a *DTP*.

[4]Para a Sabin, o intervalo entre as doses é de no mínimo 30 dias. Considerar o intervalo mínimo de 6 meses após a última dose para o reforço que é feito aos 15 meses.

[5]A primeira dose da VORH deve ser administrada entre 1 mês e 15 dias e 3 meses e 7 dias de vida e a segunda entre 3 meses e 7 dias e 5 meses e 15 dias. Os limites de faixa etária devem ser estritamente observados. O intervalo mínimo recomendado entre a primeira e a segunda dose é de 30 dias. Não repetir a dose se a criança regurgitar, cuspir ou vomitar após a vacinação.

[6]O intervalo mínimo entre as doses da vacina antipneumocócica (conjugada) é de 30 dias. O esquema de vacinação para crianças de 7 a 11 meses de idade é feito com duas doses.

[7]O intervalo mínimo entre as doses da vacina antimeningocócica C (conjugada) é de 30 dias.

[8]Crianças a partir dos 9 meses de idade, que residam ou que irão viajar para áreas de risco de *febre amarela*. Para não vacinados, em caso de viagem para áreas de risco, inclusive no exterior, a vacina contra *febre amarela* deve ser feita 10 dias antes da partida. Os reforços devem ser administrados a cada 10 anos.

Fonte: Conselho Nacional de Secretários Municipais de Saúde, 2010 (modificado).

Tabela 42.31 Calendário básico de vacinação: adolescentes – 2010.

Idade	Vacinas	Dose
11 a 19 anos (na primeira vista ao serviço de saúde)	Hepatite B[1]	1ª dose
	dT[2] (adulto)	Reforço a cada 10 anos
	Febre amarela[3]	Reforço a cada 10 anos
	SRC[4]	Duas doses
1 mês após a 1ª dose contra hepatite B	Hepatite B	2ª dose
6 meses após a 1ª dose contra hepatite B	Hepatite B	3ª dose
2 meses após a 1ª dose contra difteria e tétano	dT	2ª dose
4 meses após a 1ª dose contra difteria e tétano	dT	3ª dose
A cada 10 anos, por toda a vida	dT[5] Febre amarela	Reforço Reforço

[1]Os adolescentes que não tiverem comprovação de vacinação contra a *hepatite B* devem receber o esquema completo, com 3 doses. A segunda e a terceira doses devem ser aplicadas, respectivamente, 30 e 180 dias após a primeira. Para os que tiverem esquema incompleto (1 ou 2 doses), completar até a terceira dose (*não* reiniciar o esquema).

[2]Os adolescentes com 3 doses ou mais de DTP, DT ou dT devem receber apenas uma dose (reforço). A partir daí, devem receber uma dose de reforço da dT a cada 10 anos. Em pessoas ferimentos com *alto risco* para *tétano* e em *gestantes* (preferencialmente no sétimo mês), antecipar o reforço com a dT para 5 anos após a última dose.

[3]Adolescentes que residam ou que irão viajar para áreas de risco de *febre amarela*. Para não vacinados, em caso de viagem para áreas de risco, inclusive no exterior, a vacina contra *febre amarela* deve ser feita 10 dias antes da partida. Os reforços devem ser administrados a cada 10 anos.

[4]O intervalo entre as doses da SRC (tríplice viral, MMR) é de 30 dias. A vacinação é desnecessária para adolescentes com duas doses da SRC, quando *comprovadas* com o *Cartão de Vacinação*.

[5]Em *gestantes* (preferencialmente no sétimo mês) e pessoas ferimentos com *alto risco* para *tétano*, antecipar o reforço com a dT para 5 anos após a última dose.

Fonte: Conselho Nacional de Secretários Municipais de Saúde, 2010 (modificado).

Tabela 42.32 Calendário básico de vacinação: adultos (inclui idosos) – 2010.

Idade	Vacinas	Dose
A partir de 20 anos	Hepatite B[1] (grupos vulneráveis)	Três doses
	dT[2]	1ª dose
	Febre amarela[3]	Dose inicial
	SRC[4]	Dose única
2 meses após a 1ª dose contra difteria e tétano	dT	2ª dose
4 meses após a 1ª dose contra difteria e tétano	dT	3ª dose
A cada 10 anos, por toda vida	dT[5] Febre amarela	Reforço a cada 10 anos Reforço a cada 10 anos
60 anos ou mais	Gripe[6] Antipneumocócica 23-valente[7]	Dose anual Dose única

[1]Os adultos (incluindo idosos) que não tiverem comprovação de vacinação contra a *hepatite B* devem receber o esquema completo, com 3 doses. A segunda e a terceira doses devem ser aplicadas, respectivamente, 30 e 180 dias após a primeira. Para os que tiverem esquema incompleto (1 ou 2 doses), completar até a terceira dose (*não* reiniciar o esquema). A vacina está disponível nos Centros Municipais de Saúde apenas para *grupos vulneráveis*: gestantes (após o primeiro trimestre), trabalhadores da área da saúde; bombeiros, policiais (militares, civis e rodoviários), caminhoneiros, carcereiros (delegacias e penitenciárias), coletores de lixo (hospitalar e domiciliar), agentes funerários, comunicantes sexuais de pessoas portadoras do vírus da *hepatite B*; doadores de sangue, homens e mulheres que mantêm relações sexuais com pessoas do mesmo sexo; pessoas reclusas (presídios, hospitais psiquiátricos, instituições de menores, forças armadas etc.), manicures, pedicures e podólogos; populações de assentamentos e acampamentos; potenciais receptores de múltiplas transfusões de sangue ou politransfundidos; profissionais do sexo, usuários de drogas (injetáveis, inaláveis e pipadas) e portadores de DST. Também está disponível nos CRIE para imunodeficientes, sob prescrição médica.

[2]Todas as pessoas a partir de 20 anos que não tiverem comprovação de vacinação contra *tétano* e *difteria* devem receber o esquema completo, com 3 doses da dT. Para os que tiverem esquema incompleto (1 ou 2 doses), completar até a terceira dose (*não* reiniciar o esquema). O intervalo *mínimo* entre as doses é de 30 (trinta) dias. Antes da vacinação de pessoas com 60 anos ou mais, deve ser feita uma avaliação médica dos riscos.

[3]Adultos que residam ou que irão viajar para áreas de risco de *febre amarela*. Para não vacinados, em caso de viagem para áreas de risco, inclusive no exterior, a vacina contra *febre amarela* deve ser feita 10 dias antes da partida. Os reforços devem ser administrados a cada 10 anos.

[4]A SRC (tríplice viral, MMR) está disponível para mulheres até 49 e homens até 39 anos, que não tenham comprovação de vacinação anterior.

[5]Os adultos com 3 doses ou mais de DTP, DT ou dT devem receber apenas uma dose (reforço). Em pessoas com ferimentos de *alto risco* para *tétano* e em *gestantes* (preferencialmente no sétimo mês), antecipar o reforço com a dT para 5 anos após a última dose.

[6]A vacina contra *gripe* (*influenza*) está disponível anualmente, durante a Campanha Nacional de Vacinação do Idoso.

[7]A vacina antipneumocócica é aplicada, durante a Campanha Nacional de Vacinação do Idoso, nos indivíduos que vivem em instituições fechadas (casas geriátricas, hospitais, asilos, casas de repouso). Uma única dose de reforço pode ser feita 5 anos após a dose inicial.

Fonte: Conselho Nacional de Secretários Municipais de Saúde, 2010 (modificado).

A vacina oral contra a *cólera*, que contém a subunidade B da *toxina colérica* recombinante, pode ter *algum* efeito protetor cruzado contra a *diarreia dos viajantes*, exclusivamente quando esta é causada pela *Escherichia coli* produtora da *toxina sensível ao calor*, uma vez que a subunidade B e a *toxina termolábil* são semelhantes (Jelinek e Kollaritsch, 2008). O efeito protetor cruzado pode variar de lugar para lugar, de acordo com a frequência da *E. coli* produtora de *toxina termolábil* como causa da *diarreia dos viajantes*. Nestas circunstâncias, a eficácia da vacina oral contra a cólera, quando se consideram todas as causas de *diarreia dos viajantes*, é limitada (Salzman, 2005; Hill *et al.*, 2006). Em razão disto, o *Cives* não recomenda a utilização desta vacina quando o risco a ser considerado é *exclusivamente* a *diarreia dos viajantes*, exceto em situações de *risco individual elevado* de aquisição da doença (como *diminuição da acidez gástrica*) ou em pessoas nas quais as *consequências* podem ser muito graves (como *insuficiência renal crônica, insuficiência cardíaca congestiva, diabetes insulinodependente, doenças inflamatórias intestinais*).

A vacina contra a *cólera* pode ser utilizada a partir de 2 anos de idade. Crianças de 2 a 6 anos de idade devem receber três doses. Adultos e crianças acima de 6 anos de idade devem receber duas doses. O intervalo mínimo entre cada dose é de 1 semana.

Os eventos adversos são incomuns com o uso da vacina oral contra a cólera, sendo basicamente descritas manifestações gastrintestinais (náuseas, desconforto abdominal e diarreia leve) e febre (Jelinek e Kollaritsch, 2008).

Doença meningocócica

A maioria das vacinas disponíveis contra a *meningite meningocócica* (Tabela 42.33) é composta por polissacarídios e confere proteção por tempo limitado e exclusivamente para os sorotipos contidos na vacina e com reduzida eficácia em crianças de baixa idade (particularmente abaixo de 2 anos). As mais frequentemente empregadas são a vacina bivalente (A+C), a tetravalente (A+C+Y+W135) e, no caso de menores de 2 anos, a monovalente A. Para a *meningite meningocócica* B nenhuma vacina (inclusive a "cubana") mostrou-se eficaz de modo inequívoco.

Mais recentemente, foram desenvolvidas vacinas antimeningocócicas conjugadas. A primeira a ser utilizada de maneira mais ampla foi a vacina conjugada para a *meningite meningocócica* C, que tem eficácia elevada, proteção prolongada e boa resposta em menores de 1 ano. Esta vacina que já faz parte do Calendário Infantil de alguns países (Inglaterra, Austrália, Canadá) foi incluída no Calendário Infantil do Brasil em 2010. Em janeiro de 2005, uma vacina antimeningocócica conjugada tetravalente (A+C+Y+W135) foi liberada para uso em adolescentes nos EUA (CDC, 2009).

As aglomerações populacionais tendem a aumentar a probabilidade de transmissão da *Neisseria meningitidis*. Não sem razão, a Arábia Saudita *exige* o *Certificado Internacional*, comprovando o uso da vacina tetravalente (A/C/Y/W135) contra a *meningite meningocócica* (mais de 10 dias e menos de 3 anos antes da chegada), para os peregrinos que visitam Meca ou Medina (Wilder-Smith, 2008).

No Brasil, a vacina conjugada C está disponível nos Centros Municipais de Saúde para crianças e nos CRIE (MS, 2006) para pessoas que tenham doenças ou condições de base que impliquem maior risco de *doença meningocócica* (asplenia congênita ou adquirida, esplenectomia, deficiências de complemento, anemia falciforme e talassemia). As vacinas polissacarídicas (A+C e B+C) estão habitualmente disponíveis na rede pública, apenas em situações de surto e epidemias. Na rede privada, podem ser encontradas as vacinas bivalentes (A+C e B+C) e a conjugada C. As vacinas tetravalentes (polissacarídica e conjugada) ainda não estão disponíveis no país.

Os eventos adversos associados às vacinas antimeningocócicas polissacarídicas (A, A+C, A+C+Y+W135) e às vacinas antimeningocócicas conjugadas são geralmente discretos, incluindo dor, vermelhidão e enduração no local da aplicação nas primeiras 48 h. Reações locais mais intensas podem ocorrer com a repetição das doses. Com menor frequência, ocorrem febre, astenia e cefaleia. Reações alérgicas graves (anafilaxia) são raras.

▸ Encefalite japonesa

A *encefalite japonesa* é uma doença infecciosa causada por um flavivírus (o vírus da *encefalite japonesa*). Cerca de metade da população mundial, 3 bilhões de pessoas, vive em países onde existe transmissão de *encefalite japonesa*, resultando em

Tabela 42.33 Vacinas contra infecções meningocócicas: esquemas de imunização.

Tipo de vacina	Indicação	Via	Idade mínima	Esquemas
Antimeningocócica monovalente A	Surtos e viajantes	SC	3 meses	2 doses para os menores de 2 anos (1 a cada 3 meses)
Antimeningocócica bivalente (A +C)	Surtos e viajantes	SC	2 anos	Dose única inicial Reforço após 3 anos
Antimeningocócica tetravalente (A+C+Y+W135)	Surtos e viajantes	SC	2 anos	Dose única inicial Reforço após 3 anos
Antimeningocócica C conjugada	Rotina Surtos e viajantes	IM	2 meses	< 6 meses: 3 doses (1 a cada 2 meses) + 1 reforço 6 meses após 6 a 12 meses: 2 doses (a segunda 2 meses após a primeira) + 1 reforço 6 meses após > 12 meses: 1 dose
Antimeningocócica tetravalente conjugada (A+C+Y+W135)*	"Rotina" Surtos e viajantes	IM	2 anos	1 dose

SC = subcutânea/IM = intramuscular. *Liberada para pessoas com até 55 anos de idade.

35.0000-50.0000 casos da doença por ano, com 20 a 30% de óbitos e 30 a 50% de sequelas neurológicas e psiquiátricas permanentes (Fischer *et al.*, 2010).

A *encefalite japonesa* é transmitida pela picada de mosquitos infectados (espécies do gênero *Culex*) que proliferam em coleções de água e têm hábitos predominantemente noturnos. O vírus da *encefalite japonesa* tem como hospedeiros naturais os pássaros selvagens e os suínos, que servem de reservatório para amplificação viral (Fischer *et al.*, 2010). A circulação do vírus é maior em zonas rurais, em áreas irrigadas por alagamento para plantação de arroz e de criação de porcos (Erlanger *et al.*, 2009; Fischer *et al.*, 2010).

A transmissão da doença ocorre na maioria dos países da Ásia e em alguns da Oceania (Figura 42.1). Até a primeira metade do século 20, era detectada, principalmente, no Japão, Coreia, Taiwan e China. Nas últimas décadas, ocorreu expansão da área de transmissão no Sudeste Asiático, Índia, Bangladesh, Sri Lanka e Nepal. Na década de 1990, foi registrada pela primeira vez em Saipan e na Austrália, inicialmente nas ilhas do Estreito de Torres e, posteriormente, na região norte do país. Nas regiões temperadas da Ásia, a transmissão é sazonal, ocorrendo principalmente durante o verão e o outono. Em áreas tropicais e subtropicais, a transmissão ocorre ao longo do ano todo, com aumento da incidência durante a estação chuvosa (Erlanger *et al.*, 2009; Fischer *et al.*, 2010; WHO, 2010).

O risco de *encefalite japonesa* em viajantes varia com base no destino, duração da viagem, época do ano e atividades programadas (Fischer *et al.*, 2010). Em países endêmicos, é basicamente uma doença que acomete crianças. No entanto, em viajantes procedentes de países não endêmicos, pode ocorrer em qualquer idade (Fischer *et al.*, 2010). Para a maioria dos viajantes, o risco estimado é menos de 1 caso para cada 1 milhão. Entretanto, quando a permanência é longa, em áreas rurais de países endêmicos, o risco é semelhante ao da população local, ou seja, cerca de 0,1 a 2 casos por 100.000 pessoas/semana (Buhl *et al.*, 2009; Wilder-Smith e Halstead, 2010).

As vacinas contra a *encefalite japonesa* são utilizadas há mais de 50 anos. A vacina produzida com *vírus atenuados* (obtidos em células renais de *hamster*) não está liberada em países ocidentais, porém é utilizada na China desde 1988 e também está licenciada na Coreia do Sul, Índia, Nepal, Sri Lanka e Tailândia. Em 2005, após décadas de uso – inclusive em alguns países ocidentais, a produção da vacina elaborada com *vírus inativados* obtidos a partir de tecido nervoso (cérebro de camundongo) foi descontinuada, e o estoque ainda disponível está virtualmente esgotado. Em 2009, na União Europeia e nos EUA, foi licenciada uma vacina produzida com *vírus inativados* obtidos em células Vero (células renais de macaco verde africano) (Fischer *et al.*, 2010; Wilder-Smith e Halstead, 2010). No Brasil, nenhuma das vacinas contra *encefalite japonesa* é comercializada ou encontra-se disponível na rede pública. Eventualmente, podem estar disponíveis nas Forças Armadas para vacinação de tropas brasileiras enviadas em missão para áreas endêmicas.

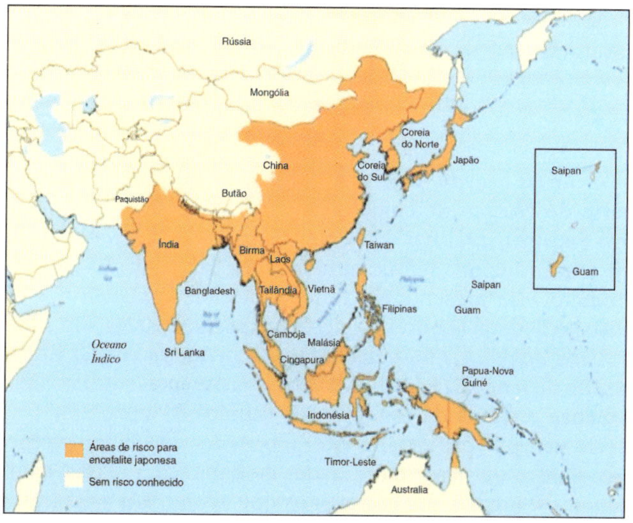

Fonte: CDC (2010).

Figura 42.1 Mapa da encefalite japonesa: distribuição geográfica.

A vacina contra a *encefalite japonesa* produzida a partir de cérebro de camundongo é a única licenciada nos EUA para uso em pessoas com idade entre 1 e 16 anos, e o limitado estoque existente está reservado para esta faixa etária (Fischer *et al.*, 2010). A utilização desta vacina, pelo potencial de eventos adversos graves, é restrita a situações de benefício inquestionável. A vacinação primária, quando indicada, deve ser realizada por via subcutânea, em três doses nos dias 0, 7 e 30. Em 99% das pessoas, a imunidade ocorre 10 dias após a aplicação da terceira dose. A vacina confere proteção por, pelo menos, 2 anos (provavelmente por 4).

A vacina produzida em células Vero foi liberada para uso apenas em pessoas com 17 anos ou mais. A vacinação primária é realizada com 2 doses por via intramuscular, com um intervalo de 28 dias entre cada uma. Confere proteção 1 semana após a aplicação da segunda dose e os níveis de anticorpos neutralizantes permanecem elevados por, pelo menos, 1 ano após vacinação (Fischer *et al.*, 2010).

A indicação da vacinação contra a *encefalite japonesa* deve ser feita após a avaliação do risco individual, do roteiro e das atividades. Adicionalmente, deve levar em consideração a incidência da doença na região a ser visitada e a época prevista para a viagem, uma vez que podem existir variações significativas em função das estações do ano e da ocorrência de chuvas. A vacinação contra a *encefalite japonesa* deve ser considerada, observadas as contraindicações, para viajantes que se dirigem a áreas de risco de transmissão de *encefalite japonesa*, em cujo roteiro estejam previstas atividades (treinamentos ou missões militares, acampamentos, ciclismo) em zonas rurais e semirrurais, e para as pessoas que planejam residir em áreas endêmicas (Fischer *et al.*, 2010). Nas viagens de curta duração (menos de 30 dias), especialmente quando restritas às áreas urbanas, o risco de transmissão é baixo e, em geral, não se indica a vacinação. Em qualquer situação, as medidas de proteção contra doenças transmitidas por insetos devem ser adotadas de maneira sistemática.

Cerca de 20% das pessoas que recebem a vacina preparada a partir de cérebro de camundongo desenvolvem reações locais (dor, eritema e enduração) ou sistêmicas leves (febre, cefaleia, mialgias). Reações alérgicas mais graves (urticária generalizada, dificuldade respiratória, choque anafilático) ocorrem em 0,6% dos vacinados. Estas reações tendem a ocorrer minutos após a vacinação, porém já foram descritas até 1 semana após a administração da vacina. São mais comuns em indivíduos com história de urticária. A vacinação deve ser realizada sob supervisão médica em ambiente hospitalar. Os vacinados devem ser observados por, no mínimo, 30 minutos e orientados quanto à possibilidade de reações mais tardias. A vacina preparada a partir de células Vero pode resultar em reações locais e sistêmicas (leves) semelhantes às da vacina produzida a partir de cérebro de camundongo. No entanto, até o momento, não foram descritas reações alérgicas graves, o que não exclui a possibilidade de que eventos adversos raros possam vir a ser registrados (Fischer *et al.*, 2010).

As vacinas contra a *encefalite japonesa* estão *contraindicadas* em pessoas com antecedentes de reação alérgica grave à dose prévia ou a qualquer um de seus componentes, como o *timerosal* (presente na vacina produzida em cérebro de camundongo) e o *sulfato de protamina* (presente na vacina preparada a partir de células Vero). A vacina produzida a partir de cérebro de camundongo está *contraindicada* em indivíduos com antecedentes de alergia às vacinas preparadas em tecido nervoso (como a *Fuenzalida*, utilizada até há alguns anos na profilaxia da *raiva*). Deve ser *evitada* em indivíduos com história de urticária e alergias múltiplas pela maior probabilidade de eventos adversos e também nos portadores de cardiopatias e pneumopatias, pelo potencial de maior gravidade caso ocorra anafilaxia. A vacina preparada a partir de cérebro de camundongo não está liberada para uso em menores de 1 ano de idade e a preparada em células Vero não está licenciada para pessoas com menos de 17 anos (Fischer *et al.*, 2010).

▶ Febre amarela

A transmissão da *febre amarela* ocorre exclusivamente na América Central, América do Sul (inclusive no Brasil) e na África (Tabela 42.34). A transmissão da *febre amarela* pode ocorrer em *áreas urbanas, silvestres* e *rurais* ("*intermediária*", em fronteiras de desenvolvimento agrícola). A Organização Mundial da Saúde considera como "áreas de risco de transmissão" as regiões nas quais a transmissão da *febre amarela* tenha ocorrido em qualquer época e onde estão presentes vetores e reservatórios animais capazes de permitir a manutenção do ciclo (WHO, 2010).

Tabela 42.34 Febre amarela: países com áreas de risco.

Angola	Gâmbia	Quênia
Argentina	Gana	República Centro-Africana
Benin	Guiana	República Democrática do Congo
Bolívia	Guiana Francesa	Ruanda
Brasil	Guiné	São Tomé e Príncipe
Burkina Faso	Guiné Equatorial	Senegal
Burundi	Guiné-Bissau	Serra Leoa
Camarões	Libéria	Somália
Chade	Mali	Sudão
Colômbia	Mauritânia	Suriname
Congo	Níger	Tanzânia
Costa do Marfim	Nigéria	Togo
Equador	Panamá	Trinidad e Tobago
Etiópia	Paraguai	Uganda
Gabão	Peru	Venezuela

Fontes: CDC e OMS (2009).

A *febre amarela* é transmitida por espécies de mosquitos do gênero *Haemagogus* e *Sabethes* (na América) e do gênero *Aedes* (na África). Em *áreas silvestres*, o ciclo do vírus é mantido pela infecção de macacos e pela transmissão transovariana nos mosquitos (Monath, 2001). Em *áreas urbanas*, a *febre amarela* pode ser transmitida pelo *Aëdes aegypti*, um mosquito doméstico que está presente na América e na África. O ciclo é mantido pela infecção de seres humanos e pela transmissão transovariana no *Aëdes aegypti* (Monath, 2001). O *Aëdes albopictus* é suscetível ao vírus em laboratório e, embora ainda não tenha sido definitivamente incriminado na transmissão da *febre amarela*, é um transmissor potencial.

A infecção humana com o vírus da *febre amarela*, em geral, ocorre quando um indivíduo *não imunizado* entra em áreas de cerrado ou de florestas. Uma vez infectado, o indivíduo pode, ao retornar, servir como fonte de infecção para o *Aëdes aegypti*, que então pode iniciar a transmissão em *área urbana*. Um indivíduo pode ser fonte de infecção desde imediatamente antes de surgirem as manifestações até o quinto dia da infecção. O *Aëdes aegypti* torna-se capaz de transmitir o vírus da *febre amarela* 9 a 12 dias após ter picado uma pessoa infectada (Tsai, 2000). As manifestações da *febre amarela* não dependem do local onde ocorre a transmissão. O vírus e a evolução clínica são idênticos (Tauil, 2010). A diferença está apenas nos transmissores e no local geográfico de aquisição da infecção.

No Brasil, a transmissão da *febre amarela* em *áreas urbanas* não ocorre desde 1942 (Franco, 1960). No entanto, em *todas as regiões* (Tabela 42.35) existem áreas de risco, onde a infecção pode ser transmitida por mosquitos do gênero *Haemagogus* (principalmente) e *Sabethes*. Em áreas de "fronteiras" de desenvolvimento agrícola, pode haver adaptação do transmissor silvestre ao novo *habitat* (Forattini e Gomes, 1988) e ocorre a consequente possibilidade de transmissão da *febre amarela* em *áreas rurais* ("*intermediária*").

Tabela 42.35 Febre amarela: áreas de risco no Brasil.

Região	Estado
Norte*	Acre, Amapá, Amazonas, Pará, Rondônia, Roraima e Tocantins
Nordeste	Bahia, Maranhão* e Piauí
Centro-Oeste*	Goiás (incluindo Brasília – DF), Mato Grosso e Mato Grosso do Sul
Sudeste	Espírito Santo,** Minas Gerais (todos, incluindo Belo Horizonte) e São Paulo
Sul	Paraná, Rio Grande do Sul e Santa Catarina

*Todos os municípios, inclusive as capitais. ** Segundo notícia divulgada (16/01/2009) pela Secretaria de Saúde do Espírito Santo, "não existe mais [...] a necessidade de vacinação de rotina". Até 2008, 39 municípios eram considerados como áreas de risco (SESA-ES, 2009).

O *Aëdes aegypti* foi erradicado na década de 1930, como parte do esforço de controle da transmissão da *febre amarela* em *áreas urbanas*. No entanto, em 1976 o *Aëdes aegypti* foi reintroduzido, definitivamente, em Salvador (BA) e, atualmente, está presente em todos os estados brasileiros e no Distrito Federal (Lourenço-de-Oliveira *et al.*, 2004). Em 1986, o *Aëdes albopictus* foi detectado pela primeira vez no Brasil, no Rio de Janeiro (Forattini, 1986), e já está presente em áreas urbanas e rurais da maioria dos estados (Santos, 2003). O *Aëdes aegypti* (principalmente) e o *Aëdes albopictus* proliferam dentro ou nas proximidades de habitações (casas, apartamentos, hotéis), em recipientes que acumulam água limpa (vasos de plantas, pneus velhos, cisternas etc.). Ambos picam durante o dia, ao contrário do mosquito comum (*Culex*), que tem atividade noturna.

A vacina contra a *febre amarela* (17DD) é elaborada com o vírus vivo atenuado, sendo produzida inclusive no Brasil (Rio de Janeiro). É aplicada por via subcutânea na região deltóidea. Em 95% das pessoas, o efeito protetor ocorre 1 semana após a aplicação e confere imunidade por, pelo menos, 10 anos (provavelmente por toda a vida). Está incluída nos *Calendários de Vacinação* e pode ser utilizada a partir dos 9 meses de idade. A vacina contra a *febre amarela* está disponível na rede pública (*gratuitamente*) e nas clínicas privadas credenciadas. Deve ser aplicada, pelo menos, 10 dias antes de qualquer viagem para áreas de risco, no Brasil ou no exterior.

A vacina contra a *febre amarela* geralmente produz poucos efeitos colaterais. É utilizada há mais de 60 anos e efeitos colaterais graves (incluindo óbitos) são raros (Tabela 42.36). Cerca de 5% das pessoas podem desenvolver, 5 a 10 dias depois da vacinação, sintomas como febre, cefaleia, mialgia, sendo infrequente a ocorrência de reações no local de aplicação. Reações de hipersensibilidade são muito raras e geralmente atribuídas às proteínas do ovo contidas na vacina. A vacinação contra a febre amarela também pode resultar em comprometimento de múltiplos órgãos com o vírus vacinal e, de 2001, quando começaram a ser registrados, até 2009 (maio), ocorreram 51 casos. Todos os casos ocorreram em indivíduos vacinados pela primeira vez e a letalidade foi de cerca de 60% (Barrett e Teuwen, 2009). A ocorrência de encefalite é raríssima, e a maioria dos casos ocorreu em crianças vacinadas com menos de 6 meses de idade.

Tabela 42.36 Vacina contra a febre amarela: efeitos colaterais graves.

Reação alérgica grave (anafilática)

- ocorre em aproximadamente 1 em cada 131.000 doses aplicadas

Reações no sistema nervoso central (encefalite)

- cerca de 1 caso para cada 150.000–250.000 doses

Comprometimento de múltiplos órgãos com o vírus vacinal da febre amarela

- aproximadamente 0,3 a 0,5 caso para cada 100.000 doses
- entre 60 e 69 anos – cerca de 1,1 caso para cada 100.000 doses
- maiores de 70 anos – cerca de 3,2 casos para cada 100.000 doses
- mais da metade dos indivíduos com febre amarela vacinal evolui para o óbito

A decisão de vacinar pessoas que tenham contraindicações (Tabela 42.37), inclusive imunodeficientes, crianças entre 6 e 9 meses de idade, gestantes e mulheres amamentando (possível risco de eliminação do vírus junto com o leite), deve ser feita em bases individuais pelo médico. A indicação de vacinar, pela primeira vez, pessoas com mais de 60 anos só deve ser feita após esclarecimento dos riscos potenciais de efeitos colaterais graves nesta faixa etária. Devem ser analisados os riscos de aquisição da doença e os da imunização. Deve-se, em razão de possível interferência na indução de imunidade, postergar a aplicação em pessoas que fizeram uso recente de vacinas com vírus atenuado (*MMR, sarampo, rubéola, varicela etc.*) e também de vacina contra a *cólera*, respeitando-se um intervalo de 4 semanas. Recomenda-se, também, que as mulheres que tenham sido vacinadas evitem a gravidez por no mínimo 30 dias.

Tabela 42.37 Vacina contra a febre amarela: contraindicações.

- Crianças com 5 meses ou menos de idade
  - risco de encefalite viral => contraindicação absoluta
- Gestantes
  - possível risco de infecção para o concepto
- Mulheres que estejam amamentando
  - possível risco de eliminação de flavivírus pelo leite
- Pessoas com imunodeficiências resultantes de doenças ou de terapêutica
  - infecção pelo HIV, AIDS, neoplasias em geral (incluindo leucemias e linfomas)
  - uso de medicações ou tratamentos imunossupressores (corticoides, metotrexato, quimioterapia, radioterapia)
  - disfunção do timo (retirada cirúrgica ou doenças como *miastenia gravis*, síndrome de DiGeorge ou timoma)
- Alergias
  - ovos => a vacina é preparada em ovos de galinha embrionados
  - eritromicina => antibiótico que faz parte da composição da vacina
  - gelatina => faz parte da composição da vacina
  - reação alérgica à dose prévia da vacina

Certificado de vacinação

O viajante vacinado nos *Centros Municipais de Saúde* (ou nas clínicas privadas credenciadas) recebe o *Cartão Nacional de Vacinação*, que é válido em todo o território brasileiro. Se posteriormente necessitar do *Certificado Internacional* deverá procurar um dos *Postos da Anvisa*, munido do *Cartão Nacional* (ou seja, na maioria das vezes é obrigado – *sem nenhuma razão plausível* – procurar dois locais diferentes apenas para obter um documento que tem por base o emitido nos *Centros Municipais de Saúde*). Para a emissão do *Certificado Internacional* (Tabela 42.38) é imprescindível a assinatura do viajante, o que torna obrigatória a sua presença. O *Certificado* tem validade por 10 anos, a contar do 10º dia da primeira aplicação da vacina. Nas vacinações seguintes (feitas a cada 10 anos), o *Certificado* é válido no mesmo dia da aplicação, se apresentado junto com o anterior.

Tabela 42.38 Certificado Internacional de Vacinação: exigências para a emissão.

- *Cartão Nacional de Vacinação* com data da administração, lote da vacina, carimbo e assinatura do profissional que realizou a vacinação e identificação da unidade de saúde
- Documento de identidade oficial* com foto (carteira de identidade, passaporte, carteira de motorista válida etc.)
- Certidão de nascimento, para menores de idade

*Exceto para a população indígena, que está dispensada da apresentação de documento de identidade.

O *Certificado Internacional de Vacinação* pode ser exigido para os viajantes que tenham como destino (ou provenientes de) países com áreas de risco de febre amarela. A exigência pode ser feita por países com ou sem áreas de risco de febre amarela, porque em algumas regiões (subcontinente indiano, Sudeste Asiático etc.), embora a doença não ocorra, existem transmissores capazes de iniciar uma epidemia. A exigência do *Certificado Internacional* deve ser verificada nas embaixadas ou consulados dos países de destino. O Brasil não exige o *Certificado Internacional* para a concessão de vistos consulares e entrada de viajantes. No entanto, dependendo da situação epidemiológica (surtos, epidemias) de cada país com áreas de risco, o *Certificado Internacional de Vacinação* poderá ser exigido para ingresso no Brasil. O viajante estrangeiro deve consultar – sempre – as embaixadas ou consulados brasileiros antes da viagem.

Os viajantes que tenham *contraindicações* para a vacina contra a *febre amarela* e que se dirigem para países *sem risco de transmissão* mas que exigem o *Certificado Internacional* devem procurar um dos postos da Anvisa para receber o *Certificado de Isenção de Vacinação*. Para a emissão do *Certificado de Isenção*, o viajante deve estar de posse de um atestado médico, em que conste o motivo da contraindicação, o carimbo e a assinatura do profissional. Deve ainda levar um documento de identidade oficial com foto ou, no caso de menores de idade, a Certidão de Nascimento.

O *Cives* recomenda que o viajante seja vacinado, *observando-se as contraindicações*, ao se dirigir para *qualquer área* com risco de transmissão *febre amarela* – mesmo as urbanas – em todos os países, inclusive no Brasil, independentemente da exigência do *Certificado Internacional de Vacinação* ou do registro atual de ocorrência de casos. A vacina deve ser aplicada com pelo menos 10 dias de antecedência em relação à viagem. Além da *vacina contra a febre amarela*, recomenda que sejam *cuidadosamente* seguidas as medidas de proteção contra as doenças transmitidas por insetos (Tabela 42.17). Estas recomendações são *absolutamente críticas*, pelo maior risco, quando o destino forem áreas rurais ou de florestas. Deve ser levado em consideração que em alguns países as áreas de risco são limitadas *apenas a algumas regiões*.

Os municípios com risco potencial para reintrodução da *febre amarela* (ou seja, todos onde ocorre *dengue*) devem procurar facilitar o acesso à vacinação, com *prioridade para viajantes* que tenham como destino as áreas de risco. O frasco tem 5 doses, o que facilita o atendimento em locais com demanda pequena. Nas cidades maiores, certo número de locais, proporcional ao número de habitantes, deve estar apto a aplicar a vacina todos os dias para evitar um risco desnecessário de reintrodução da *febre amarela*.

▸ Febre tifoide

Dois tipos de vacinas estão atualmente disponíveis para a *febre tifoide* (Tabela 42.39). Estas vacinas apresentam eficácia limitada e não devem ser recomendadas de modo indiscriminado. A principal *medida de prevenção* da *febre tifoide*, à semelhança das outras doenças de transmissão fecal-oral, é a adoção sistemática dos *cuidados a ingestão de água e alimentos*.

O *Cives* não recomenda a vacinação sistemática contra a *febre tifoide*. Quando o risco de infecção é muito elevado, a utilização de uma das vacinas como medida *complementar* deve ser avaliada individualmente. Em geral, sua utilização é mais racional em indivíduos (com mais de 2 anos) que apresentam maior risco de adquirir a doença e que se dirigem a locais com incidência comprovadamente elevada. Neste grupo estão incluídos os indivíduos portadores de doenças crônicas intestinais, gastrectomizados, com diminuição da acidez gástrica, em uso de antibióticos, esplenectomizados ou imunodeficientes. No Brasil, a vacina contra a *febre tifoide* está disponível nos CRIE (MS, 2006) e na rede privada.

Gestantes e imunodeficientes não podem utilizar vacinas vivas atenuadas e, portanto, não devem usar a vacina oral contra a *febre tifoide*. O uso de antibióticos ou medicações antimaláricas (cloroquina, proguanil, mefloquina e sulfadoxina + pirimetamina) pode reduzir a eficácia da vacina oral atenuada contra a *febre tifoide*. Recomenda-se que se observe um intervalo mínimo de 3 dias entre a última dose da vacina atenuada e o começo da profilaxia antimalárica (Mintz, 2009).

A vacina polissacarídica é bem tolerada. As reações mais comuns são dor no local da aplicação, febre e dor de cabeça. Apenas raramente ocorrem efeitos colaterais com o uso da vacina oral, sendo basicamente descritas manifestações gastrintestinais discretas (náuseas, desconforto abdominal e diarreia leve).

▸ Gripe

A vacinação contra a *gripe* reduz o risco de complicações das infecções causadas pelos vírus *influenza* A e B. Existem dois tipos de vacina contra a gripe, a injetável (vírus inativados) e a de uso intranasal (vírus atenuados) que foi liberada em 2003 nos EUA (CDC, 2009).

A vacina injetável pode ser útil para qualquer pessoa, porém o benefício é maior para as pessoas com 60 anos ou mais, nos portadores de doenças crônicas como insuficiência cardíaca, doença pulmonar crônica e imunodeficiências. O risco de transmissão de *gripe* existe em qualquer lugar do mundo, especialmente nas grandes cidades com aglomerados humanos nos meses mais frios do ano. Viajantes com destino a regiões de clima frio podem se beneficiar do uso da vacina.

A vacina injetável é composta por amostras de vírus inativado, usada preferencialmente pela via intramuscular. Como os vírus da *gripe* são capazes de mudar suas características antigênicas com muita frequência, é necessário o desenvolvimento anual de uma nova vacina contendo estas modificações. Em geral, na composição da vacina são incluídos os dois subtipos do *influenza A* e o *influenza B*, que sejam mais representativos dos vírus circulantes na população. A vacina injetável pode ser usada acima de 6 meses de idade. Nas crianças até 8 anos estão

Tabela 42.39 Vacinas contra a febre tifoide: esquemas de imunização.

Tipo de vacina	Aplicação	Idade mínima	Doses	Eficácia	Duração proteção
Inativada, contendo polissacarídio Vi	Subcutânea	2 anos	Dose única	64 a 72%	3 anos
Atenuada, contendo bactérias da cepa Ty21a	Oral	2 anos – suspensão 6 anos – cápsula	3 ou 4 doses em dias alternados (dias 1/3/5/7)	40 a 90%	5 anos

indicadas duas doses (ajuste do volume para a faixa etária) com intervalo de 4 semanas, para aqueles que estão recebendo a vacina pela primeira vez. Acima desta idade recomenda-se apenas uma dose (CDC, 2009). É importante ressaltar que, por ser composta com vírus inativados, a vacina injetável pode ser administrada com segurança em pessoas com imunodeficiência, nos contactantes dos imunodeficientes e em gestantes (após o primeiro trimestre).

A vacina que utiliza vírus atenuados (*spray* nasal) está liberada apenas para *pessoas saudáveis*, com idade entre 2 e 49 anos. Esta vacina também utiliza as cepas virais (atenuadas) mais prevalentes na população a cada ano. É mais cara que a injetável e também deve ser aplicada anualmente. Nas crianças não vacinadas, com idade entre 2 e 8 anos, estão indicadas duas doses, com um intervalo de 6 a 10 semanas entre cada uma delas, para aqueles que estão recebendo a vacina pela primeira vez. Em pessoas com idade entre 9 e 49 anos, a vacina de *spray* nasal é utilizada em dose única (CDC, 2009).

Os eventos adversos das vacinas contra a gripe são geralmente desprovidos de gravidade. Com a vacina injetável (vírus inativados), as reações locais como dor, eritema e enduração no local de aplicação são as mais comuns, ocorrendo habitualmente nas 72 h que se seguem à vacinação. A febre ocorre em menos de 1% dos casos e habitualmente está associada à exposição prévia ao antígeno viral. Embora raramente, pode ocorrer reação alérgica à vacina injetável. Com a vacina utilizada por meio de *spray* nasal (vírus atenuados) os efeitos adversos mais comuns são coriza, dor de cabeça, dor de garganta, tosse, mialgia, e, mais comumente em crianças, febre e vômitos.

As vacinas, tanto a injetável quanto a de *spray* nasal, estão contraindicadas sempre que houver história de reação alérgica grave a uma dose prévia ou ao ovo. Também não devem ser utilizadas em pessoas com antecedente de síndrome de *Guillain-Barré* ou em investigação de doença neurológica.

A vacina de *spray* nasal, assim como todas as vacinas de vírus atenuados, está contraindicada durante a gravidez e em pessoas com imunodeficiências. Não deve ainda ser empregada nos contactantes de imunodeficientes, pelo risco (pequeno) de transmissão secundária dos vírus componentes da vacina e nem em crianças e adolescentes em uso de ácido acetilsalicílico, pelo risco da síndrome de Reye. Também não deve ser utilizada em pessoas com doenças crônicas cardíacas, pulmonares (como asma), insuficiência renal e diabetes.

▸ Hepatite A

A partir de 1995, foram licenciadas vacinas contra a *hepatite A* (em preparação isolada ou combinada com a vacina contra *hepatite B*), produzidas a partir do vírus inativado, com imunogenicidade e eficácia semelhantes. O esquema padrão com a vacina isolada para a *hepatite A*, que confere imunidade em mais de 95% dos vacinados, é de 2 doses por via intramuscular, com intervalo de 6 meses entre cada dose. Quando utilizada a vacina combinada contra *hepatite A e hepatite B*, são necessárias 3 doses (semelhante ao esquema para hepatite B) por via intramuscular, com intervalo de 1 mês entre a primeira e a segunda e de 5 meses entre a segunda e a terceira (CDC, 2009). Embora na vacina bivalente a quantidade de *antígeno da hepatite A* seja menor, a imunogenicidade, quando completado o esquema, é idêntica à da monovalente. Os dados disponíveis sugerem que a imunidade conferida pela vacina contra *hepatite A* seja superior a 10 anos.

A vacinação contra *hepatite A* está indicada para todas as pessoas que sejam suscetíveis, presumida ou comprovadamente, incluindo as crianças com mais de 1 ano e que residem em locais com transmissão comprovada da doença. No Brasil, a vacina contra a *hepatite A* ainda não faz parte do Calendário Infantil, porém está disponível na rede privada. Também pode ser encontrada nos Centros de Referência para Imunobiológicos Especiais (CRIE) para os portadores de doenças hepáticas crônicas (MS, 2006).

Os índices de infecção pelo vírus da *hepatite A* estão relacionados com a idade e as condições socioeconômicas das populações. No Brasil, chegam a 95% nas populações mais pobres e a 20% nas populações de classe média e alta. A diferença é mais acentuada entre crianças e adolescentes. Nas pessoas com mais de 40 anos de idade, a prevalência da infecção quase sempre é superior a 90%, refletindo as condições de risco existentes na infância. A realização sistemática de sorologia para *hepatite A* antes da indicação da vacina é desnecessária, mas pode ser mais racional (a vacina tem custo maior que o teste) quando existirem evidências clínicas ou epidemiológicas de uma possível infecção anterior pelo vírus da *hepatite A*.

A *hepatite A* é a doença imunoprevenível mais comum em viajantes, sendo particularmente frequente naqueles que se dirigem para áreas com condições precárias de saneamento básico, especialmente na permanência em alojamentos ou acampamentos sem infraestrutura adequada (Barnett *et al.*, 2008). É desejável que a primeira dose seja administrada pelo menos 30 dias antes da viagem, embora já se tenha demonstrado proteção satisfatória com intervalo ainda menor. Quando é utilizada a vacina bivalente, em razão da quantidade menor de *antígeno da hepatite A*, o viajante deve receber pelo menos 2 *doses* antes de entrar em áreas de risco elevado.

Além da vacina, a prevenção da *hepatite A* pode ser feita com a imunoglobulina padrão. A imunoglobulina é capaz de evitar a infecção em 85% das pessoas, quando utilizada em até 2 semanas após a exposição ao vírus da *hepatite A*. A indicação da imunoglobulina basicamente se restringe aos contactantes não imunes de pessoas com *hepatite A* que não possam receber a vacina.

Os eventos adversos associados à vacina da *hepatite A* são habitualmente discretos. As reações mais comuns (dor, eritema e enduração) aparecem no local de aplicação da vacina. Eventualmente, podem ocorrer febre e astenia. Reações alérgicas graves (anafilaxia) são raras. Deve ser considerado na análise de riscos que algumas formulações podem conter resíduo de ovo.

▸ Hepatite B

A vacina contra a *hepatite B* é produzida a partir de frações da superfície do vírus B, obtidas por técnicas de engenharia genética (recombinante). O esquema padrão, que confere imunidade em mais de 90% dos vacinados, é de 3 doses por via intramuscular, com intervalo de 1 mês entre a primeira e a segunda e de 5 meses entre a segunda e a terceira (CDC, 2009).

A vacinação contra a *hepatite B* foi inicialmente introduzida na rede pública do Brasil para atender pessoas consideradas de *maior risco à aquisição da infecção* (profissionais de saúde, filhos de mãe infectada, parceiros sexuais de indivíduos sabidamente infectados, pessoas em hemodiálise). Desde 1997, já faz parte do calendário vacinal infantil e mais recentemente tornou-se disponível para os adolescentes nos Centros Municipais de Saúde (menores de 20 anos) e para adultos que pertençam a *grupos vulneráveis* (Tabela 42.31). Embora ainda não disponível gratuitamente para todos os adultos, a vacina está indicada para todas as pessoas não imunes à *hepatite B*.

No *Calendário Infantil*, o início da vacinação é recomendado logo nas primeiras 12 horas após o nascimento, no intuito de contribuir para reduzir a transmissão vertical da doença. Modificações do esquema padrão são recomendadas em situações particulares. Assim, por exemplo, portadores de doenças renais crônicas (e possivelmente em imunodeficientes) apresentam resposta imune mais adequada, quando vacinados com volume maior de vacina e com maior número de doses (MS, 2006). Admite-se, também, que o esquema possa ser acelerado, com encurtamento dos intervalos entre as 3 doses em circunstâncias que exijam proteção mais imediata, cuidando-se de assegurar que o esquema inicial seja seguido de um reforço 6 a 12 meses após a última dose (Bock *et al.* 1995).

Os eventos adversos associados à vacina da *hepatite B* são habitualmente discretos. As reações mais comuns (dor, eritema e enduração) ocorrem no local de aplicação da vacina. Eventualmente, podem ocorrer febre, cefaleia e náuseas nas primeiras 72 horas após a vacinação. Reações alérgicas graves (anafilaxia) são raras.

▸ Poliomielite

As vacinas disponíveis, *Sabin* (oral, com vírus atenuado) e *Salk* (injetável, com vírus inativado), produzem imunidade contra os 3 sorotipos do poliovírus e têm eficácia comparável (Tabela 42.40). A *Sabin* é a vacina utilizada em imunizações de rotina no Brasil. Os indivíduos que recebem a *Sabin* eliminam os vírus junto com as fezes por cerca de 6 semanas, o que pode levar a uma "vacinação" secundária de outras pessoas.

Os indivíduos saudáveis que recebem a *Sabin* podem, *raramente*, desenvolver poliomielite induzida por mutação ("reversão") dos próprios vírus atenuados componentes da vacina, principalmente quando recebem a primeira dose. A poliomielite vacinal tem evolução clínica idêntica à causada pelo vírus selvagem, podendo causar paralisia flácida (permanente ou transitória) ou, eventualmente, evoluir para o óbito. O risco de poliomielite vacinal é maior em *adultos* e *pessoas com imunodeficiência*, causada por qualquer doença ou medicamento.

A vacina oral contra a poliomielite não deve ser utilizada em pessoas com *imunodeficiência* (inclusive portadores assintomáticos de HIV) nem em *contactantes* desses indivíduos. Os indivíduos com *imunodeficiência*, além do risco maior de poliomielite vacinal, podem eliminar o vírus pelas fezes por períodos prolongados (meses, anos), o que facilita a ocorrência de mutação ("reversão") e constitui um risco para pessoas *não vacinadas*. Em uma situação de baixa cobertura vacinal na população, o vírus vacinal mutante pode levar a uma epidemia de poliomielite, como já ocorreu no Egito, na República Dominicana e no Haiti. Os viajantes que se dirigem para áreas de risco de poliomielite devem ser vacinados, de acordo com a história clínica e vacinal. Todos os indivíduos devem receber pelo menos uma dose de reforço, mesmo que tenham sido vacinados na infância (Tabela 42.40) (Alexander e Wassilak, 2009).

Tabela 42.40 Recomendações para vacinação contra a poliomielite em viajantes.

Situação vacinal	Recomendação	Intervalo entre as doses* (mínimo recomendado)
Vacinação completa	1 dose suplementar	-
Vacinação incompleta	Completar até a terceira dose**	6 semanas (*Sabin*) 4 semanas (*Salk*)
Não vacinado	3 doses**	6 semanas (*Sabin*) 4 semanas (*Salk*)

*Se não existir tempo suficiente, não viajar sem receber *no mínimo* uma dose. ** Crianças de até 4 anos devem receber dose adicional (quarta dose), 6 a 12 meses após a terceira dose.

Os *adultos* que *nunca foram vacinados*, quando viajarem para áreas de risco (como o continente africano), devem receber, *preferencialmente*, pelo menos nas duas primeiras doses, a vacina com o vírus inativado (*Salk*), pelo risco de pólio vacinal, que, embora pequeno, é maior neste grupo do que em crianças. No Brasil, a *Salk* está disponível apenas nos CRIE (MS, 2006) *exclusivamente* para indivíduos, viajantes ou não, que tenham contraindicações para a *Sabin* (pessoas com *imunodeficiência* e os seus *contactantes*).

▸ Raiva

Os viajantes para áreas de alta prevalência de raiva e as pessoas com ocupações que envolvam o contato com animais (veterinários, biólogos, caçadores) podem se beneficiar do uso de vacina antirrábica antes da exposição ao risco (profilaxia pré-exposição). É importante ressaltar que mesmo os indivíduos que receberam o esquema vacinal pré-exposição completo (Tabela 42.41) devem, em caso de acidente com animais, procurar assistência médica para receber os cuidados adequados no ferimento e complementar o esquema vacinal (profilaxia pós-exposição) (Instituto Pasteur, 2000).

Tabela 42.41 Esquema de pré-exposição para a raiva com vacinas de cultivo celular.

Tipo de vacina	Esquema	Testagem de anticorpos
Vacina antirrábica de células Vero ou de células diploides	3 doses por via IM nos dias 0, 7 e 28	• Deve ser feita de 14 a 30 dias após a última dose • É *obrigatória* no caso de imunodeficientes e em indivíduos em uso de antimaláricos

É previsível que ao longo do tempo ocorra uma queda progressiva do nível de anticorpos protetores. Deste modo, em todos aqueles que continuam exercendo atividades que os expõem ao risco de infecção, está indicada a dosagem periódica do nível de anticorpos neutralizantes para a *raiva* para avaliar a necessidade de administrar dose de reforço. O intervalo para a testagem varia de 6 meses a 2 anos, a depender do grau de exposição individual.

Os eventos adversos associados às vacinas antirrábicas de cultivo celular (diploide e Vero) são menos frequentes e muito menos graves que aqueles relacionados com as ultrapassadas vacinas de tecido nervoso (Fuenzalida-Palacios). As reações mais comuns são no local da aplicação, incluindo dor, eritema, enduração e prurido nas primeiras 48 horas após a mesma. Por vezes, ocorre astenia, dor muscular, cefaleia, náuseas e tontura. Reações de hipersensibilidade tardia (por formação de complexos antígeno-anticorpo) podem ocorrer, sendo mais comuns com a repetição sucessiva de doses, e manifestam-se geralmente por astenia e urticária. Reações de hipersensibilidade imediata (anafilaxia) são raras (Instituto Pasteur, 2000).

Na medida em que a *raiva* é, como regra, 100% letal, não existe nenhuma contraindicação absoluta ao uso de vacinas antirrábicas para a profilaxia após acidentes considerados de risco. No caso de reações alérgicas graves aos componentes ou dose anterior da vacina, deve-se avaliar a possibilidade de dosar o nível de anticorpos existentes. Deve-se prosseguir com a vacinação, apenas quando comprovadamente seja necessário (título de anticorpos neutralizantes inferior a 0,5 UI/mℓ), dando-se preferência à utilização de outra vacina de cultivo celular com diferente formulação.

▸ Sarampo, caxumba e rubéola

A profilaxia contra o *sarampo* (***m**easles*) é habitualmente feita em associação com a *caxumba* (***m**umps*) e a *rubéola* (***r**ubella*), utilizando-se a MMR (*SRC ou tríplice viral*), uma vacina produzida com vírus atenuados. A administração simultânea destes componentes é tão eficaz (> 95%) quanto o uso de cada vacina isoladamente. A MMR deve ser administrada por via subcutânea preferencialmente após o primeiro ano de vida, recomendando-se mais recentemente a aplicação de uma segunda dose, geralmente feita entre 4 e 6 anos (CDC, 2009). Os adultos suscetíveis a essas doenças também devem receber a vacina. São considerados suscetíveis os indivíduos que não foram vacinados adequadamente ou que não tiveram a doença.

Os eventos adversos com a MMR são geralmente desprovidos de gravidade, como febre (5 a 15%) e *rash* cutâneo (5%), que surgem entre o 5º e o 12º dia após a vacinação. Pode ainda ocorrer dor nas articulações e discreto aumento da parótida (em razão do componente da *caxumba*). Os paraefeitos mais graves, como encefalite associada ao componente do *sarampo* (< 1:1.000.000 de doses) e púrpura associada ao componente da *rubéola*, são raríssimos e consideravelmente menos frequentes que os mesmos agravos decorrentes da infecção natural. Não há relatos de reações anafiláticas fatais.

A MMR está contraindicada durante a gravidez e em imunodeficientes. Contudo, admite-se o uso da vacina em indivíduos infectados pelo HIV em áreas de elevada prevalência de *sarampo*. A MMR está contraindicada em indivíduos que tenham apresentado reação alérgica grave a dose prévia da vacina ou a qualquer de seus componentes.

No caso de antecedentes de reações alérgicas leves à vacina ou a qualquer um dos seus componentes (incluindo ovo, neomicina e gelatina), caberá ao médico responsável a decisão de vacinar. Deve-se, em razão de possível interferência na indução de imunidade, postergar a aplicação por 4 semanas em pessoas que fizeram uso recente de vacinas injetáveis com vírus vivo e também naqueles que tenham recebido derivados sanguíneos (transfusões, imunoglobulinas), respeitando-se os intervalos padronizados para cada produto. Recomenda-se também que as mulheres que tenham sido vacinadas evitem engravidar nos 30 dias subsequentes.

▸ Tétano, difteria e coqueluche

A vacinação contra o *tétano*, a *difteria* e a *coqueluche* faz parte do calendário da infância em praticamente todos os países do mundo. A despeito do uso universal da vacinação há mais de 30 anos, diferenças significativas nos índices de cobertura vacinal são observadas entre os países, contrastando-se coberturas superiores a 90% em países com programas de imunização bem estruturados, com menos de 30% em outros com precário sistema de saúde.

Na imunização primária da infância, estas vacinas são associadas (vacina DTP ou DTPa, também conhecida como tríplice bacteriana) e administradas por via intramuscular. Recomendam-se 3 doses no primeiro ano de vida e pelo menos um reforço de 6 a 12 meses após a última dose (CDC, 2009). Mais recentemente, com o advento de vacinas polivalentes combinadas, que possibilitam a simplificação do número de aplicações injetáveis, observa-se uma tendência de substituição do uso da clássica tríplice bacteriana pela *quadrivalente* (DTP + vacina anti-*Haemophilus* (atualmente é a que está em uso na rede pública do Brasil), ou pela *pentavalente* (DTP + vacina anti-*Haemophilus* + vacina inativada contra a *poliomielite*) ou pela *hexavalente* que contém todos os componente anteriores e, adicionalmente, a vacina contra a *hepatite B*.

A DTP não está indicada para adultos, em razão da maior incidência de efeitos adversos do componente *coqueluche* nesta faixa de idade. Nos adultos nunca vacinados, recomenda-se que sejam feitas 3 doses de dupla adulto (dT), que contém os componentes diftérico e tetânico, com intervalo de 1 mês entre as 2 primeiras doses e de 5 a 12 meses entre a segunda e a última e, a partir desta, um reforço a cada 10 anos. Alternativamente, a vacinação poderá ser feita com intervalo de 2 meses (mínimo de 1 mês) entre as doses. Naqueles com esquema incompleto, não é necessário recomeçar, apenas completar o esquema com as doses que faltam. Cabe ressaltar que visando melhorar a tolerabilidade, a formulação de adulto contém uma fração menor (1/10) do componente diftérico contido na preparação infantil.

Para assegurar a manutenção de níveis de anticorpos satisfatórios para o *tétano* e a *difteria*, a vacinação básica feita em qualquer momento da vida deverá ser seguida por reforço com a vacina dupla adulto (dT) a cada 10 anos. Deve-se, entretanto, evitar a aplicação desnecessária de doses nos indivíduos já adequadamente vacinados mesmo nos casos de acidentes de risco, pois a repetição frequente poderá resultar em reações de hipersensibilidade indesejáveis.

Mais recentemente, uma formulação de dT associada ao componente acelular (p_a) da coqueluche (dpaT) foi desenvolvida para uso em adolescentes e adultos e preliminarmente liberada para uso como dose isolada de reforço (CDC, 2009). Particularmente útil para abordagem de contactantes em caso de surtos e para assegurar imunidade em profissionais de saúde e contactantes domiciliares de crianças menores de 1 ano com esquema vacinal incompleto para coqueluche (antes do primeiro reforço). Embora não liberada para uso em gestantes, poderá ser utilizada no pós-parto imediato.

Os eventos adversos associados à vacina dT são habitualmente discretos. As reações mais comuns (dor, eritema e enduração) são relacionadas com o local de aplicação da vacina. Eventualmente, pode ocorrer febre nas primeiras 72 h após vacinação. Reações alérgicas *graves* (anafilaxia) são raras. O componente da *coqueluche*, presente na DTP, pode desencadear sonolência e choro prolongado e mais raramente, convulsões e *síndrome hipotônica* (perda do tônus muscular, sudorese fria e diminuição da resposta aos estímulos). A instalação de encefalopatia nos primeiros 7 dias após vacinação contraindica a utilização do componente *coqueluche*.

▸ Varicela

A vacina contra *varicela* foi desenvolvida no Japão no início dos anos 1970, mas apenas em meados da década de 1990 passou a ser mais amplamente utilizada nos países ocidentais. É produzida a partir do vírus varicela-zóster atenuado e uma única dose da vacina (via subcutânea) resulta em proteção em 85 a 97% de crianças até 13 anos. Nos maiores de 13 anos, resultados semelhantes são obtidos com 2 doses. Embora possam ocorrer falhas (*varicela* em vacinados), as manifestações tendem a ser mais brandas e sem consequências sérias.

O risco de transmissão de *varicela* existe em qualquer lugar do mundo, especialmente nas áreas urbanas com grandes aglomerados populacionais. A vacina está indicada para todas as crianças maiores de 1 ano e também para adolescentes e adultos suscetíveis. Recomendava-se habitualmente uma dose (via subcutânea) para os menores de 13 anos e 2 doses (com intervalo de 4 a 8 semanas entre estas) a partir dos 13 anos. Mais recentemente, no intuito de reduzir as falhas vacinais na população infantil, recomenda-se o emprego de 2 doses da vacina, a primeira aos 12 meses e a segunda em geral entre 4 e 6 anos (intervalo mínimo de 3 meses entre as doses) (CDC, 2009). A vacina *não está indicada* em menores de 1 ano em função da baixa eficácia nesta faixa etária (interferência dos anticorpos maternos transferidos pela placenta) e pela falta de informação quanto à segurança de uso neste grupo.

No Brasil, a vacina ainda não está disponível na rede pública para uso geral, mas pode ser encontrada na rede privada. Nos CRIE, está disponível apenas para vacinação de indivíduos imunocompetentes suscetíveis à *varicela* por ocasião de surtos hospitalares (bloqueio) e também para vacinação de suscetíveis que sejam contactantes domiciliares ou hospitalares de imunodeficientes também suscetíveis à doença (MS, 2006).

A vacina poderá ainda ser útil para evitar ou atenuar a infecção natural pelo vírus selvagem em indivíduo suscetível que tenha entrado em contato com um caso de *varicela*, desde que feita até 72 horas após a exposição. Nos indivíduos que tenham, simultaneamente, maior risco de evolução grave e critérios de contraindicação à vacina (gestantes, prematuros, imunodeficientes) está indicado o uso de imunoglobulina específica para a *varicela* (VZIG), que deve ser administrada (via intramuscular) até 96 horas da exposição. A proteção conferida pela VZIG, à semelhança das imunoglobulinas e soros em geral, é apenas temporária (3 a 4 semanas) e, portanto, sua utilidade restringe-se à exposição abordada. A VZIG, que não é habitualmente encontrada na rede privada no Brasil, também está disponível nos CRIE para atender exclusivamente a esta demanda específica (MS, 2006).

Os eventos adversos com a vacina contra a *varicela* são pouco frequentes e geralmente desprovidos de gravidade. Os mais comuns são febre e lesões cutâneas, que consistem geralmente em algumas (< 50) pápulas e mais raramente vesículas, que surgem entre o 5º e o 12º dia após a vacinação. As reações no local de aplicação, quando ocorrem, são discretas. Reações alérgicas graves são muito raras.

▸ Avaliação médica pós-viagem

As medidas profiláticas não são infalíveis. Os viajantes que, ao retornar, apresentem alguma manifestação de doença (como diarreia, febre, lesões genitais ou de pele), devem realizar uma avaliação médica o mais rapidamente possível. A avaliação médica *pós-viagem* deverá levar em conta os riscos a que o viajante foi submetido e a *probabilidade* de transmissão de *agentes infecciosos*. Devem ser analisados fatores como a *suscetibilidade*, o *propósito da viagem*, as condições de *alojamento*, o *tempo de permanência* e as possíveis falhas nas *medidas de prevenção* adotadas (as vacinas, por exemplo, geralmente muito eficazes, não são isentas de falhas) (Castiñeiras *et al.*, 2004; United Kingdom, 2010). Por último, deve ser levado em consideração que o viajante não está isento de ter uma doença não diretamente relacionada com a viagem.

A consulta médica também poderá ser útil para viajantes que não fizeram aconselhamento *pré-viagem*, mesmo que não apresentem manifestações de doença ao retornar. Nestes casos, a consulta *pós-viagem* representa a oportunidade de avaliar exposições a *agentes infecciosos* e de tomar conhecimento das medidas necessárias em caso de adoecimento posterior (United Kingdom, 2010). Para os que fizeram aconselhamento *pré-viagem*, a avaliação deverá ser considerada nos casos de permanência longa em regiões com infraestrutura precária ou quando tiver ocorrido quebra das *medidas de prevenção* (como sexo não protegido). A consulta é importante ainda para todas as pessoas que, mesmo tendo se recuperado, adoeceram durante a viagem.

A realização de exames laboratoriais, como testes de triagem para pessoas assintomáticas, é geralmente pouco útil. Assim, em pessoas assintomáticas, mesmo que tenham retornado de áreas de alto risco de transmissão de *malária*, não se justifica a realização sistemática da pesquisa de *Plasmodium*, uma vez que é muito improvável que se consiga detectar parasitos. Nestas circunstâncias, é mais importante (e útil) o viajante ter conhecimento da necessidade de procurar rapidamente assistência médica caso venha a apresentar febre (Castiñeiras *et al.*, 2004).

Em determinadas circunstâncias, contudo, a realização de exames em pessoas assintomáticas poderá estar indicada. A prática de sexo casual não protegido durante a viagem é relativamente frequente e pode resultar em infecções que têm longos períodos (meses ou anos) de incubação, como a *sífilis*, a *hepatite B* ou a *AIDS* (United Kingdom, 2010). A solicitação de testes sorológicos em pessoas com este tipo de exposição de risco é importante para detectar estas infecções, bem como para permitir que as medidas terapêuticas e profiláticas *precoces* possam ser adotadas.

Parece ainda razoável que a pesquisa de *parasitoses intestinais* deva ser realizada em pessoas que viajaram para lugares com condições precárias de saneamento básico, especialmente para as que tiveram permanências longas. As parasitoses como a *estrongiloidíase*, a *ascaridíase*, a *amebíase* e a *esquistossomose*, caso detectadas, devem ser tratadas, visto que podem resultar em danos para a saúde do indivíduo (Castiñeiras *et al.*, 2004).

▸ Diarreia

A *diarreia* é o principal problema de saúde entre os viajantes e pode ocorrer durante a viagem ou após o retorno. Em mais de 90% dos casos a *diarreia dos viajantes* é de curta duração (2 a 3 dias) e, geralmente, é causada por bactérias. No entanto, em 5 a 10% dos casos, comumente quando causada por protozoários, a diarreia *pode* persistir por mais de 14 dias e em 1 a 3% por mais de 4 semanas.

A *Giardia lamblia* é a causa mais comum de *diarreia persistente* em viajantes, porém outros parasitos intestinais (*Cryptosporidium parvum*, *Entamoeba histolytica*, *Isospora belli*, *Dientamoeba fragilis*, *Cyclospora cayetanensis* e microsporídeos) podem estar envolvidos (Connor, 2009; Hill e Beeching, 2010).

As bactérias raramente causam *diarreia* por períodos prolongados. No entanto, a *Escherichia coli* enteroaderente (EAEC) pode ser causa de *diarreia persistente* em crianças e o *Clostridium difficile* em viajantes que utilizaram quimioterápicos (fluoroquinolonas, principalmente) ou antibióticos (Connor, 2009).

▸ Febre

Os viajantes com febre devem procurar *rapidamente* assistência médica especializada para exclusão de doenças infecciosas, algumas das quais podem ser potencialmente fatais ou representar problema de saúde pública (Franco-Paredes, 2009). A avaliação cuidadosa do roteiro da viagem correlacionada com a distribuição geográfica das doenças será fundamental para a presunção de doenças infecciosas febris mais comuns em determinadas regiões. Os detalhes da história epidemiológica (tipo de exposição, medidas de prevenção adotadas), da história clínica (período de incubação, manifestações) e as alterações detectadas no exame físico são essenciais para a formulação hipóteses diagnósticas mais prováveis e direcionamento da investigação laboratorial em bases racionais (Wilson, 2009).

A *malária* é a principal causa de febre entre os viajantes que retornam, sendo responsável por cerca de 33% dos casos (Magill, 1998). O uso de quimioprofilaxia não exclui a possibilidade de *malária* e pode prolongar o período de incubação por meses. Desta maneira, a pesquisa de *Plasmodium* spp. em sangue periférico deverá ser realizada em todos os indivíduos com febre e antecedente de estada em área de transmissão de *malária*. Cabe ressaltar que uma única pesquisa negativa não é suficiente para a exclusão diagnóstica. Em áreas não endêmicas, a maioria dos laboratórios clínicos não conta com pessoal familiarizado com a pesquisa de parasitos em sangue periférico, sendo relativamente frequentes os resultados falso-negativos. É desejável que, nestas circunstâncias, a exclusão da hipótese de *malária* seja feita por profissional experiente no diagnóstico de doenças tropicais.

A identificação correta da espécie de *Plasmodium* infectante é fundamental para o tratamento adequado. Além disto, em áreas não endêmicas, a confirmação é importante para a adoção de medidas que reduzam o risco de reintrodução da doença. A comprovação do diagnóstico de *malária* não afasta a possibilidade de *febre amarela*, uma vez que as áreas de transmissão, em geral, são as mesmas. Pelo mesmo motivo, a confirmação do diagnóstico de *febre amarela* não exclui a possibilidade de *malária*.

A infecção pelo *P. falciparum* deve ser considerada como potencialmente grave em pessoas não imunes, mesmo que não se observem inicialmente parâmetros de gravidade, uma vez que a resposta imune pode não ser capaz de impedir que a parasitemia atinja níveis muito elevados. Na *malária* grave os pacientes apresentam-se inicialmente confusos e tendem a evoluir para o coma. Podem ocorrer convulsões generalizadas e outras manifestações neurológicas compatíveis com acometimento encefálico difuso, acompanhadas de hiperpirexia. É também frequente a ocorrência de insuficiência renal aguda, graus extremos de anemia, por vezes edema pulmonar não cardiogênico, e o indivíduo pode evoluir para o óbito.

A principal causa de morte na *malária* é o retardo no diagnóstico e na instituição do tratamento. Os agentes terapêuticos existentes, quando selecionados adequadamente e empregados em tempo hábil, podem ser eficazes no tratamento de qualquer caso de *malária*. No entanto, nenhuma medicação antimalárica é inteiramente eficaz para todos os casos, uma vez que as disponíveis não atuam de modo uniforme nas diferentes espécies nem nas diversas formas parasitárias. Além disto, deve ser levada em conta que a resistência do *P. falciparum* aos quimioterápicos de síntese é crescente. É comum que o fator disponibilidade influencie a escolha terapêutica, uma vez que nem todos os antimaláricos são encontrados com facilidade tanto em áreas endêmicas como nas não endêmicas (Martins *et al.*, 2007).

Infecções como *dengue*, *febre amarela*, *leptospirose*, *hepatites virais*, *febre tifoide*, *abscesso amebiano*, *riquetsioses* e *meningite* são também importantes causas de febre em viajantes, particularmente nos que retornam de países em desenvolvimento. Nos viajantes provenientes de grandes cidades, especialmente nas épocas mais frias do ano, a febre pode estar associada às infecções respiratória (*gripe*, *pneumonia*). Em viajantes do sexo feminino, as infecções do trato urinário (*cistite*, *pielonefrite*) são uma importante causa de febre.

Por vezes os dados epidemiológicos são comuns a várias infecções, as alterações detectadas no exame físico são, inicialmente, inexpressivas e os dados laboratoriais permitem afastar apenas algumas das hipóteses diagnósticas. Excluídas, *com segurança*, as causas de febre cujo diagnóstico constitui uma *emergência* (como *malária*, *febre amarela* e *meningite*), a investigação deve prosseguir, sempre direcionada por dados clínicos, visando causas importantes, porém menos comuns de febre em viajantes (*abscesso amebiano*, *febre tifoide*, *calazar*, *riquetsioses*, *histoplasmose*). Cerca de 25% dos casos de febre em viajantes, a despeito de extensa investigação, permanecem sem determinação da causa. A maioria destes casos sem definição etiológica evolui para cura espontânea.

▸ Doenças sexualmente transmissíveis

Os riscos de aquisição das *doenças sexualmente transmissíveis*, embora sejam maiores nos países em desenvolvimento, existem em todo o mundo. A prática de atividades sexuais desprotegidas é mais frequente durante as viagens. Todo indivíduo que apresente lesão ulcerada em genitália, aumento dos gânglios inguinais, corrimento ou dor à micção deve procurar imediatamente assistência médica. Adicionalmente, é desejável que os assintomáticos que se expuseram a situações de maior risco de aquisição também procurem orientação médica (Pedro *et al.*, 2004).

As *doenças sexualmente transmissíveis* têm amplo espectro de manifestações e, por vezes, permanecem "silenciosas" por meses ou anos. Quando não detectadas e tratadas, podem resultar em consequências desastrosas, como infertilidade (*gonorreia*, infecções por *Chlamydia*), deformidades (*lesões verrucosas* por papilomavírus) e infecções crônicas debilitantes e potencialmente fatais (*AIDS, hepatite B*). Além disto, existe a possibilidade de transmissão para os parceiros sexuais e para outras pessoas por via transfusional (receptores de derivados sanguíneos, usuários de drogas ilícitas, profissionais de saúde) ou vertical (da mãe para o filho).

▸ Afecções de pele

As afecções cutâneas são relativamente comuns em viajantes e podem resultar de infecções, de fatores ambientais ou de intoxicação. Os problemas mais comuns são *queimaduras solares, picadas de insetos* (com ou sem infecção bacteriana secundária), *escabiose, miíase, larva migrans, micoses, urticária* e reações ao uso de medicamentos. As manifestações cutâneas (manchas pelo corpo, icterícia), facilmente observáveis, podem também fazer parte de uma doença sistêmica mais grave (*meningococcemia, malária, febre amarela, hepatites, leptospirose*) (Mawhorter e Longworth, 1999; Caumes, 2004).

As características das lesões (manchas, nódulos, úlceras), a localização e as manifestações associadas (febre, dor, prurido) permitem presumir as possíveis causas. É sempre desejável que o viajante seja avaliado por um médico, pois poderá ser necessário uso de medicamentos, por vezes em caráter de emergência (*meningococcemia*) ou investigação diagnóstica mais elaborada.

▸ Eosinofilia

A realização do hemograma (leucograma) como teste de triagem para todos os viajantes que retornam é destituída de sentido. Este exame, no entanto, pode ser útil (em sequência ao exame parasitológico de fezes) na investigação de viajantes com história de exposição de maior risco.

A *eosinofilia* é uma das alterações laboratoriais mais comuns em viajantes. É definida como um aumento do número absoluto de eosinófilos, que pode ser detectado no hemograma. Os valores de referência ("normais") são de até 440 eosinófilos/$\mu\ell$. O aumento do número de eosinófilos ocorre, geralmente, com uma forma de reação a *agentes infecciosos* ou em casos de alergias a medicamentos.

A causa mais comum de *eosinofilia* é infecção por parasitos intestinais, particularmente os *helmintos*. *Eosinofilia* significativa é frequentemente observada nas infecções pelos *helmintos* que durante o desenvolvimento migram pelos tecidos do corpo humano, principalmente por ocasião da primeira exposição. O achado de um número aumentado de eosinófilos é frequente na *ascaridíase*, na *estrongiloidíase*, na *esquistossomose* e nas *filarioses*. Embora a *eosinofilia* possa sugerir uma infecção por parasitos intestinais, a sua ausência de modo algum é um parâmetro para excluir estes *agentes infecciosos* (Moore, 1998; Klion, 2004).

▸ Referências bibliográficas

Acosta RW. The Pre-Travel Consultation. In: Brunette GW, Phyllis, Kozarsky PE *et al. CDC Health Information for International Travel 2010*. Centers for Disease Control and Prevention, 2009. Available in: www.cdc.gov. Access August 23, 2010.

Adachi JA, Jiang ZD, Mathewson JJ *et al.* Enteroaggregative *Escherichia coli* as a major etiologic agent in traveler's diarrhea in 3 regions of the world. *Clin Infect Dis.* 32(12): 1706-1709, 2001.

Agência Nacional de Aviação Civil (Anac). *Guia ANAC 2009*. Disponível em: www.anac.gov.br. Acesso em 20 set. 2010.

Agência Nacional de Aviação Civil (Anac). Resolução nº 009, de 05 de junho de 2007. Disponível em: www.anac.gov.br. Acesso em 20 set. 2010.

Al-Abri SS, Beeching NJ, Nye FJ. Traveller's diarrhoea. *Lancet Infect Dis.* 5: 349-360, 2005.

Alexander PJ and Wassilak S. The Pre-Travel Consultation. Poliomyelitis. In: Brunette GW, Phyllis, Kozarsky PE *et al. CDC Health Information for International Travel 2010*. Centers for Disease Control and Prevention, 2009. Available in: www.cdc.gov. Access August 23, 2010.

Alves FEC, Pedro LGF, Martins FSV. *Trombose venosa & viagens*. Centro de Informação em Saúde para Viajantes – Cives, 2010. Disponível em: www.cives.ufrj.br. Acesso em 20 set. 2010.

Alves FEC, Potsch DV, Martins FSV. *Doenças cardíacas & viagens*. Centro de Informação em Saúde para Viajantes – Cives, 2003. Disponível em: www.cives.ufrj.br. Acesso em 20 set. 2010.

Ansdell VE. Sunburn. In: Brunette GW, Phyllis, Kozarsky PE *et al. CDC Health Information for International Travel 2010*. Centers for Disease Control and Prevention, 2009. Available in: www.cdc.gov. Access August 23, 2010.

Arguin PM, Steele SF. Malaria. In: Brunette GW, Phyllis, Kozarsky PE *et al. CDC Health Information for International Travel 2010*. Centers for Disease Control and Prevention, 2009. Available in: www.cdc.gov. Access August 23, 2010.

Atkinson W, Kroger A. General recommendations for vaccination and immunoprophylaxis. In: Brunette GW, Phyllis, Kozarsky PE *et al. CDC Health Information for International Travel 2010*. Centers for Disease Control and Prevention, 2009. Available in: www.cdc.gov. Access August 23, 2010.

Baird JK. Effectiveness of antimalarial drugs. *N Engl J Med.* 352: 1565-1577, 2005.

Barbeau DN. Deep vein thrombosis and pulmonary embolism. In: Brunette GW, Phyllis, Kozarsky PE *et al. CDC Health Information for International Travel 2010*. Centers for Disease Control and Prevention, 2009. Available in: www.cdc.gov. Access August 23, 2010.

Barnett ED, Kozarsky PE, Steffen R. Vaccines for international travel. In: Plotkin AS, Oreinstein WA e Offit PA (ed.). *Vaccines*. 5th ed. Philadelphia: Saunders, 2008.

Barrett AD, Teuwen de Yellow fever vaccine – how does it work and why do rare cases of serious adverse events take place? *Current Opinion in Immunology.* 21(3): 308-313, 2009.

Basnyat B, Murdoch DR. High-altitude illness. *Lancet.* 361: 1967-1974, 2003.

Bock LH, Löscher T, Scheiermann N *et al.* Accelerated schedule for hepatitis B immunization. *journal of Travel Medicine.* 2(4): 213-217, 1995.

Breisch NL. Prevention of arthropod and insect bites: Repellents and oher measures. *UpToDate*, 2010. Available in: www.uptodateonline.com. Access October 02, 2010.

Buck G, Steffen R. History of the development of *travel Medicine* as a new discipline. In: Wilder-Smith A, Shaw M, Schwartz E. *Travel medicine: tales behind the science*. Elsevier Ltd., 2007.

Buhl MR, Lindquist R. Japanese encephalitis in travelers: review of cases and seasonal risk. *Journal of Travel Medicine.* 16 (3): 217-219, 2009.

Castiñeiras TMPP, Pedro LGF, Martins FSV. Adoecimento no retorno. In: Martins FSV, Castiñeiras TMPP e Pedro LGF. *Guia de Saúde do Viajante*. Rio de Janeiro: Petrobras (SMS), 2004.

Castiñeiras TMPP, Pedro LGF, Martins FSV. Gripe. Texto informativo. Cives – Centro de Informação em Saúde para Viajantes, 2009. Disponível em: www.cives.ufrj.br. Acesso em 28 out. 2010.

Caumes E. Skin diseases. In: Keystone JS, Kozarsky PE, Freedman DO *et al. Travel medicine*. Toronto: Mosby, 2004.

Centers for Diseases Control and Prevention (CDC). *Epidemiology and Prevention of Vaccine Preventable Diseases*, 11th ed., 2009. Available in: www.cdc.gov/vaccines/pubs/pinkbook/pink-chapters.htm. Access October 25, 2010.

Cetron M, Keystone J, Shlim D *et al.* Travelers' Health. *Emerg Infect Dis.* 4 (3): 405-407, 1998.

Chen LH, Wilson ME, Schlagenhauf P. Controversies and misconceptions in malaria chemoprophylaxis for travelers. *JAMA.* 297 (20): 2251-2263, 2007.

Confederação Nacional de Municípios (CNM). *As mortes no trânsito brasileiro em 2009*. CNM, 2010. Disponível em: www.cnm.org.br. Acesso em 20 set. 2010.

Connor BA. Travelers' diarrhea. In: Brunette GW, Phyllis, Kozarsky PE *et al. CDC Health Information for International Travel 2010*. Centers for Disease Control and Prevention, 2009. Available in: www.cdc.gov. Access August 23, 2010.

Conselho Nacional de Secretários Municipais de Saúde (Conasems). *Novo Calendário de Vacinação (Minuta de Portaria)*, 2010. Disponível em: http://www.conasems.org.br. Acesso em 20 set. 2010.

Crawshaw LI, Wallace HL, Dasgupta S. Thermoregulation. In: *Wilderness Medicine*. Mosby Elsevier, 2007.

Dias JCP. Notas sobre o *Trypanosoma cruzi* e suas características bioecológicas como agente de enfermidades transmitidas por alimentos. *Revista da Sociedade Brasileira de Medicina Tropical.* 39(4): 370-375, 2006.

Dupont HL. New insights and directions in travelers' diarrhea. *Gastroenterol Clin North Am.* 35(2): 337-353, 2006.

Erlanger TE, Weiss S, Keiser J *et al.* Past, present, and future of Japanese encephalitis. *Emerg Infect Dis.*15 (1): 1-7, 2009.

Fairhurst RM, Wellems TE. *Plasmodium* species (Malaria). In: Mandell GL, Bennet JE, Dolin R. *Principles and Practice of Infectious Diseases.* 5th ed. New York: Churchill Linvingstone, 2004.

Farcas GA, Zhong KJY, Lovegrove FE *et al.* Evaluation of the Binax Now ICT® test *versus* polymerase chain reaction and microscopy for the detection of malaria em returned travelers. *Am J Trop Med Hyg.* 69(6): 589-592, 2003.

Fischer M, Lindsey N, Staples JE *et al.* Japanese encephalitis vaccines: recommendations of the Advisory Committee on Immunization Practices (ACIP). *MMWR.* 59 (RR01): 1-27, 2010.

Forattini OP. Identificação de *Aedes (Stegomyia) albopictus* (Skuse) no Brasil. *Rev Saúde Pública.* 20: 244-245, 1986.

Forattini OP, Gomes AC. Biting activity of *Aedes scapularis* (Rondani) and *Haemagogus* mosquitoes in Southern Brazil (Diptera: Culicidae). *Rev Saúde Pública.* [on-line], 22 (2): 84-93, 1988.

Fradin MS. Insect protection. In: Keystone JS, Kozarsky PP, Freedman DO *et al. Travel Medicine*. Mosby, 2004.

Fradin MS, Day JF. Comparative efficacy of insect repellents against mosquito bites. *N Engl J Med.* 347: 13-18, 2002.

Franco-Paredes C. General approach to the returned traveler. In: Brunette GW, Phyllis, Kozarsky PE, Magill AJ *et al. CDC Health Information for International Travel 2010.* Centers for Disease Control and Prevention, 2009. Disponível em: www.cdc.gov. Acesso em 29 out. 2010.

Franco O. História da febre amarela no Brasil. *Revista Brasileira de Malariologia e Doenças Tropicais.* 21:317-520, 1969.

Gluber DJ. Insects in disease transmission. In: Strickland GT (ed.): *Hunter's Tropical Medicine and Emerging Infectious Diseases.* 8th ed. W. B. Saunders Company, 2000.

Grobusch MP. Self-diagnosis and self-treatment of malaria by the traveler. In: Keystone JS, Kozarsky PE, Freedman DO *et al.* (eds.). *Travel Medicine.* Elsevier, 2008

Hackett PH, Roach RC. High-altitude illness. *N Engl J Med.* 345(2): 107-114, 2001.

Hill DR, Beeching NJ. Travelers' diarrhea. *Current Opinion in Infectious Diseases.* 23: 481-487, 2010.

Hill DR, Ford L, Lalloo DG. Oral cholera vaccines: use in clinical practice. *Lancet Infect Dis.* 6(6): 361-373, 2006.

Instituto Pasteur. Manual técnico do Instituto Pasteur. *Profilaxia da Raiva Humana.* 2ª ed. São Paulo, 2000. Disponível em: http://www.pasteur.saude.sp.gov.br/extras/manual_04.pdf. Acesso em 08 dez. 2010.

Jelinek T, Grobusch MP, Nothdurft HD. Use of dipstick test for the rapid diagnosis of malaria in nonimmune travelers. *J Travel Med.* 7: 175-179, 2000.

Jelinek T, Grobusch MP, Schwenke S *et al.* Sensitivity and specificity of dipstick test for rapid diagnosis of malaria in nonimmune travelers. *Journal of Clinical Microbiology.* 37(3): 721-723, 1999.

Jelinek T, Kollaritsch H. Vaccination with Dukoral against travelers' diarrhea (ETEC) and cholera. *Expert Rev Vaccines.* 7(5): 561-567, 2008.

Keystone JS, Kozarsky PP, Freedman DO *et al. Travel Medicine*. Mosby, 2004.

Klion AD. Eosinoplilia. In: Keystone JS, Kozarsky PE, Freedman DO *et al. Travel medicine*. Toronto: Mosby, 2004.

Ko G, Garcia C, Jiang ZD *et al.* Noroviruses as a cause of traveler's diarrhea among students from the United States visiting Mexico. *J Clin Microbiol.* 43(12): 6126-6129, 2005.

Lourenço-de-Oliveira R, Vazeille M, Filippis AMB *et al. Aedes aegypti* in Brazil: genetically differentiated populations with high susceptibility to dengue and yellow fever viruses. *Trans R Soc Trop Med Hyg.* 98 (1): 43-54, 2004.

Luks AM, Swenson ER. Medication and dosage considerations in the prophylaxis and treatment of high-altitude illness. *Chest.* 133: 744-755, 2008.

Magill AJ. Fever in the returned traveler. *Infectious Disease Clinics of North America.* 12(2): 445-469, 1998.

Martins FSV, Castiñeiras TMPP, Pedro LGF. Infecções, doenças e imunidade. In: Martins FSV, Castiñeiras TMPP e Pedro LGF. *Guia de Saúde do Viajante.* Rio de Janeiro: Petrobras (SMS), 2004.

Martins FSV, Castiñeiras TMPP, Rodrigues KMP. Malária. In: Galvão-Alves J. *Emergências Clínicas.* Rio de Janeiro: Editora Rubio, 2007.

Mawhorter SD and Longworth DL. Cutaneous lesions. In: Guerrant RL, Walker DH, Weller PF. *Tropical Infectious Diseases Principles, Pathogens and Practice.* New York: Churchill Linvingstone, 1999.

Ministério da Previdência Social (MPAS). Anuário Estatístico da Previdência Social 2007. *Acordos Internacionais de Previdência Social.* Disponível em: www.previdenciasocial.gov.br. Acesso em 20 set. 2010].

Ministério da Saúde. Secretaria de Vigilância em Saúde. Departamento de Vigilância Epidemiológica. *Manual dos Centros de Referência para Imunobiológicos Especiais.* 3ª ed. Brasília, 2006.

Ministério da Saúde. Secretaria de Vigilância em Saúde. *Guia para profissionais de saúde sobre prevenção da malária em viajantes.* Brasília, 2008. Disponível em: portal.saude.gov.br/portal/saude/profissional. Acesso em 29 set. 2010.

Ministério da Saúde. Secretaria de Vigilância Epidemiológica. *Situação Epidemiológica da malária no Brasil, ano de 2007.* (Folder). Brasília, 2008. Disponível em: portal.saude.gov.br/portal/saude/profissional. Acesso em 29 set. 2010.

Mintz E. The pre-travel consultation. Typhoid and paratyphoid Fever. In: Brunette GW, Phyllis, Kozarsky PE *et al. CDC Health Information for International Travel 2010.* Centers for Disease Control and Prevention, 2009. Available in: www.cdc.gov. Access August 23, 2010.

Monath TP. Yellow fever: an update. *Lancet Infec Dis.* 1: 11-20, 2001.

Moore TM, Nutman T. Eosinofilia in the returnig traveler. *Inf Dis Clin North Am.* 12: 503-522, 1998.

Morse SS. Factors in the emergence of infectious diseases. *Emerg Infect Dis.* 1 (1): 7-15, 1995.

Pedro LGF, Castiñeiras TMPP, Martins FSV. Doenças Sexualmente Transmissíveis. In: Martins FSV, Castiñeiras TMPP, Pedro LGF. *Guia de Saúde do Viajante.* Rio de Janeiro: Petrobras (SMS), 2004.

Public Health Agency of Canada (PHAC). Canadian Recommendations for the Prevention and Treatment of Malaria Among International Travellers – 2009. CCDR 2009. Available in: www.hc-sc.gc.ca. Access September 20, 2010.

Ryan ET, Kain KC. Health advice and immunizations for travelers. *N Eng J Med.* 342(23): 1716-1725, 2000.

Salzman JR. Statement on new oral cholera and travellers' diarrhea vaccination. An Advisory Comittee Statement: Public Health Agency of Canada. Report No.: 31:ACS-7, 2005.

Santos RLC. Atualização da distribuição de *Aedes albopictus* no Brasil (1997-2002). *Rev Saúde Pública.* 37: 671-673, 2003.

SESA-ES. Secretaria de Saúde do Espírito Santo. Estado inicia 2009 livre de risco potencial de febre amarela (Notícia). Disponível em: www.es.gov.br/site/noticias/show.aspx?noticiaId=99691014. Acesso em 28 set. 2010.

Shlim DR. Perspectives: Risks Travelers Face. In: Brunette GW, Phyllis, Kozarsky E *et al. CDC Health Information for International Travel 2010.* Centers for Disease Control and Prevention, 2009. Available in: www.cdc.gov. Access September 20, 2010.

Sleet DA, Wallace LJD, Shlim DR. Injuries and safety. In: Brunette GW, Phyllis, Kozarsky PE *et al. CDC Health Information for International Travel 2010.* Centers for Disease Control and Prevention, 2009. Available in: www.cdc.gov. Access August 23, 2010.

Sonenshine DE, Azad AF. Ticks and mites in disease transmission. In: Strickland GT (ed.). *Hunter's Tropical Medicine and Emerging Infectious Diseases.* 8th ed. W. B. Saunders Company, 2000.

South Africa Department of Health (DOH). *Guidelines for the Prevention of Malaria in South Africa*, 2009. Available in: *www.doh.gov.za.* Access September 20, 2010.

Steffen R. Epidemiology of traveler's diarrhea. *Clin Infect Dis.* 41 Suppl 8: S536-540, 2005.

Steffen R. Epidemiology: morbidity and mortality in travellers. In: *Travel Medicine*. Elsevier Health Sciences, pp. 5-12, 2004.

Tauil PL. Aspectos críticos do controle da febre amarela no Brasil. *Rev Saúde Pública.* 44(3): 555-558, 2010.

Tsai T. Viral hemorragic fever. Yellow fever. In: Strickland GT (ed.). *Hunter's Tropical Medicine and Emerging Infectious Diseases.* 8th ed. Philadelphia: Saunders, 2000.

United Kingdom Department of Health. National Travel Health Network and Center (NaTHNAC). Health Information for Overseas Travel, 2010.

Vasconcelos PFC. Febre amarela. *Rev Soc Bras Med Trop.* 36 (2): 275-293, 2003.

Wanke CA. Travelers' diarrhea. *UpToDate,* January, 2010. Available in: www.uptodateonline.com. Access September 20, 2010.

Weiss EA, Franco-Paredes C. Travel health and medical kits. In: Keystone JS, Kozarsky PE, Freedman DO *et al.* (ed.). *Travel Medicine.* 2nd ed. Mosby, p. 69-74, 2008.

Wilder-Smith A. Meningococcal disease: risk for international travellers and vaccine strategies. *Travel Med Infect Dis.* 6(4): 182-186, 2008.

Wilder-Smith A, Halstead SB. Japanese encephalitis: update on vaccines and vaccine recommendations. *Current Opinion in Infectious Diseases.* 23(5): 426-431, 2010.

Wilks J. International tourists, motor vehicles and road safety: a review of the literature leading up to the Sydney 2000 Olympics. *Journal of Travel Medicine.* 6(2): 115-121, 1999.

Wilson ME. Fever in returned travelers. In: Brunette GW, Phyllis, Kozarsky PE *et al. CDC Health Information for International Travel 2010.* Centers for Disease Control and Prevention, 2009. Available in: www.cdc.gov. Access October 29, 2010.

Workowski K. Sexually transmitted diseases (STDs). In: Brunette GW, Phyllis, Kozarsky PE *et al. CDC Health Information for International Travel 2010.* Centers for Disease Control and Prevention, 2009. Available in: www.cdc.gov. Access October 29, 2010.

World Health Organization (WHO). *International Health Regulations (2005).* 2nd ed. World Health Organization, 2008. Available in: www.who.int. Access August 23, 2010.

World Health Organization (WHO). *International Travel and Health 2010.* World Health Organization, 2010. Available in: www.who.int. Access September 20, 2010.

World Health Organization. *International Health Regulations (2005).* 2nd ed. World Health Organization, 2008. Available in: www.who.int. Access August 23, 2010.

Zielinski-Gutierrez E, Wirtz RA, Nasci RS. Protection against mosquitos, ticks and other insects and arthropods. In: Brunette GW, Phyllis, Kozarsky PE *et al. CDC Health Information for International Travel 2010.* Centers for Disease Control and Prevention, 2009. Available in: www.cdc.gov. Access August 23, 2010.

43 Assistência e Prevenção das Doenças Infecciosas e Parasitárias pelo Sistema Único de Saúde

Antonio Rafael da Silva, István van Deursen Varga e Wilson Duarte Alecrim

▸ Introdução

O papel da Reforma Sanitária (RS) e de sua estratégia, o Sistema Único de Saúde (SUS) na melhoria dos indicadores de saúde da população brasileira, levaram à análise de situações importantes, do passado e do presente, que influenciaram o Brasil a ter propostas e estratégias consistentes para o setor saúde.

A primeira tarefa é demonstrar a evolução das políticas de saúde no Brasil no século passado, em um período que se estende até o final da década de 1970. A segunda, discutir os momentos que antecedem a Reforma da Saúde (VII Conferência Nacional de Saúde e a sua interface com a VIII Conferência) de onde saíram os elementos para o projeto da RS. A terceira, apresentar a reforma da saúde a partir da qual criou-se a legislação SUS. A quarta tarefa é apresentar como o SUS vem trabalhando o controle das endemias. E, finalmente, apresentar uma visão crítica sobre uma política pública que vem alcançando a cada ano avanços significativos e, mesmo assim, provoca expectativas e apreensões na sua implantação.

▸ Política de saúde no Brasil do século 20

Aqui a proposta é inserir a discussão acerca das políticas de controle de endemias em um quadro mais abrangente sobre as políticas de saúde no Brasil, ao longo do século 20, associando duas abordagens sobre o tema: a de suas bases econômicas e da articulação destas com a trajetória das posições teóricas e ideológicas que demarcaram o campo sanitarista.

Ao conceito de "campo" aplicam-se aqui duas perspectivas adotadas por Bourdieu (1996): a de "campo intelectual" e a de "campo social", de modo que denominamos campo sanitarista os ambientes intelectuais e os espaços institucionais em que se concebem essas políticas de saúde, em que se estabelecem polarizações e confrontos, tanto entre propostas e posições teórico-ideológicas, quanto entre práticas políticas distintas.

▪ Primeira República

O cenário socioeconômico do Brasil, no início do século 20, foi marcado pelo auge do ciclo do café no Sudeste (em que se assentara o eixo do modelo agroexportador da economia – portanto, do poder político – nacional) e da borracha na Amazônia. Em decorrência, as ações de saúde do governo federal centraram-se no controle das endemias nos portos e na vigilância epidemiológica do ascendente fluxo de imigrantes europeus, cujo estímulo pelo governo, entre outras medidas visando ao "branqueamento" da população, revestiam-se da aura de cientificidade e do respaldo que lhe conferiram médicos e intelectuais eugenistas, de grande influência na época (Oliveira, 2003).

A repressão às várias rebeliões populares da segunda metade do século 19, a Guerra do Paraguai (durante a qual destacamentos paraguaios penetraram profundamente no território nacional) e, sobretudo, o grande impacto da ainda muito recente campanha contra Canudos (inclusive internacional, com a queda da cotação dos títulos brasileiros nas bolsas de valores de Londres e Nova York), agitavam o imaginário popular e reforçavam as posições políticas dos que, entre as elites e as autoridades, identificavam nos "sertões" o "elo frágil da nacionalidade" (Hochman, 1998).

Com o objetivo de intensificar a vigilância e defesa das fronteiras, recobravam importância, portanto, os planos de desbravamento e ocupação do território nacional, de modo que, no período de 1900-1930, várias expedições seriam realizadas pelos imensos sertões do país, como as das construções das linhas de telégrafo em Mato Grosso (que marcariam o início da carreira de sertanista e indigenista de Rondon), e as chamadas "expedições sanitárias". Estas, de cunho científico, voltavam-se à realização de diagnósticos sobre a situação de saúde dos povoados do interior e à indicação de medidas para melhorá-la.

Enquanto o Estado continuava priorizando o saneamento dos portos, dos espaços de circulação de mercadorias e dos de sua produção (Mendes, 1999), setores expressivos da intelectualidade se mobilizavam e empenhavam-se em chamar a atenção das autoridades e da opinião pública para a necessidade de estender as ações de combate às endemias ao interior, caracterizando-as como um exercício de nacionalidade estratégia que Hochmann (1998) descreveu como a consolidação do "paradigma da interdependência", uma vez que buscava evidenciar as conexões entre as endemias nas cidades e nos sertões.

Em 1901, nos EUA, o milionário do petróleo John D. Rockefeller criava a Comissão Sanitária Rockefeller para erradicar a ancilostomose e a malária no Sul dos EUA, em vista da expansão dos interesses de sua Standard Oil Company para o mercado e o exército da mão de obra da região. Tendo sido bem-sucedida, a Comissão Sanitária Rockefeller passou a desenvolver e difundir um modelo de enfrentamento das endemias baseado no combate a seus vetores, aplicado com sucesso durante a construção do canal do Panamá e que viria a ser adotado também no Brasil.

Em novembro de 1904, no entanto, desencadeava-se na capital da República a chamada Revolta da Vacina. Inspirados nessa experiência americana de combate às endemias durante a construção do canal do Panamá, e associadas por outro lado a medidas inspiradas no higienismo francês, que propunha a reforma e o saneamento ("a desinfecção terminal") do ambiente urbano como o método mais eficaz de erradicação dessas doenças, as ações lideradas por Oswaldo Cruz assumiram uma feição marcadamente militarista, tanto por seu glossário técnico (que incorporou os termos "campanha", "combate", "brigada", entre outros, típicos do jargão militar) quanto por sua truculência, que desencadeou a insurreição popular.

O então presidente da República, Rodrigues Alves, buscou atender, com essas duas medidas de grande envergadura, de um lado aos interesses econômicos dos cafeicultores paulistas e dos credores britânicos do tesouro nacional (uma vez que as exportações estavam ameaçadas pelo fechamento dos principais portos, em função das epidemias) e, de outro, ao projeto cultural das elites, que, enquanto não lograssem alcançar o branqueamento definitivo da sociedade (meta a atingir a médio ou longo prazo), pretendiam, ao menos, afastar os negros dos espaços de habitação, lazer e ostentação da capital, tornando-a mais apetecível a seu próprio gosto e ao dos investidores estrangeiros (Chalhoub, 1999; Sevcencko, 1993).

Como se sabe, a estratégia foi bem-sucedida do ponto de vista econômico: as epidemias foram debeladas, a continuidade das exportações foi assegurada e a Capital Federal ganhou ares parisienses, com largas alamedas e avenidas, com parques públicos devidamente gradeados e policiados – o que valeu efusivos elogios e homenagens internacionais a Rodrigues Alves, Oswaldo Cruz, Pereira Passos e Lauro Müller.

Podemos dizer, portanto, que à primeira década do século 20, a urbanidade francesa (a arquitetura, a cultura, as ciências, a educação, a etiqueta, a língua, a moda) representava o paradigma da modernidade a que aspiravam as elites brasileiras da época.

Ao longo do século 20, entretanto, a influência americana cresceria rapidamente e far-se-ia hegemônica no cenário internacional, já após a Primeira Guerra Mundial. No que se refere às políticas de saúde do governo brasileiro, no entanto, a influência americana já insinuava-se anteriormente, como vimos, no controle das endemias.

Em 1910, Abraham Flexner, pedagogo americano formado na Johns Hopkins University, publicava um relatório, encomendado pela Fundação Carnegie, acerca da situação do ensino (e, mais especialmente, do ensino médico) nos EUA e no Canadá. O chamado "Relatório Flexner" propunha uma reforma radical no modelo de ensino da medicina até então adotado, de inspiração francesa.

Flexner, analisando as tendências do mercado profissional para os médicos, frente à rápida urbanização e à industrialização da economia americana, propunha, entre várias outras medidas, que o laboratório passasse a ser o ambiente central do ensino, com a criação do chamado "ciclo básico" (os primeiros anos do ensino médico seriam preenchidos com as disciplinas laboratoriais, de modo que transcorreriam integralmente nesse ambiente). O ensino resultaria menos personalizado, menos dependente da convivência direta com os pacientes e com os preceptores (como no modelo francês), direcionando mais precocemente os estudantes às "especializações" o que solucionaria o saturamento do mercado das grandes cidades pelos médicos "generalistas" (Novaes, 1989).

O referencial político-ideológico em que se inseria e inspirava o modelo médico-sanitário de Flexner mostrava-se de modo especialmente revelador ao tratar da formação dos médicos negros e das diferentes políticas a serem adotadas na administração do mercado médico nas grandes cidades e nas zonas rurais:

"A atenção médica do negro jamais poderá ser deixada unicamente a cargo de médicos negros. Contudo, se o negro puder ser levado a sentir uma forte responsabilidade pela integridade física de seu povo, a perspectiva de seu progresso mental e moral será distintamente abrilhantada. A clínica do médico negro deverá limitar-se a sua própria raça. [...] O bem-estar físico do negro não é só oportuno para o próprio negro. Dez milhões deles vivem em estreito contato com sessenta milhões de brancos. O negro não está apenas ele próprio acometido de ancilostomose e tuberculose; eles as transmitem aos seus vizinhos brancos, precisamente como os ignorantes e infortunados brancos os contaminaram. [...] O negro deve ser educado não somente em seu próprio interesse, mas para o nosso. [...] Se [...] estes homens puderem ser imbuídos com um espírito missionário eles receberão o diploma com uma missão para servir modesta e devotamente o seu povo, assim exercendo um papel importante na higiene e na civilização de toda a nação. Seu dever chama-os para longe das grandes cidades, para o povoado e a *plantation* [...]" (Flexner, 1972, – tradução do autor, *In* Varga, 2007).

Em 1913 era criada a Fundação Rockefeller. Sob a orientação de Flexner, secretário de seu Conselho Geral de Educação até 1916, a Fundação Rockefeller passaria a apoiar a fundação de várias escolas nas Américas, com o objetivo de desenvolver novas técnicas e fundamentos para a "Hygiene" (Novaes, 1989).

A influência desse higienismo americano no panorama político-institucional brasileiro intensificar-se-ia, sobretudo, após a Primeira Guerra Mundial (1914-1918), quando os EUA ganharam grande projeção internacional e consolidaram sua hegemonia econômica, especialmente no que se referia à América Latina.

No Brasil, o "campo social" (Bourdieu, 1996) da saúde (que passaremos a designar de campo sanitarista), nesta época, polarizava-se no debate entre os que defendiam a centralização e a padronização das ações do controle de endemias pelo Governo Federal, entre os quais destacava-se o maranhense Nina Rodrigues (falecido em 1906), e os que defendiam que esta seria uma atribuição dos estados, entre os quais destacava-se o carioca Azevedo Sodré (que mudaria de posição em 1918); era fundada a Liga Pró-Saneamento e lançada a campanha pelo saneamento dos sertões.

A Fundação Rockefeller também começou a planejar e organizar suas próprias "expedições sanitárias" pela América Latina: em 1915 realizava a primeira delas para o Brasil e, em 1917, iniciava-se a cooperação de seu International Health Board com o governo brasileiro, no combate à febre amarela e na formação de médicos sanitaristas. A Fundação Rockefeller financiou 70 bolsas de estudos para médicos brasileiros na Johns Hopkins University e a criação do Instituto de Hygiene e Saúde Pública de São Paulo. Neste contexto, realizava-se a reforma dos serviços sanitários e a promulgação do código sanitário rural em São Paulo, sob Artur Neiva.

Em 1918 eram criados o Serviço de Medicamentos Oficiais e o Serviço de Profilaxia Rural, ligados à Diretoria Geral de

Saúde Pública. Aquele ano seria marcado pela epidemia de gripe espanhola que, entre setembro e dezembro, causaria de 30.000 a 180.000 mortes no país.

Em 1919, o Serviço de Profilaxia Rural passava da alçada da Diretoria Geral de Saúde Pública para a do Ministério da Justiça e dos Negócios Interiores, do maranhense Urbano Santos e, entre 1919 e 1920, a Fundação Rockefeller realizava um diagnóstico sobre as condições de saúde no Maranhão. Segundo Castro Santos (2001), trata-se da primeira tentativa de colher e organizar informações acerca da situação de saúde das comunidades do interior deste estado. Chamava atenção a alta incidência de ancilostomose (a maior, entre todos os estados visitados), de malária e de hanseníase, sobretudo no Vale do Mearim.

O presidente Epitácio Pessoa planejava, na época, uma reforma geral nos serviços de saúde, que se materializou na criação do Ministério da Saúde e Instrução Pública. Em 1920, Carlos Chagas assumia o Departamento Nacional de Saúde Pública, criando a Diretoria de Saneamento e Profilaxia Rural e a Inspetoria de Hanseníase e Doenças Venéreas (Vasconcellos, 2000).

Ao longo da década de 1920, o campo sanitarista polarizar-se-ia entre duas posições: uma via nas cidades e na priorização ao avanço da urbanização a perspectiva da conquista da modernidade, enquanto a outra pretendia o resgate da nacionalidade a partir da abordagem prioritária de seu elo considerado mais frágil: os sertões. Oswaldo Cruz, um dos luminares da primeira corrente desde o início do século, passava para o segundo grupo.

No Brasil, a expressão "reforma sanitária" segundo se pode apurar, passou a ser utilizada nessa época, quando médicos de algumas das maiores cidades do país (Rio de Janeiro, São Paulo, Belo Horizonte) começaram a propugnar uma mudança radical nos métodos até então adotados na condução da saúde pública.

Esses médicos opunham-se ao modelo do campanhismo militarista de Oswaldo Cruz, no então Departamento Sanitário Federal, para o combate às epidemias de varíola e febre amarela no Rio de Janeiro do início do século 20. Suas posições marcaram toda uma geração de médicos que, envolvidos na condução dos serviços de saúde de suas cidades e/ou estados, passaram a propor e adotar métodos e estratégias muito diversos, como Geraldo Horácio de Paula Souza (graduado em medicina na Johns Hopkins University), que realizaria sua "reforma sanitária" na São Paulo de 1922, já inspirado pelo modelo americano de organização de serviços de saúde (Merhy, 1987).

Como já comentamos em Varga (1996), esse modelo calcava-se nas teorias da "cultura da pobreza", em voga no campo das ciências sociais americanas da época, para as quais as doenças mais comuns entre as classes sociais subalternas seriam resultantes de hábitos nocivos, mantidos em função de sua ignorância. Colocava-se, como necessário, assim, o reconhecimento dos fatores socioeconômicos que determinariam essa cultura da pobreza, para definir as estratégias a serem adotadas para vencer as inúmeras barreiras culturais e induzir essa população mais pobre (que além de "ignorante" e "supersticiosa" era tida como desorganizada) a aderir pacificamente às recomendações e medidas propostas pelos programas oficiais de saúde, o que contribuiria, inclusive, para reintegrar essa clientela marginalizada à sociedade. Justificava-se, assim, a adoção da chamada "educação sanitária" entre suas estratégias básicas (Merhy, 1987).

Entendida como um dos fundamentos da então moderna saúde pública, definia-se educação sanitária, como o processo de criação de uma "consciência sanitária" na população, por meio da instrução da clientela dos Centros de Saúde sobre noções e "hábitos de higiene" (Serviço de Educação em Saúde Pública, 1986).

Ao assumir, em 1922, a direção do Serviço Sanitário Estadual de São Paulo, Paula Souza tornava-se o principal interlocutor brasileiro, na época, do modelo americano de organização de serviços de saúde.

Representando oficialmente a Fundação Rockefeller durante o "I Congresso da Sociedade Brasileira de Higiene", em 1923, Paula Souza propôs a mudança dos princípios da "saúde pública" até então praticada, com base no modelo dos trabalhos desenvolvidos em São Paulo, com a implantação de postos municipais de saúde, em que uma equipe multiprofissional prestaria serviços de "atenção integral à saúde" (com destaque para as ações de "educação sanitária"), no contexto de uma administração pública pautada por "metodologia científica", e de aproximação maior entre a faculdade de medicina e o serviço sanitário, movimento que já resultara na criação do Instituto de Hygiene, e que culminaria, posteriormente, na fundação da Faculdade de Hygiene e Saúde Pública da Universidade de São Paulo (Merhy, 1987).

Neste mesmo ano, expressando a crescente influência do modelo americano e da experiência de São Paulo, eram criados o Serviço de Propaganda e Educação Sanitária e Inspetoria de Higiene Industrial e Profissional, no Departamento Nacional de Saúde Pública. A Lei Eloy Chaves criava as Caixas de Aposentadoria e Pensão (CAP) e nascia, assim, a Previdência Social, sob custeio tripartite (trabalhadores-patrões-governo).

O campo sanitarista expandia-se, envolvendo vários setores da sociedade, de modo que, ao longo da década de 1920, o movimento operário, enquanto organizava fundos de greve e de assistência aos trabalhadores, também se apropriaria de discursos do campo sanitarista (Vasconcellos, 2000).

Entre 1926 e 1928 novos surtos de febre amarela e de varíola se alastraram pelo Distrito Federal, acarretando o desgaste político da Fundação Rockefeller, que comandava a Comissão de Febre Amarela. Como reflexo das investidas anteriores da Fundação Rockefeller no ensino da saúde, a partir de 1929 o Governo começou a ser pressionado para que os cargos em instituições públicas de saúde passassem a ser atribuição específica de médicos sanitaristas.

▪ Trabalhismo – populismo

No primeiro governo de Vargas (1930-1945) as CAP foram extintas, sendo substituídas pelos Institutos de Aposentadoria e Pensão (IAP), em cujo custeio reduziu-se a participação de verbas federais, em uma política em que a assistência médica também passaria a ter importância secundária. Com a industrialização e a progressiva perda de importância do componente agroexportador da economia, configurava-se e ganhava força o modelo médico-assistencial privatista, enquanto o campanhismo caía em desuso.

Em 1942 as forças armadas japonesas tomavam as fontes produtoras de borracha, quinino e fibras no Oriente, deflagrando um breve impulso ao extrativismo na Amazônia (Bastos 1996) e o interesse dos EUA em apoiá-la: nascia, assim, a Rubber Reserve Company, posteriormente denominada Rubber Development Organization (Bastos, 1996) e o Congresso Americano criava o Institute of Inter-American Affairs (IAIA), destinado a coordenar e administrar os programas bilaterais de saúde na América Latina. No Brasil, o então ministro da Educação e Saúde, Gustavo Capanema, preparava esses planos de cooperação no campo da saúde (Bastos, 1996), e a chamada Reforma Capanema, com as Leis Orgânicas do Ensino.

Neste contexto, em 17 de julho de 1943 era firmado um contrato (que teria duração até 31 de dezembro de 1943), posteriormente denominado "Convênio Básico", entre o Ministério de Estado dos Negócios das Relações Exteriores (sob direção de Oswaldo Aranha) com a IAIA, visando à realização de várias ações e programas de saúde e saneamento. A primeira cláusula deste convênio criava o Serviço Especial de Saúde Pública (SESP), entre cujas atribuições figuravam a profilaxia da malária e a assistência médico-sanitária aos trabalhadores no vale do Amazonas (em primeiro lugar) e a cooperação com o Serviço Nacional de Hanseníase. O SESP seria superintendido por um médico do IAIA (aceito pelo Ministério), auxiliado por um médico do serviço público federal, como assistente administrativo.

Em outubro de 1943, o SESP passou à superintendência do Major Einor H. Christoferson (em 1944 seria transferida para um médico brasileiro), que criou o Programa (Divisão) de Hanseníase e o Programa (Divisão) de Educação Médica, incluindo a Educação para a Saúde. Nesta gestão do SESP, Charles Wagley (antropólogo, autor das primeiras etnografias sobre os Tenetehara do Maranhão), passou a exercer tanto o cargo de Assistente Executivo da Superintendência, quanto o da Divisão de Educação Sanitária (Bastos, 1996).

Face aos investimentos americanos na reconstrução da Estrada de Ferro Vitória-Minas, visando intensificar a produção de minério de ferro, o SESP também foi acionado, nessa época, para as atividades de saneamento do Vale do Rio Doce. Prorrogava-se, assim, por mais 5 anos, o contrato do governo brasileiro com o IAIA, até 31 de dezembro de 1948.

Como os governos estaduais da Bahia, Pernambuco e Paraíba solicitaram que o SESP passasse a atuar nas áreas de produção de cacau, açúcar e sisal, respectivamente, em janeiro de 1949 era renovado o convênio com o IAIA, prorrogado até junho de 1955.

Em 1950, entretanto, o SESP foi instado a atuar no Vale do São Francisco, junto a comunidades carentes em áreas de grande pobreza, o que marcaria o início de uma nova modalidade de ação da instituição, até então condicionada à articulação direta com frentes de expansão econômica. Significativamente, a partir de então se verificaria a diminuição nos investimentos americanos no SESP, com o progressivo aumento dos investimentos brasileiros, e a atuação do SESP experimentaria uma rápida expansão: em 1952 iniciava sua atuação no Rio Grande do Sul e, em 1953, com a instalação, em Belém, da Superintendência do Plano de Valorização da Amazônia, o SESP passou a atuar em Goiás, Mato Grosso e Maranhão.

Em 1953, a Lei nº 1.920, de 25 de julho, criava o Ministério da Saúde, ao qual ficariam vinculados o Departamento Nacional de Saúde (responsável pelo combate à febre amarela, malária e peste) e a Divisão de Organização Sanitária (responsável pelo combate à bouba, esquistossomose e tracoma). Em 1954, o SESP assumia o Ceará; em 1955, o Sergipe e o Paraná.

Em 1956, era criado o Departamento Nacional de Endemias Rurais (DeNERu), que incorporaria os programas de controle de endemias até então existentes, subordinados ao ex-Departamento Nacional de Saúde e à ex-Divisão de Organização Sanitária.

Neste ano, o SESP passaria a atuar no Rio Grande do Norte e no Piauí, também expandindo sua área de atuação no Espírito Santo; em 1957, em São Paulo (por meio do Serviço Social da Indústria); em 1958, no Rio de Janeiro e Santa Catarina (Bastos, 1996); também em 1958 era criado o Grupo de Trabalho para a Erradicação da Malária (GTEM).

O SESP, em 1960, transformava-se em Fundação Serviço Especial de Saúde Pública (FSESP), com o fim da cooperação com os EUA (Bastos, 1996), e passava a estar vinculado ao Ministério da Saúde.

Em 1963 estabeleciam-se, na III Conferência Nacional de Saúde, as bases teóricas e ideológicas do "modelo médico-assistencial privatista", como expressão da hegemonia alcançada, no campo sanitarista, pelas posições do chamado "...movimento municipalista articuladas pelo sanitarismo desenvolvimentista" (Mendes, 1999): a constituição de um subsistema estatal, de um subsistema privado contratado e conveniado, de um subsistema privado de atenção médica supletiva, e de um subsistema de alta tecnologia. O subsistema estatal caracterizar-se-ia pelo exercício de uma "medicina simplificada destinada à cobertura nominal de populações não integradas economicamente e as ações de saúde pública" (Mendes, 1999).

Ditadura militar

Em 1965 era criada a Campanha de Erradicação da Malária (CEM), independente do DeNERu.

Os IAP seriam extintos e incorporados pelo Instituto Nacional de Previdência Social (INPS), em 1966, com a uniformização dos benefícios a todos os trabalhadores urbanos, processo que se consolidou na década de 1980, e que veio a ser denominado "universalização excludente" (Mendes, 1999). Consolidava-se, assim, a hegemonia do modelo médico-assistencial privatista, tendo o Estado como grande financiador do sistema, as empresas privadas de saúde como as maiores prestadoras de serviços ao Estado, e as empresas inter ou multinacionais como seus principais fornecedores de equipamentos, medicamentos e outros insumos.

Naquele mesmo ano era criada a Campanha de Erradicação da Varíola, subordinada ao Ministério da Saúde e dirigida por pessoal do quadro da FSESP. A FSESP, em crise financeira, na época, passou a ter acesso aos recursos da Sudene, da Sudam, do INPS e do Funrural.

No ano de 1969, a Fundação Serviço Especial de Saúde Pública era transformada em Fundação Serviços de Saúde Pública, passando a reger-se por novo estatuto.

Em 22 de maio de 1970, o Decreto 66.263 criava a Superintendência de Campanhas de Saúde Pública (Suncam), a partir da fusão do ex-Departamento Nacional de Endemias Rurais (DeNERu), da ex-Campanha de Erradicação da Malária (CEM) e da ex-Campanha de Erradicação da Varíola (Moraes, 1990).

Ao longo da década de 1970, estimulados e apoiados pela Organização Pan-Americana de Saúde, vários Departamentos de Medicina Preventiva seriam criados nas universidades, e passariam a se constituir em espaços importantes, no campo sanitarista, para a construção das bases teórico-metodológicas e a articulação do movimento contra-hegemônico ao do modelo privatista, o que configuraria o movimento pela reforma sanitária dos anos 1970-1980. Surgiram, no período, vários movimentos de trabalhadores de saúde, em que se destacam os das entidades sindicais médicas.

Os agentes do movimento pela reforma sanitária, embora marcassem posição, explicitando e denunciando as diferenças entre suas propostas e as ações do Estado, defendiam a negociação com os representantes do governo. A estratégia adotada, para tanto, foi a de buscar aproximação e estabelecer alianças com funcionários de nível intermediário na burocracia do Estado, buscando sua colaboração para desencadear discussões acerca da concepção de saúde, no interior de suas instituições (com vistas a um redimensionamento de seus determinantes), e para o repasse de informações e documentos estratégicos para estabelecer algum nível de controle social sobre as políticas de saúde.

Em 1971, a Previdência, que já assumia a vigência de políticas de saúde e de assistência distintas para diversos segmentos da população, cristalizava a discriminação entre a população urbana e a rural, mediante a instituição do Programa de Assistência ao Trabalhador Rural (Prorural), gerido pelo Funrural (Mendes, 1999).

Em 1974 era criado o Ministério da Previdência e da Assistência Social (MPAS), resultado da separação da área da previdência da do trabalho, e sua empresa de processamento de dados, o Dataprev. Lançava-se o Plano de Pronta Ação (PPA), universalizando o atendimento às urgências, acarretando a multiplicação das formas de contrato da Previdência com prestadores privados.

O ano também foi marcado pelo fortalecimendo de vínculos com os hospitais universitários, por meio do Protocolo MPAS-MEC, de 23 de outubro, e pela instituição do Fundo de Apoio ao Desenvolvimento Social, que passaria a subsidiar empresas privadas na construção de hospitais, que proliferariam durante as décadas de 1970 e 1980 (Mendes, 1999).

Em 1975, a Lei nº 6.229, do Sistema Nacional de Saúde, institucionalizaria esse modelo médico-assistencial privatista, estabelecendo atribuições e competências específicas de instituições públicas e privadas ("atenção à saúde coletiva" e "atenção à saúde das pessoas", respectivamente), e mecanismos e instâncias de integração e coordenação geral.

Em 1976 era criado o Programa de Interiorização das Ações de Saúde e Saneamento no Nordeste (PIASS), primeiro programa federal de medicina simplificada (Mendes, 1999). Naquele mesmo ano era fundado o Centro Brasileiro de Estudos em Saúde (Cebes), que passaria a ter um importante papel na articulação do movimento pela reforma sanitária.

Em 1977 eram criados o Sistema Nacional da Previdência Social (Sinpas) e o Instituto Nacional de Assistência Médica da Previdência Social (Inamps), assim como as carreiras de Sanitarista e Agente de Saúde Pública visando, principalmente, produzir quadros técnicos para a execução do PIASS e preenchimento dos cargos do Inamps.

Em 1978 realizava-se a Conferência Internacional de Saúde de Alma-Ata, cujas propostas de cuidados primários à saúde vinham ao encontro e instrumentalizariam o movimento pela reforma sanitária no Brasil, na reafirmação da necessidade das políticas compensatórias do Estado, voltadas aos grupos sociais excluídos. Como resultado deste processo, já em 1979, o PIASS seria estendido a todo o país, determinando grande expansão da rede ambulatorial pública.

Em 1979 era fundada a Associação Brasileira de Saúde Coletiva (Abrasco). O Cebes e a Abrasco passariam a protagonizar um crescente movimento contra-hegemônico à política de saúde do Governo, em uma nova vertente do movimento pela reforma sanitária (Mendes, 1999).

▶ Movimentos que antecedem a reforma da saúde

O ano de 1980 foi marcante para a vida brasileira. Em seu livro *Aos Trancos e Barrancos: Como o Brasil Deu no que Deu*, o intelectual e antropólogo Darcy Ribeiro (1985) faz um balanço daquele ano que denomina "ano do papa" em alusão à visita de João Paulo II ao Brasil, destacando: "e, em Terezina, olhando a multidão nordestina exclamou: esse povo tem fome". Nesse balanço não houve nenhuma alusão à VII Conferência Nacional de Saúde, evento nacional importante, que aconteceu em março de 1980 no Palácio Itamaraty, em Brasília, sob a nítida influência dos compromissos assumidos pelo Brasil na Conferência de Alma-Ata, em 1978. A prova disso é o tema central da Conferência "Extensão das Ações de Saúde, Através dos Serviços Básicos de Saúde". As palavras do ministro da saúde Waldyr Mendes Arcoverde, na sessão de abertura, referindo-se aos gastos no setor saúde, constituem investimentos de alta rentabilidade social e, mesmo reconhecendo que a capacidade para atender não aumenta com a mesma rapidez, surge o conflito entre as instituições que administram os serviços, os profissionais que os prestam e a comunidade que os recebe, apontando o conceito de Atenção Primária de Saúde "como a resposta mais promissora até hoje apresentada" (Arcoverde, 1980). As duas perguntas feitas por Mahler (1980), da Organização Mundial da Saúde, aos participantes da Conferência refletindo o pensamento de Alma-Ata, foram: "Os senhores estão dispostos a votar pelo planejamento e a aplicação adequada da atenção primária de saúde em um esforço coordenado com outros setores interessados, a fim de fomentar a saúde como contribuição indispensável para melhorar a qualidade de vida de cada indivíduo, família e coletividade como parte do desenvolvimento socioeconômico geral?" e "Os senhores estão dispostos a dar prioridade absoluta à alocação preferencial dos recursos de saúde aos setores sociais periféricos?".

No Brasil daqueles anos, a luta dos movimentos sociais ganhou corpo a partir do marco conceitual da Conferência de Alma-Ata sobre a ideologia dos Serviços Básicos de Saúde, que deveriam constituir o eixo das políticas de saúde nos três níveis de nossa organização político-administrativa. Assim, apesar de a VII Conferência ter sido burocrática, como as que lhe antecederam, esta deu-se em um momento "novo" para a saúde e para a vida política nacional, quais sejam:

- Em 1976, por iniciativa dos ministérios da Saúde, Previdência e Assistência Social, do Interior e Secretaria de Planejamento da Presidência da República, criou-se um Programa de Atenção Primária (PIASS), uma das várias experiências de organização de serviços, com ideias de extensão de cobertura, integralização das ações de saúde, regionalização, participação comunitária e a continuidade dessa política por meio do Programa Nacional de Serviços Básicos de Saúde (Souza, 1980). Mesmo não chegando a sair do papel, a proposta era estender os serviços a toda a população brasileira (princípio da universalização), com prioridade para as populações rurais, pequenos centros e periferia das grandes cidades (organização da rede de serviços), sob responsabilidade pública (dever do Estado), gerido pelos municípios e com apoio dos estados e da União (descentralização), incluindo a participação popular (controle social)
- A realização, em 1978, da Conferência Internacional sobre Atenção Primária de Saúde e a aprovação, na 32ª Assembleia Mundial da Saúde, dos princípios de orientação para reformulação de estratégias de saúde permitiram aos países, individual e coletivamente, alcançar a meta social de saúde para todos no ano 2000
- Em 1979, um ato de reafirmação de redemocratização do país, compromisso do governo Geisel: a revogação do AI-5 e de outros atos institucionais, entulhos autoritários, que deram corpo à ditadura brasileira a partir de 1964.

Apesar da complexidade de interesses em jogo na VII Conferência, houve consenso sobre o papel de liderança do Ministério da Saúde na condução do Sistema Nacional de Saúde e a Participação Comunitária como fatores importantes de mudança na estrutura vigente.

É essencial acrescentarmos que participaram dessa Conferência integrantes de movimentos sociais importantes em defesa da saúde e que ganharam visibilidade quando se projetou para o Brasil o retorno à democracia. Muitos deles conquistaram postos importantes na condução das políticas setoriais, em institutos de pesquisa e em sociedades científicas, conseguindo assim, articular e levar à frente as discussões para o palco da VIII Conferência Nacional de Saúde.

Até então, todos se lembram, o modelo de saúde era puramente assistencial, só permitido para quem portava Carteira Profissional e pagava a Previdência Social. Ao restante da população a assistência médica restringia-se aos institutos da carência e da indigência, o que seria rompido no momento seguinte.

▸ A reforma da saúde

A VIII Conferência Nacional de Saúde foi o marco inicial de construção do SUS, onde desaguaram as ideias que vinham sendo gestadas desde o movimento da RS, na década de 1970, na busca de um caminho novo para a saúde do povo brasileiro, que representasse, acima de tudo, a ruptura com um sistema até então privativista e excludente. Constituiu-se no movimento, a nosso ver, mais democrático que precedeu a Assembleia Nacional Constituinte (Cebes, 1981). Iniciada a partir de conferências municipais e estaduais, teve o mérito de reunir em discussão a quase totalidade das instituições componentes do setor saúde, da sociedade civil e grupos profissionais. A Conferência teve a seu favor os acontecimentos de 22 de abril de 1985. O Presidente José Sarney, ao assumir a Presidência da República, teve que cumprir os compromissos assumidos pelo presidente eleito Tancredo Neves e logo convocou a Assembleia Nacional Constituinte, legalizando todos os partidos políticos. Estes tiveram uma participação efetiva nas plenárias da VIII Conferência; assim, puderam compreender, entender e dar passagem, no texto constitucional, a muitos avanços pretendidos.

Presidida pelo saudoso sanitarista e professor da Escola Nacional de Saúde Pública, Antonio Sérgio da Silva Arouca, acompanhado de dezenas de militantes presentes à VII Conferência e outros tantos dos movimentos sociais, a Conferência com quatro mil participantes e dentre os quais mil delegados com direito a voto, representantes de todos os estados do país, discutiu e trouxe propostas para os três temas básicos: Saúde como Direito, Reformulação do Sistema Nacional de Saúde e Financiamento do Setor.

A Conferência aprovou um relatório contendo as recomendações para reorientar o Sistema de Saúde do Brasil, incluindo a descentralização, participação popular e gestão local, que veio a se constituir no projeto da RS e que logo se reforçou a partir de três fatos importantes:

- Com as palavras do presidente da República, José Sarney, em seu discurso na Conferência: "considero um dever do Estado proporcionar meios para que a saúde seja efetivamente um direito de todos. Faz-se necessário uma ampla reforma sanitária que expanda a capacidade de bom atendimento a toda população..."
- O sucesso político da Conferência
- A vitória eleitoral de representantes de setores progressistas da sociedade brasileira.

Os participantes da Conferência trataram de auferir continuidade ao processo de discussão, aprofundando os temas debatidos como forma de subsidiar os parlamentares constituintes e criar espaço para uma RS na política social do governo. Dessa forma, uma Portaria Interministerial criou a Comissão Nacional de Reforma Sanitária com a incubência de formular propostas para ordenamento institucional e jurídico do Sistema de Saúde. Essa comissão teve assento junto a outras comissões: a da Reforma Administrativa, a Previdenciária e a Tributária, permitindo "uma visão mais integrada das propostas encaminhadas pelas várias instâncias responsáveis pela formulação da política social do governo", tendo como significado um outro momento para a saúde. De imediato, a Lei nº 6.229/75 do Sistema Nacional de Saúde foi revogada para criar as condições de direito à cidadania, que iniciava pela universalização do acesso dos brasileiros aos seus serviços de saúde.

Assim, a RS não era somente um movimento de construção de um novo sistema de saúde, mas uma proposta política que também visava influir na redemocratização do país. A Figura 43.1 mostra os seus fundamentos a partir do que foi aprovado na VIII Conferência Nacional de Saúde.

O projeto da RS introduziu no marco jurídico institucional do país uma nova forma de fazer política ao instituir o Controle Social mediante a participação da população na formulação da política, no planejamento, na gestão, na avaliação e no controle dos serviços e ações de saúde. Ideologicamente, foi o começo de retomada da plena democracia, utilizando-se de um setor para contradizer um regime que provocou o silêncio político, exacerbou as diferenças e fez da saúde um setor pouco eficiente, anárquico e excludente, o que gerou descrédito junto à população.

A reestruturação da saúde encerrou com a crônica dicotomia entre Prevenção × Cura de Doenças e separou saúde de previdência, pondo fim a centenas de instituições que "faziam saúde". Disso resultou a estratégia da reforma, o SUS com comando único em cada esfera de governo (federal, estadual e municipal) e, politicamente, contribuiu para o processo de federalização do Brasil via valorização do município. Introduziu a concepção de saúde como direito e uma conquista social, sendo, portanto, dever do Estado.

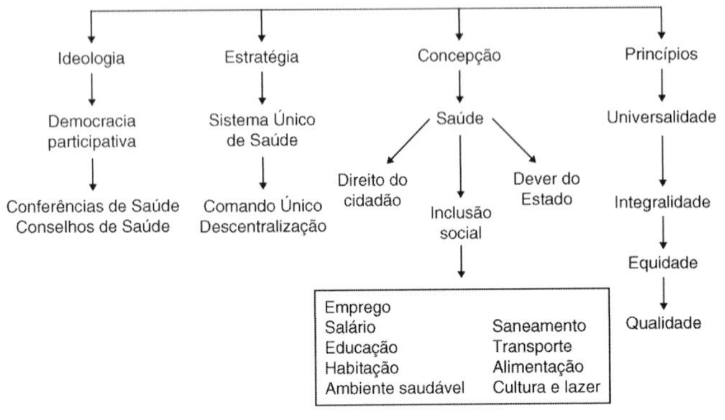

Figura 43.1 Projeto de reforma da VIII Conferência Nacional de Saúde, Brasília, outubro, 1986.

A Conferência trabalhou a materialização desse novo conceito de saúde, definindo prioridades de ação. Instituiu os princípios da universalidade, integralidade, do acesso equânime (com justa igualdade) e de qualidade às ações e serviços de promoção, proteção e recuperação da saúde a todos os que habitam o território nacional (brasileiros ou estrangeiros). Formulou os instrumentos jurídicos e operacionais por meio da Conferência Nacional de Saúde e das outras instâncias do Controle Social, os conselhos nacional, estaduais e municipais de saúde, para proteger a população na luta cotidiana pelos seus direitos. Também indicou os instrumentos para garantir o financiamento do SUS, constituído de um orçamento social, e a criação de um fundo único nas diversas instâncias gerido pelos órgãos públicos e a sociedade organizada e já aponta que a descentralização "só se concretizará mediante a RS".

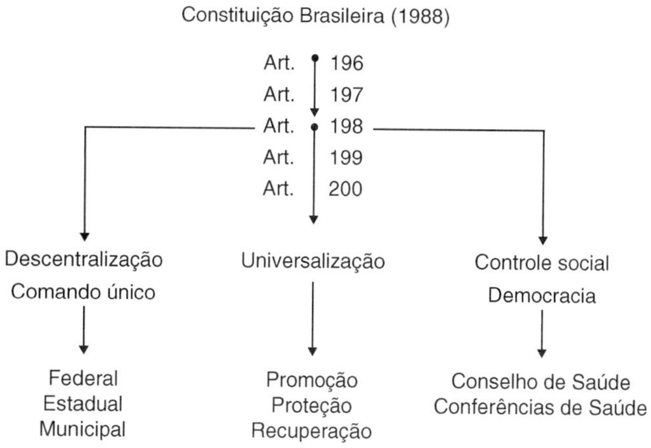

Figura 43.2 Como a saúde é tratada na Constituição Brasileira de 1988.

O SUS e sua legislação

Seguindo-se a VIII Conferência Nacional de Saúde a Assembleia Nacional Constituinte formulou a Constituição de 1988, tendo-se inscrito pela primeira vez em nosso mandamento constitucional material tão farto sobre saúde. O artigo 6º declara a saúde como direito social; os artigos 23º, 24º e 30º determinam que a União, estados e municípios cuidem, legislem (exceção do município) e prestem serviços de atendimento à saúde da população. Ampara juridicamente os direitos assegurados à saúde por intermédio do Ministério Público e garante o seu funcionamento ao incluir a saúde no Capítulo da Seguridade Social, juntamente com a Previdência e a Assistência Social. Na Figura 43.2, mostra-se o mandamento constitucional que, diretamente, disciplina e ampara a implantação do SUS do Brasil.

A partir dos artigos da Constituição de 1988, foram se criando as condições de viabilização plena do direito à saúde. Destacam-se no âmbito jurídico institucional a Lei Orgânica da Saúde, conjunto das Leis nº 8.080/90 e 8.142/90. É importante acentuar que todo o instrumento legal de criação do SUS e toda sua sequência a partir da Lei Orgânica foi urdido e alinhavado a partir das decisões emanadas das conferências nacionais de saúde.

O que se segue são comentários e resumos que estão contidos nos relatórios finais das conferências nacionais de saúde e os respectivos avanços a partir de cada uma delas na saúde de um país como o nosso em que a exclusão social e as desigualdades são capítulos de muita luta para serem vencidos pela população. A Figura 43.3 reúne o conjunto dos principais instrumentos legais que constituem a legislação do SUS.

A IX Conferência, adiada muitas vezes, realizou-se no mês de agosto de 1992, em Brasília, em um clima de apreensão e expectativas, pois concomitantemente uma CPI na Câmara Federal apurava os "desmandos e a corrupção no governo". As conferências estaduais reafirmaram em seus relatórios:

- O SUS é a estratégia para que a saúde seja direito de todos e dever do Estado
- A descentralização em direção ao município é o caminho
- A participação comunitária é a forma de democratizar o acesso e garantir o atendimento integral

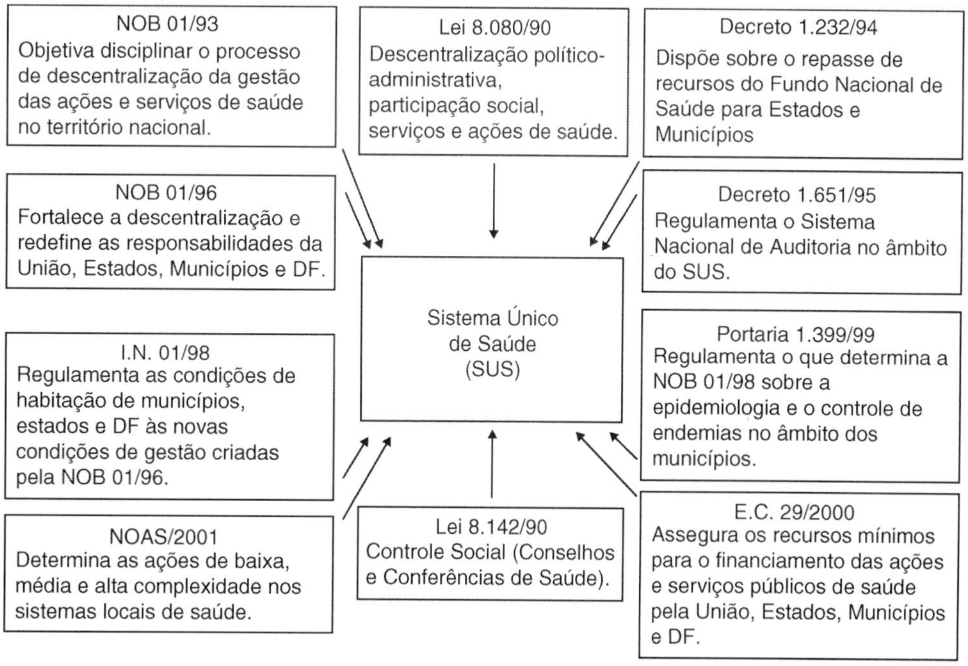

Figura 43.3 O Sistema Único de Saúde e sua legislação no Brasil.

- O SUS deve ter seus recursos assegurados no orçamento da Seguridade Social
- É vedada a comercialização da coleta, processamento e transfusão de sangue e derivados
- O estabelecimento de uma política nacional de recursos humanos para o SUS.

Assim, expressando-se em uma conjuntura política bastante instigadora, pôde ter suas propostas e conclusões resumidas em uma expressiva alocução saída de seus anais: "Garanta-se a Constituição. Cumpra-se a Lei e Implante-se o SUS." A partir dela, elaboraram-se as Normas Operacionais Básicas (NOB) 01/93 e 01/96, os decretos 1.232/94 e 1.651/95. Era a reafirmação do tema da Conferência *Municipalização é o Caminho*, definindo procedimentos e instrumentos operacionais que deveriam cumprir estados e municípios para ampliar e aprimorar a sua gestão, nominadas incipiente, parcial e plena. Era um passo decisivo para efetivar o comando único no SUS nas três esferas de governo.

A X Conferência realizada em 1996 trouxe à discussão que o ideário neoliberal proposto ao país "vem instrumentalizando uma política social discriminatória e regressiva anulando princípios da justiça social que foram duramente conquistados pela população durante o processo de redemocratização". A conferência anterior já tinha proclamado o seu repúdio a "qualquer tentativa de privatização no âmbito da Seguridade Social". Mercê das leis em vigor, o Sistema de Saúde continuava com insuficiente cobertura assistencial, além de manter-se a ênfase das atividades curativas e hospitalares em detrimento das preventivas e ambulatoriais e de reabilitação como também o sucateamento e a desqualificação tecnológica e profissional da grande maioria dos serviços públicos e privados contratados pelo poder público. Tudo isso contribuía para a permanência de numerosas doenças evitáveis (diarreia, tuberculose, hanseníase, malária, doença de Chagas, esquistossomose, leishmanioses) e o ressurgimento de "velhas doenças" tidas como controladas: cólera, dengue e febre amarela.

O eixo das discussões centrou-se no financiamento do setor de saúde com fixação de um percentual a ser aplicado em cada esfera de governo para garantir o financiamento do SUS, proposição que vinha desde a Constituição de 1988 e reconhecidamente o fator primordial para o seu funcionamento. Pode-se dizer que o grande produto da X Conferência foi a persistente mobilização pela aprovação de duas emendas, a de 1993 e 1995, que deram origem à Emenda Constitucional 29/2000 que representou uma vitória definitiva dez anos depois de proclamadas as leis orgânicas da saúde para o "fortalecimento do SUS" e consequente universalização da atenção à saúde conforme o ditame constitucional.

Na XI Conferência Nacional de Saúde houve consenso de que o SUS é uma das políticas públicas que no Brasil conseguiu avanços significativos, devendo-se à existência de propostas claras na esfera do controle social, da transparência administrativa, da gestão participativa, da democratização e principalmente da descentralização que facilita a aproximação dos recursos aos que deles necessitam.

Mas só temos avanços? Não, temos recuos. Mas como pode um avanço em direção aos princípios da solidariedade social, que assegura a universalidade do acesso e a integralidade da atenção à saúde ter recuos? O recuo é da política, comandada pelo atual modelo econômico que dá corpo ao centralismo, ao autoritarismo e ao clientelismo e que não consegue apontar a sua seta em direção aos setores que mais sofrem as consequências da pobreza e da iniquidade social; que enxerga a saúde não como um direito, mas como concessão aos mais desprotegidos, o que significa uma versão mais moderna da caridade. Em um contexto como esse, um sistema que propõe a equidade e a igualdade é um desafio a ser enfrentado.

As palavras de ordem foram acesso e qualidade de uma assistência que precisa ser humanizada e fortalecida dentro do Controle Social. Esses três eixos alavancadores do Setor de Saúde precisam de boa gestão e, infelizmente, estados e municípios não assumiram a plenitude de suas responsabilidades. Somente quatro estados, até agora, tornaram-se responsáveis pela gestão plena do seu sistema – Rio Grande do Sul, São Paulo, Mato Grosso e Paraná; os demais ainda não estão habilitados.

Reconhecidamente, o acesso e a qualidade precisam ser melhorados a partir das seguintes influências:

- Esclarecimento de usuários sobre a utilização do SUS
- Criação de serviços essenciais no campo da vigilância e da reabilitação
- Melhor oferta de serviços, alguns atualmente inacessíveis
- Dificuldade de acesso a procedimentos de média e alta complexidade que precisam ser regulamentados
- Integração dos hospitais universitários às demandas do SUS
- Busca de um modelo de atenção que atenda aos problemas de saúde com equidade.

A XII Conferência Nacional de Saúde está indicando que seus resultados sejam diferentes. Realizou-se em 2003, início de um governo, e teve como tema central a reafirmação de um princípio constitucional (saúde como direito de todos), foi organizada pelo seu órgão maior, o Conselho Nacional de Saúde, e, além disso, está respaldada no compromisso público do ministro da Saúde, Humberto Costa, que afirmou: "Vamos trabalhar intensamente para colocar em prática todas as proposições da XII Conferência Nacional de Saúde. Elas é que vão direcionar as políticas de saúde para os próximos anos..."

Seus eixos temáticos concentraram-se:

- No aperfeiçoamento do Controle Social pela ampliação da participação social e democratização da gestão
- Na organização melhor da atenção à saúde, definindo que a Atenção Básica será a porta de entrada do sistema de saúde
- Na garantia do financiamento (Lei Complementar que vai disciplinar os dispositivos da Emenda Constitucional 29) não só pela participação das três esferas de governo, como pela busca de novos mecanismos. Tudo, portanto, volta-se para se alcançar a universalização, a integralidade e a equidade das ações de saúde em nosso país.

A última Conferência Nacional de Saúde ocorreu em 1993, na emergência de um governo que em tudo indicava os caminhos para a consolidação de uma política de bem-estar social no campo da saúde.

▸ O controle das endemias no SUS

Apesar de a Lei Orgânica da Saúde ter estabelecido os principais e mais importantes aspectos para implantação do SUS, no entanto, a regulamentação para que a Vigilância em Saúde e Controle das Doenças trabalhasse segundo suas diretrizes só aconteceu em dezembro de 1999 com a Portaria 1.399/MS (Ministério da Saúde 1999). Mesmo porque as endemias e doenças transmissíveis, parte importante da nosologia brasileira, integram as ações da Vigilância em Saúde e Controle das Doenças do Ministério da Saúde.

O período entre 1989 e 1999 foi palco de discussão de como o Brasil deveria fazer para adotar programas de controle de endemias que atendessem aos pressupostos do SUS, ou seja, descentralizando não somente a execução, mas todas as fases que antecedem o desenvolvimento de uma ação de saúde contida no formato de gestão. Nesse contexto, impôs-se a necessidade de esclarecer que no grupo das doenças endêmicas, ainda havia uma parte que era chamada grandes endemias, em função da sua ocorrência em várias áreas do país ou com o registro de milhares de casos a cada ano. Ressalta-se que a origem dessas doenças está nos determinantes primários, no ambiente físico e social onde ocorrem e afetam grupos populacionais de baixa renda, do que decorrem más condições de habitação, desnutrição, desinformação e exclusão social.

O modelo de controle ou erradicação tradicionalmente proposto para o Brasil baseava-se, conforme dito anteriormente, em estratégia campanhista ou vertical. A campanha deveria ser entendida como algo temporário; no entanto, não raro, uma campanha para o controle de determinada doença adquiria tamanha infraestrutura que mais parecia uma instituição. No Brasil, a primeira referência sobre campanha para controle de doença transmitida por vetores data de 1691 (Ministério da Saúde, 1994). Naquela ocasião o governador da Província de Pernambuco, Marquês de Montebelo, ordenou a realização de uma campanha sanitária para o controle da febre amarela na cidade de Recife.

A partir daquele momento o Brasil tem sido pródigo em atividades sob forma de campanhas. Durante a década de 1940, por exemplo, com os Serviços Nacionais de Febre Amarela (SNFA), de Malária (SNM) e de Peste (SNP) vinculados ao Ministério da Educação e Saúde. Nas décadas seguintes, o DeNERu reuniu todos os serviços nacionais que tinham ação no controle das endemias (incluindo algumas direcionadas a esquistossomose, bouba e tracoma), a Campanha de Erradicação da Malária (CEM) para atender ditames internacionais que apontavam para erradicação dessa doença e a Campanha de Erradicação da Varíola (CEV). A criação da Sucam incorporou as ações do DeNERu, CEM e CEV.

Seguindo as trajetórias anteriores o poder público federal, trabalhando com a lógica de reunir instâncias assemelhadas, extinguiu a Sucam e a FSESP (reunindo suas atividades e as de outros diversos programas da área de saúde federal, incluindo imunização) e criou a Fundação Nacional de Saúde (FNS), em 1990. É importante compreender que todas as alterações do aparelho institucional para combater as endemias, desde a primeira campanha em 1691 no Recife, até a criação da FNS em 1990, sempre mantiveram a política da centralização e verticalização.

O período compreendido entre 1990 e 1999 foi ocupado por intensa discussão na busca de um modelo para o controle de doenças que atendesse os pressupostos do SUS. Uma dificuldade encontrada e que não podemos dizer que era uma questão técnica, mas institucional, repousava no grande esforço da FNS, posteriormente chamada Funasa, por intermédio do conjunto de seus dirigentes e servidores no sentido de preservar a instituição Funasa, assunto que permeou as Conferências Nacionais de Saúde do período.

Uma análise da situação epidemiológica das chamadas grandes endemias a partir de 1980 mostra avanços e fracassos. Foram notáveis e significativos os avanços no controle da esquistossomose e da doença de Chagas, cabendo ao Brasil receber da OPAS, em 2001, o certificado de interrupção da transmissão da doença de Chagas. No entanto, a malária apresentou significativo crescimento, bem como a reinfestação das áreas urbanas pelo *Aedes aegypti* e, em 1986, o início da transmissão da dengue (Prata, 1998).

Em dezembro de 1999, o Ministério da Saúde editou a Portaria 1.399/99 que trata da Epidemiologia e Controle de Doenças, estabelecendo os reais caminhos para descentralização. O controle das endemias passou a fazer parte do arcabouço desse documento e foram dados os primeiros passos na construção do modelo que estabelecia dois momentos, um em que os estados estavam à frente dos programas, e outro em que os municípios assumiam os programas, passando por uma demonstração de capacitação técnica-operacional chamada certificação. No momento atual todos os estados e suas respectivas capitais, à exceção de Manaus, e todos os municípios com mais de 100.000 habitantes, excluindo Bagé (RS), estão certificados.

Como fundamento para a normatização e a organização da rede de serviços de saúde, principalmente na área da Atenção Básica, o Ministério da Saúde, em 2002, baixou a Portaria 044/GM, resultado de reuniões técnicas entre as áreas de Controle das Doenças e de Atenção Básica com participação de representantes das instituições de pesquisa em malária e dengue. Sua estratégia centrou-se nas equipes do Programa de Saúde da Família (PSF) e no Programa de Agentes Comunitários de Saúde (PACS), que passaram a incorporar as ações de vigilância, prevenção e controle da malária e dengue nas atividades que desenvolvem.

Segundo o Ministério da Saúde, a situação epidemiológica das doenças transmissíveis no Brasil pode ser resumida em três grandes tendências: as doenças transmissíveis com tendência decrescente, as doenças transmissíveis com quadro de persistência e as doenças transmissíveis emergentes e reemergentes (Saúde Brasil, 2004).

Doenças transmissíveis com tendência decrescente

Em 1994, na era SUS, alcançou-se a erradicação da *poliomielite* e em 2000 a interrupção da transmissão do *sarampo* (doença que era responsável por mais de três mil óbitos a cada ano durante a década de 1980), registrando-se no ano de 1999 os últimos dois óbitos no Brasil. Em 1990, a *difteria* apresentou 640 notificações contra 40 em 2003 (a incidência reduziu-se de 0,45 para 0,02 caso por 100.000 habitantes no mesmo período). Nesse mesmo ano a *coqueluche* registrou 15.329 casos contra 2.002 casos em 2003 (com regressão da incidência de 10,6 para 1 caso por 100.000 habitantes nesse período). Também apresentaram grande declínio: *raiva humana, rubéola e rubéola congênita, tétano acidental e neonatal.* Devido à importância epidemiológica relataremos o avanço alcançado no controle da *doença de Chagas* e as perspectivas de avanço no controle da *hanseníase.*

Doença de Chagas

Os inquéritos sorológico e entomológico realizados no período de 1975-1983 mostraram uma prevalência da infecção no meio rural de 4,2% e 17 espécies vetoras presentes em mais de dois mil municípios de 18 estados. A estratégia de monitoramento entomológico, orientando a utilização de inseticidas específicos e a melhoria habitacional nas áreas de transmissão, dentre outros, foram responsáveis pelo controle da endemia. O inquérito soroepidemilógico em realização mostra que de 244.770 amostras colhidas, apenas 329 resultaram positivas, com prevalência de 0,13%. A partir de 1990 ocorreu importante redução na transmissão congênita e mais de 50% nas internações hospitalares por doença de Chagas nas áreas endêmicas (Silveira e Vinhaes, 1998; Saúde Brasil, 2004).

Hanseníase

O Brasil trabalha com um programa de eliminação com forte participação dos estados e municípios na área de Atenção Básica, centrado na estratégia de maior acessibilidade ao diagnóstico e tratamento. Em 1985 a prevalência da hanseníase era de 16,4/10.000 habitantes, reduzindo para 4,52/10.000 habitantes em 2003. A meta do Ministério da Saúde era chegar ao registro de um caso para dez mil habitantes em 2005 (Saúde Brasil, 2004), prorrogada para 2010.

Doenças transmissíveis com quadro de persistência

Neste grupo encontram-se *malária, tuberculose, meningites, leishmaniose visceral, leishmaniose tegumentar americana, febre amarela silvestre, hepatites virais* e *esquistossomose mansoni*. É um conjunto de doenças para o qual as estratégias adotadas ainda não apresentaram os resultados esperados, possivelmente necessitando que a organização dos serviços no SUS permita maior integração entre os vários níveis da rede assistencial. O exemplo mais importante neste grupo é a dinâmica de transmissão da malária, que apresentou no período de 1980-1999 tendência ascendente de casos: em 1980 registrou 168.871 casos, passando para 632.241 em 1999.

Com o advento da Portaria 1.399, que descentralizou a vigilância em saúde e o controle de doenças para estados e municípios, o Ministério da Saúde coordenou o Plano para Intensificação das Ações de Controle da Malária na Amazônia Legal (PIACM) para o período de 2000-2002. Esse trabalho conjunto propiciou a redução de 50,2% no número de casos, chegando a 349.000 adoecimentos, e o Coeficiente de Incidência que em 2000 era de 31,9 casos, reduziu-se para 15,9 por mil habitantes. Em 2003, a malária voltou a aumentar 17,9%, chegando a 410.475 casos (Passos e Fialho, 1998; Ministério da Saúde, 2004). Durante a vigência do PIACM, substituído em 2003 pelo Programa Nacional de Controle da Malária (PNCM) que manteve a estratégia, é importante mencionar as possibilidades do controle integrado de uma doença transmitida por mosquito. A busca da intersetorialidade e integração das ações com a rede de serviços de saúde resultou na elaboração de documentos tais como: Resolução 284 (Ministério do Meio Ambiente, 2001), Portaria Interministerial 279 (Ministério da Saúde, 2001) e Portaria 044/2002 (Ministério da Saúde, 2002), e as publicações Manual de Agente Comunitário de Saúde (Sistema Único de Saúde-Pará, 2000) e Manual para Agentes Comunitários de Saúde e Agentes de Controle de Endemias (Fundação Nacional de Saúde, 2001).

Doenças emergentes e reemergentes

Inclui as que foram introduzidas ou ressurgiram no Brasil durante os últimos vinte anos. Dentre elas a AIDS com notificação desde 1980, que até 2003 registrou 277.154 casos. O controle em nosso país é um exemplo mundial de excelência, verificando-se a partir de 1998 desaceleração na incidência. Em 1991 foi introduzida a *cólera*, que até 2001 teve notificados 168.598 casos com 2.035 óbitos. Em 2002 e 2003 não foram confirmados casos. Em 1982 ocorreu epidemia de *dengue* em Boa Vista (Roraima), seguindo-se um período de silêncio epidemiológico até 1985. Em 1986 houve registro de casos no Rio de Janeiro, e posteriormente em todas as capitais brasileiras e mais da metade das áreas urbanas dos municípios; nos últimos anos têm sido registrados no país casos de *febre hemorrágica da dengue*. Os primeiros casos de *hantaviroses* no país foram notificados em 1993, no estado de São Paulo; atualmente existe registro em doze estados (Saúde Brasil, 2004). Em 2009, a pandemia do vírus A H1N1, com forte repercussão em nosso país.

Como parte integrante da caminhada no sentido de aprimorar as atividades de controle e vigilância no âmbito do SUS, em 2004 foi publicada a Portaria 1.172 (Ministério da Saúde, 2004) que revogou a Portaria 1.399/99, estabelecendo as competências das esferas governamentais, a forma de elaboração da programação, o sistema de acompanhamento, a certificação dos estados e municípios e o financiamento para as ações de Vigilância em Saúde. Aperfeiçoa-se, dessa forma, a portaria responsável pela orientação das atividades da vigilância e controle das doenças no âmbito do SUS.

▸ Visão crítica

Assinamos embaixo da afirmação de Santos (2003) de que o SUS "é a política pública inclusiva que mais deu certo nos últimos quinze anos em nosso país". Saímos de um sistema de saúde excludente (não era obrigação do Estado, portanto, sem um ordenamento jurídico que o orientasse) e estruturado no campo do Seguro e como Assistência Médica, portanto vinculado ao Trabalho e à Previdência Social. Significa dizer que só era atendido no sistema público quem portasse uma Carteira Profissional.

Um sistema que rediscute o conceito saúde/doença, que universaliza a atenção à saúde, descentraliza a gestão e que trabalha o controle social, ou seja, revoluciona conceitos e atitudes, só poderia caminhar melhor se respaldado por um sistema político que priorizasse o campo social, o que não é, até agora, prioridade dos governos. Mesmo assim, construiu-se o arcabouço jurídico-legal adequado (Constituição Federal e Leis nº 8.080/90 e 8.142/90), a organização orientada por Princípios (artigo 7º da Lei nº 8.080) e instrumentos normativos suficientes NOB (91, 93, 96) e NOAS (2001, 2002).

O Ministério da Saúde (2004) e a XII Conferência Nacional da Saúde (2004) elaboraram e puseram em discussão toda a política do SUS, o que ajuda a formar juízo de valor sobre o projeto ou movimento da Reforma Sanitária, o qual consideramos um bom projeto que não pode sofrer retrocesso.

O SUS é um sucesso incontestável que resiste a críticas e só merece elogios da sociedade brasileira? Não, e para sê-lo há que se vencer os calcanhares de Aquiles que ajudam a retardar a sua correta implantação. Uns estão na esfera pública, outros na iniciativa privada e outros porque a sociedade não utiliza os mecanismos jurídicos a seu dispor. Para que a RS brasileira se consolide e contribua para que o Brasil melhore os seus indicadores de saúde é necessário vencer alguns dos seguintes obstáculos:

- O município é o executor das ações de saúde, portanto deve ter seus serviços organizados e seus projetos bem orientados. Em razão disso, o SUS deve discutir o município – sua política, sua organização e sua gestão – ajudando-o a cumprir sua tarefa pública
- Os estados precisam compreender que os municípios são seus braços estratégicos. Se eles trabalharem bem, os esta-

dos desenvolvem-se. Os estados precisam incorporar o princípio da descentralização e trabalhar o seu papel normativo e fiscalizador agregando valores ao município

- O Estado brasileiro, por intermédio dos seus poderes, deve cumprir e fazer cumprir as leis. O Jornal 2 da XII Conferência assim se expressou: "Oitenta a noventa por cento das deliberações da 9ª, 10ª e 11ª conferências se repetem umas após outras. Isso porque nesse período o Estado brasileiro não conseguiu cumprir sua missão na área de Saúde."

Do bom funcionamento das três esferas de governo decorrerão:

- O bom funcionamento dos conselhos (controle social), como mecanismo para fazer fluir o SUS, pois a realidade existente é que boa parte deles são meros instrumentos do poder municipal e estadual
- Uma consistente política de recursos humanos, pois é inviável exercer uma política pública eficaz com profissionais descartáveis e o SUS desperdiçando recursos (pagando os mesmos profissionais em locais diferentes)
- Uma correta atitude do profissional da saúde que precisa fazer um atendimento qualificado e humano (e não como geralmente acontece, de "costas" para os pacientes)
- A boa qualidade técnica na atenção básica, porta de entrada do sistema, que deve ser formado por profissionais bem treinados e devidamente articulados com a rede de serviços
- O bom funcionamento das equipes de saúde, que devem guardar atitudes humana, profissional e ética para gerar benefícios à população atendida.

A estratégia SUS tem muitos percalços em sua implantação. Até agora não chegou a se consolidar como um sistema único, continuando fragmentado em leis, portarias e em outros serviços de saúde de outros ministérios. É tal a sua monta que o MS publicou a portaria 2048 de 3 de setembro de 2009, aprovando o regulamento do SUS, instrumento político com 790 artigos e 94 anexos. A RSB está precisando da XIII CNS para definir metas e melhor cuidar do interesse da saúde da população brasileira.

▸ Referências bibliográficas

Arcoverde WM. *Um Novo Caminho para a Saúde*, 7ª Conferência Nacional de Saúde (Anais), Brasília, DF, 1980.

Bastos NCB. *SESP-FSESP: 1942 Evolução Histórica 1991*, Fundação Nacional de Saúde, Brasília, 1996.

Bourdieu P (trad. M Corrêa). *Razões Práticas: sobre a Teoria da Ação,* Papirus, Campinas, 1996.

Brasil. *Constituição da República Federativa do Brasil,* Senado Federal, Brasília, 1988.

Castro Santos LA. A bias for hope: peasant women organize in Maranhão (a Hirshmanian tale). In Tenhaeff C. *The Health Dimension of Comprehensive Action with Disadvantaged Women,* Netherlands Institute for Care and Welfare, Ultrecht, Publicação eletrônica, http://communities.msn.com/comprehensiveaction, 2001.

Cebes-Centro Brasileiro de Estudos de Saúde. *Prevsaúde. Saúde em Debate.* 12: 21-25, 1981.

Chalhoub S. *Cidade Febril Cortiços e Epidemias na Corte Imperial*, Companhia das Letras, São Paulo, 1999.

Flexner A. *Medical Education in the United States and Canada - a report to The Carnegie Foundation for the Advancement of Teaching.* New York City: The Carnegie Foundation for the Advancement of Teaching (reimpressão de 1972). Disponível em http://www.carnegiefoundation.org/publications/pub.asp?key=43&subkey=977. Acesso em: 30 jun, 2006.

Fundação Nacional de Saúde. *Manual para Agentes Comunitários de Saúde e Agentes de Controle de Endemias*, Fundação Nacional de Saúde, Brasília, 2001.

Hochman G. *A Era do Saneamento*, Hucitec/Anpocs, São Paulo, 1998.

Mahler HT. Discurso. 7ª Conferência Nacional de Saúde (Anais), Brasília, DF, 1980.

Mendes IV. *Distrito Sanitário - O Processo Social de Mudança das Práticas Sanitárias do Sistema Único de Saúde.* 4ª ed., Hucitec-Abrasco, São Paulo, Rio de Janeiro, 1999.

Merhy EE. *O Capitalismo e a Saúde Pública,* Papirus, Campinas, 1987.

Ministério da Saúde. *Anais* da VII Conferência Nacional de Saúde. Relatório Final, Brasília, DF, 1980.

Ministério da Saúde. *Anais* da VIII Conferência Nacional de Saúde, Relatório Final, Brasília, DF, 1986.

Ministério da Saúde. *Relatório Final* da IX Conferência Nacional de Saúde, Brasília, DF, 1992.

Ministério da Saúde. *Relatório Final* da X Conferência Nacional de Saúde, Brasília, DF, 1996.

Ministério da Saúde. *Relatório Final* da XI Conferência Nacional de Saúde, Brasília, DF, 2000.

Ministério da Saúde. *Relatório (Parcial)* da XII Conferência Nacional de Saúde, Brasília, DF, 2004.

Ministério da Saúde. Norma Operacional Básica 01/93, Brasília, DF, 1993.

Ministério da Saúde. Descentralização do Controle de Endemias, Brasília, DF, 1994.

Ministério da Saúde. Norma Operacional Básica 01/96, Brasília, DF, 1997.

Ministério da Saúde. Portaria nº 1399-MS/99, Brasília, DF, 1999.

Ministério da Saúde. Portaria Interministerial nº 279 de 08 de março de 2001, Brasília, DF, 2001.

Ministério da Saúde. Norma Operacional de Assistência à Saúde, Brasília, DF, 2001.

Ministério da Saúde. Norma Operacional de Assistência à Saúde, Brasília, DF, 2002.

Ministério da Saúde. Portaria nº 044-MS/2002, Brasília, DF, 2002.

Ministério da Saúde. 15 anos de Implantação - Desafios e Propostas para sua Consolidação, Brasília, DF, 2003.

Ministério da Saúde. Plano de Intensificação das Ações de Controle da Malária na Amazônia Legal - PIACM. Relatório de Gestão, 2ª ed. revisada e ampliada, Brasília, DF, 2004.

Ministério da Saúde. Portaria nº 1.172-GM/MS/2004, Brasília, DF, 2004.

Ministério do Meio Ambiente/Conselho Nacional do Meio Ambiente. Resolução nº 286 de 30 de agosto de 2001, Brasília, DF, 2001.

Moraes HF. *SUCAM: Sua Origem, Sua História.* Fundação Nacional de Saúde, Brasília, 1990.

Novaes HM. *Contribuição ao Estudo de Ações Integradas em Serviços de Saúde Análise Conceitual e Apreciação em Programas Selecionados na América Latina,* Tese de Livre-docência, Faculdade de Saúde Pública, USP, São Paulo, 1989.

Oliveira F. *Saúde da População Negra: Brasil Ano 2001.* Organização Pan Americana de Saúde, Brasília, 2003.

Passos ADC, Fialho RR. Malária: aspectos epidemiológicos e de controle. *Rev Bras Med Trop.* 31 (Supl. II): 93-105, 1998.

Prata AR. Atlas de epidemiologia e controle de doenças endêmicas no Brasil. *Rev Soc Bras Med Trop.* 31 (Supl. II): 3, 1998.

Ribeiro D. *Aos Trancos e Barrancos: Como o Brasil Deu no que Deu.* Guanabara, Rio de Janeiro, 1985.

Santos L. *Coletânea de Leis e Julgados da Saúde: Sistema Único de Saúde.* 2ª ed., Idisa, Campinas, 2003.

Saúde Brasil. Ministério da Saúde/Secretaria de Vigilância em Saúde, Brasília, DF, 2004.

Serviço de Educação em Saúde Pública/Instituto de Saúde/Secretaria de Estado da Saúde de São Paulo. A educação e a relação entre os profissionais de saúde e a população (mimeo, projeto de pesquisa), 1986.

Sevcencko N. *A Revolta da Vacina - Mentes Insanas em Corpos Rebeldes.* São Paulo: Scipione.

Silveira AC, Vinhaes M. Doença de Chagas: aspectos epidemiológicos e de controle. *Rev Soc Bras Med Trop.* 31 (Supl. II): 15-60, 1998.

Sistema Único de Saúde-SUS Estado do Pará. *Manual de Agentes Comunitários de Saúde*, Secretaria de Estado da Saúde do Pará, Belém, 2000.

Souza JAH. O modelo PIASS, sua programação e sua evolução para o programa nacional de serviços básicos de saúde, *Anais* da 7ª Conferência Nacional de Saúde, Brasília, DF, 1980.

Varga István van Deursen. Educação em saúde: ideologias, racionalidades, discursos e práticas institucionais em 15 anos de indegenismo no Brasil, anos 1980-1995. In Assis E, *Educação Indígena na Amazônia: Experiências e Perspectivas.* Associação de Universidades Amazônicas/Universidade Federal do Pará, Belém, p. 229-269, 1996.

Varga István van Deursen. Fronteiras da urbanidade sanitária: sobre o controle da malária. *Saúde e Sociedade.* 16: 28-44, 2007.

Vasconcellos Maria de Penha Costa. Os (Des)Caminhos da Formação Sanitária e os Direitos Sociais: uma Reflexão a partir da Escola de Saúde de Minas Gerais, Tese de Doutorado, Faculdade Saúde Pública, USP, São Paulo, 2000.

Parte 2
Parte Específica

44 Protozoários Agentes de Doenças Humanas

Luis Rey

▸ Introdução

A espécie humana pode hospedar uma variedade de organismos parasitos, pertencentes aos mais diversos grupos zoológicos, desde protozoários e helmintos até artrópodes diversos. Muitos deles são inofensivos e, aparecendo nos exames laboratoriais (p. ex., de fezes), devem ser identificados para não serem confundidos com aqueles que causam doenças. Outros são agentes patogênicos e sua identificação precisa é condição para um diagnóstico correto da doença e para um tratamento adequado do paciente, além de orientar sobre as medidas de prevenção ou controle que devam ser postas em prática, em cada caso.

Os elementos mais importantes para isso são o encontro ou o isolamento do parasito e sua identificação morfológica, que proporcionam um diagnóstico específico, claro e inequívoco. Quando isso não for possível, utilizam-se métodos indiretos para constatar o parasitismo, seja pela demonstração da presença de anticorpos que o organismo tenha produzido contra os antígenos parasitários (que podem persistir mesmo depois de curada a infecção), seja comprovando a existência desses antígenos ou do DNA do parasito.

Neste capítulo, serão indicados os grupos zoológicos e as espécies de interesse médico, com a descrição de suas características morfológicas essenciais para o reconhecimento específico. O estudo das doenças, seu diagnóstico, tratamento e prevenção ficam para os capítulos seguintes.

▸ Protozoários parasitos

No reino Protista e sub-reino Protozoa encontram-se alguns parasitos de importância, caracterizados por serem organismos unicelulares eucariotas, isto é, providos de um núcleo diferenciado e, em geral, de outras organelas membranosas (tais como mitocôndrias, aparelho de Golgi, lisossomos, vacúolos etc.) que suportam ou confinam atividades fisiológicas específicas. Distinguem-se das algas e fungos por não terem uma parede celular rígida.

Os de interesse médico encontram-se nos filos Sarcomastigophora (subfilos Mastigophora e Sarcodina), Apicomplexa e Ciliophora.

▪ Filo Sarcomastigophora

Subfilo Mastigophora

Dos Sarcomastigophora, apenas na classe Zoomatigophorea há parasitos humanos. São seres heterótrofos, sem cloroplastos, providos de um ou mais flagelos, e que se multiplicam assexuadamente, por divisão binária. Eles se encontram em 4 ordens.

Ordem Kinetoplastida

Com um ou dois flagelos que saem do fundo de uma depressão denominada bolso flagelar, a ordem apresenta uma só mitocôndria, que se alonga por todo o citossomo e se diferencia, junto à base dos flagelos, em uma organela típica – o cinetoplasto – contendo um DNA especial ou kDNA. Das duas subordens existentes, só nos interessa a subordem Trypanosomatina, com um só flagelo, na qual todos os agentes patogênicos encontram-se na família Trypanosomatidae.

A morfologia difere não apenas de uma espécie para a outra como em fases diferentes do ciclo vital de uma mesma espécie, como se vê na Figura 44.1.

São protozoários responsáveis por graves doenças do homem e dos animais. Das infecções humanas destacam-se a tripanossomíase americana (ou doença de Chagas), devida ao *Trypanosoma cruzi*; a tripanossomíase africana (ou doença do sono) causada por *T. brucei gambiense* ou por *T. b. rhodesiense*; as diversas leishmaníases tegumentares, tendo por agentes a *Leishmania braziliensis*, a *L. mexicana*, a *L. peruviana*, a *L. tropica* etc., bem como a leishmaníase visceral (ou calazar), devida a *L. donovani* ou a *L. infantum*.

▸ **Gênero *Trypanosoma*.** Gênero de parasitos de vertebrados que, nesses hospedeiros, apresentam-se como tripomastigotas. São quase todos heteroxenos. As espécies que vivem em vertebrados terrestres têm como vetores insetos hematófagos.

Algumas, como *T. cruzi*, adotam a forma amastigota (sem flagelo livre) quando intracelulares. No sangue, apresentam-se

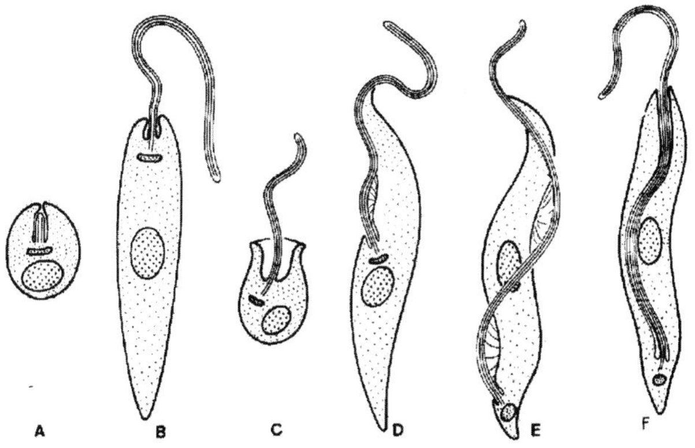

Figura 44.1 Formas apresentadas pelos flagelados Trypanosomatidae em seu ciclo vital. **A.** Amastigota; **B.** promastigota; **C.** coanomastigota; **D.** epimastigora; **E.** tripomastigota; **F.** opistomastigota.

sob a forma tripomastigota (com o flagelo nascendo posteriormente ao núcleo e permanecendo colado ao corpo celular por meio de uma membrana ondulante).

No inseto vetor (ou na glândula anal do gambá), encontram-se sobretudo as formas amastigota, epimastigota e tripomastigota (Figura 44.2). Outras espécies adotam poucas formas ou uma só, tripomastigota.

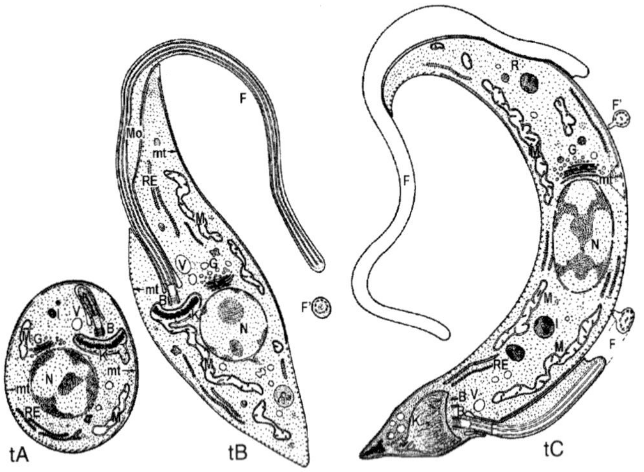

Figura 44.2 Esquemas representando as formas amastigota (**A**), epimastigota (**B**) e tripomastigota (**C**) do *Trypanosoma cruzi*. As letras aí inseridas significam: B. blefaroplasto; F. flagelo; F'. secção transversa do flagelo; G. aparelho de Golgi; I. inclusão citoplasmática; K. cinetoplasto; M. mitocôndria; Mo. membrana ondulante; mt. microtúbulos; N. núcleo; R. ribossomos; RE. retículo endoplásmico; V. vacúolo.

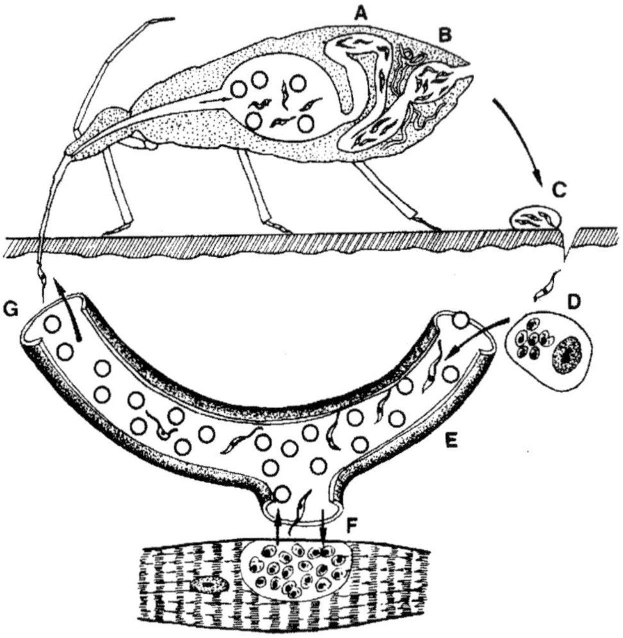

Figura 44.3 O ciclo vital do *Trypanosoma cruzi*. **A.** Multiplicação sob a forma epimastigota no intestino do triatomíneo; **B.** conversão dos flagelados para a forma tripomastigota infectante, na ampola retal; **C.** contaminação fecal de uma ferida; **D.** endocitose e multiplicação sob a forma amastigota em macrófagos; **E.** circulação dos parasitos no sangue com retorno à forma tripomastigota; **F.** nos tecidos voltam a multiplicar-se como amastigotas; **G.** infecção do triatomíneo ao sugar sangue de um paciente.

O ciclo vital do *T. cruzi* se inicia pela ingestão do sangue parasitado de um paciente, por triatomíneos de determinadas espécies (p. ex., *Triatoma infestans*). No tubo digestivo destes, as formas tripomastigotas do sangue transformam-se em epimastigotas que se multiplicam abundantemente no intestino (Figura 44.3A). Depois, ao migrar para o reto, voltam a uma forma de tripomastigota com alto poder infectante para vertebrados (Figura 44.3B). Os parasitos, agora denominados tripanossomos metacíclicos, são eliminados com as fezes do inseto (Figura 44.3C).

A transmissão para os vertebrados, inclusive o homem, dá-se pela contaminação de feridas (Figura 44.3D), ou de mucosas, em particular pela mucosa ocular, visto o triatomíneo ("barbeiro") ter o hábito de picar no rosto das pessoas que dormem.

Os flagelados, sendo endocitados por macrófagos (Figura 44.3E) ou outras células, passam aí para amastigotas e entram em multiplicação, nutrindo-se do citoplasma da célula hospedeira até destruí-la.

Voltam então ao sangue ou ao meio intersticial, tornando-se novamente tripomastigotas, capazes de invadir outras células, inclusive as musculares (Figura 44.3F).

O ciclo no hospedeiro vertebrado repete-se continuamente, resultando na tripanossomíase americana ou doença de Chagas.

▸ **Gênero *Leishmania*.** Compreende espécies heteroxenas de vertebrados e invertebrados, com duas fases evolutivas: amastigota (Figura 44.4A) e promastigota (Figura 44.4B); a primeira intracelular, nos hospedeiros vertebrados, e a segunda no tubo digestivo de insetos (flebotomíneos) que as inoculam ao sugarem sangue.

O reconhecimento das espécies deste gênero é difícil, com base apenas na morfologia; têm sido utilizados para isso critérios variados, como a localização do parasito nos tecidos do

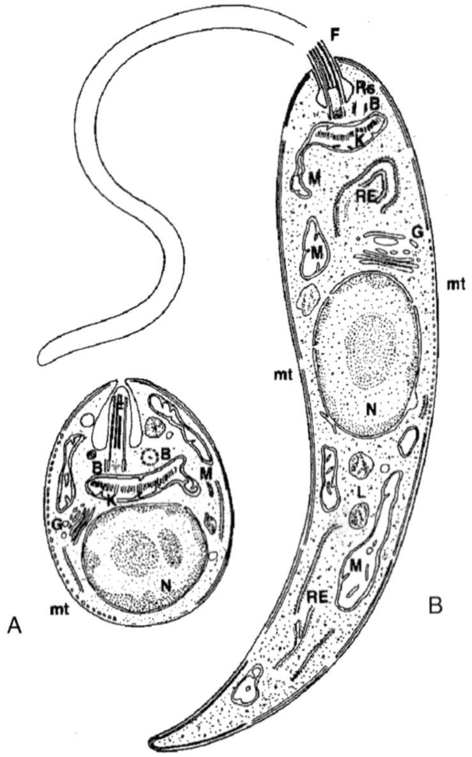

Figura 44.4 Ultraestrutura de *Leishmania*, na forma amastigota (**A**) e promastigota (**B**). B. Blefaroplasto; F. flagelo; G. aparelho de Golgi; K. cinetoplasto; L. lipídios; M. mitocôndria; mt. microtúbulos sob a membrana celular; N. núcleo; RE. retículo endoplásmico; Rs. reservatório ou bolso flagelar.

hospedeiro, a patogenicidade e o tipo de lesões que produz; e critérios clínicos e epidemiológicos. Também os tipos de isoenzimas e outras características genéticas são empregados.

Por essa razão, estes parasitos são agrupados em "complexos" da seguinte maneira:

- Complexo "*Leishmania braziliensis*", compreendendo as espécies: *L. braziliensis*, *L. guyanensis* e *L. panamensis*
- Complexo "*Leishmania mexicana*", com as espécies: *L. mexicana*, *L. pifanoi*, *L. amazonensis*, *L. venezuelensis* e *L. garnhami*
- Complexo "*Leishmania donovani*", com *L. donovani* e *L. infantum* (= *L. chagasi*).

Ordem Trichomonadida

Tipicamente com quatro a seis flagelos, um deles associado a uma membrana ondulante. Todas as espécies são parasitos endocavitários (do tubo digestivo ou das vias geniturinárias), interessando à parasitologia humana os gêneros *Trichomonas, Pentatrichomonas* e *Dientamoeba* (Figura 44.5). Este último perdeu seu aparelho flagelar e por isso foi durante muito tempo confundido com as amebas.

Trichomonas dispõem de 4 flagelos anteriores e 1 recorrente, ligado ao corpo celular por uma membrana ondulante; *Pentatrichomonas* conta com 5 flagelos livres. *T. vaginalis* (Figura 44.5A) parasita os órgãos genitais femininos e a uretra masculina, produzindo inflamação e corrimento nas mulheres e infecção geralmente assintomática nos homens. *T. tenax* vive na cavidade oral e *T. hominis* no intestino, sem produzir doenças. *Chilomastix mesnili*, *Retortamonas intestinalis* e *Enteromonas hominis* são flagelados que habitam o lúmen do intestino humano como simples comensais.

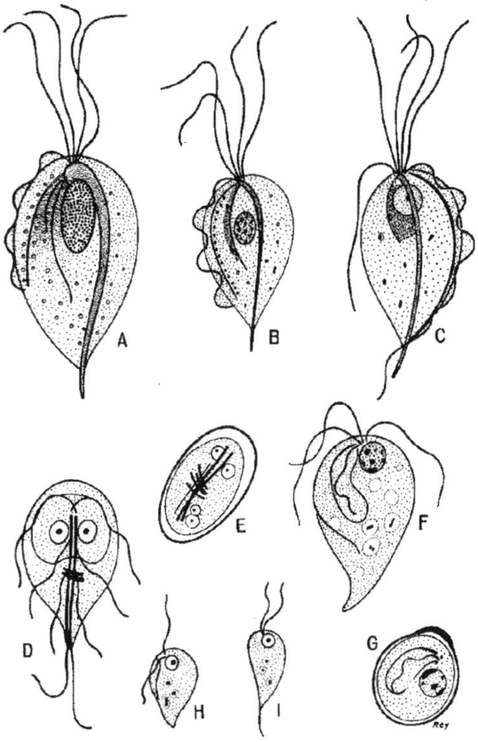

Figura 44.5 A. *Trichomonas vaginalis*; **B.** *Trichomonas tenax*; **C.** *Pentatrichomonas hominis*; **D.** *Giardia duodenalis*; **E.** cisto de *Giardia*; **F.** *Chilomastix mesnili*; **G.** cisto de *Chilomastix*; **H.** *Retortamonas intestinalis*; **I.** *Enteromonas hominis*.

Ordem Diplomonadida

Apresenta um só cariomastigonte (complexo flagelar junto ao núcleo). Na subordem Diplomonadina, o gênero *Giardia* apresenta simetria bilateral, dois núcleos e oito flagelos, além de faixas de microtúbulos formando um axóstilo e de um disco adesivo. Não tem mitocôndrias. *G. duodenalis* (= *G. intestinalis*) habita o sistema digestório humano.

Ordem Retortamonadida

Protozoários com dois a quatro flagelos, um dos quais relacionado com o citóstoma. Não apresentam mitocôndrias nem aparelho de Golgi. Todas as espécies são parasitos. No intestino humano encontra-se frequentemente *C. mesnili* e, raramente, *R. intestinalis*, onde não causam processos patogênicos.

Subfilo Sarcodina

Protozoários que se movem por meio de pseudópodes ou fluxo de citoplasma. Por vezes formam flagelos em uma fase do ciclo biológico. A reprodução se dá, em geral, por divisão binária. A maioria das espécies é de vida livre; algumas são parasitos ocasionais e umas poucas parasitam o homem, desenvolvendo ação patogênica ou não.

Na ordem Amaebida, subordem Tubulina, de amebas com um só núcleo e sem fase flagelada, estão as espécies de interesse médico, como a *Entamoeba histolytica*, causadora de amebíase (Figura 44.6A, B). Ela tem, no núcleo, um pequeno

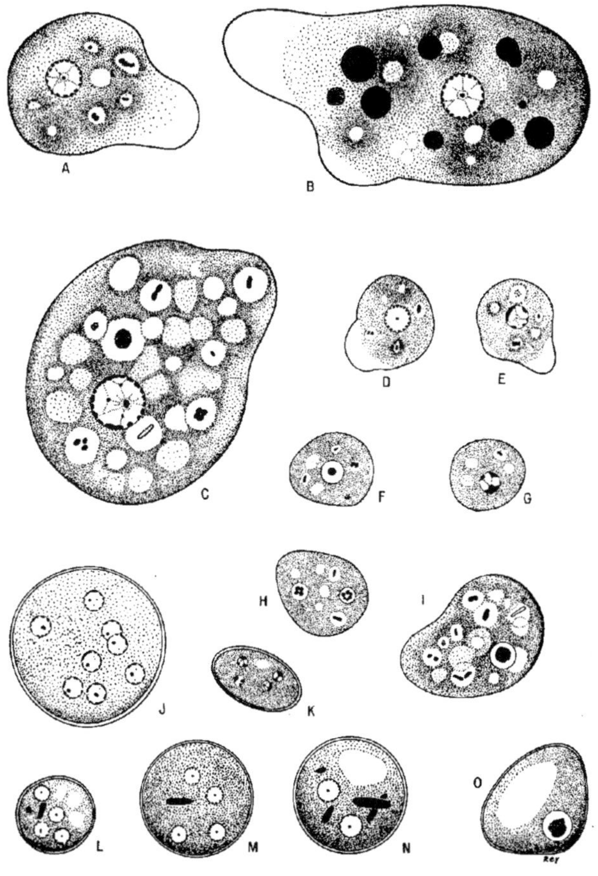

Figura 44.6 A. *Entamoeba histolytica* (forma minuta); **B.** *Entamoeba histolytica* (forma magna); **C.** *Entamoeba coli*; **D** e **E.** *E. harmanni*; **F** e **G.** *Endolimax nana*; **H.** *Dientamoeba fragilis*; **I.** *Iodamoeba bütschlii*; **J.** cisto de *Escherichia coli*; **K.** cisto de *E. nana*; **L.** cisto de *E. hartmanni*; **M.** cisto maduro de *E. histolytica*; **N.** cisto imaturo de *E. histolytica*; **O.** cisto de *I. bütschlii*.

cariossomo central e delicados grânulos de cromatina dispostos regularmente na face interna da membrana nuclear. As formas trofozoíticas aparecem em fezes líquidas ou diarreicas e os cistos em fezes formadas.

As outras amebas não são patogênicas, mas devem ser reconhecidas, nos exames laboratoriais, para o diagnóstico diferencial: *E. gingivalis* só é encontrada na boca; *E. dispar, E. hartmanni, E. coli*, além de *Endolimax nana* e *Iodamoeba bütschli*, nos intestinos, sendo seus trofozoítas e cistos eliminados com as fezes.

Os parasitos ocasionais pertencem à subordem Acanthopodina, como várias espécies de *Acanthamoeba* e de *Harmannella*, que já foram isoladas das vias respiratórias e digestivas de pessoas normais ou com diarreia, assim como de alguns casos de meningoencefalite e de ulcerações da córnea.

Na ordem Schizopyrenida, de amebas de vida livre e com fase flagelada, encontram-se espécies responsáveis ocasionais de meningoencefalites graves, como *Naegleria fowleri*, que infecta por via nasal os nadadores que frequentam os lugares onde essa ameba habita.

▪ Filo Apicomplexa

Protozoários parasitos que dispõem de organelas celulares formando um complexo apical (constituído em geral de anéis polares, roptrias, micronemas, um conoide e microtúbulos) presente nas fases invasivas dos parasitos e destinado à penetração nas células do hospedeiro vertebrado (Figura 44.7) não dispõem de cílios. A reprodução é sexuada (por singamia) ou assexuada (por esquizogonia).

Apenas na classe Sporozoea (= Sporozoa), subclasse Coccidia, encontram-se famílias de interesse médico, como Plasmodiidae, Eimeriidae e Sarcocystidae.

▸ **Família Plasmodiidae.** Inclui os agentes da malária, todos do gênero *Plasmodium*, com ciclo heteroxeno, que se desenvolve em vertebrados e mosquitos anofelinos. Os parasitos humanos são: *P. falciparum, P. vivax, P. malariae* e *P. ovale.*

Quando um anofelino parasitado por um desses plasmódios suga uma pessoa, injeta com sua saliva, diretamente nos capilares, as formas infectantes do *Plasmodium*, isto é, os esporozoítas, que são organismos alongados, um pouco arqueados e dotados de um aparelho apical (Figura 44.8).

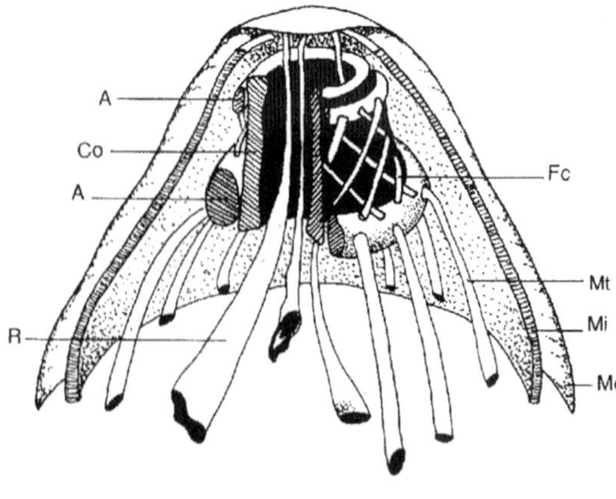

Figura 44.7 Aparelho apical de *Toxoplasma*. A. Anéis do conoide; Co. conoide; Fc. fibras do conoide; Me. membrana externa; Mi. membrana interna; Mt. microtúbulos do conoide; R. roptria. Segundo Souza (1974).

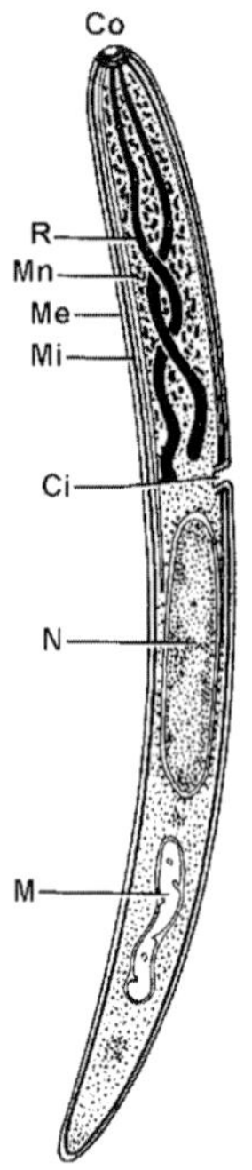

Figura 44.8 Estrutura de um esporozoíta, mostrando o aparelho de penetração ou complexo apical (Co), as roptrias (R), e os micronemas (Mn); veem-se a membrana externa (Me) e a dupla membrana interna (Mi), bem como o citóstoma (Ci), e o núcleo (N) e a mitocôndria (M).

Eles ganham a circulação geral e, chegando ao fígado, penetram em hepatócitos. No interior dos hepatócitos, há uma simplificação estrutural do parasito, que se torna arredondado, sem aparelho apical, agora denominado criptozoíta (pois tardou muito tempo para que se descobrisse onde se escondia, decorrida uma hora da inoculação e antes que reaparecesse no sangue, dias depois). Esse criptozoíta apresenta logo sucessivas divisões nucleares, criando assim uma esquizogonia hepática pré-eritrocítica, e formando milhares de elementos (os merozoítas hepáticos), curtos, ovoides e novamente dotados de aparelho de penetração, que voltam à circulação para invadir as hemácias.

Nas hemácias, além de deixarem de se diferenciar novamente e crescerem, consumindo a hemoglobina (e deixando como resíduo da digestão o pigmento malárico ou hemozoína), desenvolvem um ciclo esquizogônico que leva à produção de 6 a 24 esquizontes sanguíneos, segundo as espécies. Estes esquizontes são capazes de invadir novas hemácias, repetindo o ciclo esquizogônico sanguíneo numerosas vezes (Figura 44.9).

Quando um mosquito anofelino de certas espécies, como *Anopheles darlingi, A. aquasalis* etc., suga o sangue de um paciente com infecção malárica, retira formas circulantes do parasito (gametócitos) que são infectantes para o inseto. No intestino do anofelino, o gametócito feminino (ou macrogametócito) transforma-se em gameta feminino, e o masculino (ou microgametócito) produz em sua superfície celular expansões semelhantes a flagelos, em cuja bainha insinua-se um dos núcleos em que se dividiu o núcleo do microgametócito. Esse processo é chamado exflagelação (Figura 44.10).

Desprendendo-se do citoplasma residual, os microgametas partem para irem unir-se com os macrogametas e formar zigotos móveis ou oocinetos. Estes invadem o epitélio gástrico do inseto, produzem uma membrana cística e se tornam oocistos,

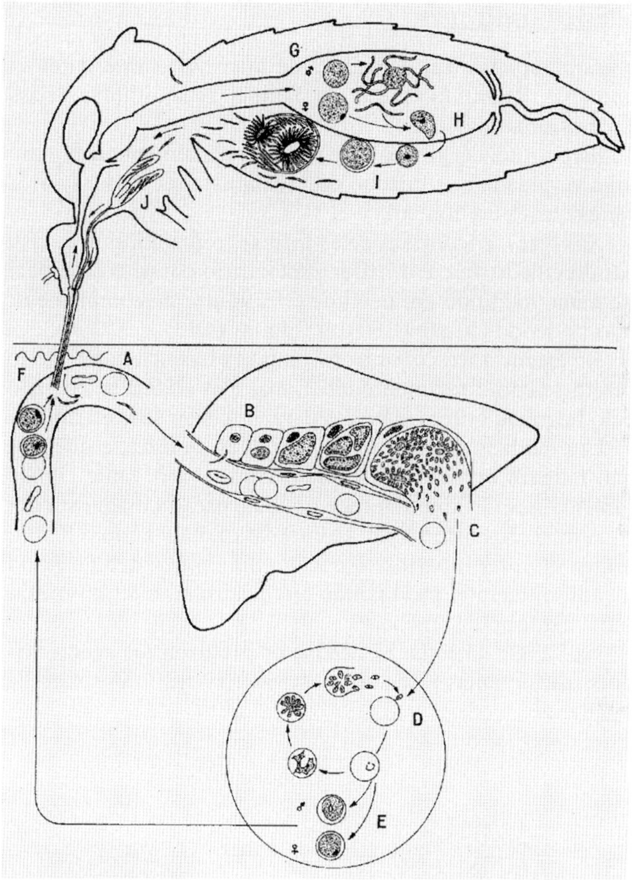

Figura 44.9 Biologia dos plasmódios humanos. **A.** Inoculação de esporozoítas no sangue, por um mosquito anofelino infectado; **B.** ciclo de multiplicação assexuada nos hepatócitos (ciclo esquizogônico pré-eritrocítico); **C.** os merozoítas formados invadem o sangue; **D.** penetram nas hemácias onde ocorre outro ciclo de multiplicação assexuada (esquizogonia eritrocítica), que também libera merozoítas com capacidade de repetir o ciclo longamente, ao invadir novas hemácias; **E.** gametogênese; **F.** infecção de outro mosquito quando ele for sugar o sangue de um paciente e ingerir gametócitos; **G.** reprodução sexuada no estômago do inseto; **H.** o zigoto ou oócito formado invade o epitélio gástrico; **I.** transforma-se em esporocisto e produz inúmeros esporozoítas; **J.** estes migram para as glândulas salivares do anofelino e podem ser inoculados pelo inseto quando for alimentar-se de sangue.

em cujo interior ocorre um processo de multiplicação esquizogônica com produção de esporozoítas.

Em função da temperatura, o ciclo no inseto tem a duração de 10 a 12 dias para *P. falciparum* e de 8 a 10 dias para *P. vivax*. Os esporozoítas migram para as glândulas salivares do anofelino, sendo inoculados em um novo hospedeiro, quando o anofelino sugar sangue.

Alguns parasitos, caso de *P. vivax*, permanecem quiescentes por longo tempo (por isso denominados hipnozoítas), sendo responsáveis pelas recaídas tardias da malária.

As crises febris da malária ocorrem toda vez que termina a esquizogonia sanguínea com liberação dos merozoítas e dos produtos residuais da ruptura dos glóbulos vermelhos.

▸ **Família Eimeriidae.** Comporta muitas espécies dos gêneros *Eimeria* e *Isospora*, que são parasitos de animais domésticos

- Isosporíase: *Isospora belli* infecta também o homem. Ao serem ingeridos os cistos, os esporozoítas são liberados no lúmen do intestino e invadem a mucosa, onde se multiplicam abundantemente por esquizogonia. Os merozoítas formados passam a invadir novos pontos do epitélio, produzindo extensas destruições nesse nível e reação inflamatória.

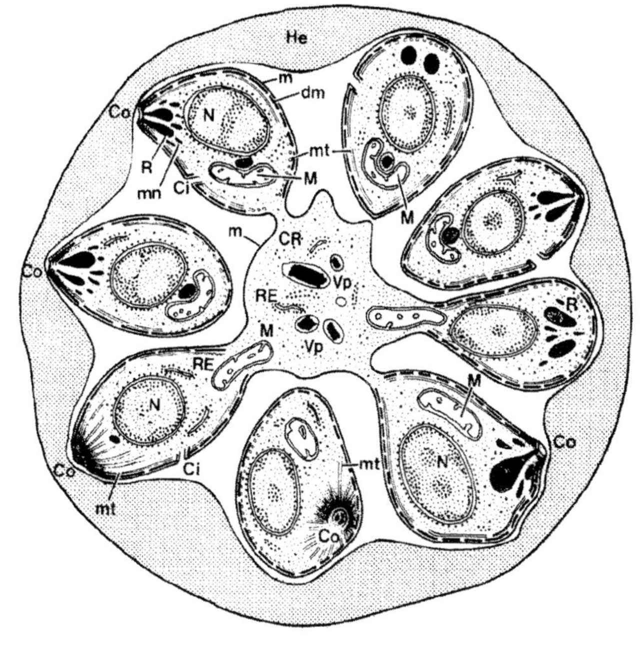

Figura 44.10 Desenho esquemático de uma rosácea ou merócito, no interior de uma hemácia, durante o ciclo esquizogônico eritrocítico. Ci. Citóstoma; Co. complexo apical (R: roptrias; mn; micronemas); CR. citoplasma residual (Vp: vacúolos com hemozoína); dm. membrana interna dupla e fenestrada; He. hemácia; m. membrana externa; mt. microtúbulos sob a membrana interna; N. núcleo; M. mitocôndria.

Por fim, parte dos merozoítas evolui para gametócitos e gametas que, após copularem, formam oocistos. Estes medem 30 μm de comprimento, são elípticos e frequentemente apresentam uma ou ambas as extremidades estreitando-se a maneira de um colo (Figura 44.11). Eles são vistos nas fezes sob a forma de oocistos com um só esporoblasto.

No meio externo, completam seu desenvolvimento ao produzirem no seu interior dois esporocistos com quatro esporozoítas cada um.

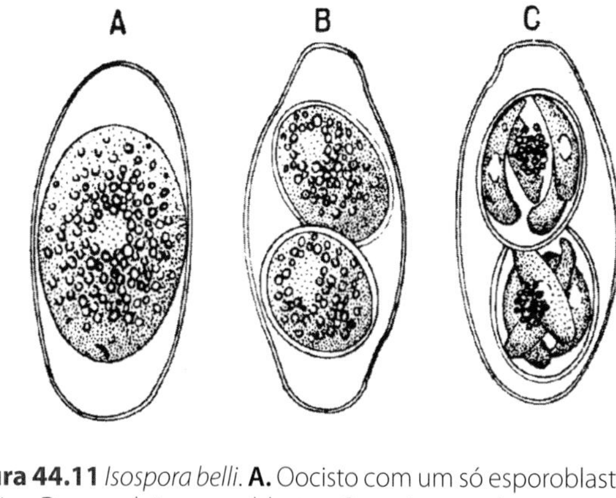

Figura 44.11 *Isospora belli*. **A.** Oocisto com um só esporoblastoide no interior; **B.** com dois esporoblastos; **C.** oocisto maduro apresentando dois esporocistos com quatro esporozoítas cada.

Ao serem ingeridos com água ou alimentos contaminados os oocistos maduros infectam os novos hospedeiros

- Sarcocistose: também denominada sarcosporidíase ou sarcosporidiose, é causada por parasitos do gênero *Sarcocystis*, que são heteroxenos, exigindo dois hospedeiros em seu ciclo. O homem é parasitado por duas espécies: *S. hominis* (outrora denominada *Isospora hominis*), tendo por hospedeiro intermediário o gado bovino, e *S. suihominis* que evolui no porco doméstico. Nesses animais, constitui problema de importância veterinária e para a economia.

Na fase assexuada, eles formam cistos tubulares, que variam de forma e tamanho, segundo as espécies, podendo alcançar centímetros de comprimento e aparecerem nos músculos esqueléticos ou cardíacos como estrias brancas, paralelas às fibras musculares.

No homem, onde ocorre o ciclo sexuado, os cistozoítas invadem a mucosa intestinal, localizando-se no nível da lâmina própria subepitelial; como aí não há ciclo esquizogônico do parasito, as lesões são mínimas. Clinicamente a infecção é assintomática. Os esporocistos (Figura 44.12), semelhantes aos de *Isospora*, começam a ser eliminados 15 dias depois da infecção e sua produção persiste longamente, observando-se a cura espontânea após 30 ou 40 dias ou mais.

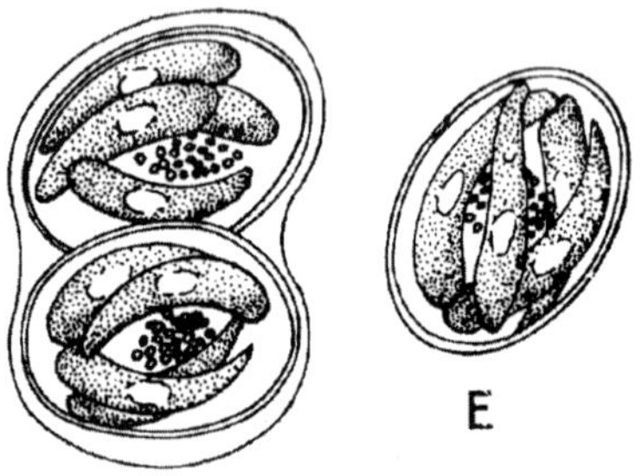

Figura 44.12 Oocisto de *Sarcocystis hominis* com dois esporocistos unidos por delicada membrana, com quatro esporozoítas cada. E. Um esporocisto isolado.

A membrana do oocisto é muito frágil e se rompe facilmente, de modo que com frequência os esporocistos maduros são vistos nas fezes de maneira isolada, medindo em média 10 × 15 μm de tamanho.

A raridade da infecção humana e sua alta frequência no gado fazem suspeitar da existência de outros hospedeiros definitivos.

Os casos de sarcocistose muscular humana são extremamente raros, localizando-se os parasitos na musculatura esquelética, na cardíaca ou na da laringe, acompanhando-se de miosite, fibrose intersticial e eosinofilia.

Filo Ciliophora

Aqui, apenas um parasito é de interesse para a patologia humana: *Balantidium coli* da família Balantidiidae (classe Trichostomatida).

Esse protozoário ciliado parasita normalmente o porco, e uma variedade que infecta, eventualmente, as pessoas parece ser exclusiva do homem.

Nas fezes, encontram-se as formas trofozoíticas e as císticas do ciliado, que é o maior protozoário parasito da espécie humana, medindo em geral de 60 a 90 μm de comprimento, mas podendo chegar a 150 μm (Figura 44.13).

No exame a fresco, os trofozoítas se evidenciam por deslocarem-se com movimento ciliar, mas eles podem ser corados pelo Lugol ou outros métodos para visualizar suas estruturas.

Um cuidado a observar, nos exames de fezes, é que estas não tenham entrado em contato com o solo, onde ciliados semelhantes são abundantes e podem falsear o diagnóstico.

A infecção costuma ser assintomática, habitando o *B. coli* o lúmen do intestino grosso sem agredir a mucosa; ou ele pode invadir os tecidos, produzindo um quadro disentérico crônico semelhante ao da amebíase.

Na Tabela 44.1 são elencados os protozoários agentes das doenças humanas e suas respectivas classes, ordens, famílias e gêneros.

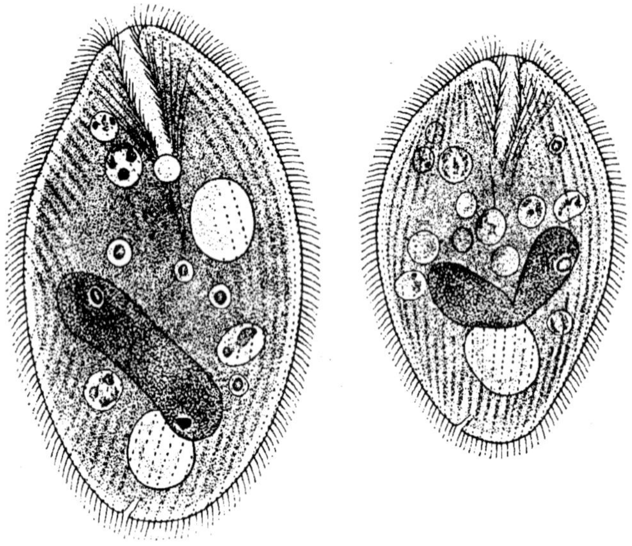

Figura 44.13 *Balantidium coli*, formas trofozoíticas mostrando o núcleo alongado, grandes vacúolos pulsáteis, vacúolos digestivos e ciliatura, em toda a membrana e no citóstomo que ocupa o polo anterior (superior, na figura). Segundo Wenion (1926).

Tabela 44.1 Sistemático dos protozoários, agentes das doenças humanas.

Classe	Ordem	Família	Gênero	Espécie	Doença
Zoomastigophorea	Kinitoplastida	Trypanosomatidae	*Trypanosoma*	*T. cruzi*	Doença de Chagas
				T. rangeli	–
				T. brucei gambiense	Doença do sono
				T. brucei rhodesiense	Doença do sono

(*continua*)

Tabela 44.1 Sistemático dos protozoários, agentes das doenças humanas. (*Continuação*)

Classe	Ordem	Família	Gênero	Espécie	Doença
			Leishmania	*L. braziliensis*	Leishmaníase cutânea/L. mucocutânea
				L. panamensis	Leishmaníase cutânea americana
				L. guyanensis	Leishmaníase cutânea americana
				L. peruviana	Leishmaníase cutânea americana
				L. mexicana	Leishmaníase cutânea americana
				L. amazonensis	Leishmaníase cutânea difusa americana
				L. pifanoi	Leishmaníase cutânea/L. cutânea difusa
				L. aethiopiica	Leishmaníase cutânea (forma seca) Leishmaníase cutânea (forma úmida)
				L. tropica	Leishmaníase visceral
				L. major	Leishmaníase visceral
				L. donovani	
				L. infantum (= *chagasi*)	
	Retortamonadida	Retortamonadidae	*Chilomastix*	*C. mesnili*	_
	Diplomonadida	Hexamitidae	*Giardia*	*G. intestinalis*	Giardíase
	Trichomonadida	Trichomonadidae	*Trichomonas*	*T. vaginalis* *T. tenax*	Tricomoníase
			Pentatrichomonas	*P. hominis*	_
		Dientamoebidae	*Dientamoeba*	*D. fragilis*	_
Lobosea	Amoebida	Endamoebidae	*Entamoeba*	*E. histolytica*	Amebíase
				E. dispar	_
				E. hartmanni	_
				E. gingivalis	_
				E. polecki	_
				E. coli	_
			Endolimax	*E. nana*	_
			Iodamoeba	*I. bütschlii*	_
		Achantamoebidae	*Achanthamoeba*	*A. polyphaga*	Acantamebíase; ulceração da córnea; encefalite amebiana granulomatosa etc.
	Schizopyrenida	Valhkampfiidae	*Naegleria*	*N. fowleri*	NeglERíase; meningoencefalite amebiana primária
Sporozea (= Sporozoa)	Eucoccidiida	Eimeriidae	*Isospora*	*I. belli*	Isosporíase ou coccidiose
		Cryptosporidiidae	*Cryptosporidium*	*Cryptosporidium* sp.	Criptosporidiose
		Sarcocystidae	*Sarcocystis*	*S. hominis*	Sarcocistose
			Toxoplasma	*T. gondii*	Toxoplasmose
	Haemosporidiida	Plasmodiidae	*Plasmodium*	*P. falciparum*	Malária (febre terçã maligna)
				P. vivax	Malária (febre terçã benigna)
				P. ovale	Malária (febre terçã benigna)
				P. malaridae	Malária (febre quartã)
Ciliophora	Trichostomatida	Balantidiidae	*Balantidium*	*B. coli*	Balantidíase

▸ Referências bibliográficas

Ferreira AW, Ávila SLM. *Diagnóstico laboratorial das principais doenças infecciosas e autoimunes.* Rio de Janeiro: Guanabara Koogan, 1996.

Rey L. *Parasitologia.* 4ª ed. Rio de Janeiro: Guanabara Koogan, 2008.

Souza W. Aspectos ultraestruturais do processo de divisão do *Toxoplasma gondii. Rev Soc Bras Med Trop.* 8: 45-65, 1974.

Wenyon CM. *Protozoology.* London: Bailliere, Tyndal & Cox, 1926.

WHO – World Health Organization. *Basic Laboratory Methods in Medical Parasitology.* Geneva, 1991.

45 Doença de Chagas

João Carlos Pinto Dias, José Borges-Pereira e Vanize de Oliveira Macedo[†]

▸ Introdução e aspectos históricos

Estimada sua prevalência entre oito e dez milhões de pessoas em larga extensão da América Latina, a doença de Chagas humana (tripanossomíase americana, esquizotripanose, DCH) segue apresentando grande importância médica e social no continente. Nas últimas décadas, ademais, o fenômeno migratório está levando pessoas infectadas para todas as regiões do planeta (Coura e Albajar-Viñas, 2010). São do maior interesse a descoberta da entidade por Carlos Chagas e a evolução do parasito *Trypanosoma (Schizotrypanum) cruzi*, até chegar à espécie humana. A história da descoberta é única nos anais da medicina, verdadeiro orgulho para a ciência brasileira. Com excelente formação médica e científica, oriunda de Oswaldo Cruz, Miguel Couto e Francisco Fajardo, Carlos Ribeiro Justiniano das Chagas (Figura 45.1) conduzia entre 1907 e 1909 um bem-sucedido controle de malária na região de Lassance (Minas Gerais, Brasil), quando identificou no tubo digestivo de hemípteros hematófagos capturados em choupanas da área um protozoário flagelado que nomeou *Schizotrypanum cruzi* em homenagem ao amigo e mestre Oswaldo.

Após brilhante trabalho experimental, envolvendo a reprodução do ciclo do parasito no vetor e pequenos mamíferos, Chagas intuiu a possibilidade de uma doença, face às características de extrema domesticidade do inseto e sua íntima relação com o ser humano. Em abril de 1909, descobriu seu primeiro caso, uma criança febril de 2 anos de idade, Berenice, posteriormente registrando mais 28 casos agudos e inúmeros crônicos da nova doença (Chagas, 1909; 1911; 1922; Coura, 1999; Dias, 2000a). A partir da distribuição do vetor infectado, Chagas e seus colaboradores logo perceberam a dispersão da entidade desde o México até a Patagônia, ligando-a de imediato às péssimas condições de vivenda do camponês latino-americano, um *problema de estado a exigir enérgica ação governamental* (Chagas, 1911). A descoberta se consolidou mediante continuada pesquisa, conduzida e estimulada pelo próprio Chagas até seu falecimento (1934) deixando brilhante trajetória científica e "um mundo novo" na patologia tropical a ser reconhecido e desvendado. Nas décadas de 1940 e 1950 deu-se o reconhecimento definitivo da doença e foram estabelecidas as bases de seu controle, mediante fundamentais pesquisas realizadas principalmente no Brasil, na Argentina e na Venezuela. Nos anos seguintes aprofundou-se o conhecimento da enfermidade e foram estabelecidas ações de controle em vários países, em paralelo evoluindo os temas do diagnóstico e manejo clínico da entidade. Hoje, em vastas áreas latino-americanas, a transmissão da tripanossomíase humana encontra-se praticamente interrompida, mercê de ingente esforço da comunidade científica e vontade política de alguns governos, restando como horizonte operativo a necessária vigilância epidemiológica e a atenção médico-social para alguns milhões de já infectados, além, naturalmente, da implementação do controle em áreas endêmicas não trabalhadas (Coura e Dias, 2009; Dias e Schofield, 1999; Dias, 2000a; Dias, 2009; WHO, 2002).

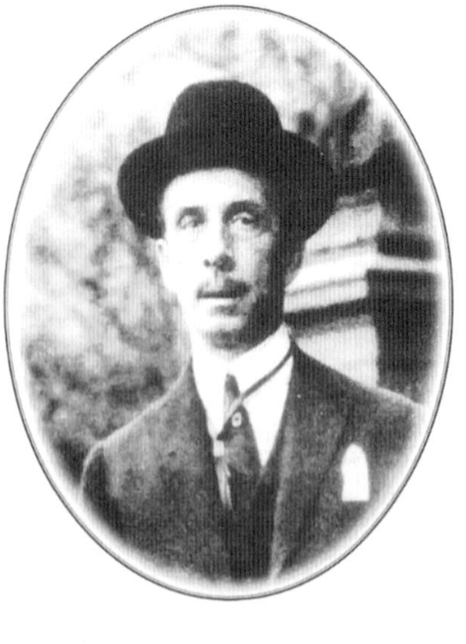

Figura 45.1 Dr. Carlos Ribeiro Justiniano das Chagas (1878-1934).

A parasitose se origina de um ciclo primitivo do *T. (S.) cruzi*, de natureza eminentemente enzoótica, circulando o flagelado entre vetores e reservatórios silvestres ao longo da maior parte do continente americano, provavelmente há milhares de anos. Os ecótopos primitivos do *T. cruzi* são os mais diversos, encontrados nos desertos norte-americanos, nos altiplanos andinos, nas florestas amazônica e atlântica e no complexo caatinga-cerrado-pampa úmido (Martins, 1968; Barretto, 1979; Forattini, 1980; Dias, 2000). A doença de Chagas se restringe ao continente americano, por motivos históricos e geoecológicos. No Cretáceo Superior, a partir de tripanossomatídios ancestrais, o clado *cruzi* se expandiu nas Américas enquanto o grupo *brucei* ficava na África, mais tarde ocasionando a doença do sono. Entrementes, hemípteros fitófagos ancestrais se subespecializavam em predadores e hematófagos, ficando expostos a inúmeros parasitos. O protozoário primitivo acabou se envolvendo com hemípteros hematófagos, estes, por sua vez, relacionados com mamíferos de médio e pequeno portes. Como estes animais vivem em íntima relação com o insetos vetores, servindo-lhes de fonte alimentar, comendo-os, albergando-os em suas tocas etc., acabaram parasitados pelo *T. cruzi*, uma história de vários milênios, transcorrida depois da grande separação dos continentes. Assim foi estabelecido em ambientes naturais americanos o *ciclo silvestre da Tripanossomíase Americana*, que perdura até nossos dias e, teoricamente, jamais será extinto, envolvendo vetores e reservatórios em um aparente estado de equilíbrio (Araujo *et al.*, 2009; Coura e Dias, 2009). A *doença de Chagas humana* (DCH) apareceria muito mais recentemente, quando fatores bioecológicos e político-sociais aproximaram populações humanas do ciclo enzoótico (Ferreira *et al.*, 1996). Há evidências de que a DCH foi mais antiga e focal entre algumas populações nativas da América, tendo sido expandida na era pós-colombiana, com as enormes mudanças demográficas e ecológicas produzidas pelas conquistas hispânicas e portuguesas. De modo especial, entre os séculos 18 e 19 ocorreram importantes deslocamentos populacionais e câmbios ecológicos em vastas áreas latino-americanas, propiciando contatos entre homens, vetores, agentes e reservatórios, dinâmica esta que resultou em doenças como tripanossomíase, malária, leishmanioses, várias viroses etc. A DCH expandiu-se significativamente e atingiu seu cume de prevalência no segundo terço do século 20, quando se intensificou a migração rural-urbana e foram lançados programas de controle em vários países (Dias e Coura, 1997; Carlier *et al.*, 2002).

No seu contexto básico, a DCH é uma antropozoonose que evoluiu a partir de uma enzootia primitiva e dependeu de uma série de elementos bioecológicos (ligados principalmente aos vetores, ao agente e aos reservatórios) e de um conjunto não menos importante de fatores socioeconômicos e culturais. Dentre estes últimos, destacam-se as relações de classe e trabalho, de um lado, e o tipo de vivenda e a maneira de o homem morar, de outro (Martins, 1968; Dias, 2000). Algumas evidências palenteológicas, como múmias da região de Atacama e cerâmicas pré-colombianas, indicam a ocorrência de casos humanos da doença na era pré-cristã (Araujo *et al.*, 2009; Guhl *et al.*, 1999; Pena *et al.*, 2009). Em seus níveis de expressão epidemiológica, a DCH tem como centro o homem infectado, fato que apresenta inter-relação imediata com vetores e reservatórios naturais, posteriormente envolvendo-se novas formas de transmissão como transfusões de sangue, transplantes de órgãos e acidentes de laboratório. Nesta visão mais ampla, fatores e consequências mediatas são exemplificados em vivenda, produtividade, migrações, sistema de saúde e ações antrópicas sobre o meio, desmatamentos, urbanizações, agrocultivos, morbimortalidade, produtividade etc. Já um nível contextual açambarcaria grandes determinantes ecológicas, ações políticas, relações internacionais e de produção etc. Outros mecanismos de transmissão como as vias oral e congênita completam o cenário da DCH, cujo fato básico consiste na colonização da vivenda rural de má qualidade por triatomíneos infectados (Martins, 1968; Dias e Coura, 1997; Miles *et al.*, 2004). No presente capítulo pretende-se apresentar uma visão mais geral da tripanossomíase americana, centrada basicamente na doença humana, sendo outros temas de interesse aprofundados à parte. Recorde-se que ao médico, ao sanitarista e ao pesquisador cabe relevante papel no encaminhamento de soluções sobre esta enfermidade, especialmente no momento em que os sistemas de saúde tendem a descentralizar-se em todo o continente, compartindo-se tarefas e responsabilidades entre os níveis mais atuantes da sociedade.

▶ Agente etiológico

O *T. (S.) cruzi* é um protozoário flagelado da ordem Kinetoplastidae, família Tripanosomatidae, gênero *Trypanosoma*. Trata-se do único tripanossoma humano conhecido que se transmite pela excreta de um vetor invertebrado, o que lhe vale a inclusão na seção sistemática *stercoraria*, em oposição aos tripanossomas transmitidos por picada de vetores, da seção *salivaria* (o *T. brucei* da doença do sono, por exemplo). Ao longo de seu ciclo vital, para adaptar-se a diferentes situações bioecológicas, o *T. cruzi* assumiu diferentes formas evolutivas: tripomastigotas, amastigotas, esferomastigotas e epimastigotas (Brener, 1997). Os *tripomastigotas* são as formas infectantes, com corpo celular fusiforme, grande núcleo mediano e um corpúsculo com alta densidade de DNA, o cinetoplasto, em posição terminal posterior. O flagelo é longo, emergindo do corpúsculo basal justacinetoplasto e percorrendo todo o corpo celular no sentido longitudinal, fazendo protrair a membrana celular caracteristicamente em forma de "membrana ondulante". Do polo anterior do parasito sai a porção livre do flagelo, medindo longitudinalmente a célula entre 20 e 25 μ. Os tripomastigotas são formas extracelulares de movimentação, por excelência, encontráveis no sangue periférico do hospedeiro vertebrado e nas porções terminais do tubo digestivo e de Malpighi do inseto vetor (aqui denominado tripomastigota metacíclico). *Amastigotas* são as formas arredondadas e sem flagelo exteriorizado, medindo entre 2 e 4 μ de diâmetro, responsáveis pela multiplicação binária do parasito no hospedeiro vertebrado, onde subsistem exclusivamente no interior de diferentes tipos de células. *Epimastigotas* são formas muito móveis de transição entre tripo e amastigotas, encontráveis basicamente no tubo digestivo do inseto vetor e em meios artificiais de cultivo, onde também se multiplicam por divisão binária. Diferem-se dos tripomastigotas por terem o cinetoplasto anterior ao núcleo e membrana ondulante menos evidente. Já os *esferomastigotas* são também formas de multiplicação detectadas no estômago do vetor e no vertebrado, de aspecto arredondado e flagelo livre que emerge do cinetoplasto, no polo celular anterior. O cinetoplasto é um órgão discoide que concentra em grande quantidade o DNA extranuclear do parasito (k-DNA), sendo envolto por uma dupla membrana mitocondrial. De modo geral, o *T. cruzi* se caracteriza pela presença do flagelo e do cinetoplasto, sendo envolto por uma membrana citoplasmática bilipídica, recoberta por um delgado glicocálice formado por glicolipídios, glicoproteínas e lipopeptídios. Tem seu corpo celular envolto por um sistema helicoidal de microtubos situado diretamente sob a membrana e dispõe de uma única mitocôndria tubular, na qual se situa o cinetoplasto. Como os demais eucariotas, o *T. cruzi* dispõe de dois genomas distintos, localizados no núcleo e na mitocôndria. Como peculiaridade deste parasito, o genoma mitocondrial concentra entre 16 e 30% do DNA celular total, quando nas demais células esta proporção não ultrapassa 1% (Carlier *et al.*, 2002; Miles, 2004; Souza, 2009). Sob o aspecto populacional, estudos modernos, com ferramentas de análise bioquímica, molecular e genética, levaram a reconhecer pelo menos seis grandes subgrupos do parasito, com diversidade comportamental, ecológica e geográfica, mais ou menos ligados à enzootia silvestre e à doença humana (Zingales *et al.*, 1999; Carlier *et al.*, 2002; WHO, 2002; Zingales *et al.*, 1999; 2009). Esta biodiversidade do parasito tem implicações práticas e envolve não somente diferenças regionais de morbidade, como na adaptação a distintas espécies do vetor, variações na suscetibilidade a quimioterápicos, preferências histiotrópicas nos hospedeiros vertebrados etc. (Brener, 1997; Carlier *et al.*, 2002; Manso Alves e Mortara, 2009; Miles, 2004). A Figura 45.2 esquematiza as 3 principais formas do *T. (S.) cruzi*.

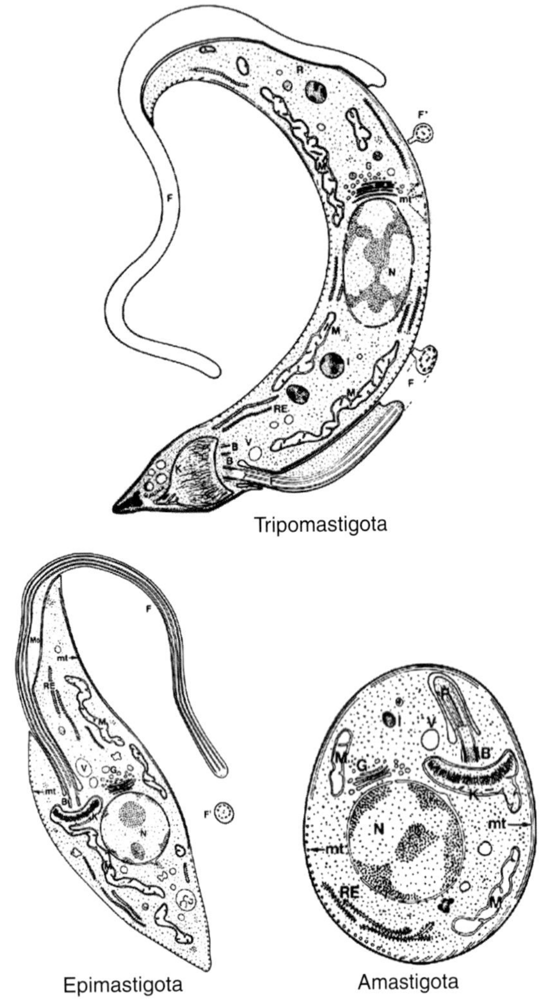

Figura 45.2 Principais formas evolutivas do *Trypanosoma cruzi*.

Em vasta extensão continental, outro tripanossomatídeo, o *Trypanosoma rangeli*, é encontrado parasitando triatomíneos (basicamente do gênero *Rhodnius*), localizando-se na hemolinfa e nas glândulas salivares do inseto. Trata-se de um flagelado do grupo *salivaria* (transmissão anterior), patogênico para o inseto, mas não para eventuais hospedeiros vertebrados (como marsupiais, edentados e o próprio homem). Com antigenicidade próxima à do *T. cruzi*, frequentemente *T. rangeli* pode causar dificuldades ao diagnóstico imunológico da esquizotripanose, especialmente no ser humano, gerando resultados falso-positivos em reações sorológicas convencionais (Carlier *et al.*, 2002). Similarmente, outros tripanossomatídeos como o *T. conorhini* (associado a roedores) e a *Blastochritidia triatomae* podem ser detectados em triatomíneos na natureza, sendo esta última espécie altamente patogênica para esses insetos.

▪ Ciclo evolutivo do T. cruzi no vetor invertebrado (Brener, 1997; Miles, 1999; WHO, 2002)

De hematofagismo restrito, os vetores invertebrados do *T. cruzi* ingerem formas tripomastigotas do parasito em seu repasto sobre mamíferos infectados. No estômago dos triatomíneos desencadeiam-se as primeiras transformações do tripanossoma, com vistas a um ciclo de multiplicação e permanência, formando-se esferomastigotas e epimastigotas. Estes ficam mais abundantes nas porções iniciais do intestino, onde sua replicação é extremamente ativa. Em geral, a tendência é que permaneça uma população de epimastigotas ao longo do intestino médio, durante a vida do inseto infectado, sempre em multiplicação, mas também com indivíduos aderidos à mucosa do tubo, em uma relação ainda não muito bem conhecida, enquanto outros se movem para o intestino terminal e para os tubos de Malpighi, onde ocorre diferenciação para tripomastigotas (Brener, 1997; Miles, 1999). As dejeções do inseto são complexas, mesclando-se fezes e urina, ambas contendo os tripomastigotas "metacíclicos", que são eliminados para o meio externo e constituem as formas infectantes, por excelência. Fatores diversos como a espécie do inseto, a "cepa" do parasito, situações ambientais etc. influenciam este ciclo do *T. cruzi* no invertebrado. Diferentemente de outros tripanossomatídeos, o *T. cruzi* parece ser totalmente inócuo ao seu hospedeiro invertebrado. Quanto à localização, o *T. cruzi* fica restrito ao tubo digestivo e aos tubos de Malpighi do inseto (Carlier *et al.* 2002). O ciclo completo do *T. cruzi* no inseto tarda, em geral, entre 2 e 4 semanas, podendo abreviar-se em caso de ingestão maciça de tripomastigotas sanguíneos (casos humanos agudos, por exemplo) e condições gerais muito favoráveis, retardando-se quando a ingestão é muito pobre (casos crônicos) e quando determinada cepa se encontra pouco adaptada a determinada espécie do vetor (Brener, 1997). Na natureza e com certa frequência, a ingestão de insetos infectados por alguns mamíferos insetívoros (primatas, marsupiais) enseja um tipo de transmissão oral para o vertebrado. Além disso, e em caráter excepcional, situações de canibalismo e coprofagia entre triatomíneos esfomeados podem viabilizar uma forma inusitada de transmissão do parasito entre vetores (Dias e Coura, 1997).

▪ Ciclo nos hospedeiros vertebrados

Unicamente os mamíferos de pequeno e médio portes, incluindo o homem, são hospedeiros vertebrados do *T. cruzi*. Não obstante, na natureza, devido à ecologia e ao enorme ecletismo alimentar dos triatomíneos, o flagelado é também submetido a uma gama de outros vertebrados, como aves, anfíbios, répteis e grandes mamíferos, nos quais não consegue se viabilizar por diferentes razões. A partir de diversos mecanismos ou vias de transmissão, no vertebrado o parasito necessita obrigatoriamente invadir uma célula com fins de cumprir seu ciclo vital. Uma grande série de células e tecidos é envolvida nesta fase inicial do ciclo no vertebrado, especialmente fibras musculares lisas e estriadas, macrófagos, fibroblastos e células epiteliais (Brener, 1997; Manso Alves e Mortara, 2009)). A interiorização na célula pelo parasito é feita por fagocitose mediada por receptores da membrana plasmática da célula hospedeira, fenômeno complexo que pressupõe etapas de adesão e reconhecimento. Uma vez ocorrida a penetração, o tripomastigota se diferencia rapidamente em amastigota. Após um tempo de latência entre 20 e 30 h, estes amastigotas darão início a um processo de divisão binária que ocorre a cada 12 h. Dependendo do tamanho da célula hospedeira e de outros fatores, o número de formas amastigotas pode variar de 50 a 500 por célula parasitada. Saturada a célula de parasitos, inicia-se a diferenciação dos amastigotas em tripomastigotas, sendo estas últimas as únicas formas a sobreviver, quando se der a ruptura da célula parasitada. Com esta ruptura, formas em tripomastigota caem na corrente sanguínea ou invadem células vizinhas, para novo ciclo. Já as formas amastigotas que não se diferenciaram irão degenerar, fato este da maior importância na gênese e dinâmica do processo inflamatório local. Na fase aguda da doença, o número de tripomastigotas circulantes e de células parasitadas aumenta exponencialmente com a sucessão dos ciclos intracelulares do parasito, até o momento em que a maioria dos hospedeiros consegue estabelecer uma resposta imune suficiente para reprimir o processo e diminuir paulatinamente a parasitemia. Isto caracteriza o início da passagem à fase crônica. Em uma proporção muito menor de hospedeiros, o processo agudo não é contido, ocorrendo a morte do animal. De especial interesse, o histiotropismo do parasito no vertebrado é muito variável, estando diversos fatores intrínsecos e extrínsecos ao hospedeiro e ao parasito envolvidos neste ciclo. Entre outros, a cepa do parasito e o tamanho do inóculo, a idade, o sexo e a condição imunológica e nutricional do hospedeiro (processo mais intenso nos animais mais jovens, machos, imunodeprimidos e subnutridos), assim como a raça do mesmo (há linhagens mais ou menos suscetíveis), são fatores envolvidos no curso da infecção (Brener, 1997). No caso da doença de Chagas humana, à parte a grande invasão inicial do parasito no nível do sistema macrofágico mononuclear, a preferência pela localização em células cardíacas, da musculatura lisa e do sistema nervoso apresenta grandes implicações no curso clínico da enfermidade, imediata ou tardiamente (Andrade, 2000; Carlier *et al.*, 2002). Naturalmente, diferentes espécies de mamíferos respondem diferentemente ao mesmo inóculo dos mesmos clones de *T. cruzi*, havendo animais (basicamente os de maior porte) que simplesmente apresentam uma parasitemia fugaz inicial, posteriormente eliminando a infecção. Deane *et al.* (1984) descreveram um ciclo especial e totalmente diferente do *T. cruzi* no interior das glândulas anais (odoríferas) de alguns marsupiais (*Didelphis* sp.), muito similar àquele verificado no triatomíneo, com a presença de tripomastigotas, epimastigotas e esferomastigotas. Como o produto destas glândulas é lançado pelo animal no meio externo, com fins de repelência de inimigos, possibilita-se uma particular forma de transmissão do parasito (Deane, 1984; WHO, 2002). A Figura 45.3 representa os ciclos evolutivos do parasito no vetor e no vertebrado.

▪ T. cruzi em laboratório

Para efeitos de estudos, diagnóstico e produção de antígenos, pode-se manter o parasito em laboratório por meio dos próprios triatomíneos (criação artificial), de mamíferos (especialmente camundongos albinos, cobaias e hamsters), de criopreservação e de cultivos *in vitro*. Para estes últimos empregam-se distintos meios, com preferência para aqueles monofásicos líquidos, como o LIT (*liver infusion-tryptose*), largamente disseminado e com excelente rendimento. Nestas culturas o parasito se apresenta predominantemente como epimastigota, forma pela qual aí se multiplica, ocorrendo ainda menor proporção de tripomastigotas, a partir de diferenciação, também surgindo, esporadicamente, raras formas amastigotas. Há também interesse e facilidade para o cultivo do *T. cruzi* em meios celulares (células HeLa, musculares, cardíacas e renais, outras células de embrião, macrófagos etc.), onde o parasito se multiplica sob forma amastigota, ocorrendo uma enorme variedade de preferências, segundo a cepa do parasito (Brener, 1997; Miles, 1999; Manso Alves e Mortara, 2009).

▸ Vetores invertebrados do T. cruzi

São insetos da ordem Hemiptera, família Reduviidae e subfamília Triatominae, com ampla distribuição em diferentes

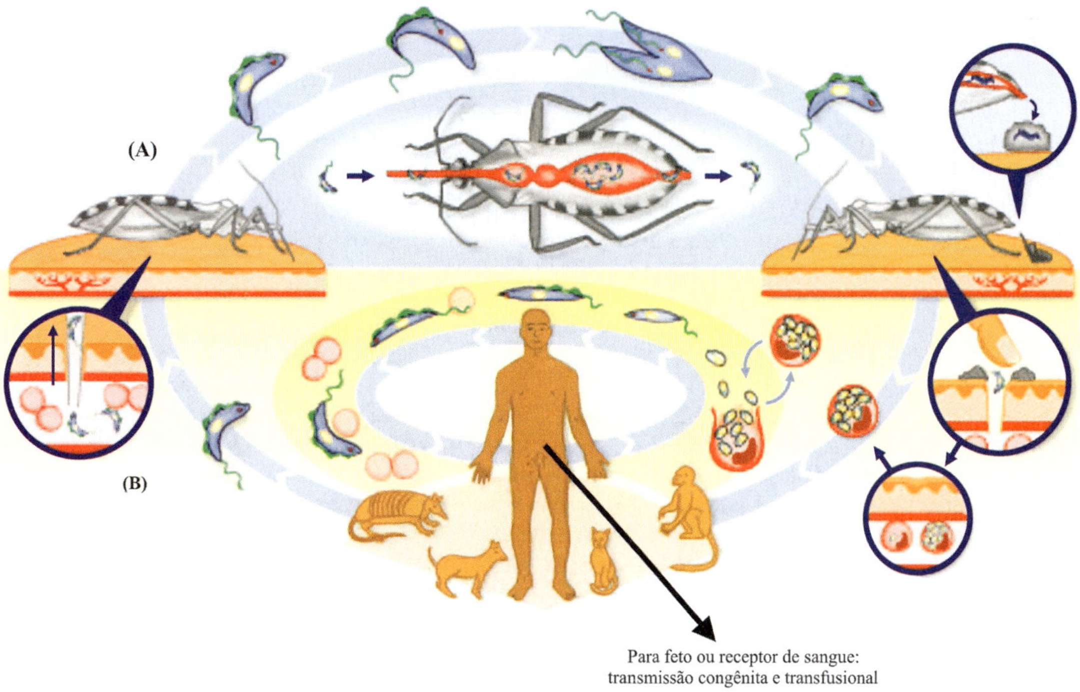

Figura 45.3 Ciclos evolutivos do *Trypanosoma cruzi* no vetor (**A**) e nos vertebrados (**B**). Adaptação pelo Dr. Evandro M. M. Machado de uma figura do TDR (http://www.who.inf/tdr/diseases/chagas).

ecótopos naturais de regiões tropicais e subtropicais principalmente do continente americano (a maioria dispersos entre 40°N e 45°S, em altitudes até 1.500 m.). São conhecidas 5 *tribos* (Alberprosiniini, Bolboderini, Cavernicolini, Rhodiniini e Triatomini), com 16 gêneros e mais de 140 espécies descritas, em sua imensa maioria vivendo em associação com aves e outros vertebrados silvestres. De maior interesse médico e social, somente cerca de uma dezena de espécies colonizam ecótopos artificiais e transmitem a DCH (Martins, 1968; Barretto, 1979; WHO, 2002). Os triatomíneos têm porte relativamente grande, hematófagos estritos, eventualmente realizando canibalismo e coprofagia, desta forma podendo (excepcionalmente) o *T. cruzi* transmitir-se vetor a vetor (Carcavallo *et al.* 1997; Scherlock, 2000). Têm vida relativamente longa (1 a 2 anos) e são hemimetábolos, com um ciclo de 5 estágios ninfais e uma fase adulta, nesta surgindo as asas e a completa diferenciação sexual. O ciclo ovo a ovo pode variar de alguns meses a 1 ano, conforme a espécie e condições ambientais, especialmente de temperatura, umidade e disponibilidade alimentar. Na Figura 45.4 se observam os estágios evolutivos de uma espécie importante, o *Panstrongylus megistus*.

A maioria das espécies é silvestre, cultivando hábitos noturnos e tendendo a voar pouco, sendo a fêmea mais ativa do que o macho e com maior capacidade de dispersão e longevidade. Geralmente, a fêmea tem um período de 3 a 4 meses de oviposição, em uma produção final de 100 a 200 ovos/ano, ocorrendo a eclosão destes ovos em média entre 18 e 25 dias após a postura. Vulgarmente apelidados de *barbeiros, chupões, fincões, bicudos, chupanças, procotós* etc., em nosso país, são ainda conhecidos como *vinchucas* (Argentina, Uruguai, Paraguai, Chile e Bolívia), *chipos* (Peru, Venezuela, Colômbia), *chinches* (Panamá, América Central e México, *kissingbugs* (EUA) etc. (Carcavallo *et al.*, 1997; Dujardin e Schofield, 2004). São particularmente importantes as seguintes características dos triatomíneos no que toca à sua melhor capacidade de transmitir a DCH (Lent e Wigodzinsky, 1979):

- O inseto ter capacidade de domiciliação e boa reprodução em ecótopos artificiais
- Ser bastante suscetível à infecção pelo *T. cruzi* e dispor de alta capacidade de metaciclogênese
- Apresentar alto grau de antropofilia, ingerir volumes significativos de sangue e ter um tempo curto de repasto e um curto intervalo entre o repasto e a defecação.

Relativamente à sua importância em saúde pública, de modo sumário, as principais espécies podem ser reunidas em 5 grupos, de acordo com as suas características bioecológicas e capacidade de domiciliação (Dias e Coura 1997; Silveira, 2000; Carlier *et al.*, 2002; WHO, 2002).

▸ **Grupo 1.** Espécies com forte adaptação aos ecótopos artificiais, sendo raros ou inexistentes os focos silvestres: *T. infestans, T. rubrofasciata* e *Rhodnius prolixus*.

▸ **Grupo 2.** Espécies em processo de adaptação às vivendas humanas, podendo ainda ser encontradas em focos silvestres: *T. dimidiata, T. sordida, T. maculata, T. brasiliensis, T. pseudomaculata, T. barberi, T. longipenis* e *Panstrongylus megistus*.

▸ **Grupo 3.** Espécies predominantemente silvestres, com eventuais incursões em ecótopos artificiais onde raramente se formam pequenas colônias: *T. rubrovaria, T. protracta, T. tibiamaculata, T. vitticeps, T. matogrossensis, R. neglectus, R. nasutus, R. pictipes, R. ecuadoriensis, R. robustus* e *R. pallescens*.

▸ **Grupo 4.** Espécies fundamentalmente silvestres. Excepcionalmente, insetos adultos podem ser detectados em vivendas humanas, sem nunca colonizá-las: *T. arthurneivai, T. nitida, T. platensis, P. geniculatus, P. lutzi, P. diasi* etc.

▸ **Grupo 5.** Espécies exclusivamente silvestres: *Psammolestes* sp., *Cavernicola* sp., *Dipetalogaster maximus, Microtriatoma* sp., *Belminus* sp. etc.

Com respeito à situação atual da transmissão da DCH em suas áreas de dispersão, uma visão condensada da distribuição e características básicas das principais espécies triatomínicas envolvidas seria (Carcavallo *et al.*, 1997; Carlier *et al.*, 2002; WHO, 2002; Dujardin e Schofield, 2004):

▸ ***Triatoma infestans*.** Espécie fundamental no Cone Sul, com distribuição original desde a Patagônia até o nordeste do Brasil e sul do Peru. Altamente domiciliada e antropofílica, sobrevive em ecótopos naturais apenas em alguns sítios bolivianos (regiões de Cochabamba, Sucre, Sul da Paz etc.) em colônias pequenas e pouco dispersivas. Nos ecótopos artificiais predomina no intradomicílio e em alguns anexos externos como criadouros de coelhos e currais de cabras, em países hispano-americanos. Geralmente esta espécie se dispersa a longas distâncias por transporte passivo, carreada pelo próprio homem, ou ativamente em conglomerados humanos (casa a casa). Por ter sido introduzida na maioria dos países e restringir-se praticamente ao âmbito domiciliar, é considerada uma espécie eliminável, mediante com-

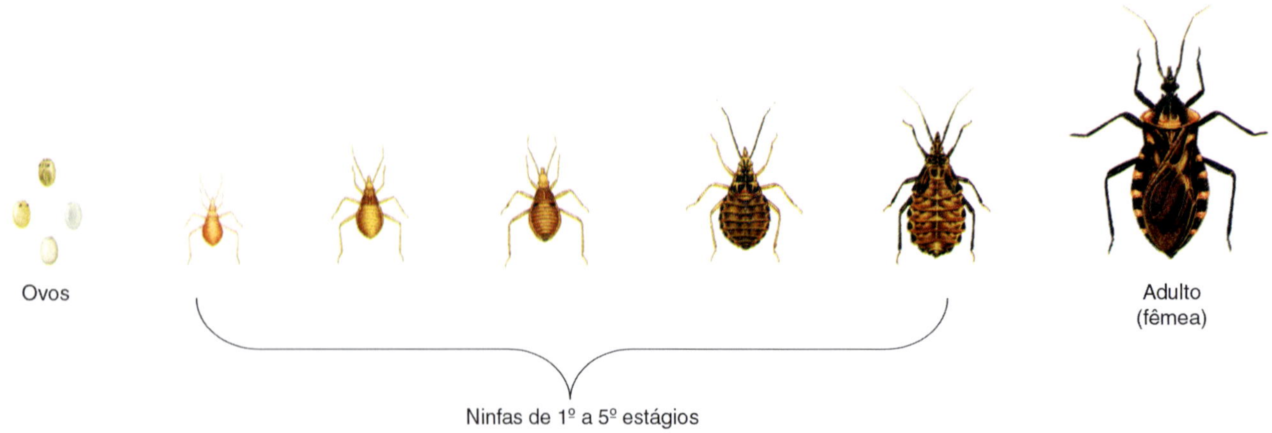

Figura 45.4 Ciclo de vida dos triatomíneos (*Panstrongylus megistus*).

bate químico intensivo e continuado. Assim, presentemente encontra-se praticamente eliminada no Uruguai, no Chile, em 11 estados brasileiros (resíduos atualmente apenas no nordeste do Rio Grande do Sul e no oeste da Bahia), em parte do Paraguai e da Argentina (Dias e Schofield, 2004). Há alguns anos, focos silvestres de *T. infestans* têm sido encontrados em áreas restritas da Bolívia (Cochabamba, Sucre), provavelmente remanescentes de populações muito primitivas da espécie. São geralmente isolados, em pequena densidade e aparentemente não invasivos para habitações humanas em sua proximidade, embora este risco seja sempre potencial (Noireau, 2009).

▸ ***Rhodnius prolixus.*** Também altamente antropofílico e domiciliado, é o principal transmissor da DCH ao norte da América do Sul (principalmente Colômbia e Venezuela) e América Central (principalmente Honduras e Guatemala), com focos ao sul do México. Semelhantemente ao *T. infestans*, é candidato à eliminação, o que está acontecendo com a intensificação do combate em Honduras e Guatemala, El Salvador e áreas da Venezuela. Nas casas infestadas pode formar enormes colônias, geralmente preferindo anidar-se em tetos de folhas de palmeiras e partes mais altas de paredes de barro. Muito prolífico e voraz, tem componentes salivares muito alergênicos e irritantes para o ser humano. Pode ser encontrado albergando *T. rangeli*, flagelado que lhe é patogênico, às vezes ocorrendo infecções mistas com *T. cruzi*.

▸ ***Triatoma dimidiata.*** Espécie nativa altamente dispersa entre o Peru e o México, geralmente originada de campos e matas residuais onde vive habitualmente em ocos de pequenas árvores, associada a uma grande série de pássaros, pequenos mamíferos e morcegos. Invade ou é carreada para a vivenda humana por meio de lenha, preferindo pisos de terra e partes baixas das paredes. Pode formar colônias de pequeno e médio portes e tem grande ecletismo alimentar. Às vezes convive ou disputa com *R. prolixus* os mesmos nichos na vivenda, mas é sempre considerado pior transmissor do *T. cruzi* que este. Por outro lado, por ubiquista e nativo, é um triatomíneo de mais difícil controle, praticamente impossível de ser eliminado nas regiões de sua dispersão natural.

▸ ***Panstrongylus megistus.*** Ocorre na América do Sul, a partir de bosques úmidos e matas primitivas da Argentina, Paraguai, Brasil e parte da Bolívia, associado a vários tipos de aves, marsupiais, roedores e primatas. Direcionado por luz elétrica e deslocado por ações antrópicas em seu ambiente natural, frequentemente invade ativamente as casas e peridomicílios nas épocas mais quentes do ano, aí podendo formar colônias de médio ou grande portes. É bom transmissor da DCH e de eliminação difícil. Em regiões onde foi introduzido (Recôncavo Baiano, por exemplo), restringiu-se aos ecótopos artificiais e pôde ser eliminado mediante programa profilático contínuo em muitos municípios. Em geral, em regiões meridionais ao paralelo 20ºS, *P. megistus* é primordialmente uma espécie silvestre, comportando-se como os triatomíneos do Grupo 3 (Barretto, 1979; Carcavallo *et al.*, 1997; Sherlock, 2000). Hoje, no Brasil, suas taxas de infestação domiciliar foram significativamente reduzidas e os focos detectados são primordialmente peridomiciliares. Foi nesta espécie que Carlos Chagas detectou pela primeira vez o *T. cruzi*, em meados de 1908 (Chagas, 1909).

▸ ***Triatoma brasiliensis.*** Espécie nativa do Nordeste do Brasil, onde habita pedregais em zonas de caatinga, associada principalmente a roedores e lagartos. Invade e coloniza habitações humanas próximas em demanda de alimento, formando colônias de médio porte. Altamente voraz e agressivo, *T. brasiliensis* tem grande ecletismo alimentar, sendo considerado um transmissor de regular para bom da DCH. Eliminação extremamente difícil (Silveira, 2000).

Outras espécies de interesse, com algum potencial de transmissão do *T. cruzi* ao homem, são aquelas consideradas secundárias a uma espécie principal, ou que estão em transição para progressiva ocupação da vivenda humana, geralmente predominando no peridomicílio. É o caso de *T. sordida* (característica do cerrado brasileiro), *T. pseudomaculata* (da caatinga nordestina), *T. maculata* (espaços abertos da Venezuela e de Rondônia), complexo *Phyllosoma* (México), *R. pallescens* (Panamá), *T. guasayana* (Paraguai e Argentina) etc. Suas colônias são geralmente pequenas no intradomicílio, assim como baixas suas taxas de infecção natural por *T. cruzi* e de antropofilia. Cerca de 13 espécies de triatomíneos são descritas fora das Américas, 8 delas ligadas ao *T. rubrofasciata*, que é cosmopolita e associada a *Rattus rattus*, portos de mar e navios, muitas vezes albergando um tripanossoma de roedores não patogênico para o homem, o *Trypanosoma conorhini*. As outras espécies do Velho Mundo pertencem ao gênero *Linshcosteus* (basicamente na sub-região da Índia, nunca tendo sido detectada infecção natural por *T. cruzi*), cuja história ainda não está bem estabelecida, podendo proceder das Américas ou ter tido origem independente (Carcavallo *et al.*, 1997; Dujardin e Schofield, 2004). Na Figura 45.5, o Dr. A. C. Silveira (2000) esquematiza nas Américas a dispersão dos principais triatomíneos envolvidos com a transmissão da DCH.

De modo geral, todos os triatomíneos podem infectar-se pelo *T. cruzi*, em qualquer etapa de sua vida, ao sugarem um reservatório infectado, em geral permanecendo infectados até o final de suas vidas. Muitos experimentos e observações na natureza dão conta da existência de marcada preferência de diferentes populações do *T. cruzi* por distintas espécies de triatomíneos, sendo regra geral que "cepas" locais do parasito são mais bem veiculadas por espécies locais do vetor, o que inclusive ajuda a explicar reconhecidas diferenças regionais da DCH. Capturas em ecótopos naturais e artificiais sempre demonstram maiores índices de infecção natural pelo *T. cruzi* nos estágios evolutivos mais velhos, em face das maiores chances de fazer repastos infectantes (e em maiores volumes), embora a sensibilidade intrínseca à infecção seja a mesma para todos os estágios evolutivos (exceto o de ovo, naturalmente) (Carcavallo *et al.*, 1997; Sherlock, 2000; WHO, 2002). Relativamente à dinâmica da transmissão vetorial, o processo como um todo é considerado lento e difícil, com vários pontos problemáticos, desde a diferenciação em tripomastigotas metacíclicos no triatomíneo até a penetração e reprodução nas células do hospedeiro vertebrado. Ressecamento das dejeções, espessura e defesas inespecíficas no nível do tegumento, anticorpos heterófilos ou específicos, defesas inespecíficas como properdinas etc. são obstáculos concretos à transmissão do parasito. Na observação geral, os maiores índices de transmissão da DCH ocorrem em grandes concentrações triatomínico-tripanossômicas no ambiente doméstico, sendo mais marcantes as situações envolvendo *T. infestans* e *R. prolixus* em grandes densidades intradomiciliares e com localidades altamente infestadas. Igualmente, fenômeno similar se observa no ciclo silvestre, quando reduzidos espaços naturais disponíveis redundam em alta concentração triatomínico-tripanossômica, ensejando grande pressão de transmissão sobre os reservatórios suscetíveis no local (Forattini, 1980; Dias e Coura, 1997).

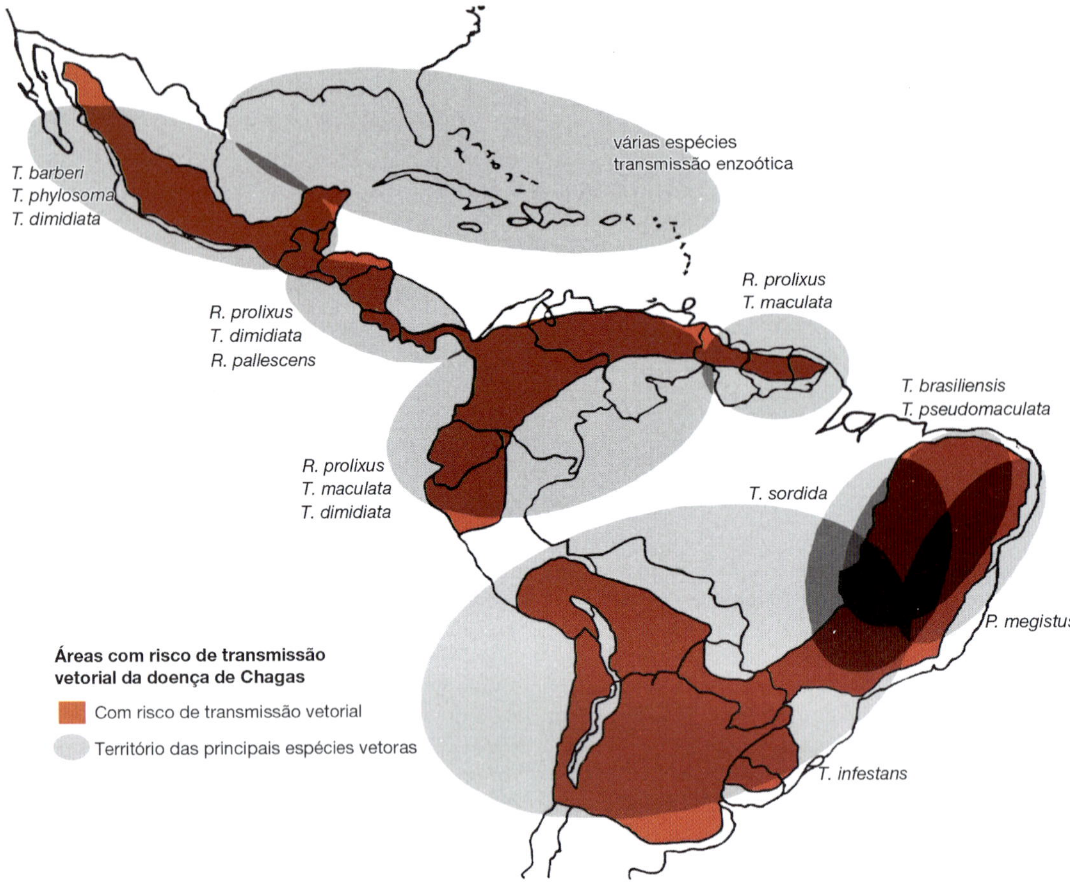

Figura 45.5 Áreas de risco de transmissão da doença de Chagas nas Américas. Fonte: Silveira, 2000.

▸ Reservatórios do T. cruzi na natureza e no ciclo doméstico

Trata-se exclusivamente de mamíferos de pequeno e médio portes. Relembre-se de que nos seus primórdios a tripanossomíase americana correspondia a uma zoonose ou enzootia silvestre, sendo que aves, anfíbios e répteis são animais refratários à infecção pelo *T. cruzi*. Não obstante, tais vertebrados desempenham relevante papel na história natural da doença de Chagas por serem importantes fontes alimentares dos triatomíneos, em múltiplas situações bioecológicas. Em geral os reservatórios silvestres e muitos dos domésticos se infectam pela contaminação com as dejeções de triatomíneos portadores do parasito, ou por via oral, pela ingestão de triatomíneos ou de outros mamíferos infectados. Geralmente, a infecção chagásica é mais benigna para os reservatórios silvestres do que para o homem e os principais reservatórios domésticos (Barretto, 1979; Dias, 2000; Carlier *et al.*, 2002). A infecção é também muito mais benigna em animais maiores e mais idosos, podendo eliminar-se em mamíferos de grande porte como bovídeos, equinos e mesmo caprinos. Há grande variedade nas taxas de infecção natural dos reservatórios pelo *T. cruzi*, diante de diferentes fatores como resistência/suscetibilidade, densidade vetorial etc. Em particular, papel relevante nesta cadeia têm aqueles reservatórios de origem silvestre que por circunstâncias bioecoetológicas costumam aproximar-se da vivenda humana e estabelecer elos importantes entre os ciclos silvestre e doméstico da parasitose. Classificados como *sinantrópicos*, os mais importantes são marsupiais e roedores, também ocorrendo o fenômeno, em menor monta, com alguns desdentados e quirópteros. Papel diferenciado têm alguns gambás sul-americanos (*Didelphis* sp.), pelo fato de que entre 5 e 20% destes animais apresentam em suas glândulas anais um ciclo particular do *T. cruzi*, anteriormente referido (Deane *et al.*, 1984). Em muitos estudos disponíveis têm sido mais frequentemente detectadas populações de *T. cruzi* do Grupo I nos reservatórios silvestres, seguindo-se o Grupo III. Não obstante, entre os sinantrópicos também se há isolado o Grupo II, o que mostra sua inserção no ciclo doméstico (Miles *et al.*, 2004). Entre os reservatórios naturais, em geral, a parasitemia é habitualmente alta em animais jovens e recém-infectados. Em alguns animais, como os gambás, a parasitemia costuma ser alta e constante, alcançando-se taxas de infecção frequentemente superiores a 30% (Barretto, 1979; Dias, 1997). De modo sumário, as principais ordens de mamíferos portadoras do parasito no ciclo silvestre com as respectivas espécies mais importantes (Barretto, 1979; Opas, 2009; Miles *et al.*, 2004; WHO, 2002) constam da Tabela 45.1.

Desta lista, os principais reservatórios da DCH são os marsupiais (gambás) e os roedores, encontrados infectados em praticamente todos os países latino-americanos. Ambos, embora silvestres de origem, se acercam muito do homem e chegam a viver no intradomicílio, especialmente nas épocas de colheita e armazenamento de grãos. Do ponto de vista prático, a eliminação de reservatórios não é considerada medida

Tabela 45.1 Principais ordens de mamíferos portadoras do parasito no ciclo silvestre com as respectivas espécies mais importantes.

Ordem	Gênero e espécie
Marsupialia	*Didelphis albiventris, D. azareae, D. marsupialis* (gambás), *Monodelphis* sp. ("rato-cachorro"), *Marmosa cynerea, M. elegans* ("marmosas"), *Philander opossum*
Edentata	*Dasypus novencintus, D. mexicanus, Bradypus infuscatus* ("tatus"), *Tamandua tetradactyla* ("tamanduá")
Chiroptera	*Phyllostomus hastatus, P. elongatus, Carolla perspicilata, Desmodus rotundus, Eptesicus brasiliensis, Glossophaga soricina* (todos morcegos)
Carnivora	*Cerdocyon thous, Dusycon griséus, D. vetulus, Urocyon cinereoargenteous, Nasua* sp., *Eira Barbara, Felis yaguaroundi* (geralmente gatos e cachorros do mato)
Lagomorpha	*Dryctolagus cuniculus, Sylvilagus orenoci*
Rodentia	*Sciurus* sp., *Akodon* sp., *Neotoma* sp., *Oryzomis* sp., *Dasyprocta* sp., *Coendou* sp., *Cavia* sp., *Gallea spikii* (e outros tipos de ratos e roedores)
Primates	*Alouatta* sp., *Ateles* sp., *Callicebos* sp., *Cebus* sp., *Saimiri* sp. (e uma vasta relação de macacos, especialmente de pequeno porte)

eletiva no controle da DCH, embora o controle ambiental na perspectiva de afastamento desses animais da vivenda humana seja de interesse.

No ciclo doméstico são geralmente reservatórios importantes, além do próprio homem, os mamíferos de pequeno e médio portes que participam de seu entorno, a começar pelos carnívoros *Canis familiaris* (cão) e *Felis domesticus* (gato), com taxas de infecção natural variando nas áreas endêmicas, respectivamente, de 2 a 50% e de 0 a 60%. Seguem-se vários roedores domésticos, especialmente *R. rattus* (rato comum), *R. norvergicus* (ratazana do esgoto), *Mus musculus* (camundongo) e *Cavia porcellus* (cobaia), que podem infectar mamíferos maiores quando por eles ingeridos. Uma particularidade dos roedores é também albergar outro tripanossomatídeo semelhante ao *T. cruzi*, o *T. conorhini*, não patogênico, que se transmite por um triatomíneo encontradiço em regiões portuárias, o *T. rubrofasciata*. Outra ordem de importância é a Lagomorpha (coelhos: *D. cuniculus*), em cujos viveiros às vezes se capturam centenas de triatomíneos. São animais mantidos em cativeiro para alimentação, como roedores do gênero *Cavia* (cobaias e preás), criados especialmente por povos andinos. Já mamíferos de maior porte da ordem Artiodactyla como suínos (*Sus scropha*) e caprinos (*Capra hyrcus*), muito frequentes nas áreas endêmicas, embora possam eventualmente achar-se infectados (basicamente animais jovens), apresentam parasitemia extremamente baixa e transitória, de modo geral, não sendo considerados importantes reservatórios do *T. cruzi*. Um fato epidemiológico relevante em relação aos reservatórios domésticos é a diminuição progressiva de suas taxas de infecção natural pelo *T. cruzi*, com o progredir do controle dos triatomíneos domiciliares. Um exemplo refere-se às taxas de infecção de cães e gatos em áreas endêmicas de Minas Gerais e São Paulo, Brasil, que atingiam entre 5 e 30% nos anos 1950 e hoje raramente ultrapassam 0,5% (Dias e Coura, 1997). São dados que mostram a fundamental importância dos triatomíneos na manutenção e expansão do ciclo doméstico do parasito, de um lado, e que de outro relativizam outros mecanismos de transmissão, como o congênito e o oral. No tocante à patogenia, os animais domésticos apresentam graus variáveis de dano quando experimentalmente infectados, desenvolvendo-se formas agudas, arritmias e mesmo insuficiência cardíaca em cães, coelhos e roedores, no laboratório, assim como desnervação autonômica e graus variáveis de esôfago e colopatias.

▸ Epidemiologia da DCH

Trata-se em princípio de uma endemia rural, de populações pobres e de pouca cultura, que vivem em casebres de má qualidade onde se domiciliam, com relativa facilidade, algumas das espécies do inseto vetor (Martins, 1968). No Brasil, sua maior dispersão e incidência parecem ter ocorrido na primeira metade do século 20, para isto concorrendo basicamente a transmissão vetorial. A partir dos anos 1940, mercê de mudanças nos sistemas de produção, nota-se uma progressiva *urbanização da endemia*, fruto das crescentes migrações das populações rurais para as cidades e também do crescimento do número de casos produzidos pela via transfusional, inclusive para países não endêmicos (Dias, 2000; WHO, 2002). Por exemplo, admite-se hoje que dos cerca de 2 a 3 milhões de infectados existentes no Brasil, pelo menos 60% estejam vivendo no espaço urbano, proporção que pode ser similar na Argentina, no Uruguai e na Venezuela. Disto resulta a maior demanda de atenção médica nos centros maiores, o que acarreta, por sua vez, maior interesse de clínicos e cirurgiões pela doença. Neste contexto, o custo médico e social da DCH é muito alto (Dias e Coura, 1997; WHO, 2002), podendo-se estimar que cause a perda de cerca de 750 mil anos de vida por ano nos 7 países americanos do Cone Sul, correspondendo a US$ 1.208 milhão/ano. Similarmente, o absenteísmo mínimo estimado de 75.000 trabalhadores/ano apenas no Brasil poderia representar uma perda de mais de US$ 5.625.000/ano (Carlier *et al.*, 2002). Não obstante, estes dados praticamente não aparecem nem impactam os centros de decisão, face à mesma marginalidade (ou exclusão) que caracteriza as populações chagásicas no continente (Dias, 2002). Por outro lado, em ambientes primitivamente preservados, como a Amazônia, novas áreas endêmicas de DCH tendem a ocorrer na América Latina (Forattini, 1980; Dias e Coura, 1997). Em geral, os ciclos silvestre e doméstico do parasito se relacionam e se integram de modo dinâmico e complexo. As principais formas de transmissão do *T. cruzi* no ciclo enzoótico são a vetorial e a oral, esta última envolvendo a ingestão de vetores e animais infectados por mamíferos suscetíveis. Na DCH o homem é o principal reservatório e a principal forma de transmissão é a vetorial, seguindo-se a transfusional, também com alguma importância para a congênita. A evolução da infecção é geralmente muito benigna no ciclo silvestre, ao contrário da DCH, em que a morbimortalidade é importante e se apresenta com conotações regionais.

▪ Panorama atual da DCH no continente

Pode-se dizer que a DCH se encontra em diferentes estágios de progressão, segundo o país ou a região. Em países como Argentina, Brasil, Uruguai, Chile e Venezuela há uma forte tendência à queda da incidência, fruto de programas de controle (principalmente sobre o vetor) e também de esvaziamento populacional e/ou melhoria de condições de vida de populações rurais. Em outros países como Bolívia, Paraguai e parte do Peru

Tabela 45.2 Características epidemiológicas gerais de 4 grupos de países das Américas.

Grupos	Países	Características epidemiológicas	Observações
I	Argentina, Bolívia, Brasil, Chile, Equador, Honduras, Paraguai, Peru, Uruguai e Venezuela	Ciclos domésticos com zonas de alta prevalência de infecção humana. Predomínio de cardiopatia crônica chagásica; ocorrência de formas digestivas ao sul do Equador. Ciclos silvestres importantes em diversos ambientes naturais. Ciclo silvestre de *Triatoma infestans* em áreas restritas da Bolívia	Programas de controle vetorial e transfusional na maioria dos países, com perspectivas de eliminação de *T. infestans* e *Rhodnius prolixus* (espécies basicamente domiciliares)
II	Colômbia, Costa Rica e México	Ciclo doméstico com detecção de cardiopatia chagásica crônica. Ocorrência de doadores de sangue infectados. Ciclos silvestres detectados	Programas de controle ausentes ou incipientes
III	El Salvador, Guatemala, Nicarágua e Panamá	Ciclos domésticos e silvestres detectados. Poucas informações clínicas	Início de ações de controle em Guatemala e Nicarágua
IV	Antilhas, Bahamas, Belize, Cuba, Estados Unidos, Guianas, Haiti, Jamaica, Suriname	Presença de ciclos silvestres. Raros casos humanos autóctones. Poucas informações clínicas. Numerosos imigrantes infectados nos Estados Unidos	Ausência de programas de controle

Modificado de Carlier *et al.*, 2002.

há grande prevalência e incidência da endemia, pela ausência de ações de controle (que agora, felizmente, ao que tudo indica, estão começando). Na Colômbia, Equador, América Central e México não existem programas regulares de controle e os índices de prevalência são relativamente altos em algumas regiões, mas faltam ainda estudos sobre o peso médico-social da endemia (Carlier *et al.*, 2002; WHO, 2002). Já no plano clinicoepidemiológico, também os padrões de morbidade apresentam diferenças regionais de importância prática. Por exemplo, as formas digestivas e as manifestações de disautonomia são muito raras ao norte da linha equatorial, sendo a cardiopatia chagásica muito mais evidente e grave em áreas do Brasil Central ou Sudeste, em comparação com alguns setores do Rio Grande do Sul ou da América Central (Dias e Coura, 1997; Prata, 2001). Hoje se estima que entre 8 e 11 milhões de pessoas se achem infectadas pelo *T. cruzi*, em 18 países latino-americanos, com mais de 40 milhões ainda expostas ao risco de infecção (CDC, 2010). A Tabela 45.2 mostra, em grupos genéricos os países onde ocorre naturalmente a tripanossomíase americana, segundo características epidemiológicas básicas.

Transmissão, evolução e peculiaridades geográficas da DCH

Em um esquema simples, as principais possibilidades de transmissão do *T. cruzi* ao homem podem ser esquematizadas, considerando-se dados disponíveis para o final do século 20 (Tabela 45.3).

Sabe-se que a dinâmica e a ocorrência dos distintos mecanismos de transmissão irão variar conforme as condições e circunstâncias de cada região, local e momento histórico. Em geral, a transmissão vetorial constitui fonte da imensa maioria dos casos conhecidos e representa a base de produção das demais vias já comprovadas, especialmente em áreas endêmicas. A DCH se originou fundamentalmente do contato homem-triatomíneo domiciliado, dispersando-se pela atual área endêmica a partir de invasão de nichos silvestres, ação antrópica, migrações e fatores sociopolíticos (Martins, 1968; Dias e Coura, 1997). No âmbito silvestre são habituais as vias vetorial e oral. Com a urbanização e com a modernização da medicina emergiu a transmissão transfusional após 1930, posteriormente surgindo a via de transplantes, passando estas

Tabela 45.3 Mecanismos possíveis de transmissão da doença de Chagas humana.

Mecanismos ocorrentes	
Habituais	Vetorial entre 70 e 90% dos casos
	Transfusional 1 a 20%
	Congênito 0,5 a 10%
Secundários (comprovados)	Oral: ingestão de alimentos contaminados com material infectante, especialmente proveniente de triatomíneos (fezes, insetos triturados; possibilidades de ingestão de carne crua ou mal cozida de animais infectados; possibilidade remota de contaminação pelo leite de lactantes infectadas)
	Transplante de órgãos: já descritos casos em transplante renal, cardíaco e possivelmente pancreático e de medula, com doador infectado e receptor suscetível
	Acidental: várias possibilidades por manejo principalmente em laboratório de material humano ou experimental infectado com *T. cruzi*, especialmente sangue, fezes de triatomíneos e formas de cultura
Mecanismos possíveis ou hipotéticos	
Outros vetores	Possibilidade por meio de cimicídios, pulicídios, anoplura, mosquitos hematófagos etc., após contato com casos agudos da DCH, contaminando suscetíveis mediante picada e regurgitação de conteúdo estomacal
Vetorial por picada	Possibilidade muito remota, mediante regurgitação de formas recém-ingeridas de *T. cruzi*
Sexual	Relação de homem suscetível com mulher infectada em período menstrual, eliminação de tripanossomas no esperma de homens infectados etc.
Esdrúxulos	Beijo, induzida criminal, por contato com fezes de triatomíneos em paredes, juras amorosas com intercâmbio de sangue, promiscuidade com seringas entre usuários de drogas injetáveis etc.

Citada em Dias e Coura, 1997.

vias realmente a uma situação de controle nos anos 1980, após a emergência da AIDS. No caso das formas hipotéticas, elas dependem de elevada concentração tripanossômica e eventualmente da densidade triatomínica. Na prática, à medida que se controla a via vetorial, crescem em importância relativa as outras vias, posteriormente ocorrendo impacto positivo sobre as mesmas (redução de fontes infectantes). No âmbito da transmissão vetorial, observa-se que a ocorrência da mesma é difícil, exigindo repetidos contatos infectantes. Os principais gradientes de risco quanto a esta via resumem-se em (Carcavallo *et al.*, 1997; Dias e Coura, 1997; Dujardin e Schofield, 2004; Miles, 2004):

- Voracidade e estágio evolutivo da espécie: são naturalmente melhores transmissoras as espécies mais vorazes (*R. prolixus* mais do que *T. maculata*, por exemplo) e os insetos de maior volume e com maior tempo de vida, por múltiplas possibilidades de infecção
- Antropofilia: característica marcante em *T. infestans*, por exemplo, enquanto *T. sordida* e *Psammolestes* sp. têm preferência por sangue de aves (refratárias ao *T. cruzi*)
- Irritabilidade do inseto e da fonte alimentar, no ato da picada
- Capacidade de domiciliação e colonização do vetor
- Tempo sucção-defecação
- Volume e características da dejeção
- Adaptabilidade do vetor à cepa circulante na região
- Capacidade de multiplicação e diferenciação do *T. cruzi* no interior do inseto.

Por outro lado, fatores ligados ao parasito (população, virulência/atenuação), ao inóculo e à via de inoculação mostram inegáveis evidências de interferência na evolução e patogênese da doença, bem caracterizados no modelo experimental e na observação. Igualmente, fatores relativos ao hospedeiro (cor, idade, estado imunológico e nutricional, presença de coinfecções) também o fazem. No plano epidemiológico mais geral, são reconhecidas as diferenças geográficas quanto à infecção e o perfil clinicoevolutivo da DCH.

Considerando a infecção chagásica humana, as diferenças geográficas podem ser observadas em estudos sorológicos focais realizados em pequenas amostras populacionais de áreas endêmicas ou em inquérito de abrangência nacional, como o realizado no Brasil, no período de 1975 a 1980 (Camargo *et al.*, 1984), patrocinado pelo Ministério da Saúde, com resultados indicando maiores prevalências nas populações rurais dos estados do Rio Grande do Sul, Minas Gerais, Goiás, Sergipe e Bahia (Tabela 45.4), nos quais os principais vetores, na ocasião das pesquisas, eram *Triatoma infestans* e *Panstrongylus megistus* (Silveira *et al.*, 1984), ambas as espécies com elevado potencial de transmissão do *T. cruzi*.

Outro aspecto da infecção, a parasitemia, medida pelo xenodiagnóstico ou pela reação em cadeia da polimerase (PCR = *polymerase chain reaction*) apresenta-se com significativas diferenças geográficas, destacando-se a associação direta entre os percentuais de positividade e a prevalência de cardiopatia chagásica crônica (Coura *et al.*, 1999). Estudos sobre a resposta imune humoral em chagásicos crônicos de diversas áreas endêmicas do Brasil têm mostrado importantes diferenças geográficas: maiores níveis de anticorpos anti-*T. cruzi* entre os pacientes procedentes de áreas com as maiores prevalências de cardiopatia chagásica crônica (Oelemann *et al.*, 1996; Bulhões *et al.*, 2004).

Considerando a morbidade cardiodigestiva, avaliada mediante estudos clinicoepidemiológicos transversais e longitudinais em diferentes áreas endêmicas, observa-se o predomínio da cardiopatia e do megaesôfago em determinadas regiões, configuradas nas observações feitas em coortes de pacientes vivendo no Rio de Janeiro (fora das áreas endêmicas de origem) e de pacientes vivendo em áreas endêmicas de Minas Gerais, Piauí e Paraíba (Coura *et al.*, 1983; 1984) nas quais os autores observaram prevalência de cardiopatia chagásica crônica significativamente maior entre os pacientes de Minas Gerais (dos municípios de Pains, Iguatama e Virgem da Lapa) e Piauí (do município de Oeiras) em comparação com os pacientes da Paraíba (de oito municípios do Sertão), confirmando os resultados preliminares do inquérito eletrocardiográfico nacional realizado no período de 1975 a 1980 (Macedo *et al.*, 1982). Os megas digestivos, representados principalmente por megaesôfago, têm sido diagnosticados em mais de 8% dos chagásicos crônicos de Minas Gerais e Goiás (Dias *et al.*, 1982; Castro *et al.*, 2005); na faixa de 2% entre os chagásicos do Sertão da Paraíba (Borges-Pereira *et al.*, 1987) e não diagnosticado entre os chagásicos de Barcelos (Amazonas), até o momento (Brum-Soares *et al.*, 2010).

Provavelmente, essas diferenças geográficas são expressões dos múltiplos fatores decorrentes das interações ecológicas, epidemiológicas, parasitológicas e genéticas, determinantes da patologia chagásica.

Tabela 45.4 Estimativa de prevalência de reações sorológicas positivas segundo unidades da Federação (1975-1980).

Unidades da Federação*	Estimativa de prevalência (por 100)
Rio Grande do Sul	8,84
Minas Gerais	8,83
Goiás	7,40
Sergipe	5,97
Bahia	5,44
Piauí	4,04
Paraná	4,00
Paraíba	3,48
Mato Grosso	2,82
Pernambuco	2,79
Alagoas	2,48
Mato Grosso do Sul	2,46
Acre	2,39
Amazonas	1,88
Rio Grande do Norte	1,78
Rio de Janeiro	1,75
Santa Catarina	1,39
Ceará	0,84
Pará	0,56
Rondônia	0,41
Espírito Santo	0,32
Roraima	0,31
Maranhão	0,12

*Excluindo São Paulo e Distrito Federal. Fonte: inquérito sorológico nacional (Camargo *et al.*, 1984).

▸ Patogenia e anatomia patológica

De maneira geral, a relação parasito-hospedeiro apresenta variações conforme múltiplas circunstâncias, tendendo ao equilíbrio e estabilidade quanto mais antiga for a interação entre as espécies. Praticamente não ocorrem lesões ou dano na interação do *T. cruzi* com o inseto vetor, assim como também na maior parte das infecções do ciclo silvestre, em que as adaptações existem há milhões de anos. Em contraste, a DCH é muito mais recente, daí decorrendo maior morbimortalidade, o que também se observa em vários animais de laboratório anteriormente não expostos ao parasito (Carlier *et al.*, 2002; Miles, 2004). Embora vários fatores e mecanismos fisiopatogenéticos estejam envolvidos na DCH, presentemente se reconhece que o papel do parasito é fundamental na gênese e no curso das lesões desta enfermidade. Trata-se de fisiopatogenia complexa, achando-se o fator "parasito" naturalmente associado a outros mecanismos de natureza imunológica anatômica e físico-química, todos eles inter-relacionados durante o curso da infecção.

São três os processos patológicos básicos que o parasito induz nos vertebrados: a *resposta inflamatória*, as *lesões celulares* e a *fibrose*. Estes processos podem ocorrer em diversos órgãos e tecidos do vertebrado, aparecendo com maior frequência e intensidade no coração, tubo digestivo e sistema nervoso. Na sua história natural, a DCH apresenta particularidades de sua patogenia e anatomia patológica segundo o estágio evolutivo. Nas fases iniciais da primoinfecção, imediatamente após a inoculação, o parasito penetra preferentemente em fibroblastos e macrófagos, aí permanecendo por 3 até 5 dias, em processo de multiplicação. Ao final deste período, a célula se rompe (ou inicia sua degeneração) também degenerando alguns parasitos antes de se completar o ciclo replicativo. Antes do rompimento celular não ocorrerá inflamação. Os tripomastigotas resultantes estarão viáveis e irão para a corrente circulatória, logo invadindo células vizinhas. Entrementes, das células recém-rompidas serão lançados no interstício muitos restos celulares e parasitos mortos (os que não conseguiram se diferenciar), elementos estes que irão desencadear a resposta inflamatória focal inicial. Com a repetição sucessiva dos ciclos, geralmente em grande intensidade durante a fase aguda (devido ao intenso parasitismo), aumentam progressivamente os focos inflamatórios, sendo maiores as repercussões anatômicas e clínicas no miocárdio e no sistema nervoso. Nos quadros mais graves, estes focos se ampliam e confluem, tomando aspecto difuso. O parasitismo do sangue e dos tecidos irá se intensificando na medida em que a infecção não for reprimida pelas defesas do organismo ou pelo tratamento específico, característica dos casos agudos mais graves. Predominam no processo inflamatório agudo os fenômenos vasculares, exsudativos e necrótico-degenerativos, sendo o exsudato celular formado principalmente por macrófagos e linfócitos. É fundamental o papel do parasito e da resposta inflamatória na gênese das lesões agudas, observando-se a redução das mesmas na medida em que diminui o parasitismo. Isto também se reflete na clínica (regressão do quadro), especialmente quando se instala o tratamento antiparasitário. Com o advento da fase crônica, o parasitismo declina significativamente e surge uma franca desproporção entre o número de parasitos nos tecidos e a resposta inflamatória. Na realidade, o ciclo parasitário tem continuidade na fase crônica, com repetidas reinvasões celulares, porém com uma intensidade muito menor, em razão da repressão que as defesas do hospedeiro passam a exercer sobre o *T. cruzi*. Tal desproporção, somada ao tipo de esxudato crônico e à presença de granulomas em algumas lesões, levou à suspeita de que mecanismos imunológicos como a autoimunidade e a hipersensibilidade retardada estivessem envolvidos na gênese da inflamação crônica, fazendo com que por longo tempo o papel do parasito fosse nesta fase minimizado. Ultimamente este assunto tem sido revisado, utilizando-se técnicas modernas de PCR e anticorpos monoclonais, que demonstram a presença do parasito ou de frações de seu genoma, e mesmo de outros antígenos parasitários nos focos inflamatórios crônicos. Nestes estudos, a intensidade da resposta inflamatória guarda relação direta com a maior ou menor presença do parasito. As *lesões celulares* ocorrem em diferentes intensidades, desde alterações mínimas e reversíveis até necroses extensas e avançado processo fibrótico, devidas à ação direta do parasito e/ou a outros mecanismos, como a ação citotóxica de células $CD8^+$ e a ação direta de células $CD4^+$, podendo estas células estar parasitadas ou não. Na DCH, as lesões celulares de maior repercussão são aquelas que ocorrem nas miocélulas cardíacas nos neurônios. No sistema nervoso autônomo, a destruição celular ocorre durante toda a doença, sendo muito mais intensa na fase aguda, por meio de processos decorrentes de ganglionite e periganglionite (Lopes e Chapadeiro, 2004). A *fibrose* corresponde a uma das mais características e a mais tardia das alterações da DCH crônica, principalmente no miocárdio, onde se desenvolve com maior intensidade que em cardiopatias de outra etiologia. O processo fibrótico se instala lenta e gradualmente já na fase aguda, mas sua manifestação dar-se-á muito mais tardiamente. Em suma, trata-se de uma neoformação colágena, pobremente vascularizada e que apresenta extrema dificuldade de regressão. Em sua gênese participam a reação inflamatória e os fenômenos vasculares (especialmente de microcirculação) e imunológicos, atuando interativamente. As lesões podem instituir-se ou agravar-se mediante a ação de imunocomplexos, agressão celular e autoimunidade. De maneira especial, a imunopatogenia na tripanossomíase americana se comprova tanto em animais de laboratório submetidos a imunodepressão (por fármacos, irradiação ou ablação de timo) como no ser humano quando imunossuprimido por coinfecções como o HIV. A fibrose da DCH e dos animais de laboratório ocorre basicamente por substituição de miocélulas destruídas, surgindo focalmente a princípio e progredindo para confluência e generalização. Mais tarde acaba por formar um verdadeiro esqueleto interno, capaz de restringir a função hemodinâmica e precipitar a insuficiência cardíaca (Guimarães, 1997; Lopes e Chapadeiro, 2004).

A seguir e resumidamente se apresentam as características anatomopatológicas no curso da tripanossomíase, com bases na história natural da DCH.

Doença de Chagas aguda

Depois da contaminação, os tripomastigotas invadem as células, preferentemente do sistema macrofágico-mononuclear. Aí irão realizar os primeiros ciclos intracelulares, em um período de incubação de 5 até 7 dias, a partir do qual grande quantidade de novos tripomastigotas cai no sangue e na corrente linfática, daí se dispersando por todo o organismo, preferentemente para o miocárdio. Descreve-se na "porta de entrada" uma reação proliferativa com fibroblastos, células endoteliais e macrófagos (parasitados ou não), além de congestão e edema, configurando focos de paniculite e reações granulomatosas. Surgem miocardite difusa, com intenso parasitismo e lesões mais importantes nas miocélulas e no sistema de condução. A flogose é intensa, com exsudato linfomonocitário predominante. Macroscopicamente há cardiomegalia, estando o coração flácido e congesto. No tubo digestivo se destacam miosite focal e comprometimento dos plexos nervosos intramurais das vísceras ocas, com acentuadas lesões neuronais, especialmente no parassimpático. No sistema nervoso central (SNC), além do sistema autônomo já referido, nos casos mais graves haverá invasão do espaço meníngeo, ocasionando meningoencefalite multifocal de células mononucleares. Muitos outros órgãos e sistemas podem ser acometidos na fase aguda, mas, em geral, isto se passa com baixa ou nenhuma repercussão clínica (Dias, 1990; Nacruth, 1990). A resposta imune na doença de Chagas aguda (DCA) será constituída de hipersensibilidade celular no local de entrada e de reação inespecífica inicial, por meio de macrófagos e neutrófilos. Anticorpos heterófilos inatos denominados "anti-Gal" são capazes de reconhecer o *T. cruzi* e a ele se ligarem, apresentando atividade lítica. A formação de anticorpos específicos da classe IgM é relativamente precoce, iniciando-se ao fim da primeira semana e mantendo níveis altos durante toda a fase aguda, o que pode ajudar no diagnóstico etiológico da DCA. Em nível celular, a infecção pelo *T. cruzi* resulta basicamente em ativação policlonal linfocitária. A invasão de macrófagos do hospedeiro por tripomastigotas inicia a resposta inata pelo recrutamento e ativação de células NK e linfócitos T, envolvendo a secreção de interleucina-12 e fator de necrose tumoral pelos macrófagos. Já as células NK atuam sobre os macrófagos, induzindo à produção de óxido nítrico e a eliminação de formas intracelulares do parasito. Experimentalmente, animais com deficiência na maturação de linfócitos T e B desenvolvem a imunidade inata, mas não a adquirida. Por sua vez, animais deficientes em linfócitos T CD4 e T CD8 serão muito mais suscetíveis à infecção pelo *T. cruzi,* apresentando alta mortalidade e parasitemia (Ferreira *et al.*, 1996). No âmbito histológico da DCA, as formas amastigotas do *T. cruzi* serão encontradas em vários tecidos e células, como na camada muscular de vários segmentos do tubo digestivo, no miométrio, nas paredes da veia central da suprarrenal, na musculatura estriada em geral, no SNC etc., conformando-se nestes locais uma reação inflamatória focal. No miocárdio, em particular, a resposta em geral é mais intensa, exibindo de intensidade com o grau do parasitismo. Ao microscópio veem-se intenso infiltrado mononuclear e edema, dissociando as fibras cardíacas, as quais podem exibir graus diversos de destruição e alterações regressivas, sendo os parasitos facilmente encontrados. A reação inflamatória exerce papel fundamental na patogenia da doença, desencadeando-se após a ruptura dos primeiros pseudocistos, a partir provavelmente de antígenos de parasitos em degeneração. Predominam aí pequenos linfócitos, linfócitos NK, macrófagos e plasmócitos. Neste contexto, uma grande série de mediadores pró-inflamatórios como IL-1, IL-6, IL-12, e TNF-α emergem precocemente na fase aguda, secretados por macrófagos e células dendríticas, logo ativando outras células inflamatórias que desencadeiam a resposta mais específica contra o parasito, mediante células T e anticorpos, também mediadas por INF-γ (Cunha-Neto *et al.* 2009) Na DCA ocorre uma microangiopatia devido a lesões endoteliais, com agregação plaquetária e microtromboses. Clinicamente, no coração, a DCA se caracteriza por miocardite aguda, com tendência a insuficiência cardíaca, exteriorizando os casos mais graves por descompensação, sinais eletrocardiográficos de sofrimento (desordens da repolarização, alongamento de PR) e cardiomegalia (aos raios X [Rx]). No SNC haverá meningoencefalite difusa nos casos mais graves. A evolução dos infiltrados focais ou difusos se faz lentamente, ocorrendo deposição de colágeno em maior ou menor intensidade. Já ao longo do SNA, haverá destruição de gânglios e neurônios, predominando lesões do parassimpático intramural no tubo digestivo, ureteres, bexiga etc., por meio de ganglionite e periganglionite (Köberle, 1961; Andrade, 2000; Lopes e Chapadeiro, 2004). O tratamento específico costuma abortar a evolução clinicopatológica, destruindo maciçamente parasitos sanguíneos e endocelulares, o que resulta na defervescência do processo inflamatório. Não sobrevindo a morte, todo o processo inflamatório regredirá progressivamente, em paralelo com a diminuição da parasitemia e com a ascensão dos anticorpos. Caracterizar-se-á o término da fase aguda quando os parasitos circulantes não mais forem detectados aos exames parasitológicos diretos, elevando-se anticorpos da classe IgG e decrescendo a febre, o que ocorre em algumas semanas nos casos mais típicos de DCA não tratada (Laranja *et al.*, 1956; Dias, 1982).

Forma crônica indeterminada

Por definição ocorre na fase crônica da infecção (definida pela baixa parasitemia e pelo alto nível de anticorpos), sendo assintomática e sem manifestações clínicas demonstráveis pela propedêutica habitual, acrescida do eletrocardiograma e de Rx (coração, esôfago e cólon). Depois da fase aguda, a maioria dos pacientes evolui durante uma ou duas décadas na forma crônica indeterminada [FCI], podendo nela permanecer ou, aos poucos, dela sair para uma forma clinicamente definida. O substrato anatômico básico da FCI consiste na ocorrência de focos inflamatórios espaçados, pequenos e escassos, aleatoriamente dispersos no organismo, onde o parasito é dificilmente encontrado por meio das técnicas histopatológicas convencionais (Andrade, 2000). Embora comumente exista esta infecção ativa na FCI, praticamente não há lesões clinicamente demonstráveis, estando os órgãos e sistemas preservados em sua anatomia básica e em sua reserva funcional (Macedo, 1997; Andrade, 2000; Lopes e Chapadeiro, 2004). Microscopicamente somente raros e dispersos focos de pequenos infiltrados inflamatórios são eventualmente encontrados, com parasitismo muito escasso e praticamente sem miocitólise ou fibrose. Podem ocorrer epicardite crônica produtiva de tipo linfoplasmocitário, com lesões ganglionares ou periganglionares, além de miocardite focal muito discreta (pequenos exsudatos de células mononucleadas e/ou granulomas dispersos), em focos esparsos de tipo cicatricial (Nacruth, 1990; Siqueira Batista, 1996; Lopes e Chapadeiro, 2004). A desnervação autonômica está presente na maioria dos casos estudados, porém em um grau geralmente discreto, consequentemente abaixo do limite clínico de sua percepção. Em geral, depois de longo tempo, uma parte dos pacientes pode evoluir para uma forma cardíaca ou digestiva, na proporção de 2 a 3% ao ano; por sua vez, entre 30 e 50% irão permanecer nesta forma indeterminada pelo resto de suas vidas (Macedo, 1997; 1999). Segundo Andrade (2000), juntando-se os dados de evolução clínica com evidências anatomopatológicas em modelos experimentais, pode-se interpretar que focos inflamatórios detectados na FCI apresentam um ciclo evolutivo genérico no qual o estímulo básico (provavelmente parasitário) atrai células inflamatórias aparentemente inibidas no seu potencial agressivo, embora capazes de se acumular no interstício e mesmo de discreto grau de fibrose. Estas células, após certo tempo, são removidas por apoptose, também sendo degradado o excesso de matriz colagenosa, caracterizando-se a FCI por um ciclo histopatológico discreto, autolimitado e equilibrado, que explica a boa evolução clínica do paciente. Rompido este equilíbrio (por imunossupressão ou outros fatores ainda mal conhecidos), aumentarão os focos inflamatórios em extensão e intensidade, sobrevindo uma forma crônica clinicamente definida ou uma forma subaguda (Laranja *et al.*, 1956; Macedo, 1997; Lopes e Chapadeiro, 2004). Imunologicamente, os pacientes em FCI apresentam igual teor de anticorpos IgG e mais baixos níveis circulantes de TNF-α e CCL2 quando comparados com infectados crônicos cardíacos (Cunha-Neto *et al.*, 2009).

▪ Forma crônica cardíaca

Macroscopicamente, o coração afetado pela DCH crônica pode se apresentar com peso e volume normais (estágios iniciais, formas arrítmicas sem insuficiência cardíaca) ou progressivamente aumentado, chegando a volumes muito grandes e peso acima de 1.000 g. Nestes casos terá aspecto globoso e macilento, os vasos congestos e coloração castanho-vinhosa decorrente de hiperemia (Nacruth, 1990; Ferreira *et al.*, 1996). O aumento de volume se deve principalmente à dilatação de miocélulas, embora fenômenos de hipertrofia também estejam presentes, em especial nas fases iniciais desta cardiopatia (Laranja *et al.*, 1956; Andrade, 2000). O pericárdio apresenta espessamentos de intensidade e distribuição variável, assim como focos de epicardite fibrinosa, ocorrendo derrame de aspecto amarelo citrino nos casos de insuficiência cardíaca avançada. No endocárdio podem observar-se infiltrados inflamatórios crônicos, alargamento dos anéis valvulares e hipertrofia de músculos papilares. Em necropsias de cardiopatas crônicos chagásicos, entre 55 e 60% apresentam adelgaçamento do vórtex cardíaco, uma lesão muito típica da DCH, conhecida por "lesão da ponta", "aneurisma de ponta" ou "lesão vorticilar". Microscopicamente, inflamação crônica, miocitólise e fibrose ocorrem progressivamente, interessando os três folhetos do órgão. As principais lesões se encontram no miocárdio, com importante destruição de miocélulas e do sistema excitocondutor (His-Purkinje), o que origina as síndromes básicas, respectivamente, de insuficiência cardíaca (ICC) e arritmias. Também ocorrem lesões significativas no SNA (destruição neuronal predominantemente parassimpática), mas, diferentemente do tubo digestivo, no coração estas alterações não constituem nem o principal nem o único mecanismo fisiopatogenético (Andrade, 2000; Lopes e Chapadeiro, 2004). O parasito estará presente nesta cardiopatia, embora de difícil detecção por microscopia comum, sendo melhor o emprego de técnicas imuno-histoquímicas, como a peroxidase-antiperoxidase. Em geral são escassos os focos, tratando-se de pseudocistos de amastigotas, geralmente justapostos ou adjacentes a focos inflamatórios ativos de células mononucleadas, não cabendo dúvida de que aí representem importante estímulo antigênico na evolução das lesões (Laranja *et al.*, 1956; Higushi *et al.*, 1993; Andrade, 2000; Lopes e Chapadeiro, 2004). Em geral, depois de instalada, a cardiopatia chagásica crônica (CCC) apresenta caráter progressivo e tende a agravar-se, pela reiterada superposição da inflamação, da destruição celular e da fibrose. Adicionalmente, fenômenos de estase e microembolias na microcirculação favorecem a deterioração funcional, potenciados por uma verdadeira subversão na arquitetura miocelular. Nas fases iniciais, a CCC costuma apresentar focos inflamatórios isolados ou confluentes, que se traduzem em discinesias segmentares ao ecocardiograma. Progressivamente, hipertrofia e dilatação de miocélulas remanescentes, em caráter de compensação, terminam por acentuar a perda funcional, evoluindo o paciente para um quadro de cardiomiopatia dilatada, que se complica com a fibrose. Em paralelo, esta cardiopatia favorece o surgimento de adelgaçamentos e aneurismas das paredes cardíacas, particularmente na parte ventricular. Instalada a cardiomegalia, o quadro de insuficiência cardíaca evolui progressivamente e favorece a formação de tromboses e embolias intramurais. Ao desprender-se da parede, estes trombos e êmbolos provocam quadros importantes de tromboembolismos e infartos periféricos, especialmente no âmbito de rins, pulmões, baço e cérebro. Com respeito às arritmias, a miocardite parece exercer importante papel desencadeador, podendo ser detectados eletricamente focos arritmogênicos em áreas inflamadas ou aneurismáticas do miocárdio (focos de reentrada ou de aumento da automação ventricular). No âmbito excitocondutor, os processos patogênicos já descritos irão romper ou destruir os nódulos cardíacos e o feixe de His, provocando todos os tipos de bloqueios na formação e condução do estímulo. A evolução natural da cardiopatia crônica da DCH direciona-se para uma franca e progressiva insuficiência cardíaca. Em paralelo, geralmente antes, desenvolvem-se os distúrbios de formação e condução do estímulo elétrico, o que com frequência conduz à morte súbita, interrompendo a evolução tradicional para insuficiência cardíaca. Não obstante, nos estágios mais avançados da insuficiência sempre ocorrem arritmias, assim como também nos casos de arritmias graves quase sempre já ocorre algum grau de insuficiência. Na sua fase final, o coração chagásico se apresenta com uma cardiomegalia global máxima, geralmente com aneurisma de ponta e/ou outros aneurismas, além de fibrose universal intensa, especialmente no miocárdio (Siqueira Batista, 1996; Andrade, 2000). Também ocorrem dilatação dos anéis valvulares e musculatura papilar incompetente, agravando a ICC. Esta sempre se acompanha de dilatação das miocélulas cardíacas, inicialmente em caráter compensatório, agravando-se com a progressiva perda de unidades funcionais (miocélulas remanescentes alongadas e hipertrofiadas), presença de focos de inflamação crônica difusamente distribuídos no miocárdio, lesões inflamatórias e degenerativas ao longo do sistema His-Purkinje (nódulos sinusal e AV, ramos direito e esquerdo), alterações importantes da microcirculação (coronárias e sub-ramos maiores preservados), subversão anatômica intensa no sistema de fixação das miocélulas e desnervação autonômica geralmente importante (principalmente parassimpática). Com reposta TH1 exacerbada, os pacientes com CCC, além de maior expressão de TNF-α, apresentam aumento de INF-γ e redução de IL-10 e células T reguladoras, em comparação com a FCI (Cunha-Neto *et al.*, 2009).

▪ Formas crônicas digestivas

Afetando todo o tubo digestivo, as lesões predominam no esôfago e no cólon terminal, exatamente aqueles segmentos que trabalham conteúdos mais sólidos, envolvendo alterações motoras, anatômicas, de absorção e de secreção (Andrade, 2000; Rezende e Moreira, 2000; Lopes e Chapadeiro, 2004). O substrato anatomofisiológico de base consiste em desnervação parassimpática intramural, resultante de lesões inflamatórias crônicas que se distribuem de modo irregular e imprevisível, em particular no plexo mioentérico do SNA. Os gânglios podem estar aparentemente normais, ao lado de outros alterados ou totalmente destruídos, sempre predominando a lesão neuronal nos segmentos dilatados. De modo geral, os níveis de IgA estão mais elevados nos pacientes com formas crônicas digestivas (Rezende, 1997). Funcionalmente, os processos patogênicos básicos resultam em estase e discinesia, que, por sua vez, agravam as lesões do SNA (Tafuri e Raso, 1983). A partir de Köberle (1961), ficou estabelecido que as alterações funcionais mantêm uma relação direta com a despopulação neuronal, sendo que o limite clínico do órgão (reserva funcional) está estabelecido em função do número e da condição dos neurônios remanescentes. Nos músculos observa-se miosite geralmente focal (confluente e difusa nos casos mais avançados), com perda de unidades funcionais e fibrose em graus variados, podendo ocorrer, principalmente no esôfago, hipertrofia de miocélulas em diferentes graus. As lesões inflamatórias são geralmente focais, com infiltrado linfomononuclear (Tafuri e Rassi, 1983; Siqueira Batista *et al.*, 1996). Macroscopicamente, o segmento pode se apresentar normal (quando ocorre somente disfunção motora) ou progressivamente dilatado (megaesôfago, megacólon, megaestômago) e alargado (dolicomegaesôfago). Em sua evolução clínica, no caso do esôfago, hipertonia e disfunção motora do esfíncter inferior do esôfago estão presentes já no princípio da disfunção motora. É regra, neste segmento, que os processos de dilatação ocorram inicialmente, surgindo alongamento do órgão somente nas fases finais (Grupo IV). Já no cólon, estudos mais recentes mostram que o alongamento precede a dilatação da alça comprometida (Rezende e Moreira, 2000). No intestino, o *vólvulo* é uma complicação frequente e grave, geralmente ocorrendo nos casos mais avançados, comumente associada a mesoenterite retrátil. Trata-se de uma torção obstrutiva da alça (geralmente sigmóidea), com alto risco de necrose, gangrena e desfecho fatal (Nacruth, 1990; Rezende, 1997). Em geral, as alterações do esôfago são sempre precedentes às do cólon, encontrando-se as duas frequentemente associadas nos pacientes de maior idade.

▪ Formas crônicas nervosas

Embora a infecção pelo *T. cruzi* implique acometimento mais ou menos intenso do sistema nervoso ao longo de toda a história natural da enfermidade do homem e de vários animais natural ou laboratorialmente infectados, seu significado anatomopatológico e clínico ainda não está completamente esclarecido. A par das alterações no SNA mais conhecidas, há também comprometimento dos sistemas motor periférico e central, este último sendo muito afetado em alguns pacientes de fase aguda e também em imunodeprimidos (Sica, 1994; Köberle, 1961; Siqueira-Batista, 1996; Andrade, 2000). Perifericamente relatam-se perdas e/ou degeneração de unidades nervosas motoras em vários músculos e mesmo nos gânglios da raiz posterior da medula, acompanhadas de hipotrofia muscular e infiltrados e áreas de desmielinização nos nervos correspondentes (Sica, 1994). No SNC de pacientes sem imunodepressão podem-se detectar lesões inflamatórias circunscritas e necrosantes na substância cinzenta, com raros amastigotas, assim como lesões hipotalâmicas (Lopes e Chapadeiro, 2004). Sequelas de meningoencefalite ocorrida na fase aguda podem ser também detectadas. Nos pacientes imunodeprimidos, no entanto, ocorrem formas pseudotumorais, lesões trombóticas arteriolares e meningoencefalite aguda, com muitos parasitos detectáveis no liquor e nas lesões tissulares (Siqueira-Batista, 1996; Rocha *et al.*, 2000; Lopes e Chapadeiro, 2004).

▸ Resposta imune e imunopatologia

As presenças de tripomastigotas livres na corrente sanguínea e focos de amastigotas intracelulares induzem na DCH uma resposta imune complexa, de caráter inato (monócitos e células NK) e adaptativa envolvendo células $CD4^+$, CD8, moléculas do complexo CMH classe 1 e anticorpos produzidos por linfócitos B (Carlier *et al.*, 2002; Cunha-Neto *et al.*, 2009). Os monócitos humanos podem desenvolver uma ação tripanocida via óxido nítrico após ativação por IFN-γ e de algumas quimiocinas. Dois tipos principais de anticorpos produzidos pelo paciente infectado são capazes de lisar o parasito *in vitro*, por meio de mecanismos ainda não totalmente conhecidos, mas, pelo menos em parte, envolvem o bloqueio da via alternativa de ativação do complemento. Não obstante, todo este conjunto de defesas no homem não é capaz de eliminar totalmente a infecção, sendo raríssimos os casos de cura espontânea em DCH (Dias, 2000; Francolino *et al.*, 2003). O papel da autoimunidade descrita em modelos experimentais tem sido discutido e tem gerado controvérsias em DCH, mesmo sendo indiscutível a ocorrência de homologia entre moléculas do hospedeiro e do parasito. Isto ocorre entre o epítopo B13 do *T. cruzi* e a cadeia pesada da miosina cardíaca, reconhecidos por anticorpos e linfócitos T de pacientes portadores de cardiopatia chagásica. Outras homologias têm sido descritas, inclusive envolvendo anticorpos que reconhecem vários tipos de receptores muscarínicos de acetilcolina, podendo assim agravar por via farmacológica lesões cardíacas primariamente produzidas pelo parasito e pela reação inflamatória (Carlier *et al.*, 2002).

▸ Aspectos clínicos e evolução da DCH

Em um esquema geral, a DCH costuma evoluir conforme os principais eventos e direções apontados na Figura 45.6, podendo a morte sobrevir basicamente nas formas agudas graves, nos raros casos subagudos e nos casos crônicos graves, principalmente de cardiopatia. É uma história natural de longa duração, que pode se modificar pelo tratamento específico, por coinfecções e por fatores genéricos como idade (incluindo processos crônico-degenerativos), esforço físico, imunodepressão, nutrição, hiatrogenias etc. (Dias 1990; Oliveira Jr., 1997).

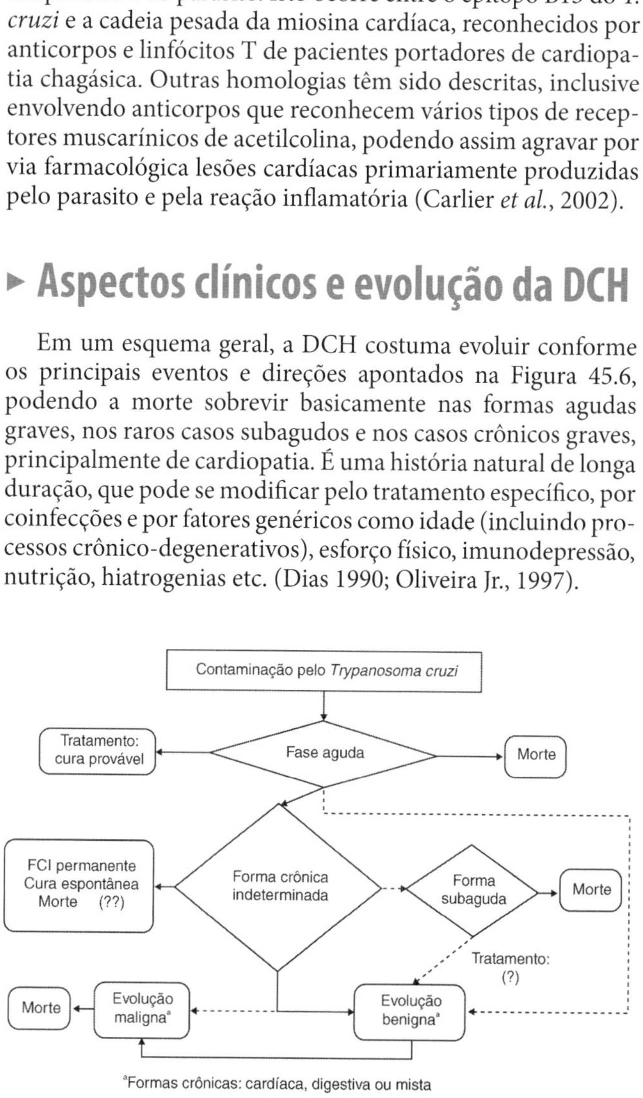

Figura 45.6 História natural da doença de Chagas humana. Esquema geral *apud* Dias (1990).

▪ Doença de Chagas aguda

No homem, o parasito penetra através da pele lesionada (pela própria picada do triatomíneo) ou por mucosas íntegras, ou é injetado na corrente sanguínea pela via transfusional. No local de entrada da via vetorial ocorre penetração em células principalmente do sistema fagociticomononuclear e/ou do próprio tegumento, realizando-se um ciclo focal de poucos dias, de onde o flagelado se propagará ao restante do organismo por via hematogênica e linfática. Lesões típicas no local de penetração ("porta de entrada") têm surgimento entre 10 e 15 dias após a inoculação, tratando-se de uma reação de hipersensibilidade mediada por células. Disseminado o parasito, haverá multiplicação importante do mesmo em vários órgãos e tecidos, ocorrendo como *característica fundamental intensa parasitemia, detectável por exames parasitológicos diretos*. Nesta fase, o nível de parasitemia será modulado principalmente pelo teor de anticorpos da classe IgG, que começam a emergir a partir da segunda semana de infecção e alcançam seus níveis máximos, em *plateau*, ao fim da terceira ou quarta semana, assim permanecendo nos indivíduos não curados até o fim da vida. Tais padrões se observam na Figura 45.7, em que a curva de parasitemia é alta na DCA (com níveis baixos de anticorpos), acontecendo o inverso na fase crônica. O padrão da Figura 45.7 pode se modificar nos casos de reativação da parasitemia por imunodepressão (como nos casos crônicos de coinfecção com o HIV com queda importante de CD4), em que há nova elevação da curva parasitêmica e persistem os níveis de anticorpos.

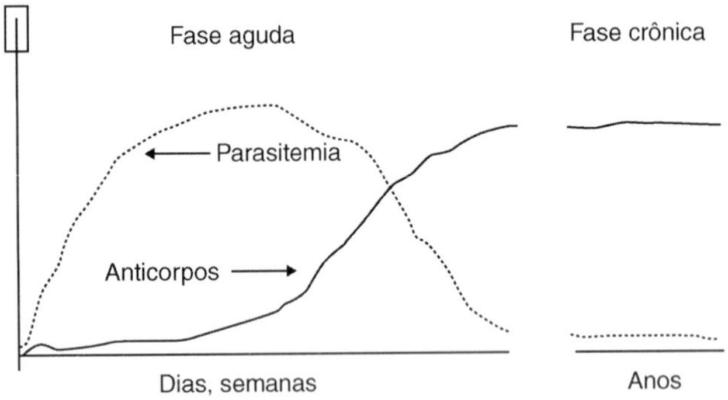

Figura 45.7 Dinâmica da resposta humoral (IgG) ao parasito em doença de Chagas aguda.

Em geral, a DCA se apresenta oligossintomática, considerando-se que, em área endêmica, a imensa maioria dos casos agudos que ocorrem passam despercebidos. A clínica do paciente agudo tem caráter pleomórfico, sendo mais aparentes, graves e floridos os casos de menor idade, especialmente abaixo dos 2 anos. Praticamente em todos os casos descritos na literatura, aparentes ou inaparentes, foi detectada *febre*, sendo mais chamativos os quadros febris prolongados (até 3 ou 4 semanas), tratando-se de hipertermia constante (frequentes pequenos picos vespertinos) e oscilante entre 37,5 e 38°C. Nas crianças (maioria dos casos agudos descritos), é frequente um estado geral discreto ou gravemente comprometido, com presença de adinamia, palidez e astenia, em particular nas duas primeiras semanas dos pacientes sintomáticos. Nos casos de transmissão vetorial podem aparecer os chamativos *sinais de porta de entrada*, ou chagomas de inoculação, sendo o mais indicativo deles o "complexo oftalmoganglionar", conhecido como "sinal de Romaña" (Figura 45.8). Em geral, trata-se de edema bipalpebral unilateral, com dacrioadenite e adenopatia satélite pré-auricular, perdurando por algumas semanas mesmo após a queda do quadro

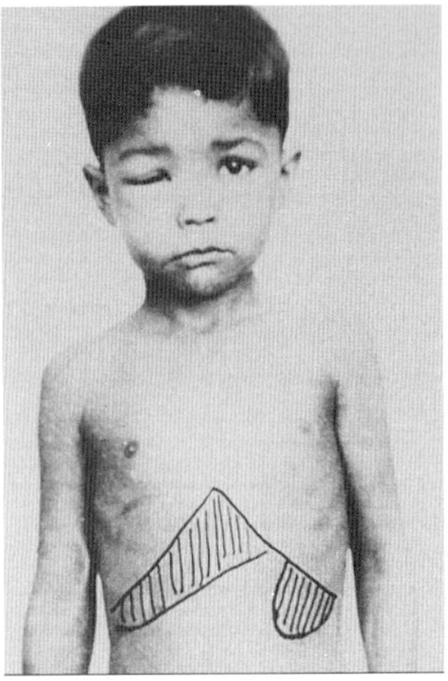

Figura 45.8 Criança com doença de Chagas aguda, apresentando edema, "sinal de Romaña" e hepatoesplenomegalia. Arquivos do Dr. Emmanuel Dias.

febril. Embora altamente chamativo e presente na maioria dos casos descritos, o "sinal de Romaña" não aparece em mais que 10% dos casos agudos ocorridos. Além disso, vários agravos e patologias oculares e perioculares podem apresentar-se muito similarmente ao "sinal de Romaña": miíases, conjuntivites bacterianas, ordéolos, reação à picada de insetos (inclusive dos próprios "barbeiros"), traumatismos, trombose de seio cavernoso etc. A Figura 45.9 ilustra o diagnóstico diferencial do complexo oftalmoganglionar.

Outros "chagomas de inoculação" costumam aparecer nos membros, tronco e face, geralmente correspondendo a uma lesão furunculoide levemente elevada, não supurativa, de diâmetro variado (alguns centímetros), hiperêmica e/ou hipercrômica, que se mostra descamativa após 2 ou 3 semanas.

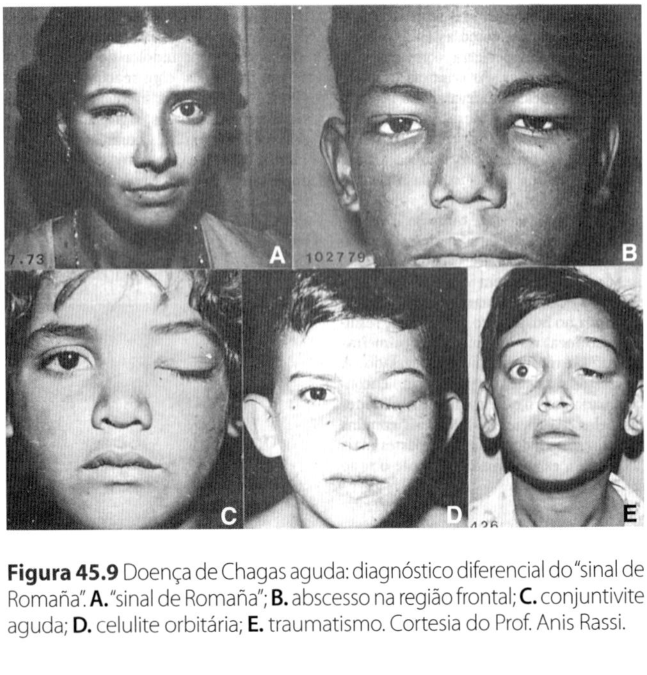

Figura 45.9 Doença de Chagas aguda: diagnóstico diferencial do "sinal de Romaña". **A.** "sinal de Romaña"; **B.** abscesso na região frontal; **C.** conjuntivite aguda; **D.** celulite orbitária; **E.** traumatismo. Cortesia do Prof. Anis Rassi.

O quadro clínico da DCA se apresenta com maior intensidade nos indivíduos de baixa idade, pontificando a febre, a taquicardia persistente, a micropoliadenopatia, os sinais de porta de entrada, o edema e a hepatoesplenomegalia. Sintomatologia genérica e inespecífica como prostração, diarreia, vômitos, anorexia, cefaleia e mialgias tem sido descrita na maioria dos casos aparentes (Laranja *et al.*, 1956; Lugones *et al.*, 1994). Em geral se detectam sinais e/ou sintomas de miocardiopatia aguda, de maior ou menor intensidade na maioria dos casos e também no modelo experimental (Laranja *et al.*, 1956; Prata, 1997; Andrade, 2000; Carlier *et al.*, 2002). Um aspecto pouco estudado é o da esofagopatia na DCA. Sabe-se que entre nós o esôfago é precocemente afetado pela infecção chagásica, mediante intensa desnervação intramural do SNA, principalmente na fase aguda. Há relatos esporádicos de sintomatologia específica nesta fase, especialmente a disfagia, registrando-se em alguns casos a comprovação radiológica de esofagopatia aguda. Já a colopatia (manifestação muito mais tardia), aparentemente nunca foi assinalada na fase aguda. Quanto à *transmissão congênita*, a grande maioria dos casos é totalmente assintomática. Não obstante, casos mais graves apresentam-se natimortos ou com variáveis manifestações clínicas, sobressaindo prematuridade, febre, hepatoesplenomegalia e sinais de cardiopatia aguda ou de comprometimento do SNC (meningismo, alterações psicomotoras). Em alguns casos podem detectar-se calcificações cerebrais, de significado clínico ainda indeterminado. Pode sobrevir a morte em 5 a 10% dos casos, especialmente nas crianças abaixo de 2 anos de idade (Dias, 1982; Moya e Moretti, 1997; Carlier *et al.*, 2002). A Tabela 45.5 resume de maneira geral os principais achados clínicos dos quadros agudos aparentes (Dias, 1990).

Na prática, os principais elementos para a suspeita clinico-epidemiológica em DCA envolvem quadros febris agudos, em geral de duração prolongada com micropoliadenopatia, mais aparentes em crianças moradoras em zona rural. Quando

Tabela 45.5 Principais sintomas e sinais da doença de Chagas aguda em casos aparentes.

Sinal ou sintoma	Características gerais básicas	Observações práticas
Sinal de porta de entrada	Lesões dermatológicas eritematoenduradas, não purulentas, com descamação esfoliativa ao final da evolução. Faltam em muitos casos. Indolores ou pouco dolorosas, cor violácea. Geralmente membros ou face. Adenopatia satélite frequente. Defervescência em lise	O mais chamativo é o "sinal de Romaña" (veja adiante). À biopsia costumam encontrar-se formas amastigotas de *T. cruzi* intracelulares
Chagoma de Romaña	Edema bipalpebral unilateral, com adenopatia satélite e dacrioadenite. Diminuição da fenda palpebral. Podem ocorrer prurido, lacrimejamento e dor local leve. Referido em mais de 50% dos casos descritos, deve corresponder a 10% ou menos dos casos agudos ocorridos	Diagnóstico diferencial: picada de inseto, miíase, conjuntivites e ordéolos, traumatismo, celulite orbitária, edema angioneurótico e trombose do seio cavernoso
Outros "chagomas"	Mais raros: metastáticos (a distância de uma inoculação primária, geralmente via hematógena ou linfática) e lipogenianos (na bochecha)	Relativamente mais descritos na Argentina
Febre	Geralmente moderada (+ ou – 38°C), contínua, durando entre 7 e 30 dias. Pode ter picos de ascensão vespertinos. Mesmo nos casos "inaparentes" está presente, em duração e temperaturas menores	Geralmente não melhora com antitérmicos usuais
Adenopatia	Geralmente pequenos e múltiplos linfonodos, em vários plexos, endurecidos, não coalescentes e não supurados, também presentes a jusante dos chagomas de inoculação	À biopsia os linfonodos podem estar parasitados. Geralmente hiperplasia linfocitária. Pode persistir por meses após a fase aguda
Hepato e esplenomegalia	Cerca de 20 a 40% dos casos, idades mais baixas, geralmente com pequeno aumento de volume, vísceras endurecidas e pouco dolorosas à palpação. Concomitância de congestão passiva e degeneração	Fazer diagnóstico diferencial com a hepatoesplenomegalia de outras entidades febris em nosso meio
Edema generalizado	Endurecido, elástico, difuso e frio, não deixa *godê*. Bastante precoce. Mais visível no rosto, extremidades e bolsa escrotal	Pode superpor-se um edema por insuficiência cardíaca
Edema local	No ponto de penetração do parasito. Acompanhado de coloração avermelhada ou vermelho-violácea, com enduração e discreto dolorimento	Natureza inflamatória. Faz parte do chagoma de inoculação ou de chagomas metastáticos
Estado geral comprometido	Astenia, adinamia, choro continuado, fáscies de sofrimento	Principalmente em crianças menores
Sinais de miocardite aguda	Detecção variável entre 5 e 50% dos casos, em média. O ECG na DCA costuma apresentar-se alterado em 30% ou mais dos casos referidos na literatura sugestivo de miocardite aguda (alteração de T e aumento PR). Eventual presença de ICC (mau prognóstico): cansaço fácil, ortopneia, ritmo de galope e aumento da pressão venosa. Aos Rx, caracteristicamente cardiomegalia global (entre 15 e 60% dos casos descritos) com campos pulmonares geralmente claros. Pode haver derrame pericárdico nos casos mais graves	Diferenciar de outras miocardites agudas (reumática, toxoplasmótica, diftérica, tóxica, sifilítica etc.) e de endocardites. Histologicamente: inflamação linfomonocitária geralmente difusa e predominantemente subendocárdica, com miocitólise e edema intercelular sendo o parasito facilmente encontrável nas miocélulas cardíacas
Taquicardia persistente	Sinal muito frequente, independentemente da curva térmica. Pulso rápido, fino e rítmico	Veja anteriormente: miocardite
Sinais de meningoencefalite	Principalmente em crianças menores de 2 anos (1 a 10%), geralmente associada a cardiopatia manifesta. Liquor claro, com parasitos. Opistótono, rigidez de nuca e outros sinais tradicionais de meningismo. Como sintomatologia: vômitos frequentes e repetidos (sem estado nauseoso), cefaleia, agitação, estrabismo, obnubilação, prostração, convulsões etc.	Péssimo prognóstico, geralmente encontrando-se à necropsia graves alterações inflamatórias no encéfalo e meninges

presentes, os sinais de porta de entrada reforçam a suspeita clínica, sendo também chamativos a taquicardia persistente e outros sinais de miocardiopatia aguda.

A Tabela 45.6 registra os achados de Santiago del Estero, Argentina, quanto à detecção de pacientes agudos com e sem porta de entrada aparente, conforme Lugones *et al.* (1994).

Tabela 45.6 Sinais de porta de entrada em 339 casos agudos de Santiago del Estero, Argentina.

Com porta de entrada aparente	Romaña (oftalmoganglionar)	82%
	Outros chagomas	5,6%
	Chagoma hematógeno	1,7%
	Lipochagoma	0,8%
Sem porta de entrada aparente	Edema generalizado	3,5%
	Formas atípicas	5,5%

Deve-se notar que geralmente os registros disponíveis apresentam maior proporção de casos agudos de transmissão vetorial *com* porta de entrada aparente. Isto é compreensível por motivos clínicos e epidemiológicos, especialmente com relação à percepção da população e suas razões para levar uma criança ao médico. Estima-se, no entanto, que na realidade *a maioria* dos casos agudos ocorrentes deve apresentar-se oligossintomática e sem porta de entrada aparente, o que também explica o reduzido número de casos agudos registrados na literatura. Por outro lado, há variações nos achados clínicos da DCA conforme diferentes casuísticas (Tabela 45.7).

De acordo com os autores citados, a febre esteve presente em todos os casos estudados, poliadenopatia sempre acima dos 60% dos pacientes, também se verificando que o quadro mórbido foi sempre mais grave quanto mais jovens eram os pacientes. Para os casos agudos *transfusionais*, o quadro clínico é similar, destacando-se a ausência dos sinais de porta de entrada e um período de incubação geralmente mais longo do que na modalidade vetorial. Por tratar-se em sua maioria de adultos, os casos transfusionais tendem a apresentar sintomatologia mais discreta do que os casos de transmissão vetorial.

Já os achados eletrocardiográficos em DCA são extremamente importantes, podendo indicar a gravidade da cardiopatia e mesmo seu prognóstico. Em uma importante casuística brasileira, Laranja *et al.* (1956) evidenciam estes aspectos (Tabela 45.8). A Figura 45.10 ilustra um caso de DCA por meio de Rx (cardiomegalia) e típico ECG (alteração primária da repolarização, taquicardia sinusal e alongamento de PR).

Tabela 45.7 Frequência (%) de sintomas e sinais mais comuns nos casos "clássicos" da doença de Chagas humana aguda, conforme distintos autores (Dias, 1982).

Autor	Casos (nº)	Porta de etrada aparente	Hepatomegalia	Esplenomegalia	Alterações cardíacas	Alterações nervosas	Observações
Amato	24	100	91,7	91,7	54,2	0	> crianças
Chagas	29	69	100	100	n.i.	24,1	> crianças
Ferreira	87	66	32	11	n.i.	n.i.	crianças
Lugones	300	76,4	30	21,7	n.i.	6	> crianças
Rassi	52	78,8	52	31	80,8	n.i.	> crianças
Talice	100	96	25	27	31	5	53% < 10 anos
Dias	287	79,1	66	31	54,6	2,1	Não fatais
Dias	26	57,7	92,9	64,3	100	15,3	Casos fatais

n.i.: não informado.

Tabela 45.8 Eletrocardiograma em casos não fatais e fatais de doença de Chagas aguda registrados em Bambuí, MG, Brasil (Laranja *et al.*, 1956).

	Casos não fatais (159 pacientes)		Casos fatais (21 pacientes)		Total (180 pacientes)[a]	
Alteração eletrocardiográfica	**Nº**	**%**	**Nº**	**%**	**Nº**	**%**
ECG anormais	60	37,7	18	85,7	78	43,3
Bloqueio A-V de 1º grau	32	20,1	7	33,3	39	21,7
Alterações primárias de T	28	17,6	7	33,3	35	19,4
Prolongamento de Q-T	12	7,5	1	5,7	13	7,2
Alterações de ST-T	4	2,5	4	19,0	8	4,4
Baixa voltagem de QRS	7	4,4	8	38,1	15	8,3
Alterações de P	4	2,5	1	4,8	5	2,8
Extrassístoles ventriculares	3	1,9	1	4,8	4	2,2
Ritmo juncional	1	0,6	0	0	1	0,5
Bloqueio completo de ramo direito	0	0	2	9,5	2	1,1

a: 82% em idade menor de 10 anos, sendo significativamente mais alterados os ECG de casos menores de 5 anos.

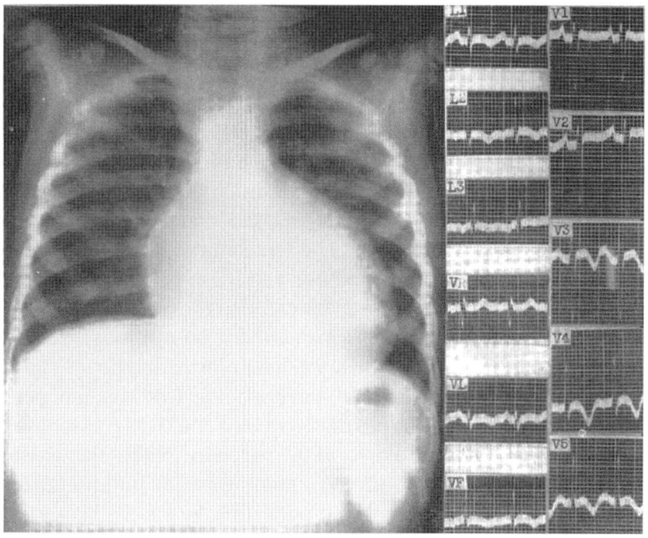

Figura 45.10 Doença de Chagas aguda: aumento global de área cardíaca, taquicardia sinusal, bloqueio AV de 1º grau e alteração primária de T. Arquivos de J. C. P. Dias.

Outros aspectos mais pontuais da DCA em nosso meio se apresentam a seguir.

DCA inaparente

Como já afirmava Chagas, nem todos os casos de DCA se apresentam na forma classicamente descrita. Conforme um estudo prospectivo na Bahia (Teixeira, 1977), casos agudos *inaparentes* de DCA foram descobertos mediante monitoramento sorológico mensal de uma população com exame inicial negativo, em área sob forte pressão de transmissão vetorial. Observou-se que mais de 60% dos casos de conversão sorológica eram oligossintomáticos, sem sinais de porta de entrada, apresentando somente quadros febris passageiros, rotulados de casos agudos inaparentes.

Evolução, prognóstico e mortalidade da DCA

De maneira geral, os casos conhecidos de DCA não tratada que não falecem nesta fase evoluem para a remissão de sua sintomatologia clínica, regredindo a febre em períodos variáveis entre 2 e 12 semanas após o diagnóstico, a maioria entre 3 e 7 semanas (Laranja *et al.*, 1956; Dias, 1990; Lugones *et al.*, 1994). A remissão natural do quadro clínico faz-se lenta e progressivamente, permanecendo até alguns meses a cardiomegalia, a poliadenopatia e a hepatoesplenomegalia. O tratamento específico costuma abreviar este tempo de evolução, às vezes de modo dramático, reduzindo rapidamente a parasitemia e fazendo cessar a febre e a taquicardia. A imensa maioria dos pacientes acompanhados evolui para uma forma crônica indeterminada (Macedo, 1997). Em poucos pacientes, persistem alterações eletrocardiográficas como alongamento de PR e alterações de repolarização, evoluindo diretamente o paciente para a forma crônica cardíaca (Dias, 1982). Quando ocorre, a *morte* dos casos agudos dá-se em geral nas três primeiras semanas de doença manifesta, basicamente devido a insuficiência cardíaca e/ou meningoencefalite, sendo de mau prognóstico as manifestações de comprometimento do SNC, as grandes cardiomegalias e o ECG que evidencie arritmias extrassistólicas, bloqueios intraventriculares e baixa voltagem de QRS (Laranja *et al.*, 1956; Dias, 1982). A letalidade da DCA é variada conforme diferentes casuísticas (Tabela 45.9). Naqueles casos, cada vez mais frequentes, de DCA resultante de transmissão oral, a febre e as linfadenopatias são sintomatologia dominante, acrescida de dores abdominais, náuseas, eventualmente hemorragias digestivas e icterícia, não ocorrendo chagoma de inoculação. Esses casos ocorrem geralmente em pequenos surtos (microepidemias familiares), contemplando indiferentemente todos os grupos etários e sendo mais detectados em épocas mais quentes do ano (OPS, 2009).

A discriminação por idades e a mortalidade na casuística de Dias (1982) aparecem na Tabela 45.10.

Tabela 45.9 Detecção e mortalidade da doença de Chagas aguda, conforme distintos investigadores.

Autor/ano	Local/país	Casos	Mortalidade (%)	Observações
Chagas/1916	MG/Brasil	29	37,9	Mortes abaixo dos 7 anos
Mazza/1949	Argentina	1.232	2,7	População geral (maioria das mortes em crianças)
Talice/1939	Uruguai	100	3	27% adultos (mortes: crianças)
Macedo/1980	BA/Brasil	67	7,5	Maioria crianças (mortes < 5 anos)
Ferreira/1981	MG/Brasil	102	2	Todos crianças (mortes < 5 anos)
Cançado/1981	MG/Brasil	40	2,5	Vetoriais e transfusionais
Chapuis/1979	Bolívia	49	45	Crianças (mortes < 2 anos idade)
Lugones/1962	S.Estero/Arg.	300	1,3	População geral (mortes < 5 anos idade)
Dias/1982	MG/Brasil	313	8,3	Maioria crianças (mortes < 5 anos idade)

MG: Minas Gerais. Citada em Dias (1982).

Tabela 45.10 Letalidade da doença de Chagas aguda por grupo de idade entre 313 casos agudos em Bambuí, MG, Brasil (Dias, 1982).

Grupo de idade (anos)	Nº casos	Fatais	Não fatais	Letalidade (%)
0-2	86	17	69	19,8
3-5	89	6	83	6,7
6-10	86	3	83	3,5
11 e +	52	0	52	0
Totais	313	26	287	8,3

p = 0,001 (V = 3).

Manejo médico-previdenciário da DCA

Quando específica e adequadamente tratada, a DCA pode curar-se em proporções que variam geralmente entre 40 e 90%, nas casuísticas mais conhecidas. Quanto aos casos tratados especificamente e curados da infecção aguda, segundo Rassi *et al.* (2000), a observação a longo prazo nunca evidenciou manifestações tardias de comprometimento visceral (coração, esôfago e colo) devidas ao *T. cruzi*. Já para os casos de DCA tratados e não curados, eventuais benefícios clínicos a longo prazo seguem pendentes de demonstração. Os casos agudos em geral podem ser tratados em domicílio, requerendo hospitalização aqueles mais graves, com sinais de miocardiopatia grave e meningoencefalite. O tratamento específico (TE) se faz com benzonidazol, na dose diária de 5-10 mg/kg (duas tomadas), por 60 dias. Quando disponível, o nifurtimox pode ser empregado, na dose de 10 a 20 mg/kg/dia. Repouso, tratamento sintomático (p. ex., antitérmicos e analgésicos) e monitoramento cuidadoso dos sistemas nervoso e cardiovascular são necessários. Eventuais episódios convulsivos são tratados com barbitúricos e benzodiazepínicos (Dias, 1990; Lugones *et al.*, 1994; Rassi *et al.*, 2000). No âmbito da seguridade social, considerar a DCA como mandatória de *incapacidade omniprofissional durante todo o curso do quadro clínico* (Dias, 1990).

Notificação obrigatória da DCA

Há grande interesse e importância na detecção e notificação da DCA, não somente por esta sua característica de vulnerabilidade ao tratamento, mas também para propiciar ao sistema de saúde a oportunidade de realizar parte importante da vigilância epidemiológica da tripanossomíase. Cada caso novo da doença pressupõe transmissão ativa e, segundo diversas investigações, costuma significar a possibilidade de outros casos agudos da infecção estarem ocorrendo no mesmo período e lugar, em circunstâncias semelhantes.

Forma crônica indeterminada

Trata-se da forma clínica mais comum da DCH na população geral das áreas endêmicas, apresentando enorme interesse médico-social. Por definição de consenso, trata-se de forma crônica assintomática, com exame clínico normal e ausência de alterações no eletrocardiograma basal e nos raios X (área cardíaca, esôfago e cólon normais), critério este firmado pela comunidade científica brasileira em 1984 e ratificado pelo Consenso Brasileiro em 2005 (Brasil, 2005) A sorologia convencional é positiva para anticorpos anti-*T. cruzi*, podendo ou não o parasito e/ou suas frações ser detectado por exames parasitológicos indiretos (xenodiagnóstico, hemocultura) e PCR (Macedo, 1997; 1999). Não obstante, exames subsidiários mais sofisticados como cintigrafia, eletrocardiografia dinâmica, teste de esforço, testes farmacológicos etc. poderão detectar algum grau de alteração, o que não invalida o conceito citado e nem significa, necessariamente, doença em evolução (Dias, 1990; Macedo, 1997; Carlier *et al.*, 2002). Trata-se sempre de pessoas saudáveis, a maioria correspondendo a adultos jovens e de meia-idade. Podem evoluir para uma forma clínica definida, na proporção de 2 a 3% de casos/ano (estudos longitudinais no Brasil e na Argentina), ou persistir indefinidamente na forma indeterminada (Macedo, 1997). O manejo destes indivíduos é simples e tem como objetivo basicamente detectar segura e precocemente qualquer indício de evolução da enfermidade. Uma revisão médica do portador de FCI deve ser feita anualmente na própria rede básica de saúde ou em unidades mistas que disponham de ECG e Rx. Se possível, um ecodopplercardiograma será útil, na medida em que pode detectar discinesias segmentares e mesmo lesões parietais em chagásicos assintomáticos e com ECG normal (Guimarães, 1997; Prata, 1997). A FCI apresenta sempre *excelente prognóstico* a médio prazo, em geral não se observando óbitos devidos à infecção chagásica nestes pacientes nos 10 anos seguintes ao seu diagnóstico. Em São Felipe (BA), em Mambaí (GO) e em Bambuí (MG), centenas de pacientes na FCI têm sido observados em períodos entre 10 e 30 anos, mostrando uma evolução de cerca de 2,5 a 3% ao ano, geralmente para uma forma cardíaca ou um megaesôfago iniciais (Dias, 1982; Macedo, 1999). São indivíduos com capacidade física omniprofissional, havendo restrições apenas para operadores de máquinas pesadas, veículos coletivos e aeronaves (Dias, 1990; Luquetti e Porto, 1997; Macedo, 1997). Não existe ainda um marcador bioquímico ou biológico que indique se um indivíduo na FCI terá evolução para uma forma clínica determinada. Também, não há correlação evolutiva conforme o nível de parasitemia medido pelo xenodiagnóstico, em estudos longitudinais (Macedo, 1997; Carlier *et al.*, 2002). Como assinalado, imunologicamente há diferenças entre os portadores de FCI e cardiopatas crônicos. Recentemente, em estudos bioquímicos e imunogenéticos preliminares, Vitelli (2004) verificou situações peculiares em pacientes crônicos de Minas Gerais com diferentes formas clínicas, no sentido de que na FCI observam-se níveis significativamente mais elevados de células T reguladoras (especialmente subpopulações NK de maior poder citotóxico). Também notou, na FCI, *menor proporção* de linfócitos T $CD8^+$, possivelmente modulados por linfócitos T $CD4^+$ CD25. Tal imunomodulação explicaria, pelo menos em parte, a manutenção dos pacientes na FCI, processo que envolveria também maiores níveis totais de IgG anti-*T. cruzi* e o aumento dos níveis de interleucina-10 nestes pacientes (Vitelli, 2004). Outros fatores ligados ao parasito, como virulência, efeito de inóculo e reinfecções exógenas, podem também influenciar esta evolução (Dias, 1962; 1982; Macedo, 1973; 1999; Brener, 1997). Uma grande questão continua sendo quanto aos possíveis benefícios clínicos do tratamento específico na FCI, havendo estudos longitudinais que mostram ou não tais benefícios em pacientes já adultos, sendo consenso que há cura e provável estagnação da evolução em idades abaixo de 15 anos (Macedo, 1999; Luquetti e Rassi, 2000a; Prata, 2001; Coura e Castro, 2002). Neste sentido, considerando-se o benefício da dúvida, o consenso sugere o tratamento na FCI de jovens, tratando-se ou não os adultos conforme a discussão com o paciente e em caráter experimental (Ministério da Saúde, 1998; Luquetti e Rassi, 2000a; Coura e Castro, 2002; WHO, 2002; Brasil, 2005).

Forma crônica cardíaca

É a mais importante forma clínica da DCH, por seus impactos de incidência e morbimortalidade; é a forma que mata, que limita a produção laboral, que provoca absenteísmo e que diminui a qualidade de vida, sendo mais precoce e grave no sexo masculino. Evolui por fatores fisiopatogênicos complexos e inter-relacionados que levam a um comprometimento progressivo da função contrátil e/ou do ritmo cardíaco. Na sequência da insuficiência cardíaca, fenômenos tromboembólicos podem sobrevir como fruto de estase, de alterações endocárdicas e de dilatação das câmaras cardíacas, síndrome de tromboembolismo que pode comprometer pulmões, cérebro, rins, baço e outros setores, possibilitando outras causas imediatas de morte

Tabela 45.11 Critérios de classificação e avaliação da cardiopatia crônica chagásica, para efeitos médico-periciais.

Grau	Critérios clínicos	Área cardíaca e ECO	Eletrocardiograma	Prognóstico	Decisão médico-pericial
I	Ausência de sinais e de sintomas (NYHA I)	Rx: normal ECO: normal (ou discinesias segmentares isoladas)	Basal normal, com alterações mínimas em técnicas mais sofisticadas	Muito bom	Apto à maioria das profissões, como na forma indeterminada
II	Ausência de sintomas e sinais, ou sintomas mínimos (dispneia, palpitações) (NYHA II)	Rx: normal ECO: normal ou pequenas discinesias FEJ > 60%	Alterações mínimas como extrassistolias raras e isoladas, discretas alterações de QRS ou T, baixa voltagem de QRS, HBAE, marca-passo migratório, BAV de I, alterações atrial ou ventricular do estímulo	Muito bom	Não sendo possível avaliação funcional, considerar incapacidade para as atividades mais pesadas, indicando reabilitação funcional
III	Ausência de sintomas ou sinais aos grandes esforços	Rx: limítrofe ou pequeno aumento ECO: discinesias, disfunção diastólica, aumento orovalvular, FE < 50%	BCRD, alterações de T, bloqueio sinoatrial, ritmo juncional, BAV II (Mobitz I), sobrecarga de câmara, área inativa septal	Regular	Incapacidade para atividades que demandem esforço físico de mediana intensidade. Avaliar a possibilidade de reabilitação profissional
IV	Sintomas e sinais aos grandes ou medianos esforços (NYHA II ou III)	Ligeiro ou moderado aumento. Pulmões livres. ECO: discinesias, disfunção sistólica e diastólica, FE < 50%	BCRD + HBAE, BCRE, extrassistolia isolada, frequente, monomórfica, bigeminismo, BAV de III, área inativa	Reservado	Incapacidade omniprofissional permanente. Clinicamente aceita-se atividade física informal leve
V	Franca insuficiência cardíaca (NYHA III ou IV). Ortopneia	Grande aumento. Possível congestão pulmonar. ECO: discinesias, aumento de átrio E, disfunção sistólica e diastólica, FE < 40%	Extrassistolia frequente, polimórfica, R/T, TPV, BAV total, área inativa extensa, bloqueios bi ou trifasciculares fibrilação ou *flutter* atrial	Muito reservado	Incapacidade omniprofissional permanente, com restrição para qualquer tipo de atividade física

BCRD = bloqueio completo de ramo direito; BCRE = bloqueio completo de ramo esquerdo; HBAE = hemibloqueio anterior esquerdo; BAV = bloqueio atrioventricular; TVP = taquicardia paroxística ventricular.
Adaptada de Carlier *et al.*, 2002.

para o chagásico. Instalada, a forma crônica cardíaca (cardiopatia chagásica crônica [CCC]) é geralmente progressiva e suas consequências clínicas principais (arritmias, ICC e tromboembolismo) podem estar associadas entre si e potencializar-se de maneira recíproca. Em síntese, na medida em que progride o quadro anatômico da CCC, a deterioração funcional se reflete nas alterações de formação e condução do estímulo elétrico cardíaco, assim como no déficit de função circulatória (Guimarães, 1997; Rassi *et al.*, 2000; Rassi Jr. *et al.*, 2009). Os graus progressivos da ICC geralmente acompanham os níveis de dilatação das câmaras cardíacas e a sintomatologia da CCC. Ausentes ou pouco perceptíveis nos estágios iniciais, vão se tornando progressivamente mais evidentes, na medida em que progridem os distúrbios elétricos e a ICC, com implicações clínicas e médico-trabalhistas (Tabela 45.11) (Carlier *et al.*, 2002). O ECG funciona como forte elemento diagnóstico, sendo típicos o BCRD (principalmente se associado ao HBAE), as extrassistolias multifocais, as alterações de T e as bradiarritmias. Como elementos prognósticos, são mais reservados as extrassístoles frequentes e polimórficas (com fenômenos R/T), a TPV (e taquiarritmias tipo *torsade de pointes*), a fibrilação atrial, as áreas inativas extensas, os bloqueios de ramo avançados e associados a extrassístoles e os bloqueios AV avançados (Rassi *et al.*, 2000; Carlier, 2002). Já os Rx têm conotação principalmente prognóstica, estando os grandes aumentos cardíacos associados a quadros graves da CCC e a franca ICC, sendo as imagens pleuropulmonares normais na grande maioria dos portadores de CCC, somente chegando a apresentar sinais de congestão e derrame nas etapas finais (Chagas, 1922; Laranja *et al.*, 1956; Dias, 1990; Storino *et al.*, 1994; Guimarães, 1997).

As Figuras 45.11 e 45.12 ilustram a progressão da CCC pela macroscopia de 3 corações de pacientes chagásicos e a microscopia de um coração chagásico com destruição celular e fibrose.

Manifestações clínicas da CCC

Correspondem ao substrato anatômico e fisiopatogenético apontados. As principais queixas decorrem das alterações de ritmo e da insuficiência cardíaca, isolada ou associadamente. A *palpitação* é sintoma precoce e bastante comum, vinculado geralmente às ectopias ventriculares e às taquiarritmias, eventualmente se manifestando em crises que correspondem a surtos de extrassístoles ou taquicardia paroxística ventricular (TVP),

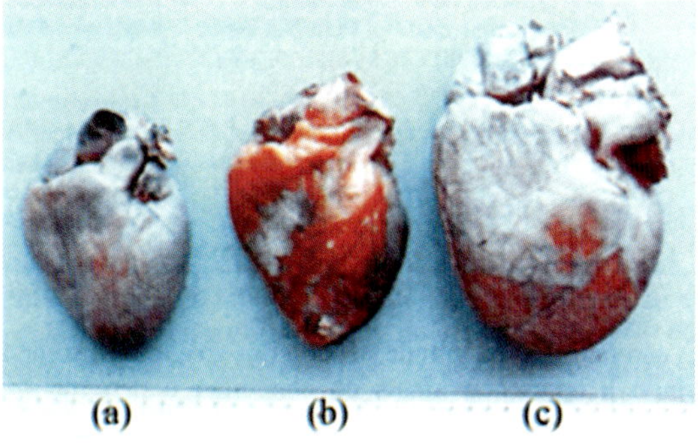

Figura 45.11 Coração humano na doença de Chagas crônica. **A.** Forma indeterminada; **B.** cardíaca (morte súbita); **C.** cardíaca (ICC). Cortesia do Prof. Edson R. Lopes.

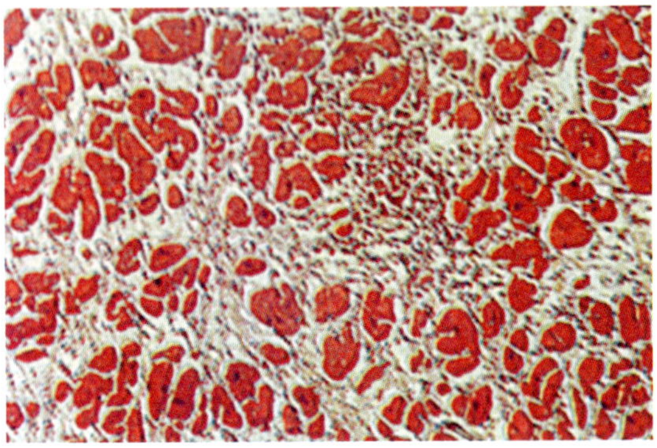

Figura 45.12 Cardiopatia crônica chagásica: miocardite com fibrose extensiva e destruição celular (miocitólise). Cortesia do Prof. Edson R. Lopes.

podendo ocorrer por síncope de baixo débito. É um sintoma que pode ser precipitado e intensificado por esforço físico, por vários fármacos, emoções, estresse, manobra de Valsalva, hiperventilação etc. A *dispneia* ocorre precoce e frequentemente na disfunção miocárdica, em seu início restringindo-se a episódios de cansaço aos grandes esforços, posteriormente progredindo para falta de ar aos esforços moderados, posteriormente aos menores. Dispneia franca geralmente significa dilatação cardíaca, fração de ejeção reduzida e alterações importantes ao ECG e ao ecocardiograma, nas fases finais sobrevindo ortopneia. Sensações de *vertigem* são também frequentes nas taquiarritmias e na fibrilação atrial, aparecendo ainda nas bradiarritmias dos bloqueios AV avançados e na doença do nódulo sinusal. No bloqueio AV total é característico o *fenômeno de Adams-Stokes*, com síncope grave devida a baixo débito, muitas vezes confundido com síndromes epileptiformes ou histéricas e com acidentes vasculares cerebrais. Obrigatoriamente, todo chagásico deve ser auscultado cuidadosamente por alguns minutos, com o objetivo de detecção de ectopias cardíacas e sua frequência. Um achado comum à ausculta é o desdobramento constante de B2 no foco pulmonar, geralmente associado a bloqueio completo de ramo direito (BCRD). Nas arritmias complexas, na fibrilação atrial e nos bloqueios AV avançados, o estudo detalhado dos pulsos venosos e arteriais já indica com boa sensibilidade estes distúrbios. Já para a ICC, que predominantemente é do tipo "direito", as manifestações de baixo débito e de congestão passiva periférica se exteriorizam por *hepatomegalia* dolorosa, *edemas* frios, vespertinos e depressíveis em nível periférico, estase da jugular a 45°, refluxo hepatojugular e pressão venosa periférica aumentada. *Ascite* é um sinal mais tardio e de extrema gravidade. Geralmente, a ICC evolui com dilatação progressiva e universal das câmaras cardíacas ("coração bovino"). Na ICC, a ausculta cardíaca mostra a presença de B3 e de sopros sistólicos de ejeção, indicadores de insuficiência valvular ou da musculatura papilar. No paciente adulto com CCC "pura", a *tensão arterial* é geralmente normal, ou mesmo baixa, em função do baixo débito. Não obstante, com o aumento da sobrevida dos chagásicos crônicos, é cada vez mais comum o encontro de infectados portadores de hipertensão arterial sistêmica, o que geralmente significa miocárdio preservado (Guimarães, 1997; Oliveira Jr., 1997). Nos estágios mais avançados da CCC, especialmente quando ocorre ICC, uma *síndrome de tromboembolismo* pode sobrevir, por conta de trombos deslocados especialmente da ponta do ventrículo esquerdo (VE) e do átrio direito (AD), detectáveis ao ecocardiograma e à *ventriculografia contrastada*. Como elementos de risco nos eventos tromboembólicos da CCC, têm sido apontados (Rassi *et al.*, 2000):

- Disfunção miocárdica grave (classes funcionais III e IV, congestão venosa visceral crônica, dilatação da área cardíaca, fração de ejeção ventricular deprimida e ECG apresentando bloqueios bifasciculares, áreas eletricamente inativas e fibrilação atrial)
- Lesão apical em VE
- Presença de tromboses intracavitárias e
- Fenômeno tromboembólico prévio.

Resultam infartos secundários em órgãos periféricos, predominando, pela ordem, os infartos pulmonares, os cerebrais, os renais, os esplênicos e os mesentéricos, assintomáticos ou com as características clínicas habituais [dor, dispneia, alterações neurológicas centrais (afasia, dislalia, perda de consciência, alterações motoras diversas), hematúria etc.]. São alterações geralmente graves que podem precipitar o óbito, em um paciente já depauperado e acometido por importantes problemas hemodinâmicos (Andrade, 2000; Rassi *et al.*, 2000; 2009).

Eletrocardiograma

Trata-se da principal ferramenta de avaliação básica da CCC, aportando elementos diagnósticos e prognósticos de real valor. De modo geral, o ECG detecta todas as principais arritmias da CCC, os distúrbios de condução do estímulo, as alterações da repolarização e algumas evidências da fibrose. Para um comitê brasileiro, alterações muito sugestivas da CCC em áreas endêmicas são apontadas na Tabela 45.12.

Em termos de *prognóstico*, estima-se que um ECG normal em chagásico jovem indique 9 vezes mais chance de sobrevida do que em indivíduo chagásico com ECG alterado. Os achados eletrocardiográficos de pior prognóstico na CCC são aqueles sugestivos de grande acometimento tecidual, como fibrilação atrial, áreas inativas extensas, poliectopias multifocais e multifrequentes, associação complexa de bloqueios intraventriculares e bloqueios AV avançados, marchando em paralelo com os graus progressivos da ICC e da cardiomegalia. Por exemplo, vários estudos correlacionam os graus progressivos de ICC com extrassístoles ventriculares cada vez mais numerosas e frequentes (índice de Lown modificado) (Dias, 1990). Por outro lado, alterações isoladas do ECG consideradas benignas (BAV de 1º grau, BCRD, extrassístoles isoladas etc.) indicam

Tabela 45.12 Alterações muito sugestivas da presença de cardiopatia chagásica crônica entre indivíduos infectados com o *Trypanosoma cruzi*.*

1. Bloqueio completo de ramo direito
2. Hemibloqueio anterior esquerdo
3. Hemibloqueio posterior esquerdo
4. Arritmia ventricular (extrassístoles polimorfas, aos pares e taquicardia ventricular)
5. Manifestações de doença do nó sinusal[a]
6. Fibrilação atrial
7. Bloqueio AV de 2º grau (tipo Mobitz II)
8. Bloqueio AV de alto grau
9. Bloqueio AV de 3º grau
10. Zona eletricamente inativa
11. Alteração primária da repolarização ventricular

*Segundo uma comissão de peritos convocada pelo Ministério da Saúde do Brasil, em 1994 (Ferrreira *et al.*, 1996).
a: bradicardia sinusal < 40 bpm, bloqueio sinoatrial e parada sinusal.

apenas comprometimentos pequenos e focais do miocárdio, podendo ou não evoluir (Laranja *et al.*, 1956; Guimarães, 1997). Já com a expansão da miocardiopatia crônica, especialmente da fibrose, as alterações do ECG se tornam permanentes e complexas, como dificilmente se observa em outra cardiopatia. Registre-se ainda que há uma lógica correlação do ECG com outros exames na CCC. Por exemplo, em geral, a fração de ejeção (ecocardiograma) está reduzida a menos de 50 em 60% nos casos cujo ECG apresente área inativa extensa, em 50% dos casos com extrassistolia ventricular frequente, em 23% dos casos com BCRD isolado e em apenas 8% de casos com ECG normal (Carlier *et al.*, 2002).

Rx

A cardiomegalia na CCC é indicativa de processo evolutivo, não regressível e de mau prognóstico nos graus avançados. Recorde-se de que na DCH aguda ocorre frequentemente cardiomegalia global, como resultado de miocardite aguda, que costuma regredir totalmente quando termina a etapa aguda. Na CCC, geralmente se observa uma área cardíaca globalmente aumentada, como produto principalmente da dilatação das fibrocélulas cardíacas e também (como menor expressão), de um processo de hipertrofia que aparece no início da cardiopatia crônica. A cardiomegalia na CCC guarda uma relação direta com a insuficiência cardíaca, resultando em frações de ejeção tanto mais reduzidas quanto maior for a dilatação das fibras miocárdicas. A Figura 45.13 é tirada de um caso fatal com grande cardiomegalia e bloqueio AV total (Laranja *et al.*, 1956).

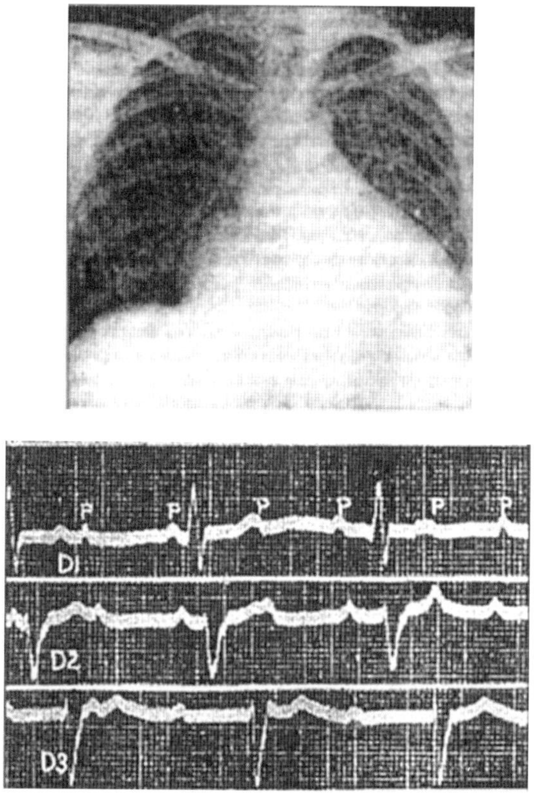

Figura 45.13 Cardiopatia chagásica crônica. Rx com grande aumento de área cardíaca e ECG evidenciando bloqueio AV total. Caso de Laranja *et al.*, 1956.

Exames menos convencionais

A CCC também apresenta alterações não detectáveis ao instrumental básico, considerando-se hoje muito oportuna a ampliação da propedêutica mais armada em sua avaliação. Entre os mais úteis se encontram a *eletrocardiografia dinâmica (Holter)*, a *Doppler-ecocardiografia* (modos M e bidimensional), as *provas de esforço*, a *cintigrafia* etc., indicados tanto para a avaliação de sintomatologias vagas e com ECG e Rx normais como para um melhor acompanhamento clínico e julgamento da terapêutica a instituir. No *ecocardiograma* é de grande utilidade a avaliação da função ventricular, especialmente da fração de ejeção do ventrículo esquerdo, que na ICC se apresenta em níveis inferiores a 50%. Também revela, este exame, com muita sensibilidade, lesões aneurismáticas parietais e de ponta, com ou sem trombos intracavitários, discinesias difusas ou focais, disfunção diastólica etc.

Manejo clínico e cirúrgico da CCC

Na prática, a grande maioria dos portadores de DCH se encontra na FCI ou nos estágios iniciais da CCC ou formas digestivas, podendo ser assistidos por clínico geral na rede básica de saúde, o que requer instrumental propedêutico relativamente elementar. Para a triagem inicial do chagásico crônico o mínimo arsenal propedêutico requer um bom clínico, um diagnóstico sorológico, um ECG e um aparelho de Rx capaz de tomar uma imagem simples de tórax (área cardíaca e esôfago contrastado) e um enema opaco simplificado (Dias, 1990; Prata, 1997). O bom manejo da CCC é da maior importância no contexto da vida do chagásico, sendo regra absoluta que quanto mais precoce e adequadamente se instala, maior benefício traz ao paciente (Laranja *et al.*, 1956; Guimarães, 1997; WHO, 2002). Em princípio há que se considerar todo chagásico crônico como um cardiopata em potencial, sendo objetivo reduzir ao máximo os fatores de risco desta cardiopatia, evitando-se basicamente a instalação e progressão dos quadros arrítmicos e da ICC (Dias, 1990). Antiarrítmicos como a amiodarona, o sotalol e a propafenona, inibidores da enzima de conversão (enalapril), vasodilatadores, betabloqueadores seletivos (carvedilol) e potentes diuréticos como a furosemida e a espironolactona (esta com propriedades de prevenção da fibrose e redução do colágeno), ao lado de cardiotônicos como a digoxina, fazem parte do moderno arsenal terapêutico da CCC, indubitavelmente capaz de conferir maior qualidade e quantidade de vida ao chagásico (Ferreira *et al.*, 1996; Guimarães, 1997; Rassi *et al.*, 2000). Em paralelo, nas últimas décadas foram incorporados recursos cirúrgicos e eletrônicos ao manejo da CCC, como marca-passos cardíacos, desfibriladores implantáveis, técnicas de ablação de focos arritmogênicos, de aneurismectomias e retirada de trombos, transplante cardíaco etc. Desafortunadamente, ventriculectomias e cardiomioplastia não tiveram sucesso nas CCC avançadas (Jatene *et al.*, 1997; Rassi *et al.*, 2000). Grande expectativa, nos dias atuais, se reserva à implantação de células-tronco em corações lesados pela CCC, com objetivos de recuperação de cardiomiócitos e remodelagem da melhor arquitetura do miocárdio (Carlier *et al.*, 2002; Soares *et al.*, 2004). O manejo dos fenômenos tromboembólicos pressupõe redução de fatores precipitadores e prevenção rotineira com fármacos em situações de risco (ácido acetilsalicílico, dicumarínicos), bem como o emprego de anticoagulantes e mesmo de cirurgias corretoras em tromboembolismo patente (Guimarães, 1997; Jatene *et al.*, 1997; Ribeiro, 1998; Rassi *et al.*, 2000).

Formas crônicas digestivas

Foi também Carlos Chagas quem primeiramente sugeriu o comprometimento digestivo na DCH, chamando a atenção para o megaesôfago em áreas endêmicas. Somente na década de 1950, entretanto, o assunto tomou real impulso, ficando esclarecida a etiologia chagásica dos "megas" em áreas endêmicas, a partir dos trabalhos de Köberle (Rezende e Moreira, 2000). Além de esôfago e cólon, outros segmentos afetados são o estômago, o duodeno e, menos frequentemente, o delgado. Alterações salivares (sialorreia e hipertrofia das parótidas) e de algumas secreções digestivas podem ser detectadas. A alteração mais precoce é a esofagopatia, às vezes detectável em crianças chagásicas, inclusive (mais raramente) na fase aguda. A *colopatia* é a mais tardia das manifestações da DCH, frequentemente incidindo depois da quarta década de vida. Dados brasileiros mostram que nas regiões da Bahia, Minas Gerais e Goiás a esofagopatia ocorre entre 7 e 10% dos chagásicos crônicos, contra 2 e 8% de colopatia. Em cerca de 50% dos chagásicos com esofagopatia ocorre simultaneamente a CCC (Dias e Coura, 1997; Rezende e Moreira, 2000).

Esofagopatia

É importante em várias regiões do Cone Sul da América, afetando predominantemente o sexo masculino, por motivos ainda desconhecidos, a partir da segunda década de vida. Em sua história natural apresenta 4 estágios ou graus evolutivos, de acordo com a situação funcional e morfológica do esôfago nos Rx (Tabela 45.13) (Rezende e Moreira, 2000; Brasil, 2005).

O sintoma fundamental é a *disfagia*, especialmente para os alimentos mais secos, duros e frios. No Brasil é um sintoma conhecido pela população como "mal de engasgo", caracteristicamente obrigando as pessoas a ingerir grandes volumes de água durante a alimentação, para facilitar a deglutição. Às vezes a disfagia é mais percebida pelo paciente nos graus iniciais da esofagopatia, quando a complacência do órgão é menor. Outros sintomas são a *dor* durante a deglutição (*odinofagia*) e o soluço (*singulto*). Complicações como pneumonia por regurgitação alimentar, esofagite por irritação e mesmo ruptura do esôfago têm sido descritas, também se notando uma chance maior de incidência de câncer do esôfago nos chagásicos com esofagopatia, diante da população geral não infectada (Rezende e Moreira, 2000). O *diagnóstico*, basicamente clínico e radiológico, pode ser complementado por endoscopia *peroral*, por provas farmacológicas e por registros da atividade motora. Particularmente simples e prático, o método de Haddad *et al.* resume-se em uma imagem radiográfica em posição "OAD", 1 min depois da ingestão de 50 a 100 mℓ de contraste baritado pelo paciente. Se persistir o contraste caracteriza-se a alteração funcional, acompanhada ou não de dilatação do órgão. Quanto ao manejo da entidade, não se sabe como prevenir o megaesôfago, mas pode-se minimizar sua evolução e aliviar a sintomatologia decorrente mediante intervenções clínicas e cirúrgicas. Nos graus iniciais pode-se sempre tentar contemporizar o quadro clínico por meio de medidas gerais e não invasivas como pelo emprego de dietas (pastosas, não secas e não frias e não irritativas), hábitos de boa mastigação e tranquilidade às refeições, comidas não apressadas etc. O uso de *isossorbida* pode ajudar nesta etapa, administrando-se o comprimido 30 a 40 min antes da refeição para dilatação do cárdia, também podendo-se empregar a infiltração periódica de toxina botulínica no esôfago inferior, com a mesma finalidade (Rezende e Moreira, 2000). *Dilatação hiperbárica* com sondas e balões pneumáticos é também útil nos estágios iniciais, apesar de registros frequentes de recidivas a médio prazo, além dos naturais riscos desses procedimentos (sangramentos, rupturas, esofagite). De uso cada vez mais aceito, a *miotomia extramucosa de Heller* (esofagocardiomiotomia) é uma cirurgia indicada com sucesso para os graus I a III da disperistalse, sendo principalmente bem-sucedida quando acompanhada de plástica do esfíncter inferior do órgão (fundoplicatura) e realizada por videolaparoscopia, empregando-se moderno instrumental cirúrgico. O principal propósito da cirurgia é a correção da disfagia, sendo que a plástica se destina à prevenção de refluxo esofagogástrico (Silva, 1999). Na última década, como avanço importante no manejo da esofagopatia inicial, foram aperfeiçoadas as técnicas de miotomia extramucosa por via laparoscópica, de grande simplicidade e eficácia, com significativa redução de efeitos colaterais (Brasil, 2005). Outro ponto em discussão atual pelos gastrocirurgiões e clínicos dedicados à disperistalse esofágica chagásica se refere à conveniência ou não de realização da cardiomiotomia em graus mais precoces da afecção, como modo de retardar ou prevenir sua evolução para estágios mais graves. Já para os graus III e IV, especialmente este último, indica-se a substituição da parte inferior (2/3 ou mais) do esôfago por alça jejunal, cirurgia originalmente descrita por *Merendino* (Silva, 1999; Rezende e Moreira, 2000). A Figura 45.14 mostra a radiografia de um caso avançado de megaesôfago (dolicomegaesôfago).

Tabela 45.13 Classificação da esofagopatia chagásica de acordo com critérios morfofisiológicos (Rx contrastados) de Rezende.

Grau	Forma/situação	Diâmetro (calibre)	Retenção contraste-comprimento
I	Forma anectásica	Normal	1/3 inferior – normal
II	Esôfago discinético	Pequena dilatação	Clara retenção – normal
III	Mega	Francamente dilatado	Grande retenção – normal
IV	Dolicomega	Grande dilatação	Grande retenção – alongado

Observações: (a) na forma anectásica, a sintomatologia é variável e a retenção do contraste é pequena, observável por 1 min ou mais após a deglutição. O calibre é normal e se observa uma imagem em forma de "ponta de lápis" na extremidade distal do esôfago. A atividade motora é normal, às vezes hipercinética; (b) no grau II já existe uma dilatação do órgão, estando a atividade motora irregular; (c) no grau III a dilatação é bastante importante e a atividade motora está francamente reduzida; (d) no grau IV o esôfago está francamente dilatado e alongado, com atividade motora muito reduzida.

Colopatia

Trata-se de alteração relativamente frequente em nosso meio, especialmente entre os chagásicos de maior idade, surgindo também em outros países como Bolívia, Chile e Argentina, sem diferença quanto ao sexo (Rezende, 1997; Carlier *et al.*, 2002). Depois da cardiopatia crônica, é a forma clínica de maior gravidade na esquizotripanose humana, produzindo quadros graves de extremo desconforto e mesmo morte (na vigência de vólvulo da sigmoide). Seu principal sintoma é a *obstipação*. Outros sintomas são *meteorismo* e *disquezia* (dificuldade de expulsão da massa fecal, mesmo quando sua consistência for normal). As principais complicações são o *fecaloma*, a *impactação* fecal e o *vólvulo* do sigmoide. Também com base na

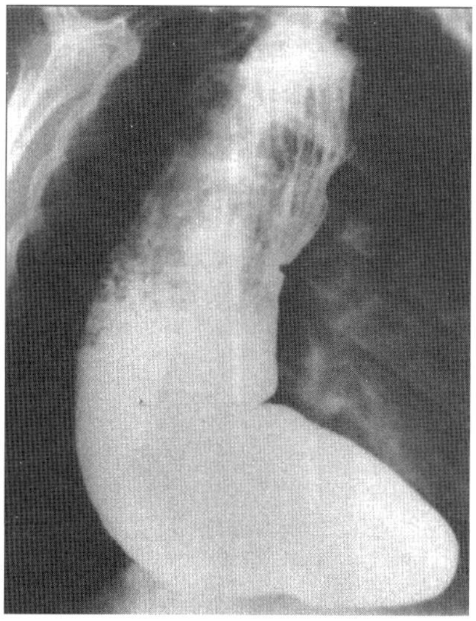

Figura 45.14 Megaesôfago do grupo 4. Cortesia do Prof. J. R. Cunha Mello.

desnervação parassimpática intramural, a colopatia chagásica apresenta desordens motoras importantes, geralmente nas duas últimas porções do intestino grosso, as quais anatomicamente se traduzem por dilatação do cólon (megacólon) e frequentemente por alongamento do mesmo. A obstipação é progressiva e, nos estágios iniciais, pode alternar-se com diarreias devidas à hipermotilidade (lei de Cannon). Mais tarde, a obstipação se instala definitivamente, permanecendo o paciente de 3 a 7 dias (chegando até a 2 a 3 meses) sem evacuar. Para efeitos diagnósticos, a obstipação apresenta melhor valor preditivo quando maior que 7 dias, no chagásico crônico, geralmente acompanhada de distensão, dores abdominais, meteorismo e fecaloma (Dias, 1990; Rezende, 1997). O diagnóstico final é geralmente fechado por radiologia contrastada do cólon (enema opaco simples), visualizando-se uma dilatação com ou sem alongamento do cólon, predominante no reto e no sigmoide. Diante de suspeita de outras patologias, o enema deve realizar-se com duplo contraste e rigorosa preparação. Na presença de vólvulo, visualizam-se a área de torção e, eventualmente, sinais de sofrimento e necrose. Frequentemente haverá mesoenterite retrátil associada aos casos mais avançados de megacólon e vólvulo, na doença de Chagas crônica (Rezende, 1997). O diagnóstico diferencial se faz com o megacólon congênito, com a gravidez e com diferentes causas de obstipação crônica, desde neoplasias até parasitoses intestinais e obstipação por dietas inadequadas (Rezende e Moreira, 2000; Carlier *et al.*, 2002). Nas últimas décadas, tem sido assinalado um quadro similar ao megacólon chagásico, ocorrente em altas regiões da Cordilheira dos Andes, em indivíduos adultos com sorologia negativa para *T. cruzi*, apelidado "megacólon andino". Seu sintoma principal é a obstrução abrupta por torção (vólvulo), em geral não ocorrendo fecaloma nem dilatação da alça, tão somente mesoenterite e alongamento do sigmoide. Sua etiogia é ainda obscura, arguindo-se como fatores causais a dieta, a etnia das populações, a aerofagia devido à altura etc. (Dias, 2000). Sobre o *manejo clínico e cirúrgico da colopatia*, em princípio, o objetivo é tratar a obstipação e prevenir suas complicações. Nas fases iniciais, a adequação dietética e o emprego de laxativos suaves (leite de magnésia, óleos minerais) e catárticos de contato como diacetoxidifenilpiridilmetano (Dulcolax®) podem ser úteis. Na presença de fecaloma, este deve ser eliminado por lavagens sucessivas e/ou esvaziamento por via anorretal, eventualmente sendo necessário procedimento cirúrgico com laparotomia e manipulação direta do fecaloma (Silva, 1999; Rezende e Moreira, 2000; Brasil, 2005). Neste sentido, uma tendência moderna de alguns grupos de especialistas concerne exatamente em prevenir-se ao máximo o emprego de cirurgia no megacólon chagásico, mediante precisamente o manejo clínico conservador do fecaloma (dieta + lavagens + laxativos), o que se pode obter em grande número de colopatas mediante cuidadosa e continuada atenção sobre esses pacientes. Já para o megacólon avançado, a indicação é eminentemente cirúrgica, principalmente pela *operação de Duhamel-Haddad*, que consiste na ressecção do segmento dilatado e abaixamento do cólon restante até o coto retal, neste fazendo-se anastomose terminolateral. É preservado o esfíncter inferior do reto, sendo a preferência de muitos cirurgiões realizar a cirurgia em dois tempos (Silva, 1997). O manejo cirúrgico do megacólon tem evoluido bastante nos últimos anos, mediante modernas técnicas e ferramentais de sutura/ressecção. Nos casos de vólvulo do sigmoide, em princípio se tenta sua redução com o retossigmoidoscópio, pela ultrapassagem mecânica da obstrução e esvaziamento de gases a montante, o que facilita a reversão da torção (Rezende e Moreira, 2000). Um caso de vólvulo em megacólon é ilustrado na Figura 45.15.

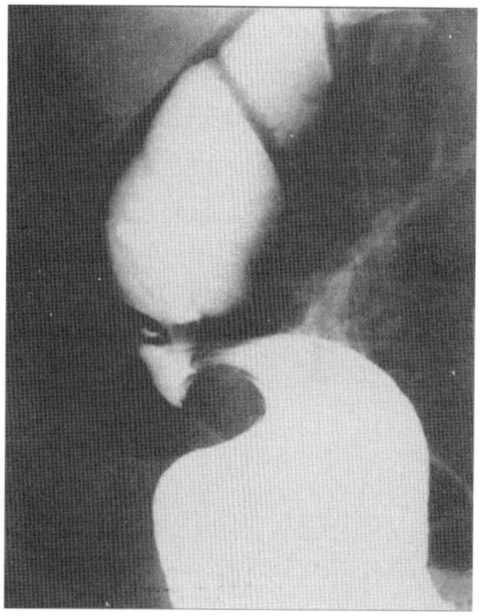

Figura 45.15 Megassigmoide com vólvulo. Cortesia do Prof. J. R. Cunha Mello.

Outras manifestações da doença de Chagas no aparelho digestivo

As mesmas bases fisiopatogenéticas podem afetar outros setores do aparelho digestivo. Principal substrato, a desnervação autonômica produz desordens motoras e eventualmente a dilatação de outros segmentos (Rezende e Moreira, 2000; Carlier *et al.*, 2002).

Duodeno

Depois do esôfago e do cólon, o duodeno é o segmento mais afetado pela doença de Chagas. Apresenta discinesia e, eventualmente, dilatação (bulbar ou total), com sintomatologia vaga do tipo "dispepsia alta".

Estômago

Detectado em 20% dos pacientes com a forma digestiva da DCH no Brasil Central, ocorrendo alterações da motilidade e da secreção gástrica. O diagnóstico é radiológico e endoscópico. Há disfunção motora e a musculatura gástrica torna-se hiper-reativa ao estímulo colinérgico; o esvaziamento gástrico torna-se acelerado para conteúdos líquidos e lento para os sólidos. Ocorre ainda hipossecreção cloridropéptica, paralelamente a um estado de gastrite crônica, ainda não completamente definido. Em graus mais avançados, surgem hipertrofia do piloro e dilatação gástrica.

Intestino delgado

São muito raros os casos de "mega", ainda que descritos no jejuno, íleo e apêndice, quase sempre acompanhando uma esôfago ou colopatia. Há distonia nas alças e o trânsito se apresenta às vezes lento, às vezes rápido. Em paralelo há aumento da flora bacteriana da absorção de monossacárides. O diagnóstico é basicamente radiológico.

Parótidas

Embora possa ocorrer parotidite primária em chagásicos, com desnervação e hipersalivação, o mais importante e frequente é a hipersalivação e hipertrofia de todas as glândulas salivares, em consequência da esofagopatia chagásica. O diagnóstico é clínico.

Outras formas crônicas

Teoricamente, o *T. cruzi* pode alojar-se e provocar dano em praticamente todos os órgãos de seu hospedeiro vertebrado, conforme inúmeras observações clínicas e experimentais. Dominam, entretanto, na DCH, as "patias" do coração e do tubo digestivo, sendo o comprometimento do sistema nervoso particularmente importante em alguns quadros agudos e na reativação. Em geral são alterações menores, com sintomatologia vaga, somente indicadoras de tratamento sintomático. A seguir e sumariamente referem-se as principais "patias", por órgão ou setor (Sica, 1994; Rezende e Moreira, 2000; Carlier *et al.*, 2002).

Fígado

Ocorrem hepatomegalia e parasitismo na fase aguda, com algumas alterações funcionais que regridem na fase crônica. Nesta última, os principais achados correspondem à hepatomegalia com tendências à esteatose, decorrente basicamente da insuficiência cardíaca congestiva da CCC.

Vias biliares extra-hepáticas

Megavesícula e megacolédoco já foram relatados esporadicamente em necropsias, sempre associados a desnervação. Podem ocorrer hipertonia do esfíncter de Oddi e discinesias da vesícula biliar (enchimento lento), de significado clínico não muito claro. Aspecto ainda controvertido corresponde à litogênese na colecistopatia chagásica, referenciada por alguns autores.

Pâncreas

Também pode ser invadido na fase aguda, de modo passageiro e sem maiores consequências na fase crônica (funções exócrinas preservadas). Alterações do metabolismo glicêmico ("pseudodiabetes" no GTT oral) dependem de hiperabsorção no delgado.

Alterações no trato urinário

São também dependentes de desnervação autonômica, reduzindo-se pela eventual presença de "megas" e discinesias nos ureteres e na vesícula urinária. Descoordenação, estase e refluxos podem facilitar infecção bacteriana secundária. No néfron há evidências sugestivas de alguns problemas na capacidade de concentração urinária. O diagnóstico se faz por urografia.

Alterações broncopulmonares

Uma bronquiectasia crônica por alterações funcionais da musculatura brônquica tem sido aventada, embora clinicamente o problema não pareça apresentar maior importância. A hemossiderose secundária à ICC da CCC tem sido descrita. No parênquima pulmonar, geralmente "limpo" aos Rx, não se detectam alterações relevantes. De modo geral as alterações morfológicas nas vias respiratórias dos chagásicos crônicos são discretas e sem repercussões significativas do ponto de vista funcional e clínico (Carlier *et al.*, 2002).

Alterações secretórias

São basicamente observadas nas glândulas salivares e sudoríparas, com hipersecreção aos estímulos específicos (alimentares e odoríferos para as salivares, exercício e calor para as sudoríparas). Algumas alterações das secreções gástricas podem ocorrer, apresentando como substrato a desnervação. A tireoide, apesar das suspeitas iniciais de Chagas, não mostra comprometimento significativo, podendo ser parasitada pelo *T. cruzi* e apresentar pequeno e fugaz aumento de volume na fase aguda, em alguns casos.

Alterações do sistema nervoso

Na fase crônica, os achados são mais complexos e discretos do que na aguda, ocorrendo no SNA, periférico e central. Em termos do SNA, além de todas as observações sobre as formas digestivas, urinárias e secretórias, uma série de problemas cardiovasculares e comportamentais tem sido verificada. São achados ligados a um progressivo bloqueio de receptores neurovasculares e neuromusculares assim como de desnervação parcial dos chagásicos crônicos, o que também corresponde a uma hiper-reatividade ambiental já comentada. No SN periférico ocorre redução de unidades nervosas motoras, principalmente em músculos das eminências tenares e hipotenares, também se observando respostas reduzidas em nível sensorial. As alterações do SN periférico apresentam em geral pouca significação clínica. No SNC, na fase crônica, os quadros graves descritos por Chagas não têm sido observados, ainda que, recentemente, tenham sido notadas moderadas alterações nas transmissões nervosas, no tronco cerebral e nervo óptico de chagásicos crônicos (Sica, 1994). Hoje, em chagásicos imunodeprimidos superinfectados com o vírus HIV, têm sido observados quadros muito graves no SNC, com meningoencefalite e formações pseudotumorais (Rocha *et al.*, 2000). Diferentemente, em casos de imunodepressão (especialmente em pacientes chagásicos portadores de AIDS), quadros de meningoencefalite por *T. cruzi* são frequentes e de grande gravidade, caracterizados por enormes tumorações cerebrais repletas de parasitos, quadros hipertensivos e hemorrágicos e invasão da glia e da substância cinzenta, geralmente letais (Rocha *et al.*, 2000).

Alterações psíquicas na doença de Chagas

É um tema ainda em aberto, tendo sido bem estudado por Büller Vieira, nos anos 1960. Segundo aquele autor, alterações psíquicas (irritabilidade, instabilidade emocional exacerbada) seriam frequentemente observáveis em chagásicos portadores de desnervação autonômica, tendo como substrato a hiper-reatividade simpática aos estímulos ambientais e emocionais cotidianos (Vieira, 1964). O autor se refere ainda a comportamentos altamente irritadiços e graus significativos de doença mental em crianças chagásicas crônicas, também observados por autores argentinos em crianças sobreviventes de doença de Chagas congênita e pacientes crônicos (Sica, 1994; Moya e Moretti, 1997). Mais recentemente, Oliveira Jr. (1997; 2009) tem estudado os quadros de ansiedade no chagásico crônico, problema importante e complexo que tem por origem perturbações orgânicas e inúmeras circunstâncias biossociais que envolvem o chagásico, inclusive o impacto psicológico do diagnóstico da enfermidade.

Situações clínicas especiais

Correspondem às possíveis associações da DCH com situações orgânicas específicas (gravidez, idade avançada) com outras doenças e com imunodepressão, o que pode resultar em mudanças na história natural da doença ou exigir ajustes em seu manejo.

Gravidez

Nas áreas endêmicas, geralmente a maioria das gestantes chagásicas se apresenta na forma crônica indeterminada, situação que não compromete a evolução da gravidez ou do parto. Como já assinalado, existe um risco variável (1 a 8%) de transmissão congênita do parasito, o que deve ser manejado mediante diagnóstico precoce e tratamento específico (TE) da criança infectada. Em gestantes em fase aguda, o risco de transmissão congênita é naturalmente maior. O TE da gestante chagásica atualmente não é indicado, por eventuais riscos de teratogênese que a medicação eventualmente possa apresentar. Para estes casos, o mais indicado é dar tratamento de apoio à paciente até o parto, avaliando a partir deste as indicações de TE da mãe (e da criança, se houver ocorrido transmissão). Em geral, a gestante infectada suporta bem a gravidez e o parto. Acompanhamento especial merece a gestante portadora de CCC (Brasil, 2005). Cardiopatia chagásica muito grave indica atenção médica redobrada, eventualmente hospitalização ou mesmo abortamento terapêutico (casos extremos). Formas digestivas da DCH geralmente não representam maiores riscos em gestantes chagásicas. No entanto recomenda-se atenção diante de megacólon avançado (risco de vólvulo) e de megaesôfago do grupo IV (risco de desnutrição).

Intervenções cirúrgicas em chagásicos

Em geral os chagásicos crônicos suportam bem as intervenções cirúrgicas mais comuns, inclusive sob anestesia geral. No entanto, portadores de arritmias graves e insuficiência cardíaca descompensada devem ter suas cirurgias postergadas o mais possível à espera de melhora de seu quadro, diante dos riscos de parada cardíaca, tromboembolias e fibrilação ventricular que podem sobrevir ao estresse cirúrgico (Bestetti, 1997a; Oliveira Jr., 1997).

Doença de Chagas em idosos

Observa-se uma tendência geral, em toda a área endêmica, de atingirem os chagásicos idades mais avançadas, diferentemente da situação de alta letalidade em jovens referida por Laranja *et al.* (1956), há mais de 50 anos. Entre os fatores arrolados para esta mudança estariam o manejo mais eficaz e mais precoce dos quadros clínicos, melhor cobertura assistencial e, possivelmente a diminuição de reinfecções exógenas por meio de ações profiláticas e migrações para áreas sem transmissão (Dias, 1963; Macedo, 1973; Dias e Coura, 1997). No panorama atual, os infectados idosos assumem outros padrões clínicos, devidos ao natural processo de envelhecimento e à superposição de outros fatores mórbidos característicos da velhice, particularmente de natureza crônica e degenerativa como hipertensão arterial, cardioangioesclerose, distúrbios coronários, presbiesôfago, diabetes, doenças neurológicas como Parkinson etc. O manejo de tais casos costuma ser complicado diante dos diversos mecanismos fisiopatogenéticos envolvidos e mesmo da potencialização de um fator sobre o outro, tornando frequentemente delicada a abordagem terapêutica, principalmente em indivíduos descompensados (Storino *et al.*, 1994; Dias, 1990; Oliveira Jr., 1997).

Doença de Chagas em imunossuprimidos

Formas agudas e subagudas da esquizotripanose podem surgir em indivíduos imunodeprimidos, sendo mais notáveis, atualmente, as reativações de formas crônicas, especialmente no caso de chagásicos que se coinfectam pelo HIV e desenvolvem AIDS. São quadros de grande gravidade, quase sempre manifestando miocardite e/ou meningoencefalites muito intensas e de alta letalidade, que geralmente sobrevêm quando a taxa de linfócitos $CD4^+$ se reduz a menos de 200 células/mm^3. Neste quadro, além do tratamento antirretroviral, indica-se a terapêutica específica para *T. cruzi* (Rocha *et al.*, 2000; Carlier *et al.*, 2002).

▸ Diagnóstico da doença de Chagas

Em geral este ponto é tratado com vistas ao estabelecimento do diagnóstico etiológico diante de casos individuais ou populações em estudo, aqui se restringindo ao diagnóstico de laboratório. Não obstante, é pertinente um *diagnóstico epidemiológico* (principalmente em relação a áreas endêmicas), assim como há o *diagnóstico clínico*, que fornece elementos de suspeita etiológica e define a forma clínica do caso e pode incluir o *diagnóstico anatomopatológico*, todos eles já esboçados. A seguir, são apresentados os elementos básicos do diagnóstico laboratorial, lembrando-se que já entre 1913 e 1914 estavam disponíveis os exames diretos do parasito, o xenodiagnóstico e a detecção de anticorpos pela reação de fixação de complemento (Dias e Schofield, 1999; Luquetti e Rassi, 2000). De modo geral, os métodos usuais para a fase aguda correspondem principalmente à demonstração do parasito circulante, pontificando na fase crônica os métodos de detecção de anticorpos circulantes.

Diagnóstico de laboratório na fase aguda

O achado básico é o do parasito em sangue circulante, mediante exames parasitológicos diretos. Métodos indiretos, sorologia e alguns exames complementares podem ser valiosos e ajudar no diagnóstico, mas não caracterizam, em si, a DCA, sendo aqui mencionados para facilitar o manejo do caso, em situações usuais da prática clínica. Diante do caso, à parte os elementos clínicos e epidemiológicos, exames inespecíficos podem ser de grande valia para auxiliar na suspeição diagnóstica e no estabelecimento de diagnóstico diferencial, como, por exemplo, hemograma, liquor e exames específicos para doenças agudas passíveis de confusão com a esquizotripanose (febre tifoide, leishmanose visceral, meningite bacteriana, toxoplasmose, mononucleose etc.).

Métodos parasitológicos diretos

Dentre as diversas técnicas, a mais simples é a da *microscopia direta sobre gota fresca de sangue*, examinada entre lâmina e lamínula, com ocular 10 e objetiva 40. O exame deve ser minucioso e abarcar toda a lamínula, sendo positivo quando se encontra o parasito (geralmente em movimentação serpenteante entre as hemácias e leucócitos) com sua forma alongada, grande cinetoplasto e flagelo muito móvel. Diante da suspeita clínica, se negativo o primeiro exame, deve-se repeti-lo por 3 ou 4 vezes/dia, durante vários dias, o que aumenta sobremaneira a chance do encontro do parasito. Também se pode usar a técnica de gota espessa corada, como empregada para malária, mas que é bem menos sensível do que o exame a fresco. A propósito, não raramente tem ocorrido o diagnóstico ocasional de DCA pelo achado do parasito em esfregaços corados para pesquisa de hematozoário e na contagem diferencial de leucócitos em pacientes febris. Desde os anos 1960, o diagnóstico parasitológico direto da DCA vem sendo aperfeiçoado com procedimentos de enriquecimento, sendo mais empregadas as técnicas de *micro-hematócrito* (centrifugação e exame do creme leucocitário) e de *Strout* (centrifugação do soro após retirada do coágulo). Técnicas moleculares modernas, como a de *PCR*, permitem detectar com grande sensibilidade frações do DNA do parasito, podendo ser empregadas no diagnóstico de DCA quando estiverem disponíveis. Outros métodos diretos como a separação por *ficol-hipaque* e o *QBC* (*quantitative buffy coat*, usado na malária) geralmente mostram-se inferiores aos já descritos (Chiari e Galvão, 1997; Carlier *et al.*, 2002).

Métodos parasitológicos indiretos

Não conferem o diagnóstico específico da DCA, pois podem ser positivos na fase crônica da infecção. No entanto, em recém-nascidos e/ou crianças de muito baixa idade, um exame destes positivo será indicativo da enfermidade aguda (por qualquer forma de transmissão). Trata-se basicamente de ampliar o número de parasitos proveniente do material colhido (sangue ou liquor), em passagens por triatomíneos (*xenodiagnóstico*), por meios de cultivo (*hemoculturas*) ou por animais sensíveis de laboratório (*subinoculação*). Em geral esta amplificação se otimiza entre 30 e 60 dias de incubação, principalmente no xenodiagnóstico e nas hemoculturas. Em geral se padroniza o xenodiagnóstico com o uso de 40 ninfas de 3º ou 4º estágios de *T. infestans* (ou o triatomíneo mais comum na região), em jejum de 15 dias e postos a sugar o paciente por 30 min. Como a picada dos triatomíneos pode ser irritante e alergênica, há uma tendência a empregar-se o *xenodiagnóstico artificial*, em que o sangue é colhido por punção venosa e mantido aquecido e heparinizado em um aparato com membrana (biológica ou látex), que facultará a alimentação dos insetos (Dias, 1990; Chiari e Galvão, 1997). Para a hemocultura sugere-se a coleta de 30 mℓ de sangue em heparina, centrifugando-se imediatamente o material e desprezando-se o plasma, e lavando uma segunda vez o material com o próprio meio de cultura (geralmente LIT), para semear-se a parte sólida em 6 tubos de LIT que serão incubados a 28°C (Chiari e Galvão, 1997; Carlier *et al.*, 2002). Uma característica importante para o diagnóstico da DCA, entretanto, é que nesta fase a positividade costuma ser bastante precoce (10 a 15 dias) e o número de parasitos muito maior do que nos pacientes crônicos, podendo as leituras serem realizadas antecipadamente (aos 10, 20 dias após a aplicação) (Dias, 1990). A sensibilidade destes métodos na fase aguda é próxima dos 100%, assim como sua especificidade (Luquetti e Rassi, 2000).

Imunodiagnóstico | Métodos sorológicos para a fase aguda

Não definem por si a DCA, como já assinalado, mas podem ajudar indiretamente no seu diagnóstico, sendo também muito importantes nas investigações epidemiológicas do sistema de vigilância. Na prática estão muito difundidos e se baseiam em geral na detecção de *anticorpos da classe IgG*, pertinentes à fase crônica da infecção chagásica. Anticorpos da *classe IgM* são basicamente característicos da doença aguda, embora possam aparecer esporadicamente em certos momentos da infecção crônica. Sua pesquisa, entretanto, é complicada pela não disponibilidade da técnica na total maioria dos serviços e pelo alto custo e fácil deterioração dos reagentes, fatos aliados a uma sensibilidade relativamente baixa da técnica. Também anticorpos específicos da classe IgA em geral surgem e se elevam na fase aguda, mas não há avaliação nem disponibilidade de reagentes com a sensibilidade desejada (Luquetti e Rassi, 2000a; Carlier *et al.*, 2002). Em termos práticos, a utilização das técnicas sorológicas para a pesquisa de IgG em DCA é útil para na ausência de exames parasitológicos positivos colher-se uma primeira sorologia que, se negativa, deverá ser repetida 20 a 30 dias após. A soroconversão, neste caso, indicará uma doença aguda em curso ou regressão (Dias, 1990; Luquetti e Rassi, 2000; Carlier *et al.*, 2002).

Métodos moleculares | PCR

Objetivam amplificar e detectar o DNA nuclear ou cinetoplasto (K-DNA) do parasito, eventualmente presente em uma amostra de sangue do paciente, por sondas moleculares apropriadas. Dentre outras, a técnica de *PCR* (*polymerase chain reaction*) tem despertado interesse, por sua relativa simplicidade e alta especificidade, sendo tão sensível quanto o xenodiagnóstico e a hemocultura na fase aguda. Como ainda não se encontra muito disponível, sua utilização tem sido limitada. É particularmente indicada para a prospecção de casos congênitos. Lembre-se de que o exame pode ser negativo em pacientes infectados, por tratar-se de uma detecção de partículas em *suspensão*, portanto passíveis de não serem encontradas na alíquota examinada (diferentemente dos anticorpos, que estão presentes em *solução*) (Carlier *et al.*, 2002; Gomes *et al.*, 2009).

Outros métodos diagnósticos na fase aguda

Com muito menor uso, correspondem principalmente à detecção do parasito em material anatomopatológico. Podem detectar-se ninhos de amastigotas em *biopsias* de gânglios, de pele (chagomas em geral e em lesões eritematoproliferativas de casos de reativação), de músculos (principalmente na panturrilha) e no próprio coração (biopsias para diagnóstico e acompanhamento de rejeição em transplantes). O parasito se cora bem pela hematoxilina-eosina para microscopia óptica convencional, mas o método ganha bem maior sensibilidade e especificidade se incorporar técnicas de *imuno-histoquímica*, como a da peroxidase-antiperoxidase (Chiari e Galvão, 1997; Andrade, 2000).

Diagnóstico laboratorial da fase crônica

Na prática usual, é fundamentado na detecção de anticorpos circulantes da classe IgG, específicos contra o parasito. Conforme sua difusão, simplicidade e factibilidade, fala-se em testes "convencionais" e "não convencionais". Todos devem ser complementados por elementos clínicos e epidemiológicos, podendo algumas situações indicar outros procedi-

Tabela 45.14 Elementos de diagnóstico laboratorial na doença de Chagas humana.

1. Os anticorpos estão presentes em mais de 98% dos casos crônicos parasitologicamente confirmados
2. Os níveis de anticorpos não são erráticos, mas constantes, o que se tem constatado em casos seguidos por mais de 40 anos
3. Cada indivíduo infectado tem seu nível particular de anticorpos, quando analisado por testes convencionais
4. Os anticorpos permanecem circulando por longo tempo (meses, anos) após a erradicação do parasito
5. *Trypanosoma cruzi* tem uma ordenação específica para antígenos e epítopos
6. A principal resposta é realizada com IgG1, mas outros isótipos podem aumentar na infecção
7. O parasito é escasso na fase crônica e mesmo suas frações circulantes de DNA se encontram no sangue como suspensão, frequentemente não sendo detectadas pelos métodos parasitológicos e moleculares hoje disponíveis
8. Existem indivíduos com características de alta, média ou baixa parasitemia, o que não apresenta correlação com os títulos de anticorpos nem com a forma ou gravidade clínica da infecção

Adaptado de Luquetti e Rassi, 2000; Morgan *et al.*, 1998.

mentos como diagnóstico parasitológico indireto, anatomopatologia e técnicas moleculares de última geração. Para melhor entendimento, a Tabela 45.14 define os principais pressupostos deste diagnóstico.

Testes convencionais

Desde os trabalhos pioneiros de Guerreiro e Machado com a reação de fixação de complemento (*RFC*), aos poucos a sorologia em pacientes crônicos foi ganhando espaço entre médicos e pesquisadores (Dias e Schofield, 1999; Luquetti e Rassi, 2000a). Os anticorpos basicamente pesquisados são do isótipo IgG (Morgan *et al.*, 1998). Pela complexidade, a RFC foi progressivamente substituída por reações mais simples, reprodutíveis e precisas, como a de hemaglutinação indireta (*HAi*), a de imunofluorescência indireta (*TIFi*) e o teste *Elisa (enzyme-linked immunosorbent assay)*. São testes denominados "convencionais", que utilizam antígenos brutos e apresentam como vantagens principais sua disponibilidade em *kits* comerciais de boa reprodutibilidade, sua simplicidade e seus altos níveis de sensibilidade e especificidade (Luquetti e Rassi, 2000). Objetivando um diagnóstico concludente, sensível e específico, a OMS recomenda a utilização de duas técnicas diferentes na análise de cada soro, sendo desaconselhados exames em *pool* (Luquetti e Rassi, 2000a; WHO, 2002; Brasil, 2005). Conforme Carlier *et al.* (2002), a HAi é bastante simples, com uma etapa de diluição do soro e uma outra para a adição do antígeno, fazendo-se a leitura após duas horas de incubação. Sua especificidade pode chegar aos 100% e sua sensibilidade aos 95%, um pouco abaixo que a das duas demais técnicas. O ponto de corte (*cut-off*) está entre 1:16 e 1:20, conforme o *kit* utilizado, sendo usual a utilização de 1:8 em trabalhos de banco de sangue, onde se deseja a máxima sensibilidade. Este ponto se situa ao redor de 1:20 na TIFi, sendo de negativos os títulos abaixo de 1:10 e positivos os iguais ou maiores de que 1:40. No Elisa, os resultados se expressam em graus de absorbância calculados segundo diferentes parâmetros. Um quociente de 1,0 ou menos sugere negatividade, enquanto acima de 1,2 se considera o soropositivo (Carlier *et al.*, 2002). A utilização correta de duas dentre estas três técnicas geralmente confere um resultado conclusivo a pelo menos 98% dos casos. Frente a soros discordantes, na prática, uma simples repetição do exame com as mesmas técnicas permite definir o resultado em cerca de 95% dos pacientes. Persistindo a discordância, aconselha-se o emprego de testes não convencionais e/ou o envio do soro a laboratórios especializados (Luquetti e Rassi, 2000). Para inquéritos populacionais de larga escala, um sistema cada vez mais difundido é o da coleta de sangue em papel de filtro (Whatmann nº 1), com punção digital, para processamento, após eluição, por TIFi, Elisa ou HAi. Nestes inquéritos é importante um bom controle de qualidade, sendo recomendável a repetição do teste em todos os soros positivos e em parte (5 a 10%) dos negativos, em laboratório de referência (Dias, 1990; Luquetti e Rassi, 2000). É importante frisar que, em doença de Chagas crônica, os títulos dos testes convencionais não têm correlação com a forma clínica do paciente, tampouco com a gravidade ou com o prognóstico do quadro. Como critério de cura, o emprego destas técnicas convencionais é considerado atualmente como o melhor (ou único) elemento realmente prático e conclusivo: estará curado o paciente que a partir de uma infecção claramente comprovada apresentar negativação completa e persistente de seus anticorpos por estas técnicas convencionais (Cançado, 1997; Luquetti e Rassi, 2000a; Gomes *et al.*, 2009). Lembre-se ainda de que para o diagnóstico etiológico da DCH crônica não se dispõe até o momento de um "padrão-ouro" que alcance sensibilidade e especificidade absolutas. O aprimoramento das técnicas disponíveis tem avançado nos últimos anos mediante padronização de métodos e aperfeiçoamento de antígenos, bem como de progressiva incorporação de tecnologias não convencionais, sendo hoje possível resolver praticamente 99% de soros discordantes (Luquetti e Rassi, 2000a). Em um grande inquérito nacional para o Brasil, atualmente em curso, os primeiros exames com HAi e Elisa estão sendo realizados em um laboratório central, sendo os soros positivos e duvidosos, cerca de 10% dos negativos, repetidos em outro serviço, em que ainda se agrega uma pesquisa por *Western blot* (WB) com antígenos recombinantes. Finalmente, é preciso lembrar que no diagnóstico sorológico convencional da DCH crônica podem acontecer resultados falso-positivos em casos de outras infeções e agravos tais como leishmaniose visceral, hanseníase virchoviana, algumas colagenoses e infecção por *T. rangeli* (Dias, 1990; Luquetti e Rassi, 2000; Brasil, 2005).

Detecção de anticorpos por testes não convencionais e pesquisa de isótipos

Trata-se de metodologias modernas e alternativas (várias ainda em desenvolvimento e não disponíveis no mercado), ou que empregam antígenos recombinantes, purificados, peptídios sintéticos e misturas capazes de identificar multiepítopos. São geralmente técnicas qualitativas, com altíssima especificidade, nem sempre alcançando a melhor sensibilidade (Carlier *et al.*, 2002). Entre os testes já disponíveis, mencione-se o "*PaGIA*" (aglutinação de partículas de polímeros sensibilizados com três peptídios sintéticos), o "*Gador*", o "*INNO-LIA*" (teste que usa tiras de nitrocelulose recobertas com antígenos recombinantes, o "*Chembio*" (teste rápido por imunocromatografia) etc. (Carlier *et al.*, 2002; Luquetti *et al.*, 2003). Também está sendo promissor um teste de Elisa que emprega uma mistura de 3 antígenos recombinantes (JL8, MAP, TcPo), desenvolvido por Umezawa *et al.* (2004), com sensibilidade de 99,4% e sensibilidade de 99,3% em um estudo multicêntrico recente. Quanto ao WB, trata-se de técnica moderna e muito específica, que aos poucos vai se difundindo em laboratórios de referência. Consiste basicamente na eletroforese do parasito em presença do soro do paciente, originando os casos positivos características brandas de reação antígeno-anticorpo (Luquetti e Rassi, 2000). Em outra perspectiva, embora ainda não disponibilizada no mercado, uma nova metodologia vem se desenvolvendo e é promissora, consistindo na detecção de anticorpos IgG específicos para o parasito vivo. Aplica-se principalmente na avaliação da cura parasitológica de pacientes agudos ou crônicos, por meio das técnicas de lise mediada por complemento ou citometria de fluxo (Martins Filho *et al.*, 1995).

Diagnóstico parasitológico na fase crônica da DCH

Os métodos parasitológicos têm indicação prática apenas em investigação de fármacos, isolamento do parasito (pesquisa) e em raros casos de elucidação diagnóstica. Pela escassez de parasitos circulantes, são empregados apenas os métodos indiretos anteriormente indicados. No uso corrente são usados o xenodiagnóstico, a hemocultura e as técnicas moleculares (PCR), com uma sensibilidade que oscila entre 30 (xenodiagnóstico) e 80% (hemoculturas, PCR) (Chiari e Galvão, 1997; Prata, 2001). Embora trabalhosa, uma combinação do xenodiagnóstico com a hemocultura tem sido utilizada com alguma melhoria da sensibilidade de ambos os métodos isoladamente: praticado o xenodiagnóstico (convencional ou artificial), depois de 2 ou 3 semanas seu conteúdo abdominal é semeado em tubos de LIT conjuntamente com ampicilina (para evitar contaminação bacteriana) e incubado a 28°C, lendo-se as culturas em 30, 60 e 90 dias (Dias, 1990; Chiari e Galvão, 1997). Quanto a PCR, à parte sua sensibilidade ainda a desejar na fase crônica, há que se ter muito cuidado com contaminações ambientais que costumam resultar em falso-positivos (Chiari e Galvão, 1997; Luquetti e Rassi, 2000a; Carlier *et al.*, 2002; Brasil, 2005).

Outros procedimentos de diagnóstico laboratorial em DCH crônica

Lembre-se rapidamente de que em chagásicos crônicos imunossuprimidos e com reativação da infecção podem sobrevir afecções cutâneas repletas de parasitos que podem ser detectados por *técnicas anatomopatológicas em biopsias*, assim como também o parasito pode ser detectado no liquor, por cultura. Já em pessoas falecidas com suspeita de infecção chagásica, o mais simples é realizar uma pesquisa convencional de *anticorpos no líquido pericárdico*, complementando-se com a busca do parasito em lesões do miocárdio (ou outros órgãos) por meio de técnicas imuno-histológicas (Lopes e Chapadeiro, 2004).

▸ Tratamento específico da doença de Chagas

Foi perseguido de maneira empírica e sempre com resultados muito pobres até os anos 1960 quando compostos imidazólicos começaram a mostrar atividade razoável contra o parasito *in vivo*. Em paralelo, trabalhos experimentais pioneiros de Brener, Rowheder e outros indicavam que o tratamento antiparasitário deveria ser longo (semanas, meses) e que os novos medicamentos tinham atividade não apenas sobre os tripomastigotas sanguíneos, mas também sobre amastigotas intracelulares (Coura, 1999; Coura e Castro, 2002). Entre vários compostos imidazólicos, basicamente dois, o *nifurtimox* (3 metil 4-5 nitrofurfuliden-amino-tetra-hidro 4H, 1-4 tiazina, 1-1 dióxido) e o *benznidazol* (N-benzila-2-nitro-1-imidazol-acetamida) foram especialmente ativos no modelo experimental, também alcançando boa atividade em casos humanos agudos. Outras medicações imidazólicas, como o MK-436, mostraram grande atividade, mas o laboratório não levou à frente as pesquisas. Também o metronidazol mostrou-se eficaz em esquemas de duração muito longa (6 meses), impraticáveis para este tipo de fármaco, no ser humano (Cançado, 1997; Coura e Castro, 2002). Tanto o nifurtimox quanto o benznidazol acham-se hoje disponíveis, o primeiro fabricado em El Salvador pela Bayer e o segundo na Suíça pela Roche, que atualmente repassou a tecnologia de produção para um laboratório oficial brasileiro, o Lafepe (Pernambuco). No Brasil, a única medicação à venda é o benznidazol. Ambos os fármacos são administrados por via oral e têm boa absorção, passando por metabolismo hepático. Apresentam vida média de 12 h na corrente sanguínea, com atividade parasiticida nesta e no interior de células parasitadas, sendo eliminados pela urina. Seu modo de ação não está totalmente estabelecido, embora haja evidências de interferência no metabolismo proteico do *T. cruzi*, geração de compostos parasiticidas como o peróxido de hidrogênio e, mesmo, potencialização da fagocitose e produção de citocinas pelo hospedeiro (Carlier *et al.*, 2002). O benznidazol (Rochagan®, Radanil®, Ragonil®) se apresenta em comprimidos de 100 mg, devendo ser administrado em doses diárias de 5 mg/kg/peso corporal (adultos) e 7 a 10 mg/kg/dia para crianças, em duas tomadas diárias (12 em 12 h), durante 60 dias. Uma formulação em comprimidos ranhurados para uso pediátrico foi recentemente desenvolvida pelo Lafepe. O nifurtimox (Lampit®) vem em comprimidos de 120 mg, devendo administrar-se em doses diárias de 7 a 10 mg/kg para adultos e 12 a 20 mg/kg, subdivididas em três doses por dia, durante 60 dias (Cançado, 1997). Para a minimização de reações colaterais do benznidazol em adultos, a experiência do Prof. Anis Rassi (informação pessoal) indica não ultrapassar a dose diária máxima de 300 mg, prolongando-se o tratamento pelo número de dias necessário para se alcançar a dose total final calculada. Por atuarem estes produtos de maneira semelhante, a resistência de algumas cepas de *T. cruzi* é cruzada entre ambos, não sendo indicada a troca de um fármaco por outro em caso de insucesso terapêutico. Esta troca apenas se justifica na ocorrência de reações colaterais importantes a um deles, ou à falta de disponibilidade do composto (Dias, 1990). Outros medicamentos como a anfotericina B e o halopurinol mostraram *in vitro* alguma ação contra o *T. cruzi*, mas sua ação *in vivo* deixa muito a desejar, não sendo por isso indicados (Coura e Castro, 2002). As *indicações para o TE* com os fármacos disponíveis atualmente consensuadas pela comunidade científica internacional estão na Tabela 45.15.

Tabela 45.15 Indicações atuais para o tratamento específico da doença de Chagas humana com nifurtimox e benznidazol.

Todos os casos agudos, inclusive congênitos
Casos de forma subaguda
Quimioprofilaxia (acidentes, transplantes)
Episódios de reativação em imunossuprimidos
Baixa idade e crônicos recentes
Crônicos indeterminados (CE)
Formas clínicas iniciais (CE)

Observação: não tratar: crônicos clinicamente avançados. CE: caráter experimental (individual). Ampliado de Cançado, 1997; Coura e Castro, 2002 e WHO, 2002.

Aspectos práticos do tratamento (benznidazol)

No cotidiano, o manejo do benznidazol é relativamente simples, podendo ser administrado no ambulatório, sob supervisão médica, na grande maioria dos casos. As *contraindicações* básicas correspondem a gestantes e pessoas com insuficiência hepática ou renal e com problema neurológico grave. Por ser apresentado apenas em comprimidos (100 mg), os mesmos podem ser pulverizados e administrados em água ou mel, para crianças. Uma boa supervisão é fundamental durante o tratamento, com vistas à não ingestão de álcool, tomada contínua e correta do medicamento, surgimento de efeitos colaterais e atenção sobre episódios febris e surgimento de leucopenia. Para tanto, sugere-se revisão médica semanal e uma leucometria simples a cada 15 ou 20 dias.

Nas seguintes situações especiais se recomenda: para casos agudos graves, deve-se hospitalizar, com manejo cuidadoso da ICC e meningoencefalite. Em casos extremos de miocardiopatia aguda, pode-se tentar uma associação do fármaco com corticoides, com vistas à redução do processo inflamatório (nesses casos muito agressivo). Nos casos de coinfecção do HIV, reserva-se o TE apenas para situações de $CD4^+$ abaixo de 200 células/mm^3, não se justificando quimioprofilaxia. Para transplante de órgãos de doador infectado e receptor suscetível, tratar o doador 10 dias antes da cirurgia e o receptor durante os 10 dias subsequentes à mesma (Dias, 1990), buscando-se para o receptor utilizar sempre as menores doses de imunossupressores. Para chagásicos submetidos a transplante (cardíaco, principalmente) e com risco de reativação por imunossupressão farmacológica, monitorar o quadro e tratar como agudo em caso de reativação. Em acidentes de laboratório com material infectado, proceder de imediato ao TE nas doses usuais, por 10 dias seguidos, o que inviabiliza a instalação do parasito (Ministério da Saúde, 1998). A *efetividade alcançada para o TE* com as medicações hoje disponíveis pode variar segundo a região e a casuística estudadas, mas, de modo geral, se aceitam (Cançado, 1997; Coura e Castro, 2002) casos agudos: de 50 a 90%; congênitos: 90 a 100%; quimioprofilaxia (acidentes e transplantes: 100%; crônicos muito jovens ou recentes: 50 a 75%; crônicos antigos: 8% ou mais; estes avaliados entre 15 e 20 anos após o tratamento. Nos casos de reativação, o efeito sobre a parasitemia e o quadro clínico costuma ser favorável a curto prazo, mas a incidência de recidivas é em geral alta. Quanto ao *benefício clínico* do TE bem-sucedido, admite-se ser total em casos agudos e congênitos, e provavelmente significativo em crônicos recentes e casos de forma indeterminada. Não há dados sobre benefícios concretos a longo prazo em pacientes tratados e curados nas formas crônicas benignas iniciais (Coura e Castro, 2002). Os *efeitos colaterais* de ambos os medicamentos incidem no geral em cerca de 30% dos pacientes, sempre mais frequentes e mais intensos nos adultos. Para o benznidazol predominam os efeitos dermatológicos (dermatopatia urticariforme escamativa) e gastrintestinais, tendo também relevância (embora raros) a neuropatia periférica e depleção na leucopoese. São alterações passageiras e reversíveis com a suspensão do medicamento. A dermatopatia incide geralmente ao fim da 1ª semana (7º ao 10º dia) e pode incomodar bastante, eventualmente não respondendo à medicação sintomática (anti-histamínicos). A polineuropatia periférica predomina nos membros inferiores e ocorre nas últimas semanas do tratamento, não respondendo ao uso de tiamina, vitamina B_{12}, estricnina e outros antineuríticos usuais. Para a neutropenia, uma vez detectada, sugere-se a suspensão do medicamento e administração de corticoides, caso a leucometria desça abaixo de 1.000 células/mm^3. Para o nifurtimox predominam anorexia e fenômenos gastrintestinais, também ocorrendo dermopatias e alterações neuropsíquicas. A Tabela 45.16 apresenta as alterações mais comuns para ambos os fármacos, conforme a experiência acumulada na Argentina.

Tabela 45.16 Alterações colaterais mais frequentes com o emprego de benznidazol e nifurtimox em doença de Chagas.

Sintoma/sinal	Benznidazol	Nifurtimox
Anorexia	++	+++
Cefaleia	+	++
Dermatite	+++	+
Excitação psíquica	–	+++
Gastralgia	+	+++
Insônia	+	++
Náuseas	++	+++
Perda de peso	+	++
Polineuropatia	+	++
Vômitos	++	+++

Citada em Storino e Milei (1994).

Quanto aos *critérios de cura*, o consenso atual indica na prática um único critério definitivo: *a negativação completa e permanente da sorologia convencional* (Cançado, 1997; WHO, 2002). Os exames parasitológicos (inclusive PCR) terão valor apenas se positivos, indicando falha terapêutica. A melhora clínica tem algum valor em casos agudos ou de reativação, mas não significa cura da infecção. Já a pesquisa de anticorpos líticos (detectores de tripomastigotas vivos por lise e citometria de fluxo) é método muito promissor e sua negativação costuma anteceder significativamente o desaparecimento de anticorpos convencionais (Martins Filho *et al.*, 1995). Não obstante, o método ainda não está difundido e sua implantação é dispendiosa, pela necessidade de citômetro de fluxo (Luquetti e Rassi, 2000; Coura e Castro, 2002). *Novos fármacos* para o TE estão em desenvolvimento, sendo bastante promissor um antifúngico de última geração, o *posaconazol*, que impede a síntese do ergosterol *de novo* pelo parasito, com alternativa para o ravuconazol e outros compostos similares. Aparentemente mais efetivos e bem tolerados do que os medicamentos hoje utilizados, estes compostos seriam muito úteis para esquemas mais prolongados de tratamento, o que aumenta a chance de cura. Encontram-se em pré-fase de experimentação no homem, havendo grande expectativa da comunidade científica neste sentido (Urbina, 1999; 2009; Carlier *et al.*, 2002). Outros alvos promissores do TE em doença de Chagas são geralmente processos enzimáticos de vias metabólicas essenciais do parasito, tais como tripanotiona redutase, DNA topoisomerase, cisteína proteinase, gliceraldeído-3 fosfato desidrogenase, di-hidrofosfato redutases etc. (Coura e Castro, 2002; Urbina, 2009). É particularmente atraente para o desenvolvimento do tratamento específico, por exemplo, a inibição de proteases (como a cruzaína [aka-cruzipaína]). E ainda, de modo crescente, está ganhando força a ideia de associação de medicações com ação diferente contra o *T. cruzi*, a exemplo do acontecido com sucesso contra a tuberculose, a hanseníase e o HIV (Coura, 2009; Dias, 2006; Urbina, 2009).

▶ Controle da doença de Chagas

Desde o final dos anos 1940, o controle da transmissão do *T. cruzi* ao homem foi admitido como a mais promissora das formas de combate à DCH, basicamente pelas dificuldades de tratamento específico. Identificou-se desde o princípio o *controle do vetor* como a primeira e maior prioridade, seguindo-se como alvo o controle da transmissão transfusional (Dias e Schofield, 1999). Deve-se principalmente a Emmanuel Dias, na década de 1940, o desenvolvimento da luta antitriatomínica, não só pela via química como também por tentativas de melhoramento da habitação e por aportes de educação sanitária, em experiências realizadas em Bambuí e no Triângulo Mineiro, seguindo-se importantes trabalhos de Pedreira de Freitas, em São Paulo, no conjunto demonstrando a factibilidade do controle do vetor domiciliado e a consequente interrupção da transmissão da DCH a novas gerações e indivíduos suscetíveis (Dias, 1945; 1957; Coura, 1997; Dias e Schofield, 1999; WHO, 2002). Já os insumos e estratégias para o controle da *transmissão transfusional* foram basicamente oriundos de um grupo de cientistas de São Paulo, no início dos 1950, postergando-se para os anos 1980, com o advento da AIDS, a generalização das medidas em todo o país (Moraes Souza *et al.*, 1997). Por falta de insumos e estratégias, a *transmissão congênita* nunca pôde ser alvo de prevenção primária, reservando-se para seu manejo o diagnóstico e tratamento precoce do recém-nascido infectado (Dias, 1997; Moya e Moretti, 1997; Carlier *et al.*, 2002). Capítulo à parte, a *imunoprofilaxia* mediante vacinas, embora exaustivamente buscada desde os anos 1950, nunca se concretizou por um produto totalmente efetivo e totalmente seguro, seja por meio de vacinas mortas ou vivas, seja por engenharia genética ou biologia molecular (Camargo, 2000). De concreto, programas nacionais de controle foram implementados desde os anos 1960 em vários países, priorizando o controle vetorial e de bancos de sangue, hoje resultando em várias e amplas extensões territoriais com transmissão praticamente interrompida (WHO, 2002).

▪ Controle do vetor

Aplica-se principalmente a áreas do inseto domiciliado (colonizado em vivendas humanas), ou com altas taxas de infestação peridomiciliar, mediante, fundamentalmente, a aplicação contínua de inseticidas químicos dotados de ação residual, complementadas com atividades de melhoramento habitacional e educação sanitária (Dias, 1957; 1997). Desafortunadamente, na maioria dos países (exceção à Venezuela, no passado, e ao Uruguai e alguns locais da Bolívia) não há uma política habitacional rural que atenda às necessidades totais das áreas chagásicas. Analogamente, também seguem ausentes ou extremamente tímidos os programas dos sistemas oficiais de educação com vistas ao combate à DCH, inclusive no que toca aos programas de formação universitária para biomédicos e profissões correlatas (Dias e Schofield, 1999). Assim, a estratégia básica do controle antivetorial está na luta química, que operacionalmente envolve trabalhos de demarcação e planejamento (incluindo levantamento triatomínico), ataque maciço, etapas de revisão e ataque seletivo e, finalmente, vigilância epidemiológica. Aprimorando os trabalhos pioneiros que utilizaram produtos clorados (BHC, dieldrina, lindano) ou fosforados (malathion), hoje a luta química contra o vetor se faz basicamente por piretroides sintéticos derivados do ácido crisantêmico e possuidores de um radical alfaciano-substituição. Eles atuam no SN do inseto, e agem por contato, com efeito residual entre 3 e 9 meses no ambiente intradomiciliar. São aplicados geralmente nas paredes internas do intradomicílio e nos anexos peridomiciliares onde possa haver focos de triatomíneos, em geral por meio de bombas manuais com pressão de ar para volumes finais de 10 a 15 ℓ de formulado. As formulações principais são "pó molhável" e *flowable* (concentrados suspensos), sendo menos efetivos os concentrados emulsionáveis. Os produtos mais empregados têm sido os derivados da permetrina, ressaltando-se (com a respectiva concentração de ingrediente ativo por metro quadrado): *deltametrina* (25 mg i.a./m^2), *lambdacialotrina* (30 mg i.a./m^2), *ciflutrina* (50 mg i.a./m^2), *cipermetrina* (125 mg i.a./m^2), *betaciflutrina* (25 mg i.a./m^2) e *alfacipermetrina* (50 mg i.a./m^2). A própria *permetrina* pode ser empregada, mas só oferece efeitos práticos a mais de 400 mg i.a./m^2, o que economicamente não compensa. Em geral, estes piretroides são eficientes contra vários artrópodes daninhos, sendo praticamente indenes para o homem e animais domésticos (efeitos indesejáveis por conta de irritação dérmica ou de mucosas, ao contato direto). São, entretanto, altamente tóxicos para peixes, não devendo ser lançados (nem lavadas as bombas) em águas naturais. Estudos comparativos têm evidenciado sua boa relação de custo-benefício (geralmente saindo uma vivenda de médio porte rociada por cerca de US$ 20 a US$ 25, sendo bem aceitos pelas comunidades e pelos agentes rociadores [Dias e Schofield, 2004]). Outras estratégias e formulações têm sido tentadas com vistas a aumentar a ação residual dos piretroides e outros inseticidas, como em microencapsulados, incorporação em tintas e matrizes de lenta liberação, associação com produtos teoricamente potencializadores (butóxido de piperonila, por exemplo), aerossóis em microgotas etc., mas geralmente se esbarra em problemas de custo, de operacionalidade e de formulação em escala industrial. Ainda nesta perspectiva, uma formulação de alguns inseticidas para uso em pote fumigante tem sido largamente usada em áreas de vigilância na Argentina, com facilidade de aplicação e bom efeito imediato sobre adultos e ninfas, mas com elevado custo e mínimo efeito residual (Dias, 1997). De modo geral, os piretroides especificados não vinham encontrando resistência dos triatomíneos em campo ou laboratório. No entanto, nos últimos anos um laboratório de monitoramento e controle de vetores de Buenos Aires tem detectado populações focais de *T. infestans* (sul da Bolívia e Salta, Argentina) e de *R. prolixus* (um foco na Venezuela) com fortes indícios de resistência aos piretroides usuais, o que está demandando redobrado cuidado às autoridades sanitárias (Zerba, Laboratório Cipein, Buenos Aires, informação pessoal, 2004).

Alternativamente, o grupo químico dos carbamatos (propoxur, bendiocarb) pode substituir os piretroides, geralmente com eficácia um pouco menor e custo mais alto. Os compostos fosforados praticamente não são usados contra os triatomíneos por sua toxicidade e menor efeito residual. Os clorados estão proscritos para o uso agrícola e sanitário, por indesejáveis efeitos ambientais e sanitários. Numerosas outras alternativas para o combate direto contra os triatomíneos têm sido ensaiadas, geralmente com efeitos discretos, custos não dimensionados e dificuldades de aplicação em extensas áreas endêmicas. Como exemplo, cita-se o uso de hormônios (juvenilizantes, precocenos), o controle biológico (por nematoides, fungos e himenópteros predadores), o controle genético (machos estéreis) e armadilhas (de luz, com kairormônios) etc., incluindo-se também recentes experiências de controle físico, mediante aquecimento de casas a mais de 50°C, ou o emprego de xenointoxicação com fipronil, tudo isto ainda em âmbito experimental e com problemas à aplicação em escala de saúde pública (WHO, 2002; Dias e Schofield, 2004). Em geral, uma área tratada quimicamente com a devida continuidade tem drasticamente reduzidos seus índices de infestação domiciliar em prazos que vão de 3 a 6 anos, ficando resíduos de triatomíneos em populações geralmente discretas e focais, derivadas de falhas operacionais ou de migração ativa a partir do ciclo silvestre ao entorno (espécies secundárias e ubiquistas). Em tais circunstâncias, o grande desafio é manter um nível mínimo de infestação, por meio de vigilância, prevenindo a colonização domiciliar (Silveira, 2000; Dias e Schofield, 2004). A vigilância, modernamente, envolve participação comunitária, com os objetivos básicos de manter a vivenda higienizada e de difícil colonização triatomínica, assim como para detectar, o próprio morador, insetos suspeitos e notificá-los aos serviços locais de saúde. Hoje, o sistema de vigilância no Brasil e outros países é fortemente descentralizado nos próprios municípios, facilitando a notificação de "barbeiros" e a pronta resposta (revisão da casa, educação e inseticida) por parte de unidades de saúde locais. Este esquema é geralmente complementado com a implantação de pequenos postos de notificação em localidades estratégicas e de supervisões regulares às áreas por inspetores sub-regionais (Dias, 1991). Como a maioria dos focos residuais se restringe ao peridomicílio, as estratégias básicas para tal situação preveem seu manejo e higiene adequados, com desinsetização seletiva dos anexos positivos em intervalos regulares (6 meses a 2 anos). Para avaliação periódica de impacto e direcionamento de ações profiláticas, está se generalizando nos países endêmicos o uso de inquéritos soroepidemiológicos, geralmente em grupos etários jovens (Dias, 1997). Merece destaque, no campo político operacional, o deslanchar de iniciativas compartidas de controle da DCH entre países. A primeira foi iniciada em 1991, envolvendo os países do Cone Sul, com assistência da Organização Pan-Americana da Saúde (Opas). Os países reúnem periodicamente seus representantes, revisam resultados e planos, se visitam e se supervisionam, intercambiam técnicos e insumos, priorizando o controle do vetor domiciliado e da transmissão transfusional. Nos anos seguintes foram lançadas as iniciativas dos Países Andinos, da América Central e do México, recentemente sendo formulada a Iniciativa da Amazônia (Manaus, setembro de 2004).

Perspectivas do controle vetorial

Mirando-se a futuro, o controle vetorial da DCH caminha para algumas tendências e desafios previsíveis (Dias, 1991; Coura *et al.*, 2000; Dias e Schofield, 2004)

- Espécies exclusivamente domiciliadas como *T. infestans* e *R. prolixus* tendem a ser eliminadas em suas áreas de dispersão mediante trabalho contínuo em espaços contíguos, particularmente nas regiões em que foram introduzidas
- Espécies ubiquistas, presentes no entorno silvestre e com capacidade de domiciliação (*T. brasiliensis, T. pseudomaculata, T. sordida, T. dimidiata* e *P. megistus*) tendem a persistir invadindo esporadicamente a morada humana, portanto a exigir continuada vigilância
- Por consequência, será de máxima importância o equacionamento técnico e político-administrativo de um sistema permanente e sustentável de vigilância epidemiológica, com características de descentralização, constante supervisão e ampla participação comunitária
- Outras espécies nativas e silvestres com algum potencial invasor (*R. neglectus, R. ecuadoriensis, R. pallescens, T. vitticeps, T. rubrovaria, T. tibiamaculata* etc.) poderão em algumas circunstâncias transmitir a doença e mesmo lograr uma colonização incipiente, problemas que a vigilância deve detectar, monitorar e equacionar
- Atenção particular deverá ser dada ao espaço peridomiciliar, onde hoje se concentram os maiores e mais frequentes focos de triatomíneos domiciliados no Brasil e onde a ação dos inseticidas de uso corrente é pobre
- Cuidado especial deve ser conferido a áreas de expansão da fronteira agrícola e a invasões e entradas em ambiente silvestre como a Amazônia e a Mata Atlântica, em termos de macropolíticas de ocupação e vigilância pró-ativa sobre eventuais casos humanos da esquizotripanose
- Por sua vez, há que se incentivar os programas e projetos de melhoria habitacional, especialmente em áreas rurais ou periurbanas pobres que apresentem constante reinfestação triatomínica, obrigatoriamente complementados com educação sanitária e desinsetização
- Naturalmente, é necessária uma série de investigações operacionais para aprimorar o programa e permitir mudanças de trajetória diante de novas situações. Entre outras, linhas de manejo de resistência a pesticidas, busca de inseticidas e formulações mais adequadas, manejo do peridomicílio, aprimoramento na detecção de triatomíneos em baixa densidade, novas estratégias de participação comunitária etc. são hoje consideradas prioritárias para o melhor controle da transmissão vetorial da DCH (Dias, 2001; WHO, 2002).

Na Figura 45.16 se observa a progressiva redução da infestação por *T. infestans* no Brasil, a partir de luta química, hoje limitada a raros domicílios em uns poucos municípios da Bahia e do Rio Grande do Sul.

Controle da transmissão transfusional

A situação na maioria dos países está bastante confortável, mediante o rigoroso e amplo *controle sorológico do sangue a transfundir*. Em áreas sem controle, como em algumas regiões da Bolívia, indica-se a *quimioprofilaxia* com violeta de genciana ou outros corantes similares, que têm a capacidade de eliminar o parasito em 24 h (Dias e Coura, 1997; Moraes Souza *et al.*, 1997; WHO, 2002). De modo geral, nos países e regiões sob controle vetorial, a tendência é a de redução progressiva de candidatos à doação infectados (no Brasil a média atual é de cerca de 0,6% de infectados) e ao deslocamento de infectados para os grupos etários mais elevados (Wendel, 1997). Como perspectivas futuras já existe um consenso quanto à possibilidade de seleção por um único teste, desde que o laboratório alcance padrão internacional de qualidade. Outra perspectiva é o emprego de *quimioprofilaxia universal*, por psoraleno e outros compostos, assunto que se encontra sob investigação (Wendel, 2002).

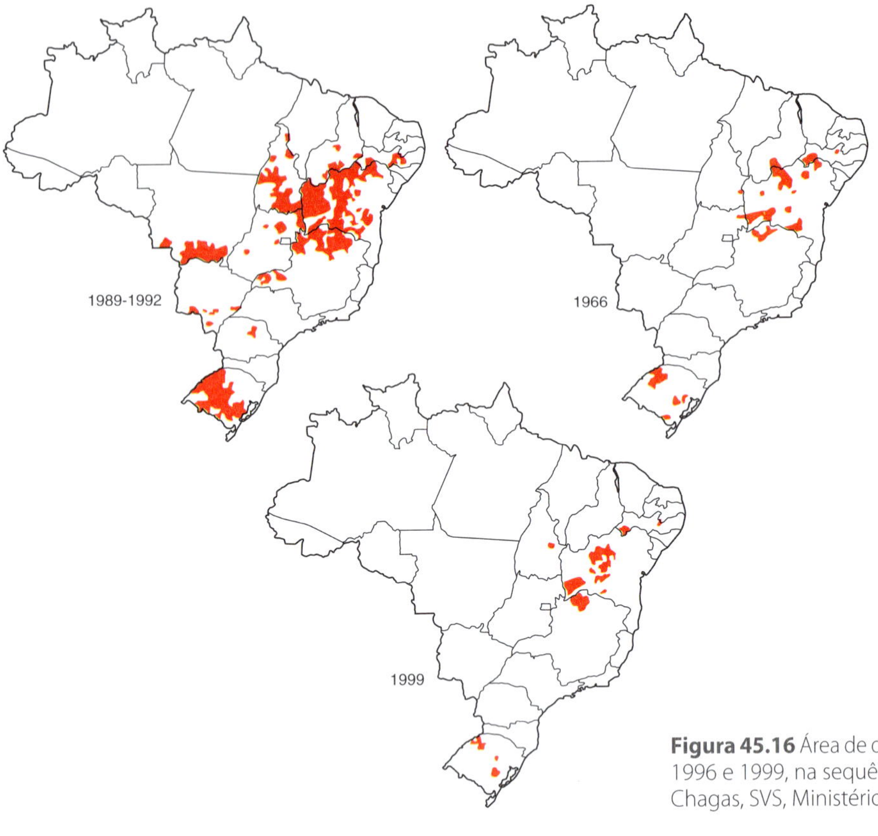

Figura 45.16 Área de dispersão de *Triatoma infestans*, Brasil, 1989-1992, 1996 e 1999, na sequência das ações de controle. Fonte: Gerência de Chagas, SVS, Ministério da Saúde.

▪ Prevenção da transmissão congênita

O melhor caminho consiste na *detecção e tratamento específico do caso*, o mais precocemente possível (Dias, 1997; Moya e Moretti, 1997; Amato Neto *et al.*, 2000; WHO, 2002). Embora não prescrito o tratamento de gestantes com fármacos imidazólicos (como o benznidazol) por órgãos como a FDA, o tratamento específico de grávidas chagásicas com esses medicamentos não é indicado, por não se conhecer a efetividade e a problemática colateral, inclusive em modelos experimentais. Na detecção da transmissão congênita, o ideal é iniciar-se a pesquisa de gestantes chagásicas já no pré-natal, para seguimento dos conceptos desde o parto, o que, aliás, oportuniza melhor atenção à mulher infectada. É o caso, por exemplo, de programas setoriais nos quais há boa cobertura do pré-natal como no Paraguai, algumas províncias argentinas e em estados brasileiros como Goiás e Mato Grosso do Sul (onde a APAE desenvolve um programa de "gestante saudável"). A *pesquisa do recém-nascido* dessas mães far-se-á prioritariamente por métodos parasitológicos, preferencialmente micro-hematócrito, já no sangue do cordão, podendo agregar-se hemocultura e PCR. As crianças positivas serão tratadas como casos agudos, a seguir acompanhadas clínica e laboratorialmente (sorologia convencional) uma vez ao ano. A pesquisa de anticorpos convencionais será obviamente positiva, nada acrescentando em termos diagnósticos. Pode-se utilizar a pesquisa de IgM, mas há dificuldades de montagem do método e a sensibilidade deixa a desejar (Luquetti e Rassi, 2000; Carlier *et al.*, 2002). Na prática, para áreas endêmicas e suspeita epidemiológica, os recém-nascidos submeter-se-ão basicamente à sorologia convencional ao nascer (aproveitando-se o "teste do pezinho", por exemplo) acompanhando-se os soropositivos (em imensa maioria não infectados que receberam transferência passiva de anticorpos maternos) até os 7 ou 8 meses de vida, quando se repete a sorologia, tratando-se somente os que estiverem então positivos. Para recém-nascidos sob forte suspeita clínica de DCH congênita (febre prolongada, hepatoesplenomegalia, miocardite aguda, prematuridade), indica-se a pesquisa parasitológica repetida em dias sucessivos (Dias, 1997; Carlier *et al.*, 2002). Para o acompanhamento de recém-nascidos com sorologia positiva, uma boa alternativa, quando possível, é fazer nova pesquisa sorológica aos 3 meses de vida empregando-se antígeno *SAPA*, que, resultando positiva, já indica transmissão congênita e favorece um tratamento mais precoce (Luquetti e Rassi, 2000). Em todos os casos tratados, indica-se acompanhamento clínico e sorológico anual, durante 3 a 5 anos, ficando comprovada a cura quando se obtiver negativação completa (e persistente por pelo menos 2 anos). Ao fim de 5 anos, sorologia positiva significa falha terapêutica, devendo a criança ser novamente tratada (com um não imidazólico, se disponível) e acompanhada clinicamente (Dias, 1997; Luquetti e Rassi, 2000).

▪ Profilaxia em acidentes de laboratório

Toda a base se encontra na conscientização e na concreta avaliação de suas possibilidades. No caso dos acidentes é fundamental um rigoroso preparo dos técnicos e pesquisadores envolvidos para que aprendam a lidar com o parasito e se protejam adequadamente com equipamentos de proteção individual, em ambiente e condições de trabalho estritamente adequados. Cientes e preparados, estes funcionários devem submeter-se à sorologia pré-laboral (como linha de base à avaliação posterior) e a supervisões externas regulares. Ocorrendo o acidente, 4 medidas se impõem (Dias, 1997; Amato Neto *et al.*, 2000):

- Imediata desinfecção local (se for ferimento cutâneo ou exposição ocular)
- Iniciar imediatamente uma série de benznidazol ou nifurtimox (dose habitual) que terá duração de 10 dias
- Notificação imediata à chefia do serviço ou laboratório, para análise do acidente e correção de eventuais impropriedades
- Nova sorologia do acidentado entre 1 e 2 meses após o acidente: ocorrendo "viragem" sorológica em pessoa anteriormente negativa, admitir o insucesso da quimioprofilaxia e monitorar o caso como agudo, eventualmente retratando especificamente.

Prevenção da transmissão por transplante de órgãos

Antes da cirurgia, testar sorologicamente doador e receptor, considerando as seguintes possibilidades (Dias 1997, Ferreira *et al.* 1996, Amato Neto *et al.* 2000):

- Doador negativo e receptor negativo: nada a fazer quanto à DCH
- Doador negativo e receptor positivo: basicamente atenção médico-laboratorial ao receptor no pós-operatório para detecção de eventual reativação devido à imunossupressão. Ocorrendo, tratar o paciente como agudo, minimizando os riscos de cardite aguda e/ou meningoencefalite
- Doador positivo e receptor positivo: agir como na alternativa anterior
- Doador positivo e receptor negativo (o caso mais importante): é de ocorrência relativamente frequente em áreas endêmicas, em particular nos transplantes renais. Geralmente, a necessidade de transplante é de motivação prioritária e o ato cirúrgico deve ser realizado, não se descartando o doador. Assim, indicada a cirurgia, sugere-se tratar o doador com imidazólico por 10 dias antes da operação (para baixar sua parasitemia), tratando-se profilaticamente o receptor nos 10 dias subsequentes à mesma, para prevenir a instalação do parasito.

Perspectivas futuras da doença de Chagas, particularmente no Brasil

De modo geral pode-se afirmar que a transmissão da DCH se encontra em regressão em grande parte da área endêmica, mormente nos países onde há programas profiláticos implantados (controle de vetores e bancos de sangue) e onde são crescentes os índices de urbanização e êxodo rural (Dias e Coura, 1997; Silveira, 2000; WHO, 2002). Há um esforço e uma tendência para a expansão e consolidação desses programas em outros países e regiões, isoladamente ou sob a forma de "iniciativas entre países", fruto de atenção permanente de uma comunidade científica latino-americana (com decisivo apoio da Opas) que, desde Carlos Chagas, emulou esforços e induziu vontade política aos governos respectivos (Dias e Schofield, 1999; Schmunis, 2000; Dias, 2002). As transmissões transfusional e congênita, já de ocorrência muito baixa no Brasil, tendem a reduzir-se progressivamente, mercê da diminuição flagrante de fontes infectantes (doadores e mulheres férteis chagásicos), consequência imediata do controle vetorial. Por sua vez, reduzida a transmissão, os efeitos de coorte e mortalidade estão induzindo a uma progressiva diminuição da prevalência da DCH em áreas sob controle, assim como um constante aumento relativo de chagásicos em idades mais avançadas. Assim, já se nota nessas áreas o desaparecimento de casos agudos e a redução de quadros típicos de DCH em grupos etários mais jovens, ficando como resíduo uma enfermidade mais complexa em idosos, mesclada e complicada com agravos crônico-degenerativos como a miocardioangioesclerose, o presbiesôfago, as coronariopatias, o mal de Parkinson, a doença hipertensiva etc. Por sua vez, os chagásicos adultos que se urbanizam se expõem aos riscos da coinfecção pelo HIV, possibilitando um quadro clínico de difícil manejo e extrema gravidade (Dias e Coura, 1997; Oliveira Jr., 1997; Rocha *et al.*, 2000). A transmissão vetorial da doença tende a focalizar-se em redutos de pobreza e isolamento, sempre havendo o risco de recuperação de populações domiciliares de triatomíneos na falta de uma continuada atenção. O futuro reserva, ao Brasil, os desafios impostos pelas espécies nativas e secundárias, pelos focos peridomiciliares e pelas eventuais descontinuidades no programa. Este último ponto se destaca no momento presente, em que a descentralização dos sistemas de saúde ocorre em todo o continente, desativando eficazes (mas pesadas) instituições de controle de endemias e legando aos municípios as ações correspondentes (Schmunis e Dias, 2000). Novas fronteiras agrícolas e a invasão da Amazônia completam os riscos de recrudescência da DCH no Brasil (Dias, 2000b). O controle transfusional parece consolidado, embora cada vez mais aumente seu custo por doador infectado, pelo aumento de transfusões e pelo raleamento de sorologias positivas (Schmunis, 2000). Em tais perspectivas, o *desideratum* presente chama-se, de um lado, vigilância, e, de outro, atenção médica e previdenciária aos indivíduos já infectados. Pode-se estimar grosseiramente que tal tarefa se impõe nos próximos 15 a 20 anos para a situação do Brasil, a partir de quando os casos humanos serão mínimos e a transmissão definitivamente excepcional. Nesses termos e como já advertido à comunidade médico-científica e às autoridades sanitárias, no novo milênio, mais do que ufanismo, cabe uma atitude de vigilância e de responsabilidade para com as populações mais pobres e as novas gerações latino-americanas (Coura, 1999; Dias, 2002).

Referências bibliográficas

Amato Neto V, Lopes MH, Umezawa ES *et al.* Outras formas de transmissão do *Trypanosoma cruzi*. *Rev Patol Trop.* 29(Supl. 1):115-129, 2000.

Andrade ZA. Patologia da doença de Chagas. In: Brener Z, Andrade ZA, Barral-Neto M (ed.). *Trypanosoma cruzi e Doença de Chagas.* 2ª ed. Rio de Janeiro: Guanabara Koogan, p. 231-245, 2000.

Araujo A, Jansen AM, Reinhard *et al.* Paleoparasitology of Chagas disease – A review. *Mem Inst Oswaldo Cruz.* 104 (Supl. 1):9 –16, 2009.

Barretto MP. Epidemiologia. In: Brener Z, Andrade ZA (ed.). *Trypanosoma cruzi e Doença de Chagas.* Rio de Janeiro: Guanabara Koogan, p. 89-291, 1979.

Bestetti RR. Disfunção autonômica na cardiopatia chagásica crônica: fator importante na patogênese e na história natural da moléstia. In: Dias JCP, Coura JR (ed.). *Clínica e terapêutica da doença de Chagas. Um manual prático para o clínico geral.* Rio de Janeiro: Fiocruz, p. 267-280, 1997a.

Bestetti RR. Avaliação do risco cirúrgico de pacientes portadores de cardiopatia chagásica crônica em cirurgias não cardíacas. In: Dias JCP, Coura JR (ed.). *Clínica e terapêutica da doença de Chagas. Um manual prático para o clínico geral.* Rio de Janeiro, Fiocruz, p. 281-292, 1997b.

Borges-Pereira J, Coura JR. Morbidade da doença de Chagas em populações urbanas do Sertão da Paraíba. *Rev Soc Bras Med Trop.* 20:101-107, 1987.

Brener Z. *Trypanosoma cruzi:* morfologia e ciclo evolutivo. In: Dias JCP, Coura JR (ed.). *Clínica e terapêutica da doença de Chagas. Um manual prático para o clínico geral.* Rio de Janeiro: Fiocruz, p. 25-31, 1997.
Brasil. Consenso Brasileiro em Doença de Chagas. *Rev Soc Bras Med Trop.* 38 (Sup. III), 39 p., 2005.
Brum-Soares LM, Xavier SS, Sousa AS *et al.* Morbidade da doença de Chagas em pacientes autóctones da microrregião do Rio Negro, estado do Amazonas. *Rev Soc Brás Med Trop.* 43:170-177, 2010.
Bulhões TP, Zauza PL, Silva ED *et al. Trypanosoma cruzi:* avaliação do desempenho de biodemas no diagnóstico sorológico da doença de Chagas crônica. *Rev Patol Trop Goiânia.* 33:227-241, 2004.
Camargo EP. Vacinas e seu valor na profilaxia da doença de Chagas. *Rev. Patol. Trop.* 29(Supl.):213-226, 2000.
Camargo EP. Perspectives of vaccination in Chagas disease revisited. *Mem Inst Oswaldo Cruz.* 104 (Suppl. 1): 275-280, 2009.
Camargo ME, Silva GR, Castilho EA *et al.* Inquérito sorológico da prevalência da infecção chagásica no Brasil, 1975-1980. *Rev Inst Med Trop São Paulo.* 26:192-204, 1984.
Cançado JR. Terapêutica específica. In: Dias JCP, Coura JR (ed.). *Clínica e terapêutica da doença de Chagas. Um manual prático para o clínico geral.* Rio de Janeiro, Fiocruz, p. 323-352, 1997.
Carcavallo RU, Girón IG, Jurberg J *et al. Atlas dos vetores da doença de Chagas nas Américas.* Rio de Janeiro: Fiocruz, 1024 pp., 1997.
Carlier Y, Dias JCP, Luquetti AO *et al.* Trypanosomiase américaine ou maladie de Chagas. *Enciclop Méd-Chirurgicale.* 8:505-520, 2002.
Castro C, Macedo V, Prata A. Comportamento da parasitemia pelo *Trypanosoma cruzi* em chagásicos crônicos durante 13 anos. *Rev Soc Bras Med Trop.* 32:157-165, 1999.
CDC 2010. Chagas Disease, general information. Disponível em: www.cdc.gov/. Acesso em 12 jun. 2010.
Chagas CRJ. Nova tripanosomíase humana. Estudos sobre a morphologia e o ciclo evolutivo do *Schizotrypanum cruzi* n. gen. n. esp., ajente etiolójico de nova entidade mórbida do homem. *Mem Inst Oswaldo Cruz.* 1:159-218, 1909.
Chagas CRJ. *Moléstia de Carlos Chagas ou thyreoidite parasitária. Nova doença humana transmitida pelo Barbeiro (Conorhinus megistus).* II Conferência na Academia Nacional de Medicina, em agosto de 1911. Rio de Janeiro: Tipografia Leuzinger, 20 pp., 1911.
Chagas CRJ. Descoberta do *Trypanosoma cruzi* e verificação da tripanosomíase americana. Retrospecto histórico. *Mem Inst Oswaldo Cruz.* 15:67-76, 1922.
Chiari E, Galvão LMC. Diagnóstico parasitológico da doença de Chagas. In: Dias JCP, Coura JR (ed.). *Clínica e terapêutica da doença de Chagas. Um manual prático para o clínico geral.* Rio de Janeiro: Fiocruz, p. 85-98, 1997.
Coura JR. A historical review of Chagas disease. In: Gilles HM. *Protozoal diseases.* London: Arnold, p. 306-312, 1999.
Coura JR. Present situation and new strategies for Chagas disease chemotherapy – a proposal. *Mem Inst Oswaldo Cruz.* 104:549-554, 2009.
Coura JR, Abreu LL, Dubois LEG *et al.* Morbidade da doença de Chagas. II – Estudos seccionais em quatro áreas de campo no Brasil. *Mem Inst Oswaldo Cruz.* 79: 101-124, 1984.
Coura JR, Albajar-Viñas P. Chagas disease: a new worldwide challenge. *Nature.* 465, S6–S7:10.1038, 2010.
Coura JR, Anunziato N, Willcox HPF. Morbidade da doença de Chagas. I – Estudo de casos procedentes de vários estados do Brasil, observados no Rio de Janeiro. *Mem Inst Oswaldo Cruz.* 79 (supl):107-112, 1983.
Coura JR, Borges-Pereira J, Araújo RM. Morbidity and regional variation of Chagas disease in Brazil. *Mem Inst Oswaldo Cruz.* 94:(supl II): 26-27, 1999.
Coura JR, Castro SL. A critical review on Chagas disease chemotherapy. *Mem Inst Oswaldo Cruz.* 97:3-24, 2002.
Coura JR, Dias JCP. Epidemiology, control and surveillance of Chagas disease – after 100 years of Its discovery. *Mem Inst Oswaldo Cruz.* 104 (Suppl. 1):31-40, 2009.
Cunha-Neto E *et al.* Immunological and non-immunological effects of cytokines and chemokynes in the pathogenesis of chronic Chagas disease cardiomyopathy. *Mem Inst Oswaldo Cruz.* 104 (Suppl. 1):252-258, 2009.
Deane MP, Lenzi HL, Jansen A. *Trypanosoma cruzi*: vertebrate and invertebrate cycles in the same mammal host, the opossum *Didelphis marsupialis. Mem Inst Oswaldo Cruz.* 79:513-515, 1984.
Dias E. *Um ensaio de profilaxia em moléstia de Chagas.* Rio de Janeiro: Imprensa Nacional, 116 pp., 1945.
Dias E. Profilaxia da doença de Chagas. *O Hospital.* 51:285-298, 1957.
Dias E. Os efeitos da superinfecção sobre a evolução da cardiopatia crônica chagásica. *Rev Goiana Med.* 9(Supl.):233-239, 1963.
Dias JCP. *Doença de Chagas em Bambuí, Minas Gerais, Brasil. Estudo clinicoepidemiológico a partir da fase aguda entre 1940 e 1982.* Tese. Belo Horizonte: Universidade Federal de Minas Gerais, 376 pp., 1982.
Dias JCP. *Doença de Chagas, clínica e terapêutica.* Brasília: Ministério da Saúde, Sucam, 56 pp., 1990.
Dias JCP. Control of Chagas disease in Brazil: which strategy after the attack phase? *Ann Soc Bélge Mèd Trop.* 71 (Suppl. 1):75-86, 1991.
Dias JCP. Controle da doença de Chagas. In: Dias JCP, Coura JR (ed.). *Clínica e terapêutica da doença de Chagas. Um manual prático para o clínico geral.* Rio de Janeiro: Fiocruz, p. 453-468, 1997.
Dias JCP. Epidemiologia. In: Brener Z, Andrade, ZA, Barral-Neto M (ed.). *Trypanosoma cruzi e doença de Chagas.* 2ª ed. Rio de Janeiro: Guanabara Koogan, p. 48-74, 2000.
Dias JCP. Carlos Chagas: alguns aspectos históricos. *Rev Patol Trop.* 29 (Supl.):19-29, 2000a.
Dias JCP. Doença de Chagas no novo milênio. *Rev Patol Trop.* 29(Supl.):229-239, 2000b.
Dias JCP. Controle da doença de Chagas no Brasil. In: Silveira AC. *El control de la enfermedad de chagas en los países del Cono Sur de América.* Uberaba: Faculdade de Medicina do Triângulo Mineiro, p. 145-250, 2002.
Dias JCP. The treatment of Chagas disease (South American trypanosomiasis). *Ann Intern Med.* 144:772-774, 2006.
Dias JCP. Elimination of Chagas Disease transmission: perspectives. *Mem Inst Oswaldo Cruz.* 104 (Suppl. 1):41-45, 2009.
Dias JCP, Camacho LAB, Silva JC *et al.* Esofagopatia chagásica em área endêmica de Bambuí, MG, Brasil. *Rev Soc Bras Med Trop.* 16:46-57, 1983.
Dias JCP, Coura JR. Epidemiologia. In: Dias JCP, Coura JR (ed.). *Clínica e terapêutica da doença de Chagas. Um manual prático para o clínico geral.* Rio de Janeiro: Fiocruz, p. 33-66, 1997.
Dias JCP, Schofield CJ. The evolution of Chagas disease (American trypanosomiasis) control after 90 years since Carlos Chagas discovery. *Mem Inst Oswaldo Cruz.* 94(Supl. I):103-122, 1999.
Dias JCP, Schofield CJ. Control of Chagas disease. In: Maudlin I, Holmes PH, Miles MA (ed.). *The trypanosomes.* London: CABI Publishing, p. 547-564, 2004.
Dujardin JP, Schofield CJ. Triatominae: systematics, morphology and population biology. In: Maudlin I, Holmes PH, Miles MA (ed.). *The trypanosomes.* London: CABI Publishing, p. 181-201, 2004.
Ferreira MS, Lopes ER, Chapadeiro E *et al.* Doença de Chagas. In: Veronesi R, Foccacia R (ed.). *Tratado de infectologia.* 9ª ed. São Paulo: Atheneu, p. 1175-1213, 1996.
Forattini OP. Biogeografia, origem e distribuição da domiciliação de triatomíneos no Brasil. *Rev Saúde Pública.* 14:285-299, 1980.
Francolino SS, Antunes AF, Talice R *et al.* New evidences of spontaneous cure in human Chagas disease. *Rev Soc Bras Med Trop.* 36:103-107, 2003.
Gomes YM, Lorena VMB, Luquetti AO. Diagnosis of Chagas disease: what has been achieved? What remains to be done with regard to diagnosis and follow up studies? *Mem Inst Oswaldo Cruz.* 104 (Suppl. 1):115-121, 2009.
Guhl F, Jaramillo C, Vallejo GA *et al.* Isolation of *Trypanosoma cruzi* DNA in 4,000 year old mummified human tissue from northern Chile. *Am J Physiol Anthropol.* 108:625-635, 2009.
Guimarães AC. Cardiopatia crônica: insuficiência cardíaca. In: Dias JCP, Coura JR (ed.). *Clínica e terapêutica da doença de Chagas. Um manual prático para o clínico geral.* Rio de Janeiro: Fiocruz, p. 223-236, 1997.
Higushi ML, Brito T, Reis MM. Correlation between *Trypanosoma cruzi* parasitism and myocardial inflammatory infiltrate in human chagasic myocarditis: light microscopy and imunohistochemical findings. *Cardiov Pathol.* 2:101-106, 1993.
Jatene AD, Costa R, Jatene MB. Tratamento cirúrgico da cardiopatia chagásica. In: Dias JCP, Coura JR (ed.). *Clínica e terapêutica da doença de Chagas. Um manual prático para o clínico geral.* Rio de Janeiro: Fiocruz, p. 255-266, 1997.
Köberle F. Patologia y anatomia patológica de la enfermedad de Chagas. *Bol Ofi Sanit Panamer.* 51:404-428, 1961.
Laranja FS, Dias E, Nóbrega GC *et al.* Chagas' disease. A clinical, epidemiologic and pathologic study. *Circulation.* 14:1035-1060, 1956.
Lent H, Wigodzinsky P. Revision of the *Triatominae (Hemiptera, Reduviidae)* and their significance as vectors of Chagas' disease. *Bull Am Mus Nat History.* 163: 125-250, 1979.
Lopes ER, Chapadeiro E. Pathogenesis of American trypanosomiasis. In: Maudlin I, Holmes PH, Miles MA (ed.). *The trypanosomes.* London: CABI Publishing, p. 303-330, 2004.
Lugones H, Ledesma O, Storino RA *et al.* Chagas agudo. In: Storino R, Milei J (ed.). *Enfermedad de Chagas.* Buenos Aires: Mosby, p. 209-234, 1994.
Luquetti AO, Ponce C, Ponce E *et al.* Chagas' disease diagnostic. A multicentric evaluation of Chagas Stat-Pak, a rapid immunochromatographic assay with recombinant proteins of *Trypanosoma cruzi. Diag Microbiol Infect Dis.* 46:265-271, 2003.
Luquetti AO, Porto CC. Aspectos médico-trabalhistas da doença de Chagas. In: Dias JCP, Coura JR (ed.). *Clínica e terapêutica da doença de Chagas. Um manual prático para o clínico geral.* Rio de Janeiro: Fiocruz, p. 353-364, 1997.
Luquetti AO, Rassi A. Diagnóstico laboratorial da infecção pelo *Trypanosoma cruzi.* In: Brener Z, Andrade ZA, Barral-Neto M (ed.). *Trypanosoma cruzi e doença de Chagas.* 2ª ed. Rio de Janeiro: Guanabara Koogan, p. 345-378, 2000a.

Luquetti AO, Rassi A. Diagnosis and treatment of the infection by *Tripanossoma cruzi. Mem Inst Oswaldo Cruz.* 95:37-47, 2000b.

Macedo VO. *Influência da exposição à reinfecção na evolução da doença de Chagas (estudo evolutivo de cinco anos)*. Tese de livre-docência. Faculdade de Medicina, UFRJ. Rio de Janeiro, 125 pp., 1973.

Macedo VO. Forma indeterminada da doença de Chagas. In: Dias JCP, Coura JR (ed.). *Clínica e terapêutica da doença de Chagas. Um manual prático para o clínico geral.* Rio de Janeiro: Fiocruz, p. 135-152, 1997.

Macedo VO. Indeterminate form of Chagas disease. *Mem Inst Oswaldo Cruz.* 94(Suppl.1):311-316, 1999.

Macedo VO, Prata A, Silva GR *et al.* Prevalência de alterações eletrocardiográficas em chagásicos (informações preliminares sobre o inquérito eletrocardiográfico nacional). *Arq Bras Cardiol.* 38:261-264, 1982.

Manso Alves MJ, Mortara RA. A century of research: what have we learned about the interaction of *Trypanosoma cruzi* with host cells? *Mem Inst Oswaldo Cruz.* 104 (Suppl. 1):76-88, 2009.

Martins AV. Epidemiologia. In: Cançado JR. *Doença de Chagas*, Belo Horizonte: Imprensa Oficial, p. 225-260, 1968.

Martins Filho AO, Pereira ME, Carvalho JF *et al.* Flow cytometry, a new approach to detect antilive trypomastigote entibodies and monitor the efficacy of specific treatment in human Chagas' disease. *Clin Diag Lab Immunol.* 2:596-573, 1995.

Miles MA. The agent. In: Gilles MH. *Protozooal diseases.* London: Arnold, p. 313-323, 1999.

Miles MA, Yeo M, Gaunt MW. Epidemiology of American trypanosomiasis. In: Maudlin I, Holmes PH, Miles MA (orgs.) *The trypanosomes.* London: CAB Publishing, p. 243-251, 2004.

Ministério da Saúde Brasil. Reunião sobre tratamento etiológico da doença de Chagas. In: Gontijo ED, Rocha MOC (ed.). *Manejo clínico em doença de Chagas.* Brasília: Funasa, p. 142-148, 1997.

Moraes Souza H, Ramirez LE, Bordin JO. Doença de Chagas transfusional: medidas de controle. In: Dias JCP, Coura JR (ed.). *Clínica e terapêutica da doença de Chagas. Um manual prático para o clínico geral.* Rio de Janeiro: Fiocruz, p. 429-444, 1997.

Morgan J, Colley DG, Dias JCP *et al.* Analysis of anti-*Trypanosoma cruzi* antibody isotype specificities by *Western blot* in sera from patients with different forms of Chagas' disease. *J Parasitol.* 84:641-643, 1998.

Moya PR, Moretti ERA. Doença de Chagas congênita. In: Dias JCP, Coura JR (ed.). *Clínica e terapêutica da doença de Chagas. Um manual prático para o clínico geral.* Rio de Janeiro: Fiocruz, p. 383-409, 1997.

Nacruth RS. *Doença de Chagas.* São Paulo: Fundo Editorial Byk, 239 pp., 1990.

Noireau F. Wild *Triatoma infestans*, a potential threat that needs to be monitored. *Mem Inst Oswaldo Cruz.* 104 (Suppl. 1):60-64, 2009.

Oelemann WMR, Teixeira MGM, Costa GCV *et al.* Chagas´ disease serology. Reactivity classification of serum panels obtained in four different areas in Brazil. *Mem Inst Oswaldo Cruz.* 91(supl):262, 1996.

Oliveira Jr. W. O cardiopata chagásico em situações especiais. In: Dias JCP, Coura JR (ed.). *Clínica e terapêutica da doença de Chagas. Uma abordagem prática para o clínico geral.* Rio de Janeiro: Fiocruz, p. 293-322, 1997.

Oliveira Jr. W. All-around care for patients with Chagas disease: a challenge for the XXI century. *Mem Inst Oswaldo Cruz.* 104 (Suppl. 1):181-186, 2009.

Opas. *Doença de Chagas. Guia para vigilância, controle e manejo clínico da doença de Chagas aguda transmitida por alimentos.* Rio de Janeiro, Opas série de manuais técnicos, n. 12, 92 p., 2009.

Pena SDJ, Machado CR, Macedo AM. *Trypanosoma cruzi*: ancestral genome and population structure. *Mem Inst Oswaldo Cruz.* 104 (Suppl. 1):108-114, 2009.

Prata AR. Abordagem geral do paciente chagásico. In: Dias JCP, Coura JR (ed.). *Clínica e terapêutica da doença de Chagas. Um manual prático para o clínico geral.* Rio de Janeiro: Fiocruz, p. 115-126, 1997.

Prata AR. Clinical and epidemiological aspects of Chagas' disease. *Lancet.* 1:92-100, 2001.

Rassi A, Rassi Jr. A, Rassi GG. Cardiopatia chagásica. In: Brener Z, Andrade, ZA, Barral-Neto M (ed.). *Trypanosoma cruzi e doença de Chagas.* 2ª ed. Rio de Janeiro: Guanabara Koogan, p. 231-245, 2000.

Rassi Jr. A, Rassi A, Marin Neto JA. Chagas heart disease: pathophysiologic mechanisms, prognosic factors and risk stratification. *Mem Inst Oswaldo Cruz.* 104 (Suppl. 1):152-158, 2009.

Rezende JM. O aparelho digestivo na doença de Chagas: aspectos clínicos. In: Dias JCP, Coura JR (ed.). *Clínica e terapêutica da doença de Chagas. Um manual prático para o clínico geral.* Rio de Janeiro: Fiocruz, p. 153-176, 1997.

Rezende JM, Moreira H. Forma digestiva da doença de Chagas. In: Brener Z, Andrade, ZA, Barral-Neto M (ed.). *Trypanosoma cruzi e doença de Chagas.* 2ª ed. Rio de Janeiro: Guanabara Koogan, p. 297-343, 2000.

Rocha A, Ferreira MS, Nishioka AS *et al.* Doença de Chagas. Interação com a síndrome de imunodeficiência adquirida (SIDA). In: Brener Z, Andrade ZA, Barral-Neto M (ed.). *Trypanosoma cruzi e doença de Chagas.* 2ª ed. Rio de Janeiro: Guanabara Koogan, p. 406-410, 2000.

Schmunis GA. A tripanossomíase americana e seu impacto na Saúde Pública das Américas. In: Brener Z, Andrade, ZA, Barral-Neto M (ed.). *Trypanosoma cruzi e doença de Chagas.* 2ª ed. Rio de Janeiro: Guanabara Koogan, p. 1-15, 2000.

Schmunis GA, Dias JCP. La reforma del sector salud, decentralización, prevención y control de las enfermedades transmitidas por vectores. *Cad Saúde Pública.* 16(Supl. 2):116-123, 2000.

Sherlock I. Vetores. In: Brener Z, Andrade ZA, Barral-Neto M (ed.). *Trypanosoma cruzi e doença de Chagas.* 2ª ed. Rio de Janeiro: Guanabara Koogan, p. 21-40, 2000.

Sica R. Compromiso del sistema nervioso. In: Storino R, Milei J (ed.). *Enfermedad de Chagas.* Buenos Aires: Mosby, p. 303-320, 1994.

Silva AL. Chagas disease surgery. *Mem Inst Oswaldo Cruz.* 94(Suppl.1):343-348, 1999.

Silveira AC. Profilaxia. In: Brener Z, Andrade ZA, Barral-Neto M (ed.). *Trypanosoma cruzi e doença de Chagas.* 2ª ed. Rio de Janeiro: Guanabara Koogan, p. 75-87, 2000.

Silveira AC, Feitosa VR, Borges R. Distribuição de triatomíneos capturados no ambiente domiciliar, no período 1975/83, Brasil. *Rev Bras Malariol Doen Trop.* 36:15-312, 1984.

Siqueira-Batista R. Patologia. In: Siqueira-Batista R, Corrêa AD, Huggins DW (ed.). *Moléstia de Chagas.* Rio de Janeiro: Cultura Médica, p. 76-90, 1996.

Souza W. Structural organization of *Trypanosoma cruzi. Mem Inst Oswaldo Cruz.* 104 (Suppl. 1):89-100, 2009.

Storino R, Milei J, Palumbo JL *et al.* Complicaciones. In: Storino R, Milei J (ed.). *Enfermedad de Chagas.* Buenos Aires: Mosby, p. 483-502, 1994.

Tafuri WL, Raso P. Anatomia patológica. In: Raia A. *Manifestações digestivas da moléstia de Chagas.* São Paulo: Sarvier, p. 61-79, 1983.

Teixeira MGLC. *Doença de Chagas. Estudo da forma aguda inaparente.* Tese, Universidade Federal do Rio de Janeiro. Rio de Janeiro, 51 pp., 1977.

Umezawa ES, Luquetti AO, Levitus G *et al.* Serodiagnosis of chronic and acute Chagas' disease with *Trypanosoma cruzi* recombinant proteins: results of a collaborative study in six Latin American Countries. *J Clin Microbiol.* 42:449-452, 2004.

Urbina J. Chemotherapy of Chagas disease: the how and the why. *J Mol Med.* 77: 332-338, 1999.

Urbina J. Ergosterol biosynthesis and drug development for Chagas disease. *Mem Inst Oswaldo Cruz.* 104 (Suppl. 1):311- 318, 2009.

Vieira CB. Manifestações psíquicas na forma crônica da moléstia de Chagas exemplo de hiper-reatividade orgânica. *Rev Goiana Med* 10:127-134, 1964.

Vitelli DM. *Estudo da resposta imune de pacientes portadores de diferentes formas clínicas da doença de Chagas: ênfase em estudos celulares e moleculares do sangue periférico.* Tese, Universidade Federal de Minas Gerais, Belo Horizonte, 131 pp., 2004.

Wendel S. A quimioprofilaxia de doenças transmissíveis por transfusão em componentes lábeis hemoterápicos. *Rev Soc Bras Med Trop.* 35:275-281, 2002.

Wendel S. Doença de Chagas transfusional. In: Dias JCP, Coura JR (ed.). *Clínica e terapêutica da doença de Chagas. Um manual prático para o clínico geral.* Rio de Janeiro: Fiocruz, p. 411-428, 1997.

WHO. *Control of Chagas Disease.* Second report of the WHO Expert Committee. *WHO Technical Report Series* 905. Geneva, 109 pp., 2002.

Zingales B, Andrade SG, Briones MRS *et al.* A new consensus for *Trypanosoma cruzi* intraspecific nomenclature: second revision meeting recommends TcI to TcVI. *Mem Inst Oswaldo Cruz.* 104:1051-1054, 2009.

Zingales B, Stof BS, Souto RP *et al.* Epidemiology, biochemistry and evolution of Trypanosoma cruzi lineages based on ribosomal DNA sequences. *Mem Inst Oswaldo Cruz.* 94 (Suppl. 1):159-164, 1999.

46 Doença de Chagas na Amazônia Brasileira

Ângela C. V. Junqueira, Pedro Albajar Viñas e José Rodrigues Coura

▸ Introdução

A infecção chagásica sempre foi considerada uma enzootia de animais silvestres na Amazônia brasileira. Desde que Carlos Chagas confirmou como *Trypanosoma cruzi* parasitos isolados por Aben-Athar de macacos da espécie *Saimiri sciureus* (na época chamados *Chrysotrix sciureus*), no estado do Pará (Chagas, 1924), numerosos reservatórios silvestres de *T. cruzi* ou "*T. cruzi-like*" foram descritos entre marsupiais, morcegos, roedores, edentados, carnívoros e primatas da região amazônica (Coura *et al.*, 2002a) (Tabela 46.1). Por outro lado, pelo menos 16 espécies de triatomíneos silvestres, 10 das quais infectadas com *T. cruzi*, já foram encontradas naquela região (Tabela 46.2).

Tabela 46.1 Mamíferos encontrados infectados com *Trypanosoma cruzi* na Amazônia brasileira.

Ordem	Espécies
Marsupialia	*Caluromys* spp. (Didelphiomorphia) *Didelphis marsupialis* *Marmosa cinerea* *Metachirus nudicaudatus* *Monodelphis brevicaudata* *Philander opossum*
Chiroptera (*T. cruzi* ou *T. cruzi-like*)	*Carollia perspicillata* *Choeroniscus minor* *Glossophaga soricina* *Lonchophylla mordax* *Mycronycteris megalotis* *Molossus major* *Molossus ater* *Phyllostomus hastatus* *Phyllostomus alongatus* *Noctilio labialis* *Saccopterix bilineata*
Rodentia	*Agouti paca* *Coendou* spp. *Dasyprocta* spp. *Echymys chrysurus* *Nectomys squamipes* *Oryzomys capito* *Proechimys guayannensis* *Rattus rattus* *Sciurus* spp.
Edentata (Xenarthra)	*Cyclopes didactylus* *Dasypus novemcinctus* *Tamandua tetradactyla*
Carnivora	*Nasua nasua* *Tayra barbara*
Primates	*Saguinus midas niger* *Saimiri sciureus*

Tabela 46.2 Triatomíneos da Amazônia brasileira encontrados infectados (+) e não infectados (–) com *Trypanosoma cruzi*.

Espécies
Belminus herreri (–)
Cavernicola lenti (–)
Cavernicola pilosa (–)
Eratyrus mucronatus (+)
Microtriatoma trinidadensis (+)
Panstrongylus geniculatus (+)
Panstrongylus lignarius (+)
Panstrongylus rufotuberculatus (+)
Rhodnius brethesi (+)
Rhodnius nasatus (–)
Rhodnius neglectus (+)
Rhodnius paraensis (+)
Rhodnius pictipes (+)
Rhodnius robustus (+)
Triatoma maculata (–)
Triatoma rubrofasciata (–)

A partir da descrição de Shaw *et al.* (1969) dos 4 primeiros casos agudos da doença de Chagas em Belém do Pará, diversos outros casos da doença humana têm sido descritos na Região Amazônica, em pequenos surtos ou casos isolados da infecção aguda, possivelmente por transmissão oral (Silveira *et al.*, 1979; França *et al.*, 1980; Dorea, 1981; Silva *et al.*, 1985; Barata *et al.*, 1988; Rodrigues *et al.*, 1988; Crescente *et al.*, 1992; Valente *et al.*, 1994; 1999; 2000; 2009; Pinto *et al.*, 2001; 2008). Alguns inquéritos sorológicos (Camargo *et al.*, 1984; Coura *et al.*, 1995a,b; 1999; 2002b) e a busca ativa de casos com cardiopatia crônica, confirmados sorologicamente ou pela reação em cadeia da polimerase (PCR), têm demonstrado a presença da infecção chagásica crônica e da própria doença de Chagas caracterizada por exames eletrocardiográficos, radiológicos e ecocardiográficos (Coura *et al.*, 1995a,b; 2002b; Xavier *et al.*, 2006), inclusive de casos fatais por cardiopatia chagásica crônica da região do médio e alto Rio Negro no estado do Amazonas (Albajar *et al.*, 2003).

Discute-se se a infecção chagásica na Amazônia brasileira é uma enzootia de animais silvestres com doença de Chagas humana ocasional, de acordo com Pessoa e Martins (1974), se já é uma doença endêmica como advoga Frahia Neto *et al.* (1995) ou se é uma antropozoonose (infecção ou doença mantida na natureza por animais e que se transmite ao homem) emergente naquela região, segundo Coura *et al.* (2002a). Em algumas áreas como nos piaçabais do médio e alto Rio Negro a doença de Chagas se caracteriza como uma endemia profissional de colhedores de piaçaba e suas famílias (Coura *et al.*, 2002a,b; Albajar *et al.*, 2003; Junqueira *et al.*, 2005; Xavier *et al.*, 2006; Brum Soares *et al.*, 2010).

▸ Reservatórios do T. cruzi

Os reservatórios do *T. cruzi* conhecidos na Amazônia brasileira são mamíferos pertencentes às ordens Marsupialia, Chiroptera (*T. cruzi* e *T. cruzi-like*), Rodentia, Edentata, Carnivora e Primates, relacionados na Tabela 46.1 (Coura *et al.*, 2002a). Entre os Marsupialia 6 espécies foram encontradas infectadas com *T. cruzi: Caluromys* spp., *Didelphis marsupialis, Marmosa cinerea, Metachirus nudicaudatus, Monodelphis brevicaudata* e *Philander opossum* (Deane, 1958; 1961; 1964a,b; 1967; Deane e Jansen, 1939; Rodrigues e Mello, 1942; Lainson *et al.*, 1979; Miles *et al.*, 1981; Povoa *et al.*, 1984). Da ordem Chiroptera 11 espécies são portadoras de *T. cruzi* ou *T. cruzi-like*: *Carollia perspicillata, Choeroniscus minor, Glossophaga soricina, Lonchophylla mordax, Mycronycteris megalotis, Molossus major, M. ater, Phyllostomus hastatus, P. alongatus, Noctilio labialis* e *Saccopterix bilineata* (Dias *et al.*, 1942; Deane, 1961; 1964a,b). Nove espécies de Rodentia são reservatórios de *T. cruzi: Agouti paca, Coendou* spp., *Dasyprocta* spp., *Echymys chrysurus, Nectomys squamipes, Oryzomys capito, Proechimys guayannensis, Rattus rattus* e *Sciurus* spp. (Deane, 1960; 1961; Lainson *et al.*, 1979; Miles *et al.*, 1981; Povoa, 1984). Três espécies de Edentata – *Cyclopes didactylus, Dasypus novemcinctus, Tamandua tetradactyla* – são portadoras de *T. cruzi* na Amazônia (Deane, 1961; 1964a,b; Rodrigues e Melo, 1942; Lainson *et al.*, 1979; Miles *et al.*, 1981). Duas de Carnivora, *Nasua nasua* e *Tayra barbara,* foram encontradas com *T. cruzi* naquela região (Ferreira e Deane, 1938; Rodrigues e Mello, 1942; Deane, 1961; 1964; Lainson *et al.*, 1979; Miles *et al.*, 1981) e 2 outras de Primates – *Saguinus mida niger* e *Saimiri scniureus* – (Chagas, 1924; Deane, 1964a,b; Miles *et al.*, 1981) foram descritas como portadoras do *T. cruzi* na mencionada área. Outras espécies de animais silvestres infectados pelo *T. cruzi* têm sido identificadas por hemoscopia, sorologia, xenodiagnóstico, hemocultura ou PCR em trabalho desenvolvido por um dos autores (ACVJ) na região do Rio Negro, estado do Amazonas (Junqueira, 2005).

▪ Triatomíneos infectados e não infectados com T. cruzi

Estudos iniciais sobre a presença de triatomíneos na Amazônia brasileira foram desenvolvidos por Alfredo da Matta (1919; 1922), particularmente sobre o gênero *Rhodnius*, e a ecologia do *R. brethesi* no Rio Negro foi bem estudada por Mascarenhas (1991). Pelo menos 16 espécies de triatomíneos, 10 das quais infectadas com *T. cruzi,* já foram encontradas na Amazônia brasileira (Coura *et al.*, 2002a, conforme Tabela 46.2). Entre as espécies infectadas com *T. cruzi* na região citam-se *Eratyrus mucronatus, Microtriatoma trinidadensis, Panstrongylus geniculatus, P. lignarius, P. rufotuberculatus, R. brethesi, R. neglectus, R. paraensis, R. pictipes* e *R. robustus* (Deane e Damasceno, 1949; Almeida, 1971; Almeida e Machado, 1971; Lainson *et al.*, 1979; Lent e Wygodzinsky, 1979; Miles *et al.*, 1981; 1983; Povoa *et al.*, 1984; Brazil *et al.*, 1985; Barret e Guerreiro, 1991; Valente *et al.*, 1998) e entre as não infectadas *Belminus herreri, Cavernicola lenti, C. pilosa, R. nasutus, T. maculata* e *T. rubrofasciata* (Dias *et al.*, 1942; Almeida, 1971; Almeida e Machado, 1971; Lainson *et al.*, 1979; Lent e Wygodzinsky, 1979; Miles *et al.*, 1981; Brazil *et al.*, 1985; Barrett e Guerreiro, 1991; Rebelo *et al.*, 1998). Nenhuma das espécies citadas entre as infectadas foi encontrada domiciliada; entretanto, o *P. geniculatus* naturalmente infectado com *T. cruzi* 1 (Z1) foi encontrado em associação a porcos domésticos, também infectados com o mesmo tipo do parasito no peridomicílio em localidade na Ilha de Marajó, estado do Pará (Valente *et al.*, 1998), o que pode indicar uma pré-adaptação. Este fato ganha importância se levado em consideração que o *P. geniculatus* já foi encontrado domiciliado no estado de Miranda, na Venezuela (Reyes-Lugo e Rodrigues-Acosta, 2000). Por outro lado, *T. rubrofasciata,* uma espécie cosmopolita, não antropofílica, encontrada em cidades portuárias brasileiras, inclusive na Ilha de São Luís e em Belém do Pará (Deane, 1947; Lainson *et al.*, 1979; Brazil *et al.*, 1985; Miles *et al.*, 1981; 1983; Rebelo *et al.*, 1998; Teixeira *et al.*, 2001), adaptada ao domicílio mas transmitindo *T. connorhini* entre *R. rattus*, parece não oferecer risco como transmissora do *T. cruzi* ao homem. Mais recentemente o *T. maculata* não infectado com *T. cruzi* foi encontrado adaptado ao domicílio, no estado de Roraima (Dias *et al.*, 2002), trazendo grande preocupação por ser um vetor do *T. cruzi* na Colômbia e na Venezuela, Guianas e outros países na América Central e Caribe. A Figura 46.1 mostra a presença do *R. brethesi* pousado na fibra da piaçaba. Este vetor frequentemente invade as barracas dos colhedores de piaçaba ou ataca as pessoas no campo para sugar sangue (Coura *et al.*, 1994a).

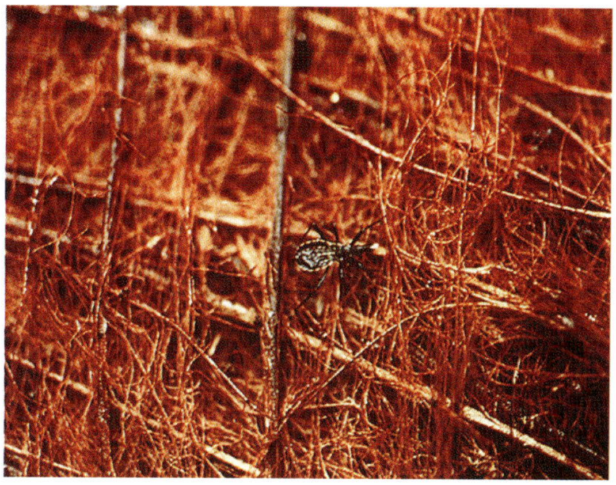

Figura 46.1 *Rhodnius brethesi* pousado na fibra da piaçaba. Note a delgadeza do triatomíneo, certamente por falta de alimento, o que os leva a atacar as populações nos piaçabais.

▸ Diversidade do T. cruzi

Isolados de *T. cruzi* da Amazônia brasileira têm sido caracterizados desde o final da década de 1970 (Miles *et al.*, 1978; 1981), principalmente os originários de reservatórios e vetores silvestres, uma vez que os isolados humanos são raros. Por sugestão de Momem (1999) e aprovação em reunião de consenso (Anonymous, 1999) o *T. cruzi* foi dividido em 2 grupos principais: *T. cruzi I* e *T. cruzi II*, correspondendo respectivamente aos zimodemas 1 (Z1) e 2 (Z2) de Miles *et al.* (1981) e a outras classificações de zimodemas e biodemas. Um novo consenso classifica o *T. cruzi* em TcI a Tc IV (Zingales *et al.*, 2009). Na Amazônia brasileira há um predomínio absoluto do *T. cruzi I* e de zimodema 3 (Z3) silvestres. No grupo Z3, as cepas podem ser divididas em 2 subgrupos populacionais: Z3-A e Z3-B, existindo homogeneidade genética entre os isolados de cada subgrupo, conforme mostra a Figura 46.2 (Fernandes *et al.*, 1998; 2001; Mendonça *et al.*, 2002). Diferentemente das zonas clássicas de doença de Chagas endêmicas no Brasil, onde se encontra predominância do *T. cruzi II* (doméstico), jamais foi encontrado esse tipo de parasito em seres humanos, animais ou vetores silvestres em áreas do Rio Negro, que têm sido estudados. Um surto de doença de Chagas aguda ocorreu em Tefé, área do Rio Solimões, certamente por transmissão via oral, onde as cepas do *T. cruzi* isoladas dos 9 casos eram todas do tipo Z3 (dados não publicados).

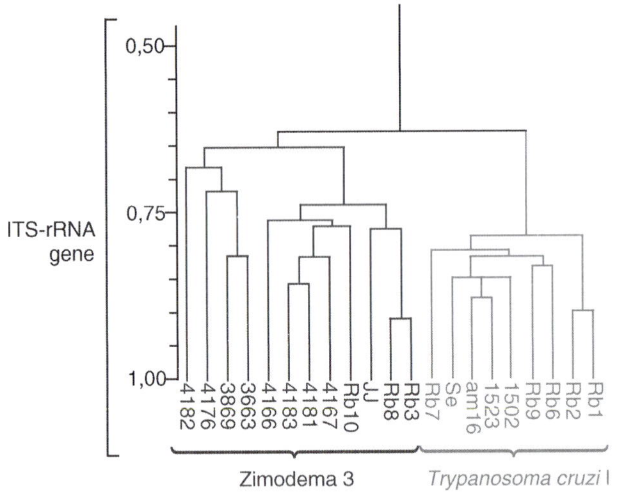

Figura 46.2 Homogeneidade genética entre os isolados de *Trypanosoma cruzi* em cada subgrupo e certa heterogeneidade entre os subgrupos.

Estudos morfobiológicos realizados com cepas isoladas de reservatórios, triatomíneos silvestres e casos humanos de áreas do médio e alto Rio Negro mostraram predominância de formas largas do *T. cruzi*, baixa parasitemia e baixa virulência para o camundongo, com grande dificuldade de adaptação e manutenção nesses animais de experimentação. O comportamento biológico das amostras, entretanto, mostrou grande variabilidade quanto à infectividade, parasitemia e virulência. Do mesmo modo as amostras mostraram grande heterogeneidade quanto aos padrões isoenzimáticos, não havendo correlação entre esses perfis e o comportamento biológico das cepas de *T. cruzi* isoladas na região.

▪ Infecção humana

Mais de 70% dos casos agudos de doença de Chagas relatados na Amazônia brasileira entre 1968 e 2005 foram atribuídos a surtos de transmissão oral por alimentos contaminados; o maior desses surtos envolveu 17 casos (Valente *et al.*, 1999; 2000; Pinto *et al.*, 2008). As fontes potenciais de alimentos contaminados são os próprios triatomíneos ou suas fezes e urina altamente infectadas com tripomastigotas metacíclicos, carne crua de mamíferos silvestres com pseudocistos e formas tripomastigotas no sangue e ainda secreções das glândulas anais de gambás infectados, particularmente o *D. marsupialis* que pode ser portador de formas metacíclicas do parasito naquelas glândulas (Deane *et al.*, 1984). Como risco particular para transmissão oral tem sido sugerido o suco de açaí, cujos frutos podem vir do campo misturados com triatomíneos ou estes podem ser atraídos pela luz no momento do preparo do suco (Valente *et al.*, 1999).

Atualmente, menos de 30% dos casos da doença de Chagas humana na Amazônia brasileira são atribuídos à infecção transmitida por triatomíneos infectados, quando invadem as casas e barracas para sugar sangue dos seus habitantes; até o momento não foram encontrados triatomíneos infectados adaptados ao domicílio humano naquela região. Há numerosos relatos de incursões ocasionais de triatomíneos adultos nas casas, possivelmente atraídos pela luz, entre os quais *R. pictipes*, *R. robustus*, *P. geniculatus*, *P. lignarius* e *Eratyrus mucronatus*. Uns poucos casos podem ser atribuídos ao carreamento de folhas de palmeiras com triatomíneos para cobertura das casas ou mais frequentemente ao ataque de colhedores de piaçaba (*Leopoldinia piassava*) e seus familiares em piaçabais, particularmente em áreas do Rio Negro, estado do Amazonas, por *R. brethesi* (Coura *et al.*, 1993; 1994a; 1995a,b; 1999; 2002a, b). A Figura 46.3 ilustra uma lesão cutânea em pessoa atacada por *R. brethesi* em comunidade do Rio Padauri, afluente do Rio Negro, e a Figura 46.4 mostra crianças em contato com rolos de piaçaba preparados para embarque, na comunidade de Acuquaia, naquele rio.

O inquérito sorológico nacional realizado pela Superintendência de Campanhas (Sucam) do Ministério da Saúde, entre 1975 e 1980, revelou prevalência da infecção chagásica de 2,4% no Acre, 1,88% no Amazonas, 0,5% no Pará, 0,4% em Rondô-

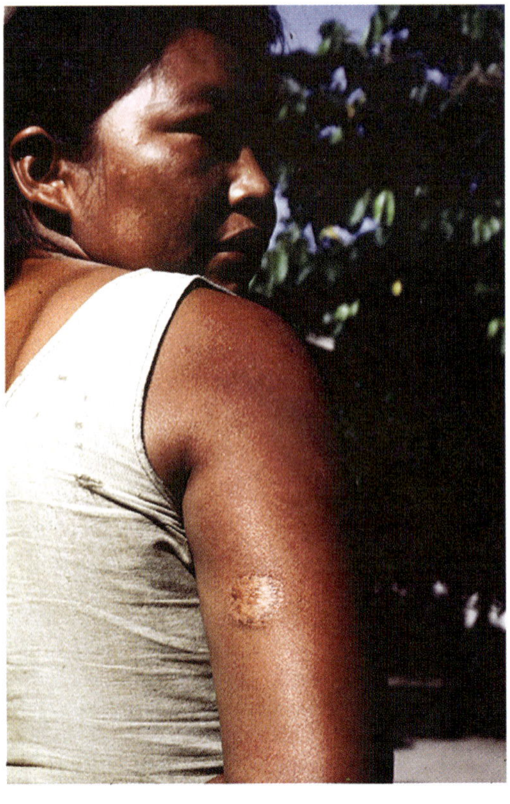

Figura 46.3 Lesão cutânea em pessoa atacada por *Rhodnius brethesi* na comunidade de Acuquaia, Rio Padauri, afluente do Rio Negro.

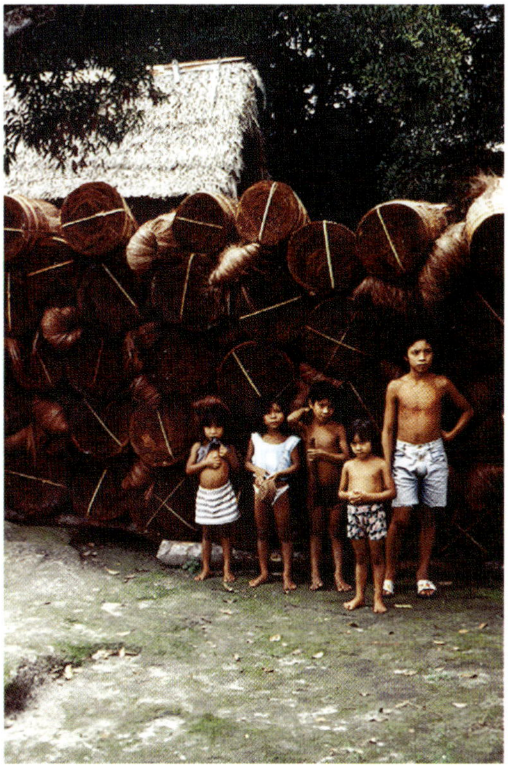

Figura 46.4 Crianças em contato com rolos de piaçaba preparados para embarque na comunidade de Acuquaia, Rio Padauri.

nia e 0,3% em Roraima (Camargo *et al.*, 1984). Entretanto, nesse inquérito não foi caracterizada a idade dos pacientes, a autoctonia da infecção nem a possibilidade de reações cruzadas, que deveria ter sido feita com testes sorológicos confirmatórios. Posteriormente, Silveira e Passos (1986), estratificando os resultados do inquérito nacional do estado do Amazonas, verificaram uma concentração, respectivamente, de 6,3 e 6,8% em Novo Airão e Barcelos, na região do médio Rio Negro, onde anteriormente Ferraroni *et al.* (1977) haviam confirmado sorologicamente 6 casos autóctones da infecção entre piaçabeiros, e Souza Lima *et al.* (1985) descreveram o primeiro caso agudo da infecção, em Barcelos, no estado do Amazonas.

Diante dos resultados mencionados e da informação da existência do "piolho da piaçaba" (hoje identificado como o *R. brethesi*), que picava frequentemente os colhedores daquela fibra e seus familiares, foram realizados 3 inquéritos sorológicos com imunofluorescência indireta em 1991, 1993 e 1997, envolvendo uma amostra por conglomerado familiar, respectivamente, de 710, 658 e 886 habitantes da cidade de Barcelos. Surpreendentemente foi observada uma prevalência sorológica de 12,5, 13,7 e 13,2%, respectivamente (Coura *et al.*, 1999). Estes resultados foram checados em uma subamostra com nova reação de imunofluorescência, hemaglutinação, Elisa e *Western blot*, confirmando-se apenas 2,8% de soropositividade na amostra de 1991, 3,5% na de 1993 e 5% no último *screening* de 1997. Esses resultados mostram que apenas 22,4% no primeiro inquérito, 25,5% no segundo e 37,8% do terceiro foram confirmados, portanto, 77,6, 74,5 e 62,2% dos primeiro, segundo e terceiro inquéritos eram de falso-positivos por reações cruzadas, o que é muito frequente na região Amazônica.

Estudos clínicos e eletrocardiográficos por nós realizados naquela região, em casos sorologicamente positivos, pareados com outros sorologicamente negativos para a infecção chagásica, sugerem que a morbidade da doença naquela área é baixa (Coura *et al.*, 1995b; 2002b; Albajar, 2003). Essa baixa morbidade é possivelmente devida à baixa parasitemia (como foi confirmado por meio de xenodiagnóstico, de hemoculturas e de PCR realizados em pacientes sorologicamente positivos) e/ou às características das cepas de *T. cruzi* circulantes na área, *T. cruzi I* e Z3. Entretanto, a busca ativa de casos tem demonstrado a presença de miocardiopatia dilatada e casos fatais com infecção chagásica confirmada (Albajar *et al.*, 2003). Estudos mais recentes (Xavier *et al.*, 2006; Ferreira *et al.*, 2009; Brum-Soares *et al.*, 2010) com ecocardiografia mostraram a presença de pacientes sorologicamente positivos para a infecção chagásica com alterações típicas da doença. A Figura 46.5 mostra um caso de miocardiopatia dilatada, com grande aumento da área cardíaca, alterações eletrocardiográficas e lesão histopatológica do miocárdio com PCR positiva para infecção chagásica no tecido, em paciente autóctone do Rio Negro, com infecção chagásica crônica, falecido de insuficiência cardíaca.

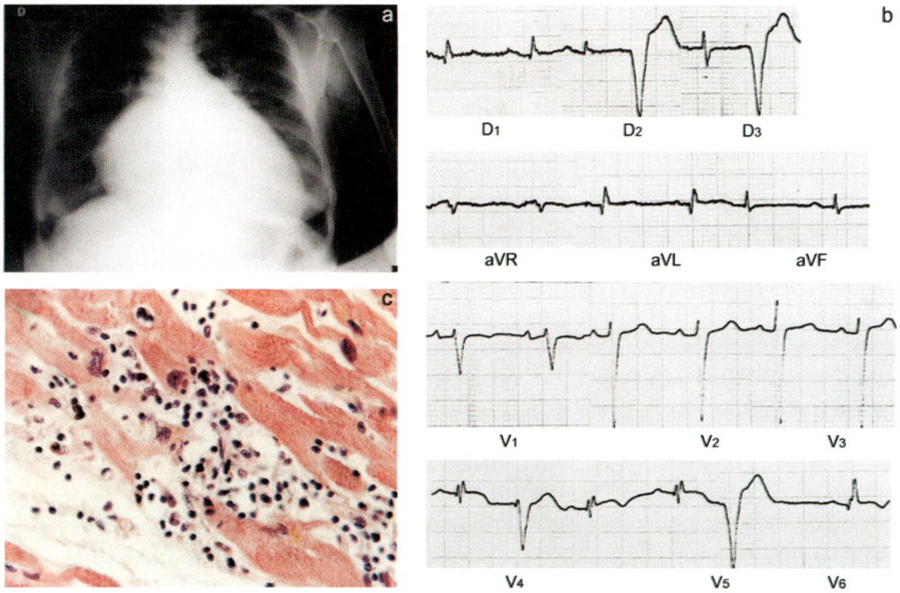

Figura 46.5 Caso fatal de miocardiopatia dilatada em paciente autóctone do Rio Negro, estado do Amazonas, com grande aumento da área cardíaca (**A**); arritmia cardíaca e zonas eletricamente inativas no eletrocardiograma (**B**); e (**C**) lesão inflamatória do miocárdio em cujo tecido a PCR foi positiva para *Trypanosoma cruzi*.

Morbidade da doença de Chagas na Amazônia

As manifestações clínicas da doença de Chagas aguda na Amazônia brasileira são, em geral, graves, exuberantes e, de certo modo, em alguns aspectos diferentes das manifestações nas áreas endêmicas clássicas da doença. Acredita-se que a maior gravidade da fase aguda da doença na Amazônia brasileira se deva ao seu mecanismo de transmissão, na maioria dos casos por via oral, quando quase sempre o inóculo é maior do que na transmissão vetorial, cujo inóculo é menor. Na série de 233 casos estudados por Pinto *et al.* (2008) febre esteve presente em 100% dos casos, cefaleia em 92,3%, mialgia em 84,1%, palidez em 67%, dispneia em 58,4%, edema de membros inferiores em 57,9%, edema de face em 57,5%, dor abdominal em 44,2%, miocardite em 39,9% e exantema em 27%. Nessa série as alterações eletrocardiográficas estiveram presentes em 51,1%. Chama a atenção nessa série o derrame pericárdico em 46,2% dos casos, com mortalidade geral de 5,6%. Dos 13 casos que faleceram, em 10 (76,9%) a morte ocorreu por comprometimento cardiovascular. A principal diferença entre esse estudo e diversos outros da fase aguda da doença de Chagas em áreas endêmicas clássicas é a gravidade da doença. Dois terços ou mais dos casos da forma aguda ou inicial nas áreas endêmicas clássicas são assintomáticos ou oligossintomáticos. Por outro lado, chama a atenção o edema facial na casuística em discussão e o elevado percentual de exantema, características muito peculiar da transmissão oral. O edema facial provavelmente é decorrente da penetração do *T. cruzi* na mucosa bucal no início da infecção e o elevado percentual de exantema é uma decorrência do grande inóculo levando a uma disseminação do parasito em forma de septicemia parasitária, da mesma maneira que a mialgia e a dor abdominal, respectivamente pela ação parasitária na musculatura esquelética e no trato digestivo. Essas características são típicas dos surtos de doença de Chagas aguda por transmissão oral ocorridos na Amazônia brasileira e em diversas outras regiões do Brasil, como os que ocorreram em Catolé do Rocha na Paraíba (Schikanai *et al.*, 1991).

As manifestações da fase crônica da doença de Chagas descritas na Amazônia brasileira são semelhantes às de outras áreas do Brasil, exceto os "megas" tanto de esôfago como de cólons, que parecem não existir naquela região ou, se existem, são muito raros, como ocorre em áreas de outros países localizados acima da linha do Equador. Recentemente Brum-Soares *et al.* (2010) realizaram um estudo soroepidemiológico e clínico, de 152 indivíduos residentes no município de Barcelos, mediante extenso questionário epidemiológico e 4 testes sorológicos: imunofluorescência indireta em soro (IFI), Elisa convencional e recombinante e Tesa-blot. Consideraram como positivos os casos com IFI reagente e pelo menos 2 outros testes de diferentes mecanismos positivos, divergentes os casos com apenas 1 teste reagente ou com títulos muito baixos e negativos aqueles com os 4 testes não reagentes. Com essa metodologia encontraram 38 casos positivos (25%), 31 divergentes (20,4%) e 83 negativos (54,6%). O estudo epidemiológico mostrou que o extrativismo da piaçaba foi 10,4 mais frequente entre os soropositivos, 86,7% dos casos reconheceram o gênero *Rhodnius* como o vetor local nos piaçabais enquanto dentre os soronegativos, somente 34,2% reconheceram este vetor. O estudo pareado por idade e sexo entre soropositivos e soronegativos mostrou alterações eletrocardiográficas em 36,8% entre os positivos e 18,4% nos soronegativos. Precordialgia e palpitações foram mais frequentes nos soropositivos. O estudo clínico do aparelho digestivo e radiológico do esôfago em 29 pares não mostrou alterações significativas. Estudo anterior realizado na mesma região por Albajar (2003), em sua tese de doutorado, mostrou relação direta entre a soropositividade e a frequência com o extrativismo de piaçaba, manifestações clínicas, eletro e ecocardiográficas. Albajar *et al.* (2003) ainda descreveram 2 casos fatais por miocardiopatia dilatada por infecção chagásica crônica, com radiografia do coração e eletrocardiograma típicos da doença, um deles comprovado por histopatologia e por PCR "*in situ*" como infecção pelo *T. cruzi.* Posteriormente Xavier *et al.* (2006) relataram 3 novos casos típicos da miocardiopatia chagásica crônica, comprovados por exames sorológicos, clínicos, radiográficos, eletro e ecocardiográficos, 2 dos quais vieram a falecer após 2 e 3 anos, respectivamente.

Riscos de endemicidade da doença de Chagas na Amazônia

Os riscos de a infecção chagásica tornar-se endêmica na Amazônia brasileira, que representa 58% do território nacional, estão relacionados com o desflorestamento descontrolado, com a possibilidade de adaptação de triatomíneos silvestres ao domicílio ou a transposição do ciclo doméstico da infecção de áreas endêmicas para a Amazônia, por meio da migração de pessoas infectadas, do transporte de triatomíneos já adaptados ao domicílio e/ou de animais domésticos infectados com o *T. cruzi, II* (Coura *et al.*, 1990; 1994b; 1999). A presença de 16 espécies de triatomíneos silvestres, 10 das quais infectadas com *T. cruzi* e de dezenas de animais silvestres infectados com o parasito já por si constituem um grande risco. A Figura 46.6 mostra uma casa ao lado de palmeiras, *habitat* natural de triatomíneos silvestres

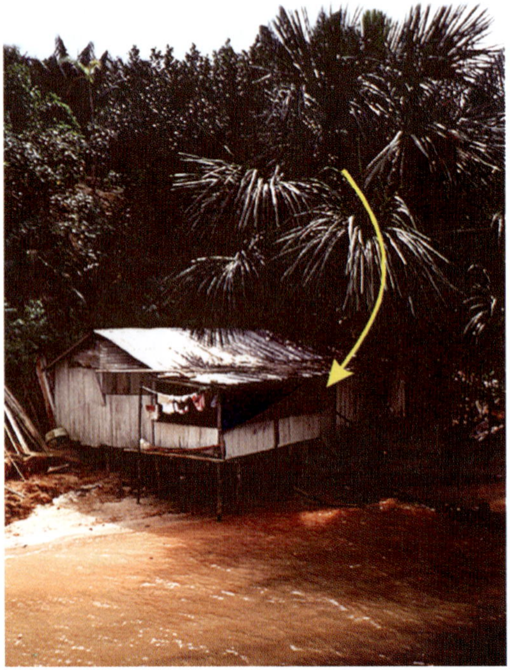

Figura 46.6 Casa ao lado de palmeiras, *habitat* natural de triatomíneos e marsupiais infectados com *Trypanosoma cruzi*, no Amazonas.

e marsupiais infectados com *T. cruzi*. A Figura 46.7 mostra o número de casos agudos da doença de Chagas notificados na Amazônia brasileira de 2005 a 2010.

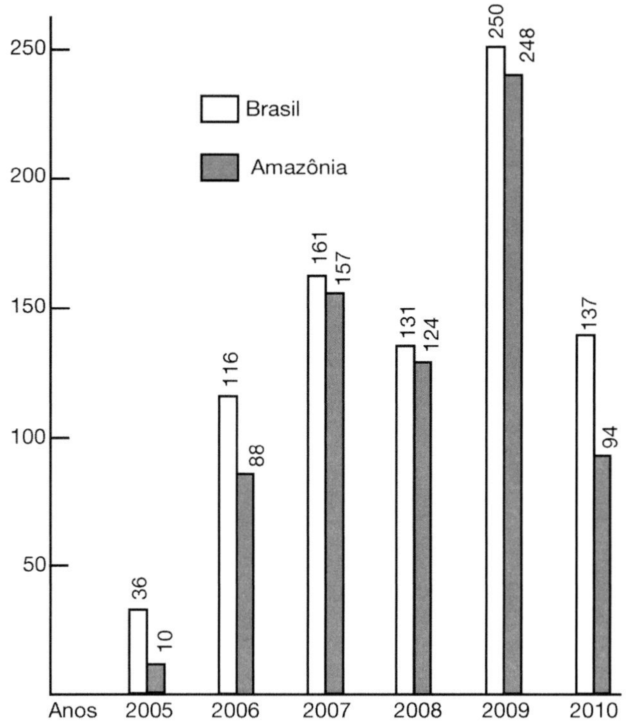

Figura 46.7 Casos de doença de Chagas aguda (DCA) notificados no Brasil de 2005 a 2010, a maioria (86,7%) na Amazônia (SVS/MS, 2011).

A adaptação de triatomíneos silvestres ao domicílio humano, decorrente de sua pré-adaptação à antropofilia e à ornitofilia, as modificações dos focos naturais da tripanossomíase americana e suas consequências foram bem estudadas por Aragão (1983), Barretto (1967) e Forattini (1980) em outras áreas do Brasil. Portanto, por não ser o objetivo deste capítulo, esse assunto não será abordado de modo minucioso.

Um programa de vigilância ativa sobre a presença de triatomíneos domiciliados, de pessoas e animais domésticos infectados deve ser estabelecido, e uma política de preservação da natureza e ocupação nacional da Amazônia é absolutamente necessária se não quisermos repetir no futuro o desastre ocorrido com a doença de Chagas no Sul, Sudeste, Nordeste e Centro-Oeste do Brasil, e que ainda hoje compromete milhões de brasileiros e obriga a uma vigilância constante.

▸ Referências bibliográficas

Albajar PV. Emergência da Infecção Chagásica Humana em Áreas do Rio Negro, Estado do Amazonas. Tese de Doutorado. Rio de Janeiro: Instituto Oswaldo Cruz, 114 pp., 2003.

Albajar PV, Laredo SV, Terrazas MB *et al.* Miocardiopatia dilatada em pacientes com infecção chagásica crônica. Relato de dois casos fatais autóctones do Rio Negro, Estado do Amazonas. *Rev Soc Bras Med Trop.* 36: 401-407, 2003.

Almeida FB. Triatomíneos da Amazônia. Encontro de três espécies naturalmente infectadas por *Trypanosoma* semelhante ao *cruzi*, no Estado do Amazonas (Hemiptera, Reduviidae). *Acta Amaz.* (Manaus) 1: 89-93, 1971.

Almeida FB, Machado PA. Sobre a infecção de *Panstrongylus geniculatus* pelo *Trypanosoma cruzi* em Manaus, Amazonas, Brasil. *Acta Amaz.* (Manaus) 1: 71-75, 1971.

Anonymous. Recommendations from a satellite meeting. *Mem Inst Oswaldo Cruz.* 99(Suppl. I): 429-432, 1999.

Aragão MB. Domiciliação de triatomíneos ou pré-adaptação à antropofilia e à ornitofilia? *Rev Saúde Públ.* (São Paulo) 17: 51-55, 1983.

Barata JMS, Rocha RM, Rodrigues VLCC *et al.* Primeiro caso autóctone de tripanossomíase americana do Estado do Acre, Brasil, e sua correlação com as cepas isoladas do caso humano e de triatomíneos silvestres da área. *Rev Saúde Públ.* (São Paulo) 22: 401-410, 1988.

Barret TV, Guerreiro JCH. Os triatomíneos (Hemiptera, Reduviidae) em relação à doença de Chagas na Amazônia. In: Val AL, Figluolo R, Feldberg E (ed.). *Bases Científicas para Estratégia de Preservação e Desenvolvimento da Amazônia: Fatos e Perspectivas.* Manaus: Inpa, p. 119-130, 1991.

Barreto MP. Estudo sobre reservatórios e vetores silvestres do *Trypanosoma cruzi*. XXII. Modificações dos focos naturais de tripanossomose americana e suas consequências. *Rev Soc Bras Med Trop.* 1: 167-173, 1967.

Brazil RP, Silva AR, Albarelli A *et al.* Distribuição e infecção de triatomíneos por *Trypanosoma* do tipo *cruzi* na Ilha de São Luis, Maranhão. *Rev Soc Bras Med Trop.* 18: 257-260, 1985.

Brum-Soares LM, Xavier SS, Sousa AS *et al.* Morbidade da doença de Chagas em pacientes autóctones da micro região do Rio Negro, Estado do Amazonas. *Rev Soc Bras Med Trop.* 43: 170-177, 2010.

Camargo ME, Silva GR, Castilho EA *et al.* Inquérito sorológico da prevalência da infecção chagásica no Brasil, 1975-1980. *Rev Inst Med Trop São Paulo.* 26: 192-204, 1984.

Chagas C. Infection naturelle des singes du Pará (*Crysotrix sciureus*) par *Trypanosoma cruzi*. *C R Soc Biol.* (Paris) 90: 873, 1924.

Coura JR. Chagas' disease in the Brazilian Amazon: risk or hypothesis? *Rev Soc Bras Med Trop.* 23: 67-70, 1990.

Coura JR, Arboleda Naranjo M, Willcox HPF. Doença de Chagas na Amazônia brasileira. *Rev Soc Bras Med Trop.* 26 (Supl. 2): 15-17, 1993.

Coura JR, Arboleda Naranjo M, Willcox HPF. Chagas' disease in the Brazilian Amazon. II. A serological survey. *Rev Inst Med Trop São Paulo.* 37: 103-107, 1995a.

Coura JR, Barrett TV, Arboleda Naranjo M. Ataque de populações humanas por triatomíneos silvestres no Amazonas: uma nova forma de transmissão da infecção chagásica? *Rev Soc Bras Med Trop.* 27: 251-253, 1994a.

Coura JR, Junqueira ACV, Boia MN *et al.* Chagas disease: from bush to huts and houses. Is it the case of the Brazilian Amazon? *Mem Inst Oswaldo Cruz.* 94 (Supl.1): 379-384, 1999.

Coura JR, Junqueira ACV, Boia MN *et al.* Chagas disease in the Brazilian Amazon. IV. A new cross-sectional study. *Rev Inst Med Trop São Paulo.* 44: 159-165, 2002b.

Coura JR, Junqueira ACV, Fernandes O *et al.* Emerging Chagas disease in Amazonian Brazil. *Trends Parasitol.* 18: 171-176, 2002a.

Coura JR, Junqueira ACV, Giordano CM *et al.* Chagas disease in the Brazilian Amazon. I. A. short review. *Rev Inst Med Trop São Paulo.* 36: 363-368, 1994c.

Coura JR, Willcox HPF, Arboleda Naranjo M *et al.* Chagas disease in the Brazilian Amazon. III. A cross-sectional study. *Rev Inst Med Trop São Paulo.* 37: 415-420, 1995b.

Crescente JA, Valente SAS, Valente VC *et al.* Ocorrência de 4 casos agudos de doença de Chagas na Vila Icoaraci, PA. *Rev Soc Bras Med Trop.* 25(Supl.): 29 (resumo 062), 1992.

Deane LM. Animal reservoirs of *Trypanosoma cruzi* in Brazil. *Rev Bras Malar.* 16: 27-48, 1964a.

Deane LM. Novo hospedeiro de tripanossomos dos tipos *T. cruzi* e *T. rangeli* encontrados no Estado do Pará: o marsupial *Metachirops opossum opossum*. *Rev Bras Malariol D Trop.* 10: 5131-5141, 1958.

Deane LM. Sobre um tripanossoma do tipo *T. cruzi* encontrado em rato silvestre no Estado do Pará. *Rev Bras Malariol e D Trop.* 12: 87-102, 1960.

Deane LM. Tripanossomídeos de mamíferos da região Amazônica. I. Alguns flagelados encontrados no sangue dos mamíferos silvestres do estado do Pará. *Rev Inst Med Trop São Paulo.* 3: 15-28, 1961.

Deane LM. Tripanossomídeos de mamíferos da região Amazônica. III. Hemoscopia e xenodiagnóstico de animais silvestres dos arredores de Belém, Pará. *Rev Inst Med Trop São Paulo,* 225-232, 1964b.

Deane LM. Tripanossomídeos de mamíferos da região Amazônica. IV. Hemoscopia e xenodiagnóstico de animais silvestres da estrada Belém-Brasília. *Rev Inst Med Trop São Paulo.* 9: 143-148, 1967.

Deane MP, Damasceno R. Encontro de *Panstrongylus lignarius* naturalmente infectado por *Trypanosoma* do tipo *cruzi* e algumas notas sobre a sua biologia. *Rev Serv Saúde Públ.* (Rio de Janeiro) 2: 809-814, 1949.

Deane LM, Damasceno RG. Tripanossomídeos de mamíferos da região Amazônica. II. Tripanossomas de macacos da zona do Salgado, Estado do Pará. *Rev Inst Med Trop São Paulo.* 3: 61-70, 1961.

Deane LM, Jansen G. Encontro do *Schizotrypanum cruzi* (Chagas, 1909) em marsupiais da espécie *Marmosa cinerea* Desmarest. *Brasil-Méd.* 5: 265-266, 1939.

Deane MP, Lenzi HL, Jansen AM. *Trypanosoma cruzi*: vertebrate and invertebrate cycles in the same mammal host, the o opossum *Didelphis marsupialis. Mem Inst Oswaldo Cruz.* 79(Supl. I): 513-515, 1984.

Dias E, Mello GB, Costa O *et al.* Investigações sobre esquizotripanose de morcegos no Estado do Pará. Encontro de barbeiro *Cavernicolo pilosa* como transmissor. *Rev Bras Biol.* 2: 103-110, 1942.

Dias JCP, Vinhaes MC, Silveira AC *et al.* Pesquisas prioritárias sobre doença de Chagas, agenda de curto e médio prazo. *Rev Soc Bras Med Trop.* 34: 497-498, 2001.

Dias JCP, Prata A, Schofield CJ. Doença de Chagas na Amazônia: esboço de atuação e perspectivas de prevenção. *Rev Soc Bras Med Trop.* 35: 669-678, 2002.

Dorea RC. Doença de Chagas na Amazônia: aspectos epidemiológicos regionais e considerações a propósito de um caso pediátrico. *Hiléia Méd.* (Belém) 3: 881-109, 1981.

Fernandes O, Santos SS, Cupolillo E *et al.* A miniexon multiplex polymerase chain reaction to distinguish the major groups of *Trypanosoma cruzi* and *T. rangeli* in the Brazilian Amazon. *Trans R Soc Trop Med Hyg.* 95: 97-99, 2001.

Fernandes O, Souto RP, Castro JA *et al.* Brazilian isolates of *Trypanosoma cruzi* from humans and triatomines classified into two lineages using miniexon and ribosomal RNA sequences. *Am J Trop Med Hyg.* 58: 807-811, 1998.

Ferraroni JJ, Melo JAN, Camargo ME. Moléstia de Chagas na Amazônia. Ocorrência de seis casos suspeitos, autóctones, sorologicamente positivos. *Acta Amaz.* (Manaus) 7: 438-440, 1977.

Ferreira JMBB, Guerra JAO, Barbosa MGV. Ventricular aneurys in a chronic Chagas disease patient from Brazilian Amazon Region. *Rev Soc Bras Med Trop.* 42: 474-475, 2009.

Ferreira LC, Deane LM. Novo depositário silvestre do *Schizotrypanum cruzi* (Chagas, 1909): a Irára, *Tayra barbara. Brasil-Med.* 52: 1159-1161, 1938.

Forattini OP. Biogeografia, origem e distribuição da domiciliação de triatomíneos no Brasil. *Rev Saúde Publ.* (São Paulo) 14: 265-299, 1980.

Fraiha Neto H, Valente SAS, Valente VC *et al.* Doença de Chagas endêmica na Amazônia? *Rev Acad Med.* (Pará) 6: 53-57, 1995.

França MS, Frade JM, Konasugawa K *et al.* Doença de Chagas: primeiro caso autóctone na Amazônia Ocidental, Amazonas, Brasil. *Acta Amaz.* (Manaus) 10: 759-762, 1980.

Junqueira ACV. *Trypanosoma cruzi* (Chagas 1909) em áreas do médio e alto Rio Negro. Tese de Doutorado. Universidade de São Paulo, 134pp., 2005.

Junqueira ACV, Albajar PV, Coura JR. Doença de Chagas na Amazônia brasileira. In: Coura JR. *Dinâmica das Doenças Infecciosas e Parasitárias.* Rio de Janeiro: Guanabara Koogan, p. 595-601, 2005.

Lainson R, Shaw JJ, Frahia H *et al.* Chagas'disease in the Amazon Basin. I. *Trypanosoma cruzi* in silvatic mammals, triatomine bugs and man in the State of Pará, north Brazil. *Trans R Soc Trop Med Hyg.* 73: 193-204, 1979.

Lent H, Wygodzinsky P. Revision of triatominaes (Hemiptera, Reduviidae) and their significance as vectors of Chagas'disease. *Bull Am Mus Nat History.* 163 (art. 3), 1979.

Mascarenhas BM. Triatomíneos da Amazônia: sobre o *habitat* e algumas considerações comportamentais de *Rhodnius brethesi* Matta, 1919 (Hemiptera, Reduviidae: Triatominae) na região do Médio Rio Negro, Amazonas. *Bol Mus Para Emilio Goeldi, Serv Zool.* 7: 107-116, 1991.

Matta A. Sobre o gênero *Rhodnius* do Amazonas. *Amazonas Med.* (Manaus) 5: 161-162, 1922.

Matta A. Um novo reduvídeo do Amazonas. *Rhodnius brethesi* n.sp. *Amazonas Med.* (Manaus) 2: 93-94, 1919.

Mendonça MBA, Nehma NS, Santos SS *et al.* Two main clusters within *Trypanosoma cruzi* zymodeme 3 are defined by distinct regions of ribosomal RNA cistron. *Parasitology.* 124: 177-184, 2002.

Miles MA, Arias JR, Souza AA. Chagas'disease in the Amazon basin. V. Periurban palms as *habitats* of *Rhodnius robustus* and *Rhodnius pictipes*, triatominae vectors of Chagas'disease. *Mem Inst Oswaldo Cruz.* 78: 391-398, 1983.

Miles MA, Souza AA, Póvoa M. Chagas'disease in the Amazon Basin. III. Ecotopes of ten triatomine bug species (Hemiptera, Reduviidae) from the vicinity of Belém, Pará State, Brazil. *J Med Entomol.* 18: 266-278, 1981.

Miles MA, Souza A, Póvoa M *et al.* Izoymic heterogeneity of *Trypanosoma cruzi* in the first autochthonous patients with Chagas disease in Amazonian Brazil. *Nature.* 272: 819-821, 1998.

Momem H. Taxonomy of *Trypanosoma cruzi*: a commentary on characterization and nomenclature. *Mem Inst Oswaldo Cruz.* 94(Suppl. I): 181-184, 1999.

Pinto AYN, Harada GB, Valente VC *et al.* Acometimento cardíaco em pacientes com doença de Chagas aguda em microepidemia familiar, em Abaetuba, na Amazônia brasileira. *Rev Soc Bras Med Trop.* 34: 413-419, 2001.

Pinto AYN, Valente SA, Valente VC *et al.* Fase aguda da doença de Chagas na Amazônia brasileira. Estudo de 233 casos do Pará, Amapá e Maranhão, observados entre 1988 e 2005. *Rev Soc Bras Med Trop.* 41: 602-614, 2008.

Povoa MM, de Souza AA, Naiff RD *et al.* Chagas disease in Amazon basin IV. Host records of *Trypanosoma cruzi* zymodemes in the states of Amazon and Rondônia, Brazil. *Ann Trop Med Parasitol.* 78: 479-487, 1984.

Rebelo JM, Barros VLL, Mendes WA. Espécies de triatominae (Hemiptera: Reduviidae) do Estado do Maranhão, Brasil. *Cad Saúde Públ.* (Rio de Janeiro) 14: 187-192, 1998.

Reyes-Lugo M, Rodrigues Acosta A. Domiciliation of the sylvatic Chagas disease vector *Panstrongylus geniculatus* Latreille, 1811 (Triatominae: Reduvidae) in Venezuela. *Trans R Soc Trop Med Hyg.* 94: 508, 2000.

Rodrigues BA, Mello GB. Contribuição ao estudo da tripanossomíase americana. *Mem Inst Oswaldo Cruz.* 37: 77-90, 1942.

Rodrigues IC, Souza AA, Terceros R *et al.* Doença de Chagas na Amazônia. I. Registro de oito casos autóctones em Macapá. *Rev Soc Bras Med Trop.* 21: 193-197, 1988.

Shaw J, Lainson R, Fraiha H. Considerações sobre a epidemiologia dos primeiros casos autóctones de doença de Chagas registrados em Belém, Pará, Brasil. *Rev Saúde Públ.* (São Paulo) 3: 153-157, 1969.

Shikanai-Yassuda MA, Marcondes B, Guedes LA *et al.* Possible oral transmission of acute Chagas disease in Brasil. *Rev Inst Med Trop S Paulo.* 33: 351-357, 1991.

Silva AR, Mendes JRB, Mendonça ML *et al.* Primeiros casos agudos autóctones da doença de Chagas no Maranhão e inquérito soroepidemiológico da população. *Rev Soc Bras Med Trop.* 18: 269-270, 1985.

Silveira AC, Passos ADC. Altos índices de prevalência sorológica de infecção chagásica em área da Amazônia. *Rev Soc Bras Med Trop.* 19(Supl.): 45, 1986.

Silveira PT, Dias MGV, Pardal PP *et al.* Novo caso autóctone de doença de Chagas registrado no Estado do Pará, Brasil. *Hiléia Med.* (Belém) 1: 61-62, 1979.

Souza Lima MZM, Miranda Santo IKF, Souza AAA *et al.* Caso humano de infecção mista por *Trypanosoma cruzi* e organismos tipo *Trypanosoma rangeli* procedente de Barcelos, Rio Negro, Amazonas. *In Cong Soc Bras Med Trop.* 21 (São Paulo), p. 44, 1985.

Teixeira ARL, Monteiro OS, Rebelo JM *et al.* Emerging Chagas disease: trophic network and cycle of transmission of *Trypanosoma cruzi* from palm trees in the Amazon. *Emerg Infect Dis.* 7: 100-112, 2001.

Valente SAS, Valente VC. Situação atual da doença de Chagas na Amazônia. *Rev Soc Bras Med Trop.* 26(Supl. 2): 68-70, 1993.

Valente SAS, Valente VC, Fraiha Neto H. Considerations on the epidemiology and transmission of Chagas disease in the Brazilian Amazon. *Mem Inst Oswaldo Cruz.* 94(Supl. 1): 395-398, 1999.

Valente SAS, Valente VC, Pinto AYN *et al.* Microepidemia familiar e transmissão oral da doença de Chagas na Amazônia brasileira. *Mem Inst Oswaldo Cruz.* 95(Supl. II): 69-72, 2000.

Valente SAS, Valente VC, Silva FM *et al.* Registro de doença de Chagas agudo em Sena Madureira, Estado do Acre. *Rev Soc Bras Med Trop.* 27(Supl. 1): 169, 1994.

Valente VC, Valente SAS, Noireau F *et al.* Chagas disease in the Amazon Basin: association of *Panstrongylus geniculatus* (Hemiptera: Reduviidae) with domestic pigs. *J Med Entomol.* 35: 99-103, 1998.

Xavier SS, Souza AS, Albajar PV *et al.* Cardiopatia Chagásica crônica no Rio Negro, Estado do Amazonas. Relato de três casos autóctones, comprovados por exames sorológicos, clínicos, radiográficos, eletro e ecocardiográficos. *Rev Soc Bras Med Trop.* 39: 211-216, 2006.

Zingales B, Andrade SG, Briones MRS *et al.* A new consensus for *Trypanosoma cruzi* intraspecific nomenclature: second revision meeting recomends TcI to TcVI. *Mem Inst Oswaldo Cruz.* 104: 1051-1054, 2009.

47 Diagnóstico Parasitológico e Caracterização Biológica, Bioquímica e Genética de Tripanossomas

Egler Chiari, Lúcia Maria da Cunha Galvão e Eliane Lages-Silva

▸ Infecção pelo Trypanosoma cruzi

A tripanossomíase americana é uma endemia que se estende dos EUA à Argentina e, desde a sua descoberta em 1909, ainda continua sendo um problema relevante e prioritário de saúde pública na América Latina. Com os esforços dirigidos ao controle da transmissão vetorial e transfusional nas últimas décadas, houve redução do número de indivíduos infectados e expostos nas áreas de risco de infecção pelo *Trypanosoma cruzi;* 15 países ainda permanecem com a endemia (Schofield *et al.*, 2006). Dados da Opas de 1990 e 2006 sobre a situação da doença de Chagas na América Latina mostram que o número de indivíduos infectados caiu de 30 milhões para 7,7 milhões. Enquanto o número de indivíduos expostos nas áreas de risco era 100 milhões e passou para 28 milhões, a incidência anual de casos novos caiu de 700.000 para 41.200 (Salvatella, 2007).

No Brasil, a prevalência da infecção humana na faixa etária de 7 a 14 anos em 1999 foi de 0,04% comparada com 18,5% em 1980, representando uma redução de 99,8% da incidência da infecção nesse grupo. Um inquérito nacional recente está sendo realizado em todos os estados brasileiros, e dados preliminares de uma amostra aproximada de 100 mil indivíduos na faixa etária de 0 a 5 anos, procedente dos estados do Ceará, Paraíba, Alagoas, Bahia, Minas Gerais e Rio Grande do Sul, demonstraram uma prevalência extremamente baixa de 0,021% (Dias e Prata, 2009). Esses dados indicam reduzidos níveis de transmissão da infecção, corroborando com o certificado de interrupção da transmissão vetorial da infecção pelo *T. cruzi* no Brasil (Ministério da Saúde, 2006).

Entre os mecanismos de transmissão do *T. cruzi* a via vetorial ainda pode ser responsável por mais de 70% dos casos em países onde não existe controle do vetor. No entanto, a doença de Chagas está se tornando um problema urbano devido ao êxodo rural com aumento de casos decorrentes da transmissão do *T. cruzi* pelas vias transfusional e congênita.

Um novo contexto epidemiológico, econômico, social e político tem sido estabelecido pela globalização da transmissão do *T. cruzi* pelas vias transfusional, congênita e transplante de órgãos, em consequência da migração de indivíduos sororreativos de países endêmicos na América Latina para aqueles não endêmicos na América do Norte, Europa, Ásia e Oceania, em particular, os EUA, Canadá, Espanha, França, Japão (Schmunis, 2007; Jackson *et al.*, 2010).

A transmissão transfusional tem diminuído devido à obrigatoriedade da aplicação de testes sorológicos sensíveis nos bancos de sangue e das estratégias empregadas na triagem dos pacientes (Valério-Wanderley *et al.*, 1992; Pirard *et al.*, 2005). Contudo podem ocorrer até 20% dos casos em locais onde não é realizado o controle nos bancos de sangue (Schmunis, 1999). A prevalência sorológica na América Latina e no Brasil entre doadores de sangue na década de 1970 era de 6,06% e 11,08%, respectivamente; em 2006 foi de 1,28% e 0,21% (Opas, 2006). A transmissão vertical varia de acordo com a região geográfica e ocorre entre 0,5 e 10% dos casos em países como Chile, Bolívia e Paraguai (Coura e Dias, 2009).

Atualmente, a transmissão oral se encontra bem documentada e se caracteriza por ocorrer de maneira simultânea em vários indivíduos, decorrente de uma fonte comum de contaminação alimentar, sendo considerada a forma de transmissão mais frequente na região Amazônica (Fraiha Neto *et al.*, 1995; Coura, 2006; Pinto *et al.*, 2008), com relatos em outros estados brasileiros e outros países (Shikanai-Yasuda *et al.*, 1991; Ministério da Saúde, 2007; Rodriguez-Morales, 2008; Alarcón de Noya *et al.*, 2010).

A doença de Chagas, devido ao caráter crônico, apresenta com relação às formas clínicas, cardíacas e digestivas, diferentes perfis de morbidade e mortalidade e um elevado impacto econômico pelos custos de internação, absenteísmo, licença saúde e óbitos precoces (WHO, 2000). Apesar de o *Triatoma infestans*, principal vetor do parasito, encontrar-se sob controle nos países do Cone Sul, não se pode subestimar a possibilidade de que outras espécies de triatomíneos domiciliadas ou não continuem transmitindo a infecção. No entanto, permanece o desafio de como monitorar os indivíduos infectados com fase crônica já estabelecida, uma vez que não existe cura espontânea e o tratamento específico ainda é assunto controverso.

Outro aspecto que deve ser enfatizado é em relação à reativação da doença de Chagas, que pode ser ocasionada por várias condições que levem a imunossupressão. Em pacientes chagásicos coinfectados com o vírus da síndrome da imunodeficiência adquirida (AIDS), tem sido demonstrado um acentuado aumento da parasitemia sem elevação dos títulos de anticorpos dos isótipos IgM e IgG, mesmo com invasão do sistema nervoso central (Prata, 2001).

Neste capítulo serão discutidos os diferentes métodos empregados para a detecção do *T. cruzi* e/ou a amplificação do seu DNA pela reação em cadeia da polimerase (PCR), a sua aplicabilidade no diagnóstico nas fases aguda e crônica da infecção e na avaliação pré e pós-terapêutica específica. Serão abordados também os aspectos referentes à heterogeneidade das espécies de tripanossomas que infectam os seres humanos, o *T. cruzi* e o *Trypanosoma rangeli*.

▶ Diagnóstico parasitológico da infecção pelo T. cruzi

O diagnóstico parasitológico da doença de Chagas se baseia essencialmente na identificação do parasito, e, ao contrário das técnicas de detecção de anticorpos anti-*T. cruzi*, a sua sensibilidade depende do nível da parasitemia do hospedeiro vertebrado. Na fase aguda, quando o número de parasitos no sangue periférico encontra-se bastante elevado, a detecção do *T. cruzi* pode ser realizada diretamente em amostras de sangue ao exame microscópico e pelos métodos de concentração. Esses exames podem ser realizados em laboratórios clínicos e não requerem equipamentos especiais, mas é necessário que os profissionais tenham experiência no reconhecimento do parasito. Já na fase crônica, devido à escassa parasitemia, o diagnóstico parasitológico pode ser realizado indiretamente pelos métodos clássicos, de xenodiagnóstico e hemocultura, e por amplificação do DNA do *T. cruzi* pela PCR, os quais são limitados aos laboratórios especializados, apresentam elevado custo operacional e necessitam de pessoal treinado para a execução.

▪ Fase aguda

A fase aguda da infecção pelo *T. cruzi* tem duração de 6, 8 ou mais semanas e o período pré-patente está diretamente relacionado com o inóculo do parasito. No entanto, o período de incubação varia de acordo com as vias de transmissão, de 5 a 15 dias na vetorial, 7 a 22 dias na oral, 20 a 40 dias por transfusão de sangue e do quarto ao nono mês de gestação na transmissão vertical (Chagas, 1936; Amato Neto e Dias, 1969; Anvisa, 2008). Nessa fase as formas tripomastigotas devem ser pesquisadas por meio do exame microscópico direto em uma gota de sangue entre lâmina e lamínula e, quando negativo, deve ser repetido em várias preparações. Muitos autores têm sugerido a pesquisa dos parasitos em 5 a 6 preparações diárias em um total aproximado de 20 amostras por paciente (Pífano, 1954). Paralelamente ao procedimento mencionado, esfregaço sanguíneo do tipo hematológico e gota espessa tem sido utilizado. As preparações coradas, apesar de serem menos sensíveis na detecção do parasito são, importantes para a comprovação e caracterização morfológica do mesmo, especialmente em áreas geográficas onde a infecção por *T. rangeli* possa coexistir. Entretanto, essa diferenciação é difícil e dependente da experiência do observador. É importante salientar que o exame das preparações a fresco permite detectar facilmente os tripanossomatídeos pela sua mobilidade, porém, a diferenciação entre as espécies é impossível.

Os métodos de concentração do parasito no sangue, tais como o método de Strout (Strout, 1962) e o micro-hematócrito (Woo, 1969), são indicados quando há suspeita de infecção aguda e com exame direto do sangue repetidamente negativo (Ministério da Saúde-Consenso, 2005). Esses métodos apresentam sensibilidade entre 80 e 97% (Luquetti e Rassi, 2000; La Fuente *et al.*, 1985), sendo mais sensíveis que o exame direto do sangue sem coloração e o esfregaço sanguíneo corado. Apesar de rápida execução e baixo custo as amostras devem ser examinadas dentro de 24 h devido à lise dos parasitos (Cedillos *et al.*, 1970; Carlier e Torrico, 2003). Os métodos indiretos, como, o xenodiagnóstico e a hemocultura, apesar de apresentarem 100% de positividade (Cerisola *et al.*, 1974), não são métodos de escolha para o diagnóstico da infecção. Os resultados são obtidos entre 30 e 90 dias, dependem da multiplicação do parasito, respectivamente, no tubo digestivo dos triatomíneos e em meio de cultura, atrasando o diagnóstico e o tratamento precoce da infecção.

No diagnóstico laboratorial da infecção por transmissão vertical, deve-se considerar a reatividade sorológica anti-*T. cruzi* da mãe e a pesquisa de tripomastigotas do *T. cruzi* no sangue do cordão umbilical do recém-nascido ou então do pezinho da criança 10 a 20 dias após o nascimento. A pesquisa do parasito pode ser realizada pelo exame direto no sangue de crianças e/ou após concentração pelo micro-hematócrito (Carlier e Torrico, 2003; Gontijo *et al.*, 2009), ou ainda associados ao QBC (*quantitative buffy coat*), hemocultura e PCR coletando-se uma quantidade mínima de sangue. Para os recém-nascidos com forte suspeita clínica de infecção por transmissão congênita é recomendada a repetição dos testes parasitológicos em dias sucessivos. A PCR também pode ser um método adequado e eficaz, mas é um procedimento geralmente oneroso e deve ser realizada em laboratórios confiáveis (Carlier e Torrico, 2003).

A investigação da transmissão vertical usando a pesquisa de anticorpos do isótipo IgG anti-*T. cruzi* pode ser positiva e não contribuir para o diagnóstico laboratorial pela transmissão passiva dos anticorpos maternos. Nesse caso é desejável colher o sangue periférico da criança entre 9 e 12 meses de idade por punção venosa e realizar novos testes sorológicos uma vez que após esse período a reatividade sorológica indicaria a infecção por transmissão congênita, desde que descartada a possibilidade da transmissão do *T. cruzi* pelas vias transfusional e/ou vetorial. A pesquisa de anticorpos do isótipo IgM pode ser empregada, no entanto, existem dificuldades na execução devido à obtenção de soros controles e à baixa sensibilidade do método (Luquetti e Rassi, 2000). O diagnóstico sorológico precoce da transmissão congênita ou sua exclusão tem sido realizado em soros de crianças a partir 3 meses de idade usando a reação Elisa com o antígeno Sapa (*shed acute phase antigen*), contudo dados recentes demonstraram que em recém-nascidos com idade inferior a 30 dias também é possível detectar a infecção (Luquetti e Rassi, 2000; Mallimaci *et al.*, 2010).

O diagnóstico precoce de reativação da doença de Chagas induzida por imunodepressão é realizado pela pesquisa de formas tripomastigotas no sangue e exsudatos pelo exame direto da amostra ou pelos métodos de concentração descritos. Em casos de transplante, a PCR tem sido mais eficiente na detecção da reativação do que os métodos de concentração do sangue e/ou exame direto (Schijman *et al.*, 2000). Esta técnica também se mostrou como ferramenta rápida e eficiente na identificação do parasito no liquor e na sua eliminação pós-tratamento específico em pacientes HIV-positivos com meningoencefalite chagásica (Lages-Silva *et al.*, 2002). A positividade da PCR convencional para detecção de reativação no sangue dos pacientes chagásicos não tem valor diagnóstico, uma vez que não avalia a elevação da parasitemia; contudo, o emprego da PCR quantitativa em tempo real poderá fornecer dados confiáveis.

Fase crônica

A fase crônica da doença de Chagas caracteriza-se por parasitemia subpatente que permanece detectável 50 a 60 anos após a infecção inicial (Salgado *et al.*, 1962; Lana e Chiari, 1986) e elevados títulos de anticorpos específicos do isótipo IgG. Nesta fase, o diagnóstico da infecção é realizado pela detecção de anticorpos anti-*T. cruzi* no soro do indivíduo. A pesquisa do parasito pelos métodos indiretos clássicos, o xenodiagnóstico e a hemocultura, é indicada em casos de sorologia indeterminada para confirmação do diagnóstico, na avaliação pré e pós-tratamento específico, e/ou isolamento de cepas do *T. cruzi* (Chiari, 1992), assim como a amplificação do DNA nuclear e/ou do cinetoplasto pela PCR (Gomes *et al.*, 1998; Britto *et al.*, 2001; Lages-Silva *et al.*, 2001; Castro *et al.*, 2002; Galvão *et al.*, 2003; Salomone *et al.*, 2003; Meira *et al.*, 2002; 2004). Os exames parasitológicos devem ser repetidos com certa frequência para aumentar as chances de comprovação do parasito no sangue de indivíduos chagásicos e exigem treinamento adequado do observador para a identificação segura das espécies de tripanossomatídeos.

A hemocultura e a xenocultura são ferramentas importantes para o isolamento de populações do *T. cruzi* de seres humanos, vetores, reservatórios silvestre e doméstico em meios de cultura *in vitro*. Os parasitos isolados podem ser caracterizados por técnicas bioquímicas e/ou de biologia molecular como, por exemplo, isoenzimas e endonucleases de restrição, impressões digitais do DNA, amplificação específica do DNA nuclear e do cinetoplasto (kDNA), amplificação aleatória de polimorfismos de DNA (RAPD-PCR), amplificação do domínio divergente do gene ribossômico 24Sα, amplificação do espaçador não transcrito do gene miniéxon e LSSP-PCR (*low stringency single specific primer-PCR*), entre outras.

Xenodiagnóstico

O xenodiagnóstico foi descrito por Brumpt (1914) e tem sido o método mais aplicado para a pesquisa e identificação do *T. cruzi* no sangue. Desde a sua introdução como método parasitológico até o presente, diferentes pesquisadores conduziram vários estudos no sentido de aumentar sua sensibilidade, que de um modo geral varia de 9% a 87,5% (Portela-Lindoso *et al.*, 2003), com média de 50% (Castro, 1980; Chiari *et al.*, 1989).

Para a realização deste método são necessárias a criação de triatomíneos em laboratório e sua manutenção e alimentação periódica com sangue de aves. É fundamental examinar regularmente a colônia de triatomíneos para a verificação da presença de *Blastocrithidia triatomae*, uma vez que tem ocorrido no Brasil e na Argentina a contaminação de colônias de *T. infestans*, sobretudo quando esses são capturados no ambiente silvestre (Rocha e Silva e Amaral, 1971). Os triatomíneos devem ser distribuídos em caixas contendo 10 exemplares em cada uma e estas colocadas no antebraço do indivíduo durante 30 min para que os insetos realizem os seus repastos sanguíneos. O exame do xenodiagnóstico é realizado nas fezes e urina dos triatomíneos e/ou os intestinos obtidos por compressão ou dissecção 25, 30 e 60 dias após o repasto sanguíneo. Este material é colocado em solução fisiológica e examinado ao microscópio com aumento de 400 vezes para a pesquisa de formas epimastigotas e tripomastigotas metacíclicas do *T. cruzi*. No exame microscópico das fezes é muito importante distinguir o *T. cruzi* do *T. rangeli*, sendo este último também detectado nas glândulas salivares e na hemolinfa dos triatomíneos. A identificação morfológica desses tripanossomatídeos também pode ser realizada em esfregaços das fezes positivas de triatomíneos após a coloração.

Esse método, por ser de procedimento biológico complexo, sofre influência de vários fatores, sendo praticamente impossível a sua padronização total; contudo, uma padronização parcial ou mínima torna-se viável. Quanto a fatores ligados à técnica é imprescindível que sejam observados:

- Condições adequadas para colonização dos triatomíneos
- Seleção adequada de espécies e das fases evolutivas
- Acondicionamento e transporte dos insetos, especialmente quando se realiza trabalho de campo
- Manutenção de exemplares e condições mínimas para o exame dos triatomíneos, como, por exemplo, treinamento de pessoal e segurança para a execução do trabalho, evitando-se também a contaminação de soluções diluentes com o parasito, fornecendo resultados falso-positivos. Por outro lado, devem ser consideradas as variáveis relacionadas com os indivíduos, tais como naturalidade, fases da doença (aguda ou crônica), formas clínicas da doença (indeterminada, cardíaca e/ou digestiva), idade, sexo, tempo de evolução da infecção e outras doenças associadas (Chiari, 1992).

Com base na nossa experiência e nos dados da literatura pertinente, os resultados obtidos nesses últimos anos sugerem a repetição de exames e a utilização de mais de uma espécie de triatomíneo. Geralmente são usadas 40 ninfas de 3º estágio quando as espécies são *T. infestans*, *Panstrongylus megistus*, *Rhodnius prolixus*, e ninfas de 1º estágio quando a espécie é *Dipetalogaster maximus*. A utilização de uma segunda espécie estaria condicionada à facilidade de sua aplicação, tendo-se como preferência, em primeiro lugar, o triatomíneo mais prevalente na região, que na maior parte do território brasileiro é o *T. infestans*. Na Colômbia, Venezuela e na região Norte do Brasil, por exemplo, o *R. prolixus* é a espécie que deve ser utilizada com cautela devido às reações alérgicas induzidas pela saliva do inseto no local da picada e que podem ser evitadas quando se realiza o xenodiagnóstico artificial.

O emprego do xenodiagnóstico como método de rotina torna-se bastante limitado devido a sua baixa sensibilidade, longo prazo para obtenção do resultado, perda dos insetos durante o período após a alimentação, rejeição a sua aplicação por parte do paciente, especialmente no caso de repetição dos exames, além de elevado ônus financeiro na manutenção de colônias de triatomíneos no laboratório, com a necessidade de pessoal especializado. No entanto, tem sido o método de escolha para ser utilizado em trabalhos de campo associados a pesquisa ecoepidemiológica.

Xenodiagnóstico artificial

No xenodiagnóstico artificial, os triatomíneos alimentam-se por uma tênue membrana (camisa de vênus sem lubrificação) em sangue venoso do indivíduo suspeito coletado previamente com anticoagulante, obtendo-se resultados semelhantes aos do xenodiagnóstico *in vivo* (Cedillos *et al.*, 1982; Santos *et al.*, 1995; Piñeda *et al.*, 1998). Esse método pode ser utilizado em situações particulares tais como em hospitais nos quais não se admite a entrada de triatomíneos e em indivíduos com sensibilidade à saliva da picada de insetos, e em trabalhos de campo nos quais o vetor principal do parasito é um triatomíneo do gênero *Rhodnius*.

Xenocultura

Este método consiste em semear o conteúdo intestinal dos triatomíneos em meio de cultura LIT (*liver infusion tryptose*) visando ao isolamento do *T. cruzi* e do *T. rangeli*. Nessa técnica, o exame dos triatomíneos alimentados com sangue do indivíduo suspeito da infecção após 25 dias em média é previamente esterilizado em solução de White ($HgCl_2$ 0,25 g, NaCl 6,50 g, HCl concentrado 1,25 mℓ, etanol 250 mℓ e água destilada q.s.p. 1.000 mℓ) m durante uma hora e trinta minutos. Posteriormente, os insetos são secos com gaze, dissecados, e um *pool* do conteúdo intestinal colocado em solução salina tamponada. Este material é homogeneizado e triturado por fricção, antes do exame ao microscópio para a verificação da presença do parasito. A seguir semeiam-se 250 μℓ da suspensão em LIT com 6,6 mg/mℓ de ampicilina sódica. As xenoculturas são incubadas a 26 a 28°C e examinadas após 20 dias. Esta técnica facilita o isolamento de cepas do *T. cruzi* e controla a qualidade dos xenodiagnósticos realizados pela equipe de trabalho, mas não representa um acréscimo significativo na positividade dos exames (Bronfen *et al.*, 1989).

Hemocultura

A hemocultura tem como fundamento a facilidade de o *T. cruzi* se multiplicar em inúmeros meios acelulares contendo componentes tais como sais, proteínas e derivados da hemina. Durante muitos anos, apenas o xenodiagnóstico era empregado como método de escolha para a comprovação parasitológica de indivíduos portadores da infecção chagásica, principalmente na fase crônica. A hemocultura não era utilizada mediante resultados controversos na literatura como os relatados por Pedreira de Freitas (1952) e Pifano (1954), que obtiveram dados negativos ou positividade muito baixa com esse método. Em condições ideais, a hemocultura apresenta a mesma sensibilidade do xenodiagnóstico, porém, a sua aplicação em condições de campo é restrita, pois necessita de procedimentos assépticos. No entanto, a técnica pode ser realizada utilizando equipamentos existentes em pequenos hospitais, centros e postos de saúde em áreas rurais.

Chiari e Brener (1966) obtiveram 31,8% de positividade da hemocultura usando o meio LIT, e a partir desses dados essa técnica começou a ganhar credibilidade entre os pesquisadores da área, abrindo novas possibilidades para comprovação parasitológica na doença de Chagas. Um trabalho relevante nesse campo foi desenvolvido por Mourão e Mello (1975) que introduziram o procedimento de retirar o plasma e lavar as células para a remoção de anticorpos e de outros fatores que poderiam aparentemente inibir o crescimento do *T. cruzi*. Mourão e Chiari (1975) realizaram hemoculturas seriadas em 15 pacientes chagásicos nas fases subaguda e/ou crônica recente semeando 0,2 mℓ de sangue diretamente em LIT e encontraram 86,6% de positividade. Nesse mesmo ano, Chiari e Dias (1975), visando aumentar a sensibilidade da hemocultura, reproduziram de modo independente a técnica anteriormente descrita, aumentando o volume de sangue coletado para 10 mℓ e, paralelamente ao meio de cultura LIT, os autores utilizaram também o meio de Warren (1960) que, além da praticidade, permitiu eficiência semelhante.

Após os primeiros resultados descritos por Chiari e Dias (1975), algumas modificações foram introduzidas, tais como volume de sangue de 10 mℓ para 20 mℓ e a seguir para 30 mℓ e a lavagem das células com meio LIT, o que anteriormente era realizado com solução salina tamponada. A adição de LIT após a remoção do plasma permite a adaptação dos flagelados a uma nova via metabólica neste meio. Essas modificações não elevaram a positividade das hemoculturas, apenas contribuíram para aumentar o número de tubos positivos por paciente, facilitando a detecção dos flagelados. Posteriormente, outras modificações como remover o plasma, centrifugar a 1.000 × g a 4°C por 30 min e ressuspender o sedimento em 6 mℓ de LIT também contribuíram para aumentar o número de tubos positivos (Chiari *et al.*, 1989; Galvão *et al.*, 1993).

Dados na literatura relataram que, com a realização de uma única hemocultura, a positividade alcançou 79% em um grupo de indivíduos chagásicos na fase crônica da infecção e, com três hemoculturas, a positividade foi de 94% (Luz *et al.*, 1994). No entanto, essa elevada positividade não foi confirmada por diferentes pesquisadores, que encontraram positividades entre 37 e 70% (Gomes *et al.*, 1998; Lages-Silva *et al.*, 2001; Meira *et al.*, 2002; Castro *et al.*, 2002) com a realização de uma única hemocultura.

A realização de hemoculturas seriadas aumenta a positividade da técnica (Mourão e Chiari, 1975; Jorg e Baez, 1993) e é recomendada na triagem de pacientes em ensaios clínicos ou outros tipos de pesquisa que indiquem a necessidade de comprovação parasitológica. Na doença crônica tardia, tanto a hemocultura quanto o xenodiagnóstico, isoladamente, são incapazes de revelar a cura parasitológica da infecção chagásica, mas sim a atividade do medicamento (Cançado, 2002). Esses dados sugeriram o uso da hemocultura ou desse método associado ao xenodiagnóstico, na avaliação pré e pós-terapêutica (Galvão *et al.*, 1993; Castro *et al.*, 2002; Meira *et al.*, 2004).

A positividade da hemocultura ocorre no período entre 30 e 60 dias, no entanto, positividade de 9,8%, 6,1% e 1,2% foi observada aos 90, 120 e 150 dias, respectivamente (Castro *et al.*, 2002). Esses dados corroboram aqueles obtidos por outros autores que encontraram positividade de 9 e 18% após os 60 dias (Luz *et al.*, 1994; Mora, 1996). Há relação direta entre o número de hemoculturas positivas por indivíduo e o número de tubos positivos por cada hemocultura, ou seja, os indivíduos que tiveram uma, duas e três hemoculturas positivas apresentaram uma média diferenciada de tubos positivos, demonstrando, respectivamente, baixa, média e alta parasitemia. Este parâmetro foi empregado na classificação da parasitemia dos pacientes chagásicos crônicos, permitindo identificar que 58,5% das hemoculturas positivas procediam de pacientes com baixa parasitemia, 25,6% com média parasitemia e 15,9% daqueles com alta parasitemia (Castro *et al.*, 2002).

Diante da variada sensibilidade dos métodos parasitológicos, o emprego da hemocultura abriu perspectivas como ferramenta alternativa, visando melhorar a detecção do *T. cruzi* pelos métodos parasitológicos indiretos. A parasitemia escassa e intermitente nos indivíduos infectados na fase crônica da doença de Chagas explicaria a dificuldade na detecção do parasito em todas as amostras de sangue coletadas, a qual depende da presença desse protozoário na amostra no momento da coleta de sangue (Castro *et al.*, 2002). Além disso, a positividade desses métodos varia de acordo com a região geográfica, o que provavelmente reflete a diferente constituição genética das cepas do *T. cruzi* que circulam em cada região (Coura *et al.*, 1984). Portanto, a hemocultura não é um método de diagnóstico que deve ser empregado na rotina em laboratório.

As hemoculturas positivas são sempre a fonte para o início do cultivo do isolamento do *T. cruzi*. O crescimento e a manutenção desse flagelado são realizados a partir de uma alíquota da amostra semeada em meio de cultura LIT. Estas culturas são transferidas para Erlenmeyers de 125 mℓ e/ou garrafas de Roux mantendo-as em crescimento pela adição gradual do meio até alcançarem a concentração de 10^7 ou 10^8 flagelados/mℓ. A suspensão é lavada três vezes em solução tampão KRT (*Krebs-Ringer-Tris)* pH 7,2 e concentradas por centrifugação entre 1.500 e 2.000 × g a 4°C durante 15 a 20 min. m Os sedimentos dos flagelados são congelados a −20°C até o momento do uso.

Os triatomíneos procedentes da coleta em trabalhos de campo (domicílio, peridomicílio ou ambiente silvestre) e/ou de xenodiagnóstico podem ser submetidos aos procedimentos de xenocultura para o isolamento do parasito conforme descrito. Após o crescimento do parasito em LIT, as culturas são processadas conforme a descrição do parágrafo anterior.

Reação em cadeia da polimerase

A reação em cadeia de polimerase (PCR) aplicada no diagnóstico da infecção pelo *T. cruzi*, apesar de ser uma reação molecular, é considerada um método parasitológico, uma vez que é dependente da presença do parasito e/ou sequências do seu DNA na amostra a ser avaliada.

Na fase crônica da doença de Chagas, a PCR convencional seguida ou não de hibridização tem se mostrado uma ferramenta para a comprovação do parasito, devido a sua capacidade de detectar quantidades mínimas de DNA, em função da baixa parasitemia na fase crônica (Moser *et al.*, 1989; Ávila *et al.*, 1991; Russomando *et al.*, 1992; Britto *et al.*, 1993). Esta reação pode ser usada como técnica confirmatória para diagnóstico das fases aguda e crônica da doença de Chagas (Ministério da Saúde-Consenso, 2005) e ser também empregada para esclarecer os resultados discordantes obtidos pelos testes sorológicos convencionais, reduzindo os falso-positivos e os falso-negativos (Salles *et al.*, 1996); associada à hibridização pode ser recomendada como uma alternativa em casos de testes sorológicos inconclusivos em bancos de sangue (Carvalho *et al.*, 1993).

A sensibilidade da PCR varia entre 45 e 100% (Ávila *et al.*, 1993; Wincker *et al.*, 1994; Britto *et al.*, 1995; Junqueira *et al.*, 1996; Gomes *et al.*, 1998; Lages-silva *et al.*, 2001; Castro *et al.*, 2002; Meira *et al.*, 2002; Galvão *et al.*, 2003) e, independentemente do protocolo empregado, é superior àquela obtida com a hemocultura e/ou xenodiagnóstico, quando realizados conjuntamente, sendo atualmente indicada como técnica substitutiva dessas últimas. Todavia, apresenta baixos níveis de concordância comparada aos testes sorológicos convencionais, inclusive o TESA-*blot*, e não deve ser validada como técnica convencional para o diagnóstico da doença de Chagas humana (Ramirez *et al.*, 2009). Essas diferenças de positividade na PCR reforçam aquelas obtidas com os testes parasitológicos indiretos que raramente alcançam 100% de sensibilidade e podem ser afetados por fatores intrínsecos e extrínsecos do parasito e/ou hospedeiro, as quais podem ser explicadas pela presença intermitente dos parasitos no sangue periférico (Castro *et al.*, 2002; Castro e Prata, 2000).

Várias estratégias têm sido aplicadas visando aumentar a sensibilidade da PCR: a adição v/v de guanidina 6M e 0,2M de EDTA pH 8,0 ao sangue como reagente de lise e preservação do DNA à temperatura ambiente e do complexo cobre-fenantrolina ou aquecimento da amostra a 100°C por 15 min que linearizam e fragmentam o kDNA do parasito, facilitando a sua distribuição (Ávila *et al.*, 1991; Britto *et al.*, 1993). Diferentes alvos do *T. cruzi* têm sido utilizados na amplificação específica pela PCR, sendo os mais empregados as sequências TCZ1 e TCZ2 (Moser *et al.*, 1989) do DNA nuclear e 121 e 122 do DNA do cinetoplasto-kDNA (Degrave *et al.*, 1988). Associação da hibridização na PCR tem a finalidade de confirmar ou não os produtos amplificados e aumentar a sensibilidade da reação. Na eletroforese em géis de poliacrilamida é possível detectar até 10 fentogramas (fg) de DNA, enquanto na reação de hibridização com a sonda S67 (Sturm *et al.*, 1989) a sensibilidade é de até 0,1 fg de DNA (Gomes *et al.*, 1998), sendo possível sua realização com a utilização de sondas radioativas ou marcadas com fosfatase alcalina.

Os avanços recentes em relação aos métodos parasitológicos muito contribuíram para o aumento da sensibilidade desses no diagnóstico da doença de Chagas crônica. Uma reunião recente foi realizada em Buenos Aires, Argentina, com apoio financeiro da TDR/WHO/Ingebi/Conicet visando padronizar a PCR para ser aplicada em amostras clínicas no diagnóstico da infecção pelo *T. cruzi* (TDR/WHO, 2009). Por consenso resultou um manual com as recomendações a seguir:

- Volume do sangue periférico coletado para amostras pediátricas correspondente a 2 mℓ e para adultos 5 mℓ, as quais devem ser imediatamente misturadas (v/v) com hidrocloreto de guanidina 6M e EDTA 0,2M (Ávila *et al.*, 1990) em tubos de polipropileno; porém, quando coletadas com anticoagulante (EDTA) podem ser estocadas até 24 h antes de se colocar na guanidina ou podem ser congeladas
- A mistura com guanidina pode permanecer à temperatura ambiente durante 3 meses e a 4°C por período indefinido
- As amostras com guanidina devem permanecer à temperatura ambiente por um período de 12 h a 1 semana antes da fervura (15 min a 100°C) para linearização dos minicírculos
- A extração do DNA deverá ser realizada no mínimo 12 h após a fervura, e as amostras processadas em duplicata utilizando controles negativos e positivos contendo DNA correspondente a 1 parasito/mℓ
- Na PCR devem ser utilizados controles negativos e controles positivos contendo 10 a 100 fg/μℓ de DNA do *T. cruzi* e também no limite de detecção da PCR
- É recomendável que o DNA utilizado como controle seja representativo dos grupos do *T. cruzi* prevalentes na região ou país onde o estudo esteja sendo realizado (p. ex., *T. cruzi* V ou VI na Argentina, Chile ou Bolívia; *T. cruzi* I no México, Colômbia, Venezuela; *T. cruzi* II no Brasil etc.)
- No resultado da PCR deve constar se o DNA do parasito não foi detectado na amostra e, caso tenha sido detectado pode ser classificado em amplificação fraca, média ou forte.

O emprego de técnicas quantitativas ou semiquantitativas para a amplificação do DNA do parasito comparadas aos métodos parasitológicos clássicos, em estudos evolutivos, será necessário para estabelecer o papel da PCR no diagnóstico da infecção pelo *T. cruzi* e no controle da eficácia do tratamento específico (Portela-Lindoso e Shikanai-Yasuda, 2003). O desenvolvimento da PCR em tempo real abre novas perspectivas, uma vez que é um procedimento quantitativo que avalia o número de moléculas produzidas a cada ciclo e apresenta como características relevantes rapidez, especificidade, sensibilidade e capacidade de analisar simultaneamente um grande número de amostras sem necessidade de manipulação posterior do produto amplificado (Piron *et al.*, 2007; Duffy *et al.*, 2009), mas até o presente se encontra limitada somente a projetos de pesquisa.

▶ Métodos de diagnóstico para avaliação de cura da infecção

A avaliação pós-terapêutica na doença de Chagas continua ainda um problema aberto, uma vez que a sorologia persiste positiva por longos períodos, mesmo naqueles indivíduos com testes parasitológicos repetidamente negativos, inviabilizando uma interpretação concreta da eficácia do tratamento (Cançado, 2002; Galvão *et al.*, 1993). Ao contrário das técnicas que detectam os anticorpos anti-*T. cruzi*, os métodos parasitológicos permitem monitoramento mais adequado dos ensaios terapêuticos avaliando a parasitemia do hospedeiro vertebrado. No entanto, a baixa sensibilidade desses métodos, principalmente na fase crônica da doença de Chagas, é um fator limitante (Cerisola *et al.*, 1972; Castro *et al.*, 1983; Chiari *et al.*, 1989). Métodos rápidos capazes de identificar precocemente os pacientes chagásicos tratados e curados ainda são necessários (Gomes *et al.*, 2009).

Os pacientes chagásicos crônicos produzem anticorpos capazes de induzir a lise do parasito na presença do complemento (LMCo), os quais são indicadores da infecção ativa e podem ser detectados pelo teste de LMCo. A importância funcional dos anticorpos líticos foi detectada nos soros de alguns pacientes chagásicos e em animais tratados para a doença de Chagas, nos quais foi observada dissociação na resposta humoral dirigida contra o parasito, com ausência desses anticorpos e persistência daqueles detectados na sorologia convencional (Krettli e Brener, 1982). A importância dos anticorpos líticos em relação ao monitoramento da cura parasitológica da doença de Chagas foi comprovada pela capacidade de LMCo distinguir precocemente os pacientes tratados e curados mesmo que a sorologia permaneça positiva (Israelski *et al.*, 1988; Galvão *et al.*, 1993; Krettli, 2009). A detecção dos anticorpos líticos sem a necessidade do manuseio de tripomastigotas vivos tem sido realizada por diferentes técnicas, como a citometria de fluxo (Martins-Filho *et al.*, 1995) e Elisa com o antígeno TcCRP160, que é uma proteína recombinante reguladora do complemento específica do *T. cruzi* (Martins *et al.*, 1985; Norris *et al.*, 1991; Meira *et al.*, 2002; 2004). Outros antígenos recombinantes, repetitivos das regiões do citoplasma (CRA) e flagelar (FRA) do parasito têm sido empregados com excelentes resultados tanto para fins diagnósticos como para monitorar pacientes chagásicos submetidos ao tratamento específico (Lafaille *et al.*, 1989; Gomes *et al.*, 2001; Silva *et al.*, 2002) e são comercializados em *kit* EIE-Recombinante-Chagas-Biomanguinhos®(Rec-Elisa) produzido por Biomanguinhos, Fiocruz, Rio de Janeiro, RJ.

Com o genoma do *T. cruzi* sequenciado outras abordagens poderão conduzir à descoberta de novos compostos contra o parasito, como também novos métodos para a detecção da cura parasitológica após o tratamento de infecções crônicas. Apesar de a PCR convencional não representar valores quantitativos, mostrou um elevado potencial para monitorar a cura parasitológica de pacientes chagásicos submetidos a terapêutica específica, demonstrando ótima correlação entre a positividade dessa reação com a LMCo, especialmente se for considerada a longa persistência de anticorpos após o tratamento (Gomes *et al.*, 1999; Britto *et al.*, 2001; Galvão *et al.*, 2003; Zulantay *et al.*, 2004; Sánchez *et al.*, 2005; Fernandes *et al.*, 2009). Outros métodos como a PCR em tempo real estão sendo avaliados, apresentando resultados promissores. O conhecimento do genoma do *T. cruzi* também permitirá o encontro de novos alvos visando à terapêutica específica e novos antígenos para o diagnóstico e possível controle de cura.

▶ Caracterização biológica do T. cruzi

Nos últimos 45 anos, o estudo do comportamento biológico de cepas e clones do *T. cruzi* empregando o modelo experimental murino forneceu importantes contribuições. Os trabalhos experimentais desenvolvidos por diferentes pesquisadores permitiram avanços no campo da biologia experimental e na relação parasito/hospedeiro (Brener, 1965; 1969; Bice e Zeledon, 1970; Andrade, 1974; Melo e Brener, 1978; Andrade *et al.*, 1985; Araújo e Chiari, 1988; Andrade, 1999).

Os parâmetros mais estudados nas publicações supracitadas foram morfologia das formas sanguíneas, virulência e patogenicidade; tropismo tecidual; e os biodemas do *T. cruzi*, demonstrando que existem cepas de alta e baixa virulências com elevado potencial patogênico (Andrade, 1985). A caracterização de diferentes cepas do *T. cruzi*, isoladas tanto de pacientes quanto de vetores, mostra a heterogeneidade dessas populações no que se refere a morfologia, virulência, taxa de crescimento, tropismo tecidual, suscetibilidade a quimioterápicos e anticorpos, bem como na composição antigênica das mesmas (Brener, 1992).

As diferenças morfológicas das formas sanguíneas do *T. cruzi* foram assinaladas por Chagas (1909), na sua publicação clássica sobre a descoberta da doença de Chagas. Posteriormente, outros autores revelaram a existência de diferentes padrões morfológicos dos tripomastigotas sanguíneos, os quais são correlacionados com as características biológicas. Brener (1965) mostrou que animais infectados exibem diferentes percentuais de formas delgadas e/ou largas no sangue, dependendo da cepa do parasito.

Em relação à biologia e à patologia da infecção experimental por cepas e clones do *T. cruzi*, outros modelos animais têm sido empregados tais como cães, ratos, coelhos, primatas, cobaios e cricetídeos (Andrade, 2000). A capacidade de multiplicar e produzir lesões estaria sob influência de fatores genéticos de resistência do hospedeiro, isto é, diferentes linhagens de camundongos apresentam-se com maior ou menor sensibilidade ao *T. cruzi* (Andrade *et al.*, 2002), fatores ambientais, imunológicos, manipulação de cepas e clones, com possível seleção de populações que irão atuar na virulência e patogenicidade.

O tropismo tecidual é outro parâmetro importante e reconhecido desde os trabalhos de Vianna (1911). As cepas Y e CL do *T. cruzi* são compostas de uma variedade de subpopulações com características distintas (Araújo e Chiari, 1988) e são consideradas como "cepas polares", por representarem a grande variabilidade intraespecífica do parasito (Brener, 1977; Melo e Brener, 1978). O parasitismo tecidual induzido pelas cepas Y, Berenice e ABC e pela cepa CL mostrou-se preferencial por macrófagos ou por células musculares, classificando-as em reticulotrópicas ou macrofagotrópicas e miotrópicas (Melo e Brener, 1978). Experimentalmente, o estudo do tropismo de diferentes cepas demonstrou que essas exibem preferência eletiva para o tecido muscular, sistema fagocítico, sistema nervoso e reprodutor (Dias, 1934; Bice e Zeledón, 1970; Amaral *et al.*, 1975; Melo e Brener, 1978; Lenzi *et al.*, 1998).

As técnicas de imuno-histoquímica e de biologia molecular são altamente sensíveis na detecção do parasito, e têm permitido uma nova abordagem em relação ao tropismo tecidual. Por meio dessas tem sido demonstrado que a presença do parasito nos tecidos está fortemente associada aos processos inflamatórios, resgatando o papel deste como mediador dos processos patológicos na doença de Chagas. Além disso, permitem a caracterização e a diferenciação dos genótipos do *T. cruzi* diretamente dos tecidos em infecções experimentais e em humanos (Higuchi *et al.*, 1993; Jones *et al.*, 1993; Andrade *et al.*, 1999; Vago *et al.*, 1996; 2000; Lages-Silva *et al.*, 2001; Freitas *et al.*, 2005).

As cepas do *T. cruzi* também podem ser agrupadas com base em diferentes critérios relacionados com os picos de parasitemia, taxa de mortalidade, predomínio de formas largas ou delgadas, tropismo tecidual e comportamento histopatológico em três biodemas (I, II e III), como proposto por Andrade e Magalhães (1997). Esses correspondem também aos padrões de zimodemas específicos (Andrade *et al.*, 1983; Andrade e Magalhães, 1997) que serão detalhados no item referente à caracterização bioquímica e genética das cepas do *T. cruzi*.

O biodema tipo I inclui as cepas que se multiplicam rapidamente, apresentam elevada parasitemia com predomínio de formas delgadas e macrofagotropismo, e a mortalidade ocorre entre 7 e 12 dias pós-infecção; no tipo II estão as cepas com multiplicação lenta, picos irregulares de parasitemia, entre 12 e 22 dias após a infecção, e alta mortalidade (São Felipe); e por último o tipo III, que inclui aquelas de multiplicação lenta, mas com picos de parasitemia tardios, entre 20 e 30 dias após a infecção, predomínio de formas largas e tropismo para musculatura esquelética (Colombiana). Contudo, em um estudo experimental em camundongos albinos suíços que avaliou o comportamento biológico de 14 cepas do *T. cruzi* isoladas de pacientes chagásicos e procedentes de três áreas endêmicas do estado de Minas Gerais, não foi possível estabelecer uma correlação entre o biodema da cepa e a gravidade da doença nos pacientes (Devera *et al.*, 2002).

As populações do *T. cruzi* presentes na fase aguda da infecção são geneticamente mais complexas do que aquelas isoladas durante a fase crônica, o que sugere uma seleção de populações nesta fase (Oliveira *et al.*, 1997; 1999). Nesse sentido, Macedo e Pena (1998) propuseram a hipótese do modelo histotrópico clonal que relaciona o polimorfismo genético do *T. cruzi* com a patogênese da doença, no qual o hospedeiro seria capaz de selecionar diferentes clones do parasito com tropismos teciduais seletivos, os quais seriam responsáveis pelas variadas manifestações clínicas da doença. Este modelo tem sido evidenciado em infecções simultâneas de camundongos da linhagem BALBc com duas populações do *T. cruzi*, em que cada uma delas apresentou uma distribuição tecidual característica, e em seres humanos, em que os clones presentes no sangue e no tecido cardíaco de um mesmo paciente eram diferentes daqueles detectados no esôfago (Andrade *et al.*, 1999; Vago *et al.*, 2000).

Recentemente, a nomenclatura das populações do *T. cruzi* foi reavaliada e classificada em seis grupos denominados *T. cruzi* TcI-VI (Zingales *et al.*, 2009).

As populações do TcI são predominantes nos países ao norte da Amazônia, incluindo a região amazônica brasileira (Miles *et al.*, 1981), e podem ser associadas aos ciclos de transmissão silvestre e doméstico (Miles *et al.*, 2009). As cepas do TcI são pouco infectantes para as células hospedeiras e induzem baixa parasitemia, pois expressam glicoproteína (gp90) que está relacionada com a inibição da mobilização do cálcio requerido para a invasão das células (Ruiz *et al.*, 1998; Zingales *et al.*, 1999). A maioria dos relatos na literatura sugere que as populações do TcI apresentam baixa patogenicidade para os seres humanos, porém, existem relatos de casos de cardiomiopatia e meningoencefalite associados ao TcI (Añez *et al.*, 2004; Burgos *et al.*, 2008; Acquatella, 2007).

As populações pertencentes ao grupo TcII juntamente com os grupos TcV e TcVI constituem os principais agentes da doença de Chagas no Cone Sul da América do Sul, raramente registrados nos ciclos silvestres. O TcII é predominante no Brasil, altamente infectivo para o hospedeiro vertebrado e associado a todas formas clínicas da doença de Chagas (Fernandes *et al.*, 1998). Os grupos TcV e TcVI predominam na Bolívia, Chile, norte da Argentina, Paraguai e em algumas áreas do sul do Brasil (Miles *et al.*, 2009). Os grupos TcIII e TcIV são pouco estudados, estão relacionados com o ciclo de transmissão silvestre, sendo relativamente raros em humanos. O TcIII se estende em uma vasta área geográfica do norte da América do Sul até a Argentina (Miles *et al.*, 2009), tem sido detectado em cães domésticos (Cardinal *et al.*, 2008; Marcili *et al.*, 2009) e em triatomíneos dos ciclos de transmissão silvestre e doméstico (Câmara *et al.*, 2010). A maioria dos dados na literatura se refere ao comportamento do TcI e TcII, sendo necessária avaliação comparativa das características biológicas e epidemiológicas dos demais grupos.

Existe a possibilidade de que determinadas populações geneticamente relacionadas com uma forma clínica predominem em uma mesma área geográfica (Campos *et al.*, 1999; Vago *et al.*, 2000). A análise filogenética das populações do *T. cruzi* nas Américas Central e do Sul sugere que as diferenças na estrutura genética do parasito podem estar relacionadas com as manifestações clínicas encontradas nestas regiões. O *T. cruzi* II é frequentemente encontrado na população humana e, possivelmente, associado às cepas mais patogênicas, enquanto o *T. cruzi* I estaria associado às cepas de baixa patogenicidade para o homem. Este fato explicaria a frequência da forma indeterminada da Bacia Amazônica, das megassíndromes no Chile e Brasil, e a ausência da forma digestiva na Venezuela e nos países da América Central (Higo *et al.*, 2000).

▸ Caracterização bioquímica e genética do T. cruzi

As pesquisas relacionadas com a interação entre as populações do *T. cruzi* e o hospedeiro na doença de Chagas podem ser divididas historicamente em três fases, com diferentes abordagens denominadas fase do parasito, fase autoimune e fase genômica. Na primeira, o *T. cruzi* foi apontado como o responsável pelos processos patológicos da doença; na segunda fase e, diante da escassez do parasito nas lesões e da dificuldade na sua detecção, a importância do parasito foi questionada, ganhando espaço a resposta imune do hospedeiro e a autoimunidade, e posteriormente, com as técnicas imuno-histoquímicas e moleculares, o papel primário do parasito na patogênese foi resgatado; atualmente a abordagem da doença está voltada para as características genéticas do *T. cruzi* e o do hospedeiro (Macedo *et al.*, 2004).

O *T. cruzi* é constituído por populações muito heterogêneas representadas por um grande número de clones naturais, que circulam nos ambientes domésticos e silvestres entre seres humanos, reservatórios e vetores. Essas populações são complexas e apresentam variações intraespecíficas demonstradas em níveis biológico, bioquímico, imunológico e genético (Araújo e Chiari, 1988; Macedo *et al.*, 2001; Devera *et al.*, 2003). A grande variabilidade biológica e genética encontrada nessa espécie pode ser explicada pelos múltiplos contatos entre os vetores e reservatórios nas áreas endêmicas, os quais propiciariam as infecções com mais de uma população do *T. cruzi*, com distintas propriedades biológicas entre si, os quais coexistiriam dentro de um mesmo hospedeiro, sem recombinação entre eles, constituindo as cepas monoclonais ou multiclonais. As cepas deste parasito apresentam uma estrutura clonal, na qual cada clone representaria uma linhagem que se multiplicaria por divisão binária, evoluindo independentemente ao longo do tempo, e permanecendo inalterado por um grande número de gerações (Tibayrenc *et al.*, 1986; Tibayrenc e Ayala, 1991). A hipótese da evolução clonal foi demonstrada pela ausência de segregação e recombinação genética do parasito, e reforçada pela correspondência entre resultados obtidos com marcadores de genes nucleares (enzimas) e extranucleares (kDNA), da análise de isoenzimas, kDNA e RFLP (*restriction fragment length polymorphisms*), isoenzimas e RAPD (*random amplification of polymorphic* DNA), isoenzimas e PFGE (*pulsed field gel electrophoresis*) (Tibayrenc e Ayala, 1988; 1991; Sanchez *et al.*, 1993).

Várias evidências na literatura sugerem a possibilidade de reprodução sexuada no *T. cruzi*, uma vez que essa assexualidade ao longo do tempo determinaria a extinção da espécie (Kondrashov, 1993). Contudo, a ocorrência de trocas genéticas com recombinação homóloga entre as populações deste parasito só foi demonstrada recentemente (Gaunt *et al.*, 2003; Sturm e Campbell, 2009; Tomazi *et al.*, 2009). Este fato também contribui para explicar a diversidade genética do parasito e não rejeita a estrutura clonal do mesmo (Machado e Ayala, 2001).

Os estudos da variação eletroforética de isoenzimas ou análise de zimodemas têm sido amplamente aplicados na caracterização de cepas e clones do *T. cruzi* e demonstram heterogeneidade fenotípica das populações. O polimorfismo genético do *T. cruzi* em nível de proteínas foi inicialmente descrito por Toyé (1974), que relatou a variabilidade deste parasito por meio de isoenzimas. Posteriormente, as cepas do *T. cruzi* isoladas de vários hospedeiros (humanos, vetores, animais domésticos e silvestres) foram agrupadas de acordo com as diferenças e semelhanças dos diversos perfis eletroforéticos de isoenzimas e classificadas em zimodemas Z1, Z2, Z3 (Miles *et al.*, 1977), e ZA, ZB, ZC, ZD (Carneiro *et al.*, 1990).

No Brasil são encontrados seis zimodemas principais correspondentes ao Z1, Z2 ou ZA, Z3, ZB, ZC, e ZD. Destes, o Z2 estaria associado ao ciclo doméstico, enquanto o Z1 e o Z3, que é subdividido em dois grupos Z3A e Z3B (Mendonça *et al.*, 2002), circulariam principalmente em animais e vetores do ciclo silvestre e em chagásicos na fase aguda da infecção (Miles *et al.*, 1980; Barret *et al.*, 1980). A análise de um maior número de *loci*, usando 15 marcadores enzimáticos e cepas do *T. cruzi* procedentes de diversos países, identificou 43 zimodemas (Tibayrenc *et al.*, 1986; Tibayrenc e Ayala, 1988) e a taxonomia numérica desses dados sugeriu a existência de duas grandes linhagens filogenéticas altamente heterogêneas (Tibayrenc, 1995).

A relação entre as formas clínicas dos pacientes chagásicos e os zimodemas das cepas do *T. cruzi* ainda não está estabelecida em função de fatores inerentes ao método da análise de zimodemas que podem reduzir a aplicabilidade clínica dos resultados, a seleção do parasito, pelo procedimento de isolamento (xenodiagnóstico e hemocultura), o crescimento do parasito em cultura em elevadas concentrações à análise ampliada de cepas isoladas de diferentes regiões geográficas e formas clínicas e os eventuais casos de infecções mistas em um mesmo paciente e a estabilidade controversa desses marcadores (Miles, 1985; Montamat *et al.*, 1987; Brenière *et al.*, 1989; Carneiro *et al.*, 1990; Lauria-Pires *et al.*, 1996). No entanto, na Argentina, o Z1 e o Z12 apresentaram diferenças significativas relacionadas com a patogenicidade, sendo o Z1 mais benigno e o Z12 com elevado potencial patogênico (Montamat *et al.*, 1996).

A heterogeneidade genética das populações do *T. cruzi* se reflete no nível fenotípico, principalmente quando se consideram morfologia, virulência, taxa de crescimento, tropismo tecidual, suscetibilidade a medicamentos e anticorpos, composição antigênica, entre outros fatores. Assim espera-se que os clones que compartilham as mesmas características genéticas e bioquímicas também apresentem propriedades biológicas semelhantes, associadas a características clínicas e epidemiológicas da doença. Aqueles geneticamente mais distantes devem ser mais heterogêneos e apresentar propriedades biológicas distintas em relação aos clones que são geneticamente próximos ou semelhantes. Alguns clones do *T. cruzi* denominados maiores ou principais são mais frequentes e estão distribuídos em extensas áreas geográficas, mostrando o predomínio de certos genótipos em determinadas regiões (Tibayrenc e Brenière, 1988). No Chile, o genótipo 39 (zimodema Z2 Bolívia) é mais frequente em humanos, seguido do 32/33 (zimodema Z2 Brasil) e 19/20, enquanto no Brasil, os genótipos 30 e 32 foram os mais detectados entre pacientes HIV-positivos e negativos, sendo raramente detectados os genótipos 39 e 43 (Apt *et al.*, 1987; Solari *et al.*, 2001; Perez-Ramirez *et al.*, 1999).

Com o avanço das técnicas de biologia molecular, a diversidade do *T. cruzi* tem sido evidenciada em relação à sua organização cromossômica, ao nível do DNA nuclear e do kDNA, demonstrando polimorfismo de suas populações mais elevado do que o indicado pelas técnicas de caracterização fenotípica.

Os dados na literatura demonstram que estudos citogenéticos sobre a estrutura e organização do genoma do *T. cruzi* são difíceis, devido à ausência de condensação cromossômica durante a divisão celular do parasito. O conteúdo de DNA entre diferentes cepas e entre clones de uma mesma cepa varia de 125-330 fg (fentogramas), incluindo o DNA do cinetoplasto e ocorrendo também polimorfismo relacionado com o número de bandas cromossômicas e com o tamanho dos cromossomos homólogos (McDaniel e Dvorak, 1993; Henriksson *et al.*, 1993; 1995).

O sequenciamento completo do genoma do *T. cruzi* foi realizado por diversos pesquisadores com mapeamento comparativo de grupos de ligação (*linkage mapping*) e a distribuição de sequências repetitivas no genoma, e foi oficialmente publicado junto com as sequências genômicas completas de *Leishmania major* e *Trypanosoma brucei*. Para esse estudo foi selecionado um clone (F11F5) da cepa CL do *T. cruzi*; esta foi isolada de *T. infestans* do Rio Grande do Sul, e não de caso humano por Brener e Chiari (1963), e caracterizada por estudos morfológicos e biológicos. Este clone foi denominado CL-Brener em homenagem ao Dr. Zigman Brener e escolhido devido a sua estabilidade e facilidade de seu crescimento *in vitro* e em modelos experimentais, sensibilidade aos fármacos e por ter sido caracterizado do ponto de vista bioquímico e parasitológico (Zingales *et al.*, 1997). Contudo, após seu sequenciamento foi verificado que esse clone é híbrido e correspondente ao grupo TcVI. A montagem do genoma do clone CL-Brener foi apenas parcial em função da sua heterozigose e repetitividade de sequências. A estimativa foi que o *T. cruzi* contém cerca de 12.000 genes (genoma haploide) e tamanho entre 106,4 e 110,7 Mb (genoma diploide) e pelo menos 50% de sequências repetitivas. Cerca de 22.570 proteínas foram preditas, das quais 12.570 formam pares alélicos, consistindo principalmente em famílias amplas de genes de proteínas de superfície, retrotranspósons e repetições subteloméricas (El-Sayed *et al.*, 2005). No clone CL-Brener foram identificadas por meio da eletroforese de campo pulsátil (PFGE) 20 bandas cromossômicas com tamanho variável entre 450 kb e 3.500 kb (quilobases), contudo não foi descartada a possibilidade de existir um número maior de cromossomos (Santos *et al.*, 1997; Porcile *et al.*, 2003). Esses dados abriram novas perspectivas, mas ainda são necessárias pesquisas na área de genômica funcional para aprofundar os conhecimentos e verificar e confirmar hipóteses.

As sequências do DNA nuclear e mitocondrial do *T. cruzi* funcionam como alvo para os métodos moleculares e têm sido utilizadas na detecção e caracterização do parasito em triatomíneos, amostras de sangue, soro e em tecidos de pacientes chagásicos (Moser *et al.*, 1989; Russomando *et al.*, 1992; Jones *et al.*, 1993; Vago *et al.*, 2000).

Para a análise de polimorfismos do DNA nuclear, a técnica de impressão digital avalia a variabilidade de elementos repetitivos do DNA correspondentes aos minissatélites hipervariáveis, gerando padrões de bandas polimórficos, cepa-específicos pela digestão do DNA com endonucleases de restrição e hibridização com sondas específicas. Esta técnica é simples e estável, porém requer grande quantidade de DNA e isolamento prévio do parasito em meios de cultura (Jeffreys *et al.*, 1985; Macedo *et al.*, 1992).

Os perfis de RAPD-PCR, além de detectarem polimorfismos de DNA cepa-específicos, estabelecem relações genéticas entre as populações do *T. cruzi* e diferenciam as infecções mistas entre *T. cruzi* e *T. rangeli*. São utilizados iniciadores de sequência arbitrária, que se ligam em locais dispersos do genoma e geram, após amplificações por PCR, produtos de DNA de tamanho e intensidade variáveis. Este método não requer informações prévias de sequências de DNA para o desenho de iniciadores e apresenta boa reprodutibilidade (Steindel *et al.*, 1993; Tibayrenc *et al.*, 1993; Oliveira *et al.*, 1997; Fernandes *et al.*, 1997; Brissè *et al.*, 2000). Esta técnica apresenta uma forte correlação com os perfis de isoenzimas, detectando diferenças genéticas entre as cepas pertencentes a um mesmo zimodema e reconhecendo misturas de populações (Miles *et al.*, 1980; Steindel *et al.*, 1993; Carrasco *et al.*, 1996). Até o momento, não foi possível associar os padrões de RAPD com os manifestações clínicas da infecção no homem (D'Ávila *et al.*, 2006), mas tem sido observada homogeneidade entre as populações isoladas de pacientes chagásicos crônicos quando comparadas àquelas isoladas na fase aguda da infecção humana, de vetores e mamíferos silvestres (Oliveira *et al.*, 1997; Gomes *et al.*, 1998).

Os microssatélites são marcadores de DNA que apresentam elevada taxa de mutação, são altamente polimórficos, repetitivos e dispersos no genoma nuclear do *T. cruzi*, e constituem uma nova ferramenta para o estudo da estrutura populacional do parasito diretamente das amostras biológicas. É uma técnica simples que avalia se a cepa é constituída por populações monoclonais ou multiclonais, sensível, com elevado poder de resolução e boa estabilidade. Pode ser realizada em amostras com baixo parasitismo, pois as amplificações ocorrem com menos de 100 fg de DNA do *T. cruzi*. A análise de microssatélites tem evidenciado a policlonalidade das cepas do *T. cruzi*, principalmente entre os isolados do ciclo silvestre quando comparada com as populações isoladas de seres humanos (Oliveira *et al.*, 1998; 1999; Macedo *et al.*, 2001), e também é aplicada em estudos filogenéticos, distribuindo as populações do *T. cruzi* em três grupos: cepas *T. cruzi* I e *T. cruzi* II, e um com baixa homogeneidade que parece corresponder ao grupo de cepas híbridas do *T. cruzi*, ou seja, relacionado com o zimodema Z3 e populações do grupo 1/2 (Macedo *et al.*, 2004). Em amostras do *T. cruzi* isoladas de pacientes com diferentes formas clínicas da doença de Chagas, procedentes dos estados de Minas Gerais e Goiás, a análise de microssatélites demonstrou que a maioria está associada ao grupo TcII, sendo também detectados o TcIII e populações híbridas, não havendo correlação entre as formas clínicas dos pacientes e o perfil genético dos isolados do parasito (D'Ávila *et al.*, 2009). Esta técnica também tem sido útil para estudos epidemiológicos moleculares associados à cadeia de transmissão do *T. cruzi* em áreas sem colonização domiciliar do estado do Rio Grande do Norte, onde identificou presença de clones principais com populações monoclonais idênticas do TcII em *T. brasiliensis*, e policlonais idênticos em humanos e *T. brasiliensis* com perfis semelhantes ao TcIII (Câmara *et al.*, 2010).

No estudo da variabilidade genética das populações do *T. cruzi* têm sido utilizados marcadores evolutivamente mais conservados em tripanossomatídeos que permitem o agrupamento de suas populações. A variabilidade genética nuclear do *T. cruzi*, tendo como base a amplificação de sequências do RNA ribossômico (rRNA), tais como domínio divergente do gene 24Sα, região intergênica do gene do miniéxon e gene 18S, tem sido usada para identificar e caracterizar o parasito por meio de diferentes técnicas.

Durante quatro décadas, diversas abordagens têm sido empregadas para caracterizar a estrutura populacional do *T. cruzi*, definindo um número relevante de subgrupos, os quais receberam diferentes denominações, incluindo zimodemas (Miles *et al.*, 1977; 1978; 1981; Romanha *et al.*, 1979); esquizodemas (Morel *et al.*, 1980); biodemas (Andrade, 1974; Andrade e Magalhães, 1997); clonets (Tibayrenc e Ayala, 1991); linhagens (Souto *et al.*, 1996). Essas diferenciadas classificações dificultaram a correlação entre a diversidade genética do parasito, epidemiologia e formas clínicas da doença, sendo necessário estabelecer uma nomenclatura comum para facilitar a inter-relação dos dados disponíveis na literatura referentes à caracterização do *T. cruzi*. Nesse sentido foi realizada a 1ª Reunião Satélite em 1999, em que um comitê de especialistas revisou os conhecimentos com base em características biológicas e bioquímicas (biodemas, zimodemas, MLEE-*multilocus enzyme electrophoresis*) e de técnicas moleculares (RAPD, sequências dos genes miniéxon e 24Sα ribossômico DNA) e recomendou a divisão das cepas do *T. cruzi* em dois grupos principais denominados *T. cruzi* I e *T. cruzi* II e um terceiro grupo denominado apenas *T. cruzi* que incluiria as cepas híbridas e aquelas que não foram previamente caracterizadas ou de classificação incerta (Anonymous, 1999).

Dados recentes empregando outros marcadores moleculares sugeriram que as populações do *T. cruzi* e principalmente as do *T. cruzi* II são mais complexas do que o anteriormente definido (Tibayrenc, 1998; Kawashita *et al.*, 2001; Freitas *et al.*, 2006; Herrera *et al.*, 2007). Novas análises utilizando dados de isoenzimas, RAPD e rDNA, demonstraram que as populações do *T. cruzi* II podem ser divididas em 5 subgrupos denominados unidades filogenéticas discretas (DTU) correspondentes a DTU IIa, IIb, IIc, IId e IIe. Os isolados do *T. cruzi*

I permaneceram como linhagem única correspondente a DTU I. Os aspectos epidemiológicos dessa classificação revelaram que *T. cruzi* IIb, IId e IIe estão mais relacionados com os ambientes antrópicos e indivíduos infectados, os subgrupos IIa e IIc com o ambiente silvestre e o DTU I com ambos (Barnabé *et al.*, 2000; Brissè *et al.*, 2000; 2001; Yeo *et al.*, 2005).

Essa complexidade de subgrupos dentro das populações do *T. cruzi* II gerou um panorama confuso e incoerente com a classificação prevista pelo consenso de 1999. Desse modo foi realizada a 2ª Reunião Satélite em 2009 com o objetivo de reavaliar e padronizar a nomenclatura das populações do *T. cruzi* a ser utilizada pela comunidade científica (Zingales *et al.*, 2009). O comitê de especialistas reconheceu e recomendou que a nomenclatura para as cepas do *T. cruzi* deveria ser classificada em seis DTU, *T. cruzi* I-VI (Tabela 47.1). As DTU *T. cruzi* I e *T. cruzi* II correspondem aos dois grupos definidos na 1ª Reunião Satélite (Anonymous, 1999), exceto o clone CL-Brener, classificado anteriormente como *T. cruzi* II e atualmente reclassificado como *T. cruzi* VI. O comitê não excluiu a possibilidade de surgirem variantes adicionais no futuro e não considerou subdivisões da DTU TcI (Herrera *et al.*, 2007; Falla *et al.*, 2009) recentemente descritas na literatura.

O genoma mitocondrial em tripanosomatídeos é denominado kDNA, representa cerca de 30% do DNA total da célula e está localizado em uma estrutura denominada cinetoplasto, organizada em uma rede complexa de moléculas denominadas maxicírculos e minicírculos (Simpson, 1972; 1987; Stuart, 1983, Junqueira *et al.*, 2005). Os maxicírculos são os equivalentes funcionais do DNA mitocondrial de outros eucariotas, dispõem de 20 a 50 cópias por célula, cerca de 22.000 pb (pares de bases) e codificam proteínas e RNA mitocondriais típicos. Os minicírculos representam 95% do DNA total do cinetoplasto, dispõem de 10.000 a 20.000 cópias por célula, cerca de 1.400 pb e codificam RNA guias que atuam no processo de edição dos transcritos dos genes de maxicírculos (Degrave *et al.*, 1988; Shlomai, 2004). Os minicírculos são constituídos por quatro regiões conservadas de 118 pb denominadas *minirrepeats* situadas a intervalos de 90° e intercaladas por quatro regiões de sequências variáveis de aproximadamente 330pb (Degrave *et al.*, 1988).

O kDNA do *T. cruzi* tem sido empregado nos estudos de caracterização genética do parasito e as sequências das regiões constantes dos minicírculos apresentam 80% de homologia entre si, são estáveis entre as espécies dos Kinetoplastida, o que define em estudos taxonômicos afinidades evolutivas e grau de homologia entre as mesmas. As sequências das regiões variáveis são heterogêneas e funcionam como um indicador de polimorfismo interespecífico ou intraespecífico de populações dessas espécies (Sturm e Simpson, 1990; Stuart, 1991). Esses alvos são mais sensíveis que as sequências do DNA genômico em função do elevado número de cópias por célula (Degrave *et al.*, 1988; Ávila *et al.*, 1990) e têm sido usados na detecção e caracterização genética do *T. cruzi* em triatomíneos, tecidos, sangue e liquor (Brenière *et al.*, 1995; Vago *et al.*, 1996; 2000; Lages-Silva *et al.*, 2001; 2002; Ávila *et al.*, 1991; Gomes *et al.*, 1998; Castro *et al.*, 2002).

Os padrões de polimorfismos de tamanho do RFLP do kDNA ou análise de esquizodemas são obtidos por eletroforese do kDNA do *T. cruzi* submetidos a digestão com enzimas de restrição. Esta técnica foi simplificada com a prévia amplificação do kDNA pela PCR e digestão direta do produto de 330 pb, exigindo um baixo número de parasitos. Os esquizodemas representam a impressão digital do *T. cruzi* e o termo se refere aos grupos do parasito que apresentam o mesmo padrão ou padrões semelhantes de RFLP do kDNA. Este método evidencia heterogeneidade entre as cepas do *T. cruzi* com perfis polimórficos específicos para cada cepa. O número de esquizodemas é muito superior ao de zimodemas previamente estabelecidos, e dentro de um mesmo zimodema as cepas podem apresentar diferentes esquizodemas (Morel *et al.*, 1980). Os perfis de restrição do kDNA têm se mostrado estáveis e conservados durante sucessivas clonagens, porém, têm sido observadas alterações dos mesmos em cepas mantidas em camundongos por períodos prolongados e passagens em cultivo celular (Morel *et al.*, 1980; Gonçalves *et al.*, 1985; Carneiro *et al.*, 1990).

A identificação e caracterização genética do *T. cruzi* diretamente do sangue e/ou tecidos elimina uma possível seleção de subpopulações e permite a estreita correlação entre a variação intraespecífica do parasito e a patogênese da doença de Chagas (Ávila *et al.*, 1991; Brenière *et al.*, 1992; Vago *et al.*, 1996; Andrade *et al.*, 1999; Bosseno *et al.*, 2000). Clones naturais que circulam nos vetores e hospedeiros vertebrados da Bolívia foram identificados diretamente das fezes de triatomíneos e do sangue pela amplificação das regiões variáveis do kDNA do *T. cruzi*, por PCR e hibridização com sondas específicas (Brenière *et al.*, 1992; 1995).

Nessa direção, a técnica de LSSP descrita por Pena *et al.* (1994) tem sido aplicada na análise do polimorfismo do genoma de protozoários e vírus (Villa *et al.*, 1995; Gomes *et al.*, 1997) detectando variações e mutações simples ou múltiplas em um fragmento de DNA. Essa técnica gera perfis de bandas eletroforéticas característicos e dependentes da ordem das sequências encontradas, denominados assinaturas gênicas do parasito, e tem sido utilizada na caracterização das populações do *T. cruzi* diretamente dos tecidos de animais, seres humanos e triatomíneos (Vago *et al.*, 1996; 2000; Britto *et al.*, 2008). Analisando tecidos cardíacos e esofágicos de um mesmo paciente foram observados diferentes perfis de assinaturas gênicas, sugerindo que a variabilidade genética do parasito possa determinar diferentes tropismos e formas clínicas no homem (Vago *et al.*, 2000). As semelhanças no kDNA do *T. cruzi* foram assinaladas entre diferentes pacientes de uma mesma forma clínica e região geográfica sugestivas de predomínio regional de determinadas manifestações clínicas. No

Tabela 47.1 Consenso da nomenclatura para classificação das populações *Trypanosoma cruzi*.

Denominação da DTU	Abreviatura	Correspondência com as classificações do *T. cruzi* descritas na literatura
T. cruzi I	TcI	*T. cruzi* I[a, b] e DTU I[c]
T. cruzi II	TcII	*T. cruzi* II[a] e DTU IIb[c]
T. cruzi III	TcIII	Z3/Z1 ASAT[d], Z3-A[e], DTU IIc[c] e *T. cruzi* III[f]
T. cruzi IV	TcIV	Z3[d], Z3-B[e] e DTU IIa[c]
T. cruzi V	TcV	Bolivian Z2[d], rDNA 1/2[g], clonet 39[h] e DTU IId[c]
T. cruzi VI	TcVI	Paraguayan Z2[i], Zymodeme B[j] e DTU IIe[c]

a: Anonymous (1999); *b*: Falla *et al.* (2009); *c*:; *d*: Miles *et al.* (1981); DTU: *discrete typing units*; *e*: Mendonça *et al.* (2002); *f*: Freitas *et al.* (2006); *g*: Souto *et al.* (1996); *h*: Tibayrenc and Ayala (1991); *i*: Chapman *et al.* (1984); *j*: Carneiro *et al.* (1990). Adaptada de Zingales *et al.*, 2009.

entanto, a posterior caracterização de populações do *T. cruzi* por LSSP-PCR em lesões cardíacas de pacientes com cardiopatia e em tecidos esofágicos obtidos de pacientes portadores de megaesôfago chagásico evidenciou perfis diferenciados e exclusivos para cada paciente, apesar de serem observadas semelhanças entre alguns pares (Vago *et al.*, 1996; 2000; Lages-Silva *et al.*, 2006).

Os dados aqui expostos demonstram que a maioria dos marcadores empregados para a caracterização bioquímica e genética do *T. cruzi* detecta uma intensa variabilidade intraespecífica de suas populações, sugerindo uma individualidade genética quase absoluta dos clones deste parasito. Essa diversidade genética apresenta um forte impacto nas características fenotípicas do parasito, dificultando as interpretações e associações entre este, o meio ambiente, vetores e hospedeiros vertebrados, e o seu reflexo nas manifestações clínicas e epidemiológicas da doença. A aplicação desses marcadores em estudos experimentais, clínicos e epidemiológicos tem contribuído para esclarecer vários aspectos relacionados com o comportamento da doença humana.

A constituição genética do parasito parece também ser importante, no que se refere a suscetibilidade ou resistência das cepas do *T. cruzi* ao tratamento com o benznidazol e ou nifurtimox (Camandaroba *et al.*, 2003; Toledo *et al.*, 2004). Existem evidências de resistência natural de determinadas cepas (Filardi e Brener, 1987) e maior eficiência da quimioterapia para a doença humana em áreas com alta prevalência de heterozigose entre as cepas (Murta *et al.*, 1998).

A diversidade genética do *T. cruzi* tem sido o foco de diferentes estudos, mas ainda há necessidade de se entenderem as linhagens genéticas e as cepas representativas desse parasito que propiciam a base para amplas comparações fenotípicas, genéticas e genômicas que são relevantes para os aspectos relacionados com a patogenia e quimioterapia (Miles *et al.*, 2009). Ainda existe uma questão intrigante, se os genótipos infectantes e os fatores do hospedeiro regulam as manifestações clínicas da doença (Carranza *et al.*, 2009) que podem ser direcionados, apesar de não ser uma realidade e requerer abordagens técnicas inovadoras para identificar os genótipos do parasito presentes no sangue e nos diferentes orgãos (Vago *et al.*, 2000; Valadares *et al.*, 2008) e esclarecer a história prévia de exposição dos pacientes a esses genótipos (Miles *et al.*, 2009).

Apesar do avanço tecnológico e muitas informações disponíveis na literatura, várias perguntas continuam sem resposta, em parte devido aos fatores limitantes que dificultam as associações clínicas com a variabilidade genética e relações filogenéticas. A metodologia aplicada é um desses fatores, uma vez que as técnicas moleculares apresentam vantagens e desvantagens, e para aumentar a resolução das mesmas é recomendado o uso de dois ou mais marcadores genéticos com diferentes taxas evolutivas (Tibayrenc e Ayala, 1999). Outro fato que pode dificultar as correlações com a infecção humana é que a população do *T. cruzi* analisada pode não corresponder àquela responsável pelos processos patológicos nos tecidos do hospedeiro, sobretudo com as populações do sangue. Na infecção pelo *T. cruzi*, as diferentes populações que constituem as amostras ou cepas podem ser encontradas em conjunto na circulação em um determinado momento e, em outro, uma delas pode prevalecer em função da ausência de um ritmo circadiano e periodicidade dos parasitos no sangue (Castro e Prata, 2000). Em geral, a maioria das técnicas exige o isolamento prévio do parasito em meios de cultivos artificiais ou em animais, o que pode levar à seleção de clones das misturas originais. A real participação entre o parasito e o hospedeiro poderá ser determinada com a aplicação de novas técnicas que identifiquem e caracterizem cepas e clones do *T. cruzi* diretamente do sangue e tecidos.

▶ Trypanosoma rangeli

O *Trypanosoma rangeli* é um protozoário hemoflagelado, digenético, heteroxênico descrito na Venezuela por Tejera (1920) em conteúdo intestinal do *Rhodnius prolixus* e classificado no subgênero *Herpetosoma* e seção *Stercoraria* (Hoare, 1972; D'Alessandro e Saravia, 1992). A posição taxonômica do *T. rangeli* é controversa devido a sua relação filogenética com as seções *Stercoraria* e *Salivaria*. Atualmente existe um esforço para classificá-lo em uma posição taxonômica definida, avaliando suas características biológicas e genéticas (D'Alessandro e Saravia, 1999; Grisard, 2002). Esse protozoário apresenta uma ampla distribuição geográfica desde a América Central até a América do Sul, infectando triatomíneos, reservatórios domésticos e silvestres e o homem (Hoare, 1972; D'Alessandro, 1976).

O *T. rangeli* e o *T. cruzi*, apesar de apresentarem características biológicas e morfológicas parcialmente distintas, compartilham em muitas regiões latino-americanas as mesmas áreas endêmicas, os mesmos hospedeiros vertebrados e vetores, causando infecções concomitantes no homem. A presença deste parasito já foi detectada em diversos reservatórios silvestres compreendendo cerca de 20 gêneros pertencentes a 5 diferentes ordens animais (Deane, 1958; Miles *et al.*, 1983; D'Alessandro *et al.*, 1986; Steindel *et al.*, 1991; 1993; Ramirez *et al.*, 2002) e recentemente em morcegos (Maia da Silva *et al.*, 2009). Os vetores mais frequentes pertencem ao gênero *Rhodnius*, e 12 de 15 espécies desse gênero apresentam em condições naturais ou experimentais capacidade vetorial de transmissão pela picada, incluindo outra espécie de importância epidemiológica, a *Triatoma dimidiata* (Guhl e Vallejo, 2003).

No Brasil, o primeiro relato de *T. rangeli* foi realizado em Alagoas e, posteriormente, nos estados do Pará, Bahia, Santa Catarina, Tocantins, região amazônica, Triângulo Mineiro em Minas Gerais, Distrito Federal, Goiás e no Ceará (Lucena e Marques, 1954; Deane, 1958; Lucena e Vergetti, 1973; Barrett e Oliveira, 1977; Miles *et al.*, 1983; D'Alessandro *et al.*, 1986; Steindel *et al.*, 1991; 1994; Diotaiuti *et al.*, 1992; Ramirez *et al.*, 1998; Gurgel-Gonçalves *et al.*, 2004; Dias *et al.*, 2007).

A frequência do *T. rangeli* em humanos não é bem documentada e, apesar de ser considerado como não patogênico para o homem, mais de 2.600 casos já foram assinalados. Estes estão distribuídos por 7 países sul-americanos, sendo mais frequente na Venezuela e Guatemala, seguidos de Panamá, Colômbia, El Salvador, Costa Rica, Peru (Guhl e Valejo, 2003). No Brasil, foram relatados casos na região amazônica, sendo o primeiro caso bem documentado descrito por Coura *et al.* (1996) e um caso de coinfecção com *T. cruzi* na Bahia (de Souza *et al.*, 2008).

▪ Caracterização biológica

Os estudos biológicos, bioquímicos e genéticos do *T. rangeli* evidenciam uma grande heterogeneidade populacional entre as cepas isoladas de hospedeiros vertebrados e invertebrados em diferentes regiões geográficas. As principais características que diferenciam o *T. rangeli* do *T. cruzi* incluem a sua patogenicidade no hospedeiro invertebrado e a ausência desta para o homem e outros hospedeiros vertebrados. Vários estudos avaliaram a suscetibilidade e os efeitos do parasito em diferentes espécies vetoras (Grewal, 1956; Takle, 1988; Schaub, 1992) As espécies do gênero *Rhodnius* são as mais afetadas e a patogenicidade está relacionada com a redução de simbiontes induzida pelo parasito (Vallejo *et al.*, 2009).

A invasão das glândulas salivares dos triatomíneos é o mecanismo de transmissão mais frequente por inoculação de tripomastigotas metacíclicos presentes nas glândulas salivares. O ciclo biológico no hospedeiro invertebrado tem início com a ingestão de formas tripomastigotas sanguíneas durante o repasto no hospedeiro vertebrado. No intestino médio há diferenciação para formas semelhantes a amastigotas, epimastigotas curtos e largos, esferomastigotas e tripomastigotas com invasão da hemolinfa e glândulas salivares (Vallejo *et al.*, 1988). Os parasitos nas glândulas salivares dos insetos dividem-se e diferenciam em metatripomastigotas ou tripomastigotas metacíclicos, os quais ficam livres na saliva; e são inoculados no hospedeiro vertebrado durante o processo de repasto sanguíneo do triatomíneo (Añez, 1983; Vallejo *et al.*, 1988; Hecker *et al.*, 1990). O principal mecanismo de transmissão desse protozoário para os hospedeiros vertebrados é pela picada do triatomíneo com a inoculação da saliva; contudo a transmissão pelas fezes de vetores naturalmente infectados também pode ocorrer, porém é menos frequente que a salivar (D'Alessandro e Saravia, 1992; Grewall, 1956). A penetração na hemocele e glândulas salivares dos insetos parecem depender da cepa do parasito, e algumas dessas são incapazes de invadir as glândulas salivares mesmo quando inoculadas diretamente na hemocele dos insetos (Tobie, 1964; Añez, 1983; Steindel *et al.*, 1994).

O desenvolvimento do *T. rangeli* no vetor é influenciado por mecanismos humorais e celulares, dentre os quais se destacam: efeitos líticos sobre os tripanosomas, ação de lisozimas, ativação de profenoloxidase, fagocitose e microaglutinação de hemócitos e produção de óxido nítrico e superóxido (Gomes *et al.*, 1999; Mello *et al.*, 1999; Whitten *et al.*, 2001; Garcia *et al.*, 2004; Whitten *et al.*, 2007). Dados recentes demonstraram na hemolinfa do vetor *Rhodnius prolixus* a ação de proteínas líticas e seletiva sobre determinadas populações do parasito, as quais atuam especificamente sobre isolados *T. rangeli* KP1(Pulido *et al.*, 2008).

Outro aspecto pouco estudado e controverso na biologia desse parasito é o ciclo no hospedeiro vertebrado, principalmente no que se refere a sua permanência no sangue e a sua multiplicação tecidual. Na maioria dos trabalhos, não tem sido possível detectar o parasito após a infecção experimental de gambás (*Didelphis marsupialis)* e camundongos (Añez *et al.*, 1985), nem demonstrar a presença e persistência de formas intracelulares do *T. rangeli* em tecidos de animais infectados e em cultivos celulares. Porém, experimentalmente tem sido observado aumento da parasitemia em relação ao inóculo e detecção do parasito pela hemocultura em camundongos aos 7 meses e em seres humanos por períodos de 13 a 18 meses após a infecção, evidenciando a multiplicação e persistência do *T. rangeli* no hospedeiro vertebrado (Urdaneta-Morales e Tejero, 1985; Steindel *et al.*, 1993; Osório *et al.*, 1995; Guhl e Vallejo, 2003).

As formas evolutivas do *T. rangeli* semelhantes a amastigotas foram observadas em cultivo celular de fibroblasto humano U937, e em vários órgãos de camundongos NMRI jovens, infectados com parasitos da cepa *Perro*-82 (Urdaneta-Morales e Tejero, 1986; Osorio *et al.*, 1995). Analisando essas divergências discute-se a presença de infecção mista com o *T. cruzi*, a capacidade de apenas determinadas cepas realizarem o ciclo intracelular no hospedeiro vertebrado ou, ainda, a probabilidade de algumas populações perderem a capacidade infectante após sua manutenção em meios de cultivo por períodos prolongados (Guhl e Vallejo, 2003; D'Alessandro, 1976). Desse modo, outros estudos direcionados para comprovar a presença de formas intracelulares correspondentes ao *T. rangeli* devem ser realizados.

▪ Caracterização bioquímica e genética

A caracterização das cepas do *T. rangeli* é realizada sob o ponto de vista bioquímico e genético por meio de diferentes abordagens técnicas em populações isoladas de triatomíneos e hospedeiros vertebrados em diferentes regiões geográficas. Entre estas, destacam-se o estudo de lecitinas (Schottelius *et al.*, 1986), isoenzimas (Steindel *et al.*, 1994), análise de esquizodemas (Gonçalves *et al.*, 1991), PCR (Souto *et al.*, 1999; Grisard *et al.*, 1999a; Vallejo *et al.*, 1999; Vargas *et al.*, 2000; Chiurillo *et al.*, 2003), DNA *fingerprinting* (Macedo *et al.*, 1993), hibridização molecular (Greig *et al.*, 1990) e miniéxon (Grisard *et al.*, 1999b), RAPD (Steindel *et al.*, 1994; Marquez *et al.*, 2007; Salazar-Anton *et al.*, 2009) e LSSP-PCR (Marquez *et al.*, 2007). Estas técnicas evidenciam a variabilidade intraespecífica entre as cepas do *T. rangeli*, indicando que o polimorfismo destas é mais elevado à medida que a distância geográfica aumenta, observando-se dentro de uma mesma região um baixo polimorfismo (Henriksson *et al.*, 1996; Grisard *et al.*, 1999a).

Poucos estudos relacionados com a análise de isoenzimas em *T. rangeli*, apesar de avaliarem um número reduzido de cepas, permitem diferenciar o *T. rangeli* do *T. cruzi* (Acosta *et al.*, 1991; Steindel *et al.*, 1994), demostrando variabilidade intraespecífica (Kreutzer e Souza, 1981) com elevada homogeneidade em alguns estudos (Ebert, 1986; Triana *et al.*, 1999) e heterogeneidade em outros (Montilla *et al.*, 2002).

A técnica RAPD demonstra a heterogeneidade de diversos isolados de *T. cruzi* e *T. rangeli* e evidencia que as populações do *T. rangeli* do sul do Brasil (Santa Catarina) são geneticamente distintas daquelas originadas da América Central, Venezuela, Honduras e Colômbia, apesar da baixa variabilidade intraespecífica nesses grupos (Steindel *et al.*, 1993; 1994; Macedo *et al.*, 1993).

A cariotipagem molecular do *T. rangeli*, embora pouco estudada, demonstra diferenças importantes em relação ao *T. cruzi* e um polimorfismo intraespecífico em relação ao número e tamanho dos cromossomos das diferentes cepas (Van der Ploeg *et al.*, 1984; Henriksson *et al.*, 1996; Toaldo *et al.*, 2001; Cabrine-Santos *et al.*, 2009).

As sequências do DNA do cinetoplasto ou kDNA do *T. rangeli* também são consideradas alvos de caracterização, detecção e diferenciação do parasito. O kDNA das populações desse protozoário mostra polimorfismo de seus minicírculos e pode apresentar uma região conservada, duas regiões localizadas com intervalo de 180° e quatro regiões com intervalos de 90° denominadas, respectivamente, KP1, KP2 e KP3 (Vallejo *et al.*, 2002). A PCR com os marcadores de kDNA S35, S36 e KP1L distribuiu as populações *T. rangeli* em dois grupos denominados de *T. rangeli* KP1 (+), que é constituído por cepas que apresentam minicírculos KP1, KP2 e KP3, e *T. rangeli* KP1(−) constituído apenas por minicírculos KP2 e KP3 (Vallejo *et al.*, 2002; 2003; 2007; Urrea *et al.*, 2005).

Existe uma superposição na distribuição das espécies de *Rhodnius* e as linhagens do *T. rangeli,* sugerindo que a evolução das linhagens esteja associada ao vetor *Rhodnius* (Maia da Silva *et al.*, 2007). As espécies de *Rhodnius* podem selecionar determinadas populações do parasito, sendo as KP1 (+) associadas à invasão da hemolinfa e glândulas salivares e transmitidas pela saliva, e as outras KP1(−) estão localizadas no intestino do vetor, mas não na glândula salivar (Vallejo *et al.*, 2002; 2003). Esses dados indicam uma adaptação das populações *T. rangeli* KP1(+) ou A às espécies do gênero *Rhodnius* do complexo Prolixus (*R. prolixus* e *R. robustus*) e do *T. rangeli* KP1(−) ou C às espécies do *Rhodnius* do grupo Pallescens constituído pelas espécies *R. pallescens, R. colombiensis* e *R. ecuadoriensis* (Salazar-Anton *et al.*, 2009).

Os dados obtidos com diferentes marcadores genéticos tais como minissatélites, análise de isoenzimas, RAPD, kDNA e sequências do miniéxon corroboraram a divisão das populações do *T. rangeli* em duas grandes linhagens filogenéticas, cada uma com características próprias. A importância epidemiológica e biológica desses dados deve ser avaliada para melhor compreensão das interações do parasito com os hospedeiros vertebrados e vetores (Macedo *et al.*, 1993; Steindel *et al.*, 1994; Grisard *et al.*, 1999b; Vallejo *et al.*, 2002; Guhl *et al.*, 2002; Marquez *et al.*, 2007).

Com a utilização de outros marcadores moleculares foi detectado polimorfismo nas sequências do gene do *Splice Leader* e na SSU rRNA, demonstrando que as populações do *T. rangeli* poderiam ser divididas em quatro genótipos denominados A, B, C, D, com posterior detecção de um novo genótipo denominado genótipo E associado às populações do *T. rangeli* isoladas de morcegos no Brasil central (Maia da Silva *et al.*, 2004; 2007; 2009). O genótipo A corresponde às populações KP1(+) e é frequente no noroeste das Américas do Sul e Central, e Brasil; o genótipo C está associado às populações KP1(−) presentes na Colômbia e Panamá; o genótipo B tem sido encontrado na Amazônia Brasileira e ainda não existe nenhum perfil de kDNA a ele associado; o genótipo D corresponde aos minicírculos KP1(−) e representados até o momento apenas pela cepa SC58 isolada de um roedor no estado de Santa Catarina; fato semelhante ocorreu com o isolado de morcego Tra643, que é a única amostra representativa do genótipo E (Vallejo *et al.*, 2009; Maia da Silva *et al.*, 2009).

▪ Diagnóstico

O diagnóstico da infecção pelo *T. rangeli* nos hospedeiros vertebrados é difícil e ainda constitui um problema aberto, sobretudo nas regiões onde a infecção coexiste com a presença do *T. cruzi*. A detecção da infecção pode ser realizada por meio de métodos sorológicos, parasitológicos e moleculares. As técnicas sorológicas disponíveis apresentam reações cruzadas (Guhl, 1990; de Moraes *et al.*, 2008) porque existem dificuldades na diferenciação morfológica do parasito (Vallejo *et al.*, 1988) e inconvenientes relacionados com o isolamento prévio do parasito.

As formas tripomastigotas do *T. cruzi* e *T. rangeli* presentes no sangue do hospedeiro vertebrado podem ser diferenciadas pela morfologia, fato que não ocorre com as formas epimastigotas presentes em meios de cultura e em fezes de triatomíneos no xenodiagnóstico. A baixa parasitemia observada nos hospedeiros vertebrados na fase crônica da infecção dificulta a visualização dos parasitos em esfregaços sanguíneos e gotas espessas, e nesses casos, o micro-hematócrito tem se mostrado útil e superior ao exame direto na detecção de parasitemia de animais infectados (Ramirez *et al.*, 1998; Ramirez *et al.*, 2002). O diagnóstico parasitológico, em geral, é realizado pelo xenodiagnóstico e confirmado peia presença do parasito na hemolinfa e glândulas salivares dos triatomíneos. No xenodiagnóstico pode ocorrer a presença de outros tripanossomatídeos nas fezes dos triatomíneos, com morfologia semelhante ao *T. rangeli*, porém, não invadem a hemolinfa e glândulas salivares, sendo denominados *T. rangeli-like* (D'Alessandro, 1976).

A hemocultura também é muito utilizada, principalmente para o isolamento de cepas do parasito e para estudos de caracterização bioquímica e genética, pois as semelhanças das formas epimastigotas dificultam o diagnóstico diferencial por meio desta técnica (Cuba-Cuba, 1998). Um recurso simples para diferenciá-las em meio de cultura é avaliar a sensibilidade das formas epimastigotas ao complemento; no caso do *T. rangeli* estas são resistentes, enquanto as do *T. cruzi* são lisadas pela ação do complemento. No entanto, na presença de infecções mistas não é possível fazer tal diferenciação (Schottelius, 1982).

A resposta imunológica dos hospedeiros vertebrados frente à infecção por *T. rangeli* não é bem conhecida, e tem evidenciado que sua constituição antigênica apresenta 60% de homologia com o *T. cruzi*. Reações cruzadas com esses antígenos têm sido demonstradas por imunofluorescência indireta, imunoeletroforese, Elisa, *Western blotting*, imunodifusão dupla (Afchain *et al.*, 1979; Bronzina *et al.*, 1980; Anthony *et al.*, 1979; Guhl e Marinkelle, 1982; Grogl e Kuhn, 1984; Basso *et al.*, 1991; O'Daly *et al.*, 1994; Saldana e Sousa, 1996; Cuba-Cuba, 1998; de Moraes *et al.*, 2008). Experimentalmente, o *T. rangeli* protege contra a infecção pelo *T. cruzi* reduzindo a parasitemia e a mortalidade na fase aguda da infecção chagásica em camundongos (Hudson *et al.*, 1988; Basso *et al.*, 2004; 2008). A detecção direta ou indireta do *T. rangeli* é muito importante nos casos em que a sorologia para *T. cruzi* é duvidosa ou positiva, e os pacientes não apresentam quadro clínico condizente com a infecção chagásica, evitando erros no diagnóstico ao rotular um paciente como chagásico e perdas de bolsas de sangue nos hemocentros (Cuba-Cuba, 1998).

Várias ferramentas têm sido utilizadas para a caracterização e aplicação no diagnóstico diferencial entre o *T. cruzi*, *T. rangeli* e outros tripanossomatídeos, tanto nos hospedeiros vertebrados quanto invertebrados. Entre elas, sensibilidade à lise por complemento (Schottelius, 1982), métodos de identificação de marcadores de superfície por anticorpos monoclonais (Acosta *et al.*, 1991), análise de proteínas e perfis antigênicos (Miralles *et al.*, 2002), antígenos recombinantes (Cotrim *et al.*, 1990; Flechas *et al.*, 2009), análise eletroforética dos padrões de isoenzimáticos (Kreutzer e Sousa, 1981; Miles *et al.*, 1983; Tibayrenc e Le Ray, 1984; Ebert, 1986) e marcadores da composição dos resíduos de açúcar na superfície do *T. rangeli* (Schottelius e Muller, 1984). De acordo com essas técnicas existem proteínas específicas do *T. cruzi* e do *T. rangeli* que os distinguem, e poderiam ser utilizadas como antígenos nos métodos sorológicos. Até o momento, não existe no mercado nenhum antígeno padronizado e disponível (Cuba-Cuba, 1998). Estudos complementares devem ser desenvolvidos para a validação de um antígeno específico ou recombinante com potencial de uso para fins de diagnóstico.

Diante dessas dificuldades, as técnicas moleculares surgem como uma alternativa para detectar e diferenciar ambas as espécies de tripanossomas e também com propósitos taxonômicos na classificação do *T. rangeli*. Algumas sequências de DNA foram descritas para o diagnóstico específico do *T. rangeli* pela PCR diferenciando-o do *T. cruzi*. Entre essas sequências estão os genes codificadores do miniéxon (Murthy *et al.*, 1992; Grisard *et al.*, 1999b; Fernandes *et al.*, 2001), do 24Sα ribossomal RNA (LSU) (Souto *et al.*, 1999), proteína flagelar (Silber *et al.*, 1997), a sequência repetitiva de DNA, específica de *T.*

rangeli denominada P542 (Vargas *et al.*, 2000) e do kDNA (Vallejo *et al.*, 1999; Vallejo *et al.*, 2002).

A amplificação de sequências das regiões conservadas e variáveis dos minicírculos do kDNA com os iniciadores S35 e S36 diferencia o *T. cruzi* e o *T. rangeli*, gera fragmentos de 330 pb correspondentes ao *T. cruzi*, fragmentos de 760 pb e variáveis entre 300 e 450 pb do *T. rangeli* (Vallejo *et al.*, 1999). Apesar de esses alvos apresentarem elevada sensibilidade para o diagnóstico diferencial, as semelhanças no tamanho dos fragmentos amplificados para ambos dificultam o uso desses marcadores na detecção das infecções mistas (Vargas *et al.*, 2000).

A técnica proposta por Souto *et al.* (1999) identifica o *T. rangeli* e o *T. cruzi*, e ainda discrimina os grupos *T. cruzi* I e *T. cruzi* II. A sequência repetitiva de DNA exclusiva do *T. rangeli* denominada P542 é altamente sensível na detecção deste protozoário, sendo capaz de detectar um décimo do conteúdo DNA de um parasito (Vargas *et al.*, 2000). A associação de mais de uma técnica para identificar e diferenciar os parasitos e também detectar infecções mistas mostrou-se eficiente em estudos epidemiológicos em triatomíneos e gambás (Ramirez *et al.*, 2002).

Experimentalmente foi testada com sucesso uma PCR, que tem como alvo sequências teloméricas do *T. cruzi* e *T. rangeli*, amplificando especificamente estes parasitos diretamente de amostras de fezes de triatomíneos e de sangue infectado. Porém, esta técnica ainda não foi testada para diferenciar infecções naturais em estudos epidemiológicos (Chiurillo *et al.*, 2003).

A maioria dessas técnicas, apesar da elevada especificidade, depende do isolamento prévio do parasito e da sua amplificação em meios de cultivo dificultando a sua utilização para o diagnóstico direto do sangue em infecções humanas. Esse manuseio, além de demorado é de alto custo, e pode levar à seleção de subpopulações do parasito, influenciando a sua caracterização. Portanto, existe a necessidade de se padronizar um método que seja capaz de diferenciar específica e simultaneamente esses parasitos em amostras sanguíneas obtidas diretamente dos pacientes, triatomíneos silvestres e outros hospedeiros, a fim de ser usada em larga escala na rotina laboratorial.

▸ Referências bibliográficas

Acosta L, Romanha AJ, Cosenza H *et al.* Trypanosomatid isolates from Honduras: differentiation between *Trypanosoma cruzi* and *Trypanosoma rangeli*. *Am J Trop Med Hyg.* 44:676-683, 1991.

Acquatella H. Echocardiography in Chagas heart disease. *Circulation.* 115: 1124-1131, 2007.

Afchain D, LeRay D, Fruit J *et al.* Antigenic make-up of *Trypanosoma cruzi* culture forms: Identification of a specific component. *J Parasitol.* 65: 507-514, 1979.

Alarcón de Noya B, Díaz-Bello Z, Colmenares C *et al.* Large urban outbreak of orally acquired acute Chagas disease at a school in Caracas, Venezuela. *J Infect Dis.* 201: 1308-1315, 2010.

Amaral CFS, Tafuri WL, Brener Z. Frequência do parasitismo encefálico em camundongos inoculados experimentalmente com diferentes cepas do *T. cruzi*. *Rev Soc Bras Med Trop.* 9: 243-246, 1975.

Amato Neto V, Dias AF. Comentários sobre caso de transmissão da doença de Chagas por transfusão de sangue e longo período de incubação. *Rev Soc Bras Med Trop.* 3: 273-275, 1969.

Andrade LO, Machado CR, Chiari E *et al.* Diferential tissue distribution of diverse clones of *Trypanosoma cruzi* in infected mice. *Mol Biochem Parasitol.* 100: 163-172, 1999.

Andrade LO, Machado CR, Chiari E *et al. Trypanosoma cruzi*: role of host genetic background in the differential tissue distribution of parasite clonal populations. *Exp Parasitol.* 100:269-275, 2002.

Andrade SG. Caracterização de cepas de *Trypanosoma cruzi* isoladas do Recôncavo Baiano: contribuição ao estudo da patologia geral da doença de Chagas em nosso meio. *Rev Pat Trop.* 3: 65-121, 1974.

Andrade SG. Morphological and behavioral characterization of *Trypanosoma cruzi* strains. *Rev Soc Bras Med Trop.* 18 (Supl.): 39-46, 1985.

Andrade SG. Patologia experimental da doença de Chagas. In: Brener Z, Andrade Z, Barral-Neto M (ed.). *Trypanosoma cruzi e Doença de Chagas*. Rio de Janeiro: Guanabara Koogan, p. 177-200, 2000.

Andrade SG. *Trypanosoma cruzi*: clonal structure of parasite strains and the importance of principal clones. *Mem Inst Oswaldo Cruz.* 94: 185-187,1999.

Andrade SG, Magalhães JB. Biodemes and zymodemes of *Trypanosoma cruzi* strains: correlations with clinical data and experimental pathology. *Rev Soc Bras Med Trop.* 30: 27-53, 1997.

Andrade V, Andrade SG, Barral-Neto M *et al.* Avaliação do comportamento de diferentes cepas do *Trypanosoma cruzi* na infecção de seis linhagens isogênicas de camundongos. *Rev Soc Bras Med Trop.* 18: 143-154, 1985.

Andrade V, Brodskyn C, Andrade SG. Correlation between isoenzyme patterns and biological behaviour of different strains of *Trypanosoma cruzi*. *Trans R Soc Med Trop Hyg.* 77: 796-799, 1983.

Añez N. Studies on *Trypanosoma rangeli* Tejera, 1920. VI. Developmental pattern in the haemolymph of Rhodnius prolixus. *Mem Inst Oswaldo Cruz.* 78: 413-419, 1983.

Añez N, Crisante G, Silva FMD *et al.* Predominance of lineage I among *Trypanosoma cruzi* isolates from Venezuelan patients with different clinical profiles of acute Chagas disease. *Trop Med Int Health.* 9: 1319-1326, 2004.

Añez N, Velandia J, Rodriguez AM. An *Trypanosoma rangeli* Tejera, 1920. VIII. Response to reinfections in 2 mammals. *Mem Inst Oswaldo Cruz.* 80:149-53, 1985.

Anonymous. Recommendations from a Satellite Meeting. *Mem Inst Oswaldo Cruz.* 94: 429-432, 1999.

Anthony RL, Johnson CM, Sousa OE. Use of micro-ELISA for quantitating antibody to *Trypanosoma cruzi* and *Trypanosoma rangeli*. *Am J Trop Med Hyg.* 28: 969-973, 1979.

Anvisa. Gerenciamento do risco sanitário na transmissão de doença de Chagas aguda por alimentos. (Informe Técnico Nº 35 de 19 de Junho de 2008.) Disponível em: http://portal.anvisa.gov.br/

Apt W, Aguilera X, Arribada A *et al.* Epidemiology of Chagas' disease in northern Chile. Isozyme profiles of *Trypanosoma cruzi* from domestic and sylvatic transmission cycles and their association with cardiopathy. *Am J Trop Med Hyg.* 37: 302-307, 1987.

Araújo SM, Chiari E. Caracterização biológica de clones das cepas Y, CL e MR de *Trypanosoma cruzi* em camundongo C3H isogênico. *Mem Inst Oswaldo Cruz.* 83: 175-181, 1988.

Ávila HA, Gonçalves AM, Nehme NS *et al.* Schizodeme analysis of *Trypanosoma cruzi* stocks from South and Central America by analysis of PCR-amplified minicircle variable region sequences. *Mol Biochem Parasitol.* 42:175-188, 1990.

Ávila HA, Pereira JB, Thiemann O *et al.* Detection of *Trypanosoma cruzi* in blood specimens of chronic chagasic patients by polymerase chain reaction amplification of kinetoplast minicircle DNA: comparison with serology and xenodiagnosis. *J Clin Microbiol.* 31: 2421-2426, 1993.

Ávila HA, Sigman DS, Cohen LM *et al.* Polymerase chain reaction amplification of *Trypanosoma cruzi* kinetoplast minicircle DNA isolated from whole blood lysates: diagnosis of chronic Chagas' disease. *Mol Biochem Parasitol.* 48: 211-222, 1991.

Aymerich S, Goldenberg S. The karyotype of *Trypanosoma cruzi* Dm28c: comparison with other *T. cruzi* strains and trypanosomatides. *Exp Parasitol.* 69: 107-115, 1989.

Barnabé C, Brisse S, Tibayrenc M. Population structure and genetic typing of *Trypanosoma cruzi*, the agent of Chagas disease: a multilocus enzyme electrophoresis approach. *Parasitol.* 120:513-526, 2000.

Barret TB, Hoff RH, Mott KE *et al.* Epidemiological aspects of three *Trypanosoma cruzi* zymodemes in Bahia State, Brazil. *Trans R Soc Trop Med Hyg.* 74: 84-90, 1980.

Barrett TV, Oliveira TS. A trypanosome indistinghishable from *Trypanosoma rangeli*, in the haemolymph of *Rhodnius domesticus* from Brasil. *Trans R Soc Trop Med Hyg.* 71: 445-446, 1977.

Basso B, Cervetta L, Moretti E *et al.* Acute *Trypanosoma cruzi* infection: IL-12, IL-18, TNF, sTNFR and NO in *T. rangeli*-vaccinated mice. *Vaccine.* 22: 1868-1872, 2004.

Basso B, Moretti E, Fretes R. Vaccination with epimastigotes of different strains of *Trypanosoma rangeli* protects mice against *Trypanosoma cruzi* infection. *Mem Inst Oswaldo Cruz.* 103:370-374, 2008.

Basso B, Moretti ER, Vottero-Cima E. Immune response and *Trypanosoma cruzi* infection in *Trypanosoma rangeli*-immunized mice. *Am J Trop Med Hyg.* 44: 413-419, 1991.

Bice DE, Zeledón R. Comparison of infectivity of strains of *Trypanosoma cruzi* (Chagas, 1909). *J Parasitol.* 56: 663-670, 1970.

Bosseno MF, Yaksic N, Vargas F *et al.* Selection of *Trypanosoma cruzi* clonal genotypes (clonet 20 and 39) isolated from Bolivian triatomines following subculture in liquid medium. *Mem Inst Oswaldo Cruz*. 95: 601-607, 2000.

Brener Z. Comparative studies of different strains of *Trypanosoma cruzi*. *Ann Trop Med Parasitol*. 59: 19-26, 1965.

Brener Z. Immune response and immunopathology in *Trypanosoma cruzi* infection. In: Wendel S, Brener Z, Camargo ME *et al.* (ed.). *Chagas disease (American Trypanosomiasis): It's impact on transfusion and clinical medicine*. ISBT BRAZIL'92, São Paulo, p. 31-48, 1992.

Brener Z. Intraspecific variations in *Trypanosoma cruzi*: two types of parasite populations presenting distinct characteristics. *PAHO*. 347: 11-21, 1977.

Brener Z. The behavior of slender and stout forms of *Trypanosoma cruzi* in the bloodstream of normal and immune mice. *Ann Trop Med Parasitol*. 63: 215-220, 1969.

Brener Z, Chiari E. Variações morfológicas observadas em diferentes amostras de *Trypanosoma cruzi*. *Rev Inst Med Trop São Paulo*. 5: 220-224, 1963.

Brenière SF, Bosseno MF, Revollo S *et al.* Direct identification of *Trypanosoma cruzi* natural clones in vectors and mammalian hosts bypolymerase chain reaction amplification. *Am J Trop Med Hyg*. 46: 335-341, 1992.

Brenière SF, Bosseno MF, Telleria J *et al.* Field application of polymerase chaim reaction diagnosis and strains typing of *Trypanosoma cruzi* in Bolivian triatomines. *Am J Trop Med Hyg*. 53: 179-184, 1995.

Brenière SF, Carrasco R, Revollo S *et al.* Chagas' disease in Bolivia: clinical and epidemiological features and zymodeme variability of *Trypanosoma cruzi* strains isolated from patients. *Am J Trop Med Hyg*. 41: 521-529, 1989.

Brissè S, Barnabé C, Tibayrenc M. Identification of six *Trypanosoma cruzi* phylogenetic lineages by random amplified polymorphic DNA and multilocus enzyme electrophoresis. *Int J Parasitol*. 30: 35-44, 2000.

Brissè S, Verhoef J, Tibayrenc M. Characterization of large and small subunit rRNA and miniexon genes further supports the distinction of six *Trypanosoma cruzi* lineages. *Int J Parasitol*. 31: 1218-1226, 2001.

Britto C, Cardoso MA, Vanni CM *et al.* Polymerase chain reaction detection of *Trypanosoma cruzi* in human blood samples as a tool for diagnosis and treatment evaluation. *Parasitol*. 110: 241-247, 1995.

Britto C, Cardoso MA, Wincker P *et al.* A simple protocol for the physical cleavage of *Trypanosoma cruzi* kinetoplast DNA present in blood and its use in polymerase chain reaction (PCR) based diagnosis of chronic Chagas' disease. *Mem Inst Oswaldo Cruz*. 88: 171-172, 1993.

Britto C, Silveira C, Cardoso MA *et al.* Parasite persistence in treated chagasic patients revealed by xenodiagnosis and polymerase chain reaction. *Mem Inst Oswaldo Cruz*. 96: 823-826, 2001.

Brito CMM, Lima MM, Sarquis O *et al.* Genetic polymorphism in *Trypanosoma cruzi* I isolated from Brazilian Northeast triatomines revealed by low-stringency single specific primer–polymerase chain reaction. *Parasitol Res*. 103: 1111-1117, 2008.

Bronfen E, Rocha FSA, Machado GBN *et al.* Isolamento de amostras do *Trypanosoma cruzi* por xenodiagnóstico e hemocultura de pacientes na fase crônica da doença de Chagas. *Mem Inst Oswaldo Cruz*. 84: 237-240, 1989.

Bronzina AA, D'Alessandro A, Segura EL. Antigenic differences and similarities between *T. rangeli* and *T. cruzi*. *Medicina*. 40 (Suppl 1): 45-49, 1980.

Brumpt E. O xenodiagnóstico. Aplicação ao diagnóstico de algumas infecções parasitárias e, em particular, a tripanosomose de Chagas. *Anais Paulista Med Cir*. 3: 97-102, 1914.

Burgos JM, Begher S, Silva HM *et al.* Molecular identification of *Trypanosoma cruzi* I tropism for central nervous system in Chagas reactivation due to AIDS. *Am J Trop Med Hyg*. 78: 294-297, 2008.

Cabrine-Santos M, Ferreira KA, Tosi LR *et al.* Karyotype variability in KP1(+) and KP1(−) strains of *Trypanosoma rangeli* isolated in Brazil and Colombia. *Acta Trop*. 110: 57-64, 2009.

Camandaroba ELP, Reis EAG, Gonçalves MS *et al.* *Trypanosoma cruzi*: susceptibility to chemotherapy with benznidazol of clones isolated from the highly resistant Colombian strain. *Rev Soc Bras Med Trop*. 36: 201-209, 2003.

Câmara ACJ, Varela-Freire AA, Valadares HMS *et al.* Genetic analyses of *Trypanosoma cruzi* isolates from naturally infected triatomines and humans in northeastern Brazil. *Acta Trop.DOI*:10.1016/j.actatropica.2010.03.003.

Campos RF, Gonçalves MS, Dos Reis EA *et al.* Comparative analysis by polymerase chain reaction amplified minicircles of kinetoplast DNA of a stable strain of *Trypanosoma cruzi* from São Felipe, Bahia, its clones and subclones: possibility of predominance of a principal clone in this area. *Mem Inst Oswaldo Cruz*. 94: 23-29, 1999.

Cançado JR. Long-term evaluation of etiological treatment of Chagas disease with benznidazol. *Rev Inst Med Trop São Paulo*. 44:29-37, 2002.

Carranza JC, Valadares HMS, D' Ávila DA *et al.* *Trypanosoma cruzi* maxicircle heterogeneity in Chagas disease patients from Brazil. *Int J Parasitol*. 39:963-973, 2009.

Cardinal MV, Lauricella MA, Ceballos LA *et al.* Molecular epidemiology of domestic and sylvatic *Trypanosoma cruzi* infection in rural northwestern Argentina. *Int J Parasitol*. 38: 1533-1543, 2008.

Carlier Y, Torrico F. Congenital infection with *Trypanosoma cruzi*: from mechanisms of transmission to strategies for diagnosis and control. *Rev Soc Bras Med Trop*. 36: 767-771, 2003.

Carneiro M, Chiari E, Gonçalves AM *et al.* Changes in the isoenzyme and kinetoplast DNA patterns of *Trypanosoma cruzi* strains induced by maintenance in mice. *Acta Trop*. 47: 35-45, 1990.

Carrasco H, Frame IA, Valente SA *et al.* Genetic exchange as a possible source of genomic diversity in sylvatic populations of *Trypanosoma cruzi*. *Am J Trop Med Hyg*. 54: 418-424, 1996.

Carvalho MR, Krieger MA, Almeida E *et al.* Chagas' disease diagnosis: evolution of several tests in blood bank screening. *Transfusion*. 33: 830-834, 1993.

Castro AM, Luquetti AO, Rassi A *et al.* Blood culture and polymerase chain reaction for the diagnosis of the chronic phase of human infection with *Trypanosoma cruzi*. *Parasitol Res*. 88: 894-900, 2002.

Castro C, Alves MT, Macedo V. Importância da repetição do xenodiagnóstico para avaliação da parasitemia na fase crônica da doença de Chagas. *Rev Soc Bras Med Trop*. 16: 98-103, 1983.

Castro C, Craig SP, Castaneda M. Genome organization and ploidy number in *Trypanosoma cruzi*. *Mol Biochem Parasitol*. 4: 273-282, 1981.

Castro C, Prata A. Absence of both circadian rhythm and *Trypanosoma cruzi* periodicity with xenodiagnosis in chronic chagasic individuals. *Rev Soc Bras Med Trop*. 33: 427-430, 2000.

Castro CN. Influência da parasitemia no quadro clínico da doença de Chagas. *Rev Patol Trop*. 9: 73-136, 1980.

Cedillos RA, Dimas D, Hernandez AY. Blood concentration method in the diagnosis of Chagas disease. *Rev Lat Am Microbiol*. 12: 200-203, 1970.

Cedillos RA, Torrealba JW, Tonn RJ *et al.* El xenodiagnóstico artificial en la enfermedad de Chagas. *Bol Ofic San Panam*. 93: 240-248, 1982.

Cerisola JA, Rabionvich A, Alvarez M *et al.* Enfermedad de Chagas y la transfusión de sangue. *Bol Of Sanit Panam*. 73: 203-221, 1972.

Cerisola JA, Rohwedder R, Segura EL *et al.* *El xenodiagnóstico*. Buenos Aires: Instituto Nacional de Diagnóstico e Investigación de la Enfermedad de Chagas, "Dr. Mário Fatala Chaben", 1974.

Chagas C. Nova tripanossomíase humana. *Mem Inst Oswaldo Cruz*. 1: 159-218, 1909.

Chagas E. Infection expérimentale de l'homme par le *Schizotrypanum cruzi*. *C R Soc Biol*. 121: 769-771, 1936.

Chapman M, Baggaley R, Godfrey-Fausset P *et al.* *Trypanosoma cruzi* from the Paraguayan Chaco: isoenzyme profiles of strains isolated at Makthlawaiya. *J Protozool* 31: 482-486, 1984.

Chiari E. Diagnostic tests for Chagas disease. In: Wendel S, Brener Z, Camargo ME *et al.* (ed.). *Chagas disease (American trypanosomiasis): It's impact on transfusion and clinical medicine*. ISBT BRAZIL'92, São Paulo, p. 153-164, 1992.

Chiari E, Brener Z. Contribuição ao diagnóstico parasitológico da doença de Chagas na sua fase crônica. *Rev Inst Med Trop São Paulo*. 8: 134-138, 1966.

Chiari E, Dias JCP. Nota sobre uma nova técnica de hemocultura para diagnóstico parasitológico na doença de Chagas na sua fase crônica. *Rev Soc Bras Med Trop*. 9: 133-136, 1975.

Chiari E, Dias JCP, Lana M *et al.* Hemocultures for the parasitological diagnosis of human chronic Chagas disease. *Rev Soc Bras Med Trop*. 22: 19-23, 1989.

Chiurillo MA, Crisante G, Rojas A *et al.* Detection of *Trypanosoma cruzi* and *Trypanosoma rangeli* infection by duplex PCR assay based on telomeric sequences. *Clin Diagn Lab Immunol*. 10: 775-779, 2003.

Clark CG, Pung OJ. Host specificity of ribosomal DNA variation in sylvatic *Trypanosoma cruzi* from North America. *Mol Biochem Parasitol*. 66: 175-179, 1994.

Cotrim PC, Paranhos GS, Mortara RA *et al.* Expression in *Escherichia coli* of a dominant immunogen of *Trypanosoma cruzi* recognized by human chagasic sera. *J Clin Microbiol*. 28: 519-524, 1990.

Coura JR. Transmissão da infecção chagásica por via oral na história natural da doença de Chagas. *Rev Soc Bras de Med Trop*. 39 (Suppl. 4): 113-117, 2006.

Coura JR, Abreu LL, Dubois L *et al.* Morbidade da doença de Chagas. II-Estudos seccionais em quatro áreas de campo no Brasil. *Mem Inst Oswaldo Cruz*. 79: 101-124, 1984.

Coura JR, Dias JCP. Epidemiology, control and surveillance of Chagas disease – 100 years after its discovery. *Mem Inst Oswaldo Cruz*. 104 (Suppl. I): 31-40, 2009.

Coura JR, Fernandes O, Arboleda M *et al.* Human infection by *Trypanosoma rangeli* in the Brazilian Amazon. *Trans R Soc Trop Med Hyg*. 90: 278-279, 1996.

Cuba-Cuba C. Revisión de los aspectos biológicos y diagnósticos del *Trypanosoma (Herpetosoma) rangeli*. *Rev Soc Bras Med Trop*. 31: 207-220, 1998.

D'Alessandro A. Biology of *Trypanosoma* (*Herpetosoma*) *rangeli* Tejera, 1920. In: Lumsden WHR, Evans DA (ed.). *Biology of Kinetoplastida*. London: Academic Press Inc, 1: 328-403, 1976.

D'Alessandro A, Eberhard M, de Hincapie O *et al.* *Trypanosoma cruzi* and *Trypanosoma rangeli* in *Saimiri sciureus* from Bolivia and in *Sanguinus mistax* from Brasil. *Am J Trop Med Hyg*. 35: 285-289, 1986.

D'Alessandro A, Saravia NG. *Trypanosoma rangeli*. In: Kreier JP, Baker JP (ed.). *Parasitic Protozoa*. London: Academic Press Inc, p. 1-54, 1992.

D'Alessandro A, Saravia NG. *Trypanosoma rangeli*. In: Gilles HM (ed.). *Protozoal Diseases*. London: Arnold Press, p. 398-412, 1999.

D'Ávila DA, Gontijo ED, Lages-Silva E *et al.* Random amplified polymorphic DNA profiles of *Trypanosoma cruzi* isolates from chagasic patients with different clinical forms. *Parasitol Res.* 98: 455-461, 2006.

D'Ávila DA, Macedo AM, Valadares HMS *et al.* Probing population dynamics of *Trypanosoma cruzi* during progression of the chronic phase in chagasic patients. *J Clin Microbiol.* 47: 1718-1725, 2009.

Deane L. Finding of *Trypanosoma* of the *rangeli* type in opossums of the species *Didelphis marsupialis marsupialis* in the state of Para. *Rev Bras Malariol Doenças Trop.* 10: 451-458, 1958.

Degrave W, Fragoso SP, Britto C *et al.* Peculiar sequence organization of kinetoplast DNA minicircles from *Trypanosoma cruzi*. *Mol Biochem Parasitol.* 27: 63-70, 1988.

de Moraes MH, Guarneri AA, Girardi FP *et al.* Different serological cross-reactivity of *Trypanosoma rangeli* forms in *Trypanosoma cruzi*-infected patients sera. *Parasit Vectors.* 1: 20, 2008.

de Sousa MA, da Silva Fonseca T, Dos Santos BN *et al.* *Trypanosoma rangeli* Tejera, 1920, in chronic Chagas' disease patients under ambulatory care at the Evandro Chagas Clinical Research Institute (IPEC-Fiocruz, Brazil). *Parasitol Res.* 103: 697-703, 2008.

Devera R, Fernandes O, Coura JR. Should *Trypanosoma cruzi* be called "cruzi" complex? A review of the parasite diversity and the potential of selecting population after in vitro culturing and mice infection. *Mem Inst Oswaldo Cruz.* 98: 1-12, 2003.

Devera R, Illarramendi X, Montoya-Araújo R *et al.* Biodemas de cepas do *Trypanosoma cruzi* isoladas de humanos de três áreas endêmicas de Minas Gerais. *Re Soc Bras Med Trop.* 35: 323-330, 2002.

Dias E. Estudos sobre *Schizotrypanum cruzi*. *Mem Inst Oswaldo Cruz.* 28: 1-110, 1934.

Dias FB, Diotaiuti L, Romanha AJ *et al.* First report on the occurrence of *Trypanosoma rangeli* Tejera, 1920 in the state of Ceará, Brazil, in naturally infected triatomine *Rhodnius nasutus* Stal, 1859 (Hemiptera, Reduviidae, Triatominae). *Mem Inst Oswaldo Cruz.* 102: 643-645, 2007.

Dias JCP, Prata AR. Primeiro Inquérito Sorológico Nacional para Doença de Chagas (Brasil, 1975-1980), 2009. Disponível em: http://www.fiocruz.br/chagas/cgi/cgilua.exe/sys/start.htm?sid=37

Diotaiuti L, Silveira AC, Elias M *et al.* The possibility of occurrence of *Trypanosoma rangeli* in the state of Tocantins, Brazil. *Mem Inst Oswaldo Cruz.* 87: 451, 1992.

Duffy T, Bisio M, Altcheh J *et al.* Accurate Real-Time PCR strategy for monitoring bloodstream parasitic loads in Chagas disease patients. *PLoS Negl Trop Dis.* 3(4): e419, 2009.

Ebert F. Isoenzymes of *Trypanosoma rangeli* stocks and their relation to other trypanosomes transmitted by triatomine bugs. *Trop Med Parasitol.* 37: 251-254, 1986.

El-Sayed NM *et al.* The genome sequence of *Trypanosoma cruzi*, etiologic agent of Chagas disease. *Science.* 309: 409-415, 2005.

Falla A, Herrera C, Fajardo A *et al.* Haplotype identification within *Trypanosoma cruzi* I in Colombian isolates from several reservoirs, vectors and humans. *Acta Trop.* 110: 15-21, 2009.

Fernandes CD, Murta SMF, Cerávolo IP *et al.* Characterization of *Trypanosoma cruzi* strains isolated from chronic chagasic patients, triatomines and opossums naturally infected from the state of Rio Grande do Sul, Brazil. *Mem Inst Oswaldo Cruz.* 92: 343-351, 1997.

Fernandes CD, Tiecher FM, Balbinot MM *et al.* Efficacy of benznidazol treatment for asymptomatic chagasic patients from state of Rio Grande do Sul evaluated during a three years follow-up. *Mem Inst Oswaldo Cruz.* 104: 27-32, 2009.

Fernandes O, Souto RP, Castro JA *et al.* Brazilian isolates of *Trypanosoma cruzi* from humans and triatomines classified into two lineages using miniexon and ribosomal rna sequences. *Am J Trop Med Hyg.* 58: 807-811, 1998.

Fernandes O, Santos SS, Cupolilo E *et al.* A miniexon multiplex polymerase chain reaction to distinguish the major groups of *Trypanosoma cruzi* and *T. rangeli* in the Brazilian Amazon. *Trans R Soc Trop Med Hyg.* 95: 97-99, 2001.

Filardi LS, Brener Z. Susceptibility and natural resistance of *Trypanosoma cruzi* strains to drugs used clinically in Chagas' disease. *Trans R Soc Trop Med Hyg.* 81: 755-759, 1987.

Flechas ID, Cuellar A, Cucunubá ZM *et al.* Characterising the KMP-11 and HSP-70 recombinant antigens' humoral immune response profile in chagasic patients. *BMC Infect Dis.* 25: 9:186, 2009.

Fraiha Neto H, Valente SAS, Valente VC *et al.* Doença de Chagas – endêmica na Amazônia? *An Acad Med Pará.*, 6: 5357, 1995.

Freitas JM, Augusto-Pinto L, Pimenta JR *et al.* Ancestral genomes, sex, and the population structure of *Trypanosoma cruzi*. *PLoS Pathog.* 2: 226-235, 2006.

Freitas JM, Lages-Silva E, Crema E *et al.* Real time PCR strategy for the identification of major lineages of *Trypanosoma cruzi* directly in chronically infected human tissues. *Int J Parasitol.* 35: 411-417, 2005.

Galvão LMC, Chiari E, Macedo AM *et al.* PCR assay for monitoring *Trypanosoma cruzi* parasitemia in childhood after specific chemotherapy. *J Clin Microbiol.* 41: 5066-5070, 2003.

Galvão LMC, Nunes RMB, Cançado JR *et al.* Lytic antibody titre as a means of assessing cure after treatment of Chagas disease: a 10 years follow-up study. *Trans R Soc Trop Med Hyg.* 87: 220-223, 1993.

Garcia ES, Machado EM, Azambuja P. Effects of eicosanoid biosynthesisinhibitors on the prophenoloxidase-activating system and microaggregation reactions in the hemolymph of *Rhodnius prolixus* infected with *Trypanosoma rangeli*. *J Insect Physiol.* 50: 157-165, 2004.

Gaunt MW, Yeo M, Frame IA *et al.* Mechanism of genetic exchange in American trypanosomes. *Nature.* 421: 936-939, 2003.

Gomes MA, Silva EF, Macedo AM *et al.* LSS-PCR for characterization of strains of *Entamoeba histolytica* isolated in Brazil. *Parasitol.* 114: 517-520, 1997.

Gomes ML, Galvão LMC, Macedo AM *et al.* Chagas disease diagnosis: comparative analysis of parasitologic, molecular and serologic methods. *Am J Trop Med Hyg.* 60: 205-210, 1999.

Gomes ML, Macedo AM, Vago AR *et al.* *Trypanosoma cruzi*: Optimization of polymerase chain reaction for detection in human blood. *Exp Parasitol.* 88: 28-33, 1998.

Gomes SA, Feder D, Thomas NE *et al.* *Rhodnius prolixus* infected with *Trypanosoma rangeli in vivo* and *in vitro* experiments. *J Invertebr Pathol.* 73, 289-293, 1999.

Gomes YM, Lorena VMB, Luquetti AO. Diagnosis of Chagas disease: what has been achieved? What remains to be done with regard to diagnosis and follow up studies? *Mem Inst Oswaldo Cruz.* 104(Suppl. I): 115-121, 2009.

Gomes YM, Pereira VRA, Nakazawa M *et al.* Serodiagnosis of chronic Chagas' disease by using EIE-Recombinante-Chagas-Biomanguinhos kit. *Mem Inst Oswaldo Cruz.* 96: 497-501, 2001.

Gonçalves AM, Nehme SN, Morel C. Schizodeme analysis of *Trypanosoma cruzi*. *Rev Soc Bras Med Trop.* 18: 67-73, 1985.

Gonçalves AM, Nehme NS, Saravia N *et al.* Schizodeme analysis with the restriction endonuclease RSA I differentiate between *Trypanosoma rangeli* and *Trypanosoma cruzi*. *Mem Inst Oswaldo Cruz.* 86: 477-478, 1991.

Gontijo ED, Andrade GMQ, Eloi-Santos S *et al.* Triagem neonatal da infecção pelo *Trypanosoma cruzi* em Minas Gerais, Brasil: transmissão congênita e mapeamento das áreas endêmicas. *Epidemiol Serv Saúde.* 18: 243-254, 2009.

Greig S, Ashall F, Hudson L. Use of total parasite DNA probes for the direct detection of *Trypanosoma cruzi* and *Trypanosoma rangeli* in domicilliary *Rhodnius prolixus*. *Trans R Soc Trop Med Hyg.* 84:59-60, 1990.

Grewal MS. *Trypanosoma rangeli* Tejera, 1920 in its vertebrate and invertebrate hosts. *Trans R Soc Trop Med Hyg.* 50: 301-302, 1956.

Grisard EC. Salivaria ou Stercoraria? The *Trypanosoma rangeli* dilemma. *Kinetoplastid Biol Dis.* 1: 5, 2002.

Grisard EC, Steindel M, Guarneri AA *et al.* Characterization of *Trypanosoma rangeli* strains isolated in Central and South America: an overview. Review. *Mem Inst Oswaldo Cruz.* 94:203-209, 1999a.

Grisard EC, Campbell DA, Romanha AJ. Miniexon gene sequence polymorphism among *Trypanosoma rangeli* strains isolated from distinct geographical regions. *Parasitol.* 118: 375-382, 1999b.

Grogl M, Kuhn RE. Identifications of antigens of culture of *Trypanosoma cruzi* and *Trypanosoma rangeli* recognized by sera from patients with chronic Chagas disease. *J Parasitol.* 70: 822-824, 1984.

Guhl F. Purified *Trypanosoma cruzi* specific glycoprotein for discriminative serological diagnosis of South American trypanosomiasis (Chagas' disease). *Mem Inst Oswaldo Cruz.* 85: 531-532, 1990.

Guhl F, Jaramillo C, Carranza JC *et al.* Molecular characterization and diagnosis of *Trypanosoma cruzi* and *T. rangeli*. Review. *Arch Med Res.* 33: 362-370, 2002.

Guhl F, Marinkelle CJ. Antibodies against *Trypanosoma cruzi* in mice infected with *T. rangeli*. *Ann Trop Med Parasitol.* 76: 361, 1982.

Guhl F, Vallejo GA. *Trypanosoma* (Herpetosoma) *rangeli* Tejera, 1920: an updated review. *Mem Inst Oswaldo Cruz.* 98: 435-442, 2003. Review.

Gurgel-Gonçalves R, Ramalho ED, Duarte MA *et al.* Enzootic transmission of *Trypanosoma cruzi* and *T. rangeli* in the Federal District of Brazil. *Rev Inst Med Trop São Paulo.* 46: 323-330, 2004.

Hecker H, Scharzenbach M, Rudin W. Development and interactions of *Trypanosoma rangeli* in with the reduviid bug *Rhodnius prolixus*. *Parasitol Res.* 76: 311-318, 1990.

Henriksson J, Petterson U, Solari A. *Trypanosoma cruzi*: correlation betwwen karyotype variability and isoenzyme classification. *Exp Parasitol.* 77: 334-348, 1993.

Henriksson J, Porcel B, Rydaker M. Chromosome specific markers reveal conserved linkage groups in spite of extensive chromosomal size variation in *Trypanosoma cruzi*. *Mol Biochem Parasitol.* 73: 63-74, 1995.

Henriksson J, Solari A, Rydaker M *et al.* Karyotype variability in *Trypanosoma rangeli. Parasitol.* 112: 385-391, 1996.

Herrera C, Bargues MD, Fajardo A *et al.* Identifying four *Trypanosoma cruzi* I isolate haplotypes from different geographic regions in Colombia. *Infect Genet Evol.* 7: 535-539, 2007.

Higo H, Yanagi T, Matta V *et al.* Genetic structure of *Trypanosoma cruzi* in American continents: special emphasis on sexual reproduction in Central America. *Parasitol.* 121: 403-408, 2000.

Higuchi ML, Gutierrez PZ, Aiello VD *et al.* Immunohistochemical characterization of infiltrating cells in human chronic chagasic myocarditis: comparison with myocardial rejection process. *Virchows Arch A Pathol Anat Histopathol.* 423: 157-160, 1993.

Hoare C. The trypanosomes of mammals: In: *A zoological monograph*. Oxford: Blackwell Scientific Publications, UK, p. 288-314, 1972.

Hudson L, Guhl F, De Sanchez N *et al.* Longitudinal studies of the immune response of Colombian patients infected with *Trypanosoma cruzi* and *T. rangeli. Parasitol.* 96: 449-460, 1988.

Israelski DM, Sadler R, Araujo FG. Antibody response and antigen recognition in human infection with *Trypanosoma cruzi. Am J Trap Med Hyg.* 39: 445-455, 1985.

Jackson Y, Gétaz L, Wolff H *et al.* Prevalence, clinical ttaging and risk for blood-borne transmission of Chagas disease among Latin American migrants in Geneva, Switzerland. *PLoS Negl Trop Dis.* 4: e592, 2010.

Jeffreys AJ, Wilson V, Thein SL. Hypervariable "minisatellite" regions in human DNA. *Nature.* 314: 67-73, 1985.

Jones ME, Colley DE, Tostes S *et al.* Amplification of a *Trypanosoma cruzi* DNA sequence from inflammatory lesion in human chagasic cardiomyopathy. *Am J Trop Med Hyg.* 48: 348-357, 1993.

Jorg ME, Baez VJ. Parasitemia en infectados crónicos por *Trypanosoma cruzi*, indeterminados y sintomáticos, evidenciada por hemocultivo. *CM Publ Med.* 6: 71-79, 1993.

Junqueira ACV, Chiari E, Wincker P. Comparison of polymerase chain reaction with two classical parasitological methods for diagnosis of Chagas disease patients in a north-eastern endemic region of Brazil. *Trans R Soc Trop Med Hyg.* 90: 129-132, 1996.

Junqueira CV, Degrave W, Brandão A. Minicircule organization and diversity in *Trypanosoma cruzi* populations. *Trends Parasitol.* 21: 270-272, 2005.

Kawashita SY, Sanson GFO, Fernandes O *et al.* Maximum likelihood divergence data estimates based on rRNA gene sequences suggest two scenarios of *Trypanosoma cruzi* intraspecific evolution. *Mol Biol Evol.* 18: 2250-2259, 2001.

Kondrashov AS. Classification of hypotheses on the advantage of amphimixis. *J Hered.* 84: 372-387, 1993.

Krettli AU. The utility of antitrypomastigote lytic antibodies for determining cure of *Trypanosoma cruzi* infections in treated patients: an overview and perspectives. *Mem Inst Oswaldo Cruz.* 104(Suppl. I): 142-151, 2009.

Krettli AU, Brener Z. Resistance against *Trypanosoma cruzi* associated to antiliving trypomastigotes antibodies. *J Immunol.* 128: 2009-2012, 1982.

Kreutzer RD, Sousa OE. Biochemical characterization of *Trypanosoma* spp by isozyme electrophoresis. *Am J Trop Med Hyg.* 30: 308-317, 1981.

Lafaille JJ, Linss J, Krieger MA *et al.* Structure and expression of two *Trypanosoma cruzi* genes encoding antigenic proteins bearing repetitive epitopes. *Mol Biochem Parasitol.* 35: 127-136, 1989.

La Fuente C, Urjel R, Darras C *et al.* Use of microhematocrit tubes for the rapid diagnosis of Chagas disease and malaria. *Ann Soc Belg Trop Med.* 65(Suppl 1): 95-99, 1985.

Lages-Silva E, Crema E, Ramirez LE *et al.* Relationship between *Trypanosoma cruzi* and human chagasic megaesophagus: Blood and tissue parasitism. *Am J Trop Med Hyg.* 65: 435-441, 2001.

Lages-Silva E, Ramırez LE, Pedrosa AL *et al.* Variability of kinetoplast DNA gene signatures of *Trypanosoma cruzi* II strains from patients with different clinical forms of Chagas' disease in Brazil. *J Clin Microbiol.* 44: 2167-2171, 2006.

Lages-Silva E, Ramirez LE, Silva-Vergara ML *et al.* Chagasic meningoencephalitis in a patient with acquired Immunodeficiency Syndrome: Diagnosis, follow-up, and genetic characterization of *Trypanosoma cruzi. Clin Infect Dis.* 34: 118-123, 2002.

Lana M, Chiari CA. Caracterização biológica comparativa das cepas Berenice-62 e Berenice-78 de *Trypanosoma cruzi* isoladas da mesma paciente em diferentes períodos. *Mem Inst Oswaldo Cruz.* 81: 247-253, 1986.

Lauria-Pires L, Bogliolo AR, Teixeira ARL. Diversity of *Trypanosoma cruzi* stocks and clones derived from Chagas' disease patients. II. Isoenzyme and RFLP characterizations. *Exp Parasitol.* 82: 182-190, 1996.

Lenzi H, Castelo-Branco MTL, Pelajo-Machado M *et al. Trypanosoma cruzi*: compromise of reproductive system in acute murine infection. *Acta Trop.* 71: 117-129, 1998.

Lucena DT, Marques RJ. Primeiro caso de infecção humana por *Trypanosoma rangeli*, Tejera, 1920, no Brasil. *Rev Bras Med.* 11: 535-540, 1954.

Lucena DT, Vergetti JG. Infecção natural de *Panstrogylus megistus* (Buermeister, 1835) por *Trypanosoma rangeli* (Tejera, 1920), no interior do Estado de Alagoas. *Rev Inst Med Trop São Paulo.* 15: 171-178, 1973.

Luquetti AO, Rassi A. Diagnosis and treatment of the infection by *Trypanosoma cruzi. Mem Inst Oswaldo Cruz.* 95: 37-47, 2000.

Luz ZMP, Coutinho MG, Cançado JR *et al.* Hemocultura: técnica sensível na detecção do *Trypanosoma cruzi* em pacientes chagásicos na fase crônica da doença de Chagas. *Rev Soc Bras Med Trop.* 27: 143-148, 1994.

Macedo AM, Machado CR, Oliveira RP *et al. Trypanosoma cruzi*: Genetic structure of populations and relevance of genetic variability to the pathogenesis of Chagas disease. *Mem Inst Oswaldo Cruz.* 99: 1-12, 2004.

Macedo AM, Martins MS, Chiari E *et al.* DNA fingerprinting of *Trypanosoma cruzi*: a new tool for characterization of strains and clones. *Mol Biochem Parasitol.* 55: 147-54, 1992.

Macedo AM, Pena SDJ. Genetic variability of *Trypanosoma cruzi*: implications for the pathogenesis of Chagas disease. *Parasitol Today.* 14: 119-124, 1998.

Macedo AM, Pimenta JR, Aguiar RS *et al.* Usefulness of microsatellite typing in population genetic studies of *Trypanosoma cruzi. Mem Inst Oswaldo Cruz.* 96: 407-413, 2001.

Macedo AM, Vallejo GA, Chiari E *et al.* DNA fingerprinting reveals relatioships between strains of *Trypanosoma rangeli* and *Trypanosoma cruzi*. In: Pena SDJ, Chakraborty R, Epplen JT *et al.* (ed.). *DNA Fingerprinting: State of the Science.* Basel/Switzerland: Birkhauser Verlag, p. 321-329, 1993.

Machado CA, Ayala FJ. Nucleotide sequences provide evidence of genetic exchange among distantly related lineages of *Trypanosoma cruzi. Proc Natl Acad Sci USA.* 98: 7396-7401, 2001.

Maia da Silva F, Junqueira AC, Campaner M *et al.* Comparative phylogeography of *Trypanosoma rangeli* and *Rhodnius* (Hemiptera: Reduviidae) supports a long coexistence of parasite lineages and their sympatric vectors. *Mol Ecol.* 16: 3361-3373, 2007.

Maia da Silva F, Marcili A, Lima L *et al. Trypanosoma rangeli*: isolates of bats from Central Brazil: genotyping and phylogenetic analysis enable description of a new lineage using spliced-leader gene sequences. *Acta Trop.* 109: 199-207, 2009.

Maia da Silva F, Noyes H, Campaner M *et al.* Phylogeny, taxonomy and grouping of *Trypanosoma rangeli* isolates from man, triatomines and sylvatic mammals from widespread geographical origin based on SSU and ITS ribosomal sequences. *Parasitol.* 129: 549-561, 2004.

Mallimaci MC, Sosa-Estani S, Russomando G *et al.* Early diagnosis of congenital *Trypanosoma cruzi* infection, using shed acute phase antigen, in Ushuaia, Tierra del Fuego, Argentina. *Am J Trop Med Hyg.* 82: 55-59, 2010.

Marcili A, Lima L, Valente VC *et al.* Comparative phylogeography of *Trypanosoma cruzi* TCIIc: new hosts, association with terrestrial ecotopes, and spatial clustering. *Infect Genet Evol.* 9: 1265-1274, 2009.

Marquez DS, Ramírez LE, Moreno J *et al. Trypanosoma rangeli*: RAPD-PCR and LSSP-PCR analyses of isolates from southeast Brazil and Colombia and their relation with KPI minicircles. *Exp Parasitol.* 117: 35-42, 2007.

Martins-Filho AO, Pereira MES, Carvalho JF *et al.* Flow cytometry, a new approach to detect antilive trypomastigote antibodies and monitor the efficacy of specific treatment in human Chagas' disease. *Clin Diag Lab Immunol.* 2: 569-573, 1995.

Martins MS, Hudson L, Krettli AU *et al.* Human and mouse sera recognize the same polypetide associated with immunological resistance to *Trypanosoma cruzi* infection. *Clin Exp Immunol.* 61: 343-350, 1985.

McDaniel JP, Dvorak JA. Identification, isolation and characterization of naturally-occurring *Trypanosoma cruzi* variants. *Mol Biochem Parasitol.* 57: 213-222, 1993.

Meira WSF, Galvão LMC, Gontijo ED *et al. Trypanosoma cruzi* recombinant complement regulatory protein: a novel antigen for use in na enzyme-linked immunosorbent assay for diagnosis of Chagas' disease. *J Clin Microbiol.* 40: 3735-3740, 2002.

Meira WSF, Galvão LMC, Gontijo ED *et al.* Use of the *Trypanosoma cruzi* recombinant complement regulatory protein to evaluate therapeutic efficacy following treatment of chronic chagasic ppatients. *J Clin Microbiol.* 42: 707-712, 2004.

Melo RC, Brener Z. Tissue tropism of different *Trypanosoma cruzi* strains. *J Parasitol.* 64: 314-332, 1978.

Mello C, Nigam Y, Garcia ES *et al.* Studies on a hemolymph lectin isolated from *Rhodnius prolixus* and its interaction with *Trypanosoma rangeli. Exp Parasitol.* 91: 289-296, 1999.

Mendonça MBA, Nehme NS, Santos SS *et al.* Two main clusters within *Trypanosoma cruzi* zymodeme 3 are defined by distinct regions of the ribosomal RNA cistron. *Parasitol.* 124: 177-184, 2002.

Miles M, Cedillos R, Povoa M *et al.* Do radically dissimilar *Trypanosoma cruzi* strains (zymodemes) cause Venezuelan and Brazilian forms of Chagas disease? *The Lancet.* 317: 1338-1340, 1981.

Miles MA. Isozyme characterization. *Rev Soc Bras Med Trop.* 18: 53-59, 1985.

Miles MA, Apt WB, Widmer G *et al.* Isoenzyme heterogeneity and numerical taxonomy of *Trypanosoma cruzi* stocks in Chile. *Trans R Soc Trop Med Hyg.* 78: 526-535, 1984.

Miles MA, Arias JR, Valente SA *et al.* Vertebrate hosts and vectors of *Trypanosoma rangeli* in the Amazon Basin of Brazil. *Am J Trop Med Hyg.* 32: 1251-1259, 1983.

Miles MA, Lanham SM, de Souza AA *et al.* Further enzyme characters of *Trypanosoma cruzi* and their evaluation for strain identification. *Trans R Soc Trop Med Hyg.* 74: 221-242, 1980.

Miles MA, Llewellyn MS, Lewis MD *et al.* The molecular epidemiology and phylogeography of *Trypanosoma cruzi* and parallel research on Leishmania: looking back and to the future. *Parasitol.* 136: 1509-1528, 2009.

Miles MA, Souza AA, Povoa M *et al.* Isozymic heterogeneity of *Trypanosoma cruzi* in the first autochthonous patients with Chagas disease in Amazonian Brazil. *Nature.* 272: 819-821, 1978.

Miles MA, Toye PJ, Oswaldo SC *et al.* The identification by isoenzyme patterns of two distinct strain-groups of *Trypanosoma cruzi,* circulating independently in a rural area of Brazil. *Trans R Soc Trop Med Hyg.* 71: 217-225, 1977.

Ministério da Saúde. Consenso Brasileiro em Doença de Chagas. *Rev Soc Bras Med Trop.* 30 (Suppl. III): 12-14, 2005.

Ministério da Saúde. Gerência Nacional de Doença de Chagas, Brasília, 2007. Available from: http://portal.saude.gov.br/portal/arquivos/pdf/consenso_chagas.pdf.

Ministério da Saúde. Notícias. Available from: http://www.saude.gov.br. Access Jun 10, 2006.

Miralles DM, Marin C, Magan R *et al.* In vitro culture and biochemical characterization of six trypanosome isolates from Peru and Brazil. *Exp Parasitol.* 102: 23-29, 2002.

Montamat EE, Arauzo S, Cazzulo JJ *et al.* Characterization by electrophoretic zymograms of 19 *Trypanosoma cruzi* clones derived from two chronic chagasic patients. *Comp Biochem Physiol.* 87: 417-422, 1987.

Montamat EE, de Luca D'oro GM, Gallerano RH *et al.* Characterization of *Trypanosoma cruzi* populations by zymodemes: correlation with clinical picture. *Am J Trop Med Hyg.* 55: 625-628, 1996.

Montilla MM, Guhl F, Jaramillo C *et al.* Isoenzyme clustering of Trypanosomatidae Colombian populations. *Am J Trop Med Hyg.* 66: 394-400, 2002.

Mora MXC. Avaliação de uma técnica modificada de hemocultura para *T. cruzi*, na forma crônica da doença de Chagas em uma área endêmica. *Rev Soc Bras Med Trop.* 29: 515-516, 1996.

Morel C, Chiari E, Camargo EP *et al.* Strains and clones of *Trypanosoma cruzi* can be characterized by pattern of restriction endonuclease products of kinetoplast DNA minicircles. *Proc Natl Acad Sci USA.* 77: 6810-6814, 1980.

Morel CM. Reaching maturity – 25 years of the TDR. *Parasitol Today.* 16: 522-525, 2000.

Moser DR, Kirchhof LV, Donelson JE. Detection to *Trypanosoma cruzi* by DNA amplication using the polymerase chain reaction. *J Clin Microbiol.* 27: 1477-1482, 1989.

Mourão OG, Chiari E. Comprovação parasitológica na fase crônica da doença de Chagas por hemoculturas seriadas em meio "LIT". *Rev Soc Bras Med Trop.* 9: 215-219, 1975.

Mourão OG, Mello OC. Hemocultura para o diagnóstico parasitológico na fase crônica da doença de Chagas. *Rev Soc Bras Med Trop.* 9: 183-188, 1975.

Murta SMF, Gazzinelli RT, Brener Z *et al.* Molecular characterization of suceptible and naturally resistant strains of *Trypanosoma cruzi* to benznidazol and nifurtimox. *Mol Biochem Parasitol.* 93: 203-214, 1998.

Murthy VK, Dibbern KM, Campbell DA. PCR amplification of miniexon genes differentiates *Trypanosoma cruzi* from *Trypanosoma rangeli*. *Mol Cell Probes.* 6: 237-243, 1992.

Myler PJ. Molecular variation in trypanosomes. *Acta Trop.* 53: 205-225, 1993.

Nisida IVV. Estudo descritivo da avaliação da transmissão congênita da doença de Chagas em três instituições da cidade de São Paulo. *Rev Soc Bras Med Trop.* 32: 79-80, 1999.

Norris KA, Bradt B, Cooper NR *et al.* Characterization of a *Trypanosoma cruzi* C3 binding protein with functional and genetic similarities to the human complement regulatory protein, decay-accelerating factor. *J Immunol.* 147: 2240-2247, 1991.

O'Daly JA, Carrasco H, Fernandez V *et al.* Comparison of chagasic and non-chagasic myocardiopathies by ELISA and immunoblotting with antigens of *Trypanosoma cruzi* and *Trypanosoma rangeli. Acta Trop.* 56: 265-287, 1994.

Oliveira RP, Broude NE, Macedo AM *et al.* Probing the genetic population structure of *Trypanosoma cruzi* with microsatellites. Proc Natl Acad Sci USA 95: 3776-3780, 1998.

Oliveira RP, Macedo AM, Chiari E *et al.* An alternative approach to evaluating the intraspecific genetic variability of parasites. *Parasitol Today.* 13: 196-200, 1997.

Oliveira RP, Melo AIR, Macedo AM *et al.* The population structure of *Trypanosoma cruzi*: Expanded analyses of 54 strains using eight polymorphic microssatelites. *Mem. Inst. Oswaldo Cruz.* 94: 65-70, 1999.

Opas. Organización Panamericana de la Salud. Estimación cuantitativa de la enfermedad de Chagas en las Americas. *OPS/HDM/CD.* 425-506, 2006.

Osorio Y, Travi BL, Palma GI *et al.* Infectivity of *Trypanosoma rangeli* in a promonocytic mammalian cell line. *J Parasitol.* 81: 687-693, 1995.

Pedreira de Freitas JL. O diagnóstico de laboratório da moléstia de Chagas. *Rev Clín São Paulo.* 28: 1-20, 1952.

Pena SDJ, Barreto G, Vago AR *et al.* LSSP-PCR: a novel approach to the recognition of DNA sequences and detection of point mutations. In: *Proceedings of the 1994 Miami Bio/technology Winter Symposium USA*, p. 27, 1994.

Perez-Ramirez L, Barnabe C, Sartori AM *et al.* Clinical analysis and parasite genetic diversity in human immunodeficiency virus/Chagas' disease coinfections in Brazil. *Am J Trop Med Hyg.* 61: 198-206, 1999.

Pifano FC. El diagnóstico parasitológico de la enfermedad de Chagas en fase crónica. Estudio comparativo entre la gota gruesa, el xenodiagnóstico, el hemocultivo y las inoculaciones experimentales en animales sensibles. *Arch Venezol Patol Trop.* 2: 89-120, 1954.

Pineda JP, Luquetti A, Castro C. Comparação entre o xendiagnóstico clássico e artificial na fase crônica da doença de Chagas. *Rev Soc Bras Med Trop.* 31: 473-480, 1998.

Pinto AYN, Valente SAS, Valente VC *et al.* Fase aguda da doença de Chagas na Amazônia brasileira. Estudo de 233 casos do Pará, Amapá e Maranhão observados entre 1988 e 2005. *Rev Soc Bras Med Trop.* 41: 602-614, 2008.

Pirard M, Iihoshi N, Boelaert M *et al.* The validity of serologic tests for *Trypanosoma cruzi* and the effectiveness of transfusional screening strategies in a hyperendemic region. *Transfusion.* 45:554-561, 2005.

Piron M, Fisa R, Casamitjana N *et al.* Development of a real-time PCR assay for *Trypanosoma cruzi* detection in blood samples. *Acta Trop.* 103: 195-200, 2007.

Porcile PE, Santos MRM, Souza RT *et al.* A refined molecular karyotype for the reference strain of the *Trypanosoma cruzi* genome project (clone CL Brener) by assignment of chromosome markers. *Gene.* 308: 53-65, 2003.

Portela-Lindoso AAB, Shikanai-Yasuda MA. Doença de Chagas crônica: do xenodiagnóstico e hemocultura à reação em cadeia da polimerase. Review. *Rev Saúde Pública.* 37: 107-115, 2003.

Prata A. Clinical and epidemiological aspects of Chagas disease. *The Lancet.* 1: 92-100, 2001.

Pulido XC, Pérez G, Vallejo GA. Preliminary characterization of a Rhodnius prolixus hemolymph trypanolytic protein, this being a determinant of *Trypanosoma rangeli* KP1(+) and KP1(−) subpopulations' vectorial ability. *Mem Inst Oswaldo Cruz.* 103: 172-179, 2008.

Ramirez JD, Guhl F, Umezawa ES *et al.* Evaluation of adult chronic Chagas' heart disease diagnosis by molecular and serological methods. *J Clin Microbiol.* 47: 3945-3951, 2009.

Ramirez LE, Lages-Silva E, Alvarenga-Franco F *et al.* High prevalence of *Trypanosoma rangeli* and *Trypanosoma cruzi* in opossums and triatomids in a formerly-endemic area of Chagas disease in Southeast Brazil. *Acta Trop.* 84: 189-98, 2002.

Ramirez LE, Machado MI, Maywald PG *et al.* First evidence of *Trypanosoma rangeli* in the southeast of Brazil, an endemic region for Chagas' disease. *Rev Soc Bras Med Trop.* 31: 99-102, 1998.

Requena JM, Lopez MC, Alonso C. Genomic repetitive DNA elements of *Trypanosoma cruzi. Parasitol Today.* 12: 279-282, 1996.

Riarte A, Luna C, Sabatielo R *et al.* Chagas' disease in patients with kidney transplants: 7 years of experience 1989-1996. *Clin Infect Dis.* 29: 561-567, 1999.

Rocha e Silva EO, Amaral DF. Sobre o encontro de um parasita do gênero *Blastocrithidia* em exemplares de *T. infestans* criados em colônias de laboratório. Nota prévia. *Rev Paulista Med.* 78: 92, 1971.

Rodríguez-Morales AJ. Chagas disease: an emerging food-borne entity? *J Infect Dev Ctries.* 2: 149-150, 2008.

Romanha AJ, da Silva Pereira AA, Chiari E *et al.* Isoenzyme patterns of cultured *Trypanosoma cruzi* changes after prolonged subculture. *Comp Biochem Physiol.* 62: 139-142, 1979.

Ruiz RC, Favoretto Jr. S, Dorta ML *et al.* Infectivity of *Trypanosoma cruzi* strains in associated with differential expression of surface glycoproteins with differential Ca^{+2} signaling activity. *Biochem J.* 330: 505-511, 1998.

Russomando G, Figueiredo MA, Sakamoto M *et al.* Polymerase chain reaction-based detection of *Trypanosoma cruzi* DNA in serum. *Clin Microbiol.* 30: 2864-2868, 1992.

Salazar-Antón F, Urrea DA, Guhl F *et al. Trypanosoma rangeli* genotypes association with *Rhodnius prolixus* and *R. pallescens* allopatric distribution in Central America. *Infect Genet Evol.* 9: 1306-1310, 2009.

Saldana A, Sousa OE. *Trypanosoma rangeli*: epimastigote immunogenicity and cross-reaction with *Trypanosoma cruzi. J Parasitol.* 82: 363-366, 1996.

Salgado JA, Garez PN, Oliveira CA *et al.* Revisão clínica atual do primeiro caso humano descrito da doença de Chagas. *Rev Inst Med Trop São Paulo.* 4: 330-337, 1962.

Salles NA, Sabino, EC, Cliquet MG *et al.* Risk of exposure to Chagas' disease among seroreactive Brazilian blood donors. *Transfusion.* 36: 969-973, 1996.

Salomone AO, Basquiera AL, Sembaj A *et al.* *Trypanosoma cruzi* in persons without serologic evidence of disease, Argentina. *Emerg Infect Dis.* 9: 1558-1562, 2003.

Salvatella R. Achievements in controlling Chagas' disease in Latin America. PAHO/HDM/CD/CHA, OMS, 2007.

Sanchez G, Coronado X, Zulantay I *et al.* Monitoring the efficacy of specific treatment in chronic Chagas disease by polymerase chain reaction and flow cytometry analysis. *Parasite.* 12: 353-357, 2005.

Sanchez G, Wallace A, Munõz S *et al.* Characterization of *Trypanosoma cruzi* population by several molecular markers supports a clonal mode of reprodution. *Biol Res.* 26: 167-176, 1993.

Santos AH, Silva IG, Rassi A. Estudo comparativo entre o xenodiagnóstico natural e artificial, em chagásicos crônicos. *Rev Soc Bras Med Trop.* 28: 367-373, 1995.

Santos MR, Cano MI, Schijman A *et al.* The *Trypanosoma cruzi* genome project: nuclear karyotype and gene mapping of clone CL Brener. *Mem Inst Oswaldo Cruz.* 92:821-828, 1997.

Schaub GA. The effects of trypanosomatids on insects. In: Dawes B (ed.). *Advances in Parasitology*. London: Academic Press, 1: 255-319, 1992.

Schaub GA, Schottellius J. Identification of trypanosomes isolated from reduviidae from north Chile. *Z. Parasitenkd.* 70: 3-9, 1984.

Schijman AG. Molecular identification of *Trypanosoma cruzi* I tropism for central nervous system in Chagas reactivation due to AIDS. *Am J Trop Med Hyg.* 78: 294-297, 2008.

Schijman AG, Vigliano C, Burgos J *et al.* Early diagnosis of recurrence of *Trypanosoma cruzi* infection by Polymerase Chain Reaction after heart transplantation of a chronic Chagas' heart disease patient. *J Heart Lung Transplant.* 19: 1114-1117, 2000.

Schmunis GA. American trypanosomiasis as a public health problem. In: Chagas' disease and nervous system. *PAHO Sci Publ.* 547: 3-29, 1994.

Schmunis GA. Epidemiology of Chagas disease in non-endemic countries: the role of internationnal migration. *Mem Inst Oswaldo Cruz.* 102 (Suppl. I): 75-85, 2007.

Schmunis GA. Prevention of transfusional *Trypanosoma cruzi* infection in Latin America. *Mem Inst Oswaldo Cruz.* 94(Suppl 1): 93-101, 1999.

Schofield CJ, Jean Jannin J, Salvatella R. The future of Chagas disease control. Review. *Trends Parasitol.* 22: 583-588, 2006.

Schottelius J. Differentiation between *Trypanosoma cruzi* and *T. rangeli* by their different complement sensitivity. *Tropenmed Parasitol.* 33: 147-150, 1982.

Schottelius J, Marinkelle CJ, Gomez-Leiva MA. Comparative investigations of Latin American trypanosomes with lectins and complement lysis test. *Trop Med Parasitol.* 37: 54-58, 1986.

Schottelius J, Muller V. Interspecific differentiation of *Trypanosoma cruzi*, *Trypanosoma conorhini* and *Trypanosoma rangeli* by lectins in combination with complement lysis. *Acta Trop.* 41: 29-38, 1984.

Shikanai-Yasuda MA, Marcondes CB, Guedes AS *et al.* Possible oral transmission of acute Chagas' disease in Brazil. *Rev Inst Med Trop São Paulo.* 33: 351-357, 1991.

Shlomai J. The structure and replication of kinetoplast DNA. *Curr Mol Med.* 4: 623-647, 2004.

Silber AM, Bua J, Porcel BM *et al.* *Trypanosoma cruzi* specific detection of parasites by PCR in infected humans and vectors using a set of primers (BP1/BP2) targeted to a nuclear DNA sequence. *Exp Parasitol.* 85: 225-232, 1997.

Silva ED, Pereira VRA, Lorena VMB *et al.* Use of EIE-Recombinante-Chagas-Biomanguinhos kit to monitoring Chagas' disease. *J Clin Lab Anal.* 16: 132-136, 2002.

Silveira AC, Vinhaes M. Doença de Chagas: Aspectos epidemiológicos e de controle. *Rev Soc Bras Med Trop.* 31(Supl.II): 15-60, 1998.

Simpson L. The kinetoplast of hemoflagelattes. *Int Rev Cytol.* 32: 139-207, 1972.

Simpson L. The mitochondrial genome of kinetoplastid protozoa: genomic organization, transcription, replication and evolution. *Ann Rev Microbiol.* 41: 363-382, 1987.

Solari A, Campillay R, Ortiz S *et al.* Identification of *Trypanosoma cruzi* genotypes circulating in Chilean chagasic patients. *Exp Parasitol.* 97: 226-233, 2001.

Souto RP, Fernandes O, Macedo AM *et al.* DNA markers define two major phylogenetic lineages of *Trypanosoma cruzi*. *Mol Biochem Parasitol.* 83: 141-152, 1996.

Souto RP, Vargas N, Zingales B. *Trypanosoma rangeli*: discrimination from *Trypanosoma cruzi* based on a variable domain from the large subunit ribosomal RNA gene. *Exp Parasitol.* 91: 306-314, 1999.

Souto RP, Zingales B. Sensitive detection and strain classification of *Trypanosoma cruzi* by amplification of a ribosomal RNA sequence. *Mol Biochem Parasitol.* 62:45-52, 1993.

Steindel M, Dias-Neto E, Menezes CLP *et al.* Random amplified polymorphic DNA analysis of *Trypanosoma cruzi* strains. *Mol Biochem Parasitol.* 60: 71-80, 1993.

Steindel M, Dias Neto E, Pinto CJ *et al.* Randomly amplified polymorphic DNA (RAPD) and isoenzyme analysis of *Trypanosoma rangeli* strains. *J Eukaryot Microbiol.* 41: 261-267, 1994.

Steindel M, Dias Neto E, Pinto CJ *et al.* *Trypanosoma rangeli* (Tejera, 1920) isolated from a sylvatic rodent (*Echimys dasythrix*) in Santa Catarina Island, Santa Catarina State: first report of this trypanosome in southern Brazil. *Mem Inst Oswaldo Cruz.* 86: 73-79, 1991.

Strout RG. A method for concentrating hemoflagellates. *J Parasitol.* 48: 100, 1962.

Stuart K. Kinetoplast DNA, mitochondrial DNA with a difference. *Mol Biochem Parasitol.* 9: 93-104, 1983.

Stuart K. RNA editing in trypanosomatid mitochondria. *Ann Rev Microbiol.* 45: 327-344, 1991.

Sturm NR, Campbell DA. Alternative lifestyles: the population structure of *Trypanosoma cruzi*. *Acta Trop, dói.* 10.1016/j.actatropica.2009.08.018.

Sturm NR, Degrave W, Morel CM *et al.* Sensitive detection and schizodeme classification of *Trypanosoma cruzi* cells by amplification of kinetoplast minicircle DNA sequences: use in diagnosis of Chagas' disease. *Mol Biochem Parasitol.* 33:205-214, 1989.

Sturm NR, Simpson L. Kinetoplast DNA minicircles encode guide RNAs for editing of cytochrome oxidase subunit III mRNA. *Cell.* 61:879-884, 1990.

Takle GB. Studies on the cellular immune responses of insects toward the insect pathogen *Trypanosoma rangeli*. *J Invertebr Pathol.* 51: 64-72, 1988.

TDR. Standardized protocol for PCR analysis of Chagas disease. Available from: http://apps.who.int/tdr/svc/publications/tdrnews/issue-82/meeting, 2009.

Tejera E. Un noveau flagellé de *Rhodnius prolixus* (*Trypanosoma* ou *Crithidia*) *rangeli* n. sp. *Bull Soc Pathol Exotique.* 13: 527, 1920.

Tibayrenc M. Genetic epidemiology of parasitic protozoa and other infectious agents: the need for an integrated approach. *Int J Parasitol.* 28: 85-104, 1998.

Tibayrenc M. Population genetics of parasitic protozoa and other micro-organisms. *Adv Parasitol.* 36: 47-115, 1995.

Tibayrenc M, Ayala FJ. Evolutionary genetics of *Trypanosoma* and *Leishmania*. *Microbes Infect.* 1:465-472, 1999.

Tibayrenc M, Ayala FJ. Isoenzyme variability in *Trypanosoma cruzi*, the agent of Chagas' disease: genetical, taxonomic and epidemiological significance. *Evolution.* 42: 277-292, 1988.

Tibayrenc M, Ayala FJ. Towards a population genetics of micro-organisms: The clonal theory of parasitic protozoa. *Parasitol Today.* 7: 228-232, 1991.

Tibayrenc M, Brenière SF. *Trypanosoma cruzi*: major clones rather than principal zymodemes. *Mem Inst Oswaldo Cruz.* 83: 249-255, 1988.

Tibayrenc M, Le Ray D. General classification of the isoenzymic strains of *Trypanosoma* (*Schizotrypanum*) *cruzi* and comparison with *T.* (*S.*) *C. marinkellei* and *T.* (*Herpetosoma*) *rangeli*. *Ann Soc Belg Med Trop.* 64: 239-248, 1984.

Tibayrenc M, Neubauer K, Barnabé C *et al.* Genetic characterization of six protozoa: parity between random primer DNA typing and multilocus enzyme electrophoresis. *Proc Natl Acad Sci USA.* 90: 1335-1339, 1993.

Tibayrenc M, Ward P, Moya A *et al.* Natural populations of *Trypanosoma cruzi*, the agent of Chagas' disease, have a complex multiclonal structure. *Proc Natl Acad Sci USA.* 83: 115-119, 1986.

Toaldo CB, Steindel M, Sousa MA *et al.* Molecular karyotype and chromosomal localization of genes encoding betatubulin, cysteine proteinase, hsp 70 and actin in *Trypanosoma rangeli*. *Mem Inst Oswaldo Cruz.* 113-21. Erratum in: *Mem Inst Oswaldo Cruz.* 96: 593, 2001.

Tobie EJ. Increased infectivity of a cyclically maintained strain of *Trypanosoma rangeli* to *Rhodnius prolixus* and mode of transmission by invertebrate host. *J Parasitol.* 50: 593-598, 1964.

Toledo MJ, Bahia MT, Veloso VM *et al.* Effects of specific treatment on parasitological and histopathological parameters in mice infected with different *Trypanosoma cruzi* clonal genotypes. *J Antimicrob Chemother.* 53: 1045-1053, 2004.

Tomazi L, Kawashita SY, Pereira PM *et al.* Haplotype distribution of five nuclear genes based on network genealogies and Bayesian inference indicates that *Trypanosoma cruzi* hybrid strains are polyphyletic. *Genet Mol Res.* 8:458-476, 2009.

Toyé PJ. Isoenzyme variation in isolates of *Trypanosoma cruzi*. *Trans R Soc Trop Med Hyg.* 68: 147, 1974.

Triana O, Jaramillo N, Moreno J. Genetic variability of Colombian populations of *Trypanosoma cruzi* and *Trypanosoma rangeli*. *Biol Res.* 32:1-10, 1999.

Urdaneta-Morales S, Tejero F. *Trypanosoma* (*Herpetosoma*) *rangeli* Tejera, 1920: mouse model for high, sustained parasitemia. *J Parasitol.* 71: 409-414, 1985.

Urdaneta-Morales S, Tejero F. *Trypanosoma (Herpetosoma) rangeli* Tejera, 1920. Intracellular amastigotes stages of reproduction in White mice. *Rev Inst Med Trop São Paulo.* 28: 166-169, 1986.

Urrea DA, Carranza JC, Cuba CA *et al.* Molecular characterisation of *Trypanosoma rangeli* strains isolated from *Rhodnius ecuadoriensis* in Peru, *R. colombiensis* in Colombia and *R. pallescens* in Panama, supports a coevolutionary association between parasites and vectors. *Infect Genet Evol.* 5: 123-129, 2005.

Vago AR, Andrade LO, Leite AA *et al.* Genetic characterization of *Trypanosoma cruzi* directly from tissues of patients with chronic Chagas disease. *Am J Pathol.* 156: 1805-1809, 2000.

Vago AR, Macedo AM, Adad SJ *et al.* PCR detection of *Trypanosoma cruzi* DNA in esophageal tissues of patients with chronic Chagas' disease. *Lancet.* 348: 891-892, 1996.

Valadares HMS, Pimenta JR, Freitas JM *et al.* Genetic profiling of *Trypanosoma cruzi* directly in infected tissues using nested PCR of polymorphic microsatellites. *Int J Parasitol.* 38: 839-850, 2008.

Valério-Wanderley DM, Moraes e Souza H, Gonzalez TT *et al.* Inquérito sobre a situação do controle do sangue no estado de São Paulo. *Rev Soc Bras Med Trop.* 25 (Suppl): 35, 1992.

Vallejo GA, Guhl F, Carranza JC *et al.* kDNA markers define two major *Trypanosoma rangeli* lineages in Latin-America. *Acta Trop.* 81: 77-82, 2002.

Vallejo GA, Guhl F, Carranza JC *et al.* Parity between kinetoplast DNA and miniexon gene sequences supports either clonal evolution or speciation in *Trypanosoma rangeli* strains isolated from *Rhodnius colombiensis*, *R. pallescens* and *R. prolixus* in Colombia. *Infect Genet Evol.* 3: 39-45, 2003.

Vallejo GA, Guhl F, Carranza JC *et al.* *Trypanosoma rangeli* parasite-vector-vertebrate interactions and their relationship to the systematics and epidemiology of American trypanosomiasis. *Biomedica.* (Suppl 1): 110-118, 2007.

Vallejo GA, Guhl F, Chiari E *et al.* Species specific detection of *Trypanosoma cruzi* and *Trypanosoma rangeli* in vector and mammalian hosts by polymerase chain reaction amplification of kinetoplast minicircle DNA. *Acta Trop.* 72: 203-212, 1999.

Vallejo GA, Guhl F, Schaub GA. Triatominae-*Trypanosoma cruzi/T. rangeli*: Vector-parasite interactions. Review. *Acta Trop.* 110: 137-147, 2009.

Vallejo GA, Marinkelle CJ, Guhl F *et al.* Behavior of the infection and morphologic differentiation of *Trypanosoma cruzi* and *T. rangeli* in the intestine of the vector *Rhodnius prolixus. Rev Bras Biol.* 48: 577-587, 1988.

Van Der Ploeg LHT, Cornelisen AWCA, Barry JD *et al.* Chromosomes of Kinetoplastida. *EMBO J.* 3: 3109-3115, 1984.

Vargas N, Souto RP, Carranza JC *et al.* Amplification of a specific repetitive DNA sequence for *Trypanosoma rangeli* identification and its potential application in epidemiological investigations. *Exp Parasitol.* 96: 147-159, 2000.

Vianna G. Contribuição para o estudo da anatomia patológica da "Moléstia de Carlos Chagas". *Mem Inst Oswaldo Cruz.* 3: 276-294, 1911.

Villa LL, Caballero OL, Levi JO *et al.* An approach to human papillomavirus identification using low-stringency single specific primer PCR. *Mol Cell Probes.* 9: 45-48, 1995.

Warren LG. Metabolism of *Schizotrypanum cruzi* Chagas. I. Effect of culture age and substrate concentration on respiratory rate. *J Parasitol.* 46: 529-539, 1960.

Whitten M, Mello CB, Gomes SA *et al.* Role of superoxide and reactive nitrogen intermediates in *Rhodnius prolixus* (Reduviidae) *Trypanosoma rangeli* interactions. *Exp Parasitol.* 98: 44-57, 2001.

Whitten M, Sun F, Tew I *et al.* Differential modulation of *Rhodnius prolixus* nitric oxide activities following challenge with *Trypanosoma rangeli, T. cruzi* and bacterial cell wall components. *Insect Biochem Mol Biol.* 37: 440-452, 2007.

Wincker P, Britto C, Pereira JB *et al.* Use of a simplified polymerase chain reaction procedure to detect *Trypanosoma cruzi* in blood samples patients in a rural endemic area. *Am J Trop Med Hyg.* 51: 771-777, 1994.

Woo PTK. The haematocrit centrifuge for the detection of trypanosomes in blood. *Can J Zool.* 47: 921-923, 1969.

World Health Organization. Chagas disease, Brazil. *Wkly Epidemiol Rec.* 75: 153-155, 2000.

Yeo M, Acosta N, Llewellyn M *et al.* Origins of Chagas disease: Didelphis species are natural hosts of *Trypanosoma cruzi* I and armadillos hosts of *Trypanosoma cruzi* II, including hybrids. *Int J Parasitol.* 35: 225-233, 2005.

Zingales B, Andrade SG, Briones MRS *et al.* A new consensus for *Trypanosoma cruzi* intraspecific nomenclature: second revision meeting recommends TcI to TcVI. *Mem Inst Oswaldo Cruz.* 104: 1051-1054, 2009.

Zingales Z, Pereira MES, Almeida KA *et al.* Biological parameters and molecular markers of clone CL Brener – The reference organism of the *Trypanosoma cruzi* genome project. *Mem Inst Oswaldo Cruz.* 92: 811-814, 1997.

Zingales B, Souto RP, Mangia RH *et al.* Molecular epidemiology of American trypanosomiasis in Brazil based on dimorphisms of rRNA and miniexon gene sequences. *Int J Parasitol.* 28:105-112, 1998.

Zingales B, Stolf BS, Souto RP *et al.* Epidemiology, biochemistry and evolution of *Trypanosoma cruzi* lineages based on ribosomal RNA sequences. *Mem Inst Oswaldo Cruz.* 94: 159-164, 1999.

Zulantay I, Honores P, Solari A *et al.* Use of polymerase chain reaction (PCR) and hybridization assays to detect *Trypanosoma cruzi* in chronic chagasic patients treated with itraconazol or allopurinol. *Diagn Microbiol Infect Dis.* 48: 253-257, 2004.

48 Biodemas, Zimodemas e Esquizodemas: Sua Relação com a Patologia da Doença de Chagas

Sonia G. Andrade

▸ Trypanosoma cruzi | Relação parasito × hospedeiro

Na infecção pelo *Trypanosoma cruzi*, o importante binômio parasito × hospedeiro é responsável pelas alterações celulares, tissulares, patológicas e imunológicas, características que são detectadas no organismo do vertebrado infectado. Deste modo, a capacidade patogênica do parasito *versus* a suscetibilidade e a resposta imune do hospedeiro são fatores indissociáveis para o desenvolvimento das diferentes manifestações clinicopatológicas da doença de Chagas. Há evidências de que a presença do parasito e de seus antígenos nos tecidos estimule e mantenha as lesões inflamatórias, como foi demonstrado nos corações de camundongo (Chenouffi *et al.*, 1988) e humano (Higushi *et al.*, 1993; Jones *et al.*, 1993). De acordo com dos Reis (1997), a presença de parasitos nos tecidos pode ser decisiva para a secreção de citocinas inflamatórias e para a ruptura dos mecanismos de tolerância. Isto não exclui a participação de fenômenos de autoimunidade no desenvolvimento das lesões.

Além deste papel central, as variações de comportamento biológico e o perfil genético das cepas do parasito têm grande influência nas diferentes respostas à infecção, observadas no hospedeiro vertebrado, tendo como base, principalmente, os resultados obtidos em diferentes modelos experimentais.

Por outro lado, o padrão genético do animal experimental, especialmente quando se usam camundongos isogênicos de diferentes linhagens, permite estudar os fatores associados ao hospedeiro que podem influenciar a evolução da infecção e correlacioná-los com as respostas obtidas pela infecção com diferentes cepas do parasito.

Os conhecimentos sobre o parasito têm evoluído de maneira rápida e continuada, pela análise cada vez mais aprofundada da espécie, no sentido de melhor definir as suas variações. Para isto são utilizados desde os métodos parasitológicos clássicos, que correspondem à caracterização morfobiológica das cepas, evoluindo para a análise bioquímica e caracterização isoenzimática da estrutura clonal e para a análise molecular do DNA do cinetoplasto (kDNA), do DNA nuclear e do RNA ribossômico.

Esses estudos, desenvolvidos por diferentes autores, deram origem às classificações de biodemas, zimodemas e esquizodemas. A estas foram acrescentadas classificações fenotípicas baseadas na análise de *multiloci* enzimáticos. Recentemente, estudos dos genes nucleares marcadores de RNA ribosomal (rRNA) e de genes de miniéxon também foram caracterizados, dando origem à classificação do *T. cruzi* em linhagens.

Os *biodemas* correspondem aos três tipos biológicos do *T. cruzi* descritos por Andrade *et al.* (1970b) e Andrade (1974), baseados em critérios morfobiológicos e histopatológicos.

Os *zimodemas* representam três grupos de cepas, baseados no perfil eletroforético de suas isoenzimas (Miles *et al.*, 1980). Além dos três diferentes perfis do *T. cruzi*, Z1, Z2, Z3, a análise de *multiloci* isoenzimáticos (Tibayrenc e Brenière, 1988) levou à caracterização clonal do *T. cruzi* e deu origem à identificação de três grupos fenotípicos, os *major clones* ou *clonets*. Mais recentemente, Tibayrenc (1998) indicou a existência de dois grandes grupos clonais que chamou "unidades típicas distintas" (*discrete type DTU*).

Os *esquizodemas* representam os perfis eletroforéticos obtidos pela análise molecular dos fragmentos do DNA do cinetoplasto (kDNA), de cepas ou clones do *T. cruzi*, obtidos pela digestão com enzimas de restrição (Morel *et al.*, 1980).

De acordo com Momen (1999), as classificações em biodemas, designando os tipos morfobiológicos como tipos I, II, III (Andrade, 1974) e em zimodemas Z1, Z2, Z3 (Miles *et al.*, 1980), representam as bases para a nomeação de diferentes taxa do *T. cruzi*. Também assinala esse autor a forte correlação entre as principais divisões filogenéticas do *T. cruzi* e os seus caracteres biológicos (Andrade e Magalhães, 1997; Revollo *et al.* 1998). A classificação biológica foi a primeira correlação feita de uma série específica de caracteres morfobiológicos e comportamentais, com tipos particulares, no *T. cruzi*. Esta classificação foi recomendada pela Organização Mundial da Saúde (WHO 1986).

▪ Taxonomia do T. cruzi: Satellite Meeting, 1999

De grande interesse para a sistematização dos critérios classificatórios do *T. cruzi* foi a realização do simpósio internacional sobre avanços do conhecimento da doença de Chagas 90 anos após a sua descoberta (Anonymous, 1999), no Rio de Janeiro. Nesse simpósio foram lançadas as bases para uniformização das classificações existentes, chegando-se a um consenso em que o *T. cruzi* foi dividido nos grupos: *T. cruzi* I, *T. cruzi* II (Momen, 1999). Essa classificação representou uma tentativa para estabelecer uma taxonomia para o *T. cruzi*, capaz de incluir em cada um dos grupos (*T. cruzi* I ou *T. cruzi* II) os padrões descritos, na base dos caracteres biológicos, fenotípicos e genotípicos utilizados por diferentes autores, que desenvolveram técnicas diversas para caracterizar o parasito.

Desta maneira foram incluídos na taxonomia então proposta (Anonymus, 1999) os biodemas (Andrade, 1974; Andrade e Magalhães, 1997), os zimodemas (Miles *et al.*, 1980), os esquizodemas (Morel *et al.*, 1980) e a divisão através dos *multiloci* enzimáticos DTU I e II (Tibayrenc, 1998), além de outras classificações. Também foi incluída a caracterização molecular, tendo como base a amplificação pela PCR das sequências do gene 24Sα r RNA (Souto *et al.*, 1996) e do gene não transcrito do espaçador do miniéxon (Fernandes *et al.*, 1998) o que permitiu a esses autores demonstrar um claro dimorfismo entre os isolados do *T. cruzi*: a linhagem I corresponde ao taxa *T. cruzi* II e a linhagem II, ao taxa *T. cruzi* I.

Novo Consenso para a Taxonomia do T. cruzi (2009)

Após 10 anos de estabelecida a nomenclatura que vem sendo usada desde 1999, nova taxonomia do *T. cruzi* foi proposta em 2009 no 2nd Satellite Meeting (Zingales *et al.*, 2009), baseada nas variações genéticas do parasito, tendo sido aplicadas numerosas técnicas moleculares, revistas por Lewis *et al.* (2009). O estudo de *multiloci* enzimáticos (Tibayrenc, 1998; Brisse *et al.*, 2000) permitiu a esses autores detectar a presença de 6 divisões, sendo uma representada pelo *T. cruzi* I (DTU I) e as demais relacionadas com o *T. cruzi* II (DTU II), que foi subdividida em cinco sublinhagens: (Tc IIa, b, c, d, e). A seguir, a correspondência dessas subdivisões com a nomenclatura para o *T. cruzi* (Zingales *et al.*, 2009; 2012): Tc I = *T. cruzi* I; Tc IIa = *T. cruzi* III; Tc IIb = *T. cruzi* II; Tc IIc = *T. cruzi* IV; Tc IId = *T. cruzi* V; Tc IIe = *T. cruzi* VI.

A nova classificação poderá permitir melhor correlação entre as diferentes linhagens do parasito e as manifestações clinicoepidemiológicas da doença de Chagas. Há evidências de que as cepas do genótipo *T. cruzi* II no Brasil e na Argentina sejam responsáveis pelas infecções em humanos (Fernandes *et al.*, 1999; Freitas *et al.*, 2005), enquanto na Colômbia e na Venezuela as cepas do tipo *T. cruzi* I predominam (Montilla *et al.*, 2002; Anez *et al.*, 2004).

Marcili *et al.* (2009a) estudaram a distribuição das linhagens Tc I e Tc IIa na Amazônia brasileira e detectaram evidências filogenéticas e biogeográficas de que estas linhagens circulam entre os primatas não humanos, sendo transmitidas por espécies do *Rhodnius* (transmissão arbórea); raramente infectam os humanos e estão correlacionadas com a transmissão oral. A caracterização de *T. cruzi* IIc isolados de mamíferos e triatomíneos no Norte e no Sul do Brasil demonstra que esta linhagem está ligada ao ciclo de transmissão terrestre (Marcili *et al.*, 2009b).

De acordo com Zingales *et al.* (2009), um triplo ensaio tem sido postulado para a classificação das linhagens correspondendo ao rDNA PCR (Souto, 1996), o PCR-RFLP do HSP60 e o GPI *loci* (Westenberger *et al.*, 2005). D'Avila *et al.* (2009) propuseram uma metodologia alternativa para essa caracterização: o RFLP COII (Freitas *et al.*, 2006), a amplificação do ITS *leader gene* (Burgos *et al.*, 2007) e o 24Sα rRNA (Souto *et al.*, 1996).

Esta combinação foi recentemente aplicada pelo nosso grupo (Andrade SG), em colaboração com o grupo de Macedo AM, à caracterização de 8 cepas do *T. cruzi* isoladas de pacientes com forma aguda da doença de Chagas por contaminação oral, em Santa Catarina (2005), além de uma cepa de um marsupial (*Didelphis albiventris*) e de um triatomíneo (*T. tibiamaculata*) infectado, coletados na mesma área. Comparando-se os resultados obtidos com a caracterização dos biodemas e a genotipagem, foi observado que os resultados obtidos confirmam a tipagem biológica que demonstrou a presença do biodema tipo II (*T. cruzi* II) em todas as cepas, porém a tipagem genotípica revelou a mistura de *T. cruzi* I + *T. cruzi* II em uma cepa isolada de um caso humano, uma do inseto vetor e uma do marsupial *Didelphis albiventris*; além disso, uma das cepas isoladas de um caso humano revelou a mistura de *T. cruzi* II + *T. cruzi* VI. (Andrade *et al.*, 2011).

▸ Cepas do T. cruzi

O conceito de cepas do *T. cruzi* surgiu como uma necessidade de se sistematizarem os dados que se acumularam na literatura, desde a descoberta da doença de Chagas, pelo estudo de amostras dos parasitos isolados de casos humanos, de animais naturalmente infectados ou do inseto vetor. As amostras mantidas em laboratório, por meio de passagens em animais suscetíveis ou em culturas *in vitro,* foram designadas "cepas". Procurando estabelecer convenções e definições de termos em protozoologia, para uniformização e distinção de diferentes materiais, Lumsden (1970) definiu *cepa* como "uma população derivada de um isolado, mantida em cativeiro em reprodução contínua por passagens seriadas, quer mecânica ou cíclica, em cultura ou em animais de laboratório". Dentro dos critérios de Lumsden (1970; 1972a, b), foram enquadradas todas as amostras que têm sido mantidas em laboratório.

Qual seria então o significado das cepas do *T. cruzi* para o estudo e compreensão da doença de Chagas?

O primeiro registro de diferenças na infecção determinada por cepas isoladas de humanos, de duas áreas endêmicas, e inoculadas em cobaias, foi feito por Brumpt (1913), estudando uma amostra isolada por Carlos Chagas, em Minas Gerais, e outra procedente da Bahia, isolada por Pirajá da Silva (Brumpt e Silva, 1912). Nesses estudos, verificou Brumpt (1913) que a amostra enviada por Carlos Chagas tinha uma virulência exaltada, enquanto a outra, procedente da Bahia, era menos virulenta, determinando uma infecção não letal em cobaios. O isolamento de amostras do parasito de várias procedências e a sua manutenção laboratorial foram responsáveis pela multiplicação das cepas do *T. cruzi* com diferentes designações. O comportamento dessas cepas foi inicialmente estudado por diversos pesquisadores, levando em conta características isoladas como sua capacidade de multiplicação, virulência, morfologia no sangue periférico, tropismo tissular etc. Posteriormente, Brener (1965; 1969), Brener e Chiari (1963) e Melo e Brener (1978) fizeram estudos comparativos sobre diferentes cepas do *T. cruzi* e chamaram a atenção para o significado das variações morfológicas e do tropismo. Foram descritas as cepas "polares" Y e CL (Brener, 1977), porém não constituíram grupos bem definidos. Foram também estudadas diferenças imunológicas entre diversas cepas (Nussenzweig, 1963; Nussenzweig e Goble, 1966), sem que se fizesse uma correlação com aspectos patológicos no animal experimental.

A descrição dos tipos biológicos de cepas, classificando-as em um número restrito de biodemas, levando em conta diferentes parâmetros, permitiu correlacionar os caracteres próprios do parasito com a resposta do hospedeiro, por meio da avaliação da patogenicidade, do tropismo tissular, das lesões histopatológicas, da resposta imunológica, da resposta aos quimioterápicos, e contribuiu para a compreensão da importância do parasito no determinismo dos quadros mórbidos da doença de Chagas experimental (Andrade, 1974).

Os conceitos atuais, levando em conta não apenas os caracteres biológicos, mas também os perfis genéticos, permitem definir as cepas do *T. cruzi* como populações multiclonais complexas, que diferem nas suas características genéticas e biológicas e no seu comportamento no hospedeiro vertebrado.

De acordo com Thompson e Lymbery (1990), as cepas dos parasitos podem representar populações com caracteres biológicos definidos, correspondentes a características genéticas próprias, representando "clones naturais". Isto ocorre nos parasitos que se reproduzem predominantemente ou exclusivamente de maneira assexuada, como demonstrado por Tibayrenc e Ayala (1988), em relação ao *T. cruzi*. Ainda de acordo com Thompson e Lymbery (1990), uma cepa difere de outra população não apenas quanto ao seu caráter genético, mas também difere em um ou mais caracteres com significado epidemiológico. O conceito de cepas do *T. cruzi* se adequa bem a esta visão geral. Os estudos genéticos são importantes para esclarecer a heterogeneidade intraespecífica do parasito. O estudo do seu comportamento biológico e das relações hospedeiro-parasito pode indicar o papel que diferentes cepas têm na determinação do curso da infecção e das lesões em diferentes setores do organismo. Além de diferirem em seus caracteres biológicos gerais, as cepas do *T. cruzi* variam nos seus caracteres intrínsecos, como a sua composição antigênica (Andrade *et al.*, 1981; Morgado *et al.*, 1982; Bongertz *et al.*, 1983) e a suscetibilidade à quimioterapia (Andrade *et al.*, 1975; 1985; Brener *et al.*, 1976; Filardi e Brener, 1982). Quando as cepas são agrupadas de acordo com os seus caracteres morfobiológicos e histopatológicos, os caracteres intrínsecos referidos podem também ser levados em consideração.

▸ Biodemas | Caracterização biológica do T. cruzi

Biodemas são grupos de cepas do *T. cruzi*, que representam os tipos morfobiológicos e histopatológicos descritos por Andrade (1974) e que apresentam caracteres biológicos comuns, tropismo tissular diferenciado e lesões histopatológicas características em animais experimentais (Andrade e Magalhães, 1997). A esses caracteres biológicos correspondem perfis isoenzimáticos próprios que foram correlacionados com os zimodemas Z1, Z2 e Z2b (Andrade *et al.*, 1983). A classificação das cepas do *T. cruzi* em três diferentes tipos biológicos foi baseada em diferentes parâmetros (perfil parasitêmico, morfologia dos parasitos no sangue periférico, virulência, patogenicidade, tropismo tissular). Inicialmente designados apenas como tipos I, II e III, passaram, a partir de 1997, a ser designados como biodemas (tipos I, II e III) (Andrade e Magalhães, 1997).

As características básicas dos três biodemas serão resumidas a seguir: *tipo I*, macrofagotropismo na fase inicial da infecção, alta virulência com 100% de mortalidade até 12 dias, máximo de parasitemia do 7º ao 12º dia e predominância de formas delgadas na fase inicial da infecção; *tipo II*, miotropismo com envolvimento predominante do miocárdio na fase aguda, predominância de formas largas, mas com porcentagem significante de formas delgadas no sangue periférico, piques parasitêmicos do 12º ao 20º dias de infecção, quando a mortalidade atinge o máximo; *tipo III*, miotropismo, com parasitismo e lesões predominantes em músculo esquelético, predominância de formas largas; piques parasitêmicos do 25º ao 30º dia pós-infecção ou mais tardiamente e mortalidade baixa até 30 dias. As cepas do biodema tipo II podem apresentar baixa, média ou alta virulência, quando se consideram os níveis de parasitemia, o grau de parasitismo tissular e os índices de mortalidade. A virulência das cepas tem grande influência no grau de lesões tissulares determinadas pela infecção com o *T. cruzi*. Em um mesmo biodema, as cepas podem apresentar diferentes graus de virulência, que podem variar de acordo com diversos fatores, dependentes do parasito e com as condições do hospedeiro.

A virulência é uma condição variável e, isoladamente, não permite classificar as cepas. A patogenicidade está ligada à capacidade de invasão e de multiplicação intracelular das formas metacíclicas do *T. cruzi*, na dependência de suas glicoproteínas de superfície. Os genes que codificam os antígenos de superfície do *T. cruzi* (transialidase, mucinas e outras glicoproteínas de superfície) representam famílias multigênicas que apresentam organização complexa. As glicoproteínas de superfície têm importante papel porque estão envolvidas na interação do parasito com as células do hospedeiro e são alvo da resposta imune do hospedeiro vertebrado. Foi demonstrado que as cepas do biodema tipo III-Z1 (Colombiana, Montalvania) apresentam um conteúdo de neuraminidase ou transialidase muito mais elevado do que as cepas de outros biodemas; este pode ser um importante fator de miotropismo predominante e de resposta tissular à infecção com estas cepas (Pereira *et al.*, 1986; Libby *et al.*, 1986) além da sua alta patogenicidade. Populações do *T. cruzi* que foram depletadas da transialidase (TS^-), pelo uso de anticorpos monoclonais que reconhecem o domínio C terminal da transialidase tiveram reduzida a sua capacidade invasiva, enquanto as populações TS^+ eram muito invasivas *in vitro* e *in vivo* e virulentas para os animais experimentais (Pereira *et al.*, 1996). Em estudos de Schenkman *et al.* (1991; 1992) foram descritas glicoproteínas de 85 kD e de 82 a 90 kD que fazem parte da família GP85, inclusive receptores para fibronectina e laminina e a transialidase que estão também envolvidas no processo de adesão. Em estudo de clone não virulento da cepa CL (clone CL-14), Atayde *et al.* (2004) verificaram que o clone CL-14 (de baixa virulência) difere da cepa CL (com elevada capacidade de penetrar nas células e se multiplicar) devido à significante redução da expressão da glicoproteína de superfície gp82.

Considerando a classificação proposta (Anonymous, 1999), o biodema tipo III se enquadra no grupo *T. cruzi* I e o biodema tipo II se enquadra no grupo *T. cruzi* II. O biodema tipo I não foi incluído nesta classificação e corresponde ao zimodema Z2b, isto é, uma variedade do zimodema Z2. Entretanto, do ponto de vista biológico as cepas do tipo I que serviram de protótipo para esta classificação, como a cepa Y e a cepa Peruana, têm comportamento muito característico, estável, mantendo o macrofagotropismo característico na fase aguda da infecção.

O estudo de clones isolados de cepas estáveis, protótipos dos biodemas do *T. cruzi*, permite analisar a estrutura clonal das mesmas, estabelecer a homogeneidade ou a heterogeneidade clonal destas cepas e identificar, por meio da caracterização biológica, histopatológica, isoenzimática e molecular, a presença de um "clone principal" (Andrade, 1999). Dentro deste contexto, isto é, considerando-se o resultado da clonagem das cepas protótipos dos diferentes biodemas, que apresentam uma homogeneidade clonal, o "clone principal" representa o clone predominante, reproduzindo os caracteres da cepa parental do ponto de vista biológico, fenotípico e genotípico. Esses dados confirmam a sugestão de Tibayrenc e Ayala (1988) de que clones bem adaptados podem predominar e ser selecionados pelas condições ambientais e podem circular em diferentes áreas geográficas, constituindo "cepas naturais".

O estudo de clones e subclones isolados da cepa 21 SF de São Felipe, BA, protótipo do biodema tipo II, veio demonstrar a homogeneidade clonal desta cepa padrão, indicando a predominância de um clone principal que circula nessa área (Campos e Andrade, 1996; Campos *et al.*, 1999). Também a cepa Colombiana, protótipo do biodema tipo III apresentou homogeneidade clonal, sendo sugerida a predominância de um clone principal nesta cepa, responsável, inclusive, pela sua resistência aos quimioterápicos (Camandaroba *et al.*, 2001; 2003). Vale acentuar que nem sempre as cepas referidas na literatura apresentam essa homogeneidade clonal. Como exemplo, as cepas Y e CL, descritas como cepas polares, mostram heterogeneidade de suas populações, o que foi visto pelos caracteres biológicos (Marques de Araújo e Chiari, 1988), isoenzimáticos (Romanha *et al.*, 1979; Goldberg e Silva Pereira, 1983) e moleculares (Morel, 1980).

Um importante caráter das cepas dos diferentes biodemas é a manutenção dos seus padrões biológicos e bioquímicos, sob diferentes condições e diferentes procedimentos laboratoriais. Como exemplo, a manutenção dos padrões isoenzimáticos de cepas de diferentes tipos, após tratamento quimioterápico (Castro Silva *et al.*, 1989; Marretto e Andrade, 1994); manutenção do comportamento de cepas após a passagem em diferentes espécies de triatomíneos (Magalhães e Andrade, 1991) e após a passagem em diferentes meios (Magalhães *et al.*, 1985).

Histotropismo clonal dos biodemas

O histotropismo das cepas dos diferentes biodemas representa uma importante característica para a sua classificação; apesar da predominância do tropismo para um tipo celular específico, observada para cada biodema na fase aguda da infecção, diversos órgãos e tecidos podem estar parasitados por uma mesma cepa ou por um mesmo clone desta. Foi recentemente demonstrado, pelo estudo do histotropismo dos clones da cepa Colombiana (biodema tipo III), obtidos por micromanipulação, por isolamento de forma única do parasito (Camandaroba, 2004), que formas amastigotas de um mesmo clone, da mesma maneira que da cepa parental, formavam acúmulos parasitários no citoplasma de macrófagos, adipócitos, miocélulas cardíacas, miócitos da parede intestinal, células musculares esqueléticas e células satélites de gânglios nervosos do plexo de Auerbach.

Influência da linhagem do camundongo na infecção por diferentes biodemas

Tendo em vista a importância da resposta do hospedeiro vertebrado sobre os quadros clinicopatológicos da doença de Chagas e a utilização de modelos experimentais para investigar este tema, a interação de diferentes linhagens isogênicas de camundongos com os três tipos biológicos de cepas do *T. cruzi* ou biodemas foi investigada em camundongos de seis diferentes linhagens: AKR, A/J, CBA, BALB/c, C3H e B-10, os quais foram inoculados com as cepas Peruana (tipo I), 21SF (tipo II) e Colombiana (tipo III) (Andrade *et al.*, 1985a). Basicamente, o comportamento biológico dos três biodemas foi mantido nos animais de diferentes linhagens, variando, entretanto, em relação aos índices de parasitemia e de mortalidade, maiores ou menores de acordo com a suscetibilidade das linhagens, porém com um mesmo padrão de evolução. Foi verificado que a resistência dos camundongos das seis linhagens isogênicas varia de acordo com o biodema do *T. cruzi*, predominando deste modo o fator parasitário em relação ao padrão genético do camundongo. Observou-se que com a cepa do biodema tipo I (Peruana), houve alta mortalidade para todas as linhagens, indicando que a virulência deste biodema foi mantida apesar das diferenças dos hospedeiros (Tabela 48.1).

Resposta aos quimioterápicos dos diferentes biodemas

A suscetibilidade aos quimioterápicos representa um importante parâmetro biológico para a caracterização dos

Tabela 48.1 Tempo médio de sobrevida de camundongos de seis linhagens isogênicas à infecção por cepas do *Trypanosoma cruzi* protótipos dos três biodemas.

Cepas do *T. cruzi*					
Peruana		**21 SF**		**Colombiana**	
Linhagem dos camundongos	**Sobrevida (dias)**	**Linhagem dos camundongos**	**Sobrevida (dias)**	**Linhagem dos camundongos**	**Sobrevida (dias)**
DBA/1	14,3	B-10	200	DBA/1	83,3
B-10	12,5	DBA/1	200	C3H	38,5
BALB/c	12,5	BALB/c	90,9	B/10	26,3
A/J	12,5	C3H	33,3	BALB/c	23,3
C3H	12,5	A/J	33,3	AKR	21,3
AKR	11,1	AKR	14,3	A/J	20,8
P	$> 0,05$		$< 0,05$		$< 0,05$

O tempo médio de sobrevida em dias representa a média harmônica da mortalidade, estatisticamente calculada e comparada pelo teste de variância, e é correlacionado como o grau de resistência do camundongo.

biodemas. Desde os estudos iniciais utilizando o Nifurtimox (Bay 2502) ficou evidenciada a alta resistência das cepas classificadas no biodema tipo III (Andrade *et al.*, 1975; 1977). Posteriormente, com o advento dos nitroimidazólicos, as pesquisas utilizando o Ro 7-1051 (Benznidazol), confirmaram esta mesma resistência do biodema tipo III (Andrade e Figueira, 1977). Foi avaliada comparativamente a suscetibilidade das cepas dos biodemas tipos I, II e III aos dois quimioterápicos (Nifurtimox e Benznidazol) e estabelecido um gradiente entre as cepas de baixa, média e alta suscetibilidades (Andrade *et al.*, 1985). Foi recentemente verificado que os clones da cepa Colombiana (biodema tipo III) apresentam alta resistência ao Benznidazol comparável à obtida com a cepa parental (Camandaroba *et al.*, 2003). Também foram testados quanto à suscetibilidade ao Benznidazol, clones da cepa 21SF (biodema tipo II). Os clones desta cepa demonstraram uma nítida diversidade de sua suscetibilidade ao tratamento com o Benznidazol e o Nifurtimox reproduzindo os padrões de resposta já observados com as cepas deste biodema (Andrade *et al.*, 1985). Em estudo comparativo entre a resposta ao tratamento pelo Benznidazol e o Nifurtimox de pacientes da área endêmica de Montalvania e de camundongos infectados com as cepas isoladas dos mesmos (biodemas tipos II e III) foi verificado que os índices de cura nos animais experimentais coincidiram em 82% dos casos com os resultados obtidos no tratamento dos pacientes, isto é, houve altos índices de cura nos pacientes infectados com as cepas do biodema tipo II e baixo índice com os infectados com as cepas de tipo III (Andrade *et al.*, 1992). Este resultado demonstrou a manutenção de caracteres dos biodemas em diferentes hospedeiros vertebrados em relação à resposta aos quimioterápicos e à possibilidade de correlação de resultados experimentais com os obtidos em humanos.

▶ Zimodemas | Estudo isoenzimático de cepas do *T. cruzi*

Zimodemas são grupos de cepas que apresentam perfis eletroforéticos isoenzimáticos comuns, representando padrões genéticos fenotípicos e permitindo a caracterização filogenética dos parasitos. Com base na possibilidade de caracterização genética fenotípica de organismos, pela mobilidade eletroforética de suas isoenzimas, Miles *et al.* (1977; 1978; 1980) usaram este método na caracterização do *T. cruzi*, pela eletroforese de 18 enzimas em extratos enzimáticos de formas de cultura do parasito. Com este método caracterizaram mais de 250 cepas recém-isoladas de vários hospedeiros, no Nordeste e no Centro do Brasil, pela combinação do padrão eletroforético de ASAT (aspartato aminotransferase), ALAT (alanina aminotransferase), PGM (fosfogluocomutase), GPI (glicose fosfatoisomerase), ME (enzima málica) e G6PD (glicose 6-fosfato desidrogenase). A identificação das variações isoenzimáticas das cepas permitiu caracterizar grupos isoenzimáticos, depois designados zimodemas (Barrett *et al.*, 1980; Miles *et al.*, 1980), sendo estabelecidos os zimodemas 1, 2, e 3 (Z1, Z2, Z3). O estudo isoenzimático de cepas isoladas por Miles *et al.* (1977) de área endêmica na Bahia, de animais silvestres e de pacientes humanos, permitiu a esses autores demonstrar a circulação nessa área de cepas com dois diferentes perfis isoenzimáticos, correspondendo aos zimodemas Z1 (ciclo silvestre) e Z2 (ciclo doméstico). Em cepas isoladas da Amazônia por Miles *et al.* (1978; 1981), foi verificada a presença de dois diferentes zimodemas (Z1 e Z3) no Pará.

Uma complementaridade foi identificada por Andrade *et al.* (1983) entre os biodemas e os zimodemas designados Z1 e Z2, em estudo desenvolvido com o objetivo de pesquisar uma possível base genética para o comportamento biológico dos diferentes biodemas. Esses autores verificaram a correspondência com os perfis eletroforéticos das isoenzimas descritas por Miles *et al.* (1980), correspondendo o biodema tipo II ao Z2 e o biodema tipo III, ao Z1. Foi exceção o biodema tipo I, que apresentou um perfil eletroforético peculiar, que não havia sido descrito previamente, revelado no estudo das cepas protótipos (cepas Y e Peruana) por Andrade *et al.* (1983). O mesmo perfil isoenzimático encontrado foi posteriormente identificado como Z2b, variante de Z2, no Chile (Miles *et al.*, 1984) e na Bolívia por Tibayrenc *et al.* (1984). As enzimas PGM, GPI, ALAT e ASAT permitiram uma boa discriminação entre os três diferentes biodemas, representando um padrão fenotípico para os mesmos (Andrade *et al.*, 1983). O zimodema Z3 (Miles, 1980) não foi identificado entre os biodemas estudados por Andrade (1974).

Romanha *et al.* (1979) estudaram o comportamento eletroforético de quatro enzimas derivadas de sete cepas do *T. cruzi* de variadas origens, identificando quatro padrões distintos (I, II, III, IV), aos quais designaram posteriormente (Romanha, 1982) zimodemas ZA, ZB, ZC e ZD, e estabeleceram correlações entre os mesmos e os descritos por Miles *et al.* (1977; 1980).

Novos estudos sobre os zimodemas de cepas do *T. cruzi*, pela análise eletroforética de *multiloci* isoenzimáticos (MLEE) foram realizados por Tibayrenc *et al.* (1986) e Tibayrenc e Ayala (1988). Desenvolveram esses autores amplos estudos genotípicos, baseados nos caracteres isoenzimáticos de mais de 500 cepas do *T. cruzi*, as quais foram isoladas de extensa área das Américas, desde os EUA até o Chile. Estudando 15 *loci* genéticos que codificam as isoenzimas, em 121 cepas do *T. cruzi*, Tibayrenc *et al.* (1986) identificaram 43 diferentes "clones naturais", pela sua composição genética, o que significa a presença de grande variedade isoenzimática (genótipos isoenzimáticos) entre cepas do *T. cruzi*. A interpretação dos resultados, em termos de genética populacional e evolucionária e de sistemática filogenética (Tibayrenc e Ayala, 1988; Tibayrenc e Brenière, 1988), evidenciou uma típica estrutura clonal para o *T. cruzi* que ocorre quando há ausência de trocas genéticas ou quando estas acontecem esporadicamente. Embora os estudos isoenzimáticos indiquem que o *T. cruzi* é diploide, que a sexualidade mendeliana está ausente ou muito rara (Tibayrenc *et al.*, 1986), não se pode descartar alguma recombinação genética, como foi demonstrado por Bogliolo *et al.* (1996). Tibayrenc e Ayala (1988) compararam os múltiplos genótipos isoenzimáticos, identificados pela análise de 15 *loci* enzimáticos, com os zimodemas Z1, Z2 e Z3 (Miles, 1980), concluindo que estes três zimodemas representam uma avaliação insuficiente da variabilidade real do parasito, embora permaneçam válidos como cepas de referência. Dos 43 clones naturais, alguns aparecem esporadicamente, porém um número limitado deles aparece repetidamente em áreas geográficas distantes e em diferentes hospedeiros, são os *major clones* (Tibayrenc e Brenière, 1988) grupos genéticos principais representados pelos clones 19/20, 32 e 39, os quais foram chamados *clonets* (Tibayrenc e Ayala, 1991). Posteriormente, Tibayrenc (1995) propôs a divisão em dois grupos filogenéticos: grupo I, correspondente ao *T. cruzi* I e grupo II, correspondente ao *T. cruzi* II e, mais recentemente, designados DTU (Tibayrenc e Ayala, 2002).

A caracterização isoenzimática das cepas realizada por Miles *et al.* (1977; 1978; 1980) e por Barrett *et al.* (1980) em zimodemas e a caracterização molecular das cepas em diferentes esquizodemas indicaram a variação intraespecífica do *T. cruzi* de acordo com suas características fenotípicas e genotípicas. Foram entretanto os estudos de Tibayrenc e Ayala (1986; 1988) os que mais contribuíram para a melhor compreensão da extrema variedade genética do *T. cruzi* e para o estabelecimento da estrutura clonal deste parasito.

▸ Esquizodemas | Análise molecular do T. cruzi

Esquizodema corresponde ao padrão eletroforético das bandas representativas de fragmentos do DNA do cinetoplasto (k DNA), do *T. cruzi*, obtidos pelo tratamento e digestão com endonucleases de restrição do kDNA. O *T. cruzi*, como outros cinetoplastídeos, contém uma rede concatenada de moléculas circulares do DNA, dentro da mitocôndria, que é o kDNA (Simpson, 1987). Como foi descrito por Degrave *et al.* (1988), a rede do kDNA é formada por minicírculos e maxicírculos. Cada minicírculo é constituido de quatro regiões conservadas, minirrepetidas, de 120 pares de bases situadas a intervalos de 90° e quatro regiões variáveis não repetidas. Cepas e clones do *T. cruzi* podem ser caracterizadas em nível genotípico pela análise do esquizodema, termo criado por Morel *et al.* (1980) a partir do vocábulo grego *skhizo*, que corresponde ao português esquizo = separar, dividir e *demo* = população. De acordo com Morel *et al.* (1986), os perfis eletroforéticos dos esquizodemas, pelo polimorfismo do tamanho de fragmentos de restrição ou RFLP (*restriction fragments length polymorphism*), também designados *restriction fingerprints*, são marcadores bioquímicos estáveis que podem ser usados para diferenciar populações muito relacionadas de parasitos. Os perfis eletroforéticos são formados por bandas nítidas que diferem no peso molecular e na intensidade e são derivadas, principalmente, dos minicírculos do kDNA. O estudo de isolados do *T. cruzi* de diferentes origens permitiu aos autores (Morel *et al.*, 1986) demonstrarem populações heterogêneas isoladas de pacientes chagásicos, representando misturas de cepas. A possibilidade de seleção de subpopulações foi também observada por esses autores pela passagem em camundongos, tendo revelado diferentes perfis eletroforéticos dos parasitos colhidos após diferentes passagens. Outras cepas representam populações homogêneas, mostrando clones com perfis idênticos, mesmo após diferentes esquemas de passagem. Em populações heterogêneas, obtidas artificialmente pela inoculação de camundongos com duas cepas (Y e F) (Deane *et al.*, 1984), foi possível identificar o esquizodema das duas diferentes cepas. As tentativas de correlacionar os esquizodemas com os zimodemas A, B, C, D (Morel, 1980) não deram resultados consistentes, tendo sido observadas nítidas variações de esquizodemas entre as cepas de um mesmo zimodema. De acordo com Momen (1999), a análise dos fragmentos de restrição do kDNA revelou uma grande heterogeneidade genética do *T. cruzi*, o que não permitiu a classificação em tipos. Um importante avanço na técnica do esquizodema foi obtido por Sturm *et al.* (1989), que propuseram a amplificação dos fragmentos dos minicírculos do kDNA obtidos com enzimas de restrição, pela reação da PCR. Esta técnica permite a análise de pequeno número de formas do *T. cruzi*, enquanto a técnica clássica exige um número mínimo de 10^8 parasitos. De acordo com Sturm *et al.* (1989), a análise do esquizodema pela hibridização com oligonucleotídios específicos ou por digestão direta com enzimas de restrição pode ser realizada nos fragmentos amplificados por PCR, representando as porções conservadas ou variáveis dos minicírculos. Este método pode representar um ensaio rápido, específico e sensível para o diagnóstico da doença de Chagas em pacientes crônicos, bem como para estudos epidemiológicos de animais infectados e insetos.

Embora não tenha permitido classificar as cepas em grupos definidos, o método permitiu distinguir diferentes cepas, seja por hibridização de fragmentos amplificados de 122 pb ou pela amplificação de fragmentos de 330 pb obtidos por digestão direta com enzimas de restrição.

Em uma tentativa de classificar cepas originárias das Américas do Sul e Central, Ávila *et al.* (1990) estudaram 56 amostras de diferentes áreas geográficas do Brasil, Venezuela, Colômbia e Costa Rica. Foi feito o esquizodema do kDNA total e da região variável dos minicírculos amplificados pela PCR, usando os *primers* P35 e P36, que amplificam a região variável de 330 pb. Esta técnica permitiu evidenciar, além dos dois esquizodemas iniciais, mais quatro perfis de esquizodemas, em um total de seis grupos (S1, S2, S3, S4, S5, S6). Concluíram os autores (Ávila *et al.*, 1990) que a combinação da análise com enzimas de restrição e a hibridização das regiões variáveis do minicírculo do kDNA, amplificadas por PCR, podem ser utilizadas para a detecção e a classificação do *T. cruzi*.

▪ Esquizodemas de clones isolados de protótipos dos biodemas II e III

Clones de cepas protótipos dos biodemas tipo II (21 SF) e tipo III (Colombiana), obtidos por micromanipulação, a partir de forma única do parasito, foram submetidos à análise do kDNA usando a técnica do RFLP, após amplificação dos fragmentos obtidos pela PCR, com o objetivo de sua caracterização molecular (Campos *et al.*, 2002; Camandaroba, 2004). Esses estudos permitiram demonstrar, em nível molecular, a homogeneidade clonal das cepas protótipos dos dois biodemas. Mostrou também que a cepa 21SF (biodema tipo II), apesar da homologia clonal, apresenta discretas diferenças entre os diversos clones, porém sem significância quando se aplicou o teste de similaridade. A cepa Colombiana (biodema tipo III, *T. cruzi* I) também mostrou homologia dos seus clones, quando submetidos à análise do kDNA pelo uso de enzimas de restrição e amplificação pela PCR.

Os dois estudos citados permitem correlacionar os esquizodemas com os caracteres biológicos e isoenzimáticos das cepas de cada biodema e os clones delas obtidos. A correlação entre os esquizodemas e os caracteres isoenzimáticos foi investigada por Tibayrenc *et al.* (1993), os quais procuraram correlacionar grupos representativos dos perfis isoenzimáticos ou *clonets* com os esquizodemas descritos por Morel *et al.* (1980), tendo observado uma coincidência entre os grupos isoenzimáticos e os resultantes da análise molecular do DNA, pela técnica de amplificação aleatória do DNA polimórfico por PCR (RAPD, *random amplification of polymorphic DNA*). Esse estudo permitiu estabelecer duas linhagens filogenéticas (grupos I e II), separadas por vasta distância evolucionária, tendo como base o estudo de múltiplos *loci* isoenzimáticos e a análise do DNA.

▸ Marcadores moleculares nucleares | Linhagens do *T. cruzi*

Dois marcadores nucleares dimórficos foram descritos por meio da amplificação por PCR de uma sequência de 110 a 125 pb do rRNA 24Sα e de uma sequência de 300 a 350 pb situada no espaçador intergênico do gene da sequência líder ou miniéxon (Souto e Zingales, 1993; Souto *et al.*, 1996; Fernandes *et al.*, 1999). A investigação em 16 cepas do *T. cruzi* do rRNA 24Sα mostrou em 8 delas, fragmentos amplificados de 125 pb, e, em 8, fragmentos de 110 pb, caracterizando a divisão das cepas em dois grupos. Esta mesma técnica e a caracterização do gene de miniéxon foram empregadas no estudo de grande amostra de isolados de vertebrados e vetores. Os resultados indicaram um dimorfismo com ambos os genes (Souto *et al.*, 1996). Nesse estudo foram identificados produtos de 125 e 110 pb para o rRNA e 300 ou 350 pb para o gene de miniéxon, representando os grupos 1 e 2, além de um grupo híbrido 1/2; esses achados permitiram aos autores indicar a divisão do *T. cruzi* em duas linhagens: linhagem 1 e linhagem 2, apresentando alta divergência filogenética (Zingales *et al.*, 1998; Fernandes *et al.*, 1999). Considerando a divisão proposta na satellite meeting (Anonymus, 1999), a linhagem 1 corresponde ao *T. cruzi* II e a linhagem 2 ao *T. cruzi* I. Os autores sugerem uma forte associação entre a linhagem 1 e o ciclo doméstico, enquanto no ciclo silvestre, ambas as linhagens circulam igualmente. Esses autores passaram a designar as linhagens 1 e 2 como *T. cruzi* I e *T. cruzi* II, incluindo ainda o *T. cruzi* Z3 (Fernandes *et al.*, 2001).

▸ Correlação entre os grupos biológicos, filogenéticos e genômicos e os diferentes aspectos da doença de Chagas

As tentativas de correlacionar as diferentes manifestações clinicopatológicas da doença de Chagas com os diversos caracteres do *T. cruzi* são dificultadas pela complexidade do parasito e pelas peculiaridades de resposta do hospedeiro. Em primeiro lugar, há nítidas diferenças na morbidade para o setor cardíaco e na frequência das formas digestivas em áreas geográficas diferentes. Por outro lado, as classificações variadas (biológicas, fenotípicas e genotípicas), de acordo com os métodos aplicados, ampliam muito os perfis parasitários a serem analisados. A partir daí, o papel das variações intraespecíficas do *T. cruzi*, no determinismo dos quadros clinicopatológicos da doença, tem sido exaustivamente estudado, como detalhado anteriormente, sempre à procura de uma correlação com as diferentes manifestações da doença de Chagas. Com base na diversidade dos aspectos morfológicos, imunológicos e na virulência do parasito, e nas diferenças individuais e regionais dos padrões da doença de Chagas, Coura *et al.* (1966), sugeriram a designação "complexo cruzi" para designar *T. cruzi*. De acordo com Devera *et al.* (2003), a interação de diferentes clones do complexo cruzi com o hospedeiro humano determinaria a morbidade da doença.

▪ Diferenças geográficas da doença de Chagas

Na Reunião sobre Diferenças Geográficas na Doença de Chagas, realizada na Universidade de Brasília, em 1975, em que participantes de diferentes países apresentaram as suas experiências, cujos depoimentos originais foram editados por Prata (1975), foram expressas inúmeras dúvidas e problemas relacionados com este tema que sempre preocupou os estudiosos da doença de Chagas. As diferenças geográficas, principalmente no que diz respeito às manifestações clínicas, ficaram patentes, principalmente se considerarmos, além do Brasil, as manifestações em outros países como Venezuela, Chile e Argentina (Prata, 1975; 2001). Os estudos clinicoepidemiológicos indicando diferenças de morbidade e de manifestações da doença em diferentes áreas geográficas se avolumaram (Macedo *et al.*, 1982; Coura *et al.*, 1984; 1996; 2002). Utilizando uma amostra retirada de dados do inquérito nacional realizado de 1975 a 1981, para avaliar a prevalência de cardiopatia chagásica em diferentes regiões do Brasil, Macedo *et al.* (1982) analisaram 4.982 eletrocardiogramas realizados em 11 estados e compararam os resultados em dois grupos pareados por sexo e idade, um constituído por indivíduos com sorologia positiva e outro com indivíduos com sorologia negativa para a doença de Chagas. Verificaram esses autores maiores índices de prevalência de cardiopatia chagásica em Goiás (55,6%), Minas Gerais (53,5%), Bahia (44,3%) e Piauí (45%) do que na Paraíba e em Pernambuco, onde esses índices foram de 36,7 e 33,3%, respectivamente. Em Sergipe, Alagoas, Ceará e Rio Grande do Sul, os índices foram ainda menores, variando de 22,7 a 32,1%.

Em estudos tipo caso-controle sobre a morbidade da doença de Chagas em quatro áreas de campo em Minas Gerais e duas no Piauí e na Paraíba, Coura *et al.* (1984) mostraram nítidas diferenças regionais no gradiente de manifestações clínicas e alterações eletrocardiográficas. Em Minas Gerais, embora a área esteja controlada quanto à transmissão vetorial, o grau de morbidade cardiológica foi de 30%, enquanto no Piauí e Paraíba foi de 10 a 15%. Isto parece indicar que a doença é mais grave nas localidades de Minas Gerais do que no Piauí e Paraíba. Nestas últimas áreas, Coura *et al.* (1996) verificaram que a morbidade cardiológica decorrente da doença de Chagas na população estudada foi semelhante.

As investigações sobre a incidência da forma digestiva em diferentes áreas geográficas têm demonstrado, de acordo com revisão de Dias (2000), que a esofagopatia ocorre no Brasil em aproximadamente 7 a 11% dos pacientes em áreas endêmicas e a colopatia em 1 a 7%. Castro (1999), tendo feito um estudo evolutivo da incidência de megaesôfago na população de Mambaí, Goiás, verificou no período de 1988 a 1991, em 731 casos, dos quais 382 eram soropositivos, que a incidência na população foi de 7,9% e nos soropositivos foi de 14,2%. A incidência de megas no Brasil é muito variada, de acordo com a região considerada (Rezende, 1975). O maior número de casos de megaesôfago e megacólon tem sido encontrado na região central do Brasil, compreendendo parte dos estados de São Paulo, Minas Gerais, Goiás e Bahia, embora haja relatos de casos no Nordeste e no Sul do país. Fazendo a revisão dos casos da literatura, Rezende (1975) detectou o registro de megas do aparelho digestivo em diversos países, como Chile, Argentina, Bolívia, Peru, Uruguai, Paraguai, Colômbia, enquanto assinalou a raridade de casos na Venezuela e a sua ausência no Panamá. Aparentemente, a incidência de megas é menor nos países mais setentrionais da América do Sul, parecendo não ocorrer, a não ser excepcionalmente, na América

Central. De acordo com Prata (2001), em uma área endêmica, 15 a 20% dos pacientes chagásicos desenvolvem alterações da motilidade, secreção e absorção no trato digestivo, especialmente no esôfago e no cólon.

Diferenças geográficas e distribuição do T. cruzi

Os achados citados indicam nítidas diferenças geográficas das manifestações cardíacas e digestivas da doença de Chagas.

A caracterização dos biodemas, dos zimodemas, dos esquizodemas, dos DTU e das linhagens tem sido utilizada pelos diferentes autores para tentar relacionar o parasito com as diferentes formas clínicas da doença. Essas tentativas têm sido dificultadas pela extrema heterogeneidade do parasito e pela variedade das apresentações da doença. Na realidade, as diversas classificações bioquímicas e moleculares não oferecem as ferramentas para uma análise da correlação dos diferentes grupos com os quadros patológicos da doença.

A distribuição dos diferentes zimodemas contribuiu para os estudos epidemiológicos, tendo sido verificado por Miles e Cibulski (1986) que o zimodema Z2, ligado ao ciclo doméstico, ocorre ao sul da bacia Amazônica, e que os variantes do Z2 ocorrem na parte meridional da América do Sul (Bolívia, Chile, Paraguai). Miles *et al.* (1981) não conseguiram comprovar a relação entre a predominância de Z1 e Z3 na Venezuela, com a ausência de megassíndromes nessa área.

Em extenso estudo sobre o presente estado da doença de Chagas na Amazônia e a diversidade genética do *T. cruzi* nessa área, Coura *et al.* (2002) demonstraram que as infecções humanas, adquiridas de foco silvestre de transmissão na Amazônia, são predominantemente causadas pelo Z1 e, ocasionalmente, pelo Z3. De acordo com Tibayrenc e Ayala (1988), é possível que pressões seletivas, tanto locais como gerais, afetem a distribuição dos zimodemas, como a altitude, a longitude e o clima. Como exemplo, citam o clone 34, isolado diversas vezes na área restrita de São Paulo, enquanto os clones 19, 20 e 30 são espalhados em extensas áreas ecogeográficas.

Estudos recentes, baseados na caracterização dos genes de rRNA e de miniéxon, têm sido desenvolvidos no sentido de aplicar o conceito de linhagens do *T. cruzi* (linhagens 1 e 2), à epidemiologia molecular da doença de Chagas no Brasil (Zingales *et al.*, 1998) e demonstraram que as amostras de vários estados do Brasil, provenientes do ciclo silvestre, apresentaram uma proporção semelhante entre as classificadas como linhagem 1 (*T. cruzi* II) e aquelas incluídas na linhagem 2 (*T. cruzi* I), respectivamente, 55 e 45%, enquanto os provenientes do ciclo doméstico eram da linhagem 1 (*T. cruzi* II). Fernandes *et al.* (1999), em 68 amostras isoladas em diferentes áreas do Rio de Janeiro, demonstraram que o parasito das duas linhagens pode fazer parte tanto do ciclo doméstico como do silvestre. Embora com separação dos dois ciclos, não há evidências que possam indicar uma exclusividade em relação ao parasitismo humano por um dos dois grupos genéticos, os quais podem circular na natureza, quer em ambientes silvestres quer domésticos, dependendo apenas da presença do vetor adequado e do vertebrado suscetível, permitindo também a contaminação dos indivíduos humanos por um ou por diferentes tipos do parasito.

O estudo da distribuição dos biodemas em diferentes áreas geográficas é importante para esclarecer a sua influência nas manifestações locais da doença de Chagas. Em um estudo de 138 cepas de diferentes procedências (Andrade e Magalhães, 1997), foram obtidos resultados superponíveis aos citados em relação aos zimodemas, tomando-se por base a caracterização biológica (biodemas) e isoenzimática das cepas estudadas. Verificou-se que as cepas provenientes do Norte do Brasil e da América Central eram do biodema tipo III, Z1 (*T. cruzi* I). O biodema tipo II, Z2 (*T. cruzi* II) foi identificado em cepas provenientes de diversas regiões, estando presente em todos os pacientes estudados em São Felipe e outras localidades da área endêmica do Recôncavo Bahiano, a leste do estado da Bahia. Também na área de Mambaí, GO, na região Centro-Oeste do Brasil, o biodema tipo II foi o único encontrado em 29 cepas isoladas de casos humanos; entretanto, as formas clínicas da doença nos pacientes dos quais as cepas foram isoladas eram variadas, tendo sido detectados pacientes com a forma aguda, indeterminada ou crônica cardíaca e pequena porcentagem com megassíndromes. Em Montalvania (MG), foram estudadas as cepas isoladas de 29 pacientes com doença de Chagas, tendo sido identificado o biodema tipo III (Z1) em 50% dos casos e o tipo II (Z2) também em 50% (Andrade *et al.*, 1992). No conjunto dos pacientes, houve predominância de casos agudos. A Tabela 48.2 mostra a série de casos clínicos desta área, dos quais foram isoladas as cepas caracterizadas como biodemas tipos II e III, onde constam a idade e a forma clínica da doença de Chagas de que eram portadores. O surto da doença de Chagas nessa área foi atribuído à invasão domiciliar por triatomíneos silvestres, devido ao desmatamento da região (Luquetti *et al.*, 1986). Isto teria levado à infecção aguda recente por cepas do biodema tipo III, como foi identificado nesses casos, o que pode ter ocorrido mesmo nos pacientes já previamente infectados por cepa do biodema tipo II.

As cepas isoladas da Argentina, Chile, Colômbia e Peru foram classificadas nos três biodemas, observando-se, dentre elas, cepas do zimodema Z2b, correspondente ao biodema tipo I, as quais ocorrem raramente no Brasil, tendo como exemplo a cepa Y; este biodema foi identificado em caso de transmissão congênita na Bahia, por Bittencourt *et al.* (1985) e em cepa de animal silvestre de Santa Catarina, isolada por Steindel *et al.* (1991).

Devera *et al.* (2002) isolaram o *T. cruzi* de 14 pacientes de três localidades de Minas Gerais (Pains, Iguatama e Berilo), os quais foram clinicamente avaliados, sendo nove na fase crônica indeterminada e cinco na forma crônica cardíaca. As cepas isoladas foram classificadas nos biodemas tipos II e III, não tendo sido possível correlacionar o tipo de cepa com a gravidade da doença dos pacientes individualmente.

Pacientes da Amazônia, como os casos descritos no Pará, em surtos agudos, comprovados por Valente *et al.* (1999), e em casos da Paraíba, descritos por Shikanai-Yasuda *et al.* (1991), apresentaram cepas do biodema tipo III (Andrade e Magalhães, 1997). De acordo com Valente *et al.* (1999), há forte possibilidade de que os casos do Pará, de infecção de grupos familiares isolados, sejam resultantes de contaminação VO. O mesmo foi observado com as cepas da Paraíba, em surto ocorrido em Catolé do Rocha (Andrade e Magalhães, 1997).

A maior infectividade da cepa Colombiana pela administração oral, em comparação com a cepa Y, foi evidenciada em recente trabalho experimental (Camandaroba *et al.*, 2002), demonstrando a importância do biodema tipo III (*T. cruzi* I) na determinação de surtos agudos da doença, por provável contaminação oral.

Os presentes dados indicam uma distribuição ubíqua das cepas do *T. cruzi,* porém com presença preferencial de determinados tipos em diferentes áreas geográficas (Andrade

Tabela 48.2 Caracterização dos biodemas de cepas isoladas de Montalvania (MG) e de localidades do sudoeste baiano.

Cepa	Paciente	Idade	Sexo	Diagnóstico clínico	Biodema	Zimodema
1 MONT	TFO	13	F	Agudo	III	Z1
2 MONT	FFM	35	M	Subagudo	III	Z1
3 MONT	CCL	17	F	Indeterminado	II	Z2
4 MONT	MA	49	M	Card. + digest.	II	Z2
5 MONT	LFC	2	M	Agudo	III	Z1
6 MONT	ZNC	25	F	Agudo	III	Z1
7 MONT	ERM	16	M	Agudo	III	Z1
8 MONT	JFP	40	M	Agudo	III	Z1
10 MONT	EMS	11	F	Agudo	II	Z2
11 MONT	MMJ	7	F	Agudo	III	Z1
12 MONT	MRSG	5	F	Agudo	II	Z2
13 MONT	AAS	10	M	Agudo	III	Z1
14 MONT	FHS	27	M	Agudo	III	Z1
15 MONT	MLSG	13	M	Agudo	II	Z2
16 MONT	SLJ	61	F	Agudo	II	Z2
17 MONT	JPS	22	M	Agudo	III	Z1
18 MONT	CPO	54	F	Agudo	II	Z2
19 MONT	TCF	10	F	Agudo	III	Z1
20 MONT	HVNM	12	F	Agudo	II	Z2
22 MONT	JLR	32	M	Agudo	II	Z2
23 MONT	AGS	15	M	Agudo	II	Z2
24 MONT	EPC	6	F	Cron. card.	II	Z2
25 MONT	ICRS	11	F	Agudo	III	Z1
28 MONT	MMS	35	F	Agudo	III	Z1
29 MONT	CGM		F	Agudo	II	Z2

e Magalhães, 1997), o que sugere uma correlação entre os padrões biológico e genético das cepas e as manifestações predominantes da doença de Chagas em diferentes áreas endêmicas, sem permitir, entretanto, a sua comprovação.

▸ Biodemas do T. cruzi e suas correlações com a patologia da doença de Chagas experimental

As presentes observações demonstram as dificuldades em se correlacionarem as manifestações da doença de Chagas humana com caracteres fenotípicos e genotípicos isolados. A capacidade de causar lesões faz parte da própria biologia do *T. cruzi*, cujas populações são constituídas por organismos complexos e que se relacionam com o hospedeiro pela mobilização de múltiplos mecanismos. Deste modo, determinam respostas específicas do organismo, que constituem o complexo clinicopatológico designado como doença de Chagas, em que se incluem as manifestações peculiares da fase aguda e os componentes próprios da fase crônica.

A caracterização morfobiológica e histopatológica, pelo fato de ter, desde o seu início, se baseado nas relações parasito-hospedeiro, permite a análise mais detalhada da capacidade patogênica do parasito e a possibilidade de se correlacionarem diferenças de comportamento biológico com as manifestações patológicas no hospedeiro vertebrado.

Entretanto, persistem as dúvidas quanto às correlações entre os achados experimentais e as manifestações clínicas da doença, quando se consideram os casos individualizados das diversas formas da doença.

▪ Influência do biodema na fase aguda da infecção

Considerando-se as lesões histopatológicas na fase aguda da infecção, no animal experimental, estas estão diretamente ligadas ao grau de parasitismo e mostram nítidas diferenças atribuíveis às características das cepas, inclusive a cinética no desenvolvimento do parasitismo e das lesões inflamatórias, que evoluem de maneira rápida e fatal nas cepas do biodema tipo I, enquanto apresentam evolução mais lenta nas do tipo II e tardias nas cepas de tipo III, embora produzindo intensas lesões. Basicamente, as alterações tissulares predominantes na fase aguda da doença dependem do tropismo da cepa e do seu potencial de determinar uma reação necroticoinflamatória nos diversos órgãos, bem como da resposta imunológica inata que desencadeiam. Deste modo, na infecção com cepas do biodema tipo I (Z2b), observa-se, nas fases iniciais, até 10 dias pós-infecção, predominância do macrofagotropismo (Figura 48.2A, B), com intensa proliferação e parasitismo de macrófagos nos centros germinais dos folículos linfoides do baço, porém as lesões são disseminadas pelo organismo devido à ampla distribuição de células do sistema fagocítico mononuclear. Entretanto, ao atingir a fase mais avançada da infecção aguda, é evidente o miotropismo, com acentuado parasitismo e lesões inflamatórias de miocárdio, músculo esquelético e músculo liso da parede intestinal, com processo inflamatório focal ou difuso, com envolvimento de plexos mioentéricos, observando-se presença de parasitos nos gânglios nervosos do plexo de Auerbach e destruição neuronal (Figura 48.2C, D). Na infecção aguda com as cepas do biodema tipo II, as lesões predominantes ocorrem no miocárdio, com acentuado parasitismo das células cardíacas, evoluindo para a destruição dos miócitos parasitados e necrose dos não parasitados, com intenso processo de miocardite (Figura 48.2E, F). Em menor grau, há também lesões de músculo esquelético e parasitismo de músculos lisos da parede intestinal, com infiltrado inflamatório e envolvimento de plexos nervosos mioentéricos. Os macrófagos são raramente parasitados. Na infecção com as cepas de biodema tipo III há, na fase aguda, nítido miotropismo com lesões necroticoinflamatórias em miocárdio e em músculo esquelético (Figura 48.3A, B), desenvolvendo-se extensas lesões de fibras musculares esqueléticas. Discreto parasitismo é visto em outros setores, como os músculos lisos de parede intestinal, com infiltrados focais e envolvimento de plexos mioentéricos pelo processo inflamatório, observando-se raramente a presença de parasitos. Considerando a expressão gênica de glicoproteínas de superfície do *T. cruzi*, que condicionam a maior capacidade de penetração nas células e sua maior multiplicação intracelular, as cepas do biodema tipo III (Z1) se distinguem das demais pelo seu conteúdo de transialidase ou neuroaminidase, o que promove a sua maior patogenicidade.

Independentemente das características genéticas do parasito, a infecção pelo *T. cruzi* determina uma resposta imunológica do camundongo na fase aguda da infecção, que se traduz pela ativação policlonal das células esplênicas, com imunossupressão. A infecção aguda resulta em rápida transformação blástica e atividade proliferativa dos linfócitos CD4, CD8 e Ly 1-B (Minóprio *et al.*, 1986). Brener e Gazzinelli (1997) discutiram o mecanismo da ativação policlonal precoce do sistema imune e sugeriram que glicoconjugados (glicosil-fosfatidilinositol-mucinas) presentes na superfície de tripomastigotas e amastigotas são responsáveis pelo início da inflamação e da resposta imune durante a fase aguda e pelo início da síntese de citocinas pelos macrófagos.

A resposta inata do camundongo infectado propicia a ação de células NK (*natural killer)*, que produzem interferona gama (IFNγ) (Cardillo *et al.*, 1996), estimulando os mecanismos microbicidas dos macrófagos parasitados, com produção de NO (óxido nítrico) e fator de necrose tumoral alfa (TNF-α), levando à necrose de parasitos e de células esplênicas. Esta reação ocorre com maior intensidade na infecção por cepas macrofagotrópicas (biodema tipo I), em que há intensa proliferação de macrófagos no baço e no fígado, bem como em outros setores do organismo, levando à necrose desses tecidos pela produção de TNF-α. O parasitismo de macrófagos, tanto na polpa vermelha como nos centros germinais dos folículos linfoides do baço, ocorre apenas na infecção com as cepas de tipo I. Cordeiro *et al.* (1997) observaram destruição maciça de macrófagos esplênicos parasitados, na fase avançada da infecção do camundongo pela cepa Y (biodema tipo I), o que coincide com a queda brusca da parasitemia e com a alta mortalidade dos animais. Essa destruição de células parasitadas marca a passagem de um estado de suscetibilidade para resistência, com rápida restauração da arquitetura do baço. Foi demonstrado que a necrose de células esplênicas na fase aguda da infecção por cepa macrofagotrópica se deve à liberação *in situ* de TNF-α pelos macrófagos parasitados (Lima *et al.*, 2001).

As cepas do *T. cruzi* de diferentes biodemas podem determinar diferentes respostas imunológicas no animal experimental, o que foi demonstrado em camundongos suíços (Andrade *et al.*, 1983) e em camundongos isogênicos (Andrade *et al.*, 1985b) inoculados com as cepas dos diferentes biodemas (Peruana, 12 SF e Colombiana). Verificou-se em camundongos suíços não isogênicos que, embora basicamente as três cepas determinem o mesmo tipo de reação, traduzida pela elevação das imunoglobulinas (IgG2a, b e IgM), com queda inicial de IgG1, intensa celularidade do baço, com diferenciação plasmocítica e depleção do setor T, essas alterações foram nitidamente diferentes entre os três tipos de cepas, no que diz respeito ao seu início, intensidade e evolução. Os níveis mais elevados de IgG2b foram detectados com a cepa 12 SF; os níveis de IgM foram mais elevados na infecção pela cepa Colombiana e mais baixos com a cepa Peruana, enquanto não houve diferenças significantes da IgG2a. A correlação entre os níveis de IgG, parasitemia e mortalidade também foram variáveis com as diferentes cepas (Andrade *et al.*, 1985b).

Influência do biodema na fase crônica da infecção

Considerando que a evolução crônica da doença de Chagas humana é caracterizada por um espectro de alterações cardíacas, as quais podem permanecer em uma forma indeterminada ou evoluir para uma cardiopatia crônica avançada, é importante investigar, no modelo experimental, a influência das características biológicas e genéticas do *T. cruzi* na evolução das lesões. O papel do biodema do *T. cruzi* na patogênese da miocardiopatia crônica em camundongos foi analisado por Andrade (1990) em 201 camundongos, sendo 73 isogênicos das linhagens AKR, A/J e 128 suíços, cronicamente infectados com cepas dos biodemas tipos I, II e III. A duração da infecção variou de 90 a 240 dias para os camundongos AKR e A/J e de 180 a 660 dias para os suíços. Foram observadas nos diversos grupos as alterações fibroticoinflamatórias da cardiopatia crônica chagásica, que variaram de discretas a moderadas e intensas, em 85% dos animais infectados. As lesões macroscópicas mais frequentes foram dilatação das cavidades cardíacas, trombose atrial e aneurisma da ponta do ventrículo esquerdo (Figura 48.1A, B, C, D), aumento do índice cardíaco (relação entre o peso do coração e o peso corporal), indicativo de cardiomegalia (Tabela 48.3). Essas alterações ocorreram em percentuais mais elevados na infecção com as cepas do biodema tipo III (*T. cruzi* I). O estudo histopatológico dos camundongos cronicamente infectados com as diferentes cepas mostrou processo inflamatório crônico fibrosante, cuja intensidade variou de caso para caso, com a presença de parasitos intracelulares, em 15% dos casos infectados, independentemente do biodema; também foram vistas necrose de fibras não parasitadas, necrose fibrinoide de arteríolas e tromboses intracardíacas. Houve variabilidade individual das lesões mesmo nos camundongos isogênicos. Os resultados mostraram que há diferenças a incidência das lesões cardíacas quando se comparam os camundongos AKR, A/J e suíços, o que representa uma indicação de que o perfil genético do hospedeiro pode influenciar a determinação das diferentes manifestações da doença de Chagas. Entretanto, o modelo murino mostrou que, quando apareceram diferenças estatisticamente significantes entre os camundongos infectados com cepas do *T. cruzi* de diferentes biodemas, independentemente da linhagem do camundongo, houve sempre predominância das lesões determinadas pelo biodema tipo III (Z1), *T. cruzi* I (Tabela 48.4). Os aspectos observados no miocárdio, na infecção crônica avançada, pelas cepas do biodema tipo III, são caracterizados por substituição de células cardíacas por áreas de fibrose e depósito de colágeno intersticial perimisial e endomisial com difuso infiltrado inflamatório mononuclear (Figura 48.3C, D, E, F). Além das lesões cardíacas, acentuadas lesões de músculo esquelético são frequentes nos animais infectados com as cepas deste biodema.

A peculiar patogenicidade da cepa Colombiana do *T. cruzi* para o camundongo foi inicialmente observada por Federici *et al.* (1964) e Kumar *et al.* (1969), os quais descreveram o modelo da cardiopatia crônica chagásica no camundongo, determinado por esta cepa, que posteriormente serviu de protótipo para o biodema tipo III. Mais tarde, cepas de outras áreas, inclusive de Montalvania, MG, foram incluídas no mesmo biodema e apresentaram a mesma capacidade de produzir lesões musculares e cardíacas intensas, na fase crônica da infecção, embora as cepas dos biodemas tipos I e II também sejam responsáveis por diferentes graus de miocardite crônica (Andrade, 1990).

Importância dos biodemas nas lesões do sistema nervoso autônomo

As lesões neuronais dos plexos mioentéricos, responsáveis pelo desenvolvimento dos megas do aparelho digestivo, têm sido observadas na infecção por cepas dos diferentes biodemas. Essas alterações resultam em geral da presença de ninhos parasitários na musculatura intestinal e do consequente infiltrado inflamatório que envolve as células neuronais, determinando alterações celulares como vacuolização do citoplasma, alterações nucleares e destruição dos neurônios. Quando o processo inflamatório é suprimido pelo uso de corticoide, as lesões neuronais não são vistas, mesmo na presença de parasitos (Figura 48.2C, D) (Andrade e Andrade, 1968a). Um detalhado estudo sobre o envolvimento do sistema nervoso autônomo simpático (gânglios nervosos paravertebrais) e gânglios

Tabela 48.3 Índices cardíacos em camundongos de diferentes linhagens cronicamente infectados[a] com *Trypanosoma cruzi* de diferentes biodemas, comparados com os controles normais.

Linhagens	Biodemas	Nº de camundongos	Médias	D.P.	Teste de variância
Suíços	Tipo II	52	0,591	0,122	
	Tipo III	58	0,607	0,115	
	Controles	15	0,542	0,07	
					P < 0,55
AKR	Tipo I	24	0,497	0,093	
	Tipo II	5	0,560	0,135	
	Tipo III	08	0,618	0,133	
	Controles	10	0,476	0,057	
					P < 0,05
A/J	Tipo I	5	0,544	0,065	
	Tipo II	27	0,486	0,066	
	Tipo III	4	0,607	0,125	
	Controles	10	0,474	0,066	
					P < 0,05

Índices cardíacos: relação percentual entre o peso do coração e o peso corporal; biodemas: tipo I (Peruana); tipo II (diversas cepas); tipo III (diversas cepas). [a]Apenas os camundongos até 240 dias de infecção foram incluídos.

Tabela 48.4 Incidência de alterações inflamatórias do miocárdio em camundongos cronicamente infectados com cepas de diferentes biodemas.

Linhagens	Incidência de lesões inflamatórias do miocárdio[a]					
	Ventrículos			Átrios		
Biodemas	Tipo I	Tipo II	Tipo III	Tipo I	Tipo II	Tipo III
AKR	20,8%	20%	87,5%	87,5%	40%	100%
A/J	40,0%	11,1%	50%	60%	77,7%	100%
Suíços	n.s.	36,7%	53%	n.s.	73,4%	85,7%

Biodemas: tipo I (Peruana); tipo II (diversas cepas); tipo III (diversas cepas); n.s.: não sobreviveram até a fase crônica. [a]Apenas as lesões difusas e focais concomitantes foram consideradas.

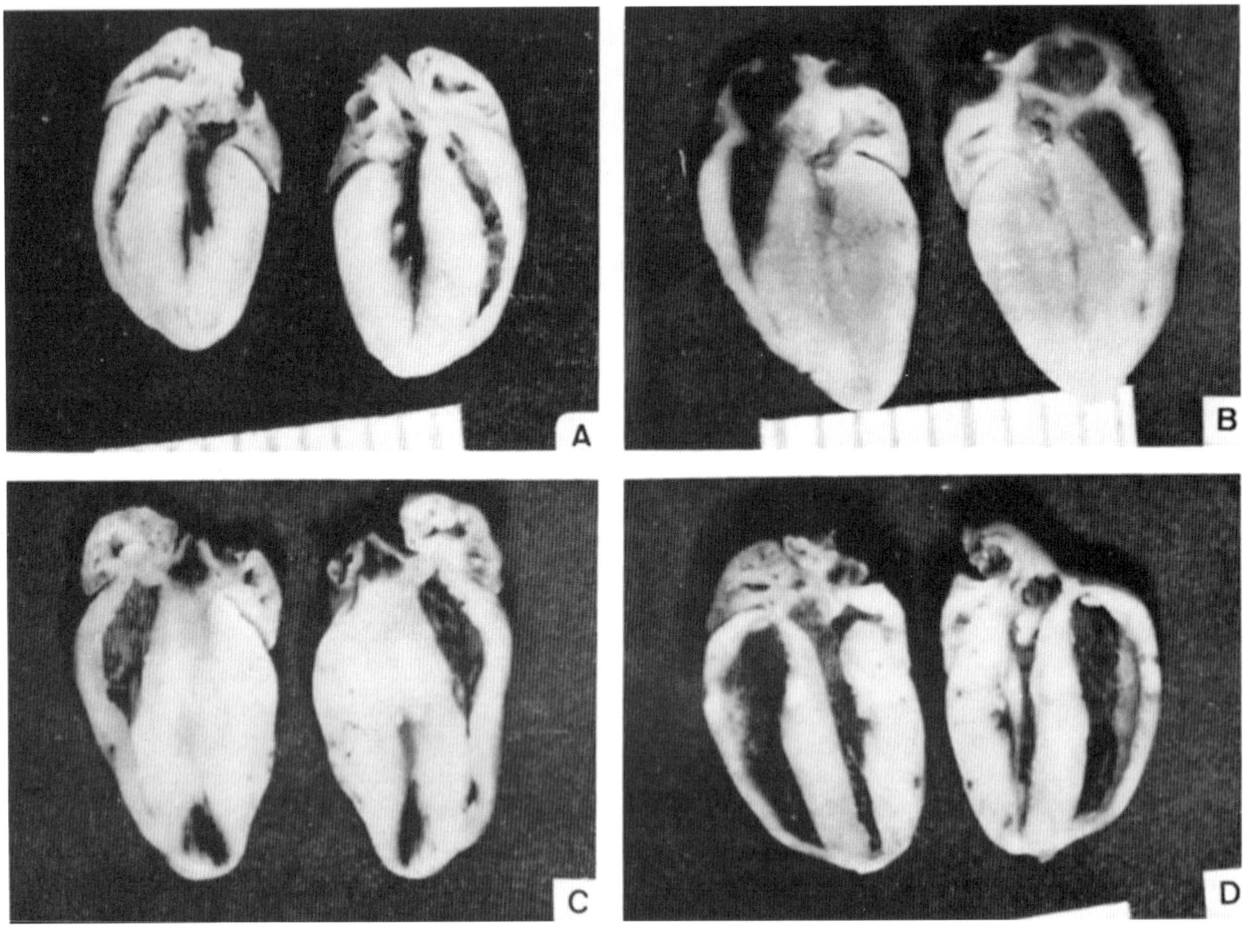

Figura 48.1 Aspectos macroscópicos do coração em camundongos cronicamente infectados pelo *Trypanosoma cruzi*. **A.** Hipertrofia do músculo cardíaco em camundongo AKR infectado com cepa 12 SF (biodema tipo II); **B.** dilatação de cavidades direitas (ventrículo e átrio) em camundongo AKR infectado com a cepa Peruana (biodema tipo I); **C.** dilatação do ventrículo direito, aneurisma da ponta do ventrículo esquerdo e hipertrofia do átrio direito em camundongo suíço infectado com a cepa Colombiana (biodema tipo III); **D.** dilatação do ventrículo direito e hipertrofia do ventrículo esquerdo em camundongo suíço infectado com a cepa Colombiana do *T. cruzi* (biodema tipo III). Reproduzido de Andrade SG. *Mem Inst Oswaldo Cruz* 85: 17-27, 1990.

parassimpáticos da parede intestinal (plexo de Auerbach), em camundongos infectados com cepas dos três biodemas durante as fases aguda e crônica da infecção, foi realizado por Souza *et al.* (1996). Os autores compararam as alterações envolvendo os gânglios simpáticos e parassimpáticos na infecção com as diferentes cepas e não observaram um tropismo especial de nenhuma das cepas para o sistema nervoso autônomo. A destruição neuronal se correlacionou com a inflamação, confirmando os achados anteriores, porém as lesões inflamatórias causadas pela cepa Y (biodema tipo I) foram mais destrutivas para as células neuronais. De acordo com Andrade e Magalhães (1997), o envolvimento dos plexos mioentéricos ocorre predominantemente na infecção com cepas dos biodemas dos tipos I e II, como tem sido descrito para a cepa Y (Tafuri e Brener, 1966; Andrade e Andrade, 1968a) e para as cepas de São Felipe (Andrade, 1974). Um estudo quantitativo das células neuronais dos plexos mioentéricos, durante a fase crônica da infecção, demonstrou decréscimo significativo nos animais infectados com a cepa Y quando comparados com a cepa Colombiana (Tipo III) (Andrade e Andrade, 1968b). Levando em consideração que o tipo I corresponde ao Z2b, o qual é geneticamente relacionado com o Z2 (tipo II), possivelmente os dois biodemas estão relacionados com a destruição neuronal dos plexos mioentéricos. O zimodema Z2 foi identificado por Lauria-Pires (1995) em uma cepa isolada de um paciente com a forma digestiva da doença de Chagas e diversos clones da mesma, o que poderia representar uma demonstração da participação deste zimodema na patogênese das megassíndromes da doença de Chagas.

Relação entre caracteres genotípicos e comportamento biológico

Com o objetivo de testar o papel da estrutura clonal sobre as propriedades biológicas do *T. cruzi*, utilizando os clones que constituem o grupo I (19/20) e o grupo II (32, 39), de acordo com Tibayrenc e Ayala (1988), Revollo *et al.* (1998) investigaram parâmetros biológicos relacionados com: 1) a cinética de crescimento de epimastigotas e amastigotas; 2) a infecção de cultura de células por amastigotas; 3) a viabilidade de tripomastigotas extracelulares; 4) a sensibilidade *in vitro* de formas de cultura ao Benznidazol e ao Nifurtimox. Os resultados demonstraram que há uma correlação altamente significante entre as divergências filogenéticas e a maioria dos parâmetros biológicos estudados. De acordo com Revollo *et al.* (1998), os dados obti-

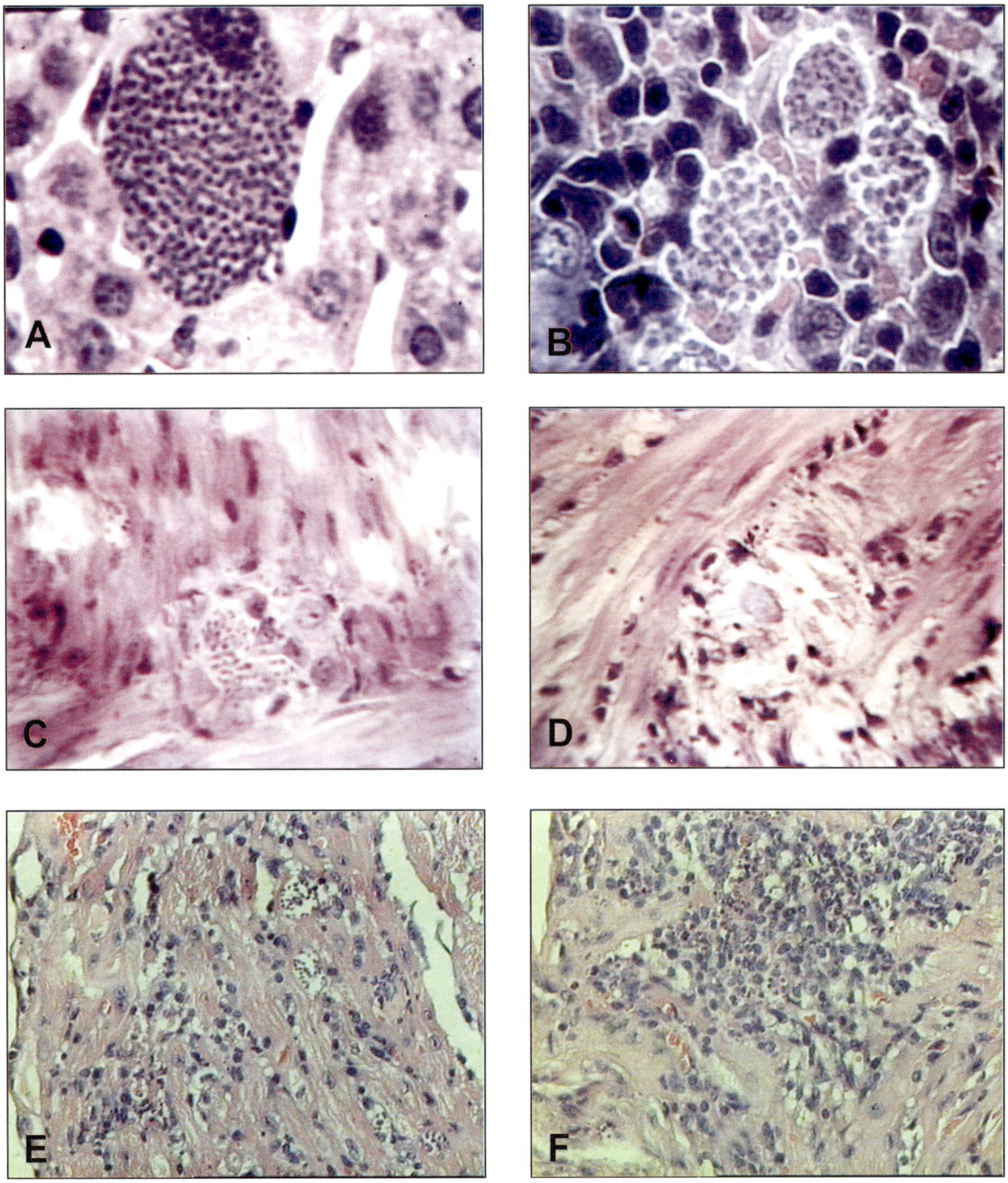

Figura 48.2 Aspectos histopatológicos das lesões de fase aguda da infecção. **A.** Secção do fígado de camundongo C3H infectado com a cepa Peruana do *Trypanosoma cruzi* (biodema tipo I), macrofagotrópica, mostrando macrófago do espaço sinusoidal (célula de Kupffer) com intenso parasitismo por formas amastigotas (H & E 400×); **B.** secção do baço de camundongo C3H, infectado com a cepa Peruana, observando-se macrófagos da polpa vermelha contendo formas amastigotas do *T. cruzi* (H & E 400×); **C, D.** secções de cólon de camundongo suíço infectado com a cepa Y do *T. cruzi* (biodema tipo I) mostrando gânglio nervoso do plexo de Auerbach; **C.** o camundongo foi tratado com corticoide, inibindo o processo inflamatório, observando-se parasitos intraganglionares e células ganglionares sem alterações; em **D** (camundongo não tratado) mostrando necrose das células neuronais e a presença de detritos celulares, parasitos em desintegração e células inflamatórias (H & E 400×); **E, F.** secções de coração de camundongos infectados com a cepa 21 SF do *T. cruzi* (biodema tipo II); **E.** parede atrial com a presença de formas amastigotas intracelulares, focos de desintegração de miocélulas e difuso infiltrado mononuclear (H & E 400×); **F.** parede ventricular, com extensa área de destruição de células cardíacas, as quais estão substituídas por denso infiltrado mononuclear, de permeio com parasitos em desintegração e polimorfonucleares neutrófilos, em torno dos restos parasitários (H & E 400×).

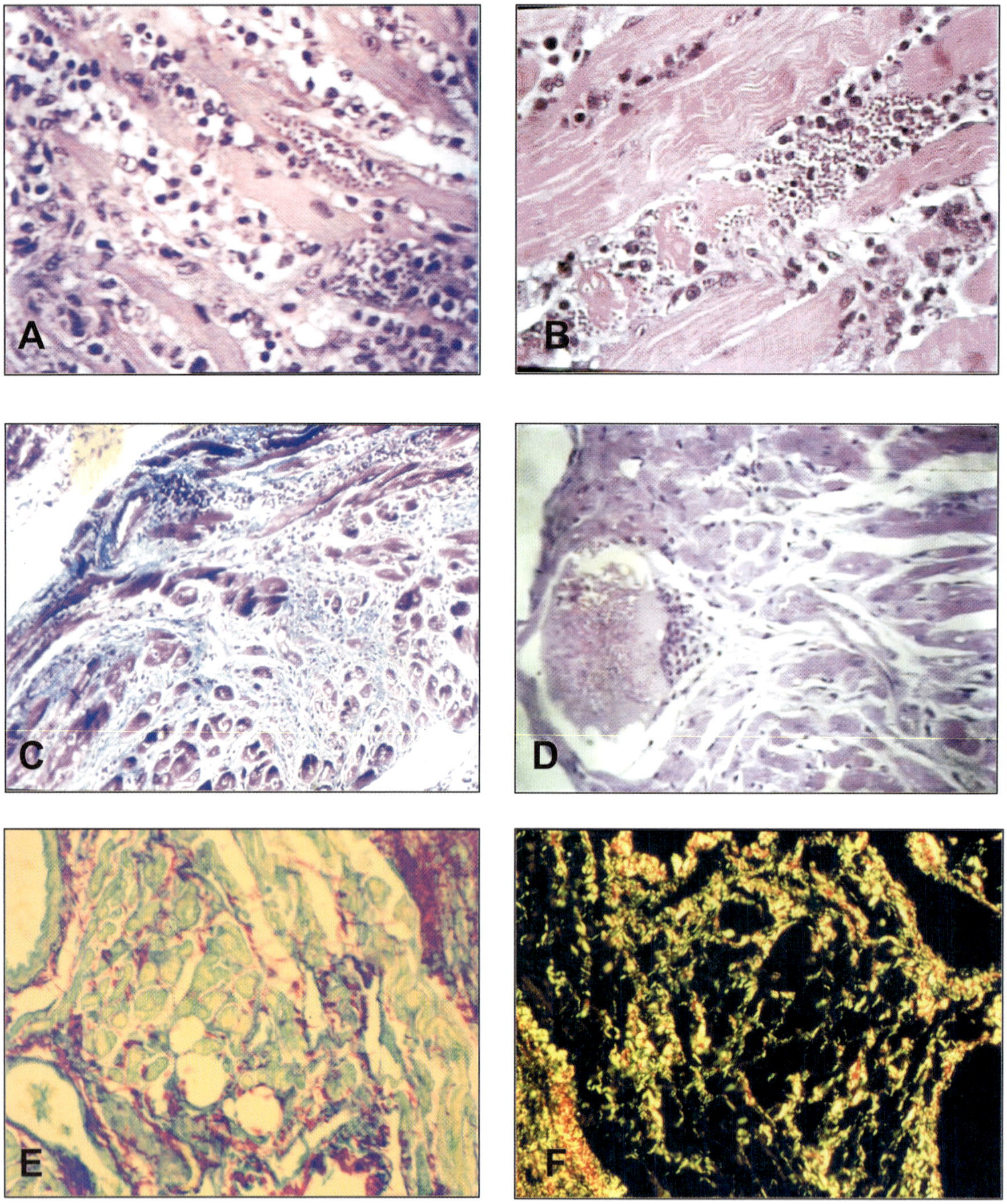

Figura 48.3 A. Cepa Colombiana, biodema tipo III, lesões miocárdicas na fase aguda da infecção de camundongo suíço, com presença de formas amastigotas intracelulares, necrose e vacuolização de miocélulas cardíacas, com infiltrado mononuclear difuso (H & E 250×); **B.** cepa Colombiana, músculo esquelético na fase aguda da infecção de camundongo suíço, mostrando fibra muscular necrótica, contendo grande ninho parasitário, com infiltrado inflamatório mononuclear focal (H & E 250×); **C.** cepa Colombiana, miocárdio de camundongo suíço na fase crônica da infecção – parede do átrio direito com acentuada fibrose substituindo miocélulas cardíacas e acentuado infiltrado inflamatório mononuclear (tricrômico de Masson, 100×); **D.** secção sagital do coração mostrando o septo interventricular e o ápice do ventrículo esquerdo, em camundongo cronicamente infectado; dilatação aneurismática da ponta, infiltrado focal mononuclear subendocárdico e fibrose interstictial (H & E 100×); **E, F.** camundongo cronicamente infectado pela cepa Colombiana: secção de parede ventricular, com fibrose intersticial, vista pela coloração vermelha do Sirius Red, com microscopia de luz direta em **E** e luz polarizada em **F**, observando-se a birrefringência do colágeno (técnica do Picro Sirius, 250×).

dos concordam com os achados de Andrade *et al.* (1983), baseados na análise fenética da relação entre os perfis isoenzimáticos e os caracteres biológicos das cepas do *T. cruzi.*

Considerando que estudos de Toledo *et al.* (2003) demonstraram uma influência do padrão genotípico das cepas nas suas características biológicas, é válido atribuir aos clones naturais ou *clonets* (Tibayrenc e Ayala, 1991), atualmente designados DTU, uma contribuição na compreensão da influência do tipo genético do *T. cruzi* nas lesões do animal experimental, principalmente quando consideramos a infecção de linhagens isogênicas de camundongos, os quais têm padrões genéticos conhecidos. De acordo com Toledo *et al.* (2003), que estudaram a relação parasito/hospedeiro quanto a parasitemia, mortalidade, parasitismo tissular e processo inflamatório na fase crônica, é importante considerar a diversidade filogenética dos clones naturais do *T. cruzi* em todos os estudos aplicados sobre a doença de Chagas. Diferenças de suscetibilidade de grupos genéticos de cepas aos quimioterápicos foram observadas por Toledo *et al.* (2003), que demonstraram em camundongos Balb/c infectados alta resistência dos clones 19 e 20 (grupo I — *T. cruzi* I) em comparação com os clones 32 e 39 (grupo II — *T. cruzi* II), que se mostraram parcialmente resistentes a ambos os fármacos, indicando uma correspondência entre os caracteres biológicos e os genéticos do parasito.

▸ O papel das reinfecções na morbidade da doença de Chagas

Dados recentes indicam que os casos humanos de infecção crônica pelo *T. cruzi* têm mostrado significante redução da morbidade e da mortalidade precoce (Dias *et al.*, 2002) o que pode ser atribuído à ausência de reinfecções, resultante do controle do vetor doméstico (*T. infestans*).

A possibilidade de reinfecções, que podem ocorrer em diferentes ocasiões, pode dificultar a correlação entre as formas clínicas apresentadas pelos pacientes e a caracterização das cepas de que são portadores, seja por métodos biológicos ou genéticos, pois há o risco de que o paciente seja portador de mais de uma cepa, havendo somação de caracteres e de manifestações da doença. A possibilidade de reinfecção levando a um quadro agudo fatal foi bem ilustrada por Macedo (1976), descrevendo o caso de um paciente de 17 anos da área endêmica de São Felipe, que tinha um prévio diagnóstico de doença de Chagas crônica e que desenvolveu uma forma aguda grave. Deste paciente foi isolada a cepa 12SF (biodema tipo II) a qual foi classificada como de alta virulência para o paciente humano, mostrando alta virulência para o camundongo (Andrade, 1974) e para o cão (Andrade, 1974), indicando uma identidade de comportamento da cepa isolada de paciente humano em duas outras espécies de vertebrados com o mesmo quadro patológico. No presente caso, o paciente foi provavelmente reinfectado com cepa do mesmo biodema (tipo II), predominante na área, determinando intensa miocardite aguda que levou o paciente ao óbito.

Experimentalmente, a possibilidade de reinfecção e de reisolamento de mais de uma cepa de animais duplamente infectados foi demonstrada por Andrade *et al.* (1970a) e por Deane *et al.* (1984). Em estudo recente sobre a influência de múltiplas infecções sucessivas com cepas de diferentes biodemas foi vista não só a possibilidade de reisolamento das cepas inoculadas como foi demonstrado que, em camundongos com tríplice infecção, as lesões inflamatórias na fase crônica são significativamente mais intensas do que na infecção com cada cepa (Andrade *et al.* manuscrito em preparação). Além disto, as passagens em camundongos recém-nascidos, em períodos variáveis, de acordo com a cinética de evolução da infecção de cada biodema, permitiram revelar o tropismo tissular próprio, bem como o maior ou menor grau de patogenicidade para o animal experimental.

O isolamento de cepas de casos crônicos de áreas endêmicas, em que há possibilidade de coexistência de diferentes cepas, pode levar à identificação de isolados com alta heterogeneidade clonal. Isto também pode levar à identificação nos órgãos e tecidos de clones geneticamente diferentes.

▸ Conclusão

A doença de Chagas é uma doença polimórfica com múltiplas manifestações, com o comprometimento de diferentes setores do organismo. O *T. cruzi,* pelos seus clones principais, invade diferentes células do hospedeiro vertebrado, porém sempre apresentando um tropismo predominante e característico. A sua capacidade de invasão e de multiplicação intracelular está na dependência de seu maior ou menor grau de virulência e da sua patogenicidade. Estes fatores são mais evidentes na fase aguda da infecção. Entretanto, na fase crônica, o envolvimento cardíaco em diferentes graus é a manifestação que traduz a morbidade da doença, dependendo não só de fatores parasitários como da resposta do hospedeiro vertebrado e das chances de reinfecção, condicionando um somatório de lesões de natureza imunopatológica. As megassíndromes digestivas, com incidência mais restrita, dependem, provavelmente, de peculiaridades biológicas e genéticas do parasito, que condicionam o maior envolvimento das células neuronais e a capacidade de estimular o processo inflamatório relacionado com a destruição neuronal.

A distribuição ubíqua das cepas do *T. cruzi* de diferentes biodemas dificulta a interpretação da sua influência nas diversas manifestações da doença de Chagas em diferentes áreas geográficas. As evidências experimentais de que as lesões cardíacas no camundongo estão presentes na fase crônica da infecção com os diferentes tipos de cepas (o mesmo ocorrendo com outros modelos experimentais, como o cão) se correlacionam bem com a ocorrência de cardiopatia chagásica como a manifestação principal e universal da doença de Chagas nas áreas endêmicas da doença, independentemente dos tipos biológicos e genéticos das cepas predominantes.

Os estudos histopatológicos experimentais indicam predominância de envolvimento cardíaco na fase crônica, com as cepas do biodema tipo III (*T. cruzi* I) e maior envolvimento dos plexos mioentéricos, com as cepas tipos I e II (*T. cruzi* II). As cepas do biodema tipo II, na fase crônica de infecção do camundongo, determinam diferentes graus de lesão do miocárdio, a depender do seu grau de virulência, variando de muito discretas a intensas. Quanto às cepas do biodema tipo III (*T. cruzi* I), são as que determinam as lesões cardíacas mais intensas e de maior incidência no animal experimental, sendo, provavelmente, ao lado das cepas do biodema tipo II, responsáveis pela predominância da cardiopatia chagásica nos pacientes nas áreas endêmicas.

Em resumo, o "complexo clinicopatológico" que constitui a doença de Chagas humana corresponde às múltiplas características do parasito, reveladas pelos diferentes métodos de estudo, constituindo, de acordo com Coura *et al.* (1966), o "complexo cruzi", como recentemente referido por Devera *et al.* (2003).

▸ Referências bibliográficas

Andrade SG. Caracterização de cepas do *Trypanosoma cruzi* isoladas no Recôncavo Baiano. *Rev Pat Trop* 3: 165-121, 1974.

Andrade SG. Influence of *Trypanosoma cruzi* strain on the pathogenesis of chronic myocardiopathy in mice. *Mem Inst Oswaldo Cruz* 85: 17-27, 1990.

Andrade SG. *Trypanosoma cruzi*: clonal structure of parasite strains and the importance of principal clones. *Mem Inst Oswaldo Cruz* 94: 185-187, 1999.

Andrade SG, Andrade ZA. Patologia da doença de Chagas experimental de longa duração. *Rev Inst Med Trop São Paulo* 10: 180-187, 1968.

Andrade SG, Andrade V, Brodskyn C, Magalhães JB, Barral-Netto M. Immunological response of Swiss mice to infection with three different strains. *Am J Trop Med Parasitol* 79: 397-407, 1985.

Andrade SG, Andrade V, Rocha Filho FD, Barral Netto M. Análise antigênica de diferentes cepas do *Trypanosoma cruzi*. *Rev Inst Med Trop São Paulo* 23: 245-250, 1981.

Andrade SG, Campos RF, Steindel M *et al.* Biological biochemical and molecular features of *Trypanosoma cruzi* isolated from patients ibrasi infecteal through oral transmission during a 2005 outbreak in the state of Santa Catarina Brazil; it's correspondence with taxonomy consensus. *Mem Inst Oswaldo Cruz* 106:948-956, 2011.

Andrade SG, Figueira RF. Estudo experimental sobre a ação terapêutica da droga RO 7 — 1051 na infecção por diferentes cepas do *Trypanosoma cruzi*. *Rev Inst Med Trop São Paulo* 19: 335-341, 1977a.

Andrade SG, Figueira RF. Estudo experimental sobre a resistência de uma cepa ao Bay 2502. *Rev Inst Med Trop São Paulo* 19: 124-129, 1977b.

Andrade SG, Magalhães JB. Biodemes and zymodemes of *Trypanosoma cruzi* strains: correlations with clinical data and experimental pathology. *Rev Soc Bras Med Trop* 30: 27-35, 1997.

Andrade SG, Carvalho ML, Figueira RM, Andrade ZA. Recuperação e caracterização de tripanossomas inoculados em animais imunes (Reinoculação com diferentes cepas do *T. cruzi*). *Rev Inst Med Trop São Paulo* 12: 395-402, 1970a.

Andrade SG, Carvalho ML, Figueira RM. Caracterização morfobiológica e histopatológica de diferentes cepas do *Trypanosoma cruzi*. *Gaz Méd Bahia* 70: 32-42, 1970b.

Andrade SG, Figueira RM, Carvalho ML, Gorini DF. Reaction of the *Trypanosoma cruzi* strain to the experimental therapeutical response to Bay 2502 (results of long term treatment). *Rev Inst Med Trop São Paulo* 17: 380-399, 1975.

Andrade SG, Rassi A, Magalhães JB, Ferriolli Filho F, Luquetti AO. Specific chemotherapy of Chagas disease: a comparison between the response in patients and experimental animals inoculated with the same strains. *Trans R Soc Trop Méd Hyg* 86: 624-626, 1992.

Andrade V, Barral-Neto M, Andrade SG. Patterns of resistence of inbred mice to *Trypanosoma cruzi* are determined by parasite strain. *Braz J Med Biol Res* 18: 499-506, 1985a.

Andrade V, Barral-Netto M, Andrade SG, Magalhães JB. Aspectos imunológicos da infecção de seis linhagens isogênicas de camundongos por três diferentes cepas do *Trypanosoma cruzi*. *Mem Inst Oswaldo Cruz* 80: 203-211, 1985.

Andrade V, Brodskyn C, Andrade SG. Correlation between isoenzyme patterns and biological behaviour of different strains of *Trypanosoma cruzi*. *Trans R Soc Trop Med Hyg* 77: 796 -799, 1983.

Andrade ZA. Patologia do sistema excito-condutor do coração na miocardiopatia chagásica. *Rev Pat Trop* 3: 4, 1974.

Anez N, Crisante G, da Silva FM, Rojas A, Carrasco H, Umezawa ES, Stolf AM, Ramirez JL, Teixeira MM. Predominance of lineage I among *Trypanosoma cruzi* isolates from Venezuelan patients with different clinical profiles of acute Chaga's disease. *Trop Med Int Health* 9: 1319-1326, 2004.

Anonymus. Reccomendations from a Satellite Meeting. International Symposium to commemorate the 90th anniversary of the discovery of Chagas disease. April 11-16, Rio de Janeiro, Brazil. *Mem Inst Oswaldo Cruz* 94 (Suppl.1): 429-432, 1999.

Atayde VD, Neira I, Cortez M, Ferreira D, Freymüller E, Yoshida N. Molecular basis of nonvirulence of *Trypanosoma cruzi* clone CL-14. *Int J Parasitol* 34: 851-860, 2003.

Avila H, Gonçalves AM, Nehme NS, Morel CM, Simpson L. Schizodeme analysis of *Trypanosoma cruzi* stocks from South and Central America by analysis of PCR-amplified minicircle variable region sequences. *Mol Biochem Parasitol* 42: 175-188, 1990.

Barret TV, Hoff RH, Mott KE, Miles MA, Godfrey DG, Teixeira R, Almeida de Souza JA, Sherlock IA. Epidemiological aspects of three *Trypanosoma cruzi* zymodemes in Bahia State, Brazil. *Trans R Soc Trop Med Hyg* 74: 84-90, 1980.

Bittencourt AL, Mota E. Isoenzyme characterization of *Trypanosoma cruzi* from congenital cases of Chagas' disease. *Ann Trop Med Parasit* 79: 393-396, 1985.

Bogliolo AR, Lauria Pires L, Gibson WC. Polymorphisms in *Trypanosoma cruzi*: evidence of genetic recombination. *Acta Trop* 61: 31-40, 1996.

Bongertz V, Dvorak JA. *Trypanosoma cruzi*: antigenic analysis of cloned stocks. *Am J Trop Med Hyg* 32: 716-722, 1983.

Brener Z. Comparative studies of different sttrans of *Trypanosoma cruzi*. *Ann Trop Med Parasitol* 59: 19-26, 1965.

Brener Z. The behavious of slender and stout forms of *Trypanosoma cruzi* in the blood stream of normal and immune mice. *Ann Trop Med Parasitol* 63: 215-220, 1969.

Brener Z. Intraspecific variation in *Trypanosoma cruzi*: two types of parasite populations presenting distinct features. *PAHO Sci Publ* 347: 11-21, 1977.

Brener Z, Chiari E. Variações morfológicas observadas em diferentes amostras de *Trypanosoma cruzi*. *Rev Inst Med Trop São Paulo* 5: 220-224, 1963.

Brener Z, Gazzinelli RT. Immunological control of *Trypanosoma cruzi* infection and pathogenesis of Chagas' disease. *Int Arch Allergy Immunol* 114: 103-110, 1997.

Brener Z, Costa CAG, Chiari E. Differences in the susceptibility of *Trypanosoma cruzi* to chemotherapeutic agents. *Rev Inst Med Trop São Paulo* 18: 450-455, 1976.

Brisse S, Barnabé C, Tibayrenc M. Identification of six *Trypanosoma cruzi* phylogenetic lineages by random amplified polymorphic DNA and multilocus enzyme electrophoresis. *Int J Parasitol* 31: 1218-1226, 2000.

Brumpt E. Immunité partielle dans les infections à *Trypanosoma cruzi*, transmission de ce trypanosome par cimex rotundus. Rôle regulateur des hotes intermédiaires. Passage à travers la peau. *Bull Soc Pathol Exot* 6: 172-176, 1913.

Brumpt E, Silva P. Existence du "Schyzotrypanum cruzi" Chagas, 1909, à Bahia (Matta de São João). Biologia du "Cenorrhinus, megistus". *Bull Soc Pathol Exot* 5: 22, 1912.

Camandaroba ELP, Campos RF, Magalhães JB, Andrade SG. Clonal structure of *Trypanosoma cruzi* Colombian strain (biodeme Type III): biological, isoenzymic and histopathological analysis of seven isolated clones. *Rev Soc Bras Med Trop* 34: 151-157, 2001.

Camandaroba ELP, Lima Pinheiro CM, Andrade SG. Oral transmission of Chagas disease: importance of *Trypanosoma cruzi* biodeme in the intragastric experimental infection. *Rev Inst Med Trop São Paulo* 44: 97-103, 2002.

Camandaroba ELP, Reis EAG, Gonçalves MS, Reis MG, Andrade SG. *Trypanosoma cruzi*: susceptibility to chemotherapy with benznidazol of clones isolated from the hight resistant Colombian strain. *Rev Soc Bras Med Trop* 36: 1-9, 2003.

Campos RMF, Andrade SG. Characterization of subpopulations (clones and subclones) of the 21 SF strain of *Trypanosoma cruzi* after long lasting maintenance in the laboratory. *Mem Inst Oswaldo Cruz* 91: 795-800, 1996.

Campos FC, Gonçalves MS, Reis EAG, Reis MG, Andrade SG. Comparative analysis by polymerase chain reation amplified minicircles of kinetoplast DNA of a stable strain of *Trypanosoma cruzi* from São Felipe, Bahia, its clones and subclones: possibility of predominance of a principal clone in this area. *Mem Inst Oswaldo Cruz* 94: 23-29, 1999.

Campos RF, Magalhães JB, Reis EAG, Reis MG, Andrade SG. Sensitivity of polymerase chain reaction for detection of known aliquots of *Trypanosoma cruzi* in the blood of mice: an *in vitro* study. *Rev Soc Bras Med Trop* 35: 487-490, 2002.

Cardillo F, Voltarelli JC, Reed SG, Silva JS. Regulation of *Trypanosoma cruzi* infection in mice by gamma interferona and interleukin 10: role of NK cells. *Infect Immun* 64: 128-134, 1996.

Castro C. Longitudinal radiological study of the esophagus in Chagas disease. *Mem Inst Oswaldo Cruz* 94 (Suppl. I): 329-330, 1999.

Castro SR, Santiago CMG, Pontes AL, Andrade SG. Padrão isoenzimático da cepa Y do *Trypanosoma cruzi*, após quimioterapia específica. *Mem Inst Oswaldo Cruz* 84: 81-86, 1989.

Chennoufi BY, Hontebeyrie-Joskowicz M, Said G. Persistence of *Trypanosoma cruzi* antigens in the inflammatory lesions of chronically infected mice. Trans. *R Soc Trop Med Hyg* 82: 77-83, 1988.

Cordeiro ZMS, Dahia ACG, Andrade ZA. Kinetics of *Trypanosoma cruzi* destruction in the mouse spleen. *Rev Soc Bras Med Trop* 30: 3-9, 1997.

Coura JR, Castro SL. A critical review on Chagas disease chemotherapy. *Mem Inst Oswaldo Cruz* 97: 3-24, 2002.

Coura JR, Abreu LL, Dubois LEG, Correia Lima F, Arruda Jr E, Willcox HPF, Anunziato N, Petana W. Morbidade da doença de Chagas, II — Estudos seccionais em quatro áreas de campo no Brasil. *Mem Inst Oswaldo Cruz* 79: 101-124, 1984.

Coura JR, Borges-Pereira J, Alves Filho J, Castro JAF, Cunha RV, Costa W, Junqueira ACV. Morbidade da doença de Chagas em áreas do Sertão da Paraíba e da Caatingas do Piauí. *Rev Soc Bras Med Trop* 29: 197-205, 1996.

Coura JR, Ferreira LF, Rubens J, Pereira NC, Silva JR. Tripanossoma do "complexo cruzi" em reservatório silvestre no Estado da Guanabara. Estudo de sua patogenicidade. *Rev Inst Med Trop São Paulo* 8: 125-133, 1966.

D'Avila DA, Macedo AM, Valadares HM, Gontijo ED, de Castro AM, Machado CR, Chiari E, Galvão LM. Probing population dynamics of *Trypanosoma cruzi* during progression of the chronic phase in chagasic patients. *J Clin Microbiol* 47: 1718-1725, 2009.

Deane M, Sousa M, Pereira N, Gonçalves A, Momen H, Morel C. *Trypanosoma cruzi*: inoculation schedules and re-isolation methods select individual strains from doubly infected mice as demonstrated by schizodeme and zymodeme analyses. *J Protozool* 31: 276-280, 1984.

Degrave W, Fragoso S, Britto C, Van Houverswyn H, Kidane G, Cardoso M, Mueller R, Simpson L, Morel C. Peculiar sequence organization of kinetoplast minicircles from *Trypanosoma cruzi*. *Mol Biochem Parasitol* 27: 63-70, 1988.

Devera R, Fernandes O, Coura JR. Should *Trypanosoma cruzi* be called "cruzi complex? A review of the parasite diversity and the potential of selection population after *in vitro* culturing and mice infection. *Mem Inst Oswaldo Cruz* 98: 1-12, 2003.

Devera R, Lllarramendi X, Montoya-Araújo R, Pirmez C, Fernandes O, Coura JR. Biodemas de cepas do *Trypanosoma cruzi* isoladas de humanos de três áreas endêmicas de Minas Gerais. *Rev Soc Bras Med Trop* 35: 323-330, 2002.

Dias JCP, Silveira AC, Schofield CF. The impact of Chagas disease control in Latin America. *Mem Inst Oswaldo Cruz* 97: 603-612, 2002.

Dias JCP. Epidemiologia. In Brener Z, Andrade Z, Barral Netto M (eds.). Trypanosoma cruzi *e Doença de Chagas*. Guanabara Koogan, 2ª ed., Rio de Janeiro, p. 48-74, 2000.

Dos Reis G. Cell mediated immunity in experimental *Trypanosoma cruzi* infection. *Parasitol Today* 13: 335-340, 1997.

Federici EE, Abelman WE, Neva FA. Chronic and progressive myocarditis in C3H mice infected with *Trypanosoma cruzi*. *Am J Trop Med Hyg* 13: 272-280, 1964.

Fernandes O, Mangia RH, Lisboa CV, Pinho AP, Morel CM, Zingales B, Campbell DA, Jansen AM. The complexity of the sylvatic cycle of *Trypanosoma cruzi* in Rio de Janeiro state (Brazil) revealed by the non-transcribed spacer of the miniexon gene. *Parasitology* 118: 161-166, 1999.

Fernandes O, Santos SS, Cupolillo E, Mendonça B, Derre R, Junqueira ACV, Santos LC, Sturm NR, Naiff RD, Barrett TB, Campbell DA, Coura JR. A miniexon multiplex polymerase chain reaction to distinguish the major groups of *Trypanosoma cruzi* and *T. rangeli* in the Brazilian Amazon. *Trans R Soc Trop Med Hyg* 95: 97-99, 2001.

Fernandes O, Santos SS, Junqueira ACV, Jansen AM, Cupolillo E, Campbell DA, Zingales B, Coura JR. Populational heterogeneity of Brazilian *Trypanosoma cruzi* isolates revealed by the miniexon and ribosomal spacers. *Mem Inst Oswaldo Cruz* 94: 195-197, 1999.

Filardi LS, Brener Z. Nitroinidazole-thiadiazole derivative with curative action in experimental *Trypanosoma cruzi* infection. *Ann Trop Med Parasitol* 76: 293-297, 1982.

Freitas JM, Lages-Silva E, Crema E, Pena SD, Macedo AM. Real time PCR strategy for identification of major lineages of *Trypanosoma cruzi* directly in chronically infected human tissues. *Int J Parasitol* 35: 411-417, 2005.

Goldberg SS, Silva Pereira A. Enzyme variation among clones of *Trypanosoma cruzi*. *J Parasitol* 69: 91-96, 1983.

Higushi ML, Brito T, Reis M, Barbosa A, Bellotti G, Pereira-Barreto AC, Pileggi F. Correlation between *T. cruzi* parasitism and myocardial inflammatory infiltrate in human chronic chagasic myocarditis. Light microscopy and immunohistochemical findings. *Cardiovasc Pathol* 2: 101-106, 1993.

Jones EM, Colley DG, Tostes S, Lopes ER, Vnencak-Jones CL, Mc Curley TL. Amplification of a *Trypanosoma cruzi* DNA sequence from inflammatory lesions in human chagasic cardiomyopathy. *Am J Trop Med Hyg* 48: 348-357, 1993.

Kumar R, Kline IK, Abelman WH. Experimental *Trypanosoma cruzi* myocarditis. Relative effects upon the right and left ventricles. *Am J Pathol* 57: 31-48, 1969.

Lauria-Pires L. Efeito de superinfecções na evolução da doença de Chagas experimental, com estoques e clones do *Trypanosoma cruzi* geneticamente caracterizados. *Rev Soc Bras Med Trop* 28: 295-300, 1995.

Lewis MD, Ma J, Yeo M, Carrasco HJ, Llewellyn MD, Miles MA. Genotyping of *Trypanosoma cruzi* systematic selection of assays allowing rapid and accurate discrimination of all known lineages. *Am J Trp Med Hyg* 81: 1041-1049, 2009.

Libby P, Alroy J, Pereira MEA. A neuraminidase from *Trypanosoma cruzi* removes sialic acid from the surface of mammalian myocardial and endothelial cells. *J Clin Invest* 77: 127-135, 1986.

Lima ES, Andrade ZA, Andrade SG. TNF-α is expressed at sites of parasite and tissue destruction in the spleen of mice acutely infected with *Trypanosoma cruzi*. *Int J Exp Pathol* 82: 327-336, 2001.

Luquetti AO, Miles MA, Rassi A, Rezende JM, De Souza AA, Povoa MM, Rodrigues I. *Trypanosoma cruzi*: zymodemes associated with acute and chronic Chagas' disease in central Brazil. *Trans R Soc Trop Med Hyg* 80: 462-470, 1986.

Lumsden WHR. Biological aspects of trypanosomiasis research, 1965; a retrospect, 1969. *Adv Pasitol* 8: 228-249, 1970.

Lumsden WHR. Principies of viable preservation of parasitic protozoa. *Intern J Parasitol* 2: 327-332, 1972a.

Lumsden WHR. Trypanosomiasis. *Britsh Med Bull* 28: 34-38, 1972b.

Macedo AM, Pena SDJ. Genetic variability of *Trypanosoma cruzi*: implications for the pathogenesis of Chagas disease. *Parasitol Today* 14: 119-124, 1998.

Macedo V. Influência da exposição à reinfecção na evolução da doença de Chagas. *Rev Pat Trop* 5: 33-116, 1976.

Macedo V, Prata A, Silva GR, Castillo E. Prevalência de alterações eletrocardiográficas. Informações preliminares sobre o inquérito eletrocardiográfico. *Arq Bras Cardiol* 38: 261-264, 1982.

Magalhães JB, Andrade SG. Estudo do comportamento de cepas de *Trypanosoma cruzi* após passagem em diferentes espécies de triatomíneos. *Rev Soc Bras Med Trop* 24: 209-216, 1991.

Magalhães JB, Pontes AL, Andrade SG. Comportamento das cepas Y e Peruana do *Trypanosoma cruzi* no camundongo, após passagem em diferentes meios. *Mem Inst Oswaldo Cruz* 80: 41-50, 1985.

Marcili A, Valente VC, Valente SA, Junqueira AC, da Silva FM, Pinto AY, Naiff RD, Campaner M, Coura JR, Camargo EP, Miles MA, Teixeira MM. *Trypanosoma cruzi* in Brazilian Amazonia: Lineages TCI and TCIIa in wild primates, *Rhodnius* spp. and in humans with Chagas disease associated with oral transmission. *Int J Parasitol* 39: 615-623, 2009a.

Marcili A, Lima L, Valente VC, Valente SA, Batista JS, Junqueira AC, Souza AJ, da Rosa JA, Campaner M, Lewis MD, Llewellyn MS, Miles MA, Teixeira MM. Comparative phylogeography of *Trypanosoma cruzi* TCIIc: new hosts, association with terrestrial ecotopes, and spatial clustering. *Infect Genet Evol* 9: 1265-1274, 2009b.

Marques de Araújo S, Chiari E. Caracterização biológica de clones das cepas Y, CL e MR de *Trypanosoma cruzi* em camundongos C3H isogênicos. *Mem Inst Oswaldo Cruz* 83: 175-181, 1988.

Marretto JPM, Andrade SG. Biochemical behavior of *Trypanosoma cruzi* strains isolated from mice submitted to specific chemotherapy. *Rev Soc Bras Med Trop* 27: 209-215, 1994.

Melo RC, Brener Z. Tissue tropism of different *Trypanosoma cruzi* strains. *J Parasitol* 64: 475-482, 1978.

Miles MA, Apt WB, Widmer G, Povoa MM, Schofiel CG. Isozyme heterogeneity and numerical taxonomy of *Trypanosoma cruzi* stocks from Chile. *Trans R Soc Trop Med Hyg* 78: 526-535, 1984.

Miles MA, Cedillos RA, Povoa MM, Souza AA, Prata A, Macedo V. Do radically dissimilar *Trypanosoma cruzi* strains (zimodemes) cause Venezuelan and Cardiac forms of Chagas' disease? *Lancet* 1: 1338-1340, 1981.

Miles MA, Cibulskis RE. The heterogeneity of *Trypanosoma cruzi*: zymodeme characterization of *Trypanosoma cruzi*. *Parasitol Today* 2: 94-97, 1986.

Miles MA, Lanham SM, Souza AA, Povoa M. Further enzymic characters of *Trypanosoma cruzi* and their evaluation for strain identification. *Trans R Soc Trop Med Hyg* 74: 221-237, 1980.

Miles MA, Souza A, Póvoa M, Shaw JJ, Lainson R, Toyé PJ. Isozymic heterogeneity of *Trypanosoma cruzi* in the first autochthonous patients with Chagas' disease in Amazonian Brazil. *Nature* 272: 819-821, 1978a.

Miles MA, Toyé PJ, Oswald SC, Godfrey DG. The identification by isoenzyme patterns of two distinct strain-groups of *Trypanosoma cruzi*, circulating independently in a rural area of Brazil. *Trans R Soc Trop Med Hyg* 71: 217-225, 1977.

Minoprio PM, Eisen H, Forini L, Dímperio Lima MR, Joskowicz M, Coutinho A. Polyclonal lymphocyte response to murine *Trypanosoma cruzi* infection. I — Quantitation of both T and B cell responses. *Scand J Immunol* 24: 661-668, 1986.

Momem H. Taxonomy of *Trypanosoma cruzi*: a commentary on characterization and nomenclature. *Mem Inst Oswaldo Cruz* 94 (Suppl. 1): 181-184, 1999.

Montilla MM, Guhl F, Jaramillo C, Nicholls S, Barnabé C, Bosseno MF, Breniere SF. Isoenzyme clustering of Trypanosomatidae Colombian population. *Am J Trop Med Hyg* 66: 394-400, 2002.

Morel C, Simpson L. Characterization of pathogenic Trypanosomatidae by restriction endonuclease fingerprinting of kinetoplast DNA minicircles. *Am J Trop Med Hyg* 29: 1070-1074, 1980.

Morel C, Chiari E, Plessmann Camargo E, Mattei DM, Romanha AJ, Simpson L. Strains and clones of *Trypanosoma cruzi* can be characterized by pattern of restriction endonuclease products of kinetoplast DNA minicircles. *Proc Natl Acad Sci EUA* 77: 6810-6814, 1980.

Morel CM, Deane MP, Gonçalves AM. The complexity of *Trypanosoma cruzi* populations revealed by schizodeme analysis. *Parasitol Today* 2: 97-101, 1986.

Morgado MG, Hoegalderden MV, Castro Filho BG. Antígenos "particulares" a cepas do *Trypanosoma cruzi*: demonstração por imunoeletroforese bidimensional. *Mem Inst Oswaldo Cruz* 77: 59-57, 1982.

Nussenzweig V, Goble F. Further studies on the antigenic constitution of strain of *Trypanosoma (Schyzotripanum) cruzi*. *Exp Parasitol* 18: 224-230, 1966.
Nussenzweig V, Deane LM, Kloetzel J. Differences in antigenic constitution of strains of *Trypanosoma cruzi*. *Exp Parasitol* 14: 221-232, 1963.
Pereira MEA, Hoff R. Heterogeneous distribution of neuraminidase activity in strains and clones of *Trypanosoma cruzi* and its possible association with parasite myotropism. *Mol Biochem Parasitol* 20: 183-189, 1986.
Pereira MEA, Zhang K, Gong Y, Herrera EM, Ming M. Invasive phenotype of *Trypanosoma cruzi* restricted to a population expressing transialidase. *Infec Immun* 64: 3884-3892, 1996.
Prata A. *Reunião sobre Diferenças Geográficas na Doença de Chagas*. Escopo, Universidade de Brasília, Brasília, 1975.
Prata A. Clinical and epidemiological aspects of Chagas disease. *Lancet* Infec Dis 1: 92-100, 2001.
Revollo S, Oury B, Laurent J, Barnabé C, Quesney V, Carrière B, Noël S, Tibayrenc M. *Trypanosoma cruzi*: impact of clonal evolution of the parasite on its biological and medical properties. *Exp Parasitol* 89: 30-39, 1998.
Rezende J. Acredita que existem "megas" em todas as regiões em que a doença de Chagas é endêmica? In Prata A. *Reunião sobre Diferenças Geográficas da Doença de Chagas*. Escopo Editora, Brasília, p. 145-154, 1975.
Romanha AJ. Heterogeneidade Enzimática do Trypanosoma cruzi, Tese, Universidade Federal de Minas Gerais, Belo Horizonte, 1982.
Romanha AJ, Silva Pereira AA da, Chiari E, Kilgour V. Isoenzyme patterns of cultured *Trypanosoma cruzi*: changes after prolonged subculture. *Comp Biochem Physiol* 62: 139-142, 1979.
Schenkman S, Jiang, MS, Hart GW, Nussenzweig V. A novel cell-suface trans-sialidase of *Trypanosoma cruzi* generates a stage specific epitope required for invasion of mammalian cells. *Cell* 65: 1117-1125, 1991.
Schenkman S, Pontes de Carvalho L, Nussenzweig V. *Trypanosoma cruzi* trans-sialidase and neuraminidase activities can be mediated by enzymes. *J Exp Med* 175: 567-575, 1992.
Shikanai-Yasuda MA, Marcondes CB, Guedes LA. Possible oral transmission of acute Chagas' disease in Brazil. *Rev Inst Med Trop São Paulo* 33: 351-357, 1991.
Simpson L. The mitochondrial genome of kinetoplastid protozoa: genomic organization, transcription, replication and evolution. *Annu Rev Microbiol* 41: 363-382, 1987.
Souza MM, Andrade SG, Barbosa Jr, AA, Santos RTM, Alves VAF, Andrade ZA. *Trypanosoma cruzi* strains and autonomic nervous system pathology in experimental Chagas disease. *Mem Inst Oswaldo Cruz* 91: 217-224, 1996.
Souto RP, Zingales B. Sensitive detection and strain classification of *Trypanosoma cruzi* by amplification of a ribosomal RNA sequence. *Mol Bioch Paras* 62: 45-52, 1993.
Souto RP, Fernandes O, Macedo AM, Campbell DA, Zingales B. DNA markers define two major phylogenetic lineages of *Trypanosoma cruzi*. *Mol Biochem Parasitol* 83: 141-152, 1996.
Steindel M, Toma HK, Carvalho Pinto CJ, Grisard EC, Schlemper Jr. BR, Ribeiro Rodrigues R, Romanha AJ. Isoenzymatic characterization of *Trypanosoma cruzi* strains isolated from sylvatic reservoirs and vectors from Santa Catarina islands, Santa Catarina State. *Mem Inst Oswaldo Cruz* 86 (Suppl. 1): 141, 1991.
Sturm N, Degrave W, Morel C, Simpson L. Sensitive detection and schizodeme classification of *Trypanosoma cruzi* cells by amplification of kinetoplast minicircle DNA sequences: use in diagnosis of Chagas' disease. *Mol Biochem Parasitol* 33: 205-214, 1989.
Tafuri WL, Brener Z. Lesões do sistema nervoso autônomo do camundongo albino na tripanossomíase cruzi experimental, na fase aguda. *O Hospital* 69: 371-383, 1966.
Tibayrenc M. Population genetics of parasitic protozoa and other micro-organisms. *Adv Parasitol* 36: 47-115, 1995.
Tibayrenc M. Integrated genetic epidemiology of infectious diseases: the Chagas' model. *Mem Inst Oswaldo Cruz* 93: 577-580, 1998.
Tibayrenc M, Ayala FJ. Isozyme variability in *Trypanosoma cruzi*, the agent of Chagas' disease: genetical, taxonomical, and epidemiological significance. *Evolution* 42: 277-292, 1988.
Tibayrenc M, Ayala FJ. Towards a population genetics of micro-organisms: the clonal theory of parasitic protozoa. *Parasitol Today* 7: 228-232, 1991.
Tibayrenc M, Ayala FJ *2002*. The clonal theory of parasitic protozoa: 12 years on. *Trends Parasitol* 18: 405-410, 2002.
Tibayrenc M, Breniere SF. *Trypanosoma cruzi*: major clones rather than principal zymodemes. *Mem Inst Oswaldo Cruz* 83: 249-255, 1988.
Tibayrenc M, Echalar L, Dujardin JP, Poch O, Desjeux P. The microdistribution of isoenzymic strains of *Trypanosoma cruzi* in southern Bolivia; new isoenzyme profiles and further arguments against mendelian sexuality. *Trans R Soc Trop Med Hyg* 78: 519-525, 1984.
Tibayrenc M, Neubauer K, Barnabé C, Guerrini F, Skarecky D, Ayala FJ. Genetic characterization of six parasitic protozoa: parity between random-primer DNA typing and multilocus enzyme electrophoresis. *Proc Nat Acad Sci EUA* 90: 1335-1339, 1993.
Tibayrenc M, Ward P, Moya A, Ayala FJ. Natural populations of *Trypanosoma cruzi*, the agent of Chagas disease, have a complex multiclonal structure. *Proc Natl Acad Sci EUA* 83: 115-119, 1986.
Thompson RCA, Lymbery AJ. Intraspecific variation in parasites — What is a strain? *Parasitol Today* 6: 345-348, 1990.
Toledo MJO, Bahia MT, Carneiro CM, Martins-Filho OA, Tibayrenc M, Barnabé C, Tafuri WL, Lana M. Chemotherapy with Benznidazol and Itraconazol for mice infected with different *Trypanosoma cruzi* clonal genotypes. *Antimic Agents Chemother* 47: 223-230, 2003.
Valente SAS, Valente VC, Fraiha Neto H. Transmissão da doença de Chagas: como estamos? Considerações sobre a epidemiologia e transmissão da doença de Chagas na Amazônia brasileira. *Rev Soc Bras Med Trop* 32: 51-55, 1999.
WHO. Report of the Steering Committees. Research activities of the Scientific Working Group (SWG) on Chagas' disease. *Mem Inst Oswaldo Cruz* 81(Suppl.): 181-244, 1986.
Zingales B, Andrade SG, Briones MR, Campbell DA, Chiari E, Fernandes O, Guhl F, Lages-Silva E, Macedo AM, Achado CR, Miles MA, Romanha AJ, Sturm NR, Tibayrenc M, Schijman AG. A new consensus for *Trypanosoma cruzi* intraspecific nomenclature: second revision meeting recommend TcI to TcVI. *Mem Inst Oswaldo Cruz* 104: 1051-1054, 2009.
Zingales B, Miles MA, Campbell DA *et al*. The revised *Trypanosoma cruzi* subspecific nomeclature: rationale, epidemiological relevance and research applications. *Infect Genetics and Evolution* 12: 240-253, 2012.
Zingales B, Souto Mangia RH, Lisboa CV, Campbell DA, Coura JR, Jansen A, Fernandes O. Molecular epidemiology of American trypanosomiasis in Brazil. Basis on dimorphism of rRNA and miniexon gene sequences. *Int J Parasitol* 28: 105-112, 1998.

49 Imunopatologia da Doença de Chagas

Zilton A. Andrade e Sonia G. Andrade

▸ Introdução

A doença de Chagas tem uma patogenia complexa e os principais aspectos da sua imunopatologia ainda são incompletamente conhecidos. Muitos dados da sua patologia sugerem fortemente a participação de fatores imunológicos. A lesão básica induzida pelo *Trypanosoma cruzi* é de natureza inflamatória, mas tal inflamação não mostra uma correlação linear direta com os parasitos nas secções histológicas, qualquer que seja o estágio clínico da doença. A miocardite aguda que se segue a uma infecção primária pelo *Trypanosoma cruzi* espontaneamente regride em um período de 2 a 3 meses na maioria dos casos, mas não desaparece. Com o tempo, em seu lugar surge uma miocardite focal discreta, que pode durar anos sem evidências de lesões cumulativas. Súbita ou lentamente, uma forma de miocardite crônica, difusa, progressiva e fatal, pode surgir em seguida a um período prolongado de infecção silenciosa, em uma pequena proporção dos casos (cerca de 30%).

Esta cadeia complexa de eventos não costuma aparecer em outras doenças parasitárias. Tal tem estimulado pesquisas em imunologia e imunopatologia da doença de Chagas, porém tais esforços têm sido dificultados pela inexistência de um modelo experimental adequado. Na realidade, qualquer mamífero pode vir a ser infectado pelo *T. cruzi*.

Na maioria deles a infecção aguda pode ser identificada pela existência de parasitos no sangue periférico, cerca de 1 semana ou mais após a inoculação. Em alguns hospedeiros a infecção eventualmente evolui para a cura 1 semana ou mais após a inoculação. Outros permanecerão infectados, sem sinais de doença (forma indeterminada), porém, diferentemente da situação no homem, nenhum deles desenvolverá miocardite crônica progressiva, com cardiomegalia, arritmias e sinais de insuficiência cardíaca crônica, que venha a se instalar após um período prolongado de infecção silenciosa. O cão é uma exceção. Cães jovens geralmente desenvolvem uma doença aguda grave quando naturalmente ou experimentalmente infectados pelo *T. cruzi* (Andrade, 1984).

Quando as manifestações agudas desaparecem, um período de infecção latente, que pode durar por toda a vida, se segue. Eventualmente, um quadro de miocardite crônica evolutiva, difusa, acompanhada de cardiomegalia, arritmias, dispneia, edemas periféricos etc., poderá aparecer, desacompanhada de qualquer evidência de uma retomada rápida da multiplicação parasitária (Anselmi *et al.*, 1966; Laranja e Andrade, 1980). Entretanto, os dados imunológicos são escassos para esse modelo, embora uma boa quantidade de dados clínicos e morfológicos estejam disponíveis.

A maior parte do assunto a ser discutido neste capítulo será baseada em estudos experimentais. Aqui nos limitaremos ao envolvimento cardíaco na doença de Chagas experimental. As lesões em outros órgãos, especialmente aquelas que envolvem o aparelho digestivo, que têm relações com megaesôfago e/ou megacólon, têm sido pouco exploradas no que diz respeito aos aspectos imunopatológicos.

▸ Forma aguda da doença de Chagas

Inicialmente, a patogenia da miocardite aguda, difusa e intensa, que aparece associada à doença de Chagas na forma aguda, foi considerada como resultante direta da multiplicação parasitária. Ficava bem evidente que as formas tissulares do *T. cruzi* penetravam e se multiplicavam no interior dos miocardiócitos, a ponto de causarem a sua ruptura, possivelmente liberando variados tipos de mediadores da inflamação. Tal seria suficiente para explicar todo o quadro, uma vez que o parasitismo e a inflamação podem ser facilmente comprovados nas secções histológicas de rotina. O contraste ficava evidente com a situação na fase crônica cardíaca, quando os parasitos são escassos e difíceis de serem demonstrados, mesmo após pesquisa exaustiva, com o emprego de variadas técnicas. Desta maneira, a patogenia da miocardite aguda chagásica foi considerada radicalmente diferente daquela da forma crônica cardíaca. Entretanto, observações mais detalhadas dos casos agudos revelaram que, embora os parasitos estivessem presentes, a intensidade do processo inflamatório nem sempre se correlacionava linearmente com as formas tissulares dos parasitos. Além disso, apareciam evidentes os sinais de destruição de cardiomiócitos não parasitados, o que necessitava de uma explicação mais elaborada sobre a patogenia envolvida no processo. O exame sequenciado de material experimental mostra que as primeiras alterações relacionadas com a infecção pelo *T. cruzi* aparecem em torno de fibras parasitadas. A existência de imunoglobulina e complemento pode ser demonstrada pela técnica de imunofluorescência nestas lesões focais, o que revela a participação precoce de fatores imunitários humorais na sua patogenia (Silva *et al.*, 1985). Inicialmente as reações focais aparecem distribuídas por todo o miocárdio, poucos dias após a inoculação. Isto é seguido, algum tempo depois, por inflamação difusa, cada vez mais intensa. Quando tal acontece, a necrose isolada dos cardiomiócitos não parasitados se torna mais proeminente. A partir daí, os sinais de lesões mediadas por imunidade celular podem ser demonstrados ao microscópio eletrônico (Andrade *et al.*, 1994). Há adesão com fusionamento de membranas externas das células mononucleares (pequenos e grandes linfócitos granulares, células NK, além de macrófagos) aos cardiomiócitos, associada a dissociação de túbulos T, retículo sarcoplasmático, miofibrilas e mesmo discos intercalares. As lesões dos cardiomiócitos são às vezes multifocais e podem progredir para a necrose de coagulação ou necrose lítica de grandes segmentos dos mesmos. As células vizinhas àquelas lesadas podem aparecer inteiramente preservadas. Foram sugeridas as causas prováveis para estas alterações: a) lesão imunológica em seguida à adsorção dos antígenos do *T. cruzi* sobre células não parasitadas (Ribeiro dos Santos e Hudson, 1980; b) lesão isquêmica devida à adesão plaquetária e obstrução de capilares miocárdicos (Rossi *et al.*, 1984; Tanowitz *et al.*, 1990); c) lesão citotóxica direta ou mediada por anticorpos ou células inflamatórias incluindo linfócitos, neutrófilos, eosinófilos, macrófagos e mastócitos (Lopes *et al.*, 1977; Tafuri *et al.*, 1983; Cabral, 1988; Molina e Kirzembaum, 1989; Rossi, 1990). Além destas lesões destrutivas de miócitos uma microangiopatia foi também observada. Consiste no envolvimento de capilares miocárdicos em seguida ao contato de linfócitos e macrófagos com as células endoteliais (Andrade *et al.*, 1994). Nos pontos de contato, ocorrem fusão de membranas e pinocitose exagerada, seguidas de tumefação, vacuolização e ruptura de células endoteliais, associadas ou não com a agregação plaquetária e microtrombos fibrinosos (Figura 49.1). O papel desta microangiopatia na miocardite chagásica aguda tem sido enfatizado, especialmente por investigadores que observaram trombos plaquetários no interior dos capilares do coração do camundongo (Rossi *et al.*, 1984; Tanowitz *et al.*, 1990). Entretanto, os sinais ultraestruturais de agressão citotóxica aos miocardiócitos, vistos no modelo canino, são muito mais intensos do que aqueles sugestivos de lesão isquêmica (Andrade, 1984). Por outro lado, a microangiopatia aparece como um importante sinal sugestivo da participação de citocinas na miocardite aguda chagásica. Lesões vasculares semelhantes foram observadas em indivíduos que faleceram com a chamada *leaky syndrome*, após tratamento com altas doses de interleucina 2 (Cotran *et al.*, 1987). Experimentalmente, ratos tratados, seja com interleucina recombinante 2, interleucina 1 e fator de necrose tumoral exibiram microangiopatia semelhante no miocárdio (Yi e Ulich, 1992; Zhang *et al.*, 1993). Outros estudos demonstraram que as citocinas que se associam com a resposta CD4 do tipo Th1 podem ser ampliadas pela administração de IL-12, o que resulta na produção de INFγ, IL-2 e TNFα, causando redução dos níveis parasitários nos animais infectados (Silva *et al.*, 1995; Abrahamsohn e Coffman, 1996; Cardillo *et al.*, 1996; Hunter *et al.*, 1996). Este mecanismo de proteção, quando exagerado, contribuiria para as lesões dos capilares e outras alterações miocárdicas que ocorrem durante o curso da doença de Chagas na sua forma aguda.

Modulação imunológica

Há duas reações fundamentais nas respostas do hospedeiro suscetível ao *T. cruzi*, que são estruturalmente representadas por inflamação difusa e inflamação focal. A reação focal é mediada pelos parasitos e ocorre onde quer que estes entrem nas célu-

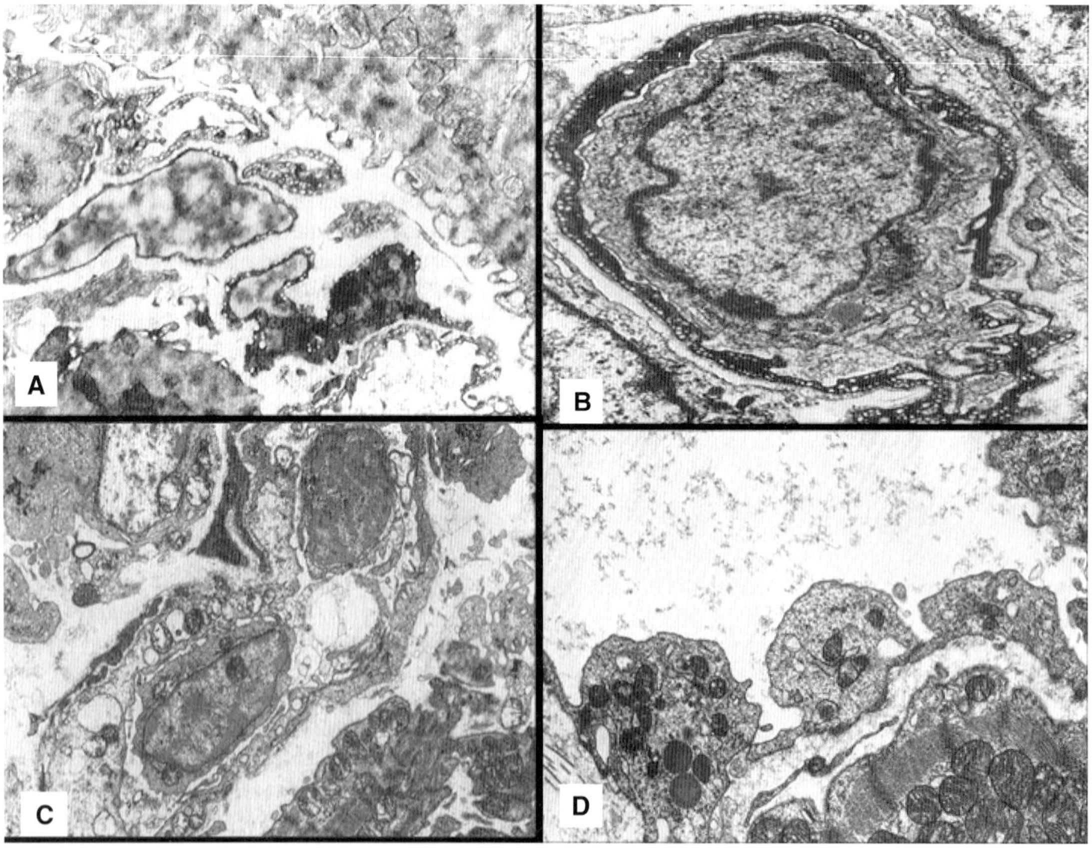

Figura 49.1 Microangiopatia na miocardite aguda da doença de Chagas. **A.** Trombos fibrinosos no interior de capilares miocárdicos. ME 4.000×. **B.** Um grande linfócito ocupando quase a totalidade do lúmen capilar, exibindo pontos de aderência ao endotélio, o qual exibe um exagero da pinocitose. ME 60.000×. **C.** Linfócitos no interior de capilares miocárdicos, com pontos de contato com células endoteliais, as quais exibem vacuolização citoplasmática acentuada. ME 4.000×. **D.** Plaquetas aderidas ao endotélio do capilar miocárdico. ME 24.000×.

las do hospedeiro e aí se multipliquem, causando a sua ruptura. As lesões cardíacas focais observadas nos indivíduos humanos, nos quais os parasitos não foram encontrados nas secções histológicas de rotina, têm revelado antígenos parasitários, seja por imuno-histoquímica (Higushi *et al.*, 1993) ou pela demonstração de seus segmentos genômicos pela técnica do PCR (Jones *et al.*, 1993), o que está de acordo com a ideia de que as reações inflamatórias focais são induzidas pelos parasitos.

O coração pode apresentar ambos os tipos de reação. A inflamação difusa, ao contrário, não é diretamente relacionada com os parasitos. Ela ocorre durante as formas aguda e crônica, enquanto a inflamação focal é representativa da forma indeterminada da doença.

Todos os outros órgãos exibem apenas a reação focal que se segue à ruptura da célula parasitada, independentemente do tipo de reação presente no miocárdio. Esta simples observação indica que algum importante fator patogenético da miocardite está relacionado com o próprio coração. Também, pela observação da histopatologia cardíaca, podem ser observadas as alterações sugestivas de imunomodulação, que ocorrem durante os vários estágios clínicos da doença de Chagas. O quadro completo relacionado com o que acontece quando a inflamação difusa da fase aguda diminui e passa para uma forma focal é pouco conhecido. A situação é ainda mais complexa quando se considera a transição da lesão focal da forma indeterminada para uma miocardite difusa. Certamente os fatores imunológicos, tanto humorais como celulares, contribuem para diminuir a carga parasitária. Quando os padrões de citocinas foram investigados, a transição da forma aguda para a indeterminada foi identificada em crianças como uma resposta CD4/Th1 para um padrão Th0, com expressão tanto de IFNγ como IL4 (Smudio *et al.*, 1998). Há evidências de que a imunossupressão tem um papel na diminuição e modificação do caráter da reação inflamatória induzida pelo *T. cruzi* (Tarleton, 1998). A depleção da reação cutânea retardada aos antígenos parasitários e a demonstração *in vitro* da inibição do IL-2 têm sido observadas em camundongos. A infecção latente pelo *T. cruzi* em indivíduos imunossuprimidos, principalmente em aidéticos, costuma evoluir para uma exacerbação aguda da infecção (Tarleton, 1993; Rocha *et al.*, 1994).

▶ Forma indeterminada da doença de Chagas

A forma ou fase indeterminada da doença de Chagas é definida como um período clinicamente silencioso, que se segue às manifestações da infecção primária da forma aguda. Os indivíduos apresentam evidências sorológicas e/ou parasitológicas da infecção, porém permanecem assintomáticos e não mostram alterações eletrocardiográficas, nem sinais radiológicos de envolvimento do aparelho digestivo.

Do ponto de vista microscópico, o coração exibe alterações inflamatórias discretas, quando são examinadas biopsias subendocardicas (Mady *et al.*, 1984; Palacios Pru *et al.*, 1989) ou em necropsias feitas em casos de morte acidental (Lopes *et al.*, 1975; 1981). Entretanto, os estudos clínicos longitudinais têm demonstrado que os indivíduos com a forma indeterminada tendem a permanecer assintomáticos por tempo prolongado, sendo desta maneira o prognóstico considerado como bom. Isto também indica que as lesões da miocardite multifocal, discreta, não são cumulativas. Todavia, não se deve confundir a forma indeterminada com uma forma crônica evolutiva assintomática de miocardiopatia chagásica, que por vezes termina em morte súbita (Andrade *et al.*, 1987).

Estudos ultraestruturais têm demonstrado que as células presentes nos infiltrados miocárdicos incluem linfócitos, células plasmáticas, macrófagos e alguns polimorfonucleares e mastócitos (Andrade *et al.*, 1997). As células inflamatórias se acumulam em áreas focais do tecido intersticial do miocárdio e não fazem contato com a membrana externa dos miocardiócitos nem as invadem ou destroem como ocorre na fase aguda. Em algumas destas lesões focais, há evidências de degradação da matriz extracelular (lise, fragmentação ou espessamento) tanto do colágeno como de fibras elásticas), além de sinais indicativos de apoptose (condensação e fragmentação nuclear, formação de corpos apoptóticos). Estas são alterações indicativas de um mecanismo cíclico nas alterações inflamatórias focais (Andrade *et al.*, 1997). Enquanto novas lesões aparecem as mais antigas são gradualmente removidas pela degradação do excesso de matriz extracelular (fibrólise) e pela reabsorção das células inflamatórias por apoptose (Figura 49.2). De um modo geral, a apoptose das células inflamatórias é tão comum que pode ser considerada inespecífica. Porém, na miocardite focal da doença de Chagas ela ocorre simultaneamente em quase todas as células de um infiltrado focal, provavelmente, a formação de novas lesões é balanceada pela remoção das mais antigas, o que explica a falta de progressão e de acumulação das lesões focais na forma indeterminada. Certamente, algumas lesões focais podem envolver estruturas sensíveis do coração, principalmente do sistema excitocondutor e do sistema nervoso autônomo.

A transição para a forma crônica cardíaca provavelmente ocorre por meio do desaparecimento ou interferência com fatores imunológicos supressivos. Assim, ambos, parasitos e tecido cardíaco, parecem importantes para explicar as lesões inflamatórias difusas e progressivas da forma crônica cardíaca, uma vez que os parasitos fora do coração continuarão a induzir apenas alterações focais (Barbosa e Andrade, 1984). Os fatores responsáveis pela transição da forma indeterminada para a forma crônica cardíaca da doença de Chagas permanecem por serem elucidados. A reação inflamatória da fase crônica da doença de Chagas no homem foi caracterizada como consistindo principalmente em linfócitos T citotóxicos $CD8^+$ (Tostes *et al.*, 1994). Estas células expressam um fator citotóxico granzime A (Reis *et al.*, 1993). Há um consenso de que os linfócitos $CD8^+$ representam o principal tipo de células T, responsável pela ativação imunológica na miocardite crônica chagásica (Kumar e Tarleton, 1998). Estas células são ativadas por meio das moléculas MHC I, por resíduos parasitários em macrófagos. A ausência de resposta T $CD4^+$ quando há antígenos do *T. cruzi* sugere que a apresentação destes antígenos através de moléculas da classe MHC II está inibida. Entretanto, outras evidências sugerem que a depleção de linfócitos $CD4^+$ na fase crônica da doença de Chagas está relacionada com a apoptose seletiva destas células (Lopes *et al.*, 1995). No modelo murino de cardiomiopatia chagásica a estimulação de células T resulta na apoptose de células $CD4^+$ mas não de $CD8^+$ (Dos Reis *et al.*, 1995). No conjunto, as observações morfológicas e imunológicas revistas acima apoiam o conceito de que a forma indeterminada da doença de Chagas representa um estágio de equilíbrio parasito/hospedeiro, mais do que de progressão, provavelmente pela ação de fatores supressores da resposta imunecelular.

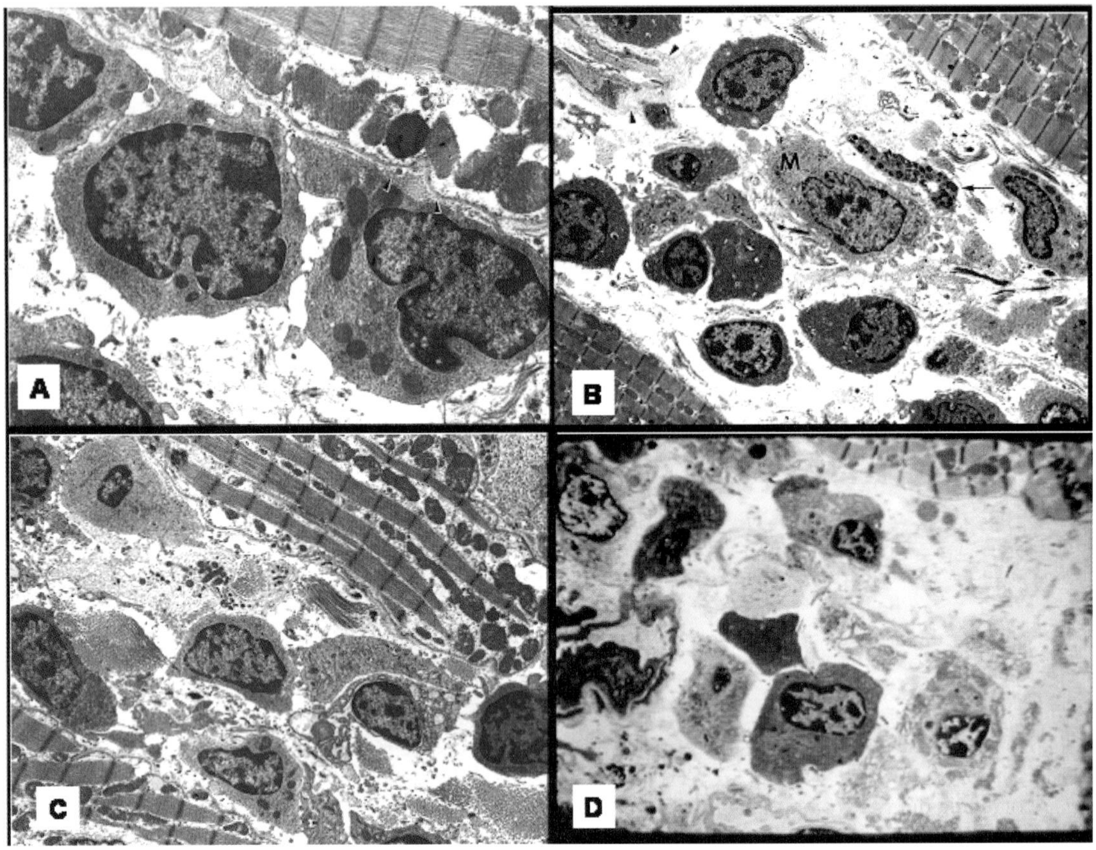

Figura 49.2 Alterações apoptóticas de vários graus, presentes nas células inflamatórias dos infiltrados focais da miocardite da forma indeterminada da doença de Chagas sugerem que tais células são gradativamente eliminadas por meio de um processo cíclico. **A.** Grandes linfócitos granulares, provavelmente células NK, são vistos em contato com a membrana do miocardiócito, sem evidências de agressão, com as mitocôndrias e as miofibrilas do miocardiócito aparecendo bem conservadas. ME 11.000×. **B.** O infiltrado focal mostra uma composição polimorfa, com presença de macrófagos (M), aparecendo um pouco acima um mastócito (grânulos) e um pouco acima e à direita um grande linfócito com núcleo chanfrado e grânulos citoplasmáticos (célula NK), além de vários linfócitos. ME 3.000×. **C.** Há várias células exibindo fases mais ou menos avançadas de apoptose (condensação da cromatina e retração nuclear e picnose). ME 3.000×. **D.** Como um ponto final das alterações apoptóticas, todas as células neste infiltrado exibem sinais de apoptose (núcleos picnóticos ou ausentes, citoplasma mumificado), enquanto o interstício aparece sem fibrilas colágenas, vazio na realidade. Método do Apoptag. 150×.

▸ Forma crônica cardíaca da doença de Chagas

Esta forma é caracterizada por uma miocardite crônica difusa, com fibrose, espessamento das membranas basais, hipertrofia miocárdica e degeneração de miócitos. Pode-se admitir que esta forma se origina de uma fase intermediária de infecção latente em cerca de 30% dos casos humanos e em muito menor porcentagem no cão. Alguns pontos merecem ser acentuados. Trata-se de um processo progressivo, destrutivo e reparativo, que aparece no coração previamente afetado durante muito tempo por uma miocardite multifocal discreta. Embora raros, os parasitos podem ser eventualmente encontrados em outros órgãos, sempre acompanhados por inflamação focal, uma situação semelhante àquela vista no coração no estágio indeterminado. Exceto por tais lesões extracardíacas focais e raras, nenhuma outra anormalidade aparece fora do coração, exceto aquelas derivadas de congestão passiva crônica e fenômenos tromboembólicos. Nenhuma modificação evidente do *status* da forma indeterminada se modifica em relação ao parasitismo. Também não há alterações relacionadas com anticorpos séricos. Há tentativas de se investigar o comportamento de células mononucleares no sangue periférico com o resultado que algumas células supressoras podem ser diferentemente estimuladas com anticorpos anti-idiotípicos (Ouaissi *et al.*, 1988; Gazzineli *et al.*, 1988). Também, linfócitos diretamente isolados dos tecidos do coração de portadores, seja com a forma indeterminada ou crônica cardíaca, exibem diferentes padrões de reatividade quando existe um particular epítopo miocárdico (Cunha Neto *et al.*, 1995).

Ribeiro dos Santos *et al.* (1992) usando o modelo de transplante heterotópico do coração de camundongos recém-nascidos, singênicos, na orelha de camundongos infectados pelo *T. cruzi* verificaram que os mesmos foram rejeitados, enquanto os transplantados em camundongos normais permaneceram viáveis. A rejeição dos corações transplantados foi mediada por linfócitos T CD4, indicando uma função patogênica de linfócitos autorreativos na cardiopatia chagásica. Entretanto, segundo observações de Tarleton *et al.* (1997), a rejeição do coração transplantado ocorre apenas quando o transplante é feito na fase aguda ou quando o *T. cruzi* foi injetado no coração transplantado.

A reprodução experimental da transição de um período silencioso da infecção para a forma crônica progressiva de miocardite foi conseguida com o modelo canino (Andrade *et al.*, 1987). Cães infectados experimentalmente quando bem jovens, com fase de doença aguda bem documentada, com o passar do tempo passaram para uma fase indeterminada, sem alterações eletrocardiográficas. Eles foram tratados com baixas doses de ciclofosfamida, um procedimento que exacerba as lesões imunitárias mediadas por células. Esta ação provavelmente se dá pela destruição de células T supressoras, suas células precursoras ou outros elementos da rede imunossupressora do hospedeiro (Turk *et al.*, 1972; Shwartz *et al.*, 1978; Colley *et al.*, 1979; Liew e Russel, 1983).

Em contraste com a situação dos cães do grupo controle, que permaneceram com miocardite focal discreta, todos os animais tratados passaram a exibir miocardite intensa e difusa. A destruição de miocélulas foi extensa em todo o miocárdio contrátil e no sistema de condução. Células mononucleares apareceram na periferia e no interior de miocardiócitos em desintegração. As formas tissulares do *T. cruzi* não foram detectadas nas secções histológicas, mesmo após procura exaustiva. A parasitemia foi sempre negativa. O mecanismo de lesão miocárdica mediada por células permanece por ser elucidado. A sugestão para um processo autoimune tem sido frequentemente apresentada mas não ainda comprovado (Kiierszembaum, 1986)

A teoria autoimune é apoiada pela falta de correlação entre o parasitismo e a miocardite crônica. Entretanto, indícios constantes nas doenças autoimunes como a incidência da doença em uma mesma faixa etária no começo das manifestações clínicas, a ocorrência de exacerbações e remissões, a existência de autoanticorpos típicos em níveis altos e constantes, o envolvimento de outros órgãos diferem do que se observa na doença de Chagas. Alguns investigadores documentaram a identidade de epítopos presentes no parasito e no miocárdio (Sadigursky *et al.*, 1982). Estas moléculas de reação cruzada podem atrair o poder destrutivo do sistema imune sensibilizado. Da mesma maneira, tal poderia ocorrer se os antígenos do parasito estivessem expressos nas membrans do miocárdio, ou estivessem nelas adsorvidos (Ribeiro dos Santos e Hudson, 1980). Há varias outras sugestões para explicar a lesão miocárdica na infecção pelo *T. cruzi*, todas elas necessitando de pesquisas mais convincentes. Alguns dados se referem à rede idiotípica/anti-idiotípica. Ao gerar anticorpos anti-*T. cruzi*, o organismo estaria, na realidade, produzindo anticorpos que teriam a mesma configuração daqueles do parasito. Estes anticorpos podem, desta maneira, reagir diretamente ou ativar células imunes contra receptores presentes nas membranas dos cardiomiócitos. Tal antígeno de reação cruzada que foi encontrada no homem estava representado por uma enzima: a acetilcolinesterase. O anticorpo anti-idiotípico contra este anticorpo foi visto ser mais frequente no soro de pacientes com a forma cardíaca da doença de Chagas do que naqueles com a forma indeterminada (Ouaissi *et al.*, 1988). Outras diferenças a respeito de anticorpos anti-idiotípicos têm sido registradas também entre as formas indeterminada e crônica ativa da doença. Estes achados não são apenas interessantes para os adeptos da teoria de autoimunidade, porém apontam para a existência de um processo de modulação ou repressão/desrepressão na patogenia da doença de Chagas.

Como foi revisto por Gironés e Fresno (2003), a maioria dos autores propõe que autoanticorpos e linfócitos T autorreativos, resultantes da destruição dos tecidos infectados, e a liberação de autoantígenos determinariam a reação autoimune por epítopos comuns entre o patógeno e o hospedeiro. Cunha-Neto *et al.* (1995; 1996; 1997) mostraram, em pacientes chagásicos, anticorpos que reagem com a miosina cardíaca e com o antígeno B13 do *T. cruzi*. A possibilidade de produzir em hospedeiros não infectados uma miocardite crônica pela transferência de linfócitos autorreativos é uma condição essencial para comprovar esta hipótese, o que não foi ainda conseguido (Gironés e Fresno, 2003). Atualmente alguns autores que postulam um mecanismo de autoimunidade para a doença de Chagas acentuam a importância do parasito para deflagrar e manter as lesões cardíacas (Soares *et al.*, 2001). Recentemente, Hyland e Hengman (2006) postularam que nas doenças infecciosas o agente etiológico é essencial para o desenvolvimento das lesões resultantes do mecanismo autoimune.

Em contraposição à teoria da autoimunidade, foi levantada a hipótese de que antígenos do *T. cruzi* sequestrados e processados pelas células dendríticas apresentadoras de antígenos (APC) MHC II restritas estimulam os linfócitos T imunocompetentes (T CD4 e CD8) no baço para a resposta celular na miocardite chagásica.

As células dendríticas são as APC mais eficientes para ativar linfócitos *naive* e iniciar a resposta das células T (Abbas *et al.*, 2008). No miocárdio as células dendríticas linfoides são representadas pelas células dendríticas intersticiais (CDI), as quais foram inicialmente descritas por Hart e Fabre (1981) e são importantes para o desenvolvimento das lesões inflamatórias do coração, graças à sua capacidade de sequestrar e processar os antígenos parasitários, migrar para a zona T do baço e apresentar aos linfócitos, os quais vão determinar a infiltração inflamatória no miocárdio (Andrade *et al.*, 2000).

As células dendríticas intersticiais do coração (CDI) têm a capacidade de produzir IL-12 (Steinman, 1988; Heufler *et al.*, 1996) e estimular a resposta linfocítica (Hart e Mckenzie, 1980; Flores-Romo, 2001). Elas provavelmente participam no processo imunológico da miocardite chagásica, considerando sua função na apresentação de antígenos, sua associação com produtos MHC II e sua capacidade de sensibilizar os linfócitos pela produção de citocinas (Inaba *et al.*, 1987; Steinman, 1988; 1991; Drakesmith *et al.*, 2000).

Estudos sobre a participação das CDI na infecção pelo *T. cruzi* foram desenvolvidos no modelo canino (Andrade *et al.*, 2000) por meio de estudo morfológico, imuno-histoquímico e morfométrico. Procurou-se verificar a ocorrência de antígenos do *T. cruzi* sequestrados nestas células e o efeito do tratamento com a ciclofosfamida em baixas doses, de acordo com o procedimento descrito por Andrade *et al.* (1987). Para este estudo foram usados 14 cães experimentalmente infectados com o *T. cruzi*, sendo 6 na fase aguda da infecção e 8 na fase crônica indeterminada; destes, 5 foram submetidos a tratamento com ciclofosfamida em baixas doses, tendo desenvolvido uma miocardite crônica difusa. Nestes casos, houve um aumento altamente significante do número de células dendríticas (CDI). Provavelmente, a ciclofosfamida teve importante papel na desrepressão da hipersensibilidade tardia, determinando em todos os cães tratados o desenvolvimento de um miocardite intensa, provavelmente por inibição de células $CD4^+$ $CD25^+$, as quais são células regulatórias da resposta celular (células TReg) (Cederbom *et al.*, 2000; Baecher-Allan, *et al.*, 2002). Mais recentemente, tem sido demonstrado que as células $CD4^+$ $CD25^+$, e outras células regulatórias aparecem com maior frequência em portadores humanos da forma clínica indeterminada com aumento das células citotóxicas NK na circulação (Vitelli-Avelar *et al.*, 2005).

Além do papel das células dendríticas intersticiais do coração identificadas como células dendríticas linfoides, na resposta celular (Andrade *et al.*, 2000; Portella e Andrade, 2009) as células dendríticas foliculares do baço estão envolvidas na resposta humoral na infecção pelo *T. cruzi* (Andrade *et al.*, 1981). Estas células estão envolvidas na resposta humoral da doença de Chagas porque apresentam os antígenos aos linfócitos B, estando envolvidas na memória imunológica. Esta memória faz com que a sorologia se mantenha positiva mesmo após tratamento curativo com quimioterápicos específicos anti-*T. cruzi*. O período de negativação da sorologia é variável, de acordo com a duração da doença, dependendo do *clearance* dos antígenos parasitários, porém há uma progressiva diminuição do nível dos títulos sorológicos.

▶ Referências bibliográficas

Abbas AK, Lichtman AH, Pillais S (Editors). Processamento e apresentação de antígenos aos linfócitos T. In: *Imunologia Celular e Molecular*, Capítulo 6, pp 114-136. Rio de Janeiro, Elsevier. 6ª edição, 2008.

Abrahamsohn IA, Coffman RL. *Trypanosoma cruzi*: Il-10, TNF, INF-g, and Il-12 regulate innate and acquired immunity to infection. *Exp Parasitol 84*: 231-244, 1996.

Andrade SG, Freitas LAR, Peyrol S, Pimentel AR, Sadigursky M. Experimental chemotherapy of *Trypanosoma cruzi* infection: persistence of parasite antigens and positive serology in parasitologically cured mice. *Bul Wrld Hlth Org 69*: 191-197, 1991.

Andrade SG, Pimentel AR, de Souza MM, Andrade ZA. Interstitial dendritic cells of the heart harbor *Trypanosoma cruzi* antigens in experimentally infected dogs: importance for the pathogenesis of chagasic myocarditis. *Am. J. Trop. Med. Hyg 63*: 64-70, 2000.

Andrade ZA. The canine model of Chagas disease. *Mem Inst Oswaldo Cruz 79*: 77-83, 1984.

Andrade ZA, Andrade SG, Correa, R, Sadigursky M, Ferrans VJ. Myocardial changes in acute *Trypanosoma cruzi* infection. Ultrastructural evidence of immune damage and the role of microangiopathy. *Am J Pathol 144*: 1403-1411, 1994.

Andrade ZA, Andrade SG, Sadigursky M. Enhancement of chronic *Trypanosoma cruzi* myocarditis in dogs treated with low doses of cyclophosphamide. *Am J Pathol 127*: 467-473, 1987.

Andrade ZA, Andrade SG, Sadigursky M, Wenthold Jr RJ, Hilbert SL, Ferrans VJ. The indeterminate phase of Chagas disease: ultrastructural characterization of cardiac changes in the canine model. *Am J Trop Med Hyg 57*: 328-336, 1997.

Andrade ZA, Lopes ER, Prata SP. Alterações do sistema de condução do coração em chagásicos acometidos de morte repentina. *Arq Bras Cardiol* 48: 5-9, 1987.

Anselmi A, Pifano F, Suarez JA, Gurdiel O. Myocardiopathy in Chagas disease. I. Comparative study of pathologic findings in chronic human and experimental Chagas myocarditis. *Am Heart J 72*: 469-481, 1966.

Baecher-Allan C, Viglietta V, Hafler DA. Inhibition of human CD4+CD25+ regulatory T cell function. *J Immunol.* 169: 6210-6217, 2000.

Barbosa Jr AA, Andrade ZA. Identificação do *Trypanososoma cruzi* nos tecidos extracardíacos de portadores de miocardite crônica chagásica. *Rev Soc Bras Med Trop 17*: 123-126, 1984.

Cabral HRA. Mastocitos en contacto com fibras musculares cardiacas en miocardio de pacientes com cardiopatia de Chagas severa. *Prensa Med Argent 75*: 490-496, 1988.

Cardillo F, Voltarelli JC, Reed SG, Silva JS. Regulation of *Trypanosoma cruzi* infection in mice by gamma interferon and interleukin 10: role of NK cells. *Infect Immun 64*: 128-134, 1996.

Cederbom L, Hall H, Ivars F. CD4+CD25 regulatory T cells down-rehulate co-stimulatory molecules on antigen-presenting cells. *Eur J Immunol* 30:1538-1543, 2000.

Colley DG, Lewis FA, Todd CW. Adoptive suppression of granuloma formation by T lymphocytes and by lymphoid cells sensitive to cyclophosphamide. *Cell Immunol 46*: 192-200, 1979.

Cotran RS, Pober JS, Giambrone Jr MA, Springer TA, Wiebke EA, Gaspari AA, Rosenberg SA, Lotze MT. Endothelial activation during interleukin 2 immunotherapy. A possible mechanism for the vascular leaky syndrome. *J Immunol 139*: 1883-1888, 1987.

Cunha-Neto E, Bilate AM, Hyland KV, Fonseca SG, Kalil J, Engman DM. Induction of cardiac autoimmunity in Chagas heart disease: A case for molecular mimicry. *Autoimmunity* 39: 41-54. 2006.

Cunha-Neto E, Coelho V, Guilherme L, Fiorelli A, Stolf N, Kalil J. Autoimmunity in Chagas' disease. Identification of cardiac myosin-B13 *Trypanosoma cruzi* protein cross-reactive T cell clones in heart lesions of a chronic Chagas' cardiomyopathy patient. *Journal of Clinical Invesigation* 98: 1709-1712, 1996.

Cunha-Neto E, Duranti M, GruberA, Zingales B, Messias I, Stolf N, Bellotti G, Patarroyo ME, Pilleggi F, Kalil J. Autoimmunity in Chagas disease cardiopathy: biological relevance of a cardiac myosin-specific epitope crossreactive to an immunodominant *Trypanosoma cruzi* antigen. *Proc Natl Acad Sci USA 92*: 3541-3545, 1995.

Drakesmith, H, Chain, B, Beverley, P. How can dendritic cells cause autoimmune disease? *Immunology Today* 21:214-217, 2000.

Flores-Romo L. *In vivo* maturation and migration of dendritic cells. *Immunology 102*: 255-262, 2001.

Gironés N, Fresno M. Etiology of Chagas disease myocarditis, autoimmunity, parasite persistence, or both? *Trends Parasitol 19*: 19-22, 2003.

Gazzinelli RT, Morato MJ, Nunes RM, Cañado JR, Brener Z, Gazzinelli G. Idiotype stimulation of T Iymphocytes from *Trypanosoma cruzi*-infected patients. *J Immunol 140*: 3167-3172, 1988.

Hart DN, Fabre JW. Demonstration and characterization of Ia-positive dendritic cells in the interstitial connective tissues of rat heart and other tissues, but not brain. *J Exp Med 154*: 347-361, 1981.

Hart DN, Mckenzie JL. Interstitial dendritic cells. *Int Rev Immunol 6*: 127-138, 1990.

Heufler C, Koch F, Stanzl U *et al.* Interleukin-12 is produced by dendritic cells and mediates T helper 1 development as well as interferon-gamma production by T helper 1 cells. *Eur J Immunol 26*: 659-668, 1996.

Higuchi ML, Brito T, Reis M, Barbosa A, Bellotti G, Pereira Barretto AC, Pileggi F. Correlation between *T. cruzi* parasitism and myocardial inflammatory infiltrate in human chronic chagasic myocarditis. Light microscopy and immunohistochemical findings. *Cardiovasc Pathol 2*: 101-106, 1993.

Higuchi M, Reis M, Gutierrez P, Aiello V. Myocardial *T. cruzi* antigens induces increases of CD8+ but not of CD4+ T cell numbers in human chronic Chagas cardiopathy. *Circulation 92* (Suppl. 1): 1-470, 1995.

Hunter CA, Slifer T, Araujo F. Interleukin-12 mediated resistance to *Trypanosoma cruzi* is dependent on tumor necrosis factor alpha and gamma interferon. *Infect Immun 64*: 2381-2386, 1996.

Hyland KV, Engman DM. Further thoughts on were we stand on the autoimmunity hypothesis of Chagas disease. *Trends in Parasitology* 22: 101-102, 2006.

Inaba K, Young JW, Steiman RM. Direct activation of CD8 cytotoxic T lymphocytes by dendritic cells. *Journal of Experimental Medicine* 166: 182-194, 1987.

Jones EM, Colley DG, Tostes S, Lopes ER, Vnencak Jones CL, McCurley TL. Amplification of a *Trypanosoma cruzi* DNA sequence from inflammatory lesions in human chagasic cardiomyopathy. *Am J Trop Med Hyg 48*: 348-357, 1993.

Kierszembaum F. Autoimmunity in Chagas disease. *J Parasitol 72*: 201-211, 1986.

Kumar S, Tarleton RL. The relative contribution of antibody production and CD8+T cell function to immune control of *Trypanosoma cruzi. Parasite Immunol 20*: 207-216, 1998.

Laranja FS, Andrade ZA. Forma crônica cardíaca da doença de Chagas no cão. *Arq Bras Cardiol 35*: 377-380, 1980.

Liew FY, Russel SM. Inhibition of pathogenic effect of effector T cells by specific suppressor T cells during *influenza* virus infection in mice. *Nature 304*: 541-543, 1983.

Lopes ER, Chapadeiro E, Almeida HO, Rocha A. Contribuição ao estudo da anatomia patológica dos corações de chagásicos falecidos subitamente. *Rev Soc Bras Med Trop 9*: 269-282, 1975.

Lopes ER, Chapadeiro E, Andrade ZA. Anatomia patológica do coração em chagásicos assintomáticos falecidos de modo violento. *Mem Inst Oswaldo Cruz 76*: 189-197, 1981.

Lopes ER, Tafuri WL, Bogliolo L, Almeida HO Chapadeiro E. Miocardite chagásica aguda humana (ganglionite subepicárdica; agressão a fibra cardíaca por linfócitos; relação entre amastigotas e a fibra muscular). *Rev Inst Med Trop São Paulo 19*: 301-309, 1977.

Lopes MF, Veiga VF, Santos AR, Fonseca ME, DosReis GA. Activation-induced CD4+ T cell death by apoptosis in experimental Chagas disease. *J Immunol 154*: 744-752, 1995.

Mady C, Pereira-Barretto AC, lanni BM, Lopes EA, Pileggi F. Right ventricular endomyocardial biopsy in undetermined form of Chagas disease. *Angiology 35*: 755-759, 1984.

Molina HA, Kierszenbaum F. Eosinophil activation in acute and chronic chagasic myocardial lesions and deposition of toxic eosinophil granule proteins on heart myofibers. *J Parasitol 75*: 129-133, 1989.

Morgan J, Dias JC, Gontijo ED, Oliveira LB, Oliveira RC, Colley DG, Powell MR. Anti-*Trypanosoma cruzi* antibody isotype profiles in patients with different clinical manifestations of Chagas disease. *Am J Trop Med Hyg 55*: 355-359, 1996.

Ouaissi A, Cornette J, Velge P, Capron A. Identification of antiacetylcholinesterase and anti-idiotype antibodies in human and experimental Chagas disease: pathological implications. *Eur J Immunol 18*: 1889-1894, 1988.

Palácios Pru E, Carrasco H, Scorza C, Espinoza R. Ultrastructural characteristics of different stages of human chagasic myocarditis. *Am J Trop Med Hyg 41*: 29-40, 1989.

Portella RS, Andrade SG. *Trypanosoma cruzi*: parasite antigens sequestered in heart interstitial dendritic cells are related to persisting myocarditis in benznidazol-treated mice. *Mem Inst Oswaldo Cruz 104(7)*: 1023-1030, 2009.

Reis DA, Jones EM, Tostes Jr S, Lopes ER, Gazzinelli G, Colley DG, McCurley TL. Characterization of inflammatory infiltrates in chronic chagasic myocardial lesions: presence of tumor necrosis factor-a+ cells and dominance of granzyme A+, CD8+ lymphocytes. *Am J Trop Med Hyg 48*: 637-644, 1993.

Reis GA, Fonseca MEF, Lopes MF. Programmed T-cell death in experimental Chagas disease. *Parasitol Today 11*: 390-394, 1995.

Ribeiro dos Santos R, Hudson L. *Trypanosoma cruzi*: binding of parasite antigen to mammalian cells. *Parasite Immunol 2*: 1-10, 1980.

Ribeiro dos Santos RR, Rossi M, Laus JL, Silva JS, Savino W, Mengel J. Anti-CD4 abrogates rejection and reestablishes long-term tolerance to syngeneic newborn heartys grafted in mice chronically infected with *Trypanosoma cruzi*. *J Exp Med 175*: 29-39, 1982.

Rocha A, Meneses ACO, Silva AM, Ferreira MS, Nishioka AS, Burgarelli MKN, Almeida E, Turcato Jr G, Metze K, Lopes ER. Pathology of patients with Chagas disease and acquired immunodeficiency syndrome. *Am J Trop Med Hyg 50*: 261-268, 1994.

Rossi MA. Myocardial damage in *Trypanosoma cruzi* myocarditis: a role for macrophages. *Can J Cardiol 6*: 293-298, 1990.

Rossi MA, Gonçalves S, Ribeiro dos Santos R. Experimental *Trypanosoma cruzi* myocardiopathy in Balb/c mice: the potential role of intravascular platelet aggregation in its genesis. *Am J Pathol 114*: 209-216, 1984.

Sadigursky M, Acosta AM, Santos Buch CA. Muscle sarcoplasmic reticulum antigen shared by a *Trypanosoma cruzi* clone. *Am J Trop Med Hyg 31*: 934-941, 1982.

Schwartz A, Askenase PW, Gershon RK. Regulation of delayed type hypersensitivity reactions by cyclophosphamide-sensitive T cells. *J Immunol 121*: 1573-1577, 1978.

Silva JC, Pirmez C, Morgado MG, Galvão B. Immunopathological aspects of experimental *Trypanosoma cruzi* infection: correlation of immune complexes and other serological features with muscle lesions during the infection. *Parasite Immunol 7*: 457-466, 1985.

Silva JS, Vespa GNR, Cardoso MAG, Aliberti JCS, Cunha FO. Tumor necrosis factor alpha mediate resistance to *Trypanosoma cruzi* infection in mice by inducing nitric oxide production in infected gamma interferon-activated macrophages. *Infect Immun 63*: 4862-4867, 1995.

Smudio M, James SM, Cabral M, Martinez J, Arias AR, James MA. Cytokine responses in *Trypanosoma cruzi* -infected children in Paraguay. *Am J Trop Med Hyg 58*: 119-121, 1998.

Soares MEP, Pontes de Carvalho L, Ribeiro dos Santos R. The pathogenesis of Chagas disease: when autoimmune and parasite-specific immune responses meet. *Anais da Academia Brasileira de Ciências 73*: 547-559, 2001.

Soto ACD, Mirkin GA, Solana ME, Cappa SMG. Trypanosoma cruzi infection modulates *in vivo* expression of major histocompatibility complex class II molecules on antigen-presenting cells and T-cell stimulatory activity of dendritic cells in a strain-dependent manner. *Infection and Immunity 71*: 1194-1199, 2003.

Steinman RM. Cytokines amplify the function of accessory cells. *Immunol. Lett. 17*: 197-202, 1988.

Steinman RM. The dendritic cell system and its role in immunogenicity. *Annu Rev Immunol. 9*: 271-296, 1991.

Tafuri WL, Lopes ER, Chapadeiro E, Miziara HL, Santos BG, Raso P. Miocardite chagásica humana: provável agressão a célula cardíaca pelo granulócito eosinófilo. *Rev Soc Bras Med Trop 16*: 122-124, 1993.

Tanowitz HB, Burns ER, Shina AK, Khan NN, Morris AS, Factor SM, Hatcher VB, Bilezikian JP, Baum SG, Wittner M. Enhanced platelet adherence and aggregation in Chagas disease: a potential pathogenic mechanism to cardiomyopathy. *Am J Trop Med Hyg 43*: 274-281, 1990.

Tarleton RL. Pathology of American trypanosomiasis, p. 64-85. In KS Warren, *Immunology and Molecular Biology of Parasitic Diseases*, 3rd Edition, Blackwell Scientific Publications, Boston, 1993.

Tarleton RL. *Trypanosoma cruzi*-induced suppression of Il-2 production. II Evidence for a role for suppressor cells. *J Immunol 140*: 2769-2773, 1998.

Tarleton RL, Zhang L, Downs MO. Rejection of neonatal heart transplants in experimental Chagas disease is a parasite-specific response to infected host tissue. *Proc Natl Acad Sci USA 199*: 3932-3937, 1997.

Tostes Jr S, Lopes ER, Pereira FEL, Chapadeiro E. Miocardite chagásica crônica humana: estudo quantitativo dos linfócitos CD4+ e dos CD8+ no exsudato inflamatório. *Rev Soc Bras Med Trop 27*: 127-134, 1994.

Turk JL, Parker D, Poulter LW. Functional aspects of the selective depletion of lymphoid tissue by cyclophosphamide. *Immunology 23*: 493-501, 1972.

Vitelli-Avelar DM, Sathler-Avelar R, Dias JCP, Pascola VPM, Teixeira-Carvalho A, Lage OS, Eloi-Santos SM, Correa-Oliveira R, Martins-Filho AO. Chagasic patients with indeterminate clinical form of the disease have high frequencies of circulating CD3+CD16^{-}CD56+ natural killer T cells and CD4+ CD25^{high} regulatoryT lymphocytes. *Scand J Immunol* 62:297-308, 2005.

Yi ES, Ulich TR. Endotoxin, interleukin-1, and tumor necrosis factor cause neutrophil-dependent microvascular leakage in post capillary venules. *Am J Pathol 140*: 656-663, 1992.

Zhang J, Yu ZX, Hilbert ST, Yamaguchi M, Chadwick DP, Herman EH, Ferrans VJ. Carditoxicity of human recombinant interleukin-2 in rats: a morphological study. *Circulation 87*: 13-40, 1993.

50 Métodos de Avaliação Funcional Não Invasivos da Cardiopatia Chagásica e Outras Cardiopatias Infecciosas

Manoel Otávio da Costa Rocha, Maria do Carmo Pereira Nunes, Márcio Vinícius Lins Barros, Fernando Antônio Botoni, Vitor Tadeu Vaz Tostes, Maria Clara Noman de Alencar e Antônio Luiz Pinho Ribeiro

▶ Introdução

As miocardiopatias infecciosas, também chamadas de miocardites infecciosas, podem ser causadas por uma gama de agentes (vírus, riquétsias, bactérias, fungos, protozoários e helmintos). Na maioria das vezes o agente causador não é definido. Sua real incidência é desconhecida, pois a maioria dos casos é subclínica, assintomática e autolimitada (Mancini e Beniaminovitz, 2001). Além disso, existe grande dificuldade diagnóstica, já que os testes não invasivos são pouco específicos e a biopsia endomiocárdica, considerada o método padrão-ouro, é invasiva e apresenta sensibilidade de 35% e especificidade de 79% (Narula *et al.*, 1996). Uma parte dessas infecções evolui para miocardiopatia dilatada (Mason *et al.*, 1995; Kawai, 1999; Felker *et al.*, 2000), provavelmente associada a mecanismos autoimunes (Kawai, 1999; Liu e Mason, 2001).

As técnicas não invasivas de propedêutica complementar cardiovascular encontram-se disponíveis, em nosso país, na maior parte das cidades de porte médio, tendo sido incorporadas à abordagem dos pacientes com miocardiopatia em ambulatórios de referência, centros de pesquisa e, em alguns casos especiais, pelo Sistema Único de Saúde e pela Previdência Social. Constituem técnicas de grande importância na avaliação clinicoevolutiva, terapêutica, médico-trabalhista e prognóstica.

A relevância das informações que podem ser obtidas pelo emprego de teste ergométrico, eletrocardiografias convencional e dinâmica (Holter), ecocardiografia, cintigrafia miocárdica e ressonância magnética torna necessária a divulgação das características fundamentais dos métodos principais, os parâmetros que podem ser analisados e sua indicação na avaliação das miocardiopatias infecciosas. Por outro lado, torna sua utilização mais frequente uma necessidade concreta, quando se pretende aferir adequadamente um número significativo de cardiopatas, especialmente aqueles sintomáticos, com suspeita de comprometimento funcional ou que exerçam atividade laborativa que requeira esforço físico demasiado ou contínuo.

▶ Avaliação ergométrica

A ergometria é técnica amplamente utilizada em cardiologia, tendo sido desenvolvida a partir do princípio de que limitações funcionais do sistema cardiovascular, não demonstráveis em repouso, podem ser expostas pelo esforço. Trata-se de método fundamental, com valor diagnóstico e prognóstico bem definido na insuficiência coronariana, mas útil também na abordagem de pacientes com miocardiopatias e valvulopatias, permitindo determinação precisa da capacidade funcional e avaliação objetiva da resposta terapêutica. Aplica-se ainda ao diagnóstico e controle do tratamento de arritmias cardíacas, à avaliação de indivíduos aparentemente sadios e à prescrição de exercícios em programas de reabilitação (Gibbons *et al.*, 2002).

O exercício isotônico (ou dinâmico), definido como contração muscular resultando em movimento articular, promove sobrecarga de volume ao VE proporcional à massa muscular que realiza o trabalho e à intensidade do exercício e é o preferido para a avaliação ergométrica, visto que determina aumento gradativo do débito cardíaco. Imediatamente antes do esforço, mecanismos neurogênicos reflexos determinam a redução do tônus parassimpático e o aumento do tônus adrenérgico. Estas alterações tornam-se mais marcantes à medida que o exercício progride, chegando à estimulação simpática máxima e retirada completa da estimulação parassimpática durante exercícios extenuantes, resultando em vasoconstrição na maioria dos leitos circulatórios, à exceção da musculatura envolvida e da circulação coronariana e cerebral. Nas fases iniciais do exercício na posição ortostática, o aumento do débito cardíaco ocorre em virtude do aumento do volume sistólico mediado pelo mecanismo de Frank-Starling e pela frequência cardíaca. Por outro lado, nas fases finais, o incremento do débito depende do aumento da frequência cardíaca, uma vez que o volume sistólico não varia, de maneira que, durante o exercício progressivo, há aumento do fluxo sanguíneo para a musculatura esquelética, aumento da extração periférica de oxigênio, queda da resistência periférica total, aumento da pressão arterial sistólica, da pressão arterial média e da pressão de pulso, com discreta ou nenhuma redução na pressão arterial diastólica (Ellestad, 1980; Duarte, 1988; Fletcher *et al.*, 2001).

A ergometria é considerada técnica segura quando executada por médicos experientes e bem treinados. O respeito às contraindicações e aos critérios de interrupção são fundamentais para a segurança dos pacientes, assim como é obrigatória a disponibilidade de desfibrilador e material completo de reanimação cardiorrespiratória na sala de exames. Dentre as contraindicações absolutas à realização da avaliação ergométrica estão: infarto agudo do miocárdio (nos primeiros 2 dias), angina instável de alto risco, arritmias cardíacas malignas causando sintomas ou repercussão hemodinâmica, estenose aórtica grave sintomática, insuficiência cardíaca descompensada, tromboembolismo ou infarto pulmonar agudo, miocardite ou pericardite aguda, dissecção aórtica aguda, distúrbios hidreletrolíticos e metabólicos não corrigidos, enfermidade aguda febril ou grave. As contraindicações relativas são: estenose do tronco da coronária esquerda, estenoses valvares moderadas e graves em assintomáticos, taquiarritmias ou bradiarritmias, cardiomiopatia hipertrófica e outros meios de obstrução de fluxo, alteração mental ou física que impeça o exercício adequado e bloqueio atrioventricular de alto grau (Detrano e Froelicher, 1988; Gibbons *et al.*, 2002; Meneghelo *et al.*, 2010). Em algumas destas condições o TE pode ser realizado tomando-se cuidados adicionais (ambiente intra-hospitalar e com suporte de equipe de cardiologistas), e desde que a relação risco/benefício tenha sido adequadamente avaliada e o paciente forneça o termo de consentimento escrito (Meneghelo *et al.*, 2010).

A interpretação do teste ergométrico não pode se limitar a alterações eletrocardiográficas. Uma análise adequada deve ser feita à luz do quadro clínico e de dados epidemiológicos, observando de maneira conjunta parâmetros clínicos, hemodinâmicos, eletrocardiográficos, metabólicos e autônomos. A resposta pressórica fisiológica ao esforço é caracterizada pela elevação da pressão arterial sistólica relativa à intensidade crescente do trabalho realizado, enquanto a pressão diastólica permanece estável ou varia em torno de 10 mmHg. Não existe consenso sobre os valores normais de variação da pressão arterial com o esforço (Meneghelo *et al.*, 2010). A incapacidade de elevação da pressão arterial sistólica, assim como sua redução abaixo dos níveis de repouso durante o esforço, pode refletir elevação inadequada do débito cardíaco por disfunção ventricular esquerda, obstrução da via de saída do ventrículo esquerdo ou redução excessiva da resistência vascular periférica.

A frequência cardíaca aumenta linearmente com a intensidade do esforço. Pacientes hipovolêmicos, anêmicos, ansiosos e com baixo condicionamento físico podem apresentar elevação exacerbada da frequência cardíaca, ou seja, desproporcional à carga de trabalho. Por outro lado, a redução do incremento da FC frente ao esforço pode resultar do treinamento físico, de doenças que afetam o nó sinusal, hipotireoidismo, doença de Chagas, e do uso de substâncias. Descartadas essas condições, este comportamento da FC é uma anormalidade bastante importante e preditora de eventos futuros, denominada incompetência cronotrópica. Esta pode ser definida quando:

- A FC atingida está abaixo de 2 desvios padrão da FC máxima prevista (Lauer, 1996; 1999)
- O índice cronotrópico for inferior a 0,80 (Lauer, 1997); não se atinge 85% da FC máxima prevista pela idade (Lauer, 1999; Cole, 1999; Meneghelo *et al.*, 2010).

O duplo produto é um parâmetro obtido pela multiplicação da pressão arterial sistólica e frequência cardíaca que fornece uma estimativa do consumo miocárdico de oxigênio, que, por sua vez, apresenta relação linear com o fluxo sanguíneo coronariano, podendo ser utilizado como índice de função cardiovascular (Duarte, 1988; Froelicher, 1987).

A interpretação eletrocardiográfica deve levar em conta as modificações ocorridas durante o esforço e na fase de recuperação, pois em ambas as fases o significado diagnóstico das alterações é o mesmo. Os desnivelamentos do segmento ST, alterações na onda U, onda P e complexo QRS, a dispersão do intervalo QT, os bloqueios de ramo, as arritmias cardíacas e os transtornos de condução no nível da junção AV e dos ventrículos têm importantes significados diagnósticos e prognósticos, cuja discussão ultrapassa o escopo deste capítulo.

A capacidade funcional é uma das variáveis mais importantes obtidas do procedimento, especialmente por seu grande valor prognóstico. A capacidade máxima de um indivíduo realizar trabalho é expressa pelo consumo máximo de oxigênio, que foi definido pela equação de Fick como o produto entre o débito cardíaco e a diferença arteriovenosa de oxigênio (Fleg *et al.*, 2000; Balady *et al.*, 2010). A medida direta desse importante parâmetro é feita pelo teste cardiopulmonar de exercício, procedimento mais complexo e que exige equipamento mais caro e sofisticado, além de médicos treinados na realização e interpretação dos resultados.

Pelo teste ergométrico podemos estimar a capacidade funcional ou tolerância ao exercício do indivíduo por meio de fórmulas. Neste contexto costuma-se expressar a capacidade funcional em equivalentes metabólicos (MET); 1 MET representa o gasto energético em repouso e se aproxima de 3,5 mℓ de oxigênio por quilo de peso por minuto (3,5 mℓ $O_2 \cdot kg^{-1} \cdot min^{-1}$). A capacidade de exercício medida em MET, após ajuste para a idade, foi o mais forte preditor de mortalidade entre os indivíduos saudáveis e em portadores de doenças cardiovasculares (Myers, 2002; Kokkinos, 2008).

▶ Teste de caminhada de 6 minutos

O teste de caminhada de 6 minutos constitui prova de avaliação do condicionamento cardiorrespiratório de intensidade submáxima, podendo, dessa maneira, melhor refletir atividades de vida diária dos pacientes. Constitui um instrumento confiável, simples, seguro e de baixo custo para sua realização. Além disso, é um teste com bom índice de aceitação pelos pacientes (Enright *et al.*, 2003; Sousa *et al.*, 2008).

▶ Eletrocardiografia dinâmica

A eletrocardiografia dinâmica, ou simplesmente Holter, foi desenvolvida de modo original por Norman Holter e adotada como método propedêutico partir da década de 1960. O Holter acrescentou a dimensão tempo à eletrocardiografia, permitindo que o registro eletrocardiográfico fosse feito por períodos prolongados e durante as atividades habituais dos pacientes, com impacto imediato no diagnóstico das arritmias e da isquemia miocárdica. Desde então, o método se aprimorou, principalmente pela automação e miniaturização dos sistemas, e foi incorporado à prática clínica, com definição tanto de suas aplicações como das limitações técnicas e operacionais. Novas técnicas surgiram com a introdução do uso dos computadores na cardiologia, como o estudo da variabilidade da frequência cardíaca (VFC), que torna possível o estudo do controle autônomo cardíaco, além de modos diferentes de registro e novos recursos de análise, como, por exemplo, para os portadores de marca-passo. Deste modo, o método é hoje uma ferramenta muito importante no manejo dos pacientes cardiopatas (Crawford *et al.*, 1999).

▸ Avaliação da função autonômica

A importância do acometimento do sistema nervoso autônomo (SNA) nas doenças cardiovasculares tem sido objeto de intensas investigações nas últimas décadas. A regulação rápida e precisa da resposta cardiovascular às modificações ambientais e aos estímulos fisiológicos, como esforço e emoção, é realizada predominantemente mediante o balanço entre atividade vagal e simpática. Embora estas duas divisões do SNA sejam habitualmente antagônicas, sabe-se que, em situações específicas, elas podem atuar de modo independente ou mesmo sinérgico, dificultando a avaliação específica da contribuição dos componentes simpático e parassimpático.

A avaliação funcional do controle do SNA sobre o coração pode ser feita por testes autônomos, nos quais se observa a resposta reflexa fisiológica à aplicação de um estímulo quantificável, fisiológico ou farmacológico, como a respiração, o exercício e a injeção de atropina e fenilefrina. Alternativamente, informações sobre o controle autônomo cardíaco podem ser obtidas pela observação da variação intrínseca da frequência cardíaca, tanto em registros curtos, de dois a cinco minutos de repouso, como em traçados prolongados, de 24 h, durante as atividades habituais. A análise da variabilidade da frequência cardíaca (VFC) parte do princípio de que, em condições normais, a frequência cardíaca modifica-se em resposta a estímulos diversos, como exercício e estresse mental, ou mesmo em condições de repouso, flutuando em torno de uma média. Tal variabilidade relaciona-se, predominantemente, com as alterações contínuas do balanço simpático-vagal, em resposta a mecanismos de controle cardiovascular. A VFC pode ser estudada por técnicas matemáticas que abordam as características estatísticas desta variação (domínio do tempo), que decompõe os diferentes ritmos envolvidos (domínio da frequência) ou por métodos não lineares, que utilizam métodos matemáticos avançados para descrever o comportamento da variabilidade da frequência cardíaca (Task force, 1996; Lombardi, 2003).

Os métodos estatísticos fornecem índices práticos de cálculo simples, que avaliam a dispersão dos intervalos entre os batimentos cardíacos em torno da média (como o SDNN, ou desvio padrão dos intervalos cardíacos normais) ou comparam a duração de ciclos adjacentes (como o RMSSD, que é a média dos valores absolutos das diferenças sucessivas, ou o PNN50, a porcentagem de intervalos cardíacos normais sucessivos com variação maior que 50 ms). Enquanto o SDNN é produto de todas as influências autonômicas (principalmente parassimpáticas) e neuro-humorais sobre a VFC, o RMSSD e o PNN50 são resultado direto da influência vagal sobre o coração. Em modelos experimentais, a retirada do tônus vagal diminui o limiar fibrilatório e predispõe à morte súbita. O valor prognóstico da redução dos índices do domínio do tempo da VFC está validado em diversos estudos retrospectivos e prospectivos, principalmente após o infarto agudo do miocárdio e na insuficiência cardíaca.

A análise do domínio da frequência, mediante a análise espectral da VFC, permite o estudo das diferentes divisões do sistema nervoso autônomo. Em registros de curta duração, reconhece-se que a variabilidade de alta frequência (entre 0,15 e 0,40 Hz) está relacionada quase que exclusivamente ao vago e à arritmia sinusal respiratória. A variabilidade concentrada entre 0,04 e 0,15 Hz, de baixa frequência, relacionada com o barorreflexo, tem origem simpática e/ou vagal, enquanto a relação baixa/alta frequência seria um indicador do equilíbrio simpático-vagal. Apesar das vantagens teóricas e do potencial fisiopatológico da análise espectral da VFC, inexistem estudos clínicos demonstrando sua vantagem sobre índices convencionais do domínio do tempo.

Entre as técnicas mais novas, destaca-se o estudo da turbulência da frequência cardíaca (Bathel *et al.*, 2003; Ribeiro *et al.*, 2003), método que avalia as modificações da frequência cardíaca provocadas pelas extrassístoles ventriculares. Após uma extrassístole, ocorre habitualmente uma pausa compensatória e uma contração forçada subsequente, ativando o barorreflexo e oscilações da frequência cardíaca, fenômeno conhecido como turbulência da frequência cardíaca. Esta oscilação, fisiológica, reduz-se em uma série de condições patológicas, como na doença de Chagas e após o infarto do miocárdio, situação na qual tem elevado valor prognóstico. Outro método promissor é a avaliação microalternância de onda T, um preditor não invasivo poderoso do risco de morte em diversas cardiopatias (Rosenbaum *et al.*, 1994; Gehi *et al.*, 2005).

▸ Ecocardiograma

A ecocardiografia representa atualmente um valioso método diagnóstico não invasivo cuja aplicação na cardiologia encontra-se amplamente estabelecida. É particularmente útil no estudo das cardiopatias infecciosas, ao trazer a possibilidade de diagnosticar e estratificar o risco, com impacto no manejo clínico dos pacientes.

O ecocardiograma evoluiu muito nos últimos anos, com surgimento de novos equipamentos e melhoria na qualidade das imagens. Recentemente, novas modalidades foram incorporadas, incluindo Doppler tecidual, *strain*, *strain rate* e ecocardiograma tridimensional, possibilitando abordagem morfofuncional cardíaca de maneira mais acurada e reprodutível. Assim, esse método é capaz de identificar alterações subclínicas da contratilidade ventricular, com várias indicações na abordagem das cardiopatias infecciosas, especialmente na doença de Chagas.

▸ Cintigrafia miocárdica

As diferentes técnicas aplicadas na aquisição e processamento de imagens em cardiologia nuclear já estão bem estabelecidas, fruto de desenvolvimento progressivo ao longo das últimas 4 décadas.

A ventriculografia radioisotópica e a angiografia radioisotópica têm como objetivo a avaliação funcional das câmaras ventriculares, por meio da marcação das hemácias circulantes com isótopo radioativo (^{99m}Tc). As imagens cardíacas são adquiridas sincronizadas ao eletrocardiograma. Os parâmetros analisados são relacionados com aspectos funcionais do coração, incluindo a motilidade global e regional das paredes, os volumes ventriculares e as mudanças fisiológicas ocorridas nas cavidades ventriculares ao longo do ciclo cardíaco. Os dados volumétricos permitem cálculo preciso e altamente reprodutível da fração de ejeção ventricular. Parâmetros da fase de enchimento rápido e lento do ventrículo esquerdo também podem ser estudados, com implicações importantes para a avaliação da função diastólica. O papel da ventriculografia e da angiografia radioisotópica vem diminuindo com o incremento das técnicas de ecocardiografia, mas, para pacientes selecionados, ainda guardam o seu valor, já que o ecocardiograma apresenta limitações, como o fato de a avaliação da parede inferior do ventrículo esquerdo ser difícil, de portadores de pneumopatias terem seu exame prejudicado devido à má qualidade da imagem, e de ser um método examinador-dependente, com variabilidade interobservador de 11% na fração de ejeção (Pennell e Prvulovich, 1995).

A cintigrafia miocárdica de perfusão com imagens tomográficas (SPECT) veio substituir os métodos de imagens planares, facilitando a separação de regiões vizinhas, melhorando a resolução de contraste e permitindo melhor detecção das diferenças nas concentrações de atividade no miocárdio. Em nosso meio, os principais traçadores disponíveis para imagens do miocárdio incluem o tálio-201 e os traçadores marcados com tecnécio, entre eles principalmente o ^{99m}Tc-sestamibi e o ^{99m}Tc-tetrofosmina.

A cintigrafia miocárdica de perfusão com imagens tomográficas sincronizadas pelo ECG (Gated-SPECT) possibilita a análise da função ventricular adicionalmente e de maneira simultânea à análise da perfusão miocárdica, contribuindo para diagnóstico e avaliação prognóstica mais precisos, além de aumentar a especificidade de alguns achados do estudo de perfusão. Em situações em que haja dúvida entre um defeito perfusional persistente e um artefato por atenuação mamária ou diafragmática, a análise da motilidade e do espessamento das paredes ventriculares pode contribuir na diferenciação dessas duas causas. Quando a hipoconcentração se deve a um artefato, a motilidade dessa parede é normal, assim como o espessamento sistólico.

A tomografia por emissão de pósitrons (PET) permite estudar, de modo quantitativo, além da viabilidade miocárdica, também a perfusão regional. Os traçadores de fluxo mais utilizados são a amônia (N-13) e o rubídio (Rb-82), mas a água, marcada com oxigênio-15, também pode ser utilizada. Nas miocardiopatias infecciosas, a presença de inflamação miocárdica pode ser detectada por radiotraçadores, captados no miocárdio. Os mais utilizados são o ^{99m}Tc-pirofosfato, citrato de gálio-67 e ^{99m}Tc ou ^{111}In-anticorpos antimiosina. Quando há necrose miocárdica, a membrana dos miócitos é perdida, expondo as cadeias pesadas de miosina intracelular. O ^{111}In-antimiosina detecta, portanto, essas áreas de necrose, podendo ser usado no diagnóstico do infarto agudo do miocárdico, da miocardite e da rejeição cardíaca pós-transplante (Wackers *et al.*, 2001). Outros traçadores, como o tálio-201 e os traçadores marcados com tecnécio, permitem verificar alterações de perfusão, enquanto o ^{123}I-metaiodobenzilguanidina (^{123}I-MIBG) avalia a inervação autonômica simpática do miocárdio. Para verificar o estado funcional das câmaras cardíacas, utiliza-se a angiocardiografia ou ventriculografia isotópica, que permite medir fração de ejeção, motilidade miocárdica regional e volumes ventriculares.

▸ Ressonância magnética cardíaca

A ressonância magnética cardíaca (RMC) tem evoluído rapidamente na avaliação de doenças do coração, incluindo, particularmente, as de natureza inflamatória, sendo crescentemente utilizada para avaliação não invasiva de pacientes com suspeita de miocardite (Friedrich *et al.*, 1998; Laissy *et al.*, 2002; Mahrholdt *et al.*, 2004; Abdel-Aty *et al.*, 2005; Mahrholdt *et al.*, 2006; Gutberlet *et al.*, 2008). Além de avaliar a motilidade e morfologia da parede ventricular esquerda, o método baseado na técnica de realce miocárdico tardio permite analisar a perfusão miocárdica e prover informações quanto à integridade microvascular e à viabilidade miocárdica. Com a utilização desse método, podem-se avaliar três marcadores de lesão tecidual, quais sejam: edemas intracelular e intersticial, hiperemia e aumento da permeabilidade dos capilares, necrose e fibrose (Friedrich *et al.*, 2009). A extensão do acometimento correlaciona-se com o estado clínico e a função ventricular esquerda. Numerosos estudos vêm demonstrando desempenho similar ou superior da ressonância magnética em comparação a outras modalidades de exame por imagem, como a cintigrafia ou a ecocardiografia.

▸ Doença de Chagas

A miocardite mais comum em todo o mundo é aquela causada pelo *Trypanosoma cruzi*, protozoário causador da doença de Chagas, endêmico em áreas rurais das Américas do Sul e Central. A doença de Chagas permanece como um grande problema de saúde nos países da América Latina, onde se estima que haja aproximadamente 8 milhões de pessoas infectadas (Moncayo *et al.*, 2009), dos quais 25 a 35% desenvolverão alterações cardiovasculares (Rocha *et al.*, 2007). Sabe-se, ainda, que a disfunção ventricular esquerda representa o maior preditor de mortalidade na doença de Chagas (Nunes *et al.*, 2010), e que a disfunção assintomática é, no mínimo, tão frequente quanto a sintomática.

A infecção inicial geralmente é assintomática, porém pode haver manifestações na fase aguda, inclusive com acometimento cardíaco (miocardite aguda), sendo, porém, escassos os relatos de estudos por exames complementares nesta fase.

A fase crônica da doença de Chagas pode ser subdividida em forma crônica indeterminada (FCI) e em formas crônicas ditas determinadas (cardíaca, digestiva, cardiodigestiva e nervosa). Cerca de 50% dos pacientes infectados em áreas endêmicas encontram-se na FCI e, embora a característica principal desses pacientes seja a ausência de anormalidades clínicas, eletrocardiográficas e radiológicas significativas, têm-se observado alterações morfofuncionais cardíacas quando se utilizam métodos complementares mais sofisticados, tais como ergometria, eletrocardiografia dinâmica, provas autonômicas não invasivas, ventriculografia radioisotópica e ecocardiografia (Ribeiro e Rocha, 1998). Embora vários estudos longitudinais tenham demonstrado o bom prognóstico dos pacientes na FCI, cerca de 2 a 5% destes pacientes evoluem para uma das outras formas crônicas da doença, geralmente com padrão benigno, eventualmente progredindo para formas graves e potencialmente letais. Estima-se que, dentro de 5 a 10 anos, cerca de 30% desses pacientes evoluam para cardiopatia crônica. Além disso, tem-se relatado a presença de morte súbita em chagásicos como a primeira manifestação clínica da doença. Portanto, a identificação de marcadores precoces de dano miocárdico na doença de Chagas é importante na estratificação de risco, para que se possam estabelecer condutas individualizadas, melhorando a qualidade de vida e longevidade desses pacientes (Rocha *et al.*, 2003; Rocha *et al.*, 2007; Nunes *et al.*, 2010).

Eletrocardiografia convencional

O eletrocardiograma é método mais sensível e específico no diagnóstico do acometimento miocárdico na doença de Chagas do que outros meios de avaliação de acesso fácil, como a anamnese, o exame físico e a radiografia do tórax. Entretanto, a sensibilidade do método na detecção do dano miocárdico não é elevada. A ausência de alterações eletrocardiográficas não é indicador fidedigno da ausência de acometimento cardíaco. Quando estudados por métodos propedêuticos mais sofisticados, proporção variável dos pacientes com eletrocardiograma normal mostra alterações estruturais ou funcionais do coração. Adicionalmente, entre 20 e 50% desses pacientes desenvolverão alteração eletrocardiográfica sugestiva de cardiopatia chagásica quando acompanhados por cerca de 10 anos. Independentemente dessas considerações, entretanto, o prognóstico em médio prazo do chagásico com eletrocardiograma normal é excelente: em um estudo longitudinal com seguimento de 7 anos, em uma comunidade rural, Maguire *et al.* (1987) não encontraram diferenças com relação à mortalidade entre indivíduos com ECG normal soropositivos e soronegativos.

Embora existam algumas alterações eletrocardiográficas mais sugestivas de que o acometimento cardíaco seja, em determinado caso, secundário à etiologia chagásica, quase todas as anormalidades eletrocardiográficas existentes podem ser encontradas, com predominância das anormalidades da formação e condução do ritmo cardíaco (Rosembaum e Alvarez, 1955). A combinação de alterações eletrocardiográficas diferentes em um mesmo traçado pode ocorrer, sendo mais frequente naqueles com cardiopatia mais avançada e de pior prognóstico. Na vigência de cardiopatia hipertensiva ou de outra etiologia, alterações eletrocardiográficas características destas condições podem se superpor àquelas típicas da cardiopatia chagásica. Alterações eletrocardiográficas sugestivas de dano miocárdico pelo *T. cruzi* ocorrem também em outros processos patológicos, de modo que o eletrocardiograma não é, em absoluto, método com alta especificidade na detecção da cardiopatia chagásica.

O bloqueio do ramo direito do feixe de His, completo ou incompleto, é o distúrbio de condução mais frequente na cardiopatia chagásica, sendo encontrado em 10 a 50% dos pacientes infectados, dependendo da amostra estudada. Frequentemente está associado ao bloqueio do fascículo anterossuperior do ramo esquerdo do feixe de His (hemibloqueio anterior esquerdo), combinação característica do chagásico cardiopata. Outras vezes, se associa ao bloqueio inferoposterior esquerdo (hemibloqueio posterior esquerdo), a bloqueios atrioventriculares incompletos, a extrassístoles ventriculares ou a outras alterações menos frequentes. Por motivos não completamente esclarecidos, o bloqueio de ramo esquerdo é pelo menos 10 vezes menos frequente do que o bloqueio de ramo direito na doença de Chagas.

A duração do complexo QRS se relaciona de maneira direta com as dimensões do ventrículo esquerdo e, inversamente, com a função sistólica do VE, de modo que chagásicos com distúrbios de condução intraventricular apresentam, com maior frequência, depressão da função ventricular esquerda (Ribeiro *et al.*, 2000). A duração do complexo QRS é um preditor independente do risco de morte, quando avaliado pelo ECG convencional (Ribeiro *et al.*, 2008) ou pelo ECG de alta resolução (Ribeiro *et al.*, 2007). Adicionalmente, sabe-se que a presença de bloqueios intraventriculares, em especial do ramo direito, aumenta significativamente o risco de evolução fatal entre os infectados (Maguire *et al.*, 1987).

A extrassistolia ventricular é também achado muito frequente na cardiopatia chagásica, acometendo 6 a 55% dos indivíduos sorologicamente positivos. Caracteristicamente, as extrassístoles são frequentes, polimorfas e complexas, sendo que, ocasionalmente, formas repetidas (pares) ou sustentadas (taquicardia ventricular) de arritmia ventricular são registradas em curtos traçados de rotina. O caráter paroxístico da arritmia faz com que o eletrocardiograma convencional não seja o método ideal para sua detecção. Assim, quando pacientes com alterações no eletrocardiograma em repouso e insuficiência cardíaca são estudados por meio da eletrocardiografia dinâmica, extrassístoles ventriculares são encontradas em 99% dos casos, sendo que em 87% são encontradas extrassístoles multiformes ou formas repetidas (Carrasco *et al.*, 1990).

As arritmias ventriculares são mais frequentes, complexas e sustentadas nos pacientes com pior função ventricular esquerda. A presença de extrassístoles complexas no ECG se relaciona a risco aumentado de evolução fatal (Maguire *et al.*, 1987). Adicionalmente, sabe-se que pacientes com bloqueios intraventriculares e arritmia ventricular no ECG são os que apresentam maior dilatação ventricular esquerda e depressão mais acentuada da contratilidade cardíaca (Casado *et al.*, 1990). Em populações de chagásicos com função ventricular deprimida ao ecocardiograma, a presença de extrassistolia ventricular complexa constitui preditor independente do risco de evolução para o óbito (Guerrero *et al.*, 1991).

No acompanhamento do tratamento das arritmias ventriculares, o eletrocardiograma é útil principalmente para o monitoramento dos efeitos eletrofisiológicos do uso de fármacos antiarrítmicos. Podem ocorrer prolongamento do intervalo PR, alargamento do complexo QRS, bloqueios atrioventriculares e intraventriculares e prolongamento do intervalo QTc. Este último efeito está relacionado com a síndrome do QT prolongado e arritmias ventriculares potencialmente fatais, como a taquicardia ventricular do tipo *torsade de pointes*. O desaparecimento de extrassístoles ventriculares em um ECG de rotina realizado após o uso de antiarrítmicos não é evidência suficiente de que a substância foi capaz de suprimir a arritmia, devido ao já citado caráter paroxístico das arritmias ventriculares.

O acometimento do nó sinusal pela cardiopatia chagásica foi postulado inicialmente por Brasil (1955) ao descrever a ausência de resposta do nó sinusal a estímulos físicos ou farmacológicos em 19% dos chagásicos estudados. Posteriormente, demonstrou-se o acometimento estrutural e funcional do nó sinusal em elevada proporção dos pacientes com doença de Chagas. Entretanto, apenas uma minoria apresenta manifestações de disfunção sinusal ao ECG de superfície (1 a 16% dos pacientes). As principais manifestações eletrocardiográficas da disfunção do nó sinusal são a bradicardia sinusal, especialmente se a frequência sinusal for menor que 40 bpm, a parada sinusal, o bloqueio sinoatrial de 2º grau e a existência de ritmos de suplência que denotem a inibição do marca-passo sinusal normal: os ritmos juncionais e idioventricular acelerado.

O acometimento do sistema de condução se estende ao nó atrioventricular, ao feixe de His e a seus ramos. Embora as alterações funcionais do nó AV ao estudo eletrofisiológico invasivo estejam presentes em grande número dos cardiopatas, a maioria dos bloqueios atrioventriculares (BAV) ocorre por lesão distal ao tronco do feixe de His. Podem ocorrer BAV de primeiro grau, segundo grau (tipos I, II, 2:1 ou avançado) e terceiro grau ou completo. BAV de primeiro e segundo graus podem se associar, entre outras alterações eletrocardiográficas, aos distúrbios da condução intraventricular. Quando concomitantes ao bloqueio completo do ramo direito associado a um hemibloqueio esquerdo, denotam geralmente lesão avançada e difusa do sistema de condução e, provavelmente, maior probabilidade de evolução para o bloqueio completo. No BAV total (BAVT), os ventrículos são despolarizados por marca-passos subsidiários, geralmente localizados distalmente à divisão do feixe de His, gerando ritmos idioventriculares lentos (frequência menor que 40 bpm) e complexos QRS alargados.

A fibrilação atrial é a arritmia supraventricular mais frequente entre os chagásicos, sendo encontrada em 4 a 12% dos traçados eletrocardiográficos. Na maioria das vezes, a fibrilação atrial se apresenta sob a forma crônica, estando associada a pronunciado dano miocárdico, acometimento difuso do sistema de condução, arritmias ventriculares e, consequentemente, a um prognóstico sombrio (Rosenbaum e Alvarez, 1955; Dias e Kloetzel, 1968), sendo negativamente relacionada com a sobrevida, independentemente de outras variáveis, em modelo de regressão múltipla (Espinosa *et al.*, 1991). As extrassístoles supraventriculares são menos frequentes e importantes do que as ventriculares, ocorrendo entre 1,5 e 12% dos chagásicos.

Outras alterações significativas encontradas na cardiopatia chagásica incluem as zonas eletricamente inativas (simulando infarto agudo do miocárdio), a baixa voltagem periférica e as alterações primárias da onda T. Embora sabidamente frequentes, a prevalência dessas alterações varia muito entre as diversas séries, em parte pela utilização de critérios diagnósticos diferentes. As zonas eletricamente inativas e as alterações da repolarização foram relacionadas com a pior função ventricular esquerda, sendo que Salles *et al.* (2004) relataram aumento de risco de morte em três vezes e de morte súbita em seis vezes na presença de eixo de onda T anormal, mesmo após correção para covariáveis como a fração de ejeção do ventrículo esquerdo. O aumento da dispersão do intervalo QT também foi associado à disfunção ventricular esquerda e ao risco aumentado de morte (Salles *et al.*, 2003a; 2003b).

Ergometria

Pacientes chagásicos sem alterações clínicas, radiológicas e eletrocardiográficas podem apresentar parâmetros anormais em sua avaliação ergométrica. Estudos em pacientes com eletrocardiograma e estudo radiológico do tórax normais têm revelado respostas pressórica e cronotrópica anormais, assim como arritmias ventriculares durante o esforço (Gallo Jr. *et al.*, 1975; Marins *et al.*, 1978; Ribeiro *et al.*, 1995; 2001).

O teste ergométrico permite a quantificação da capacidade de esforço dos indivíduos, além de fornecer informações sobre o comportamento do ritmo cardíaco durante a atividade física. Indubitavelmente, é método de fundamental importância na avaliação da capacidade laborativa dos chagásicos, devendo ser utilizado como parâmetro para estabelecimento de critérios de admissão no trabalho e aposentadoria, principalmente naqueles que apresentam evidências clínicas ou eletrocardiográficas de comprometimento cardíaco. Preconiza-se seu uso roteiro naqueles indivíduos que pretendam exercer atividades de alto risco, como trabalho físico pesado ou profissões que coloquem em risco da vida de terceiros, como motoristas, pilotos etc. (Rocha, 1997).

Embora vários estudos tenham mostrado que alterações como respostas pressórica e cronotrópica anormais, baixas taxas de consumo de oxigênio e arritmias ventriculares relacionadas com o esforço sejam prevalentes na avaliação de chagásicos cardiopatas (Faria, 1985; Molina *et al.*, 1981), não se encontrou correlação direta entre o grau de disfunção ventricular e tais anormalidades (Vaz-Tostes, 1993). Sugere-se que a resposta orgânica ao esforço em pacientes com cardiopatia chagásica sofra influências de outros fatores, além da função ventricular esquerda. A denervação autonômica e as lesões estruturais e funcionais no sistema de condução e geração de estímulos podem estar relacionadas com as respostas hemodinâmicas anormais ao esforço.

Especialmente em relação à tolerância ao exercício, sabe-se que a capacidade funcional tem grande importância prognóstica em chagásicos. Foi demonstrada sobrevida de 97% nos pacientes em classe funcional II, de 58% naqueles em classe funcional III e de 16% naqueles em classe funcional IV da New York Heart Assotiation (NYHA) (Mady *et al.*, 1994). Nos últimos anos algumas publicações têm demonstrado o papel da função diastólica como um importante determinante da capacidade funcional em indivíduos saudáveis (Okura *et al.*, 2000), na insuficiência cardíaca (Parthenakis *et al.*, 2000), miocardiopatia dilatada (Patrianakos *et al.*, 2004) e miocardiopatia isquêmica (Smart *et al.*, 2005). Recentemente, em um trabalho realizado em nosso meio com 40 pacientes portadores de miocardiopatia chagásica, ficou demonstrada a correlação negativa entre o aumento das pressões de enchimento do VE determinado ao ecocardiograma (relação E/E') e a capacidade funcional medida pelo V_{O_2} pico (MET), independentemente do grau de disfunção sistólica (Lima *et al.*, 2010).

O esforço pode provocar arritmias cardíacas supraventriculares e ventriculares, tanto em cardiopatas quanto em indivíduos com o sistema cardiovascular normal. O aumento do tônus adrenérgico e a modulação do tônus parassimpático determinam alterações eletrofisiológicas que favorecem o estabelecimento de importantes mecanismos arritmogênicos, tais como: aumento do automatismo, potenciais tardios e circuitos de reentrada (Podrid *et al.*, 1987).

Os cardiopatas chagásicos, por apresentarem áreas focais de fibrose entremeadas a miofibrilas íntegras, apresentam vasto substrato anatômico para os distúrbios do ritmo cardíaco, sendo particularmente suscetíveis aos mecanismos arritmogênicos desencadeados pelo esforço (Rassi *et al.*, 1985). As arritmias ventriculares estão entre as anormalidades mais prevalentes na avaliação ergométrica dos pacientes chagásicos e a maioria dos estudos associa o achado de arritmias ventriculares complexas durante o esforço com a presença de disfunção ventricular ou de arritmia ventricular no traçado eletrocardiográfico de repouso (Faria, 1985; Molina *et al.*, 1981). A presença de taquicardia ventricular ao esforço constitui preditor independente do risco de morte na cardiopatia chagásica (Paola *et al.*, 1994).

Teste de caminhada de 6 minutos

Sousa *et al.* (2008) estudaram sistematicamente a utilidade do emprego deste teste na doença de Chagas. A distância percorrida correlacionou-se negativamente com os níveis séricos de peptídio natriurético tipo B e com a expressão da proteína quimiotática de monócitos-1 (MCP-1), e positivamente com a fração de ejeção do ventrículo esquerdo, indicando que a capacidade funcional submáxima em pacientes chagásicos, avaliada pelo teste de caminhada, relaciona-se com a gravidade da cardiopatia.

Eletrocardiografia ambulatorial (Holter)

Na cardiopatia chagásica, o ECG ambulatorial tem sido utilizado primariamente para avaliação das arritmias cardíacas com objetivos diagnósticos, prognósticos e terapêuticos. Uma das principais utilizações do ECG ambulatorial é o diagnóstico de arritmias cardíacas em pacientes com sintomas cardiovasculares inexplicados, especialmente aqueles atribuídos a arritmias: palpitações, tonturas e síncopes. Embora o método seja de grande valor em muitos desses pacientes, existem várias limitações a sua utilização com este objetivo. Para que se atribua um sintoma a uma determinada alteração do ritmo, é necessário que se faça a correlação temporal entre o sintoma apresentado, anotado no diário pelo paciente, com ou sem utilização do marcador de eventos do gravador, e a presença de arritmias significativas no traçado eletrocardiográfico simultâneo.

Como os sintomas geralmente são ocasionais, na maioria dos exames os pacientes não apresentam a manifestação durante a gravação. Entre aqueles que apresentam os sintomas durante o exame, pelo menos a metade não mostra alterações eletrocardiográficas simultâneas. Assim, em apenas cerca de um quarto dos pacientes sintomáticos, o método revelará uma arritmia causadora da manifestação. Por outro lado, a ausência da arritmia ao traçado eletrocardiográfico em paciente que apresentou sintomas durante o registro auxilia na sua exclusão como causa do sintoma em questão.

Entre os pacientes que, apesar de sintomáticos, não apresentam sintomas durante a gravação, arritmias silenciosas são encontradas em 4 a 30% dos casos. Não se conhece o valor diagnóstico da presença dessas arritmias silenciosas nesses pacientes. É possível que o limiar de percepção desses sintomas varie e que, em determinadas situações, o evento arrítmico provoque sintomas e que, em outras, seja silencioso. Entretanto, algumas arritmias silenciosas podem ter valor prognóstico e indicar a necessidade de medidas terapêuticas, como taquicardias ventriculares sustentadas e bloqueios atriventriculares completos com escapes ventriculares lentos.

Não existem trabalhos estimando o valor diagnóstico do ECG ambulatorial especificamente em pacientes sintomáticos com doença de Chagas, embora nossa experiência pessoal confirme as afirmativas anteriores. Entretanto, o método pode ser utilizado para se diagnosticar precocemente o dano miocárdico em chagásicos sem cardiopatia aparente, revelando frequência aumentada de ectopia ventricular quando comparada a controles normais (Almeida *et al.*, 1982; Marins *et al.*, 1982; Rassi Jr. *et al.*, 1991; Ribeiro *et al.*, 1995).

A utilização do ECG ambulatorial na avaliação prognóstica tem valor estabelecido em pacientes após infarto agudo do miocárdio e com miocardiopatia hipertrófica, em que a detecção de extrassístoles ventriculares frequentes, polimorfas e de formas repetidas, como pares e episódios de taquicardia ventricular, se relacionam com mortalidade aumentada. Na cardiopatia chagásica, a presença de arritmias ventriculares complexas e/ou sustentadas é mais frequente naqueles pacientes com dano miocárdico mais pronunciado (Carrasco *et al.*, 1990), sendo marcadora independente de risco aumentado de morte naqueles com depressão da função ventricular (Guerrero *et al.*, 1991). Mais recentemente, a ênfase tem sido no valor prognóstico no achado de taquicardia ventricular não sustentada (TVNS) ao Holter de 24 h, que se mostrou preditor forte e independente do risco de morte em diferentes coortes (Rassi *et al.*, 2006; Rocha e Ribeiro, 2006; Ribeiro *et al.*, 2008).

Nos pacientes submetidos a intervenções terapêuticas, como a utilização de antiarrítmico para arritmia supraventricular ou ventricular, o ECG ambulatorial pode ser utilizado para controle da eficácia terapêutica, desde que se considere o já citado fenômeno da variabilidade espontânea. No paciente com marca-passo cardíaco, indicado para tratamento de bloqueio atrioventricular ou doença do nó sinusal, gravadores especiais podem ser usados para a detecção de disfunção do marca-passo e na avaliação da resposta do ritmo intrínseco ao esforço e ao estresse habitual diário do paciente.

Provas autonômicas

A existência de acometimento do sistema nervoso autônomo (SNA) na doença de Chagas (dCh) foi postulada já por Carlos Chagas, em 1913, sendo que se atribui a Möckenberg, em 1924, a primeira descrição de lesões em gânglios e fibras nervosas autonômicas cardíacas, durante infecção experimental em cães. Mas foi Fritz Köberle, associado a colaboradores, em estudos anatomopatológicos fundamentais realizados nas décadas de 1950 e 1960, que demonstrou a existência de comprometimento importante do sistema nervoso autônomo na dCh, em especial do parassimpático. Já no final da década de 1960, estudos do grupo de Amorim, Marin-Neto, Gallo Jr., Manço *et al.*, em Ribeirão Preto, confirmaram a existência de acometimento funcional do SNA na cardiopatia chagásica humana. Desde então, muito se tem escrito sobre o possível papel da disfunção autonômica na doença de Chagas. As seções a seguir resumem o estado atual da literatura.

A maioria dos estudos de avaliação da função autonômica indica que a disfunção é predominantemente parassimpática. Assim, cardiopatas chagásicos, mesmo sem insuficiência cardíaca, frequentemente apresentam resposta anormal à inibição farmacológica ou reflexa do vago, manifesta por ausência de taquicardia sinusal após administração de atropina ou durante a fase dois da manobra de Valsalva, Esses pacientes também falham em desenvolver bradicardia quando submetidos à estimulação vagal reflexa por métodos fisiológicos (fase quatro da manobra de Valsalva, imersão facial em água) ou farmacológicos (infusão intravenosa de metaraminol e fenilefrina) (Amorim *et al.*, 1968; Manço *et al.*, 1969; Amorim *et al.*, 1982). Mesmo pacientes com resposta normal à atropina e à manobra de Valsalva apresentavam resposta anormal quando submetidos à avaliação da sensibilidade barorreflexa (Junqueira *et al.*, 1985). Foi demonstrado, ainda, que ocorria redução da arritmia sinusal respiratória, um índice de atividade vagal, durante a respiração profunda, com volume corrente e frequência respiratória padronizadas (Marin-Neto *et al.*, 1992; Ribeiro *et al.*, 2001). Em traçados de Holter de 24 h, foi observada diminuição significativa da potência espectral de variabilidade cronotrópica noturna e matutina, tanto dos componentes de baixa como de alta frequência (Emdim *et al.*, 1992), além de redução de índices vagais da VFC no domínio do tempo e por métodos não lineares (Ribeiro *et al.*, 2001; 2002; 2003; Sousa *et al.*, 2006). Adicionalmente, observou-se insuficiência cronotrópica ao esforço, associada à presença de redução do componente vagal de alta frequência da VFC (Rocha *et al.*, 2005; 2006).

Todos estes dados mostram que muitos pacientes chagásicos são privados da ação vagal inibitória tônica sobre o nó sinusal, presente em indivíduos normais, além de não apresentarem mecanismo bradicardizante rápido, vago-dependente, responsável pela modulação reflexa rápida às elevações transitórias da pressão arterial, encontradas em condições fisiológicas e patológicas (Amorim e Marin-Neto, 1994).

A existência de comprometimento do sistema nervoso simpático, cardíaco e vascular, entretanto, ainda é motivo de controvérsia. Os autores da escola de Córdoba (revisto por Iosa, 1994) encontraram, com base em provas funcionais autonômicas, evidências significativas de acometimento simpático, com menor aumento da norepinefrina circulante em relação a pacientes com insuficiência cardíaca de outras etiologias e ausência de aumento do componente espectral de baixa frequência, à análise da VFC, durante teste postural ativo e esforço isométrico, sugerindo acometimento simpático. Utilizando-se da prova de inclinação corporal passiva, Marin-Neto *et al.* (1980) também encontraram evidências de comprometimento do sistema simpático cardíaco. Entretanto, os autores do grupo de Ribeirão Preto não encontraram alterações significativas na resposta simpática ao esforço (Gallo *et al.*, 1987), nem no controle autônomo vascular, não tendo documentado alteração significativa da resposta pressórica a manobras como o esforço isométrico (Marin-Neto *et al.*, 1986) ou ao teste da inclinação passiva (Marin-Neto *et al.*, 1980). Deste modo, a importância e a gravidade da disfunção simpática ainda são objeto de controvérsia.

Santana (2007) estudou a associação de extrassístoles ventriculares, induzidas pela manobra de Valsalva, à ocorrência de extrassístoles ventriculares desencadeadas ou agravadas pelo esforço à ergometria e à densidade arrítmica à eletrocardiografia dinâmica de 24 h. Foram avaliados 127 pacientes chagásicos em classes funcionais I, II, III e IV da New York Heart Association e 34 indivíduos com sorologia negativa. Entre os pacientes chagásicos, 51 (31,7%) apresentaram extrassistolia ventricular durante a manobra de Valsalva, cuja ocorrência associou-se à presença dessas à ergometria (sensibilidade 82,9%, especificidade 82,5%, VPP 69,3%, VPN 91%, kappa 0,620) e à densidade arrítmica ao Holter (sensibilidade 82,9%, especificidade 82,5%, VPP 69,3%, VPN 91%, kappa 0,62). Concluiu-se que a manobra de Valsalva constitui instrumento útil, acurado, não invasivo e pouco dispendioso para predição de pacientes chagásicos que apresentam extrassístoles ventriculares induzidas à ergometria e maior densidade arrítmica ao Holter, podendo ser útil na estratificação de risco para morte súbita na doença de Chagas, assim como nas orientações médico-trabalhistas e desportivas.

Quando se estudam pacientes com diversas formas da dCh, reconhece-se que, na maioria das vezes, os índices autônomos se alteram gradualmente, à medida que se agrava a cardiopatia. Assim, as alterações dos parâmetros funcionais autônomos, encontrados na forma indeterminada ou na ausência de cardiopatia, são, quase sempre, menos intensas do que as encontradas em pacientes com cardiopatia evidente, sendo mais pronunciadas naqueles com insuficiência cardíaca e formas cardiodigestivas (Iosa, 1994; Marin-Neto *et al.*, 1998). Entretanto, trabalhos do nosso grupo mostraram que há disfunção vagal significativa mesmo em pacientes sem cardiopatia aparente, indicando também que a disautonomia é independente da deterioração da função ventricular esquerda (Ribeiro *et al.*, 2001-2004; Oliveira, 2002).

Embora o mecanismo da disfunção autonômica não tenha sido esclarecido, evidências derivadas de correlações anatomopatológicas (Amorim *et al.*, 1973) e experimentais (Junqueira *et al.*, 1992) indicam que, em fração substancial dos casos, a alteração do controle vagal sobre o coração está relacionada com a presença de lesões morfológicas do sistema nervoso autônomo parassimpático intracardíaco. Por outro lado, Iosa *et al.* (1994) atribuem as alterações funcionais do sistema nervoso autônomo a um bloqueio progressivo dos receptores adrenérgicos e muscarínicos, seguido de desnervação, relacionado com mecanismos autoimunes, principalmente a presença de anticorpos contra receptores autônomos (revisto por Borda e Sterin-Borda, 1996). A presença dos autoanticorpos antimuscarínicos e sua associação à disfunção autonômica vagal foi demonstrada em chagásicos com diferentes formas clínicas (Talvani *et al.*, 2006; Ribeiro *et al.*, 2007). Entretanto, o mecanismo pelo qual os autoanticorpos podem ocasionar a disfunção vagal tem sido objeto de controvérsia na literatura (Davila *et al.*, 2008; Benchimol-Barbosa, 2009; Ribeiro *et al.*, 2009; 2010).

A redução da influência autonômica vagal sobre o coração, detectada pelos testes autônomos ou pela redução da variabilidade da frequência cardíaca, é fator de risco conhecido para a morte cardíaca e, em especial, a morte súbita em outras condições clínicas, como os pacientes pós-infarto (Kleiger *et al.*, 1987). Adicionalmente, a disfunção autonômica poderia estar implicada em outros processos fisiopatológicos na cardiopatia chagásica, como na gênese da microangiopatia coronariana, uma das manifestações fisiopatológicas mais importantes da doença de Chagas. Estudos adicionais são ainda necessários para esclarecer qual é o real papel da disfunção autonômica na fisiopatologia e história natural da doença de Chagas.

Ecocardiograma

A ecocardiografia representa um dos métodos complementares mais importantes na avaliação dos indivíduos chagásicos. A determinação da gravidade do comprometimento cardíaco representa, atualmente, uma das principais indicações do método, fornecendo dados fundamentais para a orientação terapêutica e prognóstica (Acquatella *et al.*, 2007; Nunes *et al.*, 2010). O ecocardiograma evoluiu drasticamente nos últimos anos, com surgimento de novos equipamentos e melhoria na qualidade das imagens. Recentemente, novas técnicas ecocardiográficas, como o Doppler tecidual, *strain, strain rate* e o ecocardiograma tridimensional foram introduzidas, possibilitando abordagem morfofuncional cardíaca de modo mais acurado e reprodutível.

A função sistólica do ventrículo esquerdo, mensurada pela fração de ejeção, permanece como forte marcador prognóstico na doença de Chagas, independentemente do estágio clínico do paciente (Rassi *et al.*, 2007; Rocha *et al.*, 2009; Nunes *et al.*, 2008; 2009; 2010). Os estudos iniciais utilizando a ecocardiografia modo M já demonstravam alterações nas diversas formas clínicas da doença, porém apresentam muitas limitações na avaliação cardíaca (Acquatella *et al.*, 1980; Mady *et al.*, 1994). Mais recentemente, empregando-se a ecocardiografia bidimensional, a fração de ejeção medida pelo método de Simpson, destacou-se como um importante parâmetro prognóstico. Dessa maneira, o mais consistente e independente preditor de risco na cardiopatia chagásica é a disfunção ventricular esquerda, que se traduz em aumento acentuado da mortalidade tanto por progressão da insuficiência cardíaca quanto por morte súbita e por acidente vascular cerebral (Nunes *et al.*, 2010).

A alteração segmentar da contratilidade miocárdica representa um dos aspectos mais interessantes relacionado com o acometimento cardíaco na doença de Chagas. A detecção de alteração segmentar identifica os indivíduos chagásicos que podem evoluir com piora progressiva da função sistólica ventricular esquerda (Pazin-Filho *et al.*, 2007). Os segmentos predominantemente envolvidos são a parede inferoposterior do ventrículo esquerdo e o ápex. Oliveira *et al.* (2009) mostraram envolvimento segmentar em 31% dos pacientes com miocardiopatia chagásica, apresentando acinesia nos segmentos basais das paredes inferolateral (28%), inferior (26%) e ápex (14%). Em 2005, a Sociedade Americana de Ecocardiografia estabeleceu normas para análise segmentar da contratilidade, e a parede previamente chamada de "posterior" passou a ser designada de "inferolateral" (Lang *et al.*, 2005). Assim, as paredes mais acometidas permanecem as mesmas, a despeito da mudança na nomenclatura.

O aneurisma apical representa uma lesão característica na doença de Chagas, com ampla variação em sua prevalência, de acordo com a população estudada e o método empregado (Nunes *et al.*, 2005; Barbosa *et al.*, 2010). O conceito de lesão apical pode ser considerado de modo mais amplo, abrangendo alterações segmentares como a hipocinesia e a acinesia, ou de modo mais restrito, compreendendo apenas o aneurisma vorticilar (Acquatella *et al.*, 2008). Barbosa *et al.* (2010), estudando 296 pacientes na fase crônica da doença de Chagas, observaram lesão apical em 69 pacientes (23%), destacando-se 9% dos casos na forma indeterminada. Em outro estudo (Nunes *et al.*, 2009), em que apenas pacientes chagásicos com miocardiopatia dilatada foram selecionados, a prevalência da lesão apical foi bem maior (45%). Apesar de a lesão apical classicamente estar associada à arritmogenicidade na doença de Chagas, esse achado parece não constituir preditor independente de mortalidade (Rocha *et al.*, 2009; Nunes *et al.*, 2009). De fato, quando a lesão apical é extensa e compromete a geometria contrátil do ventrículo esquerdo, a fração de ejeção representa a principal variável prognóstica. Mais recentemente, com o emprego sistemático do método de Simpson, a alteração morfológica do ventrículo causada pela lesão apical não interfere no cálculo da fração de ejeção. Com esse método, o efeito dessa anormalidade no desempenho sistólico do ventrículo esquerdo é computado, evitando-se superestimar a fração de ejeção, como ocorre ao modo M (Lang *et al.*, 2005).

Até recentemente, a abordagem da cardiopatia chagásica restringia-se à análise da função sistólica do ventrículo esquerdo. Entretanto, as anormalidades da função diastólica exercem papel importante na fisiopatologia da insuficiência cardíaca secundária à doença de Chagas (Oliveira *et al.*, 2009; Lima *et al.*, 2010). Lima *et al.* (2010) demonstraram que parâmetros de disfunção diastólica foram os determinantes da capacidade funcional em pacientes com miocardiopatia chagásica, independentemente da função sistólica.

Estudos prévios demonstraram anormalidade precoce do relaxamento ventricular esquerdo em pacientes chagásicos (Caeiro *et al.*, 1985; Martinez Filho *et al.*, 1986; Barros *et al.*, 2001). O acúmulo de fibras do colágeno intersticial na cardiopatia chagásica crônica pode, inicialmente, determinar alterações no relaxamento ventricular e, progressivamente, reduzir a complacência miocárdica e causar aumento da pressão atrial esquerda. A disfunção diastólica causa estiramento dos miócitos, levando ao remodelamento ventricular e intensa ativação neuro-hormonal (Barbosa *et al.*, 2007). Esses fatores contribuem para evolução desfavorável da cardiopatia. Assim, a disfunção diastólica é um importante marcador de gravidade da doença (Nunes *et al.*, 2009; 2010).

Os parâmetros ecocardiográficos convencionais para análise da função diastólica apresentam limitações. Enquanto tradicionais índices ao Doppler sofrem influência das condições de carga ventricular e da frequência cardíaca, refletindo as pressões de enchimento apenas em um determinado momento, o volume do átrio esquerdo representa um marcador fidedigno da duração e gravidade da disfunção diastólica (Nunes *et al.*, 2009). Estudo prévio (Barbosa *et al.*, 2007) demonstrou que os níveis do peptídio natriurético cerebral (BNP) correlacionaram-se com o volume do átrio esquerdo em pacientes com cardiopatia chagásica, mas não com os outros índices de função diastólica. Em outro estudo, incluindo prospectivamente 192 pacientes com miocardiopatia chagásica, o volume do átrio esquerdo destacou-se como preditor independente de sobrevida, apresentando valor prognóstico adicional à classe funcional, fração de ejeção do ventrículo esquerdo e função ventricular direita (Nunes *et al.*, 2009). Entretanto, em pacientes com doença de Chagas, o volume do átrio esquerdo pode não refletir apenas a elevação das pressões de enchimento do ventrículo esquerdo. É possível que o aumento atrial deva-se, também, a um processo miopático associado levando ao remodelamento atrial, independentemente das condições hemodinâmicas.

Vários estudos demonstraram melhor avaliação das pressões de enchimento do ventrículo esquerdo com o emprego do Doppler tecidual. Recentemente, a relação entre a onda E do fluxo mitral (E) e a onda protodiastólica do anel mitral ao Doppler tecidual (e') foi proposta e validada como um índice das pressões de enchimento do ventrículo esquerdo (Ommen *et al.*, 2000). Empregando o Doppler tecidual, Barros *et al.* (2004) caracterizaram os diversos padrões de enchimento ventricular na doença de Chagas e verificaram correlação entre pressões de enchimento elevadas e disfunção sistólica na quase totalidade dos pacientes estudados. Posteriormente, Nunes *et al.* (2010) demonstraram que a elevação da relação E/e' correlacionou com tradicionais índices de disfunção diastólica, porém foi melhor preditor prognóstico em pacientes com miocardiopatia chagásica. Isso se deve ao fato de a relação E/e' constituir um marcador mais acurado das pressões de enchimento, também com valor prognóstico estabelecido em outras patologias cardíacas (Wang *et al.*, 2003).

A disfunção ventricular direita é considerada uma característica peculiar da doença de Chagas (Marin-Neto *et al.*, 1998; Barros *et al.*, 2002). Barros *et al.* (2002), por meio da técnica de Doppler tecidual, identificaram envolvimento precoce do ventrículo direito em pacientes na forma indeterminada da doença de Chagas. Por outro lado, Nunes *et al.* (2004) verificaram que o desempenho ventricular direito acompanhou a disfunção sistólica do ventrículo esquerdo, não se observando comprometimento isolado ou predominante do ventrículo direito. Também em outro estudo (Barral *et al.*, 2010) foi verificado que a disfunção ventricular direita associou-se à esquerda, e que os pacientes que apresentavam acometimento biventricular cursavam com maior grau de congestão pulmonar à radiografia do tórax.

A função ventricular direita está, também, implicada na tolerância ao exercício físico. Nunes *et al.* (2010), empregando a técnica do Doppler tecidual, estudaram 65 pacientes com cardiopatia chagásica e demonstraram que a função do ventrículo direito representou o principal determinante da capacidade funcional, independentemente da idade e sexo.

O valor prognóstico da disfunção ventricular direita na cardiopatia chagásica foi previamente demonstrado. Nunes *et al.* (2008), estudando 158 pacientes com miocardiopatia chagásica, descobriram que a função do ventrículo direito, avaliada pelo índice de Tei, foi um preditor de morte, independentemente da classe funcional e da fração de ejeção ventricular esquerda. Entretanto, a análise da função ventricular direita pelos métodos ecocardiográficos convencionais apresenta muitas limitações. Novas técnicas ecocardiográficas para o estudo da função ventricular direita, como o *strain, strain rate* e o ecocardiograma tridimensional, parecem ser promissoras, porém o valor clínico de cada um desses parâmetros necessita ser bem determinado em estudos clínicos na cardiopatia chagásica.

Os fenômenos tromboembólicos são relativamente comuns na cardiopatia chagásica crônica, representando uma importante causa de incapacidade física e de mortalidade. Destaca-se a grande importância da lesão apical como sede frequente de trombos, associando-se a evento isquêmico cerebral (Nunes *et al.*, 2005). A ecocardiografia bidimensional continua sendo o procedimento de escolha para detecção de trombo mural. Aparelhos de ecocardiografia mais modernos, com vários recursos técnicos para melhor visualização do endocárdio ventricular, possibilitam identificar com mais acurácia lesão apical e trombos. A identificação de trombos intracavitários prediz risco elevado de complicações embólicas, influenciando a decisão terapêutica de anticoagulação. A fração de ejeção do ventrículo esquerdo e o volume do átrio esquerdo constituem fatores de risco adicionais para evento isquêmico cerebral em pacientes com miocardiopatia chagásica (Nunes *et al.*, 2009).

O *strain* bidimensional é uma nova técnica ecocardiográfica que avalia o grau de deformação das fibras miocárdicas (*strain*) e a deformação das fibras miocárdicas na unidade de tempo (*strain rate*). A reconstrução temporal e espacial das imagens, por modernos *softwares*, torna possível aferir o grau de contração/relaxamento da fibra miocárdica em cada segmento das paredes ventriculares (Perk *et al.*, 2007). Sua vantagem é não utilizar a técnica pelo Doppler, ou seja, sem influência de angulação, movimentação passiva, translação e rotação cardíacas.

Na cardiopatia chagásica, o *strain* detecta precocemente alterações da contratilidade segmentar, podendo identificar pacientes com potencial evolutivo da doença. Um estudo de Del Castillo *et al.* (2009), analisando o *strain* bidimensional em 40 pacientes na forma indeterminada da doença de Chagas, mostrou que o *strain* dos segmentos médio e apical da parede inferolateral encontrava-se reduzido em relação ao grupo controle. Entretanto, como se trata de técnica nova, disponível apenas em alguns equipamentos, são necessários estudos adicionais analisando o valor do *strain* reduzido no diagnóstico e prognóstico das diferentes cardiopatias para estabelecer as suas principais indicações.

Finalizando, o ecocardiograma permite quantificar a lesão miocárdica, com grande potencial para avaliação da morbidade e do prognóstico dos pacientes com doença de Chagas. Recentemente, Nunes *et al.* (2010) construíram um acurado modelo de predição de morte, baseando-se na combinação das variáveis identificadas à análise multivariada pelo modelo de regressão de Cox. A combinação de classe funcional avançada, fração de ejeção do ventrículo esquerdo baixa, volume do átrio esquerdo aumentado, função ventricular direita comprometida e relação E/e' elevada permitiu acurada predição de morte em 1 ano. Dessa maneira, o ecocardiograma proporciona melhor estratificação de risco, com impacto no manejo clínico da cardiopatia chagásica.

Cintigrafia miocárdica

Diversos estudos demonstraram a aplicabilidade da cintigrafia miocárdica na avaliação do acometimento orgânico-funcional na cardiopatia chagásica.

A cintigrafia com tálio-201, associada ao teste ergométrico, permite verificar a existência de zonas de isquemia transitória (induzidas pelo esforço e que desaparecem com o repouso) ou definitiva (compatíveis com a presença de necrose e/ou fibrose miocárdica). Hiss *et al.* (2009) demonstraram a associação entre déficit de perfusão em repouso com progressão de disfunção sistólica do ventrículo esquerdo em pacientes com cardiopatia chagásica crônica.

A miocardiopatia chagásica apresenta alterações difusas de contratilidade em estágios avançados da doença, com grande dilatação e insuficiência cardíaca. Na forma indeterminada, estudo prévio empregando a cintigrafia miocárdica com ^{99m}Tc-sestamibi não verificou alterações perfusionais do miocárdio (Abuhid *et al.*, 2010).

Número expressivo de pacientes chagásicos apresenta queixa de dor torácica atípica ou algumas vezes se assemelhando à angina do peito. Marin-Neto *et al.* (1992) realizaram estudo cintigráfico e cineagiocardiográfico em 23 pacientes chagásicos que se queixavam de dor precordial, a fim de avaliar a possibilidade de causa isquêmica para esta anormalidade. Consideram que isquemia miocárdica, possivelmente de natureza microvascular, possa contribuir para a gênese do sintoma. Julgam que os defeitos de captação definitivos, encontrados em regiões da parede ventricular com alterações pronunciadas da movimentação, provavelmente correspondem a áreas de necrose ou fibrose evidenciadas à necropsia de pacientes em vários estágios da doença de Chagas. Também em sua casuística, a maior parte desses defeitos de perfusão envolvia a região apical, sede sabidamente preferencial de lesões aneurismáticas na doença de Chagas.

Na análise causal da hipocinesia segmentar e aneurismas ventriculares encontrados em pacientes com epidemiologia positiva para a doença de Chagas, deve-se considerar esta possibilidade etiológica e incluí-la no diagnóstico diferencial com a doença coronariana (Simões *et al.*, 2009).

As técnicas de medicina nuclear podem ser muito úteis ainda no esclarecimento da fisiopatologia da doença. Simões *et al.* (2000) estudaram as relações entre alterações da perfusão miocárdica pelo tálio-201 e da inervação simpática, usando o I-123 metaiodobenzilguanidina, constatando associação topográfica marcada entre os defeitos de perfusão e inervação e as anormalidades contráteis regionais. Assim, a ocorrência de alterações precoces da inervação simpática pode se relacionar, de modo causal, com alterações da perfusão e da contratilidade regional, ambas precursoras da disfunção ventricular esquerda global.

A cardiologia nuclear compreende, assim, métodos propedêuticos não invasivos de fácil realização, que fornecem informações valiosas para a avaliação, diagnóstico e tratamento de pacientes chagásicos. O seu emprego criterioso, como o das demais técnicas não invasivas aqui estudadas, deve ser considerado no diagnóstico complementar de casos selecionados em que se buscam informações mais precisas sobre a morfologia e função cardíacas, não constituindo, porém, substituto para as técnicas tradicionais de diagnóstico cardiológico.

Ressonância magnética cardíaca

Na doença de Chagas, a RMC baseada na técnica de realce miocárdico tardio possibilita a identificação precoce do envolvimento cardíaco pela doença, mediante a detecção de áreas de realce tardio antes da detecção por outros métodos, permitindo a estratificação mais precisa dos estágios de gravidade desta cardiomiopatia. Em uma série de 51 pacientes chagásicos com graus diversos de morbidade, detectou-se presença de fibrose miocárdica mesmo em estágios precoces e assintomáticos da doença, a qual aumentava de acordo com o avanço do estadiamento clínico. Pacientes com pequenas áreas de fibrose miocárdica apresentavam função ventricular esquerda preservada enquanto pacientes com grandes áreas de fibrose apresentavam disfunção grave. Destacadamente, não se encontrou alteração segmentar no grupo sem cardiopatia aparente (n = 15) mesmo em segmentos com fibrose miocárdica, em geral de pequena monta (Rochitte *et al.*, 2005).

Peptídio natriurético cerebral

Este hormônio cardíaco é um indicador confiável de disfunção ventricular esquerda (McDonagh *et al.*, 1998). Ribeiro *et al.*(2002) demonstraram que esta alteração também se aplica a paciente com cardiopatia chagásica apresentando disfunção ventricular esquerda, revelando um alto valor preditivo negativo, podendo ser usado, portanto, como método de triagem, especialmente se houver alterações ao ECG ou à radiografia de tórax. Portanto, diante de uma concentração normal de BNP, a probabilidade de haver disfunção global do ventrículo esquerdo é muito baixa. Já naqueles com níveis elevados de BNP, há necessidade de investigação ecocardiográfica para confirmar a disfunção. Botoni *et al.* (2007) comprovaram que a otimização terapêutica de pacientes com cardiomiopatia chagásica dilatada empregando inibidores do sistema renina-angiotensina-aldosterona e betabloqueio resultou em redução significativa dos níveis séricos de BNP associada a melhora clínica.

Miocardite viral

O termo miocardite engloba diversos processos patológicos que levam à inflamação do miocárdio (Cooper, 2009). A miocardite é classicamente definida como a presença de infiltrados inflamatórios com necrose e/ou degeneração de cardiomiócitos adjacentes (Aretz *et al.*, 1987; Cooper, 2009), podendo decorrer de diversos processos patológicos. Clinicamente, especula-se que apenas 10% dos casos de miocardite resultam em manifestações clínicas, sendo que 90% deles apresentam curso assintomático. Contudo, o impacto da miocardite subclínica no prognóstico desses pacientes persiste ainda indeterminado (Cooper, 2009; Cocker e Friedrich, 2010). Miocardites de etiologias diversas podem evoluir, em alguns pacientes, para um desfecho comum caracterizado por dilatação ventricular, fibrose e insuficiência cardíaca.

A cardiomiopatia dilatada frequentemente resulta de miocardites virais (Kania, Blyszczuk e Eriksson, 2009). A incidência e a prevalência das miocardites são obscuras devido, em grande parte, às dificuldades diagnósticas desta condição. Parece que indivíduos jovens e do sexo masculino apresentam maior risco de desenvolver eventos cardiovasculares adversos (Kyto *et al.*, 2007). As causas mais comuns de miocardite viral são os adenovírus, embora se relate incidência crescente de casos por herpesvírus humano 6 e parvovírus B19 (Mahrholdt *et al.*, 2006).

Marcadores inespecíficos de inflamação, incluindo velocidade de hemossedimentação, proteína C reativa e contagem de leucócitos, encontram-se frequentemente elevados, mas não são usados para o diagnóstico de miocardite aguda. Biomarcadores de lesão miocárdica não se encontram elevados na maioria dos pacientes com miocardite, mas, se elevados, podem contribuir para a confirmação diagnóstica (Smith *et al.*, 1997).

Diferentes ferramentas diagnósticas são conhecidas para detectar agentes infecciosos. Agentes não virais são, com frequência, morfologicamente distintos e identificáveis por exame microscópico direto de rotina e corantes especiais. Desse modo, cultura microbiológica e outros testes laboratoriais são considerados importantes para identificação definitiva dos agentes etiológicos. Miocardites virais normalmente não apresentam efeito citopático específico, especialmente aquelas causadas por vírus de RNA. Estudos sorológicos tradicionais e culturas virais periféricas foram utilizados no passado para identificar os patógenos mais frequentes nas miocardites virais. Infelizmente, esses métodos apresentam baixa sensibilidade e especificidade (Baughman, 2006; Calabrese *et al.*, 2010). A introdução de novas técnicas moleculares, particularmente métodos de amplificação, como a PCR, permite a detecção de poucas cópias do genoma viral mesmo em amostras extremamente pequenas de tecido, tais como espécimes provenientes de biopsia endomiocárdica. Entretanto, a presença de sequências nucleotídicas virais não implica automaticamente o reconhecimento de sua ação direta na patogênese de miocardites (Calabrese *et al.*, 2010).

Eletrocardiograma convencional

As alterações eletrocardiográficas na miocardite viral aguda geralmente são transitórias e muito mais frequentes que as manifestações clínicas. A alteração mais comum é a taquicardia sinusal. Podem ser observadas anormalidades no segmento ST e na onda T, arritmias atriais e ventriculares, defeitos de condução atrioventricular e intraventricular e, raramente, ondas Q (Wynne e Braunwald, 2001). Alguns pacientes podem apresentar quadro semelhante ao do infarto agudo do miocárdio, com supradesnivelamento do segmento ST, dor torácica e elevação das enzimas cardíacas (Sarda *et al.*, 2001). O bloqueio atrioventricular total geralmente é transitório. As anormalidades na condução intraventricular estão associadas a dano miocárdico mais grave e, consequentemente, a pior prognóstico (Wynne e Braunwald, 2001).

Enzimas cardíacas

A elevação das enzimas cardíacas reflete necrose miocárdica. Alguns estudos sugerem que as troponinas I e T são mais sensíveis que a creatininofosfoquinase fração MB (CK-MB), tanto na miocardite quanto nas outras ocasiões em que haja necrose miocárdica, como no infarto agudo do miocárdio (Smith, 1997; Lauer, 1997). Geralmente o aumento ocorre no primeiro mês, sugerindo que a maior parte do dano ocorre precocemente. A elevação da troponina não está relacionada com a gravidade histológica da miocardite.

Ecocardiograma

O ecocardiograma constitui, ainda, método valioso na detecção de disfunção miocárdica nos pacientes com suspeita de miocardite viral aguda, principalmente para afastar outras causas de insuficiência cardíaca (Cooper, 2009). A disfunção geralmente é global, mas pode ser segmentar ou regional, simulando infarto do miocárdio. Em alguns casos, o ventrículo esquerdo torna-se esférico, com aumento do seu volume. A miocardite fulminante pode ser diferenciada da miocardite aguda pela menor cavidade ventricular e espessura parietal aumentada. A disfunção ventricular direita constitui um forte preditor de morte ou necessidade de transplante em pacientes com miocardite (Mendes *et al.*, 1994). Exames seriados podem ser solicitados para monitorar a resolução ou progressão da miocardite com o tratamento.

Cintigrafia miocárdica

A cintigrafia miocárdica, utilizando ^{111}In-antimiosina, detecta áreas de necrose presentes, dentre outras patologias, na miocardite aguda. Na miocardite, ela representa exame de alta sensibilidade (91 a 100%) e com alto valor preditivo negativo (93 a 100%), mas de baixa especificidade e baixo valor preditivo positivo (Narula *et al.*, 1996; Klocke *et al.*, 2003). O ^{201}Ta, usado em associação com o ^{111}In-antimiosina, pode ser usado na diferenciação entre infarto agudo do miocárdico e miocardite. Outro radiofármaco menos utilizado é o ^{67}Ga, que detecta inflamação tecidual, constituído das mesmas características de alta sensibilidade e baixa especificidade. Devido à baixa especificidade, à exposição à radiação e ao alto custo do método, a cintigrafia não é considerada um exame de rotina nos pacientes com suspeita de miocardite (Friedrich *et al.*, 1997).

Ressonância magnética cardíaca

Recomenda-se a realização desse exame em pacientes com suspeita de miocardite, com o que se pode interferir no manejo clínico. De acordo com critérios preestabelecidos (Friedrich *et al.*, 2009), pode-se predizer a presença de inflamação miocárdica com acurácia diagnóstica de 78%. Além da caracterização das alterações teciduais, podem-se detectar transtornos da motilidade das paredes cardíacas devido à alta resolução, temporal e espacial, da ressonância magnética cardíaca, bem como a presença de derrame pericárdico (Skouri *et al.*, 2006). A análise do acometimento miocárdico e da função cardíaca possibilita a definição de parâmetros que servem como critérios diagnósticos das miocardites.

Cardiopatia associada à síndrome da imunodeficiência adquirida

A introdução da terapia antirretroviral de alta potência (HAART) melhorou significativamente a evolução clínica da infecção pelo vírus da imunodeficiência humana (HIV), com aumento dramático das taxas de sobrevida. Nesses pacientes, as doenças cardiovasculares podem surgir em consequência da infecção pelo próprio HIV, infecções oportunistas ou neoplasias, uso de medicamentos antirretrovirais, uso de drogas ilícitas por via intravenosa, ou fatores não associados à infecção, como o tabagismo e a hipertensão arterial.

A infecção pelo HIV constitui causa importante de cardiomiopatia dilatada, com incidência anual de 15,9/1.000 antes da introdução da HAART (Barbarini e Barbaro, 2003). Alguns autores consideram que a disfunção cardíaca associada ao HIV deve se tornar uma das principais causas de insuficiência cardíaca em todo o mundo (Barbaro, 2001; Fisher e Lipshultz, 2001; Barbarini e Barbaro, 2003). A despeito de seus inegáveis benefícios, a introdução da HAART gerou um quadro contrastante dentre as manifestações cardíacas da AIDS. Nos países desenvolvidos, observou-se redução de aproximadamente 30% na prevalência de cardiopatia associada ao HIV, possivelmente em consequência da redução de infecções oportunistas e da miocardite (Barbaro *et al.*, 2009). Por outro lado, nos países em desenvolvimento, em que é limitada a disponibilidade da HAART e o impacto patogênico dos fatores nutricionais é significativo, observou-se aumento de aproximadamente 32% na prevalência de cardiomiopatia associada ao HIV e alta taxa de mortalidade relacionada com insuficiência cardíaca congestiva (Ntsekhe e Hakim, 2005; Twagirumukiza *et al.*, 2007). Além disso, alguns esquemas de HAART, especialmente aqueles empregando inibidores de protease, podem causar, em número apreciável de pacientes, alterações somáticas e metabólicas, como lipodistrofia, dislipidemia, resistência à insulina, que se associam a risco aumentado de doenças cardiovasculares. Em estudo realizado com 440 necropsias de portadores do HIV observou-se incidência de 18,6% (82 casos) de envolvimento cardíaco. Por ordem de frequência, as alterações foram: derrame pericárdico, miocardite intersticial linfocítica, miocardiopatia dilatada (frequentemente com miocardite associada), endocardite infecciosa, linfoma e sarcoma de Kaposi (Fisher e Lipshultz, 2001).

A cardiomiopatia associada ao HIV é frequentemente silenciosa, do ponto de vista clínico, apresentando-se como disfunção sistólica ventricular esquerda assintomática. A incidência de hipertensão arterial pulmonar associada ao HIV tem sido estimada em 1/200, muito superior que a de 1/200.000 encontrada na população geral antes da introdução da HAART (Barbaro, 2004). As manifestações cardíacas mais comuns nos pacientes com AIDS são: derrame pericárdico, miocardite, miocardiopatia dilatada, endocardite, hipertensão pulmonar, neoplasias malignas e cardiotoxicidade medicamentosa (Rerkpattanapipat *et al.*, 2000). O derrame pericárdico em pacientes portadores do HIV pode ser um marcador de estágio avançado da infecção devido à sua associação com CD4 baixo e, geralmente, é causado por infecções oportunistas e neoplasias malignas comuns nesta fase da doença (Rerkpattanapipat *et al.*, 2000). Esses derrames, geralmente, são assintomáticos, e sua incidência é de 11% ao ano. Exame ecocardiográfico, como método de triagem, deve ser feito em todos pacientes portadores do HIV, independentemente do estágio da doença (Fisher e Lipshultz, 2001). Deve-se procurar por sinais de tamponamento ao ecocardiograma, como variação do fluxo valvar respiratório, abaulamento septal e colabamento do ventrículo direito na diástole.

Infecções oportunistas, como aquelas causadas por *Toxoplasma gondii*, *M. tuberculosis* e *Cryptococcus neoformans*, estão relacionadas com a miocardite no portador do HIV. O próprio HIV tem sido descrito como causa de miocardite (Rerkpattanapipat *et al.*, 2000). Reilly *et al.* (1988) demonstrou a presença de miocardite em todos os pacientes estudados com insuficiência cardíaca congestiva, disfunção do ventrículo esquerdo e taquicardia ventricular. A endocardite ocorre, aproximadamente, em 3 a 5% dos pacientes com AIDS. Geralmente, está relacionada com os usuários de droga ilícita parenteral e acometem, frequentemente, a valva tricúspide, sendo o *Staphylococcus aureus* e o *Streptococcus viridans* os principais agentes. A miocardiopatia dilatada está fortemente associada a CD4 menor que 100 células/mℓ. A disfunção ventricular esquerda tem valor prognóstico no paciente com AIDS, já que esta reduz significativamente sua sobrevida (Currie, 1994). A reativação da doença de Chagas em portadores do HIV tem sido descrita. Existem relatos de que o tratamento específico antitripanossomal seja efetivo no controle da parasitemia e na melhora clínica (Sartori *et al.*, 1998).

A avaliação cardiológica sistemática rotineira é essencial no cuidado do paciente portador do HIV. Indivíduos assintomáticos devem ser submetidos a avaliação complementar inicial, constando de exames ecocardiográfico e eletrocardiográficos convencional e dinâmico, repetidos conforme as características e evolução de cada caso. Pacientes com grave comprometimento orgânico, extracardíaco, devem ser seguidos com avaliação ecocardiográfica mais frequente. Pacientes evidenciando manifestações clínicas de comprometimento cardíaco devem iniciar tratamento sintomático e otimização do tratamento antirretroviral concomitantemente à avaliação complementar cardiovascular.

O ecocardiograma é útil na avaliação da função sistólica do ventrículo esquerdo, podendo, ainda, revelar adelgaçamento ou espessamento e dilatação ventricular esquerda. Na disfunção sistólica do ventrículo esquerdo, o eletrocardiograma convencional revela alterações inespecíficas de alteração na condução e na repolarização ventriculares. A radiografia de tórax apresenta baixas sensibilidade e especificidade na detecção de insuficiência cardíaca congestiva nos portadores do HIV. A incidência média anual em pacientes assintomáticos é de 15,9 casos de miocardiopatia dilatada por 1.000 pacientes (Fisher e Lipshultz, 2001).

Sintomas iniciais de disfunção autonômica, frequentes nos pacientes portadores do HIV, incluem síncope, pré-síncope, redução da sudorese, diarreia, disfunção vesical e impotência. Exames como a variabilidade da frequência cardíaca, resposta hemodinâmica ao exercício isométrico e teste de inclinação podem ser realizados para o diagnóstico funcional.

▸ Referências bibliográficas

Abdel-Aty H, Boyce P, Zagrosek A *et al.* Diagnostic performance of cardiovascular magnetic resonance in pacients with suspected acute myocarditis: comparison of different approaches. *J Am Coll Cardiol.* 45:1815-1822, 2005.

Abuhid IM, Pedroso ER, Rezende NA. Scintigraphy for the detection of myocardial damage in the indeterminate form of Chagas disease. *Arq Bras Cardiol.* 95:30-34, 2010.

Acquatella H, Shiller NB, Puigbó JJ *et al.* Mode M and two-dimensional echocardiography in chronic Chagas' heart disease. A clinical and pathologic study. *Circulation.* 62:787-799, 1980.

Acquatella H. Echocardiography in Chagas heart disease. *Circulation.* 115:1124-1131, 2007.

Alfieri RG, Duarte, GM. Ergoespirometria. In: Alfieri RG, Duarte, GM. *Marcondes, Exercício e o Coração.* 2ª ed. Rio de Janeiro: Editora Cultura Médica, 374-375, 1993.

American College of Physicians. Ambulatory eletrocardiographic (Holter) monitoring. *Annals of International Medicine.* 113:77-79, 1990.

Amorim DS, Godoy RA, Manco JC *et al.* Effects of acute elevation in blood pressure and of atropine on heart rate in Chagas' disease. A preliminary report. *Circulation.* 38:289-294, 1968.

Amorim DS, Manco JC, Gallo Jr. L *et al.* Chagas' heart disease as an experimental model for studies of cardiac autonomic function in man. *Mayo Clin Proc.* 57 Suppl:48-60, 1982.

Amorim DS, Marin-Neto JA. Alterações funcionais do sistema nervoso autônomo na doença de Chagas. *Rev Soc Cardiol Estado de São Paulo.* 4:106-117, 1994.

Amorim DS, Mello de Oliveira JA, Manco JC *et al.* Chagas' heart disease. First demonstrable correlation between neuronal degeneration and autonomic impairment. *Acta Cardiol.* 28:431-440, 1973.

Aretz HT, Billingham ME, Edwards WD *et al.* Myocarditis. A histopathologic definition and classification. *Am J Cardiovasc Pathol.* 1:3-14, 1987.

Arreaza N, Puigbó JJ, Aquatella H *et al.* Radionuclide evaluation of left-ventricular function in chronic Chagas' cardiomyopathy. *J Nucl Med.* 24: 563-567, 1983.

Arteaga-Fernandes E, Pereira-Barreto AC, Ianni BM. Trombose cardíaca e embolia em pacientes falecidos de cardiopatia chagásica crônica. *Arq Bras Cardiol.* 52:189-192, 1989.

Barbarini G, Barbaro G. Incidence of the involvement of the cardiovascular system in HIV infection. *AIDS* 17:S46-S50, 2003.

Barbaro G. Cardiovascular manifestation of HIV infection. *J R Soc Med.* 94:384-390, 2001.

Barbaro G. Reviewing the clinical aspects of HIV-associated pulmonary hypertension. *J Resp Dis.* 25:289-293, 2004.

Barbaro G, Silva EFR. Cardiovascular complications in the acquired immunodeficiency syndrome. *Rev Assoc Med Bras.* 55(5):621-630, 2009.

Barbosa FBL. Lesão apical e arritmogenicidade na cardiopatia chagásica crônica. Tese. Faculdade de Medicina da Universidade Federal de Minas Gerais, 79p., 2010.

Barbosa MM, Nunes M C, Ribeiro AL *et al.* N-terminal proBNP levels in patients with Chagas disease: a marker of systolic and diastolic dysfunction of the left ventricle. *Eur J Echocardiogr.* 8:204-212, 2007.

Barral MM, Nunes MC, Barbosa MM *et al.*. Echocardiographic parameters associated with pulmonary congestion in Chagas cardiomyopathy. *Rev Soc Bras Med Trop.* 43:244-248, 2010.

Barros MVL, Machado FS, Ribeiro ALP *et al.* Detection of early right ventricular disfunction in Chagas' disease using Doppler tissue imaging. *J Am Soc Echocardiography.* 15:1197-1201, 2002.

Barros MVL, Machado FS, Ribeiro ALP *et al.* Diastolic function in Chagas' disease: an echo and tissue Doppler imaging study. *Eur J Echocardiography.* 5:182-188, 2004.

Barros MVL, Rocha MOC, Ribeiro ALP *et al.* Tissue Doppler imaging in the evaluation of the regional diastolic function in Chagas' disease. *Eur J Echocardiography.* 2: 94-99, 2001.

Barthel P, Schneider R, Bauer A *et al.* Risk stratification after acute myocardial infarction by heart rate turbulence. *Circulation.* 108(10):1221-1226, 2003.

Baughman KL. Diagnosis of myocarditis: death of Dallas criteria. *Circulation* 113:593-595, 2006.

Bayés de Luna A, Navarro FO e Grima JRS. *Eletrocardiograma de Holter. Enfoque Prático.* Barcelona: Científico-Médica, 187p., 1982.

Belohalavec M, Pislaru C, Bae R *et al.* Real-time strain rate echocardiographic imaging: temporal and spatial analysis of postsystolic compression in acutely ischemic myocardium. *J Am Soc Echocardiogr.* 14:360-9, 2001.

Benchimol-Barbosa PR. Comments on the letter by Ribeiro *et al.*: impairment of parasympathetic-mediated autonomic modulation of the heart in Chagas' cardiomyopathy: parasympathetic modulation *vs.* tonus. *Int J Cardiol.* 135(1):126-127, 2009.

Berman DS, Shaw LJ, Germano G. Nuclear cardiology. In: Fuster V, Alexander RW, O'Rourke RA. *Hurst's the Heart.* USA: McGraw-Hill, p. 525-565, 2001.

Bestetti RB, Muccillo G. Clinical course of Chagas' heart disease: a comparison with dilated cardiomyopathy. *Int J Cardiol.* 25:187-93, 1997.

Botoni FA, Poole-Wilson PA, Ribeiro AL *et al.* A randomized trial of carvedilol after reni-angiotensin system inhibition in chronic Chagas cardiomyopathy. *Am Heart J.* 153:544-548, 2007.

Caeiro T, Amuchastegui LM, Moreyra E *et al.* Abnormal left ventricular diastolic function in chronic Chagas' disease: an echocardiographic study. *Int J Cardiol.* 9:417-424, 1985.

Calabrese F, Carturan E, Thiene G *et al.* Cardiac infections: focus on molecular diagnosis. *Cardiovasc Pathol.* 19:171-182, 2010.

Câmara EJN. Alterações segmentares da contratilidade do ventrículo esquerdo na cardiopatia chagásica crônica com e sem dilatação ventricular. *Arq Bras Cardiol.* 160:151-155, 1993.

Carrasco H, Guerrero L, Parada H *et al.* Ventricular arrhytmias and left ventricular myocardial function in chronic chagasic patients. *Int J Cardiol.* 28: 35-41, 1990.

Casado J, Davila DF, Donis JH *et al.* Eletrocardiographic abnormalities and left ventricular function in Chagas' heart disease. *Int J Cardiol.* 27: 55-62, 1990.

Chaitman B. Exercice stress testing. In: Braunwald E. *Heart Disease. A Textbook of Cardiovascular Medicine.* 4th edition. W. B. Saunders Company, p. 161-179, 1992.

Cheitlin MD, Alpert JS, Armstrong WF *et al.* ACC/AHA guidelines for the clinical application of echocardiography: a report of the American College of Cardiology/American Heart Association Task Force on Practice Guidelines (Committee on Clinical Application of Echocardiography). *Circulation.* 95:1686-1744, 1997.

Cocker M, Friedrich MG. Cardiovascular magnetic resonance of myocarditis. *Curr Cardiol Rep.* 12:82-89, 2010.

Combellas I, Puigbó JJ, Acquatella H *et al.* Echocardiographic features of impaired left ventricular diastolic function in Chagas heart disease. *Brit Heart J.* 53:298-309, 1985.

Cooper LT Jr. Myocarditis. *N Engl J Med.* 360:1526-1538, 2009.

Crawford MH, Bernstein SJ, Deedwania PC *et al.* ACC/AHA Guidelines for Ambulatory Electrocardiography. *J Am Coll Cardiol.* 34(3):912-948, 1999.

Currie PF, Jacob AJ, Horeman AR *et al.* Heart muscle disease related to HIV infection: prognostic implications. *Brit Med J.* 309:1605-1607, 1994.

Dávila DF, Donis JH, Dávila LA *et al.* Antimuscarinic autoantibodies and vagal modulation in Chagas disease: positive allosteric modulators vs desensitization and downregulation of M2 cardiac acetylcholine receptors. *Int J Cardiol.* 123(3):328-329, 2008.

Del Castillo JM, Herszkowicz N, Rego LCG *et al.* Strain bidimensional do ventrículo esquerdo na forma indeterminada da doença de Chagas. *Rev Bras Ecocardiogr Imagem Cardiovasc.* 22:31-35, 2009.

Detrano R, Froelicher VF. Exercise testing: uses and limitations considering recent studies. *Prog Cardiovasc Dis.* 31:173-204, 1988.

Dias JCP, Kloetzel K. The prognostic value of eletrocardiographic features of chronic Chagas' disease. *Rev Inst Med Trop São Paulo,* 10(3): 158-162, 1968.

Dimarco JP e Philbrick JT. Use of ambulatory electrocardiographic (Holter) monitoring. *Ann Internat Med.* 113: 53-68, 1990.

Duarte GM. *Ergometria. As Bases da Reabilitação Cardiovascular*. 1ª ed. Rio de Janeiro: Editora Cultura Médica Ltda., 456p., 1988.

Ellestad MH. *Prova de Esforço*. 2ª ed. Rio de Janeiro: Editora Cultura Médica Ltda, 326p., 1980.

Emdim M, Marin-Neto JA, Carpeggiani C. Heart rate variability and cardiac denervation in Chagas' disease. *J Amb Monit*. 5:251-257, 1992.

Enright PL, McBurnie MA, Bittner V *et al*. The 6-min walk test: a quick measure of functional status in elderly patients. *Chest*. 123:387-398, 2003.

Espinosa RA, Pericchi LR, Carrasco HA *et al*. Prognostic indicators of chronic chagasic cardiopathy. *Int J Cardiol*. 30:195-202, 1991.

Faria CAF. Ergometria na avaliação clínica da doença de Chagas crônica. In: Cançado Jr. e Chuster M. *Cardiopatia Chagásica*. Belo Horizonte: Fundação Carlos Chagas, 1985.

Feingembaun H. *Echocardiography*. 5th edition. Lea & Febiguer, 1994.

Finaret B, De Rosa MA, Villa JJ *et al*. La ecocardiografía en modo M en adultos jóvenes com infección chagásica crônica asintomática. XVIII Congreso de la Cardiología Argentina, Buenos Aires, 205, 1981.

Fisher SD, Lipshultz SE. Cardiovascular abnormalities in HIV-infected individuals. In: Braunwald E, Zipes DP, Libby P. *Heart Disease: a Textbook of Cardiovascular Medicine*. 6th edition. W. B. Saunders Company, 2211-2222, 2001.

Fleg JL, Piña I *et al*. Assessment of functional capacity in clinical and research applications. An advisory from the committee on exercise, rehabilitation and prevention, council on clinical cardiology, American Heart Association. *Circulation*. 102:1591-1597, 2000.

Friedman AA, Armelin E, Leme LEG *et al*. Desempenho ventricular na doença de Chagas. Relações ecocardiográficas na miocardiopatia com distúrbio dromótropo e na fase pré-clínica. *Arq Bras Cardiol*. 36:23-27, 1981.

Friedrich MG, Sechtem U, Schulz-Menger J *et al*. Cardiovascular magnetic resonance in myocarditis: A JAAC White Paper. *J Am Coll Cardiol*. 53:1475-1487, 2009.

Friedrich MG, Strohm O, Schulz-Menger J *et al*. Contrast media-enhanced magnetic resonance imaging visualizes myocardial changes in the course of viral myocarditis. *Circulation* 97:1802-180, 1998.

Froelicher VF. *Exercise and the heart. Clinical concepts*. 2nd edition. Year Book Medical Publishers, 508p., 1987.

Gallo Jr. L, Marin-Neto JA, Manco JC *et al*. Abnormal heart rate responses during exercise in patients with Chagas' disease. *Cardiology* 147:147-162, 1975.

Gallo Jr. L, Morelo Filho J, Maciel BC *et al*. Functional evaluation of sympathetic and parasympathetic system in Chagas' disease using dynamic exercise. *Cardiovasc Res*. 21:922-927, 1987.

Gehi AK, Stein RH, Metz LD *et al*. Microvolt T-wave alternans for the risk stratification of ventricular tachyarrhythmic events: a meta-analysis. *J Am Coll. Cardiol*. 46(1):75-82, 2005.

Gibbons RJ, Balady GJ, Bricker JT *et al*. ACC/AHA Guideline Update for Exercise Testing: a report of the American College of Cardiology/American Heart Association Task Force on Practice Guidelines (Commitee on Exercise Testing). Am Coll Cardiol Web Site, 59p., 2002.

Guerrero L, Carrasco H, Parada H *et al*. Mecánica ventricular y arritmias cardíacas en pacientes chagásicos y con miocardiopatias dilatadas primarias. Seguimento eco-eletrocardiográfico. *Arq Bras Cardiol*. 56(6): 465-469, 1991.

Gutberlet M, Spors B, Thoma T *et al*. Suspected chronic myocarditis at cardiac MR: diagnostic accuracy and association with immunohistologically detected inflammation and viral persistence. *Radiology*. 246:401-409, 2008.

Hagar JM, Rahimtoola SH. Chagas' Heart disease in the United States. *N Engl J Med*. 325:763-768, 1991.

Hiss FC, Lascala TF, Maciel BC *et al*. Changes in myocardial perfusion correlate with deterioration of left ventricular systolic function in chronic Chagas' cardiomyopathy. *JACC Cardiovasc Imaging*. 2:164-72, 2009.

I Diretriz da Sociedade Brasileira de Cardiologia sobre Cardiologia Nuclear. *Arq Bras Cardiol*. 78 (supl.III): 1-41, 2002.

Iosa DJ. Chronic Chagasic Cardioneuropathy: pathogenesis and treatment. In: Pan American Health Organization (ed.). *Chagas' Disease and the Nervous System*. Washington, D.C.: Pan American Health Organization, p. 99-148, 1994.

Junqueira Junior LF, Beraldo PS, Chapadeiro E *et al*. Cardiac autonomic dysfunction and neuroganglionitis in a rat model of chronic Chagas' disease. *Cardiovasc Res*. 26:324-329, 1992.

Junqueira Junior LF, Gallo Jr. L, Manco JC *et al*. Subtle cardiac autonomic impairment in Chagas' disease detected by baroreflex sensitivity testing. *Braz J Med Biol Res*. 18:171-178, 1985.

Kania G, Przemyslaw B, Eriksson U. Mechanisms of cardiac fibrosis in inflammatory heart disease. *TCM*. 19:247-252, 2009.

Kleiger RE, Miller JP, Bigger JT *et al*. Decreased heart rate variability and its association with increased mortality after acute myocardial infarction. *Am J Cardiol*. 59:256-262, 1987.

Klocke FJ, Baird MG, Bateman TM *et al*. ACC/AHA/ASNC guidelines for the clinical use of cardiac radionuclide imaging: a report of the American College of Cardiology/American Heart Association Task Force on Practice Guidelines (ACC/AHA/ASNC Committee to Revise the 1995 Guidelines for the Clinical Use of Radionuclide Imaging). Am Coll Cardiol Web Site, 2003.

Kokkinos P, Myers J, Kokkinos JP *et al*. Exercise capacity and mortality in black and white men. *Circulation* 117:614-622, 2008.

Kuschnir E, Sgamini H, Castro R *et al*. Perfil hemodinámico de la cardiopatía chagásica crónica: valoración por angiografía radioisotópica. *Rev Feder Arg Cardiol*. 14:205-213, 1985.

Kyto V, Saraste A, Voipio-Pulkki LM *et al*. Incidence of fatal myocarditis: a population-based study in Finland. *Am J Epidemiol*. 165:570-574, 2007.

Laissy JP, Messin B, Varenne O *et al*. MRI of acute myocarditis: a comprehensive approach based on various imaging sequences. *Chest*. 122:1638-1648, 2002.

Lang RM, Bierig M, Devereux RB *et al*. Chamber Quantification Writing Group; American Society of Echocardiography's Guidelines and Standards Committee; European Association of Echocardiography. Recommendations for chamber quantification: a report from the American Society of Echocardiography's guidelines and Standards committee and the chamber quantification writing group, developed in conjunction with the European Association of Echocardiography, a Branch of the European Society of Cardiology. *J Am Soc Echocardiogr*. 18:1440-1463, 2005.

Lauer B, Niederau C, Kuhl U *et al*. Cardiac troponin T in patients with clinically suspected myocarditis. *J Am Coll Cardiol*. 30:1354-1359, 1997.

Lauer MS, Francis GS, Okin PM *et al*. Impaired chronotropic response to exercise stress testing as a predictor of mortality. *JAMA*. 281:524-529, 1999.

Lauer MS, Okin PM, Larson MG *et al*. Impaired heart rate response to graded exercise. Prognostic implications of chronotropic incompetence in the Framingham Study. *Circulation*. 93:1520-1526, 1996.

Lima MM, Nunes MC, Rocha MO *et al*. Left ventricular diastolic function and exercise capacity in patients with Chagas cardiomyopathy. *Echocardiography*. 27:519-524, 2010.

Lombardi F. Clinical implications of present physiological understanding of HRV components. *Card Electrophysiol Rev*. 6(3):245-249, 2002.

Maciel BC, Almeida Filho OC, Schimidt A *et al*. Função ventricular na doença de Chagas. *Rev Soc Cardiol Est São Paulo*. 4:144-151, 1994.

Maciel BC, Filho OCA, Schmidt A *et al*. Mild segmental dissinergy reflects more extensive myocardial involvement as compared to isolated conduction abnormalities in Chronic Chagas' disease. *J Am Coll Cardiol*. 31(5):339C, 1998.

Mady C, Cardoso RH, Barreto AC *et al*. Survival and predictors of survival in patients with congestive heart failure due to Chagas' cardiomyopathy. *Circulation*. 90:3098-3102, 1994.

Maguire JH, Hoff R, Sherlock I *et al*. Cardiac morbidity and mortality due to Chagas' disease: prospective electrocardiographic study of a Brazilian community. *Circulation*. 75:1140-1145, 1987.

Mahrholdt H, Goedecke C, Wagner A *et al*. Cardiovascular magnetic resonance assessment of human myocarditis. A comparison to histology and molecular pathology. *Circulation*. 109:1250-1258, 2004.

Mahrholdt H, Wagner A, Deluigi CC *et al*. Presentation, patterns of myocardial damage, and clinical course of viral myocarditis. *Circulation*. 114:1581-1590, 2006.

Mancini DM, Beniaminovitz A. Myocarditis and specific cardiomyopathies – endocrine disease and alcohol. In: Fuster V, Alexander RW, O'Rourke RA. *Hurst's the Heart*. USA: McGraw-Hill, p. 2001-2032, 2001.

Marin-Neto A, Marzullo P, Marcassa C *et al*. Myocardial perfusion abnormalities in chronic Chagas' disease as detected by thallium-201 scintigraphy. *Am J Cardiol*. 69:780-784, 1992.

Marin-Neto JA, Bromberg-Marin G, Pazin-Filho A *et al*. Cardiac autonomic impairment and early myocardial damage involving the right ventricle are independent phenomena in Chagas' disease. *Int J Cardiol*. 65:261-269, 1998.

Marin-Neto JA, Gallo Jr. L, Manco JC *et al*. Mechanisms of tachycardia on standing: studies in normal individuals and in chronic Chagas' heart patients. *Cardiovasc Res*. 14:541-550, 1980.

Marin-Neto JA, Maciel BC, Gallo Jr. L *et al*. Effect of parasympathetic impairment on the haemodynamic response to handgrip in Chagas' heart disease. *Br Heart J*. 55:204-210, 1986.

Marin-Neto JA, Marzullo P, Marcassa C *et al*. Myocardial perfusion abnormalities in chronic Chagas' disease as detected by thallium-201 scintigraphy. *Am J Cardiol*. 69:780-784, 1992.

Marin-Neto JA, Simões MV, Sarabanda AVL. Chagasic cardiopathy. *Arq Bras Cardiol*. 72:247-263, 1999.

Marins VN, Flores AP, Seixas TN *et al*. Electrocardiografia dinâmica em chagásicos na forma indeterminada ou sem cardiopatia aparente. *Arq Bras Cardiol*. 39:303-307, 1982.

Martinez Filho OR, Carrasco H., Molina CA *et al*. Estudio de la función diastólica ventricular izquierda en pacientes con enfermedad de Chagas. *Arq Bras Cardiol*. 47:31-36, 1986.

McDonagh TA, Robb SD, Murdoch DR *et al*. Biochemical detection of left-ventricular systolic dysfunction. *Lancet* 351:9-13, 1998.

Mendes LA, Dec GW, Picard MH *et al.* Right ventricular dysfunction: an independent predictor of adverse outcome in patients with myocarditis. *Am Heart J.* 128:301-7, 1994.

Meneghelo RS, Araujo CGS, Stein R *et al.*/Sociedade Brasileira de Cardiologia. III Diretriz da Sociedade Brasileira de Cardiologia sobre Teste Ergométrico. *Arq Bras Cardiol.* 95(5 supl 1):1-26, 2010.

Molina A, Carrasco H, Milanés J *et al.* La prueba de esfuerzo en la miocardiopatía chagásica crónica. Su valor en el diagnostico precoz. El comportamiento de las arritmias ventriculares y los transtornos de conducción al ejercicio en las fases mas avanzadas de la enfermedad. *Arq Bras Cardiol.* 36:95-100, 1981.

Moncayo A, Silveira AC. Current epidemiological trends for Chagas disease in Latin America and future challenges in epidemiology, surveillance and health policy. *Mem Inst Oswaldo Cruz.* 104: (suppl 1) 17-30, 2009.

Monti E, Finaret B, De Rosa MA. La ecocardiografía en la detección de la miocardiopatía chagásica crónica subclínica. XVII Congreso de la Cardiología Argentina, Córdoba, 1979.

Myers J *et al.* Exercise capacity and mortality among men referred for exercise testing. *N Engl J Med.* 346:793-801, 2002.

Narula J, Khaw BA, William G *et al.* Diagnostic accuracy of antimyosin scintigraphy in suspected myocarditis. *J Nucl Cardiol.* 3:371-381, 1996.

Ntsekhe M, Hakim J. Impact of human immunodeficiency virus infection on cardiovascular disease in Africa. *Circulation* 112: 3602-3607, 2005.

Nunes MC, Barbosa MM, Ribeiro AL *et al.* Left atrial volume provides independent prognostic value in patients with chagas cardiomyopathy. *Am Soc Echocardiogr.* 22:82-8, 2009.

Nunes MCP, Barbosa MM, Brum VA *et al.* Morphofunctional characteristics of the right ventricle in Chagas' dilated cardiomyopathy. *Int J Cardiol.* 94(1):79-85, 2004.

Nunes MCP, Rocha MO, Ribeiro AL *et al.* Right ventricular dysfunction is an independent predictor of survival in patients with dilated chronic Chagas cardiomyopathy. *Int J Cardiol.* 127:372-379, 2008.

Nunes MCP, Barbosa MM, Ribeiro ALP *et al.* Ischemic cerebrovascular events in patients with Chagas cardiomyopathy: a prospective follow-up study. *J Neurol Sci.* 278:96-101, 2009.

Nunes MCP, Barbosa MM, Rocha MO. Peculiar aspects of cardiogenic embolism in patients with Chagas' cardiomyopathy: a transthoracic and transesophageal echocardiographic study. *J Am Soc Echocardiogr.*18:761-767, 2005.

Nunes MCP, Beloti FR, Lima MM *et al.* Functional capacity and right ventricular function in patients with Chagas heart disease. *Eur J Echocardiogr.* 11:590-595, 2010.

Nunes MCP, Reis RC, Colosimo EA *et al.* Risk estimation approach in Chagas disease is still needed. *Int J Cardiol.* Dec 29, 2010. [Epub ahead of print.] No abstract available.

Nunes MCP, Rocha MOC, Ribeiro ALP *et al.* Valor prognóstico independente da relação E/e' na miocardiopatia dilatada chagásica. *Rev Bras Ecocardiogr Imagem Cardiovasc.* 23:25-32, 2010.

Okura H, Inoue H, Tomom M *et al.* Impact of Doppler derived left ventricular diatolic performance on exercise capacity in normal individuals. *Am Heart J.* 139: 716-722, 2000.

Oliveira BM, Botoni FA, Ribeiro AL *et al.* Correlation between BNP levels and Doppler echocardiographic parameters of left ventricle filling pressure in patients with Chagasic cardiomyopathy. *Echocardiography* 26:521-527, 2009.

Oliveira E, Ribeiro AL, Assis Silva F *et al.* The Valsalva maneuver in Chagas disease patients without cardiopathy. *Int J Cardiol.* 82(1):49-54, 2002.

Ommen SR, Nishimura RA, Appleton CP *et al.* Clinical utility of Doppler echocardiography and tissue Doppler imaging in the estimation of left ventricular filling pressures: a comparative simultaneous Doppler catheterization study. *Circulation* 102:1788-1794, 2000.

Paola AA, Gomes JA, Terzian AB *et al.* Ventricular tachycardia during exercise testing as a predictor of sudden death in patients with chronic chagasic cardiomyopathy and ventricular arrhythmias. *Br Heart J.* 74(3):293-295, 1995.

Parthenakis FI, Kanoupakis EM, Kochiadakis GE *et al.* Left ventricular diastolic filling pattern predicts cardiopulmonary determinants of functional capacity in patients with congestive heart failure. *Am Heart J.* 140: 338-344, 2000.

Patrianakos AP, Parthenakis FI, Papadimittriou EA *et al.* Restrictive filling pattern is associated humoral activation and impaired exercise capacity in dilated cardiomyopathy. *Euro J Heart Fail.* 6:735-743, 2004.

Pennell DJ, Prvulovich E. Clinician's Guide to Nuclear Medicine: Nuclear Cardiology. *Impact Healthcare*, 73p., 1995.

Pereira Barreto AC, Ianni BM. A forma indeterminada da moléstia de Chagas: conceito e implicações médico-legais. *Rev Soc Cardiol Est São Paulo* 4:129-132, 1994.

Pereira Barreto AC, Serro-Azul LG, Mady C *et al.* Forma indeterminada da doença de Chagas. Uma doença polimórfica. *Arq Bras Cardiol.* 55:347-353, 1990.

Perk G, Tunick PA, Kronzon I. Non-Doppler two-dimensional strain imaging by echocardiography – from technical consideration to clinical applications. *J Am Soc Echocardiogr.* 20:234-243, 2007.

Podrid PJ, Graboys, JB, Lampert TS *et al.* Exercise stress testing exposure of arrhytmias. *Circulation* 75 (suppl 3):60-65, 1987.

Rassi A, Lorga AM, Rassi S. Diagnóstico e tratamento das arritmias na cardiopatia chagásica crônica. In: Cançado Jr, Chuster M. *Cardiopatia chagásica.* Belo Horizonte: Fundação Carlos Chagas, p. 276-288, 1985.

Rassi Jr. A, Rassi AG, Rassi S *et al.*. Frequência e grau da extrassistolia ventricular à eletrocardiografia dinâmica (sistema Holter de 24 h) na doença de Chagas. *Arq Bras Cardiol.* 57 (suppl.C): C-134, 1991.

Rassi Jr. A, Rassi AG, Rassi SG *et al.* Variabilidade espontânea da arritmia ventricular ao holter e ao teste ergométrico na cardiopatia chagásica crônica. *Arq Bras Cardiol.* 61 (Supl. II): II-28, 1993.

Rassi Jr A, Rassi A, Little WC *et al.* Development and validation of a risk score for predicting death in Chagas' heart disease. *N Engl J Med.* 355(8):799-808, Aug 4, 2006.

Rassi Jr. A, Rassi SG, Rassi A. Predictors of mortality in chronic Chagas disease: a systematic review of observational studies. *Circulation* 115:1101-1108, 2007.

Rerkpattanapipat P, Wongpraparut N, Jacobs LE *et al.* Cardiac manifestations of acquired imunodeficiency syndrome. *Arch Intern Med.* 160:602-608, 2000.

Ribeiro AL, Cavalvanti PS, Lombardi F *et al.* Prognostic value of signal-averaged electrocardiogram in Chagas disease. *J Cardiovasc Electrophysiol.* 19(5):502-509, 2008.

Ribeiro AL, De Carvalho AC, Lombardi F *et al.* Enhanced parasympathetic activity in Chagas disease still stands in need of proof. *Int J Cardiol.* 135(3):406-408, 2009.

Ribeiro AL, De Carvalho AC, Lombardi F *et al. In vivo* inhibitory effect of antimuscarinic autoantibodies on the parasympathetic function in Chagas disease. *Int J Cardiol.* 45(2):339-340, 2010.

Ribeiro AL, Giménez LE, Hernández CC *et al.* Early occurrence of antimuscarinic autoantibodies and abnormal vagal modulation in Chagas disease. *Int J Cardiol.* 117(1):59-63, 2007.

Ribeiro AL, Lombardi F, Colosimo EA *et al.* Risk stratification in Chagas disease: further improvements are needed. *J Cardiovasc Electrophysiol.* 19:E41-E43, 2008.

Ribeiro ALP. Disfunção autonômica e arritmia ventricular em chagásicos sem cardiopatia aparente. Tese (Doutorado). Faculdade de Medicina da UFMG, 1996.

Ribeiro ALP, dos Reis AM, Barros MV *et al.* Brain natriuretic peptide and left ventricular dysfunction in Chagas' disease. *Lancet* 360(9331):461-462, 2002.

Ribeiro ALP, Ferreira LM, Oliveira E *et al.* Active orthostatic stress and respiratory sinus arrhythmia in patients with Chagas' disease with preserved left ventricular global systolic function. *Arq Bras Cardiol.* 83(1):40-44; 35-39, 2004.

Ribeiro ALP, Lombardi F, Sousa MR *et al.* Power-law behavior of heart rate variability in Chagas' disease. *Am J Cardiol.* 89(4):414-8. PMID: 11835922, 2002.

Ribeiro ALP, Moraes RS, Ribeiro *et al.* Parasympathetic dysautonomia precedes left ventricular systolic dysfunction in Chagas disease. *Am Heart J.* 141(2):260-265, 2001.

Ribeiro ALP, Rocha MO, Barros MV *et al.* A narrow QRS does not predict a normal left ventricular function in Chagas' disease. *Pacing Clin Electrophysiol.* 23(11 Pt 2):2014-2017, 2000.

Ribeiro ALP, Rocha MOC. Forma indeterminada da doença de Chagas: considerações acerca do diagnóstico e do prognóstico. *Rev Soc Bras Med Trop.* 31(3):301-314, 2008.

Ribeiro ALP, Schmidt G, Sousa MR *et al.* Heart rate turbulence in Chagas disease. *Pacing Clin Electrophysiol.* 26(1):406-410, 2003.

Ribeiro ALP, Tostes VTV, Torres RM *et al.* Teste ergométrico em chagásicos sem cardiopatia aparente. *Arq Bras Cardiol.* 65:96, 1995.

Rocha AL, Rocha MO, Teixeira BO *et al.* Chronotropic-metabolic index in Chagas' disease. *Rev Soc Bras Med Trop.* 38(5):373-376, 2005.

Rocha AL, Lombardi F, da Costa Rocha MO *et al.* Chronotropic incompetence and abnormal autonomic modulation in ambulatory Chagas disease patients. *Ann Noninvasive Electrocardiol.* 11(1):3-11, 2006.

Rocha ALL, Ribeiro AL, Barros MV *et al.* Associação da insuficiência cronotrópica e indicadores de morbidade na cardiopatia chagásica crônica. *Arq Bras Cardiol.* 77(Supl.I):13, 2001.

Rocha MO, Ribeiro AL. A risk score for predicting death in Chagas' heart disease. *N Engl J Med.* 355(23):2488-2489, 2006.

Rocha MO, Teixeira MM, Ribeiro AL. An update on the management of Chagas cardiomyopathy. *Expert Rev Anti Infect Ther.* 5:727-743, 2007.

Rocha MOC. Avaliação médico-trabalhista na doença de Chagas. Revisão das normas técnicas previdenciárias à luz da ergometria. *Rev Soc Med Trop.* 30(supl I): 97-99, 1997.

Rocha MOC, Ribeiro AL, Teixeira MM. Clinical Management of chronic Chagas cardiomyopathy. *Front Biosc.* 8:E44-54, 2003.

Rocha MO, Nunes MC, Ribeiro AL. Morbidity and prognostic factors in chronic chagasic cardiopathy. *Mem Inst Oswaldo Cruz* 104 Suppl 1:159-166, 2009.

Rochitte CE, Oliveira PF, Andrade JM *et al.* Myocardial delayed enhancement by magnetic resonance imaging in patients with Chagas disease: a marker of disease severity. *J Am Coll Cardiol.* 46:1553-1558, 2005.

Rodriguez-Salas LA, Klein E, Acquatella H *et al.* Echocardiographic and clinical predictors of mortality in chronic Chagas' disease. *Echocardiography* 15(3):271-278, 1998.

Rosenbaum DS, Jackson LE, Smith JM *et al.* Electrical alternans and vulnerability to ventricular arrhythmias. *N Engl J Med.* 330(4):235-41, 1994.

Rosenbaum MB, Alvarez AJ. The eletrocardiogram in chronic chagasic myocarditis. *Am Heart J.* 50:492-527, 1955.

Saad EA, Abraão C. Estudo hemodinâmico e angiográfico. In: Cançado JR, Chuster M. *Cardiopatia Chagásica.* Belo Horizonte: Fundação Carlos Chagas, 1985.

Salles G, Xavier S, Sousa A *et al.* Prognostic value of QT interval parameters for mortality risk stratification in Chagas' disease: results of a long-term follow-up study. *Circulation.* 108(3):305-312, 2003.

Salles GF, Cardoso CR, Xavier SS *et al.* Electrocardiographic ventricular repolarization parameters in chronic Chagas' disease as predictors of asymptomatic left ventricular systolic dysfunction. *Pacing Clin Electrophysiol.* 26(6):1326-1335, 2003.

Salles GF, Xavier SS, Sousa AS *et al.* T-wave axis deviation as an independent predictor of mortality in chronic Chagas' disease. *Am J Cardiol.* 93(9):1136-1140, 2004.

Santana AL. Análise de fatores determinantes de arritmia ventricular induzida pela manobra de Valsalva e de sua associação com a densidade arrítmica e extrassistolia esforço induzida à eletrocardiografia dinâmica e à ergometria em pacientes chagásicos crônicos. Tese (doutorado), Faculdade de Medicina da UFMG, 2007.

Sarda L, Colin P, Boccara F *et al.* Myocarditis in patients with clinical presentation of myocardial infartion and normal coronary angiograms. *J Am Coll Cardiol.* 37:786-792, 2001.

Sartori AMC, Shikanai-Yasuda MA, Neto VA *et al.* Follow-up of 18 patients with Human Immunodeficiency Virus infection and chronic Chagas' disease, with reactivation of Chagas' disease causing cardiac disease in three patients. *Clin Infec Disease.* 26:177-179, 1998.

Simões MV, Pintya AO, Bromberg-Marin G *et al.* Relation of regional sympathetic denervation and myocardial perfusion disturbance to wall motion impairment in Chagas' cardiomyopathy. *Am J Cardiol.* 86(9):975-81, 2000.

Simões MV, Oliveira LF, Hiss FC *et al.* Characterization of the apical aneurysm of chronic Chagas' heart disease by scintigraphic image co-registration. *Arq Bras Cardiol.* 89:119-121, 2007.

Skouri HN, Dec GW, Friedrich MG *et al.* Noninvasive imaging in myocarditis. *J Am Coll Cardiol.* 48:2085-2093, 2006.

Smart N, Haliska B, Leano R *et al.* Determinants of functional capacity in patients with chronic heart failure: role of filling pressure and systolic and diastolic function. *Am Heart J.* 149:152-158, 2005.

Smith SC, Ladenson JH, Mason JW *et al.* Elevations of cardiac troponin I associated with myocarditis. *Circulation* 95:163-168, 1997.

Sousa AC, Marin-Neto JA, Maciel BC *et al.* Disfunção sistólica e diastólica nas formas crônica indeterminada, digestiva e cardíaca da doença de Chagas. *Arq Bras Cardiol.* 50:293-299, 1988.

Sousa L, Botoni FA, Britto RR *et al.* Six-minute walk test in Chagas cardiomyopathy. *Int J Cardiol.* 125:139-141, 2008.

Sousa MR, Huikuri HV, Lombardi F *et al.* Abnormalities in fractal heart rate dynamics in Chagas disease. *Ann Noninvasive Electrocardiol.* 11(2):145-153, 2006.

Talvani A, Rocha MO, Ribeiro AL *et al.* Levels of anti-M2 and antibeta1 autoantibodies do not correlate with the degree of heart dysfunction in Chagas' heart disease. *Microbes Infect.* 8(9-10):2459-2464, 2006.

Task Force of the European Society of Cardiology and the North American Society of Cardiac Pacing and Electrophysiology. Heart rate variability. Standards of measurement, physiological interpretation, and clinical use. *Circulation.* 93:1043-1065, 1996.

Twagirumukiza M, Nikeramihigo E, Seminega B *et al.* Prevalence of dilated cardiomyopathy in HIV-infected African patients not receiving HAART: a multicenter, observational, prospective, cohort study in Rwanda. *Curr HIV Res.* 5:129-37, 2007.

Vaz-Tostes VT. Correlação entre parâmetros clínicos, hemodinâmicos e eletrocardiográficos medidos pela ergometria e fração de ejeção de repouso avaliada pela ecocardiografia Modo M em pacientes com cardiopatia chagásica crônica. Tese (Mestrado). Belo Horizonte, Minas Gerais, Faculdade de Medicina da UFMG, 1993.

Veloso HH, Paola AA, Figueiredo E *et al.* Comparação da variabilidade da frequência cardíaca no domínio do tempo entre pacientes chagásicos com taquicardia ventricular sustentada e não sustentada e frações de ejeção semelhantes. *Rev Soc Cardiol Estado de Sao Paulo.* 6:24, 1996.

Wackers FJT, Soufer R, Zaret BL. Nuclear Cardiology. In: Braunwald E, Zipes DP, Libby P. *Heart Disease: A Textbook of Cardiovascular Medicine.* 6th edition. W. B. Saunders Company, p. 273-323, 2001.

Wang M, Yip GW, Wang AY *et al.* Peak early diastolic mitral annulus velocity by tissue Doppler imaging adds independent and incremental prognostic value. *J Am Coll Cardiol.* 41:820-6, 2003.

Wynne J, Braunwald E. The cardiomyopathies and myocarditides. In: Braunwald E, Zipes DP, Libby P. *Heart Disease: A Textbook of Cardiovascular Medicine.* 6th edition. W. B. Saunders Company, p. 1751-1806, 2001.

Xavier SS. Estudo longitudinal da morbimortalidade cardíaca da doença de chagas em uma coorte de um grande centro urbano: análise clínica, eletrocardiográfica, radiológica e ecocardiográfica de 604 casos. Tese (Doutorado), Universidade Federal do Rio de Janeiro, 1999.

51 Métodos Radiológico e Manométrico para o Diagnóstico de Esofagopatia e Colopatia Chagásicas

Joffre Rezende Filho, Hélio Moreira Júnior e Joffre Marcondes de Rezende

▸ Introdução

Das manifestações digestivas da doença de Chagas, as mais importantes, por suas repercussões clínicas, são a esofagopatia e a colopatia, que podem evoluir para a forma dilatada, caracterizando o megaesôfago e o megacólon.

Para o diagnóstico de ambas, é imprescindível o exame radiológico. Em casos especiais pode também ser necessário o exame manométrico. No caso da esofagopatia, o exame radiológico deve ser complementado rotineiramente pela endoscopia digestiva alta.

Serão analisados separadamente o exame radiológico e o exame manométrico na esofagopatia e na colopatia chagásicas.

▸ Esofagopatia chagásica

▪ Exame radiológico

Dadas as peculiaridades e a diversidade das alterações fisiopatológicas encontradas no esôfago, o exame radiológico deve ser feito obedecendo a alguns detalhes técnicos, além da rotina habitual (Rezende e Moreira, 2000).

Pelos dados clínicos relativos à sintomatologia, é possível avaliar de antemão o estágio evolutivo da esofagopatia. Assim, se o paciente apresenta somente disfagia ocasional é de se prever que o esôfago tenha o calibre normal e que haja pouca ou nenhuma retenção.

Se, ao contrário, queixa-se de disfagia constante, regurgitações ativas pós-prandiais, acompanhadas ou não de dor torácica ou odinofagia, é quase certo que haverá ectasia moderada e retenção de ingestas.

Se a regurgitação ocorre de maneira passiva quando o paciente se deita, muitas vezes despertando-o durante o sono com tosse e sufocação por aspiração do conteúdo esofágico, é sinal de que se trata de megaesôfago avançado, com grande dilatação e acentuada retenção por acalasia total do esfíncter inferior.

Neste caso, é recomendável proceder à lavagem do esôfago por sifonagem com sonda calibrosa antes do exame. A falta de limpeza adequada do esôfago tem sido causa de falha do exame radiológico em detectar a presença de um carcinoma associado.

O exame deve ser feito sob fluoroscopia, com o paciente de pé, de preferência em posição oblíqua anterior direita. Nesta posição a sombra cardíaca se projeta para a frente e a coluna vertebral para trás, permitindo uma boa dissociação da imagem do esôfago contrastado.

O exame radiológico deve ser feito com fluoroscopia para observação da motilidade do esôfago e de seu esvaziamento.

A quantidade do meio de contraste deverá ser suficiente para que a coluna do mesmo atinja altura e pressão superiores à resistência oferecida pelo esfíncter acalásico, a fim de promover sua passagem para o estômago, quando serão observados a forma do esôfago, seu diâmetro, o contorno de suas paredes e especialmente sua atividade contrátil.

É importante observar com detalhes o esvaziamento do esôfago e registrar o aparecimento de ondas terciárias, que são contrações incoordenadas, não propulsivas, sua frequência e sua amplitude.

A região do esôfago distal deverá ser cuidadosamente analisada, sobretudo em pacientes submetidos à manipulação prévia por dilatação instrumental ou cirúrgica, casos em que podem ocorrer complicações como esofagite, ulcerações, hérnia da mucosa e estenose. Devem ser tomadas sucessivas radiografias desta região, registrando-se os aspectos mais importantes observados.

A última radiografia deve ser realizada depois de cessada a passagem do meio de contraste para o estômago e de uma espera razoável de tempo, não inferior a 1 min, a fim de se documentar a retenção da coluna baritada e a altura em que ela se detém, o que nos permite avaliar o grau de resistência oferecido na transição esofagogástrica.

Acima da coluna residual do meio de contraste observa-se, mesmo nos casos iniciais, a presença de uma coluna de ar, que mantém o esôfago aberto, dando-lhe configuração cilíndrica, diferente da imagem de cone invertido ou chama de vela, que se observa no esôfago normal. Este aspecto foi referido na literatura, pela primeira vez, por Lima e Brasil (1958).

Nos casos iniciais da esofagopatia chagásica o paciente deve ser examinado também em decúbito dorsal. Nesta posição, em que o esvaziamento do esôfago depende unicamente do peristaltismo e da coordenação motora, sem o auxílio da gravidade, podem-se evidenciar mais facilmente os distúrbios da motilidade.

A região fúndica do estômago deve merecer, igualmente, a atenção do radiologista, para descartar a pseudoacalasia, decorrente de um adenocarcinoma do estômago com invasão da região cárdica.

O ideal é que o exame do esôfago seja acrescido de um estudo radiológico completo do estômago e do duodeno. Esta prática permite apreciar o volume e o esvaziamento gástrico e duodenal, que podem estar alterados na doença de Chagas, bem como detectar a existência de outras condições patológicas, como úlcera péptica, pólipos e tumores.

Nos casos tratados por dilatação forçada ou cirurgia, o aspecto anatômico da transição esofagogástrica pode ser atípico ao exame radiológico, em consequência de estenose por esofagite péptica de refluxo ou de procedimentos cirúrgicos.

Nos casos tratados cirurgicamente, o radiologista deve estar informado sobre o tipo de operação realizada, tendo em vista a multiplicidade de técnicas em uso. No pós-operatório tardio da cardiomiotomia extramucosa à Heller, que é a operação mais usada, é relativamente frequente a herniação da mucosa esofágica no local da miotomia, produzindo uma imagem que pode ser confundida com hérnia hiatal.

Por todas estas razões, seria desejável que o exame radiológico do esôfago fosse feito sempre por médico especializado e não por técnico em radiologia.

Aspectos morfofuncionais

Ao exame radiológico, a esofagopatia chagásica se apresenta com diferentes aspectos morfofuncionais: diâmetro do esôfago, contratilidade, esvaziamento e retenção do meio de contraste. Essa diversidade de aspectos tem sido relacionada com a evolução da esofagopatia, embora não dependa unicamente do tempo de doença, quando consideramos cada caso individualmente. Podemos encontrar casos em que o esôfago se aproxima do normal, em pacientes com história de disfagia de longa data, e casos de pacientes jovens com história recente de disfagia, nos quais o esôfago exibe grande dilatação, alongamento, atonia e acentuada retenção do meio de contraste. Aparentemente, o fator mais importante, determinante da progressão da afecção, seria a intensidade da desnervação intrínseca, levando a aperistalse e acalasia total do esfíncter inferior do esôfago.

O estágio evolutivo da afecção tem implicações práticas, na conduta terapêutica aconselhável em cada caso, no caso de tratamento cirúrgico e no tipo de operação a ser empregado.

Para caracterizar, de maneira sintética, os diferentes aspectos morfológicos e funcionais da afecção, foram propostas e têm sido utilizadas classificações baseadas no exame radiológico, as quais, embora divirjam quanto à terminologia empregada, pouco diferem entre si em sua essência.

Dada a semelhança radiológica do megaesôfago chagásico com a acalasia idiopática, tais classificações são aplicáveis a ambas as afecções. Todas elas procuram reunir, com base em critérios objetivos, os casos com características comuns, permitindo expressar a evolução da esofagopatia em etapas, fases, estágios, graus ou grupos.

Nas classificações propostas são utilizadas três ou quatro gradações. Como assinala Carlson (1969), é possível estabelecer uma classificação com um número arbitrário de gradações, porém, do ponto de vista prático, quatro são suficientes.

Uma revisão sobre as diversas classificações mais utilizadas foi feita recentemente (Rezende e Moreira, 2004). Na presente abordagem serão mencionadas apenas duas classificações, muito semelhantes entre si, uma das quais foi estabelecida para a acalasia idiopática e outra para a esofagopatia chagásica. Ambas se baseiam em critérios objetivos que levam em consideração vários parâmetros, e não apenas um ou dois, como em outras classificações, e cobrem satisfatoriamente todos os casos da afecção.

A primeira das classificações citadas é de Olsen *et al.* (1953). Esses autores, em um estudo de revisão de 452 casos de acalasia, na Mayo Clinic, estabeleceram uma classificação em quatro estágios, considerando os dois primeiros como *fase compensada* da acalasia, na qual há espessamento da musculatura e aumento da atividade muscular, e os dois últimos como *fase de descompensação*, em que ocorre progressiva dilatação e subsequente alongamento e angulação do esôfago. Os quatro estágios foram assim definidos:

- **Estágio 1 – Ligeira dilatação.** Há pouco ou nenhum aumento de diâmetro e o aspecto radiográfico se assemelha ao de um esôfago normal. A junção esofagogástrica pode mostrar-se mais estreita do que o normal e certa porção do contraste fica retida por curto período de tempo nos últimos 5 a 10 cm do lúmen do esôfago. Habitualmente não se vê alimento ou líquido retido antes do exame.
- **Estágio 2 – Moderada dilatação.** O lúmen do esôfago, exceto na porção diafragmática, é em geral mais alargado do que o normal. Encontram-se restos de alimento e líquidos retidos no esôfago. O segmento distal tem forma cônica e mostra-se afilado em direção ao segmento espástico. Observa-se atividade muscular aumentada, o que sugere peristalse ineficaz. Ocasionalmente, a metade superior do esôfago se apresenta alargada, enquanto o calibre do segmento inferior se aproxima do normal.
- **Estágio 3 – Dilatação difusa.** Neste estágio observa-se uma coluna de alimentos e líquidos retidos no esôfago, que é transposta pelo meio de contraste, pela maior densidade deste. O segmento dilatado termina abruptamente em um curto segmento afunilado em bico. Eventualmente, pequena quantidade de contraste passa para o estômago. Em raras ocasiões, observam-se pequenas e múltiplas contrações terciárias. Neste estágio o alongamento do esôfago não é apreciável.
- **Estágio 4 – Acentuada dilatação.** Neste estágio descompensado, o esôfago se mostra grandemente dilatado, chegando a ocupar, às vezes, quase todo o hemitórax direito. Frequentemente, o terço inferior assume a forma de S, o que tem valido a denominação *esôfago sigmoide*. A coluna de resíduos alimentares e líquidos retidos no esôfago, limitada superiormente pela presença de ar, pode ser facilmente reconhecida antes da ingestão do contraste. Não há evidência de atividade muscular.

A outra classificação foi estabelecida para a esofagopatia chagásica e é de autoria de Rezende *et al.* (1960). Trabalhando em área endêmica da doença de Chagas e com a experiência adquirida no manuseio de centenas de pacientes de megaesôfago, esses autores propuseram uma classificação em quatro grupos, preferindo a denominação "grupo" a qualquer outra, porque nem sempre ocorre a evolução da doença para as formas finais de dilatação e alongamento. Os quatro grupos podem ser assim descritos:

- **Grupo I.** São os casos em que o esôfago se apresenta com seu diâmetro normal, porém é incapaz de se esvaziar completamente. O meio de contraste permanece retido no esôfago inferior, formando uma pequena coluna residual, cuja extremidade superior forma uma superfície plana, perpendicular às paredes do esôfago. Acima desta coluna o esôfago permanece aberto, contendo ar, o que lhe confere uma configuração cilíndrica (Figura 51.1).
- **Grupo II.** Compõe-se de casos em que já existe moderada dilatação do esôfago e apreciável retenção do meio de contraste, formando uma coluna residual de altura variável. A característica principal deste grupo é a atividade motora incoordenada, com o aparecimento de ondas terciárias. Observa-se com frequência hipertonia do esôfago inferior (Figura 51.2).

▸ **Grupo III.** Neste grupo o esôfago exibe grande aumento de calibre e se apresenta hipotônico, uniformemente dilatado, com pouca atividade contrátil de suas paredes. A retenção do meio de contraste é maior que nos grupos anteriores (Figura 51.3).

▸ **Grupo IV.** Este grupo é formado pelos dolicomegaesôfagos. O esôfago adquire um grande volume e se apresenta alongado, atônico, dobrando-se sobre a cúpula diafragmática, produzindo sombra paracardíaca direita na radiografia simples de tórax (Figuras 51.4 e 51.5).

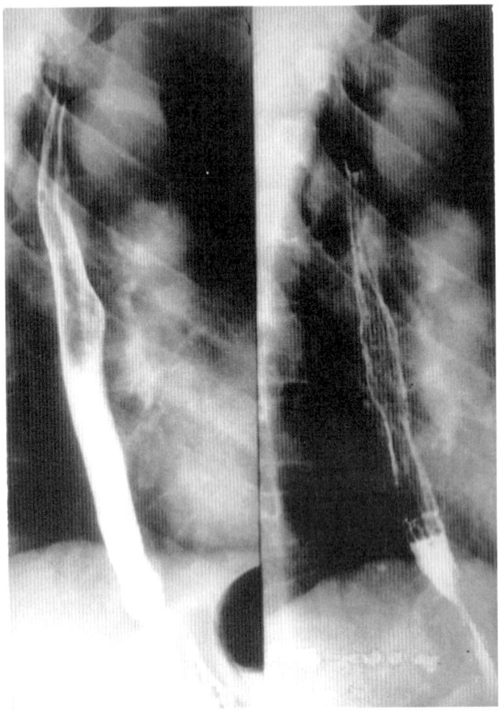

Figura 51.1 Esofagopatia chagásica anectásica do grupo I. Observe a retenção do meio de contraste e a coluna de ar na segunda radiografia.

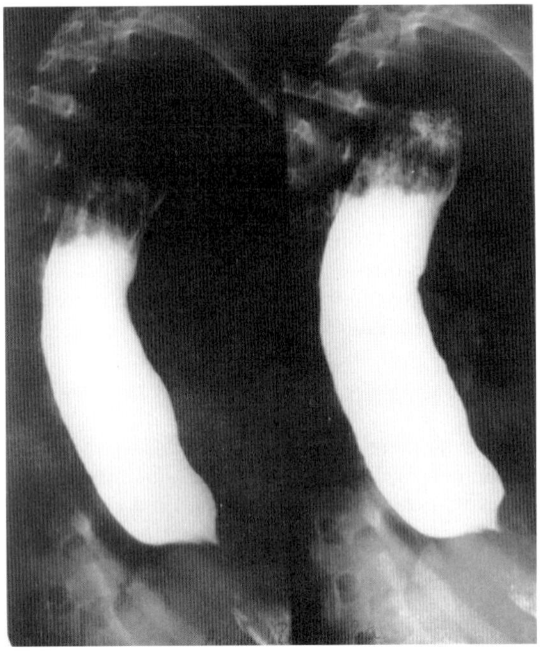

Figura 51.3 Megaesôfago do grupo III. Esôfago hipotônico, com grande dilatação, acentuada retenção do meio de contraste e atividade motora escassa ou inaparente; o diâmetro do terço inferior é igual ou maior do que o do terço médio.

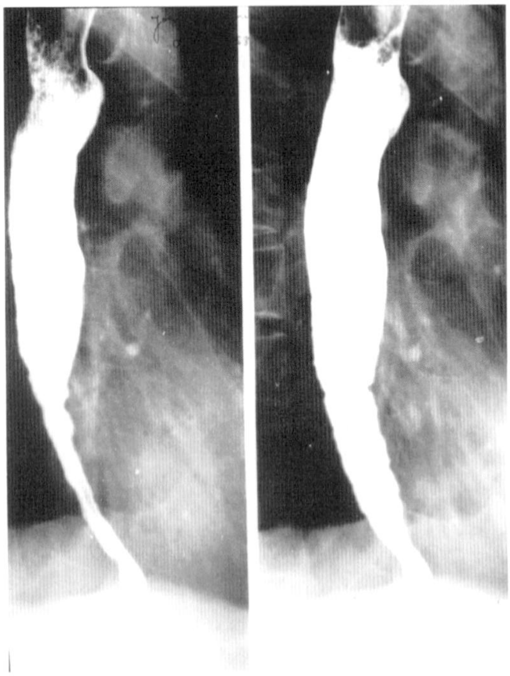

Figura 51.2 Megaesôfago do grupo II. Este grupo se caracteriza por moderada dilatação, maior atividade muscular incoordenada e hipertonia do terço inferior do esôfago, cujo diâmetro é inferior ao do terço médio.

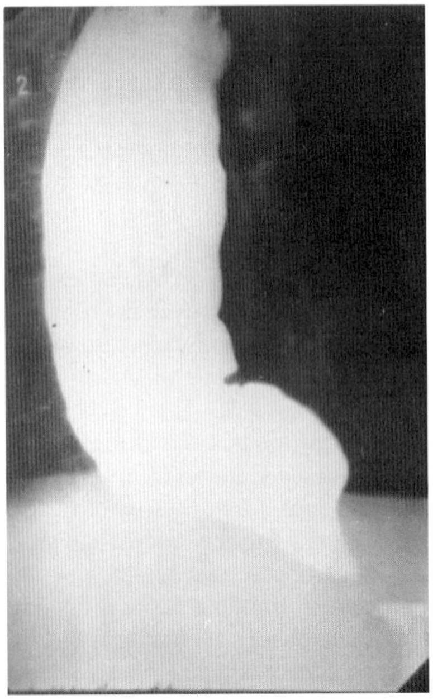

Figura 51.4 Megaesôfago do grupo IV. Além das características do grupo III, o esôfago se apresenta alongado, dobrando-se sobre a cúpula diafragmática direita, formando o dolicomegaesôfago.

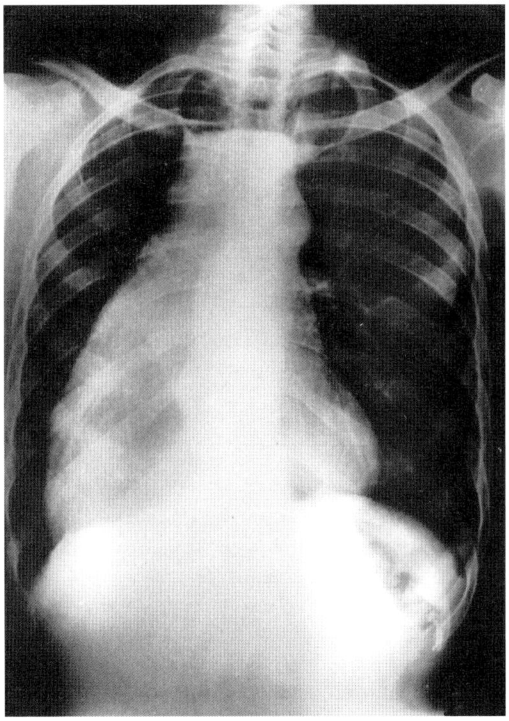

Figura 51.5 Radiografia anteroposterior do tórax, mostrando a sombra paracardíaca direita produzida pelo dolicomegaesôfago. Observe o nível do meio de contraste na extremidade proximal do esôfago.

Em aproximadamente 5% dos casos, a imagem radiográfica apresenta características intermediárias entre dois grupos contíguos, dificultando a sua alocação em determinado grupo. Nesta situação é preferível optar pelo grupo mais avançado.

Esta classificação se destina, basicamente, aos casos não tratados previamente, seja por dilatação, seja por cirurgia.

A principal diferença entre esta classificação e a de Olsen *et al.* (1953) é que esses autores incluem no primeiro estágio casos com ligeira dilatação, enquanto a classificação de Rezende *et al.* (1960) se fundamenta, unicamente, em casos sem dilatação do esôfago (forma anectásica).

Para o diagnóstico dos casos do grupo I é recomendável o uso da técnica descrita por Lauar *et al.* (1959), denominada "prova de retenção" que se baseia na obtenção de duas radiografias sucessivas, a primeira ao término da ingestão de contraste e a segunda um minuto depois. A presença de contraste no esôfago distal na segunda radiografia, formando nível perpendicular à parede do esôfago, indica comprometimento do peristaltismo esofágico.

Conforme mostra a Tabela 51.1, a distribuição por sexo e por grupo radiológico de 1.439 casos não tratados atendidos no Hospital das Clínicas da Universidade Federal de Goiás indica nítido predomínio do sexo feminino no grupo I (forma anectásica) e um aumento progressivo e significativo do sexo masculino nas formas ectásicas dos grupos II, III e IV. Este achado sugere evolução desfavorável da esofagopatia chagásica no homem em relação à mulher (Rezende e Luquetti, 1994).

Diagnóstico diferencial

O diagnóstico diferencial deve levar em conta o grupo radiológico de cada caso.

Nos casos do grupo I, em que o esôfago tem forma e diâmetro normais, o diagnóstico radiológico se baseia na retenção do meio de contraste em pequena quantidade e na presença de uma coluna de ar que mantém aberto o esôfago. Neste grupo cabe diagnóstico diferencial com diversas outras condições que dificultam o esvaziamento do esôfago. Dentre elas as mais comuns são: hérnia hiatal, estenose do esôfago distal por esofagite de refluxo, neoplasias do fundo gástrico em sua fase inicial, compressões extrínsecas, esclerose sistêmica progressiva e presbiesôfago. O uso de medicação anticolinérgica também pode falsear o resultado do exame (Rezende *et al.*, 1963).

Na fase compensada da esofagopatia chagásica há formas hipercinéticas que devem ser distinguidas de outras desordens da motilidade esofágica, especialmente do espasmo difuso do esôfago, tornando-se, por vezes, necessário o uso da manometria para o diagnóstico definitivo (Figura 51.6).

Com relativa frequência observa-se também uma contração anular no esôfago distal, cerca de 2 cm acima do hiato, que simula o anel de Schatzki. Nesses casos, a esofagoscopia esclarece a natureza funcional do anel (Figura 51.7).

Os casos dos grupos III e IV são típicos de aperistalse com acalasia total do esfíncter esofágico inferior, sejam eles de etiologia chagásica ou não chagásica. Contudo, nos casos do grupo III deve ser considerada a possibilidade de tratar-se de pseudoacalasia consequente a neoplasias do fundo gástrico que invadem a transição esofagogástrica e impedem o relaxamento do esfíncter.

Em qualquer situação, e em todos os grupos, o exame radiológico deve ser complementado pela endoscopia digestiva alta

Tabela 51.1 Distribuição, por sexo e grupo radiológico, de 1.439 casos de megaesôfago não tratados previamente.

Grupo radiológico	Sexo				Total	
	Masculino		Feminino			
	Nº	%	Nº	%	Nº	%
I	118	35,6	213	64,4	331	23
II	290	54,9	238	45,1	528	36,7
III	226	64,6	124	35,4	350	24,3
IV	16	70	69	30	230	16
Total	795	55,2	644	44,8	1.439	100

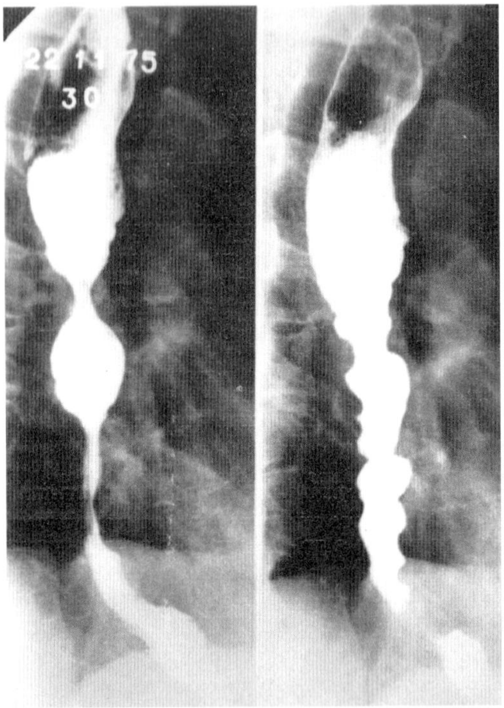

Figura 51.6 Megaesôfago do grupo II, forma hipercinética.

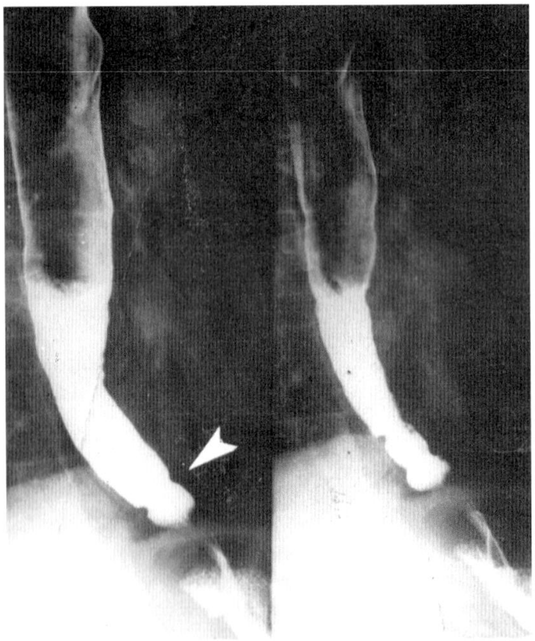

Figura 51.7 Megaesôfago do grupo II. Anel funcional na extremidade distal do esôfago, simulando anel de Schatzki.

(Rezende *et al.*, 1985). O exame manométrico está indicado para estudo da motilidade e avaliação da pressão basal do esfíncter gastresofágico e do percentual de relaxamento deste esfíncter quando a acalasia não é total.

Nos casos tratados por dilatação forçada ou cirurgia, tanto a endoscopia como a manometria são fundamentais para a avaliação do resultado do tratamento.

▪ Exame eletromanométrico

A eletromanometria é um método útil para o estudo das alterações motoras do esôfago. Registra, simultaneamente, as variações de pressão que ocorrem em mais de um nível do esôfago e que permitem conhecer a sua motilidade sob diferentes condições.

Para sua execução, utiliza-se um cateter de múltiplos canais (três a oito), cada um dos quais é provido de um pequeno orifício lateral, de maneira que a distância entre os orifícios seja uniforme.

Introduz-se o cateter através da nasofaringe até sua extremidade inferior alcançar o estômago; a seguir, traciona-se o cateter até que o orifício mais distal fique posicionado ao nível do esfíncter esofágico inferior para estudo da pressão e do comportamento deste esfíncter.

Os vários canais são mantidos sob perfusão contínua de água, a baixo fluxo, por meio de uma bomba injetora, a fim de manter desobstruídos o orifício e o lúmen de cada canal. O sistema é conectado a transdutores de pressão que transformam os valores pressóricos em sinais elétricos, os quais são transmitidos a um polígrafo, que registra em papel as pressões simultâneas nos diferentes níveis do esôfago, ou envia os sinais a um computador, onde os mesmos são digitalizados e arquivados.

Os traçados manométricos que ilustram este capítulo foram obtidos por registro em papel, em um polígrafo Sanborn modelo 964.

Para melhor compreensão das alterações manométricas que ocorrem nas doenças do esôfago afetando sua motilidade, é imprescindível conhecer a fisiologia do esôfago em indivíduos normais.

Ao contrário de outros segmentos do trato gastrintestinal, o esôfago normal não se contrai espontaneamente. O estímulo fisiológico que promove a sua contração e o seu esvaziamento é a deglutição.

Após a passagem do bolo alimentar da faringe para o esôfago, o esfíncter esofágico superior se fecha e tem início uma onda de contração peristáltica, que percorre o esôfago de cima para baixo a uma velocidade de 2 a 5 cm/s, impulsionando o bolo alimentar até o estômago. Essa onda, chamada primária, tem maior amplitude no esôfago inferior, o que indica maior força de contração muscular nesta região.

O tempo de trânsito do bolo alimentar é de 5 a 9 s. Quando a onda primária é insuficiente para promover o completo esvaziamento do esôfago e permanece alguma porção de alimento retida no lúmen do órgão, forma-se uma segunda onda peristáltica chamada secundária, que pode se iniciar em qualquer ponto do esôfago. Em condições patológicas são registradas contrações não peristálticas, irregulares e incoordenadas, chamadas ondas terciárias, que não têm caráter propulsivo e, em lugar de favorecer, dificultam o trânsito.

O esfíncter esofágico inferior permanece normalmente contraído, produzindo no registro manométrico uma zona de pressão elevada entre o esôfago e o estômago, de 10 a 20 mmHg acima da pressão do fundo gástrico.

No momento da deglutição, por um reflexo de arco longo, oriundo da faringe, este esfíncter se relaxa, precedendo a chegada da onda peristáltica para dar passagem ao bolo alimentar, permanecendo aberto durante cerca de 10 s e contraindo-se a seguir.

O desaparecimento do peristaltismo primário e secundário constitui a aperistalse do esôfago, e a falta de abertura do esfíncter inferior denomina-se acalasia (Figura 51.8).

Os primeiros estudos manométricos na esofagopatia chagásica foram realizados por meio de quimógrafos e balões

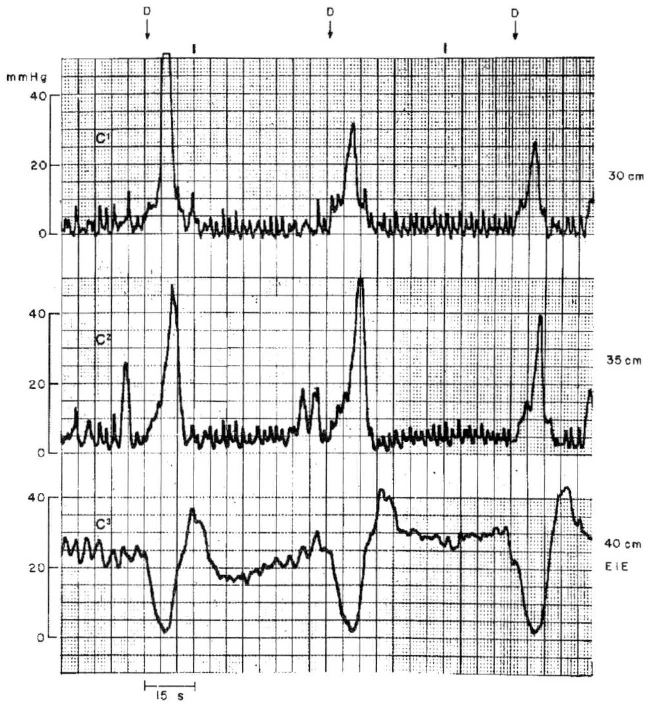

Figura 51.8 Registro manométrico, em indivíduo normal, da pressão esofágica durante a deglutição de líquido, a 30 cm (C^1), 35 cm (C^2) e 40 cm (C^3) da arcada dentária. Observe a coordenação entre C^1 e C^2. O traçado em C^3 corresponde ao esfíncter esofágico inferior, que se relaxa precedendo a chegada da onda peristáltica.

(Vasconcelos e Botelho, 1937; Brasil, 1955). Os primeiros autores citados descreveram dois tipos de traçados: um de tipo hipertônico e outro de tipo atônico, este "na fase final do megaesôfago quando a musculatura é vencida". Brasil foi quem primeiro demonstrou a inexistência de peristaltismo no megaesôfago chagásico, o que o levou a propor o nome *aperistalsis do esôfago* para a afecção.

Aos balões e quimógrafos sucederam os sistemas de tubos abertos sob infusão contínua, que permitiram melhor conhecimento da fisiologia e fisiopatologia do esôfago. O estudo da esofagopatia chagásica com esses modernos equipamentos trouxe melhor compreensão das alterações motoras decorrentes da desnervação intrínseca do esôfago.

Dentre os estudos eletromanométricos que elucidaram os principais aspectos da esofagopatia chagásica cabe destacar os de Pinotti (1968), Godoy (1972), Dantas (1978) e Rezende (1988).

A esofagopatia chagásica, em virtude da grande variabilidade das alterações motoras que apresenta, fornece uma oportunidade ímpar para o estudo do papel da inervação intrínseca na fisiologia do esôfago.

O padrão clássico do registro eletromanométrico nos casos avançados de megaesôfago (grupos III e IV) é de aperistalse com acalasia total do esfíncter inferior. As ondas de contração são de baixa amplitude, sincrônicas, e o esfíncter inferior do esôfago não relaxa às deglutições.

Nos casos de menor comprometimento do órgão (grupos I e II) a esofagopatia chagásica apresenta um amplo espectro de alterações motoras do corpo do esôfago e um comportamento variável do esfíncter inferior, desde a normalidade até a acalasia total. Na maior parte das vezes a acalasia é parcial e o esfíncter responde às deglutições com aberturas incompletas. A dismotilidade pode ser encontrada até mesmo em pacientes que não se queixam de disfagia (Dantas *et al.*, 1999).

Vários padrões de dismotilidade podem ser demonstrados à manometria: ondas de contração de múltiplos picos; contrações sincrônicas de amplitude decrescente; aperistalse intermitente, ou seja, contrações sincrônicas intercaladas por complexos peristálticos de aspecto normal; maior velocidade de deslocamento das ondas peristálticas ao longo do esôfago; aperistalse restrita a um segmento do esôfago; aperistalse sem acalasia. A associação de peristaltismo normal com acalasia do esfíncter é extremamente rara (Oliveira *et al.*, 1999) (Figuras 51.9 e 51.10).

Com frequência registram-se contrações incoordenadas independentes das deglutições, de amplitude e frequência variáveis, que caracterizam a chamada atividade motora "espontânea" do esôfago. Na realidade, esta atividade é estimulada pela presença de ingestas no lúmen do esôfago. Conforme demonstrou Godoy (1972), a aspiração do conteúdo líquido do esôfago faz cessar toda a atividade e o esôfago permanece em repouso. Inversamente, a introdução de líquido no esôfago faz reaparecerem as contrações (Figura 51.11).

A pressão basal do esfíncter inferior na esofagopatia chagásica varia dentro de amplos limites; pode situar-se acima ou abaixo da faixa de normalidade e tende a ser mais elevada nos casos com maior dilatação. Quando se comparam os valores pressóricos obtidos na esofagopatia chagásica com os da acalasia idiopática verifica-se que a pressão basal média é maior na acalasia idiopática (Dantas *et al.*, 1990) (Figura 51.12).

A manometria do esôfago é muito útil no diagnóstico diferencial entre a esofagopatia chagásica de forma hipercinética e outras alterações motoras do esôfago, em especial o espasmo difuso esofágico. Nesta afecção, as ondas de contração são de grande amplitude, acima dos valores normais, enquanto na esofagopatia chagásica são de menor amplitude, não ultrapassando os valores normais.

O estudo manométrico tem sido empregado também como método de avaliação das medidas terapêuticas de dilatação forçada da cárdia e de cirurgia, visando a quantificar a redução da pressão basal do esfíncter inferior (Rezende Filho, 2001).

Teste farmacológico de desnervação

Baseia-se este teste no princípio enunciado por Claude Bernard e desenvolvido por Cannon (1939), segundo o qual as estruturas desprovidas de inervação intrínseca se tornam hipersensíveis aos estímulos.

No megaesôfago existe hipersensibilidade da musculatura às substâncias colinérgicas como metacolina, carbacol e outras. Quando se administra ao paciente, por via parenteral, uma dessas substâncias, em dose insuficiente para produzir efeito em indivíduos normais, observa-se o aparecimento de contrações irregulares e repetitivas na metade inferior do esôfago, as quais podem ser observadas durante o exame radiológico ou registradas por manometria (Figura 51.13).

Inicialmente descrito por Kramer e Ingelfinger (1949) para a acalasia idiopática, tem sido um método útil para comprovação da desnervação parassimpática que ocorre na doença de Chagas, não somente no esôfago como em outros órgãos.

Godoy e Vieira (1963) estabeleceram a dose de 0,05 mg/kg/peso de metacolina, como suficiente para separar os casos normais dos patológicos, sendo desnecessário o emprego de doses maiores como fora inicialmente preconizado.

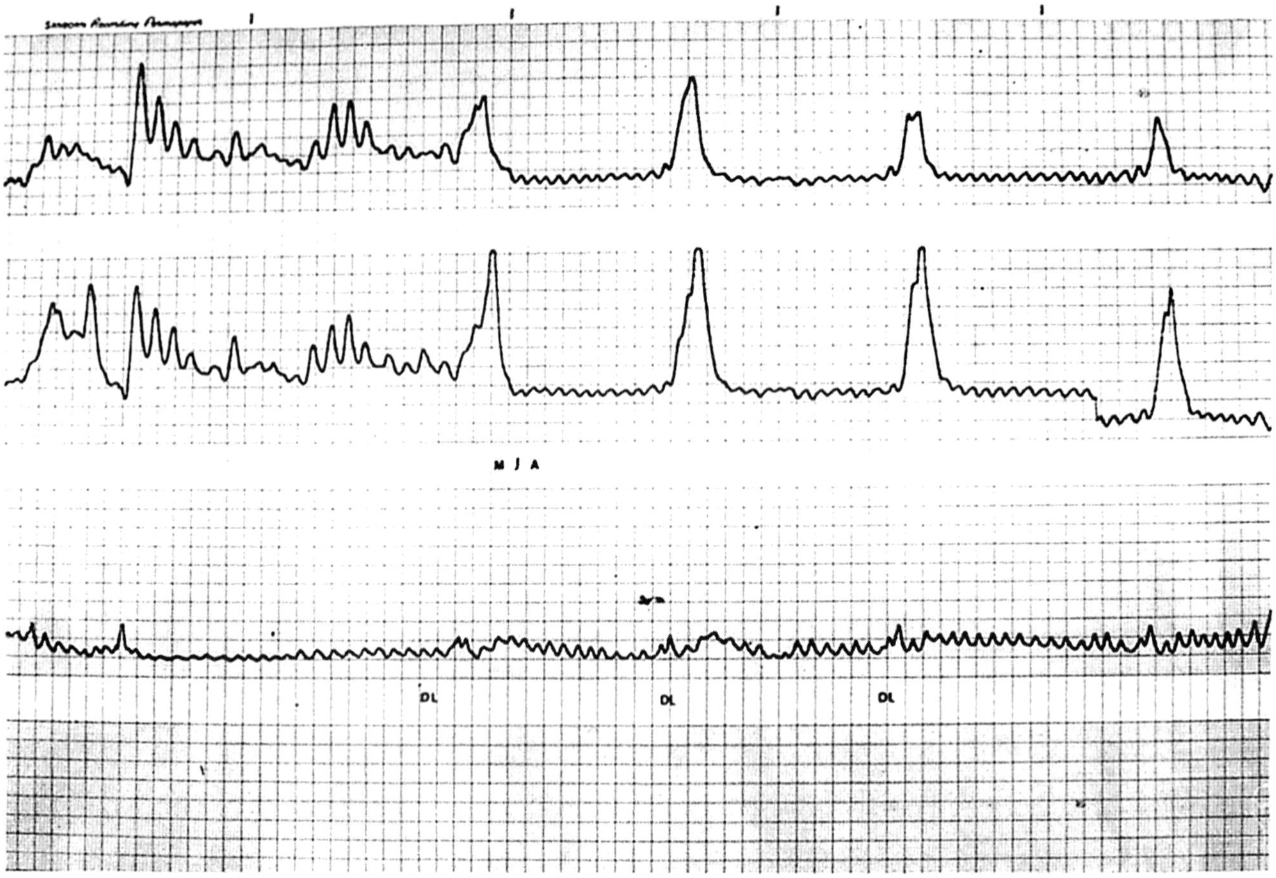

Figura 51.9 Registro manométrico em paciente com esofagopatia chagásica do grupo II. Observa-se a coexistência, no mesmo traçado, de ondas sincrônicas iterativas e ondas peristálticas a cada deglutição líquida, assim como acalasia do esfíncter esofágico inferior.

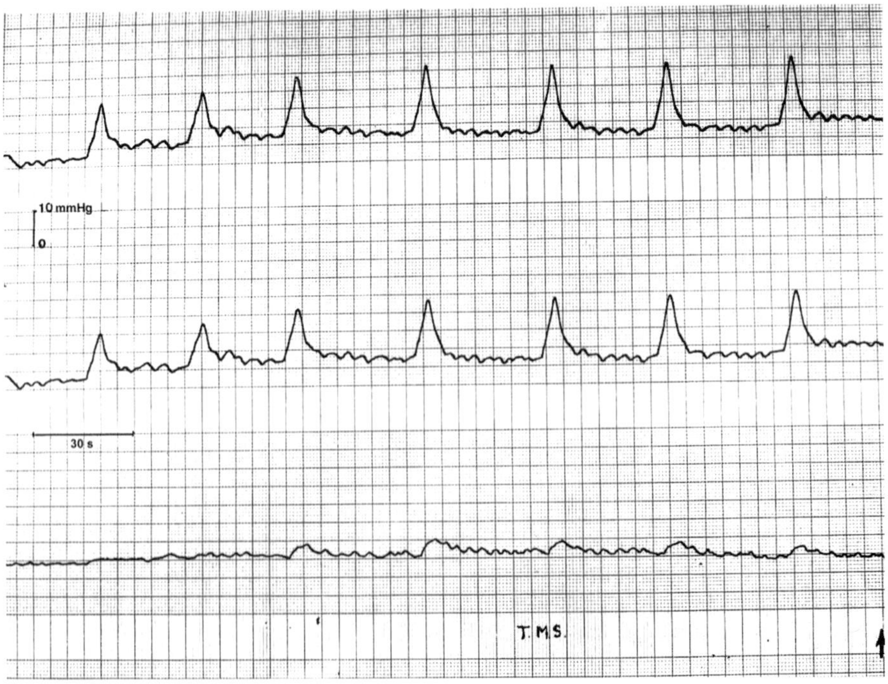

Figura 51.10 Registro manométrico típico de aperistalse com acalasia em paciente com esofagopatia chagásica do grupo II. As ondas de contração às deglutições líquidas são sincrônicas, de baixa amplitude e não há relaxamento esfincteriano.

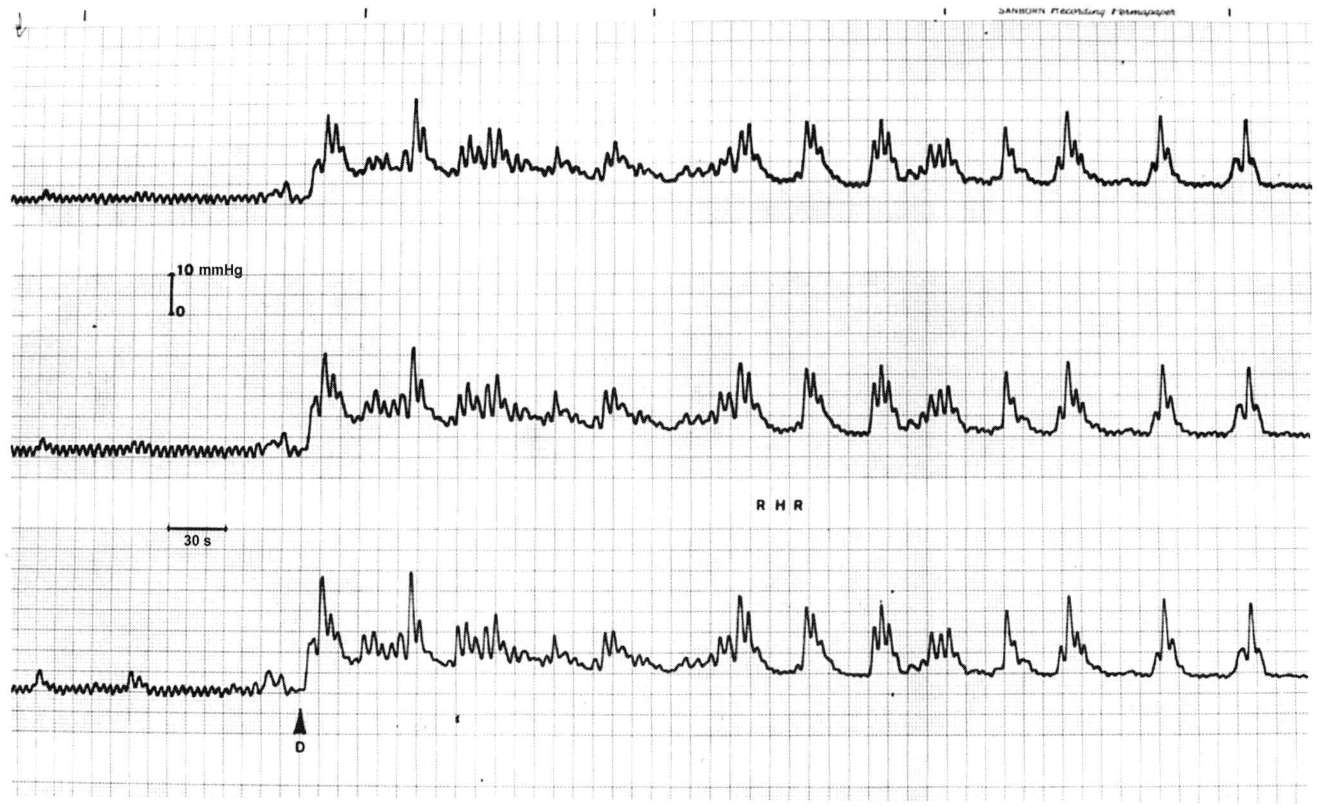

Figura 51.11 Registro manométrico da atividade motora dita "espontânea" em megaesôfago chagásico do grupo III. No início do traçado, o esôfago está vazio e em repouso; após a introdução, pelo cateter, de 50 mℓ de água (seta) surgem contrações de baixa amplitude, iterativas e independentes das deglutições.

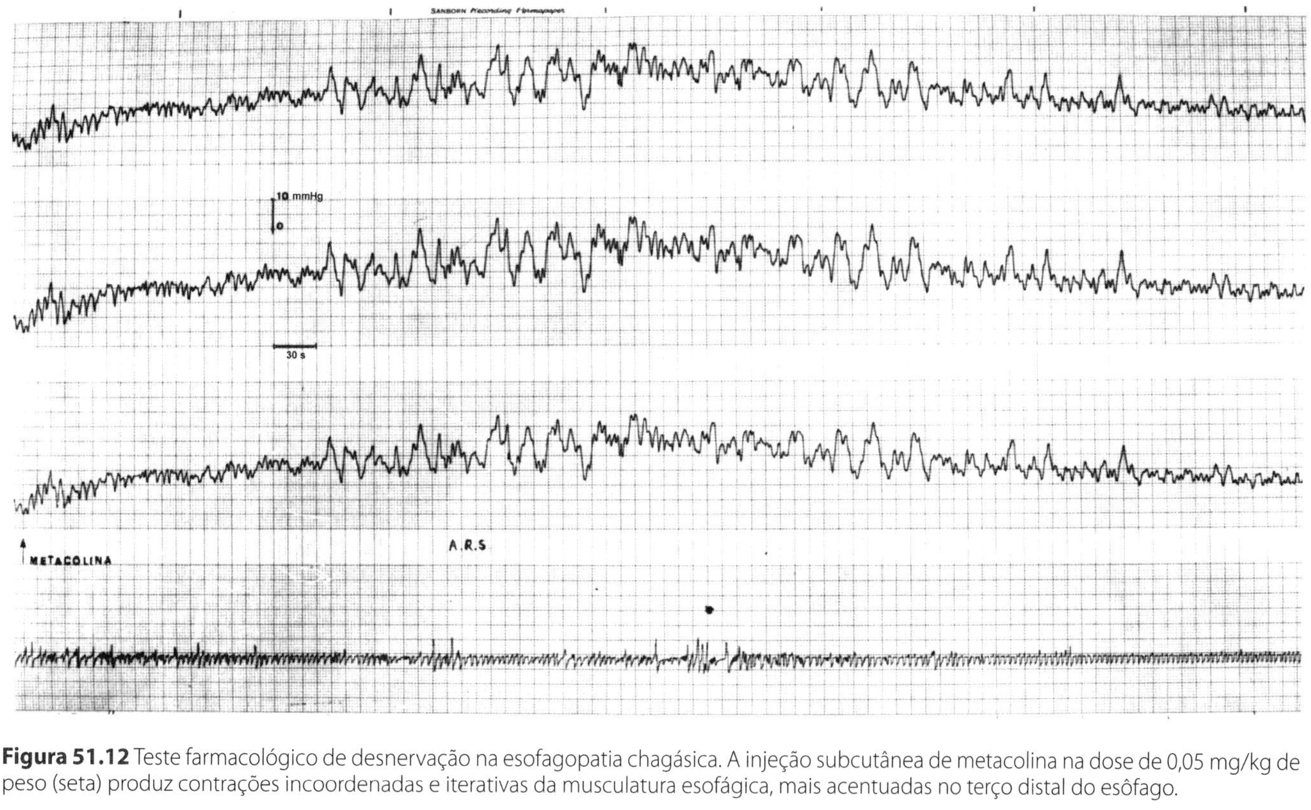

Figura 51.12 Teste farmacológico de desnervação na esofagopatia chagásica. A injeção subcutânea de metacolina na dose de 0,05 mg/kg de peso (seta) produz contrações incoordenadas e iterativas da musculatura esofágica, mais acentuadas no terço distal do esôfago.

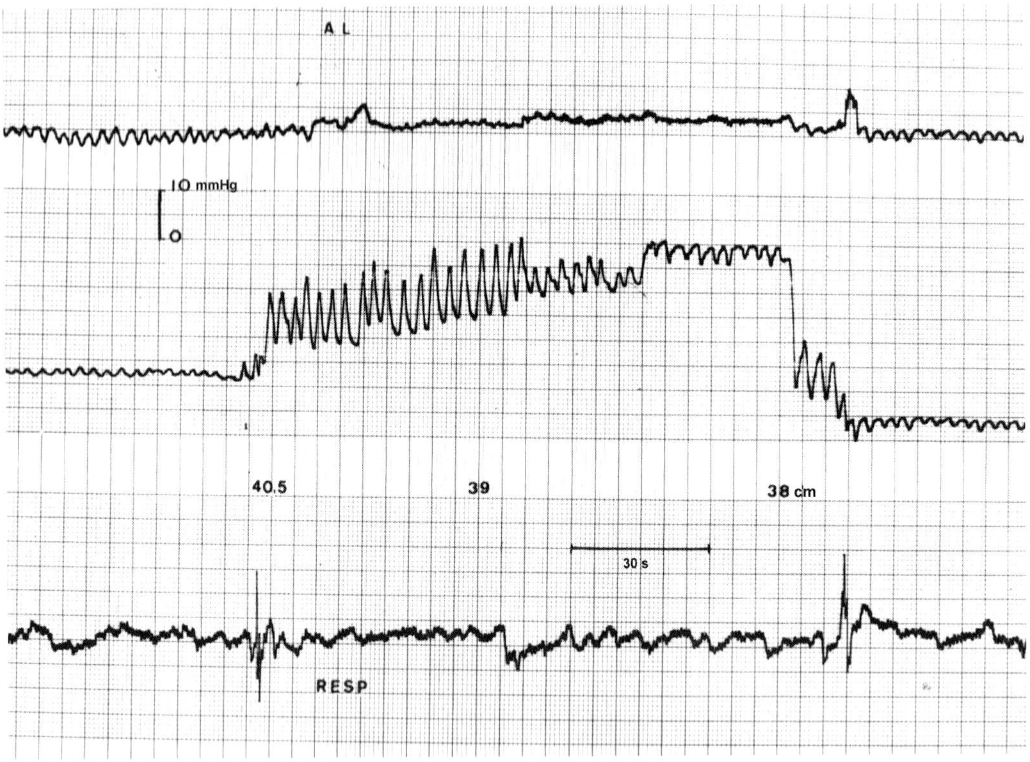

Figura 51.13 Determinação da pressão basal e do comprimento do esfíncter esofágico inferior em um caso de megaesôfago do grupo III. O cateter, com tríplice canal, é introduzido até o estômago e lentamente retirado, de modo que um dos canais registra a pressão intragástrica; a seguir, a pressão basal ao longo do esfíncter, e, finalmente, a pressão intraesofágica. O traçado inferior se refere aos movimentos respiratórios. No presente caso, a pressão do esfíncter é de 25 mmHg e o comprimento de 2,5 cm.

Durante a ação do agente colinérgico, o paciente se queixa de dor ou constrição retroesternal e por vezes regurgita o conteúdo esofágico. Outros efeitos colaterais podem ser observados: calor e rubor da face, sudorese, hipersalivação, modificação da frequência cardíaca, decorrentes da hipersensibilidade do paciente chagásico ao estímulo colinérgico.

A intensidade da resposta motora no megaesôfago é maior nos grupos I e II e menor nos esôfagos grandemente dilatados dos grupos III e IV, o que se atribui ao estado de atonia e descompensação da musculatura esofágica nos dois últimos grupos.

Por meio desse teste é possível evidenciar o comprometimento do esôfago na doença de Chagas em uma fase precoce da esofagopatia quando ainda não há alteração ao exame radiológico e o paciente está assintomático. O teste pode ser positivo já na fase aguda da doença de Chagas, conforme demonstraram Rezende e Rassi (1983) em uma paciente, 45 dias após a infecção.

▶ Colopatia chagásica

▪ Exame radiológico

O exame radiológico é de fundamental importância no diagnóstico da colopatia chagásica em sua forma dilatada, denominada megacólon.

Ao contrário do esôfago, o cólon, pela complexidade de sua fisiologia, não permite, por este exame, a avaliação dos seus aspectos funcionais na colopatia chagásica, mas somente dos aspectos morfológicos relativamente ao diâmetro e comprimento do cólon distal.

A avaliação radiológica deve começar por uma radiografia simples do abdome, na qual se pode observar quantidade aumentada de gás no interior das alças, principalmente do sigmoide e, eventualmente, quando há fecaloma, uma imagem característica que tem sido comparada a "miolo de pão".

Após a radiografia simples procede-se ao enema ou clister opaco, com a introdução pelo reto de uma quantidade de suspensão de sulfato de bário suficiente para encher, via retrógrada, todo o cólon até o ceco. Nos casos de grande dilatação do sigmoide pode ser necessário um volume do meio de contraste bem acima do que é habitualmente utilizado. Obtêm-se, desse modo, radiografias contrastadas do cólon em diferentes incidências.

Normalmente, o paciente é submetido a um preparo prévio para limpeza intestinal pela administração de purgativos e/ou repetidas lavagens intestinais. Nem sempre se consegue completa remoção das fezes retidas no cólon, o que não impede a realização do enema, já que o objetivo primordial deste exame, no caso da colopatia chagásica, é documentar e avaliar a magnitude da dilatação e do alongamento do cólon distal, quando presentes.

Também faz parte da rotina do enema opaco a introdução de ar no cólon para obtenção de duplo contraste. Tanto a limpeza prévia intestinal como o duplo contraste são fatores importantes para a obtenção de imagens mais nítidas de outras anormalidades anatômicas porventura existentes, porém são dispensáveis para o diagnóstico de megacólon. Além disso, ambos os procedimentos podem modificar a morfologia original do cólon.

O cólon se caracteriza por sua grande elasticidade e pode contrair-se ou distender-se na dependência de seu conteúdo fecal e dos estímulos endógenos e exógenos que atuam sobre ele. Os purgativos são irritantes e tendem a aumentar o tônus e a contratilidade enterocólica. Por outro lado, a introdução do meio de contraste produz distensão proporcional à pressão com a qual o mesmo é injetado.

A introdução de ar para duplo contraste acarreta ainda maior distensão do cólon, ampliando o diâmetro do cólon distal, especialmente do sigmoide, que é o segmento que mais vezes se apresenta dilatado na colopatia chagásica. Desse modo, obtém-se uma falsa imagem das dimensões anatômicas do cólon distal.

Procurando tornar mais exequível o enema opaco nas áreas endêmicas da doença de Chagas e, ao mesmo tempo, afastar o viés decorrente do preparo prévio do paciente e do duplo contraste, foi descrita uma técnica simplificada que se tem mostrado satisfatória para o diagnóstico do megacólon chagásico (Ximenes *et al.*, 1984).

Nesta técnica, o enema opaco é realizado sem limpeza intestinal e sem duplo contraste, com a seguinte padronização: 300 mℓ da suspensão de sulfato de bário são diluídos em água até o volume total de 1.200 mℓ. Esta suspensão é colocada em um irrigador suspenso 1 m acima da mesa de raios X. Com o paciente em decúbito ventral, o líquido é introduzido no reto por gravidade, sem nenhuma pressão adicional. Esvaziado o irrigador, o paciente é colocado em decúbito lateral direito durante 5 min. Decorrido este tempo, toma-se a primeira radiografia panorâmica em decúbito dorsal e a segunda com o paciente em decúbito ventral, ambas com filme 30 × 40. Feitas as duas radiografias, o paciente é colocado em decúbito lateral direito para a radiografia do reto em perfil com filme 24 × 30. As radiografias são feitas com uma distância foco-filme de 1 m e o regime varia de acordo com a aparelhagem. A presença eventual de fecaloma, embora dificulte a introdução do contraste, não impede a realização do exame (Figura 51.14).

É óbvio que esta técnica é específica para a colopatia chagásica e não deve ser utilizada no diagnóstico de outras afecções do cólon.

Quando o cólon se apresenta grandemente dilatado, não há dúvida de que se trata de megacólon. A dilatação, de modo geral, localiza-se no cólon sigmoide e também no reto. Muito raramente pode haver dilatação em outros segmentos, ou em todo o cólon. A dilatação, em muitos casos, é acompanhada de alongamento do cólon distal, formando o dolicomegacólon (Figura 51.15).

Quando a dilatação não é muito acentuada, pode haver, e há com frequência, dúvida quanto ao diagnóstico, de vez que não há uma linha divisória entre o normal e o patológico, e as dimensões do cólon sigmoide variam enormemente, tanto nos indivíduos normais quanto na colopatia chagásica. A dificuldade é ainda maior quando a avaliação é subjetiva como ocorre frequentemente.

Em trabalho preliminar, Rezende *et al.* (1985) procuraram estabelecer um critério objetivo para o diagnóstico radiológico de megacólon, com base na medida do diâmetro do sigmoide na projeção radiográfica anteroposterior do enema opaco. Fixaram como limite de normalidade o diâmetro de 6 cm. Ao mesmo tempo verificaram que o comprimento do cólon distal é significativamente maior nos pacientes chagásicos, com e sem megacólon, em relação aos indivíduos normais, sugerindo que o alongamento do cólon possa ocorrer na ausência de dilatação, como manifestação da colopatia chagásica.

Posteriormente, Ramirez-Hernandez *et al.* (2002) realizaram um estudo amplo no município de Mambaí, GO, região endêmica da doença de Chagas, com o objetivo de conhecer a prevalência do megacólon nessa região. Foram submetidos a enema opaco, segundo a técnica de Ximenes *et al.* (1984)

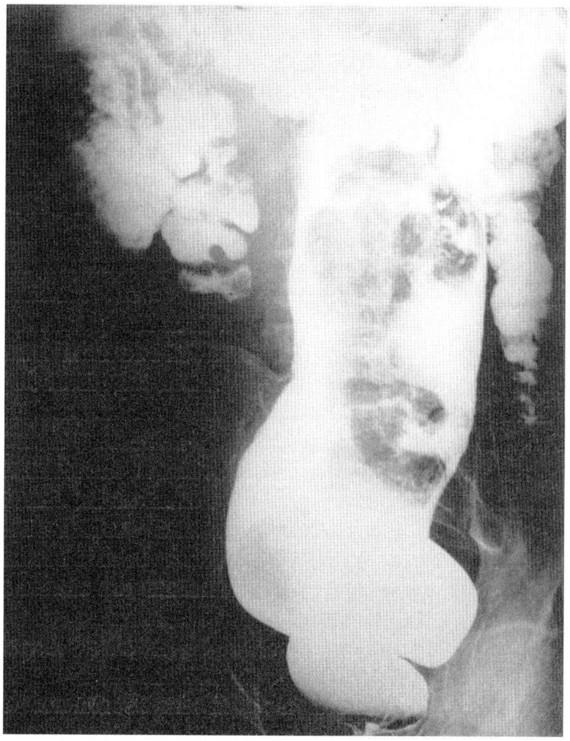

Figura 51.14 Megacólon chagásico. O enema opaco foi feito sem preparo prévio do paciente, conforme a técnica de Ximenes *et al.* Vê-se a presença de fezes no interior do sigmoide grandemente dilatado.

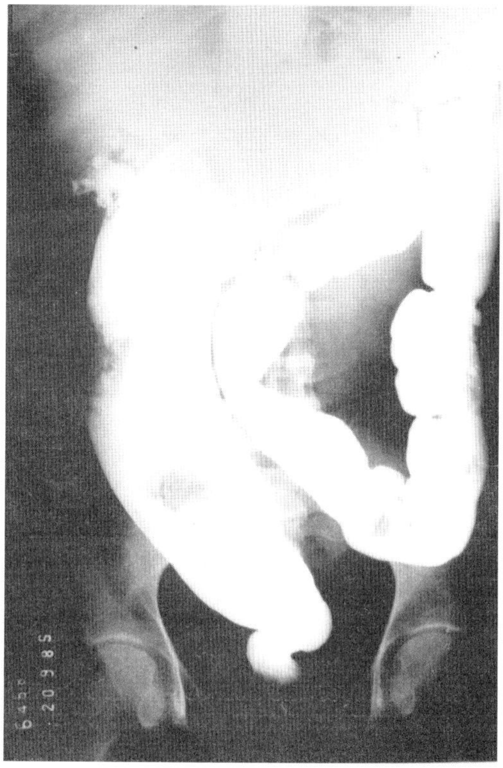

Figura 51.15 Dolicomegassigmoide. A alça sigmoide dilatada se desloca para a direita e para cima.

modificada, 297 indivíduos de ambos os sexos, sendo 225 soropositivos e 72 soronegativos. As modificações da técnica original consistiram em usar 150 mℓ da suspensão baritada em lugar de 250 mℓ e de colocar o irrigador 1,5 m acima da mesa de exame para facilitar a sua introdução no reto. A leitura das radiografias foi feita sem conhecimento dos resultados da sorologia para doença de Chagas.

Comparando os dois grupos, chagásicos e não chagásicos, verificaram os autores que os valores limítrofes que permitem com segurança o diagnóstico de megacólon são de 7 cm para o diâmetro do sigmoide na projeção radiográfica anteroposterior, 11 cm para o diâmetro do reto em perfil e 70 cm para o comprimento do cólon distal, compreendendo reto e sigmoide, sendo a medida feita com um curvímetro na projeção radiográfica anteroposterior ou posteroanterior. Abaixo desses valores foram encontrados casos no grupo de soronegativos (Figura 51.16).

A prevalência total do megacólon na área estudada foi de 6,2%.

Este estudo é sobremodo valioso porque utilizou como grupo controle indivíduos da mesma população, do mesmo nível socioeconômico e com os mesmos hábitos alimentares.

Conforme verificaram Rezende e Luquetti (1994), existe uma correlação estatisticamente significativa entre obstipação e o diagnóstico radiológico de megacólon quando se analisam os casos agrupados em seu conjunto (Tabela 51.2), mas não quando se considera cada caso individualmente. Considerando como normal o limite de 48 h entre as evacuações, 26,1% de 765 pacientes com esofagopatia chagásica e com diagnóstico radiológico de megacólon apresentavam ritmo intestinal normal.

O diagnóstico da colopatia chagásica não dilatada, obviamente, não pode ser feito pelo exame radiológico e demanda outros métodos como a manometria e os testes farmacológicos de desnervação.

Exame eletromanométrico anorretal

A eletromanometria anorretal é um estudo da fisiologia anorretal, que possibilita a determinação objetiva dos níveis de pressão, de repouso e contração voluntária do canal anal, a identificação do reflexo inibitório retoanal e a medida da capacidade e complacência retal.

O equipamento utilizado evoluiu bastante desde a sua introdução no arsenal propedêutico de doenças colorretais. Atualmente tem basicamente três elementos: 1) *cateter flexível*, medindo cerca de 3 mm de diâmetro, o qual possui entre quatro e oito microcanais de perfusão de água, dispostos radialmente, cujo orifício distal se encontra a cerca de 2 cm da ponta do cateter. A solução de água destilada é perfundida através dos microcanais a uma pressão contínua de 18 mmHg. Na ponta deste cateter existem ainda as aberturas de dois microcanais, os quais são utilizados para a medida de capacidade e complacência retal. Durante o exame o cateter é posicionado no interior do canal anal; inicialmente a 6 cm da margem anal e posteriormente será tracionado distalmente, com medidas estacionadas dos valores pressóricos a cada centímetro do canal anal; 2) *polígrafo digital* que quantifica a resistência da parede do canal anal à saída da água destilada destes microcanais em valores pressóricos de mmHg; 3) *microcomputador* com programa próprio que possibilita a visualização e o cálculo dos valores pressóricos obtidos durante o exame.

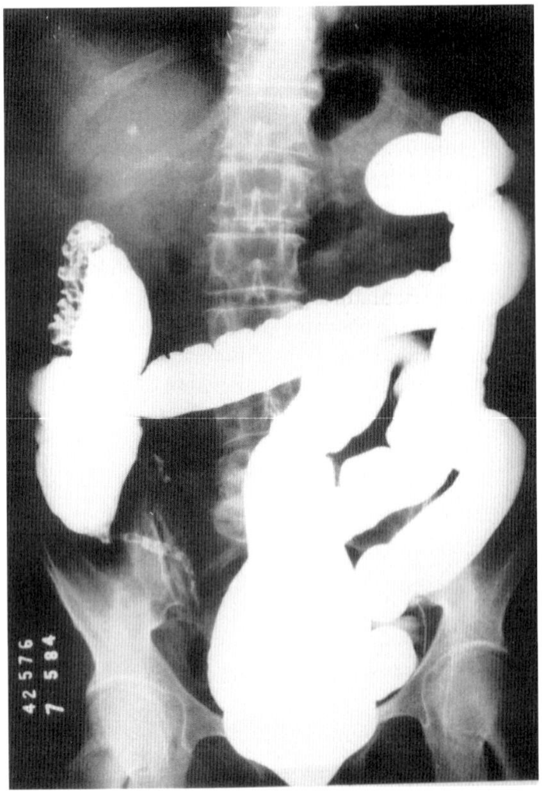

Figura 51.16 Megarreto e dolicocólon.

Tabela 51.2 Correlação entre o ritmo intestinal e o diagnóstico radiológico de megacólon em 765 pacientes chagásicos.

Constipação intestinal (em dias)	Com megacólon		Sem megacólon		Total	
	Nº	%	Nº	%	Nº	%
< 2	93	26,1	249	60,9	342	44,7
3 a 5	70	19,7	87	21,3	157	20,5
6 a 10	81	22,8	44	10,7	125	16,3
11 a 20	94	26,4	26	6,4	120	15,7
> 20	18	5	3	0,7	21	2,8
Total	356	45,5	409	54,5	765	100

p < 0,0001.

O método utilizado para a realização do exame pode variar de acordo com o tipo de cateter utilizado (radial, espiral, microtransdutores etc.) e a forma de tração distal do cateter (estacionário ou tração contínua). Em nosso serviço realizamos o exame com medidas estacionárias dos valores pressóricos do canal anal, iniciando a 6 cm da margem anal até 1 cm distal, com intervalo de 1 cm.

Medidas pressóricas do canal anal

A eletromanometria anorretal possibilita a medida objetiva dos níveis pressóricos do canal anal. O esfíncter interno do ânus, que se encontra continuamente contraído de maneira involuntária, é responsável por 80% da pressão de repouso do canal anal. Os outros 20% são devidos ao coxim hemorroidário e ao esfíncter externo do ânus. As pressões de repouso podem variar de acordo com a idade e o sexo do indivíduo, sendo mais baixas nos extremos da idade e em pacientes do sexo feminino. Podemos identificar no canal anal uma região que varia entre 2 e 3 cm de extensão onde os níveis de pressão do canal anal estão significativamente aumentados (aumento de mais de 20 mmHg em pelo menos metade da circunferência do canal anal entre distâncias vizinhas do mesmo). Esta área é caracterizada como zona de maior pressão do canal anal, sendo normalmente mais extensa em indivíduos do sexo masculino. A pressão de contração voluntária do canal anal é decorrente do músculo esfíncter externo e mais distalmente de feixes da musculatura puborretal. Os valores normais são em média duas a três vezes maiores do que os encontrados durante o repouso. Os valores pressóricos de repouso e contração voluntária, considerados normais para indivíduos adultos jovens, estão resumidos na Tabela 51.3.

Tabela 51.3 Valores normais da eletromanometria anorretal (varia com a idade).

Pressão de repouso	40 a 70 mmHg
Pressão de contração voluntária	100 a 180 mmHg
Comprimento da ZAP	2 a 3 cm (feminino)
	2,5 a 3,5 cm (masculino)
RIRA	Presente
Sensibilidade retal inicial	10 a 30 mℓ
Capacidade retal	100 a 250 mℓ
Complacência retal[a]	3 a 15 mm H_2O/mmHg

ZAP = zona de alta pressão; RIRA = reflexo inibitório retoanal; [a]A velocidade de infusão assim como a posição e o tipo de balão alteram os valores da complacência retal.

Avaliação do reflexo inibitório retoanal

O arco reflexo inibitório retoanal é fisiológico, e pode ser reproduzido durante o exame de manometria anorretal. Consiste no relaxamento do esfíncter interno do ânus em resposta à distensão da parede do terço distal do reto. Em condições fisiológicas, esta distensão é provocada pela presença de fezes na ampola retal. Simultaneamente ao desencadeamento do reflexo inibitório retoanal, células sensoriais justapostas ao limite superior do canal anal são capazes de transmitir, ao consciente da pessoa, a sensação de desejo evacuatório, assim como a caracterização do conteúdo retal (gases, fezes sólidas ou diarreicas). Não sendo desejável a evacuação naquele momento, determina-se voluntariamente a contração do esfíncter externo do ânus, o que garante a continência anal por cerca de 40 s, período suficiente para que ocorra acomodação do conteúdo retal e restauração da pressão de repouso do esfíncter interno do ânus.

Sua avaliação é fundamental em situações nas quais existe a suspeita de colopatia chagásica. Conforme será descrito adiante, pacientes portadores de megacólon chagásico apresentam acalasia do esfíncter interno do ânus, ou seja, a presença de fezes na ampola retal não determina o relaxamento da musculatura lisa esfincteriana, dificultando o ato evacuatório.

Medidas da capacidade e da complacência retal

A medida da capacidade e da complacência retal é realizada de forma subjetiva, uma vez que exige a compreensão do paciente examinado para determinar a sensibilidade retal. Entretanto, em pacientes chagásicos, sua medida pode indicar a presença de um megarreto. Consideramos importante adotar como rotina a medida da capacidade retal antes de se avaliar a presença do reflexo inibitório retoanal. Na eventual presença de um megarreto é sempre necessário empregar volumes maiores para promover apropriadamente a distensão da parede do reto e, consequentemente, desencadear o reflexo inibitório retoanal. A fórmula utilizada para calcular a capacidade e complacência retal é a seguinte:

$$\text{Capacidade retal} = \text{volume máximo tolerável} - \text{volume de sensação inicial}$$

$$\text{Complacência retal} = \frac{\text{capacidade retal}}{[P\ (\text{vol. máximo}) - P\ (\text{vol. de sensação inicial})]}$$

P = pressão intrarretal

Aplicação da eletromanometria anorretal em pacientes chagásicos

Até meados da década de 1960, haviam sido estabelecidas apenas as bases histopatológicas da colopatia chagásica. A partir de 1964, Vieira *et al.*, utilizando estudos eletromanométricos, puderam, finalmente, estabelecer um aspecto importante da fisiopatogenia da colopatia chagásica. Observaram hiper-reatividade da musculatura lisa da parede do cólon após a administração por via subcutânea de metacolina, uma substância de ação colinérgica. Por meio da avaliação manométrica simultânea das pressões intraluminais do reto e sigmoide foi possível observar atividade incoordenada entre esses dois segmentos, o que dificultaria a progressão do conteúdo fecal. Esses resultados não são observados em pacientes com megacólon congênito, tornando esta avaliação farmacomanométrica definitiva na diferenciação dessas duas entidades.

Este mesmo padrão de incoordenação motora foi identificado em pacientes com colopatia chagásica sem estimulação colinérgica, ou seja, em condições fisiológicas existe contração simultânea entre o sigmoide e o reto.

Uma outra observação considerada de fundamental importância na compreensão e definição do tipo de tratamento cirúrgico a ser empregado em pacientes com colopatia chagásica foi relatada por Habr-Gama (1966). Pacientes que eram portadores de megacólon chagásico e que eram submetidos à ressecção do segmento dilatado e anastomose terminoterminal coloanal apresentavam no pós-operatório persistência do padrão de sincronia motora. A partir dessas observações ficou evidente que todo o cólon, dilatado ou não, está funcionalmente acometido pela afecção chagásica.

Entretanto, foi Moreira (1974a, b) que, em suas observações clínicas e radiológicas, definitivamente comprovou a desnecessidade de serem realizadas grandes ressecções colônicas no tratamento do megacólon chagásico. Em seu estudo, pacientes eram submetidos à cirurgia de Duhamel-Haddad e o cólon dilatado era abaixado sem ressecar nenhum segmento. Seis meses após, os ótimos resultados clínicos eram associados ao desaparecimento da dilatação colônica avaliada em exames de enema opaco.

Moreira (1974a, b) observou, também, que em pacientes portadores de colopatia chagásica submetidos à cirurgia de Duhamel existia um assincronismo entre a contração do cólon abaixado e o coto retal após estímulo farmacológico. Não se sabe exatamente quais os mecanismos envolvidos para que ocorra essa mudança do padrão motor colorretal. Uma possibilidade seria a descontinuidade terminoterminal entre esses dois segmentos (a anastomose entre o cólon abaixado e o coto retal é laterolateral na cirurgia de Duhamel). Resultados semelhantes foram observados em pacientes com colopatia chagásica submetidos previamente à cirurgia de Hartmann. A manometria revelou assincronismo motor entre o cólon descendente e o coto retal, estudados separadamente, após estímulo farmacológico. Em condições fisiológicas, ou seja, sem estímulo colinérgico, os dados eletromanométricos da atividade motora basal entre o cólon abaixado e o coto retal são controversos.

Uma outra alteração funcional importante observada em pacientes com colopatia chagásica é a ausência do reflexo gastrocólico. Meneghelli *et al.* (1983) observaram hiporreatividade colônica após a administração intravenosa de pentagastrina. Em indivíduos sadios, a pentagastrina, assim como outras substâncias, incluindo a colecistocinina, são liberadas no duodeno durante a plenitude gástrica. Essas substâncias têm efeito direto na musculatura lisa, acelerando o trânsito intestinal.

Uma outra alteração fundamental observada em pacientes com colopatia chagásica é a acalasia do esfíncter interno do ânus (Habr-Gama, 1966), que é a falta de relaxamento deste esfíncter em resposta à distensão do terço distal da ampola retal. Pode-se, com clareza, observar essa alteração funcional por meio da manometria anorretal. Por tratar-se de um achado presente em situações clínicas muito específicas, acaba sendo de fundamental importância no diagnóstico da colopatia chagásica. Outras condições clínicas que podem apresentar acalasia do esfíncter interno do ânus incluem megacólon congênito, prolapso retal e esclerodermia (Figura 51.17).

Moreira (2001) comparou os resultados de estudos manométricos anorretais de pacientes portadores de colopatia chagásica no pré e pós-tratamento cirúrgico pela técnica de Duhamel-Haddad. O objetivo daquele estudo era determinar quais eram as alterações funcionais do assoalho pélvico que poderiam favorecer os resultados clínicos dos pacientes operados por essa técnica de abaixamento. Observou-se uma redução simétrica, estatisticamente significante, das pressões de repouso e de contração voluntária do canal anal no pós-operatório. Ficou evidente a melhora da sensibilidade retal ($p = 0{,}030$). A capacidade retal também diminuiu significativamente, assim como a complacência retal ($p = 0{,}029$; $p = 0{,}027$, respectivamente). Entretanto, a acalasia esfincteriana permaneceu inalterada. Essas mudanças fisiológicas pós-Duhamel contribuem definitivamente para a normalização do ritmo intestinal.

Diagnóstico eletromanométrico da colopatia chagásica

A eletromanometria anorretal pode ser um exame de extrema importância no diagnóstico da colopatia chagásica, uma vez que este exame possibilita avaliar a presença do reflexo inibitório retoanal.

Em situações nas quais o paciente apresenta quadro clínico de obstipação intestinal crônica, sorologia positiva para

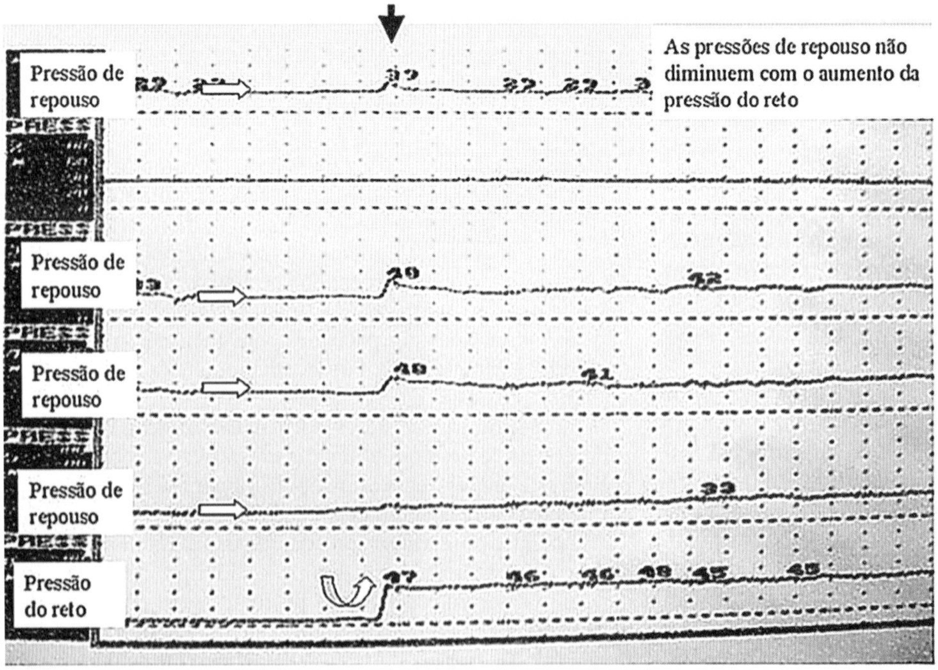

Figura 51.17 Registro manométrico da acalasia do esfíncter interno do ânus em paciente portador de colopatia chagásica.

doença de Chagas e megacólon radiológico, o diagnóstico é feito sem a necessidade de avançar na investigação.

Entretanto, há casos em que a clínica de obstipação crônica está presente, a sorologia é positiva para doença de Chagas, porém não há megacólon radiológico. Considerando que a prevalência de sorologia positiva para doença de Chagas em nosso meio é de cerca de 8% da população geral, e que apenas 40% desses indivíduos soropositivos irão desenvolver alguma forma crônica isolada ou associada da doença (*i. e.*, megacólon, megaesôfago, cardiopatia chagásica e outras formas mais raras como megaduodeno), estabelecer-se uma relação entre causa e efeito seria no mínimo precipitado, visto que o sintoma de obstipação intestinal é extremamente comum. A eletromanometria anorretal, mediante a elucidação do reflexo inibitório retoanal, definiria, então, se existe ou não acalasia esfincteriana; só então se poderia definir a relação entre causa (colopatia chagásica) e efeito (constipação intestinal).

▸ Referências bibliográficas

Brasil A. Aperistalsis of the esophagus. *Rev Bras Gastroenterol* 1: 21-44, 1955.

Cannon WB. A law of denervation. *Am J Med Sc* 198: 737-750, 1939.

Carlson HC. Roentgenologic manifestations. In Ellis Jr. FH, Olsen AM (eds). *Achalasia of the Esophagus*. W. B. Saunders, Philadelphia, 1969.

Dantas RO. Aspectos Manométricos da Esofagopatia Chagásica. Tese de Mestrado, Faculdade de Medicina de Ribeirão Preto, Universidade de São Paulo, Ribeirão Preto, 1978.

Dantas RO, Deghaide NH, Donaide EA. Esophageal manometric and radiologic findings in asymptomatic subjects with Chagas disease. *J Clin Gastroenterol* 3: 245-248, 1999.

Dantas RO, Godoy RA, Oliveira RB, Meneghelli UG, Troncon LE. Lower esophageal sphincter pressure in Chagas disease. *Dig Dis* Sci 4: 508-512, 1990.

Godoy RA. Estudo da esofagopatia chagásica crônica por meio do método eletromanométrico e da prova da metacolina em pacientes com e sem dilatação do esôfago. *Rev Goiana Med* 18: 1-73, 1972.

Godoy RA, Vieira CB. Effects of cholinergic drugs on the esophagus of patients with Chagas' disease. *Acta Physiol Latino Amer* 11: 107, 1963.

Habr-Gama A. Motilidade do Cólon Sigmoide e do Reto (Contribuição a Fisiopatologia do Megacólon Chagásico). Tese, Faculdade de Medicina, Universidade de São Paulo, São Paulo, 1966.

Kramer P, Ingelfinger FJ. Cardiospasm, a generalized disorder of esophageal motility. *Am J Med* 7: 174-179, 1949.

Lauar KM, Oliveira AR, Rezende JM. Valor do tempo de esvaziamento esofagiano no diagnóstico da esofagopatia chagásica (prova de retenção). *Rev Goiana Med* 5: 97-102, 1959.

Lima EH, Brasil A. Estudo radiográfico da dinâmica esofagiana. *Anais* X Congresso Brasileiro de Gastrenterologia, Belo Horizonte, 1958.

Meneghelli UG, Godoy RA, Oliveira RB. Effect of pentagastrin on the motor activity of the dilated and non-dilated sigmoid and rectum in Chagas disease. *Digestion* 27: 152-158, 1983.

Moreira H. Contribuição ao estudo da fisiopatologia do tratamento cirúrgico do megacólon chagásico. In Manzione A. *Patologia Colorretal*. Kronos, São Paulo, p. 243-250, 1974a.

Moreira H. Estudo eletromanométrico da atividade motora do coto retal e do colo descendente em pacientes chagásicos submetidos às operações de Hartmann e de Duhamel. *Rev Goiana Med* 20: 125, 1974b.

Moreira JPT. Avaliação eletromanométrica no Pré e no Pós-operatório de Pacientes Portadores de Megacólon Chagásico Submetidos à Cirurgia de Duhamel. Tese de Pós-graduação, Instituto de Patologia Tropical e Saúde Pública, Universidade Federal de Goiás, Goiânia, 2001.

Oliveira RB, Rezende Filho J, Dantas RO, Iazigi. The spectrum of esophageal motor disorders in Chagas disease. *J Clin Gastroenterol* 3: 245-248, 1999.

Olsen AM, Holman CB, Andersen HA. The diagnosis of cardiospasm. *Dis Chest* 23: 477-497, 1953.

Pinotti HW. Contribuição para o estudo da fisiopatologia do megaesôfago. *Rev Goiana Med* 14: 137-168, 1968.

Ramirez-Hernandez EB, Rezende JM, Macedo V, Castro C. Estudo radiológico do cólon em indivíduos de área endêmica de doença de Chagas através da técnica simplificada de Ximenes. *Rev Soc Bras Med Trop* 35(Supl. III): 188, 2002.

Rezende JM. Manifestações digestivas da doença de Chagas. In Dani R, Castro LP (eds). *Gastrenterologia Clínica*. 2ª ed., Guanabara Koogan, Rio de Janeiro, p. 1387-1411, 1988.

Rezende JM, Lauar KM, Oliveira AR. Aspectos clínicos e radiológicos da aperistalsis do esôfago. *Rev Bras Gastroenterol* 12: 247-262, 1960.

Rezende JM, Lauar KL, Oliveira AR. Semelhança radiológica do bloqueio farmacológico do esôfago com a aperistalsis grupo I. *Rev Goiana Med* 9: 61-65, 1963.

Rezende JM, Luquetti O. Chagasic megavisceras. In *Nervous System in Chagas Disease*. PAHO/OMS, Sci Publ 547, Washington, p. 149-171, 1994.

Rezende JM, Moreira H. Forma digestiva da doença de Chagas. In Brener Z, Andrade ZA, Barral-Netto M (eds). *Trypanosoma cruzi e Doença de Chagas*. 2ª ed., Guanabara Koogan, Rio de Janeiro, 2000.

Rezende JM, Moreira H. Forma digestiva da doença de Chagas. In Castro LP, Coelho LGV (eds). *Gastrenterologia*. Vol. 1, Medsi, Rio de Janeiro, p. 325-392, 2004.

Rezende JM, Rassi A. Manifestações digestivas na fase aguda da doença de Chagas. In Raia AA. *Manifestações Digestivas da Moléstia de Chagas*. Sarvier, São Paulo, p. 97-107, 1983.

Rezende JM, Rosa H, Vaz MGM, Andrade N, Porto JD, Neves Neto J, Ximenes JAA. Endoscopia no megaesôfago. Estudo prospectivo de 600 casos. *Arq Bras Gastroenterol* 22: 53-61, 1985.

Rezende JM, Ximenes CA, Moreira H, Vaz MGM, Luquetti AO, Milano ME. Alongamento do colo distal em pacientes com a forma digestiva da doença de Chagas. *Anais* II Reunião Anual de Pesquisa Aplicada em Doença de Chagas, Araxa, p. 23, 1985.

Rezende-Filho J. Esofagopatia por desnervação. In Nasi A, Michelsohn NH (eds). *Avaliação Funcional do Esôfago*. Roca, São Paulo, p. 89-101.

Vasconcelos E, Botelho G. *Cirurgia do Megaesôfago*. Cia. Editora Nacional, São Paulo, 266 pp, 2001.

Vieira CB, Godoy R, Carril CF. Hipersensibilidade do intestino grosso de pacientes com doenças de Chagas e megacólon aos agentes colinérgicos. *Rev Bras Gastroenterol* 16: 41-48, 1964.

Ximenes CA, Rezende JM, Moreira H, Vaz MGM. Técnica simplificada para o diagnóstico radiológico do megacólon chagásico. *Rev Soc Bras Med Trop* 17 (Supl.): 23, 1984.

52 Tratamento Etiológico da Doença de Chagas

José Rodrigues Coura

▸ Introdução

Desde 1912, apenas 3 anos após a descoberta da doença de Chagas, várias tentativas para o seu tratamento têm sido feitas. Mayer e Rocha Lima (1912) testaram experimentalmente o Atoxil (arsenical), a Fuccina (corante da rosanolina) e o tártaro ermétio e, logo depois (1914), experimentaram o cloreto de mercúrio, sem resultados favoráveis. O próprio Carlos Chagas e Evandro Chagas em seu *Manual sobre Doenças Tropicais e Infectuosas*, Volume I (1935), destacam em apenas um parágrafo com sete linhas a ineficácia das tentativas de tratamentos feitas, em que dizem: "Não existe até o momento, tratamento específico para a trypanosomiase americana. Medicamentos de ação trypasomicida têm sido experimentados por numerosos pesquisadores sem qualquer êxito. Algumas syndromes clínicas podem experimentar ação terapêutica symptomática, realizada de acordo com suas manifestações e evoluções."

Uma revisão feita por Coura e Rodrigues da Silva (1961) mostrou que até aquela época haviam sido usados, clínica ou experimentalmente, os seguintes grupos de substâncias: derivados da quinoleína, vários outros antimaláricos, arsenobenzóis e outros arsenicais, fenantridinas, sais de ouro, bismuto, cobre e zinco, iodeto de sódio, violeta de genciana, aminopiterina, ácido paraminossalicílico, hidrazida, anti-histamínicos, sulfonamidas, ACTH e cortisona, derivados da stilomicina, anfotericina B, mais de 30 antibióticos e nitrofuranos, alguns destes últimos com resultados promissores experimentalmente de acordo com Packanian (1952; 1957) e Brenner (1961). Brenner (1968) destaca entre os 36 grupos de medicamentos utilizados até então que os seguintes haviam se mostrado ativos na doença de Chagas experimental: bisquinaldina ("Bayer 7602"), fenantridinas, aminoquinoleínas, arsenicais trivalentes ("Bayer 9736" e "Spyrotripan"), "acromicina" ou "stilomicina" e aminonucleosídio da stilomicina, nitrofuranos, 2-acetamida-5-mitrotiazol e o imidazol ("Flagyl"). Entretanto, Cançado (1968) critica vários resultados observados no tratamento de casos humanos da doença de Chagas, considerados "bons" ou "excelentes" com alguns daqueles medicamentos, por serem contraditórios ou com metodologia inadequada como controle de cura. Por exemplo, Mazza *et al.* (1937) e Pifano (1941), que obtiveram "bons" resultados com o emprego do Bayer 7602, em casos agudos da doença, basearam-se na reversão das manifestações clínicas e negativação da gota espessa, também observadas nos casos não tratados, e os casos tratados, com "bons resultados" apresentaram xenodiagnóstico positivos posteriormente, o que representa fracasso terapêutico.

Os primeiros resultados experimentais realmente eficazes foram observados com os nitrifuranos em uma linha de pesquisa aberta por Pakchanian (1952; 1957) que levou à nitrofurazona (5-nitro-2-furaldeído-semicarbazone) comercializado no Brasil como pomada Furacin, para uso tópico, pelo laboratório Eaton, usado posteriormente por Brener (1961) na dose de 100 mg/kg/dia em camundongos infectados com *T. cruzi* em períodos prolongados (53 dias) por via oral, observando cura parasitológica em 95,4% dos animais tratados (62/65). Ferreira (1961, 1962) e Ferreira *et al.* (1963) observaram "bons resultados" nos primeiros casos agudos da doença humana em crianças, com poucos efeitos colaterais. Na mesma época, Coura *et al.* (1961; 1962) trataram 14 casos crônicos da doença de Chagas com a nitrofurazona na dose progressiva de 10 a 30 mg/kg/dia durante períodos prolongados, observando importantes efeitos colaterais, principalmente polineuropatia, que obrigou à interrupção do tratamento na maioria dos casos. Reduzindo a dose para 10 mg/kg/dia, conseguiram tratar 10 pacientes durante 60 dias, observando cura parasitológica em três deles, um dos quais com a forma recente da infecção, adquirida em Goiás, 18 meses antes, quando como motorista de caminhão fez uma viagem àquele estado.

Uma nova revisão feita por Brener (1984), em número especial de *Memórias do Instituto Oswaldo Cruz*, sobre os recentes avanços do conhecimento da doença de Chagas, na passagem dos 50 anos da morte de Carlos Chagas (1879-1934), destaca várias novas medicações para o tratamento da doença e seus mecanismos, entre as quais o fexinidazol (HOE239), o MK-436, o cetoconazol, o megazol (CL 64'855) e o alopurinol. Mais recentemente Coura e Castro (2002) fizeram um extenso *Critical Review on Chagas Disease Chemotherapy*, no qual analisam os estudos experimentais e clínicos feitos até 1970, as regras e recomendações para o tratamento clínico, as perspectivas de novos fármacos em testes clínicos e os novos alvos promissores. Foram destacados os trabalhos experimentais de Andrade *et al.* (1977; 1991; 2000) sobre a resistência de cepas do *T. cruzi* ao tratamento e a persistência de antígeno do parasito que retarda a negativação das reações sorológicas no controle de cura.

▸ Situação atual do tratamento específico da infecção chagásica

No presente há apenas duas medicações eficazes no tratamento da infecção chagásica, particularmente na fase aguda e recente da infecção: o *nifurtimox* e o *benzonidazol*. Entretanto, nenhuma delas atende os preceitos de um bom fármaco de acordo com os critérios da Organização Mundial da Saúde, que são os seguintes:

- Cura parasitológica de casos agudos e crônicos da infecção
- Eficaz em dose única ou com poucas doses
- Acessível aos pacientes, ou seja, de baixo custo e fácil de ser encontrada
- Não ter efeitos colaterais nem teratogênicos
- Não necessitar de hospitalização para o tratamento
- Não induzir resistência do agente etiológico.

Ambos os medicamentos curam em torno de 80% dos casos agudos e 20% dos casos crônicos, necessitam de 60 dias de tratamento com duas a três doses diárias, não são acessíveis aos pacientes, pelo menos no Brasil, onde não existe nifurtimox, e o benzonidazol é de distribuição restrita a clínicas especializadas, necessitando de acompanhamento médico durante o tratamento, embora não necessitem de internação hospitalar na maioria das vezes, apresentam importantes efeitos colaterais e algumas cepas do *T. cruzi* são resistentes ao tratamento.

Nifurtimox

O nifurtimox (Nif) é o 5-nitrofuran (3-metil-4-(5′-nitrofurfurideneamina) tetra-hidro-4H-1,4-tiazina-1, 1 dióxido (Bayer 2502). O mecanismo de ação do nifurtimox envolve a produção de radicais nitroânions, que na presença de oxigênio deixam o *T. cruzi* incapaz de detoxicar os radicais livres (Do Campo e Moreno, 1986). Foi comercializado no Brasil com o nome de *Lampit* e depois retirado do comércio do Brasil, Argentina, Chile e Uruguai. Hoje, o medicamento é produzido e utilizado predominantemente na América Central. O nifurtimox, o mais ativo dos 5-nitrofurfuridenos experimentados por Bock *et al.* (1969) e clinicamente por vários pesquisadores (Bocca-Tourres, 1969; Cançado *et al.*, 1969; 1975; 1976; Ferreira, 1990; Prata *et al.*, 1975; Rassi e Ferreira, 1971; Rubio e Donoso, 1969; Schenone *et al.*, 1969; 1972; Coura *et al.*, 1997, entre outros), apresenta melhores resultados na fase aguda e resultados muito variáveis na fase crônica. É importante relatar a resistência natural de algumas cepas do *T. cruzi* ao tratamento com nifurtimox, comprovada também experimentalmente (Andrade *et al.*, 1992).

O esquema de tratamento que obteve melhores resultados com nifurtimox e continua sendo recomendado é de 8 a 10 mg/kg/dia, divididos em duas a três doses diárias durante 60 dias. Os efeitos colaterais mais observados foram: anorexia, perda de peso, alterações psíquicas, excitabilidade, tremores musculares, sonolência, alucinações e manifestações digestivas, como náuseas, vômitos e ocasionalmente dor abdominal e diarreia. Raramente foram observadas convulsões localizadas. Esses efeitos colaterais podem ser controlados com diazepam, cimetidina, Plasil® (metoclopramida), anti-histamínicos e outros medicamentos antissintomáticos.

Benzonidazol

O benzonidazol (Bz) é o 2-nitroinidazol (N-benzil-2-nitrimidazol-acetamida (RO-1051). A ação do benzonidazol está relacionada com a nitrorredução de componentes do parasito e ligações de metabólitos ao DNA nuclear e kDNA do *T. cruzi*, lipídios e proteínas parasitárias (Polack e Richle, 1978; Diaz de Taranzo *et al.*, 1988). É comercializado no Brasil como *Rochagan* pela Roche (que recentemente passou a patente para o Lafepe – Laboratório Farmacêutico do Estado de Pernambuco) e na Argentina como *Rodanil*. O benzonidazol mostrou uma grande atividade *in vitro* e *in vivo* contra o *T. cruzi* experimentalmente (Richle, 1973). Clinicamente o benzonidazol foi experimentado na fase aguda e na fase crônica da doença de Chagas, por diversos pesquisadores, principalmente na Argentina, Brasil e Chile (Schenone *et al.*, 1975; Ferreira, 1976; Coura *et al.*, 1978, Cançado e Brener, 1979; Viotti *et al.*, 1994; Andrade *et al.*, 1996; Cançado, 1997; Sosa-Estani *et al.*, 1998; Rassi *et al.*, 1999, entre outros). Coura *et al.* (1978) analisaram 309 casos tratados com benzonidazol (54 agudos e 255 crônicos) por 10 grupos de pesquisadores brasileiros com esquemas terapêuticos de 5 a 8 mg/kg/dia durante 30 ou 60 dias, observando que a supressão da parasitemia avaliada pelo xenodiagnóstico e os efeitos colaterais foram idênticos aos 30 e 60 dias de tratamento, não havendo vantagens com doses superiores a 5 mg/kg/dia. Posteriormente os autores (Coura *et al.*, 1997) verificaram, em um estudo de campo randonizado e controlado, tratando grupos de pacientes com nifurtimox, benzonidazol e placebo, a superioridade do benzonidazol na supressão da parasitemia em casos crônicos da doença de Chagas.

O melhor esquema de tratamento da doença de Chagas com benzonidazol é 5 mg/kg/dia, divididos em duas a três doses, durante 60 dias. Os principais efeitos colaterais observados são: hipersensibilidade (dermatite, edema generalizado, enfartamento ganglionar, dores articulares e musculares); depressão da medula óssea (neutropenia, púrpura trombocitopênica e agranulocitose); e polineuropatia periférica, os quais podem ser controlados com anti-histamínicos, corticosteroides e, nos casos graves de agranulocitose, púrpura trombocitopênica ou síndrome de Stevens-Johnson, a suspensão do tratamento deve ser imediata.

Outros fármacos utilizados em testes experimentais e clínicos para o tratamento da doença de Chagas

Outras medicações como o alopurinol, um análogo hipoxantínico, inibidor da xantino-oxidase, usado como anti-hiperuricêmico no tratamento da gota, e antifúngicos como o cetoconazol, derivado inidazólico, o fluconazol e o itraconazol, derivados triazólicos, e, mais recentemente, o posaconazol, também um derivado azólico, têm se mostrado ativos *in vitro* contra o *T. cruzi*, mas os resultados experimentais *in vivo* e clínicos têm sido controversos.

Alopurinol

O alopurinol, que age como um substrato alternativo do sistema hipoxantina-guanidina fosforiltransferase, incorporado ao RNA, leva à formação de um nucleotídio não fisiológico bloqueando a síntese *do novo* da purina; atuaria segundo Marr *et al.* (1984; 1978; 1991) como agente terapêutico na leishmaniose e tripanossomíase americana. Estudos anteriores de Lauria-Pires *et al.* (1998) mostraram a ineficácia do alopurinol na fase aguda da doença de Chagas. Gallerano *et al.* (1990) trataram dois grupos de pacientes com 600 e 900 m/kg/dia de alopurinol durante 60 dias e compararam com dois outros grupos tratados respectivamente com nifurtimox e benzonidazol. Verificaram negativação do xenodiagnóstico nos quatro grupos, com menos toxicidade nos grupos tratados com alopurinol na dose de 8,5 mg/kg/dia, durante 60 dias, controlando os casos tratados mediante sorologia, xenodiagnóstico e hemocultura. Informaram que obtiveram 44% de cura parasitológica. Os pacientes foram ainda acompanhados por exames clínicos e eletrocardiográficos. Esse estudo, entretanto, necessita ser melhor avaliado prospectivamente. A indicação do alopurinol tem sido feita nos casos de transplante cardíaco com reativação da infecção pela imunossupressão pós-cirúrgica (Tomimori-Yamashita *et al.*, 1997).

Cetoconazol

O cetoconazol, como antifúngico, age alterando a permeabilidade da membrana citoplasmática, inibindo a síntese de esteróis da membrana e a formação de ergosterol, com degradação dos ácidos graxos e esteroides endógenos das células. Brener *et al.* (1993) demonstraram que o cetoconazol foi incapaz de erradicar a parasitemia de seis de oito pacientes tratados e acompanhados durante 60 meses. O cetoconazol foi o primeiro imidazol que mostrou *in vitro* atividade contra o *T. cruzi* e na fase aguda da infecção experimental, mas foi ineficaz na fase crônica (De Castro, 1993).

Fluconazol, itraconazol e outros triazóis

Os triazóis fluconazol e itraconazol têm importante ação contra fungos filamentosos e leveduras, agindo da mesma maneira que os outros azóis, inibindo a enzima citocromo P450, responsável pela síntese do ergosterol da membrana citoplasmática, levando ao aumento da permeabilidade e ruptura da membrana. Triazóis de segunda geração, entre os quais terconazol, saperconazol (R 66905), eletrazol (BAY R-3783), genaconazol (SCH39304) e D0870, bem como de terceira geração, como variconazol (UK109-496), posaconazol (SCH56592), ravoconazol (ER30346) e TAK-187, são medicações potenciais para o tratamento da doença de Chagas, inclusive alguns deles com comprovada ação *in vitro* contra o *T. cruzi* (Urbina *et al.*, 1996; 1999; 2000; Molina *et al.*, 2000; 2001). O posaconazol, em fase clínica experimental, é uma das perspectivas para o tratamento da doença de Chagas.

▶ Indicações e contraindicações para o tratamento da doença de Chagas

Nos últimos 10 a 14 anos, várias reuniões sobre o tratamento da doença de Chagas foram realizadas no Brasil e no exterior, duas delas, entretanto, foram marcantes para definir a posição dos especialistas no assunto. A primeira realizada pelo Ministério da Saúde do Brasil, com a participação de 13 especialistas reunidos em Brasília, a qual foi muito bem sumarizada por Luquetti (1997) e a segunda, realizada pela OPS/OMS no Instituto Oswaldo Cruz – Fiocruz, de 23 a 25 de abril de 1998, na qual foram estabelecidas as regras para o tratamento da doença de Chagas, com as medicações até hoje vigentes. Nessa reunião foram definidas as indicações de tratamento na fase aguda da doença, na forma congênita, acidentes de laboratório e da fase crônica, casos recentes, da fase crônica tardia, em transplantes de órgãos e na reativação aguda da fase crônica, conforme revisão crítica de Coura e Castro (2002). Em síntese, as indicações para o tratamento da doença de Chagas são:

- Casos agudos de qualquer natureza
- Reativações agudas devido à imunossupressão
- Casos recentes, crianças até 12 anos ou adultos infectados recentemente
- Forma crônica indeterminada ou benigna a critério do médico assistente.

Há uma tendência atual de ampliar o tratamento dos casos crônicos, associando fármacos ou ampliando o tempo de tratamento, com intervalos. Os pacientes na fase aguda grave e congênita sintomática devem ser hospitalizados para o tratamento. Os casos agudos assintomáticos ou oligossintomáticos e os crônicos podem ser tratados em nível ambulatorial, com acompanhamento por médico com experiência. As contraindicações para o tratamento específico são: gravidez, pacientes com insuficiência hepática, insuficiência renal, doença neurológica não relacionada com a infecção chagásica, doença de Chagas avançada com cardiopatia graus III e IV (OPS/OMS, 1974) e outras doenças que podem ser agravadas com esse tratamento.

▶ Controle e cura da doença de Chagas

No controle de cura deve ser considerada a cura parasitológica, avaliada por meio da sorologia, da reação em cadeia da polimerase (PCR), da hemocultura e do xenodiagnóstico (Coura e Castro, 2002) e a avaliação clinicoevolutiva da doença pela eletrocardiografia convencional, eletrocardiografia dinâmica (Holter), ecocardiografia, cintigrafia miocárdica, ergonometria, avaliação do sistema autônomo e avaliação radiológica e manométrica do aparelho digestivo (Rocha *et al.*, 2005; Rezende-Filho *et al.*, 2005). O controle de cura parasitológica na fase aguda é relativamente fácil e rápido, pela negativação parasitológica no exame direto do sangue, da hemocultura, do xenodiagnóstico, da PCR e da sorologia. Na fase crônica, o controle de cura parasitológica torna-se bem mais complexo e demorado, considerando-se a baixa parasitemia e o longo período para negativação da sorologia (10, 15, 20 ou mais anos) devido à sensibilização de células dendríticas por antígenos do *T. cruzi* (Andrade *et al.*, 1991) com permanência da positividade sorológica por longos anos, embora haja queda progressiva dos títulos de anticorpos anti-*T. cruzi*. Por outro lado, a avaliação da evolução clínica da doença de Chagas ou de sua regressão é extremamente complexa, não havendo unanimidade nos trabalhos até o presente realizados, em parte pelo reduzido número de casos avaliados e diferentes métodos de avaliação pelos diferentes autores. Um projeto em andamento, intitulado BENEFIT (apoiado pelo TDR/OMS e várias outras instituições) está avaliando em três países (Argentina, Brasil e Colômbia) 1.500 pacientes tratados com benzonidazol e respectivos controles, para definir os benefícios do tratamento na evolução da cardiopatia chagásica.

▶ Propostas para novas estratégias no tratamento da infecção chagásica crônica

O tratamento da infecção chagásica tem sido feito desde as primeiras tentativas por Mayer e Rocha Lima (1912; 1914) até com as medicações em uso atualmente (nifurtimox e benzonidazol) e com fármacos potenciais como o alopurinol e antifúngicos de primeira, segunda e terceira gerações (imidazóis e triazóis) de modo isolado. Diversas doenças como a tuberculose, a hanseníase e a AIDS somente foram controladas quando tratadas com a associação de substâncias de diferentes mecanismos de ação. Esse fato, além de potencializar a ação dos diferentes compostos, pode evitar o desenvolvimento de resistência parasitária (Coura, 2009).

Nesse sentido, a proposta, a curto prazo, são estudos experimentais em animais de laboratório e testes clínicos com as seguintes associações:

a) Associação de fármacos
   1) Nifurtimox 8 mg/kg/dia + benzonidazol (5 mg/kg/dia) × 30 a 60 dias consecutivos
   2) Nifurtimox (8 mg/kg/dia) ou benzonidazol (5 mg/kg/dia) + alopurinol (600 mg/kg/dia) × 30 a 60 dias consecutivos
   3) Nifurtimox (8 mg/kg/dia) ou benzonidazol (5 mg/kg/dia) + cetoconazol, fluconazol, itraconazol (5 a 6 mg/kg/dia) ou posaconazol × 30 a 60 dias consecutivos
b) Tratamento prolongado
   1) Nifurtimox (8 mg/kg/dia) × 30 dias + igual intervalo × 4 a 6 meses
   2) Benzonidazol (5 mg/kg/dia) × 30 dias + igual intervalo × 4 a 6 meses
   3) Nifurtimox ou benzonidazol + associação com um "triazol" × 30 dias + igual intervalo × 4 a 6 meses

A partir destas, outras associações duplas ou triplas poderiam ser feitas com medicamentos de diferentes mecanismos de ação. Esta proposta não exclui a pesquisa de novos fármacos a médio e longo prazos visando outros alvos do metabolismo do *T. cruzi*. Enquanto não se descobre o medicamento ideal para o tratamento específico da infecção chagásica, devem ser desenvolvidas novas estratégias para maior eficácia dos velhos fármacos em associação e a experimentação racional das novas medicações.

▸ Referências bibliográficas

Andrade AL, Zicker F, Oliveira RM *et al.* Randomised trial of efficacy of benznidazole in the treatment of early *Trypanosoma cruzi* infection. *The Lancet.* 318: 1407-1413, 1996.

Andrade SG, Andrade ZA, Figueira RM. Estudo experimental sobre a resistência de uma cepa ao Bay 2502. *Rev Inst Med Trop São Paulo.* 19: 124-129, 1977.

Andrade SG, Freitas LAR, Peyrol S *et al.* Experimental chemotherapy of *Trypanosoma cruzi* infection persistence on parasite antigens and positive sorology in parasitologically cured mice. *Bull WHO.* 69: 191-199, 1991.

Andrade SG, Pimentel AR, Souza MM *et al.* Interstitial dendritics cells of the heart harbor *Trypanosoma cruzi* antigens in experimentally infected dogs: importance for the pathogenesis of Changes myocarditis. *Am J Trop Med.* 63: 64-70, 2000.

Brener Z. Atividade tereapêutica do 5 – nitrofuraldeído – semicarbazona (nitrofurazona) em esquemas de duração prolongada na infecção experimental pelo *Trypanosoma cruzi. Rev Inst Med Trop São Paulo.* 3:43-49, 1961.

Brener Z. Terapêutica experimental da doença de Chagas. In: Cançado JR. *Doença de Chagas.* Belo Horizonte: Imprensa Oficial de Minas Gerais, p. 510-516, 1968.

Brener Z, Cançado JR, Galvão LM *et al.* An experimental and clinical assay with ketoconazole in the treatment of Chagas Disease. *Mem Inst Oswaldo Cruz.* 88: 149-143, 1993.

Cançado JR. Aspectos clínicos na padronização dos métodos de avaliação terapêutica na doença de Chagas. *Rev Goiana de Med.* 9 (Supl): 212-232, 1963.

Cançado JR. Tratamento da doença de Chagas. In: Cançado JR. *Doença de Chagas.* Belo Horizonte: Imprensa Oficial de Minas Gerais, p. 517-540, 1968.

Cançado JR, Brener Z. Terapêutica. In: Brener Z, Andrade ZA. *Trypanosoma cruzi e Doença de Chagas.* Rio de Janeiro: Guanabara Koogan, , p. 362-424, 1979.

Cançado JR, Marra UD, Brener Z. Ensaio terapêutico clínico com a 5-nitro-2-furaldeído-semicarbazona (Nitrofurazona) na forma crônica da doença de Chagas. *Rev Inst Med Trop São Paulo.* 6: 12-16, 1964.

Cançado JR, Marra UD, Lopes M *et al.* Toxicidad y valor terapéutico del Bay 2502 em la enfermedad de Chagas en tres esquemas posológicos. *Bol Chil Parasitol.* 24: 28-32, 1969.

Cançado JR, Marra UD, Mourão OG *et al.* Bases para a avaliação do tratamento específico da doença de Chagas humana. *Rev Soc Bras Med Trop.* 7: 155-166, 1973.

Cançado JR, Salgado AA, Marra UD *et al.* Clinical therapeutic trial in chronic Chagas disease using nifurtimox in 3 schedules of long duration. *Rev Inst Med Trop São Paulo.* 17:111-127, 1975.

Chagas C, Chagas E. *Manual de Doenças Tropicais e Infectuosas.* Vol. 1. Rio de Janeiro: Livraria, Editora Freitas Bastos, 189 pp., 1935.

Coura JR. Present situation and new strategies for Chagas disease Chemotherapy – a proposal. *Mem Inst Oswaldo Cruz.* 104: 549-554, 2009.

Coura JR, Brindeiro PJ, Ferreira I. Benznidazole in the treatment of Chagas disease. *Current Chemotherapy. Proc.*, 10 th Int Cong Chemotherapy, 1: 161-162, 1978.

Coura JR, de Abreu LL, Willcox HP *et al.* Comparative controlled study on the use of benznidazole, nifurtimox and placebo, in the chronic form of Chagas disease, in a field area with interrupted transmission. I. Preliminary evaluation. *Rev Soc Bras Med Trop.* 30: 139-144, 1997.

Coura JR, de Castro SL. A critical review on Chagas disease chemotherapy. *Mem Inst Oswaldo Cruz.* 97: 3-24, 2002.

Coura JR, Ferreira LF, Saad EA *et al.* Tentativa terapêutica com a nitrofurazona (Furacin) na forma crônica da doença de Chagas. *O Hospital.* 60: 425-429, 1961.

Coura JR, Ferreira LF, Silva JR. Experiências com nitrofurazona na fase crônica da doença de Chagas. *O Hospital.* 62: 957-964, 1962.

Coura JR, Silva JR. Aspectos atuais do tratamento da doença de Chagas. *Rev Bras Med.* 51: 283-290, 1961.

De Castro SL. The challenge of Chagas disease chemotherapy: An update of drugs assayed against *Trypanosoma cruzi. Acta Tropica.* 53: 83-98, 1993.

Do Campo R. Recent developments in the chemotherapy of Chagas disease. *Curr Pharm Design.* 7: 1157-1164, 2001.

Do Campo R, Moreno SNJ. Free radical metabolism of antiparasitic agents. *Fed Proceed.* 45: 2471-2476, 1986.

Ferreira H. Ensaio terapêutico-clínico com benznidazol na doença de Chagas. *Rev Inst Med Trop São Paulo.* 18: 357-364, 1976.

Ferreira H. Tratamento da forma indeterminada da doença de Chagas com nifurtimox e benznidazol. *Rev Soc Bras Med Trop.* 23: 209-211, 1990.

Ferreira HO. Fase aguda da doença de Chagas. *O Hospital.* 61: 307-311, 1962.

Ferreira HO. Forma aguda da doença de Chagas tratada pela nitrofurazona. *Rev Inst Med Trop São Paulo.* 3: 287-289, 1961.

Ferreira HO, Prata A, Rassi A. Administração prolongada de nitrofurazona no tratamento da doença de Chagas aguda. *O Hospital.* 63: 139, 1963.

Gallerano RH, Mar JJ, Sosa RR. Therapeutic efficacy of allupurinol in patients with chronic Chagas disease. *Am J Trop Med Hyg.* 43: 159-166, 1990.

Lauria-Pires L, Castro CN, Emanuel A *et al.* Ineficácia do allopurinol em pacientes na fase aguda da doença de Chagas. *Rev Soc Med Trop.* 21: 79, 1998.

Luquetti AO. Etiological treatment for Chagas disease. *Parasit Today.* 13:127-128, 1997.

Macedo V, Silveira CA. Perspectivas da terapêutica específica na doença de Chagas. Experiências na forma indeterminada. *Rev Soc Bras Med Trop.* 20 (Supl. II):M-24–M-26, 1987.

Marr JJ, Berens RL, Cohn NK *et al.* Antitrypanosomal effects of allopurinol: conversion *in vitro* to aminopyrazolopymidine nucleotides by *Trypanosoma cruzi. Science.* 201: 1018-1020, 1978.

Marr JJ, Berens RL, Cohn NK *et al.* Biological action of inosine analogs in *Leishmania* and *Trypanosoma* spp. *Antimicr Ag Chemoter.* 25: 292-295, 1984.

Mayer M, Rocha Lima H. Zur Entwicklung von *Schizotrypanum cruzi* in Saengetieren. *Archff Schisffs u Tropen Hyg.* 16: 90-94, 1912.

Mayer M, Rocha Lima H. Zum verhalten von *Schizotrypanum cruzi* in Warmbluetern un Arthropoden. *Arch Schiffs u Tropen-Hyg.* 5: 101-136, 1914.

Mazza S, Cossio R, Zucardi E. Primer caso agudo de enfermedad de Chagas, comprovado em Tucuman y su tratamiento con Bayer 7602. *Mis Estudios Patolog Reg Argentina Publ. 70(Univ Buenos Aires) (MEPRA)* 32: 3-18, 1937.

Molina J, Martins-Filho O, Brener Z *et al.* Activities of the triazole derivative SCH 56592 (pozoconazole) against drug-resistant strains of the protozoan parasite *Trypanosoma* (*Schizotrypanum*) *cruzi* in immunocompetent and immunosuppressed murine hosts. *Antimicrob Agents Chemother.* 44: 150-155, 2000.

Molina J, Urbina J, Gref R *et al.* Cure of experimental Chagas disease by the bis-triazole DO870 incorporated into "stealth" polyethyleneglycolpolylactide menospheres. *J Antimicrob Chemother.* 47: 101-104, 2001.

OPS/OMS. Tratamiento Etiológico de la Enfermedad de Chagas. Conclusiones de una consulta técnica. *OPC/HCP/HCT/140/99*, 32 pp., 1998. (*Rev Pat Trop.* 28: 247-279, 1999.)

Packchanian A. Chemotherapy of experimental Chagas disease with nitrofuran compounds. *Antibiotics & Chemotherapy.* 7:13-23, 1957.

Packchanian A. Chemotherapy of experimental Chagas disease with nitrofuran compounds. *J Parasitol.* 38: 30-40, 1952.

Pifano FC. La enfermedad de Chagas en el Estado Jaracuy, Venezuela. *Caracas Médico.* 8: 1103-1166, 1941.

Polak A, Richle R. Mode of action of 2-nitroimidazole derivative benznidazol. *Ann Trop Med Parasitol.* 72: 228-232, 1978.

Prata A, Macedo V, Porto G *et al.* Tratamento da doença de Chagas pelo nifurtimox (Bayer 2502). *Rev Soc Bras Med Trop.* 9: 297-307, 1975.

Rassi A, Ferreira H. Tentativa de tratamento específico na fase aguda da doença de Chagas com nifurtimox em esquemas de duração prolongada. *Rev Soc Bras Med Trop.* 5: 235-262, 1971.

Rassi A, Luquetti AO. Therapy of Chagas disease. In: Wendel S, Brener Z, Camargo ME *et al.* (ed.). *Chagas disease (American Trypanosomiasis): its Impact on Transfusion and Clinical Medicine.* São Paulo: ISBT, p. 237-247, 1992.

Rezende-Filho JR, Moreira Jr. H, Rezende JM. Métodos radiológico e manométrico para o diagnóstico da esofagopatia e da colopatia chagásicas. In: Coura JR. *Dinâmica das Doenças Infecciosas e Parasitárias.* Rio de Janeiro: Guanabara Koogan, p. 653-666, 2005.

Richle R. Chemotherapy of experimental acute Chagas disease in mice: beneficial effect of Ro-71051 on parasitemia and tissue parasitsm. *Le Progres Medical.* 101: 282, 1973.

Rocha MOC, Barros MVL, Tostes VTV *et al.* Métodos de avaliação funcional não invasivos da cardiopatia chagásica e outras cardiopatias infecciosas. In: Coura JR. *Dinâmica das Doenças Infecciosas e Parasitárias.* Rio de Janeiro: Guanabara Koogan, p. 639-652, 2005.

Rubio M, Donoso F. Enfermedad de Chagas en niños y tratamiento con Bay 2502. *Bol Chil Parasitol.* 24: 43-48, 1969.

Schenone H, Concha L, Aranda R *et al.* Actividad quimioterápica de un derivado de la nitroimidazolacetamida em la infección chagásica crónica. *Bol Chil Parasitol.* 30: 91-93, 1975.

Schenone H, Concha L, Aranda R *et al.* Experiencia terapéutica con Bay 2502 en la infección chagásica crónica del adulto. Importancia del uso adequado del xenodiagnóstico. *Bol Chil Parasitol.* 24: 66-69, 1969.

Schenone H, Concha L, Aranda R *et al.* Tratamiento de la infección chagásica crónica con "Lampit". *Bol Chil Parasitol.* 27: 11-14, 1972.

Schenone H, Rojas A, Alfaro E *et al.* Estudio longitudinal de la persistencia de la acción terapéutica del nifurtimox y del benznidazol en pacientes con infección chagásica crónica. *Bol Chil Parasitol.* 36: 59-62, 1981.

Sosa Estani S, Segura EL, Ruiz AM *et al.* Efficacy of chemotherapy with benznidazole in children in the indeterminate phase of Chagas desease. *Am J Trop Med Hyg.* 59: 526-529, 1998.

Urbina JA, Lira R, Visbal G *et al.* *In vitro* antiproliferative effects and mechanism of action of the new triazole derivative UR-9825 against the protozoan parasite *Trypanosoma (Shizotrypanum) cruzi. Antimicrob Agents Chemother.* 44: 2498-2502, 2000.

Urbina JA, Moreno B, Vierkotter S *et al.* *Trypanosoma cruzi* contains major pyrophosphate stores, and its growth *in vitro* and *in vivo* is blocked by pyrophosphate analogs. *J Biol Chem.* 274: 33609-33615, 1999.

Urbina JA, Payares G, Molina J *et al.* Cure of short and long-term experimental Chagas disease using D0870. *Science.* 273: 969-971, 1996.

Viotti R, Vigliano C, Armenti H *et al.* Treatment of chronic Chagas disease with benznidazole: clinical and serologic evolution with long-term follow-up. *Am Heart J.* 27: 151-162, 1994.

53 Critérios de Cura da Infecção pelo Trypanosoma cruzi na Espécie Humana

Anis Rassi e Alejandro O. Luquetti

▸ Introdução

Em março de 1962 o saudoso Prof. José Rodrigues da Silva, chefe da Cadeira de Clínica de Doenças Tropicais e Infectuosas da então Faculdade Nacional de Medicina da Universidade do Brasil (a atual Faculdade de Medicina da Universidade Federal do Rio de Janeiro), idealizou e coordenou a "Reunião de Debates sobre Doença de Chagas", de cunho internacional, da qual constou um Simpósio especialmente dedicado ao tema "Padronização dos métodos para avaliação dos efeitos terapêuticos na doença de Chagas". Daquele simpósio participaram José Lima Pedreira de Freitas, Anis Rassi, Roberto Morteo, Gilberto de Freitas e J. Romeu Cançado, sob a presidência de Samuel B. Pessoa, que, respectivamente, relataram os tópicos: "Aspectos sorológicos", "Aspectos cardiológicos", "Aspectos parasitológicos", "Fenômenos de imunoproteção" e "Aspectos clínicos" [Anais da Reunião de Debates sobre Doença de Chagas, 1963. *Rev. Goiana Med.* 9 (Supl.): 300 pp.].

Aquele foi o marco inicial de uma nova era na apreciação do resultado do tratamento específico da infecção pelo *Trypanosoma cruzi* no homem. Até então, a avaliação era feita sem metodologia definida, o que levava à conclusão favorável para determinado medicamento que, hoje, afigura-se como totalmente descabida; citemos, como exemplo, a remissão do quadro clínico e das alterações eletrocardiográficas e radiológicas do coração, bem como a não detecção da parasitemia ao exame direto em casos de fase aguda, acontecimentos que fazem parte da história natural da doença, isto é, ocorrem sem a interferência de qualquer agente terapêutico, sintomático ou específico. Vale dizer que, decorridos cerca de 2 meses, a remissão espontânea das alterações clínicas, eletrocardiográficas e radiológicas do coração se dá em cerca de 90% dos casos e que o exame direto resulta negativo na totalidade dos mesmos.

Ficou estabelecido na referida Reunião que a seleção dos pacientes e a avaliação dos efeitos terapêuticos seriam feitas, sob o ponto de vista parasito-sorológico, por meio do xenodiagnóstico e da reação de fixação do complemento quantitativa, praticados seriadamente; o xenodiagnóstico, pela experiência até então acumulada com a prática do mesmo, e a reação de fixação do complemento por ser a única prova sorológica existente à época.

Na ocasião foi criado o "Grupo de Estudo para o Tratamento da Doença de Chagas", formado, no Brasil, por J. Romeu Cançado, Humberto de Oliveira Ferreira (de saudosa memória), Zigman Brener (de saudosa memória), Anis Rassi, José Rodrigues Coura, Vicente Amato Neto e Aluízio Prata, ao qual se incorporaram, posteriormente, Alejandro O. Luquetti e Elias Boainain (de saudosa memória), este com seu trabalho continuado por Abílio Augusto Fragata Filho. Os participantes do Grupo tiveram em mente a necessidade de somar seus esforços no sentido de padronizar os esquemas terapêuticos, os métodos de controle de cura, bem como trocar informações.

Vários medicamentos, indicados por observação experimental como tripanossomicidas, foram testados, tanto na fase aguda como na crônica, em ensaios geralmente multicêntricos e, às vezes, individuais, em esquemas de duração prolongada, esta proposta por Brener (1961), ao contrário do que se fazia até então, com medicamentos ativos sobre o *T. cruzi*, porém administrados durante poucos dias. Admitiu o autor que a existência de medicamentos ativos contra as formas circulantes possibilitaria sua erradicação por meio da manutenção de uma concentração ativa do medicamento no sangue por tempo suficientemente longo a fim de que a eliminação contínua das mesmas levasse à exaustão da infecção. Procurou-se combinar o binômio tolerância/eficácia, comparando-se os resultados obtidos entre investigadores do Brasil e, posteriormente, da Argentina, Chile e Bolívia em várias reuniões levadas a cabo nesses países, ao longo dos anos.

Depois, foi evidenciado que o nifurtimox (Bock *et al.*, 1969) e o benznidazol (Andrade e Figueira, 1977) eram dotados de atividade não apenas sobre as formas circulantes (tripomastigotas) mas também sobre as intracelulares (amastigotas); nem por isso, entretanto, deixou-se de usar esquemas terapêuticos de duração prolongada.

Com o advento de novos métodos e técnicas de laboratório, eles foram incorporados na seleção dos candidatos a tratamento e na avaliação dos efeitos terapêuticos: xenodiagnóstico clássico, xenodiagnóstico artificial e hemocultura com novas padronizações, hemaglutinação indireta (Cerisola *et al.*, 1962), imunofluorescência indireta (Camargo, 1966) e ELISA (Voller *et al.*, 1975).

Outros testes apareceram posteriormente, como a lise mediada por complemento (LMCo) (Galvão *et al.*, 1993), a reação em cadeia da polimerase (PCR), as que empregam antígenos purificados, recombinantes, peptídios sintéticos e a citometria de fluxo (Martins Filho *et al.*, 2002), que substituiu a LMCo, porém, não se aplicam à prática diária, ficando reservados a laboratórios de pesquisa e necessitando de ampliação de experiência com os mesmos.

▸ Critérios de cura

Buscam-se três objetivos com o tratamento etiológico da infecção pelo *T. cruzi*: erradicar o parasito, prevenir o aparecimento ou agravamento de lesões em órgãos-alvo e interferir em um dos elos da cadeia epidemiológica.

Considerações a respeito da metodologia do tratamento e de seus resultados estão em outro capítulo deste livro. Aternos-emos apenas aos critérios de cura da infecção, cujos aspectos podem ser classificados em clínico-eletrocardiográfico-radiológicos, parasitológicos e sorológicos.

Critérios clínico-eletrocardiográfico-radiológicos

Na fase aguda constitui regra a remissão espontânea, isto é, sem a interferência de medicação específica, de todas as manifestações (sinal de porta de entrada da infecção, febre, hepatomegalia, esplenomegalia, hipertrofia de linfonodos, edema subcutâneo) e das evidências eletrocardiográficas e radiológicas de miocardite em cerca de 90% dos casos ao cabo de aproximadamente 2 a 4 meses. Os outros 10% estão representados por pacientes que vão a óbito, por insuficiência cardíaca ou meningoencefalite, especialmente crianças de tenra idade ou, então, os que entram na fase crônica com resquícios da fase aguda. Por esse motivo, isoladamente, em princípio os critérios clínico-eletrocardiográfico-radiológicos do coração não devem ser levados em conta, de modo absoluto, na avaliação da ação terapêutica.

Em nossa casuística de fase aguda (Rassi *et al.*, 2000), dentre 30 casos não tratados especificamente, ao tempo em que não existia tratamento potencialmente curativo, observamos remissão das alterações eletrocardiográficas em 87,5% dos casos e radiológicas em 90%, inclusive de um caso de insuficiência cardíaca congestiva, em criança de 4 anos, que logrou compensação da mesma apenas com o tratamento cardiotônico e diurético; decorrido cerca de 1 ano, apresentou eletrocardiograma e exame radiológico do coração normalizados, bem como xenodiagnóstico e provas sorológicas positivas, assim permanecendo até os dias atuais, sem tratamento específico. No trabalho citado são mostrados vários exemplos de remissão de alterações eletrocardiográficas e radiológicas.

Eventual progressão da aperistalse do esôfago de um para outro grupo não significa, obrigatoriamente, fracasso da medicação específica, pois a fisiopatologia dessa síndrome obedeceria a um mecanismo próprio. Segundo Köberle (1956), quando a desnervação parassimpática ultrapassa determinado limite, o esôfago perde sua coordenação motora e o reflexo de abertura da cárdia durante a deglutição; como consequência, há dificuldade de esvaziamento, com retenção de alimentos, dilatação progressiva, hipertrofia e hiperplasia das camadas musculares e, por último, atonia.

Na fase crônica, antes de se atribuir ao tripanossomicida uma ação favorável, há que se considerar que, com relativa frequência, registram-se alterações eletrocardiográficas transitórias, que fazem parte da história natural da cardiopatia chagásica crônica, principalmente a alteração primária da repolarização ventricular e os distúrbios de condução (Rassi, 1963), cuja explicação ainda nos é parcialmente desconhecida (Figuras 53.1, 53.2, 53.3 e 53.4). Inclusive a normalização ou

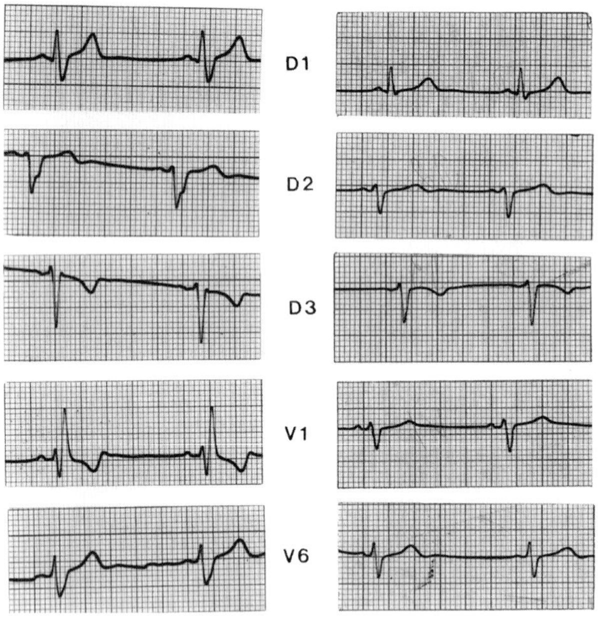

Figura 53.1 Homem, 46 anos. Em 7/11/1979, bloqueio completo do ramo direito (BCRD) associado a hemibloqueio anterior esquerdo (HBAE). Em 5/2/1986, desaparecimento do BCRD e persistência do HBAE. A frequência cardíaca é praticamente a mesma em ambos os traçados.

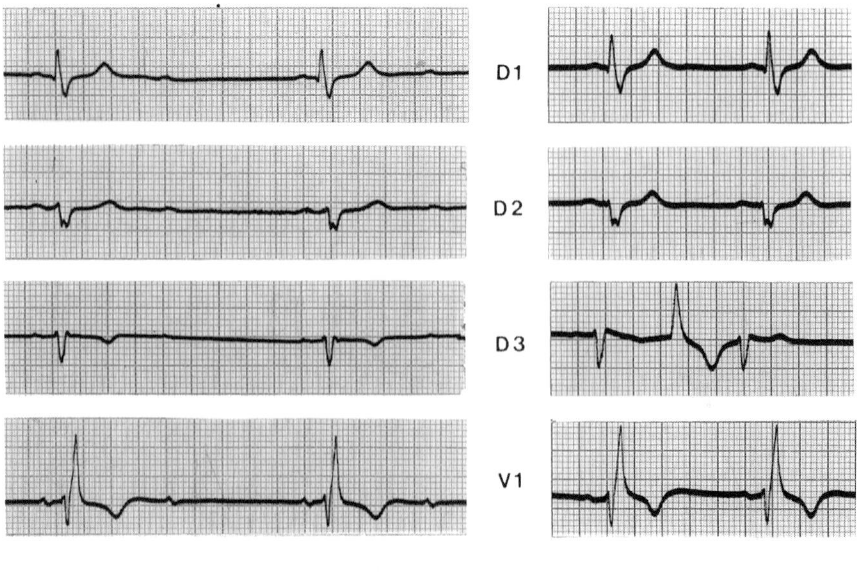

Figura 53.2 Homem, 54 anos. Em 19/1/1972, bloqueio atrioventricular de 2º grau tipo Mobitz II (BAV M II) e bloqueio completo do ramo direito (BCRD) associado a hemibloqueio anterior esquerdo (HBAE). Em 22/3/1972, desaparecimento do BAV M II e persistência do BCRD + HBAE, com presença de extrassístole ventricular isolada.

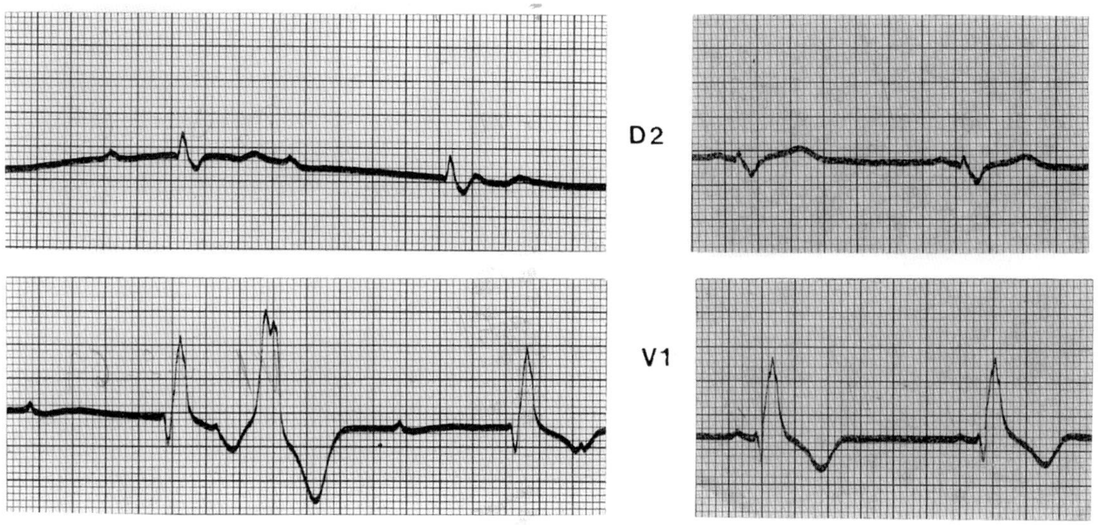

Figura 53.3 Homem, 40 anos. Em 5/2/1969, bloqueio atrioventricular total (BAVT) com QRS tipo bloqueio completo do ramo direito (BCRD), além de extrassístole ventricular isolada. Em 7/3/1969, desaparecimento do BAVT com registro de BCRD.

redução apreciável do tamanho da área cardíaca ao exame radiológico pode ser observada, embora menos frequentemente, em casos de insuficiência cardíaca descompensada, principalmente naqueles com insuficiência mitral funcional, após a compensação, lograda apenas com a medicação sintomática clássica (Figuras 53.5 e 53.6).

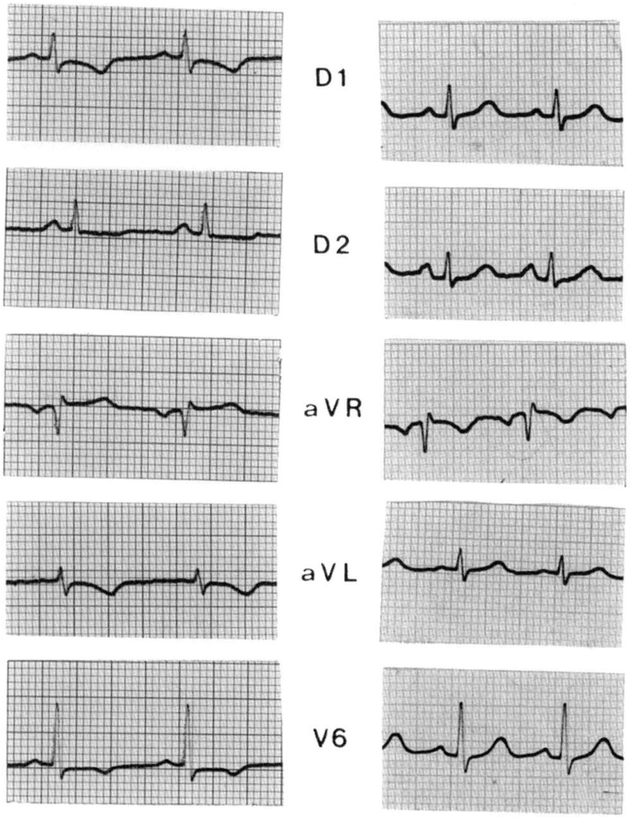

Figura 53.4 Mulher, 38 anos. Em 8/5/1978, alteração primária da repolarização ventricular. Em 23/3/1979, eletrocardiograma normal. Paciente com megaesôfago tratado cirurgicamente em 17/6/1978.

A validade dessas considerações sobre alterações eletrocardiográficas maiores torna inaceitável considerar alterações menores (taquicardia sinusal, bradicardia sinusal, alteração inespecífica da repolarização ventricular, extrassistolia supraventricular e extrassistolia ventricular isolada e/ou monomórfica) como indicativas de melhora ou piora do paciente, pois, são inespecíficas e/ou circunstanciais.

Embora Andrade *et al.* (1989; 1991) tenham demonstrado, experimentalmente, a redução acentuada da fibrose no coração de camundongos cronicamente infectados pelo *T. cruzi* e tratados com nifurtimox ou benznidazol, em contraste com a persistência das alterações em camundongos não tratados, resultados também observados por Segura *et al.* (1994), deve-se atentar para a ressalva que fizemos de não atribuir ao tratamento específico, no homem, o que poderia corresponder à história natural da doença de Chagas. Citemos, como exemplo, um caso publicado por Sahione Filho (1960), em que o paciente, chagásico crônico em insuficiência cardíaca global irreversível fazia 6 meses, somente logrou compensação da mesma após a introdução de estanho e derivados (Stanoxyl®) no esquema terapêutico, assinalando o autor a ocorrência de normalização da área cardíaca ao exame radiológico, antes grandemente aumentada. Lapertosa (1961), baseado nessa observação, também empregou o mesmo produto em um paciente em idênticas condições, tendo chegado à mesma conclusão; houve compensação da insuficiência cardíaca, antes irreversível, bem como grande redução do tamanho da área cardíaca ao exame radiológico. Ambos os trabalhos mostram a documentação radiológica, inquestionavelmente evidente. Os autores declararam estar empenhados em fazer ou fazendo novas observações clínicas com o produto, mas, consultando a bibliografia, nada encontramos a respeito do assunto em etapa posterior a esses relatos. Um de nós (AR), levado por tais resultados e porque o medicamento não mostrou toxicidade, segundo os dois autores, usou o mesmo produto em nove casos, tendo a oportunidade de observar sua total ineficácia.

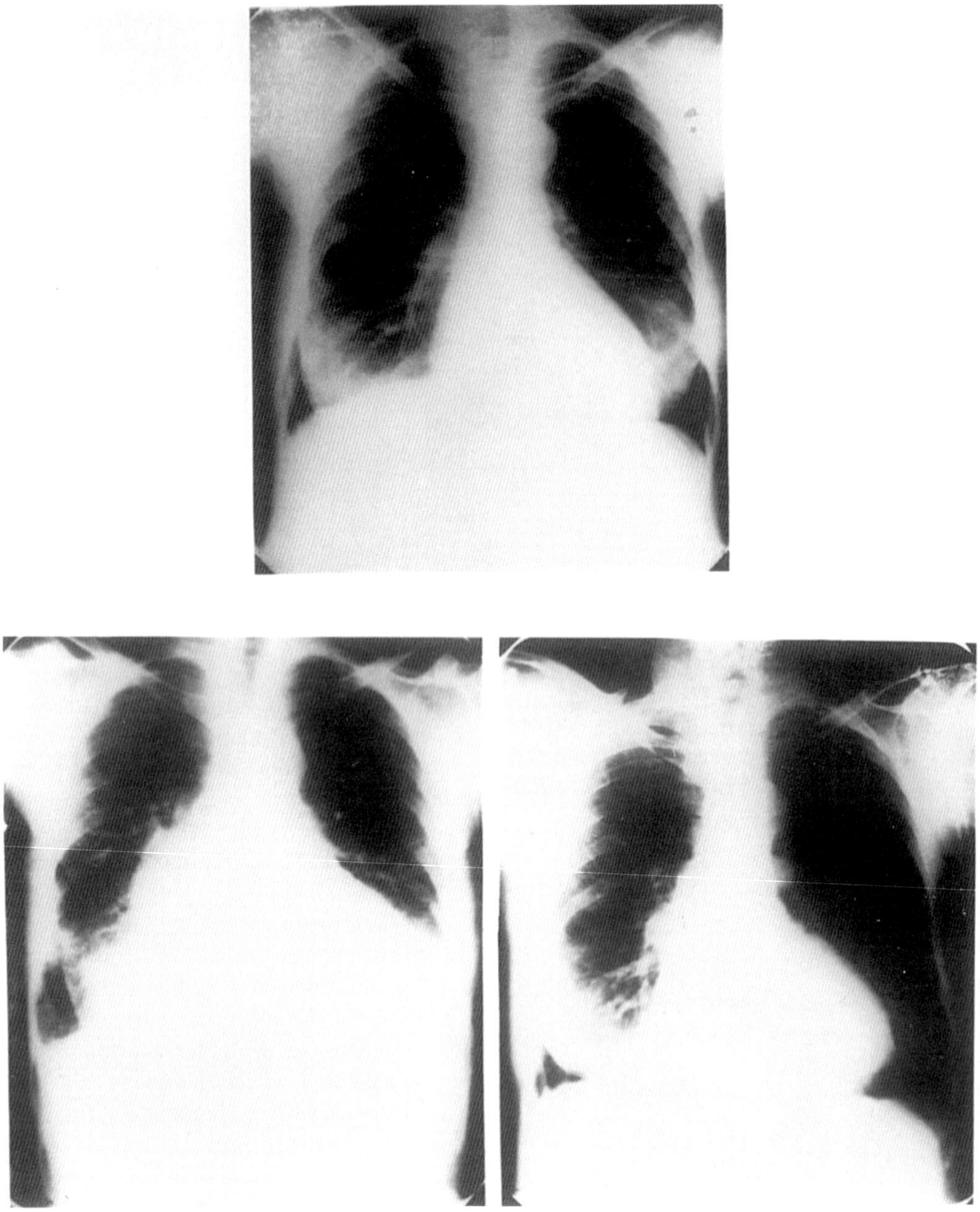

Figura 53.5 Mulher, 58 anos. Em 18/12/1963, área cardíaca normal. Em 5/3/1969 grande aumento global da área cardíaca com congestão vascular pulmonar e obstrução dos seios costofrênicos; paciente em insuficiência cardíaca global. Em 5/5/1970, após tratamento com cardiotônico e diurético, área cardíaca levemente aumentada; paciente compensada.

▸ Critérios parasitológico e sorológico

▪ Xenodiagnóstico

O xenodiagnóstico clássico ou natural, idealizado por Brumpt (1914), é hoje realizado com 40 ninfas de 1º estágio do *Dipetalogaster maximus,* logo após sua eclosão, ou de 3º estágio para as outras espécies de triatomíneos, com jejum de 15 dias, distribuídas em quatro caixas (10 em cada uma), com repasto de duração suficiente para uma completa repleção (geralmente 30 a 45 min), aplicadas sobre a pele (geralmente dos antebraços); em seguida as caixas são armazenadas em estufa com aproximadamente 26°C de temperatura e 75% de umidade. Decorridos 30 e/ou 60 dias, o conteúdo do intestino posterior dos insetos é examinado, por compressão abdominal ou sacrifício dos mesmos, na busca microscópica das formas metacíclicas do *T. cruzi.* De cada grupo de cinco triatomíneos é feito um *pool* do conteúdo intestinal e, deste, três lâminas para exame.

Uma alternativa para o xenodiagnóstico clássico ou natural consiste na realização do xenodiagnóstico artificial, por meio do qual os triatomíneos são alimentados em laboratório com sangue venoso colhido do paciente, em tubo heparinizado, técnica preconizada por Romaña e Gil (1947), modificada por Silva (1991), com resultados similares aos do clássico (Santos *et al.*, 1995; Pineda *et al.*, 1998). Referida técnica oferece as seguintes vantagens em relação ao xenodiagnóstico natural: 1ª) reduz o tempo de ocupação do paciente (cerca de 5 min para coleta do sangue *versus* 30 a 45 na aplicação do clássico); 2ª) facilita o exame em crianças, especialmente as de menor idade, por natureza, inquietas; 3ª) também permite a realização do exame a distância, à semelhança do natural, sem o risco inerente ao transporte dos triatomíneos; 4ª) evita o incômodo das picadas e das reações alérgicas, locais ou gerais; 5ª) evita possível infecção do local das picadas, razão pela qual é particularmente indicado em imunodeprimidos; 6ª) não expõe o paciente à curiosidade de circunstantes; 7ª) possibilita o uso de maior número de triatomíneos, aumentando sua sensibilidade, tática idealizada por um de nós (AR), empregando em adultos 40 mℓ de sangue, testada por Franco *et al.* (2002) e que no jargão do laboratório recebeu a denominação "xenão". Finalmente, quando oferecemos ao paciente a opção de escolher entre as duas técnicas, ela recai, invariavelmente, sobre a do artificial.

Vários trabalhos foram publicados com vistas à medida da sensibilidade do xenodiagnóstico (clássico e artificial). A análise dos mesmos permite a observação de ser ela bastante variável (entre 13 e 58%) em função, dentre outros fatores, do número de exames seriadamente praticados, dos grupos etários (maior em crianças e idosos) e da região geográfica (maior no Chile do que na Argentina e no Brasil), não parecendo existir diferenças quanto à espécie de triatomíneo utilizada, nem quanto ao sexo do paciente e nem quanto à forma clínica da doença.

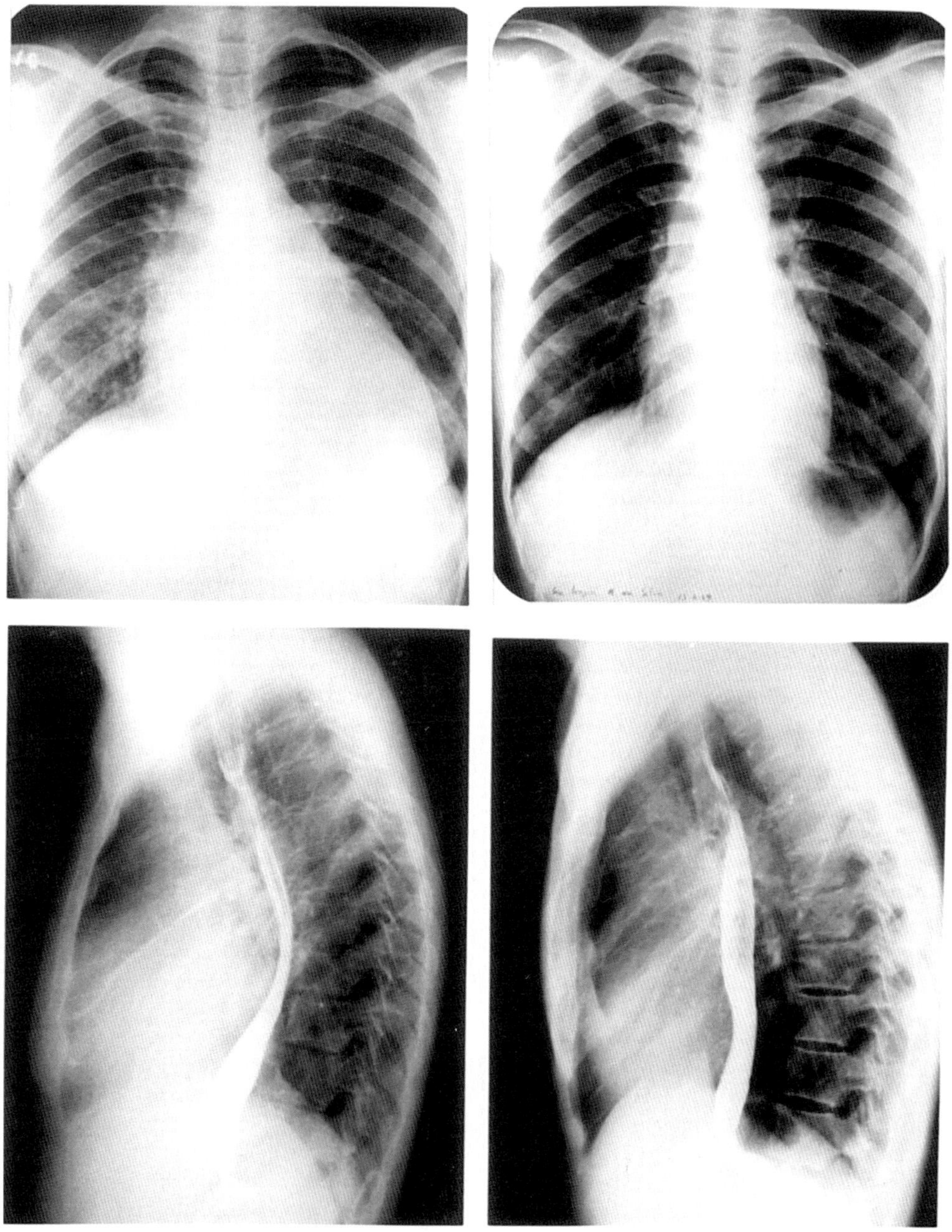

Figura 53.6 Mulher, 27 anos. Em 8/10/1968, área cardíaca aumentada com sinais de hipertensão venocapilar pulmonar; paciente em insuficiência cardíaca global e sinais estetoacústicos de insuficiência mitral importante. Em 13/6/1969, após tratamento com cardiotônico e diurético; área cardíaca normal; paciente compensada e sem sinais de insuficiência mitral.

No tocante à especificidade do xenodiagnóstico, há que se atentar para o diagnóstico diferencial entre o *T. cruzi* e a *Blastochritidia triatomae*, tripanossomatídeo monogenético parecido com a forma epimastigota do *T. cruzi*, descrito por Cerisola *et al.* (1971). Os movimentos do *T. cruzi* são do corpo e do flagelo, ao passo que o corpo da *B. triatomae* é rígido, apenas seu longo flagelo apresenta movimentos; além disso, grande número de vacúolos refringentes são observados no citoplasma da *B. triatomae*, assim como cistos leishmanioides aderidos ao flagelo. Em caso de dúvida, deve-se examinar a lâmina com esfregaço corado das fezes dos triatomíneos.

Em casos especiais, como a obtenção de um resultado positivo em meio a grande número de xenodiagnósticos negativos, seriadamente praticados no mesmo paciente, temos lançado mão do recurso da inoculação do conteúdo intestinal desses insetos em camundongos e exame posterior dos mesmos; pode-se também recorrer à cultura das fezes dos triatomíneos (xenocultura).

▪ Hemocultura

A hemocultura, introduzida na década de 1950, recebeu vários aprimoramentos com vistas ao aumento de sua sensibilidade. A técnica de sua realização, segundo Chiari *et al.* (1989), consiste em recolher 30 mℓ de sangue venoso em tubos a vácuo, heparinizados, submetidos a centrifugação para separação do plasma, o sedimento sendo então lavado com meio LIT ou solução salina tamponada e removido por nova centrifugação; as células sedimentadas são então distribuídas em seis tubos contendo 3 mℓ de meio LIT por tubo e as culturas, incubadas a 28°C são examinadas após 30, 60, 90, 120 e 150 dias; alguns autores também as examinam aos 180 dias (Castro *et al.*, 2002).

A positividade da hemocultura na fase crônica, segundo dados da literatura, varia entre 47% (quando realizada apenas uma vez) e 94% quando três exames são consecutivamente praticados (Luz *et al.*, 1994).

▪ Provas sorológicas

Quanto ao resultado das provas sorológicas específicas após o tratamento (RFC inicialmente e, depois, HAI, IFI e ELISA), observou-se que, na fase aguda, eram concordantes com o xenodiagnóstico, isto é, ambos os exames negativos (indicando cura da infecção) ou ambos positivos (indicando fracasso terapêutico). Foi notado em seguida, que nas infecções crônicas recentes (na prática, crianças) tais exames tinham o mesmo comportamento (Rassi, 1982), mas, nas infecções crônicas de longa duração (na prática, adultos) notou-se que continuavam positivas, às vezes apenas transitoriamente negativas ou de título não diagnóstico, principalmente ao tempo da RFC, apesar da obtenção de xenodiagnósticos reiteradamente negativos, ambos os exames praticados simultânea e seriadamente. Autores de notória experiência, como Schenone *et al.* (1969) e Cerisola *et al.* (1972), admitiram, para explicar tal discrepância, a cicatriz ou memória sorológica e Andrade *et al.* (1991), a de que células dendríticas dos folículos linfoides do baço seriam responsáveis pela produção de anticorpos apesar da esterilização do hospedeiro. Criou-se, então, a terminologia cura parasitológica com memória ou cicatriz sorológica para designar tais casos, conceito contra o qual sempre nos manifestamos, invocando o fato de que estávamos frente a uma investigação e que, desaparecido o parasito (antígeno), teriam que desaparecer seus anticorpos, propiciando reações sorológicas negativas (Boainain e Rassi, 1979). O passar do tempo veio demonstrar que, pelo menos em princípio, estávamos com a razão, pois nos dias atuais temos obtido reações sorológicas negativas (IFI, HAI e ELISA) em pacientes tratados cerca de 20 anos antes em percentual que será definido em próxima publicação; observação semelhante vem sendo feita também por Cançado (2000). A explicação para o fato seria a de que o esgotamento de anticorpos, à semelhança do que se dá em outras infecções, processar-se-ia gradativamente, e que, para completar, haveria a necessidade do transcurso de alguns lustros. Prova dessa hipótese é a de que, com certa frequência somos questionados pelo laboratório se o paciente, seguramente chagásico, recebeu tratamento específico, em face da obtenção de títulos muito baixos, limítrofes, das três reações, em contraste com títulos elevados observados em sua rotina de pacientes não tratados.

▸ Estado da arte

Aqui, deve-se considerar se o paciente será enquadrado como cliente comum de um ambulatório ou como sujeito de uma pesquisa, tanto para a fase aguda como para a crônica (recente ou de longa duração).

No primeiro caso, bastam o exame clínico e os exames auxiliares por ele norteados, bem como o armazenamento, em congelador, de uma alíquota de soro conservada em glicerina, volume a volume; após o tratamento, submetê-lo a revisões periódicas, anuais, ocasiões em que, a par do exame clínico, fundamentalmente devem ser realizados o eletrocardiograma, o ecocardiograma e/ou a radiografia do tórax e o armazenamento de alíquotas de soro, que servirão, ao cabo de poucos anos (na fase aguda e na crônica recente e de alguns lustros na fase crônica de longa duração), para realização das provas sorológicas específicas à época existentes, no mesmo laboratório, a um só tempo e com os mesmos reagentes, e daí inferir sobre o resultado da intervenção do tratamento. Tal conduta tem-nos proporcionado realizar a IFI, a HAI, o ELISA e outras reações em soros conservados desde o tempo em que apenas a RFC era disponível.

No segundo caso, o paciente como sujeito de uma pesquisa, a mesma conduta deve ser seguida, porém acrescida da avaliação parasitológica. O xenodiagnóstico clássico ou o artificial deve ser realizado mensalmente (Rassi *et al.*, 2007), restando o "xenão", a hemocultura e a PCR, isolada ou associada, e repetidas a cada 6 meses, como alternativas.

Por quanto tempo deve-se fazer a avaliação parasitológica pós-terapêutica é a pergunta que vem a seguir. Temos por norma considerá-la necessária enquanto resultar negativa e as provas sorológicas positivas; só assim poder-se-á diferenciar uma atividade supressiva de uma curativa do medicamento. Há que assinalar, porém, que, com o correr dos anos, a adesão do paciente se reduz, sendo necessária sua convocação para o exame, que passa a ser feito a intervalos maiores.

Não temos como preocupação precípua, em nossas investigações, o "grupo placebo", tão útil em pesquisas de outras naturezas, preferindo lançar mão do recurso do paciente como seu próprio controle, delineando seu perfil parasito-sorológico prévio ao tratamento para compará-lo com o do período pós-terapêutico; isto, em função de características individuais que a doença de Chagas apresenta na fase crônica, mormente o grau da parasitemia. O mesmo pode ser dito para as provas sorológicas específicas, nas quais, frequentemente se observa, espontaneamente, variação de até dois títulos, pois as mesmas, em verdade, são semiquantitativas e não quantitativas na exata expressão do termo.

Temos como norma, até o presente, para delinear o perfil parasito-sorológico, a realização de três xenodiagnósticos e de três conjuntos das três provas sorológicas (IFI, HAI e ELISA quantitativos) praticados simultaneamente, a intervalos mensais. Assim procedendo, verificamos que, quanto ao xenodiagnóstico, aplicado em 41 pacientes de ambulatório na fase crônica, a intervalos mensais, o percentual de positividade cumulativa do mesmo foi de 24,4% no 1º exame, 36,6% no 2º e 38,8% no 3º; o acréscimo de um 4º exame não aumentou expressivamente o percentual de positividade (Luquetti e Rassi, 2000).

A vantagem da prática do xenodiagnóstico mensalmente reside no fato de que se resultar positivo após o tratamento, pode-se interromper sua realização.

Parece bem claro, pelos dados constantes na literatura que, quando efetivo o tratamento e quanto menos duradoura for a infecção, mais rapidamente se dá a negativação das provas sorológicas específicas. Na infecção congênita, ela se dá ao cabo de 1 ano, na aguda, em torno de 3 a 5 anos, na crônica recente, por volta de 5 a 10 anos e na crônica de longa evolução ao cabo de alguns lustros. Por quê? A imunologia do futuro, certamente, dar-nos-á a explicação.

▸ Referências bibliográficas

Andrade SG, Figueira RM. Estudo experimental sobre a ação terapêutica da droga Ro 7-1051 na infecção por diferentes cepas do *Trypanosoma cruzi*. *Rev Inst Med Trop São Paulo*. 19: 335-341, 1977.

Andrade SG, Freitas LAR, Peyrol S, Pimentel AR, Sadigursky M. Experimental chemotherapy of *Trypanosoma cruzi* infection: persistence of parasite antigens and positive serology in parasitologically cured mice. *Bull WHO*. 69: 191-197, 1991a.

Andrade SG, Magalhães JB, Pontes AL . Terapêutica da fase crônica da infecção experimental pelo *Trypanosoma cruzi* com o benznidazol e o nifurtimox. *Rev Soc Bras Med Trop*. 22: 113-118, 1989.

Andrade SG, Stocker-Guerret S, Pimentel S, Grimaud JA. Reversibility of cardiac fibrosis in mice chronically infected with *Trypanosoma cruzi*, under specific chemotherapy. *Mem Inst Oswaldo Cruz*. 86: 187-200, 1991b.

Boainain E, Rassi A. Terapêutica etiológica da doença de Chagas. *Arq Bras Cardiol*. 32: 395-399, 1979.

Bock M, Gonnert R, Haberkorn A. Studies with Bay 2502 on animals. *Bol Chile Parasitol*. 24: 13-19, 1969.

Brener Z. Atividade terapêutica do 5-nitro-2-furaldeído-semicarbazona (nitrofurazona) em esquemas de duração prolongada na infecção experimental do camundongo pelo *Trypanosoma cruzi*. *Rev Inst Med Trop São Paulo*. 3: 43-49, 1961.

Brumpt E. Le xénodiagnostic. Application au diagnostic de quelques infections parasitaires et en particulier a la trypanosomose de Chagas. *Bull Soc Pat Exot*. 7: 706-710, 1914.

Camargo ME. Fluorescent antibody test for the diagnosis of American trypanosomiasis. Technical modification employing preserved culture forms of *Trypanosoma cruzi* in a slide test. *Rev Inst Med Trop São Paulo*. 8: 227-234, 1966.

Cançado JR. Tratamento etiológico da doença de Chagas pelo benznidazol. In Brener Z, Andrade ZA, Barral Netto M (eds). *Trypanosoma cruzi e Doença de Chagas*. 2ª ed., Guanabara Koogan, Rio de Janeiro, p. 389-405, 2000.

Castro AM, Luquetti AO, Rassi A, Rassi GG, Chiari E, Galvão LMC. Blood culture and polymerase chain reaction for the diagnosis of the chronic phase of human infection with *Trypanosoma cruzi*. *Parasitology Research*. 88: 894-900, 2002.

Cerisola JA, Chaben MF, Lazari JO. Test de hemaglutinación para el diagnóstico de la enfermedad de Chagas. *Prensa Méd Argent*. 49: 1761-1767, 1962.

Cerisola JA, Del Prado CE, Rohwedder R, Bozzini JP. Blastochritidia triatomae n. sp. found in Triatoma infestans from Argentina. *J Protozool*. 18: 503-506, 1971.

Cerisola JA, Lugones H, Rabinovich LB. *Tratamiento de la Enfermedad de Chagas*. Talleres Gráficos Elías Porter, Buenos Aires, 75 pp, 1972.

Chiari E, Dias JCP, Lana M, Chiari CA. Hemocultures for the parasitological diagnosis of human chronic Chagas' disease. *Rev Soc Bras Med Trop*. 22: 19-23, 1989.

Franco YBA, Silva IG, Rassi A, Rocha ACRG, Silva HHG, Rassi GG. Correlação entre a positividade do xenodiagnóstico artificial e a quantidade de sangue e triatomíneos utilizados no exame, em pacientes chagásicos crônicos. *Rev Soc Bras Med Trop*. 35: 29-33, 2002.

Galvão LMC, Nunes RMB, Cançado JR, Brener Z, Krettli AU. Lytic antibody titre as a means of assessing cure after treatment of Chagas disease: a 10 years follow-up study. *Trans Roy Soc Trop Med Hyg*. 87: 220-223, 1993.

Köberle F. Patogênese dos megas. *Rev Goiana Med*. 2: 101-110, 1956.

Lapertosa JB. Observação de um caso de miocardite chagásica tratada com um sal de estanho. *O Hospital*. 59: 187-194, 1961.

Luquetti AO, Rassi A. Diagnóstico laboratorial da doença de Chagas. In Brener Z, Andrade ZA, Barral Netto M (eds). *Trypanosoma cruzi e Doença de Chagas*. 2ª ed., Guanabara Koogan, Rio de Janeiro, p. 344-378, 2000.

Luz ZMP, Coutinho MC, Cançado JR, Krettli AU. Hemocultura: técnica sensível na detecção do Trypanosoma cruzi em pacientes chagásicos na fase crônica da doença de Chagas. *Rev Soc Bras Med Trop*. 27: 143-148, 1994.

Martins Filho OA, Eloi-Santos SM, Carvalho AT, Oliveira RC, Rassi A, Luquetti AO, Rassi GG, Brener Z. Double-blind study to evaluate flow cytometry analysis of anti-live trypomastigote antibodies for monitoring treatment efficacy in cases of human Chagas disease. *Clinical and Diagnostic Laboratory Immunology*, 9: 1107-1113, 2002.

Pineda JP, Luquetti A, Castro C. Comparação entre o xenodiagnóstico clássico e artificial na fase crônica da doença de Chagas. *Rev Soc Bras Med Trop*. 31: 473-480, 1998.

Rassi A. Aspectos cardiológicos na padronização dos métodos para avaliação dos efeitos da terapêutica na doença de Chagas. *Rev Goiana Med*. 9 (Supl.): 197-207, 1963.

Rassi A. Tratamento etiológico da doença de Chagas. *Arq Bras Cardiol*. 38: 277-281, 1982.

Rassi A, Luquetti AO, Rassi AJr, Rassi GG, Rassi GG, Silva IG, Rassi AG. Specific treatment for *Trypanosoma cruzi*: lack of efficacy of allopurinol in the human chronic phase of Chagas disease. *Am J Trop Med Hyg*. 76: 58-61, 2007.

Rassi A, Rassi Jr A, Rassi GG. Fase aguda. In Brener Z, Andrade ZA, Barral Netto M (eds). *Trypanosoma cruzi e Doença de Chagas*. 2ª ed., Guanabara Koogan, Rio de Janeiro, p. 231-245, 2000.

Romaña C, Gil J. Xenodiagnóstico artificial. *An Inst Med Reg*. 2: 57-60, 1947.

Sahione F. Ensaio de tratamento da miocardite chagásica pelo estanho e alguns derivados: estanho puro, óxido de estanho e protocloreto de estanho. Nota prévia. *O Hospital*. 58: 217-224, 1960.

Santos AH, Silva IG, Rassi A. Estudo comparativo entre o xenodiagnóstico natural e o artificial, em chagásicos crônicos. *Rev Soc Bras Med Trop*. 28: 367-373, 1995.

Schenone H, Concha L, Aranda R, Rojas A, Alfaro E. Experiencia terapéutica con el Bay 2501 en la infección chagásica crónica del adulto. Importancia del uso adecuado del xenodiagnóstico. *Bol Chile Parasit*. 24: 66-69, 1969.

Segura MA, Molina de Raspi E, Basombrio MA. Reversibility of muscle and heart lesions in chronic *Trypanosoma cruzi* infected mice after late tripanosomicidal treatment. *Mem Inst Oswaldo Cruz*. 89: 213-216, 1994.

Silva IG. Dispositivo para realização do xenodiagnóstico artificial. *Rev Patol Trop*. 20: 35-38, 1991.

Voller A, Draper C, Bidwell DE, Bartlett A. A microplate enzyme-linked immunosorbent assay (ELISA) for Chagas disease. *Lancet*. i: 426-429, 1975.

54 Tripanossomíase Rangeli

Carlos José de Carvalho Moreira, Angela Cristina Veríssimo Junqueira e José Rodrigues Coura

▸ Introdução

A tripanossomíase rangeli é uma infecção causada pelo *Trypanosoma* (*Herpetosoma*) *rangeli* Tejera 1920, da família Trypanosomatidae que, na América Latina, se transmite ao homem e a outros mamíferos silvestres e domésticos por triatomíneos, particularmente do gênero *Rhodnius*. Embora não seja patogênico para o homem, o *T. rangeli* tem grande importância epidemiológica porque ocupa muitas áreas geográficas comuns ao *Trypanosoma cruzi*, infecta os mesmos reservatórios, pode ser transmitido pelos mesmos vetores, podendo associar-se ao *T. cruzi* nas infecções humanas, nos reservatórios e vetores, causando confusão diagnóstica (D'Alessandro, 1976; Coura *et al.*, 1996; Guhl e Vallejo, 2003; Souza *et al.*, 2008; Parada *et al.*, 2010). Segundo alguns autores, pode haver inclusive cruzamento das reações sorológicas entre a infecção por uma espécie ou pela outra. Em nossa experiência, em todos os casos em que houve cruzamento sorológico havia infecção mista (Junqueira, 2005). Diferentemente do *T. cruzi*, o *T. rangeli* não invade as células dos mamíferos; portanto não produz doença humana e não se multiplica em cultura de células. Apresenta importante diversidade genética, polimorfismo e relacionamento filogenético entre isolados de diferentes hospedeiros e regiões geográficas, podendo ser agrupado em *clusters* (Vallejo *et al.*, 2002; Silva, 2003; Silva *et al.*, 2004a). O isolamento do *T. rangeli* pode ser feito por hemocultura em meios NNN, LIT e/ou BAB-LIT e por xenodiagnóstico; sua identificação e diferenciação do *T. cruzi* tem sido feita por processos morfobiológicos e por técnicas imunoquímicas e moleculares. A parasitemia é em geral baixa e a infecção humana se extingue espontaneamente, pelo que se sabe em 1 ano a 1 ano e meio, podendo os indivíduos se reinfectar porque a infecção não produz imunidade permanente.

▸ Etiologia e ciclo evolutivo

No curso de uma investigação sobre doença de Chagas na Venezuela, Tejera (1920) descobriu no conteúdo intestinal do *Rhodnius prolixus* um novo tripanossomatídeo flagelado, diferente dos estágios bem conhecidos do *T. cruzi*, a que deu o nome de *Trypanosoma* (ou *Crithidia*) *rangeli*.

O *T. rangeli*, segundo Hoare (1972), tem características de Stercoraria e de Salivaria no vetor, mas, como apresenta a maioria das outras características do subgênero *Herpetosoma*, fica no grupo Stercoraria como um grupo aberrante ou uma espécie atípica. Entretanto, considerando a sua transmissão pela saliva e também pelas fezes do vetor (Añez, 1982; D'Alessandro e Saravia, 1992), a posição sistemática do *T. rangeli* tem sido questionada (Grisard, 2002) por sua semelhança com o *T. brucei*, uma espécie salivária típica. Os estudos morfológicos do *T. rangeli* têm sido feitos principalmente em tripanossomas de animais experimentais, particularmente roedores murinos, uma vez que as infecções humanas apresentam parasitemias muito baixas, pouco acessíveis ao exame direto. Camundongos e ratos inoculados com tripanossomas de cultura ou de glândula salivar de triatomíneos tornam-se positivos entre 10 e 14 h após a inoculação; em alguns casos, isso somente ocorre depois de 1 a 2 semanas de período de incubação. Em média, os tripanossomas aumentam a partir do 4º dia e persistem por cerca de 3 semanas, tornando-se em seguida latentes, isolados somente por cultura ou por xenodiagnóstico (Hoare, 1972).

Pouco se sabe sobre o modo e o lugar de reprodução do *T. rangeli* em mamíferos. Muitos autores acreditam que a divisão do núcleo e/ou do cinetoplasto inicia-se no sangue, ocorrendo também a divisão em 2 flagelos. As tentativas de verificação da divisão intracelular têm falhado; quando isso ocorre é, provavelmente, por confusão com infecção mista de *T. rangeli* e de *T. cruzi*, cujas formas de divisão intracelular (amastigotas) são devidas a este último. É pouco provável que após a transmissão para mamífero o *T. rangeli* apenas sobreviva no sangue sem multiplicar-se como pensam alguns autores. Muitas infecções de mamíferos por *T. rangeli* são abortivas.

A morfologia e as dimensões do *T. rangeli* no sangue do homem e de animais infectados experimentalmente têm sido descritas por vários autores (Grewal, 1956; Hoare, 1972; D'Alessandro, 1976) e variam consideravelmente de acordo com a cepa, com o tempo da infecção e com o animal infectado. O tamanho dos tripanossomatídeos adultos varia de 25 a 37 μm (média 27 a 32 μm); diâmetro do cinetoplasto 0,7 μm; sua distância da parte terminal do corpo é de 1,8 a 7 μm e do núcleo de 8,2 a 10 μm. O índice nuclear é de 1,6 a 2 μm e o flagelo livre de 7,9 a 9,5 μm de comprimento. Segundo Grewal (1956), os tripanossomas jovens que aparecem no sangue do rato após 24 h da inoculação variam de 18,5 a 24 μm.

O vetor do *T. rangeli* é primariamente o *R. prolixus* e outros *Rhodnius*, mas ele pode se desenvolver, segundo Hoare (1972), em diversas outras espécies de triatomíneos, entre os quais *Triatoma infestans* e *T. dimidiata*, *Panstrongylus geniculatus* e *P. megistus*. Zeledón e Blanco (1965) e Zeledón e Monge (1966), entretanto, demonstraram a incapacidade do desenvolvimento do *T. rangeli* em *P. megistus* e *T. infestans*, possivelmente por imunidade natural dessas espécies. Quando ingerido com o sangue do vertebrado o *T. rangeli* se desenvolve ao longo do tubo digestivo do vetor, mas após algum tempo alguns flagelados penetram na cavidade geral do triatomíneo, multiplicam-se na hemolinfa e invadem as glândulas salivares do inseto (Figura 54.1). Outros parasitos evoluem ao longo do intestino e são eliminados com as fezes do vetor.

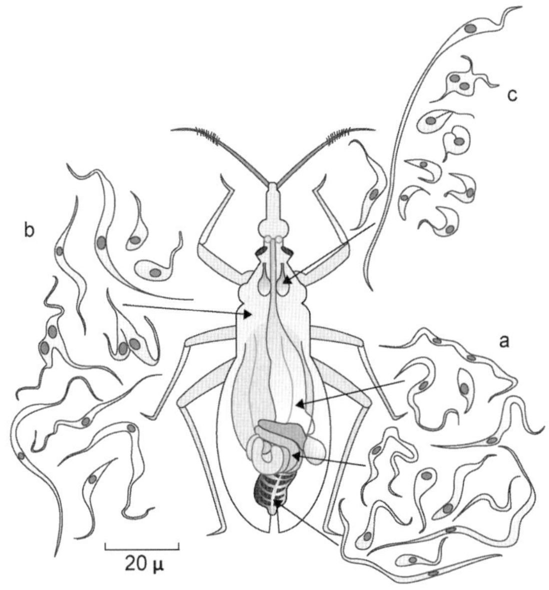

Figura 54.1 *Trypanosoma (Herpetosoma) rangeli*: (a) estágio no trato digestivo do triatomíneo; (b) estágio na hemolinfa; (c) estágio na glândula salivar. Cortesia de R. Zeledón.

Desta maneira, a infecção do vertebrado pode ocorrer por via inoculativa (metatripanossomas) com a saliva, por meio da picada do triatomíneo ou por via contaminativa pelas fezes do vetor após o repasto (Hoare, 1972; Añez, 1982; D'Alessandro e Saravia, 1992).

Embora a parasitemia do *T. rangeli* seja baixa nos mamíferos, quando ingerido pelo triatomíneo a sua multiplicação é intensa no intestino do vetor, onde o parasito permanece durante alguns meses [134 a 150 dias, segundo Tobie (1965) e D'Alessandro (1976), respectivamente], com elevado percentual de triatomíneos infectados (65 a 70%). O intenso parasitismo do *T. rangeli,* multiplicando-se no intestino do triatomíneo e invadindo a hemolinfa em grande quantidade, torna-o patogênico para este vetor. Entretanto, algumas cepas do parasito têm se mostrado incapazes de infectar triatomíneos de determinadas espécies (Zeledón e Monge, 1966; D'Alessandro, 1976; Vallejo *et al.*, 2002).

O ciclo evolutivo do *T. rangeli* pode ser sintetizado da seguinte maneira: as formas sanguíneas do vertebrado, quando ingeridas pelo triatomíneo, desenvolvem-se em seu tubo digestivo, onde sofrem transformações e divisões, inicialmente como esferomastigotas, que são as formas mais comuns no intestino do vetor. Aproximadamente 1 semana após a ingestão aparecem formas tripomastigotas muito longas no intestino do inseto. Alguns parasitos evoluem e são eliminados pelo intestino posterior do vetor e outros atravessam a parede do intestino do triatomíneo, invadem a hemocele e aí se multiplicam fora e dentro do hemócito, onde se encontram esferomastigotas, epimastigotas e tripomastigotas. Com a ruptura do hemócito, os tripomastigotas metacíclicos ou metatripanossomas invadem a glândula salivar do inseto, ficando aptos a infectarem os vertebrados. A Figura 54.1 ilustra as formas de *T. rangeli* encontradas no triatomíneo. Ao picarem o homem e outros mamíferos domésticos ou silvestres para a obtenção de sangue para sua alimentação, os triatomíneos infectados com *T. rangeli* inoculam as formas metacíclicas do parasito com a saliva. Embora a transmissão contaminativa pelas fezes dos triatomíneos seja um mecanismo controverso (não aceito por todos), alguns autores, entre os quais D'Alessandro e Saravia (1999) e Guhl e Vallejo (2003), acreditam nesse mecanismo, existindo consenso de que a via inoculativa seja a mais eficiente.

O ciclo evolutivo do *T. rangeli* no homem e nos demais mamíferos é pouco conhecido. Discute-se o meio de multiplicação do parasito na corrente sanguínea, mas a maioria dos autores acredita que não haja multiplicação intracelular, que o ciclo sanguíneo seja autolimitado, com a duração de 1 ano a 1 ano e meio, e que muitas infecções sejam abortivas (Hoare, 1972; D'Alessandro e Saravia, 1972). Infecções experimentais em camundongos, com fezes de triatomíneos infectados com *T. rangeli*, mostram formas sanguíneas do parasita a partir do terceiro dia da infecção (Silva, 2003). O modo de sobrevivência do parasito no sangue dos mamíferos, embora não esteja totalmente esclarecido, deve ocorrer por divisão binária dos tripomastigotas sanguíneos (D'Alessandro, 1976; Cuba-Cuba, 1998). Em camundongos infectados a permanência do *T. rangeli* no sangue pode ser superior a 1 ano (Silva, 2003). Coura *et al.* (1996) reisolaram o parasita do sangue de 2 pacientes na região amazônica 1 ano após o primeiro isolamento.

▸ Epidemiologia

A distribuição geográfica do *T. rangeli* é muito ampla em vários países da América do Sul, da América Central e do México, em diversas espécies de vetores, reservatórios e no homem, atingindo a infecção humana praticamente em todos os países latino-americanos, com exceção, talvez, da Argentina e do Chile, onde os achados da infecção humana não foram confirmados. O principal vetor do *T. rangeli* é o *R. prolixus,* que é encontrado com esse parasito ao longo de sua distribuição natural em 15 países na América Latina (Guhl e Vallejo, 2003). Outras 11 espécies de *Rhodnius* são frequentemente encontradas infectadas com esse parasito, muitas vezes em associação com o *T. cruzi.* Outros gêneros e espécies de triatomíneos já foram encontrados infectados com *T. rangeli* ou *rangeli-like*, entre os quais o *T. infestans* no Paraguai, o *T. dimidiata* na Guatemala e na Colômbia, o *R. pallescens* que substituiu o *R. prolixus* como vetor no Panamá, enquanto na Venezuela, na Colômbia e em El Salvador o *P. geniculatus* tem sido encontrado naturalmente infectado (Hoare, 1972). Pode-se dizer que a suscetibilidade do *T. rangeli* é praticamente universal entre os triatomíneos, porque mesmo espécies não transmissoras, como *T. phyllosomae, T. nítida* e *Carvenicala pilosa,* são capazes de se infectar por xenodiagnóstico (Hoare, 1972). *T. infestans* e *Meprai spinolai* foram encontrados naturalmente infectados por *T. rangeli* no Chile. Inclusive outros insetos, como o *Cimex lectularius* e *C. hemipterus,* podem se infectar experimentalmente com *T. rangeli* (Hoare, 1972).

Os reservatórios naturais de *T. rangeli*, domésticos e silvestres, são mamíferos de várias espécies e diferentes gêneros, particularmente cães e gatos entre os domésticos e entre os silvestres primatas, desdentados marsupiais, carnívoros e roedores (Hoare, 1972). Deane e Damasceno (1961) e Deane *et al.* (1972) descreveram *T. rangeli* e *rangeli-like* em primatas da Amazônia brasileira e Miles *et al.* (1983), Shaw (1985), Ziccardi e Oliveira (1998) e Ziccardi *et al.* (2000) mostraram o parasita em triatomíneos e/ou em primatas e outros mamíferos daquela região. Na década de 1990, Steindel *et al.* (1991; 1994) descreveram o parasito em roedores de Santa Catarina, no sul do Brasil. Estudos que vêm sendo realizados pelo nosso grupo na região do Rio Negro, estado do Amazonas, têm demonstrado a presença do *T. rangeli* em diversas espécies de mamíferos e em *R. brethesi* daquela região (Junqueira, 2005). A partir de 1998 tem sido demonstrada a presença de *T. rangeli* em marsupiais e triatomíneos em áreas endêmicas para doença de Chagas no sudeste do Brasil (Ramirez *et al.*, 1998; 2002). Mais recentemente, foi encontrado pela primeira vez no estado do Ceará *Rhodnius nasutus* naturalmente infectado por *T. rangeli* (Dias *et al.*, 2007).

A infecção humana por *T. rangeli* tem sido descrita com maior frequência na Venezuela, Guatemala, Panamá, Paraguai, Colômbia, El Salvador, Costa Rica, Honduras e Peru, onde mais de 2.600 casos foram diagnosticados pelo exame direto, por hemocultura ou por xenodiagnóstico (Guhl e Vallejo, 2003). No Brasil, somente em 1996, foram descritos os primeiros casos humanos confirmados da infecção (Coura *et al.*, 1996) na região do Rio Negro, Amazonas. Os casos humanos descritos anteriormente na Argentina e no Chile não foram confirmados, entretanto, tudo indica, pela presença de vetores e reservatórios extra-humanos, que a infecção humana ocorra em toda a América Latina. A descrição de casos nos países mencionados não significa que apenas neles exista a infecção humana, mas sim pelo encontro ocasional de pessoas infectadas ou pela busca ativa de casos, como em nossas observações na Amazônia brasileira (Coura *et al.*, 1996). Recentemente, um interessante caso de infecção por *T. rangeli* foi relatado em uma doadora de sangue do Centro de Transfusão de Valência, Espanha. Tratava-se de uma mulher colombiana de 34 anos de idade, residente na Espanha desde o ano de 2000 (Parada *et al.*, 2010).

▸ Diagnóstico, caracterização e diferenciação entre T. rangeli e T. cruzi

O diagnóstico da infecção humana pelo *T. rangeli* pode ser feito pelo exame direto do sangue, pela hemocultura, pelo xenodiagnóstico e pela inoculação do sangue em camundongos ou pela reação em cadeia da polimerase (PCR) que diferencia o *T. rangeli* do *T. cruzi* (veja Figura 54.2). O exame direto do sangue do paciente, a fresco entre lâmina e lamínula, é raramente utilizado, considerando a baixa parasitemia. A hemocultura pode ser feita nos meios NNN, LIT e com melhor rendimento com uma mistura de NNN e LIT ou BAB-LIT um meio básico de ágar-sangue com suplemento de 15% de soro fetal bovino. O sangue deve ser centrifugado para remoção do plasma e o sedimento plantado em, pelo menos, 2 tubos de cultura, incubados a 25 a 28°C com leitura aos 15, 30, 45, 60 e 90 dias. O xenodiagnóstico deve ser feito preferencialmente com pelo menos 20 ninfas de 3º/4º estágio de *Rhodnius* pelo seu melhor rendimento e de maneira indireta, considerando as reações de hipersensibilidade induzidas por essa espécie, quando aplicadas diretamente no paciente.

As ninfas devem ser alimentadas com sangue de ave a cada 15 dias e examinadas aos 45, 60, 75 e 90 dias do seguinte modo: examinam-se ao microscópio a hemolinfa (retirada cortando-se as patas do inseto), as glândulas salivares (dissecadas cuidadosamente) e o conteúdo intestinal. Se positivas, coram-se as lâminas com Giemsa e inocula-se o material restante em camundongos limpos para isolamento e futuros estudos morfobiológicos, bioquímicos e moleculares do parasito.

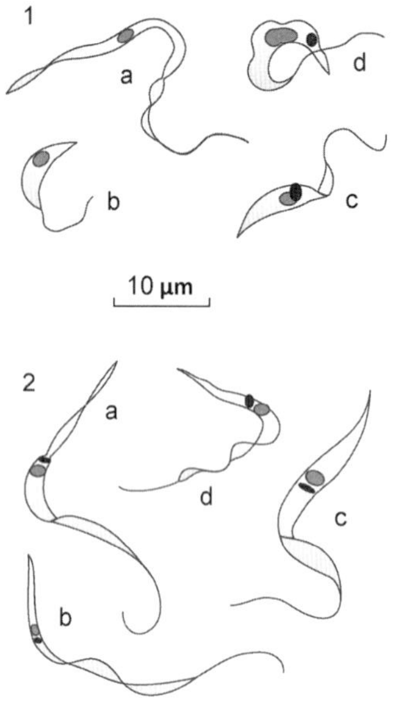

Figura 54.2 Formas típicas de *T. rangeli* (1a, 1b; 2a, 2b) e *T. cruzi* (1c, 1d; 2c, 2d). Adaptada de Souza *et al.* (2008).

Considerando-se que o *T. rangeli* pode ocupar a mesma área geográfica que o *T. cruzi* e infectar os mesmos reservatórios e vetores, é importante que se faça o diagnóstico diferencial entre as 2 espécies, o que pode ser feito por processos morfológicos, biológicos (no vetor em meio de cultura) ou por técnicas imunoquímicas e moleculares (Souza *et al.*, 2008).

▸ Revisões e trabalhos originais sobre caracterização e interação do T. rangeli/triatomíneos

Algumas excelentes revisões sobre o *T.* (*Herpetosoma*) *rangeli* têm sido feitas nos últimos anos, destacando-se a de Cuba-Cuba (1998) sobre aspectos biológicos e diagnósticos, uma revisão atualizada por Guhl e Vallejo (2003) e por Vallejo *et al.* (2007; 2009), que discutem aspectos da interação parasito-vetor. Amplos estudos sobre diversidade genética, relações filogenéticas e revisão taxonômica de tripanossomas do subgênero *Herpetosoma* foram realizados por Silva (2003) em sua tese de doutorado, e mais 3 trabalhos publicados (Silva *et al.*, 2004a,b; 2007):

- Análise por RAPD de *T. rangeli* e espécies relacionadas do homem, de macacos e de outros mamíferos silvestres da Amazônia brasileira revelou um novo grupo e um marcador espécie-específico (fragmento de DNA exclusivo de *T. rangeli* utilizado para o desenvolvimento da PCR-Tra625)
- Relacionamento filogenético entre isolados de *T. rangeli* de diferentes hospedeiros e regiões geográficas, posições taxonômicas e agrupamento baseado no polimorfismo de sequências ribossômicas SSU e ITS. Com base na análise filogenética, somada aos estudos de morfologia, epidemiologia e de comportamento em diferentes hospedeiros, os autores propuseram a validação do táxon *Herpetosoma,* sendo este composto apenas por espécies do grupo *lewisi*

e *T. rangeli*, *T. rangeli-like* e afins (*T. saimiri*, *T. preguici* e *T. leewennhoeki*) no clado "*T. rangeli*", mais correlacionado com *Schizotrypanum* do que *T. lewisi* ou *T. brucei*
- Análise do polimorfismo do gene *spliced-leader* (SL) demonstrou a existência de 4 genótipos de *T. rangeli* (denominados A, B, C e D), verificando a coexistência evolucionária entre linhagens de *T. rangeli* e diferentes grupos de insetos vetores, revelando marcadores para identificação e agrupamento.

Na última década, importantes estudos de análise de polimorfismos presentes no kDNA em diferentes cepas de *T. rangeli* permitiram a classificação de cepas circulantes na América Latina em 2 principais linhagens, possibilitando a demonstração da existência de seletividade na transmissão do parasito por diferentes espécies do gênero *Rhodnius* e coevolução entre subpopulações de *T. rangeli* com os principais grupos de *Rhodnius* (Vallejo *et al.*, 2002; 2003; Urrea *et al.*, 2005). Cepas de *T. rangeli* isoladas de insetos do gênero *Rhodnius* pertencente ao grupo *pallescens (R. pallescens, R. colombiensis e R. ecuadoriensis)*, classificadas como KP1(−), apresentaram-se geneticamente distintas das isoladas do grupo *prolixus* (*R. prolixus e R. neglectus*), classificadas como KP1(+). Vallejo *et al.* (2002; 2003) demonstraram que *R. colombiensis* podia ser infectado com *T. rangeli* KP1(−) e KP1(+), transmitindo apenas a subpopulação KP1(−). Por sua vez, *R. prolixus* também podia ser infectado com ambas as subpopulações, transmitindo, porém, apenas a KP1(+) por meio da picada. O comportamento diferencial de transmissão das subpopulações de *T. rangeli* está relacionado com a ativação da resposta imune da espécie vetora. Recentemente, Pulido *et al.* (2008) descreveram um fator tripanolítico na hemolinfa de *R. prolixus* contra as cepas de *T. rangeli* KP1(−).

A caracterização do *T. rangeli* e sua diferenciação com o *T. cruzi* pode ser feita além dos métodos morfológicos, por sua evolução nos mamíferos, em vetores e em meios de cultura (Tabela 54.1) e por métodos imunoquímicos e moleculares, revistos por Cuba-Cuba (1998), Guhl e Vallejo (2003), Silva (2003), Silva *et al.* (2004 a,b) e Souza *et al.* (2008). A Figura 54.2 e a Tabela 54.1 demonstram formas típicas do *T. rangeli* e do *T. cruzi* e o diagnóstico diferencial baseado na morfologia, locais de infecção do parasito e meios de cultura seletivos, respectivamente. Entre os métodos imunoquímicos destacam-se aglutinação por lecitinas (Miranda Santos e Pereira, 1984; Schottelius e Muller, 1984; Schottelius, 1987), sensibilidade à lise mediada pelo complemento de formas de cultivo e fezes de triatomíneos por soros humanos e de cobaia (Schottelius, 1982; Marinkelle *et al.*, 1985), detecção de neuraminidase, sialidases e transialidases em sobrenadantes de cultivo e/ou em fezes de triatomíneos (Schottelius, 1987; Medina-Acosta *et al.*, 1994), tipificação de anticorpos monoclonais (Hudson *et al.*, 1987; Acosta *et al.*, 1991; Osório *et al.*, 1995) e por detecção de antígeno de 43 kDa por *imunoblot* (Saldaña e Souza, 1996). Entre os métodos moleculares citados destacam-se a análise do DNA genômico (nDNA), por hibridização molecular com sondas de DNA nuclear e DNA total (D'Alessandro e Saravia, 1999) e pelo marcador de *T. rangeli* (0,9 kbp DNA) detectado por PCR (Campbell *et al.*, 1993, Osório *et al.*, 1995; Coura *et al.*, 1996), análise do kDNA (esquizodema) por enzima de restrição (Frasch *et al.*, 1981; D'Alessandro e Saravia, 1999) e análise de isoenzimas (Miles *et al.*, 1983; Steindel *et al.*, 1994), que discrimina infecções mistas em triatomíneos e por RAPD/DNA combinado ou não com análise de isoenzimas (Steindel *et al.*, 1994; Silva *et al.*, 2004 a,b).

Tabela 54.1 Diagnóstico diferencial entre *Trypanosoma rangeli* e *T. cruzi* pela morfologia, no vetor e em meio de cultura.[a]

Parâmetros	*T. rangeli*	*T. cruzi*
Morfologia no vertebrado		
Tamanho do cinetoplasto	Pequeno: 0,7 μm	Grande: 1,2 μm
Tamanho do parasito no sangue	Longo: 27-32 μm	Curto: 17-21 μm forma em C
Localização do cinetoplasto	Subterminal	Quase terminal
Estágio de multiplicação	Desconhecido	Amastigota nos tecidos
No inseto vetor		
Local de desenvolvimento	Intestino, hemolinfa, glândula salivar	Somente no intestino
Estágio de desenvolvimento		
Epimastigotas	Formas finas e longas, parte posterior afilada	Forma em clava, parte posterior romba
Tripomastigotas	Presentes no estômago, na hemolinfa e no intestino posterior	Presentes no intestino posterior (metacíclicos)
Metatripanossomas	Curtos (10 a 13 μm) Cinetoplasto terminal Presentes na glândula salivar	Longos (17 a 22 μm) Cinetoplasto subterminal Presentes na ampola retal
Cultura		
Meio de Warren	Não cresce	Cresce bem
Meio de Senekjie + Nistatina	Cresce bem	Não cresce

[a]Adaptada de Hoare, 1972.

▸ Tratamento

O tratamento da infecção pelo *T. rangeli* não está indicado; em primeiro lugar porque não causa doença no homem e em segundo, porque a infecção se extingue espontaneamente no prazo de 1 ano a 1 ano e meio.

▸ Referências bibliográficas

Acosta L, Romanha AJ, Cosenza H *et al.* Typanosomatids isolates from Honduras: differentiation between *Trypanosoma cruzi* and *Trypanosoma rangeli*. *Am J Trop Med Hyg.* 44: 676-683, 1991.

Añez N. Studies of *Trypanosoma rangeli* Tejera, 1920. IV – A reconsideration of its systematic position. *Mem Inst Oswaldo Cruz.* 77: 405-415, 1982.

Campbell DC, Gonzalez I, Jaramillo C *et al.* Resumen del Taller sobre el uso de la reación en cadena de la polimerasa (PCR) para distinguir entre *Trypanosma cruzi* y *Tripanosoma rangeli*. *Biomédica.* 13: 94-101, 1993.

Coura JR, Fernandez O, Arboleda M *et al.* Human infection by *Trypanosoma rangeli* in the Brazilian Amazon. *Trans R Soc Trop Med Hyg.* 90: 278-279, 1996.

Cuba-Cuba CA. Revisión de los aspectos biológicos e diagnósticos del *Trypanosoma* (*Herpetosoma*) *rangeli*. *Rev Soc Bras Med Trop.* 31: 207-220, 1998.

D'Alessandro A. Biology of *Trypanosoma (Herpetosoma) rangeli* Tejera, 1920. In: Lumsden WHR, Evans DA (ed.). *Biology of Kinetoplastida*. Vol. 1. London: Academic Press, p. 237-403, 1976.

D'Alessandro A, Saravia NG. *Trypanosoma rangeli*. In: Kreier J. *Parasitic Protozoa*. New York: Academic Press, p. 1-54, 1992.

D'Alessandro A, Saravia NG. *Trypanosoma rangeli*. In: Gilles HM. *Protozoal Disease*. UK: Arnold Press, p. 398-412, 1999.

Deane LM, Almeida FB, Neto JAF *et al. Trypanosoma cruzi* e outros tripanossomas em primatas brasileiros. *Rev Soc Bras Med Trop*. 6: 361, 1972.

Deane LM, Damasceno RR. Tripanossomatídeos de mamíferos da região amazônica. II. Tripanossomas de macacos da zona de Salgado, estado do Pará. *Rev Inst Med Trop São Paulo*. 3: 61-70, 1961.

Dias FBS, Diotaiuti L, Romanha AJ *et al.* First report on the occurrency of *Trypanosoma rangeli* Tejera, 1920 in the state of Ceará, Brazil, in naturally infected triatomine *Rhodnius nasutus* Stal, 1859 (Hemiptera, Reduviidae, Triatomine). *Mem Inst Oswaldo Cruz*. 102: 643-645, 2007.

Frasch ACC, Goijman SG, Cazzullo JJ *et al.* Constant and variable regions in DNA minicircles from *Trypanosoma cruzi* and *Trypanosoma rangeli*. Aplication to species and stocks differentiation. *Mol Bioch Parasitol*. 4: 163-170, 1981.

Grisard EC. Salivaria or Stercoraria? *Trypanosoma rangeli* dilema. *Kinetop Biol Dis*. 1: 1-2, 2002.

Grewal MS. *Trypanosoma rangeli* Tejera, 1920 in its vertebrate and invertebrate hosts. *Trans R Soc Trop Med Hyg*. 50: 301-302, 1956.

Guhl F, Vallejo GA. *Trypanosoma (Herpetosoma) rangeli* Tejera, 1920 – An update review. *Mem Inst Oswaldo Cruz*. 98: 435-442, 2003.

Hoare CA. *The Trypanosomes of Mammals*. Oxford: Blackwell, 1972.

Hudson L, Guhl F, Marinkelle CJ *et al.* Use of monoclonal antibodies for the differential detection of *Trypanosoma cruzi* and *T. rangeli* in epidemiological studies and xenodiagnosis. *Acta Trop*. 44: 387-394, 1987.

Junqueira ACV. *Trypanosoma cruzi* Chagas, 1909 em áreas do Médio e Alto Rio Negro — Amazonas. Tese. São Paulo: Universidade de São Paulo, 134pp., 2005.

Marinkelle CJ, Vallejo GA, Guhl F *et al.* Differentiation between *Trypanosoma cruzi* and *Trypanosoma rangeli* in the intestine of the vector *Rhodnius prolixus*, based on the behaviour of these flagellates with regard to the lytic activity of complement. *Rev Latinoamer Microbiol*. 27: 21-25, 1985.

Medina-Acosta E, Franco AM, Jansen AM *et al.* Transialidase and sialidase activities descriminate between morphologically indistinguishable trypanosomatids. *European J Bioch*. 225: 333-339, 1994.

Milles MA, Arias JR, Valente SAS *et al.* Vertebrate hosts and vectors of *Trypanosoma rangeli* in the Amazon basin of Brazil. *Am J Trop Med Hyg*. 32: 1251-1259, 1983.

Miranda Santos IKF, Pereira ME. Lectin discriminate between pathogenic and non-pathogenic South American trypanosomes. *Am J Trop Med Hyg*. 33: 839- 844, 1984.

Osório Y, Travi BL, Palma GI *et al.* Infectivity of *Trypanosoma rangeli* in a promonocytic mammalian cell line. *J Parasitol*. 81: 687-693, 1995.

Parada C, Villalba J, Alvarez M *et al. Trypanosoma rangeli* in a blood donor at the Valencian Blood Transfusion Centre. *Vox sanguinis*. 99: 193-194, 2010.

Pulido XC, Perez G, Vallejo GA. Preliminary characterization of a *Rhodnius prolixus* hemolymph trypanolytic protein, this being a determinant of *Trypanosoma rangeli* KP1(+) and KP1(−) subpopulations' vectorial ability. *Mem Inst Oswaldo Cruz*. 103: 172-179, 2008.

Ramirez LE, Lages-Silva E, Alvarenga-Franco F *et al.* High prevalence of *Trypanosoma rangeli* and *Trypanosoma cruzi* in opossums and triatomids in a formelyendemic area of Chagas disease in Southeast Brazil. *Acta Trop*. 84: 189-198, 2002.

Ramirez LE, Machado MI, Maywald PG *et al.* Primeira evidência de *Trypanosoma rangeli* no Sudeste do Brasil, região endêmica para doença de Chagas. *Rev Soc Bras Med Trop*. 31: 99-102, 1998.

Saldaña A, Souza OE. *Trypanosoma rangeli*: epimastigote immugenicity and cross-reaction with *Trypanosoma cruzi*. *J Parasitol*. 82: 363-366, 1996.

Schotellius J. Differentiation between *Trypanosoma cruzi* and *T. rangeli* by their different complement sensivity. *Tropen Medizine Parasitenkunden*. 33: 147-150, 1982.

Schotellius J. Neuraminidase fluorescence test for the differentiation of *Trypanosoma cruzi* and *Trypanosoma rangeli*. *Trop Med Parasitol*. 38: 323-327, 1987.

Schottelius J, Muller V. Interspecific differentiation of *Trypanosoma cruzi, Trypanosoma conorhini,* and *Trypanosoma rangeli* by lectins and combination with complement lysis. *Acta Trop*. 41: 29-38, 1984.

Shaw JJ. The hemoflagellates of sloths, vermilinguas (antearters), and armadillos, sloths and vermilingues. In: Montgomery GG. *The Evolution and Ecology of Armadillos, Sloths, and Vermilinguas*. US: Smithsonian Institute Press, p. 289-292, 1985.

Silva MF. *Tripanosoma do Subgênero Herpetosoma: Diversidade Genética, Relações Filogenéticas e Revisão Taxonômica*. Tese. São Paulo: Universidade de São Paulo, 74 pp., 2003.

Silva MF, Junqueira ACV, Campaner M *et al.* Comparative phylogeography of *Trypanosoma rangeli* and *Rhodnius* (Hemiptera: Reduviidae) supports a long coexistence of parasite lineages and their sympatric vectors. *Mol Ecol*. 16: 3361-3373, 2007.

Silva MF, Noyes H, Campaner M *et al.* Phylogeny, taxonomy and grouping of *Trypanosoma rangeli* isolates from man, triatomines and sylvatic mammals from widespread geographical origin based on SSU and ITS ribosomal sequences. *Parasitology*. 129: 549-561, 2004a.

Silva MF, Rodrigues AC, Campaner M *et al.* Randomly amplified polymorphic DNA analysis of *Trypanosoma rangeli* and allied species from human, monkeys, and other sylvatic mammals of the Brazilian Amazon disclosed a new group and species-specific marker. *Parasitology*. 128: 283-284, 2004b.

Souza MA, Fonseca TS, Santos BN *et al. Trypanosoma rangeli* Tejera, 1920, in chronic Chagas' disease patients under laboratory care at the Evandro Chagas Clinical Research Institute (IPEC-FIOCRUZ, Brazil). *Parasitol Res*. 103: 697-703, 2008.

Steindel M, Carvalho-Pinto CJ, Toma HK *et al. Trypanosoma rangeli* (Tejera, 1920) isolated from sylvatic rodent (*Echimys dasytrix*) in Santa Catarina island, Santa Catarina state: first report of this trypanosome in Southern Brazil. *Mem Inst Oswaldo Cruz*. 86: 73-79, 1991.

Steindel M, Dias Neto E, Carvalho-Pinto CJ *et al.* Randomly amplified polymorphic DNA (RAPD) and isoenzyme analysis of *Trypanosoma rangeli* strains. *J Eukaryotic Microbiol*. 41: 261-267, 1994.

Tejera E. Un nouveau flagele de *Rhodnius prolixus, Trypanosoma* (ou *Crithidia*) *rangeli* n. sp. *Bul Soc Pathol Exoth*. 13: 527-530, 1920.

Tobie EJ. Biological factors influencing transmition of *Trypanosoma rangeli* by *Rhodnius prolixus*. *J Parasitol*. 51: 837-841, 1965.

Urrea DA, Carranza JC, Cuba-Cuba CA *et al.* Molecular characterization of *Trypanosoma rangeli* strains isolated from *Rhodnius ecuadoriensis* in Peru, *R. colombiensis* in Colombia and *R. pallescens* in Panamá, supports a coevolutionary association between parasites and vectors. *Infect Genet Evol*. 5:123-129, 2005.

Vallejo GA, Guhl F, Carranza JC *et al.* Interacción tripanosoma vector-vertebrado y su relación con la sistemática y la epidemiología de la tripanosomiasis americana. Biomedica 27: 110-118, 2007.

Vallejo GA, Guhl F, Carranza JC *et al.* KDNA markers define two major *Trypanosoma rangeli* lineages in Latin- America. *Acta Trop*. 81: 77-82, 2002.

Vallejo GA, Guhl R, Carranza JC *et al.* Parity between kinetoplast DNA and miniexon gene sequences supports either clonal evolution or speciation in *Trypanosoma rangeli* strains isolated from *Rhodnius colombiensis, R. pallescens* and *R. prolixus* in Colombia. *Infect Genet Evol*. 3: 39-45, 2003.

Vallejo GA, Guhl F, Schaub GA. Triatominae *Trypanosoma cruzi/T.rangeli*: Vector-parasite interactions. *Acta Tropica*. 110:137-147, 2009.

Zeledón R. Halazzgo de formas evolutivas de *Trypanosoma rangeli*, Tejera, 1920 em glândulas salivares de *Rhodnius prolixus*, 1859, salvadoreños. *Rev Biol Trop*. (Costa Rica) 4: 1-7, 1956.

Zeledón R, Blanco E. Relaciones huéspede parasito em tripanosomiasis rangeli. I. Infección intestinal y hemolinfática comparativa de *Rhodnius prolixus* y *Triatoma infestans*. *Rev Biol Trop*. (Costa Rica) 13: 143-156, 1965.

Zeledón R, Monge E. Natural immunity of the bug *Triatoma infestans* to the protozoan *Trypanosoma rangeli*. *J Invert Pathol*. 8: 420-424, 1966.

Ziccardi M, Oliveira RL. Morphological features of trypanosomes in squirrel monkeys at two sites in Brazilian Amazon. *Mem Inst Oswaldo Cruz*. 92: 465-470, 1998.

Ziccardi M, Oliveira RL, Lainson R *et al.* Trypanosomes of non-human primates from the National Center of Primates, Ananindeua, state of Pará, Brazil. *Mem Inst Oswaldo Cruz*. 95: 157-159, 2000.

55 Tripanossomíase Africana

José Rodrigues Coura e Pere P. Simarro

▸ Introdução

A tripanossomíase africana ou "doença do sono" é causada por tripanossomas das subespécies *Trypanosoma brucei gambiense* e *T. brucei rhodesiense*, transmitidos ao homem por moscas do gênero *Glossina* (tsé-tsé), e que se encontram exclusivamente na África subsaariana. Mais de 60 milhões de pessoas são expostas à infecção naquela região. A OMS tem liderado uma intensa campanha de luta contra a tripanosomíase africana desde 2001 graças à participação pública e privada e a contribuição de ONG e colaborações bilaterais. Em consequência, o número de novos casos declarados pelos países endêmicos tem caído a partir de 2009 abaixo dos 10.000 casos anuais pela primeira vez nos últimos 50 anos (Simarro *et al.*, 2011). Sem dúvida ainda existem zonas de transmissão onde é difícil levar a cabo as atividades de controle, em particular devido à insegurança e ao difícil acesso (Chappuis *et al.*, 2010). Além disso, a enfermidade se localiza em zonas rurais onde os serviços de saúde são fracos, com risco de erros em uma enfermidade de difícil diagnóstico como a doença do sono. Em consequência se estima que o número real de casos infectados possa ser duas a três vezes mais do que o declarado.

Uma outra espécie do *T. brucei* morfologicamente indistinguível do *T. b. gambiense* e do *T. b. rhodesiense* e que infecta apenas animais silvestres e domésticos é conhecida: o *Trypanosoma brucei brucei*, com ampla distribuição na África tropical, tendo como reservatórios naturais animais silvestres e domésticos e transmitida aos animais também por moscas do gênero *Glossina*, tendo uma grande importância econômica por dizimar os rebanhos de gado pela doença chamada *nagana*. Outro tripanossoma do subgênero Trypanozoon de importância econômica por sua ação em animais é o *Trypanossoma evansi*, transmitido mecanicamente por moscas do gênero *Tabanus* entre camelos e outros animais domésticos, particularmente na Índia, onde é chamada *surra*; tem ampla distribuição na Ásia e na África sob vários nomes. Na América Latina é transmitido por moscas e morcegos (*Desmodus rotundus*) entre equinos e bovinos. O *Trypanosoma equiperdum*, que produz a doença chamada *durina*, é transmitido pelo coito entre equinos e tem uma extensa distribuição na África, de onde provavelmente é originário, na Ásia, na Europa e nas Américas.

Embora se suponha que a doença do sono tenha estado presente na África desde séculos, a primeira descrição de um quadro que poderia evocar a doença data do século 14 por intermédio do escritor árabe Ibn Kaldoun, que em 1373 descreveu a morte do sultão de Mali depois de uma estranha enfermidade contraída durante uma caçada, que provocou febre, cefaleia e acessos de sono constante até a morte. Entretanto, a presença do protozoário na infecção humana somente foi pioneiramente comprovada no sangue por Dutton em 1902 (Hoare, 1972), enquanto Castellani, em 1903, encontrou o parasito no liquor de um paciente com a doença do sono. Em 1903, Brumpt suspeitou da transmissão da infecção pela mosca tsé-tsé, o que foi comprovado naquele mesmo ano, em Uganda, por Bruce e Navarro (Hoare, 1972).

▸ Ciclo evolutivo e mecanismo de transmissão

As glossinas, ao picarem o vertebrado parasitado, ingerem o *T. b. gambiense* ou o *T. b. rhodesiense*. Enquanto o sangue ingerido é digerido no intestino médio da tsé-tsé, delimitado pela membrana peritrófica, as formas grossas do parasito (metatripanossoma) transformam-se em formas alongadas a partir do 3º/4º dia. Os tripomastigotas que medem até 35 μm de comprimento dividem-se ativamente durante dez dias e transpõem a borda posterior da membrana peritrófica; entre o 10º e o 20º dia da infecção invadem o proventrículo do inseto. Aí os tripomastigotas tornam-se mais delgados e longos e continuam sua migração até alcançarem os canais das glândulas salivares. Nestas glândulas os parasitos permanecem livres ou fixados pelos flagelos ao epitélio glandular, continuando a multiplicar-se ativamente, adotando a forma de epimastigotas grossos não infectantes para o homem e outros mamíferos. Ao final da evolução os parasitos retornam à forma de tripomastigotas e metatripanossomas infectantes, curtos e grossas, com 14 a 18 μm de comprimento, com núcleo central e cinetoplasto próximos ao extremo posterior. Os primeiros tripanosomas a aparecerem na corrente sanguínea do vertebrado são formas delgadas, mas depois de alguns dias aumentam o número de formas curtas e grossas. As diversas subespécies do *T. brucei* no sangue do homem e de outros vertebrados apresentam um grande polimorfismo, com formas finas, intermediárias e largas, na dependência do hospedeiro, da área geográfica e do ciclo do parasito. Ao picarem o homem e outros mamíferos para uma nova alimentação, as glossinas inoculam com a saliva os tripomastigotas metacíclicos (Figura 55.1) que podem formar um "cancro" no local da inoculação. Morfologicamente é impossível distinguir as diversas suespécies do *T. brucei*. O *T. b. brucei* pode ser distinguido do *T. b. gambiense* e do *T. b. rhodesiense* porque é lisado quando em contato com o soro humano ou em meio de cultura contendo esse soro. Pela reação em cadeia da polimerase (PCR) pode-se distinguir o gambiense do rhodesiense pelo gene que codifica a glicoproteína específica e o gene da sororresistência associado a proteína (SRA) para o *T. b. gambiense* (TgsGC) e para o *T. b. rhodesiense* (Deborggraeve e Buscher, 2010).

Detalhes sobre aspectos morfológicos, variações natigênicas, bioquímicas e moleculares do *T. brucei*, que não fazem parte dos objetivos deste capítulo, podem ser consultados em Hoare (1972), Englund e Smith (1990), Vickerman (1999), Rey (2001), Aksoy *et al.* (2003) e McCulloch (2004).

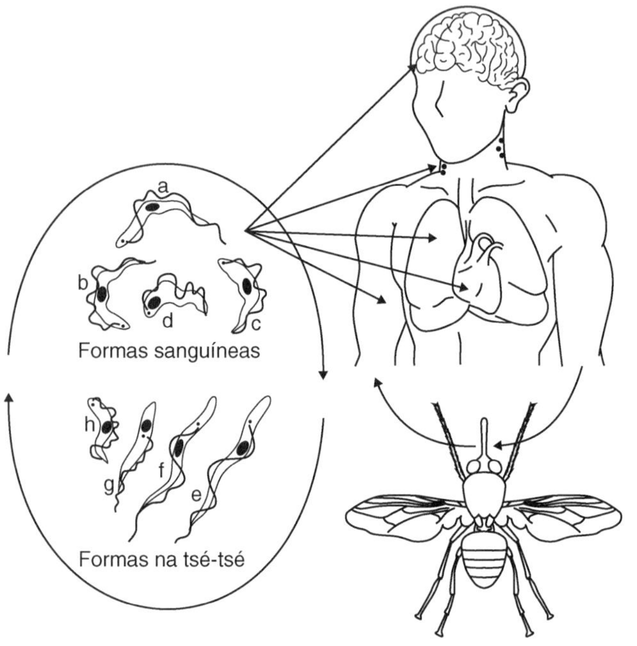

Figura 55.1 Ciclo do *Trypanosoma brucei* no homem e na mosca tsé-tsé. Tripanossomas sanguíneos, A = formas finas; B = formas intermediárias; C = formas largas; D = formas pós-nucleares. Estágios na tsé-tsé, E = tripomastigotas no estômago; F = tripomastigotas no cárdia; G = epimastigotas; H = metatripanossomas na glândula salivar.

▸ Patogenia e quadro clínico

Os tripanossomas metacíclicos inoculados multiplicam-se localmente no espaço extracelular, formando um nódulo ou cancro. Depois os tripanossomas começam a ser libertados do cancro, ganham a corrente linfática e, através do canal torácico, atingem o sangue e subsequentemente recirculam através dos sistemas linfático e sanguíneo, onde ocorre a maioria da multiplicação parasitária. As variações antigênicas da glicoproteína de superfície dos tripanossomas induzem e controlam as ondas de parasitemia. As anormalidades patológicas iniciais são mais evidentes nos gânglios linfáticos relacionados com o nódulo local ou cancro e posteriormente a uma linfadenopatia generalizada (Smith, 1999).

O quadro clínico da tripanossomíase africana pode ser dividido em duas fases ou períodos: a fase hemolinfática inicial ou primeiro período e a fase meningoencefálica ou segundo período, quando ocorre o comprometimento do SNC. O quadro clínico varia se a infecção é pelo *T. b. gambiense* ou pelo *T. b. rhodesiense.* O período de incubação no *T. rhodesiense* varia de alguns dias a semanas, enquanto no *T. gambiense* varia de meses a anos e a infecção pode ser mais branda ou até assintomática.

Alguns dias após a picada da tsé-tsé, surge uma pápula edematosa no local da picada (cancro de inoculacção), que rapidamente aumenta de tamanho, com uma intensa reação inflamatória, dolorosa, eritematosa e caracterizada por edema, reação celular, vascular, infiltração mononuclear perivascular e dano tissular local , que permanece de 2 a 3 semanas. Esta pode ulcerar-se, deixando uma cicatriz hiper ou hipopigmentada. Na infecção pelo *T. b. gambiense* a lesão inicial é infrequente, enquanto naquela pelo *T. b. rhodesiense* é muito mais frequente. Os tripanossomas da lesão inicial promovem uma linfadenopatia com aumento dos gânglios satélites regionais que inicialmente são pequenos e moles. Do sistema linfático os tripanossomas invadem o sangue fazendo picos febris e de parasitemia, de acordo com a variação antigênica, particularmente na infecção pelo *T. b. gambiense*, o que não é visto com frequência na infecção pelo *T. b. rhodesiense.* A densidade parasitária na infecção por esta última subespécie é muito alta, enquanto no *T. gambiense* é mais difícil encontrar o parasito no sangue periférico. A característica clínica da fase linfática, ou primeiro período, consiste em episódios de febre, acompanhados de calafrio, mal-estar, prostração, cefaleia, dores articulares e perda de peso. A infecção pelo *T. b. gambiense* no estágio inicial é em geral oligossintomática.

A linfadenopatia dos gânglios cervicais posteriores é mais característica e marcada na infecção pelo *T. b. gambiense.* A hepatoesplenomegalia ocorre em aproximadamente 30% na fase inicial da infecção. O *rash* cutâneo eritematoso ocorre frequentemente no tronco e o edema local, inclusive periorbital, é muito frequente. Ascite, derrame pleural e pericárdico, com a presença do tripanossoma, podem ocorrer. A miocardite é mais frequente na infecção pelo *T. b. rhodesiense*, bem como a anemia hemolítica e a trombocitopenia.

Os parasitos invadem subsequentemente o sistema nervoso central (SNC), penetram no liquor produzindo uma meningoencefalite com infiltração perivascular de linfócitos, plasmócitos e macrófagos. O diencéfalo, o mesencéfalo e o cérebro são preferencialmente acometidos, mas o córtex e o cerebelo também o são. Há proliferação da micróglia e dos astrócitos. O cérebro torna-se edematoso e aumenta a pressão no liquor. Ocorrem destruição neuronal e desmielinização, podendo instalar-se sequelas neurológicas permanentes. Lesões patológicas podem ocorrer também no coração, nas membranas serosas e no sistema endócrino, inclusive na tireoide, nas suprarrenais e na pituitária (Smith, 1999).

O comprometimento cerebral se caracteriza por cefaleia, apatia, labilidade emocional, desordem do sono (Buguet *et al.*, 2005) e tendência a distúrbio de comportamento (Kenedy, 2005) . Na evolução da doença a meningoencefalite é inevitável sem tratamento. A infecção pelo *T. b. rhodesiense* evolui rapidamente e ocorre algumas semanas após o seu início, enquanto na infecção pelo *T. b. gambiense* a evolução ocorre mais tardiamente ou até alguns anos após (Checchi *et al.*, 2008). Sinais extrapiramidais e cerebelares podem dominar o quadro: tremores, desequilíbrio e fasciculação muscular, particularmente na face, lábios e língua. O eletroencefalograma mostra com frequência alterações de ritmo cerebral e polimorfismo das ondas delta, enquanto o exame clínico evidencia o comprometimento extrapiramidal.

A resposta imune na tripanossomíase africana humana é policlonal, com ativação de linfócitos B e imunossupressão. Há evidência de alterações nas citocinas e outros mediadores, formação de imunocomplexos e produção de anticorpos, particularmente IgM, IgG elevadas e presença de anticorpos heterófilos. A IgM no liquor ocorre em estágio mais tardio da infecção.

Algumas manifestações neurológicas e psiquiátricas podem ser causadas por alterações bioquímicas decorrentes da infecção. Os tripanossomas penetram no liquor cefalorraquidiano induzindo cefaleia e distúrbios do sono, decorrentes do aumento do nível de prostaglandinas no estágio tardio da infecção (Buguet *et al.*, 2005). A anemia, embora menos frequente do que nos animais, pode aparecer no estágio inicial da infecção. A trombocitopenia e a coagulopatia por consumo do complemento, com coagulação intravascular disseminada, é pouco frequente. Observa-se o aumento da albumina no liquor na fase inicial da infecção.

Do ponto de vista histológico ocorrem extensa vasculite perivascular, endarterite e lesões granulomatosas no SNC. O comprometimento cardíaco ocorre particularmente na infecção pelo *T. b. rhodesiense*, levando à miocardite, à arritmia e à insuficiência cardíaca.

▶ Diagnóstico e tratamento

A suspeita da tripanossomíase africana ou doença do sono é feita pelo quadro clínico ou sorológico e pelos antecedentes epidemiológicos. O diagnóstico é confirmado por métodos parasitológicos. O diagnóstico parasitológico é feito pela pesquisa do parasito no sangue, no liquor, nos gânglios linfáticos, nos derrames pleurais e pericárdicos, na medula óssea ou pela cultura e inoculação desses materiais em camundongos no caso da infecção pelo *T. b. rhodesiense*. Para o *T. b. gambiense* que apresenta menor densidade parasitária é melhor a pesquisa no creme leucocitário após centrifugação do sangue. No liquor a pesquisa do tripanosoma é eficaz somente na fase meningoencefálica da doença, quando o parasito já atravessou a barreira hematencefálica.

A pesquisa do parasito no sangue pode ser feita pelo exame direto ou gota fresca, entre lâmina e lamínula, para visualização dos tripanossomas em movimento, em gota espessa corada pelo Giemsa ou em esfregaço corado. Este procedimento é mais eficaz nos períodos febris da fase aguda da infecção, particularmente por *T. b. rhodesiense* que apresenta maior densidade parasitária. O encontro do parasito em material de punção de linfonodo é mais frequente na infecção pelo *T. b. gambiense*, enquanto no sangue é mais frequente o encontro do *T. b. rhodesiense* por sua maior concentração (Chappuis *et al.*, 2005).

As técnicas de hemaglutinação, imunofluorescência e ELISA, bem como os testes rápidos de aglutinação em cartão (CATT), floculação em tubo capilar e de soroprecipitação de IgM em gel de agarose, são métodos indicativos de diagnóstico, mas não confirmatórios. A PCR para diagnóstico da tripanossomíase africana tem sido empregada, mas são necessários mais estudos e aperfeiçoamento para uso como uma nova técnica diagnóstica. Mais recentemente foi ensaiada uma técnica de PCR por amplificação isotérmica (LAMP) (Kuboki *et al.*, 2003).

Uma nova técnica diagnóstica da tripanossomíase africana humana, por análise proteômica de soro de pacientes por meio de espectrometria de massa, foi anunciada como de alta sensibilidade (100%) e especificidade (98,6%) inclusive para o controle de cura (Papadoupoulos *et al.*, 2004).

Depois do diagnóstico e antes do tratamento deve-se efetuar o exame do liquor para determinar a fase da enfermidade e assim poder eleger o medicamento mais eficiente (Lejon *et al.*, 2008). O tratamento específico da tripanossomíase africana (OMS, 1998) pode ser feito com suramina, pentamidina, melarsoprol e eflornitina em monoterapia ou combinada com nifurtimox (Priotto *et al.*, 2009). A pentamidina e a suramina são efetivas para o primeiro período. A suramina aplicada intravenosamente é preferível para a infecção pelo *T. b. rhodesiense*. Devido à hipersensitividade observada ocasionalmente em alguns pacientes é recomendado iniciar o tratamento com 5 mg/kg no primeiro dia. Na ausência de reação, o tratamento deve ser feito com a dose única semanal de 20 mg/kg até o máximo de 1 g IV, repetida durante 5 semanas consecutivas. Efeitos adversos como febre, urticária, artralgia, dermatite esfoliativa e conjuntivite têm sido descritos. Estes efeitos adversos são mais frequentes quando há concomitância da infecção por oncocercose. A suramina tem longa meia-vida e alguns efeitos colaterais são relacionados com a toxicidade cumulativa. Toxicidade para a medula óssea como agranulocitose e trombocitopemia tem sido observada. A suramina pode também se acumular nos túbulos renais, com alteração da função renal, a qual deve ser avaliada antes e monitorada durante o tratamento. A nefrotoxidade é comum, mas é reversível com a interrupção do tratamento. A pentamidina deve ser preferida para a infecção pelo *T. b. gambiense*. Ela deve ser administrada por via intramuscular na dose de 4 mg/kg/dia durante 7 dias consecutivos. Em geral a pentamidina é bem tolerada, mas efeitos adversos como dor no local da aplicação, abscesso estéril, hipotensão, náuseas, vômitos e tonturas podem ocorrer ocasionalmente e mais raramente desmaios. Para evitar esses efeitos indesejáveis é recomendado dar açúcar ao paciente antes da administração da droga (para reduzir a hipoglicemia) e deixá-lo em posição supina pelo menos uma hora após a aplicação do medicamento. Essas medidas podem ser sufucientes para resolver os efeitos colaterais. A administração de soro glicosado, corticosteroides ou epinefrina pode ser útil, mas raramente é necessário. A pentamidina pode alterar a função hepática e provocar diabetes transitório. Essa droga, por não atravessar a barreira liquórica, não está indicada na segunda faze da infecção, quando a doença acomete o SNC. O melarsoprol é um arsenical trivalente, usado na segunda fase da infecção do *T. gambiense* ou *rhodesiense*, na dose de 3,6 mg/kg peso em 3 dias consecutivos por semana, durante 3 semanas IV ou 2,2 mg/kg/dia durante dez dias (Burri *et al.*, 2000; Smith *et al.*, 2005). Os efeitos colaterais podem ser importantes, particularmente os relacionados com o edema cerebral (com mortalidade de até 5%) que exigem tratamento com corticoides, solução hipertônica e anticonvulsivantes. Devido a sua toxicidade o melarsoprol está sendo substituído como tratamento de primeira linha para o segundo período da infecção pelo *T. gambiense* pela eflornitina, um tripanoestático inibidor da ornitina-descarboxilase, que se administra na dose 400 mg/kg/dia, dividida em 4 tomadas diárias de 6/6 h, durante 14 dias (Chappuis *et al.*, 2005). Para simplificar sua administração e evitar resistência a eflornitina pode ser administrada na dose de 400 mg/kg/dia, em duas tomadas diárias de 12/12 h, durante 7 dias, porém combinada com nifurtimox 15 mg/kg dia, em três tomadas diárias durante dez dias. (Priotto *et al.*, 2009). Os grandes problemas do tratamento da doença do sono são a elevada toxicidade das drogas atualmente em uso, a complexidade para sua administração em zonas rurais da África, onde a infecção se transmite, além da emergência da resistência dos parasitos a essas drogas.

▶ Epidemiologia e controle

A tripanossomíase africana ocorre em mais de 200 focos endêmicos em 36 países da África subsaariana (Rey, 2001; Askoy *et al.*, 2003). Sua distribuição depende da presença de moscas do gênero *Glossina* (moscas tsé-tsé) transmissoras da infecção. O *T. b. gambiense* distribui-se em focos na África Ocidental e Central (OMS, 1998). É a forma mais frequente da enfermidade e representa 95% de todos os casos notificados, enquanto raramente o *T. b. rhodesiense* concentra-se na África Oriental e representa 5% do total de casos notificados (Simarro *et al.*, 2010) (Figura 55.2).

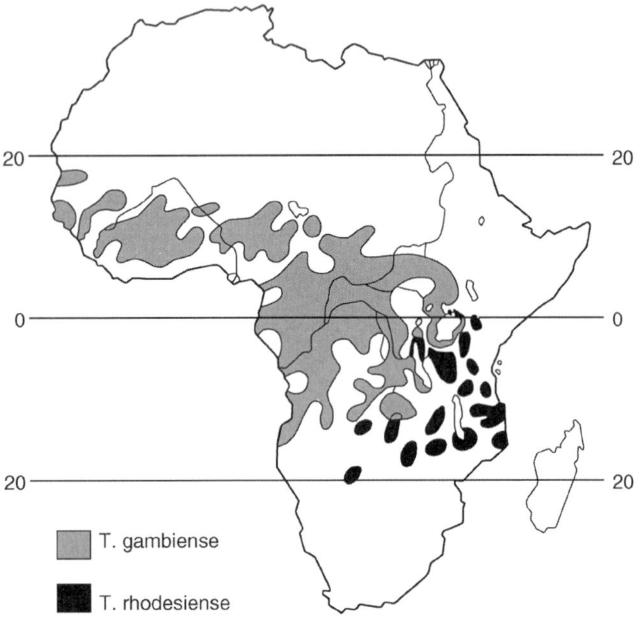

Figura 55.2 Distribuição geográfica das áreas endêmicas da doença do sono, causada pelo *Trypanosoma brucei gambiense* na África Ocidental e Central e pelo *T. b. rhodesiense* na África Oriental, segundo a OMS (1998) e Rey (2001).

O principal reservatório do *T. b. gambiense* é o homem, embora se tenha observado que alguns animais podem também servir como reservatório. Sem dúvida o *T. b. rhodesiense* é considerado uma zoonose na qual o hóspede acidental é o homem, sendo o principal reservatório o gado bovino e os animais selvagens como antílope, veado, impala, girafa, leão, hiena, hipopótamo e também animais domésticos, cão, bovinos, ovinos e equinos, segundo Molineux e Milligan (1999).

O principal mecanismo de transmissão da infecção é por meio da picada da mosca tsé-tsé infectada com o tripanossoma, entretanto a transmissão pode também ocorrer de forma congênita ou por transfusão de sangue, e ainda por acidente de laboratório de forma iatrogênica pelo uso de material não esterilizado. A glossina (fêmeas e machos), quando suga sangue infectado dos reservatórios imediatamente após a emergência da fase de pupa, permanece infectada pelo resto de sua vida, que pode durar vários meses. As fêmeas vivem mais do que os machos, mas estes produzem mais parasitos na glândula salivar, tornando-se vetores mais eficientes (Englund e Smith, 1990).

A prevenção e o controle da infecção devem ser feitos pela redução da exposição do contato da população com os focos, pela busca ativa e tratamento dos casos positivos, pela redução do reservatório animal e pelo controle vetorial. A redução do contato da população com os focos de transmissão pode ser feita com diminuição das idas aos rios e aos bosques, por meio da aglomeração das pessoas em áreas urbanizadas, com o suprimento de água nas casas evitando o contato com os vetores e pelo desmatamento de faixas de terreno nas áreas cultivadas e nas proximidades das casas, vilas e fontes de abastecimento de água. A busca ativa de casos da infecção por meio de inquéritos soroepidemiológicos e parasitológicos e seu tratamento precoce reduzem o reservatório humano do *T. b. gambiense,* enquanto o tratamento do gado reduz o reservatório animal do *T. b. rhodesiense,* contribuindo para reduzir os riscos de transmissão.

O controle vetorial se baseia no uso de inseticidas de efeito residual, aplicação de efeito imediato por aspersão, nebulizações de ultrabaixos volumes, armadilhas e telas impregnadas com deltametrina. O tratamento com inseticida de efeito residual nas árvores, aplicado com pulverizadores, visa intoxicar as moscas que nelas pousem e deve ser repetido a cada 2 meses. A aplicação de efeito imediato sob a forma de nebulização com gotículas finas visa atingir diretamente as moscas e deve ser repetida a cada 2 a 3 semanas. A aplicação de piretroides sintéticos com nebulização de ultrabaixo volume no solo e nos troncos das árvores ou por meio de avionetas e helicópteros nas savanas e galerias de florestas pode produzir resultados imediatos, mas apresenta limitações e críticas pelos seus efeitos tóxicos, poluição do meio ambiente e possibilidade de desenvolvimento de resistência pelos vetores (Eisler *et al.*, 2003). Pode-se deduzir que a luta antivetorial contra a tripanossomíase africana não é um problema fácil, considerando a dispersão de *Glossina* e sua atuação fora do domicílio. O controle a longo prazo demanda educação e participação da comunidade, vigilância e medidas que evitem o contato da população com os vetores.

▸ Referências bibliográficas

Aksoy S, Gibson WC, Lehane MJ. Interaction between tsetse trypanosomes with implications for control of trypanosomiasis. *Adv Parasitol* 53: 1-83, 2003.

Buguet A, Chapotor F, Cespuglio R, Bisser S. and Bouteille B. 2005 Sleeping sickness. In *Sleep: A Comprehensive Handbook* (ed T.Lee-Chiong), John Wiley & Sons, Inc., Hoboken, NJ, EUA. doi: 10.1002/0471751723.ch23.

Burri C, Nkunku S, Merolle A, Smith T, Brun R. Efficacy of new, concise schedule for melarsoprol in treatment of sleeping sickness caused by Trypanosoma brucei gambiense: a randomised trial. *Lancet* 355: 1419-25, 2000.

Chappuis F, Lima MA, Flevaud L, Ritmeijer K. Human african trypanosomiasis in areas without surveillance. *Emergin Infectious Diseases* 16: 354-6, 2010.

Chappuis F, Loutan L, Simarro PP, Lejon V, Büscher P. Options for field diagnosis of human african trypanosomiaiss. *Clinical Microbiology Reviews.* 18: 133-46, 2005.

Chappuis F, Udayraj M, Stietenroth, Bovier P. Eflornithine is safer than melarsoprol for the treatment of second-stage trypanosoma brucei gambiense humam african trypanosomiasis. *Clinical Infectious Diseases.* 41: 748-51, 2005.

Checchi F, J Filipe J, Barrett M, Chandramohan D. The natural progression of gambiensis sleeping sickness: What is the evidence? *PLoS Negl Trop Dis* 2: e303, 2008.

Deborggraeve S, Büscher P. Molecular diagnostics for sleeping sickness: what is the benefit for the patient? *Lancet Infect Dis* 10: 433-9, 2010.

Eisler MC, Torr SJ, Coleman PG, Muchila N, Morton JF. Integrated control of vector-borne disease of livestock-pyrethroids: panacea or poison? *Trends Parasitol* 19: 341-5, 2003.

Englund PT, Smith DH. African trypanosomiasis. In: Warren KS, Mahmoud AAF (eds). *Tropical and Geographical Medicine.* 2nd ed., Mc Graw-Hill, New York, p. 268-281, 1990.

Fairlamb AH. Chemotherapy of human African trypanosomiasis: current and future prospects. *Trends Parasitol* 19: 488-9, 2003.

Hoare CA. *The Trypanosomes of Mammals: A Zoological Monograph,* Blackwell, Oxford and Edinburgh, 749 pp, 1972.

Kennedy PG. Human African trypanosomiasis of the CNS: current issues and challenges. *J Clin Invest* 113: 496-504, 2004.

Kennedy PG. Sleeping sickness review. *Pratical Neurology* 5, 260-7, 2005.

Kuboki N, Inoue N, Sakurai T, Di Cello F, Grab Dj, Suzuki II, Sugimoto C, Igarashi I. Loop-mediated isothermal amplification for detection of African trypanosomes. *J Clin Microbiol* 41: 5517-24, 2003.

Lejon PG, Roger I, Mumba Nyogy D, Menten J, Robays J, N'Siesi FX, Bisser S, Marleen Boelart M, and Büscher P. Novel markers for treatment outcome in late-stage trypanosoma brucei gambiense. Trypanosomiasis. *Clinical Infectious Diseases* 47, I: 15-24, 2005.

Maser P, Luscher A, Kaminsky R. Drug transport and drug resistance in African trypanosomes. *Drug Resist Update* 6: 281-90, 2003.

McCulloch R. Antigenic variation in African trypanosomes: monitoring progress. *Trends Parasitol* 20: 117-21, 2004.

Molyneux DH, Milligan PJM. The epidemiology of African human trypanosomiasis. In Gilles HM, *Protozoal Disease,* Arnold, UK, p. 281-285, 1999.

OMS. Comité díexperts sur la trypanosomiase africaine-trypanosomiase africaines: lutte e surveillance. OMS, Serie de Rapports Techniques, 881, 1998.

Papadoupoulos MC, Abel PM, Agranoff D, Stich A, Torelli E, Bell BA, Planche T, Losemore A, Saadoun S, Wilkins P, Krishna S. A novel and accurate diagnostic test for human African trypanosomiasis. *Lancet* 363: 1358-63, 2004.

Priotto G, Kasparian S, Umtombo W, Ngouama D, Gorashian S *et al.* Nifurtimox-eflornithine combination therapy for secound-stage African Trypanosoma brucei gambiense trypanosomiasis: a multicenter, randomized, phase III, non-inferiority trial. *Lancet* 374:56-64, 2009.

Rey L. *Parasitologia. Parasitos e Doenças Parasitárias do Homem nas Américas e na África*, 3ª ed., Guanabara Koogan, Rio de Janeiro, 856 pp, 2001.

Simarro PP, Cecchi G, Paone M, FrancoJR Diarra A *et al.* The Atlas of human African trypanosomiasis: a contribution to global mapping of neglected tropical diseases. *Int J Health Geogr* 9:57, 2010.

Simarro PP, Diarra A, Ruiz Postigo JA, Franco JR and Jannin J. The human African trypanosomiasis control and surveillance programme of the World Health Organization 2000-2009. The way forward. *PLoS Negl Trop Dis* 5: 1007, 2011.

Schmid C, Richer M, Miaka Mia Bilenge C, Josenando T, Chappuis F, Manthelot CR, Nangouma A, Doua F, Asumu PN, Simarro PP, Burri C. Effectiness of a 10-day melarsoprol schedule for the tratment of late-stage human African trypanosomiasis: Confirmation from a multinational study (IMPAMEL II). *The Journal of Infectious Diseases* 191:1922-31, 2005.

Smith DH. African trypanosomiasis pathology, clinical features and differential diagnosis. In Gilles HM, *Protozoal Disease*, Arnold, UK, p. 268-271, 1999.

Vickerman K. African trypanosomiasis. The agent. In Gilles HM, *Protozoal Diseases*, Arnold, UK, p. 260-268, 1999.

56 Leishmaniose Tegumentar Americana

Alda Maria Da-Cruz e Claude Pirmez

A leishmaniose tegumentar é uma doença parasitária causada por protozoários do gênero *Leishmania* e transmitida por meio da picada de insetos de diferentes espécies da família Phlebotominae. A infecção caracteriza-se pelo parasitismo de células do sistema fagocítico mononuclear e acomete a pele e/ou a mucosa de vias respiratórias superiores.

A leishmaniose tegumentar é encontrada em 88 países no mundo, e estimativas da Organização Mundial da Saúde (OMS/WHO) apontavam que na década de 1980 cerca de 350 milhões de pessoas estavam sob risco de adquirir doença. A incidência anual da doença variava entre 1,5 e 2 milhões de casos novos/ano, a maioria decorrente do acometimento tegumentar (WHO, 1990). Levando-se em conta a subnotificação e a expansão da doença no mundo, pode-se admitir que estes números sejam ainda maiores. Em decorrência das diferenças existentes no padrão epidemiológico da leishmaniose tegumentar que ocorre nas Américas, tanto em relação às espécies de *Leishmania* quanto aos flebotomíneos vetores, as formas clínicas com comprometimento tegumentar vêm sido distinguidas em: leishmaniose tegumentar do Velho Mundo e leishmaniose tegumentar Americana (LTA).

Nas Américas, a leishmaniose é endêmica em 24 países situados desde o sul dos EUA até o norte da Argentina, excetuando-se apenas o Uruguai e o Chile (Lainson, 1983; Grimaldi *et al.*, 1989). As principais formas de apresentação da LTA são leishmaniose cutânea (LC), leishmaniose mucosa (LM) e leishmaniose cutânea difusa (LCD).

▸ Breve histórico

A leishmaniose tegumentar é considerada moléstia autóctone do continente americano, sendo conhecida desde antes da chegada dos europeus. Admite-se que as lesões tenham impressionado os artistas da era incaica de tal maneira que estes esculpiram em suas cerâmicas (*huacos*) deformidades faciais sugestivas do comprometimento mucoso da doença.

Os primeiros relatos da doença na América do Sul foram publicados pelo espanhol Balthasar Ramirez em seu livro *Descripción del Reyno del Perú* (1580) onde foi denominada "mal de los Andes". Na mesma época (1586), também Fray Rodrigo de Loayza verificava a presença de lesões nasais não só nos índios como, e principalmente, nos indivíduos que penetravam na região da Cordilheira dos Andes (Pessoa e Barreto, 1948; Schreiber e Mathys, 1987; Vale e Furtado, 2005).

Em 1827, Fray Don Hipólito Sanchez assinala a presença da moléstia na Amazônia em seu relato sobre a "Pastoral Religioso-Político-Geográfica". Em 1885, Alexandre Cerqueira observou a presença da moléstia na Bahia, identificando-a clinicamente ao botão do Oriente. Breda (Itália, 1895) diagnosticou a doença em italianos que moraram em São Paulo até 1884, tendo também realizado um dos melhores estudos de descrição das lesões mucosas na leishmaniose. Uma grande epidemia da doença foi registrada em São Paulo em 1908, durante o desmatamento do norte paulista para a construção da Estrada de Ferro Noroeste. Em 1913, Rabello relata no Rio de Janeiro um caso de leishmaniose mucosa em paciente com antecedente de lesão cutânea, fato este que situa a existência da LTA no estado desde pelo menos 1897.

Os parasitos causadores da doença foram descobertos provavelmente por Cunningham (1885) em pacientes com o botão do Oriente e identificados como *Leishmania tropica* por Wright (1903). No mesmo ano, Ross descreveu o gênero *Leishmania*. Somente em 1909, Lindenberg, assim como Carini e Paranhos, demonstraram, independentemente, a presença de parasitos nas lesões de pacientes brasileiros. Em 1911, Gaspar Vianna descreve o parasito causador da doença em nosso país, diferenciando-o dos protozoários isolados no Velho Mundo e denominando-o *Leishmania braziliensis* (Pessoa e Barreto, 1948; Schreiber e Mathys, 1987; Vale e Furtado, 2005). Em 1922, Henrique Aragão associa um surto de leishmaniose no Rio de Janeiro à elevada densidade de flebotomíneos e demonstra a participação destes dípteros na transmissão da doença (Aragão, 1922).

A descoberta da ação curativa do tártaro emético por Vianna em 1912 mudou a sorte dos pacientes com leishmaniose em todo o mundo. Entretanto, muito pouco se avançou em termos de controle da doença que vem acometendo as populações sob risco de modo continuado e crescente (Sabroza, 1981; Talhari *et al.*, 1988; Grimaldi *et al.*, 1989; Marzochi e Marzochi, 1997; Oliveira-Neto, 1998). Tais fatos, aliados ao potencial de gravidade da doença nas fases mais avançadas, levaram a Organização Mundial da Saúde a incluir as leishmanioses, a partir de 1976, no grupo das patologias tropicais de estudo prioritário (WHO, 1990).

▸ Etiologia

Os agentes etiológicos da LTA pertencem ao filo Protozoa, subfilo Sarcomastigophora, classe Mastigophora, ordem Kinetoplastida, família Trypanosomatidae, gênero *Leishmania*.

A *Leishmania* é um parasito digenético (heteroxeno), cujo ciclo vital se passa no hospedeiro vertebrado e no invertebrado, apresentando-se sob 2 formas evolutivas: amastigotas e promastigotas. Estas estruturas têm em comum um complexo flagelar composto de vacúolo contrátil, bolsa flagelar e flagelo. As amastigotas são estruturas arredondadas, com flagelo rudimentar não exteriorizado, que se localizam em vacúolos parasitóforos de células fagocitárias de vertebrados, sobretudo macrófagos. A forma promastigota é alongada, provida de flagelo livre e se desenvolve no tubo digestivo do inseto vetor, e em culturas axênicas à temperatura ambiente. Ambas apresentam um cinetoplasto que consiste em uma mitocôndria modificada, contendo grande quantidade de DNA. O arranjo desse DNA mitocondrial, denominado kDNA, é formado por uma rede concatenada com pequenos (míni) e grandes (máxi) círculos (Brewster e Barker, 2002). Os últimos são moléculas homogêneas, de cerca de 19 a 39 kb, que codificam genes de proteínas mitocondriais (Simpson, 1987). Para codificar essas proteínas, esses genes necessitam de um sistema especial de edição do RNA, realizada pelos RNA guias, esses por sua vez codificados pelos minicírculos (Simpson *et al.*, 1996). Os minicírculos representam cerca de 95% do kDNA total, e dispõem de uma região conservada, comum a todo gênero *Leishmania* e outra maior, variável. As duas regiões gênicas têm sido utilizadas tanto para estudos da evolução da espécie como alvo diagnóstico (Degrave *et al.*, 1994; Yurchenko *et al.*, 2000).

Inúmeros buscam correlacionar o polimorfismo clínico das leishmanioses com a distribuição geográfica, os aspectos epidemiológicos, os reservatórios e o comportamento biológico das cepas isoladas. A partir dos dados biológicos que incluíram os padrões de colonização do tubo digestivo do vetor, de crescimento *in vitro* em meio de cultura e a produção de lesões em hamsters, surgiu uma grande variedade de métodos bioquímicos, imunológicos e de biologia molecular, como a hibridização de ácido desoxirribonucleico (DNA), caracterização por anticorpos monoclonais ou por isoenzimas, métodos hoje plenamente estabelecidos e disponíveis para uso rotineiro (Grimaldi e Tesh, 1993; Cupolillo *et al.*, 2000). Esses métodos resultaram em várias classificações taxonômicas que, mais recentemente, têm obtido um reforço pela análise molecular utilizando vários alvos diferentes do genoma do parasito, o que tem dado importante contribuição não somente para a taxonomia e filogenia de *Leishmania*, mas também na compreensão da complexidade epidemiológica dessa parasitose.

Várias são as espécies de *Leishmania*, das quais pelo menos 13 estão associadas à doença humana (Lainson, 1983; Grimaldi *et al.*, 1989). Na classificação taxonômica das espécies proposta por Lainson e Shaw, atualmente a mais utilizada (Lainson e Shaw, 1987), as espécies de *Leishmania* são divididas em dois subgêneros: *Viannia* e *Leishmania*. No Brasil, os parasitos que mais frequentemente produzem lesão tegumentar são: *L. (V.) braziliensis*, *L. (L.) amazonensis* e *L. (V.) guyanensis*, sendo a *L. braziliensis* a espécie mais amplamente distribuída. Outras espécies também vêm sendo isoladas de casos humanos de modo esporádico: *L. lainsoni*, *L. shawi*, *L. naiffi* e *L. lindenbergi* (Grimaldi *et al.*, 1989; Silveira *et al.*, 2002) (Tabela 56.1). Variabilidades genotípicas entre parasitos de uma mesma espécie vêm sendo descritas, sobretudo em *L. (V.) braziliensis*, com indicativos de que haja associações com a forma clínica da leishmaniose e circuitos epidemiológicos (Cupolillo *et al.*, 2003; Brito *et al.*, 2009; Shriefer *et al.*, 2009). Há evidências de que componentes da saliva participem da interação leishmânia-hospedeiro, podendo mesmo influenciar o curso clínico da doença.

Os insetos vetores da leishmaniose do Novo Mundo incluem diferentes espécies dos gêneros *Lutzomyia* e *Psychodopygus* (Diptera, Psycodidae, Phlebotominae), genericamente conhecidos como flebótomos. Estes insetos são pequenos (2 a 3 mm), de coloração acastanhada, pousam com asas elevadas, têm hábitos vespertinos e seus voos são curtos. A contaminação dos flebótomos ocorre no momento em que a fêmea, ao fazer seu repasto sanguíneo, ingere macrófagos parasitados. No intestino, as células se rompem liberando as amastigotas que imediatamente iniciam o processo de transformação em formas promastigotas. Estas se multiplicam no lúmen do tubo digestivo e colonizam o inseto de tal modo que atingem a probóscide, sendo a seguir, transmitidas ao hospedeiro vertebrado, em sua forma metacíclica, durante o novo repasto sanguíneo.

Tabela 56.1 Espécies do gênero *Leishmania* causadoras de doença humana.

		Formas clínicas associadas		
	Espécies	**LC**	**LM**	**LCD**
Subgênero *Leishmania*	*L. amazonensis*	X	raro	X
	L. mexicana	X		
	L. pifanoi	X		X
	L. venezuelensis	X		
Subgênero *Viannia*	*L. braziliensis*	X	X	
	L. guyanensis	X	X	
	L. lainsoni	X		
	L. naiffi	X		
	L. panamensis	X	raro	
	L. peruviana	X		
	L. shawi	X		
	L. lindenbergi	X		
	L. colombiensis	X		

LC = leishmaniose cutânea; LM = leishmaniose mucosa; LCD = leishmaniose cutânea difusa.

▸ Etiopatogenia

A análise da resposta imune na leishmaniose tegumentar humana demonstra que pacientes infectados com *Leishmania* têm a capacidade de desenvolver uma reação de hipersensibilidade tardia e de induzir a expansão de linfócitos T circulantes antígeno-específicos (Carvalho *et al.*, 1985; Coutinho *et al.*, 1987). A resposta imune celular parece desempenhar um papel fundamental no curso evolutivo da infecção. O desenvolvimento de resposta imune é precoce, podendo preceder o aparecimento do comprometimento tegumentar ou mesmo controlar a infecção, possivelmente evitando o surgimento de lesões cutâneas em alguns casos. Estudos realizados no campo têm demonstrado que em áreas endêmicas existem indivíduos que apresentam reação de hipersensibilidade tardia aos antígenos de *Leishmania* (intradermorreação de Montenegro positiva) sem nunca terem desenvolvido manifestações clínicas de leishmaniose (Marzochi *et al.*, 1980).

De maneira similar ao que é observado no modelo experimental, também na leishmaniose humana as subpopulações de linfócitos T circulantes e o painel de citocinas (IFN-γ, TNF-α, TGF-β, IL-4, IL-5, IL-10) produzidas por estas células estão associados aos processos de desenvolvimento da doença, assim como a evolução para cura e proteção contra a doença (Carvalho *et al.*, 1985; Convit *et al.*, 1993; Barral-Netto *et al.*, 1996; Bomfim *et al.*, 1996; Ribeiro-de-Jesus *et al.*, 1998; De

Luca *et al.*, 1999; Bacellar *et al.*, 2002; Da-Cruz *et al.*, 2002; Gomes-Silva *et al.*, 2007).

Após a picada do inseto, parte dos indivíduos evolui com o desenvolvimento de lesões cutâneas. Esses casos, em que as lesões são em geral benignas e com tendência à cura, estariam associados à modulação apropriada da resposta imune. Os estudos de caracterização dos linfócitos T circulantes reativos para *Leishmania* realizados em pacientes de LC mostram que na doença ativa há uma indução preferencial de células $CD4^+$, enquanto um aumento da proporção de células $CD8^+$ é verificado durante o processo de cura (Da-Cruz *et al.*, 2002).

A expressão de RNA mensageiro nas lesões e o padrão de citocinas produzidas por células T reativas à *Leishmania* claramente evidencia um perfil misto tipo 1 (IFN-γ) e tipo 2 (IL-4, IL-5) durante a fase ativa da LTA, com predominância do primeiro tipo nas lesões cutâneas (Coutinho *et al.*, 1996; Pirmez *et al.*, 1993). A evolução para cura está associada à indução dessas citocinas do tipo 1 e ausência de IL-4. Estes resultados sugerem que a diminuição de citocinas do tipo 2 e o aumento de células $CD8^+$ poderiam contribuir para a resolução das lesões, por meio do aumento da atividade citotóxica específica sobre macrófagos parasitados ou de mecanismos relacionados com a maior ativação de macrófagos pelo IFN-γ (Coutinho *et al.*, 1996).

Já os pacientes com LM tendem a desenvolver uma resposta celular que, por ser exacerbada, pode levar à maior gravidade das manifestações clínicas. Nesses pacientes tem sido demonstrada a maior reatividade de células T específicas, tanto *in vivo* (IDRM) quanto *in vitro* (resposta proliferativa de linfócitos a antígenos de *Leishmania*), acompanhada de níveis elevados de anticorpos específicos, quando comparados à forma cutânea localizada (Carvalho *et al.*, 1985; Coutinho *et al.*, 1987). Esses dados demonstram que também no homem a indução de células T reativas à *Leishmania* pode produzir tanto efeitos benéficos quanto agravadores da doença. Enquanto nas formas cutâneas que, clinicamente, apresentam-se com evolução favorável, prevalece a resposta do tipo 1, nas formas mucosas há expressão significativamente mais elevada de IL-4 (Cáceres-Dittmar *et al.*, 1993; Pirmez *et al.*, 1993). Embora ocorra a produção de IFN-γ, citocina importante para a ativação de macrófagos e destruição de parasitos, a presença de um ambiente do tipo 2 aparentemente anularia o efeito leishmanicida de citocinas do tipo 1, podendo assim explicar a cronicidade e a dificuldade de resolução das formas mucosas.

Durante a fase ativa da LM ocorre indução preferencial de células T $CD4^+$ reativas a antígenos de *Leishmania* em relação às T $CD8^+$, de maneira similar ao que foi demonstrado na LC. A evolução para a cura também é acompanhada de um equilíbrio entre as subpopulações de linfócitos T $CD4^+$ e T $CD8^+$, sendo que este fenômeno só é observado mais tardiamente, acima de 1 ano após a cura clínica das lesões mucosas (Da-Cruz *et al.*, 2002). Assim, as células T $CD8^+$ poderiam contribuir para a resolução das lesões de LM. Em termos funcionais, foi verificado que os pacientes com lesões ativas de LM, mas não os de LC, apresentam uma população de células capazes de exercer elevada atividade citotóxica (CTL) sobre macrófagos infectados (Brodskyn *et al.*, 1997). Assim, é suposto que a exacerbação dos mecanismos de citotoxicidade possa exercer um efeito deletério, levando à destruição dos tecidos, podendo este fenômeno estar associado à gênese das lesões mucosas.

Comparados aos casos de LC, pacientes com LM apresentam níveis mais elevados tanto de IFN-γ quanto de IL-4 e IL-5 (Carvalho *et al.*, 1985; Pirmez *et al.*, 1993; Convit *et al.*, 1993; Barral-Netto *et al.*, 1996; Da-Cruz *et al.*, 2002). Os pacientes de LM também apresentam níveis séricos mais elevados de TNF-α, sendo que esses níveis tendem a retornar a valores basais, similares aos casos de LC, após o término do tratamento (Da-Cruz *et al.*, 1996). Embora o TNF-α, em níveis fisiológicos, possa desempenhar um papel relacionado com a eliminação dos parasitos nas lesões, o excesso de produção desta citocina *in situ* também vem sendo associado à imunopatogênese de diversas patologias, entre elas a LM. Além disso, tem sido sugerido que a deficiência de produção de IL-10 ou mesmo de seu receptor (Bacellar *et al.*, 2002; Faria *et al.*, 2005), observada nos pacientes de LM, poderia contribuir para o aumento da atividade citotóxica e manutenção de níveis elevados de IFN-γ e TNF-α, citocinas que também podem levar à lesão tecidual (Da-Cruz *et al.*, 1996; Brodskyn *et al.*, 1997; Ribeiro-de-Jesus *et al.*, 1998; Bacellar *et al.*, 2002). Tomados em conjunto, estes dados reiteram uma antiga hipótese de que a hiper-reatividade na LM estaria associada ao desenvolvimento de lesões mais graves (Avila *et al.*, 1984; Carvalho *et al.*, 1985; Coutinho *et al.*, 1987; Convit *et al.*, 1993). Entretanto, os fatores que determinam esta hiper-reatividade ainda não são conhecidos e hipóteses relacionadas com o envolvimento de componentes genéticos do hospedeiro ou do parasito e à autoimunidade, assim como a convivência por longo tempo com antígenos de *Leishmania*, têm sido aventadas pelos autores (Avila *et al.*, 1984; Carvalho *et al.*, 1985; Coutinho *et al.*, 1987; Convit *et al.*, 1993).

Por outro lado, formas progressivas da doença, como a leishmaniose cutânea difusa, cursam com depressão da resposta imune celular, mas não da humoral, sendo aquela reversível após a remissão clínica das lesões (Coutinho *et al.*, 1987; Convit *et al.*, 1993; Bomfim *et al.*, 1996). Nesses pacientes, a depressão da resposta imune celular é específica ao parasito e leva à ausência da reatividade de células T aos antígenos de *Leishmania*, tanto *in vivo* (IDRM) quanto *in vitro* (resposta proliferativa de linfócitos). Além disso, a ausência de produção de IFN-γ e o predomínio da resposta tipo 2 resultam na deficiência de ativação de macrófagos e consequentemente no aumento da proliferação parasitária, levando a uma doença progressiva e de difícil tratamento (Coutinho *et al.*, 1987; Convit *et al.*, 1993; Bomfim *et al.*, 1996).

▶ Dinâmica da infecção

As leishmanioses são antrozooponoses amplamente distribuídas em nosso território, acometendo o homem em prevalências diferentes de acordo com as regiões geográficas do Brasil. A despeito das medidas de controle, o número de casos registrados vêm aumentando progressivamente desde 1984. No período compreendido entre 1990 e 2009, foram notificados 550.250 casos novos de LTA em todo o país (SVS/MS, 2010). A doença ocorre em todos os estados, a maioria se concentrando nas Regiões Norte e Nordeste, que contaram com 39% dos casos cada uma. As Regiões Centro-oeste, Sudeste e Sul contribuíram, respectivamente, com 15,8%, 6,6% e 0,6% das notificações. Desde a década de 1990, vêm sendo registrados casos da doença no Distrito Federal e nos estados do Rio Grande do Sul e de Santa Catarina, com comprovação de casos autóctones (SVS/MS, 2010) (Figura 56.1).

Em relação à LTA no Brasil, a análise epidemiológica tem evidenciado um aspecto predominantemente endêmico, em geral em áreas de colonização em que a floresta primária deu lugar à mata remanescente ou residual (Forattini *et al.*, 1976). Quando o homem fixa residência nesses arredores ou nas

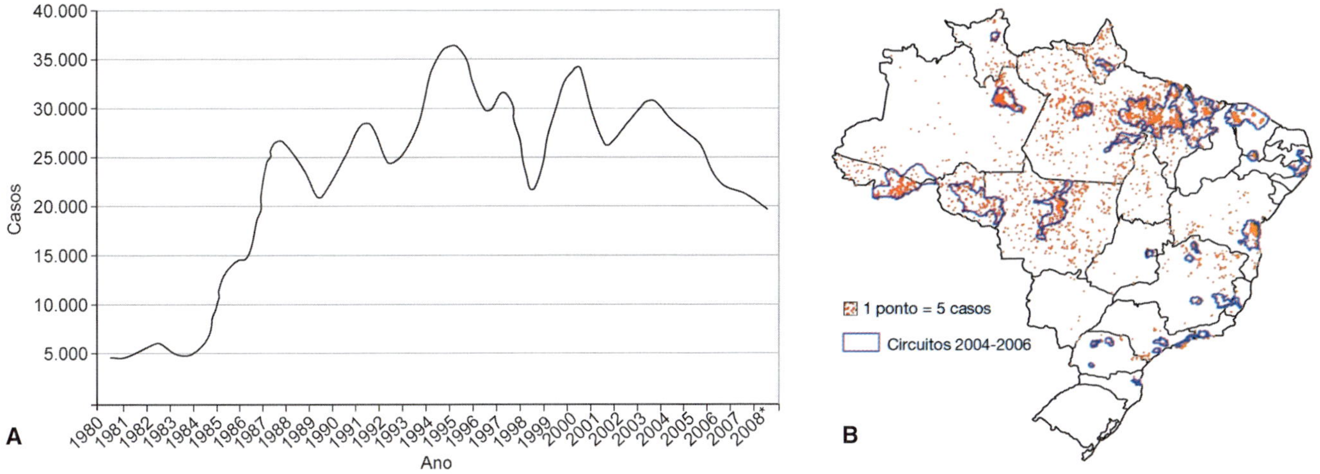

Figura 56.1 A. Distribuição dos casos de leishmaniose tegumentar no Brasil entre os períodos de 1980-2008; **B.** circuitos de produção 2004-2006. Fonte: SINAN/SVS-MS, 2008.

próprias encostas das serras, mantém muitas vezes o hábito de frequentar a floresta adjacente. Neste caso, a adaptação do flebotomíneo ao ambiente peridomiciliar ou até mesmo domiciliar propicia a transmissão da *Leishmania* a animais domésticos e ao homem, fazendo com que a probabilidade de contaminação seja semelhante na população sob risco, não importando a faixa etária, sexo ou atividade profissional. Nestas áreas ainda não se identificou um reservatório silvestre para o parasito, mas existe a possibilidade de animais domésticos (cães, cavalos, muares etc.) atuarem como reservatórios e/ou amplificadores da transmissão da infecção. Nesta situação, o cão participaria da cadeia epidemiológica como um elo entre o ciclo peridomiciliar e silvestre (Sabroza, 1981; Lainson, 1983; Lainson e Shaw, 1987; Falqueto *et al.*, 1991).

Exemplos desse tipo de cadeia epidemiológica são as que ocorrem nas áreas endêmicas do Rio de Janeiro e Paraty – RJ, como parte de uma área mais ampla correspondente à faixa de Mata Atlântica do litoral sul do Rio de Janeiro. Outras localidades incluem as regiões de Três Braços – BA, Vale do Rio Doce – MG, regiões do estado de São Paulo (Planalto Paulista e Vale da Ribeira) e do Espírito Santo, além de amplas áreas da Região Nordeste (Nery-Guimarães, 1955; Sabroza, 1981; Cuba *et al.*, 1984; Jones *et al.*, 1987; Falqueto *et al.*, 1991). Nesses locais, embora mantendo as características de endemicidade da doença, as populações sob risco são atingidas por surtos, muitas vezes de proporções limitadas, ou com casos esporádicos, quase sempre obedecendo a características de sazonalidade (Lainson e Shaw, 1987; Grimaldi *et al.*, 1989; Marzochi e Marzochi, 1994).

No tipo clássico de cadeia epidemiológica, o ciclo do parasito é mantido entre flebotomíneos e animais silvestres, sendo o homem considerado um hospedeiro acidental que se infecta quando penetra na mata, geralmente para exercer atividades relacionadas com o seu trabalho. Por esta razão, a maioria dos indivíduos infectados é constituída por uma população de homens adultos em idade produtiva, podendo ser considerada uma doença ocupacional (Lainson, 1983; Talhari *et al.*, 1988). Por outro lado, a atual destruição maciça de florestas virgens na região Amazônica tem feito com que a LTA venha a assumir proporções epidêmicas preocupantes naquela região, à semelhança do que ocorreu no passado quando da devastação da Mata Atlântica na Região Sudeste do Brasil. A situação torna-se mais séria ao levarem-se em conta alguns fatores agravantes como: potencial patogênico do parasito, particularidades biológicas de diferentes espécies de flebotomíneos, influenciando a transmissão da *Leishmania*, dificuldades operacionais para eliminação dos insetos transmissores e precariedade dos serviços de saúde (Talhari *et al.*, 1988).

▶ Quadro clínico

Uma das peculiaridades da LTA é a sua diversidade de aspectos clínicos, tanto que várias classificações já foram propostas, conforme vem sendo revisto (Marzochi, 1992; Azulay e Azulay, 1995; Oliveira-Neto, 1998). O *Manual de Vigilância da Leishmaniose Tegumentar Americana* (SVS-MS, 2007) exibe as apresentações clínicas da doença. A ocorrência de diferentes formas clínicas da doença está na dependência de variáveis tais como: fatores ligados a espécies e cepas do parasito, hábitos do vetor, fatores ligados à resposta imune do hospedeiro e, consequentemente, fatores resultantes da interação parasito-hospedeiro. A maior parte das descrições clínicas de LTA é referente às infecções por *L. braziliensis*, entretanto, particularidades clínicas relacionadas com as infecções por diferentes espécies de *Leishmania* vêm sendo demonstradas. Além disso, diferenças regionais são observadas nas áreas geográficas de ocorrência da doença.

As características clinicolaboratoriais da LTA vêm sendo descritas por vários autores (Rabello, 1925; Aragão, 1927; Pessoa e Barreto, 1948; Llanos-Cuentas *et al.*, 1984; Talhari *et al.*, 1988; Silveira *et al.*, 1991; Azulay e Azulay, 1995; Oliveira-Neto, 1998; Oliveira-Neto *et al.*, 2000; Passos *et al.*, 2001; Falqueto *et al.*, 2003; Guimarães *et al.*, 2009). As formas clínicas da LTA podem ser agrupadas independentemente da espécie do parasito, sendo que as principais são:

- Leishmaniose cutânea
  - Lesão única
  - Lesões múltiplas
    - De inoculação
    - Por disseminação hematogênica
  - Lesões de recidiva
- Leishmaniose mucocutânea: lesões mucosas e cutâneas concomitantes ou contíguas

- Leishmaniose mucosa: lesões mucosas sem presença de lesões cutâneas ativas
- Leishmaniose cutânea disseminada
- Leishmaniose cutânea difusa

Leishmaniose cutânea

A LC é a forma clínica mais frequente, podendo ser causada por qualquer uma das espécies dermotrópicas de *Leishmania* anteriormente citadas. Após um período de incubação variável, em geral de 1 a 3 meses, podendo se estender a até 1 ano, surge a lesão inicial no local da picada do inseto vetor. Esta é geralmente uma pápula eritematosa, pruriginosa, podendo estar associada à adenite satélite (Figura 56.2A). O curso da lesão inicial pode ser abortivo ou evoluir com destruição do tecido e formação de úlcera (Pessoa e Barreto, 1948). A lesão cutânea ulcerada única é o tipo de apresentação mais comum (Figura 56.2B). A úlcera cutânea típica é indolor, arredondada ou ovoide, de tamanho variável, com bordas bem delimitadas, elevadas e eritematosas, fundo granular e que sangra facilmente. Pode haver infecção bacteriana associada, produzindo exsudato amarelado, o qual posteriormente desprende-se em crostas melicéricas ou amarelo-sujo. Algumas vezes há formação de botões carnosos tornando a lesão de aspecto vegetante. Também são descritas formas não ulcerosas que podem se apresentar com aspecto framboesoide, nodular, verrucoso, liquenoide etc. O tamanho é variável, em geral não guardando relação com o tempo de evolução. As lesões localizam-se preferencialmente em áreas descobertas, como membros superiores e inferiores. Entretanto, a localização em áreas pouco relatadas, como por exemplo, a região genital e reborda ungueal, pode trazer dificuldade no diagnóstico clínico em função da apresentação dermatológica pouco comum (Oliveira-Neto, 1998). Além disso, lesões cutâneas atípicas podem ocorrer (Guimarães *et al.*, 2009). O comprometimento de gânglios linfáticos (linfangites e adenopatias) é frequente (Pessoa e Barreto, 1948; Oliveira-Neto, 1998) (Figura 56.2C), podendo mesmo preceder o aparecimento das lesões cutâneas (Barral *et al.*, 1995). Os gânglios linfáticos se apresentam com dimensões variáveis, formando cordões nodulares visíveis ou palpáveis, não dolorosos, que podem romper-se formando úlceras satélites ou regredir (Pessoa e Barreto, 1948).

Frequentemente a lesão é única e, quando múltiplas, variam entre 2 e 10 lesões, sendo muito raramente múltiplas ou disseminadas (Pessoa e Barreto, 1948). Casos de lesões cutâneas disseminadas associados à infecção por *L. braziliensis* têm sido cada vez mais descritos na literatura (Carvalho *et al.*, 1994; Oliveira-Neto, 1998) (Figura 56.2D). Diferentemente da LCD, os pacientes com leishmaniose disseminada causada por *L. braziliensis* apresentam lesões de aspecto polimórfico e frequentemente associadas a lesões de mucosa; além disso, desenvolvem reação de hipersensibilidade tardia à leishmanina e respondem bem à terapêutica antimonial (Carvalho *et al.*, 1994). Curiosamente, a multiplicidade de lesões pode vir associada a um quadro de imunossupressão celular que reverte após a terapêutica específica. O conceito clássico de leishmânides também é utilizado por alguns autores para designar as lesões secundárias que surgem após uma lesão leishmaniótica inicial (Oliveira-Neto, 1998).

O curso das lesões tende a ser benigno, curando-se espontaneamente em um período de meses ou anos (Costa *et al.*, 1987) ou após terapêutica específica (Oliveira-Neto, 1998). Mais raramente as lesões cutâneas podem ter um curso progressivo, atingindo dimensões consideráveis, constituindo-se em casos graves e de difícil tratamento.

Ao regredirem, as feridas deixam cicatrizes em geral lisas, brilhantes, finas e sedosas, com dimensões que se mantêm nos

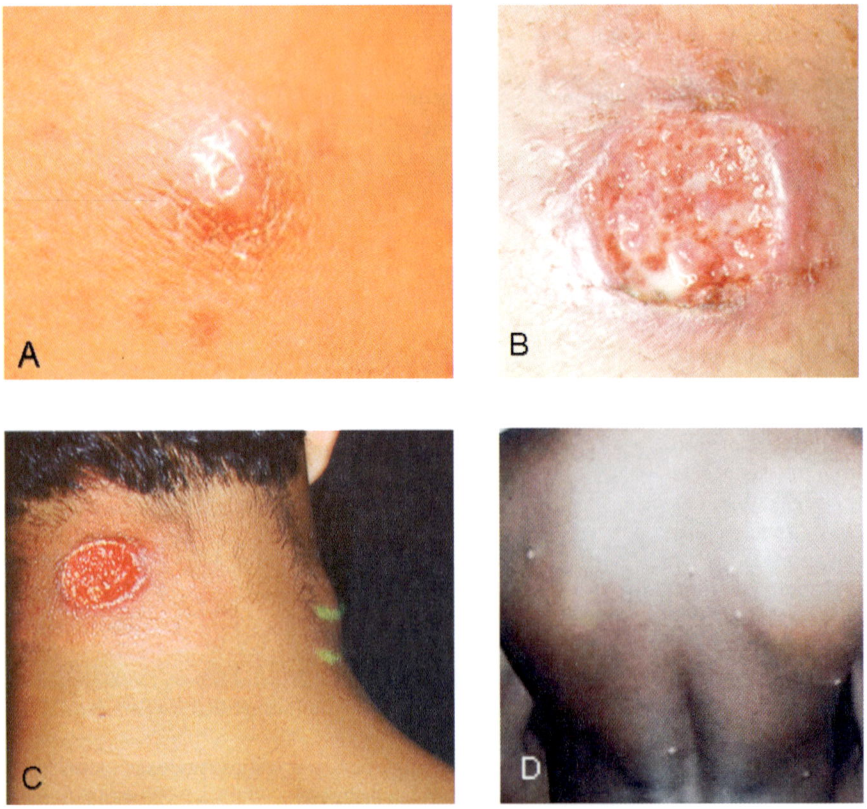

Figura 56.2 Leishmaniose cutânea. **A.** Lesão papular inicial; **B.** lesão ulcerada com 3 meses de evolução; **C.** lesão ulcerada com linfadenite regional à direita; **D.** leishmaniose disseminada.

limites da úlcera, hipopigmentadas, mas podendo assumir o colorido natural da pele (Costa *et al.*, 1987; Schubach *et al.*, 1998b; Oliveira-Neto *et al.*, 2000). A ocorrência de traumatismo pode facilitar o surgimento de lesão leishmaniótica, levando à reativação da infecção na borda da cicatriz (leishmaniose cutânea recidivante) (Pessoa e Barreto, 1948; Oliveira-Neto, 1998), provavelmente relacionado com a manutenção de parasitos nesses locais (Bertho *et al.*, 1994; Aebischer, 1994; Schubach *et al.*, 1998a; Schubach *et al.*, 1998b; Mendonça *et al.*, 2004).

Leishmaniose mucosa

Admite-se que cerca de 3 a 5% dos casos de LC causados por *L. braziliensis* desenvolvam a forma mucosa (Marsden, 1986; Oliveira-Neto, 1998). A *L. braziliensis* é a principal espécie associada aos casos de lesão mucosa, embora outras espécies como a *L. amazonensis* e a *L. guyanensis* já tenham sido isoladas desta forma clínica (Grimaldi e Tesh, 1993). A forma mucosa clássica é tida como secundária e metastática, demorando anos para aparecer. Em torno de 70% dos casos, as lesões mucosas sobrevêm antes dos 5 primeiros anos após as lesões cutâneas (Pessoa e Barreto, 1948). O intervalo de tempo entre a infecção inicial e o início das manifestações mucosas é bastante variável, porém admite-se que esta evolução ocorra dentro de um período médio de 6 anos (Jones *et al.*, 1987). As queixas iniciais de indivíduos com a forma mucosa geralmente são a formação de crostas, eliminação de secreção serosa ou serossanguinolenta pelo nariz e obstrução nasal. Ao exame, observa-se eritema e infiltração na mucosa.

Quanto ao aspecto, as lesões mucosas são infiltradas, eritematosas, podendo ser ulcerovegetantes, ulceradas ou vegetantes (Figura 56.3A). A mucosa nasal, isoladamente ou associada a outras áreas, constitui a localização mais comum, com predileção para o septo cartilaginoso e cabeça do corneto inferior. A marcha evolutiva das lesões leva à destruição do septo nasal e ao acometimento por contiguidade do assoalho das fossas nasais, da orofaringe e até mesmo da laringe e traqueia, além de poder atingir a pele que recobre o nariz e a região supralabial. Outras regiões acometidas mais raramente são o pavilhão auricular, a conjuntiva ocular e a genitália. A propagação das lesões, comprometendo partes moles da face, causa mutilações graves e traumatizantes, podendo raramente levar a complicações como pneumonia aspirativa, sepse, desnutrição, sufocamento, miíase, síndrome do granuloma médio facial etc., de consequências até mesmo fatais (Pessoa e Barreto, 1948; Marsden e Nonata, 1975; Marsden, 1986; Oliveira-Neto, 1998).

A despeito de serem escassos os parasitos, as lesões de LM são mais resistentes à terapêutica antimonial e em geral não evoluem com resolução espontânea.

Uma forma clínica que deve ser distinguida da leishmaniose mucosa é a leishmaniose mucocutânea (Figura 56.3B). Neste caso, as lesões mucosas são concomitantes às cutâneas, havendo mais raramente a possibilidade de ocorrer comprometimento da mucosa por contiguidade a lesões de pele na face ou mesmo por inoculação direta do parasito (Marzochi, 1992; Oliveira-Neto, 1998). Nestes casos, os parasitos são mais facilmente encontrados nas lesões mucosas do que na LM, embora, assim com esta última, também constituam formas graves e de tratamento mais difícil. Este fato aponta para outros possíveis mecanismos patogênicos da lesão mucosa, que não aqueles associados à hiper-reatividade da imunidade celular, como descrito na clássica LM.

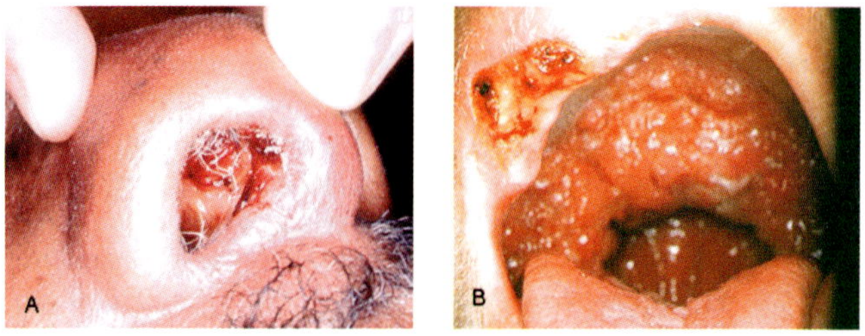

Figura 56.3 Leishmaniose mucosa. **A.** Lesão nasal; **B.** leishmaniose mucocutânea com acometimento oral. Cortesia do Dr. Manoel Paes Oliveira-Neto (IPEC-Fiocruz).

A maioria das descrições da leishmaniose nas Américas refere-se a casos de infecção por *L. braziliensis*. A seguir, serão expostas particularidades relacionadas com outras espécies de leishmânia e associações com outros agravos.

Leishmaniose produzida por Leishmania (Leishmania) amazonensis

As infecções por *L. amazonensis* causam mais frequentemente lesões cutâneas ulcerosas que se caracterizam por apresentarem bordas bastante infiltradas. Entretanto, as lesões podem evoluir com aspecto polimórfico, apresentando-se infiltrativas, verrucosas, papulares ou nodulares. A doença tem apresentação espectral e os pacientes podem exibir quadros de acometimento cutâneo de gravidade intermediária, ditos *borderline,* entre a forma cutânea e a cutânea difusa (Silveira *et al.*, 2004). Há relatos de casos que se apresentam com lesões cutâneas múltiplas ou disseminadas, podendo também estar associadas ao comprometimento mucoso (Carvalho *et al.*, 1994). A infecção por essa espécie tende a levar a um comprometimento parcial do sistema imune, que tende a ser reversível após a terapêutica antimonial (Silveira *et al.*, 2004).

A LCD é uma apresentação clínica rara de leishmaniose, causada no Brasil pela *L. amazonensis* (Lainson e Shaw, 1987; Coutinho *et al.*, 1981; Grimaldi e Tesh, 1993). A LCD representa a forma anérgica da leishmaniose tegumentar em que a depressão da resposta imune específica aos antígenos de *Leishmania* leva ao desenvolvimento de um quadro grave da doença (Azulay e Azulay, 1995; Coutinho *et al.*, 1987). A doença se inicia com uma lesão cutânea simples, mas que não responde satisfatoriamente ao tratamento, evoluindo progressivamente para a forma difusa. Clinicamente, caracteriza-se pela presença de numerosos nódulos, pápulas ou tubérculos, além de infiltração cutânea difusa, normalmente sem ulceração das lesões ou acometimento mucoso. Ao contrário da LC e da LM, observa-se abundância de parasitos nas lesões (Marzochi, 1992; Convit *et al.*, 1993).

Leishmaniose produzida por Leishmania (Viannia) guyanensis

Nas infecções por *L. guyanensis* as lesões cutâneas tendem a ser menores e mais numerosas, quando comparadas aos casos de *L. braziliensis*. Além disso, estas se localizam mais frequentemente acima da linha da cintura (Talhari *et al.*, 1988; Romero *et al.*, 2001b). A multiplicidade de lesões é evento frequente (Guerra *et al.*, 2003) e isto se deve a uma peculiaridade de seu principal vetor, que costuma pousar em troncos de árvores, e, quando perturbados, atacam o homem em grande número, podendo levar ao desenvolvimento de muitas lesões (Lainson, 1983). O envolvimento mucoso é considerado raro, embora um número crescente de casos venha sendo identificado na região Amazônica (Guerra *et al.*, 2011). O acometimento linfático é evento frequente, porém o aparecimento de linfangite é mais proeminente nas infecções por esta espécie. Os parasitos são mais facilmente observados nos tecidos acometidos por *L. guyanensis* em comparação com outras espécies (Romero *et al.*, 2001b; Guerra *et al.*, 2003).

Leishmaniose produzida por Leishmania (Viannia) naiffi

As infecções por *L. naiff* têm sido identificadas nas Américas desde o final da década de 1980. Os poucos casos descritos ocorreram principalmente no Brazil e o parasito foi isolado no Pará, Amazonas e Rondônia (Grimaldi *et al.*, 1991; Naiff *et al.*, 1991). A história epidemiológica frequentemente registra visitas às regiões florestais, sobretudo a região Amazônica (Pratlong *et al.*, 2002). As lesões descritas são papulares ou ulceradas, geralmente únicas e com diâmetro inferior a 20 mm.

Leishmaniose tegumentar americana e gravidez

Pouco se sabe na literatura a respeito da evolução da leishmaniose durante a gravidez, embora esta associação deva ser relativamente frequente em áreas endêmicas. As gestantes podem apresentar lesões cutâneas ulcerosas, mas casos de evolução mais grave são observados na prática clínica, como, por exemplo, lesões verrucosas progressivas. A contraindicação da terapêutica antimonial, que se estende até a fase de amamentação, faz com que as lesões tenham evolução bastante crônica.

Leishmaniose tegumentar americana e HIV/AIDS

Novos aspectos imunopatológicos da LTA têm sido observados em indivíduos portadores da síndrome de imunodeficiência adquirida (HIV/AIDS) (Coura *et al.*, 1987). Particularmente na associação HIV/AIDS e infecção pela *L. braziliensis,* o quadro clínico pode ser de uma leishmaniose difusa-símile (Coura *et al.*, 1987; Da-Cruz *et al.*, 1992; Mattos *et al.*, 1998), com lesões disseminadas (Figura 56.4A), ricas em parasitos, provavelmente consequentes à ausência de resposta imune celular (Da-Cruz *et al.*, 2000). Entretanto, as apresentações clínicas são diversas, podendo ser observadas lesões cutâneas únicas, apresentações não usuais de lesões cutâneas, envolvimento visceral por espécies dermotrópicas e envolvimento cutâneo por espécies viscerotrópicas (Rabello *et al.*, 2003). O acometimento de genitália é um evento frequente (Lindoso *et al.*, 2009). É interessante pontuar que alguns pacientes desenvolvem lesão mucosa, sendo que esta pode se apresentar isoladamente ou estar associada às lesões de pele (Figura 56.4B), podendo mesmo preceder a disseminação cutânea (Coura *et al.*, 1987; Da-Cruz *et al.*, 1992; Mattos *et al.*, 1998; Da-Cruz *et al.*, 1999). A *L. guyanensis* também já foi isolada de um paciente com HIV/AIDS (Souza e Souza *et al.*, 1998). Mais recentemente vêm sendo descritos casos de síndrome inflamatória de reconstituição imune em pacientes coinfectados por leishmaniose tegumentar-HIV/AIDS (Lindoso *et al.*, 2009).

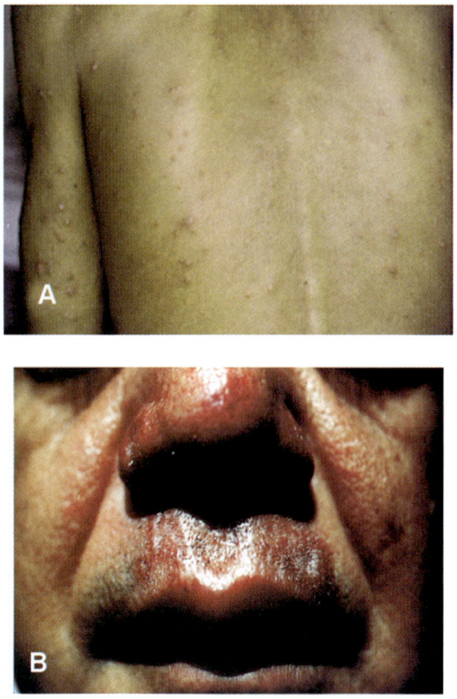

Figura 56.4 A. Forma disseminada com lesões múltiplas (Serviço de Dermatologia-HSE, MS); **B.** leishmaniose mucocutânea em pacientes HIV-positivos (Serviço de Dermatologia, HUGG, UNIRIO).

Outra característica desta associação é a riqueza de parasitos nos tecidos acometidos, a ausência de reatividade nas reações intradérmicas de Montenegro e a baixa positividade da sorologia (Da-Cruz *et al.*, 2000; Rabello *et al.*, 2003).

A coinfecção *Leishmania*-HIV é de notificação compulsória e as orientações para vigilância epidemiológica e avaliação dos casos suspeitos e profilaxia estão contidas no *Manual de Recomendações para o Diagnóstico, Tratamento e Acompanhamento da Coinfecção Leishmania-HIV*, do Ministério da Saúde (2010). A introdução da terapia antirretroviral (HAART, do inglês *highly active antiretroviral therapy*), com consequente restauração da resposta imune, vem sendo associada à redução dos casos de reativação de leishmaniose em indivíduos com HIV/AIDS.

Diagnóstico diferencial

O diagnóstico diferencial da LTA é bastante amplo (Oliveira-Neto, 1998; MS/SVS, 2007) e deve ser feito com as seguintes patologias:

- Infecções fúngicas: esporotricose, paracoccidioidomicose e cromomicose
- Infecções bacterianas: micobacterioses (lúpus vulgar, tuberculose verrucosa, hanseníase), sífilis, pioderma estafilocócico ou estreptocócico (impetigo, ectima, furunculose), úlcera tropical
- Doenças inflamatórias: úlcera angiodérmica, sarcoidose, granulomas de corpo estranho, granuloma piogênico, carcinomas baso e espinocelulares, ceratoacantoma e granuloma letal de linha média.

▸ Diagnóstico

Apesar do grande avanço tecnológico alcançado na última década, o diagnóstico da LTA ainda apresenta lacunas, particularmente quando a doença é causada por espécies do subgênero *Viannia*, dada a escassez dos parasitos nessas lesões. Todavia, independentemente da espécie causadora, o diagnóstico deve associar os dados clinicoepidemiológicos ao teste intradérmico de Montenegro e à detecção de parasitos nas lesões.

A intradermorreação de Montenegro (IDRM) é uma reação de hipersensibilidade tardia, análoga ao teste de tuberculina. Embora existam diferentes preparados no mercado, todos utilizam proteínas extraídas de formas promastigotas. O teste é realizado mediante a aplicação de 0,1 mℓ desses antígenos de *Leishmania* na face anterior do antebraço. A leitura do teste deve ser feita após 48 h, sendo considerados positivos aqueles que apresentam diâmetro de enduração igual ou superior a 5 mm. A sensibilidade e especificidade do teste variam entre 82 e 100% (Furtado, 1980), na dependência da quantidade de proteína e da espécie de *Leishmania* utilizadas no preparado, e ainda o modo de preservação dos antígenos (Marsden e Nonata, 1975; Badaró *et al.*, 1990; Akuffo *et al.*, 1995). O teste pode ser negativo em casos de lesões ativas com tempo de evolução inferior a 30 dias e na leishmaniose cutânea difusa. A IDRM avalia a presença de hipersensibilidade tardia a antígenos de *Leishmania*, portanto não discrimina se o indivíduo apresenta uma infecção recente ou passada (Furtado, 1980; Marzochi *et al.*, 1980) ou a espécie de *Leishmania* causadora da lesão (Barbosa *et al.*, 1972; Shaw e Lainson, 1975). A resposta pode desaparecer após alguns anos ou permanecer positiva por toda a vida, não estando claro se isto se deve à persistência do parasito no organismo ou à permanência do indivíduo na área endêmica (Bittencourt *et al.*, 1968; Marsden, 1975; Marzochi *et al.*, 1980; Mayrink *et al.*, 1976). Na prática, a história epidemiológica, o aspecto clínico das lesões e a IDRM positiva são bons indicadores para um diagnóstico presuntivo de LTA e com frequência representam a única opção disponível para o médico.

O diagnóstico de LTA é confirmado quando o parasito é evidenciado diretamente nas lesões. O fragmento de tecido deve ser retirado da borda da lesão, com auxílio de *punch* ou bisturi (em cunha). É importante que este fragmento contenha regiões diferentes da lesão em extensão (úlcera, borda e pele adjacente) e profundidade (epiderme e derme), o que propicia não somente uma boa avaliação histopatológica, mas também a melhor divisão posterior do fragmento para os outros procedimentos. Nas lesões mucosas, o fragmento deve ser retirado das áreas infiltradas. Dividindo-se o fragmento em partes, há pelo menos 4 procedimentos que podem ser realizados para a demonstração do parasito:

- Isolamento do parasito em cultura em meio bifásico MacNeal, Novy e Nicolle (NNN)
- Impressão por aposição, realizada pela leve compressão da face lateral do fragmento da biopsia em lâmina limpa e desengordurada, e posterior coloração com Giemsa ou Leishman
- Fixação em formol tamponado a 10%, para exame histopatológico
- Uma parte do tecido, com cerca de 1 mm^3, acondicionada em tubo limpo e novo, pode ser utilizada para a detecção de DNA parasitário por PCR (Pirmez *et al.*, 1999).

Há ainda outra possibilidade que é a inoculação do material obtido de lesão em animais suscetíveis, dos quais o hamster tem sido o mais utilizado (Evans, 1993; Berman, 1997), com bons percentuais de positividade e a vantagem de que esses animais adaptam-se bem em condições de trabalho de campo. Entretanto, este procedimento é caro e consome muito tempo já que o parasito, especialmente as espécies do subgênero *Viannia*, demoram a desenvolver-se nesses animais (Cuba *et al.*, 1984).

A positividade desses métodos depende muito da espécie envolvida, da forma de processamento do tecido ou do tempo de evolução de doença (Furtado, 1980; Cuba *et al.*, 1984; Weigle *et al.*, 1987; Salinas *et al.*, 1989). A cultura é o método que geralmente apresenta maiores índices: em torno de 50 a 80% dos casos, variando na dependência das condições de obtenção do fragmento e manuseio do cultivo, sendo sempre mais frequente na LC do que na LM (Furtado, 1980; Cuba *et al.*, 1984; Weigle *et al.*, 1987). O material das lesões também pode ser obtido por punção aspirativa, utilizando-se um sistema a vácuo, consistindo em um tubo estéril de vidro com tampa de borracha contendo meio difásico de cultura NNN (Marzochi *et al.*, 1993). Nas culturas axênicas, o crescimento dos parasitos ocorre em cerca de 10 dias, porém um resultado só é considerado negativo após 30 dias de observação do cultivo. A positividade aumenta quando são tomados cuidados técnicos na coleta, tais como desinfecção prévia da lesão, acondicionamento do fragmento em salina com antibiótico, transporte sob refrigeração, processamento do material em condições assépticas etc. Estas medidas diminuem as possibilidades de contaminação, que dificultam o crescimento da *Leishmania* e, consequentemente, diminuem a possibilidade de isolamento, sobretudo nas lesões cutâneas. Se por um lado o cultivo exige equipamentos e reagentes de custo elevado, os parasitos isolados podem ser caracterizados quanto à espécie de *Leishmania*, seja por técnicas de eletroforese de isoenzimas, marcação com anticorpos monoclonais espécie-específicos ou RFLP (Grimaldi *et al.*, 1989; Cupolillo *et al.*, 2000).

A visualização de formas amastigotas na impressão em lâmina e nos exames histopatológicos ocorre em cerca de 20 a 40%, na dependência da espécie de leishmânia, sendo mais difíceis de serem encontrados na LM (Pessoa e Barreto, 1948; Mayrink *et al.*, 1979; Furtado, 1980; Sampaio *et al.*, 1980; Cuba *et al.*, 1984; Pirmez *et al.*, 1999). A pesquisa visual de amastigotas nesses exames é dificultada pelo pequeno tamanho das amastigotas associado à típica escassez parasitária dos casos gerados por espécies do subgênero *Viannia* (Figura 56.5A e B). Sob o ponto de vista histológico, as lesões de LTA, tanto cutâneas quanto mucosas, apresentam uma reação inflamatória crônica, que se estende da zona papilar à reticular, constituída por um infiltrado dérmico de linfócitos, histiócitos e plasmócitos. Com frequência veem-se também granulomas quase sempre desorganizados, e muitas vezes associados a necrose tissular (Figura 56.5C). Mais raramente encontram-se granulomas do tipo tuberculoide, o que parece ocorrer sobretudo nos casos de longa duração. A degeneração fibrinoide do colágeno e a vasculite também são achados comuns que, na ausência de amastigotas, sugere fortemente o diagnóstico (Figura 56.5D). As alterações epidérmicas são variáveis, mas marcadas pela acantose, ocasionalmente exibindo hiperplasia pseudoepiteliomatosa, ao lado de exocitose, degeneração da basal e edema (Pessoa e Barreto, 1948; Ridley, 1980; Magalhães *et al.*, 1982; Ridley e Ridley, 1983; Magalhães *et al.*, 1986). O achado de formas amastigotas, que resultaria em um laudo conclusivo, é mais difícil nos exames histopatológicos do que nos esfregaços por aposição (Figura 56.5B) uma vez que os fixadores tendem a induzir retração tecidual, reduzindo ainda mais o tamanho do parasito. Entretanto, ambos os métodos exigem um microscopista experimentado e persistente, pois a chance de encontrar o parasito é diretamente proporcional ao tempo utilizado para o exame da lâmina (Castillo e Rojas, 1997). Embora seja comum a utilização de coloração pelo Giemsa nos cortes histopatológicos, essa coloração não parece oferecer vantagem sobre a hematoxilina e eosina bem-feita. Por outro lado, o exame histopatológico pode ser muito útil no diagnóstico diferencial, pois permite eliminar várias outras condições, dentre elas neoplasias ou paracoccidioidomicose, que comumente se confundem com a leishmaniose. Assim, apesar do elevado custo e baixa sensibilidade, esse método fornece dados que, associados ao quadro clínico, podem sugerir o diagnóstico de leishmaniose ou afastar outras condições (Ridley 1980; Ridley *et al.*, 1980; Azogue, 1983; Magalhães *et al.*, 1986; Bittencourt e Barral, 1991).

Outras técnicas diagnósticas que permitem a detecção de antígenos de *Leishmania in situ* incluem a reação de imunoperoxidase e imunofluorescência direta em cortes de tecido ou esfregaço. Embora esses métodos não tenham fácil aplicação na rotina, eles têm sido propostos, não só no sentido diagnóstico da infecção (Sells e Burton, 1981; Lynch *et al.*, 1986; Sotto *et al.*, 1989; Salinas *et al.*, 1989), mas também para identificação da espécie causadora (McMahon-Pratt e David, 1981; Shaw *et al.*, 1989).

A técnica de PCR para amplificação de DNA parasitário tem conseguido resolver o problema de baixa sensibilidade das técnicas ditas "convencionais". Há uma ampla gama de *primers* diferentes e formas de isolamento de DNA (de Bruijn e Barker, 1992; Bhattacharyya *et al.*, 1993; Lopez *et al.*, 1993; Rodriguez *et al.*, 1994; Bhattacharyya *et al.*, 1996; Andresen *et al.*, 1996; Castilho *et al.*, 2003), mas em todos a detecção de parasitos pela PCR é superior aos métodos convencionais, podendo alcançar uma sensibilidade de 97% na LC e 71% na LM causadas por *L. braziliensis* (Pirmez *et al.*, 1999). Essa técnica também permite a caracterização do parasito, ao menos quanto ao subgênero (Pirmez *et al.*, 1999; Breniere *et al.*, 1999). Deve-se ponderar o valor diagnóstico da técnica de PCR nas lesões com suspeita de recidiva, já que DNA de *Leishmania* e, portanto, DNA parasitário, pode permanecer nas cicatrizes (Oliveira-Neto *et al.*, 1998; Schubach *et al.*, 1998a). Dentro dessa linha de raciocínio, o achado de DNA parasitário no sangue periférico tem sido observado em cerca de 25% dos casos, tanto durante a fase ativa da doença quanto muitos anos após a cura, ou mesmo em indivíduos moradores de área endêmica (Camera *et al.*, 1997; Coutinho *et al.*, 2002), não sendo, portanto, de valor diagnóstico para uma lesão em atividade. A amplificação de sequências de DNA de *Leishmania* por meio da PCR também tem sido utilizada para fins de caracterização fenotípica (Uliana *et al.*, 1991; Fernandes *et al.*, 1994; Uliana *et al.*, 1994; Cupolillo *et al.*, 1995; Cupolillo *et al.*, 2000; Castilho *et al.*, 2003). Atualmente, a técnica de PCR em tempo real abre perspectivas para quantificação do DNA de leishmânia e, portanto, indiretamente da carga parasitária. A correta identificação da espécie é mais do que mero academicismo, pois tem implicações na evolução clínica, prognóstico e no tratamento. As amostras isoladas devem, portanto, ser encaminhadas para um centro de referência capaz de realizar a correta identificação, sendo a técnica de isoenzimas considerada padrão-ouro. No entanto, essa prática pode ter um custo-benefício elevado, devendo-se avaliar cuidadosamente as indicações, como por exemplo, novas regiões de transmissão dos parasitos, viajantes, casos especiais etc. (MS/SVS, 2007).

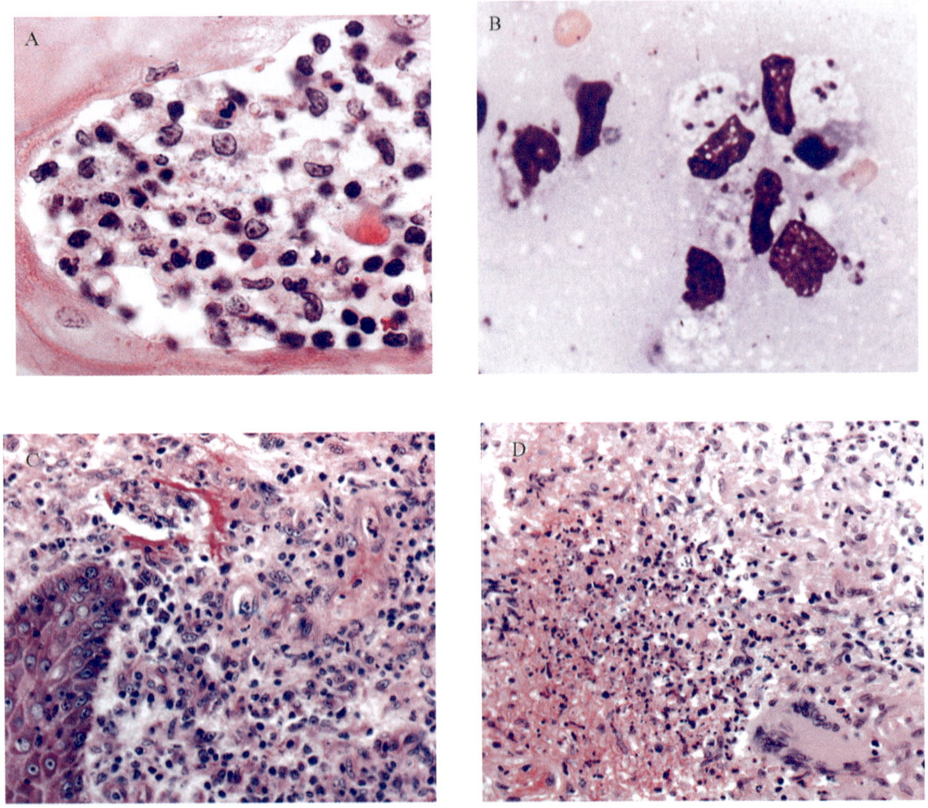

Figura 56.5 A. Formas amastigotas no tecido ao exame histopatológico; **B.** impressão do fragmento de tecido em lâmina, corado pelo Leishmanin; **C.** histopatologia de lesão cutânea: vasculite e degeneração fibrinoide do colágeno; **D.** reação inflamatória granulomatosa, com células gigantes e células epitelioides ao redor da área de necrose (HE, 400×).

A pesquisa de anticorpos anti-*Leishmania*, por reação de imunofluorescência indireta (RIFI) ou ensaio imunoenzimático (ELISA) quando positiva, pode auxiliar o diagnóstico, desde que excluídas as possibilidades de reação cruzada, como por exemplo, com doença de Chagas (Camargo e Rebonato, 1969; Roffi *et al.*, 1980; Furtado, 1980) ou mesmo com microrganismos não relacionados (Furtado, 1972). A sensibilidade dos testes sorológicos está em torno de 50 a 70%, e resultados negativos não excluem o diagnóstico de leishmaniose. Quando a reação é positiva, os títulos tendem a ser baixos, exceto nas formas com comprometimento mucoso e na LCD (Kalipada, 1995), e geralmente diminuem ou desaparecem após a terapêutica, podendo ser utilizados como controle de cura (Chiari *et al.*, 1973; Marzochi *et al.*, 1980; Sampaio *et al.*, 1980; Souza *et al.*, 1982; Gomes-Silva *et al.*, 2009).

A Tabela 56.2 resume a positividade dos principais métodos diagnósticos observados na literatura, e a Figura 56.6 esquematiza a conduta diagnóstica frente a uma suspeita clínica de leishmaniose.

Tabela 56.2 Percentual de positividade encontrado na literatura de cada método de acordo com o tempo de evolução.

Método	Tempo de evolução	
	1-3 meses	> 6 meses
Histopatologia	69	20-29
Impressão em lâmina	45-75	20-48
Cultura	25-80	20-40
Inoculação em hamsters	80	66
Teste de Montenegro	82-100	

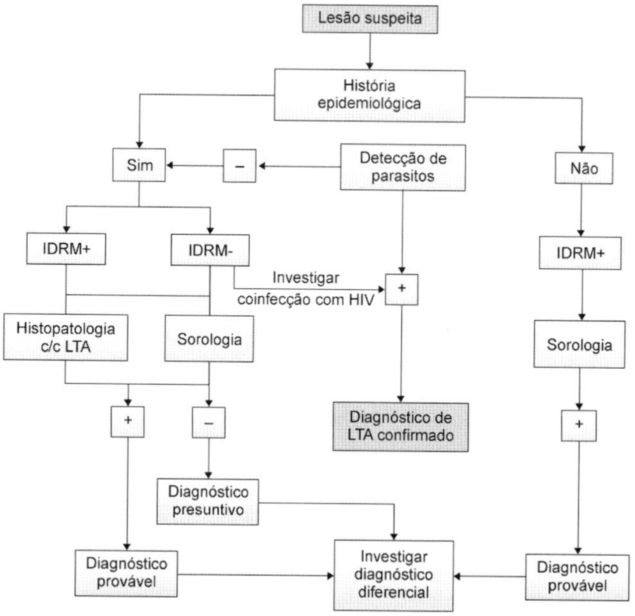

Figura 56.6 Conduta diagnóstica na leishmaniose tegumentar.

▸ Tratamento

Os medicamentos de primeira linha recomendados pela Organização Mundial da Saúde (OMS) no tratamento das leishmanioses são os antimoniais pentavalentes, por apresentarem o melhor índice terapêutico na leishmaniose (WHO, 1984). Entretanto, os índices de cura são diferentes entre as espécies de *Leishmania*, podendo mesmo variar entre áreas endêmicas de parasitos da mesma espécie, não sendo este aspecto contemplado nas recomendações oficiais. Os medicamentos de segunda linha empregados no tratamento da leishmaniose são a anfotericina B e a pentamidina, e estão indicados quando se verifica ausência de resposta ao antimonial pentavalente após 2 cursos completos de tratamento. Apresentam toxicidade importante e o uso é exclusivamente hospitalar (SVS/MS, 2007).

No Brasil, o tratamento da LTA é feito empregando-se antimoniato de meglumina (Glucantime), distribuído gratuitamente pelo Ministério da Saúde. Entretanto, dadas as diferenças regionais de sensibilidade a esse fármaco, as dosagens devem ser determinadas de acordo com o padrão de resposta terapêutica observada em cada área endêmica (Silveira *et al.*, 1991; Oliveira-Neto *et al.*, 2000; Passos *et al.*, 2001; Romero *et al.*, 2001a; Azeredo-Coutinho e Mendonça, 2002; Falqueto *et al.*, 2003). O Ministério da Saúde, com base nas recomendações da OMS (WHO, 1984), orienta para o emprego da dose de 10 a 20 mg Sb^{5+}/kg/dia, até a dose máxima diária de 850 mg. A medicação é comercializada em frascos de 5 mℓ, contendo 1,5 g do antimoniato bruto e 405 mg de antimônio pentavalente. Nos pacientes de LC recomenda-se o tratamento durante 20 dias (15 mg Sb^{5+}/kg/dia). Entretanto, se não houver melhora significativa, o esquema pode ser prolongado por mais 10 dias, até que as lesões fiquem fechadas ou cicatrizadas. É importante notar que nem sempre se obtém a epitelização completa após o término do tratamento, podendo persistir áreas eritematodescamativas ou recobertas por crostas, que evoluem para cicatrização em poucas semanas após a descontinuidade da terapêutica. O tratamento da LM (20 mg Sb^{5+}/kg/dia) deve ser mantido por 30 dias, mas, na dependência da remissão das lesões o esquema deve ser reavaliado.

No caso de ocorrer falha terapêutica, ou seja, ausência de cicatrização completa após 3 meses do término do tratamento, o esquema deve ser repetido por 30 dias. No caso de ainda não ocorrer resposta, utilizar medicações de segunda linha.

Os antimoniais devem ser armazenados em ambiente fresco, com temperatura abaixo de 25°C e ao abrigo da luz. A administração é feita exclusivamente por via parenteral (intramuscular ou intravenosa). Recomenda-se que as 2 primeiras administrações ocorram em unidades de saúde. Em indivíduos sem contraindicação clínica, o medicamento pode ser administrado por via intramuscular por profissionais habilitados, não sendo necessária a internação hospitalar.

O mecanismo de ação dos antimoniais envolve atividade leishmanicida mediante a inibição da síntese de nucleosídios da purina e de macromoléculas, da glicólise e do ciclo do ácido cítrico (Berman, 1988). Sugere-se que o macrófago desempenharia papel no mecanismo de ação dos antimoniais, em que ocorreria a concentração do antimonial pentavalente e a sua conversão para trivalente, responsável de fato pela atividade leishmanicida (Goodwin e Page, 1945; Roberts *et al.*, 1995).

Verifica-se excreção urinária de mais de 80% da dose administrada em até 6 a 8 h. A acumulação do fármaco é gradual e o efeito terapêutico do antimônio é proporcionado pela fração que é acumulada nos tecidos. A aplicação do antimonial em uma dose diária mostrou-se mais eficaz do que em doses fracionadas (Goodwin e Page, 1945; Chulay *et al.*, 1988; Kopke *et al.*, 1991; Roberts *et al.*, 1995).

A frequência e a gravidade dos efeitos adversos guardam relação direta com as doses e a duração do tratamento empregados. Geralmente surgem ao final das 2 semanas de tratamento, quando há estabilização do nível sérico crescente (Berman, 1988). Os sintomas subjetivos mais comumente relatados são artralgias, mialgias, anorexia, náuseas e cefaleia. Os efeitos tóxicos cardíacos são os mais importantes. Seu desenvolvimento é gradual e relacionado com a dosagem e duração do tratamento, porém são transitórios e revertem em 1 a 3 semanas, após cessar a terapia. As alterações mais comuns verificadas no eletrocardiograma são achatamento ou inversão da onda T e alongamento de QT. As alterações hematológicas relatadas são leucopenia, agranulocitose, anemia e plaquetopenia. No que tange ao trato gastrintestinal, observa-se sintomatologia subjetiva variada: dor abdominal, pirose, náuseas e plenitude gástrica. Nas provas de função hepática, verifica-se aumento de transaminases e fosfatase alcalina, em 20 a 50% dos casos. O pâncreas também é acometido e os sintomas de náuseas, vômitos e dor abdominal podem ser atribuídos à pancreatite (Marsden, 1985; Berman, 1988; Chulay *et al.*, 1988; Kopke *et al.*, 1991; Oliveira-Neto, 1998; Azeredo-Coutinho e Mendonça, 2002). Mais raramente, observam-se casos de morte súbita por uso de antimoniais.

Outros sintomas relatados são febre, astenia, vertigens, palpitações, nervosismo, choque pirogênico, edema facial, colapso cardiovascular e diarreia. A urticária é rara e não há relato de alergia imediata. No entanto, pode ocorrer choque anafilático nas primeiras aplicações. Dependendo da via de administração, observam-se efeitos locais como dor, enduração e abscessos ou flebite. Recomenda-se o rodízio dos locais das injeções e apenas uma aplicação diária, no período vespertino, devendo-se evitar esforço físico durante o tratamento (Marsden, 1985; Berman, 1988; Oliveira-Neto, 1998; Azeredo-Coutinho e Mendonça, 2002).

Em indivíduos com leishmaniose mucosa, pode ocorrer edema e necrose das lesões ao início da terapia antimonial, levando à obstrução e à insuficiência respiratória, recomendando-se tratamento hospitalar com vigilância estrita nesses casos (Kopke *et al.*, 1991; Marsden, 1985; MS/SVS, 2007).

As contraindicações à terapia antimonial são gravidez, hipersensibilidade ao antimônio, tuberculose pulmonar, cardiopatias, nefropatias e hepatopatias. Seu uso é desaconselhado na gravidez e durante o aleitamento, já que a medicação ingerida por via oral pode produzir irritação de mucosa gástrica no recém-nascido.

Existem esquemas de tratamento alternativos como a administração intralesional, emprego de dose baixa e o esquema em séries (Llanos-Cuentas *et al.*, 1984; Oliveira-Neto, 1998; Azeredo-Coutinho e Mendonça, 2002). Estes tratamentos também produzem respostas satisfatórias, reduzindo os efeitos colaterais e o abandono terapêutico, justificando assim a utilização destes em determinados casos. Entretanto, vale pontuar que estes esquemas não estão incluídos nas recomendações da OMS, só devendo ser utilizados em situações específicas (gravidez, cardiopatia, insuficiência hepática etc.) ou protocolos de estudo de fármacos, desde que aprovados por comitê de ética em pesquisa.

A anfotericina B é utilizada na dose de 1 mg/kg/dia IV, com dose máxima de 50 mg e dose total acumulada de 7 a 20 mg/kg. A administração deve seguir as especificações do fabricante. O paciente deve ser acompanhado diariamente. As formulações lipídicas da anfotecina B são promissoras em termos de reduzir a toxicidade, mantendo a eficácia terapêutica (Sundar e Raí, 2002).

O isotionato de pentamidina é administrado na dose de 4 mg/kg/dia do sal, em dias alternados, com duração variando entre 10 e 20 aplicações. A pentamidina vem se mostrando mais eficaz que o antimônio para o tratamento das infecções por *L. guyanensis* (Sundar e Raí, 2002).

Os pacientes devem ser acompanhados mensalmente por 6 meses nos casos de LC e 1 ano nos casos de LM. Os critérios de cura ainda não estão estabelecidos, mas vêm sendo criteriosamente estudados (Marise Mattos, comunicação pessoal).

Os esquemas terapêuticos descritos também são utilizados para os casos de coinfecção *Leishmania*-HIV e as particularidades de manejo e acompanhamento estão contidos nas recomendações do MS (*Manual de Recomendações para o Diagnóstico, Tratamento e Acompanhamento da Coinfecção Leishmania-HIV*, 2011). Os efeitos adversos, sobretudo no que tange à associação com medicações antirretrovirais, são desconhecidos, devendo os mesmos ser notificados à Agência Nacional de Vigilância Sanitária (Anvisa).

Várias substâncias vêm sendo utilizadas em ensaios clínicos (Sundar e Rai, 2002): compostos azólicos como o itraconazol (Amato *et al.*, 2000) e outros inibidores da síntese de esteroides, miltefosina, paromicina e sitamaquine, porém não estão incluídas nas recomendações oficiais.

A imunoquimioterapia utilizando imunomoduladores (Sundar e Raí, 2002) ou antígenos totais de promastigotas associada ou não ao antimonial tem se mostrado eficaz, inclusive nas formas resistentes ao tratamento preconizado ou nos pacientes com depressão da resposta imune (Genaro *et al.*, 1996; Da-Cruz *et al.*, 1999).

A resposta da LCD à terapia específica é pobre, o que leva à indicação de terapia de manutenção ou tratamento com medicações de segunda linha, também com resultados insatisfatórios (Convit *et al.*, 1993). Em alguns casos vêm sendo obtidos resultados promissores com a imunoterapia (Genaro *et al.*, 1996).

▸ Profilaxia e controle

A profilaxia da leishmaniose constitui um tema complexo, e, a princípio, é possível obter o controle pela interrupção do ciclo de transmissão. As diferentes possibilidades de transmissão da infecção, seja no peridomicílio ou em regiões florestais, demandam ações específicas, cuja eficácia pode variar de acordo com o perfil epidemiológico da leishmaniose em determinada região.

Os casos diagnosticados de leishmaniose humana devem ser notificados à Fundação Nacional de Saúde, por intermédio de seus órgãos locais. Esta medida propicia a identificação de novos focos de transmissão da doença e, consequentemente, o início das ações de controle.

O combate ao vetor e ao reservatório são medidas que geralmente levam à diminuição da transmissão peridomicilar. O controle da fauna flebotomínica é realizado pela aplicação de inseticidas nas paredes das residências e construções peridomicilares. As medidas de controle ambiental, como remoção dos criadouros dos vetores (lixo, detritos vegetais e animais), podem reduzir a população de flebotomíneos. Os cães da área devem ser examinados e, caso haja comprovação da infecção por *Leishmania*, estes devem ser sacrificados. Também devem ser tomadas medidas para controle de outros possíveis reservatórios, como por exemplo roedores, marsupiais etc. No entanto, estas medidas são praticamente ineficazes em regiões florestais, devendo-se recomendar as medidas de proteção individual, tais como uso utilização de repelentes, telas de proteção e evitar os horários em que haja maior atividade do flebótomo (Sabroza, 1981; Coutinho *et al.*, 1981; Grimaldi *et al.*, 1989; Falqueto *et al.*, 1991; Marzochi, 1992).

A perspectiva mais desejável para o controle da leishmaniose seria o desenvolvimento de uma vacina eficaz. O fato de existirem indivíduos residentes em áreas endêmicas com IDRM positiva, mas sem nunca terem apresentado a doença, sugere que o desenvolvimento de uma resposta imune eficaz contra o parasito possa ser capaz de controlar a infecção (Marzochi *et al.*, 1980; Souza *et al.*, 1992). Muitos outros candidatos vacinais estão sendo estudados, incluindo preparações de parasitos vivos atenuados ou mortos, antígenos brutos, proteínas puras ou recombinantes, DNA que codifica para proteínas de leishmânia, assim como imunomoduladores tipo saliva de flebótomo. Embora tenha sido obtido muito progresso sobre a imunogenicidade desses compostos, poucos ultrapassaram o estágio experimental (Nagil e Kaur, 2011). O candidato vacinal constituído de antígenos totais de promastigotas mortas de *Leishmania,* apesar de inicialmente ter mostrado um certo grau de proteção (Antunes *et al.*, 1986; De Luca *et al.*, 1999), não foi eficaz para proteção contra infecção por espécies do subgênero *Viannia* (Armijos *et al.*, 2004). Assim, ainda é necessário melhor compreensão dos mecanismos efetores associados à proteção e descoberta de novas preparações vacinais, como produtos molecularmente definidos, para que se possa ter novas perspectivas para a imunização e o controle da leishmaniose (Ghosh e Bandyopadhyay, 2003).

▸ Referências bibliográficas

Aebischer T. Recurrent cutaneous leishmaniasis: a role for persistent parasites? *Parasitol Today.* 10: 25-25, 1994.

Akuffo H, Darce M, Maasho K *et al. In vivo* evaluation of immune responses in leishmaniasis: the use of cross-species leishmanin preparations for skin testing. *Am J Trop Med Hyg.* 53: 16-22, 1995.

Amato VS, Padilha AR, Nicodemo AC *et al.* Use of itraconazole in the treatment of mucocutaneous leishmaniasis: a pilot study. *Int J Infect Dis.* 4: 153-157, 2000.

Andresen K, Gaafar A, El-Hassan AM *et al.* Evaluation of the polymerase chain reaction in the diagnosis of cutaneous leishmaniasis due to *Leishmania major*: a comparison with direct microscopy of smears and sections from lesions. *Trans R Soc Trop Med Hyg.* 90: 133-135, 1996.

Antunes CM, Mayrink W, Magalhães PA *et al.* Controlled field trials of a vaccine against New World cutaneous leishmaniasis. *Int J Epidemiol.* 15: 572-580, 1986.

Aragão HB. Leishmaniose tegumentar e sua transmissão pelos phlebotomos. *Mem Inst Oswaldo Cruz.* 20: 177-187, 1927.

Armijos RX, Weigel MM, Calvopina M *et al.* Safety, immunogenecity, and efficacy of an autoclaved *Leishmania amazonensis* vaccine plus BCG adjuvant against New World cutaneous leishmaniasis. *Vaccine.* 22: 1320-1326, 2004.

Avila JL, Rojas M, Rieber M. Antibodies to laminin in American cutaneous leishmaniasis. *Infect Immun.* 43: 402-406, 1984.

Azeredo-Coutinho RB, Mendonça SC. An intermittent schedule is better than continuous regimen of antimonial therapy for cutaneous leishmaniasis in the municipality of Rio de Janeiro, Brazil. *Rev Soc Bras Med Trop.* 35: 477-481, 2002.

Azogue E. Diagnóstico histopatológico de la leishmaniasis cutánea y cutáneo-mucosa em Bolivia. *Mem Inst Oswaldo Cruz.* 78: 13-20, 1983.

Azulay RD, Azulay Jr. DR. Immune-clinical-pathologic spectrum of leishmaniasis. *Int J Dermatol.* 34: 303-307, 1995.

Bacellar O, Lessa H, Schriefer A *et al.* Up-regulation of Th1-type responses in mucosal leishmaniasis patients. *Infect Immun.* 70: 6734-6740, 2002.

Badaró R, Pedral-Sampaio D, Johnson WD *et al.* Evaluation of the stability of a soluble intradermal skin test antigen preparation in American visceral leishmaniasis. *Trans R Soc Trop Med Hyg.* 84: 226-227, 1990.

Barbosa W, Souza MCM, Rassi DM *et al.* Investigação sobre imunologia da leishmaniose tegumentar americana. I. Intradermorreação de Montenegro com antígenos de *Leptomonas pessoai* e *Leishmania braziliensis. Rev Pat Trop.* 1: 377-383, 1972.

Barral A, Guerreiro J, Bomfim G *et al.* Lymphadenopathy as the first sign of human cutaneous infection by *Leishmania braziliensis. Am J Trop Med Hyg.* 53: 256-259, 1995.

Barral-Netto M, Brodskyn C, Bomfim G *et al.* Cytokine regulation in human American cutaneous leishmaniasis. In: Tapia FJ, Cáceres-Dittmar G, Sanchez MA. *Molecular and immune mechanisms in the pathogenesis of cutaneous leishmaniasis.* EUA: RG Landes Company, 1996.

Berman J. Chemotherapy for leishmaniasis: biochemical mechanisms, clinical efficacy and future strategies. *Rev Infect Dis.* 10: 560-586, 1988.

Berman JD. Human leishmaniasis: clinical, diagnostic, and chemotherapeutic developments in the last 10 years. *Clin Infect Dis.* 24: 684-703, 1997.

Bertho AL, Santiago MA, Coutinho SG. An experimental model of the production of metastases in murine cutaneous leishmaniasis. *J Parasitol.* 80: 93-99, 1994.

Bhattacharyya R, Das K, Sen S *et al.* Development of a genus specific primer set for detection of *Leishmania* parasites by polymerase chain reaction. *FEMS Microbiol Lett.* 135: 195-200, 1996.

Bhattacharyya R, Singh R, Hazra TK *et al.* Application of polymerase chain reaction with specific and arbitrary primers to identification and differentiation of *Leishmania* parasites. *FEMS Microbiol Lett.* 114: 99-104, 1993.

Bittencourt AL, Barral A. Evaluation of the histopathological classifications of American cutaneous and mucocutaneous leishmaniasis. *Mem Inst Oswaldo Cruz.* 86: 51-56, 1991.

Bittencourt AL, Sodré A, Andrade ZA. Pesquisa de anticorpos circulantes pelo método de imunofluorescência na leishmaniose tegumentar. *Rev Inst Med Trop S Paulo.* 10: 247-252, 1968.

Bomfim G, Nascimento C, Costa J *et al.* Variation of cytokine patterns related to therapeutic response in diffuse cutaneous leishmaniasis. *Exp Parasitol.* 84: 188-194, 1996.

Breniere SF, Telleria J, Bosseno MF *et al.* Polymerase chain reaction-based identification of New World *Leishmania* species complexes by specific kDNA probes. *Acta Trop.* 73: 283-293, 1999.

Brewster S, Barker DC. Analysis of minicircle classes in *Leishmania* (*Viannia*) species. *Trans R Soc Trop Med Hyg.* 96 Suppl 1: S55-S63, 2002.

Brodskyn CI, Barral A, Boaventura V *et al.* Parasite-driven *in vitro* human lymphocyte cytotoxicity against autologous infected macrophages from mucosal leishmaniasis. *J Immunol.* 159: 4467-4473, 1997.

Caceres-Dittmar G, Tapia FJ, Sanchez MA *et al.* Determination of the cytokine profile in American cutaneous leishmaniasis using the polymerase chain reaction. *Clin Exp Immunol.* 91: 500-505, 1993.

Camargo ME, Rebonato C. Cross-reactivity in fluorescence tests for *Trypanosoma* and *Leishmania* antibodies. A simple inhibition procedure to ensure specific results. *Am J Trop Med Hyg.* 18: 500-505, 1969.

Camera PO, Oliveira-Neto MP, Junger J *et al.* Hematogenic dissemination of *Leishmania* (*Viannia*) *braziliensis. Mem Inst Oswaldo Cruz.* 92: 222, 1997.

Carrio J, Portus M. *In vitro* susceptibility to pentavalent antimony in *Leishmania infantum* strains is not modified during *in vitro* or *in vivo* passages but is modified after host treatment with meglumine antimoniate. *BMC Pharmacol.* 2: 11, 2002.

Carvalho EM, Barral A, Costa JM *et al.* Clinical and immunopathological aspects of disseminated cutaneous leishmaniasis. *Acta Trop.* 56: 315-325, 1994.

Carvalho EM, Johnson WD, Barreto E *et al.* Cell mediated immunity in American cutaneous and mucosal leishmaniasis. *J Immunol.* 135: 4144-4148, 1985.

Castillo CM, Rojas C. Evaluation of popular stains for the diagnosis of American cutaneous leishmaniasis. *Mem Inst Oswaldo Cruz.* 92: 531-532, 1997.

Castilho TM, Shaw JJ, Floeter-Winter LM. New PCR assay using glucose-6-phosphate dehydrogenase for identification of *Leishmania* species. *J Clin Microbiol.* 41: 540-546, 2003.

Chiari CA, Mayrink W, Magalhães PA. Reação de imunofluorescênica indireta no controle de tratamento da leishmaniose tegumentar americana. *Rev Inst Med Trop S Paulo.* 15: 298-303, 1973.

Chulay JD, Oster CN, McGreevy PB *et al.* American cutaneous leishmaniasis: presentation and problems of patient management. *Rev Soc Bras Med Trop.* 21: 165-172, 1988.

Convit J, Ulrich M, Fernandez CT *et al.* The clinical and immunological spectrum of American cutaneous leishmaniasis. *Trans R Soc Trop Med Hyg.* 87: 444-448, 1993.

Costa JML, Netto EM, Vale KC *et al.* Spontaneous healing of cutaneous *Leishmania brasiliensis brasiliensis* ulcers. *Trans R Soc Trop Med Hyg.* 81: 606, 1987.

Coura JR, Galvão-Castro B, Grimaldi G. Disseminated American cutaneous leishmaniasis in a patient with AIDS. *Mem Inst Oswaldo Cruz.* 82: 581-582, 1987.

Coutinho SG, Marzochi MCA, Souza WJS *et al.* Leishmaniose tegumentar americana. *J Bras Med.* 41: 104-116, 1981.

Coutinho SG, Oliveira MP, Da Cruz AM *et al.* T-cell responsiveness of American cutaneous leishmaniasis patients to purified *Leishmania pifanoi* amastigote antigens and *Leishmania braziliensis* promastigote antigens: immunologic patterns associated with cure. *Exp Parasitol.* 84: 144-155, 1996.

Coutinho SG, Pirmez C, Da Cruz AM. Parasitological and immunological follow-up of American tegumentary leishmaniasis patients. *Trans R Soc Trop Med Hyg.* 96: S173-S178, 2002.

Coutinho SG, Pirmez C, Mendonça SC *et al.* Pathogenesis and immunopathology of leishmaniasis. *Mem Inst Oswaldo Cruz.* 82: 214, 1987.

Cuba CC, Llanos-Cuentas EA, Barreto AC *et al.* Human mucocutaneous leishmaniasis in Três Braços, Bahia-Brazil. An area of *Leishmania braziliensis braziliensis* transmission. I. Laboratory diagnosis. *Rev Soc Bras Med Trop.* 17: 161-167, 1984.

Cupolillo E, Brahim LR, Toaldo CB *et al.* Genetic polymorphism and molecular epidemiology of *Leishmania (Viannia) braziliensis* from different hosts and geographic areas in Brazil. *J Clin Microbiol.* 41: 3126-3132, 2003.

Cupolillo E, Grimaldi Jr. G, Momen H *et al.* Intergenic region typing (IRT): a rapid molecular approach to the characterization and evolution of *Leishmania. Mol Biochem Parasitol.* 73: 145-155, 1995.

Cupolillo E, Medina-Acosta E, Noyes H *et al.* A revised classification for *Leishmania* and *Endotrypanum. Parasitol Today.* 16: 142-144, 2000.

Da-Cruz AM, Bittar R, Mattos M *et al.* T-cell-mediated immune responses in patients with cutaneous or mucosal leishmaniasis: long-term evaluation after therapy. *Clin Diagn Lab Immunol.* 9: 251-256, 2002.

Da-Cruz AM, de Oliveira MP, De Luca PM *et al.* Tumor necrosis factor-alpha in human American tegumentary leishmaniasis. *Mem Inst Oswaldo Cruz.* 91: 225-229, 1996.

Da-Cruz AM, Filgueiras DV, Coutinho Z *et al.* Atypical mucocutaneous leishmaniasis caused by *Leishmania braziliensis* in an acquired immunodeficiency syndrome patient: T-cell responses and remission of lesions associated with antigen immunotherapy. *Mem Inst Oswaldo Cruz.* 94: 537-542, 1999.

Da-Cruz AM, Machado ES, Menezes JA *et al.* Cellular and humoral immune responses of a patient with American cutaneous leishmaniasis and AIDS. *Trans R Soc Trop Med Hyg.* 86: 511-512, 1992.

Da-Cruz AM, Mattos M, Oliveira-Neto MP *et al.* Cellular immune responses to *Leishmania braziliensis* in patients with AIDS-associated American cutaneous leishmaniasis. *Trans R Soc Trop Med Hyg.* 94: 569-571, 2000.

De Bruijn MH, Barker DC. Diagnosis of New World leishmaniasis: specific detection of species of the *Leishmania braziliensis* complex by amplification of kinetoplast DNA. *Acta Trop Basel.* 52: 45-58, 1992.

De Luca PM, Mayrink W, Alves CR *et al.* Evaluation of the stability and immunogenicity of autoclaved and nonautoclaved preparations of a vaccine against American tegumentary leishmaniasis. *Vaccine.* 17: 1179-1185, 1999.

Degrave W, Fernandes O, Campbell D *et al.* Use of molecular probes and PCR for detection and typing of *Leishmania*–a mini-review. *Mem Inst Oswaldo Cruz.* 89: 463-469, 1994.

Evans TG. Leishmaniasis. *Infect Dis Clin North Am.* 7: 527-546, 1993.

Falqueto A, Sessa PA, Ferreira AL *et al.* Epidemiological and clinical features of *Leishmania (Viannia) braziliensis* American cutaneous and mucocutaneous leishmaniasis in the State of Espírito Santo, Brazil. *Mem Inst Oswaldo Cruz.* 98: 1003-1010, 2003.

Falqueto A, Sessa PA, Varejao JB *et al.* Leishmaniasis due to *Leishmania braziliensis* in Espírito Santo State, Brazil. Further evidence on the role of dogs as a reservoir of infection for humans. *Mem Inst Oswaldo Cruz.* 86: 499-500, 1991.

Fernandes O, Murthy VK, Kurath U *et al.* Miniexon gene variation in human pathogenic *Leishmania* species. *Mol Biochem Parasitol.* 66: 261-271, 1994.

Forattini OP, Rabello EX, Serra OP *et al.* Observações sobre a transmissão da leishmaniose tegumentar no estado de São Paulo, Brasil. *Rev Saúde Públ S Paulo.* 10: 31-43, 1976.

Fundação Nacional de Saúde (Funasa), CENEPI, Ministério da Saúde. Vigilância e monitoramento da leishmaniose tegumentar americana em unidades territoriais, Brasil, 1994-2001. *Boletim Eletrônico Epidemiológico.* 5: 1-7, 2002b. Disponível em World Wibe Site <http://www.saude.gov.br/svs>.

Fundação Nacional de Saúde (Funasa), Ministério da Saúde. *Guia de Vigilância Epidemiológica. Leishmaniose Tegumentar Americana.* 5ª edição. Vol. 2. pp. 501-24, 2002a. Disponível em World Wibe Site <http://www.saude.gov.br/svs>.

Furtado T 1980. Critérios para o diagnóstico da leishmaniose tegumentar americana. *An Bras Dermatol* 55: 81-86.

Furtado T. Diagnóstico laboratorial da leishmaniose tegumentar americana. *An Bras Dermatol.* 47: 211-228, 1972.

Genaro O, Toledo VP, Costa CA *et al.* Vaccine for prophylaxis and immunotherapy, Brazil. *Clin Dermatol.* 14: 503-512, 1996.

Ghosh M, Bandyopadhyay S. Present status of antileishmanial vaccines. *Mol Cell Biochem.* 253: 199-205, 2003.

Gomes-Silva A, Pereira-Carvalho R, Fagundes-Silva GA *et al.* Homeostase da resposta imunológica específica em indivíduos clinicamente curados de leishmaniose cutânea por *Leishmania (Viannia) braziliensis. Rev Soc Bras Med Trop.* 42 (Supl 2): 132-135.

Goodwin LG, Page JE. A study of the excretion of organic antimonials using a polarographic procedure. *Biochem J.* 37: 198-209, 1945.

Guerra JAO, Prestes SR, Silveira H *et al.* Mucosal leishmaniasis caused by *Leishmania (Viannia) braziliensis* and *Leishmania (Viannia) guyanensis* in the Brazilian Amazon. *Plos Negl Trop Dis.* 5: e980, 2011.

Guerra JAO, Talhari S, Paes MG *et al.* Clinical and diagnostic aspects of American tegumentary leishmaniasis in soldiers simultaneously exposed to the infection in the Amazon Region. *Rev Soc Bras Med Trop.* 36: 587-590, 2003.

Grimaldi G, Momen H, Naiff RD *et al.* Characterization and classification of leishmanial parasites from humans, wild mammals, and sand flies in the Amazon region of Brazil. *Am J Trop Med Hyg.* 44: 645-661, 1991.

Grimaldi G, Tesh RB. Leishmaniasis of the New World: current concepts and implications for future research. *Clin Microbiol Rev.* 6: 230-250, 1993.

Grimaldi G, Tesh RB, McMahon-Pratt D. A review of the geographic distribution and epidemiology of leishmaniasis in the New World. *Am J Trop Med Hyg.* 41: 687-725, 1989.

Guimarães LH, Machado PR, Lago EL *et al.* Atypical manifestations of tegumentary leishmaniasis in a transmission area of *Leishmania braziliensis* in the state of Bahia, Brazil. *Trans R Soc Trop Med Hyg.* 103:712-715, 2009.

Jones TC, Johnson WD, Barreto AC. Epidemiology of American cutaneous leishmaniasis due to *Leishmania braziliensis braziliensis. J Infect Dis.* 156: 73-83, 1987.

Kalipada K. Serodiagnosis of leishmaniasis. *Crit Rev Microbiol.* 21: 123-152, 1995.

Kopke LF, Vale EC, Araújo MG *et al.* Tratamento da leishmaniose tegumentar americana pelo antimoniato de N-metil glucamina. Estudo duplo-cego com doses de 14 mg/kg/dia e 28 mg/kg/dia. *An Bras Dermatol.* 66: 87-94, 1991.

Lainson R. The American leishmaniasis: some observations on their ecology and epidemiology. *Trans R Soc Trop Med Hyg.* 77: 569-596, 1983.

Lainson R, Shaw JJ. *Evolution, classification and geographical distribution. The Leishmaniasis.* London: Academic Press Inc, 1987.

Lindoso JA, Barbosa RN, Posada-Vergara MP *et al.* Unusual manifestations of tegumentary leishmaniasis in AIDS patients from the New World. *Br J Dermatol.* 160:311-318, 2009.

Llanos-Cuentas EA, Marsden PD, Lago EL *et al.* Human mucocutaneous leishmaniasis in Três Braços, Bahia-Brazil. An area of *Leishmania braziliensis braziliensis* transmission. II. Cutaneous disease. Presentation and evolution. *Rev Soc Bras Med Trop.* 17: 169-177, 1984.

Lopez M, Inga R, Cueva N *et al.* PCR: a tool for diagnosis of American tegumentary leishmaniasis in a health post of rural endemic areas. *Arch Inst Pasteur Tunis.* 70: 499-504, 1993.

Lynch NR, Malavé C, Ifante RB *et al. In situ* detection of amastigotes in American cutaneous leishmaniasis, using monoclonal antibodies. *Trans R Soc Trop Med Hyg.* 80: 6-9, 1986.

Magalhães AV, Chiarini LH, Raick AN. Histopatologia da leishmaniose tegumentar. *Rev Inst Med Trop S Paulo.* 24: 268-276, 1982.

Magalhães AV, Moraes MAP, Raick AN *et al.* Histopatologia da leishmaniose tegumentar por *Leishmania braziliensis braziliensis.* 1. Padrões histopatológicos e estudo evolutivo das lesões. *Rev Inst Med trop S Paulo.* 28: 253-262, 1986.

Marsden PD. Mucosal leishmaniasis ("espundia" Escomel, 1911). *Trans R Soc Trop Med Hyg.* 80: 859-876, 1986.

Marsden PD, Nonata RR. Mucocutaneous leishmaniasis. A review of clinical aspects. *Rev Soc Bras Med Trop.* 9: 309-326, 1975.

Marzochi MC, Teixeira PC, Marzochi KB *et al.* Vacuum aspiratory puncture system for *Leishmania* culturing, isolation and transport. Preliminary report. *Rev Inst Med Trop S Paulo.* 35: 301-303, 1993.

Marzochi MCA. Leishmanioses no Brasil. As leishmanioses tegumentares. *J Bras Med.* 63: 82-104, 1992.

Marzochi MCA, Coutinho SG, Sabroza PC *et al.* Reação de imunofluorescência indireta e intradermorreação para leishmaniose tegumentar americana em moradores na área de Jacarepaguá, RJ. Estudo comparativo dos resultados observados em 1974 e 1978. *Rev Inst Med Trop S Paulo.* 22: 149-155, 1980.

Marzochi MCA, Marzochi KBF. Leishmanioses em áreas urbanas. *Rev Soc Bras Med Trop.* 30: 162-164, 1997.

Marzochi MCA, Marzochi KBF. Tegumentary and visceral leishmaniasis in Brazil – emerging anthropozoonosis and possibilities for their control. *Cad S Públ RJ.* 10: 359-375, 1994.

Mattos M, Caiza A, Fernandez O *et al.* American cutaneous leishmaniasis associated with HIV infection. Report of 4 cases. *J Eur Acad Dermatol Venereol.* 10: 218-225, 1998.

Mayrink W, Melo MN, Costa CA. Intradermorreação de Montenegro na leishmaniose tegumentar americana após terapêutica antimonial. *Rev Inst Med Trop S Paulo.* 18: 182-185, 1976.

Mayrink W, Williams P, Coelho MV *et al.* Epidemiology of dermal leishmaniasis in the Rio Doce Valley, state of Minas Gerais, Brazil. *Ann Trop Med Parasitol.* 73: 123-137, 1979.

McMahon-Pratt D, David JR. Monoclonal antibodies that distinguish between New World species of Leishmania. *Nature.* 291: 581-583, 1981.

Mendonça MG, de Brito ME, Rodrigues EH *et al.* Persistence of *Leishmania* parasites in scars after clinical cure of American cutaneous leishmaniasis: is there a sterile cure? *J Infect Dis.* 189: 1018-1023, 2004.

Ministério da Saúde/Secretaria de Vigilância da Saúde, MS/SVS. 2011. Disponível em: http://portal.saude.gov.br/portal/saude/profissional/area.cfm?id_area=1560.

Ministério da Saúde/MS/PN-DST e AIDS. *Manual de Recomendações para o Diagnóstico, Tratamento e Acompanhamento dos pacientes com Coinfecção Leishmania e HIV.* Disponível em: www.portal.saude.gov.br.

Nagill R, Kaur S. Vaccine candidates against leishmaniasis: an overview. *Intern Immunopharmacol.* 2011. Epub ahead of print.

Naiff RD, Freitas RA, Naiff MF *et al.* Epidemiological and nosological aspects of *Leishmania naiffi* Lainson & Shaw, 1989. *Mem Inst Oswaldo Cruz.* 86: 317-321, 1991.

Nery-Guimarães F. Estudo de um foco de leishmaniose mucocutânea na baixada fluminense (estado do Rio de Janeiro). *Mem Inst Oswaldo Cruz.* 53: 1-11, 1955.

Oliveira-Neto, MP. Leishmaniose tegumentar no estado do Rio de Janeiro. Estudo de 648 casos observados no Hospital Evandro Chagas, Fundação Oswaldo Cruz. Tese de Doutorado. Instituto Oswaldo Cruz, 166p., 1998.

Oliveira-Neto MP, Mattos M, Souza CSF *et al.* Leishmaniasis recidiva cutis in New World cutaneous leishmaniasis. *J Eur Acad Dermatol Venereol.* 37: 846-849, 1998.

Oliveira-Neto MP, Mattos MS, Perez MA *et al.* American tegumentary leishmaniasis (ATL) in Rio de Janeiro state, Brazil. A clinical and epidemiological study of 753 patients. *Int J Dermatol.* 39: 506-514, 2000.

Passos VM, Barreto SM, Romanha AJ *et al.* Cutaneous leishmaniasis in the Metropolitan Region of Belo Horizonte: clinical, laboratorial, therapeutic and prognosis features (1989-1995). *Rev Soc Bras Med Trop.* 34: 5-12, 2001.

Pessoa SB, Barreto MP. *Leishmaniose tegumentar americana.* Rio de Janeiro: Ministério da Educação e Saúde, Imprensa Nacional, 527p., 1948.

Pirmez C, Cooper C, Oliveira-Neto MP *et al.* Immunologic responsiveness in American cutaneous leishmaniasis lesions. *J Immunol.* 145:3100-3104, 1990.

Pirmez C, Trajano VS, Oliveira-Neto MP *et al.* Use of PCR in diagnosis of human American tegumentary leishmaniasis in Rio de Janeiro, Brazil. *J Clin Microbiol.* 37: 1819-1823, 1999.

Pirmez C, Yamamura M, Uyemura K *et al.* Cytokine patterns in the pathogenesis of human leishmaniasis. *J Clin Invest.* 91: 1390-1395, 1993.

Pratlong F, Deniau M, Darie H *et al.* Human cutaneous leishmaniasis caused by *Leishmania naiffi* is wide-spread in South America. *Ann Trop Med Parasitol.* 96: 781-785, 2002.

Rabello A, Orsini M, Disch J. Leishmania/HIV coinfection in Brazil: an appraisal. *Ann Trop Med Parasitol.* 97 Suppl 1: 17-28, 2003.

Rabello E. Contribuição ao estudo da leishmaniose tegumentar no Brasil. II-Formas clínicas. *Ann Bras Dermat Sif.* 1: 1-25, 1925.

Rey L. O complexo "*Leishmania braziliensis*" e a leishmaniose tegumentar americana. In: Rey L. *Parasitologia.* Rio de Janeiro: Guanabara Koogan, 193 pp., 1991.

Ribeiro-de-Jesus A, Almeida RP, Lessa H *et al.* Cytokine profile and pathology in human leishmaniasis. *Braz J Med Biol Res.* 31: 143-148, 1998.

Ridley DS. A histological classification of cutaneous leishmaniasis and its geographical expression. *Trans R Soc Trop Med Hyg.* 74: 515-521, 1980.

Ridley DS, Marsden PD, Cuba CAC *et al.* A histological classification of mucocutaneous leishmaniasis in Brazil and its clinical evaluation. *Trans R Soc Trop Med Hyg.* 74: 508-514, 1980.

Ridley DS, Ridley MJ. The evolution of the lesion in cutaneous leishmaniasis. *J Pathol.* 141: 83-96, 1983.

Roberts WL, Berman JD, Rainey PM. *In vitro* antileishmanial properties of tri- and pentavalent antimonial preparations. *Antimicrob Agents Chemother.* 39: 1234-1239, 1995.

Rocha PN, Almeida RP, Bacellar O *et al.* Down-regulation of Th1 type of response in early human American cutaneous leishmaniasis. *J Infect Dis.* 180: 1731-1734, 1999.

Rodriguez N, Guzman B, Rodas A *et al.* Diagnosis of cutaneous leishmaniasis and species discrimination of parasites by PCR and hybridization. *J Clin Microbiol.* 32: 2246-2252, 1994.

Roffi J, Dedet JP, Desjeux P *et al.* Detection of circulating antibodies in cutaneous leishmaniasis by enzyme-linked immunosorbent assay. *Am J Trop Med Hyg.* 29: 183-189, 1980.

Romero GA, Guerra VF, Gomes PM *et al.* Comparison of cutaneous leishmaniasis due to *Leishmania (Viannia) braziliensis* and *L. (V.) guyanensis* in Brazil: clinical findings and diagnostic approach. *Clin Infect Dis.* 32: 1304-1312, 2001b.

Romero GA, Guerra MV, Paes MG *et al.* Comparison of cutaneous leishmaniasis due to *Leishmania (Viannia) braziliensis* and *L. (V.) guyanensis* in Brazil: therapeutic response to meglumine antimoniate. *Am J Trop Med Hyg.* 65: 456-465, 2001a.

Sabroza PC. O domicílio como fator de risco na leishmaniose tegumentar americana. Estudo epidemiológico em Jacarepaguá, município do Rio de Janeiro. Tese de Mestrado. Rio de Janeiro: Escola Nacional de Saúde Pública, Fundação Oswaldo Cruz, 187p., 1981.

Salinas G, Valderrama L, Palma G *et al.* Detección de amastigotas en leishmaniasis cutánea y mucocutánea por el método de inmunoperoxidase, usando anticuerpo policlonal: sensibilidad y especificidad comparadas con métodos convencionales de diagnóstico. *Mem Inst Oswaldo Cruz.* 84: 53-60, 1989.

Sampaio RNR, Rocha RAA, Marsden PD *et al.* Leishmaniose tegumentar americana. Casuística do hospital escola da UnB. *An Bras Dermatol.* 55: 69-76, 1980.

Saravia NG, Valderrama L, Labrada M *et al.* The relationship of *Leishmania braziliensis* subspecies and immune response to disease expression in New World leishmaniasis. *J Infect Dis.* 159: 725-735, 1989.

Schreiber W, Mathys FK. Leishmaniasis. In: Hoffman F. *Infectious diseases in the history of medicine.* Basel: La Roche & Co. Limited, p. 165-167, 1987.

Schriefer A, Guimarães LH, Machado PR *et al.* Geographic clustering of leishmaniasis in northeastern Brazil. *Emerg Infect Dis.* 15: 871-876, 2009.

Schubach A, Haddad F, Oliveira-Neto MP *et al.* Detection of *Leishmania* DNA by the polymerase chain reaction in scars of treated human patients. *J Infect Dis.* 178: 911-914, 1998a.

Schubach A, Marzochi MC, Cuzzi-Maya T *et al.* Cutaneous scars in American tegumentary leishmaniasis patients: a site of *Leishmania (Viannia) braziliensis* persistence and viability eleven years after antimonial therapy and clinical cure. *Am J Trop Med Hyg.* 58: 824-827, 1998b.

Sells PG, Burton M. Identification of *Leishmania* amastigotes and their antigens in formalin fixed tissue by immunoperoxidase staining. *Trans R Soc Trop Med Hyg.* 75: 461-468, 1981.

Shaw JJ, Ishikawsa EAY, Lainson R. A rapid and sensitive method for the identification of *Leishmania* with monoclonal antibodies using fluorescein-labelled avidin. *Trans R Soc Trop Med Hyg.* 83: 783-784, 1989.

Shaw JJ, Lainson R. Leishmaniasis in Brazil. X. Some observations on intradermal reactions to different trypanosomatid antigens of patients suffering from cutaneous and mucocutaneous leishmaniasis. *Trans R Soc Trop Med Hyg.* 69: 323-335, 1975.

Silveira FT, Ishikawa EA, De Souza AA *et al.* An outbreak of cutaneous leishmaniasis among soldiers in Belém, Pará State, Brazil, caused by *Leishmania (Viannia) lindenbergi* n. sp. A new leishmanial parasite of man in the Amazon region. *Parasite.* 9: 43-50, 2002.

Silveira FT, Lainson R, Corbett CE. Clinical and immunopathological spectrum of American cutaneous leishmaniasis with special reference to the disease in Amazonian Brazil: a review. *Mem Inst Oswaldo Cruz.* 99: 239-251, 2004.

Simpson L. The mitochondrial genome of kinetoplastid protozoal genomic organization, transcription, replication, and evolution. *Ann Rev Microbiol.* 41: 363-382, 1987.

Simpson L, Frech GC, Maslov DA. RNA editing in trypanosomatid mitochondria. *Meth Enzymol.* 264: 99-121, 1996.

Sotto MN, Yamashiro-Kanashiro EH, Matta VLR *et al.* Cutaneous leishmaniasis of the New World: diagnostic immunopathology and antigen pathways in skin and mucosa. *Acta Trop.* 46: 121-130, 1989.

Souza-Souza D, Naiff RD, Guimarães TC *et al.* American cutaneous leishmaniasis due to *Leishmania (Viannia) guyanensis* as an initial clinical presentation of human immunodeficiency virus infection. *J Eur Acad Dermatol Venereol.* 10: 214-217, 1998.

Souza WJS, Coutinho SG, Marzochi MCA *et al.* Utilização da reação de imunofluorescência indireta no acompanhamento da terapêutica da leishmaniose tegumentar americana. *Mem Inst Oswaldo Cruz.* 77: 247-253, 1982.

Souza WJS, Sabroza PC, Santos CS *et al.* Montenegro skin tests for American cutaneous leishmaniasis carried out on school children in Rio de Janeiro, Brazil – an indicator of transmission risk. *Acta Trop Basel.* 52: 111-119, 1992.

Sundar S, Rai M. Advances in the treatment of leishmaniasis. *Curr Opin Infect Dis.* 15: 593-598, 2002.

Talhari S, Arias J, Cunha MGS *et al.* Leishmaniose no estado do Amazonas. Aspectos epidemiológicos, clínicos e terapêuticos. *An Bras Dermatol.* 63: 433-438, 1988.

Uliana SRB, Affonso MHT, Camargo EP *et al.* *Leishmania*: genus identification based on a specific sequence of the 18S ribosomal RNA sequence. *Exp Parasitol.* 72: 157-163, 1991.

Uliana SRB, Nelson K, Beverley SM *et al.* Discrimination amongst *Leishmania* by polymerase chain reaction and hybridization with small subunit ribosomal DNA derived oligonucleotides. *J Eukaryot Microbiol.* 41: 324-330, 1994.

Vale ECS, Furtado T. Tegumentary leishmaniasis in Brazil: a historical review related to the origin, expansion and ethiology. *An Bras Dermato.* 80: 421-428, 2005.

Weigle KA, Dávalos M, Heredia RA *et al.* Diagnosis of cutaneous and mucocutaneous leishmaniasis in Colombia: a comparison of seven methods. *Am J Trop Med Hyg.* 36: 489-496, 1987.

World Health Organization. WHO Technical Report Series. *Control of Leishmaniasis Report of a WHO Expert Committee.* Geneva, 1990. Available in World Wibe Web: http://whqlibdoc.who.int/trs/WHO_TRS_793.pdf.

World Health Organization. Division of control of tropical diseases. *Leishmaniasis control latest epidemiological data*, 2004. Available in World Wibe Web: <URL:http://www.who.int/ctd/html/leisepidat.html>.

World Health Organization. WHO Technical Report Series. *Control of Leishmaniasis Report of a meeting of the WHO Expert Committee on the Control of Leishmaniases.* Geneva, 22-26, March 2010. Available in: http://whqlibdoc.who.int/trs/WHO_TRS_949_eng.pdf.

World Health Organization. Neglected Tropical Diseases. Available in: World Wibe Web, December 2010: http://www.who.int/neglected_diseases/diseases/en/.

Yurchenko V, Kolesnikov AA, Lukes J. Phylogenetic analysis of Trypanosomatina (Protozoa: Kinetoplastida) based on minicircle conserved regions. *Folia Parasitol (Praha).* 47: 1-5, 2000.

57 Calazar

Luciana Almeida Silva e Aluízio Prata[†]

▶ Histórico

Em 1903, Leishman estudou um soldado britânico proveniente de Dum-Dum, há 7 meses apresentando disenteria, febre, esplenomegalia e caquexia, em cuja necropsia pôde observar numerosos corpúsculos arredondados, até então desconhecidos (Leishman, 1903). Poucos meses depois, Donovan descreveu um micro-organismo idêntico visualizado no material da punção esplênica de um jovem com quadro clínico semelhante (Donovan, 1903). A característica marcante deste parasito de 2 a 5 μm era a presença de um núcleo e de uma pequena estrutura de forma arredondada, denominada cinetoplasto. Nesse mesmo ano, Ross nomeou este parasito como *Leishmania donovani* (Ross, 1903).

A doença causada por esse protozoário era a leishmaniose visceral humana (LVH), então chamada *kala-azar*, do hindi *kala*: negro e do persa *azar*: doença. O nome da doença indicaria hiperpigmentação, embora outros achem que o adjetivo estaria mais relacionado com a ideia de sua gravidade.

Em 1913, Migone descreveu no Paraguai um caso proveniente de Mato Grosso, confirmado pelo encontro da leishmânia no seu sangue periférico (Migone, 1913). Em 1934, em cerca de 4.700 fragmentos de fígado obtidos por viscerotomia, que era realizada de rotina para o diagnóstico *post-mortem* da febre amarela, Penna diagnosticou 41 exames positivos para leishmânia (Penna, 1934). A comprovação do parasito foi demonstrada pela primeira vez entre nós, em paciente com vida, por Evandro Chagas em 1936, quando concluiu que a nova entidade mórbida apresentava aspectos etiopatogênicos e epidemiológicos peculiares, que a diferenciavam da descrita na Índia (Chagas, 1936). Em fins de 1949, já haviam sido diagnosticados 308 casos da doença, no Brasil (Coutinho, 1951). Em 1953, Aragão suspeitou da existência da doença em Sobral, no Ceará, após óbito de grande número de crianças. O diagnóstico foi posteriormente confirmado por Sales (1953). Em 1955, Deane e Deane estudaram o foco de Sobral descrevendo a área endêmica, a distribuição da doença, do vetor e dos possíveis reservatórios.

Outra área endêmica com importância histórica é Jacobina, na Bahia, onde os primeiros casos foram diagnosticados em 1942 (Pondé *et al.*, 1942). Em 1954, Pessoa, com o auxílio de outros, examinou cerca de 60 crianças diagnosticando o calazar em 28 delas, sendo 6 pelo encontro do parasito (Pessoa *et al.*, 1956).

▶ Distribuição geográfica

O calazar é endêmico em 62 países, com um total de 200 milhões de pessoas em risco de adquirir a doença. A Organização Mundial da Saúde (OMS) estima a ocorrência de 500.000 casos novos por ano em todo o mundo, com registro de 41.000 óbitos no ano de 2000 (Guerin *et al.*, 2002). Cerca de 60% dos casos ocorrem no subcontinente indiano (Bangladesh, Índia e Nepal), principalmente nas áreas rurais e pobres. O restante se encontra no leste da África (Etiópia, Quênia e Sudão) e na América Latina (Brasil) (Desjeux, 1996; http://apps.who.int/tdr/SNC/research/visceral-leishmaniosis-elimination, acessado em 29 de maio de 2010).

Na Índia, a LVH é endêmica em algumas partes como Bihar, Assam, Tripura, Bengala e Sikkim. A doença estava controlada; entretanto, nas últimas décadas houve um aumento considerável da incidência, apesar do uso sistemático de inseticidas. Em 1992, mais de 80.000 casos foram relatados no norte da Índia. No Nepal, o número de casos de LVH variou entre 1.300 e 1.800/ano, devendo estar subestimado, por ter sido estabelecido em vigilância passiva (Bern *et al.*, 2000).

O primeiro caso diagnosticado no Sudão foi em 1903. Estima-se que entre 1984 e 1994, cerca de 100.000 óbitos ocorreram devido ao calazar dentre 280.000 pessoas vivendo em área epidêmica. De 1990 a 1994, a taxa de mortalidade ficou entre 38 e 57%, alcançando 70% em algumas localidades (Zijlstra *et al.*, 2001).

Dos casos notificados na América Latina, 90% são provenientes do Brasil (Grimaldi *et al.*, 1989), havendo cerca de 58 casos/ano na Colômbia, de 50 na Venezuela e raros no Equador e Bolívia (Corredor *et al.*, 1989; Davies *et al.*, 2000). Na Argentina, apenas 16 casos da doença teriam sido descritos na literatura, sendo o primeiro foco de transmissão autóctone descrito em 2008 (Salomon *et al.*, 2001; 2008).

No Brasil, houve um aumento progressivo no número de notificações de calazar. No período de 1980 a 1990, a doença havia sido registrada em 17 estados da federação, atingindo 4 regiões geográficas do país. Havia concentração dos casos no Nordeste, com 93,1% das notificações, sendo que apenas 4 estados apresentavam 77,2% dos casos (Bahia, Ceará, Piauí e Maranhão). Em 1984 foram notificados casos autóctones em 520 municípios; já no ano de 2000, esse número aumentou para 930. No período de 2003 a 2007, 20 estados já apresentavam notificação de casos autóctones de LVH, quantificando média de 3.187 doentes/ano, com incidência média de 2 casos/100.000 habitantes. Também caiu a concentração de casos na região Nordeste para 62,5%, decorrente da expansão da doença nas regiões Centro-Oeste, Norte e Sudeste, que passaram de 15% para 44% dos casos (Vieira e Coelho, 1998; Monteiro, 2002; Simplício *et al.*, 2002; SVS, 2007).

Além do aumento no número de casos notificados, observou-se que a urbanização da doença vem ocorrendo desde a década de 1960, quando foi verificada em Santarém. Nas décadas de 1970 e 1980 no Rio de Janeiro, Corumbá, Teresina, Aracaju, João Pessoa, Natal, São Luís e Fortaleza, e na de 1990, em Montes Claros, Araçatuba, Camaçari, Recife e Belo Horizonte (Marzochi *et al.*, 1983; Badaró *et al.*, 1986; Silva *et al.*, 1997; Tavares, 2000; Mendes *et al.*, 2000; Di Lorenzo *et al.*, 2000; Silva *et al.*, 2001).

O crescimento desordenado das cidades com a destruição do meio ambiente, associado aos baixos níveis socioeconômicos, tem sido apontado como promotor das condições para ocorrência da LVH na área urbana. Por outro lado, o incremento do calazar coincide com a supressão do controle da malária e da doença de Chagas.

▶ Agente etiológico

▪ Taxonomia

O agente etiológico da leishmaniose visceral é da família Trypanosomatidae, gênero *Leishmania* (Lainson e Shaw, 1992). Desde a descrição original desse protozoário, diferentes formas de classificação dos subgêneros e espécies foram propostas. No presente, sabe-se que cerca de 30 espécies infectam mamíferos, e a classificação mais aceita é a de Lainson e Shaw que se baseia no local de desenvolvimento do parasito no intestino do vetor. Assim, o gênero *Leishmania* é dividido em dois subgêneros: *Leishmania,* no qual a reprodução ocorre nos intestinos médio e anterior, e *Viannia*, no qual há uma fase adicional de desenvolvimento do protozoário no intestino posterior (Shaw, 1994; Lainson e Shaw, 1998; Cupolillo, 2000).

O subgênero *Leishmania* inclui as principais espécies causadoras da leishmaniose visceral. No Velho Mundo são predominantes a *L. (L.) infantum*, na região do Mediterrâneo, Ásia, China e Norte da África e a *L. (L.) donovani* no Sudão, Índia, Bangladesh, Paquistão e Nepal (Le Fichoux, 1999). A *L. (L.) chagasi* é a espécie que mais frequentemente causa calazar no Novo Mundo, mais especificamente na América do Sul. Alguns pesquisadores consideram a *L. (L.) chagasi* bastante semelhante à *L. (L.) infantum*, questionando sua classificação separada. Entretanto, foram evidenciadas diferenças entre as espécies quanto à antigenicidade e estrutura molecular, o que reforça a discriminação da *L. (L.) chagasi* (Shaw, 1994; Lainson e Shaw, 1998). Em 2002, foi proposta a denominação de *L. (L.) infantum chagasi* (Shaw, 2006), mas não há acordo entre os pesquisadores (Dantas-Torres, 2006).

As formas visceral, cutânea e mucosa das leishmanioses são resultado principalmente do tropismo das espécies por determinados sítios do organismo como pele, mucosas ou vísceras, mas também decorrem da interação entre a resposta imune do hospedeiro e o parasito. Dessa forma, espécies que não são habitualmente viscerotrópicas podem eventualmente causar formas viscerais, conforme a capacidade de defesa do organismo. Nesse aspecto, destaca-se a *L. (L.) amazonensis* que tem sido evidenciada como etiologia para todas as formas clínicas de leishmaniose, mas tendo a forma tegumentar como mais frequente (Barral, 1991; Leon, 1992).

▪ Características do parasito/ciclo de vida

A leishmânia apresenta comportamento dimórfico, ou seja, a fase do ciclo de vida do parasito define sua forma estrutural. A forma móvel, extracelular, flagelada, encontrada no trato intestinal do vetor é chamada promastigota. A outra forma, intracelular e não móvel, é denominada amastigota (Figura 57.1).

O ciclo de vida da leishmânia tem dois momentos, um no hospedeiro vertebrado e outro no invertebrado (vetor). O vetor infectado, durante sua alimentação, regurgita parte do conteúdo do seu tubo digestivo e assim transmite os promastigotas infectantes (metacíclicos) ao hospedeiro vertebrado. As formas promastigotas são rapidamente fagocitadas por células de defesa, especialmente macrófagos, e dentro de um vacúolo (fagossomo) se transformam em amastigotas. Essa forma intracelular se divide por divisão binária e infecta outros macrófagos. Ocorre então disseminação hematogênica do parasito que tem predileção pelas vísceras, como baço e fígado. O vetor, ao se alimentar no hospedeiro vertebrado infectado, ingere uma pequena quantidade de sangue com macrófagos contendo amastigotas. No tubo digestivo do vetor, os amastigotas se transformam em promastigotas, e após aderirem ao epitélio intestinal diferenciam-se em promastigota metacíclico, completando o ciclo (Figura 57.2).

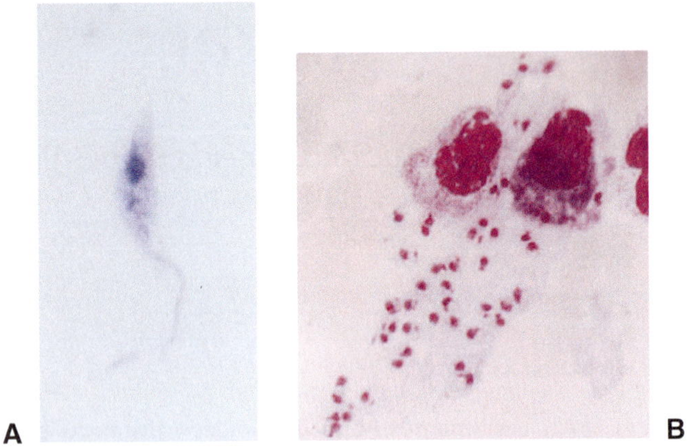

Figura 57.1 A. *Leishmania chagasi* forma promastigota. **B.** Esfregaço de medula óssea com formas amastigotas de *L. chagasi* (cortersia Prof. Luiz Eduardo Ramirez/Fotografia João Nolberto de Oliveira).

Para que o parasito consiga causar infecção no homem é necessário estabelecer contato com suas células, invadi-las e sobreviver dentro delas. A primeira etapa desse processo consiste no reconhecimento das moléculas de superfície do parasito pelos receptores da célula do hospedeiro. Analisando a membrana plasmática da leishmânia, foi verificada a forma promastigota como apresentando a maior antigenicidade. Nela, várias classes de macromoléculas como lipofosfoglicanos (LPG), glicosilfosfatidilinusitol (GPI) e proteoglicanos (PPG) estão ligadas à camada bilipídica da membrana. As GPI cobrem uma porção significativa da superfície parasitária podendo estar livres, ou ancoradas, ou seja, ligadas a moléculas PPG, LPG ou outras glicoproteínas. Dentre as GPI ancoradas com glicoproteínas, a GP63 predomina em todos os promastigotas de leishmânia, sendo uma metaloprotease de 60 kD. Essa estrutura da membrana do promastigota tem como função proteger o protozoário da lise mediada pelo complemento, da ação das hidrolases e dos radicais livres, além de inibir a fusão fagossomo-lisossomo. Por isso, a leishmânia consegue entrar dentro da célula e não ser destruída por ela. Quando se transforma em amastigota, a superfície da leishmânia se modifica, apresentando apenas GPI livres, e assim reduzindo sua antigenicidade. Além disso, glicoesfingolipídios que são incorporados do citoplasma da célula do hospedeiro e expressos na membrana do amastigota podem levar a um mecanismo de evasão imune (Hommel, 1999; Ilgoutz e McConville, 2001).

A manutenção do parasito vivo dentro da célula do indivíduo infectado depende dos mecanismos de escape citados, bem como da modificação do pH do fagossomo por meio da

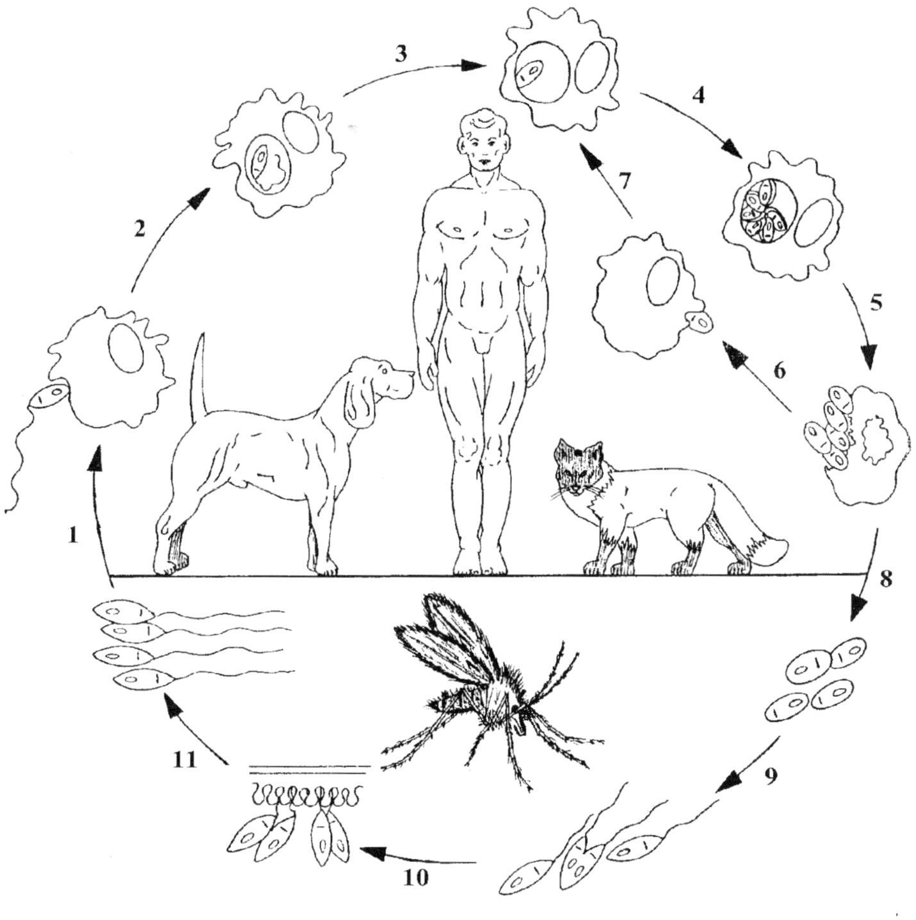

Figura 57.2 Ciclo de vida da *Leishmania chagasi*. **1.** entrada do promastigota no hospedeiro vertebrado; **2.** fagocitose do parasito pelo macrófago; **3.** transformação de promastigota em amastigota; **4.** multiplicação dos amastigotas no interior do macrófago; **5.** lise da célula fagocitária com liberação dos amastigotas; **6.** infecção de novas células; **7.** perpetuação do ciclo no interior do hospedeiro vertebrado; **8.** amastigotas são ingeridas pelo hospedeiro invertebrado (*Lutzomyia longipalpis*); **9.** transformação de amastigotas em promastigotas; **10.** maturação dos promastigotas no intestino do vetor; **11.** promastigotas metacíclicas (infectantes) (desenhado por Edinaldo Adão Martins).

ação de uma bomba de prótons H^+ e da não interferência no mecanismo respiratório responsável pela produção de energia da célula (Hommel, 1999; Chang, 1999; Ilgoutz e McConville, 2001). Ademais, o parasito tem necessidade de conseguir os nutrientes básicos para sua sobrevivência. Por isso, o amastigota desenvolve formas de captar do citoplasma seus nutrientes. As micromoléculas são transportadas via transmembrana e as macromoléculas, por meio da endocitose mediada por receptor ou da fusão com outros compartimentos celulares (Burchmore e Barret, 2001).

▸ Reservatório

A manutenção da leishmânia na natureza depende principalmente do ciclo zoonótico. No Brasil e na região do Mediterrâneo, o reservatório do parasito de maior relevância é o cão doméstico (*Canis familiaris*). A leishmaniose visceral é considerada nessas áreas como uma zoonose canina, sendo o homem atingido acidentalmente pela infecção (Deane e Deane, 1955). Entretanto, conforme assinalado no relatório de Chagas *et al.* (1938): "É provável que o homem e o cão representem reservatórios do protozoário, mas é difícil que possam constituir depositários primitivos ou naturais, porque, no caso, seria difícil explicar as infecções isoladas sem qualquer relação com casos humanos, caninos ou felinos (...) torna-se por demais provável a existência de um hospedador silvestre." Esta suposição foi comprovada pela descrição de alguns animais silvestres funcionando como reservatórios do parasito, tais como raposas e marsupiais (Deane e Deane, 1955; Lainson *et al.*, 1990; Sherlock, 1997). Porém, até o momento, não foi possível dimensionar a importância dos reservatórios silvestres na manutenção da doença nas áreas endêmicas.

Os fatores que mais favorecem a posição do cão na transmissão são sua distribuição cosmopolita e seu papel nos grupos sociais, permitindo-lhe um contato mais próximo com o homem. Quando doente, o animal pode apresentar perda dos pelos, emagrecimento, adinamia, crescimento das unhas e lesões de pele. Como a leishmânia tem intenso tropismo pela pele nesses reservatórios, a exposição cutânea pelas feridas ou perda dos pelos facilita a contaminação dos flebotomíneos. Estudos avaliando cães com calazar sintomático mostram sua possível infectividade para os flebótomos pelo xenodiagnóstico (Alvar *et al.*, 1994; Deane e Deane, 1955; Guarga *et al.*, 2000; Travi *et al.*, 2001). Comumente o cão é portador do protozoário sem desencadear nenhuma manifestação clínica e por isso a infecção segue despercebida. Estes animais são infectantes para o vetor e podem propagar a doença (Deane e Deane, 1955; Ashford, 1996; Sherlock, 1997; Chang *et al.*, 1999).

Em epidemias do Sudão, após vários anos de pesquisa, nenhum reservatório animal foi encontrado, e assim começou a ser aventada a transmissão antroponótica da doença (Ashford, 1996). No leste da África, mais de 50% dos casos de LVH desenvolvem leishmaniose dérmica pós-calazar, sendo também bastante frequente na Índia, Bangladesh e Nepal (Zijlstra *et al.*, 2001; Dejeux, 2001). Essa entidade clínica caracteriza-se pela presença de lesões cutâneas contendo numerosos parasitos que podem infectar o flebotomíneo ao se alimentar nesses pacientes. Assim, um indivíduo com leishmaniose dérmica pós-calazar serve como reservatório para leishmânia (Manson-Bahr, 1959; Zijlstra *et al.*, 2001). Nas epidemias dessas regiões, o grande número de indivíduos doentes, ainda não tratados, também poderia servir como reservatório do parasito. Ademais, indivíduos com imunossupressão, como portadores de AIDS, podem também apresentar acentuada parasitemia, representando um potencial reservatório do protozoário. Molina *et al.* (1999) fizeram o xenodiagnóstico em seis pacientes imunossuprimidos com calazar sintomático e obtiveram positividade em todos os casos.

No Novo Mundo a frequência de leishmaniose dérmica pós-calazar é bem pequena. Deane e Deane (1955) sugeriram que no Brasil "o homem tem, provavelmente, um papel menos importante" na transmissão da leishmaniose visceral. Buscando avaliar se indivíduos da área endêmica poderiam ser reservatórios de leishmânia, Costa *et al.* (2000) trabalharam com humanos em três grupos: portadores de LVH sintomática; contatos domiciliares de LVH; e indivíduos com teste intradérmico positivo. Concluíram que apenas parte do grupo de indivíduos com doença clássica tinha a capacidade de infectar flebotomíneos pelo xenodiagnóstico. Dessa forma, o papel do homem como reservatório da *L. (L.) chagasi* ainda não está esclarecido.

▸ Vetor

Estudos epidemiológicos iniciais no Brasil indicaram que os surtos da doença estavam localizados em estreitos vales entre serras ou no sopé destas. São locais mais úmidos, com maior quantidade de vegetação e sem ventos fortes. Os pesquisadores concluíram que essa distribuição peculiar era "condicionada principalmente pelas necessidades biológicas do inseto transmissor" (Deane e Deane, 1955). Examinando-se os insetos hematófagos capturados nos locais onde havia surto de calazar, verificou-se, com grande frequência, a presença de *Lutzomyia longipalpis*. Observações experimentais demonstraram a possibilidade de se infectar tal espécie alimentando-a em cães portadores de leishmaniose visceral. Considerando os dados de que a *Lu. longipalpis* apresenta distribuição idêntica à da leishmaniose visceral, predomina em relação aos outros flebotomíneos e tem alta infestação no peridomicílio, ela foi considerada o vetor implicado no ciclo de vida da *L. (L.) chagasi*.

A *Lu. longipalpis* é um díptero da família Psychodidae, popularmente conhecido como mosquito-palha, birigui e tatuquira (Fróes, 1935) (Figura 57.3). Caracteriza-se por ser de pequeno porte (1 a 3 mm de comprimento), ter o corpo e as patas cobertas de cerdas, hábito de voo crepuscular e de abrigar-se em locais úmidos e sombrios. Durante o pouso mantém suas asas em posição vertical característica. Apenas as fêmeas são hematófagas e, portanto, têm importância epidemiológica. São encontradas no peridomicílio e alimentam-se preferencialmente em animais domésticos (Ashford, 1996; Sherlock, 1997; Hommel, 1999). Mais recentemente tem sido observada a entrada do flebotomíneo para o interior das residências. Em Montes Claros, de 1.043 exemplares de *L. longipalpis* capturadas no período de 1 ano (2002/2003), 34,7% foram encontradas no intradomicílio e em Janaúba também um número considerável de vetores foi encontrado dentro das residências (Michalsky *et al.*, 2004; 2008). Essa adaptação do flebotomíneo provavelmente tem contribuído para uma mudança no padrão clássico de transmissão da doença, tornando-se cada vez mais frequentes os casos de transmissão em áreas estritamente urbanas.

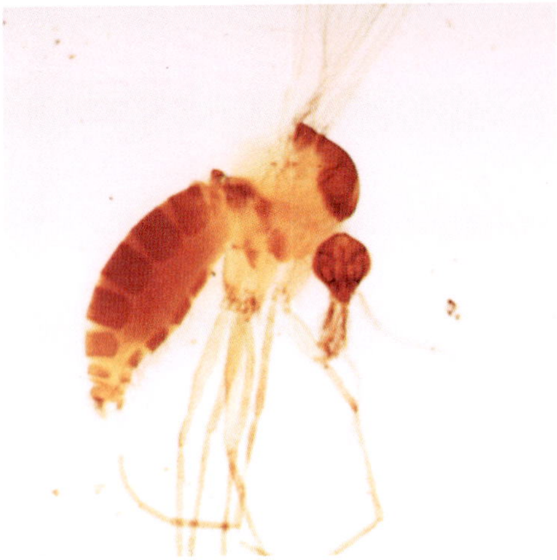

Figura 57.3 Fêmea de *Lutzomyia longipalpis*. Cortesia Prof. Edelberto Dias/Fotografia João Nolberto de Oliveira.

Em Corumbá, a *Lu. cruzi*, foi considerada responsável pela veiculação da LVH (Galati *et al.*, 1997). Outros flebotomíneos podem abrigar, mesmo experimentalmente, a *L. (L.) chagasi*, mas não têm impacto sobre a transmissão da doença, pois se acredita na existência de certa especificidade do vetor para as leishmânias (Sherlock, 1997; Laison e Shaw, 1998).

No Velho Mundo várias espécies do gênero *Phlebotomus* têm sido consideradas transmissoras da leishmaniose visceral. No Sudão o *P. orientalis*, na Etiópia e no Quênia o *P. martini*, na região do Mediterrâneo o *P. ariasi* e na Índia o *P. argentipes* (Lainson e Shaw, 1998; Bern *et al.*, 2000; Ziljstra *et al.*, 2001).

▸ Fisiopatologia

▪ Imunopatologia

Dentre os primeiros relatos sobre a importância da resposta imune do indivíduo no estabelecimento da leishmaniose visceral, destaca-se a descrição do processo infeccioso feita por Chagas *et al.* (1938) quando dizem que após a entrada da *L. (L.) chagasi* no tecido subcutâneo, sob a forma flagelada, ocorre ativação das defesas celulares locais, traduzidas pelo afluxo de células fagocitárias, principalmente macrófagos. É provável que a maior parte dos parasitos lançados no sangue seja destruída pela atividade fagocitária de células circulantes, como neutrófilos, e disto constituem prova os sinais de degeneração que se observam nas leishmânias contidas no citoplasma de polimorfonucleares. Entretanto, os próprios macrófagos parasitados, pela sua capacidade migratória acentuada, são capazes de transportar o protozoário a outros territórios orgânicos, disseminando a infecção (Chagas *et al.*, 1938).

Essa descrição inicial não esclarece completamente o comportamento e a evolução da doença. Assim, vários pesquisadores têm buscado compreender melhor a interação entre a leishmânia e a resposta imune do homem na fisiopatologia da leishmaniose visceral. Em 1961, Manson-Bahr propôs a existência de dois tipos de imunidade: humoral e tecidual. A humoral seria a primeira resposta, ativa durante o curso da infecção visceral e caracterizada pelo desenvolvimento de altos níveis de gamaglobulinas. A segunda resposta, tecidual, seria adquirida com a cura clínica da doença. Os indivíduos com imunidade tecidual, quando desafiados com injeção subcutânea de preparados de *L. donovani*, não desenvolviam lesão cutânea ou visceral, diferentemente de indivíduos normais (Manson-Bahr, 1961).

Trabalhos posteriores confirmaram a ocorrência de depressão da imunidade celular específica contra *L. (L.) chagasi* nos pacientes com leishmaniose visceral (Carvalho *et al.*, 1981). A modulação imune na doença foi caracterizada pelas seguintes anormalidades:

- Depressão da atividade linfocitária diante de antígenos de leishmânia
- Ausência da produção de interleucina-2 (IL-2) e interferona-gama (INF-γ) pelos linfócitos quando estimulados com antígenos de leishmânia
- Ativação policlonal de linfócitos B e altos níveis plasmáticos de imunoglobulinas
- Presença de fator imunossupressor sérico (verificado quando se colocava o soro do paciente em cultura de células normais, e estas tinham sua proliferação inibida)
- Decréscimo do número de neutrófilos. Todas essas alterações eram normalizadas após o tratamento específico adequado (Carvalho *et al.*, 1988; 1992). Mais especificamente, constatou-se que as principais interleucinas reguladoras deste comportamento do sistema imune eram a IL-10 e a IL-12. A IL-10 deve ser o principal "fator imunossupressor" da resposta celular, e a IL-12 a responsável pela indução de produção de INF-γ, que levaria ao restabelecimento dessa função (Bacellar *et al.*, 2000).

Tais achados são compatíveis com a análise da reposta imune baseada nos fenótipos de Th1 e Th2. As manifestações clínicas da leishmaniose visceral são intrinsecamente dependentes do direcionamento da resposta para um ou outro fenótipo. O acometimento grave, progressivo, podendo levar ao óbito se não tratado ocorre naqueles indivíduos em cuja resposta imunológica predomina o componente Th2. Nesses casos observa-se diminuição significativa na proliferação de linfócitos T citotóxicos, com decréscimo de IL-2 e IFN-γ, predominância de IL-4, IL-5, IL-6, IL-10 e a ativação policlonal dos linfócitos B. Essa última seria responsável pela alta produção de imunoglobulinas, as quais são incapazes de eliminar a doença (Liew e O'Donnell, 1993). Já os indivíduos com predomínio do componente Th1 conseguiriam limitar a doença, por elaborarem uma resposta celular efetiva, levando ao abortamento da infecção, visto nas formas assintomáticas ou oligossintomáticas (Costa *et al.*, 1999). Esta atividade celular estaria associada às linfocinas IL-2, IFN-γ e IL-12, bem como à ação dos linfócitos T $CD4^+$ e $CD8^+$ (Locksley *et al.*, 1999; Goto e Lindoso, 2004).

A capacidade do indivíduo de montar sua defesa imunológica pode ser influenciada por diversos fatores como ambientais, nutricionais e genéticos (Cerf *et al.*, 1987; D'Oliveira *et al.*, 1997; Marzochi *et al.*, 1999; Anstead *et al.*, 2001; Hailu *et al.*, 2001).

Anatomopatologia

A *L. (L.) chagasi* tem predileção pelas células do sistema fagocítico-mononuclear, o que foi definido por Pittaluga (1934) como sendo uma reticuloendoteliose parasitária. Assim, após a infecção, as formas promastigotas metacíclicas são fagocitadas, principalmente por macrófagos do baço, fígado e medula óssea.

O baço se encontra na maioria dos casos bastante aumentado, consistente, congesto, com focos hemorrágicos, cápsula espessada e estrias fibrosas no parênquima. Na microscopia observa-se acentuada hiperplasia de elementos endoteliais, atrofia de folículos linfoides que podem ter seu centro germinativo substituído por massas hialinas. Ocorre predomínio de fibrose, hiperplasia do sistema retículo-histiocitário e os parasitos são vistos no interior dos macrófagos (Bogliolo, 1941).

O fígado geralmente está aumentado de volume, principalmente após a fase inicial, e ao corte apresenta aspecto de noz moscada e degeneração gordurosa. Ao exame microscópico, há alterações nas células de Kupffer, reação inflamatória do mesênquima e lesões parenquimatosas (Cazal, 1951). Nas células de Kupffer há hiperplasia intensa e hipertrofia nas parasitadas (Figura 57.4) e em menor grau nas não parasitadas. Aquelas se transformam em histiócitos livres e secretam reticulina em abundância. A reação mesenquimatosa se evidencia pelo aparecimento de histiócitos, monócitos, linfócitos e plasmócitos, de maneira difusa, ou constituindo verdadeiros nódulos, formações semelhantes a granulomas, em torno das células parasitadas, nos espaços porta (Figura 57.5) ou intralobular (Figura 57.6). O parênquima hepático sofre atrofia e degeneração gordurosa mais intensa em torno das células parasitadas. Eventualmente o parasito pode penetrar nos hepatócitos (Badaró *et al.*, 1996). Os sinusoides hepáticos podem estar dilatados, individualizando as traves de Remak. Em alguns pacientes, as fibras reticulínicas são abundantes (Figura 57.7) e há depósito de colágeno intralobular e intercelular, levando esta reticulofibrose ao circundamento e insulamento, quase de

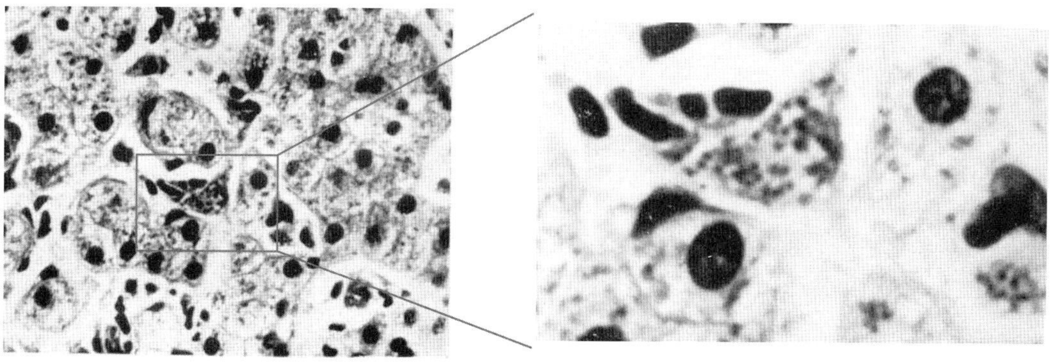

A B

Figura 57.4 A. Proliferação de células de Kupffer, algumas de citoplasma volumoso e contendo numerosas leishmânias. Observar o alargamento dos sinusoides. H. E. médio aumento. **B.** Maior detalhe da figura anterior, mostrando célula de Kupffer parasitada. H. E. grande aumento.

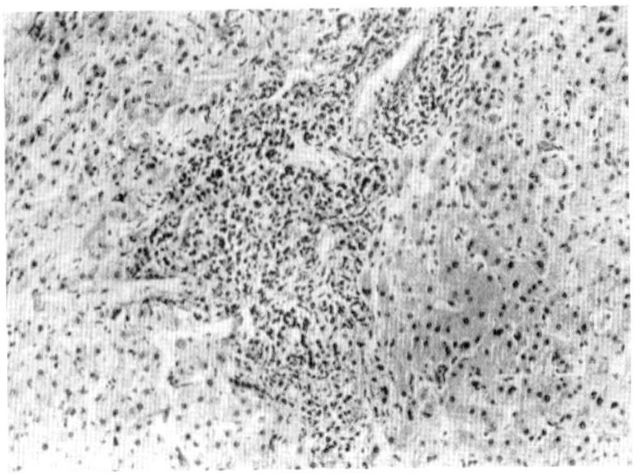

Figura 57.5 Infiltração portal densa linfo-histioplasmocitária. H. E. pequeno aumento.

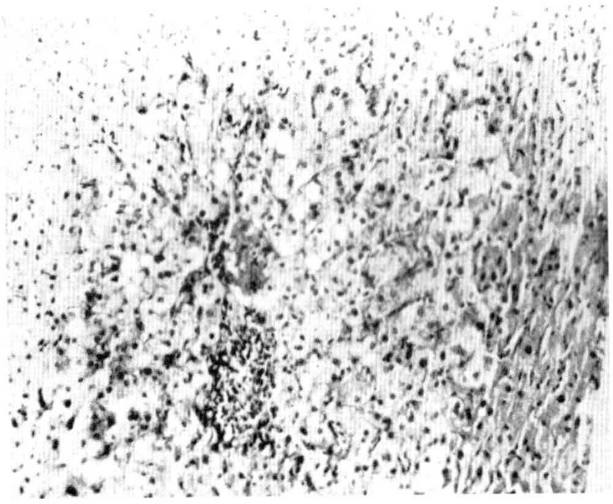

Figura 57.6 Esteatose discreta e lesão pseudogranulomatosa intralobular. H. E. pequeno aumento.

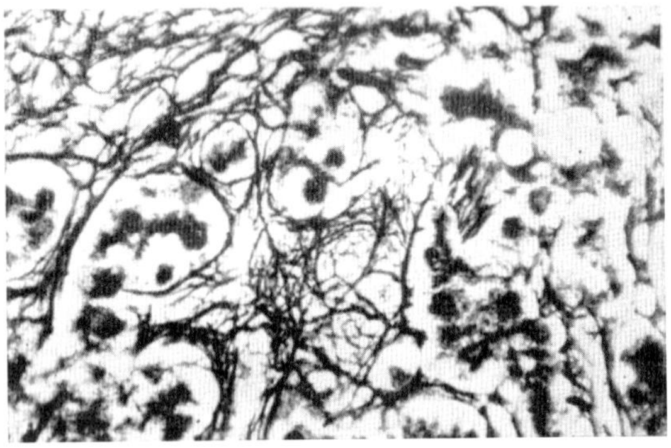

Figura 57.7 Proliferação exuberante de fibras argirófilas intralobular e intercelular. Impregnação argêntica de Perdau. Médio aumento.

cada célula hepática, constituindo a fibrose leishmaniótica do tipo Rogers (Figuras 57.8A e 57.9A).

Na medula óssea constatam-se sinais de hiperplasia funcional, com poucas células gordurosas. Esse achado evidencia a intensa atividade hematopoética que, no entanto, é ineficaz, já que o doente cursa com pancitopenia decorrente tanto do parasitismo medular quanto do hiperesplenismo. Chama atenção a hiperplasia da série plasmocitária, o alto número de megaloblastos com reduzido número de mielócitos. No inte-

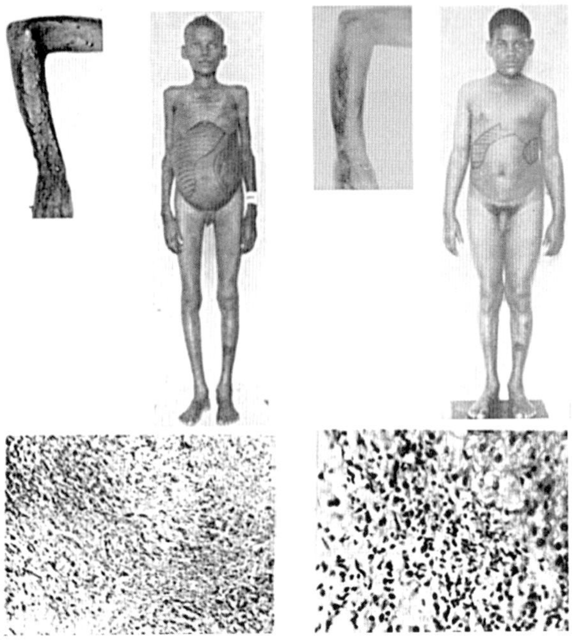

Figura 57.8 A. Paciente com calazar antes do tratamento, em detalhe as lesões nodulares em membro superior direito (leishmanioide dérmico) e a biopsia hepática com fibrose intralobular e intercelular. H. E. pequeno aumento. **B.** Mesmo paciente doze meses após o tratamento, com regressão das lesões cutâneas e biopsia hepática mostrando infiltração linfo-histioplasmocitária portal com escassos parasitos e regressão da fibrose intercelular. H. E. pequeno aumento.

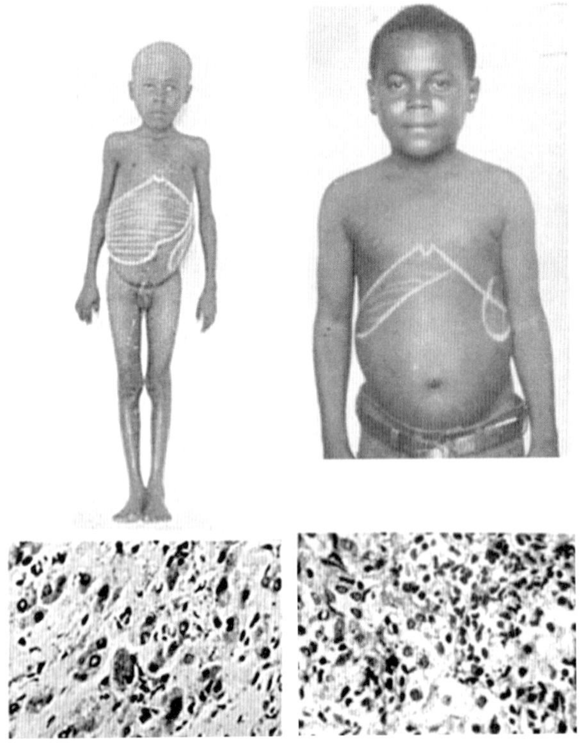

Figura 57.9 A. Paciente com calazar antes do tratamento e biopsia hepática com fibrose intercelular e células de Kupffer abarrotadas de leishmânias. H. E. médio aumento. **B.** Mesmo paciente dez meses após o tratamento com biopsia hepática mostrando infiltração linfoplasmocitária interlobular com escassos parasitos e regressão da fibrose intercelular. H. E. médio aumento.

rior dos macrófagos são encontradas várias leishmânias, mas em menor quantidade que no baço.

As lesões da pele são raras no nosso meio, sendo encontradas mais comumente na Índia e na China (Bogliolo, 1941) onde são descritos dois tipos de lesão. A forma mais benigna consiste em hiperplasia do sistema retículo-histiocitário dérmico e hipodérmico. Macroscopicamente a pele mostra-se íntegra ou com pequenas zonas de pigmentação acinzentada. A distribuição das células parasitadas é uniforme em toda a superfície corpórea. A segunda forma, conhecida como *leishmanioide dérmico*, manifesta-se de preferência em pacientes não tratados ou com uso incompleto da terapêutica para leishmaniose visceral (também chamada leishmaniose dérmica pós-calazar). Caracteriza-se por manchas eritematosas, pequenos nódulos ou formações papuliformes. Tais formações nodulares ao exame microscópico apresentam numerosas células gigantes polinucleadas por vezes parasitadas, hiperplasia das células histiocitárias também parasitadas e exsudação de leucócitos e células plasmáticas. Esse acometimento cutâneo, embora seja mais frequente na Índia e no Sudão, também pode ocorrer na leishmaniose visceral americana (LVA), especialmente nos casos associados à AIDS (Bittencourt *et al.*, 2002; Mackowiak, 2009).

Em indivíduos na fase crônica da doença foi observado que o aumento do volume dos linfonodos não é uniforme em todo organismo. Na LVA esse aumento não é frequente. Já no Sudão, os pacientes comumente apresentam adenomegalia generalizada, sendo o parasito demonstrado em cerca de 60% dos linfonodos (Zijlstra, 2001). Microscopicamente existe proliferação do tecido intersticial, espessamento da cápsula e proliferação das fibras conjuntivas.

Nos pulmões pode-se observar pneumonite intersticial em 76,9% das necropsias (Duarte *et al.*, 1989) e também pequenos focos de broncopneumonia de origem hipostática, descendente ou metastática relacionadas com as infecções que se estabelecem nos portadores de leishmaniose visceral, sendo frequentes causas de óbito.

No intestino, os parasitos não são frequentemente achados, e quando existem estão nas células reticulares dos folículos linfoides ou das vilosidades. Alguns estudos sobre a mucosa do delgado mostraram infiltrado inflamatório, contendo macrófagos parasitados, plasmócitos e linfócitos (Muigai *et al.*, 1983). Estes processos poderiam levar à alteração na arquitetura da mucosa intestinal, desencadeando um quadro diarreico observado com relativa frequência nos casos de calazar.

Nos rins, pode-se encontrar nefrite intersticial, glomerulonefrite mesângio-proliferativa com comprometimento da membrana basal glomerular e deposição de imunocomplexos (Badaró *et al.*, 1996).

▶ Quadro clínico

Lesões cutâneas do tamanho da cabeça de um alfinete, representando a porta de entrada de leishmânias, têm sido descritas no calazar (Kirk, 1938) e são raramente observadas. A LVH tem período de incubação variável, em média de 2 a 8 meses, mas na maioria das vezes de dois a quatro, existindo casos com até 4 anos de evolução (Deane e Deane, 1955; Amato Neto, 1978; Zijlstra *et al.*, 1991). Outros pacientes podem aparecer com a doença 10 dias após sua chegada na área endêmica (Bramachari, 1928). O período de incubação mostra tendência a se alongar com a idade.

A doença clássica geralmente se manifesta em três períodos, um inicial, outro de estado e um estágio final. O período inicial pode ser abrupto ou insidioso. Quando o início é abrupto, geralmente a primeira manifestação da doença é a febre. Esta pode vir com mal-estar, elevando-se a 39 a 40°C dentro de 1 semana, ou aparecer mais bruscamente com calafrios, como sucede na malária. Com a duração dos episódios febris, a esplenomegalia vai se instalando.

Em outros casos o início é insidioso e o paciente não sabe precisá-lo, fazendo referência à febre, aumento do volume do baço, dispneia, perturbações digestivas ou outras queixas relacionadas com a doença. Tais manifestações podem, em alguns pacientes, ser precedidas por sintomas premonitórios como palidez, anorexia, astenia e alterações de humor. De modo geral, o início tende a ser brusco nos adultos ou em crianças maiores, e insidioso nas crianças de pouca idade. De qualquer maneira, a febre é a manifestação inicial mais frequente. Em outras eventualidades, o início pode passar despercebido e a doença prosseguir sob a forma assintomática.

Se a evolução da doença não for alterada pelo tratamento específico ou mesmo espontaneamente, independentemente do tipo de início, gradativamente vão surgindo outras manifestações e se acentuando as existentes. Após decorridos alguns meses, cerca de seis para os adultos e três a quatro para as crianças, a doença entra no período de estado (Napier, 1946), o mais característico e no qual é encontrada a sintomatologia completa. Na grande maioria das vezes, quando o médico é procurado, a infecção se mostra em sua fase típica, a qual resumiremos a seguir.

A hipertermia é uma das manifestações mais encontradas no calazar e dificilmente falta em algum doente, se tomada a temperatura em várias ocasiões. Examinando-se as curvas febris de diversos pacientes chama a atenção a extrema variabilidade entre elas, no tempo e no espaço. Apesar de seu caráter desordenado, quando se analisam os gráficos de temperatura em determinados períodos, podem-se identificar vários tipos febris como contínuo, remitente e intermitente. O mais frequente seria o intermitente irregular. Uma particularidade da curva febril são os acessos duplos ou triplos nas 24 h, observados em quase todos os pacientes. Também os pacientes podem pressenti-los. Eles duram pouco e raramente são precedidos de calafrios ou seguidos de sudorese. Pode haver mudança no horário dos acessos febris. A temperatura no calazar não é das mais elevadas, pois na maioria dos casos não atinge 40°C. É comum a ocorrência de períodos de apirexia, mais frequentes com a evolução da doença. Outra característica da febre no calazar é que ela é mais propriamente uma hipertermia, pela ausência relativa de desconforto e de sintomas toxêmicos. Em geral, o paciente mantém seu ânimo preservado, e mesmo com febre e anemia, continua exercendo suas atividades habituais durante grande parte de sua doença. Esta é mais tolerada do que se pode imaginar, quando consideradas as condições físicas dos pacientes, cujo aspecto muitas vezes evidencia estarem sofrendo de doença grave. Chama a atenção que tais doentes tenham disposição para se locomover e não procurem o leito com mais frequência. O ânimo dos pacientes, proporcionalmente, é melhor do que sua aparência física.

Depois da febre a manifestação clínica mais importante é a esplenomegalia (Figuras 57.8, 57.9 e 57.10). A instalação da esplenomegalia acompanha de perto a da febre. Quando o paciente é visto pela primeira vez, quase sempre já há aumento de volume do baço. A febre é que traz o paciente ao médico, mas é a esplenomegalia que sugere este diagnóstico. Geralmente com

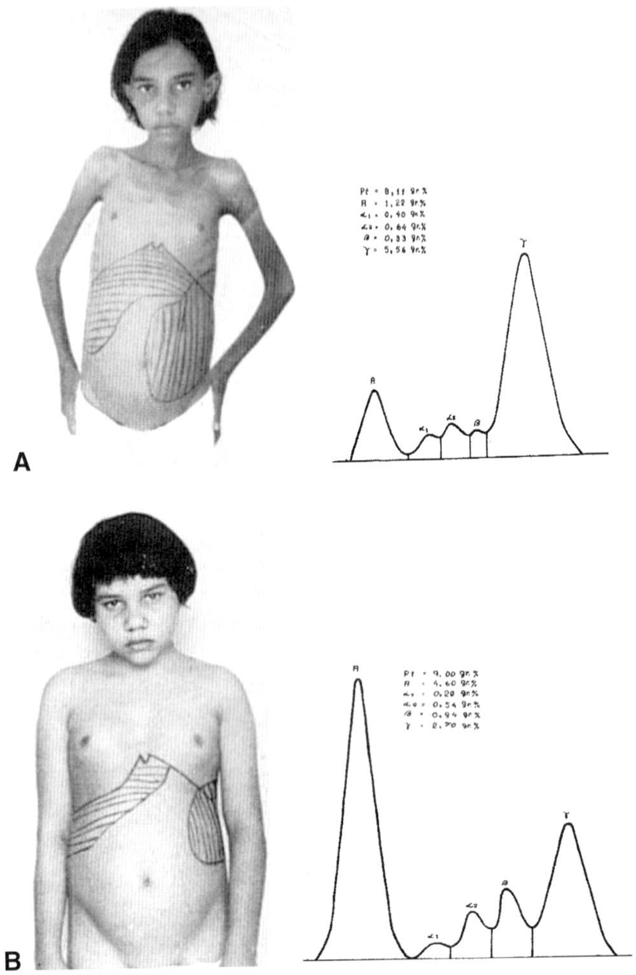

Figura 57.10 A. Paciente com calazar antes do tratamento e sua eletroforese de proteínas. **B.** Mesmo paciente 5 meses após o tratamento, com a modificação do perfil de proteínas.

1 mês de doença o baço chega ao rebordo costal e cresce com regularidade cerca de 2 a 3 cm por mês, como disse Napier, com a regularidade e a precisão de um útero grávido (Napier, 1946). O órgão pode atingir volume considerável, mas para o diagnóstico tem mais valor seu crescimento rápido, superando o de outras entidades que apresentam esplenomegalias. Geralmente o baço não tem a mobilidade vista na esquistossomose e na cirrose. A consistência é firme, não havendo habitualmente a dureza das esplenomegalias esclerocongestivas de longa duração ou das leucemias. Habitualmente é indolor, exceto quando surgem as complicações como infarto.

O aumento do volume do fígado pode não ser evidenciado no início da doença, mas no período de estado sempre há hepatomegalia, pelo menos entre nós, em que ela tem sido assinalada com mais frequência. Comumente não se verifica proporcionalidade entre o volume atingido pelo órgão e a duração da doença. O aumento do volume atinge tanto o lobo direito como o esquerdo. A consistência do fígado é levemente endurecida, sem contudo se igualar à encontrada na esquistossomose ou na cirrose hepática, mesmo nos casos com fibrose de Rogers. Ademais, a superfície do fígado não apresenta nódulos. Frequentemente fígado e baço estão encostados um ao outro, em maior ou menor extensão. Comparando as relações entre fígado e baço não vemos, entre nós, a desproporção mencionada por autores em outros países. Na maioria das vezes nos parece que ambos os órgãos aumentam de volume na mesma proporção.

Além da esplenomegalia e da hepatomegalia, há outra característica no abdome dos pacientes com calazar que é a distensão abdominal, mais ou menos intensa, mas sempre presente na doença. O ventre dos pacientes é duro e volumoso. Como a maioria apresenta hipotrofia muscular acentuada, principalmente quando atingem as fases avançadas da doença, era de se esperar que o abdome tivesse as paredes flácidas. Contudo, isso não ocorre e não nos permite flanquear com facilidade os órgãos nele contidos. Temos a impressão de que este sinal não depende somente da grande hepatoesplenomegalia frequente na doença, pois, mesmo quando esta regride, os doentes continuam com o abdome excessivamente grande e com certa distensão. Para Silva (1957) poderia estar relacionado com lesões da mucosa do intestino delgado.

O estado geral dos pacientes muitas vezes é precário. Alguns têm o desenvolvimento retardado (Figura 57.8A). Com a evolução da doença, a magreza e a palidez quase nunca faltam nos pacientes e chamam a atenção. A anemia, a febre e a esplenomegalia compõem a tríade clássica da doença. Uma questão discutível é a hiperpigmentação cutânea, assinalada desde as primeiras descrições do calazar na Índia. Mesmo na Índia, alguns autores com grande experiência como Brahmachari (1928) advertiram que a hiperpigmentação não era tão acentuada nem tão frequente e outros (Napier, 1946) que ela não era vista nos europeus. Entre nós a hiperpigmentação tem sido mencionada raramente na região malar, lábio superior e joelhos. Raramente podemos encontrar lesões cutâneas sob a forma de nódulos contendo parasitos, conhecidas como leishmanioide dérmico (Prata e Domingues, 1956) (Figura 57.8A).

Outra questão controvertida é o alongamento e enegrecimento dos cílios, muito valorizado por Pittaluga (1934) e que podem ser vistos em poucos pacientes jovens; para maioria dos autores carece de valor diagnóstico. São encontrados na quarta parte dos pacientes cabelos secos, despigmentados e quebradiços e alopecia que melhoram com o tratamento antimonial.

Podemos observar edemas em cerca da metade dos pacientes, principalmente nas porções distais dos membros inferiores, quase sempre discretos e transitórios, melhorando com o repouso e a alimentação adequadas. Outras vezes são intensos, acompanhados de derrame nas cavidades serosas, sendo absorvidos somente após instalada a medicação específica. Os edemas não estão na dependência da intensidade da anemia e se relacionam com a hipoalbuminemia. No entanto, em alguns doentes não há edema, mesmo com taxas de albumina menores que 2 g por cento.

Todos os trabalhos sobre calazar referem a frequência de hemorragias no curso da infecção, principalmente as epistaxes que, em algumas casuísticas, ocorrem em 70% dos casos. Às vezes, as hemorragias se relacionam ao tratamento antimonial e podem ser de difícil controle, principalmente quando acompanhadas de insuficiência renal.

Em quase todos os pacientes com calazar os gânglios são palpáveis, elásticos, móveis e indolores. Como é difícil encontrar diferença com o que ocorre na população em geral, esta micropoliadenite não tem valor no diagnóstico da mencionada patologia.

No calazar são comuns as perturbações do aparelho digestivo e é difícil não encontrar algumas delas na evolução da doença. São mais frequentes a diarreia e as dores abdominais. A maioria dos doentes mantém conservado seu apetite. Um dado negativo importante é que apesar da febre não se vê língua saburrosa. São frequentes as manifestações dos aparelhos circulatório e respiratório. A taquicardia e a hipotensão arterial são quase constantes. A metade dos pacientes apresenta tosse seca ou produtiva e cerca da quarta parte dispneia de esforço.

Com o passar do tempo, em geral após 1 ano, a sintomatologia se agrava e a evolução da doença entra no período final. O paciente se apresenta extremamente magro, caquético e com extrema hipotrofia muscular. Os edemas são mais frequentes, fígado, baço e distensão abdominal atingem grandes proporções. As lesões hepáticas podem evoluir para fibrose. São mais frequentes as hemorragias e as infecções de toda natureza, tais como otites, pneumonias, bronquite, tuberculose, abscessos etc. Algumas complicações como noma, e gangrenas não são mais vistas, graças aos antibióticos e às medidas higiênicas e principalmente ao tratamento específico, feito em fase mais precoce da doença.

Nem todos os pacientes apresentam o quadro clínico do calazar clássico a que nos referimos. Muitos evoluem de maneira diversa e certas manifestações clínicas adquirem importância especial. Daí as diferentes formas clínicas algumas das quais mencionaremos. Segundo a evolução, podemos ter: *forma aguda* e *fatal*, que responde parcialmente ao tratamento específico, com duração de 35 a 40 dias; *forma subaguda*, mais comum e também fatal quando não tratada, evoluindo de 5 meses a 1 ano; *forma crônica*, de evolução lenta, durando de 2 a 5 anos e, na ausência de tratamento, podendo estacionar durante alguns meses, curar espontaneamente ou evoluir para o óbito; *infecção transitória*, que ocorre raramente e após começo bem definido, com caracterização do ponto de vista clínico e comprovação parasitológica, há remissão da sintomatologia na ausência de tratamento e cura espontânea.

A escassez das manifestações clínicas justifica as designações de forma frustra, latente, subclínica ou oligossintomática. Têm sido diagnosticadas com frequência em crianças em áreas endêmicas (Badaró *et al.*, 1986; Evans *et al.*, 1992; Gama, 2001) pela presença de febrícula, diarreia, tosse seca, adinamia, sudorese e discreta organomegalia e, às vezes, comprovação parasitológica. Podem, em cerca de dois terços desses casos, evoluir para a cura espontânea na ausência de tratamento específico e em um terço para o calazar clássico no período de 2 a 15 meses (Badaró *et al.*, 1986). Evidentemente, essas últimas crianças foram diagnosticadas no período de incubação da doença. Entre os fatores que concorreriam para a evolução das crianças infectadas no sentido de desenvolver a forma clínica da doença tem sido indicada a desnutrição (Cerf *et al.*, 1987), que segundo Corkill (1949) atuaria dificultando a elaboração da resposta imune. Outros autores não constataram a evolução de casos oligossintomáticos para o calazar clássico, também na ausência de tratamento específico (Evans *et al.*, 1992; Gama, 2001).

Muitos habitantes das áreas endêmicas apresentam reações sorológicas e testes intradérmicos positivos sem sintomas ou história de infecção leishmaniótica prévia e têm sido considerados como portadores de infecção assintomática (Badaró *et al.*, 1986; Evans *et al.*, 1992; D'Oliveira *et al.*, 1997), inclusive com confirmação parasitológica (Le Fichoux *et al.*, 1999; Riera *et al.*, 2004). Se usadas diferentes reações sorológicas, os resultados não são concordantes (Romero, 2000; Moreno, 2002) e fica difícil sua interpretação. Quando seguidos durantes alguns anos, em nenhum dos indivíduos com sorologia positiva apareceu a sintomatologia do calazar (Silva, 2002).

Certas formas anatomoclínicas podem ser consideradas quando algumas manifestações clínicas assumem uma individualização, relegando para um plano secundário as outras manifestações da doença. É o que acontece com a fibrose hepática de Rogers, a leishmaniose dérmica pós-calazar, a LVH grave e certas associações com outras doenças.

▶ **Fibrose hepática de Rogers.** Ela é rara e encontrada nos períodos terminais da evolução da doença, em pacientes caquéticos, com acentuada hepatoesplenomegalia. O fígado não é duro, e nem se percebem nódulos em sua superfície como ocorre na esquistossomose ou na cirrose. Os pacientes desenvolvem hipertensão porta, evidenciada pelas varizes esofágicas, podem ter discreta icterícia e certo grau de insuficiência hepática. Neles é mais fácil encontrar leishmânias na pele. Após o tratamento antimonial há desaparecimento da fibrose hepática (Cazal, 1951; Prata, 1957; Corbett *et al.*, 1993) (Figuras 57.8B e 57.9B) e das varizes esofágicas.

▶ **Leishmaniose dérmica pós-calazar.** Também chamada leishmanioide dérmico. Habitualmente entre 1 e 3 anos após o desaparecimento das lesões viscerais, em consequência do tratamento ou espontaneamente, podem aparecer lesões cutâneas nas quais comumente são encontradas leishmânias. Várias vezes surgem em pacientes com lesões viscerais ainda evidentes (Figura 57.8A). São mais frequentes na Índia, onde em alguns locais atingem 5% dos pacientes tratados. No Brasil, os casos descritos são extremamente raros, e na maioria das vezes associados à imunossupressão pelo HIV (Prata e Domingues, 1956; Bittencourt *et al.*, 2002). Frequentemente os doentes as ignoram e os médicos têm dificuldade em separá-las de outras dermatoses (Teixeira, 1980). As lesões são de três tipos principais: máculas hipocrômicas, lesões eritematosas e nódulos. As máculas são puntiformes, mas podem atingir um diâmetro até de 2 cm e se fusionam formando manchas mais ou menos extensas. Aparecem simultaneamente em várias partes do corpo, principalmente no braço, antebraço, tórax, coxa, bochecha, mento e perna. Na ausência de tratamento podem permanecer durante anos, ou se transformar em uma das outras lesões.

A lesão eritematosa tem predileção pelo nariz, bochecha, mento, lábio e fronte, podendo se estender a todo o corpo. Tem tendência a se transformar em nódulos ou desaparece espontaneamente.

Os nódulos são lesões tardias aparecendo em pele normal ou mais comumente onde há eritema ou manchas hipopigmentadas. Situam-se de preferência no rosto e ocasionalmente se estendem por todo o corpo. Os nódulos são indolores, moles e raramente se ulceram. Nos casos muitos crônicos podem ser duros.

Muitas vezes as três lesões mencionadas se encontram associadas. Além destas lesões pode haver outras, mais raras, do tipo verrucoso, papilomatoso, hipertrófico, xantomatoso e outros. Raramente podem invadir as mucosas.

▶ **Leishmaniose visceral grave.** No Brasil, observou-se que, nos últimos anos, a letalidade da leishmaniose visceral aumentou gradativamente, passando de 3,6% no ano de 1994 para 5,5% em 2005, o que representa um incremento de 117%. Tal fato motivou o Ministério da Saúde a definir critérios para avaliar os sinais de gravidade dos doentes com calazar. Neste contexto, deve ser considerado grave o paciente de LVH com idade inferior a 6 meses ou superior a 65 anos, desnutrição grave, comorbidades ou uma das seguintes manifestações clínicas: icterícia, fenômenos hemorrágicos (exceto epistaxe), edema generalizado, sinais de toxemia (letargia, má perfusão, cianose, taquicardia ou bradicardia, hipoventilação ou hiperventilação e instabilidade hemodinâmica). Deverão ser hospitalizados todos os pacientes que se enquadrem nas situações de alerta ou gravidade (Brasil, 2006).

▶ **Associação do calazar com outras doenças.** A infecção pela *L. donovani* pode ter um comportamento oportunista no hospedeiro imunocomprometido devido ao uso de drogas, transplante ou infecção pelo vírus da imunodeficiência humana (HIV). A associação do calazar com a infecção pelo HIV tem sido rotineiramente mencionada na Europa e em menor extensão também no Brasil. Os pacientes com HIV/LVH apresentam pior resposta à terapêutica específica e maiores índices de recaída. Clinicamente, a esplenomegalia é menos frequente e existe um incremento de manifestações gastrintestinais (Cruz *et al.*, 2006). Nos casos de associação com esquistossomose, anemia, leucopenia e plaquetopenia são menos intensas do que as que encontramos nos casos de calazar sem a associação (Ramos, 1955). Na referida associação é mais frequente a diminuição do que a ausência de eosinófilos, ao contrário do que ocorre no calazar sem associação com esquistossomose.

▶ Exames de laboratório

A contagem de hemácias revela sempre diminuição do seu número. O hematócrito está abaixo do normal, há reticulocitose e não há diminuição da resistência globular. A eritropenia já se instala no primeiro mês da doença e raramente desce a menos de dois milhões de hemácias por mm^3. A anemia na maioria das vezes é normocítica e hipocrômica. Ela não é corrigida com transfusões de sangue ou administração de ferro, somente cedendo com a terapêutica antimonial. Quanto aos leucócitos, alguns autores mencionam seu aumento na semana inicial da doença. Contudo, a característica é sempre leucopenia com neutropenia relativa e absoluta, redução e principalmente ausência de eosinófilos e, na grande maioria das vezes, linfocitose e monocitose relativas.

As plaquetas estão diminuídas em quase todos os casos. Ao contrário do sucedido com os leucócitos e com as hemácias, a baixa de plaquetas é menor nos pacientes mais jovens.

Ao exame do mielograma, verificam-se deficiência no setor eosinofílico, plasmocitose, hiperplasia das células reticulares e da série eritroblástica, bloqueio de maturação na série granulocítica da fase de bastões para segmentados e curva de maturação eritroblástica acelerada. Há ainda alterações morfológicas dos plasmócitos, megacariócitos e do núcleo dos eritroblastos.

As citopenias periféricas estão estreitamente ligadas às alterações medulares. A hemopatia no calazar não deve ser determinada somente por um fator. A ação nociva direta do parasito na medula pode explicar as alterações morfológicas dos núcleos dos eritroblastos, as mitoses atípicas, o fenômeno da *cariorrexis*, a reticulocitose e também a normalização dos elementos figurados do sangue periférico logo após o tratamento, enquanto ainda existe acentuada esplenomegalia. O hiperesplenismo explicaria melhor os resultados favoráveis das esplenectomias em alguns casos resistentes ao tratamento, o bloqueio de maturação no setor granulocítico e plaquetário, o bloqueio na liberação das hemácias, a pouca prevalência da hipoplasia e a ausência de eritroblastos circulantes. Somadas a essas há todas as causas de anemia nas infecções crônicas.

A velocidade de sedimentação das hemácias está acelerada em quase todos os casos e com frequência acima de 100 mm na primeira hora.

Uma das características do calazar é a baixa de albumina no sangue e a elevação das globulinas, principalmente da fração gama (Figura 57.10). Geralmente, há aumento das proteínas totais no soro.

Na maioria das vezes há aumento do tempo de protrombina.

No exame de urina é frequente a proteinúria, quase sempre vestígios e às vezes cilindros hialinos e granulares.

▶ Diagnóstico

Os quadros clínico e laboratorial descritos, embora sugestivos, não são suficientes para uma definição diagnóstica adequada. O diagnóstico do calazar deve ser suspeitado em pacientes, principalmente crianças, com antecedentes epidemiológicos de contato com focos de infecção e que apresentem febre prolongada, acompanhada de hepatoesplenomegalia. Deve-se ter em conta a atual disseminação e urbanização da doença. A anemia com leucopenia e hipergamaglobulinemia reforça a suspeita diagnóstica. O mesmo acontece com duas reações simples e de leitura imediata: a do formol leucogel e a de Ray. A reação do formol leucogel é feita colocando-se uma gota de formol a 40% em 1 mℓ de soro do paciente; quando positiva para calazar produz gelificação e opacificação leitosa em segundos ou poucos minutos. A reação de Ray consiste em se colocar poucos mililitros de sangue em um tubo com água, observando-se precipitação flocosa em 5 a 10 min.

A confirmação do diagnóstico deve ser pelo encontro do parasito, em exame colhido por punção de medula óssea ou do baço ou por biopsia do fígado. Do material obtido pode ser feito esfregaço, para coloração, inclusão para histopatologia e cultura. Ao se considerar o valor dos vários métodos invasivos para o diagnóstico parasitológico da doença, devemos levar em conta além da positividade dos mesmos sua facilidade de execução e os riscos para o doente.

Achamos que o exame de sangue periférico, punção ganglionar, do sulco dérmico e o esfregaço da mucosa nasal, embora possam dar algum resultado positivo, não têm importância suficiente para serem colocados no mesmo plano das punções de medula óssea, do baço e do fígado. Em relação a estes três últimos métodos, os autores, em geral, acham que a punção esplênica é mais eficaz do que a óssea para o encontro do parasito. Ho *et al.* (1948), em 440 pacientes, encontraram *L. donovani* na medula óssea de 386 (88,8%) e no baço de 429 (97,6%). Contudo, a punção esplênica expõe o paciente a um risco de morte, efetivamente minimizado pelo acompanhamento do paciente. A biopsia hepática nos deu 94% de positividade, tendo a vantagem de nos informar sobre as alterações morfológicas existentes no fígado dos pacientes. Ela deve ser feita em pacientes hospitalizados e apresenta dificuldades para diferenciação histopatológica das leishmânias. Pensamos que a punção de medula óssea deve ser o método de rotina mais indicado para se fazer o diagnóstico parasitológico do calazar, nos fornecendo, ainda, elementos de ordem diagnóstica através da citologia medular.

O material utilizado para o diagnóstico do parasito em esfregaço corado pode também ser semeado em meio NNN. Embora as culturas possam dar resultado superior ao esfregaço, têm o inconveniente da demora, pois às vezes levam mais de 1 semana para que se possa obter o resultado.

Outro método diagnóstico que tem sido usado é a reação em cadeia da polimerase (PCR) (Baker, 1989; Wilson, 1995). Nos casos de LVH, pode ser realizada em sangue periférico, mas tem tido melhores resultados em aspirados de medula óssea ou esplênico. Alguns estudos demonstraram que tal técnica apresenta sensibilidade e especificidade variáveis, podendo chegar a quase

100% no diagnóstico dos casos humanos sintomáticos (Smyth *et al.*, 1992; Nuzum *et al.*, 1995; Adhya *et al.*, 1995; Osman *et al.*, 1997; Osman *et al.*, 1998, Boelaert e Dujardin, 1999; Lachaud *et al.*, 2000; 2001; Salotra *et al.*, 2001; Disch e Rabelo, 2001; Disch *et al.*, 2001). Nos indivíduos imunossuprimidos, especialmente em portadores de AIDS, o diagnóstico da LVH por métodos sorológicos tem apresentado resultados insatisfatórios e a PCR tem sido considerada uma boa alternativa (Piarroux *et al.*, 1994; Lachaud *et al.*, 2000; 2001; Martin-Sanchez *et al.*, 2001). O principal problema do uso da PCR no diagnóstico de LVH é a ausência de estudos multicêntricos que validem os protocolos "*in house*" desenvolvidos nos diversos centros de pesquisa, garantindo maior reprodutibilidade nos resultados.

A intradermorreação de Montenegro (IDRM), de valor diagnóstico nos casos de leishmaniose tegumentar, em geral é negativa na LVH. Após o tratamento habitualmente a IDRM torna-se positiva.

Quanto ao diagnóstico sorológico, a reação de imunofluorescência indireta (RIFI) e o ELISA (*enzime-linked immunosorbent assay*) com antígeno de promastigota e a ELISA com antígenos recombinantes são os testes mais usados. A RIFI é considerada como bom método convencional de diagnóstico por apresentar alta sensibilidade. Entretanto, a especificidade da técnica não alcançou igual desempenho, devido às reações cruzadas, especialmente com doença de Chagas (Bray e Lainson, 1965; Walton *et al.*, 1972; Abramo *et al.*, 1995).

O ELISA com antígeno de promastigota em alguns trabalhos mostrou alta positividade nos casos de calazar e baixo número de reações cruzadas com outras patologias (Hommel *et al.*, 1978; Ho *et al.*, 1983) e em outros a especificidade foi menor, principalmente devido às reações positivas com doença de Chagas e leishmaniose tegumentar (Edrissian e Darabian, 1979; Guimarães *et al.*, 1981; Mohamed *et al.*, 1985; Harith *et al.*, 1987). Comparada com a RIFI, a técnica de ELISA apresentou sensibilidade semelhante, com maior facilidade operacional. Assim, o ELISA com antígeno de promastigota também foi considerada bom método convencional embora com as mesmas limitações quanto à especificidade.

Um novo antígeno, o K39, foi desenvolvido com o objetivo de aumentar a especificidade dos exames sem perder em sensibilidade. O K39 tem este nome por conter 39 aminoácidos repetidos que são parte de uma proteína (cinesina), comum às leishmânias do complexo *donovani* (Burns *et al.*, 1993). O produto recombinante (rK39) foi empregado como antígeno para a técnica de ELISA e também impregnado em fita imunocromatográfica. Esses métodos exibiram sensibilidade e especificidade acima de 95% em pesquisas no Brasil, China, Sudão, Paquistão, Turquia e Índia (Burns *et al.*, 1993; Qu *et al.*, 1994; Singh *et al.*, 1995; Badaró *et al.*, 1996; Sundar *et al.*, 1998; Bern *et al.*, 2000; Kumar *et al.*, 2001; Singh *et al.*, 2002; Guimarães *et al.*, 2002). Entretanto, o desempenho do rK39 não foi tão satisfatório em resultados obtidos no norte de Minas Gerais, com apenas 69,4% de sensibilidade na técnica de ELISA (Romero *et al.*, 2009), e no Sudão, apresentando 49% e 57% de sensibilidade no teste imunocromatográfico (Zijlstra *et al.*, 2001; Chappuis *et al.*, 2006).

Na tentativa de se padronizar um método sorológico que pudesse ser empregado com maior facilidade em áreas endêmicas foi desenvolvido o teste de aglutinação direta (DAT) (Harith *et al.*, 1986). Os pesquisadores envolvidos na padronização da técnica caracterizaram-na como econômica, de fácil execução e com resultados comparáveis aos tradicionais RIFI e ELISA. Avaliações posteriores confirmaram o desempenho adequado do DAT no diagnóstico de leishmaniose visceral, mas foram levantadas outras limitações, como a duração da estabilidade do preparado antigênico e, por conseguinte, sua aplicabilidade em áreas endêmicas. Assim, os estudos realizados no sentido de melhorar a estabilidade antigênica resultaram no desenvolvimento do antígeno liofilizado, que não necessitaria de refrigeração e teria desempenho semelhante ao aquoso. Estudos recentes têm comparado o desempenho do DAT ao obtido com testes usando o rK39. No Brasil, pesquisadores padronizaram a produção de antígeno para o DAT obtido a partir de promastigotas de *L. (L.) chagasi*, alcançando resultados promissores (Oliveira *et al.*, 2009).

Uma situação especial é a da infecção assintomática pela *L. (L.) chagasi*, onde sempre houve dificuldade em comprovar os parasitos e os métodos habitualmente usados para encontrá-los não se justificam em tais casos. Nessa forma e também na doença subclínica, as reações imunológicas foram amplamente empregadas como método de diagnóstico.

Em 1964, Manson-Bahr e Southgate chamaram atenção para um grupo de indivíduos com teste intradérmico positivo e sem história clínica de leishmanioses. Southgate e Oriedo, em 1967, e no mesmo ano Southgate e Manson-Bahr, confirmaram que esses indivíduos reativos, além de não terem antecedentes de LVH, também não desenvolviam a doença e por isso sugeriram que eles poderiam ter algum tipo de imunidade à doença. A IDRM começou a ser considerada em áreas endêmicas de LVH, como elemento diagnóstico de infecção pregressa por *L. (L.) chagasi*, constituindo uma forma de caracterizar a infecção assintomática (Southgate e Oriedo, 1967; Hoogstraal e Heyneman, 1969; Corredor *et al.*, 1989).

As técnicas sorológicas serviram para identificar, em áreas endêmicas, indivíduos com exame positivo para LVH sem sinais e sintomas clínicos da doença. Nesse sentido, Badaró *et al.* (1986) fizeram avaliações prospectivas em Jacobina mostrando indivíduos que soroconverteram durante o estudo e encontravam-se assintomáticos ou oligossintomáticos. Esses autores utilizaram como referência a sorologia ELISA com antígeno de promastigota e os positivos foram considerados como portadores do parasito. Tais conceitos, associados aos resultados do teste intradérmico, serviram como referência para vários estudos da LVH assintomática (Evans *et al.*, 1992; Cabello *et al.*, 1995; Shido *et al.*, 1995; D'Oliveira *et al.*, 1997; Hailu *et al.*, 2001).

A PCR realizada em residentes de área endêmica também revelou indivíduos com exame positivo e sem nenhuma manifestação clínica (Ibrahim *et al.*, 1999; Zijlstra *et al.*, 2001; Salotra *et al.*, 2001; Viana *et al.*, 2001). Mas, a falta de correlação entre os resultados da PCR com os dos exames sorológicos nos mesmos indivíduos dificultou a interpretação dos resultados (Viana *et al.*, 2000; Moreno, 2002; Costa *et al.*, 2002; Silva, 2002). Alguns autores consideram que a PCR teria melhor sensibilidade que os testes sorológicos, justificando assim os resultados discordantes (Costa *et al.*, 2002; Moreno, 2002). Outros, porém, argumentam que a pequena experiência com os *primers* para leishmânia poderia explicar uma deficiência na PCR, falseando seus resultados (Boelaert e Dujardin, 1999). O diagnóstico da infecção assintomática ainda não está devidamente esclarecido.

▸ Tratamento

Após a descoberta de Gaspar Vianna (1912), o tártaro emético começou a ser usado também no tratamento de calazar na Itália e na Índia. Na década de 1940, foram lançados antimoniais pentavalentes mais estáveis, sobretudo na diluição em água, como o stibogliconato de sódio (Pentostan®) e o antimoniato de meglumina (Glucantime®) e que são utilizados mesmo nos dias atuais (Manson-Bahr, 1959; Marsden, 1985; Murray, 2000).

O mecanismo de ação dos antimoniais pentavalentes (Sb^{+5}) baseia-se na depleção dos níveis intracelulares de ATP secundária à interferência da droga na glicólise e na β-oxidação dos ácidos graxos dos amastigotas (Ballana-Fouce *et al.*, 1998). A medicação pode ser administrada por via parenteral ou intramuscular. No entanto, para volumes mais altos esta última via pode ser bastante dolorosa. A farmacocinética apresenta uma fase de absorção inicial, uma de rápida eliminação e outra de lenta eliminação, ambas renais. A concentração mínima observada após a fase de eliminação rápida aumenta gradualmente depois de repetidas doses, devido à fase de eliminação lenta. Nessa fase lenta também ocorre a conversão de antimonial pentavalente para trivalente, o que explica a toxicidade da droga (Davidson, 1998). Inicialmente, os antimoniais pentavalentes eram prescritos por períodos curtos, de 6 a 10 dias, com dosagem em torno de 9 mg/kg/dia. Por volta das décadas de 1970 e 1980 surgiu a resistência clínica à medicação. Para manter o nível de eficácia inicial dos antimoniais, foram aumentadas tanto a dose diária como a duração do tratamento. Assim, em 1990 a OMS recomendou a dose de 20 mg/kg/dia, por 28 a 30 dias ininterruptos (Murray, 2000).

No Brasil, o antimoniato de meglumina (Glucantime®) é o único Sb^{+5} disponível, sendo o fármaco de primeira escolha no tratamento da LVH, na dose preconizada pela OMS, com máximo de 3 ampolas/dia. Cada ampola do medicamento tem 5 mℓ, contendo 405 mg de Sb^{+5} (1 mℓ = 81 mg Sb^{+5}). As ampolas devem ser armazenadas em local fresco e abrigadas da luz. Os principais efeitos colaterais notificados são arritmia cardíaca, insuficiência renal aguda, icterícia, elevação das enzimas hepáticas, aumento da amilase e/ou pancreatite aguda, adinamia, anorexia e artralgias. Por isso, é indicada monitoramento das funções cardíaca (com ECG, inicial e semanalmente), renal, hepática e pancreática (com dosagem de ureia, creatinina, eletrólitos, enzimas hepáticas e amilase sérica) (Brasil, 2006).

Outras substâncias foram aventadas para o tratamento do calazar. Por volta de 1940, diamidinas aromáticas, como a pentamidina, foram amplamente usadas (Manson-Barh, 1959; Murray, 2000). Em 1963, foi demonstrada pela primeira vez a eficácia da anfotericina B deoxicolato no calazar (Prata, 1963). A pentamidina e a anfotericina B por longo tempo foram consideradas drogas de segunda linha. Entretanto, no início da década de 1980, houve incremento na Índia de casos de calazar que não respondiam aos Sb^{+5}. Com o uso da dose de antimoniato recomendada pela OMS, na década de 1990, foi descrita em Bihar (Índia) resposta terapêutica em apenas 63% dos casos. Por isso, doses ainda maiores dos antimoniais foram testadas e por períodos mais prolongados, mas houve falência na resposta terapêutica sustentada, associada à potencialização dos efeitos adversos. Nesse contexto, a pentamidina voltou a ser uma alternativa de interesse. No começo dos tratamentos com boa eficácia, mas nos regimes prolongados de administração houve declínio progressivo no efeito do fármaco associado a efeitos colaterais limitantes. Os paraefeitos ocorrem em 30 a 50% dos casos, sendo os mais frequentes relacionados com a aplicação, como abscesso estéril, *rash* cutâneo, taquicardia, cefaleia e vômitos. Continuando a terapia pode induzir ao diabetes, ou mesmo hipoglicemia, nefrotoxicidade, cardiotoxicidade, trombocitopenia, anemia, neutropenia e aumento das enzimas hepáticas (Jha, 1983; Balana-Fouce *et al.*, 1998; Murray, 2000; Bray *et al.*, 2003).

Com tais resultados, pesquisadores na Índia se voltaram para a anfotericina B como opção terapêutica. Em contraste com a atividade parcial da pentamidina, a anfotericina B deoxicolato mostrou cerca de 100% de efetividade no tratamento dos casos resistentes (Murray, 2000; Mishra *et al.*, 1992). Tais índices de cura estavam associados ao emprego do medicamento na dose plena de 1 mg/kg/dia durante 20 dias, dose total de 20 mg/kg. No entanto, na maioria dos locais não era possível utilizar a dose recomendada, devido à alta toxicidade desse esquema, sendo feita em dias alternados e com dose total variando entre 11 e 14 mg/kg, com taxa de cura em torno de 95% (Sundar e Rai, 2002). O mecanismo de ação da substância consiste em inibir a síntese do ergosterol da membrana da leishmânia, causando poros que levariam à lise do parasito. A medicação apresenta diversos efeitos colaterais, que podem ser classificados em agudos e crônicos. Os efeitos agudos estão relacionados com o momento da infusão sendo caracterizados por febre, calafrios, mal-estar, dores no corpo, náuseas, vômitos e cefaleia. Pré-medicações como anti-inflamatórios não hormonais, anti-histamínicos e, em algumas situações, baixas doses de corticoide podem controlar esse quadro. O uso diário da droga leva aos efeitos colaterais crônicos sendo o mais frequente a insuficiência renal com hipopotassemia. A concentração de creatinina aumenta em 80% dos pacientes que fazem uso crônico da anfotericina B deoxicolato. Outros efeitos tóxicos são arritmias ventriculares, anemia (normocítica, normocrômica), trombocitopenia, leucopenia e, menos frequentemente, neurotoxicidade (Patel, 1998). A indicação da anfotericina B como primeira escolha no tratamento do calazar no Brasil é restrita aos casos que ocorrem em gestantes bem como nos casos de leishmaniose visceral grave (Brasil, 2006).

O surgimento das formulações de anfotericina B associada a lipídios trouxe nova perspectiva ao uso dessa medicação (anfotericina lipossomal = Ambisome®; anfotericina em dispersão coloidal = Amphocil® e anfotericina em complexo lipídico = Abeltcet®). A intenção dessa associação foi de reduzir os efeitos colaterais descritos, em especial a nefrotoxicidade, o que realmente ocorreu. Além disso, o fato de o complexo anfotericina-lipídio ser fagocitado por macrófagos, células mais frequentemente infectadas pelas leishmânias, mostrou seu alto potencial terapêutico no calazar. Esses dois fatores contribuíram para a realização de estudos sobre a eficácia destes tipos de anfotericina em altas doses e em curtos regimes terapêuticos (Balana Fouce, 1998; Murray, 2000; Croft e Coombs, 2003; Berman, 2003). A formulação mais testada é a da anfotericina lipossomal, sendo efetiva e aprovada pela FDA (Food and Drug Administration). Na Índia, o uso de alta dose dessa substância (5 a 10 mg/kg) em única aplicação proporcionou a cura em mais de 90% dos casos, e com 5 dias consecutivos em 93% (Sundar e Rai, 2002; Sundar *et al.*, 2010). O maior limitante ao uso dessas anfotericinas, sem dúvida, é o preço da droga, estimado em US$ 390 o frasco de 50 mg de Ambisome®, cerca de sete vezes o valor da anfotericina deoxicolato (Sundar e Rai, 2002; Sundar *et al.*, 2004).

Todos os tratamentos anteriormente citados para o calazar são de administração parenteral. O primeiro fármaco administrado por via oral que mostrou ser efetivo contra o calazar é a miltefosina. Este medicamento foi desenvolvido primeiramente como antineoplásico, sendo um derivado fosfolipídico sintético (hexadecilfosfocolina). O mecanismo de ação não está bem estabelecido, mas demonstrou boa eficácia contra leishmânia *in vitro* e em estudos experimentais (Murray, 2000; Sundar *et al.*, 2002). Nos estudos de fase 2 foi demonstrada ação efetiva da droga nos casos de calazar. Em ensaio de fase 3 para avaliar a eficácia e a tolerabilidade, em grande número de pacientes, comparando com a anfotericina B deoxicolato, a taxa de cura mantida por 6 meses com miltefosine foi de 94%, e de 97% com a anfotericina (Sundar *et al.*, 2002). Em 2007, foi publicado um ensaio de fase 4 confirmando a possibilidade de uso da miltefosina no tratamento da LVH na Índia (Bhattacharya *et al.*, 2007).

Atualmente, tem se buscado avaliar o potencial terapêutico da associação entre medicamentos específicos no tratamento da LVH. Tais associações parecem promissoras por diversos motivos: resultariam na redução do tempo de tratamento (por conseguinte, melhorariam a tolerância ao medicamento e reduziriam os custos); aumentariam a eficácia terapêutica e reduziriam as emergências de cepas resistentes. As principais associações avaliadas são de anfotericina lipossomal com miltefosina ou com os antimoniais pentavalentes (Griesven *et al.*, 2010.)

A cura do calazar durante o tratamento com as drogas "leishmanicidas" parece ser devida ao desenvolvimento concomitante de resposta imune efetiva. Considerando esse aspecto, substâncias imunomoduladoras foram aplicadas como tratamento adjuvante do calazar. Como exemplo, o INF-γ foi utilizado, em estudo não controlado, combinado com o Sb^{+5}, em doses diárias, e mostrou redução no tempo de resposta terapêutica, sugerindo a existência de sinergismo entre as duas substâncias (Murray, 2000). Entretanto, tais resultados não foram confirmados em ensaios controlados na Índia, possivelmente devido à existência de casos resistentes aos antimoniais. O fator estimulador de colônias de macrófago-granulócito (GM-CSF) mostrou-se indutor da produção de macrófagos contra *L. donovani in vitro*. O seu uso combinado com antimoniais no tratamento de crianças no Brasil foi bem tolerado, acelerou a recuperação de leucócitos no sangue periférico e reduziu significativamente o risco de infecção secundária. Entretanto não ficou evidenciado incremento na resposta antileishmânia com o uso do GM-CSF (Badaró *et al.*, 1994; Davidson, 1998; Murray, 2000).

A avaliação do resultado do tratamento pode ser constatada em muitos pacientes logo na primeira semana, com o desaparecimento da febre (Figura 57.11). Em menos de 1 mês se pode verificar, também, início de melhora na anemia, leucopenia, disproteinemia, estado geral e esplenomegalia. Estas melhoras vão se acentuando progressivamente, tendendo lentamente para o normal. É frequente, 6 meses a 1 ano após o tratamento, ainda se verificar acentuada hepatoesplenomegalia e hipergamaglobulinemia (Figuras 57.8B, 57.9B e 57.10B). Provas simples, como a reação do formol leucogel e Ray, tornam-se negativas. A vantagem de uma prova de fácil execução como a do formol leucogel pode ser exemplificada pela evolução dos resultados de um dos nossos pacientes:

Antes do tratamento 25 s
No final do tratamento 25 s
14º dia 2 min
32º dia 2 min e 30 s
49º dia 10 min
70º dia 60 min

Os parasitos não mais são encontrados no esfregaço da medula óssea, porém, foram revelados no fígado pela histopatologia após 1 ano (Prata, 1957), ou na pele, pela cultura em 9 (34,6%) de 26 doentes examinados após 1 a 6 anos (Teixeira, 1980).

Quanto às reações sorológicas, começam a se negativar 2 meses após o tratamento, mas, algumas vezes, podem continuar positivas durantes muitos anos (Silva *et al.*, 2006).

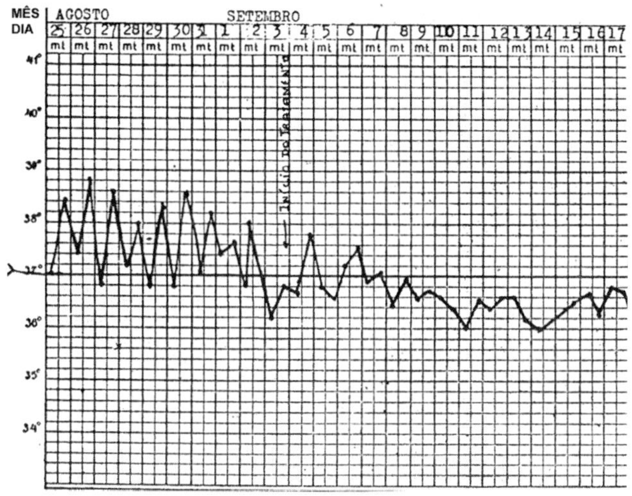

Figura 57.11 Curva térmica de paciente com calazar.

A intradermorreação habitualmente torna-se positiva 1 ano após o tratamento.

▸ Medidas profiláticas e de controle

As recomendações da OMS, em 1990, para o controle da leishmaniose visceral antropozoonótica baseiam-se em três estratégias:

- A detecção precoce e tratamento dos casos humanos
- Identificação e eliminação dos cães infectados
- Controle vetorial (Tesh, 1995; Guerin, 2002).

Infelizmente, tais medidas não foram suficientes para controlar a doença, que aumentou nitidamente sua incidência no Brasil e invadiu áreas urbanas (Romero *et al.*, 2010). Em 2006, o Ministério da Saúde divulgou o Manual de Vigilância e Controle da Leishmaniose Visceral, contendo medidas profiláticas e de controle dessa endemia. Considerando os dados publicados, permanecem as seguintes recomendações mencionadas a seguir:

▪ Identificação precoce e tratamento dos casos humanos

O Ministério da Saúde tem investido na distribuição de impressos informativos sobre o calazar, bem como na capacitação dos profissionais de saúde para suspeitar da doença e conduzir adequadamente os casos. Com o processo de urbanização do calazar, foi realizada a divulgação de informações mesmo em locais previamente não endêmicos, considerando a necessidade de diagnóstico precoce. Ademais, estimula o uso de medidas de proteção individual em locais onde haja risco de transmissão, sendo as principais: uso de mosqueteiro com malha fina, telagem de portas e janelas, uso de repelentes e evitar exposição a locais e horários preferenciais do vetor.

Os casos com suspeita clínica e epidemiológica devem ser investigados por métodos complementares de diagnóstico e notificados. Aqueles confirmados, ou seja, que apresentarem exame parasitológico positivo ou imunofluorescência reativa com título ≥ 1:80 (excluídos diagnósticos diferenciais), devem ser tratados. Recomenda-se que os doentes graves sejam internados e tratados em hospitais de referência. O tratamento específico conta com a distribuição gratuita do antimoniato de meglumina para as unidades públicas de saúde. O esquema terapêutico prevê o uso da droga na dose de 20 mg/kg/dia durante no mínimo 20 dias, para evitar emergência de leishmânias resistentes, como ocorre na Índia. Os efeitos adversos decorrentes do uso dessa medicação devem ser notificados à Agencia Nacional de Vigilância Sanitária (Anvisa).

Controle do reservatório canino

Como medida de controle do reservatório canino, o inquérito sorológico e a eutanásia dos cães positivos foram implementados em áreas endêmicas do Brasil, há vários anos. A prática dessa medida foi questionada por diversos pesquisadores, considerando o baixo impacto no controle da leishmaniose visceral. Os principais pontos críticos destacados foram:

- A falta de correlação espacial entre a soroprevalência canina e a incidência do calazar em humanos
- A ausência de risco para doença relacionado com a coabitação com cães
- A inviabilidade de efetuar adequadamente essa medida, considerando a taxa de reposição canina
- A possibilidade de existirem outros reservatórios com importância semelhante à dos cães na transmissão da leishmaniose
- A baixa eficiência dos testes sorológicos em identificar infecção canina (Dietze, 1997; Costa e Vieira, 2001). Outros autores, porém, referem que apenas a retirada dos cães soropositivos resultou na redução do número de casos de LVH mas, sem eliminação completa da transmissão (Ashford *et al.*, 1998; França-Silva, 2003). Considerando a relação custo-benefício da eliminação dos cães e o ainda pouco suporte técnico-científico para a medida, ela passou a ser recomendada em situações específicas.

Assim, as ações do programa de vigilância de reservatório canino do Ministério da Saúde estão centradas em três frentes: a *definição de casos*, as *ações de vigilância* e o *monitoramento*. A *definição de casos* procura caracterizar os cães suspeitos de terem leishmaniose visceral na área endêmica, empregando os métodos de diagnóstico para confirmar essa suspeita. As *ações de vigilância* servem para alertar tanto a classe médica veterinária quanto a população sobre a ocorrência da leishmaniose visceral canina, e quais os sinais clínicos da doença. Outra função é de delimitar a área para investigação do foco, onde deverá ser feita busca ativa de cães sintomáticos para coleta de exame parasitológico com identificação da leishmânia. O *monitoramento* funciona por meio de inquérito sorológico amostral ou censitário. O amostral é destinado a municípios onde ainda não tenham sido detectados casos humanos ou caninos da doença, mas sim identificado o vetor; ou em municípios com transmissão moderada/intensa, para identificar as áreas que necessitam de ação prioritária. O inquérito censitário deverá ser anual, por no mínimo 3 anos consecutivos e tem como objetivo a identificação de cães. Está indicado em zonas urbanas onde ainda não foram detectados casos humanos ou caninos da doença, mas tenha sido identificado o vetor, e com população canina menor que 500; em municípios com transmissão moderada/intensa e em municípios da zona rural onde haja transmissão de leishmaniose visceral. Quando ocorre identificação de cães sororreagentes e/ou com parasitológico positivo em qualquer tipo de inquérito, a prática da eutanásia está indicada como medida de controle desse reservatório (Brasil, 2006).

O tratamento medicamentoso para cães não está indicado em qualquer circunstância. Além da resposta terapêutica ser baixa, frequentemente ocorre recrudescência da doença durante ou após o tratamento. Ademais, o uso rotineiro em cães das drogas contra leishmaniose empregadas em humanos traz o risco de seleção de parasitos resistentes (Tesh, 1995; Brasil, 2006; Romero *et al.*, 2009).

Como medidas preventivas à infecção canina destacam-se: a rotina de captura de animais errantes, o controle sorológico de animais a serem doados e o uso de telas de malha fina em canis. Recentemente foi proposto o uso de coleiras impregnadas com deltametrina como medida de proteção para os cães contra a picada dos flebotomíneos. No Irã, pesquisadores mostraram que além da diminuição da soroconversão canina com a coleira, houve redução na soroconversão de crianças da área endêmica (Gavgani *et al.*, 2002). Entretanto, na Itália o uso da coleira com deltametrina somente mostrou impacto em reduzir a soroconversão canina nas áreas onde havia alta força de infecção (Maroli *et al.*, 2001). Experimentalmente, foi confirmada a eficácia da coleira impregnada de evitar a alimentação da *Lu. longipalpis* em 96% dos cães (David *et al.*, 2001). No Brasil, em estudo de campo e empregando modelos matemáticos, alguns autores propõem que a efetividade do método está na dependência da maior cobertura possível de animais usando as coleiras. Também deve ser considerada a necessidade de reposição periódica das coleiras danificadas, ou perdidas, bem como de colocar coleiras nos novos cães que surgem na área (Reithinger, 2004). Até o momento, tal medida não tem recomendação do Ministério da Saúde.

Controle vetorial

No Nepal, na década de 1960, o uso em larga escala de inseticidas destinado ao controle da malária aparentemente também foi efetivo no controle da leishmaniose visceral (Bern, 2000). No Brasil, primeiramente foi enfatizada a eliminação do reservatório canino como principal estratégia para o controle da leishmaniose visceral. Em 2001, os consultores do Ministério da Saúde recomendaram que fosse dada prioridade para o controle vetorial no programa de controle da transmissão da doença. Entretanto, sugeriram que o uso de inseticidas fosse limitado às seguintes circunstâncias: introdução recente da doença; aumento nítido da incidência; e incidência cumulativa maior do que cinco casos por 100.000 habitantes (Costa e Vieira, 2001).

Nesse contexto, em 2003 o Programa de Controle da Leishmaniose Visceral propôs um sistema de vigilância entomológica consistindo em: levantamento entomológico de *Lu. longipalis* e/ou *Lu. cruzi*; investigação entomológica para constatação de transmissão no município; e monitoramento das espécies de *Lu. longipalis* e/ou *Lu. cruzi* para avaliar sua distribuição sazonal e abundância relativa das espécies. Para a coleta dos flebotomíneos são empregadas habitualmente armadilhas de isca luminosa, mas, também podem ser feitas a coleta manual e a armadilha adesiva. Esses dois últimos métodos têm recomendação restrita à investigação entomológica.

O controle vetorial atual tem como foco o emprego de inseticidas de ação residual. Esse método atinge apenas o inseto adulto, objetivando diminuir a transmissão da doença para humanos. Assim, somente está recomendado em locais onde esteja documentada a transmissão ativa da doença: locais com o primeiro registro de caso autóctone; áreas de transmissão moderada/intensa com sazonalidade bem definida ou em áreas de surto da doença. Os inseticidas mais comumente usados são a cipermetrina e a deltametrina. A borrifação dos produtos sempre deverá ser feita por funcionários do Ministério da Saúde, devidamente equipados e empregando os procedimentos de segurança (Brasil, 2006).

Vacina

A estratégia de vacinar os cães e indivíduos expostos em áreas endêmicas vem sendo buscada há muitos anos. Várias vacinas foram e continuam sendo testadas, mas até o momento nenhuma recebeu a recomendação do Ministério da Saúde para uso rotineiro.

Referências bibliográficas

Abramo C, Fontes CJ, Krettli AU. Cross-reactivity between antibodies in the sera of individuals with leishmaniasis, toxoplasmosis, and Chagas' disease and antigens of the blood-stage forms of *Plasmodium falciparum* determined by indirect immunofluorescence. *Am J Trop Med Hyg* 53: 202-205, 1995.

Adhya S, Chatterjee M, Hassan MQ, Mukherjee S, Sen S. Detection of *Leishmania* in the blood of early kala-azar patients with the aid of the polymerase chain reaction. *Trans R Soc Trop Med Hyg* 89: 622-624, 1995.

Alencar JE, Ilardi A, Pampiglione S. La reazione di fissazione del complemento con antigene da BCG nella leishmaniosi viscerale. *Parasitology* 10: 33-35, 1968.

Alvar J, Canavate C, Gutiérrez-Solar B, Jiménez M, Laguna F, López-Vélez R, Molina R, Moreno J. *Leishmania* and human immunodeficiency virus coinfection: the first 10 years. *Clin Microbiol Rev* 10: 298-391, 1997.

Alvar J, Molina R, Andrés MS, Tesouro M, Nieto J, Vitutia M, Gonçales F, Boggio J, Rodrigues F, Sainz A, Escacena C. Canine leishmaniasis: clinical parasitological and entomological follow-up after chemotherapy. *Ann Trop Med Parasitol* 88: 371-378, 1994.

Amato Neto V. Leishmaniose visceral com período de incubação de, pelo menos, quatro anos. *Rev Inst Med Top São Paulo* 20: 312-314, 1978.

Anstead GM, Chandrasekar B, Zhao W, Yang J, Perez LE, Melby PC. Malnutrition alters the innate immune response and increases early visceralization following *Leishmania donovani* infection. *Infect Immun* 69: 4709-4718, 2001.

Aragão TC. Surto de leishmaniose visceral na zona norte Ceará-Sobral. Relatório. Setembro, 1953.

Araújo FG, Mayrink W. Fluorescent antibody test in visceral leishmaniasis: II- Studies on the specificity of the test. *Rev Inst Med São Paulo* 10: 41-45, 1968.

Ashford DA, David JR, Freire M, David R, Sherlock I, Eulálio AC, Sampaio DP, Badaró R. Studies on control of leishmaniasis: impact of dog control on canine and human visceral leishmaniasis in Jacobina, Bahia, Brazil. *Am J Trop Med Hyg* 59: 53-57, 1998.

Ashford RW. Leishmaniasis reservoirs and their significance in control. *Clin Dermatol* 14: 523-532, 1996.

Bacellar O, D'Oliveira A, Jerônimo S, Carvalho EM. IL-10 and IL-12 are the main regulatory cytokines in visceral leishmanisis. *Cytokine* 12: 1228-1231, 2000.

Badaró R, Duarte MIC. Leishmaniose visceral (calazar). In Veronesi R, *Tratado de Infectologia*, Atheneu, São Paulo, p. 1234-1259, 1996.

Badaró R, Benson D, Eulalio MC, Freire M, Cunha S, Netto EM, Pedral-Sampaio D, Madureira C, Burns JM, Houghton RL, David JR, Reed SG. rK39: a cloned antigen of *Leishmania chagasi* that predicts active visceral leishmaniasis. *J Infect Dis* 173: 758-761, 1996.

Badaró R, Jones TC, Carvalho EM, Sampaio DP, Reed SG, Barral A, Teixeira R, Johnson Jr WD. New perspectives on a sub clinical form of visceral leishmaniasis. *J Infect Dis* 154: 1003-1011, 1986.

Badaró R, Jones TC, Lorenço R, Cerf BJ, Sampaio D, Carvalho EM, Rocha H, Teixeira R, Johnson Jr WD. A prospective study of visceral leishmaniasis in an endemic area of Brazil. *J Infect Dis* 154: 639-649, 1986.

Badaró R, Nascimento C, Carvalho J. Recombinant human granulocyte-macrophage colony-stimulating factor reverses neutropenia and reduces secondary infections in visceral leishmaniasis. *J Infect Dis* 170: 413-418, 1994.

Badaró R, Reed SG, Barral A, Orge MG, Jones TC. Evaluation of micro enzymes-linked immunosorbent assay (ELISA) for antibodies in American visceral leishmaniasis: antigen selection for detection of infection-specific response. *Am J Trop Med Hyg* 35:72-78, 1986.

Badaró R, Reed SG, Carvalho EM. Immunofluorescent antibody test in American visceral leishmaniasis: sensitivity and specificity of different morphological forms of *Leishmania* species. *Am J Trop Med Hyg* 32: 480-484, 1983.

Baker DC. Molecular approaches to DNA diagnosis. *Parasitology* 99(Suppl.): 125-146, 1989.

Balana-Fouce R, Reguera RM, Cubría JC, Ordóñez D. The pharmacology of leishmaniasis. *Gen Pharmac* 30: 435-443, 1998.

Barral A, Pedral-Sampaio D, Grimaldi Jr G, Momen H, McMahon-Pratt D, Ribeiro de Jesus A, Almeida R, Badaró R, Barral-Netto M, Carvalho EM. Leishmaniasis in Bahia, Brazil: evidence that *Leishmania amazonensis* produces a wide spectrum of clinical disease. *Am J Trop Med Hyg* 44: 536-546, 1991.

Berman J. Current treatment approaches to leishmaniasis. *Curr Opin Infect Dis* 16: 397-401, 2003.

Bern C, Joshi AB, Jha SN, Lal Das M, Hightower GD, Thakur GD, Bista MB. Factors associated with visceral leishmaniasis in Nepal: bednet use is strongly protective. *Am J Trop Med Hyg* 63: 184-188, 2000.

Bern C, Jha SN, Joshi AB, Thakur GD, Bista MB. Use of the recombinant k39 dipstick test and the direct agglutination test in a setting endemic for visceral leishmaniasis in Nepal. *Am J Trop Med Hyg* 63: 153-157, 2000.

Bhatia A, Daifalla NS, Jen S, Badaró R, Reed SG, Skeiky YAW. Cloning, characterization and serological evaluation of K9 and K26: two related hydrophilic antigens of *Leishmania chagasi*. *Mol Biochem Parasitol* 102: 249-261, 1999.

Bhattacharya SK, Sinha PK, Sundar S, Thakur CP, Jha TK, Pandey K, Dias VR, Kumar N, Lal C, Verma N, Singh VP, Ranjan A, Verma RB, Andres G, Sindermann H, Ganguly NK. Phase 4 trial of Miltefosine for the treatment of Indian visceral leishmaniasis. *J Infect Dis* 196: 591-598, 2007.

Bittencourt A, Silva N, Straatmann A, Nunes VLC, Follador I, Badaró R. Post-kala-azar dermal leishmaniasis associated with AIDS. *Braz J Infect Dis* 6: 313-316, 2002.

Boelaert M, Dujardin JC. Diagnostic PCR with *Leishmania donovani* specificity. *Trop Med Intern Health* 4: 789, 1999.

Bogliolo L. Sobre a anatomia patológica da leishmaniose visceral (a *Leishmania donovani*). *O Hospital* 20: 591-610, 1941.

Brahmachari V. *A Treatise on Kala-azar*, Johns Bale, Sons and Danielsson Ltda, Londres, 252 pp, 1928.

Brasil. Ministério da Saúde. Fundação Secretaria de Vigilância em Saúde. Departamento de Vigilância Epidemiológica. *Leishmaniose visceral grave: Normas e condutas*. Brasília, DF, 120 pp, 2006.

Brasil. Ministério da Saúde. Fundação Secretaria de Vigilância em Saúde. Departamento de Vigilância Epidemiológica. *Manual de vigilância e controle da leishmaniose visceral*. Brasília, DF, 120 pp, 2006.

Bray RS, Lainson R. The immunology and serology of leishmaniasis: I. The fluorescent antibody staining technique. *Trans R Soc Trop Med Hyg* 59: 535-544, 1965.

Bray PG, Barrett MP, Ward SA, Koning HP. Pentamidine uptake and resistance in pathogenic protozoa: present and future. *Trends Parasitol* 19: 232-239, 2003.

Burchmore RJS, Barrett MP. Life in vacuoles: nutrient acquisition by *Leishmania* amastigotes. *Int J Parasitol* 31: 1311-1320, 2001.

Burns Jr JM, Shreffler WG, Benson DR, Ghalib HW, Badaró R, Reed SG *1993*. Molecular characterization of a kinesin-related antigen of *Leishmania chagasi* that detects specific antibody in African and American visceral leishmaniasis. *Proc Natl Acad Sci* 90: 775-779, 1993.

Cabello PH, Lima AMVM, Azevedo ES, Krieger H. Familial aggregation of *Leishmania chagasi* infection in Northeastern Brazil. *Am J Trop Med Hyg* 52: 364-365, 1995.

Camargo-Neves VLF, Katz G, Rodas LAC, Poletto DW, Lage LC, Spínola RMF, Cruz OG. Utilização de ferramentas de análise espacial na vigilância epidemiológica de leishmaniose visceral americana, Araçatuba, São Paulo, Brasil, 1998-1999. *Cad Saúde Pública* 17: 1263-1267, 2001.

Carvalho EM, Barral A, Pedral-Sampaio D, Barral-Neto M, Badaró R, Rocha H, Johnson Jr WD. Immunologic markers of clinical evolution in children recently infected with *Leishmania donovani chagasi*. *J Infect Dis* 165: 535-540.

Carvalho EM, Sampaio D, Bacellar O, Barral A, Badaró R, Barral-Netto M. Imuno regulation in American visceral leishmaniasis. *Mem Inst Oswaldo Cruz* 83(Suppl. 1): 368-371, 1992.

Carvalho EM, Teixeira RS, Johnson Jr WD. Cell-mediated immuniity in American visceral leishmaniasis: reversible immunosuppression during acute infection. *Infect Immun* 33: 498-502, 1981.

Cazal P. *La Puncion Biopsia del Higado*. Morata, Madrid, 127 pp, 1951.

Cerf BJ, Jones TC, Badaró R, Sampaio DP, Teixeira R, Johnson Jr WD. Malnutrition as a risk factor for severe visceral leishmaniasis. *J Infect Dis* 156: 1030-1033, 1987.

Chagas E. Primeira verificação em indivíduo vivo da leishmaniose visceral. *Bras Med* 50: 221, 1936.

Chagas E, Cunha AM, Ferreira LC, Deane L, Deane C, Guimarães FN, Von Paumgartteb MJ, Sá B. Leishmaniose visceral americana. *Mem Inst Oswaldo Cruz* 33: 89, 193.

Chang KP, Akman L, Nielsen JS. *Leishmania* virulence and genetic heterogeneity. *Clin Dermatol* 17: 269-273, 1999.

Chappuis F, Rijal S, Soto A, Menten J, Boelaert M. A meta-analysis of the diagnostic performance of the direct agglutination test and rK39 dipstick for visceral leishmaniasis. *BMJ* 333: 723-728, 2006.

Corbett CEP, Duarte MIS, Bustamente SE. Regression of diffuse intralobular liver fibrosis associated with visceral leishmaniasis. *Am J Trop Med And Hyg* 49: 616-624. 1993.

Corkill NL. The activation of latent Kala-Azar in relation to protein metabolism. *Ann Trop Med Parasitol* 43: 261, 1949.

Corredor A, Gallego JF, Tesh RB, Morales A, Carrasquilla CF, Young DG, Kreutzer RD, Boshell J, Palau MT, Caceres E, Palaez D. Epidemiology of visceral leishmaniasis in Colombia. *Am J Trop Med Hyg* 40: 480-486, 1989.

Costa CHN, Vieira JBF. Mudanças no controle da leishmaniose visceral no Brasil. *Rev Soc Bras Med Trop* 34: 223-228, 2001.

Costa CHN, Gomes RBB, Silva MRB, Garcez LM, Ramos PKS, Santos RS, Shaw JJ, David JR, Maguire JH. Competence of human host as a reservoir for *Leishmania chagasi*. *J Infect Dis* 182: 997-1.000, 2000.

Costa CHN, Stewart JM, Gomes RBB, Garcez LM, Ramos PKS, Bozza M, Satoskar A, Dissanayake S, Santos RS, Silva MRB, Shaw JJ, David JR, Maguire JH. Asymptomatic human carriers of *Leishmania chagasi*. *Am J Trop Med Hyg* 66: 334-337, 2002.

Costa JMC, Neogy AB, Vouldoukis I, Sampaio Silva ML, Gentilini M, Monjour L. Antigenic components of partially purified antigens of *Leishmania donovani infantum* recognized by sera from dogs with asymptomatic or active visceral leishmaniasis. *Am J Trop Med Hyg* 55: 511-515, 1996.

Costa SR, D'Oliveira A, Bacellar O, Carvalho EM. T cell response of asymptomatic *Leishmania chagasi* infected subjects to recombinant leishmania antigens. *Mem Inst Oswaldo Cruz* 94: 367-370, 1999.

Coutinho E. Leishmaniose visceral. In Coutinho E, *Tratado de Clínica das Doenças Infectuosas e Parasitárias*, Guanabara, Rio de Janeiro, p. 133-172, 1951.

Croft SL, Coombs GH. Leishmaniasis current chemotherapy and recent advances in the search for novel drugs. *Trends Parasitol* 19: 502-509, 2003.

Cruz I, Nieto J, Moreno J, Cañavate C, Desjeux P, Alvar J. *Leishmania*/HIV coinfections in the second decade. *Indian J Med Res* 123: 357-388, 2006.

Cupolillo E, Medina-Acosta E, Noyes H, Momen H, Grimaldi Jr G. A revised classification for leishmania and endotrypanum. *Parasitol Today* 16: 142-144, 2000.

Dantas-Torres. *Leishmania infantum versus Leishmania chagasi*: do not forget the laws of nomenclature. *Mem Inst Oswaldo Cruz* 101: 117-118, 2006.

David JR, Stamm LM, Bezerra HS, Souza RN, Killick-Kendrick R. Deltamethrin-impregnated dog collars have a potent antifeeding and insecticidal effect on *Lutzomyia longipalpis* and *Lutzomyia migonei*. *Mem Inst Oswaldo Cruz* 96: 839-847, 2001.

Davidson RN. Practical guide for the treatment of leishmaniasis. *Drugs* 56: 1009-1018, 1998.

Davies CR, Reithinger R, Campbell-Lendrum D, Feliciangeli D, Borges R, Rodriguez. The epidemiology and control of leishmaniasis in Andean countries. *Cad Saúde Pública* 16: 4, 2000.

Deane MP, Deane LM. Observações sobre a transmissão da leishmaniose visceral no Ceará. *O Hospital* 48: 347-364, 1955.

Desjeux P. Leishmaniasis. Public health aspects and control. *Clin Dermatol* 14: 417-423, 1996.

Desjeux P. The increase in risk factors for leishmaniasis worldwide. *Trans R Soc Trop Med Hyg* 95: 239-243, 2001.

Dietze R, Barros GB, Teixeira L, Harris J, Michelson K, Falqueto A, Corey R. Effect of eliminating seropositive canines on the transmission of visceral leishmaniasis in Brazil. *Clin Infect Dis* 25: 1240-1242, 1997.

Di Lorenzo C, Proietti FR, Assunção RM. A urbanização da leishmaniose visceral no Brasil uma breve revisão. *Rev Soc Bras Med Trop* 33(Supl. 1): 316-317, 2000.

Disch J, Oliveira MC, Maciel F, Orsini M, Rabello A. A reação em cadeia da polimerase para a detecção de *Leishmania* spp. em sangue periférico como método eficaz e não invasivo de diagnóstico e avaliação de cura da leishmaniose visceral. *Rev Soc Bras Med Trop* 34 (Supl. 3): 46, 2001.

Disch J, Rabello A. Reação em cadeia da polimerase em sangue periférico para diagnóstico e avaliação de cura de leishmaniose visceral. *Rev Soc Bras Med Trop* 34(Supl. 1): 183-184, 2001.

D'Oliveira Jr A, Costa SRM, Barbosa AB, Orge MGO, Carvalho EM. Asymptomatic *Leishmania chagasi* infection in relatives and neighbors of patients with visceral leishmaniasis. *Mem Inst Oswaldo Cruz* 92: 15-20, 1997.

Donovan C. On the possibility of the occurrence of trypanosomiasis in India. *Brit Med J* 11: 79, 1903.

Duarte MI, Matta VL, Corbett CE, Laurenti MD, Chebabo R, Goto H. Interstitial pneumonitis in human visceral leishmaniasis. *Trans R Soc Trop Med Hyg* 83: 73-76, 1989.

Duxbury RE, Sadun EH. Flurescent antibody test for the serodiagnosis of visceral leishmaniasis. *Am J Trop Med Hyg* 13: 525-529, 1964.

Edrissian H, Darabian P. A comparison of enzyme-linked immunosorbent assay and indirect fluorescent antibody test in the serodiagnosis of cutaneous and visceral leishmaniasis in Iran. *Trans R Soc Trop Med Hyg* 73: 289-292, 1979.

Evans TG, Krug EC, Wilson ME, Vasconcelos AW, Alencar JE, Pearson RD. Evaluation of antibody responses in American visceral leishmaniasis by ELISA and immunoblot. *Mem Inst Oswaldo Cruz* 84: 157-166, 1989.

Evans TG, Pearson RD. Identification of leishmanial antigens in the sera of patients with American visceral leishmaniasis. *Infect Immun* 56: 12, 1988.

Evans TG, Teixeira MJ, McAuliffe IT, Vasconcelos IAB, Vasconcelos AW, Sousa AQ, Lima JWO, Pearson, RD. Epidemiology of visceral leishmaniasis in Northeast Brazil. *J Infect Dis* 166: 1124-1132, 1992.

França-Silva JC. *Distribuição Espacial e Temporal da Leishmaniose Visceral Canina em Relação a Densidade Vetorial e ao Controle de Cães Infectados em Porteirinha, MG (1998-2002)*, Tese de Doutorado, Universidade Federal de Minas Gerais, Belo Horizonte, 146 pp, 2003.

Fróes HP. Leishmaniose visceral no Brasil e especialmente na Bahia. *Bras Med* 4: 109-112, 1935.

Galati EAB, Nunes VLB, Rego FA, Oshiro ET, Chang MR. Estudo de flebotomíneos (Diptera: Psychodidae) em foco de leishmaniose visceral no Estado de Mato Grosso do Sul, Brasil. *Rev Saúde Púlica* 31: 378-390, 1997.

Gama MEA. *Perfil Clínico e Laboratorial da Forma Oligossintomática da Leishmanise Visceral Americana*, Tese de Doutorado, Universidade de São Paulo, São Paulo, 89 pp, 2001.

Gavgani ASM, Hodjati MH, Mohite H, Davies CR. Effect of insecticide-impregnated dog collars on incidence of zoonotic visceral leishmaniasis in Iranian children: a matched-cluster randomised trial. *The Lancet* 360: 374-379, 2002.

Goto H, Lindoso JAL. Immunity and immunosuppression in visceral leishmaniasis. *Braz J Med Biol Res* 37: 615-623, 2004.

Grimaldi Jr G, Tesh RB. Leishmaniasis of the New World: current concepts and implications for future research. *Clin Microbiol Rev* 6: 230-250, 1993.

Grimaldi Jr G, Tesh RB, McMahon-Pratt D. A review of the geographic distribution and epidemiology of leishmaniasis in the New World. *Am J Trop Med Hyg* 41: 687-725, 1989.

Grevelink SA, Lerner EA. Leishmaniasis. *J Am Acad Dermatol* 34: 257-272, 1996.

Griensven J, Balasegaram M, Meheus F, Alvar J, Lynen L, Boelaert M. Combination therapy for visceral leishmaniasis. *Lancet Infect Dis* 10: 184-194, 2010.

Guarga JL, Lucientes J, Peribáñez MA, Molina R, Gracia MJ, Castillo JA. Experimental infection of *Phlebotomus perniciosus* and determination of the natural infection rates of *Leishmania infantum* in dogs. *Acta Trop* 77: 203-207, 2000.

Guerin PJ, Olliaro P, Sundar S, Boelaert M, Croft SL, Desjeux P, Wasunna MK, Bryceson ADM. Visceral leishmaniasis: current status of control, diagnosis, and treatment, and proposed research and development agenda. *Lancet Infect Dis* 2: 494-501, 2002.

Guimarães MCS, Celeste BJ, Castilho EA, Mineo JR, Diniz JMP. Immunoenzimatic assay (ELISA) in mucocutaneous leishmaniasis, Kala-Azar, and Chagasí disease: an epimastigote *Trypanosoma cruzi* antigen able to distinguish between antitripanosoma and antileishmania antibodies. *Am J Trop Med Hyg* 30: 942-947, 1981.

Guimarães SF, Lemos EM, Corey R, Dietze R. Avaliação do antígeno recombinante (KALAZAR DETECT®) no diagnóstico da leishmaniose visceral no Brasil. In Reunião Anual de Pesquisa Aplicada em Doença de Chagas e Leishmanioses, Uberaba, p. 63, 2002.

Hailu A, Menon JN, Berhe N, Gedamu L, Hassard TH, Kager PA, Olobo J, Bretscher PA. Distinct immunity in patients with visceral leishmaniasis from that in subclinically infected and drug-cured people: implications for the mechanism underlying drug cure. *J Infect Dis* 184: 112-115, 2001.

Harit EA, Kolk AHJ, Kager PA, Leeuwenburg J, Faber FJ, Muigai R, Kiugu S, Laarman JJ. Evaluation of a newly developed direct agglutination test (DAT) for serodiagnosis and seroepidemiological studies of visceral leishmaniasis: comparison with IFAT and ELISA. *Trans R Soc Trop Med Hyg* 81: 603-606, 1987.

Harith EA, Kolk AHJ, Kager PA, Leeuwenburg J, Muigai R, Kiugu S, Laarman JJ. A simple and economical direct agglutination test for serodiagnosis and seroepidemiological studies of visceral leishmaniasis. *Trans R Soc Trop Med Hyb* 80: 583-586, 1986.

Herman R. Fluorescent antibody studies on the intracellular form of *Leishmania donovani* grown in cell culture. *Exp Parasitol* 17: 218-228, 1965.

Herwaldt BL. Leishmaniasis. *Lancet* 354: 1191-1199, 1999.

Ho EA, Soong TH, Li Y. Comparative merits of sternum, spleen, and liver punctures in the study of human visceral leishmaniasis. *Trans R Soc Trop Med Hyg* 41: 629, 1948.

Ho M, Leeuwenburg J, Mbugua G, Wamachi A, Voller A. An enzyme-linked immunosorbent assay (ELISA) for field diagnosis of visceral leishmanisis. *Am J Trop Med Hyg* 32: 943-946, 1983.

Hommel M. Visceral leishmaniasis: biology of the parasite. *J Infec* 39: 101-111, 1999.

Hommel M, Peters W, Ranque J, Quilici M, Lanotte G. The micro-ELISA technique in the serodiagnosis of visceral leishmaniasis. *Ann Trop Med Parasitol* 72: 213-218, 1978.

Hoogstraal H, Heyneman D. Leishmaniasis in the Sudam Republic: Final epidemiologic report. *Am J Trop Med Hyg* 18: 1089-1210, 1969.

Ibrahim ME, Lambson AO, Yousie S, Deifalla DA, Alnaiem DA, Ismail A, Yousie H, Ghalib HW, Khalil EAG, Kadaro A, Barker DC, El-Hassan AM. Kala-azar in a high transmission focus: an ethnic and geographic dimension. *Am J Trop Med Hyg* 61: 941-944, 1999.

Ilgoutz SC, McConville MJ. Function and assembly of the *Leishmania* surface coat. *Int J Parasitol* 31: 899-908, 2001.

Jahn A, Lelmett M, Diesfeld HJ. Seroepidemiological study on kala-azar in Baringo District, Kenia. *J Trop Med Hyg* 89: 91-104, 1986.

Jha TK. Evaluation of diamidine compound (pentamidine isethionate) in the treatment of resitant cases of kala-azar ocurring in North Bihar, India. *Trans R Soc Trop Med Hyg* 77: 167-70, 1983.

Jha TK, Olliaro P, Thakur CPN, Kanyok TP, Singhania BL, Singh IJ, Singh PK, Akhoury S, Jha S. Randomised controlled trial of aminosidine (paromomycin) a sodium atibogluconate for treating visceral leishmaniasis in North Bihar, India. *BMJ* 316: 1200-1205, 1998.

Kirk R. Primary cutaneous sore in a case of kala-azar. *Trans R Soc Trop Med Hyg* 32: 271, 1938.

Kumar R, Pai, K, Pathak K, Sundar S. Enzyme-linked immunosorbent assay for recombinant k39 antigen in diagnosis and prognosis of indian visceral leishmaniasis. *Clin Diag Lab Immnunol* 8: 1220-1224, 2001.

Lachaud L, Chabbert E, Dubessay P, Reynes J, Lamothe J, Bastien P. Comparison of various sample preparation methods for PCR diagnosis of visceral leishmaniasis using peripheral blood. *J Clin Micribiol* 39: 613-617, 2001.

Lachaud L, Dereure J, Chabbert E, Reynes J, Mauboussin JM, Oziol E, Dedet JP, Bastien P. Optimized PCR using patient blood samples for diagnosis and follow-up of visceral leishmaniasis, with special reference to AIDS patients. *J Clin Micribiol* 38: 236-240, 2000.

Lainson R, Shaw JJ. A brief history of the genus *Leishmania* (Protozoa: Kinetoplastida) in the Americas with particular reference to Amazonian Brasil. *Ci Cult* 44: 94-106, 1992.

Lainson R, Shaw JJ. New World Leishmaniasis: the Neotropical *Leishmania* species. In Cox FEG, Kreier JP, Wakelin D (eds), *Topley & Wilsonís Microbiology and Microbial Infections. Parasitology*, Vol. 5, Arnold, London, p. 241-266, 1998.

Lainson R, Dye C, Shaw JJ, MacDonald DW, Courteney O, Souza AA, Silveira FT. Amazonian visceral leishmaniasis Distribution of the vector *Lutzomia longipalpis* (Lutz e Neiva) in relation to the fox *Cerdocyon thous* (Linn.) and the efficiency of this reservoir host as a source of infection. *Mem Inst Oswaldo Cruz* 85: 135-137, 1990.

Le Fichoux Y, Quaranta JF, Aufeuvre JP, Lelievre A, Marty P, Suffia I, Rousseau D, Kubar J. Occurrence of *Leishmania infantum* parasitemia in asymptomatic blood donors living in an area of endemicity in Southern France. *J Clin Microbiol* 37: 1953-1957, 1999.

Leishman MB. On possibility of the occurrence of trypanosomiasis in India. *Brit Med J* 1: 1252-1254, 1903.

Leon LL, Machado GM, Barral A, De Carvalho-Paes LE, Grimaldi Jr G. Antigenic differences among *Leishmania amazonensis* isolates and their relationship with distinct clinical forms of the disease. *Mem Inst Oswaldo Cruz* 87: 229-234, 1992.

Liew FY, O'Donnell CA. Immunology of leishmaniasis. *Adv Parasitol* 32: 161-259, 1993.

Locksley RM, Pingel S, Lacy D, Wakil AE, Bix M, Fowell DJ. Susceptibility to infectious diseases: *Leishmania* as a paradigm. *J Infect Dis* 179(Supl. 2): 305-308, 1999.

Luz ZMP, Pimenta DN, Cabral ALLV, Fiúza VOP, Rabello A. A urbanização das leishmanioses e a baixa resolutividade diagnóstica em municípios da Região Metropolitana de Belo Horizonte. *Rev Soc Bras Med Trop* 34: 249-254, 2001.

Mackowiak PA. An HIV-positive man with tatoo induration. *Clin Infect Dis* 45: 220-221, 2007.

Manson-Bahr PEC. East African kala-azar with special reference to the pathology, prophylaxis and treatment. *Trans R Soc Trop Med Hyg* 53: 123-137, 1959.

Manson-Bahr PE. Immunity in Kala-azar. *Trans R Soc Trop Med Hyg* 55: 550-555, 1961.

Manson-Bahr PEC, Southgate BA. Recent research on Kala Azar in East Africa. *J Trop Med Hyg* 67:79-84, 1964.

Maroli M, Mizzoni V, Siragusa C, Dorazi A, Gradoni L. Evidence for an impact on the incidence of canine leishmaniasis by the mass use of deltamethrin-impregnated dog collars in southern Italy. *Med Vet Entomol* 15: 358-363, 2001.

Marsden PD. Pentavalent antimonials: old drugs for new diseases. *Rev Soc Bras Med Trop* 18: 187-198, 1985.

Marques da Cunha A, Dias E. Sur la préparation d'un antigène stable pour la réaction de fixation du complément dans les leishmanioses. *Compt Rend Soc Biol* 129: 991-993, 1938.

Martin-Sanchez J, Lopez-Lopez MC, Acedo-Sanchez C, Castro-Fajardo JJ, Pineda JA. Diagnosis of infections with *Leishmania infantum* using PCR-ELISA. *Parasitology* 122: 607-615, 2001.

Marty P, Lelievre A, Quaranta JF, Rahal A, Gari-Toussaint M, Le Fichoux Y. Use of the leishmanin skin test and *Western blot* analysis for epidemiological studies in visceral leishmaniasis areas: experience in a highly endemic focus in Alpes-Maritimes (France). *Trans R Soc Trop Med Hyg* 88: 658-659, 1994.

Marty P, Lelievre A, Quaranta JF, Suffia I, Eulalio M, Gari-Toussaint M, Le Fichoux Y, Kubar J. Detection by *Western blot* of four antigens characterizing acute clinical leishmaniasis due to *Leishmania infantum*. *Trans R Soc Trop Med Hyg* 89: 690-691, 1995.

Mary C, Lamouroux D, Dunan S, Quilici M. *Western blot* analysis of antibodies to *Leishmania infantum* antigens: potential of the 14-KD and 16-KD antigens for diagnosis and epidemiologic purposes. *Am J Trop Med Hyg* 47: 764-771, 1992.

Marzochi KBF, Marzochi MCA, Schubach AO. Leishmaniose visceral: interação hospedeiro-parasito e determinismo das formas clínicas. *Rev Soc Bras Med Trop* 32(Supl. 2): 59, 1999.

Marzochi MCA, Toledo LM, Marzochi KBF, Coutinho SG, Tramontano C. Leishmaniose visceral no Rio de Janeiro. Aspectos epidemiológicos humanos. In XIX Congresso da Sociedade Brasileira de Medicina Tropical, Rio de Janeiro, p. 60, 1983.

Mayrink W, Araújo FG, Magalhães PA. Fluorescent antibody test in visceral leishmaniasis: I — Sensitivity of the test. *Rev Inst Med São Paulo* 9: 172-174, 1967.

Mendes WS, Trovão JR, Silva AAM. Urbanização da leishmaniose visceral humana em São Luís, MA. *Rev Soc Bras Med Trop* 33(Supl. 1): 58-59, 2000.

Michalsky EM, França-Silva JC, Barata RA, Silva FOL, Loureiro AMF, Dias CLF, Dias ES. Phlebotominae distribution in Janaúba, an area of transmission for visceral leishmaniasis in Brazil. *Mem Inst Oswaldo Cruz* 104: 56-61, 2009.

Migone LE. Un caso de Kala-Azar à Assuncion (Paraguay). *Bull Soc Path Exot* 6: 118-120, 1913.

Mishra M, Biswas UK, Jha AM, Khan AB. Amphotericin *versus* sodium stibogluconate in first-line treatment of Indian kala-azar. *Lancet* 344: 1599-1600, 1992.

Mohammed AR, Wright EP, Kager PA, Laarman JJ, Pondman KW. ELISA using intact promastigotes for immunodiagnosis of Kala-azar. *Trans R Soc Trop Med Hyg* 79: 344-350, 1985.

Molina R, Loshe JM, Pulido F, Laguna F, Lopez-Vélez R, Alvar J. Infection of sand flies by humans coinfected with *Leishmania infantum* and human immunodeficiency virus. *Am J Trop Med Hyg* 60: 51-53, 1999.

Monteiro PS. Leishmaniose visceral no Brasil: perspectivas de controle. *Rev Soc Bras Med Trop* 35(Suppl. 1): 335, 2002.

Moreno EC. *Epidemiologia da Leishmaniose Visceral Humana em Área Urbana da Minas Gerais: Identificação da Infecção Assintomática e seus Fatores de Risco*, Tese de Doutorado, Universidade Federal de Minas Gerais, Belo Horizonte, 273 pp, 2002.

Muigai R, Gatei DG, Shaunak S, Wozniak A, Bryceson AD. Jejunal function and pathology in visceral leishmaniasis. *Lancet* 2: 476-479, 1983.

Murray HW. Treatment of visceral leishmaniasis (Kala-Azar): a decade of progress and future approaches. *Intern J Infect Dis* 4: 158-177, 2000.

Napier LE. *The Principles and Practice of Tropical Medicine*, Mac Millan Company, New Iorque, 917 pp, 196.

Nascimento MDSB, Neto APBN, Silva L, Coaracy GAV, Souza EC, Silva MH, Lindoso E, Sousa WB, Magalhães CA, Brito GO, Almeida PEA, Bezerra GFB, Viana GMC. Progressão da intradermorreação de Montenegro e a sororreatividade por ELISA com os antígenos rk39 e crude em indivíduos assintomáticos de área endêmica de leishmaniose visceral. *Rev Soc Bras Med Trop* 33(Supl. 1): 41, 2000.

Nuzum E, White III F, Thakur C, Dietze R, Wages J, Grogl M, Berman J. Diagnosis of symptomatic visceral leishmaniasis by use of the polymerase chain reaction on patient blood. *J Infect Dis* 171: 751-754, 1995.

Oliveira CL, Assunção RM, Reis II, Proietti FA. Spatial distribution of human and canine visceral leishmaniasis in Belo Horizonte, Minas Gerais State, Brasil, 1994-1997. *Cad Saúde Pública* 17: 1231-1239, 2001.

Oliveira E, Pedras MJ, Assis IEM, Rabello A. Improvement of direct agglutination test (DAT) for laboratory diagnosis of visceral leishmaniasis in Brazil. *Trans R Soc Trop Med Hyg* 103: 1279-1281, 2009.

Osman OF, Oskman L, Ziljstra EE, El-Hassam AM, El-Naiem DA, Kager PA. Use of polymerase chain reaction to asses the success of visceral leishmaniasis treatment. *Trans R Soc Trop Med Hyg* 92: 397-400, 1998.

Osman OF, Oskman L, Ziljstra EE, Kroon CM, Schoone GJ, Khalil TAG, El-Hassam AM, Kager PA. Evaluation of PCR for diagnosis of visceral leishmaniasis. *J Clin Micribiol* 35: 2454-2457, 1997.

Pampiglione S, Manson-Bahr PEC, Giungi F, Giunti G, Parenti A, Trotti GC. Studies on Mediterranean leishmaniasis 2. Asymptomatic cases of visceral leishmaniasis. *Trans R Soc Trop Med Hyg* 68: 447-453, 1974.

Patel R. Antifungal agents. Part I. Amphotericin B preparations and flucytosine. *Mayo Clin Proc* 73: 12, 1998.

Pearson RD, Sousa AQ. Clinical spectrum of leishmaniasis. *Clin Infect Dis* 22: 1-13, 1996.

Pellegrino J, Brenner Z, Santos UM. Complement fixation test in Kala-azar using *Micobacterium butyricum* antigen. *J Parasitol* 44: 645, 1958.

Penna HA. Leishmaniose visceral no Brasil. *Bras Med* 49: 949-950, 1934.

Pessoa SB, Silva LHP, Figueiredo J. Calazar endêmico em Jacobina. *Bol Fund Gonçalo Moniz* 7, janeiro, 1956.

Piarroux R, Bardonnet K. Leishmanioses viscerales. *Rev Prat* 51: 2101-2107, 2001.

Piarroux R, Gambarelli F, Dumon H, Fontes M, Dunan S, Mary C, Toga B, Quilici M. Comparison of PCR with direct examination of bone marrow aspiration, myeloculture, and serology for diagnosis of visceral leishmaniasis in immunocompromised patients. *J Clin Micriobiol* 32: 746-749, 1994.

Pinto AR, Beyrodt CGP, Lopes RAM, Barbiéri CL. Identification of a 30 kDa antigen from *Leishmania (L.) chagasi* amastigotes implicated in protective cellular responses in a murine model. *Int J Parasitol* 30: 599-607, 2000.

Pittaluga G. *Las Enfermedades del Sistema Reticuloendotelial,* Espasa-Calpe, Madrid, 467 pp, 1934.

Pondé R, Mangabeira Filho O, Jansen F. Alguns dados sobre a leishmaniose visceral americana e doença de Chagas no Nordeste brasileiro. *Mem Inst Oswaldo Cruz* 37: 333, 1942.

Prata A. Cura parasitológica do calazar. *Hospital* 51: 571-577, 1957.

Prata A. Quadro clínico e laboratorial do calazar. *Arq Bras Med Naval* 65 (edição especial), 249 pp, 1957.

Prata A. Treatment of kala-azar with amphotericin B. *Trans R Soc Trop Med Hyg* 57: 266-288, 1963.

Prata A, Domingues A. Leishmanioide dérmico. *Hospital* 50: 541-557, 1956.

Qu JQ, Zhong LI, Masoom-Yasinzai M, Abdur-Rab M, Aksu HSZ, Reed SG, Chang KP. Serodiagnosis of Asian leishmaniasis with a recombinant antigen from the repetitive domain of a *Leishmania* kinesin. *Trans R Soc Trop Med Hyg* 88: 543-545, 1994.

Ramos H. *Contribuição para o Estudo do Mielograma na Leishmaniose Visceral,* Tese, Niterói, Rio de Janeiro, 99 pp, 1955.

Reed SG, Badaró R, Jones TC. Selection of a skin test antigen for American visceral leishmaniasis. *Am J Trop Med* 35: 79-85, 1986.

Reed SG, Badaró R, Lloyd RMC. Identification of specific and cross-reactive antigens of *Leishmania donovani chagasi* by human infection sera. *J Immunol* 138: 1596-1601, 1987.

Reithinger R. Are insecticide-impregnated dog collars a feasible alternative to dog culling as a strategy for controlling canine visceral leishmaniasis in Brazil? *Int J Parasitol* 34: 55-62, 2004.

Rezai HR, Behforouz N, Amirhakimi GH, Kohanteb J. Immunofluorescence and counter immunoelectrophoresis in the diagnosis of kala-azar. *Trans R Soc Trop Med Hyg* 71: 149-151, 1977.

Riera C, Fisa R, Udina M, Gállego M, Portus M. Detection of *Leishmania infantum* cryptic infection in asymptomatic blood donors living in an endemic area (Eivissa, Balearic Islands, Spain) by different diagnostic methods. *Trans R Soc Trop Med Hyg* 98: 102-110, 2004.

Rogers L. Kala-azar, its differentiation and its epidemiology. *Lancet* 23: 486, 1907.

Rogers L. A peculiar intralobular cirrhosis of the liver produced by the protozoal parasites of kala-azar. *Ann Trop Med Parasitol* 2: 147-152, 1908.

Roland-Burger L, Rolland X, Grieve CW, Monjour L. Immunoblot analysis of the humoral immune response to *Leishmania donovani infantum* polypeptides in human visceral leishmaniasis. *J Clin Microbiol* 29: 7, 1991.

Romero G, Boelaert M. Control of visceral leishmaniasis in Latin America. A systematic review. *PLoS Negl Trop Dis* 4:e584, 2010.

Romero HD. *Reações Imunológicas no Diagnóstico da Leishmaniose Visceral em uma Área Endêmica*, Tese de Mestrado, Faculdade de Medicina do Triângulo Mineiro, Uberaba, Minas Gerais, 133 pp, 2000.

Romero HD, Silva LA, Silva Vergara ML, Rodrigues V, Costa RT, Guimarães SF, Alecrim WA, Moraes-Souza H, Prata A. Comparative study of serologic tests for the diagnosis of asymptomatic visceral leishmaniasis in an endemic area. *Am J Trop Med Hyg* 81: 27-33, 2009.

Ross R. Further notes on Leishman's bodies. *Brit Med Jour* 2: 1401, 1903.

Sales JB. Contribuição para o estudo do foco de Leishmaniose visceral de Sobral-Ceará. Separata dos Anais do Departamento Estadual de Saúde 1:1, 1953.

Salomón OD, Estani SS, Rossi GC, Spinelli GR. Presencia de *Lutzomyia longipalpis* y situación de la leishmaniose visceral en Argentina. *Medicina*, Buenos Aires 61: 174-178, 2001.

Salomon OD, Sinagra A, Nevot MC, Barberian G, Paulin P, Estevez JO, Riarte A, Estevez J. First visceral leishmaniasis focus in Argentina. *Mem Inst Oswaldo Cruz* 103: 109-111, 2008.

Salotra P, Sreenivas G, Pogue GP, Lee N, Nakhasi HL, Ramesh V, Negi S. Development of a species-specific PCR assay for detection of *Leishmania donovani* in clinical samples from patients wirh kala-azar and post-kala-azar dermal leishmaniasis. *J Clin Microbiol* 39: 849-854, 2001.

Santos JI, Morgado MG, Galvão-Castro B. Human visceral leishmaniasis: analysis of the specificity of humoral immune response to polypeptides of *Leishmania donovani chagasi. Am J Trop Med Hyg* 37: 263-270, 1987.

Shaw JJ. Further thoughts on the use of the name. *Leishmania (Leishmania) infantum chagasi* for the aetiological agent of American visceral leishmaniasis. *Mem Inst Oswaldo Cruz* 101: 577-579, 2006.

Shaw JJ. Taxonomy of the genus *Leishmania*: present and future trends and their implications. *Mem Inst Oswaldo Cruz* 89: 471-478, 1994.

Shaw JJ, Voller A. The detection of circulating antibody to kala-azar by means of immunofluorescent techniques. *Trans Roy Soc Trop Med Hyg* 58: 349-352, 1964.

Sherlock IA. Há especificidade dos flebotomíneos para as leishmânias? *Rev Soc Bras Med Trop* 30(Supl. 1): 151-155, 1997.

Shido SA, Akuffo HO, Mohamed AA, Huldt G, Nilsson LA, Ouchterlony O, Thorstensson R. Visceral leishmaniasis in Somalia: prevalence of leishmanin-positive and seropositive in habitants in an endemic area. *Trans R Soc Trop Med Hyg* 89: 21-24, 1995.

Silva AR, Vianna GMC, Varonil C, Pires B, Desterro MD, Nascimento SD, Costa JML. Leishmaniose visceral (calazar) na ilha de São Luís, Maranhão, Brasil: evolução e perspectivas. *Rev Soc Bras Med Trop* 30: 359-368, 1997.

Silva ES, Gontijo CMF, Pacheco RS, Fiuza VOP, Brazil RP. Visceral leishmaniasis in the metropolitan region of Belo Horizonte, State of Minas Gerais, Brazil. *Mem Inst Oswaldo Cruz* 96: 285-291, 2001.

Silva JR. *Leishmaniose Visceral (Calazar)*, Tese (Cátedra), Faculdade de Medicina da Universidade do Brasil, Rio de Janeiro, Rio de Janeiro, 1957.

Silva LA. *Estudo Prospectivo de Indivíduos com Testes Imunológicos e Reação em Cadeia da Polimerase para Calazar em Porteirinha, MG*, Tese de Mestrado, Faculdade de Medicina do Triângulo Mineiro, Uberaba, Minas Gerais, 131 pp, 2002.

Silva LA, Romero HD, Prata A, Costa RT, Nascimento E, Guimarães SF, Rodrigues V. Immunologic tests in patients after clinical cure of visceral leishmaniasis. *Am J Trop Med Hyg* 75: 739-743, 2006.

Simplício ACR, Furtado JBV, Monteiro PS, Garrett D. Leishmaniose visceral no Brasil: análise epidemiológica nos últimos 16 anos. *Rev Soc Bras Med Trop* 35(Supl. 1): 298, 2002.

Singh S, Gilman-Sachs A, Chang KP, Reed SG. Diagnostic and prognostic value of K39 recombinant antigen in indian leishmaniasis. *J Parasitol* 81: 1000-1003, 1995.

Singh S, Kumari V, Singh N. Predicting kala-azar disease manifestation in asymptomatic patients with latent *Leishmania donovani* infection by detection of antibody against recombinant k39 antigen. *Clin Diag Lab Immunol* 9: 568-572, 2002.

Smyth AJ, Ghosh A, Hassan MDQ, Basu D, De Bruijn MHL, Adhya S, Mallik KK, Barker DC. Rapid and sensitive detection of *Leishmania* kinetoplast DNA from spleen and blood samples of kala-azar patients. *Parasitology* 105: 183-192, 1992.

Southgate BA, Oriedo VEB. Studies in the epidemiology of East African Leishmaniasis. 3. Immunity as a determinant of geographical distribuition. *J Trop Med Hyg* 70: 1-4, 1967.

Southgate BA, Manson-Bahr PEC. Studies in the epidemiology of East African leishmaniasis. 4. The significance of the positive leishmanin test. *J Trop Med Hyg* 70: 29-33, 1967.

Sundar S, Rai M. Advances in the treatment of leishmaniasis. *Curr Opin Infect Dis* 15: 593-598, 2002.

Sundar S, Jha TK, Thakur CP, Engel J, Sindermann H, Fischer C, Bryceson A, Berman J. Oral miltefosine for Indian visceral leishmaniasis. *N Engl J Med* 347: 1739-1746, 2002.

Sundar S, Chakravarty J, Agarwal D, Rai M, Murray HW. Single-dose liposomal amphotericin B for visceral leishmaniasis in India. *N Engl J Med* 362: 504-512, 2010.

Sundar S, Mehta H, Suresh AV, Singh SP, Rai M, Murray WH. Amphotericin B treatment for Indian visceral leishmaniasis conventional *versus* lipid formulations. *Clin Infect Dis* 38: 377-383, 2004.

Sundar S, Reed SG, Singh VP, Kumar PCK, Murray HW. Rapid accurate field diagnosis of Indian visceral leishmaniasis. *Lancet* 351: 563-565, 1998.

Tavares LMSA. Avaliação do processo de urbanização da leishmaniose visceral no município de Aracajú, Sergipe. *Rev Soc Bras Med Trop* 33(Supl. 1): 37, 2000.

Teixeira R. *Experiências Vividas com a Leishmaniose Visceral, 1954-1980*, Tese, Universidade Federal da Bahia, Salvador, Bahia, 313 pp, 1980.

Tesh RB. Control of zoonotic visceral leishmaniasis: is it time to change strategies? *Am J Trop Med Hyg* 52: 287-292, 1995.

Travi BL, Tabares CJ, Cadena H, Ferro C, Osorio Y. Canine visceral leishmaniasis in Colombia: relationship between clinical and parasitologic status and infectivity for sand flies. *Am J Trop Med Hyg* 64: 119-124, 2001.

Vexenat AC, Santana JM, Teixeira ARL. Cross-reactivity of antibodies in human infections by the kinetoplastid protozoa *Trypanosoma cruzi*, *Leishmania chagasi* and *Leishmania (Viannia) brasiliensis*. *Rev Inst Med São Paulo* 38: 177-185, 1996.

Vianna G. Tratamento da leishmaniose pelo tártaro emético. *Anais 7º Cong Bras Med Chirurg* 4: 426-428, 1912.

Viana GMC, Nascimento MDB, Viana MGC, Burattini MN. Avaliação prospectiva do antígeno rK39 como indicador de doença ativa em leishmaniose visceral. *Rev Soc Bras Med Trop* 33 (Supl. 1): 319-320, 2000.

Viana LG, Disch J, Maciel F, Rabello A. Reação em cadeia da polimerase na investigação das formas assintomáticas e oligossintomáticas da leishmaniose visceral. *Rev Soc Bras Med Trop* 34(Supl. 3): 47, 2001.

Vieira JBF, Coelho GE. Leishmaniose visceral ou calazar: aspectos epidemiológicos e de controle. *Rev Soc Bras Med Trop* 31(Supl. 2): 85-92, 1998.

Walton BC, Brooks WH, Arjona I. Serodiagnosis of american leishmaniasis by indirect fluorescent antibody test. *Trans R Soc Trop Med Hyg* 21: 296-299, 1972.

Wilson SM. DNA-based methods in the detection of *Leishmania* parasites: field applications and practicalities. *Ann Trop Med Parasitol* 1(Suppl. 1): 95-100, 1995.

Zijlstra EE, Ali MS, Hassan M, Toum IA, Satti M, Ghalib HW, Ghalib HW, Sondorp E, Winkler A. Kala-azar in displaced people from southern Sudan: epidemiological, clinical and therapeutic findings. *Trans R Soc Trop Med Hyg* 85: 365-369, 1991.

Zijlstra EE, El-Hassan AM. Leishmaniasis in Sudan: 3.Visceral leishmaniasis. *Trans R Soc Trop Med Hyg* 95(Suppl. 1): 27-58, 2001.

Zijlstra EE, Nur Y, Desjeux P, Kahill EAG, El-Hassan AM, Groen J. Diagnosing visceral leishmaniasis with the recombinat k39 strip test: experience from the Sudan. *Trop Med Int Health* 6: 108-113, 2001.

58 Identificação de Leishmania

Elisa Cupolillo, Mariana Côrtes Boité, Gabriel Grimaldi e Jeffrey Shaw

▸ Introdução

Desde a classificação dos protozoários flagelados do gênero *Leishmania* Ross, 1903 (Kinetoplastida: Trypanosomatidae), quando então foram diferenciados os agentes das leishmanioses visceral (*L. donovani*) e tegumentar (*L. tropica*), tem-se valorizado a identificação dos agentes etiológicos associados às diferentes formas clínicas da doença. Na tipagem de leishmânias, são usadas técnicas – geralmente adaptadas – para detectar marcadores específicos testados na classificação de outros organismos. No passado, diferenças morfológicas entre amastigotas originadas de formas zoonótica e urbana da leishmaniose cutânea oriental foram suficientes para classificar os parasitos como espécies distintas (*L. tropica* e *L. major*, respectivamente). Atualmente, são considerados marcadores mais ou menos específicos desde as análises fundamentadas na diferenciação de isoenzimas (zimodemas), até uma bateria de métodos moleculares usados em análises de DNA (nuclear e cinetoplástico), com especificidade variável, dependendo da natureza e função da sequência-alvo investigada (Floeter-Winter e Shaw, 2004). Enquanto as sequências conservadas (como a região codificante de genes rRNA) definem em geral os grupos de espécies, aquelas mais variáveis (como os espaçadores intergênicos nesta mesma região) podem discriminar até os variantes genéticos (populações clonais) dentro de cada espécie (Cupolillo *et al.*, 2003). A grande vantagem na análise de DNA resulta de sua aplicação prática, seja no exame direto dos tecidos lesados ou a partir dos isolados de *Leishmania*. Métodos biológicos, como o desenvolvimento diferenciado dos parasitos, seja em animais experimentais (neste caso, definindo leishmânias associadas às distintas patologias) como nos flebotomíneos vetores (neste caso, considerando a localização dos flagelados nos diferentes compartimentos do trato digestivo do inseto), foram essenciais na diferenciação de dois grupos filogenéticos bem distintos, classificados atualmente como subgêneros *L.* (*Leishmania*) e *L.* (*Viannia*). Com este quadro taxonômico complexo para o gênero *Leishmania*, pergunta-se, então: Qual a importância prática da identificação desses patógenos? Para responder à pergunta, devem primeiro ser esclarecidas outras questões essenciais: Seriam ou não similares os parasitos agentes das diferentes formas clínicas da doença? Qual seria, de fato, a relação biológica entre leishmânias associadas às infecções em humanos e animais reservatórios? Entre as implicações práticas que podem resultar desse conhecimento, espera-se melhor eficiência no uso de agentes terapêuticos contra a doença e das estratégias e medidas de controle da transmissão.

A utopia da identificação de *Leishmania* seria estabelecer um método que realmente defina as espécies de maneira contundente. No entanto, existem muitos problemas com essa ideia, mas o principal é na definição de uma espécie. Espécie é um conceito e, como tal, não podem ser testadas experimentalmente. Consequentemente, a definição pode variar, mas tende a ser um grupo de organismos que partilham caracteres semelhantes. Intercâmbio genético entre microrganismos resulta em híbridos e este fenômeno tem sido observado em *Leishmania*. Híbridos de *Leishmania* já foram descritos em diversos países das Américas que são endêmicos para leishmaniose e onde mais de uma espécie está associada a leishmaniose humana.

As espécies descritas há muito tempo foram definidas usando características morfológicas e/ou biológicas, enquanto as mais recentemente descritas tiveram como base na sua descrição as informações derivadas dos métodos bioquímicos e/ou imunológicos. Com isso, verifica-se que as espécies cujas descrições tiveram como base caracteres biológicos representam na verdade populações complexas quando são empregados métodos mais discriminatórios, como os bioquímicos e/ou imunológicos e moleculares.

Chama a atenção o fato de que, das espécies de *Leishmania* descritas, 14 ocorrem no Brasil, oito das quais são patógenos humanos (Tabela 58.1). A principal espécie patógena do subgênero *Leishmania* (*Viannia*) é a *L.* (*V.*) *braziliensis*, incidindo em todos os estados do Brasil e em várias regiões endêmicas de outros países das Américas. Em certas regiões da Amazônia, *L.* (*V.*) *guyanensis* e *L.* (*V.*) *shawi* são predominantes, enquanto *L.* (*V.*) *lainsoni*, *L.* (*V.*) *naiffi* e *L.* (*V.*) *lindenbergi* também estão presentes, mas com menor frequência. Todas estas espécies causam lesões cutâneas de gravidade variável, destacando-se a *L.* (*V.*) *braziliensis* por estar comumente associada à doença mucocutânea.

Recentemente vem crescendo o número de relatos de ocorrência de forma mucosa causada por *L.* (*V*) *guyanensis* na região amazônica (Guerra *et al.*, 2011). A principal espécie do

Tabela 58.1 Espécies de *Leishmania*, patógenos humanos, autóctones de áreas endêmicas no Brasil.

Subgêneros	Complexos	Espécies	Formas clínicas associadas
L. (Leishmania)	*L. mexicana*	*L. amazonensis*	cutânea/difusa
	L. donovani	*L. infantum*	visceral
L. (Viannia)	*L. guyanensis*	*L. guyanensis*	cutânea/ mucocutânea
		L. shawi	cutânea
	L. braziliensis	*L. braziliensis*	cutânea/ mucocutânea/ disseminada
		L. naiffi	cutânea
	L. lainsoni	*L. lainsoni*	cutânea
	?	*L. lindenbergi*	cutânea

subgênero *L.* (*Leishmania*) associada à leishmaniose cutânea no homem é *L.* (*L.*) *amazonensis*, embora isolados identificados como *L.* (*L.*) *major* e *L.* (*L.*) *mexicana* também tenham sido relacionados com essa forma da doença no estado de Minas Gerais, mas a autoctonia desses casos é um aspecto que precisa de maior atenção para então ser definido que tais espécies de fato circulam no Brasil. Ainda dentro deste subgênero está classificada a *L.* (*L.*) *infantum*, agente etiológico da leishmaniose visceral humana e canina em diferentes regiões do Velho Mundo, cuja entrada no continente americano se deu durante o período de colonização (Leblois *et al.*, 2011). Por muito tempo acreditou-se que o agente etiológico da leishmaniose visceral nas Américas fosse diferente daquele encontrado em regiões do Mediterrâneo; hoje é notório que *L.* (*L.*) *chagasi* é uma sinonímia de *L.* (*L.*) *infantum* (Maurício *et al.*, 1999). Parece evidente a tendência de que quanto mais cepas sejam caracterizadas, mais *taxa* serão definidos. O problema talvez esteja sendo influenciado pelo fato de que o número de isolados examinados até agora representa uma porcentagem ínfima da infecção humana, e ainda menor da infecção ocorrendo nos vetores e reservatórios.

A seguir estão descritas algumas metodologias (principalmente aquelas utilizadas no Brasil) empregadas com sucesso na identificação de *Leishmania*, dando-se ênfase aos exemplos de aplicação corrente desses marcadores. Na escolha de um método deve ser primeiramente considerado que sua eficiência potencial em identificar um isolado depende do tipo de material investigado e do nível de especificidade desejada. Por exemplo, a aplicação de alguns métodos (como MLEE ou anticorpos monoclonais) pode ser limitada, no caso de ser aplicado diretamente em tecidos, já os métodos moleculares não apresentam esta limitação. Em geral há correspondência entre os grupos de parasitos definidos com diferentes métodos (Cupolillo *et al.*, 2000) e há evidência de que os grupos definidos pelos métodos moleculares reflitam a origem geográfica dos isolados (Ishikawa *et al.*, 2002).

▶ Métodos rotineiramente empregados na identificação de espécies de Leishmania

▪ Identificação por eletroforese de isoenzimas

A primeira identificação de *Leishmania* por isoenzimas (MLEE) foi realizada na década de 1970 por pesquisadores da Liverpool School of Tropical Medicine, que utilizaram a enzima malato desidrogenase para diferenciar diversas espécies de *Leishmania*, incluindo *L.* (*V.*) *braziliensis* e *L.* (*V.*) *guyanensis*. A utilidade deste marcador foi reconhecida imediatamente, embora só tenha sido empregado por poucos centros de pesquisa, provavelmente em função da complexidade da metodologia. Esforços foram feitos na tentativa de simplificar o método, empregando-se papel como suporte, em substituição aos suportes convencionais como agarose, acrilamida, amido etc., porém a resolução ficou bastante prejudicada, inviabilizando o uso dessa forma. Até o momento, mais de 24 enzimas foram utilizadas na classificação de zimodemas, que correspondem ao perfil enzimático obtido quando um conjunto de *loci* para determinada amostra é analisado. A distinção dos subgêneros pode ser facilmente feita com o uso de apenas uma enzima, a aconitato hidratase (ACON) (Shaw *et al.*, 1991), e com poucas enzimas é possível distinguir a maioria das espécies, facilitando assim estudos epidemiológicos ou taxonômicos (Cupolillo *et al.*, 1995). O polimorfismo observado em apenas um *locus* glicose-6-fosfato desidrogenase (G6PDH) — é bastante elevado, permitindo identificar muitas das espécies de *Leishmania* descritas. A principal limitação da MLEE decorre da necessidade de um grande número de células para a preparação do lisado a ser analisado, limitando seu uso no caso de parasitos com crescimento reduzido em cultura. Além disso, algumas espécies que apresentam diferenças entre si por MLEE não podem ser distinguidas quando os genes que codificam para as mesmas enzimas são analisados. Por exemplo, análise da sequência do gene de glutamato oxalacetato transaminase (GOT) indica que as identificações isoenzimáticas de *L.* (*L.*) *infantum* e *L.* (*L.*) *archibaldi* provenientes de áreas endêmicas de leishmaniose visceral no leste do continente africano não são confiáveis, onde apenas *L.* (*L.*) *donovani* deve ser considerada como agente etiológico da doença.

▪ Anticorpos monoclonais

Dianne McMahon-Pratt e John David foram pioneiros quando produziram e aplicaram anticorpos monoclonais para tipar as leishmânias, na década de 1980 (McMahon-Pratt e David, 1981; McMahon-Pratt *et al.*, 1982). A vantagem deste método é que pode ser testado utilizando-se pequenas quantidades de promastigotas obtidas de cultura ou flebotomíneos (Shaw *et al.*, 1987; 1989) e pode ser facilmente utilizado para caracterizar um grande número de isolados (Grimaldi *et al.*, 1987). O poder de discriminação desta técnica é ligeiramente superior quando comparado ao de MLEE (Cupolillo *et al.*, 1993). Muitas espécies foram descritas considerando, entre outros critérios, o perfil de reatividade para um painel de anticorpos monoclonais. Atualmente esta metodologia é pouco empregada e seu emprego não é mais preconizado pela Organização Mundial da Saúde (OMS, 2010).

▪ Identificação molecular

As leishmânias apresentam peculiaridades que dificultam a elaboração de um método molecular, confiável e reproduzível de identificação, que seja único para diferentes perguntas epidemiológicas. Entre tais peculiaridades estão o fato de se tratar de um organismo de reprodução clonal com eventos de recombinação (Tibayrenc *et al.*, 1990). Além disso, as leishmânias são organismos diploides, e como tal, cepas heterozigotas podem dificultar a interpretação dos resultados ou não ser identificadas, dependendo do método utilizado. Adicionalmente, foi demonstrado que a transmissão de material genético durante a mitose é altamente instável, o que leva a um contínuo mosaicismo cromossômico com implicações sobre a geração de variabilidade fenotípica oriunda desta plasticidade genética (Sterkers *et al.*, 2010). Assim, a melhor maneira de detectar verdadeiramente a diversidade genética de um organismo é por meio do sequenciamento completo do genoma de diferentes isolados de populações naturais. Como isso ainda não é possível para todas as populações de *Leishmania*, nas últimas décadas diferentes métodos moleculares foram desenvolvidos. É comum atualmente observarem-se na literatura diversas abordagens moleculares, com vantagens e desvantagens, e mais ou menos apropriadas para questões científicas específicas. Entretanto, a falta de consenso entre pesquisadores da área parece o maior impasse neste campo de estudo. Os métodos utilizados são fundamentados na análise das moléculas do DNA do cinetoplasto (kDNA) ou do DNA nuclear (nDNA), usando diferentes técnicas que variam desde análises como RAPD (*random amplified polymorphic DNA*), o RFLP (*restriction fragment length polymorphism*) ao sequenciamento de diferentes genes, como espaçadores internos transcritos (ITS) ou não transcritos (NTS) do gene de rRNA, betatubulina e do gene que codifica para a principal glicoproteína de superfície de *Leishmania* gp63. Outros métodos determinam sequências específicas dos genes e a partir desses dados oligonucleotídios são desenhados para serem utilizados nos testes de PCR.

A praticidade desses métodos e a possibilidade do emprego em situações em que o isolamento e cultivo do parasito não são possíveis indicam que estes certamente substituirão a eletroforese de enzimas em um futuro próximo.

Sequências repetitivas

▶ **k-DNA.** A vantagem no uso do k-DNA é que esta molécula ocorre como repetições múltiplas, contidas nos minicírculos. Com a hibridação *in situ* observada com microscopia óptica é possível identificar apenas um parasito (Barker, 1989) e empregando-se a técnica de *dot-blot* pode-se detectar menos que 200 parasitos. Esta sensibilidade é aumentada quando a técnica de PCR é empregada. Inicialmente pensou-se que sequências espécie-específicas permitiriam uma identificação precisa, mas este objetivo ainda não foi alcançado. Isto decorre certamente da grande heterogeneidade existente entre espécies e isolados. Até o momento, *primers* direcionados para a amplificação de sequências de k-DNA permitem identificar membros do gênero *Leishmania* (Degrave *et al.*, 1994; Passos *et al.*, 1999), incluindo os parasitos associados à leishmaniose visceral *L.* (*L.*) *infantum* e *L.* (*L.*) *donovani* (Smyth *et al.*, 1992), diferenciar os subgêneros *L.* (*Leishmania*) e *L.* (*Viannia*) (de Bruijn e Barker, 1992; Volpini *et al.*, 2004), assim como *L.* (*L.*) *amazonensis* e *L.* (*L.*) *mexicana* (Eresh *et al.*, 1994). Recentemente foi descrita uma metodologia com base em PCR-Elisa, no caso empregando um fragmento de k-DNA clonado específico para identificar os agentes etiológicos da leishmaniose visceral (Martin-Sanchez *et al.*, 2001), podendo esta ser utilizada na identificação de parasitos em cultura ou de material coletado de biopsias de tecidos. Entretanto, esta abordagem não foi ainda testada com leishmânias neotropicais.

▶ **Sequências genômicas.** Determinada sequência de DNA genômico altamente repetitivo, de aproximadamente 140 pb, foi demonstrada em diferentes cepas de *L.* (*L.*) *infantum* e *L.* (*L.*) *major* (Piarroux *et al.*, 1993). Resultado interessante foi a observação de um conjunto homogêneo de cepas de *L.* (*L.*) *infantum* isoladas de indivíduos imunologicamente comprometidos, porém distintas daquelas obtidas de indivíduos imunocompetentes (Minodier *et al.*, 1997). Este método não foi empregado ainda em estudos com leishmânias do Novo Mundo, mas os resultados indicam um futuro promissor, pelo menos em estudos de epidemiologia molecular de *L. (L.) infantum*, como no caso da relação entre infecção humana e canina ocorrendo no neotrópico.

Spliced leader gene (miniéxon)

Este gene é característico de membros da família Kinetoplastida (também conhecido como miniéxon), e está constituído por regiões conservadas (transcritas) e variáveis (não transcritas), que podem ser aplicadas dependendo fundamentalmente do grau de distinção desejado. Este marcador discrimina os principais grupos de espécies de *Leishmania*, seja do Velho como do Novo Mundo (Fernandes *et al.*, 1994). Com base nestas sequências, ensaios de PCR multiplex demonstraram ser possível distinguir parasitos de três grupos distintos: *L.* (*L.*) *infantum*, *L.* (*L.*) *mexicana* e *L.* (*V.*) *braziliensis* (Harris *et al.*, 1998). Este alvo foi investigado em testes de PCR para o diagnóstico das leishmanioses ocorrendo no Equador, sendo também demonstrada uma relação mais próxima entre isolados de pacientes com leishmaniose visceral na China e os da Índia, quando comparados com aqueles procedentes da África ou América do Sul (Katakura *et al.*, 1998).

RNA ribossômico (SSUrRNA | sequência codificante da subunidade menor)

Como em outros genes, a SSUrRNA está constituída de regiões conservadas e variáveis. A estratégia em usar esta região é que *primers* que anelam na região conservada amplificam sequências grandes, podendo então ser hibridadas contra sequências mais específicas, derivadas das regiões variáveis (Uliana *et al.*, 1991; 1994). Deste modo, evitam-se resultados falso-negativos, o que pode acontecer quando regiões mais específicas, como kDNA ou miniéxon, são utilizadas. Estudos epidemiológicos usando estes *primers* definiram a distribuição geográfica das principais espécies do subgênero *L.* (*Leishmania*) – *L.* (*L.*) *amazonensis* e *L.* (*L.*) *mexicana* – associadas às formas cutânea e difusa da doença (Uliana *et al.*, 2000). A desvantagem é que, por conta do alto grau de conservação, este marcador não distingue variações intraespecíficas.

Espaçadores internos transcritos entre SSU e LSU do rDNA

A região entre as subunidades menor (SSU) e maior (LSU) dos genes de rRNA (conhecidas como espaçadores internos transcritos [ITS]) tem sido usada com grande sucesso na definição de grupos genéticos. Os níveis de variação intra- e interespecífica são elevados. Algumas espécies formam grupos pouco polimórficos [*L. equatorensis, L.* (*V.*) *panamensis, L.* (*V.*) *guyanensis, L.* (*V.*) *shawi*], enquanto outras, como *L. (V.) braziliensis*, são bastante polimórficas. As distâncias intraespecíficas da variação em *L. (V.) naiffi* são comparáveis às maiores distâncias observadas entre as espécies de *L.* (*Viannia*) (Cupolillo *et al.*, 1995). A aplicação da PCR-RFLP dos ITS em isolados de *L.* (*V.*) *braziliensis* revelou um extenso polimorfismo genético (Cupolillo *et al.*, 2003), definindo-se 41 genótipos, aparentemente relacionados com ciclos de transmissão específicos, em que foi constatada uma associação entre o grau de diversidade genética da população de *L.*(*V.*) *braziliensis* circulante com o número de flebotomíneos vetores implicados possivelmente na transmissão.

Microssatélites

Este método tem sido usado com sucesso na definição das populações de plasmódios causadores da malária humana (Machado *et al.*, 2004). A amplificação de microssatélites de DNA de membros do complexo *L. (L.) donovani*, *L. (L.) mexicana* e *L. (V) braziliensis* produziu fragmentos distintos (Schonian *et al.*, 1996). Estudos subsequentes empregando diferentes grupos de marcadores microssatélites demonstraram ser possível distinguir as espécies e cepas do subgênero

L. (Viannia) (Russell *et al.*, 1999; Oddone *et al.*, 2009). A heterogeneidade foi elevada em populações de *L.* (*L.*) *tropica* quando 16 marcadores microssatélites foram empregados (Schwenkenbecher *et al.*, 2004). Entretanto, não houve correspondência entre os grupos formados e a origem geográfica das amostras e também foi concluído que os marcadores desenvolvidos para determinada espécie, de modo geral, não poderiam ser utilizados em parasitos heterólogos. Estudo recente, usando 16 marcadores microssatélites, identificou isolados de pacientes com leishmaniose visceral no Sudão como *L. (L.) donovani* e não *L. (L.) infantum* (Jamjoom *et al.*, 2004), como antes determinado por MLEE. Vários estudos empregando análises de microssatélites têm indicado eventos de recombinação genética em populações naturais de *Leishmania* (Rougeron *et al.*, 2011; 2009; Chargui *et al.*, 2009).

Genes específicos e cromossomos

Vários genes têm sido estudados, sendo os principais o gene de gp63 e os que codificam para as enzimas investigadas nos ensaios de MLEE. Foi demonstrado que o número de cópias do gene de gp63 é duas vezes maior em *L.* (*V.*) *braziliensis* do que *L.* (*V.*) *peruviana*, além de apresentar um intenso polimorfismo (Victoir *et al.*, 1995). A variação cromossômica associada ao gene apresentou maior associação com as diferenças ecogeográficas do que a variação observada nos estudos avaliando os polimorfismos por MLEE (Dujardin *et al.*, 1995). A PCR-RFLP do gene de gp63 mostrou ser útil tanto para estudos de epidemiologia molecular como para o diagnóstico das leishmanioses, quando considerados em conjunto a sensibilidade e o poder discriminativo com o valor prognóstico (Tibayrenc *et al.*, 1993; Dujardin *et al.*, 2002).

O polimorfismo do gene de β-tubulina tem sido explorado na identificação das espécies de *Leishmania* (Luis *et al.*, 1998) e a região codificante deste gene apresenta variação sufciente para distinguir espécies próximas como *L. (L.) amazonensis* e *L. (L.) mexicana,* bem como diferenciar entre *L.* (*V.*) *panamensis* e outras espécies do subgênero *L.* (*Viannia*). Esta diferenciação foi obtida pela comparação dos perfis de hibridação e de RFLP. O polimorfismo maior ocorreu entre os isolados de *L.* (*Viannia*), tendo este fato sido associado a prováveis mutações randômicas (Mendoza-Leon *et al.*, 1995).

Considerando a grande contribuição dos estudos de MLEE na identificação de *Leishmania,* o próximo passo lógico seria utilizar na identificação destes parasitos as sequências dos genes que codificam estas enzimas. A caracterização parcial do gene que codifica a enzima glicose-6-fosfato desidrogenase (G6PDH) permitiu desenvolver uma PCR específica para *L.* (*V.*) *braziliensis* (Castilho *et al.*, 2003), assim como analisando o gene que codifica para a enzima manose fosfato isomerase (MPI) foi possível desenvolver uma metodologia capaz de distinguir entre *L. (V.) braziliensis* e *L. (V.) peruviana* (Zhang *et al.*, 2006). Evidentemente o conjunto de resultados obtidos por MLEE e para alguns genes que codificam para enzimas empregadas neste sistema indicam que a identificação de *Leishmania* por um sistema de genotipagem *multilocus* (MLST, do inglês *multilocus sequence typing*) é uma das abordagens mais promissoras (Mauricio *et al.*, 2006). Analisando quatro genes que codificam para enzimas utilizadas em sistemas de MLEE foram observados polimorfismos espécie-específicos e determinou-se que a combinação das sequências dos gene 6-fosfogliconato (6PG) e MPI é capaz de distinguir entre espécies que causam leishmaniose tegumentar nas Américas (Tsukayama *et al.*, 2009).

A análise da sequência do gene *hsp70* de *Leishmania* ou a PCR-RFLP deste gene têm sido apontadas como metodologias bastante úteis para a identificação de espécies (Garcia *et al.*, 2004; da Silva *et al.*, 2010), parecendo ser um bom marcador para ser utilizado em uma revisão taxonômica do gênero (Fraga *et al.*, 2010; Schonian *et al.*, 2010). De modo geral, os resultados obtidos com este marcador validam praticamente todas as espécies de *Leishmania* descritas e apresentam a vantagem de poderem ser aplicados de modo direto, a partir de amostra clínica, sem a necessidade de isolamento e cultivo do parasito.

Considerações finais

Cada vez mais são aplicados métodos moleculares (para examinar amostras de tecidos obtidos seja de humanos, reservatórios ou vetores) em estudos clínicos e epidemiológicos. A grande vantagem dessas metodologias está relacionada com a possibilidade de aplicação direta nas amostras de tecido coletados, reduzindo assim as dificuldades no diagnóstico específico da infecção investigada. Para isto, existe uma bateria de *primers* e/ou sondas disponível para serem usadas na identificação, seja de grupos de espécies ou mesmo de espécies do parasito. De modo geral, assume-se que a detecção de DNA de *Leishmania* resulte da presença do parasito vivo no tecido, indicando assim infecção ativa. As pesquisas têm sido direcionadas para procura de sequências que permitam a identificação sensível e específica, esperando-se assim que, em um futuro próximo, estas sequências tornem-se ferramentas-ouro na identificação de *Leishmania.*

Sabe-se que populações naturais de *Leishmania* podem apresentar mecanismos de recombinação genética (Rougeron *et al.*, 2010) e que, por isso, algumas cepas apresentam perfil de uma espécie para determinado marcador e de outra para outro marcador (Almeida *et al.*, 2011). O conceito biológico de espécie não pode ser aplicado em *Leishmania* e não existe nenhuma definição dos limites de espécies dentro deste gênero (Schonian *et al.*, 2010; Banuls *et al.*, 1999), dificultando a escolha de um sistema de genotipagem que possa servir como padrão-ouro para a identificação de determinada espécie, sendo sempre importante a combinação de diferente métodos. No entanto, até o momento o que deve ser considerado são as espécies descritas, muitas já validadas por diferentes métodos bioquímicos e moleculares, e outras ainda não.

É difícil predizer a(s) metodologia(s) ideal(is), mas devem ser considerados tanto a confiabilidade como o custo operacional. Além disso, a aplicação de novos marcadores moleculares úteis em análises sobre a estrutura de populações e variabilidade genética de *Leishmania* certamente contribuirá para o avanço do conhecimento dos mecanismos moleculares do parasitismo, principalmente no que diz respeito ao reflexo da diversidade genética dos parasitos em propriedades biológicas relevantes dos organismos, como virulência/patogenicidade ou a emergência e dispersão, cada vez mais frequente, da resistência ao tratamento.

Referências bibliográficas

Almeida ME, Steurer FJ, Koru O *et al.* Identification of *Leishmania* spp. by molecular amplification and DNA sequencing analysis of a fragment of rRNA internal transcribed spacer 2. *J Clin Microbiol.* 49(9): 3143-3149, 2011.

Banũls AL, Hide M, Tibayrenc M. Molecular epidemiology and evolutionary genetics of Leishmania parasites. *International Journal for Parasitology*. 29(8): 1137-1147, 1999.

Barker DC. Molecular approaches to DNA diagnosis. *Parasitology*. 99(Suppl.): S125-146, 1989.

Castilho TM, Shaw JJ, Floeter-Winter LM. New PCR assay using glucose-6-phosphate dehydrogenase for identification of *Leishmania* species. *J Clin Microbiol*. 41: 540-546, 2003.

Chargui N, Amro A, Haouas N *et al.* Population structure of Tunisian *Leishmania infantum* and evidence for the existence of hybrids and gene flow between genetically different populations. *International Journal for Parasitology*. 39(7): 801-811, 2009.

Cortes S, Rolao N, Ramada J *et al.* PCR as a rapid and sensitive tool in the diagnosis of human and canine leishmaniasis using *Leishmania donovani* s.l.-specific kinetoplastid primers. *Trans R Soc Trop Med Hyg*. 98: 12-17, 2004.

Cupolillo E, Brahim LR, Toaldo CB *et al.* Genetic polymorphism and molecular epidemiology of *Leishmania (Viannia) braziliensis* from different hosts and geographic areas in Brazil. *J Clin Microbiol*. 41: 3126-3132, 2003.

Cupolillo E, Grimaldi Jr. G, Momen H. Discrimination of *Leishmania* isolates using a limited set of enzymatic *loci*. *Ann Trop Med Parasitol*. 89: 17-23, 1995.

Cupolillo E, Grimaldi Jr. G, Momen H. Discriminatory ability of typing systems in *Leishmania*. *Trans R Soc Trop Med Hyg*. 87: 116-117, 1993.

Cupolillo E, Grimaldi Jr. G, Momen H *et al.* Intergenic region typing (IRT): a rapid molecular approach to the characterization and evolution of *Leishmania*. *Mol Biochem Parasitol*. 73: 145-155, 1995.

Cupolillo E, Medina-Acosta H, Noyes H *et al.* A revised classification for Leishmania and Endotrypanum. *Parasitology today*. (Personal ed.) 16 (4): 142-144, 2000.

De Bruijn MH, Barker DC. Diagnosis of New World leishmaniasis: specific detection of species of the *Leishmania braziliensis* complex by amplification of kinetoplast DNA. *Acta Trop*. 52: 45-58, 1992.

De Oliveira Guerra JA, Prestes SR, Silveira H *et al.* Mucosal Leishmaniasis caused by *Leishmania (Viannia) braziliensis* and *Leishmania (Viannia) guyanensis* in the Brazilian Amazon. Carvalho EM (ed.). *PLoS Neglected Tropical Diseases*. 5(3): 5, 2011.

Degrave W, Fernandes O, Campbell D *et al.* Use of molecular probes and PCR for detection and typing of *Leishmania* – a mini-review. *Mem Inst Oswaldo Cruz*. 89: 463-469, 1994.

Dujardin JC, Banuls AL, Victoir K *et al.* From population to genome: ecogenetics of *Leishmania (Viannia) braziliensis* and *L. (V.) peruviana*. *Ann Trop Med Parasitol*. 89(Suppl. 1): 45-53, 1995.

Dujardin JC, Victoir K, De Doncker S *et al.* Molecular epidemiology and diagnosis of *Leishmania*: what have we learnt from genome structure, dynamics and function? *Trans R Soc Trop Med Hyg*. 96(Suppl. 1): S81-86, 2002.

Eresh S, McCallum SM, Barker DC. Identification and diagnosis of *Leishmania mexicana* complex isolates by polymerase chain reaction. *Parasitology*. 109: 423-433, 1994.

Fernandes O, Murthy VK, Kurath U *et al.* Miniexon gene variation in human pathogenic *Leishmania* species. *Mol Biochem Parasitol*. 66: 261-271, 1994.

Floeter-Winter LM, Shaw JJ. New horizons in the identification and taxonomy of the *Leishmania* and the diagnoses of the leishmaniasis: the expansion of molecular techniques. *Res Adv Microbiol*. 4: in press, 2004.

Fraga J, Montalvo AM, De Doncker S *et al.* Phylogeny of *Leishmania* species based on the heat-shock protein 70 gene. Infection genetics and evolution. *Journal of molecular epidemiology and evolutionary genetics in infectious diseases*. 10 (2): 238-245, 2010.

Garcia L, Kindt A, Bermudez H *et al.* Culture-independent species typing of neotropical Leishmania for clinical validation of a PCR-based assay targeting heat shock protein 70 genes. *Journal of Clinical Microbiology*. 42 (5): 2294-2297, 2004.

Gardener PJ, Chance ML, Peters W. Biochemical taxonomy of *Leishmania*. II: electrophoretic variation of malate dehydrogenase. *Ann Trop Med Parasitol*. 68: 317-325, 1974.

Gomes RF, Macedo AM, Pena SD *et al. Leishmania* (*Viannia*) *braziliensis*: genetic relationships between strains isolated from different areas of Brazil as revealed by DNA fingerprinting and RAPD. *Exp Parasitol*. 80: 681-687, 1985.

Grimaldi Jr. G, David JR, McMahon-Pratt D. Identification and distribution of New World *Leishmania* species characterized by serodeme analysis using monoclonal antibodies. *Am J Trop Med Hyg*. 36: 270-287, 1987. [Published *erratum* appears in *Am J Trop Med Hyg*. 37(2): 414, 1987.]

Harris E, Kropp G, Belli A *et al.* Single-step multiplex PCR assay for characterization of New World *Leishmania* complexes. *J Clin Microbiol*. 36: 1989-1995, 1998.

Ishikawa EAY, Magalhães ALP, Silveira FT *et al.* The use of the random amplified polymorphic DNA (RAPD) technique for the detection of polymorphism in populations of *Leishmania* (*Viannia*) *shawi*. *Mem Inst Oswaldo Cruz*. 92: 199, 1997.

Ishikawa EAY, Silveira FT, Magalhães ALP *et al.* Genetic variation in populations of *Leishmania* species in Brazil. *Trans R Soc Trop Med Hyg*. 96 (Supl.1): 111-121, 2002.

Jamjoom MB, Ashford RW, Bates PA *et al. Leishmania donovani* is the only cause of visceral leishmaniasis in East Africa; previous descriptions of *L. infantum* and "*L. archibaldi*" from this region are a consequence of convergent evolution in the isoenzyme data. *Parasitology*. 129: 399-409, 2004.

Katakura K, Kawazu SI, Sanjyoba C *et al. Leishmania* miniexon genes for molecular epidemiology of leishmaniasis in China and Ecuador. *Tokai J Exp Clin Med*. 23: 393-399, 1998.

Leblois R, Kuhls K, François O *et al.* Guns, germs and dogs: on the origin of Leishmania chagasi. Infection genetics and evolution. *Journal of molecular epidemiology and evolutionary genetics in infectious diseases*. 11(5): 1-5, 2011.

Luis L, Ramirez A, Aguilar CM *et al.* The genomic fingerprinting of the coding region of the betatubulin gene in *Leishmania* identification. *Acta Trop*. 69: 193-204, 1998.

Machado RL, Povoa MM, Calvosa VS *et al.* Genetic structure of *Plasmodium falciparum* populations in the Brazilian Amazon region. *J Infect Dis*. 190: 1547-1555, 2004.

Martin-Sanchez J, Lopez-Lopez MC, Acedo-Sanchez C *et al.* Diagnosis of infections with *Leishmania infantum* using PCR-Elisa. *Parasitology*. 122: 607-615, 2001.

Mauricio IL, Howard MK, Stothard JR *et al.* Genomic diversity in the *Leishmania donovani* complex. *Parasitology*. 119: 237-246, 1999.

Mauricio IL, Yeo M, Baghaei M *et al.* Towards multilocus sequence typing of the Leishmania donovani complex: resolving genotypes and haplotypes for five polymorphic metabolic enzymes (ASAT, GPI, NH1, NH2, PGD). *International Journal for Parasitology*. 36(7): 757-69, 2006.

McMahon-Pratt D, Bennett E, David JR. Monoclonal antibodies that distinguish subspecies of *Leishmania braziliensis*. *J Immunol*. 129: 926-927, 1982.

McMahon-Pratt D, David JR. Monoclonal antibodies that distinguish between New World species of *Leishmania*. *Nature*. 291: 581-583, 1981.

Mendoza-Leon A, Havercroft JC, Barker DC. The RFLP analysis of the betatubulin gene region in New World *Leishmania*. *Parasitology*. 111: 1-9, 1995.

Mimori T, Sasaki J, Nakata M *et al.* Rapid identification of *Leishmania* species from formalin-fixed biopsy samples by polymorphism-specific polymerase chain reaction. *Gene*. 210: 179-186, 1998.

Minodier P, Piarroux R, Gambarelli F *et al.* Rapid identification of causative species in patients with Old World leishmaniasis. *J Clin Microbiol*. 35: 2551-2555, 1997.

Oddone R, Schweynoch C, Schönian G *et al.* Development of a multilocus microsatellite typing approach for discriminating strains of *Leishmania (Viannia)* species. *Journal of Clinical Microbiology*. 47(9):2818-2825, 2009.

Oliveira Guerra JA de, Prestes SR, Silveira H *et al.* Mucosal Leishmaniasis caused by *Leishmania (Viannia) braziliensis* and *Leishmania (Viannia) guyanensis* in the Brazilian Amazon. *PLoS neglected tropical diseases*. 5(3): 5, 2011.

Passos VM, Fernandes O, Lacerda PA *et al. Leishmania (Viannia) braziliensis* is the predominant species infecting patients with American cutaneous leishmaniasis in the State of Minas Gerais, Southeast Brazil. *Acta Trop*. 72: 251-258, 1999.

Piarroux R, Azaiez R, Lossi AM *et al.* Isolation and characterization of a repetitive DNA sequence from *Leishmania infantum*: development of a visceral leishmaniasis polymerase chain reaction. *Am J Trop Med Hyg*. 49: 364-369, 1993.

Rougeron V, Bañuls A-L, Carme B *et al.* Reproductive strategies and population structure in Leishmania: substantial amount of sex in *Leishmania Viannia guyanensis*. *Molecular Ecology*. 20(15): 3116-3127, 2011.

Rougeron V, Meeûs T de, Hide M *et al.* Extreme inbreeding in *Leishmania braziliensis*. *Proceedings of the National Academy of Sciences of the United States of America*. 106(25): 10224-10229, 2009.

Russell R, Iribar MP, Lambson B *et al.* Intra and inter-specific microsatellite variation in the *Leishmania* subgenus *Viannia*. *Mol Biochem Parasitol*. 103: 71-77, 1999. [Published *erratum* appears in *Mol Biochem Parasitol*. 107(2): 331.]

Schönian G, Kuhls K, Mauricio IL. Molecular approaches for a better understanding of the epidemiology and population genetics of Leishmania. *Parasitology*. 138(4): 405-425, 2011.

Schönian G, Mauricio I, Cupolillo E. Is it time to revise the nomenclature of Leishmania? *Trends in Parasitology*. 26(10): 466-469, 2010.

Schönian G, Schweynoch C, Zlateva K *et al.* Identification and determination of the relationships of species and strains within the genus *Leishmania* using single primers in the polymerase chain reaction. *Mol Biochem Parasitol*. 77: 19-29, 1996. [Published *erratum* appears in *Mol Biochem Parasitol*. 82(2): 273-274,1996.]

Schwenkenbecher JM, Frohlich C, Gehre F *et al.* Evolution and conservation of microsatellite markers for *Leishmania tropica*. *Infect Genet Evol*. 4: 99-105, 2004.

Shaw JJ, Braga RR, Lainson R *et al.* Aconitate hydratase (ACON), an enzyme that distinguishes *Leishmania* of the subgenus *Viannia* from other trypanosomatids. *Trans R Soc Trop Med Hyg.* 85: 597-598, 1991.

Shaw JJ, Ishikawa EA, Lainson R. A rapid and sensitive method for the identification of *Leishmania* with monoclonal antibodies using fluorescein-labelled avidin. *Trans R Soc Trop Med Hyg.* 83: 783-784, 1989.

Shaw JJ, Lainson R, Ryan L *et al.* Leishmaniasis in Brazil: XXIII. The identification of *Leishmania braziliensis braziliensis* in wild-caught neotropical sandflies using monoclonal antibodies. *Trans R Soc Trop Med Hyg.* 81: 69-72, 1987.

Silva LA da, Sousa CDS de, Graça GC da *et al.* Sequence analysis and PCR-RFLP profiling of the hsp70 gene as a valuable tool for identifying Leishmania species associated with human leishmaniasis in Brazil. *Infection genetics and evolution journal of molecular epidemiology and evolutionary genetics in infectious diseases.* 10:77-83, 2010.

Smyth AJ, Ghosh A, Hassan MQ *et al.* Rapid and sensitive detection of *Leishmania* kinetoplast DNA from spleen and blood samples of kala-azar patients. *Parasitology.* 105: 183-192, 1992.

Sterkers Y, Lachaud L, Crobu L *et al.* FISH analysis reveals aneuploidy and continual generation of chromosomal mosaicism in Leishmania major. *Cellular Microbiology.* 13(2): 274-283, 2011.

Tibayrenc M, Neubauer K, Barnabe C *et al.* Genetic characterization of six parasitic protozoa: parity between random-primer DNA typing and multilocus enzyme electrophoresis. *Proc Natl Acad Sci USA.* 90: 1335-1339, 1993.

Tsukayama P, Lucas C, Bacon DJ. Typing of four genetic *loci* discriminates among closely related species of New World Leishmania. *International Journal for Parasitology.* 39(3): 355-362, 2009.

Uliana SR, Affonso MH, Camargo EP *et al. Leishmania*: genus identification based on a specific sequence of the 18S ribosomal RNA sequence. *Exp Parasitol.* 72: 157-163, 1991.

Uliana SR, Nelson K, Beverley SM *et al.* Discrimination amongst *Leishmania* by polymerase chain reaction and hybridization with small subunit ribosomal DNA derived oligonucleotides. *J Eukaryot Microbiol.* 41: 324-330, 1994.

Uliana SRB, Ishikawa I, Stempliuk VA *et al.* Geographical distribution of neotropical *Leishmania* analysed by ribosomal oligonucleotide probes. *Trans R Soc Trop Med Hyg.* 94: 261-264, 2000.

Victoir K, Dujardin JC, De Doncker S *et al.* Plasticity of gp63 gene organization in *Leishmania (Viannia) braziliensis* and *Leishmania (Viannia) peruviana. Parasitology.* 111: 265-273, 1995. [Published *erratum* appears in *Parasitology.* 111: 655, 1995.]

Volpini AC, Passos VM, Oliveira GC *et al.* PCR-RFLP to identify *Leishmania (Viannia) braziliensis* and *L. (Leishmania) amazonensis* causing American cutaneous leishmaniasis. *Acta Trop.* 90: 31-37, 2004.

WHO Technical Report Series, no. 949. Control of Leishmaniasis, 2010.

Zhang W-W, Miranda-Verastegui C, Arevalo J *et al.* Development of a genetic assay to distinguish between *Leishmania viannia* species on the basis of isoenzyme differences. *Clinical Infectious Diseases.* 42: 801-809, 2006.

59 Reservatórios Extra-humanos do Complexo Leishmânia e Dinâmica de Transmissão da Infecção ao Homem

Aloísio Falqueto e Adelson Luiz Ferreira

▸ Generalidades

O conhecimento científico avança a partir de experimentos e observações de fatos. Nas ciências empíricas, incluindo as biomédicas, nem sempre é possível conduzir experimentos para testar hipóteses. Os estudos observacionais mais utilizados fornecem conclusões imprecisas, de modo que as verdades científicas representam o consenso para determinado momento histórico, estando sujeitas a revisões periódicas à luz de novas observações. Neste contexto se inserem os conhecimentos sobre espécies de leishmânias, hospedeiros, reservatórios e vetores. A própria conceituação desses termos se baseia em inferências deduzidas de estudos observacionais, incorporadas à literatura na forma de chaves taxonômicas, textos descritivos e modelos gráficos diversos.

Na família Trypanosomatidae, o gênero *Leishmania* (Ross, 1903) inclui protozoários parasitos de répteis e mamíferos. Dentre as espécies que parasitam mamíferos, diversas podem infectar o homem, enquanto outras têm sido isoladas somente de animais (Lainson e Shaw, 1987; Grimaldi *et al.*, 1989).

No ciclo de transmissão das leishmânias, o homem geralmente se comporta como um hospedeiro acidental do parasito. Cabe ao animal o papel de reservatório, conceituado como o hospedeiro com o qual o parasito mantém uma relação de estrita dependência para sua sobrevivência. O reservatório primário seria então um hospedeiro habitual, com papel primordial na perpetuação de determinada espécie do protozoário. O reservatório secundário seria um hospedeiro eventual, por representar uma fonte alimentar pouco habitual para o inseto vetor, ou por ser menos suscetível ao parasito.

As leishmânias são transmitidas por insetos hematófagos da subfamília Phlebotominae (Diptera, Psychodidae), denominados genericamente flebotomíneos. Os insetos estão representados por centenas de espécies, a maioria incluída nos gêneros *Lutzomyia* e *Phlebotomus*, ocupando extensas áreas geográficas nos diversos continentes. A distribuição de cada espécie é influenciada pela presença de barreiras geográficas e climáticas, disponibilidade de fontes alimentares e pequena autonomia de voo do inseto.

No ser humano o parasitismo por leishmânias pode resultar em infecções assintomáticas, ou originar diferentes formas clínicas da doença, denominadas sumariamente leishmaniose tegumentar e visceral. A evolução da infecção para doença depende da interação de múltiplos fatores, entre os quais as características da espécie parasitária e a suscetibilidade do hospedeiro, que varia em função de caracteres genéticos, estado de nutrição e exposição prévia aos antígenos do parasito.

As leishmanioses são consideradas zoonoses, nas quais o homem não tem importância na perpetuação do ciclo de transmissão. No entanto, existem situações em que o ser humano exerce papel primordial na manutenção da endemia, como acontece com a leishmaniose visceral na Índia e a leishmaniose tegumentar causada pela *Leishmania (Leishmania) tropica*, com distribuição extensa no Velho Mundo.

Como hospedeiro acidental de leishmânias, o homem tende a reagir mais intensamente à invasão do parasito, caracterizando uma relação anômala e recente, em termos de evolução, o que determina um comportamento mais agressivo da doença no ser humano. Nos animais são frequentes as infecções inaparentes, caracterizando uma relação mais antiga e equilibrada (Herrer e Christensen, 1975). No continente americano, diversos parasitos que causam a leishmaniose tegumentar em humanos são encontrados nas vísceras de animais silvestres, sem causar doença (Herrer *et al.*, 1973). Neste sentido, a própria definição de leishmaniose tegumentar e visceral passa pelo conceito antropocêntrico da doença. Por outro lado, tanto na região Neotropical como no Velho Mundo, variantes genéticas de espécies que causam a leishmaniose visceral humana são responsáveis por diferentes manifestações da doença cutânea (Ashford e Bettini, 1987; Belli *et al.*, 1999).

▸ Parasitos

As leishmânias são parasitos digenéticos, completando seu ciclo biológico em dois hospedeiros. No inseto vetor, o protozoário se apresenta sob a forma promastigota, com flagelo livre, enquanto no hospedeiro vertebrado aparece no interior de macrófagos ou livre no espaço intersticial, sob a forma amastigota, com flagelo intracitoplasmático.

Quando sugados pelo flebotomíneo, os amastigotas se transformam em promastigotas, que proliferam por divisão binária no tubo digestivo do inseto. Cerca de 4 dias depois os flagelados migram para a parte anterior do tubo digestivo, podendo o inseto transmitir o parasito a um novo hospedeiro.

Os promastigotas inoculados na pele do mamífero retornam à forma amastigota, completando o ciclo biológico.

Em preparações coradas pelo Giemsa os amastigotas aparecem como corpúsculos ovoides, medindo cerca de 4 μ no diâmetro longitudinal e 2,5 μ no transverso. O citoplasma apresenta coloração azul pálida, enquanto o núcleo excêntrico aparece corado em vermelho, junto à membrana citoplasmática. Próximo ao núcleo situa-se o cinetoplasto, que representa o DNA mitocondrial, visualizado como estrutura puntiforme ou bastonete denso corado em violeta. As formas amastigotas de diferentes leishmânias têm morfologia semelhante, não permitindo a distinção de espécies à microscopia óptica.

Classificação dos parasitos do gênero Leishmania

A partir da identificação do gênero *Leishmania* (Ross, 1903), seguiram-se as primeiras tentativas de classificação das espécies, com base em aspectos clínicos e epidemiológicos da doença humana. Posteriormente foram utilizados critérios taxonômicos mais consistentes, tais como as características de desenvolvimento dos parasitos em meios de cultura, animais de experimentação e insetos vetores (Lainson e Shaw, 1972).

Nas últimas décadas, a taxonomia das leishmânias vem sendo aprimorada por meio de técnicas de bioquímica, imunologia e biologia molecular. Dentre os métodos mais utilizados cita-se a análise de zimodemas, que revela o perfil enzimático dos parasitos, permitindo inferências sobre a diferenciação das espécies ao longo do processo evolutivo (Grimaldi *et al.*, 1991; Cupolillo *et al.*, 1994; Thomaz-Soccol *et al.*, 2000). A análise do genótipo é feita por meio de enzimas que seccionam a cadeia de ácidos nucleicos do cinetoplasto (kDNA) em locais onde aparecem determinadas sequências de aminoácidos, produzindo fragmentos com diferentes pesos moleculares, que identificam a espécie do protozoário (Cupolillo *et al.*, 2003). A reação em cadeia de polimerase (PCR) utiliza enzimas amplificadoras e iniciadores (*primers*) específicos, que identificam e amplificam sequências gênicas características de determinada espécie ou gênero (Ishikawa *et al.*, 2002).

O modelo taxonômico mais utilizado atualmente foi proposto por Lainson e Shaw (1987). Tomando por base essa classificação, atualizada de acordo com publicações mais recentes, foram relacionadas, na Tabela 59.1, as principais espécies do gênero *Leishmania*, associadas à doença humana em diferentes regiões do Novo e Velho Mundo.

Flebotomíneos e leishmanioses

Os flebotomíneos recebem nomes populares diversos como mosquito-palha, asa-branca, cangalhinha e tatuquira, entre ou-

Tabela 59.1 Relação geral das leishmânias que acometem o homem, animais hospedeiros, flebotomíneos vetores comprovados ou suspeitos, aspectos da doença humana e distribuição geográfica.

Espécies/Novo Mundo	Animais hospedeiros	Vetores	Doença	Distribuição
Leishmania (Leishmania) chagasi Cunha e Chagas (1937)	*Canis familiaris, Cerdocyon thous, Didelphis albiventris, Didelphis marsupialis*	*Lutzomyia longipalpis, L. cruzi, L. evansi*	LV	América Latina, exceto Chile e Uruguai
L. (L.) mexicana Biagi (1953)	*Heteromys desmarestianus, Nyctomys sumichrasti, Sigmodon hispidus, Ototylomys phyllotis, Oryzomys melanotis, Peromiscus yucatanicus, Neotoma* spp., *Agouti paca*	*L. flaviscutellata, L. pessoana, L. ylephiletor, L. panamensis, L. olmeca olmeca, L. shannoni, L. diabolica, L. antophora*	LC, LM (rara), LCD (rara)	Sul dos EUA, México, América Central, Colômbia, Equador
L. (L.) amazonensis Lainson e Shaw (1972)	*Proechimys* spp., *Oryzomys* spp., *Dasyprocta prymnolopha, Sciurus vulgaris, Neacomys spinosus, Nectomys squamipes, Didelphis* spp., *Marmosa* spp., *Metachirus nudicaudatus, Philander opossum, Potos flavus, Tamandua tetradactyla*	*L. flaviscutellata, L. panamensis, L. olmeca nociva, L. reducta, L. nuneztovari anglesi*	LC, LCD (rara)	América Central, América do Sul
L. (L.) pifanoi Medina e Romero (1959)	*Heteromys anomalus*	(Ainda não identificado)	LC, LCD (raras)	Venezuela
L. (L.) venezuelensis Bonfonte-Garrido (1980)	Isolada somente de humanos	*L. olmeca bicolor, L. lichyi, L. panamensis*	LC	Venezuela
L. (L.) garnhami Scorza *et al.* (1979)	*Didelphis marsupialis*	*L. youngi, L. townsendi*	LC	Venezuela
Leishmania (Vianna) braziliensis Vianna (1911)	*Canis familiaris, Felix domesticus, Equus asinus, Equus caballus,* Muares (*E. caballus* × *E. asinus*), *Akodon arviculoides, Rattus rattus, Oryzomys* spp., *Bolomys lasiurus*	*L. wellcomei, L. whitmani, L. intermedia, L. migonei, L. ovallesi L. llanosmartinsi, L. neivai, L. yucumensis, L. complexa, L. carrerai*	LC, LM	América Central, América do Sul

(continua)

Tabela 59.1 Relação geral das leishmânias que acometem o homem, animais hospedeiros, flebotomíneos vetores comprovados ou suspeitos, aspectos da doença humana e distribuição geográfica. (*Continuação*)

Espécies/Novo Mundo	Animais hospedeiros	Vetores	Doença	Distribuição
L. (*V.*) *guyanensis* Floch (1954)	*Choloepus didactylus, Tamandua tetradactyla, Didelphis marsupialis, Proechimys*	*L. umbratilis, L. anduzei, L. whitmani guyannensis*	LC	Norte e nordeste da América do Sul até a calha norte do rio Amazonas
L. (*V.*) *panamensis* Lainson e Shaw (1972)	*Choloepus hoffmanni, Bradypus griseus, Heteromys desmarestianus, Bassaricyon gabii, Nasua nasua, Potos flavus, Aotus trivirgatus, Saguinus geoffroyi, Canis familiaris*	*L. trapidoi, L. pessoana, L. panamensis, L. ylephiletor, L. gomezi, L. hartmanni*	LC	América Central, costa pacífica da América do Sul
L. (*V.*) *peruviana* Vélez (1913)	*Canis familiaris, Didelphis albiventris, Phillotis andinum*	*L. peruensis, L. verrucarum*	LC	Peru
L. (*V.*) *lainsoni* Silveira *et al.* (1987)	*Cuniculus paca*	*L. ubiquitalis, L. nuneztovari anglesi*	LC (rara)	Norte do Pará, Rondônia, Bolívia, Peru
L. (*V.*) *shawi* Shaw *et al.* (1991)	*Cebus apella, Chiropotes satanus, Choloepus didactylus, Bradypus tridactylus, Nasua nasua*	*L. whitmani*	LC (rara)	Região Amazônica
L. (*V.*) *naiffi* Laison *et al.* (1990)	*Dasypus novencinctus*	*L. ayrozai, L. paraensis, L. squamiventris, L. davis*	LC (rara)	Região Amazônica
L. (*V.*) *colombiensis* Kreutzer *et al.* (1991)	*Choloepus hoffmanni*	*L. hartmani, L. gomezi, L. panamensis*	LC, LV (raras)	Colômbia, Panamá, Venezuela
L. (*V.*) *lindenbergi* Silveira *et al.* (2002)	Isolada somente de humanos	*L. antunesi*	LC	Belém do Pará
Espécies/Velho Mundo	**Animais hospedeiros**	**Vetores**	**Doença**	**Distribuição**
L. (*L.*) *tropica* Wright (1903)	*Canis familiaris* O homem parece ser o principal reservatório	*Phlebotomus papatasi, P. chabaudi, P. perfiliewi, P. sergenti*	LC	Bacia do Mediterrâneo, sul da Europa, norte da África, oeste asiático
L. (*L.*) *major* Yakimoff e Schokhor (1914)	*Rhombomys opimus, Meriones crassus, Psammomys obesus, Arvicanthis niloticus, Canis familiaris*	*P. papatasi, P. duboscqi, P. selehi*	LC	Ásia central, Índia, Paquistão sul da Rússia, Oriente Médio, norte da África
L. (*L.*) *aethiopica* Bray, Ashford e Bray (1973)	*Canis familiaris, Heterohyrax, Dendrohyrax, Hyrax, Procavia*	*P. longipes, P. pedifer, P. rossi*	LC, LM, LCD	Quênia, Etiópia Namíbia
L. (*L.*) *donovani* Laveran e Mensil (1903)	O homem parece ser o único reservatório	*P. argentipes, P. alexandri*	LV – Calazar Indiano, LDPC	Ásia (principalmente Índia, Paquistão e Bangladesh)
L. (*L.*) *donovani* (?)	Rodentia e Felidae (silvestres), *Canis familiaris*	*Phlebotomus* spp.	LV	África Oriental
L. (*L.*) *infantum* Nicole (1908)	*Rattus rattus, Vulpes vulpes, Vulpes corsak, Canis aureus, Canis familiaris*	*P. perniciosus, P. major, P. perfiliewi, P. ariasi, P. langeroni, P. chinensis*	LV	Mediterrâneo, sul da Europa, Oriente Médio, sul da Rússia, norte da África, da Ásia e da China
L. (*L.*) *infantum* (?) (dermotrópica)	*Vulpes vulpes*	*Phlebotomus* spp.	LC	Sul da Europa

LV: leishmaniose visceral; LC: leishmaniose cutânea; LM: leishmaniose mucosa; LCD: leishmaniose cutânea difusa; LDPC: leishmaniose dérmica pós-calazar.

tros. No Velho Mundo, as espécies vetoras de leishmaniose estão incluídas no gênero *Phlebotomus*, enquanto no Novo Mundo pertencem ao gênero *Lutzomyia*. Este gênero inclui cerca de 450 espécies, distribuídas em 15 subgêneros, 14 grupos de espécies, além de várias espécies isoladas (Young e Duncan, 1994).

Dentre as fontes alimentares dos flebotomíneos, o sangue é indispensável para a sua reprodução, sendo que somente as fêmeas são hematófagas. Os machos se alimentam de néctar de plantas e soluções açucaradas que encontram na natureza. Durante o dia os adultos repousam em troncos de árvores, fendas de rochas e tocas de animais na floresta (Lainson, 1983; Killick-Kendrick, 1990). No peridomicílio se recolhem entre as folhagens de arbustos e no próprio solo, sob camada de folhas secas (Vieira *et al.*, 2000). As larvas dos insetos se desenvolvem em terrenos sombreados e ricos em matéria orgânica, no chão das matas, nas lavouras, ou nas proximidades das casas (Deane e Deane, 1957; Vieira *et al.*, 1999).

As fêmeas dos flebotomíneos têm preferências alimentares variadas, sugando o sangue de mamíferos, aves ou répteis. Ao longo do processo evolutivo, poucas espécies tornaram-se aptas à transmissão de leishmânias, sendo que algumas o fazem somente entre os animais, por não terem o hábito de picar o homem, ou por não ser este suscetível a determinados parasitos.

Os primeiros estudos sobre a transmissão das leishmanioses datam do início do século passado, época em que todos os artrópodes hematófagos estavam incluídos na relação dos possíveis transmissores. Aragão (1922) reproduziu experimentalmente a doença, inoculando em um cão um macerado de flebotomíneos que haviam sugado em pessoa doente. Anos depois, no Velho Mundo, Shortt *et al.* (1931) reproduziram a leishmaniose visceral em hamsters, expondo-os à picada de flebotomíneos infectados.

Na região neotropical, cerca de 20 espécies do gênero *Lutzomyia* têm papel comprovado como transmissoras de leishmaniose, enquanto muitas outras são citadas como suspeitas (Killick-Kendrick, 1990; Rangel e Lainson, 2003). Dentre os vetores comprovados, *Lu. wellcomei* é responsável pela transmissão da *Leishmania (Viannia) braziliensis* em áreas florestais no norte do Brasil e *Lu. flaviscutellata* transmite a *L. (L.) amazonensis* na Região Amazônica. Outras espécies como *Lu. intermedia, Lu. whitmani* e *Lu. migonei* adaptaram-se a ambientes modificados, transmitindo a leishmaniose tegumentar às pessoas e animais domésticos. O exemplo mais concreto de adaptação ao ambiente domiciliar se verifica com *Lu. longipalpis*, vetor da leishmaniose visceral americana, que chega a procriar em áreas urbanizadas.

▶ Enzootia e doença humana

▪ Leishmaniose tegumentar americana

No contexto histórico, à medida que se caracterizavam os diferentes quadros nosológicos da leishmaniose humana, investigava-se a participação de animais domésticos e silvestres nos ciclos de transmissão. Estudos pioneiros na região neotropical indicavam que se tratava de uma zoonose silvestre, o que lhe valeu o nome leishmaniose americana das florestas (Brumpt e Pedroso, 1913). As primeiras investigações sobre a infecção em animais silvestres registraram lesões suspeitas em cotias e pacas, sem a confirmação do parasitismo por leishmânias (Brumpt, 1949; Forattini e Santos, 1955).

Hertig *et al.* (1957) comprovaram definitivamente o papel dos animais silvestres como reservatórios de leishmânias, isolando parasitos de roedores dos gêneros *Proechimys* e *Haplomys*, no Panamá. Em seguida Forattini (1960), no Brasil, identificou leishmânias em uma cotia (*Dasyprocta azarae*), uma paca (*Agouti paca*) e um exemplar de rato de taquara (*Kannabateomys amblyonyx*). A partir de então, uma série de novas descobertas evidenciou a importância dos animais silvestres como reservatórios de leishmânias no Novo Mundo (Lainson e Shaw, 1979; 1987; Lainson, 1983; Deane e Grimaldi, 1985).

Mesmo com a comprovação da enzootia silvestre, a ocorrência da leishmaniose tegumentar em animais domésticos foi registrada desde os primórdios do século passado (Brumpt e Pedroso, 1913). Achados posteriores apontavam indícios de que os animais domésticos não teriam papel importante como reservatórios de leishmânias, sendo considerados vítimas de contaminação acidental a partir de incursões na floresta (Pessoa e Barreto, 1948).

Herrer (1949/51), no Peru, encontrou 46 cães infectados entre 513 examinados, evidenciando a importância dos animais como reservatórios da *L. (V.) peruviana*, na região dos Andes.

Novos estudos descritivos conduzidos no Brasil e na Venezuela reforçaram a hipótese da participação de cães e equinos como reservatórios secundários da *L. (V.) braziliensis*. Em certas áreas de colonização antiga, a doença atinge os animais em proporções que variam de 3 a 30%, acometendo pessoas adultas e crianças, sem relação com atividade nas florestas (Dias *et al.*, 1977; Araújo Filho, 1978; Aguilar *et al.*, 1989). Investigações entomológicas demonstram elevada densidade de flebotomíneos no peridomicílio, sugerindo a transmissão intradomiciliar.

Um estudo prospectivo realizado em área endêmica de leishmaniose tegumentar demonstrou associação entre a doença humana e a canina (Falqueto *et al.*, 1986). O risco de contrair a doença foi 15 vezes maior entre as pessoas que conviviam com cães doentes. Dois novos estudos seccionais somaram fortes evidências de que os animais domésticos teriam papel significativo como reservatórios da *L. (V.) braziliensis* (Falqueto *et al.*, 1991; Lima *et al.*, 1993).

Infecções inaparentes são comuns entre os cães, porém, os que adoecem persistem com úlceras crônicas na pele por vários anos, evoluindo em seguida com lesões nas mucosas (Coutinho *et al.*, 1985; Falqueto *et al.*, 1986). Tentativas terapêuticas mostram resultados insatisfatórios, com recidivas frequentes após o uso de antimoniais, indicando a persistência de parasitismo latente em cães (Pirmez *et al.*, 1988; Sessa *et al.*, 1994).

Justifica-se a importância atribuída aos animais domésticos como reservatórios secundários de leishmânias, pelo fato de que a doença seria passível de controle somente em áreas onde se pudesse intervir no ciclo de transmissão (Falcão *et al.*, 1991). No entanto, é importante lembrar que a maioria absoluta dos casos de leishmaniose tegumentar ocorre em áreas com transmissão silvestre, onde a única perspectiva de controle seria, talvez, a imunização preventiva das pessoas expostas (Mayrink *et al.*, 1985).

▪ Leishmaniose visceral americana

A moléstia foi registrada pela primeira vez no Paraguai, em paciente procedente de Mato Grosso do Sul, Brasil (Migone, 1913). Décadas depois, Penna (1934), em exames pós-morte para investigação de febre amarela, detectou 41 casos de leishmaniose visceral, distribuídos em 9 estados brasileiros. A partir de então a doença se revelou endêmica em extensas áreas rurais do Nordeste e outras regiões do Brasil, com a presença constante dos cães doentes, evidenciando seu papel na manutenção da endemia (Chagas *et al.*, 1938; Deane e Deane, 1955).

A suspeita sobre a participação de *Lu. longipalpis* na transmissão da moléstia foi levantada a partir do encontro de um exemplar infectado, em área endêmica no Ceará (Deane e Deane, 1955). Seu potencial vetorial foi comprovado por meio de infecções experimentais em pessoas doentes e em uma raposa parasitada pela *L. (L.) chagasi*. O encontro do animal infectado levantou a primeira hipótese sobre a existência da enzootia silvestre no continente americano (Deane e Deane, 1954a,b).

No passado, os estudiosos já chamavam a atenção para a urbanização da leishmaniose visceral, salientando a importância do cão como reservatório e propondo o sacrifício dos animais doentes como método de controle da endemia (Deane e Deane,

1955). Desde então essa medida vem sendo adotada, associada à aplicação de inseticidas, com resultados positivos em algumas regiões do Brasil (Magalhães *et al.*, 1980; Braga *et al.*, 1998). Em outras situações, pouco sucesso se obteve ao longo dos anos, considerando a persistência da endemia nas áreas antigas, bem como a sua expansão para novas áreas (Costa *et al.*, 2000).

A complexidade do quadro epidemiológico da moléstia suscita debates frequentes entre os profissionais da saúde, quando são abordados temas como o papel dos reservatórios humano e canino, métodos de diagnóstico da doença canina, tratamento ou sacrifício dos animais doentes, utilização de coleiras impregnadas com inseticidas, aplicação de inseticidas em larga escala, papel dos reservatórios silvestres, a origem e a própria identidade do agente etiológico (Marzochi e Marzochi, 1994; Oliveira Filho e Melo, 1994; Costa *et al.*, 2002; Alexander e Maroli, 2003).

▶ Perfil epidemiológico e ciclo de transmissão da leishmaniose tegumentar

A ampla distribuição geográfica das leishmanioses nos diversos continentes configura diferentes painéis epidemiológicos, delineados basicamente pelas variáveis geográficas e climáticas que mantêm a flora e a fauna de cada região. Ao longo do processo evolutivo, formaram-se os biomas, com ecossistemas e nichos ecológicos variados, onde convivem mamíferos hospedeiros e flebotomíneos transmissores de leishmânias. Neste contexto se inserem os elementos que compõem os diversos ciclos de transmissão, inclusive aqueles em que o homem aparece como principal reservatório.

O quadro nosológico da leishmaniose tegumentar americana engloba diferentes formas clínicas, em que o homem aparece como hospedeiro acidental, sem importância na perpetuação do ciclo de transmissão. A doença humana depende da existência da enzootia, cabendo aos animais silvestres o papel de reservatórios primários do parasito (Figura 59.1). No entanto, há situações em que se admite a transmissão entre humanos, considerando que algumas espécies de flebotomíneos se infectam facilmente sugando pessoas doentes (Rojas e Scorza, 1989).

A moléstia tem ampla distribuição, desde o sul dos EUA até o norte da Argentina, não ocorrendo no Chile e Uruguai. Predomina em regiões de clima quente e úmido, geralmente abaixo de 800 m de altitude, mas pode alcançar até 1.800 m nas regiões Andinas do Equador, Colômbia, Peru e Venezuela.

A doença está associada à colonização de novas terras, construção de estradas, garimpo, mineração, extração de madeira e palmito. São também acometidos indígenas habi-

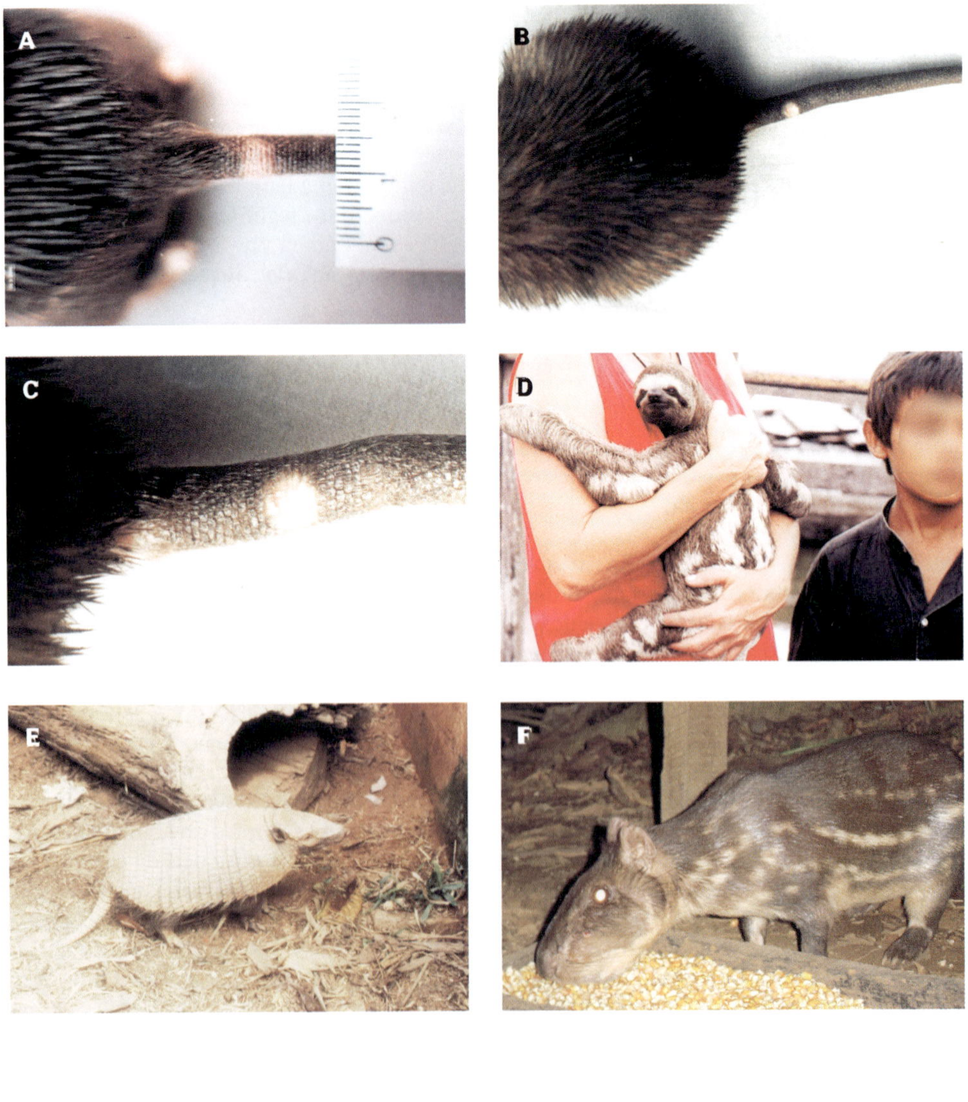

Figura 59.1 A, **B** e **C**. Lesões leishmanióticas em roedores silvestres do gênero *Proechimys*. **D**, **E** e **F**. Preguiça, tatu e paca, importantes hospedeiros de leishmânias na região amazônica.

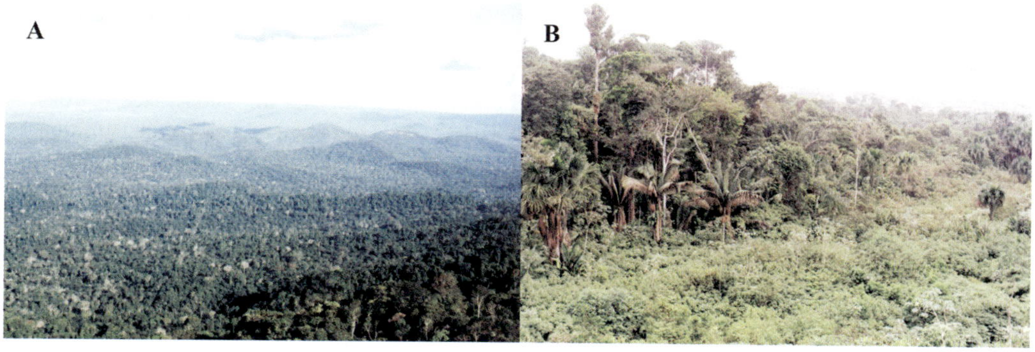

Figura 59.2 A. Floresta de terra firme na Região Amazônica, onde ocorre o ciclo enzoótico primário da leishmaniose. **B.** Floresta vicinal na periferia de Manaus: área de transmissão domiciliar da leishmaniose tegumentar.

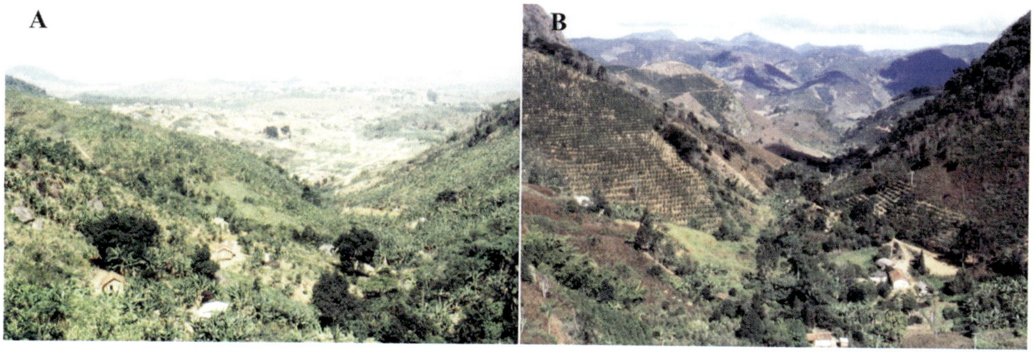

Figura 59.3 A. Viana, ES: área típica de transmissão periurbana de leishmaniose tegumentar na região costeira do Sudeste brasileiro. **B.** Afonso Cláudio, ES: área de colonização antiga com transmissão de leishmaniose tegumentar no interior do continente.

tantes de regiões endêmicas, geólogos, agrimensores e pessoas que trabalham sob as matas em plantações de cacau, coleta do látex da seringueira e do *chiclé*, daí a denominação regional úlcera dos *chicleros*, no México. Constituem ainda atividades de risco o treinamento militar nas selvas, expedições científicas, turismo ecológico e incursões de caçadores em áreas florestais.

No Brasil são registrados a cada ano cerca de 35.000 casos de leishmaniose tegumentar, sendo que pelo menos 75% destes procedem das Regiões Norte e Nordeste (Marzochi, 1992). A associação com atividades profissionais pode estar ausente em áreas como a periferia de Manaus, no Amazonas, onde a urbanização se processa junto às florestas nativas, aproximando a população dos focos naturais da doença (Figura 59.2).

Características semelhantes se observam na Colômbia, Peru e Venezuela, onde a moléstia acomete pessoas que cultivam lavouras de café e banana, intercaladas com segmentos de florestas remanescentes (Alexander *et al.*, 1992).

Aspectos peculiares da transmissão domiciliar são observados em certas áreas de colonização antiga no Sudeste e Nordeste do Brasil e também na Venezuela (Figura 59.3). Nessas áreas, admite-se que os animais domésticos e o próprio homem tenham papel importante como reservatórios, independentemente da existência do ciclo enzoótico nas florestas remanescentes (Figura 59.4).

Com as descobertas dos primeiros reservatórios de leishmânias no Brasil e na América Central, intensificaram-se as pesquisas para esclarecer os diferentes ciclos de transmissão. Muitos registros de infecção natural em animais silvestres ocorreram em épocas passadas, quando eram incipientes os métodos de identificação dos parasitos. Parte dos conhecimentos se baseia, portanto, em observações realizadas sob condições que não mais existem, em função de modificações ambientais promovidas pelo homem.

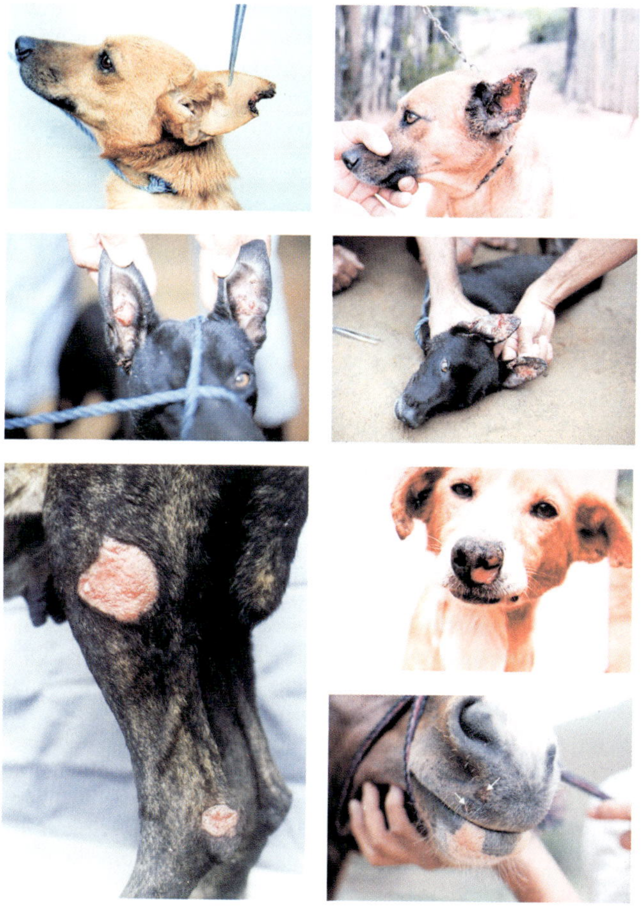

Figura 59.4 Aspectos característicos da leishmaniose cutaneomucosa por *Leishmania (Viannia) braziliensis* em cães e equinos.

O estudo dos focos naturais da leishmaniose é de tal modo complexo que ainda hoje existem regiões onde o acometimento de pessoas que frequentam as florestas constitui o único elemento revelador da zoonose. Todavia, investigações criteriosas realizadas em diferentes regiões do Novo Mundo contribuíram para a elucidação de diversos ciclos de transmissão.

▪ Parasitos do subgênero Viannia

▸ ***L. (V.) braziliensis.*** É o agente da forma mais grave da doença, que acomete com frequência as mucosas, daí a denominação de leishmaniose cutaneomucosa, também conhecida como *espúndia*, nos países de língua hispânica. Ocorre no Brasil, Paraguai, Argentina, Bolívia, Peru, Colômbia, Venezuela, Guatemala, Nicarágua, Panamá e Honduras (Grimaldi *et al.*, 1989).

No Brasil a zoonose aparece em vastas regiões com florestas naturais, assim como em áreas modificadas pelo homem, onde os animais domésticos participam do ciclo de transmissão. Nas áreas endêmicas da Região Sudeste configura-se padrões biogeográficos distintos, com algumas características marcantes na faixa litorânea e outras que se confundem em zonas de transição, no interior do continente.

Nas encostas litorâneas da Serra do Mar, a endemia prevalece em áreas de relevo acidentado, com altitudes máximas em torno 500 m acima do nível do mar. São regiões de clima quente e úmido, onde o cultivo da banana se destaca como principal atividade agrícola (Figura 59.3). Nos vales situam-se as casas, circundadas por bananais e árvores frutíferas, que conservam o solo sombreado e rico em matéria orgânica, propiciando a criação de flebotomíneos (Falqueto *et al.*, 1993; Vieira *et al.*, 2000). Abrigos de animais domésticos ao lado das moradias suprem alimentação sanguínea para os insetos, que mantêm um ciclo de transmissão domiciliar (Falqueto, 1995). A proximidade entre as habitações permite o deslocamento dos cães infectados, facilitando a disseminação da doença (Falqueto *et al.*, 1986; 1991). Entre os flebotomíneos predomina *Lu. intermedia*, considerada a principal espécie vetora da *L. (V.) braziliensis* (Rangel *et al.*, 1984; Gomes, 1994; Marcondes *et al.*, 1998; Ferreira *et al.*, 2001; Rangel e Lainson, 2003).

Nessas áreas, admite-se que o parasito teria sido introduzido por intermédio de animais domésticos ou pelo próprio homem infectado (Marzochi, 1992). Pesquisas recentes evidenciam pouca variabilidade genética das leishmânias que circulam na faixa litorânea, em comparação com áreas continentais onde predomina a transmissão silvestre (Cupolillo *et al.*, 2003; Falqueto *et al.*, 2003). Outra evidência que sustenta esta hipótese é o fato de a moléstia emergir em áreas de colonização antiga, onde nunca fora antes registrada (Oliveira-Neto *et al.*, 1988).

Outro padrão biogeográfico se configura no interior do continente, com áreas endêmicas situadas na faixa de 500 a 850 m de altitude. O clima é mais ameno, com menor pluviosidade, sobressaindo como principais atividades agrícolas o cultivo de café, cana e lavouras de subsistência. Nessas áreas, o ciclo silvestre da *L. (V.) braziliensis* é mantido provavelmente por *Lu. whitmani* e *Lu. migonei*, hoje responsáveis também pela transmissão domiciliar (Dias *et al.*, 1977; Mayrink *et al.*, 1979; Azevedo e Rangel, 1991; Luz *et al.*, 2000; Ferreira *et al.*, 2001; Camargo-Neves, 2002; Rangel e Lainson, 2003). O papel dos animais domésticos como reservatórios parece limitado, mas deve ser considerado nas áreas onde *L. intermedia* continua presente (Gontijo *et al.*, 2002).

No Nordeste, a transmissão da *L. (V.) braziliensis* ocorre em áreas remanescentes de floresta Atlântica, hoje quase totalmente substituída pelos canaviais e outras lavouras (Brandão-Filho *et al.*, 2003). Nas regiões mais secas do interior, mantém-se em vales mais úmidos conhecidos como "brejos" e também nas encostas serranas de maior altitude. Na serra de Baturité, no Ceará, e também na Bahia observa-se padrão de transmissão domiciliar semelhante ao que ocorre na Região Sudeste (Vexenat *et al.*, 1986; Azevedo e Rangel, 1991).

Situação semelhante foi registrada em áreas endêmicas da Venezuela, onde os cães e equinos são frequentemente encontrados infectados pela *L. (V.) braziliensis* (Aguilar *et al.*, 1989). Naquele país, *Lu. ovallesi* é considerada a principal espécie transmissora do parasito (Feliciangeli e Rabinovich, 1998; González *et al.*, 2002).

Finalmente, existem extensas áreas geográficas onde a transmissão da *L. (V.) braziliensis* é exclusivamente silvestre. Pouco se conhece sobre os reservatórios primários do parasito, raramente isolado de animais silvestres (Lainson *et al.*, 1994; Brandão-Filho *et al.*, 2003).

▸ ***L. (V.) panamensis.*** Esta espécie ocorre em diversos países da América Central, além da Colômbia e Equador. No Panamá, pelo menos 14 espécies de mamíferos silvestres atuam como hospedeiros de leishmânias (Herrer *et al.*, 1973; Christensen *et al.*, 1983). Fato comum é a ocorrência de infecções inaparentes, com parasitismo tanto na pele como nas vísceras dos animais. A preguiça *Choloepus hoffmanni* é o reservatório mais importante da *L. (V.) panamensis*, um parasito típico de áreas florestais, mas que infecta também os cães em proporções que alcançam 3,3% (Herrer e Christensen, 1976). Os transmissores da doença humana são flebotomíneos de hábitos silvestres, destacando-se *Lu. panamensis, Lu. trapidoi* e *Lu. ylephiletor* (Christensen *et al.*, 1983).

▸ ***L. (V.) guyanensis.*** O parasito tem distribuição restrita ao norte do Brasil, Guiana, Suriname, Guiana Francesa e Colômbia (Grimaldi *et al.*, 1989). A doença é típica de florestas primárias, mas pode ocorrer também em áreas de reflorestamento, ou nas lavouras intercaladas com segmentos florestais. Os principais reservatórios são as preguiças do gênero *Choloepus*, o tamanduá (*Tamandua tetradactyla*), roedores do gênero *Proechimys* e o gambá (*Didelphis marsupialis*), também conhecido como mucura. Este último tem o hábito de se aproximar das residências, constituindo importante reservatório na periferia de cidades, como se observa em Manaus (Arias e Naiff, 1981). O principal vetor da *L. (V.) guyanensis* é *Lu. umbratilis*, um flebotomíneo de hábitos silvestres, mas com elevado grau de antropofilia (Ready *et al.*, 1985).

▸ ***L. (V.) peruviana.*** É o agente de uma forma benigna da leishmaniose tegumentar, conhecida como *Uta*, que ocorre na região dos Andes, no Peru. Além das pessoas, infecta com frequência o cão, por muitos anos considerado o único reservatório da *L. (V.) peruviana* (Herrer 1949/51). Recentemente essa espécie foi isolada do gambá (*D. albiventris*) e de roedores silvestres (*Phyllotis andinum*), mas pouco se conhece sobre o ciclo enzoótico do parasito (Llanos-Cuentas *et al.*, 1999).

▸ ***L. (V.) lainsoni.*** No Brasil esta espécie tem distribuição restrita à Região Norte, onde acomete com frequência as pessoas que frequentam as matas. O reservatório silvestre é a paca (*A. paca*) e o flebotomíneo transmissor, *Lu. ubiquitalis*, encontrado em alta densidade nas florestas de planície, no estado do Pará (Silveira *et al.*, 1991). Estudos recentes demonstram uma distribuição mais ampla do parasito, alcançando o estado de Rondônia, além da Bolívia e do Peru, onde se admite que outras espécies de flebotomíneos participem do ciclo de transmissão (Martinez *et al.*, 2001; Gil *et al.*, 2003).

▸ ***L. (V.) shawi*.** Esta espécie foi isolada de macacos, preguiças e outros animais silvestres na Amazônia, tendo sido encontrada também em humanos, no estado do Pará (Lainson *et al.*, 1989; Shaw *et al.*, 1991).

▸ ***L. (V.) naiffi*.** Foi isolada de animal silvestre (tatu) e do flebotomíneo *Lu. davisi*, na Amazônia, onde foram registrados também casos raros de infecção humana (Lainson e Shaw, 1989; Grimaldi *et al.*, 1991; Gil *et al.*, 2003).

▸ ***L. (V.) colombiensis*.** Esta espécie foi identificada recentemente na Colômbia, Panamá e Venezuela, causando infecção em animais silvestres. Poucos casos humanos da doença foram relatados, até o momento (Kreutzer *et al.*, 1991; Delgado *et al.*, 1993).

▸ ***L. (V.) lindenbergi*.** O parasito foi isolado somente de humanos, em Belém, estado do Pará. Tem como vetor *L. antunesi* (Silveira *et al.*, 2002).

▪ Parasitos do subgênero Leishmania

▸ ***L. (L.) mexicana*.** Ocorre principalmente no México, Belize, Guatemala, Costa Rica, El Salvador, Colômbia e Equador. Pelo menos oito espécies de pequenos roedores, além da paca (*A. paca*), mantêm a enzootia silvestre (Chable-Santos *et al.*, 1995). No México, o principal vetor é *Lu. olmeca*, um inseto de hábitos exclusivamente silvestres. A doença humana, frequente na península de Yucatan, está relacionada com atividades profissionais como a coleta de *chiclé*, seiva extraída de plantas nativas em florestas locais (Lainson e Shaw, 1979).

A *L. (L.) mexicana* ocorre também no Texas e no Arizona, ao sul dos EUA, representando o limite extremo da distribuição geográfica no hemisfério norte (Grogl *et al.*, 1991; Raymond *et al.*, 2003). Nessa região, roedores do gênero *Neotoma* são os reservatórios silvestres do parasito, transmitido por *Lu. anthophora* e *Lu. diabolica* (Raymond *et al.*, 2003).

▸ ***L. (L.) amazonensis*.** Esta espécie causa a leishmaniose cutânea, sem comprometer as mucosas, aparecendo também como um dos agentes da forma rara denominada leishmaniose cutânea difusa (Grimaldi *et al.*, 1989). A *L. (L.) amazonensis* tem sido responsabilizada ainda por casos isolados de leishmaniose visceral humana (Sherlock, 1996). Sua distribuição é ampla nas florestas tropicais da Amazônia, aparecendo esporadicamente nas demais regiões brasileiras; ocorre também na Bolívia, Colômbia, Equador, Venezuela, Guiana Francesa e Suriname. Entre os reservatórios silvestres do parasito sobressaem pequenos roedores dos gêneros *Proechimys* e *Oryzomys*, o gambá (*D. marsupialis*), além de outros marsupiais (Lainson e Shaw, 1987). O vetor mais ativo é *Lu. flaviscutellata*, um flebotomíneo com limitada preferência alimentar pelo homem. No entanto, a ampla distribuição geográfica do parasito torna relativamente frequente a infecção humana pela *L. (L.) amazonensis*.

▸ ***L. (L.) venezuelensis*.** A espécie tem distribuição restrita aos Andes venezuelanos, onde foi isolada somente de humanos, causando doença relativamente benigna (Bonfante-Garrido, 1983).

▸ ***L. (L.) garnhami*.** Ocorre em regiões elevadas dos Andes, na Venezuela, causando apenas lesões cutâneas no homem (Scorza *et al.*, 1979). Pouco se conhece sobre o ciclo silvestre deste parasito.

Além das leishmânias que acometem o ser humano na região neotropical, existem várias espécies que foram isoladas somente de animais: *L. (L.) enrietti*, *L. (L.) hertigi*, *L. (L.) deanei*, *L. (L.) aristidesi*, *L. (L.) forattinii* e *L. (V.) equatoriensis* (Lainson, 1997).

▸ Perfil epidemiológico e ciclo de transmissão da leishmaniose visceral americana

O primeiro registro da doença na América Latina (Migone, 1913) parece não ter despertado a atenção dos estudiosos da época, talvez pela hipótese da vinda de pessoas já infectadas entre os imigrantes europeus. Pesquisas posteriores dimensionaram a magnitude do problema em áreas rurais do Nordeste brasileiro, além de documentarem a expansão da doença para outras regiões do país.

No Brasil a endemia constitui sério problema de saúde pública, acometendo cerca de 3.000 pessoas a cada ano (MS, 2004). Predomina em regiões de clima quente e seco, ocorrendo desde o nível do mar, na Região Nordeste, até 850 m de altitude, no planalto central brasileiro. A vegetação nativa é do tipo cerrado, caatinga e agreste, além da restinga no litoral nordestino. Na Região Sudeste a endemia alcança as áreas de Mata Atlântica, nos estados do Espírito Santo, Rio de Janeiro e Minas Gerais (Figura 59.5). No norte do país aparecem focos em área de floresta tropical, no estado do Pará, e nas savanas de Roraima. Nos demais países latino-americanos a moléstia prevalece também em regiões de baixa pluviosidade.

Quanto aos reservatórios da *L. (L.) chagasi*, sobressaem sempre os cães, tanto em áreas rurais como no ambiente urbano. Nas cidades é bem provável que o homem exerça um papel significativo como reservatório do parasito.

Dentre os animais silvestres, o primeiro achado de infecção pela *L. (L.) chagasi* foi registrado por Deane e Deane (1954b), em raposa capturada no estado do Ceará, identificada como *Lycalopex vetulus*. Estudos recentes confirmam que a espécie que ocorre na região é, na verdade, *Cerdocyon thous* (Courtenay *et al.*, 1996). O papel deste canídeo como reservatório primário do parasito ainda é discutível, supondo-se que poderia representar uma vítima acidental do ciclo de transmissão domiciliar. As técnicas de biologia molecular mostram grande semelhança entre a *L. (L.) chagasi* e a *L. (L.) infantum*, agente da leishmaniose visceral na região do Mediterrâneo. Por esta razão, alguns estudiosos admitem tratar-se da mesma espécie (Rioux *et al.*, 1990; Maurício *et al.*, 2000). Para outros, a ocorrência da enzootia silvestre em áreas remotas do continente americano justifica considerar como uma espécie à parte o parasito da região neotropical, que, além da raposa, infecta também marsupiais, tanto no Brasil como na Colômbia (Sherlock *et al.*, 1988; Corredor *et al.*, 1989; Lainson e Rangel, 2003).

Em relação aos vetores da *L. (L.) chagasi*, por muitos anos se admitiu que *Lu. longialpis* fosse a única espécie transmissora. Recentemente se demonstrou tratar-se de um complexo de espécies morfologicamente semelhantes, mas já distintas do ponto de vista biológico (Lanzaro *et al.*, 1993). Recentemente, *Lu. cruzi* e *Lu. evansi* também foram incluídas na relação dos prováveis transmissores (Travi *et al.*, 1990; Santos *et al.*, 1998).

A frequência com que os cães são encontrados infectados, bem como a sua capacidade de infectar o vetor, não deixa dúvida quanto ao seu papel na manutenção da endemia. Por outro lado, existe uma tendência a se atribuir maior importância ao homem, como reservatório da *L. (L.) chagasi*, nas áreas urbanas (Costa *et al.*, 2000). São múltiplas as variáveis que interferem no ciclo de transmissão, destacando-se o longo período de incubação da doença, a densidade e as características raciais da população canina, a quantidade de cães errantes, a preferência alimentar

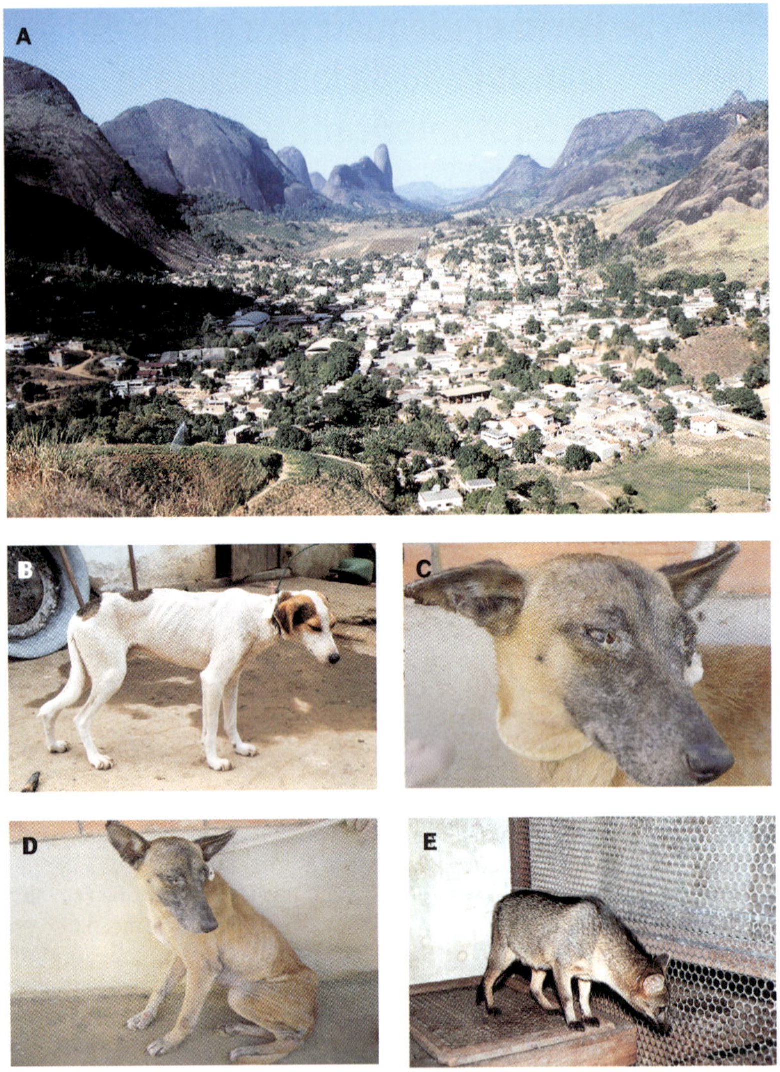

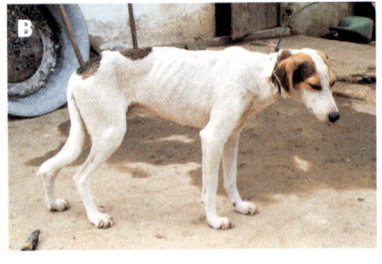

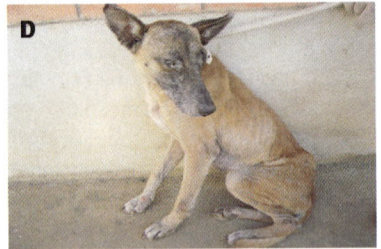

Figura 59.5 A. Pancas, ES: aspectos característicos da área endêmica de leishmaniose visceral na Região Sudeste do Brasil. **B**, **C** e **D.** Sinais clínicos da leishmaniose visceral no cão: emagrecimento, onicogrifose, conjuntivite, queratite, alterações na pelagem e úlceras cutâneas. **E.** A raposa *Cerdocyon thous* é o principal reservatório silvestre da *Leishmania (Leishmania) chagasi*.

do vetor e a disponibilidade de terrenos para sua procriação no espaço urbano. Ressalta-se também a presença constante de pessoas e cães com infecção subclínica, cujos papéis como reservatórios não estão completamente esclarecidos.

O sacrifício dos animais doentes tem sido objeto de crítica por parte dos que consideram a medida pouco eficaz no controle da endemia. Como procedimento isolado, esse tipo de intervenção tem se mostrado ineficaz para interromper a transmissão (Dietze *et al.*, 1997). Em que pese a polêmica sobre o assunto e o impacto social deste tipo de intervenção, as ações de controle podem ser aprimoradas avaliando-se a relação entre custo e benefício das medidas a serem aplicadas em cada situação específica (Braga *et al.*, 1998). Entre outros critérios, pode ser útil na tomada de decisão o cálculo dos valores preditivos do teste utilizado no diagnóstico da infecção canina (Alves e Bevilacqua, 2004). Mais coerente seria a utilização de testes que permitam a diferenciação entre infecção e doença, de modo a poupar animais naturalmente resistentes ao parasito (Falqueto *et al.*, 2009).

Não obstante a complexidade do quadro epidemiológico da leishmaniose visceral, de modo algum se pode subestimar o papel do cão como reservatório do parasito em áreas urbanizadas. O trabalho mais consistente sobre o assunto é o que documentou o avanço da epidemia na cidade de Belo Horizonte, na última década (Oliveira *et al.*, 2001). O estudo mostrou claramente que a doença humana predominava nos bairros onde se instalara previamente a enzootia canina.

▸ Leishmanioses no Velho Mundo

A descoberta das leishmânias e os primeiros estudos sobre a doença humana foram conduzidos no Velho Mundo, onde ocorrem diversas formas de leishmaniose tegumentar e visceral, abordadas sumariamente neste capítulo.

Da mesma forma que na região neotropical, os principais ciclos de transmissão no Velho Mundo foram amplamente investigados, restando muitas dúvidas a respeito das espécies e suas variantes genéticas identificadas por meio de técnicas de biologia molecular (Ashford e Bettini, 1987).

A *L. (L.) donovani* é o agente da leishmaniose visceral que ocorre na Índia, também conhecida como calazar (febre negra), expressão alusiva ao escurecimento da pele que acompanha a doença febril no homem. Não há animais reservatórios do parasito, sendo este transmitido exclusivamente entre as pessoas pelo *Phlebotomus argentipes*.

Na região do Mediterrâneo ocorre a *L. (L.) infantum*, agente da leishmaniose visceral humana e canina, cuja distribuição perpassa o Oriente Médio e o sul da Rússia, alcançando a China. Animais silvestres como a raposa vermelha (*Vulpes vulpes*) e roedores do gênero *Rattus* podem também albergar o parasito, que é transmitido principalmente por *P. perniciosus* e *P. ariasi* (Ashford e Bettini, 1987).

Em relação à leishmaniose tegumentar, distingue-se a forma denominada úmida, causada pela *L. (L.) major*, amplamente distribuída no Oriente Médio e Ásia. O ciclo silvestre da zoonose é mantido pelo roedor *Rhombomys opimus*. Nas tocas dos animais é comum a presença de *P. papatasi*, considerado o principal vetor. Outros reservatórios secundários participam do ciclo enzoótico em diferentes áreas geográficas, inclusive em países da África.

A *L. (L.) tropica* é o agente da forma cutânea da leishmaniose, conhecida pela denominação clássica botão do Oriente, recebendo outros nomes regionais em países onde é endêmica. O parasito, que tem como reservatório o próprio homem, é transmitido tanto em áreas rurais como urbanas, em países da região Mediterrânea, sul da Europa, norte da África e oeste da Ásia. Destacam-se como principais vetores *P. sergenti, P. perfiliewi* e *P. papatasi*.

A *L. (L.) aethiopica* causa uma forma de leishmaniose tegumentar que se restringe a regiões situadas entre 1.500 e 2.700 m de altitude, na Etiópia e no Quênia. A zoonose silvestre é mantida por animais herbívoros semelhantes a coelhos, pertencentes aos gêneros *Procavia*, *Heterohyrax* e *Dendrohyrax*. Junto às colônias dos animais, é comum a presença de *P. longipes* e *P. pedifer*, considerados transmissores do parasito. Admite-se ainda que o próprio homem atue também como reservatório da *L. (L.) aethiopica*.

▸ Referências bibliográficas

Aguilar CM, Rangel EF, Garcia L *et al.* Zoonotic cutaneous leishmaniasis due to *Leishmania (Viannia) braziliensis* associated with domestic animals in Venezuela and Brazil. *Mem Inst Oswaldo Cruz.* 84: 19-28, 1989.

Alexander B, Ferro C, Young DG *et al.* Ecology of Phlebotomine sand flies (Diptera: Psychodidae) in a focus of *Leishmania (Viannia) braziliensis* in Northeastern Colombia. *Mem Inst Oswaldo Cruz.* 87: 387-395, 1992.

Alexander B, Maroli M. Control of phlebotomine sandflies. *Med Vet Entomol.* 17: 1-18, 2003.

Alves WA, Bevilacqua PD. Reflexões sobre a qualidade do diagnóstico da leishmaniose visceral canina em inquéritos epidemiológicos: o caso da epidemia de Belo Horizonte, Minas Gerais, Brasil, 1993-1997. *Cad Saúde Públ.* 20: 259-265, 2004.

Aragão HB. Transmissão da leishmaniose no Brasil pelo *Phlebotomus intermedius. Braz Méd.* 1: 129-130, 1922.

Araújo Fº NA. *Epidemiologia da Leishmaniose Tegumentar Americana na Ilha Grande, Rio de Janeiro. Estudos sobre a Infecção Humana, Reservatórios e Transmissores.* Tese de Mestrado. Rio de Janeiro: Universidade Federal do Rio de Janeiro, 148 pp., 1978.

Arias JR, Naiff RD. The principal reservoir host of cutaneous leishmanisis in the urban areas of Manaus, Central Amazon of Brazil. *Mem Inst Oswaldo Cruz.* 76: 279-286, 1981.

Ashford DA, Bettini S. Ecology and epidemiology: Old World. In: Peters W, Killick-Kendrick R (ed.). *The Leishmaniases in Biology and Medicine.* Orlando, FL: Academic Press, p. 365-424, 1987.

Azevedo ACR, Rangel EF. Study of sandflies species (Diptera: Psychodidae: Phlebotominae) in a focus of cutaneous leishmaniasis in the municipality of Baturité, Ceará, Brazil. *Mem Inst Oswaldo Cruz.* 86: 405-410, 1991.

Belli A, García D, Palacios X *et al.* Widespread atypical cutaneous leishmaniasis caused by *Leishmania (L.) chagasi* in Nicaragua. *Am J Trop Med Hyg.* 61: 380-385, 1999.

Bonfante-Garrido R. Leishmanias y leishmaniasis tegumentaria en América Latina. *Bol of Sanit Panam.* 95: 418-426, 1983.

Braga MDM, Coelho ICB, Pompeu MMLP *et al.* Controle do calazar canino: comparação dos resultados de um programa de eliminação rápida de cães sororreagentes por ensaio imunoenzimático com outro de eliminação tardia de cães sororreagentes por teste de imunofluorescência indireta de eluato de papel filtro. *Rev Soc Bras Med Trop.* 31: 419-424, 1998.

Brandão-Filho SP, Brito ME, Carvalho FG *et al.* Wild and synanthropic hosts of *Leishmania (Viannia) braziliensis* in the endemic cutaneous leishmaniasis locality of Amaraji, Pernambuco State, Brazil. *Trans R Soc Trop Med Hyg.* 97: 291-296, 2003.

Brumpt E. *Précis de Parasitologie.* 6ᵉ ed. Paris: Masson et Cie, p. 248-255, 1949.

Brumpt E, Pedroso A. Pesquisas epidemiológicas sobre a leishmaniose americana das florestas no estado de São Paulo. *Ann Paul Med Cir.* 1: 97-136, 1913.

Camargo-Neves VLF, Gomes AC, Antunes JLF. Correlação da presença de espécies de flebotomíneos (Diptera: Psychodidae) com registros de casos de leishmaniose tegumentar americana no estado de São Paulo, Brasil. *Rev Soc Bras Med Trop.* 35: 299-306, 2002.

Chable-Santos JB, Van Wynsberghe NR, Canto-Lara SB *et al.* Isolation of *Leishmania (L.) mexicana* from wild rodents and their possible role in the transmission of localized cutaneous leishmaniasis in the State of Campeche, México. *Trans R Soc Trop Med Hyg.* 53: 141-145, 1995.

Chagas E, Cunha MA, Ferreira LC *et al.* Leishmaniose visceral americana. *Mem Inst Oswaldo Cruz.* 33: 89-299, 1938.

Christensen HA, Fairchild GB, Herrer A *et al.* The ecology of cutaneous leishmaniasis in the Republic of Panama. *J Med Entomol.* 20: 463-484, 1983.

Corredor A, Gallego JF, Tesh RB *et al.* Epidemiology of visceral leishmaniasis in Colombia. *Am J Trop Med Hyg.* 40: 480-486, 1989.

Costa CHN, Gomes RBB, Silva MRB *et al.* Competence of the human host as a reservoir for *Leishmania chagasi. J Infect Dis.* 182: 997-1000, 2000.

Costa CHN, Stewart JM, Gomes RBB *et al.* Asymptomatic human carriers of *Leishmania chagasi. Am J Trop Med Hyg.* 66: 334-337, 2002.

Courtenay O, Santana EW, Johnson PJ *et al.* Visceral leishmaniasis in the hoary zorro *Dusicyon vetulus*: a case of mistaken identity. *Trans R Soc Trop Med Hyg.* 90: 498-502, 1996.

Coutinho SG, Nunes MP, Marzochi MCA *et al.* A survey for American cutaneous and visceral leishmaniasis among 1,342 dogs from areas in Rio de Janeiro (Brazil) where the human diseases occur. *Mem Inst Oswaldo Cruz.* 80: 17-22, 1985.

Christensen HA, Fairchild GB, Herrer A *et al.* The ecology of cutaneous leishmaniasis in the Republic of Panama. *J Med Entomol.* 20: 463-484, 1983.

Cupolillo E, Brahim LR, Toaldo CB *et al.* Genetic polymorphism and molecular epidemiology of *Leishmania (Viannia) braziliensis* from different hosts and geographic areas in Brazil. *J Clin Microbiol.* 41: 3126-3132, 2003.

Cupolillo E, Grimaldi Jr. G, Momen H. A general classification of the New World *Leishmania* using numerical zymotaxonomy. *Am J Trop Med Hyg.* 50: 296-311, 1994.

Deane LM, Deane MP. Encontro de leishmânias nas vísceras e na pele de uma raposa, em zona endêmica de calazar, nos arredores de Sobral, Ceará. *O Hospital.* 45: 419-421, 1954b.

Deane LM, Deane MP. Leishmaniose visceral urbana (no cão e no homem) em Sobral, Ceará. *O Hospital.* 47: 75-87, 1955.

Deane LM, Deane MP. Observações sobre abrigos e criadouros de flebótomos no noroeste do estado do Ceará. *Rev Bras Malariol D Trop.* 9: 225-246, 1957.

Deane LM, Grimaldi Jr. G. Leishmaniasis in Brazil. In: Chang KP, Bray RS (ed.). *Leishmaniasis.* Amsterdam: Elsevier Science Publishers (Biomedical Division), p. 247-281, 1985.

Deane MP, Deane LM. Infecção experimental do *Phlebotomus longipalpis* em raposa (*Lycalopex vetulus*) naturalmente parasitada pela *Leishmania donovani. O Hospital.* 46: 651-653, 1954a.

Delgado O, Castes M, White Jr. C *et al. Leishmania colombiensis* in Venezuela. *Am J Trop Med Hyg.* 48: 145-147, 1993.

Dias M, Mayrink W, Deane LM *et al.* Epidemiologia da leishmaniose tegumentar americana. I – Estudo de reservatórios em área endêmica do estado de Minas Gerais. *Rev Inst Med Trop São Paulo.* 19: 403-410, 1977.

Dietze R, Barros GB, Teixeira L *et al.* Effect of eliminating seropositive canines on the transmission of visceral leishmaniasis in Brazil. *Clin Infect Dis.* 25: 1240-1242, 1997.

Falcão AL, Falcão AR, Pinto CT *et al.* Effect of Deltamethrin spraying on the sandfly populations in a focus of American cutaneous leishmaniasis. *Mem Inst Oswaldo Cruz.* 86: 399-404, 1991.

Falqueto A. *Especificidade Alimentar de Flebotomíneos em Duas Áreas Endêmicas de Leishmaniose Tegumentar no Estado do Espírito Santo.* Tese de Doutorado. Rio de Janeiro: Instituto Oswaldo Cruz, 84 pp., 1995.

Falqueto A, Coura JR, Barros GC *et al.* Participação do cão no ciclo de transmissão da leishmaniose tegumentar no município de Viana, estado do Espírito Santo, Brasil. *Mem Inst Oswaldo Cruz.* 81: 155-163, 1986.

Falqueto A, Ferreira AL, Santos CB *et al.* Cross-sectional and longitudinal epidemiologic surveys of human and canine *Leishmania infantum* visceral infections in an endemic rural area of Southeast Brazil (Pancas, Espírito Santo). *Am J Trop Med Hyg.* 80: 559-565, 2009.

Falqueto A, Sessa PA, Ferreira AL *et al.* Epidemiological and clinical features of *Leishmania (Viannia) braziliensis* American cutaneous and mucocutaneous leishmaniasis in the state of Espírito Santo, Brazil. *Mem Inst Oswaldo Cruz.* 98: 1003-1010, 2003.

Falqueto A, Sessa PA, Varejão JBM. Eco-epidemiologic aspects of mucocutaneous leishmaniasis in Espírito Santo: evidence of domiciliary transmission and the role of domestic animals. In: Brandão-Filho SP. *Research and Control of Leishmaniasis in Brazil.* Recife: Fundação Oswaldo Cruz, p. 59-66, 1993.

Falqueto A, Sessa PA, Varejão JBM *et al.* Leishmaniasis due to *Leishmania braziliensis* in Espírito Santo State, Brazil. Further evidence on the role of dogs as a reservoir of infection for humans. *Mem Inst Oswaldo Cruz.* 86: 499-500, 1991.

Feliciangeli MD, Rabinovich J. Abundance of *Lutzomyia ovallesi* but not *Lu. gomezi* (Diptera: Psychodidae) correlated with cutaneous leishmaniasis incidence in north-central Venezuela. *Med Vet Entomol.* 12: 121-131, 1998.

Ferreira AL, Sessa PA, Varejão JBM *et al.* Distribution of sand flies (Diptera: Psychodidae) at different altitudes in an endemic region of American cutaneous leishmaniasis in the state of Espírito Santo, Brazil. *Mem Inst Oswaldo Cruz.* 96: 1061-1067, 2001.

Forattini OP. Sobre os reservatórios naturais da leishmaniose tegumentar americana. Rev Inst Med Trop São Paulo 2: 195-203, 1960.

Forattini OP, Santos MR. Novas observações em regiões endêmicas de leishmaniose tegumentar americana nos estados de São Paulo e Mato Grosso, Brasil. *Rev Clin São Paulo.* 31: 13-20, 1955.

Gil LHS, Basano SA, Souza AA *et al.* Recent observations on the sand fly (Diptera: Psychodidae) fauna of the state of Rondônia, Western Amazônia, Brazil: the importance of *Psychdopygus davisi* as a vector of zoonotic cutaneous leishmaniasis. *Mem Inst Oswaldo Cruz.* 98: 751-755, 2003.

Gomes AC. Sand fly vectorial ecology in the state of São Paulo. *Mem Inst Oswaldo Cruz.* 89: 457-460, 1994.

Gontijo CMF, Silva ES, Fuccio MB *et al.* Epidemiological studies of an outbreak of cutaneous leishmaniasis in the Rio Jequitinhonha Valley, Minas Gerais, Brazil. *Acta Trop.* 81: 143-150, 2002.

González R, Jorquera A, De Souza L *et al.* Sandfly fauna of endemic leishmaniasis foci in Anzoátegui State, Venezuela. *Trans R Soc Trop Med Hyg.* 96: 57-59, 2002.

Grimaldi Jr. G, Momen H, Naiff RD *et al.* Characterization and classification of leishmanial parasites from humans, wild mammals, and sand flies in the Amazon Region of Brazil. *Am J Trop Med Hyg.* 44: 645-661, 1991.

Grimaldi Jr. G, Tesh RB, McMahon Pratt D. A review of geographical distribution and epidemiology of leishmaniasis in the New World. *Am J Trop Med Hyg.* 41: 687-725, 1989.

Grogl M, Kreutzer RD, McHugh CP *et al.* Characterization of a *Leishmania* isolate from the rodent host *Neotoma micropus* collected in Texas and comparison with human isolates. *Trans R Soc Trop Med Hyg.* 45: 714-722, 1991.

Herrer A. Estudios sobre leishmaniasis tegumentaria en el Peru. V – Leishmaniasis natural en peros procedentes de localidades utógenas. *Rev Med Exp Lima.* 8: 87-118, 1949/51.

Herrer A, Christensen HA. Infrequency of gross skin lesions among Panamanian forest mammals with cutaneous leishmaniasis. *Parasitology.* 71: 87-92, 1975.

Herrer A, Christensen HA. Natural cutaneous leishmaniasis among dogs in Panama. *Am J Trop Med Hyg.* 25: 59-63, 1976.

Herrer A, Christensen HA, Beumer RJ. Reservoir hosts of cutaneous leishmaniasis among Panamanian forest mammals. *Am J Trop Med Hyg.* 22: 585-591, 1973.

Hertig M, Fairchild GB, Johnson CM. Leishmaniasis transmission – Reservoir project. *Ann Rep Gorgas Memo Lab.* 1956: 9-11, 1957.

Ishikawa EAY, Silveira FT, Magalhães ALP *et al.* Field epidemiology. Genetic variation in populations of *Leishmania* species in Brazil. *Trans R Soc Trop Med Hyg.* 96: 111-121, 2002.

Killick-Kendrick R. Phlebotomine vectors of leishmaniases: a review. *Med Vet Entomol.* 4: 1-24, 1990.

Kreutzer RD, Corredor A, Grimaldi Jr. G *et al.* Characterization of *Leishmania colombiensis* sp. n. (Kinetoplastidae: Trypanosomatidae), a new parasite infecting humans, animals, and phlebotomine sand flies in Colombia and Panama. *Am J Trop Med Hyg.* 44: 662-675, 1991.

Lainson R. On *Leishmania enrietti* and other enigmatic *Leishmania* species of the Neotropics. *Mem Inst Oswaldo Cruz.* 92: 377-387, 1997.

Lainson R. The American leishmaniases: some observations on their ecology and epidemiology. *Trans R Soc Trop Med Hyg.* 77: 569-596, 1983.

Lainson R. The Neotropical *Leishmania* species: a brief historical review of their discovery, ecology and taxonomy. *Rev Pan-Amaz Saúde.* 1: 13-32, 2010.

Lainson R, Braga RR, Souza AAA *et al. Leishmania (Viannia) shawi* sp. n. a parasite of monkeys, sloths and procyonids in Amazonia Brazil. *Ann Parasit Hum Comp.* 64: 200-207, 1989.

Lainson R, Rangel EF. Ecologia das leishmanioses. *Lutzomyia longipalpis* e a eco-epidemiologia da leishmaniose visceral americana. In: Rangel EF, Lainson R (ed.). *Flebotomíneos do Brasil.* Rio de Janeiro: Fiocruz, p. 310-336, 2003.

Lainson R, Shaw JJ. Evolution, classification and geographical distribution. In: Peters W, Killick-Kendrick R (ed.). *The Leishmaniases in Biology and Medicine.* Orlando, FL: Academic Press, p. 1-120, 1987.

Lainson R, Shaw JJ. *Leishmania (Viannia) naiffi* sp. n., a parasite of the armadillo, *Dasypus novemcinctus* (L.) in Amazonian Brazil. *Ann Parasitol Hum Comp.* 64: 3-9, 1989.

Lainson R, Shaw JJ. Leishmaniasis of the New World: taxonomic problems. *Brit Med Bull.* 28: 44-48, 1972.

Lainson R, Shaw JJ. The role of animals in the epidemiology of South American leishmaniasis. In: Lumsden WHR, Evans DA (ed.). *Biology of the Kinetoplastida.* London, New York, San Francisco: Academic Press, p. 1-116, 1979.

Lainson R, Shaw JJ, Silveira FT *et al.* The dermal leishmaniases of Brazil, with special reference to the Eco-epidemiology of the disease in Amazonia. *Mem Inst Oswaldo Cruz.* 89: 435-443, 1994.

Lanzaro GC, Ostrovska K, Herrero MV *et al. Lutzomyia longipalpis* is a species complex: Genetic divergence and interspecific hybrid sterility among three populations. *Am J Trop M Hyg.* 48: 839-847, 1993.

Lima JWO, Dantas FAB, Cavalcante EM *et al.* An outbreak of American cutaneous leishmaniasis among dogs and humans in Serra de Baturité, Ceará, Brazil. *Mem Inst Oswaldo Cruz.* 88(Suppl.): 127, 1993.

Llanos-Cuentas EA, Roncal N, Villaseca P *et al.* Natural infections of *Leishmania peruviana* in animals in the Peruvian Andes. *Trans R Soc Trop Med Hyg.* 93: 15-20, 1999.

Luz E, Membrive N, Castro EA *et al. Lutzomyia whitmani* (Diptera: Psychodidae) as vector of *Leishmania (V.) braziliensis* in Paraná State, Southern Brazil. *Ann Trop Med Parasitol.* 94: 623-631, 2000.

Magalhães PA, Mayrink W, Costa CA *et al.* Calazar na zona do Rio Doce, Minas Gerais. Resultado de medidas profiláticas. *Rev Inst Med Trop São Paulo.* 22: 197-202, 1980.

Marcondes CB, Lozovei AL, Vilela JH. Distribuição geográfica de flebotomíneos do complexo *Lutzomyia intermedia* (Lutz & Neiva, 1912) (Diptera, Psychodidae). *Rev Soc Bras Med Trop.* 31: 51-58, 1998.

Martinez E, Le Pont F, Mollinedo S *et al.* A first case of cutaneous leishmaniasis due to *Leishmania (Viannia) lainsoni* in Bolívia. *Trans R Soc Trop Med Hyg.* 95: 375-377, 2001.

Marzochi MCA. Leishmanioses no Brasil. As leishmanioses tegumentares. *J Bras Med.* 63: 82-104, 1992.

Marzochi MCA, Marzochi KBF. Tegumentary and visceral leishmaniasis in Brazil Emerging anthropozoonosis and possibilities for their control. *Cad Saúde Públ.* 10: 359-375, 1994.

Mauricio IL, Stothard JR, Miles MA. The strange case of *Leishmania chagasi. Parasitol Today.* 16: 188-189, 2000.

Mayrink W, Williams P, Coelho MV *et al.* Epidemiology of dermal leishmaniasis in the Rio Doce Valley, State of Minas Gerais, Brazil. *Ann Trop Med Parasitol.* 73: 123-137, 1979.

Mayrink W, Williams P, Costa CA *et al.* An experimental vaccine against American dermal leishmaniasis: experience in the State of Espírito Santo, Brazil. *Ann Trop Med Parasitol.* 79: 259-269, 1985.

Migone LE. La buba (1) du Paraguay, leishmaniose américaine. *Bull Soc Path Exot.* 6: 210-218, 1913.

MS-Ministério da Saúde. *Manual de Recomendações para Diagnóstico, Tratamento e Acompanhamento da Coinfecção Leishmania-HIV.* Brasília, DF, 2004.

Oliveira CDL, Assunção RM, Reis IA *et al.* Spatial distribution of human and canine visceral leishmaniasis in Belo Horizonte, Minas Gerais State, Brasil, 1994-1997. *Cad Saúde Públ.* 17: 1231-1239, 2001.

Oliveira Filho AM, Melo MTV. Vectors control importance on leishmaniasis transmission. *Mem Inst Oswaldo Cruz.* 89: 451-456, 1994.

Oliveira-Neto MP, Pirmez C, Rangel E *et al.* An outbreak of American cutaneous leishmaniasis (*Leishmania braziliensis braziliensis*) in a periurban area of Rio de Janeiro city, Brazil: Clinical and epidemiological studies. *Mem Inst Oswaldo Cruz.* 83: 427-435, 1988.

Penna HA. Leishmaniose visceral no Brasil. *Bras Méd.* 48: 948-949, 1934.

Pessoa SB, Barreto MP. *Leishmaniose Tegumentar Americana.* Rio de Janeiro: Imprensa Nacional, p. 169-190, 1948.

Pirmez C, Coutinho SG, Marzochi MCA *et al.* Canine American cutaneous leishmaniasis: a clinical and immunological study in dogs naturally infected with *Leishmania braziliensis braziliensis* in an endemic area of Rio de Janeiro, Brazil. *Am J Trop Med Hyg.* 38: 52-58, 1988.

Rangel EF, Lainson R. Ecologia das leishmanioses. Transmissores de leishmaniose tegumentar americana. In: Rangel EF, Lainson R (ed.). *Flebotomíneos do Brasil.* Rio de Janeiro: Fiocruz, p. 291-309, 2003.

Rangel EF, Souza NA, Wermelinger ED *et al.* Infecção natural de *Lutzomyia intermedia* Lutz & Neiva, 1912, em área endêmica de leishmaniose tegumentar no estado do Rio de Janeiro. *Mem Inst Oswaldo Cruz.* 79: 395-396, 1984.

Raymond RW, McHugh CP, Witt LR *et al.* Temporal and spatial distribution of *Leishmania mexicana* infections in a population of *Neotoma micropus*. *Mem Inst Oswaldo Cruz.* 98: 171-180, 2003.
Ready PD, Arias JR, Freitas RA. A pilot study to control *Lutzomyia umbratilis* (Diptera: Psychodidae), the major vector of *Leishmania braziliensis guyanensis*, in a periurban rainforest of Manaus, Amazonas State, Brazil. *Mem Inst Oswaldo Cruz.* 80: 27-36, 1985.
Rioux JA, Lanotte G, Serres E *et al.* Taxonomy of *Leishmania* use isoenzymes: sugestions for a new classification. *Ann Parasitol Hum Comp.* 65: 111-125, 1990.
Rojas E, Scorza JV. Xenodiagnóstico con *Lutzomyia youngi* en casos venezolanos de leishmaniasis cutánea por *Leishmania braziliensis*. *Mem Inst Oswaldo Cruz.* 84: 29-34, 1989.
Santos SO, Arias J, Ribeiro AA *et al.* Incrimination of *Lutzomyia cruzi* as a vector of American visceral leishmaniasis. *Med Vet Entomol.* 12: 315-317, 1998.
Scorza JV, Valera M, Scorza C *et al.* A new species of *Leishmania* parasite from the Venezuelan Andean region. *Trans R Soc Trop Med Hyg.* 73: 293-298, 1979.
Sessa PA, Falqueto A, Varejão JBM. Tentativa de controle da leishmaniose tegumentar americana por meio do tratamento dos cães doentes. *Cad Saúde Públ.* 10: 457-463, 1994.
Shaw JJ, Ishikawa EAV, Lainson R *et al.* Cutaneous leishmaniasis of man due to *Leishmania (Viannia) shawi* Lainson, de Souza, Póvoa, Ishikawa & Silveira, in Pará State, Brazil. *Ann Parasit Hum Comp.* 66: 243-246, 1991.
Sherlock IA. Ecological interactions of visceral leishmaniasis in the state of Bahia, Brazil. *Mem Inst Oswaldo Cruz.* 91: 671-683, 1996.
Sherlock IA, Miranda JC, Sadigursky M *et al.* Observações sobre calazar em Jacobina, Bahia. VI – Investigações sobre reservatórios silvestres e comensais. *Rev Soc Bras Med Trop.* 21: 23-27, 1988.
Shortt LCHE, Smith ROA, Swaminath CS *et al.* Transmission of Indian kala-azar by the bite of *Phlebotomus argentipes*. *Indian J Med Res.* 18: 1373-1375, 1931.
Silveira FT, Ishikawa EAY, De Souza AAA *et al.* An outbreak of cutaneous leishmaniasis among soldiers in Belém, Pará State, Brazil, caused by *Leishmania (Viannia) lindenbergi* n. sp. A new leishmanial parasite of man in the Amazon region. *Parasite.* 9: 43-50, 2002.
Silveira FT, Souza AAA, Lainson R *et al.* Cutaneous leishmaniasis in the Amazon region: natural infection of the sandfly *Lutzomyia ubiquitalis* (Psychodidae: Phlebotominae) by *Leishmania (Viannia) lainsoni* in Pará State, Brazil. *Mem Inst Oswaldo Cruz.* 86: 127-130, 1991.
Thomaz-Soccol V, Velez ID, Pratlong F *et al.* Enzimatic polimorphism and phylogenetic relationships in *Leishmania* Ross, 1903 (Sarcomastigophora: Kinetoplastida): a case study in Colombia. *System Parasitol.* 46: 59-68, 2000.
Travi BL, Velez ID, Brutus L *et al.* *Lutzomyia evansi*, an alternate vector of *Leishmania chagasi* in a Colombian focus of visceral leishmaniasis. *Trans R Soc Trop Med Hyg.* 84: 676-677, 1990.
Vexenat JA, Barreto AC, Cuba CAC *et al.* Características epidemiológicas da leishmaniose tegumentar americana em uma região endêmica do estado da Bahia, III – Fauna flebotomínica. *Mem Inst Oswaldo Cruz.* 81: 293-301, 1986.
Vieira VP, Ferreira AL, Falqueto A. Pesquisa de criadouros de flebotomíneos no ambiente peridomiciliar em área endêmica de leishmaniose tegumentar (LT) no estado do Espírito Santo. *Rev Soc Bras Med Trop.* 32 (Supl. I): 31-32, 1999.
Vieira VP, Ferreira AL, Santos CB *et al.* Sítios de repouso diurno de flebotomíneos em área de transmissão domiciliar da leishmaniose tegumentar no estado do Espírito Santo. *Rev Soc Bras Med Trop.* 33 (Supl. I): 420-421, 2000.
Young DG, Duncan MA. Guide to the identification and geographic distribution of *Lutzomyia* sand flies in Mexico, the West Indies, Central and South America (Diptera: Psychodidae). *Mem Amer Ent Inst.* 54: 1-881, 1994.

▸ Leitura complementar

Marcondes CB. *Entomologia Médica e Veterinária*. São Paulo: Atheneu, 526 pp., 2011.
Peters W, Killick-Kendrick R. *The Leishmaniasis in Biology and Medicine*. London: Academic Press, 941 pp., 1987.
Rangel EF, Lainson R. *Flebotomíneos do Brasil*. Rio de Janeiro: Fiocruz, 368 pp., 2003.
Rey L. *Parasitologia*. Rio de Janeiro: Guanabara Koogan, 900 pp., 2008.
Veronesi R, Focaccia R. *Tratado de Infectologia*. São Paulo: Atheneu, 2319 pp., 2009.

60 Tricomoníase Urogenital Humana

José Batista de Jesus, Leonardo Saboia Vahia Matilde, Fernando Costa e Silva Filho e Patricia Cuervo

▸ Conceito

A tricomoníase urogenital humana (TUH) é uma infecção do trato geniturinário, transmitida de forma horizontal, principalmente mediante intercurso sexual, e tem como agente etiológico o protozoário flagelado *Trichomonas vaginalis*. Figura dentre as doenças sexualmente transmissíveis (DST) como uma das mais difundidas, visto que anualmente milhões de pessoas são infectadas no mundo. Na mulher, a infecção se apresenta com um amplo espectro de sinais clínicos, podendo variar da forma assintomática até um estado de vaginite grave, com corrimento vaginal amarelado de odor desagradável. Por outro lado, a tricomoníase no homem é em geral assintomática, podendo vir a manifestar-se como uretrite ou prostatite, acompanhadas de disúria e prurido na uretra.

▸ Breve histórico

A primeira descrição clínica de *T. vaginalis* data de 1836, quando Alfred Donné observou o protozoário em uma preparação a fresco de corrimento vaginal proveniente de uma paciente com vaginite (Donné, 1836). Do mesmo modo, em 1883, Kunstler identificou este flagelado no trato urogenital feminino e Marchand, em 1894, no masculino. A partir de então, este protozoário foi considerado durante muitos anos como um organismo comensal do trato urogenital feminino e apenas em 1916 Hoehne o associou como provável agente de infecção vaginal. No entanto, muitos anos se passaram sem que a TUH despertasse grande interesse clínico. A razão disso é que a atenção estava voltada para o tratamento e diagnóstico de outras DST, como gonorreia e sífilis, consideradas mais importantes devido à alta incidência e morbidade. A partir da década de 1940, com o advento dos antibióticos, *T. vaginalis* foi gradualmente aceito como um patógeno primário nas infecções do trato urogenital feminino. Com a expansão da epidemia de AIDS na década de 1980, muitos países se viram obrigados a destinar enormes financiamentos para pesquisas voltadas, principalmente, para as áreas de imunologia, bioquímica e biologia molecular do vírus, para a elaboração de vacinas e medicamentos. Uma parcela destes investimentos foi aplicada nos estudos epidemiológicos, os quais revelaram um panorama nefasto da infecção pelo HIV e de outras DST. Segundo a Organização Mundial da Saúde em média 174 milhões de novos casos de TUH ocorrem anualmente no mundo, dos quais cerca de 154 milhões ocorrem em países menos desenvolvidos e em desenvolvimento (WHO, 2001; Johnston e Mabey, 2008). No Brasil, um levantamento epidemiológico não publicado, realizado pela Coordenação Nacional de DST e AIDS do Ministério da Saúde, o número de homens infectados com *T. vaginalis* em 2001 era de 208.500 (Tabela 60.1) e de mulheres de 2.672.200 (Tabela 60.2). A estimativa da incidência naquele ano foi de 2,9 % para as mulheres e 0,7% para os homens (Tabela 60.3A), com uma estimativa de novos casos masculinos e femininos, em todo o país, na ordem de 4.326.500 (Tabela 60.3B). Quando comparada às outras DST, com exceção da infecção pelo HIV que não foi incluída nesse estudo, a TUH no Brasil é uma das mais frequentes (Tabelas 60.1, 60.2 e 60.3). Por outro lado, em um recente comunicado, o Ministério da Saúde notificou que de 1980 até 2003, 310 mil pessoas contraíram HIV no Brasil. Ainda neste contexto, tem sido demonstrado que *T. vaginalis* representa um importante papel na dinâmica da transmissão do HIV, visto que a patologia causada por este protozoário, como as lesões focais na mucosa vaginal e a resposta inflamatória a ele dirigida, aumenta o risco de infecção pelo vírus (Johnston e Mabey, 2008). Aliado a isso, *T. vaginalis* é capaz de fagocitar linfócitos infectados com HIV-1, bem como pode incorporar as partículas virais isoladas, as quais permanecem no interior de vesículas endocíticas por até 48 h (Rendón-Maldonado *et al.*, 2003).

Tabela 60.1 Estimativa do número de casos existentes de doenças sexualmente transmissíveis na população de homens, por estado e região. Brasil, 2001 (Ministério da Saúde, dados não publicados).

UF/Região	Gonococcia	Clamídia	Tricomoníase	Sífilis	HSV2	HPV	Todas
DF	1.005	4.020	2.513	6.533	40.202	25.126	79.399
GO	2.457	9.828	6.143	15.971	98.281	61.426	194.105
MS	1.021	4.083	2.552	6.635	40.834	25.521	80.646
MT	1.229	4.915	3.072	7.988	49.154	30.721	97.080
Centro-Oeste	5.712	22.847	14.279	37.126	228.471	142.794	451.230

(continua)

Tabela 60.1 Estimativa do número de casos existentes de doenças sexualmente transmissíveis na população de homens, por estado e região. Brasil, 2001 (Ministério da Saúde, dados não publicados). (*Continuação*)

UF/Região	Gonococcia	Clamídia	Tricomoníase	Sífilis	HSV2	HPV	Todas
AC	274	1.097	685	1.782	10.966	6.854	21.658
AM	1.397	5.590	3.494	9.083	55.898	34.936	110.399
AP	234	936	585	1.521	9.363	5.852	18.492
PA	3.044	12.177	7.611	19.788	121.770	76.106	240.496
RO	678	2.711	1.694	4.405	27.110	16.944	53.542
RR	159	638	399	1.036	6.378	3.986	12.597
TO	568	2.273	1.421	3.694	22.731	14.207	44.894
Norte	6.355	25.422	15.889	41.310	254.216	158.885	502.077
AL	1.386	5.545	3.465	9.010	55.446	34.654	109.505
BA	6.428	25.711	16.069	41.780	257.105	160.691	507.782
CE	3.649	14.595	9.122	23.716	145.947	91.217	288.245
MA	2.774	11.094	6.934	18.028	110.942	69.339	219.111
PB	1.691	6.762	4.226	10.989	67.622	42.264	133.553
PE	3.891	15.566	9.729	25.295	155.659	97.287	307.426
PI	1.397	5.590	3.494	9.084	55.900	34.937	110.402
RN	1.363	5.452	3.407	8.859	54.518	34.073	107.672
SE	875	3.501	2.188	5.690	35.014	21.884	69.153
Nordeste	23.454	93.815	58.634	152.450	938.152	586.345	1.852.850
ES	1.522	6.086	3.804	9.890	60.862	38.039	120.203
MG	8.773	35.094	21.933	57.027	350.936	219.335	693.098
RJ	7.067	28.269	17.668	45.938	282.693	176.683	558.319
SP	18.184	72.736	45.460	118.196	727.363	454.602	1.436.542
Sudeste	35.546	142.185	88.866	231.051	1.421.854	888.659	2.808.161
PR	4.702	18.807	11.754	30.561	188.068	117.543	371.435
RS	5.008	20.030	12.519	32.549	200.300	125.188	395.593
SC	2.623	10.494	6.559	17.053	104.939	65.587	207.255
Sul	12.333	49.331	30.832	80.162	493.308	308.317	974.282
Total	83.400	333.600	208.500	542.100	3.336.000	2.085.000	6.588.600

Tabela 60.2 Estimativa do número de casos existentes de doenças sexualmente transmissíveis na população de mulheres, por estado e região. Brasil, 2001 (Ministério da Saúde, dados não publicados).

UF/Região	Gonococcia	Clamídia	Tricomoníase	Sífilis	HSV2	HPV	Todas
DF	6.233	15.582	32.203	14.543	88.297	129.849	286.706
GO	15.237	38.093	78.725	35.553	215.859	317.439	700.905
MS	6.331	15.827	32.709	14.772	89.685	131.889	291.211
MT	7.621	19.052	39.373	17.782	107.960	158.764	350.551
Centro-Oeste	35.421	88.553	183.009	82.649	501.800	737.941	1.629.374
AC	1.700	4.250	8.784	3.967	24.086	35.420	78.208
AM	8.666	21.666	44.775	20.221	122.771	180.546	398.646
AP	1.452	3.629	7.500	3.387	20.564	30.241	66.772
PA	18.879	47.197	97.540	44.050	267.449	393.307	868.423
RO	4.203	10.507	21.715	9.807	59.542	87.562	193.338
RR	989	2.472	5.109	2.307	14.008	20.601	45.486
TO	3.524	8.810	18.208	8.223	49.925	73.419	162.110
Norte	39.413	98.532	203.632	91.963	558.346	821.097	1.812.982
AL	8.596	21.490	44.413	20.058	121.778	179.085	395.420
BA	39.861	99.651	205.946	93.008	564.691	830.428	1.833.584
CE	22.627	56.567	116.906	52.796	320.549	471.396	1.040.842
MA	17.200	43.000	88.867	40.133	243.667	358.334	791.202
PB	10.484	26.210	54.166	24.462	148.521	218.413	482.255
PE	24.133	60.332	124.686	56.310	341.880	502.765	1.110.104
PI	8.666	21.666	44.777	20.222	122.775	180.551	398.657
RN	8.452	21.130	43.670	19.722	119.739	176.087	388.801
SE	5.428	13.571	28.047	12.666	76.903	113.093	249.710
Nordeste	145.447	363.618	751.478	339.377	2.060.503	3.030.151	6.690.574
ES	9.436	23.590	48.752	22.017	133.674	196.579	434.047
MG	54.408	136.019	281.106	126.951	770.775	1.133.493	2.502.752
RJ	43.828	109.569	226.443	102.264	620.891	913.075	2.016.070
SP	112.767	281.919	582.632	263.124	1.597.538	2.349.321	5.187.301
Sudeste	220.438	551.096	1.138.932	514.356	3.122.878	4.592.468	10.140.170

(*continua*)

Tabela 60.2 Estimativa do número de casos existentes de doenças sexualmente transmissíveis na população de mulheres, por estado e região. Brasil, 2001 (Ministério da Saúde, dados não publicados). (*Continuação*)

UF/Região	Gonococcia	Clamídia	Tricomoníase	Sífilis	HSV2	HPV	Todas
PR	29.157	72.893	150.646	68.034	413.062	607.444	1.341.237
RS	31.054	77.634	160.444	72.459	439.928	646.953	1.428.473
SC	16.269	40.673	84.058	37.962	230.482	338.944	748.389
Sul	76.480	191.201	395.149	178.454	1.083.473	1.593.342	3.518.099
Total	517.200	1.293.000	2.672.200	1.206.800	7.327.000	10.775.000	23.791.200

Tabela 60.3 Estimativas da incidência (A) e do número de novas doenças sexualmente transmissíveis (DST) (B) no Brasil, segundo o Ministério da Saúde.

A. Estimativa da incidência (em %) de DST na população sexualmente ativa no Brasil, 2001.

Infecção	Incidência em mulheres	Nº de novas DST em mulheres	Incidência em homens	Nº de novas DST em homens	Incidência total	Total de novas DST
Gonococcia	2,9	1.249.900	0,7	291.900	1,8	1.541.800
Clamidíase	3,5	1.508.500	1,1	458.700	2,3	1.967.200
Tricomoníase	8,2	3.534.200	1,9	792.300	5,1	4.326.500
Sífilis	1,4	603.400	0,8	333.600	1,1	937.000
Herpes genital	1,1	474.100	0,4	166.800	0,7	640.900
HPV	1,3	560.300	0,3	125.100	0,8	685.400
Total		7.930.400		2.168.400		10.098.800

B. Estimativa do número de novos casos de DST, por estado e região. Brasil, 2001.

UF/Região	Gonococcia	Clamídia	Tricomoníase	Sífilis	HSV2	HPV	Todas
DF	18.580	23.707	52.138	11.292	7.723	8.260	121.700
GO	45.422	57.955	127.462	27.605	18.881	20.192	297.518
MS	18.872	24.079	52.958	11.469	7.845	8.390	123.612
MT	22.718	28.986	63.749	13.806	9.443	10.099	148.801
Centro-Oeste	105.592	134.727	296.307	64.172	43.892	46.941	691.631
AC	5.068	6.467	14.222	3.080	2.107	2.253	33.197
AM	25.834	32.962	72.495	15.700	10.739	11.485	169.216
AP	4.327	5.521	12.143	2.630	1.799	1.924	28.343
PA	56.279	71.806	157.925	34.202	23.394	25.018	368.625
RO	12.529	15.986	35.159	7.614	5.208	5.570	82.067
RR	2.948	3.761	8.272	1.791	1.225	1.310	19.308
TO	10.506	13.404	29.480	6.385	4.367	4.670	68.812
Norte	117.491	149.907	329.696	71.402	48.839	52.230	769.568
AL	25.625	32.696	71.908	15.573	10.652	11.392	167.846
BA	118.826	151.612	333.443	72.214	49.394	52.824	778.313
CE	67.452	86.063	189.280	40.993	28.039	29.986	441.813
MA	51.274	65.421	143.882	31.161	21.314	22.794	335.846
PB	31.253	39.876	87.699	18.993	12.991	13.893	204.706
PE	71.941	91.790	201.876	43.721	29.905	31.981	471.213
PI	25.835	32.963	72.497	15.701	10.739	11.485	169.220
RN	25.196	32.148	70.705	15.313	10.474	11.201	165.037
SE	16.183	20.648	45.411	9.835	6.727	7.194	105.996
Nordeste	433.585	553.217	1.216.701	263.504	180.235	192.750	2.839.990
ES	28.129	35.890	78.933	17.095	11.693	12.504	184.243
MG	162.192	206.943	455.133	98.569	67.420	72.102	1.062.359
RJ	130.652	166.701	366.628	79.402	54.310	58.081	855.774
SP	336.165	428.917	943.326	204.298	139.738	149.441	2.201.886
Sudeste	657.138	838.451	1.884.020	399.364	273.161	292.128	4.304.262
PR	86.920	110.902	243.908	52.824	36.131	38.640	569.323
RS	92.573	118.115	259.772	56.259	38.481	41.153	606.353
SC	48.500	61.881	136.097	29.475	20.161	21.560	317.673
Sul	227.993	290.898	639.777	138.558	94.773	101.353	1.493.349
Total	1.541.800	1.967.200	4.326.500	937.000	640.900	685.400	10.098.800

▸ Etiologia

T. vaginalis tem como posição taxonômica a subfamília Trichomonadinae, família Trichomonadidae e ordem Trichomonadida. O seu ciclo evolutivo é do tipo monoxeno, tendo a espécie humana como seu único hospedeiro. Neste, o parasito apresenta-se apenas sob a forma vegetativa de trofozoíta, não sendo detectadas formas intermediárias ou císticas. Não obstante, alguns autores sugerem que sob algumas condições de estresse, bem como sob a influência de certas substâncias, este protozoário poderia assumir uma forma de pseudocisto, a qual é caracterizada pela transformação incomum para forma compacta, sem motilidade (invaginação dos flagelos) e sem parede cística verdadeira (Granger *et al.*, 2000; Pereira-Neve *et al.*, 2003; Jesus *et al.*, 2004). Já a divisão destes se dá por um processo denominado mitose fechada, no qual ocorre formação de fuso mitótico extranuclear e manutenção do envoltório nuclear durante toda a mitose.

T. vaginalis pode variar de tamanho e forma, segundo as condições e o ambiente em que se encontre. Em preparações coradas e fixadas, o comprimento e a largura médios são de 10×7 μm, respectivamente, podendo ser até um terço maiores nas observações a fresco. À microscopia óptica (Figura 60.1), podem-se identificar nitidamente quatro flagelos anteriores livres que se originam da região frontal da célula, a partir de um canal denominado periflagelar, e um recorrente, o qual nasce fora desse canal e percorre o corpo celular formando uma membrana ondulante e terminando livre em sua porção final. Uma estrutura microtubular em folha única, axóstilo, também se origina na região anterior, projeta-se internamente por toda a extensão celular e emerge na extremidade posterior (Figura 60.2A). Acredita-se que a forma deste canal seja mantida com o auxílio da pelta, estrutura microtubular que se encontra em associação com o axóstilo por meio da junção pelta-axostilar. O parasito apresenta outra estrutura observável à microscopia eletrônica, a costa, que se localiza próximo à superfície da célula, logo abaixo da membrana ondulante. A função da costa parece ser de sustentação da membrana ondulante, visto que diversos filamentos se projetam daquela estrutura e se ligam a esta em diversos pontos (Benchimol *et al.*, 2000). Do ponto de vista evolutivo, *T. vaginalis* é considerado um eucarioto primitivo, com características tanto de células eucarióticas quanto de procarióticas. Apresenta um único núcleo envolto por membrana nuclear porosa, de formato tipicamente alongado, localizado na porção anterior da célula. O parasito não tem mitocôndria nem as enzimas componentes do ciclo do ácido tricarboxílico ou de *Krebs*. Tanto em condições aeróbias como anaeróbias o metabolismo de carboidratos é do tipo fermentativo, não sendo a glicose completamente oxidada. Seu metabolismo energético é, em vista disso, bastante similar ao das primitivas bactérias anaeróbias, ocorrendo, entretanto, em dois compartimentos: parte no citoplasma e parte em uma organela típica denominada hidrogenossomo, na qual há geração de ATP (Honigberg, 1978). Nesta organela, o sistema anaeróbio de degradação do piruvato utiliza prótons como aceptores finais de elétrons, produzindo hidrogênio molecular. Não obstante a existência deste sistema anaeróbio de produção de energia, foi observado que esse parasito não era anaeróbio estrito, visto haver metabolismo sob baixa tensão de O_2. Desse modo, o metabolismo de carboidratos desse parasito apresenta a seguinte sequência: no citoplasma, a glicose é convertida a fosfoenolpiruvato (PEP) e a piruvato pela via de Embden-Meyerhof; o piruvato é transportado para o interior do hidrogenossomo, onde é descarboxilado pela enzima piruvato-ferredoxina-oxidorredutase (PFOR), sendo convertido a acetil-CoA e liberando CO_2; a coenzima A é transferida ao succinato, produzindo succinil-CoA e gerando acetato; do succinil-CoA ocorre a produção de ATP; o malato também pode ser produzido pela ação da enzima hidrogenossomal, malato desidrogenase, gerando ATP; o centro de ferro e enxofre da enzima PFOR passa por um ciclo de oxirredução, o qual apresenta como aceptor de elétrons uma ferredoxina (2Fe-2S) que, por sua vez, é reoxidada por uma hidrogenase, produzindo o hidrogênio molecular (Dunne *et al.*, 2003) (Figura 60.3). Sob condições aeróbias, os produtos metabólicos são lactato, malato, acetato, glicerol e gás carbônico e sob condições anaeróbias, hidrogênio molecular também é formado. Durante o cultivo *in vitro* em presença de oxigênio, *T. vaginalis* é capaz

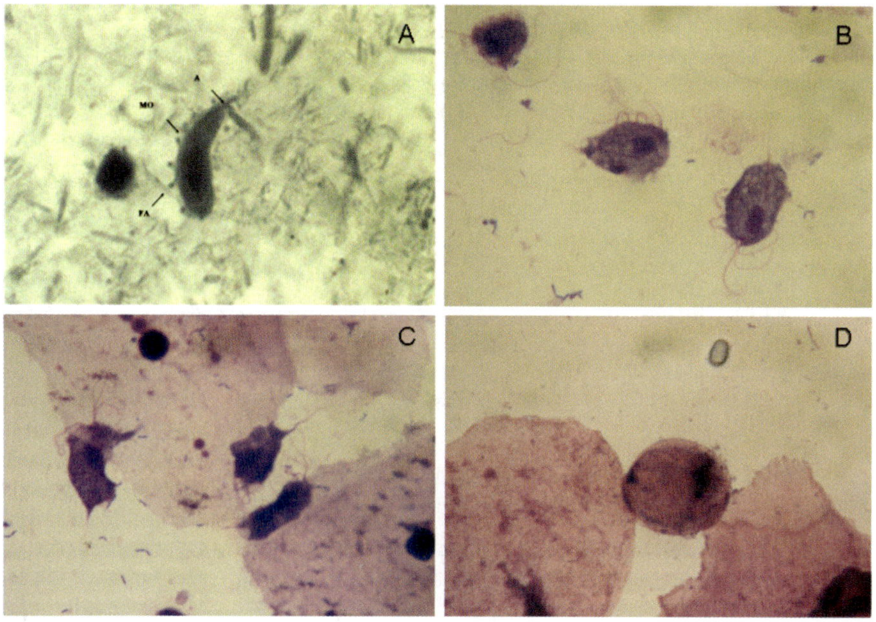

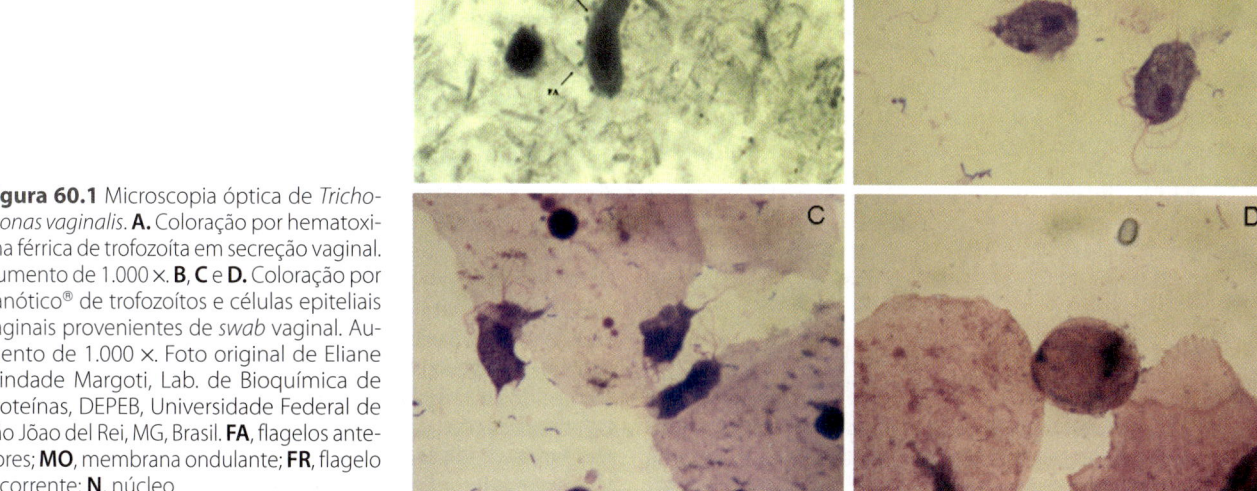

Figura 60.1 Microscopia óptica de *Trichomonas vaginalis*. **A.** Coloração por hematoxilina férrica de trofozoíta em secreção vaginal. Aumento de 1.000 ×. **B**, **C** e **D.** Coloração por Panótico® de trofozoítos e células epiteliais vaginais provenientes de *swab* vaginal. Aumento de 1.000 ×. Foto original de Eliane Trindade Margoti, Lab. de Bioquímica de Proteínas, DEPEB, Universidade Federal de São João del Rei, MG, Brasil. **FA**, flagelos anteriores; **MO**, membrana ondulante; **FR**, flagelo recorrente; **N**, núcleo.

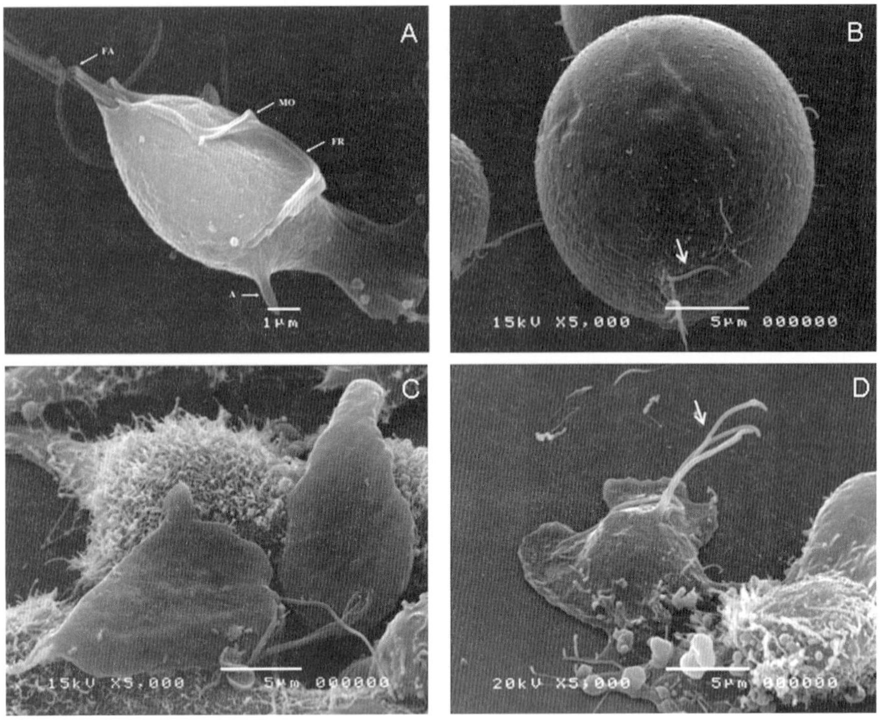

Figura 60.2 Microscopia eletrônica de varredura de *Trichomonas vaginalis*. **A.** Trofozoíto ligeiramente ameboide. (Modificada de Jesus *et al.*, 2004.) **B.** Forma esférica semelhante a pseudocisto, induzida por depleção de ferro, mostrando flagelos anteriores parcialmente internalizados (*seta*). **C.** Trofozoíto ameboide aderido a células HeLa. **D.** Trofozoíto ameboide em contato com lamínula de vidro, a *seta* mostra os flagelos anteriores. **FA**, flagelos anteriores; **MO**, membrana ondulante; **FR**, flagelo recorrente; **A**, axóstilo. Fotos originais de Nilma de Souza Fernandes, Lab. de Bioquímica de Proteínas, DEPEB, Universidade Federal de São João del Rei, MG, Brasil.

de produzir água oxigenada pela ação da enzima citossólica NADPH oxidase, o que contribui para a queda do crescimento do parasito, visto que ele não apresenta a catalase que converte H_2O_2 em O_2 e H_2O. O hidrogenossomo assemelha-se às mitocôndrias em outros aspectos, dado que apresentam dupla membrana, dividem-se de modo autônomo por fissão e fazem transporte pós-transducional de proteína. Também diferem destas quanto à ausência de DNA, de cadeia respiratória, de sistema F_0F_1 e citocromos (Benchimol, 1999; Benchimol, 2004; Benchimol, 2009). Por fim, esta peculiaridade da organização subcelular de seu metabolismo energético, que o torna mais próximo às bactérias anaeróbias primitivas do que às células eucarióticas, permite a eficácia do tratamento da TUH com derivados 5-nitroimidazólicos.

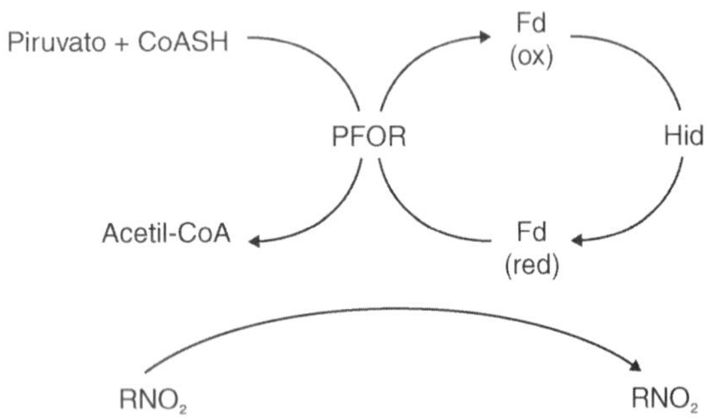

Figura 60.3 Metabolismo anaeróbio de *Trichomonas vaginalis*. O piruvato gerado durante a glicólise no citoplasma entra no hidrogenossomo, onde é descarboxilado pela enzima piruvato-ferredoxina-oxidorredutase (PFOR), presente na membrana do hidrogenossomo. No processo da redução da ferredoxina gera-se acetil-CoA a partir do piruvato e CoA reduzido (CoASH). A PFOR doa elétrons à ferredoxina (Fd). A descarboxilação do piruvato forma acetato e, por último, ATP. Fd é reoxidada pela hidrogenase (Hid), formando hidrogênio molecular como produto final na cadeia de transporte de elétrons dentro do hidrogenossomo. O metronidazol (RNO_2) entra no hidrogenossomo por difusão passiva e compete com a hidrogenase pelos elétrons provenientes da Fd. A redução do metronidazol ativa o fármaco e forma um radical nitro tóxico. Em condições aeróbias, o oxigênio converte os radicais tóxicos à sua forma original RNO_2. **ox**, oxidada. **red**, reduzida. Adaptada de Dunne *et al.*, 2003.

O sequenciamento do genoma deste parasito revelou que ele codifica para um dos maiores proteomas até agora conhecidos com cerca de 60.000 potenciais proteínas (Carlton *et al.*, 2007). O genoma de *T. vaginalis* apresenta um grande número de sequências repetitivas e elementos transponíveis organizados em seis cromossomos e um conteúdo de G+C estimado em 32,7%. Cabe destacar também que o genoma deste parasito codifica para um extenso número de enzimas proteolíticas, (degradoma), envolvidas na citopatogenicidade e virulência (Carlton *et al.*, 2007). A disponibilidade das sequências genômicas de *T. vaginalis* facilita a aplicação de abordagens proteômicas para conduzir estudos de regulação da expressão gênica, identificação de fatores de virulência e novos alvos terapêuticos, descrição global de proteínas, anotação funcional, entre outros. Simultaneamente à primeira publicação do genoma de *T. vaginalis*, foi concluído o primeiro mapa proteômico de referência desta espécie (De Jesus *et al.*, 2007a). Esta análise proteômica identificou as principais enzimas envolvidas no metabolismo citosólico e hidrogenossomal do parasito, bem como proteínas de baixa abundância e proteínas hipotéticas cuja expressão foi pela primeira vez comprovada. A informação sobre o genoma e o proteoma deste parasito tem sido integrada em uma base de dados de livre acesso denominada TrichDB (Aurrecoechea *et al.*, 2009), a qual é continuamente alimentada com dados de caracterização molecular, bioquímica e funcional de genes e proteínas provenientes de diversos estudos. Análise da informação contida nesses dados pode ajudar a entender as bases moleculares da patogenicidade destes parasitos (Hirt *et al.*, 2011).

Quanto aos aspectos morfológicos, *T. vaginalis* apresenta uma impressionante plasticidade que pode variar, tanto *in vitro* como *in vivo*, de formas elipsoides, esferoides, ovais a ameboides (Figura 60.1). Nas culturas axênicas, mantidas em meio líquido TYM (*trypticase yeast extract maltose*) por longos períodos e após sucessivos repiques, as células apresentam-se mais uniformes, predominando formas esferoides e elipsoides. Entretanto, em alguns recém-isolados, cultivados em meio TYM, observa-se uma heterogeneidade de formas e dimensões, dentre as quais identifica-se grande quantidade de células ameboides (Jesus *et al.*, 2004) (Figura 60.2A). Formas ameboides também podem ser observadas tanto aderidas a células epiteliais como em contato com superfícies inertes, como lâminas de vidro (Figura 60.2C, D). Tal fato chama particularmente a atenção visto que, até recentemente, tinha-se que a conversão de *T. vaginalis* para formas ameboides só era possível mediante algumas condições, como contato com células de epitélio vaginal humano (Arroyo *et al.*, 1993) ou quando cultivado em meio pobre em carboidratos, em presença de alta concentração de ágar ou ainda quando em contato com proteínas da matriz extracelular (Petrin *et al.*, 1998). A multiplicação e a sobrevivência deste parasito tanto *in vitro* como *in vivo* é altamente dependente de ferro (Fe^{+2}). Este metal regula a expressão de proteínas por meio da interação com regiões do mRNA denominadas *iron responsive elements* (Torres-Romero e Arroyo, 2009) e compõe a estrutura de enzimas essenciais do metabolismo de carboidratos tais como PFOR e ferredoxina (Gorrel, 1985). Uma diminuição na expressão e na atividade destas enzimas é observada na ausência do metal (Vanacova *et al.*, 2001; De Jesus *et al.*, 2007b). A depleção de ferro *in vitro* também induz a uma drástica mudança na morfologia dos parasitos, durante a qual os trofozoítos alteram sua forma elipsoide ou ameboide para formas arredondadas com flagelos internalizados e sem axóstilo aparente, semelhante à forma denominada pseudocisto (De Jesus *et al.*, 2007b) (Figura 60.2B). Análise proteômica de parasitos submetidos à depleção de ferro revelou que esta transformação é acompanhada por uma significativa mudança na expressão de varias proteínas do citoesqueleto do parasito, bem como de outras proteínas envolvidas no metabolismo hidrogenosomal e na proteólise (De Jesus *et al.*, 2007b).

Análise dos polimorfismos no DNA por meio da técnica de RAPD (*random amplified polymorphic DNA*) tem detectado uma considerável variabilidade genética em *T. vaginalis*. Esta variabilidade aparentemente teria correlação com a apresentação clínica da TUH (Rojas *et al.*, 2004). Esta diversidade genética também tem sido explorada para o desenvolvimento de ferramentas de tipagem, tais como microssatélites, as quais são usadas como marcadores de polimorfismo para classificar e monitorar cepas laboratoriais do parasito (Conrad *et al.*, 2011).

▸ Quadro clínico

Na mulher, *T. vaginalis* pode se alojar na cérvice uterina, na vagina e na uretra. Nesta, a infecção pode ser acompanhada ou não de manifestação clínica. No homem, quase a totalidade dos casos permanece como portadores assintomáticos e o parasito é geralmente encontrado na uretra, vesículas seminais, prepúcio ou na próstata.

▪ Clínica da infecção feminina

A TUH é uma doença comum em mulheres no período reprodutivo, sendo raras as manifestações clínicas antes da primeira menstruação e após a menopausa. O período de incubação varia de 3 a 28 dias e após estabelecida a infecção tende a persistir por longos períodos. Quanto ao local de infecção no indivíduo adulto, *T. vaginalis* coloniza preferencialmente as células epiteliais do trato genital, sendo encontrado frequentemente no exocérvice e raramente no endocérvice. Nas localizações extravaginais, o parasito pode ser observado na uretra, nas glândulas de Skene e Bartholin, porém a sua presença no trato urinário superior e nas tubas uterinas, ainda que já tenha sido relatada, é bastante rara.

Apesar da diversidade de agentes etiológicos que podem estar associados às infecções vaginais, *T. vaginalis* e *Candida* sp. despontam como os principais microrganismos implicados nas vaginites ditas específicas, nas quais um quadro clínico sugestivo está associado a um agente definido. Em oposição, as vaginites inespecíficas, em que não existe ou não é possível relacionar um determinado agente a um quadro típico, têm como principais implicados *Gardnerella vaginalis* e *Mobiluncus* spp. Tais microrganismos são responsáveis por mais de 90% dos casos de vaginites infecciosas. Outro aspecto relevante para o estabelecimento de uma etiologia nestas vaginites é o fato de que 9 a 56% das mulheres infectadas com *T. vaginalis* são assintomáticas, com um terço destas tornando-se sintomáticas no decorrer de 6 meses. De acordo com a gravidade da infecção e a presença ou ausência de sinais e sintomas, a TUH pode ser classificada em aguda, crônica ou assintomática.

A observação mais frequente ao exame físico, nos casos agudos, é o corrimento abundante no introito da vulva (Figura 60.4), geralmente de cor esbranquiçada a amarelada ou esverdeada, de odor desagradável, de aspecto bolhoso ou espumoso (Figura 60.5), de consistência fluida e ausência de sangue. Quando não tratada, essa secreção tende a persistir por vários meses, causando irritação na vulva e tornando-a difusamente eritematosa, edemaciada e com escoriações. É comum vagina e uretra encontrarem-se hiperemiadas. Esta ação irritativa também é observada no períneo e nas áreas cutâneas próximas às nádegas, que se apresentam edemaciadas e avermelhadas. Segundo alguns autores, este corrimento é observado em 50 a 75% das pacientes e, dependendo da gravidade da infecção, pode variar muito quanto à quantidade e aspecto. Neste, quando observado ao microscópio óptico, pode-se identificar um certo número de células epiteliais des-

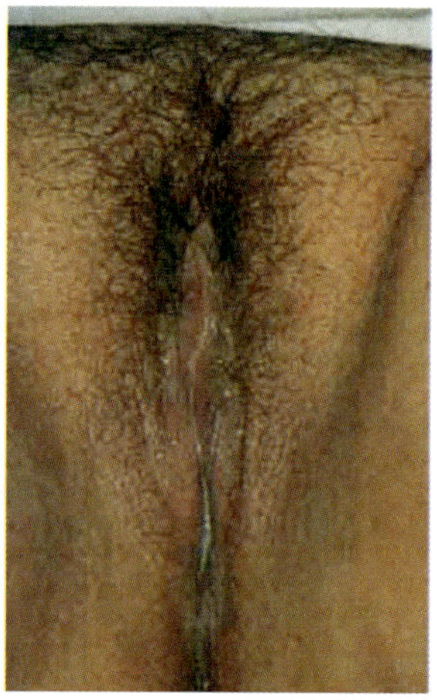

Figura 60.4 Corrimento vaginal por *Trichomonas vaginalis*. Secreção branco-acinzentada exteriorizando-se na vulva. Extraído de www.aids.gov.br/dst/imagem46.htm.

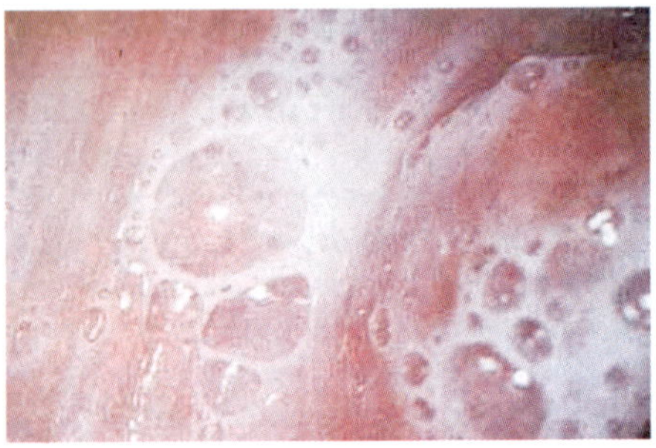

Figura 60.5 Colposcopia evidenciando secreção típica em tricomoníase. Secreção com grande quantidade de bolhas e epitélio vaginal hiperemiado. Extraído de www.aids.gov.br/dst/imagem45.htm.

camadas, leucócitos, bactérias, leveduras e *T. vaginalis*. Apesar de o odor desagradável ocorrer em 10% das infecções, acredita-se que este sintoma possa estar relacionado com o crescimento simultâneo de microrganismos anaeróbios, os quais seriam os responsáveis pela vaginose bacteriana. Mulheres sintomáticas em geral manifestam inflamação da parede vaginal e da exocérvice. As cervicites se impõem como o mais comum dos processos inflamatórios da mucosa e, normalmente, podem estar associadas à vaginite na qual a infecção é superficial, não ocorrendo invasão da parede da vagina pelo parasito. Nos casos mais graves, é possível observar ao colposcópio uma mucosa vaginal granular causada pela proliferação capilar e fina hemorragia. Ocasionalmente, em 2% dos casos, o colo uterino apresenta pontos hemorrágicos que assumem um aspecto denominado "cérvice em morango". Prurido e irritação na vulva e vagina estão presentes em 23 a 80% das mulheres afetadas. Disúria e dispareunia de introito são percebidas, respectivamente, em 30 a 50% e 10 a 50% dos casos. Dado que *T. vaginalis* não causa secreção endocervical purulenta, à identificação deste sinal em uma mulher com tricomoníase tem-se que considerar a possibilidade de uma infecção simultânea com *N. gonorrhoeae*, *C. trachomatis* ou herpes-vírus simples. Tal suspeita deve ser reforçada caso se detecte inflamação tubária, pois *N. gonorrhoeae* e *C. trachomatis* são claramente identificados como patógenos nas tubas uterinas. Outros sintomas como polaciúria, em 5 a 12% das pacientes, e dor pélvica baixa também estão associados à infecção. A descarga vaginal de 66 a 91% dos indivíduos com TUH se apresenta com um pH elevado, acima do valor normal de 4,5. Este dado pode ser importante no diagnóstico diferencial entre a TUH e a candidíase, já que nesta última o pH da secreção está próximo do normal. No entanto, as mulheres portadoras de vaginose bacteriana apresentam pH vaginal tão elevado quanto o encontrado na TUH. Os sintomas frequentemente iniciam ou se tornam mais exacerbados durante ou imediatamente após o período menstrual. As razões para estas observações ainda não foram esclarecidas. Uma possível explicação estaria relacionada com o fato de que, nestes períodos, o pH do meio vaginal tende a aumentar, se aproximando do pH ótimo para a proliferação do parasito. Em concomitância a esta elevação do pH, ocorre um decréscimo no potencial de oxidação-redução, o que também poderia favorecer o crescimento de *T. vaginalis* e de outros microrganismos anaeróbios. Já o sangue menstrual serviria como nutriente ou como estímulo. Tem sido relatado que os sintomas também tornam-se mais intensos durante a gravidez. Nos casos crônicos e/ou leves, os sintomas predominantes tendem a ser brandos, com uma secreção vaginal escassa e misturada com muco. Os indivíduos que se encontram nesta fase assumem relevância epidemiológica, pois são as principais fontes de transmissão do parasito. Algumas complicações estão associadas à TUH, como endometrite, infertilidade e erosão cervical.

Como já mencionado, nenhum desses sinais e sintomas (Tabela 60.4), seja isoladamente ou em combinação, é suficiente para o diagnóstico da TUH, uma vez que podem estar acompanhados de outras infecções genitais. Além disso, é bastante comum, em um mesmo indivíduo, ocorrerem variações clínicas no curso da infecção. Por estes e outros motivos relacionados, visando auxiliar o clínico no procedimento adequado a ser adotado e na direção de um diagnóstico diferencial dos principais agentes envolvidos no corrimento vaginal, elaborou-se um fluxograma prático que tem justamente como princípio a presença de secreção vaginal anormal (Figura 60.6).

Tabela 60.4 Manifestações clínicas na tricomoníase urogenital feminina.

	Características clínicas	Porcentagem de positividade
Sintomas	Nenhum	9 a 56
	Corrimento	50 a 75
	• Odor fétido	Cerca de 10
	• Irritante, com prurido	23 a 82
	Dispareunia	10 a 50
	Disúria	30 a 50
	Desconforto abdominal baixo	5 a 12
Sinais	Nenhum	Cerca de 15
	Eritema vulvar	10 a 20
	Corrimento excessivo	50 a 75
	• Amarelado, esverdeado	5 a 20
	• Espumoso	10 a 50
	Inflamação da parede vaginal	40 a 75
	Cérvice em morango (visualização direta)	1 a 2
	Colpitis macularis (colposcopia)	45

Extraída de Rein, 1990.

Clínica da infecção masculina

A TUH ainda é considerada por profissionais de diferentes áreas como uma enfermidade que afeta apenas a população feminina. Tal crença assenta-se basicamente em estudos epidemiológicos e em observações clínicas, nas quais a infecção na mulher se apresenta sob um conjunto de sinais e sintomas que, mesmo não sendo específicos nem constantes, são sugestivos de um quadro de TUH. Este entendimento é reforçado pelo fato de a TUH masculina, em contraste com a feminina, traduzir-se essencialmente na forma assintomática. Mesmo quando manifesta, a infecção é, na maioria dos casos, efêmera, com tendência à resolução espontânea, com sinais e sintomas brandos e sem uma característica clínica específica que possa indicar a natureza do agente. O homem infectado com *T. vaginalis* teria, segundo aquele juízo, uma importância de ordem epidemiológica pois, ao não manifestar sinais da doença, atuaria como vetor na transmissão do parasito para as mulheres. Com efeito, este é um relevante papel do homem na dinâmica da transmissão dessa parasitose.

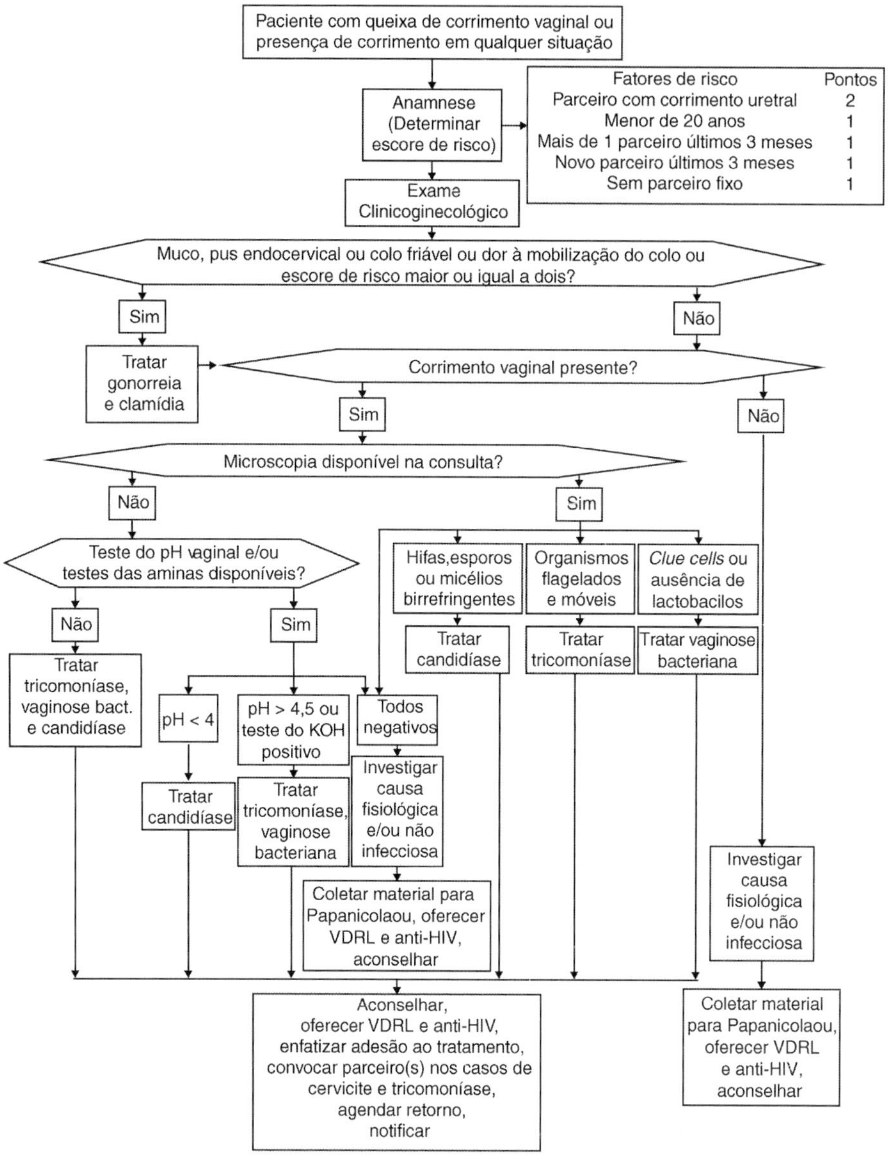

Figura 60.6 Fluxograma para diagnóstico a partir do quadro clínico de corrimento vaginal. Extraído do *Manual de Controle das DST*, Ministério da Saúde, Brasil.

Segundo estudos clínicos e experimentais da infecção masculina, o período de incubação para o desenvolvimento das manifestações varia de 3 a 10 dias. A apresentação clínica mais comum é a uretrite, na qual pode ser observada pela manhã uma secreção branda, purulenta ou mucoide, indistinguível de uma uretrite não gonocócica, que se torna escassa no decorrer do dia. Esta ocorre em torno de 52% dos homens com parceira sexual apresentando vaginite por *T. vaginalis*. Geralmente é acompanhada de ligeiro prurido na uretra (24%), disúria (26%) e polaciúria (5%). Raramente são observadas secreções purulentas intensas e complicações como constrição uretral, prostatite, balanopostite e epididimite. A infertilidade também é rara, podendo ser consequência da baixa motilidade apresentada pelos espermatozoides quando em contato com *T. vaginalis*, como demonstrado *in vitro*. Balanite com ou sem prostatite é descrita em 4% de homens com fimose. Alguns casos podem apresentar evolução crônica. Os pacientes assintomáticos são normalmente detectados de modo indireto, quando suas parceiras sexuais, apresentando os sintomas da infecção, procuram auxílio médico.

▸ Patogenia

Os mecanismos específicos pelos quais *T. vaginalis* exerce sua patogenicidade ainda não estão bem definidos. Apesar de já ter sido isolado em outros órgãos distintos do trato urogenital, não há qualquer demonstração de que este organismo possa, naqueles, causar infecção e danos ao hospedeiro. No entanto, é consenso entre os especialistas que este protozoário seja altamente sítio-específico, ou seja, tenha afinidade pelo epitélio urogenital. Este fato é sustentado em diversos artigos que vêm demonstrando a presença, em sua membrana, de receptores e proteínas específicas para adesão às células do epitélio vaginal humano, bem como algumas moléculas envolvidas na citotoxidade e até na invasão tissular.

Por ser um parasito extracelular da mucosa urogenital, *T. vaginalis* tem que superar diversas barreiras para colonizar a mucosa e estabelecer a infecção. Algumas dessas incluem a extensiva camada de muco, condições limitadas de nutrientes, constante fluxo de fluido vaginal, além da resposta de anticorpos. A citoaderência poderia representar uma das primeiras etapas no processo de infecção, tornando-se essencial para a colonização e persistência do patógeno (Alderete e Garza, 1984).

Estudos de interação de *T. vaginalis*-célula hospedeira demonstraram que esses parasitos podem exercer seu efeito citopático pelo contato entre as duas superfícies celulares, por meio da liberação de toxinas no meio de interação ou, ainda, de ambos os mecanismos (Silva-Filho e De Souza, 1988). Ensaios *in vitro* de patogenicidade de *T. vaginalis* com células de cultura primária do epitélio vaginal humano (CEVH) demonstraram que cepas oriundas de pacientes com TUH sintomática são mais nocivas do que aquelas provenientes dos casos assintomáticos ou daquelas mantidas por longos períodos de cultura *in vitro*. Estes parasitos não foram capazes de aderir a outros tipos de célula como fibroblastos vaginais humanos nem a células de epitélio vaginal bovino. Tais dados levaram os autores a concluírem que a interação entre *T. vaginalis* e CEVH é célula-específica (ou seja, é limitada às células epiteliais e não aos fibroblastos vaginais) e espécie-específica (limitada a células humanas e não bovinas) (Gilbert *et al.*, 2000). Não obstante, outros autores têm demonstrado que diferentes isolados de *T. vaginalis* podem aderir e causar dano a outros tipos celulares não humanos (Jesus *et al.*, 2004; Midlej e Benchimol, 2009). O pré-tratamento de *T. vaginalis* com metronidazol ou periodato aboliu a adesão do parasito à monocamada de CEVH e o efeito citotóxico, sugerindo com isso o envolvimento de moléculas contendo carboidratos nestes processos. A separação desses protozoários da monocamada de CEVH por uma membrana permeável inibiu todo o efeito citopático, o que levou à sugestão de que a citotoxicidade seja dependente de contato (Addis *et al.*, 2000; Gilbert *et al.*, 2000). No entanto, foi demonstrado que a citotoxicidade observada *in vitro*, tanto para isolados recentes como para aqueles mantidos por longo período em cultivo, não pode ser relacionada com a patogenicidade *in vivo* (Jesus *et al.*, 2004).

A citotoxicidade de *T. vaginalis* também é observada sobre as hemácias, as quais podem ser lisadas por um mecanismo dependente ou não de contato. Este último envolve a secreção de uma proteína capaz de gerar poros na membrana das hemácias (Fiori *et al.*, 1993). Acredita-se que a função dessa hemólise seja a aquisição de lipídios (que ele não consegue sintetizar) e ferro, apesar de o parasito obter hemoglobina também por endocitose de hemácias intactas (Rendón-Maldonado *et al.*, 1998). Um mecanismo de citotoxicidade independente de contato está relacionado com a atividade de uma glicoproteína de 200 kDa denominada CDF (*cell-detaching factor*). Esta molécula exerce seu efeito citopático pelo descolamento das células da monocamada. Esse efeito, observado *in vitro*, é análogo à descamação do epitélio vaginal humano observada durante as infecções agudas.

A identificação de proteínas na superfície da membrana celular de *T. vaginalis* tem sido de grande valia para o entendimento das interações parasito-hospedeiro. Dentre as moléculas de *T. vaginalis* diretamente envolvidas no citorreconhecimento, na citoadesão e na citotoxicidade, destacam-se as lectinas, adesinas, proteases e glicosidases, assim como uma fosfolipase lítica (Lubick e Burgess, 2004). Adicionalmente, análise *in silico* dos dados do genoma revela a existência de mais de 5.100 proteínas com domínios transmembrana, os quais indicam que essas proteínas apresentam localização e função na superfície celular (Hirt *et al.*, 2007). Algumas proteínas de superfície, como a GP63, descrita em parasitos do gênero *Leishmania*, têm múltiplas funções e atividades enzimáticas e podem interagir com uma ou mais proteínas (Yao, 2010). Proteínas GP63-*like* (Clan MA, Família M8) têm sido identificadas no genoma e no proteoma de *T. vaginalis* (Carlton *et al.*, 2007; Hirt *et al.*, 2007; De Jesus *et al.*, 2007a), e estas, junto a subtilisinas-*like*, serinoproteases e proteínas ricas em leucina (BspA-*like*) são moléculas de superfície que potencialmente participam na regulação da interação parasito-hospedeiro (Hirt *et al.*, 2007; Noel *et al.*, 2010).

Tanto a atividade de adesinas quanto a de proteases são dependentes de ferro, o qual, por sua vez, é um importante nutriente para o parasito (López *et al.*, 2000). Quatro adesinas (AP) foram identificadas em *T. vaginalis*: AP63, AP51, AP33 e AP23. Anticorpos antiadesinas foram encontrados no soro de pacientes apresentando TUH sintomática (Engbring *et al.*, 1996) e, *in vitro*, anticorpos policlonais e monoclonais antiadesinas foram capazes de inibir a adesão do parasito às células epiteliais em cultura. Muito importante é o fato de estas AP serem encontradas em todos os isolados ou cepas de *T. vaginalis* descritos até o momento; porém, sua expressão na superfície do parasito somente é detectada quando estes estão associados fisicamente às células epiteliais. Isto é, o parasito expõe as AP na sua membrana externa em decorrência de um prévio processo de reconhecimento de componentes da célula epitelial. Nesta fase inicial da interação *T. vaginalis*-célula, haveria a participação de lectinas da superfície do protozoário, as quais reconheceriam, na membrana da célula epitelial, moléculas ricas em ácido siálico (Bonilha *et al.*, 1995). Análise proteômica da membrana celular de cepas de *T. vaginalis* com distintas capacidades de aderência a CEVH identificaram 11 proteínas cuja expressão foi aumentada em parasitos mais aderentes (De Miguel *et al.*, 2010). Parasitos menos aderentes foram transfectados para superexpressar algumas dessas proteínas (TVAG_244130 ou TVAG_166850). Estes transfectantes aumentaram sua capacidade de aderir às CEVH, indicando que essas proteínas de superfície têm papel fundamental na adesão, podendo participar também no estabelecimento e manutenção da infecção por *T. vaginalis* (De Miguel *et al.*, 2010).

A gravidade da TUH varia, desde o desequilíbrio da flora vaginal, induzindo a decréscimos na população de *lactobacilli*, a erosões das ecto e endocérvices, passando por ulcerações na parede da cavidade vaginal e pênis (Petrin *et al.*, 1998). *In vitro*, observa-se que parasitos obtidos de casos sintomáticos são capazes de secretar enzimas, lançando-as ao ambiente extracelular. Tais enzimas, principalmente proteases e glicosidases, podem estar relacionadas tanto com a capacidade do parasito de se evadir da resposta imune do hospedeiro quanto com a indução de processos ulcerativos e invasão tissular.

As cisteinoproteases (CP), tanto de superfície celular como secretadas para o meio extracelular, compõem o principal arsenal proteolítico de *T. vaginalis* (Alvarez-Sánchez *et al.*, 2000; Hernández-Gutiérrez *et al.*, 2003; Sommer *et al.*, 2005; De Jesus *et al.*, 2009). CP como CP39, CP30 e CP62 participam na citoaderência e na citotoxicidade dos parasitos para a célula hospedeira (Hernández-Gutiérrez *et al.*, 2003; Hernández *et al.*, 2004). Outra CP, a CP65, parece modular a expressão de antígenos na superfície do protozoário (O'Brien *et al.*, 1995). Ao ser atacado pelo sistema imune do hospedeiro o parasito muda seu perfil antigênico de superfície, graças à ação da CP65, conseguindo, com isso, escapar desta resposta. Em infecções experimentais *in vivo*, utilizando-se camundongos, observa-se que quão mais agressivo ou virulento é um isolado de *T. vaginalis*, maior é a sua capacidade de induzir abscessos hepáticos e subcutâneos (Honigberg, 1978). Nestes abscessos encontram-se depósitos de proteases. Algumas dessas enzimas são capazes de produzir efeitos citopáticos e citotóxicos tanto *in vitro* como *in vivo*, enquanto outras podem digerir mucinas e proteínas que compõem a matriz extracelular. De modo semelhante, células epiteliais e hemácias humanas podem ser lisadas ao serem tratadas com produtos de secreção de *T. vaginalis* (López *et al.*, 2000), enfatizando o papel das proteases secretadas na citotoxicidade. O conjunto dessas enzimas proteolíticas compõe o que se conhece como "degradoma" de *T. vaginalis* (Carlton *et al.*, 2007; Ramón-Luing *et al.*, 2010). O fato de o parasito apresentar diversidade de expressão proteolítica permite inferências sobre a etiopatogenia de alguns casos de câncer de cérvice uterina, da doença inflamatória pélvica aguda e da ocorrência de abortos precoces em pacientes com TUH. Análise proteômica global de *T. vaginalis* possibilitou a identificação de várias CP no mapa proteico deste parasito (De Jesus *et al.*, 2007a). Também foi observado que cepas de *T. vaginalis* com fenótipos de alta ou baixa virulência apresentam diferenças qualitativas e quantitativas na expressão dessas enzimas proteolíticas (Cuervo *et al.*, 2008). Algumas destas isoformas de CP (CP1, CP3 e CP4) foram posteriormente analisadas usando uma combinação de abordagens proteômicas e análise *in silico* de sequências. Observou-se que essas proteases apresentam alta homologia com uma fração de CP de 30 kDa envolvida em apoptose para CEVH (De Jesus *et al.*, 2009; Sommer *et al.*, 2005). Isoformas distintas de CP4 que diferem em um aminoácido no peptídio principal foram identificadas por espectrometria de massas nos isolados com fenótipos de alta e baixa virulência (De Jesus *et al.*, 2009). Enquanto os parasitos com baixa virulência expressam CP4 contendo o peptídio NSWGTAWGEK, os isolados virulentos expressam a isoforma contendo o peptídio NSWGTTWGEK. Esta última isoforma de CP4 poderia constituir um marcador de virulência para *T. vaginalis,* visto que parece ser expressa apenas em isolados que induzem apoptose em células epiteliais (De Jesus *et al.*, 2009; Sommer *et al.*, 2005).

Uma família de proteínas altamente imunogênicas denominadas P270 tem sido identificada em isolados de *T. vaginalis* que carregam RNA-vírus em seus citoplasmas (Alderete *et al.*, 1995; Hirt *et al.*, 2007). Estas proteínas são de grande relevância tanto para o diagnóstico da doença quanto para a discriminação de virulência entre os diversos isolados de *T. vaginalis*. Ainda que seu papel não esteja totalmente esclarecido, sua estrutura e topologia predita são consistentes com atividades de ligação à superfície celular (Hirt *et al.*, 2007). Estudos de epidemiologia molecular revelam que anticorpos anti-P270 são encontrados somente no soro de pacientes com TUH crônica ou de difícil cura por metronidazol e tinidazol.

A ocorrência de secreção vaginal de odor desagradável é patente entre pacientes apresentando quadros crônicos de TUH. O forte e desagradável odor exalado por esse tipo de secreção está associado à presença de poliaminas (principalmente putrescina). Esta manifestação está relacionada com o metabolismo do parasito. Sabe-se que as cavidades urogenitais, em particular a vagina, apresentam poucos carboidratos e quantidades apreciáveis de arginina, a qual é utilizada por *T. vaginalis* como nutriente ou precursor metabólico (Chen *et al.*, 1982). O parasito conta com o aparato bioquímico necessário à síntese de diaminas e triaminas, utilizando arginina como precursor. Putrescina é uma das três poliaminas sintetizadas, a qual, além de proteger o parasito contra a ação de oxidantes hidrogenossomais, produz odor característico quando sofrem volatização (Reis *et al.*, 1999). Daí ser frequente o emprego do "teste das aminas" em exames clinicoginecológicos de pacientes com suspeita de TUH. Ainda por meio da síntese de poliaminas, o parasito é capaz de secretar amônia solúvel (Kleydman *et al.*, 2004) ou de produzir nitrogênio.

As formas clínicas da TUH feminina podem ser decorrentes de vários fatores, entre eles características genéticas da "cepa" do parasito, interações deste com outros organismos da flora vaginal e a fase do ciclo menstrual. Como mencionado anteriormente, distintos estudos proteômicos têm revelado que cepas com fenótipos polares de virulência e adesão apresentam diferenças qualitativas e quantitativas na expressão de proteínas que estão diretamente relacionadas com a virulência para a célula hospedeira (Cuervo *et al.*, 2008; De Jesus *et al.*, 2009; De Miguel *et al.*, 2010). Por outro lado, secreções vaginais oriundas das glândulas de Bartholin e de Skene, assim como do muco cervical de pacientes sadias (em idade reprodutiva e sem histórico de DST), compõem-se basicamente de 90 a 95% de água, sais orgânicos e inorgânicos, ureia, mucinas, ácidos graxos, albumina, imunoglobulinas, quelantes de ferro, lisozima, arginina, poucos carboidratos e outras moléculas, além de leucócitos e *debris* epiteliais (Larsen, 1993). Também fazem parte desse ecossistema bactérias gram-positivas, originalmente denominadas bacilos de Dodërlein e há alguns anos conhecidas como *lactobaccili*. Em torno de 10^7-10^8 *lactobacilli* $\times$ $m\ell^{-1}$ são encontrados no fluido vaginal de mulheres sadias. A manutenção do baixo pH vaginal (3,8 a 4,5) parece ser o primeiro mecanismo de controle da composição da flora. Assim, pode-se inferir que o pH vaginal limita a ocorrência de flora acidofílica naquela cavidade. Por conseguinte, é comum a predominância de *lactobacilli* na cavidade vaginal de pacientes sadias. Da mesma forma que as células epiteliais de revestimento, *Lactobacillus* sp. contribui para a manutenção do baixo pH vaginal, por secretar ao ambiente ácido láctico em grande quantidade. Além de ácido láctico, *Lactobacillus* sp. também secreta H_2O_2 em quantidades apreciáveis, controlando a própria densidade e as populações bacterianas adjacentes. Além desses mecanismos antimicrobianos naturais, outros produtos de secreção como "bacteriocinas" e "surlactina" (compostos com atividade surfactante), as quais são secretadas *in vitro* por *L. acidophillus* (Velreads *et al.*, 1998), podem também atuar na proteção do ambiente vaginal contra a infecção por patógenos em geral. Durante o ciclo menstrual não se observam grandes alterações quantitativas em relação à flora bacteriana, ao passo que do ponto de vista qualitativo há alterações significativas principalmente em relação aos *lactobacilli*. Isto é, o *status* hormonal do hospedeiro pode influenciar qualitativamente a flora urogenital. Além das mudanças cíclicas de pH, de secreção de glicogênio e da renovação do epitélio estratificado que reveste as cavidades urogenitais, o ciclo hormonal influencia, como causa ou efeito, a colonização de células uroepiteliais e vaginais tanto por bactérias e fungos quanto por *T. vaginalis. In vitro*, células epiteliais sob a ação de 17β-estradiol são muito mais aderentes para *Escherichia coli* e *T. vaginalis* (Sugarman e Epps, 1982; Silva-Filho e Bonilha, 1992) do que na ausência do estrógeno. Além disso, hormônios podem influenciar diretamente o comportamento de *T. vaginalis* pois o parasito apresenta receptores para estrógenos e andrógenos (Ford *et al.*, 1987). Assim, compreende-se que a instalação de *T. vaginalis* na mulher requer uma estratégia multifuncional por parte do parasito.

Uma das características da TUH reside na inflamação do epitélio que reveste a cavidade urogenital. Em secreções vaginais de pacientes infectadas por *T. vaginalis*, detecta-se tanto a presença de anticorpos contra o parasito quanto de células do sistema imune. Dentre as imunoglobulinas presentes no muco cervical de pacientes infectadas, predominam aquelas das classes IgA e IgM. Aliás, títulos altos de anticorpos contra o parasito são mais encontrados em secreções vaginais do que no soro dessas pacientes (Chipperfield e Evans, 1972). Neutrófilos são as células inflamatórias de maior ocorrência naquelas secreções. Os mecanismos moleculares envolvidos na fase inicial da resposta inflamatória relativa à TUH sintomática são pouco conhecidos. Sabe-se que interleucina-8 (IL-8), citocina relacionada com a quimiotoxicidade, tem sua secreção induzida por *T. vaginalis* (Ryu *et al.*, 2004). Ao que nos sugere este dado experimental, o parasito parece ser capaz de induzir o recrutamento de neutrófilos por um mecanismo dependente da secreção de IL-8. Entretanto, em pacientes coinfectadas com *T. vaginalis* e *Ureaplasma urealyticum* ou *Mycoplasma hominis*, tanto os tipos de IL quanto seus níveis nas secreções vaginais variam muito. Tais variações dependem da espécie de microrganismo encontrada coabitando a cavidade vaginal com o parasito e do polimorfismo do gene IL-1RA apresentado pelas pacientes (Van der Schee *et al.*, 2001). Ou seja, o recrutamento de neutrófilos induzido por *T. vaginalis* também depende de fatores intrínsecos ao hospedeiro. Ainda do ponto de vista da resposta humoral, sabe-se que *T. vaginalis* consegue se evadir não só da ação de imunoglobulinas, como de componentes do sistema complemento. Tanto a opsonização por imunoglobulinas quanto a fixação de C_3b na superfície do parasito não resultam em lise ou morte. Estudos bioquímicos mais detalhados demonstraram que *T. vaginalis* não somente secreta proteases e glicosidades para o meio extracelular (Silva-Filho *et al.*, 1989) como também apresenta na sua superfície proteases da classe cisteíno (North *et al.*, 1990), capazes de degradar moléculas associadas à resposta imune do hospedeiro (Provenzano e Alderete, 1995).

Ao que sugere a literatura que trata da TUH em pacientes do sexo masculino, raros são os indivíduos que apresentam quadro clínico da doença, ao contrário das mulheres infectadas que, mesmo subclínicas por algum período, uma expressiva parcela irá desenvolver invariavelmente algum sintoma. Algumas abordagens visando à compreensão dessa diferença na expressão clínica têm sido sugeridas. É possível que o conteúdo natural de zinco presente em secreções prostáticas (2,3 a 15,3 mM) iniba a instalação, a colonização ou a proliferação do parasito, pois nos casos de TUH sintomática masculina chamam a atenção os baixos níveis do metal naquela secreção (0,8 a 6,4 mM). Além disso, observa-se *in vitro* que o metal inibe a motilidade de *T. vaginalis* e, em altas concentrações, pode levá-lo à morte (Krieger e Rein, 1982). Entretanto, alguns indivíduos podem desenvolver infecções graves como prostatite, epididimite e/ou balanopostite, esta última limitada e frequente em pacientes não circuncidados. São vários os casos clínicos em que se detecta o parasito na urina, no sêmen e no fluido prostático. Ao que parece, na próstata *T. vaginalis* pode induzir à formação de pequenos abscessos (Coutts *et al.*, 1955). Tais abscessos caracterizam-se pela presença de macrófagos intraluminais e infiltrados inflamatórios crônicos no estroma adjacente (Gardner *et al.*, 1986). Menos frequente é a ocorrência de *T. vaginalis* no epidídimo e nos testículos. A transmissão do parasito do homem para a mulher ocorre via descarga uretral ou pelo sêmen (Martínez-Garcia *et al.*, 1996). Face à ocorrência do parasito no sêmen, muitos autores discutem a possibilidade de *T. vaginalis* causar infertilidade. Para alguns, o parasito pode induzir a perda de motilidade de espermatozoides (Jarecki-Black *et al.*, 1988), enquanto para outros, a perda de motilidade daquelas células não é decorrente de ação direta do parasito e, sim, devido a produtos de secreção de *T. vaginalis,* os quais determinam aumento de viscosidade do fluido seminal e, em decorrência, restringem a motilidade dos espermatozoides (Gopalkrishnan *et al.*, 1990).

Há décadas vem sendo considerada a possibilidade de *T. vaginalis* estar associado à ocorrência de neoplasias cervicais (Frost, 1962; Berggren, 1969). O exame de biopsias obtidas de pacientes com câncer de colo uterino revela o parasito associado a células epiteliais com graves alterações (Sands, 1966; Perl, 1972; Friedrich Jr, 1983; Alves *et al.*, 1984). *In vitro*, observa-se fagocitose de fragmentos de células epiteliais pelo protozoário (Silva-Filho e Bonilha, 1992), enquanto *in situ* numerosos parasitos são observados na borda de ulcerações do colo uterino (McLellan *et al.*, 1982). Em alguns exames histopatológicos de pacientes com ulcerações no colo, detecta-se a presença de grande quantidade de laminina (Klainulainem *et al.*, 1997). Esta glicoproteína presente na membrana basal, majoritária na lâmina, parece atuar como sinal para que o parasito comece a secretar proteases (Silva-Filho *et al.*, 1988). Após a ativação química, tais proteases poderiam degradar, em parte, a membrana basal, permitindo ao parasito acesso ao tecido conjuntivo subjacente. No conjuntivo, a fibronectina, elemento essencial para a organização supramolecular da matriz extracelular, pode ser degradada por *T. vaginalis* (Crouch e Alderete, 1999). Assim, ao degradar a fibronectina, o parasito poderia, potencialmente, se interiorizar, invadindo o tecido conjuntivo e, no caso de gestantes, chegar aos anexos embrionários. Este processo de invasão, ainda que hipotético, poderia explicar a ocorrência de *T. vaginalis* em anexos embrionários (Duarte, 1986), assim como a indução de abortos precoces (Draper *et al.*, 1995; Cotch *et al.*, 1997) e alguns casos da doença inflamatória pélvica aguda (Mathias *et al.*, 1985; Paisarntantiwong *et al.*, 1995). As mulheres infectadas por *T. vaginalis* durante a gravidez estão predispostas a ruptura prematura das membranas placentárias, partos prematuros e nascimento de crianças com baixo peso. Embora a infecção seja comum em gestantes, não é frequente a ocorrência do parasito em neonatos. Os poucos casos de neonatos infectados com *T. vaginalis* sugerem contaminação via ruptura prematura das membranas placentárias do organismo materno e/ou contaminação durante o nascimento através do canal do parto. Recentemente, em um neonato com idade gestacional de 27 semanas e 5 dias, encontrou-se o parasito na urina e, ainda, associado ao desenvolvimento de doença pulmonar crônica (Hoffman *et al.*, 2003).

Outro aspecto de relevância da TUH diz respeito à relação de *T. vaginalis* com outros agentes causadores de DST, em particular com o HIV-1. Na mulher, a infecção com HIV-1 é favorecida por alterações prévias da flora vaginal (Sewankambo *et al.*, 1997), assim como por ulcerações vaginais (Dickerson *et al.*, 1996). *T. vaginalis* ameboides, tanto associados ao epitélio vaginal quanto livres na secreção vaginal, apresentam numerosas inclusões citoplasmáticas, desde fragmentos celulares até bactérias inteiras. Esta avidez fagocítica, revelada *in vitro* (Street *et al.*, 1984), parece ocorrer *in situ*. Algumas hemácias e células do sistema imune do hospedeiro são encontradas aderidas ou interiorizadas pelo parasito (Rendón-Maldonado *et al.*, 1998). Assim, no hospedeiro, é possível que este parasito fagocite linfócitos $CD4^+$ contendo HIV-1. Após a digestão dos linfócitos, os vírus passariam a ser carreados pelo parasito. A internalização direta do vírus também é passível de ocorrer em *T. vaginalis* (Rendón-Maldonado *et al.*, 2003). Portanto, a possibilidade de disseminação de HIV por *T. vaginalis* (Pindak *et al.*, 1989) é cada vez mais considerada, visto o aumento na frequência de casos de infecção pelo HIV em que o parasito emerge como agente amplificador da transmissão da doença (Sorvillo *et al.*, 2001; Thurman e Doncel, 2011). Estudos epidemiológicos apontam que a infecção por *T. vaginalis* está associada ao aumento nos níveis vaginais de RNA do HIV-1 (Tanton *et al.*, 2011) e que a TUH é uma das infecções mais prevalentes em pacientes HIV-positivas (Shafir *et al.*, 2009; Mansson *et al.*, 2010; Vallely *et al.*, 2010; Das *et al.*, 2011).

Em suma, a grande variação do espectro clínico da TUH em ambos os sexos, a possibilidade de infecção múltipla por outros patógenos aliada à inexistência de um período prodrômico padrão complica ainda mais o entendimento da história natural da parasitose e leva muitos clínicos a interpretá-la como uma doença multifatorial, cuja etiologia pode variar caso a caso.

▸ Diagnóstico

▪ Clínico

Como mencionado anteriormente, nenhuma das apresentações clínicas da tricomoníase, no homem ou na mulher, é suficientemente específica para se estabelecer a etiologia. Embora as informações clínicas fornecidas pela paciente devam ser o ponto de partida para se chegar ao diagnóstico da TUH, há que se considerar que a percepção da doença pelo indivíduo está sujeita a fatores objetivos e subjetivos, podendo variar muito segundo o caso, levando a vícios e/ou erros na análise dos resultados. De fato, foi observado que se apenas os aspectos clínicos da TUH fossem usados para seu diagnóstico, 88% das mulheres infectadas poderiam não ser diagnosticadas e 29% daquelas não contaminadas seriam indicadas como portadoras da infecção (Fouts e Kraus, 1980). Tais observações foram confirmadas por outros autores que demonstraram o valor limitado dos sintomas e sinais para o pronto estabelecimento de sua etiologia (Schaaf *et al.*, 1990). Comparando a clínica das infecções vaginais micótica, bacteriana e por *T. vaginalis*, esses autores concluíram que estas não diferem entre si, com exceção da infecção por *Candida* sp., na qual não se observa odor fétido característico às outras.

De qualquer modo, o corrimento vaginal é o principal sintoma das vaginites infecciosas que levam a mulher a procurar o ginecologista e, por este motivo, é utilizado como quadro de entrada no fluxograma elaborado pela Coordenação Nacional de DST e AIDS do Ministério da Saúde (Figura 60.6). Assim, entre mulheres jovens e sexualmente ativas, o diagnóstico diferencial para os sintomas vaginais deve incluir tricomoníase, candidíase e vaginose bacteriana, haja vista a sobreposição dos aspectos clínicos destas três infecções. Irritação e prurido na vulva são comuns à TUH e à candidíase vulvovaginal, ao passo que nas pacientes com vaginose bacteriana a inflamação é mínima, a irritação vulvar é menos comum, a descarga vaginal pode ser branda ou moderada e acompanhada de acentuado odor. O relato de novo parceiro sexual nos últimos 3 meses apresentando corrimento uretral pode direcionar o diagnóstico para infecções por *N. gonorrhoeae* e *C. trachomatis*.

O diagnóstico clínico no homem é, se não impossível, pouco provável. Haja vista que a infecção masculina está associada a uma síndrome clínica mal delineada, pouco evidente e a uma morbidade incerta. Além disso, as estimativas de prevalência de *T. vaginalis* em homens podem estar subestimadas devido aos métodos diagnósticos usados e ao tipo e número de espécimes clínicos analisados (Kaydos-Daniels *et al.*, 2004; Seña *et al.*, 2007). Todavia, a TUH masculina pode ser bastante sugestiva caso o paciente apresente alguns dos sinais e sintomas já mencionados e conste de seu histórico relato de intercurso sexual com parceira já diagnosticada positivamente para TUH. Mesmo assim, em nenhuma circunstância, tanto neste caso como na infecção feminina, é possível o diagnóstico definitivo sem que os exames laboratoriais tenham demonstrado a presença do parasito.

▪ Laboratorial

▸ **Exame direto a fresco.** Tradicionalmente, o diagnóstico da TUH é realizado pelo emprego do "exame a fresco", que consiste na detecção do parasito, com sua motilidade flagelar característica, por meio da observação dos espécimens clínicos ao microscópio óptico. Tal motilidade apenas é observada quando o parasito encontra-se livre na secreção vaginal e não quando está aderido às CEVH normalmente encontradas na secreção. Estas formas livre-natantes do parasito em geral são elipsoides (Figura 60.1A, B), mas podem ser completamente esféricas ou ameboides, quando aderidas às CEVH (Figura 60.1C, D).

Na mulher, as amostras de secreção são coletadas em toda a extensão da cavidade vaginal, cervical ou na vulva com o auxílio de um *swab* de algodão não absorvente ou de poliéster, após a introdução do espéculo não lubrificado. Em seguida, o *swab* é lavado com uma ou duas gotas de solução tamponada, PBS (*phosphate buffered saline*) ou soro fisiológico, sobre uma lâmina de vidro e observado ao microscópio com aumento de 400×. Este exame é simples, barato e não requer grande habilidade técnica, porém exige alguns cuidados para que tenha êxito. A paciente deve ser recomendada a se abster de fazer higiene vaginal antes do exame e não pode ter recebido tratamento recente com tricomonicidas. Visto que *T. vaginalis* perde muito rápido sua motilidade à temperatura ambiente e, dependendo da fase da infecção, a secreção pode ser muito pobre em parasitos, faz-se necessário não diluir excessivamente a amostra durante a lavagem e a rápida observação da lâmina. A sensibilidade desta técnica varia de 66 a 80%, podendo apresentar um percentual de falso-negativos em torno de 30%. A presença de grande quantidade de leucócitos e CEVH em torno do parasito pode inibir a sua motilidade e negativar o exame. Além disso, dada a alta plasticidade do parasito, que pode assumir desde formas esféricas até ameboides (as quais podem estar aderidas ou não às CEVH, Figura 60.1C, D), a cuidadosa análise microscópica de amostras preparadas com um corante policromático é recomendada (Figura 60.1). Caso haja indicação clínica de TUH e não sendo detectado o parasito, o diagnóstico não pode ser excluído antes de outras análises laboratoriais.

Para a coleta de secreção da próstata e material subprepucial, utilizam-se *swabs* embebidos em PBS ou soro fisiológico. O parasito pode ser identificado também no sêmen ou no sedimento da urina matinal, obtido após centrifugação de 40 mℓ por 5 min a 600 g. Este sedimento deve ser diluído em 500 μℓ em uma das soluções indicadas anteriormente e observado em microscópio entre lâmina e lamínula a 400×.

Para ambos os casos, pacientes femininos e masculinos, as amostras que não forem ou não puderem ser analisadas logo após a coleta poderão ser preservadas em meio de transporte, por exemplo meio TYM modificado (Diamond, 1957) a pH 6,3 ou em PBS pH 7,2 adicionado de 0,2% de glicose e mantidas em estufa a 37°C.

▸ **Cultura.** A cultura é indicada nos casos em que houver suspeita de infecção e o parasito não for detectado no exame a fresco. O *swab*, contendo a amostra obtida do modo anteriormente descrito, pode ser inoculado em frasco de 5 mℓ contendo meio TYM suplementado com 10% de soro fetal bovino e mantido a 37°C. É necessário que o frasco esteja cheio até a borda, pois *T. vaginalis* não cresce ou morre em presença de alta tensão de oxigênio. Após 24 h, retira-se uma alíquota e observa-se ao microscópio. O meio pode assumir um aspecto turvo, no qual pode ser encontrada expressiva quantidade de bactérias, leveduras, leucócitos e *T. vaginalis* livre ou associado às células epiteliais. Caso não seja encontrado o parasito nas primeiras 24 h, procede-se a outras observações diárias até 72 h, tempo suficiente para a sua proliferação. Apesar da eficiência desse método, que pode ultrapassar 95% de sensibilidade, ele não é muito empregado no Brasil.

Se a coleta tiver objetivo científico, isto é, a axenização e o cultivo do parasito *in vitro*, é preciso adicionar ao meio de cultura penicilina (1.000 U/mℓ), estreptomicina (100 μg/mℓ) e gentamicina (50 μg/mℓ). Apesar de a contaminação por fungos ser de difícil eliminação, em particular as leveduras, o emprego de antifúngicos merece cautela. Quando a contaminação por fungos é evidente, a nistatina pode ser adicionada ao meio (50 U/mℓ). Já a anfotericina B é altamente tóxica para *T. vaginalis*, devendo ser evitada. Para eliminar o crescimento de micoplasmas, a canamicina (100 μg/mℓ) é a primeira escolha, haja vista a sua baixa atividade contra eucariotos. A axenização pode ser feita com manutenção dos isolados em meio de cultura contendo os antibióticos e/ou antifúngicos citados, seguida por sucessivas lavagens com o mesmo meio e centrifugação por 10 minutos a 300 g. Tal procedimento deverá ser repetido durante 10 dias consecutivos; a partir daí a adição de antibióticos deve ser suspensa, desde que a cultura esteja axenizada.

▸ **Preparações coradas.** Os principais corantes empregados na rotina laboratorial são: laranja de acridina, Giemsa, Gram, Panótico, fontana e hematoxilina férrica. Porém, estes não apresentam grande vantagem sobre o exame a fresco e, portanto, não serão abordados neste capítulo. Quanto à coloração policromática de Papanicolaou, alguns autores o consideram um método pouco útil no diagnóstico de *T. vaginalis*, porém pode apresentar uma sensibilidade similar ao exame a fresco, desde que a carga parasitária seja alta.

▸ **Ensaios imunológicos.** Os métodos imunológicos não são empregados em exames de rotina para esta parasitose, embora algumas técnicas aperfeiçoadas recentemente tenham demonstrado relativa especificidade e sensibilidade. Vários métodos têm sido utilizados para demonstrar a presença de anticorpos contra antígenos de *T. vaginalis*, tais como reação de aglutinação, fixação de complemento, hemaglutinação indireta, anticorpos fluorescentes, difusão em gel e ensaio imunoenzimático (Elisa). Estudos comparativos de alguns métodos tradicionais com um ensaio de imunodiagnóstico utilizando anticorpos monoclonais conjugados à fluoresceína revelaram que este último apresenta grande sensibilidade, podendo identificar amostras contendo pequenas quantidades do parasito. No entanto, nenhum destes demonstrou ser mais sensível do que o método de cultura (Krieger *et al.*, 1988).

▸ **Diagnóstico molecular.** Estudos sobre a biologia molecular de *T. vaginalis*, assim como de filogenia molecular, têm fornecido dados de grande relevância para o diagnóstico da TUH e para a compreensão da etiologia da doença. Pelo fato de *T. vaginalis* ser o parasito de maior prevalência nos EUA, sendo responsável por 5 milhões de novos casos anuais de vaginite, lá se fundou o Instituto para Pesquisa Genômica, que vem se ocupando em desvendar o genoma do parasito (Lyons e Carlton, 2004). Além de se ter revelado o surpreendente tamanho do genoma de *T. vaginalis* (80 a 90 milhões de pares de bases), pouco usual em protozoários, a identificação dos genes de ferredoxina e o 18S rRNA (Vanacova, 2003) propicia o desenvolvimento de estratégias moleculares – de DNA recombinante – voltadas ao diagnóstico apurado desta enfermidade. O uso de PCR é cada vez mais frequente na pesquisa de *T. vaginalis* em amostras de secreção vaginal e de urina, podendo-se detectar até os parasitos já mortos e fragmentados (Lawing *et al.*, 2000; Mayta *et al.*, 2000; Kaydos *et al.*, 2002; Crucitti *et al.*, 2003; Sturm *et al.*, 2004). Entretanto, resultados falso-negativos foram encontrados quando esta técnica foi comparada ao método de cultura (80% de sensibilidade quando comparada a amostras cultura-positivas).

▸ **Determinação do pH.** É um teste simples e rápido, que consiste na aplicação de uma fita de papel indicador de pH na parede vaginal por 1 min ou na concha do espéculo, após sua retirada da vagina. O papel não pode entrar em contato com o colo, que apresenta pH básico, nem com sangue menstrual, sêmen ou descarga cervical, à custa de levar a distorções na interpretação. Valores acima de 4,5 podem indicar TUH ou vaginose bacteriana, mas é diferencial para candidíase na qual o pH vaginal está próximo a 7,0.

▸ **Teste de Whiff.** Consiste na aplicação de uma gota de hidróxido de potássio a 10% em uma lâmina de vidro, adicionando em seguida uma amostra da secreção vaginal. Caso o material seja positivo para TUH ou vaginose bacteriana, ocorrerá logo após a esse procedimento exalação do odor de aminas. Isso acontece porque há volatização das aminas (putrescina e cadaverina), as quais estão presentes em altas concentrações na secreção das pacientes com essas infecções.

▸ Prevenção e controle

Não obstante a demonstração dos estudos epidemiológicos em que a TUH é DST de distribuição cosmopolita e mais frequente entre a população sexualmente ativa, alguns fatos negativos têm sido identificados pela Coordenação Nacional de DST e AIDS como obstáculos para o sucesso das intervenções de controle no Brasil:

- Apesar da importância epidemiológica de todas as DST, apenas a AIDS e a sífilis congênita são de notificação compulsória
- A irregularidade na disponibilização de medicamentos é uma das causas comuns de afastamento dos indivíduos dos serviços de saúde
- O atendimento inadequado dos portadores de DST em locais de pouca privacidade resulta em segregação e exposição a situações de constrangimento, contribuindo para o afastamento dos indivíduos dos serviços de saúde
- As técnicas laboratoriais disponíveis no sistema público de saúde não apresentam sensibilidade e/ou especificidade satisfatórias para o diagnóstico da TUH. Em vista disso, poucas unidades são capazes de fornecer resultados de testes conclusivos no momento da consulta
- Os dados epidemiológicos da TUH e de outras DST ainda são bastante escassos
- Recentes pesquisas, em diferentes estratos sociais, indicam que o uso de preservativos nas relações sexuais ainda é relativamente baixo, apesar da veiculação de propaganda visando conscientizar a população
- Por fim, a longa espera nas filas de atendimento dos serviços de saúde leva os pacientes a procurarem auxílio em farmácias comerciais. A automedicação e a falta de orientação

adequadas podem contribuir para que a doença se torne subclínica, induzindo o indivíduo à falsa interpretação de cura, favorecendo com isso a disseminação do agente.

Por ser uma doença de transmissão quase exclusivamente por relação sexual, as medidas de controle da TUH devem repousar naqueles princípios básicos adotados para as outras DST, ou seja, interrupção da cadeia de transmissão e prevenção de novas ocorrências. As seguintes estratégias podem ser adotadas:

- Vigilância contínua pelas agências de saúde mediante promoção e incentivo a estudos que visem atualizar os dados sobre a prevalência
- Elaboração de programas, por parte das agências nacionais de saúde ou por organizações não governamentais, informativos educacionais de veiculação frequente que priorizem a utilização de preservativos, mecanismo de transmissão, associação com outras DST e percepção de risco
- Distribuição gratuita de preservativos para a população
- Emprego de métodos diagnósticos sensíveis que possam detectar os portadores assintomáticos masculinos e femininos
- Investimento no diagnóstico precoce de gestantes ou adolescentes portadoras assintomáticas que procuram os serviços específicos, como aqueles que executam atendimento ginecológico, em especial os de planejamento familiar, de atendimento pré-natal e os serviços de prevenção do câncer cervical uterino
- Tratamento imediato dos pacientes e de seus parceiros sexuais, sintomáticos ou subclínicos, de preferência com medicação por via oral e em dose única ou com o menor número de doses possível. Para tal, é necessário subsidiar medicamentos gratuitos para a população carente.

A TUH pode, ocasionalmente, ser transmitida por via não sexual, por meio de toalhas molhadas, roupas íntimas, assentos sanitários, banheiras e objetos de toalete. A transmissão indireta durante masturbação mútua com os dedos, pelo uso de objetos sexuais contaminados ou de duchas também já foi sugerida. Tais possibilidades se baseiam nas observações de que *T. vaginalis* pode resistir por várias horas fora do hospedeiro, permanecendo viável em secreção vaginal, água, urina e sêmen, desde que haja condições de umidade e temperatura. Também pode ocorrer transmissão não sexual para neonatos durante a passagem pelo canal do parto de mães infectadas. A infecção pulmonar por *T. vaginalis* raramente ocorre por esta via, porém já foram descritos alguns casos de recém-natos com pneumonia, em cujas secreções respiratórias apenas esse parasito estava presente. A partir dessas hipóteses, além das medidas preventivas anteriores, é necessário ressaltar os cuidados sanitários e de higiene.

O investimento estatal na prevenção e controle da TUH faz-se necessário visto que existem evidências de que a infecção por *T. vaginalis* aumenta a predisposição do indivíduo a contrair HIV e outras DST, com sérias implicações psicológicas para seus portadores e causando um grande impacto social e econômico para o país. Pesquisas elaboradas por instituições internacionais indicam que os custos decorrentes dos procedimentos necessários para o tratamento das complicações e internações dos indivíduos infectados são muito maiores do que aqueles gastos nas medidas preventivas e de controle. Nesse sentido, o controle da TUH é possível desde que haja implementação de bons programas direcionados para a prevenção e que exista uma rede de serviços básicos resolutivos, com unidades de saúde acessíveis para pronto atendimento, que garanta fluxo contínuo de medicamentos e preservativos, com profissionais preparados para diagnosticar, tratar e aconselhar os portadores de DST e seus parceiros.

▶ Tratamento

No início da década de 1960 um derivado 5-nitroimidazólico do antibiótico azomicina de *Streptomyces* mostrou-se altamente eficiente no tratamento sistêmico da TUH. Dentre os 5-nitroimidazóis difundidos na clínica médica, os mais prescritos são o metronidazol (α,β-hidroxietil-2-metil-5-nitroimidazol), conhecido comercialmente como Flagyl®, e o tinidazol (Löfmark *et al.*, 2010). Todos os derivados 5-nitroimidazóis são agentes oxidantes ou indutores de espécies ativas de oxigênio, quando seu grupo nitro é reduzido dentro da célula. Em *T. vaginalis*, quem reduz este grupo são as enzimas hidrogenossomais. Assim, o metronidazol, para se tornar tóxico, tem que penetrar por difusão passiva na célula e no hidrogenossomo, onde compete com a enzima terminal hidrogenase pelo elétron da ferredoxina (encontrada apenas em organismos anaeróbios). A ativação do fármaco ocorre quando o elétron é transferido para o seu grupo nitro, gerando um radical altamente tóxico que causa quebra do DNA (Figura 60.3) e, em consequência, a divisão e a motilidade do parasito são interrompidas, com a morte deste ocorrendo em até 8 h. Simultaneamente, a produção de hidrogênio molecular é interrompida, resultando em aumento de peróxido de hidrogênio intracelular.

O tratamento pode ser realizado com uma das seguintes opções: metronidazol em dose única de 2 g (VO) ou 500 mg (VO) de 12 em 12 h por 7 dias; tinidazol em dose única de 2 g (VO); ou secnidazol em dose única de 2 g (VO). Apesar de controversa, a medicação de gestantes pode ser realizada apenas após completado o primeiro trimestre, com metronidazol em dose única de 2 g (VO). Quanto às nutrizes, pode ser prescrito o mesmo regime indicado para as gestantes, com recomendação expressa de suspensão do aleitamento no peito por 24 h. Antes de se iniciar o tratamento, a paciente deverá ser orientada a retirar e armazenar o leite, a fim de garantir a nutrição da criança. Seja qual for o regime de escolha, para que o tratamento tenha eficácia, o parceiro sexual deve ser tratado simultaneamente com o mesmo medicamento e dose. Ainda que o regime de dose única possa garantir a adesão do paciente ao tratamento, um ensaio clínico recente demonstrou que em pacientes infectadas com o HIV o tratamento por 7 dias com duas doses de 500 mg/dia é mais efetivo que o tratamento com uma única dose de 2 g (Kissinger *et al.*, 2010). As doses mais baixas do medicamento reduzem os custos e, teoricamente, os riscos de toxicidade. O uso tópico de metronidazol gel pode ser associado ao tratamento oral para aliviar os sintomas, como também é indicado para os raros casos de intolerância aos medicamentos por via oral ou ainda nos casos de alcoolismo. Entretanto, apenas o tratamento tópico feminino não é eficiente e, no caso masculino, só o sistêmico é capaz de erradicar o parasito do trato urogenital. Caso pacientes do sexo feminino venham a apresentar quadro crônico ou recidiva de TUH, recomenda-se, além da administração oral, o emprego de óvulos. Durante e até 48 h após o fim do tratamento oral com qualquer dos medicamentos sugeridos, deve-se evitar a ingestão de álcool, face a possibilidade de ocorrência de efeito antabuse, quadro consequente à interação de derivados imidazólicos com álcool, caracterizado por mal-estar, náuseas, tonturas e "gosto metálico na boca". Por outro lado, o tratamento prolongado com altas doses de metronidazol, tanto por via oral quanto local, pode levar a paciente a apresentar neuropatias periféricas (Arroyo e Alderete, 1995). Algumas desvantagens atribuídas ao metronizadol sistêmico são: náuseas moderadas ou gosto desagradável na boca, o qual é mais frequente após a administração de uma dose única em alta concentração. O efeito do metronidazol não é limitado unicamente a *T. vaginalis*, afeta também a maioria das bactérias anaeróbias e pode alterar a flora vaginal normal, causando, ocasionalmente, candidíase.

O número de casos de putativa falha ao tratamento com metronidazol parece estar aumentando (Miller e Nyirjesy, 2011). Quando confrontado com uma mulher que apresenta uma infecção recorrente, o clínico deve considerar as seguintes possibilidades:

- A reinfecção por um parceiro sexual não tratado permanece como o motivo mais comum de doença recorrente, especialmente se a paciente recebeu um regime de dose única
- A não adesão ao tratamento com regimes multidoses
- Muito raramente as falhas ao tratamento com metronidazol têm sido atribuídas ao aumento da inativação hepática do medicamento, ou ainda, à inativação competitiva por bactérias
- Finalmente, deve ser considerada a possibilidade de verdadeira resistência ao metronidazol.

Como mencionado, os hidrogenossomos apresentam grande atividade metabólica quando *T. vaginalis* se encontra em ambientes de baixa tensão de oxigênio ou anaerobiose total. Portanto, as oxidorredutases encontram-se ativas somente em parasitos vivendo na ausência de oxigênio; como alguns isolados ou cepas incluem tanto organismos adaptados à anaerobiose quanto à aerobiose ou condições de microaerofilia, é de se esperar que apenas estes últimos possam resistir ao fármaco (Sobel, 1999; Snipes *et al.*, 2000; Sullivan *et al.*, 2001). O modo ou o mecanismo de resistência desenvolvidos pelo parasito contra a atividade dos 5-nitroimidazóis ainda é tema de investigação. Ao que nos sugerem os dados veiculados em periódicos indexados pelo Institute for Scientific Information entre 1960 e 2004, abordando o tema resistência de *T. vaginalis* a quimioterápicos, o fenômeno decorre principalmente de: presença de vírus citoplasmáticos no parasito e aquisição de resistência por "treinamento". Ainda não se sabe como RNA-vírus presentes no citoplasma de alguns isolados de *T. vaginalis* conferem resistência do parasito à ação do fármaco, mas, de fato, isso ocorre (Wang *et al.*, 1987; Snipes *et al.*, 2000). Ensaios *in vitro* sugerem que a resistência tende a ocorrer após prolongada exposição ao metronidazol. Nos anos 1960 e início dos 1970, recomendava-se aos pacientes infectados com o parasito a administração oral de 2-nitroimidazóis em doses crescentes. Em seguida, caso a sintomatologia persistisse, os pacientes eram submetidos a quimioterapia com 5-nitroimidazóis, também em doses crescentes (Honigberg, 1978; Oleszczuk e Keith, 2000). Não por acaso, nos anos seguintes passou-se a observar um número cada vez maior de pacientes que não mais respondiam ao tratamento com medicação à base de nitroimidazóis, tanto por administração oral quanto por uso local. Amostras de secreções uretrais e vaginais coletadas desses pacientes revelaram a presença de parasitos que apresentavam resistência cruzada à maioria dos nitroimidazóis testados (Upcroft e Upcroft, 2001).

Apesar de não se detectarem efeitos teratogênicos associados ao metronidazol, devido à sua capacidade de induzir altas taxas de mutação em bactérias e de produzir carcinogênese em roedores, reluta-se em prescrever o medicamento a gestantes. Entretanto, estudos farmacológicos detalhados demonstraram que durante os últimos dois trimestres da gravidez, a possibilidade de o metronidazol causar dano ao feto é mínima. Outros efeitos adversos do metronidazol têm sido relatados. Recentemente, demonstrou-se que pacientes tratadas por 1 semana com metronidazol (500 mg/dia) apresentaram alterações genéticas em linfócitos periféricos (Carballo *et al.*, 2004). Por estes e outros motivos, algumas alternativas têm sido propostas à quimioterapia com metronidazol. Uma das mais difundidas é o tratamento com tinidazol, o qual além de ser menos mutagênico e carcinogênico do que o metronidazol (Forma e Gülmezoh, 2002), é mais tolerado pelas pacientes e seu efeito é mais prolongado. Entretanto, nos últimos 2 anos, três casos de resistência ao tinidazol foram relatados (Hager, 2004). Uma outra alternativa à quimioterapia com 5-nitroimidazóis em pacientes do sexo feminino é o tratamento local com nitrato de fenticonazol (óvulos intravaginais com 1 g da substância). Dentre 71 pacientes apresentando vulvovaginite por *T. vaginalis*, todas responderam bem ao tratamento com o nitrato de fenticonazol, sendo que somente seis continuaram a apresentar o parasito em secreções vaginais após 28 dias do término do tratamento (Fernandez-Alba *et al.*, 2004). Para alguns investigadores, uma outra alternativa ao tratamento de pacientes infectadas seria o desenvolvimento de novos quimioterápicos que tivessem como alvo a síntese de poliaminas do parasito. Nesse sentido, um fármaco que atuasse de modo seletivo nas enzimas de *T. vaginalis* envolvidas nessa via não causaria efeitos colaterais aos pacientes. O recente desenvolvimento de espermicidas com atividade antitricomonas, com base no excesso de tióis reativos, parece promissor no tratamento de infecções com o parasito, incluindo aquelas cursando com parasitos resistentes ao metronidazol (Jain *et al.*, 2011).

▶ Referências bibliográficas

Addis MF, Rapplli P, Fiori PL. Host and tissue specificity of *Trichomonas vaginalis* is not mediated by its known adhesion proteins. *Infect Immun.* 68: 4358-4360, 2000.

Alderete JF, Garza G. Soluble *Trichomonas vaginalis* antigens in cell free culture supernatants. *Mol Biochem Parasitol.* 13: 147-158, 1984.

Alderete JF, Lekker M, Arroyo R. The mechanisms and molecules involved in cytoadherence and pathogenesis of *Trichomonas vaginalis. Parasitol Today.* 11: 70-74, 1995.

Alvarez-Sánchez ME, Avila-González L, Becerril-García C *et al.* A novel cysteine proteinase (CP65) of *Trichomonas vaginalis* involved in cytotoxicity. *Microb Pathog.* 28:193-202, 2000.

Alves O, Bighetti S, Baruffi J. Aspectos epidemiológicos do câncer do cérvice uterino. *J Bras Ginecol.* 94: 397-406, 1984.

Arroyo R, Alderete. Biologia molecular de *Trichomonas vaginalis. Adv Perspec.* 14: 48-58, 1995.

Arroyo R, Gonzales-Robles A, Martínez-Palomo A *et al.* Signalling of *Trichomonas vaginalis* for amoeboid transformation and adhesin synthesis follows cytoadherence. *Mol Microbiol.* 7: 299-309, 1993.

Aurrecoechea C, Brestelli J, Brunk BP *et al.* GiardiaDB and TrichDB: integrated genomic resources for the eukaryotic protist pathogens *Giardia lamblia* and *Trichomonas vaginalis. Nucleic Acids Res.* 37(Database issue): D526-530, 2009.

Benchimol M. Hydrogenosomes under microscopy. *Tissue and Cell.* 41: 151-168, 2009.

Benchimol M. The hidrogenosome. *Acta Microsc.* 8: 1-22, 1999.

Benchimol M. Trichomonads under microscopy. *Microsc Microanal.* 10: 528-550, 2004.

Benchimol M, Diniz JAP, Ribeiro KC. The fine structure of the axostyle and its association with organelles in trichomonads. *Tissue Cell.* 32: 178-187, 2000.

Berggren O. Association of carcinoma of the uterine cervix and *Trichomonas vaginalis* infections. Frequency of *Trichomonas vaginalis* in preinvasive and invasive cervical carcinoma. *Am J Obstet Gynecol.* 105: 166-168, 1969.

Bonilha VL, Ciavaglia C, De Souza W *et al.* The involvement of terminal carbohydrates of the mammalian cell surface in the cytoadhesion of trichomonads. *Parasitol Res.* 81: 121-126, 1995.

Carballo MA, Palarmo AM, Mudry MD. Toxicogenic evaluation of metronidazol in the treatment of women infected with *Trichomonas vaginalis. Ann Trop Med Hyg.* 98: 139-147, 2004.

Carlton JM, Hirt RP, Silva JC *et al.* Draft genome sequence of the sexually transmitted pathogen *Trichomonas vaginalis. Science.* 315: 207-212, 2007.

Chen KC, Amsel R, Eschenbach DA *et al.* Biochemical diagnosis of vaginitis determination of diamins in vaginal fluid. *J Infect Dis.* 145: 337-345, 1982.

Chipperfield EJ, Evans BA. The influence of local infection on immunoglobulin formation in the human endocervix. *Clin Exp Immunol.* 11: 219-233, 1972.

Conrad M, Zubacova Z, Dunn LA *et al.* Microsatellite polymorphism in the sexually transmitted human pathogen *Trichomonas vaginalis* indicates a genetically diverse parasite. *Mol Biochem Parasitol.* 175: 30-38, 2011.

Coordenação Nacional de DST/AIDS. *Manual de Controle das Doenças Sexualmente Transmissíveis, DST.* 3ª ed. Brasil: Ministério da Saúde, 1999.

Cotch MF, Pastorek JG, Nugent RP *et al. Trichomonas vaginalis* associated with low birth weight and preterm delivery. *Sex Transm Dis.* 24: 353-360, 1997.

Coutts WE, Vargas-Salazar R, Silva-Inzunza E *et al. Trichomonas vaginalis* infection in male. *Brit Med J.* 2: 885-890, 1955.

Crouch ML, Alderete JF. *Trichomonas vaginalis* interaction with laminin and fibronectin. *Microbiology.* 145: 2835-2843, 1999.

Crucitti T, Van Dyck E, Tehe A *et al.* Comparison of culture and different PCR assays for detection of *Trichomonas vaginalis* in self collected vaginal *swab* specimens. *Sex Transm Infect.* 79: 393-398, 2003.

Cuervo P, Cupolillo E, Britto C *et al.* Differential soluble protein expression between *Trichomonas vaginalis* isolates exhibiting low and high virulence phenotypes. *J Proteomics.* 71: 109-122, 2008.

Das A, Prabhakar P, Narayanan P *et al.* Prevalence and assessment of clinical management of sexually transmitted infections among female sex workers in two cities of India. *Infect Dis Obstet Gynecol.* 494769, 2011.

De Jesus JB, Cuervo P, Britto C *et al.* Cysteine peptidase expression in *Trichomonas vaginalis* isolates displaying high-and-low virulence phenotypes. *J Proteome Res.* 8: 1555-1564, 2009.

De Jesus JB, Cuervo P, Junqueira M *et al.* Application of two-dimensional electrophoresis and matrix-assisted *laser* desorption/ionization time-of-flight mass spectrometry for proteomic analysis of the sexually transmitted parasite *Trichomonas vaginalis. J Mass Spectrom.* 42: 1463-1473, 2007a.

De Jesus JB, Cuervo P, Junqueira M *et al.* A further proteomic study on the effect of iron in the human pathogen *Trichomonas vaginalis. Proteomics.* 7: 1961-1972, 2007b.

De Miguel N, Lustig G, Twu O *et al.* Proteome analysis of the surface of *Trichomonas vaginalis* reveals novel proteins and strain-dependent differential expression. *Mol Cell Proteomics.* 9: 1554-1566, 2010.

Diamond LS. The establishment of various trichomonads of animals and men in axenic culture. *J Parasitol.* 43: 488-490, 1957.

Dickerson MC, Johnson J, Delea TE *et al.* The causal role for genital ulcer disease as a risk factor for transmission of human immunodeficiency virus. An application of the Bradford Hill criteria. *Sex Transm Dis.* 23: 429-440, 1996.

Donné A. Animalicules observes dans les matieres purulents et le produit des secretion des organs génitaux de l'homme et de la femme. *CR Hebdom Séan Acad Sci.* 3: 385-386, 1836.

Draper D, Jones W, Heine RP *et al. Trichomonas vaginalis* weakens human amino-chorion in an *in vitro* model of premature membrane rupture. *Infect Dis Obstet Gynecol.* 2: 267-274, 1995.

Duarte G. Doenças sexualmente transmissíveis e gestação. *Ars Curandi.* 19: 53-70, 1986.

Dunne RL, Dunn LA, Upcroft P *et al.* Drug resistance in the sexually transmitted protozoan *Trichomonas vaginalis. Cell Res.* 13: 239-249, 2003.

Engbring JA, O'Brien JL, Alderete JF. *Trichomonas vaginalis* adhesins display molecular mimicry to metabolic enzymes. *Adv Exp Med Biol.* 408: 207-223, 1996.

Fernandez-Alba J, Valle-Gay A, Dibildox M *et al.* Fenticonazol nitrate for treatment of vulvovaginitis: efficacy, safety, and tolerability of 1-gram ovules administered as ultra-short-2-days regimen. *J Chemother.* 16: 179-186, 2004.

Fiori PL, Rappelli P, Rocchigiani AM *et al. Trichomonas vaginalis* haemolysis: evidence of functional pores formation on red cell membranes. *FEMS Microbiol Lett.* 109: 13-18, 1993.

Ford LC, Hammill HA, DeLange RJ *et al.* Determination of estrogen and androgen receptors in *Trichomonas vaginalis* and the effects of antihormones. *Am J Obstet Gynecol.* 156: 1119-1121, 1987.

Forma F, Gülmezech AM. Intervention for treating trichomoniasis in women (Cochrane Review). In: *The Cochrane Library*, issue 3, 2002.

Fouts AC, Kraus SJ. *Trichomonas vaginalis*: reevaluation of its clinical presentation and laboratory diagnosis. *J Infect Dis.* 141: 137-143, 1980.

Friedrich Jr EG. Vaginitis. *Am Fam Phys.* 28: 238-242, 1983.

Frost K. *Trichomonas vaginalis* and cervical epithelial changes. *Ann NY Acad Sci.* 97: 792-799, 1962.

Gardner Jr WA, Culberson DE, Bennett BD. *Trichomonas vaginalis* in the prostate gland. *Arch Pathol Lab Med.* 110: 430-432, 1986.

Gilbert RO, Elia G, Beach DH *et al.* Cytopathogenic effect of *Trichomonas vaginalis* on human vaginal epithelial cells cultured *in vitro. Infect Immun.* 68: 4200-4206, 2000.

Gopalkrishnan H, Hinduja IN, Kumar TC. Semen characteristics of asymptomatic males affected by *Trichomonas vaginalis. J In vitro Fert Embryo Transf.* 7: 165-170, 1990.

Granger BL, Warwood SJ, Benchimol M *et al.* Transient invagination of flagella by *Tritrichomonas foetus. Parasitol Res.* 86: 699-709, 2000.

Hager WD. Treatment of metronidazol-resistant *Trichomonas vaginalis* with tinidazol: case report of three patients. *Sex Transm Dis.* 31: 343-345, 2004.

Hernández H, Sariego I, Garber G *et al.* Monoclonal antibodies against a 62 kDa proteinase of *Trichomonas vaginalis* decrease parasite cytoadherence to epithelial cells and confer protection in mice. *Parasite Immunol.* 26: 119-125, 2004.

Hernández-Gutierrez R, Ortega-López J, Arroyo R. A 39-kDa cysteine proteinase CP39 from *Trichomonas vaginalis*, which is negatively affected by iron may be involved in trichomonal cytotoxicity. *J Eukaryot Microbiol.* 50: 696-698, 2003.

Hirt RP, De Miguel N, Nakjang S *et al. Trichomonas vaginalis* pathobiology new insights from the genome sequence. *Adv Parasitol.* 77: 87-140, 2011.

Hirt RP, Noel CJ, Sicheritz-Ponten T *et al. Trichomonas vaginalis* surface proteins: a view from the genome. *Trends Parasitol.* 23: 540-547, 2007.

Hoffman DJ, Brown GD, Wirth FH *et al.* Urinary tract infections with *Trichomonas vaginalis* in a premature newborn and the development of pulmonary chronic lung disease. *J Perinatol.* 23: 59-61, 2003.

Honigberg BM. Trichomonads of importance in human medicine. In: Kreier JP. *Parasitic Protozoa.* Vol. II. NewNova York: Academic Press, p. 276-454, 1978.

Jain A, Lal N, Kumar L *et al.* Novel trichomonacidal spermicides. *Antimicrob Agents Chemother.* 55: 4343-4351, 2011.

Jarecki-Black JC, Lushbaugh WB, Godosov L *et al. Trichomonas vaginalis*: preliminary characterization of a sperm motility inhibition factor. *Ann Clin Lab Sci.* 18: 484-489, 1988.

Jesus JB, Vannier-Santos MA, Britto C *et al. Trichomonas vaginalis* virulence against epithelial cells and morphological variability: the comparison between a well-established strain and a fresh isolate. *Parasitol Res.* 93: 369-377, 2004.

Johnston VJ, Mabey DC. Global epidemiology and control of *Trichomonas vaginalis. Curr Opin Infect Dis.* 21: 56-64, 2008.

Kaydos SC, Swygard H, Wise SL *et al.* Development and validation of a PCR-based enzyme-linked immunoabsorvent assay with urine for use in clinical research settings to detect *Trichomonas vaginalis. J Clin Microbiol.* 40: 89-95, 2002.

Kaydos-Daniels SC, Miller WC, Hoffman I *et al.* The use of specimens from various genitourinary sites in men, to detect *Trichomonas vaginalis* infection. *J Infect Dis.* 189: 1926-1931, 2004.

Kissinger P, Mena L, Levison J *et al.* A randomized treatment trial: single *versus* 7-day dose of metronidazol for the treatment of *Trichomonas vaginalis* among HIV-infected women. *J Acquir Immune Defic Syndr.* 55: 565-571, 2010.

Klainulainem T, Auto-Harmainem O, Oika-rinen A *et al.* Altered distribution of laminin-5 (kalininin) in oral lichen planus, epithelial dysplasias and squamous cell carcinomas. *Brit J Dermatol.* 136: 331-336, 1997.

Kleydman Y, Yarlett N, Gorrell TE. Production of ammonia by *Trichomonas foetus* and *Trichomonas vaginalis. Microbiology.* 150: 1139-1145, 2004.

Krieger JN, Rein MF. Zinc sensitivity of *Trichomonas vaginalis*: *in vitro* studies and clinical implications. *J Infect Dis.* 146: 341-345, 1982.

Krieger JN, Tam MR, Stevens CE *et al.* Diagnosis of trichomoniasis. Comparison of conventional wet-mount examination with cytologic studies, cultures, and monoclonal antibody staining of direct specimens. *JAMA.* 259: 1223-1227, 1988.

Larsen B. Vaginal flora in health and disease. *Clin Obstet Gynecol.* 36: 107-121, 1993.

Lawing LF, Hedges SR, Schwekke JR. Diagnosis of trichomoniasis in vaginal and urine specimens from woman by culture and PCR. *J Clin Microbiol.* 38: 3585-3588, 2000.

Löfmark S, Edlund C, Nord CE. Metronidazol is still the drug of choice for treatment of anaerobic infections. *Clin Infect Dis.* 50: S16–23, 2010.

López LB, Braga MBM, Lopez JO *et al.* Strategies by which some pathogenic trichomonads integrate diverse signals in the decision-making process. *Ann Braz Acad Sci.* 72: 173-186, 2000.

Lubick KJ, Burgess DE. Purification and analysis of a phospholipase A2-like lytic factor of *Trichomonas vaginalis. Infect Immun.* 72: 1284-1290, 2004.

Lyons EJ, Carlton JM. Mind the gap: bridging between clinical and molecular studies of the trichomonads. *Trends Parasitol*. 20: 204-207, 2004.

Månsson F, Camara C, Biai A *et al*. High prevalence of HIV-1, HIV-2 and other sexually transmitted infections among women attending two sexual health clinics in Bissau, Guinea-Bissau, West Africa. *Int J STD AIDS*. 21: 631-635, 2010.

Martínez-Garcia F, Regadero J, Mayer R *et al*. Protozoan infections in the male genital tract. *J Urol*. 156: 340-349, 1996.

Mathias L, Nestarez JE, Kamas M *et al*. Aspectos etiopatogênicos da moléstia inflamatória pélvica aguda. *J Bras Med*. 95: 89-91, 1985.

Mayta H, Gilman RH, Calderon MM *et al*. 18S ribosomal DNA-based PCR for diagnosis of *Trichomonas vaginalis*. *J Clin Microbiol*. 38: 2683-2687, 2000.

McLellan R, Spence MR, Brockman M *et al*. The clinical diagnosis of trichomoniasis. *Obstet Gynecol*. 60: 30-34, 1982.

Midlej V, Benchimol M. *Trichomonas vaginalis* kills and eats evidence for phagocytic activity as a cytopathic effect. *Parasitology*. 137: 65-76, 2010.

Miller MR, Nyirjesy P. Refractory trichomoniasis in HIV-positive and HIV-negative subjects. *Curr Infect Dis Rep*. 13: 595-603, 2011.

Noel CJ, Diaz, N, Sicheritz-Ponten T *et al*. *Trichomonas vaginalis* vast BspA-like gene family: evidence for functional diversity from structural organization and transcriptomics. *BMC Genomics*. 11: 99, 2010.

North MJ, Mottram JC, Coombs GH. Cystein proteinases of parasitic protozoa. *Parasitol Today*. 6: 270-275, 1990.

O'Brien JL, Lauriano C, Alderete JF. Molecular characterization of a tirad malic enzyme-like AP65 adhesin gene of *Trichomonas vaginalis*. *Microb Pathol*. 20: 335-349, 1996.

Oleszczuk JJ, Keith LG. Vaginal infection: prophylaxis and perinatal outcome – A review of the literature. *Int J Fertil Women Med*. 45: 358-367, 2000.

Paisarntantiwong R, Brockman S, Clarke L *et al*. The relationship of vaginal trichomoniasis and pelvic inflammatory disease among women colonized with *Chlamydia trachomatis*. *Sex Transm Dis*. 22: 344-347, 1995.

Pereira-Neves A, Ribeiro KC, Benchimol M. Pseudocysts in trichomonads – new insights. *Protist*. 154: 313-329, 2003.

Perl G. Errors in the diagnosis of *Trichomonas vaginalis* infection as observed among 1119 patients. *Obstet Gynecol*. 39: 7-10, 1972.

Petrin D, Delgaty K, Bhatt R *et al*. Clinical and microbiological aspects of *Trichomonas vaginalis*. *Clin Microbiol Rev*. 11: 300-317, 1998.

Pindak FF, Mora de Pindak M, Hyde B *et al*. Acquisition and retention of viruses by *Trichomonas vaginalis*. *Genitour Med*. 65: 366-371, 1989.

Provenzano D, Alderete JF. Analysis of human immunoglobulin-degrading cysteine proteinase of *Trichomonas va-ginalis*. *Infect Immun*. 63: 3388-3395, 1995.

Ramón-Luing LA, Rendón-Gandarilla FJ, Cárdenas-Guerra RE *et al*. Immunoproteomics of the active degradome to identify biomarkers for *Trichomonas vaginalis*. *Proteomics*. 10: 435-444, 2010.

Rein MF. Clinical manifestations of urogenital trichomoniasis in women. In: Honigberg BM. *Trichomonads Parasitic in Human*. New York: Springer-Verlag, p. 225-234, 1990.

Reis IA, Johnson P, Silva-Filho FC *et al*. Putrescine analogue arrests trichomonad growth and induces respiratory organelle destruction. *Antimic Agents Chemother*. 43: 1919-1923, 1999.

Rendón-Maldonado JG, Espinosa-Cantellano M, González-Robles A *et al*. *Trichomonas vaginalis*: *in vitro* phagocytosis of *lactobacilli*, vaginal epithelial cells, leukocytes, and erythrocytes. *Exp Parasitol*. 89: 241-250, 1998.

Rendón-Maldonado JG, Espinosa-Cantellano M, Soler M *et al*. *Trichomonas vaginalis*: *in vitro* attachment and internalization of HIV-1-infected lymphocytes. *J Euk Microbiol*. 50: 43-48, 2003.

Rojas L, Fraga J, Sariego I. Genetic variability between *Trichomonas vaginalis* isolates and correlation with clinical presentation. *Infect Genet Evol*. 4: 53-58, 2004.

Ryu JS, Khang JH, Jung SY *et al*. Production of interleukin-8 by human neutrophils stimulated with *Trichomonas vaginalis*. *Infect Immun*. 72: 1326-1332, 2004.

Sands RX. Pregnancy, trichomoniasis, and metronidazol. *Am J Obstet Gynecol*. 94: 350-353, 1966.

Schaaf VM, Perez-Stable EJ, Borchardt K. The limited value of symptoms and signs in the diagnosis of vaginal infections. *Arch Intern Med*. 150: 1929-1933, 1990.

Seña AC, Miller WC, Hobbs MM *et al*. *Trichomonas vaginalis* infection in male sexual partners: implications for diagnosis, treatment, and prevention. *Clin Infect Dis*. 44: 13-22, 2007.

Sewankambo N, Gray RH, Wawer MJ *et al*. HIV-1 infection associated with abnormal vaginal flora morphology and bacterial vaginosis. *Lancet*. 350: 546-550, 1997.

Shafir SC, Sorvillo FJ, Smith L. Current issues and considerations regarding trichomoniasis and human immunodeficiency virus in African-Americans. *Clin Microbiol Rev*. 22: 37-45, 2009.

Silva-Filho FC, Bonilha VL. Effect of estrogens on the adhesion of *Trichomonas vaginalis* to epithelial cells *in vitro*. *Braz J Med Biol Res*. 25: 9-18, 1992.

Silva-Filho FC, De Souza W. The interaction of *Trichomonas vaginalis* and *Tritrichomonas foetus* with epithelial cells. *Cell Struc Funct*. 13: 301-310, 1988.

Silva-Filho FC, De Souza W, Lopes JD. Presence of laminin-binding proteins in trichomonads and their role in adhesion. *Proc Natl Acad Sci USA*. 85: 8042-8046, 1988.

Silva-Filho FC, Tosta MX, Saraiva EM *et al*. *Trichomonas vaginalis* and *Tritrichomonas foetus* secrete neuraminidase into culture medium. *Mol Biochem Parasitol*. 35: 73-78, 1989.

Snipes LJ, Gamard PM, Narcisi EM *et al*. Molecular epidemiology of metronidazol resistance in a population of *Trichomonas vaginalis* clinical isolates. *J Clin Microbiol*. 38: 3004-3009, 2000.

Sobel JD. Metronidazol-resistant urogenital trichomoniasis: an emerging problem. *N Engl J Med*. 341: 292-293, 1999.

Sommer U, Costello CE, Hayes GR *et al*. Identification of *Trichomonas vaginalis* cysteine proteases that induce apoptosis in human vaginal epithelial cells. *J Biol Chem*. 280: 23853-23860, 2005.

Sorvillo F, Smith L, Kerndt P *et al*. *Trichomonas vaginalis*, HIV, and African-Americans. *CDC Emerg Infect Dis*. 7: 1-11, 2001.

Street DA, Wells C, Taylor-Robinson D *et al*. Interaction of between *Trichomonas vaginalis* and other pathogenic micro-organisms of the human genital tract. *Brit J Vener Dis*. 60: 31-38, 1984.

Sturm PD, Connolly C, Khan N *et al*. Vaginal tampons as specimen collection device for the molecular diagnosis of non-ulcerative sexually transmitted infections in antenatal clinic attendees. *Int J STD AIDS*. 15: 94-98, 2004.

Sugarman B, Epps L. Effect of estrogen on bacterial adherence to HeLa cells. *Infect Immun*. 35: 633-638, 1982.

Sullivan A, Edlund C, Nord CE. Effect of antimicrobial agents on the ecological balance of human microflora. *Lancet Infect Dis*. 1: 101-114, 2001.

Tanton C, Weiss HA, Le Goff J *et al*. Correlates of HIV-1 genital shedding in Tanzanian women. *PLoS One*. 6: e17480, 2011.

Thurman AR, Doncel GF. Innate immunity and inflammatory response to *Trichomonas vaginalis* and bacterial vaginosis: relationship to HIV acquisition. *Am J Reprod Immunol*. 65: 89-98, 2011.

Upcroft P, Upcroft JA. Drug targets and mechanism of resistance in the anaerobic protozoa. *Clin Microbiol Rev*. 14: 150-164, 2001.

Vallely A, Page A, Dias S *et al*. The prevalence of sexually transmitted infections in Papua New Guinea: a systematic review and meta-analysis. *PLoS One*. 5: e15586, 2010.

Van der Schee C, Sluiters HJ, Van der Meijden WI *et al*. Host and pathogen interaction during vaginal infection by *Trichomonas vaginalis* and *Mycoplasma hominis* or *Ureaplasma urealyticum*. *J Microbiol Methods*. 45: 61-67, 2001.

Vanacova S. Molecular biology of the amitochondriate parasites *Giardia intestinalis*, *Entamoeba histolytica* and *Trichomonas vaginalis*. *Int J Parasitol*. 33: 235-255, 2003.

Velreads MM, Van der Belt-Gritter B, Van der Mei HC *et al*. Interference in initial adhesion of uropathogenic bacteria and yeast to silicone rubber by *Lactobacillus acidophyllus* biosurfactants. *J Med Microbiol*. 42: 1081-1085, 1998.

Wang A, Wang CC, Alderete JF. *Trichomonas vaginalis* phenotypic variation occurs among trichomonads infected with double-strand RNA virus. *J Exp Med*. 166: 142-150, 1987.

WHO. World Health Organization. *Global prevalence and incidence of selected curable sexually transmitted infections: overviews and estimates*. WHO/HIV_AIDS/2001.02. Geneva: World Health Organization, 2001.

Yao C. Major surface protease of trypanosomatids: one size fits all? *Infect Immun*. 78: 22-31, 2010.

▸ Portais, páginas e endereços eletrônicos

agum.org.uk/ceg2002/tv0601.htm
aids.gov.br
cdc.gov
clinical.com/safe-sex/trich.php
intelihealth.com
ncbi.nlm.nih.gov
scienceboard.net
trichdb.org/trichdb/
update-software.com/abstracts/ab000218.htm
wdxcyber.com/dxvag003.htm
who.int/std

61 Giardíase

Sérgio Cimerman e Benjamin Cimerman

▸ Introdução

A *Giardia lamblia* foi isolada inicialmente por Anton van Leeuwenhoek, em 4 de novembro de 1681, em carta enviada a Robert Hooke, então secretário-geral da Royal Society of London, nos seus próprios espécimes fecais. Em 1859, Vilem Lambl descreveu o parasito em fezes diarreicas de crianças, sendo a forma trofozoítica denominada *Cercomonas intestinalis*. Em 1879, Grassi descobriu a forma cística e finalmente, em 1915, a denominação que atualmente é empregada, foi derivada de uma homenagem também ao professor Alfred Giard.

O ciclo de vida da *Giardia* é composto de dois estágios: trofozoíta e cisto. Os cistos são as formas infectantes, sendo responsáveis pela disseminação do parasito. Infecções podem ser resultantes da ingestão de 10 ou menos cistos de *Giardia*. São resistentes, podendo permanecer viáveis durante 2 meses no meio exterior. Condições de temperatura e umidade, como a água a 4 a 10°C, podem manter os cistos viáveis por muitos meses.

A cloração da água e a desinfecção pela luz ultravioleta são insuficientes para destruir os cistos, situação esta evidenciada em vários surtos que ocorreram em piscinas e cidades através das fontes de abastecimento de água. Muitas vezes faz-se necessário o aquecimento da água acima de 60°C, a fim de erradicar esta forma do parasito. A eliminação dos cistos não é contínua, sendo altamente variável, justificando, assim, exames parasitológicos das fezes com resultados falso-negativos. Admite-se hoje que, em infecções de média intensidade, o número de cistos eliminados por dia varia de 300 milhões a 14 bilhões. O ciclo de vida é completado quando os cistos são ingeridos pelo homem.

▸ Epidemiologia

A giardíase é uma doença que ocorre em todas as regiões do mundo, preferencialmente de climas temperado e tropical, sendo mais comum em grupos etários inferiores a 10 anos.

É considerada pela Organização Mundial da Saúde (OMS) uma zoonose, devido a evidências de contaminação de riachos e reservatórios de água por animais parasitados. Tem seu maior acometimento em regiões com condições sanitárias precárias e tratamento de água inadequado, com grande prevalência em países em desenvolvimento. A prevalência da giardíase é estimada em 2 a 5% nos países desenvolvidos e até 20 a 30% nos países menos desenvolvidos (WHO, 1987; Teixeira *et al.*, 2007). Nos países desenvolvidos, portanto, tem-se revelado ser uma patologia emergente devido a vários surtos veiculados por alimentos contaminados e principalmente com água contaminada (Santin *et al.*, 2012). Estes surtos ocorreram com maior intensidade nos EUA, principalmente em piscinas públicas e reservatórios de água.

Existem relações de acometimento em pacientes imunocomprometidos, como aqueles que apresentam hipo ou agamaglobulinemia e AIDS. Em estudo publicado pelos autores, foi verificado que em pacientes com AIDS, na cidade de São Paulo, a prevalência foi em torno de 26%, revelando ser a G. *lamblia*, o parasito com maior acometimento neste estudo realizado no Instituto de Infectologia Emílio Ribas e Universidade Federal de São Paulo. Outros fatores, como a infecção pelo *Helicobacter pylori*, ajudam a incrementar a presença da giardíase, devido à redução da secreção do ácido gástrico. Fatores nutricionais e HLA-B12 também podem estar envolvidos em um maior achado da moléstia.

De modo geral, a transmissão ocorre principalmente pela água; ingestão de verduras, legumes e frutas cruas contaminados pelos cistos; manipuladores de alimentos; contato direto pessoa-pessoa (fecal-oral), principalmente em creches, asilos, orfanatos e clínicas psiquiátricas; artrópodes, como nas moscas e baratas, pelos seus dejetos ou regurgitamento; relação anal-oral no caso de indivíduos homossexuais.

▸ Clínica e diagnóstico

O espectro clínico da giardíase é extenso, variando de infecções assintomáticas, caracterizadas por portadores sãos, até infecções graves com diarreia crônica e má absorção intestinal. O período de incubação é de aproximadamente 1 a 2 semanas antes do aparecimento da sintomatologia, podendo variar de 1 a 45 dias. O principal sintoma é, sem dúvida alguma, o aparecimento de diarreia, inicialmente líquida, podendo chegar ao grau de esteatorreia acompanhada de náuseas, desconforto abdominal e perda de peso. Os recursos diagnósticos são listados na Tabela 61.1.

Tabela 61.1 Recursos diagnósticos na giardíase.

Diagnóstico laboratorial	Comentários
Exame de fezes	Baixo custo, fácil execução, conservante (fezes liquefeitas)
Enterotest ou teste do barbante	Pouco uso no Brasil, baixa positividade
Antígeno nas fezes	Testes imunoenzimáticos com alta sensibilidade
Sorologia de anticorpos	Apenas em estudos epidemiológicos, permanecem detectáveis até 6 meses após erradicação da infecção
Radiologia	Exame não específico
Biologia molecular	Experimental, altamente sensível

▪ Exame de fezes

O exame parasitológico de fezes constitui a melhor maneira de estabelecer o diagnóstico da giardíase, por não ser um método invasivo; ser de fácil execução, baixo custo e utilizar equipamento disponível em todos os laboratórios de parasitologia. Em fezes liquefeitas recomenda-se, na coleta, a utilização de um conservante (SAF ou Schaudin) para a pesquisa das formas de trofozoítas (Figura 61.1). Os métodos usados correntemente são o direto e o corado pela hematoxilina férrica.

Em fezes formadas ou pastosas, pesquisa-se a presença de cistos (Figura 61.1), utilizando a metodologia direta ou de concentração de Ritchie ou Faust *et al.* Como a eliminação de cistos não é contínua, ocorrendo períodos de 7 a 10 dias durante os quais estão presentes em pequena quantidade ou desaparecem, exames falso-negativos se tornam comuns. Deste modo, sugerimos, como forma de padronização, a realização de três exames, preferencialmente um a cada 3 dias.

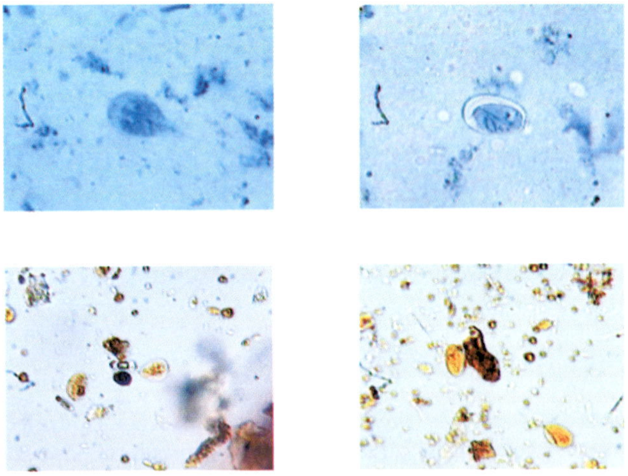

Figura 61.1 Estágios do ciclo de vida da Giardia.

▪ Enterotest ou teste do barbante

É um teste não muito difundido entre nós, porém, com relativo uso em outros países, como México, Peru, Chile, Cuba e EUA.

O teste consiste em uma cápsula gelatinosa que envolve um pequeno saco de borracha siliconizada, em cujo interior se encontra um peso de aço, que vai ser carreado ao duodeno por meio da peristalse do paciente. O paciente deverá estar em jejum de pelo menos 4 h para a realização deste procedimento, que tem como finalidade a obtenção do suco duodenal para a pesquisa de trofozoítas de *G. lamblia*. A positividade deste teste não alcança cifras superiores a 50%.

▪ Antígeno nas fezes

Este teste tem vários métodos, sendo o mais amplamente conhecido aquele relacionado com a técnica imunoenzimática (ELISA). Outra técnica empregada em larga escala é a da imunofluorescência direta ou indireta. Geralmente estas técnicas utilizam anticorpos monoclonais ou policlonais contra os antígenos dos cistos ou trofozoítas. No mercado existem alguns *kits* comerciais: ProSpecT/*Giardia* Assay (Alexon, Inc., Mountain View, Califórnia) e Merifluor Assay (Meridian Diagnostics, Cincinnati, Ohio). A técnica de ELISA detecta uma proteína glicosilada de alto peso molecular, ao redor de 65 kD, com uma sensibilidade de 91 a 98% e especificidade em torno de 100%. Estudos comparando a técnica de imunofluorescência com o exame convencional parasitológico de fezes revelam uma sensibilidade de 99,2% contra 66,4%.

Recentemente, uma nova técnica foi proposta, utilizando a imunocromatografia qualitativa de fase sólida, revelando alta sensibilidade e especificidade de 96,1% e 98,5%, respectivamente. Esta técnica permite que se possa trabalhar com fezes frescas ou fixadas por formalina, mostrando também a não existência de reações cruzadas com outros parasitos, sendo uma técnica bastante rápida. O *kit* comercial leva o nome de ColorPac *Giardia*/Cryptosporidium (Becton Dickinson).

▪ Sorologia

Tem sido empregada apenas em estudos epidemiológicos, devido à alta prevalência da giardíase no mundo. Os títulos anti-*Giardia* IgM são apenas elevados naqueles indivíduos com infecção corrente. Aproximadamente um terço dos pacientes desenvolvem anticorpos específicos de resposta anti-*Giardia* IgA. Resultados negativos não afastam a doença. Anticorpos anti-IgG podem permanecer elevados por longos períodos, prejudicando deste modo o diagnóstico, principalmente em se tratando de região de endemicidade. Os anticorpos podem permanecer detectáveis até 6 meses após a erradicação da infecção.

▪ Radiologia

Geralmente não é específico, sendo de pouco uso no diagnóstico da giardíase, revelando outras lesões que podem ampliar um possível diagnóstico diferencial. Mudanças radiológicas podem aparecer no trato gastrintestinal alto, principalmente uma dilatação no intestino delgado, não sendo específico propriamente no caso da giardíase.

▪ Biologia molecular

A detecção do ácido nucleico da *Giardia* pela reação de cadeia polimerase ou pelas sondas genéticas é altamente sensível; porém, é experimental até o presente momento, não deixando de ser viável apesar de todas as dificuldades para amplificação. Entretanto, tem sido usada para avaliação da prevalência da infecção e seus riscos de transmissão (Santin *et al.*, 2012).

▸ Tratamento

Quando avaliamos a eficácia clínica dos agentes usados no tratamento da giardíase, notamos uma dificuldade enorme em compararmos os estudos, por meio de seus resultados expressos na literatura corrente. Isto é facilmente explicado devido à metodologia que cada estudo realiza, como, por exemplo, a população estudada, medidas de evolução clínica, procedimento da randomização dos pacientes e a duração do tratamento dos indivíduos que entraram no estudo científico. A revisão crítica da literatura permite estabelecer alguns parâmetros para a escolha de fármacos preferenciais. Para classificá-los, prioritariamente adotamos alguns critérios: eficácia, efeitos colaterais, tolerabilidade, comodidade posológica e, sobretudo, a experiência pessoal dos autores (Tabela 61.2).

Tabela 61.2 Esquemas terapêuticos utilizados em giardíase.

Medicamento	Posologia	Eficácia (%)	Efeitos adversos	Comentários
Secnidazol	2 g, ou 30 mg/kg, dose única oral	89 a 96	Náuseas, vômitos, anorexia, cólica intestinal	Possível teratogenicidade
Tinidazol	2 g ou 50 mg/kg, dose única oral	92 a 96,6	Náuseas, vômitos, gosto amargo e metálico	Possível teratogenicidade
Metronidazol	250 mg 12/12 h ou 15 mg/kg por 5 dias, oral	86 a 97	Náuseas, gosto metálico, cefaleia, vertigens, neutropenias (raro)	Pode ser usado no segundo trimestre de gestação
Albendazol	400 mg/dia durante 5 dias, oral	77 a 97	Anorexia, constipação intestinal, aumento de provas hepáticas, neutropenia (raro)	Contraindicado em grávidas
Furazolidona	200 mg 12/12 h ou 2,5 mg/kg 12/12 h por 7 a 10 dias, oral	70 a 80	Náuseas, vômitos, diarreia, hemólise (deficiência de G6PD)	Contraindicada em crianças menores de 1 ano e gestantes
Quinacrina	100 mg 8/8 h ou 6 mg/kg 8/8 h por 5 a 7 dias	95	Náuseas, vômitos, cefaleia, vertigem, dermatite esfoliativa e retinopatia (raro)	Contraindicada em grávidas; pode exarcebar quadros de psoríase
Paramomicina	500 mg 8/8 h ou 10 mg/kg 8/8 h por 10 dias	55 a 90	Nefrotoxicidade e ototoxicidade	Não disponível no Brasil; droga de eleição no primeiro trimestre de gestação
Nitazoxanida	500 mg (7,5 mg/kg) 12/12 h por 3 dias	84 a 100	Cefaleia, vômitos, dor abdominal, diarreia, urina esverdeada	Categoria B na gestação; cuidado na lactação; uso a partir de 1 ano de idade

Secnidazol

É um 5-nitroimidazólico, que tem sido largamente utilizado para tratamento da giardíase em esquema de dose única, em países da América Latina, com especial atenção Brasil, Chile, Colômbia e México, entre outros. Até o presente momento, o fármaco não está comercialmente disponível nos EUA.

É um medicamento completamente absorvido após a administração oral, apresentando o maior tempo de meia-vida dentre todos os outros imidazólicos, ao redor de 20 a 25 h. A concentração giardicida é de 0,2 mg/mℓ, sendo que na primeira hora e na 72ª hora após a administração atinge concentrações plasmáticas de 46,3 mg/mℓ e 4 mg/mℓ, respectivamente, ou seja, 230 e 20 vezes acima da concentração inibitória mínima (CIM).

O secnidazol reúne todas as condições necessárias para o tratamento completo em uma única dose, devido à sua meia-vida prolongada e CIM baixa. Sua tolerabilidade é boa, uma vez que todos os efeitos adversos são de intensidade leve ou moderada e representada por náuseas e vômitos, anorexia e cólica intestinal.

A posologia preconizada para adultos é de 2 g em dose única, preferencialmente após uma refeição, e para crianças é de 30 mg/kg, também em esquema de dosagem única, com alimentos. A eficácia, descrita na literatura, é em torno de 89 a 96% de cura parasitológica. A apresentação é na forma de comprimidos de 500 mg e de 1 g, além de suspensão líquida, nas apresentações de 450 mg, até 15 kg, e de 900 mg, até 30 kg.

Tinidazol

Outro derivado nitroimidazólico, facilmente absorvido VO e excretado por via renal. Sua meia-vida elevada, em torno de 12 h, também proporciona o uso em esquema de dose única. Apresenta algumas diferenças em relação ao secnidazol, principalmente nos efeitos colaterais. Sua tolerabilidade é regular e os relatos da literatura e experiência pessoal evidenciam náuseas, vômitos, gosto amargo e metálico, sobretudo na apresentação de suspensão. Apresenta como esquema posológico também a mesma dose de 2 g, com quatro cápsulas, em esquema único para os adultos; em relação às crianças, a dose é de 50 mg/kg, também de dose única, sendo administrada preferencialmente após uma refeição. A eficácia é elevada, com cifras de 92 a 96,6% de cura parasitológica. Também não é comercializado ainda nos EUA, porém, como o secnidazol, tem amplo uso em nosso meio.

Metronidazol

Em 1962, o pesquisador Darbon relatou na literatura o uso do metronidazol para tratar pacientes com giardíase. É uma substância também pertencente à classe dos nitroimidazólicos, com mecanismo de ação bastante definido, valendo-se do metabolismo anaeróbio dos caminhos presentes na infecção pela *Giardia*.

É uma medicação com absorção oral excelente, penetrando nos tecidos e secreções como saliva, leite materno, sêmen e secreção vaginal. O fármaco é metabolizado no fígado e excretado via urina. Assim como o secnidazol e o tinidazol, apresenta alta eficácia *in vitro* e *in vivo*, diferindo dos anteriores por apresentar uma meia-vida menor, de 8 h, impossibilitando o esquemas de dose única, e fazendo com que a administração seja prolongada. Resistência *in vitro* ao metronidazol é bem descrita na literatura, sendo correlacionada com um decréscimo da atividade do piruvato do parasito por intermédio da enzima denominada ferrodixina oxidorredutase. Em relação ao secnidazol e tinidazol, até o presente momento não se observaram relatos de resistência.

A posologia para indivíduos adultos é de 250 mg, 2 vezes/dia, por 5 dias, enquanto na população pediátrica é de 15 mg/

kg, também por 5 dias. Como efeitos adversos, podem-se citar náuseas, gosto metálico, cefaleia, vertigens; raramente, foram descritos casos de neutropenia reversíveis. Já foi tentado seu uso em dose única, porém, apresentou baixos índices de cura, não chegando aos 60%. A eficácia clínica é de 86 a 97% de cura parasitológica.

Albendazol

Pertencente à classe dos benzoimidazólicos, é mal absorvido no trato gastrintestinal, com absorção no fígado e excreção renal. Sua baixa meia-vida (8 h) torna o tratamento em dose única ineficiente, sendo recomendado um tratamento prolongado por 5 dias, na dose de 400 mg/dia, tanto para adultos quanto para crianças. A sua cura parasitológica é de 77 a 97%. Esta substância apresenta teratogenicidade, sendo seu uso na gestação contraindicado. Em relação aos efeitos colaterais destacam-se anorexia e constipação intestinal, com raros casos de neutropenia reversíveis e elevação de testes hepáticos. É um fármaco disponível em suspensão e comprimidos.

Furazolidona

Descoberta em 1940, tem efeito sobre vários patógenos, dentre eles a *G. lamblia*. Esta substância era, até pouco tempo, de eleição nos EUA, porém, com pouco uso nos países da América Latina, apesar de seu baixo custo. É pouco absorvida no trato digestivo, com mecanismo de ação não completamente explicado. Inúmeros estudos clínicos com este fármaco são registrados na literatura, com esquema de administração de 400 mg/dia, divididos em duas doses, por 7 dias para os adultos, enquanto na faixa etária pediátrica é de 2,5 mg/kg, também duas vezes e por 7 a 10 dias, chegando a uma cura parasitológica em torno de 70 a 80%. Os principais efeitos colaterais são náuseas, vômitos e diarreia. Alguns pacientes podem apresentar quadros de hemólise devido à deficiência de G6PD. Apresenta contraindicação formal em crianças menores de 1 mês, devido a possível quadro de anemia hemolítica.

Quinacrina

A partir de 1992 foi descontinuada a comercialização nos EUA, tendo até então seu uso em larga escala como forma de tratamento. O seu mecanismo antiprotozoário ainda não foi elucidado e apresenta altos índices de resistência induzida *in vitro*. A dose habitualmente era de 100 mg, 3 vezes/dia, por 5 a 7 dias para os adultos, e as crianças faziam uso de 6 mg/kg/dia, divididos, também, em três tomadas, pelo mesmo período terapêutico. A eficácia girava em torno de 95%, com altos índices de efeitos colaterais, como vômito, náuseas, cefaleia e vertigem. Casos de dermatite esfoliativa e retinopatia já foram descritos. Existem relatos de que possa exacerbar quadros de psoríase. É também contraindicada em grávidas.

Paramomicina

Substância pertencente à família dos aminoglicosídios, não disponível ainda no Brasil, devendo ser importada. Apresenta uma pobre absorção oral no lúmen intestinal. O seu mecanismo de ação é a inibição da síntese proteica da *G. lamblia*, interferindo nas subunidades ribossômicas 50S e 30S. Os estudos clínicos são bastante limitados, com eficácia clínica em torno de 55 a 90%. A dose habitual é de 500 mg, 3 vezes/dia, por 10 dias em adultos, e nas crianças é de 25 a 30 mg/kg, dividido também em três doses. Deve-se atentar para o seu uso nos pacientes com falência renal, devido ao fato de o medicamento ser nefrotóxico e ter também um efeito de ototoxicidade.

Nitazoxanida

É um derivado 5-nitrotiazol, com amplo espectro antiparasitário, sintetizado pela primeira vez por Rossignol em 1976. Tem seu emprego em adultos e sobretudo em crianças com aprovação pela FDA a partir de 2002. Foi disponibilizada para uso comercial no Brasil a partir de 2006, na segunda metade do semestre, com outras indicações em parasitoses intestinais também, como amebíase, blastocistose, criptosporidiose em pacientes com AIDS e na maioria das helmintoses intestinais. Além disto, tem sido mostrada ação frente às gastrenterites virais, como por exemplo, a rotavirose. Estudos adicionais devem surgir a fim de evidenciar a sua possibilidade terapêutica nas hepatites crônicas pelo vírus C. O mecanismo de ação da substância em parasitoses intestinais deve-se ao bloqueio da enzima óxido piruvato redutase, que diminui a assimilação do oxigênio no processo celular. Seu uso corrente tem sido no México, com cura em torno de 71 a 78%. A dose utilizada é de 500 mg ou 7,5 mg/kg, 2 vezes/dia, por 3 dias de terapêutica. Apresenta excelente tolerabilidade clínica com baixos efeitos adversos, destacando-se dor abdominal, náuseas e diarreia. Deve-se alertar o paciente de que a urina pode se tingir de cor esverdeada, sem repercussão hepática alguma. A absorção do fármaco é melhor vista com a ingesta de alimentos concomitantemente. Até o presente momento não existe necessidade de ajuste de dose, porém devemos ficar atentos aos pacientes renais, hepáticos e idosos. Não apresenta relatos de resistência até o presente momento e deve ser prescrita em conjunto com a varfarina.

▸ Situações especiais

▪ Infecções assintomáticas

No início acreditava-se que só doentes sintomáticos deveriam receber medicamento. Em seguida foram introduzidos critérios epidemiológicos, isto é, o indivíduo assintomático eliminava cistos, sendo por conseguinte um contaminador da coletividade. Mais adiante, verificou-se que a duração e a gravidade da infecção dependiam mais da qualidade da defesa do hospedeiro do que da virulência do parasito e, consequentemente, o parasito, inócuo para uma pessoa, poderia ser gravemente prejudicial a outra. Firmou-se então o conceito de que todo indivíduo parasitado, sintomático ou assintomático, deveria ser tratado.

▪ Gravidez e lactação

Mulheres que apresentarem infecção assintomática ou leve no primeiro trimestre de gestação não devem ser tratadas. Caso seja necessária a terapêutica, opta-se pela paramomicina na dose já citada. Se for uma infecção no segundo ou terceiro trimestre de gravidez, existem como opção o metronidazol ou a paramomicina. É contraindicado o uso de quinacrina, furazolidona e albendazol. Em relação ao tinidazol e ao secnidazol, opta-se por sua não introdução, devendo estudos adicionais serem realizados devido a provável teratogenicidade.

▪ Resistência e recidivas

Falência terapêutica tem sido frequentemente relatada na literatura, incluindo agentes como metronidazol, quinacrina, furazolidona e albendazol. O clínico tem que ter em mente se o paciente está realmente resistente ao medicamento empregado ou é apenas uma reinfecção do mesmo, devido ao retorno da sintomatologia que o levou à consulta inicial. Deve-se insistir nos exames de fezes, para observar se não é outro parasito com sintomatologia semelhante. As reinfecções ocorrem frequentemente em áreas endêmicas e aquelas com condições precárias de higiene. Relatos de resistência induzida *in vitro* são cada vez mais habituais. Resistências clínicas têm sido tratadas com repetidos cursos das substâncias escolhidas pelo médico e não a utilizada inicialmente. Atualmente, a recomendação nestas situações é o emprego de fármaco de diferente classe ou uma combinação de nitroimidazólicos mais quinacrina por um período de pelo menos 2 semanas ou mais, dependendo da sintomatologia e do quadro laboratorial do paciente. Esta situação também pode ter o seu uso naqueles indivíduos com deficiência imunológica, como por exemplo a hipogamaglobulinemia, ou em pacientes com AIDS. Nesta última situação específica, deve-se ficar atento aos inúmeros medicamentos que estes pacientes usam e que podem confundir a sintomatologia, levando o médico muitas vezes a pensar em recidiva ou reinfecção. Outra situação que muitas vezes esquecemos é a intolerância à lactose, que ocorre em torno de 20 a 40% dos pacientes. Deve-se, nestes casos, realizar o exame de fezes, e sendo este negativo para parasitos, orientar o paciente a evitar alimentos e líquidos à base de lactose, podendo ter uma resolutividade em até várias semanas.

▸ Referências bibliográficas

Bailey JM, Erramouspe J. Nitazoxanide treatment for giardiasis and cryptosporidiosis in children. *Ann Pharmacother* 38: 634-640, 2004.

Cimerman B, Cimerman S. Atualização em giardíase: diagnóstico e tratamento. *Pediatr Mod* 32: 239-242, 1996.

Cimerman B, Cimerman S. Giardíase: visão crítica. *Gastroclínica Atual* 6: 15-19, 1998.

Cimerman B, Cimerman S. Giardíase. In *Parasitologia Humana e seus Fundamentos Gerais*, 2ª ed., Atheneu, Rio de Janeiro, p. 28-33, 2001.

Cimerman B, Boruchovski H, Cury FM, Bichued LM, Ieri A. Estudo comparativo entre o secnidazol e o metronidazol no tratamento da giardíase. *Arq Bras Med* 62: 291-294, 1988.

Cimerman B, Camilo-Coura L, Salles JMC, Gurvitz R, Rocha RS, Bandeira S, Cimerman S, Katz N. Evaluation of secnidazole gel and tinidazole suspension in the treatment of giardiasis in children. *Braz J Infect Dis* 1: 241-247, 1997.

Cimerman B, Cimerman S, Katz N, Gurvitz R, Puccini R, Camilo-Coura L, Neto FD. Eficácia e tolerabilidade do secnidazol suspensão *versus* tinidazol suspensão no tratamento da giardíase em crianças. *Pediatr Mod* 35: 313-318, 1999.

Cimerman B, Cury FM, Moreno CT, Fonseca CRTP, Arosa SM, Cimerman S. Avaliação terapêutica do secnidazol dose única no tratamento da giardíase em crianças. *Pediatr Mod* 6: 1008-1012, 1994.

Cimerman S. *Prevalência de Parasitoses Intestinais em Pacientes Portadores da Síndrome da Imunodeficiência Adquirida (AIDS)*, Tese de Mestrado, Universidade Federal de São Paulo, São Paulo, 1998.

Cimerman S, Cimerman B, Lewi DS. Parasitoses intestinais — Visão crítica de sua importância em nosso meio. *Ars Curandi* 31: 5-9, 1998.

Cimerman S, Cimerman B, Lewi DS. Prevalence of intestinal parasitic infections in patients with acquired immunodeficiency syndrome in Brazil. *Int J Infect* 3: 203-206, 1999.

Cimerman S, Cimerman B, Lewi DS. Enteric parasites and AIDS. *São Paulo Med J* 117: 266-273, 1999.

Cimerman S, Cimerman B, Lewi DS. Avaliação da relação entre parasitoses intestinais e fatores de risco para o HIV em pacientes com AIDS. *Rev Soc Bras Med Trop* 32: 181-185, 1999.

Cimerman S, Castañeda CG, Iuliano WA, Palacios R. Perfil das enteroparasitoses diagnosticadas em pacientes com infecção pelo vírus HIV na era da terapia antirretroviral potente em um centro de referência em São Paulo, Brasil. *Parasitol Latino Americana* 111-119, 2002.

Escobedo AA, Cañete R, Gonzales ME, Pareja A, Cimerman S, Almirall P. A randomized trial comparing mebendazole and secnidazole for treatment for giardiasis. *Ann Trop Med Parasitol* 97: 499-504, 2003.

Santin M, Dargatz D, Fayer R. Prevalence of *Giardia duodenalis* assemblages in weaned cattle on cow-calf operations in the United States. *Veterinary Parasitol.* 183: 231-236, 2012.

Teixeira JC, Heller L, Barreto ML. *Giardia duodenalis* infection: risk factors for children living in substandart settlements in Brazil. *Caderno de Saúde Pública.* 23: 1489-1494, 2007.

WHO-World Health Organization. Prevention and control of intestinal parasitic infections. Technical Report Series, 749, Geneva, 1987.

Zaat JOM, Mank THG, Assendelft WJJ. Drugs for treating giardiasis (Cochrane Review). In *The Cochrane Library,* Issue 4, Update Software, Oxford, 2000.

62 Amebíase

Aloísio Sales da Cunha

▸ Conceito

A amebíase é classicamente definida como a infecção do homem pela *Entamoeba histolytica*, protozoário de distribuição cosmopolita, podendo determinar ou não manifestações clínicas (WHO, 1997). Daí surgiu o conceito de amebíase infecção × amebíase doença. O parasito pode colonizar o intestino grosso mas, ocasionalmente, pode se estabelecer em outros órgãos, como o fígado, o pulmão e o cérebro, constituindo-se nas formas extraintestinais.

Na atualidade é aceita a existência de outra espécie envolvida na amebíase, a *Entamoeba dispar*. Morfologicamente semelhante à *E. histolytica*, é incapaz de invadir a mucosa intestinal e está associada à amebíase não invasiva ou luminal. A aceitação da *E. dispar* como uma espécie de protozoário distinta, pela maioria dos autores, põe em evidência profundas implicações na epidemiologia da amebíase, desde que na sua maioria as infecções assintomáticas são agora atribuídas à espécie não invasiva (Espinosa-Cautellano *et al.*, 1997; Clark, 1998).

▸ Histórico

A história da amebíase e da disenteria amebiana teve início com a descoberta de Lösch, em 1975, da ameba patógena, reconhecida como *E. histolytica*, mas denominada por ele, na época, *Amoeba coli* (Cunha, 1975).

No entanto, a verdadeira amebíase pode ter sido descrita pela primeira vez por Mateo Alemam, que, em 1611, cuidou de Fray Garcia Guerra, arcebispo do México e vice-rei da Nova Espanha, que adoeceu com diarreia, seguida, dias depois, de supuração hepática (Brandt e Tamayo, 1970).

Mais tarde, em 1828, um médico do Exército Britânico na Índia, Annesley, fez referência ao fato de que alguns soldados mostravam extensas ulcerações intestinais acompanhadas de diarreia e considerou que essas lesões eram secundárias a uma doença hepática.

Em 1842, o médico mexicano Miguel Jimenez descreveu um caso de "abscesso hepático abrindo-se para um brônquio".

Atribui-se, contudo, a Lösch, clínico de São Petesburgo, na Rússia, a primazia de identificar o protozoário responsável pelo quadro disentérico: ao examinar as fezes de um paciente de disenteria recidivante, encontrou formas vegetativas de amebas, muito ativas, que continham hemácias fagocitadas. A necropsia revelou intenso processo ulcerativo do grosso intestino, sendo encontradas numerosas amebas hematófagas no material obtido das úlceras.

A seguir, Lösch inoculou algumas dessas formas vegetativas de amebas, pela boca e pelo reto, em quatro cães. Um dos animais desenvolveu um quadro de disenteria aguda, tendo a necropsia revelado a presença das mesmas amebas nas fezes e no exsudato purulento das ulcerações da mucosa.

Tal descrição evidencia que Lösch se achava diante da *E. histolytica*, na sua forma invasiva. A despeito da evidência fornecida pelo sucesso do experimento em cães, nos quais se reproduziu o quadro observado no paciente, acredita-se que Lösch não considerou esse parasito como o agente causal das lesões intestinais, mas atribuiu-lhe papel meramente mecânico de um irritante que impedia a cura das lesões disentéricas, originadas por outro tipo de agente.

Em 1883, Koch observou cinco casos de disenteria no Egito, dois dos quais complicados com abscesso hepático. Nas úlceras do intestino grosso encontrou numerosas amebas, idênticas às observadas por Lösch. Em 1886, Kartulis publicou artigo em que descrevia 150 casos de disenteria no Egito, nos quais demonstrou a presença da ameba, em sua forma vegetativa. Ambos atribuíram às amebas a causa da "disenteria tropical", nome estabelecido para a forma da doença estudada (Faust, 1954).

É em 1903, com o trabalho de Schaudin, que vamos encontrar a melhor descrição da ameba patogênica e de sua diferenciação da congênere não patogênica, assim como apreciação exata da responsabilidade daquela pela disenteria amebiana. Propõe também Schaudinn, pela primeira vez, a designação de *E. histolytica*, para a espécie patogênica, e *E. coli*, para a não patogênica.

Em 1913, Walkers e Sellards, em pesquisa que ficou célebre, demonstraram em prisioneiros e voluntários, nas Filipinas, que a *E. histolytica* determinava, indubitavelmente, a disenteria aguda, clássica, e que a *E. coli* era um comensal nos intestinos.

Finalmente, na monografia de Dobell (1919), ficou bem estabelecido o gênero das amebas que parasitam o homem, com descrições morfológicas e biológicas bastante precisas.

▸ Etiologia e taxonomia

Enumeram-se sete espécies de amebas que são parasitos naturais do homem:

Entamoeba histolytica – Schaudinn, 1903
Entamoeba hartmanni – von Prowazek, 1912
Entamoeba coli – (Grassi, 1879) Hickson, 1909
Entamoeba gingivalis – (Gros, 1849) Smith e Barret, 1914
Endolimax nana – (Wenyon e O'Connor, 1917) Brug, 1918
Iodamoeba bütschlii – (von Prowazek, 1912), Dobell, 1919
Dientamoeba fragilis – Jepps e Dobell, 1918.

Das seis espécies que vivem no intestino grosso somente uma, a *E. histolytica*, tem atividade patogênica no homem.

A *E. hartmanni*, encontrada em indivíduos assintomáticos e incapaz de invadir os tecidos intestinais, também não é patogênica para o homem. Não obstante, será objeto de consideração, para efeito de diferenciação da *E. histolytica*.

▪ O grupo histolytica

As espécies de *Entamoeba* podem ser divididas em três grupos, tomando-se por base o número de núcleos nos cistos maduros: oito, quatro ou um núcleo.

O grupo *histolytica* é constituído pelas amebas tetranucleadas e a representante mais conhecida é a *E. histolytica*, além da *E. hartmanni* (Neal 1966). Neste grupo estão incluídas, ainda, amebas morfologicamente semelhantes à *E. histolytica*, que podem ser parasitos ou não: *E. histolytica-like* tipo laredo, *E. invadens* de répteis, *E. aulastomi* de sanguessugas, *E. knowlesi* de tartarugas, *E. phillippinenis* de peixe, *E. pyrrogaster* da salamandra, *E. terrapinae* de tartarugas, *E. ranarum* de rãs e sapos e *E. moshkowskii* de vida livre, encontrada em coleções de água.

A denominação *E. histolytica* foi dada por Schaudinn, 1903 (in Dobell, 1919), que também concluiu ser a *E. coli* desprovida de ação patogênica.

As denominações *E. tetragena* e *E. minuta* foram sugeridas. Mais tarde Craig (1905) as considerou como sinônimos da *E. histolytica*, bem como a *E. dysenteriae*.

Recentemente, Sargeaunt e Williams (1978) e Diamond (1992) propuseram que *E. histolytica* não seria uma espécie única, mas duas espécies diferentes, como foi postulado por Brumpt (1925). *E. dispar* seria a espécie não patogênica e *E. histolytica*, a espécie patogênica, embora alguns autores não concordem com esta teoria.

▸ Prevalência

A infecção pela *E. histolytica* representa ainda hoje problema de saúde pública da mais alta importância. Tratando-se de doença de difusão mundial, sua frequência atinge cerca de 10% da população, segundo os cálculos apresentados à Organização Mundial da Saúde (WHO, 1969).

Tendo por base os levantamentos e estudos de revisão sobre a prevalência mundial da amebíase, Wash (1986) estimou em 500 milhões o número de pessoas infectadas pelo amebídeo. Destes, 40 a 50 milhões de indivíduos apresentam uma forma invasiva da doença, ou seja, a colite disentérica ou os abscessos hepáticos, o que resulta em 40 a 110 mil mortes anuais (Tabela 62.1). Em uma escala global, a amebíase é provavelmente a segunda causa de morte entre as doenças parasitárias, inferior somente à malária. A Organização Mundial da Saúde, em seu último relatório sobre a questão, informa a ocorrência de cerca de 100.000 mortes anuais pela amebíase (WHO, 1997), ponto de vista igualmente aceito por Stanley Jr. (2003) em levantamento recente.

Tabela 62.1 Prevalência global e incidência da amebíase em 1984.

Continente	Infecções	Doença (abscessos e colite)	Mortes
Américas do Norte e do Sul	95.000.000	10.000.000	10 a 30.000
Ásia	300.000.000	20 a 30.000.000	20 a 50.000
África	85.000.000	10.000.000	10 a 30.000
Europa	20.000.000	100.000	–
Total	500.000.000	20 a 50.100.000	40 a 110.000

Fonte: Wash, 1986.

Elsdon-Dew (1971), ao analisar casos de sobrevida de pacientes com abscessos hepáticos, conclui que a amebíase invasiva é encontrada no oeste e sul da África, sul da Ásia e região ocidental da América do Sul.

No México, América do Norte, os abscessos hepáticos foram encontrados com uma frequência de 1,6 a 2,1% de todos os pacientes admitidos em hospitais gerais, onde a incidência da amebíase invasiva é da ordem de 4,7 a 5,7% das necropsias. Em uma série de 7.914 necropsias realizadas em um hospital geral para pacientes de baixa condição socioeconômica, o abscesso hepático amebiano foi considerado a quarta causa de morte, precedido apenas pelo câncer, cirrose hepática e tuberculose (Pérez-Tamayo e Brandt, 1971).

Para Sepúlveda (1971) e Brandt e Tamayo (1970), o índice mais seguro para julgar a frequência e a gravidade da amebíase em determinada região geográfica é o número de abscessos hepáticos amebianos. Assim, Biagi e Beltrán (1969) relatam que, de 10 abscessos hepáticos encontrados no México, nove são de natureza amebiana. Manifestam seu ponto de vista de que o abscesso hepático amebiano é uma expressão da patologia da miséria.

Em Caracas, Venezuela, 11% das crianças com retocolite estavam infectadas pela *E. hystolytica*. Com exceção da Colômbia, a amebíase invasiva não é comum nas Américas do Sul e Central.

Nos EUA, a amebíase foi encontrada em uma porcentagem de 0,9%. Em várias cidades americanas, particularmente em Nova York, a maior incidência de infecção amebiana foi detectada recentemente na população homossexual masculina, com níveis de prevalência variando de 20 a 31% (Martinez-Palomo, 1983).

Na Índia, em hospital de Madras, foram detectados cerca de 900 casos de abscessos hepáticos amebianos nos últimos 20 anos (Tansurat, 1966; Mehta e Vakil, 1970), no período de 1963-1967, estudaram 158 casos de abscesso hepático amebiano em hospital de Mumbai (antiga Bombain).

Na África do Sul, em Durban, de 5.087 pacientes adultos com amebíase invasiva internados em hospital, a amebíase intestinal foi responsável por 60% das hospitalizações, enquanto os abscessos do fígado ficaram com os restantes 40%. O índice de letalidade em crianças hospitalizadas naquela cidade foi de 27% para a amebíase intestinal e de 13,3% para o abscesso hepático (Martinez-Palomo, 1983).

Na Nigéria, encontraram a frequência de 41,1 a 26,6% em vários grupos populacionais, por meio de levantamentos em exames parasitológicos de fezes. Em material de necropsia, a amebíase foi considerada causa de morte em 11,4% dos casos (816 pacientes), incluindo-se abscesso hepático, perfuração intestinal, peritonite, abscessos pulmonares e cerebrais (Martinez-Palomo, 1983).

Nos países europeus, como Romênia e França, os percentuais de infecção são de 1,6 a 5%. Entre os demais países estão Holanda com 28%, Itália com 38%, Inglaterra com 12%, Iugoslávia com 25%, União Soviética com 5 a 25%, Turquia com 17% e Grécia com 11% (Cunha, 1975).

No Japão, a incidência de pacientes infectados pela *E. histolytica* era de 5% e aumentou acentuadamente após a Segunda Grande Guerra, até atingir cerca de 10%. As disenterias amebianas e os abscessos hepáticos, antes raros, passaram a ser encontrados, mudando assim a fisionomia clínica da amebíase (Okamoto, 1953). O fato põe em evidência a diversidade de comportamento clínico de amostras de *E. histolytica* em diferentes regiões geográficas, relacionada com sua maior ou menor virulência.

No Brasil, poucos são os dados disponíveis sobre a frequência do parasitismo, que vai de 5,6 até 40%. Para Pessoa e Martins (1982), a incidência da amebíase nos vários estados da Federação baseia-se em levantamentos efetuados até 1955, e os percentuais de infecção pela *E. histolytica* podem não refletir a situação atual (Cunha, 1975). A análise dos dados disponíveis sobre a incidência e frequência das formas clínicas da amebíase no Brasil leva-nos a admitir que as infecções pela *E. histolytica* apresentam percentuais extremamente variáveis nos diversos pontos do país, em decorrência, provavelmente, da falta de padronização dos métodos diagnósticos. Se analisarmos a frequência das formas clínicas do parasitismo, podemos concluir que a amebíase se apresenta comumente nas formas assintomáticas ou de colite não disentérica e, em algumas circunstâncias, surge a forma disentérica. É possível enumerar os casos de necrose coliquativa aguda amebiana do fígado, que chegam a uma dezena. Isto posto, verifica-se que as formas clínicas de amebíase no Brasil não se apresentam com a gravidade e intensidade verificadas no México e em nações africanas e asiáticas. São raros entre nós os casos de necrose coliquativa aguda do fígado, pouco frequentes as formas disentéricas da amebíase e mais encontradiças as formas de colite não disentérica e as assintomáticas, com exceção das formas graves, de abscessos amebianos do fígado, que ocorrem na região norte do país. Assim, mais especificamente na região Amazônica, a *E. histolytica* se apresenta com característica invasiva, virulenta, com quadros graves de colite disentérica aguda e abscesso amebiano hepático. Por outro lado, as manifestações clínicas predominantes no Brasil são superiores às encontradas por exemplo nos EUA e em países europeus. Desta forma, as manifestações clínicas da amebíase no Brasil situam-se entre os dois extremos, o que traduz, sem dúvida, diferenças de ordem patogênica e de virulência da amostra brasileira da *E. histolytica*.

▸ Dinâmica da infecção

A amebíase é uma das mais frequentes infecções ocorridas no homem por protozoários. Ainda que o parasito em algumas ocasiões possa infectar outros animais mamíferos, como ratos, gatos, coelhos e primatas, é o homem o principal hospedeiro e reservatório.

É doença de ampla distribuição geográfica, encontrada em todo o mundo, mas com grande variação em sua prevalência, como vimos anteriormente, de acordo com a população estudada. Observa-se maior prevalência nas regiões tropicais e subtropicais e coincide com o mais baixo nível socioeconômico e higiênico-sanitário (Muñoz *et al.*, 1985).

A transmissão da amebíase se dá pela ingestão dos cistos da *E. histolytica* por meio da água e de vegetais frescos e frutos contaminados. A transmissão direta fecal-oral é mais comum em presídios, hospitais de doentes mentais e asilos, em condições de absoluta falta de cuidados higiênicos primários. Pode também ser transmitida sexualmente, especialmente entre os homossexuais masculinos, quando é mais comum nas regiões industrializadas, como nos EUA (Martinez-Palomo, 1983).

Os cistos da *E. histolytica* permanecem viáveis e infectantes por alguns dias nas fezes. Eles podem ser mortos pela dessecação, calor (temperatura acima de 68°C) e níveis adequados de cloração na água. Já os trofozoítos são incapazes de viver no meio exterior e, se ingeridos, são destruídos pela secreção gástrica ácida, enquanto os cistos são resistentes ao pH ácido do estômago e se tornam infectantes (Juniper, 1978).

A ocorrência muito característica de amebíase de forma endêmica em áreas de alta prevalência deve-se, provavelmente, às reinfecções. Os surtos epidêmicos não são comuns e, quando presentes, são devidos à contaminação intensa da água usada para bebida (Figura 62.1).

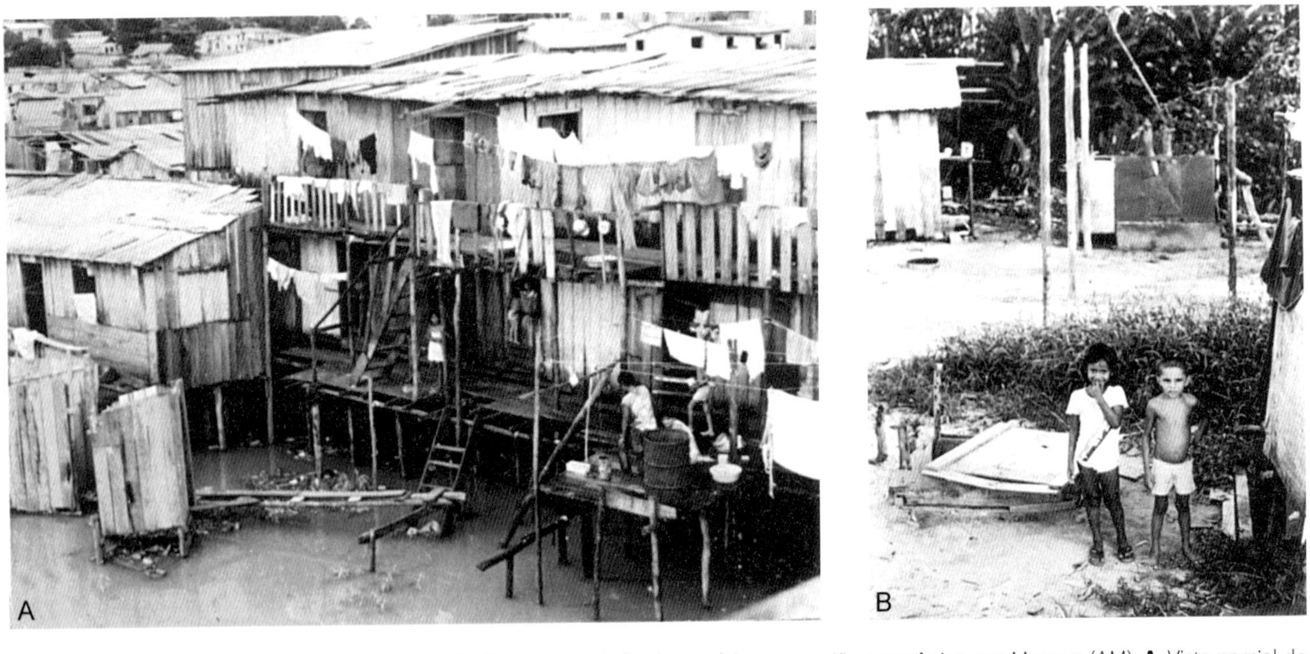

Figura 62.1 Aspecto epidemiológico de importância na transmissão da amebíase na região amazônica, em Manaus (AM). **A.** Vista parcial de casas de madeira sustentadas por pilotis (palafitas), nas margens do rio Negro. Observe a presença de instalações sanitárias que drenam seus dejetos para a água, que é utilizada também para bebida, preparo de alimentos e lavagem de roupa. **B.** Uma "cacimba", de onde provém a água para consumo de uma comunidade, na periferia da cidade de Manaus (AM). Observe a presença de fossa sanitária nas proximidades.

▸ Patogenia

▪ Relação parasito-hospedeiro

No início, a opinião dominante dava conta de que a *E. histolytica* era um parasito obrigatório dos tecidos, que invadia sempre a parede intestinal, levando a manifestações clínicas as mais diversas, das quais a disenteria amebiana representava a expressão máxima. Era a *teoria unicista*, que teve defensores em Walker e Selards, em 1913, após as pesquisas realizadas em voluntários nas Filipinas.

No entanto, a partir de 1925, a concepção unicista começou a se modificar, em decorrência de outros trabalhos que mostravam a existência de pacientes infectados pela *E. histolytica* sem sintomas. Nesses pacientes com infecção crônica por amebíase, o parasito se tornava um comensal do lúmen intestinal, nutrindo-se de bactérias e de resíduos diversos e transformando-se em cistos.

Estes fatos básicos são geralmente aceitos, mas desde o início do século 20 havia um conflito entre duas escolas opostas. Os adeptos da *escola unicista* mantinham seus pontos de vista de que a *E. histolytica* era sempre invasiva da mucosa. A *escola dualista* afirmava ser a *E. histolytica* um parasito potencialmente patogênico capaz de, em certas condições, invadir os tecidos do hospedeiro, determinando sintomas e lesões da mucosa intestinal. Na maioria dos portadores nos quais a infecção era assintomática, a ameba vivia no lúmen intestinal como um comensal, sem causar nenhuma lesão da mucosa. Foi Brumpt, em 1925, quem primeiro reconheceu a *teoria dualista* na etiopatogenia da amebíase.

Todavia, Hoare (1961) voltou a desenvolver as ideias aceitas por numerosos pesquisadores europeus e americanos, e apresentou a doença em duas formas: de um lado, a *E. histolytica* como agente etiológico da amebíase, particularmente na forma disentérica; do outro, pacientes que não apresentavam sintomas, mas eliminavam cistos, como os portadores sãos; outros, que apresentavam a forma crônica de amebíase, os portadores convalescentes, e, finalmente, os pacientes cuja amebíase crônica estava em fase latente. Nas duas últimas categorias de portadores de amebas, as formas de *E. histolytica* são capazes de, em certas circunstâncias, invadir a parede intestinal e determinar alterações patológicas com sintomatologia clínica. Todavia, no grupo de portadores, essas amebas não determinam nenhuma lesão intestinal e não afetam a saúde do hospedeiro.

Assim, sendo a ação patógena da *E. histolytica* incontestável, o problema se desloca para o comportamento do parasito nos portadores e, em decorrência, para a impossibilidade de se conciliar com tal linha de ideias a teoria unicista da amebíase.

A partir de 1961, Hoare propõe a "concepção neodualista" na etiologia da amebíase, segundo a qual a virulência de uma amostra de *E. histolytica* não é característica estável. Nesta hipótese admite-se que, no curso de uma infecção amébica por raça pequena e não patogênica, a *E. histolytica* pode derivar de raças patógenas pela perda da virulência.

Esta teoria ficou conhecida também como *pluralista*, desde que mantinha a proposta da existência de *E. histolytica* com diferentes graus de virulência, determinando desde infecções assintomáticas até formas graves da doença.

O *conceito dualista* foi retomado na década de 1980, quando Sargeaunt e Williams (1978 e 1982), observaram diferenças no perfil isoenzimático (zimodema) de isolados denominados "patogênicos" e "não patogênicos". Estes dois grupos apresentavam diferenças na virulência quando submetidos a testes biológicos em laboratório. Assim, o zimodema das cepas amebianas se correlacionava com a forma clínica e os parâmetros biológicos. Da mesma forma, a distinção entre formas "patogênicas" e "não patogênicas" pode ser realizada, também, em nível molecular, levando alguns pesquisadores, como Diamond e Clark (1993) e a Organização Mundial da Saúde (WHO, 1997) a apoiarem a *teoria dualista* da amebíase.

Embora a *teoria dualista* não seja aceita unanimemente, a *E. dispar* é hoje descrita como espécie avirulenta, determinando apenas a amebíase assintomática ou não invasiva.

▪ O parasito E. histolytica

▸ **Perfil enzimático.** Como foi visto anteriormente, tem sido evidenciada a diferença de virulência das amostras de *E. histolytica*, com base nos padrões isoenzimáticos, por meio da técnica de eletroforese: fosfoglicomutase, glicose fosfato isomerase e enzima málica (Sargeaunt e Williams, 1982). Seria uma determinação segura para identificação de amostras invasoras (patógenas) das não invasoras.

▸ **Associação bacteriana.** A presença da flora bacteriana do conteúdo intestinal é de importância na patogenia da amebíase (Phillips, 1954; 1958). Com a axenização do cultivo de várias amostras de *E. histolytica*, tornou-se possível o estudo de vários aspectos da inter-relação ameba-bactéria-hospedeiro (Diamond, 1968). Wittner e Rosembaun (1970) utilizaram, pela primeira vez, as culturas axênicas para verificação da virulência e da patogenicidade do parasito nessas condições. Verificaram que o aumento da virulência se deve somente ao contato da ameba com a bactéria viva e que esta deve transferir para o amebídeo algum fator ainda não esclarecido. Tais autores não conseguiram obter lesões em fígado de hamsters com culturas axênicas.

Contudo, foi demonstrado, em estudos subsequentes, que as amebas provenientes de culturas axênicas apresentam poder patógeno próprio, embora grande quantidade de inóculo amebiano seja necessária. As lesões histopatológicas obtidas com cepas axênicas se caracterizam por determinar uma reação granulomatosa, com células epitelioides e células gigantes que progridem para a necrose (Tsutsumi *et al.*, 1984; Martinez-Palomo, 1987).

▸ **Adesão.** Esta função celular do parasito às células-alvo ou às hemácias é muito importante na compreensão da patogenia da amebíase. É um evento essencial para que ocorra o efeito citopático, a lise e a fagocitose, fatores determinantes na invasão tissular. Três evidências apoiam estes fatos: a) oligômeros de N-acetilglucosamina ou N-acetilgalactosamina inibem a adesão de trofozoítos a células-alvo e a destruição de células em cultivo (Ravdin *et al.*, 1985); b) mutantes deficientes em adesão também são deficientes para destruírem células em animais de experimentação (Orozco *et al.*, 1986); c) anticorpos monoclonais que inibem a adesão também inibem a distribuição da célula em cultivo.

▸ **Fagocitose.** Os trofozoítos da *E. histolytica* têm capacidade de fagocitar grande variedade de partículas, como bactérias, restos celulares, grãos de amido e hemácias.

Nas infecções humanas, a presença de hemácias nos citoplasmas das amebas é forte indicador da invasão dos tecidos. Dois são os mecanismos da fagocitose pelos trofozoítos (Orozco *et al.*, 1983). O primeiro é mediado por receptores ou adesinas que se encontram na superfície do parasito. O outro se constitui em um fenômeno puramente físico, no qual ocorre a ingestão de vários tipos de partículas, mediada por receptores não específicos e força eletromagnética.

▸ **Efeito citopático.** É definido como a capacidade de os trofozoítos destruírem células de cultura de tecidos. Juntamente com a adesão e a fagocitose, o efeito citopático se constitui em importante fator no mecanismo patogênico da *E. histolytica*.

De conformidade com Orozco *et al.* (1983), o efeito citopático só ocorre após contato direto da ameba com a célula.

▸ **Hospedeiro.** O papel do animal de experimentação como hospedeiro da *E. histolytica*, por meio de inoculações de trofozoítos, tem sido objeto de numerosos estudos. O rato branco como modelo experimental para o estudo da amebíase intestinal foi e continua sendo amplamente usado. As cobaias mostram-se suscetíveis à inoculação intracecal das culturas amebianas (Trissl *et al.*, 1978).

Para o estudo da infecção hepática experimental, o hamster tem sido o animal mais utilizado pelos diferentes autores, por meio de inoculações intra-hepáticas de culturas mistas (Jarumilinta e Maegraith, 1962; Wittner e Rosembaun, 1970; Cunha, 1975) ou de culturas axênicas (Wittner e Rosembaun, 1970; Diamond *et al.*, 1973; Martinez-Palomo, 1985).

▸ **O método experimental.** Outro ponto importante referente à patogenicidade da *E. histolytica* se refere ao método de estudo experimental utilizado na avaliação da virulência. Como foi visto anteriormente, os modelos experimentais como o rato, o hamster e o camundongo são animais de fácil manuseio e a inoculação das culturas amebianas segue as técnicas *in vivo* preconizadas pelos diversos autores.

Em suma, a virulência da *E. histolytica*, que lhe confere a ação patogênica, não pode ser relacionada com uma simples proteína, toxina, organela, enzima ou determinada função celular, a despeito de várias tentativas para identificar um fator causal. A atividade lítica extraordinária do parasito, evidenciada nas amostras patógenas, parece ser o resultado de uma combinação de liberação de toxinas, enzimas, motilidade ativa do parasito, uma particular atividade fagocitária e um eficiente mecanismo citoplasmático, que rapidamente degrada os componente de ingestão, incluindo as bactérias.

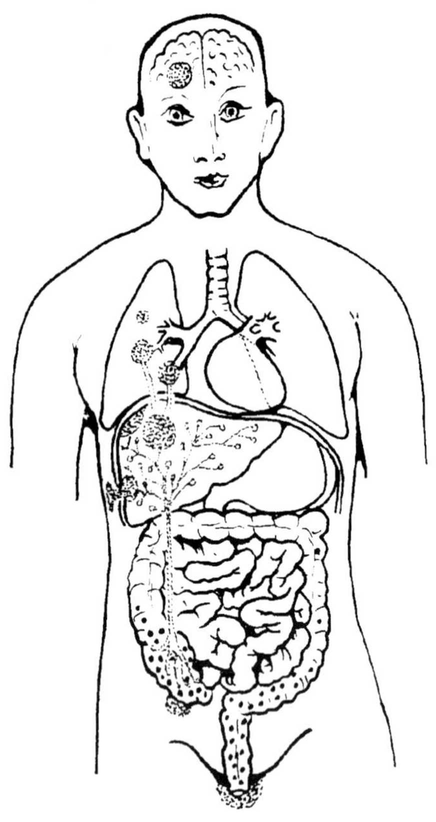

Figura 62.2 Esquema que mostra o foco primário de lesão amebiana no nível do intestino grosso (ceco e retossigmoide) e, a seguir, os sítios mais comuns de localização extraintestinal, resultantes da transmissão direta, ou por via hematógena e oriunda dos intestinos. Estas localizações em ordem de frequência são: hepática, pleuropulmonar (por extensão direta do abscesso hepático através do diafragma), cerebral (via hematógena), peritoneal e cutânea (essencialmente perianal, ou de ruptura de abscesso hepático através da parede cutânea).

Invasão e colonização da mucosa intestinal

Os cistos viáveis, depois de ingeridos, atravessam o estômago sem sofrer modificações. O desencistamento se inicia no intestino delgado. A invasão da mucosa tem localização preferencial no ceco e retossigmoide, onde as amebas, por meio de suas enzimas, determinam necrose lítica do epitélio de revestimento e os trofozoítos se multiplicam e progridem em direção à *muscularis mucosae* e, a seguir, à submucosa. Finalmente, as amebas podem penetrar nos vasos sanguíneos e, por intermédio da circulação portal, atingir o fígado, que é o principal órgão acometido nas localizações extraintestinais (Figura 62.2).

Como já vimos, está claro que a imunidade efetiva no lúmen intestinal, que é o *habitat* da *E. histolytica*, não ocorre em condições normais: os portadores permanecem infectantes durante anos. Todavia, em áreas endêmicas a incidência de tais infecções aumenta com a idade, tanto para a morbidade como para a mortalidade da doença amebiana. Os anticorpos são formados contra os antígenos amébicos, mas sua função não é bem clara. Entre os indivíduos infectados que permanecem assintomáticos, somente cerca de 8 a 15% mostram níveis significativos de anticorpos no soro. Assim, uma imunidade sorológica não é importante para a prevenção da doença amebiana invasiva. Quando ocorre invasão intestinal, cerca de 81 a 98% dos indivíduos mostram títulos de anticorpos de 1:128 ou mais elevados, o que é determinado pela técnica da hemaglutinação indireta (HAI), da classe IgG.

As lesões amebianas são mais frequentes no ceco e na região retossigmoidiana (Figura 62.3).

A destruição do epitélio intestinal pelos trofozoítas facilita sua invasão para a submucosa. As lesões da amebíase aguda caracterizam-se pela presença de células inflamatórias do hospedeiro, em resposta à infecção. As citocinas pró-inflamatórias são responsáveis pelo recrutamento dos neutrófilos (Stanley, 2001). O infiltrado inflamatório que acompanha a necrose amebiana varia de discreto a moderado. A fagocitose ou indução da apoptose de células do hospedeiro pelos trofozoítas poderia limitar a inflamação e possibilitar ao parasito a evasão da resposta imunológica (Huston *et al.*, 2003).

Observou-se que a redução do fator de necrose tumoral α (TNF-α) diminui a intensidade das lesões, por conduzir menor migração leucocitária e menor ativação macrofágica e neutrofílica (Zhang *et al.*, 2003). Devido sua virulência, a *E. histolytica* infecta o hospedeiro determinando a colite amebiana. O protozoário inativa o muco colônico mediante ação das cisteínas proteinases, que lisam as mucoproteínas (Lidell *et al.*, 2006). Tais enzimas são capazes de exercer ação lítica contra anticorpos IgA e IgG (Que e Reed, 1997).

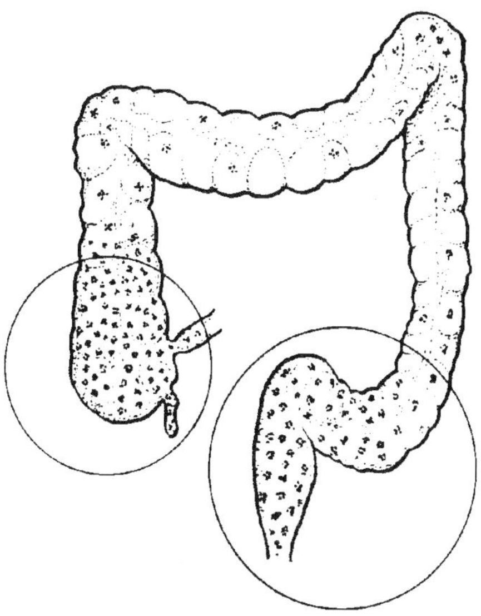

Figura 62.3 Esquema representativo das lesões amebianas nos diferentes segmentos do intestino grosso. Observe que o maior número de lesões se desenvolve na área do ceco e, a seguir, no retossigmoide.

Observa-se que a secreção pela *E. histolytica* do fator inibitório da locomoção de monócitos, um pentapeptídio ainti-inflamatório, diminui a migração de macrófagos para as regiões centrais das lesões amebianas, onde proliferam os trofozoítas (Rico *et al.*, 2003).

A lesão mais precoce consiste em pequenas elevações nodulares, em *cabeça de alfinete*, com pequeno pertuito central, com bordas hiperêmicas e edema discreto da mucosa adjacente. Microscopicamente, nota-se a existência de pequena úlcera superficial, contendo restos celulares e trofozoítos, atingindo a *muscularis mucosae* (Brandt e Tamayo, 1970). No estágio seguinte, com a necrose da mucosa que reveste as elevações nodulares iniciais, as úlceras se tornam maiores e mais profundas, podendo atingir a camada muscular. As lesões em botão de camisa, frequentemente descritas mas pouco encontradas, caracterizam-se pela extensão do processo lítico através da submucosa, poupando a mucosa que circunda a área lesada; a úlcera então tem diâmetro de cerca de 1 cm. As ulcerações podem se estender e se tornar confluentes, podendo atingir grandes extensões.

As alterações microscópicas são características, com extensa destruição tecidual e áreas irregulares de necrose, envolvendo a mucosa e a submucosa e, mais raramente, a camada muscular. A inflamação é escassa e é desproporcional à extensão do processo. As alterações vasculares, como dilatação e congestão, também estão presentes, mas a trombose é rara. As amebas podem ser vistas na periferia da massa necrótica e também nos tecidos circunjacentes.

Na amebíase hepática, os trofozoítas da *E. histolytica* localizados no intestino grosso, seu *habitat* usual, penetram nos vasos sanguíneos e, por intermédio da circulação portal, atingem o fígado, o principal órgão das localizações extraintestinais. A amebíase hepática inclui dois tipos essenciais: a *hepatite amebiana aguda* e o "abscesso" hepático, mais propriamente designado *necrose coliquativa aguda*.

A lesão amebiana melhor descrita no fígado é a necrose coliquativa aguda. Macroscopicamente, caracteriza-se pela existência de uma área onde o parênquima hepático se encontra substituído por material necrótico, de coloração amarela, circundado por fina cápsula de tecido conjuntivo. Microscopicamente, a lesão é constituída de material necrótico, eosinofílico e granular, com restos nucleares. Os trofozoítas da *E. histolytica* são encontrados na periferia da área de necrose, principalmente nos sinusoides (Brandt e Tamayo, 1970).

Costa *et al.* (2010) observaram que os achados morfológicos e imuno-histoquímicos sugerem que anticorpos e complemento são capazes de destruir parte dos trofozoítas nos fígados de hamsters experimentalmente infectados pela *E. histolytica*, talvez selecionando parasitos mais resistentes responsáveis pela progressão do abscesso amebiano hepático.

A amebíase de outros órgãos é quase sempre secundária à amebíase hepática, decorrendo da ruptura do abscesso ou da disseminação do parasito.

▸ Quadro clínico

Em muitas ocasiões, os pacientes infectados pela *E. histolytica* podem ser assintomáticos, não apresentando qualquer evidência da infecção, a não ser objetivamente a eliminação de cistos nas fezes, de modo periódico.

A classificação clínica de amebíase, proposta pelo Comitê de Peritos da Organização Mundial da Saúde (WHO, 1969), distingue dois grupos principais: formas *assintomáticas* e *sintomáticas*.

▪ Amebíase intestinal

▸ Disentérica. A colite disentérica ou disenteria amebiana aguda se inicia, frequentemente, de modo agudo. Sua evolução se assemelha à da disenteria bacilar, acompanhada de cólicas intestinais e diarreia, com evacuações mucossanguinolentas e febre, geralmente moderada, ao lado de manifestações gerais.

A *disenteria* inicial ou evolutiva se caracteriza por evacuações mucossanguinolentas ou, às vezes, mucopiossanguinolentas, que traduzem afecção orgânica do intestino grosso, de caráter ulcerativo e inflamatório. Acompanha-se de cólicas, por vezes intensas, em todo o abdome ou em determinados quadrantes, tenesmo e arrepios de frio. As evacuações são frequentes, variando de 8 a 10 dejeções ao dia, acompanhadas de flatulência, inapetência, dor epigástrica, que se agrava com a alimentação, e demais manifestações dispépticas, como pirose, plenitude epigástrica, náuseas, vômitos e desconforto abdominal.

As *formas fulminantes*, observadas em surtos endêmicos, acometem todo o cólon e se iniciam de modo súbito. A diarreia com evacuações mucopiossanguinolentas é intensa, levando a quadros de desidratação; os sintomas gerais são mais graves, com prostração, febre, complicando-se frequentemente com perfurações intestinais múltiplas.

Nas *manifestações gerais*, frequentemente são observados inapetência, perda de peso, nervosismo, febre e febrículas.

▸ Colite não disentérica. Uma das modalidades mais frequentes se manifesta por evacuações de tipo diarreico ou não, com duas a quatro deposições por dia de fezes moles ou pastosas, que contêm catarro ou sangue. Acompanha-se de flatulência, desconforto abdominal ou ligeira dor, mais caracterizada por cólicas no andar superior do abdome ou periumbilicais. Raramente ocorre febre, e o quadro clínico dura certo tempo, com períodos de acalmia, sem maiores manifestações, até que novo surto venha a ocorrer. Essas manifestações intestinais conduzem a um quadro de fadiga, perda de peso corpóreo e demais manifestações dispépticas.

Frequentemente, ocorrem períodos de funcionamento intestinal normal, com alternância do quadro diarreico, que surge com evacuações de muco e, às vezes, sangue, acompanhadas de cólicas intestinais periumbilicais. Por vezes, a diarreia se alterna com período de constipação intestinal e, nessas circunstâncias, os pacientes se queixam de acentuado dolorimento abdominal à retenção de matérias fecais, ao lado de intensa hipertonia intestinal.

▸ **Ameboma.** Forma tumoral rara da amebíase, é de localização usual no ceco e no retossigmoide. Nessas circunstâncias, os trofozoítas da *E. histolytica*, ao invadirem a mucosa intestinal, determinam uma reação no tecido conjuntivo, com edema e o desenvolvimento de um tecido de granulação. Frequentemente determinam dor, sangramento fácil com manifestação de enterorragia e, mais raramente, obstrução intestinal. Como tumor benigno, seu diagnóstico definitivo fica na dependência da cirurgia e do exame histopatológico do material de biopsia.

▸ **Apendicite amébica.** É o resultado de um quadro clínico decorrente da ulceração cecoapendicular, seguida de processo inflamatório do apêndice. A dor e a sensibilidade do abdome inferior direito, com sinais de irritação peritoneal, levam à suspeita de processo inflamatório apendicular agudo, com indicação para tratamento cirúrgico.

▸ **Complicações.** São observadas principalmente em pacientes com a forma disentérica da amebíase. Podem ser múltiplas e variadas, algumas delas apresentando grande potencial de morbidade e mortalidade.

A *perfuração intestinal* seguida de *peritonite aguda* pode decorrer, em especial, das formas agudas fulminantes, sendo as regiões do ceco, cólon ascendente e sigmoide os sítios mais comuns. A peritonite aguda se manifesta pela presença de febre elevada, vômitos, dor abdominal generalizada, acompanhada de distensão do abdome em pacientes com quadro clínico de forma disentérica grave.

A *hemorragia* é rara e decorre de sangramento profuso das úlceras amebianas, quando acometem um vaso. A enterorragia mais intensa pode levar a manifestação de anemia.

A *estenose intestinal* constitui uma complicação rara e se localiza, de preferência, no retossigmoide e no ceco ascendente.

As estenoses surgem em decorrência de fibrose em área de necrose aguda da mucosa, ou em consequência de tecido de granulação e fibrose em úlcera intestinal amebiana crônica. A área estenótica pode ser curta ou longa e, em algumas circunstâncias, múltipla.

A *obstrução intestinal*, com quadros clínicos de oclusão intestinal parcial ou completa, pode decorrer de ameboma, abscesso pericólico, estenose da intussuscepção ou vólvulo (Cunha *et al.*, 1991).

A *amebíase intestinal* invasiva é caracterizada (WHO, 1984): a) pelos sintomas e sinais da amebíase; b) pela presença de trofozoítos hematófagos nas fezes ou em material de raspagem retal com cureta; c) pelas alterações características da mucosa intestinal ao exame retossigmoidoscópico; d) pelos testes sorológicos positivos para anticorpos específicos.

Da mesma forma, a *amebíase intestinal* não invasiva se caracteriza (WHO, 1984): a) pelo curso assintomático; b) pela ausência de trofozoítos hematófagos; c) pela ausência de alterações endoscópicas da mucosa intestinal; d) pelos testes sorológicos negativos para anticorpos específicos.

Amebíase extraintestinal

As localizações clinicamente significativas da amebíase extraintestinal são, em ordem de frequência, fígado, pele, pulmões e cérebro. Embora mais rara em nosso meio, a amebíase hepática é a mais frequente, em especial no México, na África do Sul, na Tailândia, na Índia, no Egito e na Grécia, o que se justifica pelas íntimas conexões entre os intestinos e o fígado por meio da circulação portal.

▸ **Amebíase hepática.** Duas formas se destacam: a hepatite amebiana aguda e a necrose coliquativa aguda, ou o chamado abscesso hepático. Resultam da embolização portal intra-hepática de formas vegetativas da *E. histolytica* e necrose lítica celular aguda em pequenos focos, seguindo-se de extensão variável do processo. Geralmente, a hepatite amebiana aguda precede o aparecimento da necrose coliquativa (Figuras 62.4 e 62.5).

As principais manifestações clínicas da necrose coliquativa são representadas pela tríade dor, febre e hepatomegalia dolorosa. A dor se localiza no quadrante superior direito do abdome e o fígado, à palpação, é extremamente doloroso. Em geral, a

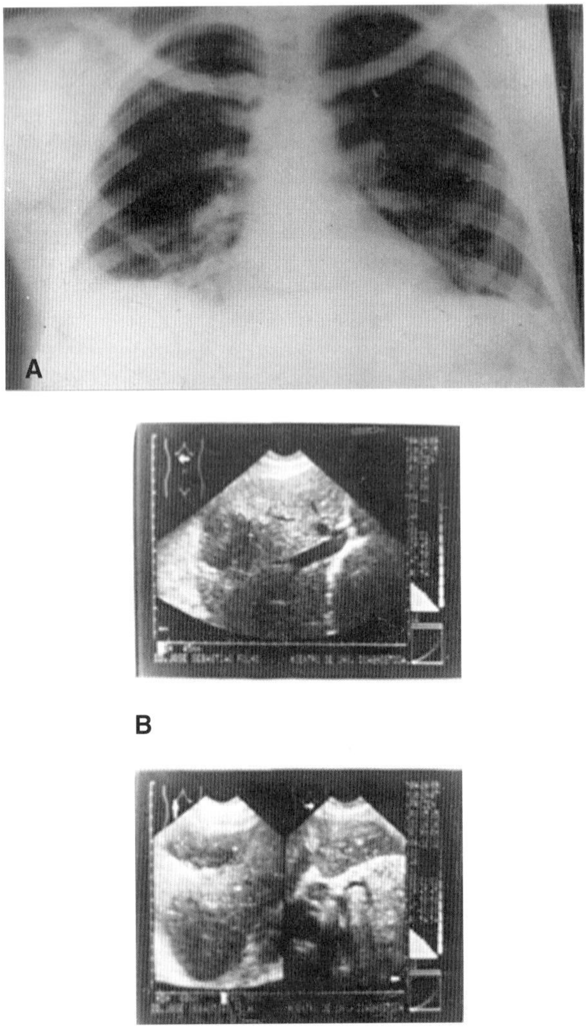

Figura 62.4 Paciente com abscesso hepático amebiano, apresentando quadro clínico de dor abdominal, febre e hepatomegalia dolorosa. A radiografia do tórax em PA (**A**) mostra elevação da cúpula frênica direita. Em **B**, o ultrassom abdominal evidencia grande área hipoecogênica no lobo direito do fígado, próximo à parede costal.

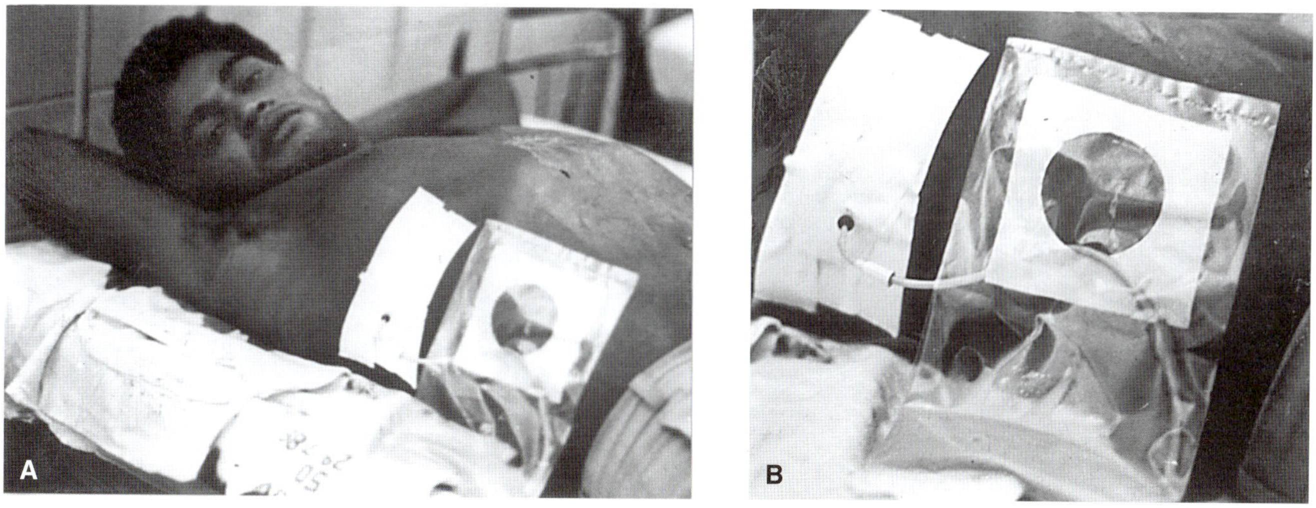

Figura 62.5 O paciente mencionado na figura anterior, com abscesso hepático amebiano, logo após a drenagem (**A**). Em **B**, detalhe de **A**, mostrando o tubo coletor em uma bolsa de colostomia.

lesão ocorre no lobo direito do fígado em 90% dos casos, sendo mais frequente no homem do que na mulher, na relação de 3:1. Além disso, os pacientes se queixam de fraqueza, prostração, cansaço, calafrios, suores, náuseas, vômitos, emagrecimento e inapetência. Quando, por extensão, o processo necrótico purulento envolve o diafragma, a dor se irradia para a região clavicular e coexiste a dificuldade respiratória, por diminuição da mobilidade da hemicúpula frênica do lado direito.

▸ **Complicações.** A infecção bacteriana secundária, em cerca de 20% dos casos, é acompanhada por elevação acentuada da temperatura, em picos, calafrios, sudorese, leucocitose acentuada (sangue periférico). O abscesso hepático pode se romper nas cavidades peritoneal, pleural ou pericardíaca, ou então penetra no pulmão para formar uma fístula broncopleural.

O diagnóstico do abscesso hepático é confirmado pela ultrassonografia do abdome. A aspiração do abscesso por agulha permite colher a secreção purulenta achocolatada e realizar o exame microscópico direto para pesquisa dos trofozoítas da *E. histolytica*.

A correlação entre o quadro clínico de amebíase em suas diferentes formas clínicas e o comportamento experimental das amostras isoladas em culturas, no estudo da virulência, nos permite concluir que nos *pacientes sintomáticos*, observando as culturas de amostras amebianas, quando inoculadas em fígado de hamsters, encontramos à necropsia desses animais lesões no fígado classificadas de graus I a IV, as quais ocorrem em todos os animais sacrificados, apenas variando de intensidade. Da mesma forma, as inoculações de amostras de *E. histolytica* em ratos albinos se correlacionam bem com as formas clínicas de amebíase, determinando lesões cecais, em geral não muito pronunciadas em 80% das amostras examinadas (Figuras 62.6 e 62.7).

Nos *pacientes assintomáticos*, os inóculos das amostras de *E. histolytica* não determinam nenhuma lesão nos fígados de hamsters, nem são observadas lesões nos cecos dos ratos albinos, o que demonstra a característica não virulenta dessas amostras.

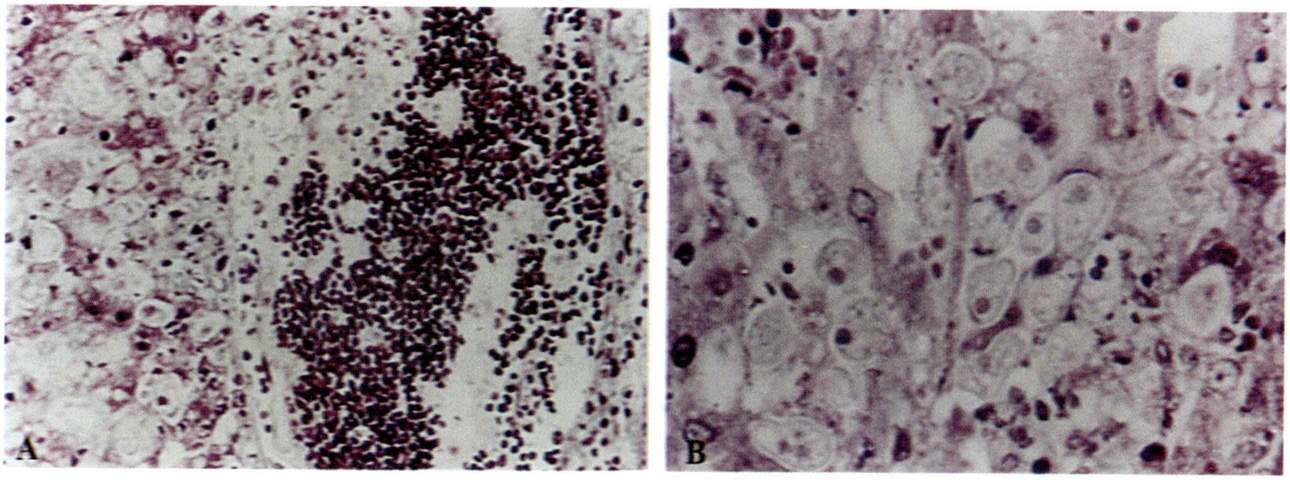

Figura 62.6 Aspectos histopatológicos da necrose coliquativa aguda em fígado de hamster infectado com amostra de *Entamoeba histolytica*. **A.** Trombose portal com necrose periporta, infiltrado inflamatório e trofozoítas do amebídeo (260×). **B.** Zona de necrose hepática com numerosos trofozoítas do amebídeo (520×).

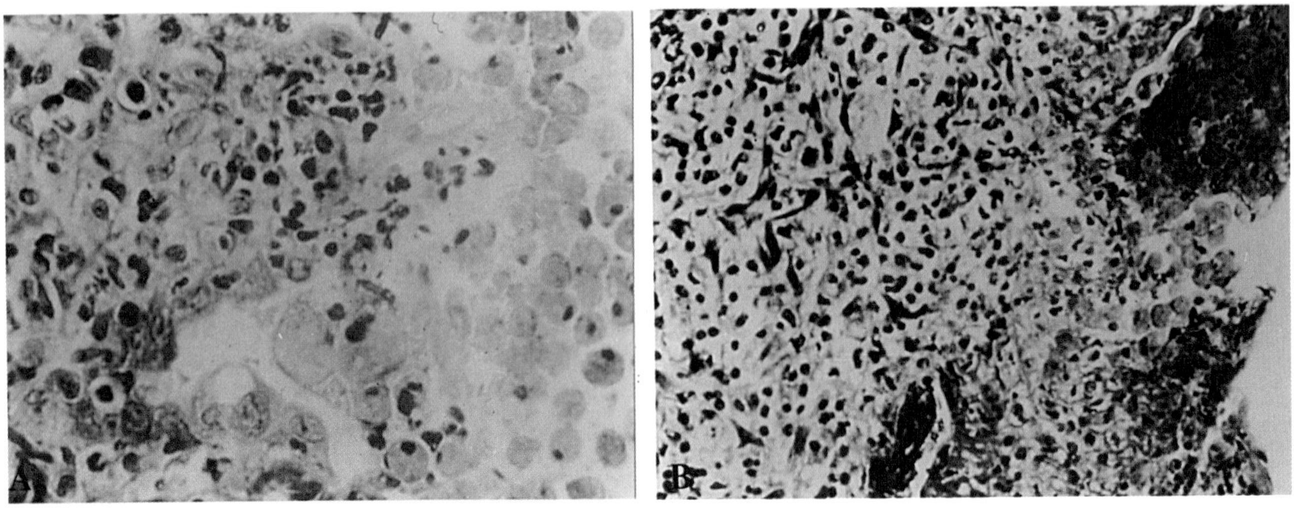

Figura 62.7 Aspectos histopatológicos das lesões do ceco de ratos albinos infectados com amostras de *Entamoeba histolytica*. **A.** Borda de lesão ulcerada com infiltrado inflamatório e grande número de trofozoítas. **B.** Lesão ulcerada com amebas, aspecto de *botão de camisa* e tecido de granulação (260×).

Diagnóstico

Em vista da variação da sintomatologia e da semelhança de seus sinais com os de outros estados mórbidos, o diagnóstico repousa nos exames de laboratório, em especial nos exames parasitológicos de fezes, por processos diretos (fezes diarreicas, especialmente com muco e sangue) e de concentração (processo de Faust ou MIF). Para facilitar o diagnóstico e fornecer elementos de maior segurança na identificação das amebas, poderá ser administrado um purgativo salino (sulfato de sódio, 20 g para adultos e 10 g para crianças), sendo as fezes liquefeitas colocadas imediatamente em fixador de Schaudinn, ou fixador de álcool polivinílico, seguindo-se a coloração pela hematoxilina férrica.

Na vigência de quadro disentérico agudo, a retossigmoidoscopia com coleta de muco e pus das lesões ulceradas por meio de curetagem, seguida de microscopia direta, põe à mostra as formas vegetativas características (Figura 62.8). Da mesma forma, nas preparações fixadas em Schaudinn e coradas pela hematoxilina férrica, identificamos com clareza os trofozoítas da *E. histolytica* (Figura 62.9).

Recentemente tem sido usada a detecção qualitativa de antígenos específicos da *E. histolytica* em amostras de fezes, por meio do ensaio imunoenzimático (ELISA). As fezes são coletadas a fresco, sem conservante, isentas de uso de laxantes, sendo enviadas rapidamente para exame no laboratório. É processo simples e altamente eficiente no diagnóstico do amebídeo.

Nos últimos anos, em vista das dificuldades encontradas para se evidenciar a *E. histolytica*, em especial nas formas extraintestinais, como o abscesso hepático amebiano, foram desenvolvidas técnicas sorológicas que, apesar de não demonstrarem diretamente o agente etiológico, nos informam de sua presença, facilitando até mesmo o tratamento e o acompanhamento evolutivo dos pacientes. Desta maneira, o imunodiagnóstico se torna um instrumento particularmente importante no estudo da amebíase invasiva.

Entre as diversas técnicas que estão sendo realizadas para o diagnóstico da amebíase invasiva, destacam-se a *reação de imunofluorescência indireta* (RIFI), a *hemaglutinação indireta* (HAI) e, principalmente, o ELISA, que é considerado hoje o melhor método de imunodiagnóstico de amebíase, principalmente pela sua sensibilidade, em especial nas formas iniciais do *abscesso* hepático amebiano.

Tratamento

O tratamento da amebíase tem variado consideravelmente ao longo dos anos, em especial devido a numerosos medicamentos empregados, muitos dos quais não apresentam resultados satisfatórios, em vista da toxicidade ou por apresentarem pequeno percentual de cura.

A terapêutica convencional seleciona os agentes quimioterápicos da amebíase, de acordo com seu sítio de ação, em intraluminal, intramural ou sistêmico. Medicamentos como o cloridrato de emetina ou seu derivado sintético, a deidroemetina, não são mais comercializados. Da mesma forma a cloroquina, também utilizada no tratamento da malária, tem sua produção vinculada ao Ministério da Saúde. Os demais medicamentos, como os derivados halogenados do quinolinol (hidroxiquinoleínas), os arsenicais pentavalentes (glicobiarsol), os antibióticos (paramomicina e fumagilina) e as quinonas (quinona-fenantrolina), não são mais utilizados na terapêutica da amebíase, sendo substituídos, com vantagem, por outros compostos (Cunha e Ferrari, 1992).

Derivados nitroimidazólicos

O *metronidazol* é substância ativa contra uma enorme variedade de protozoários anaeróbios parasitos e bactérias anaeróbias. O composto tem uma ação tricomonicida direta. É também potente amebicida, atuando de modo acentuado na *E. histolytica*. Os trofozoítas de *Giardia lamblia* são também afetados pelo metronidazol em pequenas concentrações *in vitro*. Apresenta ainda atividade antibacteriana contra todos os cocos anaeróbios e bacilos gram-negativos anaeróbios (Hardman e Limbird, 1996).

O medicamento é muito bem absorvido VO, atingindo concentrações no plasma de cerca de 10 μg/mℓ aproximadamente 1 h após uma única dose de 500 mg. A meia-vida do metroni-

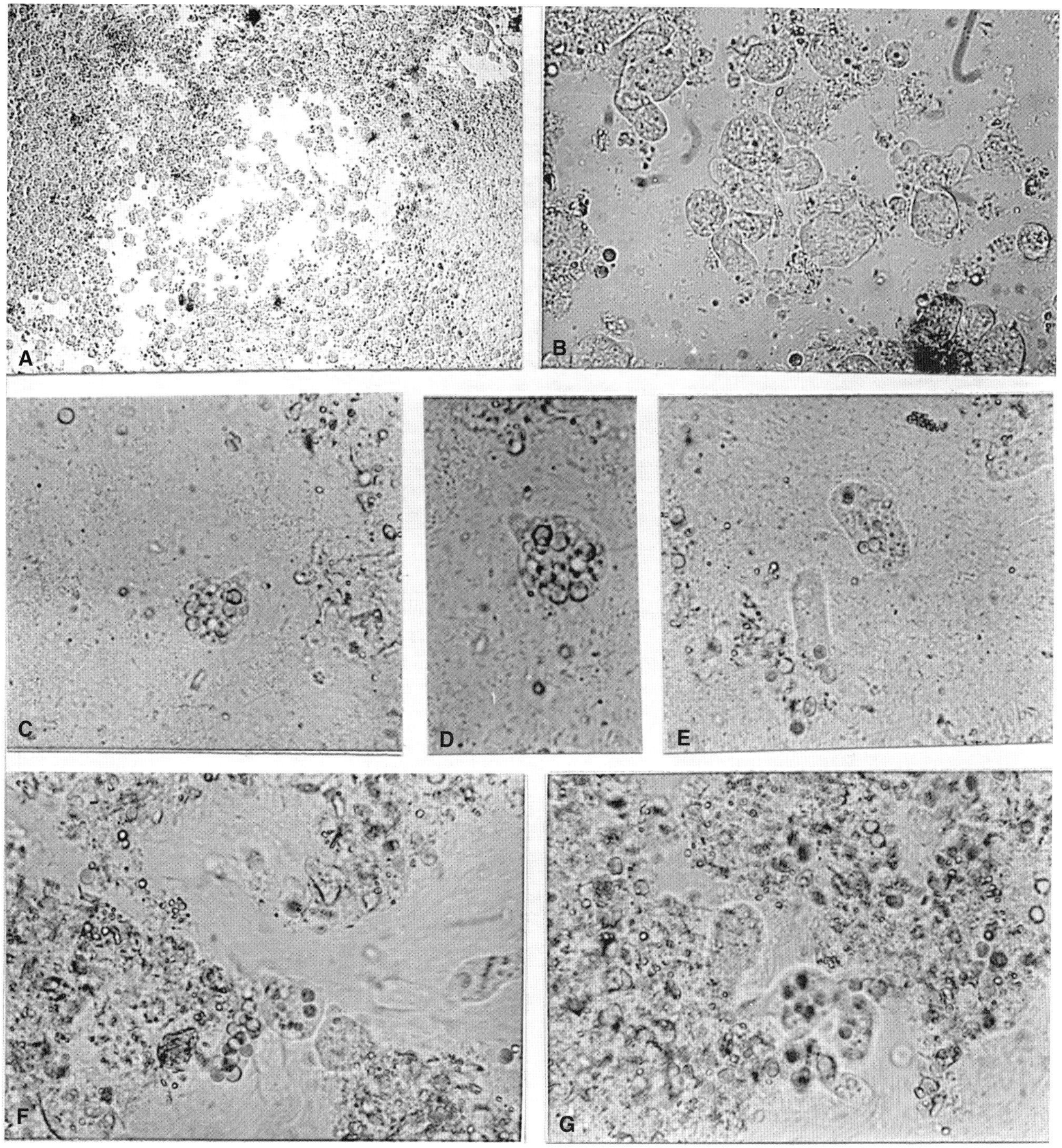

Figura 62.8 Trofozoítas a fresco de *Entamoeba histolytica*. Material obtido por curetagem de lesões ulceradas do retossigmoide, em paciente com forma disentérica da amebíase. **A.** Vista panorâmica de grande quantidade de piócitos e hemácias, com os trofozoítas (100×). Observe em **B**, **C**, **D**, **E**, **F** e **G** os parasitos emitindo pseudópodos hialinos, com hemácias fagocitadas e a diferenciação entre ecto e endoplasma (520×).

dazol no plasma é de aproximadamente 8 h. O medicamento penetra muito bem nos tecidos e líquidos corporais. É metabolizado primeiramente no fígado, sendo este órgão responsável pela depuração de mais de 50%, e é excretado inalterado e com seus metabólitos em diferentes proporções na urina.

Dos medicamentos atuais, o metronidazol é o quimioterápico mais eficaz nas formas intestinais e extraintestinais da amebíase, incluindo o abscesso amebiano do fígado, em vista de sua elevada concentração tissular. Na *amebíase intestinal assintomática* ou nas formas de *colite não disentérica*, usam-se 500 mg 3 vezes/dia VO, durante 5 dias sucessivos para adultos, e 250 mg 3 vezes/dia para crianças, por igual período. Nos pacientes com forma *disentérica aguda*, a dose recomendada é de 750 mg, por 3 vezes/dia, durante 10 dias, para adultos; crianças recebem 500 mg 2 vezes/dia, por igual período.

Critério de cura: exame parasitológico de fezes liquefeitas por ação de purgativos salinos, pelo método de concentração de Faust, seguido da coloração pela hematoxilina férrica. Aconselham-se

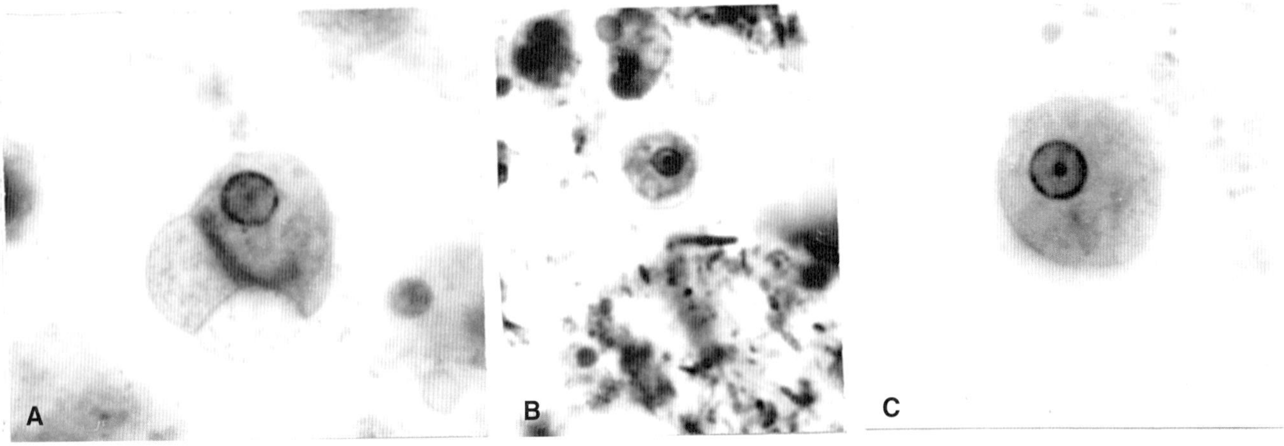

Figura 62.9 Trofozoítas de *Entamoeba histolytica* corados pela hematoxilina férrica. Grandes trofozoítas evidenciando a cromatina periférica regular e filamentos que a unem ao cariossoma central, como uma rede; presença de vacúolo de glicogênio (**A** e **C**). **B.** Trofozoíta de tamanho menor; note a distinção entre ecto e endoplasma (1.300×).

cerca de três exames parasitológicos de fezes, realizados no 7º, 14º e 21º dias após o tratamento. O percentual de curas parasitológicas com o metronidazol é excelente, em torno de 95%.

Toxicidade: clinicamente, os efeitos colaterais são raros e se limitam quase exclusivamente ao sistema digestivo náuseas, inapetência, desconforto epigástrico e diarreia. Podem ocorrer cefaleia e vômitos. Ainda que raríssimas, é importante notar que poderão surgir alterações na boca, em especial glossite e estomatite, associadas à monilíase. Quimicamente, o metronidazol é um imidazol que apresenta um grupo nitro (O_2N) em sua estrutura; esse radical tem seguramente relação com a ocorrência de discrasias sanguíneas. Assim, poderá ocorrer leucopenia durante o uso do medicamento. Por outro lado, como o metronidazol atinge a circulação e a glândula mamária, seu uso deverá ser contraindicado a gestantes e nutrizes.

Um novo composto imidazólico é o *seconidazol*, quimicamente o hidroxi-2-propil-1-metil-2-nitro-5-imidazol. Nas doses de 1,5 g do medicamento para adultos e 30 mg/kg de peso corporal para crianças, por dia, durante 3 dias seguidos, obteve-se, em 67 pacientes tratados, o percentual de 97,4% de cura parasitológica, tomando-se como referência um grupo controle (Cunha, 1975).

O *tinidazol* e o *ornidazol*, também usados na tricomoníase vaginal, não apresentam vantagens em relação aos medicamentos citados. Em alguns pacientes tratados com o tinidazol e submetidos aos exames de controle terapêutico, incluída a coloração pela hematoxilina férrica, os resultados foram decepcionantes.

▪ Derivados das halocetamidas

► **Clorofenoxamida.** Em virtude de sua escassa absorção entérica, é aconselhada exclusivamente na terapêutica da amebíase intestinal não invasiva (colite não disentérica) e formas assintomáticas.

Doses usuais: 500 mg, 3 vezes/dia VO, durante 10 dias sucessivos, com aproximadamente 90% de curas parasitológicas. Crianças recebem 250 mg, 3 vezes/dia, durante 10 dias. A tolerância é muito boa, sem efeitos colaterais atribuíveis ao medicamento.

► **Cloracetamida.** Do mesmo modo que a precedente, a cloracetamida atua unicamente no lúmen intestinal e é usada na dose de 300 mg/dia VO, durante 5 dias. Cura de 80% dos casos e não tem manifestações tóxicas de importância.

▪ Cirurgia

O tratamento cirúrgico desta afecção está reservado para as complicações das formas graves, como a peritonite aguda purulenta, resultante da perfuração intestinal da forma disentérica aguda, quadros de obstrução intestinal por estenose cecal ou do retossigmoide, bem como consequente ao ameboma cecal (afecção muito rara).

A apendicite amébica, com quadro de irritação peritoneal, é afecção com indicação cirúrgica plena e de diagnóstico diferencial praticamente impossível com a apendicite aguda clássica.

Eventualmente, a drenagem do abscesso amebiano do fígado, em decorrência de seu volume excessivo, de localização mais difícil à punção evacuadora, em especial aqueles localizados no lobo esquerdo, situações em que ocorre piora da dor hepática com sinais de ruptura iminente, a cirurgia a céu aberto deve ser realizada sem demora.

A antibioticoterapia nesses pacientes, após drenagem percutânea ou cirúrgica, deve ser sempre adotada, em face da infecção secundária que frequentemente se instala, agravando o quadro clínico.

► Controle

A profilaxia ou o controle da amebíase se apoia em medidas gerais e outras de ordem individual.

Entre as medidas de ordem geral, que têm por objetivo o saneamento do meio, evitar a contaminação fecal da água e dos alimentos. Da mesma forma, devem-se estimular as medidas para remoção dos dejetos humanos, com construção de fossas sanitárias onde não exista rede de esgoto. O fornecimento de água tratada à população é outra medida de relevância, contribuindo com a educação sanitária das pessoas de uma comunidade. É ainda importante a identificação dos indivíduos infectados e seu tratamento adequado com os quimioterápicos.

No plano individual, devemos recomendar a filtração da água ou a fervura da água utilizada na bebida; lavagem dos vegetais com água fervida; a não ingestão de vegetais crus, provenientes de regiões endêmicas, tais como alface, tomate, couve, repolho, agrião e alguns frutos, em especial morangos. É bom lembrar que os cistos das amebas são resistentes às pequenas doses de cloro ou iodo utilizadas na simples lavagem dos alimentos contaminados. Nestas circunstâncias, o uso de detergentes fortes, como sabão e solução de ácido acético ou de vinagre, em banhos, por 10 a 15 min, constitui medida importante para erradicação dos cistos dos amebídeos.

▸ Referências bibliográficas

Biaggi FF, Beltrán FH. The challenge of amoebiasis: understanding pathogenic mechanisms. *Rev Inst Med Trop* 3: 219-239, 1969.

Brandt H, Tamayo RP. Pathology of human amoebiasis. *Human Pathol* 1: 351 -385, 1970.

Brumpt E. Étude sommaire de l'*Entamoeba dispar* n. sp. Amibe a kystes quadrinuclées parasite de l'homme. *Bull Acad Med* 94: 943-952.

Clark CG. *Entamoeba dispar:* an organism reborn. *Trans R Soc Trop Med Hyg* 92: 361-364, 1925.

Costa CAX, Nunes AC, Ferreira AJ, Gomes MA, Caliari MV. *Entamoeba histolytica* and *E. dispar trophozoites* in the liver of hamsters: *in vivo* binding of antibodies and complement. *Parasites & Vectors* 3. The electronic version of this article can be found online at: http/creativecommons.org/licenses/by/2.0, 2010.

Craig CF. Observations upon amebas infecting the human intestine with a description of two especies, *Entamoeba coli* and *Entamoeba dysenterie. Am Med* 9: 854-861, 897-903, 936-942, 1905.

Cunha AS. *Patogenia da Amebíase*, Tese de Concurso, Faculdade de Medicina, UFMG, Belo Horizonte, 1975.

Cunha AS, Ferrari MLA. Diarreia crônica e parasitoses intestinais. In Kotze LMS, *Diarreias Crônicas. Diagnóstico e Tratamento,* Medsi, Rio de Janeiro, p. 179-230, 1992.

Cunha AS, Silva EF, Ferrari TCA, Ferrari MLA, Mendes CMC, Carvalho Neto L. Amebíase. In Castro LP, Savassi-Rocha PR, Cunha AS (eds), *Tópicos em Gastrenterologia 2. Gastrenterologia Tropical*, Medsi, Rio de Janeiro, p. 287-316, 1991.

Diamond LS. Techniques of axenic cultivation of *Entamoeba histolytica* Schaudinn, 1903 and *Entamoeba histolytica* like amebae. *J Parasitol* 54: 1047-1056, 1968.

Diamond LS. Amebiasis: a problem solved. What now? *Arch Med Rev* 23: 157-161, 1992.

Diamond LS, Clark CG. A redescription of *Entamoeba histolytica* Schaudinn, 1903. (Emmended Walker, 1911) separating it from *Entamoeba dispar*. Brumpt, 1925. *J Eukariot Microbiol* 40: 340-344, 1993.

Diamond LS, Phillips BP, Bartgis IL. Virulence of axenically cultivated *Entamoeba histolytica. Arch Invest Med* (Méx.) 4: 99-104, 1973.

Dobell C. *The Amoebae Living in Man,* John Bale, Sons & Danielsson, London, 1919.

Elsdon-Dew R. Amebiasis as a world problem. *Bull NY Acad Med* 47: 438-447, 1971.

Espinosa-Cautellano M, Castañon-Gutierrez G, Martinez-Palomo A. *In vivo* pathogenesis of *Entamoeba dispar. Arch Med Res* 28 (Suppl.): S204-S206, 1997.

Faust EC. *Amebiasis*, Charles C. Thomas Publisher, Springfield, 154 pp.

Hardman JG, Limbird LE. *The Pharmacological Basis of Therapeutics*, 9th ed., Mc Graw Hill, New York, 1996.

Hoare CA. Considérations sur l'etiologie de l'amibiase d'après de rapport hôte-parasite. *Bull Soc Path Exot* 54: 429-441, 1961.

Huston CD, Boettner DR, Miller-Sims V, Petri Jr. WA. Apoptotic killing and phagocitosis of host cells by parasite *Entamoeba histolytica. Infection and Immunity* 71: 964-972, 2003.

Jarumilinta R, Maegraith BG. The induction of amoebic liver abscess in hamster by intraperitoneal inoculation of trophozoites of *Entamoeba histolytica. Ann Trop Med Parasitol* 56: 248-254, 1962.

Juniper K. Amoebiasis. Clin Gastroenterol 7: 3-28, 1978.

Lidell ME, Moncada DM, Chadee K, Hunsson GC. *Entamoeba histolytica* cysteine proteases cleave the MUC2 mucin in its C-terminal domain and dissolve the protective colonic mucus gel. *Proc Natl Acad Sci* 103: 9298-9303.

Martinez-Palomo A. The pathogenesis of amebiasis. *Parasitol Today* 3: 111 -117, 1987.

Martinez-Palomo A, Martinez-Báez M. Selective primary health care: strategies for control of disease in the developing world. X. Amebiasis. *Rev Infec Dis* 5: 1093-1102, 1983.

Martinez-Palomo A, González-Roblesa A, Chavez B, Orozco E, Fernández-Castelo S. A structural basis of the cytolytic mechanisms of *Entamoeba histolytica. J Protozol* 32: 166-175, 1985.

Mehta AJ, Vakil BJ. A clinical study of 158 cases of amebic liver abscess. *Indian J Med Sci* 24: 478-483, 1970.

Muñoz AA, Carballera AA, Vales JMG, Castel IV, Tellaeche AP. Amebiasis invasiva (I): etiologia, patogenia, epidemiologia y transmisión. Amebiasis Intestinal y sus Complicaciones. *Rev Clin Esp* 176: 215-220, 1985.

Neal RA. Experimental studies on *Entamoeba* with reference to speciation. *Adv Parasitol* 4: 1-51, 1966.

Okamoto JAH. Comparison of strains of *Entamoeba histolytica* with special reference to the pathogenicity. I. Comparison of some biological characteristics between indigenous and foreign strains. *Kitasato Arch Exp Med* 26: 83-91, 1953.

Orozco E, Guarneros G, Martinez-Palomo A, Sanchez T. *Entamoeba histolytica.* Phagocytosis as a virulence factor. *J Exp Med* 158: 1511-1521, 1983.

Orozco E, Rodriguez MA, Murphy CF, Salata RA, Ravdin JI. Actividad mitogenica y de lectina en mutantes de *Entamoeba histolytica* deficientes en virulencia. *Arch Invest Med* (Méx) 17 (Supl.) 1: 167-172, 1986.

Pérez-Tamayo R, Brandt H. Amebiasis. In Marcial-Rojas RA, *Pathology of Protozoal and Helmintic Diseases*, Huntington, p. 145-187.

Pessoa SB, Martins AV. *Parasitologia Médica,* Guanabara-Koogan, 11ª ed., Rio de Janeiro, 872 pp, 1982.

Phillips BP, Bartgis IL. Effect of growth *in vitro* with selected microbial associates and of encystation on the virulence of *Entamoeba histolytica* for guinea pigs. *Am J Trop Med Hyg* 3: 621-627, 1954.

Phillips BP, Wolfer PA, Bartgis IL. Studies in the ameba-bacteria relationship in amebiasis II. Some concepts on the etiology of the disease. *Am J Trop Med Hyg* 7: 392-399, 1958.

Que X, Reed SL. The role of extracellular cysteine proteinases in pathogenesis of *Entamoeba histolytica* invasion. *Parasitology Today* 13: 190-194, 1997.

Ravdin JI, John JE, Johnston LI, Innes DJ, Guerrant RL. Adherence of *Entamoeba histolytica* trophozoites to rat and human colonic mucosa. *Infect Immun* 48: 292-297, 1985.

Rico G, Lendro E, Rojas S, Gimenez JA, Kretschmer RR. The monocyte locomotion inhibitory factor produced by *Entamoeba histolytica* inhibits induced nitric oxide production in human leucocytes. *Parasitol Res* 90: 264-267, 2003.

Sargeaunt PG, Williams JE. The differentiation of invasive and non-invasive *Entamoeba histolytica* by isoenzyme eletrophoresis. *Trans R Soc Trop Med Hyg* 52: 519-554, 1978.

Sargeaunt PG, Williams JE. The morphology in culture of the intestinal amoebae of man. *Trans R Soc Trop Med Hyg* 76: 465-472, 1982.

Sepúlveda B. Lettre du Mexique. II Séminaire sur l'Amebiase, México, Fevrier, 1970. *Ann Gastroenterol Hepatol* 7: 89-94, 1971.

Stanley Jr. SL. Patophysiology of amoebiasis. *Trends in Parasitology* 17: 280 -285, 2001.

Stanley Jr. SL. Amoebiasis. *The Lancet* 361: 1025-1032, 2003.

Tansurat P. Amoebic colitis and amoebic liver abscess. An analysis of 130 autopsy cases in Siriray Hospital. *Am J Proctol* 17: 503-506, 1966.

Tsutsumi V, Mena-López R, Anaya-Velásquez F, Martinez-Palomo A. Celular basis of experimental amebic liver abscess formation. *Am J Pathol* 117: 81-91, 1984.

Trissl D, Martinez-Palomo A, De La Torre M, La Hoz R, Pérez de Suarez E. Surface properties of *Entamoeba*: increased rates of human erytrocysts phagocytosis strains. *J Exp Med* 148: 1137-1145, 1978.

Walker EL, Sellards AW. Experimental entamoebic dysentery. *Philippine J Sc* 7: 253-331, 1913.

Wash JA. Problems in recognition and diagnosis of amebiasis: estimation of global magnitude of morbidity and mortality. *Rev Inf Dis* 8: 228-238, 1986.

WHO. Expert Committee. Amoebiasis. *Technical report series*, 421, Geneva, 1969.

WHO. Informal meeting on strategies for control of amoebiasis, Geneva, 1984.

WHO/PAHO/UNESCO. Report of a Consultation of Experts on Amoebiasis, Mexico City, Mexico, 1997.

Wittner M, Rosembaun RM. Role of bacteria in modifying virulence of *Entamoeba histolytica.* Studies of amebae from axenic cultures. *Am J Trop Med Hyg* 19: 755-761, 1970.

Zhang Z, Mahajan S, Zhang X, Stanley Jr. SL. Tumor Necrosis Factor alpha is a key mediator of gut inflammation seen in amebic colitis in human intestine in the SCID mouse-human intestinal xenograft model of disease. *Infection and Immunity* 71: 5355-5359, 2003.

63 Diagnóstico Laboratorial da Amebíase

Alessandra Queiroga Gonçalves

▶ Introdução

A *Entamoeba histolytica* é a única espécie reconhecida até o momento como agente etiológico da amebíase. Nos últimos anos, pesquisas científicas demonstraram a existência de outras duas espécies morfologicamente idênticas à *E. histolytica*: a *Entamoeba dispar* e a *Entamoeba moshkovskii*. Apesar de ambas serem consideradas responsáveis por causar infecções assintomáticas do trato intestinal humano, alguns relatos evidenciam, particularmente, o potencial patogênico de *E. dispar* (Ximénez *et al.*, 2010).

A ocorrência de três espécies com as mesmas características morfológicas inviabiliza o uso da microscopia óptica para o diagnóstico específico e impulsiona a procura por técnicas diagnósticas alternativas. Atualmente, os testes para pesquisa de antígenos e os moleculares (reação em cadeia da polimerase - PCR) são os mais promissores para a identificação dessas espécies. A análise isoenzimática não tem sido mais usada e a pesquisa de anticorpos se restringe ao diagnóstico da amebíase extraintestinal. Apesar da disponibilidade de novas técnicas, algumas limitações importantes ocorrem: os *kits* atualmente comercializados para a pesquisa de antígenos somente identificam a espécie *E. histolytica* e a PCR é uma técnica muito cara e complexa para uso na rotina laboratorial (Fotedar *et al.*, 2007). Em adição, a inexistência de uma técnica barata impossibilita a redução do uso da microscopia como método único de diagnóstico em países desprovidos economicamente, o que dificulta o manejo clínico adequado.

O conhecimento sobre a epidemiologia da *E. histolytica* mudou drasticamente desde a aceitação das espécies *E. dispar* e *E. moshkovskii* como causadoras de infecção em humanos. Com o avanço das pesquisas e o desenvolvimento de mais estudos moleculares que incluam a identificação das três espécies, será possível atualizar os dados de prevalência da *E. histolytica* e de morbilidade da amebíase.

▶ Espécies de amebas do intestino humano

Dentre as amebas que podem ser encontradas no intestino do homem estão a *Entamoeba histolytica*, a *Entamoeba dispar*, a *Entamoeba moshkovskii*, a *Entamoeba hartmanni*, a *Entamoeba coli*, a *Entamoeba polecki*, a *Entamoeba chattoni*, a *Endolimax nana* e a *Iodamoeba bütschlii*. Adiante, o termo "complexo *histolytica*" será aplicado em referência ao grupo composto por *E. histolytica*, *E. dispar* e *E. moshkovskii*, em razão das características morfológicas que compartilham.

▪ Espécies morfologicamente idênticas do complexo histolytica

A *Entamoeba histolytica* foi primeiramente relatada por Fedor Lösch em 1875 em São Petersburgo, Rússia, que descreveu a amebíase intestinal em detalhes. Entretanto o nome da espécie foi empregado por Fritz Schaudinn somente em 1903 (Saklatvala, 1993). A *E. histolytica* é a espécie do gênero *Entamoeba* que, além de causar infecções assintomáticas, pode causar disenteria amebiana, abscesso hepático amebiano e mais raramente infecções do trato respiratório, amebíase cerebral e geniturinária (Fotedar *et al.*, 2007). Contudo, apesar de patogênica, em somente cerca de 10% dos casos de infecção por *E. histolytica* qualquer tipo de patogenia é relatado (Pritt e Clark, 2008).

A espécie *Entamoeba dispar* foi sugerida por Emile Brumpt em 1925, que propôs que a infecção humana ocorria por duas espécies morfologicamente idênticas de *Entamoeba* (*E. histolytica* e *E. dispar*), baseando-se na patogenicidade induzida em humanos e em infecções experimentais em gatos (Diamond e Clark, 1993). A hipótese de Brumpt não foi aceita inicialmente pela comunidade científica e somente 50 anos depois, com o estudo bioquímico de Sargeaunt *et al.* (1978), a teoria reacendeu (Clark, 1998). Solucionadas algumas controvérsias, somaram-se aos estudos bioquímicos iniciais os estudos imunológicos e genéticos, que consolidaram a separação destas espécies, levando à aceitação da existência de duas espécies distintas pela Organização Mundial da Saúde (OMS) (Diamond e Clark, 1993; WHO, 1997). Estudos epidemiológicos posteriores sugeriram que a *E. dispar* era até 10 vezes mais prevalente em pacientes assintomáticos de áreas endêmicas que a *E. histolytica* (Pritt e Clark, 2008).

Diamond e Clark (1993) definiram a *E. dispar* como um patógeno não virulento, não tendo sido até aquele momento identificado em invasões tissulares. Entretanto, posteriormente, por meio de modelo animal e testes *in vitro*, foi demonstrado que a *E. dispar* pode causar lesões no intestino, no fígado e sério dano a células epiteliais *in vitro* (Espinosa-Cantellano *et al.*, 1997; Espinosa-Cantellano *et al.*, 1998; Costa *et al.*, 2006). Alguns autores também relataram a *E. dispar* como possível agente causador de sintomas intestinais em humanos (Jetter *et al.*, 1997; Parija e Khairnar, 2005). Mais recentemente, sequências de DNA de *E. dispar* foram detectadas em pacientes mexicanos com abscesso hepático amebiano e em uma cepa isolada de paciente brasileiro com amebíase intestinal (Ximénez *et al.*, 2010). Segundo Ximénez *et al.* (2010), os resultados deste trabalho aportam evidências suficientes para considerar a *E. dispar* como agente com potencial capacidade para induzir dano tecidual no trato digestivo e no fígado de humanos.

A *Entamoeba moshkovskii* foi isolada por Tshalaia, em 1941, em esgoto de Moscou. Posteriormente foi encontrada em cursos de água poluídos por esgotos e também em águas não contaminadas de diferentes países (Scaglia *et al.*, 1983; Clark e Diamond, 1991). Inicialmente acreditava-se que a *E. moshkovskii* fosse apenas um protozoário de vida livre. Entretanto, em 1961, uma cepa *E. histolytica-like* foi isolada de um residente de Laredo, Texas, que apresentava diarreia, perda de peso e dor epigástrica. Essa cepa foi chamada de *E. histolytica* cepa Laredo e observou-se que compartilhava muitas características biológicas com *E. moshkovskii*. Posteriormente a *E. histolytica* cepa Laredo foi confirmada como sendo uma cepa de *E. moshkovskii*, por análise molecular (Clark e Diamond, 1991). A *E. moshkovskii* cresce em temperatura ambiente, é osmotolerante e resistente à emetina. Essas características a distinguem de *E. histolytica* e *E. dispar*.

Estudos moleculares subsequentes relataram a *E. moshkovskii* em amostras de fezes humanas provenientes de vários países (Haque *et al.*, 1998; Ali *et al.*, 2003; Parija e Khairnar, 2005; Ayed *et al.*, 2008; Beck *et al.*, 2008; Fotedar *et al.*, 2008 e Nazemalhosseini *et al.*, 2010) e observou-se que a infecção por esta espécie no subcontinente indiano é bastante comum (Singh *et al.*, 2009). Investigações recentes sugerem que a *E. moshkovskii* pode ser um potencial enteropatógeno em pacientes apresentando sintomas gastrintestinais e/ou disenteria, destacando-se a necessidade de mais estudos para investigar o potencial patogênico desta espécie (Haque *et al.*, 1998; Parija e Khairnar, 2005).

As espécies *E. histolytica*, *E. dispar* e *E. moshkovskii* apresentam cistos e trofozoítas com morfologias idênticas (Tabelas 63.1 e 63.2; Figura 63.1A-D, G, H). Antigamente era aceito como diagnóstico de *E. histolytica*, em indivíduos com

Tabela 63.1 Trofozoítas e cistos de *Entamoeba histolytica/E. dispar/E. moshkovskii*, *E. hartmanni*, *E. coli*, *E. polecki*, *Endolimax nana* e *Iodamoeba bütschlii* com as diferentes variações da estrutura nuclear.

	Trofozoítas	Cistos	Estrutura nuclear
E. histolytica/ E. dispar/ E. moshkovskii	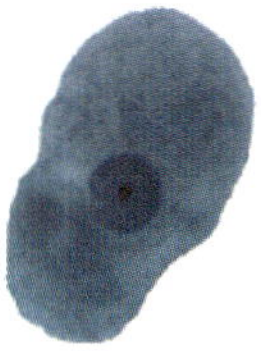	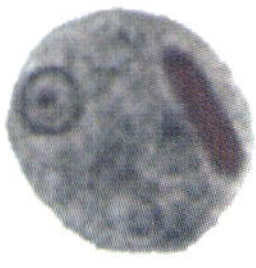	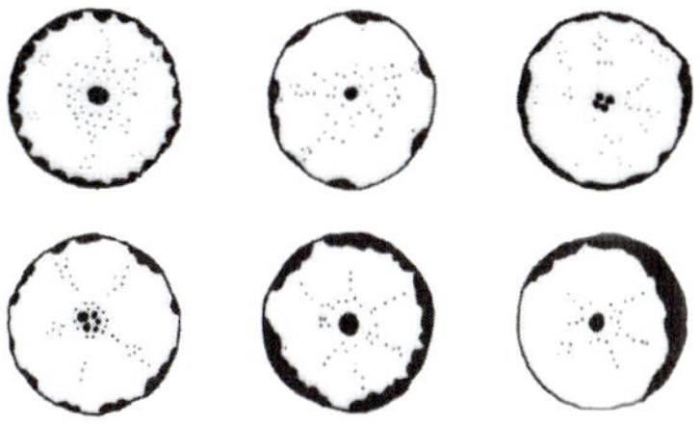
E. hartmanni	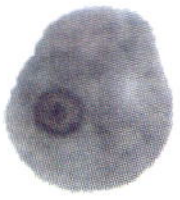	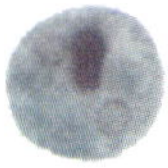	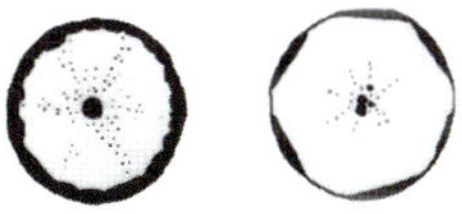
E. coli	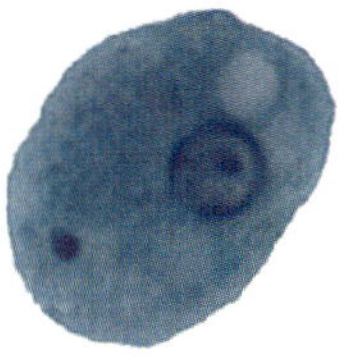	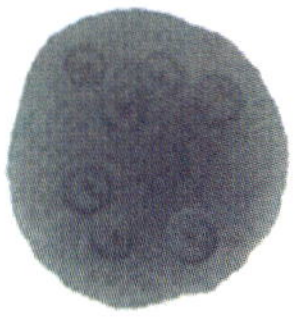	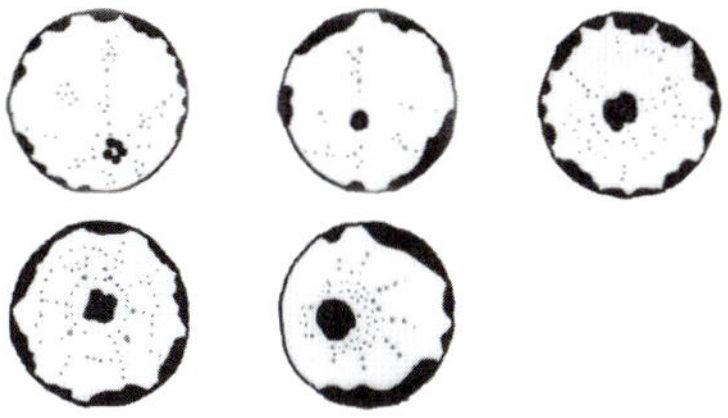
E. polecki	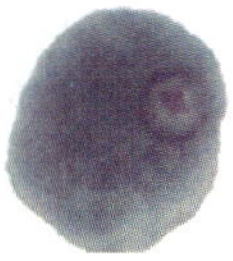	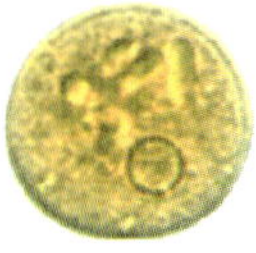	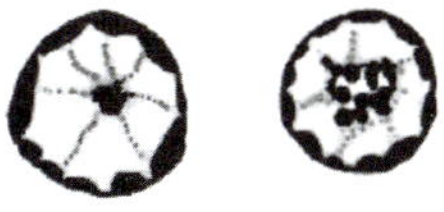
E. nana	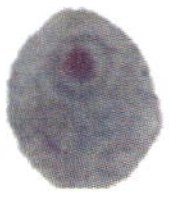	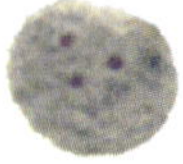	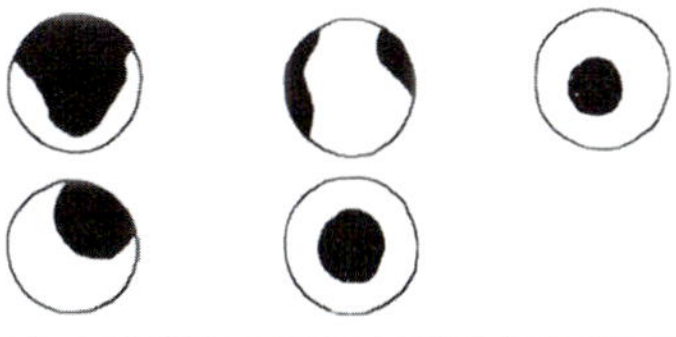
I. bütschlii	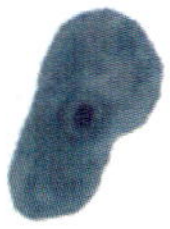	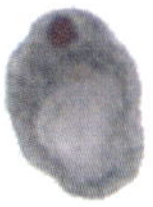 10 µm	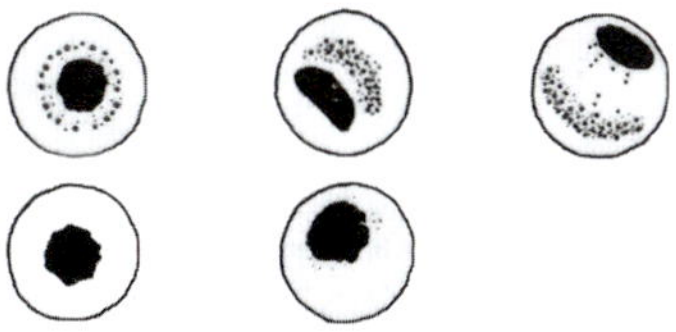

Fonte: imagens fotográficas cedidas por DPDx, the CDC website for parasitology diagnosis, EUA. Desenhos adaptados de John e Petri Jr. (2006) e Beaver *et al.* (1986).

Tabela 63.2 Características de trofozoítas e cistos das espécies de amebas do trato intestinal humano.

Características	*E. histolytica/ E. dispar/*	*E. hartmanni*	*E. coli*	*E. polecki*	*E. nana*	*I. bütschlii*
Trofozoítas						
Tamanho, núcleo e motilidade	15-20 μm (> 20 μm em formas invasivas); 1 núcleo; ativo e direcional	8-10 μm 1 núcleo; não progressivo	20-25 μm; 1 núcleo; lento, não direcional	15-20 μm; 1 núcleo; lento	8-10 μm (média); 1 núcleo; lento, não progressivo	12-15 μm (média); 1 núcleo; lento, não progressivo
Cromatina periférica (corada)	Grânulos delicados, com distribuição regular em geral	Grânulos delicados, com distribuição regular em geral	Grânulos grossos, de tamanho e distribuição irregular	Grânulos delicados, distribuição regular em geral	Ausente	Ausente
Cariossomo (corado)	Pequeno, compacto, central podendo estar excêntrico	Pequeno, compacto, central podendo estar excêntrico	Grande, não compacto, geralmente excêntrico	Pequeno, geralmente central e compacto	Grande, central ou excêntrico e irregular	Grande, perto do centro em geral, com frequentes grânulos acromáticos pequenos
Citoplasma (corado)	Delicadamente granular	Delicadamente granular	Granular, com vacúolos	Delicadamente granular, frequentemente com vacúolos	Granular e com muitos vacúolos	Granular, com vacúolos
Cistos						
Tamanho e núcleo	10-15 μm; cistos maduros com 4 núcleos e imaturos com 1 ou 2	6-8 μm; cistos maduros com 4 núcleos, imaturos com 1 ou 2, binucleados são comuns	15-25 μm; cistos maduros com 8 núcleos, raramente 16 ou mais	10-15 μm; cistos maduros com 1 núcleo, raramente com 2 ou 4	6-8 μm (média); cistos maduros com 4 núcleos (imaturos raros); forma ovoide em geral	10-12 μm (média); cistos maduros com 1 núcleo; forma irregular
Cromatica periférica (corada)	Com grânulos delicados e uniformes, de distribuição regular	Com grânulos delicados e uniformes, de distribuição regular	Varia de grânulos grosseiros e irregulares a um aspecto nais uniforme que o visto nos trofozoítas	Delicada a densa, distribuição regular em geral	Ausente	Ausente
Cariossomo (corado)	Pequeno, compacto, central, podendo estar excêntrico	Pequeno, compacto, geralmente central	Grande, excêntrico, ocasionalmente central	Polimórfico (pequeno, grande e compacto ou grande e difuso), geralmente central	Grande e irregular	Grande excêntrico geralmente, com ou sem grânulos acromáticos
Citoplasma (corado)	Presença de corpos cromatoides alongados, com pontas arredondadas ou quadradas; vacúolo de glicogênio em cistos imaturos	Presença de corpos cromatoides alongados, com pontas arredondadas ou quadradas; vacúolo de glicogênio em cistos imaturos	Presença de corpos cromatoides com extremidades pontiagudas e irregulares; vacúolo de glicogênio em cistos imaturos	Presença de muitos corpos cormatoides, com pontas angulares ou pontiagudas; massa de inclusão em metade dos cistos	Ausência de corpos cromatoides	Presença de vacúolo de glicogênio grande

Adaptada de Ash e Orihel (2007), John e Petri Jr. (2006), Fotedar *et al.* (2007) e Tanyuksel e Petri Jr. (2003).

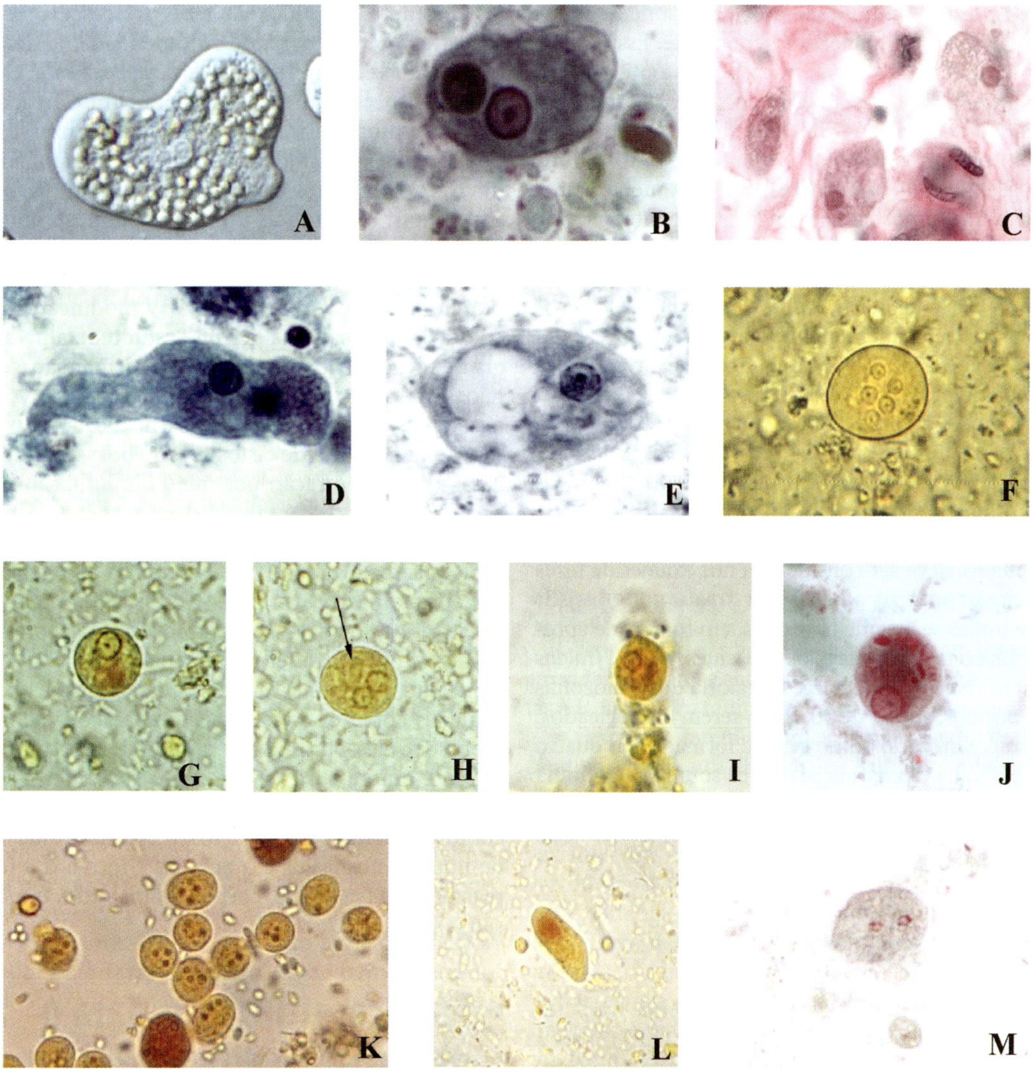

Figura 63.1 A. Trofozoíta de *Entamoeba histolytica* com várias hemácias fagocitadas, em DIC (*differential interference contrast*). **B.** Trofozoíta de *E. histolytica* com uma hemácia fagocitada. **C.** Dois trofozoítas de *E. histolytica* em biopsia de cólon, corados por HE. **D.** Trofozoíta de *E. histolytica/E. dispar/E. moshkovskii*. **E.** Trofozoíta de *Entamoeba coli* com citoplasma cheio de vacúolos. **F.** Cisto de *E. coli* com cinco núcleos visíveis. **G.** Cisto de *E. histolytica/E. dispar/E. moshkovskii* com um núcleo visível e vacúolo de glicogênio. **H.** Cisto binucleado de *E. histolytica/E. dispar/E. moshkovskii*. A *seta* indica um corpo cromatoide. **I.** Cisto de *Entamoeba hartmanni* com um núcleo visível. **J.** Cisto uninucleado de *E. polecki* com vários corpos cromatoides. **K.** Cistos de *Endolimax nana* com núcleos visíveis. **L.** Cisto de *Iodamoeba bütschlii* com vacúolo de glicogênio. **M.** Trofozoíta binucleado de *Dientamoeba fragilis*. (Organismos em **B**, **D**, **E**, **J** e **M** corados pelo tricrômico; organismos em **F**, **G**, **H**, **I**, **K** e **L** corados pela solução de iodo.) Figuras **A** a **D**, **F** a **J**, **L** e **M**: cortesia de DPDx, the CDC website for parasitology diagnosis, EUA. Figura **E**: fotografia original de Steve J. Upton, Kansas State University. Figura **K**: cortesia de Dr. Marc Lontie, Medisch Centrum voor Huisartsen, Bélgica.

disenteria, a ocorrência de trofozoítas com hemácias fagocitadas (Tanyuksel e Petri Jr., 2003). Todavia, a especificidade deste diagnóstico tem sido questionada em função do encontro de pacientes apresentando *E. dispar* com hemácias fagocitadas em seu citoplasma (Fotedar *et al.*, 2007).

Espécies com morfologias distintas das do complexo histolytica

No gênero *Entamoeba* existe também a *Entamoeba hartmanni*, que apresenta morfologia muito parecida com a do complexo *histolytica*, porém apresenta tamanho menor. A diferenciação se baseia no tamanho de cistos e trofozoítas (Tabelas 63.1 e 63.2; Figura 63.1I). A *Entamoeba coli* é espécie morfologicamente bastante distinta, apresentando características de tamanho, número de núcleos nos cistos, de estrutura nuclear e de inclusões citoplasmáticas que a diferenciam das demais espécies de amebas (Tabelas 63.1 e 63.2; Figura 63.1E, F). A *E. hartmanni* e a *E. coli* são consideradas não patogênicas.

Inicialmente relatada como parasito intestinal de porcos e macacos, a *Entamoeba polecki* tem sido encontrada ocasionalmente em humanos, exceto em Papua-Nova Guiné, onde taxas elevadas de prevalência têm sido documentadas (Verweij *et al.*, 2001). Poucos estudos relataram pacientes com diarreia aparentemente causada por infecção por esta espécie de ameba. A *Entamoeba chattoni*, uma espécie morfologicamente idêntica a *E. polecki* e que é frequentemente encontrada em macacos, foi identificada em oito casos humanos, sendo que 7 destes tiveram contato prévio com macacos (Sargeaunt *et al.*,

Os testes sorológicos mais usados para o diagnóstico da amebíase extraintestinal são aqueles que demonstram a presença de anticorpos séricos antilectina, como o método de Elisa (*enzyme linked immunosorbent assay*). O Elisa é o mais utilizado nos laboratórios de rotina, estando disponíveis alguns *kits* comerciais (como o Ridascreen *Entamoeba* IgG®, R-Biopharm AG; Novagnost *Entamoeba* IgG®, NovaTec Immundiagnostica GmbH; Amebiasis Serology microplate ELISA®, Light Diagnostics; Amebiasis Serology microwell EIA®, LMD Laboratories). Dos *kits* anteriores, o Ridascreen *Entamoeba* IgG® e o Amebiasis Serology microwell EIA® foram testados e apresentaram elevada sensibilidade (97,7 a 100%; 92,5% e 97,9%, respectivamente) e especificidade (97,4%, 91,3% e 94,8%, respectivamente) (Fotedar *et al.*, 2007). Outras técnicas que apresentam bons resultados são a imunofluorescência indireta e a contraimunoeletroforese (Singh *et al.*, 2009).

▪ Testes para pesquisa de antígenos

Testes de Elisa para a pesquisa de antígenos estão disponíveis no mercado e vêm sendo utilizados cada vez mais nos laboratórios clínicos para identificação de casos suspeitos de *E. histolytica*. Os antígenos são pesquisados nas fezes para identificação de infecções assintomáticas e da colite amebiana. Para a realização do teste utilizam-se amostras de fezes frescas ou congeladas, sem conservantes. Contudo, alguns *kits* de pesquisa de antígenos permitem a utilização de soro e de pus aspirado de abscesso hepático, oferecendo maior sensibilidade que a microscopia para o diagnóstico da amebíase extraintestinal. Trata-se de uma técnica rápida e simples, entretanto ainda cara para uso em larga escala em países não desenvolvidos. Outras desvantagens são:

- A inexistência de testes de Elisa para a identificação específica de antígenos de *E. dispar* e *E. moshkovskii*
- Os testes para a pesquisa de antígenos não são tão sensíveis quanto a PCR e podem apresentar baixa especificidade em regiões não endêmicas (Pritt e Clark, 2008)
- Muitos resultados contraditórios sobre a atuação destes *kits* vêm sendo fornecidos pela literatura científica. Entretanto, em áreas onde os testes moleculares não podem ser usados, estes testes podem ser úteis nos estudos clínicos e epidemiológicos.

Os *kits* de Elisa que vêm sendo comercializados podem detectar especificamente a *E. histolytica* ou apenas o complexo *histolytica* (sem identificar as espécies). Os *kits* que identificam a *E. histolytica* utilizam anticorpos monoclonais contra a lectina específica de *E. histolytica* (*E. histolytica II*®, TechLab e *Entamoeba* Celisa PATH *kit*®, Cellabs) ou anticorpos policlonais contra dois diferentes epítopos da proteína de membrana rica em serina de *E. histolytica* (SREHP)(Serazym® *Entamoeba histolytica*, Seramun Diagnostica GmbH – antigamente distribuído por Merlin Diagnostika, como Optimum S Kit®). O Triage parasite panel®, Biosite Inc. é um teste imunocromatográfico que detecta simultaneamente *Giardia lamblia*, *Cryptosporidium* spp. e *Entamoeba* spp. (Fotedar *et al.*, 2007).

O *kit E. histolytica* II® da TechLab foi testado em vários estudos epidemiológicos em diversos países. Este *kit* captura e detecta a lectina de *E. histolytica* em amostras de fezes. A lectina é conservada e altamente imunogênica e, em função das diferenças antigênicas existentes entre as lectinas de *E. histolytica* e *E. dispar*, o teste permite uma identificação específica. O *kit E. histolytica* II® foi relatado como sendo mais sensível que a combinação de cultura e microscopia, porém apenas 79% sensível e 96% específico se comparado à *real-time* PCR (Buss *et al.*, 2008). Este *kit* também foi utilizado para identificação de antígeno no soro e no pus aspirado de abscesso hepático, apresentando níveis de detecção elevados em amostras provenientes de pacientes não tratados (Haque *et al.*, 2000).

Entretanto, resultados insatisfatórios também têm sido publicados com os testes de pesquisa de antígeno. Em artigo de comparação entre dois *kits* (Celisa Path® e *E. histolytica* II®, TechLab) foi relatada a baixa sensibilidade (28%) do Celisa Path® em relação à PCR (considerada padrão-ouro) e a total discordância do *kit* da TechLab com a PCR (Stark *et al.*, 2008). Estes autores inclusive relatam a ocorrência de reação cruzada com *E. dispar* e *E. moshkovskii* no *kit* da TechLab.

Em razão da ocorrência de resultados tão contraditórios com os testes de pesquisa de antígenos, recomenda-se que a utilização de determinado *kit* seja precedida de suficiente avaliação na população em que este será aplicado. Tal avaliação poderia consistir na comparação com a PCR (considerando-a como padrão-ouro), para a determinação da frequência de resultados falso-positivos esperados pelo teste de Elisa (Stark *et al.*, 2008).

▪ Testes moleculares

Testes moleculares com base na PCR têm sido considerados como métodos de escolha para os estudos clínicos e epidemiológicos da amebíase em países desenvolvidos (Hamzah *et al.*, 2006) e têm sido recomendados fortemente pela OMS. A técnica tem apresentado elevada sensibilidade e especificidade (superiores às outras técnicas de diagnóstico) e capacidade de diferenciar entre todas as espécies do complexo *histolytica*. Pela PCR a *E. histolytica* pode ser identificada em várias amostras clínicas, como fezes, tecidos e pus aspirado de abscesso hepático. Entretanto, por ser uma técnica cara, demorada e complexa, a PCR não tem sido empregada na rotina de laboratórios clínicos dos países em desenvolvimento.

As evidências genéticas de que os fenótipos de *E. histolytica* e *E. dispar* eram provenientes de duas espécies distintas vieram com as análises dos perfis de RFLP (polimorfismo de tamanho dos fragmentos de restrição), das sequências de genes de cópia única e das sequências do gene da subunidade pequena do rRNA (Diamond e Clark, 1993). O uso bem-sucedido da PCR para estudo epidemiológico das infecções causadas pelo complexo *Entamoeba* foi primeiramente relatado por Acuna-Soto *et al.* (1993). Esses autores usaram DNA extraído diretamente das fezes, evitando a necessidade de cultivar trofozoítas. No passado, o isolamento de DNA diretamente de amostras fecais era problemático e trabalhoso, consistindo no cultivo de amostras de fezes positivas pela microscopia e a subsequente extração de DNA pelo método de fenol-clorofórmio a partir dos trofozoítas cultivados (Fotedar *et al.*, 2007).

As amostras fecais são consideradas entre as mais complexas para os testes de PCR, por causa da presença de inibidores (como heme, bilirrubina, sais biliares e carboidratos complexos). Recentemente, métodos simples e efetivos de isolamento de DNA diretamente das fezes foram desenvolvidos, diminuindo a inibição e melhorando a detecção e a sensibilidade da PCR. A utilização de *kits* para fins de extração de DNA diminuiu o tempo de realização do teste e possibilitou o processamento de maior número de amostras por vez. Um *kit* amplamente usado é o QIAamp DNA stool mini *kit*® (Qiagen, Hilden, Alemanha), que tem demonstrado ser um método fidedigno para recuperação de DNA a partir de material fecal (Verweij *et al.*, 2000). Outros *kits* encontram-se disponíveis no mercado.

A conservação de amostras de fezes para utilização em testes moleculares consiste em etapa primordial. Em estudos epidemiológicos, o processamento imediato de amostras muitas vezes não é possível, sendo recomendável neste caso que as amostras frescas sejam congeladas a −20°C e mantidas assim até a extração do DNA. O uso de fezes fixadas para extração de DNA é possível, porém pode resultar em decréscimo da sensibilidade da PCR, na dependência do tempo de conservação. A solução de formalina a 10%, tão amplamente usada, pode dificultar a amplificação pela PCR porque este fixador reage com o DNA. Alguns grupos, entretanto, conseguiram bons resultados na PCR utilizando amostras fixadas por formalina (Rivera *et al.*, 1998).

Vários métodos da PCR (convencional e *real-time*) foram testados e seus protocolos encontram-se disponibilizados na literatura científica. Com o encontro de *E. moshkovskii* causando infecções do trato intestinal humano, os estudos epidemiológicos moleculares passaram a incluir a pesquisa desta espécie juntamente a *E. histolytica* e a *E. dispar*, o que vem contribuindo para a redefinição da epidemiologia da amebíase a nível mundial.

Na busca por uma PCR com melhor sensibilidade, Khairnar e Parija (2007) desenvolveram um *nested multiplex* PCR para a detecção e diferenciação simultânea de *E. histolytica*, *E. dispar* e *E. moshkovskii*, mediante a pesquisa do gene 16S-*like* rRNA. Este método quando aplicado em amostras de fezes apresentou elevada sensibilidade (94%) e especificidade (100%) para a identificação das três espécies. Em relação ao diagnóstico de *E. histolytica* em amostras provenientes de pus de abscesso hepático, a amplificação direta de DNA (sem etapa prévia de extração) foi relatada, utilizando-se 10 diferentes pares de *primers* anteriormente publicados. Dentre os 10 testados, o P1-P2 (para pesquisa do DNA circular extracromossômico) e o P11-P12 (para pesquisa do gene da proteína 30 kDa) tiveram 100% de sensibilidade (Zaman *et al.*, 2000).

▸ Diagnóstico por imagem

Para o diagnóstico da colite aguda, nos casos em que se suspeita clinicamente de amebíase porém a *E. histolytica* não é detectada nas fezes, pode-se realizar a colonoscopia ou a sigmoidoscopia para a visualização de ulcerações, seguida de curetagem e microscopia, ou biopsia, para pesquisa de trofozoítas. A ultrassonografia ou a tomografia computadorizada são os testes de escolha para o diagnóstico do abscesso hepático amebiano, com base na identificação por imagem de lesões no fígado. A ultrassonografia detecta rapidamente lesões hepáticas em diferentes estágios da doença, determinando seu número, tamanho e posição exata, além de colaborar na distinção de outras patologias. A tomografia computadorizada abdominal e a ressonância magnética apresentam grande resolução e sensibilidade em detectar lesões hepáticas, especialmente as menores, o que é útil para o diagnóstico de fase inicial. A confirmação da amebíase hepática é possível pela visualização por microscopia de trofozoítas de *E. histolytica* em pus aspirado de abscesso hepático ou, mais frequentemente, a partir de material necrótico obtido de biopsia da lesão. Entretanto, a ameba é encontrada em somente um percentual pequeno de casos (Salles *et al.*, 2007; Stanley Jr, 2003).

▸ Referências bibliográficas

Acuna-Soto R, Samuelson J, De Girolami P *et al.* Application of the polymerase chain reaction to the epidemiology of pathogenic and nonpathogenic *Entamoeba histolytica*. *Am J Trop Med Hyg.* 48: 58-70, 1993.

Ali IK, Hossain MB, Roy S *et al.* *Entamoeba moshkovskii* infections in children, Bangladesh. *Emerg Infect Dis.* 9: 580-584, 2003.

Ash LR, Orihel TC. *Atlas of Human Parasitology.* 5th edition. Chicago: American Society for Clinical Pathology Press, 540 pp., 2007.

Ayed SB, Aoun K, Maamouri N *et al.* First molecular identification of *Entamoeba moshkovskii* in human stool samples in Tunisia. *Am J Trop Med Hyg.* 79: 706-707, 2008.

Beaver PC, Jung RC, Cupp EW. Protozoarios e infecciones por protozoarios. In: Beaver PC, Jung RC, Cupp EW. *Parasitología Clínica.* 2nd edition. Barcelona: Salvat editores, p. 115., 1986.

Beck DL, Doğan N, Maro V *et al.* High prevalence of *Entamoeba moshkovskii* in a Tanzanian HIV population. *Acta Trop.* 107: 48-49, 2008.

Blanc D, Sargeaunt PG. *Entamoeba histolytica* zymodemes: exhibition of gamma and delta bands only of glucose phosphate isomerase and phosphoglucomutase may be influenced by starch content in the medium. *Exp Parasitol.* 72: 87-90, 1991.

Buss S, Kabir M, Petri Jr. WA *et al.* Comparison of two immunoassays for detection of *Entamoeba histolytica*. *J Clin Microbiol.* 46: 2778-2779, 2008.

Clark CG. Amoebic disease. *Entamoeba dispar*, an organism reborn. *Trans R Soc Trop Med Hyg.* 92: 361-364, 1998.

Clark CG, Diamond LS. Methods for cultivation of luminal parasites protists of clinical importance. *Clin Microbiol Reviews.* 15: 329-341, 2002.

Clark CG, Diamond LS. The Laredo strain and other *Entamoeba histolytica*-like amoebae are *Entamoeba moshkovskii*. *Mol Biochem Parasitol.* 46: 11-18, 1991.

Costa OA, Gomes AM, Rocha AO *et al.* Pathogenicity of *Entamoeba dispar* under xenic and monoxenic cultivation compared to a virulent *E. histolytica*. *Rev Inst Med Trop S Paulo.* 48: 245-250, 2006.

De Carli GA. Colheita e preservação da amostra fecal. In: De Carli GA. *Parasitologia Clínica: Seleção de Métodos e Técnicas de Laboratório para o Diagnóstico das Parasitoses Humanas.* 2ª ed. São Paulo: Atheneu, p. 3-27, 2007a.

De Carli GA. Exames macroscópico e microscópico da amostra fecal fresca e preservada. In: De Carli GA. *Parasitologia Clínica: Seleção de Métodos e Técnicas de Laboratório para o Diagnóstico das Parasitoses Humanas.* 2ª ed. São Paulo: Atheneu, p. 29-82, 2007b.

Diamond LS, Clark CG. A Redescription of *Entamoeba histolytica* Schaudinn, 1903 (Emended Walker, 1911) separating it from *Entamoeba dispar* Brumpt, 1925. *J Euk Microbiol.* 40: 340-344, 1993.

Espinosa-Cantellano M, Castañón-Gutiérrez G, Martínez-Palomo A. *In vivo* pathogenesis of *Entamoeba dispar*. *Arch Med Res.* 28: 204-206, 1997.

Espinosa-Cantellano M, Gonzáles-Robles A, Chávez B *et al.* *Entamoeba dispar*: ultrastructure, surface properties, and cythopatic effect. *J Eukaryot Microbiol.* 45: 265-272, 1998.

Faust EC, D'Antoni JS, Odom V *et al.* A critical study of clinical laboratory technics for the diagnosis of protozoan cysts and helminth eggs in feces. I. Preliminary communication. *Amer J Trop Med.* 18: 169-183, 1938.

Fotedar R, Stark D, Beebe N *et al.* Laboratory diagnosis techniques for *Entamoeba* species. *Clin Microbiol Rev.* 20: 511-532, 2007.

Fotedar R, Stark D, Marriott D *et al.* *Entamoeba moshkovskii* infections in Sydney, Australia. *Eur J Clin Microbiol Infect Dis.* 27:133-137, 2008.

Gonçalves AQ, Viana JC, Pires EM *et al.* The use of the antifungal agent miconazole as an inhibitor of *Blastocystis hominis* growth in *Entamoeba histolytica/E. dispar* cultures. *Rev Inst Med Trop São Paulo.* 49: 201-202, 2007.

Hamzah Z, Petmitr S, Mungthin M *et al.* Differential detection of *Entamoeba histolytica*, *Entamoeba dispar*, and *Entamoeba moshkovskii* by a single-round PCR assay. *J Clin Microbiol.* 44: 3196-3200, 2006.

Haque R, Ali IK, Clark CG *et al.* A case report of *Entamoeba moshkovskii* infection in a Bangladeshi child. *Parasitol Int.* 47: 201-202, 1998.

Haque R, Mollah NU, Ali IK *et al.* Diagnosis of amebic liver abscess and intestinal infection with the TechLab *Entamoeba histolytica* II antigen detection and antibody tests. *J Clin Microbiol.* 38: 3235-3239, 2000.

Jackson TF, Suparsad S. Zymodeme stability of *Entamoeba histolytica* and *E. dispar*. *Arch Med Res.* 28: 304-305, 1997.

Jetter AB, Walderich B, Britten D *et al.* An epidemiological study of *Entamoeba histolytica* and *E. dispar* infection in eastern Turkey using a colorimetric polymerase chain reaction. *Arch Med Res.* 28: 319-321, 1997.

John DT, Petri Jr. WA. *Markell and Voge's Medical Parasitology.* 9th edition. Philadelphia: Saunders Elsevier, 480 pp., 2006.

Khairnar K, Parija SC. A novel nested multiplex polymerase chain reaction (PCR) assay for differential detection of *Entamoeba histolytica*, *E. moshkovskii* and *E. dispar* DNA in stool samples. *BMC Microbiol.* 7: 47, 2007.

Lutz AO. *Schistosomum mansoni* e a Shistomatose segundo observações feitas no Brasil. *Mem Inst Oswaldo Cruz*. 11: 121-155, 1919.
Nazemalhosseini Mojarad E, Nochi Z, Sahebekhtiari N *et al.* Discrimination of *Entamoeba moshkovskii* in patients with gastrintestinal disorders by single-round PCR. *Jpn J Infect Dis*. 63: 136-138, 2010.
Ortner S, Plaimauer B, Binder M *et al.* Molecular analysis of two hexoquinase isoenzymes from *Entameoba histolytica*. *Mol Biochem Parasitol*. 73: 189-198, 1995.
Parija SC, Khairnar K. *Entamoeba moshkovskii* and *Entamoeba dispar* associated infections in Pondicherry, India. *J Health Pop Nutr*. 23: 292-295, 2005.
Pavlova EA. Culture methods for *Entamoeba histolytica*. *Medskaia Parazit*. 27: 224-227, 1938.
Pritt BS, Clark CG. Amebiasis. *Mayo Clin Proc*. 83: 1154-1160, 2008.
Rivera WL, Tachibana H, Kanbara H. Field study on the distribution of *Entamoeba histolytica* and *Entamoeba dispar* in the northern Philippines as detected by the polymerase chain reaction. *Am J Trop Med Hyg*. 59: 916-921, 1998.
Saklatvala T. Milestones in parasitology. *Parasitol Today*. 9: 347-348, 1993.
Salata RA. The role of antibody in the host defense against *Entamoeba histolytica*. In: Ravdin JI. *Amebiasis: Human Infection by Entamoeba histolytica*. New York: John Wiley & Sons, p. 446-452, 1988.
Salles JM, Salles MJ, Moraes LA *et al.* Invasive amebiasis: an update on diagnosis and management. *Expert Rev Anti Infect Ther*. 5: 893-901, 2007.
Sargeaunt PG, Jackson TF, Wiffen S *et al.* The reliability of *Entamoeba histolytica* zymodemes in clinical laboratory diagnosis. *Arch Investig Med*. 18: 69-75, 1987.
Sargeaunt PG, Patrick S, O'Keeffe D. Human infections of *Entamoeba chattoni* masquerade as *Entamoeba histolytica*. *Trans R Soc Trop Med Hyg*. 86: 633-634, 1992.
Sargeaunt PG, Williams JE, Grene JD. The differentiation of invasive and non-invasive *Entamoeba histolytica* by isoenzyme electrophoresis. *Trans R Soc Trop Med Hyg*. 72: 519-521, 1978.
Scaglia M, Gatti S, Strosselli M *et al. Entamoeba moshkovskii* (Tshalaia, 1941): morpho-biological characterization of new strains isolated from the environment, and a review of the literature. *Ann Parasitol Hum Comp*. 58: 413-422, 1983.
Silva EF. *Entamoeba histolytica: isolamento, axenização e caracterização de diferentes cepas através de parâmetros morfológicos, bioquímicos, biológicos e de patogenicidade in vivo e in vitro*. Tese de doutorado. Belo Horizonte: Instituto de Ciências Biológicas, UFMG, 384 pp., 1997.
Singh A, Houpt E, Petri WA. Rapid diagnosis of intestinal parasitic protozoa, with a focus on *Entamoeba histolytica*. *Interdiscip Perspect Infect Dis*. 1-8, 2009.
Stanley Jr. SL. Amoebiasis. *The Lancet*. 361: 1025-1034, 2003.
Stark D, Hal SV, Fotedar R *et al.* Comparison of stool antigen detection kits to PCR for diagnosis of amebiasis. *J Clin Microbiol*. 46: 1678-1681, 2008.
Tanyuksel M, Petri Jr. WA. Laboratory diagnosis of amebiasis. *Clin Microbiol Rev*. 16 (4): 713-729, 2003.
Telemann W. Eine Methode zur Erleichterung der Auffindung Von Parasiteneiern in Den Feces. *Deutsch Med Wschr*. 34: 1510-1511, 1908.
Verweij JJ, Blotkamp EA, Brienen A *et al.* Differentiation of *Entamoeba histolytica* and *Entamoeba dispar* cysts using polymerase chain reaction on DNA isolated from faeces with spin columns. *Eur J Clin Microbiol Infect Dis*. 19: 358-361, 2000.
Verweij JJ, Polderman AM, Clark CG. Genetic variation among human isolates of uninucleated cyst-producing *Entamoeba* species. *J Clin Microbiol*. 39: 1644-1646, 2001.
WHO. World Health Organization/Pan American Health Organization/UNESCO report of a consultation of experts on amoebiasis. *Wkly Epidemiol Rec*. 72: 97-100, 1997.
Ximénez C, Cerritos R, Rojas L *et al.* Human amebiasis: breaking the paradigm? *Int J Environ Res Public Health*. 7: 1105-1120, 2010.
Zaman S, Khoo J, Ng SW *et al.* Direct amplification of *Entamoeba histolytica* DNA from amoebic liver abscess pus using polymerase chain reaction. *Parasitol Res*. 86: 724-728, 2000.

64 Doenças por Amebas de Vida Livre

José Borges-Pereira e Aline Cardoso Caseca Volotão

▸ Introdução

As amebas de vida livre (AVL) são protozoários com ampla distribuição na natureza. Podem ser encontradas em praticamente todos os ambientes. Podem resistir às enormes variações de pH e temperatura, concentrações de cloro e vários sistemas de desinfecção. Já foram isoladas a partir de águas e sedimentos de oceanos, águas minerais engarrafadas, água da rede pública de distribuição, piscinas aquecidas e geladas, rios, lagos, solo, ar, aparelhos de ar condicionado, lentes de contato, material de diálise e instrumental cirúrgico. Têm sido isoladas de vegetais, peixes, répteis, aves, caranguejos e mamíferos (Visvesvara e Sther-Green, 1990); no ser humano, têm sido encontradas na faringe, cavidade nasal e intestino, além de em tecidos infectados como cérebro, pulmão, pele e córnea. Sua capacidade de produzir doença no homem foi levantada por Culbertson *et al.* (1958) após estabelecerem um modelo de meningoencefalite em animais de laboratório; a confirmação etiológica em humanos foi registrada em casos fatais de meningoencefalite descritos nos anos 1960 na Austrália e nos EUA. No Brasil, há relatos de casos humanos de infecção por amebas de vida livre em trabalhos de diversos autores (Foronda, 1976; Campos *et al.*, 1977; Salles-Gomes *et al.*, 1978; Biasoli *et al.*, 1981; Carvalho *et al.*, 1983; Chimelli *et al.*, 1992). Até o momento, os quadros clínicos atribuídos à infecção pelas AVL são: meningoencefalite amebiana primária, encefalite amebiana granulomatosa e queratite por *Acanthamoeba.*

▸ Etiologia

Afora as discussões estabelecidas por diversos autores sobre a sistemática das AVL, as espécies relacionadas com doenças humanas estão representadas por: *Naegleria fowleri, Acanthamoeba culbertsoni, A. castellanii, A. polypaga, A. royreba, A. astronysis, A. hatchetti, A. rhysodes, A. palestinensis* e *Balamuthia mandrillaris.* As AVL dos gêneros *Hartmannella* e *Acanthamoeba* são pequenas, com núcleo na fase intermitótica apresentando um ou mais nucléolos Feulgen-negativos. Os trofozoítas uni ou multinucleados não apresentam fase flagelada e os cistos são produzidos mesmo em tecidos eventualmente parasitados. As do gênero *Naegleria* são uninucleadas, apresentam um pseudópode e fase flagelada em seu ciclo de vida, têm um nucléolo volumoso e Feulgen-negativo.

As AVL têm o ambiente como *habitat* natural; eventualmente algumas espécies atingem o homem e estabelecem uma associação parasitária. A instalação da infecção depende de condições ligadas a temperatura, imunidade das mucosas, imunodeficiência e dose infectante (Ferrante, 1991).

Estudos de análises isoenzimáticas mostram que as cepas de *N. fowleri* são homogêneas, apesar das diferentes origens geográficas (Martinez e Visvesvara, 1991), além de serem utilizadas para descrição de novas espécies de *Acanthamoeba* (Moura, 1992; Moura *et al.*, 1992). As perspectivas são boas no campo da sistemática das AVL, com o emprego de novas técnicas de biologia molecular (Alves *et al.*, 1993; 1994).

▸ Meningoencefalite amebiana primária

A meningoencefalite amebiana primária pode ser causada, em geral, por AVL pertencentes aos gêneros *Naegleria, Acanthamoeba* e *Hartmannella* que vivem principalmente em solos e água doce. No homem tem se caracterizado por uma evolução rapidamente progressiva para a deterioração mental e morte, tendo como agente etiológico em todos os casos diagnosticados, até o momento, a *N. fowleri.* Esta espécie se caracteriza por apresentar as três formas evolutivas durante o ciclo de vida: trofozoítica, cística e flagelar; ressalte-se que a indução da transformação de trofozoíta em flagelado é uma característica utilizada para diagnóstico laboratorial do gênero *Naegleria.*

Em geral, as pessoas que desenvolvem a meningoencefalite amebiana primária são jovens, com boas condições de saúde, sem antecedentes significativos, até o aparecimento da doença, entretanto com história recente de natação em coleções de águas como piscinas, principalmente as aquecidas, lagos e açudes. Para um período de incubação de 2 a 7 dias, admite-se que a *N. fowleri* alcance o sistema nervoso central (SNC) através da mucosa nasal, que cobre a lâmina cribriforme, siga o bulbo olfatório e nervos para atingir as meninges e o cérebro, seu *habitat* preferencial de multiplicação.

O quadro clínico surge frequentemente com o comprometimento nasal, horas depois do contato com água durante as atividades de lazer; após o período de incubação instala-se a febre (com temperatura de 39 a 41°C) e cefaleia intensa, seguindo-se anorexia, náuseas, vômitos, ataxia, diplopia, rigidez de nuca (sinais de Kernig e Brudzinski positivos), convulsões e evolução para o coma. Os dados clínicos e laboratoriais da meningoencefalite amebiana primária assemelham-se aos das meningites bacterianas. O que aumenta a probabilidade do diagnóstico de meningoencefalite amebiana primária é a sua ocorrência em jovens anteriormente sadios com história recente de natação em piscinas, em geral aquecidas. Desse modo, a possibilidade de meningoencefalite amebiana primária deve ser considerada no diagnóstico diferencial de qualquer quadro de meningoencefalite.

Os achados das necropsias são de leptomeningite purulenta, meningoencefalite hemorrágica necrosante, edema cerebral e nervos e bulbos olfatórios bastante danificados; exsudato rico em polimorfonucleares e pobre em eosinófilos e linfócitos; aglomerados de trofozoítas nos espaços perivasculares com pouca reação inflamatória.

O diagnóstico laboratorial da meningoencefalite amebiana é confirmado pelo encontro de trofozoítas móveis no líquido cefalorraquidiano (LCR). As principais características do LCR são: cor turva ou hemorrágica, 75 a 970 mg/100 mℓ de proteínas, 300 a 26.000 leucócitos (4/5 de neutrófilos), poucas hemácias no início e muitas no avançar da doença, 10 mg/100 mℓ de glicose, ausência de bactérias e presença de amebas. Outros métodos de diagnóstico são: isolamento e cultivo em meio especial (ágar não nutriente semeado com bactérias (*Escherichia coli* ou *Enterobacter aerogenes*) vivas ou mortas (Martinez, 1983; 1985); histopatologia em tecido cerebral corado por hematoxilina-eosina mostrando trofozoítas de *N. fowleri* ou cistos de *Acanthamoeba*; reações de imunofluorescência e imunoperoxidase em tecidos; e técnicas de imunoeletroforese e *immunoblot*, ressaltando-se que a presença de anticorpos anti-AVL são produzidos tardiamente, o que não ajuda na instalação precoce do tratamento do quadro agudo.

Até o momento, não há medicação com eficácia suficiente para garantir o tratamento etiológico da meningoencefalite amebiana primária por *N. fowleri*. Experimentalmente, em camundongos, a anfotericina B mostrou-se eficaz. Rifampicina, tetraciclina e miconazol têm mostrado ação *in vitro* sobre a *N. fowleri*. No homem os resultados são controversos; poucos casos sobreviveram ao tratamento (Duma *et al.*, 1971; Ma *et al.*, 1990) de anfotericina B isolada ou associada a rifampicina e miconazol (Seidel *et al.*, 1982). No momento tem-se como recomendação o emprego do esquema contendo anfotericina B, rifampicina e miconazol por via venosa e intratecal.

▸ Encefalite amebiana granulomatosa

A encefalite amebiana granulomatosa é causada pela infecção do SNC por *Acanthamoeba* spp. e *B. mandrillaris*. Ocorre geralmente em pessoas imunodeprimidas. Contrariamente ao quadro súbito da meningoencefalite amebiana primária, tem evolução clínica com curso prolongado, depois de semanas ou meses de período de incubação. A porta de entrada, discutível, pode ser o epitélio neuro-olfatório, à semelhança do que ocorre na meningoencefalite amebiana primária, pele ou pulmões.

No curso da infecção, o quadro clínico se caracteriza por manifestações de localizações das lesões como mudanças de personalidade, convulsões e hemiparesias. As mudanças do estado mental são importantes indicadoras de encefalite amebiana granulomatosa. Febre e cefaleia são sintomas esporádicos, enquanto rigidez de nuca, náuseas e vômitos ocorrem em cerca de um terço dos casos diagnosticados. Pode acontecer, em alguns doentes, paralisia de pares de nervos cranianos principalmente do III e VI, à semelhança da meningoencefalite amebiana primária. Podem ocorrer também diplopia, ataxia cerebelar e coma.

Na análise do diagnóstico diferencial deve-se considerar que a encefalite amebiana granulomatosa pode ser confundida com um processo expansivo tumoral ou abscessos cerebrais, assim como com meningoencefalites por *Mycobacterium tuberculosis, Cryptococcus neoformans* e *Entamoeba hystolytica*. A presença de abscessos e granulomas na pele ou nas vias respiratórias superiores em doentes imunodeprimidos precedendo o quadro neurológico de localização aumenta a probabilidade do diagnóstico de encefalite amebiana granulomatosa.

Entre os pacientes com encefalite amebiana granulomatosa as principais causas de morte são broncopneumonias e insuficiência hepática e renal associadas a septicemias (Ma *et al.*, 1990; Martinez, 1993). A análise do exsudato mostra linfócitos e monócitos raros ou ausência de polimorfonucleares. O quadro histopatológico evidencia necrose focal e leptomeningite localizada com formas trofozoíticas e císticas nos espaços perivasculares, em geral invadindo a parede dos vasos (Martinez, 1993).

No diagnóstico laboratorial da encefalite amebiana granulomatosa podem ser aplicados os mesmos métodos utilizados no diagnóstico da meningoencefalite amebiana primária, ressaltando-se que as características do exame do LCR assemelham-se às da encefalite viral; o encontro de formas císticas no tecido fortalece o diagnóstico etiológico por *Acanthamoeba*, e a quase totalidade de diagnóstico da encefalite amebiana por amebas de vida livre tem sido feita após a morte do paciente. *B. mandrillaris* e *Acanthamoeba* não são isolados diretamente do LCR. É difícil a diferenciação entre *B. mandrillaris* e *Acanthamoeba* por microscopia óptica das seções teciduais. O ideal é a realização de imunofluorescência indireta utilizando anticorpos monoclonais. *O B. mandrillaris* não cresce no cultivo em placas de ágar contendo bactérias; os espécimes clínicos suspeitos devem ser inoculados em cultura de células de mamíferos em monocamadas (Visvesvara *et al.*, 1993).

Experimentalmente, em camundondos, as sulfadiazinas têm-se mostrado eficazes na infecção por *Acanthamoeba* spp. enquanto medicações como tetraciclinas, clotrimazol, cetoconazol e gentamicina têm mostrado ação *in vitro*. A capacidade da *Acanthamoeba* de formar cistos no tecido pode ser um fator de resistência à eficácia das medicações.

▸ Queratite por Acanthamoeba

Até o momento, as úlceras de córnea causadas por AVL têm sido atribuídas ao gênero *Acanthamoeba*. O primeiro caso de queratite amebiana humana foi descrito na Inglaterra em 1973, sendo posteriormente publicado nos EUA (Nagington *et al.*, 1974; Jones *et al.*, 1975). No Brasil, os primeiros casos de queratite amebiana foram descritos por Nosé *et al.* em 1988. As espécies caracterizadas e mais isoladas são: *A. polyphaga, A. castellanii, A. rhysodes, A. hatchetti, A. culbertsoni, A. astronyxis, A. quina* e *A. lugdunensis*. A infecção está associada ao uso de lentes de contato, especialmente as gelatinosas. Acredita-se que a água, não esterilizada, usada na limpeza das lentes seja a fonte da infecção.

O quadro clínico, em geral, inicia-se com um trauma, porta de entrada para as amebas invadirem a córnea, seguido, na dependência da intensidade, de ulceração, irite, esclerite, hipópio e perda da visão (Mannis *et al.*, 1986; Asbell, 1993; Bacon *et al.*, 1993). Infiltrados epiteliais que podem evoluir para anéis centrais ou paracentrais e dor intensa são característicos do quadro clínico que também pode apresentar infiltrados perineurais e lesões satélites.

O diagnóstico diferencial deve ser feito com as queratites por fungos e por herpesvírus. Entretanto, a associação dos fatores uso de lentes de contato, dor intensa e infiltrados em forma de anéis aumenta a possibilidade do diagnóstico de queratite por *Acanthamoeba*.

Na análise histopatológica das queratites por *Acanthamoeba* observam-se destruição da córnea, infiltrado de células inflamatórias nas camadas superficiais e medianas do estroma corneano, tendo os polimorfonucleares como principais células em volta da parede do cisto. A presença de amebas nas bordas do botão corneano removido é indicativa de provável recidiva após o primeiro transplante (Foronda, 2002).

O diagnóstico laboratorial é feito essencialmente pelo exame histológico da córnea com a visualização de trofozoítas e cistos de *Acanthamoeba* spp., pela coloração por hematoxilina-eosina ou pelo ácido periódico de Schiff. Recentemente foi introduzida a técnica de *calcoflúor White* que cora os cistos, facilitando o diagnóstico.

Até o momento não existe tratamento etiológico para a queratite por *Acanthamoeba*. O sucesso do tratamento depende da precocidade com que se institui a terapêutica, da virulência da amostra do parasito ou da possível resistência. Já foram empregados cetoconazol, miconazol, cotrimazol, itraconazol, neomicina, isotionato de propamidina (todos com ação sobre trofozoítas) e poliexametileno de biguanida (ação sobre os cistos) (Varga *et al.*, 1993). Para uso tópico, na forma de colírios ou pomadas, têm sido utilizados isotionato de propamidina, poliexametileno de biguanida e neomicina, enquanto, para uso sistêmico VO, têm sido utilizados cetoconazol (400 mg/dia) ou itraconazol (200 mg/dia). O uso de anti-inflamatórios como diclofenaco ou tenoxicam pode ser indicado, assim como devem ser empregados corticoides para controlar a infecção ativa, apesar das divergências quanto ao seu uso. Diante da resistência do tratamento clínico, necrose e perfuração da córnea, está indicado o transplante, que deve ser instituído após o controle da atividade da infecção (Samples *et al.*, 1984).

▶ Diagnóstico molecular

Atualmente, técnicas moleculares, principalmente o sequenciamento de produtos da reação em cadeia da polimerase (PCR) do gene do rRNA 18S, têm sido empregadas para melhor compreensão da filogenia das principais amebas de vida livre associadas a infecções humanas: *Acanthamoeba* spp., *B. mandrillaris* e *N. fowleri*.

Técnicas bioquímicas como análise de isoenzimas foram utilizadas na identificação de isolados de *N. fowleri* obtidos de espécimes clínicos humanos como LCR e cérebro e de amostras ambientais como água e solo (Visvesvara e Healy, 1980; De Jonckheere, 1982; Moss *et al.*, 1988). Esses estudos demonstraram homogeneidade intraespecífica em *N. fowleri* (Visvesvara *et al.*, 2010). Anticorpos monoclonais também foram desenvolvidos e utilizados na identificação específica de antígenos de *N. fowleri* no LCR (Visvesvara *et al.*, 1987). Apesar de o soro humano conter anticorpos, das classes IgM e IgG, para as espécies patogênicas ou não de *Naegleria* e *Acanthamoeba*, testes sorológicos não são utilizados, porque nos casos meningoencefalite amebiana primária os pacientes morrem antes de produzir anticorpos para *N. fowleri*. Com isto, é de extrema importância o desenvolvimento de métodos capazes de detectar específica e rapidamente este protozoário em espécimes clínicos e amostras ambientais.

Mais recentemente, técnicas moleculares como a reação em cadeia da polimerase (PCR) e suas variações como a nested-PCR e a PCR em tempo real foram aplicadas na detecção de *N. fowleri* em isolados humanos e ambientais mantidos em cultura ou diretamente detectados em amostras de ambiente (Réveiller *et al.*, 2002; Marciano-Cabral *et al.*, 2003; Zhou *et al.*, 2003; Cogo *et al.*, 2004; De Jonckheere, 2004; Robinson *et al.*, 2006; Qvarnstrom *et al.*, 2006; Behets *et al.*, 2006; Kiderlen *et al.*, 2010; Madarová *et al.*, 2010). Uma PCR em tempo real multiplex, capaz de detectar simultâneamente *N. fowleri*, *Acanthamoeba* spp e *B. mandrillaris*, foi desenvolvida e tem sido utilizada no diagnóstico destas amebas de vida livre em amostras clínicas e ambientais em até duas horas após a chegada do espécime ao laboratório, no caso de LCR. Quanto mais rápido o diagnostico, maiores as chances do paciente, que poderá então receber o tratamento adequado (Qvarnstrom *et al.*, 2006).

Mais de 24 espécies de *Acanthamoeba* já foram descritas com base nos critérios morfológicos. Estas espécies são classificadas em três grupos, de acordo com a morfologia e tamanho do cisto, o que atualmente não se considera ideal, uma vez que possíveis variações nessas características podem ser ocasionadas pelas condições de cultivo. Esforços foram então aplicados para a utilização de critérios não morfológicos, como análise dos perfis de proteínas e de isoenzimas e análise de polimorfismos de sequências de ácidos nucleicos, na diferenciação de espécies de *Acanthamoeba* (De Jonckheere, 1983; Visvesvara *et al.*, 2007). Moura *et al.* (1992) descreveram uma nova espécie, *Acanthamoeba healyi*, utilizando combinação de critérios morfológicos e análise dos perfis antigênicos e de isoenzimas (hexocinase, esterase e fosfatase ácida). Diferenças nas características fisiológicas, assim como perfis proteicos e de antígenos, também têm sido utilizados na distinção de *Acanthamoeba* patogênica ou não patogênica (Khan *et al.*, 2001; Walochnik *et al.*, 2004).

Técnicas moleculares são cada vez mais usadas na genotipagem de *Acanthamoeba*, assim como na identificação de amebas nos espécimes de córnea, como epitélio córneo e lágrima. Protocolos de PCR convencional têm sido utilizados na detecção desses protozoários nos raspados de córnea obtidos dos casos de queratite amebiana, encefalite amebiana granulomatosa e e no meio ambiente (Schuster e Visvesvara, 2004; Booton *et al.*, 2005).

Até o momento foram descritos 15 genótipos (T1-T15) de *Acanthamoeba* spp. (Stothard *et al.*, 1998; Horn *et al.*, 1999; Gast, 2001; Hewett *et al.*, 2003; Marciano-Cabral e Cabral, 2003; Khan, 2006; Köshler *et al.*, 2006).

Por sequenciamento do gene do rRNA 18S de isolados de *Acanthamoeba*, oriundos de pacientes com e sem queratite amebiana e amostras ambientais, Booton *et al.* (2005) demonstraram que 72% (179/249) dos isolados analisados pertenciam ao genótipo T4. Neste genótipo encontram-se isolados patogênicos ao homem, agentes de queratite amebiana, isolados de humanos não acometidos pelo quadro de queratite amebiana e, também, isolados de hospedeiros não humanos como peixes e répteis (Visvesvara *et al.*, 2007). Vários protocolos de PCR em tempo real foram desenvolvidos para detecção de *Acanthamoeba* nos pacientes com queratite. Recentemente, foi descrita uma PCR em tempo real utilizando a tecnologia TaqMan para detecção de espécies de *Acanthamoeba* (Rivière *et al.*, 2006). Entretanto, esse método era capaz de identificar apenas os genótipos T1 e T4, não identificando os isolados de genótipos T7 e T10, que são caracterizados como potenciais agentes etiológicos dos casos de encefalite amebiana granulomatosa. Já a PCR em tempo real descrita por Qvarnstro *et al.* (2006) é capaz de identificar diretamente nos espécimes clínicos os vários genótipos de *Acanthamoeba*, além de outras amebas de vida livre como *Balamuthia* e *N. fowleri* com curto tempo de execução, o que contribui para realização de terapia mais eficiente.

▸ Profilaxia

A profilaxia das amebas de vida livre é extremamente difícil, diante da sua ampla distribuição e capacidade de resistência, não havendo medidas específicas, mas sim de ordem geral, como:

- Evitar a poluição da água, principalmente de piscinas, com matéria orgânica do tipo secreções nasais, uretrais e vaginais
- Evitar piscinas utilizadas por grande quantidade de pessoas nas horas mais quentes do dia, principalmente na vigência de tratamento com imunodepressores
- Remover acúmulos de matéria orgânica das piscinas com a limpeza de filtros, bordas e fundo
- Manter níveis de cloro ativo conforme legislação vigente
- Realizar pesquisas periódicas de protozoários nas formas livres na água e filtros
- Não permitir contato de animais com água destinada ao uso da população humana
- Manter cuidados no manuseio, limpeza e esterilização de lentes de contato
- Não usar lentes de contato durante banhos em piscinas ou em casos de irritação da córnea.

▸ Referências bibliográficas

Alves JMP, Foronda AS, Affonso MHT. Characterization and identification of *Acanthamoeba* by DNA sequences. IX Reunião da Sociedade Brasileira de Protozoologia. Caxambu (MG). *Mem Inst Oswaldo Cruz.* 88(Suppl.): 309, 1993.

Alves JMP, Foronda AS, Freitas D *et al.* Grouping and characterization of *Acanthamoeba* by RFLP and hybridization patterns. X Reunião da Sociedade Brasileira de Protozoologia, Caxambu (MG). *Mem Inst Oswaldo Cruz.* 89(Suppl.): 249, 1994.

Asbell PA. *Acanthamoeba keratitis*: there and back again. *Mt Sinai J Med.* 60: 279-283, 1993.

Bacon AS, Prazer DG, Dart JKG. A review of 72 consecutives cases of *Acanthamoeba keratitis*, 1984-1992. *Eye.* 7: 719-725, 1993.

Behets J, Declerck P, Delaedt Y *et al.* Quantitative detection and differentiation of free-living amoeba species using SYBR green-based real-time PCR melting curve analysis. *Curr Microbiol.* 53: 506-509, 2006.

Biasoli WM, Araripe CA, Lima JMO *et al.* Meningoencefalite amebiana de origem hídrica, diagnosticada pelo exame do liquor. Apresentação de dois casos. Resumos do XV Congresso Brasileiro de Patologia Clínica. São Paulo, SP, p. 56, 1981.

Booton GC, Visvesvara GS, Byers TJ *et al.* Identification and distribution of *Acanthamoeba* species genotypes associated with nonkeratitis infections. *J Clin Microbiol.* 43: 1689-1693, 2005.

Campos R, Gomes MCD, Pringenzi LS *et al.* Meningoencefalite por amebas de vida livre. Apresentação do primeiro caso latino-americano. *Rev Inst Med Trop São Paulo.* 19: 349-351, 1977.

Carvalho FG, Moura H, Guimarães FD. Meningoencefalite amebiana primária: relato de caso. *Rev Bras Neurol.* 19: 83-86, 1983.

Chimelli L, Hahm MD, Scaravilli. Granulomatous amebic meningoencephalitis due to *Leptomyxid*: report of the first Brazilian case. *Trans R Soc Trop Med Hyg.* 86: 635, 1992.

Cogo PE, Scaglia M, Gatti S *et al.* Fatal *Naegleria fowleri* meningoencephalitis, Italy. *Emerg Infect Dis.* 10: 1835-1837, 2004.

Culbertson CG, Smith JW, Minner JR. *Acanthamoeba*: observations on animal pathogenicity. *Science.* 127: 1506, 1958.

De Jonckheere JF. Isoenzyme and total protein analysis by isoelectric focusing, and taxonomy of the genus *Acanthamoeba. J Protozool.* 30: 701-706, 1983.

De Jonckheere JF. Isoenzyme patterns of pathogenic and non-pathogenic *Naegleria* spp. using agarose gel isoelectrofocusing. *Ann Microbiol.* 133: 319-342, 1982.

De Jonckheere JF. Molecular definition and the ubiquity of species in the genus *Naegleria. Protist.* 155: 89-103, 2004.

Duma RJ, Roseblum WI, McGehee RF. Primary amebic meningoencephalitis caused by *Naegleria*. Two new cases response to amphotericin B, and a review. *Ann Int Med.* 74: 923-931, 1971.

Ferrante A. Free-living amoebae: pathogenicity and immunity. *Parasite Immunol.* 13: 31-47, 1991.

Foronda AS. Crescimento de amebas de vida livre em meios semeados com líquido cefalorraquidiano humano. *Nota prévia Rev Paul Med.* 87: 140, 1976.

Foronda AS. Infecções por amebas de vida livre. In: Veronesi R, Focaccia R (ed.). *Tratado de Infectologia.* 2ª ed. São Paulo: Ateneu, p. 1180-1187, 2002.

Gast RJ. Development of an *Acanthamoeba*-specific reverse dot-blot and the discovery of a new ribotype. *J Eukaryot Microbiol.* 48: 609-615, 2001.

Hewett MK, Robinson BS, Monis PT *et al.* Identification of a new *Acanthamoeba* 18S rRNA gene sequence type, corresponding to the species *Acanthamoeba jacobsi* Sawyer, Nerad and Visvesvara, 1992 (Lobosea: Acanthamoebidae). *Acta Protozool.* 42: 325-329, 2003.

Horn M, Fritsche TR, Gautom RK *et al.* Novel bacterial endosymbionts of *Acanthamoeba* spp. related to the *Paramecium caudatum* symbiont *Caedibacter caryophilus. Environ Microbiol.* 1: 357-367, 1999.

Jones DB, Visvesvara GS, Robinson NM. *Acanthamoeba polyphaga* keratitis and *Acanthamoeba uveitis* associated with fatal meningoencephalitis. *Trans Ophthalmol Soc UK.* 95: 221-232, 1975.

Khan NA. *Acanthamoeba*: biology and increasing importance in human health. *FEMS Microbiol Rev.* 30: 564-595, 2006.

Khan NA, Jarroll EL, Paget TA. Molecular and physiological differentiation between pathogenic and nonpathogenic *Acanthamoeba. Curr Microbiol.* 45: 197-202, 2001.

Kiderlen AF, Laube U. *Balamuthia mandrillaris*, an opportunistic agent of granulomatous amebic encephalitis, infects the brain via the olfactory nerve pathway. *Parasitol Res.* 94: 49-52, 2004.

Köshler M, Leitner B, Blaschitz M *et al.* ITS1 sequence variabilities correlate with 18S rDNA sequence types in the genus *Acanthamoebae* (Protozoa: Amoebozoa). *Parasitol Res.* 98: 86-93, 2006.

Ma P, Visvesvara GS, Martinez AJ. *Naegleria* and *Acanthamoeba* infections: Review. *Rev Infect Dis.* 12: 490-513, 1990.

Madarová L, Trnková K, Feiková S *et al.* A real-time PCR diagnostic method for detection of *Naegleria fowleri. Exp Parasitol.* 126: 37-41, 2010.

Mannis MJ, Tamaru R, Roth AM. *Acanthamoeba sclerokeratitis.* Determining diagnostic criteria. *Arch Ophthalmol.* 104: 1313-1317, 1986.

Marciano-Cabral F, Cabral G. *Acanthamoeba* spp. as agents of disease in humans. *Clin Microbiol Rev.* 16: 273-307, 2003.

Marciano-Cabral F, MacLean R, Mensah A *et al.* Identification of *Naegleria fowleri* in domestic water sources by nested PCR. *Appl Environ Microbiol.* 69: 5864-5869, 2003.

Martinez AJ. Free-living amoebae: pathogenic aspects. A review. *Protozool Abstr.* 7: 3-26, 1983.

Martinez AJ. Free-living amebas: infection of the central nervous system. *Mt Sinai J Med.* 60: 271-278, 1993.

Martinez AJ. *Free-Living Amebas: Natural History, Prevention, Diagnosis, Pathology and Treatment of the Disease.* Boca Raton: CRC Press, 156 pp., 1985.

Martinez AJ, Visvesvara GS. Laboratory diagnosis of pathogenic free-living amoebas: *Naegleria, Acanthamoeba,* and *Leptomyxid. Clin Labor Med.* 11: 861-872, 1991.

Moss DM, Brandt FH, Mathews MM *et al.* High-resolution polyacrylamide gradient gel electrophoresis (PGGE) of isoenzymes from five *Naegleria* species. *J Protozool.* 38: 26-31, 1988.

Moura H. *Taxonomia de Acanthamoeba: classificação e identificação de espécies por critérios morfológicos, bioquímicos e imunológicos.* Tese de Doutorado. Rio de Janeiro: Faculdade de Medicina da UFRJ, 120p., 1992.

Moura H, Wallace S, Visvesvara GS. *Acanthamoeba healyi* n. sp. and the isoenzyme and immunoblot profiles of *Acanthamoeba* spp., groups 3 and 3. *J Protozool.* 39: 573-583, 1992.

Naginton J, Watson PG, Playfair TJ *et al.* Amoebic infection of the eye. *Lancet.* 2: 1537-1540, 1974.

Nosé W, Sato EH, Freitas D *et al.* Úlcera de córnea por *Acanthamoeba*: quatro primeiros casos no Brasil. *Arq Bras Oftalmol.* 51: 223-226, 1988.

Qvarnstrom Y, Visvesvara GS, Sriram R *et al.* A multiplex real-time PCR assay for simultaneous detection of *Acanthamoeba* spp., *Balamuthia mandrillaris* and *Naegleria fowleri. J Clin Microbiol.* 44: 3589-3595, 2006.

Réveiller FL, Cabanes P-A, Marciano-Cabral F. Development of a nested PCR assay to detect the pathogenic free-living amoeba *Naegleria fowleri. Parasitol Res.* 88: 443-450, 2002.

Riviére D, Szczebara FM, Berjeaud JM *et al.* Development of a real-time PCR assay for quantification of *Acanthamoeba* trophozoites and cysts. *J Microbiol Methods.* 64: 78-83, 2006.

Robinson BS, Monis PT, Dobson PJ. Rapid, sensitive, and discriminating identification of *Naegleria* spp. by realtime PCR and melting-curve analysis. *Appl Environ Microbiol.* 72: 5857-5863, 2006.

Salles-Gomes Jr. CE, Barbosa ER, Nobrega JPS. Meningoencefalite amebiana primária: registro de caso. *Arq Neuro Psiq São Paulo.* 36: 139-142, 1978.

Samples JR, Binder PS, Luibel FJ. *Acanthamoeba keratitis* possibly acquired from a hot tub. *Arch Ophthalmol.* 102: 707-710, 1984.

Schuster FL, Visvesvara GS. Free-living amoebae as opportunistic and non-opportunistic pathogens of humans and animals. *Int J Parasitol.* 34: 1001-1027, 2004.

Seidel JS, Harmatz P, Visvesvara GS. Successfull treatment of primary meningoencephalitis. *N England J Med.* 306: 346, 1982.

Stothard DR, Schroeder-Diedrich JM, Awwad MH *et al.* The evolutionary history of the genus *Acanthamoeba* and the identification of eight new 18S rRNA gene sequence types. *J Eukaryot Microbiol.* 45: 45-54, 1998.

Varga JH, Wolf TC, Jensen HG. Combined treatment of *Acanthamoeba keratitis* with propamidine, neomycin, and polyhexamethylene biguanide. *Am J Ophthalmol.* 115: 466-470, 1993.

Visvesvara GS, Healy GR. Disc electrophoretic patterns of esterase isoenzymes of *Naegleria fowleri* and *N. gruberi. Trans R Soc Trop Med Hyg.* 74: 411-412, 1980.

Visvesvara GS, Moura H, Schuster FL. Pathogenic and opportunist free-living amoebae: *Acanthamoeba* spp., *Balamuthia mandrillaris, Naegleria fowleri* and *Sappinia diplóidea. FEEMS Immunol Med Microbiol.* 50: 1-26, 2007.

Visvesvara GS, Peralta MJ, Brandt FH *et al.* Production of monoclonal antibodies to *Naegleria fowleri*, agent of primary amebic meningoencephalitis. *J Clin Microbiol.* 25: l629-l634, 1987.

Visvesvara GS, Schuster FL, Martinez AJ. *Balamuthia mandrillaris*, N. G., N. sp., agent of amebic meningoencephalitis in humans and other animals. *J Eukaryot Microbiol.* 40: 504-514, 1993.

Visvesvara GS, Sther-Green J. Epidemiology of free-living ameba infection. *J Protozool.* 37: 25S-33S, 1990.

Walochnik J, Sommer K, Obwaller A *et al.* Characterization and differentiation of pathogenic and non-pathogenic *Acanthamoeba* strains by their protein and antigen profiles. *Parasitol Res.* 92: 289-298, 2004.

Zhou L, Sriram R, Visvesvara GS *et al.* Genetic variations in the internal transcribed spacer and mitochondrial small subunit rRNA gene of *Naegleria* spp. *J Eukaryot Microbiol.* 50: 522-526, 2003.

65 Isosporíase

Cláudio Santos Ferreira, Vicente Amato Neto, Lucia Maria Almeida Braz e Natalia Souza de Godoy

▸ Introdução

A isosporíase humana tem como agente etiológico a *Isospora belli* (Wenyon, 1923), parasito intestinal intracelular admitido como infectante exclusivamente para o homem. Causa diarreia aguda de duração autolimitada em indivíduos imunocompetentes, enquanto os imunodeprimidos tendem a apresentar formas crônicas. Mediante análises moleculares propôs-se a alteração do gênero deste parasito para *Cystoisospora* e a doença passaria a ser denominada cistoisosporíase. Parasitos do gênero *Isospora* também seriam agentes etiológicos da isosporíase em pássaros (Barta *et al.*, 2005; Valasquez *et al.*, 2011).

▸ Posição sistemática

I. belli pertence ao filo Apicomplexa, classe Sporozoa, subclasse Coccidia, ordem Eucoccidiidae. É parasito monoxeno. Os oocistos de *I. belli* foram inicialmente confundidos com os de *Isospora hominis* (*Sarcocystis hominis*).

▸ Aspectos clínicos

O período pré-patente é geralmente breve, ocorrendo em aproximadamente 15 dias. Pacientes imunocompetentes nem sempre apresentam sintomas quando infectados por este parasito. Entretanto, especialmente em crianças, o parasitismo por *I. belli* pode associar-se a diarreias intensas, esteatorreia e má absorção, acompanhadas de dores abdominais espasmódicas e flatulência. Por vezes, também náuseas e vômitos. Embora tais manifestações tenham em geral duração autolimitada, não raramente causam perda de peso, desidratação e desequilíbrio hidreletrolítico.

Quadros clínicos crônicos, graves, são comuns em pacientes imunodeprimidos, como portadores de AIDS, por exemplo. Má absorção e desidratação, consequências de diarreias persistentes e de grande intensidade, tornam por vezes necessária a hospitalização. Há casos de disseminação extraintestinal de *I. belli* e de infecção concomitante por outros parasitos.

▸ Diagnóstico de laboratório

Por não haver provas sorológicas disponíveis para o diagnóstico etiológico da isosporíase, deve ser feita a pesquisa de oocistos de *I. belli* excretados com as fezes dos portadores. Os oocistos medem 31,6 μm × 13,7 μm (20 μm-33 μm × 10 μm-19 μm) e sua identificação em suspensões fecais não oferece dificuldades técnicas. Exames de suspensões fecais em água, por meio de microscopia de campo claro, permitem identificar oocistos de *I. belli* de modo rápido e preciso, sem o uso de corantes. Quando julgado conveniente, pode-se usar microscopia de contraste de fase ou produzir, utilizando radiação ultravioleta, autofluorescência (de cor azul intensa) das paredes dos oocistos. Utilizam-se também técnicas de coloração, por exemplo a de Ziehl-Neelsen e a de Kinyoun modificada (Figura 65.1), que permitem conservar o material por longo tempo. Entretanto, tornam-se pouco nítidos os pormenores das estruturas internas dos oocistos.

A passagem dos oocistos para as fezes não é sempre regular; sua eventual intermitência contribui para a ocorrência de resultados falso-negativos de exames coproscópicos e, consequentemente, subestimativas de prevalência. Em muitos casos, a presença de cristais de Charcot Leyden em suspensões fecais auxilia na pesquisa de oocistos uma vez que se apresentam com frequência em amostras de pacientes com isosporíase. Recomendam-se técnicas parasitológicas de concentração (por meio da sedimentação ou flutuação) e, quando necessário, o exame de novas amostras fecais dos mesmos pacientes. Exame de material colhido do *habitat* de *I. belli* é mais um recurso diagnóstico. Para esse fim pode-se utilizar a "prova do barbante" (Enterotest® ou *string test*) ou a endoscopia duodenal, com exame de material aspirado. Exames histopatológicos podem ser usados para evidenciar alterações indicativas da gravidade da infecção. Os oocistos de *I. belli* são excretados ainda imaturos, não infectantes e contêm um ou dois esporoblastos. Após 24 h ou mais no meio externo, eles se tornam maduros (esporulados) e passam a conter dois esporocistos, cada um dos quais com quatro esporozoítas, visíveis, quando

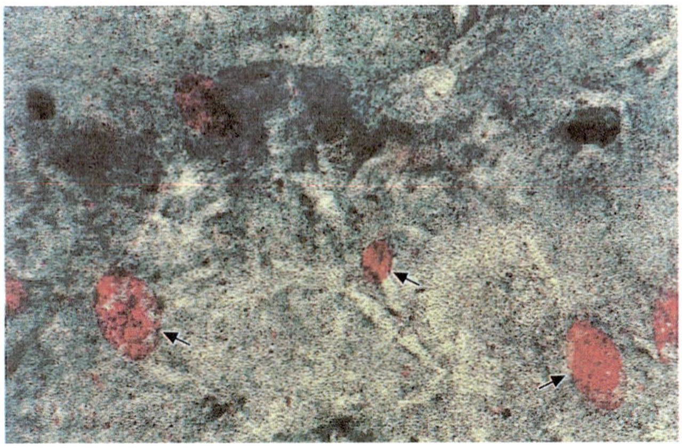

Figura 65.1 Oocistos de *Isospora belli (setas)* corados pelo método de Kinyoun modificado.

se examina material fresco, e são infectantes. As técnicas de biologia molecular têm se mostrado úteis para o diagnóstico de infecções leves, para estudos epidemiológicos e para monitoramento da efetividade do tratamento. Estudo realizado por Hove *et al.* (2008) utilizando o alvo ITS 2 proveniente de rNA detectou positividade em 21 amostras, tendo como referência 120 amostras negativas e 27 amostras positivas procedentes de cepa padrão. Com isso obtiveram 100% de especificidade e sensibilidade na reação em cadeia da polimerase (PCR) em tempo real.

▸ Tratamento

É preconizado o seguinte esquema de tratamento (Chieffi *et al.*, 2001): administração de *sulfametoxazol* e *trimetoprima* (*cotrimoxazol*). Durante as primeiras 4 semanas, *sulfametoxazol* (50 mg/kg de peso/dia) e *trimetoprima* (10 mg/kg de peso/dia). Durante as 4 semanas seguintes, *sulfametoxazol* (25 mg/kg de peso/dia) e *trimetoprima* (5 mg/kg de peso/dia). Ou, durante 6 a 8 semanas, *sulfadiazina* (100 mg/kg de peso/dia). Durante 6 a 8 semanas, *pirimetamina* (25 mg/kg de peso/dia). O *ciprofloxacino* é indicado para pacientes com intolerância a sulfonamidas. A combinação de *pirimetamina* com *sulfonamida* é, também, efetiva para o tratamento da isosporíase.

▪ Tratamento em caso de AIDS

São utilizados os mesmos esquemas de tratamento e, sempre que necessário, reidratação e dietas são indicadas; nestes casos, porém, são frequentes as recaídas após o término do tratamento. A quimioprofilaxia visa evitar tais recaídas.

▸ Quimioprofilaxia

Sulfametoxazol (1/4 das doses iniciais) e *trimetoprima* (1/4 das doses iniciais). *Pirimetamina* (1/3 das doses iniciais).

▸ Epidemiologia, profilaxia

Cosmopolita, *I. belli* se encontra mais frequentemente nas regiões tropicais do que nas temperadas. A infecção é adquirida por meio da ingestão de cistos esporulados provenientes de fezes de portadores humanos (24 h ou mais após sua excreção). Os esporozoítas liberados no lúmen do intestino delgado invadem as células epiteliais onde, por esquizogonia, são produzidos os merozoítas. Estes penetram em novos enterócitos. No mesmo hospedeiro ocorre o ciclo esporogônico, no qual se incluem a gametogonia e a esporogonia, do que resultam os oocistos.

A irrelevância a isosporíase do ponto de vista epidemiológico foi acentuada pela gravidade dos casos clínicos observados em pacientes imunodeprimidos.

Tendo-se em vista o mecanismo de transmissão de *I. belli* e as dimensões dos oocistos, de que esta depende, torna-se claro que as precauções gerais válidas para a profilaxia de agentes causadores de infecções intestinais também se aplicam à profilaxia deste parasito: ingestão de alimentos processados de modo a evitar contaminação fecal e de água filtrada ou fervida.

Pelo fato de oocistos de *I. belli* serem excretados ainda imaturos, com as fezes do hospedeiro, a transmissão direta de pessoa a pessoa é improvável. No meio externo, os oocistos podem permanecer viáveis por vários meses.

▸ Referências bibliográficas

Barta JR, Scherenzel MD, Carreno R *et al.* The genus *Atoxoplasma* (Garnham, 1950) as a junior objective synonym of the genus *Isospora* (Schneider, 1881) species infecting birds and resurrection of *Cystoisospora* (Frenkel, 1977) as the correct genus for *Isospora* species infecting mammals. *J Parasitol.* 91(3): 726-727, 2005.

Chieffi PP, Gryschek RCB, Amato Neto V. *Parasitoses Intestinais – Diagnóstico e Tratamento.* São Paulo: Lemos Editorial, 2011.

Duriez T, Dujardin L, Alfachain D. Isospore. Laboratorie de Parasitologie Faculté de Pharmacie, Lille. Disponível em: http://pharmacie.univ-lille2.fr/labos/parasito/Internat/couspar/. Última atualização: 2/7/2002.

Escubedo AA, Almirall P, Alfonso M *et al.* Treatment of intestinal protozoan infections in children. *Arch Dis Child.* 94: 478-482, 2009.

Farthing MJG. Treatment options for the eradication of intestinal protozoa. *Nature Clinical Practice Gastroenterology & Hepatology.* August: 436-445, 2006.

Ferreira MU, Foronda AS, Schumaker TTS. *Fundamentos Biológicos da Parasitologia Humana.* São Paulo: Manole, 2003.

Hove RJT, Lieshout LV, Brienen EAT *et al.* Real-time polymerase chain reaction for detection of *Isospora belli* in stool samples. *Diagnostic Microbiology and Infectious Disease.* 61: 280-283, 2008.

Lindsay DS, Dubey JP, Blagburn BL. Biology of *Isospora* spp. from humans, nonhuman primates, and domestic animals. *Clin Microbiol Reviews.* January: 19-34, 1997.

Mirdha BR, Kabra SK, Samantray JC. Isosporiasis in children. *Indian Pediat.* 39: 941-944, 2002.

Neira PO, Barthel EM, Wilson GL *et al.* Infección por *Isospora belli* en pacientes con infección por VIH. Presentación de dos caos y revisión de la literatura. *Revista Chilena de Infectologia.* Junio: 219-227, 2010.

Pereira DA, Damin J, Lima LM *et al. Isospora belli*: aspectos clínicos e diagnóstico laboratorial. *Revista Brasileira de Análises Clínicas.* 283-286, 2009.

Tolan Jr. RW. Isosporiasis. Disponível em: http://emedicine.com/ped.topic1213.htm. Última atualização: 5/12/2003.

Velásquez JN, Osvaldo GA, Di Risio C *et al.* Molecular characterization of *Cystoisospora belli* and unizoite tissue cyst in patients with acquired immunodeficiency syndrome. *Parasitology.* 138: 279-286, 2011.

Wiser MF. *Apicomplexa*, Tulane University (©2000). Disponível em: http://www.tulane.ede/-wiser/protozoology/notes/api.html. Última atualização: 3/11/2003.

66 Sarcosporidíase

Susana Zevallos Lescano e Vicente Amato Neto

▸ Introdução

A sarcosporidíase, ou infecção por *Sarcocystis*, é causada por um protozoário parasito intracelular que afeta predominantemente os animais; raramente pode ser encontrado na musculatura cardíaca ou esquelética do homem quando este se comporta como hospedeiro intermediário acidental. Os humanos também podem servir como hospedeiros definitivos deste parasito após a ingestão dos cistos presentes em carne de porco ou de boi crua ou insuficientemente cozida.

As infecções por *Sarcocystis* foram descritas pela primeira vez no século 19 com o achado dos cistos no coração ou na musculatura esquelética de animais e de humanos. O modo de transmissão permaneceu desconhecido devido à dificuldade de a infecção ser reproduzida por passagens nos diversos hospedeiros. Em meados dos anos 1970 foram reconhecidas as características de *Sarcocystis* como coccídio e ficou demonstrado que os ciclos de transmissão em várias espécies animais envolviam dois hospedeiros (Frenkel, 2000).

Desde 1893, quando foi relatado o primeiro caso de sarcocistose muscular em humanos (Beaver *et al.*, 1979), até recentemente, outros 54 casos de acometimento muscular foram descritos. Destes, em cinco casos havia acometimento da musculatura cardíaca e, em 49, da musculatura esquelética. A sarcocistose muscular humana, portanto, parece ser de ocorrência rara, sendo que a maior parte dos casos foi descrita no Sudeste Asiático (Gonçales e Boccato, 1999). Por outro lado, a infecção intestinal é bem mais frequente, embora assintomática na maioria das vezes.

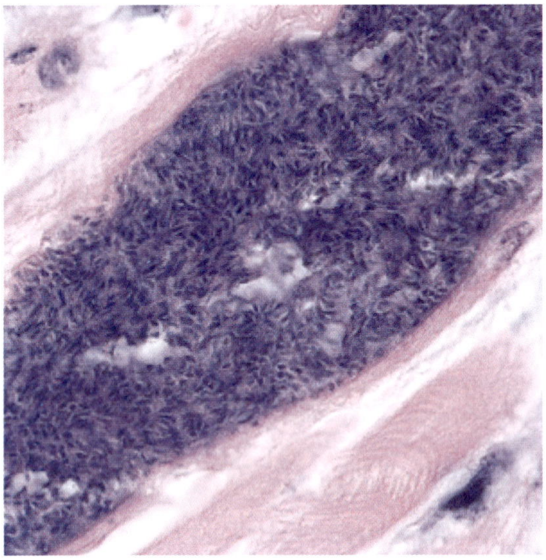

Figura 66.1 *Sarcocystis* sp. em tecido muscular HE (1.000×). Cortesia da DPDX, the CDC Website for parasitology diagnosis, EUA.

▸ Agente etiológico

Os sarcosporídios são coccídios heteroxenos da classe Sporozoea, subclasse Coccidia e família Sarcocystidae com um ciclo de dois hospedeiros obrigatórios: animais herbívoros como hospedeiros intermediários e animais carnívoros como hospedeiros definitivos. Nos hospedeiros definitivos a fase sexuada (gametogonia) ocorre na mucosa intestinal e os esporocistos são eliminados nas fezes. Nos hospedeiros intermediários a fase assexuada (esquizogonia) ocorre nas células endoteliais finalizando nas fibras da musculatura cardíaca ou esquelética.

O homem é hospedeiro definitivo de duas espécies conhecidas: *Sarcocystis hominis* com um ciclo bovino-homem e *Sarcocystis suihominis* com um ciclo suíno-homem (Velásquez *et al.*, 2008); infecta-se pela ingestão de cistos intramusculares maduros na carne suína (*S. suihominis*) ou bovina (*S. hominis*, citado por alguns como *S. bovihominis*). Os zoítas, liberados logo após a desintegração enzimática da parede do cisto, penetram nas células intestinais e se transformam em microgametas masculinos e macrogametas femininos. Depois da fertilização, os zigotos passam pela formação da parede do oocisto e pela esporogonia; oocistos esporulados contêm dois esporocistos, cada um com quatro esporozoítos.

Diferentemente de *Isospora belli*, os oocistos de *Sarcocystis* são em geral eliminados nas fezes, completamente desenvolvidos e com os esporocistos já livres do oocisto pela ruptura deste. Os esporocistos de *S. hominis* medem 13,1 μm a 17 μm por 7,7 μm a 10,8 μm; os de *S. suihominis* medem 11,6 μm a 13,9 μm por 10,1 μm a 10,8 μm. Quatro esporozoítas podem ser vistos dentro do esporocisto. O homem é também o hospedeiro intermediário de espécies desconhecidas de *Sarcocystis* e, como tal, pode abrigar cistos intramusculares (Fayer, 2004).

▸ Epidemiologia

A sarcosporidíase humana continua a ser uma infecção rara em indivíduos imunocompetentes, especialmente nas regiões temperadas, apesar do crescente conhecimento sobre a infecção coccídica do homem. *S. bovihominis* e *S. suihominis* ocorrem em pessoas que se alimentam de carne bovina ou suína crua ou mal cozida e onde as fezes humanas contaminadas são acessíveis ao gado bovino ou suíno, causando sarcocistose intestinal ou muscular.

A prevalência da miosite por *Sarcocystis* no homem é muito variável. Tem sido detectada em aproximadamente 100 casos, no Sudeste Asiático, África e América do Sul. Na Dinamarca, 3,6% dos tecidos diafragmáticos examinados foram positivos pela triquinoscopia. A pesquisa sistemática dos cistos de *Sarcocystis* na língua, em necropsias realizadas rotineiramente na população urbana da Malásia, identificou 21% de casos positivos. Esta alta prevalência pode ser devida à localização preferencial destes parasitos na língua, mas pode também refletir uma alta prevalência local, uma vez que 40 de 70 casos publicados de sarcocistose muscular humana procedem do Sudeste Asiático (Wong e Pathmanathan, 1992; Van Dem Eden *et al.*, 1995; Velásquez *et al.*, 2008). No Brasil, Pena *et al.* (2001) examinaram 50 amostras de quibe cru procedentes de 25 restaurantes de São Paulo e encontraram cistos de *S. hominis* e *S. hirsuta* em todas elas, demonstrando inclusive sua capacidade infectante em voluntários.

▸ Aspectos clínicos

▪ Infecção muscular

A maioria dos casos de sarcosporidíase muscular humana não causa sintomatologia clínica ou o faz de maneira leve. Nos casos sintomáticos, foram observados cistos musculares dolorosos de 1 a 3 cm de diâmetro, associados a eritema em várias partes do corpo durante 2 dias a 2 semanas. Em alguns pacientes estas lesões estavam acompanhadas por febre, mialgia difusa, sensibilidade muscular, fraqueza, eosinofilia e broncospasmo. Nos casos de necropsia em que foi encontrada infecção do miocárdio por *Sarcocystis* não foram notados achados clínicos (Frenkel, 2000).

▪ Infecção entérica

A sarcocistose intestinal geralmente não produz sintomas clínicos. Entretanto, às vezes podem ocorrer sintomas após a ingestão de carne crua bovina ou suína contendo sarcocistos. Náuseas, dores de estômago e diarreia apareceram dentro de 3 a 6 h depois que voluntários ingeriram carne bovina infectada; os sintomas eram mais pronunciados em outros que ingeriram carne de porco crua. Os sintomas perduraram durante 48 h; no grupo que comeu carne de porco infectada, dores de estômago fracas e diarreia persistiram por 2 a 3 semanas, período em que os esporocistos estavam sendo eliminados nas fezes.

Velásquez *et al.* relataram em 2008 um caso de sarcocistose sistêmica em paciente HIV-positivo que mostrou características da infecção como hospedeiro definitivo e hospedeiro intermediário, sugerindo, os autores, a inclusão desta doença na lista de infecções oportunistas em pacientes infectados pelo HIV.

▸ Diagnóstico laboratorial

Na infecção intestinal por *Sarcocystis*, podem ser encontrados esporocistos ou oocistos nas fezes recém-emitidas utilizando técnicas de flutuação; os esporocistos contêm quatro esporozoítos. A eosinofilia está presente com frequência.

As formas musculares são diagnosticadas por meio da biopsia dos músculos acometidos; os cistos são, em geral, cilíndricos e alongados com diâmetro variando de 60 μm a 200 μm e comprimento de 400 μm a 1.000 μm. No interior do cisto aparecem os esporozoítas, ou corpúsculos de Rainey, de forma arredondada, alongada ou em meia-lua, medindo de 4 μm a 10 μm por 12 μm a 16 μm (Kouyoumdjian e Tognola, 1985; Van Dem Eden *et al.*, 1995).

Os cistos, entretanto, não provocam qualquer resposta inflamatória do hospedeiro. Não existem evidências histológicas de infiltrações celulares circundando os mesmos nas fibras musculares (Pathamanathan e Kan, 1992).

Cistos de *Toxoplasma* e *Sarcocystis*, encontrados em tecidos, são positivos ao ácido periódico de Schiff (PAS), enquanto *Trypanosoma cruzi* é PAS-negativo, permitindo, assim, sua diferenciação. Sarcocistos intactos observados no músculo não estão associados a inflamação, e após a desintegração dos mesmos podem ser observadas células inflamatórias, incluindo linfócitos e neutrófilos, assim como intenso infiltrado eosinofílico rodeando o cisto muscular; também se observa vasculite localizada e fibrose do músculo (Frenkel, 2000).

Xiang *et al.* (2009) relataram o uso de técnicas moleculares (amplificação de ADN, caracterização por RFLP e sequenciamento de ADN) para o diagnóstico de oocistos deste parasito em amostras fecais de seres humanos, cães e gatos, considerando estas técnicas ferramentas valiosas para o estudo epidemiológico das diversas espécies de *Sarcocystis*. Estes pesquisadores provaram que amostras armazenadas em dicromato de potássio por até 6 anos conservaram as características do parasito para ser detectado por estas técnicas.

Deve ser feito diagnóstico diferencial com a infecção por *T. gondii*, sendo a reação da polimerase em cadeia (PCR) a técnica mais adequada. A tomografia computadorizada ou a ressonância magnética das extremidades podem demonstrar os cistos, que podem crescer até 5 cm de diâmetro (Tenter *et al.*, 1994).

▸ Tratamento

Nenhum tratamento antiparasitário é conhecido. Na maioria dos casos as infecções são de curta duração, autolimitadas e, com frequência, assintomáticas. Os corticosteroides podem ser utilizados para diminuir o processo inflamatório associado ao envolvimento muscular; a prednisona é empregada na dose de 20 a 40 mg/dia para adultos e de 15 a 20 mg/dia para crianças. Nos casos de infecção intestinal com diarreia, as sulfonamidas podem ser utilizadas (Haberkorn, 1996; Fayer, 2004).

▸ Prevenção

O controle da sarcosporidíase no homem e nos animais se faz por intermédio de medidas que evitem a exposição de cães e gatos a carne crua de animais infectados. Deve-se prevenir a contaminação de alimentos e água de bebida pelos esporozoítas, cozinhando-se os alimentos a temperaturas de 60, 70 ou 100°C por 20, 15 e 5 min, respectivamente. O congelamento da carne a −4 e −20°C por 48 e 24 h também inativa os bradizoítos no caso de suínos. A fervura é o método mais adequado para desinfetar a água com suspeita de contaminação (Fayer, 2004; Markus *et al.*, 1974).

▸ Referências bibliográficas

Beaver PC, Gadgil RK, Morera P. *Sarcocystis* in man: a review and report of five cases. *Am J Trop Med Hyg* 28: 814-844, 1979.

Fayer R. *Sarcocystis* spp. in human infections. *Clin Microbiol Rev* 17: 894-902, 2004.

Frenkel JK. In Strickland GT, *Hunter's Tropical Medicine and Emerging Infectious Diseases*, W. B. Saunders, New York, p. 707-709, 2000.

Haberkorn A. Chemotherapy of human and animal coccidioses: state and perspectives. *Parasitol Res* 82: 193-199, 1996.

Kouyoumdjian JA, Tognola WA. Sarcosporidiose muscular. Registro de um caso. São Paulo. *Arq Neuropsiquiatria* 43: 296-302, 1985.

Markus MB, Killick-Kendrick R, Garnhan PC. The coccidial nature and life-cycle of *Sarcocystis*. *Am J Trop Med Hyg* 77: 248-257, 1974.

Pathamanathan R, Kan SP. Three cases of human *Sarcocystis* infection with a review of human muscular sarcocystosis in Malaysia. *Trop Geogr Med* 44: 102-108, 1992.

Pena HFJ, Ogassawara S, Sinhorini IL. Occurrence of cattle *Sarcocystis* species in raw kibbe from arabian food establishments in the city of São Paulo, Brazil, and experimental transmission to humans. *J Parasitol* 87: 1459-1465, 2001.

Tenter AM, Luton K, Johnson AM. Species-specific identification of *Sarcocystis* and *Toxoplasma* by PCR amplification of small subunit ribosomal RNA gene fragments. *Appl Parasitol* 35: 173-188, 1994.

Van Dem Eden E, Praet M, Joos R *et al*. Eosinophilic myositis resulting from sarcocystosis. *J Trop Med Hyg* 98: 273-276.

Velásquez JN, Dirisio C, Etchart CB *et al*. 2008. Systemic sarcocystosis in a patient with acquired immune deficiency syndrome. *Human Pathology* 39: 1263-1267, 2008.

Wong KT, Pathamanathan R. High prevalence of human skeletal muscle sarcocystosis in South-east Asia. *Trans R Soc Trop Med Hyg* 86: 631-632, 1992.

Xiang Z, Chen X, Yang L *et al*. Non-invasive methods for identifying oocysts of *sarcocystis* spp from definitive hosts. *Parasitology International* 58: 293-296, 2009.

67 Criptosporidíase

Lúcia Maria Almeida Braz e Vicente Amato Neto

▸ Introdução

A criptosporidíase é importante doença intestinal causada por protozoário do gênero *Cryptosporidium*, família Cryptosporidiidae, ordem Eucoccidiorida, classe Coccidia e filo Apicomplexa (Fayer, 2008). Afeta humanos e outros mamíferos ao redor do mundo. Dois fatores importantes relacionados com a incidência na população são a idade e o estado imune (Fayer *et al.*, 1990), sendo o último o maior determinante para que a infecção seja autolimitada ou persistente (Tzipori, 1988). Um aumento proeminente da doença é esperado no futuro, diante das implicações para a saúde infantil em termos nutricionais e de desenvolvimento, da contínua epidemia da infecção pelo HIV e do aumento do número de indivíduos imunocomprometidos nos países em desenvolvimento, acoplado às limitações de tratamento (Chalmers *et al.*, 2010). A espécie mais vinculada à doença em humanos na Europa é o *Cryptosporidium parvum*, cujo hospedeiro mais frequente são os roedores, e o *Cryptosporidium hominis* prevalece no norte da América e em alguns países da América do Sul, África e Austrália (Del Coco *et al.*, 2009). Outras espécies zoonóticas como *C. meleagridis*, *C. muris*, *C. suis*, *C. felis* e *C. canis*, cujos hospedeiros específicos são as aves, roedores, porco, gato e cão, também têm desencadeado infecção em humanos, geralmente associada ao contato direto com o hospedeiro (Cacciò *et al.*, 2005; Robinson *et al.*, 2008).

▸ Histórico

O *Cryptosporidium* foi encontrado pela primeira vez por Ernest Edward Tyzzer, em 1907, nas glândulas gástricas de camundongos de laboratório, e foi chamado *C. muris* (Tyzzer, 1907). O mesmo autor encontrou um parasito semelhante, em 1912, só que de tamanho menor e no intestino delgado do mesmo hospedeiro, chamando-o de *C. parvum* (Tyzzer, 1912). Em humanos foi identificado pela primeira vez em 1976, por biopsia retal, em criança de 3 anos com hipogamaglobulinemia (Nime *et al.*, 1976). Apenas 7 casos humanos haviam sido publicados até 1982 (Navin e Juranek, 1984). Em 1982, surgiram as primeiras notificações nos CDC (Centers for Disease Control), ao ser encontrado nas fezes de pacientes com AIDS (CDC, 1982). Em 1985, quando o *Cryptosporidium* já havia sido descrito em mais de 20 espécies de animais (Tzipori, 1988), ocorreu um aumento alarmante desta parasitose, associado aos patógenos entéricos da AIDS, provocando também melhoria nos métodos diagnósticos (Fayer *et al.*, 1990).

No Brasil, as primeiras informações sobre a criptosporidíase surgiram pelos artigos de Amato Neto (1984) e Chieffi (1985), que demonstraram preocupação em incluir o diagnóstico da infecção em pacientes com diarreia e desenvolver os conhecimentos dos parasitologistas quanto à identificação dos oocistos do *Cryptosporidium* nas fezes. Em 1996, Braz *et al.* utilizaram o teste sorológico de imunofluorescência indireta para pesquisar anticorpos IgG e IgM no soro de pacientes com HIV e crianças imunocompetentes, eliminando ou não oocistos de *Cryptosporidium*.

▸ Morfologia e ciclo de vida do protozoário

A forma infectante do *Cryptosporidium* é o oocisto, que apresenta forma esférica e um diâmetro de aproximadamente 5 μm, com parede dupla como modo de resistência ao ambiente. Ao ser ingerido, as enzimas pancreáticas e os sais biliares do trato gastrintestinal agem sobre a parede do oocisto, provocando o desencistamento e a liberação de quatro esporozoítos, que invadem ativamente as células epiteliais do intestino delgado (Fayer *et al.*, 1990).

O ciclo evolutivo é monoxeno e semelhante ao de outros coccídeos entéricos, com as fases de merogonia, gametogonia e esporogonia. A duração do ciclo de vida, ou período pré-patente, varia de 4 a 22 dias antes da primeira aparição de oocistos nas fezes de indivíduos imunocompetentes ou imunossuprimidos (Del Coco *et al.*, 2009).

Em biopsia ou necropsia de pacientes imunodeficientes com diarreia foram localizados organismos no trato gastrintestinal, desde o esôfago até o reto e mesmo no apêndice (Pitlik *et al.*, 1983; Garone *et al.*, 1986; Gross *et al.*, 1986; Kazlow *et al.*, 1986).

▸ Aspectos clínicos

A absorção de nutrientes é diminuída em decorrência da reprodução assexuada do parasito, por esquizogonia nas células epiteliais, o que provoca o rompimento da arquitetura intestinal, fusão e redução do tamanho dos vilos, e alongamento e hiperplasia das criptas, além da infiltração na lâmina própria por células plasmáticas, linfócitos e polimorfonucleares (Meisel *et al.*, 1976; Weisburger *et al.*, 1979; Bird e Smith, 1980). Embora presentes em todo o trato gastrintestinal, as lesões intestinais são mais graves no jejuno e no íleo (Meisel *et al.*, 1976).

Ainda que existam casos assintomáticos, o sinal clínico mais comum da criptosporidíase é a diarreia presente em 92% dos casos. Em humanos, ela se apresenta na forma de duas doenças distintas: uma autolimitada e de curta duração em imunocompetentes, e uma persistente diarreia crônica em pacientes imunodeficientes. Portanto, a gravidade da doença é determinada pela competência imunológica. O desenvolvimento da infecção intestinal por *Cryptosporidium* spp., as manifestações clínicas e o surgimento de complicações extraintestinais dependem da contagem de linfócitos $CD4^+/mm^3$. Quando esse número é superior a $200/mm^3$, a infecção se autolimita; se este valor se encontra entre 50 e 100 células/mm^3, pode cronificar-se e inclusive estender-se de modo extraintestinal, e quando este número é inferior a 50, o curso da enfermidade é fulminante (Carey *et al.*, 2004). Os sintomas da criptosporidíase crônica são essencialmente os mesmos da infecção autolimitada, com exceção da duração, extensão e efeito, ocorrendo em várias combinações de diarreia, dor abdominal, vômito, náuseas, febre, anorexia, desidratação, perda de peso e excreção persistente de oocistos de 1 dia a 8 semanas (Tzipori, 1988). A diarreia no humano ocorre devido à hipersecreção de fluidos e eletrólitos do intestino delgado proximal no lúmen (Andreani *et al.*, 1983; Whiteside *et al.*, 1984; Modigliani *et al.*, 1985), ocorrendo perda proteica e má absorção de gorduras e carboidratos, quando a mucosa de todo o intestino encontra-se altamente infectada (Kocoshis *et al.*, 1984). A diarreia pode ser intermitente ou contínua, com movimentos intestinais até 25 vezes/dia, e produzir uma perda de 2 a 12 ℓ de líquido por dia (Tzipori, 1988). A sintomatologia da infecção também pode variar segundo a espécie envolvida, já que o *C. parvum* só provoca sintomas limitados ao trato gastrintestinal, e o *C. hominis* pode associar-se a manifestações extraintestinais como dor articular, cefaleia recorrente, debilidade e fadiga (Chen *et al.*, 2005).

▸ Epidemiologia

A infecção humana pelo *Cryptosporidium* spp. já foi descrita em todos os continentes habitados (Ungar, 1990). Peculiaridades justificam a complexidade da epidemiologia da criptosporidíase: distribuição geográfica ubiquitária, grande variedade de hospedeiros do *C. parvum*, e sua habilidade para causar infecção em baixas doses, o que também aumenta o potencial da transmissão pela água (Carey *et al.*, 2004).

A prevalência estimada do protozoário em pessoas com diarreia é de 1 a 3% em países desenvolvidos, e aproximadamente 10% naqueles em desenvolvimento (Chen *et al.*, 2002). Um fator de risco para aquisição da criptosporidíase é a utilização de água não tratada, o que ocorre em regiões do mundo menos desenvolvidas (Ungar, 1990). No entanto, surtos diarreicos atribuídos ao *Cryptosporidium* foram detectados em diversas localidades dos EUA e Grã-Bretanha (D'Antonio *et al.*, 1985; Smith *et al.*, 1988; Miline, 1989; Dillingham *et al.*, 2002). Em um dos casos, o único fator de risco significante associado à doença, durante o surto, foi a exposição à água pública, a qual era filtrada e clorada (Hayes *et al.*, 1989). Importante surto ocorreu em Milwaukee, WI, EUA, levando à infecção de 403.000 pessoas (Mac Kenzie *et al.*, 1994). Os mecanismos de transmissão, a qual ocorre por disseminação fecal-oral, demonstram fatores importantes para a maior prevalência da doença, tais como o contato direto pessoa a pessoa, animal e pessoa e o hídrico (Tzipori, 1988).

A análise de amostras de água tem demonstrado o isolamento do *Cryptosporidium* da água de beber, de rios, riachos, e de reservatórios de água na América do Norte, América do Sul e Europa (Casemore *et al.*, 1986; Madore, 1987; Ungar *et al.*, 1988; Hayes *et al.*, 1989). Sua presença está ligada às condições sanitárias e tecnologia de tratamento da água, pois observa-se maior incidência da doença nos países em desenvolvimento (Sterling, 1990), e nos meses quentes e úmidos (Mathan *et al.*, 1985; Montessori e Bischoff, 1985). Estudos preliminares mostram que o *Cryptosporidium*, diante das práticas de desinfecção, como aquelas utilizadas pela indústria da água, apresenta maior sobrevivência do que outros microrganismos (Sterling, 1990). Os oocistos sobrevivem em água, incluindo água do mar, a temperaturas variando de 4°C a 22°C. Em temperaturas extremas, a viabilidade e a infectividade dos oocistos são adversamente afetadas (Pokorny *et al.*, 2002). Demonstrou-se que a destruição da infectividade do parasito ocorre por congelamento a –20°C, ou por aquecimento a 65°C, por 30 minutos (Tzipori, 1983; Anderson, 1985), e, após 18 h, em formaldeído a 10%, ou em amônia a 5 ou 10% (Campbell *et al.*, 1982). Oocistos de *C. parvum* e *C. hominis* são resistentes à inativação por desinfetantes comuns como o cloro livre e o monocloramino, mesmo depois de exposição prolongada (Feng *et al.*, 2003).

▸ Diagnóstico e antígenos expressos na superfície do Cryptosporidium

O diagnóstico da infecção causada pelo *Cryptosporidium* é realizado pela pesquisa e identificação de oocistos em material fecal. Quando a amostra fecal apresenta elevada quantidade de oocistos é possível identificá-los após concentração pela técnica de Sheather ou flutuação na sacarose (Figura 67.1).

Inúmeras técnicas de coloração diferencial foram desenvolvidas, como a de Ziehl-Neelsen modificada (Henriksen e Pohlenz, 1981), Kinyoun modificada (Ma e Soave, 1983), safranina (Baxby *et al.*, 1984), dimetilsulfóxido (Bronsdon, 1984) e outras. As técnicas de coloração mais comumente utilizadas são aquelas que se baseiam na propriedade de acidorresistência dos coccídeos (Braz e Amato, 1996). Por meio da técnica de Kinyoun modificada, o esfregaço em lâmina é fixado com metanol e adicionada fucsina carbólica por 10 minutos, lavando-se o esfregaço em água. Depois, coloca-se ácido sulfúrico a 10%, lava-se em seguida em água, e adiciona-se azul de metileno a 1%, por 5 minutos. Após nova lavagem e secagem, o material é examinado em imersão (1.000×), em microscópio óptico. Nessa coloração o oocisto que apresenta um diâmetro de aproximadamente 5 μm e adquire coloração róseo-avermelhado (Figura 67.2).

Em geral, esses testes de coloração apresentam razoável sensibilidade, o que pode ser explicado pela afinidade variável do corante na parede do oocisto (Bogaerts *et al.*, 1984; Garcia

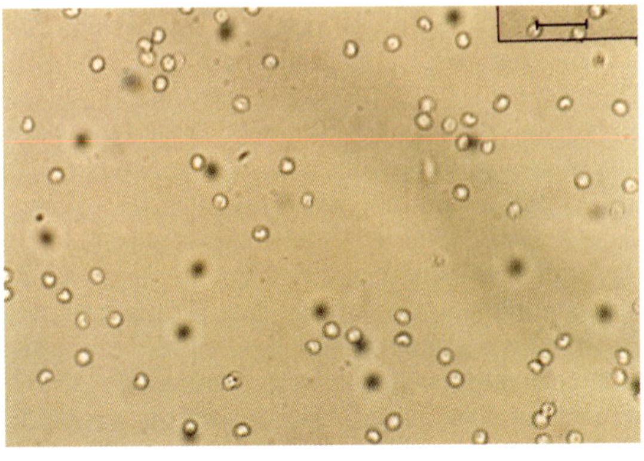

Figura 67.1 Oocistos de *Cryptosporidium* spp. após concentração em sacarose. Reproduzida de Braz (1997).

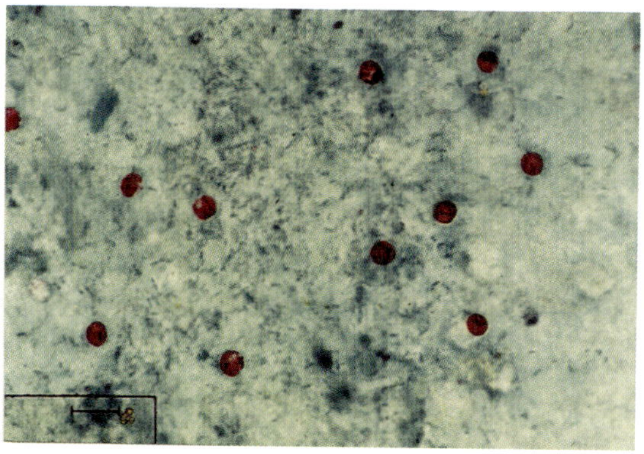

Figura 67.2 Oocistos de *Cryptosporidium* spp. após coloração pela técnica de Kinyoun modificada. Reproduzida de Braz (1997).

et al., 1987; Amato Neto *et al.*, 1996) e pela excreção intermitente dos oocistos nas fezes (Reese *et al.*, 1982; Ungar, 1990). Aproximadamente três exames de fezes em 3 dias consecutivos, com fixação e concentração antes da coloração permanente, aumentam significativamente as taxas de detecção (Van Gool *et al.*, 2003).

Existem técnicas para evidenciação do parasito nas fezes, por microscopia de fluorescência, como as colorações inespecíficas não diferenciais — laranja de acridina (Garcia *et al.*, 1983); as colorações inespecíficas diferenciais, utilizadas em sistemas de diagnóstico por triagem, como a auramina-rodamina (Garcia *et al.*, 1983); e a auramina-fenol (Casemore *et al.*, 1984). Mais recentemente, várias técnicas imunológicas foram desenvolvidas para detectar os oocistos em amostras fecais. Anticorpos monoclonais produzidos em camundongos já foram utilizados para detectar oocistos nas fezes, por imunofluorescência (Stibbs e Ongerth, 1986; Sterling e Arrowood, 1986; Garcia *et al.*, 1987; Arrowood e Sterling, 1989) e por ensaios imunoenzimáticos (Anusz *et al.*, 1990; Chapman *et al.*, 1990).

Para avaliação sorológica, Braz *et al.* (1997) padronizaram um teste de imunofluorescência indireta, a partir de oocistos de bezerros, que foi capaz de diferenciar a produção de anticorpos específicos IgG e IgM no soro, em adultos e crianças imunocompetentes e imunodeficientes (HIV) (Figura 67.3).

Du *et al.* (2009) pesquisaram infecções pelo *C. parvum* e validaram um imunoensaio multiplex (MIA) com 3 proteínas específicas recombinantes, CP23, SA35 e SA40, como antígenos de captura, simultaneamente. Na população pediátrica os índices de anticorpos contra o CP23, SA35 e SA40 foram de 6,28%, 23,9% e 22,71%, respectivamente, em um total de 207 pacientes. Já a população adulta mostrou alta taxa de infecção passada, com anticorpos contra CP23, SA35 e SA40, de 24,40%, 11,48% e 16,75%, respectivamente, em um total de 209 pacientes. Com isso, os autores mostraram que a população pediátrica apresentava alta porcentagem de infecção recente, com anticorpos dirigidos contra a SA35 e SA40.

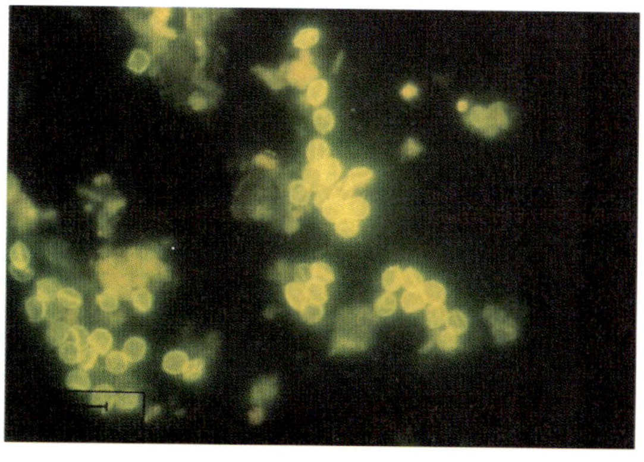

Figura 67.3 Reação de imunofluorescência indireta, demonstrando a reação de oocistos do *Cryptosporidium* spp. com o soro de paciente com criptosporidíase. Reproduzida de Braz (1997).

A reação em cadeia da polimerase (PCR) e o polimorfismo do comprimento de fragmentos de restrição do DNA (RFLP) são úteis para diferenciar as espécies e os genótipos do *Cryptosporidium* (Sulaiman *et al.*, 1999; Espy *et al.*, 2006). A PCR pode ser utilizada para examinar amostras fecais, especialmente quando há suspeita de eliminação de poucos oocistos (McLauchlin *et al.*, 2003). Também pode ser utilizada para examinar o tecido e outros tipos de amostras realizadas durante o exame endoscópico. Portanto, além de melhorar a sensibilidade da detecção, diferencia espécies e genótipos do *Cryptosporidium* (Chalmers *et al.*, 2010). Com a nested PCR, Paul *et al.* (2009) obtiveram sensibilidade e especificidade de 100% quando amplificaram o gene 18S da pequena subunidade ribossômica do RNA (SSU rRNA). Em 2009, Yu *et al.* utilizaram a nested PCR para o gene COWP; ela demonstrou alta sensibilidade para detectar a criptosporidíase em pacientes que eliminam baixo número de oocistos, sendo também um valioso instrumento para detectar oocistos em amostras clínicas e ambientais.

A técnica de PCR em tempo real está surgindo como método determinante da viabilidade parasitária (Carey *et al.*, 2004).

Vários antígenos de superfície do *Cryptosporidium* spp. já foram identificados por anticorpos como alvos imunoterápicos, tais como GP 15/40; RCP15 (Jenkins e Fayer, 1995); P23 (Riggs *et al.*, 2002; Enriquez e Riggs, 1998; Arrowood *et al.*, 1989; 1991; Smith *et al.*, 2001); GP25-200 (Riggs *et al.*, 2002), CSL (Riggs *et al.*, 1997); CP47 (Nesterenko *et al.* 1999); Cpa135 (Tosini *et al.*, 2004); Gp900 (Barnes *et al.*, 1998); TRAP-C1 (Spano *et al.*, 1998) e a família COWP. A parede dos oocistos do *Cryptosporidium* spp. contém antígenos que podem estimular uma resposta de anticorpos e ajudam na sua identificação. Essa família de proteínas da parede dos oocistos do *Cryptosporidium* é chamada COWP. As proteínas COWP têm um papel estrutural na formação dos oocistos do *C. parvum* e na formação de cistos dos Apicomplexa (Templeton *et al.*, 2004).

▸ Terapêutica

Diferentemente de muitas outras infecções oportunistas na AIDS, não é conhecido um quimioterápico eficiente para a criptosporidíase. Até 1994, mais de 100 agentes quimioterápicos já haviam sido avaliados no tratamento da criptosporidíase em animais e humanos, com ou sem AIDS (Ritchie e Becker, 1994).

A pesquisa para o tratamento da criptosporidíase começou com um *screening* de fármacos, incluindo pirimetamina-sulfadoxina, quinacrina, sulfametoxazol-trimetoprima, bleomicina, daunorrubicina, pentamidina, diclazurila ou N-metilglucamina, e nenhum deles foi capaz de prevenir ou curar a doença, utilizando como modelo o rato imunossuprimido (Lemeteil *et al.*, 1993). Algumas medicações, incluindo espiramicina, claritromicina, acetato de octreotídio, atovaquona, letrazurila e lasalocide foram testadas em um número limitado de pacientes com criptosporidíase relacionada com a AIDS e falharam ao mostrar alguma atividade antiparasitária ou antidiarreica (Zardi *et al.*, 2005). Três antibióticos, paromomicina (Stefani *et al.*, 1996), azitromicina e roxitromicina foram alvos de pequenos estudos clínicos controlados, mas produziram resultados inconsistentes. A utilização da terapia antirretroviral altamente ativa (HAART) em pacientes com AIDS reduziu a prevalência da infecção com o *Cryptosporidium* e o tempo e gravidade do curso clínico. Este efeito foi atribuído à recuperação da imunidade do hospedeiro como demonstrado em outros casos de criptosporidíase associados a outros casos de imunodeficiência primária, transplante de órgãos, câncer, diabetes e desnutrição para a qual a terapia antirretroviral não é indicada. Alguns estudos utilizando os inibidores de protease como o ritonavir, saquinavir e indinavir produziram uma importante redução da infecção pelo *Cryptosporidium*, tanto *in vivo* quanto *in vitro* (Hommer *et al.*, 2003; Mele *et al.*, 2003).

▸ Referências bibliográficas

Amato Neto V. Criptosporidiose. *Ciênc Cult São Paulo*. 6: 53, 1984.

Amato Neto V, Braz LMA, Di Pietro AO *et al.* Pesquisa de oocistos de *Cryptosporidium* sp. em fezes: comparação entre os métodos de Kinyoun modificado e de Heine. *Rev Soc Bras Med Trop*. 29: 575-578, 1996.

Anderson BC. Moist heat inactivation of *Cryptosporidium* sp. *Am J Public Health*. 75: 1433-1434, 1985.

Andreani T, Modigliani R, Charpentier LE *et al.* Acquired immunodeficiency with intestinal cryptosporidiosis: possible transmission by Haitian whole blood. *Lancet*. 1: 1187-1191, 1983.

Anusz KZ, Mason PH, Riggs MW *et al.* Detection of *Cryptosporidium parvum* oocysts in bovine feces by monoclonal antibody capture enzyme-linked immunosorbent assay. *J Clin Microbiol*. 28: 2770-2774, 1990.

Arrowood MJ, Sterling CR. Comparison of conventional staining methods and monoclonal antibody-based methods for *Cryptosporidium* oocyst detection. *J Clin Microbiol*. 27: 1490-1495, 1989.

Arrowood MJ, Sterling CR, Healey MC. Immunofluorescent microscopical visualization of trails left by gliding *Cryptosporidium parvum* sporozoites. *J Parasitol*. 77(2): 315-317, 1991.

Barnes DA, Bonnin A, Huang JX *et al.* A novel multidomain mucin-like glycoprotein of *Cryptosporidium parvum* mediates invasion. *Mol Biochem Parasitol*. 96: 93-110, 1998.

Baxby D, Blundell N, Hart CA. The development and performance of a simple, sensitive method for the detection of *Cryptosporidium* oocysts in faeces. *J Hyg*. (Camb) 92: 317-323, 1984.

Bird RG, Smith MD. Cryptosporidiosis in man, parasite life-cycle and fine structural pathology. *J Pathol*. 132: 217-233, 1980.

Bogaerts J, Lepage P, Rouvroy D *et al. Cryptosporidium* spp., a frequent cause of diarrhea in Central Africa. *J Clin Microbiol*. 20: 874-876, 1984.

Braz LMA. Aplicação da técnica de imunofluorescência indireta na detecção de anticorpos específicos do tipo IgG e IgM, contra o *Cryptosporidium parvum*, no soro de indivíduos imunocompetentes e imunodeficientes (HIV). Tese de Mestrado. São Paulo: Instituto de Ciências Biomédicas da Universidade de São Paulo, 116p., 1997.

Braz LMA, Amato Neto V. Criptosporidiose e diagnóstico. *Laes & Haes*. 101: 56-60, 1996.

Braz LMA, Amato Neto V, Ferrari CIL *et al.* Human cryptosporidiosis: detection of specific antibodies in the serum by an indirect immunofluorescence. *Rev Saúde Pública*. 30: 395-402, 1996.

Bronsdon MA. Rapid dimethyl sulfoxide-modified acid-fast stain of *Cryptosporidium* oocysts in stool specimens. *J Clin Microbiol*. 19: 952-953, 1984.

Caccio SM. Molecular epidemiology of human cryptosporidiosis. *Parassitologia*. 7: 185-192, 2005.

Campbell I, Tzipori S, Hutchinson G *et al.* Effect of disinfectants on survival of *Cryptosporidium* oocysts. *Vet Rec*. 111: 414-415, 1982.

Carey CM, Lee H, Trevors JT. Biology, persistence and detection of *Cryptosporidium parvum* and *Cryptosporidium hominis* oocyst. *Water Res*. 38: 818-862, 2004.

Casemore DP, Armstrong M, Jackson B. Screening for *Cryptosporidium* in stools. *Lancet*. 1: 734-735, 1984.

Casemore DP, Jessop EG, Douce D *et al. Cryptosporidium* plus *Campylobacter*: an outbreak in a semi-rural population. *J Hyg*. (Camb) 96: 95-105, 1986.

CDC-Centers for Disease Control. Cryptosporidiosis: assessment of chemotherapy of males with acquired immune deficiency syndrome (AIDS). *MMWR*. 31: 589-592, 1982.

Chalmers RM, Davies AP. Minireview: clinical cryptosporidiosis. *Experimental Parasitology*. 124: 138-146, 2010.

Chapman PA, Rush BA, McLauchlin J. An enzyme immunoassay for detecting *Cryptosporidium* in faecal and environmental samples. *J Med Microbiol*. 32: 233-237, 1990.

Chen X, Keithly JA, Paya CV *et al.* Cryptosporidiosis. *N Engl J Med*. 346(22): 1723-1731, 2002.

Chen XM, O'Hara SP, Huang BQ *et al.* Localized glucose and water influx facilitates *Cryptosporidium parvum* cellular invasion by means of modulation of host cell membrane protrusion. *Proc Natl Acad Sci USA*. 102: 6338-6343, 2005.

Chieffi PP. *Cryptosporidium* sp. In: Lacaz CAS (ed.). AIDS – *Doutrina: Aspectos Latrofilosóficos, Infecções Oportunistas Associadas*. São Paulo: Sarvier, p. 72, 1985.

D'Antonio RG, Winn RE, Zajac R. Sequential acute gastroenteritis from contaminated drinking water by Norwalk Virus and *Cryptosporidium*. *Clin Res*. 33: 399A, 1985.

Del Coco VF, Córdoba MA, Basualdo JA. Criptosporidiosis: una zoonosis emergente. *Rev Argent Microbiol*. 41: 3, 2009.

Dillingham RA, Lima AA, Guerrant RL. Cryptosporidiosis: epidemiology and impact. *Microbes Infect*. 4: 1059-1066, 2002.

Du Xue-Li, Xua Jin-Mei, Houa Min *et al.* Simultaneous detection of serum immunoglobulin G antibodies to *Cryptosporidium parvum* by multiplex microbead immunoassay using 3 recognized specific recombinant *C. parvum* antigens. *Diagnostic Microbiology and Infectious Disease*. 65: 271-278, 2009.

Enriquez FJ, Riggs MW. Role of immunoglobulin A monoclonal antibodies against P23 in controlling murine *Cryptosporidium parvum* infection. *Infect Immun*. 66: 4469-4473, 1998.

Espy MJ, Uhl JR, Sloan LM *et al.* Real-time PCR in clinical microbiology: applications for routine laboratory testing. *Clin Microbiol Rev*. 19: 595, 2006.

Fayer R. General biology. In: Fayer R, Xiao L (ed.). *Cryptosporidium and Cryptosporidiosis*. New York: CRC Press, p. 1-42, 2008.

Fayer R, Speer CA, Dubey JP. General biology of *Cryptosporidium*. In: Dubey JP, Speer CA, Fayer R (ed.). *Cryptosporidiosis of man and animals*. Boca Raton: CRC Press, Fl, p. 1-29, 1990.

Feng YY, Ong SL, Hu JY *et al.* Effect of particles on the recovery of *Cryptosporidium* oocysts from source water samples of various turbidities. *Appl Environ Microbiol*. 69(4): 1898- 1903, 2003.

Garcia LS, Brewer TC, Bruckner DA. Fluorescence detection of *Cryptosporidium* oocysts in human fecal specimens by using monoclonal antibodies. *J Clin Microb*. 25: 119-121, 1987.

Garcia LS, Bruckner DA, Brewer TC *et al.* Techniques for the recovery and identification of *Cryptosporidium* oocysts from stool specimens. *J Clin Microbiol*. 18: 185-190, 1983.

Garone, MA, Winston BJ, Lewis JH. Cryptosporidiosis of the stomach. *Am J Gastroenterol*. 81: 465-470, 1986.

Gross TL, Wheat J, Bartlett M *et al.* AIDS and multiple system involvement with *Cryptosporidium*. *Am J Gastroenterol*. 81: 456-458, 1986.

Hayes EB, Matte TD, O'Brien TR *et al.* Large community outbreak of cryptosporidiosis due to contamination of a filtered public water supply. *N Eng J Med*. 320: 1372-1376, 1989.

Henriksen S, Pohlenz J. Staining of cryptosporidia by a modified Ziehl-Neelsen technique. *Acta Vet Scand*. 22: 594-596, 1981.

Hommer V, Eichholz J, Petry F. Effect of antiretroviral protease inhibitors alone, and in combination with paromomycin, on the excystation, invasion and *in vitro* development of *Cryptosporidium parvum*. *Journal of Antimicrobial Chemotherapy*. 52: 359-364, 2003.

Jenkins MC, Fayer R. Cloning and expression of cDNA encoding an antigenic *Cryptosporidium parvum* protein. *Mol Biochem Parasitol*. 71: 149-152, 1995.

Kappe S, Bruderer T, Gantt S *et al.* Conservation of a gliding motility and cell invasion machinery in Apicomplexan parasites. *J Cell Biol*. 47(5): 937-943, 1999.

Kazlow PG, Shah K, Benkov KJ *et al.* Esophagial cryptosporidiosis in a child with acquired immune deficiency syndrome. *Gastroenterology*. 91: 1301-1303, 1986.

Kocoshis SA, Cibull ML, Davis TE *et al.* Intestinal and pulmonary cryptosporidiosis in an infant with severe combined immune deficiency. *J Pediatr Gastroenterol Nutr*. 3: 149-157, 1984.

Lemeteil D, Roussel F, Favennec L *et al.* Assessment of candidate anticryptosporidial agents in an immunosuppressed rat model. *Journal of Infectious Diseases* 167: 766-769, 1993.

Ma P, Soave R. Three-step stool examination for cryptosporidiosis in 10 homosexual men with protracted watery diarrhea. *J Infect Dis*. 147: 824-828, 1983.

Mac Kenzie WR, Hoxie NJ, Proctor ME *et al.* A massive outbreak in Milwaukee of *Cryptosporidium* infection transmitted through the public water supply. *N Engl J Med.* 331(3): 161-167, 1994.

Madore MS, Rose JB, Gerba CP *et al.* Occurrence of *Cryptosporidium* oocysts in sewage effluents and selected surface waters. *J Parasitol.* 73: 702-705, 1987.

Mathan MM, Venkatesan S, George R *et al. Cryptosporidium* and diarrhea in southern Indian children. *Lancet.* 2: 1172-1175, 1985.

McLauchlin J, Amar CFL, Pedraza-Díaz S *et al.* Polymerase chain reaction-based diagnosis of infection with *Cryptosporidium* in children with primary immunodeficiencies. *The Pediatric Infectious Disease Journal.* 22: 329-334, 2003.

Meisel JL, Perera DR, Meligro C *et al.* Overwhelming watery diarrhea associated with a *Cryptosporidium* in an immunosupressed patient. *Gastroenterology.* 70: 1156-1160, 1976.

Mele R, Gomez Morales MA, Tosini F *et al.* Indinavir reduces *Cryptosporidium parvum* infection in both *in vitro* and *in vivo* models. *International Journal for Parasitology.* 33: 757-764, 2003.

Miline R. Parasite in farm waste threatens water supplies. *New Sci.* 1675: 22, 1989.

Modigliani R, Bories C, Le Charpentier Y *et al.* Diarrhea and malabsorption in acquired immune deficiency syndrome: a study of four cases with special emphasis on opportunistic protozoan infestations. *Gut.* 26: 179-187, 1985.

Montessori GA, Bischoff L. Cryptosporidiosis: a cause of summer diarrhea in children. *Can Med Assoc J.* 132, 1985.

Navin TR, Juranek DD. Cryptosporidiosis: Clinical, epidemiologic, and parasitologic review. *Rev Infect Dis.* 6: 313-327, 1984.

Nesterenko MV, Woods KM, Upton SJ. Receptor/ligand interactions between *Cryptosporidium parvum* and the surface of the host cell. *Biochim Biophys Acta.* 1454: 165-173, 1999.

Nime FA, Burek JD, Page DL *et al.* Acute enterocolitis in a human being infected with the protozoan *Cryptosporidium. Gastroenterology.* 70: 592-598, 1976.

Paul D, Chandra AK, Tewari PS *et al.* Comparative evaluation and economic assessment of coprological diagnostic methods and PCR for detection of *Cryptosporidium* spp. in bovines. *Veterinary Parasitology.* 164: 291-295, 2009.

Pitlik SD, Fainstein V, Garza D *et al.* Human cryptosporidiosis: spectrum of disease. Report of six cases and review of the literature. *Arch Intern Med.* 143: 2269-2275, 1983.

Pokorny NJ, Weir SC, Carreno RA *et al.* Influence of temperature on *Cryptosporidium parvum* oocyst infectivity in river water samples as detected by tissue culture assay. *J Parasitol.* 88(3): 641-643, 2002.

Reese NC, Current WL, Ernst JV *et al.* Cryptosporidiosis of man and calf: a case report and results of experimental infections in mice and rats. *Am J Trop Med Hyg.* 31: 226-229, 1982.

Riggs MW, Schaefer DA, Kapil SJ *et al.* Efficacy of monoclonal antibodies against defined antigens for passive immunotherapy of chronic gastrointestinal cryptosporidiosis. *Antimicrob Agents Chemother.* 46(2): 275-282, 2002.

Riggs MW, Stone AL, Yount PA *et al.* Protective monoclonal antibody defines a circumsporozoite-like glycoprotein exoantigen of Cryptosporidium parvum sporozoites and merozoites. *J Immunol.* 158: 1787-1795, 1997.

Ritchie DJ, Becker ES. Update on the management of intestinal cryptosporidiosis in AIDS. *Ann Pharm.* 28: 767-778, 1994.

Robinson G, Elwin K, Chalmers RM. Unusual *Cryptosporidium* genotypes in human cases of diarrhea. *Emerging Infectious Diseases.* 14: 1800-1802, 2008.

Smith HV, Girwood RW, Patterson WJ *et al.* Waterborne outbreak of cryptosporidiosis. *Lancet.* 2: 1484, 1988.

Smith LM, Priest JW, Lammie PJ *et al.* Human T and B cell immunoreactivity to a recombinant 23-kDa *Cryptosporidium parvum* antigen. *J Parasitol.* 87: 704-707, 2001.

Spano F, Putignani L, Guida S *et al. Cryptosporidium parvum*: PCR-RFLP analysis of the TRAP-C1 (thrombospondin-related adhesive protein of Cryptosporidium-1) gene discriminates between two alleles differentially associated with parasite isolates of animal and human origin. *Exp Parasitol.* 90: 195-198, 1998.

Stefani HNV, Levi GC, Amato Neto V *et al.* Tratamento da criptosporidíase em pacientes com AIDS, por meio da paromomicina. *Rev Soc Bras Med Trop.* 29: 355-357, 1996.

Sterling CR. Waterborne cryptosporidiosis. In: Dubey JP, Speer CA, Fayer R (ed.). *Cryptosporidiosis of Man and Animals.* Boca Raton: CRC Press, p. 51-58, 1990.

Sterling, CR, Arrowood MJ. Detection of *Cryptosporidium* sp. infections using a direct immunofluorescence assay. *Pediatr Inf Dis.* 5: S139-142, 1986.

Stibbs HH, Ongerth JE. Immunofluorescence detection of *Cryptosporidium* oocysts in fecal smears. *J Clin Microbiol.* 24: 517-521, 1986.

Sulaiman IM, Xiao L, Lal AA. Evaluation of *Cryptosporidium parvum* genotyping techniques. *Appl Environ Microbiol.* 65: 4431-4435, 1999.

Templeton TJ, Lancto CA, Vigdorovich V *et al.* The *Cryptosporidium* oocyst wall protein is a member of a multigene family and has a homolog in *Toxoplasma. Infect Immun.* 72: 980-987, 2004.

Tosini F, Agnoli A, Mele R *et al.* A new modular protein of *Cryptosporidium parvum*, with ricin B and LCCL domains, expressed in the sporozoite invasive stage. *Mol Biochem Parasitol.* 134: 137-147, 2004.

Tyzzer EE. A sporozoan found in the peptic glands of the common mouse. *Proc Soc Exp Biol Med.* 5: 12-13, 1907.

Tyzzer EE. *Cryptosporidium parvum* (sp. nov.), a coccidium found in the small intestine of the common mouse. *Arch Protistenkd.* 26: 394-412, 1912.

Tzipori S. Cryptosporidiosis in animals and humans. *Microbiol Rev.* 47: 84-96, 1983.

Tzipori S. Cryptosporidiosis in perspective. *Adv Parasitol.* 27: 63-129, 1988.

Ungar BLP. Cryptosporidiosis in humans (*Homo sapiens*). In: Dubey JP, Speer CA, Fayer R (ed.). *Cryptosporidiosis of man and animals.* Boca Raton: CRC Press, p. 59-82, 1990.

Ungar BLP, Gilman RH, Lanata CF *et al.* Seroepidemiology of *Cryptosporidium* infection in two Latin American population. *J Infect Dis.* 157: 551-556, 1988.

Van Gool T, Weijts R, Lommerse E *et al.* Triple faeces test: an effective tool for detection of intesttinal parasites in routine clinical practice. *European Journal of Clinical Microbiology and Infectious Diseases.* 22: 284-290, 2003.

Wan KL, Carruthers VB, Sibley LD *et al.* Molecular characterization of an expressed sequence tag *locus* of *Toxoplasma gondii* encoding the micronemal protein MIC2. *Mol Biochem Parasitol.* 84: 203-214, 1997.

Weisburger WR, Hutcheon DF, Yardley JH *et al.* Cryptosporidiosis in an immunosupressed renal-transplant recipient with IgA defficiency. *Am J Clin Pathol.* 72: 473-478, 1979.

Whiteside ME, Barkin JS, May RG *et al.* Enteric coccidiosis among patients with the acquired immunodeficiency syndrome. *Am J Trop Med Hyg.* 33: 1065-1072, 1984.

Yu JR, Lee Soo-Ung, Park WY. Comparative sensitivity of PCR primer sets for detection of *Cryptosporidium parvum. Korean J Parasitol* 47 (3): 293-297, 2009.

Zardi EM, Picardi A, Afeltra A. Treatment of cryptosporidiosis in immunocompromised hosts. *Chemotherapy.* 51: 193-196, 2005.

68 Microsporidiose

Susana Zevallos Lescano e Vicente Amato Neto

▸ Introdução

Os microsporídios são parasitos unicelulares, eucariontes e intracelulares obrigatórios, que foram recentemente reclassificados como fungos e infectam uma ampla variedade de vertebrados e invertebrados. O primeiro caso humano de infecção por microsporídios foi relatado em 1959 e, antes da era da AIDS, infecções humanas de ceratoconjuntivite, miosite e peritonite/hepatite foram atribuídas a microsporídios. Somente 10 infecções humanas bem documentadas foram descritas até 1985, quando uma nova espécie, *Enterocytozoon bieneusi*, foi achada em um paciente infectado pelo HIV (Didier *et al.*, 2005). Desde então muitas infecções com diferentes espécies de microsporídios têm sido relatadas no mundo todo e atualmente estes parasitos são reconhecidos como agentes etiológicos de infecções oportunistas em aidéticos (Bryan e Schwartz, 1999), e mais recentemente, em pacientes não aidéticos, como receptores de transplantes de órgãos que foram tratados com fármacos imunossupressores (Cotte *et al.*, 1999).

▸ Agente etiológico

O filo Microspora possui quase 150 gêneros com mais de 1.000 espécies, que vivem como parasitos em hospedeiros muito variados, incluindo desde insetos e outros invertebrados, até vertebrados como peixes, aves e mamíferos. No entanto, somente sete gêneros (*Enterocytozoon*, *Encephalitozoon*, *Pleistophora*, *Trachipleistophora*, *Vittaforma*, *Brachiola* e *Nosema*), bem como outros microsporídios não classificados, têm sido descritos como patógenos para o homem (Franzen e Muller, 2001).

Análises filogenéticas do genoma (sequenciamento dos genes da α e β-tubulina, polimerase II do RNA, glutamil tRNA sintetase e o HSP70 mitocondrial, entre outros) serviram de base para relacionar os microsporídios com os fungos. O sequenciamento molecular do genoma de *E. cuniculi* permitiu a reclassificação dos microsporídios no reino Fungi (Didier *et al.*, 2004; Mathews *et al.*, 2009).

No ciclo evolutivo dos microsporídios podem ser reconhecidas três fases:

- Fase infectante, com esporos que apresentam característico filamento polar, nas espécies que infectam mamíferos são pequenos e ovais, medem 1,0 a 3,0 μm × 1,5 a 4,0 μm e são eliminados pelas fezes e outras dejeções dos indivíduos infectados
- Fase de proliferação, constituída pelas formas parasitárias intracelulares (esquizontes e merontes) que sofrem multiplicação esquizogônica e se originam a partir do esporoplasma e núcleo do esporo, transmitidos à célula hospedeira por intermédio do filamento polar extrusado
- Fase esporogônica, que ocorre logo após a multiplicação, por esquizogonia, quando os merontes diferenciam-se em esporontes, sendo responsáveis pela formação, no interior da célula hospedeira, dos futuros esporos (Didier *et al.*, 2004).

A transmissão ocorre por ingestão ou inalação de esporos. Por infectar animais presentes na cadeia alimentar do homem, a contaminação por esses parasitos não ocorre somente pela água; pode ainda haver transmissão zoonótica pela ingestão de carne crua ou mal cozida. Não foi descrita no homem a transmissão transplacentária, como foi observado em alguns animais. Infecções oculares podem ser provocadas por contato com mãos contaminadas (Ferreira *et al.*, 2003).

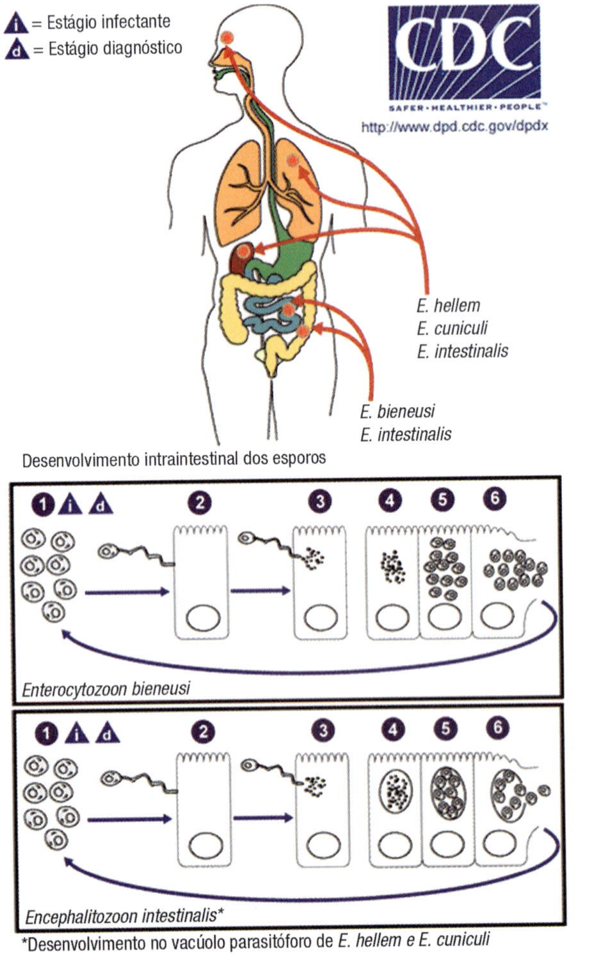

Figura 68.1 Ciclo de vida dos microsporídios. Cortesia da DPDx, the CDC Website for parasitology diagnosis. EUA.

▸ **Enterocytozoon bieneusi.** É a espécie mais comum a infectar o homem; foi descrita pela primeira vez em 1985 como oportunista associado ao HIV, sendo caracterizada pela microscopia eletrônica. Em 1996 foram detectados esporos deste parasito em fezes de porcos e, subsequentemente, foram achados em amostras fecais e tecido intestinal de outros mamíferos. Existem relatos de centenas de indivíduos infectados pelo HIV com diarreia crônica atribuída a este microrganismo em diversas partes do mundo, chegando a atingir 50% de prevalência entre esse tipo de pacientes. Atualmente, em virtude do tratamento antirretroviral, esta porcentagem está diminuindo. Também tem sido relatado em indivíduos imunocompetentes ou HIV-negativos, principalmente nos casos de diarreia, de tipo autolimitada, nos viajantes na Europa e África. Os esporos de *E. bieneusi* formam-se em contato direto com o citoplasma da célula hospedeira e não são envolvidos pelo vacúolo parasitóforo; quando maduros estes apresentam um núcleo e o filamento polar tem cinco a seis voltas, formando duas fileiras.

▸ **Encephalitozoon.** Relatado em seres humanos pela primeira vez em 1959, este patógeno tem como reservatórios diferentes mamíferos e também tem sido encontrado infectando pacientes HIV-positivos, com linfocitopenia T $CD4^+$ idiopática e indivíduos submetidos a transplantes. Este gênero inclui as espécies *E. cuniculi, E. hellem e E. intestinalis* que são morfologicamente indistintas; o esporo desses microsporídios se desenvolve no citoplasma da célula hospedeira dentro do vacúolo parasitóforo. Ao corte longitudinal pode-se observar, no esporo maduro, o filamento polar com cinco a seis voltas em fileira única e um núcleo só.

Estudos soroepidemiológicos com imunoensaio (ELISA) e imunofluorescência indireta com antígenos preparados usando esporos de *E. cuniculi* revelaram 42% de prevalência em pacientes com história de doenças tropicais e pacientes com problemas renais, alterações psiquiátricas ou neurológicas. *E. intestinalis* é a segunda espécie a infectar o homem com maior prevalência. Os pacientes parasitados com este microsporídio tendem a desenvolver infecções disseminadas e há, em consequência, falha da função renal; também há registros de infecção do trato biliar e infecções oculares. *E. hellem* provoca infecções oculares e disseminadas em pacientes HIV-positivos, porém também têm sido relatadas infecções no trato respiratório em indivíduos assintomáticos.

▸ **Pleistophora spp.** Foi registrada em três casos de pacientes HIV-positivos com miosite na década de 1990. Os esporos maduros deste microrganismo apresentam núcleo único e filamento com 9 a 12 voltas, e se desenvolvem dentro do vacúolo parasitóforo da célula hospedeira.

▸ **Vittaforma corneae.** Originalmente denominada *Nosema corneum*, foi o primeiro microsporídio isolado do homem que pôde ser cultivado *in vitro*. Foi encontrado nos olhos em três casos de pacientes imunocompetentes e como causa de infecção urinária em paciente com AIDS. Os esporos maduros apresentam filamento polar com seis voltas e o parasito se desenvolve em contato direto com o citoplasma da célula hospedeira.

▸ **Brachiola spp.** Durante muito tempo foi considerada patógeno de diferentes ordens de insetos; no primeiro caso humano de infecção por *B. algerae*, o parasito foi isolado da córnea de um indivíduo imunocompetente; um segundo caso tratava de infecção muscular profunda em paciente com diabetes e artrite reumatoide. A espécie *B. vesicularum* foi encontrada em paciente com AIDS associada a miosite. Nos esporos maduros desta espécie o tubo polar forma duas fileiras com 8 a 10 voltas cada uma, mas também têm sido observadas fileiras de voltas triplas ou simples.

▸ **Nosema.** Parasito normalmente invertebrados. Duas espécies foram identificadas em seres humanos: *N. connori* em infecção disseminada em uma criança atímica e *N. ocularum* em lesão ocular em um paciente imunocompetente que apresentava queratite. O desenvolvimento deste microsporídio ocorre em contato direto com o citoplasma da célula parasitada; o esporo maduro apresenta um par de núcleos e o filamento polar forma 11 voltas (Schottelius e Gonçalves da Costa, 2000; Mathis *et al.*, 2005).

▸ Patologia e sintomatologia

O quadro clínico da microsporidiose vai depender do estado imune do hospedeiro e do local da infecção. Na maior parte de indivíduos imunocompetentes a infecção pode ser assintomática, no entanto, têm sido relatados, em viajantes, quadros de diarreia autolimitada com 2 a 3 semanas de duração; igualmente, em alguns casos de infecção ocular por *Vittaforma corneae, Brachiola algerae* e espécies de *Nosema* observou-se perturbação visual da visão, com perda da acuidade visual e ruptura da córnea (Didier *et al.*, 2004).

As manifestações clínicas da microsporidiose humana são vistas principalmente em pacientes imunocomprometidos p. ex., AIDS, imunossupressão induzida terapeuticamente após transplante de órgãos (Groβ *et al.*, 1996). Os sintomas variam e dependem da espécie de microsporídio envolvido (Tabela 68.1).

Pacientes com AIDS cuja contagem de células T $CD4^+$ seja < 100 células/μℓ de sangue e infectados com *E. bieneusi* e *E. intestinalis* desenvolvem com frequência quadros de diarreia crônica com média de seis evacuações diárias; as fezes são amolecidas ou aquosas, sem sangue; febre, perda de apetite e de peso, dor abdominal difusa, anorexia, náuseas, vômitos e caquexia devido à má absorção, entre outros sintomas. Infecções por *E. bieneusi* podem invadir o sistema hepatobiliar causando colangite e, também em alguns casos, têm sido relatadas infecções pulmonares em menor proporção. No caso de

Tabela 68.1 Microsporídios de seres humanos e sintomas clínicos.

Espécie	Sintomas clínicos
Enterocytozoon bieneusi	Diarreia (pneumonia, rinite, sinusite, colecistite)
Encephalitozoon (Septata) intestinalis	Diarreia (nefrite, colecistite)
Encephalitozoon cuniculi	Disseminação: encefalite, nefrite
Encephalitozoon hellem	Ceratoconjuntivite (disseminação: nefrite, pneumonia)
Nosema sp.	Córnea
Pleistophora sp.	Miosite
Brachiola (=Nosema) connori	Disseminação: córnea, músculo
Microsporidium sp.	Córnea
Trachipleistophora	Disseminação: músculo esquelético, sinusite
Vittaforma corneae	Córnea

Fonte: Groβ, 2003.

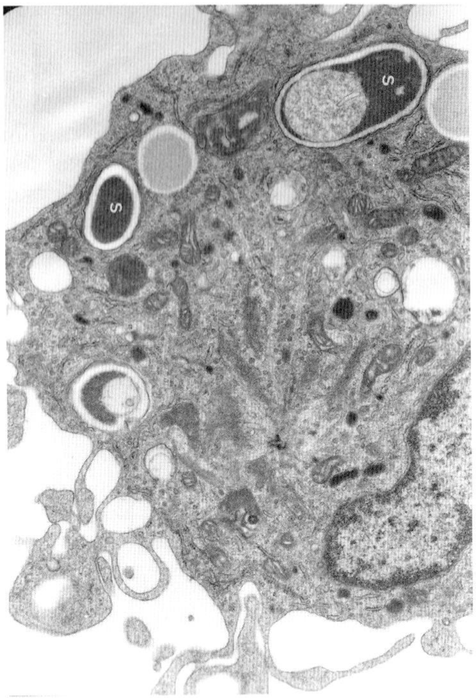

Figura 68.2 Esporos de *Encephalitozoon cuniculi* (S) encontrados em vacúolo parasitóforo de macrófago peritoneal de camundongo Balb/C experimentalmente infectado. TEM. Foto cedida pelo Dr. João Manoel de Castro.

imunocomprometidos infectados com *Encephalitozoon* observa-se disseminação do parasito, com ocorrência de encefalite, hepatite, peritonite, miosite, pneumonia, infecções oculares que afetam a córnea e conjuntiva, podendo estender-se para os seios paranasais (Manzi *et al.*, 2003; Didier e Weiss, 2006).

Infecções experimentais, mormente em camundongos, foram realizadas para estudar a resposta imune inata contra microsporídios e concluiu-se que a resistência a esta infecção é mediada por linfócitos T e não por anticorpos. Do mesmo modo, estudos em seres humanos demonstraram que a recuperação do nível de células T mediante terapia antirretroviral (com inibidores de protease) colaborou na cura da microsporidiose em pacientes infectados pelo HIV. Outras células importantes na resposta imunológica contra este parasito são os macrófagos, que estimulados pelo IFN-γ são ativados para destruir os patógenos fagocitados. Entretanto os macrófagos podem se transformar em "cavalos de Troia", transportando estes microsporídios e infectando, assim, novas células, quando estes microrganismos conseguem evadir-se da resposta imune (Mathews, *et al.* 2009).

▸ Epidemiologia

A fonte de infecção nas microsporidioses é constituída por indivíduos infectados que excretam esporos em suas fezes ou outros fluidos biológicos. Relatos de casos de infecções assintomáticas por *E. bieneusi* sugerem a possibilidade da existência de portadores sãos. Microsporídios localizados na árvore respiratória de indivíduos infectados também podem ser transmitidos por aerossóis (Didier *et al.*, 2004).

A associação da infecção ao contato com água ou peixes também tem sido relatada, sugerindo que a microsporidiose pode ser veiculada pela água, embora não tenha sido determinado risco sazonal na prevalência de microsporidiose em dois estudos nos EUA e no Brasil (Cotte *et al.*, 1999). Algumas espécies de microsporídios podem apresentar caráter zoonótico, infectando naturalmente animais sinantrópicos, como, por exemplo, *E. cuniculi*.

Resultados experimentais indicam que estes microrganismos têm potencial para sobreviver em água doce e salgada, ou após desidratação por longos períodos à temperatura ambiente seguida de incubação em diversas temperaturas, constituindo assim risco de transmissão para hospedeiros suscetíveis. Diversas espécies de microsporídios que infectam o homem têm sido também achadas parasitando animais, sustentando a possibilidade da existência da transmissão zoonótica. O estudo epidemiológico de Buckholt *et al.*, em 2002, associou o fato de ingerir carne mal passada a microsporidiose em indivíduos HIV. Outro estudo associou esta doença ao fato de indivíduos HIV-infectados terem sido picados por abelhas, vespas ou marimbondos, sugerindo a transmissão por vetores (Didier *et al.*, 2004).

Embora a infecção por microsporídios tenha caráter cosmopolita, estudos soroepidemiológicos sugerem que esta seja mais frequente em regiões tropicais (Weber e Bryan, 1994).

Cerca de 1.000 casos de microsporidiose já foram documentados no mundo todo, sendo a maioria atribuída a *E. bieneusi*. Diversos estudos clínicos e epidemiológicos indicam que a infecção por *E. bieneusi* está associada à doença intestinal e biliar e está presente em 7 a 60% das pessoas infectadas pelo HIV e que apresentam contagem de células CD4 inferior a 100/mm^3. Entretanto, esta parasitose já foi identificada em pacientes HIV com níveis de CD4 relativamente preservados, assim como em pessoas com AIDS que não apresentavam diarreia (Brasil *et al.*, 2000).

Nas última duas décadas têm sido desenvolvidas técnicas sorológicas mais complexas que permitiram detectar anticorpos específicos contra os microsporídios em indivíduos HIV-negativos tais como doadores de sangue, grávidas, trabalhadores florestais, criadores de cães, açougueiros, entre outros que demonstraram prevalências que variavam entre 1,3 e 8,0, sustentando a hipótese de que a microsporidiose exista na população não infectada pelo HIV (Didier *et al.*, 2004).

No Brasil existem poucos relatos da infecção por microsporídios e a prevalência de microsporidiose intestinal em pacientes com diarreia crônica não esclarecida é desconhecida. Um estudo piloto conduzido no Rio de Janeiro (Brasil *et al.*, 1996) demonstrou que 46% de pacientes com AIDS e diarreia crônica estavam infectados com microsporídios, sugerindo que estes parasitos podem ser patógenos potencialmente significativos no nosso meio (Brasil *et al.*, 2000). Souza Júnior *et al.* (2006), realizaram inquérito parasitológico em 723 pacientes em Goiânia, GO, e encontraram 1% de frequência de parasitismo por microsporídios; no entanto, não foi realizada a identificação de espécie dos esporos encontrados nas fezes.

▸ Diagnóstico laboratorial

Durante a última década os procedimentos para detectar microsporídios em seres humanos têm sido melhorados notavelmente e atualmente vários métodos para a detecção e diferenciação de espécies estão disponíveis.

Amostras de fezes, ou de aspirado duodenal, devem ser processadas frescas ou preservadas em formalina a 5 ou 10%. Nos casos de infecção disseminada recomenda-se utilizar amostras de urina (fresca ou preservada) e outros fluidos corporais como escarro, lavagem broncoalveolar (BAL), secreção nasal, fluido cerebroespinal, raspagem de córnea ou tecidos, amostras de conjuntiva. Para a fixação das amostras é recomendada a fixação em formalina no caso de procedimentos em histologia, enquanto o glutaraldeído é preferido para uso na microscopia eletrônica; é melhor colher espécimes frescos para cultura celular ou para estudos de biologia molecular (Garcia, 2002).

Inicialmente a microscopia eletrônica era necessária para diagnosticar as infecções por microsporídios. Hoje em dia esta técnica permanece como o padrão-ouro para a confirmação e identificação de espécies de microsporídios, especialmente em laboratórios onde ainda não foram estabelecidas as técnicas moleculares (Franzen & Muller, 2001).

Entre as metodologias utilizadas atualmente estão as de coloração, como a tricrômica, as modificações da técnica de Chromotrope de Weber e as substâncias quimioluminiscentes (Calcofluor White 2MR, Uvitex 2B). São também empregadas as técnicas de detecção dos parasitos utilizando anticorpos policlonais e monoclonais marcados com fluorocromos, por meio de imunofluorescência direta, assim como a reação de polimerase em cadeia (PCR). No caso em que os esporos são abundantes na amostra, o exame direto com colorações específicas pode ser adequado para o diagnóstico. No entanto, quando as formas parasitárias são escassas, é importante sua concentração nas fezes ou na urina (Sodré *et al.*, 1995).

Para a diferenciação entre esporos de microsporídios e de outros microrganismos, o método de coloração Gram-Chromotrope (Moura *et al.*, 1996), tem mostrado bons resultados em diferentes materiais como fezes, amostras de aspirado duodenal, bile, urina, esfregaços conjuntivais e fluidos nasofaringeanos (Ferreira *et al.*, 2003).

Para a pesquisa de anticorpos contra espécies de microsporídios, técnicas sorológicas (imunofluorescência indireta, testes imunoenzimáticos, *Western-blot*) são comumente utilizadas em inquéritos soroepidemiológicos. No entanto, indivíduos infectados com o HIV podem falhar em produzir anticorpos (Didier *et al.*, 2004).

A introdução da PCR em tempo real, que reduziu o risco de contaminação, o custo dos reagentes e tempo de processamento, ofereceu a possibilidade de um método mais seguro e adequado à rotina diagnóstica. Melhor ainda, o método de PCR multiplex em tempo real, que inclui controle interno para detectar inibição da amplificação pelos contaminantes fecais, foi desenvolvido para obter a detecção simultânea de *E. bieneusi* e *Encephalitozoon* spp. em amostras de fezes. (Thellier e Breton, 2008). A dificuldade para extrair o DNA dos microsporídios é a necessidade de ruptura da parede do esporo, seja pela fricção com pérolas de vidro, fervura e digestão com enzimas como proteinase K, liticase e quitinase, ou utilizando *kits* comerciais (Didier, 2005).

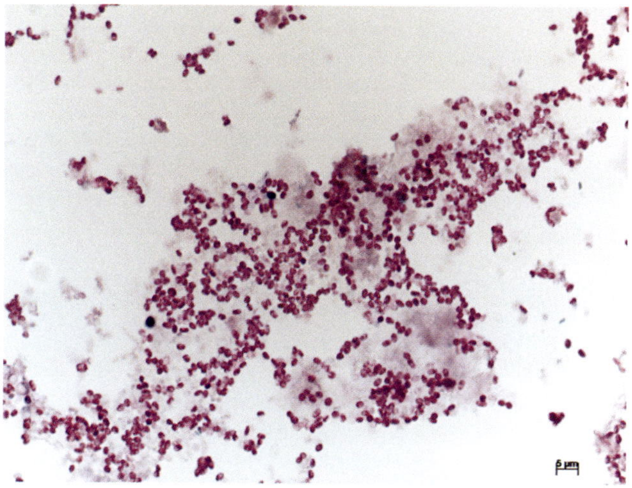

Figura 68.3 Esporos de *E. cuniculi* em cultura. HE 1.000×. Lâmina cedida pelo Dr. Hércules Moura do CDC-EUA.

Estudos experimentais em que amostras de fezes foram semeadas com diferentes diluições de esporos de *Encephalitozoon* demonstraram que o limiar para detecção dos esporos pela PCR era de 10^2 esporos, sendo que a microscopia requer 10^4 ou 10^6 esporos por mℓ (Garcia, 2002); outro estudo realizado em amostras de urina e fezes infectadas pelas três espécies de *Encephalitozoon* que afetam comumente ao homem indicou que esta técnica apresenta 95% de sensibilidade e 100% de especificidade quando comparada com a microscopia óptica (Notermans *et al.* 2005).

▸ Tratamento

Atualmente, os dois fármacos mais comumente usados para o tratamento das microsporidioses em animais e seres humanos são albendazol e fumagilina. O albendazol é um benzimidazólico que inibe a polimerização da tubulina, sendo utilizado também como anti-helmíntico e antifúngico. Embora *E. bieneusi* seja a espécie de microsporídio mais prevalente no homem, sua terapia não é eficiente. A melhora clínica tem sido demonstrada somente em alguns casos quando foi usado albendazol em doses de 2 × 400 mg/dia durante 1 a 2 meses. A fumagilina (3 × 20 mg/dia) ou seu análogo TNP-470 parecem ser as opções de tratamento mais promissoras em pacientes com infecção por *E. bieneusi* (Molina *et al.*, 2000).

Diferentemente de *E. bieneusi*, que se replica dentro do citoplasma das células hospedeiras infectadas, aquelas espécies de microsporídios que se diferenciam no vacúolo parasitóforo parecem ser mais suscetíveis ao albendazol. Utilizando esta substância na dose de 2 × 400 mg/dia durante 1 a 2 meses, houve melhora clínica nos pacientes infectados por *E. intestinalis* (Leder *et al.* 1998). Estudos com outros fármacos que têm mostrado resultados variáveis incluem o uso de atovaquona, azitromicina, furozalidona, itroconazol, metronidazol, nitazoxanida e medicamentos à base de sulfas, entre outros (Didier, 2005)

Devido à microsporidiose nos imunodeficientes ser uma doença de caráter oportunista, se faz necessária a modulação da resposta imune para se obter eficiência na terapêutica. Relatos recentes indicam que a terapia antirretroviral em indivíduos com HIV-AIDS, infectados por *E. bieneusi*, pode ser determinante para o restabelecimento da resposta imunológica e a melhora clínica do paciente. Outras medidas também importantes são o balanço eletrolítico, hidratação e o tratamento sintomático (Manzi *et al.*, 2003).

▸ Prevenção

Educação sanitária, saneamento básico, tratamento e filtração da água são meios de prevenção desta parasitose, devendo também ser evitada a ingestão de carnes cruas ou mal cozidas, outra medida importante no caso de imunodeprimidos é evitar o contacto com animais suspeitos de infecção por microsporídios. Os esporos podem permanecer viáveis em água destilada por até dez anos e os de *E. cuniculi* sobrevivem em solução salina tamponada por mais de 9 dias a 37°C, por 24 dias a 4 ou 20°C e por mais de 6 meses a −70°C. Resistem à temperatura de 56°C por 60 min, porém, morrem ao serem tratados durante dez minutos com Lysol® a 2%, formalina a 10% e etanol a 70%. Estratégias têm sido desenvolvidas para reduzir a viabilidade e infectividade dos microsporídios presentes no ambiente: fervura da água durante 5 min mata esporos de *E. cuniculi*, e desinfetantes como amônia, etanol a 70%, formaldeído (0,3 ou 1%), peróxido de hidrogênio a 1%, derivados fenólicos, hidróxido de sódio ou cloramina aplicados por 30 min a 22°C destruíram totalmente esporos de *E. cuniculi*. A viabilidade e infectividade de espécies de *Encephalitozoon* foram reduzidas de modo eficiente mediante o tratamento com ozônio, exposição a raios ultravioleta, radiação gama e cloro a pH 7 (Didier *et al.*, 2004).

▸ Referências bibliográficas

Brasil P, Lima DB, Paiva DD *et al.* Clinical and diagnostic aspects of intestinal microsporidiosis in HIV-infected patients with chronic diarrhea in Rio de Janeiro, Brazil. *Rev Inst Med Trop S. Paulo* 42: 299-304, 2000.

Brasil P, Sodré FC, Cuzzi-Maya T *et al.* Intestinal microsporidiosis in HIV-positive patients with chronic unexplained diarrea in Rio de Janeiro, Brazil: diagnosis, clinical presentation and follow-up. *Rev Inst Med Trop S Paulo* 38: 97-102, 1996.

Bryan RT, Schwartz DA. Epidemiology of microsporidiosis. In: Wittner M, Weiss LM(Eds.). *The Microsporidia and Microsporidiosis*, American Society for Microbiology, Washington D.C.: 502-516, 1999.

Cotte L, Rabodonirina M, Chapuis F *et al.* Waterborne outbreak of intestinal microsporidiosis in persons with and without human immunodeficiency virus infection. *J Infect Dis* 180: 2003-2008, 1999.

Desportes I, Le Charpentier Y, Galian A *et al.* Ocurrence of a new microsporidian: *Enterocytozoon bieneusi* n. g., n. sp., in the enterocytes of a human patient with AIDS, *J Protozool* 32: 250-254, 1985.

Didier ES. Microsporidiosis: an emerging and opportunistic infection in humans and animals. *Acta Tropica* 94: 61-76, 2005.

Didier ES, Snowden KF, Shadduck JA. Biology of microsporidian species infecting mammals. *Adv Parasitol* 40: 283-320.

Didier ES, Stovall ME, Green LC, Brindley PJ, Sestak K, Didier PJ. Epidemiology of microsporidiosis: sources and modes of transmission. *Vet Parasitol* 126: 145-166, 2004.

Didier ES, Weiss LM. Microsporidiosis: current status. *Curr Opin Infect Dis* 19: 485-492, 2006.

Ferreira MU, Foronda AS, Schumaker TT. *Fundamentos Biológicos da Parasitologia Humana*. Manole, São Paulo, 72-76. 2003.

Franzen C, Muller A. Microsporidiosis: human diseases and diagnosis. *Microbes and Infect.* 3: 389-400, 2001.

Garcia LS. Minireview: laboratory identification of the microsporidia. *J Clin Microbiol* 40: 1892-1901, 2002.

Groβ U. Treatment of microsporidiosis including albendazol. *Parasitol Res* 90: S14-S18, 2003.

Groβ U, Weig M, Petry F. Opportunistische parasitologische infektionen bei immunsupprimierten patienten. *Med Welt* 48: 158-168, 1996.

Leder K, Ryan N, Spelman D *et al.* Microsporidial disease in HIV-infected patients: a report of 42 patients and review of the literature. *Scand J Infect Dis* 30: 331-338, 1998.

Manzi RS, Garcia-Zapata MTA, Souza Júnior ED. Microsporidiose humana e importância médica: uma revisão. *Rev de Patologia Tropical* 32: 15-32, 2003.

Mathews A, Hotard A, Hale-Donze H. Innate immune responses to Encephalitozoon species infections. *Microbes and Infection* 11: 905-911, 2009.

Mathis A, Weber R, Deplazes P. Zoonotic potential of the microsporidia. *Clin Microbiol Rev* 18: 423-445, 2005.

Molina JM, Goguel J, Sarfati C. Trial of oral fumagillin for the treatment of intestinal microsporidiosis in patients with HIV infection. *AIDS* 14: 1341-1348, 2000.

Moura H, Silva JL, Sodré FC *et al.* Gram-Chromotrope: a new technique that enhances detection of microsporidial spores in clinical samples. *J Eukar Microbiol* 43: 94S-95S, 1996.

Notermans DW, Peek R, Jong MD, Wentink-Bonnema W, Boom R, van Gool T. Detection and identification of *Enterocytozoonbieneusi* and *Encephalitozoon* species in stool and urine specimens by PCR and differential hybridization. *J Clin Microbiol* 43: 610-614, 2005.

Schottelius J, Gonçalves da Costa SC. Microsporidia and acquired immunodeficiency syndrome. *Mem Inst Oswaldo Cruz* Rio de Janeiro, 95, Suppl.I: 133-139, 2000.

Sodré FC, Borges ALV, Brasil P *et al.* Descrição de um método modificado para a concentração de esporos nas fezes para o diagnóstico das microsporidioses intestinais. *J Bras Patol* 31: 126-133, 1995.

Souza Júnior ES, Garcia-Zapata MTA. Diagnóstico laboratorial de enteroparasitoses oportunistas, com ênfase nas microsporidioses humanas, em Goiânia-GO. *Rev Soc Bras Med Trop* 39: 560-564, 2006.

Thellier M, Breton J. Enterocytozoon bieneusi in human and animals, focus on laboratory identification and molecular epidemiology. *Parasite* 15:349-358, 2008.

Weber R, Bryan RT. Microsporidial infections in immunodeficient and immunocompetent patients. *Clin Infect Dis* 19: 517-521, 1994.

69 Ciclosporíase (Cyclospora)

Erika Gakiya, Ruth Semira Rodriguez Alarcón e Vicente Amato Neto

▸ Introdução

A ciclosporíase é a doença causada pela *Cyclospora cayetanensis,* parasito intestinal intracelular obrigatório, que infecta a mucosa epitelial do intestino ou o ducto biliar de vários hospedeiros, principalmente vertebrados (Lainson, 2005), subfilo Apicomplexa, subclasse Coccidiasina e família Eimeriidae. É um coccídeo unicelular que foi inicialmente descrito como uma cianobactéria. A *Cyclospora cayetanensis* se associa a quadros de enterite prolongada em pacientes imunocomprometidos e em indivíduos imunocompetentes visitantes ou residentes de países em desenvolvimento (Pollock *et al.*, 1992; Berlin *et al.*, 1994; Oii *et al.*, 1995). A *Cyclospora* foi descrita pela primeira vez em animais invertebrados e vertebrados no ano de 1870 (Lindsay e Todd, 1993; Ashford, 1979). Os primeiros exemplos humanos causadores da doença (ciclosporíase) foram relatados em 1979 por Ashford e ocorreu em Papua-Nova Guiné. Posteriormente foram publicados vários casos de pacientes com diarreia, a maioria viajante em áreas endêmicas e pacientes HIV-positivos (Soave *et al.*, 1986; Hart *et al.*, 1990; Long *et al.*, 1990; Shlim *et al.*, 1991; Wurtz *et al.*, 1993). A *Cyclospora* foi reconhecida como um parasito patógeno emergente. Este protozoário foi caracterizado por Ortega *et al.* em 1993 como um coccídeo e foi possível distingui-lo de outros membros do gênero que foram encontrados somente nos miriápodes, nas serpentes e nos roedores. Atualmente têm sido descritas 30 espécies de *Cyclospora*, como *Cyclospora viperae*, *C. glomericola*, *C. babaulti*, *C. tropidonoti*, *C.anglomurinensis*, *C. caryolytica*, *C. talpae*, *C. ashtabulensis*, *C. megacephali*, *C. parascalopi*, *C. niniae*, *C. scinci* e *C. zamenis* (Ortega *et al.*, 1994; Shields *et al.*, 2003a). No entanto, ainda não está estabelecido se todos os casos humanos são causados por esta espécie (Relman *et al.*, 1996).

▸ Transmissão

A *Cyclospora* é transmitida principalmente pela ingestão de água e alimentos contaminados como verduras e frutas (Soave e Johnson, 1995). Segundo estudos realizados por Zerpa *et al.* (1995), as aves domésticas (galinhas e patos) poderiam ser uma fonte importante na transmissão da *Cyclospora*, entretanto, não há comprovação de que seja uma zoonose (Weitz *et al.*, 2009).

▸ Ciclo de vida

O ciclo de vida da *Cyclospora* (Figura 69.1) inicia-se quando os oocistos não esporulados são liberados nas fezes. O oocisto que contém um esporonte esférico não é infectante, desta maneira, a transmissão fecal-oral não pode acontecer. No ambiente (água ou alimentos), a esporulação ocorre após 7 a 15 dias em temperaturas entre 22° e 32°C, resultando na divisão do esporonte em dois esporocistos contendo cada um dois esporozoítas. Este oocisto esporulado infectante que pode ser ingerido pela água ou alimentos contaminados libera no trato gastrintestinal os esporozoítas que invadem as células epiteliais do intestino delgado. Dentro das células eles sofrem multiplicação assexuada e sexuada para originar oocistos não esporulados que serão eliminados nas fezes (Ortega *et al.*, 1998; Taylor, 1993).

▸ Sintomatologia

A doença causada pela *Cyclospora cayetanensis* denomina-se ciclosporíase. Assim como outras infecções intestinais, pode manifestar-se com sintomas leves até quadros muito graves. O período de incubação desta doença pode durar de 1 a 7 dias. Em pacientes com HIV/AIDS, produz uma diarreia crônica de intensidade variável, em alguns casos pode afetar outros tecidos como as vias biliares, produzindo colecistite alitiásica, podendo ser o causador de colangiopatia em pacientes com AIDS (Zar *et al.*, 2001; Yusuf *et al.*, 2004). Existem relatos de coinfecções com outros coccídeos como o *Microsporidium* (Weitz *et at.*, 2009). Em pacientes imunocompetentes, as infecções sintomáticas apresentam um quadro com diarreia aquosa (de 1 a 8 evacuações diárias) sem muco, sangue ou leucócitos nas fezes, associada a naúsea, vômitos ocasionais, anorexia, perda de peso, inchaço, cólicas estomacais, flatulência, dores abdominais, fadiga que podem ser geralmente acompanhadas por febre menor de 38°C (Atías, 1998; Connor *et al.*, 1993). A infecção sem tratamento pode durar de 5 a 14 dias, podendo prolongar-se por 1 mês ou mais. A ciclosporíase crônica é rara em imunocompetentes (Behera *et al.*, 2008). O início da doença pode ser abrupto ou gradual (Berlin *et al.*, 1994; Colley, 1996; Sifuentes-Osornio *et al.*, 1995; Soave, 1996; Vivesvara *et al.*, 1997). A diarreia é geralmente intermitente (Brennan *et al.*, 1996), em indivíduos imunocomprometidos pode durar mais tempo. Em crianças pode se manifestar como diarreia aguda e em alguns casos prolongada. A frequência de pacientes com sintomas digestivos é de 0,3 a 0,7% em São Paulo, Brasil (Gonçalves *et al.*, 2005; Alarcón *et al.*, 2007). Os estudos de frequência de *C. cayetanensis* como responsável pela diarreia do viajante; são escassos, e as prevalências variam de 1,1 a 4% em turistas (Jelinek *et al.*, 1997; Verweij *et al.*, 2003). A ciclosporíase não é a causa frequente de diarreia do viajante; são relatados aproximadamente 190 casos, que em sua maioria correspondem a pessoas que viajaram a países em desenvolvimento e poucos trabalhos estabelecem a condição de infecção pelo HIV/AIDS (Weitz *et al.*, 2009).

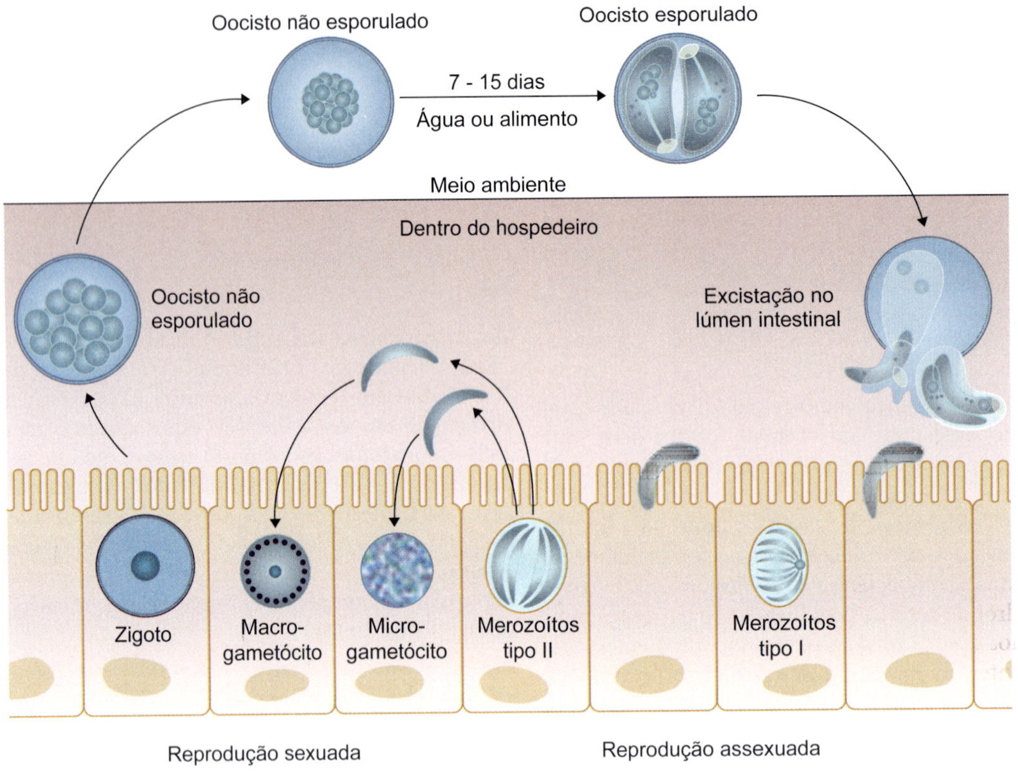

Figura 69.1 Ciclo de vida da *Cyclospora*. (Ortega, Y. R. e Sanchez, R. Update on *Cyclospora cayetanensis*, a food-borne and waterborne parasite. *Clin Microbiol Rev* 23: 218-234, 2010).

▶ Patogenicidade

A patogenicidade da *Cyclospora* ainda não está bem esclarecida. A ausência de leucócitos e sangue nas fezes pode indicar um mecanismo não invasivo deste parasito. A diarreia é de natureza secretória pela produção excessiva de líquido pelo epitélio intestinal. Alguns estudos de biopsias de duodeno e de jejuno revelaram graus variados de hiperplasia nas vilosidades e atrofia das criptas intestinais, afetando a absorção de D-xilose (Connor *et al.*, 1993; Brennan *et al.*, 1996). Achados patológicos revelam eritema duodenal, inflamação da lâmina própria, aumento do número de células plasmáticas e de linfócitos intraperitoneais (Connor *et al.*, 1993). A infecção é observada em indivíduos de todas as idades, imunodeprimidos e imunocompetentes, que vivem ou viajam para áreas endêmicas (Clarke e McIntyre, 1996a).

▶ Epidemiologia

A ciclosporíase tem sido relatada em todo o mundo (Shlim *et al.*, 1991; Hoge *et al.*, 1993). Ela tem ocorrido com marcada sazonalidade, ou seja, em determinadas épocas do ano. Na maioria dos episódios de ciclosporíase em indivíduos imunocompetentes, o parasito foi associado a estrangeiros que viajaram a países tropicais, especialmente entre maio e setembro (Berlin *et al.*, 1994; Ortega *et al.*, 1998). Pacientes infectados pelo vírus da imunodeficiência humana (HIV), que foram infectados pelo parasito, merecem menção especial (Yai *et al.*, 1997). No Brasil, Araújo *et al.*, em 1994, identificaram a *Cyclospora* nas fezes de pacientes com o vírus da imunodeficiência humana, que apresentaram diarreia com duração de 3 meses, com significante perda de peso. Já Fernandes *et al.*, em 1998, relataram um caso de ciclosporíase em um paciente de São Paulo. O primeiro surto de *Cyclospora cayetanensis* ocorrido no Brasil foi registrado em 2000 na cidade de General Salgado (SP). De 2002 a 2007 nenhum caso de surto foi identificado (Eduardo *et al.*, 2008). Segundo estudo realizado no Hospital das Clínicas da Faculdade de Medicina da Universidade de São Paulo, SP, Brasil, entre abril de 1996 e janeiro de 2002, a prevalência foi de 0,3% (Gonçalves *et al.*, 2005). Estatísticas mundiais indicam uma taxa de prevalência de 0,1% em países desenvolvidos e de 11% em países em desenvolvimento como Kathmandu (Soave, 1996). Desde então, relatos de surtos de *Clyclospora* têm aumentado (Herwaldt, 2000). Na Flórida, em 2005, foram relatados 592 casos por contaminação com manjericão fresco (Hammond, 2005). Outros surtos têm sido relatados em várias partes do mundo, como Peru, Turquia, Canadá e Chile, entre outros (Ortega e Sanchez, 2010). Em pacientes HIV-positivos/com AIDS e diarreia crônica a prevalência varia de 0 a 36% (Chacín-Bonilla, 2010).

▶ Diagnóstico

O diagnóstico laboratorial da *Cyclospora* é realizado por meio da observação microscópica de oocistos nas fezes preparadas a fresco, por método direto, ou por contraste de fase, por técnicas de coloração, mediante técnicas de esporulação e técnicas moleculares para detecção de seu DNA. Esta última é utilizada principalmente para pesquisa de grandes quantidades de água e alimentos (Shields *et al.*, 2003b). As amostras podem ser estocadas em dicromato de potássio a 2,5% para esporulação e detecção molecular ou em formalina a 10% para microscopia direta, procedimentos de concentração e coloração; as amostras também podem ser congeladas por um longo período de tempo (Eberhard *et al.*, 1997), para posterior análise microscópica ou molecular (Ortega e Sanchez, 2010). A *Cyclospora* não pode ser cultivada nem inoculada em animais de experimentação (Herwaldt, 2000).

▸ Microscopia de luz

A *Cyclospora* pode ser observada através do microscópio de luz ou de contraste de fase (Figura 69.2H), os oocistos são esféricos, com membrana cística bem definida, e em seu interior observamos uma massa morular granular e refringente de cor esverdeada que deixa um espaço entre ela e a membrana do oocisto (Ortega *et al.*, 1994; Eberhard *et al.*, 1997). Em relação ao tamanho, os oocistos de *Cyclospora cayetanensis* (8 a 10 μm) são maiores que os oocistos de *Cryptosporidium parvum* (4 a 6 μm) e menores que os oocistos de *Isospora belli* (20 a 30 μm) (Berlin *et al.*, 1994; Oii *et al.*, 1995). Em exames mediante técnicas de autofluorescência (Figura 69.2G) a membrana interna dos oocistos de *Cyclospora* apresenta uma marcada fluorescência, sob luz ultravioleta, com filtro de 330 a 380 DM observa-se uma cor azul; usando um filtro de 450 a 490 DM temos uma cor verde intensa. As estruturas internas não são observadas por meio desta técnica (Soave, 1996; Dixon *et al.*, 2005). Uma gota de iodo pode ajudar nas preparações que forem submetidas à técnica de autofluorescência, melhorando a diferenciação das estruturas fluorescentes inespecíficas (Berlin *et al.*, 1996). A intensidade da fluorescência pode ser influenciada pelo tempo e condições de estocagem. Esta característica pode ajudar a confirmar o diagnóstico e também a purificar o parasito pela citometria de fluxo. A detecção de fluorescência pode ser uma alternativa na separação de um grande número de amostras em um surto (Dixon *et al.*, 2005). A morfologia interna dos oocistos é mantida somente em material fecal recém-emitido e conservado em água. O emprego de conservantes como formol, paraformaldeído, glutaraldeído ou dicromato de potássio causa danos aos grânulos da mórula (Columina e Villar, 1997). Os oocistos de *Cyclospora cayetanensis* que medem de 8 μm a 10 μm de diâmetro (Ortega *et al.*, 1994; Fernandes *et al.*, 1998) podem ser fixados e corados pelos métodos de Kinyoun modificado (Figura 69.2A, B, C e D) (Amato Neto *et al.*, 1996; Alarcón *et al.*, 2007); safranina modificada (Figura 69.2F) (Baxby *et al.*, 1984; Ungureanu e Dantu, 1992; Galvan-Díaz *et al.*, 2008); Ziehl-Neelsen (Zn) modificado (Figura 69.2E) (Clarke e McIntyre, 1996b; Galván-Díaz *et al.*, 2008) e coloração modificada com peróxido de hidrogênio (Entrala *et al.*, 1995). A *Cyclospora cayetanensis* apresenta grande variabilidade de coloração, podendo-se observar oocistos que não se coram ou se coram irregularmente, sobretudo em infecções intensas. Nestes casos os oocistos apresentam um aspecto cristalino com aparência de vidro fraturado, sem que se possa observar estrutura interna (Colomina e Villar, 1997). No Brasil, um estudo realizado com 53 amostras de fezes de pacientes HIV-positivos, os oocistos álcool-acidorresistentes mostraram-se esféricos e corados por um rosa intenso pelo método de Kinyoun modificado, mas foram relatados casos de protozoários não corados (Amato Neto *et al.*, 1996). A coloração de Giemsa tem sido utilizada como corante de contraste em vez do azul de metileno do método de Kinyoun modificado, podendo-se observar os esporozoítos no interior dos oocistos esporulados (Vázquez *et al.*, 2000). A utilização de calor do micro-ondas por 30 a 60 segundos produz uniformidade de 98% da coloração vermelho-alaranjada do método da safranina (Vivesvara *et al.*, 1997). Segundo vários estudos realizados encontraram-se sensibilidade e especificidade de 95% e 98% para o método de Ziehl-Neelsen modificado e de 90% e 100% para o método de safranina modificado para o diagnóstico da *Cyclospora cayetanensis* (Galván-Díaz *et al.*, 2008). Outras colorações foram utilizadas na detecção deste parasito, como o Giemsa, tricrômica e Gram-chromotrope, mas não mostraram resultados satisfatórios (Vivesvara *et al.*, 1997). Um estudo mostrou uma técnica de coloração que utiliza a violeta de genciana; observaram-se a manutenção das estruturas e diferenças morfológicas dos oocistos de *Cyclospora cayetanensis* (Alva, 2005).

▸ Técnica de esporulação

Recomenda-se a esporulação de oocistos de *Cyclospora* mediante uso de dicromato de potássio a 2,5% (Figura 69.2I) à temperatura ambiente por um período de 5 a 14 dias. As porcentagens de esporulação são muito variáveis, podendo ser menores do que 50% (Arrowood e Sterling, 1989). Podem-se observar dois esporoblastos no interior do oocisto e em cada esporoblasto encontramos dois esporozoítos. Estes últimos podem ser observados mediante indução enzimática em meio tamponado com tripsina ou taurocolato (Ortega *et al.*, 1993; 1994).

▸ Métodos moleculares

Uma *nested-PCR* que tem como alvo um segmento 18S do gene ribossômico do RNA (posição 685 a 978) foi desenvolvido por Relman *et al.*, 1996, sendo utilizado amplamente para examinar espécies clínicas em ambientes diferentes e durante investigações de surtos. O produto amplificado de aproximadamente 300 bases não diferencia a *Cyclospora* de espécies de *Eimeria*. A digestão de produtos amplificados usando enzimas de restrição Mn1I (PCR-polimorfismo do comprimento do fragmento de restrição [PCR-RFLP]) seguida pela visualização de eletroforese em gel resulta em padrões que podem discriminar esses dois gêneros de parasitos. Usando a PCR e PCR em tempo real (RT-PCR), a *Cyclospora* foi identificada em 100% dos casos positivos e em 20% dos casos controles (Hussein *et al.*, 2007). Lalonde e Gajadhar (2008) descreveram uma técnica de PCR que detecta oocistos de *Cyclospora* pelo uso do ITS2 DNA como alvo. O DNA foi extraído usando o *microkit* QIAamp (Qiagen) e um *kit* para sangue e tecido DNeasy (Qiagen) que inclui 8 ciclos em um processo de congelamento-descongelamento em tampão de lise de tecido (ATL) e incubação em proteinase K seguido de tampão de lise (AL) para a purificação de DNA. O produto amplificado no ensaio de PCR foi de um segmento com 116 pb. Comparada aos ensaios microscópicos convencionais, a PCR é mais sensível para o diagnóstico de *Cyclospora cayetanenses* em amostras fecais (Mundaca *et al.*, 2008; Hussein, 2007).

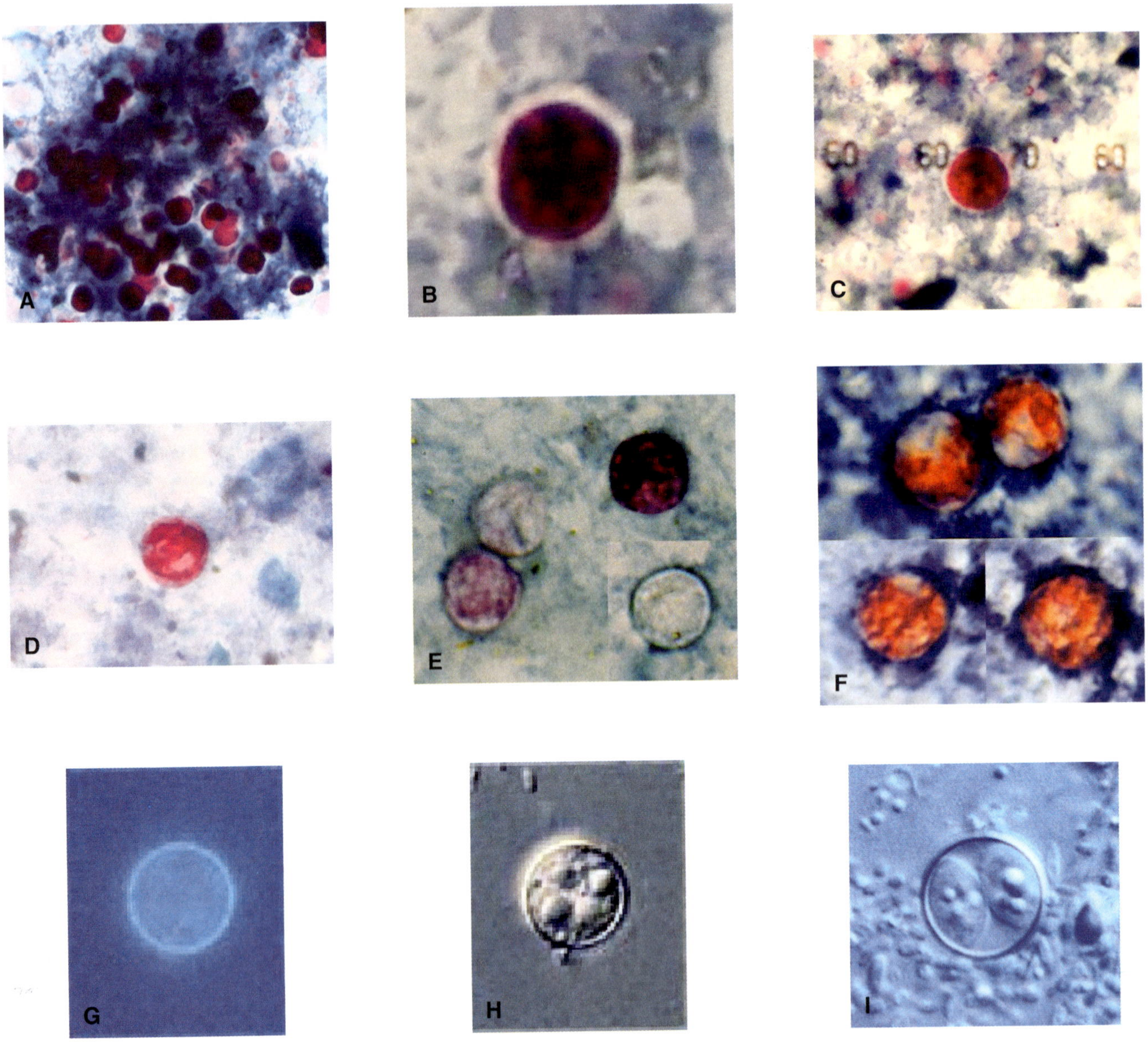

Figura 69.2 Oocistos de *Cyclospora* em esfregaços corados e em preparações a fresco. (**A**, **B**, **C** e **D**) Oocistos corados pelo método de Kinyoun modificado. (Cortesia de Ruth S. Rodriguez Alarcón e Erika Gakiya, Laboratório de Parasitologia Médica, Instituto de Medicina Tropical de São Paulo, Universidade de São Paulo [USP], São Paulo, SP). (**E**) Oocistos em fezes frescas preservadas pela solução de formaldeído a 10% e coradas pela coloração de Ziehl-Neelsen modificada. (**F**) Oocistos em fezes frescas preservadas pela solução de formaldeído a 10% e coradas pela coloração de safranina. (**G**) Epifluorescência. (Cortesias da DPDx, the CDC website for parasitology diagnosis, EUA). (**H**) Microscopia de contraste diferencial de interferência (DIC ou Normarsky). (**I**) Oocisto esporulado pelo método de dicromato de potássio. (Cortesia da K-State website – Parasitology laboratory, EUA.)

▸ Testes sorológicos

Ensaios sorológicos para determinar a exposição humana à *Cyclospora* ainda não estão disponíveis no mercado. Tentativas para determinar a resposta imune foram feitas utilizando anticorpos imunofluorescentes (IFA) (Clarke e McIntyre, 1997c). Foram realizados estudos com o intuito de determinar a função imune celular e humoral em pacientes com ciclosporíase (Wang *et al.*, 2002). Um ensaio de *Western-blot* tem sido desenvolvido para identificar a fase aguda da ciclosporíase (Ortega, dados não publicados). Uma séria limitação desse ensaio é o grande número de oocistos necessários e a falta de um modelo animal para que ocorra a propagação da *Cyclospora*.

▸ Procedimentos de concentração

Oocistos de *Cyclospora* podem ser concentrados para observação microscópica ou como um primeiro passo para purificação de parasitos. A sedimentação por etilacetato-formalina tem sido utilizada frequentemente nestes procedimentos. Se o objetivo é a concentração de oocistos viáveis, uma modificação neste procedimento inclui substituir a formalina por solução salina. Em outros ensaios, o etil-acetato é substituído pelo sistema FekalCON-trate (Long *et al.*, 1985). Depois deste passo inicial de concentração, os oocistos podem ser purificados usando gradientes de sacarose. Quando são necessários oocistos altamente purificados é proposto um passo adicional que é a utilização de cloreto de césio (Ortega, observação pessoal). Em amostras preservadas no fixador SAF (solução aceto-formulada) é recomendado que igual volume de amostra fixada pelo SAF e hidróxido de potássio (KOH) 10% seja submetido à homogeneização pelo vórtex e centrifugação em solução salina 0,85%. A adição de hidróxido de potássio produz maior número de oocistos comparada com o uso de amostras fixadas pelo fixador SAF (Berlin *et al.*, 1994). Observou-se que o gradiente de Percoll recupera mais oocistos comparado ao gradiente etil-acetato e sacarose. A solução de Percoll é composta por Percoll e NaCl 1,5 M na proporção de 9:1. Este gradiente produziu mais amostras positivas comparado ao gradiente de sacarose de Sheather e pelo formol-éter. Este estudo descreveu a aplicação deste método para recuperar outros parasitos como *Cryptosporidium*, *Giardia* e *Entamoeba* e outros oocistos e cistos de protozoários (Medina-de La Garza *et al.*, 1997). Outros protocolos de concentração/purificação têm sido descritos. Uma solução aquosa de separação modificada contendo 0,563 mM $H_2Na_2P_2O_7$ e 42,8 mM de NaCl seguida pelo gradiente de sacarose com diatrizoato de meglumina (Renocal) em sacarose 0,25M purifica mais oocistos comparada somente ao uso do gradiente de sacarose (Riner *et al.*, 2007).

Morfologia em cortes histológicos e a microscopia eletrônica

Os estudos histopatológicos são realizados em biopsias de intestino delgado que indicam diferentes graus de lesão sobre a mucosa do jejuno e do duodeno. Os achados mais importantes são o alisamento das microvilosidades com alargamento das criptas e a ocorrência abundante de infiltrado formado por polimorfonucleares, linfócitos e células plasmáticas que formam um mosaico inflamatório difuso crônico (Colomina e Villar, 1997; Connor *et al.*, 1993). Mediante microscopia eletrônica observamos abundantes vesículas lisossomais rodeando o vacúolo parasitóforo. O núcleo apresenta um nucléolo proeminente. Dentro da vesícula parasitófora observamos os parasitos em grupos de 6 a 8, alguns solitários e outros em pares. Este último sugere que se encontram em processo de divisão celular. Cada corpo intracelular apresenta abundantes micronemas e precursores de roptrias, uma das características do subfilo Apicomplexa (Bendall *et al.*, 1993; Deluol *et al.*, 1996; Eberhard *et al.*, 1997).

Tratamento

O tratamento recomendado para a infecção com *Cyclospora* é a combinação de dois antibióticos, a trimetoprima (TMP) e o sulfametoxazol (SMX), conhecidos como Bactrim®, Septra®, ou Cotrim® (CDC, 1996); TMP - 160 mg mais SMX - 800 mg, 2 vezes/dia VO, durante 7 dias em adultos. Em crianças deve ser administrado TMP - 5 mg/kg mais SMX - 25 mg/kg, 2 vezes/dia VO, durante 7 dias (Pape *et al.*, 1994). Crianças com ciclosporíase pararam de excretar oocistos depois de 3 dias de tratamento com TMP-SMX (Madico *et al.*, 1993). Posteriormente, um estudo com 63 crianças detectou oocistos de *Cyclospora* em média por até 4,8 (± 1,2) dias no grupo tratado com TMP-SMX comparado com 12,1 (± 6,1) dias no grupo placebo (Madico *et al.*, 1997). No Haiti, 43% de 43 pacientes com ciclosporíase sintomática recorrente receberam tratamento secundário profilático com TMP-SMX, 3 vezes/semana durante 1 mês, com sucesso (Pape *et al.*, 1994). No Nepal, um estudo mostrou que 6% de um grupo de adultos tratados por 7 dias ainda eliminavam oocistos de *Cyclospora*. A infecção nestes pacientes extinguiu-se após o tratamento ser extendido por mais 1 semana (Hoge *et al.*, 1995). No Chile foram relatados 3 casos de viajantes adultos que regressaram com um quadro de diarreia prolongada; todos foram tratados com 160 a 800 mg de TMP-SMX, 2 vezes/dia com variação de 1 semana a 10 dias, todos com sucesso no tratamento (Weitz *et al.*, 2009). Outros antibióticos como azitromicina (Connor, 1997), norfloxacino, tinidazol, ácido nalidíxico, fuorato de diloxanida e quinacrina (Shlim *et al.*, 1991) têm sido testados no tratamento da ciclosporíase, todos sem sucesso. Como alternativa têm sido usados 500 mg de ciprofloxacino, 2 vezes/dia durante 1 semana. Em um estudo controle randomizado com pacientes HIV-positivos com ciclosporíase foi relatado, após 7 dias, que todos os pacientes que receberam TMP-SMX foram negativos para *Cyclospora*, contudo 4 pacientes que receberam o ciprofloxacino ainda continuaram positivos. Nenhum efeito colateral foi observado nos pacientes deste estudo. O ciprofloxacino pode ser usado como terapia alternativa em pacientes que são alérgicos a produtos com sulfa (Verdier *et al.*, 2000). Outro estudo relata um caso de ciclosporíase em um indivíduo com grave alergia à sulfa e que não respondia à terapia com a ciprofloxacino. O paciente iniciou um tratamento com a nitazoxamida. Após 7 dias houve melhora dos sintomas e exames de fezes foram normais. A nitazoxamida pode representar uma opção em pacientes que têm alergia à sulfa ou caso ocorra falha no tratamento com a sulfa ou com a ciprofloxacino (Zimmer *et al.*, 2007).

Prevenção

A ciclosporíase pode ser adquirida por ingestão de alimentos e água contaminados. Água potável e alimentos cozidos podem reduzir a incidência da *Cyclospora* (Ortega *et al.*, 2010). Hábitos de higiene apropriados e lavagem e descontaminação de alimentos podem ajudar a eliminar o risco de infecção. Boas práticas na agricultura como utilização de água de irrigação tratada e água livre de patógeno para lavagem da produção agrícola contribuem para reduzir a contaminação pelo parasito (Robertson *et al.*, 2000). Algumas práticas podem inativar ou reduzir o número de oocistos viáveis como temperaturas a −70°C, 70°C e 100°C, que foram efetivas em inibir a esporulação (Ortega *et al.*, 2008). A radiação gama (0,5 kGy) pode ser um sistema-modelo de inativação de oocistos (Dubey *et al.*, 1998).

Referências bibliográficas

Alarcón RSR, Amato Neto V, Gakiya E, Bezerra RC. Observações sobre *Blastocystis hominis* e *Cyclospora cayetanensis* em exames parasitológicos efetuados rotineiramente. *Rev Soc Bras Med Trop* 40: 253-255, 2007.

Alva SB. Ciclosporosis: una parasitosis emergente (II). Diagnóstico microbiológico mediante una nueva técnica de coloración. *Rev Gastroenterol Perú* 25: 336 a 340, 2005.

Amato Neto V, Braz LMA, Pietro AOD, Módolo JR. Pesquisa de oocistos de *Cryptosporidium* sp em fezes: comparação entre os métodos de Kinyoun modificado e de Heine. *Revista da Sociedade Brasileira de Medicina Tropical* 29: 575-578, 1996.

Araújo ALT, Terassumi LA, Mangini ACS, Freitas EG, Hakme NA, Lins NS. Descrição de um caso de ciclosporíase em paciente portados de AIDS/AIDS, Brasília – DF, Brasil. In: Congresso Brasileiro de Parasitologia, 14, Goiânia, 1995. Resumos. p. 244. (Rev de Pat Trop 23 (supl II), jul/dez), 1994.

Arrowood MJ, Sterling CR. Comparison of convencional staining methods and monoclonal-based method for *Cryptosporidium* oocyst detection. *J Clin Microbiol* 27: 1490-1495, 1989.

Ashford RW. Ocurrence of na undescribed coccidian in man in Papua New Guinea. *Ann Trop Med Parasit* 73: 497-500, 1979.

Atías, A. Ciclosporosis. En Atías A, *Parasitologia Médica*, Ed. Mediterráneo, Santiago, Chile, págs. 152-155, 1998.

Baxby D, Blundel, N, Hart C. The development and performance of a simple sensitive method for the detection of *Cryptosporidium* oocysts in feces. *J Hyg* 93: 317-323, 1984.

Behera B, Mirdha B, Makharia G, Bhatnagar S, Dattagupta S, Samantaray J. Parasites in patients with malabsorption syndrome: A clinical study in children and adults. *Dig Dis Sci* 53: 672-679, 2008.

Bendall RP, Lucas S, Moody A, Tovey G, Chiodini PL. Diarrhoeae associated with cyanobacterium-like bodies: A new coccidian enteritis of man. *Lancet* 341: 590-592, 1993.

Berlin OGW, Novak SM, Porschen RK, Long GE, Stelma NG, Schaeffer III W F. Recovery of *Cyclospora* organisms from patients with prolonged diarrhea. *Clin Infect Dis* 18: 606-609, 1994.

Berlin OGW, Conteas CN, Sowerby TM. Detection of *Isospora* in the stools of AIDS patients using a new rapid autofluorescence technique. *AIDS* 10: 442-443, 1996.

Brennan MK, MacPherson DW, Palmer J, Keystone JS. Cyclosporiasis: a new cause of diarrhea. *Can Med Assoc J* 155: 1293-1296, 1996.

CDC – Center for Disease Control and Prevention. Outbreaks of *Cyclospora cayetanensis* infection – United States, 1996. *JAMA* 3: 183, 1996.

Chacín-Bonilla L. Epidemiology of *Cyclospora cayetanensis*: A review focusing in endemic areas. *Acta Trop* (2010)doi:10.1016/j.actatropica.2010.04.001, 2010.

Clarke SC, McIntyre M. The incidence of *Cyclospora cayetanensis* in stool samples submitted to a district general hospital.epidemiol. *Infect* 117: 189-193, 1996a.

Clarke SC, McIntyre M. Modified detergent Ziehl-Neelsen technique for the staining of *Cyclospora cayetanensis*. *J Clin Pathol* 49: 511-512, 1996b.

Clarke SC, McIntyre M. An attempt to demonstrate a serological immune response in patients infected with *Cyclospora cayetanensis*. *Br J Biomed Sci* 54: 73-74, 1997.

Colley DG. Widespread foodborne cyclosporiasis outbreaks present major challenges. *Emerg Infect Dis* 2: 354-356, 1996.

Colomina RJ, Villar SJ. Características morfológicas, clínicas y terapéuticas de *Cyclospora cayetanensis*. *Bol Chil Parasitol* 52: 26-32, 1997.

Connor B A. *Cyclospora* infection: a review. *Ann Acad Med Singapore* 26: 632-636, 1997.

Connor B, Shlim D, Scholes J, Rayburn J, Reidy J, Rajah R. Pathologic changes in the small bowel in nine patients with diarrhea associated with a coccidian-like body. *Ann Intern Med* 119: 377-382, 1993.

Deluol AM, Teilhac MF, Poirot JL, Heyer F, Beaugerie L, Chatelet FP. *Cyclospora* sp: life-cycle studies in patient by electron-microscopy. *J Eur Microbiol* 43: 128, 1996.

Dixon BR, Bussey JM, Parrington LJ, Parenteau M. Detection of *Cyclospora cayetanensis* oocysts in humam fecal specimens by flow cytometry. *J Clin Microbiol* 43: 2375-2379, 2005.

Dubey JP, Thayer DW, Speer CA, Shen SK. Effect of gamma irradiation on unsporulated and sporulated *Toxoplasma gondii* oocysts. *Int J Parasitol* 28: 369-375, 1998.

Eberhard MI, Pieniazek NJ, Arrowood MJ. Laboratory diagnosis of *Cyclospora* infections. *Arch Pathol Lab Med* 121: 792-797, 1997.

Eduardo MBP, Vilela DB, Alvarez GG, Carmo GMI, Reina MCFP, Eid VRT, Vieira AM, Caldeira RP, Baldi ERSS, Elmec AM, Silva AJ. Primeiro surto de *Cyclospora cayetanensis* investigado no Brasil, ocorrido em 2000, no município de General Salgado (SP), e medidas de controle. *Bol Epid Paul* 5: 49, 2008.

Entrala E, Rueda-Rubio M, Janssen D, Mascaró C. Influence of hydrogen peroxide on acid-fast staining of *Cryptosporidium parvum* oocysts. *Int J Parasitol* 26: 1473-1477, 1995.

Fernandes AODP, Carollo MCC, Braz LMA, Amato Neto V, Villela MSH. Human cylosporiais diagnosis: report of a case in São Paulo, SP, Brazil. *Revista do Instituto de Medicina Tropical de São Paulo* 39: 177-179, 1998.

Galvan-Díaz A L, Herrera-Jaramillo V, Santos-Rodriguez Z M, Delgado-Naranjo M. Coloraciones Ziehl-Neelsen y safranina modificada para el diagnóstico de *Cyclospora cayetanensis*. *Rev Sal Publ* 10: 488-493, 2008.

Gonçalves E M, Uemura I H, Castilho V L, Corbett C E. Retrospective study of occurrence of *Cyclospora cayetanensis* at Clinical Hospital of the University of São Paulo Medical School, SP. *Rev Soc Bras Med* Trop 38: 326-330, 2005.

Hammond R. *Cyclospora* outbreak in Florida, 2005, abstr. S15. Food-borne Threats Health Policies Pract. Surveill. Prev. Outbreak Invest. Int. Coord. Workshop, Washington, DC, 25 to 26 October, 2005.

Hart AS, Ridinger MT, Soundarajan R, Peters CS, Swiatlo AI, Kocka FE. Novel organism associated with chronic diarrhea in AIDS. *Lancet* 335: 169 -170, 1990.

Herwaldt BL. *Cyclospora cayetanensis*: a review, focusing on the outbreaks of cyclosporiasis in the 1990s. *Clin Infect Dis* 31: 1040-1057, 2000.

Hoge CW, Shlim DR, Ghimire M, Rabold JG, Pandey P, Walch A, Rajah R, Gaudio P, Echeverria P. Placebo-controlled trial of cotrimoxazole for *Cyclospora* infections among travelers and foreign residents in Nepal. *Lancet* 345: 691-693, 1995.

Hoge CW, Shlim DR, Rajah R, Triplett J, Shear M, Rabold J G, Echeverria P. Epidemiology of diarrehoeal illness associated with coccidian-like organism among travelers and foreign residents in Nepal. *Lancet* 341: 1175-1179, 1993.

Hussein EM. Molecular identification of *Cyclospora* spp. using multiplex PCR from diarrheic children compared to other conventional methods. *J Egypt Soc Parasitol* 37: 585-598, 2007.

Hussein EM, El-Moamly AA, Dawoud HA, Fahmy H, El-Shal HE, Sabek N A. Real-time PCR and flow cytometry in detection of *Cyclospora* oocysts in fecal samples of symptomatic and asymptomatic pediatrics patients. *J Egypt Soc Parasitol* 37: 151-170, 2007.

Jelinek T, Lotze M, Eichenlaub S, Löscher T, Norhdurft H. Prevalence of infection with *Cryptosporidium parvum* and *Cyclospora cayetanensis* among international travelers. *Gut* 41: 801-804, 1997.

Lainson R. The genus *Cyclospora*: (Apicomplexa: *Eimeriidae*), with a description of *Cyclospora schneideri* n.sp. in the snake *Anilius scytale* (*Aniliidae*) from Amazonian Brazil – a review. *Mem Inst Oswaldo Cruz* 100: 103-115, 2005.

Lalonde LF, Gajadhar AA. Highly sensitive and specific PCR assay for reliable detection of *Cyclospora cayetanensis* oocysts. *Appl Environ Microbiol* 74: 4354-4358, 2008.

Lindsay DS, Todd KSJ. Coccidia of mammals. In: Kreier JP, ed. *Parasitic protozoa*. Vol. 4. SanDiego: Academic Press, 89-131, 1993.

Long EG, Ebrahimzadeh A, White EH, Swisher B, Callaway CS. Alga associated with diarrhea in patients with acquired immunodeficiency syndrome and in travelers. *Clin Microbiol* 28: 1101-1104, 1990.

Long EG, Tsin AT, Robinson BA. Comparison of the FeKalCON-Trate system with the formalin-ethyl acetate technique for detection of intestinal parasites. *J Clin Microbiol* 22: 210-211, 1985.

Madico G, Gilman RH, Miranda E, Cabrera L, Sterling CR. Treatment of *Cyclospora* infections with cotrimoxazole. *Lancet* 342: 122-123, 1993.

Madico G, McDonald J, Gilman RH, Cabrera L, Sterling CR. Epidemiology and treatment of *Cyclospora cayetanensis* infection in Peruvian children. *Clin Infect Dis* 24: 977-981, 1997.

Medina-de la Garza CE, Garcia-Lopez H I, Salinas-Carmona MC, Gonzalez-Spencer D J. Use of discontinuous Percoll gradients to isolate *Cyclospora* oocysts. *Ann Trop Med Parasitol* 91: 319-321, 1997.

Mundaca CC, Torres-Slimming PA, Araujo-Castillo RV, Moran M, Bacon D J, Ortega Y, Gilman RH, Blazes DI. Use of PCR to improve diagnostic yield in an outbreak of cyclosporiasis in Lima, Peru. *Trans R Soc Trop Med Hyg* 102: 712-717, 2008.

Oii W W, Zimmerman K S, Needham A C. *Cyclospora* species as a gastrintestinal pathogen in immunocompetent host. *J Clin Microbiol* 33: 1267-1269, 1995.

Ortega YR, Gilman RH, Sterling CR. A new coccidian parasite (Aplicomplexa: Eimeriidae) from humans. *J Parasitol* 80: 625-629, 1994.

Ortega Y R, Mann A, Torres M P, Cama V. Efficacy of gaseous chlorine dioxide as a sanitizer against *Cryptosporidium parvum*, *Cyclospora cayetanensis*, and *Encephalitozoon intestinales* on produce. J Food Prot 71: 2410-2414, 2008.

Ortega Y R, Sanchez R. Update on *Cyclospora cayetanensis*, a food-borne and waterborne parasite. *Clin Microbiol Rev* 23: 218-234, 2010.

Ortega YR, Sterling CR, Gilman RH. *Cyclospora cayetanensis*. *Advanc. Parasit* 40: 399-418, 1998.

Ortega YR, Sterling CR, Gilman RH, Cama VA, Díaz F. *Cyclospora* species – a new protozoan pathogen of humans. *N Engl J Med* 328: 1308-1312, 1993.

Pape JW, Verdier RI, Boncy M, Boncy J, Johnson Jr, W D. *Cyclospora* infection in adults infected with HIV: clinical manifestations, treatment and prophylaxis. *Ann Intern Med* 121: 654-657, 1994.

Pollok R C, Bendall R P, Moody A, Chiodini P I, Churchill D R. Traveller's diarrhea associated with cyanobacterium-like bodies. *Lancet* 340: 556-557, 1992.

Relman DA, Schmidt TM, Gajadhar A, Sogin M, Cross J, Yoder K, Sethabutr O, Echeverria P. Molecular phylogenetic analysis of *Cyclospora*, the human intestinal pathogen, suggest that it is closely related to *Eimeria* species. *J Infect Dis* 173: 440-445,1996.

Riner DK, Mullin AS, Lucas SY, Cross JH, Lindquist HD. Enhanced concentration and isolation of *Cyclospora cayetanensis* oocysts from human fecal samples. *J Microbiol Methods* 71: 75-77, 2007.

Robertson LJ, Gjerde B, Campbell AT. Isolation of *Cyclospora* oocysts from fruits and vegetables using lectin-coated paramagnetic beads. *J Food Prot* 63: 1410-1414, 2000.

Shields JM, Olson BH. *Cyclospora cayetanensis*: a review of an emerging parasitic coccidian. *Int J Parasitol* 33: 371-391, 2003a.

Shields JM, Olson BH. PCR-Restriction fragment length polymorphism method for detection of *Cyclospora cayetanensis* in environmental waters without microscopic confirmation. *Appl Environ Microbiol* 69: 4662-4669, 2003b.

Shlim DR, Cohen MT, Eaton M, Rajah R, Long E G, Ungar BI. An alga-like organism associated with an outbreak of prolonged diarrhea among foreigners in Nepal. *Am J Trop Med Hyg* 45: 383-389, 1991.

Sifuentes-Osornio J, Porras-Cortés G, Bendall RP, Morales-Villarreal F, Reyes-Teran G, Ruiz-Palacios GM. *Cyclospora cayetanensis* infection in patients with and without AIDS: biliary disease as another clinical manifestation. *Clin Infect Dis* 21: 1092-1097, 1995.

Soave R. *Cyclospora*: an overview. *Clin Infect Dis* 23: 429-437, 1996.

Soave R, Dubey J P, Ramos L J, Tummings M. A new intestinal pathogen? *Clin Res* 34: 533, 1986.

Soave R, Johnson WD Jr. *Cyclospora*: conquest of an emerging pathogen. *Lancet* 345: 667-668, 1995.

Taylor M. Foodborne disease surveillance in England and Wales. *CDC Report*. Review 12(3), November, 1993.

Ungureanu EM, Dontu GE. A new staining technique for the identification of *Cryptosporidium* oocysts in faecal smears. *Trans R Soc Med Hyg* 86: 638, 1992.

Vázquez OT, Domínguez RG, Rivera TC, Rojas SV, Cabello RR, Aranda VG, Martínez-Barbabosa I. Infección por *Cyclospora cayetanensis*. Diagnóstico de laboratorio. *Rev Latinoamer Microbiol* 42:45-52, 2000.

Verdier RL, Fitzgerald DW, Johnson WD, Pape JW. Trimethoprim-sulfamethoxazole compared with ciprofloxacino for treatment and prophylaxis of *Isospora belli* and *Cyclospora cayetanensis* infection in HIV-infected patients. A randomized, controlled trial. *Ann Intern Med* 132: 885-888, 2000.

Verweij J, Laeijendecker D, Brienen E, van Lieshout L, Polderman A. Detection of *Cyclospora cayetanensis* in travelers returning from the tropics and subtropics using microscopy and real-time PCR. Int. *J Med Microbiol* 293: 199-202, 2003.

Visvesvara GS, Moura H, Kovacs-Nace E, Wallace S, Eberhard ML. Uniform staining of *Cyclospora* oocysts in fecal smears by a modified safranin technique with microwave heating. *J Clin Microbiol* 35: 730-733, 1997.

Wang KX, Li CP, Wang J, Tian Y. *Cyclospora cayetanensis* in Anhui, China. *World J Gastroenterol* 8: 1144-1148, 2002.

Weitz JC, Weitz C, Canales M, Moya R. Infección por *Cyclospora cayetanensis*. Revisión a propósito de tres casos de diarrhea del viajero. *Rev Chil Infect* 26: 549-554, 2009.

Wurtz RM, Kocka FE, Peters CS, Weldon-Linne CM, Kuritza A, Yungbluth P. Clinical characteristics of seven cases of diarrhea associated with a novel acid-fast organism in the stool. *Clin Infect Dis* 16: 136-138, 1993.

Yai LEO, Bauab AR, Hirschfeld MPM, Oliveira ML, Damaceno JT. The first to cases of *Cyclospora* in dogs, São Paulo, Brazil. *Rev Inst Med trop S. Paulo* 39: 1777-1779, 1997.

Yusuf T, Baron T. AIDS cholangiopathy. *Curr Treat Options Gastroenterology* 7: 111-117, 2004.

Zar FA, El-Bayoumi E, Yungbluth MM. Histologic proof of acalculous cholccystitis duc to *Cyclospora cayetanensis*. *Clin Infect Dis* 33: E140-141, 2001.

Zerpa R, Uchima N, Huicho L. *Cyclospora cayetanensis* associated with watery diarrhoea in Peruvian patents. *Am J Trop Med Hyg* 98: 325-329, 1995.

Zimmer SM, Schuetz AN, Franco-Paredes C. Efficacy of nitazoxanide for cyclosporiasis in patients with sulfa allergy. *Clin Infect Dis* 44: 466-467, 2007.

70 Toxoplasmose

Sergio G. Coutinho e Tânia Regina Constant Vergara

▸ Introdução

O *Toxoplasma gondii,* agente causal da toxoplasmose, é um protozoário parasito intracelular do filo Apicomplexa, ordem Eucoccidia, capaz de infectar tanto mamíferos como aves, inclusive o homem. Quando transmitido congenitamente pode trazer graves danos, principalmente neurológicos, ao embrião ou ao feto, e também oculares, neste último. Se adquirido após o nascimento origina, na grande maioria das vezes, infecção inaparente ou de curso benigno em indivíduos imunocompetentes. Pode tornar-se um importante problema nos imunocomprometidos, em virtude das graves lesões que pode causar principalmente no sistema nervoso central (SNC). Tem larga distribuição geográfica, ocorrendo tanto em países desenvolvidos como em desenvolvimento, constituindo um importante problema médico e veterinário.

O parasito foi descrito por Nicolle e Manceau, em 1909, ao encontrarem um roedor (*Ctenodactylus gondii*) infectado, e, quase simultaneamente, por Splendore, no Brasil, a partir de coelhos mantidos em laboratório. Daí em diante várias outras descrições ocorreram, com isolamentos a partir de tecidos de diferentes animais, criando-se novas espécies dentro do gênero *Toxoplasma*. Posteriormente, verificou-se que todas elas referiam-se a uma única espécie, o *Toxoplasma gondii*. Casos da doença humana passaram a ser descritos: Janku, em 1923, observou lesões oculares em um paciente, e Wolf e Cowen, em 1937, relataram casos de crianças em que, provavelmente, a transmissão congênita havia ocorrido. No Brasil, importantes contribuições ao conhecimento foram realizadas, principalmente por Torres, em 1927, quando fez as primeiras descrições anatomopatológicas da doença, e por Delascio, em 1956, com detalhadas informações sobre a forma congênita. Com o desenvolvimento do teste sorológico do corante por Sabin e Feldman, em 1948, foi possível associar as várias apresentações clínicas da doença à etiologia por *T. gondii.*

▸ O ciclo biológico

O ciclo biológico do parasito apresenta uma fase sexuada, gametogônica, descrita há relativamente pouco tempo (Frenkel *et al.*, 1970; Hutchinson *et al.*, 1971; além de outros), que ocorre exclusivamente nas células epiteliais do intestino do gato e de outros felinos, principalmente os mais jovens. Após uma série de divisões múltiplas assexuadas (esquizogonia) inicia-se o ciclo sexuado, levando à formação de microgametas que fertilizam os macrogametas originando oocistos, sendo estes liberados no lúmen do intestino e assim eliminados nas fezes do felino infectado.

Os *oocistos* (10×12 μm) têm forma arredondada, sendo encontrados aos milhares, ainda imaturos (Figura 70.1A), nas fezes de gatos, durante a fase aguda da infecção, que dura em geral de 1 a 3 semanas. Após cerca de 4 dias no solo tornam-se maduros, por um processo chamado esporogonia, passando a conter dois esporocistos, cada um deles com quatro esporozoítos (Figura 70.1B). Oocistos maduros são infectantes quando ingeridos tanto pelo próprio gato como por outros animais, inclusive o homem. Constituem importante forma de transmissão da toxoplasmose, principalmente para animais herbívoros, roedores, aves e grupos humanos vegetarianos, ao ingerirem alimentos provenientes de solo contaminado com fezes de gato. Animais carnívoros e onívoros também podem se infectar oralmente por oocistos, por meio de água contaminada ou alimentos em contato com o solo, em locais onde circulam gatos.

Os oocistos ingeridos liberam esporozoítas, que penetram nas células da mucosa intestinal, passando a seguir para um outro estágio, o de taquizoítas. Inicia-se assim o ciclo assexuado do parasito, levando a uma infecção sistêmica, em que ocorre o parasitismo em vários tecidos do hospedeiro.

Os *taquizoítas* (2 a 4×5 a 8 μm) têm forma alongada em crescente ou ovalada. Multiplicam-se por um tipo particular de divisão binária (endodiogenia), em vacúolos citoplasmáticos de todos os tipos de células do hospedeiro, exceto as hemácias. Quando um indivíduo é infectado pela primeira vez, não tendo ainda imunidade adquirida por infecção anterior, o parasito não encontra resistência específica do hospedeiro, podendo ter uma fase de multiplicação rápida em suas células, terminando por destruí-las. A seguir penetra em outras

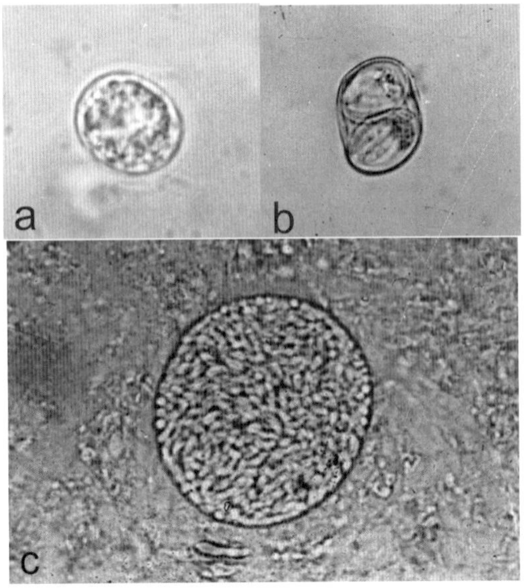

Figura 70.1 *Toxoplasma gondii.* **A.** Oocisto não esporulado recentemente eliminado em fezes de gato. **B.** Oocisto contendo dois esporocistos, cada um com quatro esporozoítas, 4 dias após ter sido eliminado em fezes de gato. **C.** Cisto não corado em cérebro de camundongo.

células, expandindo o parasitismo por via hematogênica, originando a chamada fase aguda da infecção pelo *T. gondii*. Esta fase aguda ocorre, na maioria das vezes, de forma inaparente no hospedeiro humano imunocompetente, originando a toxoplasmose infecção. Menos frequentemente, pode originar a toxoplasmose doença, com sintomatologia em geral benigna. Vários tecidos podem estar infectados, incluindo muscular estriado e cardíaco, linfático, SNC, ocular e placentário.

Com o surgimento da resposta imune adaptativa do hospedeiro, 2 a 3 semanas após a primoinfecção, a fase de multiplicação rápida do parasito vai se extinguindo e, consequentemente, a fase aguda da infecção. O parasito passa a se multiplicar mais lentamente, passando para outro estágio, o bradizoíta.

Os *bradizoítas* têm morfologia similar à dos taquizoítas, diferindo quanto às moléculas estágio-específicas em sua membrana, enzimas e proteínas de choque térmico. Outra diferença fundamental é a resistência dos bradizoítas à digestão por ácido-pepsina (Lyon *et al.*, 2002). Na célula parasitada, eles se dividem lentamente em vacúolos citoplasmáticos, levando à perda completa da estrutura da célula do hospedeiro, originando cistos de paredes nítidas, contendo milhares de bradizoítas. O aparecimento dos cistos está relacionado com o estabelecimento de uma resposta imune efetiva, mas que não age sobre os bradizoítas no interior dos cistos (Figura 68.1C).

Os *cistos* (20 a 200 μm) têm longevidade mal determinada, podendo eventualmente se romper, liberando bradizoítas, que nos indivíduos imunocompetentes são imediatamente destruídos pela resposta imune adaptativa, impedindo nova disseminação do parasito. Acredita-se, entretanto, que os cistos possam se reestruturar sob a pressão da resposta imune, representando formas parasitárias dinâmicas, que mantêm o indivíduo, provavelmente para sempre, parasitado após a primoinfecção, mas protegido contra reinfecções ou reagudizações, em virtude da resposta imune adaptativa que a presença dos cistos continua estimulando. Este período é chamado fase latente ou crônica da toxoplasmose, uma vez que os indivíduos estão inteiramente saudáveis, mas tendo cistos contendo parasitos viáveis em vários tecidos, principalmente no muscular estriado e cardíaco e no SNC. Assim sendo, após a primoinfecção seguida da fase latente, o indivíduo imunocompetente estará protegido contra reagudizações ou novas infecções. Nos indivíduos imunocomprometidos a eventual ruptura de um cisto libera bradizoítas que, livres de uma resposta imune competente, podem se transformar novamente em taquizoítas, gerando reagudização do processo.

Os cistos representam uma importante forma de transmissão do parasito para animais carnívoros e onívoros, inclusive o homem, quando eles se alimentam de carne de animal que já tivesse sido infectado anteriormente, estando, portanto, na fase latente da infecção, albergando cistos do parasito em seus tecidos. Estas formas, quando ingeridas, liberam bradizoítas no lúmen intestinal, que resistem às enzimas digestivas. Após penetrarem na mucosa, originam taquizoítas intracelulares e infecção aguda disseminada nos hospedeiros não imunes (Barragan e Sibley, 2002).

Por outro lado, gatos e outros felinos, quando se infectam pela primeira vez, seja por oocistos presentes no solo, seja por cistos contidos na carne ingerida, são capazes de desenvolver, concomitantemente, tanto o ciclo sexuado terminando pela eliminação de oocistos nas fezes como o ciclo assexuado, levando a uma fase aguda e posteriormente à fase latente, com formação de cistos nos tecidos. Estes animais são os únicos que podem desenvolver tanto o ciclo sexuado como o assexuado do parasito. Todos os outros animais hospedeiros somente desenvolvem o ciclo assexuado, seja quando infectados por oocistos provenientes das fezes de gatos, seja por cistos mediante carnivorismo. O *T. gondii* representa um raro exemplo de parasito cujo ciclo assexuado pode continuar por carnivorismo, independentemente do ciclo sexuado.

Se os oocistos e cistos estão associados à transmissão da toxoplasmose após o nascimento, os taquizoítas são os responsáveis pelos casos de transmissão congênita. Este fato pode ocorrer quando a gestante, em qualquer fase da gravidez, ou mesmo algumas semanas antes do seu início, adquire a parasitose pela primeira vez, apresentando infecção aguda. Taquizoítas, presentes inclusive no sangue, podem originar transmissão intrauterina, levando a maiores ou menores danos ao embrião ou ao feto (Figura 70.2).

Em termos de ultraestrutura do parasito, tanto taquizoítas como bradizoítas e esporozoítos apresentam um complexo apical típico do filo Apicomplexa, constituído por conoide, róptrias e micronemas, importantes no mecanismo de penetração do parasito nas células do hospedeiro (Figura 70.3).

Cepas de T. gondii

Análises isoenzimáticas e genéticas de inúmeros isolados do parasito verificaram a existência de pelo menos três linhagens clonais, denominadas I, II e III, que diferem quanto ao genótipo SAG2, assim como quanto a virulência e locais de ocorrência (Dardé *et al.*, 1992; Sibley e Boothroyd, 1992; Howe e Sibley, 1995; Howe *et al.*, 1997). Todas as três cepas têm ampla distribuição geográfica e podem infectar diferentes espécies animais, inclusive o homem. Enquanto na América do Norte e Europa a linhagem clonal Tipo II é altamente predominante, no Brasil tal linhagem não tem sido em geral identificada, sendo mais comuns as dos Tipos I e III. Grande parte das cepas aqui isoladas é do Tipo I ou tem genótipos mistos (I/III), a patogenicidade é em geral elevada em humanos e têm sido identificadas em casos graves de toxoplasmose ocular (Vallochi *et al.*, 2005).

No Brasil, o estudo de 25 isolados de *T. gondii*, a partir de galinhas assintomáticas provenientes de áreas rurais em torno da cidade de São Paulo, mostrou predominância da linhagem I, mas também da III em menor frequência (Dubey *et al.*, 2002b).

Epidemiologia

A toxoplasmose em sua forma latente (crônica) tem ampla distribuição mundial, como tem sido demonstrado por vários inquéritos sorológicos entre populações humanas e de outros animais. As menores prevalências têm sido encontradas em regiões muito frias ou muito áridas, onde a baixa densidade de felinos, aliada à menor sobrevida dos oocistos no solo, diminui os índices de parasitismo de herbívoros, roedores e pássaros, e, consequentemente, dos carnívoros que deles se alimentam.

Inquérito sorológico entre animais mostrou 26,3% de gatos com anticorpos para *T. gondii* em São Paulo (Silva *et al.*, 2002), índice este similar aos encontrados em regiões dos EUA (Dubey *et al.*, 2002c). Gatos têm grande importância na epidemiologia da toxoplasmose, principalmente os mais jovens, porque, quando infectados pela primeira vez, eliminam milhões de oocistos, que persistem viáveis no solo por cerca de 1 ano ou mais, na dependência das condições de umidade e temperatura (Frenkel *et al.*, 1975). Oocistos têm sido inclusive isolados do solo, em áreas de ocorrência da doença (Ruiz *et al.*, 1973; Coutinho *et al.*,

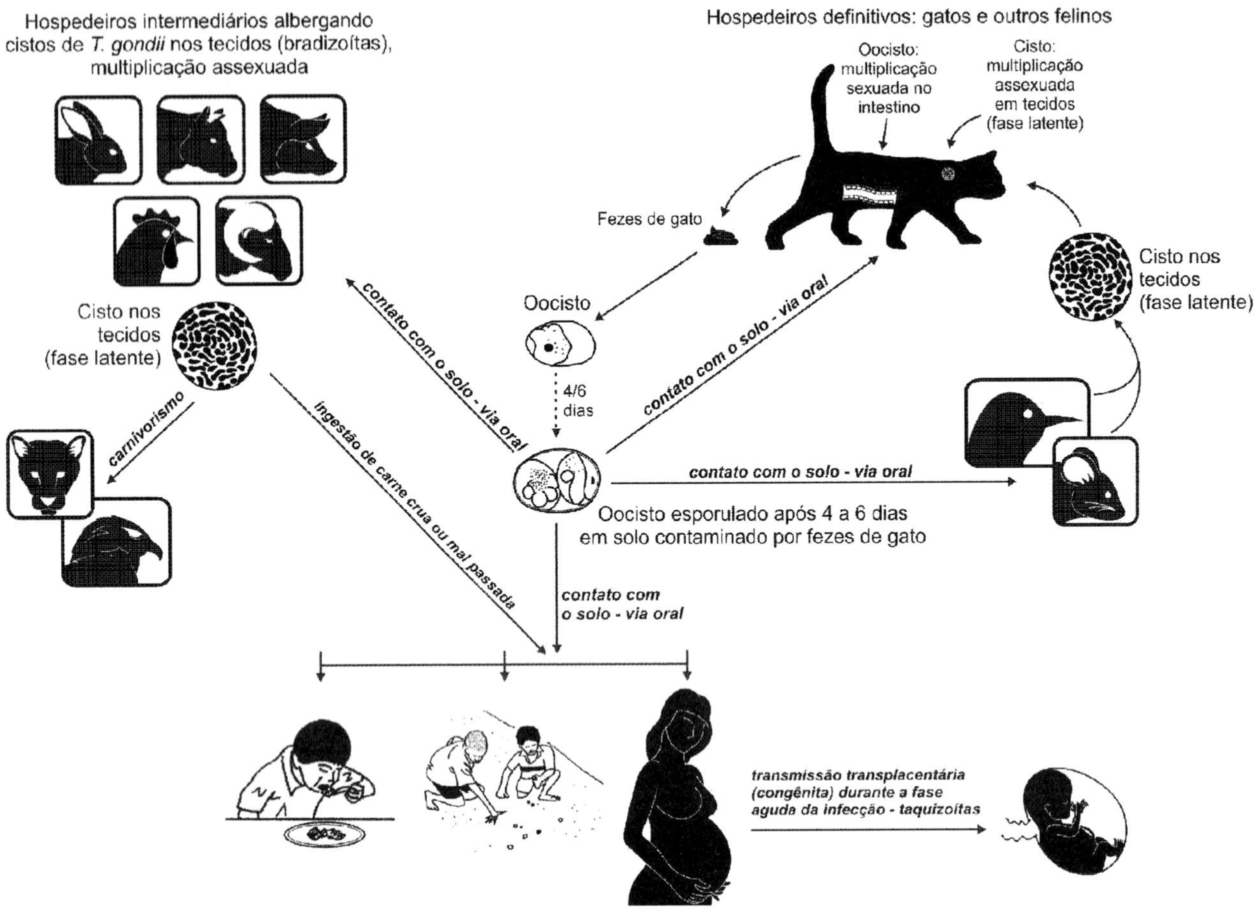

Figura 70.2 Principais formas de transmissão do *Toxoplasma gondii*. Oocistos são eliminados em fezes de gatos e outros felinos, sendo infectantes para numerosas espécies de animais, inclusive o homem e o próprio gato. Cistos presentes nos tecidos são infectantes para animais carnívoros, incluindo o gato e também o homem. O gato é o hospedeiro definitivo por albergar a fase sexuada do ciclo, na mucosa de seu intestino, mas também é suscetível à fase assexuada, tendo cistos em seus tecidos. Transmissão transplacentária pode ocorrer durante a fase aguda da infecção por intermédio de taquizoítas.

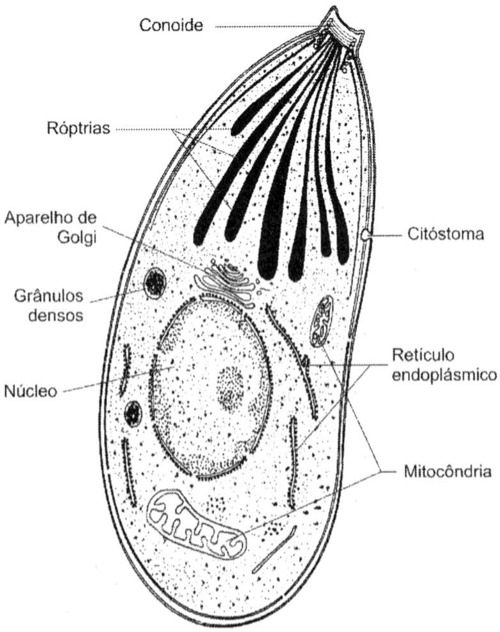

Figura 70.3 Esquema mostrando a ultraestrutura do taquizoíta de *Toxoplasma gondii*. O complexo apical é importante na penetração na célula do hospedeiro.

1982). Entre cães, a proporção de soropositivos encontrada por Coutinho *et al.* (1968) foi de 79% no Rio de Janeiro e por Salata *et al.* (1985) de 64% em Botucatu. Por outro lado, animais cuja carne é habitualmente consumida pelo homem também são importantes na epidemiologia da toxoplasmose, pois ao se contaminarem com oocistos presentes no solo, passam a apresentar cistos em seus tecidos. A carne consumida pelo homem, principalmente se houver preferência por mal cozida ou crua, representa importante fonte de infecção. No Brasil, como em outros países, porcentagens variáveis de animais soropositivos para *T. gondii* são encontradas em rebanhos de bovinos, suínos, ovinos e caprinos, assim como em criações de galinhas. Como exemplo, Minardi *et al.* (2003) encontraram 14,5% de caprinos soropositivos em São Paulo. Nos EUA, a soroprevalência de infecção pelo *T. gondii* em suínos, cuja carne é vendida nos mercados das cidades, é muito baixa, chegando a 0,58%, enquanto em pequenas fazendas as prevalências podem atingir 93% (Dubey *et al.*, 2002a). A proximidade de gatos e o tipo de alimentação devem explicar estas diferenças.

Surtos epidêmicos de toxoplasmose têm sido relatados com certa frequência em várias regiões do mundo, sempre relacionados com a presença de gatos (Teutsch *et al.*, 1979; Stagno *et al.*, 1980) ou ingestão de carne mal cozida (Kean *et al.*, 1969), ou provavelmente à combinação de ambos os fatores (Magaldi *et al.*, 1967; Coutinho *et al.*, 1982). Surtos associados à água para beber em algumas municipalidades também têm sido relatados (Bowie *et al.*, 1997). No Brasil, áreas de alta endemicidade têm sido descritas, uma delas na região de Erechim no Rio Grande do Sul, onde o manuseio da carne crua para a confecção de linguiça e similares tem sido responsabilizado pela elevada prevalência da doença, incluindo casos de retinocoroidites (Glasner *et al.*, 1992). A presença de gatos e roedores em cerca de 90% das propriedades de criação de suínos nesta região (Araújo *et al.*, 2000) parece ter importância nos elevados índices da doença. Outra área de maior endemicidade encontra-se no norte do estado de Rio de Janeiro, onde a água oferecida à população, provavelmente poluída por fezes de gato, vem sendo incriminada como fonte de infecção (Bahia-Oliveira, 2003).

Populações humanas em centros urbanos de países desenvolvidos, ou em desenvolvimento, apresentam índices de infecção que variam entre 20 e 80% entre adultos. Walton (1971) estima que a prevalência na América Latina de indivíduos com anticorpos para *T. gondii* situa-se entre 50 e 70%. Nos EUA a prevalência de soropositivos é em geral mais baixa, enquanto na França as taxas são similares às encontradas na América Latina, provavelmente pelo hábito dos franceses de consumir carne crua ou mal cozida. Inquéritos sorológicos, realizados nas cidades de Belo Horizonte, São Paulo e Rio de Janeiro, demonstraram proporções de soropositivos para *T. gondii* de 50,3, 54,8 e 78,7% respectivamente (Araujo, 1970; Camargo *et al.*, 1976; Coutinho *et al.*, 1981). Estes índices de infecção estão relacionados tanto à ingestão de carne crua ou mal passada, já que os cistos resistem a temperaturas de cocção de até 60°C, ao congelamento (para a conservação dos alimentos), como à presença de gatos contaminando domicílios e logradouros públicos com suas fezes. Em áreas com características rurais tais índices podem ser mais elevados, havendo relatos que associam a transmissão da infecção à maior presença de gatos nestas áreas, sem descartar a importância da ingestão de carne mal cozida (Frenkel e Ruiz, 1981; Souza *et al.*, 1987). Inquéritos entre tribos indígenas no Brasil mostram elevadas prevalências da infecção pelo *T. gondii* (Baruzzi, 1970; Amendoeira *et al.*, 2003), evidenciando a ocorrência do parasito entre animais no ambiente silvestre, com a provável importante participação de felinos selvagens, eliminando oocistos.

Em crianças, as proporções de soropositivos para *T. gondii* crescem com a idade, atingindo os patamares dos adultos no final da puberdade, sugerindo que elas são precocemente infectadas (Frenkel e Ruiz, 1981). Resultados semelhantes foram encontrados no Rio de Janeiro, indicando que a primoinfecção pelo *T. gondii* é adquirida com maior frequência na primeira década da vida, quando foram demonstrados títulos de anticorpos mais elevados contra antígenos do parasito, sugerindo infecção recente (Figura 70.4). Este dado não é surpreendente, uma vez que é nesta fase da vida que as crianças passam a ter maior exposição ao ambiente externo, alimentando-se com carne e tendo contato com terra. Entretanto, é possível que, ao menos entre crianças, uma única exposição ao parasito não seja suficiente para o desenvolvimento de uma imunidade protetora e sustentada para o resto da vida (Frenkel e Ruiz, 1980), havendo necessidade de outros episódios de exposição, que teriam então um efeito de reforço da resposta imune. Nesse sentido, existe relato de crianças imunocompetentes, em que a resposta imune após a primeira infecção não foi aparentemente suficiente para protegê-las contra infecção subsequente (Coutinho *et al.*, 1982). Outras possibilidades que explicariam a ocorrência de infecções múltiplas estariam relacionadas com a existência de cepas de *T. gondii* de maior virulência, ou formas de contaminação diferentes, por cistos ou oocistos, influindo na resposta imune. De qualquer forma, a grande maioria dos adultos, inclusive gestantes, encontra-se protegida contra reinfecções, em virtude da imunidade induzida em exposições anteriores ao parasito. Desta forma, caso viessem a se contaminar novamente não resultaria em doença e muito menos em transmissão congênita (Montoya e Liesenfeld, 2004).

Trabalho recente (Aspinall *et al.*, 2003) evidencia que pacientes de toxoplasmose podem ter sofrido múltiplas infecções, já que cerca de um terço de 32 pacientes submetidos à genotipagem para SAG2 apresentavam infecção concomitante pelas linhagens I e II. Os possíveis mecanismos que levariam a estas infecções mistas incluem contaminações subsequentes por *T. gondii* de linhagens diferentes, principalmente em indivíduos imunocomprometidos. Outra possibilidade seria a ocorrência de mais de uma infecção

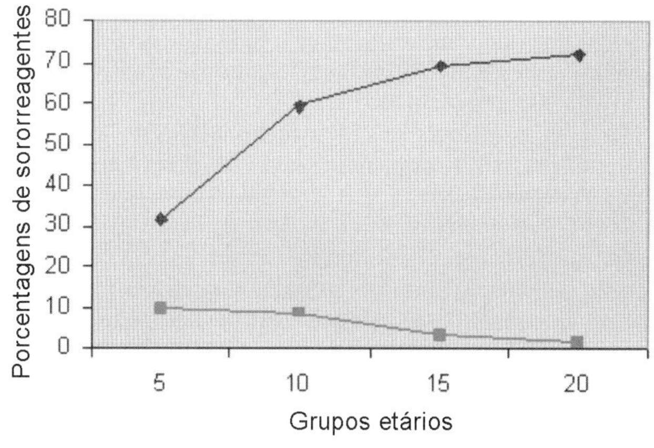

Figura 70.4 Anticorpos IgG para *Toxoplasma gondii* pela imunofluorescência indireta no soro de 280 pacientes que procuraram ambulatório por diversas causas não relacionadas com a toxoplasmose. Curvas mostrando: ◆, porcentagens de indivíduos soropositivos (reagentes) em diluições do soro acima de 1:16; e ■, porcentagens de soropositivos (reagentes) em diluições iguais ou superiores a 1:4.096 (níveis elevados), de acordo com os grupos etários.

adquirida em dias próximos, por indivíduos imunocompetentes, com parasitos de linhagens diferentes, por meio de oocistos no meio ambiente e/ou cistos em carne mal cozida. Assim sendo, em ambientes frequentados por gatos é grande a possibilidade de o solo estar contaminado por oocistos de diversas procedências, possibilitando ao homem adquirir em sua primoinfecção mais de uma linhagem do parasito concomitantemente. Por outro lado, animais infectados dessa mesma forma podem albergar cistos de procedências diferentes, originando no homem primoinfecções mistas, caso sua carne fosse consumida.

A forma de transmissão congênita pode originar tanto casos graves como inaparentes, ocorrendo quando a gestante adquire a primoinfecção durante a gestação, ou mesmo poucas semanas antes de engravidar, quando ainda no curso da fase aguda da infecção. Nestes casos, taquizoítas atingem a circulação fetal após infectarem a placenta por via hematogênica. Entretanto, mesmo na vigência da fase aguda durante a gestação pode haver ou não transmissão materno-fetal, sendo variável a frequência de sua ocorrência, na dependência do período da gravidez em que a gestante se contaminou. Conhecer este momento em que está havendo parasitemia, em virtude de uma fase aguda quase sempre subclínica na gestante, é fundamental para se avaliar primeiro o risco de transmissão ao feto e a seguir o risco de dano fetal grave. Os testes sorológicos representam a principal ferramenta para se avaliar tais situações. Várias publicações (Hohlfeld *et al.*, 1994; Dunn *et al.*, 1999) têm demonstrado que o risco de transmissão fetal é menor nas primeiras semanas da gravidez, aumentando com a idade gestacional, atingindo o máximo no último trimestre, quando pode chegar a cerca de 60%. Inversamente, o risco de maior dano fetal ocorre no primeiro e segundo trimestres, levando em geral à morte do embrião ou do feto e aborto espontâneo, enquanto a transmissão no terceiro trimestre leva frequentemente a formas subclínicas neonatais. Neste último caso é menor a possibilidade de sequelas graves. Assim sendo, a grande maioria dos casos de recém-natos com toxoplasmose congênita apresenta a forma subclínica, sendo fundamental que seja diagnosticada e imediatamente tratada, para que não continue a evoluir de maneira inaparente, causando futuramente retinocoroidite e retardo no desenvolvimento (Wilson *et al.*, 1980).

Por outro lado, gestantes na fase latente da infecção, já tendo tido a primoinfecção na infância ou muitos meses antes de engravidar, não apresentam risco de transmissão materno-fetal, já que estão imunologicamente protegidas contra a fase aguda. A exceção seriam gestantes imunocomprometidas, seja pelo HIV ou outras causas.

As taxas de toxoplasmose congênita nos EUA e na Europa variam de 0,1 a 2 nascimentos por 1.000 (Alford *et al.*, 1974; Stray-Pedersen, 1980; Lebech *et al.*, 1999). O risco de transmissão congênita na França tem sido maior, estimado em 10 entre 1.000 gestações (Desmonts e Couvreur, 1974), enquanto no Rio de Janeiro foram encontrados 4 casos de transmissão congênita entre 1.034 nascidos vivos (Coutinho *et al.*, 1983). Transmissão pós-natal durante a fase aguda, por aleitamento materno, deve ser excepcional.

▸ Ação patogênica e resposta imune do hospedeiro

Fatores relacionados com a virulência do parasito (Su *et al.*, 2002) e à resistência do hospedeiro (Suzuki, 2002) influenciam o curso da infecção. Taquizoítas penetram ativamente ou são fagocitados por células do hospedeiro, multiplicando-se em vacúolos parasitóforos, onde impedem a fusão de lisossomos, conseguindo assim sobreviver e destruir a célula parasitada durante a fase aguda. Em poucos dias vai surgindo a resposta imune adaptativa do hospedeiro, que em cerca de 2 semanas atinge sua maior eficácia, tornando-se duradoura daí em diante. A principal resposta imune celular é do tipo Th1, havendo liberação de citocinas, entre elas interferona gama (Gazzinelli *et al.*, 1991) e fator de necrose tumoral alfa, capazes de ativar macrófagos para a destruição do parasito, limitando assim a fase aguda e as alterações patológicas (Denkers e Gazzinelli, 1998). Células dendríticas têm importante papel na resposta imune celular, por serem eficazes apresentadoras de antígenos parasitários, além de produzirem interleucina-12, importante para induzir à resposta Th1 e estimular linfócitos T dos subtipos $CD4^+$ e $CD8^+$, específicos anti-*T. gondii* (Fischer *et al.*, 2000; Gazzinelli *et al.*, 1992). Estas células podem ainda apresentar nítida atividade citotóxica específica contra células parasitadas, contribuindo para a contenção do parasitismo (Montoya *et al.*, 1996).

Linfócitos B devem ter um importante papel, já que são capazes de prevenir a encefalite toxoplasma em camundongos, mediante a produção de anticorpos específicos (Suzuki, 2002). No soro dos indivíduos infectados são detectados anticorpos das classes IgM, logo nos quatro a seis primeiros dias pós-infecção, surgindo em cerca de 2 semanas anticorpos IgG, IgA e IgE. Anticorpos IgA produzidos na mucosa intestinal devem ter algum papel na proteção contra novas infecções VO (Chardes *et al.*, 1990).

Cistos nos tecidos não têm maior importância na patogenia da toxoplasmose, já que no caso de se romperem, originarão reação inflamatória localizada, e os bradizoítos porventura liberados serão rapidamente destruídos pela resposta imune do hospedeiro. Uma exceção seria no caso de o cisto rompido estar localizado na retina, onde pequena reação inflamatória pode ter repercussão sobre a visão. Outra exceção seria a eventual ruptura de um cisto em indivíduo imunocomprometido, acarretando reagudização da toxoplasmose, como já mencionado.

▸ Patologia

A patologia mais conhecida da toxoplasmose pós-natal nos indivíduos imunocompetentes é a linfadenopatia, que tem sido estudada por meio de material obtido por biopsia ganglionar. São encontrados aspectos sugestivos da etiologia por *T. gondii*, como hiperplasia folicular, assim como grumos irregulares de histiócitos infiltrando e ultrapassando as margens dos centros germinativos, tornando-as imprecisas (Dorfman e Remington, 1973). Granulomas, células gigantes ou focos de necrose não são normalmente visualizados. Taquizoítas são raramente detectáveis, também não sendo frequente a evidenciação de fragmentos de DNA do parasito pela reação de polimerase em cadeia (PCR) em material ganglionar examinado (Weiss *et al.*, 1992). Raramente a toxoplasmose aguda pós-natal pode agravar-se, apresentando quadros de miocardite ou polimiosite, entre outros (Montoya *et al.*, 1997).

A principal lesão ocular no paciente imunocompetente é a retinocoroidite, havendo importante reação inflamatória e focos de necrose, seguida de infiltrado granulomatoso na coroide. A uveíte posterior, causada pelo *T. gondii*, pode eventualmente estender-se, ocasionando uveíte anterior concomitante.

A partir de material de necropsia, têm sido estudadas as graves sequelas da toxoplasmose congênita encontradas no SNC de recém-natos, assim como as lesões de fase aguda da toxoplasmose

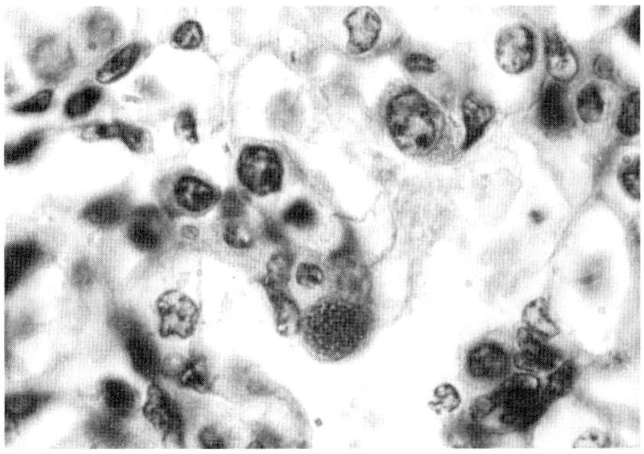

Figura 70.5 Cistos em formação no tecido pulmonar em caso de toxoplasmose congênita (original da Dra. Aparecida Garcia, Instituto Fernandes Figueira — Fiocruz, RJ).

no SNC, em pacientes imunocomprometidos, principalmente em virtude da síndrome da imunodeficiência adquirida (AIDS). No primeiro caso vasculites e lesões necróticas são encontradas junto ao aqueduto de Sylvius e ventrículos cerebrais. Taquizoítas ou cistos são visualizados junto às áreas de necrose ou de reação inflamatória no tecido cerebral. Hidrocefalia e dilatações ventriculares são causadas por obstruções à passagem do liquor cefalorraquidiano pelo aqueduto de Sylvius ou pelo forame de Monro. Áreas de necrose podem, a seguir, calcificar-se, originando imagens radiográficas características, embora não patognomônicas de toxoplasmose.

A encefalite por *T. gondii* em pacientes com AIDS é caracterizada pela presença frequente de abscessos cerebrais, onde intenso infiltrado inflamatório contendo taquizoítas em focos de necrose circunda uma área central não vascularizada (Conley *et al.*, 1981). A encefalite por *Toxoplasma* com envolvimento difuso do tecido cerebral é um frequente achado de necropsia em pacientes com AIDS.

A toxoplasmose pulmonar, como recentemente revisto por Pomeroy e Filice (1992), pode apresentar-se como uma pneumonite intersticial ou necrosante, podendo ser encontrados cistos ou taquizoítas no parênquima (Figura 70.5). Outros achados de necropsia em pacientes com AIDS são miocardites, miosites e gastrenterites, além de envolvimento do fígado, pâncreas e outras vísceras.

▶ Formas clínicas

Como já entendido, o termo toxoplamose se refere à doença com seus aspectos clínicos e patológicos, enquanto infecção pelo *T. gondii* refere-se à primoinfecção assintomática ou à persistência de cistos do parasito nos tecidos de pessoas sadias. Neste último caso é denominanda infecção crônica ou latente.

Na dependência do momento da transmissão, se após o nascimento "toxoplasmose pós-natal", ou ainda em vida intrauterina "toxoplasmose congênita", a doença apresenta aspectos clínicos bem diferentes.

▪ Toxoplasmose aguda pós-natal no paciente imunocompetente

No Brasil, a primoinfecção, na maioria das vezes, ocorre na primeira década da vida, sendo assintomática nos indivíduos imunocompetentes em 80 a 90% dos casos (Remington, 1974). Quando a fase aguda da toxoplasmose pós-natal apresenta repercussões clínicas, a forma de apresentação mais frequente é a febril, com ou sem linfadenopatias. Nestes casos, a febre costuma não ser elevada e o estado geral do paciente se mantém conservado, podendo haver sensação de fadiga e desânimo. Tem duração de 1 a 2 semanas, às vezes estendendo-se um pouco mais. No hemograma aparece linfocitose com mononucleares atípicos, assemelhando-se à mononucleose. O aparecimento de linfadenopatias ocorre com maior frequência nas cadeias cervicais e occipitais, estando os gânglios aumentados de volume, com diâmetro em geral não maior que 3 cm, tendo consistência firme, sem tendência à supuração (McCabe *et al.*, 1987). O diagnóstico diferencial com linfomas e doença de Hodgkin se impõe, sendo a histopatologia, a partir de biopsia ganglionar, a PCR e os testes sorológicos para toxoplasmose bastante úteis para o esclarecimento.

A doença é em geral autolimitada, com duração de poucas semanas a 2 meses, estando a cura clínica relacionada com uma resposta imune apropriada. Em alguns casos gânglios linfáticos podem permanecer aumentados por 6 a 12 meses.

A ocorrência de doença grave no adulto imunocompetente é rara, mas têm sido relatados casos de febre acompanhada de *rash* cutâneo, queda do estado geral, hepatoesplenomegalia discreta, podendo ainda surgir pneumonite, miocardite, encefalite, de prognóstico reservado neste último caso.

Após a cura clínica ou o término de uma fase aguda subclínica (toxoplasmose infecção), inicia-se a fase latente (crônica) assintomática, associada a importante imunidade protetora contra novas infecções ou reagudizações. As exceções, como já referido, seriam a toxoplasmose ocular, que pode surgir mesmo em imunocompetentes, e episódios de reagudizações em indivíduos imunocomprometidos.

▪ Toxoplasmose ocular

A retinocoroidite é a lesão mais frequente da toxoplasmose ocular, sendo que nos EUA e na Europa estima-se que cerca de 35% das retinocoroidites sejam causadas pelo *T. gondii*. Portela *et al.* (2004) mostraram que em uma população rural de Minas Gerais, 12,5% dos indivíduos infectados pelo *T. gondii* (sororreagentes) desenvolveram lesões oculares, sendo a maioria deles com idade superior a 50 anos. No Rio de Janeiro, Neves *et al.* (2009) encontraram 10,8% de retinocoroidite entre 37 pacientes com toxoplasmose aguda adquirida. Resultados semelhantes têm sido encontrados em outras regiões, tanto na Europa como nos EUA. A transmissão congênita é responsável pela grande maioria dos casos, embora os primeiros sintomas de comprometimento ocular apareçam em geral mais tardiamente. Bosch-Driessen *et al.* (2002), em estudo retrospectivo, referem que, na Holanda, a idade média da primeira consulta ao oftalmologista foi aos 29,5 anos. Acredita-se que cistos do parasito localizados na retina e originários de uma infecção congênita possam vir a se romper muitos anos depois, na vida adulta, levando a uma reação inflamatória e dano ocular, sem causar maiores repercussões sistêmicas. Outras vezes, uma toxoplasmose ocular quiescente pode ser descoberta acidentalmente ou quando uma criança nota dificuldade de visão, em virtude de uma lesão macular ocorrida no período perinatal. A toxoplasmose aguda pós-natal pode também originar retinocoroidite, surgindo na vigência ou logo após a ocorrência da fase aguda. No primeiro caso, estaria possivelmente relacionada com a presença de taquizoítas na retina e, no segundo, pela ruptura de cistos que foram aí formados ao final da fase aguda. Prevalências mais elevadas de retinocoroidite têm sido encontradas em determinadas regiões geográficas, como é o caso de Erechim (RS), onde cerca de 95% da população é sororreagente para *T. gondii*, devido a condições epidemiológicas particulares que favorecem sua maior transmissão (Glasner *et al.*, 1992). O genótipo de cepas de *T. gondii* isoladas em São Paulo e em Erechim tem sido altamente atípico, em comparação aos clássicos Tipos I, II, III (Khan *et al.*, 2006). Casos de retinocoroidite também têm sido descritos durante surtos epidêmicos de toxoplasmose aguda (Masur *et al.*, 1978) não relacionados com a transmissão congênita. Pacientes imunocomprometidos pelo HIV ou por outras causas podem apresentar retinocoroidite, por ruptura de cistos preexistentes na retina ou na vigência da fase aguda da toxoplasmose.

O diagnóstico clínico é baseado na presença de lesão retiniana focal ativa, branco-amarelada, sugerindo área de necrose, com margens pouco distintas, eventualmente associada a áreas de cicatrizes de lesões agudas anteriores de aspecto hiperpigmentado (Figura 70.6). Uma retinocoroidite primária difere dos casos de episódios de recorrência, pela presença, nestes últimos, de lesões antigas cicatrizadas, ao lado das lesões ativas. As recorrências levam a lesões progressivas, comprometimento da visão e finalmente cegueira, que ocorre quando as lesões predominam na mácula e pelo descolamento da retina. Comprometimento do nervo óptico (papilite) pode estar presente. A provável causa das recorrências seria a ruptura de cisto produzindo reação inflamatória e necrose, seguida pela formação de novo cisto e sua ruptura alguns anos após. Outra explicação seria uma hipersensibilidade local, sem que se conhecesse o porquê dos episódios repetitivos.

Sintomas frequentes da retinocoroidite aguda são visão turva, fotofobia, escotomas, dor, que regridem com a resolução da inflamação, permanecendo, entretanto, algum comprometimento da visão.

Dos 154 pacientes de retinocoroidite por *Toxoplasma* acompanhados por Bosch-Driessen *et al.* (2002), observaram recorrências em 60% deles, tendo os episódios variado no intervalo de 2 meses a 25 anos. Lesões retinianas centrais ocorreram em 53% dos casos e lesões periféricas em 40%. Embora o envolvimento ocular unilateral seja o mais frequente, lesões bilaterais, mais agressivas, podem estar presentes principalmente em idosos ou imunocomprometidos. A duração, intensidade e recorrência das lesões estão relacionadas com fatores do hospedeiro e do parasito, cujo genótipo, neste último caso, parece ser determinante na intensidade da retinocoroidite (Commodaro *et al.*, 2009; Vallochi *et al.*, 2008).

Toxoplasmose aguda pós-natal no paciente imunocomprometido

A infecção por *T. gondii* é amplamente disseminada na população, sendo a reativação um evento frequente entre indivíduos imunocomprometidos. Ao contrário do curso favorável da infecção entre os imunocompetentes, naqueles cuja imunidade está deprimida, a toxoplasmose, em geral, evolui de forma grave (Israelski e Remington, 1993). Estão sob elevado risco de desenvolver toxoplasmose os portadores de neoplasias hematológicas, em especial os portadores de linfomas, transplantados de medula óssea e receptores de transplante de órgãos sólidos e portadores de AIDS, com $CD4^+$ inferior a 200 células/mm^3. Com exceção dos transplantados cardíacos e poucos outros imunocomprometidos soronegativos para

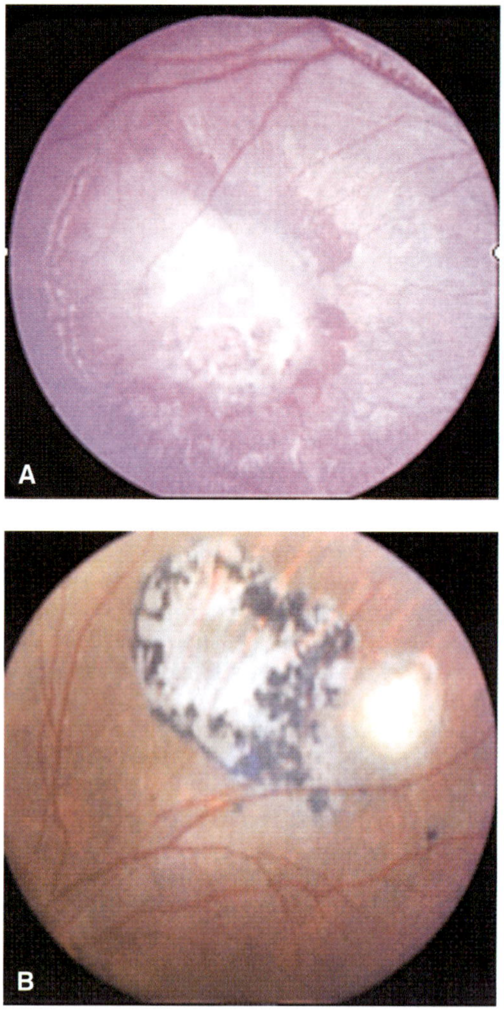

Figura 70.6 Toxoplasmose ocular. **A.** Retinocoroidite por provável toxoplasmose congênita de surgimento tardio. Paciente de 9 anos com perda visual há mais de 30 dias no OD. **B.** Retinocoroidite exsudativa por provável toxoplasmose, tratada com esquema específico e melhora da inflamação. Uma das características das recaídas é a proximidade de lesões ativas e cicatrizadas, formando lesões coalescentes (gentileza do Dr. Eliezer Benchimol, Instituto de Pesquisas Clínicas Evandro Chagas — Fiocruz, RJ).

T. gondii que adquirem a infecção a partir do órgão recebido (Luft *et al.*, 1983; 1986), a toxoplasmose nos demais imunocomprometidos se deve à reativação.

A encefalite por *T. gondii* é a apresentação mais comum da toxoplasmose em hospedeiros imunocomprometidos (Israelski e Remington, 1993), sendo a causa mais frequente de lesão focal do SNC entre os pacientes com AIDS (Luft e Remington, 1992). O maior risco ocorre quando as células $CD4^+$ no sangue estão em número inferior a 50/mm^3. A reativação preferencial da infecção crônica pelo *T. gondii* no SNC já foi demonstrada por vários autores (revisto por Ferreira e Borges, 2002). Algumas hipóteses já foram formuladas para explicar este fato: baixa imunidade local, déficit dos mecanismos que inibem a multiplicação do parasito, como anticorpos específicos e interferona gama, que não atravessam a barreira hematencefálica, e maior facilidade de o *T. gondii* penetrar no cérebro do que em outros órgãos (Ambroise-Thomas e Pelloux, 1993; Montoya e Remington, 1997). Por ser o SNC o principal foco de reativação de toxoplasmose entre imunocomprometidos, não trataremos, neste capítulo, de outros órgãos que também podem ser atingidos, como coração, pulmão e olhos.

O início da epidemia da AIDS provocou um aumento na incidência de encefalite por *T. gondii* (Vergara *et al.*, 1986; Luft e Remington, 1988). No Brasil, desde a identificação do primeiro caso em 1980 até junho de 2008, já foram diagnosticados, aproximadamente, 506.000 casos da doença. Do total de notificações, cerca de 80% estão concentrados nas regiões Sudeste e Sul do país (*Boletim Epidemiológico DST AIDS*, 12, 2008). A incidência e a mortalidade da toxoplasmose reduziram bastante após o início do tratamento antirretroviral de alta potência — TARV — e de ações profiláticas efetivas. A neurotoxoplasmose ocorre em aproximadamente um terço dos casos de AIDS, variando o número de casos com a soroprevalência da região (Grant *et al.*, 1990). Segundo dados do Ministério da Saúde relativos aos anos de 1980 a 2000, de um total de 893.691 doenças notificadas no período, 26.897 delas (3%) eram casos de neurotoxoplasmose associados à AIDS.

Em imunocomprometidos, os preditores de risco de encefalite por *T. gondii* incluem *status* sorológico, grau de imunossupressão e quimioprofilaxia (Grant *et al.*, 1990). Em pacientes com AIDS, mais de 95% das encefalites por toxoplasmas são relacionadas com a reativação de foco primário, e mais de 90% destes pacientes têm o número de linfócitos T $CD4^+$ abaixo de 200 células/mm^3, estando sob maior risco aqueles com contagem de T $CD4^+$ inferior a 100 células/mm^3 (Luft e Remington, 1988; Porter e Sande, 1992). Em presença de sorologia positiva para *T. gondii,* os pacientes com níveis de linfócitos T $CD4^+$ abaixo de 200 células/mm^3 e que não fazem quimioprofilaxia com sulfametoxazol-trimetoprima têm um risco de, aproximadamente, 35% de desenvolver toxoplasmose do SNC em 2 anos (Clough *et al.*, 1997). Por este motivo, o *status* sorológico do paciente deve fazer parte dos exames iniciais de todos os imunocomprometidos. Os soronegativos deverão ser orientados quanto às medidas preventivas para evitar a infecção (ver profilaxia).

Clinicamente, a toxoplasmose do SNC pode se apresentar sob a forma de encefalite, meningoencefalite ou de abscessos cerebrais. Não é raro o achado simultâneo de mais de um padrão no mesmo paciente (Vergara *et al.*, 1986). Devido à variedade de formas de agressão neurológica pelo *T. gondii,* não existem sinais e sintomas específicos da infecção do SNC (Vietze *et al.*, 1968; Vergara *et al.*, 1986; Gluckstein, 1992), havendo semelhança clínica com outras entidades nosológicas, como criptococose, tuberculose, linfoma primário do SNC, metástases de sarcoma de Kaposi, infecções piogênicas e até doença de Chagas do SNC. Os sintomas são, em geral, inespecíficos, como cefaleia, alterações motoras, paralisia facial, afasia, alterações do estado mental, com flutuações do nível de consciência, distúrbios da função cognitiva, convulsões e coma (Pedrol *et al.*, 1990; Luft e Remington, 1992; Montoya, 2002). A febre pode estar ausente. Sinais de irritação meníngea ocorrem em menos de 10% dos casos. Por outro lado, déficits neurológicos focais ocorrem em cerca de 80 a 90% dos casos (Parmley *et al.*, 1992; Clough *et al.*, 1997), mas seu início pode ser precedido por letargia ou confusão mental por dias e até semanas (Vergara *et al.*, 1986). Uma vez instalada, a toxoplasmose do SNC evolui, em geral, em menos de 2 semanas, e seu prognóstico relaciona-se com o grau de comprometimento imunológico, sendo mais grave quando o número dos linfócitos $CD4^+$ está inferior a 100 células/mm^3 (Porter e Sande, 1992). A não evidência de sinais e sintomas claramente relacionados com o envolvimento do SNC não exclui, por completo, a possibilidade de infecção pelo *T. gondii*. A lesão neurológica poderá manter-se em silêncio até por meses, em especial na ausência de comprometimento difuso do SNC.

A chamada síndrome de reconstituição imune (SRI) pode ocorrer no início do tratamento antirretroviral (TARV), quando a consequente proliferação de células $CD4^+$ pode desencadear resposta inflamatória exagerada, levando a uma piora paradoxal transitória de infecções oportunistas (Dhasmana *et al.*, 2008). Aproximadamente 10 a 30% dos pacientes que iniciam TARV desenvolvem SRI. Pacientes com neurotoxoplasmose podem ter seu quadro clínico exacerbado.

Toxoplasmose congênita

A transmissão intrauterina do *T. gondii* ocorre quando a gestante adquire a infecção aguda em qualquer momento da gestação ou mesmo umas poucas semanas antes. Como ela transcorre no organismo materno, quase sempre de forma subclínica, os testes sorológicos de anticorpos das classes IgM e IgG prestam grande ajuda quando sugestivos de infecção recente, permitindo a instituição precoce de terapêutica específica da gestante, o que diminui o risco de repercussões para o feto. Quando a gestante adquire a infecção aguda no primeiro trimestre da gravidez, a transmissão materno-fetal é menos frequente em 10 a 20% dos casos, mas quando ocorre pode produzir sérias repercussões como aborto espontâneo, natimortos ou sequelas graves da infecção aguda intrauterina. Episódios de abortos repetidos não devem estar associados à toxoplasmose. A probabilidade de transmissão congênita vai aumentando do segundo para o terceiro trimestre de gestação, quando pode chegar acerca de 60 a 70%. Entretanto, o tratamento da gestante com espiramicina pode reduzir até em 60% a possibilidade de transmissão. Gestantes soronegativas para *T. gondii* estão sob risco de adquirir a primoinfecção, devendo ter cuidados especiais para evitá-la (veja Profilaxia).

Os nascidos a termo, mesmo se infectados, são na grande maioria das vezes aparentemente normais, embora havendo necessidade de serem acompanhados clínica e laboratorialmente. Isto porque é grande a probabilidade de virem a apresentar sintomas e sinais clínicos de toxoplasmose congênita ainda na primeira ou segunda década de vida, sendo a retinocoroidite a mais frequente ocorrência, levando à perda da visão em cerca de um quarto dos casos (Bosch-Driessen, 2002). Outras sequelas podem surgir, inclusive neurológicas, como retardo no desenvolvimento mental e psicomotor, epilepsia e microcefalia.

Recentemente, tem-se discutido a possibilidade de a toxoplasmose poder estar associada a esquizofrenia e a outros distúrbios relacionados (Brown *et al.*, 2009).

Em uma minoria de casos os sinais clínicos de toxoplasmose congênita no recém-nato são aparentes, às vezes com evidências de doença aguda como febre ou hipotermia, hepatoesplenomegalia, ascite, icterícia, linfadenopatia, trombocitopenia e petéquias, *rash* cutâneo, encefalite, pneumonite, diarreia, anemia. A placenta está frequentemente com sua espessura aumentada. O diagnóstico diferencial deve ser feito com outras doenças infecciosas comuns a recém-nascidos, como rubéola, citomegalovírus, sífilis, herpes-vírus simples. Recomenda-se sempre pensar no diagnóstico de toxoplasmose congênita, no evento de doença infecciosa aguda neonatal, uma vez que, se confirmado o diagnóstico, a terapêutica específica precoce pode melhorar em muito o prognóstico e diminuir a incidência de sequelas posteriores. Nascimento de prematuros ou de baixo peso pode ocorrer, vindo posteriormente a surgir sequelas da doença. Outras

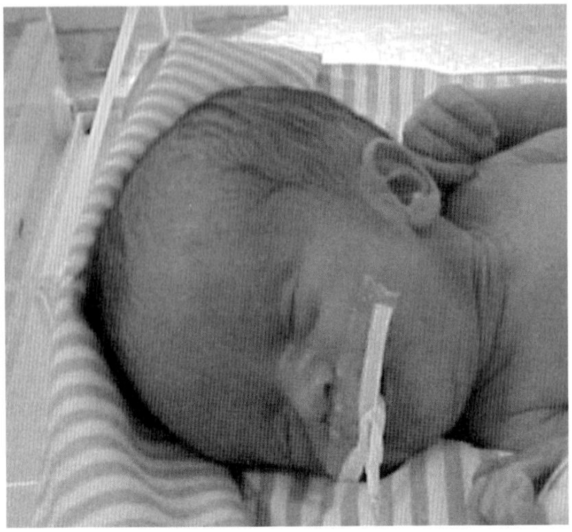

Figura 70.7 Toxoplasmose congênita. Macrocefalia por hidrocefalia (gentileza de Dr. Manoel de Carvalho, Instituto Fernandes Figueira — Fiocruz, RJ).

vezes o recém-nato já apresenta sequelas de uma infecção aguda ocorrida intraútero, como calcificações cerebrais, microcefalia, macrocefalia em virtude de hidrocefalia e dilatação dos ventrículos (Figura 70.7). O exame radiológico e a ultrassonografia ajudam a diagnosticar tais eventos.

▸ Diagnóstico laboratorial

Como a infecção pós-natal pelo *T. gondii* em indivíduos imunocompetentes origina, na imensa maioria das vezes, a chamada forma latente (crônica) subclínica, o diagnóstico laboratorial é pouco utilizado nestes casos. Entretanto, ele passa a ter grande valor, quando for necessário avaliar se uma fase aguda ocorreu recentemente ou há mais tempo. Três situações são então mais importantes:

- Nas gestantes, pois no caso de uma fase aguda recente há risco de transmissão materno-fetal, enquanto uma infecção antiga assegura uma gravidez destituída de risco, já que está protegida contra reinfecções
- Em recém-natos de mães suspeitas de terem tido a primoinfecção (fase aguda) durante a gestação ou mesmo poucas semanas antes de engravidarem, no sentido de confirmar ou afastar a ocorrência de transmissão congênita
- No caso de indivíduos imunocomprometidos, seja pelo HIV ou por outras causas, quando existe o risco de reagudização por eventual ruptura de cisto preexistente ou de reinfecção por queda da imunidade. O diagnóstico laboratorial ainda pode ser utilizado nos casos de toxoplasmose ocular, sem ter a mesma eficácia.

O diagnóstico laboratorial se baseia, principalmente, na detecção de anticorpos específicos contra o parasito, nas classes IgG, IgM e IgA de imunoglobulinas e na evidenciação do DNA parasitário, pela amplificação de sequências específicas de seus ácidos nucleicos pela PCR. Outros métodos de diagnóstico de certeza são baseados na demonstração de taquizoítos e/ou cistos em material biológico.

Os vários aspectos do diagnóstico laboratorial da toxoplasmose foram recentemente revistos por Montoya (2002), Bastien (2002) e Remington *et al.* (2004).

▸ **Exames sorológicos.** O primeiro teste surgido para a detecção de anticorpos contra *T. gondii* foi a reação de Sabin e Feldman (1948) ou teste do corante, mas que hoje é raramente utilizada, em virtude do inconveniente de se ter que usar parasitos vivos.

No sentido de determinar o momento da fase aguda, se em provável passado recente ou distante, é necessário mais de um único teste sorológico. De início a pesquisa de anticorpos específicos para *T. gondii* nas classes IgG e IgM de imunoglobulinas dá as primeiras informações. Os métodos mais utilizados para a pesquisa de anticorpos IgG são ELISA, imunofluorescência indireta (IFA), hemaglutinação indireta e aglutinação direta, enquanto para IgM são mais utilizados os de imunocaptura de IgM por ELISA, o ensaio *immunosorbent* IgM (IgM-ISAGA) e hemaglutinação reversa. O teste IFA para anticorpos IgM tem o inconveniente de possíveis resultados falso-positivos, pela presença no soro de anticorpos IgM anti-IgG (fator reumatoide) ou falso-negativos, pela competição de anticorpos IgG com os IgM, pelos mesmos sítios antigênicos.

Esses testes permitem evidenciar que os anticorpos IgG surgem no soro geralmente durante a segunda semana pós-primoinfecção, atingem níveis máximos no primeiro ou segundo mês, declinando daí em diante, mas permanecendo presentes em níveis baixos para o resto da vida. Os exames sorológicos de duas amostras coletadas com 2 a 3 semanas de intervalo podem ser úteis na diferenciação entre infecção recente ou em passado distante. Em infecções recentes, o título de anticorpos da segunda amostra deve apresentar elevação significativa em relação à primeira amostra ou mesmo soroconversão de negativo para positivo, enquanto em infecções antigas os títulos devem permanecer estáveis.

Anticorpos específicos IgM surgem mais precocemente, ainda na primeira semana pós-primoinfecção, atingem o pico no final do primeiro mês, desaparecendo em geral seis a doze meses após. Desta forma, um caso típico de toxoplasmose aguda pós-natal adquirida em passado distante, estando portanto o indivíduo na fase latente (crônica), teria anticorpos IgG específicos em níveis baixos e IgM específicos ausentes. Em contrapartida, uma toxoplasmose aguda recente ou atual se apresentaria com níveis elevados de anticorpos IgG, além da presença de anticorpos IgM. Entretanto, nem sempre a interpretação dos dados sorológicos é tão simples, havendo a possibilidade de testes de anticorpos IgM duvidosos, já que alguns *kits* disponíveis no mercado têm baixa especificidade, além da ocorrência, em alguns casos, de IgM persistentemente positiva por mais de 1 ano, quando o indivíduo já estaria em plena fase latente (crônica) da infecção. A persistência destes anticorpos IgM na fase latente não tem maior significado clínico, confundindo a interpretação do teste IgM. Assim, um teste de anticorpos IgM positivo deve ser interpretado com muito cuidado, devendo ser solicitados outros exames confirmatórios, antes de considerá-lo indicativo de fase aguda. O maior valor do teste para anticorpos específicos IgM reside no fato de que um teste negativo praticamente afasta a possibilidade de infecção recente.

Por outro lado, um teste IgM positivo levanta a questão sobre uma toxoplasmose recentemente adquirida e, assim, necessita de exames confirmatórios (Montoya e Remington, 2008).

Estas controvérsias em torno do teste para anticorpos IgM, quando positivo, devem ser levadas em conta no diagnóstico de recém-natos suspeitos de toxoplasmose congênita, embora sua presença possa sugerir, a princípio, infecção intrauterina. Isto porque tais anticorpos devem ter sido produzidos pelo feto, já que não são normalmente transferidos passivamente pela mãe, uma vez que não ultrapassam a placenta quando íntegra. Entretanto, como em todos os casos de teste anticorpos IgM positivo, outros testes confirmatórios de infecção recente devem ser utilizados.

Buscando maior confiabilidade nos testes sorológicos para toxoplasmose foi introduzido o teste de avidez de anticorpos IgG para *T. gondii* (Hedman *et al.*, 1989). Este teste vem tendo papel importante na discriminação entre infecção aguda adquirida recentemente ou há mais tempo, devendo ser utilizado ao lado dos testes para anticorpos IgG e IgM. É baseado no fato de que anticorpos IgG específicos têm no início baixa avidez funcional, quando produzidos logo após as primeiras exposições ao respectivo antígeno. A seguir, durante o curso da resposta imune ocorre um aumento progressivo, por semanas ou meses, da avidez de IgG, consequência de um processo de seleção dos linfócitos B induzido pelos próprios antígenos, levando a um aumento da complementaridade entre anticorpos IgG e seus respectivos sítios antigênicos. Testes com formato ELISA têm sido usados para determinar a avidez de anticorpos IgG para *T. gondii*, em que a ureia ou outro agente desnaturante é utilizado para dissociar o complexo antígeno-anticorpo. O resultado do teste reflete a resistência a tal dissociação ao utilizar amostras tratadas ou não tratadas pela ureia. Assim sendo, um teste demonstrando baixa avidez de IgG reflete infecção recente ou atual, embora a avidez possa permanecer baixa além de 3 meses até 1 ano da primoinfecção (Montoya *et al.*, 2002; Montoya e Remington, 2008). Por outro lado, uma alta avidez de anticorpos IgG sugere primoinfecção há mais tempo, de 4 a 5 meses atrás (Remington *et al.*, 2004). O teste de avidez de anticorpos IgG não deve ser interpretado isoladamente, mas sim ao lado dos testes para anticorpos IgG e IgM, já que pode também apresentar resultados duvidosos, nos limites entre alta e baixa avidez.

A maior limitação do teste de avidez de IgG é não poder ser utilizado quando os anticorpos IgG estão ausentes. Entretanto, na suspeita de uma fase aguda muito recente na qual anticorpos IgG ainda não tivessem surgido, a repetição do teste IgG realizado em nova amostra de soro 1 a 2 semanas após demonstraria soroconversão do primeiro teste negativo para o segundo positivo. O teste de avidez poderia ser realizado nesta segunda amostra, evidenciando baixa avidez neste caso.

A tendência atual é para que os testes de anticorpos IgG, IgM e avidez de IgG para o sorodiagnóstico da toxoplasmose sejam automatizados, utilizando máquinas que fazem a leitura final por quimioluminescência ou imunofluorimetria.

Testes tipo ELISA ou ISAGA para anticorpos IgA têm sido utilizados nos EUA e Europa, e com menor frequência no Brasil, como indicativos de fase aguda. Entretanto, de maneira similar aos anticorpos IgM, podem persistir no soro por mais de 1 ano, acrescentando pouco para o diagnóstico de fase aguda, na infecção pós-natal pelo *T. gondii*. Entretanto, seu valor aumenta no diagnóstico de recém-natos com toxoplasmose congênita, uma vez que sua sensibilidade nestes casos é maior do que os testes para anticorpos IgM (Stepick-Biek *et al.*, 1990).

▶ **Métodos com base na demonstração do parasito ou seu DNA.** A PCR permite um diagnóstico de certeza, já que o DNA do parasito é detectado. Tem sido utilizada no diagnóstico pré-natal da toxoplasmose congênita, por meio do exame do líquido amniótico, da toxoplasmose ocular pelo exame do humor vítreo ou aquoso e da toxoplasmose em pacientes imunocomprometidos nos casos de envolvimento do SNC ou da forma disseminada. As técnicas para a PCR podem variar, não havendo um consenso sobre o melhor protocolo (Montoya e Remington, 2008).

Para evitar contaminações e falsos resultados positivos são necessárias sérias precauções, como salas e equipamentos separados. Controles negativos e positivos para detectar, respectivamente, contaminação por DNA ou inibição da reação devem estar presentes em todos os testes. É importante repetir o teste, principalmente quando o resultado for positivo.

Mais recentemente, foi desenvolvida a PCR em tempo real (Costa *et al.*, 2001), em que os estágios de amplificação e detecção do produto são realizados em uma única fase, diminuindo bastante o tempo de realização do teste e aumentando sua segurança.

O exame de cortes histológicos para demonstrar a presença de taquizoítos usando técnicas convencionais é sempre difícil, mas quando positivo define a existência de fase aguda. Taquizoítos podem ser encontrados em esfregaços de lavado brônquico, liquor cefalorraquidiano e outros fluidos, confirmando a etiologia pelo *T. gondii*, da patologia em causa. A demonstração de antígenos parasitários por imunoperoxidase em cortes histológicos de material de biopsia costuma apresentar resultados mais favoráveis, tendo a técnica elevada especificidade. Também a PCR pode ser útil para demonstrar o DNA do parasito em tecidos, inclusive fetal e placentário (Flicker-Hidalgo *et al.*, 2007).

O isolamento do *T. gondii* pode ser feito a partir de material biológico infectado, por meio de inoculação em camundongos ou em cultura de células *in vitro*.

Diagnóstico laboratorial no paciente imunocompetente

Poucos indivíduos, quando infectados pela primeira vez pelo *T. gondii*, apresentam alguma sintomatologia. Caso apresentem, geralmente regride espontaneamente em alguns dias. Desta forma, não é frequente a utilização de exames laboratoriais para o diagnóstico, a não ser nos poucos casos em que a forma linfoganglionar se estenda por mais tempo ou nos raros casos de doença mais grave, em que pode haver comprometimento do miocárdio ou de outros tecidos.

Os testes para anticorpos IgG e IgM são os inicialmente empregados para a detecção de uma fase aguda recente ou atual, que pudesse estar relacionada com o quadro clínico apresentado. A presença de anticorpos IgG em níveis baixos e anticorpos IgM negativos afasta o diagnóstico de fase aguda, sugerindo fortemente uma infecção adquirida em passado distante, não relacionada com o quadro clínico atual. Este é o perfil sorológico da maioria da população adulta, que geralmente já teve sua primoinfecção na infância. Por outro lado, a presença de anticorpos IgG e IgM sugere uma fase aguda recente ou atual, que poderia estar associada ao presente quadro clínico. Entretanto, seria necessário um exame confirmatório demonstrando baixa avidez de anticorpos IgG, para que o diagnóstico ficasse mais seguro. Raramente, naqueles casos em que os exames tivessem sido realizados bem precocemente, nas duas primeiras semanas pós-infecção, quando ainda não tivessem surgido anticorpos IgG, pode acontecer de o teste para IgG ainda estar negativo e o teste para IgM já positivo. A conduta então seria fazer novos exames, 1 a 2 semanas depois, para verificar se houve soroconversão do teste para IgG e se os anticorpos IgG, agora presentes, teriam baixa avidez, o que confirmaria o diagnóstico de fase aguda.

O teste de anticorpos IgG ou IgM, se realizado isoladamente, não permite o diagnóstico de fase aguda, já que títulos de anticorpos IgG podem permanecer elevados por vários anos e anticorpos IgM podem permanecer presentes no soro por mais de 12 meses.

Em pacientes imunocompetentes raramente são necessários outros exames mais invasivos, como o histopatológico em material de biopsia.

Diagnóstico laboratorial da retinocoroidite

Os episódios de retinocoroidite surgem em geral em adultos, na fase latente (crônica) da infecção, muitos anos após terem se infectado pelo *T. gondii*, seja de forma congênita, seja na infância, resultante de uma infecção pós-natal. Desta forma, os exames sorológicos ajudam pouco, uma vez que irão apresentar um perfil de infecção em passado distante, similar ao da maioria da população adulta, que já se infectou há muito tempo e não apresenta lesões oculares. Mesmo na vigência de uma retinocoroidite em atividade o teste IgM é negativo e os níveis de anticorpos IgG não se alteram, permanecendo baixos como é comum na fase latente da infecção.

Em duas situações os testes sorológicos são de grande utilidade: a) quando a lesão ocular surge logo a seguir ou mesmo durante a primoinfecção pós-natal, como tem sido descrito em surtos epidêmicos e em regiões de maior endemicidade da doença. Nestes casos, as lesões oculares estão associadas à fase aguda da toxoplasmose, estando os exames sorológicos compatíveis com um perfil de infecção recente, isto é, anticorpos IgG elevados, anticorpos IgM presentes e baixa avidez de IgG. Bosch-Driessen *et al.* (2000), em um estudo retrospectivo de retinocoroidite por *T. gondii,* encontraram um perfil sorológico de infecção aguda em 11% dos casos; b) quando os exames sorológicos são negativos, inclusive o IgG, significando que o paciente nunca foi infectado pelo *T. gondii* e, portanto, a patologia ocular presente não tem relação com o parasito. Neste caso, o diagnóstico é de exclusão.

Na grande maioria das vezes, o diagnóstico de retinocoroidite por *T. gondii* é feito pelo oftalmologista, de acordo com o aspecto morfológico da lesão retiniana. Nos casos de lesões pouco sugestivas da etiologia por *T. gondii* ou de falha terapêutica, pode-se tentar outros métodos diagnósticos, como a coleta de humor aquoso para PCR. Como citado por Bastien (2002), a sensibilidade do método varia de 15 a 53%. Exame do humor vítreo usando PCR em casos atípicos de toxoplasmose ocular pode ser de grande ajuda diagnóstica. Mais recentemente, a PCR em tempo real tem demonstrado ser uma técnica mais rápida e sensível, para uma avaliação quantitativa da presença do parasito em fluidos ou tecidos coletados (Commodaro *et al.*, 2009). Tem sido também tentada a demonstração de anticorpos, principalmente IgA, no humor aquoso com resultados satisfatórios (Ronday *et al.*, 1999).

Diagnóstico laboratorial no paciente imunocomprometido

Nestes pacientes, os exames sorológicos para detecção de anticorpos específicos têm pouco valor, a não ser para levantar suspeita de reativação de foco latente de *T. gondii* em imunocomprometidos que já apresentassem testes com anticorpos IgG positivos e sinais de comprometimento neurológico. Aumento dos títulos de IgG podem, às vezes, ser encontrados nestes casos de reativação. Ao contrário dos imunocompetentes, o aparecimento de IgM específica positiva é inesperado, embora possa ocorrer. A ausência de testes sorológicos positivos não afasta o diagnóstico. Assim, em imunocomprometidos outros métodos diagnósticos são necessários.

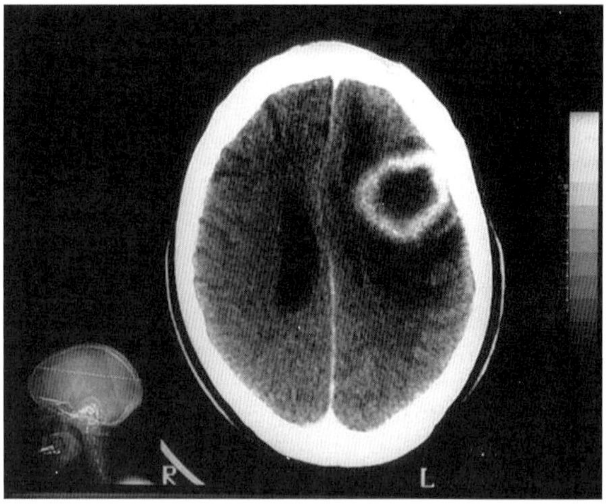

Figura 70.8 Toxoplasmose do sistema nervoso central em paciente com AIDS. Ressonância magnética mostrando lesão anelar (gentileza do Dr. Marcelo Simão Ferreira, Faculdade de Medicina, Universidade Federal de Uberlândia, MG).

O exame do liquor é normal em 20 a 30% dos casos, sendo que a PCR pode ser positiva nos casos de comprometimento do SNC (Holliman *et al.*, 1990; Parmley *et al.*, 1992). Recentemente, *nested* PCR tem demonstrado ser sensível e altamente específica (Afonso *et al.*, 2009). O diagnóstico definitivo se faz por biopsia e identificação do *T. gondii,* com técnicas como imunoperoxidase em fragmentos de tecido. Os estudos de imagem devem ser considerados mesmo na ausência de déficits focais. O diagnóstico presuntivo pode ser feito por tomografia computadorizada (TC) ou ressonância nuclear magnética (RNM). Em geral, as lesões são múltiplas, mas podem ser isoladas (Navia *et al.*, 1986; Dina, 1991). O aspecto da imagem na TC parece estar menos relacionado com o agente infeccioso do que a reação do hospedeiro ao mesmo. Deste modo, a patologia produzida pelo *T. gondii* pode ter diferentes apresentações, dependendo do grau de comprometimento da imunidade do hospedeiro. A imagem da TC reflete a interação entre hospedeiro e patógeno, por meio do padrão de captação do contraste. Se o paciente, mesmo imunocomprometido, é capaz de conter o processo infeccioso por uma reação inflamatória, a tendência é que ocorra a formação de abscessos, e a aparência tomográfica desta interação é a típica lesão anelar captante (Figura 70.8). A lesão anelar indica que a infecção é localizada e que um abscesso está presente (Dina, 1991). As lesões se localizam, preferencialmente, nos núcleos da base. O edema e o efeito de massa são comuns. Exames de imagem sugestivos de toxoplasmose do SNC autorizam o início de terapêutica empírica e a resposta satisfatória ao tratamento é aceita como prova definitiva do diagnóstico.

Quando os testes sorológicos são negativos para *T. gondii* e os exames de imagem não levantam suspeita suficiente para iniciar a prova terapêutica, a punção lombar está indicada e o liquor deve ser submetido a exame completo, que inclua técnicas de PCR específicas para *T. gondii.*

Diagnóstico laboratorial na gravidez

A transmissão intrauterina do *T. gondii* pode ocorrer quando a gestante adquire a primoinfecção durante a gestação ou 1 a 2 semanas antes de engravidar. A maioria da população, entretanto, adquire a primoinfecção na infância, apresentando na vida adulta somente anticorpos específicos nas classes IgG de imunoglobulinas, indicativos de uma infecção latente e proteção contra reinfecções, não havendo risco de transmissão congênita. A exceção seriam gestantes imunocomprometidas, nas quais poderia haver reagudização de uma infecção latente.

Nestas condições, toda mulher que planeja engravidar ou já gestante deve fazer os exames sorológicos para toxoplasmose, iniciando pelos testes de anticorpos IgG e IgM. Um teste de IgG em baixos níveis e IgM negativo é indicativo de uma gravidez destituída de risco. Entretanto, no último trimestre da gravidez, um resultado negativo para anticorpos IgM, embora altamente sugestivo de infecção antiga (latente), não permite descartar totalmente uma infecção adquirida no início da gestação, mormente se os títulos de IgG estiverem elevados. Isto porque títulos de IgM podem às vezes tornar-se negativos em menos de 6 meses.

Um teste de anticorpos IgM positivo pode significar infecção recente e, portanto, possibilidade de transmissão materno-fetal. Nestes casos, há necessidade de outros exames confirmatórios, porque, como já enfatizado anteriormente, existe a ocorrência de teste IgM falso-positivo e também permanência de anticorpo IgM por mais de 1 ano após a primoinfecção, o que poderia levar a um falso diagnóstico de infecção recente (Gras *et al.*, 2004). Para confirmação, deve ser utilizado o teste de avidez de anticorpos IgG, assim como repetir os testes IgG e IgM, cerca de 2 semanas após o primeiro teste. Neste último caso, testes de anticorpos IgG e IgM significativamente ascendentes ou principalmente soroconversão de IgG sugerem fortemente infecção recente, dentro dos últimos 2 a 3 meses ou últimas semanas. Se os títulos já estiverem significativamente descendentes, também podem estar associados à infecção recente, mas em um período mais à frente, quando os níveis de anticorpos já estivessem caindo. O teste confirmatório pela avidez de anticorpos IgG tem a vantagem de poder ser realizado logo, juntamente com os primeiros testes IgG e IgM, ou imediatamente após se tomar conhecimento de um resultado IgM positivo, sem necessidade de aguardar 2 semanas.

De acordo com Remington *et al.* (2004), o resultado do teste de avidez de IgG pode variar segundo o método utilizado, mas encontra sua melhor aplicação no primeiro trimestre da gestação, ao permitir afastar possível ocorrência de primoinfecção nos últimos 4 a 5 meses, no caso de o resultado demonstrar alta avidez. Caso o teste de avidez de IgG tivesse demonstrado baixa avidez, não se poderia estar seguro de ter sido recente a infecção, uma vez que a avidez baixa pode persistir por cerca de 1 ano. A conduta neste caso é repetir os testes de IgG e IgM, para detectar possível curva ascendente dos títulos, sugerindo infecção recente, ou utilizar outros testes sorológicos, como detecção de anticorpos específicos IgA. Desta forma, o teste de avidez de anticorpos IgG não deve ser considerado como definitivo para definir se a infecção pelo *T. gondii* foi recente ou em passado distante, mas sim interpretada no contexto de outros exames (Ashburn *et al.*, 1998; Remington *et al.*, 2004). A Tabela 70.1 apresenta uma súmula do diagnóstico laboratorial da toxoplasmose.

Caso após os testes sorológicos persista dúvida, se a infecção foi adquirida durante ou anteriormente à gestação, testes adicionais devem ser feitos, como PCR e ultrassonografia.

Diagnóstico laboratorial no feto e recém-nato

O diagnóstico de toxoplasmose no feto, durante a gestação, permite o tratamento precoce da mãe e do feto, melhorando o prognóstico da infecção congênita. Deve ser tentado sempre que houver suspeita de infecção aguda materna. A ultrassonografia detecta alterações macroscópicas como hidrocefalia ou calcificações cerebrais, enquanto a PCR, a partir do líquido amniótico, é capaz de fazer o diagnóstico mesmo antes de terem surgido lesões mais extensas do SNC. A sensibilidade da PCR não tem sido tão grande, presente em cerca de 70% dos casos (Bastien, 2002), sendo, entretanto, maior do que a inoculação de líquido amniótico em camundongos. Uma das razões para estes fatos deve estar relacionada com o geralmente baixo número de parasitos encontrados no líquido amniótico. A PCR no líquido amniótico tem sido realizada após a 18ª semana de gestação, tendo especificidade próxima de 100% (Romand *et al.*, 2001)

Tabela 70.1 Súmula do diagnóstico laboratorial da toxoplasmose em diferentes situações médicas.

Indivíduos imunocompetentes	Exames laboratoriais
Fase aguda em passado distante (forma latente-crônica)	Ac IgG positivo, avidez de IgG elevada, ac IgM negativo (Perfil de fase latente)
Fase aguda recente	Ac IgG e IgM positivos, avidez de IgG baixa (Perfil de fase aguda)
Retinocoroidite Fase aguda em passado distante Raramente durante a fase aguda	Sorologia IgG e IgM negativa afasta o diagnóstico de toxoplasmose Perfil sorológico de fase latente Perfil sorológico de fase aguda
Toxoplasmose e gravidez Fase aguda em passado distante (sem risco de transmissão ao feto) Fase aguda recente (risco de transmissão ao feto)	 Perfil sorológico de fase latente Perfil sorológico de fase aguda, que necessita de confirmação Avidez de IgG elevada afasta fase aguda nos últimos 4 meses PCR para *T. gondii* no líquido amniótico (após a 18ª semana de gestação) confirma o diagnóstico
Toxoplasmose no recém-nato (toxoplasmose congênita)	Ac IgA e IgM positivos, Ac IgG iguais na mãe e no filho PCR do sangue, urina, liquor
Paciente imunocomprometido	Sorologia pouco esclarecedora, exceto se Ac IgG ascendente PCR do liquor, sangue, para confirmar doença atual

Ac = anticorpos específicos para *Toxoplasma gondii* nas classes de imunoglobulinas.

quando todos os rigorosos cuidados para evitar falso-positivos (contaminação) são seguidos. Romand *et al.* (2004), utilizando técnicas mais recentes da PCR quantitativa em tempo real no líquido amniótico de gestantes, mostraram sua aplicação no prognóstico precoce da toxoplasmose congênita, ao verificarem que infecções maternas adquiridas antes da 20ª semana de gravidez, tendo parasitos em número maior do que 100/mℓ no líquido anmiótico, têm maior probabilidade de prognóstico grave. Assim sendo, a PCR no líquido amniótico tem sido o método de escolha para o diagnóstico laboratorial da toxoplasmose pré-natal, sendo de baixo risco para a gestação, mais rápido do que os métodos baseados na cultura ou inoculação em camundongo do material coletado e com razoável sensibilidade.

O diagnóstico laboratorial da toxoplasmose em recém-natos está indicado sempre que houver suspeita de infecção intrauterina. O diagnóstico sorológico se baseia na detecção de anticorpos específicos produzidos pelo próprio neonato (IgM e IgA), ficando assim caracterizada a exposição dele ao parasito. Deve-se, preferencialmente coletar sangue do próprio neonato e não do cordão, porque este pode conter pequena mistura de sangue materno. Anticorpos IgG são legados pela mãe através do cordão umbilical, passando com facilidade pela placenta, sendo os títulos e a avidez de anticorpos IgG maternos semelhantes aos encontrados no recém-nato, tendo ou não havido transmissão intrauterina do *T. gondii*.

Na ausência de transmissão, os anticorpos IgG legados pela mãe decrescem com o correr dos meses, desaparecendo no máximo em 1 ano, o que descarta definitivamente uma suposta transmissão congênita. Este é o quadro sorológico de todos os nascimentos de mães com infecção latente (crônica) e portanto sem risco de transmitir congenitamente.

Os teste de anticorpos específicos IgA e IgM têm muito maior significado, pois representam anticorpos produzidos pelo neonato, levando à suspeita de infecção congênita. O teste para anticorpos IgA parece ser mais sensível do que o teste para IgM em recém-nascidos, havendo relato de falsos resultados positivos ou negativos no teste IgM (Stepick-Biek *et al.*, 1990). Por segurança, um teste positivo para anticorpos IgA deve ser repetido cerca de 10 dias após, para se certificar de que os títulos encontrados não representam contaminação com anticorpos IgA maternos (Montoya, 2002).

Pode-se ainda tentar evidenciar o próprio parasito, pela inoculação de material coletado por biopsia ou liquor cefalorraquidiano em camundongos ou cultura de células, assim como utilizar a PCR no material coletado. O exame da placenta deve ser feito tanto pela PCR, para detectar DNA do parasito, como por cortes histológicos usando imunoperoxidase, para evidenciar o *Toxoplasma*. Em ambos os casos, o exame positivo representa forte indicativo de transmissão materno-fetal.

O exame oftalmológico é imprescindível nos casos suspeitos, na tentativa de detectar retinocoroidite. Deve-se procurar ainda possíveis sequelas de infecção aguda intrauterina, como as pequenas áreas de calcificações no SNC e dilatações dos ventrículos cerebrais, utilizando-se ultrassonografia, raios X e TC. Exame microscópico da celularidade do liquor cefalorraquidiano e exame bioquímico podem levar à suspeita de envolvimento do SNC, sendo ainda úteis no acompanhamento da evolução da toxoplasmose no recém-nato.

▸ Tratamento

O tratamento em geral administrado é a combinação de pirimetamina e sulfadiazina, que agem de maneira sinérgica sobre o metabolismo do ácido fólico, atuando sobre as formas proliferativas do *T. gondii*. As doses recomendadas são de 50 a 200 mg por 3 dias, e a seguir, 25 a 100 mg em dose única diária de pirimetamina, e 100 mg/kg/dia (máximo de 6 g/dia) de sulfadiazina, em quatro tomadas, por 3 a 6 semanas (Tavares, 2001; 2009). É recomendável o uso de ácido folínico 10 a 15 mg/dia, para reduzir os riscos de citopenia. A terapêutica não tem ação sobre os cistos do parasito e nem indicação na toxoplasmose latente (crônica). Sulfonamidas de longa ação não são recomendadas, por não atingirem altas concentrações nos tecidos.

A infecção aguda pós-natal nos indivíduos imunocompetentes é quase sempre subclínica, e, portanto, não é tratada. Quando é feito o diagnóstico, a terapêutica com sulfadiazina e pirimetamina deve ser instituída por 2 a 6 semanas, na dependência da regressão dos sinais e sintomas, tanto nos raros casos de doença mais grave como nos casos de linfadenopatia, que ocorrem quase sempre em crianças, tendo geralmente evolução benigna. Ácido folínico deve também ser administrado na dose de 10 a 15 mg/dia, já que a pirimetamina pode levar à supressão da mielopoese. Embora o quadro clínico seja normalmente autolimitado nos pacientes imunocompetentes, a terapêutica tem importância por diminuir, possivelmente, a ocorrência de lesões oculares futuras. Vários relatos referem a patogenicidade de cepas de *T. gondii* isoladas de pacientes no Brasil e outros países fora da Europa, e sua associação com lesões oculares (Vallochi *et al.*, 2005; Dardé, 2008).

Nos pacientes imunocomprometidos, a toxoplasmose do SNC é considerada uma das doenças definidoras de AIDS e, por isso, serve como indicação para início de tratamento antirretroviral. O tratamento em pacientes com AIDS deve ser iniciado empiricamente, sempre que houver suspeita elevada de neurotoxoplasmose, não devendo ser postergado se houver qualquer dificuldade para realização dos exames de imagem. Caso outro diagnóstico seja estabelecido suspende-se a terapêutica iniciada. O tratamento de escolha é a associação pirimetamina/sulfadiazina e ácido folínico nas doses já mencionadas (Ministério da Saúde, 2008; Tavares, 2009). No caso de reação de hipersensibilidade à sulfadiazina, esta deve ser substituída por clindamicina na dose de 2.400 a 4.800 mg/dia, divididas em quatro vezes (Vergara *et al.*, 1987; Dannemann *et al.*, 1992). Outros esquemas (Bartlett, 2003) incluem pirimetamina (50 a 100 mg/dia) associada respectivamente a dapsona (100 mg/dia) ou a azitromicina (1.200 a 1.500 mg/dia) ou a claritromicina (2 g/dia) ou a atovaquone (3 g/dia). Em geral, os pacientes com toxoplasmose do SNC respondem ao tratamento em 1 a 2 semanas, caso contrário, outra possibilidade diagnóstica deve ser considerada (Clough, 1997). A resposta à prova terapêutica, que ocorre poucos dias após o início do tratamento, confirma o diagnóstico.

Na ocorrência da chamada síndrome da reconstituição imune (SRI), o uso de altas doses de corticosteroides, a manutenção do tratamento específico e a não interrupção da TARV promovem a regressão dos sintomas (Venkataramana *et al.*, 2006).

Após o término do chamado tratamento primário da fase aguda, uma terapêutica de manutenção ou profilática contra a reagudização da toxoplasmose deve ser iniciada, com doses de 2 a 4 g/dia de sulfadiazina e 25 a 50 mg/dia de pirimetamina, 3 a 7 vezes/semana. Esta terapia deve ser mantida até que a contagem dos linfócitos T $CD4^+$ se estabilize acima de 200/mm^3 e a carga viral esteja não detectável por 6 meses, quando pode ser interrompida (Mussini *et al.*, 2000; Furrer *et al.*, 2000) devendo ser reiniciada se T $CD4^+$ cair abaixo de 200 células/mm^3. Estudo realizado por Pedrol *et al.* (1990) demonstrou que o esquema de manutenção feito com sulfadiazina e pirimetamina, 2 a 3 vezes/semana, proporciona resultados semelhantes ao uso de doses diárias.

Para a profilaxia medicamentosa da toxoplasmose em pacientes com AIDS, pode-se também utilizar sulfametoxazol (SMX) e trimetoprima (TMT) diariamente, nas mesmas doses recomendadas para profilaxia contra *P. carinii*: 160 mg de TMT e 800 mg de SMX (Carr *et al.*, 1992). Para pacientes que não possam utilizar SMX-TMT, outras alternativas válidas (Tavares, 2001) são: 2 g de sulfadiazina associada a 25 mg de pirimetamina/dia ou 3 vezes/semana; 50 mg de dapsona/dia associada a 50 mg de pirimetamina uma vez/semana; clindamicina 300 a 600 mg a cada 6 h associada a 25 a 50 mg de pirimetamina/dia; ou ainda claritromicina ou azitromicina associada a pirimetamina. Em todos os esquemas terapêuticos com pirimetamina deve-se associar ácido folínico.

Pacientes transplantados soronegativos para *T. gondii* podem adquirir toxoplasmose, no caso de o doador estar na fase latente (crônica) da infecção, tendo portanto cistos do parasito em seus tecidos, que poderão se romper originando fase aguda no paciente transplantado. Neste caso de doador com anticorpos IgG positivos para *T. gondii* e receptor soronegativo, uma profilaxia medicamentosa com SMX-TMT pode ser eficiente (Montoya e Liesenfeld, 2004).

Em gestantes imunocompetentes, o tratamento deve ser instituído o mais cedo possível, sempre que o diagnóstico de primoinfecção recente pelo *T. gondii* tiver sido estabelecido, visando diminuir a probabilidade de transmissão materno-fetal. Embora ainda haja controvérsia (Gilbert *et al.*, 2001; Gilbert e Gras, 2003) sobre a real eficácia da espiramicina na diminuição do risco de transmissão materno-fetal da toxoplasmose, seu uso deve ser recomendado (Thulliez, 2001), não eliminando, mas podendo diminuir em até 60%, a possibilidade de transmissão (Forestler, 1991). A espiramicina pode ser empregada desde o início da gestação, se for o caso, na dose de 3 g/dia dividida em três vezes, afastadas da alimentação, sendo continuada até o final da gestação ou até ter sido documentada a infecção do feto, seja pela PCR do líquido amniótico, seja por ultrassonografia ou por outros métodos. Uma vez demonstrada a infecção intrauterina deve-se instituir a terapia com sulfadiazina/pirimetamina e ácido folínico. Após a dose inicial, recomenda-se diariamente 50 mg de pirimetamina e 100 mg/kg/dia de sulfadiazina divididas em duas vezes (máximo 4 g/dia), até o término da gravidez. Antes da 16ª à 17ª semana de gestação não está indicado o uso de pirimetamina, em virtude de seus efeitos teratogênicos.

Neonatos com forte suspeita ou comprovada toxoplasmose congênita devem ser tratados por 1 ano com sulfadiazina/pirimetamina e ácido folínico, no seguinte esquema: sulfadiazina na dose de 2 mg/kg/dia durante 2 dias, seguindo com a metade da dose diariamente por 2 a 6 meses e a seguir em dias alternados. Pirimetamina na dose de 100 mg/kg/dia dividida em duas vezes e ácido folínico 10 mg 3 vezes/semana, até 1 semana após o término do tratamento com pirimetamina (McAuley *et al.*, 1994; Gilbert e Gras, 2003; Montoya e Liesenfeld, 2004). Durante o ano de tratamento devem ser feitos exames laboratoriais periódicos, para acompanhar a evolução da toxoplasmose, por meio da análise da curva de anticorpos e ultrassonografia no caso de hidrocefalia. Os maiores benefícios da terapêutica têm sido observados sobre lesões oculares, dano intelectual, além de outros (McAuley *et al.*, 1994).

A toxoplasmose ocular no adulto tem sido tratada com a associação de sulfadiazina/pirimetamina e ácido folínico nas doses usuais, diminuindo o tempo de evolução da retinocoroidite na maioria das vezes. A clindamicina (300 mg, 4 vezes/dia, durante 3 a 4 semanas) também tem sido usada com resultados favoráveis (Tabbara e O'Connor, 1980). Corticosteroides podem ser indicados para diminuir a inflamação, trazendo melhora para o paciente. O oftalmologista avalia cuidadosamente a necessidade e curso da terapia, que deve ser instituída nos casos de importante resposta inflamatória, envolvendo lesões na mácula e proximidade do nervo óptico. Outras vezes, a avaliação é no sentido de não tratar lesões periféricas pequenas, com tendência a resolução espontânea, já que sulfadiazina, pirimetamina e corticosteroides podem ter efeitos colaterais. Segundo Stanford *et al.* (2002), são necessárias mais investigações sobre os benefícios das várias drogas e esquemas terapêuticos que têm sido utilizados no tratamento da retinocoroidite por *T. gondii*. Tendo em vista a possibilidade de recorrência dos episódios de retinocoroidite, Silveira *et al.* (2002) têm recomendado um tratamento intermitente e de longo curso com sulfametoxazol e trimetoprima, obtendo bons resultados.

▸ Profilaxia

As fontes de infecção pelo *T. gondii* estão relacionadas com o solo, água, alimentos, contaminados direta ou indiretamente por fezes de gato contendo oocistos do parasito, ou por cistos contidos na carne crua ou mal cozida, consumida pelo homem, e proveniente de animais infectados em natureza. A terceira forma de transmissão é a transplacentária por meio de taquizoítos, podendo ocasionar a toxoplasmose congênita.

Os gatos junto a populações humanas em áreas rurais ou urbanas são os grandes disseminadores da parasitose, já que os oocistos resistem às condições ambientais por vários meses, sendo encontrados em locais onde a presença de gatos é frequente, como praças públicas, peridomicílio e o próprio domicílio humano. Água para o consumo humano e vegetais são passíveis de estarem contaminados. Desta forma, é grande a possibilidade de o homem se infectar, principalmente em regiões de maior umidade e clima ameno, onde os oocistos permanecem viáveis por mais tempo. Mas o efeito disseminador do *T. gondii* pelo gato é amplificado, por serem os oocistos fontes de contaminação também de animais herbívoros e aves, originando cistos em sua carne, que contaminarão o homem, ao ser consumida mal cozida. Percebe-se assim o papel fundamental do gato e de outros felinos selvagens na manutenção do ciclo do parasito, em áreas habitadas pelo homem e no ambiente silvestre.

Embora a infecção pós-natal seja benigna na imensa maioria das vezes ou mesmo subclínica, sua prevenção não deve ser descuidada, pois existe a possibilidade, embora pequena mas não desprezível, de ocasionar retinocoroidite anos depois, mesmo em indivíduos imunocompetentes. Indivíduos sadios, com a forma latente (crônica), caso se tornem imunocomprometidos por necessitarem de terapêutica imunossupressora, em virtude de outras patologias ou transplantes, por doença neoplásica intercorrente ou AIDS, estarão sob risco de terem reagudização da toxoplasmose, podendo desenvolver doença grave, a partir de cistos do parasito, eventualmente rompidos em seus organismos.

Os pacientes imunocomprometidos são também mais suscetíveis de adquirir a forma aguda da toxoplasmose, de maneira exógena, a partir de oocistos ou cistos VO. Este último grupo de pacientes, ao lado das gestantes soronegativas para anticorpos contra *T. gondii*, deve ter cuidados profiláticos muito mais rigorosos contra a parasitose, pelas sérias consequências que podem advir.

Gestantes soronegativas, não tendo nenhuma imunidade específica contra o *T. gondii*, estão sob risco de adquirirem a primoinfecção durante a gravidez, fazendo uma forma aguda, que leva à possibilidade de ocorrência de transmissão congênita. Tais gestantes, além dos cuidados contra exposição ao parasito evitando ambientes com gatos e consumo de carne crua, devem fazer exames sorológicos mensais, no sentido de detectar o mais precocemente possível uma eventual primoinfecção na vigência da gestação. Esta ocorrência ficaria sorologicamente bem caracterizada, pela soroconversão do teste de anticorpos IgG anterior negativo para positivo, devendo-se iniciar imediatamente o tratamento da gestante com espiramicina, na tentativa de evitar a transmissão transplacentária.

Toda mulher que planeja engravidar deve fazer no pré-natal os exames sorológicos para *T. gondii*, para no caso de um perfil sorológico de infecção em passado distante ter a tranquilidade de uma gestação segura em relação à toxoplasmose. No caso de um perfil de infecção recente, os planos de engravidar devem ser adiados por no mínimo 6 meses, repetindo-se os exames até verificar o desaparecimento dos anticorpos IgM e queda de IgG.

As medidas de prevenção à exposição ao *T. gondii* são aquelas relacionadas com o consumo de carne mal cozida e ao contato com fezes de gato. Em resumo:

- Não ingerir carne mal passada ou crua, particularmente carne de bovinos, suínos, carneiros, aves que devem ser cozidas até uma temperatura interna em torno de 70°C ou até que a carne deixe de estar rosada
- Lavar as mãos após contato com carne crua ou contato com solo
- Lavar as frutas e vegetais antes de consumi-los
- Se tiver gato, a caixa de dejetos deve ser trocada diariamente, preferencialmente por pessoa não imunocomprometida. Se o próprio paciente ou gestante tiver que executar esta tarefa, usar luvas de plástico e lavar as mãos quando terminar
- Não deixar o gato sair de casa livremente e alimentá-lo com ração seca ou enlatada comercial ou cozinhar muito bem o alimento.

Uma profilaxia efetiva somente será conseguida quando for desenvolvida uma vacina eficaz para uso humano, o que ainda não está disponível. Uma vacina com parasito vivo atenuado já foi licenciada na Europa e na Nova Zelândia para uso em ovelhas (Buxton e Innes, 1995), mas o receio de readquirir a virulência a torna imprópria para o uso humano. Vários estudos ainda experimentais vêm sendo conduzidos, utilizando-se os antígenos SAG1, SAG2 ou seus peptídios (Velge-Roussel, 1997; Petersen *et al.*, 1998; Machado *et al.*, 2010), assim como vacinas de DNA.

▶ Referências bibliográficas

Afonso Y, Fraga JM, Bandera F *et al.* Detection of *Toxoplasma gondii* in cerebrospinal fluid from AIDS patients by nested PCR and rapid identification of type I allele at B1 gene by RFLP analysis. *Exp Parasitol* 122: 203-207, 2009.

Alford CA, Stagno S, Reynolds DW. Congenital toxoplasmosis: clinical laboratory, and therapeutic considerations, with special references to subclinical disease. *Bull N Y Acad Med* 50: 160-181, 1974.

Ambroise-Thomas P, Pelloux A. Toxoplasmosis: congenital and in immunocompromised patients: a parallel. *Parasitol Today* 9: 61-63, 1993.

Amendoeira MR, Sobral CA, Teva A, Lima JN, Klein CH. Serological survey of *Toxoplasma gondii* infection in isolated amerindians, Mato Grosso. *Rev Soc Bras Med Trop* 36: 671-676, 2003.

Araújo FAP, Souza WJS, Silva NRS, Rodrigues RJD. Inquérito epidemiológico sobre a toxoplasmose em granjas de suínos na região da grande Erechim, RS, Brasil. *Arq Fac Vet UFRGS* 28: 61-69, 2000.

Araújo FG. Anticorpos anti-*Toxoplasma gondii* em doadores de sangue. *Rev Inst Med Trop São Paulo* 12: 105-111.

Ashburn D, Joss AW, Pennington TH, Ho-Yen DO. Do IgA, IgE, and IgG avidity testes have any value in the diagnosis of *Toxoplasma* infection in pregnancy? *J Clin Path* 51: 312-315, 1998.

Aspinall TV, Guy EC, Roberts KE, Joynson DHM, Hyde JE, Sims PFG. Molecular evidence for multiple *Toxoplasma gondii* infection in individual patients in England and Wales: public health implications. *Int J Parasitol* 33: 97-103, 2003.

Bahia-Oliveira LM, Jones JL, Azevedo-Silva J, Alves CC, Orefice F, Addiss DG. Highly endemic waterborn toxoplasmosis in north Rio de Janeiro state. Brazil. *Emerg Infect Dis* 9: 55-62, 2003.

Barragan A, Sibley LD. Transepithelial migration of *Toxoplasma gondii* is linked to parasite motility and virulence. *J Exp Med* 195: 1625-1633, 2002.

Bartlett JG. *Tratamento Clínico da Infecção pelo HIV. Tratamento das Infecções Oportunistas*, Copyright 2002-2003 para a língua portuguesa. Edição patrocinada por ABBOTT, São Paulo, p. 156-157, 2003.

Baruzzi RG. Contribution to the study of the toxoplasmosis epidemiology. Serologic survey among the indians of the upper Xingu river. Central Brazil. *Rev Inst Med Trop São Paulo* 12: 93-104, 1970.

Bastien P. Molecular diagnosis of toxoplasmosis. *Trans R Soc Trop Med Hyg* 96 (Suppl. 1): S1/205-S1/215, 2002.

Bosch-Driessen LEH, Berendschot TTJ, Ongkosuwito JV, Rothova A. Ocular toxoplasmosis. Clinical features and prognosis in 154 cases. *Ophtalmology* 109: 869-878, 2000.

Bowie WR, King AS, Werker DH. Outbreak of toxoplasmosis associated with municipal drinking water. *Lancet* 350: 173-177, 1997.

Brown AS, Vinogradov S, Kremen WS, Poole JH, Deicken RF, Penner JD, McKeague IW, Kochetkowa A, Kem D, Schaefer CA. Prenatal exposure to maternal infection and executive dysfunction in adult schizophrenia. *Am J Psychiatry* 166: 683-690, 2009.

Buxton D, Innes EA. A commercial vaccine for ovine toxoplasmosis. *Parasitology* 110: 11-16, 1995.

Camargo ME, Leser PG, Leser WSP. Diagnostic information from serological tests in human toxoplasmosis. I — A comparative study of hemagglutination, complement fixation, IgG and IgM immunofluorescence test in 7,752 serum samples. *Rev Inst Med Trop São Paulo* 18: 215-226, 1976.

Carr A, Tindall B, Brew BJ, Marriott DJ, Harkness JL, Penny R, Cooper DA. Low-dose trimethoprim-sulfamethoxazole prophylaxis for toxoplasmic encephalitis in patients with AIDS. *Ann Intern Med* 117: 106-111.

Chardes T, Bourguin I, Mevelec M-N, Dubremetz J-F, Bout D. Antibody responses to *Toxoplasma gondii* in sera, intestinal secretions, and milk from orally infected mice and characterization of target antigens. *Infect Immun* 58: 1240-1246, 1990.

Clough LA, Clough JA, Maciunas JR. Diagnosing CNS mass lesions in patients with AIDS. *The AIDS Reader* 7: 83-88, 1997.

Commodaro AG, Belfort NB, Rizzo LV, Muccioli C, Silveira C, Burnier Jr MN, Belfort Jr R. Occular toxoplasmosis — an update and review of the literature. *Mem Inst Oswaldo Cruz* 104: 345-350, 2009.

Conley FK, Jekins KA, Remington JS. *Toxoplasma gondii* infection of the central nervous system. Use of the peroxidase-antiperoxidase method to demonstrate *Toxoplasma* in formalin fixed, paraffin embedded tissue sections. *Hum Pathol* 12: 690-698, 1981.

Costa JM, Ernault P, Goutier E, Bretagne S. Prenatal diagnosis of congenital toxoplasmosis by duplex real-time PCR using fluorescence resonance energy transfer hybridization probes. *Prenat Diagn* 21: 85-88, 2001.

Coutinho SG, Andrade CM, Lopes AC, Chiarini C, Ferreira LF. Observações sobre a presença de anticorpos para *Toxoplasma gondii* em cães de área suburbana do Rio de Janeiro. *Rev Soc Bras Med Trop* 2: 285-295, 1968.

Coutinho SG, Leite MA, Amendoeira MR, Marzochi MC. Concomitant cases of acquired toxoplasmosis in children of a single family: evidence of reinfection. *J Infect Dis* 146: 30-33, 1982.

Coutinho SG, Lobo R, Dutra G. Isolation of *Toxoplasma* from the soil during an outbreak of toxoplasmosis in a rural area. *J Parasitol* 68: 866-868.

Coutinho SG, Morgado A, Wagner M, Lobo R, Sutmoller F 1982. Outbreak of human toxoplasmosis in a rural area. A three years serologic follow-up study. *Mem Inst Oswaldo Cruz* 77: 29-36, 1982.

Coutinho SG, Souza WJS, Camillo-Coura L, Marzochi MCA, Amendoeira MRR. Levantamento dos resultados da reação de imunofluorescência indireta para toxoplasmose em 6.079 pacientes de ambulatório ou gestantes no Rio de Janeiro realizadas durante os anos de 1971 a 1977. *Rev Inst Med Trop São Paulo* 23: 48-56, 1981.

Dannemann B, McCutchan J, Israelski D. Treatment of toxoplasmic encephalitis in patients with AIDS. A randomized trial comparing pyrimetamine plus clindamycin to pyrimetamine plus sulfadiazine. The California Collaborative Treatment Group. *Ann Intern Med* 116: 33-43, 1992.

Dardé ML. *Toxoplasma gondii*, "new" genotypes and virulence. *Parasite* 15: 366-371, 2008.

Dardé ML, Bouteille B, Pestre-Alexandre M. Isoenzime analysis of 35 *Toxoplasma gondii* isolates and the biological and sorological implications. *J Parasitol* 78: 786-794, 1992.

Denkers EY, Gazzinelli RT. Regulation and function of T-cell mediated immunity during *Toxoplasma gondii* infection. *Clin Microbiol Rev* 11: 569-588, 1998.

Desmonts G, Couvreur J. Congenital toxoplasmosis. *Bull NY Acad Med* 50: 146-159, 1974.

Dhasmana DJ, Dheda K, Ravn P *et al.* Immune reconstitution inflammatory syndrome in HIV-infected patients receiving antiretroviral therapy: pathogenesis, clinical manifestations and management. *Drugs* 68: 191-208, 2008.

Dina TS. Primary central nervous system lymphoma *versus* toxoplasmosis in AIDS. *Radiology* 179: 823-828, 1991.

Dorfman RF, Remington JS. Value of lymph-node biopsy in the diagnosis of acute acquired toxoplasmosis. *N Engl J Med* 289: 878-881, 1973.

Dubey JP, Gamble HR, Hill D, Sreekumar C, Romand S, Thuilliez P. High prevalence of *Toxoplasma gondii* infection in market weight pigs from a farm in Massachusetts. *J Parasitol* 88: 1234-1238, 2002a.

Dubey JP, Graham DH, Blackston CR, Lehmann T, Gennari SM, Ragozo AA, Nishi SM, Shen SK, Kwok OH, Hili DE, Thulliez P. Biological and genetic characterization of *Toxoplasma gondii* isolates from chickens (*Gallus domesticus*) from São Paulo, Brazil: unexpected findings. *Int J Parasitol* 32: 99-105, 2002b.

Dubey JP, Saville WJA, Stanek JF, Reed SM. Prevalence of *Toxoplasma gondii* antibodies in domestic cats from rural Ohio. *J Parasitol* 88: 802-803, 2002c.

Dunn D, Wallon M, Peyron F, Petersen E, Peckham C, Gilbert R. Mother-to-child transmission of toxoplasmosis: risk estimates for clinical counselling. *Lancet* 353: 1829-1833, 1999.

Ferreira MS, Borges AS. Some aspects of protozoan infections in immunocompromised patients: A review. *Mem Inst Oswaldo Cruz* 97: 443-457, 2002.

Ferreira IM, Vidal JE, Costa-Silva TA, Meira CS, Hiramoto RM, Penalva de Oliveira AC, Pereira-Chioccola VL. *Toxoplasma gondii*: genotyping of strains from Brazilian AIDS patients with cerebral toxoplasmosis by multilocus PCR-RFLP markers. *Exp Parasitol* 118: 221-227, 2008.

Fischer HG, Bonifas U, Reichmann G. Phenotype and functions of brain dendritic cells emerging during chronic infection of mice with *Toxoplasma gondii*. *J Immunol* 164: 4826-4834, 2000.

Forestler F. Les foetopathies infectieuses: prevention, diagnostic prenatal, attitude pratique. *Presse Med* 20: 1448-1454, 1991.

Frenkel JK, Ruiz A. Human toxoplasmosis and cat contact in Costa Rica. *Am J Trop Med Hyg* 29: 1167-1180, 1981.

Frenkel JK, Dubey JP, Miller NL. *Toxoplasma gondii* in cats: fecal stages identified as Coccidian oocysts. *Science* 167: 893-896, 1970.

Frenkel JK, Ruiz AA, Chinchilla M. Soil survival of *Toxoplasma gondii* in Kansas and Costa Rica. *Am J Trop Med Hyg* 24: 439-443, 1975.

Fricker-Hidalgo H, Brenier-Pinchart MP, Schaal JP, Equy V, Bost-Bru C, Pelloux H. Value of *Toxoplasma gondii* dtection in one hundred thirty three placentas for the diagnosis of congenital toxoplasmosis. *Pediatr Infect Dis* 26: 845-846, 2007.

Furrer H, Opravil M, Bernasconi E. Stopping primary prophylaxis in HIV-1-infected patients at high risk of *Toxoplasma* encephalitis. Swiss HIV Cohort Study. *Lancet* 24: 2217-2218, 2000.

Gazzinelli R, Hakim FT, Hieny S, Schearer GM, Sher A. Synergistic role of CD4+ and CD8+ T lymphocytes in IFN-gamma production and protective immunity induced by an attenuated *Toxoplasma gondii* vaccine. *J Immunol* 146: 286-292, 1991.

Gazzinelli RT, Xu Y, Hieny S,Cheever A, Sher A. Simultaneous depletion of CD4+ and CD8+ T lymphocytes is required to reactivate chronic infection with *Toxoplasma gondii*. *J Immunol* 149: 175-180, 1992.

Gilbert R, Gras L. Effect of timing and type of treatment on the risk of mother to child transmission of *Toxoplasma gondii*. *BJOG* 110: 112-120, 2003.

Gilbert RE, Gras L, Wallon M, Peyron F, Ades AE, Dunn D. Effect of prenatal treatment on mother-to-child transmission of *Toxoplasma gondii*: retrospective cohort study of 554 mother-child pairs in Lyon, France. *Int J Epidemiol* 30: 1303-1308, 2001.

Glasner PD, Silveira C, Kruszon-Moran D, Martins MC, Burnier Jr M, Silveira S, Camargo ME, Nossemblatt RB, Kaslow RA, Belfort Jr R. An anusually high prevalence of ocular toxoplasmosis in Southern Brazil. *Am J Ophtal* 114: 136-144, 1992.

Gluckstein D, Ciferri F, Ruskin J. Chagas' disease: another cause of cerebral mass in the acquired immunodeficiency syndrome. *Am J Med* 92: 429-432, 1992.

Grant I, Gold J, Rosemblum M. *Toxoplasma gondii* serology in HIV-infected patients: the development of central nervous system toxoplasmosis. *AIDS* 4: 519-521, 1990.

Gras L, Gilbert RE, Wallon M, Peyron F, Cortina-Borja M. Duration of the IgM response in women acquiring *Toxoplasma gondii* during pregnancy: implications for clinical practice and cross-sectional incidence studies. *Epidemiol Infect* 132: 541-548, 2004.

Hedman K, Lappalainen M, Seppala I, Makela O. Recent primary *Toxoplasma* infection indicated by a low avidity of specific IgG. *J Infect Dis* 159: 736-739, 1989.

Hohlfeld P, Daffos F, Costa JM, Thulliez P, Forestier F, Vidaud M. Prenatal diagnosis of congenital toxoplasmosis with a polymerase-chain reaction test on amniotic fluid. *N Engl J Med* 331: 695-699, 1994.

Holliman R, Johnson J, Savva D. Diagnosis of cerebral toxoplasmosis in association with AIDS using the polimerase chain reaction. *Scand J Infect Dis* 22: 243-244, 1990.

Howe DK, Sibley LD. *Toxoplasma gondii* comprises three clonal lineages: correlation of parasite genotype with human disease. *J Infect Dis* 172: 1561-1566, 1995.

Howe DK, Honore S, Derouin F, Sibley LD. Determination of genotypes of *Toxoplasma gondii* strains isolated from patients with toxoplasmosis. *J Clin Microbiol* 35: 1411-1414, 1997.

Hutchinson WM, Dunachie JF, Work K, Siim JC. The life cycle or the Coccidian parasite *Toxoplama gondii* in the domestic cat. *Trans R Soc Trop Med Hyg* 65: 380-399, 1971.

Israelski DM, Remington JS. Toxoplasmosis in the non-AIDS immunocompromised host. *Curr Clin Top Infect Dis* 13: 322-356, 1993.

Kean BH, Kimball AC, Christenson WN. An epidemic of acute toxoplamosis. *J Am Med Ass* 208: 1002-1004, 1969.

Khan A, Jordan C, Muccioli C, Vallochi AL, Rizzo LV, Belfort Jr R, Vitor RW, Silveira C, Sibley LD. Genetic divergence of *Toxoplasma gondii* strains associated with ocular toxoplasmosis, Brazil. *Emerg Infect Dis* 12: 942-949, 2006.

Lebech M, Andersen O, Christensen NC, Hertel J, Nielsen HE, Peitersen B, Reichnitzer C, Larsen SO, Pedersen BN, Petersen E. Feasibility of neonatal screening for *Toxoplasma* infection in the absence of prenatal treatment. *Lancet* 353: 1834-1837, 1999.

Luft B, Remington J. AIDS comentary. Toxoplasmosis encephalitis. *J Infect Dis* 157: 1-6, 1988.

Luft BJ, Billingham M, Remington JS. Endomyocardial biopsy in the diagnosis of toxoplasmic myocarditis. *Transplant Proc* 18: 1871-1873, 1986.

Luft BJ, Naot Y, Araujo FG. Primary and reactivated *Toxoplasma* infection in patients with cardiac transplants. Clinical spectrum and problems in diagnosis in a defined population. *Ann Intern Med* 99: 27-31, 1983.

Luft BJ, Remington JS. Toxoplasmic encephalitis in AIDS. *Clin Infect Dis* 15: 211-222, 1992.

Lyons RE, McLeod R, Roberts CW. *Toxoplasma gondii* tachyzoite-bradyzoite interconversion. *Trends Parasitol* 18: 198-201, 2002.

Machado AV, Caetano BC, Barbosa RP, Salgado AP, Rabelo RH, Garcia CC, Bruna-Romero O, Escriou N, Gazzinelli RT. Prime and boost immunization with *influenza* and adenovirus encoding the *Toxoplasma gondii* surface antigen 2 (SAG2) induces strong protective immunity. *Vaccine* 28: 3247-3256, 2010.

Magaldi C, Elkis H, Patolli D, Queiroz JC, Coscina AL, Ferreira JM. Surto de toxoplamose em um seminário de Bragança Paulista (Estado de S. Paulo). Aspectos clínicos sorológicos e epidemiológicos. *Rev Saúde Públ São Paulo* 1: 141-171, 1967.

Masur H, Jones TC, Lempert JA, Cherubin TD. Outbreak of toxoplasmosis in a family and documentation of acquired retinochoroiditis. *Am J Med* 64: 396-402, 1978.

McAuley J, Boyer KM, Patel D. Early and longitudinal evaluations of treated infants and children and untreated historical patients with congenital toxoplasmosis: the Chicago collaborative treatment trial. *Clin Infect Dis* 18: 38-72, 1994.

McCabe RE, Brooks RG, Dorfman RF, Remington JS. Clinical spectrum in 107 cases of toxoplasmic lymphadenopathy. *Rev Infect Dis* 9: 754-774, 1987.

Minardi RS, Modolo JR, Stachissini AV, Padovani CR, Lagoni H. Seroprevalence of *Toxoplasma gondii* in dairy goats in the São Paulo State, Brazil. *Rev Soc Bras Med Trop* 36: 759-761, 2003.

Ministério da Saúde, Secretaria de Vigilância em Saúde, Programa Nacional de DST e AIDS. Recomendações para a terapia antirretroviral em adultos infectados pelo HIV. 7ª ed. Brasília, 2008.

Montoya JG. Laboratorial diagnosis of *Toxoplasma gondii* infection and toxoplasmosis. *J Infect Dis* 185 (Suppl. 1): S73-S82.

Montoya JG, Jordan R, Lingamneni S, Berry GB, Remington JS. Toxoplasmic myocarditis and polymyositis in patients with acute acquired toxoplasmosis diagnosed during life. *Clin Infect Dis* 24: 676-683, 1997.
Montoya JG, Liesenfeld O. Toxoplasmosis. *Lancet* 363: 1965-1976, 2004.
Montoya JG, Liesenfeld O, Kinney S, Press C, Remington JS. VIDAS test for avidity of *Toxoplasma*-specific immunoglobulin G for confirmatory testing of pregnant women. *J Clin Microbiol* 40: 2504-2508, 2002.
Montoya JG, Lowe KE, Clayberger C, Moody D, Do D, Remington JS, Talib S, Subanste C. Human CD4+ and CD8+ T lymphocytes are both cytotoxic to *Toxoplasma gondii*-infected cells. *Infect Immun* 64: 176-181, 1996.
Montoya JG, Remington JS. Toxoplasmosis of the central nervous system. In Peterson PK, Remington JS (eds), *Defense of the Brain: Current Concepts in the Immunopathogenesis and Clinical Aspects of CNS Infections,* Blackwell Scientific, Boston, p. 163-188, 1997.
Montoya JG, Remington JS. Management of *Toxoplasma gondii* infection during pregnancy. *Clin Infect Dis* 47: 554-566, 2008.
Mussini C, Pezzotti P, Govoni A. Discontinuation of primary prophylaxis for *Pneumocystis carinii* pneumonia and toxoplasmic encephalitis in human immunodeficiency virus type I-infected patients: the changes in opportunistic prophylaxis study. *J Infect Dis* 181: 1635-1642, 2000.
Navia BA, Petito CK, Gold JM. Cerebral toxoplasmosis complicating the acquired immune deficiency syndrome. Clinical and neuropathological findings in 27 patients. *Ann Neurol* 19: 224-238, 1986.
Neves ES, Bicudo LN, Carregal E, Bueno WF, Ferreira RG, Amendoeira MR, Benchimol E, Fernandes O. Acute acquired toxoplasmosis: Clinical-laboratorial aspects and ophthalmologic evaluation in a cohort of immunocompetent patients. *Mem Inst Oswaldo Cruz* 104: 393-396, 2009.
Parmley S, Goebel F, Remington J. Detection of *Toxoplasma gondii* in cerebrospinal fluid from AIDS patients by polymerase chain reaction. *J Clin Microbiol* 30: 3000-3002, 1992.
Pedrol E, Gonzales-Clemente JM. Central nervous system toxoplasmosis in AIDS patients: efficacy of an intermittent maintenace therapy. *AIDS* 4: 511-517, 1990.
Pena HF, Gennari SM, Dubey JP, Su C. Population structures and mouse-virulence of *Toxoplasma gondii* in Brazil. *Int J Parasitol* 38: 561-569, 2008.
Petersen E, Nielsen HV, Christiansen L, Spenter J. Immunization with *E. coli* produced recombinant *T. gondii* SAG1 with alum as adjuvant protect mice against lethal infection with *Toxoplasma gondii. Vaccine* 16: 1283-1289, 1998.
Pomeroy C, Filice GA. Pulmonary toxoplasmosis: A review. *Clin Infect Dis* 14: 863-870, 1992.
Portela RWD, Bethony J, Costa MI, Gazzinelli A, Vitor RWA, Hermeto FM, Correa-Oliveira R, Gazzinelli RT. A multihousehold study reveals a positive correlation between age, severity of ocular toxoplasmosis and levels of glycoinositolphospholipid-specific immunoglobulin A. *J Infect Dis* 190: 175-183, 2004.
Porter SB, Sande MA. Toxoplasmosis of the central nervous system in the acquired immunodeficiency syndrome. *N Engl J Med* 327: 1643-1648, 1992.
Remington JS. Toxoplasmosis in the adult. *Bull NY Acad Med* 50: 211-227, 1974.
Remington JS, Thulliez P, Montoya JG. Recent developments for diagnosis of toxoplasmosis. *J Clin Microbiol* 42: 941-945, 2004.
Romand C, Chosson M, Franck J, Wallon M, Kieffer F, Kaiser K, Dumo H, Peyron F, Thulliez P, Picot S. Usefulness of quantitative polymerase chain reaction in amniotic fluid as early prognostic marker of fetal infection with *Toxoplasma gondii. Am J Obstet Gynecol* 190: 797-802, 2004.
Romand S, Wallon M, Franck J, Thulliez P, Peyron F, Dumon H. Prenatal diagnosis using polymerase chain reaction on amniotic fluid for congenital toxoplasmosis. *Obstet Gynecol* 97: 296-230, 2001.
Ronday MJH, Ongkosuwito JV, Rothova A, Kijlstra A. Intraoculara anti-*Toxoplasma gondii* IgA antibodies production in patients with ocular toxoplasmosis. *Am J Ophtalmmol* 127: 294-300, 1999.
Ruiz A, Frenkel K, Cerdas L. Isolation of *Toxoplasma* from soil. *J Parasitol* 59: 204-206, 1973.
Sabin AB, Feldman HA. Dyes as microchemical indicators as a new immunity phenomenon affecting a protozoan parasite (*Toxoplasma*). *Science* 108: 160-165, 1948.
Salata E, Yoshida ELA, Pereira EA, Correa FMA. Toxoplasmosis in wild and domestic animals from the Botucatu area (São Paulo). *Rev Inst Med Trop São Paulo* 27: 20-22, 1985.
Sibley LD, Boothroyd JC. Virulent strains of *Toxoplasma gondii* comprise a single clonal lineage. *Nature* 359: 82-85, 1992.
Silva JCR, Gennari SM, Ragoso AMA, Amajones VR, Magnabosco C, Yai LEO, Ferreira-Neto JS, Dubey JP. Prevalence of *Toxoplasma gondii* antibodies in sera of domestic cats from Guarulhos and São Paulo, Brazil. *J Parasitol* 88: 419-420, 2002.
Silveira C, Belfort R Jr, Muccioli C. The effect of long-term intermittent trimethoprim/sulfamethoxazole treatment on recurrences of toxoplasmic retinochoroiditis. *Am J Ophthalmol* 134: 41-46, 2002.
Souza WJS, Coutinho SG, Lopes CWG, Silveira CS, Neves NM, Cruz AM. Epidemiological aspects of toxoplasmosis in schoolchildren residing in localities with urban or rural characteristics within the city of Rio de Janeiro, Brazil. *Mem Inst Oswaldo Cruz* 82: 475-482, 1987.
Stagno S, Sykes AC, Amos CS. An outbreak of toxoplasmosis linked to cats. *Pediatrics* 65: 706-712, 1980.
Stanford MR, See SE, Jones LV, Gilbert LE. Antibiotics for toxoplasmic retinochoroiditis. *Ophthalmology* 110: 926-932, 2002.
Stepick-Biek P, Thulliez P, Araujo FG, Remington JS. IgA antibodies for diagnosis of acute congenital and acquired toxoplamosis. *J Infect Dis* 162: 270-273, 1990.
Stray-Pedersen B. Infants potentially at risk of congenital toxoplasmosis. *Am J Dis Child* 134: 638-642, 1980.
Su C, Howe DK, Dubey JP, Ajioka JW, Sibley LD. Identification of quantitative trait *loci* controlling acute virulence in *Toxoplasma gondii. Proc Natl Acad Sci USA* 99: 10753-10758, 2002.
Suzuki Y. Host resistance in the brain against *Toxoplasma gondii. J Infect Dis* 185 (Suppl. 1): S58-65, 2002.
Tabbara KF, O'Connor GR. Treatment of ocular toxoplasmosis with clindamycin and sulfadiazine. *Ophthalmology* 187: 129-134, 1980.
Tavares W. *Manual de Antibióticos e Quimioterápicos Anti-infecciosos,* 3ª ed., Atheneu, São Paulo, p. 903-904, 2001.
Tavares W. *Antibióticos e quimioterápicos para o clínico.* 2ª ed. Atheneu, São Paulo, 2009.
Teutsch SM, Juranek DD, Sulzer A, Dubey JP, Sikes RK. Epidemic toxoplasmosis associated with infected cats. *New Engl J Med* 300: 695-699, 1979.
Thulliez P. Efficacy of prenatal treatment for toxoplasmosis: a possibility that cannot be ruled out. *Int J Epidemiol* 30: 1315-1316, 2001.
Vallochi AL, Goldberg AC, Falcai A, Ramasawmy R, Kalil Filho J, Silveira C, Belfort Jr R, Rizzo LV. Molecular markers susceptibility to ocular toxoplasmosis, host and guest behaving badly. *Clin Ophthalmol* 4: 1-12, 2008.
Vallochi AL, Muccidi C, Martins MC *et al.* The genotype of *Toxoplasma gondii* strains causing ocular toxoplasmosis in humans in Brazil. *Am J Ophthalmol* 184: 633-639, 2005.
Velge-Roussel F, Moretto M, Buzoni-Gatel D. Differences in immunological responses to a *T. gondii* protein (SAG1) derived peptides between two strains of mice: effect on protection in *T. gondii* infection. *Mol Immunol* 34: 1045-1053, 1997.
Venkataramana A, Pardo CA, McArthur JC *et al.* Immune reconstitution inflammatory syndrome in the CNS of HIV-infected patients. *Neurology* 67: 383-388, 2006.
Vergara TRC, Almeida RM, Gonçalves AR. Síndrome de imunodeficiência adquirida (AIDS-SIDA). Revisão da literatura e apresentação de casos de necropsia da Cidade do Rio de Janeiro. *Arq Bras Med* 61: 65-88, 1987.
Vergara TRC, Rios-Gonçalves AJ, Basílio de Oliveira CA. Epidemia de toxoplasmose do sistema nervoso central em enfermos com AIDS na Cidade do Rio de Janeiro. *Arq Bras Med* 60: 173-182, 1986.
Vietze WM, Geldeerman AH, Grimley DM. Toxoplasmosis mimicking malignancy. Experience at the National Cancer Institute. *Cancer* 21: 816-827, 1968.
Walton BC. Seroepidemiology of toxoplasmosis. *J Parasitol* 57: 115-120, 1971.
Weiss L, Chen Y, Berry G, Strickler J, Dorfman R, Warnke R. Infrequent detection of *Toxoplasma gondii* genome in toxoplasmic lymphadenitis: a polymerase chain reaction study. *Hum Pathol* 23: 154-158, 1992.
Wilson CB, Remington JS, Stagno S, Reynolds DW. Development of adverse sequelae in children born with subclinical congenital *Toxoplasma* infection. *Pediatrics* 66: 767-774, 1980.

71 Malária

Martha C. Suárez-Mutis, Flor E. Martinez-Espinosa e Bernardino C. de Albuquerque

▸ Introdução e breve histórico

A malária é uma doença parasitária, na maioria dos casos febril e aguda, de elevada prevalência e morbidade, produzida no homem por quatro espécies de plasmódio: *Plasmodium falciparum, P. vivax, P. malariae* e *P. ovale,* que se transmitem de pessoa a pessoa pela fêmea de mosquitos do gênero *Anopheles.* Em 2008 foi demonstrado que uma quinta espécie, o *P. knowlesi,* um plasmódio de macacos, é capaz de produzir doença no ser humano ao ser transmitido naturalmente em regiões da Malásia, particularmente nas ilhas Bornéo, assim como em Tailândia e Mianmar (Cox-Singh *et al.*, 2008). Em sua forma típica a malária se caracteriza por acessos febris com intervalos de 24, 48 ou 72 h, de acordo com a espécie do plasmódio, acompanhados de cefaleia, calafrio, tremor, rubor e sudorese intensa. Formas leves da infecção e mesmo a assintomática podem ocorrer em casos com baixa parasitemia e/ou em pacientes com imunidade, premunição e outros fatores impedientes da doença. Recaídas e cronicidade da malária são frequentes, particularmente nas infecções por *P. vivax* e *P. ovale,* quando não se esgotam as formas tissulares, por falta de tratamentos não erradicantes ou ainda por resistência a drogas como no caso do *P. falciparum.*

Conhecida desde a mais remota antiguidade, a malária surgiu provavelmente na África, de onde se disseminou para as áreas tropicais e subtropicais de todo o mundo. Há quase 5.000 anos a malária já era conhecida na China; o *Nei Ching* (livro dos princípios fundamentais da medicina chinesa) de 4.700 anos já se refere aos paroxismos febris, associados a esplenomegalia e tendência a ocorrência epidêmica, sem relatos de morte, o que indica a presença de *P. vivax* e *P. malariae* e não *P. falciparum* (Carter e Mendis, 2002). Escrituras hindus de templos Vedas do Norte da Índia de 3.500 anos contêm muitas referências sobre "febres, com calafrios, tremores e delírios, que retornam em sucessivos dias" (Sigerist, 1951). Os sumerianos e egípcios entre 3.500 e 4.000 anos fizeram vários relatos de febres intermitentes com esplenomegalia (Ebbell, 1937; Sarton, 1959) como consta dos papiros de Ebers, no Egito. Os registros sumerianos fazem frequentes referências a epidemias de febre mortais, o que talvez seja a primeira referência à infecção por *P. falciparum* fora da África. Aliás, de pântanos na baixa Mesopotâmia (hoje Iraque), entre os rios Tigre e Eufrates, vieram os primeiros relatos da relação entre meio ambiente e malária, mais tarde muito conhecida dos gregos. Mais de 2.000 anos depois, em 323 a.C., Alexandre, o Grande, veio a falecer provavelmente de malária na rota entre a Mesopotâmia e a Índia. Tratando-se de um homem jovem e sadio é praticamente certo que tenha falecido de infecção por *P. falciparum* (Carter e Mendis, 2002).

Por volta de 500 anos a. C., aparecem os primeiros relatos gregos sobre a malária, coincidindo com a atividade pioneira do preparo da terra para a agricultura (Sarton, 1959). Os trabalhos de Hipócrates (460 a 377 a.C.) não deixam dúvida sobre a malária na Grécia em suas formas terçã benigna (*P. vivax),* terçã maligna (*P. falciparum)* e quartã (*P. malariae)* e suas relações com os pântanos, como relata em seu livro *Ar, Águas e Lugares* (Hipócrates, tradução para o inglês por W. H. Jones, 1923).

A malária parece ter chegado à Itália no século 2 a. C., quando os pântanos em volta de Roma deixaram os campos praticamente desertos. Com a prosperidade do Império Romano (de 50 anos a.C. a 400 d.C.), a drenagem dos pântanos e o desenvolvimento da agricultura e de construções, a malária desapareceu de Roma por vários séculos. O declínio do império trouxe de volta a malária na periferia de Roma, com a volta dos pântanos tornando os campos novamente inabitáveis (Celli, 1925; 1933). Nos primeiros anos da era Cristã a malária disseminou-se pelo Mediterrâneo, atingindo a Ásia e vários países da Europa.

No final do século 15, com a chegada dos europeus e africanos ao Novo Mundo, a doença atingiu o Caribe, as Américas Central e do Sul e no século 18 os EUA e o Canadá. Desde as viagens de Colombo até meados do século 19, com a colonização e negócios europeus, os países das Américas sofreram grandes perdas de vidas por malária e diversas outras doenças infecciosas. Não foi diferente com a colonização brasileira. Inicialmente restrita à costa, com as "Entradas e Bandeiras", a malária interiorizou-se até atingir a Amazônia, onde persiste até os dias atuais como endemia predominante, causando de 500 a 600 mil casos anuais.

Em 6 de novembro de 1880 Laveram fez a maior descoberta da história da malária, com a descrição do parasito, complementada pelos italianos Golgi, Machiafava, Celli, Grassi, Feletti, Bignami, Bastianelli e Sanfelice, com o esclarecimento do ciclo assexuado. Coube a Manson sugerir a existência do ciclo esporogônico e a transmissão por mosquitos (1894), e a Grassi, Bastianelli e Bignami demonstrarem o desenvolvimento completo das três espécies de plasmódio e o seu ciclo sexuado no mosquito entre 1898 e 1899 (Pessoa e Martins, 1974). Carlos Chagas (1906) demonstrou pela primeira vez a transmissão intradomiciliar da malária e que ela se fazia pelas fêmeas dos anofelinos e não pelos machos em estudos realizados durante grande epidemia da doença, em Santos, no litoral de São Paulo. Short e Garnham (1948) demonstraram o ciclo pré-eritrocítico do plasmódio (*P. cynomalgi* e *P. vivax*) no fígado de primatas não humanos. Alguns meses depois Short, Garnham, Colvell e Shute demonstraram o ciclo pré-eritrocítico do *P. vivax* em um voluntário humano (Pessoa e Martins, 1974). Krotoski *et al.* (1980) descreveram a recaída da malária em primatas, relacionada com diferentes populações de parasitos no estágio pré-eritrocítico e Cogswell (1992) relacionou os hipnozoítas com essa recaída nos primatas.

No Brasil, no final do século 19, a malária estava presente praticamente em todo o território nacional, com exceção de algumas áreas no Sul do país (Camargo, 2003). O planalto central e a Amazônia viviam imersos na malária, quando duas grandes epidemias ocorreram na Amazônia, no final do século 19 e início do século 20, respectivamente, pela migração de nordestinos fugindo da seca do Nordeste para os seringais amazônicos e durante a construção da Estrada de Ferro Madeira-Mamoré, que ligava o rio Madeira, encachoeirado em alguns trechos, com o Mamoré para escoamento da borracha da Bolívia. Na construção dessa estrada por empresas estrangeiras, várias levas de trabalhadores caribenhos, brasileiros e bolivianos foram dizimados (Oswaldo Cruz, 1910; Carlos Chagas, 1913; Ferreira, 1981). Nova epidemia de malária ocorreu na Amazônia brasileira durante a Segunda Guerra Mundial, quando os japoneses ocuparam os seringais da Ásia tropical, e o Brasil, como país aliado contra o eixo, constituiu o "Exército da Borracha" com novas levas de nordestinos para a Amazônia. Segundo Camargo (2003) morreram mais combatentes nesse *front*, vítimas de malária, do que no *front* contra o nazifascismo.

A outra grande epidemia de malária no Brasil ocorreu no final de década de 1930 início de 1940, quando da invasão do Nordeste pelo *Anopheles gambiae*, trazido provavelmente por navios franceses que faziam a rota postal França-Natal, via Dakar, de onde certamente trouxeram o terrível transmissor. Quando o Dr. Fred Soper, diretor da Oficina Pan-Americana da Saúde (hoje Opas), foi informado da entrada do *An. gambiae* no Brasil passou o seguinte telegrama ao diretor do Departamento de Saúde do Brasil: *Poor Brazil* (pobre Brasil). Um forte esquema de controle da malária foi montado em todo o Nordeste, com apoio da Fundação Rockfeller e da Oficina Pan-Americana, sob o comando do próprio Fred Soper, e a grave epidemia que atingia de 80 a 90% da população nas áreas invadidas pelo mosquito, no Rio Grande do Norte e Ceará, foi debelada e o *An. gambiae* foi erradicado do Nordeste, exemplo único no mundo, testemunhado pelos próprios Soper e Wilson (1943) e por Leônidas Deane (1988).

A experiência com o *An. gambiae* foi de extrema importância para despertar o interesse para o controle da malária no Brasil, particularmente depois da Segunda Guerra Mundial, com o aparecimento do DDT e da cloroquina. O controle da malária começou de forma sistemática sob o comando de Mario Pinotti, no governo Kubitschek, e em 1970 os 6 milhões de casos do início do século restringiram-se a 50 mil casos no final daquela década, com uma população bem maior. Infelizmente, com o incentivo à colonização da Amazônia, as migrações para aquela região, a abertura de garimpos e outros atrativos econômicos, a malária voltou a dominar o cenário amazônico (Marques, 1987; Sawyer, 1993).

▸ O gênero Plasmodium

O gênero *Plasmodium* inclui mais de 125 espécies de parasitos que infectam répteis, pássaros e mamíferos. Não existe um critério indiscutível quanto à posição taxonômica do *Plasmodium* em relação a outros protozoários, por isso a classificação de Levine *et al.* (1980) por ser mais simples é a mais amplamente aceita. Entretanto, se considerarmos o critério molecular, por exemplo, a presença de um único DNA mitocondrial de 3,5 kb, adotado por Cavalier-Smith (1993), o gênero ficará em outra posição entre os 18 filos Protozoa.

O *Plasmodium* é o único gênero da família Plasmodidae da subordem Haemosporina. Todas as espécies dessa subordem são parasitos intracelulares obrigatórios por toda a sua vida e têm dois hospedeiros: um vertebrado, considerado intermediário, no qual a reprodução é assexuada, e outro invertebrado, dípteros sugadores de sangue, considerado hospedeiro definitivo, no qual ocorre a reprodução sexuada por fertilização.

De acordo com Garnham (1966), o gênero *Plasmodium* deve ser subdividido em 10 subgêneros. Os parasitos da malária humana e de outros primatas são todos incluídos no subgênero *P.* (*Plasmodium*) e *P.* (*Laverania*), enquanto todas as outras espécies que infectam outros mamíferos como o *P. berghei*, *P. joeli*, *P. virichei* e *P. chabaudi* são membros do subgênero heterogêneo *P. (Vincheia)*. As quatro espécies que normalmente infectam o homem são: *P. (Laverania) falciparum*, *P. (Plasmodium) malariae*, *P. (Plasmodium) vivax* e *P. (Plasmodium) ovale*.

▸ Ciclo evolutivo do parasito

Como já mencionado os parasitos da malária têm dois ciclos bem distintos: um no vertebrado, esquizogônico ou assexuado, no hospedeiro intermediário, e o ciclo esporogônico ou sexuado, no vetor, considerado hospedeiro definitivo (Pessoa e Martins, 1974; Rey, 2001).

▪ Ciclo no homem

Os mosquitos do gênero *Anopheles*, portadores de *esporozoítas* de *P. falciparum*, *P. vivax*, *P. malariae* ou *P. ovale* na glândula salivar, ao picarem o homem para sugar sangue, inoculam os esporozoítas na corrente sanguínea, os quais chegam aos hepatócitos em torno de 30 min. As moléculas de adesão da proteína circunsporozoíta (CSP) reconhecem moléculas sulfatadas da membrana dos hepatócitos, às quais aderem, penetram na célula hepática e desenvolvem a primeira esquizogonia, dando origem aos *esquizontes textrinos* que evoluem para estágios invasivos chamados *merozoítas*. Esta fase do ciclo é chamada exoeritrocítica, na qual ao final de 8 a 15 dias (período prepatente), na dependência da espécie do plasmódio e da premunição do paciente, a célula hepática se rompe liberando milhares de merozoítas que vão invadir as hemácias. Com o *P. vivax* e *P. ovale* uma parte dos parasitos mantém-se na célula hepática sob a forma de *hipnozoítas*, permitindo as recaídas tardias.

Nas hemácias, durante a fase eritrocítica, os merozoítas penetram e desenvolvem a esquizogonia sanguínea, inicialmente como trofozoítas, evoluindo para esquizontes, merócitos ou rosáceas, que rompem as células sanguíneas liberando merozoítas que vão invadir novas hemácias. Geralmente nessa fase ocorrem os "acessos febris" provavelmente por liberação de pirogênio endógeno (interleucina, IL). Alguns parasitos evoluem para gametócitos (macrogametócito, fêmea e microgametócito, macho) os quais são ingeridos pelos *Anopheles*, iniciando-se o ciclo esporogônico ou sexuado.

A Figura 71.1 sintetiza os eventos do ciclo em estudo e a Tabela 71.1 apresenta as características do ciclo esquizogônico do *P. vivax*, *P. falciparum* e *P. malariae* no homem.

▪ Ciclo no mosquito

Os mosquitos do gênero *Anopheles*, ao picarem o homem com gametócitos no sangue, ingerem os macrogametas (fêmeas) e microgametas (machos) com as hemácias. Devido a movimentos de contração e expansão os gametócitos rom-

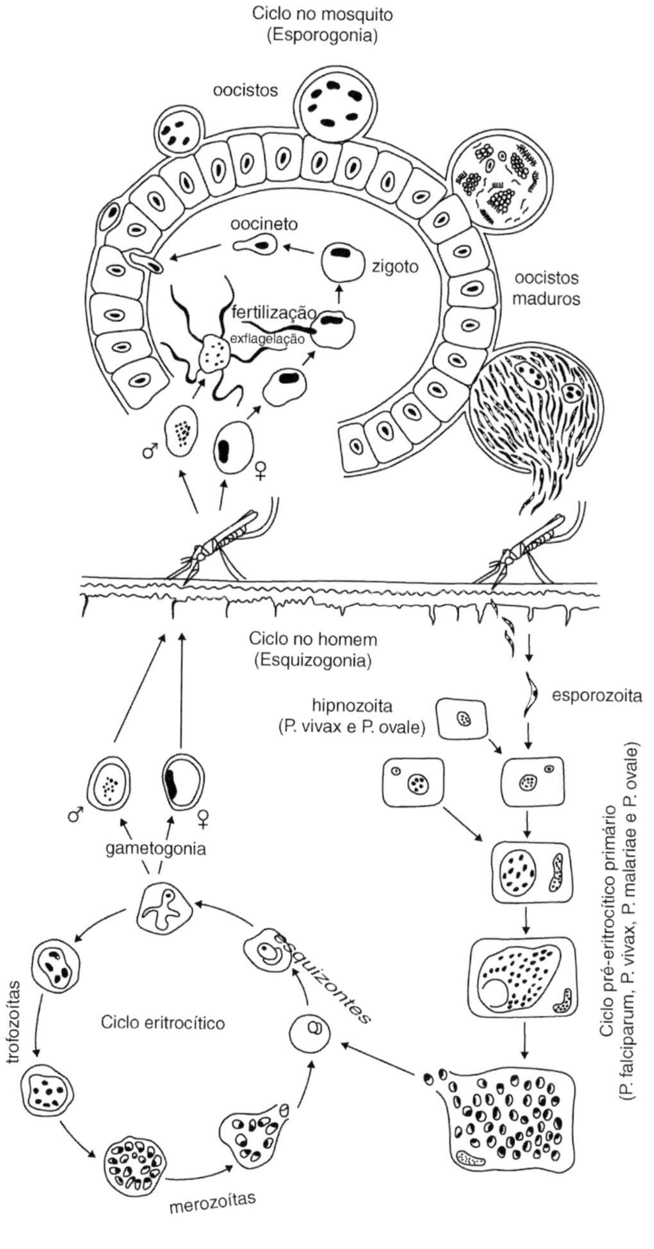

Figura 71.1 Ciclo dos plasmódios.

pem a parede das hemácias e ficam livres no estômago do mosquito. Durante esse processo o núcleo dos microgametócitos se divide em diversas partículas de cromatina, em forma de flagelo (4 a 12) que se aderem à superfície do citoplasma, agitando-se continuamente. Dessa forma, os microgametas se desprendem do corpo residual, no fenômeno chamado "exflagelação", e movimentam-se ativamente no estômago do mosquito à procura do macrogametócito; quando o encontram penetram no vértice de uma pequena elevação do seu citoplasma e quando do encontro dos núcleos dá-se a fertilização, formando o *zigoto*. Se o microgametócito não encontra o macrogametócito, ocorre a sua degeneração.

O *zigoto* movimenta-se e sob a forma de *oocineto* penetra no epitélio do estômago do mosquito, quando o seu "vermículo" força uma passagem através das células de revestimento do estômago do inseto. Transformado em *oocisto* o zigoto é envolvido pela membrana elástica em parte formada pelo próprio parasito; o oocisto aumenta rapidamente, quando a temperatura é favorável, atingindo 50 a 60 μm de diâmetro. Quando os oocistos estão maduros, rompem-se liberando os esporozoítas na cavidade geral do mosquito ou hemocele, atingindo as glândulas salivares e praticamente todo o corpo do inseto. Em condições ótimas de temperatura o oocisto atinge a sua maturidade em 4 a 15 dias, quando libera os esporozoítas, período considerado como de incubação extrínseca.

▸ Epidemiologia

A malária ainda é considerada como a mais importante endemia parasitária no mundo. No início do século 20 o número de habitantes expostos ao risco de adquirir a doença compreendia cerca de 77,03% da população mundial, declinando até a década de 1970 para 51,9% e em 1994 para 46,05%, chegando ao presente século com uma tendência a ascensão, já que em 2002 esse percentual atingiu 48,3% da população.

Em 2010, existiam no planeta 109 países com transmissão de malária (Roll Back Malaria, 2010), sendo 3,3 bilhões de pessoas expostas ao risco da infecção. Desses indivíduos expostos, 2,1 bilhões moram em áreas de baixo risco, 97% fora da África, e 1,2 bilhão estão em áreas de alto risco, 49% na África e 37% no Sudeste Asiático. A Organização Mundial da Saúde (OMS) estima que em 2008 houve 243 milhões de casos (com um intervalo entre 190 e 311 milhões de casos), dos quais 212 milhões (86%) ocorreram na África. Treze países africanos são responsáveis por 86% dos casos nesse continente. No mesmo ano, estima-se que houve 863.000 óbitos por malária no mundo (intervalo entre 708.000 e 1.003.000), dos quais 91% foram na África e 85% em crianças com menos de 5 anos (WHO, 2009)

Segundo a Organização Pan-Americana de Saúde, cerca de 36% da população no continente americano vive em zonas com risco de transmissão da doença. São 21 países com uma população estimada em 364 milhões de pessoas que vivem em condições ecológicas e socioeconômicas favorecedoras a diversos graus de transmissão da malária. A partir de 2000, depois da implantação da estratégia "Fazer recuar a malária" (Roll Back Malaria), tem-se observado uma paulatina diminuição dos casos desta endemia no continente americano. Em 2004 foram notificados 882 mil casos da doença e 156 óbitos, sendo que 91% dos doentes e 87% das mortes atribuíveis à malária ocorreram na região Amazônica. A meta para o ano 2010 era diminuir em 50% o número de casos de malária na região das Américas. Até o ano 2004, 8 países conseguiram esta meta, 7 países haviam diminuído a incidência sem conseguir ainda chegar a 50% do esperado e em 6 países aumentou o número de casos. O *Plasmodium vivax* foi a espécie predominante, com 82,2% dos casos, seguido pelo *P. falciparum* e um percentual mínimo pelo *P. malariae* (OPS, 2006).

No processo de desenvolvimento do Estado brasileiro, historicamente a malária tem um lugar de destaque com participação importante nos grandes momentos de construção do país, servindo como ponto de referência e forte indicadora das desigualdades sociais em diferentes conjunturas. No período colonial, a malária é referida como doença atrelada ao processo produtivo, com prevalência marcante no meio rural e relacionada com a implantação e consolidação da economia cafeeira.

A partir do século 20, na sua primeira metade, a doença marcou história com a implantação de eixos ferroviários, des-

Tabela 71.1 Características do ciclo esquizogônico do *Plasmodium vivax*, *P. falciparum* e *P. malariae*.

Ciclo esquizogônico	*P. vivax*	*P. falciparum*	*P. malariae*
	48 h	36 a 48 h	72 h
Glóbulo vermelho infectado	Preferem os reticulócitos	Parasitos presentes em hemácias jovens, maduras e velhas	Preferem hemácias velhas
Comportamento da célula parasitada	Maior e mais pálida do que a normal. Mostra as granulações de Schüffner	Alterações da forma; alguma policromatofilia e pontilhado. Raramente as grosseiras granulações de Maurer	Aparentemente normal quanto a forma, tamanho e coloração
Infecção múltipla do glóbulo vermelho	Pouco comum	Muito comum	Muito rara
Formas evolutivas encontradas no sangue periférico	Trofozoítas, esquizontes e gametócitos	Em geral, só trofoítas e gametócitos. Nas formas perniciosas podem ser encontrados esquizontes	Trofozoítas, esquizontes e gametócitos
Trofozoítas jovens	Cromatina em geral única e situada no nível da borda do anel que se mostra regular	Anéis de corpo delgado e delicado com uma cromatina saliente. Muitas vezes situam-se na borda da hemácia como uma linha curva azul com uma cromatina proeminente. Frequentemente dois grânulos cromáticos	Anéis redondos, antes espessos, que logo tendem a formar faixas equatoriais
Trofozoítas médios	Ameboides, o corpo apresenta vacúolos com uma única cromatina	Ovais ou redondos. Cromatina compacta. Raros no sangue periférico	Formas em faixas largas atravessando a hemácia. Cromatina granular e irregular
Esquizonte	Irregular, formas bizarras. Vacúolo presente nos últimos estágios. Pigmentos pardo-escuros em finos grânulos espalhados no parasito. Aparecem divisões precoces da cromatina	Em geral não é encontrado na circulação periférica. Ovoides ou arredondados com cromatina em grossos grânulos formando pequenas massas	Oval ou redondo, pigmento grosseiro pardo-claro disposto perifericamente no corpo do parasito. Divisões precoces da cromatina podem se processar
Merócitos (rosáceas)	Ocupam completamente a hemácia dilatada. 12 a 24 merozoítas, irregularmente dispostos entre uma massa de pigmentos	A esporulação ocorre nas vísceras, raramente no sangue periférico. 8 a 36 merozoítas dispostos ao redor de uma massa de pigmentos	Ocupam completamente a hemácia de tamanho normal. 6 a 12 merozoítas, dispostos como pétalas de uma flor, ao redor de uma massa de pigmentos
Macrogametócitos	Redondos, ocupam uma hemácia dilatada; citoplasma em azul intenso; pigmentos grosseiros, cromatina periférica	Em forma crescente ou de banana, delgados. Citoplasma em azul intenso. Cromatina central às vezes obscurecida pelos grãos de pigmentos	Redondos menores do que os do *P. vivax*, ocupam a hemácia de tamanho normal. Citoplasma em azul intenso; cromatina periférica; pigmentos grosseiros. Em geral, pouco numerosos
Microgametócitos	Redondos, ocupam uma hemácia dilatada. Citoplasma em azul-claro cheio de pigmentos grosseiros; núcleo com cromatina pálida, em geral central	Em forma crescente ou de banana, menos delgados; às vezes retos, com as extremidades arredondadas. Citoplasma azul-claro. Cromatina difusa, central, às vezes obscurecida pelo pigmento grosseiro	Semelhantes aos do *P. vivax;* menores e não dilatam a hemácia. Citoplasma azul-claro; pigmentos grosseiros. Em geral, pouco numerosos

Fonte: Pessoa e Martins (1974).

tacando-se a sua ocorrência entre trabalhadores e populações da área de influência das estradas de ferro Madeira-Mamoré, Vitória-Minas, Noroeste do Brasil, Rio-São Paulo, São Paulo-Paraná etc. (Vargas e Santos, 1944; Pessoa, 1949). Nesse período a região amazônica foi invadida por um grande contingente de migrantes, procedentes do Nordeste brasileiro, que tinham como objetivo a extração da borracha. Por ser população altamente suscetível houve uma elevação substancial da morbimortalidade nos grandes aglomerados urbanos e calhas dos grandes rios (Albuquerque, 1982). Em 1940 o Brasil apresentava 1/7 de sua população com malária, o correspondente a 6 milhões de casos. Ao final da década de 1940, com o advento do DDT (diclorodifeniltricloroetano), poderoso inseticida de ação residual, e da cloroquina como excelente esquizonticida sanguíneo, associados às reformulações do programa de combate, houve um declínio acentuado da doença.

Em 1970, o país registrou 52.469 casos de malária com grande concentração de casos na Amazônia Legal, demonstrando, a partir daí, uma tendência de crescimento e de localização em áreas da Amazônia, onde a exploração econômica e ambiental se faz de forma predatória gerando grandes e incontroláveis bolsões da doença. Tais eventos foram relacionados com a implantação de projetos de colonização, extração mineral, invasão de terras indígenas, expansão desordenada de periferia urbana etc. Em 1980 foram notificados 169.871 casos e em 1990 ultrapassaram 560.000 casos, verificando-se durante o decênio alta frequência ou mesmo predominância do *P. falciparum*.

No presente século a malária vem adquirindo uma certa estabilidade. No entanto, ainda em 2005 houve mais de 600.000 casos notificados no país e em alguns municípios adquiriu características epidêmicas. A partir de 2006, o número de casos começou a diminuir, sendo que em 2009 foram feitas 308.000 notifica-

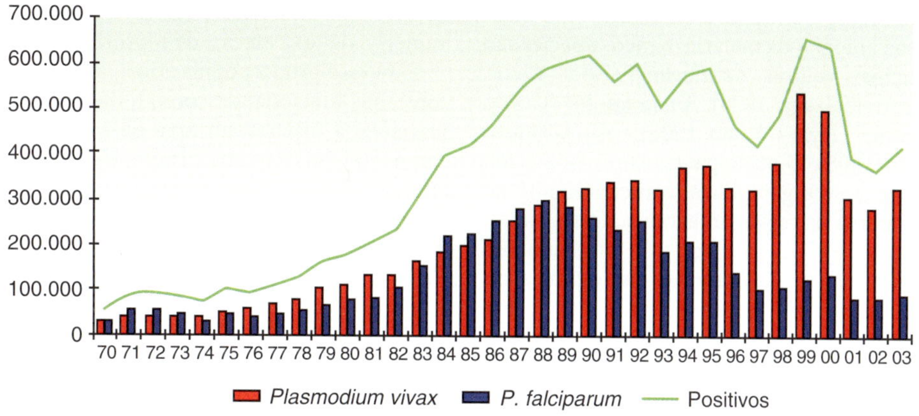

Figura 71.2 Série histórica de casos de malária registrados no Brasil — 1970 a 2009. Fonte: Secretaria de Vigilância em Saúde, Ministério da Saúde.

ções. Um fato importante nos últimos anos tem sido o descenso continuado do percentual de casos por *P. falciparum*, que passou de 31% em 2002 para 15% em 2009, devido à implantação no Brasil, ao final de 2006, das combinações terapêuticas com derivados da artemisinina (Ministério de Saúde, 2010).

Modo de transmissão

Na configuração da estrutura epidemiológica determinante para a produção da malária humana temos que considerar o agente etiológico, o homem como reservatório e hospedeiro suscetível, o vetor mosquitos do gênero *Anopheles*, e os fatores ambientais moduladores da reprodução desses parasitos em áreas geográficas específicas. A transmissão natural da malária se efetiva por meio da picada da fêmea de mosquitos do gênero *Anopheles* que, quando infectada, inocula os esporozoítas, tendo como veículo a saliva, cuja ação anticoagulante facilita a penetração nos tecidos. A chamada transmissão induzida representa a contaminação por meio de sangue infectado, seja por transfusões de sangue, uso compartilhado de agulhas e/ou seringas contaminadas. A transmissão congênita, pouco frequente, pode se efetivar pela mistura do sangue materno com o fetal, seja intrauterina ou durante o trabalho de parto.

Com relação aos vetores, esses são insetos da ordem Diptera, da família Culicidae e do gênero *Anopheles*. Apesar da grande variedade de espécies, somente um pequeno número tem importância na transmissão da malária humana, com presença e domínio em determinadas áreas geográficas. Predominam na África o *An. gambiae* e o *An. funestus*, do planalto mexicano para o norte o *An. quadrimaculatus* e *pseudopunctipennis*, nos países da América Central e Antilhas o *An. albimanus* e na maior parte do continente sul-americano predomina o *An. darlingi*.

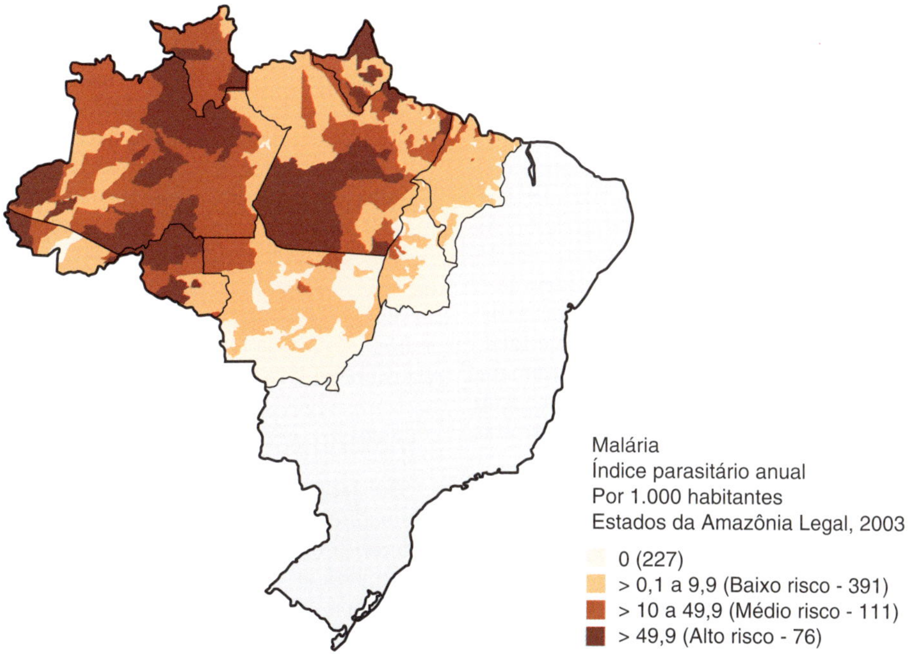

Figura 71.3 Classificação de risco para malária no Brasil, 2009.

No Brasil, o gênero é popularmente conhecido como mosquito prego, sovela ou carapanã da malária. Cinco espécies são consideradas as principais vetoras: *An. darlingi* (Root, 1926), *An. albitarsis* (Lynch Arribalzaga, 1878), *An. aquasalis* (Curry, 1932), *An. kerteszia cruzi* (Dyar e Knab, 1908) e *An. kerteszia bellator* (Dyarr e Knab, 1908). O principal transmissor é o *An. darlingi*, com uma ampla área geográfica, principalmente no interior do país, dominante na região amazônica. O *An. aquasalis* predomina na faixa litorânea, proliferando em condições de água salobre; o *An. cruzi* e o *bellator* são os responsáveis pela transmissão no Sul e Sudeste brasileiros, tendo como característica a sua reprodução em coleções hídricas acumuladas em folhas de bromélias (Deane *et al.*, 1948).

É importante o conhecimento do comportamento desses vetores quando nos oferecem subsídios para a definição de ações preventivas e de controle. O conhecimento do local da ovoposição e desenvolvimento larvário, denominado criadouro, tem em comum o baixo teor de material orgânico, geralmente não procriando em águas poluídas. Na fase alada é importante conhecer a capacidade do inseto de penetrar nas habitações, a endofilia da espécie; outros têm preferência pelo ambiente extradomiciliar, a exofilia. Da mesma forma, conhecer a afinidade que as fêmeas têm pelo sangue humano, ditas antropófilas, quando realizam o repasto sanguíneo dentro do domicílio, a endofagia, e fora, a exofagia. A atividade de picar desses vetores geralmente é crepuscular e noturna. Sua capacidade de se deslocar é variável, havendo registro de até 7.000 metros (Alecrim, 1979; Forattini, 2002).

Com relação à população suscetível, em princípio a suscetibilidade é universal, excetuando-se situações particulares como os portadores de anemia falciforme, quando o parasitismo pelo *P. falciparum* é dificultado, e a ausência de receptores hemáticos específicos necessários à invasão das hemácias como o fator Duffy para o *P. vivax* e a glicoforina A relacionada com o *P. falciparum*. A imunidade adquirida é parcial e temporária, estimulada pela ocorrência de infecções subsequentes.

Decididamente, o meio ambiente é o elemento modulador da ocorrência e magnitude da doença em determinada área, quer pelas suas condições naturais, destacando-se entre estas os fatores físicos como a temperatura e a umidade relativa do ar que influenciam no desenvolvimento do ciclo extrínseco do parasito, assim como na longevidade dos vetores. A precipitação pluviométrica, como fonte alimentadora das coleções hídricas que podem funcionar como criadouros de transmissores e, quando excessivamente altas, como elementos destruidores de ovos e larvas, interfere na reprodução do vetor. As características desses criadouros guardam uma estreita relação com a espécie do transmissor. O *An. darlingi*, considerado o principal vetor no país, tem como criadouros naturais as grandes coleções hídricas, como rios, lagos e igarapés, hoje totalmente ampliadas e potencializadas, conforme a ação humana em uma exploração predatória da natureza propicia a criação e a modificação de criadouros, proporcionando dessa forma as condições ideais para a procriação de vetores.

Para a reprodução do parasito, o contato efetivo entre o vetor e hospedeiro é diretamente facilitado pelas condições socioeconômicas e culturais da população. Esta, de forma permanente ou temporária, frequenta ou reside em nosoáreas de alto risco, cuja exposição ao vetor pode ser facilitada pelas precárias condições habitacionais, ausência de saneamento básico, condições de trabalho e, principalmente, pela dificuldade de acesso aos serviços de saúde, precariedade das ações de controle, situações estas diretamente relacionadas com o aumento da taxa efetiva de reprodução da doença.

Para esse grupo populacional, a atividade migratória é uma constante, funcionando como fonte alimentadora da população suscetível à malária em área de transmissão ativa da doença, como também elemento disseminador de cepas de *Plasmodium*, ou mesmo introduzindo os parasitos em áreas que apresentem condições de receptividade, gerando novos focos de malária (Marques e Pinheiro, 1982; Marques, 1983; Suárez-Mutis, 1997).

Classificação epidemiológica da malária

Devido à diversidade e à complexidade da epidemiologia da malária em cada uma das áreas em que está presente, existem diversas formas de classificar esta endemia: na intensidade da transmissão, na estabilidade e na estratificação epidemiológica de risco.

Intensidade da transmissão

Com base na esplenomegalia, foi definida a classificação da malária dependendo da intensidade de transmissão segundo o percentual de baços palpáveis em crianças entre 2 e 9 anos (WHO, 1950).

- **Malária holoendêmica.** Quando mais de 75% das crianças entre 2 e 9 anos têm o baço palpável e o índice nos adultos é baixo.
- **Malária hiperendêmica.** Quando entre 50 e 75% das crianças têm o baço aumentado e o índice esplênico nos adultos também é elevado.
- **Malária mesoendêmica.** Quando entre 11 e 50% das crianças entre 2 e 9 anos têm esplenomegalia.
- **Malária hipoendêmica.** Quando menos de 10% das crianças têm esplenomegalia.

Estabilidade da transmissão

MacDonald (1957) categorizou a endemicidade da malária segundo a estabilidade, classificando as áreas em estáveis e instáveis, embora entre elas exista uma ampla diversidade de situações epidemiológicas. O elemento estabilizador mais importante em uma população é o desenvolvimento de imunidade. Deve ser notado que as definições não incluem a intensidade na transmissão. Podem ocorrer altas ou baixas taxas de transmissão nas áreas estáveis, instáveis ou durante as epidemias. No entanto, as mais altas taxas de inoculação natural, com centenas de picadas infectivas por homem por ano provavelmente acontecem só sob condições de endemicidade estáveis; taxas de inóculo de uma ou duas picadas infectivas por homem por ano são mais características (embora não exclusivas) das áreas de malária instável; as epidemias de malária ocorrem sob condições de taxas de inóculo relativamente baixas ou moderadas (Carter e Mendis, 2002).

Malária estável

São áreas nas quais existe uma intensa transmissão do *Plasmodium* e as pessoas estão constantemente expostas, assegurando o desenvolvimento de imunidade contra a malária, exceto para as crianças de baixa idade que em pouco tempo vão ter sua primeira experiência com o parasito. Nestas áreas de malária estável os adultos são normalmente assintomáticos ou oligossintomáticos e apresentam uma baixa parasitemia. As crianças menores de 2 anos têm um risco muito alto de adoecer e morrer por malária, apesar de elas terem anticorpos maternos passivos até os primeiros 6 meses de vida.

A malária estável é o resultado da presença de uma espécie de anofelino que pica o homem com frequência, que apresenta uma boa longevidade e que atua em um meio cuja temperatura favorece a evolução dos parasitos. É difícil encontrar nestes territórios anofelinismo sem malária, prevalecendo em geral elevada endemicidade (Rey, 2001). Nas áreas de malária estável pode haver uma interrupção na transmissão nos meses mais frios do ano se a temperatura chegar a −15°C. O que normalmente é observado é que há uma redução na transmissão que volta a aumentar quando a temperatura se eleva novamente. É difícil combater a malária nestas áreas com as estratégias atuais de controle (Rey, 2001).

▪ Malária instável

Nas áreas de malária instável a intensidade da transmissão não é tão alta; a incidência varia de mês para mês e de ano para ano. Encontra-se nos locais onde a espécie vetora pica o homem de modo infrequente. Para que exista transmissão é preciso uma alta densidade do vetor; pode haver anofelinismo sem malária porque a densidade dos anofelinos é insuficiente. Apresentam-se surtos epidêmicos sazonais que podem chegar a ser de grandes proporções quando as condições climáticas são ótimas, com grandes variações que decorrem por causas inaparentes. Têm sido registrados ciclos com períodos de 5 a 8 anos. O grau de imunidade da população destas áreas é muito variável. Apesar das epidemias que atingem grande parte das pessoas, a imunidade pode ser muito baixa. As crianças frequentemente escapam da infecção (Rey, 2001). Neste caso pode aparecer a malária epidêmica que é na verdade uma forma extrema de malária instável. Ocorre quando a população ou ainda um pequeno grupo de pessoas está exposto a um aumento nas taxas de transmissão de malária em um momento determinado de tempo. Quando o *P. falciparum* é o responsável as epidemias podem ser altamente letais.

▪ Estratificação epidemiológica de risco da malária

Existe uma série de situações epidemiológicas em cada país ou região que se deve a vários fatores. Esta realidade deve ser estudada em cada lugar. A Organização Mundial da Saúde (OMS) estabeleceu a estratificação epidemiológica de risco classificando as áreas em alto, médio, baixo e sem risco, dependendo do índice parasitário anual (IPA), uma medida malariométrica construída usando como numerador o número de casos de malária em 1 ano determinado e em um local específico e como denominador a população em risco desse lugar para o mesmo período de tempo por cada 1.000 pessoas. No Brasil as áreas são divididas em (Figura 71.2):

- Alto risco: IPA $\geq$ 50
- Médio risco: IPA $\geq$ 10 e $<$ 50
- Baixo risco: IPA $>$ 0,1 e $<$ 10
- Sem risco: IPA = 0

▸ Patogenia

A malária é o resultado da interação do parasito (virulência) com o hospedeiro (vulnerabilidade ou resistência). Os hospedeiros mais vulneráveis são os indivíduos sem imunidade contra a doença como crianças ou os não expostos e os pacientes que perderam a imunidade previamente adquirida como mulheres gestantes, idosos, imunossuprimidos ou pessoas que passaram longos períodos fora da área de transmissão. Em contraposição, existem caracteres genéticos individuais que conferem resistência natural à infecção por *Plasmodium* spp.

▪ Hospedeiro

Resistência natural ou fatores genéticos que protegem contra a malária

Algumas populações da África Ocidental não apresentam na superfície de suas hemácias antígenos do grupo sanguíneo Duffy que agem como receptores necessários à penetração das hemácias pelo *P. vivax*, conferindo-lhes resistência natural à infecção por esta espécie. O estado heterozigoto da anemia falciforme protege contra formas complicadas de malária *falciparum* porque a hemoglobinopatia oferece um ambiente pouco propício ao desenvolvimento parasitário, diminuindo a disponibilidade de oxigênio, aumentando a depuração das hemácias no filtro esplênico, acidificando o meio intracelular, liberando potássio e enrijecendo a membrana celular. A persistência de hemoglobina fetal, a deficiência de glicose 6-fosfato desidrogenase (G6PD) e a betatalassemia exercem efeitos protetores semelhantes, assim como a ovalocitose, que cursa com membrana celular rígida (Wernsdorfer e McGregor, 1988; Gilles e Warrell, 1993; White, 1996).

▪ Infecção parasitária

Esporozoítas são inoculados pela fêmea anofelina no tecido celular subcutâneo (ou diretamente na corrente circulatória) e atingem o fígado por esta via ou através de canais linfáticos 30 a 40 min depois, em vigorosa mobilidade conferida pela proteína circunsporozoítica (CSP). De 8 a 15 esporozoítas são inoculados (até 100) infectando em média um hepatócito cada e dando início ao ciclo pré-eritrocítico que, geralmente, é assintomático mas que em alguns hospedeiros pode cursar com pródromos mal caracterizados com dores vagas e náuseas. A penetração do esporozoíta no hepatócito é mediada pela trombospondina da proteína que se adere a um proteoglicano, o sulfato de heparina, presente na superfície do hepatócito. Esta fase tem uma duração média de 10 a 15 dias para o *P. vivax* e de 5,5 a 10 dias para o *P. falciparum*, formando por cada hepatócito infectado até 10 mil novos merozoítas no primeiro caso e até 30 mil no segundo. Na infecção por *P. vivax* e *P. ovale*, algumas formas persistem no fígado, após a esquizogonia tecidual, em estado de latência (hipnozoítas) e são responsáveis pelas recaídas que aparecem em média de 3 a 6 meses após a infecção primária. Isto não ocorre com o *P. falciparum* e com o *P. malariae*; nestas espécies, a persistência de formas sanguíneas denominada recrudescência pode levar à infecção crônica com vários anos ou décadas de duração (Wernsdorfer e McGregor, 1988; Gilles e Warrell, 1993).

Com a ruptura do esquizonte tecidual, os merozoítas ganham a circulação sanguínea e cada um deles irá infectar uma hemácia, dando início a um ciclo que se repete a cada 48 h no caso do *P. vivax* e *P. falciparum* ou a cada 72 h no caso do *P. malarie*. O processo de invasão parasitária se inicia com a união dos ligantes parasitários aos receptores de superfície das hemácias (Duffy em reticulócitos para o *P. vivax* e vários outros para o *P. falciparum*). O complexo apical permite aos plasmódios reorientar suas superfícies para iniciar a junção, seguida de sinais que determinam a formação de um vacúolo parasitóforo a partir da membrana plasmática da hemácia, iniciando a invaginação do merozoíta até este ficar no interior da mesma, se isolando do citoplasma pela membrana vacuolar. Dentro da hemácia, cada merozoíta se multiplica por processo mitótico se diferenciando da forma de trofozoíta jovem (também chamado forma em anel) da de trofozoíta maduro e, finalmente, do esquizonte, cuja ruptura conhecida como esquizogonia eritrocitária coloca em circulação de 8 a 18 merozoítas no caso do *P. vivax* e até 32 novos merozoítas na infecção por *P. falciparum*, prontos para invadir novas hemácias. Alguns merozoítas sanguíneos se diferenciam em formas imaturas do estágio sexual denominadas gametócitos masculino e feminino. Estes surgem no sangue periférico do hospedeiro de 7 a 10 dias do início da infecção no caso do *P. vivax* e de 10 a 20 dias no caso do *P. falciparum*. Em países com programas ativos de controle da malária que incluem diagnóstico e tratamento precoce, o *P. vivax* aumenta na fórmula parasitária enquanto o *P. falciparum* tende a diminuir. Se um novo repasto sanguíneo for feito pela fêmea anofelina neste momento, esta ficará infectada com gametócitos que iniciarão seu desenvolvimento sexuado no mosquito, completando o ciclo (Wernsdorfer e McGregor, 1988; Gilles e Warrell, 1993; White, 1996; Miller *et al.*, 2002).

▪ Imunidade

Interação dos plasmódios com o sistema imune

Mecanismos não específicos de defesa e o desenvolvimento de outros humorais e mediados por células são importantes para o controle da infecção aguda. A ativação de células fagocíticas libera óxido nítrico (ON) e derivados de oxigênio tóxicos ao parasito, o que permite aumentar a depuração esplênica das hemácias infectadas (HI) tanto pela filtração como pela fagocitose facilitada pela opsonização. Anticorpos protetores inibem a expansão parasitária ao ativar receptores para monócitos e macrófagos na superfície dos EI. Em contraste, as proteínas parasitárias expostas sofrem variação antigênica, impedindo seu total clareamento (White, 1996).

Em áreas de intensa transmissão, anticorpos antiesporozoítas são produzidos gradualmente até atingir um nível estável ao redor dos 20 a 30 anos de idade. Após a infecção natural com inoculação dos esporozoítas, há uma transitória imunidade humoral contra seus antígenos. O papel da resposta citotóxica mediada por células T para os estágios pré-eritrocíticos ainda não é muito clara. A imunidade desenvolvida contra formas assexuadas parece ser específica da cepa infectante e se dá lentamente depois de inúmeras infecções não tratadas (White, 1996).

Toda a fisiopatogenia da malária se desencadeia com a destruição eritrocitária, quando componentes do parasito e da próprio hemácia entram em contato com a circulação e induzem à reação do hospedeiro. Na hemácia, o parasito consome e degrada proteínas intracelulares como a hemoglobina em cujo processo de metabolização ocorre a liberação do heme que se transforma em hemozoína (pigmento malárico) e induz à lise da hemácia. Este processo também altera as propriedades de transporte da membrana eritrocitária, tornando-a mais rígida e esférica e com menor capacidade de deformação. A destruição da hemácia libera glicolipídios similares às endotoxinas bacterianas. A âncora glicosil fosfato de inositol (GPI) é uma proteína de membrana que induz à ativação de uma cascata de citocinas liberadas pelos macrófagos, principalmente o fator de necrose tumoral (TNF) e a IL-1, dando início ao paroxismo malárico manifestado por calafrio, seguido de febre geralmente elevada. O TNF, por sua vez, estimula a produção de outras citocinas pró-inflamatórias como a IL-6 e IL-8. A sequência se repete a cada 48 h por ocasião da esquizogonia eritrocitária (White 1996).

As infecções agudas se caracterizam por uma pobre resposta antígeno-específica, contribuindo para o lento desenvolvimento da resposta imune adquirida. Durante a doença aguda há uma ativação policlonal de células B e uma redução de células T circulantes. Em indivíduos não imunes, a resposta à infecção induz à produção de IgM ou IgG_2 pouco efetivas no controle da infecção. As formas complicadas cursam com supressão imune, que compromete a quimiotaxia de monócitos e neutrófilos, reduz a fagocitose e estimula a superinfecção bacteriana.

Efeito fisiológico da virulência do P. falciparum

A capacidade de produzir *hiperparasitemias* é uma característica de virulência do *P. falciparum* (Figura 71.4), devendo-se à menor duração do seu ciclo tecidual, à maior produção de esporozoítas durante as esquizogonias tecidual e eritrocitária e à capacidade de invadir hemácias de qualquer idade. Enquanto o *P. vivax* só consegue invadir hemácias jovens (reticulócitos) que correspondem de 0,8 a 1,5% do total de hemácias circulantes, a progênie de um único esporozoíta de *P. falciparum* tem a potencialidade de atingir todas as hemácias do hospedeiro em menos de 14 dias (um único esporozoíta inoculado produz 30 mil merozoítas ao final do ciclo pré-eritrocítico, que por sua vez produzirão 30 novos merozoítas a cada 48 h, o que significa que em quatro ciclos poderiam esgotar as hemácias de um indivíduo com 4,5 milhões de hemácias por μℓ de sangue, em 5 ℓ de volemia); mas, antes do esgotamento da população de hemácias, a expansão termina abruptamente ao atingir uma parasitemia de 10^4 a 10^5/μℓ por mecanismos tanto parasitários quanto do hospedeiro que mobiliza defesas específicas e não específicas. A febre, por exemplo, é um mecanismo deformador das formas parasitárias. A habilidade de tolerar altas parasitemias ocorre no hospedeiro quando este desenvolve uma imunidade antitóxica, reduzindo a produção de citocinas para o mesmo nível de parasitos até eventualmente atingir o estado de infecção sem sintomas, também denominado premunição (White, 1996).

▪ Obstrução vascular

O *sequestro* caracterizado pelo "desaparecimento" das formas maduras do sangue periférico por ocasião da aderência é outra forma de virulência do *P. falciparum* e se dá pelo desenvolvimento de protuberâncias ou *knobs* na superfície da HI que participam na adesão destas às células endoteliais dos vasos pós-capilares em um processo conhecido como citoaderência a hemácias não infectadas formando rosetas ou outras HI na autoaglutinação. Este evento não ocorre de forma uniforme em todo o corpo, mas é especialmente intenso no cérebro e relevante no coração, fígado, rins, intestino e tecido adiposo (White, 1996).

► **Citoaderência.** Os *knobs* são acréscimos formados na superfície da HI por proteínas parasitárias como a proteína de membrana da hemácia infectada por *P. falciparum* (PfEMP1) que se ancora à membrana da célula hospedeira por uma outra proteína parasitária derivada da histidina (Pf HRP) e são os

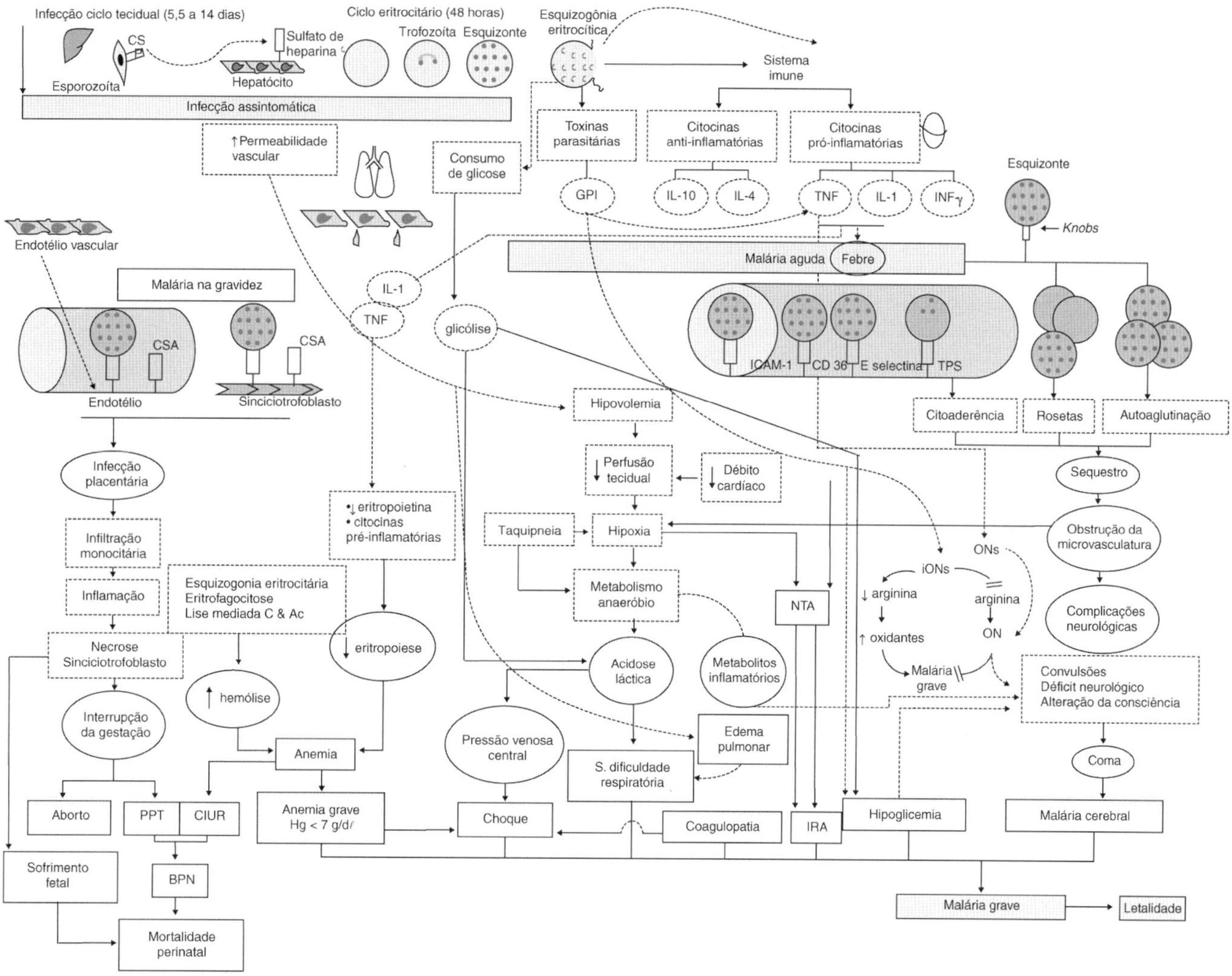

Figura 71.4 Patogenia da malária por *Plasmodium falciparum*.

pontos de contato com o endotélio vascular e o sinciciotrofoblasto placentário. Os parasitos que não formam *knobs* não têm, em princípio, capacidade de citoaderência; todavia, este fenômeno não ocorre em indivíduos esplenectomizados porque se considera que a citoaderência deve ser modulada pelo baço (White, 1996).

Estas proteínas parasitárias precisam de receptores nos tecidos dos órgãos acometidos; o mais efetivo deles é o CD36, um antígeno de superfície leucocitário que está presente no endotélio vascular e em monócitos e macrófagos. A molécula de adesão intercelular (ICAM1) modulada pelo TNF é o receptor associado a citoaderência no endotélio da microvasculatura cerebral. Outros possíveis ligantes são a tromboespondina, moléculas de adesão vascular (VCAM), moléculas de adesão endotelial (ELAM) e a condroitina de sulfato A (CSA) do sinciciotrofoblasto placentário (Mendis e Carter, 1995; White, 1996; Fried e Duffy, 1996).

▸ **Formação de rosetas ou roseteamento.** A aderência das HI com hemácias não infectadas é cinco vezes mais forte do que a citoaderência e causa maior obstrução microvascular, tem tendência a iniciar em vênulas e é considerada um fenômeno importante na patogenia da malária cerebral, tornando lento o fluxo sanguíneo, incrementando a citoaderência e a glicólise anaeróbica, reduzindo o pH (Mendis e Carter, 1995; White, 1996).

A infecção altera as hemácias, transformando-as de uma forma bicôncava flexível a uma esférica e rígida de maior tamanho. O sequestro produzido por todos estes fenômenos leva a uma pobre perfusão tecidual, metabolismo anaeróbico com acidose láctica e disfunção multiorgânica. Pequenas e precoces quantidades de citocinas podem ter efeito protetor, mas no decurso da infecção os altos níveis atingidos por estas levam a um processo inflamatório que finalmente será responsável pelo acometimento de múltiplos sistemas, pela disfunção placentária, pela supressão da eritropoese, pela inibição da gliconeogênese e pelo incremento na citoaderência (Mendis e Carter, 1995).

▪ Alteração da permeabilidade vascular

Nas formas complicadas de malária é detectado um incremento generalizado da permeabilidade vascular sistêmica, mas a associação deste evento com a malária cerebral não está estabelecida.

Patogenia das formas complicadas de malária

▸ **Malária cerebral.** A causa do coma observado nos pacientes com malária cerebral não é clara. O que é evidente é a lentidão do fluxo sanguíneo como consequência da glicólise anaeróbica que afeta o aporte de oxigênio e eleva a concentração de lactato no líquido cefalorraquidiano (LCR). As citocinas aumentam a produção de ON, que é um potente inibidor da neurotransmissão por meio da produção de ON-sintetase (ONs), enquanto toxinas parasitárias (GPI) induziriam a um quadro de malária grave ao produzir um inibidor de ONs (IONs) (Mackintosh e Beeson, 2004). O conhecimento sobre a função que as citocinas e o ON exercem na patogenia da malária complicada é limitado e, embora seja difícil relacionar os níveis destas substâncias com o funcionamento do sistema nervoso, considera-se que o ON tenha um efeito indutor da malária cerebral e ainda assim protetor contra outras formas de malária complicada (Mendis e Carter, 1995; Mackintosh e Beeson, 2004). O coma da malária não está associado ao aumento da pressão intracraniana (White, 1996).

▸ **Anemia.** A patogenia da anemia é multifatorial e é devida ao incremento da destruição das hemácias e à diminuição da sua produção. Além da hemólise das HI, há hemólise de hemácias não parasitadas e disfunção da medula óssea com diseritropoese, que persiste por algumas semanas após a infecção aguda, cursando com baixa quantidade de reticulócitos. A vida média das hemácias está diminuída na malária (White, 1996; Mackintosh e Beeson, 2004). Em pacientes com infecções maciças, a hiperparasitemia pode causar uma queda no hematócrito de 8 a 10% a cada 48 h (Krogstad, 1999).

▸ **Disfunção renal.** Algumas anormalidades glomerulares têm sido observadas. Os achados clínicos e patológicos sugerem que a necrose tubular aguda (NTA) é a causa da insuficiência renal aguda (IRA), e consequência da hipoperfusão que provoca vasoconstrição no córtex renal e da obstrução vascular produzida pelo sequestro das HI. A glomerulonefrite é rara mas a hemólise maciça pode desencadear a "febre negra". Na síndrome nefrótica associada à infecção crônica pelo *P. malariae* são encontrados depósitos de complexos imunes (White, 1996; Mackintosh e Beeson, 2004).

▸ **Síndrome de insuficiência respiratória.** Como ocorre com outras doenças que causam síndrome de dificuldade respiratória do adulto, sua patogenia é incerta. O sequestro vascular, a hipoxia, o metabolismo anaeróbico e a acidose láctica devem representar um papel importante no evento. A função de bomba do coração está preservada apesar do intenso sequestro na vasculatura miocárdica (Mackintosh e Beeson, 2004). O edema pulmonar resulta do incremento súbito da permeabilidade dos capilares pulmonares de causa desconhecida (White, 1996; Mackintosh e Beeson, 2004).

▸ **Hipoglicemia.** É o resultado do esgotamento rápido do glicogênio hepático devido à hiporexia, ao aumento na demanda periférica de glicose (pela febre e pelo consumo parasitário) e à redução da produção hepática (pela falha na gliconeogênese e na glicogenólise). Cursa com hiperlactatemia por sua etiologia comum e pode ser agravada pelo uso do quinino que estimula a secreção de insulina pelas células β pancreáticas que costuma aparecer 24 h após o início do tratamento, diferentemente da hipoglicemia causada pela malária que aparece desde o início do quadro clínico. Esta alteração contribui para a disfunção do sistema nervoso e se associa ao quadro de malária cerebral e a possíveis sequelas neurológicas. Especial atenção deve ser dada às mulheres gestantes pela hipoglicemia que cursa com a gravidez (White, 1996; Mackintosh e Beeton, 2004). A toxina parasitária GPI exerce ação similar à da insulina, levando à hipoglicemia ao induzir a conversão de glicose a triglicerídios nos adipócitos (Mendis e Carter, 1995).

▸ **Alterações hidreletrolíticas.** Após a hidratação do paciente, o volume plasmático está elevado mas o volume corporal e o extracelular estão normais. A atividade do eixo renina-angiotensina-aldosterona e a concentração de hormônio antidiurético estão elevadas como resultado de mecanismos hemostáticos compensatórios para manter constante o volume circulante na vigência da vasodilatação e de baixo hematócrito (White, 1996).

▸ **Coagulopatia e trombocitopenia.** A atividade da cascata de coagulação está acelerada com consumo de fibrinogênio e antitrombina III, o que aumenta a degradação de fibrina e o acúmulo de seus produtos. O paciente pode ter sangramento espontâneo significativo. A trombocitopenia é o resultado da depuração esplênica mas a participação de anticorpos neste processo é objeto de controvérsia. Hemácias infectadas podem ativar a cascata de coagulação diretamente e induzir à produção de citocinas pró-coagulantes (White, 1996).

▸ **Disfunção hepática.** A icterícia é comum em adultos com malária complicada e apresenta três componentes: hemólise, colestase e destruição dos hepatócitos. Outras manifestações de alteração hepática são a redução da síntese dos fatores de coagulação, a lentidão no metabolismo de alguns antimaláricos e a falha na gliconeogênese que contribui para a hipoglicemia e a acidose láctica. O sequestro eritrocitário também acontece na microvasculatura hepática e em infecções maciças. O fluxo sanguíneo hepático também está lento, o que pode ser relacionado com uma alta concentração de lactato venoso que não foi depurado (White, 1996).

▸ **Disfunção esplênica.** O baço invariavelmente está aumentado de tamanho durante a infecção malárica devido ao papel que desempenha na depuração de hemácias infectadas por dois diferentes mecanismos: um imune, mediado por receptores Fc, e outro mecânico, resultante do reconhecimento da perda da deformabilidade da hemácia. O baço tem sido associado ao processo de citoaderência (White, 1996). Em alguns pacientes na África, Índia e Nova Guiné, o aumento permanente do baço é uma condição clínica conhecida como síndrome de esplenomegalia tropical ou baço hiper-reativo da malária. Nela os sinusoides estão dilatados e há marcada hiperplasia linfoide com intensa fagocitose de hemácias, infiltração reticular e altos níveis de IgG e IgM além de anemia, leucopenia e trombocitopenia.

▸ **Disfunção metabólica.** As formas assexuadas do parasito só conseguem metabolizar a glicose pela via da glicólise anaeróbica que produz como metabólito o ácido láctico. Este processo é incrementado com a obstrução microvascular ocasionando glicólise anaeróbica e se agrava com a falha na depuração hepática e renal. Uma célula infectada consome 70% de glicose a mais do que uma não infectada e a maior parte é convertida em ácido láctico (devido ao parasito não apresentar o complexo enzimático necessário ao ciclo do ácido cítrico), embora a maior parte do ácido láctico seja produzida pelo hospedeiro (White, 1996; Mackintosh e Beeson, 2004).

▸ Manifestações clínicas da malária

A forma clínica mais característica de malária aguda é o paroxismo que aparece com a lise das hemácias infectadas no final do ciclo eritrocitário (Krogstad, 1999). Em geral a densidade parasitária necessária ao aparecimento dos sintomas é menor do que a parasitemia que permite o diagnóstico microscópico; isto é, o *período de incubação* que vai desde o momento da infecção até o aparecimento do primeiro sintoma, embora varie com o parasito infectante e seja diretamente proporcional à imunidade previamente adquirida pelo hospedeiro, geralmente antecede o *período pré-patente* que vai da infecção até o momento em que a densidade parasitária é suficiente para que o diagnóstico microscópico possa ser feito, o que depende também da eficiência do microscopista.

A periodicidade do quadro está ligada ao padrão da curva febril, produzindo a febre terçã (na infecção por *P. vivax* e *P. falciparum*) e a quartã (*P. malariae*), relacionada com a esquizogonia eritrocitária que se repete a cada 48 ou 72 h. Nem sempre o quadro febril se apresenta com o padrão regular previamente descrito, inicialmente porque são necessários vários ciclos para alcançar sincronia, e, posteriormente, a sincronia se perde quando se dá o sequestro eritrocitário. Adicionalmente, um indivíduo pode receber inóculos infectantes em dias sucessivos e os parasitos estarem em etapas evolutivas diferentes, interferindo na periodicidade dos episódios febris (White, 1996).

▪ Diagnóstico de malária com base em sintomas

Em áreas de baixa endemicidade ou de malária instável, embora a infecção sem doença seja referida na literatura (Alves *et al.*, 2002; Suárez-Mutis *et al.*, 2004), os sintomas são considerados altamente sensíveis para sugerir o diagnóstico e pouco específicos para confirmá-lo, contraindicando o uso de tratamentos presuntivos, especialmente em locais onde há transmissão por *P. falciparum* resistente à cloroquina (Chandramohan *et al.*, 2002). Sinais e sintomas de malária aguda como febre, cefaleia e calafrio (tríade clássica) confundem-se com os apresentados em outras doenças infecciosas. Em áreas de alta endemicidade ou de elevada intensidade de transmissão, além desses sintomas de malária, é necessário um limiar na parasitemia periférica para se fazer o diagnóstico e também descartar outras doenças que simulam malária (Genton *et al.*, 1994; Schellenberg *et al.*, 1994; Chandramohan *et al.*, 2002).

▪ Malária complicada

Entre alguns fatores de risco para um quadro complicado de malária estão: a espécie infectante, a densidade parasitária e o estado imunológico do hospedeiro (Stauffer e Fisher, 2003). A OMS define como malária complicada a presença de prostração, alteração do estado de consciência, dificuldade respiratória (por acidose), convulsões repetidas, colapso circulatório, edema pulmonar, sangramento anormal, icterícia, hemoglobinúria ou anemia grave, em paciente com formas assexuadas do *P. falciparum* e sem nenhuma outra causa etiológica (WHO, 2000), mas em locais com alta transmissão por *P. vivax* algumas destas manifestações também têm sido observadas (Tabela 71.2).

A hipertermia (temperatura corporal > 41°C) tem participação no quadro de malária grave e está vinculada com anemia grave, hipoglicemia, malária cerebral e pode precipitar crise convulsiva especialmente em crianças (Krogstad, 1999); em gestantes pode desencadear o trabalho de parto.

Laboratorialmente pode-se evidenciar em algumas situações elevação da proteína C reativa, procalcitonina, hipoalbuminemia, hematúria e hiponatremia. Os achados no LCR mostram baixa celularidade (contagem de leucócitos < 20 céls./μℓ). Estudos de imagem podem mostrar achados não específicos compatíveis com edema cerebral ou isquemia. Para o tratamento pode ser necessário checar níveis de G6PD (Stauffer e Fisher, 2003).

▪ Malária por P. vivax

O paroxismo malárico do *P. vivax* é curto, com uma duração menor que 8 h e recorre em intervalos de 48 h, coincidindo com a ruptura de esquizontes eritrocitários na circulação do paciente, expondo o material parasitário ao sistema imune. Os primeiros ciclos eritrocitários podem ocorrer de forma assintomática ou os sintomas podem se manifestar com uma densidade parasitária menor do que uma hemácia infectada para cada 10.000 não parasitadas, mostrando que o período de incubação geralmente é menor do que o período pré-patente (Karunaweera *et al.*, 2003). O primeiro sintoma é o calafrio que dura 1 h ou mais, seguido de tremores e em geral ranger de dentes, estágio que se prolonga por um período similar. Segue-se o aumento da temperatura corporal que sobe rapidamente, podendo chegar a 41°C por período de 1 ou 2 h, após o qual vem o declínio da temperatura com duração de até 7 h com sudorese profusa. Outros sintomas podem ser comuns como cefaleia, náuseas, vômito, mialgia e artralgia. Após o paroxismo o paciente apresenta um cansaço marcado (astenia) que frequentemente o leva à sonolência. É generalizado o conceito de que a malária por *P. vivax* é quase invariavelmente desprovida de riscos e complicações, mas níveis elevados de TNF-α e INF-γ têm sido associados a formas graves (Karunaweera *et al.*, 1998; 2003).

▪ Malária por P. vivax complicada

Embora a malária por *P. vivax* sempre tenha sido considerada uma doença benigna, nos últimos anos tem havido um aumento no número de relatos de formas graves deste tipo de malária. Quase todas as manifestações de malária grave observadas nas infecções por *P. falciparum* também já foram descritas na malária por *P. vivax*. Na maior parte das infecções por *P. vivax* é frequente a afetação do pulmão com presença de tosse. Nos adultos, a injúria pulmonar aguda tem sido descrita como causadora de insuficiência respiratória, enquanto nas crianças a causa dessa insuficiência está mais associada a outras etiologias, como anemia, acidoses e infecções sobreagregadas do trato respiratório (Price *et al.*, 2009). À continuação, alguns dos eventos mais frequentes na malária por *P. vivax* complicada.

Os casos de malária complicada por *P. vivax* estão especialmente associados a primoinfecção (Alecrim, 2000).

▸ **Anemia.** Uma das formas de malária complicada mais frequentes na infecção por *P. vivax* é a anemia. Em um centro de referência para diagnóstico e tratamento da malária no Amazonas, estudos recentes mostram que a anemia foi a segunda complicação mais frequente de uma série de pacientes, acometendo 21,5% dos doentes, chegando a apresentar uma concentração de hemoglobina menor que 6 g/dℓ em alguns casos – especialmente crianças e gestantes (Alecrim, 2000).

▸ **Hemorragia.** Trombocitopenia intensa tem sido observada na malária por *P. vivax*, quando pode atingir níveis muito baixos; é um dos achados laboratoriais mais frequentes, chegando a acometer até dois terços dos doentes. Cerca de 20% dos pacientes apresentam uma contagem plaquetária menor que 50.000 plaquetas/mm^3. Hemorragias conjuntivais, hematúria, convulsões, coma, coagulação intravascular disseminada e até púrpura trombocitopênica (Lacerda et al., 2004) têm sido descritas na malária complicada por *P. vivax*.

▸ **Ruptura esplênica.** A ruptura esplênica é uma complicação tardia muito séria que está associada a hospedeiros primoinfectados e pode se dar de forma espontânea, após traumas menores como a palpação esplênica durante o exame clínico, atividades físicas ou após um grande impacto local (Krogstad, 1999).

▸ **Malária cerebral.** Embora o *P. vivax* não tenha capacidade de citoaderência, casos de malária cerebral têm sido descritos na infecção por esta espécie na Índia (Arora, 1988; Sholapurkar *et al.*, 1988).

▸ **Edema pulmonar.** Também já foi descrito na malária por *P. vivax* (Pukrittayakamee, 1998).

▸ **Recaída.** É o reinício das manifestações clínicas da infecção devido à sobrevida de formas exoeritrocíticas (hipnozoítas) em curtos intervalos de tempo ou depois de longos períodos. No homem, as infecções que recaem são as causadas por *P. vivax* e *P. ovale* (Wernsdorfer e McGregor, 1988).

Malária por P. falciparum

O período pré-patente da infecção por *P. falciparum* é curto (pode ser de 5 dias), já o período de incubação varia de 9 a 14 dias, sendo em média de 7 dias. A duração destes períodos pode ser maior ou menor em função da endemicidade, da imunidade do hospedeiro e do uso de quimioprofilaxia, quimioterapia parcial ou resistência aos antimaláricos. Em geral o sinal inicial é a cefaleia, acompanhada de dor lombar, mialgia, anorexia, dor abdominal mal localizada, náuseas, vômito e diarreia (WHO, 2000).

O paroxismo da malária por *P. falciparum* cursa com febre alta que pode estar acompanhada de frio, torpor, sudorese e cefaleia. Outros achados comuns são astenia, mialgia, vômito e palidez cutaneomucosa (Stauffer e Fisher, 2003). O paroxismo do *P. falciparum* é menos delimitado e regular do que o causado pelo *P. vivax* e pode estender-se por mais de 24 h (Krogstad, 1999; Karunaweera *et al.*, 2003). Os sintomas podem ser acompanhados de sinais como hepatoesplenomegalia, anemia e icterícia com maior frequência do que na infecção por outras espécies e, não raro, anorexia e hipodinamia (Stauffer e Fisher, 2003). Complicações graves e frequentemente fatais podem aparecer de 3 a 7 dias após o início da síndrome febril (WHO, 2000; Karunaweera *et al.*, 2003).

Malária por P. falciparum complicada

Para a OMS (WHO, 2000), o quadro de malária complicada por *P. falciparum* fica caracterizado na presença de uma ou mais das manifestações descritas na Tabela 71.2:

▸ **Malária cerebral.** É definida pela presença de coma ou convulsões em indivíduos infectados com *P. falciparum* que não apresentem outra etiologia de encefalopatia (Krogstad, 1999). Em crianças é definida por alguns autores como a incapacidade de localizar estímulos dolorosos (WHO, 2000) e pode causar aumento da pressão intracraniana. Outras manifestações neurológicas frequentes da malária são: cefaleia, confusão e irritabilidade que podem preceder o quadro de malária cerebral com evolução de exame neurológico normal ao coma em poucas horas. Os quadros mais graves incluem postura de descerebração ou descorticação, nistagmos, olhar disconjugado, papiledema, hemorragias retinianas e alterações respiratórias (Stauffer e Fisher, 2003). A malária cerebral conduz ao óbito de 15 a 30% dos pacientes com este diagnóstico e deixa sequelas em 10% dos sobreviventes (Krogstad, 1999).

Tabela 71.2 Critérios de definição de malária complicada, segundo a Organização Mundial da Saúde.

Evento	Malária grave
Malária cerebral	Parasitemia + coma
Anemia	Grave
Hb g/dℓ	< 7
Hto %	< 20
Insuficiência renal aguda	Diurese < 400 mℓ/dia ou < 12 mℓ/kg/dia
Creatinina mg/dℓ	> 3,0
Edema pulmonar	
Hipoglicemia	Grave
Glicose mg/dℓ	< 40
Choque	Pressão arterial sistólica < 80 mmHg
Coagulação intravascular disseminada	Sangramento espontâneo não vaginal
Outras manifestações	
Hiperparasitemia de hemácias infectadas	> 10.000/μℓ
Comprometimento hepático	
Bilirrubina total mg/dℓ	> 3,0
Transaminase/TGO UI/ℓ	> 144
Transaminase/TGP UI/ℓ	> 150
Disfunção metabólica	
Acidose (pH)	< 7,25
Concentração de bicarbonato plasmático mmol/ℓ	< 22
Acidose láctica mmol/ℓ	> 5

▸ **Anemia.** A anemia grave da malária caracteriza-se como a concentração de hemoglobina (Hb) menor que 5 g/dℓ ou hematócrito (Hto) menor que 15% na presença de 10 mil formas parasitárias de *P. falciparum*/mℓ de sangue e hemácias de forma e tamanho normais no esfregaço sanguíneo (WHO, 2000). No entanto, em adultos e em áreas com condições de transmissão diferentes das africanas, essa definição é pouco apropriada, definindo a anemia da malária como a redução da Hb ou do Hto abaixo dos níveis esperados por idade, sexo e condição, na presença de plasmódio de qualquer espécie, com qualquer densidade parasitária em áreas de transmissão. A fisiopatologia está associada ao incremento na destruição das hemácias (por ruptura de hemácias infectadas, fagocitose, hiperesplenismo, hemólise autoimune ou febre negra) ou por diminuição da sua produção (por hipoplasia eritroide, supressão na síntese de eritropoetina, diseritropoese, alteração na produção de IL e coinfecções), mas também pelo uso de medicamentos inibidores dos folatos no tratamento da malária (Menendez *et al.*, 2000).

▸ **Disfunção renal.** A insuficiência renal, considerada rara em crianças, é definida como uma diurese menor que 12 mℓ/kg/24 h (400 mℓ/24 h em adultos) ou uma concentração de creatinina plasmática acima da esperada para a idade, que persiste após o paciente ter sido hidratado adequadamente (WHO, 2000). É mais frequente em locais de menor endemicidade e em indivíduos tratados com quinino, ou quinidina, quadro conhecido como febre negra, caracterizada por hemólise intensa, hemoglobinúria e insuficiência renal aguda (Stauffer e Fisher, 2003).

▶ **Edema pulmonar.** É um evento mais frequente em adultos do que em crianças (Stauffer e Fisher, 2003) e está mais associado ao aumento da permeabilidade capilar do que à insuficiência cardíaca. Pode ocorrer após o início do tratamento em alguns casos associado ao aporte excessivo de líquidos (Stauffer e Fisher, 2003). É uma das formas complicadas de malária, temida em gestantes, especialmente no puerpério imediato. Os sintomas respiratórios das crianças estão mais associados a acidose grave do que ao edema pulmonar (WHO, 2000).

▶ **Hipoglicemia.** É muito difícil ser suspeitada clinicamente ou diagnosticada precocemente. Sintomas frequentes são ansiedade, dificuldade respiratória, sensação de frio, taquicardia e sinais de hiperatividade autonômica (sudorese). Não se observa midríase (WHO, 2000).

▶ **Distúrbios hidreletrolíticos.** Muitos pacientes com malária por *P. falciparum* apresentam hipovolemia, diminuição da pressão venosa central, hipotensão postural, oligúria e desidratação. A respiração acidótica pode aparecer em pacientes graves, com choque, acidose láctica e insuficiência renal (WHO, 2000).

▶ **Anormalidades cardiovasculares, choque e malária álgida.** O quadro de malária pode se apresentar como colapso vascular seguido de choque e hipotermia. A pressão arterial está em geral no limite inferior normal, mas quando a pressão sistólica cai a menos de 80 mmHg se evidencia choque, acompanhando o edema pulmonar e a acidose metabólica (WHO, 2000; Stauffer e Fisher, 2003).

▶ **Coagulopatia e trombocitopenia.** Sangramentos como epistaxe, hematêmese, petéquias e hemorragias subconjuntivais têm sido observados, assim como a coagulação intravascular disseminada, especialmente em pacientes com insuficiências renal, pulmonar ou hepática causadas por hiperparasitemia, anemia complicada, trombocitopenia e coagulopatia (WHO, 2000).

▶ **Disfunção hepática.** A hepatomegalia é um achado frequente e a icterícia moderada devida ao aumento da bilirrubina não conjugada como resultado da hemólise acompanha de 20 a 40% dos infectados e pode ocorrer em outras formas de malária complicada, como a malária cerebral, a insuficiência renal aguda, o edema pulmonar e o choque. A icterícia intensa se dá em associação com a disfunção do hepatócito. Em alguns pacientes há colestase, mas sinais de hepatite fulminante não são observados. As transaminases podem estar elevadas em até cinco vezes os valores normais, mas não atingem os teores observados durante as infecções agudas por vírus hepatotrópicos (WHO, 2000).

▶ **Disfunção metabólica.** As complicações metabólicas mais frequentes da malária são a acidose láctica e a hipoglicemia. Na malária complicada, observa-se uma elevação na concentração de lactato arterial, capilar, venoso e do LCR, em níveis diretamente proporcionais à gravidade do quadro, sendo portanto um fator de mau prognóstico e uma importante causa de morte.

▶ **Hiperparasitemia.** Tem um papel fundamental na etiologia da anemia, da hipoglicemia e da acidose (Krogstad, 1999). A predominância de formas maduras (esquizontes) no sangue periférico é um indicador de gravidade que aponta a iminência de um incremento na densidade parasitária e o esgotamento das superfícies de pequenos vasos onde a citoaderência ocorre.

▪ Malária por P. malariae

Esta espécie prefere parasitar hemácias mais velhas. O paroxismo malárico se repete a cada 72 h (febre quartã) e a apresentação clínica por *P. malariae* é tipicamente moderada e cursa com baixa parasitemia. A complicação mais frequente na malária causada por esta espécie é a glomerulonefrite por depósito de complexos imunes.

A recrudescência, definida como o reinício da infecção devido à sobrevivência de formas eritrocíticas, é a forma de infecção persistente na malária por *P. malariae* (Wernsdorfer e McGregor, 1988).

▶ População de risco para formas complicadas de malária

▪ Malária em crianças

As crianças, especialmente as menores de 5 anos, representam o maior grupo de risco para malária grave, já que 90% da mortalidade ocorre nas mesmas (WHO, 2002). A mortalidade associada a anemia da malária ocorre nos primeiros 2 anos de vida, já as formas cerebrais são mais frequentes entre 2 e 4 anos. A acidose láctica é outra importante causa de mortalidade infantil (Mendis e Carter, 1995).

Os sintomas mais referidos em crianças infectadas por *P. falciparum* são febre, cefaleia e calafrios, mas também são observados sudorese, mialgia, náuseas, lombalgia, vômito, tosse, artralgia, diarreia, dispneia, convulsões e tonturas (Noronha *et al.*, 2000). Nas infecções por *P. vivax* o quadro clínico inicial é similar (Ventura *et al.*, 1999).

Malária durante a gravidez

A malária e a gravidez são condições que se agravam mutuamente. As mudanças fisiológicas causadas pela gravidez e as alterações patológicas da malária têm efeitos sobre a mulher e o concepto. É assiduamente observado que a infecção e a gravidade da forma clínica são sempre maiores na gestação do que antes ou depois dela (McGregor, 1984; Menendez, 1995). A mortalidade entre gestantes é o dobro da observada em não gestantes.

No continente africano, a prevalência da infecção e a densidade parasitária são mais elevadas na primeira gestação e até a primeira metade desta (antes de 13 a 16 semanas) (Brabin, 1983). A anemia é uma das complicações mais prevalentes, independentemente do cenário epidemiológico (Brabin, 1983; Menendez, 1995), mas a gestante de áreas instáveis tem baixa imunidade específica e tanto ela como o concepto são alvos da malária grave (Menendez, 1995); o evento é comum em qualquer época da gestação, embora alguns estudos na Tailândia mostrem maior prevalência na primeira metade (Nosten *et al.*, 1991) e outros realizados nas áreas de transmissão das Américas mostrem maior frequência no último trimestre da gestação (Martínez-Espinosa, 1998; 2003; Jarude *et al.*, 2003). A infecção por *P. falciparum* é mais frequente entre gestantes do que em mulheres não gestantes da mesma área de exposição.

Efeitos da gestação na apresentação clínica da malária

Na malária materna o efeito mais frequente é a anemia, mas a infecção crônica da placenta faz com que os piores efeitos sejam manifestados pelo feto ou recém-nascido em forma de baixo peso ao nascimento (BPN) devido ao retardo no crescimento intrauterino. O BPN está associado a elevado risco de morte durante o primeiro ano de vida (Menendez, 1995; Miller e Smith, 1998).

A anemia é a mais constante complicação da malária na gestante; é de origem multifatorial e soma-se à anemia própria da gestação (Menendez *et al.*, 2000). A hipoglicemia é um evento comum dentro do quadro de malária e sua origem está relacionada com três situações que podem ocorrer simultaneamente: gestação, consumo de glicose pelo parasito e tratamento com quinino. A hipoglicemia pode ser assintomática ou com sudorese, alterações do estado de consciência e convulsões. Pode também produzir bradicardia e outros sinais de sofrimento fetal, além de contribuir para a redução do peso do recém-nascido.

Gestantes com malária grave têm tendência a edema pulmonar agudo, que pode se instaurar no início ou aparecer repentinamente durante o tratamento ou durante o pós-parto imediato, e que é potencializado pelas modificações hidreletrolíticas que acompanham o fim da gestação (WHO, 2000).

O quadro de malária é muito parecido com a infecção do trato urinário na gestante, portanto o diagnóstico diferencial deve ser feito e mutuamente excluído (deve-se pensar em malária em gestantes com infecção urinária de áreas endêmicas e em pacientes com malária deve ser excluído o diagnóstico de infecção do trato urinário).

Efeitos da malária no curso da gravidez e no feto

Aborto e natimorto são eventos comuns em gestantes não imunes. A morte fetal pode vir como consequência da interferência na transferência de nutrientes através da placenta, da hiperpirexia que estimula contrações uterinas ou da hipoxia intraparto secundária à anemia grave (Brabin, 1983; Menendez, 1995; 1999; Okoko *et al.*, 2003).

Um efeito comum em todas as áreas de transmissão é a associação entre a malária e a redução do peso ao nascer; a diferença está em que o retardo de crescimento intrauterino (CIUR), como consequência do comprometimento da placenta impedindo a transferência de nutrientes e oxigênio para o feto, é mais característico em mulheres imunes; entretanto, o parto prematuro (PPT) induz ao baixo peso dos filhos de mães não imunes. Existe também associação comum entre baixo peso e anemia materna, o que também traz um alto risco de mortalidade infantil. Crianças com crescimento intrauterino retardado (CIUR) frequentemente apresentam imunidade celular comprometida (Menendez, 1995). Em áreas de transmissão instável, tem sido demonstrado que o *P. vivax* produz aborto e BPN em forma similar ao *P. falciparum* (Martínez-Espinosa, 1998; Nosten *et al.*, 1999).

▸ **A placenta malárica.** O sulfato de condroitina A (CSA) é o receptor das HI nas células placentárias, especialmente nas vilosidades trofoblásticas, no trofoblasto não viloso e no sinciciotrofoblasto. O espaço interviloso é ocupado com hemácias infectadas e macrófagos que interferem no transporte de oxigênio e nutrientes ao feto; também há hipertrofia das vilosidades e necrose fibrinoide (Rogerson e Beeson, 1999).

Malária congênita

A infecção congênita é considerada pouco comum (< 5%), mesmo quando a prevalência de infecção placentária é elevada; isso pode ocorrer por: efetiva atividade fagocítica local conseguindo limitar a infecção à face materna da placenta; imunidade adquirida pela mãe que é passivamente transferida ao feto e que pode protegê-lo contra a infecção ou controlá-la; e ativação do sistema imunológico fetal por hemácias maternas infectadas (Menendez, 1995). A transmissão vertical ocorre nas proximidades do parto e a espécie parasitária mais frequentemente associada é o *P. vivax* (Krogstad, 1999), o que pode ser devido a infecções assintomáticas com maior assiduidade do que o *P. falciparum*. Contudo, é muito difícil fazer o diagnóstico diferencial com a transmissão vetorial que pode ocorrer em crianças de 3 a 4 semanas de vida, em áreas endêmicas.

Malária e HIV

A infecção pelo HIV incrementa a infecção com malária, a densidade parasitária e diminui a resposta aos antimaláricos nos adultos. Nas gestantes, a malária aumenta a carga viral e o risco de transmissão vertical nas pacientes com infecção pelo HIV. Na coinfecção há um risco elevado de doença, de anemia e de baixo peso ao nascer, com maior probabilidade de morte durante a infância (WHO, 2004). Nos adultos masculinos e mulheres não grávidas o HIV aumenta o risco de evolução com formas complicadas da malária, especialmente naqueles com imunossupressão e com baixa contagem de células CD4 expostos a falhas de tratamento com antimaláricos (WHO, 2004). A anemia decorrente da malária incrementa a necessidade de hemotransfusão e com esta a probabilidade de novos contágios por retrovírus, em áreas cuja doação de sangue não é controlada (WHO, 2004).

▸ Cronicidade e infecção assintomática

Robert Koch, em 1900, foi o primeiro a descrever a presença de infecção assintomática por malária, estudando pacientes de Papua, Nova Guiné (Stanijic *et al.*, 2010). Desde então, este fato tem intrigado os cientistas e, apesar de numerosas pesquisas realizadas fundamentalmente na África e no Sudeste Asiático, existem ainda muitas perguntas a serem respondidas. O maior acúmulo de informação é sobre a infecção crônica por *P. falciparum*, embora também existam relatos de infecção assintomática por *P. vivax*.

Em áreas de malária hiper e holoendêmica, nas quais as pessoas sofrem de picadas infectivas frequentes, observa-se aquisição progressiva da imunidade, levando a uma diminuição no número de ataques maláricos à medida que aumenta a idade (Rogier e Trape, 1993). Assim, nestas áreas, o maior número de casos de malária acontece nas crianças entre 6 meses e 2 anos de idade, que têm infecções que cursam com altas parasitemias. A imunidade clínica vai aparecendo nas crianças entre 1 e 4 anos ou entre 5 e 9 anos, dependendo do nível de endemicidade do local (Gupta e Day, 1994; Bloland *et al.*, 1999). Nestas crianças não somente há presença de infecção assintomática como também existe uma redução da densidade parasitária, sugerindo o início da imunidade antiparasitária. A partir dos 14 a 15 anos observa-se uma marcada diminuição da parasitemia que às vezes chega a níveis indetectáveis pela gota espessa. No entanto, com as técnicas mais modernas de biologia molecular tem sido demonstrado que a infecção permanece alta até a idade adulta (Roper *et al.*, 1996; Bottius *et al.*, 1996). A maior parte das infecções maláricas em indivíduos que moram nestas áreas são assintomáticas; as crianças que são acometidas pela doença têm infecções assintomáticas na maior parte do tempo (Greenwood, 1987; Trape *et al.*, 1994; Owusu-Agyei *et al.*, 2001).

O tempo que uma criança leva para adquirir imunidade clínica depende da intensidade da transmissão e da diversidade genética da população de parasitos no local (Snow *et al.*, 1998); a maturidade do sistema imune também parece ser importante, pois crianças que migraram de áreas não endêmicas para áreas endêmicas desenvolveram proteção contra malária mais lentamente do que os adultos (Baird *et al.*, 1991). Vários estudos têm documentado a presença de múltiplos clones do parasito coinfectando uma mesma pessoa (Babiker *et al.*, 1999). Em áreas holoendêmicas, existe uma relação inversa entre multiplicidade da infecção e malária clínica (Contamin *et al.*, 1996; Al-Yaman *et al.*, 1997; Beck *et al.*, 1997).

Nas Américas, os relatos de infecção assintomática são relativamente novos. A frequência de resultados positivos por meio da reação em cadeia da polimerase (PCR) entre indivíduos assintomáticos vai de 20,4 até 49,5% em diferentes áreas da Amazônia brasileira e a presença do *Plasmodium* nas gotas espessas vai de 4,2 até 38,5% (Coura *et al.*, 2006). Estudos experimentais têm mostrado que o *An. darlingi* pode ser infectado pelo *Plasmodium* com sangue de pacientes assintomáticos com infecções subpatentes, embora essa infecção ocorra nos mosquitos em baixa frequência quando comparados com pacientes com malária (Alves *et al.*, 2005). Desde 2008 funciona no Brasil o grupo de consensos em estudos de infecção plasmodial assintomática. A definição de caso usada pelo grupo, para fins de pesquisas, é: "pessoa que após a detecção de parasitemia não teve nenhum sintoma associado a malária, 30 dias antes e até 30 dias depois da coleta da amostra sem ter sido tratada com medicamentos antimaláricos no período."

Esplenomegalia malárica hiper-reativa (EMH)

Anteriormente conhecida como a síndrome da esplenomegalia tropical, a esplenomegalia malárica hiper-reativa (EMH) parece representar uma disfunção imunológica como consequência de ataques maláricos sucessivos. O diagnóstico é realizado pela palpação do baço, que deve encontrar-se a mais de 10 cm do bordo costal esquerdo, presença de IgM positiva (com pelo menos dois desvios-padrão da média do laboratório de referência) para anticorpos anti-*Plasmodium* sp., moradia em área endêmica, exclusão de outra causa de esplenomegalia, assim como de uma resposta clínica e imunológica favorável à instituição do tratamento antimalárico. A EMH está associada a qualquer uma das espécies do plasmódio humano, raramente ocorre entre pessoas que moram fora da área endêmica e é diferente da esplenomegalia transitória da malária aguda e da esplenomegalia crônica e maciça entre crianças que moram nas áreas hiperendêmicas. Sua patogenia ainda não está bem entendida e alguns fatores genéticos têm sido associados como a presença de HLA-DR2 entre moradores da Nova Guiné.

No Brasil, são clássicos os trabalhos de Baruzzi *et al.* (1976) e Alecrim *et al.* (1982). Na Venezuela, Torres *et al.* (1988) também pesquisaram a EMH na terra indígena Yanomami. Atualmente, observa-se uma regressão da esplenomegalia acentuada e da EMH, na maioria dos casos, com a adoção de tratamento antimalárico prolongado, da mesma forma que se observa no decorrer da queda da transmissão malária nas áreas endêmicas em resposta à intensificação das medidas de controle da malária (Baruzzi, informação pessoal).

Diagnóstico laboratorial

O diagnóstico adequado e precoce é uma das estratégias mais importantes para o controle global da malária (WHO, 1993). Os métodos laboratoriais podem ser aplicados para o diagnóstico clínico do paciente, para o acompanhamento da terapêutica específica, ou em estudos epidemiológicos que permitam estabelecer infecções presentes ou passadas na população, testes para avaliação da suscetibilidade ou resistência a medicamentos, estado imunológico dos pacientes etc. (Ávila e Ferreira, 2000). Existem várias técnicas disponíveis para o diagnóstico da malária; a escolha de um ou outro método depende do nível de endemicidade da doença, da prevalência de resistência aos medicamentos, dos serviços de saúde disponíveis nas diferentes áreas, assim como das ferramentas diagnósticas existentes no local (Ávila e Ferreira, 2000). Um método ideal para uso em rotina deve ser uma técnica que seja suficientemente sensível, eficiente, fácil de realizar e interpretar, barata e que se adapte às condições das áreas endêmicas. Têm sido desenvolvidos métodos para detectar os plasmódios dentro das hemácias, componentes antigênicos do parasito ou para pesquisa de anticorpos.

Métodos para detecção dos plasmódios dentro das hemácias (exames parasitológicos)

Gota espessa (GE) e distensão sanguínea. Quando Laveran, em 1880, observou pela primeira vez parasitos de malária em distensões sanguíneas (denominados por alguns esfregaços), abriu-se o caminho para o desenvolvimento do diagnóstico laboratorial da malária. Posteriormente Ross, aumentando a concentração do sangue na lâmina e produzindo lise da hemoglobina, criou a GE, que continua sendo o método de eleição para diagnosticar malária, assim como o padrão-ouro de outros métodos que estão sendo usados.

Em termos gerais, o exame consiste na coleta de uma gota de sangue por punção digital, preparação de uma lâmina, coloração da amostra com um corante derivado do Romanowsky (Giemsa, Wright, Leishman ou Field) e exame da lâmina através de um microscópio de luz convencional com objetiva de 100× para detectar os parasitos da malária (WHO, 2000). Antes de corar a GE é preciso desemoglobinizar o sangue provocando a ruptura das hemácias; a distensão não precisa deste procedimento, pois assim as hemácias ficam intactas.

A GE é 20 a 30 vezes mais sensível do que a distensão sanguínea devido à concentração do sangue e, por isso, é o método padrão de diagnóstico. Na GE, o sangue é espalhado em uma área de 50 a 90 mm^2 com um volume médio de 3 a 5 $\mu\ell$, enquanto a distensão sanguínea pode ter uma área de 250 a 450 mm^2 com um volume médio de 1 $\mu\ell$. A única vantagem da distensão sobre a GE é que na primeira as hemácias são preservadas e é possível diferenciar não somente os parasitos dentro das células mas também as mudanças morfológicas que as diferentes espécies de *Plasmodium* provocam na hemácia.

A GE tem várias vantagens em relação a outros métodos. É altamente sensível; em condições ideais, um microscopista experiente é capaz de detectar densidades parasitárias tão baixas como 5 a 10 parasitos por cada $\mu\ell$ de sangue. Em condições de campo, o que ocorre normalmente na maioria das áreas malarígenas do mundo, a capacidade de detecção diminui até 100 parasitos por cada $\mu\ell$ de sangue (WHO, 1988). A GE também permite caracterizar a espécie de *Plasmodium* circulante e o estágio do ciclo sanguíneo (trofozoítas, esquizontes e gametócitos) (Tabelas 71.1 e 71.3). Adicionalmente, é possível quantificar a densidade parasitária na GE, informação precisa para determinar o grau de parasitemia fundamental para definir o enfoque terapêutico mais adequado, a resposta parasitológica ao tratamento e também pode ser observada a viabilidade dos parasitos. É um método muito barato comparado a outros e é de execução relativamente fácil.

Tabela 71.3 Morfologia de *Plasmodium* sp. na distensão sanguínea.

	Forma assexuada	Esquizonte sanguíneo	Gametócitos	Glóbulo vermelho (só na distensão)
P. falciparum	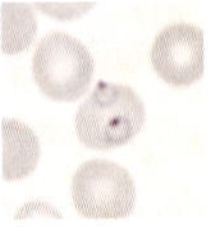	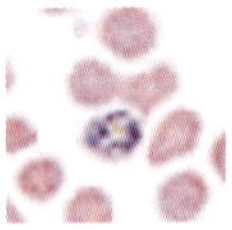	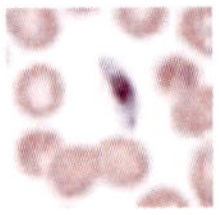	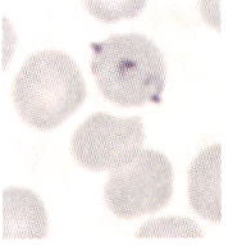
P. vivax	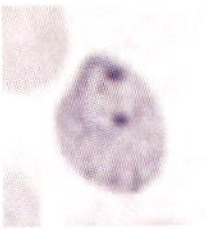	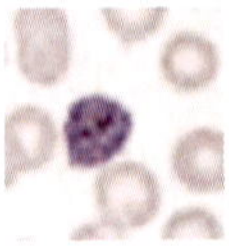	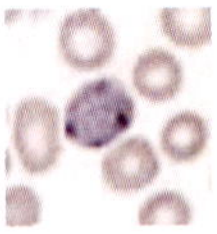	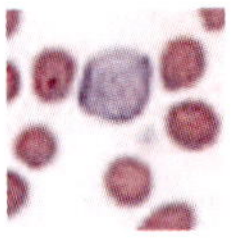
P. malariae	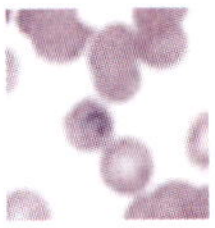	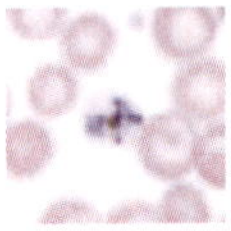	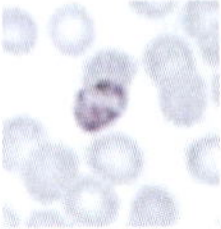	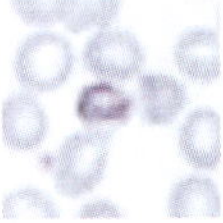
P. ovale	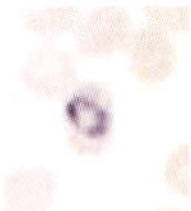	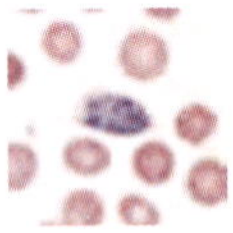	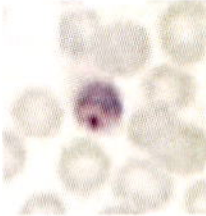	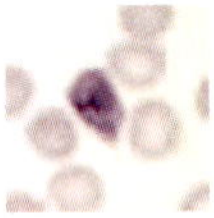

Fonte: Wilcox A 1960. *Manual for the Microscopical Diagnosis of Malaria in Man*, Department of Health, Education and Welfare, Washington D.C.

Existem algumas limitações da GE inerentes ao modo como é preparada: a morfologia do parasito não é preservada, portanto, a leitura exige microscopistas muito bem capacitados, especialmente para a diferenciação entre *P. vivax* e *P. malariae*. Dowling e Shute, em 1966, demonstraram que durante a coloração 66% dos trofozoítas e 80 a 90% dos gametócitos podem ser perdidos. Isto é um fator crítico em casos de baixas parasitemias (Ávila e Ferreira, 1996). Outra desvantagem: é um método que demora cerca de 1 h para o diagnóstico correto. É necessário que exista uma mínima estrutura sanitária como microscópios, reagentes de boa qualidade, luz elétrica e fundamentalmente microscopistas bem treinados, condições nem sempre possíveis nas áreas endêmicas. Com frequência aparecem artefatos, em função dos corantes usados, que podem ser confundidos com formas parasitárias se não houver muita acurácia na leitura.

Quando se realiza a distensão sanguínea, o sangue deve ser espalhado imediatamente após a gota ser colocada na lâmina para evitar a coagulação e poder-se visualizar bem os glóbulos vermelhos com os parasitos no seu interior. É um método relativamente mais caro que a GE, menos sensível pela menor quantidade de sangue examinada, mas em compensação as morfologias parasitária e eritrocitária estão bem conservadas e permitem a diferenciação entre as espécies.

Apesar de o exame padrão da GE permitir facilmente o diagnóstico da infecção por *Plasmodium* em indivíduos não imunes devido à alta densidade parasitária, é frequentemente inadequado para o diagnóstico em áreas onde a densidade parasitária é muito baixa; isto é especialmente verdadeiro nos adultos que já adquiriram certo nível de imunidade. O significado de um resultado negativo dependerá das condições nas quais o exame foi realizado, assim como do estado imune do indivíduo (Trape, 1985). Nos estudos epidemiológicos, a densidade parasitária dependerá do método usado (GE ou distensão), do tempo dedicado à leitura da lâmina, da motivação e treinamento do microscopista, assim como da prevalência da infecção (Trape, 1985). Os programas de controle de malária realizam a GE na rotina, no entanto, seu uso dificulta o diagnóstico das infecções por *P. malariae*.

QBC® (Quantitative Buffy Coat)

O método QBC® foi inicialmente desenvolvido para contar os leucócitos e posteriormente foi adaptado para o diagnóstico de parasitos do sangue. Baseia-se na produção de um gradiente de densidade e expansão mecânica das hemácias dentro de um tubo de micro-hematócrito. A técnica consiste na adição de 55 a 65 $\mu\ell$ de sangue (coletado por punção digital) em um tubo capilar que contém laranja de acridina (corante fluorescente que se fixa ao DNA e RNA do parasito) e um agente anticoagulante. Depois de centrifugados, as hemácias que contêm parasitos de *Plasmodium* — que são menos densas do que as não infectadas — são concentradas entre as hemácias e os leucócitos. O resultado é observado em um microscópio de luz ultravioleta em que os parasitos aparecem como pequenos corpos verdes ou laranja fluorescentes dentro de hemácias não fluorescentes (Ávila e Ferreira, 1996).

Apesar de no momento da introdução desta técnica ter havido muita atenção para o diagnóstico da malária, atualmente está em desuso e não está indicada para o diagnóstico da malária.

Detecção dos ácidos nucleicos e PCR

Os avanços da engenharia genética e a biologia molecular têm permitido a descrição das sequências dos genes ssRNA dos quatro tipos de *Plasmodium* que parasitam o ser humano. Isto levou ao desenvolvimento de técnicas de amplificação do DNA do parasito por meio da PCR. A alta sensibilidade deste método, assim como sua especificidade, têm levado à identificação inequívoca das espécies de *Plasmodium* (Di Santi *et al.*, 2004). A eficiência deste tipo de ensaio é melhorada quando se usa a estratégia da PCR *nested*, na qual são realizadas duas amplificações; depois de um *primer* PCR é realizado um segundo usando como molde (*template*) o produto da primeira reação, permitindo maior possibilidade de detecção do DNA parasitário (Snounou *et al.*, 1993). A PCR é o método mais sensível e específico para a detecção dos parasitos da malária (Hänscheid e Thomas, 2002); tem muito valor em estudos epidemiológicos, na detecção dos portadores assintomáticos, no estudo da variabilidade genética do *P. falciparum*, na distinção entre reinfecções, recaídas e recrudescências e na avaliação genética da resistência aos fármacos antimaláricos. No entanto, é uma técnica que, pelo menos por enquanto, só pode ser realizada em laboratórios de alta complexidade.

▪ Métodos imunológicos

▸ Detecção de componentes antigênicos do Plasmodium. McGregor, em 1984, e Wilson e Bartolomeu, em 1975, usando técnicas de dupla difusão em ágar, foram os primeiros a descrever métodos para detectar antígenos do *Plasmodium* em soro de pacientes com malária. A partir daquela época já foram desenvolvidos novos métodos para detecção de antígenos. É preciso considerar que os antígenos usados devem ter como características fundamentais: não persistir na circulação do paciente na ausência de parasito viável; ser abundantes, geneticamente conservados, apresentar uma estrutura diferente dos outros antígenos não plasmodiais que podem ser encontrados no sangue e ser específicos das espécies patogênicas para o homem (Ávila e Ferreira, 2000).

▪ Métodos imunocromatográficos (provas rápidas)

São métodos desenvolvidos recentemente que detectam proteínas do parasito em hemácias lisadas usando diferentes tipos de anticorpos mono ou policlonais. Estas técnicas são a base das atualmente denominadas "provas rápidas" ou RDT pelo seu nome em inglês. Frequentemente usa-se só uma gota de sangue do paciente colocada em uma fita de papel de nitrocelulose que contém anticorpos mono ou policlonais dirigidos contra antígenos parasitários-alvo.

Uma das proteínas que serve como alvo para o desenvolvimento desses testes é a PfHRP2 (proteína 2 de *P. falciparum* rica em histidina), que é um antígeno dos estágios assexuais e dos gametócitos jovens de *P. falciparum*. A outra proteína-alvo das provas imunocromatográficas é isoforma da lactato desidrogenase (plDH) específica de *Plasmodium*; elas são expressas por estágios assexuais e sexuais, sendo uma específica para o *P. falciparum* e outra gênero-específica. Esta é uma enzima intracelular produzida somente pelo parasito vivo (Playford e Walker, 2002).

Normalmente são testes de fácil execução no campo que se realizam em 15 min e o resultado e a interpretação independem do observador; em geral não precisam ser estocadas em condições de refrigeração (exceto a Optimal®) e podem ser métodos de uso amplo em regiões longínquas e de alta transmissão, onde não exista a mínima infraestrutura para realização de GE. Entre as limitações dessas provas rápidas estão a reduzida sensibilidade em casos de baixas parasitemias, não quantificam a densidade da infecção assim como não podem ser usadas no acompanhamento da terapêutica e são ainda caras comparadas com a GE (Bell, 2002).

Existem vários testes comerciais disponíveis no mercado.

▸ ParaSight® (Beckon Dickinson, Franklin Lakes, NJ) e ICT P.f (Amrad-ICT, Sydney, Australia). Ambos são baseados na PfHRP2; têm um limiar de detecção de 40 a 60 parasitos por mℓ de sangue. São menos específicos do que o exame parasitológico e têm uma sensibilidade que vai de 80 a 100%, dependendo das áreas endêmicas. Entre as limitações, observa-se que só detectam infecções por *P. falciparum*, dando resultados negativos quando outras espécies são causadoras da doença, assim como em infecções mistas. Como este antígeno persiste no sangue durante 28 dias depois do *clearance* das formas assexuadas pelo tratamento, pode haver resultados falso-positivos. A presença de fator reumatoide (FR) no sangue é outra causa de falso-positivos (Playford e Walker, 2002).

▸ ICT Pf/Pv (Amrad-ICT). Detecta a PfHRP2, assim como outro antígeno pan-malárico expressado por *P. falciparum*, *P. vivax* e provavelmente por *P. malariae* e *P. ovale*. Também produz falso-positivos com o FR e não é capaz de identificar infecções mistas.

▸ Optimal® (Flow Inc. Portland, OR). Detecta pLDH; permite diferenciar o diagnóstico entre *P. falciparum* e outros plasmódios, embora não identifique infecções mistas. É capaz de indicar infecção atual. É menos sensível do que o ICT Pf/Pv para detectar infecções pelo *P. falciparum*, mas é mais sensível para *P. vivax*. Tem uma sensibilidade menor que a da GE (85 a 95%); no entanto, parece que a especificidade é similar. Uma limitação adicional: precisa ser estocado a uma temperatura média de 4°C (Moody, 2002; Playford e Walker, 2002).

▪ Sorologia para malária

A detecção de anticorpos contra *Plasmodium* não é um método adequado para o diagnóstico clínico dos pacientes com malária. Sua aplicabilidade está destinada a estudos de distribuição geográfica da doença, prevalência da infecção, intensidade da transmissão e avaliação do impacto dos programas de controle nas áreas endêmicas; nas áreas não endêmicas os testes sorológicos podem ser úteis na seleção de doadores de sangue, avaliação do tratamento e na detecção da síndrome da esplenomegalia malárica hiper-reativa (Ávila e Ferreira, 2000). Os anticorpos específicos contra as espécies de *Plasmodium* podem reagir contra antígenos dos diferentes estágios do ciclo do parasito no homem: existem anticorpos contra antígenos do esporozoíta, antígenos dos estágios assexuados sanguíneos e antígenos contra os gametócitos.

▸ Tratamento

O uso de medicamentos no tratamento contra a malária tem como objetivos principais assegurar a cada paciente uma cura clínica rápida e duradoura, evitar a progressão da doença para as formas graves, as complicações e a morte, encurtar os episódios clínicos, reduzir a ocorrência de anemia associada a malária, reduzir as consequências da infecção palúdica placentária, a anemia materna, impedir o desenvolvimento da resistência aos medicamentos antimaláricos e interromper a transmissão pelo uso de medicamentos que impeçam o desenvolvimento dos gametócitos (OMS, 2001).

No processo de tomada de decisões para a escolha do melhor esquema terapêutico, é importante lembrar que os medicamentos devem ter uma boa e rápida ação plasmodicida na fase da esquizogonia sanguínea, ser efetivos sobre as formas dos hipnozoítas hepáticos (esquizogonia tissular) em caso de infecção pelo *P. vivax* e *P. ovale*, assim como produzir o *clearance* das formas gametocíticas. É preciso usar critérios clínicos importantes como o tipo de *Plasmodium* causador da doença nesse momento, a classificação clínica do paciente (malária não complicada ou malária grave), assim como grupos especiais como crianças, idosos e mulheres grávidas que devem ter um tratamento diferenciado. Igualmente importante é o conhecimento das áreas epidemiológicas nas quais já existe resistência para diferentes medicamentos antimaláricos. São várias as alternativas terapêuticas existentes. O que é certo é que um medicamento deve ser seguro, eficaz, estar disponível, ser aceito pelas populações e de custo acessível para os governos. Desde 1994, é consenso global que a malária é uma doença que deve ser tratada com associações de medicamentos (WHO, 1994). No Brasil existe uma política nacional de tratamento da malária liderada pelo Ministério da Saúde que orienta a terapêutica e disponibiliza gratuitamente os medicamentos antimaláricos usados no país nas unidades do Sistema Único de Saúde (SUS) (Ministério da Saúde, 2010).

Avaliação do sucesso terapêutico

Considera-se que uma vez tomada a dose adequada de medicamento, existe *remissão clínica* quando há desaparecimento total dos sinais e sintomas; a *cura clínica* ocorre quando há remissão clínica sem aparecimento de sinais e sintomas 14 dias após o início do tratamento, e há *cura radical ou parasitológica* quando os parasitos no sangue são eliminados.

Existe também uma classificação clínica para avaliar a resposta terapêutica aos medicamentos antimaláricos. É usada fundamentalmente para a resistência do *P. falciparum*. O *fracasso precoce do tratamento* (FPT) ocorre nos primeiros 3 dias de seguimento clínico após a tomada dos medicamentos, com aparecimento de sinais de perigo ou malária nos dias 1 ou 2; maior parasitemia no dia 2 que a contagem do dia 0; ou parasitemia do dia 3 maior ou igual a 25% da contagem do dia 0. O *fracasso tardio do tratamento* (FTT) é aquele que acontece entre os dias 4 e 28 do acompanhamento do paciente, sem ter tido anteriormente qualquer dos requisitos do FPT. Há sinais de perigo ou de malária grave depois do dia 3, com parasitemia (igual à do dia 0), retorno do paciente devido a um agravamento do quadro clínico com a presença de parasitemia, presença de parasitemia (como a do dia 0) nas visitas programadas para os dias 7, 14, 21 ou 28. A *resposta clínica adequada* (RCA) acontece quando não são encontrados quaisquer dos critérios de fracasso do tratamento precoce ou tardio, e eliminação do parasito durante o período de seguimento.

O tratamento da malária sem complicações está demonstrado na Tabela 71.4.

Tratamento da malária sem complicações (Tabelas 71.4 e 71.5)

Os esquemas terapêuticos apresentados neste capítulo seguem as recomendações do *Guia prático do tratamento da malária no Brasil* do Ministério de Saúde publicado no início de 2010.

Tratamento de malária por P. vivax

A malária por *P. vivax* é tratada com um regime terapêutico que usa dois medicamentos: cloroquina e primaquina. A dose total de cloroquina é de 25 mg/kg/peso, sendo que nas crianças devem ser administrados 10 mg/kg/peso no primeiro dia e 7,5 mg/kg/peso nos dias 2 e 3 do tratamento. Para adultos a dose é de 4 comprimidos (600 mg) no primeiro dia e 3 comprimidos (450 mg) nos dias 2 e 3 do tratamento, até uma dose total de 1.500 mg. A primaquina é eficaz na dose total de 3,0 a 3,5 mg/kg de peso, que deve ser atingida em um período longo de tempo (de 1 a 2 semanas). Calcula-se uma dose de 0,5 mg/kg de peso por dia no esquema curto de 7 dias ou alternativamente uma dose de 0,25 mg/kg de peso por dia no esquema longo de 14 dias. Os comprimidos para crianças têm 5 mg e para adultos 15 mg. O esquema curto de 7 dias foi proposto para minimizar a baixa adesão ao tratamento. O Ministério de Saúde recomenda que a dose de primaquina seja ajustada em pacientes com mais de 70 kg de peso, calculando-se uma dose total de 3,2 mg/kg que pode ser atingida em um número maior de dias (Ministério da Saúde, 2010). Os dois medicamentos podem ser administrados ao mesmo tempo, e é recomendado que sejam tomados após as refeições para minimizar os efeitos secundários (Ministério da Saúde, 2001).

A cloroquina é um excelente esquizonticida sanguíneo e gametocitocida tanto para *P. vivax* quanto para *P. malariae*. A primaquina é usada para eliminar as formas hipnozoíticas que ficam quiescentes no fígado de pacientes com *P. vivax* e

Tabela 71.4 Tratamento antimalárico para *P. vivax* e *P. malariae* no Brasil.

	Medicamento	Todos os pacientes	Mulher grávida	Crianças menores de 8 anos
P. vivax				
Esquema de eleição	Cloroquina	600 mg no primeiro dia, 450 mg no segundo dia e 450 mg no terceiro dia VO	600 mg no primeiro dia, 450 mg no segundo dia e 450 mg no terceiro dia	10 mg/kg de peso no primeiro dias e 7,5 mg/kg de peso nos dias 2 e 3 de tratamento
	Primaquina[1]	30 mg/dia durante 7 dias ou 15 mg durante 14 dias	Não administre	Só administre a crianças com mais de 6 meses; 0,5 mg/kg/dia durante 7 dias ou 0,25 mg/kg/dia por 14 dias
P. malariae				
Esquema de eleição	Cloroquina	600 mg no primeiro dia, 450 mg no segundo dia e 450 mg no terceiro dia VO	600 mg no primeiro dia, 450 mg no segundo dia e 450 mg no terceiro dia	10 mg/kg de peso no primeiro dia e 7,5 mg/kg de peso nos dias 2 e 3 de tratamento

[1]Observe as recomendações para pessoas com mais de 70 kg de peso. Adaptada de: Ministério da Saúde. *Guia prático do tratamento da malária no Brasil*. 2010.

Tabela 71.5 Esquemas de eleição para o tratamento das infecções de *P. falciparum* no Brasil.

Idade/kg de peso	Dia 1	Dia 2	Dia 3
Combinação artemeter (20 mg) + lumefantrina (120 mg)			
6 meses a 2 anos, 5 a 14 kg	1 comprimido a cada 12 h	1 comprimido a cada 12 h	1 comprimido a cada 12 h
3 a 8 anos, 15 a 24 kg	2 comprimidos a cada 12 h	2 comprimidos a cada 12 h	2 comprimidos a cada 12 h
9 a 14 anos, 25 a 34 kg	3 comprimidos a cada 12 h	3 comprimidos a cada 12 h	3 comprimidos a cada 12 h
≥ 15 anos, ≥ 35 kg	4 comprimidos a cada 12 h	4 comprimidos a cada 12 h	4 comprimidos a cada 12 h
Combinação fixa artesunato + mefloquina			
6 a 11 meses, 5 a 8 kg[1]	1 comprimido por dia	1 comprimido por dia	1 comprimido por dia
1 a 5 anos, 9 a 17 kg[1]	2 comprimidos por dia	2 comprimidos por dia	2 comprimidos por dia
6 a 11 anos, 18 a 29 kg[2]	1 comprimido por dia	1 comprimido por dia	1 comprimido por dia
≥ 12 anos, ≥ 30 kg[2]	2 comprimidos por dia	2 comprimidos por dia	2 comprimidos por dia

[1]Comprimido infantil: 25 mg de artesunato e 50 mg de mefloquina.
[2]Comprimido do adulto: 100 mg de artesunato e 200 mg de mefloquina.

P. ovale. A primaquina não pode ser utilizada em crianças menores de 6 meses, em mulheres grávidas ou em pessoas com suspeita de deficiência em glicose 6-fosfato desidrogenase.

Em crianças que apresentem vômitos e não consigam tomar cloroquina, pode ser administrado, como segunda opção, artesunato em supositórios durante 4 dias, seguido de primaquina 0,6 mg/kg do dia 5 até o dia 11 de tratamento.

Apesar de a maioria das cepas de *P. vivax* permanecer sensível à cloroquina, nos últimos anos cresceu o número de relatos que mostram algum grau de resistência dos parasitos a este medicamento. A primeira vez que foi notificada a resistência à cloroquina foi em 1989, ao norte de Papua, Nova Guiné (Rieckmann, 1989; Whitby, 1997) e parece que este tipo de resistência não é incomum na Indonésia. Também há informação da presença de resistência em outros lugares como Mianmar, Tailândia, Bornéu, Índia e Brasil (Alecrim *et al.*, 1999). Um problema existente com a evidência de resistência do *P. vivax* é que muitos dos estudos não fazem diferença com as recaídas que podem acontecer algumas semanas ou anos depois da infecção inicial, devido à presença dos hipnozoítas; assim, muitas recaídas podem ser confundidas com resistência (Whitby, 1997).

Um estudo de eficácia clínica, bem controlado, realizado em Manaus, mostrou uma falha terapêutica em 10,1% dos voluntários que tinham níveis sanguíneos adequados de cloroquina (Santana Filho *et al.*, 2007).

▸ **Recaídas por P. vivax.** Nas recaídas por *P. vivax* deve ser administrado um novo esquema terapêutico e verificado se o paciente aderiu corretamente ao tratamento convencional. Em caso de segunda recaída é recomendado usar o esquema profilático com uma dose única semanal de cloroquina administrando 2 comprimidos (300 mg) durante 12 semanas em pessoas com mais de 15 anos ou 50 kg de peso. Esta dose deve ser ajustada em crianças e em pessoas que tenham menos de 50 kg.

Tratamento de malária por P. malariae

O esquema recomendado para a infecção pelo *P. malariae* é com cloroquina nas mesmas doses usadas para a infecção por *P. vivax*. Como a cloroquina é um excelente gametocitocida e o *P. malariae* não tem as formas hipnozoíticas, não é preciso usar primaquina.

Tratamento de malária por P. falciparum

Os esquemas apresentados no presente capítulo derivam do conhecimento das diferentes áreas epidemiológicas no Brasil, assim como dos estudos *in vitro* e *in vivo* de resistência aos medicamentos antimaláricos.

No Brasil, devido à presença de resistência assim como à baixa adesão dos pacientes ao esquema com quinino-doxiciclina, no fim de 2006 o Ministério de Saúde modificou o esquema terapêutico para o tratamento do *P. falciparum*. (Ministério de Saúde, 2010).

Tratamento de primeira escolha

▸ **Primeira escolha terapêutica.** Na malária por *P. falciparum* não complicada a primeira alternativa terapêutica é a combinação fixa de artemeter + lumefantrina administrada em 3 dias. Cada comprimido da apresentação tem 20 mg de artemeter e 120 mg de lumefantrina. Para facilitar a adequada administração desta combinação, o Ministério da Saúde fornece quatro tipos de cartelas diferentes segundo idade e/ou peso do individuo. Para crianças entre 6 meses e 2 anos de idade (ou 5 a 14 kg de peso) a cartela tem seis comprimidos, que devem ser administrados tomando um comprimido a cada 12 h durante 3 dias. Para crianças entre 3 e 8 anos (ou 15 a 24 kg de peso), a cartela tem 12 comprimidos, dos quais devem ser tomados 2 a cada 12 h durante 3 dias. Para crianças entre 9 e 14 anos (ou 25 a 34 kg), a cartela traz 18 comprimidos, devendo ser administrados 3 comprimidos a cada 12 h durante 3 dias. Em caso de pessoas com 15 e mais anos (ou com mais de 35 kg de peso), a cartela tem 24 comprimidos, que devem ser administrados tomando 4 comprimidos a cada 12 h. A combinação artemeter + lumefantrina foi aprovada internacionalmente para uso comercial em 1999 e atualmente está registrada em quase 90 países e desde 2002 faz parte da lista de medicamentos essenciais da Organização Mundial da Saúde (OMS). O artemeter é um dos derivados da artemisinina, um potente agente antimalárico efetivo contra parasitos multidrogarresistentes e era usado na China há mais de 2.000 anos. Age rapidamente sobre formas em anéis até esquizontes, reduzindo a biomassa parasitária até em 10.000 vezes a cada ciclo assexuado em menos de 2 dias. Os derivados da artemisinina também reduzem marcadamente os gametócitos, limitando assim a transmissão da malária (Premji, 2009). Como a lumefantrina é absorvida e eliminada mais lentamente que o artemeter, o tempo de vida media é de 4 a 5 dias, eliminando assim os parasitos residuais não atingidos pelo artemeter.

Uma alternativa dentro da primeira escolha terapêutica no Brasil, que está já implantada em alguns municípios do Acre, é a combinação fixa de artesunato + mefloquina que deve ser administrada em 3 dias. A associação artesunato + mefloquina também vem em cartelas individuais segundo grupo etário ou peso do paciente. Para crianças entre 6 e 11 meses (ou 5 a 8 kg de peso) deve ser administrado 1 comprimido *infantil* por dia durante 3 dias e para crianças entre 1 e 5 anos (9 a 17 kg de peso) devem ser administrados 2 comprimidos *infantis* por dia durante 3 dias. Para crianças entre 6 e 11 anos (18 a 29 kg de peso) deve ser administrado 1 comprimido de *adulto* por dia durante 3 dias. Para pessoas com 12 anos e mais (ou com 30 kg ou mais) devem ser administrados 2 comprimidos de *adultos* por dia durante 3 dias. Os comprimidos infantis apresentam 25 mg de artesunato e 50 mg de mefloquina e os de adultos 100 mg de artesunato e 200 mg de mefloquina.

Nas duas combinações com derivados da artemisinina é altamente recomendado tomar os comprimidos junto com os alimentos e, no caso das crianças, os comprimidos podem ser esmagados para facilitar a administração, podendo ser dados com água ou leite. Esses medicamentos não podem ser administrados em mulheres gestantes no primeiro trimestre da gravidez nem em crianças com menos de 6 meses.

Segunda escolha terapêutica

Um esquema alternativo usa a quinina (comprimidos de 500 mg do sal) que deve ser administrada a uma dose de 30 mg/kg dividida em 2 tomadas diárias durante 3 dias acompanhada da doxiciclina (4 mg/kg de peso ou 100 mg para adultos) durante 5 dias e uma dose única de primaquina no dia 6 do inicio do tratamento (45 mg para adultos ou 0,6 mg/kg de peso em crianças). Esse esquema também não pode ser dado a gestantes nem crianças com menos de 8 anos por causa da doxiciclina, além das restrições já comentadas da primaquina.

Mulheres grávidas e crianças com menos de 6 meses com infecção pelo P. falciparum

Mulheres grávidas no primeiro trimestre e crianças com menos de 6 meses devem tomar uma associação de quinina e clindamicina. Crianças com menos de 1 mês não podem tomar clindamicina; nesse caso deve ser administrado somente quinina. Nas gestantes no segundo e terceiro trimestres, a combinação de artemeter + lumefantrina pode ser usada com segurança. Em casos de malária grave com risco iminente de vida da mãe, os derivados da artemisinina podem ser administrados.

Malária mista

O esquema recomendado para o tratamento das infecções mistas por *P. falciparum* e *P. vivax* é com uma das combinações com derivados da artemisinina (artesunato + lumenfantrine ou artemeter + mefloquina) durante 3 dias e a partir do quarto dia iniciar primaquina nas doses recomendadas para a infecção pelo *P. vivax* até completar 7 dias de tratamento com esse medicamento (veja item Tratamento de malária por *P. vivax*). Como já foi mencionado, mulheres grávidas, crianças menores de 6 meses e pessoas com deficiência de glucose 6-fosfato desidrogenase não devem usar primaquina (Ministério de Sáude, 2010). Em caso de infecção mista com *P. falciparum* e *P. malariae*, deve ser usado unicamente o esquema de tratamento para *P. falciparum*.

Tratamento para malária grave ou complicada

Artesunato intravenoso: 2,4 mg/kg de peso como dose de ataque e 1,2 mg/kg de peso administrados após 12 e 24 h da dose de ataque. O pó de artesunato contém 60 mg por ampola e deve ser dissolvido em diluente próprio ou em uma solução de 0,6 mℓ de bicarbonato de sódio 5%. Cada dose deve ser diluída em 50 mℓ de uma solução glicosada 5% e administrada em 1 h. Em seguida, mantenha uma dose diária de 1,2 mg/kg durante 6 dias. Se o paciente estiver em condições de deglutir, a dose diária pode ser administrada em comprimidos VO.

Em vez de artesunato, pode ser usado artemeter intramuscular, aplicando uma dose de ataque de 3,2 mg/kg de peso em dose única no primeiro dia. Após 24 h aplique uma segunda dose de 1,6 mg/kg de peso a cada 24 h durante 4 dias até completar 5 dias de tratamento. Se o paciente estiver em condições de deglutir, a dose diária pode ser administrada em comprimidos VO.

Pode ser usado quinino intravenoso, em uma infusão de 20 mg/kg de dicloridrato de quinino como dose de ataque, diluída em uma solução glicosada 5% (máximo 500 mℓ) e administrada lentamente durante 4 h. Após 8 h da administração da dose de ataque deve ser iniciada uma dose de manutenção usando 10 mg/kg do sal diluídos em 10 mℓ/kg de peso de solução glicosada (máximo 500 mℓ) e administrada também lentamente durante 4 h. Esta dose deve ser repetida a cada 8 h, até a diminuição da parasitemia ou até que o paciente esteja em condições de ingerir o medicamento VO, na dose de 10 mg de sal/kg de peso a cada 8 h até completar 7 dias no total.

Com qualquer um dos medicamentos usados (artemeter, artesunato ou quinina), o tratamento deve ser complementado usando clindamicina 20 mg/kg/dia IV diluída em solução glicosada 5% (1,5 mℓ/kg de peso) em infusão gota a gota durante 1 h. A clindamicina deve ser administrada durante 7 dias. Se o paciente estiver em condições de deglutir, a dose diária pode ser administrada em comprimidos VO. A clindamicina não pode ser usada em crianças com menos de 1 mês de idade. Nesse caso, deve-se administrar somente o quinino. As doses e formas de administração encontram-se na Tabela 71.6.

A ação dos derivados da artemisinina é muito eficaz e esses medicamentos atuam muito rapidamente, produzindo a redução da parasitemia. Têm potente ação esquizonticida sanguínea e são muito eficazes contra parasitos resistentes a todos os demais medicamentos antimaláricos. Os pacientes apresentam uma notória melhoria clínica dentro de 1 a 3 dias após o inicio do tratamento; no entanto, a taxa de recrudescência é muito alta e é por isso que é necessária a associação com clindamicina, doxiciclina ou mefloquina. Os derivados da artemisinina não têm sido suficientemente estudados em mulheres no primeiro trimestre da gestação. Por este motivo ainda não está recomendado seu uso nesse grupo de risco.

Tratamento de suporte

O tratamento de suporte para um paciente com malária grave é o mesmo que se deve dar a qualquer pessoa em estado crítico. No entanto, na malária existem algumas precauções que devem ser tomadas devido a suas características.

Tabela 71.6 Esquema de eleição para tratamento do *P. falciparum* em mulheres no primeiro trimestre da gestação e crianças com menos de 6 meses de idade.

	Número de comprimidos ou dose por dia		
	1º, 2º e 3º dias		4º e 5º dias
Idade/kg de peso	Quinino[2]	Clindamicina[3]	Clindamicina[3]
< 6 meses,[1] 1 a 4 kg	125 mg (1/4 de comprimido) a cada 12 h	75 mg (1/4 de comprimido) a cada 12 h	75 mg (1/4 de comprimido) a cada 12 h
Gestantes, 12 a 14 anos (30 a 49 kg)	750 mg (1 ½ comprimido) pela manhã e 500 mg (1 comprimido) à noite	150 mg (1/2 comprimido) a cada 6 h	150 mg (1/2 comprimido) a cada 6 h
Gestantes ≥ 15 anos (≥ 50 kg)	1.000 mg (2 comprimidos) a cada 12 h	300 mg (1 comprimido) a cada 6 h	300 mg (1 comprimido) a cada 6 h

[1]Crianças com menos de 1 mês não podem tomar clindamicina. Nesse caso, administre 10 mg/kg de sal de quinino a cada 8 h até completar 7 dias.
[2]Os comprimidos de quinino contêm 500 mg do sal.
[3]Os comprimidos de clindamicina contêm 300 mg.

É necessário manter um cuidadoso equilíbrio hídrico para evitar a hiper-hidratação. Se houver evidência de hipovolemia ou sinais clínicos de desidratação, devem ser administradas pequenas quantidades de soluções isotônicas (soro fisiológico 0,9% e glicose 5%) em infusão intravenosa. Igualmente a glicemia deve ser monitorada constantemente para detectar hipoglicemia, que é frequente nas mulheres grávidas, crianças pequenas, assim como nas pessoas que recebem quinino como tratamento. Se a hipoglicemia for confirmada deve-se administrar uma solução intravenosa de glicose a 50% até regularizar os níveis sanguíneos de glicose. Quando a temperatura axilar for superior a 38°C, devem ser usados compressas de água morna, banhos de água fria ou paracetamol.

As convulsões, em casos de malária cerebral, podem ser controladas com injeções intravenosas de diazepam. Na malária cerebral deve ser evitado o uso de corticosteroides, anti-inflamatórios ou outros agentes para o manejo do edema cerebral (ureia e manitol), dextrana de baixo peso molecular, epinefrina, heparina, prostaciclina, pentoxifilina, oxigênio hiperbárico e ciclosporina.

Se a anemia for muito grave (hematócrito inferior a 20% ou hemoglobina menor que 5 g/100 mℓ) está indicada a transfusão de sangue fresco ou papa de hemácias, sempre verificando o equilíbrio hídrico. Em casos de insuficiência renal em que o paciente continua oligúrico ou anúrico depois da reidratação é recomendado não demorar o início da diálise peritoneal ou hemodiálise por haver risco de hiper-hidratação e edema agudo de pulmão (WHO, 2000).

▸ Profilaxia e controle

A malária é um problema global que tem características locais. A epidemiologia da malária é diferente em cada lugar, dependendo de múltiplos fatores. Portanto, para implementar medidas de prevenção e controle deve-se conhecer a epidemiologia da doença em cada lugar (López-Antuñano, 1992). Existe uma série de fatores que devem ser analisados:

- As características biológicas, antropológicas, culturais e sociais da população
- A intensidade e a periodicidade da transmissão da malária
- As espécies dos parasitos e sua sensibilidade aos medicamentos antimaláricos
- As espécies dos mosquitos vetores, seu comportamento e sua suscetibilidade aos inseticidas
- A presença de mudanças sociais e ecológicas
- As características dos serviços de saúde existentes (Phillips, 2001). Ao longo dos anos, têm sido usadas várias estratégias de controle tanto individual quanto coletivamente, tanto para pessoas que moram em áreas endêmicas de malária quanto para viajantes que visitam estas áreas.

▪ Prevenção em residentes em áreas endêmicas

▸ **Controle vetorial.** Um dos elementos essenciais para diminuir o impacto da malária é o controle dos insetos vetores por meio da redução do número de mosquitos, seja pela eliminação ou diminuição dos criadouros ou pela redução do contato do homem com o vetor. Durante décadas o uso de inseticidas para borrifação intradomiciliar residual tem sido um dos pontos mais importantes dentro dos programas de prevenção da malária. O DDT (diclorodifeniltricloroetano) para borrifação intradomiciliar foi um dos inseticidas mais usados na época da campanha da erradicação da malária, que teve muito sucesso durante pelo menos 15 anos e que logrou a erradicação da doença em muitos lugares do mundo. Além do DDT, têm sido usados outros organoclorados como o dieldrina®, agentes organofosforados como malathion® e temephos®, carbamatos como propoxur e ultimamente os derivados sintéticos das piretrinas, os piretroides. Em síntese, o objetivo da aplicação dos inseticidas baseia-se na necessidade de manter o princípio ativo nas paredes internas do domicílio durante semanas ou meses para matar ou repelir as fêmeas adultas e assim diminuir a transmissão. No Brasil, além da borrifação intradomiciliar, usa-se também em alguns locais a termonebulização, na qual uma quantidade de inseticida é nebulizada no peridomicílio na hora de maior atividade do mosquito para assim reduzir o número de vetores em épocas de alta transmissão. Não obstante, a resistência dos mosquitos aos inseticidas é cada vez mais evidente e está se incrementando, ou seja, de duas espécies vetoriais resistentes ao DDT em 1946, 55 ou mais espécies são resistentes 50 anos mais tarde (Phillips, 2001). Outro problema é que o uso massivo dos inseticidas tem provocado uma mudança no comportamento do mosquito. *An. darlingi*, o principal vetor na Amazônia, passou de um comportamento eminentemente intradomiciliar a ser encontrado com mais frequência no peridomicílio (Deane, 1986). Atualmente 120 países do mundo estão negociando para banir o uso do DDT até 2007 para diminuir o impacto ambiental que este inseticida pode provocar. O uso do DDT nos programas de controle assim como a real resistência dos anofelinos em diferentes lugares do mundo e o verdadeiro impacto sobre a saúde das populações humanas é motivo de muita controvérsia (Phillips, 2001). No Brasil, os inseticidas usados hoje em dia são os piretroides (Ministério da Saúde, 2003a).

Outra abordagem é o ataque às larvas dos mosquitos nos criadouros. Bactérias como o *Bacillus sphaericus* e o *Bacillus thuringiensis* produzem protoxinas em forma de cristais que são tóxicas para algumas larvas de insetos depois de serem consumidas. As protoxinas solubilizadas e ativadas ligam-se a receptores específicos nas células epiteliais produzindo lise celular; assim a larva para de se alimentar e morre. Apesar de esse tipo de controle biológico com biolarvicidas ter sido usado com sucesso para matar larvas de *Aedes aegypti, Culex quinquefasciatus* e *Culex pipiens,* os resultados com anofelinos têm sido variados, porque essas bactérias sedimentam-se rapidamente uma vez colocadas nos criadouros (as larvas dos anofelinos alimentam-se na superfície); os esporos das bactérias são muito sensíveis à luz ultravioleta (muitos dos criadouros estão expostos ao sol) e a taxa de mortalidade das larvas é muito menor comparada ao uso de inseticidas químicos (Phillips, 2001). O uso de controle biológico no combate à malária é outro ponto de discussão e um campo aberto à pesquisa.

A obtenção de anofelinos geneticamente modificados que sejam refratários à infecção pelo *Plasmodium* para assim reduzir sua competência como vetor é outro campo intenso de pesquisa atualmente. Com mosquitos "transgênicos" seria possível substituir as populações naturais de anofelinos por populações incapazes de manter o ciclo completo do *Plasmodium.* Para lograr esses objetivos será ainda preciso superar três obstáculos: identificar genes de inibição do parasito; desenvolver técnicas para introduzir os genes modificados no genoma do mosquito; e procurar os meios para espalhar esses genes pelas populações naturais dos vetores. Há um grande progresso, pelo menos nas duas primeiras áreas, com estudo do *An. gambiae, An. arabiensis* e *An. funestus,* três dos principais vetores de malária no mundo (Phillips, 2001; Moreira *et al.*, 2002). Vários grupos brasileiros estão trabalhando na mesma linha. Se as pesquisas conseguirem resultados positivos, um outro problema a abordar será a discussão ética do uso dos mosquitos transgênicos.

▪ Mosquiteiros impregnados

Se o anofelino vetor pica preferencialmente dentro das casas durante os horários noturnos, o uso de mosquiteiros impregnados com inseticidas poderia ser uma ferramenta poderosa no combate à malária, especialmente nas áreas em que as habitações não oferecem superfícies favoráveis à borrifação intradomiciliar (Santos *et al.*, 1999). Até o momento, os inseticidas mais usados na impregnação têm sido os piretroides (especialmente a deltametrina) que são fáceis de manipular e têm uma residualidade de 6 meses. Parece que esses piretroides atuam não somente matando o mosquito mas também têm efeito repelente. Em vários países africanos e asiáticos os mosquiteiros impregnados com inseticidas têm sido eficazes para diminuir a mortalidade em crianças menores de 5 anos assim como para evitar a anemia e a morte em mulheres grávidas (Choi *et al.*, 1995; Langeler *et al.*, 1997; Mutambu e Shiff, 1997).

Um estudo de metanálise realizado por Lengeler (2004) mostrou que os mosquiteiros impregnados com inseticidas foram altamente efetivos para reduzir a mortalidade e morbidade infantil por malária. Se todas as crianças com menos de 5 anos e moradoras em áreas malarígenas na África Subsaariana estivessem protegidas por um mosquiteiro impregnado, seria possível evitar a morte de 370.000 crianças.

Nas Américas, poucos estudos têm sido desenvolvidos para avaliar a efetividade do uso de mosquiteiros impregnados. Um ponto fundamental: é preciso conhecer primeiro o comportamento do vetor que deve ser predominantemente endofílico e endofágico e seu horário de alimentação, geralmente noturno, para que os mosquiteiros sejam realmente eficientes nas áreas onde esta estratégia tenha que ser usada (Kroeger *et al.*, 1995). Na região amazônica colombiana, Alexander *et al.* (2005) mostraram uma redução de 50% na morbidade por malária nas pessoas que usaram mosquiteiros, comparadas com aquelas que não o usaram.

O uso de outras medidas de proteção individual como os repelentes, as roupas de manga comprida e calças longas, a construção de casas que ofereçam a possibilidade de menor contato homem-vetor, com janelas teladas nas áreas endêmicas são pontos preconizados dentro das campanhas educativas. No entanto, são as comunidades mais afastadas, na periferia social e sem recursos, que mais adoecem por malária. Como na maior parte das famílias os recursos são insuficientes para sustentar as necessidades vitais mínimas, o gasto com mosquiteiros, repelentes e roupas adequadas é praticamente impossível (Suh *et al.*, 2004).

▪ Prevenção em viajantes em áreas endêmicas

A malária em viajantes é prevenível (Suh *et al.*, 2004). Medidas simples que diminuam o contato do homem com o vetor são bem-sucedidas se a exposição não for muito intensa. É recomendável evitar atividades ao ar livre depois do crepúsculo vespertino. O uso de roupas adequadas que protejam contra a picada pode às vezes ser suficiente. Já estão disponíveis em alguns lugares roupas impregnadas com permetrina. Se o viajante vai dormir na selva, deve usar sempre mosquiteiro e se este estiver impregnado com piretroides diminui a possibilidade de picada. Repelentes que contenham 50% de DEET (*N,N*-dietil-m-toluamida, também conhecido como *N, N*-dietil-3-metilbenzamida) podem ser aplicados na pele especialmente no início da noite. Um tema polêmico é a quimioprofilaxia. Se for usada, é preciso observar o risco individual, conhecer o padrão de resistência do *Plasmodium* no local para onde o viajante vai se deslocar (esta informação nem sempre está disponível), assim como possíveis contraindicações que o medicamento possa ter. O programa de controle no Brasil recomenda o uso de profilaxia apenas para viajantes internacionais e grupos especiais que viajam para áreas de intensa transmissão, como militares, missionários, diplomatas ou qualquer outro trabalhador vinculado a projetos específicos, cuja duração não ultrapasse o período de 2 meses. Indivíduos esplenectomizados, por serem mais suscetíveis à infecção mais grave, devem também ser considerados prioritários. A quimioprofilaxia está indicada quando o risco de doença grave e/ou morte por malária por *P. falciparum* for maior que os efeitos adversos aos medicamentos usados.

Atualmente existem cinco fármacos recomendados como quimioprofilaxia contra a malária: doxiciclina, mefloquina, a combinação atovaquona/proguanil e a cloroquina. Nenhum desses medicamentos tem ação contra esporozoítos ou hipnozoítos, de tal modo que não previnem a infecção por nenhuma das espécies de *Plasmodium* sp. e as recaídas por *P. vivax* ou *P. ovale*. De qualquer modo, viajantes em uso de quimioprofilaxia devem fazer gota espessa ao término do esquema, mesmo que estejam assintomáticos e em qualquer momento se apresentarem sintomas da doença (Ministério da Saúde, 2010).

Vacina

Faz muitos anos que uma vacina contra a malária tem sido uma prioridade na saúde pública mundial; no entanto, apesar da ampla pesquisa neste campo, uma vacina segura, efetiva e acessível está longe de acontecer (Tongren *et al.*, 2004). A ciência deve ainda superar vários desafios. Os plasmódios são parasitos biologicamente muito complexos; só o ser humano pode ser infectado por quatro espécies; o ciclo dentro de seus hospedeiros (tanto no homem quanto no mosquito vetor) passa por vários estágios, cada um com componentes imunológicos diferentes. Outro problema é a alta variabilidade genética do *P. falciparum*. Uma vacina deveria ser dirigida contra os esporozoítas, os merozoítas, os esquizontes ou os gametócitos? Como fazer uma vacina contra as quatro espécies de plasmódios? É possível uma vacina contra a infecção ou só contra a doença? As respostas não são fáceis e ainda existe um longo caminho pela frente.

Apesar de alguns resultados desalentadores, há evidências de uma vacina ser possível: roedores, macacos e seres humanos têm sido imunizados com esporozoítas irradiados adquirindo proteção parcial ou total; este tipo de vacina anti-infecção poderia prevenir as manifestações da doença e seria particularmente útil para viajantes e para pessoas expostas a áreas de baixa transmissão, mas também teria algum papel importante em limitar a morbidade e a mortalidade daqueles que moram em áreas endêmicas; pessoas infectadas repetidamente pelo *Plasmodium* desenvolvem um grau de imunidade adquirida naturalmente que protege contra a doença clínica, mas não contra a infecção (Baird, 1995). Uma vacina que lograsse este tipo de imunidade, suprimindo os parasitos do estágio sanguíneo e prevenindo a doença, seria adequada para aqueles expostos à alta transmissão e poderia ser usada só ou como complemento de vacinas do estágio pré-eritrocítico; imunização com vacinas recombinantes contra a proteína circunsporozoítica (o principal antígeno de superfície dos esporozoítas), assim como contra a MSP1 (proteína 1 da superfície do merozoíta), tem mostrado proteção contra a infecção em modelos animais e em ensaios clínicos em humanos. No entanto, a baixa eficácia destas vacinas e a curta duração da proteção não permitem ainda que estes antígenos sejam usados na produção de uma vacina (Richie e Saul, 2002).

As aproximações mais modernas no desenvolvimento de uma vacina podem ser classificadas segundo o estágio parasitário que é usado como alvo: vacinas dirigidas diretamente contra os esporozoítas ou estágios pré-eritrocíticos. Estas vacinas agiriam evitando a infecção no estágio sanguíneo (vacinas anti-infecção). Uma vacina pré-eritrocítica poderia reduzir a transmissão e a morbidade; vacinas dirigidas contra os estágios assexuais sanguíneos que reduziriam a gravidade clínica (vacinas antimortalidade e antimorbidade); vacinas contra os estágios do mosquito que interromperiam o desenvolvimento do parasito no mosquito (vacinas de bloqueio da transmissão). Este tipo de componente poderia diminuir as taxas de infecção na população. É a denominada vacina altruísta (Phillips, 2001; Richie e Saul, 2002; Tongren *et al.*, 2004).

Programas de controle de malária

As ações desenvolvidas pela humanidade para o controle da malária são tão antigas quanto a doença. Desde os tempos de Hipócrates já se recomendava o "dessecamento" dos pântanos para diminuir o impacto dos "miasmas", causadores da malária.

Controle da malária no Brasil

Na década de 1950 foi iniciada uma "Campanha Mundial de Erradicação da Malária" que conseguiu efetivamente erradicar essa doença de muitas regiões do mundo. No entanto, as ações não foram sustentadas e no fim da década de 1990 a malária continuava sendo um grave problema de saúde mundial.

Atualmente a meta estabelecida pelos países-membros da Organização Mundial da Saúde (OMS), assim como pela parceria do Roll Back Malaria (RBM), procura a redução dos casos e óbitos registrados em 2000 em 50% até o fim de 2010 e em 75% ou mais em 2015. As estratégias usadas para atingir estas metas podem ser encontradas no "Plano global de ação da malária" (2008) e a cobertura mínima de cada uma delas para conseguir controlar e/ou eliminar a malária deve ser de 80%. Quatro intervenções-chave são preconizadas: uso de mosquiteiros impregnados com inseticidas; uso de medicamentos apropriados em pacientes com malária confirmada ou provável; borrifação intradomiciliar residual; e tratamento preventivo intermitente nas grávidas nas áreas de alta transmissão.

Mais de um terço dos 108 países malarígenos no mundo já conseguiram a meta de reduzir a malária em mais 50% até 2010 (9 países africanos e 29 fora da África); os países com maiores incidências tiveram uma diminuição menor. Dez países implementaram programas de eliminação dos quais seis já entraram nessa fase em 2009. Oito países estão em etapa de pré-eliminação e mais nove já conseguiram interromper a transmissão e estão na fase de prevenção da reintrodução da malária.

Uma das principais ameaças para atingir o controle global da malária tem a ver com a resistência dos parasitos aos antimaláricos e dos mosquitos aos inseticidas. O uso de combinações com derivados da artemisinina é recomendado pela OMS para o tratamento da malária, mas ainda em alguns países esses derivados são usados como monoterapia. Um aspecto da maior importância para o controle da malária tem sido o grande incremento de recursos financeiros para o combate a esta endemia por meio do Fundo Global da malária. O sucesso dependerá do adequado manejo técnico e financeiro dos recursos dos programas nacionais de controle da malária em todos os países malarígenos do mundo.

No Brasil, no início do século 20, as atividades de engenharia sanitária para aterrar coleções hídricas nas periferias das cidades e outras estratégias foram usadas com êxito relativo em alguns lugares (Suárez-Mutis, 1997). A campanha contra o *An. gambiae* no Nordeste brasileiro, no final da década de 1930 e início de 1940, é um exemplo excelente de como com determinação, compromisso político e ações adequadas é possível controlar problemas sérios de saúde pública. Nos últimos 40 anos várias iniciativas foram executadas, com maior ou menor sucesso. O Brasil adotou em 1965 a Campanha da Erradicação da Malária (CEM), preconizada pela OMS e baseada fundamentalmente no controle vetorial; com as atividades realizadas se logrou eliminar a transmissão autóctone do *Plasmodium* de extensas áreas do território nacional (Nordeste, Centro-Oeste, Sudeste e Sul), que ainda hoje continuam livres da doença; o mesmo sucesso não foi obtido na Amazônia provavelmente porque a floresta úmida tropical oferece condições ideais para a reprodução do mosquito vetor, a presença de grupos humanos altamente expostos como índios, garimpeiros, madeireiros, agricultores em projetos de assentamentos, extrativistas etc., a alta incidência do *P. falciparum* resistente aos antimaláricos de uso no campo, assim como pela falta de estrutura sanitária em locais distantes, em uma grande parte dos municípios maláricos. Em 1970 foi criada a Superintendência de Campanhas de saúde pública (Sucam), que não teve a mesma capacidade operativa que o CEM e que se dedicava também ao controle de outras endemias. Em 1980, a Sucam começou a usar a estratégia de estratificação epidemiológica, que permitia reconhecer os fatores de risco e classificar as áreas segundo o risco epidemiológico. Ao final da década do 1980 o quadro epidemiológico da malária começou a piorar e o governo procurou novos recursos diante de organizações internacionais, e assim foi instaurado o Programa de Controle da Malária da Bacia Amazônica (PCMAM). O PCMAM tinha como objetivos reduzir a ocorrência de casos, promover o desenvolvimento da Sucam e das secretarias estaduais de saúde, fortalecer o controle da malária e dar atenção específica às comunidades indígenas. Com a transformação da Sucam, cujas ações foram adotadas pela Fundação de Serviços Especiais de Saúde Pública (FSESP), que posteriormente fundiu-se com a Sucam para se converter na Fundação Nacional de Saúde (Funasa), e por outras razões administrativas, o PCMAM ficou paralisado durante 3 anos, sendo retomado em 1993. Em 1992, ocorreu a Conferência Ministerial de Amsterdã, promovida pela OMS, na qual se estabeleceu uma nova estratégia de controle baseada no diagnóstico precoce e no tratamento oportuno e adequado dos pacientes. Foi assim que no Brasil foi criado o Programa de Controle Integrado de Malária (PCIM) que tinha parte dos pressupostos do PCMAM e mantinha os princípios da Conferência de Amsterdã. O PCIM também não foi implementado em todos os municípios do país onde a malária era um grande problema de saúde pública; entre 1996 e 1997 a Funasa elaborou um novo plano, denominado Plano de Intensificação das Ações de Controle da Malária em áreas de alto risco da Amazônia Legal. Um marco importante nos últimos anos nas estratégias de controle desta endemia é a iniciativa da OMS denominada Roll Back Malaria ou "fazer recuar a malária" (RBM), cuja base filosófica baseia-se no fato de que a malária é uma doença que vai além do setor saúde e que são necessárias ações intersetoriais para seu combate, fortalecendo também os serviços de saúde locais (López-Antuñano, 1992; Passos e Fialho, 1998; Loiola *et al.*, 2002).

Atualmente no Brasil está em vigência o Programa Nacional de Prevenção e Controle da Malária (PNCM), que tem como objetivos reduzir a incidência, a mortalidade e as formas graves da doença, assim como eliminar a transmissão nas áreas urbanas das capitais e manter a ausência da transmissão nos locais onde ela já tiver sido interrompida (Ministério da Saúde, 2003a). Para lograr estes objetivos, o programa foi dividido em nove componentes que correspondem a estratégias de intervenção:

- Apoio à estruturação dos serviços locais de saúde, procurando então melhorar a capacidade dos sistemas de saúde dos municípios e dos estados para atender à demanda e desenvolver adequadamente as ações de saúde pública, vigilância e controle que permitam diminuir a morbimortalidade por malária
- Diagnóstico e tratamento, pretendendo detectar precocemente os casos de malária, identificar a espécie parasitária e administrar o mais rapidamente possível o tratamento adequado e oportuno para prevenir os casos graves da doença, evitar a morte e eliminar as fontes de infecção, contribuindo para reduzir a transmissão, assim como as epidemias
- Fortalecimento da vigilância em saúde, por meio de um sistema de informação que permita a tomada de decisões, assim como de um sistema de normatização técnica que mantenha atualizadas as normas do programa de controle, baseada nas análises epidemiológicas
- Capacitação de recursos humanos, que permita ter em todos os níveis pessoas capacitadas para a execução das ações de controle de malária para alcançar os objetivos do PNCM. Esta estratégia é muito importante e está também definida dentro do RBM como "fortalecimento da inteligência local"
- Educação em saúde, comunicação e mobilização social (ESMS). Este componente baseia-se no fato de que, quanto mais informada esteja a população sobre a forma de transmissão da malária, os fatores determinantes, as manifestações clínicas, a necessidade de diagnóstico certo e de uso de medicamentos adequados, mais ativamente ela participará no controle da doença
- Controle seletivo de vetores. Diferentemente de outros programas, o controle seletivo de vetores dentro do PNCM procura primeiro conhecer a entomologia local para usar posteriormente os métodos de controle de vetores mais adequados a cada realidade, usando critérios entomológicos e epidemiológicos
- Desenvolvimento de pesquisas em malária para direcionar as medidas de controle. Foram propostas como pontos importantes de pesquisa aquelas que têm a ver com a avaliação da distribuição da farmacorresistência dos parasitos aos antimaláricos, avaliar a efetividade e o custo-benefício dos testes de diagnóstico rápido, a eficácia dos esquemas terapêuticos usados no momento, avaliação de crenças, atitudes e práticas da população sobre o tratamento e o uso de medidas de proteção, avaliação da resistência dos *Anopheles* sp. aos inseticidas empregados, a efetividade dos mosquiteiros impregnados e vários outros estudos necessários para conhecer melhor a doença nos contextos epidemiológicos específicos
- Monitoramento do PNCM. Este componente pretende analisar o comportamento epidemiológico da doença em cada um dos níveis do governo por meio de indicadores de resultados e processos
- Sustentabilidade política, fundamental para assegurar o apoio financeiro e a articulação intersetorial para a execução do PNCM assim como da continuidade das ações propostas (Ministério da Saúde, 2003a).

▸ Referências bibliográficas

Albuquerque BC. *Foco Residual de Malária na Rodovia Manaus-Boa Vista*, Tese de Mestrado, Universidade Federal do Rio de Janeiro, Rio de Janeiro, 1982.

Alecrim MG. *Estudo Clínico, Resistência e Polimorfismo Parasitário na Malária pelo Plasmodium vivax, em Manaus — AM*, Tese de Mestrado, Universidade de Brasilia, Brasília, 177 pp, 2000.

Alecrim MG, Alecrim W, Macêdo V. *Plasmodium vivax* resistance to chloroquine (R2) and mefloquine (R3) in Brazilian Amazon Region. *Rev Soc Bras Med Trop* 32: 67-68, 1999.

Alecrim WD. *Estudo Clínico e Epidemiológico da Malária no Rio Ituxí Amazonas*, Tese de Mestrado, Universidade Federal de Brasília, Brasília.

Alecrim WD, Alecrim MG, Albuquerque BC, McNeill M, Dourado H, Prata A, Marsden PD. Tropical splenomegaly in the Ituxi River, Amazonas, Brazil. *Rev Inst Med Trop São Paulo* 24: 54-57, 1982.

Alexander N, Rodríguez M, Pérez L, Caicedo JC, Cruz J, Prieto G, Arroyo Ja, Cotacio MC, Suárez-Mutis MC, De La Hoz F, Hall AJ. Case-control study of mosquito nets against malaria in the Amazon Region of Colombia. *Am J Trop Med Hyg* 73: 140-148, 2005.

Alves FP, Durlacher R, Menezes M, Krieger H, Silva LHP, Camargo H. High prevalence of asymptomatic *Plasmodium vivax* & *Plasmodium falciparum* infections in native Amazonian populations. *Am J Trop Med Hyg* 666: 641-648, 2002.

Alves FP, Gil LH, Marrelli MT, Ribolla PE, Camargo EP, Da Silva LHP. Asymptomatic carriers of *Plasmodium* spp. as infection iource for malaria vector mosquitoes in the Brazilian Amazon. *Journal of Medical Entomology* 42:777-779, 2005.

Al-Yaman F, Genton B, Reeder JC, Anders RF, Smith T, Alpers MP. Reduced risk of clinical malaria in children infected with multiple clones of *Plasmodium falciparum* in a highly endemic area: a prospective community study. *Trans R Soc Trop Med Hyg* 91: 602-605, 1997.

Avila SL, Ferreira WA. Malaria diagnosis: a review. *Braz J Biol Res* 29: 431-443, 1996.

Avila SL, Ferreira WA. An appraisal of laboratory methods addressing roll back malaria. *Ci Cultura J* 52: 220-229, 2000.

Avila SLM, Leandro MC, Arruk VG, Carvalho NB, Oliveira MS, Sánchez MCA, Boulos M, Ferreira AW. Evaluation of different methods for *Plasmodia* detection in well defined population groups in an endemic area of Brazil. *Rev Inst Med Trop São Paulo* 36: 157-162, 1994.

Babiker H, Abdel-Wahab A, Ahmed A, Ranford-Cartwright L, Carter R, Walliker D. Detection of very low level *Plasmodium falciparum* gametocytes using reverse transcriptase PCR. *Mol Biochem Parasitol* 99: 143-148, 1999.

Baird JK. Host age as a determinant of naturally acquired immunity to *Plasmodium falciparum*. *Parasitol Today* 11: 105-111, 1995.

Baird JK, Jones P, Jones TR. Diagnosis of malaria in the field by fluorescence microscopy of QBC capillary tubes. *Trans R Soci Trop Med Hyg* 86: 3-5, 1992.

Baird JK, Jones TR, Danidirgo EW, Annis BA, Bans MJ, Basri H, Masbar S. Age-dependent acquired protection against *Plasmodium falciparum* in people having two years exposure to hyperendemic malaria. *Am J Trop Med Hyg* 45: 65-76, 1991.

Baruzzi RG, Franco LJ, Jardim JR, Masuda A, Naspitz C, Paiva ER, Ferreira-Novo N. The association between splenomegaly and malaria in Indians from the Alto Xingu, Central Brazil. *Rev Inst Med Trop São Paulo* 18: 322-348, 1976.

Beck HP, Felger I, Huber W. Analysis of multiple *Plasmodium falciparum* infections in Tanzania children during the phase III trial of the malaria vaccine SPf66. *J Infect Dis* 175: 921-926, 1997.

Bell D. Malaria rapid diagnostic test: one size may not fit all. *Clin Microbiol Rev* 15: 771-772, 2002.

Bloland PB, Boriga DA, Ruebush TK, McCormick JB, Roberts JM, Oloo AJ, Hawley W, Lal A, Nanlen B, Campbell CC. Longitudinal cohort study of the epidemiology of malaria infections in an area of intense malaria transmission II: Descriptive epidemiology of malaria infection and disease among children. *Am J Trop Med Hyg* 60: 641-648, 1999.

Bottius E, Guanzirol A, Trape JF, Rogier C, Konate L, Druilhe P. Malaria: even more chronic in nature than in previously thought; evidence for subpatent parasitaemia detectable by the polymerase chain reaction. *Trans R Soc Trop Med Hyg* 90: 15-19, 1996.

Brabin BJ. An analysis of malaria in pregnancy in Africa. *Bull WHO* 616: 1005-1016, 1983.

Brasil. Ministério da Saúde. Secretaria de Vigilância em Saúde. Departamento de Vigilância Epidemiológica. *Guia prático de tratamento da malária no Brasil/* Ministério da Saúde, Secretaria de Vigilância em Saúde, Brasília, 36p, 2010.

Bruce-Chwatt LS. *Essential Malariology*, 2nd ed., William Heinemann Medical Books, London, 1985.

Camargo EP. Malária, maleita, paludismo. *Ci Cultura* 55: 26-32, 2003.

Carter R, Mendis KN. Evolucionary and historic aspects of the burden of malaria. *Clin Microbiol* 15: 564-594, 2002.

Cavalier-Smith T. Kingdon Protozoa and its 18 Phyla. *Microbiol Rev* 57: 953-994, 1993.

Celli A. *Storia della Malaria nell'Agro Romano. Citta di Castello*, Accademia del Lincei, Roma, 1925.

Celli A. *The History of Malaria in the Roman Campana from Ancient Times*, John Bales, Danielsson, London, 1933.

Chagas C. Profilaxia do impaludismo. Typ. Besnard Freres, Rio de Janeiro, 48 pp. (*Brasil Méd* 20: 315-317; 337-340, 419-422; 21: 151-154, 1906).

Chagas C. Notas sobre a epidemiologia do Amazonas. *Brasil Méd* 27: 450-456, 1913.

Chandramohan D, Jaffar S, Greenwood B. Use of clinical algorithms for diagnosing malaria. *Trop Med Internat Health* 71: 45-52, 2002.

Choi HW, Breman J, Breman JG, Teutsch SM, Liu S, Hightower AW, Sexton JD. The effectiveness of insecticide-impregnated bednets in reducing cases of malaria infection: meta-analysis of published results. *Am J Trop Med Hyg* 52: 377-382, 1995.

Cogswell FB. The hypnozoite and relapse in primate malaria. *Clin Microbiol Rev* 5: 26-35, 1992.

Contamin HT, Faunder T, Rogier C, Bonnefoy S, Konate L, Trape JF, Mercereau-Puijalon O. Different genetic characteristics of *Plasmodium falciparum* isolates collected during successive clinical malaria episodes in Senegalese children. *Am J Trop Med Hyg* 54: 632-643, 1996.

Coura JR, Suárez-Mutis M, Ladeia-Andrade S. A new challenge for malaria control in Brazil: asymptomatic Plasmodium infection — a review. *Mem Inst Oswaldo Cruz* 10:229-237, 2006.

Cox-Singh J, Davis TM, Lee KS, Shamsul SS, Matusop A, Ratnam S, Rahman HA, Conway DJ, Singh B. *Plasmodium knowlesi* malaria in humans is widely distributed and potentially life threatening. *Clin Infect Dis* 46:165-71, 2008.

Cruz OG. Madeira-Marmoré Railway Company. Considerações gerais sobre as condições sanitárias do Rio Madeira, 1910. Papelaria Americana, Rio de Janeiro. In *Oswaldo Gonçalves Cruz, Opera Omina*, Impressora Brasileira Ltda, Rio de Janeiro, 1972.

Deane LM. Malaria vectors in Brazil. *Mem Inst Oswaldo Cruz* 81(Suppl. II): 5-14, 1986.

Deane LM. Malaria studies and control in Brazil. *Am J Trop Med Hyg* 38: 223-230, 1988.

Deane LM, Causey OR, Deane MP. Notas sobre a distribuição e a biologia dos anofelinos das regiões nordestina e amazônica do Brasil. *Rev Serv Esp Saúde Pública* 1: 826-965, 1948.

Di Santi S, Kirchgatter K, Brunialti KCS, Oliveira AM, Ferreira SRS, Boulos M. PCR-based diagnosis to evaluate the performance of malaria reference centers. *Rev Inst Med Trop São Paulo* 46: 183-187, 2004.

Dowling MAC, Shute GT. A comparative study of thick and thin Blood films in the diagnosis of scanty malaria parasitemia. *Bull WHO* 34: 249-267, 1966.

Ebbell B. *The Papyrus Ebers: the Greatest Egyptian Medical Document*, 1937. Copenhagen, Denmark (citado por Carter & Mendis 2002).

Ferreira MR. *A Ferrovia do Diabo: História de uma Estrada de Ferro na Amazônia*, 1981. Melhoramentos, São Paulo (citado por Camargo 2002).

Forattini OP. *Culicidilogia Médica*, Editora Universidade de São Paulo, São Paulo, 2002.

Fried M, Duffy PE. Adherence of *Plasmodium falciparum* to chondroitin sulfate A in the human placenta. *Science* 272: 1502-1504, 1996.

Garnham PCC. *Malaria Parasites and Other Haemosporidia*, Oxford Blackwell Scientific, Londres, 1996.

Genton B, Smith T, Baea K, Narara A, Al-Yaman F, Beck HP, Hii J, Alpers M. Malaria: how useful are clinical criteria for improving the diagnosis in a highly endemic area? *Trans R Soc Trop Med Hyg* 885: 537-541, 1994.

Greenwood B. Asymptomatic malaria infections Do they matter? *Parasitol Today* 3: 206-214, 1987.

Gilles HM,Warrell DA. *Bruce-Chwatt's Essential Malariology*, Little, Brown and Company, Boston, 340 pp, 1993.

Gupta S, Day KP. A theoretical framework for the immunoepidemiology of *Plasmodium falciparum* malaria. *Parasite Immunol* 16: 361-370, 1994.

Hänscheid T, Thomas MP. How useful is PCR in the diagnosis of malaria? *Trends Parasitol* 18: 395-398, 2002.

Harrison G. *Mosquitoes, Malaria and Man: a History of the Hostilities Since 1880*, John Murray, London, p. 172-174, 1978.

Hippocrates (English translation by WHS Jones). *Air, Water and Places*, Heinemann, London, 1923.

Jarude R, Trindade R, Tavares-Neto J. Malária em grávidas de uma maternidade pública de Rio Branco, Acre, Brasil. *J Bras Ginecol Obst* 253: 149-154, 2003.

Karunaweera ND, Wijesekera SK, Wanasekera D, Mendis KN, Carter R. The paroxysm of *Plasmodium vivax* malaria. *Trends Parasitol* 194: 188-193, 2003.

Kroeger A, Mancheno M, Alarcón J, Pesse K. Insecticide-impregnated bed nets for malaria control: varying experiences from Ecuador, Colombia, and Peru concerning acceptability and effectiveness. *Am J Trop Med Hyg* 53: 313-323, 1995.

Krogstad DJ. Malaria. In Guerrant RL, Walker DH, Weller PF (eds), *Tropical Infectious Diseases. Principles, Pathogens & Practice*, Churchill Livingstone, Philadelphia, p. 736-766, 1999.

Krotoski WA, Krotoski DM, Garnham PCC. Relapse in primate malaria: discovery of two populations of exoerythrocytic stage. Preliminary stage. *British Med J* 1: 153-1541980.

Langeler C, Smith TA, Schellenberg JA. Focus on the effects of bednets on malaria morbidity and mortality. *Parasitol Today* 13: 123-124, 1997.

Laveran A. Note sur un nouveau parasite trouve dan le sang de plusieurs malades atteints de fiebre palustre. *Bull Acad Nac Med* 9: 1235-1236, 1880.

Lengeler C. Insecticide-treated bed nets and curtains for preventing malaria. Cochrane Database of Systematic Reviews Issue 2. Art. No.: CD000363. DOI: 10.1002/14651858.CD000363.pub2, 2004.

Levine ND, Corliss JO, Cox FEG. A newly revised classification of the Protozoa. *J Protozoa* 27: 37-59, 1980.

Loiola CCP, Mangabeira da Silva CJ, Tauil PL. Controle da malária no Brasil: 1965-2001. *Rev Panam Salud Publica* 11: 235-244, 2002.

López-Antuñano F. Epidemiology and control of malaria and other arthropod born diseases. *Mem Inst Oswaldo Cruz* 87(Supp. III): 105-114, 1992.

MacDonald G. *The Epidemiology and Control of Malaria*, Oxford University Press, London, 1957.
Mackintosh CL, Beeson JG. Clinical features & pathogenesis of severe malaria. *Trends Parasitol* 2012: 597-603, 2004.
Marques AC. Human migration and the spread of malaria in Brazil. *Parasitol Today* 3: 166-170, 1987.
Marques AC, Pinheiro EA. Fluxos de casos de malária no Brasil em 1980. *Rev Bras Malar Doen Trop* 34: 1-31, 1982.
Martínez-Espinosa FE. *Malaria na Gravidez: Estudo de Pacientes do Instituto de Medicina Tropical do Amazonas, Brasil, 1990-1997,* Tese de Mestrado, Instituto Oswaldo Cruz, Rio de Janeiro, 141 pp, 1998.
Martínez-Espinosa FE. *Malária e Gravidez na Região Amazônica: Prevalência de Infecção em Mulheres de Idade Fértil do Município de Coari. 2001-2002,* Tese de Doutorado, Instituto Oswaldo Cruz, Rio de Janeiro, 142 pp, 2002.
McGregor IA. Epidemiology, malaria & pregnancy. *Am J Trop Med Hyg* 334: 517-525, 1984.
Mendis KN, Carter R. Clinical diseases & pathogenesis in malaria. *Parasitol Today* 115: 1-16, 1995.
Menendez C. Malaria during pregnancy: a priority area of malaria research & control. *Parasitol Today* 115: 178-182, 1995.
Menendez C. Priority areas for current research on malaria during pregnancy. *Ann Trop Med Parasitol* 93(Suppl. 1): s71-s74, 1999.
Menendez C, Fleming AF, Alonso PL. Malaria-related anaemia. *Parasitol Today* 1611: 469-475, 2000.
Miller LH, Baruch DI, Marsh K, Doumbo OK. The pathogenic basis of malaria. *Nature* 415: 673-679, 2002.
Miller LH, Smith JD. Motherhood & malaria. *Nature Med* 411: 1244-1245, 1998.
Ministério da Saúde. Programa Nacional de Prevenção e Controle da Malária PNCM. Secretaria de Vigilância em Saúde, Brasília, 2003a.
Moody A. Rapid diagnostic test for malaria parasites. *Clin Microbiol Rev* 15: 66-78, 2002.
Mutambu S, Shiff C. Implementing and sustaining community-based mosquito net interventions in Africa. *Parasitol Today* 13: 204-206, 1997.
Noronha E, Alecrim M, Romero G, Macedo V. Estudo clínico da malária falciparum em crianças em Manaus, AM, Brasil. *Rev Soc Bras Med Trop* 332: 185-190, 2000.
Nosten F, McGready R, Simpson JA, Thwai KL, Balkan S, Cho T, Hikirijaroen S, Looareesuwan S, White NJ. Effects of *Plasmodium vivax* malaria in pregnancy. *Lancet* 354: 546-549, 1999.
Oliveira-Ferreira J, Lacerda MV, Brasil P, Ladislau JLB, Tauil PL, Daniel-Ribeiro CT. Review malaria in Brazil: an overview. *Malaria Journal* 115-130, 2010.
OMS. The use of antimalarial drugs — Report of a WHO informal consultation. Geneva, 2001.
Okoko BJ, Enwere G, Ota MOC. The epidemiology & consequences of maternal malaria: a review of immunological basis. *Acta Trop* 872: 193-205, 2003.
OPS. Organização Panamericana da Saúde. Regional Strategic Plan for Malaria in the Americas 2006-2010. Washington. PAHO. 85p, 2006.
Owusu-Agyei S, Koran KA, Baird K. Incidence of symptomatic and asymptomatic *Plasmodium falciparum* infections following curative therapy in adult residents of norther Ghana. *Am J Trop Med Hyg* 65: 197-203, 2001.
Passos A, Fialho R. Malária: aspectos epidemiológicos e de controle. *Rev Soc Bras Med Trop* 31(Supp. II): 93-105, 1998.
Pessoa SB. Malária. In *Problemas Brasileiros de Higiene Rural*, São Paulo, p. 161-243, 1949.
Pessoa SB, Martins AV. *Parasitologia Médica,* 9ª ed., Guanabara Koogan, Rio de Janeiro, 1974.
Playford EG, Walker J. Evalution of the ICT Malaria P.f/P.v and the optimal rapid diagnostic test for malaria in febrile returned travellers. *J Clin Microbiol* 40: 4166-4171, 2002.
Price RN, Douglas NM, Anstey NM. New developments in Plasmodium vivax malaria: severe disease and the rise of chloroquine resistance. *Current Opin Infect Dis* 22:430-435, 2009.
Pukrittayakamee S. Pulmonary oedema in vivax malaria. *Trans R Soc Trop Med Hyg* 92: 421-422, 1998.
Rey L. *Parasitologia. Parasitos e Doenças Parasitárias do Homem nas Américas e na África,* Guanabara Koogan, Rio de Janeiro, 2001.
Richie TL, Saul A. Progress and challenges for malaria vaccines. *Nature* 415: 694-701, 2002.
Rieckmann KH. *Plasmodium vivax* resistant to chloroquine? *Lancet* (Supp. ll): 1183-1184, 1989.
Rogerson SJ, Beeson JG. The placenta in malaria: mechanism of infection, disease & foetal morbidity. *Ann Trop Med Parasitol* 93(Suppl. 1): 35-42,1999.
Rogier C, Trape JF. Malaria attacks in children exposed to high transmission: who is protected? *Trans R Soc Trop Med Hyg* 87: 245-246, 1993.
Roper C, Elhassan IM, Hviid L, Giha H, Richardson W, Babiker H, Satti GM, Theander GT, Arnot DE. Detection of very low level *Plasmodium falciparum* infections using the nested PCR and a reassessment of the epidemiology of unstable malaria in Sudan. *Am J Trop Med Hyg* 54: 325-331, 1996.
Roshanravan B, Kari E, Gilman RH, Cabrera L, Lee E, Metcalfe J, Calderón M, Lescano A, Montenegro SH, Calampa C, Vinetz J. Endemic malaria in the Peruvian Amazon Region of Iquitos. *Am J Trop Med Hyg* 69: 45-52, 2003.
Santos JB, Santos F, Macêdo V. Variação da densidade anofelínica com o uso de mosquiteiros impregnados com deltametrina em uma área endêmica de malária na Amazônia brasileira. *Cad Saú Públ* 15: 281-292, 1999.
Santana Filho FS, Arcanjo ARL, Chehuan IM, Costa MR, Martinez-Espinosa FE, Vieira JL, Barbosa MGV, Alecrim WD, Alecrim MGC. Chloroquine-resistant *Plasmodium* 13: 1125-1126, 2007.
Sarton G. *A History of Science*, Harvard University Press, Cambridge, 1959.
Sawyer D. Economic and social consequences of malaria in new colonization projects in Brazil. *Soc Sci Med* 37: 1131-1136, 1993.
Schellenberg JR, Smith MA, Alonso PL, Hayes RJ. What is clinical malaria? Finding case definitions for field research in highly endemic areas. *Parasitol Today* 1011: 439-442, 1994.
Sholapurkar SL, Gupta AN, Mahajan RC. Clinical course of malaria in pregnancy — A prospective controlled study from India. *Trans R Soc Trop Med Hyg* 823: 376-379, 1988.
Short HE, Garnham PCC. The pre-erythrocytic development of *Plasmodium cynomolgi* and *Plasmodium vivax*. *Trans R Soc Trop Med Hyg* 41: 785-795, 1948.
Sigerist HE. *A History of Medicine*, Vol. I. *Primitive and Archaic Medicine*, Oxford University Press, New York, 1951.
Snounou G, Viriyakosol S, Ping Zhu X, Jarra W, Pinheiro L, Rosário V, Thaithong S, Brown KN. High sensivity of detection of human malaria parasites by the use of nested PCR. *Mol Biochem Parasitol* 61: 315-320, 1993.
Snow R, Gouws E, Omumbo J, Rapuoda B, Craig MH, Tanser FC, le Sueur D, Ouma J. Models to predict the intensity of *Plasmodium falciparum* transmission: aplications to the burden of disease in Kenya. *Trans R Soc Trop Med Hyg* 92: 601-606, 1998.
Soper FL, Wilson DB. *Anopheles gambiae in Brazil, 1930-1940*, Rockfeller, New York (citado por Camargo 2002), 1943.
Stauffer W, Fisher PR. Diagnosis & treatment of malaria in children. *Clin Infec Dis* 37: 1340-1348, 2003.
Suárez-Mutis MC. *Estudo do Processo de Transmissão da Malária em uma Área de Invasão Recente na Cidade de Manaus-Amazonas,* Tese de Mestrado, Instituto Oswaldo Cruz, Rio de Janeiro, 138 pp, 1997.
Suárez-Mutis MC, Cuervo P, Fernandes O, Coura JR. Evidência da presença de infecção assintomática por *Plasmodium* no médio Rio Negro, Estado do Amazonas. *Rev Soc Bras Med Trop* 37 (Supl. 1): 268, 2004.
Suh KN, Kain KC, Keystone JS. Malaria. *Can Med Assoc J* 170: 1693-1702, 2004.
Tongren JE, Zavala F, Roos DS, Riley EM. Malaria vaccines: if at first you don't succeed. *Trends Parasitol* 20: 604-610, 2004.
Trape JF. Rapid evaluation of malaria parasite density and standardization of thick smear examination for epidemiological investigations. *Trans R Soc Trop Med Hyg* 79: 181-184, 1985.
Trape JF, Rogier C, Konate L, Diagne N, Bouganali H, Canque B, Legros F, Badji A, Ndiaye G, Ndiaye P, Brahimi, Faaye O, Druilhe P, Pereira da Silva L. The Dielmo Project: a longitudinal study of natural malaria infection and the mechanisms of protective immunity in a community living in a holoendemic area of Senegal. *Am J Trop Med Hyg* 51: 123-137, 1994.
Vargas A, Santos JA. O problema da maleita nas obras de engenharia. *Arq Hig Saúde Pública* 20: 159-164, 1944.
Ventura AMR, Pinto AYN, Uchôa R, Calvosa V, Silva MGF, Souza JM. Malária por *P. vivax* em crianças e adolescentes — Aspectos epidemiológicos, clínicos e laboratoriais. *J Pediat* 75: 187-194, 1999.
Wernsdorfer W, McGregor I. *Malaria Principles & Practice of Malariology*, Churchill Livingstone, London, 1988.
Whitby M. Drug resistant *Plasmodium vivax* malaria. *J Antimicrobial Chemother* 40: 749-752, 1997.
White NJ. *Malaria. Manson's Tropical Diseases,* WB Saunders Company, London, p. 1087-1170, 1996.
WHO. Malaria diagnosis. Memorandum from a WHO meeting. *Bull WHO* 66: 575-594, 1988.
WHO. Severe and complicated malaria. *Trans R Soc Trop Med Hyg* 84 (Suppl. 2): 1-63, 1990.
WHO. Antimalarial drug policies: data requeriments, treatment of uncomplicated malaria and management of malaria in pregnancy. Report of an Informal Consultation WHO/MAL/94.1070, Geneva, 1994.
WHO. Severe falciparum malaria. *Trans R Soc Trop Med Hyg* 94 (Suppl. 1): 1-90, 2000.
WHO. Malaria & HIV/AIDS interactions & implications: conclusions of a technical consultation convened by WHO, 23 — 25 June, 2004, World Health Organization: 2.
WHO. World Health Organization. *World Malaria Report* 2009. Ginebra. 66p.

72 Resistência de Plasmódios aos Antimaláricos

Roberto Montoya e Simone Ladeia-Andrade

A resistência do *Plasmodium falciparum* aos medicamentos antimaláricos é um fator determinante na deterioração da situação da malária no mundo. Desde o início da década de 1960, quando foram registrados os primeiros casos de resistência à cloroquina na Ásia e na América do Sul (Moore e Lainson, 1961), o problema da resistência tem aumentado e já compromete quase todos os medicamentos disponíveis (Bloland, 2001). No Sudeste Asiático, epicentro da resistência aos antimaláricos, 20 anos depois da detecção da resistência à cloroquina, este medicamento chegou a ser altamente ineficaz (Plowe, 2003). Da mesma forma, a cloroquina já não é mais usada para tratar a malária causada pelo *P. falciparum* nos países da Região Amazônica, responsáveis por cerca de 90% dos casos de malária nas Américas (OPAS, 2003). A associação sulfadoxina-pirimetamina (SP), introduzida em 1967 e largamente usada como alternativa à cloroquina, há vários anos não é mais efetiva no Sudeste Asiático (Oliaro e Taylor, 2004); também já foi substituída na Região Amazônica devido à alta proporção de infecções resistentes. No leste da África, a resistência à cloroquina foi relatada pela primeira vez em 1978 e disseminou-se ao longo do continente nos 10 anos seguintes (OMS, 2003a). Nessa região, a sensibilidade à SP começou a diminuir no fim dos anos 1980 e, ao que parece, a resistência continuará progredindo, tanto na distribuição geográfica, quanto em intensidade, podendo chegar a uma taxa alarmante se não for interrompida (Wongsrichanalai *et al.*, 2002). A resistência do *P. falciparum* à mefloquina foi relatada especialmente nas áreas onde tem sido largamente usada, como em países do Sudeste Asiático (Nosten *et al.*, 2000) e nos países endêmicos da América (Cerutti *et al.* 1999b, Noronha *et al.*, 2000).

Em termos de controle da doença, a resistência do *P. falciparum* aos medicamentos é uma séria ameaça aos esforços dos países. A Estratégia Global de Controle da Malária (WHO, 1993) promove o diagnóstico precoce e o tratamento oportuno como seu primeiro elemento estratégico. Neste contexto, os esforços que os programas de controle realizam para melhorar os serviços de diagnóstico e tratamento estão claramente ameaçados pela disseminação da resistência. Além das consequências individuais do fracasso terapêutico e das suas implicações em termos de custos diretos e indiretos para os indivíduos e para os sistemas de saúde, a resistência favorece diretamente a transmissão da doença e tem sido implicada na disseminação da malária para novas áreas e na reemergência da doença em áreas onde já havia sido erradicada (Bloland, 2001).

Diferentemente da grande disseminação da resistência do *P. falciparum* a vários medicamentos, a resistência do *P. vivax* à cloroquina concentra-se particularmente na Indonésia e em Papua-Nova Guiné onde, desde 1989, há vários relatos de redução da sensibilidade ao medicamento (Whitby, 1997). Em outros países da Ásia, casos esporádicos têm sido relatados, assim como na América do Sul (Alecrim *et al.*, 1999). Não tem sido documentada resistência do *P. malariae* ou do *P. ovale* (Wongsrichanalai *et al.*, 2002).

▶ Origem e disseminação da resistência

A resistência aos antimaláricos é definida como a habilidade que tem uma cepa do parasito para sobreviver e/ou se multiplicar apesar da administração e absorção de um medicamento em doses iguais ou superiores às em geral recomendadas, dentro dos limites de tolerância do indivíduo (OMS, 2001c). O medicamento em questão deve alcançar o parasito ou a célula infectada pelo tempo necessário para sua ação normal (Bloland, 2001).

No caso dos antimaláricos, a resistência do *Plasmodium* pode algumas vezes ser resultado de mutações espontâneas, um evento genético raro, e independe do uso dos medicamentos. As mudanças genéticas podem ser expressas como modificações no sítio-alvo do medicamento ou nos mecanismos celulares que afetam as concentrações intraparasitárias do fármaco (White, 2004). A resistência à cloroquina está, por exemplo, determinada por mutações em um gene que codifica um transportador (pfcrt) no vacúolo digestivo do parasito (Hyde, 2002; Plowe, 2003). Em situações normais, o medicamento acumula-se no vacúolo digestivo, interferindo com o metabolismo do grupo heme, enquanto, nos parasitos resistentes, este acúmulo fica afetado. Uma mutação (K76T) nesse gene tem sido claramente associada à resistência *in vitro* e à falha terapêutica (Djimdé *et al.*, 2001). Também a resistência à atovaquona e à pirimetamina está associada a mutações. No caso da pirimetamina, são mutações pontuais específicas no gene que codifica a di-hidrofolato redutase (DHFR), as quais alteram a forma do sítio onde o medicamento une-se à enzima (Plowe, 2003). Igualmente, mutações pontuais no gene que codifica outra enzima, a di-hidropteroato sintetase (DHPS), têm sido associadas à resistência *in vitro* às sulfas (Plowe, 2003).

As amplificações genéticas são outro mecanismo de surgimento de resistência. São eventos mais frequentes e que podem surgir como adaptações do parasito a situações de estresse no seu entorno. Consistem no aumento seletivo de cópias de um gene que codifica para uma proteína específica, sem um incremento proporcional nos outros genes, o que pode levar a maior expressão no alvo do medicamento. A resistência à mefloquina, por exemplo, tem sido associada a amplificações no gene pfmdr que codifica a bomba de glicoproteína p (Pgh), o que afeta sua concentração intraparasitária, assim como de vários outros antimaláricos (Price *et al.*, 2004).

A emergência da resistência é um evento difícil de evitar, portanto, os esforços do controle devem voltar-se a limitar sua disseminação. A epidemiologia molecular tem ajudado a compreender melhor a magnitude desta disseminação. Evidenciou-se, assim, que a expansão da resistência é mais importante do que se acreditava anteriormente e que os genótipos predominantes de resistência derivam, principalmente, de relativamente poucos eventos novos (White, 2009). Seja qual for o mecanismo que origine a resistência, os parasitos menos suscetíveis são selecionados ao se exporem a concentrações do fármaco inadequadas para inibir seu crescimento, mas suficientes para impedir o crescimento de parasitos sensíveis, o que acarretará maior probabilidade de transmissão dos parasitos resistentes do que dos sensíveis. As infecções com parasitos resistentes têm maior probabilidade de recrudescer, o que, somado à lenta resolução da infecção inicial, aumenta a possibilidade de gerar maiores densidades de gametócitos em comparação com infecções sensíveis (White, 2004), uma outra razão da maior probabilidade de transmissão das infecções resistentes do que das sensíveis e, assim, da disseminação da resistência (White, 2004).

A exposição dos parasitos resistentes a doses subletais do medicamento depende de vários fatores que determinam a interação do fármaco com o hospedeiro (farmacodinâmica) e com o parasito (farmacocinética). O tempo de permanência do medicamento no sangue, expresso comumente como o tempo de vida média, constitui um determinante importante na disseminação da resistência. Os antimaláricos com tempos de vida média mais longos (sulfadoxina-pirimetamina, mefloquina), têm maior probabilidade de propiciar a seleção de cepas resistentes devido à maior possibilidade de que parasitos recrudescentes ou parasitos de uma nova infecção sejam expostos a doses subterapêuticas do medicamento. Nesse aspecto, os derivados da artemisinina são favorecidos por seu tempo de vida muito curto, sendo eliminados completamente dentro dos primeiros dias do ciclo de vida das formas assexuadas (White, 2004).

Em relação à interação do fármaco com o parasito, um aspecto importante para se entender a maior exposição de um ou outro antimalárico à pressão de seleção é o efeito que cada medicamento tem sobre as distintas formas do *Plasmodium*. Os medicamentos que agem seletivamente sobre os estágios maduros do parasito, como é o caso da sulfadoxina-pirimetamina e o proguanil, levariam a uma eliminação mais lenta da infecção que medicamentos como quinino, mefloquina, cloroquina e amodiaquina que agem sobre o trofozoíta jovem (Orjuela *et al.*, 2004). Nesse sentido, os derivados da artemisinina também apresentam uma vantagem comparativa, uma vez que agem tanto nos estágios jovens do parasito como em formas maduras, impactando rapidamente a biomassa parasitária com diminuição da possibilidade de que persistam parasitos da infecção primária.

Outros fatores afetam a probabilidade de haver parasitos sob doses subterapêuticas dos medicamentos. Alguns fármacos apresentam variabilidade na sua absorção devido às suas propriedades lipofílicas e hidrofóbicas, fazendo com que as concentrações do medicamento no sangue possam variar de modo importante entre indivíduos (White, 2004).

A imunidade na malária, embora imperfeita, tem um papel fundamental no controle da parasitemia e tem um efeito protetor contra a seleção das cepas resistentes. Considera-se que é comum que haja um resíduo de parasitos depois do tratamento que é removido pelo sistema imune, de modo que o comprometimento desta resposta favorece a resistência. A resposta imunológica não específica de indivíduos não imunes seria menos efetiva em eliminar o resíduo do que a resposta específica de pessoas semi-imunes (Bloland, 2001).

Historicamente, a resistência surgiu mais rapidamente em áreas de moderada a baixa transmissão, onde predominam infecções sintomáticas com parasitemias altas e baixa resposta imune. A hiperparasitemia em si e os fatores relacionados com o plasmódio e o hospedeiro que a propiciam são, em conjunto, uma fonte perigosa de resistência (White, 2009). Juntos, estes fatores aumentam a possibilidade de que se origine um novo parasito resistente, de que sua progênie sobreviva, de que a infecção recrudesça e, finalmente, de que gametócitos resistentes sejam transmitidos. Nas infecções com baixa carga parasitária, embora a dinâmica de surgimento de resistência seja semelhante aos casos hiperparasitêmicos (resistência pode ocorrer onde ocorra divisão nuclear), a probabilidade de que haja uma resposta efetiva do hospedeiro é maior do que em situações de elevada biomassa parasitária. As infecções com baixa carga parasitária são, assim, uma fonte improvável de resistência (White, 2009).

Crianças e gestantes infectadas são grupos de pacientes expostos sistematicamente a doses subótimas de antimaláricos, sendo justamente categorias de pacientes que apresentam infecções com maiores cargas parasitárias e menos imunidade. (White, 2009). Para alguns antimaláricos as posologias são definidas com base em estudos com adultos, resultando em doses baixas em crianças por falta de uma definição bem estabelecida. Também é frequente que nas crianças ocorram erros de subdosagem durante a administração do medicamento devido a problemas com as formulações disponíveis. Gestantes podem ser uma fonte importante de resistência porque têm uma carga importante de parasitos na placenta, uma pobre resposta imune e, em geral, níveis de medicamentos reduzidos (White, 2009). As políticas de tratamento da malária nos programas de controle devem procurar garantir o manejo destes casos com esquemas adequados e seguimento clínico e parasitológico dos casos com elevadas parasitemias. As políticas terapêuticas que propiciam o tratamento sob presunção clínica desconhecem o efeito que estes grupos de pacientes poderiam vir a ter na disseminação da resistência.

▶ Resistência do P. falciparum aos antimaláricos na América

Em 1961 foi relatado o primeiro caso documentado de resistência à cloroquina na América; tratava-se de uma cepa de *P. falciparum* procedente do norte da Colômbia (Moore, 1961). Em 1980, a resistência do *P. falciparum* à cloroquina já atingia todos os países endêmicos da América do Sul (Wongsrichanalai *et al.*, 2002), de modo que, na atualidade, a sensibilidade do *P. falciparum* a este medicamento limita-se a América Central, República Dominicana e Haiti (Oliaro e Taylor, 2004). Mundialmente a cloroquina segue sendo um medicamento altamente eficaz para tratar a malária causada pelo *P. vivax*.

Com base em achados de estudos realizados na década de 1980, Neifer e Kremsner (1991) concluíram que as 4-aminoquinoleínas não podiam mais ser usadas no tratamento da malária causada por *P. falciparum* na Amazônia brasileira. Naquela época, apenas 1 em cada 25 pacientes estudados no estado do Acre, Brasil, tratados com amodiaquina, respondia favoravelmente ao tratamento. Na Colômbia, estudos com acompanhamento de 14 dias realizados no norte do país revelaram cifras de falha terapêutica entre 7 e 12% no fim da década de 1990 (Lopez *et al.*, 1999; Blair *et al.*, 2001), mesma ocasião em que se encontrou 50% de insucesso após 28 dias de seguimento na região do Pacífico (Gonzáles *et al.*, 2003).

À associação SP, introduzida na década de 1960, também se desenvolveu resistência na Região Amazônica. Em 1981, foram registrados os primeiros casos de falha terapêutica à SP na Colômbia (Espinal *et al.*, 1981). Da mesma época são os achados de Souza (1983), que descreveu a evolução terapêutica de 48 pacientes do estado do Pará, Brasil, acompanhados por 66 dias, dos quais 13 (27%) cursaram com falha terapêutica. Poucos anos depois, Boulos *et al.* (1986) relataram a mesma evolução em 100% de 54 pacientes tratados com SP durante 28 dias de seguimento. Em 1987, 23 de 25 isolados do estado do Acre avaliados com microteste foram resistentes à associação (Kremsner *et al.* 1989). No estado Bolívar, Venezuela, um estudo realizado em 1997 mostrava níveis de falha terapêutica da SP de quase 20% e, 3 anos depois, de quase 50% (Aché *et al.*, 2002). Mais recentemente, em 1999, falha terapêutica chegou a 59% na Amazônia peruana próximo à fronteira com o Brasil e a Colômbia (Magill *et al.*, 2004), enquanto na mesma época (fins da década de 1990) o medicamento continuava sendo altamente efetivo no litoral Pacífico do Peru (Marquiño *et al.* 2003b) e na Colômbia (Osorio *et al.*, 1999; Blair *et al.*, 2001).

Em 1986, Boulos *et al.* (1986) relataram o achado de uma cepa resistente ao quinino entre 40 amostras procedentes da Amazônia examinadas *in vitro* com o método do microteste. Uma década depois, também em um estudo *in vitro* usando o microteste, Calvosa *et al.* (2001) chamaram a atenção sobre o achado de dois isolados resistentes ao quinino entre 10 examinados em 1999 no estado do Pará, Amazônia brasileira, enquanto Zalis *et al.* (1998) registraram suscetibilidade reduzida em 100% de 26 isolados do estado do Mato Grosso examinados em 1997. Embora esta evidência *in vitro* não tenha ainda sido expressada clinicamente, os achados chamam a atenção sobre os cuidados a se ter com este medicamento, que continua sendo uma alternativa para o tratamento da malária grave na região.

Eficácia terapêutica de 100% à mefloquina foi registrada em 1996 em 51 doentes avaliados durante 35 dias no estado do Pará (Cardoso *et al.*, 1996) e, em 1999, em um estudo realizado na Amazônia peruana perto da fronteira com o Brasil (Magill *et al.*, 2004). No entanto, falha terapêutica a este medicamento já foi descrita na região (Cerutti *et al.*, 1999b; Noronha *et al.*, 2000). Assim como no Sudeste Asiático (Nosten *et al.*, 2000), investigações *in vitro* realizadas por vários pesquisadores na Amazônia brasileira mostram infecções com parasitos resistentes e/ou com diminuição da sensibilidade à mefloquina (Souza 1983; Boulos *et al.*, 1986; Di Santi *et al.*, 1988; Cerutti *et al.*, 1999a; Calvosa *et al.*, 2001). Estudos realizados entre 2002 e 2005 pela Rede Amazônica de Vigilância da Resistência aos Antimaláricos (RAVREDA) no Brasil, Suriname, Colômbia e na Guiana, também registraram falha terapêutica à mefloquina, embora em um nível que parece ser menor que 10%. Seu uso no passado como monoterapia em algumas situações nos países da região pode ter sido a causa da circulação de cepas resistentes. Avaliações da eficácia terapêutica da combinação mefloquina + artesunato já foram realizadas na Região Amazônica, mostrando uma alta eficácia e segurança desta combinação (Marquiño *et al.*, 2003a).

▶ Detecção e vigilância da resistência

A suscetibilidade aos antimaláricos pode ser avaliada mediante técnicas *in vivo*, provas de sensibilidade *in vitro* e detecção de marcadores moleculares. As técnicas *in vivo* avaliam a eficácia terapêutica mediante protocolos clínicos de acompanhamento de pacientes e são o principal instrumento para o monitoramento do problema da resistência para os programas de controle. Como as decisões sobre mudanças nas políticas do uso de antimaláricos dependem fundamentalmente da eficácia e segurança dos esquemas terapêuticos, o principal objetivo dos estudos de eficácia terapêutica em pacientes com malária é monitorar esta eficácia no tempo, notadamente entre os grupos vulneráveis das áreas endêmicas, e guiar as políticas de medicamentos (OMS, 2001b).

A Organização Mundial da Saúde (OMS) promove o uso de um protocolo estandardizado para a avaliação da eficácia terapêutica (OMS, 2003a). A metodologia atualmente difundida pela OMS é produto de uma tentativa de reconciliar os protocolos usados nas áreas de alta transmissão, particularmente na África, com a metodologia desenvolvida para as regiões de transmissão moderada e baixa. O protocolo consiste em uma avaliação prospectiva da resposta clínica e parasitológica de indivíduos com malária não complicada que recebem tratamentos supervisionados. Os pacientes são acompanhados por, pelo menos, 28 dias com avaliações nos dias 2, 3, 7, 14, 21 e 28. A duração do acompanhamento varia com a vida média dos medicamentos. Considera-se que 28 dias é um tempo de seguimento apropriado para amodiaquina, cloroquina e SP, enquanto para mefloquina podem ser necessários até 63 dias (OMS, 2003a). O uso de um protocolo estandardizado permite a vigilância intra e entre países no marco de iniciativas regionais (OPAS, 2000; ENMAT, 2000).

Apesar de os estudos *in vivo* serem aqueles cuja metodologia reflete da melhor forma a situação clínica e epidemiológica da malária (Bloland, 2001), existem limitações para diferenciar a contribuição de fatores ligados ao indivíduo no fenômeno da resistência, daqueles inerentes à interação do parasito com o medicamento (Ringwald e Basco, 1999). A avaliação da inibição na multiplicação do parasito ao ser exposto a diferentes concentrações do medicamento em provas *in vitro* permite conhecer a sensibilidade intrínseca do patógeno, complementando as informações dadas pelos ensaios clínicos.

A técnica mais usada para avaliar a sensibilidade *in vitro* aos antimaláricos consiste na medição da inibição da maturação dos esquizontes em 24 h por microscopia e tem sido difundida pela OMS como microteste (Mark III) (OMS, 2001a). Seu nome deriva da adaptação de um procedimento de microcultura (Rieckman *et al.*, 1978) ao ensaio inicial proposto por Rieckmann, com base nos progressos realizados em meados da década de 1970 com a cultura contínua de *Plasmodium* (Trager e Jensen, 1976). A metodologia é relativamente simples, mas é dispendiosa e está sujeita à variabilidade, dependendo dos indivíduos que realizam a leitura. O método isotópico, baseado na incorporação de hipoxantina radiomarcada, introduziu a automatização das provas *in vitro*, reduzindo consideravelmente a variabilidade devida aos fatores humanos. No entanto, apresenta como limitações o uso de material radioativo e de equipamentos caros e o requerimento de densidades parasitárias relativamente altas que demandam o uso de parasitos adaptados em cultura ou de amostras com altas parasitemias (Noedl *et al.*, 2003).

Os últimos progressos no desenvolvimento de provas *in vitro* referem-se a técnicas que surgiram do desenvolvimento de métodos para o diagnóstico rápido de malária e cuja leitura é realizada usando técnicas de ELISA. O teste DELI (*double-site enzyme-linked LDH immunodetection*) usa anticorpos monoclonais que detectam a enzima desidrogenase láctica do parasito (plDH) que pode ser distinguida da LDH humana. Os níveis de LDH correspondem à densidade parasitária e diminuem com o início do tratamento (Noedl *et al.*, 2003). A prova pode ser aplicada em condições de campo e os resultados são comparáveis com os obtidos com o método isotópico (Moreno *et al.*, 2001; Brockman *et al.*, 2004). A medição da proteína rica em histidina, que o parasito usa em seu crescimento, é a base de outro teste empregado atualmente (HRP2). O teste é 10 vezes mais sensível do que o método isotópico (Noedl *et al.*, 2003) e requer poucos equipamentos. Ensaios sugerem que os resultados são comparáveis com os obtidos com o microteste e com o método isotópico (Noedl *et al.*, 2003).

Os avanços dos últimos anos no aperfeiçoamento de métodos automatizados e mais práticos para a avaliação da sensibilidade aos antimaláricos viabilizam a inclusão das provas *in vitro* como complemento às avaliações da eficácia no monitoramento das políticas dos antimaláricos (Brockam *et al.*, 2004). Entre as limitações para o uso destas provas, além dos requerimentos técnicos existentes, destaca-se que não necessariamente existe uma boa correlação entre os estudos *in vivo* e os achados *in vitro* (Ringwald e Basco, 1999). Por outro lado, o fundamento do uso desta ferramenta para a vigilância está na possibilidade de realizar análises de variações temporais e espaciais da suscetibilidade baseadas na comparação das concentrações do medicamento que inibem o crescimento do parasito (IC50, IC90) (Suebsaeng *et al.*, 1986). Com isso, é possível monitorar a emergência ou as variações da resistência, independentemente da precisão da correlação com a resposta *in vivo*.

A detecção de marcadores de resistência mediante técnicas moleculares complementa o panorama das metodologias disponíveis para a detecção e para a vigilância da resistência. Os marcadores moleculares podem vir a complementar as avaliações de eficácia, sendo sua principal vantagem, em relação às provas *in vitro*, a facilidade de coleta, armazenamento e transporte de amostras. Infelizmente, ainda são poucos os medicamentos para os quais estão claramente identificados os marcadores moleculares de resistência (sulfadoxina, pirimetamina e cloroquina) (OMS, 2001d). Esta falta de marcadores identificados para a maior parte dos antimaláricos se deve ao fato de que ainda não são bem conhecidos os mecanismos da resistência molecular (Plowe, 2003).

Mutações na posição 76 do gene pfcrt correlacionam-se bem com a resistência à cloroquina, constituindo-se em um marcador único de resistência (Plowe, 2003). Em experimentos substituindo em uma cepa sensível os alelos pfcrt originais por alelos de cepas resistentes da Ásia, África e América do Sul, tem sido possível gerar no laboratório cepas resistentes, o que é considerado evidência conclusiva sobre o papel deste gene na resistência (Sidhu *et al.*, 2002). Recentemente, foi documentada uma associação entre pfcrt T76 e falha terapêutica à cloroquina (Djimdé *et al.*, 2001), sugerindo que o monitoramento da prevalência desta mutação pode ser útil na vigilância da resistência (Djimdé *et al.*, 2001). Sobre a SP, sabe-se que diferentes níveis de falha terapêutica *in vivo* podem ocorrer pelo acúmulo progressivo de mutações pontuais nos genes que codificam para as enzimas di-hidrofolato redutase (DHFR) e di-hidropteorato sintetase (DHPS) (D'Alessandro, 1998). Recentemente, em um estudo realizado na Malásia, foi demonstrada uma associação muito forte entre as três mutações no DHFR e duas mutações no DHPS e o registro de falha terapêutica à SP. Os resultados permitiram também concluir que só com duas mutações adequadamente selecionadas pode-se predizer a existência desta mutação quíntupla (no estudo DHFR Arg-59 e DHPS Glu-540). Os autores usaram um método estandardizado de análise para classificar os resultados da PCR e sugeriram-no como um modelo que, se validado em outras populações, possa ser diretamente aplicado na vigilância de falhas terapêuticas da SP (Kublin *et al.*, 2002).

Novas ferramentas, como o uso do Real-time PCR, prometem ser de utilidade na detecção de marcadores. Por meio de um ensaio quantitativo usando este método, recentemente foi relatada associação entre o incremento de cópias do gene pfmdr1 e a diminuição na suscetibilidade *in vitro* à mefloquina (Price *et al.*, 2004), sugerindo que a amplificação genética do pfmdr1 é a principal causa de resistência a este medicamento, e o número de cópias deste gene, uma ferramenta para a vigilância da resistência.

Os progressos no uso de provas de sensibilidade *in vitro* e na identificação de marcadores moleculares devem ser incorporados pelos programas de controle junto com as avaliações regulares da eficácia (estudos *in vivo*), consolidando sistemas de vigilância que forneçam informações oportunas para guiar as mudanças nas políticas de medicamentos (OMS, 1994; 2001b).

Os esforços dos programas de controle para detectar e vigiar a resistência são fortalecidos quando integram atividades conjuntas entre os países. O uso de protocolos estandardizados e o intercâmbio regular de informações entre países vizinhos permite potencializar as ferramentas disponíveis. Nos últimos anos, têm sido consolidadas redes de vigilância da resistência para apoiar os países nas decisões sobre política de antimaláricos. A Rede Amazônica de Vigilância da Resistência aos Antimaláricos (RAVREDA) e a Rede da África do Leste para Monitorar os Tratamentos Antimaláricos (ENMAT) são exemplos destas iniciativas regionais (OPAS, 2000; ENMAT, 2000).

▶ Prevenção da disseminação da resistência

O tratamento inadequado das infecções com alta biomassa de parasitos é a principal pressão de seleção para a disseminação da resistência (Oliaro e Taylor, 2004). Uma análise da importância que as infecções repetidas possam ter na seleção de resistência em indivíduos recentemente tratados com um antimalárico de vida média longa, tendo presentes as densidades parasitárias com os novos episódios, permitiu concluir que notadamente as infecções agudas sintomáticas são as principais fontes de seleção de parasitos resistentes (White, 2004). Assim, a prevenção da resistência basear-se-ia essencialmente em evitar a exposição dos parasitos a doses subterapêuticas de antimaláricos durante os eventos sintomáticos. Sob esta premissa, os regimes profiláticos com adequada aderência ou os tratamentos maciços com esquemas efetivos completos não contribuiriam de modo importante à disseminação da resistência. O que realmente teria um efeito desastroso seria a administração maciça de antimaláricos em doses subterapêuticas (White, 2004). As medidas mais importantes para prevenir o aparecimento e a disseminação da resistência consistem em assegurar a qualidade dos medicamentos, que monoterapias nunca sejam usadas, que doses adequadas sejam usadas e que os pacientes com cargas parasitárias elevadas sejam tratados de maneira adequada para evitar recrudescências (White, 2009).

A prevenção da resistência deve fazer parte dos objetivos das políticas de antimaláricos nos países endêmicos. A seleção dos esquemas terapêuticos a ser recomendada pelos programas de controle deve ter como finalidade primária garantir um tratamento eficaz e seguro e deve satisfazer um segundo objetivo que é prevenir a disseminação da resistência (OMS, 1994).

A principal estratégia promovida atualmente como a medida mais importante na prevenção da resistência aos antimaláricos é a terapia combinada (OMS, 2001e; Kremsner e Krishna, 2004). Esta consiste no uso simultâneo de dois ou mais medicamentos contra os esquizontes sanguíneos com formas de ação independentes e diferentes alvos bioquímicos no parasito (OMS, 2001e). Segundo essa definição, as poliquimioterapias que incluem um medicamento não palúdico para potencializar o efeito de um esquizonticida sanguíneo não são consideradas combinações terapêuticas, assim como os medicamentos que reúnem critérios de combinações sinérgicas de doses fixas também não são considerados. Estes são considerados produtos únicos já que nenhum dos componentes seria administrado sozinho para a terapia antipalúdica, como é o caso da SP.

O conceito de terapia combinada para prevenir a resistência a fármacos vem da abordagem feita para as infecções por micobactérias (Kremsner e Krishna, 2004). Basicamente, se existe uma mutação que confere resistência ao antimalárico "A" em uma frequência de, por exemplo, 1 em 10^8 parasitos e, ao medicamento "B" em uma frequência de 10^{12} parasitos, então as mudanças em um parasito contendo genes resistentes aos dois medicamentos ocorreram em uma frequência 10^{20}. A terapia combinada diminui efetivamente o risco de se selecionarem parasitos em infecções sintomáticas com altas parasitemias. Entre as condições que uma boa combinação de antimaláricos deve ter, destaca-se que os componentes tenham tempos de vida média semelhantes, que apresentem diferentes formas de ação, que não haja interações farmacocinéticas negativas significantes entre eles, que suas ações sejam simultâneas *in vivo* e que a combinação seja produzida como doses fixas em uma fórmula única (Kremsner e Krishna, 2004).

Os derivados da artemisinina são atualmente componentes ideais para as terapias combinadas, que têm demonstrado ser as mais efetivas. As combinações artesunato-mefloquina, artesunato + SP, artesunato-amodiaquina e artemeter-lumefantrina estão entre as alternativas recomendadas pela OMS (2003b). A capacidade dos derivados da artemisinina de matar rápida e substancialmente a maior parte dos parasitos os torna atrativos componentes para essas combinações, nas quais doses altas do outro medicamento se encarregariam de eliminar os parasitos residuais (Oliaro e Taylor, 2004). A única terapia combinada que não tem entre seus componentes um derivado da artemisinina atualmente recomendada é a associação amodiaquina-SP. Seu uso é indicado apenas para regiões onde os dois componentes sejam ainda altamente eficazes (OMS, 2003b) e não seja factível a introdução de derivados da artemisinina.

A introdução da terapia combinada na Tailândia teve como resultado uma dramática redução na transmissão da malária e deteve a progressão da resistência à mefloquina. Uma análise prospectiva sobre os efeitos da combinação artesunato-mefloquina naquele país mostrou que, 5 anos após sua introdução, não só a transmissão da malária foi reduzida, como foi incrementada a sensibilidade *in vivo* à mefloquina que havia sido diminuída após vários anos de seu uso como monoterapia (Nosten *et al.*, 2000). Artesunato-mefloquina já foi introduzido também como medicamento de primeira linha em outros países da Ásia e, mais recentemente, na América do Sul (Marquiño *et al.*, 2003a). A combinação artemeter-lumefantrina está sendo usada em vários países da África e é, desde 2004-2006, a primeira linha em quatro dos países Amazônicos (Brasil, Colômbia, Guiana, Suriname), onde também se tem observado uma redução no número de casos e na proporção de malária por *P. falciparum.*

▸ Resistência aos derivados da artemisinina

A alta eficácia, curta vida média e uso em combinações dos derivados da artemisinina desfavorecem o desenvolvimento de resistência a estes fármacos e, de fato, até não muito tempo não se havia identificado resistência significativa contra as artemisininas, seja *in vivo*, seja induzida em laboratório (White, 2004).

Em 2002-2003, um estudo realizado na Guiana Francesa chamou a atenção para a evidência de diminuição da sensibilidade *in vitro* ao artemeter (Jambou, 2005), embora sem correlação com achados clínicos. No Sudeste Asiático, por sua vez, a redução na eficácia das combinações antimaláricas foi relatada com base em achados clínicos (altas taxas de recrudescências do *P. falciparum* pós-tratamento) observados no Camboja desde 2004 (Denis, 2006), mas sem clareza quanto ao papel do derivado da artemisinina ou o outro componente da combinação (mefloquina ou lumefantrina) no processo (Alker, 2007; Wongsrichanalai, 2008). Ademais, a maioria dos casos poderiam ser explicados por problemas de qualidade dos medicamentos (Keoluangkhot, 2008) ou mesmo se relacionar à resistência à mefloquina (Wongsrichanalai, 2008).

Desafortunadamente, evidências mais precisas de resistência aos derivados da artemisinina começaram a ser vislumbradas no Sudeste Asiático e a preocupar autoridades e malariologistas de todo o mundo.

A região fronteiriça entre o Camboja e a Tailândia tem sido por muitos anos um foco de resistência do *P. falciparum* a distintos antimaláricos. Esta região do Sudeste Asiático é considerada o lugar de origem de cepas de *P. falciparum* resistentes à cloroquina e à sulfadoxina-pirimetamina, que posteriomente se disseminaram a regiões da Ásia e África subsaariana (Samarasekera, 2009). A introdução da combinação artesunato-mefloquina em meados da década de 1990 se deveu, inclusive, ao aumento da falha terapêutica com a mefloquina, até então usada em monoterapia na região. Não diferente do ocorrido com outros antimaláricos, agora assistimos dar-se, ali, início a semelhante processo com derivados da artemisinina.

Noedl *et al.* (2008) descreveram os achados de um estudo com 60 pacientes de uma província do Camboja que, entre outubro de 2006 e março de 2007, foram tratados adequadamente com 4 mg/kg/dia de artesunato por 7 dias. Os autores usaram métodos *in vivo*, *in vitro*, molecular e farmacocinéticos para investigar a existência de resistência aos derivados da artemisinina. De 60 pacientes avaliados, 48% ainda mantinham parasitemia no dia dois do tratamento e 22% às 72 h; dois pacientes reuniram quatro critérios de resistência: persistência de parasitos entre os dias 7 e 28 após iniciado o tratamento, concentração plasmática adequada de di-hidroartemisinina, tempo prolongado de clareamento da parasitemia e suscetibilidade *in vitro* reduzida. Os autores concluíram que, embora a resistência às artemisininas ainda não parecesse ser um fenômeno disseminado, os achados do estudo já seriam, por si, um grande motivo de preocupação.

Mais recentemente, Dondorp *et al.* (2010) também apresentaram clara evidência de resistência ao artesunato *in vivo* em um estudo realizado em junho de 2007 e maio de 2008 comparando a resposta terapêutica ao artesunato de pacientes com malária falciparum não complicada da região de Pailin, oeste do Camboja, com os da província de Tak, oeste da Tailândia. O estudo mostrou que *P. falciparum* dos pacientes do Camboja tiveram uma significativa menor suscetibilidade ao artesunato, caracterizada por um marcado prolongamento no tempo de clareamento da parasitemia. Em Pailin, 55% dos pacientes ainda tinham parasitos no sangue na 72ª hora, enquanto o percentual foi de 8% na Tailândia (Dondorp, 2009).

Outros estudos nesta região (Rogers, 2009) continuam evidenciando a perda de suscetibilidade do *P. falciparum* a derivados da artemisinina, com prolongamento do tempo de clareamento da parasitemia (53% de pacientes parasitêmicos no dia 2 e 11% no dia 3). Em 2010, em um documento técnico sobre a contenção deste fenômeno, a Organização Mundial da Saúde (OMS, 2010), informou que a vigilância rotineira da resistência no Sudeste Asiático mostrou um incremento na proporção de pacientes com persistência de parasitos no sangue ao terceiro dia de tratamento com ACT. Em 2008, na fronteira do Camboja com a Tailândia, mais de 20% dos casos ainda tinham parasitos no terceiro dia, quando inicialmente essa proporção era não mais que 3 a 5%. O prolongamento da eliminação dos parasitos seria um evento atribuível ao componente artemisinina da combinação, do qual se espera um rápido efeito de redução da biomassa parasitária.

Discute-se que, no Camboja, a origem da resistência aos derivados da artemisinina se relacionaria a mais de 30 anos de exposição da população de parasitos a seu uso em monoterapias com doses subterapêuticas, à frequente automedicação com fármacos disponíveis no setor privado (coquetéis ou monoterapias ainda irregularmente vendidas), bem como a condições genéticas não bem esclarecidas dos parasitos desta região (Dondorp, 2009; Samarasekera, 2009; Dondorp, 2010). Infectados assintomáticos na região que, tendo desenvolvido imunidade clínica não apresentam a doença embora portem parasitos resistentes, são ainda um fator agravante do risco de disseminação da resistência (Samarasekera, 2009).

Ante o risco iminente de o fenótipo resistente se expandir para a África subsaariana, atualmente, a região é objeto de intervenções de alto impacto para conter a disseminação de um evento que levaria a consequências catastróficas para todas as áreas endêmicas (OMS, 2010). Um programa de contenção multifacetado que inclui: diagnóstico precoce, tratamento rápido e apropriado, controle ou proibição da venda de antimaláricos no setor privado, *screening* em massa para detectar e tratar assintomáticos em campanhas em vilas onde houver suspeita de resistência à artemisinina, melhora da cobertura de mosquiteiros impregnados em áreas-alvo (Samarasekera, 2009).

Apesar de a epidemiologia molecular constantemente apresentar novos aportes, persiste a opinião de que as formas importantes de resistência aos antimaláricos tenham tido origens muito limitadas e, a partir daí, se disseminado globalmente (Plowe, 2009). Isto está claro, pelo menos, com respeito à evolução da resistência à cloroquina e à SP. Na Região Amazônica, por exemplo, a disseminação da resistência a estes fármacos se deu a partir de um único foco, embora houvesse evidências de que a origem da tríplice mutante DHPS na América do Sul fosse diferente da do Sudeste Asiático (Vinayak, 2010).

Os recentes achados de surgimento de resistência aos derivados de artemisinina no Sudeste Asiático chamam atenção sobre a importância de que os governos incorporem medidas de alto impacto para evitar a disseminação da resistência. Políticas de antimaláricos que introduzam o uso da terapia combinada com os medicamentos adequados prevenirão a seleção de cepas resistentes, embora o efeito dependa da sua implementação. Além da busca pelo esquema terapêutico mais eficaz, a política de medicamentos deve se ocupar também de fatores relacionados com o uso e a qualidade dos antimaláricos, uma vez que podem favorecer a exposição dos parasitos a doses subterapêuticas do medicamento durante infecções assintomáticas com elevadas parasitemias. A automedicação, a prescrição de medicamentos em doses inadequadas, o uso de medicamentos de baixa qualidade e a pouca aceitação dos pacientes aos esquemas recomendados são determinantes para a disseminação da resistência (Bloland, 2001) que compromete, além da eficácia, a segurança dos esquemas recomendados. Medidas de saúde pública direcionadas a controlar estes aspectos deveriam fazer parte integral das políticas de antimaláricos (D'Alessandro, 1998; OMS, 1994).

O monitoramento e o controle da resistência e a aplicação de estratégias para melhorar a aceitação ao tratamento constituem linhas de trabalho da iniciativa Roll Back Malaria (RBM) que os países endêmicos estão implementando para diminuir a morbidade e a mortalidade desta doença (OPAS, 2000). Certamente, estes fatores deverão estar na agenda dos programas de controle, se o desejo é atingir as metas propostas nas regiões endêmicas (Oliaro e Taylor, 2004).

▸ Referências bibliográficas

Aché A, Escorihuela M, Vivas E, Paez E, Miranda L, Matos A, Pérez W, Diaz O, Izarra E. *In vivo* drug resistance of falciparum malaria in mining areas of Venezuela. *Trop Med Househ Internl Health* 7: 1-7, 2002.

Alecrim MGC, Alecrim W, Macêdo V. *Plasmodium vivax* resistance to chloroquine (R2) and mefloquina (R3) in Brazilian Amazon region. *Rev Soc Bras Med Trop* 32: 67-68, 1999.

Alker AP *et al.* Pfmdr 1 and *in vitro* resistance to artesunato-mefloquine in falciparum malaria on the Cambodian-Thai border. *Am J Trop Med Hyg.* 76: 641-647, 2007.

Blair S, Lacharme LL, Fonseca JC, Tobón A. Resistencia de *Plasmodium falciparum* a tres fármacos antimaláricos en Turbo (Antioquia, Colombia) 1998. *Pan Am J Pub Health* 9: 23-29, 2001.

Bloland P. Drug resistance in malaria. *WHO. WHO/CDS/CSR/DRS*/2001-4, 2001.

Boulos M, Di Santi SM, Barata LCB, Segurado AAC, Dutra AP, de Camargo Neves VLF. Some aspects of treatment, prophylaxis and chemoresistance of *Plasmodium falciparum* malaria. *Mem Inst Oswaldo Cruz* 81(Suppl II): 255-257, 1986.

Brockman A, Singlam S, Phiaphun L, Looareesuwan S, White N, Nostes F Field evaluation of a novel colorimetric method double site enzyme-linked lactate dehydrogenase immunodetection assay to determine drug susceptibilities of *Plasmodium falciparum* clinical isolates from Northwestern Thailand. *Antimicrob Ag Chem* 48: 1426-1429, 2004.

Calvosa VSP, Adagu IS, Póvoa MM. *Plasmodium falciparum*: emerging mefloquine resistance *in vitro* in Pará State, north Brazil. *Trans R Soc Trop Med Hyg* 95: 330-331, 2001.

Cardoso BS, Dourado, HV, Pinheiro MCN, Crescente JAB, Amoras WW, Baena J, Saraty S. Estudo da eficácia e tolerância do artesunato oral isolado e em associação com mefloquina no tratamento da malária não complicada em área endêmica do Pará. *Rev Soc Bras Med Trop* 29: 251-257, 1996.

Cerutti C, Marques C, de Alencar FEC, Durlacher RR, Alween A, Segurado AAC, Pang LW, Zalis MG. Antimalarial drug susceptibility testing of

Plasmodium falciparum in Brazil using a radioisotope method. *Mem Inst Oswaldo Cruz* 94: 803-809, 1999a.

Cerutti C, Durlacher RR, de Alencar FEC, Segurado AC, Pang LW. *In vivo* efficacy of mefloquine for the treatment of falciparum malaria in Brazil. *J Infect Dis* 180: 2077-2080, 1999b.

D'Alesandro U. Antimalarial drug resistance: surveillance and molecular methods for national malaria control pro-grammes. *Mem Inst Owaldo Cruz* 93: 627-630, 1998.

Denis MB *et al.* Surveillance of the efficacy of artesunate nad mefloquine combination for the treatment of uncomplicated falciparum malaria In Cambodia. *Trop Med Int Health* 11: 1360-1366, 2006.

Di Santi SM, Camargo Neves VLF, Boulos M, Dutra AP, Ramos AMSV, Santos M, Barata LCB. Avaliação da resposta do *Plasmodium falciparum* a cloroquina, quinino e mefloquina. *Rev Inst Med Trop São Paulo* 30: 147-152, 1988.

Djimdé A, Doumbo OK, Cortese JF, Kayentao K, Doumbo S, Diourté Y, Kicko A, Su X, Nomura T, Fidock DA, Wellens TE, Plowe CV. A molecular marker for chloroquine-resistant falciparum malaria. *N Eng J Med* 344: 257-262, 2001.

Dondorp AM, Nosten F, Yi P, Das D, Phae Phyo A, Taming J, Khin Maung Lwin, Ariey F, Hanpithakpong W, Lee S, Ringwald P, Silamut K, Imwong M, Chotivanich K, Lim P, Herdman T, Sen Sam An, Yeung S, Singhasivanon P, Day NPJ, Lindegardh N, Socheat D and White NJ. Artemisinine resistance in Plasmodium falciparum malaria. *N Engl J Med* 361: 455-467, 2009.

Dondorp AM, Yeung S, White L, Nguon C, Day NPJ, Socheat D, Seidlein: Artemisinine resistance: current status and scenario for containment. *Nature*, 8: 272-280, 2010.

ENMAT. Monitoring antimalarial drug resistance within national control programmes: the EANMAT experience. *Trop Med Intern Health* 6: 891-898, 2000.

Espinal CA, Uribe LM, Eslava A, Rodríguez ME. Resistencia del *Plasmodium falciparum* a la combinaciòn sulfa-pirimetamina. *Biomédica* 1: 213-217, 1981.

Hyde JE. Mechanisms of resistance of *Plasmodium falciparum* to antimalarial drugs. *Microb Infect* 4: 165-174, 2002.

Jambou R, Legrand E, Niang M *et al.* Resistance of Plasmodium falciparum field isolates to in vitro artemether and point mutations of the SERCA-type PfATPase6. *Lancet* 366: 1960-1963, 2005.

Keoluangkhot V, Green MD, Nyadong L, Fernández FM, Mayxay M, Newton PN. Impaired clinical response In a patient with uncomplicated falciparum malaria who received poor-quality and underdosed intramuscular artemether. *Am J Trop Med Hyg* 78: 552-555, 2008.

Kremsner PG, Krishna S. Antimalarial combinations. *The Lancet* 364: 285-294, 2004.

Kremsner PG, Sotter GM, Feldmeier H, Graninger W, Kollaritsh M, Wiedermann G, Rocha RM, Wernsdorfer WH. *In vitro* drug sensitivity of *Plasmodium falciparum* in Acre, Brazil. *Bull WHO* 67: 289-293, 1989.

Kublin JG, Dzinjalamala FK, Kamwendo DD, Malkin EM, Cortese JF, Martino LM, Mukadam RAG, Rogerson SJ, Lescano AG, Molineux ME, Winstanley PA, Chimpeni P, Taylor TE, Plowe CV. Molecular markers for failure of sulfadoxine-pyrimethamine and chlorproguanil-dapsone treatment of *Plasmodium falciparum* malaria. *J Infect Dis* 185: 380-388, 2002.

López YA, Arroyave A, Salazar A. Evaluatión de la resistência *in vivo* a medicamentos antimaláricos. El Bagre, Antioquia, 1998. *Rev Epidem de Antioquia* 24: 181-193, 1999.

Magill1 A, Zegarra J, Garcia C, Marquiño W, Ruebush T. Efficacy of sulfadoxine-pyrimethamine and mefloquine for the treatment of uncomplicated *Plasmodium falciparum* malaria in the Amazon basin of Peru. *Rev Soc Bras Med Trop* 37: 279-281, 2004.

Marquiño W, Huilca M, Calampa C, Falconí E, Cabezas C, Naupay R, Ruebush TK. Efficacy of mefloquine and a mefloquine-artesunate combination therapy for the of uncomplicated *Plasmodium falciparum* malaria in the Amazon Basin of Peru. *Am J Trop Med Hyg* 68: 608-612, 2003a.

Marquiño W, McArthur J, Barat LM, Oblitas FE, Arrunátegui M, Garavito G, Chafloque ML, Pardavè B, Gutierrez S, Arróspide A, Carrillo C, Cabezas C, Ruebush TK. Efficacy of chloroquine, sulfadoxine-pyrimethamine and mefloquine for the treatment of uncomplicated *Plasmodium falciparum* malaria on the north coast of Peru. *Am J Trop Med Hyg* 68: 120-123, 2003b.

Moore DV, Lanier SR. Observations on two *Plasmodium* infections with an abnormal response to chloroquine. *Am J Trop Med Hyg* 10: 5-9, 1961.

Moreno A, Pirasscur P, Cuzin-Outtara N, Blanc C, Druilhe P. Evaluation under field conditions of the colourimetric DELI-microtest for the assessment of *Plasmodium falciparum* drug resistance. *Trans R Soc Trop Med Hyg* 95: 100-103, 2001.

Neifer S, Kremsner PG. Drug susceptibility of *Plasmodium falciparum* in the western Amazon region state of Acre, Brazil. *Rev Inst Med Trop São Paulo* 33: 205-211, 1991.

Noedl H *et al.* Evidence of artemisinine resistant malaria in Western Cambodia. *N Engl J Med* 359: 24, 2008.

Noedl H, Wongsrichanalai C, Wensdorfer WH. Malaria drug-sensitivity testing new assays, new perspectives. *Trends Parasitol* 19: 175-181, 2003.

Noronha E, Alecim MG, Romero GAS, Macêdo V. Resistência à mefloquina do tipo III em crianças com malária falciparum em Manaus, AM, Brasil. *Rev Soc Bras Med Trop* 33: 201-205, 2000.

Nosten F, van Vugt M, Price R, Luxemburger C, Thway KL, Brockman A, McGready R, ter Kuile F, Looareesuwan S. Effects of artesunate-mefloquine combination on incidence of *Plasmodium falciparum* malaria and mefloquine resistance in western Thailand: a prospective study. *The Lancet* 356: 297-302, 2000.

Oliaro PL, Taylor WR. Developing artemisinina based drug combinations for the treatment of drug resistant falciparum malaria: A review. *J Postgrad Med* 50: 40-44, 2004.

OMS - Organização Mundial da Saúde. A Global Strategy for Malaria Control. WHO, Geneva, 30 pp, 1993.

OMS - Organização Mundial da Saúde. Políticas sobre medicamentos antimaláricos: necesidades de información, tratamiento de la malaria no complicada y manejo de la malaria en el embarazo. *WHO/MAL/*94,1070, 1994.

OMS - Organização Mundial da Saúde. *In vitro* microtest (mark iii) for the assessment of the response of *Plasmodium falciparum* to chloroquine, mefloquine, quinine, amodiaquine, sulfadoxine/pyrimethamine and artemisinina. *CTD/MAL/*97.20 Rev. 2 2001, 2001a.

OMS - Organização Mundial da Saúde. Monitoring Antimalarial Drug Resistance, Report of a WHO consultation. *WHO/CDS/CSR/EPH/*2002.17, 2001b.

OMS - Organização Mundial da Saúde. The use of antimalarial drugs. *WHO/CDS/RBM/*2001.33, 2001c.

OMS - Organização Mundial da Saúde. Monitoring Antimalarial Drug Resistance, 2001. *WHO/CDS/CSR/EPH/*2002.17, 2001d.

OMS - Organização Mundial da Saúde. Combinación Terapéutica de Medicamentos Antiapalúdicos. Informe de una Reunión Consultiva Técnica. *WHO/CDS/RBM/*2001.35, 2001e.

OMS - Organização Mundial da Saúde. Assessment and monitoring of antimalarial drug efficacy for the treatment of uncomplicated falciparum malaria. *WHO/HTM/RBM/*2003.50, 2003a.

OMS - Organização Mundial da Saúde. Position of WHO's Roll Back Malaria Department on malaria treatment policy. http://www.paho.org/common/Display.asp?Lang=E&RecID=6246, 2003b.

OMS - Organização Mundial da Saúde. Malaria Brief Comtainment Project, 2010.

OPAS - Organización Panamericana de la Salud. 42 Consejo Directivo. Informe Final CD42.R15, 2000.

OPAS - Organización Panamericana de la Salud. Status report on malaria programs in the Americas (based on 2002 data). CD44/INF/3, 2003.

OPAS - Organización Panamericana de la Salud Red Amazónica de Vigilancia de la Resistencia a los Antimaláricos (RAVRE DA/AMI). http://www.paho.org/spanish/ad/dpc/cd/ravreda-ami.htm.

Orjuela P, González I, Ososrio L. Terapia combinada como estrategia en la prevención de la resistencia a los antimaláricos. *Biomédica* 24: 243-37, 2004.

Osorio L, Giraldo LE, Gajales LF, Arriaga, AL, Andrade AA, Ruebush TK, Barat LM. Assessment of therapeutic response of *Plasmodium falciparum* to chloroquine and sulfadoxine-pyrimethamine in an area of low malaria transmisión in Colombia. *Am J Trop Med Hyg* 61: 968-972 1999.

Plowe CV. Monitoring antimalarial drug resistance: making the most of the tools at han. Review. *J Exp Biol* 206: 3745-3752, 2003.

Plowe C. The evolution of drug resistant malaria. *Trans R Soc Trop Med Hyg* 103 (Suppl 1), 2009.

RAVREDA. http://www.paho.org/English/ad/dpc/cd/ravreda-ami-areas.htm.

USAIDAMI http://www.usaidami.org/extras/AMIFactsheet2_MedicineResist.pdf.

Price R, Uhlemann A, Brockman A, McGready R, Ashley E, Phaipun L, Patel R, Laing K, Looareesuwan S, White NJ, Nosten F, Krishna S. Mefloquine resistance in Plasmodium falciparum and increased pfmdr1 gene copy number. *Lancet* 364: 438-447, 2004.

Rieckmann KH, Campbell GH, Sax LJ, Mrema JE. Drug sensitivity of Plasmodium falciparum. An In-vitro Microtechnique. *The Lancet* 7: 22-23, 1978.

Ringwald P, Basco LK. Comparison of in vivo and in vitro tests of resistance in patients treated with chloroquine in Yaoundé, Cameroon. *Bull WHO* 77: 34-43, 1999.

Rogers WO. Failure of artesunate-mefloquine combination therapy for uncomplicated Plasmodium falciparum malaria in southern Cambodia. *Malaria Journal*, 8: 10, 2009.

Samarasekera U. Countries race to contain resistance to key antimalarial. *The Lancet* 374: 277-280, 2009.

Sidhu AB, Verdier-Pinard D, Fidock DA. Chloroquine resistance in Plasmodium falciparum malaria parasites conferred by pfcrt mutations. *Science* 298: 210-231, 2002.

Souza JM. A phase II clinical trial of mefloquine in Brazilian male subjects. *Bull WHO* 61: 815-820, 1983.

Suebsaeng L, Wernsdorfer WH, Rooney W *et al.* Sensitivity to quinine and mefloquine of Plasmodium falciparum in Thailand. *Bull WHO* 64: 759-765, 1986.

Trager W, Jensen JB Human malaria parasites in continuous culture. *Science* 193: 673-675, 1976.

Vinayak S, Alam T, Mixson-Hayden T, McCollum A, Sem R, Shah N, Lim P, Muth S, Rogers W, Fandeur T, Bamwell J, Escalante A, Wongsrichanalai C, Ariey F, Meshnick S and Uhayakumar V. Origin and evolution of suldoxine resistant Plasmodium falciparum. *PLos Pathogens Marach* 6 (Issue 3), 2010.

Whitby M. Drug resistant *Plasmodium vivax* malaria. *J Antimicrob Chemother* 40: 749-752, 1997.

White NP, Pongtayompinyo W, Maude RJ, Saralamba S, Aguas R, Stepniewska K, Lee SJ, Dondorp A, White LJ, Day N. Hyperparasitemia and low dosing are an important source of antimalarial drug resistance. *Malaria Journal* 8: 253, 2009.

White N Antimalarial drug resistance. *J Clin Invest* 113: (8): 1084-1092, 2004.

Wongsrichanalai C, Meshnick S. Artesunate-Mefloquine efficacy against Plasmodium falciparum malaria on the Cambodia-Thailandia border emerg. *Infect Dis.* 14 (5): 716-719, 2008.

Wongsrichanalai C, Pickard AL, Wernsdorfer Wh, Meshnick SR. Epidemiology of drug-resistant malaria. *The Lancet* 2: 209-218, 2002.

Zalis M, Pang L, Silveira MS, Milhous WK, Wirth D. Characterization of *Plasmodium falciparum* isolated from the amazon region of Brazil: evidence for quinine resistance. *Am J Trop Med Hyg* 58: 630-637, 1998.

73 Imunologia das Relações do Plasmódio com o Hospedeiro Humano

Carlos Eduardo Tosta e Maria Imaculada Muniz-Junqueira

▶ Introdução

As estimativas sobre a morbimortalidade da malária são pouco precisas, mas sempre superlativas: devem ocorrer de 400 milhões a 5 bilhões de episódios de malária por ano (90% deles na África), que são responsáveis por 700.000 até 3 milhões de mortes anuais (Breman *et al.*, 2004). Esses números tornam a malária a principal doença parasitária endêmica do mundo, com a agravante de a situação estar em progressiva deterioração, apesar das medidas de controle utilizadas. Uma das razões do agravamento progressivo da situação da malária foi o advento do fenômeno de resistência dos plasmódios, especialmente o *Plasmodium falciparum*, aos principais fármacos antimaláricos e dos mosquitos transmissores aos principais inseticidas. Este quadro sombrio estimulou a procura de novas alternativas para o controle da malária. Neste contexto, a possibilidade de se desenvolverem vacinas eficazes para o controle da malária surgiu como a alternativa mais promissora. A partir da década de 1980, mais de 40 preparações vacinais foram desenvolvidas e testadas em seres humanos. Para grande frustração, nenhuma induziu a um grau de proteção suficiente para justificar sua utilização como estratégia de controle da malária. As falhas nas tentativas de desenvolvimento de vacinas antimaláricas e a constatação de que as manifestações clínicas, principalmente da malária grave, são em grande parte devidas à resposta imunitária do hospedeiro, têm tornado mais evidente a necessidade de aumentar nosso conhecimento acerca da imunologia das relações do plasmódio com o hospedeiro humano. O presente capítulo tem o propósito de rever este assunto.

▶ Características da imunidade antimalárica

Uma parcela substancial dos habitantes de áreas de transmissão de malária refere antecedentes da doença, geralmente múltiplos episódios. Isto poderia indicar que a malária não induz imunidade, ou que esta seria de lenta aquisição. Esta segunda alternativa parece ser a verdadeira: em áreas endêmicas, a prevalência de malária diminui à medida que aumenta o grupo etário, coincidindo com o desenvolvimento da imunidade em decorrência da maior exposição à infecção. A frequência e os níveis de anticorpos antiplasmódio alcançam graus máximos no grupo de 50 a 60 anos de idade, o que indica o caráter cumulativo da imunidade antimalárica. Em locais de intensa transmissão, a imunidade para as formas graves se desenvolve após alguns poucos episódios da doença e já está praticamente completa aos 5 anos de idade, enquanto a imunidade para as formas mais leves pode demorar mais de uma década para ser alcançada (Bull e Marsh, 2002). Indivíduos não imunes que migram para área de transmissão de malária necessitam em torno de 7 anos de contato com o plasmódio para deixarem de apresentar manifestações graves da doença (Tosta e Moura, 1986).

Além da necessidade de contato prolongado com o plasmódio para sua instalação, a imunidade antimalárica exige, para sua manutenção, a continuidade do estímulo antigênico. Assim é que indivíduos imunes, quando afastados da área de transmissão por poucos anos, perdem a imunidade e voltam a apresentar suscetibilidade à malária (Walker e Brodie, 1982). Esta característica da imunidade antimalárica fica evidente pela variação sazonal dos níveis de anticorpos antiplasmódio em habitantes de áreas endêmicas da Amazônia. Com o início da estação das chuvas, multiplicam-se os criadouros de mosquito, aumenta a transmissão de malária e, em consequência, elevam-se os níveis de anticorpos antiesporozoíta. Durante a seca, há redução da população anofelínica por existirem menos criadouros, redução da transmissão e queda ou negativação dos níveis de anticorpos. Testando-se três amostras consecutivas de sangue, colhidas de um mesmo indivíduo da área endêmica de Costa Marques, Rondônia, com intervalos de 3 meses, foi demonstrado que muito raramente todas apresentavam anticorpos antiesporozoítas. Mesmo a presença de anticorpos em duas amostras consecutivas era infrequente, o que mostra o caráter fugaz da resposta imunitária ao plasmódio. Dados de infecção experimental confirmam esta observação: a inoculação de esporozoítas irradiados ou de peptídios sintéticos ou recombinantes da proteína circum-esporozoíta induzem anticorpos que desaparecem depois de poucos meses.

Outra característica da imunidade antimalárica é sua aparente baixa efetividade: mesmo após contato prolongado com o plasmódio em decorrência de um grande número de episódios prévios de malária (não é incomum o relato de mais de 50 episódios por pacientes de áreas endêmicas), o grau de proteção alcançado não é suficiente para livrar o indivíduo da infecção atual, nem para impedir novas infecções. Nas áreas de alta transmissão de malária na África, a situação usual entre jovens e adultos é a de infecção assintomática pelo plasmódio. Diferentemente das crianças que quase sempre apresentam infecção com manifestações clínicas, inclusive letais, nos primeiros 5 anos de vida, os jovens e adultos podem albergar até várias variantes de *P. falciparum*, embora se mantenham assintomáticos. Assim, a imunidade antimalárica resulta em diminuição da sintomatologia e das manifestações graves da doença, mas não é capaz de causar negativação da parasitemia ou impedir a reinfecção. Infecção assintomática por *P. vivax* ou *P. falciparum* também tem sido observada em diferentes áreas endêmicas de malária no mundo, inclusive no Brasil, confirmando a tendência de adaptação do parasito ao hospedeiro.

As características da imunidade antimalárica poderiam indicar baixa imunogenicidade do plasmódio ou falta de reatividade do sistema imunitário. Entretanto, evidências clinicoepidemiológicas e experimentais contrariam essas interpretações: ocorre intensa reatividade do sistema imunitário aos antígenos do plasmódio, mesmo em indivíduos primoinfectados; a presença de anticorpos antiplasmódio é quase universal entre moradores de áreas de alta endemicidade; ocorre aumento da produção de várias citocinas durante a infecção. O tipo e a intensidade da resposta do sistema imunitário dependem de se tratar de primo- ou reinfecção, da idade do indivíduo, da presença ou não de gestação e do grau de transmissão local da malária. O grau de imunidade ao plasmódio pode influenciar tanto a resposta clínica à terapêutica, como pode também interferir na eficácia da resposta aos testes com vacina antimalárica (Doolan *et al.*, 2009; Moormann, 2009).

Infecções assintomáticas pelo *Plasmodium falciparum* e pelo *Plasmodium vivax* têm sido detectadas nos estados de Rondônia e Amazonas, sugerindo que indivíduos expostos à malária no Brasil também desenvolvem resistência adquirida à malária clínica, mesmo sendo o perfil epidemiológico da doença diferente no Brasil e na África. No Brasil, adultos não imunes que migram para área endêmica de malária podem adquirir imunidade clínica mais rápida e eficientemente do que crianças, provavelmente devido à maturidade do sistema imunitário do adulto (Oliveira-Ferreira *et al.*, 2010).

Em conclusão, diferentemente do que ocorre com outras infecções, a imunidade na malária é de lenta aquisição, necessita de contatos repetidos com o plasmódio, não se mantém na ausência deste e é insuficiente para erradicá-lo do organismo. Entretanto, naqueles que sobrevivem à malária, estabelece-se um grau de imunidade capaz de facilitar as condições para o desenvolvimento de adaptação do parasito ao hospedeiro.

▸ Mecanismos de imunidade antimalárica

Minutos após a ingestão pelo *Anopheles* do sangue de indivíduo infectado, os gametócitos masculinos sofrem o processo de exflagelação no estômago do mosquito, dando origem a 8 microgametas cada, ao mesmo tempo que os gametócitos femininos amadurecem e se transformam em gametas. Da fusão dos 2 gametas origina-se o zigoto que, após 12 a 18 h transforma-se em oocineto, forma móvel que penetra na parede do estômago do mosquito, originando o oocisto. Cada oocisto se desenvolve durante 10 a 12 dias, formando milhares de minúsculas formas móveis, os esporozoítas, que migram através da hemocele para as glândulas salivares do mosquito, onde amadurecem e se tornam infectantes. A duração total desta divisão sexuada no hospedeiro invertebrado, ou esporogonia, depende da espécie de plasmódio, da espécie do mosquito vetor e das condições de temperatura e umidade, podendo variar de 9 a 16 dias no caso do *P. vivax* e de 12 a 24 dias para o *P. falciparum*, quando o mosquito é mantido entre 20 e 25°C.

Durante o repasto sanguíneo do mosquito, os esporozoítas são inoculados no hospedeiro vertebrado, caem na circulação e alcançam o fígado pelo espaço porta e têm apenas uns poucos segundos para deixar os sinusoides hepáticos em direção ao hepatócito, o tempo gasto pelo sangue para fluir do espaço porta até a veia centrolobular. Os esporozoítas se ligam por meio de suas duas principais proteínas de superfície (a CSP — proteína circum-esporozoíta; e a TRAP — proteína de adesão relacionada com a trombospondina) a proteoglicanas da superfície das células endoteliais sinusoidais, ajustam suas formas ao contorno do endotélio e deslizam até encontrar uma célula de Kupffer, que serve como porta de entrada para os hepatócitos. Uma hipótese que tem sido sugerida é que as células de Kupffer, que são macrófagos hepáticos, capturariam os esporozoítas por fagocitose e que aqueles mais velozes escapariam para infectar os hepatócitos. Outra hipótese sugere que os esporozoítas são capazes de penetrar ativamente nas células de Kupffer e assim escapar da ação das enzimas lisossomais liberadas no vacúolo digestivo após a fagocitose. Ao passar para o espaço de Disse, os esporozoítas penetram e migram através de vários hepatócitos, sendo que alguns destes sofrem necrose devido à lesão de sua membrana celular, até que estacionam em um deles, onde se processa a esquizogonia (Frevert, 2004), dando origem aos esquizontes, cujos núcleos se dividem, formando de 10.000 a 30.000 merozoítos por esporozoíta. Nas infecções por *P. vivax* e *P. ovale*, os esporozoítas, após penetrarem nos hepatócitos, podem originar os hipnozoítas, formas que se mantêm quiescentes ("adormecidas") por longos períodos. Sua ativação, seguida de divisão esquizogônica e rompimento dos hepatócitos, se manifesta por recaídas tardias características daquelas infecções. Cerca de 6 a 16 dias após a infecção inicial, dependendo da espécie de plasmódio, o hepatócito se rompe e libera os merozoítas na circulação. Alguns são destruídos por fagocitose; entretanto, muitos penetram nas hemácias, transformando-se em trofozoítas e daí em esquizontes, que se multiplicam assexuadamente originando de 8 a 32 merozoítas, variando com a espécie de plasmódio. Quando o processo de esquizogonia se completa, 48 a 72 h após a infecção das hemácias, estas se rompem e liberam na circulação uma enorme quantidade de merozoítas e produtos parasitários, que ocasionam as manifestações clínicas da malária como febre, calafrios, anemia e acometimento de vários órgãos e sistemas. Esses merozoítas penetram em novas hemácias, reiniciando o ciclo esquizogônico eritrocitário, o que concorre para expandir a população parasitária e agravar as manifestações da malária. Após um ou dois ciclos de esquizogonia, alguns merozoítas que invadem as hemácias sofrem diferenciação em gametócitos, as formas sexuadas que, quando ingeridas pelo mosquito, dão origem ao ciclo esporogônico com formação de esporozoítas.

A resposta imunitária induzida pela variedade de antígenos associados às diferentes formas do parasito durante o ciclo no hospedeiro vertebrado pode concorrer tanto para limitar o crescimento do plasmódio como para causar ou agravar as manifestações clínicas da doença.

A produção de antígenos durante a infecção pelo plasmódio é bem evidente durante a fase de desenvolvimento eritrocitário do plasmódio. A ruptura das hemácias ao fim do período de esquizogonia leva a uma intensificação da quantidade e variedade de antígenos circulantes. Além dos merozoítas liberados, provavelmente também funcionam como antígenos produtos do metabolismo do parasito, estruturas celulares alteradas pelo plasmódio e componentes intracelulares expostos em decorrência da ruptura das células do hospedeiro. A detecção de autoanticorpos durante a infecção malárica (Rosenberg *et al.*, 1973) sugere essa possibilidade.

Com base nas diferenças de pesos moleculares e de pontos isoelétricos, foi possível demonstrar a existência de cerca de 100 diferentes componentes antigênicos nas formas eritrocitárias de *P. falciparum*. Aliada a esta enorme variedade de antígenos ocorre também diversidade antigênica entre as espécies de plasmódio, entre as diferentes fases do ciclo evolutivo, entre diferentes isolados da mesma espécie colhidos de indivíduos diferentes, ou mesmo do mesmo indivíduo em diferentes etapas da infecção. Esta última possibilidade inclui a variação antigênica do plasmódio como mecanismo de escape da resposta imunitária e será tratada posteriormente.

Se não dispuséssemos de fatores e mecanismos capazes de se contrapor ao desenvolvimento do plasmódio e se todas as etapas do ciclo evolutivo do parasito originassem infecção produtiva, cada 100 esporozoítas inoculados pelo mosquito dariam origem a 1 a 3 milhões de merozoítas hepáticos que, 2 dias após caírem na circulação, teriam se transformado em 8 a 72 milhões de merozoítas eritrocitários, que por sua vez aumentariam para 64 milhões a 1,7 bilhão no 4º dia, e para 512 milhões a 40 bilhões de parasitos no 8º dia. A consequência óbvia seria a morte do hospedeiro. Vários sistemas do organismo, especialmente o sistema imunitário, concorrem para frear a rapidez do crescimento da população parasitária e impedir que a infecção tenha sempre evolução fatal.

A complexidade do plasmódio, com seus vários estágios de desenvolvimento e suas múltiplas constituições antigênicas, bem como a do seu ciclo biológico, obriga o hospedeiro vertebrado a empregar várias estratégias de defesa. Os mecanismos de defesa do hospedeiro contra o plasmódio não estão totalmente esclarecidos, mas sabe-se que podem ser específicos ou não e dirigem-se contra os esporozoítas, a fase hepática, as formas eritrocitárias assexuadas e sexuadas. Esses mecanismos envolvem células, anticorpos e citocinas. Os mecanismos de defesa contra os esporozoítas e os estágios hepáticos impedem o estabelecimento da infecção, aqueles contra os estágios assexuados impedem o desenvolvimento da doença e os contra as formas sexuadas do plasmódio podem influenciar o ciclo esporogônico no mosquito e reduzir a transmissão da malária.

A Tabela 73.1 apresenta os possíveis fatores e mecanismos que se contrapõem ao desenvolvimento do plasmódio no hospedeiro humano.

Tabela 73.1 Mecanismos e fatores que se contrapõem ao desenvolvimento do plasmódio.

Fatores genéticos
1. Ausência de fator Duffy nas hemácias: impede a penetração de merozoítas de *Plasmodium vivax*
2. Hemoglobinas S, F, D, E: dificultam o desenvolvimento intraeritrocitário do plasmódio
3. Deficiência de desidrogenase da glicose 6-fosfato: dificulta o desenvolvimento intraeritrocitário do plasmódio (?)
Fagocitose
1. Mediada por receptores para imunoglobulina e/ou complemento
2. Mediada por receptores *Toll-like*
Linfócitos B e anticorpos
1. Bloqueio da invasão dos esporozoítas nos hepatócitos
2. Facilitação da fagocitose dos esporozoítas pelos macrófagos (?)
3. Citotoxicidade dependente de anticorpos dos hepatócitos infectados
5. Bloqueio da invasão dos merozoítas nas hemácias
6. Interferência sobre o desenvolvimento intraeritrocitário
7. Facilitação da fagocitose de merozoítas e de hemácias parasitadas
8. Lise via complemento de plasmódio e hemácias infectadas (?)
9. Inibição da formação de rosetas
10. Inibição da sequestração endotelial
11. Neutralização do efeito patológico de citocinas (?)
12. Bloqueio da fertilização dos gametas
13. Bloqueio da maturação do oocineto
Linfócitos T
1. Citotoxicidade de linfócitos $CD4^+$ e $CD8^+$ para hepatócitos infectados
2. Ativação de macrófagos com aumento de sua capacidade fagocitária
Linfócitos citotóxicos naturais (NK cells)
1. Citotoxicidade para o plasmódio e hemácias parasitadas (?)
Citocinas
1. Interferência com o desenvolvimento intraeritrocitário (?)
2. Interferência com o desenvolvimento intra-hepático
3. Toxicidade para gametócitos (?)

Reação aos esporozoítas

Pouco se sabe sobre os primeiros momentos do esporozoíta após sua introdução no organismo hospedeiro pela picada do anofelino infectado. Ele precisará vencer as barreiras físicas impostas pelas camadas da pele, em cuja derme encontram-se células de defesa como macrófagos e células dendríticas, e atingir a região subcutânea que apresenta vasos sanguíneos e linfáticos. A imunidade adquirida pode interferir com esta migração através da barreira cutânea. Em indivíduos não imunes os esporozoítas migram rapidamente, cobrindo distâncias de muitos micrômetros em minutos e entram na corrente sanguínea, por onde alcançarão o fígado. A imunidade adquirida reduz a velocidade de migração e a taxa de sucesso dos esporozoítas (Frevert, 2004).

A resposta imunitária contra os esporozoítas está bem documentada, tanto em infecções naturais como em indivíduos experimentalmente infectados com esporozoítas irradiados. A imunidade antiesporozoíta é específica para este estágio de desenvolvimento — indivíduos resistentes à infecção por esporozoítas de *P. falciparum* são suscetíveis à infecção pelas formas eritrocitárias — e também é específica para a espécie de plasmódio, já que esporozoítas de *P. vivax* infectam livremente indivíduos imunizados contra *P. falciparum* e vice-versa. Por outro lado, ocorre um alto grau de proteção cruzada entre esporozoítas de diferentes origens geográficas.

O principal constituinte antigênico do esporozoíta é a CSP, que recobre uniformemente sua superfície. As evidências atuais indicam que os anticorpos que se ligam à CSP podem inibir a motilidade do parasito e, consequentemente, reduzir sua infectividade para os hepatócitos e facilitar sua captação por macrófagos. Entretanto, existem controvérsias quanto ao papel protetor dos anticorpos antiesporozoítas na infecção humana. Estudos seccionais têm mostrado que a prevalência de anticorpos contra os epítopos repetidos da CSP começa a se elevar em crianças a partir dos 10 anos de idade, portanto bem depois da redução da frequência de ataques clínicos de malária nesta população (Lensen *et al.*, 1992), sugerindo falta de associação entre os dois eventos. Por outro lado, um papel protetor para esses anticorpos tem sido postulado com base em observações de voluntários infectados com esporozoítas irradiados, quando se encontra associação entre a presença e os títulos de anticorpos e a proteção à infecção (Herrington *et al.*, 1991). Entretanto, o achado frequente de associação entre anticorpos antiesporozoítas e a presença de infecção ativa não apoia esta possibilidade e indica que tais anticorpos possam refletir não a proteção, mas o grau de transmissão da malária (Druilhe *et al.*, 1986).

Reação às formas hepáticas

Tanto a CSP liberada pelo esporozoíta durante a penetração no hepatócito como antígenos liberados pelo parasito intracelular têm sido detectados na membrana das células hepáticas, tornando-as suscetíveis à ação do sistema imunitário do hospedeiro. Com base em modelos murinos, vários mecanismos têm sido propostos para explicar a destruição das formas intra-hepatocitárias do plasmódio. Reconhece-se atualmente que linfócitos T $CD8^+$ e $CD4^+$ podem agir contra hepatócitos parasitados por ação citolítica direta ou pela da produção de citocinas. A importância relativa dos linfócitos $CD4^+$ e $CD8^+$ não está ainda definida. Sabe-se que no modelo murino, a administração de anticorpos contra cada uma destas populações não compromete significativamente o desenvolvimento das formas hepáticas do plasmódio. Isto só ocorre quando ambas as populações de linfócitos são concomitantemente bloqueadas (Rodrigues *et al.*, 1993). Demonstrou-se em habitantes de área endêmica de malária a ocorrência de linfócitos T $CD8^+$ citotóxicos específicos para sequências da CSP, capazes de atuar sobre as formas hepáticas (Sedegah *et al.*, 1992) e de linfócitos T $CD4^+$ produtores de interferona-γ (INF-γ), específicos para epítopos conservados da CSP (Reece *et al.*, 2004).

As citocinas com ação sobre a fase de desenvolvimento hepático do plasmódio incluem a IFN-γ, o fator de necrose tumoral alfa (TNF-α) e interleucinas 1 (IL-1) e 6 (IL-6). A IFN-γ produzida por linfócitos T e células citotóxicas naturais (NK) apresenta efeito plasmodicida por meio da formação de óxido nítrico, produzido a partir da oxidação da L-arginina, e capaz de ser bloqueado mediante a administração de anticorpo anti-IFN-γ. O TNF-α e a IL-1 agiriam por meio da indução da síntese de IL-6 que, por sua vez, é também dotada da capacidade de induzir óxido nítrico via L-arginina. Essas três citocinas podem, por outro lado, induzir à síntese pelo fígado de proteína C reativa, que se liga ao esporozoíta e impede seu desenvolvimento intra-hepático (Pied *et al.*, 1989).

Uma nova interpretação sobre a resposta imunitária contra as formas hepáticas do plasmódio leva em conta as propriedades tolerogênicas do fígado. Pelo fato de circular pelo órgão grande quantidade de substâncias antigênicas, provenientes principalmente do intestino, ocorrem no fígado respostas que favorecem a tolerância imunológica em vez de resposta imunitária, com predominância de secreção de citocinas anti-inflamatórias, como IL-10 e TGF-β. Tem sido sugerido que ocorre no fígado indução de tolerância aos antígenos do esporozoíta, em paralelo com a eliminação contínua, por apoptose, dos linfócitos T $CD8^+$ específicos para os antígenos do plasmódio. Isto poderia explicar a imunidade deficiente e de vida curta contra os antígenos dos estágios hepáticos do plasmódio (Frevert, 2004).

Desconhece-se a natureza dos antígenos capazes de induzir imunidade contra as formas hepáticas do plasmódio. Se efetiva, a imunidade dirigida contra as formas pré-eritrocitárias do plasmódio (esporozoítas e formas intra-hepáticas) impediria a infecção pelo parasito e, consequentemente, o desenvolvimento do ciclo eritrocitário. Assim, indivíduos com altos títulos de anticorpos antiesporozoítas deveriam apresentar menos infecção eritrocitária. Mas não é isto o que ocorre, indicando que a imunidade contra as formas pré-eritrocitárias não é suficientemente efetiva a ponto de deter a infecção na porta de entrada. Com base em modelos experimentais, um único esporozoíta poderia dar origem à infecção patente. Depreende-se, portanto, que, para que seja totalmente efetiva, a imunidade contra as formas pré-eritrocitárias teria que ser capaz de destruir todos os esporozoítas ou todos os esquizontes hepáticos. Entretanto, os fenômenos biológicos não funcionam com este grau de eficiência. Pode-se postular que a imunidade contra as formas pré-eritrocitárias do plasmódio teria um papel na modulação da infecção, evitando a ocorrência de superinfecções.

Reação às formas eritrocitárias assexuadas

Ao término da esquizogonia hepática, milhares de merozoítas liberados em consequência da ruptura dos hepatócitos infectados são despejados na circulação e rapidamente penetram nas hemácias. Se isto não ocorrer prontamente, serão destruídos por fagocitose, principalmente por macrófagos esplênicos e hepáticos.

Mesmo após a penetração na hemácia, o plasmódio continua suscetível à resposta imune do hospedeiro. Considera-se que a membrana celular das hemácias, quando íntegra, seja impermeável aos anticorpos. Entretanto, não se pode considerar a membrana de uma hemácia infectada como íntegra já que, durante a infecção pelo plasmódio, a hemácia e sua membrana sofrem intensas alterações morfológicas, estruturais e funcionais, levando a alterações de sua permeabilidade. Demonstrou-se que o *P. falciparum* intraeritrocitário capta macromoléculas fluorescentes através de canais que comunicam o vacúolo parasitóforo com a membrana da hemácia e que seriam também permeáveis a moléculas de IgG (Pouvelle *et al.*, 1991). A constatação de que anticorpos podem inibir a esquizogonia intraeritrocitária sem modificar a infectividade dos merozoítas extracelulares é altamente sugestiva dessa possibilidade. Demonstrou-se que a incubação de hemácias infectadas por *P. falciparum* com soro de indivíduos imunes causava o aparecimento de "formas de crise", ou seja, de degeneração intracelular do plasmódio (Jensen *et al.*, 1982). Este efeito foi demonstrado utilizando-se frações purificadas de imunoglobulina e era removido por absorção do soro imune com hemácias parasitadas.

O papel protetor dos anticorpos em seres humanos tem sido convincentemente demonstrado desde o início da década de 1960, a partir dos experimentos de Cohen *et al.* (1961) utilizando a fração globulina gama do soro de adultos imunes em crianças com malária. Esses autores demonstraram acentuado efeito do tratamento com anticorpos, tanto na diminuição da parasitemia, quanto na melhora dos sintomas clínicos. Anticorpos podem ser formados contra todos os estágios de desenvolvimento do plasmódio, entretanto, são os formados contra os estágios eritrocitários que desempenham papel fundamental no indivíduo imune, por controlar a parasitemia e a sintomatologia clínica (McGregor, 1987). O fato de crianças de áreas endêmicas, nascidas de mães com imunidade contra o plasmódio, estarem protegidas da doença nos primeiros meses de vida tem sido sugerido como decorrente da transferência transplacentária passiva de anticorpos maternos.

Além de anticorpos, outras moléculas são capazes de alterar o desenvolvimento intraeritrocitário do plasmódio: a injeção de TNF recombinante em camundongos com malária inibe o crescimento intraeritrocitário do plasmódio, em associação com o aparecimento de "formas de crise" (Clark *et al.*, 1987). Entretanto, não foi possível demonstrar uma ação direta desta citocina sobre o plasmódio *in vitro*, sugerindo que sua ação plasmodicida fosse devida à indução de algum fator *in vivo*. Recentemente, demonstrou-se que o TNF contido no soro de indivíduos infectados aumentava a capacidade de monócitos inibirem o crescimento de *P. falciparum in vitro* (Muniz-Junqueira *et al.*, 2001).

Os macrófagos são os principais responsáveis pela eliminação das formas eritrocitárias assexuadas do plasmódio. Essas células atuam por meio da fagocitose de hemácias parasitadas ou parasitos livres, e por meio da secreção de moléculas tóxicas para o parasito. A fagocitose é intensamente potencializada pela ação de anticorpos opsonizantes (Tosta e Wedderburn, 1980), que aumentam a aderência de hemácias parasitadas aos macrófagos e a velocidade com que se processa a fagocitose (Tosta, 1982). A destruição dos parasitos intraeritrocitários por macrófagos se daria por meio da produção de peróxido de hidrogênio, que pode também ser liberado pelo fagócito e exercer atividade citotóxica a distância (Ockenhouse e Shear, 1984).

Os linfócitos T são críticos para o desenvolvimento da imunidade contra as formas eritrocitárias do plasmódio. Camundongos depletados de linfócitos T $CD4^+$ são incapazes de controlar a infecção, enquanto a transferência de linfócitos T $CD4^+$ de animais imunes, mas não de linfócitos T $CD8^+$, protege os recipientes da infecção com o plasmódio (Kumar e Miller, 1990). Os linfócitos T $CD4^+$ poderiam atuar pela cooperação com linfócitos B na produção de anticorpos, ou diretamente como células efetoras da imunidade. Entretanto, o real papel dos linfócitos T $CD4^+$ na imunidade antimalárica precisa ser reavaliado diante das observações de que a malária não é nem mais frequente nem mais grave em crianças infectadas pelo vírus da imunodeficiência humana, que causa importante comprometimento quantitativo e funcional daquelas células (Greenberg *et al.*, 1991). Também necessita esclarecimento o significado da inibição do desenvolvimento *in vitro* de *P. falciparum* por linfócitos $CD4^+$ e $CD8^+$ de indivíduos não expostos à malária.

Reação às formas eritrocitárias sexuadas

As formas sexuadas do plasmódio no hospedeiro vertebrado — os gametócitos — podem persistir por dias ou semanas depois que as formas assexuadas foram eliminadas pela resposta imunitária. Este fato pode ser interpretado como decorrente da limitada reatividade cruzada entre as formas assexuadas e as sexuadas e também pela baixa imunogenicidade dos gametócitos. A reduzida imunogenicidade é evidenciada pela baixa frequência de anticorpos contra antígenos do gametócito em habitantes de áreas endêmicas de malária (Carter *et al.*, 1989).

A reação do sistema imunitário às formas sexuadas do plasmódio se manifesta pela produção de citocinas como o TNF-α e a IFN-α, que causam morte dos gametócitos (Naotunne *et al.*, 1991), ou de anticorpos que se ligam a antígenos de superfície dos gametócitos e bloqueiam o desenvolvimento do parasito no tubo digestivo do mosquito (Lensen *et al.*, 1992). Existem evidências de que a ação de fatores séricos capazes de reduzir a infectividade dos gametócitos é máxima logo após os paroxismos que acompanham o fim da esquizogonia eritrocitária e está relacionada com os níveis de TNF, no caso de infecção por *P. vivax* (Mendis *et al.*, 1990).

Diferentemente das citocinas, que agem sobre os gametócitos circulantes, os anticorpos bloqueadores da transmissão são transferidos para o mosquito durante o repasto sanguíneo e atuam, no tubo digestivo do inseto vetor, reduzindo a infectividade do plasmódio. Sua ação pode se dar mediante a ligação a antígenos na superfície dos gametas masculino e feminino, evitando assim a fertilização, ou, nos estágios pós-fertilização, como o zigoto, impedindo seu desenvolvimento posterior (Carter *et al.*, 1988). Existem, entretanto, anticorpos que ingeridos pelo mosquito podem, paradoxalmente, aumentar a infectividade do plasmódio. Mostrou-se que fagócitos sanguíneos ingeridos pelo mosquito podem também concorrer para a destruição dos gametas e outros estágios do ciclo esporogônico do plasmódio no vetor (Sinden e Smalley, 1976). Por outro lado, demonstrou-se associação entre redução da parasitemia assexuada e o aumento da infectividade dos gametócitos para o mosquito vetor, sugerindo que as formas eritrocitárias do parasito exerçam atividade supressora sobre os gametócitos (Carter *et al.*, 1989).

Memória ou amnésia imunológica?

A curta duração da imunidade antimalárica e a necessidade da presença do estímulo antigênico para a sua manutenção têm sido frequentemente interpretadas como devidas à incapacidade do plasmódio e seus antígenos ativarem linfócitos T de memória. Isto implicaria a necessidade de incluir epítopos para linfócitos T $CD4^+$ e $CD8^+$ na formulação de vacinas antimaláricas. Entretanto, algumas observações recentes vêm aumentar a complexidade da questão e dificultar a interpretação da natureza e a importância da memória imunológica na malária.

Tem sido demonstrado que linfócitos T de indivíduos sem história de contato prévio com a malária respondem *in vitro* de maneira comparável à dos linfócitos de indivíduos previamente expostos à infecção por *P. falciparum* (Good *et al.*, 1987). Esses achados provocam dois questionamentos: como esses linfócitos de memória são formados e qual seu papel na resposta imunitária na malária? A reatividade cruzada de linfócitos de memória com microrganismos comumente encontrados no meio ambiente (p. ex., estafilococos, estreptococos, pseudomonas, adenovírus, *Toxoplasma*, entre outros) indica que tais antígenos têm responsabilidade na indução das células de memória (Good *et al.*, 1993). Mas por que esses linfócitos de memória não são capazes de proteger contra a malária? É provável que eles protagonizem um fenômeno semelhante ao do "pecado original antigênico", já descrito em relação a antígenos do vírus da *influenza*: a exposição prévia a uma variante do vírus é capaz de desviar a resposta imune a uma segunda variante do vírus somente para os epítopos compartilhados. No caso da malária, como os epítopos compartilhados não são protetores (se o fossem, os não expostos à malária estariam protegidos), quando o indivíduo tem contato com o plasmódio, as células de memória "naturais" favoreceriam a instalação de respostas imunitárias improdutivas, em detrimento das respostas protetoras. Este fato poderia concorrer para facilitar a sobrevivência do plasmódio no hospedeiro imune.

Estratégias de sobrevivência do plasmódio no hospedeiro imune

Se o plasmódio induz ampla e intensa resposta do sistema imunitário, por que o indivíduo imune não é capaz de eliminar o parasito? Isto provavelmente ocorre porque o plasmódio desenvolveu, durante os milênios de convivência com a raça humana, estratégias de sobrevivência no hospedeiro imune, por meio de processos seletivos. As principais são: diversidade

Tabela 73.2 Estratégias de sobrevivência do plasmódio no hospedeiro imune.

1. Diversidade antigênica: escape da resposta imunitária
   Polimorfismo
   Variação antigênica
2. Mimetismo molecular: moléculas comuns do plasmódio e hospedeiro poderiam dificultar seu reconhecimento pelo sistema imunitário
3. Indução de anticorpos pró-plasmódio: competição com anticorpos protetores ou estimulação da divisão sexuada
4. Indução de imunodepressão: redução da reatividade ao plasmódio
   Interferência com a capacidade fagocitária, plasmodicida e de processamento e apresentação de antígenos por macrófagos e monócitos
   Linfócitos $CD4^+CD25^+$ suprimem a ativação de linfócitos $TCD4^+$ e $TCD8^+$
   Citocinas interferem com a resposta imunitária
   Células dendríticas produzem citocinas que inibem a ativação de linfócitos $TCD8^+$ *in vitro* e suprimem a resposta de linfócitos $TCD8^+$ antiplasmódio no ciclo hepático

antigênica; mimetismo molecular; indução de anticorpos pró-plasmódio; e indução de imunodepressão (Tabela 73.2). Por meio da diversidade antigênica, o plasmódio consegue escapar da resposta imunitária do hospedeiro; o mimetismo molecular reduz seu reconhecimento pelo sistema imunitário; anticorpos pró-plasmódio aumentam a fertilidade do plasmódio ou reduzem a ação de anticorpos protetores por competição; e a indução de imunodepressão pelo plasmódio compromete a eficiência da ação do sistema imunitário.

▸ **Diversidade antigênica.** Tanto o polimorfismo quanto a variação antigênica representam manifestações da diversidade antigênica do plasmódio. O polimorfismo decorre da fertilização cruzada de gametas originados de diferentes populações do plasmódio. Isto ocorre porque o mosquito pode picar indivíduos que apresentem gametócitos circulantes decorrentes de infecções múltiplas pela mesma espécie de plasmódio (em áreas de intensa transmissão, uma mesma pessoa pode estar infectada por várias populações de plasmódio, provenientes de reinfecções), ou porque picou mais de um indivíduo que apresentavam gametócitos no sangue. A fertilização cruzada irá gerar uma progênie de plasmódios geneticamente distinta e que se mantém estável em infecções sucessivas, se não ocorrerem novas fertilizações cruzadas. O polimorfismo antigênico do plasmódio concorre para a sobrevivência do parasito porque a imunidade gerada contra uma variante polimórfica será pouco eficaz para outra variante. Assim, um indivíduo imune contra determinada variante poderá apresentar certo grau de suscetibilidade a outra variante.

Outro fator responsável pelo alto grau de diversidade antigênica do plasmódio é a variação antigênica, que consiste na expressão de formas alternativas de antígenos na progênie de um único clone do parasito durante uma infecção. Diferentemente do polimorfismo, a variação antigênica decorre de processo seletivo induzido pelo sistema imunitário do hospedeiro. Assim, demonstrou-se em macacos *Saimiri* inoculados com *P. falciparum* o aparecimento de variante antigênica após a administração de IgG imune. A variante era insensível a este anticorpo e, quando transferida para o macaco infectado com o parasito original, induzia infecção letal, demonstrando a ausência de proteção cruzada entre as duas variantes (Mercereau-Puijalon *et al.*, 1991). Em um modelo menos artificial, primatas infectados com uma linhagem clonada de seu parasito natural, *P. fragile*, observou-se que variantes de antígenos de superfície das hemácias infectadas apareciam sequencialmente durante o curso da infecção, cada variante correspondendo a uma nova onda de parasitemia (Handunetti *et al.*, 1987).

Embora os mecanismos moleculares da variação antigênica não sejam completamente conhecidos, acredita-se que a pressão seletiva do sistema imunitário, por meio de respostas focalizadas sobre alguns epítopos, possa induzir deleções ou mutações puntiformes, com substituição de aminoácidos. Se estas mutações representarem vantagens seletivas para o plasmódio, elas podem se tornar fixas na população parasitária, contribuindo assim para o aparecimento de formas alélicas de determinados antígenos.

A variação antigênica se manifesta principalmente nas proteínas do plasmódio expressas na superfície de hemácias infectadas (Keys *et al.*, 2001). A principal delas, no caso da infecção pelo *P. falciparum,* é a proteína PfEMP1, responsável pela citoaderência de hemácias parasitadas a células endoteliais, hemácias não parasitadas, células dendríticas e células da placenta, causando a malária cerebral e a placentária (Craig e Scherf, 2001). Essa proteína é codificada por mais de 60 genes da família *var*, base molecular da variabilidade, que apresentam expressão característica para cada variante do plasmódio (Horrocks *et al.*, 2004).

Qual a importância que a variação antigênica pode ter sobre a relação parasito-hospedeiro na malária e qual o impacto sobre a epidemiologia e o controle da infecção? Os dados de estudos populacionais permitem concluir que, à medida que se vai experimentando novos episódios de malária, aumenta-se o espectro de reconhecimento pelo sistema imunitário de um número crescente de variantes do plasmódio (Conway *et al.*, 1992). Isto explicaria a razão da lenta aquisição de imunidade antimalárica e sua relação com o grupo etário dos habitantes de áreas endêmicas.

▸ **Mimetismo molecular.** A exemplo do que ocorre com os demais agentes infecciosos, o plasmódio compartilha sequências peptídicas com o hospedeiro humano. O fenômeno é conhecido como mimetismo molecular. Mais de 20 dessas sequências já foram caracterizadas no *P. falciparum* (McLaughlin *et al.*, 1987). O grau de homologia é variado, podendo incluir uma porção significativa da molécula, como acontece com proteínas intracelulares ubíquas (p. ex., proteínas de choque térmico), até pequenas sequências de aminoácidos, frequentemente constituintes de proteínas de membrana celular (p. ex., TRAP do esporozoíta e trombospondina do hospedeiro). As consequências do mimetismo molecular sobre a relação parasito-hospedeiro na malária ainda não estão estabelecidas. As seguintes possibilidades têm sido consideradas: a) as sequências comuns do plasmódio não ativariam o sistema imunitário, causando tolerância; b) os antígenos parasitários poderiam simular funções biológicas características das moléculas próprias do organismo; e c) haveria indução de autoanticorpos e linfócitos autorreativos com potencialidade para causar manifestações autoimunes.

Não existem evidências de que o mimetismo molecular possa causar tolerância imunológica. Ao contrário, demonstrou-se em moradores de área de transmissão de *P. falciparum* a presença de anticorpos e de linfócitos T reativos contra a proteína de choque térmico de plasmódio hsp70-1, que apresenta alto grau de homologia com a proteína humana (Behr *et al.*, 1992). Por outro lado, uma grande variedade de autoanticorpos tem sido detectada em indivíduos infectados. Esta autorreatividade poderia ser desencadeada por peptídios do parasito suficientemente diferentes das proteínas do hospedeiro a ponto de ativar o sistema imunitário, mas dotados de certo grau de homologia a ponto de gerar anticorpos autorreativos (Mattei e Scherf, 1991). A possibilidade de que a autorreatividade possa concorrer para a desregulação da resposta imunitária do hospedeiro e, consequentemente, ser utilizada pelo plasmódio como um mecanismo de escape deve ser considerada.

▸ **Anticorpos pró-plasmódio.** Anticorpos pró-plasmódio são formados por nosso sistema imunitário e cumprem a função pouco ortodoxa de facilitar a vida do plasmódio, em detrimento do hospedeiro humano. Acredita-se que as seguintes situações sejam devidas à ação de tais anticorpos:

- Anticorpos induzidos por infecção natural e dirigidos contra gametas de *P. vivax* aumentam em até 12 vezes os níveis de infecção do mosquito; quando em baixas concentrações seu efeito é o inverso (Peiris *et al.*, 1988)
- Anticorpos antiesporozoítas ingeridos pelo mosquito 5 dias após a infecção por gametócitos de *P. falciparum* causam aumento da produção e da infectividade dos esporozoítas (Vaughan *et al.*, 1988)
- Anticorpos contra a CSP, em baixas concentrações, aumentam o número de esquizontes hepáticos maduros em até 150%; em altas concentrações reduzem a infectividade dos esporozoítas (Nudelman *et al.*, 1989)
- Anticorpos antiesporozoítas ou anti-CSP ingeridos por mosquitos 5 dias após um repasto sanguíneo infectante com gametócitos de *P. falciparum* impedem a ação inibidora do soro imune sobre a invasão dos hepatócitos pelos esporozoítas (Rosário *et al.*, 1989).

Desconhecem-se os mecanismos de ação desses anticorpos pró-plasmódio e também em que condições eles são formados. É possível que em outras fases de seu ciclo vital o plasmódio também sofra a ação de anticorpos capazes de facilitar seu desenvolvimento. Esta facilitação poderia mesmo ser decorrente da ação de outros elementos do sistema imunitário como os linfócitos. Há necessidade de mais pesquisas visando esclarecer o assunto que, mais que uma curiosidade biológica, deve ser considerado um potencial complicador na utilização de vacinas antimaláricas.

▸ **Imunodepressão.** Uma das estratégias mais poderosas de que o plasmódio se utiliza para garantir sua sobrevivência é a de interferir com a resposta imunitária do hospedeiro. Por meio da hiperativação dos diferentes segmentos do sistema imunitário, ocorre desregulação da resposta imunitária e, em consequência, imunodepressão. O efeito imunodepressor do plasmódio tem sido demonstrado em várias situações. Em camundongos, a infecção é capaz de facilitar a manifestação de linfoma induzido por vírus mais intensamente que a ciclofosfamida, poderoso agente imunossupressor (Wedderburn *et al.*, 1981). Reconhece-se que a malária, especialmente durante a fase aguda, aumenta a suscetibilidade a certas infecções e reduz o efeito de algumas vacinas. Resposta deficiente à vacina antitetânica tem sido demonstrada em alguns estudos (Greenwood *et al.*, 1972). Esses autores também mostraram que a vacina anti-*Salmonella typhi* induz à deficiente formação de anticorpos contra antígeno O (timo-dependente), mas resposta normal ao antígeno H (timo-independente), indicando o comprometimento da população de linfócitos T. Foi demonstrado em modelo murino que a ativação de linfócitos T $CD4^+CD25^+$ leva à supressão da resposta imunitária contra o plasmódio (Hisaed *et al.*, 2004). Também em camundongos infectados com plasmódio mostrou-se que hemácias parasitadas induzem células dendríticas a produzirem fatores solúveis que inibem a ativação e a ação antiplasmódio de linfócitos T $CD8^+$ (Ocaña-Morgner *et al.*, 2003).

As observações sobre a associação da malária com outras infecções humanas têm provocado resultados instigantes e de difícil interpretação. A reativação do vírus da hepatite B em casos crônicos (Brown *et al.*, 1992), a disseminação de candidíase (Soesan *et al.*, 1993) e a indução de curso mais benigno de casos de lúpus eritematoso disseminado (Butcher e Clark, 1990) são eventos previsíveis em indivíduos com malária aguda devido à ocorrência de imunodepressão associada à infecção. Difícil é entender a evolução normal do sarampo, *influenza*, gripe e da AIDS em crianças infectadas por *P. falciparum* (Greenberg *et al.*, 1991; Rooth e Bjorkman, 1992).

Os fatores responsáveis pela via imunodepressão associada à malária não estão completamente estabelecidos. Sabe-se que durante a infecção aguda podem ser demonstradas alterações da reatividade imunitária como ativação policlonal de linfócitos e produção alterada de citocinas que poderiam comprometer o desenvolvimento da imunidade antiplasmódio (Banic *et al.*, 1991; Alves *et al.*, 1992). Também se tem incriminado o acúmulo intracelular de hemozoína, pigmento produzido pelo plasmódio em consequência da metabolização da hemoglobina pela disfunção apresentada por macrófagos em sua capacidade fagocitária, microbicida, no processamento e apresentação do antígeno e produção de citocinas e óxido nítrico (Scorza *et al.*, 1999; Taramelli *et al.*, 2000).

▸ Vacinação antimalárica

As pesquisas para o desenvolvimento de vacinas antimaláricas se concentram em três tipos básicos de preparações: aquelas que têm como alvo as formas pré-eritrocitárias do plasmódio (esporozoítas e formas hepáticas); as que atuariam sobre as formas eritrocitárias assexuadas (trofozoítas, esquizontes e merozoítas sanguíneos) e as que atuariam sobre as formas eritrocitárias sexuadas (gametócitos). As primeiras tentariam impedir a infecção, atuando na fase inicial do ciclo do parasito, as segundas evitariam ou reduziriam as manifestações clínicas da doença, e as terceiras interfeririam com o ciclo esporogônico no mosquito e reduziriam a transmissão do plasmódio pelo mosquito vetor. A Tabela 73.3 lista as principais preparações candidatas a vacina antimalárica atualmente em teste.

Apesar do alto grau de sofisticação tecnológica alcançado no desenvolvimento de vacinas antimaláricas, da utilização de novos e eficientes adjuvantes e da adoção de novas estratégias de vacinação, nenhuma das mais de 40 vacinas já testadas em seres humanos induziu suficiente grau de proteção capaz de justificar sua utilização em programas de saúde pública. Uma das mais promissoras preparações, a RTS,S/AS02A, preparada pela ligação de sequências peptídicas da CSP de *P. falciparum* ao antígeno S do vírus da hepatite B, ambas expressas simultaneamente em *Saccharomyces cerevisiae,* apresentou eficácia global de 34%, sendo 71% nas primeiras 9 semanas de seguimento e 0% nas 6 semanas subsequentes (Ballou *et al.*, 2004).

Um dos aspectos críticos em relação ao desenvolvimento de vacinas antimaláricas é a escolha do material antigênico a ser utilizado. As dificuldades decorrentes do uso de custosos modelos experimentais em primatas e a inexistência de testes confiáveis para medir a proteção induzida pela vacina tornam a seleção de possíveis antígenos vacinais, dentre as mais de 5.000 proteínas teoricamente capazes de serem produzidas pelo plasmódio, um

Tabela 73.3 Candidatos a vacina antimalárica, seus alvos e possíveis efeitos.

Estágio do ciclo vital	Antígeno-alvo	Resposta imunitária
Pré-eritrocitário		
Esporozoítas	CSP Pf e CSP Pv	Anticorpos (Ac)
Formas hepáticas	LSA-1 e LSA-3 TRAP/SS2	Linfócitos T (LT) LT
Eritrocitário assexuado		
Merozoítas	MSP-1, MSP-2 e MSP-3	Ac e LT
Eritrócitos infectados	AMA-1 SERA GLURP PfEMP1 GPI	Ac e LT Ac Ac Ac Ac
Toxinas		
Eritrocitário sexuado/mosquito		
Gametócitos/gametas	PfS25, PvS25	Ac
Zigotos/oocinetos	P25, P28	Ac
Repasto sanguíneo	Quitinase	Ac

Adaptada de Moore *et al.*, 2002 e Ballou *et al.*, 2004.

processo empírico e de baixa eficácia. Em consequência da alta complexidade da resposta imunitária durante a infecção pelo plasmódio e da especificidade dos antígenos em diferentes etapas do ciclo vital, espera-se que uma vacina antimalárica eficaz contenha sequências antigênicas dos esporozoítas, das formas hepáticas e das formas sanguíneas assexuadas e sexuadas, além de epítopos capazes de estimular as diferentes subpopulações de linfócitos B e T. Isto tem levado a reconsiderar a utilização de vacinas polivalentes ou com o parasito inteiro. Como também, estratégias para aumentar a imunidade celular para o plasmódio poderão mais provavelmente atingir antígenos conservados e expandir o repertório de antígenos (Good e Doolan, 2010). Assim tem sido a última geração de candidatos a vacinas antimaláricas. Entretanto, nem essas têm alcançado o êxito esperado. O insucesso das tentativas de desenvolvimento de vacinas antimaláricas aponta para a necessidade de se buscarem novos paradigmas. Se o plasmódio, durante as infecções naturais, é capaz de induzir a uma resposta do sistema imunitário que leva a adaptação do hospedeiro ao parasito, e não à sua eliminação, por que esperar que um número limitado de antígenos do parasito venha a impedir a infecção ou a doença? Por que se ignorar o que a natureza nos tem mostrado há séculos: que a eliminação do plasmódio não é possível, mas a adaptação a ele sim?

▸ Perspectivas

O plasmódio e o ser humano são dois sistemas vivos e de alta dinamicidade que vêm, desde tempos remotos, aperfeiçoando suas estratégias de sobrevivência mútua. Apesar disso, suas relações são ainda, em parte, conflituosas, particularmente na infecção pelo *P. falciparum*. De um lado o organismo do hospedeiro vertebrado mobiliza um complexo sistema de detecção e de reação à presença do parasito, por meio de diferentes populações celulares e de uma grande variedade de moléculas, objetivando restabelecer o equilíbrio homeostático alterado pela infecção. O plasmódio, por sua vez, utiliza diversas estratégias capazes de permitir sua sobrevivência no hospedeiro imune. A tendência é que esta associação vá se tornando cada vez menos conflituosa com o passar do tempo, tendendo a um estado de equilíbrio com um mínimo de agressões mútuas. Considerando-se a impossibilidade de se erradicarem as 66 espécies de mosquitos transmissores e as quatro espécies de plasmódios capazes de causar infecção humana, as estratégias de controle devem buscar meios de tornar mais harmônica a convivência dessas espécies com o homem. Para se alcançar este objetivo há necessidade de melhor compreensão das interações do plasmódio com os hospedeiros vertebrado e invertebrado, principalmente focalizando o processo de adaptação mútua. O reconhecimento de que os genomas são estruturas abertas e influenciáveis por estímulos externos, inclusive por sequências gênicas exógenas (Caporale, 1999), o que geraria a possibilidade de influências mútuas entre parasito e hospedeiro, inclusive coevolução (Tosta, 2001), abre uma nova perspectiva para o entendimento da infecção pelo plasmódio e para o desenvolvimento de vacinas antimaláricas.

▸ Referências bibliográficas

Alves MFC, Santos-Neto LL, Junqueira MIM, Tosta CE. Cytokines and dysregulation of the immune response in human malaria. *Mem Inst Oswaldo Cruz* 87 (Suppl. III): 331-336, 1992.

Ballou WR, Arevalo-Herrera M, Carucci D, Richie TL, Corradin G, Diggs C, Druilhe P, Giersing BK, Saul A, Heppner DG, Kester KE, Lanar DE, Lyon J, Hill AVS, Pan W, Cohen JD. Update on the clinical development of candidate malaria vaccines. *Am J Trop Med Hyg* 71(Suppl. 2): 239-247, 2004.

Banic DM, Viana-Martins FS, Souza JM, Peixoto TC, Ribeiro CD. Polyclonal B-lymphocyte stimulation in human malaria and its association with ongoing parasitemia. *Am J Trop Med Hyg* 44: 571-577, 1991.

Behr C, Sarthou JL, Rogier C, Trape JF, Dat MHQ, Michel JC, Aribot G, Dieye A, Claverie JM, Druilhe P, Dubois P. Antibodies and reactive T cells against the malaria heat-shock protein Pf72/Hsp70-1 and derived peptides in individuals continuosly exposed to *Plasmodium falciparum*. *J Immunol* 149: 3321-3330, 1992.

Breman JG, Alilio MS, Mills A. Conquering the intolerable burden of malaria: what's new, what's needed: a summary. *Am J Trop Med Hyg* 71(Suppl. 2): 1-15, 2004.

Brown AE, Mongkolsirichaikul D, Innis B, Snitbhan R, Webster H Kyle. Falciparum malaria modulates viremia in chronic hepatitis B virus infection. *J Infect Dis* 166: 1465-1466, 1992.

Bull PC, Marsh K. The role of antibodies to *Plasmodium falciparum*-infected-erythrocyte surface antigens in naturally acquired immunity to malaria. *Trends Microbiol* 10: 55-58, 2002.

Butcher GA, Clark IA. SLE and malaria: another look at an old idea. *Parasitol Today* 6: 259-261, 1990.

Caporale LH. Chance favors the prepared genome. *Ann NY Acad Sci* 870: 1-21, 1999.

Carter R, Graves PM, Quakyi IA, Good MF. Restrict or absent immune responses in humans populations to *Plasmodium falciparum* gamete antigens that are targets of malaria transmission-blocking antibodies. *J Exp Med* 169: 135-147, 1989.

Carter R, Kumar N, Quakyi I, Good M, Mendis K, Graves P, Miller L. Immunity to sexual stages of malaria parasites. *Prog Allergy* 41: 193-214, 1988.

Clark IA, Hunt NH, Butcher GA, Cowden WB. Inhibition of murine malaria (*Plasmodium chabaudi*) *in vivo* by recombinant interferon-γ or tumor necrosis factor, and its enhancement by butylated hydroxyanisole. *J Immunol* 139: 3493-3497, 1987.

Cohen S, McGregor IA, Carrington SC. Gamma globulin and acquired immunity to human malaria. *Nature* 192: 733-737, 1961.

Conway DJ, Greenwood BM, McBride J. Longitudinal study of *Plasmodium falciparum* polymorphic antigens in a malaria-endemic population. *Infect Immun* 60: 1122-1127, 1992.

Craig A, Scherf A. Molecules on the surface of the *Plasmodium falciparum* infected erytrhocyte and their role in malaria pathogenesis and immune evasion. *Mol Biochem Parasitol* 115: 129-143, 2001.

Doolan DL, Dobaño C, Baird K. Acquired immunity to malaria. *Clin Microbiol Rev* 22: 13-36, 2009.

Druilhe P, Pradier O, Marc JP, Miltgen F, Mazier D, Parent G. Levels of antibodies to *Plasmodium falciparum* sporozoite surface antigens reflect malaria transmission rates and are persistent in the absence of reinfection. *Infect Immun* 53: 393-397, 1986.

Frevert U. Sneaking in through the back entrance: the biology of malaria liver stages. *Trends Parasitol* 20: 417-424, 2004.

Good MF, Doolan DL. Malaria vaccine design: immunological considerations. *Immunity* 33: 555-566, 2010.

Good MF, Quakyi IA, Saul A, Berzofsky JA, Carter R, Miller LH. Human T clones reactive to the sexual stages of *Plasmodium falciparum* malaria: high frequency of gamete-reactive T cells in peripheral blood from non-exposed donors. *J Immunol* 138: 306-312, 1987.

Good MF, Zevering Y, Currier J, Bilsborough J. "Original antigenic sin", T cell memory, and malaria sporozoite immunity: an hypothesis for immune evasion. *Parasite Immunol* 15: 187-193, 1993.

Greenberg AE, Nsa W, Ryder RW, Medi M, Nzeza M, Kitadi N, Baangi M, Malanda N, Davachi F, Hassig SE. *Plasmodium falciparum* malaria and perinatally acquired human immunodeficiency virus type I infection in Kinshasa, Zaire. A prospective, longitudinal cohort study of 587 children. *N Engl J Med* 325: 105-119, 1991.

Greenwood BM, Bradley-Moore AM, Palit A, Bryceson ADM. Immunosuppression in children with malaria. *Lancet* 1: 169-172, 1972.

Handunetti SM, Mendis KN, David PH. Antigenic variation of cloned *Plasmodium fragile* in its natural host *Macaca sinica*. Sequencial appearance of successive variant antigenic types. *J Exp Med* 165: 1269-1283, 1987.

Herrington D, Davis J, Nardin E, Beier M, Cortese J, Eddy H, Losonsky G, Hollingdale M, Sztein M, Levine M, Nussezweig RS, Clyde D, Edelman R. Successful immunization of humans with irradiated malaria sporozoites: humoral and cellular responses of the protected individuals. *Am J Trop Med Hyg* 45: 539-547, 1991.

Hisaed H, Maekawa Y, Iwakawa D, Okada H, Himeno K, Kishihara K, Tsukumo S, Yasutomo K. Escape of malaria parasites from host immunity requires $CD45^+CD25^+$ regulatory T cell. *Nat Med* 10: 29-30, 2004.

Horrocks P, Pinches R, Chistodoulou Z, Kyes S, Newbold C. Variable *var* transition rates underlie antigenic variation in malaria. Proc *Nat Acad Sci USA* 101: 11129-11134, 2004.

Jensen JB, Boland MT, Akood M. Induction of crisis forms in cultured *Plasmodium falciparum* with human immune serum from Sudan. *Science* 216: 1230-1233, 1982.

Keys S, Horrocks P, Newbold C. Antigen variation at the infected red cell surface in malaria. *Annu Rev Microbiol* 55: 673-707, 2001.

Kumar S, Miller LH. Cellular mechanisms in immunity to blood stage infection. *Immunol Letters* 25: 109-114, 1990.

Lensen AHW, van Gemert GJA, Bolmer MG, Meis JFGM, Kaslow D, Meuwissen JHETh, Ponnudurai T. Transmission blocking antibody of the *Plasmodium falciparum* zygote/ookinete surface protein Pfs25 also influences sporozoite development. *Parasite Immunol* 14: 471-479, 1992.

Mattei D, Scherf A. Cross-reacting epitopes shared between *Plasmodium falciparum* and its host: the origin of auto-reacive antibodies? *Res Immunol* 142: 698-703, 1991.

McGregor IA. Malarial immunity: current trends and prospects. *Ann Trop Med Parasitol* 81: 647-656, 1987.

McLaughlin GL, Benedik MJ, Campbell GH. Repeated immunogenic amino acid sequences of *Plasmodium* species share sequence homologies with protein from human and human viruses. *Am J Trop Med Hyg* 37: 258-262, 1987.

Mendis KN, Naotunne TS, Karunaweera ND, Del Giudice G, Grau GE, Carter R. Antiparasite effects of cytokines in malaria. *Immunol Lett* 25: 217-220, 1990.

Mercereau-Puijalon O, Fandeur T, Guillotte M, Bonnefoy S. Parasite features impeding malaria immunity: antigenic diversity, antigenic variation and poor immunogenicity. *Res Immunol* 142: 690-697, 1991.

Moore SA, Surgey EGE, Cadwgan AM. Malaria vaccines: where are we and where are we going? *Lancet Infect Dis* 2: 737-743, 2002.

Moormann AM. How might infant and paediatric immune responses influence vaccine efficacy? *Parasite Immunol* 31: 547-559, 2009.

Muniz-Junqueira MI, Santos-Neto LL, Tosta CE. Influence of tumor necrosis factor-α on the ability of monocytes and lymphocytes to destroy intraerythrocytic *Plasmodium falciparum in vitro*. *Cell Immunol* 208: 73-79, 2001.

Naotunne TS, Karunaweera ND, del Giudice GD, Kularatne MU, Grau GE, Carter R, Mendis KN. Cytokines kill malaria parasites during infection crisis: extracellular complementary factors are essential. *J Exp Med* 173: 523-529, 1991.

Nudelman S, Rénia L, Charoenvit Y, Yuan K, Miltgen F, Beaudoin RL, Mazier D. Dual action of anti-sporozoite antibodies *in vitro*. *J Immunol* 143: 996-1000, 1989.

Ocaña-Morgner C, Mota M, Rodrigues A. Malaria blood stage suppression of liver stage immunity by dendritic cells. *J Exp Med* 197: 143-151, 2003.

Ockenhouse CF, Shear HL. Oxidative killing of the intraerythrocytic malaria parasite *Plasmodium yoelii* by activated macrophages. *J Immunol* 132: 424-431, 1984.

Oliveira-Ferreira J, Lacerda MVG, Brasil P, Ladislau JLB, Tauil PL. Daniel-Ribeiro CT. Malaria in Brazil: an overview. *Malar J* 9: 115, 2010.

Peiris JSM, Premawansa S, Ranawaka MBR, Udagama PV, Munasinghe YD, Nanayakkara MV, Gamage CP, Carter R, David PH, Mendis KN. Monoconal and polyclonal antibodies both block and enhance transmission of human *Plasmodium vivax* malaria. *Am J Trop Med Hyg* 39: 26-32, 1988.

Pied S, Nüssler A, Pontet M, Miltgen F, Matile H, Lambert PH, Mazier D. C-reactive protein protects against preerythrocytic stages of malaria. *Infect Immun* 57: 278-282, 1989.

Pouvelle B, Spiegal R, Hsiao L, Howard RJ, Morris RL, Thomas AP, Taraschi TF. Direct access to serum macromolecules by intraerythrocytic malaria parasites. *Nature* 353: 73-75, 1991.

Reece WHH, Pinder M, Gothard PK, Milligan P, Bojang K, Doherty T, Plebanski M, Akinwunmi P, Everaere S, Watkins KR, Voss G, Tornieporth N, Alloueche A, Greenwood BM, Kester KE, McAdam KPWJ, Choen J, Hill AVS. A $CD4^+$ T cell immune response to a conserved epitope in the circumsporozoite protein correlates with protection from natural *Plasmodium falciparum* infection and disease. *Nat Med* 10: 406-410, 2004.

Rodrigues M, Nussenzweig RS, Zavala F. The relative contribution of antibodies, CD4+ and CD8+ T cells to sporozoite-induced protection against malaria. *Immunology* 80: 1-5, 1993.

Rooth I, Bjorkman A. Suppression of *Plasmodium falciparum* infections during concomitant measles or *influenza* but not during pertussis. *Am J Trop Med Hyg* 47: 675-681, 1992.

Rosário VE, Appiah A, Vaughan JA, Hollingdale MR. *Plasmodium falciparum:* administration of anti-sporozoite antibodies during sporogony results in production of sporozoites which are not neutralized by human anticircumsprozoite protein vaccine sera. *Trans R Soc Trop Med Hyg* 83: 305-307, 1989.

Rosenberg EB, Strickland GT, Yang SL, Wahlen G. IgM antibodies to red cells and autoimmune anemia in patients with malaria. *Am J Trop Med Hyg* 22: 146-152, 1973.

Scorza T, Magez S, Brys L, De Baetselier P. Hemozoin is a key factor in the induction of malaria-associated immunosuppression. *Parasite Immunol* 21: 545-554, 1999.

Sedegah M, Sim BKL, Mason C, Nutman T, Malik A, Roberts C, Johnson A, Ochola J, Koech D, Were B, Hoffman SL. Naturally acquired CD8+ cytotoxic T lymphocytes against the *Plasmodium falciparum* circumsporozoite protein. *J Immunol* 149: 966-971, 1992.

Sinden RE, Smalley ME. Gametocytes of *Plasmodium falciparum*: phagocytosis by leucocytes *in vivo* and *in vitro*. *Trans R Soc Trop Med Hyg* 70: 344-345, 1976.

Soesan M, Kager PA, Leverstein-van Hall MA, van Lieshout JJ. Coincidental severe *Plasmodium falciparum* infection and disseminated candidiasis. *Trans R Soc Trop Med Hyg* 87: 288-289, 1993.

Taramelli D, Recalti S, Basilico N, Olliaro P, Cairo G. Macrophage preconditioning with synthetic malaria pigment reduces cytokine production via heme iron-dependent oxidative stress. *Lab Invest* 80: 1781-1200, 2000.

Tosta CE. Effects of immune and hyperimmune serum on the dynamics of phagocytosis of *Plasmodium berghei*-infected erythrocytes. *Rev Inst Med Trop São Paulo* 24: 140-147, 1982.

Tosta CE. Coevolutionary networks: a novel approach to understanding the relationships of humans with the infectious agents. *Mem Inst Oswaldo Cruz* 96: 415-425, 2001.

Tosta CE, Moura RCS. Protective antibodies to *Plasmodium falciparum* and immunity to malaria in an endemic area of Brazil. *Mem Inst Oswaldo Cruz* 81 (Suppl. II): 177-184, 1986.

Tosta CE, Wedderburn W. Immune phagocytosis of *Plasmodium yoelii*-infected erythrocytes by macrophages and eosinophils. *Clin Exp Immunol* 42: 114-120, 1980.

Vaughan JA, do Rosário V, Leland P, Adjepong A, Light J, Woollett GR, Hollingdale MR, Azad AF. *Plasmodium falciparum:* ingested anti-sporozoite antibodies affect sporogony in *Anopheles stephensi* mosquitoes. *Exp Parasitol* 66: 171-182, 1988.

Walker E, Brodie C. *Plasmodium falciparum* in Nigerians who live in Britain. *Brit Med J* 248: 956, 1982.

Wedderburn N, Campa M, Tosta CE, Henderson DC. The effect of malaria on the growth of two syngeneic transplantable murine tumours. *Ann Trop Med Parasitol* 75: 597-605, 1981.

74 Diversidade Antigênica nos Parasitos da Malária

Marcelo Urbano Ferreira, Bianca Cechetto Carlos e Gerhard Wunderlich

A extensa diversidade em antígenos de superfície dos plasmódios é um dos principais motivos por que a imunidade clínica contra a malária somente se desenvolve após diversas infecções pela mesma espécie de parasito. Em geral, a infecção confere *imunidade variante-específica*, mantendo o hospedeiro suscetível a linhagens de plasmódios antigenicamente distintas (Bull e Marsh, 2002). A diversidade antigênica tem dupla origem: a primeira é o mecanismo genético clássico de mutação e recombinação, gerando *polimorfismo alélico*, a existência de formas alternativas, geneticamente estáveis, de genes que codificam antígenos; a segunda é a *variação antigênica*, mecanismo pelo qual uma linhagem clonal de parasitos expressa sucessivamente formas alternativas de um antígeno sem alterações de genótipo (Ferreira *et al.*, 2007). Discutem-se neste capítulo mecanismos de variação em antígenos de *Plasmodium falciparum* com potencial impacto em seu reconhecimento pelo sistema imune do hospedeiro.

▸ Polimorfismo e tempo evolutivo

A escassez de substituições sinônimas (alterações na sequência de DNA que não produzem mudanças de aminoácido) na maioria de seus genes e o limitado polimorfismo em sequências de DNA não codificante sugerem que as populações atualmente existentes de *P. falciparum* tenham uma origem recente (Hartl, 2004). Entretanto, os antígenos de superfície do parasito, alvos preferenciais de imunidade, são extremamente polimórficos (Volkman *et al.*, 2002). Como conciliar essas observações aparentemente contraditórias? Duas hipóteses principais vêm sendo propostas:

- Os genes que codificam antígenos de superfície de *P. falciparum*, que frequentemente contêm motivos repetitivos, evoluem de modo muito mais acelerado do que o restante do genoma, como resultado de maior taxa de recombinação genética (Rich *et al.*, 2000)
- O polimorfismo alélico atualmente encontrado em antígenos do parasito é extremamente antigo, antecedendo a especiação de *P. falciparum* (Hughes, 1992). Neste capítulo, é argumentado que essas hipóteses são complementares para explicar diferentes aspectos do polimorfismo antigênico de populações naturais de *P. falciparum*.

▸ Antígenos repetitivos

Existem sequências repetitivas em diversos antígenos de superfície de esporozoítos e merozoítos, os estágios extracelulares dos parasitos da malária. Os motivos repetitivos compreendem frequentemente epitopos imunodominantes, como os tetrapeptídios NANP e NVDP da proteína circunsporozoíta de *P. falciparum*, presentes em 37 a 50 cópias na região central do antígeno (Sinnis e Nussenzweig, 1996). As duas proteínas mais abundantes na superfície de merozoítos, *merozoite surface protein* (MSP)-1 e MSP-2, candidatas à inclusão em vacinas contra os estágios assexuados sanguíneos do parasito, contêm exemplos adicionais de polimorfismo em regiões repetitivas (Ferreira *et al.*, 2003; Ferreira e Hartl, 2007). MSP-6, uma proteína que forma com MSP-1 um complexo proteico na superfície dos merozoítos com potencial papel no processo de invasão de hemácias, é o terceiro exemplo de polimorfismo antigênico examinado em detalhe neste capítulo (Figura 74.1).

As sequências repetitivas podem favorecer, de diversos modos, o escape pelo parasito das respostas imunes do hospedeiro. Um deles é a reatividade cruzada entre motivos repetitivos semelhantes, presentes em diferentes antígenos do parasito, bem como em moléculas do hospedeiro, o que dificulta a maturação de afinidade dos anticorpos naturalmente adquiridos (Anders, 1986). Os antígenos RESA, Pf11.1 e Pf332, por exemplo, expressos por diferentes estágios evolutivos do parasito, contêm um pentapeptídio em comum (VTEEI). Outro

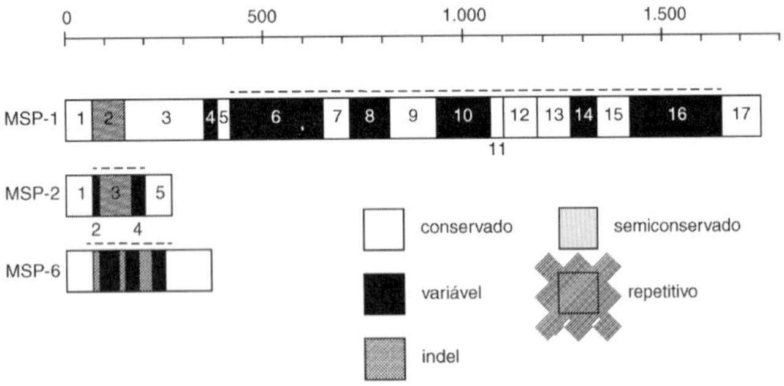

Figura 74.1 Representação esquemática de três antígenos de superfície de *P. falciparum*. A proteína de superfície de merozoítos (MSP)-1 foi dividida em 17 blocos, classificados como conservados, semiconservados e variáveis segundo o nível de divergência de sequência entre os alelos conhecidos (K1 e MAD20). Um único domínio (bloco 2), altamente polimórfico, é repetitivo. A MSP-2 de *P. falciparum* foi dividida em cinco blocos, dos quais dois são conservados, dois são variáveis, porém não repetitivos, e um é repetitivo. Os motivos repetitivos do bloco 3 diferem entre as famílias alélicas (conhecidas como FC27 e 3D7), bem como no interior de cada família. Na estrutura de MSP-6, destacam-se os três domínios presentes em alelos de uma família (K1), mas ausentes na outra família (3D7). O domínio dimórfico desses antígenos é indicado pela linha interrompida acima de cada figura. Adaptada de Roy *et al.* (2008).

mecanismo é conhecido como "cortina de fumaça"; a resposta imune contra os epitopos imunodominantes presentes nesses antígenos repetitivos não seria capaz de conferir proteção, mas inibiria o reconhecimento de outros antígenos funcionalmente mais relevantes (Schofield, 1991). Os antígenos repetitivos podem também estimular respostas de anticorpos sem o auxílio de células T, interferindo na formação da memória imunológica e na maturação de afinidade dos anticorpos. Os antígenos com essas propriedades – conhecidos como antígenos T-independentes do tipo II, para diferenciá-los dos mitógenos potentes – são geralmente carboidratos, mas talvez os polipeptídios repetitivos na superfície de estágios infectantes de plasmódios possam comportar-se de modo semelhante (Schofield, 1991). Finalmente, o simples polimorfismo, decorrente de variação na sequência e no número de repetições, pode permitir a evasão da resposta imune, pois a experiência prévia com uma variante não necessariamente protegeria contra uma variante distinta. Os anticorpos contra polipeptídios recombinantes derivados de MSP-1 e MSP-2 de *P. falciparum*, por exemplo, são capazes de distinguir entre motivos repetitivos diversos, ainda que estruturalmente relacionados, de antígenos pertencentes à mesma família alélica.

▶ Mutações pontuais e recombinação genética

Trocas de nucleotídios (*mutações*) em genes, como aquelas identificadas em sequências que codificam epitopos de células T da proteína CS de *P. falciparum*, representam uma origem potencial de polimorfismo alélico. Neste caso, as mutações abolem seu reconhecimento por células T citotóxicas específicas (Sinnis e Nussenzweig, 1996). No entanto, as mutações pontuais são relativamente raras, ocorrendo em eucariotos a uma taxa aproximada de 10^{-9} eventos por nucleotídio a cada replicação de DNA. Os eventos de recombinação genética, entretanto, são muito mais frequentes, especialmente em sequências repetitivas de DNA. Além disso, um único evento recombinatório altera diversos códons, enquanto cada mutação pontual afeta um único códon. Por isso, considera-se que a *recombinação genética* seja o principal mecanismo a moldar os padrões de diversidade antigênica encontrados em *P. falciparum* (Rich *et al.*, 2000).

As duplicações e deleções de motivos repetitivos de antígenos podem resultar de recombinação entre fitas de DNA ou no interior da mesma fita (Figura 74.2). Durante a mitose, erros de pareamento entre a fita nascente e aquela que lhe serve de molde podem resultar na inserção ou deleção de unidades repetitivas ao final da replicação de DNA. Consequentemente, a diversificação de antígenos repetitivos pode assemelhar-se ao processo de evolução de repetições curtas que caracterizam o DNA microssatélite (Hancock, 1999). Os alelos recombinantes originados aleatoriamente, durante a reprodução assexuada do parasito, seriam selecionados positivamente por proporcionarem escape imune (Rich *et al.*, 2000). Além disso, novas variantes antigênicas podem ser geradas por recombinação homóloga clássica durante a meiose. Há uma diferença básica entre os dois mecanismos: para que novos alelos sejam gerados a partir de recombinação meiótica, é preciso que o vetor (hospedeiro em que ocorre a reprodução sexuada do plasmódio) albergue gametas férteis geneticamente distintos, o que pode ser relativamente raro em áreas de baixa transmissão de malária. Essa restrição não ocorre com a recombinação

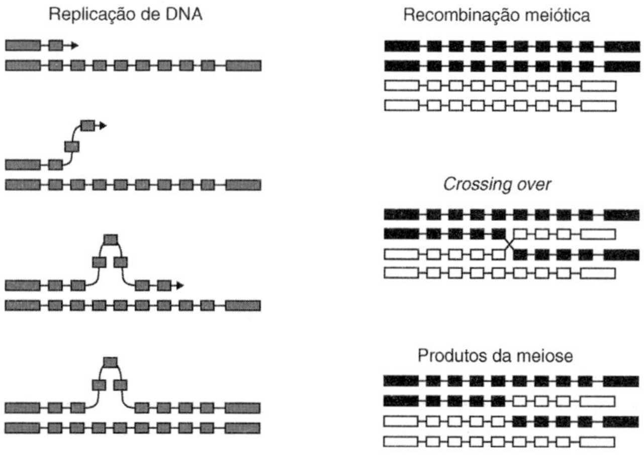

Figura 74.2 Exemplos de mecanismos recombinatórios que geram polimorfismo em antígenos de *Plasmodium falciparum*. O painel da esquerda representa um deslizamento de fita durante a duplicação de DNA, seguido de um erro de pareamento de fitas que resulta na inserção de um motivo repetitivo adicional (quadrados cinza) na fita nascente sem alterar as sequências não repetitivas (retângulos cinza) que flanqueiam o motivo repetitivo central. O painel da direita representa a recombinação meiótica clássica, durante a meiose, entre alelos distintos (representados em branco ou preto), criando sequências híbridas que contêm motivos provenientes de ambos os parentais. Adaptada de Ferreira *et al.* (2003).

mitótica, em que alelos diferentes são gerados a partir de um molde comum. Além disso, a recombinação mitótica não origina sequências híbridas, mosaicos de motivos originários de diferentes parentais, mas sim rearranjos de motivos existentes em um alelo parental. Em suma, as sequências repetitivas representariam um modelo de geração rápida de novas variantes, de modo análogo ao DNA microssatélite, porém sujeitas à pressão seletiva de natureza imunitária (Rich *et al.*, 2000).

Sequências de DNA não repetitivo, porém de baixa complexidade, também são abundantes em antígenos de *P. falciparum* e podem favorecer a recombinação genética e a geração de novos alelos (De Pristo *et al.*, 2006). As regiões de baixa complexidade são compostas por um número limitado de aminoácidos distintos (em geral hidrofílicos), mas raramente contêm repetições perfeitas (Wootton, 1994). Em *P. falciparum*, 87% das proteínas contêm pelo menos um motivo de baixa complexidade, comparados a 65 a 70% em outros eucariotos (De Pristo *et al.*, 2006). Exemplos de intensa atividade recombinatória foram encontrados, em *P. falciparum*, em domínios de baixa complexidade de genes *var* (De Pristo *et al.*, 2006) e parálogos (*RBP2a* e *RBP2b*) da família de genes que codificam proteínas de ligação em reticulócitos (Jennings *et al.*, 2007). Portanto, não somente os motivos repetitivos, mas também os domínios de baixa complexidade de antígenos do parasito podem ser propensos a elevadas taxas de recombinação.

▶ Dimorfismo alélico

Outra característica de alguns antígenos de superfície de *P. falciparum* é o dimorfismo alélico (Roy *et al.*, 2008). Os alelos desses antígenos dividem-se claramente em duas classes altamente divergentes, mas apresentam escassa diversidade no interior de cada classe. Este fenômeno foi inicialmente descrito em MSP-1: os alelos do gene *msp1* agrupam-se em duas famílias distintas, K1 ou MAD20 (Tanabe *et al.*, 1987), sem evidência de recombinação entre alelos de famílias distintas em um longo segmento que compreende dois terços da proteína (blocos 6 a 16). Os alelos do gene *msp2*, que codifica outra proteína abundante na superfície de merozoítos, agrupam-se também em duas famílias, FC27 e 3D7, sendo muito raras as sequências híbridas compostas de elementos de ambas as famílias alélicas (Ferreira e Hartl, 2007). Outra proteína de fase sanguínea de *P. falciparum* com dimorfismo alélico é MSP-6 (Roy *et al.*, 2009). A Figura 74.1 mostra os padrões de diversidade alélica desses três antígenos e destaca a região dimórfica em cada um deles.

Os mecanismos que produzem dimorfismo alélico nesses antígenos são controversos. Processos evolutivamente neutros podem eventualmente produzir um padrão semelhante ao dimorfismo alélico, criando blocos de sequências altamente divergentes espalhados pelo genoma de eucariotos, como os haplótipos *yin* e *yang* observados no genoma humano por Zhang *et al.* (2003). No entanto, três tipos de evidência indicam que o dimorfismo encontrado em antígenos de *P. falciparum* seja produto de seleção natural (Roy *et al.*, 2008). Em primeiro lugar, a seleção natural tende a preservar variantes antigênicas na população que, em sua ausência, seriam removidos por deriva gênica, podendo explicar a permanência de alelos extremamente antigos em alguns genes dimórficos (Hughes, 1992; Polley *et al.*, 2005; Roy *et al.*, 2009). Consequentemente, alelos dimórficos tendem a ter uma genealogia mais profunda ou alongada, se comparados a alelos evolutivamente neutros (Figura 74.3). Hughes (1992), por exemplo, calculou que a divergência entre alelos dimórficos de *msp1* teria ocorrido há 35 milhões de anos; as estimativas mais recentes são da ordem de 27 milhões de anos atrás (Roy *et al.*, 2008).

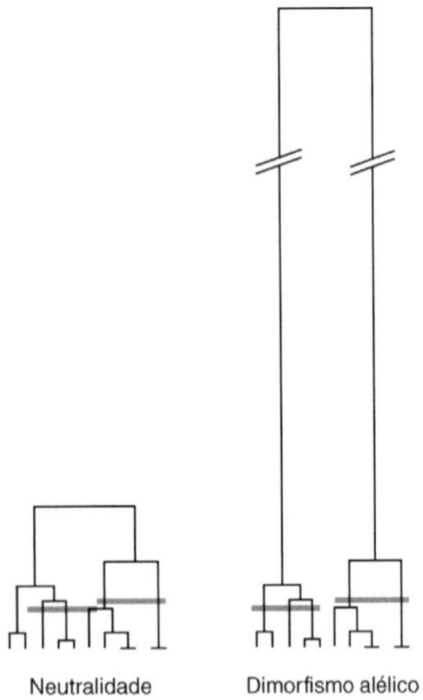

Figura 74.3 Genealogia de alelos sob evolução neutra e dimorfismo alélico. Observe que, em ambos os casos, os alelos estão agrupados em duas famílias separadas pelo último evento de coalescência. Sob evolução neutra, o tempo decorrido até o último evento de coalescência da amostra de alelos (ou seja, o tempo até o último ancestral comum da amostra) corresponde a cerca de quatro vezes o tempo médio de coalescência entre pares de alelos pertencentes à mesma família (representado com linhas horizontais cinza). O dimorfismo alélico resulta em uma distorção da genealogia, aumentando desproporcionalmente o tempo de coalescência até o último ancestral comum da amostra, que passa a ser muito maior do que quatro vezes o tempo médio de coalescência entre pares de alelos da mesma família. Adaptada de Roy *et al.* (2008).

Em segundo lugar, a divergência entre alelos de famílias distintas é muito maior do que seria esperado de processos evolutivos neutros (Figura 74.3). Com um modelo simples de evolução neutra baseado em teoria da coalescência, podem-se gerar genealogias aleatórias de alelos na ausência de seleção natural. Ao dividir-se a amostra de alelos neutros em dois grupos, separados pelo último evento de coalescência observado na amostra, mostra-se que o tempo médio de evolução de pares de alelos do mesmo grupo, a partir de um ancestral comum (ou seja, o tempo médio de coalescência entre eles), corresponde em média a um quarto do tempo decorrido desde a divergência entre os dois grupos (ou seja, o tempo até o último evento de coalescência na amostra) (Roy *et al.*, 2008). Pressupondo-se que o grau de polimorfismo entre pares de sequências seja diretamente proporcional ao tempo de divergência entre elas, espera-se que alelos pertencentes ao mesmo grupo ou família tenham, em média, um quarto do polimorfismo existente entre alelos de famílias distintas. A *regra do quarto*, portanto, define uma expectativa em condições de neutralidade, com a qual os dados empíricos podem ser contrastados para testar a hipótese de evolução neutra. A genealogia de alelos dimórficos difere claramente dessa expectativa: o polimorfismo médio existente entre alelos da mesma classe dimórfica é mínimo (ou seja, muito menor do que um quarto) quando comparado à enorme divergência existente entre alelos de classes distintas (Roy *et al.*, 2008).

Finalmente, o dimorfismo alélico pressupõe a ausência de recombinação entre alelos de famílias distintas. Ao criar mosaicos com sequências de famílias opostas, a recombinação reduziria a divergência média entre os alelos da amostra, rompendo a estrutura dimórfica. A persistência de dimorfismo alélico por milhões de anos, em um organismo que se reproduz sexualmente, sugere que os recombinantes tenham sido eliminados pela seleção natural. De fato, sequências híbridas teriam grande desvantagem seletiva face à imunidade variante-específica na malária, pois os parasitos que expressam determinantes antigênicos provenientes de ambas as famílias seriam reconhecidos por hospedeiros previamente expostos a qualquer uma das famílias, reduzindo seu valor adaptativo (McKenzie *et al.*, 2001).

Origem e evolução do dimorfismo alélico

A origem do dimorfismo alélico permanece obscura. Uma hipótese geral baseia-se nos mecanismos recombinatórios típicos de sequências repetitivas. As famílias dimórficas de MSP-2 teriam sido criadas em um processo que envolve a proliferação de motivos presentes na sequência ancestral e a deleção de parte das regiões não repetitivas vizinhas, provavelmente para manter o tamanho da proteína codificada dentro de certos limites compatíveis com sua função (Rich *et al.*, 2000). De fato, a divergência entre as famílias dimórficas de MSP-2 é relativamente recente (data de cerca de meio milhão de anos), sendo claramente posterior à divergência entre *P. falciparum* e seu parente mais próximo, o parasito de chimpanzés *P. reichenowi* (Ferreira e Hartl, 2007). A comparação entre os genes *msp2* nessas duas espécies de plasmódios sugere que as classes dimórficas atualmente existentes em *P. falciparum* tenham sua origem na proliferação alternada de domínios presentes na sequência ancestral (Figura 74.4).

No entanto, esses mecanismos não explicam a origem de dimorfismo em domínios não repetitivos de antígenos, como o segmento compreendido entre os blocos 6 e 16 de MSP-1 (Figura 74.1). A comparação entre os genes *msp1* de diferentes espécies de plasmódios mostra que a divergência

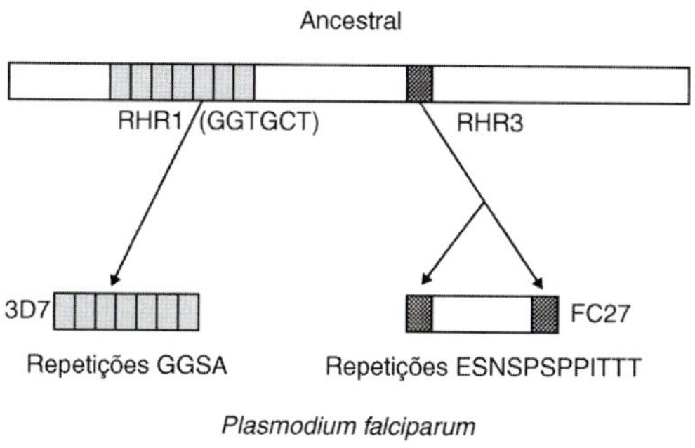

Figura 74.4 Modelo hipotético da origem e evolução dos motivos repetitivos de *msp2* de *Plasmodium falciparum* a partir de motivos presentes na sequência do gene correspondente do ancestral comum a *P. falciparum* e seu parente mais próximo, *P. reichenowi*. A proliferação de diferentes motivos presentes no alelo ancestral (assinalados como região de homologia de repetição [RHR]1 e RHR3) teria produzido os motivos repetitivos GGSA (típicos da família 3D7) e ESNSPSPPITTT (típicos da família FC27) que caracterizam as famílias alélicas dimórficas de *msp2* de *P. falciparum*. A diversificação posterior dos motivos repetitivos no interior de cada família alélica teria ocorrido por meio de novas duplicações e de mutações, criando novas unidades repetitivas.

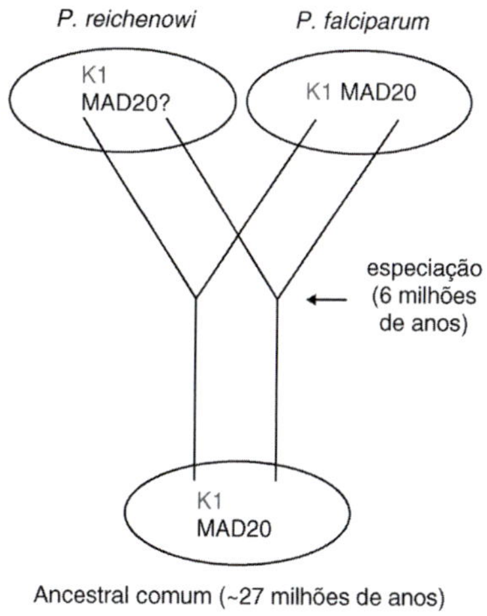

Figura 74.5 Polimorfismo transespecífico no gene *msp1* de *Plasmodium falciparum*. As duas linhagens dimórficas do gene, MAD20 e K1, estariam presentes no ancentral comum a *P. falciparum* e seu parente mais próximo, *P. reichenowi*. Portanto, a divergência entre elas antecederia o evento de especiação, há cerca de seis milhões de anos. Consequentemente, os alelos da família K1 são mais próximos ao alelo encontrado em *P. reichenowi* do que aos alelos da outra família dimórfica (MAD20) observada em *P. falciparum*. Como só se conhece um alelo de *msp1* em *P. reichenowi*, a existência de alelos de tipo MAD20 nessa espécie é hipotética. Adaptada de Ferreira *et al.* (2007).

existente entre as duas classes dimórficas de *P. falciparum* (MAD20 e K1) é muito maior que a divergência entre uma dessas classes (K1) e o único alelo conhecido em *P. reichenowi* (Polley *et al.*, 2005). Esses achados indicam que as classes dimórficas de MSP-1 existiam antes mesmo da especiação de *P. falciparum*, ocorrida há cerca de 6 milhões de anos, estando presentes no ancestral comum entre *P. falciparum* e *P. reichenowi* (Figura 74.5). Trata-se, portanto, de um exemplo de polimorfismo transespecífico, extremamente antigo, que teria persistido por cerca de 27 milhões de anos em diferentes espécies de plasmódios como resultado de seleção positiva (Roy *et al.*, 2008).

Finalmente, a comparação entre os genes *msp6 de P. falciparum* e *P. reichenowi* sugere um terceiro cenário evolutivo. A região 5′ de uma das famílias alélicas de *msp6 de P. falciparum*, conhecida como K1, tem mais similaridade com o único alelo de *msp6* caracterizado em *P. reichenowi* do que com os alelos da família oposta na mesma espécie, conhecida como 3D7. Esse padrão é compatível com a hipótese de divergência muito antiga entre as famílias alélicas de *msp6*, precedendo a especiação de *P. falciparum*. Entretanto, a comparação da região 3′ do mesmo gene revela uma equidistância entre as famílias alélicas encontradas em *P. falciparum* e o ortólogo de *P. reichenowi*, indicando que a divergência entre as classes dimórficas teria ocorrido, nesse domínio, simultaneamente com a especiação, há cerca de seis milhões de anos. Portanto, os alelos dimórficos de *msp6* em *P. falciparum* podem ter uma origem complexa, envolvendo recombinação entre domínios 5′ e 3′ de alelos hoje extintos (Roy *et al.*, 2009).

Pode-se imaginar, alternativamente, que a existência de duas famílias alélicas distintas em certos antígenos do parasito seja a decorrência de um fenômeno de gargalo populacional, que teria reduzido o polimorfismo previamente existente na população (ou seja, a presença de numerosas variantes antigenicamente distintas) a um estado de dimorfismo (Rich *et al.*, 2000). De fato, em um contexto de forte pressão seletiva, alelos muito divergentes tendem a predominar entre aqueles que sobrevivem a gargalos populacionais. Um gargalo populacional antigo seria compatível com o padrão observado em MSP-1: entre numerosos polimorfismos antigos existentes antes do gargalo populacional, somente dois teriam sobrevivido ao gargalo e originado os alelos dimórficos hoje conhecidos (Figura 74.6). Entretanto, os três antíge-

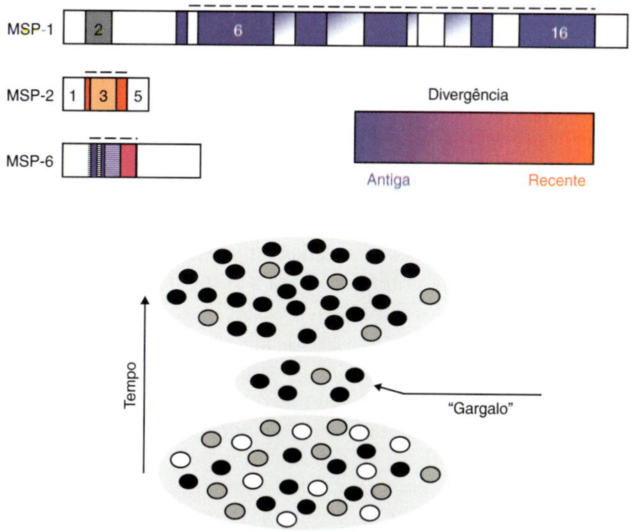

Figura 74.6 Tempo de divergência entre alelos dimórficos de três antígenos de *Plasmodium falciparum*, MSP-1, MSP-2 e MSP-6, e a hipótese do gargalo populacional. Os três antígenos dimórficos diferem claramente quanto ao tempo de divergência entre as classes opostas: a origem do dimorfismo é muito antiga em MSP-1, recente em MSP-2, enquanto MSP-6 combina elementos de origem antiga e relativamente recente. Esses dados sugerem histórias evolutivas muito diferentes, incompatíveis com a ocorrência de um único gargalo populacional (mostrado na parte inferior da figura), antigo ou recente, para explicar a origem de dimorfismo alélico em todos eles.

nos dimórficos bem caracterizados até o momento diferem claramente quanto ao tempo de divergência entre as classes opostas: a origem do dimorfismo parece ser muito antiga em MSP-1 e recente em MSP-2, enquanto MSP-6 combinaria elementos de origem antiga e relativamente recente. Esses dados sugerem histórias evolutivas muito diferentes, incompatíveis com a ocorrência de um único gargalo populacional, antigo ou recente, para explicar a origem de dimorfismo alélico em todos eles (Roy *et al.*, 2008).

▸ Variação antigênica

A expressão sequencial de antígenos na superfície da hemácia infectada caracteriza o fenômeno conhecido como variação antigênica. Isso é possível graças ao fato de o parasito apresentar várias cópias de genes codificadoras de determinados antígenos no seu genoma (o que representa uma família multigênica). Deste modo, ele pode manter um determinado antígeno expresso ou realizar uma mudança transcricional para evadir a resposta imune do hospedeiro. Acredita-se, portanto, que as famílias multigênicas estejam envolvidas na codificação de VSA do parasito (antígenos variantes de superfície).

A análise genômica de diversas espécies de plasmódios tem revelado que a maioria das regiões subteloméricas dos cromossomos é ocupada por várias famílias multigênicas, sendo a maior delas representada pela superfamília denominada *Plasmodium interspersed repeat* (*pir*), compartilhada por *P. vivax* (*vir*) e espécies de malária de primatas como *P. knowlesi* (*kir*) e de roedores como *P. chabaudi* (*cir*), *P. yoelli* (*yir*) e *P. berghei* (*bir*) (Janssen *et al.*, 2004; Cunningham *et al.*, 2010). Estas três últimas espécies representam importantes modelos experimentais, uma vez que reproduzem alguns fenômenos biológicos semelhantes aos da malária humana, permitindo a realização de estudos que seriam impossíveis de serem feitos em seres humanos.

A maioria dos genes *pir* apresenta uma estrutura similar, contando com um primeiro éxon curto, um segundo éxon longo com um resíduo de cisteína conservado, um domínio transmembrana e um éxon final altamente conservado. Os genes *pir* podem ser transcritos em diferentes estágios do ciclo de vida do parasito, sugerindo que eles disponham de funções diferenciadas. Alguns codificam proteínas expressas na superfície das hemácias infectadas ou próximas a ela, portanto poderiam ser alvos potenciais para a resposta imune do hospedeiro e estar envolvidos com a variação antigênica e evasão imune (Cunningham *et al.*, 2010).

Em *P. falciparum*, pelo menos dois antígenos variantes, conhecidos por suas siglas em inglês, são expressos na superfície de hemácias infectadas: *P. falciparum erythrocyte membrane protein-1* (PfEMP-1), codificados pela família de genes *var*, e *repetitive interspersed family proteins* (RIFIN), codificados pelos genes *rif*. Os membros de uma terceira e quarta famílias de antígenos variantes, codificados pelos genes *stevor* (*subtelomeric variant open reading frame*) e *Pfmc-2TM* (*P. falciparum Maurer's clefts 2 transmembrane*), encontram-se nas granulações de Maurer, uma rede tubular de origem parasitária presente no citoplasma das hemácias infectadas. Portanto, esses antígenos não são diretamente expostos na superfície da hemácia infectada (Kaviratne *et al.*, 2002; Templeton, 2009). Uma outra família de antígenos grandes potencialmente expostos na superfície da hemácia infectada, porém sem papel definido, é codificada pelos genes *surf* (Winter *et al.*, 2006).

▸ Citoaderência, transcrição de genes var e variação antigênica em P. falciparum

A família de genes *var* foi descrita em 1995 (Baruch *et al.*, 1995; Smith *et al.*, 1995; Su *et al.*, 1999); cada genoma de *P. falciparum* contém cerca de 60 genes *var* distintos localizados predominantemente próximo às extremidades (telômeros) dos cromossomos. Aparentemente, uma única versão de PfEMP-1 é expressa pelos parasitos presentes na mesma hemácia. A transcrição dos genes *var* é controlada por meio de um mecanismo mutuamente exclusivo que deixa de silenciar somente uma ou algumas poucas cópias de genes *var* de cada genoma (Chen *et al.*, 1998; Scherf *et al.*, 1998).

Os genes *var* constituem-se tipicamente de dois éxons (Figura 74.7A). O primeiro codifica domínios altamente variáveis DBL (*Duffy binding-like*) e CIDR (*cysteine-rich interdomain regions*) e C2 (este último menos comum), expostos na superfície de hemácias infectadas, que medeiam a aderência a receptores do endotélio vascular, enquanto o segundo codifica o domínio carboxiterminal do antígeno (ATS), mais conservado. Este último domínio insere-se em estruturas conhecidas como *knobs* – complexos eletrodensos de proteínas parasitárias que formam protuberâncias na superfície da hemácia parasitada.

As hemácias infectadas por trofozoítos jovens de *P. falciparum* circulam livremente pela corrente sanguínea, mas quase todas as hemácias contendo trofozoítos maduros e esquizontes de *P. falciparum* são sequestradas em pequenos vasos, espe-

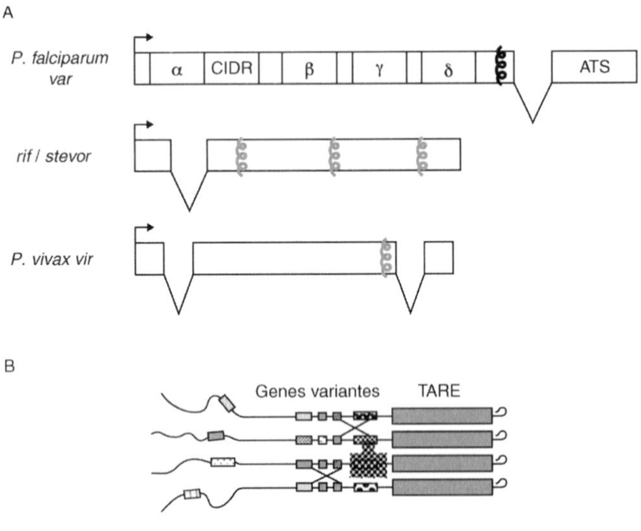

Figura 74.7 A. Estrutura de genes variantes de *Plasmodium falciparum* e *P. vivax*. Os genes *var* codificam um número variável de domínios com diferentes propriedades de adesão, conhecidos como *Duffy binding-like domains* (DBL) α, β, γ, δ etc., além de *cystein-rich interdomain regions* (CIDR). As regiões que codificam domínios transmembrânicos de genes *var*, *rif*, *stevor* e *vir* são indicadas por hélices. **B.** Modelo proposto de troca ectópica de telômeros. Os telômeros de cromossomos unem-se em estruturas semelhantes a buquês de flores em domínios perinucleares das células em mitose. A similaridade entre os elementos repetitivos (*repetitive telomere elements* ou TARE) de cromossomos heterólogos, bem como entre os alelos de genes *var* (e possivelmente de genes *stevor* e *rif*), facilitaria a recombinação ectópica (Scherf *et al.*, 2001).

cialmente vênulas pós-capilares, de diversos órgãos. Em 1984, a capacidade de adesão de hemácias infectadas ao endotélio vascular foi associada à presença de antígenos variantes de alta massa molecular, codificados por *P. falciparum*, na superfície das hemácias infectadas. Esses antígenos codificados pelos genes *var* receberam o nome de PfEMP-1 (Leech *et al.*, 1984). Nos anos seguintes, demonstrou-se que PfEMP-1 seria capaz de ligar-se a um amplo espectro de receptores endoteliais, tais como CD36, molécula de adesão intracelular-1 (ICAM-1), condroitina sulfato A (CSA), molécula de adesão de plaquetas e células endoteliais (PECAM), molécula de adesão de células vasculares (VCAM), ácido hialurônico, sulfato de heparana, além do receptor de complemento-1 (CR1), imunoglobulina G e antígenos do grupo sanguíneo ABO (revisão em Rowe *et al.*, 2009).

Acredita-se que a aderência de hemácias infectadas a receptores endoteliais desempenhe papel fundamental na fisiopatologia da malária grave por *P. falciparum*. Estudos mostram que diferentes domínios dos genes *var* se ligam a receptores específicos *in vitro*, como é o caso do domínio CIDR1-α com o ligante CD36; DBLβC2 com ICAM-1; DBLβ com PECAM-1 e, portanto, receptores específicos do hospedeiro estariam implicados em uma determinada síndrome da malária (Chen *et al.*, 2000; Robinson *et al.*, 2003; Smith *et al.*, 2000). Esses dados têm grande importância em estudos que relacionados com a malária cerebral, uma vez que ICAM-1 é o receptor mais relevante envolvido nessa complicação (Hviid, 2010).

Nas infecções placentárias, a adesão de hemácias parasitadas a moléculas de CSA do endotélio desempenha um papel fundamental (Fried e Duffy, 1996). Proteínas VAR2CSA, pertencentes à família PfEMP-1 e que apresentam seis domínios DBL, estão fortemente associadas à ligação com os receptores CSA e representam um alvo em potencial contra a malária na gravidez (Rogerson *et al.*, 2007).

O segundo grupo de antígenos parasitários pelo menos parcialmente expressos na superfície das hemácias infectadas compreende as RIFIN (Kyes *et al.*, 1999; Petter *et al.*, 2007), codificadas pela família de genes *rif* (Figura 74.7A). Estes genes estão geralmente presentes nas regiões subteloméricas dos cromossomos, próximos aos genes *var*; mais de 160 cópias são encontradas por genoma haploide do parasito. Os genes *rif* parecem ser transcritos somente em trofozoítos jovens (Kyes *et al.*, 2000), porém existem evidencias que a transcrição pode se estender até o esquizonte (Wang *et al.*, 2009). A expressão de RIFIN parece ser controlada pelos mesmos mecanismos epigenéticos que os genes *var* (Howitt *et al.*, 2009), mas aparentemente a troca de transcritos ocorre de modo muito mais rápido que nos genes *var* (Cabral e Wunderlich, 2009). As RIFIN são alvo de anticorpos naturalmente adquiridos; o reconhecimento de grande número de variantes de RIFIN parece conferir certo grau de imunidade clínica (Abdel-Latif *et al.*, 2003). As RIFIN não medeiam citoaderência; seu papel na fisiopatologia da malária é desconhecido.

O terceiro grupo de proteínas variantes compreende os antígenos STEVOR (Weber, 1988). Os genes *stevor* apresentam dois éxons, com estrutura semelhante à dos genes *rif* (Figura 74.7A). Estão presentes em 30 a 40 cópias por genoma haploide do parasito e codificam uma proteína de 30 a 40 kDa expressa em trofozoítos maduros e, possivelmente, também em esporozoítos e gametócitos. Sua função biológica é desconhecida, assim como o quarto grupo de proteínas variantes são representados pelas proteínas *Pf*mc-2TM, cujos genes codificantes apresentam apenas 13 membros (Templeton, 2009).

▸ Antígenos variantes de *Plasmodium vivax*

A infecção de reticulócitos por *P. vivax* leva à formação de invaginações contendo antígenos altamente polimórficos codificados pelo parasito, sugerindo que *P. vivax* se utilize da variação antigênica para estabelecer uma infecção crônica (Del Portillo *et al.*, 2004). O sequenciamento do genoma dessa espécie (Carlton *et al.*, 2008) identificou 346 genes *vir* localizados dentro de regiões subteloméricas ricas em A-T. Esses genes têm organização diversa com membros mostrando uma estrutura contendo de 1 a 5 éxons. As proteínas VIR diferem de outras famílias PIR, de modo que metade delas (172 dos 346 *virs*) contém região transmembrana, que está presente em mais de 95% dos membros de outras famílias *pir* (Cunningham *et al.*, 2010).

Diferentemente das PfEMP-1, as proteínas VIR não são clonalmente expressas em reticulócitos infectados individualmente. Embora se acredite que elas não medeiem citoaderência, Carvalho *et al.* (2010) descreveram pela primeira vez evidências de que hemácias infectadas com *P. vivax* são capazes de aderir aos receptores endoteliais ICAM-1 e CSA. Apesar de a citoaderência ter sido dez vezes menor com hemácias infectadas por *P. vivax* do que por *P. falciparum*, uma vez aderidos, a afinidade das hemácias parasitadas por *P. vivax* à CSA se mostrou tão forte quanto a das parasitadas por *P. falciparum*. Esses dados sugerem uma possível retenção parcial dos reticulócitos infectados por *P. vivax* da circulação periférica, o que explicaria a existência de casos graves, possivelmente desencadeados por citoaderência, e a concomitante presença de formas maduras no sangue periférico.

▸ Geração de novos alelos por recombinação ectópica

Novas hipóteses sobre as origens da diversidade de sequência em genes variantes presentes em regiões subteloméricas de cromossomos de plasmódios vêm sendo formuladas com base em estudos da fisiologia dos telômeros, as extremidades dos cromossomos. Ao examinar o resultado de um cruzamento entre dois isolados bem caracterizados de *P. falciparum*, Freitas-Júnior *et al.* (2000) observaram uma frequência de alelos não parentais superior à esperada com base nas taxas de recombinação meiótica previamente estimadas para este parasito. Além disso, havia troca de posição nos cromossomos de alguns genes presentes nos parentais e em seus descendentes. A troca de posição dos genes seria possibilitada pela formação de estruturas semelhantes a buquês de flores, que aproximam diversos telômeros de cromossomos heterólogos, também durante a mitose (Figura 74.7B). A proximidade física entre telômeros de cromossomos heterólogos, facilitada pela similaridade entre as sequências repetitivas teloméricas (TARE) de cromossomos distintos, favoreceria a ocorrência de eventos de recombinação ectópica durante as diversas etapas de reprodução assexuada por que o parasito passa ao longo de seu ciclo no hospedeiro vertebrado. Entretanto, este tipo de recombinação ectópica durante mitoses parece ser um evento extremamente raro e foi observado apenas uma vez na literatura (Duffy *et al.*, 2009) e não deve ter um papel importante em infecções naturais.

Um fator importante na eficiência da troca efetiva de genes variantes de regiões subteloméricas deve ser a oferta de gametócitos de repertórios diferentes de genes variantes. Enquanto em muitos lugares da África não parece haver limite de genes variantes (p. ex., Bull *et al.*, 2005), no Brasil o repertório ao menos dos genes *var* é limitado, indicando que o processo de geração de novos variantes não é um processo eficiente em situações naturais de transmissão da Amazônia (Albrecht *et al.*, 2010).

▸ Referências bibliográficas

Abdel-Latif MS, Dietz K, Issifou S *et al.* Antibodies to *Plasmodium falciparum* rifin proteins are associated with rapid parasite clearance and asymptomatic infections. *Infect Immun.* 71: 6229-6233, 2003.

Albrecht L, Castiñeiras C, Carvalho BO *et al.* The South American *Plasmodium falciparum* var gene repertoire is limited, highly shared and possibly lacks several antigenic types. *Gene.* 453: 37-44, 2010.

Anders RF. Multiple cross-reactivities amongst antigens of *Plasmodium falciparum* impair the development of protective immunity against malaria. *Parasite Immunol.* 8: 529-539, 1986.

Baruch DI, Pasloske BL, Singh HB *et al.* Cloning the *P. falciparum* gene encoding PfEMP1, a malarial variant antigen and adherence receptor on the surface of parasitized human erythrocytes. *Cell.* 82: 77-87, 1995.

Bull PC, Berriman M, Kyes S *et al. Plasmodium falciparum* variant surface antigen expression patterns during malaria. *PLoS Pathog.* 1: e26, 2005.

Bull PC, Marsh K. The role of antibodies to Plasmodium falciparum-infected-erythrocyte surface antigens in naturally acquired immunity to malaria. *Trends Microbiol.* 10: 55-58, 2002.

Cabral FJ, Wunderlich G. Transcriptional memory and switching in the *Plasmodium falciparum* rif gene family. *Mol Biochem Parasitol.* 168:186-190, 2009.

Carlton, JM, Adams JH, Silva JC *et al.* Comparative genomics of the neglected human malaria parasite *Plasmodium vivax. Nature.* 455(7214): 757-763, 2008.

Carlton JM, Angiuoli SV, Suh BB *et al.* Genome sequence and comparative analysis of the model rodent malaria parasite *Plasmodium yoelii yoelii. Nature.* 419: 512-519, 2002.

Carvalho B, Lopes S, Nogueira P *et al.* On the cytoadhesion of *Plasmodium vivax*-infected erythrocytes. *Journal of Infectious Diseases.* 202(4): 638-647, 2010.

Chen Q, Fernandez V, Sundström A *et al.* Developmental selection of var gene expression in *Plasmodium falciparum. Nature.* 394: 392-395, 1998.

Chen Q, Heddini A, Barragan A *et al.* The semiconserved head structure of *Plasmodium falciparum* erythrocyte membrane protein 1 mediates binding to multiple independent host receptors. *J Exp Med.* 192: 1-10, 2000.

Cunningham D, Lawton J, Jarra W *et al.* The pir multigene family of *Plasmodium*: antigenic variation and beyond. *Mol Biochem Parasitol.* 170(2): 65-73, 2010.

Del Portillo HA, Fernandez-Becerra C, Bowman S *et al.* A superfamily of variant genes encoded in the subtelomeric region of *Plasmodium vivax. Nature.* 410: 839-842, 2001.

Del Portillo HA, Lanzer M, Rodriguez-Malaga S *et al.* Variant genes and the spleen in *Plasmodium vivax* malaria. *Int J Parasitol.* 34: 1547-1554, 2004.

DePristo MA, Zilversmit MM, Hartl DL. On the abundance, amino acid composition, and evolutionary dynamics of low-complexity regions in proteins. *Gene.* 378: 19-30, 2006.

Duffy MF, Byrne TJ, Carret C *et al.* Ectopic recombination of a malaria var gene during mitosis associated with an altered var switch rate. *J Mol Biol.* 389: 453-469, 2009.

Ferreira MU, Hartl DL. *Plasmodium falciparum:* worldwide sequence diversity and evolution of the malaria vaccine candidate merozoite surface protein-2 (MSP-2). *Exp Parasitol.* 115: 32-40, 2007.

Ferreira MU, Ribeiro WL, Tonon AP *et al.* Sequence diversity and evolution of the malaria vaccine candidate merozoite surface protein-1 (MSP-1) of *Plasmodium falciparum. Gene.* 304: 65-75, 2003.

Ferreira MU, Zilversmit M, Wunderlich G. Origins and evolution of antigenic diversity in malaria parasites. *Curr Mol Med.* 7: 588-602, 2007.

Freitas-Junior LH, Bottius E, Pirrit LA *et al.* Frequent ectopic recombination of virulence factor genes in telomeric chromosome clusters of *P. falciparum. Nature.* 407: 1018-1022, 2000.

Fried M, Duffy PE. Adherence of *Plasmodium falciparum* to chondroitin sulfate A in the human placenta. *Science.* 272: 1502-1504, 1996.

Gardner MJ, Hall N, Fung N *et al.* Genome sequence of the human malaria parasite *Plasmodium falciparum. Nature.* 419: 498-511, 2002.

Hancock JM. Microsatellites and other simple sequences: genomic context and mutational mechanisms. In: Goldstein DB, Schöller C. (ed.). *Microsatellites: Evolution and Applications.* Oxford: Oxford University Press, p. 1-9, 1999.

Hartl DL. The origin of malaria: mixed messages from genetic diversity. *Nat Rev Microbiol.* 2: 15-22, 2004.

Howitt CA, Wilinski D, Llinás M *et al.* Clonally variant gene families in *Plasmodium falciparum* share a common activation factor. *Mol Microbiol.* 73: 1171-1185, 2009.

Hughes AL. Positive selection and interallelic recombination at the Merozoite Surface Antigen-1 (MSA-1) *locus* of *Plasmodium falciparum. Mol Biol Evol.* 9: 381-393, 1992.

Hviid L. The role of *Plasmodium falciparum* variant surface antigens in protective immunity and vaccine development. *Hum Vaccin.* 6(1): 84-89, 2010.

Janssen CS, Phillips RS, Turner CM *et al. Plasmodium* interspersed repeats: the major multigene superfamily of malaria parasites. *Nucleic Acids Res.* 32: 5712-5720, 2004.

Jennings CV, Ahouidi AD, Zilversmit M *et al.* Molecular analysis of erythrocyte invasion in Plasmodium falciparum isolates from Senegal. *Infect Immun.* 75: 353-358, 2007.

Kaviratne M, Khan SM, Jarra W *et al.* Small variant STEVOR antigen is uniquely located within Maurer's clefts in *Plasmodium falciparum*-infected red blood cells. *Eukaryot Cell.* 1: 926-935, 2002.

Kyes S, Pinches R, Newbold C. A simple RNA analysis method shows var and rif multigene family expression patterns in *Plasmodium falciparum. Mol Biochem Parasitol.* 105: 311-315, 2000.

Kyes SA, Rowe JA, Kriek N *et al.* Rifins: a second family of clonally variant proteins expressed on the surface of red cells infected with *Plasmodium falciparum. Proc Natl Acad Sci USA.* 96: 9333-9338, 1999.

Leech JH, Barnwell JW, Miller LH *et al.* Identification of a strain-specific malarial antigen exposed on the surface of *Plasmodium falciparum*-infected erythrocytes. *J Exp Med.* 159: 1567-1575, 1984.

McKenzie FE, Ferreira MU, Baird JK *et al.* Meiotic recombination, cross-reactivity, and persistence in *Plasmodium falciparum. Evolution.* 55: 1299-1307, 2001.

Petter M, Haeggstrom M, Khattab A *et al.* Variant proteins of the *Plasmodium falciparum* RIFIN family show distinct subcellular localization and developmental expression patterns. *Mol Biochem Parasitol.* 156: 51-61, 2007.

Rich SM, Ferreira MU, Ayala FJ. The origin of antigenic diversity in *Plasmodium falciparum. Parasitol Today.* 16: 390-396, 2000.

Roberts DJ, Craig AG, Berendt AR *et al.* Rapid switching to multiple antigenic and adhesive phenotypes in malaria. *Nature.* 357: 689-692, 1992.

Robinson BA, Welch TL, Smith JD. Widespread functional specialization of *Plasmodium falciparum* erythrocyte membrane protein 1 family members to bind CD36 analysed across a parasite genome. *Mol Microbiol.* 47: 1265-1278, 2003.

Rogerson SJ, Chaiyaroj SC, Ng K *et al.* Chondroitin sulfate A is a cell surface receptor for *Plasmodium falciparum*-infected erythrocytes. *J Exp Med.* 182: 15-20, 1995.

Rogerson SJ, Hviid L, Duffy PE *et al.* Malaria in pregnancy: pathogenesis and immunity. *Lancet Infect Dis.* 7: 105-117, 2007.

Rowe JA, Claessens A, Corrigan RA *et al.* Adhesion of *Plasmodium falciparum*-infected erythrocytes to human cells: molecular mechanisms and therapeutic implications. *Expert Rev Mol Med.* 11: e16, 2009.

Roy SW, Ferreira MU, Hartl DL. Evolution of allelic dimorphism in malarial surface antigens. *Heredity.* 100: 103-110, 2008.

Roy SW, Weedall GD, Da Silva RL *et al.* Sequence diversity and evolutionary dynamics of the dimorphic antigen merozoite surface protein-6 and other Msp genes of *Plasmodium falciparum. Gene.* 443: 12-21, 2009.

Saul AJ. The role of variant surface antigens on malaria-infected red blood cells. *Parasitol Today.* 15: 455-457, 1999.

Scherf A, Figueiredo LM, Freitas-Junior LH. Plasmodium telomeres: a pathogen's perspective. *Curr Opin Microbiol.* 4: 409-414, 2001.

Scherf A, Hernandez-Rivas R, Buffet P *et al.* Antigenic variation in malaria: in situ switching, relaxed and mutually exclusive transcription of var genes during intra erythrocytic development in *Plasmodium falciparum. EMBO J.* 17: 5418-5426, 1998.

Schofield L. On the function of repetitive domains in protein antigens of Plasmodium and other eukaryotic parasites. *Parasitol Today.* 7: 269-275, 1991.

Sinnis P, Nussenzweig V. Preventing sporozoite invasion of hepatocytes. In: Hofman SL (ed.). *Malaria Vaccine Development: a Multi-immune Response Approach.* Washington, D.C.: ASM Press, 1996.

Smith JD, Chitnis CE, Craig AG *et al.* Switches in expression of *Plasmodium falciparum* var genes correlate with changes in antigenic and cytoadherent phenotypes of infected erythrocytes. *Cell.* 82: 101-110, 1995.

Smith JD, Craig AG, Kriek N *et al.* Identification of a *Plasmodium falciparum* intercellular adhesion molecule-1 binding domain: a parasite adhesion trait implicated in cerebral malaria. *Proc Natl Acad Sci USA.* 97: 1766-1771, 2000.

Su X, Ferdig MT, Huang Y *et al.* A genetic map and recombination parameters of the human malaria parasite *Plasmodium falciparum*. *Science*. 286: 1351-1353, 1999.
Su XZ, Heatwole VM, Wertheimer SP *et al.* The large diverse gene family var encodes proteins involved in cytoadherence and antigenic variation of *Plasmodium falciparum*-infected erythrocytes. *Cell*. 82: 89-100, 1995.
Tanabe K, Mackay M, Goman M *et al.* Allelic dimorphism in a surface antigen gene of the malaria parasite *Plasmodium falciparum*. *J Mol Biol*. 195: 273-287, 1987.
Templeton TJ. The varieties of gene amplification, diversification and hypervariability in the human malaria parasite, *Plasmodium falciparum*. *Mol Biochem Parasitol*. 166: 109-116, 2009.
Volkman SK, Hartl DL, Wirth DF *et al.* Excess polymorphisms in genes for membrane proteins in *Plasmodium falciparum*. *Science*. 298: 216-218, 2002.
Wang CW, Magistrado PA, Nielsen MA *et al.* Preferential transcription of conserved rif genes in two phenotypically distinct *Plasmodium falciparum* parasite lines. *Int J Parasitol*. 39: 655-664, 2009.
Weber JL. Interspersed repetitive DNA from *Plasmodium falciparum*. *Mol Biochem Parasitol*. 29: 117-124, 1988.
Wootton JC. Non-globular domains in protein sequences: automated segmentation using complexity measures. *Comput Chem*. 18: 269-285, 1994.
Zhang J, Rowe WL, Clark AG *et al.* Genomewide distribution of high-frequency, completely mismatching SNP haplotype pairs observed to be common across human populations. *Am J Hum Genet*. 73: 1073-1081, 2003.

75 Imunopatologia da Malária

Maria de Fátima Ferreira da Cruz, Yuri Chaves Martins e Cláudio Tadeu Daniel Ribeiro

▸ Confundindo e/ou atacando o sistema imune

Com o objetivo de tentar padronizar o conceito de imunopatologia, podemos ponderar que se o sistema imune é um sistema, tal qual o digestivo ou o respiratório, formado por órgãos e células com funções diferenciadas, por isso, ele pode, ao mesmo título que outros sistemas, ficar doente. Assim, uma primeira abordagem da *imunopatologia seria considerá-la como a patologia do sistema imune.*

Uma alternativa, não excludente, concebe que o sistema imune, ao trabalhar de modo errado em função de uma falha técnica da sua maquinaria, pode – em vez de proteger – atacar e lesar o organismo. Nesse contexto, *imunopatologia seria a patologia causada pelo sistema imune.*

▸ Imunopatologia causada pelo sistema imune

Serão descritas as manifestações clínicas da malária que podem ser decorrentes de ações de um sistema imune alterado e/ou confundido pelo parasito. Entre elas estão a anemia grave, a malária cerebral, a hipoglicemia, a síndrome da angústia respiratória, a síndrome nefrótica, a insuficiência renal aguda e as complicações que podem ocorrer durante a gestação.

▪ Anemia grave

A anemia grave na malária é formalmente definida pela presença de hematócrito menor que 15% (ou níveis de hemoglobina inferiores a 7 g/dℓ) em um paciente com esfregaço sanguíneo com hemácias normocíticas e normocrômicas e parasitemia maior que 10.000 parasitos /μℓ. Ela é a principal causa de complicação da infecção pelo *P. falciparum* em regiões holo e hiperendêmicas, afetando principalmente mulheres grávidas e crianças menores de 5 anos de idade. A complicação é responsável por 17 a 54% da mortalidade atribuída à malária em crianças menores de 5 anos de idade na África subsaariana, mas sua incidência cai drasticamente nas crianças mais velhas e em adultos, devido à aquisição de imunidade parcial, primeiro contra as formas mais graves da doença e progressivamente contra a própria infecção.

É também conhecido que, à medida que o grau de endemicidade declina, a idade média de incidência de anemia grave na população infantil aumenta, sendo esta predominante nas crianças entre 6 meses e 2 anos de idade em regiões holo e hiperendêmicas. Interessantemente, em crianças de Gana com malária *falciparum*, níveis baixos de hemoglobina e anemia grave estão associados a maior número de infecções passadas e com a presença de determinados alelos da proteína de superfície de merozoíta. Dessa maneira, o número de infecções maláricas passadas pode contribuir tanto para a aquisição de premunição (imunidade clínica parcial dependente de repetidos estímulos antigênicos decorrentes da exposição a múltiplas infecções) quanto para o desenvolvimento de anemia.

Classicamente a anemia grave é uma complicação causada pela infecção por *P. falciparum*, pois *P. vivax* e *P. ovale* infectam preferencialmente reticulócitos (hemácias jovens) e a velocidade de reprodução do *P. malariae* a cada ciclo eritrocítico é relativamente lenta, o que reduziria os potenciais alvos de parasitemia das últimas três espécies para cerca de 1 a 2% das hemácias circulantes. Contudo, a incidência de anemia grave nas infecções por *P. vivax* aumentou nos últimos 5 anos, principalmente na região da Indonésia, chegando, em algumas series, a ser responsável por cerca de 20% dos casos de malária grave causados por essa espécie de plasmódio. Acredita-se que o aumento da prevalência de resistência à cloroquina pelo *P. vivax* nessas áreas levaria a um aumento no número de infecções persistentes após tratamento antimalárico com um efeito cumulativo nos níveis de hemoglobina e maior predisposição ao desenvolvimento de anemia. Além de idade inferior a 5 anos, gravidez e existência de infecção pelo *P. falciparum*, outros fatores independentes de risco para o desenvolvimento de anemia na malária não complicada são: sexo feminino, baixos níveis de hemoglobina (< 10 g/dℓ) prévios à infecção malárica, baço e fígado palpáveis, presença de helmintos intestinais, deficiências nutricionais de ferro, folato e vitamina A, deficiência de glicose-6-fosfato desidrogenase (G6PDH) e história prévia de infecções maláricas recrudescentes, quimiorresistência e falha no tratamento. Além disso, nas regiões endêmicas, é frequente a presença de anemia grave associada a outras complicações da malária como insuficiência respiratória e hipoglicemia, o que dificulta o estudo da sua patogênese.

A patogenia da anemia na malária é multifatorial. Pelo que se sabe do ciclo do parasito no seu hospedeiro vertebrado, não é surpresa para nenhum leitor aprender que uma das complicações mais comuns da malária grave por *P. falciparum* é a anemia profunda. É mesmo fácil conceber que ela surja como resultado do grande número de hemácias mecanicamente destruídas pela ação direta do parasitismo intraeritrocitário. Entretanto, parece que não é bem assim, já que o grau de anemia não está necessariamente relacionado com o nível de parasitemia e a anemia pode surgir em um momento em que parasitos não são mais detectáveis no sangue periférico. Essas observações indicam que, além da destruição mecânica das hemácias, outros fatores importantes, como a participação de

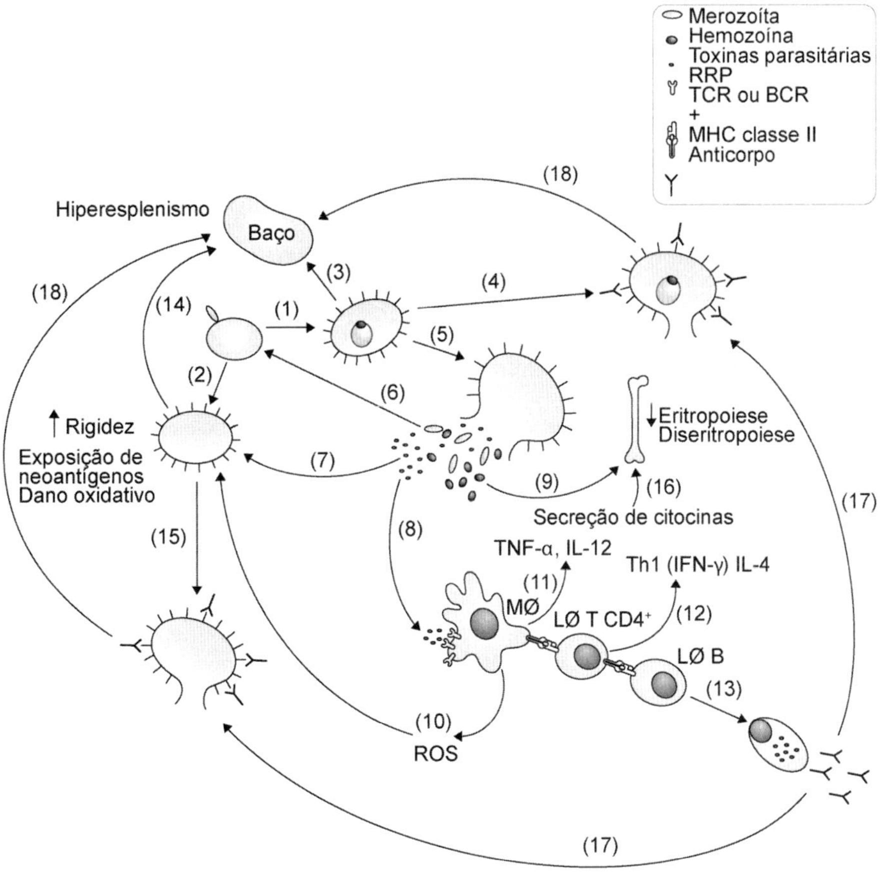

Figura 75.1 Mecanismos envolvidos na fisiopatogênese da anemia grave na malária. O processo de invasão eritrocitária por merozoítas pode ser bem (**1**) ou malsucedido (**2**) levando, no primeiro caso, ao parasitismo da hemácia e, no segundo caso, à adsorção de moléculas parasitárias na superfície de hemácias normais. Hemácias parasitadas expressam antígenos parasitários em sua membrana e podem ser destruídas por meio da fagositose por macrófagos esplênicos (**3**), da lise por anticorpos presentes no plasma (**4**) ou ao final do processo de esquizogonia (**5**). A lise das hemácias ao final da esquizogonia libera na corrente sanguínea merozoítas capazes de invadir novas hemácias, dando continuidade ao ciclo de vida do parasito (**6**); toxinas parasitárias capazes de se aderir à membrana de hemácias não parasitadas e/ou expor criptoantígenos por meio de ações enzimáticas (**7**) e de ativar células da resposta imune inata, como macrófagos (MØ), mediante sua ligação a repeceptores de reconhecimento de padrões (RRP) existentes nessas células (**8**); e hemozoína que gera diseritropoese por meio da inibição da função fagocítica dos MØ medulares (**9**). A ativação de MØ, por sua vez, estimula a liberação de espécies reativas de oxigênio (ROS) que causam dano oxidativo à membrana das hemácias (**10**); induz a produção de citocinas pró-inflamatórias por essas células (**11**); e aumenta sua capacidade de apresentar antígenos e ativar linfócitos T *helper* (LØ T CD4+). A ativação de LØ T CD4+ induz a produção de citocinas Th1, como IFN-γ, e IL-4 (**12**); e aumenta a capacidade dessas células de apresentar antígenos e estimular células B que, por sua vez, se diferenciam em plasmócitos e produzem anticorpos (**13**). A presença de antígenos parasitários e criptoantígenos na membrana das hemácias não parasitadas (**2, 7**) associada ao dano oxidativo dessas células causado pela grande quantidade de ROS liberada durante a ativação sistêmica da resposta imune inata (**10**), leva ao aumento da destruição dessas células por meio de fagositose por macrófagos esplênicos (**14**) e de lise por anticorpos (**15**). As citocinas pró-inflamatórias e IL-4, secretadas pelas células da resposta imune, agem na medula óssea inibindo a eritropoese e consequente produção de reticulócitos (**16**). Por fim a produção de anticorpos contra antígenos parasitários e de autoanticorpos durante a infecção malárica é capaz de opsonizar tanto hemácias parasitadas quanto não parasitadas (**17**), aumentando ainda mais a fagocitose e destruição dessas células no baço (**18**).

mecanismos imunes, podem intervir no determinismo dessa complicação da malária.

Desse modo, vários mecanismos que podem levar ao desenvolvimento de anemia ocorrem simultaneamente no curso da malária (resumidos na Figura 75.1). Apesar de ainda não se saber ao certo quais as parcelas de contribuição de cada um desses mecanismos para a fisiopatogenia da anemia grave na malária, estas podem variar de acordo com a endemicidade da doença na região e com a idade, o estado de gravidez e o *status* imune do hospedeiro. Didaticamente podemos dividir os mecanismos em duas categorias diferentes: os que causam o aumento da destruição e os que causam o déficit de produção de hemácias.

Destruição de hemácias

A destruição de hemácias pelo processo de esquizogonia eritrocítica com certeza contribui para gênese de anemia na malária. Contudo, esse mecanismo parece ser predominantemente importante apenas na infecção aguda pelo *P. falciparum* em indivíduos não imunes sem comorbidades. Nas áreas endêmicas, uma grande contribuição para o desenvolvimento de anemia provém do aumento da destruição de hemácias parasitadas e não parasitadas durante o curso da infecção por mecanismos diferentes da esquizogonia, sendo sugerido em alguns estudos que essas seriam as principais alterações responsáveis pelo desenvolvimento da complicação.

Enquanto não é difícil entender que hemácias parasitadas apresentam deformabilidade reduzida e expressam em sua membrana centenas de proteínas parasitárias que as tornam visíveis à resposta imune do hospedeiro e facilmente retiráveis da circulação (sequestráveis) pelos macrófagos esplênicos ou pela lise mediada por anticorpos (Ac) antiplasmodiais, o fato de que processo semelhante também ocorre com as hemácias não parasitadas durante o curso da infecção malárica não é de tão fácil aceitação. Tal processo, que pode ser visto como um "envelhecimento precoce" de hemácias na malária, pode ser mediado por mecanismos dependentes de imunoglobulina e de destruição de hemácias não parasitadas senescentes e apoptóticas por macrófagos envolvendo, por exemplo, a exteriorização de fosfatidilserina.

O processo de reconhecimento e invasão de hemácias pelos parasitos é dinâmico e complexo, sendo mediado por proteínas parasitárias presentes na superfície dos merozoítas e em organelas especializadas denominadas roptrias, micronemas e grânulos densos. Devido a sua complexidade, o processo de invasão eritrocitária pelos merozoítas é ineficiente, sendo completado apenas em uma pequena fração dos merozoítas liberados na circulação sanguínea. Ao ser abortado, é possível que proteínas liberadas durante o processo de invasão permaneçam ligadas à superfície das hemácias que sofreram a tentativa de invasão. A presença de proteínas de *P. falciparum* responsáveis pela invasão eritrocitária pelos merozoítas, como a RSP2 ou RAP-2, e de outros antígenos parasitários como a proteína 7 de superfície do merozoíta (msp7 em inglês) na superfície de hemácias não parasitadas dá suporte a essa hipótese. Além disso, vários antígenos plasmodiais solúveis presentes na membrana das hemácias infectadas são liberados na circulação sanguínea após a lise das hemácias parasitadas no final do processo de esquizogonia, podendo ser adsorvidos na superfície das hemácias "normais".

Outro mecanismo que explica a presença de Ag plasmodiais em hemácias não parasitadas é o fenômeno de *pitting*. Ele consiste na retirada do esquizonte eritrocitário pelos macrófagos esplênicos sem a destruição da hemácia em si e se utiliza dos mesmos mecanismos responsáveis pela retirada de partículas intraeritrocíticas como os corpúsculos de Heinz e Howell-Jolly. Sua ocorrência durante a malária foi proposta pela primeira vez para explicar por que durante o tratamento de pacientes com antimaláricos a queda nos níveis de hemoglobina e hematócrito são menores dos que os esperados pela redução nos níveis de parasitemia. Trabalhos posteriores demonstraram que esse mecanismo é responsável pela presença de antígenos presentes na superfície de hemácias parasitadas por trofozoítas jovens (anéis), como a proteína 155 de *Plasmodium falciparum* (Pf155), na superfície de eritrócitos não parasitados.

A presença de antígenos parasitários na membrana de hemácias normais levaria à sensibilização destas por anticorpos (Ac) antiplasmodiais (principalmente IgG1 e IgG3). Não há dúvidas de que se hemácias (parasitadas ou não) estiverem recobertas por anticorpos (Ac) elas serão mais facilmente destruídas pelos seguintes mecanismos dependentes de receptores para o Fc de imunoglobulinas:

- Lise por Ac em presença de complemento
- Opsonização seguida de eritrofagocitose, desempenhada principalmente por macrófagos esplênicos
- Citotoxicidade celular dependente de Ac (ADCC). A citotoxicidade celular direta por células T citotóxicas não é possível já que estas células necessitam reconhecer o antígeno (Ag)-alvo no contexto dos antígenos de classe I do complexo principal de histocompatibilidade (CPH/MHC para os anglo-saxônios), que não estão presentes em hemácias.

Também é possível vislumbrar a opsonização e destruição de hemácias não parasitadas por meio do fenômeno de autoimunidade. A ideia de que a autoimunidade poderia participar na gênese das manifestações clínicas ou nas complicações da malária humana baseia-se principalmente em observações sobre a anemia associada à doença tais como:

- A documentação em modelos experimentais, há mais de 60 anos, da fagocitose de hemácias não parasitadas
- Os relatos de testes positivos de Coombs direto na infecção humana naturalmente adquirida
- A existência de células B secretoras de Ac contra criptoantígenos da membrana das hemácias em camundongos normais, presentes em números aumentados nos animais infectados com *P. berghei*
- Os títulos aumentados de Ac no soro de indivíduos com infecções agudas ou cronicamente expostos à malária, contra os criptoantígenos eritrocitários T e Tn (presentes na membrana da hemácia e reconhecidos por Ac de soros humanos após tratamento da hemácia com a enzima neuraminidase)
- O fato de que o fenômeno de ativação policlonal de células B (APB) – registrado no curso da malária – pode induzir à produção de autoanticorpos (auto-Ac) antieritrocíticos tanto *in vitro* quanto *in vivo*.

Desse modo, dois mecanismos autoimunes parecem ocorrer durante o curso da infecção:

- Auto-Ac antieritrocíticos surgiriam durante a infecção (como resultado de um processo de APB ou por reações cruzadas entre autoantígenos e antígenos plasmodiais) e poderiam se fixar em componentes da membrana da hemácia
- Ac dirigidos contra eritro-Ag crípticos (T e Tn), cuja expressão está aumentada durante a infecção, ligar-se-iam a hemácias "normais" (não parasitadas) que tivessem tido esses antígenos expostos por ação de enzimas – semelhantes à neuraminidase – produzidas ou induzidas pelo parasito.

O aumento da rigidez eritrocitária, causada por interações entre proteínas plasmodiais de membrana e o citoesqueleto cortical das hemácias, assim como o dano oxidativo à membrana das hemácias, causado pela produção e liberação de reativos de oxigênio por macrófagos esplênicos, também contribuem para a anemia na malária, pois favorecem a retenção e destruição dessas células no baço.

Inibição da eritropoese

O segundo tipo de mecanismo envolvido no desenvolvimento de anemia na malária é a depressão da eritropoese associada à doença. Esse mecanismo parece ser mais importante para o desenvolvimento de anemia em indivíduos semi-imunes que carreiam cronicamente níveis baixos de parasitemia já que a completa parada da eritropoese resulta no decréscimo de somente 1% da biomassa eritrocitária (2×10^{11} células) ao dia.

Apesar de durante a infecção malárica crônica haver hiperplasia dos precursores hematopoéticos na medula óssea, estes apresentam anormalidades morfológicas como núcleos deformados, cariorrexe, presença de células multinucleadas e pontes de cromatina internucleares que, em última instância, leva a um processo de eritropoese deficiente denominado diseritropoese. Os mecanismos do hospedeiro responsáveis por tal defeito da função medular durante a infecção plasmodial envolvem um distúrbio da íntima relação existente entre os macrófagos medulares e os precursores hematopoéticos.

Os macrófagos medulares, auxiliados por outras células do estroma medular (adipócitos, células reticulares e células endoteliais) secretam citocinas e se ligam aos precursores hematopoéticos provendo um microambiente favorável ao seu desenvolvimento e multiplicação. A infecção malárica induziria resposta imune excessiva e contínua, ocasionando um desvio patológico da resposta de diferenciação das células T e levando a uma desregulação do equilíbrio na produção de determinadas citocinas pró e anti-inflamatórias como o fator de necrose tumoral alfa (FNT-α ou TNF-α, para os anglo-saxônios, citocina produzida pelos macrófagos em resposta ao estímulo de linfócitos T ativados ou de toxinas parasitárias), o fator de inibição da migração de macrófago (MIF) e as interleucinas-4, 10, 12, 13 e 18 (IL-4, IL-10, IL-12, IL-13 e IL-18). Essa desregulação levaria à inibição da função dos macrófagos medulares no processo de eritropoese, causando distúrbios principalmente no desenvolvimento dos precursores hematopoéticos tardios e impedindo a formação de reticulócitos (hemácias jovens).

Embora os dados disponíveis até o momento suportem que há um desequilíbrio na produção de citocinas pró e anti-inflamatórias na anemia da malária, não há nenhuma evidência conclusiva com relação ao papel de cada uma dessas citocinas no processo de supressão da eritropoese causada pela infecção. As citocinas pró-inflamatórias (TNF-α, MIF, IL-12) parecem estar reguladas no sentido de suprimir a hematopoese, porém o papel da citocinas anti-inflamatórias (IL-4, IL-10) não parece ser tão claro. Enquanto alguns trabalhos indicam que as citocinas anti-inflamatórias parecem estar suprimidas nos casos de anemia grave e ter um papel protetor quanto à mesma, dados experimentais indicam que IL-4 (uma citocina anti-inflamatória) parece ter um papel importante na supressão da eritropoese durante a infecção.

Existem fortes evidências de que o pigmento malárico hemozoína participe na inibição do crescimento de progenitores eritroides, provavelmente por meio da inibição da função fagocítica de macrófagos medulares e da indução da produção de endoperóxido pelos mesmos. Dados experimentais e epidemiológicos indicam que o hormônio eritropoetina não parece ter papel central na gênese da anemia grave malárica, mas esta pode estar associada à presença de um inibidor circulante da eritropoese, funcionalmente antagônico à sua ação. Outro fator importante associado aos baixos níveis de hemoglobina seria o aumento da produção de óxido nítrico mediante indução, pela hemozoína, da síntese da enzima óxido nítrico sintase 2 nas células mononucleares. Tanto o *P. falciparum* quanto o *P. vivax* são capazes de infectar progenitores hematopoéticos, mas não há evidências suficientes na literatura mostrando que o parasitismo dessas células contribua para o desenvolvimento de anemia *in vivo*.

▪ Malária cerebral

O acometimento do sistema nervoso central (SNC) conduz à malária cerebral (MC), que é uma das formas graves da malária por *P. falciparum*. Embora classicamente considerada extremamente atípica e rara em casos de malária por *P. vivax*, o número de relatos de MC por essa espécie de plasmódio aumentou recentemente na literatura, principalmente no Sudeste Asiático e na Indonésia. Ela pode se instalar lenta ou abruptamente em cerca de 2% dos indivíduos não imunes, evoluir para a morte em 7 a 20% deles e, segundo alguns relatos, corresponder à complicação responsável por cerca de 80% dos casos fatais. Na África, a maioria dos casos de MC (75%) se concentra em crianças menores de 5 anos de idade, porém indivíduos adultos não imunes apresentam grande risco de desenvolver a complicação diante de uma primoinfecção. Dados epidemiológicos também mostram que existe uma relação entre a idade mediana de desenvolvimento de anemia grave e MC, a intensidade de transmissão e o grau de sazonalidade nas zonas endêmicas de malária. Quanto maior a intensidade de transmissão e menor a sazonalidade, menor a idade mediana de desenvolvimento das duas complicações, maior a proporção de casos de anemia e menor a proporção de casos de MC. Além disso, independentemente dos dois fatores, a idade mediana de desenvolvimento de anemia grave sempre se mostra menor que a de MC. Também foi observado em tailandeses que a frequência de episódios anteriores de malária não complicada era maior nos indivíduos com MC do que naqueles sem esta complicação. Esses dados indicam que a sensibilização imunológica ao parasito pode predispor o indivíduo a desenvolver esta complicação da doença e que os mecanismos e o padrão de resposta imune envolvidos no desenvolvimento de MC devem diferir do responsável pelo desenvolvimento de anemia grave.

Formalmente a MC é definida como coma (impossibilidade de localizar um estímulo álgico) na presença de infecção pelo *P. falciparum*, que persiste por pelo menos uma hora após o término de uma convulsão ou correção de hipoglicemia em um paciente que não apresenta outras possíveis causas de encefalopatia. Desse modo, a complicação é um diagnóstico de exclusão com critérios especialmente feitos para afastar os casos de coma hipoglicêmico e estado pós-ictal que também podem ocorrer durante a infecção malárica e que obrigam à realização de uma punção lombar para excluir outros diagnósticos que podem simulá-la.

As características clínicas da MC diferem entre adultos e crianças. Nas crianças, o paciente geralmente apresenta história de febre, anorexia, irritabilidade, vômitos, cefaleia e sonolência durante um período de 1 a 4 dias que é sucedida por um estado comatoso, com pupilas contraídas e reflexos profundos que podem estar tanto abolidos quanto exacerbados e que podem ou não ser precedidos de episódios de convulsão. Nos adultos a MC faz parte de uma síndrome multissistêmica que está associada a outras complicações da malária como insuficiência renal, disfunção hepática, edema pulmonar, anemia grave e coagulação intravascular disseminada em 60% dos casos. O período prodrômico tem sintomatologia semelhante à observada em crianças, porém o início do quadro e a evolução para o coma têm um curso mais gradual e lento.

Apesar de parecer uma complicação com critérios diagnósticos bem definidos, o acometimento do sistema nervoso durante a infecção malárica tem um amplo espectro de manifestações, indo desde prostração e irritabilidade até coma, que podem ser causadas por outras complicações como hipoglicemia e distúrbios hidreletrolíticos e que devem ser diferenciadas de MC. Além disso, durante o período prodrômico da complicação, os sintomas neurológicos podem simular outros diagnósticos como meningite, epilepsia, delírio agudo, intoxicação e insolação. Essas características, associadas a outros fatores como escassez de material e de técnicos treinados, impossibilidade de exclusão de determinadas causas de coma por falta de recursos e o alto número de indivíduos assintomáticos, tornam o diagnóstico de MC particularmente difícil nas áreas endêmicas, fazendo com que em torno de 20% dos pacientes diagnosticados com a complicação apresentem outras causas de coma como síndrome de Reye, ruptura de malformações arteriovenosas e necrose hepática em análises *post-mortem*.

Em torno de 10 a 25% das crianças que se recuperam de um episódio de MC, após adequado tratamento com antimaláricos, apresentam sequelas neurológicas como déficit auditivo, visual, motor, de memória, da fala e da linguagem. Sequelas neurológicas ocorrem em menos de 5% dos casos de MC em adultos, porém, os tipos de manifestações descritas são muito mais amplos do que na população infantil, incluindo distúrbios psiquiátricos como depressão e crises de ansiedade.

A patogenia da MC, como a da anemia grave, também parece ser resultado de um processo complexo envolvendo fatores genéticos do parasito e do hospedeiro, idade, estados nutricional e imune e infecções concomitantes, entre outros. A complicação é caracterizada pelo acúmulo de hemácias, parasitadas em sua maioria, nos vasos encefálicos, e pela presença de hemorragias petequiais por todo cérebro e cerebelo. A observação desses achados anatomopatológicos no início do século 19 levou à proposição de que o entupimento dos capilares cerebrais por hemácias parasitadas aderidas ao endotélio, entre si e a outras hemácias não parasitadas levaria à anoxia do tecido cerebral e à sintomatologia neurológica na malária. O acúmulo de hemácias infectadas por trofozoítas maduros e esquizontes de *P. falciparum* nos capilares ocorre porque esta espécie de plasmódio expressa na membrana das hemácias infectadas protuberâncias chamadas *knobs* que são capazes de se ligar a receptores presentes na membrana das células endoteliais, em um processo denominado sequestro, e em outras hemácias, formando, nesse último caso, grumos de hemácias chamados de rosetas. A principal proteína presente nos *knobs* responsável pelo sequestro das formas eritrocíticas maduras de *P. falciparum* é a proteína da membrana da hemácia de *Plasmodium falciparum* 1 (PfEMP1), que é codificada por uma família de genes chamada *var*. Cada genoma parasitário contém em torno de 60 genes *var* que, mediante processos de recombinação e expressão mutuamente exclusiva, fazem com que cada clone de *P. falciparum* expresse somente uma variante de PfEMP1 em um determinado momento. Diferentes variantes de PfEMP1 seriam responsáveis pela adesão a diferentes receptores no hospedeiro, explicando por que os diferentes clones de *P. falciparum* têm padrões de sequestro diferenciados nos diversos órgãos do hospedeiro, principalmente cérebro, coração, pulmão e submucosa do intestino delgado. A preferência de adesão de algumas variantes de PfEMP1 pela molécula de adesão intercelular 1 (ICAM-1), expressa pelas células endoteliais dos capilares cerebrais, parece ser a principal interação responsável pelo sequestro do *P. falciparum* no cérebro.

Todo o mecanismo de sequestro vascular e trabalhos mostrando correlações entre clones de *P. falciparum* propensos à adesão nos capilares cerebrais e maior chance do desenvolvimento de MC, associados à redução da deformabilidade das hemácias que ocorre durante a infecção, e que seria responsável por potencializar o mecanismo de entupimento dos capilares cerebrais, corroboram o fato de que o sequestro de hemácias nos capilares cerebrais participa e é importante para a gênese da sintomatologia neurológica na malária. Contudo, a associação fraca entre parasitemia e mortalidade, a baixa incidência de sequelas neurológicas nos casos de MC após recuperação quando comparadas com outras patologias que causam anoxia do tecido cerebral, os relatos de casos da complicação por *P. vivax*, que não é capaz de sequestrar, e estudos com o modelo de MC associada à infecção por *P. berghei* em roedores, cuja patologia é semelhante, mas envolve o acúmulo de, principalmente, leucócitos mononucleares, e não hemácias nos vasos cerebrais, levaram à proposição de que outros mecanismos, de cunho imunológico, estariam atuando durante o curso da infecção e seriam necessários para a expressão clínica e patológica da MC.

Desse modo, uma intensa resposta imune pró-inflamatória sistêmica é também necessária para o desenvolvimento da MC. A lise de hemácias parasitadas liberaria na corrente sanguínea uma grande quantidade de toxinas parasitárias, como âncoras de glicosilfosfatidilinositol (âncoras de GPI – PfGPI), DNA plasmodial e hemozoína, que, por sua vez, apresentam domínios com padrões moleculares associados a patógenos (*pathogen associated molecular patterns* – PAMP). Os PAMP têm a capacidade de ativar a resposta imune inata por meio da sua ligação aos receptores de reconhecimento de padrões como os receptores do tipo Toll (*toll-like receptors* – TLR) e do tipo Nod (*nod-like receptors* – NLR) que estão presentes em macrófagos e neutrófilos. Por exemplo, o PfGPI é capaz de ativar macrófagos por meio do receptor TLR2 e o DNA plasmodial associado à hemozoína é um agonista do receptor TLR9. A ativação de monócitos e macrófagos na malária é tão intensa que parte dos monócitos presentes na circulação apresenta fenótipos associados a macrófagos teciduais completamente diferenciados, como tamanho aumentado, material fagocitado, vacúolos no citoplasma e pseudópodos sendo chamados de "macrófagos intravasculares". Além disso, a presença do pigmento malárico (composto basicamente de hemozoína) em monócitos e neutrófilos parece ser um marcador de gravidade da doença, e já foi demonstrado que a presença de hemozoína em neutrófilos está associada à malária cerebral e à letalidade em crianças com malária grave.

A ativação de macrófagos e neutrófilos induz a produção de citocinas pró-inflamatórias por essas células, principalmente TNF-α. Essas citocinas, por sua vez, agiriam potencializando a resposta imune em um mecanismo de realimentação positivo estimulando ainda mais a sua própria produção, ativando as células da resposta imune adaptativa (linfócitos T $CD4^+$ e $CD8^+$) e aumentando a expressão de moléculas de adesão como a ICAM-1 pelas células endoteliais. A ativação dos linfócitos T $CD4^+$ levaria à produção de um perfil de citocinas, predominantemente Th1, como, além de TNF-α, interferona-γ (IFN- γ), linfotoxina-α (LT-α), fator de estimulação de colônias de macrófagos e granulócitos (GM-CSF), proteína inflamatória de macrófagos (MIP)-1β, IL-6 e proteína induzível pela interferona-10 (IP-10), potencializando a inflamação. A ativação dos linfócitos T $CD8^+$, por sua vez, levaria à quebra da barreira hematencefálica, por meio de mecanismos mediados por perforina, o que causaria edema cerebral e permitiria a passagem de citocinas e toxinas parasitárias para o interstício cerebral, ativando a micróglia e causando dano metabólico a astrócitos e neurônios. O aumento da expressão de ICAM-1, ocasionado principalmente pelos altos níveis de TNF-α, levaria a um aumento do sequestro de hemácias parasitárias na microvasculatura cerebral, o que geraria ainda mais ativação, dano ao endotélio e estímulo inflamatório local.

Além de toxinas parasitárias, a lise eritrocitária também libera na corrente sanguínea várias moléculas intracelulares que podem ser danosas ao organismo. A principal molécula

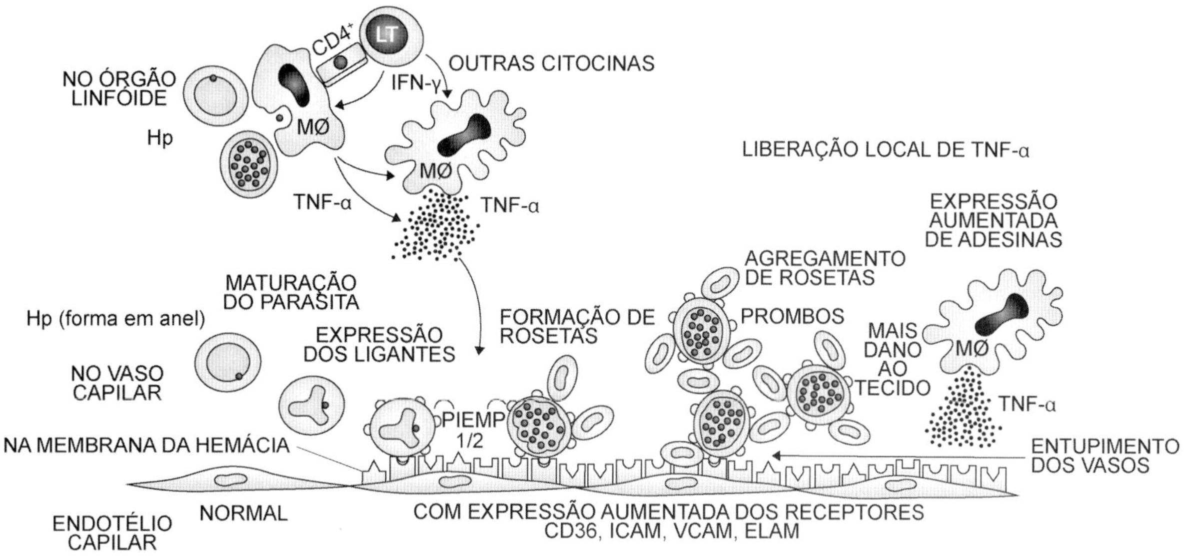

Figura 75.2 Mecanismos de adesão de parasitos e células do hospedeiro ao endotélio capilar envolvidos na patogenia da malária cerebral. Monócitos e macrófagos, estimulados por moléculas do parasito e outras citocinas, produzem grandes quantidades de TNF-α, induzindo a expressão aumentada de receptores (CD36, ICAM, VCAM, ELAM) nas células endoteliais. Hemácias parasitadas (Hp) se ligam ao endotélio ativado (por citoaderência) e também a hemácias normais (formando rosetas) por meio de ligantes membranares. Monócitos presos nessa rede liberam mais TNF-α *in situ,* agravando a lesão. Adaptada e reproduzida de Daniel-Ribeiro CT e Ferreira-da-Cruz MF, 2000.

intracelular potencialmente danosa liberada em grande quantidade na corrente sanguínea é a hemoglobina. Na presença de espécies reativas de oxigênio ou espécies reativas de nitrogênio, que podem ser geradas pelos macrófagos e neutrófilos ativados durante a infecção malárica, a hemoglobina livre é oxidada em metemoglobina que, por sua vez, libera espontaneamente heme livre na circulação. O heme é uma molécula extremamente citotóxica para as células endoteliais, podendo contribuir, junto com os linfócitos T $CD8^{+}$, para o processo de quebra da barreira hematencefálica na MC. Além disso, ele também é capaz de se ligar ao oxido nítrico (NO), impedindo que este exerça suas funções fisiológicas benéficas de vasodilatação, inibição da expressão de moléculas de adesão e pró-coagulantes pelo endotélio e diminuição da produção de citocinas pró-inflamatórias, o que também potencializa a fisiopatogenia da MC.

Assim, a ativação da resposta inflamatória é benéfica no início, pois inibe o crescimento parasitário e ativa vias catabólicas que são capazes de eliminar as toxinas parasitárias e moléculas do hospedeiro potencialmente danosas quando presentes em grandes quantidades como o heme livre. Contudo, com o tempo, essa grande resposta inflamatória acaba causando dano ao organismo e as vias de metabolização, embora estimuladas, não são suficientes para eliminar a grande quantidade de toxinas geradas pela infecção.

Outros fatores como plaquetas, eosinófilos, células Tγδ, baixos níveis de citocinas anti-inflamatórias, proteínas de regulação e da cascata de ativação do complemento, micropartículas, curso de parasitemia, fatores genéticos e prostaglandinas produzidas pelo parasito e pelo hospedeiro também parecem estar envolvidos na fisiopatogenia da MC, mas ainda não há evidências de como esses mediadores atuariam.

No estado atual de nossos conhecimentos podemos dizer, portanto, que a MC depende amplamente da capacidade de as hemácias infectadas pelo *P. falciparum* aderirem aos microvasos, levando à sua oclusão. Esse fenômeno de aderência é resultado de uma cascata de eventos, em que os principais atores incluem os receptores expressos na superfície das células endoteliais que interagem com o parasito, citocinas que modulam a expressão desses receptores, de outras citocinas e de óxido nítrico. Plaquetas, monócitos e linfócitos têm a capacidade de aderir a esses receptores endoteliais e entre si, levando a uma reação mais complexa que resulta em estase no local das primeiras adesões, no aumento do grau de oclusão venosa e dano endotelial e tissular. Tanto o sequestro de hemácias parasitadas quanto a ativação da resposta imune são necessários e nenhum deles sozinho é suficiente para levar ao coma que caracteriza a complicação. A variedade de propriedades dos diferentes isolados do parasito, a diversidade de "bagagens" genéticas do hospedeiro e a diferença de graus de imunidade antimalárica modulariam o determinismo deste fenômeno (Figura 75.2).

Hipoglicemia

A hipoglicemia (definida como glicemia $< 2{,}2$ mmol/ℓ) corresponde a uma importante complicação da malária, particularmente em crianças e na gravidez. A prevalência da complicação no momento da admissão do paciente varia nas diferentes partes do mundo e de acordo com a idade do hospedeiro, indo desde 6 a 8% em adultos no Sudeste Asiático até 10 a 20% em crianças africanas. Na presença de MC a prevalência de hipoglicemia é ainda mais comum, chegando a 30% dos casos. A hipoglicemia está geralmente associada de maneira independente a um mau prognóstico nos casos de malária grave, apresentando taxas de mortalidade maiores que 30% em algumas séries, e a chance de óbito aumenta ainda mais quando ela é acompanhada de acidemia ($pH < 7{,}3$) ou hiperlactatemia (lactato$>$ 5 mmol/ℓ). Por ser uma emergência médica, o tratamento imediato com soluções hipertônicas de glicose para a sua correção dificulta que se façam estudos sobre sua patogenia em humanos, acredita-se que este seja o principal fator pelo qual os mecanismos responsáveis pela sua gênese ainda não foram completamente elucidados.

Em adultos, particularmente em mulheres grávidas, é bem caracterizado um mecanismo de geração de hipoglicemia causado pelo aumento da liberação de insulina pelo tratamento com quinina intravenosa nos casos de malária grave. Além da quinina, o uso de sulfadoxina-pirimetamina, em muitos países africanos, como primeira linha de tratamento devido à resistência à cloroquina, também está associado ao desenvolvimento de hipoglicemia, inclusive com possibilidade de coma hipoglicêmico. Contudo, apesar de haver indícios de que esse mecanismo de hipoglicemia hiperinsulinêmica derivada do tratamento com determinadas classes de antimaláricos também ocorra em crianças, a maioria dos episódios de hipoglicemia nessa faixa etária ocorre quando as concentrações de insulina plasmática estão apropriadamente baixas. Além disso, também é comum o desenvolvimento de hipoglicemia antes do início do tratamento com antimaláricos e em pacientes que não estão sendo tratados com quinina, indicando que outros mecanismos fisiopatológicos estejam envolvidos na gênese da complicação. Como as concentrações plasmáticas de glicose são o resultado da equação formada pela ingestão somada à produção de glicose pelo organismo menos o seu consumo, os mecanismos responsáveis pela etiologia da hipoglicemia podem ser divididos em dois grupos: os relacionados com o aumento do consumo de glicose e os relacionados com a diminuição da ingestão e produção de glicose.

Aumento do consumo de glicose

Teoricamente o aumento do consumo de glicose em um paciente com malária pode ser devido a um aumento no consumo pelo indivíduo, pelo parasito ou por ambos. Os estágios assexuados de *P. falciparum* são dependentes da glicose do hospedeiro para obtenção de energia e estima-se que as hemácias parasitadas consumam 30 a 75 vezes mais glicose que as hemácisa não parasitadas. Esse alto consumo é possível devido à alta afinidade pela glicose de moléculas transportadoras como a *Pf hexose transporter 1* (PfHT1) – expressa em grandes quantidades nas formas em anel e em pequenas quantidades nos gametócitos. Contudo, o consumo de glicose pelo parasito é considerado mais um fator que contribui do que um fator causal de hipoglicemia, pois mesmo que o parasito demande uma grande quantidade de glicose, esta seria relativamente muito menor que as necessárias para suprir as demandas metabólicas de glicose de um paciente febril com malária grave. Também não há relação entre os níveis de parasitemia e as concentrações plasmáticas ou as taxas de metabolização de glicose.

Desse modo, demonstrou-se que as taxas de *clearance* de glicose aumentam entre 40 e 70% nos casos de malária grave, mas apenas em torno de 20% nos casos de malária não complicada por *P. falciparum*. Esse aumento no consumo de glicose seria o resultado do aumento no metabolismo das células do hospedeiro para que este consiga sustentar a intensa resposta inflamatória induzida pelo parasito.

Diminuição da produção e da ingestão de glicose

Embora haja indícios de que desnutrição, rápido declínio das reservas de glicogênio, falência ou diminuição da gliconeogênese hepática e anorexia causada pela infecção participem da gênese da hipoglicemia na malária, até o momento, não se demonstrou definitivamente se esses fatores participam e quanto cada um contribui para a gênese da complicação.

Infecções e desnutrição reduzem rapidamente as reservas de glicogênio em crianças e os níveis hepáticos dessa molécula estão grandemente diminuídos em alguns estudos que fizeram análises *post-mortem* de crianças hipoglicêmicas. Contudo, outros estudos utilizando a mesma metodologia não demonstraram associação entre hipoglicemia e baixas reservas de glicogênio. Crianças hipoglicêmicas apresentam altos níveis plasmáticos de alanina, lactato e glicerol, todos substratos para a gliconeogênese, achados que indicam a ocorrência de inibição dessa via de síntese de glicose. Contudo, trabalhos que mediram a velocidade de gliconeogênese com isótopos radioativos em pacientes com malária grave mostraram que ela está, na realidade, aumentada e seria a principal responsável pela produção de glicose nesses pacientes após 24 h de jejum. Do mesmo modo, alguns trabalhos epidemiológicos acharam uma relação entre desnutrição e maior risco de desenvolvimento de hipoglicemia em crianças, mas essa relação não está presente em todos eles.

Também foi demonstrado que toxinas produzidas e liberadas pelo parasito durante a esquizogonia, como a molécula de glicosilfosfatidilinositol (GPI), além de induzirem diretamente níveis elevados de TNF-α e IL-1, são capazes de mimetizar a insulina, contribuindo para a hipoglicemia. Além disso, antígenos tóxicos liberados dos parasitos do *P. yoelii* podem agir em sinergismo com a insulina tanto na indução de hipoglicemia *in vivo* quanto na estimulação da lipogênese e inibição da lipólise em adipócitos *in vitro*.

O que se sabe até o momento é que crianças desnutridas, devido a suas baixas reservas de glicogênio, e mulheres grávidas, especialmente no terceiro trimestre devido às altas necessidades de glicose do feto, têm menor tolerância ao jejum, apresentando quedas mais rápidas nos níveis de glicose plasmáticas quando comparadas com pessoas saudáveis de mesma idade e sexo. Além disso, a resposta inflamatória sistêmica gerada por doenças febris, devido à atuação de citocinas pró-inflamatórias como o TNF-α nos núcleos cerebrais responsáveis pelo apetite, causam anorexia que, em última instância, diminuem a ingestão de glicose pelo indivíduo. Assim, em crianças e mulheres grávidas africanas a baixa tolerância para manutenção dos níveis glicêmicos durante o jejum se aliaria ao aumento da demanda metabólica de glicose, causado pela infecção, que, associado ao consumo de glicose pelo parasito em si, acabaria por explicar a alta incidência de hipoglicemia nessas duas populações.

Lesão pulmonar aguda e síndrome da angústia respiratória aguda

A infecção malárica pode causar um amplo espectro de sintomas pulmonares, indo desde tosse com ou sem expectoração até dispneia grave com cianose e necessidade de ventilação mecânica. As formas mais graves de acometimento pulmonar que podem ser causadas pela infecção malárica são a lesão ou lesão pulmonar aguda (LPA) e a síndrome da angústia respiratória aguda (SARA) que, na realidade, são síndromes com critérios clínicos e laboratoriais bem definidos (Tabela 75.1) que podem ocorrer, e mais frequentemente ocorrem, como complicação de outras doenças pulmonares e sistêmicas como pneumonias bacterianas. A LPA e a SARA também ocorrem mais comumente na infecção por *P. falciparum*, mas trabalhos recentes têm mostrado que a prevalência de casos de ambas as síndromes durante as infecções por *P. vivax*, *P. ovale* e *P. malariae* tem aumentado, principalmente nas infecções por *P. vivax* no Sudeste Asiático.

Embora o número de estudos relatando a prevalência da complicação seja pequeno, estima-se que 5% dos pacientes

Tabela 75.1 Critérios diagnósticos para lesão pulmonar aguda e síndrome da angústia respiratória aguda.

Lesão pulmonar aguda
Início agudo
$Pa_{O_2}/FI_{O_2} \leq 300$*
$Sp_{O_2}/FI_{O_2} \leq 315$*#
Infiltrados bilaterais em radiografia de tórax
POAP ≤ 18 mmHg, ou não evidência de hipertensão atrial esquerda
Síndrome da angústia respiratória aguda
Início agudo
$Pa_{O_2}/FI_{O_2} \leq 200$*
$Sp_{O_2}/FI_{O_2} \leq 235$*$
Infiltrados bilaterais em radiografia de tórax
POAP ≤ 18 mmHg, ou não evidência de hipertensão atrial esquerda

*Critério independe dos níveis de pressão positiva ao final da expiração. #O ponto de corte de 315 no critério Sp_{O2}/FI_{O2} tem sensibilidade de 91% e especificidade de 56% para o diagnóstico de lesão pulmonar. $O ponto de corte de 235 no critério Sp_{O2}/FI_{O2} tem sensibilidade e especificidade de 85% para o diagnóstico da síndrome da angústia respiratória aguda. Pa_{O2} = pressão arterial de oxigênio; FI_{O2} = fração inspirada de oxigênio; Sp_{O2} = saturação periférica de oxigênio; POAP = pressão de oclusão da artéria pulmonar. Fonte: Mohan A *et al.*, 2008.

com malária não complicada e 20 a 30% daqueles que apresentam alguma outra complicação da malária causada por *P. falciparum* irão desenvolver LPA ou SARA em algum momento da sua internação. A complicação é mais comum em adultos que em crianças, pode se apresentar isoladamente, mas se desenvolve mais frequentemente em pacientes que apresentam outros critérios para malária grave, principalmente MC, sendo responsável pelas altas taxas de mortalidade nessa subpopulação de pacientes (em torno de 50%). Mulheres grávidas são particularmente propensas ao desenvolvimento de SARA e esta pode se desenvolver antes, durante ou depois do parto, sendo o seu desenvolvimento também associado a uma alta taxa de mortalidade nessa população.

As duas síndromes podem se manifestar em qualquer momento durante o curso da infecção, desde a admissão do paciente até após muitos dias de início do tratamento com antimaláricos, quando os níveis de parasitemia estão decrescendo ou já não são mais detectados parasitos nos esfregaços sanguíneos. Elas se caracterizam pelo início abrupto de dispneia e tosse que evolui em algumas horas para um quadro de hipoxia grave com sinais de desconforto respiratório ao exame físico como taquipneia, tiragem intercostal e cianose que, por sua vez, pode ser acompanhado de desorientação e agitação. À necropsia, esses pacientes apresentam edema pulmonar de padrão predominantemente intersticial com espessamento dos septos alveolares, congestão dos capilares pulmonares causado pelo sequestro de hemácias parasitadas, formação de membrana hialina e hemorragias intra-alveolares. Derrames pleurais e pericárdicos também podem ocorrer. Essas alterações histológicas, associadas a estudos hemodinâmicos e ultraestruturas demonstram que o edema pulmonar causado pela infecção não é de origem cardiogênica, sendo causado pelo processo inflamatório pulmonar gerado pelo parasito.

A fisiopatogênese do edema pulmonar na malária é semelhante à da MC. Assim, o sequestro das formas maduras de *P. falciparum* e de hemácias não parasitadas com deformabilidade reduzida na microvasculatura pulmonar e a ativação da resposta imune inata local e sistêmica causada pela liberação de toxinas parasitárias na circulação sanguínea após a lise das hemácias parasitadas no final do processo de esquizogonia levaria à obstrução dos capilares pulmonares e à lesão das células endoteliais com posterior aumento da diapedese de leucócitos e da permeabilidade vascular pulmonar. De modo semelhante ao ocorrido na MC, a liberação de citocinas pró-inflamatórias, como TNF-α e interleucina-1, pelos macrófagos e neutrófilos ativa células T $CD4^+$ que, por sua vez, liberam citocinas com um padrão predominantemente Th1, dando continuidade ao processo inflamatório e estimulando ainda mais a expressão de moléculas de adesão no endotélio pulmonar. O aumento da permeabilidade vascular levaria ao extravasamento de líquido para o interstício pulmonar que, associado ao aumento da migração de leucócitos, seria o responsável pelo espessamento dos septos alveolares.

O processo de trocas gasosas na unidade alveolocapilar depende predominantemente da difusão de gases (principalmente oxigênio e dióxido de carbono) através da membrana alveolocapilar que, para permitir um mecanismo eficiente, precisa ser fina – tendo normalmente a espessura de 0,5 μm. O espessamento da membrana alveolocapilar dificulta o processo passivo de difusão de gases e, consequentemente, a função pulmonar, o que acaba por levar a uma diminuição da saturação da hemoglobina (SO_2) e da pressão arterial de oxigênio (Pa_{O_2}) causando o quadro LPA que, com a continuação do processo, evolui para o quadro de SARA.

Contudo, os detalhes do processo fisiopatogênico são desconhecidos e, por exemplo, ainda não se sabe quais são as moléculas parasitárias e do hospedeiro que medeiam a adesão parasitária ao endotélio vascular pulmonar, quais os níveis ou relações entre as diversas citocinas e qual seria o papel do óxido nítrico e da presença concomitante de sepse bacteriana, fatores sabidamente envolvidos, na gênese das complicações pulmonares na malária. Além disso, observações como o nível relativamente baixo de sequestro de parasitos no pulmão quando comparado à adesão parasitária ao endotélio cerebral nos quadros de MC, o desenvolvimento de LPA e SARA durante monoinfecções por *P. vivax*, *P. ovale* e *P. malariae* e a possibilidade de manifestação de ambas as síndromes de maneira assincrônica com o desenvolvimento de outras complicações da malária e quando a parasitemia já está subpatente após o início do tratamento sugerem que outros mecanismos atuem na gênese dessas complicações.

Síndrome nefrótica e insuficiência renal aguda

O espectro de manifestações e o nível de dano renal que podem ser causados pela infecção malárica, especialmente nas infecções por *P. falciparum*, são amplos, podendo variar desde um quadro assintomático com leves desordens hidreletrolíticas até a insuficiência renal aguda. Dentre as diversas manifestações, a síndrome nefrótica com posterior insuficiência renal crônica e a insuficiência renal aguda são consideradas as principais complicações renais que podem ocorrer durante a infecção e serão o foco da presente seção.

Síndrome nefrótica

A malária foi a primeira doença parasitária que se mostrou claramente associada ao desenvolvimento de síndrome nefrótica. A síndrome é classicamente caracterizada pela perda de grande quantidade de proteína na urina (proteinúria nefrótica; > 3 g/24 h), edema, hipoalbuminemia, hipertensão, hipercolesterolemia e hematúria microscópica, sendo quase sempre resultado de lesão glomerular. No caso da síndrome nefrótica malárica a proteinúria é não seletiva na maioria dos casos (há perda generalizada de todos os tipos de proteínas plasmáticas pela urina) e a hematúria é discreta (+/++). Ela está associada principalmente às infecções por *P. malariae,* sendo também chamada de nefropatia da malária quartã, mas também há relatos de seu desenvolvimento durante as infecções por *P. falciparum* e, muito raramente, por *P. vivax*.

A síndrome nefrótica é um quadro crônico que geralmente se inicia após algumas semanas do início dos sintomas da malária quartã, ocorrendo predominantemente em crianças de 5 a 8 anos de idade e em adultos jovens que vivem em áreas endêmicas. A taxa de filtração glomerular nesses pacientes é normal ou, raramente, mais alta que o normal inicialmente, porém o quadro progride lentamente ao longo de 3 a 5 anos para insuficiência renal crônica, mesmo depois de adequado tratamento antimalárico e erradicação da infecção. A nefropatia também é, na maioria dos casos, resistente ao tratamento com corticosteroides e irresponsiva ao tratamento com outros imunossupressores como azatioprina e ciclofosfamida.

As alterações nas biopsias renais de pacientes com síndrome nefrótica parecem variar de acordo com a área geográfica onde foram coletadas, porém, à microscopia óptica, geralmente se observa espessamento das paredes e progressiva obliteração do lúmen dos capilares glomerulares pela deposição de material que se cora pelo ácido periódico de Schiffer no espaço subendotelial associado a alterações tubulointersticiais como atrofia e infiltração de leucócitos. Análises por microscopia eletrônica demonstram ocasional espessamento da membrana basal glomerular pela presença de depósitos de material eletrondenso e a imunofluorescência demonstra a presença de depósitos granulares de IgM, IgG, C3 e, raramente, IgA no mesângio, subendotélio dos glomérulos e ao longo dos túbulos proximais. Além disso, antígenos de *P. malariae* nos mesmos locais são encontrados em 25% dos casos.

As alterações histopatológicas indicam que a fisiopatogênese da nefropatia malárica é derivada de dano ao endotélio dos capilares glomerulares causado principalmente pela deposição de imunocomplexos. Desse modo, a infecção malárica, por meio da ativação de macrófagos por antígenos parasitários que, por sua vez, ativariam linfócitos T $CD4^+$ com perfil Th2, induziria a formação de Ac contra antígenos parasitários e autólogos presentes no interior das hemácias. Esses Ac seriam secretados na circulação sanguínea e se ligariam aos seus respectivos antígenos, também liberados na circulação ao final do processo de esquizogonia, formando os imunocomplexos que, por sua vez, se depositariam no subendotélio dos capilares glomerulares ativando, posteriormente, macrófagos e a cascata do complemento pelas vias clássica e alternativa. A formação dos imunocomplexos também pode acontecer *in situ* pela deposição de antígenos parasitários no subendotélio seguida de reconhecimento pelos Ac antiplasmodiais. A ativação da cascata do complemento e a ativação de macrófagos acabam por iniciar um processo de inflamação local com produção de citocinas, acúmulo de leucócitos e lesão da membrana basal glomerular. A lesão da membrana basal faz com que o glomérulo perca a capacidade de retenção das proteínas plasmáticas, que acabam passando em grande quantidade para o filtrado glomerular e são excretadas na urina. A excreção de proteínas na urina é o processo fisiopatológico que inicia todo o quadro clínico da síndrome nefrótica.

A lesão glomerular na malária também pode ser mediada por reações autoimunes entre auto-Ac produzidos durante a infecção e autoantígenos que também formariam imunocomplexos na circulação ou *in situ*. Esse mecanismo pode inclusive ocorrer em conjunto com a lesão mediada pelos imunocomplexos formados entre antígenos parasitários e Ac circulantes. A formação de auto-Ac durante a infecção malárica é bem documentada e ocorre parcialmente como resultado do processo de ativação policlonal linfocitária.

Insuficiência renal aguda

A insuficiência renal aguda é uma complicação causada pela infecção por *P. falciparum* e é responsável por complicar cerca de 25 a 30% dos casos de malária em adultos não imunes que viajam para áreas endêmicas. Por outro lado, a complicação só está presente em 1 a 4,8% dos casos de malária nas áreas endêmicas e sua prevalência se concentra quase que completamente no Sudeste Asiático, Índia e África Subsaariana. O diagnóstico é feito, na maioria dos casos, pela presença de oligúria (volume urinário < 400 mℓ/24 h em adultos ou < 12 mℓ/kg/24 h em crianças) ou anúria (< 50 mℓ/24 h) e hipercatabolia com rápida elevação dos níveis de creatinina para valores acima de 3 mg/dℓ em adultos ou 1,5 mg/dℓ em crianças que não respondem à reidratação adequada. Contudo, em uma minoria dos casos, a complicação pode se apresentar de maneira não oligúrica, dificultando o diagnóstico, que deve ser feito apenas com base nos níveis séricos de ureia e creatinina. Proteinúria não nefrótica (< 1 g/24 h) ocorre em 60% dos casos. O quadro é reversível e, quando se estabelece adequado tratamento antimalárico e de reposição hidreletrolítica, ele remite dentro de 2 a 6 semanas após a erradicação da infecção. Entretanto, em áreas com poucos recursos, a complicação apresenta uma taxa de mortalidade entre 15 e 45%. Além disso, a complicação está associada, na maioria dos casos, a outras complicações da malária como icterícia (em > 75% dos casos), hepatite malárica (20%), anemia grave (40%), trombocitopenia (70%), hipotensão (20%), hiponatremia (55%) e, mais raramente, hiperpotassemia e malária cerebral. Em adultos não imunes, a incidência de insuficiência renal aguda está diretamente associada aos níveis de parasitemia, sendo pacientes com parasitemias acima de 5% (> 250.000 hemácias parasitadas por μℓ) de alto risco para o desenvolvimento da complicação. Infecções por *P. vivax* e *P. ovale* complicam muito raramente com insuficiência renal aguda, havendo apenas alguns relatos de casos descritos até o momento.

A histologia renal dos pacientes com insuficiência renal aguda malárica mostra uma mistura variável de alterações características de necrose tubular aguda, nefrite intersticial e glomerulonefrite. As alterações de necrose tubular aguda estão presentes em quase todos os casos, sendo os achados histológicos mais consistentes. Elas incluem edema, depósitos granulares de hemossiderina e graus variáveis de necrose das células tubulares. O lúmen tubular frequentemente contém agregados de hemoglobina e o interstício se apresenta edematoso com infiltração de mononucleares em grau moderado a intenso. Lesões glomerulares podem ser detectadas em um quinto dos pacientes e são caracterizadas por proliferação da matriz e das células mesangiais e depósito de material eosinofílico granular ao longo do endotélio dos capilares, dentro do mesângio e na cápsula de Bowman. A microscopia eletrônica revela depósitos eletrondensos e material granular, fibrilar e amorfo na região subendotelial e no mesângio. Apesar de haver a presença de hemácias parasitadas aderidas ao endotélio e, menos comumente, tamponamento vascular por rosetas nas vênulas pós-capilares e nos capilares glomerulares podendo ocorrer, nos casos graves, necrose segmentar renal, o sequestro de hemácias parasitadas por *P. falciparum* no rim ocorre em muito menor intensidade que no cérebro, fazendo com que esse mecanismo contribua, mas não seja o único responsável, pela inflamação nos túbulos renais que acaba por gerar o quadro de necrose tubular aguda.

A imunofluorescência demonstra depósitos granulares finos de IgG3, IgM e C3 ao longo das paredes dos capilares e no mesângio. Ocasionalmente, também encontra-se a deposição de antígenos de *P. falciparum* ao longo do endotélio dos capilares medulares e glomerulares. Esses achados de imunofluorescência associados à hipocomplementenemia e a presença, em alguns casos, de imunocomplexos compostos por antígenos de *P. falciparum* na circulação sanguíneas durante a fase aguda da doença sugerem que a deposição de imunocomplexos nos glomérulos e nos túbulos renais com posterior ativação da cascata do complemento e inflamação local seja um segundo mecanismo de lesão tubuloglomerular renal na malária.

Por fim, outros fatores como hipovolemia e hiperbilirrubinemia também parecem contribuir para o quadro. A hipovolemia seria derivada da baixa ingestão de líquidos, vômitos e sudorese dos pacientes associada ao aumento da permeabilidade vascular e vasodilatação sistêmica que ocorre na malária e levaria a hipoperfusão e, posteriormente, hipoxia renal, contribuindo para a lesão tubular. A hiperbilirrubinemia tem um componente direto, derivado do quadro de colestase que ocorre na malária, e um componente indireto, derivado da hemólise intravascular, mas não se sabe ao certo como o aumento dos níveis de bilirrubina acaba por gerar necrose tubular renal.

▸ Malária na gravidez

Mulheres grávidas são mais suscetíveis ao desenvolvimento de malária sintomática que mulheres não grávidas e a doença é responsável por uma grande parte da morbidade materna, fetal e infantil em áreas de alta endemicidade. Acredita-se que ela seja responsável por 75.000 a 200.000 mortes perinatais no mundo e em torno de 10.000 mortes maternas na África Subsaariana por ano. Nas áreas holoendêmicas a grande maioria da morbidade causada pela malária durante a gravidez é devida à anemia materna e ao baixo peso ao nascimento devido a parto pré-termo (antes da 37ª semana de gestação) e retardo no crescimento fetal. Nessas áreas, a morbidade está concentrada em mulheres jovens, independentemente do número de gestações, nulíparas e durante a segunda gestação, caindo consideravelmente em multíparas devido ao desenvolvimento de imunidade aos antígenos parasitários que podem intermediar a adesão do parasito à placenta.

Nas áreas de média e baixa transmissão, a suscetibilidade ao desenvolvimento das complicações gravídicas da malária independe do número de gestações anteriores e complicações como anemia grave, aborto, morte fetal e malária congênita são mais comuns.

Tanto o *P. falciparum* quanto o *P. vivax* podem causar efeitos adversos na gravidez, contudo as infecções por *P. falciparum* são as que apresentam as maiores taxas de complicação e cuja fisiopatogenia foi mais estudada até o momento.

A característica central na fisiopatogenia da malária gravídica consiste na adesão de hemácias parasitadas por trofozoítas e esquizontes de *P. falciparum* no espaço interviloso. A histologia da placenta também revela a presença de células fagocíticas maternas, principalmente monócitos e macrófagos, associada à deposição de hemozoína que está presente tanto no citoplasma das células mononucleares quanto dentro de áreas de fibrina na área materna da placenta.

O mecanismo de adesão das hemácias parasitadas às células do espaço interviloso tem características únicas que o distinguem do mecanismo de adesão do parasito ao endotélio vascular de outros órgãos como o cérebro. Os clones presentes na placenta não aderem a receptores endoteliais comumente envolvidos no sequestro do parasito em outros órgãos, como CD36 e ICAM-1, não formam rosetas e aderem de modo uniforme a todo o espaço interviloso, não tendendo a ficar justapostos às paredes vasculares. Além disso, esses parasitos não aglutinam na presença de soro de pacientes previamente expostos à infecção por *P. falciparum* e expressam antígenos de superfície que variam na sua sensibilidade à digestão pela tripsina, diferentemente da alta sensibilidade à tripsina presente nos antígenos expressos por clones que sequestram no endotélio vascular de outros órgãos. Todas essas características demonstram que os clones parasitários que aderem à placenta expressam um conjunto único de antígenos na superfície das hemácias que determina a sua prefêrencia para aderir à placenta.

O principal antígeno responsável pela preferência de adesão à placenta parece ser uma variante da PfEMP1 denominada VAR2CSA que adere a glicosaminoglicanos presentes na placenta, principalmente ao sulfato de condroitina A. Apesar de alguns estudos apontarem a existência de outros receptores envolvidos na adesão das hemácias parasitadas à placenta, o sulfato de condroitina A tem sido apontado consistentemente como a molécula dominante responsável por essa interação e o desenvolvimento de Ac do tipo IgG (principalmente da subclasse IgG1) contra antígenos da membrana das hemácias parasitadas que bloqueiam a interação do parasito com essa molécula é o principal mecanismo envolvido no desenvolvimento de imunidade às alterações placentárias. A observação de que o soro proveniente de multíparas de áreas endêmicas, mas não o de nulíparas, multíparas de áreas não endêmicas ou homens, era capaz de inibir a adesão dos parasitos ao sulfato de condroitina A independentemente da origem geográfica do soro ou dos parasitos indica que o conjunto de antígeno dos parasitos capazes de sequestrar na placenta foi altamente conservado durante a evolução e parece ser expresso pelo parasito somente durante a gravidez. Esses achados são importantes, pois explicam por que mulheres com imunidade clínica à malária se tornam novamente suscetíveis à infecção por *P. falciparum* quando engravidam e porque os níveis parasitemia em mulheres grávidas geralmente caem para valores subpatentes 24 a 48 h após o parto.

O reconhecimento de hemácias parasitadas sequestradas na placenta pelos macrófagos residentes via seus receptores do tipo Toll estimula a secreção de β-quimocinas como as proteínas inflamatórias de macrófagos 1α e β (MIP-1α e MIP-1β), IP-10, MCP-1 e MIF por essas células. Essas quimocinas, em consequência, atraem mais monócitos e macrófagos para as áreas de adesão que são ativadas e dão início a um processo inflamatório local por meio da secreção de citocinas como o TNF-α e da ativação e apresentação de antígenos para as células T. A ativação de células T $CD4^+$ leva à secreção de citocinas pró-inflamatórias como INF-γ, IL-1β e IL-2 que inicialmente ajudam no processo de eliminação dos parasitos aderidos por meio do aumento da fagocitose e indução da produção de espécies reativas de oxigênio (ROS) e oxido nítrico por macrófagos.

Contudo, como também parece ocorrer na malária cerebral, o benefício inicial causado pelo processo inflamatório acaba, com o tempo, gerando dano placentário e sofrimento fetal. A IL-10 também parece ter um papel importante na inflamação placentária já que mulheres grávidas que apresentam níveis elevados dessa citocina na placenta e polimorfismos no promotor do seu gene associados ao aumento de sua produção têm maior chance de desenvolver alterações placentárias e parto pré-termo. Porém, por ser, a princípio, uma citocina anti-inflamatória, não se sabe ao certo como a IL-10 participa na fisiopatogênese dessa complicação da malária.

As consequências da infecção malárica e do dano placentário causado pela mesma para a gestação variam de acordo com o nível de imunidade materna, a idade gestacional na qual foi adquirida a infecção e se esta é aguda ou crônica. Mulheres que apresentam altos níveis de imunidade clínica, tendo apenas infecções submicroscópicas (detectáveis apenas por PCR), e que se mantêm assim durante o período gestacional não apresentam maior chance de ter parto pré-termo, filhos com baixo peso ao nascer ou anemia durante a gestação que mulheres normais. Por outro lado, a aquisição de infecção no início da gravidez está associada à perda do concepto em mulheres com baixa imunidade ou com infecção crônica e retardo do crescimento fetal em mulheres com imunidade intermediária. O parto pré-termo está relacionado com a presença de anemia e altos níveis de parasitemia e de TNF-α e IL-10 no final da gestação.

Não se sabe ao certo se o retardo do crescimento fetal causado pela infecção malárica é consequência de eventos que ocorrem no final da gravidez ou se ele é o resultado de eventos insidiosos que ocorrem durante todo o período gestacional. Estudos com Doppler indicam que a infecção malárica pode dificultar o remodelamento das artérias espiraladas uterinas e, com isso, causar aumento da resistência uteroplacentária ao fluxo sanguíneo e hipoxia fetal em um mecanismo semelhante ao que ocorre nos casos de pré-eclâmpsia. Por outro lado, a adesão de hemácias infectadas, o processo inflamatório subsequente e a posterior deposição de fibrina no espaço interviloso também parecem contribuir para o aumento da resistência placentária ao fluxo sanguíneo e dificultar o transporte de nutrientes através da barreira hematoplacentária, levando a sua insuficiência. Não se sabe como a malária inicia o trabalho de parto, levando ao parto pré-termo.

Como comentado, a imunidade às alterações placentárias e complicações clínicas causadas pela malária gravídica ocorre mediante o desenvolvimento de Ac IgG contra os antígenos parasitários responsáveis pela adesão do parasito ao espaço interviloso e da manutenção de um padrão de resposta anti-inflamatório do tipo Th2 durante a gestação. Até o presente momento essa imunidade só é conseguida por meio de sucessivas exposições a esses antígenos parasitários durante múltiplas gestações em mulheres de áreas endêmicas, não havendo vacina disponível. Contudo, se a infecção malárica é diagnosticada rapidamente e prontamente tratada o processo fisiopatológico é interrompido e a histologia placentária não apresenta alterações ao final da gestação.

▸ Imunopatologia do sistema imune

▪ Ativação policlonal linfocitária

Um dos mais marcantes eventos imunológicos da malária aguda humana e da infecção de animais de experimentação é uma ativação policlonal de células B e T, traduzida pela proliferação e ativação funcional de um grande número de clones desses dois tipos celulares detectadas desde os primeiros dias da infecção no baço de animais experimentalmente infectados com formas sanguíneas do parasito. No soro (tanto de indivíduos com a infecção naturalmente adquirida quanto de animais de laboratório experimentalmente infectados) detecta-se uma importante hipergamaglobulinemia que afeta tanto as IgG quanto as IgM. Estudos clássicos de absorção mostraram que somente uma pequena parcela dos Ac produzidos em resposta à infecção tem especificidade para antígenos plasmodiais. A grande parcela é constituída por Ac dirigidos contra uma ampla variedade de hetero e mesmo de autoantígenos sem nenhuma relação aparente com as especificidades imunológicas dos antígenos parasitários. Tais alterações eram designadas, em um passado não muito distante, como "tempestade imunológica".

Estudos da resposta proliferativa de linfócitos de indivíduos sem história prévia de malária, colocados para reagir diante de extratos de plasmódios murinos e humanos *in vitro*, evidenciaram a presença de substâncias parasitárias dotadas de propriedades mitogênicas para as células B. Posteriormente, foi identificado um ativador policlonal de células B no *P. falciparum* situado no domínio rico em cisteína da PfEMP-1. Tal ativador é capaz de ativar e aumentar a sobrevida (inibindo a apoptose) de linfócitos B circulantes, que se tornam maiores, proliferam e secretam imunoglobulinas e citocinas por meio da sua ligação inespecífica a porção Fab das imunoglobulinas de membrana sendo, desse modo, um superantígeno. O padrão de ligação é semelhante a outro ativador de células B, a proteína A de *Staphylococcus aureus*. Assim, os genes *var* de *P. falciparum* que codificam a molécula PfEMP-1 podem não só estar envolvidos no sequestro de hemácias parasitadas como também manipular o sistema imune, aumentando a sobrevivência do parasito.

Além disso, no caso do *P. falciparum*, observou-se que as propriedades mitogênicas do extrato parasitário concernem tanto a linfócitos T quanto B, e a ativação destes últimos também pode ser consequência da estimulação policlonal das células T por um mitógeno T presente no parasito. Esse segundo mecanismo de ativação poderia explicar a produção dos diferentes tipos de auto-Ac encontrados no sangue dos indivíduos infectados.

É também possível que a ativação da rede idiotípica (que seria potencializada e expandida durante o processo de ativação policlonal que acompanha a infecção) esteja envolvida na gênese da produção de auto e hetero-Ac. A existência de reações cruzadas que possam concernir a antígenos autólogos e parasitários e determinantes idiotípicos de auto e hetero-Ac, incluindo aqueles com especificidade para antígenos plasmodiais, já foi demonstrada. Essa resposta não específica também pode ser amplificada por cofatores para a ativação linfocitária secretados pelos macrófagos como a IL-1, e possivelmente por fatores de crescimento de células B (*B-cell growth factors* ou BCGF). Embora se traduza por uma importante hipergamaglobulinemia, a relevância da estimulação policlonal na patogenia da doença ainda não foi demonstrada. Especula-se que ela possa ser tanto um obstáculo à aquisição de uma resposta imune protetora eficiente quanto um componente essencial da imunidade clínica e parasitológica observada em indivíduos expostos cronicamente à infecção. Acredita-se também que a ativação policlonal linfocitária induzida pela infecção seja a responsável pela maior incidência de linfoma de Burkitt e linfoma esplênico nas zonas endêmicas de malária.

▪ Autoimunidade

A resposta autoimune associada à malária, manifestada frequentemente pela presença de auto-Ac em títulos baixos no decurso da infecção humana e experimental, poderia não resultar de uma ativação policlonal generalizada, mas refletir a ativação de uma gama limitada de autoantígenos preferenciais. A produção, relativamente específica, de auto-Ac não está, por exemplo, relacionada com estruturas específicas de órgão (como, por exemplo, a tiroglobulina), e os Ac produzidos têm especificidades e presença de isótipos determinados que podem variar de acordo com o grau de imunidade clínica. Por exemplo, foi constatado que a concentração de Ac anticardiolipina do tipo IgG era maior entre os indivíduos com infecção assintomática do que entre aqueles com malária não complicada ou com MC, e, inversamente, a presença de resposta IgM foi maior entre os pacientes com MC. Também foi observado que indivíduos africanos originários do Burkina Fasso expostos cronicamente à infecção malárica desenvolviam auto-Ac antinucleares de padrão salpicado de fluorescência (provavelmente dirigidos contra a ribonucleoproteína e outros antígenos nucleares solúveis), enquanto indivíduos (de todas as etnias) com malária aguda apresentavam auto-Ac séricos antimúsculo liso. Além disso, observou-se em regiões amazônicas endêmicas de malária que a presença de auto-Ac do tipo IgG contra extratos de tecido cerebral estava elevada e altamente associada a infecções assintomáticas. Esses dados sugerem a existência de uma correlação entre o perfil de autorreatividade e o grau de proteção imune à malária. Essa resposta autoimune parece não ser patogênica, embora possa participar nos processos de lesão celular, mantendo ou piorando as lesões já instaladas.

Apesar da frequente presença de auto-Ac circulantes, doenças autoimunes – como lúpus eritematoso sistêmico (LES) e artrite reumatoide – além de não serem uma complicação da infecção malárica, parecem surpreendentemente menos prevalentes entre populações de áreas hiperendêmicas de malária. Além disso, auto-Ac provenientes de pacientes com doenças autoimunes (como o LES), que jamais visitaram qualquer área endêmica de malária ou tiveram contato com o parasito, são capazes de reagir com antígenos sintéticos ou recombinantes plasmodiais (e até com proteínas nativas do parasito por imunofluorescência indireta) e inibir o crescimento do *P. falciparum in vitro*.

Esses dados epidemiológicos e provenientes de ensaios *in vitro* são reforçados por estudos com modelos experimentais que demonstram que: a impaludação experimental de camundongos híbridos NZB/NZW F1 faz com que esses animais deixem então de apresentar ou retardem em muito o aparecimento de uma síndrome autoimune, semelhante ao LES, que desenvolvem espontaneamente na ausência da infecção malárica; auto-Ac anti-DNA e antiactina purificados de soro hiperimune antiplasmodial de camundongo são capazes de reduzir o curso e a intensidade da infecção por *P. yoelii*.

O papel "protetor" da malária contra o desenvolvimento de doenças autoimunes, melhorando seu quadro clínico ou evitando/retardando seu aparecimento pode resultar da neutralização da influência de citocinas Th2 (necessária para o desenvolvimento de LES) pelo ambiente predominantemente Th1 criado pela infecção malárica (incluindo o aumento dos níveis de TNF-α, que é incompatível com o desenvolvimento do LES). Um mecanismo alternativo pelo qual a malária pode proteger contra as doenças autoimunes inclui o desenvolvimento de altos níveis de auto-Ac naturais que exerceriam um papel benéfico (ao contrário dos auto-Ac envolvidos na patogenia de doenças autoimunes) de regulação imune. Os "bons" auto-Ac poderiam se ligar a autoantígenos nucleares ou fosfolipídicos e bloquear sinais de ativação de células B autorreativas produtoras dos auto-Ac nefastos ao organismo. Outras possibilidades envolveriam a produção de mediadores como as prostaglandinas, assim como a ativação de células *natural killer* com propriedades imunorregulatórias pelo parasito.

Outros componentes da inter-relação malária/LES/TNF-α poderiam incluir fosfolipídios (FL) (derivados ou não do parasito) e Ac anti-FL, que modulariam, por meio da regulação do TNF-α (FL induzem a produção de TNF-α), a gravidade de ambas as doenças em indivíduos com tendência ao desenvolvimento de LES e expostos à infecção pelo plasmódio (Figura 75.3). No presente momento não há dados disponíveis mostrando claramente que auto-Ac induzidos pelo LES poderiam agir bloqueando o efeito do FL parasitário e/ou que os FL parasitários poderiam ter algum efeito benéfico na atividade ou na gravidade do LES mediante regulação positiva do TNF-α. Entretanto, embora os Ac anti-FL induzidos pela malária não pareçam ser patogênicos em pacientes maláricos não autoimunes, não podemos excluir a possibilidade de que auto-Ac anti-FL produzidos em resposta aos FL derivados do parasito sejam patogênicos nos pacientes com malária e tendência ao desenvolvimento de LES.

Ainda não se sabe se mecanismo semelhante ocorre nas infecções humanas, mas estudos com modelos experimentais indicam que a ativação de linfócitos T extratímicos (linfócitos T periféricos que não sofrem o processo clássico de amadurecimento no timo e apresentam TCR autorreativos), por sua vez acompanhada pela ativação de linfócitos B1 e consequente produção de auto-Ac naturais, está relacionada com o desenvolvimento de imunidade na malária.

Desse modo, a autoimunidade poderia participar da imunidade protetora da malária por meio de:

- Auto-Ac direcionados a antígenos da membrana de hemácias modificadas na conformação pela coexpressão de antígenos plasmodiais durante o parasitismo
- Auto-Ac reativos com cripto ou neoantígenos expressos tanto nas hemácias infectadas (caso 1) como nas não infectadas (caso 2) (como consequência da exposição das hemácias a produtos derivados do parasito ou a enzimas solúveis similares a neuraminidases), pela

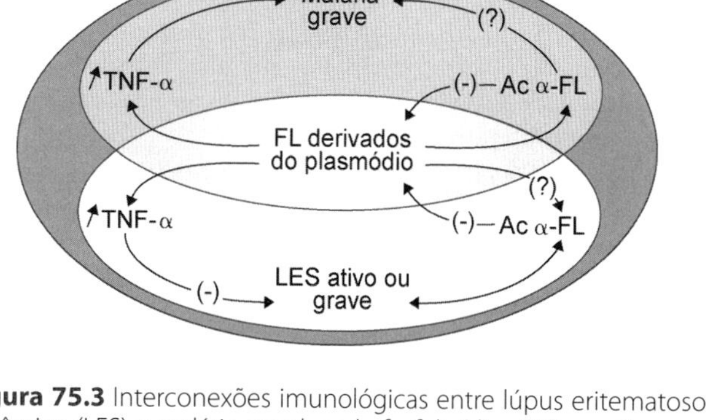

Figura 75.3 Interconexões imunológicas entre lúpus eritematoso sistêmico (LES) e malária envolvendo fosfolipídios (FL) e anticorpos antifosfolipídios (Ac α-FL), que podem – por meio da regulação do TNF-α – influenciar positiva ou negativamente a gravidade de ambas as doenças, em pacientes com tendência ao desenvolvimento de LES expostos à malária. Reproduzida de Daniel-Ribeiro e Zanini, 2000.

destruição de hemácias infectadas (no caso 1) ou tanto infectadas como não infectadas (no caso 2)

- Auto-Ac anti-idiótipo específicos para o sítio de ligação de Ac antimerozoíta, que poderiam imitar o ligante do parasito para o receptor de hemácias pela competição com o parasito bloqueando a reinvasão de hemácias
- Auto-Ac que reagem também com material do parasito – como antígenos do citoesqueleto nuclear – por meio de uma atividade parasiticida direta
- A rede natural de auto-Ac, potencializada no decurso da infecção malárica – por intermédio da primeira barreira de defesa antimicrobiana
- Auto-Ac anti-FL pela neutralização de propriedades (mitogênicas e indutoras de TNF-α) patogênicas dos FL derivados do parasito.

Para considerarmos que a autoimunidade possa participar na proteção imune contra a infecção ou mesmo contra a doença, devemos admitir também que a resposta autoimune possa ser eficiente em termos de proteção contra a malária sem ser ofensiva para o hospedeiro. Evidências nesse sentido estão disponíveis. De fato, Ac monoclonais de pacientes com mieloma múltiplo ou macroglobulinemia de Waldenström podem apresentar uma atividade de auto-Ac natural sem, entretanto, mostrarem nenhuma evidência de associação com autoimunidade clínica. Além disso, os auto-Ac formados no decurso de várias doenças infectoparasitárias e aqueles encontrados nas doenças autoimunes frequentemente reconhecem o mesmo auto-Ag, mas não apresentam nem a mesma especificidade fina nem as mesmas propriedades biológicas, ainda que compartilhem frequentemente idiótipos e até mesmo estruturas similares. Portanto, de acordo com essas e outras evidências, os auto-Ac não são sempre patogênicos, podendo ser o "natural", o "reativo" (*i. e.*, induzido pela malária), o "fortuito" (mieloma múltiplo ou macroglobulinemia de Waldenström) e até mesmo aqueles associados às doenças autoimunes como o LES, em que a presença de auto-Ac com patogenicidade comprovada representa uma minoria. Nesse sentido, o preço por uma autoimunidade mediadora de proteção na malária poderia não ser necessariamente uma autoimunidade clínica; assim o papel protetor dos auto-Ac poderia ser exercido sem perigo para o hospedeiro.

Imunodepressão

O estado de imunodepressão tem sido documentado principalmente em pacientes infectados por *P. falciparum* e *P. vivax* pela observação da diminuição da resposta imune adaptativa a determinados antígenos (principalmente contra os quais imunizações experimentais – em geral vacinas – podem ser realizadas e antígenos plasmodiais), pela queda da resposta linfoproliferativa *in vitro* a mitógenos e pela presença de alterações nas funções críticas dos monócitos, macrófagos e células dendríticas. Tanto as infecções sintomáticas quanto as assintomáticas podem causar prejuízo da resposta imune, que predispõe o hospedeiro à infecção por outros microrganismos. Investigações clínicas mostraram, por exemplo, que indivíduos com anemia associada à malária são particularmente mais suscetíveis a septicemias por *Salmonella* enquanto a infecção assintomática causa diminuição da resposta imune a vacinas constituídas por polissacarídios.

Em modelos experimentais, efeitos imunodepressores têm sido observados em camundongos infectados por *P. berghei* como atrofia tímica, principalmente pela diminuição do número de timócitos corticais acompanhada de profundas alterações nas proporções das diversas populações linfocitárias, e falta de capacidade desses animais de responderem a vacinas antitetânica e antidiftérica. Outro exemplo ilustrativo foi o trabalho comparativo realizado com camundongos infectados tanto com a cepa letal como com a não letal de *P. yoelii* e imunizados com toxoide tetânico ou diftérico. A depressão na capacidade das células esplênicas de responderem aos imunógenos específicos ocorreu de modo independente da letalidade da cepa, sugerindo que o efeito depressor não interfira na recuperação clínica. Embora a resposta humoral estivesse suprimida em todos os casos no pico máximo de parasitemia, a hipersensibilidade retardada se mostrou mais marcante nos camundongos com infecções fatais. Esses achados mostram que diferentes mecanismos de supressão podem estar presentes em uma infecção malárica, podendo inclusive afetar em graus variados componentes e mecanismos diferentes do sistema imune.

Embora não se conheçam com exatidão os mecanismos implicados na gênese da imunodepressão que acompanha as infecções maláricas humana e experimental, acredita-se que a imunodepressão corresponda a um dos componentes importantes que permitem ao parasito escapar da resposta imune que eles próprios suscitam, permitindo a sua sobrevivência, e pode ser necessária para a melhor relação parasito/hospedeiro, impedindo que uma resposta imune exacerbada acaba por causar mais dano do que benefício ao hospedeiro. Além disso, como a imunodepressão também foi observada em indivíduos recentemente infectados por *P. falciparum*, tem sido sugerido que esses pacientes podem não responder tão bem a uma vacina antimalárica como o fariam os não infectados.

As alterações funcionais em células mononucleares que ocorrem na malária incluem deficiências no processamento e na apresentação de antígenos, retardo no recrutamento e na ativação por ocasião da infecção e comprometimento da produção de IL-1. A hemozoína parece desempenhar um papel importante na inibição da atividade de monócitos e seus sucessores (macrófagos e células dendríticas) durante a infecção. Essa atividade seria mediada pela produção de derivados lipídicos como ácido 15(s)-hidroxieicosatetraenoico (15-HETE) e 4-hidroxinonenal (4-HNE) pela hemozoína mediante seu contato com ácidos graxos insaturados presentes nas membranas celulares por uma reação catalítica não enzimática. Esses derivados lipídicos, por sua vez, são capazes de inibir a diferenciação de monócitos em macrófagos e células dendríticas e a ativação destas últimas, diminuindo a expressão de MHC de classe II e outras moléculas coestimulatórias necessárias para que essas células desempenhem suas funções imunes. A inibição das funções dos macrófagos também tem sido associada à presença de altos níveis de parasitemia, embora um papel bem diferente – potencializando a resposta imune em presença de baixa parasitemia – também tenha sido atribuído a essas células durante a infecção malárica.

Em relação às alterações linfocitárias, a infecção por *P. falciparum* acarreta diminuição do número total de células T ($CD3^+$) com pouca ou nenhuma mudança consistente na proporção de suas subpopulações $CD4^+$ e $CD8^+$ no sangue periférico, associada a diminuição de resposta proliferativa de linfócitos T a antígenos plasmodiais *ex vivo*, de modo independente da parasitemia e da gravidade da doença. Contudo, diversos marcadores solúveis de ativação e proliferação de células T, como IL-2 e seu receptor solúvel (sIL-2R), β_2-microglobulina (sβ2 m), CD4 (sCD4) e CD8 (sCD8), apresentam-se elevados durante a malária aguda por *P. falciparum* e o número de linfócitos periféricos retorna aos valores normais 24 h após o início do tratamento, embora sem restaurar a resposta celular Ag-específica. Essa aparente contradição pode ser explicada pela hipótese de que os linfócitos T respondedores estavam sequestrados nos tecidos e que o desaparecimento da parasitemia os fez circular. Até o presente momento, não foi descrita deficiência de células B na circulação e os dados indicam que há uma intensa ativação e proliferação inespecífica dessas células nos órgãos linfoides com subsequente aumento da produção de imunoglobulinas durante a infecção.

A ativação policlonal linfocitária é um dos mecanismos potencialmente envolvidos na gênese das alterações linfocíticas ligadas à imunodepressão na malária que seriam decorrentes de um fenômeno de "exaustão imune". Assim, após estímulo *in vivo* por mitógenos parasitários as células ativadas de modo policlonal e inespecífico são "empurradas" a um estágio de diferenciação que as tornaria incapazes de responder a estímulos (antigênicos ou mitogênicos) posteriores *in vitro*.

Outro mecanismo que poderia explicar a baixa resposta T específica de antígenos plasmodiais é ilustrado pelo importante polimorfismo na região imunodominante do epitopo de células T $CD4^+$ (Th2R) da proteína circumesporozoíta do *P. falciparum*. O parasito pode, de fato, utilizar essa variação para escapar ou interferir com as funções efetoras das células T $CD4^+$ porque já foi demonstrado que a coestimulação dessas células com peptídios ligantes naturalmente alterados pode induzir a uma rápida mudança no perfil da produção de citocinas, de IFN-γ para o mediador supressor IL-10.

Outro mecanismo que pode estar envolvido na imunodepressão causada pela malária seria a produção direta de substancias imunossupressoras pelo parasito. Assim, o *P. falciparum* produz, principalmente durante os estágios de trofozoíta e de esquizonte, prostaglandinas (D2, E2 e F2α) e um fator solúvel de imunodepressão com atividade 100 vezes maior do que o extrato bruto de parasitos com capacidade de suprimir a resposta T dependente foi purificado a partir de sangue de camundongos infectados com *P. berghei*.

Um papel provável na imunodepressão causada pela malária também pode ser atribuído ao óxido nítrico e tem sido proposto que existe um equilíbrio dinâmico entre os efeitos de regulação e os efeitos antiparasitários durante as infecções maláricas. Enquanto a função imunodepressora do óxido nítrico leva a uma regulação negativa *in vivo* da produção de IL-2 (deprimindo a proliferação de células Th1) e, indiretamente, dos níveis de IFN-γ e de TNF-α, esta debilitação da resposta imune do hospedeiro mediada por células é parcialmente mascarada pelos efeitos antimaláricos do óxido nítrico por si só. A reversão da imunodepressão pelo tratamento de células esplênicas de camundongos infectados com plasma contendo complemento também já foi obtida sugerindo que o estado de depressão poderia também decorrer da diminuição dos níveis dessas moléculas. De fato, níveis reduzidos de complemento lítico em ratos infectados com *P. chabaudi* foram observados.

A gravidez é um dos mais importantes fatores de agravamento e complicação da malária que, por sua vez, pode afetar o seu desenvolvimento. Além dos efeitos imunossupressores na resposta T, a gonadotrofina coriônica humana (hGG) tem um efeito, dose-dependente, estimulador do crescimento de formas assexuadas do *P. falciparum in vitro*, que desaparece após a inativação do hormônio.

A superposição geográfica de áreas malarígenas e de focos de alta prevalência de linfoma de Burkitt em algumas regiões da África levou tradicionalmente à consideração de que a infecção malárica crônica poderia afetar a integridade da imunidade celular necessária para a proteção contra os vírus, incluindo o vírus Epstein-Barr (EBV), envolvido na gênese dessa neoplasia. Uma relação de causa e efeito permanece, entretanto, a ser demonstrada. Em crianças africanas tem sido observado que a infecção malárica aguda pelo *P. falciparum* permite a expansão da infecção latente pelo EBV, levando à colonização dos linfonodos em 60% dos casos. Desse modo, essa expansão poderia ocorrer como resultado tanto da ativação policlonal linfocitária (explicada anteriormente) como da imunodepressão associada à malária.

No que concerne à interação malária e HIV, tem sido constatado que:

- A infecção pelo HIV-1 está associada ao aumento da prevalência e intensidade da infecção pelo *P. falciparum* em adultos africanos com imunidade adquirida para malária
- Infecções pelo *P. falciparum* em adultos infectados pelo HIV-1 estão associadas ao aumento das concentrações plasmáticas de RNA do HIV-1
- A quimioprofilaxia para a malária é menos efetiva nas mulheres grávidas HIV-positivas do que nas HIV-negativas.

Apoptose

Podemos considerar, didaticamente, que existem dois tipos de morte celular: por necrose (acidental ou patológica), observada quando a célula é exposta a alterações importantes das condições fisiológicas (dano súbito e grave por trauma físico ou químico), e morte celular programada. As características dessa última sugeriram o uso do termo *apoptose* (palavra grega relacionada com a programação das folhas de determinadas árvores para cair no outono). A apoptose é um processo fisiológico de morte celular que ocorre como parte do desenvolvimento do sistema imune e em resposta a uma variedade de estímulos fisiológicos ou patológicos.

A fenomenologia da apoptose difere daquela da necrose por apresentar características marcantes como a contração do volume celular com manutenção da integridade das organelas citoplasmáticas e a condensação da cromatina. Essa última é resultante da ativação de uma endonuclease endógena responsável pela clivagem oligonucleossomal (*ladder type*) do DNA em fragmentos de aproximadamente 180 a 200 pares de bases (pb) de comprimento. Durante o processo, ocorrem alterações na superfície celular reconhecidas por macrófagos que, avidamente, fagocitam as células apoptóticas, evitando o processo inflamatório, que ocorre, por exemplo, quando as células morrem por necrose e liberam material citoplasmático no meio extracelular.

Estudos indicam que a suscetibilidade à morte celular programada não é restrita apenas a timócitos imaturos (que morrem no timo no processo de seleção negativa) ou a células T ativadas (por ocasião de uma infecção). Está claro agora que linfócitos T periféricos maduros também podem ser suscetíveis à morte celular apoptótica pela ativação mediante seus receptores de células T (*TCR/T cell receptor*) podendo, portanto, ter um papel importante na imunodepressão e na imunopatogenia de certas infecções. Outro aspecto seria a participação da apoptose no processo de formação de auto-Ac, particularmente Ac antinucleares – um dos fenômenos observados durante a infecção malárica. De fato, a presença de antígenos nucleares que poderiam fornecer um primeiro sinal para ativação das células autorreativas indutoras de Ac antinucleares foi demonstrada na membrana de células em apoptose.

Embora a fisiopatologia da linfopenia associada à malária ainda seja desconhecida, além do sequestro de linfócitos em órgãos profundos, uma possível explicação poderia envolver os eventos apoptóticos, que também explicariam, ao menos parcialmente, a diminuição do número de linfócitos T circulantes, tanto $CD4^+$ quanto $CD8^+$. Um aumento nas taxas de apoptose de células T $CD4^+$ e $CD8^+$ foi constatado no sangue periférico de pacientes infectados tanto por *P. falciparum* quanto por *P. vivax*. Como as células em apoptose têm expressão aumentada de Fas e o aumento nos níveis plasmáticos de FasL solúvel foi considerado como estando relacionado com a depressão dos linfócitos, em especial dos linfócitos T na malária, é possível que o sistema Fas-FasL e, portanto, a apoptose induzida por Fas tenham um papel importante na linfopenia e participem da gênese da imunodepressão associada.

Além de ser importante na imunodepressão induzida pela malária, o processo de apoptose está envolvido em diversos outros aspectos da interação parasito-hospedeiro durante a infecção malárica. Por exemplo, estudos com modelos experimentais indicam que a indução de apoptose nas células de Kupffer associada ao aumento da resistência à apoptose de hepatócitos infectados por trofozoítas hepáticos são mecanismos que parecem estar envolvidos na sobrevivência do parasito durante a fase hepática do seu ciclo de vida.

A apoptose também parece estar envolvida na fisiopatogenia da MC. A ativação das células endoteliais pelo processo de adesão de hemácias parasitadas e pela resposta inflamatória gerada pelo parasito induz apoptose de células endoteliais que contribui para o processo de quebra da barreira hematencefálica que ocorre na complicação. De modo interessante, o processo de sequestro parasitário na microvasculatura não é condição *sine qua non* para o ocorrência de apoptose de células endoteliais na MC já que só o soro de pacientes com a complicação foi capaz de induzir apoptose dessas células e estudos indicam a existência de um fator apoptótico solúvel produzido por hemácias parasitadas. A morte celular programada de células neuronais também ocorre na MC, porém não se sabe qual é o tamanho da contribuição desse processo para o quadro clínico.

Por fim, como já foi discutido, a apoptose também está envolvida na patogenia da anemia na malária de diversas maneiras, tanto diminuindo a produção de hemácias, mediante indução de apoptose em precursores eritroides pela hemozoína, como por mecanismos que aumentam a velocidade de destruição de hemácias parasitadas ou não.

▸ Referências bibliográficas

Bienvenu AL, Gonzalez-Rey E, Picot S. Apoptosis induced by parasitic diseases. *Parasit Vectors*. 3: 106, 2010.

Butcher G. Autoimmunity and malaria. *Trends Parasitol*. 24(7): 291-292, 2008.

Clark IA, Alleva LM, Mills AC *et al.* Pathogenesis of malaria and clinically similar conditions. *Clin Microbiol Rev.* 17: 509-539, 2004.

Danel-Ribeiro CT, Ferreira-da-Cruz MF. The new and the old in malaria immunopathology. *Ciência e Cultura*. 52: 272, 2000.

Daniel-Ribeiro CT, Zanini G. Autoimmunity and malaria: what are they doing together? *Acta Trop.* 76: 205-221, 2000.

Elsheikha HM, Sheashaa HA. Epidemiology, pathophysiology, management and outcome of renal dysfunction associated with plasmodia infection. *Parasitol Res*. 101(5): 1183-1190, 2007.

Flick K, Chen Q. Var genes, PfEMP1 and the human host. *Mol Biochem Parasitol.* 134: 3-9, 2004.

Haldar K, Mohandas N. Malaria, erythrocytic infection, and anemia. *Hematology Am Soc Hematol Educ Program*. 87-93, 2009.

Hunt NH, Golenser J, Chan-Ling T *et al.* Immunopathogenesis of cerebral malaria. *Int J Parasitol*. 36(5): 569-582, 2006.

Maguire JD, Baird JK. The 'non-falciparum' malarias: the roles of epidemiology, parasite biology, clinical syndromes, complications and diagnostic rigour in guiding therapeutic strategies. *Ann Trop Med Parasitol.* 104(4): 283-301, 2010.

Martins YC, Carvalho LJ, Daniel-Ribeiro CT. Challenges in the determination of early predictors of cerebral malaria: lessons from the human disease and the experimental murine models. *Neuroimmunomodulation.* 16(2): 134-145, 2009.

Mohan A, Sharma SK, Bollineni S. Acute lung injury and acute respiratory distress syndrome in malaria. *J Vector Borne Dis.* 45: 179-193, 2008.

Penman B, Gupta S. Evolution of virulence in malaria. *J Biol.* 7(6): 22, 2008.

Riccio EKP, Neves-Junior I, Pratt-Riccio LR *et al.* Malaria associated apoptosis is not significantly correlated with either parasitemia or the number of previous malaria attacks. *Parasitol Res.* 90: 9-18, 2003.

Rogerson SJ, Hviid L, Duffy PE *et al.* Malaria in pregnancy: pathogenesis and immunity. *Lancet Infect Dis.* 7(2): 105-117, 2007.

Schofield L. Intravascular infiltrates and organ-specific inflammation in malaria pathogenesis. *Immunol Cell Biol.* 85(2): 130-137, 2007.

Thien HV, Kager PA, Sauerwein HP. Hypoglycemia in falciparum malaria: is fasting an unrecognized and insufficiently emphasized risk factor? *Trends Parasitol.* 22(9): 410-415, 2006.

76 Vacinas Contra a Malária

Leonardo J. de Moura Carvalho, Lilian Rose Pratt-Riccio e Cláudio Tadeu Daniel-Ribeiro

▸ Introdução

A estratégia de controle da malária em grande parte dos locais onde ela é endêmica se baseia em dois pilares: diagnóstico e tratamento rápidos e controle do vetor. Apesar da disponibilidade de instrumentos eficientes de combate à malária nessas duas frentes, eles se mostram insuficientes, mesmo onde há uma estrutura razoavelmente estabelecida, como é o caso do Brasil. Em regiões onde a falta de recursos é flagrante, como no caso da África subsaariana, a situação é mais grave, tornando o controle da transmissão praticamente impossível. Além da utilização precária das ferramentas disponíveis, em vários países, outros fatores contribuem para a dificuldade de controle da transmissão da malária, como a resistência do parasito aos antimaláricos comumente utilizados, a dificuldade do diagnóstico rápido em localidades isoladas e a resistência de mosquitos aos inseticidas utilizados. Todos esses fatores fazem com que a busca por novas ferramentas e estratégias de controle da malária seja tema de grande interesse e atualidade.

Uma estratégia capaz de causar um grande impacto na prevalência da malária seria uma vacina. Enquanto o diagnóstico e tratamento rápidos têm como filosofia uma abordagem curativa, minimizando os transtornos causados pela infecção ao paciente e evitando a permanência por períodos prolongados de uma fonte de infecção – o próprio paciente –, a utilização de uma vacina é uma abordagem preventiva, evitando a própria existência dessa fonte de infecção. Em princípio, trata-se de uma estratégia mais eficaz e que, além disso, traz outras vantagens, como a prevenção da morbiletalidade associada à infecção e um gasto consideravelmente menor, uma vez que a aplicação de uma vacina é muito mais barata que manter a ampla estrutura para o diagnóstico e o custo do tratamento e de eventuais internações.

▸ Histórico

A busca por uma vacina antimalárica teve um impulso considerável em meados da década de 1960, quando foi pela primeira vez descrito que camundongos imunizados com as formas esporozoítas atenuadas por radiação ficavam protegidos contra um desafio com esporozoítas não irradiados. Os mesmos resultados foram alcançados em macacos e, principalmente, no homem utilizando esporozoítas irradiados de *Plasmodium falciparum* e, posteriormente, de *P. vivax*. Apesar de eficaz, a utilização de esporozoítas irradiados não parece ser, para a maioria dos cientistas, até o presente momento, uma abordagem viável para vacinação em massa, uma vez que esporozoítas não são cultiváveis *in vitro*, havendo a necessidade de obtenção dos mesmos por meio da dissecção de glândulas salivares de mosquitos *Anopheles* infectados criados em laboratório, o que é um procedimento laborioso, de baixo rendimento e que exige estrutura apropriada. Em vista dessas dificuldades, iniciou-se uma fase de intensa pesquisa, ainda nos anos 1970, para a identificação de proteínas que fossem alvos da resposta protetora induzida pelo esporozoíta irradiado. Pesquisas conduzidas na Universidade de Nova York levaram à identificação da proteína circum-esporozoíta (CSP), que corresponde, até hoje, a um dos principais candidatos à vacina antimalárica. A CSP é a principal proteína de membrana do esporozoíta e parece desempenhar um papel importante no processo de invasão do esporozoíta no hepatócito. Anticorpos anti-CSP são capazes de aglutinar esporozoítas, e a vacinação de camundongos com a CSP de plasmódios de roedores torna os animais imunes à infecção. Entretanto, ensaios clínicos em humanos não conseguiram reproduzir tal efeito de maneira consistente, e ainda hoje diferentes construções derivadas dessa proteína, incluindo vacinas de DNA, têm sido utilizadas em associação com diferentes adjuvantes na tentativa de identificar formulações que possam ser eficazes.

A história da CSP ilustra o que tem sido nos últimos 20 anos a tentativa de se desenvolver uma vacina contra a malária. Mais de 30 antígenos derivados das formas pré-eritrocíticas, eritrocíticas assexuadas e formas sexuadas já foram descritos e, em vários casos, os estudos avançaram até ensaios clínicos em voluntários e mesmo em populações expostas. Em nenhum caso, entretanto, os resultados foram animadores o suficiente para possibilitar uma previsão segura de quando uma vacina eficaz estará disponível.

Além da demonstração de que a inoculação de esporozoítas irradiados confere imunidade protetora, alguns outros dados dão suporte à noção de que a obtenção de uma vacina antimalárica é factível:

- Indivíduos vivendo em áreas de alta transmissão de malária adquirem imunidade primeiro contra as formas graves da doença e depois contra as manifestações clínicas
- Uma imunidade antiparasitária parcial é também adquirida e adultos podem ter parasitos circulantes, mas em baixa densidade e sem provocar sintomas
- Essa imunidade pode ser transferida para indivíduos não imunes por meio da administração de imunoglobulinas imunes, mostrando que a imunidade contra as formas sanguíneas é mediada pelo menos em parte por anticorpos.

▸ Testes clínicos vacinais

Para melhor compreensão da descrição dos antígenos candidatos a compor uma vacina antimalárica, cabe fazer aqui

Tabela 76.1 Antígenos derivados dos diferentes estágios do ciclo de vida do parasito identificados como alvos potenciais para uma vacina.

Esporozoítas	Anticorpos bloqueiam invasão dos hepatócitos *Níveis elevados permanentes de anticorpos são necessários para proteção. Um único esporozoítas que escape dos anticorpos bloqueadores poderá levar à infecção e à produção de 10.000-30.000 esquizontes hepáticos*
Estágio hepático	Células T CD8+, CD4+, células NK e anticorpos; liberação de IFN- por células T CD8+ e CD4+ induz a produção de óxido nítrico. Células T CD8+ e células NK exercem citotoxicidade e apoptose mediada por Fas/Fas-ligante. Células NK e anticorpos fazem citoxicidade celular mediada por anticorpos *Dados de campo sobre o impacto de mosquiteiros impregnados com inseticidas em áreas endêmicas têm mostrado que a diminuição do tamanho do inóculo pode levar a doença mais moderada e a menor intensidade de transmissão, opondo-se à crença de que vacinas dirigidas ao esporozoíta ou ao estágio hepático devam apresentar 100% de eficácia (imunidade estéril) para terem impacto*
Merozoítas	Anticorpos bloqueiam a invasão nas hemácias (eritrócitos), medeiam opsonização e ADCI *Antígenos derivados do merozoíta estão entre os principais alvos de vacinas antimaláricas*
Toxinas	Anticorpos bloqueiam toxinas, evitando a doença clínica e a malária grave *A imunidade contra toxinas fornece proteção contra a doença clínica, mas não tem efeito sobre o desenvolvimento do parasito. Uma vacina antitóxica deve, portanto, ser usada em associação com outros tipos de vacinas antimaláricas*
Hemácia infectada	Anticorpos medeiam opsonização, ADCC, lise mediada por complemento e bloqueiam adesão ao endotélio; células T CD4+ e monócitos secretam citocinas com efeitos parasiticidas/parasitostásticos *Antígenos parasitários expressos na membrana do eritrócito parasitado ficam "visíveis" a anticorpos. Citotoxicidade celular não é ativa devido à ausência de moléculas de MHC na superfície das hemácias*
Estágio sexuado	Anticorpos bloqueiam a fertilização ou adesão/passagem do oocineto através da parede do estômago *Não protege o indivíduo, mas impede o desenvolvimento posterior do parasito no vetor e, consequentemente, a transmissão para outras pessoas. Para ser usada em associação com outros tipos de vacinas*

uma breve descrição dos testes clínicos vacinais. Os testes clínicos de uma vacina são divididos em quatro fases. A Fase I é destinada à avaliação da inocuidade e imunogenicidade da preparação e dos tipos de resposta imune induzidos (humoral, celular, tipos de citocinas etc.). Nessa fase, formulações altamente purificadas (nível "GMP") são administradas em voluntários não imunes residentes em áreas não endêmicas ou em um número limitado de indivíduos expostos. A eficácia da vacina é testada na Fase II. A Fase IIa envolve voluntários não imunes e não expostos à malária e o desafio é feito mediante a picada de mosquitos de laboratório carreando esporozoítas nas glândulas salivares; a eficácia vacinal é avaliada pela capacidade do indivíduo vacinado de evitar ou postergar a infecção. Por causa de exigências éticas, o fim do teste é alcançado com a detecção da primeira forma sanguínea quando o tratamento é imediatamente aplicado. A Fase IIb envolve um número limitado de indivíduos de áreas endêmicas expostas ao desafio natural. A proteção pode ser avaliada, por exemplo, pela capacidade dos indivíduos vacinados de evitar infecções, ou ter menos infecções em determinado período, quando comparados com um grupo controle não vacinado. Formulações que tenham sucesso nessas fases podem ser encaminhadas para a Fase III, na qual a vacina é aplicada em uma população de área endêmica definida e a eficácia pode ser avaliada com uma queda estatisticamente significativa na incidência de malária ou de malária grave em relação a uma população não vacinada vivendo sob as mesmas condições epidemiológicas. Uma vacina que chegue à Fase III, provavelmente, será amplamente testada em diferentes populações em diversas regiões endêmicas com características epidemiológicas variadas. Um sucesso nessa fase levará aquela vacina à Fase IV, quando ela será administrada em populações maiores, provavelmente associada a outras vacinas – por exemplo, dentro do contexto do Programa Ampliado de Imunização (*Extended Programme of Immunization*, EPI) da Organização Mundial da Saúde, em que a eficácia a longo prazo e possíveis interferências com outras vacinas podem ser avaliadas de maneira apropriada.

Vários antígenos derivados dos diferentes estágios do ciclo de vida do parasito têm sido identificados como alvos potenciais para uma vacina. Didaticamente, seis alvos são considerados (Tabela 76.1): esporozoítas; forma hepática; merozoítas; formas intraeritrocíticas assexuadas; toxinas e formas sexuadas.

Esporozoítas

Após a demonstração de que a inoculação de esporozoítas irradiados induzia à imunidade esterilizante, acreditava-se que o próprio esporozoíta fosse o alvo primordial dessa imunidade. Assim, as primeiras vacinas de subunidade derivadas do esporozoíta, principalmente tendo a CSP como alvo, foram desenhadas com o objetivo de induzir anticorpos que pudessem se ligar ao esporozoíta e impedir a penetração do mesmo nos hepatócitos. No caso da CSP de *P. falciparum*, foi identificada uma região repetitiva na molécula contendo os aminoácidos NANP que são considerados o principal epítopo B da molécula. Entretanto, formulações contendo NANP não tiveram inicialmente grande sucesso em induzir imunidade protetora. De qualquer maneira, uma vez que os esporozoítas permanecem na circulação apenas alguns minutos entre a inoculação pelo mosquito e a entrada no hepatócito, o bloqueio da invasão exigiria níveis altos e permanentes de anticorpos circulantes.

Recentemente, a estratégia de utilizar esporozoítas irradiados voltou a ser considerada devido ao sucesso relatado por um grupo de pesquisadores na produção em massa de esporozoítas de *P. falciparum* obtidos por meio da dissecção de mosquitos infectados. Uma vacina, baseada em esporozoítas de *P. falciparum*, metabolicamente ativos, atenuados por irradiação e purificados de glândulas salivares de mosquitos criados em laboratório, está sendo utilizada em ensaios de fases I/IIa em voluntários adultos sadios não imunes com o objetivo de fornecer informações iniciais sobre segurança e tolerabilidade.

Formas hepáticas

Vários estudos demonstraram que o alvo primordial da imunidade protetora induzida pela inoculação de esporozoítas irradiados não é o próprio esporozoíta, mas sim as formas hepáticas, e que a irradiação deve apenas atenuar o esporozoíta. Esporozoítas mortos não causam imunidade protetora. Parece necessário que o esporozoíta mantenha sua capacidade de penetrar no hepatócito e iniciar seu desenvolvimento, produzindo proteínas que serão expressas na membrana do hepatócito e, essas sim, serão alvos de respostas imunes do hospedeiro envolvendo, essencialmente, a imunidade celular. A irradiação impede que essas formas infectantes atinjam a maturação até o estágio sanguíneo. Além disso, o parasito atenuado permanece por vários meses no fígado dos indivíduos imunizados, sendo uma fonte contínua de reforço da resposta imune, o que ajuda a explicar por que somente o parasito atenuado e não aquele totalmente viável é capaz de provocar imunidade. De fato, não só o parasito viável permanece por períodos curtos no fígado como também passa em seguida à forma sanguínea que induz a uma série de alterações no sistema imune do hospedeiro, como ativação policlonal de linfócitos e imunodepressão.

Vários mecanismos, baseados em dados provenientes principalmente de modelos murinos de infecção malárica, têm sido propostos para explicar a imunidade contra as formas hepáticas. Alguns tipos celulares e citocinas podem ter uma participação importante como efetores dessa imunidade, sendo o linfócito T $CD8^+$ a célula principal. Outras células importantes são os linfócitos T $CD4^+$ e células NK que, juntamente com linfócitos T $CD8^+$, cooperam e secretam citocinas (principalmente IFN-γ) que induzem à expressão de óxido nítrico pelos hepatócitos, levando à morte do parasito. Outros mecanismos, como a apoptose induzida pela interação Fas-FasL e a citotoxicidade causada pela secreção de perforinas e granzimas pelas células $CD8^+$ e NK, também podem ser importantes. Entretanto, os detalhes dos mecanismos envolvidos e sua modulação ainda não estão completamente elucidados. Mesmo em modelos murinos, a importância de cada um dos fatores descritos varia de acordo com a utilização de diferentes combinações de linhagens de camundongos e espécie ou cepas de parasito, o que dificulta a utilização de uma abordagem lógica para o desenvolvimento de vacinas contra as formas hepáticas. Um dos parâmetros mais utilizados como marcador para a escolha de um antígeno como candidato à vacina contra a forma hepática é sua capacidade de induzir células $CD8^+$ que produzam IFN-γ. Entretanto, tanto em modelos murinos quanto em ensaios clínicos realizados com voluntários, esse marcador não foi, até o momento, capaz de predizer a eficácia vacinal de uma formulação. Diferentes vacinas, inclusive utilizando múltiplos antígenos, embora boas indutoras de respostas $CD8^+$ e IFN-γ, falharam em proteger os indivíduos de desafios com o parasito. Assim, o conhecimento aprofundado dos mecanismos de proteção contra as formas hepáticas – e também contra as formas sanguíneas, como veremos adiante – é de fundamental importância para o desenvolvimento de vacinas.

Mesmo com essas dificuldades, a busca por uma vacina eficaz tem sido intensa. Vários antígenos derivados das formas hepáticas têm sido descritos e, atualmente, com a disponibilidade do genoma completo de *P. falciparum* e de *P. vivax*, a identificação de novos candidatos vacinais tende a se multiplicar nos próximos anos. O antígeno de fase hepática mais estudado é, de novo, a CSP, que também é expressa neste estágio do ciclo do parasito. Uma das formulações contendo essa proteína em fusão com o antígeno HBs do vírus da hepatite B e em associação com o adjuvante AS02 tornou-se uma das mais promissoras vacinas-teste quando, em ensaio clínico de Fase II, seis dos sete voluntários imunizados com essa formulação foram refratários ao desafio com esporozoítas. Entretanto, a imunidade induzida foi de curta duração, e a mesma vacina, quando aplicada em área endêmica em um estudo de Fase IIb, não apresentou o mesmo resultado em termos de eficácia. Vários outros antígenos, como o *liver stage antigen* 1 (LSA-1), LSA-3, SALSA (*sporozoite and liver stage antigen*), TRAP, (*thrombospondin related anonymous protein*) e STARP (*sporozoite threonine and asparagine rich protein*), têm sido também avaliados, em alguns casos com resultados animadores, mas ainda insuficientes para se projetar a obtenção de uma vacina para um futuro próximo.

Merozoítas

Além do esporozoíta, o merozoíta corresponde à única fase do ciclo no hospedeiro humano em que o parasito é extracelular, estando assim diretamente exposto à ação de anticorpos. Como no caso dos esporozoítas, o espaço de tempo entre a liberação de merozoítas – a partir de esquizontes (hepáticos ou sanguíneos) – e a invasão de novas células é muito curto e, consequentemente, os anticorpos para terem ação efetiva devem estar presentes em altos níveis. O principal racional para o desenvolvimento de vacinas tendo como alvo o merozoíta é o bloqueio de sua penetração na hemácia. Assim, a identificação de ligantes para hemácias na superfície do merozoíta é imprescindível. No caso de *P. vivax*, a molécula que interage com o receptor na hemácia é o chamado DBP (*duffy binding protein*, proteína ligante do antígeno duffy), que se liga a uma molécula denominada DARC (*duffy antigen receptor for chemokines*, antígeno duffy receptor de quimiocinas). Alguns grupos trabalham atualmente no desenvolvimento de uma vacina para *P. vivax* composta de DBP. No caso de *P. falciparum*, a história é mais complexa, uma vez que aparentemente o parasito utiliza mecanismos redundantes de ligação e penetração na hemácia. Algumas moléculas potencialmente envolvidas nesse fenômeno têm sido identificadas, como a MSP-1, EBA-175, AMA-1 e outras (Tabelas 76.2 e 76.3). O principal ligante na hemácia parece ser a glicoforina A. A MSP-1 (*merozoite surface protein-1*, proteína 1 de superfície do merozoíta)

Tabela 76.2 Antígenos candidatos a compor uma vacina antimalárica mais estudados atualmente.

Alvos	Antígenos candidatos
Esporozoíta	Proteína circum-esporozoíta (CSP) Proteína adesiva relacionada com a trombospondina (TRAP) Antígeno de esporozoíta e do estágio hepático (SALSA) Proteína de esporozoíta rica em treonina e asparagina (STARP)
Estágio hepático	CSP Antígenos do estágio hepático (LSA) -1, -2 e -3 SALSA STARP
Merozoíta	Proteína de superfície de merozoíta (MSP) -1, -2, -3, -4, -5, -6, -7, -8, -9, -10 Antígeno 175 de ligação à hemácia (EBA)–175 Antígeno da membrana apical (AMA)–1 Proteína associada à roptria (RAP) -1 e -2 Antígeno de repetição acidobásico (ABRA) Proteína de ligação ao duffy (*P. vivax*)
Estágio intraeritrocitário	Antígeno de superfície da hemácia fase de anel (RESA) Proteína rica em serina (SERA) Proteína de membrana da hemácia (EMP) -1, -2 e -3 Proteína rica em glutamato (GLURP)
Toxinas	Glicosilfosfatidilinositol (GPI)
Estágio sexuado	Ps25, Ps28, Pg48/45, Pg230

Tabela 76.3 Ensaios de construções candidatas a vacinas contra malária em fase pré-clínica (primatas não humanos) ou clínica.

Candidato	Fase	Formulação e esquema	Resultados e referências
Ensaio clínico – organismo inteiro			
PfSPZ	Ia	Esporozoítas de *P. falciparum* vivos, atenuados por radiação, purificados de glândulas salivares de mosquitos infectados	Segura, bem tolerada. Capaz de elicitar resposta imune protetora (Hoffman *et al.*, 2002; Luke e Hoffman, 2003; Hoffman *et al.*, 2010)
Ensaio clínico – Monoantigênicas			
RTS,S/AS01E	III	Proteína de fusão recombinante de CSP e HBsAg	Segura e imunogênica. Significante proteção contra infecção por *P. falciparum* e malária clínica, incluindo malária grave (Ballou, 2009; Cohen *et al.*, 2010; Agnandji *et al.*, 2010)
Adenovirus vectored CS	Ia/Ib	Proteína recombinante CS expressa em adenovírus sorotipo 35	Elicita respostas celular e humoral em camundongos (Marzio *et al.*, 2007; Shott *et al.*, 2008)
AdCh63/MVA MSP1	I/IIa	MSP1 recombinante expressa em adenovírus e em vírus vaccínia Ankara modificado	Induz anticorpos capazes de inibir o crescimento *in vitro* de *P. falciparum* (Draper *et al.*, 2008; Draper *et al.*, 2009; Douglas *et al.*, 2010; Goodman *et al.*, 2010)
EBA175RII	Ia/Ib	Proteína recombinante correspondendo à região II do EBA	Segura e imunogênica (Fouda *et al.*, 2006; Peek *et al.*, 2006; Peek *et al.*, 2007; El Sahly *et al.*, 2010)
FMP2.1/AS02A	IIb	AMA-1 expressa em *E. coli* em adjuvante AS02A	Segura e imunogênica. Elicita potente respostas celular e humoral em humanos (Dutta *et al.*, 2002; Lyke *et al.*, 2009; Polhemus *et al.*, 2007; Ther at El., 2008; Thera *et al.*, 2010)
FMP2.1/AS01B	I/IIa	AMA-1 expressa em *E. coli* em adjuvante AS01B	Segura e imunogênica. Induz reposta imune humoral (Dutta *et al.*, 2002; Spring *et al.*, 2009)
MSP3 181 a 276	Ib/IIb	Peptídio sintético em adjuvantes Montanide e hidróxido de alumínio	Segura e imunogênica. Indução de potente resposta citofílica (Audran *et al.*, 2005; Druilhe *et al.*, 2005; Sirima *et al.*, 2007; Lusingu *et al.*, 2009; Nebie *et al.*, 2009; Sirima *et al.*, 2009)
SE36	Ib	Proteína recombinante correspondente à região N-terminal da SERA5	Segura e imunogênica (Horii *et al.*, 2010)
AMA1-C1/Alhydrogel®+ CPG 7909	I/IIa	Combinação de proteínas recombinantes representando os alelos FVO e 3D7 da AMA-1 expressa em *Pichia pastoris*	Bem tolerada, segura e imunogênica. Induz anticorpos capazes de inibir o crescimento *in vitro* do parasito (Malkin *et al.*, 2005; Mullen *et al.*, 2006; Dicko *et al.*, 2007; Mullen *et al.*, 2007; Qian *et al.*, 2007; Dicko *et al.*, 2008; Mullen *et al.*, 2008; Qian *et al.*, 2008; Crompton *et al.*, 2009; Ellis *et al.*, 2009; Miura *et al.*, 2009; Sagara *et al.*, 2009; Sagara *et al.*, 2009; Outtara *et al.*, 2010)
Ensaio clínico – Multiantigênicas			
AdCH63/MVA ME-TRAP	IIa	Multiepítopes (ME) de antígenos de estágio pré-eritrocítico fusionados à proteína TRAP	Indução de resposta T $CD8^+$ (Reyes-Sandovall, 2009)
GMZ2	I/II	Proteína recombinante GLURP/MSP3 produzida em *Lactococcus lactis* em adjuvantes completo e incompleto de Freunds e Montanide	Induz proteção parcial em macacos *Saimiri sciureus*. Segura e imunogênica. Induz anticorpos e células B de memória (Theisen *et al.*, 2004; Carvalho *et al.*, 2005; Esen *et al.*, 2009; Mordmuller *et al.*, 2010)
BSAM-2/Alhydrogel® + CPG 7909	Ia/Ib	Combinação das proteínas recombinantes MSP1-42 e AMA-1 de FVO e de 3D7, misturadas na razão 1:1:1:1 (BSAM-2)	Indução de anticorpos (principalmente anti-AMA-1) capazes de inibir o crescimento *in vitro* de *P. falciparum* (Ellis *et al.*, 2010)
CSP, AMA1 virosomes (PEV 301, 302)	Ia/Ib	Peptídios sintéticos derivados de CSP e de AMA-1 em virossomos	Segura e bem tolerada (Genton *et al.*, 2007; Okitsu *et al.*, 2007)
Ensaio pré-clínico			
P27A		Peptídio sintético derivado da proteína hipotética PFF0165c	Indução de altos títulos de anticorpos (em camundongos e coelhos) capazes de inibir o crescimento *in vitro* de *P. falciparum* (Olugbile *et al.*, 2009)
pfAMA1 DiCo		Proteína recombinante AMA1 expressa em *Pichia pastoris*	Indução de anticorpos (em coelhos) capazes de inibir o crescimento *in vitro* de *P. falciparum* (Remarque *et al.*, 2008)
PAM VAR2CSA		Proteína Var2CSA expressa em *Baculovirus*	Induz anticorpos capazes de bloquear a adesão do parasito (Barfod *et al.*, 2006; Salanti *et al.*, 2010).
PFCelTOS FMP012		Proteína recombinante CelTOS expressa em *E. coli* em adjuvante Montanide ISA720	Induz potentes respostas celular e humoral. Induz proteção estéril contra desafio heterólogo com esporozoítas de *P. berghei* em camundongos (Bergmann-Leitner *et al.*, 2010)
Pfs25-rEPA/Alhydrogel		Proteína recombinante *Pfs25* conjugada a exoproteína A de *Pseudomonas aeruginosa* expressas em *Pichia pastoris* (*Pfs25*) e *E. coli* (rEPA)	Induz anticorpos capazes de bloquear o desenvolvimento dos estágios sexuados do parasito no intestino do mosquito (Qian *et al.*, 2007; Qian *et al.*, 2008)
Pfs25-Pfs25 conjugate vaccine		Proteínas recombinantes *Pfs25* ligadas	Induz altos títulos de anticorpos (Kubler-Kielb *et al.*, 2007)

é o antígeno de fase sanguínea mais estudado como candidato vacinal. Experimentos em camundongos e em primatas não humanos mostraram a indução de imunidade protetora contra desafios com formas sanguíneas do parasito. Formulações contendo MSP-1 estão sendo testadas no homem. Um peptídio correspondente à MSP-1 foi utilizado na vacina sintética do pesquisador colombiano Manuel Patarroyo, que obteve inicialmente resultados promissores em primatas não humanos e em voluntários humanos. Esse otimismo não foi confirmado posteriormente em vários outros ensaios na América do Sul e na África. Mais recentemente, outras vacinas baseadas na MSP-1, sozinha ou em associação com outros antígenos de *P. falciparum*, estão sendo testadas em ensaios clínicos de Fases I/II e têm produzido resultados animadores. A AMA-1 também é uma forte candidata vacinal. Estudos clínicos de Fases I/II de vacinas contendo a AMA-1 estão sendo realizados, com resultados satisfatórios. No caso de outras proteínas do merozoíta, como EBA-175 e algumas outras que não necessariamente estariam envolvidas na invasão da hemácia, como MSP-2, MSP-3, os estudos estão em sua maioria na fase pré-clínica, em camundongos e primatas não humanos.

Formas intraeritrocíticas assexuadas

Uma vez dentro da hemácia, o parasito encontra um ambiente relativamente protegido do sistema imune (em teoria aí o parasito está livre do acesso de anticorpos além de a hemácia ser desprovida de moléculas do complexo principal de histocompatibilidade – MHC – de classes I e II), e não seria afetada pela ação de linfócitos CD8$^+$ que dependem de interação celular com a molécula de MHC de classe I na célula-alvo. Na verdade, essa "proteção" é apenas parcial. O parasito, durante seu desenvolvimento intraeritrocitário, expressa várias proteínas que são "exportadas" até a superfície da hemácia. Esse fenômeno é particularmente importante no caso de infecção pelo *P. falciparum*, em que estruturas protuberantes denominadas *knobs* formadas por proteínas do parasito são expressas na membrana eritrocítica. Essas proteínas estão envolvidas na adesão da hemácia parasitada ao endotélio de vasos profundos durante a maturação do parasito. Acredita-se que esse "sequestro" de hemácias parasitadas contribua para a sobrevivência do parasito, uma vez que evitaria a circulação dos mesmos por órgãos como o baço, onde poderiam ser reconhecidos e fagocitados. Por outro lado, a exposição de proteínas do parasito na membrana da hemácia é também uma oportunidade para o sistema imune, uma vez que hemácias parasitadas podem passar a ser alvos de anticorpos produzidos contra tais proteínas por meio de vários mecanismos. Vacinas têm sido desenhadas com o propósito de explorar os mecanismos utilizados pelos anticorpos como:

- Ligação à hemácia parasitada e lise, mediada pelo sistema complemento, da hemácia
- Atuação como opsoninas, facilitando a fagocitose das hemácias parasitadas por macrófagos, principalmente no baço
- Bloqueio ou reversão da ligação das hemácias parasitadas ao endotélio tornando-as acessíveis à fagocitose por macrófagos no baço.

Uma das principais proteínas de *P. falciparum* expressa nos *knobs* é a PfEMP-1 (*erythrocyte membrane protein-1*, proteína-1 de membrana da hemácia). Na verdade, trata-se de uma família de proteínas variantes constituídas de cerca de 60 cópias de genes (denominados *var-genes*) que apresentam diferenças de sequência entre si. Quando o parasito é submetido à pressão do sistema imune contra uma dada variante, ele passa a expressar outra e assim tem mais possibilidades de sobreviver. Esse fenômeno dificulta o estabelecimento de uma resposta imune eficaz contra as formas intraeritrocíticas. Consequentemente, vacinas contra a PfEMP-1 devem ser focadas em regiões conservadas entre as diferentes variantes, de modo que mudanças na expressão das variantes não afetem a eficácia da resposta. Apesar de hemácias não expressarem antígenos do MHC, respostas celulares, particularmente de linfócitos CD4$^+$, também podem participar da imunidade contra as formas eritrocíticas. Isso se dá essencialmente pela secreção de citocinas e outros mediadores de linfócitos e monócitos, como IFN-γ, TNF-α, óxido nítrico e reativos intermediários de oxigênio. Esses mediadores podem ter ações parasitostáticas ou parasiticidas, levando à inibição do crescimento do parasito.

Toxinas

A malária é reconhecida como uma doença de acessos febris periódicos. Os acessos acontecem em decorrência da liberação de toxinas do parasito durante a liberação de merozoítas, que ocorre em geral de maneira sincrônica, por isso a periodicidade dos acessos. Essas toxinas podem induzir, por exemplo, a liberação, pelo hospedeiro, de mediadores pirogênicos, como a IL-1 e o TNF-α, que explicam os acessos febris da malária. Além disso, esses mediadores podem estar envolvidos na gênese de complicações da malária como a expressão de malária cerebral e anemia grave, principalmente na infecção por *P. falciparum*. Uma estratégia vacinal possível é a de bloquear as toxinas que induzem à sintomatologia da malária, diminuindo a morbidade da doença. Essa estratégia é denominada "antidoença", uma vez que não interfere no desenvolvimento do parasito, mas sim nas manifestações clínicas. Esse tipo de vacina deve ser considerado como complementar a vacinas que focalizam a prevenção e o controle da infecção, visto que o combate aos sintomas sem um combate efetivo à infecção poderia levar a consequências graves para o paciente. Logicamente, uma tal vacina também não evitaria a transmissão de parasitos ao mosquito e consequentemente a outros indivíduos. Um dos principais candidatos a compor uma vacina antitoxina é o GPI (glicosilfosfatidilinositol), um glicolipídio que atua como âncora para certas proteínas de membrana do parasito, como a MSP-1 e a MSP-2. O GPI tem sido incriminado como forte indutor da síntese e liberação de IL-1 e TNF-α por macrófagos.

Formas sexuadas

Uma estratégia interessante de desenvolvimento de vacinas antimaláricas é aquela que visa ao bloqueio da transmissão do parasito pelo mosquito vetor. Anticorpos contra antígenos presentes nos gametócitos ou no oocisto podem bloquear, por exemplo, a fertilização do gameta feminino ou a aderência do oocisto à parede do estômago do mosquito. Em qualquer caso, o desenvolvimento do parasito no vetor seria interrompido, fazendo com que ele não se transformasse em vetor do parasito. A tática vacinal, nesse caso, consiste em induzir a produção desses anticorpos em populações expostas à malária, de modo que, quando o mosquito picasse um indivíduo infectado e vacinado, ingeriria tanto o parasito quanto os anticorpos, e estes impediram a continuação do ciclo no mosquito. Essa vacina não protege diretamente o indivíduo vacinado contra a malária, mas impede que o parasito desse indivíduo seja transmitido a outras pessoas. Por isso, ela é também conhecida como vacina *altruísta*. Vários antígenos de formas sexuadas têm sido descritos e pesquisados como candidatos vacinais. Entre os principais estão Ps25, Ps28, Ps48/45 e Ps230.

Devido às enormes dificuldades para se adquirir ou produzir imunidade na malária, e aos vários mecanismos por meio dos quais o parasito escapa da resposta imune, tem sido cada vez mais consensual a crença de que dificilmente um único antígeno será capaz de atuar como uma vacina eficaz. Desse modo, vários grupos de pesquisa têm se dedicado a desenhar, elaborar e avaliar construções multiantigênicas, ou seja, combinações de antígenos contemplando vários estágios do ciclo do parasito. Com esse racional foi desenvolvida a vacina SPf66, que corresponde a um polímero sintético contendo sequências de antígenos de fase sanguínea entremeadas pelo peptídio NANP, derivado da CSP. Uma outra vacina combinando os antígenos MSP-1, MSP-2 e RESA (Combination B) foi testada na Austrália e Oceania e foi constatado que ela proporcionou uma redução na incidência de malária em grupos de indivíduos imunizados. O desenho e a utilização de vacinas multiantigênicas receberam grande impulso com o advento das vacinas de DNA. Tais vacinas são baseadas no racional de que a injeção de uma molécula de DNA representando um determinado gene em células de mamíferos resulta na expressão da proteína correspondente àquele gene e, sob certas circunstâncias, na indução de uma resposta imune, tanto celular quanto humoral, contra aquela proteína. Uma grande vantagem dessa tecnologia é a possibilidade de construção de moléculas grandes de DNA, que podem conter sequências de vários antígenos. Uma construção desse tipo contendo sequências gênicas de sete antígenos de *P. falciparum* (CSP, TRAP, LSA-1, MSP-1, SERP, AMA-1 e Ps25) e denominada NYVAC-Pf7 foi testada em humanos em um ensaio clínico de fase IIa. Apesar de todos os indivíduos vacinados terem apresentado anticorpos séricos após a imunização, apenas 1 de 35 voluntários vacinados não desenvolveu parasitemia após o desafio com esporozoítas. Outras construções, algumas contendo mais de 20 ou 30 diferentes sequências gênicas de múltiplos antígenos de *P. falciparum*, estão sendo desenvolvidas. Essa abordagem conta com variações, como a estratégia de *prime-boost*, na qual o indivíduo é imunizado primeiro com a vacina de DNA e, posteriormente, recebe uma dose da vacina proteica, o que geralmente resulta em uma resposta mais potente.

▸ Perspectivas

Outros avanços tecnológicos têm aberto perspectivas e gerado otimismo de que o desenvolvimento de vacinas contra a malária e outras doenças infecciosas possa ser acelerado. A publicação e divulgação dos genomas humano, do *P. falciparum*, do *P. vivax* e do *Anopheles gambiae* colocou à disposição da comunidade científica uma avalanche de dados sobre os três elos do ciclo de transmissão da malária. A exploração adequada dessa vasta gama de dados poderá permitir estudos e descobertas fundamentais para o desenvolvimento de vacinas e também fármacos, assim como um melhor conhecimento da interação parasito-hospedeiro-vetor, novas vias metabólicas, descrição de novos alvos para o sistema imune e para a ação de medicamentos etc. A disponibilidade desses dados associados a novos métodos e ferramentas que permitem análises mais amplas, rápidas e multifatoriais, como as tecnologias de proteômica e de microarranjos, já está acelerando a produção de conhecimento necessário para o desenvolvimento de vacinas e poderá mudar o quadro atual, no qual não é possível ainda visualizar a obtenção de uma vacina eficaz contra a malária a curto prazo.

▸ Referências bibliográficas

Agnandji ST, Asante KP, Lyimo J *et al.* Evaluation of the safety and immunogenicity of the RTS,S/AS01E malaria candidate vaccine when integrated in the expanded program of immunization. *J Infect Dis.* 202(7):1076-87, 2010.

Arévalo-Herrera M, Chitnis C, Herrera S. Current status of Plasmodium vivax vaccine. *Hum Vaccin.* 6(1): 124-32, 2010.

Audran R, Cachat M, Lurati F *et al.* Phase I malaria vaccine trial with a long synthetic peptide derived from the merozoite surface protein 3 antigen. *Infect Immun.* 73(12):8017-26, 2005.

Ballou WR. The development of the RTS,S malaria vaccine candidate: challenges and lessons. *Parasite Immunol.* 31(9):492-500, 2009.

Barfod L, Nielsen MA, Turner L *et al.* Baculovirus-expressed constructs induce immunoglobulin G that recognizes VAR2CSA on *Plasmodium falciparum*-infected erythrocytes. *Infect Immun.* 74(7):4357-60, 2006.

Bergmann-Leitner ES, Mease RM, De La Vega P *et al.* Immunization with pre-erythrocytic antigen CelTOS from *Plasmodium falciparum* elicits cross-species protection against heterologous challenge with Plasmodium berghei. *PLoS One.* 5(8):e12294, 2010.

Carvalho LJ, Alves FA, Bianco C Jr *et al.* Immunization of Saimiri sciureus monkeys with a recombinant hybrid protein derived from the *Plasmodium falciparum* antigen glutamate-rich protein and merozoite surface protein 3 can induce partial protection with Freund and Montanide ISA720 adjuvants. *Clin Diagn Lab Immunol.* 12(2):242-8, 2005.

Carvalho LJM, Daniel-Ribeiro CT, Goto H. 2002. Malaria vaccine: candidate antigens, mechanisms, constraints and prospects. *Scand J Immunol* 56: 327 a 343.

Casares S, Brumeanu TD, Richie TL. The RTSS malaria vaccine. *Vaccine* 28(31):4880-94, 2010.

Chattopadhyay R, Kumar S. Malaria vaccine: Latest update and challenges ahead. *Indian J Exp Biol* 47: 527-536, 2009.

Cohen J, Nussenzweig V, Nussenzweig R *et al.* From the circumsporozoite protein to the RTS, S/AS candidate vaccine. *Hum Vaccin.* Jan;6(1):90-6, 2010.

Crompton PD, Mircetic M, Weiss G *et al.* The TLR9 ligand CpG promotes the acquisition of *Plasmodium falciparum*-specific memory B cells in malaria-naive individuals. *J Immunol.* 182(5):3318-26, 2009.

Crompton PD, Pierce SK, Miller LH. Advances and challenges in malaria vaccine development. *J Clin Invest.* 120(12): 4168-78, 2010.

Dicko A, Diemert DJ, Sagara I *et al.* Impact of a *Plasmodium falciparum* AMA1 vaccine on antibody responses in adult Malians. *PLoS One.* 2(10):e1045, 2007.

Dicko A, Sagara I, Ellis RD *et al.* Phase 1 study of a combination AMA1 blood stage malaria vaccine in Malian children. *PLoS One.* 3(2):e1563, 2008.

Douglas AD, de Cassan SC, Dicks MD *et al.* Tailoring subunit vaccine immunogenicity: maximizing antibody and T cell responses by using combinations of adenovirus, poxvirus and protein-adjuvant vaccines against *Plasmodium falciparum* MSP1. *Vaccine.* 28(44):7167-78, 2010.

Draper SJ, Goodman AL, Biswas S *et al.* Recombinant viral vaccines expressing merozoite surface protein-1 induce antibody- and T cell-mediated multistage protection against malaria. *Cell Host Microbe.* 5(1):95-105, 2009.

Draper SJ, Moore AC, Goodman AL *et al.* Effective induction of high-titer antibodies by viral vector vaccines. *Nat Med.* 14(8):819-21, 2008.

Druilhe P, Spertini F, Soesoe D *et al.* A malaria vaccine that elicits in humans antibodies able to kill *Plasmodium falciparum*. *PLoS Med.* 2(11):e344, 2005.

Dutta S, Lalitha PV, Ware LA *et al.* Purification, characterization, and immunogenicity of the refolded ectodomain of the *Plasmodium falciparum* apical membrane antigen 1 expressed in *Escherichia coli*. *Infect Immun.* 70(6):3101-10, 2002.

El Sahly HM, Patel SM, Atmar RL *et al.* Safety and immunogenicity of a recombinant nonglycosylated erythrocyte binding antigen 175 Region II malaria vaccine in healthy adults living in an area where malaria is not endemic. *Clin Vaccine Immunol.* 17(10):1552-9, 2010.

Ellis RD, Mullen GE, Pierce M *et al.* A Phase 1 study of the blood-stage malaria vaccine candidate AMA1-C1/Alhydrogel with CPG 7909, using two different formulations and dosing intervals. *Vaccine.* 27(31):4104-9, 2009.

Ellis RD, Shafer D, Wu Y *et al.* Phase 1 study of bsam2/alhydrogel+cpg 7909 in malaria naïve united states adults. *American Society for Tropical Medicine and Hygiene.* Abstract 584, 2010.

Esen M, Kremsner PG, Schleucher R *et al.* Safety and immunogenicity of GMZ2 – a MSP3-GLURP fusion protein malaria vaccine candidate. *Vaccine.* 27(49):6862-8, 2009.

Fouda GG, Leke RF, Long C *et al.* Multiplex assay for simultaneous measurement of antibodies to multiple *Plasmodium falciparum* antigens. *Clin Vaccine Immunol.* 13(12): 1307-13, 2006.

Genton B, Pluschke G, Degen L *et al.* A randomized placebo-controlled phase Ia malaria vaccine trial of two virosome-formulated synthetic peptides in healthy adult volunteers. *PLoS One.* 2(10):e1018, 2007.

Good MF, Doolan DL. Malaria vaccine design: immunological considerations. *Immunity* 33(4): 555-66, 2010.

Goodman AL, Draper SJ. Blood-stage malaria vaccines – recent progress and future challenges. *Ann Trop Med Parasitol* 104(3): 189-211, 2010.

Goodman AL, Epp C, Moss D *et al.* New candidate vaccines against blood-stage *Plasmodium falciparum* malaria: prime-boost immunization regimens incorporating human and simian adenoviral vectors and poxviral vectors expressing an optimized antigen based on merozoite surface protein 1. *Infect Immun.* 78(11):4601-12, 2010.

Graves P, Gelband H. Vaccines for preventing malaria (Cochrane Review). In *The Cochrane Library*, Update Software, Oxford, 2002.

Hoffman SL, Billingsley PF, James F. *et al.* Development of a metabolically active, non-replicating sporozoite vaccine to prevent *Plasmodium falciparum* malaria. *Hum Vaccin.* 6(1):97-106, 2010.

Hoffman SL, Goh LM, Luke TC *et al.* Protection of humans against malaria by immunization with radiation-attenuated *Plasmodium falciparum* sporozoites. *J Infect Dis.* 185(8): 1155-64, 2002.

Horii T, Shirai H, Jie L *et al.* Evidences of protection against blood-stage infection of *Plasmodium falciparum* by the novel protein vaccine SE36. *Parasitol Int.* 59(3):380-6, 2010.

Kubler-Kielb J, Majadly F, Wu Y *et al.* Long-lasting and transmission-blocking activity of antibodies to *Plasmodium falciparum* elicited in mice by protein conjugates of Pfs25. *Proc Natl Acad Sci U S A.* 104(1):293-8, 2007.

Luke TC, Hoffman SL. Rationale and plans for developing a non-replicating, metabolically active, radiation-attenuated *Plasmodium falciparum* sporozoite vaccine. *J Exp Biol.* 206(Pt 21):3803-8, 2003.

Lusingu JP, Gesase S, Msham S *et al.* Satisfactory safety and immunogenicity of MSP3 malaria vaccine candidate in Tanzanian children aged 12 to 24 months. *Malar J.* 8:163, 2009.

Lyke KE, Daou M, Diarra I *et al.* Cell-mediated immunity elicited by the blood stage malaria vaccine apical membrane antigen 1 in Malian adults: results of a Phase I randomized trial. *Vaccine.* 27(15): 2171-6, 2009.

Malkin EM, Diemert DJ, McArthur JH *et al.* Phase 1 clinical trial of apical membrane antigen 1: an asexual blood-stage vaccine for *Plasmodium falciparum* malaria. *Infect Immun.* 73(6):3677-85, 2005.

Marzio G, Kerkvliet E, Bogaards JA *et al.* A replication-competent adenovirus assay for E1-deleted Ad35 vectors produced in PER.C6 cells. *Vaccine.* 25(12):2228-37, 2007.

McCarthy JS, Good MF. Whole parasite blood stage malaria vaccines: a convergence of evidence. *Hum Vaccin* 6(1):114-23, 2010.

Miura K, Zhou H, Diouf A *et al.* Antiapical-membrane-antigen-1 antibody is more effective than anti-42-kilodalton-merozoite-surface-protein-1 antibody in inhibiting *Plasmodium falciparum* growth, as determined by the *in vitro* growth inhibition assay. *Clin Vaccine Immunol.* 16(7):963-8, 2009.

Mordmüller B, Szywon K, Greutelaers B *et al.* Safety and immunogenicity of the malaria vaccine candidate GMZ2 in malaria-exposed, adult individuals from Lambaréné, Gabon. *Vaccine.* 28(41):6698-703, 2010.

Mullen GE, Aebig JA, Dobrescu G *et al.* Enhanced antibody production in mice to the malaria antigen AMA1 by CPG 7909 requires physical association of CpG and antigen. *Vaccine.* 25(29):5343-7, 2007.

Mullen GE, Ellis RD, Miura K *et al.* Phase 1 trial of AMA1-C1/Alhydrogel plus CPG 7909: an asexual blood-stage vaccine for *Plasmodium falciparum* malaria. *PLoS One.* 3(8):e2940, 2008.

Mullen GE, Giersing BK, Ajose-Popoola O *et al.* Enhancement of functional antibody responses to AMA1-C1/Alhydrogel, a *Plasmodium falciparum* malaria vaccine, with CpG oligodeoxynucleotide. *Vaccine.* 24(14):2497-505, 2006.

Nebie I, Diarra A, Ouedraogo A *et al.* Humoral and cell-mediated immunity to MSP3 peptides in adults immunized with MSP3 in malaria endemic area, Burkina Faso. *Parasite Immunol.* 31(8):474-80, 2009.

Okitsu SL, Silvie O, Westerfeld N *et al.* A virosomal malaria peptide vaccine elicits a long-lasting sporozoite-inhibitory antibody response in a phase 1a clinical trial. *PLoS One.* 2(12):e1278, 2007.

Olugbile S, Kulangara C, Bang G *et al.* Vaccine potentials of an intrinsically unstructured fragment derived from the blood stage-associated *Plasmodium falciparum* protein PFF0165c. *Infect Immun.* 77(12):5701-9, 2009.

Ouattara A, Mu J, Takala-Harrison S *et al.* Lack of allele-specific efficacy of a bivalent AMA1 malaria vaccine. *Malar J.* 9:175, 2010.

Outchkourov NS, Roeffen W, Kaan A *et al.* Correctly folded Pfs48/45 protein of *Plasmodium falciparum* elicits malaria transmission-blocking immunity in mice. *Proc Natl Acad Sci U S A.* 105(11):4301-5, 2008.

Peek LJ, Brandau DT, Jones LS *et al.* A systematic approach to stabilizing EBA-175 RII-NG for use as a malaria vaccine. *Vaccine.* 24(31-32):5839-51, 2006.

Peek LJ, Martin TT, Elk Nation C *et al.* Effects of stabilizers on the destabilization of proteins upon adsorption to aluminum salt adjuvants. *J Pharm Sci.* 96(3):547-57, 2007.

Polhemus ME, Magill AJ, Cummings JF *et al.* Phase I dose escalation safety and immunogenicity trial of *Plasmodium falciparum* apical membrane protein (AMA-1) FMP2.1, adjuvanted with AS02A, in malaria-naïve adults at the Walter Reed Army Institute of Research. *Vaccine.* 25(21):4203-12, 2007.

Qian F, Rausch KM, Muratova O *et al.* Addition of CpG ODN to recombinant Pseudomonas aeruginosa ExoProtein A conjugates of AMA1 and Pfs25 greatly increases the number of responders. *Vaccine.* 26(20):2521-7, 2008.

Qian F, Wu Y, Muratova O *et al.* Conjugating recombinant proteins to Pseudomonas aeruginosa ExoProtein A: a strategy for enhancing immunogenicity of malaria vaccine candidates. *Vaccine.* 25(20):3923-33, 2007.

Remarque EJ, Faber BW, Kocken CH *et al.* A diversity-covering approach to immunization with *Plasmodium falciparum* apical membrane antigen 1 induces broader allelic recognition and growth inhibition responses in rabbits. *Infect Immun.* 76(6):2660-70, 2008.

Reyes-Sandoval A, Berthoud T, Alder N *et al.* Prime-boost immunization with adenoviral and modified vaccinia virus Ankara vectors enhances the durability and polyfunctionality of protective malaria CD8+ T-cell responses. *Infect Immun.* 78(1):145-53, 2010.

Sagara I, Dicko A, Ellis RD *et al.* A randomized controlled phase 2 trial of the blood stage AMA1-C1/Alhydrogel malaria vaccine in children in Mali. *Vaccine.* 27(23):3090-8, 2009.

Sagara I, Ellis RD, Dicko A *et al.* A randomized and controlled Phase 1 study of the safety and immunogenicity of the AMA1-C1/Alhydrogel + CPG 7909 vaccine for *Plasmodium falciparum* malaria in semi-immune Malian adults. *Vaccine.* 27(52):7292-8, 2009.

Salanti A, Resende M, Ditlev SB *et al.* Several domains from VAR2CSA can induce *Plasmodium falciparum* adhesion-blocking antibodies. *Malar J.* 9:11, 2010.

Shott JP, McGrath SM, Pau MG *et al.* Adenovirus 5 and 35 vectors expressing *Plasmodium falciparum* circumsporozoite surface protein elicit potent antigen-specific cellular IFN-gamma and antibody responses in mice. *Vaccine.* 26(23):2818-23, 2008.

Sirima SB, Nébié I, Ouédraogo A *et al.* Safety and immunogenicity of the *Plasmodium falciparum* merozoite surface protein-3 long synthetic peptide (MSP3-LSP) malaria vaccine in healthy, semi-immune adult males in Burkina Faso, West Africa. *Vaccine.* 25(14):2723-32, 2007.

Sirima SB, Tiono AB, Ouédraogo A *et al.* Safety and immunogenicity of the malaria vaccine candidate MSP3 long synthetic peptide in 12 to 24 months-old Burkinabe children. *PLoS One.* 4(10):e7549, 2009.

Spring MD, Cummings JF, Ockenhouse CF *et al.* Phase 1/2a study of the malaria vaccine candidate apical membrane antigen-1 (AMA-1) administered in adjuvant system AS01B or AS02A. *PLoS One.* 4(4):e5254, 2009.

Theisen M, Soe S, Brunstedt K *et al.* A *Plasmodium falciparum* GLURP-MSP3 chimeric protein; expression in Lactococcus lactis, immunogenicity and induction of biologically active antibodies. *Vaccine.* 22(9-10):1188-98, 2004.

Thera MA, Doumbo OK, Coulibaly D *et al.* Safety and immunogenicity of an AMA-1 malaria vaccine in Malian adults: results of a phase 1 randomized controlled trial. *PLoS One.* 3(1):e1465, 2008.

Thera MA, Doumbo OK, Coulibaly D *et al.* Safety and immunogenicity of an AMA1 malaria vaccine in Malian children: results of a phase 1 randomized controlled trial. *PLoS One.* 5(2):e9041, 2010.

Tongren JE, Zavala F, Roos DS *et al.* Malaria vaccines: if at first you don't succeed... *Trends Parasitol* 20: 604-610, 2004.

77 Babesiose Animal e Humana

Nicolau Maués Serra-Freire

▸ Conceito

A babesiose é uma doença cujo agente causal é transmitido por carrapatos, sendo indutores esporozoários parasitos intraeritrocíticos de mamíferos. Apresenta manifestação febril intermitente, discrasia sanguínea, anemia, calafrios, mialgia, apatia, dispneia e fadiga, podendo evoluir para um desfecho fatal. Seguramente provoca invalidez temporária para as atividades rotineiras de trabalho ou de produção. A manifestação clínica também é conhecida como piroplasmose, nutaliose, tristeza parasitária, mal triste, malária bovina e, mais raramente, por ferrujão; quando sob muita influência norte-americana a chamam febre do Texas, nas infecções em bovinos.

▸ Considerações históricas

Ainda na década de 1920, no Brasil, a babesiose era conhecida apenas pelos sintomas, em especial a hemoglobinúria, sem qualquer associação com etiologia parasitária. Na ocasião, os sérios problemas de saúde dos animais de produção eram as graves epizootias de carbúnculo hemático e peste bovina. Mesmo não tendo passado despercebida dos médicos veterinários, a causa da hemoglobinúria era tida como consequência da ingestão de óleo de terebintina ou de plantas tóxicas (Fonseca e Braga, 1923).

No cenário internacional Babés, em colaboração com Gravilescu, Starcovici e Michailesca, supunha que a etiologia para a "enzootia de hemoglobinúria" que intrigava a medicina veterinária era um agente vivo, específico, encontrado por ele em 1888, no sangue de bovinos da Romênia, na região do delta do rio Danúbio em área sujeita a inundações, portanto propícia para casos de "maleita" ou "paludismo". Investigando bacteriologicamente sua suspeita, Babés isolou o agente designando-o *Hematococcus bovis*. Ele conseguiu provocar a hemoglobinúria bovina pela inoculação de sangue ou emulsão de tecido renal de animais doentes em bovinos sadios, demonstrando a transmissibilidade do bioagente e estabelecendo um marco na história da etiologia dessa plasmose bovina (Wenyon, 1926).

Em 1893, nos EUA, Theobald Smith e Frederick L. Kilborne concluíram que o agente da febre do Texas era idêntico ao estudado por Babés na Romênia; C. Starcovicci, nesse mesmo ano, reclassificou os bioagentes descritos por Victor Babés (1888), a partir de material de Smith e Kilborne, designando-o como o novo gênero *Babesia* em homenagem a Babés, recombinando o material tido como *H. bovis* para *Babesia bovis* (Babés, 1888) Starcovicci, 1893, o que permite a descrição de *Babesia bigemina* Smith e Kilborne, 1893 (Levine, 1973). O mérito maior deste trabalho foi o reconhecimento da viabilidade de uma espécie de protozoário poder ser transmitida por uma espécie de artrópode, fato que descortinou todo o cenário de pesquisa sobre essa nova vertente da investigação na área de saúde.

▸ Aspectos morfológicos do bioagente

Das pouco mais de 73 espécies consideradas válidas, e mesmo considerando as espécies que estão sob investigação com possível recombinação, as espécies do gênero *Babesia* são academicamente separadas em dois grupos. O grupo das grandes babésias é formado por aquelas em que o corpo piriforme é maior do que o raio da hemácia (eritrócito) do hospedeiro infectado, geralmente com mais de 2,5 μm de comprimento, como, por exemplo, *B. bigemina, B. caballi, B. canis, B. ernestoi, B. trautmanni* e *B. herpailuri*. No outro grupo, o das pequenas babésias, o corpo piriforme é menor que o raio da hemácia do hospedeiro infectado, com menos de 2,5 μm de comprimento, como acontece com *B. bovis, B. equi, B. felis, B. braziliensis* e *B. ovis* (Kreier, 1994).

O aspecto morfológico das formas intraeritrocíticas varia muito na dependência do estágio do ciclo vital em que está o hematozoário, bem como há diferenças entre a forma dos estágios mais evoluídos dentro do hospedeiro vertebrado. Além da já assinalada diferença de comprimento há também distinções de forma, sendo que algumas espécies, no estágio de gamonte, se apresentam no clássico aspecto piriforme como *B. bovis, B. bigemina, B. caballi, B. canis canis, B. divergense* e *B. motasi*; outras são polimórficas como *B. microti, B. ernestoi, B. canis vogeli* e *Rangelia vittali*. Outros estágios são de formato anelar, em vírgula, ameboides, ovoides, elipsoides e bizarros, mas sempre dentro das hemácias e com distinta carioteca que persiste, inclusive, durante as etapas da divisão assexuada. A membrana celular envolve praticamente todo o corpo do protozoário com três camadas, não há conoide, mas tem anel apical e anel polar posterior, roptrias, citoesqueleto com micronema e microtúbulos submembranosos. Há registro de citóstoma, pelo menos em *B. equi* (Guimarães *et al.*, 2003), e estruturas designadas *corpos esferoides* em *B. bovis, B. bigemina* e *B. caballi*, posicionadas junto ao núcleo e cuja função ainda é desconhecida (Friedhoff, 1970; Ozaki, 1984; Carret *et al.*, 1999).

▸ Aspectos metabólicos do bioagente

O citóstoma é o ponto de entrada de alimento para a babésia, à semelhança do que ocorre com os plasmódios e outros coccídeos. Entretanto, como na maioria das espécies esta estrutura é desconhecida, ainda é aceito que a ingestão é realizada por endocitose com formação de grandes vacúolos digestivos logo abaixo da membrana celular. Outros vacúolos digestivos contêm glicogênio ou fosfatase alcalina, sendo a glicólise anaeróbica a via de produção de energia, com correlação direta à produção de ácido láctico e ácido pirúvico, o que demonstra que o parasito é parcialmente dependente da concentração de glicogênio; o ciclo da pentose pode ser um recurso operativo (Ristic e Kreier, 1981; Almosny, 2002).

Em relação ao metabolismo proteico, até onde se tem conhecimento, não é igual em todas as espécies. Por exemplo: as purinas adenina, adenosina e hipoxantina são rapidamente utilizadas por *B. divergens, B. major, B. microti* e *B. rodhaini,* mas os nucleotídios pirimidínicos tiamina, timidina e uridina são consumidos por *B. microti* e *B. rodhaini,* mas não pelas outras duas espécies, o que pode sinalizar que estes babesídeos são incapazes de sintetizar as purinas, tornando-se dependentes destas.

▸ Ciclo biológico das babésias

Há muita informação baseada em conhecimentos não contemporâneos e, dentre as mais recentes, há ainda divisão de opiniões entre escolas tradicionais, razão pela qual é necessária a aceitação sobre o ciclo biológico básico de todas as 17 espécies de babésias das quais já se conhece o ciclo vital.

O ciclo vital dos babesídeos é digenético com uma gênese acontecendo no hospedeiro vertebrado, mamífero, só com reprodução assexuada, pelo que poderia ser considerado como "hospedeiro intermediário", e a outra gênese acontecendo no hospedeiro invertebrado, artrópode ixodídeo ou carrapato duro, onde acontece a fase sexuada do ciclo vital, pelo que poderia ser designado como hospedeiro final.

▪ Desenvolvimento no hospedeiro vertebrado

Acontece diferença significativa entre o desenvolvimento dos estágios das grandes babésias e o das pequenas babésias no organismo infectado do mamífero, respondendo inclusive pela diferença entre o grau de agressividade menor das grandes babésias frente ao das pequenas babésias para a mesma espécie de hospedeiro. Os estudos publicados vêm demonstrando que as grandes babésias só infectam hemácias dos hospedeiros vertebrados, porém as pequenas babésias, conforme já comprovado para *B. equi* e *B. microti*, inclusive com testes *in vitro*, infectam tanto hemácias como leucócitos em comportamento típico do que foi descrito para o gênero *Theileria* (Kumar *et al.*, 2009). Por esta razão já foi cogitado que fossem recombinadas para o outro gênero, ou mesmo que se coloque *Babesia* spp. na sinonímia de *Theileria* spp.

▪ Desenvolvimento intraeritrocítico

O estágio proveniente do hospedeiro invertebrado, o esporozoíta, ou o resultante de um ciclo de reprodução assexuada no mamífero, o merozoíta, infecta a hemácia por penetração ativa com cinco fases distintas:

- Aporte do protozoário à superfície da membrana da hemácia estabelecendo o contato
- Orientação do polo apical da babésia para a membrana da hemácia, permitindo que o complexo apical e as roptrias fiquem posicionados em relação à célula do hospedeiro
- Fusão das membranas celulares da babésia e da hemácia
- Liberação do conteúdo das roptrias para o interior da hemácia
- Invaginação da membrana da hemácia com consequente entrada do zoíta na hemácia. Nesta etapa final não há rompimento da fusão das membranas das duas células, o que garante que a hemácia permanecerá com uma membrana envoltora completa. Durante o desenvolvimento da babésia no interior da hemácia o desmossomo entre hemácia e babésia se desfaz e o parasito fica livre no citoplasma da célula hospedeira.

Tão logo a babésia tenha ficado livre, infectando a hemácia, assume um aspecto arredondado ou anelar que é chamado trofozoíta. Os trofozoítas iniciam rapidamente o processo de fissão binária, caracterizando a merogonia que, na maioria das espécies, forma dois merozoítas, mas em poucas espécies (*B. braziliensis, B. equi, B. microti* e *B. ovis)* há quatro merozoítas, assumindo um aspecto conhecido como "forma em cruz de malta"; só em *B. canis* evolui com até 32 merozoítas e é conhecida como forma de rosácea; só em *B. microti* pode se reproduzir com polimorfia com predominância de formas bizarras. As formas com merozoítas são chamadas merócitos. A acelerada merogonia induz à ruptura do merócito com consequente ruptura da hemácia o que libera os merozoítas no plasma sanguíneo para buscar aporte em outra hemácia.

Em um determinado momento, uma das merogonias evolui com diferenciação celular e perda da capacidade de reprodução assexuada formando-se os gamontes, que permanecerão nas hemácias até estas serem digeridas pelo hospedeiro invertebrado que o ingeriu ou serem removidas da circulação pelo sistema de hemocaterese do hospedeiro vertebrado (Kreier, 1994).

▪ Desenvolvimento intralinfocítico

Em pequenas babésias como *B. equi* e *B. microti* os *esporozoítas* podem infectar linfócitos logo após terem sido transferidos pelo carrapato para o mamífero, onde se hospedam assumindo a forma de trofozoíta. Inicia-se então uma sequência de divisões nucleares mitóticas, intralinfociticamente, caracterizando a esquizogonia. Os núcleos neoformados permanecem agrupados envoltos por uma simples membrana com microporos, estágio que é chamado esquizonte ou meronte. Em torno dos novos núcleos organizam-se organelas e micronema formando merozoítas que, quando prontos, caracterizam a célula-mãe como *merócito* ou *esquizonte maduro.* As subdivisões separam grupos de merozoítas. Os pequenos compartimentos dos merócitos com agrupamentos de merozoítas são designados *citômeros.* A célula hospedeira se rompe por pressão interna do merócito, consequente à movimentação dos merozoítas que, no sangue, buscarão o aporte nas hemácias iniciando o processo de infecção intraeritrocítica (Kreier, 1994).

▪ Desenvolvimento no hospedeiro invertebrado

Todos os hospedeiros invertebrados das diferentes espécies de babésias são carrapatos da família Ixodidae. À semelhança do que acontece com o hospedeiro vertebrado, também no invertebrado há comportamento diferenciado entre as grandes e pequenas babésias, tanto que a maioria das grandes babésias é patogênica para o carrapato, enquanto as pequenas babésias não são ou são pouco patogênicas para esses hospedeiros. Nos carrapatos acontece a fase de reprodução sexuada da babésia, e atualmente são poucos os pesquisadores que não aceitam que este é um fenômeno comum para todas as espécies deste gênero de esporozoário.

Durante o hematofagismo a fêmea do carrapato ingere hemácias infectadas com gamontes de babésia que, pelo processo de digestão dos carrapatos ingurgitados, favorece a liberação dos gamontes no lúmen intestinal. Acontece então a evolução dos gamontes masculinos e femininos em microgametócitos e macrogametócitos, respectivamente; os microgametócitos desenvolvem-se com formação de microgametas e executam a exoflagelação destes microgametas, cuja forma foi descrita inicialmente na Alemanha como *strahlenkörper*, passado para o inglês como *ciliary body* e logo corrigido para *spiky-rayed stages*, e referido em português como corpo estrelado, ou corpo raiado. Os microgametas permanecem ligados à célula-mãe (microgametócito) pelo pró-núcleo, mantendo a porção flagelar em movimento para fora da célula-mãe. O macrogametócito sofre meiose e desenvolve um macrogameta que passa a atrair os microgametas. Acontece a fecundação pela entrada do pronúcleo masculino, que forma a cabeça do microgameta, na célula feminina (macrogameta), logo seguida pela fusão dos pró-núcleos com formação do zigoto. Por processo de evolução, o zigoto assume aspecto piriforme, achatado dorsoventralmente, e assume movimentação própria, caracterizando a formação do oocineto ou esporocineto, que, atravessando a parede intestinal e a membrana serosa, segue com a cinesia invadindo o organismo do carrapato. Nos tecidos do carrapato o esporocineto cessa a movimentação e inicia o processo de multiplicação nuclear caracterizando a esporogonia, com posterior formação dos esporozoíta no esporonte maduro.

Com a ruptura do esporonte e consequente ruptura da membrana tecidual, os esporozoítas infectam diversos tecidos e órgãos do carrapato, inclusive utilizando os hemócitos para se difundir por todo o corpo do artrópode. O processo pode acontecer em qualquer estágio ingurgitado do carrapato (metalarva, metaninfa, gonandro e teleógina), mas o de maior relevância é a infecção da fêmea ingurgitada (teleógina), pois assim acontecerá a formação de reservatórios e fontes da infecção.

Distribuídos por tecidos diferentes: muscular, cutâneo, glandular, nervoso, reprodutor etc. têm maior importância, no presente relato, os esporozoítas que infectam os ovários. Nos ovários das teleóginas os esporozoítas infectam os oócitos e seguem nestes durante todo o seu desenvolvimento, ovulação e fecundação; permanecem nos ovos, tanto durante a estadia no útero da fêmea como após a postura e a incubação; é a transmissão transovariana. Após a formação do epiblasto, com a diferenciação dos folhetos germinativos dos embriões dos carrapatos, os esporozoítas reiniciam sua multiplicação por divisão binária. Concluída a metamerização embrionária os esporozoítas colonizam tecidos de origem mesodérmica e ali permanecem até a eclosão com ativação da mobilidade externa das larvas. Nas pequenas babésias, como em *B. bovis*, iniciada a vida da larva pós-eclosão, eles migram para as glândulas salivares e saem do hospedeiro invertebrado em que estavam por transmissão vertical e são inoculadas pelas larvas no mamífero durante a salivação para o hematofagismo obrigatório. As grandes babésias, como *B. bigemina*, permanecem no tecido de origem mesodérmica do carrapato e só se deslocam dali após o ingurgitamento da larva e a muda para neoninfa, quando migram para os ácinos das glândulas salivares; assim, quando as ninfas se fixarem para o repasto sanguíneo, os esporozoítas serão inoculados no hospedeiro vertebrado (O'Dwyer, *et al.* 1997a, b), é a transmissão transestadial.

▸ Transmissão do bioagente

O único substrato possível para a transmissão das babésias do vertebrado para o carrapato é o sangue do mamífero infectado. O mecanismo de eliminação do hospedeiro infectado é a extração mecânica, pelo homem, por meio da punção sanguínea, ou pelo carrapato durante o processo de alimentação, sendo, portanto, a via de eliminação a cutânea. O estágio das babésias no ambiente, quando extraídas pelo homem por punção venosa, é processado com veículo (sangue ou meio de cultura), mas quando ingeridas pelo carrapato têm desenvolvimento ciclopropagativo no vetor. O acesso ao hospedeiro é pelo módulo básico de transmissão com a participação do vetor biológico ou do veículo. O mecanismo de penetração no hospedeiro sensível é transcutâneo, pelo vetor ou pelo veículo.

Há na literatura citações para algumas espécies de babésia que já teriam ou poderiam realizar transmissão transplacentária, caracterizando a realização do módulo simplificado de transmissão vertical, em *B. ovis*, por exemplo.

▸ Patogenia das babésias

Entre todas as infecções por babésias, conhecidas em diferentes espécies de mamíferos, há uma série de alterações similares que permitem dizer serem do quadro das babesioses, sendo que algumas alterações são idênticas às provocadas por outros parasitos intraeritrocíticos.

Algumas espécies mais patogênicas para os hospedeiros vertebrados, com destaque para as pequenas babésias, são indutoras de aderência das hemácias parasitadas ao endotélio dos vasos, como acontece com *B. bovis* em bovinos e *B. felis* em felinos, resultando em babesiose com baixa parasitemia detectável, o que não acontece com *B. bigemina* em bovinos e *B. canis* em caninos, cujas infecções acontecem com parasitemia bem evidente.

É senso comum que a patogenia das babesioses está intrinsecamente relacionada com a ação hemolítica, e que esta pode variar com a espécie da babésia, com a concentração de parasitos ou a densidade do parasitismo, com a antigenicidade da cepa do hematozoário (fatores relacionados com o bioagente) e com a idade, estado nutricional, atividade e grau de imunidade do mamífero (fatores relacionados com o hospedeiro). As infecções com hemácias aderidas ao endotélio podem induzir choque, com colapso das funções das hemácias e síndrome de deficiência respiratória, enquanto a babesiose propriamente dita só provoca, tardiamente, uma simples anemia hemolítica. Em bovinos, por exemplo, infecções com 15.000 zoítas/mm^3 ou mais de *B. bovis* evoluem para a morte do hospedeiro, enquanto infecções agudas, mas não fatais, podem acontecer com até 5.000 zoítas/mm^3; bezerros zebuínos, que são mais resistentes do que os taurinos, suportam bem as infecções em níveis inferiores a 1.000 zoítas/mm^3, correspondente a 0,04 a 0,2% de hemácias infectadas. Em contraste, nestes mesmos mamíferos, as infecções por *B. bigemina* não são agudas, mas chegam a ultrapassar a 1% de hemácias parasitadas; parasitemia de 15 a 40% das hemácias provoca anemia por conta do elevado número de células infectadas destruídas, mas os bovinos se recuperam com período de 24 a 48 h de ausência de parasitemia (Mahoney e Saal, 1961; Kakoma e Ristic, 1984).

A aderência de hemácias parasitadas ao endotélio dos vasos provoca alterações fisiológicas nos tecidos irrigados pelos respectivos vasos. A dificuldade de circulação das hemácias para a intimidade dos órgãos chega a determinar anoxia de parte do tecido com danos ao órgão, com maior significado quando acontece no cérebro ou nos rins. Também reações alérgicas contra a concentração de antígenos em um determinado ponto dos tecidos contribuem com a patogenia (Kreier, 1994). A hemólise acontece logo após a formação dos primeiros merozoítas, ainda dentro dos vasos sanguíneos; o aumento e a continuidade da hemólise intravascular ultrapassam o limiar da hemocaterese com consequente icterícia, por sobrecarga hepática, que já apresenta distensão da vesícula biliar pelo excesso de produção de bile, em decorrência do aumento da demanda de bilirrubina. A hipoxia orgânica pode ativar o metabolismo anaeróbico, que resultará em acidose metabólica (Almosny, 2002). Em alguns casos pode sobrevir a fragilidade osmótica das hemácias, como nas infecções por *B. gibsoni* em cães, e ainda há mecanismos de patogenia que não estão bem compreendidos, como a possibilidade que tem *B. canis,* que continua determinando a destruição de hemácias, mesmo depois de a parasitemia ter reduzido significativamente. É possível que modificações da pressão oncótica, resultantes da diminuição dos níveis séricos de albumina, da alfaglobulina e da relação albumina/globulina, respondam por este fenômeno.

▸ Quadro clínico

O conjunto de manifestações clínicas vai evoluindo em crescentes alterações da homeostasia do hospedeiro, mas a sua percepção depende muito do horizonte clínico de quem está examinando o caso. Os sintomas começam a acontecer após curto período de latência e são dependentes da patogenia, podendo evoluir como doença subclínica, subaguda, aguda, hiperaguda ou mesmo tender para a cronicidade. Animais jovens mostram-se mais sensíveis e normalmente evoluem com formas mais graves que incluem intensa anemia, hemoglobinúria, hipotermia intestinal, icterícia, dispneia e choque; este quadro hiperagudo pode ser mascarado por sintomatologia nervosa que inclui falta de coordenação motora e convulsões; se não houver intervenção imediata pode acontecer o óbito. Nas outras formas, a aguda ocorre em animais saindo da segunda infância para a adolescência, enquanto a subaguda, a subclínica e a crônica acontecem em animais adultos e velhos. Os sintomas mais comumente relatados são: anorexia, depressão, febre intermitente, anemia, icterícia, linfadenopatia, hepatomegalia, esplenomegalia, adinamia, emaciação, hemoglobinúria, lacrimejamento, emagrecimento progressivo e redução da excreção. Em certos casos, pode desenvolver-se coagulação intravascular disseminada que agrava muito o quadro. A anemia caracteriza-se por ser regenerativa com aumento de reticulócitos, rubrócitos e outras células da linhagem eritrocítica ainda nucleadas; pode ser constatada neutropenia, linfocitose e aumento do número de plaquetas.

▸ Epizootiologia e epidemiologia

Há correlação direta entre a incidência e a prevalência de babesiose e a densidade de carrapatos ixodídeos parasitando mamíferos; também se pode admitir associação entre determinadas espécies de carrapato e espécies de babésia, assim como comparação entre a diversidade e a densidade de hospedeiros e o número de casos de babesiose. A Tabela 77.1 demonstra que há comprovação científica de vetores para as respectivas espécies.

A maioria das espécies de carrapatos reconhecidos como vetores de espécies de babésias é de ciclo vital heteroxeno e grande parte destas espécies é polixévica, o que facilita a ação vetorial. As duas espécies tabuladas que são tidas como homoxenas (*Anocentor nitens, Boophilus microplus*) em verdade apresentam baixo percentual de desenvolvimento heteroxeno, menos de 5% da população. Também a seleção de raças mais propícias à produção zootécnica, ou de trabalho, companhia ou esporte, tem promovido seguida redução da resistência dos hospedeiros ao parasitismo pelos carrapatos e nas infecções pelas babésias; quanto mais pura a raça, maior é a sensibilidade à infecção e aos riscos do desenvolvimento da babesiose.

O desconhecimento, a ignorância e o empirismo no combate aos carrapatos têm contribuído muito para o aumento da frequência de parasitismo por carrapatos nos animais e no homem, favorecendo o desenvolvimento de linhagens de ixodídeos resistentes aos princípios ativos e aumentando a agressividade dos mesmos. Assim, os fatores de risco para o aumento de incidência e prevalência de babesioses, incluindo os predisponentes (alterações do ambiente), condicionantes (aumento das populações de carrapatos e redução da resistência dos mamíferos) e os desencadeantes (aumento da intensidade média de parasitismo por carrapatos), têm sido elevados, permitindo que os fatores determinantes (as babésias) atuem como bioagentes.

▸ Diagnóstico

Devemos considerar os três diagnósticos possíveis. O presuntivo, que se apoia no conhecimento epizoótico das babesioses, incluindo carrapatos vetores, e o hospedeiro em exame viver em área enzoótica; assim, quando o hospedeiro sensível iniciar a manifestação clínica, preferencialmente ainda quando das alterações bioquímicas modificando a homeostasia, consideramos a possibilidade de a doença ser a babesiose. O probabilístico, que procura evidenciar a relação parasitária entre o hospedeiro sensível e o carrapato vetor acontecendo ou acontecido há pouco tempo; assim estima-se a possibilidade de ter havido transmissão de babésias intensificando-se as observações sobre o hospedeiro suspeito de ter sido infectado. Estes dois são vistos pelo aspecto epizootiológico da doença. O diagnóstico clínico é exaustivo e devemos utilizar todos os recursos laboratoriais para isolar o bioagente, identificá-lo e garantir que ele seja o fator determinante.

Quando não se trabalha com população ou com grandes amostras ocorre uma tendência para só buscarmos o diagnóstico clínico, porque o foco de nossa atenção passa a ser o indivíduo que está à nossa frente, e esquecemos-nos de considerar a importância dos outros dois modos de diagnosticar. Na abordagem de epizootiologia da babesiose procuramos deixar o balizamento para quem quiser buscar o diagnóstico epizootiológico.

Trataremos agora com um pouco mais de profundidade sobre os métodos exaustivos de se diagnosticar a doença babesiose, conseguindo separá-la das infecções equilibradas (sem doença) em que não devemos intervir.

Tabela 77.1 Relação de espécies de bebésias e seus carrapatos vetores, com indicação dos estádios transmissores do bioagente e da ocorrência geográfica.

Babesia	Vetor	Estádio do vetor	Hospedeiro	Espaço geográfico
B. bigemina	*Boophilus* spp.	Ninfas, adultos	Bovino, bubalinos, Cervidae	África, Ásia, Austrália, América, Europa
B. bovis	*Boophilus* spp. *Ixodes* spp. *Rhipicephalus bursa*	Larvas	Bovidae, bubalinos, Cervidae	África, Ásia, Austrália, América, Europa
B. caballi	*Hyalomma* spp. *Dermacentor* spp. *Anocentor nitens*	Adultos	Equino, asinino	África, Ásia, Austrália, América, Europa
B. canis	*Rhipicephalus sanguineus* *Haemaphysalis leachi* *Dermacentor reticulatus*	Ninfas, adultos	Canino	África, Ásia, Austrália, América, Europa
B. divergens	*Ixodes ricinus*	Larvas	Bovidae, Cervidae	Europa
B. equi	*Dermacentor* spp. *Hyalomma* spp. *Rhipicephalus* spp. *Anocentor nitens*	Ninfas, adultos	Equino	África, Ásia, América, Europa
B. ernestoi	*Ixodes didelphidis*	Larvas, ninfas	Didelfídeos	América
B. felis	*Haemaphysalis leachi* *Ixodes* spp.	?	Felino	África, América, Europa
B. gibsoni	*Rhipicephalus sanguineus* *Haemaphysalis bispinosa*	?	Canino	África, Ásia
B. herpailuri	?	?	Felino, canino	América
B. major	*Haemaphysalis punctata*	Adultos	Bovinos	África, Europa
B. microti	*Ixodes* spp.	Larvas, ninfas	Murinos	América, Europa
B. motasi	*Rhipicephalus bursa*	Adultos	Caprino, ovino	África, Ásia, Europa
B. ovis	*Rhipicephalus bursa*	Adultos	Caprino, ovino	África, Ásia, Europa
B. trautmanni	*Rhipicephalus* spp.	?	Suíno	África, Europa

Fonte: Kreier (1994) com modificações neste trabalho.

Métodos parasitológicos

A maneira mais clássica, tradicional e praticada na tentativa de diagnosticar as babesioses é por meio do exame de esfregaços sanguíneos finos, corados com corante metacromático de Romanowisk [Giemsa, Wright, Maygrünval Giemsa (MGG)]. Para os menos experientes é comum a confusão com parasitos maláricos nos casos de mamíferos que podem desenvolver tanto a babesiose como a malária; por exemplo, o homem. A preparação do esfregaço sanguíneo é uma etapa importante deste diagnóstico, pois a lâmina deve estar bem limpa e desengordurada antes de receber a alíquota de sangue recolhido da circulação periférica; o esfregaço deverá ser fino tendo base, borda e franja bem definidos. O pH do corante deve estar bem ajustado em torno de 7,0 a 7,2 para evitar distorções nas afinidades tintoriais dos parasitos, e o exame das lâminas em microscópio de luz requer objetiva de imersão bem limpa e com bom poder de resolução. A contagem de hemácias parasitadas sobre o total de hemácias examinadas permite estimar o grau da parasitemia; associando-se a curva de temperatura do hospedeiro ao estado geral do hospedeiro pode-se deduzir o diagnóstico. É possível preparar esfregaços de animais mortos, durante a necropsia, pela aposição de fragmentos de órgãos sobre lâminas limpas, deixando a impressão do órgão marcada com sangue (*imprint*), que também devem ser fixadas ao ar livre e desidratadas por imersão em metanol antes de corar. O resultado negativo do exame do esfregaço não é indicativo de que o animal não está doente, pois a amostragem do sangue pode ter acontecido em período de ausência de parasitemia; é aconselhável repetir o exame de três a cinco vezes, diariamente, e não nas horas mais quentes do dia.

Imunodiagnóstico

Mesmo considerando que os métodos parasitológicos são bastante específicos, de baixo custo e de simples execução, sua sensibilidade é baixa, daí resultando a necessidade da busca dos métodos de diagnóstico imunológico que são mais sensíveis, embora nem todos tenham alta especificidade.

A reação de imunofluorescência indireta (RIFI) ou teste de imunofluorescência indireta (IFI) busca identificar no sangue dos hospedeiros examinados anticorpos anti-*Babesia*. Como regra geral, considerando que as pequenas babésias são mais patogênicas para os hospedeiros vertebrados, quando a RIFI demonstra títulos de 1:256, o hospedeiro deve ser considerado suspeito de estar com babesiose, mesmo que o quadro clínico não esteja evidente. Há associação entre a titulação e o curso da doença, mas não há correlação conhecida; contudo, se a titulação for de 1:1.024 ou mais é possível garantir que há doença naquele hospedeiro (Madruga *et al.*, 1984).

Os testes de sorologia por ELISA para detecção das concentrações de imunoglobulinas IgG e IgM têm sido utilizados (Cimerman e Cimerman, 1999) em investigações científicas e, em alguns casos particulares, com disponibilidade de recursos econômicos; os entraves financeiros, dado o custo desta metodologia, ainda são limitantes para que seja socializada amplamente. Como pesquisa e experimentação já foi desenvolvida no Brasil uma técnica de conglutinação para detecção de babesiose bovina, tendo a vantagem de ser rápida, de fácil execução e de baixo custo (Almosny, 2002).

Outros testes, também usados e comprovados cientificamente, mas ainda não socializados por motivos econômicos são: EIA (teste imunoenzimático), CFT (teste de fixação de complemento), IHA (teste de hemaglutinação indireta), RIA (teste radioimunológico) e MEIA (teste imunoenzimático em microplaca) (Donnelly *et al.*, 1980; Barry *et al.*, 1982; Posnett e Ambrosio, 1989).

Métodos moleculares

A reação em cadeia da polimerase (PCR) tem sido utilizada para o diagnóstico rápido, com sensibilidade e especificidade, nos casos da babesiose humana (Brasseur, 2001), mas ainda não se tornou uma prática difundida e amplamente socializada. A ampliação *in vitro* de sequência específica de DNA da espécie de babésia, com um gene codificante para a subunidade menor do RNA ribossômico, permite a diferenciação específica da babésia. A ampliação das análises por PCR permitirá o diagnóstico precoce da infecção pelo parasito, em um horizonte clínico de alterações bioquímicas que precedem as alterações fisiológicas, permitindo a intervenção para o tratamento ainda na primeira fase da egressão da curva de infecção no hospedeiro. Para que estes métodos sejam usados com maior benefício popular, ainda há a necessidade de serem identificados os genes codificantes das muitas espécies deste gênero de esporozoário.

Métodos de inoculação de material em animais receptores

Prática usada por muito tempo em obediência aos postulados de Kohr (1888) e de Evans (1976), vem sendo deixada de lado tanto pelo respeito à Lei dos Direitos dos Animais, como aos princípios de Bem-Estar Animal, e pelas dificuldades logísticas e econômicas para a manutenção de plantéis de hospedeiros sensíveis livres de infecção para poderem ser usados intempestivamente, além dos conhecimentos adquiridos e a viabilidade de cultivos em meios de cultura nos laboratórios com maior biossegurança.

Em casos em que a morfologia dos estágios do parasito não permite o diagnóstico conclusivo, que não há disponibilidade de métodos alternativos laboratoriais e que urge a identificação do bioagente sob pena de agravar um caso ou de acontecer surto, panzootia ou pandemia, usa-se inocular de 0,1 a 0,5 mℓ de sangue do hospedeiro suspeito em um hospedeiro sensível conhecido em laboratório, ou tornado sensível por imunodepressão. O mínimo de animais deve ser empregado. Dias após a inoculação do substrato suspeito examina-se o sangue do receptor pelo maior, mais sensível e mais específico meio para poder fechar o diagnóstico.

Tratamento

O objetivo central do tratamento dos hospedeiros vertebrados com babesiose é a redução da gravidade do quadro febril e a melhora da condição de anemia. A esterilização do mamífero não é recomendada porque ele perderá a memória imunológica e estará novamente sujeito a infecções agudas (Stewart, 1983). Muitos são os quimioterápicos empregados no tratamento, como o azul tripan em solução a 1%, intravenosa na dose de 10 mg/kg de peso vivo do animal; ainda que eficiente, esta substância vem deixando de ser usada por conta de seus efeitos indiretos como a necrose tecidual caso seja injetada fora do vaso sanguíneo. O azul de metileno tem ação babesicida somente para grandes babésias como a *B. bigemina*, por isso é utilizado por quem quer obter infecção pura por *B. bovis* (Neitz, 1957) para conseguir inóculo purificado para uso em premunição.

Nos dias atuais as preferências de quimioterapia recaem em um grupo menor de fármacos de eficácia comprovada, como as diamidinas e o imidocarb (Tabela 77.2).

Estes medicamentos devem ser aplicados sob supervisão de profissional habilitado, especialmente em hospedeiros em choque, porque eles provocam efeitos colaterais com maior ênfase em hipotensão e efeitos anticolinérgicos. É preciso também estar atento para as infecções simultâneas por bioagentes vetorados pelo mesmo carrapato, como é o caso de *Anaplasma marginale* para os bovinos, que provoca doença autoimune no bovino após o desenvolvimento da babesiose, e dos parasitos do gênero *Ehrlichia* nos caninos, que não respondem ao tratamento babesicida e podem levar ao aumento da morbidade ou mesmo à morte do hospedeiro vertebrado.

Nos humanos com babesiose aguda é recomendado o uso da associação da clindamicina intravenosa (300 a 600 mg) ou via oral (20 mg/kg/dia em frações para serem tomadas de 6 em 6 h) com quinino intravenoso (500 mg) ou via oral (25 mg/kg/dia fracionado de 8 em 8 h) por 7 a 10 dias.

Profilaxia

A melhor profilaxia é evitar o estabelecimento da relação parasitária entre o vetor e o hospedeiro. Entretanto, com a atual qualidade de vida contemporânea, cada vez mais o cidadão urbano procura os hotéis-fazenda para descanso e lazer, ou o isolamento social faz com que o indivíduo procure no animal de estimação a companhia ideal para reduzir sua sensação de solidão. Assim, é quase inviável evitar o contato do homem com carrapatos; por outro lado, o anseio de intensificar a produção zootécnica sem o devido preparo tecnológico faz com que medidas incoerentes sejam postas em prática, com desequilíbrio ecológico, seleção de linhagens de carrapatos resistentes aos carrapaticidas, de mamíferos mais sensíveis ao parasitismo, e aumento da densidade populacional nas áreas de exploração, o que culmina com a elevação da incidência de ixodídeos nos hospedeiros sensíveis, aumentando o risco para infecções com babésias.

Os equipamentos de proteção individual para o homem, que incluem o uso de calças compridas, camisas de mangas longas, meias de cano alto, botas de borracha e aplicação de repelentes para carrapatos nas vestes, são medidas que reduzem o risco. Observar a vegetação por onde se anda, evitando aquelas em que é possível ver os carrapatos, também ajuda em muito. Para

Tabela 77.2 Relação das substâncias usadas para o tratamento de babesiose animal, com indicativo da dose, via de aplicação e número de tratamentos.

Espécie de *Babesia*	Família do vertebrado	Componente químico	Dose (mg/kg)	Via de aplicação	Número de tratamentos
B. bigemina	Bovidae	Diminazeno	3-5	IM	1
		Imidocarb	1-3	IM/SC	1
		Amicarbalida	5-10	IM	1
		Quinorônio		SC	2 (24/24 h)
B. bovis	Bovidae	Diminazeno	1-5	IM	1
		Imidocarb	1-3	IM	1
B. divergens	Bovidae	Imidocarb	1-3	IM	1
B. caballi	Equidae	Diminazeno	5	IM	2 (24/24 h)
		Imidocarb	2	IM	2 (24/24 h)
		Amicarbalida	8,8	IM	2 (24/24 h)
		Fenamidina	8,8	SC	2 (24/24 h)
B. equi	Equidae	Imidocarb	5	IM	2
B. canis	Canidae	Diminazeno	3-5	IM	2
		Imidocarb	5	IM	1-2
		Fenamidina	10	IM	1-2
B. gibsoni	Canidae	Diminazeno	3-5	IM/SC	1-2
		Fenamidina	10	IM	1-2
B. felis	Felidae	Primaquina	0,5	IM	2 (24/24 h)
B. herpailuri	Felidae	Diminazeno	55	IM	1
		Imidocarb		IM	1
B. motasi	Ovidae	Diminazeno	5,5	IM	1
		Amicarbalida	5	IM	1
B. ovis	Ovidae	Imidocarb	2	IM	2 (24/24 h)
B. trautmanni	Suidae	Diminazeno	5	IM	1
B. perroncitoi	Suidae	Diminazeno	5	IM	1

Fonte: Kreier (1994).
IM = intramuscular; SC = subcutânea.

os animais no campo, o uso de vegetação com poder repelente ou de antixenose, como o capim-gordura e arbustos de estilozantes nos limites entre pastos, assim como semear capim com poder de antibiose para as larvas dos carrapatos, como andropogon, concorrem para reduzir a relação carrapato/mamífero e, consequentemente, as infecções por babésias. Outra medida profilática bem eficiente para os animais é manter o controle tático e estratégico do parasitismo por carrapatos, e sempre que for necessário introduzir animais procedentes de outras regiões, estes devem ser tratados emergencialmente.

A imunoprofilaxia vem sendo tentada, ou praticada, há muito tempo em diferentes regiões de exploração bovina. No Brasil, desde os pioneiros trabalhos de Fonseca e Braga (1923), é utilizado este procedimento que ficou caracterizado como pré-imunização ou premunição. Este procedimento visa provocar a infecção do bovino com um inóculo teoricamente conhecido e proceder ao combate químico com medicamentos em subdoses de maneira a não esterilizar o animal, deixando que a memória imunológica se encarregue de manter níveis de anticorpos compatíveis com o controle da infecção. Duas origens de inóculo são usadas, uma a partir do sangue de um doador com parasitemia conhecida, quando o sangue é deixado em temperatura de geladeira (± 4°C) para resfriar e atenuar a virulência das babésias antes de este sangue ser inoculado no hospedeiro que se pretende pré-imunizar; a outra é a partir de carrapatos recolhidos durante parasitismo sobre animais comprovadamente infectados que, após realizar muda ou postura e incubação, são levados a parasitar o animal a premunir; neste caso o maior inconveniente é o desconhecimento do tamanho do inóculo ou da taxa de babésias que estará infectando o mamífero. Este procedimento é questionável devido ao elevado biorrisco dos animais receptores, a falta de certeza se as tentativas de reduzir o nível da infecção no animal em pré-imunização não esterilizaram a infecção e a sobrevivência com expressiva capacidade antigênica das babésias grosseiramente atenuadas pelo frio.

Hoje a imunoprofilaxia está dando ênfase ao uso de vacinas contra as babésias, mas há questionamentos sobre qual o melhor ou o mais eficaz modelo já desenvolvido. Há vacinas com babésias vivas, com babésias mortas, com babésias procedentes de estágios de desenvolvimento ciclopropagativo no carrapato vetor, de estágios intraeritrocíticos e mesmo de exoantígenos (Anders *et al.*, 1982; Mahoney *et al.*, 1984; Montealegre *et al.*, 1987) (Tabela 77.3).

Tabela 77.3 Tipos de vacinas desenvolvidas para combate à babesiose com indicação de potencialidades e dificuldades.

Tipo de vacina	Reprodutividade	Possibilidade comercial	Potencial infectivo como fonte	Reversão da virulência	Ocorrência de isoimunização	Eficácia
Viva: babésias irradiadas	Ruim	Nenhuma	Sem informação	Sem informação	Baixa	Boa
Viva: babésias atenuadas (passagem)	Variável	Discreta	Amplo	Ampla	Baixa	Boa
Morta: corpuscular (babésias inteiras)	Ruim[a]	Nenhuma	Nenhum	Nenhuma	Alta	Fraca
Inativada: antígenos solubilizados	Ruim[a]	Nenhuma	Nenhum	Nenhuma	Alta	Fraca
Inativada: antígenos plasmáticos solúveis	Ruim[a]	Nenhuma	Nenhum	Nenhuma	Baixa	Fraca
Inativada: exoantígenos solúveis derivados de cultivo celular	Variável	Ampla	Nenhum	Nenhuma	Baixa	Moderada

[a]Há dificuldades para quantificar e padronizar a dose específica do antígeno.

Mesmo sendo conhecidas por várias décadas as possibilidades de imunoprevensão de cães contra babesiose (Schindler *et al.*, 1966), tanto no Brasil como em outros países, é mais frequente a quimioprofilaxia com o emprego do imidocarb injetável SC (Uilenberg *et al.*, 1981; Vercammen *et al.*, 1996a) e a associação deste com a doxiciclina (Vercammen *et al.*, 1996b; Almosny, 2002).

▶ Babesiose em humanos no Brasil

Praticamente desde 1957 há comprovação de infecções fatais em humanos por babésia, com o diagnóstico de casos de babesiose por *B. divergens* na Ásia e na Europa. No Brasil, o primeiro caso cientificamente comprovado foi publicado por Alecrim *et al.* (1983); em 1996, o caso de uma paciente tratada contra malária em São Paulo e que veio a óbito foi diagnosticado após o exame necrológico como babesiose (Ferreira e Serra-Freire, 1996), ambos com identificação genérica do parasito. Em 1998, no Rio de Janeiro, houve outro caso de suspeita de malária em paciente do sexo feminino, mas ao ser examinado o esfregaço sanguíneo por microscopia de luz não houve certeza de tratar-se de infecção por plasmódio, o que induziu o responsável pelo Laboratório de Patologia Clínica a levar o material ao Instituto Oswaldo Cruz. Em conjunto, os pesquisadores dos Laboratórios de Ixodides e de Imunomodulação, dadas a elevada parasitemia e a morfologia das formas intraeritrocíticas, identificaram o bioagente, a *B. microti*, mas infelizmente a paciente já havia morrido. A técnica usada para o diagnóstico é recomendada para os casos em humanos, e por sua sensibilidade e especificidade é indicada para suspeitas de infecção por *B. divergens* e em infecções agudas por *B. microti* (Brasseur, 2001). Em 2001 surgiu mais uma suspeita de babesiose em mulher no Rio de Janeiro; desta feita, a possibilidade foi levantada pelo mesmo Laboratório de Análises Clínicas do caso anterior, houve a possibilidade de comprovar tratar-se de babesiose por *B. microti* por meio da inoculação de sangue da paciente suspeita em animais de laboratório, acompanhar a evolução do parasitismo nestes receptores e certificar o diagnóstico pela ampliação do material examinado microscopicamente. Desencadeado o tratamento foi possível eliminar a doença na paciente, que teve alta hospitalar (Costa *et al.*, 2000).

Yoshinari *et al.* (2003) relataram que cerca de 30% dos moradores que viviam no espaço geopolítico de Cotia, estado de São Paulo, eram sororreagentes para *B. bovis*, e que havia infecção concomitante com a doença de Lyme brasileira, cujo bioagente é *Borrelia burgdorferi*. Sabendo que a única vetoração biológica das babésias é por carrapato, e como havia pouco registro de ixodidoses em humanos no Brasil, suspeitou-se que a transmissão das babésias ocorreu por transfusão de sangue, embora seja um mecanismo pouco investigado. Com os novos comhecimentos sobre o parasitismo de humanos por carrapatos no Brasil (Serra-Freire e Leal, 2009; Serra-Freire, 2010), ficou demonstrado que há muitos casos de hematofagismo por carrapatos em humanos, o que explicaria tantos portadores assintomáticos da infecção. Os casos comprovados com diagnóstico específico do parasito (*B. microti*) ficam sem explicação da transmissão, pois não são conhecidos os carrapatos parasitos de murídeos no Brasil, que são polixévicos, parasitando ratos e humanos.

O estudo mais detalhado do autor sobre os casos de babesiose humana registrados no Brasil revela uma dinâmica de acontecimentos que merece maior atenção. O caso fatal de São Paulo foi revelado por ter a paciente desenvolvido neoplasia e, durante o tratamento por quimioterapia antineoplásica, ter apresentado quadro anemiante que foi diagnosticado como malária, sem que o diagnóstico probabilístico para malária pudesse ser aventado. O caso fatal no Rio de Janeiro manifestou-se quando houve procura de tratamento por conta do quadro de linfoma de Hodgkin, em que a paciente passou por mais de um esquema de tratamento quimioterápico com episódios de melhora, alta hospitalar e retorno com manifestação de anemia hemolítica. O diagnóstico de babesiose foi conseguido quando o sangue recolhido da paciente foi encaminhado para outro Laboratório de Patologia Clínica; houve tratamento com azitromicina e quinino por via oral e clindamicina intravenosa. A paciente se recuperou, mas 2 semanas depois, com novo episódio de hemólise, não resistiu; neste caso a anamnese também não dava razões para estabelecer diagnóstico presuntivo e/ou probabilístico de malária. O caso que evoluiu com cura da babesiose aconteceu em uma paciente com síndrome da imunodeficiência adquirida (AIDS); no primeiro momento não houve procura por tratamento, já que as crises de febre e calafrios não eram levadas em conta para suspeita de doença causada por bioagente. Tratava-se de paciente rebelde, sem teto e sobrevivendo de mendicância, e as tentativas de tratamento para AIDS eram desprezadas pela própria. Com a piora das condições físicas foi recolhida em hospital público e a amostra de seu sangue foi encaminhada para o mesmo laboratório que havia feito o diagnóstico de babesiose na paciente que falecera. Foi identificada a hemoparasitose com reconhecimento do bioagente em nível específico e sugerido o tratamento apropriado ao médico que acompanhava a paciente. O caso evoluiu com a cura da paciente que, após a alta hospitalar, sumiu na cidade sem fazer novos contatos.

Pelo que já se conhece da dinâmica da babesiose humana no Brasil, é possível que o nível de infecção humana seja relativamente alto porque os fatores determinantes, condicionantes e predisponentes estão presentes, e quando um fator desencadeante (linfoma de Hodgkin, outra neoplasia, AIDS ou esplenectomia) acontece, a infecção ganha virulência e a doença se manifesta. Pode-se imaginar que o período de latência seja longo, assim como o de incubação, e que a babesiose humana no Brasil esteja seguindo a curva epidêmica ainda na fase de progressão, não se conseguindo visualizar quando acontecerá e qual será a magnitude da incidência máxima, sendo necessário que seja dada atenção especial para esta possível doença emergente.

▸ Referências bibliográficas

Alecrim I, Pinto B, Ávila T, Costa R, Pessoa I. Registro do primeiro caso de infecção humana por *Babesia* spp. no Brasil. *Rev Patol Trop* 12: 11-29, 1983.

Almosny NRP. *Hemoparasitoses em Pequenos Animais Domésticos e como Zoonoses*, L.F. Livros de Veterinária Ltda., Rio de Janeiro, 135 pp, 2002.

Anders RF, Howard RT, Mitchell GF. Parasite antigens and methods of analysis. In Cohen S, Warren KS (eds), *Immunology of Parasitic Infections*, 2nd ed., Blackwell Company, Oxford, p. 28-73, 1982.

Barry DN, Rodwell BJ, Timms P, McGregor W. A microplate immunoassay for detecting and measuring antibodies to *Babesia bovis* in cattle serum. *Aust Vet J* 59: 136-1140, 1982.

Brasseur P. Babesiose humana. In de Carli GA, *Parasitologia Clínica: Seleção de Métodos e Técnicas de Laboratório para o Diagnóstico das Parasitoses Humanas,* Atheneu, São Paulo, Capítulo 16, p. 345-350, 2001.

Carret C Walas, Carcy B, Grande N, Precigout E, Moubri K, Schetters TP, Gorenflot A. *Babesia canis canis, Babesia canis vogeli, Babesia canis rossi*: differentiation of the three subspecies by a restriction fragment length polymorphism analysis on amplified small subunit ribosomal RNA genes. *J Eukaryotic Microbiol* 46: 298-303, 1999.

Cimerman B, Cimerman S. *Parasi-tologia Humana e seus Fundamentos Gerais,* Atheneu, São Paulo, 375 pp, 1999.

Costa SCG, Serra-Freire NM, Franco S. Incidência de babesiose humana no Brasil. *Anais* da II Bienal de Pesquisa da Fiocruz, 960 pp, 2000.

Donnelly J, Joyner LP, Graham-Jones O, Ellis CPA. Comparison of complement fixation and immunofluorescente antibody tests in a survey of the prevalence of *Babesia equi* and *Babesia caballi* in horses in the sultanate of Oman. *Trop Anim Health Prod* 12: 50-56, 1980.

Evans AS. Causation and disease. The Henle-Koch postulates revised. *Yale J Biol Med* 49: 175-195, 1976.

Ferreira MS, Serra-Freire NM. Um caso fatal de babesiose humana em São Paulo, Brasil. I Ciclo de Produção Científica do Curso de Medicina Veterinária, p. 6, 1996.

Fonseca A, Braga A. *Noções sobre a Tristeza Parasitária dos Bovinos,* Officina Typographica do Ministério da Agricultura, Rio de Janeiro, 216 pp, 1923.

Friedhoff HT. Studies on the fine structure of *Babesia bigemina, Babesia divergens* and *Babesia bovis. Proc Int Cong* part I, p. 110, 1970.

Guimarães AM, Lima JD, Ribeiro MFB. Ultrastructure of *Babesia equi* trophozoites isolated in Minas Gerais, Brazil. *Pesq Vet Bras* 23(3):101-104, 2003.

Kakoma I, Ristic M. Pathogenesis of babesiosis. In Ristic M, Ambroise-Thomas P, Kreier JP (eds), *Malaria and Babesiosis,* Martin's Nijhoff, Dordrecht, Netherlands, p. 84-93, 1984.

Koch R 1888 *apud* Thrusfield M. *Epidemiologia Veterinária*, Acribia, Zaragoza, 399 pp, 1990.

Kreier JP. *Parasitic Protozoan,* Academic Press, California, Vol. VII, 314 pp, 1994.

Kumar S, Kumar R, Sugimoto C. A perspective on Theileria equi infections in donkey. *Jpn J Vet Res* 55(4):171-180, 2009.

Levine ND. *Protozoan Parasites of Domestic Animals and of Man*, Burgess Publishing Company, Geneve, 406 pp, 1973.

Madruga CR, Aycardi E, Kessler R, Schenck MAM, DE Figueiredo GR, Curvo JBE. Níveis de anticorpos anti-*Babesia bigemina* e *Babesia bovis*, em bezerros da raça Nelore, Ibage e cruzamentos de Nelore. *Pesq Agropec Bras* 19: 1163-1167, 1984.

Mahoney DF, Saal JR. Bovine babesiosis: thick blood films for the detection of parasitemia. *Aust Vet J* 37: 44-47, 1961.

Mahoney DF, Wright IG, Goodger BV. Immunization against babesiosis: current studies and future outlook. In Rieman HP, Burridge MJ (eds), *Impact of Diseases on Livestock Production in the Tropics,* Elsevier, Amsterdam, p. 401-408, 1984.

Montealegre F, Montenegro-James S, Kakoma I, Ristc M. Detection of culture-derived *Babesia bovis* exoantigens using a two-site immunoassay. *J Clin Immunol* 25: 1648-1652, 1987.

Neitz WO. Theileriosis, gonderioses and cytauxzoonoses: a review. *Onderstep J Vet Res* 27: 275-430, 1957.

O'Dwyer LH, Massard CL, Daemon E. Desenvolvimento de *Babesia canis* (Piana & Galli-Valerio, 1895) no intestino e hemolinfa de fêmeas ingurgitadas de *Rhipicephalus sanguineus* (Latreille, 1806) (Acari: Ixodidae). *Rev Bras Med Vet* 6: 11-14, 1997a.

O'Dwyer LH, Massard CL, Daemon E. Desenvolvimento de *Babesia canis* (Piana & Galli-Valerio, 1895) nos ovários e ovos de fêmeas ingurgitadas de *Rhipicephalus sanguineus* (Latreille, 1806) (Acari: Ixodidae). *Rev Bras Med Vet* 19: 58-61, 1997b.

Ozaki LS. Babesia in domestic animals: molecular biological tools for studding their taxonomy and life cycle. *Mem Inst Oswaldo Cruz* 76: 696-701, 1984.

Posnett ES, Ambrosio RE. Repetitive DNA probes for the detection of *Babesia equi. Mol Biochem Parasitol* 34: 75-78, 1989.

Ristic M, Kreier JP. *Babesiosis*, Academic Press, New York, 589 pp, 1981.

Serra-Freire NM. Occurence of ticks (Acari: Ixodidae) on human hosts, in three umnicipalities in the State of Pará, Brazil. *Rev Bras Parasitol Vet* 19(3):1-8, 2010.

Serra-Freire NM, Leal A. Vertical dispersion and transference strategy of *Amblyomma triste* Koch, 1844 (Aacari: Ixodidae) in nature, from vegetation to human host. *Rev Bras Med Vet* 31(2):118-124, 2009.

Stewart CG. A comparison on the efficacy of isometamidium, amicarbalide and diminazene against *Babesia canis* in dogs and the effect on subsequent immunity. *J South Afr Vet Med Assoc* 54: 47-51, 1983.

Uilenberg G, Verdiesen PA, Zwart D. Imidocarb: a chemoprophylactic experiment with *Babesia canis. Tijdschr Diergeneeskd* 106: 118-123, 1981.

Vercammen F, Deken R, Maes L. Prophylatic activity of imidocarb against experimental infection with *Babesia canis. Vet Parasitol* 63: 195-198, 1996a.

Vercammen F, Deken R, Maes L. Prophylatic treatment experimental canine babesiosis (*Babesia canis*) with doxycycline. *Vet Parasitol* 66: 251-255, 1996b.

Wenyon CM 1926. *Protozoology, a Manual for Medical Men, Veterinarians and Zoologists,* Baillière, Tindall and Cox Company, Baillière, Vol. II, 1563 pp, 1926.

Yoshinari NH, Abrão MG, Nazário Bonoldi VL, Soares CO, Madruga CR, Scofield A, Massard CL, Fonseca AH. Coexistência de agentes tiquetaque carregados dos anticorpos de babesiose e de borreliose de Lyme nos pacientes do município de Cotia, estado de São Paulo, Brasil. *Mem Inst Oswaldo Cruz* 98: 311-318, 2003.

78 Balantidíase

José E. Vidal e Sérgio Cimerman

▸ Introdução

Balantidium coli (Malmsten, 1857) é o maior protozoário conhecido e o único ciliado capaz de produzir doença no homem (Gonzáles de Canales *et al.*, 2000). Habita o intestino grosso de suínos, seu principal reservatório (Keystone e Kozarsky, 2000). O parasito foi isolado de 27 espécies de vertebrados, incluindo primatas, cobaias, cães e ratos, mas sua identificação é duvidosa em muitos casos (PAHO, 2003).

B. coli apresenta distribuição mundial, mas a infecção humana é infrequente. As regiões com maiores prevalências são América Latina, Sudeste Asiático e Papua-Nova Guiné (Arean e Koppisch, 1956; Walzer *et al.*, 1973). As pessoas infectadas referem com frequência contato com suínos e moradia em áreas rurais com condições higiênicas e sanitárias precárias (PAHO, 2003).

▸ Morfologia

B. coli apresentam duas formas: trofozoítas e cistos. Os trofozoítas constituem as formas vegetativas e têm 30-150 μm de comprimento por 25-120 μm de largura. O trofozoíta é oval e, na porção anterior, um pouco mais afilado, percebendo-se alguns cílios de maior tamanho que conduzem a corrente líquida com o material nutritivo para o interior do citóstoma. Na outra extremidade, uma cunha com a parte afunilada para dentro é o citopígio. No citoplasma encontram-se vacúolos osmorreguladores e alimentares (PAHO, 2003). Os cistos constituem as formas infectantes e têm 45-64 μm de diâmetro, são arredondados, contêm o organismo ciliado e ficam envoltos por membrana dupla de parede grossa e transparente. Como é característico dos ciliados, ambas as formas têm núcleo grande em forma de rim (macronúcleo) e um pequeno núcleo esférico (micronúcleo), o qual nem sempre é visível e é responsável pela reprodução sexual. Diferentemente de outros protozoários, os cistos de *Balantidium* têm o mesmo número de núcleos dos trofozoítas (PAHO, 2003).

▸ Biologia

Os trofozoítas habitam o lúmen do intestino grosso e, ocasionalmente, invadem a mucosa e outros tecidos. A reprodução é por divisão binária, e, algumas vezes, por conjugação. Os cistos, raramente encontrados nas fezes humanas, são frequentes na evacuação de porcos parasitados.

▸ Patologia

▪ Em animais

O parasito é aparentemente não patogênico em suínos, podendo invadir a mucosa intestinal apenas quando existe dano prévio e, inclusive nestes casos, não parece causar reação tissular. A infecção de cães e ratos é rara, e a invasão de tecidos nestas espécies é menos frequente. Entretanto, os primatas parecem apresentar alguma resistência natural à infecção e doença por *B. coli.*

▪ Em humanos

B. coli pode viver no intestino grosso humano sem produzir dano algum, mas, algumas vezes, o parasito penetra no epitélio intestinal causando inicialmente congestão e hiperemia e depois pequenas úlceras, as quais podem progredir até destruir áreas extensas de epitélio. O *B. coli* geralmente invade as criptas intestinais e causa inflamação linfocitária e eosinofílica, assim como microabscessos e necrose. Podem invadir a *muscularis mucosae* e, em raras ocasiões, perfurar a parede intestinal. A presença de infecção bacteriana secundária é comum. Os achados patológicos são similares aos descritos na amebíase, doença causada por *Entamoeba histolytica* (Gonzáles de Canales *et al.*, 2000; Keystone e Kozarsky, 2000). Casos graves com perfuração intestinal, sepse e falência de múltiplos órgãos, assim como comprometimento secundário de gânglios linfáticos mesentéricos, fígado e pulmão têm sido descritos (Vidan *et al.*, 1985; Ladas *et al.*, 1989).

▸ Epidemiologia

▪ Em animais

A infecção é muito frequente em suínos, variando entre 60 e 90%. Baseados na morfologia do parasito, uma espécie "diferente" foi descrita (*B. suis*), porém a maioria dos estudiosos do tema não aceita esta espécie como distinta de *B. coli* (PAHO, 2003).

▪ Em humanos

O principal mecanismo de transmissão da infecção humana é a contaminação de água e alimentos com fezes de suínos infectados ou devido ao contato íntimo com estes animais. Entretanto, relataram-se surtos em áreas rurais com distribuição limitada de suínos e em hospitais psiquiátricos nos quais não existia nenhum contato com suínos. Estes fatos sugerem que a transmissão pessoa a pessoa é possível quando as condições sanitárias são precárias (PAHO, 2003).

Os cistos ingeridos eclodem no intestino e começam a se multiplicar como trofozoítas. Os trofozoítas de *B. coli* não conseguem sobreviver por longos períodos em ambientes secos, portanto é pouco provável que a infecção seja adquirida pela ingestão de trofozoítas viáveis. Os cistos são muito mais eficientes como meios de transmissão se comparados a trofozoítas, pois podem sobreviver fora do corpo por duas ou mais semanas à temperatura ambiente.

A prevalência de infecção humana é variável, mas geralmente baixa. Estudos em pessoas assintomáticas realizados em países em desenvolvimento relataram prevalências de 0,05% no México, 0,3% na Venezuela, 0,5% na Argentina e 1,8% na Bolívia. Estudos em comunidades indígenas e/ou rurais do Peru, Bolívia e Equador demonstraram prevalências de 4,5 a 20% (Devera *et al.*, 1999; PAHO, 2003; Campos *et al.*, 2004). Desta maneira, regiões com condições higiênicas e sanitárias precárias e presença de suínos apresentam maior prevalência da infecção. Também tem sido descrita maior prevalência em hospitais psiquiátricos (Giacometti *et al.*, 1997). Adicionalmente, descrevem-se surtos epidêmicos em países tropicais e subtropicais (Arean e Koppisch, 1956), em alguns casos relacionados com fenômenos naturais (p. ex., inundação provocada por tufão) (Walzer *et al.*, 1973). Em países desenvolvidos existem apenas relatos de casos isolados. Uma população de risco potencial são os viajantes que retornam após estada em regiões de elevada prevalência.

Além do contato com o parasito, a doença precisa de outras condições para se manifestar, como a existência de hipocloridria ou acloridria gástrica e, de modo geral, qualquer condição que diminua as defesas naturais, como infecção crônica, desnutrição, extremos de idade e alcoolismo (Vásquez e Vidal, 1999; Gonzáles de Canales *et al.*, 2000; Coutinho *et al.*, 2004). Recentemente, alguns casos de balantidíase têm sido descritos em pacientes com infecção pelo vírus da imunodeficiência humana (HIV) (Clyti *et al.*, 1998; Cermeño *et al.*, 2003).

▶ Quadro clínico

Swartzwelder (1950), há mais de 50 anos, descreveu os três tipos de apresentação clínica da balantidíase:

- Forma assintomática (mais frequente)
- Forma crônica sintomática, caracterizada por episódios alternados de diarreia e constipação intestinal, sintomas abdominais não específicos e presença de fezes mucosas, excepcionalmente com sangue e muco e
- Forma disentérica ou aguda (menos frequente), que varia em intensidade desde quadros leves até fulminantes e fatais. Caracteriza-se por múltiplas deposições com sangue e pus, acompanhadas de náuseas, dor abdominal, tenesmo e perda de peso. Nas formas fulminantes, pode produzir desidratação intensa com rápida deterioração do estado geral, sepse e morte (González de Canales *et al.*, 2000).

▶ Diagnóstico laboratorial

O diagnóstico baseia-se na identificação de trofozoítas, os quais são comumente encontrados nas fezes diarreicas. O achado de formas císticas é infrequente e estão presentes particularmente nas fezes formadas. O trofozoíta, obtido mediante amostras de fezes ou por retossigmoidoscopia (biopsia ou raspado), pode ser visualizado mediante exame microscópico (10×) (Keystone e Kozarky, 2000). Diversas técnicas podem ser utilizadas, incluindo a de Faust, Lutz e Baermann modificada. A retossigmoidoscopia permite, além da coleta de amostras, visualizar a extensão e a profundidade das úlceras. O *B. coli* pode ser cultivado em meios apropriados contendo soro humano inativado e solução salina a 0,5%, ou em meio contendo soro equino ou no meio de Boeck (Caseiro *et al.*, 2003).

▶ Diagnóstico diferencial

O diagnóstico diferencial da balantidíase depende da forma de apresentação clínica (Gonzáles de Canales *et al.*, 2000). Na forma crônica sintomática, destacam-se a doença inflamatória intestinal (principalmente a doença de Crohn), a síndrome do cólon irritável e as neoplasias colônicas; nos pacientes com infecção pelo HIV, a balantidíase pode ser clinicamente indistinguível das causas mais frequentes de infecção intestinal crônica oportunista (*Isospora belli*, *Cryptosporidium parvum*, *Microsporidium* spp. e *Cyclospora cayetanensis*). Na forma disentérica ou aguda, destacam-se a disenteria bacilar (*Shigella dysenteriae*, *S. flexneri*, *S. sonnei*, *S. boydii*, *Escherichia coli* enteroinvasiva), campilobacteriose (*Campylobacter jejuni*), disenteria amebiana (*Entamoeba hystolitica*), salmonelose (*Salmonella typhimurium*), febre tifoide (*S. typhi*), febre entérica (*S. choleraesuis*, *S. paratyphi*) e yersionoise (*Yersinia enterocolitica*) (Guerrant e Lima, 2000).

▶ Tratamento

Recomenda-se tratar todos os casos de balantidíase, inclusive os pacientes com formas assintomáticas (Gonzáles de Canales *et al.*, 2000). O tratamento geralmente é por via oral, e a primeira escolha é a tetraciclina (500 mg 6/6 h por 10 dias ou 40 mg/kg/dia para crianças) ou doxiciclina (100 mg 12/12 h por 10 dias) (Lopes-Brea, 1994; Pearson, 2000). Os medicamentos alternativos incluem metronidazol 750 mg 8/8 h por 5 dias, iodoquinol 650 mg 8/8 h por 20 dias ou paramomicina (50 a 100 mg/dia durante 10 dias) (Sotolongo *et al.*, 1966; Pearson, 2000). Nas formas disentéricas graves com suspeita de perfuração intestinal são fundamentais suporte hemodinâmico, antibioticoterapia parenteral e cirurgia precoce.

▶ Controle

O mais eficiente método de controle é provavelmente a educação sanitária relacionada com as práticas de higiene pessoal em áreas onde o contato entre humanos e suínos é comum. Adicionalmente, deve-se evitar que as fezes dos suínos contaminem a água utilizada para beber ou para irrigação, ou que sejam utilizadas como fertilizantes de vegetais que são ingeridos crus. O uso de cloro não elimina os cistos de *B. coli*, portanto água ou alimentos suspeitos devem ser fervidos. Em lugares nos quais existe o risco potencial de transmissão pessoa a pessoa, deve-se maximizar as práticas de higiene pessoal para prevenir infecções de origem fecal, associadas ao tratamento farmacológico dos indivíduos infectados (PAHO, 2003).

▸ Referências bibliográficas

Arean VM, Koppisch E. Balantidiasis. A review and report of cases. *Am J Path.* 32:1089-1115, 1956.

Campos R, Gomes E, Cimerman S *et al.* Balantidíase. In: Veronesi F, Focaccia R (ed.). *Tratado de Infectologia.* São Paulo: Atheneu, p. 1188-1189, 2004.

Caseiro MM, Ruivo M, Etzel A *et al.* Balantidíase. In: Cimerman S, Cimerman B (ed.). *Medicina Tropical.* São Paulo: Atheneu, p. 167-170, 2003.

Cermeño Jr., Hernández de Cuesta I, Uzcátegui O *et al. Balantidium coli* in an HIV-infected patient with chronic diarrhoea. *AIDS.* 17:941-942, 2003.

Clyti E, Aznar C, Couppie P *et al.* A case of coinfection by *Balantidium coli* and HIV in French Guiana. *Bull Soc Pathol Exot.* 91:309-311, 1998.

Coutinho GG, Cimerman S, Bertelli EC *et al.* Balantidíase em lactente. *Pediatria Moderna.* 15:115-118, 2004.

Devera R, Requena I, Velásquez V *et al.* Balantidiasis in a rural community from Bolivar State, Venezuela. *Bol Chil Parasitol.* 54:7-12, 1999.

Giacometti A, Cirioni O, Balducci M *et al.* Epidemiologic features of intestinal parasitic infections in Italian mental institutions. *Eur J Epidemiol.* 13:825-830, 1997.

Gonzáles de Canales Simón P, Del Olmo Martínez L, Cortejoso Hernández A *et al.* Balantidiasis cólica. *Gastroenterol Hepatol.* 23:129-131, 2000.

Guerrant RL, Lima AA. Inflammatory enteritidis. In: Mandell GL, Bennett JE, Dolin R (ed.). *Mandell, Douglas, and Bennett's. Principles and Practice of Infectious Diseases.* Philadelphia: Churchill Livingstone, p. 1126-1136, 2000.

Keystone JS, Kozarsky P. *Isospora belli*, *Sarcocystis* species, *Blastocystis hominis*, and *Cyclospora*. In: Mandell GL, Bennett JE, Dolin R (ed.). *Mandell, Douglas, and Bennett's. Principles and Practice of Infectious Diseases.* Philadelphia: Churchill Livingstone, p. 2915-2920, 2000.

Ladas SD, Savva S, Frydas A *et al.* Invasive balantidiasis presented as chronic colitis and lung involvement. *Dig Dis Sci.* 34:1621-1623, 1989.

Lopes-Brea M. Parasitosis intestinales en los noventa. *Rev Clínica Española.* 194:348-352, 1994.

PAHO-Pan American Health Organization. Balantidiasis. In: *Zoonoses and Communicable Diseases Common to Man and Animals, Parasitosis.* Vol. III. Washington DC, p. 20-22, 2003.

Pearson RD. Agents active against parasites and *Pneumocystis carinii.* In: Mandell GL, Bennett JE, Dolin R (ed.). *Mandell, Douglas, and Bennett's. Principles and Practice of Infectious Diseases.* Philadelphia: Churchill Livingstone, p. 505-539, 2000.

Sotolongo F, Otero R, Argudin J. La paramomicina en el tratamento de la balantidiasis. *Rev Cub Med Trop.* 18:103-106, 1966.

Swartzwelder JC. Balantidiasis. *Am J Dig Dis.* 17:173-179, 1950.

Vásquez W, Vidal J. Colitis balantidiásica: a propósito de un caso fatal en el departamento de Huancavelica. Lima, *Ann Fac Med.* 60:119-123, 1999.

Vidan JR, Frauca A, Martinez B *et al.* Hepatic parasitosis caused by *Balantidium coli.* Barcelona, *Med Clin.* 85:299-300, 1985.

Walzer PD, Judson FN, Murphy KB *et al.* Balantidiasis outbreak in Truk. *Am J Trop Med Hyg.* 22:33-41, 1973.

79 Platelmintos Parasitos do Homem

Luís Rey

Os helmintos de interesse médico são organismos do reino Animalia, sub-reino Metazoa, que pertencem aos filos Platyhelminthes e Nematoda.

Os parasitos do filo Platyhelminthes apresentam-se como vermes de corpo achatado e simetria bilateral, de aspecto foliáceo ou alongado, cujo comprimento varia de milímetros a vários metros.

O tegumento (Figura 79.1) é constituído por uma camada sincicial limitada externamente por citomembrana dupla, através da qual dão-se trocas nutritivas e onde se inserem numerosos espinhos. O sincício está ligado por pontes citoplasmáticas a células nucleadas situadas profundamente, abaixo de uma camada muscular existente sob o tegumento e que assegura a movimentação do helminto.

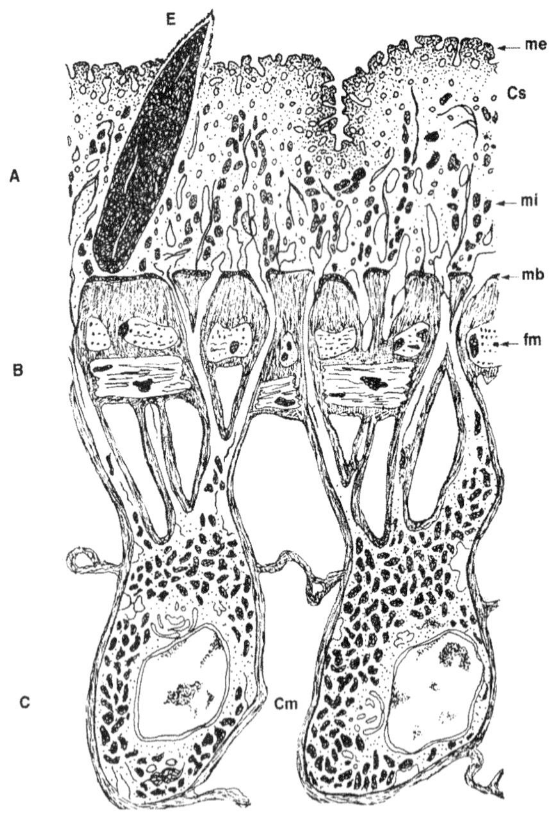

Figura 79.1 Tegumento de um trematódeo digenético. **A.** Camada sincicial sem núcleos (**Cs**) com espinhos (**E**); **B.** camada muscular (**fm**, fibras musculares); **C.** células nucleadas, mergulhantes no parênquima (**Cm**), e ligadas ao sincício por pontes citoplasmáticas; **me**, membrana externa; **mb**, membrana basal; **mi**, mitocôndrias.

Os platelmintos não dispõem de cavidade celômica, estando todos os órgãos internos mergulhados em um parênquima de células estreladas. São também desprovidos dos sistemas esquelético, circulatório e respiratório. O sistema digestório varia de simples a muito ramificado, mas desprovido de ânus. A excreção é assegurada por células ciliadas (solenócitos) ligadas a um sistema canalicular que se abre para o exterior.

A maioria dos platelmintos é hermafrodita e conta com sistemas reprodutores bastante complexos. Mas há também espécies com sexos separados, como os *Schistosoma*.

Os parasitos humanos encontram-se nas classes Trematoda e Cestoidea (Tabela 79.1).

▸ Classe Trematoda

Todos os helmintos desta classe são organismos inteiramente adaptados ao parasitismo, com um ciclo biológico complexo que envolve hospedeiros intermediários e definitivos.

Apenas os da subclasse Digenea são de interesse por conterem mais de uma dúzia de espécies responsáveis por doenças humanas, nas ordens Schistosomatidae, Echinostomatidae, Plagiorchiida e Opistorchiida.

Estes helmintos têm o corpo não segmentado e provido de ventosas, como órgãos de fixação no organismo do hospedeiro (Figura 79.2).

Muitas espécies afetam a população humana nas regiões tropicais e temperadas do mundo, particularmente nas áreas menos desenvolvidas. *Clonorchis sinensis, Fasciolopsis buski* e *Paragonimus westermani* respondem por grandes endemias no Extremo Oriente e outras áreas, assim como *Heterophyes heterophyes*, no delta do Nilo e na Ásia.

As esquistossomíases estão entre as doenças de alta endemicidade, sobretudo na Ásia, na África, na América do Sul e em algumas ilhas do Caribe. Elas são devidas a helmintos trematódeos da família Schistosomatidae.

▪ Família Schistosomatidae

As espécies desta família se caracterizam por terem os sexos separados e acentuado dimorfismo sexual. Algumas delas têm corpo alongado e vivem no interior do sistema circulatório venoso de aves e mamíferos. Os parasitos do homem são todos do gênero *Schistosoma*.

Schistosoma mansoni

É encontrado na África, Oriente Próximo, América do Sul e Caribe. Ele determina uma doença denominada esquistossomíase mansoni ou esquistossomose mansônica

Tabela 79.1 Classes Trematoda e Cestoidea com suas ordens, famílias, gêneros, espécies e as doenças que causam.

Classe	Ordem	Família	Gênero	Espécie	Doença
Trematoda	Schistosomatida	Schistosomidae	*Schistosoma*	*S. mansoni*	Esquistossomíase
				S. haematobium	Esquistossomíase
				S. japonicum	Esquistossomíase
	Echinostomatida	Fasciolidae	*Fasciola*	*F. hepatica*	Fasciolíase
			Fasciolopsis	*F. buski*	Fasciolopsíase
		Gastrodiscidae	*Gastrodiscoides*	*G. hominis*	Gastrodiscoidíase
	Plagiorchiida	Paragonimidae	*Paragonimus*	*P. westermani*	Paragonimíase
	Opistorchiida	Opistorchiidae	*Clonorchis*	*C. sinensis*	Clonorquíase
			Opistorchis	*O. felineus*	Opistoquíase
		Heterophyidae	*Heterophyes*	*H. heterophyes*	Heterofiíase
			Metagonimus	*M. yokogawai*	Metagonimíase
Cestoidea	Cyclophyllida	Taeniidae	*Taenia*	*T. saginata*	Teníase
				T. solium	Teníase
		Hymenolepididae	*Hymenolepis*	*H. nana*	Himenolepíase
				H. diminuta	Himenolepíase
		Dilepididae	*Dipilidium*	*D. caninum*	Dipilidíase
	Pseudophillidae	Diphyllobothriidae	*Diphyllobothrium*	*D. latum*	Difilobotríase

Fonte: Rey (2001).

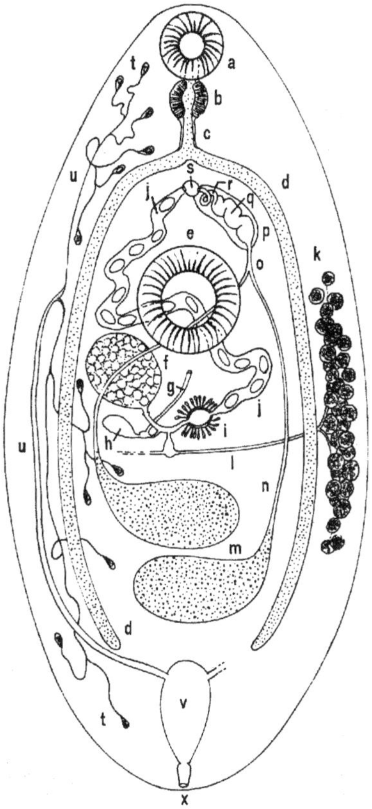

Figura 79.2 Esquema mostrando a organização de um trematódeo digenético. **a**, ventosa oral; **b**, esôfago muscular; **c-d**, intestino; **e**, acetábulo; **f**, ovário; **g**, canal de Laurer com abertura externa; **h**, receptáculo seminal; **i**, oótipo; **j**, útero; **k**, glândulas vitelinas e respectivos canais (**l**); **m**, testículo; **n**, canal eferente; **o**, deferente; **p**, bolsa do cirro, com parte prostática do cirro (**q**) e cirro (**r**); **s**, átrio genital; **t**, solenócitos; **u**, ductos excretores com vesícula (**v**); poro excretor (**x**).

com localização dos parasitos nos plexos venosos do intestino grosso, particularmente no plexo hemorroidário superior (Figuras 79.3 e 79.4).

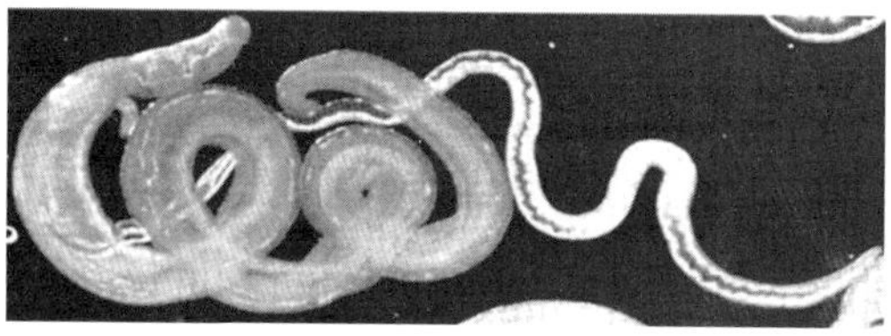

Figura 79.3 Macho (cinza) e fêmea (clara) de *Schistosoma mansoni*.

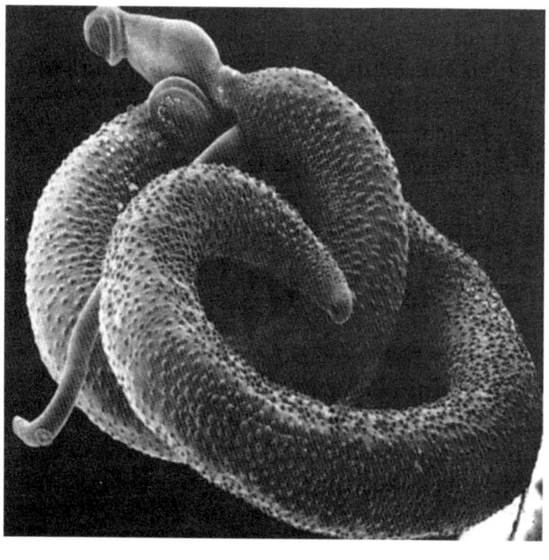

Figura 79.4 *Schistosoma mansoni*. A fêmea delgada está alojada no canal ginecóforo do macho.

O macho apresenta um segmento anterior mais delgado entre as duas ventosas; posteriormente, o corpo todo é achatado mas enrolado em goteira longitudinal, onde se aloja permanentemente uma fêmea. Esta, que só amadurece depois de acasalada, deposita seus ovos nos finos capilares da mucosa. Os vasos, sendo assim obstruídos, se desorganizam, e os ovos ou são expulsos com as fezes, ou ficam aprisionados no tecido pela reação inflamatória e fibrose que provocam, acompanhadas de distúrbios intestinais de tipo diarreico ou disentérico.

Nas fezes são encontrados os ovos embrionados, caracteristicamente grandes (medindo em média 150 × 65 μm de tamanho) e dotados de um espinho lateral que permite um diagnóstico específico da esquistossomíase mansoni (Figura 79.5).

Alguns ovos são arrastados pela corrente circulatória da veia porta para o fígado. Em consequência, determinam fibrose hepática que, por dificultar a passagem do sangue pelo fígado, causa hipertensão no sistema porta, esplenomegalia e ascite. Nas formas mais graves, com circulação colateral, os ovos são levados, via sistema da veia cava inferior, para os pulmões, onde são retidos.

O ciclo parasitário depende de caírem os ovos expulsos com as fezes em águas onde existam moluscos planorbídeos do gênero *Biomphalaria*. No Brasil, os hospedeiros intermediários são *B. glabrata, B. tenagophila* ou *B. straminea* (Figura 79.6).

As larvas ciliadas que eclodem – ou miracídios – penetram através do tegumento desses moluscos de água doce graças à ação de glândulas de penetração que se abrem no polo anterior. Multiplicam-se aí assexuadamente, formando esporocistos e esporocistos filhos e, dentro destes, milhares de cercárias, que são larvas infectantes para os vertebrados (Figura 79.7). As cercárias saem do molusco para o meio aquático, diariamente, horas depois de clarear o dia, com pico por volta de 11

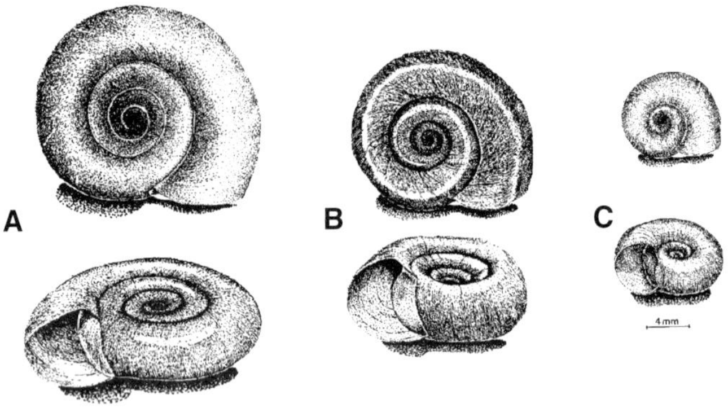

Figura 79.6 Conchas vistas pela face direita (acima) e esquerda (abaixo). **A.** *Biomphalaria glabrata*; **B.** *B. tenagophila*; **C.** *B. straminea*.

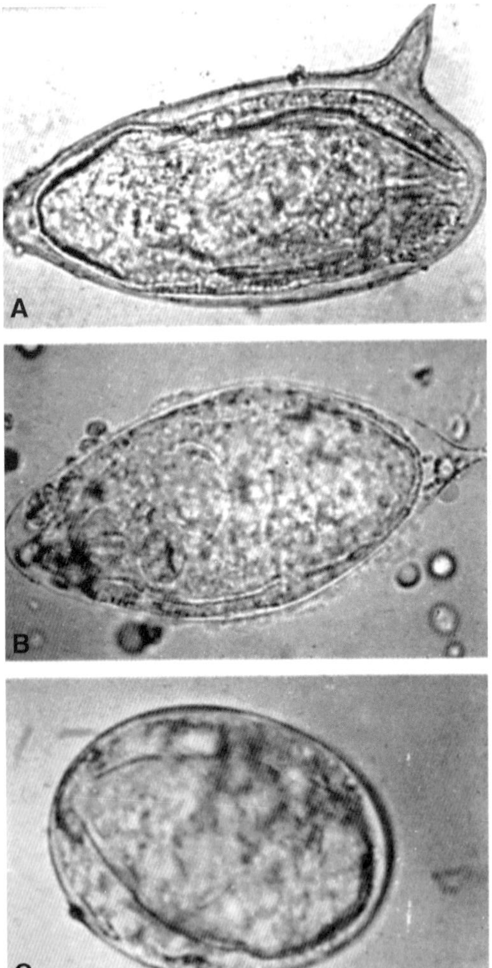

Figura 79.5 A. Ovo de *Schistosoma mansoni*, contendo o embrião (miracídio) já formado e mostrando o espinho lateral característico da espécie; **B.** ovo de *S. haematobium* com espinho terminal; **C.** ovo de *S. japonicum*.

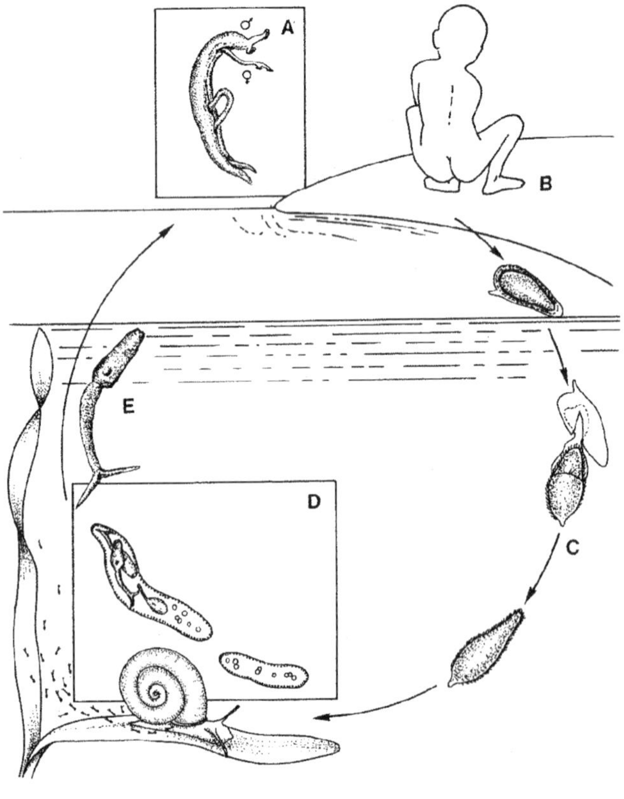

Figura 79.7 Ciclo do *Schistosoma mansoni*. **A.** Casal de helmintos adultos, no hospedeiro humano (**B**); **C.** eclosão do miracídio na água e procura de uma *Biomphalaria* onde se reproduz assexuadamente sob a forma de esporocistos primários e secundários (**D**), que por sua vez produzem cercárias (**E**) infectantes para o homem.

a 12 h. As cercárias, como os miracídios, ficam algumas horas nadando na água, até encontrarem e penetrarem em seu próximo hospedeiro (vertebrado) (Figura 79.8).

A infecção pode ser encontrada em alguns animais, principalmente roedores (p. ex., *Nectomys squamipes* ou rato d'água), que constituem reservatórios não humanos da parasitose.

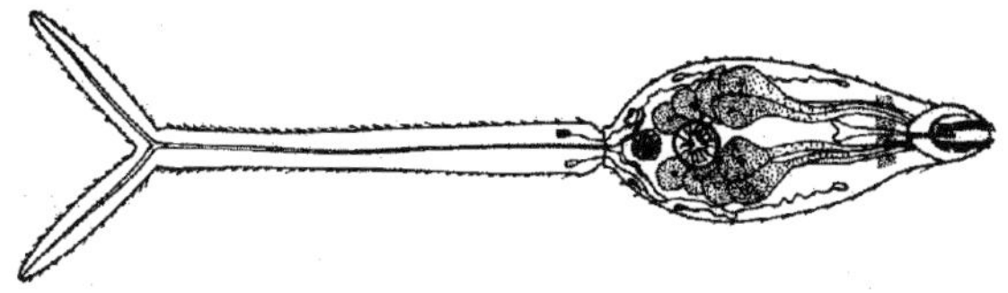

Figura 79.8 *Schistosoma mansoni*: representação esquemática de uma cercária.

Schistosoma haematobium

Causa a esquistossomíase hematóbica ou bilharziose urinária, devido à localização dos parasitos preferentemente no plexo vesical, produzindo cistite com disúria e hematúria.

Alguns ovos levados para os pulmões pela corrente circulatória são responsáveis por fibrose pulmonar e por um quadro de insuficiência cardíaca denominado *cor pulmonale*.

A infecção é exclusivamente humana e os hospedeiros intermediários são moluscos planorbídeos de água doce do gênero *Bulinus*, com distribuição pela África e Oriente Próximo.

Schistosoma japonicum

É parasito do gado e da população humana na Ásia Oriental e Pacífico Ocidental, onde causa uma forma mais grave da esquistossomíase intestinal. Os ovos, encontrados nos exames de fezes, são de menor tamanho e apresentam um espinho terminal. Seus hospedeiros intermediários são moluscos com hábitos anfíbios do gênero *Oncomelania* (Figura 79.5C).

Várias outras espécies de *Schistosoma* são encontradas em outras regiões do mundo, mas não nas Américas, próprias de animais que, eventualmente, parasitam o homem.

As cercárias de algumas delas podem causar nas pessoas que se banham em certos lugares uma dermatite cercariana, que é autorresolutiva.

▪ Família Fasciolidae

Compreende vermes hermafroditas de aspecto foliáceo, grandes e largos, que parasitam o fígado e as vias biliares. A espécie *Fasciola hepatica* tem ampla distribuição geográfica, sendo uma zoonose dos países criadores de carneiros.

O ciclo biológico se desenvolve por meio de ovos que, eliminados com as fezes dos carneiros, eclodem na água de regiões pantanosas e penetram em moluscos aquáticos do gênero *Limnaea*. Aí, multiplicam-se sob a forma de esporocistos e depois de rédias, produzindo finalmente cercárias que abandonam os moluscos para nadarem algum tempo na água. Então, fixam-se à vegetação submersa (inclusive o agrião), encistam-se, passando a metacercárias, e assim permanecem até serem ingeridas com a vegetação por outros vertebrados.

Por vezes infecta as pessoas que comem vegetais aquáticos, como o agrião, que cresce em lugares onde pasta o gado e em cujas folhas encontram-se fixadas as metacercárias infectantes, contendo uma larva já formada: o embrião hexacanto, isto é, provido de seis acúleos.

No tubo digestivo dá-se a eclosão da larva que invade os tecidos graças à ação desses acúleos e das glândulas de penetração, indo localizar-se no interior das vias biliares intra-hepáticas, depois de atravessar a cápsula de Glisson do fígado.

O verme adulto mede de 2 a 4 cm de comprimento por 1 ou 2 de largura. O sistema digestório ramifica-se por todo o corpo do helminto, terminando sempre em fundo cego (Figura 79.9).

A doença que resulta da presença dos vermes adultos nas vias biliares é a fasciolíase.

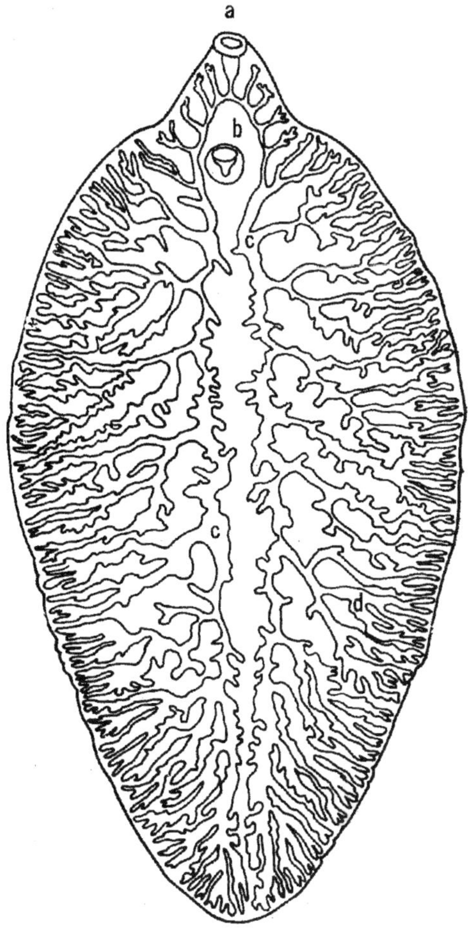

Figura 79.9 Desenho mostrando as duas ventosas (**a** e **b**) de *Fasciola hepatica* e o sistema digestório (**c**) muito ramificado, mas sem ânus. Os demais órgãos foram omitidos.

▪ Famílias Opistorchidae e Paragonimidae

Os helmintos das espécies pertencentes a estas famílias não ocorrem no Brasil.

Na primeira, encontra-se o *Clonorchis sinensis*, pequeno e de contorno lanceolado, responsável por helmintíase das vias biliares, muito importantes na Ásia Oriental. Requer dois hospedeiros intermediários: um molusco da família Hydrobiidae e algum peixe da família Cyprinidae (p. ex., carpas) onde se encontram as metacercárias. O *Opisthorchis viverrini* e o *O. felineus* são encontrados na Europa e na Ásia.

Entre os Paragonimidae, destaca-se o *Paragonimus westermani*, frequente como parasito do pulmão, em populações da Ásia, do Pacífico, da África e de alguns países da América do Sul (Equador e Peru). A evolução se dá em moluscos de água doce da família Thiaridae, e as metacercárias se encontram em diferentes espécies de lagostas e caranguejos.

Em outras famílias (Heterophyidae, Gastrodiscidae) encontram-se trematódeos exóticos que ocasionalmente infectam o homem, como *Heterophhyis heterophyis, Metagonimus yokogawai* e *Gastrodiscoides hominis.*

▶ Classe Cestoidea

Nesta classe estão reunidos platelmintos, cuja extremidade anterior se diferenciou em um órgão de fixação – o escólex – provido de diversas estruturas adesivas (ventosas, bótrias, botrídias e acúleos ou espinhos).

O corpo, ou estróbilo, é geralmente alongado em forma de fita e dividido em segmentos – as proglotes – em número que varia de 3 a cerca de 3.000 ou 4.000 elementos.

Em seguida ao escólex, onde se encontram as estruturas de fixação do helminto à mucosa intestinal, há um segmento de crescimento e diferenciação denominado colo onde aparecem as divisões que delimitarão proglotes e os primórdios dos órgãos reprodutores.

A uma distância maior do escólex, as proglotes já apresentam o sistema reprodutor hermafrodita desenvolvido, havendo protandria, isto é, os órgãos masculinos desenvolvem-se primeiro (a proglote funciona como macho) e os femininos depois, pelo que há fecundação cruzada entre as proglotes da mesma tênia.

O estróbilo pode ser entendido como uma colônia de organismos hermafroditas.

Todos os cestódios são parasitos, constituindo-se de hospedeiros definitivos (onde ocorre a estrobilização e a reprodução sexuada) e intermediários (onde pode haver uma fase de reprodução assexuada).

Como não têm sistemas digestórios e respiratórios, todas as trocas metabólicas são feitas pelo tegumento. Também não têm sistema circulatório, mas o excretor compreende solenócitos e canais que se abrem na extremidade posterior do helminto.

Esta classe compreende as ordens Cyclophyllidea e Pseudophyllidea em que se encontram parasitos da espécie humana.

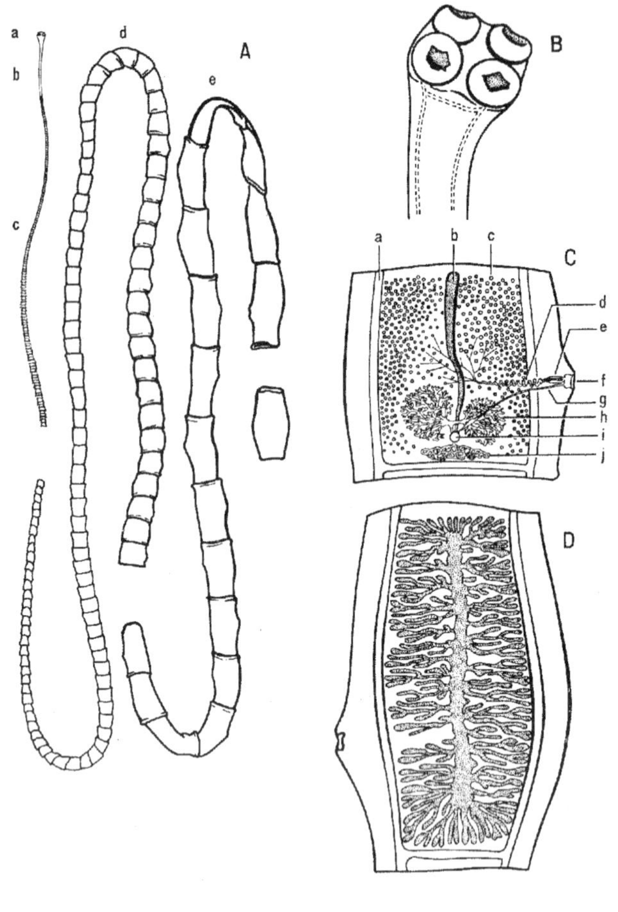

Figura 79.10 *Taenia saginata*. **A.** Estróbilo, que consta de: **a**, escólex; **b**, colo; **c**, proglotes jovens; **d**, proglotes maduras; **e**, proglotes grávidas, estando a última separada por apólise; **B.** o escólex, mostrando suas quatro ventosas; **C.** proglote madura onde se veem: **a**, canal osmorregulador; **b**, útero; **c**, testículos; **d**, canal deferente; **e**, bolsa do cirro; **f**, poro genital; **g**, vagina; **h**, ovário; **i**, oótipo; **j**, glândula vitelina; **D.** proglote grávida, onde se vê o útero com numerosas ramificações dicotômicas.

▪ Ordem Cyclophyllidea

São platelmintos com escólex provido de quatro ventosas bem desenvolvidas e um rostro que pode estar armado de acúleos (Figura 79.10B).

As principais famílias são: Teniidae, Hymenolepididae e Heterophyidae.

Família Teniidae

Na família Teniidae, encontram-se importantes parasitos humanos como *Taenia saginata* e *T. solium*, que têm por hospedeiros definitivos apenas o homem. Este pode ser infectado também pelas formas larvárias de *Echinococcus granulosus*, de *Multiceps multiceps* e, mesmo, de *T. solium* causadores das formas mais graves dessas parasitoses.

Taenia saginata

É conhecida também como tênia do boi, por serem os bovinos seus hospedeiros intermediários; ou como "solitária", por encontrar-se normalmente um só exemplar em cada paciente parasitado por ela. Sua morfologia está representada na Figura 79.10.

Mede de 4 a 12 metros de comprimento, tendo 1.000 a 2.000 proglotes. As proglotes grávidas, do extremo posterior da tênia, vão se soltando uma a uma (fenômeno denominado apólise) e saem com as fezes ou ativamente pelo ânus, mesmo entre as evacuações. Cada uma contém no útero 40.000 a 80.000 ovos.

O que se chama de ovo é, em verdade, um embrião provido de glândulas de penetração e seis acúleos (embrião hexacanto), envolvido por uma casca espessa, o embrióforo. Os ovos deixam a proglote quando esta é espremida na passagem pelo ânus, ou quando ela se decompõe no meio exterior.

A poluição do solo com ovos da tênia, disseminados nas pastagens pelo vento, pela chuva ou pelos animais coprófilos (sobretudo aves, que os transportam a distância), permite a contaminação dos bovinos que os ingerem com o pasto. Os ovos resistem aí 4 meses ou mais e mais de 1 ano no feno úmido.

No tubo digestivo do gado dá-se a eclosão do embrião que penetra na mucosa, ganha a circulação e vai localizar-se nos tecidos, sobretudo na musculatura esquelética, onde se transforma em cisticerco, uma forma larvária vesicular, sem acúleos e com um escólex invaginado.

Quando as pessoas comem a carne de gado crua ou mal cozida, os cisticercos nela existentes são liberados pelos sucos digestivos no intestino, onde os escóleces desinvaginam, fixam-se à mucosa e começam a formar o estróbilo da tênia (Figura 79.11).

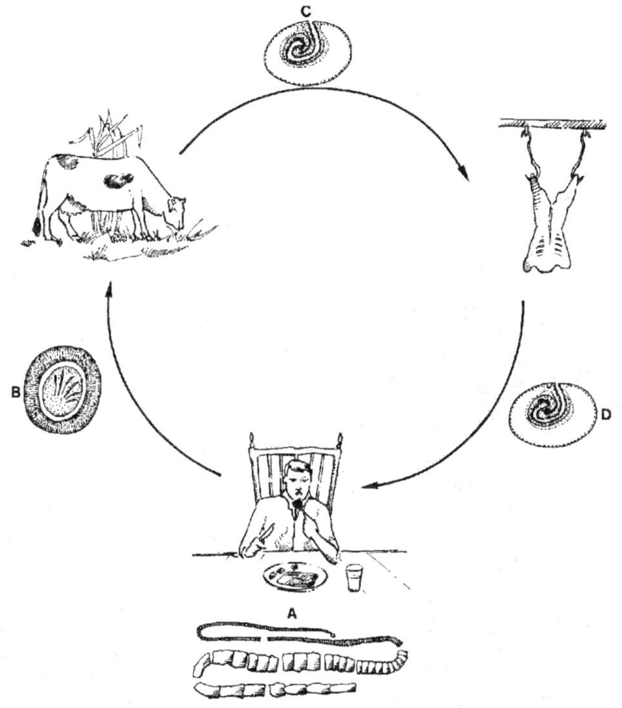

Figura 79.11 Ciclo da *Taenia saginata*. **A.** Hospedeiro humano que elimina proglotes e ovos; **B.** dispersão dos ovos no solo, que são ingeridos pelo gado com o pasto; **C.** eclosão das larvas e formação de cisticercos na carne do gado que, ingerida crua pelas pessoas, permite a transformação, no intestino, dos cisticercos (**D**) em tênia adulta.

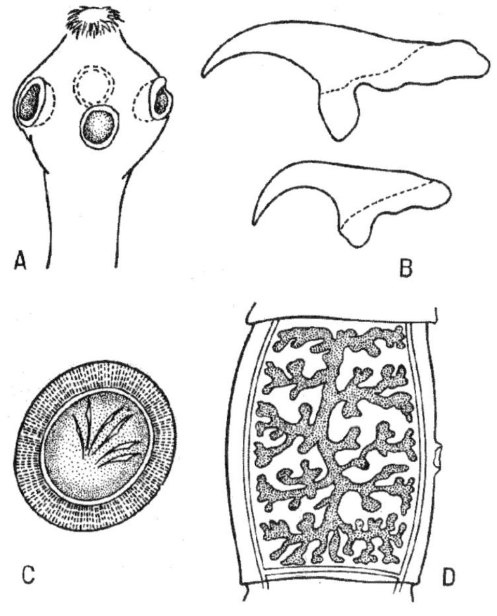

Figura 79.12 *Taenia solium*. **A.** Escólex com rostro armado; **B.** acúleos do primeiro e do segundo círculo; **C.** ovo; **D.** proglote grávida mostrando as ramificações dendríticas do útero.

Alguns meses depois, começa a eliminação de proglotes pelo paciente.

A longevidade da *T. saginata* adulta é grande, podendo chegar, em alguns casos, a 20 ou 30 anos.

Apresenta distribuição geográfica cosmopolita. As maiores prevalências se encontram na África, na região do Mediterrâneo, Cáucaso e Ásia Central. Endemicidade média (1 a 10% da população) é observada na América Latina, Europa, Sul e Sudeste Asiáticos e Japão.

Taenia solium

De menores dimensões que a tênia do boi, pois mede 1,5 a 4 metros de comprimento, com 700 a 900 proglotes, tem por hospedeiro intermediário o porco, e seu hospedeiro definitivo é sempre o homem. Neste, a longevidade do helminto adulto pode chegar a 25 anos.

O escólex de *T. solium* apresenta, na extremidade, uma dupla coroa de acúleos (Figura 79.12).

Nas proglotes grávidas, as ramificações uterinas são pouco numerosas e de tipo dendrítico, o que as distingue das proglotes de *T. saginata*. Os ovos das duas espécies são, porém, indistinguíveis.

Os porcos, que têm hábitos coprófagos, infectam-se ao ingerir fezes humanas contendo ovos ou proglotes da tênia. Neste último caso, há grande produção de cisticercos nos tecidos do animal.

A transmissão da infecção ao homem é feita pela carne de porco com cisticercose (que não passou pelo controle veterinário nos matadouros), ingerida crua ou mal cozida, como sucede inclusive com alguns pratos exóticos (bife tártaro, quibe cru etc.).

Por ser menor, produzir menos sintomas e serem as proglotes eliminadas em mistura com as fezes, o parasitismo por esta tênia pode passar despercebido ao paciente. Entretanto, oferece um risco consideravelmente maior quando os ovos são ingeridos (levados à boca pelas mãos sujas do próprio paciente ou de alimentos contaminados por outra pessoa parasitada). As proglotes da tênia também podem ser levadas para o estômago, por movimentos antiperistálticos e serem aí digeridas, deixando os ovos em liberdade.

Nesses casos, as oncosferas eclodem, invadem a mucosa e a circulação, indo transformar-se em cisticercos nos tecidos do paciente. A doença é a cisticercose humana. As consequências são particularmente graves quando os cisticercos se localizam no sistema nervoso central ou no globo ocular. Daí a necessidade de diagnóstico precoce e tratamento adequado sem perda de tempo.

A distribuição desta parasitose é cosmopolita, prevalecendo na América Latina (Honduras, Guatemala, Nicarágua e Equador), em vários países da África e em países não muçulmanos da Ásia.

A interrupção da transmissão requer que os porcos sejam criados em condições higiênicas, que a carne seja inspecionada nos matadouros e seja proibido o abate clandestino ou doméstico de porcos. Em áreas de risco, as pessoas só devem consumir a carne bem cozida.

Echinococcus granulosus

É um tenídeo de pequenas dimensões (4 a 8 mm de comprimento) e apenas três a seis proglotes, das quais somente a última é grávida (Figura 79.13).

Os vermes adultos parasitam, em grande número, o intestino de diversos canídeos, nas regiões de criação de carneiros, pois estes são os principais hospedeiros intermediários do helminto.

O ciclo parasitário compreende duas fases: a primeira, sexuada, no lúmen do intestino dos cães, que expulsam em suas fezes as proglotes e ovos do parasito, contaminando o solo onde vivem e os campos onde pastam os carneiros. A segunda fase decorre da infestação dos ovinos, que ingerem os ovos com o pasto. Cada proglote, ao desintegrar-se, dispersa de 500 a 800 ovos já embrionados. Os embriões eclodem no tubo digestivo e são ativados depois da ação do suco pancreático e da bile sobre

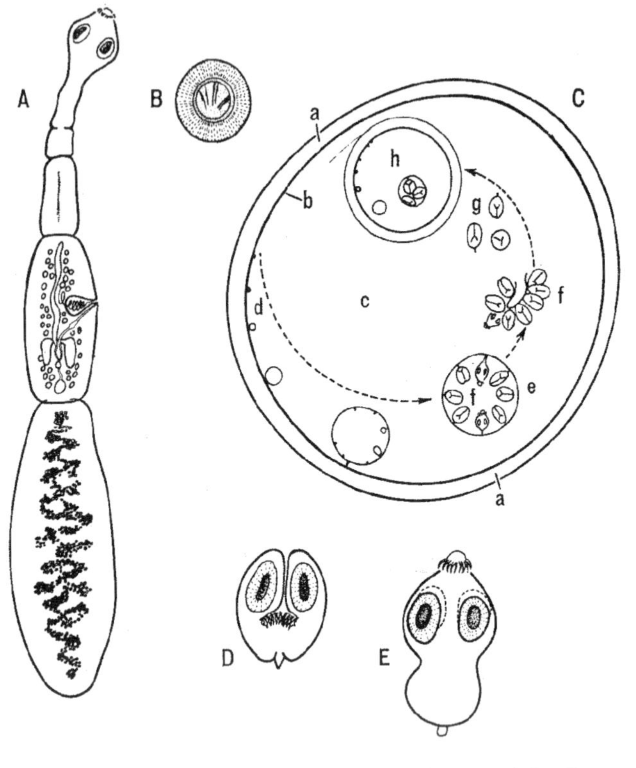

Figura 79.13 *Echinococcus granulosus.* **A.** Helminto adulto; **B.** ovo; **C.** esquema de uma hidátide, onde se veem: **a**, membrana anista; **b**, membrana germinativa; **c**, líquido hidático; **d**, brotamento interno; **e**, vesícula prolígera; **f**, **g**, protoescóleces; **h**, hidátide filha interna.

Se a hidátide envelhecer e murchar, as vesículas filhas internas se transformam em cistos hidáticos filhos internos, com a mesma estrutura que a hidátide mãe (hidátide policística) e com patologia mais complexa.

Acidentes agudos e choque podem surgir quando um cisto se rompe e semeia protoescóleces no peritônio ou por meio de um vaso, com fenômenos embólicos pulmonares ou transformação das larvas em outros tantos cistos hidáticos filhos exógenos.

A endemia é cosmopolita. Na América do Sul incide principalmente em zonas rurais do Chile, Argentina, Uruguai e extremo sul do Brasil.

O pastoreio sem cães (em terrenos cercados), a interdição desses animais em matadouros e a proibição do abate clandestino, a proibição de alimentar os cães com vísceras doentes, bem como o tratamento periódico deles com anti-helmínticos, são as principais medidas preventivas.

Família Hymenolepididae

Dois gêneros são de alguma importância médica nesta família: o gênero *Hymenolepis*, com as espécies *H. nana* e *H. diminuta*, e o gênero *Dipylidium*, com a espécie *D. caninum*, que infectam ocasionalmente o homem.

Hymenolepis

▸ **Hymenolepis nana.** Conhecida também como tênia anã, por suas dimensões reduzidas, entre 2 e 4 cm (ou mais, se o número de parasitos for pequeno), caracteriza-se por ter no escólex um rostro ou prolongamento retrátil, armado com uma fileira de pequenos acúleos (Figura 79.14A, B).

as oncosferas, penetram na mucosa e vão ser retidos no fígado ou nos pulmões. Aí, sofrem um processo de vesiculização, passando a constituir uma larva – o cisto hidático – cuja parede é formada por um sincício nucleado – a membrana germinativa ou membrana prolígera – que segrega uma membrana anista, externamente, e um líquido hidático, internamente. O cisto hidático cresce continuamente. A membrana anista vai se espessando pela aposição de novas camadas e sua parede sincicial forma, por brotamento, vesículas filhas em cujo interior formam-se, também por brotamento, numerosos protoescóleces, ou escóleces de futuras tênias (Figura 79.13D, E).

Quando os carneiros morrem ou são abatidos nos matadouros, suas vísceras, se consumidas pelos cães ou outros canídeos, permitem a transformação dos protoescóleces em outras tantas tênias adultas nesses carnívoros.

▸ **Hidatidose humana.** Os cães parasitados têm ovos do equinococo contaminando o pelo da cauda, do corpo e, mesmo, o focinho e a língua com que se coça. O solo onde habitam e onde se deitam também é rico em ovos.

As pessoas que lidam com cães, pastores, açougueiros, mas principalmente as crianças que acariciam e brincam com os animais, podem infectar-se levando à boca as mãos sujas ou alimentos manipulados. As larvas liberadas no intestino sofrem o mesmo desenvolvimento que nos carneiros, comportando-se os indivíduos como hospedeiros intermediários.

Os cistos hidáticos se formam principalmente no fígado (75% dos casos) ou nos pulmões (10% dos casos), onde crescem como um tumor. A menos que comprimam estruturas importantes, a evolução pode ser silenciosa por muitos anos; infecções adquiridas na infância podem ser diagnosticadas apenas na idade adulta, em vista do crescimento lento da hidátide.

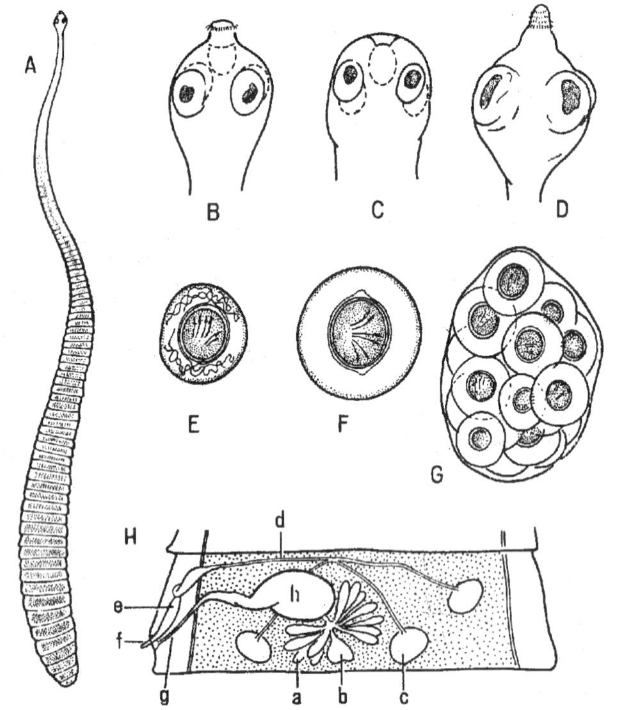

Figura 79.14 A. *Hymenolepis nana*, verme adulto; **B.** escólex de *H. nana*; **C.** escólex de *H. diminuta*; **D.** escólex de *Dipylidium caninum*; **E.** ovo de *H. nana*; **F.** ovo de *H. diminuta*; **G.** saco ovígero de *Dipylidium*; **H.** esquema de uma proglote de *H. nana*: **a**, ovário; **b**, glândula vitelina; **c**, testículo; **d**, canal deferente; **e**, bolsa do cirro; **f**, poro genital; **g**, vagina; **h**, receptáculo seminal.

As proglotes, em número que chega a 200, são muito mais largas que longas. As proglotes grávidas se separam por apólise e liberam os ovos, ainda no interior do intestino, que são expulsos em grande número misturados com as fezes.

Os ovos, que medem de 40 a 50 μm de diâmetro, têm dupla casca separada por espaço amplo. A casca interna forma duas saliências mamelonares, em polos opostos, de onde saem tufos de filamentos sinuosos.

O ciclo é normalmente monoxeno, com transmissão de uma pessoa a outra ou por autoinfecção (interna ou externa). Quando ingeridos, os ovos liberam o embrião hexacanto que invade a mucosa intestinal do jejuno e aí se transforma em cisticercoide (uma larva sólida, com escólex invaginado), 4 dias depois. Decorridos mais 10 a 12 dias, os cisticercoides abandonam o tecido da mucosa jejunal e migram para o íleo, onde se fixam por meio do escólex e crescem formando o estróbilo do verme adulto.

O ciclo de ovo a ovo se completa em 1 mês, mas a longevidade dessa tênia é de poucos meses; os casos de parasitismo prolongado ou intenso (com 2.000 a 7.000 vermes) são devidos a reinfecções.

H. nana é um parasito cosmopolita, predominando em climas temperados, onde afeta principalmente as crianças e assegura certo grau de imunidade.

Algumas larvas coprófilas de insetos, como as pulgas ou os gorgulhos, podem infectar-se e produzir cisticercoides que no organismo humano só completam a evolução se esses artrópodes forem acidentalmente ingeridos.

▸ **Hymenolepis diminuta.** É a tênia do rato, cosmopolita, mas de reduzida importância médica, pois a infecção humana por esse parasito é muito rara, ainda que frequente em ratos e camundongos. É muito utilizada no laboratório para trabalhos experimentais, razão pela qual a literatura a respeito é muito abundante.

Mede 10 a 60 cm de comprimento, tendo um escólex pequeno com quatro ventosas, sem acúleos (Figura 79.14C). Seus ovos (medindo 70 a 80 μm de diâmetro) têm dupla casca mas sem os filamentos polares.

O parasito é heteroxeno e tem como hospedeiros intermediários numerosas espécies de insetos ou miriápodes.

Dipylidium

▸ **D. caninum.** Cestódio, de tamanho médio (20 a 40 cm de comprimento), que parasita o cão, o gato e outros felídeos e canídeos silvestres.

O escólex (Figura 79.14D), de forma romboide e com quatro ventosas, é armado de numerosos acúleos minúsculos, dispostos em vários círculos sobre um rostro retrátil. Ao colo seguem-se 60 a 180 proglotes levemente avermelhadas.

As proglotes maduras, mais longas que largas (elípticas ou romboidais), dispõem de um duplo conjunto de órgãos reprodutores hermafroditas, com disposição simétrica, cujos poros genitais se abrem nas duas bordas das proglotes.

Os ovos, com dupla casca (Figura 79.14G) mas sem filamentos, ficam contidos nas malhas da rede uterina que, nas proglotes maduras, se fragmentam. Estas são eliminadas inteiras, forçam a passagem anal e, ao se decomporem no meio exterior, liberam grupos de ovos envolvidos pelos sacos ovíferos.

Ingeridos pelas larvas das pulgas, os ovos produzem cisticercoides, que permanecem vivos no inseto adulto e darão origem às tênias adultas quando as pulgas forem ingeridas pelos hospedeiros definitivos e digeridas no intestino delgado.

A infecção humana, registrada sobretudo nos EUA e na Europa, é rara e decorre da ingestão acidental das pulgas parasitadas, evoluindo como no caso de *H. nana*. Um fator predisponente é a intimidade das crianças de baixa idade com cães e gatos domésticos.

▪ Ordem Pseudophyllidea

Nesta ordem encontram-se vários helmintos parasitos normais ou acidentais do homem no gênero *Diphyllobothrium*. O mais frequente é *D. latum,* conhecido também como botriocéfalo ou tênia do peixe.

Diphyllobothrium

Diphyllobothrium latum

É a maior das tênias, medindo em geral de 3 a 10 metros, mas podendo chegar a 15 metros.

O escólex, com forma de amêndoa de 2 ou 3 mm de comprimento, não apresenta ventosas nem acúleos, mas duas fendas longitudinais e profundas – as pseudobotrídias ou bótrias – com musculatura pouco desenvolvida. O estróbilo é formado habitualmente por 3.000 a 4.000 proglotes, os maiores tendo 2 ou 3 mm de comprimento por 10 a 20 mm de largura (Figura 79.15).

Não há o fenômeno de apólise, permanecendo todas as proglotes sempre aderidas ao estróbilo (exceto em casos de ruptura mecânica deste). Os órgãos reprodutores se abrem em um átrio genital na linha média e o útero apresenta orifício próprio para oviposição (tocóstomo).

Os ovos aparecem nas fezes em grande número, pois o estróbilo produz cerca de um milhão deles, diariamente. Eles são elípticos e operculados, medindo em torno de 60 × 45 μm. Embrionam no meio exterior líquido para produzir uma larva ciliada – o coracídio – que eclode na água.

A longevidade dos vermes chega a ser superior a 20 anos, mas as proglotes que cessam sua atividade reprodutora atrofiam-se e desintegram-se.

O coracídio fica nadando até ser ingerido por seu primeiro hospedeiro intermediário, um pequeno artrópode copépode do gênero *Cyclops* ou do gênero *Diaptomus*.

No intestino destes perde seu epitélio ciliado e se torna, ao fim de 10 ou 20 dias, uma larva sólida alongada (com 0,5 mm de comprimento), dita procercoide.

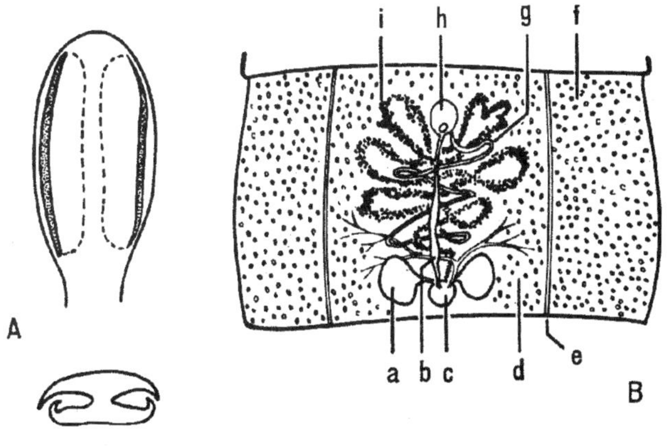

Figura 79.15 *Diphyllobothrium latum*. **A.** Escólex, de frente e em secção para mostrar as pseudobotrídias; **B.** uma proglote madura que mostra: **a**, ovário; **b**, vagina; **c**, oótipo; **d**, glândulas vitelinas; **e**, canal osmorregulador; **f**, testículos; **g**, canal deferente; **h**, átrio genital; **i**, útero cheio de ovos.

Quando o artrópode é comido por um peixe (segundo hospedeiro intermediário), a larva procercoide invade a musculatura ou outros tecidos, onde se transforma em um organismo duas a quatro vezes maior – a larva plerocercoide ou espargano – que traz invaginado em sua extremidade anterior um escólex. Depois de 3 ou 4 meses adquire a capacidade de infectar o homem ou certos mamíferos que se alimentam de peixe.

Quando um peixe carnívoro come outro parasitado, as larvas são transferidas como tal, aumentando seu número nos peixes maiores. A longevidade dessas larvas é de anos.

No homem que consumiu peixe cru infectado o verme adulto se localiza, de preferência, no jejuno, onde cresce rapidamente (30 proglotes novas por dia) e atinge a maturidade ao fim de 3 semanas. Ele pode viver de 10 a 30 anos.

O meio ecológico em que ocorre o parasitismo por *D. latum* é constituído por lagos e rios de montanhas de regiões com clima frio ou temperado, sobretudo na Europa. Os peixes hospedeiros são principalmente o salmão, a truta, o lúcio, a perca, a enguia e outros.

O consumo de peixes bem cozidos e o tratamento dos casos estão reduzindo consideravelmente a prevalência desta parasitose.

No Chile e no Peru, os casos registrados são devidos a outro cestódio – *D. pacificum* – que tem por hospedeiros definitivos normais as otárias, focas etc. A infecção humana é ocasional.

▶ Referências bibliográficas

Organización Panamericana de la Salud 1998. Reunión sobre el control de las helmintiasis intestinales en el contexto de AIEPI. Informe. Rio de Janeiro, 19-21 de outubro de 1998, OPS, Washington DC, 2000.

Rey L. *Parasitologia*. 4ª ed. Rio de Janeiro: Guanabara Koogan, 2008.

80 Esquistossomose Mansônica

José Roberto Lambertucci e Izabela Voieta

▶ Introdução

O termo esquistossoma significa corpo (do grego *soma*: corpo) fendido ou rasgado (do grego *schistós*: fendido, partido), referindo-se ao canal ginecóforo do macho que alberga a fêmea na fase adulta do verme no hospedeiro definitivo. A esquistossomose mansônica é a doença causada pelo *Schistosoma mansoni*, um trematódeo digenético que, no seu hospedeiro definitivo, geralmente o homem, instala-se preferencialmente no sistema venoso mesentérico. O ciclo do parasito é caracterizado pela existência de um hospedeiro intermediário, um caramujo do gênero *Biomphalaria* (Figura 80.1). Quando as fezes, contendo ovos do parasito, entram em contato com a água, os ovos se rompem e liberam o miracídio, forma larvária do verme que penetra o caramujo. No interior do molusco, o parasito se multiplica assexuadamente, dando origem às cercárias que são liberadas na água após 20 ou 30 dias. Estas são as formas infectantes para o homem. Se não encontram o hospedeiro definitivo, morrem após 1 a 3 dias.

Ao penetrar a pele, a cercária perde a cauda e transforma-se em esquistossômulo. Alguns parasitos são destruídos na derme pelo sistema imunológico do hospedeiro, podendo haver resposta inflamatória que se manifesta clinicamente como dermatite cercariana. Ao ganhar acesso aos vasos e à circulação sistêmica, migram através dos pulmões e do fígado. Cerca de 45 dias após a infecção, já alojados nas veias mesentéricas, os vermes atingem a maturidade sexual e, pouco depois, tem início a postura de ovos, de modo que eles aparecem nas fezes cerca de 55 dias após a penetração das cercárias.

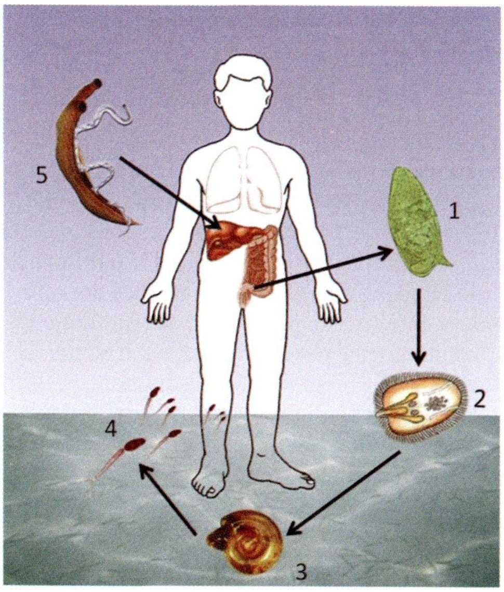

Figura 80.1 Ciclo do *Schistosoma mansoni*: **1.** ovo; **2.** miracídio; **3.** caramujo; **4.** cercárias; **5.** casal de vermes adultos.

Tabela 80.1 Classificação da esquistossomose mansônica.

Fase inicial
Dermatite cercariana
Aguda (aparente, inaparente)
Fase crônica
Hepatointestinal
Hepática
Hepatoesplênica
Complicações
Vasculopulmonar
Envolvimento renal (glomerulonefrite)
Neurológicas (cerebral, mielite transversa e tumoral)
Associação com bactérias (salmonelas, estafilococos)
Associação com as hepatites virais (B e C)
Esquistossomose no hospedeiro imunocomprometido
Ectópicas

Durante a primoinfecção, dependendo da resposta imunológica do hospedeiro, há o surgimento de inflamação intensa, com granulomas necrótico-exsudativos em torno dos ovos, sendo este o substrato anatomopatológico da esquistossomose aguda. Se a postura de ovos continua, com o tempo ocorre modulação da resposta inflamatória, o que, do ponto de vista morfológico, se traduz por desaparecimento das áreas de necrose e redução do tamanho dos granulomas em torno dos ovos.

No paciente com esquistossomose crônica, são os granulomas e a fibrose em torno dos vasos portais intra-hepáticos que podem determinar o aparecimento da hipertensão portal, a qual parece ser secundária a um aumento da resistência vascular no fígado. Os métodos de imagem como a ultrassonografia, a tomografia computadorizada e a ressonância magnética ajudam muito na identificação dos pacientes com as formas graves da doença. Na Tabela 80.1 encontra-se uma classificação da esquistossomose mansônica humana.

▶ Epidemiologia

As esquistossomoses encontram-se distribuídas no mundo tropical entre 36° de latitude norte e 34° de latitude sul. Nas Américas (Brasil, Venezuela, Porto Rico, Antilhas e Suriname) encontra-se o *S. mansoni*. Na Ásia (China, Indonésia e Filipinas) o *S. japonicum* e o *S. mekongi*, e na África convivem, em determinadas áreas, o *S. mansoni*, o *S. haematobium* e o *S. intercalatum*. De acordo com estimativas da OMS, cerca de 600 milhões de pessoas vivem em áreas de risco e mais de 200 milhões encontram-se infectadas em 75 países (Figura 80.2). No Brasil,

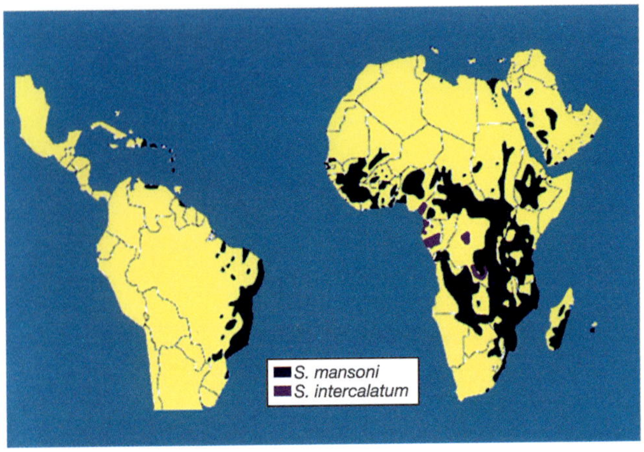

Figura 80.2 Distribuição da esquistossomose mansônica no mundo.

embora os inquéritos sejam parciais, estima-se que entre três e quatro milhões de pessoas estejam parasitadas. Além disso, esta endemia só perde para a malária entre as doenças parasitárias de importância em Saúde Pública (WHO, 1993).

Nas ilhas do Caribe, na Venezuela e no Suriname a prevalência da doença atualmente é muito baixa (< 1%) e alguns autores acreditam que o controle da transmissão se deva, em parte, à competição biológica de outros caramujos predadores da *Biomphalaria glabrata* (p. ex., *Thiara granifera*), acidentalmente introduzidos nas ilhas caribenhas (Tsang *et al.*, 1997; WHO, 1998).

O inquérito coproscópico realizado em escolares brasileiros em 1950 por Pellon e Teixeira mostrou maior porcentagem de infectados no Nordeste do Brasil, nos estados de Pernambuco, Alagoas, Sergipe e Bahia. O estado de Minas Gerais também apresentou área endêmica de importância. No estado de São Paulo há focos endêmicos no Vale do Paraíba, Paranapanema e Vale do Ribeira.

Com o programa de controle da esquistossomose implantado no Brasil em 1975, foram tratados com esquistossomicidas cerca de 11 milhões de indivíduos, em especial nos estados nordestinos. Há evidências e um sentimento geral entre os especialistas de que a morbidade da esquistossomose diminuiu em decorrência do tratamento em massa e de outras melhorias sanitárias (Passos e Amaral, 1998). Hoje, os estados da Bahia e de Minas Gerais respondem por cerca de 2/3 dos casos de esquistossomose no Brasil.

▶ Patogenia e imunopatologia

Os vários aspectos patogênicos e patológicos observados na esquistossomose mansônica dependem da interação parasito-hospedeiro nas três fases evolutivas e migratórias do verme no hospedeiro definitivo: esquistossômulo, verme adulto e ovo. De longe, os ovos e a reação granulomatosa que os envolve constituem os principais fatores causadores da morbidade. Os antígenos dos vermes e seus produtos e a formação e deposição de imunocomplexos nos tecidos do homem responsabilizam-se também por aspectos importantes da doença (glomerulonefrite, por exemplo). A reação do hospedeiro ao verme, em seus extremos (hipersensibilidade ou imunodepressão), pode causar danos ao organismo. A produção de fibras colágenas induzidas pelo ovo faz-se de modo dinâmico e alguns tipos de colágeno produzidos são reabsorvíveis (Bogliolo, 1957; Andrade e Bina, 1983).

Há relação entre a prevalência da doença em determinada área endêmica e o número de ovos por grama de fezes eliminados pelos indivíduos. O número de ovos nas fezes vai aumentando com a idade, atingindo o acme em torno dos 15 aos 20 anos, para em seguida decrescer. A quantidade de ovos nas fezes apresenta interesse epidemiológico e constitui fator importante na morbidade da doença. Os grandes eliminadores de ovos provavelmente desenvolverão as formas graves da doença e, além disso, contaminam o ambiente mais facilmente.

Alguns fatores de proteção já foram identificados e parecem ligados à bagagem genética dos indivíduos (Abel e Dessein, 1991). Os indivíduos de etnia negra parecem mais adaptados à doença e apresentam menos frequentemente as formas graves (Prata e Shroeder, 1967). Já os indivíduos do grupo sanguíneo A ou que apresentam antígenos de histocompatibilidade (HLA) A1 e B5 têm maior predisposição a evoluir para a forma hepatoesplênica.

Os padrões de interleucinas produzidos nas diversas fases da esquistossomose são diferentes, o que permite identificar as fases da doença (Correa-Oliveira *et al.*, 1998). Além disso, esse conhecimento poderá ter importância no futuro no desenvolvimento de vacinas e na identificação de indivíduos que vivem em área endêmica e mostram-se naturalmente resistentes.

▶ Fase inicial

▪ Dermatite cercariana

Logo após o contato infectante alguns indivíduos se queixam de manifestações pruriginosas na pele, de duração geralmente transitória e cedendo quase sempre espontaneamente. Esta é a dermatite cercariana, decorrente da morte na pele de cerca de até a metade das cercárias que a penetraram. A intensidade, a duração e o aspecto dermatológico desta fase variam, sendo geralmente de pequena intensidade. As manifestações clínicas, durando em geral de 24 a 72 h (podendo estender-se por até 15 dias), são as micropápulas eritematosas e pruriginosas que se assemelham às descritas nas picadas de inseto e no eczema de contato. O diagnóstico nessa fase é difícil e o tratamento, se necessário, pode ser feito com anti-histamínicos, corticosteroides tópicos e esquistossomicidas nas doses habituais (Lambertucci *et al.*, 1996).

▪ Esquistossomose aguda

A esquistossomose aguda evolui de maneira inaparente ou assintomática na maioria dos indivíduos primoinfectados; às vezes é diagnosticada por causa de alterações nos exames de laboratório (eosinofilia, ovos viáveis de *S. mansoni* nas fezes) em indivíduo que procura assistência médica por outro motivo, ou acidentalmente (p. ex., participou de banho em lagoa sabidamente contaminada e acompanha ao hospital colegas ou parentes com sinais exuberantes da fase aguda). A forma aguda sintomática (toxêmica) ou febre de Katayama (quando causada pelo *S. japonicum*) ora se apresenta em estágio clínico único, ora se diferencia em duas fases, uma pré e outra pós-postural, podendo apresentar-se com quadro clínico pouco sintomático, moderado, grave ou complicado (hepatite, pneumonite, dermatite, envolvimento neurológico, abscesso piogênico do fígado, perfuração intestinal) (Neves *et al.*, 1993; Rocha *et al.*, 1995; Lambertucci *et al.*, 1997). Os sintomas surgem cerca de 3 a 4 semanas após a contaminação e incluem: mal-estar, febre,

Tabela 80.2 Dados clínicos e de laboratório em pacientes com esquistossomose aguda.

História de contato com águas de região endêmica nos últimos 60 dias
Febre, diarreia, dor abdominal, hepato e/ou esplenomegalia, tosse seca, urticária e edema facial
Outros colegas ou parentes apresentam quadro clínico semelhante porque o banho em lagoas é um comportamento grupal
Eosinofilia
Elevação das enzimas hepáticas (fosfatase alcalina, GGT, transaminases)
Ultrassonografia do abdome: hepatoesplenomegalia e linfonodos portais característicos
Ovos viáveis de *Schistosoma mansoni* nas fezes
Biopsia hepática: granuloma na fase necrótico-exsudativa
Sorologia sugestiva (Elisa com KLH, IgA anti-SEA)

KLH: *keyhole limpet hemocyanin* (hemocianina do caramujo *Megathura crenulata*); SEA: *soluble egg antigen* (antígeno solúvel do ovo).

hiporexia, tosse seca, sudorese, dores musculares, dor na região do fígado ou intestino, diarreia, cefaleia e prostração, entre outros. A intensidade dos sintomas aumenta entre a quinta e a sexta semana, coincidindo com o início da oviposição. O doente apresenta-se abatido, com hepatomegalia e esplenomegalia dolorosas, taquicardia e hipotensão arterial (Tabela 80.2).

O diagnóstico clínico só se define a partir de 45 dias do banho infectante, quando se evidenciam ovos viáveis do verme nas fezes ou, de modo ideal, quando a biopsia hepática revela o característico granuloma esquistossomótico na fase necrótico-exsudativa (Lenzi *et al.*, 1999). As provas de função hepática (fosfatase alcalina, gamaglutamiltransferase e transaminases) encontram-se elevadas no soro como regra geral. Os sintomas e sinais clínicos podem persistir por mais de 90 dias e a doença se enquadrar na definição de febre de origem indeterminada. Há geralmente remissão espontânea do quadro clínico nos casos não tratados. A doença raramente mata. A eosinofilia marcada (> 1.000 céls./mm^3) sugere o diagnóstico. A ultrassonografia do abdome mostra hepatoesplenomegalia inespecífica e a presença de linfonodos periportais sugestivos (Lambertucci *et al.*, 1994; Cesmeli *et al.*, 1997; Barata *et al.*, 1999). Há um caso relatado na literatura de nódulos no fígado identificados na ultrassonografia e na tomografia computadorizada do fígado; achados semelhantes foram observados durante a laparoscopia. A melhora clínica é anunciada pela normalização da temperatura corporal e o desaparecimento dos sintomas digestivos. O fígado e o baço diminuem de tamanho progressivamente.

▸ Fase crônica (intestinal e hepatointestinal)

Os indivíduos que evoluem da fase aguda para a fase crônica (intestinal/hepatointestinal) geralmente apresentam modulação satisfatória do granuloma; isto é, o granuloma necrótico-exsudativo da fase aguda transforma-se em um granuloma pequeno com menor número de células inflamatórias, sem área de necrose em torno dos ovos e maior deposição de fibras colágenas (o granuloma pequeno provocaria menor dano aos hepatócitos). Alguns autores acreditam que os indivíduos que modulam mal, ou seja, aqueles que mantêm granulomas grandes, são os que evoluirão para a forma hepatoesplênica da doença (Rezende *et al.*, 1997).

São consideradas formas leves da doença as formas intestinal e hepatointestinal. A maioria dos indivíduos que vive em áreas endêmicas de esquistossomose apresenta essa forma clínica da doença. Do ponto de vista clínico a forma intestinal difere da forma hepatointestinal porque o fígado se encontra aumentado na última. A forma hepatointestinal representaria a fase intermediária na evolução da doença para a forma hepatoesplênica. Muitos autores, com razão, não aceitam essa separação, pois consideram o fígado acometido também na forma intestinal; acrescente-se a dificuldade em definir-se quando um fígado palpável deve ser considerado normal ou patológico (Lambertucci, 1993). A ultrassonografia do abdome ajuda pouco na definição das formas intermediárias, mas a presença de espessamento periporta pode sugerir progressão para a forma hepatoesplênica (Gerspacher-Lara *et al.* 1997, 1998).

Os indivíduos nesta fase da doença não apresentam sintomas; o diagnóstico torna-se acidental, quando o médico se depara com a presença de ovos viáveis de *S. mansoni* no exame de fezes rotineiro. Nos indivíduos com queixas clínicas a sintomatologia é variável e inespecífica: desânimo, indisposição para o trabalho, tonturas, cefaleia e sintomas distônicos. Os sintomas digestivos podem predominar: sensação de plenitude, flatulência, dor epigástrica e hiporexia. Observam-se surtos diarreicos e por vezes disenteriformes, intercalados com constipação intestinal crônica. Esse quadro clínico, exceto pela presença de sangue nas fezes, não difere do encontrado em indivíduos sem a doença.

Ao exame físico têm sido anotados dor à palpação dos cólons, fígado palpável entre 2 e 6 cm do rebordo costal direito, de consistência aumentada e, às vezes, com a superfície irregular e hipertrofia do lobo esquerdo. O baço, por definição, não é palpável. As provas de função hepática se mantêm dentro de valores normais. A biopsia hepática raramente fornece informações. O exame retossigmoidoscópico revela mucosa congesta, granular, com pequenas ulcerações e no exame de fragmentos de tecido retirados por biopsia encontram-se com frequência ovos viáveis de *S. mansoni*.

Nos indivíduos com polipose intestinal esquistossomótica a sintomatologia intestinal se mostra exuberante, com diarreia, enterorragia, síndrome de enteropatia perdedora de proteínas, edema, hipoalbuminemia, emagrecimento e anemia (Mohamed *et al.*, 1990). O diagnóstico diferencial com neoplasias dos cólons se impõe (Figura 80.3). Esta apresentação é incomum no Brasil, mas tem sido descrita em egípcios.

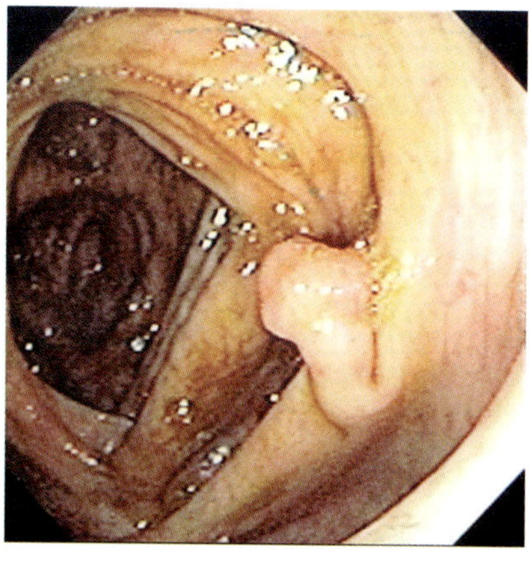

Figura 80.3 Pólipo esquistossomótico levando a sangramento intestinal. A excisão endoscópica do pólipo levou à interrupção do sangramento.

Esquistossomose hepatoesplênica

A esquistossomose hepatoesplênica se apresenta de várias formas: compensada, descompensada ou complicada. Dados obtidos em inquéritos epidemiológicos revelam que 2 a 7% dos indivíduos apresentam essa forma clínica em áreas de alta endemicidade. Na Tabela 80.3 descrevem-se as variantes clinicoevolutivas da forma hepatoesplênica.

O diagnóstico da forma hepatoesplênica em paciente internado em hospital bem aparelhado não é difícil. Por outro lado, diagnosticar a forma hepatoesplênica em um indivíduo que mora em área endêmica (com base na presença de baço palpável e ovos do verme nas fezes) representa um problema. Um porcentual desses indivíduos apresenta aumento do baço secundário a outras doenças, dificultando o diagnóstico diferencial (Prata e Andrade, 1963; Prata e Bina, 1968; Lambertucci *et al.*, 1996).

O aparelho portátil para ultrassonografia permite melhorar a acurácia diagnóstica do exame clínico. Em uma área endêmica para esquistossomose, utilizando-se uma combinação da palpação abdominal e resultados da ultrassonografia, quatro grupos de indivíduos foram identificados:

- Baço palpável, espessamento periporta intenso e hipertensão portal na ultrassonografia
- Espessamento periporta intenso e hipertensão portal na ultrassonografia, sem baço palpável
- Baço palpável com espessamento periporta leve a moderado
- Baço palpável e fígado com aspecto normal na ultrassonografia. As implicações desses achados são de duas ordens:
  - A morbidade da esquistossomose em áreas endêmicas tem sido superestimada (nem todo baço palpável em área endêmica é causado pela esquistossomose)
  - Os estudos epidemiológicos e imunológicos conduzidos em áreas endêmicas devem ser reavaliados dentro dessa nova definição da forma hepatoesplênica no campo.

Tabela 80.3 Variantes clinicoevolutivas da forma hepatoesplênica.

Forma hepatoesplênica compensada
Sem hipertensão portal (geralmente em crianças)
Com hipertensão portal
sem hemorragia digestiva
com hemorragia digestiva
Com hipoevolutismo
Forma hepatoesplênica descompensada
Com ascite
Com icterícia
Com encefalopatia
Forma hepatoesplênica complicada
Com outras formas clínicas da doença
com formas vasculopulmonares
com glomerulopatia
Com outras hepatopatias
com hepatite crônica ativa
com cirrose
com trombose portal
Com outras doenças
com infecções por enterobactérias

As doenças mais frequentemente consideradas no diagnóstico diferencial da esquistossomose hepatoesplênica são: calazar, esplenomegalia tropical (ou esplenomegalia hiper-reativa da malária), leucemia, linfoma, cirrose de Laennec ou cirrose pós-necrótica e síndromes semelhantes à mononucleose.

Forma hepatoesplênica compensada

Esta forma representa o modelo da esquistossomose hepática avançada, tendo como substrato anatômico a fibrose de Symmers. Na Tabela 80.4 são resumidas as principais características clínicas, hemodinâmicas, bioquímicas/hematológicas, de imagem e anatomopatológicas da esquistossomose hepatoesplênica compensada.

A característica fundamental desta forma é a presença de hipertensão portal, levando à esplenomegalia e ao aparecimento de varizes do esôfago. Os pacientes costumam apresentar sinais e sintomas gerais inespecíficos, como dores abdominais atípicas, alterações do hábito intestinal e sensação de peso ou desconforto no hipocôndrio esquerdo, por causa do crescimento do baço. Às vezes, o primeiro sinal da doença é

Tabela 80.4 Características clínicas, bioquímicas e hematológicas, hemodinâmicas, ultrassonográficas, à ressonância magnética e anatomopatológicas da esquistossomose hepatoesplênica compensada.

Características clínicas
Prevalência maior entre 10 e 30 anos de idade
Estado geral regular ou bom
Presença de hepatoesplenomegalia (excluir outras causas)
Hemorragia digestiva alta
Ausência de sinais ou sintomas de insuficiência hepática
Hipoevolutismo nos jovens
Características bioquímicas e hematológicas
Testes de função hepática normais
Hipergamaglobulinemia (aumento da fração IgG)
Anemia normocítica ou microcítica e hipocrômica, leucopenia, trombocitopenia
Características hemodinâmicas
Pressão sinusoidal normal ou levemente aumentada
Pressões esplênica e portal direta aumentadas
Alterações esplenoportográficas intra-hepáticas peculiares
Fluxo hepático normal ou levemente diminuído
Características ultrassonográficas
Fibrose periporta característica
Fibrose da parede da vesícula biliar
Aumento do lobo esquerdo do fígado
Esplenomegalia
Aumento do calibre das veias esplênicas e porta
Presença de colaterais porta
Alterações à ressonância magnética
Intensidade aumentada do sinal nas áreas de fibrose
Retardo da excreção do contraste nas áreas de fibrose
Espessamento nítido da parede da vesícula biliar
Identificação dos vasos do sistema porta e de colaterais
Exclusão de outras doenças hepáticas
Características anatomopatológicas
Moderada atividade inflamatória
Intensa fibrose portal do tipo Symmers
Boa preservação das células hepáticas
Conservação da estrutura lobular

a hemorragia digestiva com a presença de hematêmese e/ou melena (Chen e Mott, 1998).

Ao exame físico o fígado se encontra aumentado de tamanho, com predomínio do lobo esquerdo, enquanto o baço aumentado se mostra endurecido e indolor à palpação. A forma hepatoesplênica predomina nos adolescentes e adultos jovens (Figura 80.4). Na faixa etária dos 5 aos 14 anos, 50% não apresentam hipertensão portal e a esplenomegalia resulta, provavelmente, de hiperplasia linforreticular. Nos adultos, a hipertensão portal constitui a expressão fisiopatológica dominante e 30 a 40% deles apresentam hemorragia digestiva oriunda de ruptura de varizes esofagogástricas ou gastrite erosiva por medicamentos (Figura 80.5). O fígado apresenta aspecto nodular e à necropsia evidencia-se a típica fibrose de Symmers (Figuras 80.6 e 80.7).

O estado funcional do fígado se encontra preservado, sem evidências de insuficiência hepática. A leucopenia e a plaque-

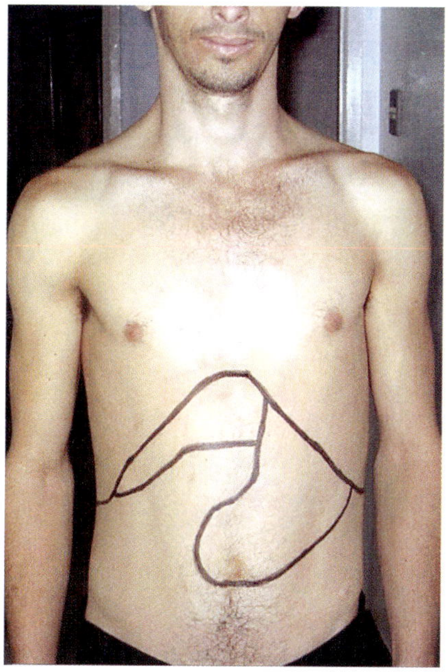

Figura 80.4 Paciente de 27 anos de idade com esquistossomose hepatoesplênica. Foto tirada 1 dia antes da cirurgia (esplenectomia + desconexão + sutura de varizes).

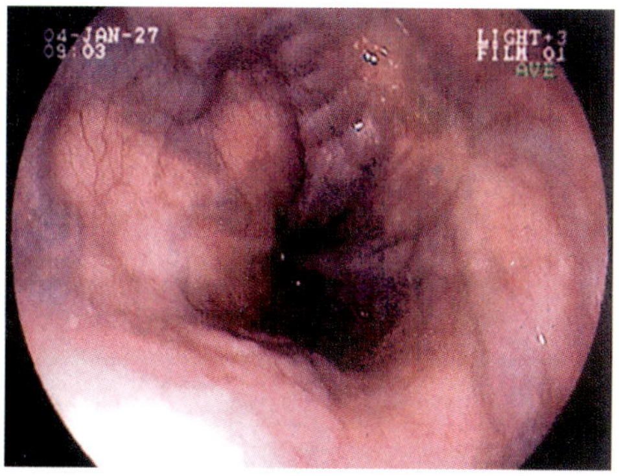

Figura 80.5 Varizes de médio e pequeno calibres em paciente com esquistossomose hepatoesplênica.

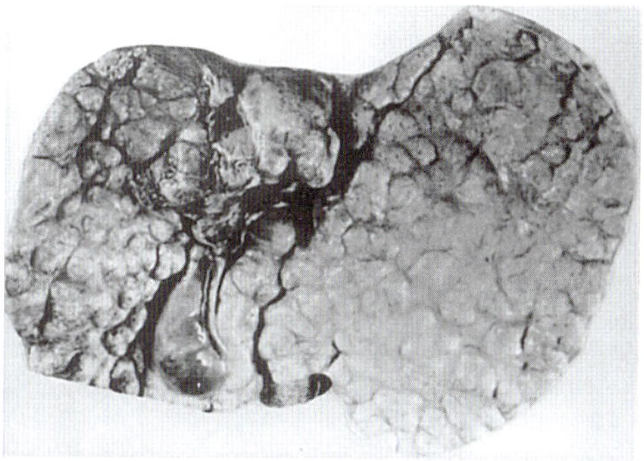

Figura 80.6 Aspecto do fígado, com nódulos e aumento do lobo esquerdo.

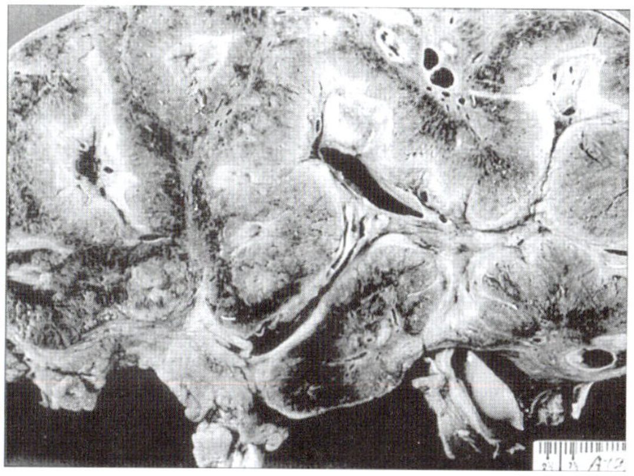

Figura 80.7 Fígado cortado mostra a característica fibrose de Symmers (*pipe stem*).

topenia em combinações variáveis, secundárias ao hiperesplenismo, quando presentes, não devem preocupar o médico; em geral não há repercussão clínica. A anemia por perda de sangue (hemorragia digestiva, parasitoses intestinais associadas) deve ser adequadamente tratada.

As varizes esofágicas, geralmente localizadas no terço médio e inferior do esôfago, merecem ser pesquisadas pela endoscopia digestiva. A endoscopia permite o diagnóstico diferencial entre os sangramentos de origem varicosa e os provocados por gastrite erosiva. A esplenoportografia para a avaliação dos vasos portais vem sendo substituída pela ultrassonografia. Quando a esplenoportografia é realizada neste estágio da doença observam-se a presença de reversão do fluxo sanguíneo nos ramos radiculares e a formação precoce de grossas e extensas dilatações varicosas gástricas e esofágicas.

▪ Forma hepatoesplênica descompensada

Esta forma da doença, indistinguível da cirrose, caracteriza-se por diminuição acentuada do estado funcional do fígado. Essa descompensação se relaciona à ação de vários fatores, tais como os surtos de hemorragia digestiva e consequente isquemia hepática e fatores associados (hepatite viral, alcoolismo). Na Tabela 80.5 são resumidas as principais características da forma hepatoesplênica descompensada.

A ascite se inscreve entre as manifestações mais comuns de descompensação no esquistossomótico, com frequência ini-

Tabela 80.5 Principais características da forma hepatoesplênica descompensada.

Os pacientes em geral têm mais de 30 anos de idade
O fígado é menor que o encontrado na forma compensada
Associação com outros fatores etiológicos (hepatite viral, alcoolismo)
Cicatriz abdominal de cirurgia anterior é frequente
Hemorragia digestiva alta é comum
Presença de sinais e sintomas de insuficiência hepática: ascite, icterícia, aranhas vasculares, coma, sintomas neuropsíquicos
Estado geral precário
Alterações bioquímicas evidentes: diminuição da albumina sérica, aumento das bilirrubinas e da amônia sérica
Presença frequente de trombose portal na ultrassonografia
Fluxo hepático reduzido
Inflamação crônica ativa com invasão do parênquima hepático
Fibrose septal, proliferação de ductos biliares
Cirrose pós-necrótica focal

ciando-se após episódio de hemorragia digestiva alta. A icterícia pode ser encontrada em alguns casos; quando presente, deve-se suspeitar de associação com hepatite viral, infecções bacterianas associadas, alcoolismo ou hiperesplenismo com hemólise. Os sintomas e sinais de encefalopatia hepática geralmente surgem após sangramentos digestivos e, quando presentes, respondem ao tratamento adequado ou evoluem para o coma hepático e a morte.

▸ Complicações

▪ Forma vasculopulmonar

As duas formas clínicas mais importantes são as formas hipertensiva e cianótica (Guimarães, 1982; Barbosa *et al.*, 1996; 1998). A primeira, mais frequentemente associada à forma hepatoesplênica da esquistossomose, pode, raramente, ser encontrada na forma hepatointestinal. Cerca de 10% dos pacientes com hipertensão portal apresentam também hipertensão pulmonar; nesses casos as cirurgias que se baseiam no desvio de sangue do sistema portal (*shunt*) estão contraindicadas, pois podem agravar a hipertensão pulmonar pelo aumento do fluxo sanguíneo para a veia cava inferior.

Na hipertensão pulmonar por obstrução vascular, provocada por ovos, vermes mortos e/ou vasculite pulmonar por imunocomplexos, os sintomas e sinais clínicos caracterizam a síndrome do *cor pulmonale*. Observam-se síncope de esforço, hiperfonese de P2, impulsão na região mesogástrica e sinais de insuficiência cardíaca. O ECG, o cateterismo pulmonar e o ecodopplercardiograma confirmam a sobrecarga direita e mostram a pressão pulmonar acima de 35 mmHg. O aspecto da radiografia do tórax pode ser normal ou evidenciar abaulamento do arco médio (às vezes, aneurismático), hilos densos e, menos frequentemente, micronodulação pulmonar (a tomografia computadorizada, às vezes, revela alterações não identificadas ao raios X de tórax padrão).

A forma cianótica, de pior prognóstico, encontra-se associada à forma hepatoesplênica (os *shunts* porto-pulmonares parecem explicar o achado). Em raros casos observou-se cianose, com baqueteamento digital, em pacientes com hipertensão portal e sem hipertensão pulmonar.

▸ **Hipertensão pulmonar no Brasil.** Com base em dois centros de referência no Brasil, estima-se que 30% dos casos de hipertensão pulmonar referidos aos serviços especializados são causados pela esquistossomose mansônica (Souza e Jardim, 2009). A esquistossomose e a anemia falciforme constituem as duas causas mais prevalentes de hipertensão pulmonar no mundo. (Figura 80.8).

Nos últimos 15 anos desenvolveram-se, pelo menos, sete medicamentos ativos e específicos para o tratamento da hipertensão arterial pulmonar. Esses medicamentos estão mudando a história natural da doença: aumento na capacidade de exercício dos pacientes, melhora na hemodinâmica pulmonar, na qualidade de vida e na sobrevida. Os medicamentos mais usados são a sildenafila e a bosentana. Já tratamos pelo menos cinco pacientes com hipertensão pulmonar esquistossomótica com a sildenafila com resultados promissores. Há novas perspectivas no tratamento dos pacientes com hipertensão arterial pulmonar na esquistossomose; eles devem ser informados sobre as boas novas e encaminhados para serviços com profissionais experientes no manejo destes casos (Lambertucci *et al.*, 2006; 2008).

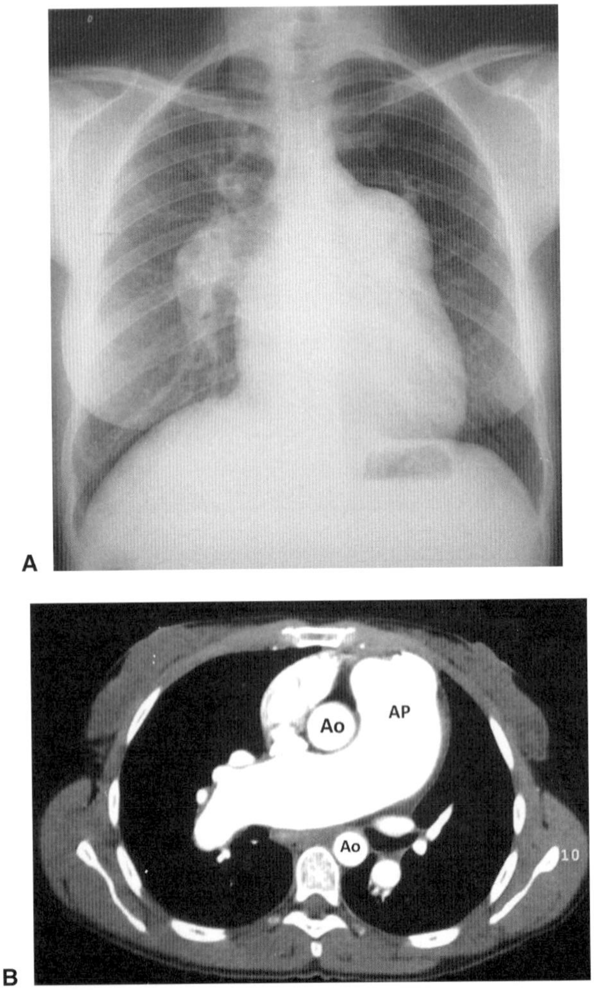

Figura 80.8 A. Paciente de 27 anos apresenta ao raios X de tórax aumento da área cardíaca, do quarto arco (pulmonar) e do hilo direito. **B.** Tomografia helicoidal do tórax mostra o grande aumento da artéria pulmonar (AP). Ao = aorta. Geralmente a artéria pulmonar, no indivíduo normal, apresenta o mesmo diâmetro da aorta.

▪ Forma neurológica

As lesões do sistema nervoso central decorrem da presença de ovos e de granulomas esquistossomóticos neste sistema; ao que parece, os vermes migram para os vasos que nutrem as células do sistema nervoso e aí depositam os seus ovos. A lesão mais frequente na esquistossomose mansônica é a mielite transversa que é, inexplicavelmente, rara na forma hepatoesplênica e comum na forma intestinal e na fase aguda (Pitella *et al.*, 1996; Pitella, 1997). O diagnóstico correto depende de se manter alto nível de suspeição clínica para esquistossomose em qualquer paciente com sintomas e/ou sinais de compressão da medula espinal. A ressonância magnética tem facilitado o diagnóstico desta forma clínica da esquistossomose (captação heterogênea do contraste em extensões variadas da medula, às vezes, com envolvimento das raízes nervosas) (Figura 80.9). O tratamento precoce com corticosteroides e esquistossomicidas mostra-se eficaz na maioria dos casos. O tratamento com corticosteroides deve ser mantido por vários meses após a melhora clínica (Silva *et al.*, 2002; 2004).

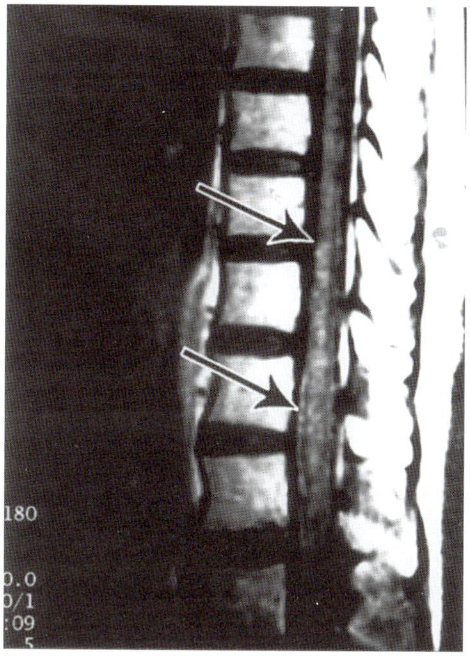

Figura 80.9 Ressonância magnética da medula espinal. Há captação de contraste de aspecto granular e dilatação do cone medular (*setas*).

► **Lesão cerebral.** Os patologistas, em estudos de necropsias, encontram ovos esparsos de *S. mansoni* no cérebro com grande frequência. Poucos pacientes apresentam grande número de ovos e as manifestações clínicas nesses casos não diferem das encontradas nos tumores cerebrais (convulsões, paralisias, paresias, perda de controle de esfíncteres). O diagnóstico deve ser confirmado pela biopsia cerebral e, na maioria dos casos, o tratamento é clínico (esteroides e esquistossomicidas) (Figura 80.10). Nos tumores que cursam com bloqueio da drenagem liquórica e com hipertensão intracraniana, o tratamento cirúrgico se impõe (Braga *et al.*, 2003; Lambertucci *et al.*, 2005).

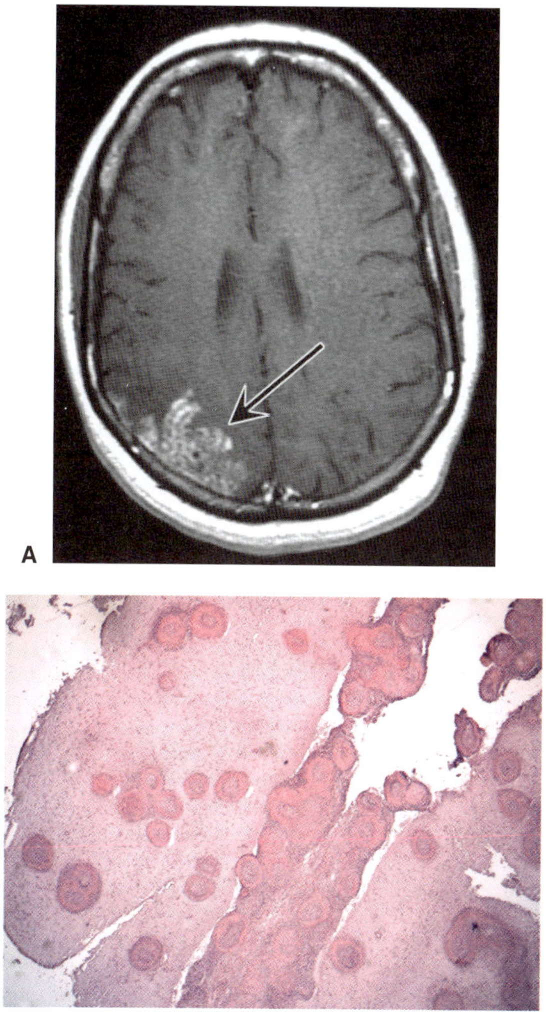

Figura 80.10 A. Lesão cerebral na esquistossomose mansônica. A *seta preta* aponta a lesão cerebral revelada pela ressonância magnética. **B.** A microscopia óptica do fragmento de biopsia cerebral surpreende os granulomas no tecido nervoso central.

▪ Esquistossomose renal

O acometimento do rim ocorre em 10 a 15% dos pacientes com a forma hepatoesplênica da doença. A síndrome nefrótica é a apresentação clínica mais comum. Trata-se de uma complicação causada por imunocomplexos. Antígenos específicos do parasito, especialmente antígenos do intestino do verme (CCA e CAA), são produzidos em abundância e liberados na corrente sanguínea. Na vigência de infecções graves e de hipertensão portal ocorre sobrecarga do sistema monocítico-macrofágico e desvio de partículas antigênicas dos macrófagos do fígado através de colaterais portocava. Assim, antígenos isolados ou complexos antígeno-anticorpo atingem a circulação sistêmica e depositam-se nos glomérulos. Estudos mais recentes têm demonstrado lesões glomerulares em indivíduos com esquistossomose hepatointestinal.

Quando definitivamente instalada a lesão renal, o quadro histológico predominante é a clássica glomerulonefrite membranoproliferativa (mesangiocapilar), com acentuação lobular. O segundo tipo histológico mais encontrado é a esclerose glomerular focal (Barsoum *et al.*, 1977; Martineli *et al.*, 1995; Correia *et al.*, 1997). O curso evolutivo da lesão renal causada pela esquistossomose não se modifica com os esquemas terapêuticos propostos (esquistossomicidas isoladamente ou associados a imunossupressores). O dano renal mostra-se progressivo e a doença evolui, indiferentemente, para a insuficiência renal.

O tratamento da esquistossomose, entretanto, não parece agravar a glomerulonefrite, justificando-se o emprego de esquistossomicidas na tentativa de eliminar a constante produção de antígenos parasitários.

O número de pacientes com esquistossomose hepatoesplênica diminuiu no país após o programa de controle da doença iniciado em 1979. A proporção de casos de glomerulonefrite nos pacientes com esquistossomose hepatoesplênica (EHE), entretanto, não parece ter sido alterado. Em estudo recente, Rodrigues mostrou que 12,7% dos indivíduos com EHE que frequentam um serviço de doenças infecciosas e parasitárias apresentam a doença renal característica da esquistossomose mansônica (Figura 80.11).

A doença renal encontrada na salmonelose prolongada difere, sob vários aspectos, da observada na esquistossomose hepatoesplênica (Lambertucci *et al.*, 1998; Martinelli *et al.*, 1998). Na salmonelose de curso prolongado a apresentação clínica mais comum é a síndrome nefrítica, as lesões renais são a glomerulopatia proliferativa focal, mesangioproliferativa e proliferativa difusa (endocapilar). Essas lesões, ao contrário das observadas na esquistossomose hepatoesplênica, são reversíveis após o tratamento com antibióticos e/ou esquistossomicidas e decorrem da deposição glomerular de imunocomplexos formados com antígenos bacterianos.

A

B

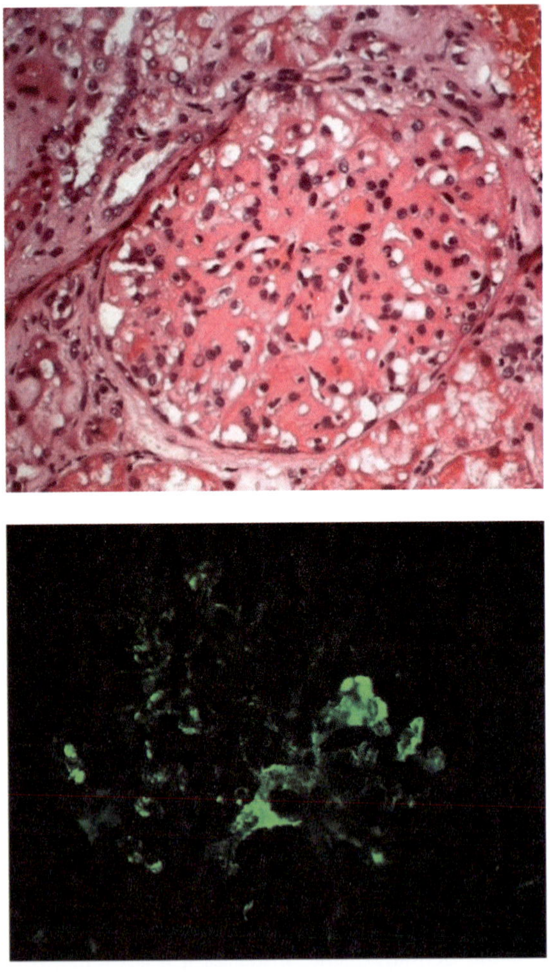

Figura 80.11 A. Glomerulonefrite membranoproliferativa do tipo I em paciente com a forma hepatoesplênica (microscopia óptica – lâmina corada pelo HE). **B.** Depósitos de IgG em alças capilares do glomérulo de paciente com glomerulonefrite membranoproliferativa (imunofluorescência com anticorpo anti-IgG marcado com fluoresceína).

Associação com enterobactérias

Há associação da esquistossomose com bactérias gram-negativas, em especial as do gênero *Salmonella*. As salmonelas têm sido encontradas associadas à esquistossomose mansônica e produzindo doença febril prolongada peculiar e conspícua (Neves e Martins, 1967). Acometem preferencialmente os jovens entre 10 e 30 anos. Os pacientes se queixam de fadiga, perda de peso e febre. Mesmo apresentando bacteriemia por vários meses eles não aparentam estar toxemiados; muito emagrecidos sim, mas alertas. A presença de hepatoesplenomegalia é evidenciada na maioria dos casos; entretanto, a doença já foi descrita em indivíduos com a forma hepatointestinal. Edema e presença de petéquias em membros inferiores são frequentes. Infecção localizada, por exemplo, osteomielite como descrito na anemia falciforme e colecistite nunca foram relatadas. Prostração e delírio também não ocorrem. A doença se assemelha mais ao calazar que à febre tifoide.

As salmonelas são facilmente identificadas, quando o sangue é semeado em meio de cultura. Em 25% dos casos elas também podem ser recuperadas nas coproculturas e uroculturas.

Três hipóteses procuram explicar a patogenia da salmonelose septicêmica prolongada: tolerância imunológica causada pela esquistossomose em sua forma hepatoesplênica que permite a sobrevivência da bactéria no hospedeiro; proliferação da *Salmonella* no tegumento e intestino do verme, com persistente liberação de bactérias na circulação; os macrófagos do fígado, abarrotados de pigmentos esquistossomóticos, não conseguem destruir as bactérias fagocitadas.

O tratamento da salmonelose septicêmica prolongada reclama cuidados especiais para com a septicemia, que deve ser combatida, nos casos mais graves, com prioridade pelos antibióticos de reconhecida ação antissalmonela como a associação sulfametoxazol-trimetoprima, o ciprofloxacino e o cloranfenicol. Em uma etapa subsequente, o tratamento da esquistossomose poderá ser feito com a oxamniquina ou o praziquantel. Nos casos de menor gravidade o esquistossomicida poderá ser utilizado como fármaco de primeira escolha nas doses preconizadas para o tratamento da esquistossomose com eficácia em torno de 90% dos casos. A doença raramente mata, mas em três de 104 pacientes com salmonelose prolongada que morreram, a necropsia revelou em dois a presença de tuberculose miliar associada e em um caso tromboembolismo pulmonar como causa da morte.

É curioso o fato de dois autores, na década de 1970, demonstrarem experimentalmente em camundongos que várias bactérias gram-negativas são patogênicas para o *S. mansoni* e chegarem a propor que bactérias patogênicas para o verme e não patogênicas para o homem poderiam ser utilizadas no tratamento da esquistossomose. Com o advento dos novos esquistossomicidas esse experimento não prosseguiu, mas é curioso (Ottens e Dickerson, 1972).

Recentemente, no Brasil, a associação *Salmonella*–*S. mansoni* foi descrita em dois adultos jovens com a síndrome da imunodeficiência adquirida (Lambertucci *et al.*, 1998a, b). No início da epidemia de AIDS no primeiro mundo, e ainda hoje na África Subsaariana, a bacteriemia por salmonelas tem sido relatada em pacientes com AIDS. O que parece relevante no relato dos dois casos brasileiros é que houve resposta dramática da doença após o tratamento com esquistossomicida isoladamente, mostrando que a cura da esquistossomose influenciou a evolução da infecção bacteriana nesses pacientes.

Associação com Staphylococcus aureus

A descrição da associação de abscesso piogênico do fígado causado pelo *S. aureus* e esquistossomose aguda foi feita no Brasil em 1990 (Lambertucci, 1996; Lambertucci *et al.*, 1998b). As duas crianças com abscesso informavam contato recente com águas naturais de região endêmica para esquistossomose e a biopsia hepática cirúrgica revelou a presença de granulomas hiperérgicos característicos da fase aguda. Ambas se curaram após o tratamento que incluiu drenagem cirúrgica, antibióticos e oxamniquina. Os autores também padronizaram modelo experimental utilizando camundongos previamente infectados com o verme e posteriormente inoculados com cepa de *S. aureus* isolada dos pacientes. Cerca de 70% dos animais desenvolveram abscessos no fígado, de onde se recuperou novamente a bactéria; nenhum animal nos grupos controles desenvolveu abscesso hepático.

Teixeira *et al.* (1996) confirmaram os dados anteriores e expandiram muito o conhecimento sobre o assunto procurando demonstrar os mecanismos patogênicos envolvidos na associação. Outros estudos recentes têm sugerido associação entre doenças parasitárias com larvas migrantes e o desenvolvimento de abscesso piogênico do fígado e de outros órgãos.

Algumas observações sobre a epidemiologia da doença no mundo reforçam o argumento de que há associação entre doenças parasitárias e abscessos piogênicos do fígado. Em países desenvolvidos os abscessos não são encontrados em crianças e adultos jovens e começam a surgir a partir dos 40 anos de idade, geralmente como complicação de neoplasias do fígado, coledocolitíase ou doenças granulomatosas do intestino. Nos países subdesenvolvidos os abscessos hepáticos ocorrem em crianças e adultos jovens, frequentemente poliparasitados, e as associações com ascaridíase e amebíase são conhecidas.

Um olhar atento na literatura permitiu recuperar descrição da associação de esquistossomose e abscesso piogênico do fígado feita em 1950 por Graham e Orr, na Escócia, em um oficial das forças armadas inglesas que voltara da África. Os autores sugeriram ser a esquistossomose fator predisponente para o desenvolvimento do abscesso piogênico do fígado.

Esquistossomose e hepatites virais

Acredita-se que nos casos de associação das duas doenças as hepatites virais B e C poderiam agravar a esquistossomose causando mais precocemente insuficiência hepática, ascite, icterícia, hipertensão portal e varizes do esôfago com sangramento (Domingo *et al.*, 1983; Ghaffar *et al.*, 1991).

Por muito tempo vários autores defenderam a existência de associação entre a hepatite B e a esquistossomose. Uma série de estudos com amostras inadequadas, métodos diagnósticos ultrapassados e sem grupo controle adequado reforçou a existência de associação entre as duas doenças. Estudos recentes com metodologia mais acurada, entretanto, não encontraram associação entre as duas doenças, isto é, pacientes com esquistossomose, se infectados pelo vírus da hepatite B, não apresentam maior tendência do que os não infectados de desenvolverem hepatite crônica (Serufo *et al.*, 1998).

O que parece certo é que os indivíduos com esquistossomose hepatoesplênica que sangram de varizes do esôfago recebem transfusão de sangue de qualidade não controlada e assim adquirem hepatite viral B ou C. A partir daí, a evolução para hepatite crônica e cirrose hepática corre por conta da história natural da hepatite (a associação parece, pois, fortuita e iatrogênica) (Strauss *et al.*, 1988).

Esquistossomose no hospedeiro imunocomprometido

Cresce a cada dia o número de indivíduos imunossuprimidos por medicamentos (quimioterapia antiblástica, outros fármacos imunossupressores, como a ciclosporina e os corticosteroides, transplantados, entre outros) e doenças que causam imunodepressão (AIDS, neoplasias, insuficiência renal). No hospedeiro imunocomprometido há alterações na apresentação clínica, nos vários aspectos patológicos e na abordagem terapêutica das doenças infecciosas associadas.

Poucos são os estudos sobre o comportamento da esquistossomose mansônica nestes casos. Ainda assim, cinco aspectos merecem atenção neste novo cenário (Lambertucci *et al.*, 1989; Modha *et al.*, 1990; Doenhoff *et al.*, 1991; Cecor *et al.*, 2003):

- A depressão da imunidade mediada por células diminui a resposta granulomatosa do hospedeiro. Camundongos experimentalmente infectados com o *S. mansoni* e imunossuprimidos por medicamentos ou timectomia desenvolvem hepatite grave e a mortalidade se mostra alta no grupo experimental
- Há diminuição significativa e rápida na excreção de ovos nas fezes de animais infectados com o *S. mansoni* e imunossuprimidos. Os granulomas bem formados parecem facilitar a migração dos ovos através dos tecidos do hospedeiro. Sem granulomas completos os ovos não atingem o lúmen do intestino ou o fazem em pequeno número. Nesses casos o diagnóstico da esquistossomose, com base no exame das fezes, encontra-se prejudicado. As biopsias retal e hepática e os testes de Elisa para antígenos circulantes representariam as alternativas diagnósticas possíveis e desejáveis
- A eficácia terapêutica dos esquistossomicidas encontra-se diminuída em animais infectados com o *S. mansoni* e imunossuprimidos com corticosteroides ou por timectomia associada à injeção de anticorpos antilinfócitos. A eficácia terapêutica pode ser restaurada pela transfusão de células ou de soro de animais imunocompetentes infectados com o *Schistosoma*. A implicação clínica é que indivíduos tratados com imunossupressores ou com AIDS podem apresentar falha terapêutica com os esquistossomicidas de uso corrente
- Os indivíduos imunossuprimidos parecem predispostos a apresentar ovos de *S. mansoni* disseminados em vários órgãos, como o pulmão, o fígado, o baço, o intestino, o pâncreas e os testículos. A migração de vermes dos vasos mesentéricos para os vasos de outros órgãos poderia explicar esse achado. Essa explicação admite a hipótese de que o sistema imune no indivíduo imunocompetente seja capaz de manter os vermes confinados aos vasos mesentéricos do hospedeiro
- Estudos preliminares, em africanos, sugerem que a infecção pelo *S. mansoni* promove o aumento da densidade dos receptores CCR5 e CXCR4 na superfície de linfócitos T $CD4^+$, o que facilitaria a infecção do hospedeiro pelo vírus HIV.

Formas ectópicas

São formas incomuns e constituem achado de biopsias ou necropsia. As mais importantes localizações se encontram nos órgãos genitais femininos, nos testículos, na pele, na retina, na tireoide e no coração (Bambirra *et al.*, 1986; Feldmeier *et al.*, 1998).

Diagnóstico

O diagnóstico etiológico é feito por meio de métodos diretos (exame das fezes, biopsias retal, hepática e de outros locais e a pesquisa de antígenos circulantes do verme) e indiretos (pesquisa de anticorpos circulantes no soro e intradermorreação) (Rabello *et al.*, 1992).

Os métodos indiretos procuram identificar o contato atual ou passado com o verme, por meio da resposta imune do hospedeiro a antígenos das várias fases evolutivas do verme. Em geral, faz-se a pesquisa de anticorpos, mas também é possível o estudo das células (blastogênese de linfócitos) (Gazzinelli *et al.*, 1985; Colley *et al.*, 1988).

Exame das fezes

Em geral utiliza-se a técnica de sedimentação espontânea de Hoffman, Pons e Janer (HPJ) que, entre outras informações, indica a viabilidade dos ovos e a atividade parasitária. A técnica quantitativa de Kato modificada por Katz *et al.* apresenta a vantagem de ser de simples execução e indica o número de ovos por grama de fezes, fornecendo ideia aproximada da carga parasitária. Este método apresenta importância em estudos epidemiológicos, mas nada acrescenta quando o médico se propõe a tratar o indivíduo com esquistossomose ativa em seu consultório.

Quando a carga parasitária é menor, os exames de fezes devem ser repetidos para encontrar os ovos do verme. O número mínimo de exames preconizado é três. Um exame de fezes diagnostica 55% dos casos. Três exames de fezes, pelo método da sedimentação espontânea, diagnosticam 75 a 85% dos pacientes com esquistossomose ativa. Nas formas aguda e hepatoesplênica da esquistossomose, três exames de fezes apresentam maior sensibilidade diagnóstica do que uma biopsia retal.

Há certa estabilidade no número de ovos eliminados nas fezes no caso dos grandes eliminadores de ovos (> 500 ovos por grama de fezes). Quanto menor o número de ovos eliminados, maior a instabilidade, isto é, o exame parasitológico de fezes pode ser positivo ou negativo em momentos diferentes quanto menor o número de ovos nas fezes.

Biopsia retal

Procede-se à biopsia retal nas válvulas de Houston, com a retirada de vários fragmentos em cada válvula; os fragmentos são comprimidos entre duas lâminas e examinados ao microscópio. O exame se mostra positivo em cerca de 80% dos casos e deve ser indicado quando há evidência epidemiológica ou clínica da doença e os exames de fezes (três a seis exames) permanecem negativos.

A interpretação do exame requer o concurso de pessoal experiente e pode ser feita da seguinte maneira:

- O encontro de ovos viáveis imaturos indica oviposição ocorrida no máximo há 5 dias
- Ovos viáveis maduros, postura entre 6 e 18 dias
- Ovos mortos, cascas ou nódulos fibrosos, ovopostura em data imprevisível, presumindo-se, na maioria dos casos, que esses elementos sejam absorvidos entre 6 meses e 1 ano após o tratamento
- A biopsia negativa não exclui o diagnóstico. Essa classificação é interessante e apresenta valor especial no teste de eficácia de novos medicamentos esquistossomicidas.

Se os fragmentos forem pesados em balança analítica é possível obter o número de ovos por grama de tecido que, à semelhança do exame de fezes quantitativo, fornece informações indiretas sobre a carga parasitária (Cançado *et al.*, 1965). O interesse, nesses casos, também está restrito à pesquisa, e a informação quantitativa tem pouca importância clínica.

Biopsia hepática e de outros locais

Pode ser realizada por punção percutânea com agulha (se necessário sob visão laparoscópica), ou durante a cirurgia, em cunha. Define-se o diagnóstico quando há o encontro de ovos ou granulomas periovulares e a forma da doença quando se encontra a característica fibrose periporta. A biopsia percutânea não demonstra boa sensibilidade para o diagnóstico da esquistossomose na fase crônica. A biopsia cirúrgica se mostra superior à biopsia percutânea. Na fase aguda da esquistossomose a biopsia hepática se revela decisiva e confirma o diagnóstico pelo encontro de granulomas hiperérgicos ou na fase necrótico-exsudativa.

A biopsia de outros locais (p. ex., pulmão, medula espinal, pele, testículos, ovário, cérebro, pólipos intestinais) representa, com frequência, a única forma de se definir o diagnóstico nesses órgãos.

Mielorradiculopatia esquistossomótica

Para facilitar o diagnóstico da mielorradiculopatia esquistossomótica veja o fluxograma da Figura 80.12.

Antígenos circulantes

Quando identificados no soro e na urina de pacientes com esquistossomose, os antígenos do verme adulto constituem evidência direta de sua presença. Antígenos do verme adulto, presentes em abundância no soro de infectados, têm sido pesquisados por alguns autores e mostram-se promissores para o diagnóstico de infecção ativa. Estes testes, entretanto, até o momento, não identificam os indivíduos com carga parasitária baixa, são tecnicamente laboriosos, não foram reproduzidos no Brasil e ainda não receberam aceitação para uso clínico.

Intradermorreação (esquistossomina)

Já foi muito usada em inquéritos epidemiológicos. Apresenta pouca importância clínica. Consiste na injeção intradérmica de 0,05 mℓ de antígeno (extrato de verme adulto), procedendo-se à leitura 15 min mais tarde. Mostra-se positiva em 80% dos indivíduos infectados. A reação positiva não informa sobre a atividade da doença. Os indivíduos curados mantêm a reação positiva por tempo indefinido. O teste positivo não autoriza o tratamento da esquistossomose. É, infelizmente, prática comum o paciente receber, em vão, tratamentos esquistossomicidas repetidos com base na positividade do teste e na expectativa incorreta de que ele se negativará.

Manifestações clínicas de mielopatia ou mielorradiculopatia
• manifestações de doença medular torácica baixa ou lombar ou cone e cauda equina: dor lombar ou em mmii, fraqueza em mmii, alterações na sensibilidade de mmii, distúrbio urinário, disfunção intestinal, distúrbio erétil (isolados ou associados); e
• ausência de evidências clínicas de outras doenças que possam acarretar lesão medular

↓

Evidência de exposição à esquistossomose
• EPF positivo (HPJ, Kato-Katz) ou biopsia retal positiva; e/ou
• positividade de reação imunológica específica para esquistossomose no soro e/ou LCR (Elisa, imunofluorescência, hemaglutinação, *Western blot*).

↓

Evidência de lesão inflamatória na medula espinal
• exame do LCR: hiperproteinorraquia e pleocitose leves, predomínio de mononucleares (linfócitos), presença de eosinófilos, glicose normal, hipergamaglobulinorraquia. Ausência de sinais de infecção bacteriana ou fúngica (abundância de polimorfonucleares, detecção de microrganismos em métodos de coloração). Positividade de reação imunológica específica para esquistossomose no LCR; e
• exame de imagem: ausência de alterações ósseas na radiografia de coluna e sinais de mielopatia ou mielorradiculopatia inflamatória na RM

↓

Exclusão de outras doenças
• trama medular, injeção intratecal, radiação, tumores, deficiência de vitamina B_{12}, síndrome antifosfolipídio, vasculite diabética ou autoimune, mielite por HIV, HTLV ou HSV, sífilis, abcessos medulares, tuberculose e mielopatia associada ao vírus B da hepatite, siringomielia, neurocisticercose, hérnia discal, polirradiculoneurites

↓

Diagnóstico provável de MRE

Figura 80.12 Fluxograma para o diagnóstico da mielorradiculopatia esquistossomótica. mmii = membros inferiores; EPF = exame parasitológico de fezes; HPJ = Hoffman, Pons e Janer; LCR = líquido cefalorraquidiano; RM = ressonância magnética; HIV = vírus da imunodeficiência humana; HTLV = vírus linfotrópico da célula T humana; HSV = herpes-vírus simples; MRE = mielorradiculopatia esquistossomótica.

Reações sorológicas

Há várias reações sorológicas, a saber: reação de fixação do complemento, reações cercarianas, reação de precipitação periovular, reação de hemaglutinação, reação de imunofluorescência e de Elisa. Como regra geral essas reações têm tido pouca aplicação clínica. Em sua maioria elas não se negativam após a cura. Três reações sorológicas, entretanto, merecem destaque, a reação periovular e o Elisa com o KLH (hemocianina do caramujo *Megathura crenulata*) e com antígeno solúvel do ovo-IgA (SEA, *soluble egg antigen*).

▸ **Reação periovular.** Incubando-se a 37°C os ovos do *S. mansoni* com o soro de pacientes, forma-se um precipitado em torno dos ovos sob a forma de glóbulos, de tamanho e forma variáveis, ou constituindo longas cadeias como se fossem segmentos de tênia. A reação mostra-se mais evidente após 24 h. A sensibilidade da reação se encontra em geral acima de 90% para os indivíduos com doença ativa e a reação se negativa cerca de 6 meses após a cura parasitológica. Este teste tem sido amplamente utilizado na China e na Venezuela, com bons resultados. O inconveniente da necessidade de se manter em laboratório animais infectados para o isolamento dos ovos vivos e as dificuldades de padronização do teste têm limitado o seu uso no Brasil.

▸ **Teste de Elisa com o antígeno hemocianina do caramujo *Megathura crenulata* (KLH, *keyhole limpet hemocyanin*).** Esse antígeno de um caramujo marinho apresenta reação cruzada com um antígeno da superfície do esquistossômulo. Anticorpos IgG e IgM contra esse antígeno são identificados, pela técnica de Elisa, no soro de pacientes com esquistossomose aguda (Alves-Brito *et al.*, 1992). Os anticorpos identificados neste teste têm se mostrado sensíveis e específicos no diagnóstico da fase aguda da esquistossomose. O problema é que ele leva, às vezes, até 24 meses para negativar-se após o tratamento. O Elisa, utilizando anticorpos IgA anti-SEA, também encontra-se elevado no soro dos pacientes com esquistossomose aguda e negativa-se mais precocemente (cerca de 6 meses após o tratamento). Os dois testes podem ajudar no diagnóstico da fase aguda da esquistossomose mansônica.

Ultrassonografia do abdome e outros métodos de imagem

A ultrassonografia é um método diagnóstico por imagem – desenvolvido nas duas últimas décadas – que apresenta extensa aplicação no diagnóstico das doenças intra-abdominais. Nos últimos 10 anos vários estudos têm comprovado o seu valor no diagnóstico da forma hepatoesplênica da esquistossomose mansônica. O aspecto do fígado nas formas graves mostra-se característico da fibrose encontrada na esquistossomose (Figura 80.13), apresentando maior sensibilidade do que uma biopsia hepática percutânea (Pinto-Silva *et al.*, 1994).

A ultrassonografia informa ainda sobre o tamanho do fígado e do baço e sobre o calibre dos vasos portais. Revela-se também importante na exclusão ou confirmação de outras doenças intra-abdominais que entram no diagnóstico diferencial da esquistossomose hepatoesplênica.

Nos indivíduos com as formas intermediárias da doença (intestinal/hepatointestinal) a ultrassonografia não se encontra ainda padronizada. Novos protocolos procuram incorporar medições do espessamento dos vasos portais e também a impressão subjetiva do examinador no critério diagnóstico (Richter *et al.*, 2001).

Na fase aguda da esquistossomose a ultrassonografia revela a presença de hepatoesplenomegalia e linfonodos periportais aumentados em número e tamanho. Recentemente um caso de esquistossomose aguda com nódulos múltiplos no fígado foi relatado na literatura; esse achado não deve ser frequente.

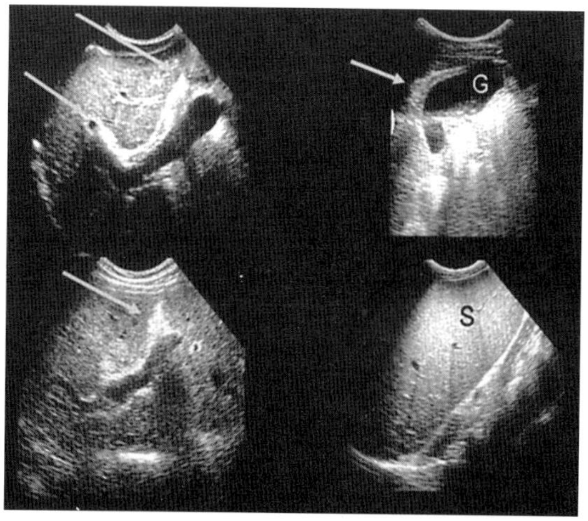

Figura 80.13 Os vários aspectos do espessamento periporta (fibrose) na ultrassonografia. As *setas* apontam as áreas de fibrose. G = área de fibrose na parede da vesícula biliar; S = baço aumentado.

A tomografia computadorizada e a ressonância magnética do fígado podem fornecer informações adicionais sobre o aspecto do fígado (Figuras 80.14 a 80.17). Nos casos de mielopatia esquistossomótica, a ressonância magnética facilita o diagnóstico e permite avaliar a resposta terapêutica.

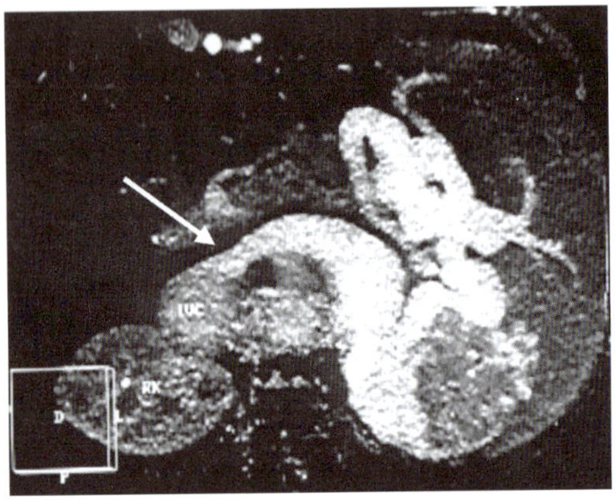

Figura 80.14 Tomografia helicoidal com contraste de paciente com esquistossomose hepatoesplênica e derivação esplenorrenal espontânea. IVC = veia cava inferior; RK = rim direito. A *seta* aponta a veia renal desembocando na veia cava inferior. Note o novelo de vasos que se projeta sobre o baço à direita.

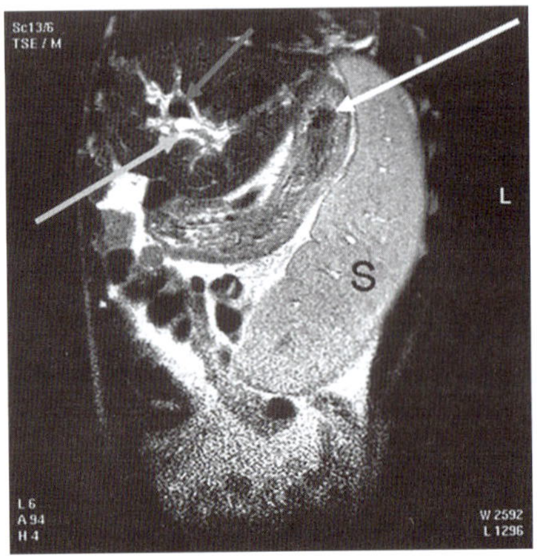

Figura 80.15 Ressonância magnética do abdome em paciente com esquistossomose hepatoesplênica. No corte sagital veja a fibrose em torno da veia porta (*seta cinza-claro*), a veia porta (*seta cinza-escuro*) e o estômago (*seta branca*). S = grande baço.

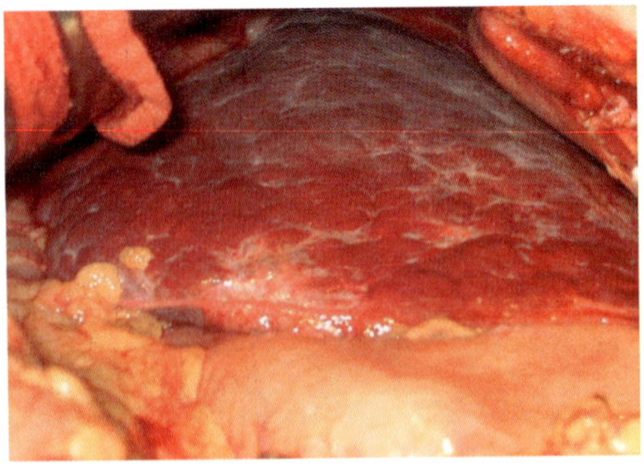

Figura 80.16 Superfície hepática com pseudonódulos (e fibrose) durante o ato cirúrgico.

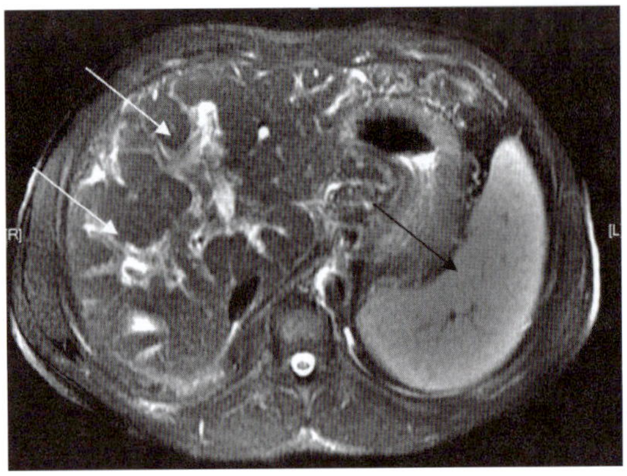

Figura 80.17 Fibrose hepática evidenciada pela ressonância magnética do fígado (*setas brancas*). Baço (*seta preta*).

A laparoscopia também pode mostrar o aspecto nodular do fígado observado nas fases avançadas da doença.

Marcadores de fibrose hepática e de hipertensão portal

Marcadores séricos não invasivos de fibrose hepática têm sido utilizados na avaliação da doença hepática na esquistossomose. Vários marcadores foram testados e os mais promissores parecem ser o ácido hialurônico e o YKL-40. Nós testamos recentemente o ácido hialurônico e ele se mostrou útil na identificação de pacientes com fibrose hepática esquistossomótica em áreas endêmicas; ele apresentou boa acurácia diagnóstica na presença de fibrose moderada e intensa, quando comparado ao ultrassom.

A trombocitopenia também parece ser marcador confiável de hipertensão portal na esquistossomose mansônica. O número de plaquetas correlacionou-se ainda com a intensidade da fibrose hepática.

Alguns cuidados devem ser tomados na utilização destes parâmetros. Doenças que evoluem com esplenomegalia (calazar, por exemplo) podem também causar plaquetopenia. Naturalmente, outras doenças hepáticas fibrosantes (cirrose hepática, por exemplo) devem ser contempladas no diagnóstico diferencial. Os sangramentos volumosos levam à contração do baço e promovem a autoendotransfusão; nestes casos o número de plaquetas se eleva, temporariamente, no sangue após o sangramento.

Mas, em pacientes com hepatoesplenomegalia originários de área endêmica de esquistossomose com ácido hialurônico aumentado no soro e plaquetopenia o diagnóstico de esquistossomose hepatoesplênica se impõe. A importância desses marcadores na investigação da morbidade da esquistossomose em área endêmica encontra-se em avaliação. Esses marcadores simples de fibrose hepática e hipertensão portal devem merecer maiores estudos mas já os utilizamos em nossa prática clínica com bons resultados.

Tratamento

O tratamento da esquistossomose sem lesões avançadas se resume na cura da parasitose com o uso de medicamentos específicos (Lambertucci, 1995; Lambertucci *et al.*, 1989).

Cumpre estabelecer logo no início dois diagnósticos: o da atividade parasitária e o da forma clínica da doença. Com relação à atividade parasitária, a esquistossomose se divide em ativa e extinta. O tratamento específico só se justifica quando houver vermes vivos, ou seja, esquistossomose ativa. Todos os indivíduos com doença ativa merecem tratamento.

Estudos experimentais sugerem que, no hospedeiro imunocomprometido, os esquistossomicidas, hoje em uso em clínica, percam a eficácia terapêutica (Lambertucci, 1993).

Tratamento específico

Dois esquistossomicidas de eficácia comparável disputam a preferência dos médicos: a oxamniquina e o praziquantel. A quimioterapia é contraindicada na gravidez e nas insuficiências hepática e renal.

Nos pacientes com esquistossomose aguda sintomática, o tratamento deve ser iniciado com a prednisona (1 mg/kg de peso/dia). Vinte e quatro a 48 h depois, o paciente recebe o esquistossomicida (oxamniquina ou praziquantel). Na semana seguinte, a dose de corticosteroides é reduzida para 0,5 mg/kg de peso/dia e na terceira semana para 0,25 mg/kg de peso. O uso associado de prednisona aumenta a eficácia terapêutica da oxamniquina; reduz o tempo de internação e a duração dos sinais e sintomas da doença, melhorando a qualidade do trabalho médico. Alguns estudos têm sugerido que o mesmo não ocorre com o praziquantel e que há diminuição da eficácia terapêutica esquistossomicida, quando associado ao esteroide. Nos casos de falha terapêutica o tratamento deverá ser repetido com o mesmo esquistossomicida, a partir de 1 mês após o primeiro tratamento.

Nos pacientes em que há envolvimento da medula espinal (mielopatia esquistossomótica) a associação de esquistossomicida e esteroides se mostra eficaz na maioria dos casos. Com frequência, a pulsoterapia com corticosteroides (prednisolona – 1 g/dia durante 5 dias) tem sido utilizada. Os corticosteroides devem ser mantidos por vários meses após a melhora clínica e cumpre proceder à sua retirada lentamente.

Os indivíduos com a forma hepatoesplênica avançada com hipertensão portal e/ou pulmonar podem desenvolver hepatite ou pneumonite em decorrência da embolia de vermes mortos após o tratamento esquistossomicida. Para evitar a reação inflamatória em torno dos vermes embolizados para o fígado, o que provoca aumento da pressão portal (levando à hemorragia por varizes do esôfago) ou para o pulmão provocando *cor pulmonale* agudo, preconiza-se o uso de corticosteroides começando 1 dia antes do esquistossomicida e que deve ser mantido por pelo menos 7 dias após o tratamento.

► **Oxamniquina.** A oxamniquina, derivado tetraidroquinoleínico, apresenta atividade esquistossomicida e é encontrada apenas em apresentação para uso oral (cápsulas de 250 mg e xarope com 50 mg/mℓ). Para os adultos, a dose preconizada é de 15 mg/kg de peso corporal, em dose única, de preferência à noite. Para as crianças a dose é de 20 mg/kg de peso. O índice de cura se aproxima de 80% para os adultos e de 70% para as crianças.

Entre os efeitos colaterais merecem referência a sonolência, as tonturas e, em menor número de casos, as alucinações e as convulsões. Os efeitos colaterais são autolimitados (não há casos de óbitos relacionados com o uso do medicamento), coincidem com a taxa mais elevada do medicamento no sangue que ocorre cerca de 60 min após a ingestão e mostram-se evanescentes. Anotou-se o surgimento de cepas parcialmente resistentes do *S. mansoni*; este achado preocupa, mas parece ser excepcional. Nos casos de falha terapêutica o tratamento com a oxamniquina pode ser repetido várias vezes, mantendo-se a mesma eficácia do primeiro tratamento.

► **Praziquantel.** O praziquantel é um derivado pirazinoisoquinoleínico ativo contra as três principais esquistossomoses humanas e nas teníases. A dose ideal varia entre 50 e 60 mg/kg de peso corporal VO, em dose única ou em duas tomadas com intervalo de 12 h. Alguns autores preconizam o uso do medicamento nas mesmas doses por 3 dias consecutivos com o intuito de melhorar a sua eficácia terapêutica. Em nossa experiência, o tratamento em dose única apresenta eficácia semelhante. O medicamento mata o verme nas primeiras horas após a sua ingestão e, às vezes, há febre de duração efêmera causada pela liberação súbita de antígenos do verme. O índice de cura se assemelha ao observado com a oxamniquina. O medicamento é bem tolerado e os principais efeitos colaterais são dor abdominal, diarreia, astenia, cefaleia e gosto metálico na boca. Mais recentemente, o praziquantel vem recebendo a preferência dos médicos brasileiros no tratamento da esquistossomose em decorrência de seu preço mais acessível.

Tratamento da mielorradiculopatia

Para o tratamento da mielorradiculopatia esquistossomótica veja o fluxograma da Figura 80.18.

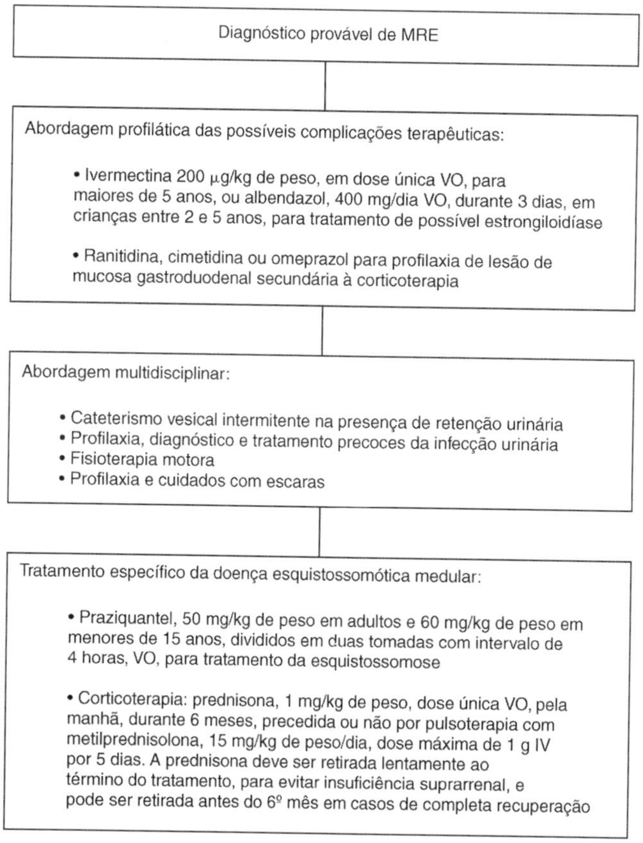

Figura 80.18 Tratamento da mielorradiculopatia esquistossomótica. MRE = mielorradiculopatia esquistossomótica; IV = intravenoso; VO = VO.

Tratamento farmacológico e cirúrgico das varizes do esôfago

A hipertensão portal é uma síndrome caracterizada por hepatoesplenomegalia, circulação colateral hepatófaga e, às vezes, ascite. A manifestação clínica mais importante é a hemorragia proveniente da ruptura das varizes do esôfago. As varizes gástricas estão frequentemente associadas. Após a escleroterapia das varizes do esôfago e na presença de trombose da veia esplênica, as varizes podem surgir exclusivamente no estômago.

A hemorragia das varizes esofagogástricas é o principal motivo pelo qual se indica o tratamento cirúrgico em pacientes com hipertensão portal esquistossomótica. Para que o tratamento cirúrgico atinja os seus objetivos com baixo índice de complicações alguns pontos devem ser considerados: o grau de comprometimento da função hepática; o hiperesplenismo requer tratamento cirúrgico somente na presença de manifestações clínicas decorrentes da anemia, o que se revela incomum; o paciente pode ser visto pelo médico em três circunstâncias, ou seja, na vigência da hemorragia, quando o sangramento cessou (espontaneamente ou após tratamento clínico e endoscópico) ou quando as varizes foram diagnosticadas antes de ocorrer o sangramento digestivo (tratamento preventivo).

Transplante hepático

É o único tratamento que atua na causa da hipertensão portal quando a sua etiologia é hepática. Está indicado na presença de insuficiência hepática avançada (Child B e C) em que prevalecem a ascite e a encefalopatia. Os resultados são muito superiores aos obtidos com os procedimentos cirúrgicos que atuam sobre as varizes, alterando significativamente o prognóstico desses pacientes.

Tratamento cirúrgico preventivo

O tratamento cirúrgico preventivo foi muito empregado no passado. Hoje, conhecendo-se melhor a história natural da hipertensão portal esquistossomótica, a evolução dos pacientes no pós-operatório e o caráter paliativo da maioria das operações, a tendência é pelo abandono dessa conduta. A mortalidade na vigência do primeiro sangramento digestivo, entretanto, permanece elevada.

Assim, o tratamento cirúrgico deve ser considerado nas seguintes situações: varizes com sinais de sangramento iminente à endoscopia; varizes gástricas e esofágicas volumosas em pacientes que residam fora dos grandes centros médicos; varizes gástricas volumosas persistentes após a escleroterapia das varizes esofágicas; hiperesplenismo com manifestação clínica incapacitante. Nas demais condições, os pacientes devem ser avaliados anualmente, e, em caso de evolução desfavorável, indica-se o tratamento cirúrgico (Bolognesi *et al.*, 1994; Lebrec, 1994; 1998) (Figura 80.19).

Tratamento cirúrgico na vigência da hemorragia

As condutas iniciais visam manter a vida do paciente. O exame endoscópico se mostra importante na idenficação do local do sangramento e pode ser utilizado com objetivo terapêutico. Neste caso, realiza-se, na vigência da hemorragia, a escleroterapia das varizes esofágicas. Se a hemorragia persistir, podem ser empregados o tamponamento por balão gastresofágico e a terapia com fármacos do tipo vasopressina (infusão IV contínua de 0,4 a 0,8 UI/min) e, mais recentemente, a somatostatina. O uso do balão pode precipitar complicações e alto índice de ressangramento após a sua retirada, mas o seu valor, em mãos experientes, é reconhecido; objetiva estancar a hemorragia até que o paciente possa receber tratamento endoscópico ou cirúrgico (Petroianu, 2003).

Nos pacientes com função hepática preservada, geralmente a hemorragia cessa espontaneamente ou após tratamento clínico. Nesses pacientes, a mortalidade cirúrgica na vigência da hemorragia pode chegar a 13%. A cirurgia programada em centros qualificados (eletiva), após o controle do sangramento, deve apresentar mortalidade próxima de zero. Assim, a cirurgia deve ser protelada até que as boas condições clínicas do paciente sejam restabelecidas, o que ocorre cerca de 15 dias após a interrupção do episódio hemorrágico.

Quando o paciente é atendido em centro especializado, a opção pelo tratamento clínico e endoscópico se impõe. Se, apesar da escleroterapia o sangramento persiste após a segunda ses-

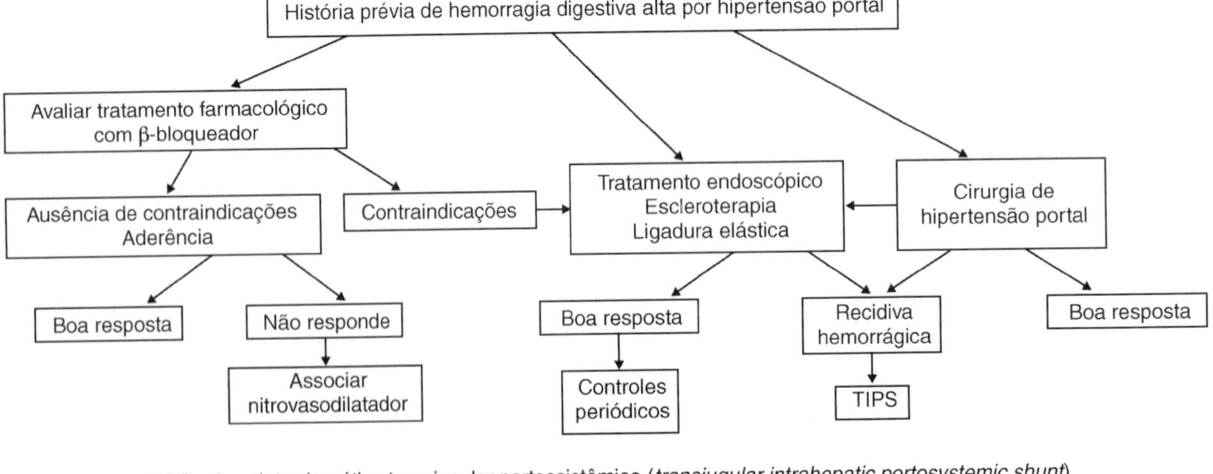

Figura 80.19 Fluxograma do tratamento eletivo da hipertensão portal na esquistossomose hepatoesplênica (Petroianu, 2003).

são, deve-se considerar o tratamento cirúrgico; nesses casos, o sangramento, com frequência, se origina das varizes gástricas, para as quais a escleroterapia não encontra indicação.

Tratamento cirúrgico eletivo após a interrupção do sangramento

Como a incidência de recidiva se mostra alta, a indicação do tratamento cirúrgico eletivo deve ser avaliada assim que houver a recuperação clínica. Devem ser respondidas as seguintes questões: Há outras causas de hemorragia digestiva? Há varizes gástricas? As varizes apresentam sinais de sangramento iminente? Há algum fator que contribua para o aumento do risco cirúrgico? O paciente concorda prontamente com a operação? Os pacientes devem ser avaliados individualmente. O tratamento cirúrgico pode ser protelado naqueles que apresentaram apenas um episódio de hemorragia; naqueles em que não foi possível caracterizar a origem do sangramento; as varizes são pequenas e localizadas apenas no esôfago e sem evidência de sangramento iminente; os pacientes residem em localidades que contam com assistência médica adequada. Já os pacientes que cursam com varizes gástricas, varizes esofágicas de grosso calibre e com sinais de sangramento iminente devem ser encaminhados para o tratamento cirúrgico.

O uso de betabloqueadores associados ou não aos vasodilatadores parece proteger os cirróticos com hipertensão portal e varizes do esôfago de recidivas hemorrágicas durante a fase que precede o tratamento cirúrgico definitivo ou em casos em que o tratamento cirúrgico não se mostra possível. Não há estudos em esquistossomóticos, mas é provável que resultados semelhantes sejam encontrados nesses casos. O nadolol na dose de 80 mg/dia em dose única associado ao mononitrato de isossorbida, em doses de até 40 mg 2 vezes/dia, tem sido preconizado para evitar novos sangramentos em pacientes com varizes do esôfago após escleroterapia. Nesse mister tem-se mostrado superior à repetição da esclerose das varizes (Mohamed *et al.*, 1990; Shahi e Sarin, 1998; Siqueira *et al.*, 1998). O efeito benéfico da associação se deve à diminuição do gradiente de pressão venosa hepática e, consequentemente, da pressão nas varizes esofágicas (Villanueva *et al.*, 1996).

Qual o procedimento cirúrgico?

O tratamento cirúrgico da hipertensão portal tem sido realizado por intermédio de múltiplos procedimentos, que são agrupados em dois princípios básicos: os que atuam indiretamente nas varizes pela diminuição da pressão sanguínea do sistema porta e do território esofagogástrico, por meio de ligaduras arteriais, anastomoses portossistêmicas clássicas e seletivas; os que atuam diretamente nas varizes, interrompendo o fluxo de sangue através das mesmas, denominados genericamente desconexões azigoportais.

Silva e Carrilho (1992) analisaram a evolução do ato cirúrgico na esquistossomose mansônica hepatoesplênica a partir de 1977. Concluem os autores que a melhor cirurgia para o tratamento da esquistossomose hepatoesplênica com hipertensão portal é a desconexão azigoportal com esplenectomia. A cirurgia pode ser complementada com escleroterapia de varizes do esôfago no pós-operatório, quando necessário. Esta preferência não tem aceitação unânime; alguns autores preferem indicar inicialmente a cirurgia de derivação denominada esplenorrenal distal.

Todos os tipos de anastomoses portossistêmicas totais devem ser evitados em pacientes com hipertensão portal de qualquer etiologia (Rikkers, 1998; Petroianu, 2003).

Controle de cura

Três a seis exames de fezes negativos, realizados entre o primeiro e o sexto mês após o tratamento, confirmam a cura da doença. Uma biopsia retal negativa para ovos vivos entre o quarto e o sexto mês após o tratamento também se revela confiável na confirmação da cura parasitológica.

Programa de controle da esquistossomose no Brasil

Segundo estimativas, há cerca de 4 milhões de brasileiros infectados pelo *S. mansoni* e cerca de 30 milhões expostos à infecção (vivendo em áreas de transmissão). Existe certa insatisfação de vários estudiosos do assunto com os números oficiais fornecidos pela Fundação Nacional de Saúde; na opinião de alguns, esses números subestimam a prevalência e a morbidade da doença no Brasil (Amaral e Porto, 1994; WHO, 1998). Na verdade seria desejável a realização de novo inquérito coproscópico com o objetivo de se reavaliarem esses números.

Em 1975, quando se estimava que entre 8 e 12 milhões de brasileiros estivessem infectados, o Ministério da Saúde criou o Programa Especial de Controle da Esquistossomose que foi implementado em oito estados do Nordeste do Brasil (Machado, 1982). Entre os objetivos do programa estavam interromper a transmissão da doença e reduzir a sua prevalência para valores inferiores a 4%. O programa prescrevia quimioterapia de massa (tratamento de toda a população) com a oxamniquina, todas as vezes que a prevalência da doença, na faixa etária de 6 a 14 anos, excedesse 20%.

Estima-se que 11 milhões de indivíduos foram tratados desde a implementação do programa em 1976. Os investimentos em educação para a saúde, construção de latrinas e outras medidas sanitárias e o controle do vetor foram pequenos e em áreas restritas.

Infelizmente, não houve avaliação adequada do programa de controle. Muitas informações valiosas foram perdidas. Apesar disso, os resultados preliminares e parciais parecem encorajadores; houve diminuição da prevalência da doença em várias áreas tratadas e alguns indicadores sugerem a diminuição das formas graves da doença e da mortalidade atribuída à esquistossomose (Figura 80.20).

Os bons resultados iniciais encorajaram o governo brasileiro a estender o plano, agora modificado, a outros estados da federação (Coura, 1995). A partir de 1985 os objetivos do programa têm sido o de controlar a morbidade (e não a transmissão) e o de impedir a expansão da doença para novas áreas. Atualmente os objetivos das atividades do PCE (Programa de Controle da Esquistossomose – note que ele perdeu o nome Especial) podem ser assim resumidos:

- Reduzir para menos de 25% a prevalência da esquistossomose, por localidade
- Reduzir as formas graves e óbitos por esquistossomose
- Eliminar a transmissão em focos isolados
- Evitar a expansão da endemia.

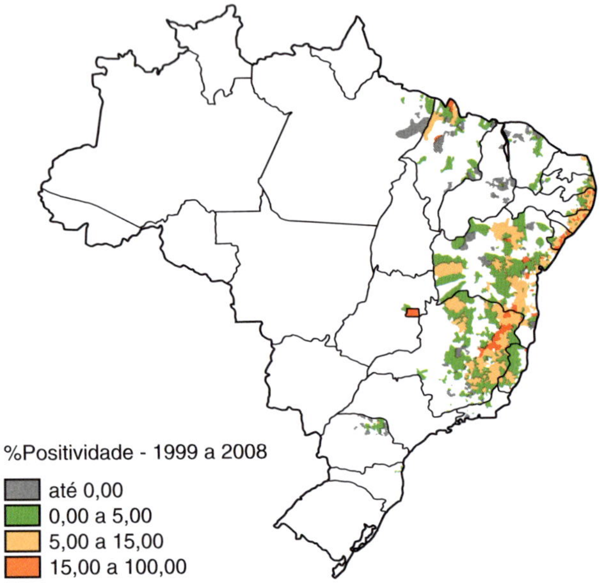

Figura 80.20 Distribuição da esquistossomose no Brasil (1999 a 2008).

Em linhas gerais o programa funciona da seguinte maneira:

- As crianças na faixa etária de 7 a 14 anos, e que vivem em áreas endêmicas, são submetidas a um exame parasitológico de fezes a cada 2 anos
- Quando a prevalência da doença é inferior a 25% apenas os indivíduos positivos são tratados com esquistossomicidas (oxamniquina ou praziquantel); para as localidades com prevalências entre 25 e 50% o tratamento inclui os corresidentes e para regiões com prevalências superiores a 50% toda a população recebe o tratamento
- Programas de educação sanitária e de saneamento foram implementados
- O uso de moluscicidas permanece restrito a áreas problemáticas que não responderem às medidas anteriores.

Estima-se atualmente que os estados de Minas Gerais e Bahia sejam responsáveis por cerca de 70% dos casos existentes no país. Outros estados como Alagoas, Pernambuco e Espírito Santo também preocupam pela ausência de programas continuados e consistentes de controle da doença. Um novo foco foi descrito recentemente em Porto Alegre, no Rio Grande do Sul.

Várias questões relacionadas com o programa permanecem sem resposta: Com que periodicidade o tratamento deve ser feito? Qual deve ser a estratégia em áreas em que a prevalência da doença se mantém elevada ou não diminui mais após as medidas de controle habituais? Como envolver os municípios no controle da doença (descentralização)? Como manter a continuidade do programa diante do desinteresse das autoridades do governo e das dificuldades econômicas e políticas perenes?

▸ Referências bibliográficas

Abel L, Dessein A. Genetic predisposition to high infections in an endemic area of *Schistosoma mansoni*. *Rev Soc Bras Med Trop.* 24: 1-3, 1991.

Alves-Brito CF, Simpson AJG, Bahia-Oliveira LMG. Analysis of antikeyhole limpet haemocyanin antibody in Brazilians supports its use for the diagnosis of acute schistosomiasis mansoni. *Trans R Soc Trop Med Hyg.* 86: 53-56, 1992.

Amaral RS, Porto MAS. Evolução e situação atual do controle da esquistossomose no Brasil. *Rev Soc Bras Med Trop.* 27(Supl. III): 73-90, 1994.

Andrade ZA, Bina JC. A patologia da forma hepatoesplênica da esquistossomose mansônica em sua forma avançada. Estudo de 232 necropsias completas. *Mem Inst Oswaldo Cruz* 84(Suppl. 1): 58-75, 1983.

Bambirra EA, Andrade JS, Bamberg A, Souza EAC, Mitidiero CEA, Souza AF. Testicular schistosomiasis mansoni: a differential diagnostic problem with testicular neoplasias. *Am J Trop Med Hyg.* 35: 791-792, 1986.

Barata CH, Pinto-Silva RA, Lambertucci JR. Abdominal ultrasound in acute schistosomiasis. *Br J Radiol* 72: 930-933.

Barbosa MM, Lamounier JA, Oliveira EC, Souza MV, Marques DS, Lambertucci JR. Pulmonary hypertension in schistosomiasis mansoni. *Trans R Soc Trop Med Hyg* 90: 663-665, 1996.

Barbosa MM, Lamounier JA, Oliveira EC, Souza MV, Marques DS, Lambertucci JR. Endomyocardial fibrosis and cardiomyopathy in an area endemic for schistosomiasis. *Am J Trop Med Hyg.* 58: 26-27, 1998.

Barsoum RS, Bassily S, Baligh OK. Renal disease in hepatosplenic schistosomiasis: a clinicopathological study. *Trans R Soc Trop Med Hyg.* 71: 387-391, 1977.

Bogliolo L. The anatomical picture of the liver in hepatosplenic schistosomiasis mansoni. *Ann Trop Med Parasitol.* 51: 1-14, 1957.

Bolognesi M, Sacerdoti D, Merkel C, Gatta A. Dupplex doppler sonographic evaluation of splanchnic and renal effects of single agent and combined therapy with nadolol and isosorbide-5-monitrate in cirrhotic patients. *J Ultrasound Med.* 13: 945-952, 1994.

Braga BP, Da Costa Junior LB, Lambertucci JR. Magnetic resonance imaging of cerebellar schistosomiasis mansoni. *Rev Soc Bras Med Trop.* 36: 635-636, 2003.

Cançado JR, Cunha AS, Carvalho DG, Cambraia JN. Evaluation of the treatment of human *Schistosoma mansoni* infection by the quantitative oogram technique. *Bull WHO.* 33: 557-566, 1965.

Cecor WE, Shah A, Mwinzi PMM, Ndenga BA, Watta CO, Karanja MS. Increased density of human immunodeficiency virus type 1 coreceptors CCR5 and CXCR4 on the surface of CD4$^+$ T cells and monocytes of patients with *Schistosoma mansoni* infection. *Infect Immun* 71: 6668-6671, 2003.

Cesmeli E, Vogelaers D, Voet D. Ultrasound and CT changes of liver parenchyma in acute schistosomiasis. *Brit J Radiol.* 70: 758-760, 1997.

Chen MG, Mott KE. Progress in assessment of morbidity due to *Schistosoma mansoni* infection. *Trop Dis Bull.* 85: R1-R56, 1998.

Colley DG, Garcia AA, Lambertucci JR. Immune responses during human schistosomiasis. XII. Differential responsiveness in patients with hepatosplenic disease. *Am J Trop Med Hyg.* 35: 793-802, 1986.

Correa-Oliveira R, Prata A, Lambertucci JR, Cunha-Mello JR, Martins Filho AO. Cytokines as determinants of resistance and pathology in human *Schistosoma mansoni* infection. *Braz J Med Biol Res.* 30: 120-125, 1998.

Correia EI, Martinelli RP, Rocha H. Is glomerulopathy due to schistosomiasis mansoni disappearing? *Rev Soc Bras Med Trop.* 30: 341-343, 1997.

Coura JR. Control of schistosomiasis in Brazil: perspectives and proposals. *Mem Inst Oswaldo Cruz.* 90: 257-260, 1995.

Doenhoff MJ, Modha J, Lambertucci JR, McLaren DJ. The immune dependence of chemotherapy. *Parasitol Today.* 7: 16 a 18, 1991.

Domingo EO, Lingao AL, Tiu E, Lao JY, Olveda RM. HBV exposure and HBsAg positive rates in schistosomiasis japonica: study in a Philippine community endemic for both infections. *Southeast Asian J Trop Med Public Health* 14: 456-462, 1983.

Feldmeier H, Daccal RC, Martins MJ, Soares V, Martins R. Genital manifestations of schistosomiasis mansoni in women: important but neglected. *Mem Inst Oswaldo Cruz* 93: 127-133, 1998.

Gazzinelli G, Lambertucci JR, Katz N, Rocha RS, Lima DP, Colley DG. Immune responses during human schistosomiasis mansoni. XI. Immunologic status of patients with acute infections and after treatment. *J Immunol.* 135: 2121-2127, 1985.

Gerspacher-Lara R, Pinto-Silva RA, Rayes AAM, Drummond SC, Lambertucci JR. Ultrasonography of periporta fibrosis in schistosomiasis mansoni in Brazil. *Trans R Soc Trop Med Hyg.* 91: 307-309, 1987.

Gerspacher-Lara R, Pinto-Silva RA, Serufo JC, Rayes AAM, Drummond SC, Lambertucci JR. Splenic palpation for the evaluation of morbidity due to schistosomiasis mansoni. *Mem Inst Oswaldo Cruz.* 93: 67-71, 1998.

Ghaffar YA, Fattah SA, Kamel M, Badr RM, Mohamed FF, Strickland GT. The impact of endemic schistosomiasis on acute viral hepatitis. *Am J Trop Med Hyg.* 45: 743-750, 1991.

Graham JG, Orr JL. Hepatic abscess associated with visceral schistosomiasis. *Lancet.* 1: 714-716, 1950.

Guimarães AC. Situação atual dos conhecimentos sobre o envolvimento cardiopulmonar na esquistossomose mansônica. *Arq Bras Cardiol.* 38: 301-309, 1982.

Lambertucci JR. *Schistosoma mansoni*: pathological and clinical aspects. In Jordan P, Webbe G, Sturrock RF (eds), *Human Schistosomiasis*, CAB International, Wallingford, p. 195-225, 1993.

Lambertucci JR. Treatment of schistosomiasis: gathering stones together. *Mem Inst Oswaldo Cruz.* 90: 161-164, 1995.

Lambertucci JR. Hyperimmunoglobulinemia E, parasitic diseases and staphylococcal infection. *Rev Soc Bras Med Trop.* 29: 407-410, 1996.

Lambertucci JR, Barata CH, Rayes AAM. Unusual manifestations of acute schistosomiasis. *Arq Bras Med.* 70: 445-449, 1996.

Lambertucci JR, Carvalho VT, Silva LC. Pulmonary hypertension in schistosomiasis mansoni. *Rev Soc Bras Med Trop.* 39:295-296, 2006.

Lambertucci JR, dos Santos Silva LC, Andrade LM, de Queiroz LC, Carvalho VT, Voieta I, Antunes CM. Imaging techniques in the evaluation of morbidity in schistosomiasis mansoni. *Acta Trop.* 108:209-217, 2008.

Lambertucci JR, Gerspacher-Lara R, Pinto-Silva RA. O projeto Queixadinha: a morbidade e o controle da esquistossomose em área endêmica no nordeste de Minas Gerais, Brasil. *Rev Soc Bras Med Trop.* 29: 127-135, 1996.

Lambertucci JR, Modha J, Doenhoff MJ. *Schistosoma mansoni*: the therapeutic efficacy of oxamniquine is enhanced by immune serum. *Trans R Soc Trop Med Hyg.* 83: 362-363, 1989a.

Lambertucci JR, Modha J, Curtis R, Doenhoff MJ. The association of steroids and schistosomicides in the treatment of experimental schistosomiasis. *Trans R Soc Trop Med Hyg.* 83: 354-357, 1989b.

Lambertucci JR, Pinto-Silva RA, Gerspacher-Lara R, Barata CH. Acute Manson's schistosomiasis: sonographic features. *Trans R Soc Trop Med Hyg.* 88: 76-77, 1994.

Lambertucci JR, Rayes AAM, Barata CH, Teixeira R, Gerspacher-Lara R. Acute schistosomiasis: report on five singular cases. *Mem Inst Oswaldo Cruz* 92: 631-635, 1997.

Lambertucci JR, Rayes AAM, Gerspacher-Lara R. *Salmonella – S. mansoni* association in patients with the acquired immunodeficiency syndrome. *Rev Inst Med Trop São Paulo.* 40: 233-235, 1998.

Lambertucci JR, Rayes AAM, Serufo JC, Gerspacher-Lara R, Brasileiro-Filho G, Teixeira R, Antunes CMF, Goes AM, Coelho PMZ. Schistosomiasis and associated infections. *Mem Inst Oswaldo Cruz.* 93: 100-104, 1998.

Lambertucci JR, Silva LC, Andrade LM, Queiroz LC, Pinto-Silva RA. Magnetic resonance imaging and ultrasound in hepatosplenic schistosomiasis mansoni. *Rev Soc Bras Med Trop.* 37: 333-337, 2004.

Lambertucci JR, Silva LC, Antunes CM. Aspartate aminotransferase to platelet ratio index and blood platelet count are good markers for fibrosis evaluation in schistosomiasis mansoni. *Rev Soc Bras Med Trop.* 40:599, 2007.

Lambertucci JR, Teixeira R, Navarro MMM, Coelho PMZ, Ferreira MD. Liver abscess and schistosomiasis. A new association. *Rev Soc Bras Med Trop.* 23: 239-240, 1980.

Lambertucci JR, Voieta I, Silveira IS. Cerebral schistosomiasis mansoni. *Rev Soc Bras Med Trop.* 41:693-694, 2008.

Lebrec D. Long-term management of variceal bleeding: the place of pharmacotherapy. *World J Surg.* 40: 229-232, 1994.

Lebrec D. Pharmacological treatment of portal hypertension: present and future. *J Hepatol.* 28: 896-907, 1998.

Lenzi HL, Kimmel E, Schechtman H, Pelajo-Machado M, Vale BS, Panasco MS, Lenzi JA. Collagen arrangement in hepatic granuloma in mice infected with *Schistosoma mansoni*: dependence on fiber radiation centers. *Braz J Med Biol Res.* 32: 639-643, 1999.

Machado PA. The Brazilian Program for Schistosomiasis Control, 1975-1979. *Am J Trop Med Hyg.* 31: 76-86, 1982.

Martinelli R, Pereira LJ, Brito E, Rocha H. Clinical course of focal segmental glomerulosclerosis associated with hepatosplenic schistosomiasis mansoni. *Nephron.* 69:131-134, 1995.

Martinelli R, Pereira LJ, Brito E, Rocha H. Renal involvement in prolonged *Salmonella* bacteriemia: the role of schistosomal glomerulopathy. *Rev Inst Med Trop São Paulo.* 34:193-198, 1998.

Modha J, Lambertucci JR, Doenhoff MJ, McLaren DJ. Immune-dependence of schistosomicidal chemotherapy: an ultrastrutural study of adult *S. mansoni* worms treated with praziquantel. *Parasite Immunol.* 12: 321-334, 1990.

Mohamed ARS, Mohamed AAK, Yasawy MI. Schistosomal colonic disease. *Gut.* 31: 439-442, 1990.

Neves J, Martins NRLL. Long duration of septicaemic salmonellosis: 35 cases with 12 implicated species of *Salmonella*. *Trans R Soc Trop Med Hyg.* 61: 541-552, 1967.

Neves J, Raso P, Pinto DM, Silva SP, Alvarenga RJ. Ischemic colitis (necrotizing colitis, pseudomembranous colitis) in acute schistosomiasis mansoni: report of two cases. *Trans R Soc Trop Med Hyg.* 87: 449-452, 1993.

Ottens H, Dickerson G. Studies on the effects of bacteria on experimental schistosome infections in animals. *Trans R Soc Trop Med Hyg.* 66: 85-107, 1972.

Passos ADC, Amaral RS. Esquistossomose mansônica: aspectos epidemiológicos e de controle. *Rev Soc Bras Med Trop.* 31 (Supl. II): 61-74, 1998.

Pellon B, Teixeira I. Distribuição geográfica da esquistossomose mansônica no Brasil. Ministério da Educação e Saúde. Departamento Nacional de Saúde, Divisão de Organização Sanitária. Apresentado no VIII Congresso Brasileiro de Higiene, Recife, 1950.

Petroianu A. Surgical treatment of portal hypertension in schistosomiasis mansoni. *Rev Soc Bras Med Trop.* 36: 253-265, 2003.

Pinto-Silva RA, Abrantes WL, Antunes CMF, Lambertucci JR. Sonographic features of portal hypertension in schistosomiasis mansoni. *Rev Inst Med Trop São Paulo.* 36: 355-361, 1994.

Pitella JEH. Neuroschistosomiasis. *Brain Pathol.* 7: 649-662, 1997.

Pitella JEH, Gusmão SN, Carvalho GT, Silveira RL, Campos GL. Tumoral form of cerebral schistosomiasis mansoni: a report of four cases and a review of the literature. *Clin Neurol Neurosurg.* 98: 15-20, 1996.

Prata A, Andrade ZA. Fibrose hepática de Symmers sem esplenomegalia. *O Hospital.* 63: 617-623, 1963.

Prata A, Bina JC. Development of the hepatosplenic form of schistosomiasis: a study of 20 patients observed during a 5-year period. *Gaz Med Bahia.* 68: 49-60, 1968.

Prata A, Shroeder S. A comparison of whites and negroes infected with *Schistosoma mansoni* in a hyperendemic area. *Gaz Méd Bahia.* 67: 93-98, 1967.

Rabello ALT, Rocha RS, Oliveira JP, Katz N, Lambertucci JR. Stool examination and rectal biopsy in the diagnosis and evaluation of therapy of schistosomiasis mansoni. *Rev Inst Med Trop São Paulo.* 34: 601-608, 1992.

Rezende SA, Lambertucci JR, Goes AM. Role of immune complexes from patients with different clinical forms of schistosomiasis in the modulation of *in vitro* granuloma reaction. *Mem Inst Oswaldo Cruz.* 92: 683-687, 1997.

Richter J, Domingues AL, Barata CH, Prata AR, Lambertucci JR. Report of the second satellite symposium on ultrasound in schistosomiasis. *Mem Inst Oswaldo Cruz.* 96: 151-156, 2001.

Rikkers LF. The changing spectrum of treatment for variceal bleeding. *Ann Surg.* 228: 536-546, 1998.

Rocha MOC, Pedroso ERP, Lambertucci JR, Greco DB, Rezende DF, Neves J. Gastrintestinal manifestations of the initial phase of schistosomiasis mansoni. *Ann Trop Med Parasitol.* 89: 271-278, 1995.

Rodrigues VL. Glomerulopatia esquistossomótica: avaliação da prevalência, estudo dos aspectos clínicos, laboratoriais e anatomopatológicos em um grupo de pacientes portadores de esquistossomose mansônica hepatoesplênica. Dissertação de Mestrado. Pós-Graduação em Infectologia e Medicina Tropical, Faculdade de Medicina da UFMG, 2009; 123 pp.

Serufo JC, Antunes CMF, Pinto-Silva RA, Lambertucci JR. Chronic carriers of hepatitis B surface antigen in an endemic area for schistosomiasis mansoni in Brazil. *Mem Inst Oswaldo Cruz.* 93: 40-45, 1998.

Shahi HM, Sarin SK 1998. Prevention of first variceal bleed: an appraisal of current therapies. *Am J Gastroenterol.* 93: 2348-2358, 1998.

Silva LC, Carrilho FJ. Hepatosplenic schistosomiasis: pathophysiology and treatment. *Gastroenterol Clin North Am.* 21: 163-177, 1992.

Silva LC, Kill CM, Lambertucci JR. Cervical spinal cord schistosomiasis. *Rev Soc Bras Med Trop.* 35: 543-544, 2002.

Silva LC, Maciel PE, Ribas JG, Pereira SR, Serufo JC, Andrade LM, Antunes CM, Lambertucci JR. Schistosomal myeloradiculopathy. *Rev Soc Bras Med Trop.* 37: 261-272, 2004.

Siqueira ES, Rohr MR, Libera ED, Castro RR, Ferrari AP. Band ligation or sclerotherapy as endoscopic treatment for oesophageal varices in schistosomotic patients: results of a randomized study. *HPB Surg.* 11: 27-32, 1998.

Souza R, Jardim C. Trends in pulmonary arterial hypertension. *Eur Respir Rev.* 18:7-12, 2009.

Souza MR, Toledo CF, Borges DR. Thrombocytemia as a predictor of portal hypertension in schistosomiasis. *Dig Dis Sci.* 45:1964-1970, 2000.

Strauss E, Gayotto LCC, Lacet CM *et al.* Hepatitis B virus and mansonic schistosomiasis: a non-specific association. *Hepatology.* 8: 1330, 1988.

Teixeira R, Ferreira MD, Coelho PMZ, Brasileiro Filho G, Azevedo Junior GM, Lambertucci JR. Pyogenic liver abscesses and acute schistosomiasis mansoni: report on 3 cases and experimental study. *Trans R Soc Trop Med Hyg.* 90: 280-283, 1996.

Tsang VCW, Hillyer GV, Noh J. Geographic clustering and seroprevalence of schistosomiasis in Puerto Rico. *Am J Trop Med Hyg.* 56: 107-112, 1997.

Villanueva C, Balanzo J, Novella MT. Nadolol plus isosorbide mononitrate compared with sclerotherapy for the prevention of variceal rebleeding. *N Engl J Med.* 334: 1624-1629, 1996.

WHO. The control of schistosomiasis. *WHO Technical Report Series.* 830. World Health Organization, Geneva, 86 pp, 1993.

WHO. Report of the WHO Informal Consultation on Schistosomiasis Control. World Health Organization, Geneva, p. 1-45, 1998.

81 Imunopatologia da Esquistossomose

Edgar M. Carvalho e Zilton A. Andrade

▶ Introdução

A esquistossomose, como doença humana de grande importância no Brasil, sofreu um forte impacto na sua prevalência, incidência e no seu padrão de apresentação clinicopatológica nos últimos 20 anos. O fato tem sido atribuído aos progressos no tratamento medicamentoso, com o surgimento de medicamentos curativos, simples e eficazes, administrados por via oral e em dose única, que permitiram tratamento seguro em larga escala em todo o Nordeste brasileiro, bem como pela melhoria geral das condições ambientais. Provavelmente, como repercussão de tais mudanças, estamos vendo que as formas avançadas da doença, como a esquistossomose hepatoesplênica e suas graves complicações, como o *cor pulmonale* e a glomerulopatia esquistossomótica, tornaram-se raridades nos dias de hoje. Os indícios principais destas mudanças foram percebidos já em 1985, como consta de um relatório apresentado à Organização Mundial da Saúde (Andrade e Bina, 1985) sendo que os dados principais do mesmo foram mais tarde confirmados (Andrade, 1998).

Assim sendo, poderia parecer que o estudo da imunopatologia da esquistossomose tivesse perdido o interesse com que antes os pesquisadores investigaram as múltiplas interações que o helminto revela com o sistema imune do hospedeiro, o que ficou registrado em várias revisões do assunto (Andrade, 1970; Phillips e Colley, 1978; Warren, 1978; Fallon, 2000). Todavia, os progressos acentuados que a imunologia vem apresentando criam um novo desafio para novas abordagens sobre a patogenia da doença, para o conhecimento das consequências clínicas e imunológicas da associação da esquistossomose com atopias, doenças autoimunes e doenças inflamatórias crônicas como asma brônquica, diabetes melito, esclerose múltipla e infecção pelo vírus HTLV-1 (Medeiros *et al.*, 2003; Araújo *et al.*, 2004). Enquanto no passado se cogitava principalmente da imunopatologia das formas crônicas graves da doença, hoje vemos muitos aspectos importantes relacionados com a esquistossomose aguda e com a esquistossomose-infecção, estas representadas pelas formas leves, muitas vezes assintomáticas, ainda pouco afetadas na sua prevalência entre nós.

A patologia observada na infecção pelo *Schistosoma mansoni* está intimamente relacionada com a resposta imune a antígenos parasitários. Classicamente, as formas clínicas da esquistossomose são divididas em formas aguda e crônica. Do ponto de vista clínico e imunopatológico, as fases agudas e crônicas da doença são bastante distintas. A forma crônica é dividida em forma intestinal, hepatointestinal e hepatoesplênica e esta última nas formas compensada e descompensada. Adicionalmente, existe uma dermatite esquistossomótica, a qual é observada quando a cercária penetra na pele. Neste caso, embora pouco se saiba sobre a patologia cutânea associada à penetração da cercária do *S. mansoni* no homem, aspectos clínicos e patológicos têm sido estudados nas manifestações cutâneas causadas pela cercária do *S. avium*. Esta dermatite, também denominada prurido do nadador, relaciona-se com a destruição das cercárias na pele. Clinicamente, na fase inicial observa-se edema e infiltração de neutrófilos e linfócitos e, mais tardiamente, invasão de eosinófilos, que se associa a um eritema papular pruriginoso (Neva e Brown, 1994). Esta manifestação só é observada em indivíduos expostos. Em camundongos previamente infectados com *S. mansoni* a penetração da cercária é acompanhada de uma reação do hospedeiro caracterizada pela presença de basófilos e mastócitos e liberação de histamina associada à morte da cercária. Existem também evidências de que macrófagos ativados destroem cercárias ao penetrar na pele e esquistossômulos no pulmão (Smythes *et al.*, 1996). Muita ênfase foi dada ao papel dos eosinófilos como células efetoras no mecanismo de imunidade mediada por anticorpos, pela documentação *in vitro* da destruição de esquistossômulos na presença de anticorpos específicos e eosinófilos (Butterworth *et al.*, 1979). Todavia, as investigações feitas *in vivo* vieram demonstrar que o fenômeno da infiltração eosinófila em torno aos esquistossômulos só ocorria nos animais já infectados e quando os esquistossômulos já estavam mortos (Andrade e Reis, 1984).

▶ Mecanismos de defesa contra o S. mansoni

A resistência à infecção ao *S. mansoni* é bem documentada em modelos experimentais de esquistossomose, tanto após a primoinfecção como em animais previamente infectados ou imunizados com cercárias irradiadas ou com antígenos definidos de *S. mansoni* (Capron *et al.*, 1987; James, 1987; Pearce *et al.*, 1988). A resposta imunoprotetora difere nestes modelos experimentais, sendo predominantemente humoral (IgE e IgG_{2a}) em ratos, e mista em camundongos, envolvendo tanto a resposta imune celular como a humoral (Capron e Capron, 1986).

A destruição de esquistossômulos tem sido observada *in vitro* e *in vivo* por diferentes mecanismos. A desgranulação de mastócitos na presença de IgE destrói parasitos e a citotoxicidade celular, dependente de anticorpos mediada por eosinófilos, tem a capacidade de matar esquistossômulos *in vitro* (Correa-Oliveira *et al.*, 1982). A destruição de esquistossômulos no pulmão é dependente de uma resposta Th1 com ativação de macrófagos por interferona (IFN-γ) (Smythes *et al.*, 1996).

No homem, múltiplos mecanismos estão também associados à defesa contra o *S. mansoni*, embora somente um número extremamente reduzido de indivíduos é ou torna-se completamente protegido contra a infecção causada por este helminto. Uma importante evidência do papel da resposta imune no controle da reinfecção é a documentação de que, a despeito de um grau elevado de exposição à água contaminada existe uma diminuição do grau de infestação, determinada pelo número de ovos por grama de fezes, com a progressão da idade.

A resistência à reinfecção ao *S. mansoni,* avaliada pelo grau de infecção, meses ou anos após o tratamento de indivíduos residentes em áreas endêmicas, tem sido amplamente associada a anticorpos da classe IgE e também IgG (Dessein *et al.*, 1988; Dunne *et al.*, 1992). Estes estudos mostram uma correlação inversa entre a produção de anticorpos contra antígeno bruto ou antígenos específicos de *S. mansoni* e a carga parasitária após a infecção. Como IgG_4 pode se ligar ao parasito impedindo sua ligação com a IgE fixada nos mastócitos, a IgG_4 pode funcionar como um anticorpo bloqueador do mecanismo de defesa mediado por IgE. Dá suporte a esta hipótese a evidência de que a proteção na reinfecção não é isoladamente dependente da IgE, mas sim da proporção de IgE:IgG_4. Desta forma, a relação IgE:IgG_4 se correlaciona melhor com proteção do que com níveis isolados de IgE (Demeure *et al.*, 1993).

Mais recentemente, em estudos realizados em duas áreas endêmicas do estado de Minas Gerais, foram identificados indivíduos resistentes à infecção, que embora em contato com água contaminada por cercárias, não exibiam evidência de infecção (Correa-Oliveira *et al.*, 1989). Estes indivíduos negavam história de tratamento prévio contra *S. mansoni* e, embora não podendo ser afastada a ocorrência de infecção unissexuada, os dados evidenciavam que este grupo de pessoas era protegido contra a infecção pelo *S. mansoni*. Diferentemente de indivíduos cronicamente infectados por *S. mansoni,* que têm uma predominante resposta Th2, estes grupos de pessoas resistentes produzem IFN-γ, sendo esta produção principalmente contra antígenos de membrana de cercária (Bahia Oliveira *et al.*, 1996). A despeito da clara evidência de que tanto a resposta Th1 como a IgE e IgG como a razão IgE:IgG_4 estão associadas a resistência à infecção pelo *S. mansoni*; o mecanismo pelo qual os esquistossômulos são destruídos pelo sistema imune humano ainda não está totalmente esclarecido.

Muitos antígenos isolados de *S. mansoni* têm sido identificados e testados em modelos experimentais, com nível variável de proteção contra infecção (Pearce, 1988; Capron *et al.*, 1995). O mecanismo pelo qual a resposta imune contra estes antígenos atua no *S. mansoni* é variável. Existem vacinas propostas com a finalidade de diminuir a fecundidade dos vermes e outras que estimulariam a destruição dos esquistossômulos. Alguns desses antígenos têm sido testados com células mononucleares de humanos, tais como a paramiosina, o antígeno associado à vacina com cercárias irradiadas (IrVs), a triose-fosfato isomerase (TPI), antígenos de superfície de 23 kD (SM-23) e o *fatty acid binding protein* (SM-14). Os indivíduos avaliados neste estudo eram residentes em áreas endêmicas, sendo a maioria suscetível à reinfecção, e outros considerados resistentes com base na ausência de ovos de *S. mansoni* nas fezes a despeito de uma alta exposição à água contaminada. Considerando que uma correlação inversa entre parâmetros imunológicos e o grau de infecção seja um sinal de que determinada resposta é protetora, pôde-se concluir que a produção de IFN-γ em resposta à paramiosina, IrV-5 e SM-14 e a produção de IL-5 em resposta aos do SM-23 (MAP3 e MAP-4) foram respostas protetoras (Ribeiro de Jesus *et al.*, 2000; Oliveira *et al.*, 2012). Entretanto, o número de indivíduos que responderam a cada um destes antígenos foi variável, com alguns destes antígenos só induzindo resposta em 25% dos indivíduos. A máxima porcentagem de respondedores a um determinado antígeno foi de 61%. Embora houvesse correlação entre os níveis de citocinas e a resistência à reinfecção, algumas respostas foram muito baixas (Ribeiro de Jesus *et al.*, 2000). Em conjunto, estes dados indicam que não existe no momento um antígeno ideal para ser utilizado na vacina contra *S. mansoni.*

Os indícios de que o homem pode desenvolver uma forte resistência ao *S. mansoni* estimularam tentativas para a obtenção de uma vacina contra a esquistossomose. Estas tentativas vêm sendo feitas há mais de vinte anos, sempre com grande apoio de prestigiosas instituições de ajuda à pesquisa, tanto nacionais como internacionais. Os resultados até aqui obtidos mostram que há mais dificuldades que sucessos no empreendimento (Katz, 1999).

▸ Esquistossomose aguda

A esquistossomose aguda se associa com a passagem de esquistossômulos pelos pulmões (fase pré-patente), com a resposta imune ao verme adulto e ovoposição e liberação de antígenos de ovos. Assim sendo, a imunopatogênese da esquistossomose humana na fase aguda da infecção está principalmente relacionada com a passagem de esquistossômulos no pulmão, liberação de antígenos de verme adulto, ovoposição, passagem dos ovos pelo intestino, aprisionamento dos mesmos no fígado e liberação de antígenos de ovos. Habitualmente os sintomas ocorrem de 2 a 8 semanas após a primeira exposição ao *S. mansoni* (Lambertucci, 1993; Rabelo *et al.*, 1997). Esta forma é assintomática nas áreas endêmicas da doença, mas tem se constituído em um importante e frequente problema em indivíduos não imunes, residentes em regiões urbanas, que são expostos pela primeira vez à infecção em áreas endêmicas. Clinicamente, são observadas febre e astenia, de 20 a 30 dias após a infecção e, posteriormente, tosse, dispneia, dor abdominal, diarreia, cefaleia e mialgia. Em um percentual menor de pacientes ocorrem calafrios, dor torácica e hepatoesplenomegalia. Embora grande parte das manifestações clínicas seja inespecífica, alguns achados apontam para o diagnóstico de esquistossomose aguda, como astenia e perda de peso, queixas mais relevantes para os pacientes. A dispneia relacionada com a passagem de larvas pelo pulmão, associada a febre e astenia, dor abdominal e diarreia, são sintomas importantes para a suspeita diagnóstica. A leucocitose é observada em cerca de 25 a 30% dos casos, mas a eosinofilia é documentada em praticamente todos os pacientes nesta fase da doença (Silva, 2003). O percentual de eosinófilos em alguns casos pode ser maior que 50% do número total de leucócitos. Tanto os anticorpos como a resposta imune mediada por células são observados na esquistossomose aguda. Embora a IgE total, assim como a IgE específica contra *S. mansoni* estejam elevadas, os níveis destes anticorpos não diferem significativamente do que é observado na fase crônica da doença (Rabelo *et al.*, 1997; Ribeiro de Jesus, 2002). Anticorpos de outras classes e níveis séricos elevados de complexo imune circulante são também documentados em mais da metade dos indivíduos nesta fase da doença. Embora as manifestações respiratórias estejam inicialmente relacionadas com um quadro alérgico e logo atribuídas à passagem de parasitos pelos pulmões, estudos mais recentes revelam que o comprometimento pulmonar é predominantemente intersticial

(Samaly *et al.*, 2009). Os estudos de espirometria comprovam este comprometimento ao revelarem um padrão predominantemente restritivo, em vez de obstrutivo (Ribeiro de Jesus, 2002). As manifestações respiratórias se relacionam mais com os níveis de complexo imune circulante do que com os níveis de IgE. Na esquistossomose aguda os níveis elevados de complexo imune circulante estão significativamente associados a tosse, dispneia, pericardite e alteração radiológica do tórax (Silva, 2003). Dor torácica e pericardite com espessamento do pericárdio, na ausência de derrame, ocorrem em até 20% dos casos, e os níveis elevados de complexo imune circulante são encontrados no soro dos pacientes com pericardite (Ribeiro de Jesus, 2002).

O achado imunológico mais marcante na esquistossomose aguda é uma forte resposta inflamatória relacionada com a resposta imune inata e caracterizada por uma produção elevada de citocinas pró-inflamatórias como interleucina, IL-1, IL-6 e fator de necrose humoral, TNF-α. A Tabela 81.1 mostra as principais alterações imunológicas observadas na fase aguda da esquistossomose, destacando as consequências clínicas e laboratoriais destas alterações.

Níveis elevados de IL-1, IL-6 e TNF-α são documentados no soro de pacientes e em cultura de células mononucleares mesmo quando não reestimulados *in vitro*, indicando que macrófagos de pacientes com a forma aguda da esquistossomose se encontram ativados e são em grande parte os responsáveis pela produção aumentada destas citocinas (Ribeiro de Jesus, 2002). É bem conhecido o papel destas citocinas na patogênese da febre e da astenia. O TNF-α é também conhecido como caquexia, pela sua propriedade em aumentar o consumo, resultando em perda de peso. Perda ponderal de mais de 25% da massa corpórea pode ocorrer nesta fase, ilustrando bem o papel desta citocina na patogênese da doença. A resposta imune adaptativa se caracteriza principalmente por uma produção aumentada de citocinas com o padrão Th1 como IFN-γ e IL-2, e menor produção de IL-4 e IL-5 (Montenegro *et al.*, 1999; Ribeiro de Jesus *et al.*, 2002). Este perfil contrasta com o observado na fase crônica da esquistossomose, que é caracterizada por uma baixa produção de IFN-γ e produção aumentada de citocinas com padrão Th2 como IL-4, IL-5, IL-10 e IL-13 (Araújo *et al.*, 1996; Ribeiro de Jesus *et al.*, 2000). Embora não exista uma associação direta entre produção de IFN-γ e as manifestações clínicas da fase aguda da doença, a diminuição da resposta Th2 é associada, tanto no homem como no modelo experimental, com maior gravidade das manifestações clínicas na fase aguda. Os animais deprivados do gene da IL-4 desenvolvem uma marcante caquexia com reação inflamatória intensa no intestino e no fígado (Pearce *et al.*, 2000) e na esquistossomose aguda humana há uma associação entre a diminuição dos níveis de citocina do tipo 2 e a perda de peso (Ribeiro de Jesus *et al.*, 2002). Em camundongos deprivados do gene de IL-4, infectados por *S. mansoni*, há necrose intestinal e hepática intensa e mortalidade elevada (Pearce *et al.*, 1996). Nesta fase da doença, são bem conhecidas as propriedades moduladoras da IL-4 e da IL-10, sendo portanto racional o dado de que níveis baixos destas citocinas moduladoras se associem com maior intensidade ao processo inflamatório e lesão tecidual.

Tabela 81.1 Mecanismos e consequências clínicas e laboratoriais das alterações imunológicas observadas na esquistossomose aguda.

Alterações imunológicas	Consequências clínicas e laboratoriais
Elevação de IL-1, IL-6, TNF-α	Febre, astenia
Elevação de TNF-α	Perda de peso, dor abdominal
Produção elevada de IL-4	Elevação de IgE
Produção elevada de IL-5	Eosinofilia
Níveis elevados do complexo imune circulante	Pericardite, tosse e dispneia

Indivíduos residentes em áreas endêmicas de esquistossomose não apresentam a forma aguda da doença, dado indicativo de que nestes casos existe uma modulação da resposta imune, que previne o aparecimento destas manifestações. Sabe-se também que a evolução da fase aguda da doença para a fase crônica é acompanhada de um aumento na produção de citocinas do tipo 2 (IL-4, IL-5, IL-10 e IL-13) e que linfócitos do cordão umbilical de crianças recém-nascidas de mães esquistossomóticas reconhecem antígeno de *S. mansoni* (Nonato *et al.*, 1992). Desta forma, filhos de mães esquistossomóticas apresentam já uma resposta imune com um padrão desviado para a resposta Th2, o que explicaria a ausência da forma aguda da esquistossomose em áreas endêmicas da doença. Estas manifestações clínicas da fase aguda são características da esquistossomose humana.

No camundongo as alterações inflamatórias mais significativas coincidem com o aparecimento de ovos maduros nos tecidos. No trabalho de Andrade e Azevedo (1987), dois camundongos infectados por cercárias do *S. mansoni* foram sacrificados diariamente a partir de 24 h após a exposição de cercárias. Foram examinados histologicamente o fígado, o baço e os pulmões de cada animal sacrificado. A não ser pela presença de um ou outro diminuto foco inflamatório em torno a esquistossômulos em desintegração, os órgãos foram encontrados histologicamente normais até o momento em que os ovos maduros do verme apareceram nas secções do fígado, o que se deu em torno do 27º dia após a exposição cercariana. Acompanhando as lesões necroinflamatórias periovulares, apareceram as alterações de hepatite reacional inespecífica (infiltração leucocitária portal, necrose de hepatócitos isolados, com acúmulos leucocitários focais, mobilização de células sinusoidais), bem como alterações esplênicas agudas responsáveis por moderada esplenomegalia (hiperplasia dos centros claros dos folículos linfoides, aumento de celularidade da polpa vermelha e congestão). Considerou-se que o quadro representava um modelo experimental da forma aguda da esquistossomose.

Elevada mortalidade tem sido documentada na forma aguda de indivíduos infectados com *S. japonicum* na China (Carvalho e Lima, 2003) e relatos isolados de óbito na esquistossomose mansônica aguda são conhecidos. Além disso, a documentação de que o tratamento de pacientes nesta fase com fármaco esquistossomicida associado ao corticosteroide melhora, mais rapidamente, as manifestações clínicas do que o uso isolado de esquistossomicidas (Lambertucci, 1993) atesta a importância da resposta imune nas manifestações clínicas da esquistossomose aguda.

Resposta imune nas formas crônicas da esquistossomose

A despeito das manifestações graves da esquistossomose aguda, é conhecido que, mesmo sem tratamento, existe uma melhora gradativa do quadro clínico após a fase toxêmica.

Meses após a fase aguda, os pacientes se tornam assintomáticos, passando para a fase crônica da doença. Três formas clínicas caracterizam a forma crônica da esquistossomose: intestinal, hepatointestinal e hepatoesplênica. Na fase intestinal e na forma hepatointestinal as manifestações clínicas são caracterizadas por diarreia, obstipação e dores abdominais. Nas formas intestinais e hepatointestinais, e também na maioria dos pacientes com a forma hepatoesplênica, a resposta imune se caracteriza por um padrão Th2, com produção exacerbada de IL-4, IL-5, IL-10 e IL-13, baixa resposta linfoproliferativa e ausência ou baixa produção de IFN-γ (Araújo *et al.*, 1996; de Jesus *et al.*, 1993). A ausência ou baixa secreção de IFN-γ se deve, em grande parte, ao efeito modulatório da IL-10, desde que a neutralização desta citocina em culturas de células mononucleares estimuladas com antígenos do *S. mansoni* aumenta *in vitro* a resposta linfoproliferativa e a produção de IFN-γ (Araújo *et al.*, 1996). Em camundongos infectados pelo *S. mansoni* as células $CD4^+CD25^+$ com perfil de células regulatórias são documentadas no baço e contribuem para modular a resposta imune nesta doença (Pearce, comunicação pessoal).

Esta diminuição da resposta tipo 1 na fase crônica da esquistossomose tem relação com a carga parasitária e é observada não só na resposta imune contra antígenos de *S. mansoni*, como também com antígenos não relacionados. Por exemplo, enquanto indivíduos não infectados por *S. mansoni* e imunizados com toxoide tetânico exibem tanto produção de IFN-γ como de IL-4, os linfócitos de pacientes esquistossomóticos, após imunização com toxoide tetânico, produzem *in vitro* baixas quantidades de IFN-γ e elevada produção de IL-4 após estimulação com este antígeno (Sabin *et al.*, 1996). Esta diminuição de produção de IFN-γ é mais observada em pacientes que exibem alta carga parasitária (mais de 400 ovos por grama de fezes) do que em pacientes que têm menos que 200 ovos por grama de fezes (Sabin *et al.*, 1996).

A despeito de a modulação da resposta imune em pacientes esquistossomóticos ser observada principalmente com a produção de IFN-γ, também a resposta tipo 2 é modulada. Existe na realidade uma grande variação na produção de IL-5 nestes pacientes (Araújo *et al.*, 1996). Embora exista em média uma elevada produção desta citocina, muitos pacientes têm níveis baixos de IL-5, que se elevam após a adição na cultura de anticorpos monoclonais anti-IL-10 (Araújo *et al.*, 2004).

▸ Granuloma periovular

O granuloma que se forma em torno do ovo maduro do *S. mansoni* depositado no tecido de um hospedeiro suscetível representa a lesão básica da esquistossomose. Tem um componente de granuloma de corpo estranho representado pela reação à casca quitinosa do ovo, mas os elementos importantes na sua gênese são mais complexos e representam uma interação entre as secreções do miracídio, que são eliminadas através dos microporos da casca do ovo e do estado imunobiológico do hospedeiro. Estas secreções encerram enzimas proteolíticas e hidrolíticas, proteínas e polissacárides (Andrade e Barka, 1962). Uma fração glicoproteica principal foi identificada como o fator antigênico e sensibilizante mais importante secretado pelo miracídio o antígeno ovular solúvel ou SEA, de acordo com a sigla em inglês (Pelley *et al.*, 1976). No camundongo *nude* as secreções ovulares causam um halo lítico em torno do ovo depositado no fígado. No animal normal ou no *nude* reconstituído, as secreções ovulares provocam uma reação inflamatória que evolui para uma estrutura granulomatosa. Embora os anticorpos circulantes específicos se prendam ao miracídio e suas secreções, tendo importante participação nas reações imunopatológicas das fases iniciais da infecção, o granuloma propriamente dito é uma reação célula T-dependente (Warren *et al.*, 1967). De fato, na infecção inicial esta lesão é predominantemente exsudativa, grande, de limites irregulares, geralmente centrada por um foco de necrose. Nas infecções mais antigas, as lesões em torno do ovo maduro aparecem bem circunscritas, pequenas, predominantemente proliferativas e fibrosantes. Comparando-se os dois períodos da infecção, vê-se que o granuloma periovular sofre uma modulação com o tempo (Andrade e Warren, 1964). Esta reação de tipo bipolar tem sido comparada àquela que acontece em diferentes linhagens de camundongos (BALB-c e CBA) quando infectados por *Leishmania major*, resultando um comportamento diferente, na dependência das principais citocinas sintetizadas e liberadas por linfócitos T auxiliadores. Na realidade, as secreções ovulares são potentes estimuladoras da produção de IL-10 pelos linfócitos de tipo Th2, juntamente com IL-4 e IL-5. Mas, nas fases crônicas, quando os granulomas aparecem bem modulados, a passagem para uma reação de tipo Th1 não se delineia nítida, pois a produção de INF-γ é sempre muito baixa. O fenômeno da modulação dita imunológica do granuloma periovular tem aspectos ainda mais curiosos. Ele é bem evidente para os granulomas localizados no fígado, menos evidente naqueles que se formam no intestino e não ocorre nos que se desenvolvem nos pulmões (Souza Vidal *et al.*, 1993; Silva *et al.*, 2000). Portanto, os fatores locais do hospedeiro têm uma forte influência na patogenia do fenômeno da modulação do granuloma periovular, bem maior do que os fatores humorais e celulares circulantes. Todavia, a identificação dos fatores locais envolvidos na modulação dos granulomas hepáticos ainda não foi devidamente explorada. Além das células estreladas de Ito, que são elementos fundamentais na fibrogênese hepática, existe toda uma família de linfócitos T residentes, com possibilidades de ampla participação na imunopatologia das lesões hepáticas, mas que ainda não foram convenientemente exploradas na sua participação na modulação do granuloma periovular da esquistossomose.

Devido à presença de muitos leucócitos eosinófilos nos granulomas periovulares e à identificação de uma proteína básica principal, com propriedades tóxicas nos mesmos, surgiram especulações sobre o significado funcional do granuloma na esquistossomose. Para uns ele seria uma reação que destruiria o miracídio e reabsorveria os detritos ovulares; para outros o granuloma seria simplesmente uma reação protetora dos tecidos contra os produtos irritantes e líticos do miracídio. O granuloma se forma enquanto o miracídio está ainda vivo no seu interior. A vida de um miracídio no interior de um ovo depositado nos tecidos de um hospedeiro suscetível, como o camundongo, é de cerca de 15 dias, sendo que os 6 dias iniciais são gastos para o seu amadurecimento. Fazendo-se o tratamento específico da esquistossomose e acompanhando-se a sobrevida dos miracídios, pôde-se ver que qualquer que seja o estado morfológico do granuloma, qualquer que seja a fase da infecção, os miracídios vivos podem ser detectados até 15 dias depois do tratamento, o que significa que eles não são destruídos pelos granulomas, mas sim completam no interior dos mesmos o seu tempo estimado de vida (Reis e Andrade, 1987).

Estudos recentes utilizando reagentes que permitem bloquear a ação de citocinas, ou por meio da utilização de animais com deleção de genes específicos para determinadas citocinas, têm contribuído para um melhor entendimento do papel da resposta imune no desenvolvimento do granuloma, embora não expliquem por que os granulomas periovulares, em um mesmo animal e ao mesmo tempo, sofram graus de modulação diferentes, sendo que os granulomas pulmonares não exibem modulação aparente. No modelo murino da esquistossomose, citocinas do tipo 2, incluindo IL-4, IL-5 e IL-13, contribuem para a formação de granuloma e para a presença de eosinófilos nestas lesões, uma vez que a IL-5 está intimamente ligada com a diferenciação de células precursoras em eosinófilos e com a multiplicação e ativação destas células. Evidências indiretas da participação das citocinas Th2 na formação do granuloma vêm da documentação de baixos níveis de IFN-γ na forma crônica da esquistossomose e da capacidade da administração de IL-12 em reduzir o desenvolvimento do granuloma (Wynn *et al.*, 1994; Chiaramonte *et al.*, 1999). É bem conhecido que uma hiperativação de células Th1, as quais produzem IFN-γ e têm sua diferenciação dependente de IL-12, modula negativamente a resposta Th2. Desta forma, a documentação de baixos níveis de IFN-γ na forma crônica e a documentação de que animais deprivados de gene de IL-12 têm granulomas maiores dão suporte ao papel das IL-4, IL-5 e IL-13 na formação do granuloma. Todavia, a importância de cada uma destas citocinas é variável e difícil de ser documentada principalmente em se tratando de citocinas que têm múltiplas funções semelhantes e interagem com o mesmo receptor. Por exemplo, tanto IL-4 como IL-13 estão envolvidas na diferenciação, proliferação e ativação de mastócitos e também na cooperação com as células B na produção de IgE; IL-4 e IL-13 interagem com o mesmo receptor. Todavia, embora ambas estejam envolvidas na formação de granuloma, tem sido dada ênfase ao papel mais importante da IL-13. Enquanto a formação do granuloma foi parcialmente reduzida em animais deficientes de IL-4 e IL-13, o bloqueio do receptor de IL-4 nestes animais reduz quase completamente a formação do granuloma (Chiaramonte *et al.*, 2001).

▶ Forma hepatoesplênica da esquistossomose

A razão pela qual apenas alguns indivíduos (4 a 10%) vivendo em áreas de alta endemicidade para a esquistossomose desenvolvem a forma hepatoesplênica da doença não é conhecida. Esta pergunta tem sido feita muitas vezes e há muito tempo, mas até hoje não temos uma resposta satisfatória. A carga parasitária e as reinfecções estão entre os fatores principais apontados. Mas cabe aqui discutir qual a importância que os fatores imunológicos poderiam ter na patogenia desta forma grave da doença, ou melhor, na determinação da sua lesão primordial, que é a fibrose periporta, com obstrução dos ramos intra-hepáticos da veia porta. O problema é de difícil abordagem em pacientes humanos. Todavia, há um modelo experimental da chamada fibrose *pipestem* de Symmers que parece bem adequado. Há sempre o argumento de que o camundongo não é o homem (Fallon, 2000) mas, analisando-se as semelhanças e diferenças da lesão nos dois hospedeiros, há motivos para se considerar o modelo murino como uma potente arma experimental (Andrade e Cheever, 1993). Os camundongos com infecção de 30 cercárias (1 a 7 pares de vermes) desenvolvem dois tipos polares de patologia hepática: em um os granulomas aparecem isolados, como que situados em pleno parênquima (granulomas isolados ou GI); no outro os granulomas, com fibrose perigranulomatosa, concentram-se nos espaços porta, ampliando-os e fazendo conexões com outros espaços porta, enquanto o parênquima mantém sua aparência normal (forma *pipestem* ou PS) (Figura 81.1). O modelo murino foi recentemente empregado para a investigação dos fatores imunológicos envolvidos na patogenia da chamada forma hepatoesplênica da esquistossomose (Silva *et al.*, 2004). Camundongos BALB/c isogênicos infectados pelo *S. mansoni* que desenvolveram as duas formas anatômicas polares, fibrose periporta e granulomas isolados, exibiram padrões imunológicos semelhantes. Assim, ambos os grupos apresentaram um padrão de citocinas de tipo Th2, sendo os níveis de IL-4 e IL-5 maiores no grupo com granulomas isolados e com produção de INF-γ sempre muito baixa. Além disso, não foram notadas diferenças significativas nos níveis de proliferação celular, nos níveis séricos de anticorpos anti-*S. mansoni* nas frações IgE, IgG_1, IgG_{2a}, IgG_{2b} e IgG_3, bem como no número de ovos/grama de fígado ou nos níveis de hidroxiprolina hepática. Os animais submetidos a várias reinfecções desenvolveram a fibrose periporta mais frequentemente que aqueles com infecção única e apresentaram maior número de vermes, mas também não diferiram quanto ao padrão imunológico investigado.

Os estudos com o modelo murino têm sugerido que a patogenia da fibrose portal da forma hepatoesplênica dependa de uma sequência de eventos vasculares intra-hepáticos em um animal com carga parasitária alta. A falha de um ou mais elos dessa corrente de alterações pode fazer com que a fibrose deixe de aparecer na sua forma típica. O estudo do comportamento da árvore vascular portal por meio de moldes plásticos mostra que o evento inicial é a destruição de finos vasos portais na periferia do sistema porta por numerosos ovos embolizados. Segue-se uma adaptação do sistema, com uma dilatação de finos ramos periportais, os quais, se a produção de ovos continuar em ritmo adequado, vão sendo ocluídos pelos mesmos, que então se concentram em região periporta, provocando inflamação granulomatosa, angiogênese e fibrose (Silva, 2003).

Há controvérsias com relação às anormalidades da resposta imune na forma hepatoesplênica da esquistossomose. Parte destas discordâncias pode estar relacionada com a consideração de fatores como o estágio da doença, história prévia de tratamento com drogas esquistossomicidas e uso de transfusões sanguíneas. Por exemplo, em fases avançadas da doença, com hipertensão portal, história de sangramento digestivo e hipoalbuminemia há uma completa ausência de resposta linfoproliferativa e mesmo de produção de citocinas. Em pacientes com a forma hepatoesplênica, denominada compensada, a resposta imune é variável. Comparando pacientes com a forma hepatointestinal com aqueles com a forma hepatoesplênica, Mwatha *et al.* (1998) correlacionaram o desenvolvimento de fibrose hepática com elevação de TNF-α e de IFN-γ. Entretanto, como estes pacientes eram residentes em área endêmica de malária, estes resultados precisariam ser melhor esclarecidos. Como previamente ao aparecimento da forma hepatoesplênica já existe fibrose hepática, métodos ultrasonográficos têm sido utilizados com a finalidade de determinar o grau de fibrose hepática. Comparando pacientes com diferentes graus de fibrose I, II e III, foi observado que linfócitos de pacientes com graus de fibrose mais elevados produzem significativamente mais IL-5 e mais IL-13 e menos IFN-γ do que pacientes com graus I e II de fibrose. Houve também neste estudo uma associação entre progressão de fibrose com uma elevação da produção de IL-5 e de IL-13 (Ribeiro de Jesus, 2002). Na realidade não se sabe até agora o que os graus I e II

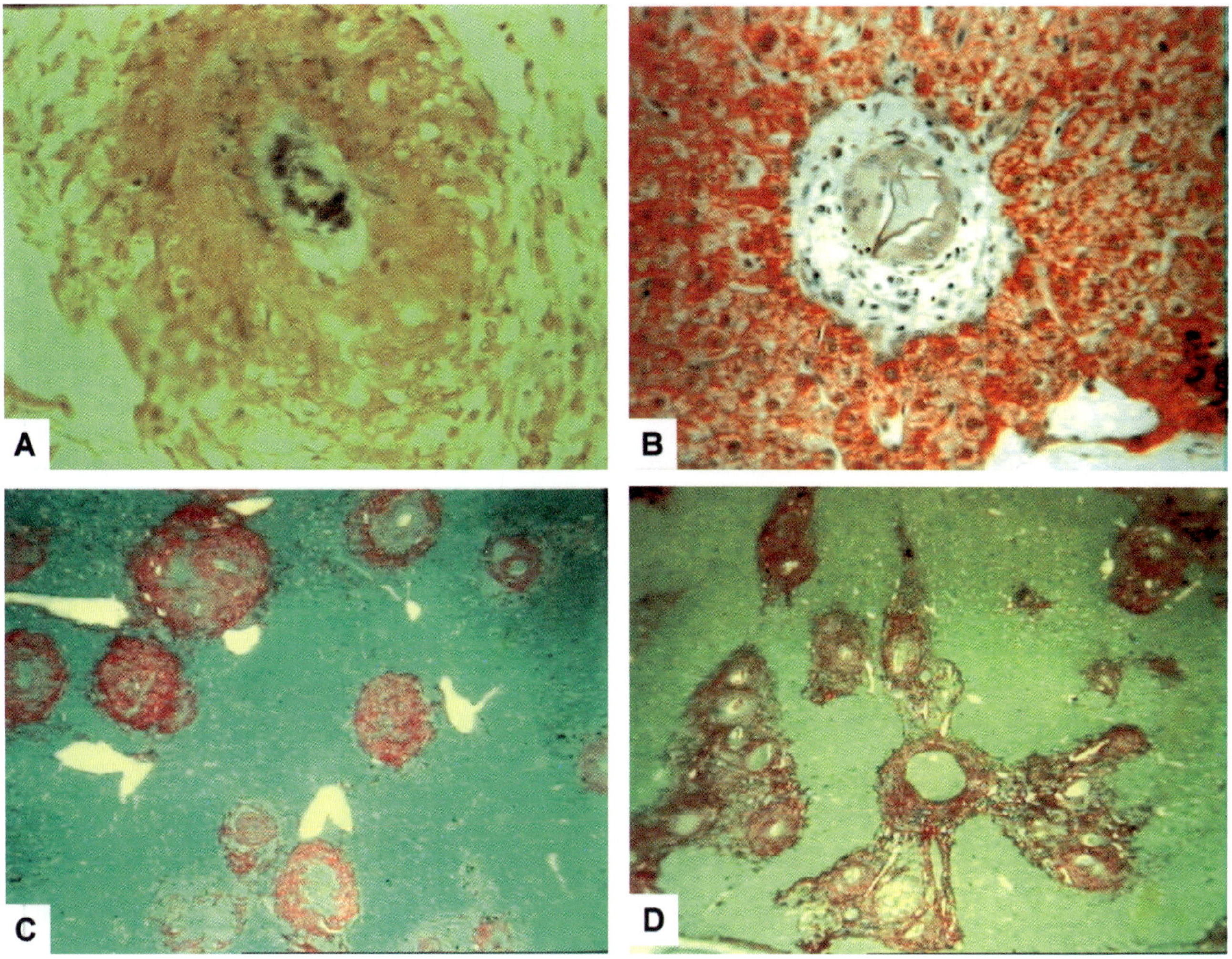

Figura 81.1 A e **B**. Aspectos morfológicos básicos observados nas lesões hepáticas da esquistossomose do modelo murino. Um granuloma maduro expressa uma forte reação histoquímica para colagenase intersticial, demonstrando o intenso metabolismo do tecido fibroso periovular (**A**, ×400), o qual diminui progressivamente com a cicatrização da lesão, quando a mesma reação para colagenase se torna negativa (**B**, ×200). **C** e **D**. As duas lesões hepáticas polares observadas no modelo murino da esquistossomose: granulomas isolados (**C**) e fibrose periporta de tipo *pipestem* (**D**). Método do picro-sirius-vermelho para colágeno, ×100.

de fibrose ultrasonográfica significam, uma vez que tais estudos não costumam vir acompanhados da comprovação morfológica. A interpretação de que tais graus de fibrose, leve ou moderada, indicam lesões progressivas causadas pela esquistossomose, equivaleria a admitir que a fibrose periporta da forma hepatoesplênica se desenvolveria lenta e gradualmente. Os dados observados dizem o contrário (Neves e Raso, 1965). Tem sido dito que, se o habitante da área endêmica não desenvolveu a forma hepatoesplênica até os 15 anos de idade, não mais a desenvolverá. O problema é que não existem estudos de correlação clinicopatológica adequados, que permitam saber o que realmente representa a "fibrose" de grau I descrita nas ultrassonografias, que talvez não seja nem fibrose. É possível que a fibrose grau II seja realmente fibrose portal, mas a sua relação com a esquistossomose precisaria ser esclarecida.

Clinicamente, a forma hepatoesplênica da esquistossomose mansônica é caracterizada pelo crescimento predominante do lobo esquerdo do fígado, esplenomegalia e evidência de hipertensão portal. Diferentemente da doença parenquimatosa do fígado, que tem como um importante achado a ocorrência de insuficiência hepática, nos pacientes esquistossomóticos, na grande maioria dos casos a função hepática é normal. Nestes pacientes predomina a hipertensão portal que tem como consequência o aparecimento de varizes esofágicas e gástricas e como complicação a hemorragia digestiva alta pela ruptura destas varizes. Sangramentos repetidos associados a hipotensão arterial ou mesmo com choque fazem com que o fígado seja mais agredido, podendo então ocorrer insuficiência hepática. Nestes casos a hipoalbuminemia é documentada e o desenvolvimento de ascite pode ser observado. No passado, com a finalidade de diminuir a hipertensão portal, estes pacientes eram submetidos à esplenectomia associada a anastomose portocava ou esplenicorrenal, técnicas não mais usadas hoje, uma vez que o tratamento destas varizes é feito por esclerose. Atualmente a esplenectomia na esquistossomose mansônica tem sido indicada na vigência de duas complicações da forma hepatoesplênica: o infantilismo e o hiperesplenismo. O primeiro caso é caracterizado pelo atraso no crescimento e no desenvolvimento de características sexuais secundárias e o segundo representado pela ocorrência de anemia, leucopenia ou plaquetopenia, podendo não raramente ser observada uma pancitopenia. Nestes casos a esplenectomia restaura o crescimento e o desenvolvimento sexual, assim como aumenta rapidamente o número das células do sistema hematopoético.

▸ Glomerulopatia esquistossomótica

Cerca de 12 a 15% dos portadores de esquistossomose hepatoesplênica costumam apresentar uma glomerulopatia associada. Trata-se de uma glomerulonefrite crônica, que pode assumir vários tipos histológicos, mas com predominância de glomerulonefrite membranoproliferativa ou de esclerose glomerular focal (Andrade e Rocha, 1979). A síndrome nefrótica é a exteriorização clínica mais frequente. A glomerulopatia esquistossomótica é raramente vista nos dias atuais, devido à considerável redução dos casos de esquistossomose avançada, embora a proporção mencionada mostre tendência a permanecer a mesma (Correia *et al*., 1997). Os estudos com a técnica de imunofluorescência, feitos em material humano e em animais de experimentação, têm revelado a presença tanto de antígeno do *S. mansoni* como de seus anticorpos específicos na zona mesangial dos glomérulos. Trata-se, portanto, de um aspecto imunopatológico importante da doença, representado por uma glomerulonefrite mediada por anticorpos circulantes e com a singularidade de terem os seus antígenos e anticorpos detectados no local das lesões. Não há certeza de quais são exatamente os antígenos envolvidos, mas o mais importante deles é certamente um polissacáride de alto peso molecular que aparece abundantemente no revestimento epitelial do tubo digestivo dos vermes adultos, e que também pode ser detectado no esôfago primordial de cercárias e esquistossômulos (Figura 81.2). É por isso que, em infecções maciças, o antígeno polissacáride pode ser detectado na circulação de animais alguns dias após a exposição cercariana. Todavia, nas infecções mais leves o mesmo não aparece na circulação; aparentemente ele é retido nas células de Kupffer do fígado. Quando se estabelecem as lesões obstrutivas portais intra-hepáticas e daí resultam a hipertensão do sistema porta e o estabelecimento de circulação colateral portocava, o antígeno, que é eliminado mediante movimentos de regurgitação nos vermes, tem então possibilidade de escapar do filtro hepático e ganhar a circulação sistêmica para chegar aos rins. Assim, não se deve esperar que os portadores de esquistossomose leve

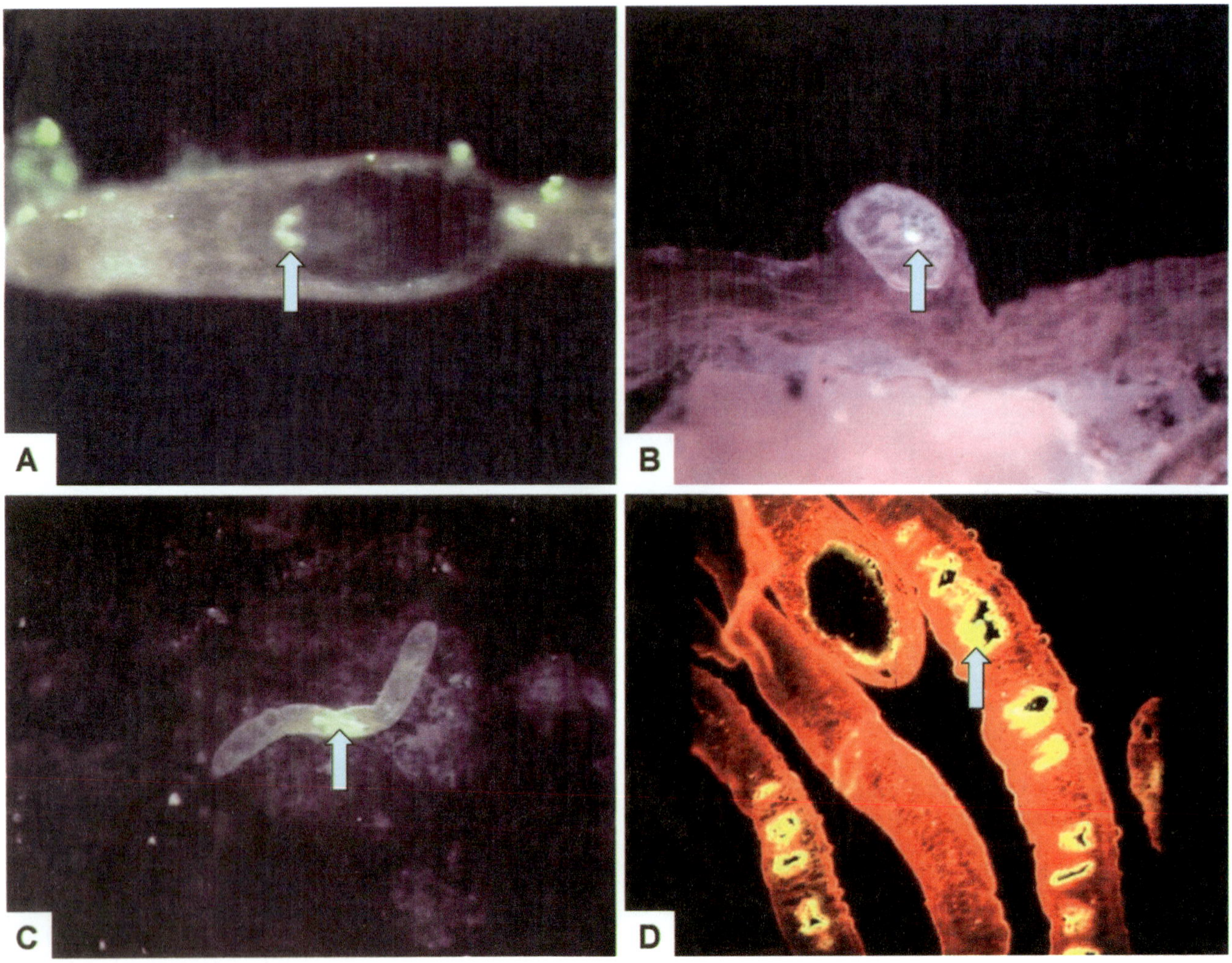

Figura 81.2 (**A**) O antígeno polissacarídio de alto peso molecular, denominado antígeno circulante, implicado na patogenia da nefropatia esquistossomótica, aparece demonstrado por uma reação de imunofluorescência indireta no tubo digestivo primordial da cercária livre, (**B**) da cercária penetrante na pele do camundongo, (**C**) no tubo digestivo em diferenciação do esquistossômulo pulmonar de 7 dias e (**D**) no revestimento intestinal do verme adulto macho; ×200.

venham a apresentar a glomerulopatia esquistossomótica e sim aqueles com a forma hepatoesplênica da doença. Os anticorpos envolvidos estão representados por várias frações das imunoglobulinas, mas as detecções mais evidentes, vistas com a imunofluorescência, ocorrem com a fração IgM.

▸ Neuroesquistossomose

Raramente o *S. mansoni* pode causar lesões no sistema nervoso central e pode fazê-lo durante qualquer fase da infecção, seja por embolização dos seus ovos ou pela migração anômala de vermes a partir de conexões entre o sistema porta e os vasos dos plexos paravertebrais. No primeiro caso formam-se granulomas periovulares isolados e muito distantes uns dos outros, as lesões se constituindo em curiosidades encontradas em casos de necropsias, geralmente sem um correspondente quadro clínico. No segundo caso, as lesões decorrem da postura local de grande número de ovos e são muito graves, afetando, de preferência, a medula espinal. Também tem sido sugerido que as lesões podem resultar da localização de complexos imunes, especialmente no nível do plexo coroide (Pitella e Bambirra, 1989). Há necessidade de novas investigações para que se possa correlacionar a presença de imunoglobulinas e antígeno do *S. mansoni* em plexos coroides com uma sintomatologia clínica evidente. Entretanto, tudo indica que a gravidade das manifestações clínicas (mielite, radiculite, compressão medular, distúrbios esfincterianos) esteja sempre relacionada com as reações aos depósitos de ovos do parasito. O encontro de ovos e vermes tem sido registrado em veias da leptomeninge na região lombossacra e torácica da medula espinal ou mesmo no cérebro, associado a flebite, arterite, reação glial destrutiva e proliferativa, ao lado dos granulomas periovulares (Gama e Sá, 1945; Pondé *et al.*, 1960; Ferreira *et al.*, 1998). Como não é fácil ou prático obter material para a confirmação histológica, o diagnóstico de neuroesquistossomose geralmente fica na dependência da pesquisa de anticorpos específicos no liquor, concomitantemente com técnicas de imagem (Ferrari *et al.*, 1995; Ferrari, 1999). Mesmo que a concentração de anticorpos específicos por vezes apareça maior no liquor do que no soro, as técnicas imunológicas continuam como evidências indiretas de etiologia. Como os testes terapêuticos são em geral associados ao uso de corticoides, o resultado positivo deste ainda levanta a suspeita de ter havido uma ação inespecífica. Por isso tem sido muito difícil determinar qual seja realmente o significado da neuroesquistossomose entre as várias manifestações da esquistossomose humana.

▸ Esquistossomose e doenças alérgicas e autoimunes

O grande aumento da prevalência da asma e de doenças autoimunes, como o diabetes melito tipo I, doenças inflamatórias intestinais e esclerose múltipla, tem sido preocupante. Como existe uma associação entre a prevalência destas doenças com o elevado poder aquisitivo da população, como observado no Norte da Europa e nos EUA, e uma baixa prevalência destas doenças em países subdesenvolvidos como ocorre na África, tem-se dado importância a aspectos ambientais e à ocorrência de doenças infecciosas, como fatores ligados à baixa prevalência destas doenças em países nos quais a população é mais pobre e mais frequentemente exposta aos agentes infecciosos (Bach, 2002).

Em virtude de a infecção pelo *S. mansoni* resultar em uma importante modulação da resposta imune, tem sido dada atenção, tanto em modelos experimentais como no homem, à possibilidade de a esquistossomose atenuar estas doenças, que habitualmente apresentam uma resposta importante polarizada para Th1 ou Th2.

Os camundongos NOD (*non obese diabetics*) representam um importante modelo experimental para o estudo do diabetes melito tipo I. Após 4 meses de vida estes animais começam a apresentar uma insulinite mediada por células T, que se segue à destruição das células beta das ilhotas de Langerhans e aparecimento do diabetes. Nestes animais a infecção pelo *S. mansoni,* feita no período pós-natal, reduz dramaticamente o aparecimento de diabetes (Cook *et al.*, 1999). Este efeito protetor mediado pelo *S. mansoni* no desenvolvimento do diabetes se relaciona com antígenos existentes no ovo do parasito, desde que a inoculação somente de ovos feita já na quarta semana de vida, quando células T autorreativas já estão ativadas, impede o desenvolvimento de diabetes por estes animais (Cook *et al.*, 1999).

Outra doença autoimune mediada por célula T é a encefalomielite autoimune. A encefalomielite autoimune, documentada em camundongos C57BL6 após imunização com proteínas existentes na mielina, é considerada o modelo experimental da esclerose múltipla humana, doença associada à destruição de mielina. A esclerose múltipla é caracterizada por disfunção neurológica importante, que pode ser atenuada por meio do uso de substâncias com efeito modulador sobre a resposta imune como os corticosteroides, fármacos citotóxicos, IFN-β e, mais recentemente, o valpaxane (Frazer *et al.*, 2004; McCormack e Scott, 2004).

A infecção pelo *S. mansoni* em camundongos imunizados com antígenos derivados da mielina retarda o início da doença e atenua as manifestações clínicas da encefalomielite autoimune nestes animais. Este fenômeno é dependente da modulação da resposta imune caracterizada por uma diminuição da secreção de citocinas tipo 1 como IFN-γ, diminuição da infiltração de células na medula espinal e aumento dos níveis de TGF-β, IL-10 e da frequência de células expressando IL-4 (La Flamme *et al.*, 2003).

Os estudos nesses modelos experimentais apontam para o importante papel do *S. mansoni* em modular uma resposta do tipo I que está envolvida na gênese dessas doenças autoimunes. Esses dados também dão suporte a observações prévias no homem sobre a incapacidade de pacientes esquistossomóticos de produzirem ou apresentarem baixa produção de IFN-γ quando imunizados com toxoide tetânico (Sabin *et al.*, 1996).

A influência da infecção pelo *S. mansoni* em doenças humanas autoimunes e doenças inflamatórias crônicas tem também sido avaliada. Em estudo recente foram avaliados aspectos clínicos e imunológicos relacionados com a associação entre a esquistossomose e a infecção pelo HTLV-1. O HTLV-1 é um retrovírus que infecta células T induzindo a um estado de hiperativação com proliferação espontânea e produção de citocinas inflamatórias como o IFN-γ e o TNF-α (Jacobson, 2002). Cerca de 5% dos pacientes infectados pelo HTLV-1 irão desenvolver uma doença neurológica debilitante caracterizada por uma mielopatia espástica, hiper-reflexia e parestesia de membros inferiores, que evolui para paraparesia (Osame, 2002). A forte resposta Th1 na infecção pelo HTLV-1 com produção exacerbada de IFN-γ e TNF-α, ativação de células $CD4^+$, $CD8^+$ e a presença de células T antirreativas tem participação

Tabela 81.2 Implicações imunológicas, epidemiológicas e clínicas da coinfecção HTLV-1 e *Schistosoma mansoni* na esquistossomose e na infecção pelo HTLV-1.

Alterações imunológicas	Mecanismo	Consequências
Diminuição da produção de IgE contra o *S. mansoni*	Modulação exercida pela alta produção de IFN-γ na infecção pelo HTLV-1	Aumento da suscetibilidade à infecção pelo *S. mansoni*
Diminuição da produção de IL-4 e IL-5 por pacientes esquistossomóticos	Modulação exercida pela alta produção de IFN-γ na infecção pelo HTLV-1	Redução de resposta Th2 com menor fibrose hepática
Falha terapêutica com fármacos esquistossomóticos	Desconhecido	Persistência da infecção pelo *S. mansoni*
Diminuição da produção de IFN-γ por linfócitos de pacientes infectados pelo HTLV-1	Maior produção de IL-10 em virtude da coinfecção com o *S. mansoni*	Diminuição da resposta Th1
Diminuição da carga pró-viral	Menor ativação celular e menor replicação viral	Menor estimulação para o sistema imune e menor agressão tecidual
Diminuição dos marcadores de ativação celular e de células produtoras de IFN-γ e TNF-α	Modulação exercida pela alta produção de IL-10 observada na esquistossomose	Menor lesão tecidual

na lesão tecidual e, consequentemente, no quadro neurológico observado na doença (Jacobson, 2002).

Em áreas onde a infecção pelo *S. mansoni* e HTLV-1 tem alta prevalência como no Brasil, são encontrados indivíduos coinfectados com esses agentes. Neste caso pode ser avaliado como uma forte resposta Th1 pode modificar a resposta imune em pacientes esquistossomóticos, como a infecção pelo *S. mansoni* pode interferir na resposta imune e na evolução clínica de pacientes com infecção pelo HTLV-1. A Tabela 81.2 mostra as consequências desta coinfecção na resposta imune, o mecanismo das alterações imunológicas e as consequências dessas alterações.

Com referência à influência do HTLV-1 sobre a esquistossomose, foi documentado que a infecção pelo HTLV-1 reduz a produção de IL-4, de IL-5 e IL-13 e leva a uma diminuição da produção de IgE específica contra o *S. mansoni*. Não há evidências de que a coinfecção piore as manifestações clínicas da esquistossomose. Na verdade, pacientes coinfectados com HTLV-1 e *S. mansoni* são na maioria das vezes assintomáticos e não apresentam ou têm grau mínimo de fibrose hepática.

Com relação à capacidade da infecção pelo *S. mansoni* de modular a resposta imune e interferir com as manifestações clínicas observadas nesta infecção viral pode-se observar que: 1) quando comparados com indivíduos infectados pelo HTLV-1, pessoas coinfectadas com o *S. mansoni* e o HTLV-1 apresentam um menor número de células T expressando IFN-γ e TNF-α e um maior número de células expressando IL-10; 2) os níveis de IFN-γ em sobrenadante de culturas de linfócitos de pacientes coinfectados foram significantemente mais baixos do que nos pacientes que apresentavam somente HTLV-1; 3) indivíduos infectados com HTLV-1 e *S. mansoni* apresentaram menor carga pró-viral do que indivíduos somente infectados pelo HTLV-1 e houve uma associação inversa entre a ocorrência de mielopatia e infecção pelo *S. mansoni*. Estes dados mostram que a infecção pelo *S. mansoni* diminui as anormalidades imunológicas observadas na infecção pelo HTLV-1 e que esta mudança pode ter consequências na evolução da doença.

Como previamente discutido, na fase crônica da esquistossomose mansônica existe uma importante resposta Th2 e como esta resposta modula negativamente a resposta Th1, uma das possibilidades para o *S. mansoni* exercer sua ação suprimindo a resposta Th1 está relacionada com uma polarização da resposta Th2 observada nesta helmintíase. Embora o papel da IL-4 em interferir nesta diminuição de resposta Th1 não seja afastado, uma importante observação recentemente feita é que a infecção pelo *S. mansoni* está associada a uma redução da resposta Th2 a outros antígenos que não o *S. mansoni* (Araújo *et al.*, 2004). Estes estudos têm sido realizados predominantemente em pacientes que têm asma e são infectados pelo *S. mansoni*. Nestes indivíduos a resposta a testes cutâneos de hipersensibilidade imediata com aeroalérgicos como antígenos de *D. pteronyssinus* é negativa na grande maioria dos pacientes (Araújo *et al.*, 2000). Também linfócitos de pacientes com asma e *S. mansoni* quando estimulados *in vitro* com antígenos de *D. pteronyssinus* produzem menos IL-4 e IL-5 do que pacientes que têm asma, mas não são infectados pelo *S. mansoni* (Araújo *et al.*, 2004). A modulação da resposta Th2 nestes pacientes tem uma participação importante da IL-10 demonstrada pelos seguintes dados (Araújo *et al.*, 2004): linfócitos de pacientes com asma e *S. mansoni* produzem mais IL-10 do que pacientes com asma sem infecção por este helminto; em pacientes com asma e *S. mansoni* existe uma relação direta entre número de ovos nas fezes e produção de IL-10; a adição de IL-10 à cultura de linfócitos de pacientes com asma sem *S. mansoni* diminui a produção de IL-5 e IL-4.

Existem também estudos clínicos mostrando que a infecção pelo *S. mansoni* pode atenuar as manifestações clínicas da asma brônquica. Em um estudo avaliando a evolução clínica de pacientes com asma, infectados ou não pelo *S. mansoni*, foi observado que os pacientes com asma e esquistossomose, a despeito de estarem mais expostos a aeroalergênios do que a população controle, tiveram menos crise de asma, tiveram sintomas menos graves de asma e necessitaram usar menos medicamentos do que pacientes com asma e sem *S. mansoni* (Medeiros *et al.*, 2003). Por outro lado, o tratamento da esquistossomose em pacientes com asma é acompanhado do aparecimento de sintomas mais graves de asma (Araújo *et al.*, 2004).

▸ Referências bibliográficas

Andrade ZA. Imunopatologia da esquistossomose. Cap IV. In Castro FP, Rocha PRS, Cunha AS (eds), *Tópicos em Gastrenterologia*, Medsi, Rio de Janeiro, 1970.

Andrade ZA. The situation of hepatosplenic schistosomiasis in Brazil today. *Mem Inst Oswaldo Cruz* 93(Suppl. 1): 313-316, 1998.

Andrade ZA, Azevedo TM. A contribution to the study of acute schistosomiasis (an experimental trial). *Mem Inst Oswaldo Cruz* 82: 311-317, 1987.

Andrade ZA, Barka T. Histochemical observations on experimental schistosomiasis of mouse. *Am J Trop Med Hyg* 11: 12-16, 1962.

Andrade ZA, Bina JC. The changing pattern of pathology due to *Schistosoma mansoni* infection. *Mem Inst Oswaldo Cruz* 80: 363-366, 1985.

Andrade ZA, Cheever AW. Characterization of the murine model of schistosomal hepatic periportal fibrosis ("Pipestem" fibrosis). *Inter J Exper Pathol* 74: 195-202, 1993.

Andrade ZA, Reis MG. Estudo sobre o papel dos eosinófilos na destruição dos esquistossômulos do *Schistosoma mansoni in vivo. Mem Inst Oswaldo Cruz* 79: 371 373, 1984.

Andrade ZA, Rocha H. Schistosomal glomerulopathy. *Kidney Internat* 16: 23-29, 1979.

Andrade ZA, Warren KS. Mild prolonged schistosomiasis in mice (Alterations in host response with time and the development of portal fibrosis). *Trans R Soc Trop Med Hyg* 58: 53 57, 1964.

Araújo MI, Hoppe B, Medeiros Jr. M, Alcântara L, Almeida MC, Schriefer A, Oliveira RR, Kruschewsky R, Figeiredo JP, Cruz AA, Carvalho EM. Impaired Th2 response to aeroallergen in asthmatics infected with helminths. *Infect Immunity* (in press.), 2004.

Araújo MI, Lopes AA, Medeiros M, Cruz AA, Sousa-Atta L, Sole D, Carvalho EM. Inverse association between skin response to aeroallergens and *Schistosoma mansoni* infection. *Int Arch Allergy Immunol* 123: 145-148, 2000.

Araújo MI, Ribero de Jesus AR, Bacellar O, Sabin E, Pearce E, Carvalho EM. Evidence of a T helper type 2 activation in human schistosomiasis. *Eur J Immunol* 26: 1399-1403, 1996.

Back JF. The effect of infections on susceptibility to auto imune and allergic diseases. *N Engl J Med* 347: 911-920, 2002.

Bahia-Oliveira LM, Simpson AG, Alves Oliveira LF, Carvalho-Queiroz AM, Silveira IR, Viana JR, Cunha Melo P, Hagant, Gazinelly G, Correia Oliveira. Evidence that cellular immune response to soluble membrane associated antigens are independently regulated during human schistosomiasis mansoni. *Parasite Immunol* 18: 53-63, 1996.

Butterworth AE, Vadas MA, Wasson DL, Dessein A, Hogan M, Sherry B, Gleich GY, David JR. Interractions between human eosinophils and schistosomula of *Schistosoma mansoni.* The mechanism of irreversible eosinophil adherence. *J Exper Med* 150: 1456-1471, 1979.

Capron A, Dessaint JP, Capron M, Oumma JH, Butterworth AE. Immunity to schistosome: progress toward vaccine. *Science* 238: 1065-1072, 1987.

Capron A, Riveau G, Grzych JM, Boulanger D, Capron M, Pierce R. Development of a vaccine strategy against human and bovine schistosomiasis. Background and update. *Mem Inst Oswaldo Cruz* 90: 235-240, 1995.

Capron M, Capron A. Rats, mice and men Models for immune effector mechanisms against schistosomiasis. *Parasitol Today* 2: 69-75, 1986.

Carvalho EM, Lima A. *Schistosomiasis (Bilharziasis),* 22nd ed., Cecil Textbook of Medicine, US, p. 2106-2109, 2003.

Chiaramonte MG, Cheever AW, Malley JD, Donaldson DD, Wynn TA. Studies of murine schistosomiasis reveal interleukin-13 blockade as a treatment for established and progressive liver fibrosis. *Hepatology* 34: 273-82, 2001.

Cooke A, Tonks P, Jones FM, O'Shea H, Hutchings P, Fulford AG, Dunne DW. Infection with *Schistosoma mansoni* prevents insulin dependent diabets mellitus in new obese diabetes mice. *Parasite Immunol* 21: 169-176, 1999.

Correa-Oliveira R, Mota-Santos TA, Gazzinelli G. *Schistosoma mansoni*: *in vitro* and *in vivo* killing of antibody-coated schistosomula. *Am J Trop Med Hyg* 31: 991-998, 1982.

Correa-Oliveira R, Pearce J, Oliveira GC, Golgher DB, Natz N, Bahia LG, Carvalho OS, Gazzinelli G, Sher A. The human immune response to defined immunogens of *Schistosoma mansoni*: elevated antibody levels to paramyosin in stool-negative individuals from two endemic areas in Brazil. *Trans R Soc Trop Med Hyg* 83: 798-804, 1989.

Correia EIS, Martinelli RP, Rocha H. Está desaparecendo a glomerulopatia da esquistossomose mansoni? *Rev Soc Bras Med Trop* 30: 341-343, 1997.

Demeure CE, Rihet P, Abel L, Quattara M, Bourgois A, Dessein AJ. Resistance to *Schistosoma mansoni* in humans: influence of the IgE/IgG4 balance and IgG2 in immunity to re-infection after chemotherapy. *J Infect Dis* 168: 1000-1008, 1993.

Dessein AJ, Begley M, Demeure C, Caillal D, Fueri J, dos Reis MG, Andrade ZA, Prata A, Bina JC. Human resistance to *Schistosoma mansoni* is associated with IgG reactivity to a 37-KDa larval surface antigen. *J Immunol* 140: 2727-2736, 1988.

Dunne DW, Butterworth AE, Fulford AJ, Oumma JH, Sturrock RF. Human IgE responses *Schistosoma mansoni* and resistance to re-infection. *Mem Inst Oswaldo Cruz* 87(Suppl. 4): 99-103, 1992.

Fallon PG. Immunopathology of schistosomiasis: a cautionary tale of mice and men. *Immunol Today* 21: 29-34, 2000.

Ferrari TCA. Spinal cord schistosomiasis. A report of 2 cases and review emphasizing clinical aspects. *Medicine* 78: 176-190, 1999.

Ferrari TCA, Moreira PRR, Correa-Oliveira R, Ferrari MLA, Gazzinelli G, Cunha AS. The value of an enzyme-linked immunosorbent assay (ELISA) for the diagnosis of schistosomal mansoni myeloradiculopathy. *Trans R Soc Trop Med Hyg* 89: 496-500, 1995.

Ferreira LA, Lima FLC, dos Anjos MRO, Costa JML. Forma tumoral encefálica esquistossomótica: apresentação de um caso tratado cirurgicamente. *Rev Soc Bras Med Trop* 31: 89-93, 1998.

Fraser C, Morgante L, Hadjimichael O, Vollmer T. A prospective study of adherence to glatiramer acetate in individuals with multiple sclerosis. *J Neurosci Nurs* 36: 120-129, 2004.

Gama C, Sá JM. Esquistossomose medular. Granulomas produzidos por ovos do *Schistosoma mansoni* comprimindo a medula, epicone, cone e cauda equina. *Arq Neuropsiquiat* 3: 334-346, 1945.

Jacobson S. Immunopathogenesis of human T cell lymphotropic virus type I-associated neurologic disease. Review. *J Infect Dis* 186 (Suppl. 2): S187-92, 2002.

James SL. A review: *Schistosoma* spp: progress toward a defined vaccine. *Exp Parasitol* 63: 247-252, 1987.

Katz N. Dificuldades no desenvolvimento de uma vacina para a esquistossomose mansoni. *Rev Soc Bras Med Trop* 32: 705-711, 1999.

La Flamme AC, Ruddenklau K, Backstrom. Schistosomiasis decreases central nervous system inflammation and alters the progression of experimental autoimmune encephalomyelitis. *Infect Immun* 71: 4996-5004, 2003.

Lambertucci JR. Acute schistosomiasis: clinical diagnostic and therapeutic features. *Rev Inst Med Trop São Paulo* 35: 399-404, 1993.

McCormack PL, Scott LJ. Interferon-beta-1β: a review of its use in relapsing-remitting and secondary progressive multiple sclerosis. Review. *CNS Drugs* 18: 521-546, 2004.

Medeiros Jr M, Figueredo JP, Almeida MC, Matos MA, Araújo MI, Cruz AA, Atta AM, Rego MA, de Jesus AR, Taketomi EA, Carvalho EM. *Schistosoma mansoni* infection is associated with a reduced course of asthma. *J Allergy Clin Immunol* 111: 947-951, 2003.

Montenegro SML, Ariano P, Mahanty S, Abath FG, Teixeira KM, Coutinho EM, Brinkman G, Gonçalves I, Domingues CA, Sher A, Wynn TA. Cytokine production in acute *versus* chronic schistosomiasis mansoni: The cross regulatory role of interferon-γ and IL-10 in the responses of peripheral blood mononuclear cells and splenocytes to parasite antigens. *J Infect Dis* 179: 1502-1514, 1999.

Mwatha JK, Kinami G, Kamau T, Mbugua GG, Oumma JH, Mumo J, Fulford AJ, James FM, Butterworth AE, Roberts MD, Dunne D. High levels of TNF-α soluble TNF-α receptor, soluble ICAM-1 and IFN-γ but low levels of IL-5 are associated with hepatosplenic disease in human schistosomiasis mansoni. *J Immunol* 160: 1992-1999, 1988.

Neva FA, Brown HW. *Basic and Clinical Parasitology*, 6th ed., Appleton & Lange, Norwalk, 245 pp, 1994.

Neves J, Raso P. Estudo anatomoclínico de um caso da forma toxêmica da esquistossomose que evoluiu para a forma hepatoesplênica em 130 dias (fibrose de Symmers). *Rev Inst Med Trop São Paulo* 7: 256-266, 1965.

Nonato Silva E, Gazinelli G, Colley DG. Immune responses during human schistosomiasis mansoni. XVIII immunology status of pregnant women and their neonats. *Scand J Immunol* 35: 429-437, 1992.

Oliveira RR, Figueiredo JP, Cardoso LS, Jabar RL, Souza RP, Wells MT, Carvalho EM, Fitzgerald DW, Barnes KC, Araujo MI, Glesby MJ. Factors associated with resistance to *Schistosoma mansoni* infection in an endemic area of Bahia, Brazil. *Am J Trop Med Hyg* 86: 296-305, 2012.

Osame M. Pathological mechanisms of human T-cell lymphotropic virus type I-associated myelopathy (HAM/TSP) Review. *J Neurovirol* 8: 359-364, 2002.

Pearce EJ, Caspar P, Grzych J-M, Lewis FA, Sher A. Downregulation of Th1 cytokine production accompanies induction of Th2 responses by a parasitic helminth, *Schistosoma mansoni. J Exp Med* 173: 159-166, 1991.

Pearce EJ, James SL, Hieny S, Lanar DE, Sher A. Induction of a protective immunity against *Schistosoma mansoni* by vaccination with schistosoma paramyosin (Sm 97) a non surface parasite antigen. *Proc Nalt Acad Sci EUA* 85: 5678-5682, 1988.

Pearce EJ, Vasconcelos JP, Brunet LR, Sabin EA. IL-4 in schistosomiasis. *Exp Parasitol* 84:259-299, 1996.

Pelley RP, Pelley RJ, Hamburger J, Peters PA, Warren KS. *Schistosoma mansoni* soluble egg antigens: I. Identification and purification of three majors antigens, and the employment of radioimmunoassay for their further characterization. *J Immunol* 117: 1553-1560, 1976.

Phillips SM, Colley DG. Immunologic aspects of host responses to schistosomiasis: resistance, immunopathology, and eosinophil involvement. *Prog Allergy* 24: 49-182, 1978.

Pitella JEH, Bambirra EA. Histopathological and immunofluorescence study of the choroid plexus in hepatosplenic schistosomiasis mansoni. *Am J Trop Med Hyg* 41: 548-552, 1989.

Pondé E, Chaves E, Sena PG. Esquistossomose medular. *Arq Neuropsiquiat* 18: 166-175, 1960.

Rabelo AL, Garcia MM, Pinto da Silva RA, Rocha RS, Katz N. Humoral immune response in patients with acute schistosomiasis mansoni: infection who where followed up for two years after treatment. *Clin Infect Dis* 24: 304-308, 1997.

Reis MG, Andrade ZA. Functional significance of periovular granuloma in schistosomiasis. *Braz J Med Biol Res* 20: 55-62, 1987.

Ribeiro de Jesus A, Almeida RP, Baccellar O, Araújo MI, Demeure C, Bina JC, Dessein AG, Carvalho EM. Correlation between cell mediated immunity and degree of infection in subjects living in an endemic area of schistosomiasis. *Eur J Immunol* 23: 152-158, 1993.

Ribeiro de Jesus A, Araújo MI, Baccellar O, Magalhães A, Pearce E, Harn D, Strand M, Carvalho EM. Immune responses to *Schistosoma mansoni*: vaccine candidate antigens. *Infect Immun* 68: 2757-2803, 2000.

Ribeiro de Jesus A, Silva A, Santana LB, Magalhães A, Almeida RP, Rego MA, Burattini MN, Pearce EG, Carvalho EM. Clinical and immunologic evaluation of 31 patients with acute *Schistosomiasis mansoni*. *J Infect Dis* 185: 98-105, 2002.

Sabin EA, Araújo MI, Carvalho EM, Pearce EJ. Impairment of tetanus toxoid-specific Th1 like immune response in humans infected with *Schistosoma mansoni*. *J Infect Dis* 173: 269-272, 1996.

Samaly SS, Souza Neto GP, Andrade ZA. Pulmonary changes during acute experimental murine manson schistosomosis. *Rev Soc Bras Med Trop* 42: 5-8, 2009.

Silva LM. *Estudo sobre a Patogenia da Fibrose Hepática Periporta na Esquistossomose do Camundongo*, Tese de Doutorado, Curso de Pós-graduação em Patologia, UFBA, Salvador, 2003.

Silva LM, Fernandes ALM, Barbosa Jr. A, Oliveira IR, Andrade ZA. Significance of schistosomal granuloma modulation. *Mem Inst Oswaldo Cruz* 95: 353-361, 2000.

Silva LM, Oliveira AS, Ribeiro dos Santos R, Andrade ZA, Soares MP. Comparison of immune responses of *Schistosoma mansoni*-infected mice with distinct chronic forms of the disease. *Acta Trop* 91: 189-196, 2004.

Smythies LE, Betts C, Coulson PS, Dowling MA,Wilson RA. Kinetics and mechanisms of effector focus formation in the lungs of mice vaccinated with irradiated cercariae of *Schistosoma mansoni*. *Parasite Immunol* 18: 359-369, 1996.

Souza Vidal MRF, Barbosa Jr AA, Andrade ZA. Experimental pulmonary schistosomiasis. Lack of morphological evidence of modulation in schistosomal pulmonary granulomas. *Rev Inst Med Trop São Paulo* 35: 423-429, 1993.

Warren KS. The pathology, pathobiology and pathogenesis of schistosomiasis. *Nature* 273: 609-612, 1978.

Warren KS, Domingo EO, Cowan RBT. Granuloma formation around schistosome eggs as a manifestation of delayed hypersensitivity. *Am J Pathol* 51: 735-756, 1967.

Wynn TA, Eltoum I, Oswald IP, Cheever AW, Sher A. Endogenous interleukin 12 (IL-12) regulates granloma formation induced by eggs of *Schistosoma mansoni* and exogenous IL-12 both inhibits and prophylactically immunizes against egg pathology. *J Exp Med* 179: 1551-1561, 1994.

82 Imunidade Protetora na Esquistossomose Humana

Rodrigo Corrêa-Oliveira

▸ Introdução

A esquistossomose mansoni humana apresenta uma série de manifestações clínicas que atingem diversos órgãos, principalmente fígado, baço e intestino, podendo chegar a graus extremos de gravidade, inclusive causando a morte. Várias são as hipóteses para explicar os mecanismos envolvidos no desenvolvimento das formas clínicas da esquistossomose. No entanto, é consenso que a resposta imune tem papel fundamental tanto no processo patológico como naquele em que o indivíduo, apesar de infectado, não apresenta sintomas graves ou mesmo qualquer sintoma. Apesar dos esforços de vários grupos para entender os mecanismos imunológicos envolvidos na resposta imune humana, ainda se sabe pouco sobre os fatores que desencadeiam as formas graves e principalmente o que determina a evolução da doença de uma forma crônica quase assintomática para a forma grave. Certamente, fatores como genética do indivíduo, genética do parasito, idade, coinfeções, carga parasitária, exposição, fatores socioeconômicos e comportamentais, assim como nutricionais, influenciam significativamente o desenvolvimento da doença e a infecção.

Além dos estudos que vêm sendo desenvolvidos para o entendimento dos mecanismos imunopatológicos e relacionados com o controle da morbidade, tem-se avaliado também mecanismos de resistência à infecção/reinfecção. Com relação ao primeiro item, os estudos são conduzidos após tratamento quimioterapêutico de indivíduos portadores das formas clínicas mais graves. Este acompanhamento tem como objetivo estudar os mecanismos relacionados com o efeito do tratamento sobre o quadro clínico do indivíduo, como por exemplo a reversão do quadro de fibrose e hepatoesplenomegalia. Quanto ao segundo objetivo do tratamento, o foco principal é avaliar o efeito da medicação sobre a resposta imune que é avaliada principalmente por meio dos estudos de reinfecção. Neste caso tanto indivíduos portadores de formas clínicas graves como aqueles que apresentam as formas clínicas brandas ou assintomáticas são incluídos. Além desses dois grupos de pacientes, um terceiro grupo de indivíduos moradores de áreas endêmicas para a esquistossomose apresenta-se como de grande importância para o entendimento de mecanismos de resistência à infecção. Este grupo é composto de moradores de áreas endêmicas para o *Schistosoma mansoni* mas que não se infectam. Portanto, a imunidade protetora contra a esquistossomose pode ser dividida em duas partes, a induzida pela quimioterapia e a desenvolvida naturalmente por indivíduos moradores de áreas endêmicas para o *S. mansoni*.

Define-se como imunidade natural aquela desenvolvida pelo indivíduo sem nenhuma intervenção externa, como por exemplo o tratamento quimioterapêutico. Nos estudos relacionados com a imunidade natural na esquistossomose, são avaliados os indivíduos denominados normais endêmicos (NE). Estes indivíduos foram identificados inicialmente em estudos relacionados com a filariose onde se observou que havia um grupo que, apesar de viver nas mesmas condições de exposição e moradia, não se infectava. De maneira semelhante, observou-se que em áreas endêmicas para a esquistossomose existe um grupo de moradores que apesar de contato contínuo com águas contaminadas apresentam, repetidamente, exames de fezes negativos (Corrêa-Oliveira *et al.*, 1989). Uma das características deste grupo de indivíduos é a idade, sendo em grande parte maiores de 25 anos. Vale lembrar que a curva de idade-prevalência desta infecção apresenta formato característico em que o pico de infecção ocorre na segunda década de vida e com posterior declínio, independentemente do sexo (Figura 82.1). Dentro das várias explicações que vêm sendo apresentadas para elucidar os fatores envolvidos nas mudanças epidemiológicas observadas na curva de idade-prevalência está o desenvolvimento de imunidade protetora.

A imunidade protetora pode ser parcial ou total. Enquanto a primeira é importante para a diminuição da carga parasitária,

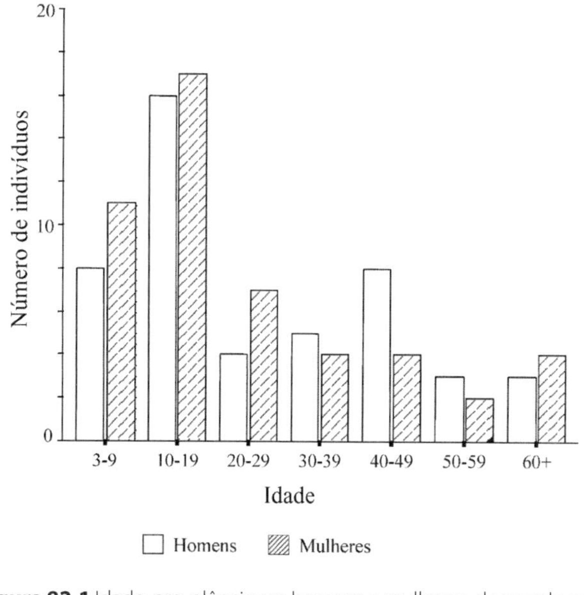

Figura 82.1 Idade-prevalência em homens e mulheres, de acordo com a faixa etária, moradores em área endêmica para a esquistossomose. O número de ovos nas fezes foi determinado mediante exames de fezes Kato/Katz. Para cada indivíduo foram feitos três exames em dias consecutivos com a preparação e contagem do número de ovos em duas lâminas por amostra apresentada.

a segunda está envolvida na eliminação da infecção, podendo ser induzida pela terapêutica específica. A imunidade desenvolvida pelo indivíduo infectado é necessariamente dependente da exposição à infecção. Tanto a imunidade "parcial" natural como aquela induzida pelo tratamento são adquiridas com o tempo de exposição ao parasito. A imunidade parcial tem importância não só no controle da carga parasitária como também no controle da morbidade. Vários estudos têm sugerido que, com a idade, os indivíduos que desenvolvem mecanismos imunológicos capazes de controlar/regular a resposta imune não desenvolvem as formas graves e ao mesmo tempo mantêm mecanismos imunológicos ativos que permitem a eliminação dos parasitos provenientes de novas infecções. A imunidade protetora é dependente de vários mecanismos imunológicos e não pode ser explicada ou relacionada com apenas uma atividade do sistema imune. Portanto, tanto a resposta imune humoral, mediada por anticorpos, quanto a celular e a interação entre elas têm papel importante na proteção do hospedeiro contra a infecção pelo *Schistosoma*. Vale salientar que é possível incluir como resposta imune protetora aquela que controla/regula a atividade imunológica contra a infecção e que, portanto, controla a morbidade. Para o melhor entendimento dos mecanismos imunoprotetores que vêm sendo descritos como importantes para o combate/eliminação da infecção, este capítulo será dividido de maneira didática em resposta imune humoral e celular.

▸ Resposta imune humoral

Dentre os mecanismos que têm sido correlacionados com a proteção contra a infecção pelo *Schistosoma*, está a resposta de anticorpos contra o parasito. Um dos primeiros relatos correlacionando a resposta imune humoral mediada por anticorpos com a proteção contra a reinfecção foi apresentado por Hagan *et al.* (1991) quando esses pesquisadores demonstraram que indivíduos resistentes à reinfecção por *S. haematobium* apresentam níveis elevados de anticorpos da classe IgE contra antígenos larvais ou de vermes adultos do *Schistosoma*. Por outro lado, indivíduos infectados com cargas parasitárias mais elevadas apresentavam níveis baixos destes anticorpos e elevados de anticorpos da classe IgG4. Resultados semelhantes foram obtidos em estudos no Brasil nos quais Caldas *et al.* (2000) demonstraram que, após o tratamento, indivíduos resistentes à reinfecção apresentavam um aumento significativo da resposta IgE específica contra antígenos de larvas e de vermes adultos, sendo esta resposta mais baixa contra os antígenos de ovos. Além disso, esses investigadores demonstraram que em infecções ativas havia um aumento da resposta IgG4 específica contra os antígenos de ovos do *S. mansoni*, sugerindo que esses anticorpos podem, também, atuar na resposta imune contra os antígenos de ovos presentes nos tecidos. Posteriormente, foi demonstrado que anticorpos da classe IgG4 específicos contra os antígenos do *Schistosoma* competiam pelos mesmos epítopos presentes nas várias preparações antigênicas e que a IgG4 bloqueava o reconhecimento destes epítopos pela IgE. Com base nestes estudos, demonstrou-se que anticorpos IgG4 apresentavam atividade bloqueadora da resposta imune protetora à reinfecção. No entanto, o que determina esta atividade não está ainda esclarecido, mas o balanço entre os níveis de IgG4 e IgE certamente influenciam a atividade da imunoglobulina E na imunoproteção. Vale salientar que todos os estudos descritos até o momento avaliaram a resposta imune à reinfecção; todos os indivíduos acompanhados receberam tratamento terapêutico específico, sugerindo que a resposta imune protetora mediada pelo IgE é induzida pelo tratamento e pode atuar sinergisticamente com o fármaco.

Corrêa-Oliveira *et al.* (1989) descreveram um grupo de indivíduos moradores de área endêmica para o *S. mansoni* que apesar de contato contínuo com águas não se infectam. Esses mesmos indivíduos apresentam sorologia e resposta imune celular positivas contra antígenos do *S. mansoni*, ausência de antígenos circulantes do parasito (positividade é indicador de infecção patente) e não têm história de tratamento prévio. Este grupo foi denominado NE em analogia com resultados previamente publicados em estudos relacionados com a filariose humana. A análise da resposta de anticorpos contra antígenos do *S. mansoni* demonstrou que estes indivíduos apresentavam níveis de IgE maiores do que de IgG4, sugerindo o papel importante desta imunoglobulina na resistência natural contra a infecção. Em conjunto, os dados descritos anteriormente e os relacionados com os indivíduos NE sugerem que níveis elevados de IgE estão correlacionados tanto à infecção quanto à reinfecção. No entanto, há uma diferença significativa entre os indivíduos NE e os resistentes à reinfecção (RES). Enquanto anticorpos da classe IgE de indivíduos NE reagem principalmente contra antígenos do tegumento de esquistossômulos, os RES são direcionados principalmente contra antígenos de superfície de vermes adultos, sugerindo que em indivíduos NE a resposta imune protetora está direcionada contra estágios evolutivos mais precoces do parasito, portanto, a eliminação dos parasitos nestes dois grupos de indivíduos ocorre em locais distintos.

A análise comparativa entre a reatividade de anticorpos das classes IgG4 e IgE e a importância do balanço entre os níveis destes anticorpos podem ser verificadas pelos dados apresentados na Figura 82.2. O gráfico apresenta a reatividade de anticorpos IgG4 e IgE antes e depois do tratamento para os grupos de indivíduos suscetíveis (SUS), RES e NE. Neste estudo é avaliada comparativamente a reatividade destes anticorpos para antígenos de superfície de esquistossômulos. É possível observar que não há diferença significativa quanto à reatividade dos anticorpos dos indivíduos dos dois grupos com a comparada antes do tratamento. Quando avaliados após o tratamento, enquanto no grupo SUS não se observou qualquer alteração, nos indivíduos RES há ao mesmo tempo diminuição da reatividade de anticorpos da classe IgG4 e aumento daqueles da classe IgE contra os antígenos de esquistossômulos. Quando comparada a reatividade das mesmas classes de anticorpos para o grupo de indivíduos NE, foi observado que há diferença significativa entre a reatividade desses anticorpos aos antígenos de esquistossômulos. A Figura 82.2 demonstra claramente a relação entre a reatividade dessas imunoglobulinas como descrito anteriormente.

Apesar da correlação clara entre a resposta de IgE contra antígenos do parasito tanto na infecção quanto na reinfecção este certamente não é o único mecanismo de proteção mediado por anticorpos na proteção contra a infecção pelo *Schistosoma*. Outros investigadores relataram correlações entre a resposta de IgG1, IgG3 e IgA na proteção contra a reinfecção. Nestes estudos foram utilizados antígenos recombinantes de diferentes estágios de desenvolvimento do parasito. Uma característica comum entre estes estudos foi a correlação entre os níveis desses anticorpos e o de IgG4 (Auriault *et al.*, 1990; Demeure *et al.*, 1993; Grzych *et al.*, 1993; Corrêa-Oliveira *et al.*, 2000).

O mecanismo imunológico envolvido na eliminação da infecção e mediado por anticorpos está, provavelmente, ligado

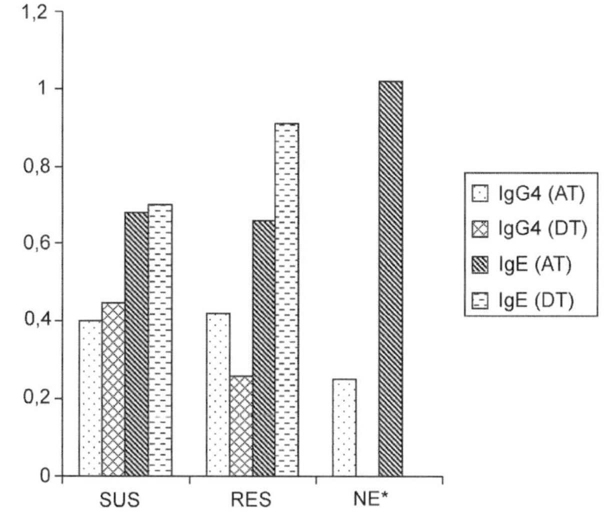

Figura 82.2 Reatividade de anticorpos das classes IgG4 e IgE antes (AT) e depois (DT) do tratamento terapêutico. Os indivíduos foram separados em suscetíveis (SUS) ou resistentes (RES) à reinfecção mediante exames de fezes quantitativos (Kato/Katz) um, seis e doze meses após o tratamento. Pacientes que apresentaram exames de fezes negativos em todos os pontos foram incluídos no grupo RES. Indivíduos normais endêmicos (NE) são aqueles que apresentaram exames de fezes negativos durante os 2 anos de acompanhamento da população, têm contato contínuo com águas e não apresentam história prévia de tratamento. O asterisco refere-se ao fato de esses indivíduos não terem recebido tratamento por não apresentarem exame de fezes positivo.

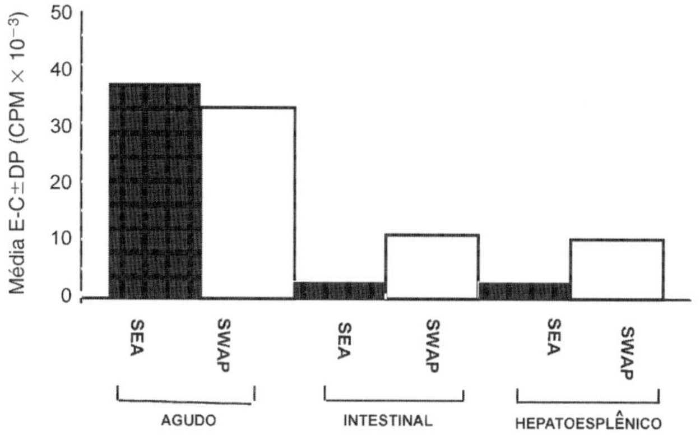

Figura 82.3 Resposta de proliferação de células mononucleares do sangue periférico de pacientes infectados pelo *Schistosoma mansoni*. Os indivíduos foram categorizados clinicamente em agudos, intestinais e hepatoesplênicos. Os dados são apresentados como média da contagem por minuto (CPM) de timidina marcada incorporada pela célula e reflete o número de divisões celulares. SEA, preparações antigênicas a partir de ovos de *S. mansoni*; SWAP, preparações antigênicas a partir de vermes adultos.

à resposta imune do tipo imediata. Assim, a interação com mastócitos, eosinófilos e basófilos é certamente importante. Estas células apresentam receptores para IgE que, uma vez ligadas ao antígeno do parasito, este desencadeia sua desgranulação e consequentemente a resposta imune mediada pelos fatores liberados por essas células. No entanto, quando os níveis de IgG4 estão elevados, esta imunoglobulina bloqueia a interação da IgE com os antígenos do parasito, impedindo a indução da resposta efetora mediada por IgE.

▸ Resposta imune celular

A resposta imune protetora mediada por células é também complexa e dependente de vários fatores, como a carga parasitária, a genética do hospedeiro e a idade. Todos esses fatores podem ainda estar influenciando, em conjunto, a resposta imune contra a infecção. A resposta imune celular apresenta características marcantes no que se refere à proliferação celular após estimulação antigênica *in vitro*. Quando comparada a resposta de indivíduos com infecção patente, foi observado que, dependendo da forma clínica apresentada pelo paciente, a resposta pode ser direcionada principalmente contra antígenos de vermes adultos ou de ovos do parasito. Células mononucleares do sangue periférico (PBMC) de indivíduos na fase aguda da infecção, quando estimuladas *in vitro*, reagem de maneira vigorosa contra antígenos de ovos do parasito, sendo esta reatividade menor quando estimulada por antígenos de vermes adultos. Ao contrário, PBMC de pacientes portadores da forma crônica intestinal reagem principalmente contra antígenos de vermes adultos (Figura 82.3). Com base nestes achados, várias perguntas vêm sendo feitas com o objetivo de se explicar como e por que ocorrem essas mudanças. Vários estudos demonstraram que a resposta aos antígenos de ovos do parasito, causador da patologia esquistossomótica, é regulada/controlada com a evolução da doença para a forma crônica. Acredita-se que o desenvolvimento de mecanismos de regulação da resposta imune seja de importância fundamental para o controle da morbidade causada pela infecção pelo *Schistosoma*.

Dentro do contexto de análise dos mecanismos imunológicos envolvidos no desenvolvimento de resistência à infecção/reinfecção, vale salientar que após o tratamento terapêutico ocorre uma alteração significativa no perfil de resposta da proliferação celular *in vitro*. Após o tratamento foi observado aumento significativo da reatividade celular contra os antígenos de vermes adultos e ovos, sugerindo que o tratamento induz a uma resposta imune secundária capaz de estimular células a reagir contra antígenos dos vários estágios evolutivos do parasito. No entanto, este aumento na resposta celular, por si só, não explica o desenvolvimento de resistência contra a infecção. Devido à complexidade da resposta imune e principalmente da resposta celular, outros fatores como citocinas, quimiocinas, receptores celulares e as populações de células que expressam e secretam esses fatores, que são de importância fundamental para o entendimento da resposta imune protetora, vêm sendo estudados. Os estudos relacionados com a imunologia molecular têm aumentado significativamente com o objetivo de se entenderem os mecanismos imunoprotetores. O detalhamento destes mecanismos é fundamental para o desenvolvimento de uma vacina eficaz contra a infecção.

Estudos recentes desenvolvidos por Silveira *et al.* (2004) e Carvalho *et al.* (2008) vieram ao encontro daqueles previamente publicados por Viana *et al.* (1994), Malaquias *et al.* (1997) e Corrêa-Oliveira *et al.* (1998), nos quais estes investigadores demonstraram uma correlação entre a produção de citocinas como IFN-γ e IL-10 e o desenvolvimento de formas graves ou resistência à infecção. Esses estudos mostraram que níveis elevados de IL-10 estavam diretamente correlacionados com o controle da morbidade, enquanto os níveis de IFN-γ, com o desenvolvimento de resistência à infecção. Nesses estudos indivíduos sem ovos nas fezes (NE) apresentavam, sempre, níveis

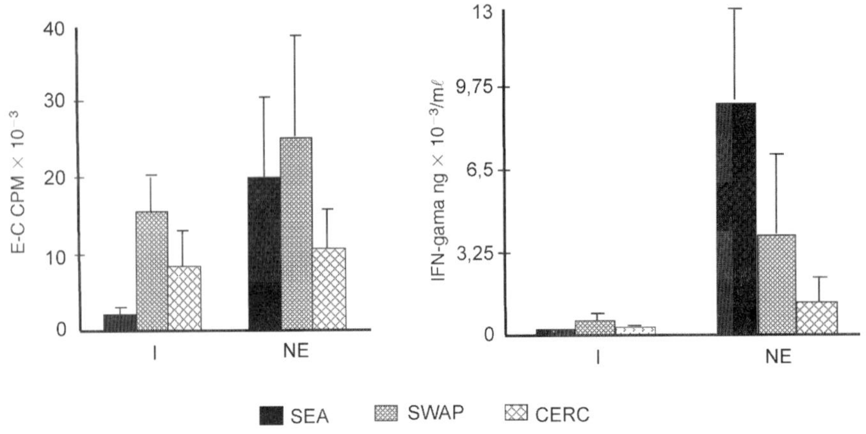

Figura 82.4 Resposta de proliferação celular *in vitro* e secreção de IFN-γ por células mononucleares do sangue periférico de pacientes portadores de infecção (I) pelo *Schistosoma mansoni* e indivíduos naturalmente resistentes (NE) estimuladas por antígenos derivados de diferentes fases evolutivas do parasito. SEA, preparações antigênicas a partir de ovos de *S. mansoni*; SWAP, preparações antigênicas a partir de vermess adultos; CERC, preparações antigênicas a partir de cercárias; E-C, contagem por minuto (CPM) média de culturas experimentais triplicadas menos CPM média de culturas controle triplicadas (não estimuladas).

mais altos de IFN-γ. Por outro lado, com o aumento da carga parasitária havia um aumento dos níveis de IL-10. Esses dados sugerem haver correlação direta entre a produção de IFN-γ e a resistência à infecção. Estudos anteriores em nosso laboratório demonstraram que indivíduos NE, quando comparados aos infectados, não só apresentavam resposta de proliferação celular maior contra os antígenos derivados do parasito como também uma secreção significativamente maior de IFN-γ por células mononucleares *in vitro* (Figura 82.4). Dados semelhantes foram obtidos por Acosta *et al.* (2004) para a infecção pelo *S. japonicum*. Estes resultados, em conjunto, sugerem que a resistência mediada por células contra a infecção por *Schistosoma* é semelhante e, principalmente, dependente da secreção de IFN-γ. No entanto, deve-se salientar que na resistência à reinfecção o mecanismo imune celular não parece ser o mesmo e certamente não está diretamente ligado a níveis mais elevados de IFN-γ.

Estudos mais recentes em nosso laboratório demonstraram que, após o tratamento, pacientes que não se reinfectam apresentavam alterações significativas no perfil de moléculas de ativação celular. Sabe-se que para a ativação celular a interação entre CD80 e CD86 com CD28 é de importância fundamental para a ativação celular. Nossos resultados mostram que em indivíduos que não se reinfectam após o tratamento há um aumento da expressão dessas moléculas favorecendo a ativação celular, o que não acontece quando células de indivíduos suscetíveis à reinfecção são avaliadas. Esses estudos demonstraram que, após o tratamento, ocorrem alterações significativas no perfil de resposta celular de indivíduos resistentes à reinfecção, favorecendo, desta maneira, mecanismos de ativação celular que provavelmente atuam na eliminação de infecções subsequentes. Mais uma vez é importante salientar que os mecanismos celulares envolvidos no desenvolvimento, a resistência contra a infecção ou reinfecção parecem ser distintos, sendo o primeiro independente da intervenção terapêutica e o segundo dependente. É sabido que os mecanismos desenvolvidos pelos dois grupos de indivíduos são eficientes e capazes de eliminar infecções subsequentes. No entanto, não é dado crédito à hipótese de que a eliminação dos parasitos provenientes de outras infecções seja dependente de um ou outro mecanismo imune. Como o parasito tem um ciclo de vida complexo, migrando por vários órgãos, iniciando na pele, passando pelos pulmões e finalmente se alojando nas veias mesentéricas, são vários os locais possíveis de eliminação do parasito. Com base nos vários estudos que vêm sendo desenvolvidos por vários grupos de pesquisa e também nos achados relatados neste capítulo, acredita-se que são dois os locais principais de eliminação do parasito. O primeiro ocorreria após a penetração na pele, quando a resposta imune imediata mediada por anticorpos da classe IgE seria efetiva na eliminação dos parasitos. A ligação desses anticorpos seria importante para mediar a resposta do tipo ADCC (resposta celular dependente de anticorpos). Este mecanismo seria dirigido principalmente a esquistossômulos recém-transformados, portanto após a penetração na pele. O segundo local principal de atrito seria nos pulmões, onde os esquistossômulos chegam entre 5 e 7 dias. Nos pulmões a resposta efetora seria mediada principalmente por células. Vários estudos têm demonstrado que esquistossômulos de fase pulmonar são suscetíveis ao efeito da resposta imune protetora. Os dados mais importantes demonstrando a suscetibilidade desses parasitos vêm de estudos relacionados com a identificação de mecanismos protetores induzidos pela vacina irradiada. Nesses estudos Wilson e Coulson (1989), Eberl *et al.* (2001) e Kariuki *et al.* (2004) demonstraram que a resposta imune efetora induzida pela vacina irradiada é dependente da secreção de IFN-γ e dos mecanismos imunes induzidos por esta citocina. Em analogia aos estudos em modelos experimentais, especula-se que em indivíduos NE o mesmo deva estar ocorrendo, uma vez que esses indivíduos não se infectam e são capazes de secretar níveis elevados de IFN-γ. Nos pacientes tratados e resistentes à reinfecção, não se sabe ainda qual o mecanismo imune efetor dependente de células. Certamente, esses mecanismos existem e são dependentes da ativação celular e da secreção de citocinas como IL-12 e IFN-γ. Os níveis dessas citocinas não são alterados significativamente após o tratamento. Esses dados sugerem que o balanço entre os fatores ativadores de mecanismos citotóxicos mediados por células e aqueles que regulam a atividade celular são determinantes para induzir os mecanismos protetores. Estudos em nosso laboratório têm demonstrado que o balanço entre citocinas como a IL-10, que tem papel central na regulação da resposta imune, e o IFN-γ, capaz de mediar a atividade citotóxica de células, é de importância fundamental para o desenvolvimento não só de mecanismos imunes protetores mas também patológicos. Em resumo, mesmo não observando alterações significativas nos níveis de citocinas secretadas por células do sistema imune, o balanço entre esses fatores pode ser suficiente para induzir atividade citotóxica protetora.

Neste capítulo foi apresentada uma série de resultados que demonstram que na esquistossomose a resposta imune tem papel fundamental na eliminação do parasito. Para efeito didático foram discutidos os dados mais importantes relacionados com a resposta imune humoral e celular. No entanto, é importante ressaltar que estes mecanismos não atuam de maneira independente e certamente são complementares. Esses dados não são suficientes ainda para explicar quais as diferenças entre a resposta imune protetora "natural" e aquela induzida pela terapêutica específica. Quanto à terapêutica, é sabido, e evidências vêm sendo acumuladas neste sentido, que há um sinergismo entre a resposta imune e o efeito da medicação. No caso dos indivíduos NE acredita-se que esta atividade imune protetora seja dependente do tempo de exposição e também da idade.

▸ Referências bibliográficas

Acosta LP, Waine G, Aligui GD *et al.* Immune correlate study on human *Schistosoma japonicum* in a well-defined population in Leyte, Philippines. II. Cellular immune responses to *S. japonicum* recombinant and native antigens. *Acta Trop.* 84: 137-149, 2002.

Auriault C, Gras-Masse H, Pierce RJ *et al.* Antibody response of *Schistosoma mansoni*-infected human subjects to the recombinant P28 glutathione-S-transferase and to synthetic peptides. *J Clin Microbiol.* 28: 1908-1912, 1990.

Caldas IR, Corrêa-Oliveira R, Colosimo E *et al.* Susceptibility and resistance to *Schistosoma mansoni* reinfection: parallel cellular and isotypic immunologic assessment. *Am J Trop Med Hyg.* 62: 57-64, 2000.

Carvalho AT, Martins Filho O, Corrêa-Oliveira R. A resposta imune na forma crônica da esquistossomose mansoni. In: Carvalho OS, Coelho PMZ, Lenzi HL. *Schistosomo mansoni e Esquistossomose.* Ed FioCruz, p. 701-716, 2008.

Corrêa-Oliveira R, Caldas IR, Gazzinelli G. Natural *versus* drug-induced resistance in *Schistosoma mansoni* infection. *Parasitol Today.* 16: 397-399, 2000.

Corrêa-Oliveira R, Pearce EJ, Oliveira GC *et al.* The human immune response to defined immunogens of *Schistosoma mansoni*: elevated antibody levels to paramyosin in stool-negative individuals from two areas in Brazil. *Trans R Soc Trop Med Hyg.* 83: 789-804, 1989.

Eberl M, Langermans JA, Frost PA *et al.* Cellular and humoral immune responses and protection against schistosomes induced by a radiation-attenuated vaccine in chimpanzees. *Infect Immun.* 69: 5352-5362, 2001.

Kariuki TM, Farah IO, Yole DS *et al.* Parameters of the attenuated schistosome vaccine evaluated in the olive baboon. *Infect Immun.* 72: 5526-5529, 2004.

Demeure CE, Rihet P, Abel L *et al.* Resistance to *Schistosoma mansoni* in humans: influence of the IgE/IgG4 balance and IgG2 in immunity to reinfection after chemotherapy. *J Infect Dis.* 168: 1000-1008, 1993.

Grzych JM, Grezel D, Xu CB *et al.* IgA antibodies to a protective antigen in human schistosomiasis mansoni. *J Immunol.* 150: 527-535, 1993.

Hagan P, Blumenthal UJ, Dunne DW *et al.* Human IgE, IgG4 and resistance to reinfection with *Schistosoma haematobium*. *Nature.* 349: 243-245, 1991.

Malaquias LC, Falcão PL, Silveira AM *et al.* Cytokine regulation of human immune response to *Schistosoma mansoni*: analysis of the role of IL-4, IL-5 and IL-10 on peripheral blood mononuclear cell responses. *Scand J Immunol.* 46: 393-398, 1997.

Silveira AM, Gazzinelli G, Alves-Oliveira LF *et al.* Human schistosomiasis mansoni: intensity of infection differentially affects the production of interleukin-10, interferon-gamma and interleukin-13 by soluble egg antigen or adult worm antigen stimulated cultures. *Trans R Soc Trop Med Hyg.* 98: 514-519, 2004.

Viana IR, Sher A, Carvalho OS *et al.* Interferon-gamma production by peripheral blood mononuclear cells from residents of an endemic area for *Schistosoma mansoni. Trans R Soc Trop Med Hyg.* 88: 466-470, 1994.

Wilson RA, Coulson PS. Where and how does immune elimination of *Schistosoma mansoni* occur? *Parasitol Today.* 5: 274-278, 1989.

83 Esquistossomíases Humanas Não Incidentes no Brasil

Maria José Conceição e Iran Mendonça da Silva

Dados relevantes da Organização Mundial da Saúde (OMS) (1994) têm ressaltado a importância das esquistossomíases em diferentes países do mundo e o grave problema que representam em saúde pública. A OMS estimou que diferentes espécies do gênero *Schistosoma* infectam mais de 200 milhões de pessoas, distribuídas em 76 países dos continentes americano, africano e asiático. Podem determinar graus variados de morbidade e de lesões histopatológicas, que, se não forem diagnosticadas e tratadas, de modo precoce, podem evoluir para o óbito.

O *Schistosoma mansoni* (Sambon, 1907) é a única espécie existente no Brasil, em virtude da inexistência de moluscos suscetíveis às demais espécies de *Schistosoma*. Esta é a principal razão para o *S. japonicum* não ter iniciado seu ciclo no Brasil, apesar da elevada migração de japoneses. No Brasil, o *S. mansoni* persiste, determinando um dos maiores números de áreas endêmicas da infecção em todo o mundo (Barbosa, 1966). É endêmico em 52 países e territórios da América do Sul, Caribe, África e região oriental do Mediterrâneo. As tentativas de controle da infecção no Brasil, no período de 1977 a 2002, se basearam em ações multidisciplinares, instalação de rede de água e esgoto, educação para a saúde, tratamento específico e combate ao hospedeiro intermediário (Coura e Amaral, 2004). Apesar da relevância do tema, o número de caracteres epidemiológicos envolvidos na história natural da doença, associado à falta de continuidade dos programas, não tem propiciado interromper a transmissão da infecção, mas interferiu no decréscimo de formas graves.

Entre as demais espécies de *Schistosoma* humanos não encontradas no Brasil, que são consideradas as principais, e capazes de infectar o homem, incluem-se:

▸ ***Schistosoma haematobium* (Bilharz, 1851).** Agente da esquistossomíase vesical, endêmica em 54 países, sobretudo na África e na região oriental do Mediterrâneo. Ao lado do *S. mansoni* é encontrado, ao mesmo tempo, em 41 países da África e da região oriental do Mediterrâneo.

▸ ***Schistosoma japonicum* (Katsurada, 1904).** Responsável pela esquistossomíase japônica ou doença de Katayama, ocorre no extremo oriente, principalmente na China, país com a maior prevalência. A infecção foi erradicada do Japão, desde 1993 (OMS, 1994). O *S. japonicum* e/ou *S. mekongi* já foram detectados em 7 países do Sudeste Asiático e em países do Pacífico Ocidental.

▸ ***Schistosoma intercalatum* (Fisher, 1934).** Produz a esquistossomíase intercalata, já descrita em 10 países e, em todos, com exceção da Guiné Equatorial, também foram encontrados *S. mansoni* e/ou *S. haematobium*. Há relatos da infecção nas regiões central e oeste da África.

▸ ***Schistosoma mekongi*.** Descrito em 1978, tem ocorrido no Sudeste Asiático, confinado ao Laos e Camboja. É considerado o principal patógeno humano na Indochina. É transmitido por um hospedeiro intermediário aquático, *Neotricula aperta*. O cão é citado como reservatório.

▸ ***Schistosoma malayensis*.** Descrito na Malásia (OMS, 1994) foi correlacionado com o *S. mekongi*. Apresenta, ainda, semelhanças com o *S. japonicum*. É transmitido por molusco do gênero *Robertsiella kaporensis*. Encontrou-se infecção humana no estado de Pahang, Malásia. Os ratos silvestres são os hospedeiros naturais (Davis, 1996). Não se conhece o verdadeiro significado da infecção por *S. malayensis* em saúde pública (Sagin *et al.*, 2001).

As esquistossomíases humanas não incidentes no Brasil e suas principais características encontram-se resumidas na Tabela 83.1.

Tabela 83.1 Esquistossomíases humanas não incidentes no Brasil e suas principais características.

Schistosoma	Esquistossomíase	Hospedeiro intermediário	Distribuição geográfica	Localização	Principal queixa	Tratamento (oral/dose única)
haematobium	hematóbica	*Bulinus* sp.	África/Oriente Médio	Plexo urinário	Hematúria	40 mg/kg
japonicum	japônica	*Oncomelania* sp.	China	Mesentéricas e veia porta	Diarreia	60 mg/kg
intercalatum	intercalata	*Bulinus* sp.	África	Mesentéricas/plexo urinário	Retite/hematúria	60 mg/kg
mekongi	mekongi	*Neotricula aperta*	Sudeste Asiático	Mesentéricas e veia porta	Diarreia	60 mg/kg
malayensis	malayense	*Robertsiella kaporensis*	Laos/Camboja	Mesentéricas e veia porta	Diarreia	40 mg/kg

Outras espécies de *Schistosoma* de animais que, eventualmente, podem infectar o homem:

- **Schistosoma bovis.** Parasito o sistema porta e mesentérico de bois, cabras e gado equino, na África e sul da Europa. É considerada excepcional a infecção humana pelo *S. bovis* (Rey, 2001). Infectam dois tipos de moluscos do gênero *Bulinus* (*Physophis*): *B. africanus* e *B. truncatus*. O parasito causa infecção transitória no homem, ocorrendo queixas clínicas referidas na literatura, sobretudo de dermatite cercariana em pacientes nos quais foram diagnosticados ovos de *S. bovis*; procediam da África do Sul, Nigéria, Quênia, Uganda e Zimbábue (Siqueira-Batista *et al.*, 2003). Em áreas da Itália — Sardenha e Sicília — onde ocorre *S. bovis* no gado, não há infecção por *S. haematobium*, apesar da presença de *Bulinus* sp. A passagem de *S. bovis* no homem, sem atingir a forma sexual adulta, pode determinar elevado grau de imunidade aos demais esquistossomos humanos.
- **Schistosoma matheei.** Parasito do sistema porta, relatando-se casos de parasitismo dos plexos pélvico e vesical, com detecção de ovos nas fezes e urina. Causa infecção em moluscos do gênero *Bulinus* sp. Relatou-se caso de lesão medular em paciente de origem africana (OMS, 1994). Tem como múltiplos hospedeiros animais domésticos e silvestres na África do Sul (Davis, 1996).
- **Schistosoma rodhaini (Brumpt, 1931).** Descrito em roedores silvestres na África, ressaltando-se casos humanos apresentados na República do Congo e no Zimbábue (OMS, 1994).
- **Schistosoma curassoni.** Houve relato de casos humanos na região oeste da África. Atualmente, é uma espécie diferenciada de *S. haematobium*, *S. bovis* e *S. matheei*. Anteriormente, era considerado indistinguível destas espécies. O hospedeiro intermediário é representado pelos moluscos do gênero *Bulinus* sp.
- **Schistosoma spindale.** Infecta o boi, o carneiro e o búfalo na Índia. Pode causar dermatite cercariana.
- **Schistosoma mansoni rodentorum.** Descrito por Schwetz (variedade do *S. mansoni*), parasito de roedores africanos (Pessoa e Martins, 1972).
- **Schistosoma margrebowie.** Descrito com frequência em antílopes na África do Sul (Davis, 1996).
- **Schistosoma douthitti.** Apresenta-se em roedores e, à semelhança do *S. spindale*, pode estar relacionado com a dermatite cercariana (Davis, 1996).

▸ Esquistossomíase hematóbica

A esquistossomíase hematóbica é também conhecida como bilharziose, esquistossomíase de vias urinárias, esquistossomíase vesical ou esquistossomíase geniturinária. É causada pelo helminto *S. haematobium*, constitui uma forma específica com acometimento geniturinário e seu hospedeiro intermediário (molusco do gênero *Bulinus* sp.) ainda não foi encontrado no Brasil.

Durante a invasão napoleônica do Egito, 1799-1801, eram abundantes os sintomas da doença nas tropas militares. Contudo, só em 1851 o agente causal foi descoberto em uma veia mesentérica durante necropsia no Hospital Kasar el Aini, no Cairo, pelo patologista alemão Theodor Bilharz, e denominado *Distoma haematobium*. Passou, então, a doença a ser denominada *bilharziose* em homenagem ao descobridor de seu agente, sendo este termo usado para ambas as formas, intestinal e urinária. Mais tarde, recebeu a denominação *schistosomiasis* (esquistossomose), correlacionando a nomenclatura da doença a seu agente causal, sendo que o gênero *Distoma* foi mudado em virtude da descoberta de novos tipos de parasitos. Numerosos nomes genéricos foram criados, prevalecendo o nome *Schistosoma*. Apesar disso, em razão do constante desejo de prestigiar o seu descobridor, o termo bilharziose continuava a ser usado. Em 1954, a Comissão Internacional de Nomenclatura Zoológica, com seu poder de regulamentação, recomendou que se mantivesse o termo *Schistosoma* para o gênero e que a doença também poderia ser chamada de bilharziose (Farley, 1991).

▪ Aspectos epidemiológicos | Hospedeiro intermediário

Os primeiros registros de hematúria e outras desordens vesicais relacionados com a doença ocorreram na antiguidade, no Egito e na Mesopotâmia. A hematúria foi descrita no *Papiro Ginecológico de Kahun*, em meados da XII Dinastia, cerca de 1900 a.C. Muitos remédios para hematúria foram registrados no período do *Papiro Ebers*, havendo controvérsia histórica em relação à sua origem. Alguns autores o situam em 3.000 a.C. (próximo à I Dinastia), enquanto outros em 1534 a.C., no 9º Reinado de Amenhotep I (Bryan, 1930; Nunn, 1996). Ovos calcificados do parasito foram demonstrados nos rins de duas múmias egípcias da XX Dinastia (1.250 a 1.000 a.C.), o que é também citado na descoberta em uma múmia desembalsamada da XXI Dinastia de Nakht (Millet *et al.*, 1980).

Na infecção, os hospedeiros intermediários são moluscos que pertencem à subclasse Pulmonata, ordem Basommatophora, família Planorbidae, subfamíla Buliniae, gênero *Bulinus* e grupos *Bulinus africanus, globosus, truncatus* e *forskalii*. A família Planorbidae diferencia-se de outras por possuir sangue vermelho, a subfamília Buliniae apresenta concha acuminada e sinistrógira, crescendo para a esquerda do animal. O gênero *Bulinus* não é encontrado nas Américas.

▪ Reservatório animal

Nenhum reservatório animal é conhecido, embora haja registros da doença zoonótica em macaco, chimpanzé, babuíno, porco, carneiro e rato do Nilo. Estes hospedeiros animais não são considerados como tendo um significativo papel na perpetuação da transmissão.

▪ Distribuição geográfica

Está distribuída em 54 países do Continente Africano e Oriente Médio. É considerada endêmica em quase toda a África e países asiáticos como Iraque, Irã, Índia, Líbano, Síria, Iêmen e Arábia Saudita; entretanto, nenhum caso autóctone foi relatado até hoje no território brasileiro.

▪ Parasito e ciclo biológico

O *S. haematobium* na fase adulta tem por *habitat* as veias do plexo vesical onde faz sua desova, acumulando os ovos na mucosa e submucosa da bexiga e facilitando sua eliminação pela urina. De forma menos frequente pode migrar para as ramificações das veias mesentéricas, ter outras localizações no aparelho geniturinário e até ser depositado na mucosa intestinal, sendo então os ovos eliminados pelas fezes.

Na fase adulta do verme, o *macho* mede 10 a 15 mm de comprimento por 0,75 mm a 1 mm de largura. O tegumento está coberto por delicados tubérculos. O macho possui 4 a 5 testículos e seu intestino se bifurca na parte média do corpo, terminando por um ceco único a partir do meio do corpo. O *ovo* possui morfologia peculiar por apresentar uma espícula terminal em alinhamento com seu eixo longitudinal.

A *fêmea* mede 16 a 26 mm de comprimento por 0,25 mm de largura, sendo mais longa e muito mais fina do que o macho. Possui um único ovário no terço médio do corpo e um tubo uterino bem longo, podendo conter de 10 a 60 ovos prestes a embrionar. Seus ovos medem de 80 a 180 μm de comprimento e apresentam um espinho terminal alinhado sobre o maior eixo. Estima-se que uma fêmea possa depositar em média de 300 a 400 ovos por dia e que mais de metade dos ovos fique retida no tecido do hospedeiro.

Os ovos maduros não eclodem enquanto na urina, mas o fazem logo que em contato com um meio hipotônico, onde intumescem e rompem-se, liberando os *miracídios* na água (um miracídio de cada ovo); estes penetram no molusco hospedeiro (caramujo do gênero *Bulinus*), assegurando seu ciclo e, portanto, a sua sobrevivência. Os miracídios nadam na água, favorecidos pelo batimento ciliar de seu revestimento, em movimentos retilíneos ou circulares e mudando de direção, precipitam-se para o fundo (geotropismo positivo), onde há maior concentração do hospedeiro intermediário (caramujo), que pode estar a 5 metros de profundidade. Os miracídios sobrevivem por 4 a 12 h e devem encontrar um hospedeiro intermediário, em média até 8 h depois, para assegurar sua sobrevivência.

Penetrando no caramujo, o miracídio perde o seu tegumento ciliado e transforma-se em uma estrutura sacular ou *esporocisto primário*. Este, em 5 a 6 semanas, forma os *esporocistos secundários* (filhos), que por sua vez produzem gerações de *cercárias*.

Depois de formadas, as cercárias começam a deixar os esporocistos sob o estímulo da luz e horas depois aparecem no meio líquido externo. O período de maior produção de cercárias situa-se entre 10 e 14 h. Um caramujo pode eliminar cerca de 500 cercárias por dia (raramente podem chegar a 2.000), que começam a perder seu poder infectante após 8 h, embora possam manter-se vivas por 48 h ou mais.

Uma vez liberadas na água, as cercárias penetram no hospedeiro definitivo (geralmente o homem) pela pele e para isto usam uma protease liberada por suas glândulas de penetração e rompem a barreira cutânea, deixando de fora sua cauda; são então denominadas *esquistossômulos*. Após superarem a barreira de defesa constituída pelos eosinófilos, macrófagos e mastócitos, os parasitos podem ser encontrados no tecido pulmonar (entre o 5º e 8º dias) e, após o 9º dia, no tecido vesical e intestinal do hospedeiro. Estima-se que em cerca de 30 dias possa haver a maturação completa para a forma adulta do parasito, já ocorrendo inclusive o acasalamento, uma vez que a diferenciação entre macho e fêmea ocorre aos 14 dias, como observado em experimentações no hamster. A oviposição começa em torno de 65 dias e os ovos aparecem na urina em torno de 70 dias (Rey, 2001).

Quadro clínico e patogenia

A infecção nem sempre é percebida pelo indivíduo exposto. A *dermatite cercariana* é mais frequentemente descrita em habitantes nativos de áreas endêmicas, especialmente na África, e raramente em visitantes não imunes. Esta ocorre dentro de poucos minutos de exposição e regride dentro de 24 a 48 h; o *prurido cutâneo* é o primeiro sintoma, acompanhado em alguns casos de eritema e erupção papular, o que pode ocorrer também após exposição a cercárias de outros trematódeos. O período de incubação não é conhecido precisamente, havendo relatos de períodos de 1 a 4 meses.

A doença desenvolve-se em fase aguda e crônica, dependendo da intervenção terapêutica ou de reinfecções.

▸ **Fase aguda.** Também denominada febre de Katayama, síndrome de Katayama ou esquistossomíase toxêmica aguda. Surgem sintomas gerais como *febre, cefaleia, dores generalizadas, mal-estar e anorexia*, ocasionalmente associados a *manifestações alérgicas*. Podem ocorrer *tosse, náuseas, vômitos e diarreia*. Pode surgir *hepatoesplenomegalia dolorosa* e quase sempre *eosinofilia*. Muitos pacientes terão sintomas mínimos e a queixa principal é uma hematúria indolor e recorrente. O quadro agudo ou toxêmico é pouco observado, sendo mais comum em visitantes de áreas endêmicas e moradores recém-chegados. Outros sintomas do trato urinário podem preceder ou estar associados a *hematúria* como *ardência miccional, polaciúria, dor* ou *desconforto suprapúbico*. O envolvimento vesical pode levar a *urgência miccional, gotejamento* ou *incontinência urinária*.

▸ **Fase crônica.** A fase crônica ocorre cerca de 75 a 90 dias, após o ataque cercariano. As manifestações clínicas mais comuns são *hematúria, disúria, polaciúria e lombalgia*. Há evolução com cistite crônica granulomatosa, hiperplasia da mucosa vesical, obstrução ureteral parcial e danos secundários nos rins. Pode haver complicações geniturinárias e pulmonares, sendo o câncer de bexiga e a insuficiência renal crônica as mais graves (Hernandez *et al.*, 1984). Nesta fase, principalmente nos casos de baixa carga parasitária, o relato de hematúria pode estar associado apenas aos esforços físicos, o que faz com que este sinal seja muitas vezes subestimado pelo indivíduo que teve uma exposição eventual em área endêmica.

A variação de raras hemácias, hematúria microscópica e hematúria macroscópica parece estar relacionada com a intensidade da infecção e com o grau de acometimento das vias urinárias, sendo a presença de hemácias na urina relevante indicador diagnóstico, independentemente de sua contagem. Estudos comprovam (Wilkins *et al.*, 1979; Silva, 2003) que mesmo traços de hematúria, quando relacionados com a exposição ao agente etiológico, devem ser considerados como indicador de infecção, principalmente na presença de proteinúria ou traços de proteínas na urina. Em muitas nações africanas, a hematúria macroscópica nos jovens rapazes provoca pouco comentário e é considerada como um sinal natural da puberdade e da aproximação da virilidade.

Na fase de infecção estabelecida é comum o reconhecimento de dois estágios: um estágio ativo em crianças, adolescentes e jovens, com deposição de ovos em muitos órgãos, e excreção de ovos na urina com proteinúria e hematúria, macroscópica ou microscópica, e outro estágio em pacientes mais velhos, em que a excreção de ovos é escassa ou ausente, mas as alterações patológicas são extensamente desenvolvidas. Mesmo nos estágios mais avançados de uropatia obstrutiva, sintomas podem estar ausentes ou mínimos. Lesões crônicas da bexiga produzem persistente gotejamento urinário e, ocasionalmente, múltiplas fístulas perineais, embora, atualmente, isto seja mais raro do que no passado, como resultado do tratamento precoce.

Segundo dados experimentais no modelo animal, grande número de parasitos é destruído na pele. Acredita-se que no homem isto também ocorra, mesmo nos indivíduos não imunes, ainda que não seja uma proteção absoluta. No soro humano de indivíduos infectados há anticorpos letais para os esquistossômulos desta espécie. Estudos em hamsters demonstraram que a primeira infecção promove proteção contra reinfecções, destruindo os parasitos por meio de uma resposta inflamatória granulomatosa mais pronunciada; estes granulomas reduzem de tamanho com o tempo devido ao fenômeno de modulação da resposta imunológica. Estudos *in vitro* demonstram a produção de um fator solúvel quimiotáxico para eosinófilo, após 24 h de incubação de ovos viáveis em presença de linfócitos humanos, havendo um pico, após 2 dias, o que destaca o papel dos linfócitos no controle da atividade eosinofílica. As seguintes células foram encontradas em infiltrados granulomatosos de indivíduos infectados cronicamente pelo parasito: *monócitos, macrófagos, linfócitos, neutrófilos, eosinófilos, fibroblastos, mastócitos, plaquetas* e *células plasmáticas*. Os monócitos e macrófagos são abundantes e bastante ativos na fagocitose. Os macrófagos gigantes multinucleados só foram vistos em cascas de ovos vazias. Diversos linfócitos com núcleo cerebriforme foram encontrados junto com plasmócitos e linfócitos normais. Os eosinófilos são abundantes na fase exsudativa (inicial) da reação periovular e apresentam as funções de células produtoras de citocinas e apresentadoras de antígenos. Na fase aguda (pré-granulomatosa exsudativa) ocorre a destruição focal da parede do vaso envolvido e do parênquima adjacente. Na fase crônica (granulomatosa), a camada mais externa do granuloma é rica em linfócitos e células plasmáticas. Após a morte espontânea do miracídio, a camada mais interna de fibras se encolhe, enquanto a camada paracentral é empurrada para dentro pela pressão dos tecidos ao redor. A inflamação persiste, mantendo quase somente o macrófago pigmentado. A degradação começa a predominar sobre a formação da matriz extracelular, tendendo ao restabelecimento normal ou quase normal da proporção estroma/parênquima. No final deste estágio, o granuloma desaparece (Lenzi *et al.*, 1998).

▪ Patologia

Este parasito tem sua localização preferencial no aparelho geniturinário, onde tem suas principais repercussões patológicas. Ocorrem alterações patológicas, principalmente na bexiga devido à sua localização preferencial no plexo venoso vesical. Os ovos são depositados nas paredes da bexiga e ureteres, onde ocorrem reações granulomatosas com posterior fibrose das paredes e calcificação dos ovos.

▸ **Aparelho urinário.** O órgão mais afetado é a bexiga, que, inicialmente, apresenta hiperemia em sua mucosa, com ou sem pontos hemorrágicos e nódulos subepiteliais amarelados, correspondendo a grandes granulomas que envolvem os ovos que, embora numerosos nas regiões vizinhas, se concentram mais na área do trígono vesical. Os granulomas podem coalescer, a mucosa sofrer hiperplasia, fibrose e hipertrofia muscular, dando origem a lesões nodulares ou polipoides, gerando imagens de falha de enchimento vesical ao estudo radiográfico. Na bexiga encontram-se manchas arenosas, tubérculos e ulcerações, sendo estas últimas em fases mais avançadas, por desprendimento de pólipos e necrose de placas infiltradas densamente por ovos.

Como resultado da irrigação comum do terço inferior do ureter e da continuidade anatômica, pode haver comprometimentos como hidroureter e hidronefrose, em que a calcificação da bexiga tem importante contribuição fisiopatológica. Podem ocorrer alongamento e dilatação dos ureteres, complicando com estenose ureteral (completa ou incompleta) e ureterolitíase. A produção de cálculos urinários ocorre em consequência das alterações da superfície mucosa pelos processos inflamatórios em diversos níveis, assim como podem ser causados pela estase renal. Geralmente são cálculos de oxalato de cálcio e ácido úrico, aparecem nos cálices renais, ureteres e bexiga. Pode haver evolução para pielonefrite como fator de complicação (Dyers *et al.*, 1998; Silva, 2003).

A presença do parasito não é frequente nos rins; seu comprometimento deve-se, sobretudo, às complicações obstrutivas, ocorrendo hidronefrose que pode ser muito grave pelo comprometimento bilateral originado por lesões em ambos os ureteres.

Uma relação direta da esquistossomíase urinária com neoplasias da bexiga tem sido controversa; alguns autores justificam esta relação com uma alta frequência nos pacientes parasitados com *S. haematobium*, baixa idade dos doentes, predominância no sexo masculino, abundância de ovos em muitas lesões e o tipo escamoso de neoplasia na maioria dos casos. Esta relação de causa e efeito ainda requer estudos mais avançados (Rey, 2001; Basílio-de-Oliveira *et al.*, 2002).

A cistoscopia, a cirurgia ou a necropsia revelam lesões grosseiras, frequentemente múltiplas. A hiperemia de mucosa é universal, aspecto arenoso é observado em um terço dos casos e são observadas irregularidades da mucosa de coloração cinza-amarelada com pesadas deposições de ovos e circundadas por denso tecido fibroso. Pode ocorrer calcificação e as alterações são mais comuns no trígono vesical, perto dos orifícios ureterais. Outras lesões como granulomas, nódulos e pólipos que podem ter aspecto séssil ou pedunculado são encontradas onde há grande concentração de ovos. Os granulomas focais são do tamanho da cabeça de alfinete, com o aspecto característico já descrito. Muitos graus de hipertrofia muscular da bexiga são encontrados na necropsia, porém sem a específica associação da presença de ovos; a hipertrofia muscular parece ser bem mais frequente nos casos de uropatia obstrutiva.

Tem sido demonstrado que o antígeno do *S. haematobium* induz ao desenvolvimento de tumor em macacos (Botelho *et al.*, 2009a), e que alterações de células epiteliais normais ocorreram com o efeito direto do antígeno total do *S. haematobium* no hamster chinês, causando proliferação, migração e invasão, diminuindo a apoptose das células (Botelho *et al.*, 2009).

▸ **Aparelho genital feminino.** Nas mulheres podem ocorrer lesões na vulva, vagina e colo uterino, sendo estes os mais atingidos; pode haver acometimento dos ovários e tubas uterinas. As cervicites são mais comuns, havendo também erosões, ulcerações, hipertrofias ou pólipos. Por ocorrer maior vascularização do útero no período gestacional; a presença de ovos de parasito é mais intensa nas mulheres neste período, havendo um maior comprometimento do colo uterino. A fibrose surge tardiamente e causa hipertrofia e endurecimento do colo uterino. Na vagina, surgem tumores de consistência fibrosa, raramente sangrantes, e lesões ulcerativas e papilomatosas de superfície granular. No fórnix há granulações que lembram grãos de arroz e podem ocorrer fístulas vesicovaginais. Na vulva predominam lesões verrucosas, fibrose do derma e discreta elefantíase mas raramente ulcerações e tumorações mucocutâneas.

▸ **Aparelho genital masculino.** Lesões ectópicas do aparelho genital masculino têm sido assinaladas com frequência. O comprometimento de órgãos pélvicos como vesículas seminais, canais deferentes e próstata tem sido relatado. Os ovos podem ser encontrados na pele com muita frequência em localizações como pênis e escroto.

▸ **Sistema cardiopulmonar.** O acúmulo de ovos na circulação pulmonar decorre das conexões anatômicas existentes entre o plexo venoso vesical e os sistemas venosos da cava superior e, nesta última, principalmente através dos plexos venosos raquidianos. Os granulomas perivasculares podem aparecer relativamente cedo, criando obstáculos à pequena circulação ou provocando *shunts* arteriovenosos pré-capilares, gerando, consequentemente, uma deficiência na oxigenação do sangue nos pulmões. Embora descrita, a presença de ovos ou granulomas no miocárdio é rara, assim como a localização de vermes nos ramos das veias mesentéricas e a presença de ovos na mucosa intestinal ou nas fezes.

▸ **Outras localizações.** Os ovos podem ser ainda encontrados na superfície cutânea do ânus, abdome, região dorsal, pescoço e face; em geral, são de localizações assintomáticas, porém podem resultar em lesões cutâneas como tumores, ulcerações, pápulas, hipertrofias, nódulos, fístulas, linfangiectasias e leucoplasias. Os ovos podem ser levados pela circulação até a medula espinal e o encéfalo. Granulomas e tumores compressivos podem causar mielite transversa com envolvimento sintomático dos segmentos lombares e sacrais.

Diagnóstico

Dados clínicos como hematúria, disúria, ardência miccional, dor à micção, dor suprapúbica e lombalgia em indivíduos residentes ou procedentes de áreas endêmicas são bastante sugestivos da infecção, carecendo de investigação por exames complementares.

▸ **Diagnóstico por exames complementares.** Pode ser dividido, sistematicamente, em direto (visualização do agente etiológico) e indireto (detecção indireta da infecção).

▸ **Diagnóstico direto.** Por causa da irregularidade na eliminação de ovos, é recomendável que se obtenha a coleta de três ou mais amostras de urina em dias diferentes para aumentar a sensibilidade dos métodos diagnósticos na urina. O período pré-patente é de 75 a 90 dias, havendo casos de períodos maiores; assim, colher urina neste período pode conduzir a um resultado falso-negativo. Durante o dia, aumenta a quantidade de ovos eliminados, havendo um pico por volta das 14 h. Para melhorar a eficácia dos métodos diretos pode-se colher maior quantidade de urina, principalmente nos exames de controle pós-tratamento.

▸ **Método de filtração da urina.** Atualmente, o diagnóstico tem sido realizado por técnicas de filtração da urina. Com a disponibilidade de filtros de náilon, dificuldades técnicas foram superadas e este método passou a ser usado por sua simplicidade, baixo custo, rapidez e reprodutibilidade, sendo o melhor método quantitativo utilizado. Há um porta-filtro de plástico que se adapta às seringas comuns de 10 ou 20 mℓ e pode-se medir o volume de urina, após homogeneização. Após a filtração da urina, a tela filtrante é levada ao microscópio para identificação e contagem de ovos. A leitura é facilitada quando a tela de náilon é mantida úmida, permitindo a visualização dos ovos, que pode ser melhorada pela adição de uma gota de lugol.

▸ **Método de sedimentação da urina.** A pesquisa de ovos do parasito é feita no sedimento urinário obtido por centrifugação em centrífuga clínica, elétrica ou manual, ou por meio de sedimentação espontânea em cálice cônico de sedimentação para urina. Neste método, uma porção do sedimento é examinada entre lâmina e lamínula; o mesmo não é adequado para quantificação de ovos. O sedimento também pode ser usado para o teste de eclosão de miracídios.

O exame emprega três amostras de urina colhidas com intervalo mínimo de 1 semana e deixadas em repouso durante 24 h. Retiram-se 100 μℓ, com pipeta de vidro, do material centrifugado, em 3.500 rpm por 5 min, próximo ao fundo do tubo e, após, observação ao microscópio, entre lâmina e lamínula, com aumento de 100× e 400×. Esta técnica foi utilizada por Silva *et al.* (2005a, b), obtendo diagnóstico parasitológico em indivíduos com baixa carga parasitária, após 5 a 7 anos de exposição.

▸ **Método da eclosão de miracídios.** É considerado simples, econômico e sensível, dispensando o microscópio. O sedimento urinário, após decantação ou passagem por tela filtrante, é colocado em contato com água filtrada ou fervida para impedir a presença de ciliados. Como a água é um meio hipotônico, os ovos eclodem; deve-se aguardar o aparecimento dos miracídios que surgem nadando e são facilmente identificáveis.

▸ **Cistoscopia, biopsia vesical e exame histopatológico.** Permite a identificação das lesões granulomatosas, ulcerações, pólipos e tumorações. Também é considerado exame direto, quando realizado com biopsia, seguida de exame histopatológico, proporcionando a avaliação microscópica e a identificação dos ovos do parasito. Tem maior indicação na fase crônica em que a eliminação de ovos é escassa. Além disto, a cistoscopia é um valioso exame para elucidação da hematúria e de outros agravos da bexiga. O exame deve ser realizado na esquistossomíase de vias urinárias de evolução crônica, principalmente em indivíduos com exposição eventual, considerando que a precária eliminação de ovos nesta condição pode gerar um diagnóstico falso-negativo na urina. Alguns autores indicam o exame como critério de cura e na suspeita de complicações. Hernandez *et al.* (1985), em uma série de pacientes com alterações endoscópicas, diferenciaram infecções recentes de infecções antigas. Krolikowski *et al.* (1995) usaram a cistoscopia e a laparoscopia para elucidação de dor pélvica e obtiveram 21,5% de diagnóstico da parasitose em mulheres com doença inflamatória pélvica nas regiões endêmicas para esquistossomíase. Silva *et al.* (2005a) encontraram granulomas e ovos viáveis na cistoscopia pré e pós-tratamento (após 2 anos) em 34,62% (9/26) de indivíduos tratados e retratados sob supervisão médica. Neste último trabalho, as colorações Red Syrius, Alcian Blue, PAS, Ziehl-Nielsen e Giemsa de Lennert confirmaram as características de viabilidade em ovos que apresentavam mastócitos em sua superfície, células do sistema nervoso, células germinativas, postura ovular ativa, células picnóticas em torno do sistema nervoso, ovos viáveis com peptoglicano e, ainda, granulomas em fase exsudativo-produtiva.

▸ **Colposcopia.** Permite a identificação das lesões, quando se realizam esfregaços do colo uterino para obtenção de material. Este também é considerado um exame direto, pois o parasito pode ser identificado na avaliação microscópica.

▸ **Biopsia retal.** Embora seja pouco frequente a presença de ovos na mucosa retal, pequenos fragmentos da mucosa são embebidos em água e examinados microscopicamente, como uma preparação em compressão; os ovos do parasito em fragmentos retais são em geral não viáveis e negros (Davis, 1996).

▸ **Outros.** A biopsia ou escarificação é método valioso para obtenção de material em lesões ectópicas da pele, sendo a primeira importante na suspeita diagnóstica de lesões da vagina, cérvice e períneo.

▶ **Diagnóstico indireto.** Um alto índice de suspeição epidemiológica com adequado exame físico ou exames de imagem, avaliação imunológica de níveis de anticorpos por uma variedade de exames ou a presença de hematúria e proteinúria em indivíduos de áreas endêmicas são considerados técnicas indiretas de diagnóstico. O hemograma completo pode ser um exame laboratorial importante, tanto pela presença de eosinofilia como de anemia consequente à prolongada hematúria. Será descrita, a seguir, uma série de outros métodos indiretos de diagnóstico.

▶ **Tiras de reagentes químicos (CRS — *chemical reagent strips*).** Utilizadas para detectar a presença de hematúria e proteinúria. São altamente usadas como um método diagnóstico em áreas endêmicas da doença, onde um resultado positivo é interpretado como indicador de infecção ativa (Briggs *et al.*, 1971). As tiras têm alcançado uma sensibilidade de 5 a 15 hemácias por mℓ de urina e 0,015 a 0,03 mg de hemoglobina por 100 μℓ de urina.

O método usa um composto de peroxidase e ortotoluidina como um cromógeno. A distinção da cor entre o negativo e o primeiro nível de reatividade nas tiras é bem definida na presença de sangue. Os indicadores de cor mostram distintas alterações do amarelo ou laranja-pálido para o verde ou azul. Falsas reações ocorrem em mioglobinúrias e na presença de peroxidases bacterianas resultantes de elevadas bacteriúrias; inibição das reações podem ocorrer se os níveis de ácido ascórbico urinário excedem 10 mg/100 mℓ de urina.

As mensurações dos níveis de proteinúria usam o etiléster de tetrabromoftaleína com um tampão. A discriminação de cor entre o negativo e o primeiro nível de proteinúria não é, contudo, definida. Falsa positividade ocorre em urinas alcalinas, ou quando quinino ou seus derivados estão presentes; também ocorre com urina fortemente ácida na proteinúria de Bence-Jones ou urinas contendo, predominantemente, gamaglobulinas.

▶ **Imunodiagnóstico.** São técnicas usadas para a detecção de anticorpos específicos ou antígenos gênero-específicos. Os anticorpos do verme adulto, antígenos esquistossomular, cercariano ou de ovos são detectados por uma multiplicidade de procedimentos, incluindo várias formas de ELISA (*enzyme-linked immunosorbent assay*), RIA (*radioimmunoassay*), IFAT (*indirect immunofluorescence test*), GPT (*gel precipitation techniques*), IHA (*indirect haemagglutination*), LAT (*latex agglutination*) e COPT (*circumoval precipitin tests*).

As técnicas de detecção de anticorpos têm sido menos usadas por médicos e epidemiologistas do que as técnicas de diagnóstico parasitológico direto. Cada laboratório em áreas endêmicas e não endêmicas tem usado seu próprio antígeno e técnicas. A OMS tem conduzido diversos estudos colaborativos na tentativa de melhorar a tecnologia e padronizar ambos, antígenos e procedimento, ainda sem sucesso (Davis, 1996). Vários testes imunológicos foram surgindo e foi desenvolvido um teste denominado EITB (*enzyme-linked immunoelectrotransfer blot techniques*), que apresentou 100% de especificidade e 98 a 99% de sensibilidade com 3 semanas de infecção (Tsang *et al.*, 1983a, b). Foram examinados 87 brasileiros que participaram de Missão de Paz em Moçambique, sendo o exame de urina positivo para o parasito em 34,5% dos pacientes; o EITB demonstrou 63,2% de positividade (Silva *et al.*, 2006).

▶ **Radiologia (rX).** Exames radiológicos têm sido utilizados amplamente na prática hospitalar e têm incluído radiografias abdominais para detectar calcificações na bexiga, urografia excretora, pielografia intravenosa para detectar alterações na bexiga e ureteres ou uropatia obstrutiva, renografia com isótopos, tomografia computadorizada para esquistossomíase cerebral, mielografia na suspeita de lesões da medula espinal e outros exames de acordo com a avaliação médica de cada caso (Oyediran *et al.*, 1975; Oyediran, 1979; Dyers *et al.*, 1998). Silva (2003), usando a cintigrafia renal para avaliar a evolução de indivíduos infectados, observou tempo de trânsito parenquimatoso prolongado e excreção prejudicada em um ou ambos os rins em 51,85% (14/27). Observou, ainda, um caso de estenose e dilatação ureteral unilateral na urografia excretora de um destes indivíduos.

▶ **Ultrassonografia (USG).** Com exceção de hidroureter, cálculo ureteral e calcificação na bexiga, este exame em comparação com outros procedimentos diagnósticos tem tido altas especificidade e sensibilidade. Um interessante emprego tem sido na demonstração de que o parasito pode causar grau médio de fibrose periporta. Isto confirma a observação, inicialmente descrita em 1974 em uma região no Egito, de que a doença hepatoesplênica causada por *S. haematobium* é uma entidade distinta. A USG abdominal na avaliação da diminuição da morbidade pode ser usada em populações dentro de programas de tratamento.

O exame permite a avaliação em qualquer nível de atendimento, seja primário, secundário ou terciário, graças à sua facilidade de emprego com pouca logística, simplicidade de execução, baixo custo, reprodutibilidade e aderência por parte dos pacientes. Como o exame não exige o uso de contraste, pode ser utilizado, independentemente das complicações e comorbidades, possibilitando seu emprego em análises periódicas. As complicações geniturinárias podem ser detectadas, sugerindo outros exames específicos e conduzindo a intervenções. Silva *et al.* (2005a) observaram que um terço de 30 brasileiros infectados em Moçambique apresentou alterações ultrassonográficas, a maioria com dilatação pielocaliciana e um caso com espessamento da parede vesical.

▪ Tratamento

A quimioterapia promove a interrupção da deposição de ovos, a eliminação do agente patogênico nos tecidos e a prevenção de danos orgânicos adicionais; existindo lesões, estas regridem na grande maioria dos casos.

▶ **Praziquantel.** O tratamento da esquistossomíase hematóbica teve um grande avanço com a introdução do praziquantel em seu arsenal terapêutico. Trata-se de um fármaco de fácil administração (dose única e VO), de baixa toxicidade e baixa intensidade de efeitos colaterais.

Trata-se de uma pirazinoisoquinolina, apresentada como um pó amargo e incolor, sendo utilizada na dosagem de 40 mg/kg de peso/dose única VO, após uma refeição. No Brasil, existem as apresentações de 150 mg, 500 mg e 600 mg/comprimido, sendo as duas últimas apresentações preferíveis pelo menor número de comprimidos empregados no tratamento. Atualmente há uma tendência para padronização do tratamento em 60 mg/kg de peso/dose única, para todas as esquistossomíases.

A tolerância dos pacientes tem sido boa, e ainda que menores efeitos colaterais possam ocorrer no aparelho gastrintestinal (epigastralgia, dor abdominal generalizada, raramente vômitos, anorexia e diarreia), estes efeitos são de média intensidade, transitórios e, apesar da incidência elevada, raramente requerem medicação. Cefaleia, vertigem, febre, prurido ou erupção cutânea transitória podem ser encontrados, mas nenhum deles ocorre gravemente ou com longa duração (Mandour *et al.*, 1990; Silva, 2003).

Os relatos de critérios de cura pela parada de eliminação de ovos pela urina apresentam uma variação de 60 a 96% nas áreas endêmicas, dependendo da intensidade da infecção, embora nas operações de campo em larga escala, onde a supervisão é limitada e a complacência pode ser difícil de assegurar, níveis de 50% possam ser encontrados com uma única dose de 40 mg/kg de peso, e a redução de ovos nas fezes, daqueles não curados, excederia 90% dos níveis de pré-tratamento. Nas formas raras de acometimento do sistema nervoso central com paraparesia dos membros inferiores, hematúria e diagnóstico parasitológico confirmado, pode ser usado o praziquantel: 60 mg/kg de peso, dose única, em associação com prednisolona (1,5 mg/kg de peso/dia), divididos em 3 doses diárias por 21 dias, acompanhados de fisioterapia.

O fármaco, por causar ruptura da integridade do tegumento do *Schistosoma*, aparentemente expõe antígenos que antes não eram atingidos como alvos para os anticorpos do hospedeiro. O efeito nos vermes machos resulta em achatamento dos espinhos e seu desaparecimento em algumas regiões do parasito, assim como ruptura e vacuolização do tegumento em outras. Outras alterações descritas foram: maturação precoce dos vermes resultando em deformidades generalizadas nos que sobreviveram ao tratamento, perda dos espinhos e turgência tegumentar.

▸ **Metrifonato.** É um composto organofosforado usado no tratamento da infecção por *S. haematobium*; apresenta forma cristalina solúvel em água e quimicamente é denominado fosfato de tricloro-hidroxietildimetila. Por motivos técnicos e operacionais, o medicamento não tem sido comercializado desde 1998; portanto, não é encontrado no Brasil. Os estudos comparativos demonstraram que este medicamento apresentou níveis de eficácia inferiores aos do praziquantel. A posologia, com repetição da dose após 2 e 4 semanas, as várias contraindicações e os efeitos colaterais foram diminuindo gradativamente o uso desta substância.

▸ **Niridazol.** Trata-se de uma nitrotiazolil-imidazolidinona, um pó amarelo, solúvel na maioria dos solventes, pouco solúvel em água e não comercializado no Brasil. Atualmente, não tem sido utilizado, talvez por a posologia não ser de dose única (usado por 5 a 7 dias), multiplicidade de efeitos colaterais, contraindicações (antecedentes neurológicos e arteriosclerose cerebral) e revelar-se inferior em relação à resposta ao praziquantel.

▸ **Oxamniquine.** Experimentos em humanos demonstraram que não há atividade deste fármaco contra o *S. haematobium* e o *S. mattheei* (Davis, 1996).

▪ Prevenção e controle

A prevenção é obtida por educação sanitária e intervenção física no meio ambiente; o controle é dominado pelo uso de quimioterapia e moluscicidas, ou seja, intervenção química na cadeia de transmissão. Até o presente momento não se dispõe de uma vacina eficaz como medida preventiva na infecção parasitária.

Em relação à quimioterapia, a medicação de escolha tem sido o praziquantel usado nos casos diagnosticados ou suspeitos, quando não se dispõe de avaliação laboratorial. Este medicamento também pode ser utilizado em trabalho de campo com medicação em massa, com opiniões contraditórias pelo surgimento de resistência do parasito ao medicamento.

No caso do combate ao caramujo, o moluscicida mais empregado tem sido a niclosamida. Esta substância tem sido utilizada com critérios epidemiológicos de alta prevalência, níveis de infecção intensos e rapidamente progressivos, em alguns focos ou áreas particulares de infecção. Para a intervenção eficaz devem ser avaliados o ecossistema e a transmissão, identificados as fontes de infecção, os índices de infecção humana (prevalência, intensidade, morbidade e incidência), realizando-se, previamente, um diagnóstico epidemiológico da situação na região a ser trabalhada. Os focos de transmissão devem ser avaliados considerando-se a contaminação do meio, o contato com os focos, a focalidade e a periodicidade da transmissão.

▸ Esquistossomíase japônica

A esquistossomíase japônica oriental ou doença de Katayama tem como agente etiológico o *S. japonicum* (Katsurada, 1904). A forma aguda da doença foi publicada em 1847 no Japão, por Fuji, 4 anos antes da descoberta do *S. haematobium* por Theodore Bilharz. Foi inicialmente denominada "coceira de Kabure" e "síndrome de Katayama", e estudada em uma vila na Prefeitura de Hiroshima, no Japão. Em 1904, Katsurada recuperava vermes do sistema portal de um gato e denominou a espécie *S. japonicum*. De 1909-1915 foi elucidada a biologia do parasito, ciclo de vida e sua patologia. Na década de 1950, atingia 10 milhões de habitantes na China. Depois de três décadas, o sucesso das medidas de controle reduziu de forma acentuada a infecção em 91,6%, evidenciando-se na década de 1990 950 mil indivíduos infectados (Li-Peng, 1997).

▪ Aspectos epidemiológicos | Hospedeiro intemediário

A transmissão da esquistossomíase japônica processa-se por intermédio de moluscos do gênero *Oncomelania* sp. (Miyairi e Susuki, 1914), descobertos na China e posteriormente observados nas Filipinas, em 1932. Outro molusco envolvido pertence ao gênero *Katayama* sp. Há seis subespécies de *Oncomelania hupensis, O. h. hupensis*, a principal, na China, *O. h. quadrasi*, nas Filipinas, *O. h. nosophora*, no Japão, *O. h. lindoensis*, na Indonésia e na Tailândia, onde a esquistossomíase está confinada em animais, não ocorrendo no homem (Davis, 1996).

▪ Reservatório animal

Demonstrou-se na China que 31 animais silvestres e 13 animais domésticos, entre eles cão, vaca, porco, rato e búfalo aquático, encontravam-se infectados com *S. japonicum*, mas não se obtêm na literatura estudos esclarecedores do significado que têm na transmissão da infecção. Estima-se que estes animais sejam responsáveis por 25% da contaminação do meio, enquanto nas Filipinas o homem estaria envolvido em 75% da contaminação.

A doença tende a apresentar maior gravidade de formas clínicas do que o *S. mansoni*, em decorrência da quantidade de massas de ovos e granulomas que se formam no intestino, fígado, pulmão, baço, cérebro, entre outros órgãos. Em consequência, é frequente o quadro de cirrose hepática, sendo o índice de letalidade mais elevado do que o verificado na infecção por *S. mansoni* e *S. haematobium* (Pessoa e Martins, 1972).

Distribuição geográfica

É endêmica na China, onde a prevalência é elevada, atingindo, aproximadamente, 1 milhão de pessoas; ocorre, também, na Indonésia e nas Filipinas. Não há evidências recentes de transmissão no Japão e na Tailândia (Davis, 1996). A infecção foi erradicada do Japão desde 1993 (OMS, 1994).

Parasito e ciclo biológico

O *S. japonicum* apresenta similaridades com *S. mansoni* e *S. haematobium*, porém o verme adulto é desprovido de papilas no tegumento. Empreendeu-se, na China, estudo de *microarrays* para esclarecer aspectos sobre sequenciamento de genes transcritos em RNA mensageiro (mRNA) do *S. japonicum*, concluindo-se sobre mecanismos de interação do parasito com o hospedeiro humano e de genes com diferenças de ativação entre machos e fêmeas. As conclusões foram apresentadas no periódico *Nature Genetics* (Verjovski e Demarco, 2004). Com base em estudos de eletroforese, verificou-se que o *S. japonicum* de províncias da China constitui um complexo de espécies (Le *et al.*, 2002). Estes dados coincidem com os obtidos em estudos de biologia molecular.

Quanto ao ciclo biológico, há grande similaridade entre as diferentes espécies de *Schistosoma*. O *ovo* eliminado nas fezes apresenta-se com a forma ovoide ou esférica, mede de 70 a 100 μm, sendo menor que o do *S. mansoni* (112 a 174 μm), e tem apenas um rudimento de espinho lateral. A fêmea deposita massas de ovos, em torno de *1.000 a 3.500 ovos por dia*, responsáveis pela maior gravidade das formas clínicas na esquistossomíase japônica. O ovo eliminado nas fezes eclode e libera *miracídios*, que nadam e penetram no hospedeiro intermediário do gênero *Oncomelania* sp. No molusco, os miracídios transformam-se em *esporocistos* (duas gerações); dentro de 4 a 6 semanas estes passam à fase de *cercária*, que emergem em centenas. A exposição prolongada à luz é um fator essencial para infecção por *S. japonicum* em áreas de campo. As cercárias penetram na pele humana, perdem a cauda, são denominadas *esquistossômulos* e migram para os pulmões e sistema porta-vascular. Posteriormente, em cerca de 6 semanas, passam à fase de *verme adulto* nos vasos intra-hepáticos. As fêmeas depositam os ovos nas veias mesentéricas superior e inferior. Os *ovos* movem-se para o lúmen do intestino, de onde são excretados nas fezes. A sobrevida média do verme adulto é de 5 a 10 anos, sendo controverso o relato de sobrevida de 30 anos (Mahmoud, 1994).

Quadro clínico e patogenia

A infecção inicial ocorre, em geral, na infância. É relevante conhecer, durante a anamnese, a história de viagens empreendidas pelo paciente para proceder-se à hipótese diagnóstica. A dermatite cercariana é lesão pruriginosa e papulomaculosa; pode ser referida, mas em percentual muito reduzido entre os infectados, e somente a partir do segundo contato com o foco. É alta a prevalência de indivíduos infectados que se apresentam *assintomáticos*. Discutem-se os fatores relacionados com esta resposta dos indivíduos: imunidade protetora voltada para cercárias e esquistossômulos, com redução de vermes que sobrevivem na fase adulta dos indivíduos. Há dois mecanismos, o processo de citotoxicidade mediado por anticorpo-dependente, interagindo com eosinófilos e IgG, e um processo envolvendo IgE e macrófagos. A *forma aguda* ou febre de Katayama é pouco diagnosticada entre os infectados, porém foi de elevada incidência na década de 1950, inclusive com alta letalidade (Li-Peng, 1997). Foram descritos mais de 1.000 casos por ano, no lago Dongting (Tan, 1991). O processo febril inicia-se 4 a 8 semanas após a infecção, associado a calafrios, sudorese, cefaleia, tosse, dor abdominal e diarreia. Ao exame físico observa-se aumento de fígado, baço e nódulos linfáticos. Em poucas semanas, o quadro clínico regride, mas é acentuada a letalidade na forma aguda, de 2,2 a 20,7% (Chen e Mott, 1988), superior às demais espécies de *Schistosoma*. Durante as necropsias, verificou-se grande número de ovos no intestino e no fígado. Foram referidas várias epidemias de formas agudas da doença em viajantes americanos que retornaram de áreas endêmicas da doença (Mahmoud, 1994). Impõe-se o diagnóstico diferencial na forma aguda, com febre tifoide (leucopenia sem eosinofilia), leptospirose, brucelose, salmoneloses, infecção pelo vírus *influenza*, mononucleose infecciosa, malária e outras doenças que determinam quadro febril.

A *fase crônica* pode evoluir com *hipertensão portal, aumento de fígado e baço, episódios de hematêmese, cirrose hepática* e *ascite*. A letalidade é superior quando comparada à infecção pelas outras espécies de *Schistosoma*. O diagnóstico diferencial nas formas hepatoesplênicas envolve leishmaniose visceral, esquistossomíases causadas por outras espécies de *Schistosoma*, doenças mieloproliferativas, entre outras doenças. As lesões hepática e intestinal causadas por *S. japonicum* são semelhantes às do *S. mansoni*; no entanto, a lesão primária na formação do granuloma é mediada por células T, mas a modulação do tamanho do granuloma é mediada por anticorpos, enquanto na lesão por *S. mansoni* a imunidade celular é o mecanismo predominante (Davis, 1996). Há, ainda, relatos de *hipertensão pulmonar*. Deve-se ressaltar as *lesões no sistema nervoso central*, que não são comuns mas compreendem 3% das complicações nos indivíduos infectados. Essas lesões são geradas pela migração ectópica de massas de ovos de *S. japonicum* para o cérebro ou através de êmbolos via vascular. Manifestam-se por encefalopatia generalizada, edema e lesões em espaços cerebrais. É considerada uma das principais causas de epilepsia focal na população do Extremo Oriente (Mahmoud, 1994).

Diagnóstico laboratorial

O hemograma, em elevado percentual de pacientes na fase aguda, revela eosinofilia. O exame parasitológico de fezes baseia-se na identificação de ovos de *S. japonicum*, pelo método de Kato modificado por Katz *et al.* (1972), decorridos em torno de 40 dias do contato com o foco. Recomenda-se o mínimo de três exames, e se forem negativos, solicita-se biopsia retal. Outro método para definir a espécie de *Schistosoma* é o exame do embrião no interior do ovo, as características do envoltório do ovo e a posição da espícula.

A detecção de anticorpos para diagnóstico da infecção é baseada na recomendação do CDC (*Centers for Disease Control and Prevention*) para que se empreguem combinações de testes *Fast-ELISA* e *Immunoblot*. O *Fast-ELISA* visa à detecção do antígeno adulto microssomial (MAMA). A reação é definida como positiva se for maior que 8 unidades/μℓ de soro. Considera-se a sensibilidade para *S. japonicum* quando superior a 50%. Os *immunoblots* com antígeno microssomial do verme adulto são espécie-específicos, deste modo, a reação positiva indica a espécie infectante (Tsang, 1991). A presença de anticorpo é indicativa, apenas, da infecção pelo parasito, e não está relacionada com a atividade da infecção, carga parasitária, produção de ovos ou prognóstico. O método ELISA é utilizado quando não há positividade de ovos do parasito nas fezes, e poderá distinguir entre a resposta do anticorpo nas fases aguda e crônica. Os exames de imagem, tomografia computadorizada do crânio e ressonância magnética tornam-se prioritários, diante da suspeita clínica de encefalopatia ou mielopatia, e no período pós-tratamento para avaliar a regressão das lesões cerebrais.

Tratamento

O fármaco de escolha para o tratamento da esquistossomíase japônica é o praziquantel, sintetizado em 1977 por Gönnert e Andrews. É um derivado isoquilinopirazino, ainda considerado o esquistossomicida mais atual. Administrado na dose única de 60 mg/kg VO, pode ser fragmentado em 3 vezes. É apresentado sob a forma de comprimidos de 150, 500 ou 600 mg. Quanto ao mecanismo de ação, o praziquantel aumenta a permeabilidade da membrana celular do verme aos íons cálcio, resultando em contração maciça e paralisia da musculatura; em consequência, provoca sua desintegração. O índice de cura é de 80%. Os efeitos colaterais, quando presentes, são de pequena intensidade e transitórios: dor epigástrica, desconforto abdominal, cefaleia, e, em menor frequência, náuseas e vômitos. Citam-se casos de perda de sangue nas fezes, após o tratamento com praziquantel, em pacientes com elevada carga parasitária. É um efeito transitório e não se conhecem as causas (Davis, 1996). Para confirmação da hipótese de resistência de cepas de *S. japonicum* ao praziquantel, impõe-se estudo experimental.

Apesar de apresentar alguma atividade sobre o *S. japonicum*, o metrifonato, composto organofosforado, não é empregado no tratamento da doença, possivelmente em razão da toxicidade. É muito controverso o uso de corticosteroides em pacientes com a forma aguda da doença e mielopatia. O uso de praziquantel nestes casos tem sido eficaz. O diagnóstico da forma cerebral (encefalopatia ou mielopatia) deve ser precoce, o que influenciará o prognóstico.

A laminectomia é intervenção importante na paraplegia aguda com compressão medular ou bloqueio (Davis, 1996).

Prevenção e controle

Para controle da infecção pelo *S. japonicum*, os consultores da OMS (1985) enfatizaram a prioridade de programas envolvendo fatores que integram a história natural da doença: agente, hospedeiro e ambiente. Ressalta-se o sucesso das medidas de controle, com aderência de grande parte dos habitantes ao longo de três décadas. Constatou-se redução significativa da prevalência em 91,6% (eram 10 milhões de infectados na década de 1950, passando a 950 mil, na década de 1990). Apesar disso, ainda constitui obstáculo a grande disseminação dos hospedeiros intermediários, aliada ao contato contínuo da população com as fontes de infecção (Li-Peng, 1997). O emprego isolado de moluscicidas não determinou resultados satisfatórios (McCullough, 1992). O controle de moluscos por meio de plantas exige avaliação toxicológica para utilização em larga escala, além de análise dos resultados, o que exige estudos durante longo prazo. Não foi desenvolvida vacina específica, e a proposta é que persista a divulgação junto à comunidade de possibilidades de acesso ao tratamento específico e à orientação relativa às medidas preventivas.

Esquistossomíase intercalata

A esquistossomíase intercalata determina esquistossomíase retal humana; é encontrada na África (Jourdane *et al.*, 2001). É uma helmintíase causada pelo trematódeo *S. intercalatum* (Fisher, 1934) e foi descrita em 1923 (Chesterman, 1923). Seu agente é considerado menos patogênico do que os agentes de outras esquistossomíases (Mahmoud, 1994). A denominação *intercalatum* deveu-se à sua semelhança com o *S. haematobium* e *S. bovis*. Os estudos de Wright *et al.* (1972) revelaram ser uma espécie distinta das demais. Há um processo de hibridização entre o *S. intercalatum* e *S. haematobium*. Parasito do sistema porta, determina a formação de granuloma, acometendo reto e sigmoide, propiciando dores no reto, disenteria, diarreia, presença de sangue nas fezes, dor e desconforto abdominais. É uma espécie menos conhecida que as demais. Relatam-se duas cepas: Camarão e Zaire. Alguns pacientes podem referir hematúria e apresentar ovos do parasito na urina e não nas fezes. O inquérito desenvolvido em 1.709 indivíduos em cidade da Nigéria revelou 6% de ovos de *S. intercalatum* na urina (Arene *et al.*, 1989). Em geral, os sintomas da doença são leves e foram consideradas moderadas suas repercussões em saúde pública.

Aspectos epidemiológicos | Hospedeiro intermediário

Há dois grupos de moluscos que transmitem o *S. intercalatum*: *Bulinus africanus*, que se restringe ao noroeste do Zaire, e *B. forskalii*, que incide na República dos Camarões e no Gabão. Uma cepa do parasito não se desenvolve no molusco de outra região; as cepas têm diferentes períodos pré-patentes (WHO, 1985). Em inquérito coproscópico, visando ao diagnóstico de *S. intercalatum* em escolares de São Tomé, Angola, a prevalência foi de 10,9%, e em algumas escolas alcançou 29% (Almeda *et al.*, 1994). Um surto da doença ocorreu em 1987, na Guiné Equatorial, destacando-se sangramento retal (Jusot *et al.*, 1997). Os inquéritos sobre prevalência e intensidade de infecção revelaram maior concentração no grupo etário de 5 a 14 anos, com redução acentuada acima de 45 anos (WHO, 1994).

Reservatório animal

Questiona-se sobre os principais reservatórios do *S. intercalatum*. Os estudos de compatibilidade entre *S. intercalatum* (da República dos Camarões) e dois roedores silvestres encontrados na África, *Mastomys huberti* e *Arvicanthis niloticus*, revelaram a potencialidade destes roedores para manter o *S. intercalatum* (Imbert-Establet *et al.*, 1997).

Distribuição geográfica

A esquistossomíase intercalata ocorre na África Central e Ocidental, com tendência a disseminar-se (Jusot *et al.*, 1997). Foi descrita em 10 países e em todos, com exceção da Guiné Equatorial, também foram encontrados *S. mansoni* e/ou *S. haematobium*. Distinguiram-se duas cepas geográficas, a cepa da Guiné e a do Congo, que diferem, entre si, por características morfológicas, biológicas e bioquímicas, inclusive por marcadores de DNA-RAPD (*random amplified polymorphic DNA*) (Jourdane *et al.*, 2001).

Parasito e ciclo biológico

A forma adulta do *S. intercalatum* localiza-se, em geral, nas *veias mesentéricas*, mas também pode parasitar o *plexo urinário*. Os ovos do parasito, em torno de 150 a 400 depositados por uma fêmea a cada dia, têm forma ovoide ou alongada na dependência da cepa, são providos de espículo terminal, proeminente, e excretados nas fezes e urina. O ciclo biológico é semelhante ao das outras espécies de *Schistosoma*, com a diferença de completar o ciclo em plexo urinário e bexiga em certo percentual da população.

Estudo de interação entre o *S. intercalatum* e o *S. mansoni* tem revelado que o *S. mansoni* (do mesmo modo, o *S. haematobium*) é dominante em relação ao *S. intercalatum*, ou seja, em áreas em que existem os hospedeiros intermediários das duas espécies, somente o *S. mansoni* sobrevive, o que restringe a distribuição do *S. intercalatum* na África (Tchuem-Tchuente *et al.*, 1996).

Quadro clínico e patogenia

Podem ocorrer *formas assintomáticas*. Quando as queixas estão presentes, correspondem a quadro de colite com dor abdominal ou desconforto em quadrante inferior do abdome, além de diarreia com sangue nas fezes e/ou disenteria. As lesões intestinais limitam-se ao *reto* e ao *sigmoide*. Observam-se, por vezes, granulomas periovulares na região portal do fígado. O aumento do lobo esquerdo do fígado acompanha as infecções maciças. A fibrose hepática e a hipertensão portal não são frequentes (WHO, 1994). Há relatos de *hematúria*, com detecção de ovos de *S. intercalatum* na urina, em 6% de 1.709 habitantes de cidade da Nigéria que apresentaram os exames de fezes negativos (Arene *et al.*, 1989). Em geral os sintomas são leves, comparados à infecção pelo *S. mansoni, S. haematobium* e *S. japonicum*. O acometimento do reto é frequente, com tenesmo e sangramento, destacando-se ao exame endoscópico granulomas ou pólipos e até ulcerações. As complicações incluem *retite grave* ou envolvimento genital com salpingite, seguido de esterilidade secundária. Relatou-se aborto espontâneo (Jusot *et al.*, 1997). A hipertensão portal e a fibrose hepática não são frequentes. Confirmou-se a associação da infecção com *Salmonella* e *Klebsiella*.

Diagnóstico laboratorial

Em geral é efetuado por exames parasitológicos de fezes, pelo método de Kato (1970) modificado por Katz *et al.* (1972), além de exame de urina. Observou-se na África, por meio destes exames, prevalência de 81,7 e 56,3%, respectivamente (Jusot *et al.*, 1997). Os testes sorológicos variam com a técnica de referência empregada, e a especificidade pode ser afetada pelas reações cruzadas com outras espécies de *Schistosoma*, ou trematódeos, e mesmo com nematódeos e hematozoários.

Tratamento

O praziquantel é o fármaco de escolha VO, na dose única de 60 mg/kg de peso. É bem tolerado, e os efeitos colaterais são pouco frequentes, embora a reinfecção possa ocorrer de modo rápido.

Prevenção e controle

Enfatiza-se nos programas de controle a quimioterapia em massa com praziquantel VO, 40 mg/kg de peso, abrangendo crianças e adultos. Associado ao tratamento específico dos indivíduos, alguns autores preconizam o uso de moluscicidas (Bayluscide). A estratégia de controle envolve registros dos diagnósticos, custo e eficácia de seleção dos infectados e tratamento específico.

Esquistossomíase mekongi

A esquistossomíase mekongi foi descrita inicialmente em 1978, causada pelo agente etiológico *S. mekongi*, parasito que predomina no Laos e no Camboja. A patogenicidade do agente pode determinar quadro clínico com hipertensão portal, evolução para forma descompensada e óbito. Há relatos de formas cerebrais.

Aspectos epidemiológicos | Hospedeiro intermediário

A transmissão da infecção processa-se nos rios, em ciclos sazonais. As pessoas que têm contatos diários com as águas dos rios têm maior risco de contrair a infecção.

Inquérito sobre esquistossomíase mekongi, realizado ao norte do Camboja, de 1994-1995, envolvendo 1.396 estudantes de 20 escolas primárias, concluiu que a prevalência foi de 49,3%, em apenas um exame de fezes, pelo método de Kato modificado por Katz *et al.* (1972).

A hepatomegalia e a esplenomegalia foram correlacionadas com a intensidade de infecção, principalmente no grupo etário entre 10 e 14 anos (Stich *et al.*, 1999).

O hospedeiro intermediário é o *Neotricula aperta*, gastrópode encontrado no rio Mekongi, e, recentemente, no rio Kong, no Camboja (Attwood *et al.*, 2004).

Reservatório animal

Apesar das indefinições sobre o papel de reservatórios na transmissão do *S. mekongi* (Urbani *et al.* 2000), o cão é citado como reservatório da infecção. Inquérito realizado em porcos, no distrito do Laos, evidenciou *S. mekongi* nos tecidos destes animais, indicando que podem ser hospedeiros definitivos do parasito (Strandgaard *et al.*, 2001).

Distribuição geográfica

Tem ocorrido no Sudeste Asiático, confinado ao Laos e Camboja. É considerado o principal patógeno humano na Indochina.

Parasito e ciclo biológico

O *S. mekongi* é um trematódeo digenético, com características morfológicas e biológicas bem diferenciadas do *S. japonicum*; inclusive os ovos do *S. mekongi* são menores (60,9 × 51,5 μm) e de formato ovoide, comparados aos de *S. japonicum* (62,6 × 73,5 μm). Não se conhece a fecundidade da fêmea. O ciclo biológico é similar ao das demais espécies de *Schistosoma*.

Quadro clínico e patogenia

As manifestações clínicas na esquistossomíase mekongi são semelhantes às apresentadas na infecção por *S. japonicum*

(WHO, 1994). Os principais sintomas nas formas graves estão relacionados com a *hipertensão portal*, e o óbito pode resultar de ruptura de varizes esofágicas. Em inquérito em 20 escolas públicas no Camboja, com exame parasitológico de fezes em 1.396 estudantes, destacaram *hepatomegalia* do lobo esquerdo em 48,7% da população e *esplenomegalia* em 28,7%, sendo correlacionadas com a intensidade de infecção, principalmente no grupo etário entre 10 e 14 anos. Houve, ainda, circulação colateral (4,1%), ascite (0,5%), presença de sangue e muco nas fezes (Stich *et al.*, 1999).

A evolução, no decorrer de 30 meses, de 20 casos graves com esquistossomíase mekongi e hipertensão portal, em Kracheh, província ao norte do Camboja, foco descrito em 1992, revelou a elevada patogenicidade do *S. mekongi* com óbito em dois pacientes. Os grupos etários acometidos variaram de 5 a 58 anos (Houston *et al.*, 2004). Também, na população de Kracheh, ocorreram casos de retardo de crescimento somático e da puberdade, além de forma descompensada de hipertensão portal (Biays *et al.*, 1999).

Foram diagnosticadas 10 crianças infectadas, na República do Laos, com a forma intestinal e hepatointestinal (Ziegler *et al.*, 1988).

Diagnóstico laboratorial

Para o diagnóstico de rotina, no exame parasitológico de fezes, emprega-se o método de Kato modificado por Katz *et al.* (1972), inclusive para detecção da intensidade de infecção. Se os exames de fezes forem negativos, realiza-se a biopsia retal.

A ultrassonografia é necessária para esclarecer as formas com hepato e/ou esplenomegalia e hipertensão portal. Quando os demais exames forem negativos, os exames sorológicos podem ser indicados para esclarecer a infecção.

Tratamento

O fármaco de escolha é o praziquantel VO, na dose única de 60 mg/kg de peso, que pode ser fracionada em três vezes, no mesmo dia. Também é empregado nos tratamentos em massa, mas deve ser repetido. Os eventuais efeitos colaterais e as contraindicações assemelham-se ao que foi apresentado em relação às demais espécies de *Schistosoma*. A eficácia do praziquantel é considerada elevada. No caso de envolvimento cerebral, relatado por Houston *et al.* (2004), prescreveram corticosteroides, ocorrendo involução dos sintomas neurológicos. Foram detectados casos humanos de infecção pelo *S. mekongi* que não responderam ao tratamento com praziquantel, sendo identificados ovos viáveis de *S. japonicum* na biopsia retal de controle. Não houve alterações morfológicas destes ovos eliminados e avaliados antes e após o tratamento, através de microscopia óptica e eletrônica (Duong *et al.*, 1988).

Prevenção e controle

A partir de 1957, ao ocorrer a divulgação do primeiro caso de infecção por *S. mekongi*, somente definida em 1978, foram implementadas medidas de controle no Laos e no Camboja.

A disseminação recente do hospedeiro intermediário *N. aperta*, no rio Kong (Camboja), além de sua descrição no rio Mekongi, teve repercussões sobre a ampliação de estratégias para controle da infecção (Attwood *et al.* 2004).

O controle da infecção no Laos e no Camboja baseou-se nas campanhas de tratamento universal com acentuada queda na prevalência. Apenas em áreas limitadas, a prevalência atinge 15%. Verifica-se que 60.000 pessoas estão sob risco de infecção no Laos e 80.000 no Camboja. A estratégia de controle da esquistossomíase, ao longo do rio Mekongi, é aperfeiçoar o sistema de vigilância epidemiológica e reduzir os comportamentos de risco da população (Urbani *et al.*, 2002). O combate ao *N. aperta* tem-se revelado difícil.

▶ Esquistossomíase malayense

A esquistossomíase malayense, descrita em 1993 pela OMS, tem como agente etiológico o *S. malayensis*. Os principais hospedeiros intermediários são moluscos do gênero *Robertsiella kaporensis*. É um parasito já diferenciado do *S. japonicum* e do *S. mekongi*, distinção bem ressaltada em estudos de sequenciamento de DNA (Blair *et al.*, 1997). O agente etiológico é dotado de baixa patogenicidade. O real significado da infecção em saúde pública permanece indeterminado (Sagin *et al.*, 2001).

Aspectos epidemiológicos | Distribuição geográfica

O *S. malayensis* ocorre no Sudeste Asiático, sobretudo na Península da Malásia, descrito no *Rattus muelleri*. Inquérito em população na Malásia (Greer *et al.*, 1988) concluiu que 25% utilizavam a água dos rios para beber, na higiene corporal e nas necessidades domésticas, com o hábito de pescar, o que propiciou a transmissão da infecção. Para o diagnóstico foi empregado o ELISA e o teste de precipitação em torno do ovo — COP. A prevalência da infecção por estes testes foi de 9 e 4%, respectivamente. O exame parasitológico de fezes foi negativo. A prevalência tem-se revelado baixa. É pouco provável que a esquistossomíase malayense se torne uma infecção relevante em saúde pública.

Inquérito em tribos indígenas, na Malásia, concluiu que havia um total de 6,8% de infectados, com positividade pelo método de ELISA. A prevalência foi superior no sexo masculino (9,5%) enquanto no feminino alcançou 4,5%. A sorologia aumentou com a idade, sobretudo acima de 60 anos, seguindo-se o grupo entre 31 e 40 anos. O ciclo biológico do parasito é similar ao do *S. japonicum* e *S. mekongi*. A localização principal do verme adulto é nas veias mesentéricas.

Agente etiológico | Ciclo biológico

O *S. malayense* é um membro do complexo *S. japonicum*, sendo caracterizadas duas cepas. A única diferença observada entre elas foi morfológica, sobretudo o tamanho, em geral menor do que o *S. mekongi* e o *S. japonicum*. O ovo do *S. malayense* é mais longo do que o do *S. japonicum*, e mais curto do que o do *S. mekongi*. A caracterização do verme adulto do *S. malayensis* baseou-se, principalmente, na migração de isoenzimas por meio de eletroforese, que revela estar intimamente relacionado com o *S. mekongi* (Greer *et al.*, 1989). As características biológicas do parasito, associadas à evolução clínica sem gravidade, foram referidas por Shekhar (1991).

Quadro clínico e patogenia

Pela baixa patogenicidade do agente etiológico, os sintomas decorrentes da infecção são leves, relacionados com acometimento intestinal, principalmente *quadros diarreicos*. Nos inquéritos publicados são referidas complicações decorrentes apenas da infecção pelo *S. malayensis*.

Diagnóstico laboratorial

Pode ser confirmado pelo exame parasitológico de fezes, com base no método de Kato modificado por Katz *et al*. (1972) que, em geral, apresenta baixa positividade nos inquéritos epidemiológicos. No diagnóstico sorológico emprega-se o método ELISA, além do teste de precipitação em torno do ovo (*circumoval precipitin*), com emprego de antígeno solúvel de ovo de *S. malayensis*.

Tratamento

O fármaco de escolha é o praziquantel, empregado na dose de 40 mg/kg de peso VO, dose única. O fármaco é também usado nos tratamentos em massa.

Prevenção e controle

Foi organizada pela WHO/TDR a rede regional visando à vigilância e ao controle das esquistossomíases na Ásia (*RNAS — Regional Network on Asian Schistosomiasis*), objetivando o controle de transmissão dos parasitos *S. malayensis, S. japonicum* e *S. mekongi*. Os especialistas que compõem a rede regional concentram as ações de vigilância em áreas endêmicas e buscam a padronização de técnicas de imunossorologia e exames de ultrassonografia para avaliar a prevalência e gravidade da infecção, definir as ocupações dos habitantes com maior risco de contato com os hospedeiros intermediários, sobretudo na agricultura, além da implementação do tratamento específico (Zhou *et al*., 2002).

Referências bibliográficas

Almeda J, Corachan M, Sousa A, Ascaso C, Carvalho JM, Rollinson D, Southgate VR. Schistosomiasis in the Republic of São Tomé and Príncipe: human studies. *Trans R Soc Trop Med Hyg* 88: 406-409, 1994.

Arene FO, Ukpeibo ET, Nwanze EA. Studies on schistosomiasis in the Niger Delta: *Schistosoma intercalatum* in the urban city of Port Harcourt, Nigeria. *Public Health* 103: 295-301, 1989.

Attwood SW, Campbell I, Upatham ES, Rollinson D. Schistosomes in the Xe Kong river of Cambodia: The detection of *Schistosoma mekongi* in a natural population of snails and observations on the intermediate host's distribution. *Ann Trop Med Parasitol* 98: 221-230, 2004.

Barbosa FS. Morbidade da esquistossomose. *Rev Bras Bras Malariol D Trop* 18: 3-159, 1966.

Basílio-de-Oliveira CA, Aquino A, Simon EF, Eyer-Silva WA. Concomitant prostatic schistosomiasis and adenocarcinoma: case report and review. *BJID* 6: 45-49, 2002.

Biays S, Stich AH, Odermatt P, Long C, Yersin C, Men C, Saem C, Lormand JD. A foci of schistosomiasis mekongi rediscovered in Northeast Cambodia: cultural perception of the illness; description and clinical observation of 20 severe cases. *Trop Med Inst Health* 4: 662-673, 1999.

Blair D, van Herwerden L, Hirai H, Taguchi T, Habe S, Hirata M, Lai K, Upatham S, Agatsuma T. Relationships between *Schistosoma malayensis* and other Asian schistosomes deduced from DNA sequences. *Mol Biochem Parasitol* 85: 259-263, 1997.

Botelho M, Ferreira AC, Oliveira MJ, Domingues A, Machado JC, Costa JMC. *Schistosoma haematobium* total antigen induces increase proliferation, migration and invasion, and increases apoptosis of normal epithelial cells. *Int J Parasitol* 38: 1083-1091, 2009.

Botelho M, Oliveira P, Gomes J, Gartner F, Lopes C, Costa JMC. Tumorigenic effect of *Schistosoma haematobium* total antigen in mammalian cells. *Int J Parasitol* 38: 948-953, 2009a.

Briggs M, Chadfield M, Mummery D, Briggs M. Screening with reagent strips. *Br Med J* 3: 433-434, 1971.

Bryan PW. *The Papyrus Ebers,* Geoffrey Bles, London, 1930.

Chen MG, Mott KE. Progress in assessment of morbidity to *Schistosoma japonicum* infection. *Trop Dis Bull* 85: R1-R45, 1988.

Chesterman CC. Note sur la bilharziose dans la region de Stanleyville (Congo Belge). *Ann Soc Belg Med Trop* 3: 73, 1923.

Coura JR, Amaral R. Epidemiological and control aspects of schistosomiasis in brazilian endemic areas. *Mem Inst Oswaldo Cruz* 99(Suppl. 1): 13-19, 2004.

Davis A. Schistosomiasis. In *Manson's Tropical Diseases*, 20th ed., p. 1427-1452, 1996.

Duong TH, Funet Y, Lorette G, Barrabes A, Arbelle B, Combescot C. Traitment de la bilharziose à *Schistosoma mekongi* par le praziquantel. *Med Trop* 48: 39-43, 1988.

Dyers RB, Chen MY, Zagoria RJ. Abnormal calcifications in the urinary tract. *Radiographics* 18: 1405-1424, 1998.

Farley J. *Bilharzia A History of Imperial Tropical Medicine. Cambridge History of Medicine*, Cambridge University Press, Cambridge, p. 21-71, 1991.

Greer GJ, Dennis DT, Lai PF, Anuar H. Malaysian schistosomiasis: description of a population at risk. *J Trop Med Hyg* 92: 203-208, 1989.

Greer GJ, Ow-Yang CK, Yong HS. *Schistosoma malayensis* sp.: a *Schistosoma japonicum*-complex schistosome from Peninsular Malaysia. *J Parasitol* 74: 471-480, 1988.

Hernández AD, Fernández TR, Perez AR, Avila JP, Lopetequi OL, Humaran GG. Esquistosomiasis a *Schistosoma haematobium*: manifestaciones clínicas y hallasgos endoscópicos en pacientes cubanos y extranjeros. *Rev Cuba Med Trop* 37: 278-287, 1985.

Hernández AD, Lopetequi OL, Perez AR, Garcia AR, Avila JP. Schistosomiasis y cancer de vejiga. *Rev Cuba Med Trop* 36: 258-263, 1984.

Houston S, Kowalewska-Grochowska K, Naik S, McKean J, Johnson ES, Warren K. First report of *Schistosoma mekongi* infection with brain involvement. First report of *Schistosoma mekongi* infection with brain involvement. *Clin Infect Dis* 38:1-6, 2004.

Imbert-Establet D, Mone H, Tchuem-Tchuente LA, Jourdane J. Permissiveness of two African wild rodents, *Mastomys huberti* and *Arvicanthis niloticus*, to *Schistosoma intercalatum*: epidemiological consequences. *Parasitol Res* 83: 569-573, 1997.

Jourdane J, Southgate VR, Pages JR, Durand P, Tchuem-Tchuente LA. Recent studies on *Schistosoma intercalatum*: taxonomic status, puzzling distribution and transmission foci revisited. *Mem Inst Oswaldo Cruz* 96(Suppl.): 45-48, 2001.

Jusot JF, Simarro PP, De Muynck A. *Schistosoma intercalatum* bilharziasis: clinical and epidemiological considerations. *Med Trop* 57: 280-288, 1997.

Katz N, Chaves A, Pellegrino J. A simple device for quantitative stool thicksmear technique in schistosomiasis mansoni. *Rev Inst Med Trop São Paulo* 14: 397-400, 1972.

Krolikowski A, Janowski K, Larsen JV. Laparoscopic and cystoscopy findings in patients with chronic pelvic pain in Eshowe, South Africa. *Centr Afr Med* 41: 225-226, 1995.

Le TH, Blair D, McManus DP. Revisiting the question of limited genetic variation with *Schistosoma japonicum*. *Ann Trop Med Parasitol* 96: 155-164, 2002.

Lenzi HL, Kimmel E, Schechtman H, Pelajo-Machado M, Romanha WS, Pacheco RG, Martano M, Lenzi JA. Histoarchitecture of schistosomal granuloma development and involution: morphogenetic and biomechanical approaches. *Mem Inst Oswaldo Cruz* 93(Suppl. I): 141-151, 1998.

Li-Peng C. A short review of the previous and current epidemiological situation of schistosomiasis in China. *Rev Soc Bras Med Trop* 30: 57-60, 1997.

Mahmoud AAF. Trematodes (schistosomiasis) and other flukes. In Mandell GL, Douglas Jr RG, Benett JE (eds), *Principles and Practice of Infectious Diseases,* 3rd ed., Churchill Livingstone, London, p. 2145-2151, 1994.

Mandour ME, el Turabi H, Homeida MM, el Sadig T, Ali HM, Bennet JL, Leahey WJ, Harrow DW. Pharmakocinetics of praziquantel in healthy volunteers and patients with schistosomiasis. *Trans R Soc Med Hyg* 84: 389-393, 1990.

McCullough FS. *The Use of Molluscicides in Schistosomiasis Control,* WHO/Schisto/92. 107, Geneva, p. 1-34, 1992.

Millet N, Hart G, Reyman T, Zimmerman A, Lewein P. Mummification for the Common People. In *Mummies, Diseases and Ancient,* Cambridge University Press, Cambridge, 1980.

Nunn JF. *Ancient Egyptian Medicine,* University of Oklahoma Press, Norman, 1996.

OMS-Organização Mundial da Saúde. O Controle da Esquistossomose: Segundo Relatório do Comitê de Especialistas. Traduzido por Azevedo MF, Fiocruz, Rio de Janeiro, 110 pp, 1994.

Oyediran ABOO. Renal disease due to schistosomiasis of the lower urinary tract. *Kid Int* 16: 15-22, 1979.

Oyediran ABOO, Abayomi IO, Akinkugbe OO, Bohrer SP, Lucas AO. Renographic studies in vesical schistosomiasis in children. *Am J Trop Med Hyg* 24: 274-279, 1975.

Pessoa SB, Martins AV. *Schistosoma haematobium, Schistosoma japonicum, Schistosoma intercalatum*. In *Parasitologia Médica*, 3ª ed., Guanabara Koogan, Rio de Janeiro, p. 468-471, 1972.

Rey L. *Schistosoma haematobium* e esquistossomíases. In *Parasitologia*, Guanabara Koogan, Rio de Janeiro, p. 444-454, 2001.

Sagin DD, Ismail G, Fui JM, Jok JJ. *Schistosomiasis malayensis*-like infection among the Penan and other interior tribes (Orang Ulu) in upper Rejang River Basin Sarawak Malaysia. *Southern Asian J Trop Med Public Health* 32: 27-37, 2001.

Shekhar KC. *Schistosoma malayensis*: the biological, clinical and pathologic features in man and experimental animals. *Prog Clin Parasitol* 2: 145-178, 1991.

Silva IM. *Esquistossomíase hematóbica: Avaliação Clínica em Militares Brasileiros Procedentes de Moçambique África*, Tese de Mestrado, Instituto Oswaldo Cruz, Rio de Janeiro, 2003.

Silva IM, Thiengo R, Conceição MJ, Rey L, Lenzi HL, Pereira Filho E, Ribeiro PC. Therapeutic failure in the treatment of *Schistosoma haematobium* infection in Brazilians returning from Africa. *Mem Inst Oswaldo Cruz* 100: 445-449, 2005.

Silva IM, Thiengo R, Conceição MJ, Rey L, Lenzi HL, Pereira Filho E, Ribeiro PC. Cystoscopy in Brazilian men returning from Africa and infected with *Schistosoma haematobium*. *Rev Inst Med Trop São Paulo* 48: 39-42, 2006.

Silva IM, Tsang V, Rey L, Conceição MJ. Clinical and laboratorial evaluation of urinary Schistosomiasis in Braziliens after staying in Mazamdique. *Rev Soc Bras Med Trop* 39(3): 272-274, 2006.

Siqueira-Batista R, Gomes AP, Argento CA, Santos SS, Conceição MJ, Quintas LEM. Esquistossomíases humanas. In: *Manual de Infectologia*, Revinter, Rio de Janeiro, p. 422-430, 2003.

Stich AH, Biays S, Odermatt P, Men C, Saem C, Sokha K, Ly CS, Legros P, Philips M, Lormand JD, Tanner M. Foci of schistosomiasis mekongi, Northern Cambodia: ii. distribution of infection and morbidity. *Trop Med Int Health* 4: 674-685, 1999.

Strandgaard H, Johansen MV, Pholsena K, Teixayavong K, Christensen NO. The pig as a host for *Schistosoma mekongi* in Laos. *J Parasitol* 87: 708-709, 2001.

Tan DL. An analysis of the endemicity of schistosomiasis japonica in human. *Sci Technol Schistos* 65: 112-118, 1991.

Tchuem-Tchuente LA, Morand S, Imbert-Establet D, Delay B, Jourdane J. Competitive exclusion in human schistosomes: the restricted distribution of *Schistosoma intercalatum*. *Parasitology* 113: 129-136, 1996.

Tsang VCW. Immunodiagnosis of schistosomiasis screen with Fast-ELISA and confirm with immunoblot. *Clin Lab Med* 11: 1029-1039, 1991.

Tsang CW, Peralta JM, Simons R. Enzyme-linked immunoelectrotransfer blot techniques (EITB) for studying the specificities of antigens antibodies separated by gel electrophoresis. *Methods Enzymol* 93: 377-391, 1983a.

Tsang CW, Tsang KR, Hancock K, Kelly MA, Wilson BC, Maddison SE. I — Systematic fractionation, quantification and characterization of antigenic components (*Schistosoma mansoni* adult microsomal antigens, a serologic reagent). *J Immunol* 130: 1359-1365, 1983b.

Urbani C, Sinoun M, Socheat D, Pholsena K, Strandgaard H, Odermatt P, Hatz C. Epidemiology and control of mekongi schistosomiasis. *Acta Trop* 82: 157-168, 2002.

Verjovski S, Demarco R. Genoma contra a esquistossomose — Mapas do DNA ativo do parasito abrem caminho para a criação de vacinas e para conhecer a resistência do verme a medicamentos. *Sci Am Brazil* 28: 1-5, 2004.

WHO. The control of schistosomiasis. *Who Tech Rep Ser* 728: 1-49, 1985.

WHO. Impact de la schistosomiase sur la santé publique. *Morbidité et Mortalité* 72: 5-11, 1994.

Wilkins HA, Goll P, Marshal TFC, Moore P. The significance of proteinuria and haematuria in *Schistosoma haematobium* infection. *Trans R Soc Trop Med Hyg* 73: 74-80, 1979.

Wright CA, Southgate VR, Knowles RJ. What is *Schistosoma intercalatum* Fisher 1934? *Trans R Soc Trop Med Hyg* 66: 28-64, 1972.

Zhou X, Acosta L, Willinghan AL, Leonardo LR, Minggang C, Aligui G, Zheng F, Olveda R. Regional Network for Research Surveillance and control of Asian schistosomiasis (RNAS). *Acta Trop* 82: 305-311, 2002.

Ziegler K, Müller FW, Detvongea S. Peculiarities of Mekongi schistosomiasis with particular attention to the people's Democrathic Republic of Laos. *Bull Inst Marit Med Trop Godynia* 39: 187-195, 1988.

84 Fasciolose

Carlos Graeff-Teixeira

▸ Introdução

A infecção humana por trematódeos zoonóticos é esporádica e principalmente causada pela *Fasciola hepatica*, parasito habitual de herbívoros e que ocorre especialmente nas Américas. A fasciolose ou distomose hepática pode também ser causada pela *F. gigantica* na África, Ásia e ilhas do Pacífico.

F. hepatica é um verme achatado, do Filo Platihelminthes, em forma de folha vegetal, podendo atingir um tamanho entre 2 e 4 cm de comprimento por 1 ou 2 cm de largura (Figura 84.1). Em uma das extremidades existe uma saliência de perfil triangular, apresentando na ponta a ventosa oral. Na porção anterior da face ventral, observa-se a ventosa acetabular. São animais hermafroditas, que produzem ovos operculados com comprimento entre 130 e 150 µm. A localização habitual das fascíolas é o interior dos canais biliares e vesícula, onde podem viver até uma década. Os ovos saem com a bile, misturam-se com as fezes e necessitam entrar em contato com coleções hídricas para desenvolver e libertar uma forma larval ciliada, o miracídio. Em poucas horas, a larva precisa encontrar o hospedeiro intermediário, caramujos do gênero *Lymnaea*, para penetrá-los ativamente e desenvolver-se até cercárias. As cercárias de cauda simples são eliminadas para a água e vão se encistar (metacercárias) em vegetações aquáticas, constituindo-se nas formas infectantes para os vertebrados, em geral bovinos. As metacercárias são bem resistentes a variações do ambiente, podendo sobreviver à dessecação completa por até 2 semanas. Após a ingestão por vertebrados, o desencistamento ocorre nas porções iniciais do intestino e a larva perfura a parede intestinal, migra pelas superfícies serosas da cavidade abdominal e penetra o fígado através da sua cápsula. As larvas vão migrar então pelo parênquima hepático e localizam-se nos canais biliares, o que pode demorar até 2 meses, crescem e atingem maturidade sexual, iniciando a oviposição.

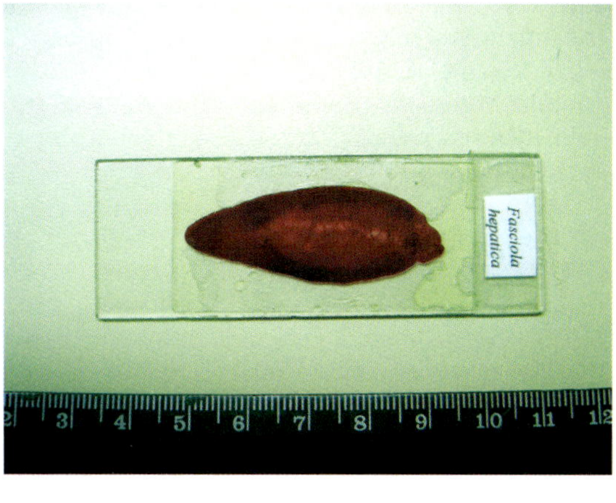

Figura 84.1 *Fasciola hepatica* corada pelo Carmin após fixação em distensão forçada entre duas placas de vidro mostra o seu formato de folha vegetal. Sem esta preparação, os vermes fixados apresentam o corpo contraído ou, quando vivos, podem apresentar contrações irregulares. (Acervo didático da PUC-RS.)

▸ Epidemiologia

Nas Américas foram relatados surtos de casos em Cuba, casos isolados na Argentina, em Brasília, no Chile, no Uruguai, na Venezuela, em Costa Rica, Porto Rico e no México.

O número estimado de pessoas infectadas no mundo é de 2,4 milhões, em 61 países, destacando-se 830 mil no Egito, 740 mil no Peru, 360 mil na Bolívia (Haseeb *et al.*, 2002).

No Brasil a maioria dos casos foi relatada no Rio Grande do Sul, Paraná, Santa Catarina, São Paulo e Rio de Janeiro. No Paraná a infecção do gado chegava a mais de 60% (Rey, 2008). Trata-se de uma zoonose de transmissão alimentar, não havendo predominância significativa de sexo ou idade.

Ovelhas e o gado são os principais hospedeiros vertebrados das fascíolas, embora caprinos, suínos, equinos, bubalinos, coelhos e vários outros animais herbívoros possam também se infectar. As infecções humanas estão associadas a áreas de criação desses animais onde também haja o cultivo ou a coleta de variedades silvestres do agrião (*Nasturtium officinale*) (Rey, 1957). Duas dezenas de espécies no gênero *Lymnaea* podem atuar como hospedeiras intermediárias. No sul das Américas, as principais espécies são *L. viatrix*, *L. columella* e *L. cubensis*, com ampla distribuição, atingindo a Patagônia ao sul e até 4 mil metros de altitude no altiplano boliviano (Mas-Comas *et al.*, 2001; Kleiman *et al.*, 2004). Os moluscos proliferam principalmente em coleções rasas de água, ricas em vegetação, onde os herbívoros pastam e defecam, fechando o ciclo da parasitose.

Embora o consumo do agrião seja a principal forma de adquirir a infecção, outros vegetais podem veicular as metacercárias, como a alface (Incani *et al.*, 2003), sementes (Curtale *et al.*, 2003) ou ervas para chás, como suspeitado no Peru (Raymundo *et al.*, 2004). Portanto, a ausência da história de ingestão de agrião não deve levar ao descarte da hipótese de fasciolose, inclusive porque a infecção pode ter sido adquirida pela ingestão de água.

▸ Manifestações clínicas

Na fase aguda da infecção, os vermes em desenvolvimento e migrando pelo parênquima hepático podem determinar hepatomegalia dolorosa, febre e eosinofilia acentuada. Esta tríade constitui a síndrome de larva migrans, cuja etiologia mais frequente é *Toxocara canis*. A fasciolose, bem como a angiostrongilíase abdominal e outras parasitoses de localização hepática, poucas vezes são lembradas nesta situação. Outras manifestações ocorrem esporadicamente, de forma muito variada: dores abdominais, diarreia e vômitos. Febre e artralgias ou crises de urticária podem ocorrer na fase aguda (Saba *et al.*, 2004; Nithiuthai *et al.*, 2004). Este período pode variar de algumas semanas até 4 meses.

Após a maturação dos vermes na vesícula e canais biliares, pode transcorrer parasitismo assintomático por muitos anos. As manifestações na fase crônica da infecção serão devidas a inflamação e/ou obstrução (colecistite, colangite ou calculose biliar), dor abdominal, febre e icterícia, podendo ocorrer em crises intermitentes. A dor, eventualmente em cólica, pode ser localizada no epigástrio ou hipocôndrio direito, acompanhada ou não de outros sintomas abdominais, tais como: diarreia, vômitos, anorexia ou outros sintomas inespecíficos como tonturas, tosse, cansaço (Igreja *et al.*, 2004). A febre pode ser prolongada e constituir casos de "febre de origem obscura" (Dobrucali *et al.*, 2004). No leucograma observa-se eosinofilia que pode chegar a valores acima de 60%. O aumento das bilirrubinas não costuma estar acompanhado de alterações nas demais provas de função hepática, o que pode ser importante para diferenciar de outras lesões hepáticas de etiologia parasitária, em que o comprometimento do parênquima é mais acentuado, tal como nos abscessos secundários a migração ou localização de nematódeos (*Ascaris lumbricoides, T. canis, Strongyloides stercoralis, Angiostrongylus costaricensis*). A febre alta, com leucocitose, neutrofilia e aumento de bastonados, deve alertar para a grave complicação de colangite bacteriana, capaz de desencadear bacteriemias e risco de morte iminente.

Raramente podem ocorrer localizações ectópicas do verme, originando manifestações localizadas: mucosa faringeana, parede intestinal, pele e pulmões (Nithiuthai *et al.*, 2004).

▶ Diagnóstico

O diagnóstico definitivo se faz pelo encontro dos vermes ou dos ovos. Os ovos estão presentes nas fezes, no suco duodenal ou na secreção biliar. Há pacientes nos quais o número de ovos eliminados é muito pequeno ou de eliminação irregular, resultando em falsa negatividade. Portanto, a pesquisa negativa nas fezes não exclui o diagnóstico. É sempre imprescindível confirmar com o paciente que não tenha havido a ingestão recente de fígado ou de produtos ou extratos feitos com fígado, pela possibilidade do trânsito de ovos pelo tubo digestivo, sem ter havido infecção pelos vermes adultos na árvore biliar.

Os vermes, conhecidos pela população como "baratinhas do fígado", podem ser evidenciados durante abordagens cirúrgicas da árvore biliar ou no decorrer do exame anatomopatológico macroscópico, em cadáveres ou em fragmentos envolvendo vesícula e canais biliares. As fascíolas devem ser lavadas e previamente montadas em duas lâminas de vidro para a fixação com álcool ou formalina 10% e confirmação da identificação, por meio do exame microscópico no material inteiro e clarificado, o que é preferível ao exame de material incluído em parafina e cortado.

Métodos sorológicos para fasciolose são recursos na elaboração diagnóstica de casos suspeitos, porém eles não estão disponíveis em laboratórios de rotina. Sistemas de captura de anticorpos com antígenos definidos e boa especificidade são objetos de investigação e aguardam mais extensa avaliação de desempenho (Silva *et al.*, 2004; Dalimi *et al.*, 2004; Noureldin *et al.*, 2004).

Métodos de imagem, como a ultrassonografia, na fase aguda, podem mostrar áreas focais de ecogenicidade aumentada ou variável, geralmente irregulares e medindo até 2 cm (Cosme *et al.*, 2003), eventualmente de caráter evanescente (MacLean e Graeme-Cook, 2002). Na fase crônica, a ecografia pode surpreender os vermes no interior da vesícula, vistos como manchas de ecogenicidade aumentada, com movimentos de contração (Saba *et al.*, 2004).

▶ Tratamento

Triclabendazol é o fármaco de escolha para o tratamento da fasciolose. Ensaios populacionais têm demonstrado eficácia próxima a 100%, ausência de efeitos colaterais, inclusive com uma única dose oral (10 mg/kg) em vez de três ou duas doses diárias, como inicialmente recomendado (Talaie *et al.*, 2004). A ação do medicamento pode resolver inclusive quadros de obstrução das vias biliares pelas fascíolas, evitando a intervenção cirúrgica (Saba *et al.*, 2004). É de uso veterinário e formulações para uso humano não são ainda amplamente disponíveis, como no Egito, país com grande número de casos. A falha terapêutica, demonstrada definitivamente pela persistência da eliminação de ovos nas fezes, pode ser resolvida pela repetição do tratamento ou com uso de fármacos de segunda escolha: bitionol (30 a 40 mg/kg, até o máximo de 2 g/dia, em dias alternados, entre 10 e 15 doses) e deidroemetina (1 mg/kg até o máximo de 65 mg/dia, intramuscular ou subcutaneamente) são alternativas com toxicidade significativa, especialmente para o derivado da emetina, tais como disritmias e efeito inotrópico negativo sobre o coração. Dados sobre eficácia do praziquantel (3 doses de 25 mg/kg em um dia) são contraditórios, embora seja o medicamento de mais fácil obtenção no Brasil e de escolha para vários outros trematódeos, inclusive parasitos da árvore biliar, como *Clonorchis sinensis*, de grande importância na Ásia. Metronidazol (1,5 g/dia, por 3 semanas) é alternativa no tratamento da fasciolose, inclusive em casos com falha terapêutica ao triclabendazol (Mansour-Ghanaei *et al.*, 2003). Nitazoxanida tem revelado excelente atividade contra *F. hepatica*, constituindo um outro fármaco promissor (Favennec *et al.*, 2003).

O tratamento cirúrgico convencional ou por meio de endoscopia ou videolaparoscopia pode ser necessário nos casos com litíase, muitas vezes feito sem sequer se suspeitar da etiologia, provendo, além da solução terapêutica, a confirmação diagnóstica (Reddy *et al.*, 2003).

▶ Controle

As duas principais medidas profiláticas são: abster-se do consumo de agrião silvestre e isolar as plantações de agrião das criações de bovinos. Isto significa mais que simplesmente separar a horta com uma cerca, pois se há um declive e a água vem de áreas de criação ou pastoreio, poderá permanecer a contaminação. A água para beber deve ser filtrada ou fervida e as fontes devem ser protegidas, especialmente da poluição fecal. No manejo da infecção nos animais de criação, poderão ter sentido medidas de controle dos moluscos transmissores (Malone e Zukowski, 1992). Há indicações de que o látex do arbusto "coroa-de-cristo", *Euphorbia splendens*, tem efeito moluscicida sobre *L. columella* como já estudado em relação aos moluscos vetores da esquistossomose (Vasconcellos e Amorim, 2003). O desenvolvimento de vacinas teria maior repercussão no uso veterinário do que no humano pelas perdas econômicas importantes na pecuária e pelo caráter esporádico e baixa morbidade nos humanos, porém é interessante a demonstração da possibilidade de vacinas com peptídios conservados e eficazes não só contra *Fasciola* sp. mas também *Schistosoma* sp. (Villar *et al.*, 2003).

▸ Referências bibliográficas

Cosme A, Ojeda E, Poch M, Bujanda L, Castiella A, Fernandez J. Sonographic findings of hepatic lesions in human fascioliasis. *J Clin Ultrasound* 31: 358-363, 2003.

Curtale F, Mas-Coma S, Hassanein YA, Barduagni P, Pezzotti P, Savioli L. Clinical signs and household characteristics associated with human fascioliasis among rural population in Egypt: a case-control study. *Parasitologia* 45: 5-11, 2003.

Dalimi A, Hadighi R, Madani R. Partially purified fraction (PPF) antigen from adult *Fasciola gigantica* for the serodiagnosis of human fascioliasis using Dot-ELISA technique. *Ann Saudi Med* 24: 18-20, 2004.

Dobrucali A, Yigitbasi R, Erzin Y, Sunamak O, Polat E, Yakar H. *Fasciola hepatica* infestation as a very rare cause of extrahepatic cholestasis. *World J Gastroenterol* 10: 3076-3077, 2004.

Favennec L, Jave Ortiz J, Gargala G, Lopez-Chegne N, Ayoub A, Rossignol JF. Double-blind, randomized, placebo-controlled study of nitazoxanide in the treatment of fascioliasis in adults and children from northern Peru. *Aliment Pharmacol Ther* 17: 265-270, 2003.

Haseeb AN, el-Shazly AM, Arafa MA, Morsy AT. A review on fascioliasis in Egypt. *J Egypt Soc Parasitol* 32: 317-354, 2002.

Igreja RP, Barreto MG, Soares S. Fascioliasis: report of two cases from rural areas of Rio de Janeiro. *Rev Soc Bras Med Trop* 37: 416-417, 2004.

Incani RN, Vieira JM, Pacheco M, Planchart S, Amarista M, Lazdins J. Human infection by *Fasciola hepatica* in Venezuela: report of a geriatric case. *Invest Clin* 44: 255-260, 2003.

Kleiman F, Pietrokovsky S, Paraense WL, Wisnivesky-Colli C. Southernmost finding of *Lymnaea viatrix orbigny*, 1835 (Pulmonata: Lymnaeidae), intermediate host of *Fasciola hepatica* (Linnaeus, 1758) (Trematoda: Digenea), in urban and rural areas of Patagonia, Argentina. *Mem Inst Oswaldo Cruz* 99: 23-24, 2004.

MacLean JD, Graeme-Cook FM. Case records of the Massachusetts General Hospital. Weekly clinicopathological exercises. Case 12-2002. A 50-year-old man with eosinophilia and fluctuating hepatic lesions. *N Engl J Med* 346: 1232-1239, 2002.

Malone JB, Zukowski SH. Geographic models and control of cattle liver flukes in the Southern USA. *Trends Parasitol* 8: 266-270, 1992.

Mansour-Ghanaei F, Shafaghi A, Fallah M. The effect of metronidazole in treating human fascioliasis. *Med Sci Monit* 9: 127-130, 2003.

Mas-Coma S, Funatsu IR, Bargues MD. *Fasciola hepatica* and lymnaeid snails occurring at very high altitude in South America. *Parasitology* 123 (Suppl.): S115-127, 2001.

Nithiuthai S, Anantaphruti MT, Waikagul J, Gajadhar A. Waterborne zoonotic helminthiases. *Vet Parasitol* 126: 167-193, 2004.

Noureldin MS, el-Ganaini GA, Abou El-Enin AM, el-Nemr HE, Hussin EM, Sultan DM. Evaluation of seven assays detecting serum immunoglobulin classes and subclasses and salivary and faecal secretory IgA against *Fasciola* excretory/secretory (ES) antigens in diagnosing fascioliasis. *J Egypt Soc Parasitol* 34: 691-704, 2004.

Raymundo LA, Flores VM, Terashima A, Samalvides F, Miranda E, Tantalean M, Espinoza JR, Gotuzzo E. Hyperendemicity of human fasciolosis in the Mantaro Valley, Peru: factors for infection with *Fasciola hepatica*. *Rev Gastroenterol Peru* 24: 158-164, 2004.

Reddy DN, Sriram PV, Rao GV. Endoscopic diagnosis and management of tropical parasitic infestations. *Gastrointest Endosc Clin N Am* 13: 765-773, 2003.

Rey L. *Fasciola hepática* no gado, no Rio Grande do Sul; investigações sobre a possibilidade de ocorrência de casos humanos. *Rev Bras Malariol Doenças Trop* 9: 473-483, 1957.

Rey L. Fasciola hepática e fasciolías. In: *Parasitologia. Parasitos e Doenças Parasitárias do Homem nos Trópicos Ocidentais.* Gen Guanabara Koogan, 4ª Ed., Rio de Janeiro, p. 500-506, 2008.

Saba R, Korkmaz M, Iman D, Mamikoglu L, Turhan O, Gunseren F, Çevikol C, Kabaalioglu A. Human fascioliasis. *Clin Microbiol Infect* 10: 385-387, 2004.

Silva E, Castro A, Lopes A, Rodrigues A, Dias C, Conceicao A, Alonso J, Correia da Costa JM, Bastos M, Parra F, Moradas-Ferreira P, Silva M. A recombinant antigen recognized by *Fasciola hepatica*-infected hosts. *J Parasitol* 90: 746-751, 2004.

Talaie H, Emami H, Yadegarinia D, Nava-Ocampo AA, Massoud J, Azmoudeh M, Mas-Coma S. Randomized trial of a single, double and triple dose of 10 mg/kg of a human formulation of triclabendazole in patients with fascioliasis. *Clin Exp Pharmacol Physiol* 31: 777-782, 2004.

Vasconcellos MC, de Amorim A. Activity of *Euphorbia splendens var. hislopii* N.E.B. (Euphorbiaceae) latex against *Lymnaea columella* (Say, 1817) (Pulmonata: Lymnaeidae), intermediate host of *Fasciola hepatica*, Linnaeus, 1758 (Trematoda: Fasciolidae). 2: limited field-testing. *Mem Inst Oswaldo Cruz* 98: 981-985, 2003.

Vilar MM, Barrientos F, Almeida M, Thaumaturgo N, Simpson A, Garratt R, Tendler M. An experimental bivalent peptide vaccine against schistosomiasis and fascioliasis. *Vaccine* 22: 137-144, 2003.

embora venha ocorrendo um aumento de casos importados e introdução da infecção por imigrantes oriundos de países endêmicos. Vários casos autóctones de cisticercose vêm sendo registrados nos EUA, Carolina do Sul, Carolina do Norte e Massachusetts (MMW, 1992), Califórnia (Sorvillo *et al.*, 2004), Oregon (Townes *et al.*, 2004), Nova York, Chicago e Los Angeles (White Júnior, 2000). A NCC é um problema crescente de saúde pública nos EUA, primariamente associada à doença em imigrantes latinos e asiáticos (Shandera *et al.*, 2002), estimando-se que, a cada ano, 1.000 novos casos sejam diagnosticados (White Júnior, 2000).

Dos sete países da América Central, a maioria não possui informação precisa sobre a presença do complexo teníase-cisticercose, com exceção da Guatemala e Honduras, nos quais as doenças são endêmicas. Índices de teníase são de 1% e 6,2% e de cisticercose humana variam de 10 a 17% e de 17 a 34% nos dois países, respectivamente. Ainda na Guatemala, de 40 a 64% dos porcos apresentam cistos de *T. solium*, enquanto em Honduras esses valores chegam a 27,1% (Garcia-Noval *et al.*, 2002). Casos de NCC foram relatados na maioria dos países latino-americanos, estando presentes em 18 países, notadamente México, Guatemala, El Salvador, Honduras, Colômbia, Equador, Peru, Bolívia e Brasil (Schantz, 2002). Segundo o autor, na América Latina, a positividade para cisticercose varia de 4,9 a 24,0% em estudos sorológicos humanos (EITB), de 4 a 70% em suínos (exame da língua ou EITB) e de 0,3 a 8,6% na teníase (parasitológico de fezes ou pesquisa de coproantígenos). O Peru é hiperendêmico para infecções humanas e suínas, face aos extraordinários índices apresentados (Garcia *et al.*, 2003) sendo, provavelmente, o país com as mais elevadas taxas de prevalência no mundo, pois foram registrados índices para cisticercose humana de 3,9% (7,1 a 26,9%), para teníase de 2,5% (0 a 6,7%) e de 62,4% (42 a 75%) em suínos. No México a positividade para teníase oscila de 1 a 7% e a de cisticercose de 0,06 a 2,9% (Licea *et al.*, 2003). Na Argentina, ovos de *Taenia sp.* foram encontrados em amostras de terra em 13% dos passeios públicos urbanos na cidade de La Plata (Córdoba *et al.*, 2002).

No Brasil, o complexo teníase-cisticercose humano é endêmico em, pelo menos, 16 estados brasileiros e no Distrito Federal (Agapejev, 2002) (veja a tabela sobre frequência de teníase e cisticercose no Brasil, no final deste capítulo). Por sua vez, a teníase está presente em todos os estados e regiões pesquisados, ocorrendo no Norte, com 0,15% (Freitas e Palermo, 1996), no Nordeste, com índices de positividade de 4,5% na Bahia (Gomes *et al.*, 2002) e 5,7% na Paraíba (Pereira *et al.*, 1995). No Distrito Federal foi encontrado valor de 1,1% (Oliveira *et al.*, 1994) e no Sudeste, de 0,2% (Carvalho *et al.*, 2002) e 1,3% (Silva-Vergara, 1995) em Minas Gerais e de 0,12% (Reis, 1963) e 0,6% (Vinha e Martins, 1967) no Rio de Janeiro. Na região Sul, os índices de teníase no Paraná foram de 0,5%, conforme divulgado no endereço eletrônico oficial da Secretaria Estadual de Saúde (EESES), 1,1% (Kopp *et al.*, 1994) e 4,5% (Arruda *et al.*, 1990) e, em Santa Catarina, de apenas 0,08% (Bordignon, 1998). Estes resultados certamente não refletem a prevalência real, face à pouca sensibilidade dos métodos de diagnóstico parasitológico utilizados na rotina laboratorial. Por sua vez, os estudos de frequência da NCC foram realizados em séries clínicas (hospitais gerais e especializados, clínicas neurológicas e radiológicas), epidemiológicas e de necropsias e mostraram variações de 0,03 a 13,4%, de 0,68 a 6,22% e de 0,12 a 9%, respectivamente (Agapejev, 2002). No levantamento efetuado pela autora, 10 estados (Amazonas, Roraima, Amapá, Acre, Rondônia, Mato Grosso, Mato Grosso do Sul, Tocantins, Piauí e Sergipe) não apresentam referência na literatura sobre NCC. Nem sempre os estudos utilizaram técnicas de alta sensibilidade e especificidade, o que dificulta a avaliação mais precisa da real prevalência da NCC em nosso meio. Deste modo, a NCC constitui um desafio importante para o sistema público de saúde do nosso país. Com base nos critérios da OPAS/OMS (1994), o Brasil é um país endêmico para a teníase e cisticercose humana e suína.

A introdução de estudos de neuroimagem por TC e RNM trouxe imensos progressos e os primeiros e mais sensíveis métodos diagnósticos não invasivos, possibilitando o reconhecimento da ocorrência da NCC em muitas partes do mundo (White Jr., 2000). Também no Brasil, a introdução da TC há cerca de duas décadas permitiu identificar a magnitude da NCC, sendo a responsável pelo reconhecimento da condição endêmica da doença em diversas áreas do Brasil (Galhardo *et al.*, 1993). Aliás, a ocorrência da NCC deveria ser suspeitada em todas as regiões onde se desenvolve suinocultura, não importando como esta seja qualificada. Mais ainda, se o indivíduo suspeito responder afirmativamente a uma questão elementar, mas de importância crucial: "Você conhece carne de porco com pipoca/canjica?" A resposta "sim" indica de maneira inequívoca a presença do complexo teníase-cisticercose na área e, neste caso, poderemos igualmente inferir a concomitância da NCC no mesmo local.

No Sul do Brasil, o Paraná é o estado onde mais se estudou o complexo teníase-cisticercose e onde as endemias são mais prevalentes, confirmadas por estudos sorológicos (Bonametti *et al.*, 1992; Melo *et al.*, 1994; Lonardoni *et al.*, 1996), clínicos (Antoniuk, 1994) e tomográficos (Arruda *et al.*, 1990; Tamburus *et al.*, 1994; Gracia, 1994; Narata *et al.*, 1998; Trentin *et al.*, 2002). Da mesma maneira, a endemia em suínos é elevada, com 20% dos animais albergando a forma larvar da *T. solium;* a frequência de ovos de *Taenia sp.* no solo e em vegetais foi de 4,5% e 2,2%, respectivamente (Lonardoni *et al.*, 1996). Em Santa Catarina, a TC foi importante meio diagnóstico em três estudos clínicos, pois revelou que a NCC é importante causa de epilepsia em pacientes internados (Trevisol-Bittencourt *et al.*, 1998) e ambulatoriais (Rigati e Trevisol-Bittencourt, 1999), bem como em pacientes selecionados de clínica radiológica (Pfuetzenreiter e Avila-Pires, 1999). Após a inclusão da cisticercose na lista das doenças de notificação obrigatória, em Santa Catarina, foram registrados 52 casos em 1996 e 1997 e uma prevalência elevada em TC (Kuhnen, 1997). No período de 1998 a 2000 foram notificados 300 casos, tendo a incidência variado com a região geográfica, de 0,8 a 1,48% para cada grupo de 100.000 habitantes (Madeira, 2004).

Mais recentemente, em um estudo de revisão de 5.775 TC realizadas em pacientes, entre 2002 e 2004, em clínica radiológica privada na cidade de Lages (região do Planalto Central) foi evidenciado que 1.377 delas (24,7%) foram positivas para NCC (Marques *et al*,, 2010). No Rio Grande do Sul, estudos tomográficos (Silva *et al.*, 2000; EESES, 2004) e inquéritos sorológicos na população geral também confirmam a condição endêmica da NCC, pelo encontro de incidência de 71 a 136,36 casos/100.000 habitantes (EESES, 2004).

Na região Sudeste do País, a NCC foi considerada endêmica no Espírito Santo (Chequer e Vieira, 1990) e em Minas Gerais, por levantamentos sorológicos em pacientes de instituição psiquiátrica e de idosos (Tavares Jr., 1994), em doadores de sangue (Silveira-Lacerda *et al.*, 2002) e por necropsias (Lino Júnior *et al.*, 2002). No estado de São Paulo, a doença é muito estudada na cidade de Ribeirão Preto, onde foram descritos 500 casos (Takayanagui e Jardim, 1983) e registrados 1.100 casos de NCC (1992 a 2001) pela notificação obrigatória no município, estimando-se a prevalência em 71,8 casos/100.000 habitantes (Takayanagui *et al.*, 2002). Ainda em São Paulo, estudos sorológicos na população em geral (Ueda *et al.*, 1984; Vaz *et al.*, 1990; Bragazza *et al.*, 2002) ou selecionada (Vaz *et al.*, 1990; Spina-França *et al.*, 1993), reafirmaram a situação endêmica da NCC, com índices de 0,82 a 5%. Complementando estes dados, a pesquisa de helmintos em hortaliças, *in natura*, comercializadas na região metropolitana de São Paulo, revelou índices de contaminação extremamente elevados, de 32% da alface lisa a 66% das amostras de agrião (Oliveira e Germano, 1992). A presença de ovos de *Taenia sp.* em 4% das amostras de agrião e de escarola e de 2% na alface crespa permitiu concluir que a transmissão da cisticercose ao homem pode se dar, também, por meio das hortaliças, conforme salientado por Marzochi, na cidade de Ribeirão Preto (1977), o que exige uma fiscalização sanitária mais ativa sobre os alimentos comercializados *in natura* (Takayanagui *et al.*, 2001). No Rio de Janeiro, igualmente, 100 casos de NCC foram registrados em serviço de neurologia em um período de 8 anos e ovos de *Taenia sp.* foram identificados em 0,5% das amostras de hortaliça de supermercado (Pereira da Silva *et al.*, 1995). Mais recentemente, Costa Mendes *et al.* (2005) analisaram 36.379 TC do Hospital Geral de Nova Iguaçu e de Clínica de Imagem do município fluminense de Nova Iguaçu e encontraram 72 casos de NCC.

Esclarecedores são os estudos mais recentes no Nordeste, onde a concepção anterior era de que a NCC não fosse endêmica. Com a introdução da TC e de métodos sorológicos sensíveis, foi demonstrado que a doença naquela região é endêmica no Rio Grande do Norte (Galhardo *et al.*, 1993; Albuquerque e Galhardo, 1995) e no Recife, onde a positividade em pacientes com epilepsia foi de 8,8% (Valença e Valença, 2000). A TC também se mostrou útil na Paraíba, onde foram informados 44 casos de NCC e uma prevalência de 1,02% em prontuários revisados em Campina Grande (Gonçalves-Coêlho e Coêlho, 1996). O município baiano de Mulungu do Morro foi considerado endêmico para o complexo teníase-cisticercose (Gomes *et al.*, 2002). A taxa de positividade referida por Biondi *et al.* (1998) em Alagoas (1,9%), citada por Agapejev (2002), confirma a condição endêmica da NCC na região nordestina. No Ceará, no município de Pedra Branca, Oliveira *et al.* (2006) analisaram 831 amostras de fezes pelo método de Kato-Katz e encontraram 10 indivíduos positivos (1,2%) para teníase. Silva *et al.* (2007) revisaram 1.792 TC de dois hospitais do município cearense de Barbalha e detectaram que 90 (5%) eram positivos para NCC, enquanto entre 1.003 exames coprológicos, 1,1% foram positivos para *Taenia sp.* Corroborando esses achados de que a NCC é também endêmica no Ceará, Façanha (2006) constatou, usando o Sistema de Informação Hospitalar, que, no período de 1996 a 2004, 424 pacientes do Sistema Único de Saúde estiveram internados com o diagnóstico de NCC, oriundos de 75 municípios cearenses. No município de João Costa, no Piauí, Ramos Jr. *et al.* (2004) realizaram 701 exames parasitológios de fezes e encontraram 1 (0,1%) positivo para *Taenia* sp. enquanto o teste sorológico de ELISA, realizado em 169 indivíduos clinicamente suspeitos de terem NCC, foi positivo em 23 pacientes.

No Centro-Oeste, são escassas as informações, mas na capital federal foram constatados valores expressivos em hospitais gerais e especializados (Vianna *et al.*, 1986) e pacientes com sintomas neurológicos, da ordem de 0,6%, 20,4% e 12,9%, respectivamente. Finalmente, no Norte, foram confirmados 12 casos de NCC em clínicas neurológicas do Pará (Freitas e Palermo, 1996).

A análise crítica de 136 trabalhos selecionados da literatura nacional sobre a NCC, relativos ao período de 1915 a 2002, feita por Agapejev (2003), permitiu concluir: a) não é possível afirmar que seja mais prevalente em determinados estados ou regiões; b) a positividade do exame parasitológico de fezes é, em média, 4 vezes mais frequente nos familiares dos pacientes do que nos próprios indivíduos; c) a incidência é 5 vezes mais elevada em indivíduos com distúrbios psiquiátricos do que na população geral; d) a letalidade está em torno de 15%; e) o exame neurológico é normal em 50% dos pacientes, enquanto a epilepsia e a hipertensão intracraniana, associadas ou não, são encontradas em mais de 80% dos casos sintomáticos; f) geralmente há um único cisticerco, calcificado e localizado, preferencialmente, em lobo frontal e parietal direito; g) existem diferenças clínicas regionais importantes, com polimorfismo clínico mais acentuado nas regiões Sul-Sudeste, onde predominam os casos de hipertensão intracraniana e da forma racemosa; h) o perfil geral do paciente brasileiro mostra que se trata de indivíduo do sexo masculino, de 31 a 50 anos, de área rural, com epilepsia parcial complexa e calcificação à TC, representando a expressão da forma inativa; i) o perfil de gravidade da doença é de mulher, de 21 a 40 anos, de área urbana, com cefaleia e hipertensão intracraniana, típica síndrome liquórica e vesículas associadas ou não a calcificações cerebrais, constituindo a forma ativa; j) foi causa primária da morte em 27% dos estudos de necropsias, sendo a hipertensão intracraniana o principal fator determinante da morte. No Brasil, foram registrados 937 óbitos por cisticercose, no período de 1980 a 1989 (Brasil, 1996). Estima-se que ocorram cerca de 50 mil óbitos por ano pela NCC, sobretudo nos países do terceiro mundo (Burneo *et al.*, 2009).

Deve ser enfatizado que o perfil de doença essencialmente rural vem sendo modificado de forma acentuada, com muitos casos ocorrendo nas regiões urbanas, em decorrência dos intensos e constantes fluxos migratórios populacionais para estas áreas, nas quais os indivíduos infectados se transformam em importantes fontes de infecção e de disseminação da parasitose. Estes portadores da *T. solium* são o principal fator de risco de transmissão da cisticercose, tanto nas zonas rurais como nas urbanas (García-García *et al.*, 1999; Flisser *et al.*, 2003; Silva-Vergara *et al.*, 1998), quer por contaminação acidental de água e alimentos ou por contato direto interpessoal. Foi encontrada forte correlação entre a presença de cisticercose com a ausência de fossa, convívio com porcos, utilização de água de rio, bem como de risco mais elevado nos familiares de pacientes com a infecção (Vianna *et al.*, 1986). Os principais fatores de risco foram as péssimas condições sanitárias e história de teníase ou de convulsões entre os membros de cada família (Silva-Vergara *et al.*, 1995). Nas regiões endêmicas, a positividade para cisticercose em membros de famílias, onde exista indivíduo com teníase, é 3 vezes mais elevada do que nas casas onde não exista ninguém infectado pelo verme adulto (Goodman *et al.*, 1999), tendo as infecções familiares um importante papel na aquisição da NCC (Ruíz-Garcia *et al.*, 1997). Em síntese, as diferentes pesquisas mostram que a criação de suínos no peridomicílio e a presença de portadores crônicos de teníase são fatores determinantes para a manutenção da cadeia epidemiológica do complexo teníase-cisticercose. Os registros dos casos de NCC em Santa Catarina e Paraná evidenciam que a maior prevalência está nas zonas urbanas, de 71,8% (Madeira, 2004) a cerca de 85% (EESES do Paraná), respectivamente. Outros estudos mostraram, também, a elevada prevalência nas áreas urbanas e em indivíduos das classes média e alta (Goodman *et al.*, 1999). De 122 crianças com NCC estudadas na cidade do México, 103 (84,4%) residiam em áreas urbanizadas (Ruiz-Garcia *et al.*, 1997). A doença afeta ambos os sexos, sem distinção de cor, com prevalência em mulheres na maioria dos estudos e em todas as faixas etárias, mas com predomínio entre 21 e 40 anos, com média de 22 anos (Agapejev, 2002).

Em relação à cisticercose pela *T. saginata*, sua repercussão maior é no gado bovino, no qual a doença não é benigna e é causa de substanciais perdas econômicas. Os trabalhadores rurais são a fonte de infecção, pois, por intermédio de suas fezes, contaminam as áreas de pastagem ou a água e alimentos ingeridos pelos animais. Apenas um indivíduo é capaz de causar surtos epizoóticos no gado bovino (Hoberg, 2002). Presente em todo o mundo, a cisticercose bovina pela *T. saginata* é muito comum no Brasil, com percentuais de ocorrência em matadouros de 0,7 a 5,5% em São Paulo (Ungar e Germano, 1992), 3,9% no Paraná (EESES do Paraná) e de 3,3% (Bordignon, 1998) e 4,7% (Renúncio, 1997) em Santa Catarina. No Pará, a cisticercose bovina é praticamente inexistente, da ordem de 0,0097% (Freitas e Palermo, 1996).

▸ Dinâmica da infecção e etiopatogenia

A *T. saginata* tem pouca expressão clínica para o homem, pois não é agente causal da cisticercose humana (Hoberg, 2002), apesar de ser cosmopolita e responsável por 68,5% das teníases (Torres *et al.*, 2001). Assim, a abordagem da patogênese das infecções do complexo teníase-cisticercose será feita, exclusivamente, em relação à *T. solium* e de maneira conjunta, haja vista que a dinâmica da infecção de ambas está estreitamente relacionada. Esta consideração é enfatizada pelo fato de a cisticercose ser a mais importante doença parasitária do SNC do homem no mundo (Román *et al.*, 2000). Destaca-se que o porco, na condição de hospedeiro natural intermediário, é a única fonte de infecção para que o homem adquira a teníase, sendo, portanto, fundamental para a perpetuação do ciclo vital da *T. solium*. Ou seja, a infecção humana pela larva da *T. solium* é um desvio do ciclo evolutivo, uma vez que o homem infectado pelo cisticerco não transmite o parasito a nenhum outro ser. Para isso, a carne do suíno precisa estar crua ou malcozida, de modo a manter os cisticercos vivos. O ciclo biológico do helminto no homem, portanto, tem início com a ingestão dos cisticercos que, após sofrerem um processo de desenvaginação, originam os vermes adultos no intestino delgado. Nesta fase intestinal, as relações imunológicas são muito pobres, sendo muito raros os encontros de anticorpos no soro e nada é conhecido a respeito da resposta local em humanos e pouca informação é registrada sobre anticorpos séricos e resposta tecidual (Correa e Medina-Escutia, 1999). Assim, nada dificulta o amadurecimento do verme, que atinge o desenvolvimento completo após cerca de 3 meses, quando tem início a eliminação das proglotes ou dos ovos pelas fezes, de maneira irregular, mas em quantidade extraordinariamente grande (cada proglote pode ter cerca de 70 mil ovos), facilitando a sua disseminação no ambiente e infectando os porcos e os seres humanos, com muita frequência, quando estes são expostos às fezes humanas.

Os mecanismos pelos quais o homem adquire a cisticercose podem ser didaticamente sintetizados em: a) heteroinfecção — é o mais comum, no qual os ovos do parasito de um portador infectam outros indivíduos, de forma direta ou por meio de um outro veículo. Este mecanismo é extremamente comum no ambiente domiciliar e peridomiciliar, entre membros de uma mesma família ou de contactantes que convivem próximos; b) autoinfecção externa — quando o portador da teníase ingere os ovos eliminados nas fezes e é decorrente da falta de hábitos higiênicos; c) autoinfecção interna — não é mecanismo aceito por todos e ocorreria em portadores do verme adulto e nos quais os ovos, por movimento antiperistáltico ou vômito, seriam levados ao estômago para liberação da oncosfera. A cisticercose humana, portanto, é uma infecção adquirida no ciclo de transmissão fecal-oral, especialmente pelo destino inadequado dos esgotos domiciliares, educação sanitária e hábitos higiênicos precários, fornecimento de água não tratada e ingestão de alimentos crus sem lavagem suficiente. Ressalte-se, nesta cadeia epidemiológica, o importantíssimo papel do portador crônico da teníase na gênese da cisticercose humana e suína. Estudos estimam que apenas um indivíduo infectado de zona rural é capaz de transmitir o parasito para 10 a 16 outras pessoas e, se de zona urbana, esta possibilidade chega a mais de 300 (Renúncio, 1997).

Independentemente do mecanismo de infecção, os embriões da *T. solium*, ao atravessarem a parede intestinal, iniciam uma intrincada e complexa relação imunológica entre parasito e hospedeiro que pode ser dividida em três fases (Flisser *et al.*, 2002):

Fase inicial de invasão da oncosfera, que ocorre após a passagem do embrião pela parede intestinal, perfuração da parede dos pequenos vasos do intestino delgado e disseminação pela corrente sanguínea, quando o tipo e a velocidade de resposta imune determinarão a resistência ou a suscetibilidade do hospedeiro ao agente agressor. Os mecanismos envolvidos na penetração da oncosfera não são bem estudados, mas supõe-se que enzimas proteolíticas e acúleos possuam papel importante (Molinari e Tato, 2002). Nos primeiros dias após a penetração da oncosfera no sangue circulante, ocorre um importante mecanismo de competição entre as reações imunes protetoras do hospedeiro e a formação de mecanismos de evasão do parasito, podendo haver a rejeição do invasor, especialmente por anticorpos e complemento protetores, ou a sua evasão. Os embriões que sobrevivem atingem inúmeros tecidos, notadamente no sistema nervoso central e nos olhos (mais de 80% dos casos), locais em que o calibre dos vasos é menor e o fluxo sanguíneo mais lento. Outros órgãos também são parasitados, como pele, tecido subcutâneo e músculo. Ao se estabelecerem nestes órgãos, os embriões evoluem para a forma larvar (cisticercos).

Fase intermediária, em que a resposta imune é demorada e persistente, possibilitando a sobrevivência do cisticerco no hospedeiro imunocompetente. Esta regulação imunológica é um processo extremamente complexo e ainda apresenta muitos aspectos desconhecidos, sendo que a resposta humoral é melhor compreendida do que a celular. A resposta imunológica aos distintos antígenos cisticercoides é bem evidenciada pela presença de várias classes de imunoglobulinas, principalmente IgG (também IgA e IgM), com resposta mais intensa nos casos de cisticercos vivos ou involutivos e de menor intensidade quando os cistos calcificados estão presentes. Também há correlação com a gravidade da doença, sendo a forma encefalítica muito imunogênica. Outro aspecto interessante nesta resposta humoral é o fenômeno da compartimentalização, o que explica a razão de os cistos no cérebro e no globo ocular permanecerem vivos mais tempo do que os localizados nos músculos. Do ponto de vista da imunidade celular, os poucos estudos realizados evidenciam que a maioria dos pacientes responde adequadamente à concanavalina A, a antígenos do cisticerco e à paramiosina. Este antígeno, presente no tegumento do cisticerco, pode estar envolvido na modulação da resposta imune do hospedeiro (Solis *et al.*, 2004). Por outro lado, a contagem de $CD4^+$ e $CD8^+$ não é diferente dos indivíduos normais. Acredita-se que o fenótipo Th2 esteja relacionado com a permissividade da doença, enquanto o Th1 relaciona-se com a resposta imune protetora do hospedeiro, secretando interferona gama, interleucina 2 e fator de necrose tumoral beta (López-Moreno, 2002). Estas citocinas participam na ativação dos macrófagos e na hipersensibilidade retardada. Um dos aspectos mais interessantes na relação hospedeiro-parasito é o da evasão parasitária, por meio da qual os cisticercos são capazes de sobreviver por muitos anos no organismo do hospedeiro antes de sua degeneração, mantendo-se um equilíbrio hospedeiro-parasito. Este mecanismo é complexo e pode envolver (Correa e Medina-Escutia, 1999; Flisser *et al.*, 2002): 1) locais imunologicamente privilegiados, como cérebro e globo ocular, nos quais a presença mais frequente do cisticerco pode ser consequência de uma invasão seletiva que o protege do ataque imune do hospedeiro. Isto sugere que a distribuição desigual dos cisticercos no organismo humano possa ser resultado de diferentes períodos de sobrevida da larva nesses tecidos imunologicamente diferenciados; 2) a presença de vários tipos de imunoglobulinas (IgG, IgM, IgA, IgE) na superfície do cisticerco, o que faz supor que as formas vivas se escondam e se protejam, elas mesmas, do ataque imune do hospedeiro; 3) a imunidade concomitante parece estar presente na cisticercose, haja vista que estudos experimentais mostraram que a infecção prévia protege contra novos desafios pelo parasito; 4) o mimetismo molecular, resultado da produção, pelo cisto, de determinantes antigênicos semelhantes aos do hospedeiro, pode ser um dos mecanismos de escape imunológico.

Destruição do cisticerco por reação inflamatória (tanto na evolução natural da doença como após o tratamento específico), devido ao rompimento do equilíbrio hospedeiro-parasito por mecanismos imunológicos ainda não muito bem compreendidos e que, às vezes, também causam danos ao hospedeiro. Estudos histológicos em suínos demonstram que a destruição dos parasitos é resultado de uma sequência de eventos que se inicia por uma reação inflamatória granulomatosa rica em eosinófilos, embora os danos causados pareçam não ser de grande monta. Após, ou de forma concomitante, surgem os macrófagos ativados (forma de paliçada em torno do cisticerco) e os linfócitos, que podem se diferenciar em Th1 que, por sua vez, ativam outros macrófagos presentes no local pela produção de citocina (interferona gama). Por último, esses macrófagos ativados podem secretar fatores de crescimento de células mesenquimais, propiciando o aparecimento de fibrose que se instala na fase final, posterior à destruição da larva da *T. solium* (López-Moreno, 2002). Com o evoluir da doença, e como o tempo de sobrevida é variável (estima-se entre 20 e 30 meses), os cistos iniciam um processo de degeneração e morte; os produtos resultantes exercem ação tóxica e irritativa bem mais importante e o processo reacional amplia-se e caminha para a formação de verdadeiros granulomas. Nesta fase, a inflamação diminui e o cisticerco reduz-se a um nódulo cicatricial, sendo que, por vezes, sofre um processo de calcificação (Rey, 2002). Este *continuum* foi categorizado em quatro estágios: cisto viável, coloidal, granulonodular e calcificado (Escobar *et al.*, 1983). Agapejev (2003), revisando a literatura brasileira especializada, refere que as calcificações cerebrais, detectadas pela TC, associadas ou não a vesículas, estão presentes em mais de 75% dos casos de NCC. Esta calcificação crônica, que é o resultado final da resposta do hospedeiro à presença do cisticerco, parece não ser clinicamente inativa como se supunha, mas inúmeras evidências sugerem ser causa de convulsões ou sintomas neurológicos focais (Nash *et al.*, 2004).

Em síntese, a patogenia e as manifestações clínicas da NCC variam enormemente, de acordo com o local da infecção, número de cistos (de único a centenas), tamanho dos cistos (até 100 mm nos ventrículos e cisternas), fase da doença e a resposta imune do hospedeiro (White Jr., 2000). Estando o cisticerco fixado no sítio definitivo, inicia-se um processo patogênico de compressão mecânica que pode deslocar tecidos e ocasionar obstruções do LCR, por exemplo. Os sintomas neurológicos secundários à NCC podem ser consequência de efeito mecânico sobre as estruturas nervosas; bloqueio da circulação liquórica devido à oclusão do sistema ventricular por cistos ou reação inflamatória meníngea; destruição de tecido nervoso por reação inflamatória parenquimatosa ou infartos isquêmicos secundários à vasculite (Trevisol-Bittencourt *et al.*, 1998).

Muitas dúvidas e controvérsias ainda existem nas várias etapas da fisiopatogenia da doença (Nash *et al.*, 2004), sendo necessários mais estudos para esclarecer o real papel das citocinas de Th1 e Th2, bem como os mecanismos de evasão e destruição dos cisticercos (Correa e Medina-Escutia, 1999; Flisser *et al.*, 2002; López-Moreno, 2002). Do mesmo modo, há poucas informações disponíveis sobre a evolução natural da NCC e, até onde se saiba, a evolução da NCC intraparenquimal é favorável, com degeneração dos cisticercos e formação de calcificação residual, enquanto a localização no espaço subaracnoide e nos ventrículos ocasiona elevada morbidade e mortalidade em decorrência do crescimento do cisticerco, da aracnoidite, do bloqueio do LCR, da hidrocefalia e outras complicações (Garcia *et al.*, 2003a). Recentemente, Garcia *et al.* (2010) referiram que cistos de *T. solium* podem sobreviver em boas condições no cérebro humano por vários anos e que as lesões granulomatosas têm sido interpretadas como cistos degenerados após um longo período de equilíbio parasito-hospedeiro e que, provavelmente, na maioria dos casos, estas reações inflamatórias correspondem ao parasito que morreu precocemente como resultado da imunidade do vertebrado no controle de infecções moderadas.

▶ Manifestações clínicas

As infecções intestinais pelas duas tênias geralmente são assintomáticas, podendo a *T. saginata* produzir alguns sintomas abdominais difusos e inespecíficos, como dores, náuseas, perda de peso associada a paradoxal aumento do apetite, flatulência, diarreia ou constipação intestinal. Adicionalmente, pode ocorrer retardo no crescimento e no desenvolvimento neuropsicomotor das crianças e baixa produtividade do adulto. A *T. solium* costuma causar menos alterações intestinais, embora sua característica mais marcante seja o risco da cisticercose.

Por outro lado, as manifestações clínicas da NCC são muitas e inespecíficas, sendo virtualmente impossível o reconhecimento de uma síndrome típica (Garcia e Del Brutto, 2000). Talvez a apresentação musculoesquelética seja a mais comumente observada, entretanto, seus característicos nódulos subcutâneos não exigem uma intervenção mais acurada.

Deve-se, porém, sempre investigar a possível associação com a forma nervosa da cisticercose.

Uma outra manifestação potencialmente grave de cisticercose é a forma ocular, na qual os sintomas variam de borramento visual até cegueira unilateral. Nesta rara forma de apresentação, os cisticercos podem ser encontrados dentro do globo ocular, circulando pelo humor vítreo. Deve ser alertado para a importância da suspeita clínica e do diagnóstico precoce, uma vez que em determinadas lesões não tratadas precocemente, o cisticerco aumenta de tamanho e libera toxinas que levam a uma reação inflamatória intensa, com eventual destruição do olho. Nenhuma substância cisticida atua sobre o parasito nesta localização ocular e em quase todos os casos há indicação para remoção cirúrgica (Kumar e Sharma, 2002).

A infecção do sistema nervoso central é a mais temida da cisticercose. Seu polimórfico quadro clínico inclui náuseas, vômito, cefaleia, ataxia, sinais neurológicos focais, hidrocefalia, vasculite, infarto cerebral e quadros neuropsiquiátricos diversos (Forlenza *et al.*, 1997; Sawhney *et al.*, 1998; Pal *et al.*, 2000). Dentre as formas mais frequentes de apresentações da NCC, destacam-se:

▪ Epilepsia

É a forma mais comum de apresentação da NCC e não raramente a única, ocorrendo em aproximadamente 50 a 80% dos pacientes com cistos parenquimatosos ou calcificações (Medina *et al.*, 1993). Aliás, a NCC é incriminada como a principal responsável pela exagerada prevalência de epilepsia nos países em desenvolvimento (Senanayake e Román, 1993; Singh, 1997). As crises são habitualmente parciais; não raro, apresentam generalização tônico-clônica secundária e como o componente parcial, muitas vezes, só é evidenciado por uma história clínica minuciosa ou eletroencefalograma criterioso, acabam sendo classificadas como *tipicamente grande mal*. Apesar de um antigo aforismo permanecer ainda vigente entre médicos de qualquer parte do mundo — "epilepsia secundária à NCC é fácil de tratar, mas difícil de curar" — seu prognóstico é bom e na maioria dos seus sofredores é possível antever uma remissão completa das crises após alguns anos de epilepsia ativa. Uma boa resposta inicial ao tratamento com fármacos antiepilépticos é um indicativo de uma evolução favorável, porém há indícios sugestivos de que a cura seja espontânea.

Por outro lado, por várias razões, nem sempre deverão ser atribuídas à NCC as crises de epilepsia apresentadas por pessoas com lesões características de NCC (Leite *et al.*, 2000). Está bem longe de ser uma raridade ver pacientes com epilepsia cujas lesões típicas de NCC não demonstram congruência clínica, ou seja, com lesões identificadas em locais não responsáveis pela sintomatologia epiléptica. Além disso, muitas vezes, a história clínica fornecerá uma causa potencial diversa (traumatismo cranioencefálico, convulsão febril na infância e outras).

Há que se mencionar que, nos últimos anos, inúmeros estudos de metanálise realizados nos países em desenvolvimento têm sido muito claros em mostrar a forte associação entre NCC e epilepsia, Assim, na América Latina e Ásia, e mais recentemente na África (Quet *et al.*, 2010), mostrou-se que esta associação foi significativa e que a NCC é uma das principais causas de ocorrência da epilepsia. A variabilidade da associação encontrada em alguns estudos é atribuída a diferentes desenhos dos estudos ou é devida à ação patogênica da cisticercose, razão pela qual são propostos protocolos e novos estudos visando melhor compreender a relação entre ambos e o modo de prevenir o aparecimento e estabelecer o controle da epilepsia (Quet *et al.*, 2010). Face a esta estreita relação e, considerando que a epilepsia é de distribuição mundial e que a NCC é a causa mais comum de sua ocorrência em países em desenvolvimento, onde é responsável por pelo menos 30% de todas as epilepsias, um grupo de pesquisadores desenvolveu uma rede internacional de cooperação em NCC e epilepsia (Workshop Report, 2009). O objetivo principal é entender melhor a epilepsia causada pela NCC, seus mecanismos moleculares e genéticos, assim como os aspectos cirúrgicos, cognitivos e psicossociais inerentes. Este grupo relaciona as seguintes razões que justificam o uso da NCC como modelo apropriado para melhor conhecimento da epilepsia, a saber: 1) alta prevalência da NCC nas aéreas endêmicas, potencialmente capaz de serem realizados estudos com muitos pacientes; 2) localização específica da lesão cística; 3) existência de pacientes com NCC, sintomáticos e assintomáticos; 4) prognóstico em geral favorável do quadro clínico em pacientes com lesões degenerativas isoladas ou com poucas lesões intraparenquimatosas; 5) facilidade de utilização de drogas cisticidas; 6) natureza crônica das calcificações cerebrais residuais; 7) presença da NCC nos países industrializados, em função do aumento das viagens e da imigração. Por sua vez, na primeira reunião deste grupo, foram sugeridos os seguintes pontos para pesquisa sobre convulsão e epilepsia associados à NCC: definição/descrição do fenótipos clínicos e eletrofisiológicos, efeitos cognitivos, estudos eletroencefalográficos comparativos, levantamentos epidemiológicos de incidência, dano e mortalidade, tratamento da NCC, interações medicamentosas, estudos dos mecanismos associados e da plasticidade cerebral, entre outros.

▪ Hidrocefalia

Os ventrículos cerebrais são o segundo local mais frequente de lesão na NCC e, embora sua causa mais comum seja o *C. cellulosae*, o *C. racemosus* (cistos vesiculares intercomunicativos e profilerativos sem escólex) pode também infectar esta área (Velho *et al.*, 2010), a qual se constitui na mais grave forma da parasitose, sendo, portanto, a hidrocefalia a mais importante complicação da NCC. Em um estudo de mortalidade de 20 anos de observação, no estado de São Paulo, no período de 1985 a 2004, observou-se que as principais causas associadas nas mortes por cisticercose foram hipertensão intracraniana, edema cerebral, hidrocefalias, doenças inflamatórias do sistema nervoso central e doenças cerebrovasculares (Sato, 2007). Nesse período de 20 anos foram registradas nas Declarações de Óbitos 1.570 mortes, sendo a cisticercose a causa básica em 1.131 e associada de morte em 439.

Sintomas sugestivos de hidrocefalia, independentemente da sua etiologia, são deterioração cognitiva, incontinência esfincteriana e dificuldades de marcha. Cefaleia é um sintoma agregado quando a hipertensão intracraniana está associada. Entretanto, pacientes com NCC que apresentam esta complicação com frequência desenvolvem crises epilépticas concomitantes e este detalhe deverá chamar a atenção para a hipótese de NCC como etiologia. Cistos intraventriculares e/ou colonização racemosa da fossa posterior devem ser pesquisados, pois estes são os dois mecanismos possíveis da hidrocefalia em NCC. No caso de cistos como causadores, eles são mais encontrados nos ventrículos IV e III e, em menor proporção, nos laterais. Quando se trata da forma racemosa de fossa posterior, sinais de hipertensão intracraniana estão frequentemente associados.

Deve-se, ainda, lembrar a ocorrência de um quadro clínico ímpar e altamente sugestivo de NCC — hidrocefalia obstrutiva de instalação brusca e recorrente, tendo cefaleia e vômitos como sintomas marcantes, em consequência do bloqueio do IV ventrículo por cisticerco. O início e o fim dramático destes sintomas, por mudança de decúbito, sempre devem apontar em direção a esta forma peculiar de NCC como etiologia. Muito embora não patognomônica, deve ser compreendida como a única apresentação típica da NCC.

Meningoencefalite aguda

Sinais e sintomas de meningite aguda na NCC são indistinguíveis daqueles vistos em situações clínicas por outros agentes infecciosos. A presença de eosinófilos no LCR é o único dado objetivo que faz suspeitar do diagnóstico da infecção pela *T. solium*.

Infarto cerebral

Todas aquelas pessoas que desenvolvam acidente vascular cerebral, isto é, hemiplegia, particularmente quando provenientes de áreas endêmicas, deveriam ser investigadas para NCC. Infartos cerebrais surgem em consequência de vasculite desencadeada pelo cisticerco. Imagens suspeitas em associação com eosinofilia no LCR constituem a base diagnóstica.

Pseudotumores

Não raro, cistos gigantes simulam tumor ou abscesso cerebral. Muitas vezes desencadeiam síndrome de hipertensão intracraniana e, algumas vezes, são responsáveis por sintomas sugestivos de compressão medular. Certamente, diversos indivíduos comprometidos por essas formas de NCC tiveram indicação de neurocirurgia baseada em premissas etiológicas equivocadas. A história clínica de cirurgia por suposto tumor cerebral no passado, que nunca dá sinais de atividade/recidiva, assim como a inexistência de anatomopatológico da neoplasia, são fatores altamente sugestivos de se tratar de NCC. Os modernos recursos de neuroimagem devem contribuir para uma redução dramática de procedimentos neurocirúrgicos desnecessários relacionados com a NCC.

Formas neuropsiquiátricas

Em geral, os cistos localizados no parênquima cerebral estão associados com a ocorrência de epilepsia e cefaleia, enquanto aqueles de localização extraparenquimal estão relacionados com sintomas de aumento da pressão intracraniana (cefaleia, náusea e vômito) e podem estar acompanhados por alteração mental, sendo os distúrbios psiquiátricos pouco estudados, os quais incluem depressão, psicose e declínio cognitivo (Kerstein e Massey, 2010). No caso relatado pelos autores, o paciente apresentava dificuldade em pronunciar palavras, sonolência intensa e confusão mental, cujos sintomas regrediram após terapêutica com benzonidazol.

No Brasil, Almeida e Gurjão (2010) estudaram a prevalência da depressão em 114 indivíduos, subdivididos em grupos com NCC (epilepsia e sem epilepsia) e sem NCC (epilepsia e cefaleia crônica), concluindo que a mesma é mais elevada em pacientes com doenças crônicas do que na população em geral, mas que a NCC está associada com a presença de depressão, embora concluam que mais estudos se fazem necessários. Distúrbios psiquiátricos que simulam esquizofrenia, distúrbios afetivos maiores e demência também já foram relatados (Ramirez-Bermudez *et al.*, 2005). Os autores constataram a presença de distúbios psiquiátricos em 65,8% dos pacientes estudados no Brasil, com 87,5%, 52,6% e 14,2% com alteração cognitiva, depressão e psicose, respectivamente. Na Venezuela, foi estudada a prevalência da cisticercose em 158 pacientes internados em instituições psiquiátricas, comparativamente com 127 indivíduos sadios. A sorologia por Western Blott foi positiva em 18,35% do primeiro grupo e em apenas 1,57% do grupo controle, referindo-se que o retardamento mental foi considerado importante fator de risco de NCC quando comparado com outros distúrbios psiquiátricos e que a NCC possa ser a causa das alterações psiquiátricas (Meza *et al.*, 2005). Na literatura são encontrados casos com alterações de comportamento como desordens afetivas, psicoses crônicas, alterações neuróticas, alterações de personalidade, depressão, declínio cognitivo e também alterações da sexualidade (Oliveira Costa *et al.*, 2007). Esses autores descrevem interessante quadro clínico em paciente com NCC, portador de crises epilépticas generalizadas e complexas, associadas a alterações comportamentais ligadas a libido (hipersexualidade) e no qual a retirada cirúrgica do cisto levou à regressão total dos sintomas. Os autores alertam para a importância do diagnóstico diferencial de doenças psiquiátricas de instalação abrupta com a NCC. Além das formas psiquiátricas referidas, a ocorrência de demência como única manifestação da parasitose tem sido relatada (Jha e Ansaril, 2010), cujo quadro normalizou completamente apenas com uso de corticoterapia e antiepiléptico. Tal situação permite concluir que, em alguns casos, a demência pode ser uma síndrome reversível, desde que o diagnóstico e sua etiologia sejam adequadamente estabelecidos. Ainda no Brasil, estudo recente conduzido com grupos controlados clinicamente permitiu demonstrar que os pacientes com NCC tiveram danos cognitivos signicativamente superiores aos controles ($p < 0,05$), com redução nas funções executivas, memória verbal e não verbal, construção de frases e fluência verbal, tendo a demência sido diagnosticada em 12,5% dos pacientes com NCC (Ciampi de Andrade *et al.*, 2010).

Formas disseminadas

Embora a NCC seja um problema de saúde pública nos países tropicais, a forma disseminada é considerada um evento raro. A literatura mundial registra alguns casos raros (Basu *et al.*, 2009). Segundo Foyaca-Sibat e Ibane-Valdes (2007), o diagnóstico da forma disseminada é baseado na presença de cistos cutâneos e musculares, simultaneamente, tendo os autores feito interessante relato de caso de NCC disseminada com presença de cistos em cérebro, subcutâneo, músculo e coração. No Brasil, foi relatado caso semelhante, com presença de cistos em cérebro, subcutâneo e músculo esquelético, com envolvimento assintomático do coração (Queiroz Sousa *et al.*, 2006). Em um paciente de 17 anos foram detectados numerosos cistos em cérebro, globo ocular, couro cabeludo e músculos faciais e língua (Tamilarasu *et al.*, 2009). Um caso extraordinariamente raro de NCC, com boa resposta terapêutica ao benzonidazol, foi descrito em paciente indiana, com presença de cistos no cérebro, coluna dorsal, olhos (espaço sub-retiniano e músculo reto lateral), músculos (pescoço e língua) e tecido subcutâneo (todo o corpo) em diferentes estágios de desenvolvimento dos cistos. No cérebro, estudos por tomografia revelaram incontáveis lesões císticas calcificadas, conferindo um aspecto de "céu de estrelas" (Devi *et al.*, 2007). Ainda, em 2008 (Bhalla *et al.*) foi descrito o primeiro caso de cistos em glândula tireoide e com manifestações de febre, artralgia e proteinúria, cujos sintomas desapareceram após terapêutica específica com benzonidazol e praziquantel. Kumar *et al.* (2010) referem que existem menos de 50 casos da forma disseminada descritos no mundo, dos quais menos de 10 em crianças, e descrevem um caso em paciente de 13 anos de idade diagnosticada por meio de ressonância magnética de corpo inteiro, a qual revelou disseminação miliar em cérebro, músculos esqueléticos e tecido subcutâneo. De modo geral, nos casos descritos na literatura, os cistos se apresentavam em tecido nervoso, muscular e subcutâneo e em várias etapas de desenvolvimento, desde formas viáveis até calcificadas, os pacientes responderam bem ao tratamento com cisticidas ou não, todos foram tratados com fármacos sintomáticos e corticosteroides e sem que fosse registrado qualquer óbito durante os diversificados períodos de acompanhamento. Não se conhecem as razões pelas quais alguns pacientes são sintomáticos enquanto outros não apresentam qualquer sintoma relacionado com a presença dos cistos em diferentes fases de evolução biológica (Prasad *et al.*, 2008).

Neurocisticercose e HIV

Tendo em vista o aumento da frequência de casos de HIV, a cisticercose tem se tornado uma das mais comuns infecções oportunistas e a mais frequente causa de lesão focal cerebral em pacientes infectados pelo HIV (Parija e Gireesh, 2009). Os autores referem que o aumento do HIV em áreas endêmicas de NCC pode elevar o risco desta coinfecção e, apesar disto, pouco se conhece sobre a influência do HIV na evolução da NCC. Prasad *et al.* (2006) revelam que o diagnóstico de NCC em pacientes com HIV pode ser complexo e os critérios atuais de diagnóstico podem não se aplicar. Concluem que os níveis de $CD4^+$ podem influenciar a decisão quanto ao tratamento da NCC e propõem que nos casos com $CD4^+ > 200$ células e com diagnóstico definitivo ou provável de NCC, o tratamento da parasitose deve ser iniciado. Serpa *et al.* (2007) referem a ausência de revisão sistemática sobre a coinfecção NCC/HIV e descrevem 29 casos da literatura, dos quais 61% (14/23) deles tinham múltiplas lesões parenquimatosas, 30% (7) tinham outras lesões neurológicas concomitantes, sobretudo tuberculose e toxoplasmose. Treze pacientes receberam tratamento com fármacos cisticidas e 85% deles responderam clinicamente. Os autores não puderam estabelecer qualquer relação enter os níveis de $CD4^+$ e o tipo de lesão da NCC. Objetivando conhecer a prevalência da NCC em indivíduos HIV-positivos, observou-se positividade em 5 dos 100 casos testados pelas reações de EITB e ELISA no soro e nenhum foi positivo para antígeno de estágio larval da *T. solium* pela técnica de coaglutinação (Co-A), concluindo pela dificuldade em estabelecer um adequado diagnóstico da parasitose neste tipo de paciente (Parija e Gireesh, 2009). Cistos gigantes e racemosos, que são incomuns em pacientes imunocompetentes, são mais comuns nos casos de formas avançadas da infecção pelo HIV. Chianura *et al.* (2006) relatam um caso de paciente que migrou de país sul-americano para a Europa e referem que não existem evidências de que a imunossupressão facilite a infecção pela larva da *T. solium* e nem que a NCC possa excerbar o quadro clínico do HIV, tendo em vista que o paciente, com ambas as doenças, apresentou evolução favorável após tratamentos específicos.

Exames complementares

O exame do LCR costuma demonstrar um moderado aumento das proteínas, pleocitose, eosinofilia e reação de Weinberg positiva (Takayanagui, 1990). Os exames de imagem, TC e RNM de crânio, auxiliaram no aumento da acurácia diagnóstica da NCC, demonstrando de maneira objetiva a topografia das lesões e o grau de atividade inflamatória. Em 1985 foi elaborada uma classificação para as lesões cisticercóticas (Sotelo *et al.*, 1985), contudo, com o uso da RNM, maior experiência com a TC e o uso de fármacos cisticidas, surgiu uma nova classificação clínica associada às características dos exames de neuroimagem (Palacios *et al.*, 1997). Deste modo, a neuroimagem tornou-se exame de grande valor no diagnóstico e seguimento dos pacientes com NCC. Entretanto, devemos enfatizar que a TC e a RNM possuem habilidades distintas. Sem dúvida a TC é superior no diagnóstico e caracterização de granulomas e calcificações, lesões que constituem mais de 50% dos casos de epilepsia tardia e são as formas mais frequentes de NCC (Medina *et al.*, 1990; Trevisol-Bittencourt *et al.*, 1998). Nos estudos tomográficos no Brasil, o encontro de calcificações cerebrais, isoladas ou associadas, indicativas de lesões antigas, esteve presente em 100% (Arruda *et al.*, 1990), em 95,9% (Tamburus *et al.*, 1994), em 57,1% (Trevisol-Bittencourt *et al.*, 1998), em 47,3% (Chequer e Vieira, 1990), em 83,3% (Pfuetzenreiter e Avila-Pires, 1999) e em 95% (Silva *et al.*, 2000) dos casos. Narata *et al.* (1998) referem que 92,8% apresentavam a forma inativa da NCC e que as calcificações intraparenquimatosas foram encontradas em 89% dos casos. No Nordeste brasileiro foram encontradas calcificações cerebrais em 59,1%, cistos viáveis em 36,4% e cistos em degeneração em 31,8% (Chagas *et al.*, 2003). Por outro lado, a RNM é superior no diagnóstico de pacientes com lesões ativas, particularmente naquelas localizadas em base de crânio, cistos em tronco cerebral, cistos intraventriculares e lesões espinais (Palacios *et al.*, 1997; Garcia e Del Brutto, 2000; Pal *et al.*, 2000). Porém, seu elevado custo restringe a utilização rotineira.

Eletroencefalograma não é de utilidade para o diagnóstico de NCC, podendo exibir alterações focais generalizadas ou ser absolutamente normal. Entretanto, este exame pode identificar uma área epileptogênica e assim colaborar para que se estabeleça ou não uma correlação entre a lesão identificada e as alterações eletrográficas detectadas.

Diagnóstico diferencial

Deve ser enfatizado que a NCC pode mimetizar qualquer enfermidade neurológica que acometa o sistema nervoso central. É necessário ter isso em conta para evitar surpresas desagradáveis. Assim, as principais condições que precisam ser evocadas frente a um indivíduo sob suspeição de NCC (e vice-versa), com realização de testes apropriados quando as dúvidas persistirem, são: 1) neuroinfecções: tuberculose, toxoplasmose, criptococose, hidatidose; 2) colagenoses, particularmente lúpus eritematoso sistêmico; 3) neoplasias primitivas ou metastáticas do SNC; 4) abscesso cerebral; 5) esclerose múltipla; 6) anomalias vasculares cerebrais — malformação A-V, cavernomas; 7) cisto aracnoide. O uso de dados epidemiológicos, suspeita clínica e testes laboratoriais, aliados à neuroimagem, é essencial para o diagnóstico definitivo e início do tratamento (Burneo *et al.*, 2009).

Frente às dificuldades diagnósticas de NCC, foram propostos critérios diagnósticos para orientar a pesquisa científica, bem como seu tratamento. Para este fim, foram considerados os dados patológicos, radiológicos, clínicos, laboratoriais e epidemiológicos, conforme expressos na Tabela 85.1 (Del Brutto *et al.*, 2001).

▸ Diagnóstico laboratorial

Há que se diferenciar os métodos de diagnóstico laboratorial da teníase dos utilizados na cisticercose, mais especificamente da NCC, tendo em vista os diferentes locais de parasitismo e as diferentes fases do verme. A grande maioria dos portadores do verme adulto no intestino é assintomática e aqueles casos que cursam com manifestações clínicas não apresentam qualquer sinal ou sintoma sugestivo ou patognomônico da presença da tênia adulta. Em relação à NCC, o polimorfismo das manifestações e o grande número de formas assintomáticas tornam difícil o seu diagnóstico clínico, o qual pode ser confirmado pela presença de anticorpos específicos em pacientes sintomáticos e com imagens compatíveis na TC ou na RNM. Assim, tanto para a teníase como para a NCC, é necessário lançar mão de recursos laboratoriais para o diagnóstico definitivo da doença.

▸ **Pesquisa de proglotes.** A eliminação de proglotes das tênias é diferente nas infecções pela *T. solium* (passivamente, em vários anéis, junto com as fezes) e da *T. saginata*, que são eliminadas de forma ativa, no intervalo das evacuações, geralmente isoladas e, muitas vezes, encontradas pelo próprio paciente ou seu familiar em roupa de cama ou peça íntima. Às vezes, o paciente percebe e visualiza a movimentação ativa da proglote descendo por seus membros inferiores. Esta identificação da espécie de tênia é importante, uma vez que nos casos de infecção pela *T. solium* há necessidade de localizar os familiares e pessoas próximas para pesquisa e tratamento de todos os infectados, como forma de fazer a profilaxia da cisticercose. Morfologicamente, os anéis da *T. solium* são mais largos do que longos, enquanto os da *T. saginata* possuem comprimento muito maior do que a largura. Nos casos de suspeita clínica ou que não tenha sido possível identificar a espécie de tênia pelo exame da proglote, o que é muito frequente, deve ser realizada a técnica da tamisação das fezes. Este método laboratorial consiste em obter todo o volume de uma evacuação e passar o material em peneira de malha fina por lavação em água corrente. As proglotes retidas serão, então, examinadas à vista desarmada e comprimidas entre duas lâminas especiais de vidro e submersas em solução com ácido acético para dissolver as concreções calcáreas da parede externa do verme. Com isto, é possível verificar o formato das ramificações uterinas colocando a lâmina contra um foco de luz. As da *T. solium* têm aspecto dendrítico e com 7 a 16 ramificações, enquanto as da *T. saginata* têm aspecto dicotômico e são mais numerosas, com 14 a 32 ramificações.

▸ **Pesquisa de ovos.** Na teníase, os ovos, geralmente expulsos do interior das proglotes, por compressão do esfíncter anal, são liberados junto com as fezes ou ficam aderidos nos pelos ou na região perianal. Portanto, as técnicas de diagnóstico parasitológico das fezes, de uso rotineiro em qualquer laboratório, estão indicadas, como as de Hoffman e Faust. No entanto, estes métodos apresentam sensibilidade reduzida, não detectando muitos casos da infecção, pela intermitência da eliminação das proglotes, e não possibilitando a identificação da espécie de tênia. Um único exame revela apenas dois terços dos casos e a associação de exames ou a repetição do mesmo pode elevar para cerca de 90% de positividade (Rey, 2002). Um resultado negativo não exclui a possibilidade de o paciente estar infectado, devendo-se repetir o exame em várias amostras de fezes sucessivas. A técnica mais sensível (cerca de 90% para a *T. saginata)* é pesquisar os ovos na região perianal por meio do método da fita adesiva (*swab* anal ou método de Graham), de modo que os ovos fiquem aderidos na face colante.

▸ **Pesquisa de antígenos do parasito.** Na teníase, a detecção imunológica de antígenos do parasito nas fezes (coproantígenos) já é feita desde 1960, mas foi pela técnica ELISA que se tornou possível detectar a infecção antes do aparecimento de ovos ou proglotes nas fezes, inclusive em amostras fecais previamente congeladas ou preservadas em formol (Allan *et al.*, 1990). Este método é gênero-específico, com extraordinária sensibilidade (2,5 vezes mais sensível que o exame microscópico) e especificidade, da ordem de 99%, e de fácil execução, sendo recomendado para inquéritos epidemiológicos em áreas endêmicas de teníase (Allan *et al.*, 1990; Allan e Craig, 2006). Apesar de não diferenciar as espécies dos parasitos, este teste é recomendado por sua sensibilidade de quase 100% na detecção dos portadores de teníase e porque amostras de fezes são mais fáceis de serem obtidas do que amostras de sangue (Ito *et al.*, 2006).

A técnica da reação em cadeia da polimerase (PCR — *polymerase chain reaction*) tem o grande mérito de possibilitar diferenciar as duas espécies do helminto (Nunes *et al.*, 2003), o que torna este método de grande utilidade futura na identificação espécie-específica dos ovos ou do DNA nas fezes das duas tênias (González *et al.*, 2002). Em relação ao diagnóstico da NCC, os métodos de pesquisa de antígenos no soro ou no LCR vêm se revelando muito promissores (Dorny *et al.*, 2003). Pesquisas de antígenos, com EITB e ELISA, foram 100% específicas e, no máximo, 82% sensíveis (Correa *et al.*, 2002), podendo ser utilizadas no monitoramento da evolução da doença e da resposta à terapêutica específica. Por outro lado, esses métodos são incapazes de detectar os casos oligossintomáticos da doença, assim como não se pode ter certeza de tratar-se de NCC ou infecção intestinal pela *T. solium*, tendo em vista a existência de antígenos comuns ao verme adulto e à forma larvar (Correa *et al.*, 2002). Neste campo, a expectativa é o aperfeiçoamento da técnica de PCR, que necessita ser melhor avaliada em estudos clínicos e epidemiológicos, comparativos com os métodos clássicos (Meri e Meri, 2002). Usando anticorpo monoclonal pela técnica ELISA, Castillo *et al.* (2209) detectaram antígenos de *T. solium* na urina de indivíduos com NCC, correlatos com os níveis de anticorpos no soro e com uma sensibilidade de 92% nos casos de cistos viáveis, podendo se constituir em alternativa não invasiva para o diagnóstico da parasitose.

▸ **Pesquisa de anticorpos.** Vários testes imunológicos para diagnóstico da teníase foram idealizados há muitos anos, como a reação intradérmica, a fixação do complemento e a hemaglutinação indireta, mas todos se mostraram pouco sensíveis e com muitas reações cruzadas, o que impediu seu uso em larga escala. Recentemente, foi desenvolvido pelo Centers for Disease Control and Prevention (CDC) o método EITB para detecção de portadores de teníase pela *T. solium*, sendo 95% sensível e 100% específico, inclusive quando desafiado com material de pacientes com cisticercose (Wilkins *et al.*, 1999), revelando-se espécie-específico para *T. solium*, inclusive em infecções assintomáticas (Verastegui *et al.*, 2003).

As técnicas de diagnóstico imunológico da NCC, anteriores a 1989, eram muito pobres em termos de sensibilidade e especificidade (reações de fixação do complemento ou reação de Weinberg, imunofluorescência indireta e hemaglutinação).

Dos testes para pesquisa de anticorpos (soro ou LCR), ELISA e EITB são os mais comumente utilizados (Rey, 2002; Wilkins *et al.*, 2002). A presença de anticorpos específicos apresenta dois problemas essenciais: pode indicar apenas a exposição à infecção, sem a ocorrência de lesões estabelecidas ou persistem por muito tempo após a eliminação do parasito, espontânea ou por tratamento (Dorny *et al.*, 2003). ELISA é muito utilizado nos estudos epidemiológicos e individuais por sua simplicidade técnica, baixo custo, rapidez de resultado e possibilidade de testar um grande número de amostras em cada ensaio (Bragazza *et al.*, 2002), mas EITB é superior, tanto em sensibilidade quanto em especificidade (Bragazza *et al.*, 2002; Ishida, 2003; Ishida *et al.*, 2003). Um outro teste, de eritroimunoadsorção por captura (EIAC), mostrou 84,5% e 95,3% de sensibilidade e especificidade, respectivamente (Pialarissi e Nitrini, 1994), mas ELISA foi superior ao EIAC e à hemaglutinação passiva (HAP) no LCR (Pialarissi e Nitrini, 1995). O método EITB, realizado em soro coletado em papel filtro, mostrou-se muito conveniente e prático para inquéritos epidemiológicos (Jafri *et al.*, 1998). A resposta imune do hospedeiro parece estar relacionada com o número das lesões dos pacientes com NCC, sendo muito baixa quando há um único cisticerco (Oommen, 2002). EITB tem especificidade de 99% e sensibilidade de 95% no LCR e de 100% no soro humano quando existem dois ou mais cistos, mas com percentuais muito baixos quando há um único cisto, mas sempre superior ao ELISA (Wilkins *et al.*, 2002; Oommen, 2002). A ocorrência de resultado positivo com EITB e TC negativa para cistos de *T. solium* pode ser explicada pela presença de cisticercose subcutânea ou ocular ou pela resolução dos cistos e permanência de anticorpos. Portanto, um teste sorológico positivo não representa certeza da presença de parasitos vivos no hospedeiro. A aglutinação rápida, utilizando partículas de látex para detectar anticorpos contra cisticercos, mostrou sensibilidade de 89,5% e especificidade de 75% (Rocha *et al.*, 2002). Em síntese, conforme a Tabela 85.1, os resultados sorológicos devem ser usados em conjunto com estudos de neuroimagem, manifestações clínicas e história de exposição para se estabelecer um diagnóstico mais consistente e definitivo de NCC (Wilkins *et al.*, 2002). Em locais onde a TC é inacessível ou muito onerosa, os testes sorológicos podem ser a única possibilidade de diagnóstico da infecção (Dorny *et al.*, 2003).

▸ **Anatomia patológica.** Muito usada no passado, a necropsia forneceu importantes elementos para o conhecimento da distribuição e fisiopatologia da doença, no entanto, nos dias de hoje, seu uso é muito limitado, tendo em vista os modernos métodos de neuroimagem e de diagnóstico laboratorial. Sua utilidade é inquestionável para o diagnóstico de certeza das lesões cutâneas, quando o exame histopatológico demonstra a presença do cisticerco. Em relação ao acometimento do SNC, o exame macroscópico permite identificar a forma cística, racemosa e mista (Andrade, 1999). A primeira, cuja localização mais frequente é nos hemisférios cerebrais, tanto na substância branca quanto na cinzenta, pode ter de um a centenas de cistos. Os cistos ventriculares (mais frequentes no IV, III e laterais, respectivamente) geralmente são únicos e de tamanho variável, enquanto os espinais estão localizados no parênquima medular ou no espaço subaracnoide e possuem morfologia semelhante à dos cisticercos cerebrais (Pedretti Jr *et al.*, 1996). A hidrocefalia nessas localizações pode ser resultante da obstrução pelo cisto, mas também pela intensa reação inflamatória. Em menor frequência, encontram-se no cerebelo. O tamanho dos cistos varia de 5 a 12 mm, excepcionalmente são cistos gigantes, de até 8 cm e possuem parede fina, esbranquiçada e lisa. No interior do cisto se observa a implantação do parasito aderido à parede da vesícula e um líquido claro e cristalino, que se altera com o tempo, tornando-se opaco, denso e calcificado (após cerca de 3 anos) com o progredir da doença. A forma racemosa acomete apenas o homem e apresenta morfologia peculiar e bizarra, constituída por vesícula

Tabela 85.1 Critérios diagnósticos da neurocisticercose (NCC) humana.

	Critérios diagnósticos	
Absoluto	1.	Demonstração histológica do parasito por meio de biopsia da lesão cerebral ou medular
	2.	Visualização direta do parasito em exame fundoscópico
	3.	Evidência de lesão cística com escólex na TC ou na RNM
Maiores	1.	Evidência de lesões altamente sugestivas de NCC na TC e na RNM
	2.	EITB sérico positivo para anticorpos anticisticerco
	3.	Resolução de lesão cística após o uso de antiparasitários
	4.	Resolução espontânea de lesão única e pequena com realce
Menores	1.	Lesões compatíveis com NCC em exames de neuroimagem
	2.	Manifestações clínicas sugestivas de NCC
	3.	ELISA positivo no LCR para anticorpos ou antígenos do cisticerco
	4.	Cisticercose com localização fora do SNC
Epidemiológicos	1.	Indivíduo oriundo ou vivendo em área endêmica para NCC
	2.	História de viagens frequentes para áreas endêmicas de NCC
	3.	Evidência de um contactante próximo com NCC
Diagnóstico definitivo	1 critério absoluto	
	2 critérios maiores + 1 critério menor + 1 critério epidemiológico	
Diagnóstico provável	1 critério maior + 2 critérios menores	
	1 critério maior + 1 critério menor + 1 critério epidemiológico	
	3 critérios menores + 1 critério epidemiológico	

Modificado de Del Brutto *et al.*, 2001. TC = tomografia computadorizada; RNM = ressonância nuclear magnética; EITB = *enzyme-linked immunoelectrotransfer blot*; ELISA = *enzyme-linked immunosorbent assay*; SNC= sistema nervoso central; LCR = líquido cefalorraquidiano.

grande, sem escólex, translúcida, frequentemente lobulada e que se desenvolve na base de cérebro ou nos ventrículos (Garcia *et al.*, 2003a). Algumas vezes são muitas vesículas pequenas em torno de um pedículo, semelhante a um cacho (latim: *racemus*) ou em forma de dedo de luva. Sua parede é delgada e com mamilos numerosos e grandes. A forma racemosa está relacionada com alta mortalidade, em função de sua associação com a hidrocefalia obstrutiva (Garcia *et al.*, 2003a). A última forma, a mista, apresenta cistos típicos e racemosos, sobretudo na porção basal do cérebro, nos espaços subaracnoides e nas cisternas basais, de mesmo aspecto e tamanho dos anteriores. Por sua vez, o exame microscópico do material de biopsia permite não só identificar os cisticercos, mas também fornecer importantes elementos na caracterização dos diferentes estágios evolutivos do parasito, sendo utilizado como um critério absoluto no diagnóstico da NCC (Tabela 85.1). Assim, 4 estágios do parasito foram descritos (Escobar e Weidenheim, 2002): a) vesicular (inicial) com cerca de 4 a 5 mm de diâmetro, membrana fina, translúcida e sem reação inflamatória ou muito fraca reação perilesional; b) coloidal, no qual já há degeneração hialina do cisticerco e mineralização inicial, embora a larva ainda seja identificável e com intensa reação inflamatória local, sobretudo por linfócitos, plamócitos e eosinófilos; c) granular nodular, quando se inicia a retração do cisticerco, com conteúdo mineralizado e granular e fragmentação da larva, tornando difícil sua identificação; d) nodular calcificado, quando o cisticerco se encontra completamente calcificado, com cerca de metade ou menos do tamanho do estágio inicial, sem possibilidade de identificar o parasito e com reação inflamatória muito discreta ou ausente. As alterações vasculares na NCC são proeminentes (Andrade, 1999), com lesões histológicas de vasculites e arterites, provavelmente causadas por hipersensibilidade. Envolvem as três camadas dos vasos, com proliferação (fibroblastos e colágeno) da membrana interna que leva a oclusões de grande monta das pequenas artérias e arteríolas, com importantes consequências clínicas. Ocorrem lesões de degeneração hialina e necrose e, posteriormente, de fibrose com infiltrado linfomonocitário, ocasionando importantes panvasculites (vasculite cisticercótica).

Em conclusão, em muitos países, onde o diagnóstico por imagem se torna inacessível à maioria da população, os métodos sorológicos podem ser uma ferramenta viável. Porém, como ainda existem desafios em função das enormes dificuldades na obtenção das formas císticas dos animais infectados com *T. solium* para o preparo de antígeno homólogo, os pesquisadores vêm buscando antígenos alternativos por meio de técnicas de diversidade molecular, como o denominado *phage display*, uma poderosa técnica para o desenvolvimento diagnóstico e vacinal da cisticercose. Ribeiro *et al.* (2010) referem uma acurácia individual de 95%, mas que pode ser superior a 100% quando combinados os dois marcadores. Os autores concluem que o *phage*-ELISA demonstrou ser um ensaio muito bom, reprodutível, simples, rápido e de baixo custo. Finalmente, há que se registrar que, na opinião de Machado (2010), o uso exclusivo dos critérios diagnósticos estabelecidos por Del Brutto *et al.* (2001) devem ser revistos, tendo em conta a evolução dos conhecimentos sobre a fisiopatologia da NCC, a existência de novas técnicas de diagnóstico laboratorial e de imagem e a ocorrência do *Cysticercus racemosus* como causa de lesão grave. Esta mesma opinião é compartilhada por Garg (2004), na Índia, que propõe novos critérios diagnósticos para pacientes daquele país, uma vez que os estabelecidos universalmente não são adequados para as regiões em desenvolvimento.

▶ Tratamento

Nas teníases, é importante o diagnóstico prévio da espécie do helminto, pois isto irá melhor orientar a terapêutica e prevenir a cisticercose, caso o agente causal seja a *T. solium*. Nesta situação, não se deve utilizar substâncias que também atuem sobre os cisticercos, sob pena de agravar o quadro clínico, ou que possam causar vômitos, potencialmente indutores do mecanismo de autoinfecção. Desta maneira, os fármacos de eleição são os mesmos usados para outras parasitoses intestinais e apresentam percentuais de cura superiores a 90%, quais sejam: a) niclosamida: é o medicamento de escolha, na dose de 2 g para adultos e 1 ou 2 g para crianças, em jejum, ingerindo-se duas colheres de leite de magnésia 1 h após, para facilitar a eliminação dos vermes íntegros e impedir a autoinfecção (no caso de infecção pela *T. solium*); b) praziquantel: utilizado em dose única, de 5 a 10 mg/kg, não devendo ser usado quando houver suspeita de infecção concomitante pela cisticercose; c) mebendazol: tem a vantagem de ser de largo espectro e não atuar sobre a forma larvar do parasito. Utiliza-se na dose de 200 a 300 mg, 2 vezes/dia, durante 3 ou 4 dias. Em todos os casos, é importante a comprovação da cura da infecção, a qual só é assegurada pela destruição ou eliminação do escólex. Para tanto, é indispensável o acompanhamento do paciente por 3 a 4 meses com a realização de exames parasitológicos das fezes.

Em relação à NCC, tendo em vista o seu pleomorfismo clínico e patológico, não devemos esperar que uma terapêutica simples e efetiva tenha êxito em todos os pacientes. De uma maneira geral, a precisa caracterização da doença em termos de viabilidade, tamanho, localização dos parasitos e gravidade da resposta imune do hospedeiro permite iniciar uma intervenção racional, com o emprego de medicamentos antiepilépticos (MAE) e corticoides, associados ou não a agentes cisticidas.

▪ Fármacos sintomáticos

Frente a epilepsia secundária à NCC na sua forma inativa, o uso de qualquer dos MAE de primeira escolha (carbamazepina, fenobarbital, fenitoína e valproato de sódio), em regime de monoterapia, costuma promover um bom controle das crises, sendo sua supressão indicada após um completo controle das crises por um período mínimo de 2 anos. Como não existe MAE ideal, a escolha deve ser calcada em uma base individual e sua toxicidade vigiada. Crianças deveriam ser poupadas de fenobarbital como primeira opção, assim como as mulheres, de fenitoína. A primeira pelo seu potencial ímpar de promover transtornos cognitivo-comportamentais e a segunda pelo prejuízo estético que costuma promover nas suas usuárias. Estudos recentes relatam que a utilização simultânea de MAE e cisticidas reduz de maneira significativa a concentração plasmática de albendazol e praziquantel, sendo sugerido, nestes casos, o aumento dos fármacos cisticidas (Lanchote *et al.*, 2002), embora haja referência de que a redução ocorra apenas com o uso do praziquantel (Coyle e Tanowitz, 2009). O uso de corticosteroides no tratamento sintomático da vasculite, meningite e encefalite cisticercótica é importante com o objetivo de evitar lesões secundárias.

▪ Cisticidas

Como agentes cisticidas temos o praziquantel e o albendazol, este último de menor custo e aparentemente com maior eficácia. Assim, a medicação de escolha para NCC ativa, atualmente, é o albendazol (Garcia *et al.*, 2002; Kalra *et al.*, 2003; Perez-Lopez *et al.*, 2003), na dose de 15 mg/kg/dia oral, por 8 dias, em indivíduos sintomáticos, com cistos viáveis em topografia intraparenquimatosa e com positividade em provas imunológicas para NCC (Garcia *et al.*, 2002). Porém, maior cautela é recomendada no uso de cisticistas, pois, embora pareça existir consenso de que o albendazol produza melhores resultados que o praziquantel no tratamento da NCC parenquimatosa, a terapêutica da NCC é complexa e a decisão de tratamento deve levar em conta várias características da doença, como o número, estágio, tamanho e localização dos cistos (Kraft, 2009), além de envolver outros medicamentos, como anti-inflamatórios e, eventualmente, cirurgia (Coyle e Tanowitz, 2009). Embora os estudos randomizados comparativos sejam poucos, pesquisa de metanálise no PubMed, Cochrane e outros sobre ensaios controlados permitiram detectar 6 estudos, os quais possibilitaram verificar que: a) o albendazol estava associado a um melhor controle da convulsão; b) albendazol estava associado a uma melhor efetividade em relação ao total desaparecimento dos cistos; c) não se constataram diferenças quanto a redução dos cistos, efeitos colaterais e surgimento de hipertensão intracaniana pelo uso de ambos os medicamentos. Os autores, porém, enfatizam a necessidade de serem ampliados os ensaios clínicos randomizados, face à escassez de estudos desta natureza, inclusive com outras substâncias potenciais, como o oxfendazol, e associação de albendazol mais praziquantel. Estas cautelas são procedentes, haja vista que estudos randomizados mais recentes, de desenho metodológico eticamente questionável, usaram grupo de pacientes tratados com um esquema terapêutico único de 30 dias (800 mg por dia) com niclozamida e outro com placebo (Carpio *et al.*, 2008). Todos os pacientes receberam prednisona. Os resultados evidenciaram que 69% dos pacientes que receberam a substância cisticida continuavam com cistos ativos e que, no grupo que recebeu a substância, esta foi apenas mais efetiva em 24% do que no grupo controle com placebo. Nos pacientes de ambos os grupos, acompanhados por 12 meses após o tratamento, não houve diferenças entre ambos quanto aos sintomas durante o tratamento ou na recorrência de convulsões durante os 12 meses após o tratamento. A metanálise realizada por Del Bruto *et al.* (2006) constatou que a completa resolução das lesões císticas ocorreu em 44% dos pacientes que receberam terapia específica quando comparado com 19% nos que não foram tratados, com os melhores resultados ocorrendo nos casos de cistos viáveis. Nestes pacientes, a recorrência de convulsão foi reduzida para 14% contra 37% nos que receberam a substância cisticida ou não, respectivamente.

Neste sentido, alguns autores (Sinha e Sharma, 2009) começaram a questionar sobre a necessidade de tratameto antiparasitário baseado em três argumentos: a) risco imediato pela inflamação aguda decorrente da morte dos cistos; b) piora, a longo prazo, do prognóstico de convulsões com aumento da cicatriz devido à inflamação aguda; c) tratamento poderia ser desnecessário pela morte natural do parasita dentro de um curto período. Os mesmos autores referem que o benefício clínico oriundo do uso de fármaco específico nos casos de cisto único é questionável. No entanto, alguns autores não recomendam deixar um parasita vivo no cérebro sem tratamento e que, apesar de existirem controvérsias, o uso de cisticidas no tratamento de cisto único deve ser considerado no auxílio no manuseio de alguns pacientes. Os autores concluem que mais estudos se fazem necessários para esclarecer essas dúvidas terapêuticas.

O uso associado de corticosteroides deverá ser feito com o intuito de atenuar a reação inflamatória que comumente advém do emprego da substância cisticida. O albendazol também está indicado para formas extraparenquimatosas da NCC — racemosa, cisterna ou intraventricular — principalmente na forma racemosa, quando a ressecção neurocirúrgica de todos os cistos é inviável. Além disso, recordamos que a utilização desses fármacos em provas terapêuticas tem-se tornado cada vez mais frequente, graças à eficácia do albendazol que promove destruição de 75 a 90% dos cistos localizados no parênquima cerebral. O objetivo do teste é diferenciar lesões únicas com realce, na TC ou RNM, de tuberculomas, granulomas micóticos, gliomas de baixo grau e, até mesmo, metástases. Assim, uma falha do tratamento obriga a reavaliação diagnóstica e investigação complementar apropriada, pois é condenável uma atitude contemplativa diante de condições que podem progredir rapidamente. Todavia, é consenso que a indicação de substâncias cisticidas na encefalite cisticercótica grave, nos casos complicados por hidrocefalia e na presença de cistos subaracnoides gigantes, deve ser precisa e cautelosa (Garcia e Del Brutto, 2000; Garcia *et al.*, 2002) e quase sempre associada ao uso simultâneo de corticoides. Mais recentemente, em extensa revisão bibliográfica, Coyle e Tanowitz (2009) referem que pacientes com encefalite cisticercótica não devem ser tratados com substâncias cisticidas, pois isto pode levar ao aumento da pressão intracraniana e que o tratamento deve visar ao controle do edema com o uso de corticosteroides, em dose superior a 32 mg por dia de dexametasona, e de manitol (2 mg/kg por dia).

▪ Neurocirurgia

As indicações para procedimentos neurocirúrgicos são: hidrocefalia secundária à NCC, remoção de cistos extraparenquimatosos, principalmente em topografia intraventricular e no espaço subaracnoide (Garcia *et al.*, 2002), podendo ser recomendável a utilização de técnicas neuroendoscópicas (Lanchote *et al.*, 2002). Recentemente, Rangel-Castilla *et al.* (2009) revisaram 31 pacientes submetidos a procedimentos neuroendoscópicos e verificaram que 16 foram tratados com *shunts*, 13 com ressecção dos cistos e 2 com tratamento clínico. Os autores concluem que a cirurgia continua a desempenhar um papel importante na resolução de casos selecionados e que a neuroendoscopia parece estar associada a altas taxas de sucesso. A NCC medular igualmente deveria passar por uma avaliação neurocirúrgica. Recentemente, o tratamento para NCC foi objeto de uma revisão extensa e detalhada (Garcia *et al.*, 2002), que resultou em recomendações racionais para um manejo adequado de suas mais diversas formas de apresentação (Tabela 85.2).

▸ Controle

Em 1993, um grupo internacional de cientistas (International Task Force for Disease Eradication), criado junto ao CDC, relacionou 6 doenças infecciosas capazes de serem erradicadas no mundo com a utilização das técnicas hoje disponíveis. Entre elas encontra-se a *T. solium*, como parasito potencialmente erradicável, face às seguintes razões: a) utiliza o homem como hospedeiro definitivo em seu ciclo biológico; b) as tênias de origem humana são as únicas fontes de infecção para os suínos (hospedeiro natural ou intermediário); c) é possível controlar a transmissão do parasito do porco ao homem; d) não há reservatórios silvestres. As medidas de controle são as mesmas para todo o complexo teníase-cisticercose, pois as ações adotadas para combater qualquer etapa do ciclo de vida das duas espécies de tênias e dos dois cisticercos contribuirão para a redução de ambas as parasitoses.

Tabela 85.2 Orientações para o tratamento das formas clínicas da neurocisticercose (NCC) humana.

Parenquimatosa	Ativa (cistos viáveis)	Leve (1 a 5 cistos)	1. Cisticidas + esteroides 2. Cisticidas, utilize esteroides somente quando surgirem efeitos colaterais 3. Não utilize cisticidas, seguimento com neuroimagem
		Moderado (> 5 cistos)	Consenso: cisticidas + esteroides
		Importante (> 100 cistos)	1. Cisticidas + alta dose de esteroides 2. Utilize esteroides por tempo prolongado e seguimento com neuroimagem
	Lesões com realce (cistos em degeneração)	Leve ou moderado	1. Não utilize cisticidas, seguimento com neuroimagem 2. Cisticida + esteroide 3. Cisticida; utilize esteroides somente quando surgirem efeitos colaterais
		Importante, encefalite cisticercótica	Consenso: não utilize cisticidas, utilize altas doses de esteroides + diuréticos osmóticos
	Inativa (cisticerco calcificado)	Qualquer número	Consenso: não utilize cisticida
Extra-parenquimatosa	NCC ventricular		Consenso: remoção endoscópica Se indisponível: 1. Derivação + cisticida + esteroide 2. Cirurgia aberta
	Cistos subaracnoides (inclui cistos gigantes ou NCC racemosa ou meningite crônica)		Consenso: cisticida + esteroide; se hidrocefalia associada: derivação
	Hidrocefalia sem cistos viáveis na neuroimagem		Consenso: derivação, não utilize cisticidas
Medular (intra ou extramedular)			Consenso: cirurgia primária; relatos ocasionais de sucesso com uso simultâneo de albendazol + esteroides
Oftálmica			Consenso: ressecção cirúrgica dos cistos

Modificado de Garcia *et al.*, 2002.

No Brasil, as ações de controle devem ser entendidas no âmbito da Lei Orgânica de Saúde e do Sistema Único de Saúde, razão de este tema ser abordado na óptica das recomendações do Centro Nacional de Epidemiologia (Brasil, Ministério da Saúde/Fundação Nacional de Saúde, 1999). 1) Educação da população — A primeira medida efetiva é a permanente difusão dos conhecimentos sobre os mecanismos de infecção, dentro de programas de educação escolar e comunitária, levando as informações essenciais e de modo simplificado à população mais exposta ao risco. Aliado a essas informações, há que se buscar o trabalho de conscientização para substituição de hábitos e costumes inadequados pelos princípios básicos de higiene pessoal capazes de ajudar na profilaxia das infecções, bem como orientando para evitar a ingestão de carne crua ou malcozida. As larvas morrem rapidamente quando aquecidas a 80°C e quando mantidas em solução de salmoura por 2 a 3 semanas (Pessôa e Martins, 1977), sendo também destruídas pelo congelamento a −20°C por 12 h e em 2 h a 45°C ou após 10 min a 96°C (Biagi *et al.*, 1965). O processo de educação precisa abordar a forma de ensinar aos estudantes e futuros profissionais da saúde, haja vista que mais da metade dos estudantes de medicina, médicos-residentes e médicos formados há mais de 4 anos não sabe como fazer a prevenção da cisticercose (Assencio-Ferreira *et al.*, 2003). 2) Bloqueio do foco — O domicílio que possua algum indivíduo com sintomas suspeitos ou com sorologia positiva para cisticercose, com diagnóstico de teníase, ou com gado suíno e bovino com cisticercos, será considerado um foco. Como tal, as pessoas nele inseridas e os outros núcleos familiares que tenham tido risco de contaminação deverão receber o tratamento específico e ser orientados quanto à adoção de higiene adequada. 3) Fiscalização da carne — Visa reduzir ao menor nível possível ou eliminar a comercialização e o consumo de carne suína contaminada por cisticercos. É de extrema relevância a orientação ao produtor sobre as técnicas de aproveitamento da carcaça a fim de reduzir perdas econômicas, caso contrário se torna difícil a adoção desta medida pelo proprietário. 4) Fiscalização de produtos alimentícios de origem vegetal — Fiscalização intensa nas hortas e pomares que abastecem a população, de modo a coibir o uso de água de rios e córregos que recebam esgoto. 5) Cuidados na suinocultura — A fiscalização deve ser rigorosa para evitar o acesso dos suínos às fezes humanas, uma vez que este é o único mecanismo de infecção dos animais e esta é a forma mais segura de bloquear a transmissão dos ovos da T. *solium* ao animal. 6) Desinfecção concorrente — Não são necessárias, mas são de fundamental importância o controle ambiental por meio do saneamento básico (deposição adequada dos dejetos humanos) e rigoroso hábito de lavagem das mãos, principalmente após as evacuações.

A OPAS e a OMS propuseram duas estratégias de ação para o controle do complexo teníase-cisticercose pela *T. solium*: 1) a curto prazo, tratamento em massa da população; 2) a longo prazo, as medidas são de elevado custo financeiro, mas são as mais eficazes e envolvem o aprimoramento das condições de saneamento ambiental, educação sanitária da população, modernização da suinocultura, fiscalização rigorosa na inspeção do abate e legislação adequada, como a notificação compulsória (Schantz *et al.*, 1994). A infecção pela *T. solium* desapareceu gradativamente nos países europeus graças aos avanços do saneamento geral, do desenvolvimento econômico e da criação confinada de suínos (Schantz *et al.*, 1994). Há mais de cem anos a cisticercose, na Europa, apresentava índices semelhantes aos encontrados nos países endêmicos nos dias de hoje. Por sua vez, a 55ª Assembleia Mundial da OMS, em 2002, refere os seguintes meios disponíveis para controlar a cisticercose: a) tratamento, notificação e vigilância dos casos; b) identificação e tratamento das pessoas com teníase; c) educação sanitária, melhoria do saneamento e fornecimento de água limpa; d) tratamento universal ou seletivo com praziquantel; e) medidas veterinárias (inspeção e controle da carne, melhoria na criação dos suínos).

Os temas da notificação obrigatória e da vacinação, face a sua relevância e atualização, merecem uma abordagem diferenciada: notificação obrigatória — a 55ª Assembleia Mundial da OMS alega que não se justifica a notificação internacional, pois a doença não provoca surtos agudos e intensos em escala internacional. No entanto, propõe que os sistemas nacionais de saúde estabeleçam mecanismos de vigilância e de notificação obrigatória. No Brasil, a cisticercose não integra a lista de doenças de notificação compulsória do Ministério da Saúde, porém, os casos diagnosticados das duas helmintíases devem ser informados aos serviços de saúde visando mapear as áreas afetadas para adoção das medidas sanitárias adequadas. Atualmente, apenas o pioneiro município de Ribeirão Preto, em São Paulo, e os três estados do Sul adotam a notificação compulsória dos casos de cisticercose. A implantação desta medida no âmbito federal, em relação à NCC, vem sendo proposta (Trevisol-Bittencourt *et al.*, 1998; Takayanagui e Leite 2001; Agapejev, 2002). Recentemente, importante grupo de 15 pesquisadores, de 9 diferentes países dos continentes americano, asiático e europeu propôs que a NCC (presente em 62 países, autóctone e/ou importada) seja declarada doença de notificação internacional; vacinação — em relação à teníase, a perspectiva de ser desenvolvida uma vacina é muito remota, face a pouca expressão clínica e pelas dificuldades imunológicas, embora este panorama possa mudar com o uso de plantas transgênicas de uso oral (Evans, 2002). Esta mesma situação persiste, sem que novos estudos tenham sido realizados nos últimos anos. Em relação à cisticercose, no Brasil, desde 1995, encontra-se em estudos a pesquisa de vacina para a cisticercose suína (Nascimento *et al.*, 1995), mas cuja sequência não teve andamento. A doença animal, a curto prazo, é perfeitamente passível de ser controlada, pelas perspectivas de uso de vacinas de proteínas recombinantes que, em associação com o tratamento dos portadores de teníase, provavelmente será capaz de erradicar a *T. solium* (Flisser e Lightowlers, 2001; Evans, 2002). Porém, se esta vacinação em suínos provou ser muito eficaz, razão da possibilidade de êxito para o ser humano, alerta-se que os custos para a sua preparação são extremamente elevados para os países em desenvolvimento (Lightowlers e Gauci, 2001; Lightowlers *et al.*, 2003). Mais recentemente, foi demonstrado o grande potencial imunogênico experimental de uma vacina molecular de fagos recombinates, estando em teste, no México, um ensaio de campo para imunização de suínos com esta vacina inativada por ultravioleta (Manoutcharian *et al.*, 2004). Proteção de 79% dos suínos inoculados foi obtida com paramiosina derivada de *T. solium* (Solis *et al.*, 2004). Há uma expectativa muito favorável de que vacinas mais efetivas sejam desenvolvidas em breve (Evans, 2002). No entanto, mesmo com o grande avanço das técnicas de biologia molecular, os ensaios de campo para testar novas vacinas contra a cisticercose suína ainda continuam sendo apenas uma promessa. Assim, inúmeros antígenos das tênias, quer os provenientes de cistos de *T. solium* (extratos totais de oncosferas o de cisticercos, antígenos do líquido vesicular de cisticercos, antígenos semipurificados e recombinantes) até antígenos provenientes de outros céstodeos [*Taenia crassiceps* (Lightowlers, 2010a), *Taenia saginata e Taenia ovis*] já foram testados em condições experimentais e demonstraram reduzir as taxas de infecção e a carga parasitária de suínos vacinados. Na China, uma promissora vacina de DNA, pcDNA3-B, foi produzida a partir da sequência de nucleotídios do antígeno B de *T. solium*, a qual produziu uma proteção de 92,6% em suínos desafiados com ovos do parasito e 4 de cada 5 vacinados não tinham cistos viáveis (Guo *et al.*, 2007). Outra vacina de proteína recombinante 45W-4B de oncosfera de cisticerco de *T. solium* demonstrou ser eficaz em dois ensaios realizados em suínos infectados com cepas de origem chinesa e mexicana, da ordem de 97% e 98,4%, respectivamente (Luo *et al.*, 2009). Uma das vacinas para a cisticercose suína que melhor resultado apresentou em estudos experimentais controlados foi a criada por um grupo de pesquisadores australianos e denominada vacina TSOL18, a qual provou ser altamente efetiva contra infecções naturais de suínos (Lightowlers, 2010). Ainda, complementando este estudo, verificou-se que o uso da vacina TSOL18 acrescido de dose única de tratamento dos suínos com o cisticida oxfendazol eliminou completamente a transmissão da *T. solium* para os animais, sugerindo o autor que estas medidas possam ser empregadas em programas de controle da cisticercose (Lightowlers, 2010). Resultados também alvissareiros foram obtidos em Camarões, África, com o uso desta metodologia combinada (vacina TSOL18 mais oxfendazol), tendo os autores proposto seu uso em áreas endêmicas para cisticercose pelo seu potencial de reduzir indiretamente os casos da doença em humanos (Assana *et al.*, 2010). Em que pesem estas perspectivas promissoras, é de se mencionar que, além da vacina, é necessária a adoção de outras estratégias. Apesar da proteção obtida em vários estudos em condições experimentais, ressalte-se que eles representam apenas o começo de uma longa trajetória para a produção e utilização de uma vacina, pois mais ensaios de campo são necessários para responder a várias perguntas, como a dose necessária, a duração da proteção, os mecanismos imunológicos envolvidos, além das variáveis ambientais. Por estas razões, até o momento, a infecção não foi eliminada de nenhuma região por um programa específico (Willingham e Engel, 2006) e nem mesmo há informação de diminuição da transmissão das doenças do complexo teníase-cisticercose humano de qualquer área endêmica das parasitoses, apesar do esforço isolado em alguns países, especialmente, no Peru e México.

Com base nos três fatores predisponentes à transmissão e à manutenção do ciclo de vida do parasito (cisticercose humana, teníase e cisticercose suína), os estados brasileiros foram classificados, de acordo com a presença de três, dois ou um destes elementos (Villa, 1994): a) alto risco (São Paulo, Paraná, Santa Catarina e Rio Grande do Sul); b) médio risco (Pará, Piauí, Goiás e Rio de Janeiro); c) baixo risco (Rondônia, Pernambuco, Alagoas, Minas Gerais, Espírito Santo, Mato Grosso e Distrito Federal), sendo os demais estados sem informação, isto nos anos de 1986 e 1987. Apenas alguns estados iniciaram atividades isoladas, periódicas e por conta própria, como os três estados do Sul do país. O estado do Paraná, entre 1993 e 1995, desenvolveu um programa de controle da cisticercose com ênfase em educação sanitária e no tratamento com mebendazol, cobrindo 15% de toda a população (Camargo, 1999). Muito há por se fazer e, talvez, a inclusão da NCC na lista de doenças de notificação obrigatória possa ser a primeira medida realmente efetiva.

▶ Conclusão

A prevenção e a erradicação da NCC são possíveis e poderiam ser conseguidas por meio de medidas que interrompam o complexo tênia/hospedeiro. Tais medidas devem ser dirigidas para ambos — humanos e suínos.

Os portadores de teníase exercem um papel fundamental na transmissão desta doença. Infelizmente, eles são habitualmente assintomáticos e frequentemente não são detectados por meio de exames de fezes rotineiros. Assim, como sua identificação é difícil, seu tratamento não é realizado e eles seguem disseminando ovos no meio em que vivem e trabalham. Uma pessoa portadora de uma "solitária" tem um efeito devastador, distribuindo ovos diariamente no ambiente onde vive. E basta a ingestão de um ovo, somente um deles, para alguém, seja ele suíno ou humano, desenvolver cisticercose. Suínos devem ser criados em ambientes confinados, livres da possibilidade de ingerir fezes humanas contaminadas por ovos de *T. solium*.

Por outro lado, é melancólico ver nos dias atuais ser equivocadamente atribuída a aquisição de NCC ao consumo de carne suína. Aliás, frequentemente, indivíduos de bom padrão cultural e social, vegetarianos ou adeptos de religiões que proscrevem o consumo deste tipo de carne, são execrados quando lhes é feito o diagnóstico de NCC. Pior ainda quando são estigmatizados como portadores do "bicho do porco" na cabeça e desta maneira induzidos a sofrimento psíquico, perfeitamente dispensável.

Não há alternativas, o saneamento básico é urgentemente requerido e o revolucionário impacto da informação, em linguajar apropriado a cada região, é o único remédio eficaz. Desta maneira, o caminho para o controle real da cisticercose é por intermédio de medidas simples e radicais de higiene. Aliás, diz a mitologia grega que Esculápio teve duas filhas, Hygia e Panacea. A primeira ocupava-se da profilaxia e a última de curar tudo que aparecia. Certamente, neste caso, precisamos da urgente colaboração de Hygia, pois é bem mais inteligente prevenir do que remediar. O trabalho de Hygia seria facilitado com a notificação compulsória de todos os casos de cisticercose no território nacional.

Frequência da teníase e da cisticercose humana no Brasil de acordo com estudos clínicos, tomográficos, sorológicos e parasitológicos de fezes

Região/estado/ município	Autor/ano	Amostra/material	Frequência/positividade
Sul			
Paraná/Rio Branco do Sul, Tijucas do Sul	Arruda *et al.*, 1990	População rural: 1.021 exames de fezes; 36 TC em indivíduos com cafaleia, epilepsia e sintomas neurológicos	Teníase: 4,5% (4,3 e 4,6%); NCC: 8 (22,2%) casos com diagnóstico radiológico e 1 com RIFI positiva
Paraná/Londrina	Bonametti *et al.*, 1992	Sorologia (ELISA) no liquor de 50 pacientes com epilepsia	17 (34%) casos de NCC
Paraná/Londrina	Tamburus *et al.*, 1994	Estudo retrospectivo de 7.500 TC (1991 a 1993)	838 (1.1%) casos de NCC
Paraná/Barracão, Salgado Filho	Kopp *et al.*, 1994	Parasitológico de fezes (Hoffman) em 8.782 indivíduos (população em geral)	108 (1,1%) exames positivos
Paraná/Cruz Machado	Melo *et al.*, 1994	Sorologia (RIFI) em 386 indivíduos, de 3 grupos: epilépticos, com sintomas neurológicos e assintomáticos	22 (5,7%), dos quais 11,3%, 4,86% e 0%, de cada grupo estudado, respectivamente
Paraná/Curitiba	Antoniuk, 1994	Estudo de TC em hospital geral — 1978: 3.400; 1980: 9.000; 1992: 8.500; 1993: 9.200	5,3%, 5,3%, 9,1% e 9,2% de NCC, respectivamente
Paraná/Curitiba	Gracia, 1994	Estudo retrospectivo de TC em serviço de neuroimagem: 7.285 (1992) e 7.031 (1993)	600 (9,94%) e 492 (8,84%) casos sugestivos de NCC, respectivamente
Paraná/Curitiba e outros	Narata *et al.*, 1998	TC de 2.554 pacientes neurológicos	236 (9,2%) casos compatíveis com NCC
Paraná/5 municípios	Lonardoni *et al.*, 1996	Sorologia (RIFI) em 2.180 indivíduos da população geral	69 (3,2%) com cisticercose, oscilando de 0,9% a 6,6%
Paraná	EESES, 2004	Parasitológico de fezes, de 1990 a 1995 (755.097 exames)	3.835 (0,5%) exames positivos
Paraná	Gusso, 1997	Informações sobre 51.694 TC em clínicas de neuroimagem (1988 a 1992)	2.462 (4,76%) casos de NCC
Paraná	EESES, 2004	Notificados e confirmados, de 1993 a 2000	1.531 casos de NCC

(continua)

Frequência da teníase e da cisticercose humana no Brasil de acordo com estudos clínicos, tomográficos, sorológicos e parasitológicos de fezes (*Continuação*)

Região/estado/ município	Autor/ano	Amostra/material	Frequência/positividade
Rio Grande do Sul/ Santa Maria	Silva *et al.*, 2000	Estudo retrospectivo de 6.300 TC de hospital geral privado	80 (1,27%) casos de NCC
Rio Grande do Sul/ Porto Alegre	EESES, 2004	Estudo retrospectivo de 2.271 TC em 1995	50 (2,2%) casos de NCC
Rio Grande do Sul/ 4 municípios	EESES, 2004	Sorologia em 4 municípios, em 1998 e 1999	Incidência de casos variou de 71 a 136/100.000 habitantes
Santa Catarina/ 10 municípios	Kuhnen, 1997	152.482 TC em 12 clínicas de neuroimagem (1990 a 1995)	2.181 casos (0,24 a 32,5%) suspeitos, calcificados e confirmados
Santa Catarina/ Concórdia	Bordignon, 1998	Parasitológico de fezes (MIF, Ritchie ou Hoffman e Faust) em 5.299 indivíduos	4 (0,08%) casos positivos
Santa Catarina/ Chapecó	Trevisol-Bittencourt *et al.*, 1998	Estudo retrospectivo de TC em 58 pacientes internados por epilepsia	14 (24%) casos de NCC
Santa Catarina/ Florianópolis	Rigatti e Trevisol-Bittencourt, 1999	Estudo retrospectivo de 120 pacientes com epilepsia tardia em clínica pública especializada	Cerca de 20% com NCC como causa única da epilepsia
Santa Catarina/Lages	Pfuetzenreiter e Ávila-Pires, 1999	Estudo clínico selecionado de pacientes com TC positiva e negativa para NCC em clínica de diagnóstico por imagem	57 casos de NCC
Santa Catarina	Madeira, 2004	Registros de Notificação Obrigatória por região geográfica (1998 a 2003)	300 casos de NCC notificados, oscilando de 0,8% a 1,48%/100.000 habitantes
Santa Catarina/Lages	Marques *et al.*, 2010.	Revisão de 5.775 pacientes submetidos à TC entre 2002 e 2004 em clínica radiológica privada	1377 (24,7%) foram diagnosticados positivos para NCC
Sudeste			
Minas Gerais/Belo Horizonte	Tavares Jr, 1994	Sorologia (ELISA) em 188 pacientes de hospital psiquiátrico e 102 de lar de idosos	23 (12,2%) casos com NCC do hospital psiquiátrico e 7 (6,9%) do lar de idosos
Minas Gerais/ Lagamar	Silva-Vergara *et al.*, 1995	Parasitológico de fezes (Kato-Katz, sedimentação e Baermann Moraes) em 1.850 indivíduos da população geral	24 (1,3%)
Minas Gerais/ 4 municípios	Silveira-Lacerda *et al.*, 2002	Sorologia (RIFI e ELISA) em 1.133 doadores de sangue	63 (5,6%)
Minas Gerais/ 13 municípios	Carvalho *et al.*, 2002	Parasitológico de fezes (Kato-Katz) em 18.973 escolares (7 a 14 anos)	35 (0,2%), oscilando de 0% a 0,7%
São Paulo/ Ribeirão Preto	Takayanagui e Jardim, 1983	Estudo clínico retrospectivo em serviço de neurologia	500 casos de NCC
São Paulo/Presidente Prudente, Santos	Ueda *et al.*, 1984	Estudo de 824 soros (RFC) em indivíduos normais	8 (0,87%) casos de cisticercose
São Paulo/ 5 municípios	Vaz *et al.*, 1990	Grupo I: 821 adultos e 243 crianças da população geral (ELISA)	19 adultos (2,3%) e 2 crianças (0,82%)
São Paulo/Presidente Prudente	Vaz *et al.*, 1990	Grupo II: 200 pacientes de hospital psiquiátrico (ELISA)	10 (5%) casos de NCC
São Paulo	Spina-França *et al.*, 1993	Sorologia (RFC, RIFI e outros métodos) no LCR de 139 mil pacientes neurológicos (1929 a 1992)	1.573 (1,13%)
São Paulo/Botucatu	Agapejev, 1994	Revisão de 132.480 internações em hospital geral (1972 a 1990)	0,30%
São Paulo/Cássia dos Coqueiros	Bragazza *et al.*, 2002	Sorologia (ELISA e *immunoblot*) em 1.863 indivíduos da população geral	40 (2,1%)

(*continua*)

Frequência da teníase e da cisticercose humana no Brasil de acordo com estudos clínicos, tomográficos, sorológicos e parasitológicos de fezes (*Continuação*)

Região/estado/ município	Autor/ano	Amostra/material	Frequência/positividade
Rio de Janeiro/ São Gonçalo	Reis, 1963	Parasitológico de fezes (direto e Hoffman) em 2.264 indivíduos da população geral	1 (0,12%)
Rio de Janeiro	Vinha e Martins, 1967	Parasitológico de fezes (método de Hoffman) em 552.729 indivíduos	3.169 (0,6%)
Rio de Janeiro	Clemente e Werneck, 1990	Clínica neurológica (1981 a 1989), com TC e RFC	100 casos de NCC
Rio de Janeiro/ Nova Iguaçu	Costa Mendes *et al.*, 2005	Analisaram-se 36.379 TC do Hospital Geral de Nova Iguaçu e de Clínica de Imagem	Foram encontrados 72 casos de NCC, sendo 62,5% em mulheres
Espírito Santo	Chequer e Vieira, 1990	Serviço de neurologia	45 casos de NCC
Centro-oeste			
Distrito Federal	Vianna *et al.*, 1986	Sorologia (ELISA+RIFI) em 1.122 pacientes selecionados de hospitais gerais e serviços de neurologia	59 (5,2%) casos de NCC
Distrito Federal	Oliveira *et al.*, 1994	Parasitológico de fezes (Hoffman, Faust e tamização) em 54 escolares. Estudo em 520 residentes em Brasília com sintomas neurológicos	1 (1,11%) com ovos nas fezes 67 (12,9%) casos de NCC
Nordeste			
Bahia/Salvador	Prado *et al.*, 2001	Parasitológico de fezes (sedimentação espontânea e Kato-Katz) em 1.131 escolares (7 a 14 anos)	0%
Bahia/Mulungu do Morro	Gomes *et al.*, 2002	Pesquisa de antígenos em 577 amostras de fezes (ELISA) e pesquisa de anticorpos em 694 soros (EITB) da população geral	Teníase: 26 (4,5%); cisticercose: 11(1,6%)
Paraíba/Campina Grande	Pereira *et al.*, 1995	Parasitológico de fezes em crianças de 0 a 8 anos	5,7%
Paraíba/Campina Grande	Gonçalves-Coêlho e Coêlho, 1996	Revisão de 5.883 TC de hospital geral	60 (1,02%) sugestivas de NCC
Paraíba/Campina Grande e outros	Chagas *et al.*, 2003	Estudo clínico retrospectivo de TC de serviços de neurologia	44 casos de NCC
Pernambuco/ Ilha de Fernando de Noronha	Dobbin Jr. e Coelho, 1958	Parasitológico de fezes (Hoffman) em 690 indivíduos da população geral	0%
Pernambuco/Recife	Valença e Valença, 2000	Estudo clínico e de neuroimagem em 249 pacientes com epiplepsia	22 (8,8%) casos de NCC
Rio Grande do Norte/Natal	Galhardo *et al.*, 1993	Estudo de TC em clínica radiológica	15 casos de NCC
Rio Grande do Norte/Natal	Albuquerque e Galhardo, 1995	Estudo clínico em serviço de neurologia. Revisão de 7.661 laudos de TC	8 casos de NCC 41 (0,53%) sugestivos de NCC
Alagoas	Biondi *et al.*, 1998 *apud* Agapejev, 2002	756 indivíduos estudados em inquérito epidemiológico	14 casos de NCC (1,9%)
Ceará	Façanha, 2006	Pacientes registrados no Sistema de Informação Hospitalar/SUS (1996 a 2004)	424 pacientes com cisticercose (98,3% com NCC), oriundos de 75 municípios cearenses
Ceará/Pedra Branca	Oliveira *et al.*, 2006	831 amostras de fezes examinadas pelo método de Kato-Katz	10 casos positivos para teníase (1,2%)

(continua)

Frequência da teníase e da cisticercose humana no Brasil de acordo com estudos clínicos, tomográficos, sorológicos e parasitológicos de fezes (*Continuação*)

Região/estado/ município	Autor/ano	Amostra/material	Frequência/positividade
Ceará/Barbalha	Silva et al., 2007	Revisão de 1.792 TC de dois hospitais, entre 2001 e 2003, e exames coprológicos entre 1998 e 2003	90 (5%) eram compatíveis com NCC e 1,1% dos exames de fezes foram positivos para teníase
Piauí/João Costa	Ramos Jr. *et al.*, 2004	701 exames parasitológicos fezes e sorologia (ELISA) em 169 indivíduos com suspeitas de NCC	1 exame positivo para *Taenia* sp. (0,1%) e 23 pacientes sorologicamente positivos
Norte			
Pará/Belém	Freitas e Palermo, 1996	Parasitológico de fezes em 450.093 indivíduos da população geral NCC: informações de diferentes serviços de neurologia (1981 a 1992)	0,15% de teníase e 12 casos confirmados de cisticercose

NCC = neurocisticercose; LCR = líquido cefalorraquidiano; RIFI = reação de imunofluorescência indireta (no soro); ELISA = *enzyme-linked immunosorbent assay* (no soro); EITB = *electroimmunotransfer blot assay* (em fezes ou no soro); TC = tomografia computadorizada; RFC = reação de fixação do complemento (reação de Weinberg); EESES = Endereço Eletrônico da Secretaria Estadual da Saúde do Paraná (www.saude.pr.gov.br) e do Rio Grande do Sul (www.saude.rs.gov.br).

Referências bibliográficas

Agapejev S. Incidência de cisticercose em Botucatu (SP). Estudo clínico e patológico. *Anais* do I Encontro do Cone Sul e Seminário Latino-Americano sobre Teníase e Cisticercose, Curitiba, p. 175-176, 1994.

Agapejev S. Neurocysticercosis in Brazil: epidemiological aspects. In: Singh G, Prabhakar S (eds), *Taenia solium Cysticercosis. From Basic to Clinical Science*, CABI Publishing, Londres, 101-110, 2002.

Agapejev S. Aspectos clínico-epidemiológicos da neurocisticercose no Brasil: análise crítica. *Arq Neuro-Psiquiatr* 61: 822-828, 2003.

Albuquerque ES, Galhardo I. Neurocisticercose no Estado do Rio Grande do Norte. Relato de oito casos. *Arq Neuro-Psiquiatr* 53: 464-470, 1995.

Allan JC, Avila G, Garcia Noval J, Flisser A, Craig PS. Immunodiagnosis of taeniasis by coproantigen detection. *Parasitology* 101: 473-477, 1990.

Allan JC, Craig PS. Coproantigens in taeniasis and echinococcosis. *Parasitology International* 55, S75-S80, 2006.

Almeida W. Contribuição ao estudo clínico da cysticercose cerebral. *Arch Brasil Psych Neurol Med Legal* 11: 229-264, 1915.

Almeida SM de, Gurjão AS. Frequency of depression among patients with neurocysticercosis. *Arq Neuropsiquiatr* 68 (1): 76-80, 2010.

Andrade AC. The pathology of cysticercosis. In: Garcia HH, Martinez SMM (eds), *Taenia solium. Taeniasis/Cysticercosis*. 2ª ed., Universo, Lima, 83-96, 1999.

Andrade DC de, Rodrigues CL, Abraham R, Castro LHM, Livramento JA, Machado LR, Leite CC, Caramelli P. Cognitive impairment and dementia in neurocysticercosis. A cross-sectional controlled study. *Neurology* 74: 1288-1295, 2010.

Antoniuk A. Cisticercose e saúde pública. *Anais* do I Encontro do Cone Sul e Seminário Latino-Americano sobre Teníase e Cisticercose, Curitiba, p. 38-44, 1994.

Arruda WO, Camargo NJ, Coelho RC. Neurocysticercosis. An epidemiological survey in two small rural communities. *Arq Neuro-Psiquiatr* 48: 419-424, 1990.

Assana E, Kyngdon CT, Gauci CG, Geerts S, Dorny P, De Deken R, Anderson GA, Zoli AP, Lightowlers MW. Elimination of *Taenia solium* transmission to pigs in a field trial of the TSOL18 vaccine in Cameroon. *International Journal for Parasitology* 40 (5): 515-519, 2010.

Assencio-Ferreira VJ, Nanci MPB, Santos EC. Prevenção da neurocisticercose: avaliação do conhecimento do tema entre médicos e estudantes de medicina. *Rev Bras Educ Med* 27: 91-95, 2003.

Basu G, Surekha V, Ganesh A. Disseminated Cysticercosis. *Trop Doct* 39: 48-49, 2009.

Bhalla A, Sood A, Sachdev A, Varma V. Disseminated cysticercosis: a case report and review of the literature. *Journal of Medical Case Reports* 2: 137, 2008.

Biagi FF, Vélez G, Gutierrez ML 1965. Destrucción de los cisticercos en la carne de cerdo parasitada. *Bol Of Sanit Panam* 58: 303-307, 2008.

Bonametti AM, Basile MA, Vaz AJ, Baldy JLS, Takiguti CK. Índice de positividade da reação imunoenzimática (ELISA) para cisticercose no líquido cefalorraquidiano (LCR) e no soro de pacientes com epilepsia. *Rev Inst Med Trop São Paulo* 34: 451-458, 1992.

Bordignon O. Prevalência de teníase humana e cisticercose em bovinos e suínos no município de Concórdia/SC. Monografia. Curso de Especialização em Saúde Coletiva-Saúde Pública, Universidade do Contestado, Concórdia, 39 pp, 1998.

Bragazza LM, Vaz AJ, Passos ADC, Takaynagui OM, Nakamura PM, Espíndola NM, Pardini A, Bueno EC. Frequency of serum anticystcercus antibodies in the population of a rural brazilian community (Cássia dos Coqueiros) determined by ELISA and immunoblotting using *Taenia crassiceps* antigens. *Rev Inst Med Trop São Paulo* 44: 7-12, 2002.

Brasil, Ministério da Saúde/Fundação Nacional de Saúde. Doenças Infecciosas e Parasitárias: aspectos clínicos, de vigilância epidemiológica e de controle. Guia de Bolso. Brasília, 218 pp, 1999.

Burneo JG, Plener I, Garcia HH. Neurocysticercosis in a patient in Canada. *Canadian Medical Association Journal*. 180 (6): 639-642, 2009.

Camargo NJ. Strategies for the control of taeniasis-cysticercosis in the State of Paraná, Brazil. *In*: Garcia HH, Martinez SMM (eds), *Taenia solium. Taeniasis/Cysticercosis*. 2ª ed., Universo, Lima, 307-312, 1999.

Carpio A, Kelvin EA, Bagiella E, Leslie D, Leon P, Andrews H, Hauser WA, and the Ecuadorian Neurocysticercosis Group. Effects of albendazole treatment on neurocysticercosis: a randomised controlled Trial. *J Neurol Neurosurg Psychiatry* 79: 1050-1055, 2008.

Carvalho OS, Guerra HL, Campos YR, Caldeira RL, Massara CL. Prevalência de helmintos intestinais em três mesorregiões do Estado de Minas Gerais. *Rev Soc Bras Med Trop* 35: 597-600, 2002.

Castillo Y, Rodriguez S, García HH, Brandt J, Van Hul A, Silva M, Rodriguez-Hidalgo R, Portocarrero M, Melendez DP, Gonzalez AE, Gilman RH, Dorny P. Urine Antigen Detection for the Diagnosis of Human Neurocysticercosis. *Am J Trop Med Hyg* 80 (3): 379-383, 2009.

Chagas MGL, D' Oliveira Júnior A, Tavares-Neto J 2003. Manifestações clínicas da neurocisticercose na região do semiárido do nordeste brasileiro. *Arq Neuro-Psiquiatr* 61: 398-402, 2003.

Chequer RS, Vieira VLF. Neurocisticercose no Estado do Espírito Santo. Avaliação de 45 casos. *Arq Neuro-Psiquiatr* 48: 431-440, 1990.

Chianura L, Sberna M, Moioli C, Villa MR, Orcese C, Causarano R. Neurocysticercosis and Human Immunodeficiency Virus Infection: A Case Report. *Journal of Travel Medicine* 13 (6): 376-380, 2006.

Clemente HAM, Werneck ALS. Neurocisticercose. Incidência no Estado do Rio de Janeiro. *Arq Neuro-Psiquiatr* 48: 207-209, 1990.

Coyle CM, Tanowitz HB. Editorial. *Review Article*. Diagnosis and Treatment of Neurocysticercosis. Interdisciplinary Perspectives on Infectious Diseases. 2009, 1-9. Published online 2010 January 10. Acessado em: http://www.ncbi.nlm.nih.gov/pmc/articles/PMC2814373/, 2009

Cordoba A, Ciarmela ML, Pezzani B, Gamboa MI, De Luca MM, Minvielle M, Basualdo JA. Presencia de parásitos intestinales en paseos públicos urbanos en La Plata, Argentina. *Parasitol Latinoam* 57: 25-29, 2002.

Correa D, Medina-Escutia E. Host-parasite immune relationship in *Taenia solium* taeniosis and cysticercosis. In: Garcia HH, Martinez SMM (eds), *Taenia solium. Taeniasis/Cysticercosis.* 2ª ed., Universo, Lima, 15-24, 1999.

Correa D, Tapia-Romero R, Meza-Lucas A, Mata-Ruiz O. Antigen-based immunoassays in the diagnosis of *Taenia solium* cysticercosis. In: Singh G, Prabhakar S (eds), *Taenia solium Cysticercosis. From Basic to Clinical Science,* CABI Publishing, Londres, 343-349, 2002.

Del Brutto OH, Rajshekhar V, White Junior AC, Tsang VC, Nash TE, Takayanagui OM, Schantz PM, Evans CA, Flisser A, Correa D, Botero D, Allan JC, Sarti E, Gonzalez AE, Gilman RH, Garcia HH. Proposed diagnostic criteria for neurocysticercosis. *Neurology* 57: 177-183, 2001.

Del Bruto OH, Roos KL, Coffey CS, García HH. Meta-analysis: cysticidal drugs for neurocysticercosis: albendozole and praziquantel. *Ann Intern Med* 145: 43-51, 2006.

Devi TS, Singh TB, Sing TS, Singh NB, Singh WJ, Chingsuingamba Y. A rare case of disseminated cysticercosis. *Neurology Asia* 12: 127-130, 2007.

Dobbin Jr. JE, Coelho MV. Parasitoses intestinais na Ilha de Fernando de Noronha. *Rev Bras Malariol D Trop* 10: 127-131, 1958.

Dorny P, Brandt J, Zoli A, Geerts S. Immunodiagnostic tools for human and porcine cysticercosis. *Acta Tropica* 87: 79-86, 2003.

Escobar A. The pathology of neurocysticercosis. In: Palácios E, Rodryguez-Carbajal J, Taveras J. (eds), *Cysticercosis of central nervous system.* Charles C. Thomas Publisher, Springfield, 27-54, 1983.

Escobar A, Weidenheim KM. The pathology of neurocysticercosis. In: Singh G, Prabhakar S (eds), *Taenia solium Cysticercosis. From Basic to Clinical Science,* CABI Publishing, Londres, 289-305, 2002.

Evans CAW. *Taenia solium* vaccination: present status and future prospects. In: Singh G, Prabhakar S (eds), *Taenia solium Cysticercosis. From Basic to Clinical Science,* CABI Publishing, Londres, 421-429, 2002.

Façanha MC. Casos de cisticercose em pacientes internados pelo Sistema Único de Saúde: distribuição no Estado do Ceará. *Rev Soc Bras Med Trop* 39 (5): 484-487, 2006.

Flisser A, Lightowlers MW. Vaccination against *Taenia solium* cysticercosis. *Mem Inst Oswaldo Cruz* 96: 353-356, 2001.

Flisser A, Correa D, Evans CAW. *Taenia solium* cysticercosis: new and revisited immunological aspects. In: Singh G, Prabhakar S (eds), *Taenia solium Cysticercosis. From Basic to Clinical Science,* CABI Publishing, Londres, 15-24, 2002.

Flisser A, Sarti E, Lightowlers M, Schantz P. Neurocysticercosis: regional, epidemiology, impact and control measures in the Americas. *Acta Tropica* 87: 43-51, 2003.

Forlenza OV, Filho AH, Nóbrega JP, Ramos Machado L, Barros NG, Camargo CH, Silva MF. Psychiatric manifestations of neurocysticercosis: a study of 38 patients from a neurology clinic in Brazil. *J Neurol Neurosurg Psychiatry* 62: 612-616, 1997.

Foyaca-Sibat H, Ibanez-Valdes I. Generalized Cysticercosis With Cardiac Involvement. The Internet Journal of Neurology. 7 (2). Disponível em: http://www.ispub.com/journal/the_internet_journal_of_neurology/archive/volume_7_number_2_5.html, 2007

Freitas JA, Palermo EM. Complexo teníase-cisticercose. Avaliação parcial da situação no Estado do Pará. *Braz J Vet Res Anim* 33: 267-272, 1996.

Galhardo I, Coutinho MOM, Albuquerque ES, Medeiros LO, Dantas JO. A neurocisticercose no Rio Grande do Norte. Antes e depois da tomografia computadorizada. *Arq Neuro-Psiquiatr* 51: 541-545, 1993.

Galvão ST. Incidência e profilaxia da cisticercose e hidatidose em São Paulo. Tese Doutoramento. Faculdade de Medicina e Cirurgia. São Paulo, 1928.

García-García ML, Torres M, Correa D, Flisser A, Sosa-Lechuga, Velasco O, Meza-Lucas A, Plancarte A, Avila G, Tapia R, Aguillar L, Mandujano A, Alcântara I, Morales Z, Salcedo A, Mañon ML, Valdespino-Gomez JL. Prevalence and risk of cysticercosis and taeniasis in an urban population of soldiers and their relatives. *Am J Trop Med Hyg* 61: 386-389, 1999.

Garcia HH, Del Brutto O. *Taenia solium* cysticercosis. *Infect Dis Clin North Am* 14: 97-119, 2000.

Garcia HH, Evans CA, Nash TE, Takayanagui OM, White Junior AC, Botero D, Rajshekhar V, Tsang VC, Schantz PM, Allan JC, Flisser A, Correa D, Sarti. E, Friedland JS, Martinez SM, Gonzalez AE, Gilman RH, Del Brutto OH. Current consensus guidelines for treatment of neurocysticercosis. *Clin Microbiol Rev* 15:747-756, 2002.

Garcia HH, Gilman RH, Gonzalez AE, Verastegui M, Rodriguez S, Gavidia C, Tsang VCW, Falcon N, Lescano AG, Moulton LH, Bernal T, Tovar M. Hyperendemic human and porcine *Taenia solium* infection in Peru. *Am J Trop Med Hyg* 68: 268-275, 2003.

Garcia HH, Gonzalez AE, Evans CAW, Gilman RH. *Taenia solium* cysticercosis. *Lancet* 362: 547-556, 2003a.

Garcia HH, Pretell EJ, Gilman RH, Martinez SM, Moulton LH, Del Brutto OH, Herrera G, Evans CA, Gonzalez AE. A trial of antiparasitic treatment to reduce the rate of sezures due to cerebral cisticercosis. *N Engl J Med* 350: 249-258, 2004.

Garcia HH, Gonzales AE, Tsang VCW, Gilman RH. Review. Neurocysticercosis: Some of the Essentials. *Pract Neurol* 6: 288-297, 2006.

Garcia HH, Gonzalez AE, Rodriguez S, Tsang VCW, Pretell EJ, I. Gonzales I, Gilman RH. Neurocysticercosis. Unraveling the nature of the single cysticercal granuloma. *Neurology* 75 **(7):** 654-658, 2010.

Garcia-Noval J, Sanchez AL, Allan JC. *Taenia solium* taeniasis and cysticercosis in Central America. In: Singh G, Prabhakar S (eds), *Taenia solium* Cysticercosis. From Basic to Clinical Science, CABI Publishing, Londres, 91-100, 2002.

Garg RK. Diagnostic criteria for neurocysticercosis: Some modifications are needed for Indian patients. *Neurology India* 52 (2): 171-177, 2004.

Gimenez-Roldan S, Diaz F, Esquivel A. Neurocysticercosis and immigration. *Neurologia* 18: 385-388, 2003.

Gomes I, Veiga M, Embiruçu EK, Rabelo R, Mota B, Meza-Lucas A, Tapia-Romero R, Carrillo-Becerril BL, Alcántara-Anguiano I, Correa D, Melo A. Taeniasis and cysticercosis prevalence in a small village from northeastern Brazil. *Arq Neuro-Psiquiatr* 60: 219-223, 2002.

Gonçalves-Coêlho TD, Coêlho MDG. Neurocysticercosis in Paraíba, Northeast Brazil. An endemic area? *Arq Neuro-Psiquiatr* 54: 565-570, 1996.

González LM, Montero E, Puente S, López-Velez R, Hernández M, Sciutto E, Harrison LJS, Parkhouse RME, Gárate T. PCR tools for the differential diagnosis of *Taenia saginata* and *Taenia solium* taeniasis/cysticercosis from different geographical locations. *Diagn Microbiol Infec Dis* 42: 243-249, 2002.

Goodman KA, Ballagh AS, Carpio A. Case-control study of seropositivity for cysticercosis in Cuenca, Ecuador. *Am J Trop Med Hyg* 60: 70-74, 1999.

Gracia AK. Avaliação preliminar de casos de neurocisticercose diagnosticados em um serviço de tomografia em Curitiba — PR nos anos de 1992 e 1993. Anais do I Encontro do Cone Sul e Seminário Latino-Americano sobre Teníase e cisticercose, Curitiba, p. 180- 181, 1994.

Guo A, Jin Z, Zheng Y, Hai G, Yuan G, Li H, Cai X. Induction of protection against porcine cysticercosis in growing pigs by DNA vaccination. References and further reading may be available for this article. To view references and further reading you must purchase this article. *Vaccine* 25 (1): 170-175 , 2007.

Gusso RLF. Teníase e cisticercose. *Rev Bras Parasitol Vet* 6 (Supl. 1): 457, 1997.

Hira PR, Francis I, Abdella NA, Gupta R, Al-Ali FM, Grover S, Khalid N, Abdeen S, Iqbal J, Wilson M, Tsang VCW. Cysticercosis: imported and autochthonous infections in Kuwait. *Trans R Soc Trop Med Hyg* 98: 233-239, 2004.

Hoberg EP. *Taenia* tapeworms: their biology, evolution and socioeconomic significance. *Microbes Infect* 4: 859-866, 2002.

Ishida MMI. Aplicação de testes imunoenzimáticos (ELISA e *Immunoblot*) para o diagnóstico da cisticercose em amostras séricas humanas de diferentes grupos de população do Estado de Santa Catarina e perfil de reatividade homóloga e heteróloga de antígenos de *Taenia sp.* e de outros agentes parasitários antigenicamente relacionados. Tese de Doutorado. Universidade de São Paulo. São Paulo, 2003.

Ishida MMI, Rubinsky-Elefant G, Ferreira AW, Hoshino-Shimizu S, Vaz AJ. Helminth antigens (*Taenia solium, Taenia crassiceps, Toxocara canis, Schistosoma mansoni and Echinococcus granulosus*) and cross-reactivities in human infections and immunized animals. *Acta Tropica* 89: 73-84, 2003.

Ito A, Nakao M, Wandra T. Human taeniasis and cysticercosis in Asia. *Lancet* 362: 1918-1920, 2003.

Ito A, Yamasaki H, Nakao M, Sako Y, Okamoto M, Sato MO, Nakaya K, Margono SS, Ikejima T, Kassuku AA, Afonso SMS, Ortiz WB, Plancarte A, Zoli A, Geerts S, Craig PS. Multiple genotypes of *Taenia solium* — ramifications for diagnosis, treatment and control. *Acta Tropica* 87: 95-101, 2003.

Ito A, Wandra T, Sato MO, Mamuti W, Xiao N, Sako Y, Nakao M, Yamasaki H, Nakaya K, Okamoto M, Craig PS. (Review). Towards the international collaboration for detection, surveillance and control of taeniasis/cysticercosis and echinococcosis in Asia and the Pacific. Southeast. *Asian J Trop Med Public Health* 37 (suppl 3): 82-90, 2006.

Ito A, Sako Y, Nakao M, Nakaya K, Okamoto M, Wandra T, Kandun IN, Anantaphruti MT, Waikagu J, Li T, Qiu D. (Review) Molecular and immunological diagnosis of taeniasis and cysticercosis in Asia and the pacific. *Southeast Asian J Trop Med Public Health* 39 (suppl 1): 37-47, 2008.

Jafri HS, Torrico F, Noh JC, Bryan RT, Balderrama F, Pilcher JB, Tsang VCW. Application of the enzyme-linked immunoelectrotransfer blot to filter paper blood spots to estimate seroprevalence of cysticercosis in Bolivia. *Am J Trop Med Hyg* 58: 313-315, 1998.

Jha S, Ansari MK. Dementia as the presenting manifestation of neurocysticercosis: A report of two patients. *Neurology Asia* 15 (1): 83-87, 2010.

Kalra V, Dua T, Kumar V. Efficacy of albendazole and short-course dexamethasone treatment in children with 1 or 2 ring-enhancing lesions of neurocysticercosis: a randomized controlled trial. *J Pediatr* 143: 111-114, 2003.

Kadhiravan T, Soneja M, Hari S, Sharma SK. Images in Clinical Tropical Medicine. Disseminated Cysticercosis. *Am J Trop Med Hyg* 80 (5): 699, 2009.

Kerstein AH, Massey AD. Neurocysticercosis. *Kansas Journal of Medicine* 3 (4): 52-54, 2010.

Kopp, RL, Weffort Santos AM, Rocha AA. Teníase humana — prevalência na população de duas cidades do sudoeste do Paraná. *Anais* do I Encontro do Cone Sul e Seminário Latino-Americano sobre Teníase e cisticercose. Curitiba, p. 147-148, 1994.

Kraft R. Cysticercosis: An Emerging Parasitic Disease. *American Family Physician*. 76 (1): 91-97, 2007.

Kuhnen M. Situação epidemiológica do complexo de teníase-cisticercose, como problema de saúde pública em Santa Catarina. *Rev Bras Parasitol Vet* 6 (Supl. 1): 441-446, 1997.

Kumar A, Goenka AH, Choudhary A, Sahu JK, Gulat S. Disseminated cysticercosis in a child: whole-body MR diagnosis with the use of parallel imaging. *Pediatr Radiol* 40: 223-227, 2010.

Kumar A, Sharma N. *Taenia solium* cysticercosis: ophthalmic aspects. In: Singh G, Prabhakar S (eds), *Taenia solium cysticercosis*. From Basic to Clinical Science. CABI Publishing. Londres. 269-279, 2002.

Lanchote VL, Garcia FS, Dreossi SA, Takayanagui OM. Pharmacokinetic interaction between albendazol sulfoxide enantiomers and antiepileptic drugs in patients with neurocysticercosis. *Ther Drug Monit* 24: 338- 345, 2002.

Leite JP, Terra-Bustamante VC, Fernandes RM, Santos AC, Chimelli L, Sakamoto AC, Assirati JA, Takayanagui OM. Calcified neurocysticercotic lesions and postsurgery seizure control in temporal lobe epilepsy. *Neurology* 55: 1485-1491, 2000.

Licea VC, Crespo AP, Álvarez ICM, Rojas SV, Sánchez GR, Franco LV. Teniosis y cisticercosis en comerciantes de alimentos en mercados de una área de la ciudad de México. *Parasitol Latinoam* 58: 41-48, 2003.

Lightowlers MW. Eradication of *Taenia solium* cysticercosis: A role for vaccination of pigs. *International Journal for Parasitology* 40 (10): 1183-1192, 2010.

Lightowlers MW. Fact or hypothesis: *Taenia crassiceps* as a model for Taenia *solium*, and the S3Pvac vaccine. *Parasite Immunology* 32: 701-709, 2010.

Lightowlers MW, Gauci CG. Vaccines against cysticercosis and hydatidosis. *Vet Parasitol* 101: 337-352, 2001.

Lightowlers MW, Colebrook AL, Gauci CG, Gauci SM, Kyngdon CT, Monkhouse JL, Vallejo Rodriguez C, Read AJ, Rolfe RA, Sato C. Vaccination against cestode parasites: anti-helminth vaccines that work and why. *Vet Parasitol* 115: 83-123, 2003.

Lino Júnior RS, Ribeiro PM, Antonelli EJ, Faleiros ACG, Terra AS, Reis MA, Teixeira ACG. Características evolutivas do *Cysticercus cellulosae* no encéfalo e no coração humanos. *Rev Soc Bras Med Trop* 35: 617-622, 2002.

Lonardoni MVC, Bertolini DA, Silveira TGV, Arraes SMAA, Svidzinski TIE, Cardoso RF, Gomes ML, Dias MLGG, Visentainer JEL, Misuta NM, Ramos M, Siqueira VLD. Frequência de anticorpos anti-*Cysticercus cellulosae* em indivíduos de cinco municípios da região Norte do Paraná-Brasil. *Rev Saúde Públ* 30: 273-279, 1996.

Lopez-Moreno HS. Cestodiasis tisulares: participación de los linfocitos T cooperadores 1 y 2. *Salud Publ México*. 44: 145-152, 2002.

Luo X, Zheng Y, Hou J, Zhang S, Cai X. Protection against Asiatic *Taenia solium* Induced by a Recombinant 45W-4B Protein. *Clinical Vaccine Immunol* 16: 230-232, 2009.

Madeira A. Perfil epidemiológico da neurocisticercose no Estado de Santa Catarina. CD Rom do VI Congresso Brasileiro de Epidemiologia, Recife.

Machado LR 2010. The diagnosis of neurocysticercosis. A closed question? *Arq Neuropsiquiatr* 68 (1): 1-2, 2004.

Manoutcharian K, Díaz-Orea A, Gevorkian G, Fragoso G, Acero G, González E, Aluja A, Villalobos N, Gómez-Conde E, Sciutto E. Recombinant bacteriophage-based multiepitope vaccine against *Taenia solium* pig cysticercosis. *Vet Immunol Immunopath* 99: 11-24, 2004.

Marques SMT, Quadros, RM de, Willemann C, Salermo C. Estudo retrospectivo da neurocisticercose humana por tomografia computadorizada em Santa Catarina, região sul do Brasil: 2002-2004. *Rev Ibero-Latinoam Parasitol* 69 (1): 90-97, 2010.

Marzochi MCA. Estudo dos fatores envolvidos na disseminação dos enteroparasitas. II — Estudo da contaminação de verduras e solo de hortas na cidade de Ribeirão Preto, São Paulo, Brasil. *Rev Inst Med Trop São Paulo* 19: 148-155, 1977.

Matthaiou DK, Panos G, Adamidi ES, Falagas ME. Albendazole versus praziquantel in the Treatment of Neurocysticercosis: A Meta-analysis of Comparative Trials. *Plos Negleted Trop Disease*, 2 (3): e194: 1-7, 2008.

Medina MT, Genton P, Montoya MC, Cordova S, Dravet C, Sotelo J. Effect of anticysticercal treatment on the prognosis of epilepsy in neurocysticercosis: a pilot trial. *Epilepsia* 34: 1024-1027, 1993.

Medina MT, Rosas E, Rubio-Donnadieu F, Sotelo J. Neurocysticercosis as the main cause of late-onset epilepsy in Mexico. *Arch Intern* Med 150: 325-327, 1990.

Melo Jr ACMNC, Antoniuk A, Lima MG, Ledezma JNL, Ville MR, Antunes Filho O, Costa Filho. Estudo preliminar sobre cisticercose humana em Cruz Machado-PR. Anais do I Encontro do Cone Sul e Seminário Latino-Americano sobre Teníase e Cisticercose. Curitiba, p. 177-179, 1994.

Mendes EC; Silva SS da; Fonseca EALT; Souza HRR de; Carvalho RW de. A neurocisticercose humana na Baixada Fluminense, Estado do Rio de Janeiro, Brasil. *Arq Neuro-Psiquiatr* 63(4): 1058-1062, 2005.

Meri T, Meri S. Polymerase chain reaction in the diagnosis of *Taenia solium* cysticercosis. In: Singh G, Prabhakar S (eds), *Taenia solium Cysticercosis. From Basic to Clinical Science,* CABI Publishing, Londres, 351-358, 2002.

Meza NW, Rossi NE, Galeazzi TN, Sánchez NM, Colmenares FI, Medina OD, Uzcategui NL, Alfonso N, Arango C, Urdaneta H. Cysticercosis in chronic psychiatric inpatients from a Venezuelan community. *Am J Trop Med Hyg* 73 (3): 504-509, 2005.

Molinari JL, Tato P. Molecular determinants of host-parasite interactions: focus on parasite. In: Singh G, Prabhakar S (eds), *Taenia solium Cysticercosis. From Basic to Clinical Science,* CABI Publishing, Londres, 25-33, 2002.

Monteiro Salles FJ. Cisticercose cerebral. Tese de Doutorado. Faculdade de Medicina e Cirurgia de São Paulo, São Paulo, 1934.

Morbidity and Mortality Weekly Report. Locally acquired neurocysticercosis — North Carolina, Massachusetts and South Carolina, 1989-1991. 41: 1-4, 1992.

Moses A. Dos métodos biológicos de diagnóstico na cisticercose. *Mem Inst Oswaldo Cruz* 3: 320-327, 1911.

Narata AP, Arruda WO, Uemura E, Yukita S, Blume AG, Suguiura C, Pedrozo AA. Neurocisticercose. Diagnóstico tomográfico em pacientes neurológicos. *Arq Neuro-Psiquiatr* 56: 245-249, 1998.

Nascimento E, Costa JO, Guimarães MP, Tavares CAP. Effective immune protection of pigs against cysticercosis. *Vet Immunol Immunopath* 45: 127-137, 1995.

Nash TE, Del Brutto OH, Buttman JA, corona T, Delgado-Escueta A, Duron RM, Evans CAW, Gilman RH, Gozalez AE, Loeb JÁ, Medina MT, Pietsch-Escueta S, Pretell EJ, Takayanagui OM, Theodore W, Tsang VCW, Garcia HH. Calcific neurocysticercosis and epileptogenesis. *Neurology* 62: 1934-1938, 2004.

Nguekam JP, Zoli AP, Zogo PO, Kamga AC, Speybroeck N, Dorny P, Brandt J, Losson B, Geerts S. A seroepidemiological study of human cysticercosis in West Cameroon. *Trop Med Int Health* 8: 144-149, 2003.

Nunes CM, Lima LGF, Manoel CS, Pereira RN, Nakano MM, Garcia JF. *Taenia saginata*: polymerase chain reaction for taeniasis diagnosis in human fecal samples. *Exper Parasitol* 104: 67-69, 2003.

Oliveira ACP, Bedaque EA. Cisticercose humana. In: Cimerman B, Cimerman S (eds), *Parasitologia humana e seus fundamentos gerais.* Atheneu. São Paulo. 235-248, 1999.

Oliveira CAF, Germano PML. Estudo da ocorrência de enteroparasitas em hortaliças comercializadas na região metropolitana de São Paulo. *Rev Saúde Públ* 26: 283-289, 1992.

Oliveira MF, Sousa FCS, Pereira ACG, Alencar, AM, Bezerra FSM, Martins, DA, Teles RMA. Prevalência de Teníase no Município de Pedra Branca Estado do Ceará, Brasil. *RBAC* 38 (2): 115-117, 2006.

Oliveira YS, Cascelli SMF, Araújo ALT. Levantamento da situação da teníase-cisticercose em uma comunidade rural do Distrito FederalñProjeto piloto. Anais do I Encontro do Cone Sul e Seminário Latino-Americano sobre Teníase e Cisticercose, Curitiba, 129-130, 1994.

Oommen A. Immunodiagnosis in solitary cysticercus granulomas. In: Singh G, Prabhakar S (eds), *Taenia solium Cysticercosis. From Basic to Clinical Science,* CABI Publishing, Londres, 359-362, 2002.

Organización Panamericana de la Salud/Organización Mundial de la Salud. Epidemiologia y control de la teniasis-cisticercosis en América. OPAS, Versión 3.0, 1994.

Pal DK, Carpio A, Sander JW. Neurocysticercosis and epilepsy in developing countries. *J Neurol Neurosurg Psychiatr* 68: 137-43, 2000.

Palacios E, Salgado LP, Rojas JR. Computed tomography and magnetic resonance imaging of neurocysticercosis. *Semin Roentgenol* 32: 325-334, 1997.

Pedretti Júnior L, Bedaque EA, Sotelo JM, Del Brutto OH. Cisticercose. In: Veronesi R, Focaccia R (eds), Veronesi: Tratado de Infectologia. Vol. 2. Atheneu, São Paulo, 1332-1347, 1996.

Parija SC, Gireesh AR. A serological study of cysticercosis in patients with HIV. *Rev Inst Med Trop S Paulo* 51(4):185-189, 2009.

Pereira G, Assis MJM, Saksena KN. Enteroparasitoses em crianças de 0-8 anos em favela de Campina Grande-Paraíba. *Anais* da 47ª Reunião Anual da Sociedade Brasileira para o Progresso da Ciência, São Luis, Vol. III, p. 108, 1995.

Pereira da Silva J, Marzochi MCA, Camillo-Coura L, Messias AA, Marques S. Estudo da contaminação por enteroparasitas em hortaliças comercializadas nos supermercados da cidade do Rio de Janeiro. *Rev Soc Bras Med Trop* 28: 237-241, 1995.

Perez-Lopez C, Isla-Guerrero A, Alvarez F, Budke M, Fernandez-Miranda JC, Paz JF, Perez-Alvarez M. Update in neurocysticercosis treatment. *Rev Neurol* 36: 805-801, 2003.

Pessôa SB, Fleury da Silveira G, Corrêa C. Reacção do desvio do complemento na cysticercose a *Cysticercus cellulosae*, usando-se como antigeno extrato de *Cysticercus bovis*. *Bol Inst Hig São Paulo* 27: 9-12, 1927.

Pessôa SB, Martins AV. *Parasitologia Médica*, 10ª ed., Guanabara Koogan. Rio de Janeiro, 1997.

Pfuetzenreiter MR, Ávila-Pires FD. Manifestações clínicas de pacientes com diagnóstico de neurocisticercose por tomografia computadorizada. *Arq Neuro-Psiquiatr* 57: 653-658, 1999.

Pialarissi CSM, Nitrini SMOO. Capture erytroimmunoadsorption test for neurocysticercosis immunodiagnosis. *Rev Saúde Públ* 28: 116-120, 1994.

Pialarissi CSM, Nitrini SMOO. Comparison of the erytroimmunoadsorption by capture, immunoenzymatic and passive haemaglutination tests used in the diagnosis of neurocysticercosis. *Rev Saúde Públ* 29: 115-119, 1995.

Póvoa H. Cisticercose cerebral. *Folha Med* 13: 241-246, 1932.

Prado MS, Barreto ML, Strina A, Faria JAS, Nobre AA, Jesus SR. Prevalência e intensidade da infecção por parasitas intestinais em crianças na idade escolar na cidade de Salvador (Bahia, Brasil). *Rev Soc Bras Med Trop* 34: 99-101, 2001.

Prasad S, MacGregor RR, Tebas P, Rodriguez LB, Bustos JA, White Jr AC. Management of Potential Neurocysticercosis in Patients with HIV Infection. *Clinical Infectious Diseases* 42: e30-34, 2006.

Prasad KN, Prasad A, Verma A, Singh AK. Human cysticercosis and Indian scenario: a review. *J Biosci* 33 (4): 571-582, 2008.

Proaño J. Epidemiologia e ecologia da teníase e cisticercose. *Anais* do I Encontro do Cone Sul e Seminário Latino-Americano sobre Teníase e Cisticercose, Curitiba, p. 106-109, 1994.

Putu SI, Alasdair F, Nengah KI, Rossanna RC, Putu WD, Craig PS, James AC. Community prevalence study of taeniasis and cysticercosis in Bali, Indonesia. *Trop Med Intern Health* 4: 288-294, 1999.

Quet F, Guerchet M, Pion SDS, Ngoungou EB, Nicoletti A, Preux PM. Meta-analysis of the association between cysticercosis and epilepsy in Africa. *Epilepsia* 51 (5): 830-837, 2010.

Quinquagésima Quinta Asamblea Mundial de la Salud. Organización Mundial de la Salud. Control de la neurocisticercosis. Punto 13.18 del orden del día provisional 2002 Disponível: http://www.who.int/gb/ebwha/pdf_files/WHA55/sa5523.pdf. Acesso em 15 nov 2004.

Rajshekhar V, Joshi DD, Doanh NQ, van De N, Xiaonong Z. *Taenia solium* taeniosis/cysticercosis in Asia: epidemiology, impact and issues. *Acta Tropica* 87: 53-60, 2003.

Ramirez-Bermudez J, Higuera J, Sosa AL, Lopez-Meza E, Lopez-Gomez M, Corona T. Is dementia reversible in patients with neurocysticercosis? *J Neurol Neurosurg Psychiatry* 76: 1164-1166, 2005.

Ramos Jr AN, Macedo HW de, Rodrigues MC, Peralta RH S, Macedo NA de, Marques M, Alves JR, Paes AN, Castro JAF de, Araújo AJG, Peralta JM. Estudo soroepidemiológico da cisticercose humana em um município do Estado do Piauí, Região Nordeste do Brasil. *Cad Saúde Pública* 20 (6): 1545-1555, 2004.

Rangel-Castilla L, Serpa JA, Gopinath SP, Graviss EA, Diaz-Marchan P, White Jr DAC. Contemporary Neurosurgical Approaches to Neurocysticercosis. *Am J Trop Med Hyg* 80 (3): 373-378, 2009.

Reis I. Método direto nos exames coprológicos de massa. *Rev Bras Malariol D Trop* 15: 27-30, 1963.

Renúncio A. Complexo teníase cisticercose em Santa Catarina. *Rev Bras Parasitol Vet* 6 (Supl. 1): 447-451, 1997.

Rey L. *Bases da Parasitologia Médica*. 2ª ed., Guanabara Koogan, Rio de Janeiro, 2002.

Rigatti M, Trevisol-Bittencourt PC. Causas de epilepsia tardia em uma clínica de epilepsia do Estado de Santa Catarina. *Arq Neuro-Psiquiatr* 57: 787-792, 1999.

Roca C, Gascón J, Font B, Pujol T, Valls ME, Corachán M. Neurocysticercosis and population movements: analysis of 23 imported cases in Spain. *Eur J Clin Microbiol Infect Dis* 22: 382-384, 2003.

Rocha SM, Suzuki LA, da Silva ADT, Arruda GC, Rossi CL. A rapid latex agglutination test for the detection of anticysticercus antibodies in cerebrospinal fluid (CSF). *Rev Inst Med Trop São Paulo* 44: 57-58, 2002.

Román G, Sotelo J, Del Brutto O, Flisser A, Dumas M, Wadia N, Botero D, Cruz M, Garcia H, de Bittencourt PRM, Trelles L, Arriagada C, Lorenzana P, Nash, TE, Spina-França. A proposal to declare neurocysticercosis an international reportable disease. *Bull WHO* 78: 399-406, 2000.

Ruiz-García M, González-Astiazarán A, Rueda-Franco F. Neurocysticercosis in children. Clinical experience in 122 patients. *Childs Nerv Syst* 13: 608-612, 1997.

Santo AH. Cysticercosis-related mortality in the State of São Paulo, Brazil, 1985-2004: a study using multiple causes of death. *Cad Saúde Pública* 23 (12): 2917-2927, 2007.

Sawhney IM, Singh G, Lekhra OP, Mathuriya SN, Parihar PS, Prabhakar S. Uncommon presentations of neurocysticercosis. *J Neurol Sci* 154: 94-100, 1998.

Schantz PM. *Taenia solium* cysticercosis: an overview of global distribution and transmission. In: Singh G, Prabhakar S. *Taenia solium cysticercosis. From Basic to Clinical Science*, CABI Publishing, Londres, 63-73, 2002.

Schantz PM, Cruz M, Sarti E, Pawlowski ZS. La erradicabilidad potencial de la teniasis y la cisticercosis. *Bol Of Sanit Panam* 116: 465-469.

Senanayake N, Roman GC. Epidemiology of epilepsy in developing countries. *Bull WHO* 71: 247-258, 1993.

Shandera WX, Schantz PM, White Jr. AC. *Taenia solium* cysticercosis: the special case of the United States. In: Singh G, Prabhakar S. *Taenia solium cysticercosis. From Basic to Clinical Science*, CABI Publishing, Londres, 139-143, 2002.

Shandera WX, White Jr. AC, Chen JC, Diaz P, Armstrong R. Neurocysticercosis in Houston, Texas. A report of 112 cases. *Medicine* 73: 37-52, 1994.

Silva JEP, Diefenthäler AP, Palma JK. Frequency of suspected cases of neurocysticercosis detected by computed skull tomography in Santa Maria, RS, Brazil. *Rev Inst Med Trop São Paulo* 42: 57-58, 2000.

Silva MC, Cortez AA, Aquino-Cortez A, Valente M, Toniolli R. Cisticercose suína, teníase e neurocisticercose humana no município de Barbalha, Ceará. *Arq Bras Med Vet Zootec* 59 (2): 371-375, 2007.

Silva Ribeiro V da, Manhani, MN, Cardoso R, Vieira CU, Goulart LR, Costa-Cruz JM. Selection of high affinity peptide ligands for detection of circulating antibodies in neurocysticercosis. *Immunology Letters* 129 (2): 94-99, 2010.

Silva Ribeiro V, Manhani MN, Costa-Cruz JM. IgA detection in human neurocysticercosis using different preparations of heterologous antigen. *Parasitol Res* 107:221-225, 2010.

Silva-Vergara ML, Prata A, Silveira Netto HV, Vieira CO, Castro JH, Micheletti, LG, Otaño AS, Franquini Júnior J. Risk factors associated with taeniasis-cysticercosis in Lagamar, Minas Gerais State, Brazil. *Rev Soc Bras Med Trop* 31: 65-71, 1998.

Silva-Vergara ML, Prata A, Vieira CO, Castro JH, Micheletti, LG, Otaño AS, Franquini Júnior J. Aspectos epidemiológicos da teníase-cisticercose na área endêmica de Lagamar, MG. *Rev Soc Brasil Med Trop* 28: 345-349, 1995.

Silveira-Lacerda EPS, Machado ER, Arantes SCF, Costa-Cruz JM. Anti-*Taenia solium* metacestodes antibodies in serum from blood donors from four cities of Triângulo Mineiro area, Minas Gerais, Brazil, 1995. *Rev Inst Med Trop São Paulo* 44: 229-231, 2002.

Singh G. Neurocysticercosos in South-Central America and the Indian subcontinent. A comparative evaluation. *Arq Neuro-Psiquiatr* 55: 349-356, 1997.

Sinha S, Sharma BS. Neurocysticercosis: A review of current status and management. *J Clinical Neuroscience*. 16: 867-876, 2009.

Solis CF, Vazquez-Talavera J, Laclette JP. Toward development of a *Taenia solium* paramyosin-based vaccine against porcine cysticercosis. *Gac Med Mex* 140: 129-138, 2004.

Sorvillo FJ, Portigal L, De Giorgio C, Smith L, Waterman SH, Berlin GW, Ash LR. Cysticercosis-related deaths, California. *Emerg Infec Dis* 10: 465-469, 2004.

Sotelo J, Guerrero V, Rubio F. Neurocysticercosis: a new classification based on active and inactive forms. A study of 753 cases. *Arch Intern Med* 145: 442-445, 1985.

Sousa AQ, Solon FRN, J, Costa Filho E da, Lima FHC. Disseminated cysticercosis with asymptomatic involvement of the heart. *Braz J Infect Dis* 10 (1): 65, 2006.

Spina-França A, Livramento JA, Machado LR. Cysticercosis of the central nervous system and cerebrospinal fluid. Immunodiagnosis of 1573 patients in 63 years (1929-1992). *Arq Neuro-Psiquiatr* 51: 16-20, 1993.

Takayanagui OM. Neurocysticercosis. I. Clinical and laboratory course of 151 cases. *Arq Neuro-Psiquiatr* 48: 1-10, 1990.

Takayanagui OM, Jardim E. Aspectos clínicos da neurocisticercose. Análise de 500 casos. *Arq Neuro-Psiquiatr* 41: 50-63, 1983.

Takayanagui OM, Febrônio LHP, Bergamini AM, Okino MHT, Castro e Silva AAMC, Santiago R, Capuano, DM, Oliveira, MA, Takayanagui AMM. Fiscalização de hortas produtoras de verduras do município de Ribeirão Preto. *Rev Soc Bras Med Trop* 33: 169-174, 2000.

Takayanagui OM, Leite JP. Neurocisticercose. *Rev Soc Bras Med Trop* 34: 283-290, 2001.

Takayanagui OM, Oliveira CD, Bergamini AM, Capuano DM, Okino MHT, Febrônio LHP, Castro e Silva AAMC, Oliveira MA, Ribeiro EGA, Takayanagui AMM. Fiscalização de verduras comercializadas no município de Ribeirão Preto, SP. *Rev Soc Bras Med Trop* 34: 37-41, 2001.

Takayanagui OM, Castro e Silva AA, Mattos H, Capuano DM, Okino MHT, Bettini MJCB, Marques DBC, Lorenzatto RZ, Takayanagui AMM. Vigilância epidemiológica da neurocisticercose em Ribeirão Preto, SP. *Arq Neuro-Psiquiatr* 60: 103-104, 2002.

Tamburus WM, Narciso AJS, Sendeski MM. Diagnóstico de neurocisticercose através da tomografia axial computadorizada do crânio. *Anais* do I Encontro do Cone Sul e Seminário Latino-Americano sobre Teníase e Cisticercose, Curitiba, p. 146, 1994.

Tavares Jr. A. Neurocisticercose em instituições de psiquiatria. *Anais* do I Encontro do Cone Sul e Seminário Latino-Americano sobre Teníase e Cisticercose, Curitiba, p. 189, 1994.

Torres M, Perez C, Galdamez E, Gabor M, Miranda C, Cofre X, Tellez P. Teniosis: Serie clínica en 35 pacientes. *Parasitol Dis* 25: 55-59, 2001.

Townes JM, Hoffmann CJ, Kohn MA. Neurocysticercosis in Oregon, 1995-2000. *Emerg Infect Dis* 10: 508-510, 2004.

Travé TD, Petri MEY, Iturbe EB, Lagunas TH. Neurocisticercosis: una causa importada de epilepsia sintomática. *An Pediatr* (Barcelona) 59: 504-506, 2003.

Trentin AP, Teive HAG, Tsubouchi MH, Paola L, Minguetti G. Achados tomográficos em 1000 pacientes consecutivos com antecedentes de crises epilépticas. *Arq Neuro-Psiquiatr* 60: 416-419, 2002.

Trevisol-Bittencourt PC, Cunha da Silva N, Figueiredo R. Neurocisticercose em pacientes internados por epilepsia no Hospital Regional de Chapecó, região oeste do Estado de Santa Catarina. *Arq Neuro-Psiquiatr* 56: 53-58, 1998.

Ueda M, Nakamura PM, Waldman EA, Chieffi PP, Souza AMC, Spir M, Gerbi LJ. Frequência de anticorpos anti-*Cysticercus cellulosae* em população de risco para cisticercose e em segmento de população considerado supostamente normal, em regiões do Estado de São Paulo. *Rev Inst Adolfo Lutz* 44: 25-28, 1984.

Ungar ML, Germano PML. Prevalência da cisticercose bovina no Estado de São Paulo. *Rev Saúde Públ* 26: 283-289, 1992.

Valença MM, Valença LPAA. Etiologia das crises epilépticas na cidade do Recife, Brasil. *Arq Neuro-Psiquiatr* 58: 1064-1072, 2000.

Vaz AJ, Hanashiro ASG, Chieffi PP, Ferreira W. Frequência de indivíduos com anticorpos séricos anti-*Cysticercus cellulosae* em cinco municípios do Estado de São Paulo. *Rev Soc Bras Med Trop* 23: 97-99, 1990.

Velho V, Khan S, Sharma M, Palande DA. Intraventricular neurocysticercosis (racemose form): a rare entity — a Case report and review of literature. *The Internet Journal of Neurosurgery* Vol 7 num 1. Disponível em: http://www.ispub.com/journal/the_internet_journal_of_neurosurgery/, 2010

Verastegui M, Gilman RH, Garcia HH, Gonzalez AE, Arana Y, Jeri C, Tuero I, Gavidia CM, Levine M, Tsang VCW. Prevalence of antibodies to unique *Taenia solium* oncosphere antigens in taeniasis and human and porcine cisticercosis. *Am J Trop Med Hyg* 69: 438-444, 2003.

Vianna LG, Macedo V, Costa JM, Mello P, Souza D. Estudo soroepidemiológico da cisticercose humana em Brasília, Distrito Federal. *Rev Soc Bras Med Trop* 19: 149-156, 1986.

Villa MFG. Situação epidemiológica do complexo teníase/cisticercose como problema de saúde pública no Brasil. *Anais* do I Encontro do Cone Sul e Seminário Latino-Americano sobre Teníase e Cisticercose, Curitiba, p. 35-37, 1994.

Vinha C, Martins MRS. Ancilostomose no Estado do Rio de Janeiro. *Rev Bra Malariol D Trop* 19: 539-569, 1967.

Wadia NH, Singh G. *Taenia solium*: a historical note. In: Singh G, Prabhakar S (eds), *Taenia solium Cysticercosis. From Basic to Clinical Science*, CABI Publishing, Londres, 157-168, 2002.

White Jr. AC. Neurocysticercosis: updates on epidemiology, pathogenesis, diagnosis, and management. *Annu Rev Med* 51: 187-206, 2000.

Wilkins PP, Allan JC, Verastegui M, Acosta M, Eason AG, Garcia HH, Gonzalez AE, Gilman RH, Tsang VCW. Development of a serologic assay to detect *Taenia solium* taeniasis. *Am J Trop Med Hyg* 60: 199-204, 1999.

Wilkins PP, Wilson M, Allan JC, Tsang CW. *Taenia solium* cysticercosis: immunodiagnosis of neurocysticercosis and taeniasis. In: Singh G, Prabhakar S (eds), *Taenia solium Cysticercosis. From Basic to Clinical Science*, CABI Publishing, Londres, 329-341, 2002.

Willingham AL, Dirk Engel. Control of *Taenia solium* Cysticercosis/Taeniosis. *Advances in Parasitology* 61:509-566, 2006.

Winkler AS, Blocher J, Auer H, Gotwald T, Matuja W, Schmutzhard E. Epilepsy and neurocysticercosis in rural Tanzania-An imaging study. *Epilepsia* 50 (5): 987-993, 2009.

Workshop Report. Developing an international collaborative research network in neurocysticercosis and epilepsy. *Epilepsia* 50 (5): 1289-1300, 2009.

86 Outras Teníases de Importância Médica | Hymenolepis nana e Diphyllobothrium latum

Léa Camillo-Coura

▸ Introdução

Neste capítulo serão considerados o *Hymenolepis nana* e o *Diphyllobothrium latum*, cestódeos de importância médica; o primeiro deles, ao adquirir um elevado grau de homem-intestino-dependência, torna o homem seu hospedeiro definitivo exclusivo.

▸ Hymenolepis nana

▪ Morfologia e ciclo biológico

Descrito por Van Siebold em 1852, foi demonstrado por Grassi e Ravielli (Faust e Russel, 1964), em 1887, que não havia necessidade de hospedeiro intermediário para que o cestódeo completasse seu ciclo biológico. Pertence à família Hymenolepididae e causa infecção mais frequentemente em crianças do que em adultos. *H. diminuta*, cestódeo também de pequenas dimensões, é parasito do rato e raramente infecta o homem.

H. nana (ou tênia anã) é um pequeno parasito medindo 25 a 40 mm de comprimento por 0,5 a 0,7 mm de largura; seu tamanho geralmente varia com o número de vermes infectantes, e, no caso de verme único, pode atingir 10 cm.

O escólex mede 0,32 mm e é composto por um rostro ou prolongamento retrátil, geralmente apresentando uma fileira de acúleos composta por 20 a 30 ganchos, o que o diferencia de *H. diminuta*. As proglotes são mais largas que longas, não ultrapassando o número de 200 por estróbilo. Os três testículos estão dispostos transversalmente, com o ovário e a glândula vitelina situando-se entre eles. Os ovos ocupam os anéis grávidos; quando as proglotes se desprendem do estróbilo rompem-se e libertam no intestino os ovos; estes ovos são arredondados ou ovais e medem 40 a 50 μm; a oncosfera formada no seu interior possui duas cascas refringentes, entre elas havendo material granular aderido à superfície interna do envoltório externo (Rey, 2001).

O ciclo do *H. nana* é monoxeno, transmitindo-se o parasito de homem para homem ou por autoinfecção. Quando os ovos são ingeridos na presença de tripsina e sais biliares dá-se a eclosão e libertação do embrião hexacanto que invade a mucosa do intestino, localizando-se nas vilosidades do jejuno. Aproximadamente em 4 dias dá-se a produção de um cisticercoide que, após 10 a 12 dias, migra para o íleo, fixando o escólex na parede intestinal, onde cresce e começa a produzir proglotes, atingindo maturidade sexual. O ciclo completo dura aproximadamente 1 mês. O verme tem vida curta, de algumas semanas, e casos de parasitismo humano por vários anos devem ser devidos à autoinfecção, que pode ser interna ou externa; na reinfecção interna os ovos eclodem na próprio lúmen intestinal do hospedeiro humano; a reinfecção externa ocorre quando, na sua maioria, crianças se coçam devido ao prurido anal e levam as mãos à boca, ingerindo ovos.

H. nana pode ainda ser transmitido pela ingestão acidental de artrópodes ou gorgulho de cereais (Machado, 1999).

▪ Epidemiologia

H. nana é parasito cosmopolita, encontrado mais frequentemente em regiões de clima temperado ou subtropical da Europa, África, Oriente Médio, Índia e América Latina. É mais comum em crianças que em adultos, incidindo principalmente nas cidades, sendo menos frequente nas zonas rurais. A incidência em crianças diminui com a idade, sendo muito menos comum a infecção do adulto (Schantz, 1996). As epidemias são mais frequentes em creches, orfanatos e outras comunidades fechadas, nas quais a transmissão se torna mais fácil pela precariedade dos hábitos higiênicos e curta sobrevivência dos ovos no meio exterior (no máximo 10 dias após eliminados).

Inquéritos no Brasil, citados por Machado (1999) e Rey (2001), evidenciam a prevalência do parasitismo principalmente nas regiões Sudeste e Sul, à exceção do estado da Paraíba, em particular João Pessoa.

▪ Quadro clínico e patogenia

As manifestações clínicas da himenolepíase dependem do número de vermes albergados, quer pela ação lesiva das formas cisticercoides quer pela ação mecânica dos próprios parasitos adultos sobre a mucosa intestinal. A himenolepíase mais grave é mais frequente em pacientes imunodeprimidos e em crianças subnutridas.

A himenolepíase é inicialmente subclínica; cerca de 12 meses após a infecção são descritos sintomas intestinais que podem evoluir para perda de peso com o passar dos anos. Infecções em que se eliminam mais de 150 mil ovos/g/fezes são sempre sintomáticas, ocorrendo anorexia, cefaleia, diarreia e dor abdominal em cólicas (Camillo-Coura, 1991).

A presença dos helmintos se acompanha de um certo grau de imunidade que pode ser evidenciado pela presença de anticorpos no soro do paciente. Esta imunidade se deve à invasão da mucosa intestinal pelas oncosferas e ao desenvolvimento de cisticercoides; caso a infecção inicial seja feita com cisticercoides, não haverá produção de anticorpos pelo hospedeiro por não existir parasitismo tecidual (Rey, 2001).

Diagnóstico

O diagnóstico é feito pela identificação dos ovos nas fezes, particularmente por métodos de concentração; caso o exame de fezes seja negativo, é interessante repeti-lo em dias alternados. Os anéis são raramente encontrados porque, quando eliminados, o são em pequeno número e geralmente desintegrados.

É importante o diagnóstico diferencial com ovos de *H. diminuta*, que não apresentam filamentos polares.

Tratamento e controle

O tratamento usual é feito com praziquantel, na dose única de 25 mg/kg/peso, e deve ser aplicado novamente após 2 semanas, já que o fármaco não tem ação sobre os cistercoides; o índice de cura é superior a 90% (Camillo-Coura e Soli, 1979; Baranski, 1980). Pode ser também empregada a niclosamida na dose diária de 2 g para adultos e de 60 a 80 mg/kg/peso para crianças durante 5 dias; é interessante repetir o tratamento cerca de 10 dias após a primeira terapia.

O controle da infecção deve ser feito com exames de fezes cerca de 1 mês após encerrado o tratamento, quando não devem mais ser encontrados ovos nas fezes; deve ser dada especial atenção à higiene pessoal, com lavagem das mãos; deve-se também evitar a contaminação de alimentos e água. Em casos de comunidades fechadas o tratamento coletivo repetido após 2 semanas geralmente interrompe o ciclo de transmissão.

Diphyllobothrium latum

A difilobotríase é causada pelo *D. latum*, que pertence à ordem Pseudophylidae; é parasito do homem e de outros animais como cão, gato doméstico, leopardo e outros. *D. latum* é considerado a "tênia do peixe"; é o maior cestódeo que parasita o homem.

Morfologia e ciclo biológico

O verme adulto mede de 3 a 10 m de comprimento; o estróbilo contém 3.000 a 4.000 proglotes, que podem ser tão longas quanto largas. O escólex mede 2 a 3 mm de comprimento, apresentando duas fendas laterais e profundas. As primeiras proglotes são imaturas e segmentos grávidos correspondem a 4/5 do parasito; os testículos se localizam nas regiões dorsolaterais e o ovário na região mediana. Cada estróbilo do *D. latum* elimina um milhão de ovos diariamente. Os ovos encontrados nas fezes são elípticos, com opérculo em um dos polos. Em contato com água limpa, os ovos produzem uma larva chamada coracídio que, após 2 semanas, eclode do ovo e nada até ser ingerida pelo hospedeiro intermediário (copépode dos gêneros *Cyclops* e *Dioptomus*), no qual se forma a larva procercoide que, em aproximadamente 20 dias, mede 0,5 mm; quando o copépode é ingerido por um peixe de água doce (segundo hospedeiro intermediário) a larva procercoide atravessa a mucosa intestinal e invade os músculos, vísceras ou tecido conjuntivo, formando os plerocercoides ou espárganos, que medem até 2 mm; ao fim de aproximadamente 3 meses, com cerca de 5 cm, atinge o intestino do homem ou de outros animais que tenham ingerido o peixe, ocorrendo então a formação do verme adulto. No homem o verme adulto se localiza na maioria das vezes no jejuno e tem crescimento rápido, atingindo a maturidade ao fim de 3 semanas.

D. latum pode viver infectando o homem por 10 a 30 anos (Rey, 2001).

Epidemiologia

A infecção do homem se dá, portanto, pela ingestão de peixe cru contendo aspárganos. É mais comum nos lagos europeus, na Ásia e na América do Norte. Na América do Sul, já foi descrito na Argentina, no Chile e no Peru; neste país tem sido encontrada espécie autóctone, *D. pacificum*, sendo a infecção causada pela ingestão de peixes marinhos infectados e malcozidos (Cuelo, 2004).

O *D. pacificum* se diferencia do *D. latum* por apresentar bótrios oblíquos, colo mais longo e ovos menores.

Patogenia e quadro clínico

Pode ser assintomática; metade dos casos se queixa de dor epigástrica, anorexia, náuseas e vômitos; pode ocorrer perda de peso. Complicação importante nesta parasitose é o desenvolvimento de anemia megaloblástica, em decorrência da competição entre os helmintos e o homem pela vitamina B_{12}, a par da alteração da absorção dessa vitamina pelo hospedeiro; esta competição é tanto maior quanto mais alta for a localização do cestódeo no hospedeiro (Rey, 2001).

Diagnóstico, tratamento e controle

O diagnóstico se baseia no achado nas fezes dos ovos operculados não embrionados; pode haver eliminação de proglotes pelos pacientes, o que permite, também, o diagnóstico.

O tratamento é feito com praziquantel ou com niclosamida, nas doses empregadas para o tratamento das *Taenia solium* e *saginata*. Quando a anemia é grave, associam-se ao tratamento vitamina B_{12} e ácido fólico.

O controle se faz nas regiões em que o cestódeo ocorre, com tratamento adequado de esgotos, evitando a poluição de lagos ou mar (no caso de *D. pacificum*) e com a ingestão de peixe bem cozido, além de procedimentos de educação sanitária.

Referências bibliográficas

Baranski M. Terapêutica da teníase e da himenolepíase nana com dose oral única de praziquantel. *Rev Inst Med Trop São Paulo* 22: 82-88, 1980.

Camillo-Coura L. Helmintíases intestinais. In Meira DA, *Clínica de Doenças Tropicais e Infecciosas*, Interlivros, São Paulo, 1991.

Camillo-Coura L, Soli ASV. Tolerância e eficácia do praziquantel no tratamento da himenolepíase. *Anais* da FLAP, Buenos Aires, 1979.

Cuelo HM. Difilobotríase. In: Veronesi R, Focaccia R (eds), *Tratado de Infectologia*, 2ª ed., Atheneu, São Paulo, p. 1368-1370, 2004.

Faust EC, Russel PF. *Craig and Faust's Clinical Parasitology*, 7th ed., Lea & Febiger, Philadelphia, 1964.

Machado MI. Himenolepíase. In: Cimerman B, Cimerman S (eds), *Parasitologia Humana e Seus Fundamentos Gerais*, Atheneu, São Paulo, p. 249-252, 1999.

Rey L. *Parasitologia — Parasitos e Doenças Parasitárias do Homem nas Américas e na África*, 3ª ed., Guanabara Koogan, Rio de Janeiro, p. 537-544, 2001.

Schantz PM. Tapeworms (cestodiasis). *Gastroent Cl North Am* 25: 637-653, 1996.

87 Hidatidose

Carlos Graeff-Teixeira e Fátima Maria Tiecher

▸ Introdução

Hidatidose é a infecção pela larva de cestódeos do gênero *Echinococcus*, que abriga atualmente seis espécies. Equinococose seria uma sinonímia, enquanto outros autores preferem reservar este termo para a infecção pelo verme adulto, que não ocorre com o homem. A principal espécie que infecta o homem é o *E. granulosus*, parasito cujo verme adulto habitualmente se desenvolve no cão doméstico e sua forma larval em ovelhas. Além do cão doméstico, canídeos silvestres podem também ser hospedeiros definitivos. O homem é um dentre muitos vertebrados que podem ser hospedeiros acidentais do "cisto hidático", sempre com menor adaptação quando comparado aos ovinos. A doença humana é conhecida desde a antiguidade, quando já se fazia referência ao "cisto hidático", como hidátide ou "pedra d'água". No final do século 17 Redi referiu, pela primeira vez, que a hidátide era uma forma parasitária (Edelweiss, 1972).

O *E. multilocularis* é o agente causal da chamada hidatidose alveolar. Trata-se de espécie própria de canídeos silvestres, ocorrendo principalmente nas regiões setentrionais do hemisfério norte. O cisto é constituído de inúmeros lóculos e pode crescer de forma muito agressiva. *E. oligarthus* e *E. vogeli* produzem a chamada hidatidose policística, na qual múltiplos cistos acometem vários órgãos (Pastore *et al.*, 2003).

Recentes análises moleculares têm fornecido dados para validar duas novas espécies dentro do gênero: *E. equinus* e *E. ortleppi*, que até recentemente eram consideradas variantes de *E. granulosus*, tendo respectivamente equinos e bovinos como hospedeiros intermediários. Destas duas novas espécies, apenas *E. equinus* é considerada infectante para o homem (Thompson e McMannus, 2002).

Os cestódeos do gênero *Echinococcus*, da mesma família da *Taenia solium* e *T. saginata*, apresentam o corpo em forma de fita, constituído de três a seis proglotes e medindo no total apenas alguns milímetros. Fixam-se por meio das ventosas e coroa de acúleos na mucosa do intestino delgado do hospedeiro definitivo. O homem se infecta ao ingerir os ovos eliminados nas fezes dos cães, no caso da hidatidose por *E. granulosus*. A larva se liberta do envoltório do ovo e penetra a parede do intestino, cai na circulação e vai se alojar em vários órgãos, especialmente o fígado. Desenvolve-se em uma estrutura cística, cheia de líquido cristalino, a hidátide. A parede do cisto é revestida internamente por uma camada celular, a membrana prolígera ou germinativa, que sintetiza o líquido hidático e uma camada proteica de aspecto lamelar, a membrana cuticular anista, constituindo o revestimento mais externo. Brotamentos da camada germinativa vão originar os protoescóleces, verdadeiras estruturas infectantes do cisto, que ao serem ingeridas pelos hospedeiros definitivos no ciclo habitual vão originar o escólex. Estes protoescóleces, isolados ou dentro de pequenas vesículas, são visualizados no interior do líquido, constituindo a "areia hidática". A denominada "membrana adventícia" na verdade é o resultado da fibrose do tecido adjacente do hospedeiro.

▸ Epidemiologia

A associação com a criação de ovelhas faz com que a principal área de ocorrência no Brasil seja a região sul do Rio Grande do Sul, onde predomina o pampa: extensas planícies cobertas de pastagem, propícias para a criação extensiva de gado e ovelhas. O pampa se estende pelo Uruguai e pela Argentina, que são as principais áreas de ocorrência nas Américas. Nesta área de fronteira, estudos da década de 1980 mostram que a prevalência em ovinos pode chegar a 15%, em bovinos a 9% e em cães a 20%, com aparente redução quando comparados a dados obtidos na década de 1990, respectivamente 8, 6 e 3% (Moreira, 1994). Cães do meio urbano podem apresentar prevalências de 10%, sugerindo que a transmissão não se restringe somente ao meio rural (Hoffmann *et al.*, 2001).

Em algumas áreas da Europa, onde medidas de prevenção da raiva entre canídeos silvestres estão levando ao aumento da população de hospedeiros de *E. multilocularis*, a prevalência desta parasitose nos animais tem aumentado, representando risco de aumento do número de casos humanos no futuro (Lucius *et al.*, 1995). A hidatidose policística tem sido diagnosticada em pacientes oriundos da Amazônia (Pastore *et al.*, 2003).

▸ Manifestações clínicas

O cisto hidático cresce lentamente e sem produzir sintomas na maior parte das infecções. Frequentemente constituem achados ocasionais em exames de imagem, cirurgias ou necropsias, em indivíduos que podem estar albergando o cisto por dezenas de anos. A sintomatologia depende da localização, tanto nos diferentes tecidos do hospedeiro quanto na proximidade de estruturas cuja compressão possa originar manifestação clínica. Outro elemento da patogenia é a reação inflamatória que se forma em torno do cisto em crescimento e que, com o passar do tempo, origina uma área fibrosa junto à parede do cisto, denominada membrana adventícia. Quando as hidátides não encontram grande resistência para crescer, como no pulmão, ou aquelas com uma face para a cavidade abdominal, como na superfície do fígado, podem atingir tamanhos enormes. O rompimento espontâneo do cisto, ou em decorrência de manuseio cirúrgico, pode dar origem a duas temidas complicações: choque anafilático ou semeadura em cavidade serosa. Nesta última situação, os protoescóleces se espalham pela cavidade e cada um dentre milhares deles pode dar origem a cistos, mediante um processo de desdiferenciação.

O principal órgão afetado pela hidatidose é o fígado, seguido pelos pulmões. O parênquima hepático sofre atrofia, enquanto vasos e canais biliares podem ser obstruídos. Dor abdominal, geralmente pouco grave e difusa, ocorre pela compressão ou distensão de vasos e da cápsula de Glysson. A estase biliar decorrente pode se complicar por infecção bacteriana, originando quadros de colangite e bacteriemia. Três quartos dos cistos hepáticos se localizam no lobo esquerdo, solitários ou em número de dois ou três.

A dor torácica depende da localização periférica do cisto. Tosse seca irritativa ou hemoptise sinalizam a compressão e lesão do pedículo vasculonervoso que acompanha a via respiratória. Eventualmente o cisto rompe para dentro da árvore brônquica, originando uma eliminação de pedaços da parede e de grande quantidade de líquido (vômica) em meio a acesso de tosse e grande mal-estar.

Fraturas espontâneas podem ser manifestação de raro parasitismo dos ossos, em que o cisto cresce ocupando os canais de Harvers e provocando destruição das trabéculas, com lesão osteolítica visível ao estudo radiológico. Outros órgãos podem ser afetados, com manifestações condicionadas à localização e ao tempo de evolução.

Na infecção por *E. multilocularis* é raro o comprometimento extra-hepático. No fígado, os cistos têm comportamento de neoplasia maligna, uma vez que o crescimento é progressivo, por proliferação tanto para fora quanto para dentro da membrana germinativa, produzindo uma estrutura multilocular, fazendo jus ao nome científico da espécie. Além disso, podem ocorrer disseminação a distância ou metástases. A sintomatologia, como na infecção por *E. granulosus*, pode tardar décadas para chamar a atenção, destacando-se a hepatomegalia. Não é uma doença febril, exceto quando ocorrem complicações bacterianas: a infecção secundária da massa gelatinosa central do cisto ou a colangite segundária a estase biliar. Pode ocorrer hipertensão porta, com todas as manifestações decorrentes. Sabe-se hoje que muitos cistos podem ter curso regressivo espontâneo e ser achados ocasionais, confundíveis com doença neoplásica. Acompanhamento de indivíduos que soroconverteram e não apresentaram evidências de desenvolvimento de cistos sugere que a maioria das pessoas expostas a formas infectantes de *E. multilocularis* sequer permite o estabelecimento dos cistos. Portanto, atualmente, diante da hidatidose alveolar considera-se haver indivíduos refratários à infecção (entre 90 e 70%) e indivíduos suscetíveis ou que fazem doença progressiva ou formas regressivas espontâneas (Gottstein e Felleisen, 1995).

Hidatidose policística com hepatomegalia devido à formação de massa tumoral irregular pode ser causada pelo *E. vogeli* ou por *E. oligarthus*. Diferentemente do que ocorre com *E. multilocularis*, são produzidos cistos grandes, de conteúdo bem líquido e comprometendo fígado e pulmões, pericárdio, mesentério, pleura, dentre outros. As manifestações clínicas são semelhantes àquelas descritas para as outras formas de hidatidose, com ocorrência comum de emagrecimento e febre (Pastore *et al*., 2003).

Além das alterações laboratoriais decorrentes da área afetada, tais como sinais de colestase, infecção secundária e provas de função hepática, a hidatidose pode determinar aumento variável dos eosinófilos no sangue periférico.

▸ Diagnóstico

Os métodos de imagem, principalmente radiologia, ecografia e ressonância magnética (RM), são os primeiros recursos na identificação dos cistos que aparecem como imagens circulares homogêneas, bem delimitadas. Cistos que romperam, esvaziaram e com parcial desabamento da sua parede fogem daquele padrão sugestivo, apresentando-se com áreas irregulares de densidade aumentada. Na sua localização mais frequente, no interior do parênquima hepático, os cistos são bem visualizados pela ecografia e RM, enquanto a radiologia só vai demonstrá-los se houver calcificação na camada fibrosa circundante. O rompimento espontâneo, a drenagem ou aspiração de um cisto pode propiciar a identificação pela observação da parede ou dos protoescóleces em meio ao líquido ou secreção, no caso de cistos com infecção secundária. A parede do cisto é visualizada macroscopicamente como uma tênue membrana e, ao microscópio, evidencia-se o aspecto lamelar da membrana anista (Figura 87.1). Os protoescóleces são estruturas globosas com uma fenda central, ladeada pelas ventosas e encimando a coroa de ganchos (Figuras 87.2 e 87.3).

O desempenho dos métodos sorológicos está relacionado com a localização e a integridade dos cistos; anticorpos podem estar abaixo do limiar de detecção em portadores de cistos hidáticos, cujas paredes íntegras impeçam maior contato dos antígenos com o sistema imune. Por outro lado, a remoção cirúrgica do cisto é sucedida pelo declínio gradativo da curva de anticorpos. Outro fator de variabilidade é a fonte de antígenos brutos de diversas origens (diferentes hospedei-

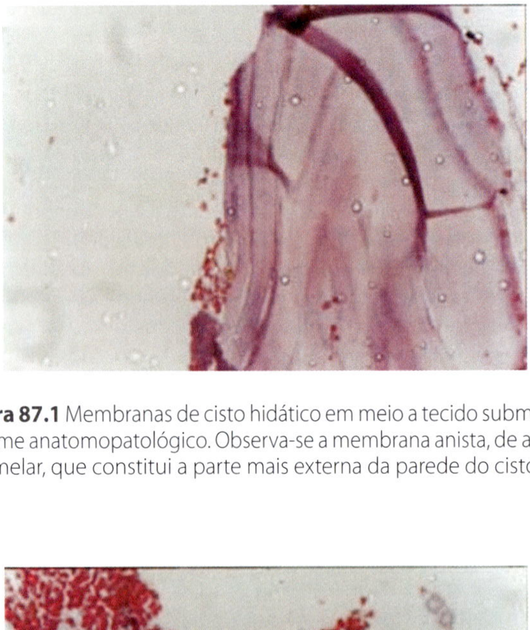

Figura 87.1 Membranas de cisto hidático em meio a tecido submetido a exame anatomopatológico. Observa-se a membrana anista, de aspecto lamelar, que constitui a parte mais externa da parede do cisto.

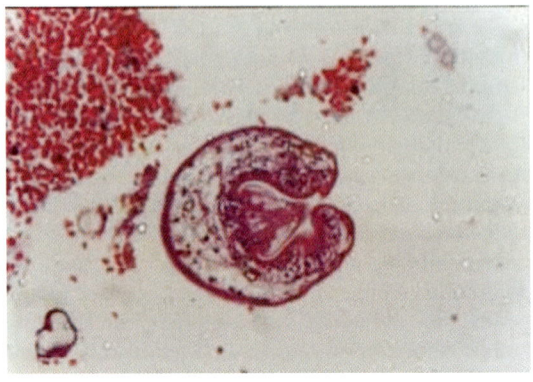

Figura 87.2 Protoescólex no mesmo material da Figura 87.1, em corte histológico, mostrando a fenda através da qual se desenvagina a forma larval quando ingerida pelo cão, para formar o escólex.

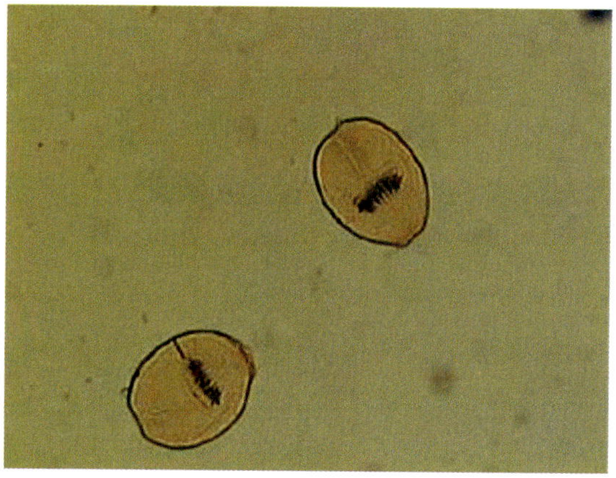

Figura 87.3 Exame a fresco, de líquido hidático, salientando-se a coroa de ganchos já bem formada, no centro de cada protoescólex.

ros) empregados para a detecção de anticorpos, o que também aumenta a possibilidade de reações cruzadas, especialmente com infecções por outros cestódeos, tais como cisticercose e teníase (Lightowlers e Gottstein, 1995). O fracionamento e as purificações dos antígenos brutos têm permitido a identificação de antígenos promissores para captura de anticorpos em testes imunológicos. Os dois componentes mais abundantes no líquido hidático, o antígeno 5 e o antígeno B, ainda não são usados na rotina diagnóstica, porém, especialmente subunidades do antígeno B e alguns outros recombinantes apresentam bom desempenho nos ensaios preliminares de padronização (Rott *et al.*, 2000; Li *et al.*, 2003). O extrato solúvel bruto de líquido hidático ainda é o antígeno utilizado em uma grande variedade de testes imunológicos, tais como aglutinação passiva em látex, hemaglutinação passiva indireta (HAI), dupla difusão em gel (DD5), imunoeletroforese para o antígeno 5 (IEF), ELISA, imunofluorescência, radioimunoensaio e imunoeletrotransferência (*Western blot*) (Guisantes *et al.*, 1981; Sbihi *et al.*, 2001). Fixação de complemento, floculação e intradermorreação de Casoni não são mais recomendadas, pelo seu desempenho insatisfatório (Varela-Diáz e Coltorti, 1986).

▸ Tratamento

Especialmente nos casos complicados e na hidatidose alveolar, recomenda-se o tratamento por equipe com experiência no tema e atenção ao consenso da OMS para diagnóstico e tratamento da hidatidose mais recente (Brunetti *et al.*, 2010), com atualizações publicadas no portal www.who.int. As opções de tratamento percutâneo, cirurgia, anti-helmínticos e conservador devem ser consideradas a partir da classificação dos casos conforme critérios de imagem das lesões (Brunetti *et al.*, 2010).

A punção guiada por sonografia, seguida da remoção parcial do líquido hidático, injeção de salina a 20% ou álcool a 95% e esvaziamento do cisto após aguardar a ação da salina ou álcool por 10 min, matando os protoescóleces, é considerada o tratamento mais promissor (Filice *et al.*, 1990). É conhecida em língua inglesa pela sigla PAIR (*puncture-aspiration-injection-reaspiration*) e listam-se várias vantagens em relação à remoção cirúrgica ou tratamento medicamentoso: sem maiores complicações, alívio imediato de compressões, sem necessidade de anestesia geral, menor custo e sem contraindicações (exceto cistos comunicantes com a árvore biliar). Quando houver dúvidas sobre a possível comunicação do cisto com vias biliares, recomenda-se analisar o líquido aspirado em busca de traços de bilirrubinas, antes de prosseguir, ou realizar estudo radiológico com contraste simultaneamente ao procedimento.

De qualquer maneira, o procedimento agora difundido como PAIR já era recomendado precedendo a retirada cirúrgica. Isto deve ser feito para prevenir a semeadura múltipla de cistos por acidente, durante a remoção do cisto. O mesmo cuidado deve existir em cistos com parede parcialmente calcificada, pois a deposição de cálcio na adventícia não significa que o cisto esteja morto. Em cistos pulmonares, conforme a localização, é realizado o "parto do cisto": a adventícia próxima à parede torácica é aberta, seguida da intubação seletiva com pressão positiva, no segmento da árvore brônquica comprometido, induzindo à saída da hidátide.

São indicações precisas de remoção cirúrgica: cistos grandes (maiores que 10 cm), cistos únicos no fígado, infecção secundária, compressão de estruturas nobres e hemoptise recorrente ou volumosa. Na hidatidose alveolar pode ser necessário o transplante de fígado.

Após a remoção do cisto, ou do tratamento por PAIR, prevenção secundária deve ser feita pelo uso de albendazol, 15 mg/kg 2 vezes/dia, dose diária máxima de 800 mg, iniciado 4 dias antes do procedimento e mantido durante 4 semanas (Eckert *et al.*, 1995).

O tratamento medicamentoso se restringe atualmente aos benzimidazólicos: mebendazol e albendazol, já que praziquantel e outros fármacos precisam ser melhor avaliados. Apenas em cerca de um terço dos casos ocorre desaparecimento completo do cisto, tanto com uso de albendazol quanto de mebendazol, embora albendazol aparentemente tenha desempenho superior (Khuroo *et al.*, 1997). O albendazol, na dose antes referida, é utilizado em três ciclos de 4 semanas, com intervalos de 2 semanas. O número de ciclos deve ser aumentado de acordo com a avaliação do efeito de regressão parcial ou total do cisto. Se não estiver disponível o albendazol, o mebendazol deve ser administrado em doses de 40 a 50 mg/kg 2 vezes/dia, por vários meses.

▸ Controle

O cuidado em não alimentar os cães com vísceras cruas é a principal medida capaz de interromper a transmissão do parasito, o que envolve a mudança de comportamento e de hábitos arraigados na cultura popular. O controle sanitário em abatedouros, a interdição do abate clandestino e a modernização das técnicas de criação de ovinos são medidas gerais e de possível impacto sobre a interrupção do ciclo do *E. granulosus*. A prevenção da infecção humana se faz pelas medidas de higiene pessoal e ao preparar alimentos, impedindo a ingestão de ovos eliminados nas fezes dos cães ou dos demais hospedeiros definitivos de outros equinococos.

▸ Referências bibliográficas

Brunetti E, Kern P, Vuitton DA, Writing Panel for the WHO-IWGE. Expert consensus for the diagnosis and treatment of cystic and alveolar echinococcosis in humans. *Acta Trop* 114: 1-16, 2010.

Eckert J, Pawlowski Z, Dar FK, Vuitton DA, Kern P, Savioli L. Medical aspects of echinococcosis. *Parasitol Today* 11: 272-276, 1995.

Edelweiss EL. Hidatidose. In Veronesi R, *Doenças Infecciosas e Parasitárias*, Capítulo 84, Guanabara Koogan, Rio de Janeiro, p. 853-869, 1972.

Filice C, DiPerri G, Strosselli M. Parasitological findings in percutaneous drainage of human hydatid liver cysts. *J Infect Dis* 161: 1290-1295, 1990.

Gottstein B, Felleisen R. Protective immune mechanisms against the metacestode of *Echinococcus multilocularis*. *Parasitol Today* 11: 320-326, 1995.

Guisantes JA, Rubio MF, Díaz R. Aplicación de un metodo inmnoenzimatico (ELISA) al diagnóstico de la hidatidosis humana. *Bol Ofic Sanit Panam* 90: 160-167, 1981.

Hoffmann NA, Malgor R, La Rue ML. Prevalência de *Echinococcus granulosus* (Batsch, 1786) em cães urbanos errantes do município de Dom Pedrito (RS), Brasil. *Ciência Rural* 31: 843-847, 2001.

Khuroo MS, Wani NA, Javid G, Khan BA, Yattoo GH, Shah AH, Jeelani SG. Percutaneous drainage compared with surgery for hepatic hydatic cysts. *N Engl J Med* 337: 881-887, 1997.

Li J, Zhang WB, Wilson M, Ito A, McMannus DP. A novel recombinant antigen for immunodiagnosis of human cystic echinococcosis. *J Infect Dis* 188: 1952-1961, 2003.

Lightowlers MW, Gottstein B. Echinococcosis/hydotidosis: antigens, immunological and molecular diagnosis. In Thompson RCA, Lymbery AJ (eds), *Echinococcus and Hydatic Disease*, CAB International, Wallingford, p. 355-410, 1995.

Lucius R, Frosch M, Kern P. Alveolar echinococcosis: immunogenetics and epidemiology. *Parasitol Today* 11: 4-5, 1995.

Moreira WS. Pesquisas em hidatidose realizadas no Brasil. In Reunión del Grupo Científico de Trabajo sobre los Adelantos en la Prevención, el Control y el Tratamiento de la Hidatidosis. OPAS, Washington, p. 193-203, 1994.

Pastore R, Vitali LH, Macedo VO, Prata A. Inquérito sorológico da infecção pelo *Echinococcus* sp. no município de Sena Madureira, AC. *Rev Soc Bras Med Trop* 36: 473-477, 2003.

Rott MB, Fernandez V, Farias S, Ceni J, Ferreira HB, Haag KL, Zaha A. Comparative analysis of two different subunits of antigen b from *Echinococcus granulosus*: gene sequences, expression in *Escherichia coli* and serological evaluation. *Acta Trop* 75: 331-340, 2000.

Sbihi Y, Rmiqui A, Rodríguez-Cabezas MN, Rodríguez-Torres A, Osuna A. Comparative sensitivity of six serological tests and diagnostic value of ELISA using purified antigen in hidatidosis. *J Clin Lab Anal* 15: 14-18, 2001.

Thompson RCA, McMannus DP. Towards a taxonomic revision of the genus *Echinococcus*. *Trends Parasitol* 18: 452-457, 2002.

Varela-Diáz VM, Coltorti EA. Limitações de la intradermorreación de Casoni en el inmunodiagnóstico de la hidatidosis humana. *Bol Ofic Sanit Panam* 76: 400-405, 1986.

88 Paragonimíase

Martha Eugenia Chico Hidalgo

▸ Conceito

A paragonimíase é uma zoonose das áreas tropicais e subtropicais. É causada por um trematódeo do gênero *Paragonimus* sp. É uma patologia de evolução crônica, limitada, não contagiosa, com um tropismo marcadamente pulmonar, local onde atinge seu estado adulto. São relatados casos extrapulmonares, sendo os mais comuns o cerebral e o cutâneo, onde o parasito não atinge seu desenvolvimento completo. Tem como hospedeiros naturais finais animais silvestres; todavia, em condições apropriadas, podem infectar acidentalmente o homem e animais domésticos quando estes ingerem o segundo hospedeiro intermediário (SHI) (crustáceo de água doce) cru, mal cozido ou em conserva. O SHI alberga a metacercária, única forma infectante para o hospedeiro definitivo.

▸ Distribuição geográfica e epidemiologia

A paragonimíase é uma doença difundida em áreas tropicais e subtropicais. Estima-se que cerca de 200 milhões de indivíduos encontrem-se em risco de infeção e aproximadamente 21 milhões estejam infectados (Bunnag *et al.*, 2000). Em alguns países, representa um verdadeiro problema de saúde pública, enquanto em outros aparece somente como uma zoonose exclusiva, sem causar repercussão no homem, infectando-o acidentalmente. Devido ao incremento do turismo e da migração, esta patologia, que era relatada exclusivamente nas áreas endêmicas, hoje se apresenta em países onde não existia.

Paragonimus westermani foi a primeira espécie descrita por Kerbert, em 1878, em dois tigres de Bengala, capturados na Índia, que morreram no zoológico de Amsterdã, na Holanda, em 1878 (Miyazaki *et al.*, 1973).

Esta parasitose se encontra amplamente difundida no mundo, tendo sua maior endemicidade na Ásia, África e América, apresentando cada um destes continentes espécies autóctones de *Paragonimus.*

Na Ásia a infeção é prevalente na Coreia, China, Japão, Taiwan, Índia, Sri Lanka, Malásia, Nova Guiné, Tailândia, Laos, Vietnã e Filipinas.

Na África é endêmica na Nigéria, Camarões, Libéria, Guiné e Gâmbia (Lamothe-Argumedo *et al.*, 1978; Yokogawa, 1982; 1992).

Na América do Norte há poucos casos descritos nos EUA e no Canadá (Siddhartha Mahanty, 2001). Existem relatos no México (Lamothe-Argumedo *et al.*, 1978; 1986) e na América Central: Guatemala, Honduras, El Salvador, Nicarágua, Panamá e Costa Rica (Lamothe *et al.*, 1978; Brenes, 1986).

Na América do Sul, foram descritos casos na Venezuela (Alarcón de Noya *et al.*, 1985a,b), Colômbia (Buitrago, 1981; Vélez *et al.*, 2000), Equador (Heirnet, 1947; 1949), Peru (Miyazaki *et al.*, 1972; Ibañez *et al.*, 1980; Uyema *et al.*, 1992) e Brasil (Alves *et al.*, 1937; 1943; Tavares e Silva, 2012).

No Brasil não foram publicados casos autóctones de paragonimíase e não existem informações na literatura estrangeira sobre casos ocorridos no país. Os descritos foram de pacientes que adquiriram a doença em outro continente (Masques, 1909; Alves *et al.*, 1937; 1943) pela identificação de ovos de *P. westermani* no escarro dos pacientes. Esta espécie de *Paragonimus* não existe na América.

Os indivíduos que apresentam esta patologia geralmente moram em áreas rurais, selváticas, que se caracterizam por ter florestas ou bosques úmidos, tropicais ou subtropicais, atravessados por rios, igarapés, córregos ou arroios pedregosos, com correnteza e vegetação, *habitat* ideal para os hospedeiros intermediários (peixes, caranguejos de água doce, camarões e caracóis) (Figura 88.1). Este ambiente serve de abrigo e fonte nutricional muito importante para animais selvagens e domésticos, identificados como hospedeiros definitivos e reservatórios importantes para a manutenção do ciclo vital.

Os habitantes destas áreas rurais ocupam, em geral, as margens dos rios ou muito perto deles. Seus assentamentos são esparsos e não formam verdadeiros conglomerados populacionais já que se estabelecem em pequenos sítios onde cultivam a terra e mantêm pequenos grupos de animais domésticos. Se este entorno for unido ao comportamento e aos costumes dos moradores, serão obtidas as condições adequadas para manter o ciclo desta doença. A hidrografia destas regiões serve como base para trabalhos cotidianos

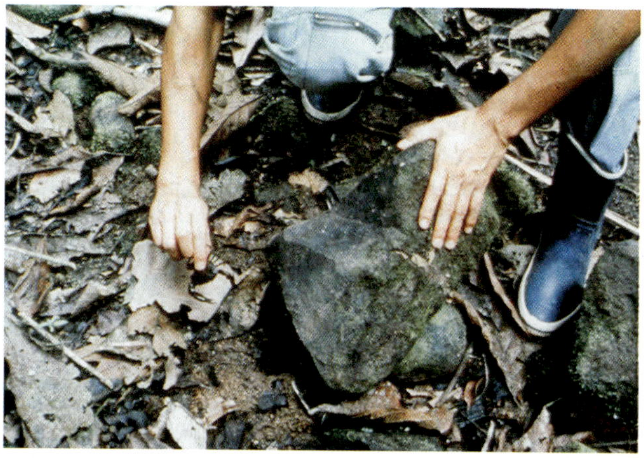

Figura 88.1 Igarapé pedregoso, com correnteza e vegetação, *habitat* ideal para os hospedeiros intermediários. Cortesia do Laboratório de Pesquisas Clínicas, Hospital Vozandes, Quito, Equador.

da comunidade. Todas estas atividades se relacionam com a permanência das pessoas perto dos rios ou igarapés: agricultura, caça, pesca, coleta de água, lavagem de roupas, banho, brincadeiras, atividades compartilhadas com alguns membros da família que quase sempre são crianças de baixa idade, que se dedicam a brincar ou pescar os caranguejos ou camarões de água doce que são preparados inadequadamente no momento de serem consumidos.

O SHI causa problema quando é consumido cru, semicozido ou curtido em vinho, vinagre ou limão. É importante lembrar que em alguns países da Ásia e na Índia, além de consumir o SHI como parte da alimentação, seu macerado é usado como medicamento para doenças febris, diarreicas, sarampo ou como pomada para picada de insetos ou qualquer tipo de urticária. As metacercárias também podem ser ingeridas com água, alimentos contaminados (tábuas, facas) ou panos que se usam para espremer ou filtrar os sucos dos caranguejos na preparação de sopas. Em algumas tribos na África, comem-se crustáceos crus para curar a infertilidade (Yokogawa, 1982; Maesaki, 1994; Rim *et al.*, 1994; Bunnag *et al.*, 2000). Em áreas endêmicas do Japão, alguns mamíferos (ratos, porco e javali) servem como hospedeiros paratênicos e são fonte de infecções humanas quando carregam o parasito imaturo nos seus músculos (Harinasuta *et al.*, 1993; Bunnag *et al.*, 2000).

A permanência da paragonimíase em uma área endêmica também apresenta outros fatores muito importantes: há que se lembrar que a manutenção do ciclo não ocorre somente pelos costumes e hábitos alimentícios do homem; que esta patologia é basicamente uma zoonose; enquanto existirem hospedeiros tanto intermediários como definitivos e as condições do meio ambiente permitirem, esta doença permanecerá.

▸ O parasito

O *Paragonimus* encontra-se incluído na seguinte classificação:

Reino	Animalia
Sub-reino	Metazoa
Filo	Platihelminthes
Classe	Trematoda (Digenea)
Ordem	Plagiorchidea
Família	Paragonimidae
Gênero	*Paragonimus*
Espécies	*westermani, skrjabani, hueitungensis, miyazakii, heterotremus, africanus, uterobilateralis, mexicanus, kellicotti*

Os *Paragonimus* adultos têm forma oval e medem aproximadamente entre 8 e 15 mm de comprimento, 4 a 5 mm de largura e de 2 a 5 mm de espessura; são de cor rosa e hermafroditas (Figura 88.2).

O gênero *Paragonimus* tem, aproximadamente, 49 espécies, distribuídas nas diferentes áreas tropicais e subtropicais do mundo; destas, só oito estão relatadas como causadoras de doença no homem (Lamothe-Argumedo *et al.*, 1978; Yokogawa, 1992; Rim *et al.*, 1994; Siddhartha, 2001).

▸ **P. westermani.** As áreas endêmicas mais importantes para esta espécie são: Ásia, Índia, Sri Lanka, Tailândia, Indonésia, Malásia, Laos, Filipinas, China, Taiwan, Japão, Coreia, Formosa, Rússia, Vietnã e Camboja.

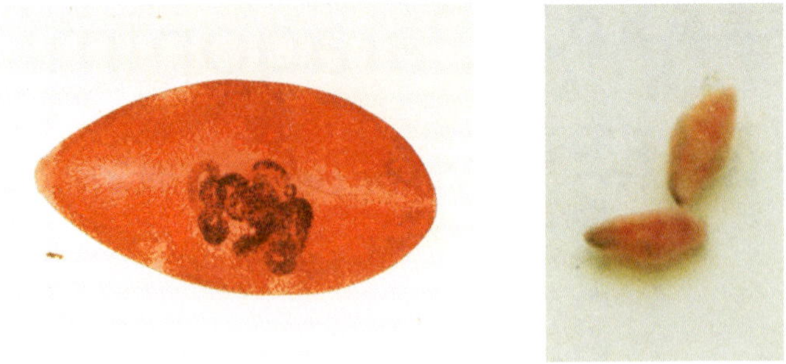

Figura 88.2 Parasito adulto de *Paragonimus mexicanus*. Cortesia do Laboratório de Pesquisas Clínicas, Hospital Vozandes, Quito, Equador.

▸ **P. skrjabani e P. hueitungensis.** Distribuição limitada à China.

▸ **P. heterotremus.** Distribuição na China, Tailândia, República de Camarões e Nigéria.

▸ **P. africanus.** Distribuição limitada a Camarões e Libéria.

▸ **P. uterobilateralis.** Encontrado em Camarões, Nigéria, Libéria, Guiné, Gabão e Costa do Marfim.

▸ **P. kellicotti.** Casos isolados nos EUA e Canadá.

▸ **P. mexicanus.** Descrito no México, Canadá, Colômbia, Guatemala, Honduras, Venezuela, El Salvador, Nicarágua, Peru, Costa Rica, Panamá e Equador. Foi descrito pela primeira vez por Miyazaki e Ishii, em 1968, e é na atualidade o responsável pela paragonimíase no homem na América do Sul.

▸ **P. ecuadoriensis e P. peruvianus** (Voelker *et al.*, 1979; Zillmann *et al.*, 1986). São duas espécies referidas na América do Sul; no entanto, estudos realizados determinaram que estas duas espécies são idênticas ao *P. mexicanus* (Miyasaki *et al.*, 1972; Yokogawa, 1983; Brenes, 1986; Yokogawa, 1992) pelo que são reconhecidas como a mesma espécie, por ter sido *P. mexicanus* a primeira a ser identificada.

▸ Hospedeiros intermediários

São dois os hospedeiros intermediários que intervêm na cadeia epidemiológica da paragonimíase. O primeiro hospedeiro intermediário (PHI) é um molusco (caracol) (Figura 88.3A) de água doce e o SHI são crustáceos (caranguejo, camarão ou lagostim) (Figura 88.3B) de água doce que compartilham o mesmo *habitat*: pequenos rios, igarapés ou mangues providos de grande quantidade de pedras, correnteza e com vegetação.

Nas áreas endêmicas existem cerca de 45 espécies de moluscos (caracóis, PHI) e 53 espécies de crustáceos (caranguejos e camarões e/ou lagostins, SHI) (Rim *et al.*, 1994).

Servem como PHI na China, no Japão e na Coreia os seguintes moluscos: *Semisulcospira (Melania) libertina, Tricular gregoriana, Thiara (Tarebia) granifera*; nas Filipinas, *Brotia asperata;* na Malásia, *B. costula episcopalis.*

Os crustáceos que servem como SHI na China, no Japão e em Taiwan são: *Eriocheir japonicus, Potamon dehaani* e *P. rathburni*; na Tailândia, *Larnaudia (Tawaripotamon) buesekomae;* nas Filipinas, *Sundathelphusa philippina*; na Coreia, lagostins como *Cambaroides similis*; no Japão, Coreia e China, camarão de água doce como *Macrobrachium nipponensis* e *Caridina* sp. (Bunnag *et al.*, 2000).

Nos EUA têm sido descritos os seguintes hospedeiros intermediários:

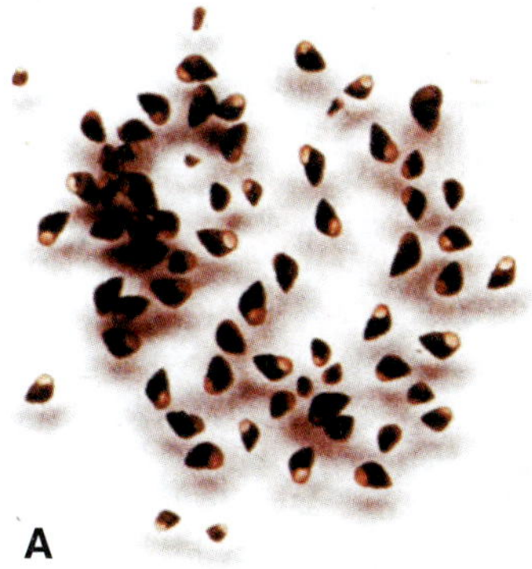

A

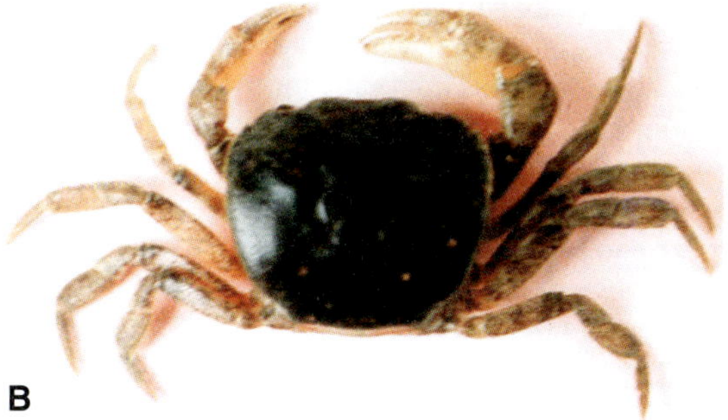

B

Figura 88.3 Paragonimíase e seus hospedeiros intermediários. **A.** Moluscos (caracol de água doce); **B.** crustáceo de água doce. Cortesia do Laboratório de Pesquisas Clínicas, Hospital Vozandes, Quito, Equador.

América do Norte e Canadá: PHI *Pomatiopsis lapidaria;* SHI *Cambarus* sp. (Yokogawa, 1982).

México: PHI *Aroapyrgus costariensis* (Yokogawa, 1982), *Aroapyrgus allei*; SHI *Hypolobocera bouvieri* (Yokogawa, 1982), *Pseudothelphusa dilatata* (Lamothe-Argumedo *et al.*, 1986).

Costa Rica: SHI *Ptychophallus tristani* (Brenes, 1986).

Panamá: SHI *Pseudothelphusa richmondi.*

Venezuela: PHI *Aroapyrgus* (Alarcón de Noya *et al.*, 1985); SHI *Eudaniela garmani* (Alarcón de Noya *et al.*, 1985).

Colômbia: PHI *Aroapyrgus* sp. e *Aroapyrgus colombiensis*; SHI *Hypolobocera emberarum* sp. (Vélez *et al.*, 2000).

Equador: PHI *Aroapyrgus colombiensis* (Amunarriz, 1986; 1991); SHI *Hypolobocera aequatorialis, Pseudothelpusa* sp. e *Strengeira eingenmani* (Yokogawa, 1971; Miyasaki *et al.*, 1972; Voelker *et al.*, 1979; Vieira *et al.*, 1992), *Zilchiopsis ecuadoriensis* (Amunarriz, 1986; 1991).

Peru: PHI *Aroapyrgus colombiensis* (Ibañez *et al.*, 1980; Uyema *et al.*, 1992); SHI *Pseudothelphusa chilensis* (Miyazaki *et al.*, 1969), *Hypolobocera chilensis eigenmanni* (Uyema *et al.*, 1992), *Hypolobocera gracilignata* (Yokogawa, 1982).

▸ Hospedeiros definitivos

Os hospedeiros definitivos são basicamente animais selvagens que compartilham o mesmo *habitat* com os hospedeiros intermediários, que se tornam uma fonte nutricional importante para os hospedeiros definitivos. O homem e os animais domésticos são hospedeiros definitivos acidentais, pois alimentam-se do SHI, que carrega a metacercária, única forma infectante para o hospedeiro definitivo.

Os animais domésticos e selvagens mais importantes na manutenção do ciclo vital da paragonimíase como hospedeiros definitivos são membros da família dos felídeos (gatos, tigres, leões, leopardos, panteras, onças ou jaguatiricas); membros da família *Suidae* (porcos domésticos, porcos selvagens); *Mustela frenata* (doninha); *Nasua narica* (quati); *Tayassu pecari* (queixada), *Procyon lotor* (racum), *Didelphis marsupiales* (gambá), *D. azarae pernigra* (furão); *Chironectes minimus* (rato d'água), *Philander opposum* e *D. virgianiana californica* (Voelker *et al.*, 1979; Yokogawa, 1982; Amunárriz, 1986; Lamothe-Argumedo *et al.*, 1986). A importância dos hospedeiros definitivos é serem os reservatórios que mantêm ativos os focos da infecção.

▸ Ciclo de vida

Para que o hospedeiro definitivo adquira a doença é indispensável que o parasito passe previamente pelos seus dois hospedeiros intermediários, elos-chave na cadeia epidemiológica.

O ciclo se inicia quando os ovos (que medem aproximadamente de 60 a 80 μ de comprimento por 50 a 60 μ de largura, são ovalados e operculados em um dos seus extremos) (Figura 88.4) são eliminados junto com o escarro ou com as fezes e caem na água dos rios, igarapés ou mangues de água doce; dentro do ovo, em aproximadamente 21 dias, desenvolve-se a forma larvária e ciliada que é o *miracídio*. Este sai do ovo e nada ativamente à procura do PHI (específico para cada espécie) que sempre será um molusco (caracol de água doce); se não o encontra em 24 h morre, caso contrário penetra no hospedeiro e transforma-se em *esporocisto*, em cujo interior forma-se a primeira geração de *rédias*; em cada uma destas desenvolve-se outra geração de *rédias filhas* que posteriormente formarão a *cercária*. Este desenvolvimento total ocorre em torno de 5 meses. As cercárias abandonam o PHI, deslocam-se lentamente sem nadar ou são ingeridas junto com o molusco pelo SHI (caranguejo de água doce, camarão ou lagostim de rio), onde encistam-se e transformam-se entre 3 e 5 semanas em *metacercárias*, que são a única forma infectante para o hospedeiro definitivo; localizam-se principalmente no hepatopâncreas (Figura 88.5), embora também possam ser encontradas nas brânquias, genitais, músculos do corpo e patas do caranguejo.

O homem e outros animais selvagens ou domésticos ingerem o SHI, cru ou insuficientemente cozido, contaminado

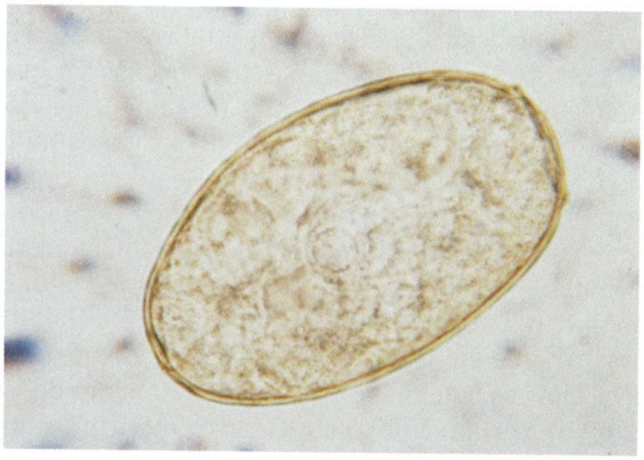

Figura 88.4 Ovo do *Paragonimus*. Cortesia do Laboratório de Pesquisas Clínicas, Hospital Vozandes, Quito, Equador.

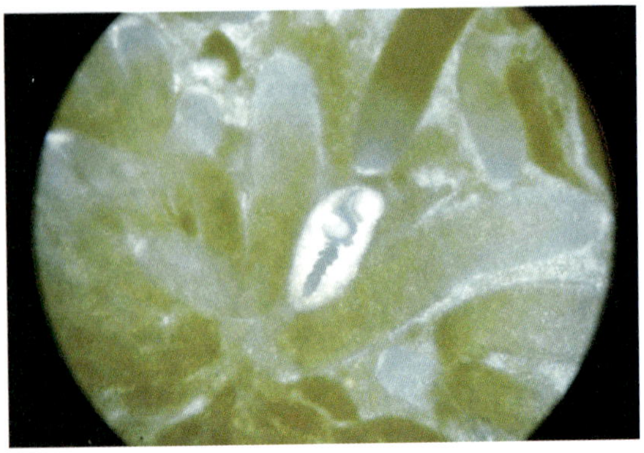

Figura 88.5 Metacercária (única forma infectante para o hospedeiro definitivo) no hepatopâncreas do segundo hospedeiro intermediário. Cortesia do Laboratório de Pesquisas Clínicas, Hospital Vozandes, Quito, Equador.

com metacercárias. Estas metacercárias, graças à ação dos sucos digestivos, desencistam-se, ficam livres e adquirem vitalidade, perfuram a parede do intestino delgado, caem na cavidade abdominal e dirigem-se quase sempre até o diafragma, perfurando-o; posteriormente encistam-se no parênquima pulmonar; atingem seu estado adulto aproximadamente entre 55 e 70 dias (em algumas ocasiões migram erraticamente, provocando as formas extrapulmonares, que são jovens ou imaturas). No pulmão permanecem dentro de uma cápsula fibrosa, na qual se encontra material purulento e sanguinolento que contém os ovos; quando os cistos se rompem, seu material é eliminado no escarro, ou, se este é deglutido, os ovos serão eliminados pelas fezes que, ao caírem em um lugar adequado (água doce), iniciam novamente o ciclo. Uma pessoa infectada pode expulsar ovos durante um período de 20 anos.

▸ Patologia

As transformações anatomopatológicas da paragonimíase dependem da rota de migração da larva, do lugar em que chega para se alojar, do número de parasitos e da duração da infecção. A resposta inflamatória ao verme adulto, ao verme imaturo e aos ovos é similar, independentemente da localização. As mudanças mais importantes acontecem no pulmão, onde ao redor do parasito se produz uma reação inflamatória que envolve principalmente eosinófilos, neutrófilos e posteriormente mononucleares. Existe necrose tissular local, hemorragia e exsudato inflamatório. As lesões iniciais são císticas, contendo no seu interior o parasito (normalmente dois ou três) que depois vão se cobrindo com uma camada de tecido fibrótico; 5 a 6 semanas depois, o parasito adulto expulsa os ovos, fazendo com que a cápsula se expanda e rompa, indo todo o material para os bronquíolos e depois para o exterior, produzindo um escarro de cor café-chocolate, ferruginoso ou hemoptoico (mistura de ovos de *Paragonimus,* células inflamatórias, sangue e cristais de Charcot-Leyden); aparecem os sintomas clássicos que indicam comprometimento do parênquima pulmonar; podem ser mucopurulentos (infecção bacteriana associada). Nos focos ectópicos encontram-se vermes jovens e imaturos ao redor dos quais formam-se cistos, granulomas ou abscessos.

▸ Quadro clínico

A paragonimíase é uma infecção com um tropismo marcadamente pulmonar; ocasionalmente pode apresentar parasitismo errático que depende da espécie de *Paragonimus.* As localizações extrapulmonares descritas são: sistema nervoso central (cérebro e medula espinal), tecido celular subcutâneo, fígado, baço, rins, abdome (parede intestinal, peritônio), olhos, genitais (testículos, cordão espermático, ovários, trompas, útero, parede vaginal), mamas, musculatura cardíaca, cavidade pericárdica (Yokogawa, 1982; Brenes, 1986; Fogel *et al.*, 1994; Bunnag, 2000).

Os sintomas normalmente são insidiosos e dependem do número de parasitos, assim como do estado de saúde e da idade do indivíduo. Os pacientes com infecções leves frequentemente são assintomáticos e podem se curar espontaneamente entre 5 e 20 anos após a infecção, por morte do parasito.

O intervalo entre a ingestão da metacercária e o aparecimento dos sintomas é prolongado, pouco preciso e depende do órgão atingido e do número de parasitos presentes. É uma patologia não contagiosa, pois não existe transmissão de pessoa a pessoa, nem de animal para pessoa.

Na fase aguda, que começa com a ingestão da metacercária e vai até o desenvolvimento do parasito adulto no pulmão, podem aparecer quadros inespecíficos de diarreia, dor abdominal, febre, tosse, dor torácica, urticária e hepatoesplenomegalia. No início da infecção, coincidindo com a migração do parasito, existe marcada eosinofilia. Em alguns pacientes pode não existir sintomatologia, sendo impossível o diagnóstico etiológico (é feito exclusivamente pela presença dos ovos no escarro ou nas fezes); é muito importante a epidemiologia, especialmente da área de procedência do paciente e do antecedente de ingestão do SHI. Nestes casos é fundamental a realização dos exames imunológicos.

Na fase crônica, aparecem os sintomas clássicos que indicam o comprometimento do parênquima pulmonar: tosse produtiva com escarro de tipo sanguinolento, com gotículas de sangue ou franca hemoptise, de cor chocolate ou ferruginosa; pode ser mucopurulenta devido a uma infecção associada. Há febres intermitentes, dor torácica, dispneia e diaforese noturna; é raro encontrar astenia, anorexia e baixo peso, já que em geral é uma doença que não compromete o estado geral do paciente.

Devido às características clínicas, esta patologia pode ser facilmente confundida com tuberculose pulmonar; os pacientes são tratados por períodos prolongados sem obter resultados satisfatórios, sendo considerados como refratários ao tratamento antituberculoso; em novos exames observa-se a presença de ovos de *Paragonimus* no escarro e com um tratamento adequado o paciente pode ser curado em pouco tempo. Quando a paragonimíase atinge o pulmão, é importante fazer o diagnóstico diferencial com tuberculose pulmonar, broncopneumonia, histoplasmose, bronquiectasia e bronquite crônica.

No caso de paragonimíase cerebral, esta pode simular epilepsia, tumores ou embolia cerebral. Os parasitos podem produzir hemorragia, edema ou meningite. Os sintomas mais comuns são cefaleia intensa, convulsões, hemiparesias (é o sintoma mais notório), hiperestesias, visão opaca, diplopia e meningite. Por estas razões, o diagnóstico diferencial deve ser feito com epilepsia, tumor cerebral não parasitário, cisticercose, cisto hidático, encefalite ou meningite de outra etiologia.

Quando a paragonimíase é cutânea, apresenta-se como uma tumoração edematosa. Esta lesão contém o parasito (que normalmente é imaturo), dói quando é apalpada e pode se mover muito lentamente. Os nódulos são encontrados, em geral, na parte inferior do abdome ou na região inguinal.

Na paragonimíase abdominal, dependendo da sua localização, pode haver diarreia com sangue, dor abdominal, massa tumoral palpável e hematúria.

Quando a localização é no escroto pode simular quadros de epididimite ou hérnia encarcerada.

A radiografia do tórax mostra imagens variadas que vão desde infiltrados transitórios, pequenos cistos (5 a 30 cm), calcificações, nódulos ou opacificações focais, segmentais ou lobares. Uma lesão típica é a sombra em anel. Em casos raros produz derrame pleural, pleurite ou empiema. Em aproximadamente 10 a 40% dos pacientes, as radiografias podem ser totalmente normais (Siddhartha, 2001).

O prognóstico desta parasitose é favorável em infecções leves, pacientes em bom estado geral e sem outra patologia coexistente, ao contrário de infecções intensas ou quando o parasito se localiza especialmente no cérebro ou coexiste com tuberculose ou outras infecções pulmonares.

▸ Diagnóstico

O diagnóstico desta patologia em áreas endêmicas é realmente fácil se conhecida a epidemiologia do local, a ingestão do SHI e a apresentação ou características do quadro clínico.

O laboratório permite a confirmação diagnóstica por meio de métodos parasitológicos e imunológicos.

▪ Diagnóstico parasitológico

É o primeiro exame que deve ser feito; é um método simples, rápido e econômico que dá o diagnóstico definitivo e etiológico. É realizado um exame a fresco de escarro, fezes, aspirado gástrico ou tecido do paciente. A amostra deve ser examinada diretamente entre lâmina e lamínula no microscópio comum e com lente 10×. Quando o número de ovos na amostra é muito pequeno e não pode ser observado em forma direta é necessário recorrer a métodos de concentração.

▪ Diagnóstico imunológico

As provas imunológicas são muito úteis em pacientes nos quais não se tem logrado a identificação, em forma direta, em casos de paragonimíase extrapulmonar ou nos períodos em que o parasito permanece no organismo antes de atingir seu estado adulto pulmonar. Os métodos imunodiagnósticos utilizados são Elisa (*enzyme-linked immunosorbent assay*), Elisa-Mabs (*monoclonal antibody-based antigen detection assay*), *immunoblot*, fixação do complemento, dupla difusão, imunoeletroforese e prova intradérmica (Sawada *et al.*, 1968; Cho, 1981; Yokogawa *et al.*, 1983; Knobloch, 1983; 1984; Kojima *et al.*, 1983; Imai, 1987; Slemenda *et al.*, 1988, Maleewong *et al.*, 1990; 1991; Indrawati, 1991; Zhang *et al.*, 1993).

O método mais utilizado pela sua acessibilidade, facilidade para realização e baixo custo é o Elisa. É muito útil para o diagnóstico no início da doença, em casos de suspeita de paragonimíase extrapulmonar, acompanhamento de pacientes para determinar a resposta ao tratamento, para detectar anticorpos tanto nos casos humanos como em animais de experimentação e para pesquisas ou inquéritos epidemiológicos. Este método tem altas sensibilidade e especificidade (Cho, 1981). Pode apresentar reação cruzada com esquistossomose, fasciolose, opistorquíase e cisticercose (Hillyer, 1983; Knobloch, 1983; 1984; Kojima *et al.*, 1983; Yokogawa *et al.*, 1983; Imai, 1987; Indrawati, 1991; Siddhartha, 2001).

O diagnóstico da paragonimíase extrapulmonar pode ser feito pela identificação dos ovos de *Paragonimus* nos cistos, tecidos ou líquidos obtidos. Nesses casos as provas sorológicas têm um papel muito importante para o diagnóstico.

As radiografias não podem ser utilizadas como diagnóstico porque esta parasitose não apresenta sinal radiográfico patognomônico e na maioria as imagens são iguais às de qualquer outra patologia pulmonar; as radiografias podem ser também totalmente normais.

▸ Tratamento

Medicamentos como emetina, bithionol e niclofolana foram utilizados como tratamento para a paragonimíase, mas devido aos efeitos secundários que produziam, tempo prolongado de administração e numerosos casos que não responderam ao tratamento foram excluídos do arsenal terapêutico.

O medicamento de eleição é o *praziquantel* (Biltricide; Bayer Pharmaceuticals, New Haven, CT), fármaco de amplo espectro contra cestódeos e trematódeos. Administra-se, por via oral, uma dose de 25 mg/kg de peso, 3 vezes/dia durante 2 ou 3 dias, para crianças e adultos. A cura varia entre 95 e 100% em infecções com *Paragonimus*. Os efeitos colaterais são gastrintestinais (náuseas, vômito, dor abdominal), neurológicos (vertigem) e cutâneos (urticária, *rash*). Por ter um esquema curto e com poucos efeitos colaterais é muito baixo o percentual de pacientes que abandonam o esquema de tratamento.

O *mebendazol* é administrado por via oral, em uma dose de 50 mg/kg, mais *cloridrato de emetina*, 1 mg/kg intramuscular durante 10 dias.

O *triclabendazol* (Fasinex) é um derivado benzimidazólico. Deve ser administrado a uma dose de 10 mg/kg por via oral durante 2 ou 3 dias, com um percentual de cura de 80 a 90%; os efeitos colaterais são mínimos (Ripert, 1992; Calvopiña, 1993; Tavares e Silva, 2012).

▸ Medidas de controle e vigilância

Por ser uma patologia que praticamente está confinada ao meio rural, os limitantes locais, sociais e econômicos fazem com que os estudos completos não sejam factíveis a curto prazo.

Se em algum momento medidas de prevenção e controle forem implementadas, um dos pontos mais importantes é a educação e a informação sobre as características desta parasitose no âmbito de centros educativos e na comunidade em geral, o que permitirá diminuir a incidência de casos humanos e talvez controlar a doença.

Os pontos mais importantes para a prevenção seriam:

- Educação da população que vive em áreas endêmicas sobre o parasito e seu ciclo de vida
- Informações sobre o risco de alimentação com produtos crus, semicozidos, assados, conservados em limão, vinagre ou vinho, pois é uma das principais causas predisponentes para a manutenção da doença. Se este risco for

superado, virá a ser a principal arma preventiva contra a doença

- Palestras educativas sobre a correta eliminação sanitária das fezes e escarro para evitar a contaminação das águas do sistema hidrográfico
- Combate, em algumas zonas, contra os caracóis por meio de moluscucidas, interrompendo, assim, o ciclo vital do parasito.

Para o controle da doença, as seguintes medidas poderiam ser tomadas:

- Notificação de cada caso às autoridades locais de saúde
- Busca ativa de indivíduos infectados nas zonas endêmicas, que serão determinadas pela procedência ou possível fonte de infecção de cada caso, para diagnosticar, tratar e educar os mesmos e desta maneira romper com a cadeia de transmissão
- Estudo do sistema hidrográfico procurando hospedeiros intermediários, para determinar a distribuição e infestação de moluscos e crustáceos nos rios
- Capacitação de técnicos e laboratoristas das zonas subtropicais e tropicais endêmicas para a observação dos ovos de *Paragonimus* em escarro e fezes e poder, assim, fazer o diagnóstico diferencial adequado com outras patologias pulmonares
- Difusão e conscientização do pessoal de saúde sobre a importância e alta incidência da paragonimíase.

▸ Referências bibliográficas

Alarcón de Noya B, Abreu G, Noya O. Pathological and parasitological aspects of the first autochthonous case of human paragonimiasis in Venezuela. *Am J Trop Med Hyg.* 34: 761-765, 1985.

Alarcón de Noya B, Noya O, Torres J *et al.* A field study of paragonimiasis in Venezuela. *Am J Trop Med Hyg.* 34: 766-769, 1985.

Alves J, Alvares M, Melo F. Sobre un caso de distomatose pulmonar (paragonimiase) com especial referencia sobre a distribuição do *Paragonimus westermani* no Brasil. *Rev Paul Med.* 22: 396-410, 1943.

Alvez J, Shizuo I. Sobre un caso de distomatose pulmonar (paragonimiase). *O Hospital.* 12: 385-399, 1937.

Amunarriz M. Infestación natural de *Aroapyrgus colombiensis* por redias y cercarias de *Paragonimus mexicanus (Paragonimus peruvianus)* en la Región Amazónica Ecuatoriana. *Rev Ecuat Hig Med Trop.* 36: 27-34, 1986.

Amunarriz M. Intermediate host of *Paragonimus* in the Eastern Amazonic Region of Ecuador. *Trop Med Parasitol.* 42: 164-166, 1991.

Brenes R, Arroyo R, Santamaria S. Hemorragia subaracnoidea producida por *Paragonimus mexicanus*. *Rev Ecuat Hig Med Trop.* 36: 35-41, 1986.

Bunnag D, Cross JH, Bunnag T. Lung fluke infections: paragonimiasis. In: Thomas Strickland G. *Tropical Medicine and Emerging Infectious Diseases.* W. B. Saunders Company, p. 847-851, 2000.

Butriago B, Rodriguez G, Gomez G *et al.* Paragonimiasis humana. Primera descripción de un caso colombiano. *Biomédica.* 1: 142-151, 1981.

Calvopiña M, Paredes W, Guderian R *et al.* Eficacia del triclabendazole en paragonimiasis pulmonar humana refractaria a la emetina, bithionol y praziquantel. *Parasitol Dia.* 17: 44-46, 1993.

Cho Seung-Yull, Hong Sung-Tae, Rho Yong Ho *et al.* Application of micro-ELISA in serodiagnosis of human paragonimiasis. *Korean J Parasitol.* 19: 151-156, 1981.

Fogel SP, Chandrasoma PT. Paragonimiasis in a cystic breast mass: case report and implications for examination of aspirated cyst fluids. *Diagn Cytopathol.* 10: 229-231, 1994.

Harinasuta T, Pungpak S, Keystone J. Paragonimiasis. *Infec Dis Clin North Am.* 7: 709-716, 1993.

Heinert JF. Paragonimiasis en el Ecuador. *Gac Méd.* 3: 247-264, 1949.

Heinert JF. Paragonimiasis pulmonar o distomatosis pulmonar en el Ecuador. *Rev KUBA Med Trop Parasitol.* 3: 101-106, 1947.

Hillyer GV, Serrano AE. The antigens of *Paragonimus westermani, Schistosoma mansoni,* and *Fasciola hepatica* adult worm. Evidence for the presence of cross-reactive antigens and for cross-protection to *Schistosoma mansoni* infection using antigens of *Paragonimus westermani. Am J Trop Med Hyg.* 32: 350-358, 1983.

Ibañez N, Fernandez E. Actual state of the paragonimiasis in Perú. *Bol Peruano Parasitol.* 2: 12-18, 1980.

Ibañez N, Guerra A. *Aroapyrgus colombiensis* Malek & Little, 1971 en el Peru (Gastropoda-Hydrobiidae). *Bol Peruano Parasitol.* 2: 87- 88, 1980.

Imai Jun-Ichi. Evaluation of ELISA for the diagnosis of paragonimiasis westermani. *Trans R Soc Trop Med Hyg.* 81:3-6, 1987.

Indrawati I, Chaicumpa W, Setasuban P *et al.* Studies of immunodiagnosis of human paragonimiasis and specific antigen of *Paragonimus heterotremus. Interl J Parasitol.* 21: 395-401, 1991.

Knobloch J. Application of different paragonimus antigens to immunodiagnosis of human lung fluke infection. *Arzneim-Forsch/Drug Res.* 34(II): 1208-1210, 1984.

Knobloch J, Lederer I. Immunodiagnosis of human paragonimiasis by an enzyme immunoassay. *Tropenmed Parasitol.* 34: 21-23, 1983.

Kojima S, Kobayashi M, Yokogawa M. Demonstration of the cross-reactivity among antigens extracted from four species of *Paragonimus* and its utilization for the enzyme-linked immunosorbent assay (ELISA). *Jap J Parasitol.* 32: 413-418, 1983.

Lamothe-Argumedo R, Alonso-Romero J, Lopez-Romero R. Una nueva zona endémica de paragonimiasis en México. *An Inst Biol Univ Nal Autón México.* 57, *Ser. Zoología.* 2: 415-418, 30-XII, 1986.

Lamothe-Argumedo R, Caballero-Deloya J, Lázaro-Chávez E. Paragonimiasis. *An Inst Biol Univ Nal Autón México.* 49, *Ser. Zoologia.* 1: 271-276, 1978.

Maesaki SH, Nagashima S, Mashimoto H *et al.* A case of *Paragonimus westermani.* Infection by eating imperfectly cooked wild boar flesh. *Trop Med.* 36: 21-24, 1994.

Maleewong W, Pariyanonda S, Wongkham Ch *et al.* Comparison of adult somatic and excretory-secretory antigens in enzyme-linked immunosorbent assay for serodiagnosis of human infection with *Paragonimus heterotremus. Trans R Soc Trop Med Hyg.* 84: 840-841, 1990.

Maleewong W, Wongkham C, Pariyanonda S *et al.* Antigenic components of *Paragonimus heterotremus* recognized by infected human serum. *Par Immunol.* 13: 89-93, 1991.

Marques E. Contribuição para o estudo das paragonimíases. Nota sobre um caso de paragonimíase pulmonar humana observado em São Paulo. *Rev Méd São Paulo.*, ano XII, 14: 282-285, 1909.

Miyazaki I, Arellano C, Grados O. The first demonstration of the lung fluke *Paragonimus* fron man in Peru. *Jap J Parasitol.* 21: 168-172, 1972.

Miyazaki I, Granados O, Uyema N. A new lung fluke found in Peru, *Paragonimus amazonicus* sp. n. (Trematoda: Troglotrematidae). *Jap J Parasitol.* 22: 48-54, 1973.

Miyazaki I, Ibañez N, Miranda H. On a new lung fluke found in Peru, *Paragonimus peruvianus* sp. n. (Trematoda: Troglotrematidae). *Jap J Parasitol.* 18: 123-130, 1969.

Miyazaki I, Ishii Y. Studies on the Mexican lung fluke, with special reference to a description of *Paragonimus mexicanus* sp. nov. (Trematoda: Troglotrematidae). *Jap J Parasitol.* 17: 445-453, 1968.

Rim HJ, Farag HF, Sornmani S *et al.* Food-borne trematodes: ignored or emerging. *Parasitol Today.* 10: 207-208, 1994.

Riper C, Couprie B, Moyou R *et al.* Therapeutic effect of triclabendazole in patients with paragonimiasis in Cameroon: a pilot study. *Trans R Soc Trop Med Hyg.* 86: 417, 1992.

Sawada T, Takei K, Sato S *et al.* Studies on the immunodiagnosis of paragonimiasis III. Intradermal skin test with fractionated antigens. *J Infec Dis.* 118: 235-239, 1968.

Slemenda S, Maddison S, Jong E *et al.* Diagnosis of paragonimiasis by immunoblot. *Am J Trop Med Hyg.* 39: 469-471, 1988.

Tavares W, Silva RGN. Helmintíases de importação e helmintíases raras no Brasil. In: Tavares W, Marinho LAC. *Rotinas de Diagnóstico e Tratamento das Doenças Infecciosas e Parasitárias.* 3ª ed. São Paulo: Atheneu, pp. 488-490, 2012.

Uyema N, Sánchez E. Investigación epidemiológica de la paragonimiasis en el Perú. Estudio realizado en la Provincia de San Pablo (Cajamarca) en 1987. *Bol Lima.* 84: 49-60, 1992.

Vélez ID, Ortega J, Hurtado MI *et al.* Epidemiology of paragonimiasis in Colombia. *Trans R Soc Trop Med Hyg.* 94: 661-663, 2000.

Vieira JC, Blankespoor HD, Cooper PJ *et al.* Paragonimiasis in Ecuador: prevalence and geographical distribution of parasitisation of second intermediate hosts with *Paragonimus mexicanus* in Esmeraldas Province. *Trop Med Parasitol.* 43: 249-252, 1992.

Voelker J, Arzube M. Ein neuer Lungenegel aus der Kustenkordillere von Ecuador: *Paragonimus ecuadoriensis* n.sp. (Paragonimidae: Trematoda). *Tropenm Parasitol.* 30: 249-263, 1979.

Yokogawa M. General introduction on Symposium on Paragonimiasis, Genetics and Taxonomical Classification. XIII International Congress for Tropical Medicine and Malaria. *Abstracts*. 1: 55-56, 1992.

Yokogawa M. Paragonimiasis. In: Hillyer GV, Hopla CE (ed.). Section C: *Parasitic Zoonoses*. Vol. III. CRC Press, p. 123-142, 1982. (CRC Handbook Series in Zoonoses).

Yokogawa M, Kojima S, Kobayashi M *et al.* Peruvian paragonimiasis: diagnostic value of the enzyme-linked immunosorbent assay (ELISA). *Jap J Parasitol.* 32: 317-322, 1983.

Yokogawa M, Montalvan J, Rumbea J *et al.* Unas metacercarias de *Paragonimus* recientemente encontradas en la República del Ecuador. *Rev Ecuat Hig Med Trop.* 28: 75-82, 1971.

Zhang Z, Zhang Y, Shi Z *et al.* Diagnosis of active *Paragonimus westermani* infections with a monoclonal antibody-based antigen detection assay. *Am J Trop Med Hyg.* 49: 329-334, 1993.

Zillmann U, Sachs R. Isoenzymes of South American *Paragonimus peruvianus* and *Paragonimus ecuadoriensis*. *Trop Med Parasitol.* 37: 153-154, 1986.

89 Nematelmintos Parasitos do Homem

Luís Rey

▸ Classe Nematoda

O filo Nemathelmithes reúne certo número de classes cujas relações filogenéticas são incertas, mas que apresentam em comum os seguintes caracteres: corpo cilíndrico, não segmentado e com simetria bilateral, revestido por uma cutícula formada de escleroproteínas; a cavidade geral é um pseudoceloma e contém um líquido que banha todos os órgãos; o sistema digestório é completo, com esôfago altamente diferenciado, mas estão ausentes os sistemas respiratório e circulatório (Figura 89.1).

Os sexos são separados, havendo dimorfismo sexual em maior ou menor grau (as fêmeas sendo maiores que os machos); ocorrem exceções e espécies partenogenéticas.

A principal classe é a dos Nematoda, de helmintos cilíndricos, com extremos afilados, ou filiformes. O tamanho varia de alguns milímetros a 1 metro de comprimento.

A evolução se faz por meio de quatro estágios larvários que terminam por outras tantas mudas da cutícula ou ecdises. O crescimento desses helmintos se faz no intervalo entre as mudas.

A cutícula serve de estojo protetor para os órgãos internos, atuando como um exoesqueleto onde se apoiam os músculos e impedindo a desidratação (Figura 89.2). Nos helmintos maiores ela apresenta três camadas de escleroproteínas com metabolismo próprio: o córtex, externamente, a matriz e o estrato fibroso, internamente. Tudo é recoberto por uma epicutícula de natureza lipídica que torna o tegumento pouco permeável.

Sob a cutícula encontra-se a hipoderme, de natureza sincicial ou celular, responsável pela produção dos materiais que vão formar a cutícula. Ela forma quatro cordões longitudinais onde se encontram os núcleos do sincício e correm os nervos e os canais excretores.

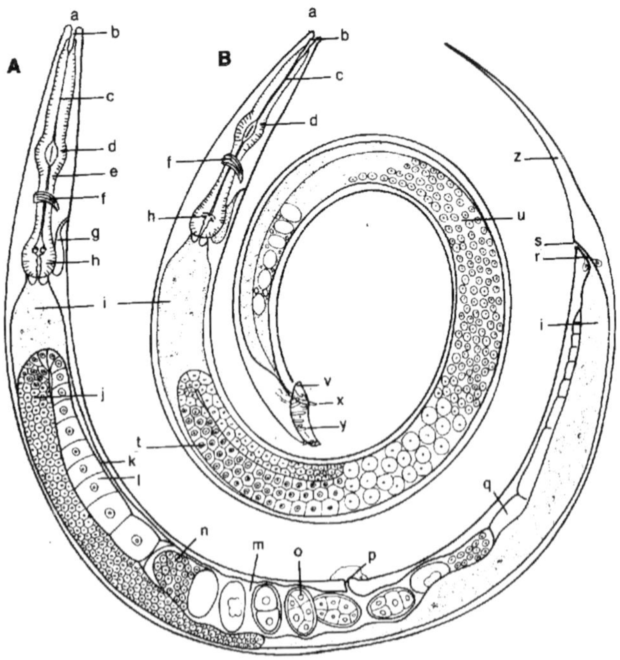

Figura 89.1 Organização de um nematoide. **A.** Fêmea; **B.** macho. **a**, lábio; **b**, boca; **c**, esôfago; **d**, bulbo esofágico médio; **e**, esôfago; **f**, anel nervoso; **g**, glândula e poro excretor; **h**, bulbo esofágico posterior, com válvula; **i**, intestino; **j**, ovário anterior; **k**, oviduto; **l**, oócitos; **m**, útero; **n**, espermatozoides; **o**, óvulos; **p**, poro genital; **q**, ovário posterior; **r**, reto; **s**, ânus; **t**, testículo; **u**, canal deferente; **v**, asas caudais; **x**, espículo; **y**, papilas sensoriais. Segundo Hirschmann, 1960.

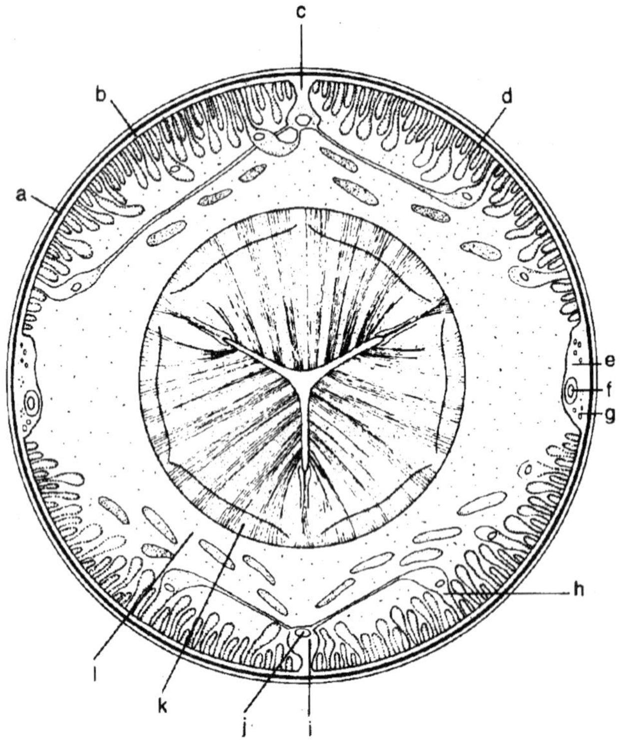

Figura 89.2 Corte transversal de um nematoide (áscaris) no nível do esôfago. **a**, cutícula; **b**, hipoderme; **c**, cordão dorsal; **d**, campos musculares; **e**, cordão lateral; **f**, canal excretor; **g**, feixe nervoso; **h**, miocélula com prolongamento que alcança o feixe nervoso no cordão ventral; **i**, cordão ventral; **j**, feixe nervoso ventral; **k**, faringe musculosa; **l**, líquido celômico.

Entre os Nematoda encontram-se vários parasitos do homem, nas famílias e gêneros seguintes:

- Strongyloididae (gênero *Strongyloides*)
- Ancylostomatidae (gêneros *Ancylostoma* e *Necator*)
- Angiostrongylidae (gênero *Angiostrongylus*)
- Ascarididae (gêneros *Ascaris*, *Lagochilascaris*, *Toxocara*)
- Oxyuridae (gênero *Enterobius*)
- Onchocercidae (gêneros *Wuchereria*, *Brugia*, *Onchocerca*, *Mansonella*, *Dipetalonema*, *Loa* e *Dirofilaria*)
- Dracunculidae (gênero *Dracunculus*)
- Trichuridae (gênero *Trichuris* e *Capillaria*)
- Trichinellidae (gênero *Trichinella*) (veja a Tabela 89.1).

Família Strongyloididae

A espécie que parasita o homem é *Strongyloides stercoralis*, que apresenta um ciclo de vida livre, no solo, e outro parasitário, na mucosa intestinal dos pacientes, onde só se encontram fêmeas partenogenéticas. Estas produzem larvas rabditoides (L_1) que saem com as fezes. No solo, podem apresentar dois tipos de desenvolvimento: no ciclo direto, as larvas alimentam-se e crescem passando a larvas filarioides (L_2) capazes de penetrar através da pele e reiniciar o parasitismo (Figura 89.3). No ciclo indireto, as larvas evoluem para helmintos adultos machos e fêmeas. Estes produzem ovos de onde saem outras larvas L_1 que também evoluem para L_2 infectantes para o homem.

Ao penetrarem através da pele das pessoas (geralmente pelos pés), as L_2 fazem o ciclo pulmonar, podendo causar a síndrome de Loeffler; chegando ao intestino delgado, penetram na mucosa, onde se transformam em fêmeas partenogenéticas. São essas fêmeas que determinam o quadro clínico da estrongiloidíase e fecham o ciclo vital dos *Strongyloides* produzindo as larvas rabditoides observadas nas fezes dos pacientes.

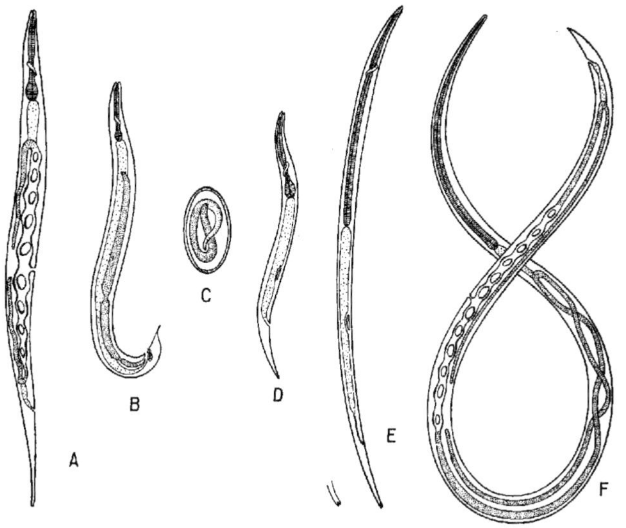

Figura 89.3 Fases do ciclo vital de *Strongyloides stercoralis*. **A.** Fêmea de vida livre; **B.** macho de vida livre; **C.** ovo; **D.** larva rabditoide ou L_1; **E.** larva filarioide ou L_2; **F.** fêmea partenogenética, parasito.

Tabela 89.1 Sistemática dos parasitos humanos da classe Nematoda.

Ordem (Superfamília)	Família	Gênero	Espécie	Doença
Rhabditorida (Rhabdiasoidea)	Strongyloididae	*Strongyloides*	*S. stercoralis*	Estrongiloidíase
Strongylida (Ancylostomatoide)	Ancylostomatidae	*Necator*	*N. americanus*	Necatorose
		Ancylostoma	*A. duodenale*	Ancilostomíase
			A. brazilliensis	Larva migrans
			A. ceilanicum	Larva migrans
			A. caninum	Larva migrans
Metastrongylida (Metastrongyloidea)	Angiostrongylidae	*Angiostrongylus*	*A. costaricensis*	Angiostrongilíase
			A. cantonensis	Angiostrongilíase
Ascaridida (Ascaridoidea)	Ascarididae	*Ascaris*	*A. lumbricoides*	Ascaríase
		Lagochilascaris	*L. minor*	Lagoquilascaríase
		Toxocara	*T. canis* e *T. catis*	Toxocaríase ou larva *migrans*
Oxyurida (Oxyuroidea)	Oxyuridae	*Enterobius*	*E. vermicularis*	Enterobíase ou oxiuriose
Spirurida (Filarioidea)	Onchocercidae	*Wuchereria*	*W. bancrofti*	Filaríase
		Brugia	*B. malai* e *B.timori*	Filaríase
		Onchocerca	*O. volvulus*	Oncocercose
		Mansonela	*M. ozzardi*	–
		Dipetalonema	*D. perstans*	–
			D. streptocerca	–
		Loa	*L. loa*	Loíase
		Dirofilaria	*D. immitis*	Dirofilaríase
Camallanorida (Dracunculoidea)	Dracunculidae	*Dracunculus*	*D. medinensis*	Dracunculíase
Trichurida (Trichuroidea)	Trichuridae	*Trichuris*	*T. trichiura*	Tricuríase
	Trichinellidae	*Capillaria*	*C. hepatica*	Capilaríase
		Trichinella	*T. spiralis*	Tiquinelíase

Fonte: Rei, 2001.

Além dessas maneiras de contrair a infecção, isto é, a heteroinfecção, pode ocorrer autoinfecção, quando a origem do material infectante está no próprio hospedeiro do parasito. Isso sucede quando, pela contaminação fecal perianal ou do períneo, as larvas L_1 passam a L_2 e invadem a pele ou a mucosa anal, fazendo depois o ciclo pulmonar e indo transformar-se em vermes adultos na mucosa intestinal. Essa é a autoinfecção externa, que tende a manter a cronicidade da doença ou seu agravamento.

Pode ocorrer autoinfecção interna, se a passagem de L_1-L_2 tiver lugar no lúmen intestinal, devido às condições aí existentes; ou ao uso de corticoides que, metabolizados no organismo, produzem moléculas semelhantes ao hormônio de muda dos helmintos (ecdisona). Então, as L_1 passam logo a L_2 e invadem maciçamente a mucosa, fechando o ciclo parasitário e determinando as formas mais graves ou fatais da estrongiloidíase. O mesmo pode suceder em pacientes imunologicamente deprimidos, como nos casos de AIDS.

▪ Família Ancylostomatidae

Os ancilostomídeos parasitam frequentemente a espécie humana e podem causar uma doença anemiante denominada ancilostomíase ou ancilostomose. As duas espécies importantes, que têm como hospedeiros apenas os homens, são: *Ancylostoma duodenale* e *Necator americanus*.

São pequenos vermes brancos que medem cerca de 1 cm de comprimento e apresentam, como estruturas muito características, cápsula bucal, em ambos os sexos, e bolsa copuladora nos machos.

No gênero *Ancylostoma*, a cápsula bucal dispõe de estruturas quitinosas semelhantes a dentes, enquanto no gênero *Necator*, lâminas cortantes aí situadas substituem os dentes (Figura 89.4). Há também diferenças nas bolsas copuladoras que permitem distinguir as espécies (Figura 89.5). *A. duodenale* apresenta dois pares de dentes na cápsula bucal que o distinguem de outras espécies do mesmo gênero, encontradas em animais.

O ciclo vital desses helmintos se inicia com a expulsão dos ovos, misturados com as fezes das pessoas parasitadas. No solo (sobretudo quando úmido e rico em matérias orgânicas) os ovos embrionam, deles eclodindo uma larva rabditoide (L_1), com 250 μm, que se alimenta de bactérias e substâncias orgânicas.

No terceiro dia, tem lugar a primeira muda, conservando a larva (L_2) o esôfago de tipo rabditoide e crescendo até 500 a 700 μm.

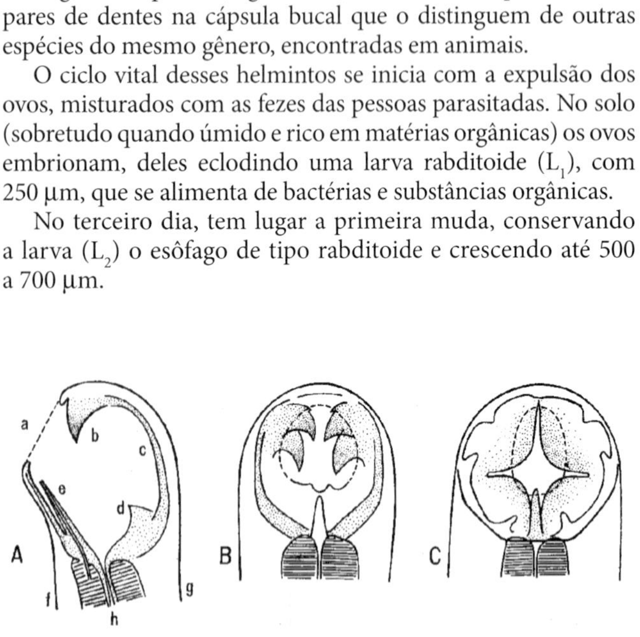

Figura 89.4 Cápsula bucal de ancilostomídeos. **A.** Corte sagital da cápsula de *Ancylostoma duodenale*: **a**, abertura; **b**, dente quitinoso; **c**, espessamento cuticular que forma a parede da cápsula; **d**, lanceta; **e**, dente dorsal; **f**, superfície dorsal; **g**, superfície ventral; **h**, esôfago. **B.** A mesma vista de frente; **C.** cápsula bucal de *Necator*, com as placas cortantes.

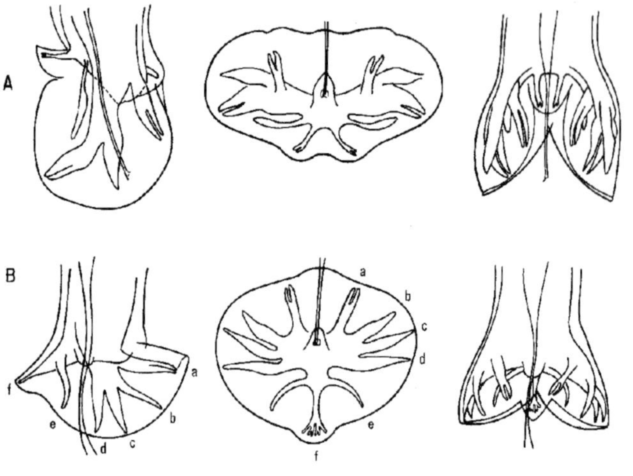

Figura 89.5 A. Bolsa copuladora de *Necator americanus*, vista de lado, aberta e de frente; **B.** bolsa copuladora de *Ancylostoma duodenale*, nas mesmas posições. **a-f**, raias musculares de sustentação das bolsas.

A segunda muda produz uma larva (L_3) com esôfago de tipo filarioide. A L_3 não abandona a cutícula da fase anterior que permanece envolvendo-a como uma bainha (é a larva filarioide encistada). Por isso ela não se alimenta nem cresce, mas tem vida longa, se as condições do meio forem favoráveis (no laboratório podem viver 1 ano, consumindo suas próprias reservas). Movimenta-se no solo, exibindo hidrotropismo positivo, geotropismo negativo e tigmotropismo, que a faz aderir aos objetos molhados e à pele das pessoas que andam descalças por terrenos poluídos.

Penetrando pela pele, agora sem a bainha, como os *Strongyloides*, as L_3 que não forem aí destruídas entram nos vasos onde a circulação as leva até os pulmões. Aqui, tem lugar a terceira muda que produz as L_4 (com uma cápsula bucal provisória). Tendo passado dos capilares para os alvéolos pulmonares, elas são arrastadas pelo muco dos bronquíolos, brônquios e traqueia até a laringe e a faringe; deglutidas com o muco, chegam ao intestino. Uma quarta muda transforma-as em helmintos adultos. Na quinta ou sexta semana, já começam a pôr ovos.

Os helmintos se fixam à mucosa do duodeno ou do jejuno, aspirando-a e dilacerando-a, alimentando-se do sangue e dos tecidos lisados. A quantidade de sangue retirada diariamente pelos ancilostomídeos varia com a espécie. Os *Necator* consomem 0,03 a 0,06 mℓ/dia, enquanto os *Ancylostoma* sugam 0,15 a 0,30 mℓ/dia. Como boa parte do sangue aspirado é eliminada pelo ânus dos parasitos, o organismo consegue recuperar cerca de 40% do ferro perdido.

Não obstante a ampla distribuição geográfica da ancilostomíase, sua transmissão obedece a condições locais como:

- Presença de indivíduos parasitados que contaminam o solo com suas fezes
- Um solo favorável ao desenvolvimento dos ovos e das larvas L_1, L_2 e L_3, inclusive um microclima suficientemente quente e úmido para as espécies presentes; as temperaturas ótimas para *N. americanus* estão entre 30° e 35°C, enquanto *A. duodenale* evolui melhor entre 23° e 30°C
- Indivíduos que se expõem ao risco de infecção por andarem descalços em terrenos poluídos. Essas condições estão frequentemente reunidas no peridomicílio

das habitações rurais, sem instalações sanitárias, em climas tropicais e subtropicais.

Os lugares onde as fezes foram depositadas são evitados pelas pessoas, que só voltam a eles depois que a matéria fecal se desfez e foi incorporada ao solo, justamente quando as larvas já atingiram a fase infectante e penetram pela pele.

O uso de calçado, de qualquer tipo, é capaz de impedir a transmissão, assim como o uso sistemático de instalações sanitárias adequadas.

Família Angiostrongylidae

Duas espécies desta família podem parasitar o homem: *Angiostrongylus cantonensis*, que ocorre na região indopacífica e *Angiostrongylus costaricensis*, que se distribui do sul dos EUA até o sul do Brasil e Argentina.

Os hospedeiros definitivos de *A. costaricensis* são diversas espécies de roedores silvestres, quatis e saguis; os hospedeiros intermediários são moluscos pulmonados terrestres das famílias Veronicellidae (lesmas) e Limacidae. No Brasil, o molusco mais importante parece ser *Phyllocaulis variegatus*, além de *Limax maximus* e *L. flavus*.

A infecção humana é ocasional (600 casos por ano, em Costa Rica, e cerca de meia dúzia anualmente no Brasil).

Os vermes são filiformes, medindo a fêmea 32 mm e o macho 20 mm. Nos hospedeiros normais (*Sigmodon hispidus* ou rato-do-algodão principalmente, no Brasil), os ovos são eliminados com as fezes.

Os moluscos ingerem esses materiais e as larvas que eclodem evoluem até L_3, saindo com o muco que as lesmas produzem; esse muco contamina frutos e legumes.

Os vertebrados se infectam ao ingerirem as lesmas ou os alimentos contaminados com o muco dos moluscos.

Na espécie humana, a localização preferencial dos vermes adultos é nas artérias mais finas da região cecocólica, onde se encontram também ovos e larvas, mas que não saem com as fezes (Figura 89.6), razão pela qual o diagnóstico é sorológico ou anatomopatológico.

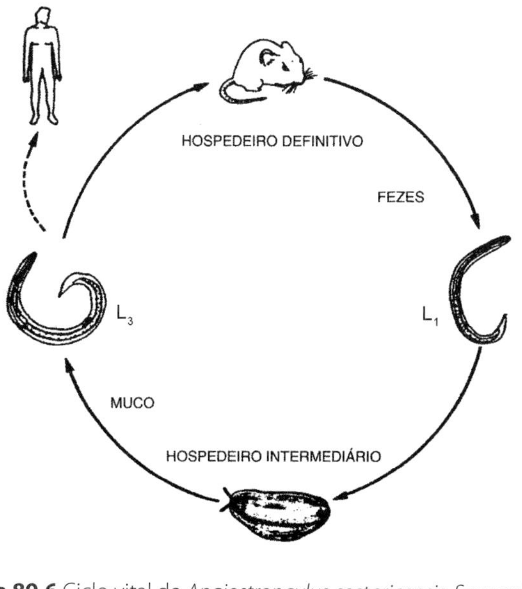

Figura 89.6 Ciclo vital de *Angiostrongylus costaricensis*. Segundo C. G. Teixeira, PUC, Porto Alegre.

Família Ascarididae

Compreende três gêneros importantes: *Ascaris, Lagochilascaris* e *Toxocara*.

As espécies de interesse médico são: *Ascaris lumbricoides, Lagochilascaris minor* e *Toxocara canis* ou *T. cati*.

Ascaris lumbricoides

Seus ovos férteis são ovais ou esféricos, medindo 60 μm e contendo uma célula germinativa não segmentada, envolvida por uma casca grossa, de três camadas e superfície irregular (Figura 89.7). O embrionamento se dá no solo, podendo completar-se em 2 semanas, nas condições mais favoráveis (entre 20° e 30°C). Com mais 1 semana ocorre a primeira muda e o ovo se torna infectante, podendo sobreviver no meio durante anos.

Os áscaris são vermes longos, cilíndricos e com extremidades afiladas. Nos machos a extremidade posterior é enrolada em espiral. O tamanho é maior quando são pouco numerosos no intestino, chegando as fêmeas a 30 ou 40 cm e os machos a 15 ou 30 cm; o tamanho se reduz a menos da metade se houver grande número de parasitos no lúmen intestinal (Figura 89.8).

A cutícula é espessa, lisa e brilhante, com finas estriações transversais; a hipoderme sincicial e as miocélulas são numerosas sob ela (Figura 89.2).

A boca é cercada de três lábios, com papilas sensoriais, o esôfago musculoso com lúmen trirradiado e o intestino simples.

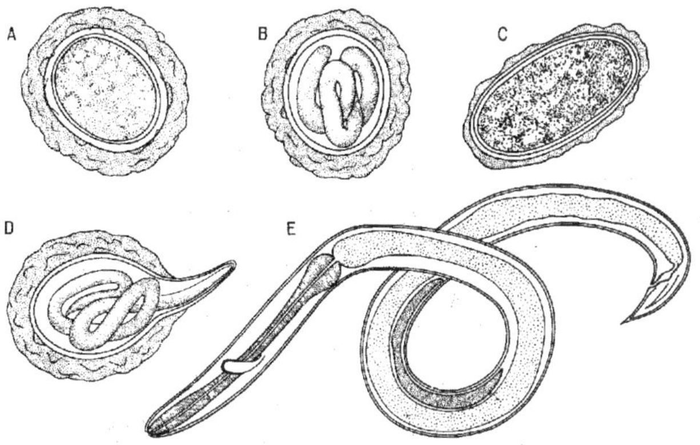

Figura 89.7 *Ascaris lumbricoides*. **A.** Ovo recém-eliminado; **B.** ovo embrionado no meio exterior; **C.** ovo infértil; **D.** eclosão da larva no tubo digestivo do hospedeiro; **E.** larva isolada do pulmão.

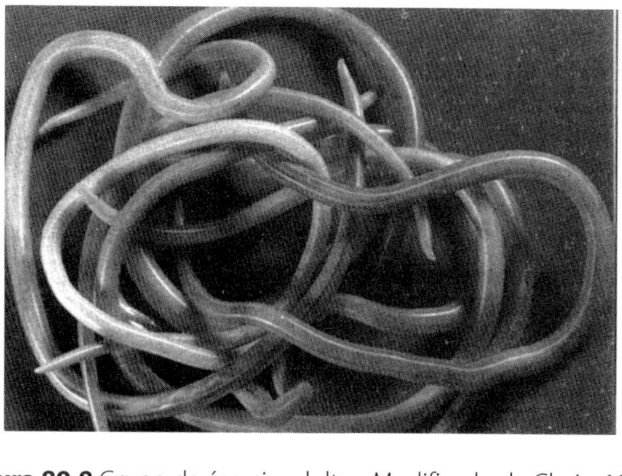

Figura 89.8 Grupo de áscaris adultos. Modificado de Chaia, 1975.

Grande parte da cavidade geral (pseudoceloma) é preenchida pelos órgãos reprodutores que, nas fêmeas, contam com dois ovários tubulares contendo 25 milhões de óvulos. Elas põem diariamente cerca de 200.000 ovos cada uma, o que torna fácil o diagnóstico de ascaríase pelo exame de fezes. Nos machos há um só testículo, um canal deferente, seguido do canal ejaculador que se abre na cloaca, e dois espículos iguais.

Quase todos os áscaris (90%) habitam o jejuno, alguns localizando-se no íleo. Eles permanecem em atividade constante que impede o peristaltismo de expulsá-los. Mas podem realizar migrações, saindo pelo nariz ou pela boca ou metendo-se nos canais hepático ou pancreático, no lúmen do apêndice ou nos brônquios, produzindo complicações graves, sobretudo nos casos de infestações pesadas.

Alimentam-se do conteúdo intestinal, contando com enzimas para digerir proteínas, carboidratos e lipídios. Vivem cerca de 2 anos.

Ingerida por uma pessoa (com poeira, alimentos contaminados ou mãos sujas) a larva L_1 eclode no intestino e, sendo aeróbia, deve continuar sua evolução invadindo os tecidos e a circulação para chegar aos pulmões, onde se dá a segunda muda, ao fim de 8 ou 9 dias. Então as L_2 passam dos capilares pulmonares para os alvéolos e sofrem a 3ª muda. As larvas L_3 são arrastadas pelo muco das vias respiratórias até a laringe e o esôfago, sendo deglutidas para atingirem passivamente o estômago e intestinos. Aqui, dá-se a 4ª muda que os transforma em vermes adultos (Figura 89.8).

A ascaríase incide sobretudo em regiões tropicais, ou onde o microclima for quente e úmido e faltar o saneamento básico. A prevalência mundial está em torno de 30%, mas varia de lugar para lugar, podendo chegar a 75%; atinge sobretudo as crianças de populações pobres. Quase metade dos casos de obstrução intestinal por áscaris ocorre em crianças com 1 ou 2 anos de idade. Os adultos são mais resistentes à infecção.

As únicas fontes de infecção são as pessoas parasitadas que defecam no chão, sobretudo as crianças, portadoras das cargas parasitárias mais elevadas. O peridomicílio, nas áreas sem saneamento, constitui o foco elementar da parasitose, variando a situação de casa a casa na mesma área.

Os ovos são disseminados pelo vento e pelas chuvas ou pelos animais coprófilos (anelídeos e insetos, ou batráquios e aves que comem também os insetos). Alimentos cobertos pelas poeiras possivelmente contêm ovos que podem ser transportados pelos esgotos (onde eles resistem mesmo ao tratamento habitual), seja quando esses esgotos são lançados em cursos de água, seja quando os lodos secos são empregados como adubo. A resistência e longevidade dos ovos concorrem para isso.

Lagochilascaris minor

Trata-se de um parasito de animais silvestres que faz seu ciclo entre os felídeos (p. ex., jaguatirica) e suas presas, mas que pode infectar o homem quando consome carne de caça.

L. minor é um pequeno nematoide de corpo delgado cuja fêmea mede cerca de 15 mm e o macho entre 6,5 e 11,5 mm. A boca é cercada por três lábios e, ao longo do corpo, há cristas longitudinais laterais. A organização interna é como nos outros ascarídeos.

Os ovos arredondados ou ovais, que medem entre 44 e 52 μm, têm casca espessa e com depressões, que lembram a borda de tampas de garrafa de cerveja. No exterior evoluem até formar larvas L_3, em 1 mês, e resistem longamente (meses) com capacidade infectante. Ingeridos pelos hospedeiros intermediários, liberam suas larvas no intestino delgado ao fim de 6 h. Na infecção experimental do camundongo, elas invadem os tecidos, onde permanecem como L_3 mas crescem até o tamanho dos vermes adulto. Nos nódulos fibrosos que se formam em torno, podem viver cerca de 1 ano.

Se um gato comer o camundongo infectado, as larvas L_3 migram para a região da rino e orofaringe (sem ciclo pulmonar), onde passam a L_4 e, finalmente, a vermes adultos dentro de 10 a 20 dias.

Machos, fêmeas, ovos e larvas em vários estágios são encontrados nas lesões purulentas que se formam e se abrem para o exterior ou para as vias digestivas e respiratórias. A reprodução dos parasitos aí é contínua, com aumento da população de helmintos, que podem invadir outras áreas ou produzir metástases. É o que ocorre na infecção humana, que se instala preferencialmente na região do pescoço (60% dos casos), da mastoide (35,5%) ou da orelha média (29% das vezes).

A lagoquilascaríase é uma zoonose da região neotropical, cujos hospedeiros naturais são mal conhecidos. Os casos humanos são esporádicos. As áreas de maior risco se encontram nos vales dos rios Tocantins e Araguaia.

Toxocara

No gênero *Toxocara* há duas espécies parasitantes de animais domésticos que podem infectar pessoas que convivem com cães e gatos: *T. canis* e *T. cati*, o primeiro sendo o mais importante.

T. canis vive no intestino delgado de cães, de canídeos silvestres e gatos. As fêmeas medem entre 6 e 18 cm de comprimento e os machos, entre 4 e 10 cm. Além de três lábios que cercam a boca, apresentam duas aletas laterais na região cervical.

No período mais fértil de sua existência, as fêmeas põem 2 milhões de ovos por dia, caindo depois do oitavo mês de vida para 200 mil ovos, diariamente. Só os ovos com larva L_3 são infectantes, e, quando ingeridos por cães jovens (sem imunidade), eclodem no intestino e fazem um ciclo pulmonar que começa no fígado e acaba no intestino novamente, 1 mês depois, como vermes adultos.

Quando um animal adulto e com imunidade específica é infectado experimentalmente, pode-se encontrar, depois do ciclo pulmonar e durante muito tempo, as larvas L_3 dispersas pelo fígado, pulmões, músculos etc., indicando uma tendência a produzir formas latentes do parasito.

Na cadela grávida, essas formas são ativadas e migram para a placenta e o feto, onde chegam a vermes adultos. Este é o modo normal de transmissão da infecção entre os animais. Os cãezinhos recém-nascidos podem eliminar larvas L_5 nas fezes que, se ingeridas pelos cães adultos, os infectam sem ciclo pulmonar, mesmo que tenham imunidade.

Na infecção humana, que ocorre geralmente em crianças, os ovos maduros eclodem nos intestinos e as larvas L_3 passam a circular pelo fígado, pulmões, cérebro, olhos e outros órgãos, durante semanas ou meses, sem sofrer mudas e sem crescer. Elas produzem um quadro clínico denominado "larva migrans visceral".

Na América do Norte, Europa e Ásia, 15 a 54% dos cães estão parasitados por *Toxocara*. Na Grã-Bretanha e outros países constatou-se que 2 a 3% das pessoas adultas e sadias têm sorologia positiva, indicando que estão ou estiveram infectadas.

▪ Família Oxyuridae

Enterobius vermicularis é a espécie que parasita sobretudo as crianças, causando a entorobíase ou oxiurose (Figura 89.9).

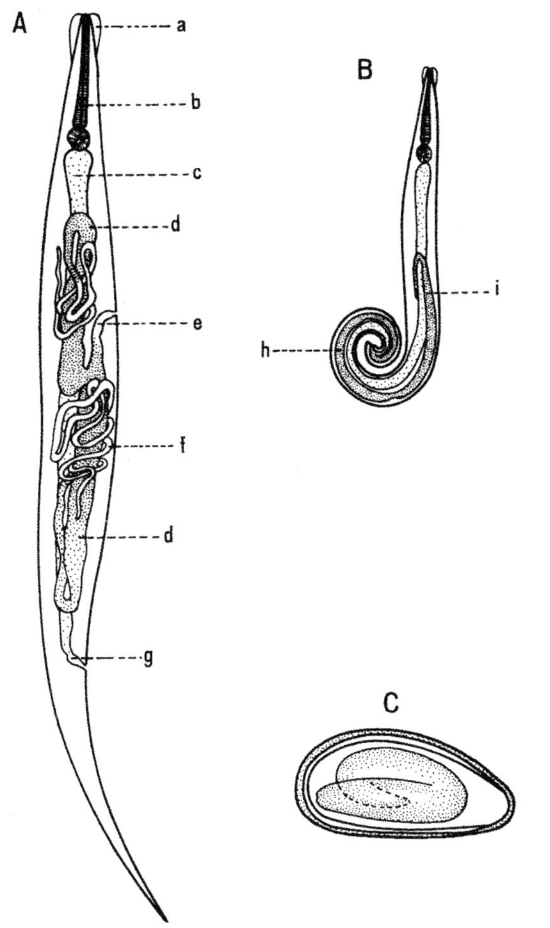

Figura 89.9 *Enterobius vermicularis*. **A.** Fêmea; **B.** macho. **a**, aletas cervicais; **b**, esôfago com bulbo posterior; **c**, intestino; **d**, úteros; **e**, vagina; **f**, ovários e ovidutos; **g**, reto; **h**, ânus; **i**, testículo. **C.** Ovo com dupla casca e a larva no interior.

A fêmea fusiforme e com uma cauda bastante afilada mede de 3 a 5 mm, enquanto o macho, um pouco menor, tem a extremidade posterior enrolada ventralmente. No extremo anterior de ambos os sexos encontram-se três pequenos lábios e aletas cervicais.

O sistema digestório compreende um esôfago musculoso, com bulbo posterior, e intestino simples.

A fêmea tem dois ovários e úteros tubulares, abrindo-se a vagina no terço médio do corpo. O macho tem um só testículo e deferente, que se abre na cloaca, por onde se projetam dois espículos. Esses helmintos vivem na região cecal, sendo encontrados por vezes no interior do apêndice, aderidos à mucosa ou livres na cavidade.

As fêmeas não ovipõem, mas acumulam 5.000 a 16.000 ovos no útero. Quando elas saem pelo ânus e se decompõem no períneo, liberam os ovos. Estes são ligeiramente achatados de um lado e medem de 50 a 60 μm, contendo uma larva que completa seu desenvolvimento no meio exterior (em contato com o O_2), tornando-se infectante.

Na temperatura da pele (30°C), a maturação dos ovos dá-se em 4 a 6 h. No solo o processo é mais lento. Eles são pegajosos e aderem a qualquer suporte, sendo encontrados nas fezes, no períneo, na roupa íntima e nos lençóis (Figura 89.10).

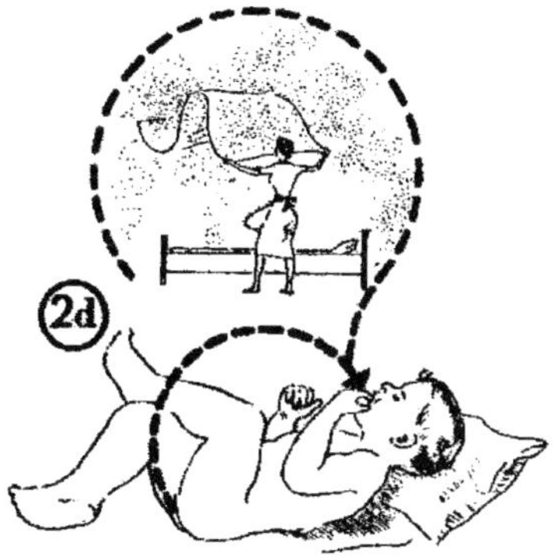

Figura 89.10 Transmissão da enterobíase pelas mãos, via ano-oral (reinfecções) e pela via respiratória, em consequência da suspensão dos ovos no ar, ao serem agitadas as roupas dos pacientes, ou quando as poeiras pousam sobre alimentos (heteroinfecção).

A infecção ou reinfecção se dá pelas mãos contaminadas (o prurido anal contribuindo para isso) ou pelo ar aspirado, visto que os ovos ficam suspensos no ar quando as roupas são agitadas. Os parasitos têm vida curta, mas dadas as facilidades de reinfecção o parasitismo pode durar muitos anos, acabando por desenvolver resistência.

A enterobíase tem ampla distribuição geográfica, podendo a prevalência estar entre 20 e 50% da população. Ela é mais comum em climas frios e temperados, em que o uso de roupa de baixo é mais constante e os banhos menos frequentes. Incide principalmente em escolares e pré-escolares, assim como nas pessoas que cuidam de crianças. Orfanatos, escolas e instituições que reúnem grande número de crianças costumam contar com grande número de casos.

Família Onchocercidae

A família Onchocercidae (da ordem Spirurida) reúne helmintos, conhecidos como filárias, que são parasitos obrigatórios, pertencentes aos gêneros *Wuchereria, Brugia, Onchocerca, Mansonella, Dipetalonema, Loa* e *Dirofilaria*, responsáveis pelas diferentes formas de filaríases.

Os parasitos que nos interessam são essencialmente: *Wuchereria bancrofti* – agente da filaríase linfática; e *Onchocerca volvulus* – que produz lesões degenerativas da pele e pode causar cegueira.

Outra filária humana encontrada em nosso país é a *Mansonella ozzardi* que, mesmo não sendo patogênica, requer identificação para ser distinguida das demais, no diagnóstico diferencial.

Wuchereria bancrofti

Macho e fêmea são helmintos longos e delgados, translúcidos e com a cutícula lisa, que habitam o sistema linfático, onde formam novelos e vivem durante vários anos (4 a 6, segundo se supõe). Nos novelos, encontra-se uma vintena de helmintos, em geral na proporção de cinco fêmeas para cada macho.

A fêmea mede de 8 a 10 cm de comprimento por 0,3 mm de diâmetro, enquanto o macho mede 4 cm por 0,1 mm de diâmetro. A boca, sem lábios, é seguida de um longo esôfago que tem estrutura muscular na porção anterior e glandular na posterior. A extremidade posterior do corpo do macho é enrolada em espiral.

O aparelho genital feminino tem ovário e útero duplos, contendo os ovos no início deste e larvas formadas – microfilárias embainhadas – perto da vagina. A estrutura dessas larvas paridas pela fêmea é apresentada na Figura 89.11C. Elas medem 250 a 300 μm e são envolvidas por uma membrana ou bainha que deriva da casca do ovo.

Tanto os vermes adultos como as microfilárias têm como simbionte indispensável a sua vitalidade uma bactéria do gênero *Wolbachia* (ordem Rickettsiales), que é a responsável pela patogenicidade. Se essa bactéria for destruída por antibióticos, os helmintos morrem e o paciente se cura.

Por motivos desconhecidos, a presença das microfilárias na circulação periférica é periódica, ocorrendo nas horas da noite com pico depois de meia-noite. Durante o dia elas se acumulam nos capilares pulmonares.

Quando sugadas com o sangue por mosquitos dos gêneros *Culex* ou *Anopheles* (Figura 89.11), elas perdem a bainha, no estômago do inseto, invadem a hemocele e vão localizar-se nos músculos torácicos, onde adotam uma forma salsichoide e sofrem mudas, até produzirem as larvas L_3 (infectantes para o homem), que migram para o lábio dos órgãos bucais do inseto. Quando o mosquito estiver picando uma pessoa, as larvas abandonam o lábio e penetram na pele do paciente pela lesão da picada.

No sistema linfático, onde se instalam, tardam cerca de 1 ano para realizarem as duas últimas mudas e os adultos atingirem a maturidade sexual. Aparecem então as microfilárias no sangue do novo hospedeiro.

Um comitê de especialistas da OMS estimou (em 1992) existirem, no mundo, 78,6 milhões de pessoas com filaríases linfáticas, das quais mais de 72,8 milhões infectadas pela *W. bancrofti*. A maioria dos casos é encontrada na Ásia, no Pacífico e na África. Há focos da endemia nas Antilhas, Costa Rica, Guiana, Suriname e Brasil. Os focos residuais existentes no Brasil encontram-se no Pará (Belém), Ceará, Pernambuco e Alagoas. O principal deles está em Recife e Olinda. Eles se localizam principalmente em regiões litorâneas ou nas margens dos grandes rios, quase sempre de clima tropical úmido e de baixa altitude. Todos os focos brasileiros estão em zonas úmidas ou superúmidas, com pluviosidade acima de 1.300 mm/ano.

O homem é o único hospedeiro vertebrado e, entre nós, o principal vetor é o pernilongo ou *Culex quinquefasciatus* (= *Culex fatigans*).

Para que a transmissão ocorra é necessário que as fontes de infecção (*i. e.*, os doentes com microfilaremia) sejam abundantes e a densidade de mosquitos muito alta, pois o melhor inseto vetor não se apresenta infectado senão em 0,1 a 10%, nos focos de mais alta endemicidade. Os que chegam a ser transmissores não passam de 0,02 a 1%, em função de sua longevidade, que deve permitir a evolução das larvas até a fase L_3. Se a intensidade da transmissão não for grande, a probabilidade de um indivíduo contrair a filaríase passa a ser em função do tempo que permanecer na área endêmica.

Onchocerca volvulus

Oncocercíase ou oncocercose é a infecção humana pela filária *Onchocerca volvulus*, que afeta 17,6 milhões de pessoas no mundo, sobretudo na África (OMS, 1998). Trazida pelo tráfico de escravos, essa parasitose implantou-se em alguns lugares da América Latina: México, Guatemala, Colômbia, Equador, Venezuela e, por extensão, também no extremo norte do Brasil (Roraima).

Os helmintos são filiformes, medindo a fêmea de 30 a 50 cm de comprimento por 0,3 a 0,4 mm de diâmetro; os machos não medem mais que 2 a 4 cm de comprimento e têm a extremidade posterior enrolada. Eles habitam o tecido celular subcutâneo das pessoas, onde formam, geralmente, novelos com cerca de meia dúzia de vermes e são envolvidos por nódulos fibrosos (oncocercomas). Sua longevidade alcança entre 7 e 15 anos.

Produzem larvas – microfilárias – que se distinguem das de *W. bancrofti* por não apresentarem bainha e não se encontrarem no sangue, mas apenas na pele, principalmente nas proxi-

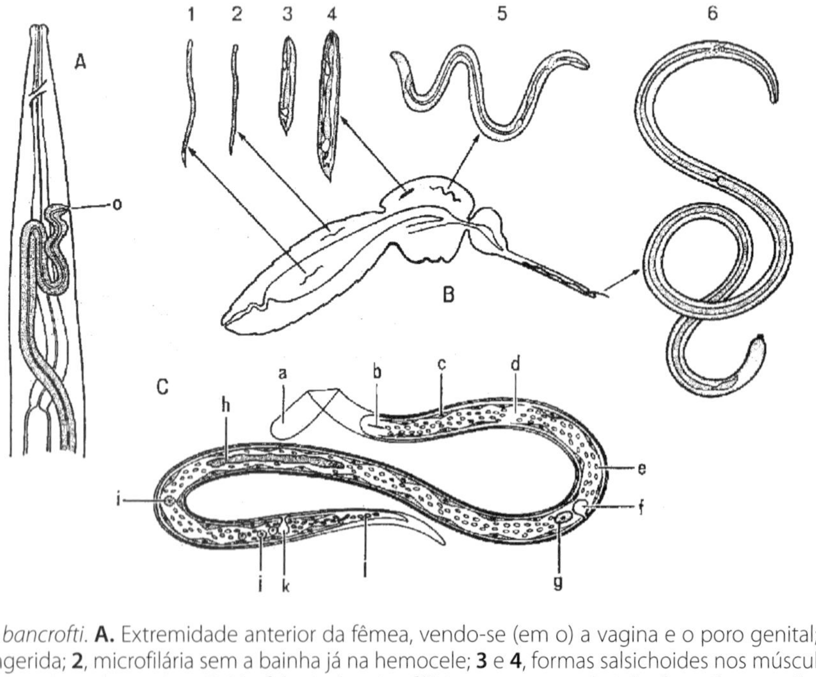

Figura 89.11 *Wuchereria bancrofti*. **A.** Extremidade anterior da fêmea, vendo-se (em o) a vagina e o poro genital; **B.** evolução da filária no mosquito: **1**, microfilária ingerida; **2**, microfilária sem a bainha já na hemocele; **3** e **4**, formas salsichoides nos músculos torácicos; **5**, larva L_2; **6**, larva L_3 infectante, que o inseto inocula ao picar. **C.** Morfologia da microfilária no sangue: **a**, bainha; **b**, estilete; **c**, células musculares; **d**, sistema nervoso; **e**, células somáticas; **f**, poro excretor; **g**, célula excretora; **h**, reserva nutritiva; **i**, primórdio genital; **j**, células embrionárias; **k**, poro anal; **l**, núcleos caudais.

midades dos oncocercomas. Medem 150 a 300 μm, são muito ativas e vivem de 6 a 30 meses, segundo o estado imunológico do hospedeiro. Elas são responsáveis por processos degenerativos da pele bem como de lesões do globo ocular, conduzindo à opacificação das conjuntivas e à cegueira.

Como no caso de *W. bancrofti*, a *Onchocerca* tem um simbionte do gênero *Wolbachia*, indispensável para sua vitalidade e patogenicidade, em todas as fases evolutivas.

O ciclo biológico se inicia com a retirada de microfilárias por dípteros do gênero *Simulium* (conhecidos como borrachudos ou piuns), junto com a linfa que as fêmeas hematófagas sugam. No organismo do inseto as larvas desenvolvem-se, em 1 semana, até a fase L_3, quando migram para a bainha da tromba e passam a apresentar capacidade infectante. Quando essa fêmea de simulídeo estiver picando outra pessoa, as larvas deixam a tromba para penetrarem na pele do paciente, tal como na filaríase linfática.

Como o número de larvas inoculadas por um inseto é pequeno, uma pessoa deve ser picada muitas vezes por simulídeos infectados para que, depois da ação dos mecanismo de defesa do organismo, ainda sobrem larvas em número suficiente para que cheguem a adultos machos e fêmeas, assegurando o acasalamento e a produção de microfilárias.

Nas Américas os insetos vetores da oncocercíase são de espécies diferentes segundo as regiões. Os principais são: *Simulium ochraceum* (no México e na Guatemala); *S. metallicum* e *S. exiguum* (na Venezuela); *S. guianense* (na Colômbia e no Equador); e *S. oyapoquense* (na região endêmica do Orinoco e Amazonas).

▪ Família Trichuridae

Duas espécies desta família são parasitos humanos: *Trichuris trichiura (= Trichocephalus trichiurus)* e *Capillaria hepatica*. Apenas a primeira ocorre no Brasil.

C. hepatica é parasito de ratos e outros animais, infectando o homem ocasionalmente. É encontrada na América do Norte, Europa e outras regiões geográficas, mas nunca no Brasil.

Trichuris trichiura

Como os demais membros da família Trichuridae, apresentam um corpo que é filiforme na porção anterior e fusiforme posteriormente. Os órgãos bucais são rudimentares e o esôfago é formado por uma longa fiada de células glandulares (os esticossomos) atravessadas por um tubo capilar, sem musculatura (Figura 89.12).

Os helmintos (conhecidos também com tricocéfalos, de seu antigo nome científico) causam uma doença denominada tricuríase, tricurose ou tricocefalose. A maioria dos casos é assintomática.

As fêmeas medem de 3 a 5 cm de comprimento, a parte delgada sendo mais longa que a posterior. Os machos são um pouco menores e com o extremo posterior enrolado. Em ambos os sexos, a boca é simples e provida de um estilete, seguida dos esticossomos, que ocupam toda a porção delgada do helminto, e continuam com o intestino que termina no ânus (fêmeas) ou na cloaca (machos).

A parte posterior, mais volumosa, contém os órgãos reprodutores, que são singelos, além do intestino. Nos machos há um longo espículo envolvido por uma bainha, derivada da parede da cloaca, que o envolve como um prepúcio e é revestido externamente por numerosos espinhos minúsculos.

Os vermes adultos vivem geralmente no ceco, estando sempre com a parte anterior do corpo mergulhada na mucosa do hospedeiro, onde se alimentam dos líquidos intersticiais. A longevidade pode chegar a 6 ou 8 anos, mas a maioria dos vermes é eliminada antes de 3 anos.

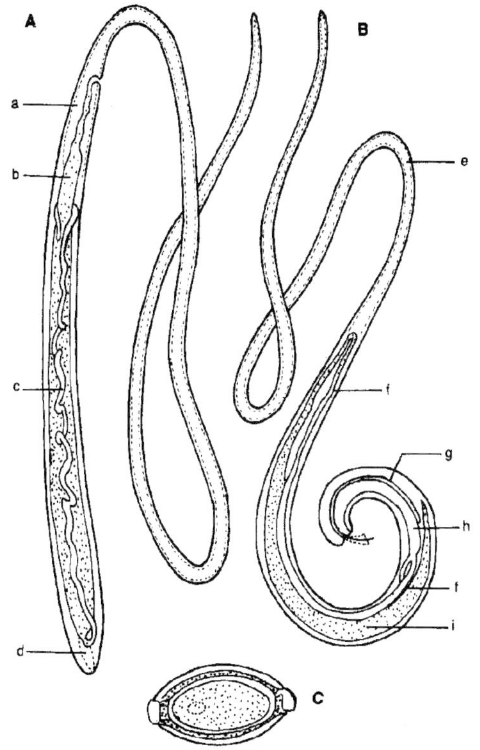

Figura 89.12 *Trichuris trichiura*. **A.** Fêmea; **B.** macho; **C.** ovo. **a**, vagina; **b**, útero; **c**, ovário; **d**, reto e ânus; **e**, faringe; **f**, canal deferente; **g**, espículo; **h**, cloaca; **i**, testículo.

As fêmeas põem em média 200 a 300 ovos por grama de fezes por dia, o que equivale a um total de 3.000 a 7.000 ovos por fêmea por dia, ou mais. Os ovos, medindo entre 50 e 55 μm de comprimento, são muito característicos. Têm a forma de um barril alongado com três camadas distintas na casca: a externa é mais espessa, de cor castanha e interrompida nos polos, onde um material hialino fecha as aberturas de modo a lembrar duas rolhas de cristal; as camadas internas são mais claras e hialinas. Dentro está a célula-ovo com seu núcleo ainda não dividido. Os ovos só embrionam quando no exterior, formando uma larva ao fim de 2 a 3 semanas ou 1 mês, em função da temperatura ambiente. A larva não abandona o ovo nem faz mudas aí, mas já se tornou infectante se o ovo for ingerido por uma pessoa.

No laboratório, o poder infectante pode durar 5 anos, mas nas condições naturais apenas alguns meses. Os mecanismos de infecção são idênticos aos referidos na ascaríase, decorrendo da contaminação fecal do solo, no peridomicílio.

Quando os ovos são ingeridos, as larvas eclodem no lúmen do intestino e penetram nas criptas glandulares do ceco, se fixam e aí permanecem 2 dias. Completado seu desenvolvimento, os vermes adultos se fixam à mucosa, onde mantêm inserida a extremidade cefálica. Ao fim de 70 a 90 dias o ciclo biológico fica completo com o aparecimento de ovos nas fezes do paciente.

T. trichiura tem distribuição mundial, com cerca de 500 milhões de casos, predominando em regiões de clima quente e úmido, onde as condições sanitárias sejam precárias. O grupo mais parasitado tem entre 5 e 14 anos.

No Brasil, a Sucam encontrou uma prevalência de quase 30% no período 1974-1976, com maior incidência na Amazônia e na faixa litorânea, sobretudo em Alagoas e Sergipe.

▸ Referências bibliográficas

Chaia G. *Atlas de Parasitologia*. São Paulo: Johnson & Johnson, 1975.

Graeff-Teixeira C. *Estudos sobre angiostrongilíase abdominal no Sul do Brasil*. Tese. Rio de Janeiro: Faculdade de Medicina, UFRJ, 1986.

Hirschmann H. In: Levine ND. *Nematode Parasites of Domestic Animals and of Man*. Minneapolis: Burgess Publishing, 1960.

OMS. *La filarioise lymphatique: desciption et moyens de lutte. Cinquième rapport du Comité d´experts de la filariose*. Genève: Organisation Mondiale de la Santé, 1992.

Organización Panamericana de la Salud. Reunión sobre el control de las helmintiasis intestinales en el contexto de AIEPI. Informe. Rio de Janeiro, 19-21 de outubro de 1998. OPS, Washington DC, 2000.

Rey L. *Parasitologia*. 4ª ed. Rio de Janeiro: Guanabara Koogan, 856 pp., 2008.

WHO. *The World Health Report*. Geneva, 1998.

90 Geo-helmintíases | Enterobíase

Léa Camillo-Coura, Maria José Conceição e Reinalda Lanfredi†

▸ Introdução

O parasitismo intestinal é altamente prevalente nos países em desenvolvimento, nos quais, ao lado de condições mesológicas que facilitam a sua ocorrência, encontram-se fatores de ordem econômica, social e cultural altamente relevantes para a sua ampla disseminação.

Em 1947, Stoll, em seu admirável trabalho *This Wormy World*, afirmou que, à época, 644 milhões de pessoas estavam infectadas pelo *Ascaris lumbricoides*, 456 milhões pelo *Trichuris trichiura*, 208 milhões por *Enterobius vermicularis* e 35 milhões por *Strongyloides stercoralis*.

Dados de 1987 da Organização Mundial da Saúde revelaram uma prevalência mundial de 1 bilhão de indivíduos infectados pelo *A. lumbricoides*, 900 milhões pelos ancilostomídeos e 500 milhões pelo *T. trichiura;* estima-se que no mínimo 2 bilhões de pessoas no mundo sofrem, atualmente, de infecção por helmintos; destes, aproximadamente 300 milhões sofrem de grave manifestação clínica.

No Brasil, segundo levantamento realizado em diferentes regiões do país, para um total de 2.440.487 exames coproscópicos, 63,4% mostraram-se positivos para *A. lumbricoides*, 39,1% para *T. trichiura*, 28,3% para ancilostomídeos e 2,4% para *S. stercoralis*, sendo pouco significativo, no entanto, o número de casos de parasitismos por *Taenia* sp., não havendo ainda referências ao percentual de indivíduos parasitados por *E. vermicularis*, já que estes dois helmintos, pela sua própria biologia, necessitam de técnicas especiais para seu diagnóstico. Destaca-se o fato de que os resultados atribuídos à infecção pelo *S. stercoralis* certamente não correspondem aos valores reais, já que a rotina de exames coproscópicos empregada pelo Ministério da Saúde não inclui a técnica de Baerman-Moraes, específica para o diagnóstico de estrongiloidíase.

Ainda no Brasil, em 1970, para uma população estimada em 90 milhões de habitantes, havia 54 milhões de infectados por *A. lumbricoides*, 32 milhões por *T. trichiura* e 24 milhões por ancilostomídeos. Em 1988, em estudo multicêntrico realizado no Brasil, foram analisadas 18.151 amostras de fezes de escolares entre sete e 14 anos em vários estados do território nacional: 56,5% encontravam-se parasitados pelo *A. lumbricoides*, 51,1% pelo *T. trichiura* e 10,8% por ancilostomídeos.

Nem todos os indivíduos parasitados apresentam, no entanto, manifestações clínicas que possam ser atribuídas exclusivamente ao parasitismo, pois a deficiência do estado nutricional e a ocorrência frequente de poliparasitismo intestinal dificultam a avaliação dos sinais e sintomas decorrentes de infecção por um determinado nematódeo; por outro lado, é importante lembrar a existência do chamado "portador são", conceito que certamente varia com a distribuição geográfica, com a espécie de helminto infectante, com o número de vermes albergados e com o estado nutricional do hospedeiro.

Neste capítulo, trataremos especialmente de *geo-helmintos*, ou seja, *helmintos que, no seu ciclo de vida, têm passagem obrigatória no solo* — particularmente *A. lumbricoides, T. trichiura*, ancilostomídeos e *S. stercoralis*. Consideramos também a infecção pelo *E. vermicularis*.

▸ Ascaridíase

Ascaridíase pelo *A. lumbricoides* é infecção exclusiva do homem, causada por nematódeos monoxenos da família Ascaridae (Baiard, 1833), do gênero e espécie *A. lumbricoides* (Linnaeus, 1758); representam os maiores nematódeos que parasitam o intestino delgado humano — jejuno e íleo.

São responsáveis por infecções helmínticas intestinais, estimando-se que acometam 25% da população mundial, ou seja, 2 bilhões de habitantes, e representem a helmintíase com a maior prevalência nas regiões tropicais e subtropicais do mundo. Predominam em países em desenvolvimento, sem condições de educação no sentido amplo e de instalações sanitárias básicas, reflexo de um processo de estagnação de recursos sociais e econômicos.

São considerados, do ponto de vista de ontogenia, parasitos estenoxenos porque exigem exclusividade para uma determinada espécie de hospedeiro. Têm, ainda, por característica a oviparidade, uma vez que as fêmeas eliminam os ovos no lúmen intestinal do hospedeiro (Moraes *et al.*, 2000). As fêmeas eliminam em torno de 200.000 ovos por dia. A partir da ingestão do ovo do parasito, até a postura de ovos pelo verme adulto, decorrem em torno de 60 dias.

▸ Morfologia

A. lumbricoides é o maior parasito intestinal do homem; tem cor esbranquiçada ou ligeiramente rosada. As fêmeas podem alcançar 20 a 40 cm de comprimento com 0,5 cm de diâmetro, enquanto os machos atingem 15 a 30 cm por 0,2 a 0,4 cm (Figura 90.1). Esta variação nas dimensões ocorre de acordo com a carga parasitária; quando dezenas a centenas de vermes estão presentes no intestino delgado os vermes são menores. Machos e fêmeas apresentam morfologia similar na extremidade anterior, apresentando a abertura bucal pequena, guarnecida de três lábios robustos, que apresentam dentículos nas margens internas. O lábio dorsal apresenta um par de papilas

†*In memoriam.*

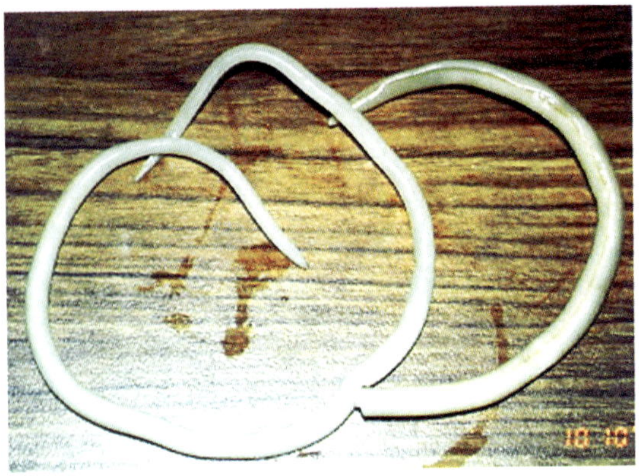

Figura 90.1 *Ascaris lumbricoides* adulto (gentileza do Prof. Dr. Kalil Madi, Departamento de Patologia, Faculdade de Medicina, UFRJ).

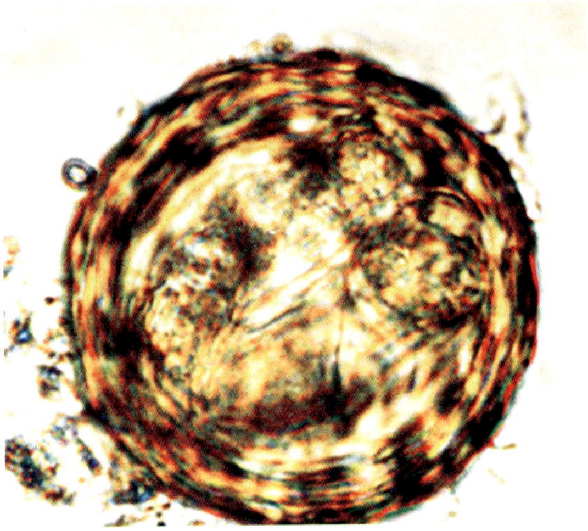

Figura 90.2 Ovo embrionado de *Ascaris lumbricoides*.

sensoriais e cada lábio subventral tem um anfídio e duas papilas fusionadas. Ventralmente, apresentam um poro excretor próximo à extremidade anterior. O dimorfismo sexual pode ser verificado na extremidade posterior, sendo a fêmea retilínea e afilada, enquanto o macho tem a região posterior recurvada ventralmente, na qual se observam duas carreiras de mais de 50 papilas dispostas lateralmente à abertura cloacal, onde muitas vezes os espículos também são visíveis.

O corpo é recoberto pela cutícula, cuja superfície apresenta estriação transversal. Esta cutícula é revestida internamente pelas demais camadas da parede do corpo, isto é, a hipoderme e a camada muscular polimiária que delimita o pseudoceloma. Nesta cavidade longitudinal encontra-se o sistema digestivo tubular, compreendendo boca, esôfago, intestino e abertura anal localizada na região posterior do corpo.

O sistema reprodutor, também tubular em ambos os sexos, se estende na cavidade delimitada pela parede do corpo. O sistema reprodutor feminino é didelfo, formado por dois ovários, dois úteros muito longos que se dobram várias vezes na cavidade, dando a impressão, por corte transversal do corpo, que se apresentam em número maior. Os úteros se reúnem na vagina que se comunica com o exterior pela vulva, localizada no terço anterior do corpo. O sistema reprodutor feminino é responsável pela produção de cerca de 200 mil ovos por dia, por fêmea fecundada. Já o sistema reprodutor masculino é formado por um testículo, um ducto deferente e abre-se na cloaca, na extremidade posterior, por onde os espículos se distendem no momento da cópula para segurar a fêmea, quando os espermatozoides, passando do ducto ejaculador, escorrem para a vagina.

As fêmeas do *A. lumbricoides* eliminam ovos férteis e inférteis, de coloração amarelada devido à interferência de pigmentos biliares. Os ovos férteis normais (Figura 90.2) são elipsoides, medem 50 a 70 × 45 a 60 μm e são revestidos de 3 camadas que compõem a casca. A camada mais interna é lipídica com permeabilidade seletiva, a média é quitinizada e a mais externa vitelina. Sobrepondo-se a estas, encontra-se uma camada cortical de origem uterina, conhecida como camada albuminosa mamilonada devido ao aspecto irregular. Esta camada, juntamente com as outras, confere aos ovos de *A. lumbricoides* um surpreendente longo período de viabilidade no ambiente, que pode alcançar 7 anos. Alguns ovos, embora férteis, não apresentam a camada mamilonada. Esta falha de produção provavelmente se deve ao grande número de ovos produzidos pela fêmea diariamente. Estes ovos, embora menos resistentes às condições ambientais, são também infectantes se ingeridos após o embrionamento. Um terceiro grupo é o de ovos inférteis, isto é, ovos produzidos pelas fêmeas, apesar de não terem sido fecundados; são mais longos, em torno de 90 μm, e a camada mamilonada, quando presente, é mais delgada e irregular. Quando apenas estes ovos estão presentes nas fezes indicam o parasitismo apenas por fêmea.

▸ Ciclo biológico

O hospedeiro infectado por *A. lumbricoides* elimina ovos com as fezes e, mesmo férteis, não estão segmentados. Para estes ovos tornarem-se infectantes, o embrião terá que evoluir até que se desenvolva uma larva de segundo estágio em seu interior, o que ocorre no ambiente. O desenvolvimento embrionário da larva de primeiro estágio leva em torno de 10 dias, passando a larva de segundo estágio que mede 250 × 14 μm em 13 a 18 dias e em aproximadamente mais 2 a 3 semanas este ovo torna-se infectante, especialmente se as condições ambientais como temperatura entre 17 e 30°C, oxigênio e umidade forem favoráveis.

A capacidade destes ovos de resistirem às condições ambientais por longo tempo favorece a disseminação e a transmissão da ascaridíase, especialmente em áreas carentes de saneamento básico. Mesmo em áreas urbanas ditas saneadas ocorre o risco de transmissão quando, em época de chuva, as águas pluviais contaminadas com esgoto transbordam contaminando o ambiente.

Os ovos de *A. lumbricoides* podem ser suspensos com a poeira e inalados ou ingeridos com alimentos e água contaminados com esta "poeira". Devido às suas pequenas dimensões, estes ovos também são facilmente carreados por insetos: formigas, baratas e moscas, contaminando alimentos e a água. Mesmo submetidos a tratamento com formalina a 10% estes ovos permanecem viáveis. Portanto, o hospedeiro se infecta quando ingere alimentos e água contaminados com ovos férteis e embrionados, nos quais a larva infectante se encontra.

Para efetuar o desenvolvimento até a forma adulta, o *A. lumbricoides* faz um surpreendente ciclo de migração em seu hospedeiro, no qual certamente a interação parasito-hospedeiro se evidencia na capacidade do verme de captar a sinalização por meio de receptores próprios, visando ao reconhecimento de sua trajetória até o local onde atingirá a forma adulta.

Uma vez ingeridos, ao passarem pelo estômago, os ovos são sensibilizados pelas enzimas digestivas, que provavelmente sinalizam para as larvas de segundo estágio o momento de abandonarem a casca dos ovos. Ao chegarem ao intestino delgado, sob a interferência dos sais biliares, do ambiente alcalino com pH 7,0 e de concentração de CO_2, as larvas de segundo estágio liberam proteases que auxiliam na eclosão. As larvas penetram no epitélio intestinal, também com a liberação de proteases e colagenase, entrando em capilares mesentéricos, principalmente no nível do ceco, atingindo desta forma o sistema porta, sendo carreadas para o fígado, onde permanecem alguns dias, quando pode ocorrer a segunda muda para larva de terceiro estágio. Esta larva segue pela circulação sanguínea passando passivamente pelo coração até atingir os pulmões pela artéria pulmonar. Nos pulmões a larva sofre a segunda muda, atingindo a fase de larva de terceiro estágio, que mede 560 a 300 μm. A presença da larva de terceiro estágio migrando no parênquima pulmonar, podendo efetuar mais uma muda neste local, envolve a liberação de antígenos, além de bactérias carreadas quando de sua passagem pelo intestino.

O número de larvas migrando através dos pulmões depende do número de ovos ingeridos pelo hospedeiro.

Nesta fase os nematódeos medem em torno de 500 μm. A próxima etapa a ser vencida por esta forma jovem do *A. lumbricoides* é migrar para o lúmen alveolar e iniciar um deslocamento ascendente na árvore respiratória. Para tal utiliza seus movimentos próprios, o movimento ciliar do epitélio respiratório do hospedeiro, além do muco produzido pelo epitélio, devido à presença da larva e seus antígenos na superfície do mesmo. Ao chegar à glote, provoca mais tosse e o ato de tossir e deglutir o muco auxilia o nematoide jovem a retornar ao trato digestivo. A passagem pelo estômago é rápida e a larva não chega a ser afetada pelas enzimas digestivas. Chegando ao lúmen do intestino delgado, efetua a quarta e última muda, atinge a forma adulta com 200 a 300 μm e alcança a maturidade sexual, iniciando a postura de ovos em aproximadamente 6 semanas; no entanto, continua a crescer.

Estes helmintos vivem no lúmen da porção alta do intestino delgado, pressionando o corpo contra o epitélio intestinal e em movimento constante contra o peristaltismo intestinal, o que lhes permite permanecer neste sítio. Os vermes adultos são ávidos competidores pelos nutrientes presentes no intestino delgado.

Como foi referido, o número de vermes no intestino é muito variável e, em áreas deficientes de saneamento básico, as cargas parasitárias nos hospedeiros costumam ser grandes, podendo chegar a centenas de indivíduos devido às constantes reinfecções.

A longevidade dos vermes adultos pode chegar a mais de 2 anos.

▸ Dados epidemiológicos

O inquérito realizado por Pellon e Teixeira (1950), em escolares, revelou prevalência de 87,9% de infecção por *A. lumbricoides*. Em resultados de inquéritos em todo o país, obtidos pelo Departamento Nacional de Endemias Rurais do Ministério da Saúde em 1968, a prevalência atingiu 63,4%.

Zani *et al.* (2004), em uma comunidade rural de Pernambuco, abrangendo todas as faixas etárias, verificaram 47,7% de infectados por *A. lumbricoides*, com redução deste índice para 6,6%, decorrido 1 mês do tratamento anti-helmíntico. Também em área endêmica de Pernambuco, Felipe *et al.* (2009) observaram na população de 10 a 19 anos, redução de prevalência de 26,6% para 13,3%, decorridos 6 meses de tratamento com mebendazol (200 mg/dia durante 3 dias). Em área endêmica do Vale do Jequitinhonha, em Minas Gerais, a prevalência foi de 29,1% em toda a população (Conceição *et al.*, 2009).

Em diferentes municípios da Venezuela estudaram-se 113.254 indivíduos, concluindo-se que ocorreu prevalência por *A. lumbricoides* em 61,9% das crianças nas idades pré-escolar e escolar de 5 a 12 anos. Os autores enfatizaram o risco de manutenção da endemia nesses locais, em virtude de predomínio da infecção naquela faixa etária (Morales, 1999).

Determinou-se a prevalência de *A. lumbricoides* em 208 crianças de Duque de Caxias, com idade abaixo de 2 anos, e em mães de crianças com menos de 1 ano. O índice foi de 3,3% em menores de 1 ano, 30,7% para os que tinham 1 ano, e 42,3%, para as crianças com 2 anos. A prevalência entre as mães foi de 38%. Os autores enfatizaram os altos índices de infecção na população com menos de 1 ano e nas mães e a necessidade de medidas de controle no grupo materno-infantil (Costa-Macedo *et al.*, 1999).

Divulgou-se caso de transmissão congênita do parasito, por meio do achado de ovos de *A. lumbricoides* em neonato (Chu *et al.*, 1972). Há, também, relato de neonato de 40 dias infectado por áscaris, por transmissão congênita de mãe infectada pelo helminto. Os principais sintomas observados foram diarreia e desenvolvimento ponderal inadequado e exame de fezes positivo para *A. lumbricoides* (Costa-Macedo e Rey, 1991). Alguns autores referem-se à baixa prevalência em crianças menores de 6 meses em decorrência, provavelmente, de passagem transplacentária de anticorpos maternos. Estudos de Sanjewi *et al.* (1991) detectaram anticorpos IgM anti-*A. lumbricoides* no cordão umbilical, como expressão da resposta fetal à ascaridíase materna. Os autores têm divulgado em suas publicações que não se demonstrou, até os dias atuais, imunidade dos indivíduos à infecção pelo helminto.

Inquérito sobre parasitoses intestinais foi realizado em crianças do Instituto de Pediatria da UFRJ, abaixo de 12 anos de idade, que apresentavam a síndrome da imunodeficiência adquirida, comparadas às crianças imunocompetentes. Demonstrou-se prevalência similar de infecção por *A. lumbricoides* nos dois grupos, e do mesmo modo não houve acentuação de sinais e sintomas entre as crianças imunodeprimidas (Furtado, 1995; Conceição *et al.*, 2009a).

Vários inquéritos têm sido realizados em comunidades indígenas, como os de Miranda *et al.* (1999), na Amazônia oriental brasileira, obtendo-se prevalência de 34,4% de infecção por *A. lumbricoides*. Altas prevalências foram também descritas por Coimbra e Melo (1981). Há, no entanto, referências a baixas prevalências em algumas tribos, como por exemplo nos estudos de Coimbra e Santos (1991), no estado do Mato Grosso, e no de Ferrari *et al.* (1992), em Rondônia. Nesses casos, o tratamento em massa deve ter influenciado os resultados. Os autores apontam para diferentes fatores implicados no parasitismo nessas aldeias, como a ausência de redes de água e de esgotos, o não tratamento da água, quando presente, além do hábito de andar descalço. Aliados a estes fatos, o tipo de solo arenoso e o clima úmido que favorecem a persistência de ovos no solo e o desenvolvimento larvar. Citam a hipótese de fatores genéticos e imunológicos no desencadeamento de suscetibilidade, entretanto, como perspectivas de trabalho.

Em inquérito seccional descritivo em um município do estado do Amazonas, verificou-se índice de infecção por *A. lumbricoides* de 35,1% (Boia *et al.*, 1999).

Na cidade de São Paulo, foi desenvolvido inquérito em amostra populacional na faixa etária abaixo de 5 anos, visando a avaliar o grau de influência de infecções por parasitos intestinais sobre o desenvolvimento pondoestatural das crianças. A prevalência de infecção por *A. lumbricoides* foi de 4,4%. Concluiu-se que não houve interferência do parasitismo intestinal sobre o desenvolvimento somático no grupo estudado, inferindo-se, como uma das causas, a baixa carga parasitária (Muniz, 2000).

Em estudo transversal abrangendo escolares de comunidades rurais do Equador, para detectar a correlação entre anemia e enteroparasitoses, registrou-se índice de 25% de infecção por *A. lumbricoides*. A conclusão final foi de que não houve correlação entre a anemia ferropriva e os indicadores nutricionais e as infecções parasitárias (Quizhpe *et al.*, 2003).

Estudos na área de paleoparasitologia têm demonstrado que a presença do parasito remonta do período a.C., como por exemplo a detecção de ovos de *A. lumbricoides*, *Trichuris*, *Clonorchis sinensis* e duas outras espécies de trematódeos não identificados, em material arqueológico na Coreia, datado do ano 2000 a.C., obtidos em dois locais, mediante escavações (Han *et al.*, 2003). Esta foi a primeira descrição de *C. sinensis* na República da Coreia.

Transmissão e infecção

A presença de ovos embrionados de *A. lumbricoides* no solo é um dos principais mecanismos de transmissão da infecção ao hospedeiro, aliada às condições sociais, econômicas e sanitárias da população. Cita-se, ainda, a possibilidade de contaminação humana por vias respiratórias superiores, por meio de inalação de poeira, contendo ovos do parasito. Estes são conduzidos para a nasofaringe, sofrendo deglutição, com passagem para o estômago, e, em seguida, chegam ao intestino (Moraes *et al.*, 2000). O verme adulto pode sobreviver no intestino por 1 a 2 anos (Pessoa e Martins 1973).

A permanência de ovos viáveis de *A. lumbricoides* no solo ocorre durante vários meses ou mesmo anos (em torno de 7 anos), sobretudo sob baixas temperaturas. Sobrevivem em solos arenosos e, principalmente, nos argilosos úmidos, em regiões tropicais, encontrando locais propícios em quase todo território nacional. O tipo de cultivo agrícola adotado em certas regiões do Brasil e em vários países favorece a manutenção deste ciclo e a distribuição da parasitose em todo o país, com destaque para as áreas rurais (Camillo-Coura, 1970). Os ovos embrionados têm envoltório externo espesso, mantendo as larvas vivas em seu interior por todo este período. Resistem a agentes químicos, como por exemplo formol, fenol e hidróxido de sódio. Entretanto, são sensíveis a temperaturas acima de 40°C, luz ultravioleta e luz solar direta. Estes ovos resistiram, inclusive, ao tratamento de esgotos efetuado em uma estação de tratamento do Rio de Janeiro (Moraes e Goulart, 1965).

Patogenia e quadro clínico

Dois grandes grupos de manifestações podem ser considerados, sob o ponto de vista clínico: aqueles devidos às formas larvárias e às manifestações decorrentes da presença do verme adulto. No primeiro, predominam reações inflamatórias e imunológicas, enquanto no segundo parecem estar mais afetadas as funções intestinais e ocorrem complicações causadas pelos helmintos.

Manifestações devidas às formas larvárias

Na fase de *migração pulmonar das larvas*, é provável que a ocorrência de manifestações clínicas dependa, principalmente, do número de larvas infectantes e do grau de sensibilidade do hospedeiro. Habitualmente, esta fase é assintomática; em infecções de intensidade moderada, no entanto, pode-se observar tosse, que se acompanha de alterações radiológicas características e, em casos mais graves, em populações pouco expostas ao parasito, há referências a quadros de "pneumonia por vermes" com febre, tosse, dispneia e dor torácica, associadas a roncos e sibilos, eosinofilia moderada ou elevada e achados radiológicos pulmonares sugestivos; o diagnóstico é reforçado pela detecção de larvas no escarro ou no lavado gástrico de crianças pequenas. A migração larvária induz a reações de hipersensibilidade, com eosinofilia pulmonar transitória, asma, urticária e outras, que podem estar relacionadas com a presença de anticorpos IgE no soro dos pacientes com ascaridíase.

A migração de larvas de *A. lumbricoides* para regiões ectópicas como cérebro e rins, quando ocorre, se faz raramente; localizações aberrantes são devidas, principalmente, à ação de larvas dos ascarídeos do cão e do gato (*Toxocara canis* e *Toxocara cati*) no homem, determinando o quadro clínico da chamada "larva migrans visceral", caracterizada por febre discreta, persistente, acompanhada de hepatomegalia, manifestações pneumônicas e eosinofilia bastante elevada; outras manifestações de "larva migrans visceral" podem ocorrer devido a reações granulomatosas em outras regiões do corpo, como nos olhos, com a formação de pseudorretinoblastomas, excepcionalmente no cérebro, determinando convulsões, entre outros sintomas. A incidência e a importância dessa síndrome nas regiões tropicais ainda não são conhecidas, havendo, no entanto, evidências de ordem clínica e epidemiológica que permitem supor sua ampla disseminação.

Admitem alguns autores, sem provas diretas, que a hepatomegalia em crianças de regiões tropicais possa muitas vezes ser o resultado de contínuas passagens trans-hepáticas de larvas em infecções intensas ou repetidas.

Manifestações devidas ao verme adulto

Geralmente, a ascaridíase intestinal, especialmente se o número de vermes é reduzido e o estado nutricional é satisfatório, é bem tolerada pela maioria dos pacientes, não se observando manifestações clínicas importantes, exceto as que podem ocorrer devido à migração anormal do parasito. Observam-se cólicas abdominais, fezes diarreicas, náuseas e vômitos ocasionais e anorexia. O ranger de dentes noturnos e a sensação de picadas no nariz, admitidos como devidos à ação tóxica do *A. lumbricoides,* encontram-se também na ausência do parasitismo. Certas manifestações, como convulsões, perda de consciência, meningismo, também têm sido consideradas como decorrentes de efeitos tóxicos do nematódeo, embora não haja evidências científicas que permitam garanti-los. Manifestações alérgicas, como urticária e asma, acompanhadas de eosinofilia acentuada, podem ser causadas pelo parasito e, possivelmente, se devem à liberação de antígenos de áscaris.

É provável que o *A. lumbricoides* interfira no estado nutricional do hospedeiro, acreditando-se que esses helmintos, além de alterarem a dinâmica da fisiologia intestinal, podem produzir substâncias que inibem a ação de enzimas digestivas; podem, ainda, absorver certas substâncias através de sua cutícula, especialmente glicídios, e são capazes de lesar a parede intestinal por pequenos traumatismos repetidos durante sua movimentação e de ingerir alimentos diretamente das vias intestinais, através do seu canal alimentar. Um verme adulto pode levar a perda diária, pelo hospedeiro, de 22,7 mg de nitrogênio, o que pouco representaria para uma criança bem nutrida e com carga parasitária moderada; observa-se, também, deficiência de lactase em pessoas infectadas por áscaris, de importância principalmente para crianças de até 2 anos de idade; há relatos de diminuição da piridoxina e das vitaminas A e C. No entanto, há necessidade de maior número de estudos bem planejados para avaliar a relação entre o parasito e o estado nutricional do hospedeiro. É provável que o chamado "*habitus* ascaridiano" em crianças parasitadas, que consiste na acentuação da lordose lombar e no abdome proeminente, se deva mais estreitamente à subnutrição do que à própria helmintíase.

As principais e mais graves manifestações da ascaridíase se devem à *migração de vermes adultos* e à possibilidade de *oclusão intestinal* pelos parasitos.

A *migração de vermes* pode dar-se espontânea ou mecanicamente, devido à hiperpirexia ou à ingestão de algum anti-helmíntico inadequado para o tratamento da parasitose. As manifestações podem variar desde a simples eliminação de vermes pela boca ou pelas narinas, até quadros de maior gravidade como a obstrução do colédoco e das vias biliares intra-hepáticas, com consequente icterícia; a apendicite, pela presença do verme no apêndice cecal; a penetração do verme no próprio tecido hepático, determinando abscessos hepáticos múltiplos (Figuras 90.3 e 90.4); o quadro clínico da pancreatite aguda que se segue à obstrução da ampola de Vater e do canal de Wirsung; a produção de peritonite (Figura 90.5) pela penetração do verme através da parede intestinal, havendo raros casos de liberação de ovos por fêmea que tenha atingido o peritônio, determinando peritonite, cujo exame histopatológico revela a presença de áscaris rodeados por reação inflamatória.

Devido ao acentuado tropismo do parasito por orifícios, há a possibilidade de risco de se estabelecer peritonite pela passagem do verme através dos pontos de sutura, após cirurgia do trato alimentar, impondo-se a eliminação do parasitismo antes da intervenção cirúrgica abdominal.

Uma das complicações mais frequentes em nosso meio é a *oclusão* ou a *semioclusão intestinal* por *A. lumbricoides* (Figuras 90.6 e 90.7). O quadro clínico mais comum é o da intussuscepção, observando-se, ao exame físico, a presença de uma ou mais massas "em salsicha", localizadas mais comumente próximo à região umbilical ou no quadrante direito do abdome. A carga parasitária é notável na maioria dos casos; no entanto, é possível que pequeno número de vermes provoque

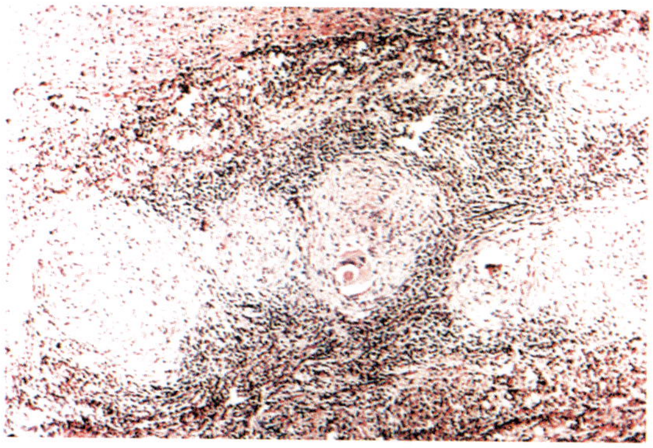

Figura 90.3 Granuloma envolvendo ovos de *Ascaris lumbricoides* em corte de fígado (gentileza do Prof. Dr. Kalil Madi, Departamento de Patologia, Faculdade de Medicina, UFRJ).

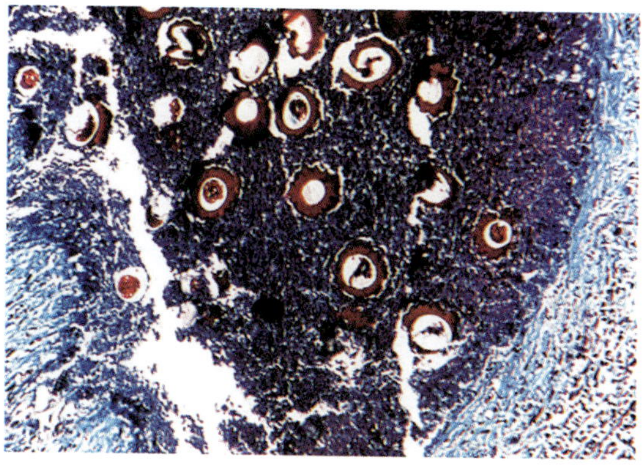

Figura 90.4 *Ascaris lumbricoides*. Área de necrose no fígado (gentileza do Prof. Dr. Kalil Madi, Departamento de Patologia, Faculdade de Medicina, UFRJ).

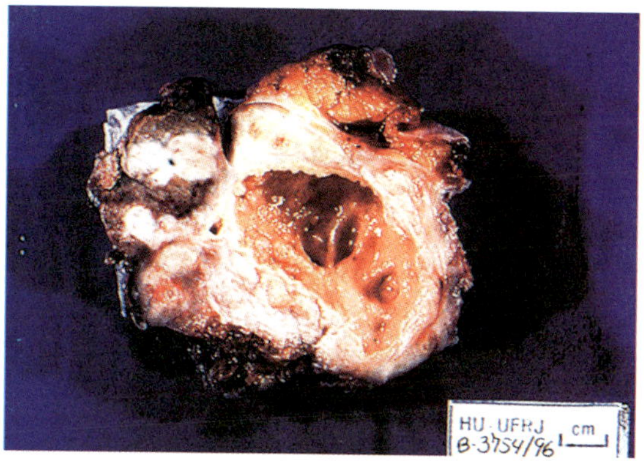

Figura 90.5 *Ascaris lumbricoides*. Alças aderidas entre si (peritonite) (gentileza do Prof. Dr. Kalil Madi, Departamento de Patologia, Faculdade de Medicina, UFRJ).

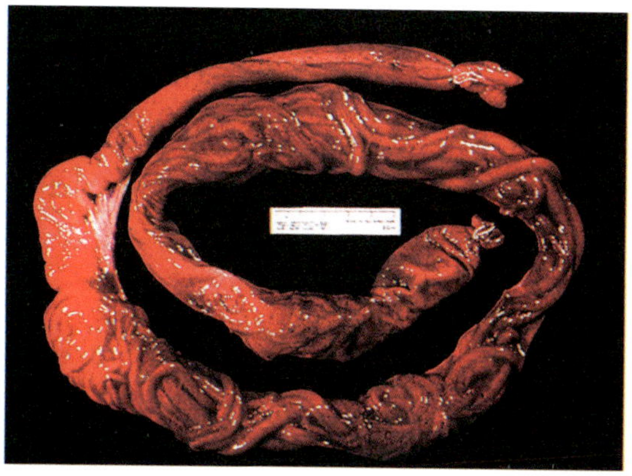

Figura 90.6 Obstrução intestinal por *Ascaris lumbricoides* (gentileza do Prof. Dr. Kalil Madi, Departamento de Patologia, Faculdade de Medicina, UFRJ).

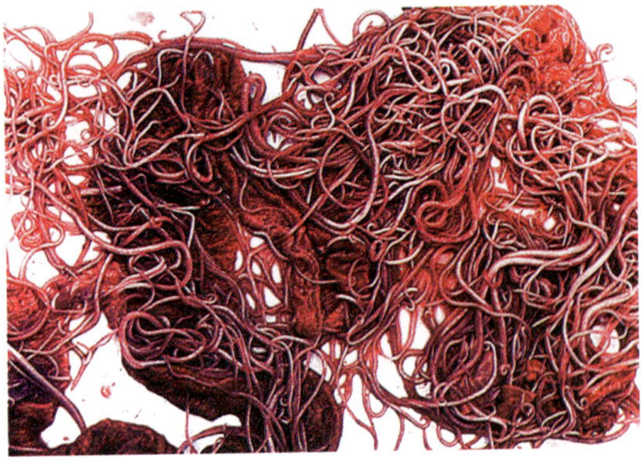

Figura 90.7 "Bolo" de *Ascaris lumbricoides* (gentileza do Prof. Dr. Kalil Madi, Departamento de Patologia, Faculdade de Medicina, UFRJ).

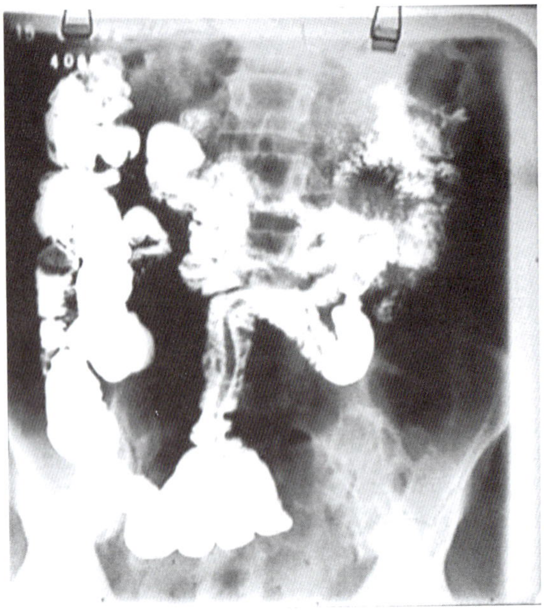

Figura 90.8 *Ascaris lumbricoides* em intestino. Raios X contrastados.

obstrução intestinal. Em alguns casos, não se consegue palpar as massas características e os vermes podem ser palpados ao longo da parede abdominal atônica do intestino delgado, que se apresenta distendido pelo íleo. Se a obstrução persiste por longo tempo sem resolução do bolo de áscaris, a parede intestinal distendida torna-se isquêmica, iniciando-se um processo de necrose; os parasitos podem perfurá-la, instalando-se o quadro de abdome agudo. Pode haver referência à eliminação prévia de exemplares de áscaris pela boca ou pelo ânus ou à administração de vermífugo, o que facilita o diagnóstico.

▸ Diagnóstico

O diagnóstico de ascaridíase é feito pelo reconhecimento do parasito nas fezes ou no material vomitado ou, mais frequentemente, pela detecção de ovos na matéria fecal; ocasionalmente, os exames coproscópicos podem ser negativos em caso de parasitismo único ou se só machos estão presentes ou, ainda, se os exames são realizados na fase pré-patente de infecção. As técnicas mais indicadas para o diagnóstico coproscópico são a de sedimentação, destacando-se a de Lutz (1919) (Hoffman, Pons e Janer) e a de Kato modificada por Katz *et al.* (1972). Embora não sejam realizadas intencionalmente para o diagnóstico de ascaridíase, radiografias abdominais, após a ingestão de contraste, são muito características nos casos de infecção por *A. lumbricoides,* mostrando-se os parasitos com seu trato alimentar contrastado ou com manchas alongadas (Figura 90.8). A eosinofilia, que raramente ultrapassa e mesmo atinge os 20%, é achado relativamente frequente na ascaridíase, especialmente na fase de invasão larvária. Métodos imunológicos, como reações de aglutinação e precipitação larvárias, hemaglutinação e outras, não são, no entanto, empregadas habitualmente. Um teste bioquímico baseado na detecção de ácidos graxos voláteis excretados pela urina em portadores de ascaridíase necessita, no entanto, ser simplificado e mais bem avaliado.

Foram revistos 8 casos de ascaridíase hepatobiliar, na Colômbia, em 4 meninos e 4 adultos. As crianças tinham entre 19 meses e 6 anos, os adultos, entre 47 e 59 anos. A ultrassonografia revelou a presença de áscaris em vias biliares de 6 pacientes. A colangiografia confirmou o diagnóstico de colangite em um paciente. Ocorreu abscesso hepático em um dos adultos. Houve resolução dos quadros, após remoção dos vermes e administração de piperazina. Em um dos casos a remoção de áscaris foi processada por endoscopia (Castaño *et al.*, 2003).

A evolução de 88 crianças com ascaridíase complicada, e média de idade de 3,3 anos, foi publicada. Daquele total, 84 foram internadas por sintomatologia aguda. Vinte crianças necessitaram de cirurgia de emergência. Destas, 7 tiveram necrose do intestino, sendo 4 secundárias a vólvulo, 2 apresentaram sofrimento de alça intestinal e 1 precisou de drenagem do intestino durante a cirurgia. O diagnóstico foi efetuado com base no quadro clínico e na radiografia simples de abdome. A maior parte dos pacientes respondeu ao tratamento conservador com óleo mineral e piperazina. Não houve registro de óbitos nesta série de casos (Stegani, 2001).

Em estudo retrospectivo de 56 crianças com ascaridíase, no grupo etário de 0 a 12 anos, realizado no Hospital de Clínicas de Uberlândia, Minas Gerais, 11 apresentaram oclusão ou suboclusão intestinal, concentrando-se na faixa de idade entre 13 e 48 meses. Os principais sintomas foram vômitos (72,7%), diarreia aguda (54,5%), tumoração abdominal palpável (45,0%), dor abdominal (36,3%), febre (36,3%), distensão abdominal (27,2%) e sinais de desidratação (27%). Não houve indicação cirúrgica. O uso de piperazina e de óleo mineral, além de reposição do equilíbrio hidreletrolítico, determinaram a regressão do quadro clínico (Lima *et al.*, 1988).

Relataram-se 2 casos, na Tailândia, de hemorragia gastrintestinal em crianças infectadas por áscaris. Uma apresentava os vermes aderidos à úlcera intestinal. A outra criança apresentava associação de hemorragia e peritonite (Sangkhathat *et al.*, 2003).

Um estudo foi desenvolvido em 742 crianças de João Pessoa, com idades entre 2 e 10 anos, na tentativa de estabelecer correlação entre asma e ascaridíase. A incidência de asma no grupo com ascaridíase foi similar à do grupo sem parasitose. Portanto, não foi encontrada associação entre asma e ocorrência de ascaridíase (Nascimento Silva *et al.*, 2003).

Para o controle de cura utiliza-se o mesmo método empregado para diagnóstico, a partir do 7º, 14º e 21º dias, decorridos do tratamento específico com anti-helmínticos. Na forma pulmonar, deve-se solicitar hemograma, radiografia de tórax e pesquisa de larvas no escarro. Diante da suspeita de oclusão ou suboclusão intestinal por áscaris, a radiografia simples de abdome poderá evidenciar novelos formados pelos vermes, distensão de alça intestinal e presença de nível líquido. A dosagem de eletrólitos torna-se premente nestes casos, visando à indicação de reposição hidreletrolítica. A dosagem de amilase sanguínea é necessária, quando há suspeita de pancreatite.

Diante de quadro clínico de obstrução de vias biliares, fígado e colédoco, deve-se solicitar ultrassonografia abdominal (considerado o exame de escolha nestes quadros) e a colangiografia.

Nas formas pulmonares, diante da suspeita da síndrome de Löeffler, faz-se o pedido de radiografia de tórax, na qual podem ser observados infiltrados difusos em lobos superiores ou inferiores e hemograma — que pode revelar leucocitose e eosinofilia acentuada.

▶ Tratamento

Em virtude de sua ação potente sobre o áscaris, durante muitos anos o óleo de quenopódio foi empregado para a helmintíase; no entanto, caiu em desuso por apresentar sabor e odor extremamente acentuados, além de sua elevada toxicidade.

O tratamento da ascaridíase se impõe, mesmo na presença de número reduzido de helmintos, dadas as possibilidades de complicações graves, especialmente devido às migrações anômalas. Substâncias como o tetracloroetileno devem ser evitadas, mesmo quando presente a associação com ancilostomídeos, devido à possibilidade de promover excitação dos áscaris e consequente migração, só devendo ser administradas após o tratamento específico da ascaridíase.

Não há tratamento específico para as manifestações pulmonares na ascaridíase; nos casos mais graves, do tipo hipersensibilidade, pode-se usar corticoides.

Os fármacos indicados para o tratamento da ascaridíase intestinal são os mencionados a seguir.

O tratamento clínico da ascaridíase com piperazina, na dose de 100 mg/kg de peso, remonta a 1950, com índices de cura elevados, que variaram de 38,4 a 70% (Camillo-Coura, 1970). Há diferentes registros na literatura de intolerância ao medicamento. O mecanismo de ação é sobre a musculatura do verme adulto, com paralisia flácida, o que permite sua eliminação pelo intestino (Bina, 1985; Soli, 1998). Permanece como a substância indicada em casos de oclusão e suboclusão intestinal. O medicamento é também indicado para tratamento de gestantes, na dose de 100 mg/kg de peso (Soli, 1998).

Os autores citados empregaram sais de tetramisole, um só comprimido de 80 a 150 mg, observando a cura em mais de 80% dos tratados. O isômero levógiro do tetramisole é o levamisol, que atua sobre o verme causando paralisia mediante ação sobre enzima muscular.

Outro anti-helmíntico empregado é o pamoato de pirantel, prescrito na dose de 20 a 30 mg/kg de peso, durante 3 dias. Os efeitos colaterais decorrentes de seu uso são leves. Tem ação sobre infecções por *E. vermicularis* e ancilostomídeos. Seu mecanismo de ação envolve inibição da acetilcolina, com consequente paralisia do verme.

O mebendazol é prescrito na dose de 100 mg 2 vezes/dia, durante 3 dias seguidos. À semelhança do pamoato de pirantel, tem as mesmas indicações contra o *E. vermicularis* e os ancilostomídeos. Apresenta baixo índice de efeitos colaterais e atua destruindo o verme, porque impede que absorva glicose. Seu índice de cura é de 80 a 100%.

Mais recente é a utilização do albendazol, na dose única de 400 mg. Também, com espectro de ação sobre os helmintos, anteriormente citado. Apresenta atuação sobre o áscaris, semelhante à do mebendazol. Os índices de cura situam-se entre 80 e 100%.

O tratamento inicial da oclusão e suboclusão intestinal deve ser clínico, com hospitalização do paciente. Os anti-helmínticos devem ser evitados, segundo vários autores, para não ocorrer obstrução completa pelos vermes mortos ou em fase de imobilização. A experiência de Rodrigues e Soares (1963) no tratamento de 34 crianças, apenas clinicamente, conduziu à cura clínica em 82,3% dos casos, com desobstrução entre 6 e 30 h decorridas do tratamento.

A conduta seguida nestes casos é manter dieta zero até a desobstrução; aspiração gástrica contínua; prescrição de piperazina — 100 mg/kg de peso por meio de sonda, ou de uma só vez; uso de 15 a 30 mℓ de óleo mineral, 30 min após a piperazina, de 3 em 3 h, durante 24 h; hidratação parenteral.

Após a desobstrução, prescrever piperazina — 50 a 100 mg/kg de peso ao dia, com óleo mineral, durante 5 dias; dieta líquida por 24 h; seguida de dieta pastosa por 4 dias; na fase posterior, dieta livre.

▶ Profilaxia e controle

As principais medidas profiláticas visando ao controle da ascaridíase envolvem aquelas relacionadas com o agente etiológico, o ambiente e o hospedeiro. As características intrínsecas de cada um destes elementos norteiam a dinâmica de transmissão da infecção em diferentes regiões do mundo. Verifica-se, no entanto, que o nível de educação da população de uma comunidade, juntamente com as condições econômicas e sanitárias, é que modula a prevalência da helmintíase e os graus de reinfecção (Camillo-Coura, 1985).

Vários autores referem experiências com emprego de anti-helmínticos, de forma consecutiva, na mesma área, havendo redução de prevalência e da carga parasitária. Entretanto, os índices de prevalência tendem a reverter aos níveis originais, se não houver conjunção de ações ligadas à melhoria das medidas sanitárias e de conscientização da comunidade sobre a importância de cada medida (Camillo-Coura, 1989). Estudos no Japão apontaram para a necessidade de três tratamentos a cada 2 meses, e, em seguida, tratamentos específicos a cada 2 anos, aliados a orientação da população sobre mudanças nos hábitos de higiene e instalações sanitárias adequadas por parte das autoridades (Komiya, 1963).

Os diferentes inquéritos desenvolvidos na América Latina, citados por Camillo-Coura (1970) e Botero (1981), que reuniram informações sobre dinâmica da transmissão do parasito, tratamentos específicos das populações, campanhas para instalação de sanitários, palestras para as comunidades sobre educação em saúde, evidenciaram as falhas para o controle adequado da ascaridíase e, em consequência, ausência de melhoria no padrão de vida dos grupos mais atingidos. Em pleno século 21, permanece o mesmo panorama de deficiências e falta de prioridades neste controle.

▶ Tricuríase

A tricuríase ou tricocefalíase constitui geo-helmintíase determinada por nematódeo da superfamília Tricuróidea, que tem por principal espécie de interesse médico o *T. trichiura* (Linnaeus,

teliais, infiltração difusa de eosinófilos e linfócitos. Também pode ser evidenciada no cólon, especialmente nas zonas adjacentes ao verme, não se estendendo além da muscular da mucosa. O helminto é capaz, ainda, de secretar substâncias líticas que amolecem e liquefazem os tecidos, para posterior ingestão como alimento. Reconhece-se, ainda, o fato de que o *T. trichiura* pode sugar sangue à semelhança dos ancilostomídeos (0,005 mℓ/verme ao dia).

Em relação ao hospedeiro, *importam* a idade, o estado nutricional e, possivelmente, infecções prévias ou atuais com outros patógenos intestinais.

Nos casos de infecção por pequeno número de vermes, a sintomatologia é vaga, ocorrendo manifestações de ordem geral e perda de apetite, com dor abdominal, principalmente no epigástrio e no quadrante inferior direito. Nos casos de infecção mais grave, há diarreia intensa, mucosa com sangue, dor abdominal difusa e tenesmo. Nas crianças menores e debilitadas, quer pelo seu próprio estado nutricional carente, quer pelo agravamento do estado geral pela própria diarreia, pode ocorrer prolapso retal, constituindo a chamada tricuríase maciça infantil (Figura 90.12). O prolapso retal possivelmente acontece, entre outros mecanismos, por uma diminuição do tônus muscular e por uma tendência ao relaxamento do esfíncter, devido à disenteria prolongada, ao tenesmo e ao edema da mucosa, facilitando a extrusão. É possível a visualização de vermes na mucosa retal, facilitada pela retossigmoidoscopia. Pode instalar-se anemia intensa decorrente da associação de deficiência de ingestão de ferro, somada à espoliação sanguínea por número elevado de vermes penetrados na mucosa.

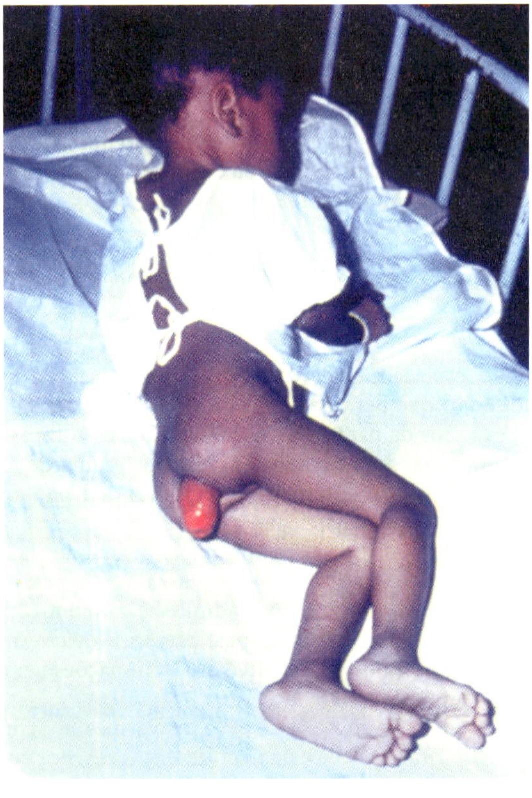

Figura 90.12 Prolapso retal em criança com tricuríase (gentileza do Prof. Dr. Carlos Eduardo Schettino, Departamento de Pediatria, Faculdade de Medicina, UFRJ).

A lesão da mucosa intestinal pode, ainda, favorecer a infecção por protozoários intestinais e bactérias, sendo várias as referências à associação de amebíase e balantidíase com tricuríase.

▸ Respostas imunes na tricuríase

Investigou-se a resposta celular por meio da formação de citocinas em adultos jovens infectados por *T. trichiura* e *A. lumbricoides*.

Os dois grupos com carga parasitária elevada apresentaram reação celular reduzida e baixos níveis de fator alfa de necrose tumoral tipo 1-TNF, e resposta à interleucina-12 (IL-12), o que pode significar persistência do parasito. Quanto ao grupo de não infectados, houve liberação de citocinas tipo 2 (IL-10 e IL-13), que podem determinar imunidade protetora, o que sugere adaptação do hospedeiro no controle da carga parasitária enquanto diminuem os danos mediados pela resposta imune no hospedeiro (Geiger *et al.*, 2004).

Iniciou-se em uma área de alta endemicidade para tricuríase a avaliação em 96 pessoas, da resposta de citocinas e anticorpos à infecção por *Trichuris*. Em resposta à estimulação à infecção por *T. trichiura*, pequena proporção do grupo de estudo produziu IL-4 (7%), IL-9 (5%) e IL-13 (17%). Um grupo maior produziu IL-10 (97%), TNF-alfa (95%) e interferona gama (IFN-gama) (32%).

TNF-alfa e IFN-gama aumentaram significativamente com a idade, sugerindo um desvio para o fenótipo de infecção mais crônica. Os anticorpos parasito-específicos produzidos foram IgG1, IgG4, IgGA, IgA e IgE. Sugeriu-se que na tricuríase ocorre resposta à citocina mista e nível de proteção associado IgE (Faulkner *et al.*, 2002).

▪ Conhecimento de respostas imunes na tricuríase

Os principais mecanismos de imunidade nas geo-helmintíases ainda não foram esclarecidos, porque existem inúmeras variáveis envolvidas, dentre estas as variações à exposição na infecção, genética do hospedeiro, estado nutricional e infecções associadas. Na busca de esclarecimento de parte destes mecanismos, têm sido processados estudos em laboratório, sobretudo em camundongos infectados por *T. muris*.

A resposta a anticorpo humano trichuris-específico, em camundongos vacinados com antígenos de *T. muris*, permite que antígenos secretores e excretores excitem uma resposta à imunoglobulina IgG2 humana. Destaca-se nesta pesquisa o potencial que se obtém com o uso do camundongo como modelo experimental para conhecimento das respostas imunes em áreas endêmicas de tricuríase.

▪ Componente genético de suscetibilidade à infecção por T. trichiura

Foram comparadas as prevalências de *T. trichiura* em duas populações asiáticas, uma no Nepal e outra em província da República da China. Na primeira, o índice foi de 86%, e na província da China, 14%.

A análise genética quantitativa, com base em componente de variância, apontou fortes evidências de influência genética ao determinar a diferença de suscetibilidade à infecção por *Trichuris* (Williams-Blangero *et al.*, 2002).

▸ Diagnóstico

O diagnóstico da tricuríase baseia-se na pesquisa de ovos de *T. trichuris* em exames coproparasitológicos por meio do método qualitativo de Lutz (1919) e quantitativo de Kato (1960) modificado por Katz *et al.* (1972). Quando há prolapso retal, com frequência encontram-se vermes presos à mucosa.

O controle de cura deve ser efetuado, em seguida ao tratamento com anti-helmíntico, decorridos 7, 14 e 21 dias. Empregam-se os métodos de Lutz (1919) e Kato modificado por Katz *et al.* (1972).

O hemograma não é solicitado de rotina, porque a anemia não é característica marcante da infecção, a não ser que associada a processo de alta carga parasitária e/ou a ancilostomíase. A eosinofilia, se houver, é muito discreta, não constituindo indicativo para realização de hemograma.

▸ Tratamento

O mebendazol é o fármaco empregado com maior frequência no tratamento da helmintíase. Isto também ocorre porque pode atuar sobre infecções associadas a áscaris, enteróbios e ancilostomídeos. Destrói o nematódeo por impedir que realize a absorção de glicose. É prescrito na dose oral de 100 mg 2 vezes/dia, repetindo-se por 3 dias. Apresenta índices de cura em média de 90%, com variações de 80 a 100%. Os efeitos colaterais são considerados desprezíveis.

O pamoato de pirantel é outra opção de tratamento. Provoca a paralisação do *Trichuris* ao inibir a acetilcolina. A dose prescrita VO é de 20 a 30 mg/kg de peso por dia, mantendo-se por 3 dias. Os principais efeitos colaterais referidos são tonturas, náuseas, vômitos e diarreia.

O albendazol, do mesmo modo que o mebendazol, atua inibindo o mecanismo de absorção de glicose, destruindo o verme. Sua atuação incide, ainda, sobre o ovo e as formas larvares. É prescrito na dose oral, única, de 400 mg. Alguns autores preconizam nova dosagem, após 7 dias.

Alguns fármacos entraram em desuso por serem considerados de baixa praticidade e de aplicação complicada, como o enema de hexilresorcinol. Outra substância, o iodeto de ditiazanina, foi proscrita porque seus efeitos colaterais são considerados indesejáveis.

Na literatura encontram-se relatos sobre tratamento das tricuríases em várias partes do mundo e que se tornam subsídios para o conhecimento do panorama atual da doença.

Em inquérito envolvendo 168 pacientes com tricuríase, visando avaliar a eficácia do tratamento VO com albendazol, 400 mg/dia, prescrito durante 3, 5 ou 7 dias, concluiu-se que, nos indivíduos com infecção acentuada, ou seja, no mínimo 1.000 ovos de *Trichuris* por grama de fezes, houve vantagem do uso do anti-helmíntico por 5 a 7 dias. Para as infecções leves, o tratamento mantido por 3 dias ofereceu eficácia adequada (Sirivichayakul, 2003).

Estudos na África, em região abaixo do Saara, comparando a eficácia do mebendazol (500 mg) e pamoato de pirantel (10 mg/kg peso) no tratamento da tricuríase e ascaridíase, mostraram elevado índice de cura em relação à infecção por *A. lumbricoides*. Entretanto, em relação ao *T. trichiura,* estes índices foram baixos, considerando o uso do mebendazol. Resultados promissores foram obtidos com pamoato de pirantel, tornando-se uma alternativa ao uso do mebendazol. O pirantel, por seu baixo custo e fácil aplicação em crianças, pode permitir o controle da tricuríase (Albonico *et al.*, 2002).

Em inquérito elaborado na Nigéria, em crianças de escola primária, a prevalência de tricuríase alcançou 84% e de ascaridíase, 75,3%. As precárias condições sanitárias, sobretudo ausência de água potável, desconhecimento dos problemas causados pelos nematódeos à saúde e a falta de higiene pessoal foram apontados como os principais fatores envolvidos. Efetuou-se tratamento com albendazol, 200 mg, havendo redução de prevalência de tricuríase para 41,7%, e de ascaridíase para 4,2%. Foi programada mobilização da comunidade para palestras sobre educação em saúde, com o objetivo de melhorar a higiene pessoal e criar condições sanitárias básicas (Oyewole *et al.*, 2002).

▸ Controle e profilaxia

Todas as tentativas de interferir nos caracteres epidemiológicos que integram a história natural da tricuríase esbarram na complexidade de variáveis deste sistema e na falta de continuidade dos programas elaborados. No Brasil, tem sido preconizado tratamento anti-helmíntico, melhoria das condições de saneamento básico, educação para a saúde com o objetivo de reduzir a morbidade e a intensidade da infecção; contudo, não pode haver pretensão de erradicar a geo-helmintíase. Não apenas no Brasil, mas em outros países, o desafio de controlar a infecção permanece há várias décadas. Alguns estudos desenvolvidos em algumas partes do mundo, com o objetivo de reduzir o impacto da tricuríase, podem ser referidos.

Iniciou-se estudo na região leste da África em crianças de escolas primárias de áreas urbana, suburbana e rural, envolvendo 340 alunos. Um grupo de alunos foi submetido a tratamento com mebendazol, além de orientação sobre educação em saúde, enquanto outro grupo recebeu apenas o mebendazol. A prevalência para helmintíase foi de 59,1%, com índice significativamente maior na área rural. Os índices de infecção foram maiores em crianças que não receberam informações sobre educação em saúde, tornando-se esta um complemento essencial, ao lado do tratamento anti-helmíntico no controle das geo-helmintíases (Ndenecho *et al.*, 2002).

Desenvolveu-se um programa de controle de helmintíases intestinais na África do Sul, em escolares de 8 a 10 anos, de acordo com amostra aleatória. A prevalência de tricuríase foi de 80%. Empregou-se dose única de albendazol, 400 mg. O índice de cura foi de 72,2%. Enfatizaram-se os resultados promissores na redução de prevalência e intensidade de infecção, por meio de intervenções nas escolas, integrando um programa de controle. Este programa mostrou-se consistente, de acordo com as recomendações da OMS.

Em revisão de projetos de controle de infecção por nematódeos em escolares, visando à redução de morbidade e intensidade de infecção, discute-se a possibilidade de estender o programa para outros segmentos da comunidade, os pré-escolares e crianças não matriculadas em escolas. Outra medida seria o tratamento com mebendazol, 500 mg, ou albendazol, 400 mg, 2 a 3 vezes por ano. Propõe, também, instituir o dia de tratamento anti-helmíntico nas escolas. Ressalta-se que as clínicas de pré-natal não fazem a cobertura com anti-helmínticos em adolescentes e mulheres não grávidas (Olsen, 2003).

Visando a aperfeiçoar os recursos para controle das geo-helmintíases no Sudeste Asiático, foi criado o sistema de informações geográficas (GSI), para obter variáveis geográficas na região, com base em sensor monitorado por meio de satélite. Foram determinados os locais com maior risco de infecção e traçadas as estratégias de controle (Brooker *et al.*, 2003).

▸ Ancilostomíases

As ancilostomíases constituem infecções do intestino delgado humano que têm por agente etiológico *A. duodenale* (Dubini, 1843) e *Necator americanus* (Stilles, 1903), helmintos que pertencem à classe Nematoda, família Ancylostomidae. Infectam o homem principalmente pela penetração da larva filarioide através da pele. A outra espécie, *A. ceylanicum*, pode causar infecção não só por via cutânea, mas também por via digestiva, do mesmo modo que o *A. duodenale*. Em áreas endêmicas recebem a denominação amarelão ou opilação.

Localizam-se no duodeno, jejuno e, diante de altas cargas parasitárias, na parte superior do íleo. São considerados parasitos monoxenos, por evoluírem em um só hospedeiro, além de parasitos periódicos — parte de seu ciclo vivem em seus hospedeiros e, outra parte, como seres de vida livre, sob a forma larvária. São também denominados euritróficos, porque se nutrem de substâncias, com as quais entram em contato no organismo do hospedeiro (Moraes *et al.*, 2000).

Outros ancilostomídeos, *A. braziliense* e *A. caninum*, parasitos do gato e do cão, eventualmente podem infectar o homem, causando de modo mais frequente, comparados a outros agentes etiológicos, a larva migrans cutânea. No entanto, ambos não serão alvo do presente estudo.

As ancilostomíases humanas constituem importante problema em saúde pública nos países em desenvolvimento, o que já era enfatizado por Stoll (1947), em estimativas sobre a distribuição mundial de cada helmintíase.

▸ Morfologia

Os nematódeos da família Ancylostomidae na forma adulta compreendem vermes cilíndricos, pequenos, medindo em torno de 1 cm de comprimento, de coloração rosada ou avermelhada, quando vivos, e esbranquiçada, quando fixados. Estes nematódeos apresentam como característica marcante a extremidade anterior deslocada dorsalmente do eixo do corpo e a cápsula bucal bem desenvolvida, globosa, revestida de cutícula espessa. A região anterior de machos e fêmeas é semelhante. O dimorfismo sexual é observado pela maior dimensão das fêmeas e pela presença de uma estrutura cuticular sustentada por raios musculares, nos machos, que os auxiliam na cópula, denominada bolsa copuladora. As fêmeas apresentam a extremidade posterior afilada.

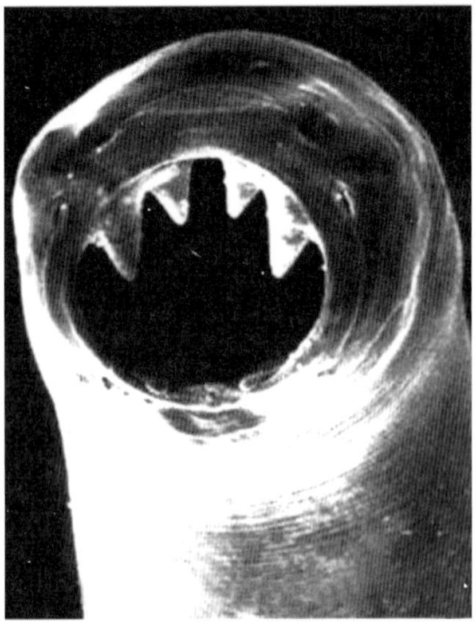

Figura 90.13 *Ancylostoma duodenale*. Cápsula bucal.

O gênero *Ancylostoma*, que deu o nome a esta família, compreende nematódeos que apresentam estruturas pungitivas na margem ventral da cápsula bucal; estas estruturas são denominadas dentes e as espécies podem ser diferenciadas pelo número de dentes ventrais: *A. duodenale* tem 2 pares, *A. braziliense*, 1 par, e 1 par de dentículos medianos, *A. caninum*, 3 pares e *A. ceylanicum*, 1 par, e 1 par de dentículos medianos maiores do que em *A. braziliense* (Tabela 90.1).

Tabela 90.1 Características morfométricas e biológicas dos ancilostomídeos de interesse.

Características	*A. duodenale*	*A. caninum*	*A. ceylanicum*	*A. braziliense*	*N. americanus*
Comprimento fêmea	9 a 14 mm	12 a 15 mm	9 a 11 mm	8 a 11 mm	9 a 11 mm
Comprimento macho	7 a 10 mm	11 a 13 mm	8 a 9 mm	5 a 10 mm	5 a 9 mm
Estruturas da cápsula bucal	2 pares de dentes	3 pares de dentes	1 par de dentes e 1 de dentículos	1 par de dentes e 1 de dentículos	1 par de placas
Bolsa copuladora	Mais larga do que longa	Mais larga do que longa	Mais larga do que longa	Mais larga do que longa	Mais longa do que larga
Posição da vulva	Posterior ao meio do corpo	Posterior ao meio do corpo	Posterior ao meio do corpo	Posterior ao meio do corpo	Anterior ao meio do corpo
Dimensão dos ovos	56 a 60 µm	60 a 75 µm	55 a 60 µm	65 a 75 µm	64 a 76 µm
Hospedeiros	Homem	Canídeos e felídeos	Canídeos e felídeos	Canídeos e felídeos	Homem
Mecanismo de transmissão	L3 ativa *per cutem* e VO	L3 ativa *per cutem*	L3 ativa *per cutem*	L3 ativa *per cutem* e VO	L3 ativa *per cutem*
Zoonose larva migrans cutânea	Não	Sim	Sim	Não	Não

Ancylostoma caninum e *Ancylostoma braziliense* são agentes etiológicos da larva migrans cutânea. *Ancylostoma ceylanicum* não ocorre no Brasil.

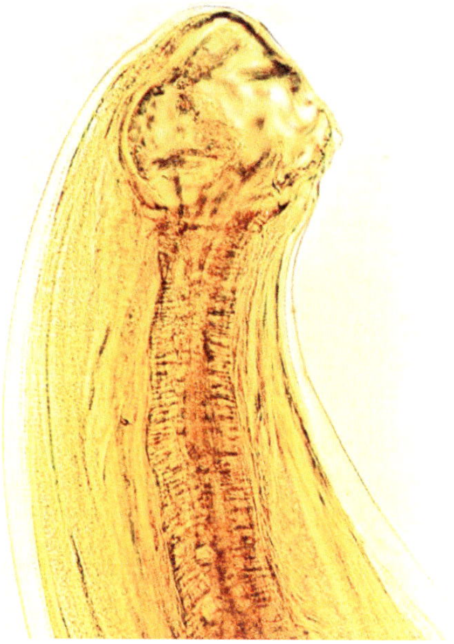

Figura 90.14 *Necator americanus*. Cápsula bucal.

O tubo digestivo é retilíneo, formado pela cavidade oral, o esôfago é musculoso e claviforme, com lúmen trirradiado e revestido de cutícula; o intestino abre-se para o exterior no ânus perto da extremidade posterior do corpo nas fêmeas e na cloaca nos machos.

O aparelho reprodutor feminino é tubular, didelfo e anfidelfo, composto por ovários, oviduto, úteros que fazem circunvoluções, ovipositores musculosos que se reúnem em uma vagina que se comunica com o exterior pela vulva localizada ligeiramente posterior ao meio do corpo. A extremidade da cauda das fêmeas apresenta um processo cuticular espiniforme.

O aparelho reprodutor masculino também é tubular. O testículo enovelado comunica-se com o ducto ejaculador envolvido pelas glândulas de cimento que se abrem na cloaca, de onde se distendem os espículos longos delgados e pontudos apoiados no gubernáculo. A cloaca fica localizada dentro da bolsa copuladora que é mais larga do que longa, e considerada completa por ter todos os raios bursais.

As fêmeas fazem postura de uma grande quantidade de ovos diários, sendo estimada em torno de 28.000. Estes ovos são ovais, com casca delgada transparente, medindo 60 × 40 μm de diâmetro.

No gênero *Necator*, que apresenta apenas uma espécie de interesse, *N. americanus*, a margem anterior da cápsula bucal apresenta um par de placas cortantes, arredondadas e ventrais. O corpo também é cilíndrico, recurvado dorsalmente na extremidade anterior, podendo formar um ângulo de 90°. São de coloração avermelhada ou rosada, quando vivos. A cápsula bucal é subglobosa com uma estrutura cônica na base, onde se abre a glândula esofágica e de cada lado observa-se uma lanceta e, mais ventralmente, há um outro par de lancetas de forma triangular. O esôfago é muscular e um pouco mais curto do que em *A. duodenale*.

N. americanus, assim como as espécies de *Ancylostoma*, apresentam dimorfismo sexual, sendo que o macho não tem gubernáculo e as fêmeas não têm o processo espiniforme na extremidade da cauda.

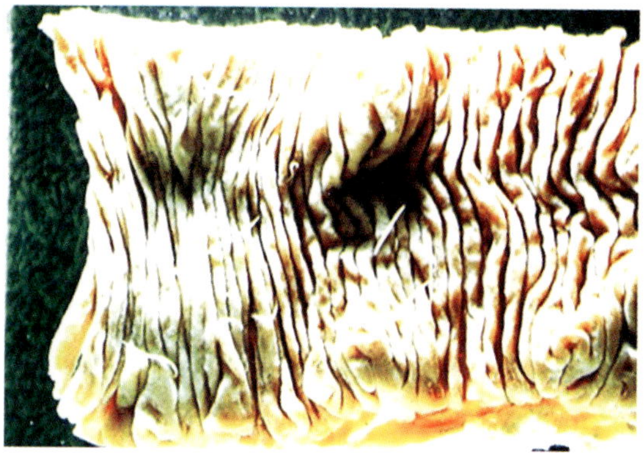

Figura 90.15 *Necator americanus* em intestino (gentileza do Prof. Dr. Kalil Madi, Departamento de Patologia, Faculdade de Medicina, UFRJ).

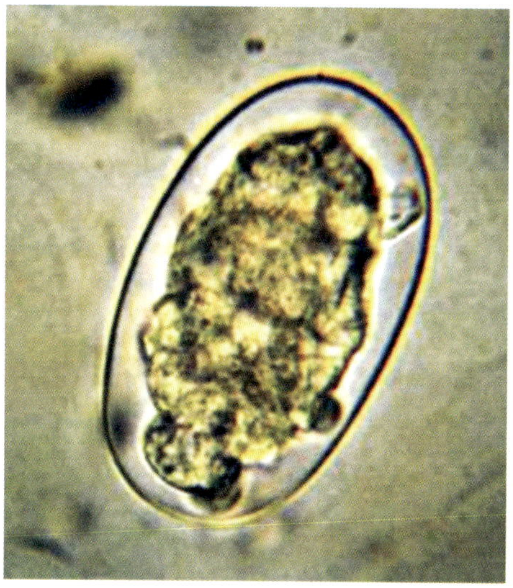

Figura 90.16 Ovo de ancilostomídeo.

As fêmeas fazem a postura de aproximadamente 10.000 ovos por dia (Figura 90.16), com casca fina e incolor, medindo 60 a 80 × 36 a 42 μm. Estes ovos não estão segmentados no momento da postura.

▸ Ciclo biológico

Os ciclos evolutivos de todas as espécies de ancilostomídeos são semelhantes, por este motivo serão evidenciadas, aqui, apenas as diferenças mais relevantes entre cada espécie. O desenvolvimento destes nematódeos compreende uma fase parasitária no hospedeiro e uma fase de vida livre que se passa no ambiente.

Os vermes adultos vivem no intestino delgado do hospedeiro, inicialmente no duodeno, e quando a infecção é intensa, no jejuno e no íleo. Eles se fixam firmemente ao epitélio intestinal com o auxílio das placas cortantes ou dos dentes, dependendo da espécie; neste local dilaceram e efetuam aspiração da superfície do tecido e provocam hemorragia, uma vez que excretam substâncias anticoagulantes produzidas pela glândula esofágica.

Como se deslocam constantemente, especialmente os machos procurando as fêmeas para a cópula, ocorre a formação de ulcerações no epitélio, constituindo uma porta de entrada para infecções bacterianas e pontos hemorrágicos por onde o sangue continua a fluir por algum tempo. Após a cópula as fêmeas iniciam a postura de ovos. Estes (Figura 90.16) são liberados não segmentados e, durante o trajeto até o exterior, atingem o estágio de mórula, com 4 a 8 células.

O desenvolvimento até a larva de primeiro estágio (L1), ainda dentro do ovo, ocorre no ambiente, sendo favorecido pelas condições ambientais. Sob a temperatura entre 20 e 30°C, umidade alta em torno de 70 a 90% e solo arenoso ou argiloarenoso, em 24 a 48 h a L1 eclode. O desenvolvimento no ambiente é interrompido quando ocorre uma queda de temperatura, reiniciando com o aumento da mesma.

A L1 mede em torno de 250 μm de comprimento, tem uma cavidade bucal longa, em torno de 10 μm de profundidade, o esôfago é rabditiforme e o intestino retilíneo, abrindo-se em um ânus próximo à extremidade posterior. A larva alimenta-se de bactérias e de matéria orgânica, inicialmente do próprio bolo fecal. Em 48 h esta larva produz uma nova cutícula e sofre a primeira muda, passando a larva de segundo estágio (L2), medindo 400 a 430 μm, e muito semelhante, morfologicamente, a L1.

A L2 também alimenta-se no solo e locomove-se, cresce, forma uma nova cutícula abaixo da velha e o esôfago passa à forma filarioide, representando estas alterações a segunda muda, em torno de 4 a 5 dias. A cutícula velha, também denominada bainha cuticular, mantém-se envolvendo a larva de terceiro estágio infectante (L3), conferindo-lhe maior resistência às condições ambientais. Esta larva mede 475 a 550 μm, representando um terço do comprimento do corpo, e tem a cauda pontiaguda.

A L3 não se alimenta, pois a abertura oral está coberta pela cutícula envoltória, nem cresce, vivendo de substâncias de reserva, lipídios e carboidratos acumulados nos estágios anteriores. Em geral, a L3 mantém a cutícula velha, mas mesmo que a perca devido ao atrito com as partículas do solo, continua viável, embora menos resistente.

As larvas podem sobreviver no solo por longos períodos, e em condições ótimas de temperatura, umidade e solo poroso podem sobreviver entre 3 semanas e 6 meses. Neste período, deslocam-se horizontal e verticalmente no solo. Devido ao geotropismo negativo e ao hidrotropismo, procuram locais mais altos no solo e na vegetação, quando há umidade, agregando-se e desta forma facilitando a plurinfecção do hospedeiro. Quando a umidade diminui, as larvas migram para baixo da superfície do solo, mesmo que sejam alguns milímetros, fugindo da dessecação. Além disso, as larvas apresentam termotropismo e tigmotropismo positivo, o que, provavelmente, favorece o contato com a pele e a penetração ativa, iniciando desta forma a infecção.

Ao entrar em contato com a pele ou mucosa do hospedeiro as L3 infectantes, tanto de *N. americanus* quanto de *A. duodenale,* são capazes de quebrar a barreira da pele e penetrar no hospedeiro, iniciando o processo de infecção. Este processo provavelmente é estimulado pelo CO_2 liberado pela pele e pela temperatura do corpo, uma vez que as larvas apresentam estruturas sensoriais, isto é, papilas e anfídios localizados na extremidade anterior. Ao iniciarem a penetração, além do movimento serpentiforme, liberam enzimas que auxiliam no rompimento da bainha cuticular que as envolve, e proteases e colagenases, que as ajudam na penetração da pele, e em 40 min, já podem ser encontradas na derme.

Em seguida, penetram nos capilares linfáticos ou sanguíneos mais próximos. Se a infecção ocorre através de capilares linfáticos, as larvas podem ser destruídas no gânglio linfático ou dar prosseguimento à sua migração, até atingirem a circulação sanguínea, e por esta podendo chegar ao coração direito. Dando prosseguimento, entram na artéria pulmonar, chegando, então, ao parênquima pulmonar, onde passam pela terceira muda, atingindo a forma de larvas de quarto estágio (L4). Este processo de migração e crescimento envolve a liberação de antígenos larvais, além de bactérias carreadas do intestino pela larva. Esta migração pulmonar é idêntica à que ocorre nas infecções causadas por *A. lumbricoides* e por *S. stercoralis,* durante o desenvolvimento, e é conhecida como ciclo de Looss, uma vez que foi este pesquisador que em 1909 o descreveu.

As L4 perfuram, então, a parede do capilar pulmonar entrando no lúmen do alvéolo. Neste momento iniciam uma migração ascendente na árvore respiratória. Esta migração é auxiliada pelos movimentos ciliares do epitélio dos bronquíolos, brônquios, atingindo traqueia, faringe e laringe. A presença das larvas sobre o epitélio respiratório também estimula a produção de muco e tosse, que auxiliam a empurrá-las na direção da laringe. Ao tossir, o hospedeiro acaba por engolir o muco contendo as larvas. A quarta muda, também com a troca de cutícula, ocorre no intestino delgado, tornando-se adulto jovem, fixando-se ao epitélio intestinal por meio da cápsula bucal desenvolvida e iniciando a hematofagia; quando se tornam maduros sexualmente ocorre a cópula. Em torno de 7 a 8 semanas, após a infecção, as fêmeas iniciam a postura de ovos.

Além do mecanismo de infecção, mediante penetração ativa pela pele, *A. duodenale* também é capaz de ser transmitido pela ingestão da larva infectante L3 com alimentos e água contaminados. Neste caso, as larvas não efetuam a migração pulmonar. As L3 perdem a bainha cuticular após passarem pelo estômago e penetram na mucosa intestinal, onde permanecem em torno de 3 dias, quando passam por uma troca de cutícula, dando continuidade ao seu desenvolvimento. Retornam ao lúmen intestinal no estágio de L4, onde 11 dias após passam a uma quarta muda e atingem a forma de adulto jovem, alcançando a maturidade sexual em torno de 4 a 5 semanas.

Assim como ocorre com o *A. caninum* em seu hospedeiro normal, os cães, existem algumas evidências experimentais de que as L3 de *A. duodenale,* ao penetrarem na pele do hospedeiro e, posteriormente, entrar na circulação sanguínea, atingem os músculos esqueléticos do hospedeiro, podendo passar meses em estado latente, complementando depois a migração. Sugere-se inclusive que esta seja uma estratégia de sobrevivência do parasito em locais muito frios, quando as larvas interrompem o desenvolvimento durante o inverno, para que os ovos não sejam eliminados em solo com temperatura inadequada para o desenvolvimento.

Embora existam, ainda, poucas evidências da transmissão de *A. duodenale* transplacentária e transmamária, alguns autores acreditam que ela possa ocorrer, uma vez que foram detectados casos de infecção neonatal. Acredita-se inclusive que as larvas que permanecem dormentes durante a migração no hospedeiro, ao retornarem às atividades, poderiam passar através da placenta para o feto ou do colostro para a criança.

▸ Dados epidemiológicos

Os dados do Departamento Nacional de Endemias Rurais divulgados em 1968 citavam prevalência no Brasil de 28,3% de ancilostomídeos, com predomínio de *N. americanus.* Camillo-

Coura (1970) também destacou o tema em estudo clássico sobre as geo-helmintíases, em que abordou a incidência mundial, a distribuição geográfica no Brasil, os fatores relacionados com a transmissão, além da quimioterapia e profilaxia empregadas. Em sua experiência, junto à equipe do Pavilhão Carlos Chagas, Clínica de Doenças Infecciosas e Parasitárias da UFRJ, no período de 1960-1970, verificou prevalência de ancilostomíase entre 8,7 e 16,3%, nos diferentes anos, sobretudo em pacientes procedentes do Rio de Janeiro. Não foi registrada variação sazonal ou diminuição da prevalência ao longo dos anos. A prevalência por ancilostomídeos só foi superada pela infecção por *T. trichiura*.

Acometem em torno de 1 bilhão de pessoas em países em desenvolvimento nos trópicos e subtrópicos. Estimativa mais recente indicou prevalência da helmintíase em 1 bilhão e 300 milhões de pessoas no mundo e 96 milhões acometidas de comorbidade, incluindo efeitos sobre o estado nutricional e o desenvolvimento físico e mental (Albonico e Savioli, 1997). Ressalta-se a anemia por perda de ferro e deficiência de ferro.

Apt, em 1987, estimou que, na América do Sul, havia cerca de 72 milhões de infectados, com predomínio de infecção por *N. americanus*, sendo muito reduzida a prevalência da infecção por *A. duodenale*.

A. duodenale prepondera na Europa meridional, costa do norte da África, Índia setentrional, norte da China e do Japão, litoral do Peru e do Chile.

N. americanus tem maior prevalência nas demais áreas, sendo que as duas espécies podem coexistir em várias regiões do mundo. É possível que as migrações tenham interferido nesta distribuição (Lemos-Souza *et al.*, 1971). *A. ceylanicum* ocorre no Sudeste Asiático e na China.

Em inquérito seccional em localidade do Paraguai, registrou-se predomínio da infecção por *N. americanus*, comparada à prevalência por *A. duodenale*, que alcançou 15% da população, sobretudo no grupo etário abaixo de 15 anos (Labiano-Abello *et al.*, 1999). Assim, depreende-se que o *A. duodenale* não foi deslocado pelo *N. americanus*. Os autores destacaram que estes resultados contrariam a afirmação de que o *A. duodenale* só ocorreria em países do Velho Mundo. No Brasil, e em algumas partes da América, o *N. americanus* é a espécie mais frequente. Processou-se inquérito em escolares na cidade do Recife, registrando-se ambas as espécies: 35,5% de *A. duodenale* e 32,4% de *N. americanus* (Huggins, 1971).

Também, em Recife, na capital e na zona da mata, os resultados foram similares aos anteriores, mas no agreste de Pernambuco a prevalência foi significativamente menor — 9,4% (Pereira *et al.*, 1984). Em estados do Brasil, em que há intensa migração de europeus e japoneses, há maior prevalência de *A. duodenale*. No Brasil, em inquérito na Grande São Paulo, houve diagnóstico de 40% de infectados por *A. duodenale* (Correia *et al.*, 1979).

Durante inquérito em amostra de população urbana da Bahia, envolvendo 1.701 crianças entre 13 e 14 anos de idade, inclusive com detecção da intensidade de infecção, verificou-se prevalência de ancilostomídeos em torno de 60%, atingindo níveis de parasitismo de moderado a intenso em 22,6% das crianças examinadas. Houve predomínio da infecção na classe mais pobre e no sexo masculino (Galvão, 1996).

Extenso inquérito foi desenvolvido na Venezuela, abrangendo 113.254 indivíduos em todas as faixas etárias, com prevalência de 5,6% de ancilostomídeos, preponderante em adultos, 26,9% de *A. lumbricoides*, em crianças na idade escolar e pré-escolar, e 32,6% de *T. trichiura*, sobretudo em adolescentes (Morales, 1999).

O inquérito sobre a infecção por *N. americanus* em uma comunidade rural do Zimbábue revelou maior prevalência em 80% de adultos e carga parasitária média de 7,7 vermes por hospedeiro (Bradley *et al.*, 1992).

Na Índia, em inquérito em que se compararam 1.000 crianças abaixo de 6 anos de idade, em áreas urbana e rural, registrou-se maior prevalência de *N. americanus* nas duas áreas (Chandrasekhar e Nagesha, 2003).

Inquérito em 18.973 escolares de 7 a 14 anos de 3 mesorregiões de Minas Gerais registrou 2,9% de ancilostomídeos, além de outros parasitos intestinais, enfatizando-se o papel representado pelas infecções nestas áreas (Carvalho *et al.*, 2002).

Os registros sobre ovos e larvas de ancilostomídeos em coprólitos humanos datam de 7.000 anos, com provável introdução na era pré-colombiana e propagação no continente, com base em pesquisas na área de paleoparasitologia. Atualização sobre o tema foi apresentada por Gonçalves (2002), inclusive com avanços sobre evolução no nível molecular e análise de ácidos nucleicos.

Estes resultados, em confronto com a prevalência de 19% da infecção no sudeste do estado do Piauí, em populações isoladas do semiárido nordestino, suscitaram a hipótese de perpetuação da espécie de ancilostomídeos nesse estado e as questões sobre quais seriam as estratégias para controle da infecção (Marasciulo, 1992).

▪ Fatores relacionados com a transmissão

Na história natural das ancilostomíases interferem características epidemiológicas inerentes ao agente, hospedeiro e ambiente. A transmissão das ancilostomíases por meio de ovos e larvas filarioides está condicionada à interdependência entre estes fatores, destacando-se as condições socioeconômicas e sanitárias da população que irão nortear a intensidade da presença de helmintos no solo e regular os riscos de transmissão. Deve-se ressaltar o papel do fluxo migratório interno desordenado e que amplia os potenciais focos de infecção.

▸ **Características do ambiente.** Vários fatores relacionados com o ambiente devem ser analisados, entre os quais tipo de solo, pH, temperatura, umidade e precipitação fluvial. Quanto ao tipo de solo, verifica-se maior desenvolvimento em solo arenoso, mais arejado, e que permite a migração larvária, quando comparado ao solo argiloso.

A temperatura mais apropriada ao desenvolvimento larvar situa-se entre 20 e 30°C. Quanto à umidade, torna-se mais comum a transmissão nos locais em que não há saturação da umidade, por exemplo em solos arenosos. A precipitação fluvial exerce grande influência sobre o ciclo dos helmintos no solo.

Em inquérito desenvolvido na África do Sul sobre fatores ligados ao solo e climáticos, com interferência na distribuição de ancilostomídeos, concluiu-se que as maiores prevalências eram limitadas a áreas situadas a 150 metros acima do nível do mar, e baixas prevalências em áreas acima desta altitude. Em relação ao fator climático, as infecções foram preponderantes no verão, revelando caráter sazonal (Mabaso *et al.*, 2003).

Relata-se, também, a hipótese de transmissão de ancilostomídeos por meio da água, em pescadores de comunidades do Delta, na Nigéria, durante as estações secas (Udonsi e Amabibi, 1992).

▸ **Fatores inerentes ao hospedeiro.** Enfatizam-se idade, ocupação, grupo étnico, raça, grau de educação, hábitos de higiene, alimentação e predisposição a múltiplas infecções por helmintos.

A prevalência da infecção aumenta com a idade, alcançando um limiar ao final da adolescência, enquanto a intensidade da infecção pode progredir a partir da vida adulta (Stoltzfus *et al.*, 1997). Apesar de não constituir um grupo etário habitual, há relato de criança infectada com 1 mês de idade. Encontra-se na literatura relato de transmissão transplacentária, em razão do encontro de ovos de ancilostomídeos nas fezes de recém-nato com a idade de 14 dias (Pessoa e Martins, 1973).

Em inquérito envolvendo lavradores e mineiros do Zimbábue, sobressaiu-se a relevância do fator ocupacional e a correlação com a maior prevalência da helmintíase.

Quanto à raça, a maior parte das referências afirma que os negros têm menor probabilidade de se infectarem do que os brancos. Este fato suscita a continuidade de esclarecimentos no campo da genética, do mesmo modo que se tem alcançado na esquistossomose, a partir de relatos de que os indivíduos negros não desenvolvem formas graves (Bina *et al.*, 1978; Prata, 1993).

Estudos atuais têm revelado as inter-relações da suscetibilidade genética com as infecções helmínticas humanas. Estas podem delinear a carga parasitária e a morbidade da infecção. Avanços têm ocorrido na esquistossomose, em que se demonstrou um gene controlador de fibrose hepática grave em pacientes do Sudão (Dessein *et al.*, 1999). As pesquisas sobre o controle genético das helmintíases tendem a ampliar conhecimentos visando à biologia dos helmintos, ao controle das infecções, aos mecanismos de resistência aos fármacos, à patologia e às interações entre as helmintíases e a asma (Quinell, 2003).

Vários fatores de risco têm sido evidenciados em associação à infecção por *N. americanus*. Na Província de Hainan (Pemba, Zanzibar) destacou-se a preponderância da infecção em adultos com idade igual ou superior a 50 anos. Também, em 23% das pessoas que viviam em residências compartilhadas com outras pessoas infectadas, de 50 anos ou mais, e em 27% dos indivíduos apresentando condições socioeconômicas e ambientais, além de fatores ligados ao comportamento, que influenciaram na transmissão do helminto (Bethony *et al.*, 2002). Entretanto, há estudos que não evidenciaram a influência da convivência com outros infectados na transmissão dos ancilostomídeos (Killewo *et al.*, 1991).

Avaliou-se, por meio de modelos de probabilidade em população da Malásia, o risco de predisposição de alguns indivíduos à infecção simultânea por vários helmintos, tornando-se necessário afastar a influência de fatores relativos ao grupo etário, ambiente e clima (Booth e Bundy, 1995).

Furtado (1995) realizou estudo sobre a prevalência de parasitoses intestinais em dois grupos de crianças no grupo etário abaixo de 12 anos, do Instituto de Pediatria da UFRJ. Um grupo era constituído de crianças infectadas pelo vírus da imunodeficiência adquirida, outro grupo por crianças não portadoras do vírus. Não foi verificada prevalência significativamente maior de ancilostomídeos no grupo de crianças HIV-positivas. O mesmo resultado ocorreu com os demais parasitos intestinais. Não se registrou exacerbação de sintomas em crianças HIV-positivas. Neste grupo, foi significativa a prevalência por *Cryptosporidium* sp. e *Isospora belli*.

Perspectivas de desenvolvimento de vacina recombinante para ancilostomíases

Há observações sobre a resposta da imunidade celular em populações cronicamente infectadas com ancilostomídeos, o que indica uma anergia do hospedeiro e resposta imune baixa. Estes dados concorrem para a alta taxa de reinfecção por ancilostomídeos, após o tratamento específico, e a falha terapêutica, o que redunda em dificuldades para controlar a infecção helmíntica.

A despeito de o hospedeiro humano não ser capaz de desenvolver imunidade adquirida naturalmente em resposta à infecção pelo helminto, existe evidência da possibilidade de desenvolvimento de vacina, com base no sucesso na imunização de animais de laboratório, sobretudo em cães, com vacinas atenuadas de larvas ou antígenos extraídos do canal alimentar de estágios adultos que se nutrem com sangue. Os antígenos associados a cada uma das vacinas de larvas e vermes adultos foram clonados e expressos em sistemas procarióticos e eucarióticos. Entretanto, as proteínas recombinantes que correspondem imunologicamente aos antígenos nativos resultam da produção pelo sistema eucariótico (Hotez *et al.*, 2003).

Outra pesquisa visando à vacinação destaca o papel dos neutrófilos, que, à semelhança dos macrófagos, atuam como mediadores da reação inflamatória do hospedeiro, como células efetoras em camundongos infectados com larvas de *A. caninum* no estágio L3 (Shuhua *et al.*, 2001).

Um dos desafios para o desenvolvimento da vacina é a obtenção de antígenos eucarióticos com adjuvantes apropriados que estimulem altos títulos de anticorpos. Em alguns casos as respostas IgE antígeno-específicas são exigidas para mediar a proteção. Outro desafio é a produção da vacina em alta escala e com baixo custo, que propicie a imunização de populações de países em desenvolvimento nos trópicos, onde permanece elevada a transmissão por ancilostomídeos (Hotez *et al.*, 2003).

Patogenia e clínica

O indivíduo infectado pode estar assintomático, evoluir com sintomas leves ou apresentar a forma grave, principalmente pelo quadro de anemia. A evolução clínica é dependente da idade, intensidade de infecção e da composição em proteínas, ferro e outros sais minerais nos alimentos ingeridos pela população.

A penetração de larvas de ancilostomídeos através da pele, descrita por Looss (1898), pode provocar dermatite pruriginosa, conhecida por "coceira da terra", reação que decorre da morte de larvas em capilares.

Há poucas descrições de quadros de pneumonite, síndrome de Löeffler, o que é mais frequente nos infectados por *S. stercoralis* e *A. lumbricoides*. Do mesmo modo, não são frequentes os sintomas relacionados com a passagem das larvas nos pulmões, através dos capilares, causando infecção pulmonar, referida sobretudo no Japão, onde é denominada "doença de Wakana". Ainda nos pulmões, são descritas alterações, por liberação de antígenos, durante a passagem de larvas L3 para L4 (Pessoa e Martins, 1973).

O verme adulto, pelas características de sua cápsula bucal (*A. duodenale* com dentes), e a presença de lâminas (*Necator americanus*), causa microulcerações, perda sanguínea, depleção de ferro, e, na dependência da carga parasitária, pode acarretar anemia. Estudos epidemiológicos evidenciaram as relações entre a infecção pelo helminto e concentração de hemoglobina, com destaque para o impacto positivo do tratamento anti-helmíntico sobre os níveis de hemoglobina (Stoltfuz *et al.*, 1997). Estes resultados podem subsidiar os programas de controle da infecção.

À teoria da espoliação associou-se a da carência alimentar pela ingestão de alimentos sem o teor de ferro mais adequado (Cruz, 1932). A anemia é do tipo hipocrômica e microcítica, tornando-se macrocítica nas formas graves.

As manifestações clínicas estarão diretamente relacionadas com a intensidade de infecção. Os pacientes referem dor abdominal, por vezes difusa, ou em região epigástrica, náuseas e vômitos, que podem começar depois de 21 a 28 dias da infecção. A diarreia não costuma ser queixa habitual, devendo-se afastar a coinfecção por outros parasitos intestinais. Em inquéritos realizados no Brasil, envolvendo escolares com anemia, registrou-se a queixa de geofagia (Camillo-Coura, 1970). No entanto, diversos autores não confirmaram a associação entre geofagia e a infecção helmíntica.

A anemia mais acentuada do tipo macrocítica tem sido verificada nos indivíduos com maior carga parasitária, ocorrendo, ainda, hipoproteinemia e inversão da relação albumina-globulina (Carvalho *et al.*, 1968).

Foram investigados os fatores de risco para anemia por deficiência de ferro em 1.709 crianças e adolescentes de 7 a 17 anos, infectados por helmintos, entre os quais ancilostomídeos em localidade rural da Bahia. Determinaram-se os níveis de hemoglobina e o consumo alimentar. Concluíram que para controle da anemia a comunidade deveria aumentar o consumo de alimentos ricos em ferro, além de urgência de melhoria das condições socioambientais (Brito *et al.*, 2003).

Avaliaram-se as prevalências da anemia ferropriva e do atraso pondoestatural entre 454 escolares alagoanos, de 6 a 10 anos de idade, com enteroparasitoses. A prevalência por ancilostomídeos foi de 1,5%. A anemia foi apresentada como um grave problema, exigindo medidas urgentes de combate às parasitoses e às carências nutricionais (Santos, 2001).

As discussões sobre o processo de falhas na absorção intestinal em indivíduos infectados propiciaram a pesquisa de dosagem de D-xilose na urina, concluindo por fortes indícios de síndrome disabsortiva (Camillo-Coura, 1970).

Descreveu-se a associação entre anemia e infecção por *N. americanus* em mulheres hospitalizadas, em localidade rural do México. A média do nível de hemoglobina neste grupo foi de 4,1 g/dℓ, quando comparada à média de mulheres não infectadas, que foi de 7 mg/dℓ. O emprego de anti-helmíntico foi recomendado, inclusive às gestantes (Brentlinger *et al.*, 2003).

O agravamento da anemia pode conduzir a outros sintomas, como astenia diante de pequenos esforços, dispneia, edema de membros inferiores, se houver hipoproteinemia, absenteísmo às atividades regulares, palpitações, detecção de sopros cardíacos, que podem ser indicativos de um quadro inicial de insuficiência cardíaca.

▸ Diagnóstico laboratorial

O diagnóstico específico de ancilostomídeos baseia-se, em geral, na detecção de ovos do helminto nos exames coproparasitológicos qualitativos, que pode ser realizada pelos métodos de Lutz (1919), nas técnicas de enriquecimento de Faust e Willis, e no método quantitativo de Kato modificado por Katz *et al.* (1972).

Apesar de ser pouco utilizado, atualmente, o método quantitativo de Stoll e Hausheer (1926) foi considerado superior, quando comparado aos outros métodos. Da mesma forma, o método de Kato e Miura (1954) foi definido como o de mais fácil aplicação, inclusive com emprego qualitativo (Giazzi 1982).

Realiza-se o controle parasitológico das fezes, empregando-se a mesma técnica usada para o diagnóstico, em um período decorrido de 7, 14, e 21 dias do uso de anti-helmíntico.

Vários estudos têm demonstrado aumento de prevalência das parasitoses intestinais, quando são realizados três exames coprológicos de diferentes amostras fecais do paciente. Este resultado foi ressaltado em 121 imigrantes subsaarianos assintomáticos, nos quais se verificou predomínio de infecção por ancilostomídeos (Martin-Sánchez *et al.*, 2004). Houve visualização direta dos helmintos nas fezes, corados por lugol, e a utilização do método de Kato modificado por Katz *et al.* (1972), o que aumentou a possibilidade diagnóstica.

O diagnóstico dos helmintos e espécie-específico por meio de PCR do gene mitocondrial de citocromo oxidase permitiu, com o emprego de técnica simples e sensível, a diferenciação entre as espécies, o que pode permitir aplicação em estudos epidemiológicos e programas de controle (Zhan *et al.*, 2001).

Foram descritas sequências completas de genomas mitocondriais de ambos os ancilostomídeos, com subsídios para estudos de sistemática, genética de população e ecologia, destes e de outros nematódeos de importância socioeconômica (Hu *et al.*, 2003). O mesmo grupo desenvolveu pesquisa, comparando genomas mitocondriais de *N. americanus*, procedentes de duas áreas endêmicas da China e de Togo, visando a avaliar a variabilidade genética (Hu *et al.*, 2002). Concluíram haver evidências de variações inequívocas de nove nucleotídios entre os helmintos da China e de Togo, com implicações na transmissão e controle da doença.

Durante inquérito no Brasil em escolares infectados por *N. americanus* que receberam anti-helmíntico, recentemente, pesquisou-se a resposta celular e a produção de citocinas em células mononucleares sanguíneas periféricas. Concluiu-se que houve elevada e espontânea produção de secreção pró-inflamatória de TNF, secreção proeminente de Th2 regulador e baixa produção de IL (Geiger *et al.*, 2004). Estes achados já têm sido publicados no que concerne à esquistossomose, norteando os esclarecimentos sobre a patologia das formas graves da doença (Mwatha *et al.*, 1998).

Pode-se identificar as larvas filarioides dos helmintos por coprocultura, pelo método de Harada-Mori (sugerido por Beaver), associado ao exame microscópico. Os ovos das duas espécies de helminto não podem ser diferenciados em exames de rotina. No entanto, recentemente, utilizaram-se marcadores genéticos em material fecal, por meio de reação em cadeia de polimerase (PCR), o sequenciamento e a identificação específica de DNA dos ovos de *N. americanus* e *A. duodenale*, bem como de larvas obtidas no ambiente e em tecidos do hospedeiro (Monti *et al.*, 1998).

Desenvolveu-se novo método para isolamento de larvas nas fezes, diferenciando as larvas viáveis das não viáveis, pelo uso de F-68 plurônico tratado com celulose, permitindo, ainda, distinguir as larvas e diferenciá-las de uma contaminação fecal. Há, ainda, aumento significativo de recuperação larvar de ambas as espécies (Kumar *et al.*, 1992).

Torna-se necessária solicitação de hemograma, além de dosagem de hemoglobina, reticulócitos, ferro sérico e de proteínas totais, quando há agravamento do quadro clínico. A eosinofilia acentuada nas formas crônicas da doença não tem sido observada nas citações da literatura e nos inquéritos desenvolvidos em localidades do Vale do Rio Doce, Minas Gerais, pelo presente grupo de estudo. Os níveis elevados de eosinofilia podem ocorrer quando as infecções por ancilostomídeos associam-se a estrongiloidíase.

▸ Tratamento

Na década de 1960 prescrevia-se tetracloroetileno, que foi colocado em desuso por seus efeitos colaterais. Surgiram medicamentos, como o hidroxinaftoato de befênio, em 1962, com raros efeitos tóxicos, mas que para o tratamento do *N. americanus* torna necessárias 3 doses em dias consecutivos. De forma progressiva, surgiram o pirantel, mebendazol, levamisol e albendazol, com efeitos colaterais desprezíveis. O mecanismo de ação do pirantel baseia-se na inibição de acetilcolina, com paralisação do verme. A dose oral é de 10 mg/kg peso, durante 3 dias. O índice de cura apresentado por diferentes autores tem sido inferior ao de outros fármacos. Outros anti-helmínticos, mebendazol e albendazol atuam inibindo a absorção de glicose pelos helmintos, o que tem relação com a depleção de glicogênio e diminuição na produção de ATP, causando a morte do verme. A posologia do mebendazol é de 100 mg/dia, durante 3 dias, sem relatos de efeitos adversos. Não deve ser administrado a gestantes, de acordo com a OMS (1995), o que é ressaltado também em relação ao albendazol. Há, ainda, recomendações para o não emprego de ambas as substâncias na faixa etária abaixo de 2 anos, e nos casos suspeitos de insuficiência hepática e renal (Soli, 1998). O albendazol é prescrito na dose única de 400 mg, sendo muito raros os efeitos colaterais. Apresenta a vantagem sobre os demais por sua posologia em dose única, possibilitando os tratamentos em massa (Soli, 1991).

O levamisol, isômero levógiro do tetramisol, tem sido usado em dose única de 50 a 150 mg ou 3 mg/kg de peso, no tratamento da helmintíase, mas com índice de cura inferior se comparado aos demais.

Na literatura, já são encontradas referências que abordam resistência ao pirantel e ao mebendazol.

Serão descritos alguns resultados de inquéritos com estas substâncias e os índices de cura registrados no Brasil e no mundo.

Avaliou-se a repercussão do tratamento com mebendazol e albendazol em população de uma comunidade rural de Pernambuco, com prevalência para ancilostomídeos de 47,7%, com redução para 24,5% após 30 dias de tratamento. Não se registraram diferenças na eficácia entre os dois medicamentos, porém foi recomendado o uso do albendazol pela vantagem do custo-benefício (Zani *et al.*, 2004).

Mediante utilização de dose única de 10 mg/kg de peso de albendazol, 74,3% dos indivíduos com ancilostomíase foram curados. O emprego de um segundo tratamento elevou esta porcentagem para 94,7% (Amato-Neto *et al.*, 1983). Em outro inquérito, em população infectada com ambas as espécies, aqueles autores compararam o albendazol, 400 mg, em dose única, e mebendazol, 100 mg, 2 vezes/dia durante 3 dias. Verificaram a atividade curativa similar das duas substâncias, sem registro de distúrbios colaterais de interesse. Deu-se ênfase ao uso do albendazol, em razão da aplicação em dose única (Amato-Neto *et al.*, 1983).

Realizou-se tratamento com pamoato de pirantel em dose única de 10 mg/kg de peso ou albendazol, dose única de 400 mg, em população aborígine da Austrália, com prevalência de 30,6% de *A. duodenale*. O controle de cura 7 dias após o tratamento não revelou qualquer ação do pamoato de pirantel, enquanto nos indivíduos tratados com albendazol houve negativação dos helmintos (Reynoldson *et al.*, 1997).

Um total de 870 pacientes com idades entre 3 e 79 anos, com prevalência para ancilostomíases, foi dividido em dois grupos, um foi tratado com placebo e o outro com dose única de albendazol, 400 mg. Após 7 e 14 dias, os exames coprológicos de controle revelaram alta eficácia do albendazol, sem registros de efeitos colaterais (Rossignol e Maisonneuve, 1983).

Desenvolveu-se estudo randomizado controlado no oeste da África, em pacientes com *N. americanus*, predominante no sexo masculino, com emprego de pirantel, 12,5 mg/kg, mebendazol, 300 mg ou albendazol, 400 mg, dose única. O tratamento com albendazol apresentou maior eficácia, comparado ao tratamento com outros fármacos (Sacko *et al.*, 1999).

Em tratamento de escolares com mebendazol, comparando-se sua eficácia em duas localidades da África, verificou-se que não houve atuação do medicamento em uma das áreas, concluindo-se pela possível resistência ao mebendazol, em virtude de seu emprego de modo repetitivo (Albonico *et al.*, 2002).

Analisaram-se os resultados do emprego em massa de albendazol, na última década, em regiões do México, 3 vezes ao ano, com destaque para a redução acentuada da carga parasitária, recuperação do desenvolvimento físico, melhora da anemia e dos depósitos de ferro (Silva, 2003).

O desenvolvimento de inquérito em localidades dos EUA revelou infecções por *A. duodenale* e *N. americanus*. Foi instituído tratamento com 1 dos 3 fármacos, albendazol, mebendazol ou pamoato de pirantel. Associou-se ao anti-helmíntico a instalação de condições sanitárias nos domicílios, tratamento dos resíduos e uso de calçados. Os principais sintomas foram anemia, pica e hipodesenvolvimento somático (Kucik *et al.*, 2004).

Recomenda-se o tratamento da anemia e a reposição com sais ferrosos, quando os níveis de hemoglobina são inferiores a 10 g/%. A dose preconizada de sulfato ferroso é de 400 a 800 mg/dia, em torno de 1h antes das refeições. A transfusão de sangue é indicada em casos graves de anemia, quando as hemácias atingem um nível inferior a 2 milhões por mm^3 e o nível de hemoglobina torna-se inferior a 6 g/%.

▶ Controle

A OMS, desde 1967, preconizou o emprego de medidas que visassem à interrupção de transmissão das infecções helmínticas, reconhecendo as limitações para erradicação. As medidas propostas envolviam a aplicação de anti-helmíntico, de modo periódico, além de noções básicas de higiene e instalação de sanitários apropriados. No entanto, há autores que ressaltam, como fundamental, para o êxito dos programas, o crescimento econômico, com garantia de moradias e sem os riscos de infecção em torno do domicílio (Beaver, 1949).

Compararam-se os programas de controle em duas áreas, uma com aplicação de anti-helmíntico e cuidados com o solo, enquanto na outra, empregou-se apenas o tratamento. Os melhores resultados ocorreram na primeira área, em que houve conjunção das medidas.

Há referências sobre o programa bem-sucedido de controle de ancilostomíases em comunidade aborígine da Austrália, baseado no tratamento regular com albendazol. Os autores sugerem que o programa seja empregado como modelo de controle da doença em outros países (Reynoldson *et al.*, 1997).

Enfatizam-se também, além da terapêutica específica periódica em dose única, de amplo espectro e sem os riscos de efeitos colaterais, estratégias para reduzir a intensidade de infecção, a anemia por deficiência de ferro e outros indicadores de morbidade associados. Devem ser implementadas condições sanitárias básicas, além de serem divulgados os princípios básicos de educação para a saúde e colaboração multidisciplinar que assegurem êxito nas ações (Albonico e Savioli, 1997).

Há referências sobre o desinteresse pelo financiamento de programas de controle, o que tem gerado acentuada redução de pesquisas sobre a matéria e, em consequência, limitação das publicações nos últimos 20 anos (Marasciulo, 1992).

▸ Estrongiloidíases

Estrongiloidíases são infecções do intestino delgado humano, duodeno e jejuno, causadas por geo-helmintos da família Rhabdiasidea Railliet 1915, do gênero *Strongyloides* e espécie *S. stercoralis* (Bavay, 1876).

A infecção inicia-se, em geral, pela penetração por via percutânea, ou por via mucosa, da larva infectante filarioide, que habita o solo. Decorrem 12 dias da penetração da larva filarioide, sua passagem pelo pulmão, fixação no intestino e eliminação pelas fezes das larvas rabditoides.

São denominados parasitos eurixenos porque podem infectar o homem e animais domésticos: cão, gato, além de relatos sobre parasitismo de símios. Também chamados monoxenos, porque completam o seu ciclo em um só hospedeiro (Moraes *et al.*, 2000).

S. stercoralis é o menor nematódeo parasito de humanos e apresenta uma peculiaridade que é única entre os parasitos, seu ciclo biológico envolve duas formas de reprodução: o ciclo parasitário em que ocorre a reprodução por partenogênese e um ciclo no ambiente com reprodução sexuada. Desta maneira, em cada ciclo temos formas evolutivas biológicas e morfologicamente diferentes.

▪ Fêmea partenogenética

A fêmea partenogenética é muito delgada, de cor esbranquiçada, cutícula finamente estriada, medindo em torno de 2 mm de comprimento e 0,04 mm de largura. O tubo digestivo é retilíneo, composto pela boca guarnecida de 3 pequenos lábios, esôfago cilíndrico, longo, do tipo filarioide envolvido no terço anterior pelo anel nervoso, o intestino e o ânus que se abre para o exterior na extremidade posterior próximo da cauda. O aparelho reprodutor é tubular, didelfo e anfidelfo, cada um composto por ovário, oviduto e útero, onde os ovos se dispõem enfileirados, que se reúnem na vagina e esta se comunica com o exterior pela vulva, localizada na junção do terço anterior com o terço médio do corpo. Estas fêmeas produzem em torno de 35 ovos larvados por dia.

▪ Fêmea de vida livre

As fêmeas de vida livre são menores do que as fêmeas partenogenéticas; medem 1 a 1,5 mm de comprimento. O aparelho digestivo é semelhante ao da fêmea partenogenética, sendo que o esôfago é do tipo rabditoide, com um corpo alongado envolvido pelo anel nervoso, um istmo e um bulbo posterior, o intestino e o ânus. O aparelho reprodutor também é semelhante ao da fêmea partenogenética, apresentando, no entanto, receptáculo seminal. Cada fêmea produz em torno de 30 ovos por dia.

▪ Macho de vida livre

Os machos de vida livre também são pequenos, medindo em torno de 0,6 mm de comprimento. O tubo digestivo é semelhante ao da fêmea, abrindo-se o ânus na cloaca localizada na região posterior. O aparelho reprodutor masculino é tubular, formado por testículo, canal deferente, vesícula seminal, ducto ejaculador que se abre na cloaca, onde também se distendem 2 minúsculos espículos que se deslocam sustentados por um gubernáculo.

▪ Ovos

Tanto as fêmeas partenogenéticas quanto aquelas de vida livre fazem postura de ovos, embora as de origem parasitária sejam raramente vistas. Os ovos têm casca com 3 camadas hialinas e semelhantes aos dos ancilostomídeos. Os ovos produzidos pela forma parasitária medem 50 × 30 µm e pelas fêmeas de vida livre 70 × 40 µm.

▪ Larvas rabditoides

As larvas rabditoides (L1 e L2) (Figura 90.17) são muito semelhantes, diferindo no tamanho. A L1 mede 200 a 300 µm e a L2, 300 a 400 µm. Estas larvas apresentam o tubo digestivo retilíneo composto pela boca, cujo vestíbulo bucal é pequeno, esôfago do tipo rabditoide, intestino e ânus localizado na região posterior do corpo. Apresenta um primórdio genital formado por um conjunto de células, visível na região posterior ao meio do corpo e cauda pontiaguda. Os tamanhos da cavidade oral e do primórdio genital podem ser utilizados para diferenciá-las das larvas de ancilostomídeos, uma vez que nestas a cavidade oral é mais desenvolvida e longa e o primórdio genital é menor, menos nítido. Estas larvas podem ser encontradas nas fezes, no escarro, na urina e no líquido cefalorraquidiano de pacientes portadores de estrongiloidíase.

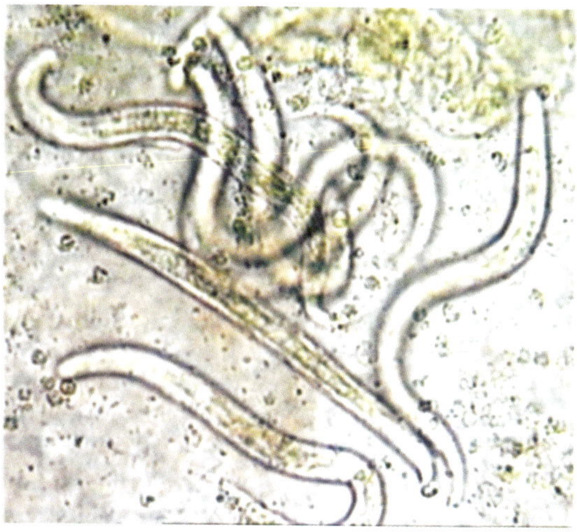

Figura 90.17 *Larva de Strongyloides stercoralis* (gentileza do Prof. Dr. Kalil Madi, Departamento de Patologia, Faculdade de Medicina, UFRJ).

▪ Larvas filarioides

As larvas filarioides (L3) medem 350 a 500 µm de comprimento. O tubo digestivo é composto por vestíbulo bucal curto, esôfago longo do tipo filarioide, medindo, aproximadamente, metade do comprimento total do corpo, intestino e ânus. A cauda é afilada e a ponta é entalhada. Estas larvas não mantêm a cutícula da L2 e por este motivo são menos resistentes às condições ambientais. A cápsula bucal curta, o esôfago longo, a ponta da cauda entalhada assim como a ausência da cutícula da L2 recobrindo-a são características que ajudam na diferenciação das larvas filarioides de ancilostomídeos.

▸ Ciclo biológico

Nos indivíduos parasitados, as fêmeas partenogenéticas encontram-se embebidas na mucosa do intestino delgado, principalmente no duodeno, onde efetuam a postura de ovos. Em infecções intensas o parasitismo pode se estender por todo o intestino delgado. Neste local, as larvas de primeiro estágio rabditoides (L1) eclodem do ovo.

As L1 migram através do tecido epitelial e atingem o lúmen intestinal, alimentando-se de bactérias e matéria orgânica; continuando o seu desenvolvimento, formam uma nova cutícula, liberando a velha que as envolvia, tornando-se larvas de segundo estágio rabditoide (L2), sendo carreadas junto com as fezes para o exterior. Dependendo da velocidade do trânsito intestinal, os indivíduos parasitados podem eliminar L1 com as fezes, ocorrendo então a muda para L2 no ambiente.

No solo as L2 se alimentam, crescem e passam por mais uma muda, tornando-se larvas de terceiro estágio filarioide (L3). As L3 vivem alguns dias no solo, dependendo de condições ambientais como umidade, temperatura em torno de 25°C e o sombreamento do solo que favorecem a viabilidade e a longevidade destas larvas.

As L3 se diferenciam, dando origem a 3 formas evolutivas distintas. Algumas L3 já são infectantes para o hospedeiro, outras continuarão o desenvolvimento no solo, passando por mais 2 mudas, dando origem a machos e fêmeas de vida livre.

As formas adultas de vida livre copulam e as fêmeas fazem a postura de ovos embrionados. O desenvolvimento embrionário completa-se no solo, onde a larva de primeiro estágio rabditoide eclode do ovo. Esta larva, como no desenvolvimento anterior, alimenta-se no solo e passa por 2 mudas, atingindo a forma de larva filarioide infectante (L3).

Segundo Galliard (1967), as fêmeas partenogenéticas apresentavam uma carga cromossômica triploide. Os ovos produzidos por estas fêmeas poderiam ser haploides, diploides ou triploides e, consequentemente, as larvas que se originariam destes ovos seriam dos 3 tipos, embora morfologicamente idênticas. As L3 com carga cromossômica haploide passariam por 2 mudas, dando origem a machos de vida livre, as L3 diploides dariam origem a fêmeas de vida livre e as L3 triploides seriam a forma evolutiva infectante para o hospedeiro. No entanto, esta hipótese ainda é discutida. Discute-se também a possibilidade de as condições ambientais estimularem uma ou outra forma de evolução.

A infecção ocorre, como no caso dos ancilostomídeos, quando o homem entra em contato com o solo contaminado, pela penetração ativa da larva de terceiro estágio (L3) infectante na pele, penetração esta facilitada pela liberação de proteases pelas larvas, que ajudam a quebrar a barreira da pele e atravessar os tecidos, até entrarem na corrente linfática ou sanguínea. Estas larvas chegam aos pulmões por via sistêmica, efetuando o ciclo pulmonar, como ocorre com as larvas infectantes de *A. lumbricoides* e dos ancilostomídeos, onde o desenvolvimento tem continuidade. Nos pulmões a L3 passa por 2 trocas de cutícula, chegando à forma de adulto jovem, sendo deglutida para atingir a mucosa do intestino delgado, onde atinge a forma adulta de fêmea partenogenética. Tanto a larva filarioide L3 infectante originada diretamente pela fêmea partenogenética quanto a produzida pela reprodução sexuada das formas de vida livre são as formas infectantes para o homem.

O período pré-patente gira em torno de 25 dias.

Em decorrência de congestão intestinal, ou de edema da mucosa intestinal, que podem ser causadas pela própria infecção pelo *S. stercoralis*, diminuindo em consequência a velocidade do trânsito intestinal, a L2 pode efetuar a muda, tornando-se larva infectante, ainda dentro do intestino, penetrando na mucosa intestinal e ganhando a circulação sanguínea, acontecendo desta forma autoinfecção interna. Quando a autoinfecção é intensa, pode ocorrer a hiperinfecção, isto é, o aumento da carga parasitária, tornando-se o parasitismo por *S. stercoralis* grave e, neste caso, com frequência há infecção disseminada.

A estrongiloidíase grave também vem sendo associada, por diversos autores, ao uso de corticoides. Segundo Genta (1992), corticoides, cuja fórmula química é muito semelhante à do hormônio da muda, estimulariam as mudas até a forma adulta mais rapidamente, inclusive durante a migração pulmonar, aumentando a carga parasitária, ocorrendo maior quantidade de larvas nos pulmões, podendo também ocorrer a presença de fêmeas partenogenéticas adultas neste local.

Outra possibilidade de infecção é a autoinfecção externa quando as larvas eliminadas com as fezes ficam aderidas à região perianal, tornando-se larvas infectantes neste local, penetrando na pele e entrando na corrente sanguínea ou linfática e dando continuidade ao ciclo parasitário.

Sempre que a larva infectante inicia o ciclo parasitário, seja pela heteroinfecção ou pela autoinfecção, ocorre a migração pulmonar.

Discute-se também a infecção VO, isto é, quando o homem faz a ingestão de larvas infectantes com alimentos ou água contaminados com larvas infectantes. Neste caso, alguns autores sugerem que não ocorre a migração pulmonar; as L3 complementariam o desenvolvimento após penetrarem na mucosa do intestino delgado.

A transmissão congênita e pelo colostro também é sugerida, uma vez que larvas infectantes foram encontradas no leite de uma mulher infectada com *S. fulleborni*, parasito que ocorre no Zaire, sendo o parasitismo observado em neonatos.

▸ Dados epidemiológicos

As questões sobre o panorama atual das infecções por *S. stercoralis* no mundo carecem de respostas, porque não se dá a mesma relevância aos inquéritos de prevalência. O mesmo ocorre em relação às maiores cidades brasileiras, que não tiveram estudos nos últimos anos objetivando a morbidade das helmintíases.

Um dos inquéritos mais recentes descritos na literatura é retrospectivo e descritivo, desenvolvido no período de 1995 a 1999, envolvendo a comunidade de Valença (Espanha) e tendo por objetivo estabelecer as correlações entre os índices de infecção da helmintíase e as condições geográficas e ambientais. A prevalência de estrongiloidíase foi predominante nos indivíduos que lidavam com a atividade agrícola (Alcaraz *et al.*, 2004).

Verifica-se nas revisões sobre o tema que a prioridade da discussão é centralizada nos principais grupos expostos à infecção e nas áreas de origem. Entre estes, são apresentados indivíduos oriundos de países em desenvolvimento, algumas regiões da Europa e dos EUA, viajantes e refugiados procedentes de áreas endêmicas e pessoas confinadas em asilos e outras instituições (Genta, 1992).

Estrongiloidíases e infecções associadas

Com o advento da AIDS enfatizaram-se as descrições sobre os riscos de estrongiloidíase disseminada de tal forma que o CDC apontou a helmintíase como um dos indicadores para inclusão da AIDS, sendo retirada 5 anos após. Os critérios de inclusão têm sido alvo de discussão (Sarangarajan *et al.*, 1997).

Alguns fatores podem contribuir para a disseminação da helmintíase em pacientes imunodeprimidos: uso de imunodepressores, citostáticos e corticosteroides, desnutrição acentuada, em pacientes com doenças autoimunes, e aqueles submetidos a transplantes renais.

Há várias controvérsias sobre os critérios para considerar hiperinfecção por *Strongyloides* em pacientes infectados pelo HIV. Sob esta condição as larvas filarioides desencadeiam invasão a órgãos que, em outras situações, não são afetados, como alvéolos, sistema nervoso central, fígado e sistema urinário. Diante da disseminação das larvas, pode ocorrer piora dos pacientes pelo comprometimento de vários órgãos e, ainda, por infecções bacterianas concomitantes.

No Brasil, a prevalência de estrongiloidíase é estimada em 10% nos pacientes HIV-positivos, comparada a 1,4% na população geral. Não foi encontrado qualquer caso de envolvimento extraintestinal pelo *Strongyloides* em necropsias de 99 pacientes brasileiros HIV-positivos (Neto *et al.*, 1989). Na África, onde a prevalência da helmintíase alcança de 26 a 48%, não houve relato de hiperinfecção durante necropsias em infectados pelo HIV (Petithory e Derouin, 1987). Em homossexuais brasileiros e africanos portadores do vírus HIV e da helmintíase, esta mesma afirmativa de ausência de hiperinfecção foi constatada (Furtado, 1995).

Em revisão da literatura, verificaram-se 20 casos de forma grave de estrongiloidíase em pacientes HIV-positivos (Guerin *et al.*, 1995).

No Hospital Universitário da Bahia, o estudo retrospectivo de 365 pacientes com a AIDS revelou maior prevalência de infecção pelo *S. stercoralis*. Os resultados não revelaram correlação entre a frequência da helmintíase e a redução na contagem de células CD4. Do mesmo modo, a coinfecção pelo helminto não interferiu no agravamento da evolução dos pacientes.

Revestem-se de importância os estudos que revelam alta prevalência da helmintíase em portadores do HTLV-1 (*human T-cell lymphotropic virus type I*), assim como há estudos de alta prevalência de HTLV-1 em portadores de *S. stercoralis*. O HTLV-1, detectado pelo teste ELISA e *Western-blot*, é um retrovírus responsável por um tipo de leucemia e linfoma de células T. Os resultados sugerem que a carga de HTLV-1 proviral e o título de anticorpos influenciam a carga de *S. stecoralis*, por meio de distúrbios na imunidade do hospedeiro. Torna-se, assim, a carga proviral um marcador preditivo de risco de ocorrência de estrongiloidíase em pacientes infectados, de modo concomitante, por *S. stercoralis* e HTLV-1. Estes inquéritos foram realizados em áreas endêmicas para ambas as infecções, como Sudeste do Japão, Caribe e Américas Central e do Sul (Satoh *et al.*, 2002). Os elos que podem existir entre os agentes de ambas as infecções não foram completamente esclarecidos e permanecem controversos. Entretanto, os portadores de HTLV-1, na Jamaica, não demonstraram taxas elevadas de anticorpos para *S. stercoralis* quando comparados aos pacientes HTLV-1-negativos (Courouable *et al.*, 2004). Em Guadalupe (*French West Indies*), este mesmo grupo de autores processou estudo de caso-controle em mulheres doadoras de sangue, portadoras de HTLV-1, que mostraram maior índice de estrongiloidíase quando comparadas àquelas não portadoras de HTLV-1 (Courouable *et al.*, 2004). A associação foi, ainda, positiva para fatores socioeconômicos e ambientais. Em estudo caso-controle desenvolvido em São Paulo, verificou-se que os indivíduos doadores de sangue HTLV-1-positivos foram considerados grupos de alto risco para a coinfecção por *S. stercoralis* (Chieffi *et al.*, 2000).

Resposta imune em pacientes com estrongiloidíase

Entre os mecanismos de defesa contra as helmintíases destacam-se os eosinófilos, imunoglobulina E e citocinas. O que se observou em indivíduos coinfectados pelo HTLV-1 e *S. stercoralis* foi uma redução da resposta de IL-5 e IgE, bem como um desvio nos níveis de resposta de Th2 (células T-*helper*) para Th1. O avanço destas pesquisas pode contribuir para o conhecimento das respostas imunológicas e de controle das helmintíases (Porto *et al.*, 2001).

Tem-se observado que há uma correlação entre a idade e a cronicidade da infecção em áreas endêmicas para estrongiloidíase, em que os indivíduos se infectam, ainda jovens, e permanecem infectados na vida adulta. Na fase inicial, os níveis elevados de IgG4 facilitam a infecção e, depois, por estimulação antigênica, associam-se a baixos níveis de IgE, e podem determinar a forma crônica, por vezes assintomática. Os níveis de IgA também podem estar envolvidos nesta forma crônica.

Mecanismo de transmissão

Para o desenvolvimento de larvas de *S. stercoralis* no solo, as condições ambientais mais propícias referentes a temperatura, pH, umidade, entre outros, são similares àquelas descritas para os ciclos de áscaris e ancilostomídeos.

As larvas filarioides podem infectar o homem penetrando por via percutânea, ou por mecanismo de autoinfecção interna e externa. Quando é interna ocorre no intestino partenogênese da fêmea (modo assexuado), que passa à forma rabditoide, e, em seguida, para a forma filarioide. A passagem pelos pulmões dá prosseguimento ao ciclo. Este mecanismo pode justificar que a infecção se mantenha por muitos anos, apesar de não haver reinfecção. A autoinfecção externa resulta do desenvolvimento de larvas rabditoides contidas em resíduos de fezes nas regiões de períneo e perianal, sobretudo em pessoas com hábitos de higiene precários ou com problemas mentais.

Patogenia e quadro clínico

Admite-se que 40% dos portadores de estrongiloidíase sejam assintomáticos; nos demais, a estrongiloidíase apresenta predominantemente manifestações intestinais, sendo, no entanto, encontrados quadros clínicos variados, quanto à localização ou quanto à atividade, devido à ação patogênica do *S. stercoralis*, representada pela intensidade da infecção e pelo estado imunitário do hospedeiro.

As manifestações clinicopatológicas da estrongiloidíase permitem o reconhecimento de alguns aspectos principais.

Manifestações cutâneas

Devem-se à penetração das larvas filariformes através da pele, seguida de hemorragia petequial e edema; geralmente as manifestações passam despercebidas, havendo, no entanto, referência a prurido intenso, lesões urticariformes e presença de placas eritematopruriginosas.

Manifestações respiratórias

Atingindo os pulmões, as larvas rompem os capilares pulmonares dos alvéolos, provocando hemorragia e infiltração celular. Os sinais e sintomas não são frequentes e, em geral, são discretos; pode haver tosse com expectoração mucopurulenta, e bastante sugestivos são os infiltrados eosinofílicos pulmonares transitórios, tipo síndrome de Löeffler, quase sempre acompanhados de eosinofilia sanguínea elevada. Mais raramente, nos casos mais graves, podem-se observar pneumonia franca, bronquiectasias e outras alterações pulmonares, podendo ser encontradas larvas no esputo.

Manifestações intestinais

Ao atingirem o intestino, as fêmeas imaturas desenvolvem-se rapidamente, invadindo a mucosa e a submucosa; a maturação das fêmeas é rápida, com invasão dos tecidos da parede intestinal e postura dos ovos, de onde se libertam as larvas, caminhando em direção ao lúmen intestinal.

De modo geral, toda a sintomatologia da estrongiloidíase se baseia nas alterações determinadas pelo *S. stercoralis* e pela ação de suas larvas. De Paola reconheceu três formas anatomopatológicas de enterite por *Strongyloides*: *enterite catarral*, de sintomatologia discreta, em que há congestão e secreção mucosa abundante, ocasionalmente observando-se hemorragias e microulcerações; *enterite edematosa*, de média gravidade, em que ocorre espessamento da mucosa, com tumefação das pregas e apagamento do relevo da mucosa, com os parasitos sendo encontrados em todas as camadas da parede e quadro histopatológico semelhante ao do espru; e *enterite ulcerada*, grave, com rigidez da parede e por edema e fibrose, atrofia e ulceração da mucosa, com riqueza de parasitos ao exame histopatológico (Figuras 90.18, 90.19 e 90.20).

Os principais sintomas observados são diarreia do tipo alto, geralmente em formas de crises, alternando com constipação intestinal; dor abdominal, contínua ou em cólicas, muitas vezes simulando úlcera duodenojejunal; náuseas, pirose, sensação de plenitude pós-prandial e sensação de sabor amargo na boca também são observados; ao lado destas manifesta-

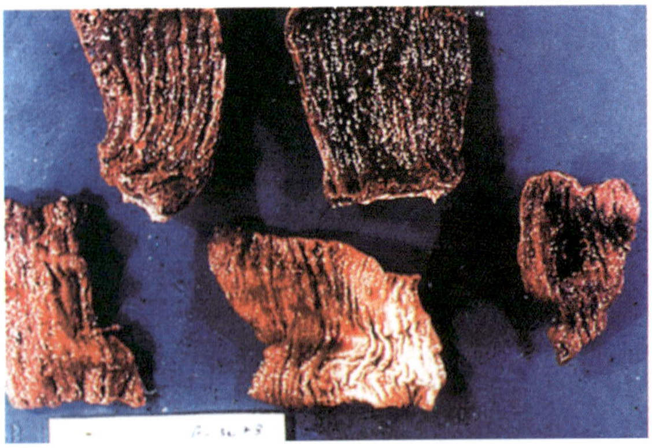

Figura 90.18 Enterite necro-hemorrágica por *Strongyloides stercoralis* (gentileza do Prof. Dr. Kalil Madi, Departamento de Patologia, Faculdade de Medicina, UFRJ).

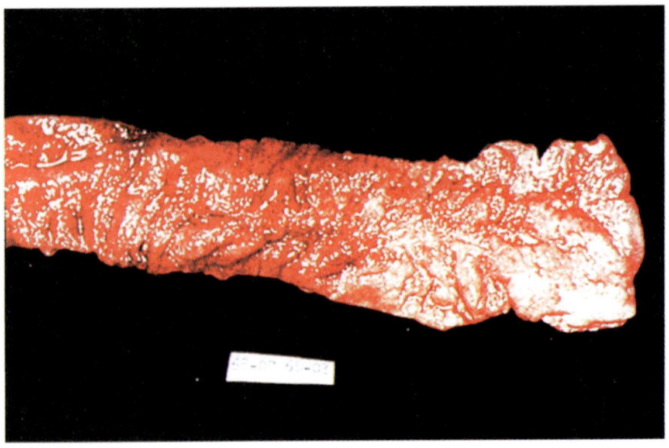

Figura 90.19 Enterite granular por *Strongyloides stercoralis* (gentileza do Prof. Dr. Kalil Madi, Departamento de Patologia, Faculdade de Medicina, UFRJ).

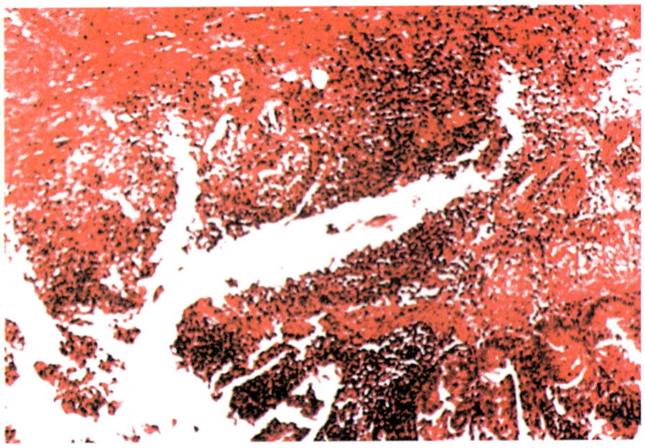

Figura 90.20 Enterite por *Strongyloides stercoralis* (gentileza do Prof. Dr. Kalil Madi, Departamento de Patologia, Faculdade de Medicina, UFRJ).

ções da esfera digestiva, é frequente referência a nervosismo e a astenia. Casos de icterícia, tendo o *S. stercoralis* como agente patogênico, têm sido descritos. Alguns casos graves de estrongiloidíase, condicionando por vezes a morte do paciente, têm sido precedidos por obstrução do delgado.

O *S. stercoralis* é comprovadamente capaz de levar a quadros graves da síndrome disabsortiva, evidenciáveis não só pelo quadro clínico característico como também por provas laboratoriais específicas, complementadas pelo estudo histopatológico da mucosa duodenojejunal em material recolhido por biopsia, evidenciando atrofia das vilosidades, com a presença de ovos e larvas do *S. stercoralis*.

Deve-se acentuar a possibilidade de que, diante do uso de corticosteroides e imunossupressores, ou mesmo de processos intercorrentes que promovam uma queda de resistência orgânica, as manifestações clínicas da estrongiloidíase podem ser exacerbadas, permitindo o estabelecimento de quadros de maior gravidade, muitas vezes letais; nestas circunstâncias, as larvas rabditoides transformam-se em filarioides no intestino e atravessam a mucosa gastrintestinal, migram para qualquer tecido do hospedeiro, causando lesões importantes por ação direta ou por carrearem microrganismos entéricos gram-negativos, *Candida* sp. e outros.

Larvas do *S. stercoralis* podem ser encontradas, devido à sua grande capacidade migratória, em linfonodos mesentéricos, fígado, glândulas endócrinas, rins e outras localizações.

▶ Diagnóstico

O diagnóstico laboratorial da estrongiloidíase baseia-se na detecção das larvas rabditoides no material fecal, sendo os métodos indicados para o exame coproscópico os de Baermann-Moraes e de Rugai, Matos e Brisola. Devem ser realizados pelo menos três exames consecutivos para garantir a positividade. Ocasionalmente, essas larvas também podem ser isoladas a partir da bile e, em casos de comprometimento pulmonar, podem ser encontradas no escarro.

O exame radiológico é, muitas vezes, de grande auxílio para o diagnóstico, podendo revelar as condensações pneumônicas características. Na fase aguda e nas fases crônicas graves, há sinais radiológicos no aparelho digestivo, que são encontrados com relativa frequência, traduzindo as lesões anatômicas da mucosa. Refere-se pregueamento mucoso irregular, grosseiro, mais acentuado a partir da segunda e terceira porções do duodeno. Pode ocorrer hiper ou hipocinesia e rigidez das alças duodenojejunais; também é frequente a distribuição irregular do contraste, formando os chamados "flocos de neve".

A eosinofilia sanguínea também é um achado frequente na estrongiloidíase, devido às características biológicas do parasito. Índices de 40% ou mais de eosinófilos são encontrados na contagem relativa, devendo-se salientar, no entanto, que nos casos de hiperinfecção a eosinofilia é discreta, podendo mesmo o número de eosinófilos estar dentro ou abaixo dos limites normais.

Métodos diagnósticos complementares, especialmente visando ao diagnóstico da síndrome de má absorção intestinal, podem ser empregados, neles se destacando a biopsia duodenojejunal, as provas de eliminação urinária da D-xilose, a determinação da gordura fecal, a curva glicêmica e outros. Testes imunológicos usando antígenos de *S. stercoralis* foram descritos e parecem ser específicos e com boa sensibilidade, embora não sejam de uso comum na prática diagnóstica.

▶ Diagnóstico laboratorial

▪ Exame de fezes

O pedido do exame parasitológico de fezes pelo método de Baermann-Moraes constitui a forma mais frequente de diagnóstico da estrongiloidíase, na fase anterior à forma crônica da doença. Este método se baseia nos princípios de hidrotropismo e termotropismo positivo, ou seja, atração das larvas de *S. stercoralis* pelo calor. O exame deve ser processado, de forma imediata, nas primeiras 24 h, para que as larvas não sejam confundidas com as larvas de ancilostomídeos, o que requer experiência no conhecimento da morfologia de vestíbulo bucal, esboço genital e comprimento do esôfago das larvas. A positividade do Baermann é maior na fase inicial da doença, tendendo a tornar-se negativa na estrongiloidíase crônica.

▪ Controle de cura

Solicita-se o método de Baermsann aos 7, 14 e 21 dias, decorridos do tratamento.

Alguns autores sugerem que o método de Lutz (1919) seja usado para diagnóstico, associado ao método de Ritchie, apesar de revelar resultados inferiores aos de Baermann-Moraes.

▪ Coprocultura

Outros métodos são menos utilizados, mas podem evidenciar larvas do helminto, por meio de cultura das fezes: método de Harada-Mori e cultura em placa de ágar. Este último método foi considerado o mais eficaz na demonstração de larvas de *S. stercoralis,* durante estudo do tipo caso-controle, promovido em Itajaí, Santa Catarina, em indivíduos portadores do vírus HIV (Blatt e Cantos, 2003).

▪ Pesquisa de larvas em outros materiais

Em decorrência do *habitat* do parasito no duodeno, pode-se tentar identificar a larva no líquido duodenal, obtido por endoscopia. Há citações na literatura do encontro de larvas na urina, líquido pleural e no escarro (Huggins, 1971). Um outro recurso é a pesquisa de larvas na bile, pelo método de Baermann; entretanto, os recursos técnicos necessários à obtenção deste material não permitem que se torne um exame de rotina.

▪ Métodos imunológicos

A reação imunológica ELISA apresenta alta sensibilidade e especificidade, sendo preparada com extrato de larvas filarioides (Sato, 1985). Em inquérito desenvolvido no Chile, o teste ELISA revelou elevada especificidade, com valores preditivos positivos e negativos de 100%, sem reações cruzadas (Mercado *et al.*, 2002).

No entanto, não é acessível à maioria da população, estando indicada quando o método de Baermann é negativo e há forte suspeição de estrongiloidíase. A reação tende a negativar, seguindo-se a cura pós-tratamento.

Sato (1985) desenvolveu o GPAT (*gelatin particle indirect agglutination*), de rápida realização, preparado sob forma de *kit*, para uso hospitalar.

Outro método, a PCR, só é executada em alguns centros de referência. Esta reação, associada a RFLP (*restriction fragment length polymorphism*), tem sido empregada para caracterização da sequência completa do genoma mitocondrial do *Strongyloides,* e para ampliar o conhecimento das relações entre os demais nematódeos de importância médica do gênero. Foram encontradas diferenças interespecíficas. A aplicação destes métodos está sendo proposta para diagnóstico e inquéritos epidemiológicos de estrongiloidíase (Ramachandran *et al.*, 1997). Propõe-se, ainda, seu uso no estudo da sistemática de nematódeos (Hu *et al.*, 2003).

▪ Outros exames complementares

Solicitação de hemograma, com destaque para a eosinofilia acentuada, sobretudo na fase aguda da doença, que pode alcançar 40 a 60%, com redução gradativa na fase crônica.

▪ Exame radiológico do pulmão e intestino

No primeiro, há a chance de diagnosticar a síndrome de Löeffler; o segundo pode revelar as características da síndrome de má absorção intestinal, que refletem as alterações histopatológicas descritas, de forma minuciosa e completa, por De Paola (1962).

▶ Tratamento

Destacam-se entre os principais medicamentos para o tratamento da estrongiloidíase: tiabendazol, cambendazol, albendazol e ivermectina.

Tiabendazol é um benzoimidazólico, em uso comercial há cerca de 40 anos. Atua no verme por inibição da enzima fumarato-oxidase. É apresentado sob a forma de comprimidos de 500 mg e em suspensão, 250 mg/5 mℓ. Os efeitos colaterais são náuseas, vômitos, perda de apetite e tonturas. A dose prescrita é de 25 mg/kg de peso, durante 3 dias seguidos, ou dose única de 50 mg/kg de peso. Alguns autores preconizam repetir esta dosagem 1 semana após. O índice de cura atinge 90%.

Cambendazol constitui um derivado imidazólico, com atuação sobre o verme similar à do tiabendazol. Apresentação: comprimidos de 180 mg e suspensão 6 mg/mℓ. Apresenta raros efeitos colaterais, entre os quais dor abdominal, tontura e diarreia. Dose única prescrita de 5 mg/kg peso VO. Pode-se repetir a dose com intervalo de 1 semana. O índice de cura é de 95%.

Albendazol é um benzoimidazólico; inibe a enzima fumarato-oxidase. Prescrito na dose de 400 mg, com raros efeitos colaterais e índice de cura de 70 a 81%. Há relato de caso de paciente infectado por *S. stercoralis* resistente ao albendazol.

A ivermectina é citada na literatura, porém sem esclarecimentos sobre o mecanismo de ação. Uma das hipóteses é que aumentaria a permeabilidade aos íons no verme. Preconiza-se a dose de 200 μg/kg/peso, durante 2 dias. Provoca efeitos colaterais desprezíveis. O índice de cura é de 81%.

Os indivíduos portadores de *S. stercoralis* e infectados pelo HTLV-1 apresentam baixa eficácia ao tratamento com albendazol quando comparados aos que eram negativos para HTLV-1. O PCR de citocina de sangue periférico do primeiro grupo mostrou alta frequência de expressão de IFN e TGF-beta 1, não havendo expressão destas citocinas no segundo grupo (Satoh *et al.*, 2002).

Há outro inquérito prospectivo de não resposta ao tratamento da estrongiloidíase em pacientes portadores de HTLV-1. Para os autores, este seria um possível indicador da presença do retrovírus, e recomendam que seja investigada a positividade do HTLV-1 em grupos que não respondam ao tratamento da estrongiloidíase (Terashima *et al.*, 2002).

Em casos de infecção disseminada por gram-negativos, *E. coli* ou *Klebsiella pneumoniae*, recomenda-se prescrição de ceftriaxona, 2 g de 12/12 h. Se o germe isolado for a *Pseudomonas aeruginosa*, prescrever ceftazidima, 2 g de 8/8 h, durante 21 dias (Huggins e Medeiros, 2001).

▶ Controle e profilaxia

A dinâmica de transmissão das infecções por *S. stercoralis* envolve múltiplos fatores relacionados com os caracteres epidemiológicos inerentes ao agente, hospedeiro e ambiente. Logo, é possível antever as diferentes ações que se impõem na tentativa de controle da infecção.

Todas as ações são relevantes: melhoria das condições sanitárias, redes de abastecimento de água e esgoto com tratamento adequado e uso de calçados. No entanto, o êxito de um programa depende de estratégias fundamentadas na educação da população e no crescimento econômico.

Ao lado destas medidas, tem sido proposto o tratamento em massa de indivíduos infectados e não infectados, o que permitiria a redução de larvas do helminto no solo e, em consequência, a interrupção do ciclo no ambiente (Camillo-Coura, 1970; Rey, 1992).

Apesar de os estudos experimentais estarem ocorrendo, com utilização de diferentes estágios de larvas filarioides e tentativa de induzir imunidade protetora em camundongos, não há perspectivas, a curto prazo, de emprego de vacina como método profilático adicional.

▶ Oxiuríase ou enterobíase

Oxiuríase ou enterobíase constitui helmintíase do intestino grosso humano, ceco e apêndice cecal, que tem por agente etiológico nematódeo da família Oxyuridae gênero *Oxyurus oxyura* ou *E. vermicularis* (Lynnaeus, 1758; Leach, 1853).

A fêmea do parasito realiza a postura de ovos sobretudo à noite, em região anal, provocando intenso prurido. Cada fêmea pode apresentar de 5.000 a 16.000 ovos. O ato de coçar a área perianal facilita a contaminação das mãos com ovos do helminto, e estes podem ser levados à boca, precipitando o mecanismo de autoinfecção. Os ovos dirigem-se ao duodeno, onde liberam as larvas rabditoides, e estas vão para o intestino grosso. A partir da infecção com o parasito, até o início de deposição de ovos, decorrem 30 dias. O tempo de sobrevida do *Oxyurus* é de 45 a 60 dias (Pessoa, 1972).

Não há consenso quanto à autoinfecção interna; no entanto, foi demonstrada em necropsia a invasão de formas imaturas do helminto em reto, cólon e íleo.

▶ Morfologia

O *E. vermicularis* é um pequeno nematoide de coloração branca, que apresenta acentuado dimorfismo sexual. As fêmeas são maiores do que os machos, medindo 0,8 a 1,3 cm de comprimento com a extremidade posterior bastante afilada; os machos medem 0,3 a 0,6 cm e a extremidade posterior é truncada e recurvada ventralmente. Na região anterior encontra-se a boca circundada por três pequenos lábios retráteis e apresenta como característica marcante um par de projeções cuticulares laterais na região anterior denominadas asas cefálicas, e ao longo do corpo ainda apresentam cristas cuticulares laterais. O tubo digestivo é formado pela boca que se comunica com um esôfago musculoso e longo, do tipo oxiuriforme, que em sua porção distal tem uma região mais desenvolvida globular, denominada bulbo esofágico. O intestino é retilíneo e se abre para o exterior no terço posterior das fêmeas em uma abertura anal e nos machos na cloaca, localizada na região posterior.

O sistema reprodutor feminino é tubular didelfo e anfidelfo, compreendendo dois ovários, dois úteros que se reúnem em uma vagina longa comunicando-se com o exterior na vulva.

As fêmeas produzem uma grande quantidade de ovos, em torno de 11 mil, que preenchem o útero, a ponto de a fêmea parecer um longo saco de ovos. Os ovos medem 50 a 60 μm × 20 a 30 μm, são envoltos por uma casca composta por 3 camadas, sendo a mais externa albuminosa, o que lhes confere aderência. Estes ovos apresentam uma face plana, o que os diferencia de ovos de outros helmintos (Figura 90.21).

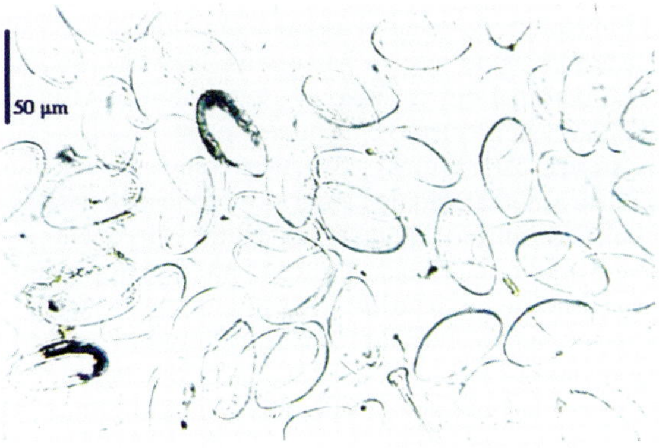

Figura 90.21 Ovos de *Enterobius vermicularis*.

▸ Ciclo biológico

Os vermes adultos vivem no ceco e no intestino grosso, próximo à mucosa intestinal, onde se alimentam de substâncias presentes no lúmen ou de resíduos de células que se acumulam na superfície do epitélio, onde, após o acasalamento, se desintegram; após a cópula os machos se desintegram; provavelmente por este motivo são raramente visualizados. As fêmeas não liberam os ovos no lúmen intestinal para que estes sejam eliminados com as fezes. A fêmea grávida migra para o colo e reto, onde provoca intenso prurido, e à noite passa para o exterior pelo esfíncter anal, perambula pela pele da região perianal, deixando um rastro de ovos que aderem à pele, até que morrem e ressecam, deixando livre o restante dos ovos. Estes ovos já estão parcialmente desenvolvidos e em torno de 6 h após, sob a temperatura do corpo, já estão infectantes contendo uma larva de segundo estágio.

A proteína aderente presente na casca dos ovos provoca intenso prurido na pele e o ato de coçar promove não só a disseminação dos ovos, que aderidos às mãos e unhas do hospedeiro propiciam a autoinfecção quando este coloca a mão na boca ou leva alimentos com a mão contaminada à boca, mas também o contágio de objetos, corrimões, assim como outros locais, favorecendo a heteroinfecção.

Quando o hospedeiro se locomove, os ovos aderidos a sua pele e roupa também são disseminados pelo ambiente. Os ovos podem ser suspensos no ar, quando a roupa de cama ou o hospedeiro são sacudidos, ou quando o solo é varrido, aumentando a possibilidade de as pessoas que vivem neste ambiente se infectarem pela inalação ou ingestão dos mesmos. Os ovos são sensíveis à dessecação, resistindo apenas 16 h em locais secos.

Portanto, a infecção se dá principalmente pela ingestão dos ovos. Ao passar pelo estômago a casca é sensibilizada e ao chegar ao intestino delgado a larva promove a eclosão pela liberação de enzimas que auxiliam na ruptura da casca. A larva de segundo estágio migra pelo intestino delgado penetrando nas criptas e vilosidades intestinais, passando por duas mudas durante esta migração, chegando ao intestino delgado como adultos jovens. Entre 30 e 53 dias após a infecção do hospedeiro as fêmeas já estão grávidas e prontas para a postura; o parasitismo é autolimitante, uma vez que a postura envolve a morte das fêmeas.

▸ Dados epidemiológicos

Apresenta distribuição mundial, sobretudo nas regiões tropicais, estando relacionada com países em desenvolvimento, onde predominam as precárias condições socioeconômicas e sanitárias, e que prescindem de programas de educação voltada para a saúde.

A infecção não é exclusiva de países pobres, enfatizando-se sua ocorrência em países do primeiro mundo, como nos EUA, onde a helmintíase acomete em torno de 40 milhões de pessoas. Há influência de fatores como baixas temperaturas, o que implica aglomerações e o uso de roupas íntimas por longo tempo, aliados à falta de banho e de higiene pessoal. A associação destes elementos proporciona a permanência do helminto e a oviposição. Discussão sobre a morbidade e mortalidade causada por oxiuríase e outras helmintíases nos EUA foram descritas em publicação recente (Kucik *et al.*, 2004).

Em vários sítios arqueológicos, principalmente no sudeste da América, identificou-se que o *E. vermicularis* data de 10.000 anos, constituindo o parasito mais antigo do novo mundo. Evidenciou-se a presença do helminto a partir da ocupação da Roma antiga e do Egito (30 a.C. a 395 d.C.).

Em inquérito seccional sobre a prevalência de *O. oxyura* em habitantes de 3 a 14 anos de idade, em área rural da Colômbia, foi observado índice de 2,5% de infecção. Houve destaque para fatores de risco que favoreceram a helmintíase, entre eles a elevada deficiência sanitária e a baixa frequência de higiene anal (Knudson *et al.*, 2003).

Estudo sobre a oxiuríase em 3.261 crianças com idades entre 5 e 10 anos, de escolas primárias de Bangcok, Tailândia, revelou 21,5% de infecção (Changs *et al.*, 2002).

Em duas escolas primárias da Rússia, os índices de infecção por *Oxyurus* foram, em média, de 42,6%. Utilizaram-se as seguintes medidas de controle: tratamento específico semestral, ao lado de orientação sobre higiene pessoal. Em uma escola, todos os casos tornaram-se negativos, ao longo deste período. Na outra, o índice passou a 4%, redução que mostrou os benefícios das medidas para a população (Chemyshenko *et al.*, 2003).

Têm sido processados inquéritos em escolares, na China, visando ao controle da oxiuríase.

Na Eslováquia, inquéritos seccionais sobre parasitoses intestinais em pré-escolares e escolares, promovidos durante 3 décadas, de 1970 a 1999, demonstraram queda significativa dos índices de todas as helmintíases, com exceção da infecção por *O. oxyura*, cuja prevalência permanece elevada (Straka *et al.*, 2001).

O estudo em crianças de 4 escolas primárias da Coreia demonstrou prevalência de infecção por *E. vermicularis* que variou de 9,8 a 28,7% (Lee *et al.*, 2001). Também na Coreia, em estudantes de escolas primárias de área rural, registraram-se índices da parasitose de 4,6 a 17,6% (Kim *et al.*, 2001). Estes resultados reforçam a relevância da oxiuríase nessa área.

Em inquérito seccional na Tailândia, em um total de 3.000 crianças, observou-se prevalência por *O. oxyura* de 0,9%, sobressaindo-se a necessidade de implementar condições sanitárias básicas e de tratamento da população (Waikagul *et al.*, 2002).

Na Venezuela, um inquérito sobre enterobíase, envolvendo escolares de uma área rural, na idade de 6 a 12 anos, mostrou índice de 57,7%, sem diferença entre os sexos. A dinâmica de transmissão mostrou correlação direta com a aglomeração da população, escassez de água, somadas a higiene pessoal e comunitária inadequadas (Acosta *et al.*, 2002).

No desenvolvimento de estudo de prevalência de infecção por *E. vermicularis,* em crianças e adultos de 6 comunidades do Peru, ao longo do Lago Titicaca, verificou-se índice de 1,1%, que os autores associaram às precárias condições socioeconômicas e sanitárias daquela área (Marco Flores *et al.*, 2002).

Fatores determinantes da infecção

Em estudo longitudinal promovido no período de 1991 a 1996, em crianças do primeiro grau de escolas de Taiwan, registrou-se redução de infecção por *E. vermicularis* de 16,3 para 0,6%, após tratamento. Em seguida, iniciou-se estudo de caso-controle, de 1966 a 1999, verificando-se que os fatores envolvidos com a infecção foram: brincar diretamente no chão, não lavar as mãos antes das refeições, viver em ambientes aglomerados. Ou seja, a infecção esteve associada, principalmente, à falta de higiene. Não houve diferença de prevalência entre crianças de ambos os sexos (Sung *et al.*, 2001).

Tem-se enfatizado que o *E. vermicularis* é o único parasito diagnosticado em habitantes da República Eslovaca. Nesse país, os pesquisadores estão estudando a relevância de detecção de fêmea do *E. gregori* e os diferentes sinais somáticos e morfológicos, diferentes dos encontrados em fêmeas de *E. vermicularis* (Totkova *et al.*, 2003).

Diagnóstico

O método mais empregado no diagnóstico da infecção é o de Graham (1941), ou o de Beaver (1949), constituído de raspador com papel celofane (fita adesiva), colocado em prega anal, por alguns instantes, no período da manhã, sem proceder à higiene prévia e, em seguida, examinado diretamente ao microscópio, ou entre lâmina e lamínula, com uma gota de benzol ou toluol. A preferência pelo exame na parte da manhã é justificada porque a deposição de ovos é maior no decorrer da noite, ficando os ovos aderidos à mucosa anal. Um outro raspador da mucosa é o dispositivo de Hall, cujo princípio é similar ao de Graham.

Foi desenvolvida técnica para coloração de ovos de *E. vermicularis* da superfície perianal, pelo uso de lactofenol (LPCB — *lactophenol cotton blue*). Utilizou-se estudo prospectivo composto de 200 crianças, verificando-se que os ovos eram corados em azul, propiciando sua detecção em 96% dos casos, enquanto o método do papel celofane alcançou 72% (Parija *et al.*, 2001).

A eosinofilia é muito discreta, portanto não é prioritário o pedido de hemograma.

É possível o exame direto do oxiúro, por meio de suas características morfológicas, quando o paciente recolhe o parasito para ser identificado pelo médico. A clarificação pelo fenol e sua colocação entre lâmina e lamínula facilitam a identificação.

Há casos publicados de quadro clínico de apendicite de etiologia por *E. vermicularis,* em que o diagnóstico foi baseado em laparoscopia (Saxena *et al.*, 2001).

Por intermédio da PCR, realizou-se análise de RNA de *E. vermicularis*, detectando-se por amplificação uma região 5S de RNA ribossômico.

Patogenia e quadro clínico

A infecção por *O. oxyura* geralmente evolui sem sintomatologia. Entretanto, pode determinar processo inflamatório catarral, e o indivíduo referir diarreia, náuseas e dor abdominal. Na dependência da carga parasitária o sintoma mais frequente é o prurido intenso em região perianal, com irritação da mucosa anal, proctite, dermatite e eczema, sangramento causado pelo ato de coçar a região acometida, além de infecções secundárias de origem bacteriana. Descreveu-se quadro de sepse perianal em criança. A estes sintomas associam-se irritabilidade, nervosismo e insônia.

Em área rural de Minas Gerais, bem como em pacientes que acorrem ao ambulatório de Doenças Infecciosas e Parasitárias, Hospital Clementino Fraga Filho, UFRJ, é frequente observar-se em adultos e crianças do sexo feminino, infectados por *Oxyurus*, queixas de prurido intenso em região vulvar, além de secreção vaginal. O tratamento específico tem resultado em regressão dos sintomas (Conceição, dados não publicados).

Há casos de infecção de apêndice, cujos sintomas se iniciaram com dor pélvica. O quadro clínico regrediu depois da apendicectomia e tratamento anti-helmíntico.

A migração ectópica do parasito é capaz de acometer o aparelho genital feminino, resultando em granulomas localizados em útero, ovário, tubas uterinas e peritônio pélvico. Um caso de abscesso ovariano foi diagnosticado em paciente de 28 anos, com queixas referidas de massa em fossa ilíaca esquerda e corrimento vaginal. Foi realizada salpingo-ooforectomia e detectados ovos de *E. vermicularis* em secreção purulenta do abscesso (Das *et al.*, 2001).

A infecção ectópica intraperitoneal por *Oxyurus* foi revelada pela presença de ovos do parasito, ocorrendo cura clínica seguindo-se ao tratamento.

Relataram-se 6 casos de infecção ectópica pelo helminto em endométrio (Wang, 2003). Cita-se, ainda, caso de doença inflamatória pélvica em paciente de 13 anos de idade, causada por *E. vermicularis*, submetida a tratamento com albendazol, com evolução para cura. Foram mencionados 28 casos de enurese em crianças infectadas (Qiu *et al.*, 2000). Descrição de enurese associada à infecção foi, também, publicada por Devera (2001).

Há muitas controvérsias sobre a possível associação entre parasitoses intestinais e a propensão ao desenvolvimento de processos alérgicos. Para esclarecer esta relação empreendeu-se inquérito em crianças na Suécia, no grupo etário entre 4 e 10 anos, com positividade para *Oxyurus*, avaliando-se sintomas alérgicos, além de teste cutâneo. Um grupo controle formado por crianças não alérgicas integrou o estudo. Os autores não conseguiram estabelecer relação direta entre a presença da enterobíase e o processo alérgico (Herrström *et al.*, 2001).

Tratamento

O tratamento da oxiuríase pode ser efetuado com o pamoato de pirantel VO, na dose única de 20 a 30 mg/kg de peso. O índice de cura é em média de 80%. Alguns autores preconizam que a dose seja repetida, com elevação do índice de cura próximo a 100%. Atua sobre o helminto, paralisando o verme ao inibir a acetilcolina. Não deve ser indicado durante a gestação. Pamoato de pirvínio, usado VO, na dose única de 10 mg/kg peso, atua no sistema enzimático do *Enterobius*. Podem causar efeitos colaterais de baixa frequência, por vezes dor abdominal em cólica e diarreia.

Albendazol, prescrito na dose oral, única de 400 mg, atua destruindo o verme, após inibir a absorção de glicose (Soli, 1991; 1998). Os efeitos colaterais são desprezíveis.

O mebendazol é prescrito na dose de 100 mg 2 vezes/dia, durante 3 dias. O fármaco não é indicado em período de gestação (Rey, 1992; Soli, 1998).

Processou-se estudo prospectivo realizado no Serviço de Informação de Teratogênese de Israel, em 192 grávidas com *O. oxyura*, expostas ao uso de mebendazol, durante a gravidez. Destas pacientes, 71,5% estavam no primeiro trimestre de gestação. Foram comparadas a um grupo controle. Em conclusão, não foi detectado risco de teratogênese pelo uso de mebendazol em grávidas infectadas pelos enteróbios (Diav-Citrin, 2003).

▸ Profilaxia e controle

O controle da infecção por *E. vermicularis* está interligado à ação conjunta sobre o agente causal, o homem e as condições ambientais. Atuar nesta rede multifatorial compreende, entre outras medidas, levar às populações o direito à educação, no sentido mais amplo. Isto significa entender as noções básicas de higiene, lavar as mãos ao manusearem alimentos e antes das refeições, usar calçados, evitar friccionar a mucosa anal parasitada, não compartilhar as roupas de cama e as roupas íntimas. No entanto, é preciso que tenham melhor nível de escolaridade e ascensão econômica, o que se torna competência do poder público. Apesar de o tratamento em massa ser propalado como medida eficaz, os países que o aplicaram não tiveram o retorno esperado de controle da enterobíase. No entanto, há autores que conclamam o uso de anti-helmínticos em massa, como um recurso para reduzir os índices da infecção, buscando-se a relação custo-benefício (St Georgiev, 2001).

Um outro aspecto em relação à doença é a necessidade de estabelecer relação de confiança entre médico e paciente, para que seja revelada a queixa de prurido anal, muitas vezes omitida pelo paciente por constrangimento. Com a apresentação da queixa, torna-se viável o médico prescrever a medicação, transmitir as noções de higiene, prevenindo a infecção em familiares e pessoas da comunidade (Ibarra, 2001).

▸ Referências bibliográficas

Acosta M, Cazorla D, Garvett M. Enterobiasis among schoolchildren in a rural population from Estado Falcón, Venezuela, and its relation with socioeconomic level enterobiasis en escolares de una población rural del Estado Falcón, Venezuela y su relación con el nivel socio-económico. *Invest Clin* 43: 173-181, 2002.

Albonico M, Ramsan M, Wright V, Japek KJ, Haji HJ, Taylor M, Savioli L, Bickle Q. Soil-transmitted nematode infections and mebendazole treatment in Mafia Island school children. *Ann Trop Med Parasitol* 96: 717 a 726, 2002.

Albonico M, Savioli L. Hookworm infection and disease: advances for control. *Ann Ist Super Sanita* 33: 567-579, 1997.

Alcaraz CO, Adell RI, Sánchez PS, Blasco MJ, Sánchez OA, Auñón AS, Calabuig DR. Characteristics and geographical profile of strongyloidiasis in healthcare area 11 of the Valencian community (Spain). *J Infect* 49: 152-158, 2004.

Amato-Neto V, Moreira AA, Campos R, Lazzaro E, Chiaamelli MC, Pinto PL, Silva GR, Nishioka SA, Leite RM. Tratamento da ancilostomíase, ascaridíase e tricocefalíase por meio do albendazol ou do mebendazol. *Rev Inst Med Trop São Paulo* 25: 294-299, 1983.

Beaver. Persistence of hookworms larvae in soil. *Am J Trop Med Hyg* 2: 102, 1949.

Bethony J, Chen J, Lin S, Xiao S, Zhan B, Li S, Xue H, Xing F, Humphries D, Yan W, Chen G, Foster V, Hawdon JM, Hotez PJ. Emerging patterns of hookworm infection: influence of aging on the intensity of *Necator* infection in Hainan Province, Peopleís Republic of China. *Clin Infect Dis* 35: 336-344, 2002.

Bina JC. Ascaridíase. In Veronesi R, Foccacia R (eds), *Doenças Infecciosas e Parasitárias*, 8ª ed., Atheneu, São Paulo, p. 813-816, 1985.

Bina JC, Tavares-Neto J, Prata A, Azevedo ES. Greater resistance to development of severe schistosomiasis Brazilian negroes. *Human Biol* 50: 41-49, 1978.

Blatt M, Cantos GA. Evaluation of techniques for the diagnosis of *Strongyloides stercoralis* in human immunodeficiency virus (HIV) positive and HIV negative individuals in the city of Itajaí, Brazil. *J Infect Dis* 7: 402-408, 2003.

Bóia MN, Motta LP, Salazar MSP, Mutis MPS, Coutinho RBA, Coura JR. Estudo das parasitoses intestinais e da infecção chagásica no município de Novo Airão, Estado do Amazonas, Brasil. *Cad Saúde Pública* 15: 497-504, 1999.

Booth M, Bundy DAP. Estimating the number of multiple-species geohelminths infections in human communities. *Parasitology* 111: 645-653, 1995.

Botero D. Persistencia de parasitosis intestinales endémicas en América Latina. *Bol of Sanit Panamericana* 90: 39-47, 1981.

Bradley M, Chandiwana SK, Bundy DA, Medley GF. The epidemiology and population biology of *Necator americanus* infection in a rural community in Zimbabwe. *Trans R Soc Trop Med Hyg* 86: 73-76, 1992.

Brentlinger PE, Capps L, Denson M. Hookworm infection and anemia in adult women in rural Chiapas, Mexico. *Salud Publica Mex* 45: 117-119, 2003.

Brito LL, Barreto ML, Silva RCR, Assis AMO, Reis MG, Parraga I, Blanton RE. Fatores de risco para anemia por deficiência de ferro em crianças e adolescentes parasitados por helmintos intestinais/Risk factors for iron-deficiency anemia in children and adolescents with intestinal helminthic infections. *Rev Panam Salud Pública* 14: 422-431, 2003.

Brooker S, Singhasivanon P, Waikagul J, Supavej S, Kojima S, Takeuchi T, Luong TV, Looareesuwan S. Mapping soil-transmitted helminths in Southeast Asia and implications for parasite control Southeast Asian. *J Trop Med Public Health* 34: 24-36, 2003.

Camillo-Coura LF. *Contribuição ao Estudo das Geo-helmintíases*, Tese de Livre-Docência, Faculdade de Medicina, Universidade Federal do Rio de Janeiro, 212 pp, 1970.

Camillo-Coura LF. Control of soil-transmitted helmintiasis — Coordinated control project. In *Ascaridiasis and its Public Health Significance*, Taylor & Francis, London and New York, p. 253-263, 1985.

Camillo-Coura LF. Ascariasis and its prevention and control in Latin America. In *Ascariasis and its Prevention and Control*, Taylor and Francis, Penang, Malasia, p. 223-243, 1989.

Carvalho HT, Camillo-Coura LF, Figueiredo N, Pecego GF, Rodrigues da Silva J. Má absorção nas parasitoses de intestino delgado. Especial referência ao teste de eliminação urinária de D-xilose. IV Congresso da Sociedade Brasileira de Medicina Tropical, Recife, 1968.

Carvalho OS, Guerra HL, Campos YR, Caldeira RL, Massara CL. Prevalência de helmintos intestinais em três mesorregiões do Estado de Minas Gerais/ Prevalence of intestinal helminths in three regions of Minas Gerais State. *Rev Soc Bras Med Trop* 35: 597-600, 2002.

Castaño R, Yepes NL, Sanin E, Sepúlveda ME. Ascaridiasis biliar: manejo endoscopico/Biliary ascaridiasis: endoscopic management. *Rev Colomb Gastroenterol* 18: 83-87, 2003.

Chandrasekhar MR, Nagesha CN. Intestinal helminthic infestation in children. *Indian J Pathol Microbiol* 46: 492-494, 2003.

Changs B, Nithikathiful C, Boontan P, Wannapinjosheep S, Vongiamich N, Poister C. Enterobiasis in primary school in Pang Kung, Thim District Bangkok, Thailand. *Southern Asian J Trop Med Public Health* 35 (Suppl. 3): 72-75, 2002.

Chermyshenko AI, Pliushcheva GL, Romanenko NA, Rodilina VD, Leksikova LV. Improvement of a complex of sanitary and health-promoting measures in enterobiasis for children of pediatric institutions and schools. *Med Parazitol (Mosk)* 2: 43-45, 2003.

Chieffi PP, Chattone EN, Feltrim EN, Paschoalotti MA. Coinfection by *Strongyloides stercoralis* in blood donors infected with human to cell leukemia-limphoma virus type 1 in São Paulo city, Brazil. *Mem Inst Oswaldo Cruz* 95: 711-712, 2002.

Chu WG, Chen PM, Huang CC, Hsu TC. Neonatal ascariasis. *J Pediatrics* 81: 783-785, 1972.

Coimbra CEA, Melo DA. Enteroparasitas e *Capillaria* sp. entre o grupo Suruí, Parque Indígena Aripuanã, Rondônia. *Mem Inst Oswaldo Cruz* 76: 299-302, 1981.

Coimbra CEA, Santos RV. Parasitismo intestinal entre o grupo indígena Zoró, Estado do Mato Grosso (Brasil). *Cad Saúde Pública* 7: 100-103, 1991.

Conceição MJ, Carlôto AE, Melo EV, Euzébio FEG, Borges-Pereira J. Helmintíases intestinais em uma comunidade rural do Vale do Jequitinhonha, em Minas Gerais, Brasil. *Anais* I Encontro Panamericano Helmintologia, Teresópolis, p. 72-73, 2009.

Conceição MJ, Fernandes TA, Frota AC, Carlôto AE, Melo EV, Pereira NG. Impact on children co-infected by enteroparasitosis and the human immunodeficiency virus — Instituto de Pediatria/Serviço de Doenças Infecciosas e Parasitárias — UFRJ. *Abstracts* World Scientific on Infectious Pediatric Diseases — WSPID, Buenos Aires — Argentina, p. 222, 2009a.

Correia MA, Santos MAR, Pereira MJ. Ocorrência de parasitos Intestinais em escolares da Escola Estadual de 1º grau Dom Abel, em Goiânia. *Rev Pat Trop* 11: 15-21, 1979.

Costa-Macedo LM, Rey L. *Ascaris lumbricoides* in neonato: evidence of congenital transmission of intestinal nematodes. *Rev Inst Med Trop São Paulo* 32: 351-354, 1991.

Costa-Macedo LM, Costa MC, Almeida MCE, Almeida LM. Parasitismo por *Ascaris lumbricoides* em crianças menores de dois anos: estudo populacional em comunidade do Estado do Rio de Janeiro. *Cad Saúde Pública* 15: 173-178, 1999.

Courouble G, Rouet F, Herrmann-Storck C, Nicolas M, Candolfi E, Deloumeaux J, Carme B. Epidemiologic study of the association between human T-cell lymphotropic virus type 1 and *Strongyloides stercoralis* infection in female blood donors (Guadeloupe, French West Indies). *West Indian Med J* 53: 3-6, 2004.

Cruz WO. Hypothese sobre a patogenia da anemia na ancilostomíase. Papel preponderante da deficiência de ferro no organismo. *Brasil-Méd* 46: 593, 1932.

Das DK, Pathan SK, Hira PR, Madda JP, Hasaniah WF, Juma TH. Pelvic abscess from *Enterobius vermicularis*. Report of a case with cytologic detection of eggs and worms. *Acta Cytol* 45: 425-429, 2001.

De Paola D. Patologia da Estrongiloidíase. *Boletim do Centro de Estudos do Hospital dos Servidores do Estado do Rio de Janeiro,* 14: 3-98, 1962.

Dessein AJ, Hillaire D, Elwali DEMA, Marquet S, Mohamed-Ali Q, Mirghni A, Henri S, Abdelhameed AA, Saeed OK, Magzouhb MMA, Abel L. Severe hepatic fibrosis in *Schistosoma mansoni* infection is controlled by a major *locus* that is closely linked to the interferon-gamma receptor gene. *Am J Hum Genet* 65: 709-721, 1999.

Devera R. *Enterobius vermicularis* and enuresis. *Enferm Infecc Microbiol Clin* 19: 411-412, 2001.

Diav-Citrin O, Shechtman S, Arnon J, Lubart I, Ornoy A. Pregnancy outcome after gestational exposure to mebendazol: a propesctive controlled cohort study. *Am J Obstet Gynecol* 188: 282-285, 2003.

Faulkner H, Turner J, Kamgno J, Pion SD, Boussinesq M, Bradley JE. Age and infection intensity-dependent cytokine and antibody production in human trichuriasis: the importance of IgE. *J Infect Dis* 185: 665-672, 2002.

Felipe KT, Zani LC, Favre TC, Galvão AF, Pereira APB, Domingues ALC, Pieri OS. Infecção por geo-helmintos em adolescentes portadores de *Schistosoma mansoni* numa área endêmica de Pernambuco. *Anais* I Encontro Panamericano Helmintologia, Teresópolis, p. 162, 2009.

Ferrari JO, Farreira MU, Camargo LMA, Ferreira CS. Intestinal parasites among Karitiana indians from Rondônia State, Brazil. *Rev Inst Med Trop São Paulo* 34: 223-225, 1992.

Furtado PRP. *Prevalência de Parasitoses Intestinais em Menores de 12 Anos de Idade com a Síndrome de Imunodeficiência Adquirida, do Instituto de Pediatria Martagão Gesteira da Universidade Federal do Rio de Janeiro — UFRJ, Faculdade de Medicina*, Tese de Mestrado em Doenças Infecciosas e Parasitárias, UFRJ, Rio de Janeiro, 81 pp, 1995.

Galliard H. Pathogenesis of strongyloides. *Helminthological Abstracts* 1967; 36: 247 -260. *Int J Parasitol* 29: 1047-1051, 1999.

Galvão SM. *Ancilostomíase Urbana em Crianças de Santo Antônio de Jesus, Bahia, Brasil*, Tese de Mestrado, UFBA, Salvador, 1996.

Geiger SM, Massara CL, Bethony J, Soboslay PT, Corrêa-Oliveira R. Cellular responses and cytokine production in post-treatment hookworm patients from an endemic area in Brazil. *Clin Exp Immunol* 136: 334-340, 2004.

Genta RM. Dysregulation of strongyloidiasis: a new hypothesis. Review. *Clin Microbiol Rev* 5: 345-355, 1992.

Giazzi JF. *Avaliação do Método de Kato & Miura: Estudo Comparativo das Modificações Propostas a esse Método por Borda & Pellegrino, e por Katz, Chaves & Pellegrino, em Relação ao Método de Stoll & Hausheer, no Diagnóstico Quantitativo da Ancilostomíase*, Tese de Mestrado, Faculdade de Saúde Pública, Universidade de São Paulo, São Paulo, 1982.

Gonçalves MLC. *Helmintos, Protozoários e Algumas Ideias: Novas Perspectivas na Paleoparasitologia/Helminths, Protozoa and Some Ideas: New Perspectives in the Paleoparasitology,* Tese de Doutorado, Escola Nacional de Saúde Pública, Rio de Janeiro, 89 pp, 2002.

Graham CF. A device for the diagnosis of *Enterobius* infection. 1949. *Am J Trop Med* 21: 159-161, 1941.

Guerin JM, Masmoudi R, Leibinger F, Mollo L. Anguilulose et SIDA. *Medicine et Maladies Infectieuses* 25: 1196-1200, 1995.

Han ET, Guk SM, Kim JL, Jeong HJ, Kim SN, Chai JY. Detection of parasite eggs from archaeological excavations in the Republic of Korea. *Mem Inst Oswaldo Cruz* 98 (Supl.1): 123-126, 2003.

Hawdon JM. Differentiation between the human hookworms *Ancylostoma duodenale* and *Necator americanus* using PCR-RFLP. *J Parasitol* 82: 642 -647, 1996.

Herrström P, Henricson KA, Råberg A, Högstedt B. Allergic disease and the infestation of *Enterobius vermicularis* in Swedish children 4 a 10 years of age. *J Investig Allergol Clin Immunol* 11: 157-160, 2001.

Hidalgo-Argüello MR, Díez Baños N, Fregeneda Grandes J, Prada Marcos E. Parasitological analysis of Leonese royalty from Collegiate-Basilica of St. Isidoro, León (Spain): helminths, protozoa, and mites. *J Parasitol* 89: 738 -743, 2003.

Hotez PJ, Ashcom J, Zhan B, Bethony J, Loukas A, Hawdon J, Wang Y, Jin Q, Jones KC, Dobardzic A, Dobardzic R, Bolden J, Essiet I, Brandt W, Russell PK, Zook BC, Howard B, Chacon M. Effect of vaccination with a recombinant fusion protein encoding an astacinlike metaloprotease (MTP-1) secreted by host-stimulated *Ancylostoma caninum* third-stage infective larvae. *J Parasitol* 89: 853-855, 2003.

Hu M, Chilton NB, Abs El-Osta YG, Gasser RB.Comparative analysis of mitochondrial genome data for *Necator americanus* from two endemic regions reveals substantial genetic variation. *Int J Parasitol* 33: 955-963, 2003.

Hu M, Chilton NB, Gasser RB. Long PCR-based amplification of the entire mitochondrial genome from single parasitic nematodes. *Mol Cell Probes* 16: 261-267, 2002.

Huggins DW. Incidência de parasitos em escolares de Recife. II- Colégio São Vicente de Paulo. *Anais* da Escola Nacional de Saúde Pública e Medicina (Lisboa) 5: 21-23, 1971.

Huggins DW, Medeiros LB. Enterobíases. In Batista R, Gomes AP, Igreja RP, Huggins DW (eds), *Medicina Tropical — Abordagem Atual das Doenças Infecciosas e Parasitárias*, Cultura Médica, São Paulo, p. 245-249, 2001.

Ibarra J. Threadworms: a starting point for family hygiene. *Br J Community Nurs* 6: 414-420, 2001.

Katz N, Chaves A, Pellegrino J. A simple device for quantitative stool thick-smear technique in schistosomiasis mansoni. *Rev Inst Med Trop São Paulo* 14: 397-400, 1972.

Killewo IZJ, Cairncross J, Simet JEM. Patterns of hookworms and ascaris infection in Da-ar es-Salham. *Acta Trop* 48: 247-249, 1991.

Kim BJ, Yeon JW, Ock MS. Infection rates of *Enterobius vermicularis* and *Clonorchis sinensis* of primary school children in Hamyang-gun, Gyeongsangnam-do (province Korean). Korean. *J Parasitol* 39: 323-325, 2001.

Knudson A, Lemos E, Ariza Y, Salazar M, Chaves M del P, Reyes P, López MC, Quintana C, Moncada LI, López G, Sánchez R. Frequency of *Enterobius vermicularis* in a rural school population of Quiquile, Colombia, 2001. *Rev Salud Publica* (Bogotá) 5: 87-99, 2003.

Komiya Y. Techniques applied in Japan for the control of *Ascaris* and hookworm Infection. Mimeographed Document, WHO/Helminth/11, 1965.

Kucik CJ, Martin G, Sortor BV. Common intestinal parasites. *Am Fam Physician* 69: 1161-1168, 2004.

Kumar S, Laouar L, Pritchard DI, Lowe KC. A novel method for the isolation of nematode larvae using pluronic F-68-treated cellulose strips. *Parasitology* 78: 550-552, 1992.

Labiano-Abello N, Canese J, Velazquez ME, Hawdon JM, Wilson ML, Hotez PT. Epidemiology of hookworm infection in Itagua, Paraguay: a cross sectional study. *Mem Inst Oswaldo Cruz* 94: 583-586, 1999.

Lee KJ, Ahn YK, Ryang YS. *Enterobius vermicularis* egg positive rates in primary school children in Gangwon-do (province), Korea. *Korean J Parasitol* 39: 327-328, 2001.

Lemos-Souza MS, Souza DWC, Neves J. Ancilostomíase. In Veronesi R, *Doenças Infecciosas e Parasitárias,* 8ª ed., Atheneu, Rio de Janeiro, p. 802-812, 1971.

Lima LMFS, Marchesoti MCN, Nobile RA. Obstrução intestinal por *Ascaris lumbricoides*/Intestinal obstruction by *Ascaris lumbricoides*. *Rev Cent Ciênc Bioméd Univ Fed Uberlândia* 4: 35-39, 1988.

Lutz A. O *Schistosomum mansoni* e a schistosomatose segundo observações feitas no Brasil. *Mem Inst Oswaldo Cruz* 11: 121-155, 1919.

Mabaso ML, Appleton CC, Hughes JC, Gouws E. The effect of soil type and climate on hookworm (*Necator americanus*) distribution in KwaZulu-Natal, South Africa. *Trop Med Int Health* 8: 722-727, 2003.

Marasciulo ACE. *Dinâmica da Infecção por Ancilostomídeos em Região Semiárida do Nordeste Brasileiro*, Tese de Mestrado, Instituto Oswaldo Cruz, Rio de Janeiro, 120 pp, 1992.

Marco Flores V, Marcos Raymundo LA, Terashima Iwashita A, Samalvides Cuba F, Gotuzzo Herencia E. Distribution of entero-parasitic infections in the Peruvian Highland: study carried out in six rural communities of the department of Puno, Peru. *Rev Gastroenterol Peru* 22: 304-309, 2002.

Martín-Sánchez AM, Hernández GA, González FM, Afonso RO, Hernández CM, Pérez AJL. Intestinal parasitosis in the asymptomatic Subsaharian immigrant population. Gran Canaria 2000. *Rev Clin Esp* 204: 14-17, 2004.

Mercado R, Jercic MI, Alcayaga S, Martins de Paula F, Costa-Cruz JM, Ueta MT. Immunodiagnosis of *Strongyloides stercoralis* infections ELISA test. *Rev Med Chil* 130: 358-364, 2002.

Miranda RA, Xavier FB, Nascimento JRL, Menezes RC. Prevalência de parasitismo intestinal nas aldeias indígenas da tribo Tembé, Amazônia Oriental Brasileira. *Rev Soc Bras Med Trop* 32: jul./ago, 1999.

Mitchel JF. Arrested development of nematodes and some related phenomena. *Adv Parasitol* 12: 279-366, 1974.

Monti JR, Chilton NB, Qian BZ, Gasser RB. Specific amplification of *Necator americanus* or *Ancylostoma duodenale* DNA by PCR using markers in ITS-1 rDNA, and its implications. *Mol Cell Probes* 12: 71-78, 1998.

Moraes RG, Costa-Leite I, Goulart EG. Modalidades de Parasitismo. In *Parasitologia & Micologia Humana*, 4ª ed., Cultura Médica, São Paulo, p. 9-16, 2000.

Moraes RG, Goulart EG. Investigação Preliminar sobre a Eficiência do Tratamento dos Esgotos na Estação da Penha, em Relação aos Parasitos Intestinais. Inf. de Engenharia Sanitária. SURSAN-GB. Documento nº 30, 1965.

Morales CGR. Prevalencias de las geohelmintiasis intestinales en 100 municípios de Venezuela (1989-1992). *Bol Chil Parasitol* 53: 84-87, 1999.

Muniz PT. *Parasitas Intestinais e Crescimento Pondoestatural na Infância, na Cidade de São Paulo*, Tese de Doutorado, Universidade de São Paulo, São Paulo, 96 pp, 2000.

Mwatha IK, Kuman G, Kamau T, Mlhugua GG, Ouma IH, Mumo I, Fulford AJC, Jones FM, Butterworth AE, Roberts MB, Dunne DW. High levels of TNF receptors, soluble ICAM-1, and IFN-gamma, but low levels of IL-5, are associated with hepatosplenic disease in human schistosomiasis mansoni. *J Immunol* 160: 1992-1999, 1998.

Nascimento Silva MT, Andrade J, Tavares-Neto J. Asthma and ascariasis in children aged two to ten living in a low income suburb. *Pediatr* (Rio J) 79: 227-232, 2003.

Ndenecho L, Ndamukong KJ, Matute MM. Soil transmitted nematodes in children in Buea Health District. *East Afr Med J* 79: 442-445, 2002.

Olsen A. Experience with school-based interventions against soil-transmitted helminths and extension of coverage to non-enrolled children. *Acta Trop* 86: 255-266, 2003.

Oyewole F, Ariyo F, Sanyaolu A, Oyibo WA, Faweya T, Monye P, Ukpong M, Okoro C. Intestinal helminthiases and their control with albendazol among primary schoolchildren in riverine communities of Ondo State Nigeria. Southeast Asian. *J Trop Med Public Health* 33: 214-217,2002.

Parija SC, Sheeladevi C, Shivaprakash MR, Biswal N. Evaluation of lactophenol cotton blue stain for detection of eggs of *Enterobius vermicularis* in perianal surface samples. *Trop Doct* 31: 214-215, 2001.

Pellon AB, Teixeira I. *Distribuição da Esquistossomose Mansônica no Brasil*. Divisão da Organização Sanitária, Rio de Janeiro, 1950.

Pereira GJM, Costa D, Siqueira MW. Parasitoses Intestinais em Pernambuco. II Estudo de uma localidade da Zona da Mata. Boletim Trimestral de Doenças Infecciosas e Parasitárias da Universidade Federal de Pernambuco, p. 194-197, 1984.

Pessoa SB. *Parasitologia Médica*, 2ª ed., Guanabara Koogan, Rio de Janeiro, 1972.

Pessoa SB, Martins AV. Ascaridíases. In: *Parasitologia Médica*, 3ª ed., Guanabara Koogan, Rio de Janeiro, 1973.

Petithory JC, Derouin F. AIDS and strongyloidiasis in Africa (letter). *Lancet* 1: 921, 1987.

Porto AF, Neva FA, Bittencourt H, Lisboa W, Thompson R, Alcântara L, Carvalho EM. HTLV-1 decreases Th2 type of immune response in patients with strongyloidiasis. *Parasite Immunol* 23: 503-507, 2001.

Prata A. Influence of the host related factors in the development of schistosomiasis mansoni. *Mem Inst Oswaldo Cruz* 87: 39-44, 1993.

Qiu HL, Yu JP, Li CY. 28 cases of enterobiasis presenting as enuresis. *Zhong-guo Ji Sheng Chong Xue Yu Ji Sheng Chong Bing Za Zhi* 18: 128, 2000.

Quinell RJ. Genetics of susceptibility to human helminth infections. Int *J Parasit* 33: 1219-1231, 2003.

Quizhpe E, San Sebastián M, Hurtig AK, Llamas A. Prevalencia de anemia en escolares de la zona Amazónica de Ecuador. *Rev Panam Salud Publica* 13: 355-361, 2003.

Ramachandran S, Gam AA, Neva FA. Molecular differences between several species of Strongyloides and comparison of selected isolates of *S. stercoralis* using a polymerase chain reaction-linked restriction fragment length polymorphism approach. *Am J Trop Med Hyg* 56: 61-65, 1997.

Rey L. *Parasitologia*, 2ª ed., Guanabara Koogan, Rio de Janeiro, 1992.

Reynoldson JA, Behnke JM, Pallant LJ, Macnish MG, Gilbert F, Giles S, Spargo RJ, Thompson RC. Failure of pyrantel in treatment of human hookworm infections (*Ancylostoma duodenale*) in the Kimberley region of north west Australia. *Acta Trop* 68: 301-312, 1997.

Rim HJ, Chai JY, Min DY, Cho SY, Eom KS, Hong SJ, Sohn WM, Yong TS, Deodato G, Standgaard H, Phommasack B, Yun CH, Hoang EH. Prevalence of intestinal parasite infections on a national scale among primary schoolchildren in Laos. *Parasitol Res* 91: 267-272, 2003.

Rodrigues Y, Soares HA. Contribuição ao estudo das obstruções intestinais por *Ascaris lumbricoides* na infância. *O Hospital* 63: 151, 1963.

Rossignol JF, Maisonneuve H. Albendazol placebo controlled study in 870 patients with intestinal helminthiasis. *Trans R Soc Trop Med Hyg* 77: 707-711, 1983.

Sacko M, De Clercq D, Behnke JM, Gilbert FS, Dorny P, Vercruysse J. Comparison of the efficacy of mebendazole, albendazole and pyrantel in treatment of human hookworm infections in the southern region of Mali, West Africa. *Trans R Soc Trop Med Hyg* 93: 195-203, 1999.

Sangkhathat S, Patrapinyokul S, Wudhisuthimethawee P, Chedphaopan J, Mitamun. Massive gastrintestinal bleeding in infants with ascariasis. *J Pediatr Surg* 38: 1696-1698, 2003.

Sanjewi CB, Viwkandan S, Narayanan PR. Fetal response to maternal ascariasis as evidence by anti-*Ascaris lumbricoides* IgM antibodies in the cord blood. *Acta Pediatrics Scandinava* 80: 1134, 1991.

Santos CD. *Anemia, Retardo do Crescimento e Enteroparasitoses em Escolares da Rede Pública de Maceió, Alagoas*. Tese, UFPE, Recife, 105 pp, 2001.

Sarangarajan R, Ranganathan A, Belmonte AH, Tchertkoff V. *Strongyloides stercoralis* infection in humans with AIDS. *AIDS-Patient-Care-Stds* 11: 407 -414, 1997.

Sato Y. Detection of antibodies in strongyloidiasis by ELISA. *Trans R Soc Trop Med Hyg* 79: 51-55, 1985.

Satoh M, Toma H, Sato Y, Takara M, Shiroma Y, Kiyuna S, Hirayam K. Reduced efficacy of treatment of strongyloidiasis in HTLV-I carriers related to enhanced expression of IFN-gamma and TGF-beta 1. *Clin Exp Immunol* 127: 354-359, 2002.

Saxena AK, Springer A, Tsokas J, Willital GH. Laparoscopic appendicectomy in children with *Enterobius vermicularis*. United States. *Surg Laparosc Endoscop Percutan Tech* 11: 284-286, 2001.

Shuhua X, Hotez PJ, Binggui S, Sen L, Hainan R, Haichou X, Huiqing Q, Zheng F. Electron and light microscopy of peritoneal cellular immune responses in mice vaccinated and challenged with third-stage infective hookworm (*Ancylostoma caninum*) larvae. *Act Trop* 71: 155-167, 1998.

Silva NR. Impact of mass chemotherapy on the morbidity due to soil transmitted nematodes. *Acta Trop* 86: 197-214, 2003.

Sirivichayakul C, Pojjaroen-Anant C, Wisetsing P, Praevanit R, Chanthavanich P, Limkittikul K. The effectiveness of 3, 5 or 7 days of albendazol for the treatment of *Trichuris trichiura* infection. *Ann Trop Med Parasitol* 97: 847-853, 2003.

Soli ASV. Parasitoses intestinais, atualização terapêutica. *Folha Médica* 103: 199, 1991.

Soli ASV. Parasitoses Intestinais. In Schechter M, Marangoni D (eds.), *Doenças Infecciosas Conduta Diagnóstica e Terapêutica*, 2ª ed., Guanabara Koogan, Rio de Janeiro, 1998.

Stegani MM. Obstrucción intestinal causada por *Ascaris lumbricoides*/bowel obstruction due to *Ascaris lumbricoides*. *Rev Cir Infant* 11: 35-39, 2001.

St Georgiev V. Chemotherapy of enterobiasis (oxyuriasis). *Expert Opin Pharmacother* 2: 267-275, 2001.

Stoll NR. This wormy world. *J Parasitol* 85: 392-396, 1999.

Stoltzfus RJ, Dreyfuss ML, Chwaya HM, Albonico M. Hookworm control as a strategy to prevent iron deficiency. *Nutr Rev* 55: 223-232, 1997.

Straka S, Baska T, Madíar R, Hudecková H. Intestinal parasites in children from the Turiec region in long-term monitoring. How should we proceed with further preventive parasitologic examinations? *Epidemiol Mikrobiol Imunol* 50: 22-25, 2001.

Sung JF, Lin RS, Huang KC, Wang SY, Lu YJ. Pinworm control and risk factors of pinworm infection among primary-school children in Taiwan. *Am J Trop Med Hyg* 65: 558-562, 2001.

Terashima A, Alvarwez H, Tello R, Infante R, Fredman DO, Gotuzzo E. Treatment failure in intestinal strongyloidiasis: an indicator of HTLV-1 infection. *Int J Inf Dis* 6: 28-30, 2002.

Totkova A, Klobusicky M, Holkova R, Valent M. *Enterobius gregorii* - Reality or fiction? *Bratisl Lek Listy* 104: 130-133, 2003.

Udonsi JK, Amabibi MI. The human environment, occupation, and possible water-borne transmission of the human hookworm, *Necator americanus*, in endemic coastal communities of the Niger Delta, Nigeria. *Public Health* 106: 63-71, 1992.

Verle P, Kongs A, De NV, Thieu NQ, Depraetere K, Kim HT, Dorny P. Prevalence of intestinal parasitic infections in northern Vietnam. *Trop Med Int Health* 8: 961-964, 2005.

Waikagul J, Krudsood S, Ranomyos P, Randomyos B, Chalemrut K, Jonsuk-suntigul P, Kojima S, Looareesuwan S, Thaineau W. A cross-sectional study of intestinal parasitic infections among schoolchildren in Nan Province, Northern Thailand. *Shoutheast Asian J Trop Med Public Health* 33: 218-223, 2002.

Wang HW. Six cases of pinworm ectopic infection in endometrium. *Zhong-guo Ji Sheng Chong Xue Yu Ji Sheng Chong Bing Za Zhi* 21: 202, 2003.

Williams-Blangero S, McGarvey ST, Sobedy J, Wiest FM. Genetic component to susceptibility to *Trichuris trichiura*: evidence from two Asian population. *Genetic Epidemiol* 22: 254-264, 2002.

Zani LC, Favre TC, Pieri OS, Barbosa CS. Impact of antihelminthic treatment on infection by Ascaris lumbricoides, Trichuris trichiura and hookworms in Covas, a rural community of Pernambuco, Brazil. *Rev Inst Med Trop São Paulo* 46: 63-71, 2004.

Zhan B, Li T, Zhang F, Hawdon JM. Species-specific identification of human hookworm by PCR of the mithocondrial cytochrome oxidase I gene. *J Parasitol* 87: 227-229, 2001.

91 Técnicas Básicas de Diagnóstico Parasitológico das Helmintíases Intestinais

Lêda Maria da Costa-Macedo

▸ Introdução

O exame parasitológico de fezes ainda é a ferramenta fundamental no diagnóstico das parasitoses, que têm na via anal a via de eliminação de formas evolutivas. Podem ser parasitoses intestinais, como ascariose e tricurose, ou não, como a esquistossomose; as formas evolutivas podem ser eliminadas nas fezes, como no caso de *Ascaris* e *Trichuris*, ou não, como em *Enterobius*. A preocupação com a metodologia teve início no século 20 e foi se aperfeiçoando, de modo que métodos descritos mais recentemente são geralmente modificações dos apresentados anteriormente. A busca por maior sensibilidade técnica é uma das motivações para as modificações. Os métodos podem ser gerais, revelando qualquer das possíveis formas evolutivas presentes, ou evidenciar mais precisamente uma das formas. As fezes podem ser frescas ou conservadas, que é o habitual em inquéritos epidemiológicos de massa.

As etapas do parasitismo compreendem o encontro do parasito com o hospedeiro (infecciosidade), o estabelecimento da infecção e a transmissão da parasitose (Zelmer, 1998). O diagnóstico da parasitose no hospedeiro poderá ser efetuado quando, na dinâmica de transmissão, ocorre a eliminação do parasito.

O diagnóstico com base em parâmetros morfológicos ainda é o mais realizado, por ser o mais acessível técnica e economicamente. No caso das helmintíases, as formas evolutivas encontradas são ovos, larvas e vermes adultos, mais frequentemente das seguintes espécies:

Ovos	Larvas	Vermes adultos
Ascaris lumbricoides	*Strongyloides stercoralis*	*E. vermicularis*
Trichuris trichiura		*A. lumbricoides*
Necator americanus		*Taenia* sp. (proglotes)
Ancylostoma duodenale		
Enterobius vermicularis		
Hymenolepis nana		
H. diminuta		
Taenia saginata		
T. solium		
Schistosoma mansoni		

▸ Etapas do exame parasitológico

Várias etapas são importantes para garantir a qualidade do diagnóstico, como a indicação do exame, a coleta do material, os métodos empregados, o treinamento do pessoal, assim como a interpretação dos resultados. Os exames podem ser utilizados no diagnóstico laboratorial, no controle de cura após o tratamento antiparasitário, em estudos de prevalência e intensidade da infecção parasitária.

▪ Indicação

A indicação clínica do exame é de extrema valia para se obter um resultado adequado. É fundamental que se conheçam as vias de eliminação dos parasitos para que não se cometa o equívoco de solicitar exame de fezes, por exemplo, para as queixas de prurido anal, em que se pretende diagnosticar enterobiose. Como a fêmea deste parasito faz a postura na região perianal, somente em poucos casos as formas evolutivas são encontradas nas fezes. É importante também conhecer o fundamento dos métodos parasitológicos para que a escolha da forma de coleta de material e o método solicitado sejam adequados ao diagnóstico. Muito comumente se solicita pesquisa de *S. mansoni* em fezes coletadas em MIF, diminuindo as chances de positividade no diagnóstico laboratorial.

▪ Coleta de material

A coleta de material pode ser realizada em fezes ou não; por exemplo, a fita gomada, em que a coleta de material é feita na região perianal do paciente.

Para que a coleta seja adequada, há que se considerar o recipiente, que deve ser limpo, de preferência próprio para esta finalidade e novo, além de estar identificado. A coleta de volume adequado da amostra é importante, para que se consiga realizar todos os métodos propostos para o diagnóstico. O uso de determinadas substâncias, como certos antiácidos e antibióticos e compostos químicos, ou os derivados do bário, usados em exames radiológicos contrastados, vaselina e óleo mineral, impossibilitará o diagnóstico durante cerca de 1 semana. A coleta de material poderá ser feita para diagnóstico ou controle de cura; neste caso o material deve ser coletado 1 a 2 semanas após o tratamento.

A coleta de fezes poderá ser realizada a fresco, de qualquer evacuação, independentemente do horário e ordem de eliminação, ao longo do dia, coletada em volume adequado (cerca de metade do frasco próprio) e entregue ao laboratório até 24 h após a excreção, desde que seja mantida sob refrigeração (preservação temporária). Nos casos de dificuldade de coleta de material fecal, em inquéritos de massa ou dependendo do método que se vai realizar e da forma evolutiva pesquisada, as fezes poderão ser coletadas em líquido conservador, sob a forma de preservação permanente. Nesta forma, é importante a coleta de uma parte do material fecal para três partes do líquido conservante, e a mistura deste material ao fixador, para que haja preservação adequada das fezes. Em geral são coletadas até 3 amostras, embora os autores dos métodos originais, descritos para material conservado, tenham trabalhado com apenas 1 amostra.

Tipos de conservantes mais utilizados:

- *Formaldeído*. Em concentração de 5 a 10% diluído em água destilada, salina ou tamponado com fosfato de sódio. A formalina a 10% é obtida com 10 mℓ de formaldeído (37 a 40%) mais 90 mℓ de solução salina a 0,85%
- *MIF* (Sapero e Lawless, 1953). Solução desenvolvida por estes autores, com a finalidade de preservação de fezes, mantendo as características das formas evolutivas por pelo menos 6 meses, na proporção de 1 g de fezes para 10 mℓ da solução. A solução original é constituída por mertiolato nº 99 (1:1.000 a 200 mℓ), formaldeído (25 mℓ), glicerina (5 mℓ) e água destilada (250 mℓ). Os autores recomendavam que, imediatamente após colocar as fezes no conservador, se adicionasse 0,15 mℓ de lugol a 5% para cada 2,35 mℓ da solução estoque de mertiolato-formol-glicerina. Naquele trabalho, os autores já aconselhavam o uso do MIF na coleta de material em trabalhos de campo. Coutinho (1956) substituiu o mertiolato por mercurocromo (2:1.000 a 200 mℓ) e dispensou a adição do iodo de lugol à solução conservadora, para usá-la no momento da leitura microscópica do material. Com essas mudanças, não verificou alteração dos resultados.

A partir de 18 de abril de 2001 a Agência Nacional de Vigilância Sanitária (Anvisa), do Ministério da Saúde, proibiu o uso e a comercialização de medicamentos à base de mercúrio (mertiolato e mercurocromo) a fim de diminuir a exposição ambiental a esses produtos e, consequentemente, a exposição dos seres humanos (resolução RE 528 de 17/04/2001). A partir desta data, o derivado do mercúrio ou foi substituído por álcool etílico, ou suprimido, porém mantendo as concentrações originais de formaldeído e glicerina nas novas composições, ou simplesmente substituído por outra solução conservante em uso no mercado.

▸ Métodos empregados

Até o começo do século 20, a única forma de pesquisa de parasitos intestinais era por meio do exame direto das fezes, que ainda hoje é bastante utilizado, principalmente em laboratórios com poucos recursos humanos e materiais. A publicação de técnicas parasitológicas teve início a partir deste período, com o desenvolvimento dos métodos de concentração, que foram e têm sido sucessivamente adaptados a fim de se obter sempre uma melhor acurácia nos resultados. O exame parasitológico de fezes ainda conta com poucos recursos materiais e de automação, por isso é necessário um treinamento bastante qualificado do profissional, além de microscópio óptico de qualidade, que permita um diagnóstico adequado.

Os métodos originalmente descritos foram ao longo do tempo adaptados ao uso rotineiro, algumas vezes de forma cientificamente controlada, porém outras vezes de forma empírica, de modo que observamos pouca padronização das técnicas e um distanciamento dos procedimentos originalmente descritos para os métodos. Isto se reflete na literatura, que apresenta uma variação de recomendações quando se analisa cada técnica. Esses métodos, adaptados aos dias de hoje, deveriam estar sendo comparados aos originais para que a adaptação fosse validada.

Outro ponto a ser observado é a necessidade de exames rápidos, práticos e que resultem em diagnóstico fidedigno. Os métodos descritos na primeira metade do século 20 são bastante detalhados na execução, como por exemplo, a quantificação do peso das fezes necessário ao diagnóstico pela técnica proposta. Acredito que na prática, principalmente a assistencial, este fator não seja valorizado, ficando por conta do bom-senso e do suposto sucesso nos resultados, a continuidade da forma como os exames são realizados. Alguns métodos como a tamisação, descrita por Magalhães em 1957, e referida por Pessoa (1982), que se baseia na peneiração do bolo fecal total para a pesquisa de proglotes de *Taenia* sp., se não for por interesse científico, não valem pelo custo-benefício, dado o tempo despendido e a falta de praticidade na manipulação da técnica, associada à baixa positividade esperada para esta parasitose em algumas regiões do Brasil. Com isso, algumas parasitoses, como a teníase, podem ter sua prevalência subestimada por conta do não seguimento do método original proposto.

Os métodos descritos adiante correspondem aos considerados mais clássicos no diagnóstico das helmintíases intestinais. Apresentamos como procedimentos usuais os descritos na literatura para determinada técnica (adaptados). Entretanto, ao lado dos métodos nomeados, procuramos apresentar as recomendações originais propostas.

▪ Macroscopia

Em fezes frescas podem-se observar a coloração (normal, cinzenta, vermelha), o odor, a forma e a consistência (moldadas, pastosas, líquidas), a presença de elementos anormais (sangue e muco, alimentos não digeridos) e a presença de vermes adultos. Apesar de podermos encontrar fezes liquefeitas e pastosas, a maioria do material enviado ao laboratório é de fezes moldadas, devido à baixa patogenicidade das parasitoses intestinais e à associação de diarreia somente em alguns casos.

Observação direta de vermes adultos

▸ ***Ascaris lumbricoides.*** Não é raro o encontro de vermes adultos nas fezes, sobretudo de crianças. Nestes casos, os vermes são eliminados junto com as fezes, e o comprimento e diâmetro costumam ser inferiores aos classicamente referidos. Para o diagnóstico e o tratamento de ascariose, é irrelevante a diferenciação do sexo do verme. De forma cilíndrica e coloração de branca a rosada, medem de 15 a 40 cm de comprimento, por 2 a 6 mm de diâmetro (Figura 91.1).

▸ ***Taenia* sp.** No diagnóstico laboratorial assistencial, é comum o encontro de proglotes após a identificação prévia de ovos nas fezes. De coloração branca e forma retangular o proglote grávido mede em torno de 12 mm por 6 a 10 mm (Figura 91.2). Caso o objetivo principal seja o diagnóstico de teníase, deve-se proceder à tamisação, que é o processo de peneiração do bolo fecal total para a pesquisa de proglotes,

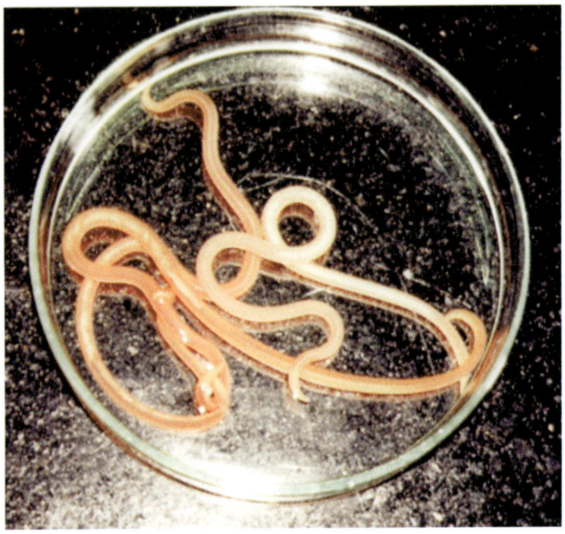

Figura 91.1 *Ascaris lumbricoides*: vermes adultos fotografados vivos, em tamanho natural.

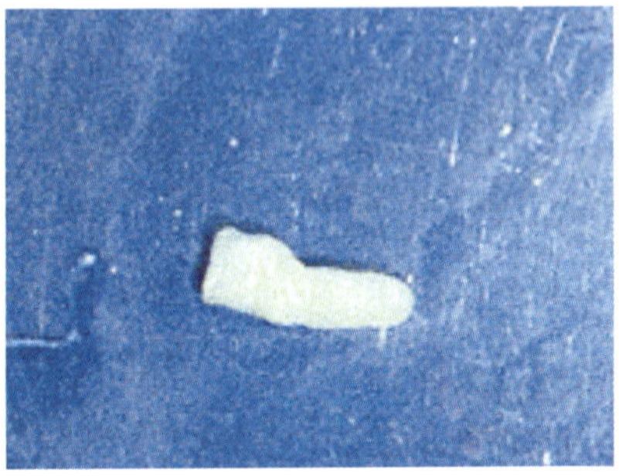

Figura 91.2 *Taenia* sp.: proglote fotografado em tamanho natural, após ser eliminado por um paciente.

utilizando peneira metálica, que pode também ser usada para detecção dos outros vermes adultos. No caso de encontro de proglotes de *Taenia*, pode-se realizar a diferenciação entre as espécies parasitárias, porém este procedimento é sem relevância para o diagnóstico e o tratamento de teníase, mas pode ser importante para o prognóstico da infecção. Para a diferenciação, vários métodos estão descritos em livros especializados como De Carli (2001). Após corar, observe o número e a forma das ramificações uterinas na microscopia óptica, que em *T. saginata* estão entre 15 e 32 ramificações, de forma dicotômica, e em *T. solium* entre 7 e 13, de forma dendrítica.

▸ ***Enterobius vermicularis.*** Muitas vezes a fêmea do verme é detectada na lâmina de microscopia das fezes ou na fita gomada. De forma cilíndrica, coloração branca e comprimento variando de 8 a 13 mm por 0,3 a 0,5 mm de diâmetro (Figura 91.3).

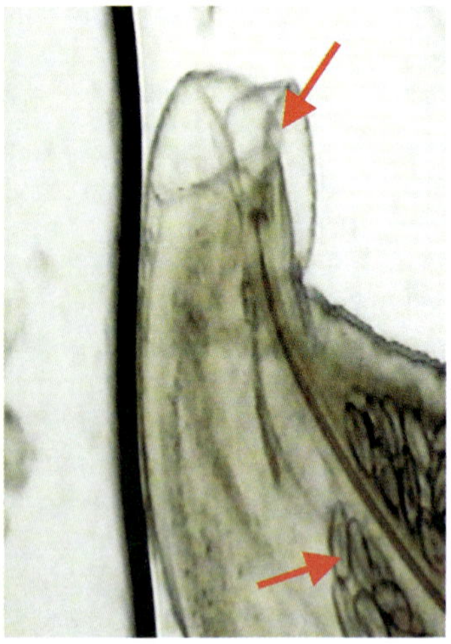

Figura 91.3 *Enterobius vermicularis*: fêmea encontrada em coleta de fita gomada de criança, aumento de 400×. Visualizam-se as asas cefálicas e os ovos no interior do útero.

▪ Microscopia

▸ **Métodos qualitativos.** A leitura em microscópio óptico (MO) do preparado fecal requer aumento de cerca de 40×, para a detecção de larvas vivas de *S. stercoralis*, 100×, para ovos em geral e larvas mortas, e 400× para a diferenciação de detalhes morfológicos de ovos e larvas, caso seja necessário. Em algumas situações poderá ser usado o microscópio estereoscópico para visualização de vermes adultos e/ou larvas.

As filtrações são recomendadas em gaze de 2 a 4 dobras, ou filtro comercial, a fim de reter restos de alimentos não digeridos ou outras substâncias mais grosseiras.

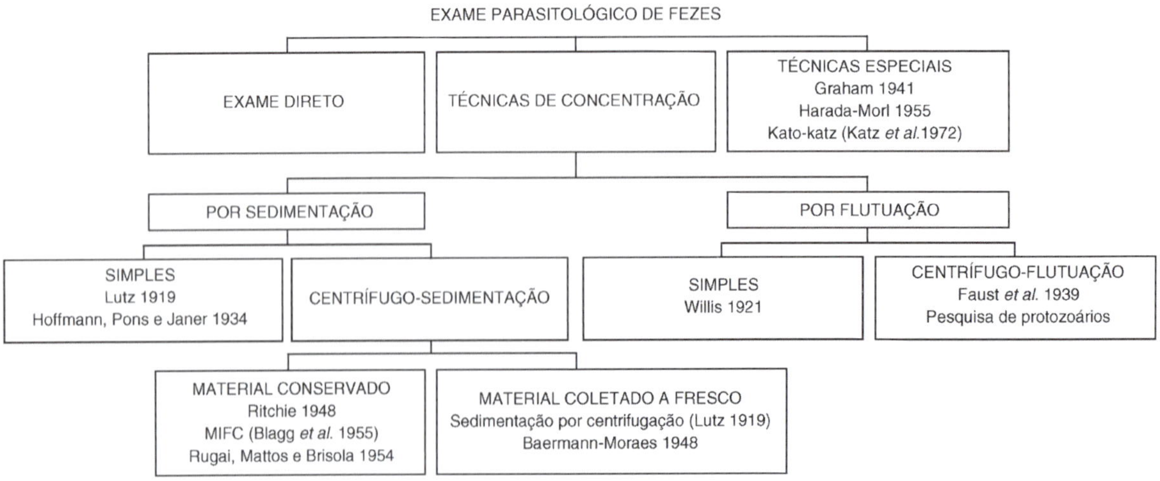

A quantidade de material fecal necessário à execução de uma técnica parasitológica varia conforme o método e a referência bibliográfica pesquisada: direto, 2 a 500 mg; Kato-Katz, 41 a 50 mg; Willis, 1 a 10 g; Lutz, 2 a 5 g; Baermann-Moraes, 8 a 10 g. Entretanto, a maioria das recomendações encontra-se entre 1 e 2 g.

Exame direto

Princípio: mistura de material fecal à solução salina e observação ao MO.

Procedimento: coloque de 1 a 2 gotas de solução salina (cloreto de sódio 8,5 g e água destilada-deionizada 1.000 mℓ) em lâmina de microscopia e, em seguida, adicione pequena porção de fezes, misturando à salina. Espalhe a mistura em área de cerca de 2 cm², para facilitar a leitura. Para identificação de ovos de helmintos, não há necessidade de coloração com iodo de lugol (iodo cristal 5 g, iodeto de potássio 10 g, água destilada-deionizada 100 mℓ), mas se poderá fazê-lo para larvas. Leitura do material em MO.

Resultado: pode-se visualizar qualquer forma evolutiva presente no material fecal. Em fezes frescas podem-se visualizar cistos e formas vivas de trofozoítas de protozoários, até 30 min da coleta, além de larvas e ovos de helmintos.

Técnicas de concentração

Por sedimentação

Simples

▶ **Método de Lutz, 1919.** Adolpho Lutz publicou suas observações sobre *S. mansoni*, afirmando a importância do diagnóstico da parasitose mediante o achado dos ovos do parasito nas fezes. Nessa época, ele já identificava a precariedade do método direto no diagnóstico da esquistossomose, justificando a escassez de ovos detectada por esta técnica, quando o número de fêmeas era pequeno. Desenvolveu o método direcionado apenas para o diagnóstico da esquistossomose (Figura 91.4).

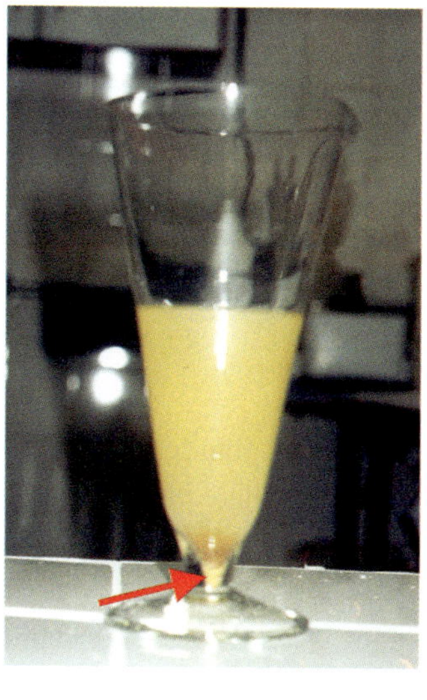

Figura 91.4 Método de Lutz/Hoffman: sedimentação espontânea de fezes em água.

- Princípio: sedimentação do material fecal diluído em água, sob a ação da gravidade
- Procedimento:
  - Lavagem repetida de fezes em água corrente
  - Filtração (rede metálica ou gaze)
  - Sedimentação simples ou centrifugação
- Resultado: pode-se visualizar qualquer forma evolutiva de protozoários e/ou helmintos presentes no material fecal

▶ **Hoffman, Pons e Janer, 1934.** Os autores desenvolveram a técnica direcionando para o diagnóstico da esquistossomose, porém confirmaram a validade do método no diagnóstico de outras parasitoses intestinais e a sua superioridade na comparação com o exame direto.

- Procedimento:
  - Utilize 1 g fezes frescas. Vários autores apontam a possibilidade do uso de fezes conservadas, porém não há referência desta informação no artigo original
  - Dilua as fezes em água em cálice de fundo cônico
  - Deixe a suspensão em repouso por 15 a 30 min para amolecer o material fecal
  - Após este tempo, mexa o material e encha o recipiente com água
  - Filtre a solução em rede de 80 a 100 malhas por cm², rede metálica ou gaze dobrada várias vezes
  - Decante o líquido em outro cálice (proveta cônica)
  - Não há necessidade de mudar a água
  - Colete o sedimento com pipeta (no artigo não há referência ao tempo de repouso, porém os autores apontam como uma inconveniência do método o tempo de espera). É consenso na literatura que 1 a 2 horas são suficientes para a coleta do sedimento
  - Proceda à leitura do sedimento em MO
- Resultado: pode-se visualizar qualquer forma evolutiva de protozoários e/ou helmintos presentes no material fecal.

Centrífugo-sedimentação

Segundo a diversidade apresentada na literatura, o processo de centrifugação, para o diagnóstico das parasitoses intestinais, deve ser realizado durante 1 a 2 min em velocidade de 500 a 650 × g ou de 1.500 a 2.000 rotações por minuto por 1 a 2 min, utilizado em qualquer das técnicas parasitológicas, sendo para isso suficiente uma centrífuga de mesa. Muitos trabalhos originais não fazem citação sobre a velocidade de centrifugação. Quando há, é referido nos procedimentos descritos.

Material sem fixador

- Fundamento — Sedimentação por centrifugação de fezes em água.

Willis, ao descrever seu método em 1921, para a pesquisa de ovos de ancilostomídeos, fez referência aos métodos parasitológicos da época, que seriam o método direto (pequena porção de fezes com algumas gotas de água de torneira sobre lâmina e leitura microscópica), combinado com a centrifugação por 5 min do sobrenadante da mistura de fezes em 10 vezes seu volume de água de torneira. Esta suspensão, feita em metal cônico, era deixada em repouso por 2 a 3 min antes que o sobrenadante fosse vertido para o tubo de centrifugação, centrifugado e o sedimento examinado. Como a sua descrição, em 1921, foi posterior à de Lutz (1919) que descreveu a possibilidade de sedimentação simples ou por centrifugação do material fecal em água, porém sem detalhamento, consideramos que este processo poderia ser nomeado como método de Lutz, 1919.

- Procedimento usual:
  - O material deve ser diluído em água, filtrado e centrifugado em tubo cônico
  - Após desprezar o sobrenadante, colete o sedimento e faça a leitura em MO
- Resultado: pode-se visualizar qualquer forma evolutiva de protozoários e/ou helmintos presentes no material fecal
- Fundamento — Termo-hidrotropismo de larvas de nematoides
- Procedimento usual:
  - Água a 40 a 45°C em contato com material fecal
  - Repouso de 1 a 2 horas
  - Coleta do sedimento em vidro de relógio ou em tubo de centrifugação
  - Visualização do sedimento diretamente em microscópio estereoscópico (lupa) ou
  - Centrifugação, desprezando o sobrenadante e coletando o sedimento com posterior leitura em MO
- Resultado: pode-se visualizar larvas rabditoides e filarioides de nematoides intestinais. Indicado para o diagnóstico de estrongiloidíase.

▸ **Método de Baermann-Moraes (1948).** O aparelho de Baermann (1917), desenvolvido por esse autor para a pesquisa de larvas de nematoides no solo, foi adaptado por Moraes para o isolamento destas formas evolutivas em fezes. Este aparelho é constituído de funil com 10 a 12 cm de diâmetro, conectado a tubo de borracha e este a tubo de hemólise. O conjunto requer uma estante de madeira especial, que possibilite a coleta posterior de material. Sobre o funil deve-se colocar uma tela metálica sobre a qual deposita-se, envolvida em gaze dobrada de 1 a 4 vezes, uma quantidade de 8 a 10 g de fezes. Em seguida a esta etapa, adiciona-se a água aquecida (40 a 42°C), deixando as fezes imersas na água por 60 a 90 min; colete e examine o conteúdo líquido do tubo. Moraes modificou o aparelho, tornando o tubo de hemólise desmontável e o exame de seu conteúdo em vidro de relógio e microscópio entomológico. Com isso, conseguiu economia de tempo em relação à centrifugação do material proposta por Baermann. Coutinho, Campos e Amato Neto (1951) introduziram a obliteração do tubo de borracha com "uma presilha de metal" (conhecida atualmente como pinça de Mohr) para um maior controle da coleta do material. O sedimento é coletado e examinado diretamente (lupa) ou por centrifugação (Figura 91.5).

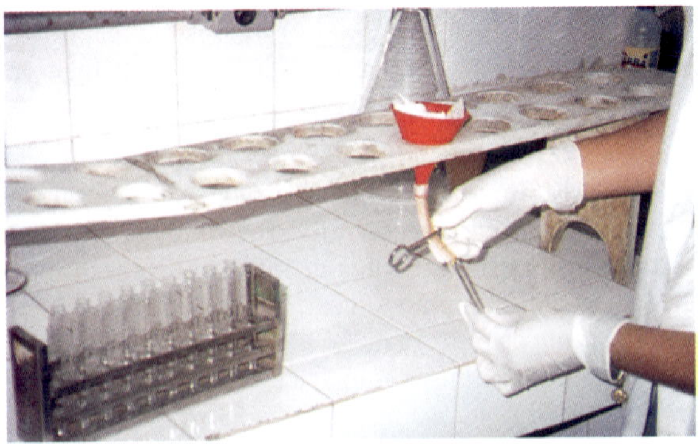

Figura 91.5 Método de Baermann-Moraes-Coutinho: coleta de material para centrifugação.

▸ **Método de Rugai, Mattos e Brisola (1954).** Trata-se de sedimentação simples. Os autores simplificaram a técnica, utilizando cálice de 125 a 250 mℓ, de fundo cônico, no lugar do aparelho de Baermann. A água aquecida (40 a 42°C) é colocada no cálice e as fezes, protegidas por gaze dobrada de 2 a 4 vezes, são colocadas em contato com a água. Após cerca de 90 min, colete o sedimento do fundo do cálice com pipeta e examine ao MO (Figura 91.6).

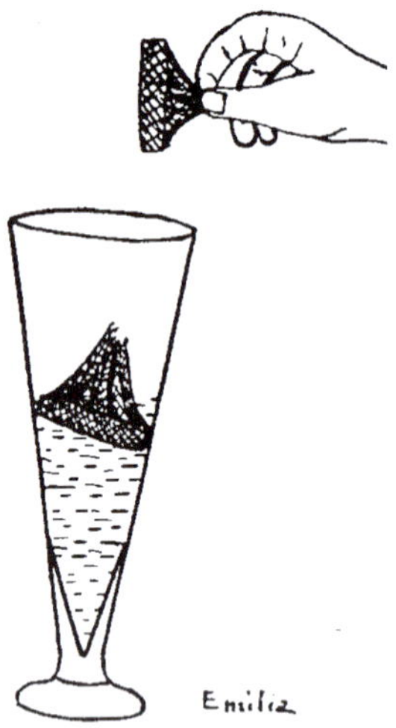

Figura 91.6 Método de Rugai, Mattos e Brisola.

▸ **Algumas modificações atuais propostas para o método.** Willcox e Coura (1989) fizeram uma adaptação no método de Baermann-Moraes-Coutinho, com a finalidade de simplificá-lo, substituindo o aparelho de Baermann por um sistema comercial descartável (Parasitokit, Biotécnica) constituído de tubo cônico de polipropileno (15 mℓ) e funil do mesmo material, com extremidade porosa funcionando como filtro. Após a adição de fezes até a extremidade do funil e água ao tubo, o conjunto é colocado em banho de imersão com água a temperatura de 42°C durante 30 min. Após este tempo, o aquecimento é desligado, mas o conjunto permanece na água até 90 min, sendo em seguida o tubo centrifugado a 3.000 rpm por 5 min. O sobrenadante é desprezado e o sedimento coletado em placa de Kline e examinado ao MO. Os resultados por esta técnica foram superiores, em termos absolutos, ao original de Baermann-Moraes-Coutinho.

Material fixado

Fixador	*Método*
Formalina a 10%	Ritchie, 1948
MIF	Blagg *et al.*, 1955 (MIFC)

- Fundamento — centrífugo-sedimentação em sistema formol-éter
- Procedimento usual:
  - Filtre o material diluído no líquido conservador e transfira 1 a 2 mℓ para tubo de centrifugação
  - Adicione 3 a 5 mℓ de éter etílico (ou acetato de etila)
  - Tampe com rolha de borracha e agite o tubo vigorosamente por 30 segundos
  - Centrifugue, despreze o sobrenadante, limpe as paredes do tubo, se necessário. Após a centrifugação, há a formação de 4 camadas (sedimento, líquido conservador, rolha de gordura, éter)

  - Colete o sedimento
  - Leitura em MO
- Resultado: é possível visualizar qualquer forma evolutiva de helmintos e/ou protozoários.

▸ **Método de Blagg *et al.*,1955 (MIFC)**
- Procedimento:
  - Misture MIF ao material fecal e agite vigorosamente por 5 segundos
  - Filtre a mistura através de 2 camadas de gaze cirúrgica para um tubo de centrifugação de 15 mℓ
  - Adicione 4 mℓ de éter, insira a rolha de borracha e agite vigorosamente
  - Retire a rolha de borracha e aguardar 2 min
  - Centrifugue por 1 min a 1.600 rpm
  - Despreze o sobrenadante (observe as 4 camadas) e examine o sedimento após a limpeza do tubo
- Resultado: é possível visualizar qualquer forma evolutiva de helmintos e/ou protozoários (Figuras 91.7 e 91.8).

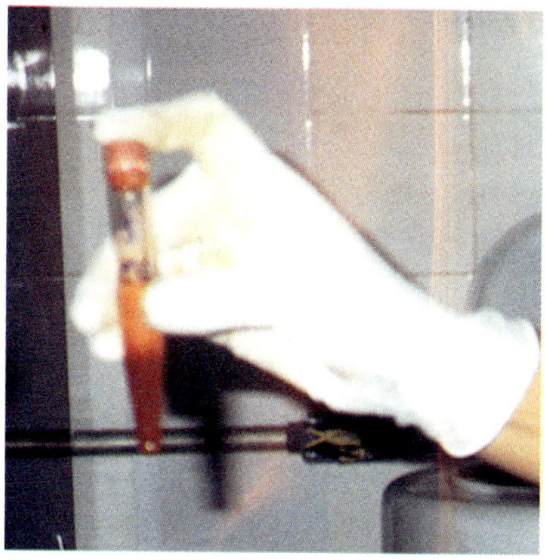

Figura 91.7 Método de MIFC, após a adição de éter e agitação do tubo.

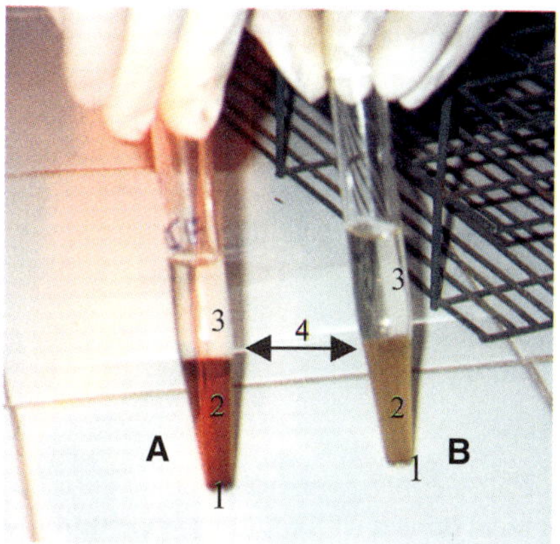

Figura 91.8 Método de MIFC (**A**) e Ritchie (**B**): após a centrifugação, diferenciam-se 4 camadas: 1. sedimento; 2. solução de MIF ou formol a 10%; 3. éter; 4. seta: rolha de detritos fecais.

▸ **Método de Ritchie (1948)**
- Procedimento
  - Misture salina ao material fecal
  - Retire 10 a 12 mℓ desta suspensão
  - Filtre em 2 camadas de gaze
  - Centrifugue e decante o sobrenadante
  - Colete o sedimento, adicione 10 mℓ de formalina a 10%
  - Deixe 5 min para fixação
  - Adicione 3 mℓ de éter, tampe e agite vigorosamente
  - Centrifugue a velocidade lenta (nº 2 da centrífuga de mesa) por 2 min
  - Decante o material, core o sedimento com solução iodada a 2%
  - Examine o sedimento ao MO
- Resultado: é possível visualizar qualquer forma evolutiva de helmintos e/ou protozoários.

Observe que o hábito de se solicitar coleta de mais de uma amostra de fezes foi uma adaptação à coleta de material em líquidos fixadores, desenvolvida ao longo do tempo, e não uma recomendação dos métodos originais.

▸ **Coprotest.** Sistema comercial de coleta de material. É constituído de frasco plástico descartável com conservador, no caso, formol a 10%. Após a coleta de fezes e transferência para o frasco, agite o frasco para homogeneizar o material e transportar ao laboratório. No laboratório, processa-se como o método de Ritchie, adicionando éter ou acetado de etila, agitando e centrifugando. Leitura microscópica do sedimento.

Por flutuação

- Princípio: misture solução saturada com densidade maior que as formas evolutivas que se pretende diagnosticar nas fezes, a fim de separá-las do material fecal.

Simples

▸ **Método de Willis (1921)**
- Procedimento:
  - Prepare solução saturada de sal de cozinha em água de torneira (NaCl, densidade 1.130)
  - Misture solução saturada às fezes, no mesmo recipiente da coleta; no caso descrito, lata de 3,3 cm de diâmetro por 0,8 cm de altura
  - Encha a lata com solução saturada até a borda
  - Espere alguns minutos para os ovos flutuarem e coloque uma lâmina de microscopia em contato com este líquido
  - Após alguns minutos, remova a lâmina, inverta e examine ao MO
  - O exame completo dura no máximo 10 min. Após meia hora, os ovos se tornam distorcidos na solução saturada
- Resultado: método desenvolvido para o diagnóstico de ancilostomose; visualizam-se, além de ovos de ancilostomídeos, outras formas evolutivas leves. O uso desta técnica se justifica apenas em regiões onde as prevalências destas espécies sejam elevadas.

Centrífugo-flutuação

▸ **Método de Faust *et al.* (1939).** Os autores procuraram aperfeiçoar o método de Willis, utilizando o sulfato de zinco a 33% para a flutuação, obtida após centrifugação. Embora os autores procurassem desenvolver técnica capaz de diagnosticar ovos e cistos, este método mostra-se adequado principalmente para cistos de protozoários.

▪ Método qualitativo e quantitativo

▸ **Método de Kato-Katz.** Preconizado pela Organização Mundial da Saúde para a avaliação das helmintíases transmi-

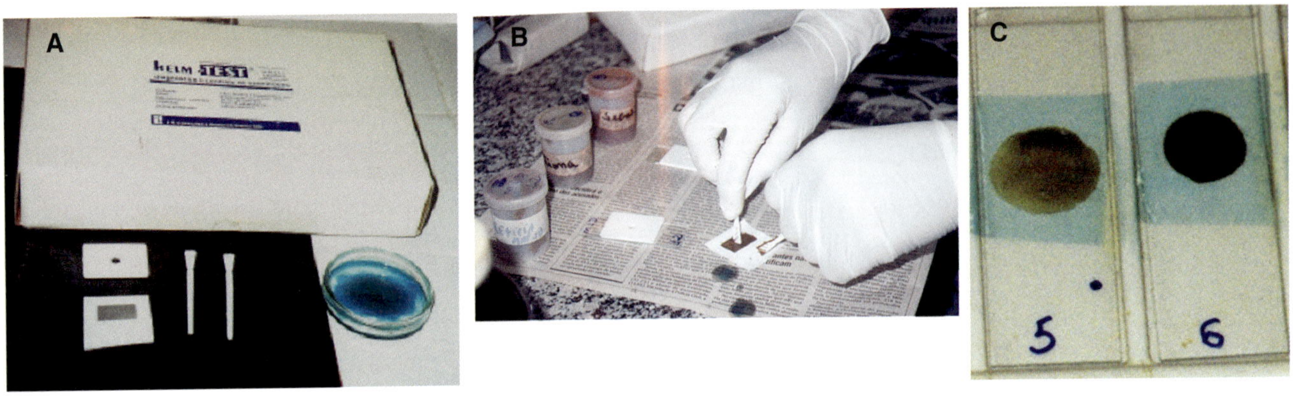

Figura 91.9 Método de Kato-Katz. **A.** *Kit* comercial; **B.** preparação da técnica; **C.** lâminas prontas.

tidas pelo solo (ascariose, tricurose e ancilostomose) e esquistossomose (WHO, 1998). Pode ser considerado um tipo de exame direto das fezes introduzido por Kato e Miura em 1954, como método qualitativo para a pesquisa de ovos, e adaptado para a quantificação destas formas evolutivas por Katz, Chaves e Pellegrino em 1972 (Figura 91.9).

- Procedimento:
  - Deposite amostra fecal sobre papel absorvente
  - Ponha, sobre as fezes, uma tela de metal ou náilon de malhas
  - Com espátula de madeira ou plástico, pressione e raspe, a fim de que o material fecal passe peneirado através da tela
  - Colete um pouco deste material e deposite sobre lâmina de vidro na qual previamente se colocou um molde com orifício de 6 mm de diâmetro para a quantificação
  - Deposite as fezes peneiradas através deste orifício (cerca de 43 mg), retire o molde e cubra o material fecal com lamínula de papel celofane previamente embebida (por 24 h) em solução de verde malaquita. Inverta a lâmina, pressionando-a contra papel absorvente, deixando alguns minutos antes de retirá-la, para que o papel celofane adira completamente à lâmina. Caso contrário, o celofane pode ficar grudado no papel absorvente, inviabilizando a técnica
  - Retire a lâmina do papel absorvente e deixe-a em repouso por cerca de 30 min a 1 h em temperatura ambiente para haver o clareamento do material pela glicerina da solução adicionada
  - Leitura no MO
- Resultado: podem-se visualizar ovos de helmintos
- Observações:
  - Para a quantificação, deve-se multiplicar o número total de ovos encontrados na lâmina por 23, se a quantidade de fezes examinadas estiver em torno de 43 mg, ou conforme recomendação do laboratório responsável por comercialização do *kit*. Desta forma, se poderá avaliar a intensidade de infecção pela contagem de ovos nas fezes, e o resultado expressará o número de ovos por grama de fezes (opg). A avaliação da carga parasitária poderá seguir os parâmetros da OMS (1998), conforme a Tabela 91.1
  - A lâmina se conserva por meses se estiver positiva para ovos de *A. lumbricoides*, *T. trichiura*, *E. vermicularis*, *S. mansoni* e *Taenia*. Entretanto, ovos de ancilostomídeos e de *H. nana* desaparecem após cerca de 4 h da preparação
  - O método de Kato-Katz pode ser todo montado no laboratório, produzindo-se os moldes em papelão com orifício de 6 mm, comprando a tela metálica (marca Ibras, São Bernardo do Campo, nº 120, com fios, urdume e trama de 0,09 mm), o papel celofane (molhável, com espessura média de 40 a 50 µg, cortado em retângulos de 24 × 30 mm) e fazendo a solução de verde malaquita (100 mℓ de glicerina, 100 mℓ de água e 1 mℓ de solução aquosa de verde malaquita a 3%)
  - Em vez de verde malaquita, pode-se mergulhar a lamínula de papel celofane em azul de metileno a 3%.

Tabela 91.1 Avaliação de carga parasitária.

	Infecção (opg)		
Espécies	**Leve**	**Moderada**	**Pesada**
Ascaris lumbricoides	1 a 4.999	5.000 a 49.999	≥ 50.000
Trichuris trichiura	1 a 999	1.000 a 9.999	≥ 10.000
Ancilostomídeos	1 a 1.999	2.000 a 3.999	≥ 4.000
Schistosoma mansoni	1 a 99	100 a 399	≥ 400

Algumas modificações atuais propostas para o método

Em inquéritos coproparasitológicos é comum o emprego de material fecal conservado, dada a inexequibilidade de trabalho de campo com amostras frescas numerosas. Entretanto, os resultados encontrados apresentam positividades menores para ovos de nematoides devido à sensibilidade mais baixa dos métodos aplicados em fezes conservadas. O método de Kato-Katz foi realizado com êxito em material conservado em MIF, em 1.800 amostras, podendo ser introduzido juntamente com a técnica de MIFC (Costa-Macedo *et al.*, 1998; 1999b). Ficou evidenciado que, quanto mais baixa a carga parasitária do nematoide diagnosticado, tanto mais baixa é a positividade deste no MIFC (Costa-Macedo *et al.*, 1999a). Os resultados foram bastante expressivos em relação a *T. tri-*

Tabela 91.2 Comparação da positividade encontrada no MIFC, em relação à carga parasitária, em 549 amostras positivas para *Ascaris lumbricoides* e em 334 positivas para *Trichuris trichiura*, obtida no Kato-Katz, realizado no mesmo material conservado, em um total de 1.800 crianças examinadas.

	Espécies					
	Carga leve – N/%		Carga moderada – N/%		Carga pesada – N/%	
Métodos	*Ascaris*	*Trichuris*	*Ascaris*	*Trichuris*	*Ascaris*	*Trichuris*
Kato-Katz	317/57,7	287/85,9	212/38,6	44/13,2	20/3,7	3/0,9
MIFC	257/81,1	42/14,6	208/98,1	28/63,6	20/100	3/100

chiura, que em geral infecta o hospedeiro com cargas leves, mostrando que foram detectados, no MIFC, apenas 14,6% dos ovos presentes no Kato-Katz (Tabela 91.2). Em seguida, o método de Kato-Katz foi validado em material conservado em MIF em 405 amostras estudadas (Costa-Macedo *et al.*, 1999a,b). A sensibilidade do método para *A. lumbricoides*, *T. trichiura* e ancilostomídeo foi respectivamente de 98, 92 e 75%, e a especificidade ficou acima de 98% para os três parasitos (Tabela 91.3). A média de contagem de ovos para o *A. lumbricoides* foi menor em material conservado do que na coleta a fresco, porém sem variação na distribuição dos grupos de intensidade (Tabela 91.4).

Resultados semelhantes foram obtidos em relação ao método de Kato-Katz empregado em fezes conservadas em formaldeído a 10% (Tabela 91.5).

Tabela 91.5 Distribuição da positividade encontrada no Kato-Katz para *Ascaris* e *Trichuris*, em relação à forma de coleta do material, a fresco ou conservado em formol a 10%, comparados aos resultados do Ritchie, em 220 pré-escolares de creche municipal do Rio de Janeiro, 2003 (dados não publicados).

	Positividade %	
Método	*Ascaris*	*Trichuris*
Kato-Katz (a fresco)[a]	19,2	9,3
Kato-Katz (Formol a 10%)[a, b]	18,7	9,3
Ritchieb	15,7	4,3

a: Mc Nemar não significativo; *b:* Mc Nemar significativo.

Tabela 91.3 Distribuição da positividade encontrada no Kato-Katz para *Ascaris, Trichuris* e ancilostomídeo, em relação à forma de coleta do material, a fresco ou conservado em MIF, em 405 amostras estudadas.

	Positividade N/%		
Kato-Katz	*Ascaris*	*Trichuris*	Ancilostomídeo
A fresco	51/12,6	49/12,1	20/4,9
MIF	50/12,3	51/12,6	15/3,7

Tabela 91.4 Distribuição da média da carga parasitária dos principais parasitos encontrados no método de Kato-Katz, em ovos por grama de fezes (opg), segundo a forma de coleta do material a fresco ou conservado em MIF, em 405 amostras estudadas.

	Média da carga parasitária (opg)		
	Ascaris	*Trichuris*	Ancilostomídeo
Forma de coleta	N – 50	N – 55	N – 20
A fresco	9.480	456	432
MIF	6.264	312	480

Tem-se investigado modificação que preserve os ovos de ancilostomídeos para a leitura microscópica posterior do Kato-Katz, o que facilitaria no caso de exames de numerosas amostras. Odongo-Aginya *et al.* (1995) substituíram o verde malaquita por preparado composto por 5% de eosina e 7,5% de nigrosina em 10% de formaldeído, obtendo preservação das amostras positivas para ancilostomídeos, qualitativamente e quantitativamente, até 16 h após a preparação das lâminas.

Técnicas especiais

▸ Método de Graham (1941) ou da fita adesiva (Figura 91.10)

- Procedimento usual:
  - Corte fita adesiva transparente (tipo Durex ou Scotch) no comprimento de 8 cm, com dobras de 1 cm em ambas as terminações para facilitar o manuseio, e coloque sobre uma lâmina de microscopia
  - A coleta de material deve ser feita no paciente, de preferência ao acordar, antes de se levantar e se banhar
  - No momento da coleta de material, retire a fita da lâmina, comprima a fita em torno da região perianal do paciente 2 a 3 vezes em localizações diferentes, e estique novamente na lâmina, cuidando para que a fita não faça pregas, o que irá dificultar o diagnóstico
  - Leve a lâmina ao laboratório para exame no MO
- Resultado: visualização principalmente de ovos de *E. vermicularis*.

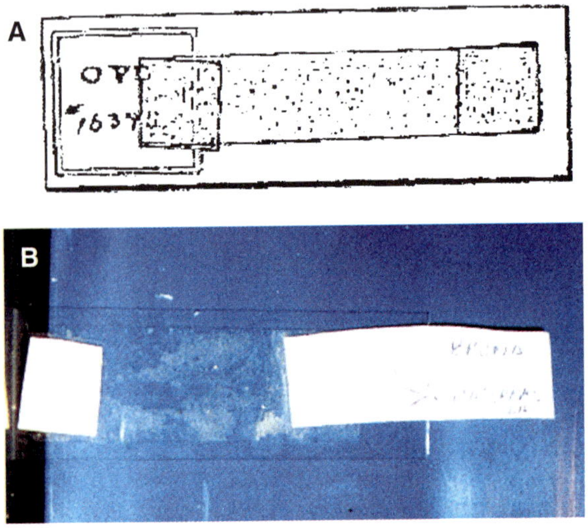

Figura 91.10 Método de Graham. **A.** Representação da lâmina antes da coleta; **B.** lâmina após a coleta de material.

▸ Escolha do método

Ao escolher um teste, deve-se optar pelo(s) método(s) de maior fidedignidade para se obter o diagnóstico mais preciso da(s) parasitose(s)-alvo, associado ao custo-benefício da escolha. Em algumas situações, o melhor método não pode ser utilizado em função da limitação dos recursos materiais e/ou humanos disponíveis. Em outras, a valorização dos custos do diagnóstico é maior do que a possível precisão alcançada, como é o caso de alguns laboratórios assistenciais (Patologia Clínica). Para a escolha, há que se considerar a espécie que se deseja pesquisar, porém, caso não haja uma pretensão específica, pode-se utilizar um método que detecte qualquer das formas evolutivas presentes (ovos e/ou larvas), ou um método para cada forma evolutiva das espécies mais frequentes da região estudada. Além disso, deve-se considerar o custo-benefício do procedimento escolhido. Caso se opte por fazer apenas uma técnica, que seja capaz de detectar qualquer forma evolutiva, em geral se obterá redução nos custos, mas também resultados menos precisos. Fazendo uma técnica para cada forma evolutiva esperada se ganhará na qualidade dos resultados, mas com custos mais elevados. A escolha implicará maior ou menor gasto de recursos materiais (vidraria, equipamentos) e humanos, em contraposição aos resultados encontrados.

Ao escolher um método, a sensibilidade e a especificidade devem ser conhecidas. Para se obter a sensibilidade e a especificidade de um teste, deve-se compará-lo com um teste que seja considerado padrão, isto é, que seja o melhor método disponível ou o mais usado para o diagnóstico da parasitose em questão. Assim, um teste será muito sensível, quando seu resultado for positivo no maior número de indivíduos parasitados. Um teste sensível detectará poucos falso-negativos. Por outro lado, um teste será muito específico, quando seu resultado for negativo no maior número possível de indivíduos não parasitados. Um teste específico detectará poucos falso-positivos. No caso dos exames enteroparasitológicos disponíveis, verifica-se geralmente elevada especificidade, pois as formas evolutivas encontradas dão o diagnóstico de certeza da parasitose. Porém, a sensibilidade muitas vezes encontra-se aquém do desejado, por conta de falsos resultados. As causas de negatividade nos exames de pessoas parasitadas serão aqui classificadas em evitáveis (profissionais) e inevitáveis (biológicas) (Tabela 91.6).

Tabela 91.6 Causas de negatividade no exame parasitológico.

Evitáveis – Profissionais	Inevitáveis – Biológicas
Treinamento	Infecção unissexual por espécimes machos
Escolha do método p. ex., MIFC para *Trichuris trichiura*)	Infecção antiga
Inadequação do método p. ex., exame de fezes para a pesquisa de *Enterobius vermicularis*)	Fêmeas sexualmente imaturas
Leitura parcial da lâmina	Eliminação do(s) verme(s) adulto(s) previamente ao exame
	Infecção no período pré-patente
	Carga parasitária leve
	Irregularidade na postura

Guyatt e Bundy (1993) mostraram que o exame de fezes subestima a real prevalência de *Ascaris, Trichuris* e ancilostomídeos, referindo que, para uma prevalência de 40%, não são diagnosticados pelo exame de fezes 13% dos indivíduos com *Ascaris*, 20% dos com *Trichuris*, e 22% dos com ancilostomídeos.

O método de Kato-Katz tem se mostrado superior: na detecção de ovos de *S. mansoni* em relação à sedimentação em formol-éter (Ebrahim *et al.*, 1997); na detecção de ovos de *Ascaris, Trichuris* e ancilostomídeos em relação ao Lutz e sedimentação por centrifugação (Machado e Costa-Macedo, 1996), e em relação ao Ritchie, direto e Willis (Núñes-Fernández *et al.*, 1991); na detecção de ovos de *Ascaris, Trichuris* e *S. mansoni* em relação ao Lutz (Willcox e Coura, 1991).

Em geral os métodos que detectam qualquer forma evolutiva são menos sensíveis do que os métodos desenvolvidos para apenas uma forma evolutiva, seja ovo ou larva. O ideal é que se faça pelo menos um método para a detecção de ovos e um para a detecção de larvas; quanto mais métodos realizados em um exame, maior a chance de positividade.

Uma forma de aumentar o desempenho do método escolhido é solicitar a coleta de pelo menos 3 amostras de fezes e/ou fazer a leitura de mais de uma lâmina por amostra. Ebrahim *et al.* (1997) verificaram aumento de sensibilidade de 53,6 para 86,7% na leitura de 4 lâminas, no caso de infecção leve por *S. mansoni* chegando a 100% em infecções moderadas e pesadas. Dreyer *et al.* (1996) verificaram maior sensibilidade do método de Baermann após 4 coletas semanais de fezes em indivíduos conhecidamente parasitados, devido à eliminação intermitente de larvas.

▸ Resultado

A morfologia das formas encontradas é bastante diferenciada entre as espécies.

▪ Nematoides

Com exceção dos ancilostomídeos, os ovos em geral observados apresentam 3 camadas:

- Membrana vitelina, mais internamente, de natureza lipoídica, delgada e impermeável à água, formada no oviduto
- Casca ou membrana quitinosa, secretada pelo próprio ovo
- Membrana proteica externa, secretada pela parede uterina (pode estar ausente).

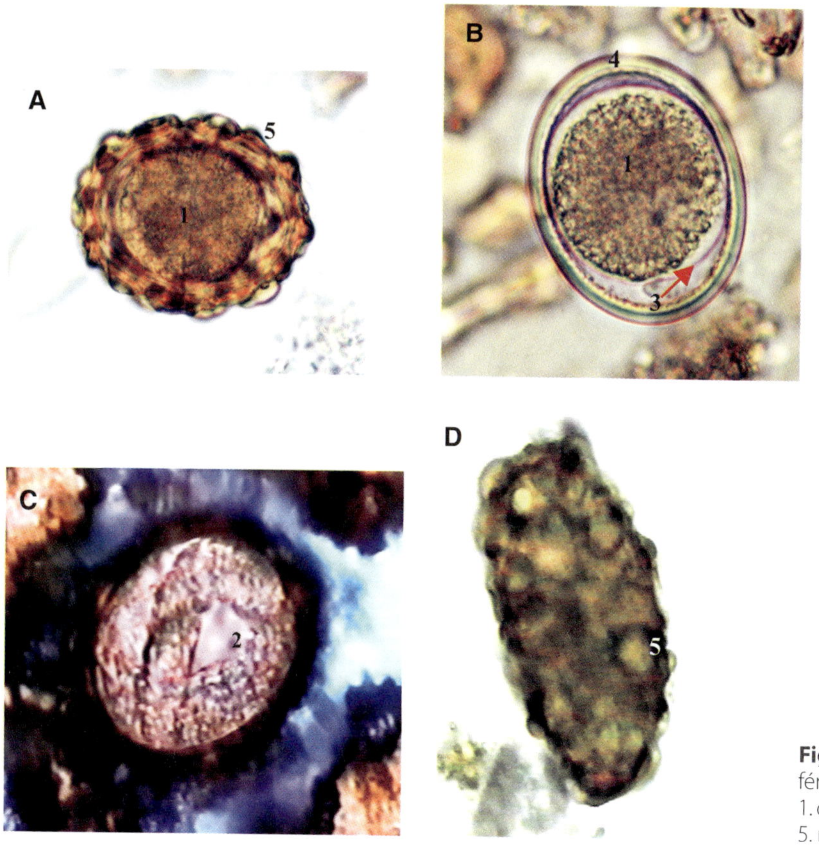

Figura 91.11 *Ascaris lumbricoides*. **A.** Ovo fértil; **B.** ovo fértil decorticado; **C.** ovo fértil larvado; **D.** ovo infértil. 1. célula-ovo; 2. larva; 3. seta – membrana vitelina; 4. casca; 5. membrana mamilonada (aumento de 400× ao MO).

A. lumbricoides (Figura 91.11)

▸ **Ovo fértil.** Forma oval a arredondada, casca quitinosa espessa, de coloração castanha (exposição a pigmentos biliares - estercobilinogênio); membrana externa albuminosa mamilonada pode estar presente ou não; interior com célula-ovo.

▸ **Ovo infértil.** Maior e mais alongado do que o fértil, forma oval, casca fina; membrana mamilonada pode estar presente ou não; célula-ovo ausente; presença de citoplasma.

A relação entre a intensidade da infecção e a fertilidade dos ovos de *A. lumbricoides* detectados mostrou que, em infecções leves, quase a totalidade dos ovos encontrados são inférteis.

No estudo da relação entre intensidade de infecção por *Ascaris* e fertilidade dos ovos em 511 amostras fecais positivas, verificou-se que cerca de 95% dos ovos inférteis encontrados correspondiam às infecções leves (Tabela 91.7).

Tabela 91.7 Distribuição de 511 amostras positivas para *Ascaris lumbricoides* em relação à intensidade da infecção e fertilidade dos ovos encontrados em 1.800 crianças examinadas.

	Tipo de ovo – N/%		
Carga	**Fértil**	**Infértil**	**Fértil e Infértil**
Total	60/11,7	168/32,9	283/55,4
Leve	35/58,3	159/94,6	91/32,2
Moderada	25/41,7	9/5,4	168/59,4
Pesada			24/8,5

Costa-Macedo *et al.*, 1999b.

Trichuris trichiura

▸ **Ovo fértil.** Forma alongada, em forma de barril, casca de duplo contorno, de coloração castanha (exposição a pigmentos biliares — estercobilinogênio), extremidades polares preenchidas por substância hialina; interior com célula-ovo (Figura 91.12).

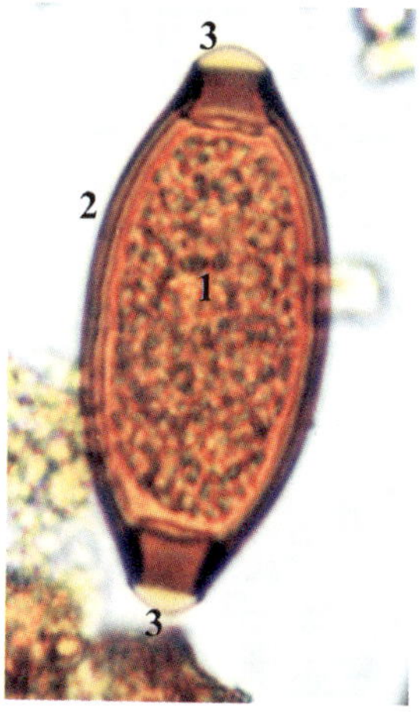

Figura 91.12 *Trichuris trichiura*. Ovo fértil. 1. célula-ovo; 2. casca; 3. polos hialinos (aumento de 400× ao MO).

Enterobius vermicularis (Figura 91.13)

▸ **Ovo fértil.** Achatado em um dos lados com forma semelhante a de um "D", casca transparente, de duplo contorno, membrana externa de natureza albuminosa; interior com larva formada.

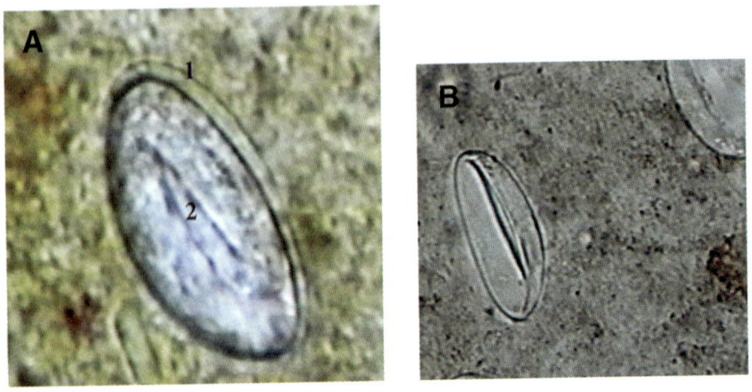

Figura 91.13 *Enterobius vermicularis*. Ovo larvado. **A.** No Kato-Katz (aumento de 400× ao MO): 1. casca de duplo contorno; 2. larva. **B.** Na fita gomada – Graham (aumento de 200× ao MO).

Ancilostomídeos (Figura 91.14)

▸ **Ovo fértil.** Forma oval, casca fina, transparente e incolor, interior com célula-ovo segmentada (blastômeros), em número de 4, 8 ou mais. Quanto maior a segmentação, maior o tempo decorrido entre a emissão e o exame do material fecal, sendo possível encontrar o interior do ovo com larva já formada e até ovo eclodido com a larva rabditoide livre. Neste caso, deve-se diferenciá-la da de *S. stercoralis*.

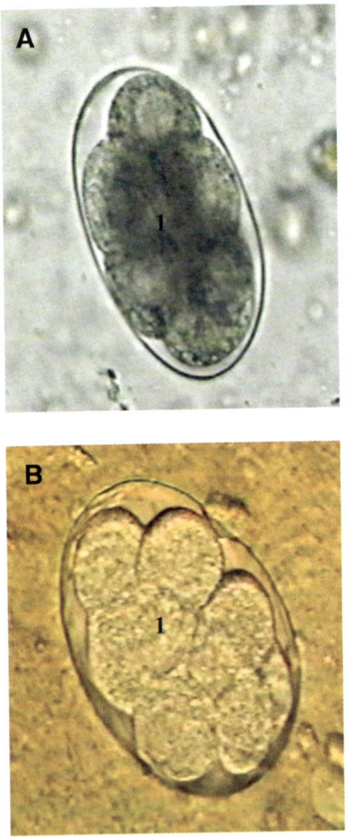

Figura 91.14 Ancilostomídeos. Ovo fértil. 1. célula-ovo segmentada (blastômeros) (**A**) na sedimentação e (**B**) no Kato-Katz (aumento de 400× ao MO).

Strongyloides stercoralis (Figura 91.15)

▸ **Larva rabditoide.** Esôfago rabditoide; com esta denominação, por assemelhar-se ao do nematoide de vida livre *Rhabditis*, apresentando 3 partes: uma parte anterior cilíndrica, mais

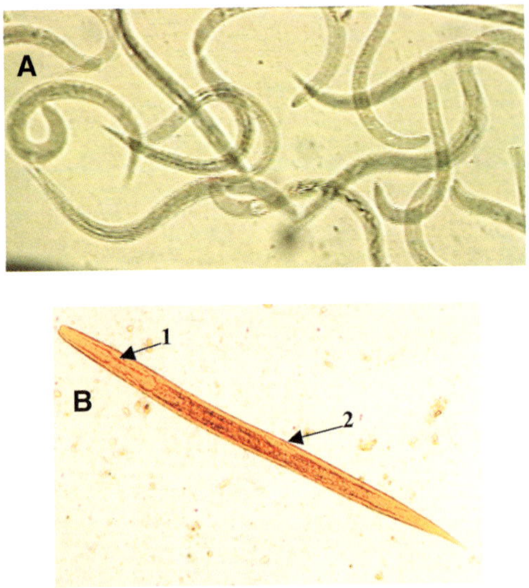

Figura 91.15 *Strongyloides stercoralis* (aumento de 200× ao MO). **A.** Larvas rabditoides fotografadas vivas; **B.** larva rabditoide corada com lugol: 1. seta — esôfago; 2. seta — primórdio genital.

grossa (pseudobulbo); uma parte intermediária mais estreita, onde se localiza o anel nervoso; e uma parte inferior musculosa, em forma de pera (bulbo esofágico). Além disso, a larva apresenta forma cilíndrica, cauda pontiaguda, vestíbulo bucal curto (3 μm) e um primórdio genital geralmente visível.

▪ Cestódios

Taenia sp. (Figura 91.16)

▸ **Ovo fértil.** Forma arredondada, membrana externa fina, hialina, geralmente perdida quando os ovos passam pelas fezes; casca estriada, de natureza quitinosa, membrana interna

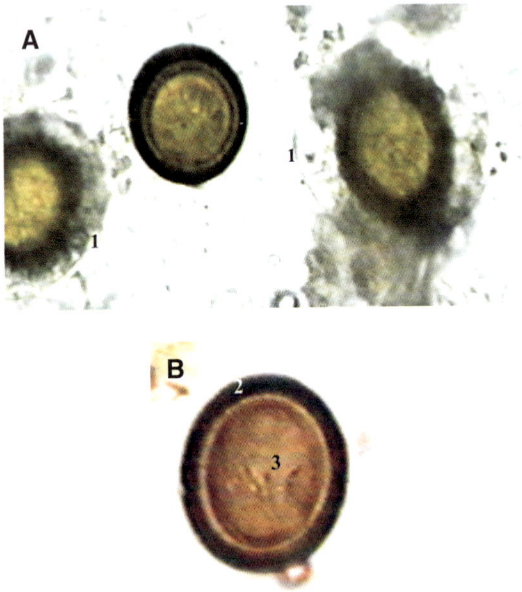

Figura 91.16 *Taenia* sp. Ovo fértil. **A.** Aumento de 200× ao MO; **B.** aumento de 400× ao MO: 1. membrana hialina externa; 2. casca estriada; 3. embrião hexacanto.

envolvendo o embrião, denominada embrióforo; interior com embrião apresentando 3 pares de ganchos ou acúleos (embrião hexacanto ou oncosfera).

H. nana (Figura 91.17)

▸ **Ovo fértil.** Forma arredondada ou oval, transparente, incolor, membrana externa delgada e interna envolvendo o embrião. Presença de filamentos entre as 2 membranas; interior com embrião apresentando 3 pares de ganchos ou acúleos (embrião hexacanto ou oncosfera).

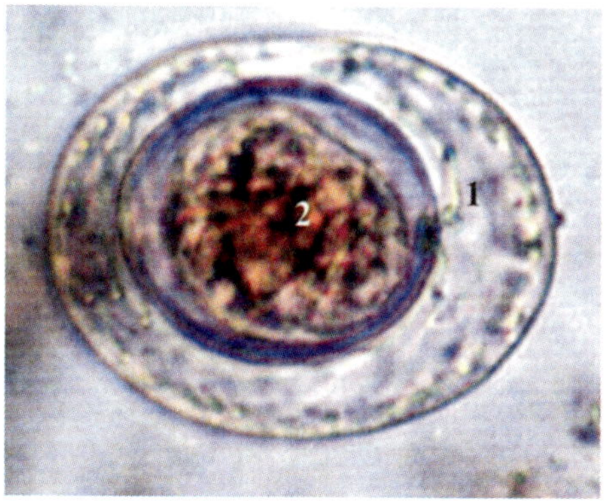

Figura 91.17 *Hymenolepis nana*: ovo fértil (aumento de 400× ao MO). 1. filamentos polares; 2. embrião hexacanto.

H. diminuta (Figura 91.18)

Forma arredondada, membrana externa mais espessa que a encontrada em *H. nana*, e interna envolvendo o embrião. Apresenta-se sem filamentos entre as 2 membranas, interior com embrião apresentando 3 pares de ganchos ou acúleos (embrião hexacanto ou oncosfera).

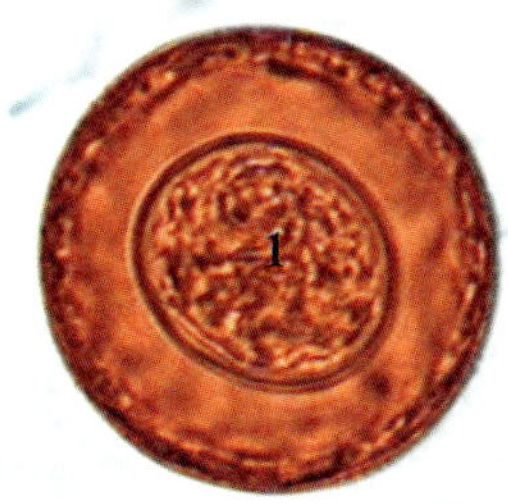

Figura 91.18 *Hymenolepis diminuta*: ovo fértil (aumento de 400× ao MO). 1. embrião hexacanto.

▪ Trematódeos

S. mansoni (Figura 91.19)

▸ **Ovo maduro.** Forma oval, casca amarelada (exposição a pigmentos biliares — estercobilinogênio) com presença de espinho voltado para trás, membrana interna (vitelina); interior com embrião formado (miracídio) revestido por cílios com 2 pares de glândulas adesivas, 2 aberturas tubulares constituídas por 2 pares de células em chama (flama) e 1 glândula de penetração.

As fotos apresentadas foram realizadas na Disciplina de Parasitologia da Faculdade de Ciências Médicas da Universidade do Estado do Rio de Janeiro, com o auxílio da biomédica Fátima Haddad Simões Machado.

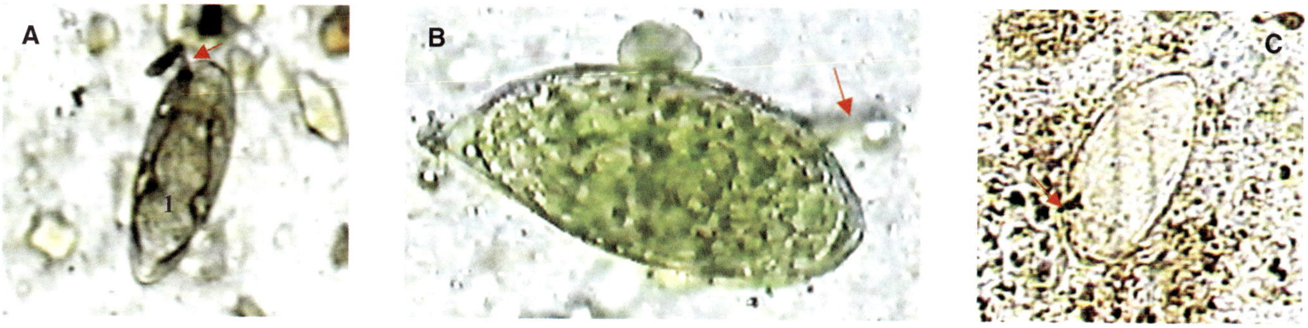

Figura 91.19 *Schistosoma mansoni*. **A.** Ovo fértil (aumento de 200× ao MO); 1 - miracídio; seta – espículo lateral; **B.** ovo inviável (aumento de 400× ao MO); seta – espículo lateral; **C.** casca de ovo no método de Kato-Katz (aumento de 100× ao MO); seta – espículo lateral.

Tabela 91.8 Tamanho médio, em micrômetros (µm), dos ovos e larvas em geral encontrados no exame parasitológico.

	Ovo			Ovo	
Espécie	**Comprimento**	**Largura**	**Espécie**	**Comprimento/Diâmetro**	**Largura**
Ascaris lumbricoides	40 a 70 (fértil)	35 a 50	*Strongyloides stercoralis*	250 (larva rabditoide)	15
A. lumbricoides	90 (infértil)	40	*S. stercoralis*	500 (larva filarioide)	10
Trichuris trichiura	57	27	*Hymenolepis nana*	45	
Enterobius vermicularis	50 a 60	20 a 30	*H. diminuta*	60 a 80	
Necator americanus	70	38	*Taenia sp.*	35	
Ancylostoma duodenale	60	38	*Schistosoma mansoni*	140	60

▸ Referências bibliográficas

Blagg W, Schloegel EL, Mansour NS, Khalaf GI. A new concentration technique for the demonstration of protozoa and helminth eggs in feces. *Am J Trop Med Hyg* 4: 23-28, 1955.

Costa MCE, Costa-Macedo LM, Almeida LM, Coeli CM, Collety PE, Tavares DA, Franco SR. Prevalência de enteroparasitoses em comunidade sob intervenção ambiental do Programa de Despoluição da Baía de Guanabara. *Cad Saúde Col* 6: 49-60, 1998.

Costa-Macedo LM, Araújo G, Costa MC, Almeida L. Emprego do método de Kato-Katz como diagnóstico parasitológico complementar ao MIFC nas helmintíases intestinais. In *Livro de Resumos do Congresso de Medicina e Patologia Laboratorial* (XX Mundial, XXXIII Brasileiro IV Mercosul e III de Gestão Laboratorial) realizados no Palácio de Convenções do Anhembi, São Paulo, p. 81, 1999b.

Costa-Macedo LM, Martins IR, Rebouças SB. Validação do Método de Kato-Katz em material conservado (MIF). In *Livro de Resumos do Congresso de Medicina e Patologia Laboratorial* (XX Mundial, XXXIII Brasileiro IV Mercosul e III de Gestão Laboratorial) realizados no Palácio de Convenções do Anhembi, São Paulo, p. 167, 1999a.

Coutinho JO. Notas sobre modificações do "MIFC" na conservação de fezes para pesquisa de cistos de protozoários. *Arq Fac Hig Saúde Públ* 10: 65-70, 1956.

Coutinho JO, Campos R, Amato Neto V. Nota sobre o diagnóstico e prevalência da estrongiloidose em São Paulo. *Rev Clin São Paulo* 27: 11-20, 1951.

De Carli GA. *Parasitologia Clínica*, Atheneu, São Paulo, 809 pp, 2001.

Dreyer G, Fernandes-Silva E, Alves S, Rocha A, Albuquerque R, Addiss D. Patterns of detection of *Strongyloides stercoralis* in stool specimens: implications for diagnosis and clinical trials. *J Clin Microbiol* 34: 2569-2571, 1996.

Ebrahim A, El-Morshedy H, Omer E, El-Daly S, Barakat R. Evaluation of the Kato-Katz thick smear and formol ether sedimentation techniques for quantitative diagnosis of *Schistosoma mansoni* infection. *Am J Trop Med Hyg* 57: 706-708, 1997.

Faust EC, Sawits W, Tobie J, Odom V, Peres C, Lincicome DR. Comparative efficiency of various techniques for the diagnosis of protozoa and helminths in feces. *J Parasitol* 25: 241-262, 1939.

Graham CF. A device for the diagnosis of *Enterobius* infection. *Am J Trop Med* 21: 159-161, 1941.

Guyatt HL, Bundy DAP. Estimation of intestinal nematode prevalence: influence of parasite mating patterns. *Parasitology* 107: 99-106, 1993.

Hoffman WA, Pons JA e Janer JL. The sedimentation-concentration method in schistosomiasis mansoni. *Puerto Rico J Publ Hlth Trop Med* 9: 283-298, 1934.

Katz N, Chaves A, Pellegrino J. A simple device for quantitative stool thick-smear technique in schistosomiasis mansoni. *Rev Inst Med Trop São Paulo* 14: 397-400, 1972.

Lutz AO. *Schistosomum mansoni* e a schistosomatose segundo observações feitas no Brazil. *Mem Inst Oswaldo Cruz* 11: 121-155, 1919.

Machado FHS, Costa-Macedo LM. Prevalência de enteroparasitoses em gestantes de baixa renda do município do Rio de Janeiro. *J Bras Patol* 32: 20-25, 1996.

Moraes RG. Contribuição para o estudo do *Strongyloides stercoralis* e da estrongiloidose no Brasil. *Rev Esp Saúde Públ* 1: 507-624, 1948.

Núñez-Fernández FA, Gonzalez ES, Villalvilla CMF. Comparación de varias técnicas coproparasitológicas para el diagnóstico de geohelmintiasis intestinales. *Rev Inst Med Trop São Paulo* 33: 403-406, 1991.

Odongo-Aginya EI, Taylor MG, Sturrock RF, Ackers JP, Doehring E. *Trop Med Parasitol* 46: 275-277, 1993.

Ritchie LS. An ether sedimentation technique for routine stool examination. *Bull US Army Med Dep* 8: 326, 1948.

Rugai E, Mattos T, Brisola AP. Nova técnica para isolar larvas de nematoides das fezes — modificação do método de Baermann. *Rev Inst Adolpho Lutz* 14: 5-8, 1954.

Sapero JJ, Lawless DK. The MIF stain-preservation technique for the identification of intestinal protozoa. *Am J Trop Med Hyg* 2: 613-619, 1953.

Willcox HP, Coura JR. Nova concepção para o método de Baermann-Moraes-Coutinho na pesquisa de larvas de nematódeos. *Mem Inst Oswaldo Cruz* 84: 563-565, 1989.

Willcox HP, Coura JR. The efficiency of Lutz, Kato-Katz and Baermann-Moraes (adapted) techniques association to the diagnosis of intestinal helminthes. *Mem Inst Oswaldo Cruz* 86: 457-460, 1991.

Willis HH. A simple levitation method for the detection of hookworm ova. *Med J Australia* 2: 375-376, 1921.

WHO-World Health Organization. Guidelines for the evaluation of soil-transmitted helminthiasis and schistosomiasis at community level: a guide for managers of control programmes. In Montresor A, Crompton DWT, Hall A, Bundy DAP, Savioli L, Geneva 45 pp, 1998.

Zelmer DA. An evolutionary definition of parasitism. *Int J Parasitol* 28: 531 -533, 1998.

▸ Livros-textos consultados

Brumpt E. *Précis de Parasitologie,* Masson & Cie éditeurs, Paris, 1011 pp, 1913.

Muller R. *Worms and Human Disease*, 2nd ed., CABI Publishing, New York, 300 pp, 2002.

Muller R, Baker JR. *Medical Parasitology*, Gower Medical Publishing, London, 168 pp, 1990.

Neves DP. *Parasitologia Humana*, 10ª ed., Atheneu, São Paulo, 428 pp, 2000.

Pessôa SB, Martins AV. *Pessôa Parasitologia Médica*, 11ª ed., Guanabara Koogan, Rio de Janeiro, 872 pp, 1982.

Rey L. *Parasitologia*, 3ª ed., Guanabara Koogan, Rio de Janeiro, 856 pp, 2001.

Schmidt GD, Roberts LS. *Foundations of Parasitology,* 2nd ed., C. V. Mosby Company, St Louis, 795 pp, 1981.

92 Síndrome de Larva Migrans Visceral | Toxocaríase

Pedro Paulo Chieffi e Susana Angélica Zevallos Lescano

▶ Introdução

A síndrome de larva migrans visceral (LMV) foi descrita e caracterizada, em 1952, por Beaver *et al.* como o resultado da migração de larvas de helmintos através do organismo de hospedeiros não habituais, particularmente seres humanos, classificados como hospedeiros paratênicos.

É possível encontrar na literatura médica relatos de casos prováveis dessa síndrome ocorridos anteriormente à sua conceituação por Beaver *et al.* (1952). Assim, desde a descrição da síndrome de Löefler, em 1932, ou da publicação de Hodes e Wood acerca da pneumopatia eosinofílica, diversos casos semelhantes à LMV foram relatados sem que essa nova entidade clínica fosse identificada.

▶ Conceito de LMV

O termo "larva migrans visceral" foi criado em analogia à "larva migrans cutânea". O conceito mais geral de "larva migrans", abrangendo os quadros cutâneos e viscerais, foi então definido como a migração prolongada de larvas de nematódeos através da pele ou órgãos internos para hospedeiros não habituais, especialmente seres humanos.

No caso da LMV as espécies mais comumente envolvidas em sua etiologia são ascarídeos de cães e gatos pertencentes ao gênero *Toxocara* (Beaver, 1962; Schantz e Glickman, 1983). Esses animais são frequentemente parasitados por *T. canis, T. cati* e *Toxascaris leonina*, sendo a primeira dessas espécies a mais importante como agente da LMV, face aos padrões de migração de suas larvas nos tecidos, sua capacidade para sobreviver em hospedeiros não habituais e por ser achada nos casos em que a realização de biopsias permitiu a identificação das larvas envolvidas (Schantz e Glickman, 1983). Por outro lado, os ovos de *T. canis* são mais frequentemente encontrados contaminando o solo (Schantz e Glickman, 1983; Chieffi *et al.*, 2009). Outra espécie do gênero *Toxocara*, parasito de morcegos frugívoros e classificada como *T. pteropodis*, foi identificada como responsável por surto de LMV na Austrália (Moorhouse, 1982).

Raramente outros helmintos podem ocasionar a LMV em seres humanos, como *Gnathostoma spinigerum* e *Ancylostoma caninum* (Petithory *et al.*, 1994); a importância epidemiológica dessas espécies é, todavia, reduzida quando comparada com a da infecção por *Toxocara*. A distribuição de *G. spinigerum* é mais restrita, não sendo assinalada na América do Sul, e as larvas de *A. caninum* geralmente se limitam a migrar através da pele, embora já tenha sido descrito o acometimento visceral de seres humanos por essa espécie na Austrália (Prociv e Croese, 1996). Na América do Norte ocorre ainda uma forma particular de "larva migrans", atingindo principalmente o globo ocular, cuja etiologia se deve à infecção por larvas de *Baylisascaris* (Kazacos e Boyce, 1989), ascarídeo comum no *racoon*.

Face à maior frequência e importância de *T. canis* como agente etiológico da LMV em seres humanos é comum encontrar-se na literatura médica essa síndrome com a denominação, um tanto imprópria, de toxocaríase humana.

▶ Biologia de T. canis

O gênero *Toxocara* (Stilles e Hassal, 1905) pertence ao filo Nemathelmintes, classe Nematoda, ordem Ascaróidea, família Ascaridae e subfamília Ascarinae. Compreende 21 espécies, 5 das quais ainda necessitam ser revalidadas. *Toxocara canis* (Johnston, 1916) é a espécie tipo.

T. canis é parasito habitual de cães; pode ser encontrado também em outras espécies de canídeos, em outros carnívoros, como gatos, guepardos, tigres e linces, e mesmo em algumas espécies de roedores (Beaver, 1962; Kern-Muir, 1994). Em raras ocasiões seres humanos foram encontrados parasitados por formas adultas de *T. canis* (Bisseru *et al.*, 1966) e não por larvas, provavelmente em decorrência da ingestão de larvas de 5º estágio eliminadas, às vezes, nas fezes de cães jovens quando albergam cargas parasitárias elevadas.

Exemplares adultos de *T. canis* permanecem poucos meses no lúmen intestinal de seus hospedeiros habituais. Geralmente de 4 a 6 meses após a infecção são espontaneamente eliminados (Dubey, 1978; Schantz e Glickman, 1983). Como cães previamente infectados tornam-se, pelo menos parcialmente, resistentes ao parasitismo intestinal por *T. canis*, os animais mais jovens constituem os principais eliminadores e a mais importante fonte de contaminação do solo por ovos desse ascarídeo (Glickman e Magnaval, 1993; Chieffi *et al.*, 2009).

As fêmeas de *T. canis* apresentam elevado potencial reprodutivo, podendo produzir e eliminar cerca de 200.000 ovos por dia (Schantz e Glickman, 1983). Para se tornarem infectantes, os ovos de *T. canis* necessitam permanecer de 2 a 5 semanas no solo. Temperaturas variáveis entre 15 e 35°C e umidade elevada são fatores importantes para que a maioria dos ovos que atinge o solo evolua para o estágio de ovos larvados; todavia, os ovos podem permanecer viáveis, mesmo em condições desfavoráveis, como no solo de regiões frias, sobrevivendo em virtude de microclima menos agressivo criado sob camadas de neve (Ghadirian *et al.*, 1976).

Solos do tipo argiloso são mais favoráveis ao desenvolvimento dos ovos de *T. canis* que compreende a ocorrência de duas mudas de cutícula nas larvas formadas no interior dos ovos antes que seja atingido o estágio infectante, que corresponde à larva de terceiro estágio — L3 (Maung, 1978).

A infecção de canídeos por *T. canis* pode ocorrer de diversas maneiras:

- Ingestão de ovos infectantes (ovos com L3)
- Migração transplacentária de L3
- Ingestão de L3 presente nos tecidos de hospedeiros paratênicos
- Passagem transmamária de L3 no leite de cadelas
- Ingestão de larvas de último estágio (L5) ou adultos imaturos eliminados nas fezes ou vômitos de filhotes infectados.

Dentre esses mecanismos a via transplacentária, em virtude da elevada frequência com que ocorre, é a principal responsável pelas altas taxas de infecção de cães jovens por *T. canis* (Woodruff, 1970; Chieffi *et al.*, 2009), assumindo papel epidemiológico destacado. Este mecanismo de infecção depende do encistamento de L3 nos tecidos das cadelas, fenômeno que ocorre quando cães, que já apresentaram infecção intestinal por *T. canis* e desenvolveram resistência à presença do verme adulto, se reinfectam. Durante a gestação, mais precisamente após o 42º dia de prenhez (Glickman e Schantz, 1981), por estímulo hormonal, as larvas L3 se desencistam, tornam a executar migrações teciduais e, atravessando a parede uterina e a placenta, infectam os fetos. Assim, a maioria dos cãezinhos já nasce infectada por *T. canis* e cerca de 3 ou 4 semanas após o nascimento já está eliminando grandes quantidades de ovos pelas fezes (Glickman e Schantz, 1981).

Há fortes indícios de que inúmeras espécies animais, principalmente roedores e aves, se infectem por ingestão de ovos larvados de *T. canis* (Beaver, 1962; Galvin, 1964) e alberguem larvas L3 encistadas em seus tecidos, podendo atuar como hospedeiros paratênicos, transferindo essas larvas para canídeos por mecanismos de predação. Em murídeos capturados no município de São Paulo, Chieffi *et al.* (1981) demonstraram a ocorrência de anticorpos anti-*Toxocara* em 23%, reforçando a suspeita de que atuem como hospedeiros paratênicos para esse ascarídeo.

A distribuição e o tempo de sobrevivência de larvas de *T. canis* nos tecidos de hospedeiros paratênicos variam conforme a espécie envolvida. Em algumas espécies as larvas se concentram e permanecem em sua maioria no fígado; em outras, deslocam-se para a musculatura. É comum, ainda, a invasão do sistema nervoso central (SNC). Em muitos animais as larvas L3 se encistam e permanecem viáveis, por longos períodos, nos tecidos (Beaver, 1969).

Após infectar canídeos as larvas de *T. canis* podem seguir duas rotas migratórias, e a preponderância de um ou outro tipo de migração depende principalmente da idade do hospedeiro, da quantidade de larvas e da ocorrência de infecções prévias (Dodge, 1980; Schantz e Glickman, 1983). Assim, em cães que ainda não desenvolveram infecções por *T. canis* as larvas apresentarão a chamada migração traqueal, responsável pela presença de exemplares adultos do helminto no lúmen intestinal, após passagem pelo fígado e pulmões. Nos animais previamente infectados e que desenvolveram resistência à presença do verme adulto em seu intestino, bem como naqueles que receberam inóculos muito elevados (Dubey, 1978), as larvas de *T. canis* tendem a se concentrar e encistar em certos tecidos e órgãos (pulmões, fígado, rins, músculos), desenvolvendo outro tipo de migração conhecido como migração somática (Beaver, 1969; Schantz e Glickman, 1983). Este último tipo é, também, encontrado nos hospedeiros paratênicos.

A facilidade com que as larvas de *T. canis* se distribuem nos tecidos e órgãos de seus hospedeiros naturais ou paratênicos é consequência de seu tamanho e forma (Schantz, 1989). Assim, as larvas de outros ascarídeos como *Ascaris lumbricoides*, cujo diâmetro é maior do que as de *T. canis*, são geralmente retiradas da circulação ao passarem pelos pulmões; as de *T. canis*, não sendo retidas nesse nível, conseguem atingir outros territórios (Woodruff, 1970).

▸ Interação parasito-hospedeiro

Em seres humanos e nas demais espécies animais que atuam como hospedeiros paratênicos para *T. canis*, a presença das larvas em tecidos desperta resposta que envolve mecanismos de imunidade humoral e celular (Abo-Shehada *et al.*, 1992).

A resposta granulomatosa em torno das larvas, mediada por mecanismos celulares (Sugane e Oshima, 1983), é desencadeada por estímulos específicos (Del Prete *et al.*, 1991) e parece independer da ativação de eosinófilos (Parsons *et al.*, 1993) ou da interferência de IgE específica (Grièveet *al.*, 1993).

A formação do granuloma não resulta na eliminação de larva L3 de *T. canis*, mas sim em seu enclausuramento, permanecendo metabolicamente ativa por tempo prolongado nos tecidos (Parsons e Grièvе, 1990), onde produz substâncias antigênicas principalmente de natureza glicosilada (Meghji e Maizels, 1986), desencadeando resposta imunológica que resulta em eosinofilia e elevação dos níveis de IgE (Del Prete *et al.*, 1991). Não se sabe com precisão quanto tempo larvas de *T. canis* são capazes de permanecer vivas nos tecidos de seres humanos; todavia, em macacos, acredita-se que se mantenham vivas por até 10 anos (Beaver, 1969).

A presença e distribuição dos antígenos de *T. canis* nos tecidos de camundongos foi estudada por Parsons *et al.* (1986), verificando-se deposição de antígeno compatível com migração larvária durante a fase aguda da infecção e na parte central do granuloma, em torno da larva, na fase crônica. Brito *et al.* (1994) encontraram, utilizando técnica imuno-histoquímica, depósitos de antígenos em macrófagos localizados na periferia de granulomas, em biopsias hepáticas de pacientes com quadro clínico de LMV e sorologia positiva para anticorpos anti-*Toxocara*.

▸ Manifestações clínicas da LMV

A gravidade do quadro clínico de pacientes acometidos pela LMV é bastante variável e depende de vários fatores, dentre os quais se destacam a quantidade de larvas presentes e sua distribuição, além da resposta imunitária dos indivíduos acometidos (Schantz e Glickman, 1983). Infecções produzidas por número reduzido de larvas são quase sempre assintomáticas. Por outro lado, a ocorrência de reinfecções pode exercer papel modulador da sintomatologia clínica (Salem e Schantz, 1992).

Considerando apenas os casos de acometimento de seres humanos por larvas de *Toxocara* são conhecidas atualmente várias formas clínicas da LMV, designadas como toxocaríase visceral, toxocaríase ocular, além de formas atípicas da doença.

▪ Toxocaríase visceral

O quadro clássico da toxocaríase visceral acomete principalmente crianças com até 5 anos de idade (Mok, 1968); no entanto, pode atingir adultos, especialmente se expostos a elevadas cargas de ovos de *Toxocara*.

Hepatomegalia (74%), febre (69%) e manifestações respiratórias (66%) foram as principais alterações encontradas por Ehrhard e Kernbaum (1979) em 350 casos de LMV. Em menor proporção relataram, ainda, a ocorrência de sinais digestivos (47%), astenia (44%), desnutrição (44%), acometimento do SNC (35%), esplenomegalia (33%), anorexia (31%), palidez (26%), sinais cutâneos (24%), adenopatias (21%), sinais de acometimento cardiovascular (11%) e edemas (11%).

Em nosso meio, Jacob *et al.* (1994), estudando 40 crianças com LMV, notaram as seguintes manifestações clínicas: palidez (70%), ausculta pulmonar anormal (60%), hepatomegalia (50%), esplenomegalia (20%), febre (15%) e adenomegalia (15%).

O envolvimento do fígado, pulmões e SNC em casos de LMV apresenta aspectos particulares que merecem registro.

A invasão do fígado por larvas de *Toxocara* ocorre logo após a infecção e as larvas podem permanecer quiescentes, no interior de granulomas hepáticos, por longo período. Por meio de biopsias as larvas podem ser detectadas no fígado; todavia, com frequência não se encontra a larva nos fragmentos examinados, mas sim vestígios de sua passagem. Brito *et al.* (1994), utilizando soro policlonal anti-*Toxocara*, acoplado à peroxidase ou fosfatase, demonstraram a presença de larvas e de antígenos de *Toxocara* em biopsias hepáticas de pacientes com quadro clínico e laboratorial sugestivo de LMV. Por outro lado, o emprego de ultrassonografia tem sido recomendado no estudo de alterações hepáticas da LMV.

Manifestações respiratórias têm sido relatadas com frequência em pacientes que apresentam LMV (Ehrhard e Kernbaum, 1979; Glickman e Shofer, 1987; Jacob *et al.*, 1994). Quadros de pneumopatia crônica, síndrome do bebê chiador além de pneumonia eosinofílica aguda têm sido associados à presença de infecção por larvas de *Toxocara* (Bouchard *et al.*, 1994).

A localização de larvas de *Toxocara* no SNC de animais com infecção natural ou experimental é achado muito comum. Com menor frequência essas larvas têm sido registradas em seres humanos (Hill *et al.*, 1985).

Alguns autores sugerem que, ao passarem pelo SNC, larvas de *Toxocara* poderiam carrear patógenos que seriam responsáveis por agravos importantes para seres humanos (Woodruff, 1970; Schantz, 1989) ou mesmo causar síndromes epileptiformes (Woodruff *et al.*, 1966).

Marmor *et al.* (1987), por sua vez, sugerem associação entre toxocaríase e distúrbios neuropsicológicos. Embora não exista comprovação cabal dessa situação em seres humanos (Magnaval *et al.* 2001), há diversas referências a alterações do desempenho motor, da capacidade exploratória e do processo de aprendizagem em ratos e camundongos experimentalmente infectados por larvas de *T. canis,* sugerindo que esses animais, em razão de acometimento do SNC, tornar-se-iam presas mais fáceis para predadores. Recentemente Chieffi *et al.* (2009) demonstraram decréscimo na força muscular de *Rattus norvegicus* experimentalmente infectados por larvas de *T. canis*.

Toxocaríase ocular

A hipótese de etiologia parasitária para lesões oculares com suspeita de tratar-se de neoplasia foi primeiramente levantada por Wilder, em 1950, ao encontrar restos larvários de nematódeos em globos oculares que haviam sido enucleados com diagnóstico de retinoblastoma. Supôs-se, inicialmente, tratar-se de larvas de ancilostomídeos; mais tarde, demonstrou-se a presença de larvas de *Toxocara* nesse material (Nichols, 1956).

A toxocaríase ocular ou larva migrans ocular (LMO) ocorreria, segundo Glickman e Schantz (1981), em pacientes infectados com quantidade reduzida de ovos de *Toxocara*, que não despertariam as mesmas reações características dos quadros de LMV, facilitando a migração de larvas para o globo ocular.

Na LMO verifica-se, geralmente, comprometimento unilateral; Ehrhard e Kernbaum (1979) referem apenas 12 casos de lesões em ambos os olhos entre os 430 casos que acompanharam. As queixas mais frequentes são dor e hiperemia oculares, além de diminuição da acuidade visual. De acordo com Schlaegel Jr. (1972) o granuloma do polo posterior, o granuloma periférico do globo ocular e a endoftalmia crônica são as principais alterações que ocorrem em pacientes que desenvolvem LMO. Casos graves de endoftalmia crônica podem ocasionar perda da visão no olho acometido.

Formas atípicas de toxocaríase

Mais recentemente foram descritas formas atípicas de toxocaríase, também denominadas toxocaríase oculta, atingindo principalmente adultos, com predominância do sexo feminino (Taylor *et al.*, 1987; Magnaval *et al.*, 1991). Os pacientes queixam-se de dores abdominais e nos membros inferiores, além de cefaleia e astenia intensa e prolongada. É comum o encontro de hepatomegalia e manifestações cutâneas nesses pacientes.

Epidemiologia

A infecção de seres humanos por *Toxocara* ocorre principalmente por ingestão de ovos larvados que, com frequência, contaminam o solo (Barriga, 1988). Pode ainda ocorrer como consequência do consumo de carnes ou vísceras cruas ou malcozidas de animais hospedeiros paratênicos (Struchler *et al.*, 1990).

Onicofagia e geofagia são considerados fatores de risco para infecção por *Toxocara* (Glickman e Schantz, 1981), bem como a presença de cães no domicílio (Chieffi *et al.*, 1988; Holland *et al.*, 1991), embora neste caso haja opiniões divergentes (Woodruff, 1970; Anaruma Filho *et al.*, 2002).

A padronização de testes sorológicos imunoenzimáticos, com utilização de antígeno de excreção-secreção de larvas de *T. canis*, permitiu a realização de inquéritos soroepidemiológicos que revelaram frequências elevadas de infecção em populações humanas, embora casos clínicos da doença ocorram somente em pequena parcela dos indivíduos infectados (Barriga, 1988; Overgaauw, 1997). No Brasil diversos inquéritos efetuados mostraram frequências elevadas de infecção (Tabela 92.1) e Anaruma Filho *et al.* (2003) encontraram taxa de incidência anual de 17,9%, entre moradores de conjuntos habitacionais localizados na periferia do município de Campinas (SP).

Diversos autores chamaram atenção para a influência do nível socioeconômico na frequência de infecção humana por *Toxocara* (Glickman e Schantz, 1981; Magnaval *et al.*, 2001). Em inquérito realizado em Brasília, Campos Júnior *et al.* (2003) encontraram taxa de infecção de 21,8% entre crianças pertencentes a famílias de baixa renda e 3% em crianças de classe média.

Diagnóstico

Clínico

Os sinais clínicos da toxocaríase não são específicos e o diagnóstico diferencial inclui outras doenças parasitárias,

Tabela 92.1 Frequência de infecção por *Toxocara* em pacientes examinados pela técnica imunoenzimática no Brasil.

Autor/ano	Local	Frequência (%)
Chieffi *et al.*, 1990	São Paulo	3,6
Virginia *et al.*, 1991	Pernambuco	40
Caseiro, 1996	Santos, SP	24,7
Moreira-Silva *et al.*, 1998	Espírito Santo	39
Anaruma Filho *et al.*, 2002	Campinas, SP	23,9
Alderete *et al.*, 2003	São Paulo	38,8
Aguiar-Santos *et al.*, 2004	Pernambuco	39,4
Teixeira *et al.*, 2006	Uberlândia, MG	8,7
Elefant *et al.*, 2008	Acre	26,8
Santos *et al.*, 2009	Goiânia, GO	18,9

caracterizadas por hipereosinofilia como reações alérgicas, asma, leucemia eosinofílica, além de outras helmintoses, como filarioses ou esquistossomose aguda. A eosinofilia sanguínea periférica tem sido constantemente associada à LMV. Em contraste, em pacientes com LMO este achado laboratorial está ausente com frequência (Glickman e Schantz, 1981), provavelmente devido à baixa quantidade de larvas. Em alguns pacientes com toxocaríase oculta a eosinofilia sanguínea pode estar ausente.

Tem-se obtido resultados promissores em certos casos com a utilização de técnicas de imagem na localização de lesões granulomatosas determinadas por larvas de *Toxocara* (Baldisserotto *et al.*, 1999).

▪ Laboratorial

O diagnóstico direto da infecção por *Toxocara* não é fácil, em razão de os pacientes não eliminarem material parasitário como ovos ou larvas e as larvas migrantes não serem facilmente encontradas no material de biopsia. O emprego de técnicas de imuno-histoquímica pode, entretanto, aumentar a sensibilidade de biopsias, permitindo visualizar restos larvários ou mesmo antígenos parasitários em células fagocitárias (Brito *et al.* 1994), como mostram as Figuras 92.1 e 92.2.

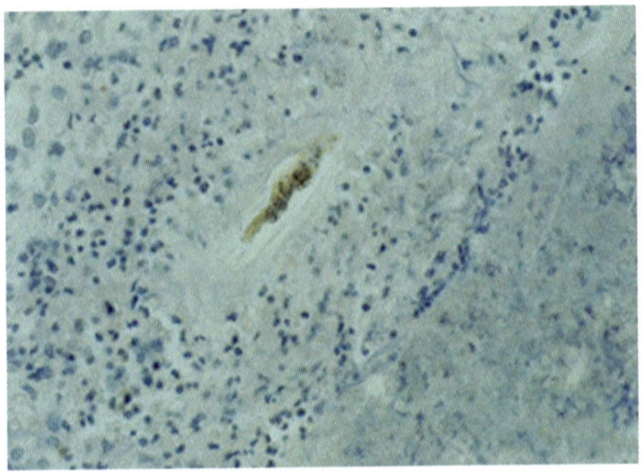

Figura 92.1 Biopsia hepática mostrando larva de *Toxocara canis* corada por imunoperoxidase.

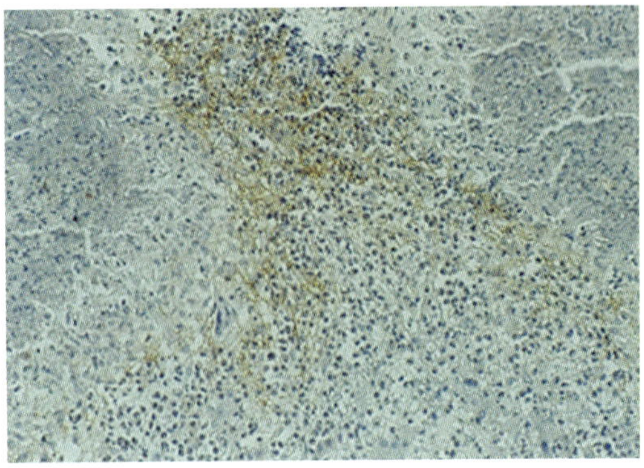

Figura 92.2 Biopsia hepática mostrando antígeno de *Toxocara canis* corado por imunoperoxidase.

Na maioria dos casos, o diagnóstico laboratorial depende da demonstração de anticorpos específicos anti-*Toxocara* no soro ou no fluido ocular dos pacientes com suspeita de infecção. Diferentes testes imunológicos têm sido descritos: intradermorreação, fixação de complemento, floculação da bentonita, hemaglutinação indireta, imunodifusão, imunoprecipitação de larvas, imunofluorescência direta ou indireta, teste imunoenzimático (ELISA) e o radioimunoensaio. Os antígenos comumente usados nestes testes são extratos somáticos de vermes adultos ou de larvas, cortes de vermes ou larvas e produtos metabólicos de larvas mantidas em cultura. Devido a estas diferentes preparações antigênicas, os testes variam grandemente em sensibilidade e especificidade.

A introdução do teste ELISA, baseado no uso de antígenos obtidos a partir de cultura de larvas de *T. canis* (antígenos de excreção-secreção), resultou em teste com boas especificidade e sensibilidade. No entanto, a reatividade cruzada pode ser observada em indivíduos residentes em áreas tropicais onde são frequentes infecções por outras espécies de helmintos, especialmente *A. lumbricoides* (Lynch *et al.*, 1988) e a pré-absorção dos soros a serem testados com antígeno de *Ascaris* é recomendada como uma medida de rotina nos testes imunoenzimáticos.

Akao *et al.*, em 1983, realizaram o estudo do antígeno de *T. canis* mediante as técnicas de SDS-PAGE e *Western-blotting* (WB) e revelaram oito bandas diferentes com pesos moleculares que variaram de 32 a 140 kDa e obtiveram algumas diferenças entre as fases aguda e crônica da infecção, com o surgimento de bandas de baixo peso molecular somente após 26 semanas de infecção.

Magnaval *et al.* (1991) utilizaram a técnica de WB para confirmar a positividade encontrada nos soros humanos processados anteriormente com a técnica ELISA para pesquisa de anticorpos da classe IgG usando antígeno ES e obtiveram maior especificidade com frações de baixo peso molecular (24 a 35 kDa).

No Brasil, Jacob *et al.*, em 1994, realizaram estudo sequencial de pacientes com LMV e o WB que, após o tratamento, mostrou o desaparecimento de algumas frações de peso molecular mais elevado (97 a 116 e 200 a 210 kDa), padrão que poderia representar comportamento individual da resposta imune do paciente e estar relacionado com a queda lenta dos títulos observada no ELISA.

O imunodiagnóstico da LMO pode ser realizado pela pesquisa de anticorpos no humor aquoso ou no humor vítreo. Os níveis de anticorpos no soro são em geral mais baixos do que os observados na LMV (Sharkey e McKay, 1993).

A imunoglobulina E tem sido objeto de estudo na toxocaríase, com o intuito de determinar sua importância no diagnóstico. Genchi *et al.*, (1988) sugerem que a detecção de IgE específica seria importante no diagnóstico da LMO e, acoplado à detecção de anticorpos IgG, poderia ser um teste adequado para acompanhamento pós-terapêutico, pois tende a ocorrer diminuição significativa de seu título entre pacientes tratados (Magnaval *et al.*, 1992). Elefant *et al.* (2006) sugerem que a determinação do nível de IgE e da quantidade de eosinófilos no sangue periférico pode representar parâmetros úteis na avaliação de casos de LMV ou LMO pós-tratamento.

▶ Tratamento

Muitos autores consideram que indivíduos assintomáticos, apresentando apenas títulos variáveis de anticorpos anti-*Toxocara* e eosinofilia, não devam ser submetidos a tratamento (Magnaval *et al.*, 2001). Outros, entretanto, julgam que indivíduos assintomáticos, porém com larvas de *Toxocara* em seus tecidos, correm risco de vir a apresentar acometimento ocular, justificando-se assim o seu tratamento (Schantz e Glickman, 1983). Não há dúvidas, todavia, acerca da importância de tratar pacientes com quadros sintomáticos.

A dietilcarbamazina (2 a 6 mg/kg/dia, durante 21 dias) foi um dos primeiros fármacos utilizados no tratamento da LMV. Atualmente, porém, dá-se preferência ao uso de derivados benzimidazólicos. Dentre essas substâncias, tiabendazol (25 a 50 mg/kg/dia, durante 7 a 10 dias), albendazol (10 mg/kg/dia, durante 5 a 7 dias) ou mebendazol (20 a 25 mg/kg/dia, durante 21 dias) têm sido as preferidas.

Outra opção é a ivermectina, na dose de 200 μg/kg/dia, durante 7 a 10 dias.

No tratamento de pacientes com LMO convém, além do uso de anti-helmínticos, administrar corticoides para controlar lesões inflamatórias consequentes à morte de larvas de *Toxocara* e liberação de antígenos parasitários.

▶ Profilaxia

Não há normas específicas muito eficazes para a prevenção da infecção humana por larvas de *Toxocara*. Medidas de controle sanitário e de higiene pessoal, que diminuam o contato com o solo contaminado por ovos de *Toxocara* e o abandono de hábitos de consumo de carnes e vísceras cruas ou malcozidas de possíveis hospedeiros paratênicos desse ascarídeo, tendem a diminuir os riscos de infecção.

O tratamento anti-helmíntico periódico de cães, especialmente dos filhotes, bem como a apreensão de cães vadios, devem ser estimulados no sentido de diminuir o aporte de ovos de *Toxocara* para o solo. Com esse mesmo objetivo deve-se incentivar, entre os proprietários de cães, o hábito de recolher e dar destino adequado às fezes de seus animais, quando eliminadas em espaços públicos.

Alguns veterinários sugerem que o tratamento anti-helmíntico de cadelas prenhes, no período compreendido entre o 40º dia de gestação até o 16º dia após o nascimento da ninhada, poderia controlar a transmissão intrauterina e transmamária de larvas de *T. canis*. Trata-se, todavia, de processo de difícil operacionalização e de custo elevado.

▶ Referências bibliográficas

Abo-Shehada MN, Sharif L, El Surkon SN, Abuharfeil N, Atmeh RF. Seroprevalence of *Toxocara canis* antibodies in human Northern Jordan. *J Helminthol* 66: 75-78, 1992.

Aguiar-Santos AM, Andrade LD, Medeiros Z, Chieffi PP, Lescano SZ, Perez E. Human toxocariasis: frequency of anti-*Toxocara* antibodies in children and adolescents from an outpatient clinic for lymphatic filariasis in Recife, Northeast Brazil. *Rev Inst Med Trop São Paulo* 46: 81-85, 2004.

Akao N, Kondo K, Okamoto T, Yoshimura H. antigenic analysis of excretory products of 2nd stage larvae of *Toxocara canis* and the antigen recognition in the course of infection. *Japanese J Parasitol* 32: 541-548, 1983.

Alderete JM, Jacob CM, Pastorino AC, Elefant GR, Castro AP, Fomin AB, Chieffi PP. Prevalence of *Toxocara* infection in schoolchildren from the Butantã region, São Paulo, Brazil. *Mem Inst Oswaldo Cruz* 98: 593-597, 2003.

Anaruma Filho F, Chieffi PP, Correa, CRS, Camargo ED, Silveira EPR, Aranha JJB, Ribeiro MCSA. Human toxocariasis: a seroepidemiological survey in the municipality of Campinas (SP), Brazil. *Rev Inst Med Trop São Paulo* 44: 303-307, 2002.

Anaruma Filho F, Chieffi PP, Correa CRS, Camargo ED, Silveira EPR, Aranha JJB. Human toxocariasis: incidence among residents in the outskirts of Campinas, State of São Paulo, Brazil. *Rev Inst Med Trop São Paulo* 45: 293-294, 2003.

Baldisserotto M, Conchin CF, Soares MG, Araujo MA, Kramer B. Ultrasound findings in children with toxocariasis: report on 18 cases. *Pediatr Radiol* 29: 316-319, 1999.

Barriga OO. A critical look at the importance, prevalence and control of toxocariasis and the possibilities of immunological control. *Vet Parasiol* 29: 195-234, 1988.

Beaver PC. Toxocariasis (visceral larva migrans) in relation to tropical eosinophilia. *Bull Soc Pathol Exot* 55: 555-577, 1962.

Beaver PC. The nature of visceral larva migrans. *J Parasitol* 55: 3-12, 1969.

Beaver PC, Snyder H, Carrera G, Dent JH, Lafferty JW. Chronic eosinophilia due to visceral larva migrans: report of three cases. *Pediatrics* 9: 7-19, 1952.

Bisseru B, Woodruff AW, Hutchinson RI. Infection with adult *Toxocara canis*. *Brit Med J* 24: 470-472, 1966.

Bouchard O, Arbib F, Paramelle B, Brambilla C. Pneumopathie eosinophilique aigue et syndrome de larva migrans. *Rev Mal Resp* 11: 593-595, 1994.

Brito T, Chieffi PP, Peres BA, Santos RT, Gayotto LCC, Vianna MR. Immunohistochemical detection of toxocaral antigens in humans liver biopsies. *Int J Surg Pathol* 2: 117-124, 1994.

Campos Junior D, Elefant GR, Melo e Silva EO, Gandolfi L, Jacob CM, Tofeti A, Pratesi R. Frequency of seropositivity to *Toxocara canis* in children of different socioeconômic strata. *Rev Soc Bras Med Trop* 36: 509-513, 2003.

Caseiro MM. *Síndrome de Larva Migrans Visceral Causada por Larvas de Toxocara canis (Werner, 1782 e Stiles, 1905), no Município de Santos, São Paulo, 1994-1996*. Dissertação de Mestrado, Faculdade de Medicina, Universidade de São Paulo, 1996.

Chieffi PP, Del Guercio VMF, Ueda M, Mello LB. Importância de *Rattus norvegicus* capturados no município de São Paulo, SP, Brasil, como hospedeiros paratênicos de *Toxocara canis* (Ascaroidea, Nematoda). *Rev Inst Adolfo Lutz* 41: 89-91, 1981.

Chieffi PP, Santos SV, Queiroz ML, Lescano SAZ. Human toxocariasis: contribution by Brazilian researchers. *Rev Inst Med Trop São Paulo* 51: 301-308, 2009.

Chieffi PP, Ueda M, Camargo ED, Souza AMC, Leopoldo e Silva C, Villa Nova A. Contacto domiciliar e profissional com cães como fatores de risco para infecção humana por larvas de *Toxocara*. *Rev Inst Med Trop São Paulo* 30: 379-382, 1988.

Chieffi PP, Ueda M, Camargo ED, Souza AMC, Guedes MLS, Gerbi LJ. Visceral larva migrans: a seroepidemiological survey in five municipalities of São Paulo State, Brazil. *Rev Inst Med Trop São Paulo* 32: 204-210, 1990.

Del Prete GF, De Carli M, Mastromauro C, Biagiotti R, Macchia D, Falagiani P. Purified protein derivate of *Mycobacterium tuberculosis* and excretory-secretory antigen(s) of *Toxocara canis* expand *in vitro* human T cell with stable and opposite (type 1 T helper or type 2 T helper) profile of cytokine production. *J Clin Invest* 88: 346-350, 1991.

Dodge JS. *Toxocara canis:* the risk of infection. *NZ Med J* 91: 24-26, 1980.

Dubey JP. Patent *Toxocara canis* infection in ascarid naïve dogs. *J Parasitol* 64: 1021-1023, 1978.

Ehrhard T, Kernbaun S. *Toxocara canis* et toxocarose humaine. *Bull Inst Pasteur* 77: 255-288, 1979.

Elefant GR, Shimizu SH, Sanchez MCA, Jacob CMA, Ferreira AW. A serological follow-up to toxocariosis patients after chemotherapy based or detection of IgG, IgA, and IgE antibodies by enzyme-linked immunosorbent assay. *J Clin Lab Anal* 20: 164-172, 2006.

Elefant GR, Silva-Nunes M, Melafronte RS, Muniz PT, Ferreira MU. Human toxocariosis in rural Brazilian Amazonia: seroprevalence, risk factors, and spatial distribution. *Amer J Trop Med Hyg* 79: 93-98, 2008.

Galvin TJ. Experimental *Toxocara canis* infection in chickens and pigeons. *J Parasitol* 50: 124-127, 1964.

Genchi C, Falagiani P, Riva G, Tinelli M, Brunello F, Boero M, Almaviva M. IgE and IgG antibodies in *Toxocara canis* infection: a clinical evaluation. *Ann Allergy* 61: 43-46, 1988.

Ghadirian E, Viens P, Strykowski, H, Dubreuil F. Epidemiology of toxocariasis in Montreal area. *Can J Public Health* 6: 495-498, 1976.

Glickman LT, Magnaval JF. Zoonotic roundworm infections. *Inf Dis Clin North Amer* 7: 717-732, 1993.

Glickman LT, Schantz PM. Epidemiology and pathogenesis of zoonotic toxocariasis. *Epidemiol Rev* 3: 230-250, 1981.

Glickman LT, Shofer FS. Zoonotic visceral and ocular larva migrans. *Vet Clin North Amer* 17: 39-53, 1987.

Grièvе RB, Stewart VA, Parsons JC. Immunobiology of larval toxocariasis (*Toxocara canis*): a summary of recent research. In Lewis JW, Maizels RM (eds), *Toxocara and Toxocariasis. Clinical, Epidemiological and Molecular Perspectives,* Brit Soc Parasitology, London, p. 122, 1993.

Hill IR, Denham DA, Scholtz CL. *Toxocara canis* larvae in the brain of a British child. *Trans R Soc Trop Med Hyg* 79: 351-354, 1985.

Holland C, O'Connor P, Taylor MRH, Hughes G, Girdwood RWA, Smith H. Families, parks, gardens and toxocariasis. *Scand J Inf Dis* 23: 225-231, 1991.

Jacob CMA, Pastorino AC, Peres BA, Mello EO, Okay Y, Oselka G. Clinical and laboratorial features of visceral toxocariasis in infancy. *Rev Inst Med Trop São Paulo* 36: 19-26, 1994.

Kazacos KR, Boyce WM. *Baylisascaris* larva migrans. *J Am Vet Med Assoc* 195: 894-903, 1989.

Kern-Muir MG. *Toxocara canis* and human health. *Brit Med J* 304: 5-6, 1994.

Lynch NR, Eddy K, Hodgen AN, Lopez R, Turner K. Seroprevalence of *Toxocara canis* infection in tropical Venezuela. *Trans R Soc Trop Med Hyg* 82: 275-281, 1988.

Magnaval JF, Fabre R, Maurières P, Charlet JP, De Larrand B. Application of the Western-blotting procedure for the immunodiagnosis of human toxocariasis. *Parasitol Res* 77: 697-702, 1991.

Magnaval JF, Fabre R, Maurières P, Charlet JP, De Larrard B. Evaluation of an immunoenzymatic assay detecting specific anti-*Toxocara* immunoglobulin E for diagnosis and postreatment follow-up of human toxocariasis. *J Clin Microbiol* 30: 2269-2274, 1992.

Magnaval JF, Glickman LT, Dorchies P, Morassin B. Highlights of human toxocariasis. *Korean J Parasitol* 39: 1-11, 2001.

Magnaval JF, Malard L, Morassin B, Fabre R. Immunodiagnosis of ocular toxocariasis using *Western blot* for the detection of specific anti-*Toxocara* IgG and CAP™ for the measurement of specific anti-*Toxocara* IgE. *J Helminthol* 76: 335-339, 2002.

Marmor M, Glickman L, Shofer F, Amduere F, Rosenberg C, Cornblatt B, Friedman S. *Toxocara canis* infection of children: epidemiologic and neuropsychologic findings. *Amer J Public Health* 77: 554-559, 1987.

Maung M. The occurrence of the second moult of *Ascaris lumbricoides* and *Ascaris suum*. *Int J Parasitol* 8: 371-378, 1978.

Meghji M, Maizels RM. Biochemical properties of larval excretory-secretory glycoproteins of the parasitic nematode *Toxocara canis*. *Mol Biochem Parasitol* 18: 155-170, 1986.

Mok CH. Visceral larva migrans: a discussion based on a review of the literatura. *Clin Pediatr* 565-573, 1968.

Moorhouse DE. Toxocariasis: a possible cause of the Palm Island mystery disease. *Med J Austr* 1: 172-173, 1982.

Moreira-Silva SF, Leão ME, Mendonça HF, Pereira FE. Prevalence of anti-*Toxocara* antibodies in a random sample of inpatients at a childrenís hospital in Vitória, Espírito Santo, Brazil. *Rev Inst Med Trop São Paulo* 40: 259-261, 1998.

Nichols RL. The etiology of visceral larva migrans. *J Parasitol* 42: 349-362.

Overgaauw PAM. Aspects of *Toxocara* epidemiology: human toxocarosis. *Crit Rev Microbiol* 23: 215-231, 1997.

Parsons JC, Bowman DD, Grieve RB. Tissue localization of excretory-secretory antigens of larval *Toxocara canis* in acute and chronic murine toxocariasis. *Am J Trop Med Hyg* 35: 974-981, 1986.

Parsons JC, Grieve RB. Effect of egg dosage and host genotype on liver trapping in murine larval toxocariasis. *J Parasitol* 76: 53-58, 1990.

Parsons JC, Coffman RL, Grieve RB. Antibody to interleukin-5 prevents blood and tissue eosinophilia but not liver trapping in murine larval toxocariasis. *Parasite Immunol* 15: 501-508, 1993.

Petithory JC, Beddok A, Quedoc M. Ascaridiasis zoonosis: visual larva migrans syndrome. *Bull Acad Natl Med* 178: 635-645, 1994.

Prociv P, Croese J. Human enteric infection with *Ancylostoma caninum:* hookworms reappraised in the light of a "new" zoonosis. *Acta Trop* 62: 23-44.

Salem G, Schantz P. Toxocaral visceral larva migrans after ingestion of raw lamb liver. *Clin Infect Dis* 15: 743-744, 1992.

Santos GM, Almeida e Silva S, Passos Barbosa A, Campos DMB. Investigações soroepidemiológicas sobre Larva Migrans Visceral por *Toxocara canis* em usuários de Serviços de Saúde de Goiânia, GO. *Rev Pat Trop* 38: 197-206, 2009.

Schantz PM. *Toxocara* larva migrans now. *Am J Trop Med Hyg* 41(Suppl.): 21 -34, 1989.

Schantz PM, Glickman LT. Ascaridios de perros y gatos: un problema de salud pública y de Medicina Veterinaria. *Bol Of Sanit Panam* 94: 571-585, 1983.

Schlaegel JR TF. Recent advances in uveitis. *Ann Ophtalmol* 4: 525-552, 1972.

Sharkey JA, McKay PS. Ocular toxocariasis in a patient with repeatedly negative ELISA titre to *Toxocara canis*. *Br J Ophthalmol* 77: 253-254, 1993.

Sturchler D, Weiss N, Gassner M. Transmission of toxocariasis. *J Infect Dis* 162: 571, 1990.

Sugane K, Oshima T. Purification and characterization of excretory and secretory antigens of *Toxocara canis* larvae. *Immunology* 50: 113-120, 1983.

Taylor M, Keane C, O'Connor P, Girdwood R, Smith H. Clinical features of covert toxocariasis. *Scand J Infect Dis* 19: 693-696, 1987.

Teixeira CR, Chieffi PP, Lescano SAZ, Silva EM, Fux B, Cury MC. Frequency and risk factors for toxocariosis in children from a pediatric out-patient center in Southeastern Brazil. *Rev Inst Med Trop São Paulo* 48: 251-255, 2006.

Virginia P, Nagakura K, Ferreira O, Tateno S. Serologic evidence of toxocariasis in Northeast Brazil *Jpn J Med Sci Biol* 44: 1-6, 1991.

Wilder HC. Nematode endolphthalmitis. *Trans Amer Acad Ophthalmol Otoryngol* 55: 99-109, 1950.

Woodruff AW. Toxocariasis. *Brit Med J* 3: 663-669.

Woodruff AW, Bisseru B, Bowe JC. Infection with animal helminths as a factor in causing poliomyelitis and epilepsy. *Brit Med J* 1: 1576-1579, 1966.

93 Angiostrongilíases

Carlos Graeff-Teixeira, Aventino Alfredo Agostini e Rubens Rodriguez

▸ Introdução

Duas espécies de nematódeos de localização intra-arterial, pertencentes à superfamília Metastrongyloidea, são capazes de produzir doença humana: *Angiostrongylus costaricensis* e *A. cantonensis*. Ambos são parasitos próprios de roedores e a infecção humana é considerada acidental. Com várias outras espécies da família Angiostrongylidae, tais como o *A. vasorum* em canídeos e o *A. siamensis* em primatas, não há evidências de acometimento do homem (Oku *et al.*, 1984).

A. cantonensis ocorre na Ásia e Ilhas do Pacífico, e suas larvas migram pelo sistema nervoso central e podem determinar meningite eosinofílica (Alicata, 1965; Wang *et al.*, 2008). Este parasito apresenta o risco de ser introduzido em qualquer área portuária, por ratazanas infectadas que viajam nos navios.

A. costaricensis ocorre nas Américas e causa a angiostrongilíase abdominal, pela localização dos vermes adultos no sistema arterial mesentérico e potencial desenvolvimento de doença abdominal aguda, com lesões comprometendo especialmente a transição ileocólica (Céspedes *et al.*, 1967; Graeff-Teixeira *et al.*, 1991b).

No hospedeiro natural, as larvas de primeiro estágio (L1) são eliminadas nas fezes e precisam se desenvolver em hospedeiro intermediário, que são moluscos terrestres, especialmente lesmas da família Veronicellidae. As larvas L3, infectantes para vertebrados, estão presentes no corpo dos moluscos e no muco eliminado por estes animais. Ao serem ingeridas, penetram na parede dos intestinos e desenvolvem-se a vermes adultos após uma migração intravascular que inclui passagem pelo pulmão, retornando por via arterial para se localizar preferencialmente no interior de ramos da artéria mesentérica (Mota e Lenzi, 1995). A migração inicial das larvas pelo sistema venoso pode levar ao desenvolvimento de vermes no sistema venoso porta-mesentérico, causando patologia hepática (Mentz *et al.*, 1993). Em infecção experimental de roedores, podem ser vistas lesões em vias biliares extra-hepáticas, pancreatite e esplenite. Localizações não habituais, a partir da disseminação das larvas pelo sistema arterial, determinando doença no homem, já foram descritas nos testículos e causando obstrução arterial em extremidades; teoricamente podem ocorrer em qualquer órgão (Ruiz e Morera, 1983).

▸ Epidemiologia

A angiostrongilíase tem distribuição geográfica peculiar, geralmente em regiões continentais de relevo acidentado, coberto de matas, em ambientes de transição urbano-rural, pequenas cidades ou periferia de grandes centros ou em áreas rurais (Graeff-Teixeira *et al.*, 1990; 1991a). No Sul do Brasil, são conhecidas como áreas endêmicas: norte do Rio Grande do Sul, oeste de Santa Catarina e do Paraná. Aparentemente a transmissão não é importante em áreas litorâneas. O aumento da população e da atividade de moluscos transmissores favorece a transmissão, por exemplo, a partir da primavera e especialmente no verão, ou ainda em situações de desequilíbrio, quando os moluscos constituem praga agrícola. A introdução na natureza de um caracol importado da África para criações de *escargot*, *Achatina* sp., aparentemente representa um risco maior para o desequilíbrio da fauna do que como potencial transmissor do *A. costaricensis*. A doença não é transmissível de homem para homem.

A ingestão das larvas infectantes L3 possivelmente é o modo usual de estabelecimento da infecção. O muco de moluscos contaminados pode estar presente em verduras, frutas ou outros alimentos consumidos com pouco cozimento (Kramer *et al.*, 1998). Especialmente com crianças pequenas, pode haver a ingestão acidental do próprio molusco. Embora as lesmas veronicelídeas não sejam adequadas para uso em culinária, elas costumam ser usadas como isca em pescarias, o que pode propiciar contaminação das mãos e posteriormente de alimentos com muco contendo larvas. A transmissão pela água ou pela ingestão de espécies silvestres de caracóis, como *Megalobulimus* sp., são possibilidades não confirmadas em estudos epidemiológicos.

A angiostrongilíase abdominal no Brasil, tanto em séries de casos quanto em estudos populacionais, acomete tanto adultos quanto crianças, sem preferência nítida quanto ao sexo. Alguns autores erroneamente consideram esta parasitose como um problema infantil, baseados em estudo de casos de um hospital pediátrico (Loria-Cortés e Lobo-Sanahuja, 1980). O período de incubação é desconhecido, mas com base na experiência com infecções experimentais em roedores, ele deve ser de, no mínimo, entre duas e 3 semanas. A letalidade é baixa e relatada na literatura entre 1,3 e 7,4% (Loria-Cortés e Lobo-Sanahuja, 1980; Graeff-Teixeira *et al.*, 1991). As formas mais complicadas, embora raras, podem constituir achado mais frequente do que outras patologias intestinais bem conhecidas na casuística de serviços de anatomia patológica (Agostini *et al.*, 2001).

▸ Manifestações clínicas

A maioria dos casos de infecção pelo *A. costaricensis* é assintomática, e se cura espontaneamente, segundo dados recentes de estudos longitudinais de base populacional. Quando se manifesta, em geral o faz por quadros agudos de dor abdominal, caracteristicamente localizada no quadrante inferior direito, podendo apresentar-se de modo muito variado. Estes episódios agudos podem regredir espontaneamente e recidivar várias vezes ao longo de várias semanas. A febre pode estar presente, porém pode não chamar a atenção, exceto quando complica-se o quadro clínico. Eventualmente pode ser palpada uma massa, correspondendo a comprometimento inflamatório tumoral na transição ileocecal. Estas lesões tumorais, que também podem regredir espontaneamente em algumas horas, podem causar uma das complicações da angiostrongilíase: a oclusão intestinal. A outra complicação grave é a perfuração intestinal, com peritonite e sepse. Além da dor abdominal e da febre, podem ocorrem várias outras manifestações abdominais inespecíficas: inapetência, náuseas, vômitos, diarreia. Pacientes com dor abdominal acompanhada de eosinofilia intensa devem sempre ser investigados com sorologia para angiostrongilíase. Por outro lado, a ausência de eosinofilia não deve afastar a suspeita da parasitose.

O desenvolvimento de vermes adultos no sistema venoso porta-mesentérico ou a partir da disseminação arterial sistêmica das larvas pode resultar em comprometimento hepático, com hepatomegalia dolorosa, febre e eosinofilia no leucograma. Desta forma, a síndrome de larva migrans visceral, cujo principal agente etiológico é o *Toxocara canis*, pode também ser causada por *A. costaricensis*. A concomitância de lesões intestinais parece ser comum na angiostrongilíase (Morera *et al.*, 1982; Mentz *et al.*, 1993).

Dor aguda no testículo pode ser manifestação da trombose arterial por *A. costaricensis* localizada na artéria espermática (Ruiz e Morera, 1983). Embolia parasitária, com desenvolvimento de gangrena, já foi registrada no membro inferior de um paciente na Costa Rica (P. Morera, comunicação pessoal). Ascite eosinofílica com sorologia fortemente positiva para *A. costaricensis* foi documentada no Hospital São Lucas da PUC-RS em Porto Alegre, com evolução para a cura em poucos dias, sem complicações e sem confirmação por meio de exame anatomopatológico.

A possibilidade de lesões glomerulares, com proteinúria, deposição de imunoglobulinas, espessamento mesangial e crescente epitelial foram recentemente verificados em modelo experimental em camundongos (G. R. Fontoura, comunicação pessoal).

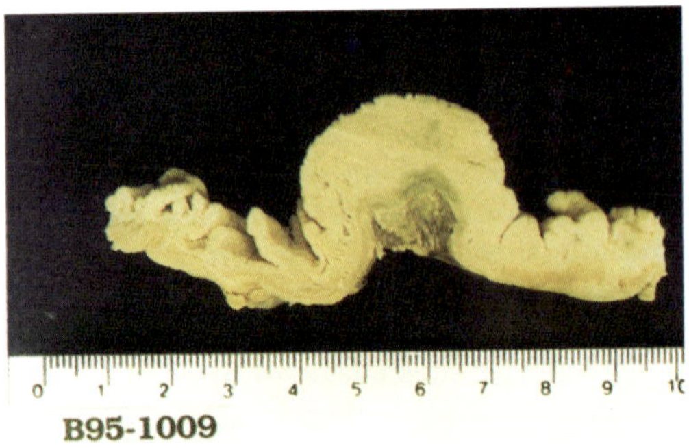

Figura 93.1 Lesão intestinal com áreas de grande espessamento da parede.

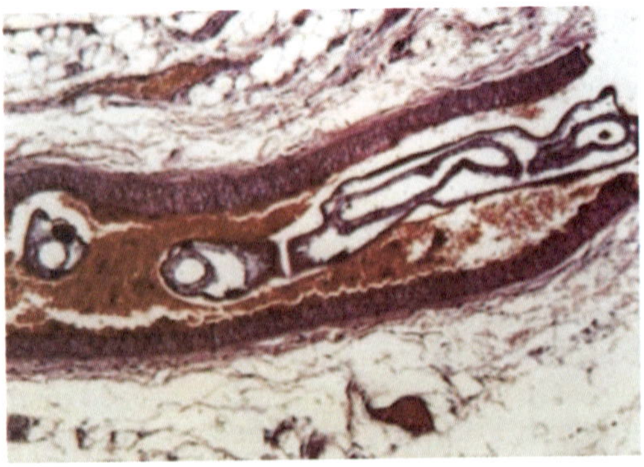

Figura 93.2 Corte histológico da parede intestinal mostrando a presença de verme dentro de ramo arterial.

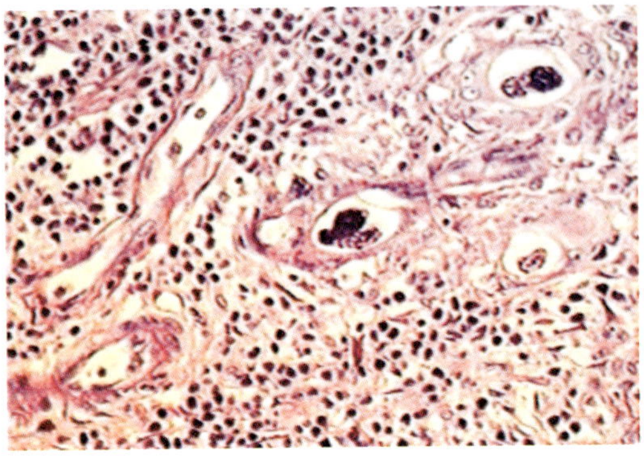

Figura 93.3 Ovos de *Angiostrongylus costaricensis* em meio a submucosa intestinal.

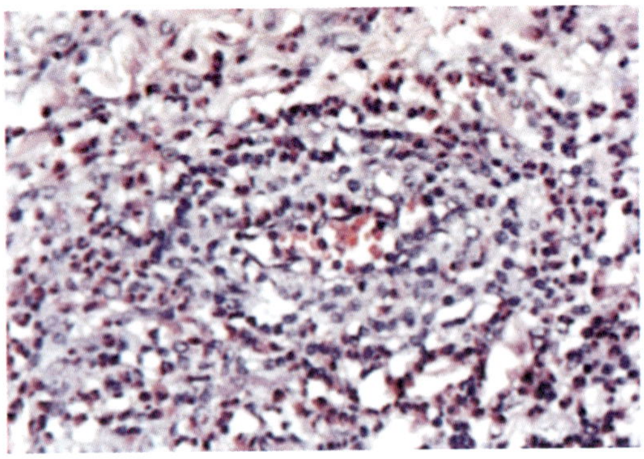

Figura 93.4 Arterite eosinofílica acompanhada de intensa infiltração eosinofílica no tecido adjacente.

O principal diagnóstico diferencial, pela preferência da localização de lesões na transição ileocecal, é com apendicite aguda bacteriana, com sinais de irritação peritoneal, febre alta e leucocitose com neutrofilia e desvio à esquerda. A infecção bacteriana pode resultar da evolução complicada da angiostrongilíase, especialmente com perfuração da parede intestinal. A presença de tumoração intestinal ou de gânglios mesentéricos leva a se considerar a possibilidade de linfoma, especialmente em crianças, e carcinoma em adultos, lesões que não regridem após vários dias de acompanhamento, como pode ocorrer com a angiostrongilíase. Os sintomas nas doenças inflamatórias intestinais, tais como Crohn, ileíte regional e tuberculose, costumam cursar mais cronicamente do que é descrito para a angiostrongilíase abdominal, porém muitas vezes apenas o exame anatomopatológico pode definir o diagnóstico.

O comprometimento hepático agudo necessita ser diferenciado das hepatites virais e da toxocaríase por meio dos seus marcadores específicos. Na angiostrongilíase não há necessariamente alterações importantes nos indicadores de necrose parenquimatosa.

▸ Diagnóstico

A macroscopia das lesões intestinais pode ser realizada ainda no transoperatório, pelo cirurgião ou pelo patologista no exame da peça cirúrgica. Destacam-se quatro grupos de alterações: 1) necrose isquêmica focal ou extensa, com ou sem perfuração intestinal semelhante aos infartos enteromesentéricos; 2) espessamento segmentar da parede intestinal, simulando a doença de

Crohn; 3) nódulos de aspecto neoplásico, no cólon de adultos; 4) apendicite aguda (Rodriguez, 1997). Raramente há lesões extraintestinais: fígado, testículos, vulva, omento, estômago, vesícula biliar e pele (Morera *et al.*, 1982; Mentz *et al.*, 1993; Pena *et al.*, 1995). Os achados microscópicos mais importantes são arterite eosinofílica, infiltrado eosinofílico acentuado e granulomas intra-arteriais ou acompanhando trajeto vascular (granulomas em rosário) (Agostini *et al.*, 1984; Graeff-Teixeira *et al.*, 1991b; Rodriguez, 1997). O diagnóstico da doença é definitivo quando o verme adulto, ovos ou mais raramente larvas são identificados no lúmen das artérias, arteríolas ou capilares. Pode ser necessária a inclusão de toda a lesão e cortes seriados para o achado das estruturas parasitárias (Céspedes *et al.*, 1967).

A sorologia, com detecção de anticorpos por meio de ELISA, em teste padronizado com sensibilidade de 76% e especificidade de 91%, deve ser realizada com pareamento seriado de amostras de soro (Geiger *et al.*, 2001). Isto poderá demonstrar a usual redução e negativação da reatividade ao longo do tempo, geralmente inferior a 12 meses, ajudando a dirimir dúvidas quanto à reatividade cruzada, sempre uma preocupação no diagnóstico imunológico em helmintíases. Este teste está disponível no Laboratório de Parasitologia Molecular, Instituto de Pesquisas Biomédicas da PUC-RS (e-mail: graeteix@pucrs.br). As falhas de sensibilidade do método se devem em grande parte à diversidade de resposta humoral, demonstradas por estudo de seguimento sorológico, em que muitos pacientes com diagnóstico confirmado pela histopatologia apresentam reatividade muito baixa. Na prática, isto significa que o resultado negativo no ELISA não exclui a angiostrongilíase abdominal em casos suspeitos.

Não há eliminação de formas larvares, retidas pela reação inflamatória na parede do intestino, o que torna o exame de fezes desnecessário para o diagnóstico da angiostrongilíase humana (Rodriguez *et al.*, 1997).

A eosinofilia no sangue periférico pode chegar a 90% em alguns casos. Porém, a ausência de eosinofilia não deve servir para afastar a angiostrongilíase abdominal, já que o eosinófilo é uma célula que transita pelo sangue, destinada ao tecido, e poderá estar com seu número dentro dos valores considerados normais, mesmo em pacientes em plena fase aguda da infecção e com intensa infiltração de eosinófilos nos tecidos afetados (Graeff-Teixeira *et al.*, 1991a).

O espessamento da parede intestinal, as tumorações de gânglios linfáticos e intestinais eventualmente são achados aos exames de imagem. Tumorações acompanhadas de eosinofilia sanguínea e sem evolução para oclusão ou peritonite deveriam ser objeto de conduta expectante, pela possibilidade de remissão espontânea.

▸ Tratamento

Não há demonstração de eficácia de substâncias anti-helmínticas na angiostrongilíase abdominal (Mentz e Graeff-Teixeira, 2003). Existe o risco teórico de agravamento das lesões com a indução da morte do parasito intra-arterial.

Tratamento cirúrgico pode ser necessário na evolução complicada por oclusão ou perfuração intestinal. A conduta expectante, além dos cuidados gerais com hidratação e analgesia, deve incluir o monitoramento cuidadoso para a detecção precoce destas complicações e a indicação correta do procedimento cirúrgico.

A melhora clínica é o principal indicador de cura. O seguimento sorológico permite acompanhar a redução gradativa da reatividade, diferenciando a recidiva da angiostrongilíase da ocorrência de outras patologias abdominais.

▸ Profilaxia

Os alimentos consumidos crus, tais como verduras e frutas, devem ser selecionados e bem lavados em água corrente. Em áreas endêmicas, se recomenda deixar estes alimentos de molho em solução 1,5% de água sanitária comercial (uma colher de sopa em um litro de água fervida ou filtrada) por meia hora, seguido de enxaguamento (Zanini e Graeff-Teixeira, 2001). Este procedimento é o de melhor ação larvicida, quando comparado com o uso de vinagre ou salmoura. O hábito de mascar folhas ou talos de gramíneas pode representar risco de infecção e deve ser evitado. Embora sem comprovação, há possibilidade de contaminação das caixas d'água, recomendando-se que a água para beber seja filtrada. Moluscos para consumo humano (*escargot*) devem vir de criações fechadas, sem possibilidade de contato com roedores silvestres e, de preferência, com cozimento adequado. O uso de moluscos em brincadeiras infantis e na pescaria dos adultos deve ser evitado, tema importante da educação sanitária nas escolas e comunidades rurais. Pode ser necessário o controle da população de moluscos, especialmente junto a hortas e jardins, que pode ser feito de diversas maneiras: iscas envenenadas comerciais, armadilhas de abrigo (pequenos montes de palha ou estopa úmida, onde as lesmas se abrigam e podem ser mortas). Lagartos e aves aparentemente são predadores e podem ter importância no equilíbrio das populações de moluscos.

▸ Angiostrongilíase cerebral

Meningite eosinofílica causada pelo *A. cantonensis,* foi diagnosticada no Espírito Santo e em Pernambuco (Lima *et al.*, 2009) e confirmada a ocorrência de parasito em hospedeiros intermediários nestes e em outros focos nos estados de São Paulo e Rio de Janeiro (Caldeira *et al.*, 2007; S. Thiengo, comunicação pessoal). As facilidades de transporte têm favorecido a expansão da distribuição geográfica do parasito, bem como a exposição de viajantes às áreas endêmicas clássicas.

A. cantonensis pode causar síndrome meningítica típica, com intensa cefaleia, rigidez de nuca e febre baixa ou inexistente, geralmente sem mortalidade, nem sequelas. O liquor é límpido, com pouca alteração de glicose ou proteínas, porém com proeminente eosinofilia. Detecção de anticorpos no soro e liquor pode ser feita por ELISA, complementada por Western-blot. Recentemente foi padronizado PCR em tempo real, com promissor desempenho para detecção de ácidos nucleicos no liquor (A. Silva, comunicação pessoal). Embora albendazol seja preconizado para tratamento, sua eficácia não está plenamente comprovada. Recomenda-se o uso de prednisolona 60 mg/kg por 2 semanas, além da repetição da punção liquórica para alívio da cefaleia (Graeff-Teixeira *et al.*, 2009; Wang *et al.*, 2008).

▸ Referências bibliográficas

Agostini AA, Marcolan AM, Lisot JMC, Lisot JUF. Angiostrongilíase abdominal, estudo anatomopatológico de quatro casos observados no Rio Grande do Sul, Brasil. *Mem Inst Oswaldo Cruz* 79: 443-445, 984.

Agostini AA, Rodriguez R, Mazzuco R, Borges J, Stobbe JC, Becker L, Graeff-Teixeira C. Angiostrongilose abdominal. Patologia cirúrgica de importância regional. *J Bras Med* 80: 40-42, 2001.

Alicata JE. Biology and distribution of the rat lungworm, *Angiostrongylus cantonensis*, and its relationship to eosinophilic meningoencephalitis and other neurological disorders of man and animals. *Adv Parasitol* 3: 223-248, 1965.

Caldeira RL, Mendonça CLGF, Goveia CO, Lenzi HL, Graeff-Teixeira C, Lima WS, Mota EM, Pecora IL, Medeiros AMZ, Carvalho OS. First record of molluscs naturally infected with *Angiostrongylus cantonensis* (Chen, 1935) (Nematoda: Metastrongylidae) in Brazil. *Mem Inst Oswaldo Cruz* 102: 887-889, 2007.

Céspedes R, Salas J, Mekbel S, Troper L, Mullner F, Morera P. Granulomas entericos y linfaticos con intensa eosinofilia tisular producidos por un estrongilideo (Strongylata): I. Patologia. *Acta Med Costarric* 10: 235-255, 1967.

Geiger SM, Laitano AC, Sievers-Tostes C, Agostini AA, Schulz-Key H, Graeff-Teixeira C. Detection of the acute phase of abdominal angiostrongyliasis with a parasite-specific IgG enzyme linked immunosorbent assay. *Mem Inst Oswaldo Cruz* 96: 515-518, 2001.

Graeff-Teixeira C, Avila-Pires FD, Machado RCC, Camillo-Coura L, Lenzi HL. Identificação de roedores silvestres como hospedeiros do *Angiostrongylus costaricensis* no sul do Brasil. *Rev Inst Med Trop São Paulo* 32: 147-150, 1990.

Graeff-Teixeira C, Camillo-Coura L, Lenzi HL. Clinical and epidemiological studies on abdominal angiostrongyliasis in Southern Brazil. *Rev Inst Med Trop São Paulo* 33: 375-380, 1991a.

Graeff-Teixeira C, Camillo-Coura L, Lenzi HL. Histopathological criteria for diagnosis of abdominal angiostrongyliasis. *Parasitol Res* 77: 606-611, 1991.

Graeff-Teixeira C, Silva ACA, Yoshimura K. Update on eosinophilic meningoencephalitis and its clinical relevance. *Clin Microbiol Rev* 22: 322-348, 2009.

Kramer MH, Greer GJ, Quiñonez JF, Padilha NR, Hernández B, Arana BA, Lorenzana R, Morera, Hightower AW, Eberhard ML, Herwaldt BL. First reported outbreak of abdominal angiostrongyliasis. *Clin Infect Dis* 26: 365-372, 1998.

Lima ARMC, Mesquita SD, Santos SS, Aquino ERP, Rosa LRS, Duarte FS, Teixeira AO, Costa ZRS, Ferreira MLB. Alicata disease — Neuroinfestation by *Angiostrongylus cantonensis* in Recife, Pernambuco, Brazil. *Arq Neuropsiquiatr* 67: 1093-1096, 2009.

Loria-Cortes R, Lobo-Sanahuja JF. Clinical abdominal angiostrongylosis. A study of 116 children with intestinal eosinophilic granuloma caused by *Angiostrongylus costaricensis*. *Am J Trop Med Hyg* 29: 538-544, 1980.

Mentz MB, Graeff-Teixeira C. Drug trials for treatment of human angiostrongyliasis. *Rev Inst Med Trop São Paulo* 45: 179-184, 2003.

Mentz JP, Dalvesco JA, Agostini AA, Bonadeo NM. Manifestações de comprometimento hepático na angiostrongilíase abdominal e diagnóstico pelo encontro dos ovos do parasito. *Rev AMRIGS* 37: 289-290, 1993.

Morera P. Life history and redescription of *Angiostrongylus costaricensis* Morera and Céspedes, 1971. *Am J Trop Med Hyg* 22: 613-621, 1973.

Morera P, Perez F, Mora, F, Castro L. Visceral larva migrans-like syndrome caused by *Angiostrongylus costaricensis*. *Am J Trop Med Hyg* 31: 67-70, 1982.

Mota EM, Lenzi HL. *Angiostrongylus costaricensis* life cycle: a new proposal. *Mem Inst Oswaldo Cruz* 90: 707-709, 1995.

Oku Y, Kamiya M, Ohbayashi M, Kudo N. Hybridization studies of *Angiostrongylus siamensis* Ohbayashi, Kamiya and Bhaibulaya, 1979 and *A. costaricensis* Morera and Céspedes, 1971. *J Parasitol* 70: 845-846, 1984.

Pena GPM, Andrade-Filho JS, Assis SC. *Angiostrongylus costaricensis*: first record of its occurrence in the state of Espírito Santo, Brazil, and a review of its geographic distribution. *Rev Inst Med Trop São Paulo* 37: 369-374, 1995.

Rodriguez R. *Anatomia Patológica da Angiostrongilose Abdominal*, Tese de Mestrado, Universidade Federal Fluminense, Rio de Janeiro, 117 pp, 1997.

Ruiz PJ, Morera P. Spermatic artery obstruction caused by Angiostrongylus costaricensis Morera and Cespedes, 1971. *Am J Trop Med Hyg* 32: 1458-1459, 1983.

Zanini GM, Graeff-Teixeira C. Inactivation of infective larvae of *Angiostrongylus costaricensis* with short time incubations in 1.5% bleach solution, vinegar or saturated cooking salt solution. *Acta Trop* 78: 17-21, 2001.

Wang QP, Lai DH, Zhu XQ, Chen XG, Lun ZR. Human angiostrongyliasis. *Lancet Infect Dis* 8: 621-630, 2008.

94 Lagoquilascaríase

Habib Fraiha Neto e Raimundo Nonato Queiroz de Leão

▶ Conceito

Lagoquilascaríase é a helmintíase dos tecidos determinada por um nematódeo do gênero *Lagochilascaris*. No homem a doença se caracteriza pelo desenvolvimento de lesões no pescoço, na mastoide, na orelha média e/ou em estruturas circunvizinhas, podendo atingir inclusive o sistema nervoso central, os pulmões e até sítios mais distantes. É de considerável potencial de gravidade e distribuição exclusivamente neotropical, estendendo-se desde o sul do México até o sul do Brasil.

▶ Histórico

Originalmente descrita por Leiper (1909) a partir de dois casos humanos observados na ilha de Trinidad, a lagoquilascaríase humana permaneceu por muitos anos aparentemente restrita a um pequeno número de países vizinhos (Suriname, Costa Rica, Trinidad e Tobago), até que em 1968 – quase seis décadas depois – Artigas *et al.* (1968) descreveram o primeiro caso brasileiro, originário do estado de São Paulo. Ironicamente, a parasitose só viria a ser assinalada na Amazônia dez anos depois (Leão *et al.*, 1978). Até então era ela considerada rara, com apenas 12 casos mundiais dispersamente registrados. A difusão de seu conhecimento em nosso país redundou em inúmeras novas contribuições que alterariam, consideravelmente, esse panorama, resultando em notável incremento da casuística e na caracterização da Região Amazônica como a de maior concentração mundial de casos (Fraiha *et al.*, 1986; 1989; Leão e Fraiha Neto, 1997).

Relatos históricos mais minuciosos podem ser vistos nos artigos de Palheta-Neto *et al.* (2002) e, principalmente, Paçô e Campos (1998).

▶ Evolução do conhecimento

Uma das questões mais intrigantes deste parasitismo, que cedo despertou grande interesse dos estudiosos, dizia respeito ao mecanismo de infecção humana e como conciliá-lo com a estranha localização das lesões. Várias hipóteses foram aventadas para explicá-lo: entre elas, a de Sprent (1971), de infecção por ingestão de ovos embrionados, o que só se justificaria se o parasito desenvolvesse, obrigatoriamente, um ciclo pulmonar, do qual resultariam larvas de terceiro estágio que, no trajeto ascendente pela orofaringe, penetrariam na mucosa, assestando-se nos tecidos circunvizinhos; a de Fraiha *et al.* (1983), de infecção por via hídrico-oral, por ingestão de larvas de terceiro estágio em água contaminada com ovos do parasito provenientes das fezes de um mamífero silvestre; e a de Smith *et al.* (1983), de infecção por ingestão de carnes cruas ou mal cozidas de animais silvestres, contendo larvas do helminto encistadas nos tecidos. Esta hipótese implicava a participação obrigatória de hospedeiros intermediários no ciclo de vida do parasito.

Ante possibilidades tão díspares, o grupo de parasitologistas do Instituto de Patologia Tropical e Saúde Pública da Universidade Federal de Goiás, sob a liderança da Professora Dulcineia Campos, empenhou-se em estudos experimentais com *Lagochilascaris*, que culminaram com a demonstração da viabilidade da hipótese de Smith *et al.* (1983) e por explicar o sítio habitual das lesões. E, de vez que demonstrada a suscetibilidade natural do gato doméstico à infecção por *L. major* (Dell'Porto *et al.*, 1988; Amato *et al.*, 1990) e por *L. minor* (Fraiha Neto *et al.*, 1984; Fraiha *et al.*, 1986), elegeram este felídeo o animal modelo para experimentação com esta última espécie, de interesse em medicina humana, infectando com sucesso mais de uma centena desses animais e demonstrando, inequivocamente, como o verme se vai assestar nas áreas comumente afetadas (Campos *et al.*, 1992; Paçô, 1994).

O ciclo de transmissão do parasito, tal como o conhecemos hoje, pode ser esquematizado como demonstrado na Figura 94.1.

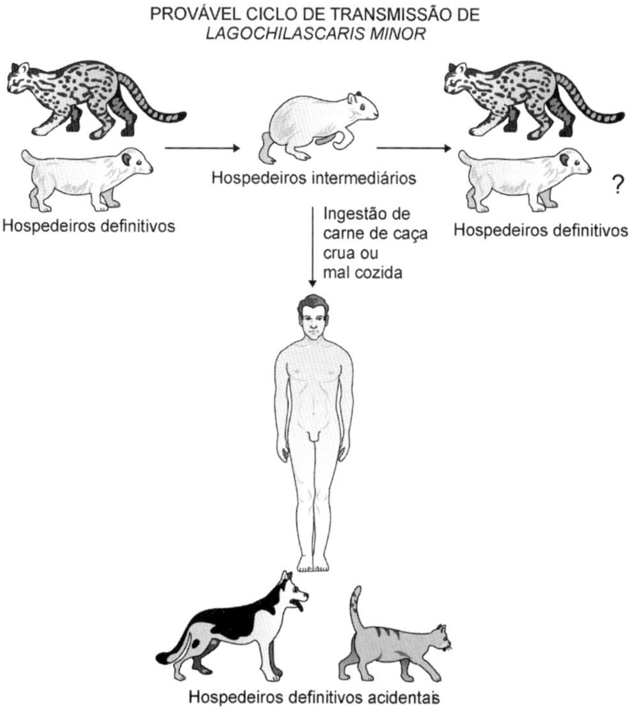

Figura 94.1 Ciclo de transmissão do parasito.

▸ Etiopatogenia

Embora existam cinco espécies conhecidas sob a denominação genérica de *Lagochilascaris* (Fraiha *et al.*, 1989), somente *L. minor* tem sido associada à patologia humana. Trata-se de um nematódeo ascarídeo de pequenas dimensões (os adultos medem de 5 a 20 mm) e de coloração branco-leitosa, cuja boca é guarnecida por três lábios bem desenvolvidos, separados por interlábios, o que confere à extremidade cefálica um aspecto característico que lembra o lábio leporino (*lagos* = lebre). Outros caracteres taxonômicos são requeridos para a identificação específica do agente. Não cabe, porém, enumerá-los no contexto de uma obra da natureza desta. Podem ser encontrados em Sprent (1971), Fraiha *et al.* (1989), Rey (1991) e outros textos de cunho parasitológico.

▸ Dinâmica da infecção

▪ Mecanismo de infecção

Tanto o homem como o cão e o gato domésticos se infectam por ingestão de larvas de terceiro estágio do parasito encistadas nos músculos, nas vísceras ou no tecido celular subcutâneo de animais silvestres – a cutia, muito provavelmente, e talvez outros roedores –, consumidos sem adequada cocção (Figura 94.2).

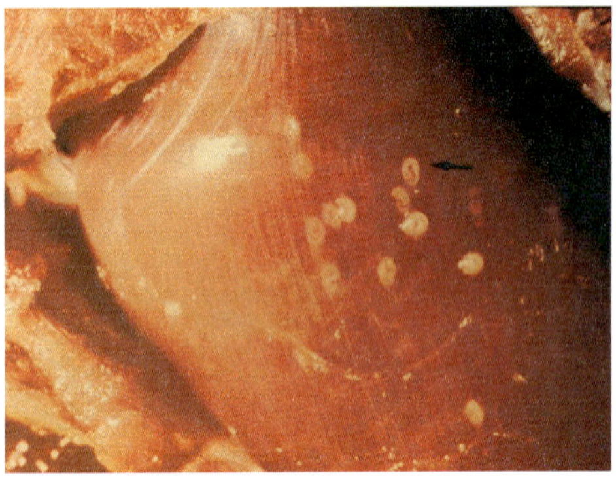

Figura 94.2 Larvas de *Lagochilascaris minor* (*seta*) encistadas na musculatura estriada de *Dasyprocta agouti* (cutia).

▪ Tropismo do parasito pela região

Essas larvas se libertam dos cistos no lúmen do estômago do hospedeiro, penetram na parede do tubo digestivo e, por um tropismo qualquer ainda não esclarecido, migram, esôfago acima, rumo às áreas comumente afetadas da faringe, rino-orofaringe e estruturas circunvizinhanças, inclusive linfonodos (Campos *et al.*, 1992).

▪ Natureza do processo

Tomando por base os dados relativos aos 123 casos sintomáticos registrados em nosso banco de dados até outubro de 2009, o parasito provoca lesões (nódulos, abscessos e fístulas) quase sempre situadas na região cervical (em 66,9% dos casos), na mastoide (37,1%), ou no aparelho auditivo (28,2%), menos vezes na rinofaringe (15,3%), orofaringe (10,5%), cérebro (9,7%), pulmões (8,1%), seios paranasais (4,8%), base do crânio (4,8%), amígdalas ou fossa periamigdaliana (3,2%), cerebelo (3,2%) e, mais raramente ainda, no mento, parótida, glândula submandibular, tuba auditiva, alvéolo dentário e globo ocular. Há registro de um caso com lesões na região sacra (Monteiro *et al.*, 1988) e na fossa ilíaca direita, a distância do foco primário cervical; e de um outro, fatal, com lesões disseminadas, envolvendo ouvido, mastoide, cérebro, pulmões, fígado, baço, rins e ovários (Boschiroli *et al.*, 1999).

É apreciável o grau de osteólise observado em algumas lesões, favorecendo a progressão dos parasitos para sítios circunvizinhos (Rocha *et al.*, 1984).

Do ponto de vista da histopatologia, os achados fundamentais correspondem a focos de reação granulomatosa do tipo corpo estranho e áreas escavadas, de paredes formadas por tecido inflamatório, também contendo elementos gigantocitários com restos parasitários. É a ocorrência frequente de áreas de infiltração eosinofílica. Vermes adultos, larvas e ovos centralizam essas lesões (Leão *et al.*, 1991).

▪ Autoinfecção

Todos os estágios evolutivos do helminto (ovos, larvas e adultos) podem estar presentes, simultaneamente, às vezes em grande número, no interior das lesões, o que significa que ele aí se reproduz (Moraes *et al.*, 1983; Campos *et al.*, 1992; Campos *et al.*, 1995).

▪ Progressão para outros sítios por contiguidade

Parece não existir barreira óssea para a progressão do parasito, de determinada lesão para sítios circunvizinhos, daí a ocorrência de lesões na base do crânio e até mesmo no sistema nervoso central, em áreas contíguas a lesões do rochedo. A osteólise é um fenômeno já observado em vários casos.

▪ Disseminação por via linfática ou hematogênica

Se não existe barreira óssea para o avanço do parasito, com maior razão não deve haver barreira vascular. Embora ainda não devidamente demonstrado, até surpreende que não haja mais vezes registro de lesões a distância do foco primário cervical, por disseminação linfática ou hematogênica. O caso fatal registrado por Boschiroli *et al.* (1999), com lesões disseminadas por vários órgãos viscerais, é muito sugestivo desta possibilidade.

▪ Evolução para óbito

A gravidade do processo implica, muitas vezes, evolução para o óbito. Há registros de dez casos fatais (Oostburg e Varma, 1968; Moraes *et al.*, 1985; Campos *et al.*, 1985 e Rosemberg *et al.*, 1986, reportando-se ao mesmo caso; Orihuela *et al.*, 1987; Veloso *et al.*, 1992; Eulálio *et al.*, 1994; Barbosa, W., comunicação pessoal, 1987; Zaccariott, 1996 *apud* Paçô e Campos, 1998; Boschiroli *et al.*, 1999), o que corresponderia a uma letalidade de 10,5%. Ressalte-se, porém, a convicção de que estes números estejam aquém da realidade, em decorrência de sub-registro.

▸ Quadro clínico

A doença geralmente tem início insidioso e apresenta evolução crônica, com períodos de remissão e recidivas.

As manifestações clínicas variam em função da extensão e da localização das lesões. Os quadros mais frequentes consistem no desenvolvimento de nódulos cervicais, uni ou bilaterais, de consistência dura, aderentes aos planos profundos, que posteriormente fistulam, abscedam e às vezes ulceram (Figura 94.3), drenando secreção serossanguinolenta ou purulenta; ou de processos de otite supurativa e mastoidite (Figura 94.4). Além disso, podem ser encontrados quadros de sinusite, amigdalite, manifestações neurológicas, como síndrome convulsiva, síndrome cerebelar, paralisia facial periférica ou de outros pares cranianos (glossofaríngeo, pneumogástrico, espinal e hipoglosso), e manifestações respiratórias, que podem evoluir até a insuficiência respiratória.

É comum a história de eliminação ativa e intermitente de parasitos vivos pelos pertuitos das lesões ou pelo conduto auditivo externo, boca ou fossas nasais. Convém não perder de vista que esse dado pode ser ocultado pelo paciente, por vergonha; e que em alguns casos, pode, efetivamente, não ocorrer a eliminação por longo período, o que dificulta a confirmação do diagnóstico etiológico, algumas vezes já suspeitado. A ausência de história de eliminação de parasitos não deve nunca, portanto, descartar em definitivo esta hipótese diagnóstica.

Sinais inflamatórios locais nem sempre podem ser clinicamente observados. Pode haver reação ganglionar satélite. O estado geral em alguns casos está seriamente comprometido, com apreciável perda ponderal. Há relato de imunodepressão, relacionada tanto à imunidade celular quanto à humoral (Botero e Little, 1984).

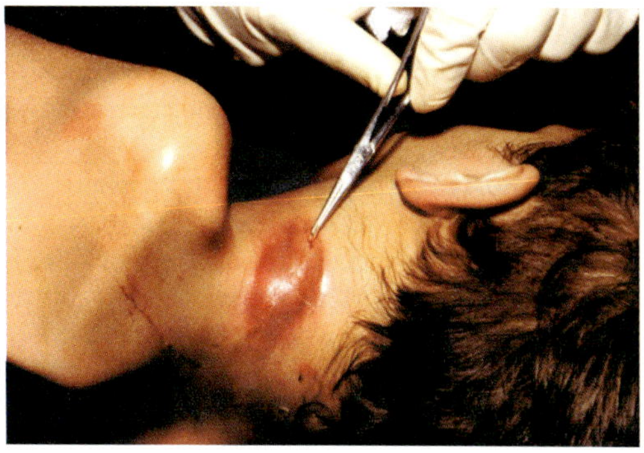

Figura 94.3 Lagoquilascaríase: lesão cervical fistulada.

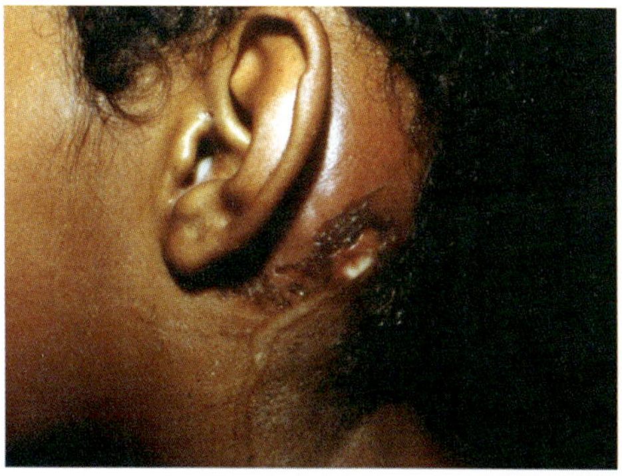

Figura 94.4 Lagoquilascaríase com envolvimento de orelha média e mastoide.

▸ Diagnóstico

O diagnóstico etiológico é feito, habitualmente, pelo achado de ovos do parasito na secreção das lesões, ou de ovos, larvas e adultos em material delas retirado. Os ovos medem de 63 a 85 μm no maior diâmetro, são subesféricos e têm a casca externa espessa, de superfície marcada por múltiplas escavações em "saca-bocados", lembrando na periferia o aspecto de tampinha de garrafa de refrigerante (Figura 94.5). É característico de *L. minor* o número de escavações não superior a 25 na periferia.

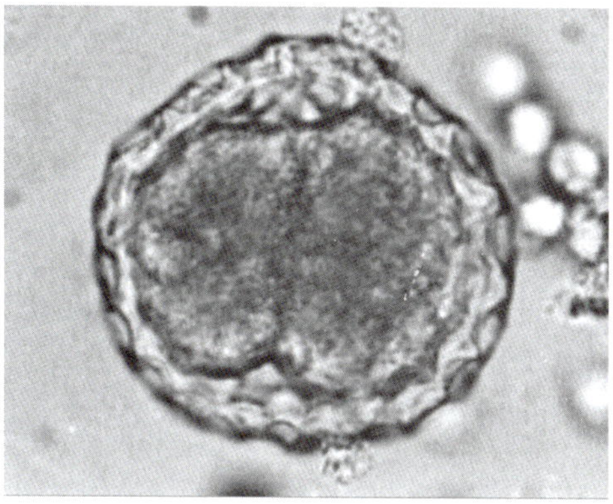

Figura 94.5 Ovo de *Lagochilascaris minor* em secreção de lesão.

Ovos do parasito podem ser encontrados nas fezes dos pacientes quando as lesões se abrem para o lúmen do trato digestivo, sendo muitas vezes confundidos com os de *A. lumbricoides.*

Embora constituindo recurso quase sempre dispensável na lagoquilascaríase, a histopatologia pode também firmar o diagnóstico etiológico, caso os cortes permitam a observação da casca externa de ovos, com um número de escavações compatível com a espécie, ou de secções transversais de adultos, mostrando as aletas laterais que lhes percorrem longitudinalmente o corpo.

O hemograma é incaracterístico, podendo observar-se desde leucocitose (Orihuela *et al.*, 1987) até leucopenia (Moraes *et al.*, 1985), eosinofilia (de até 29% em 11.800 leucócitos/mm^3) ou, paradoxalmente, aneosinofilia (Oostburg e Varma, 1968; Moraes *et al.*, 1985).

A radiologia tem sido recurso de grande valia para a evidenciação de lesões pulmonares (condensações acinares, abscessos), do cavum (hipertrofia de paredes), da orelha média e seios paranasais (velamento), da mastoide (esclerose óssea, destruição de septos intercelulares, abscessos, osteólise, velamento das células) e, particularmente, do sistema nervoso central (abscessos subdurais, cerebelares ou cerebrais), em que a tomografia axial computadorizada e, principalmente, a ressonância magnética, têm permitido boa avaliação da localização e extensão das lesões.

Quando não existe história de eliminação de parasitos o diagnóstico diferencial deve ser feito com a tuberculose ganglionar cervical, micobacterioses não tuberculosas, neoplasias da região cervical, otites médias supuradas, mastoidites e sinusites de outras etiologias, tuberculose pulmonar, paracoccidioidomicose e actinomicose.

Nos casos em que o parasito é referido, trazido à consulta ou encontrado nas lesões, convém fazer a distinção com larvas de dípteros agentes de miíases cavitárias. Uma noção elementar para que se não confunda a lagoquilascaríase com uma miíase diz respeito ao aspecto geral e ao movimento dos parasitos em questão: larvas de moscas, consistindo em formas imaturas de artrópodes, apresentam o corpo segmentado e seus movimentos são rítmicos, de estica-encolhe, como os de um "bicho-de-goiaba"; larvas ou adultos de *Lagochilascaris* são vermes cilíndricos, filiformes, de corpo não segmentado e movimentos serpiginoides.

▶ Tratamento

Vários medicamentos têm sido empregados, experimentalmente, no tratamento específico desta helmintíase: a dietilcarbamazina (Winckel e Treurniet, 1956; Draper, 1963; Leão *et al.*, 1978; Eulálio *et al.*, 1994; Campos *et al.*, 1995), o tiabendazol (Oostburg e Varma, 1968; Oostburg, 1971; Leão *et al.*, 1978; Volcan *et al.*, 1982; Botero e Little, 1984), o levamisol (Corrêa *et al.*, 1978; Chieffi *et al.*, 1981; Volcan *et al.*, 1982; Botero e Little, 1984; Campos *et al.*, 1995), o cambendazol (Leão *et al.*, 1985; Leão *et al.*, 1991; Fraiha Neto e Leão, 2000), o mebendazol (Botero e Little, 1984), o albendazol (Oostburg, 1992; Vieira *et al.*, 1994a, Vieira *et al.*, 1994b; Campos *et al.*, 1995; Vieira *et al.*, 1996; Fraiha Neto e Leão, 2000), o praziquantel (Fraiha Neto e Leão, 2000) e, por último, a ivermectina (Bento *et al.*, 1993; Campos *et al.*, 1995; Barbosa *et al.*, 1995). Muitos desses fármacos não proporcionam bons resultados, no sentido da cura radical. São frequentes as recidivas, após meses ou anos de aparente cura clínica, impondo-nos o seguimento dos casos por longos períodos, no mínimo superiores a 1 ano, dadas as dificuldades de avaliação da cura parasitológica diante de lesões já fechadas.

Nos casos que tivemos oportunidade de assistir, os fármacos que têm proporcionado melhores resultados são o cambendazol e o levamisol. Associados ou não, ambos causam visível impacto sobre os parasitos, que abandonam as lesões, alvoroçadamente e em grande número, sobretudo no primeiro dia de tratamento, resultando em rápida melhora clínica. Preconizamos o emprego do cambendazol em doses múltiplas e elevadas: 20 mg/kg/dia, durante 5 dias consecutivos, em séries sucessivas, cujo número e intervalos não foram ainda satisfatoriamente estabelecidos (talvez quatro séries, a intervalos regulares de 1 mês); e, em caso de lesão no sistema nervoso central, 30 mg/kg/dia, por 5 dias, com o paciente hospitalizado e sob cuidadoso controle das funções hepática, renal, hematopoética e pancreática endócrina. A primeira série será precedida do uso do levamisol, usado apenas durante 3 dias alternados, na dose de 80 ou 150 mg/dia, conforme a idade (Leão *et al.*, 1996; Leão *et al.*, 1985).

Esses esquemas, sugeridos como tratamento de ataque, têm sido em geral bem tolerados. Em vários casos, porém, têm condicionado apreciável alopecia, felizmente regressível mediante imediata suspensão dos fármacos.

É sempre aconselhável, além disso, a adoção de um esquema de manutenção, posto ser comum a ocorrência de recidivas. O tratamento de manutenção pode ser feito quer com o cambendazol (novas séries a cada 6 meses), quer com o levamisol (1 comp. em dias alternados, no total de 3 dias, a cada 6 meses), ou ainda com a dietilcarbamazina, na dose de 100 mg, 3 vezes/dia, em curso prolongado de 6 meses a 1 ano, pelo menos até que seja assegurada a cura radical.

Mesmo empregados em altas doses, o cambendazol e o levamisol têm propiciado, como vimos, a ocorrência de recidivas. Como entender tais recidivas? Além do impacto inicial já referido, sobre o parasito, as lesões regridem com rapidez surpreendente e logo, em certos casos, se pensa em cura clínica. A reativação do processo, meses depois, mostra nem sempre ter havido cura radical, sugerindo a existência de uma forma de resistência a esses medicamentos no ciclo de vida do parasito. O ovo? Alguma fase larvária? Os adultos?

Daí um certo entusiasmo ante a demonstração da atividade antiembriogênica *in vitro* do albendazol sobre ovos de *L. minor* (Vieira *et al.*, 1994), como esperança de solução para o desafio das recidivas, já que este medicamento poderia entrar como reforço ao esquema de associação cambendazol/levamisol. O albendazol seria empregado nas mesmas doses utilizadas na hidatidose (10 a 15 mg/kg/dia) ou na neurocisticercose (15 a 25 mg/kg/dia) (Tavares, 2001).

Em sua experiência *in vitro* com o albendazol sobre ovos de *L. minor*, Vieira *et al.* (1994) referem haver observado que este medicamento não tem ação larvicida sobre a espécie, mas impede a embriogênese de ovos recém-eliminados, justamente ao contrário da ivermectina, que tem ação larvicida demonstrada também *in vitro* e não impede a embriogênese. Estas são as razões de sugerirem eles o emprego experimental da associação dos dois últimos fármacos, como alternativa de tratamento.

O tratamento de um caso pediátrico do Hospital da Santa Casa de Misericórdia do Pará com a ivermectina, no mesmo esquema posológico de seu emprego na eosinofilia pulmonar tropical (400 μg/kg de peso, em duas tomadas), não logrou resposta satisfatória: 22 dias depois o paciente ainda apresentava ovos embrionados de *L. minor* ao exame de escarro (Oliveira *et al.* – dados inéditos). Mas a experiência bem-sucedida de Bento *et al.* (1993) recomenda insistir na investigação com esse fármaco, empregado por mais tempo e em doses semanais. Por sugestão de um desses autores (Motti – comunicação pessoal, 1993), a ivermectina poderá ser utilizada, ainda em caráter experimental, portanto observando os preceitos da ética em pesquisa médica (Resolução nº196/96-CNS), em dose única semanal de 0,2 mg/kg de peso; essa dose será mantida até que haja nítida melhora clínica, definida como desaparecimento da eliminação de parasitos e da secreção purulenta, e melhora dos sinais inflamatórios locais; depois de constatada a melhora, o paciente receberá ainda uma dose mensal, no mínimo por 1 ano, a critério dos investigadores.

Vale ressaltar, porém, que em condições normais este medicamento não atravessa a barreira hematencefálica e não tem boa difusão no sistema nervoso central, não se recomendando, portanto, seu uso nos casos dessa localização (Ottesen e Campbell, 1994 *apud* Del Giudice *et al.*, 2003).

O certo é que, no estado atual do conhecimento, não existe ainda um esquema posológico ideal nem tratamento eficiente de curta duração.

Qualquer que seja a terapêutica adotada, somente deverá ser considerado clinicamente curado o paciente que apresentar resolução das lesões externas, ausência de abscessos profundos comprovada por método de imagem adequado, e negatividade ao teste terapêutico com o levamisol – administração de apenas 1 comprimido (80 ou 150 mg, de acordo com a faixa etária, objetivando desalojar parasitos eventualmente ocultos na intimidade dos tecidos – teste que se tem mostrado eficiente em vários de nossos casos, inclusive para esclarecimento diagnóstico).

Quanto ao tratamento inespecífico, é evidente que a limpeza cirúrgica das lesões constitui valioso recurso auxiliar, contribuindo para abreviar a cura radical. Deve-se dar, também, especial atenção aos cuidados nutricionais. Em caso de comprometimento do sistema nervoso central, além da recomendação de hospitalização do paciente, seria aconselhável assumir os mesmos cuidados observados na terapêutica da neurocisticercose: administração de corticosteroides, como a dexametasona ou a prednisona, simultaneamente à de anti-helmínticos, objetivando reduzir os efeitos da reação inflamatória decorrente da destruição de parasitos (edema cerebral e hipertensão intracraniana).

▶ Controle

Uma vez demonstrado que a forma infectante para o homem e para os animais domésticos é a larva encistada nos músculos e outros tecidos de animais silvestres, as medidas de controle deverão prever a educação em saúde, particularmente na zona rural, com recomendação de bons hábitos de higiene alimentar, sobretudo quanto à não ingestão de carnes de caça sem adequada cocção, principalmente em se tratando de cutia, cobaio ou outro roedor silvestre dado ao consumo de frutos do chão da mata.

▶ Referências bibliográficas

Amato JFR, Grisi L, Pimentel Neto M. Two cases of fistulated abscesses caused by *Lagochilascaris major* in the domestic cat. *Mem Inst Oswaldo Cruz* Rio de Janeiro, 85 (4): 471-473, 1990.

Artigas PT, Araújo P, Romiti N, Ruivo M. Sobre um caso de parasitismo humano por *Lagochilascaris minor* Leiper, 1909, no Estado de São Paulo, Brasil. *Rev Inst Med Trop São Paulo* 10 (2): 78-83, 1968.

Barbosa CAL, Campos DMB, Vieira MA, Oliveira JA. Utilização de esquema terapêutico com ivermectina para o tratamento da lagochilascaríase felina experimental. In: XXXI Congresso da Sociedade Brasileira de Medicina Tropical; Livro dos Resumos. São Paulo, SBMT. p. 114, 1995.

Barbosa CAL, Campos DMB, Vieira MA, Paçô JM. Eficácia terapêutica do ivermectina sobre larvas de 4º estágio e vermes adultos de *Lagochilascaris minor* Leiper 1909, em hospedeiro experimental. *Rev Bras Parasit Vet São Paulo* 2 (supl.1): 60, 1993.

Bento RF, Mazza CC, Motti EF, Chan YT, Guimarães JRR, Miniti A. Human lagochilascariasis treated sucessfully with ivermectina: a case report. *Rev Inst Med Trop São Paulo* 35 (4): 373-375, 1993.

Boschiroli, AM, Colombo, AL, Tenore, SB, Camargo, LFA, Asato, MS, Marra, AR, Pignatari, ACC. Lagoquilascaríase – relato de caso e revisão de literatura. *Braz J Infect Dis* 3 (supl.2): S21, 1999.

Botero D, Little MD. Two cases of human *Lagochilascaris* infection in Colômbia. *Am J Trop Med Hyg* 33 (3): 381-386, 1984.

Brenes-M RR, Ruiz A. Discovery of *Lagochilascaris sp.* in the larynx of a Costa Rica ocelot. (Felis pardalis mearnsi). *J Parasitol* 58: 978, 1972.

Campos DMB, Freire Filha LG, Vieira MA, Paçô JM, Maia MA. Experimental life cycle of *Lagochilascaris minor* Leiper, 1909. *Rev Inst Med Trop São Paulo* 34 (4): 277-287, 1992.

Campos DMB, Zanini LA, Santos ER, Paçô JM, Vieira MA. Observações parasitológicas referentes à infecção crônica por *Lagochilascaris minor*: resistência à dietilcarbamazina, levamisol, albendazol e ivermectina. In: XXXI Congresso da Sociedade Brasileira de Medicina Tropical; Livro dos Resumos. São Paulo: SBMT. p. 21, 1995.

Campos R, Vieira Bressan MCR, Little MD, Rosemberg S, Pereira VC, Masuda Z. Encefalopatia aguda por *Lagochilascaris minor* Leiper 1909. II Aspectos parasitológicos. In: XXI Congresso da Sociedade Brasileira de Medicina Tropical; Resumos. São Paulo: SBMT. p. 74, 1985.

Chieffi PP, Frucchi H, Proença NG, Pereira WA, Paschoalotti MA. Infecção cutânea por *Lagochilascaris minor* – tratamento e cura rápida pelo levamisol. *An Bras Dermatol* 56 (2): 141-144, 1981.

Corrêa MOA, Hyakutake S, Brandi AJ, Monteiro CG. Novo caso de parasitismo humano por *Lagochilascaris minor* Leiper, 1909. *Rev Inst Adolfo Lutz* 38 (1): 59-65, 1978.

Del Giudice P, Chosidow O, Caumes E. Ivermectina in dermatology. *J Drugs Dermatol* 2 (1): 13-21, 2003.

Dell'Porto A, Schumaker TTS, Oba MSP. Ocorrência de *Lagochilascaris major* Leiper, 1910 em gato (*Felis catus domesticus* L.) no Estado de São Paulo, Brasil. *Rev Fac Méd Vet Zootec Univ São Paulo* 25 (2): 173-180, 1988.

Draper JW. Infection with *Lagochilascaris minor*. *Brit Med J* 5335: 931-932, 1963.

Eulálio KD, Salmito MA, Correia Lima FG, Leal MJS. Relato de quatro casos de lagochilascaríase. *Rev Soc Bras Med Trop* 27 (supl.I): 319, 1994.

Fraiha Neto H., Barros VLRS, Rocha MPC, Carvalho RA. *Lagochilascaris minor* em gato doméstico. Primeiro registro de infecção natural associada a um caso humano. In: Congresso da Sociedade Brasileira de Medicina Tropical, 20. Salvador, 5 a 9 de fevereiro de 1984. Resumos. Tema livre n. 266. p. 121, 1984.

Fraiha Neto H, Leão RNQ. Lagoquilascaríase. In: Tonelli E, Freire LMS (eds.) *Doenças infecciosas na infância e adolescência*. 2 ed. Rio de Janeiro: Medsi. v. 2, cap. 93, p. 1432-1440, 2000.

Fraiha H, Leão RNQ, Barros VLRS, Carvalho RA. Lagochilascaríase. In: *Instituto Evandro Chagas; 50 anos de contribuição às ciências biológicas e à medicina tropical*. Fundação SESP, 1986, Belém. v. 1, p. 221-222, 1986.

Fraiha H, Leão RNQ, Costa FSA. Lagoquilascaríase humana e dos animais domésticos. *Zoon Rev. Int.* Brasília, 1 (1): 25-33, 1989.

Fraiha H, Rocha MPC, Araújo OJ, Barros VLRS. Patologia amazônica exótica. II: Infecção humana por *Lagochilascaris minor* Leiper, 1906 (Nematoda, Ascarididae). Registro de três novos casos, e formulação de nova hipótese para o mecanismo de infecção. Resumos do VI Congresso da Federación Latinoamericana de Parasitologos, VIII Congresso da Sociedade Brasileira de Parasitologia e V Jornada Paulista de Parasitologia. São Paulo. Set.1983, tema livre p. 146, 1983.

Leão RNQ, Fraiha H, Dias LB. Lagoquilascaríase. In: Veronesi R, Focaccia R, Dietze R. (eds.) *Doenças Infecciosas e Parasitárias*. 8 ed. Rio de Janeiro: Guanabara Koogan, p. 798-801, 1991.

Leão RNQ, Fraiha Neto H. Lagoquilascaríase. *In*: Leão RNQ (coord.). *Doenças Infecciosas e Parasitárias; enfoque amazônico*. Belém: Cejup/UEPA/Instituto Evandro Chagas. p. 723-731, 1997.

Leão RNQ, Fraiha Neto H, Dias LB. Lagoquilascaríase. *In*: Veronesi R, Focaccia R (ed). *Veronesi: Tratado de Infectologia*. São Paulo: Atheneu, 1424-1428, 1996.

Leão RNQ, Fraiha Neto H, Fraiha SC, Tonini KC, Silva JAPR. Perspectivas de emprego do cambendazol na Lagoquilascaríase. Programa e Resumos do XXI Congresso da Sociedade Brasileira de Medicina Tropical. São Paulo, fev. 1985, tema livre 073, 1985.

Leão RNQ, Leão Filho J, Dias LB, Calheiros LB. Infecção humana pelo *Lagochilascaris minor* Leiper, 1909. Registro de um caso observado no Estado do Pará (Brasil). *Rev Inst Med Trop São Paulo* 20 (5): 300-306, 1978.

Leiper RT. A new nematode worm from Trinidad, *Lagochilascaris minor*. *Proc Zool Soc Lond* 1909 (2): 742-743, 1909.

Monteiro MRCC, Albuquerque HPC, Souza JM *et al.* Comprometimento do sacro na lagoquilascaríase. Programa e Resumos do XXIV Congresso da Sociedade Brasileira de Medicina Tropical, Manaus, tema livre 191, 1988.

Moraes MAP, Arnaud MVC, Lima PE. Novos casos de infecção humana por *Lagochilascaris minor* Leiper, 1909, encontrados no Estado do Pará, Brasil. *Rev Inst Med Trop São Paulo* 25 (3): 139-146, 1983.

Moraes MAP, Arnaud MVC, Macedo RC, Anglada AE. Infecção pulmonar fatal por *Lagochilascaris sp.*, provavelmente *Lagochilascaris minor* Leiper, 1909. *Rev Inst Med Trop São Paulo* 27 (1): 46-52, 1985.

Oostburg BFJ. Thiabendazole therapy of *Lagochilascaris minor* infection in Surinam; report of a case. *Am J Trop Med Hyg* 20 (4): 580-583, 1971.

Oostburg BFG. The sixth case of lagochilascariasis minor in Surinam. *Trop Geogr Med* 44 (2): 154-159, 1992.

Oostburg BFJ, Varma AAO. *Lagochilascaris minor* infection in Surinam; report of a case. *Am J Trop Med Hyg* 17 (4): 548-550, 1968.

Orihuela R, Botto C, Delgado O, Ortiz A, Suarez J A, Arguello C. Lagochilascariasis humana en Venezuela: descripción de un caso fatal. *Rev Soc Bras Med Trop* 20 (4): 217-221, 1987.

Ottesen EA, Campbell WC. Ivermectin in human medicine. *J Antimicrob Chemother* 34 (2): 195-203, 1994.

Paçô JM. Comprovação experimental da importância de roedores silvestres na transmissão da lagochilascaríasis. Dissertação (Mestrado em Patologia Tropical, área de concentração Parasitologia), Universidade Federal de Goiás, Goiânia, 1994. 82p, 1994.

Paçô JM, Campos DMB. *Lagochilascaris minor* Leiper, 1909: nove décadas de revisão bibliográfica. *Rev Patol Trop* 27 (1): 11-34, 1998.

Palheta-Neto FX, Leão RNQ, Neto HF, Tomita S, Lima MAMT, Pezzin-Palheta AC. Contribuição ao estudo da lagoquilascaríase humana. *Rev Bras Otorrinolaringol* 68 (1): 101-105, 2002.

Rey L. *Parasitologia; Parasitos e doenças parasitárias do homem nas Américas e na África.* 2 ed. Rio de Janeiro, Guanabara Koogan. p. 539-541, 1991.

Rocha MPC, Fraiha Neto H, Barreto ACP. Infecção de orelha média e mastoide por *Lagochilascaris minor* Leiper, 1909 (Nematoda, Ascarididae). Relato de um caso do sul do Estado do Pará, Amazônia, Brasil. *Hileia Méd Belém* 6 (2): 3-14, 1984.

Rosemberg S, Lopes MBS, Masuda Z, Campos R, Bressan MCR. Fatal encephalopathy due to *Lagochilascaris minor* infection. *Am J Trop Med Hyg* 35 (3): 575-578, 1986.

Smith JL, Bowman DD, Little MD. Life cycle and development of *Lagochilascaris sprenti* (Nematoda: Ascarididae) from opossums (Marsupialia: Didelphidae) in Louisiana. *J Parasitol* 69 (4): 736-745, 1983.

Sprent JFA. Speciation and development in the genus *Lagochilascaris*. *Parasitol* 62: 71-112, 1971.

Sturion DJ, Gaste L., Yamamura MH. Alterações esofágicas pelo *Lagochilascaris minor* em cão. Congresso Brasileiro de Medicina Veterinária, 18, Camboriú, 1982.

Tavares W. Derivados do imidazol. In: Tavares W. *Manual de Antibióticos e Quimioterápicos Anti-infecciosos.* 3 ed. Atheneu, 2001, São Paulo, p. 849-868.

Veloso MGP, Faria MCAR, Freitas JD, Moraes MAP, Gorini DF, Mendonça JLF. Lagoquilascaríase humana. Sobre três casos encontrados no Distrito Federal, Brasil. *Rev Inst Med Trop São Paulo* 34 (6): 587-591, 1992.

Vidotto O, Araújo P, Artigas PT, Reis ACF, Viotti, NMA, Pereira, ECP, Yamamura MH. Caso de Lagoquilascaríase minor em cão. Congresso Brasileiro de Parasitologia, 7, Porto Alegre, 1982.

Vieira MA, Campos DMB, Oliveira JA, Paçô JM, Barbosa CAL. Resultados preliminares referentes à ação do albendazol na lagochilascaríase felina experimental. *Rev Soc Bras Med Trop* 27 (supl.1): 321, 1994b.

Vieira MA, Oliveira JA, Barbosa CAL. Avaliação da eficácia do albendazol na lagochilascaríase murina experimental. *Rev Patol Trop Goiânia* 25 (2): 253-262, 1996.

Vieira MA, Oliveira JA, Barbosa CAL, Campos DMB. Atividade antiembriogênica "*in vitro*" do albendazol sobre ovos de *Lagochilascaris minor* Leiper, 1909. *Rev Patol Trop Goiânia* 23 (2): 221-227, 1994a.

Volcan G. Aportes al conocimiento del ciclo de vida en el género *Lagochilascaris* Leiper, 1909; hallazgo de *Lagochilascaris* spp. en *Spheothos venaticus* (Carnívora: Canidae) y demonstración de *Dasyprocta leporina* (Rodentia: Dasyproctidae) como hospedador intermediario de *Lagochilascaris minor* (Nematoda: Ascarididae), 1990. (Trabalho apresentado como requisito para ascender à categoria de Professor Associado. Universidad de Oriente, Ciudad Bolívar.)

Volcán G, Medrano P. Infección inducida en el roedor selvático *Dasyprocta leporina* (Rodentia: Dasyproctidae), con huevos larvados de *Lagochilascaris minor* (Nematoda: Ascarididae). *Rev Inst Med Trop São Paulo* 32 (6): 395-402, 1990.

Volcan GS, Rochas OF, Medrano CE, Valera Y. *Lagochilascaris minor* infection in Venezuela. Report of a case. *Am J Trop Med Hyg* 31 (6): 1111-1113, 1982.

Winckel WEF, Treurniet AE. Infestation with *Lagochilascaris minor* (Leiper) in man. *Doc Med Geogr Trop* 8: 23-28, 1956.

95 Filariose Bancroftiana

Gerusa Dreyer, Denise Mattos e Joaquim Norões

▸ Conceito

Filariose bancroftiana é uma doença parasitária exclusiva do homem. É causada pela *Wuchereria bancrofti* e transmitida por vetor que, na maioria das regiões endêmicas do mundo, é o *Culex quinquefasciatus*. A infecção ocorre quando a larva infectante do parasito (L3) penetra no organismo humano após a picada de mosquitos infectados. A L3 ganha o sistema linfático, localizando-se nos vasos linfáticos nos indivíduos adultos e em linfonodos na população pediátrica. Por reprodução sexuada, as fêmeas liberam os embriões, as microfilárias, que, após transporem o ducto torácico, atingem a circulação geral. Uma vez no sangue, esses embriões são sugados pelo vetor, fechando o ciclo de evolução. É estimado que o total de pessoas infectadas nos 80 países endêmicos seja da ordem de 100 milhões e que mais de 900 milhões de pessoas vivam sob o risco de adquirir a infecção.

▸ Manifestações clínicas

A apresentação clínica da filariose é muito variada. Em áreas endêmicas de bancroftose, a investigação clínica é muito laboriosa e, por isso mesmo, fascinante, porque:

- A maioria dos sinais e sintomas não é específica da doença bancroftiana
- Os métodos diagnósticos parasitológicos disponíveis não conseguem identificar todos os acometidos pela infecção
- É impossível garantir a ausência da infecção nos residentes de área endêmica por não existir um marcador que identifique se o dano linfático é realmente de origem filarial. A doença clínica pode ser causada pelos vermes adultos (Dreyer *et al.*, 2000b) e pelas microfilárias (Dreyer *et al.*, 1999b).

Os diferentes estágios do parasito geram síndromes clinicamente distintas. Neste capítulo, serão enfocadas as manifestações relacionadas com os vermes adultos, além da eosinofilia pulmonar tropical e da hematúria, que são determinadas pelas microfilárias. Para ser vista em toda a sua abrangência, a filariose bancroftiana demanda uma condição de interdisciplinaridade. Entre essas disciplinas, destacam-se a epidemiologia, a clínica geral, a urologia, a infectologia, a angiologia, a pneumologia, a pediatria, a psicologia, a assistência social e a nutrição. O simples fato de o paciente ser identificado como portador de infecção ativa não implica, necessariamente, que a doença apresentada pelo mesmo seja de origem filarial. Assim, faz-se necessário que se abra o leque de diagnóstico diferencial para cada caso. No passado, foram várias as tentativas de classificar as diferentes apresentações da doença, com base, fundamentalmente, nas suas características clínicas e parasitológicas e com alguma contribuição da imunologia. A classificação mais antiga propôs o agrupamento dos pacientes em assintomáticos, agudos e crônicos, acreditando-se que a progressão da doença se desse nessa ordem, com a ocorrência, em paralelo, do desaparecimento das microfilárias circulantes, causado pelo "amadurecimento da resposta imunológica". Inicialmente, a presença da microfilária parecia ser um fator protetor para evitar o aparecimento da hiper-resposta imunológica e, consequentemente, o aparecimento da doença clínica. Mais tarde, esse conceito de "espectro clínico" foi mais bem elaborado, como resultado das pesquisas que se apoiaram em ferramentas predominantemente imunológicas (King e Nutman, 1991; Ottesen, 1980). Para isso, tomaram-se como base os modelos de outras doenças infecciosas (p. ex., a hanseníase) com os chamados polos extremos. Assim, o microfilarêmico assintomático ficava em um dos extremos representado pelos indivíduos imunologicamente hiporresponsivos aos antígenos filariais. O outro polo seria representado pelos portadores da forma chamada eosinofilia pulmonar tropical (EPT), que exibiriam um padrão de hiper-resposta aos antígenos filariais. Entre esses dois polos, situavam-se os indivíduos com as outras formas clínicas da doença (como a hidrocele, a quilúria e o linfedema). No entanto, como nunca ficou claro se existia ou não uma linearidade na progressão da doença da forma assintomática até a elefantíase, foi assumido que a ocorrência e a recorrência da inflamação, associadas à "febre filarial", inevitavelmente, levariam à obstrução linfática crônica e irreversível. Desse modo, acreditava-se que os indivíduos progrediam da forma aguda para a forma crônica por causa das modificações no reconhecimento imunológico aos antígenos filariais (passando de um padrão de resposta Th-2 para Th-1). Similarmente, cogitava-se que o estágio crônico (como a elefantíase) fosse causado pela obstrução dos vasos linfáticos pelos vermes adultos vivos ou mortos.

Ottesen, em 1989, anunciou sua proposta para imunopatogenia da doença clínica (Figura 95.1), com base, principalmente, nas observações feitas pelo Dr. Beaver, quando de sua conferência magistral na Sociedade Americana de Medicina Tropical, em 1970 (Beaver, 1970). Ottesen incluiu em seu modelo um paralelo traçado entre os indivíduos endêmicos, permanentemente expostos à infecção (com a sua polaridade imunológica), e os indivíduos não endêmicos, expostos pela primeira vez à infecção filarial. Um exemplo disso foram os 12 mil soldados americanos que representaram parte de uma população de indivíduos altamente expostos à infecção nas ilhas do Pacífico, durante a Segunda Guerra Mundial. Apesar desse grande número de pessoas infectadas e sem tratamento antifilarial, uma vez que isso ocorreu na era pré-dietilcarbamazina (DEC), somente uma pequeníssima parcela dessa população desenvolveu a infecção patente com microfilaremia. Esse era um quadro que contrastava com o encontrado nas áreas endêmicas, onde a maioria dos indivíduos infectados indivíduos assintomáticos portadores de vermes adultos vivos (Norões *et al.*, 1996b); a velocidade de progressão do dano linfático enquanto os vermes adultos permanecem vivos (Dreyer *et al.*, 2002b); e a presença de duas subpopulações de vermes adultos em relação ao efeito adulticida da DEC (Norões *et al.*, 1997). Com a disponibilidade desses conhecimentos, a definição clássica do grupo de pacientes assintomáticos e microfilarêmicos precisou ser revista e mostrou-se que esses indivíduos já são portadores, no mínimo, de doença subclínica (Norões *et al.*, 1996b). Todo esse arsenal de novas informações ajudou a entender melhor a relação hóspede-hospedeiro e, ainda mais, contribuiu sobremodo para que se revisassem as condutas terapêuticas nas diferentes formas de apresentação clínica dos pacientes que vivem em áreas endêmicas de filariose linfática. A modificação terapêutica mais dramática ocorreu entre os pacientes portadores de linfedema em áreas de *Brugia* ou de *Wuchereria*. Nesses casos, o conhecimento aceito era o de que a doença progrediria inexoravelmente, uma vez que seria dependente da resposta imunológica do hospedeiro ao parasito. Dessa maneira, com os modelos citados anteriormente, nada poderia ser feito pelo paciente. Observou-se, entretanto, que o substrato anatomopatológico da doença causada pela filariose linfática – a linfangiectasia não obstrutiva (Figueredo-Silva *et al.*, 2002) – poderia predispor a uma disfunção linfática que induziria maior suscetibilidade para a presença de lesões interdigitais (Figura 95.4) nos membros afetados, levando ao risco de infecções bacterianas secundárias. Esse processo infeccioso/inflamatório agudo bacteriano, independentemente da presença de infecção ativa, levaria a maior disfunção do sistema linfático local, formando-se, assim, um círculo vicioso: linfangiectasia, disfunção linfática, predisposição a infecções bacterianas agudas que, por sua vez, produziam mais lesão linfática. Quanto maior a lesão linfática, maior a probabilidade de novos episódios agudos bacterianos, e assim sucessivamente.

Em 2000, Dreyer *et al.* propuseram um modelo (Dreyer *et al.*, 2000b) no qual postulavam que o aparecimento de doença clínica (aguda ou crônica) em área endêmica é multifatorial na sua origem (Figura 95.5). Esse modelo tem base, principalmente, clínica, substanciado pelas lições aprendidas com a ultrassonografia, com a cirurgia, com a histopatologia, com o tratamento antifilarial e com as medidas terapêuticas de assistência ao paciente com dano linfático já estabelecido (Amaral *et al.*, 1994; Dreyer e Dreyer, 2000; Dreyer *et al.*, 1998; 1999c,d,e; 2002c; Figueredo-Silva *et al.*, 2002; Marchetti *et al.*, 1998; Norões *et al.*, 1996b; 1997; 2003; Rocha *et al.*, 1996). Esses estudos promoveram uma condição ímpar no entendimento e no diagnóstico das lesões mais precoces promovidas pelo verme adulto vivo e pela modificação tissular ocorrida após a sua morte. É imensa a capacidade de o organismo compensar o dano linfático produzido, diretamente, pelo parasito. Assim, faz-se necessário que um conjunto de fatores, agindo de modo simultâneo ou sequenciado, possa produzir a doença clínica. Exemplo de aplicação desse modelo é o caso dos portadores de edema de membros inferiores (MMII) que, *a priori*, não parecem ter doença clínica de origem "puramente filarial". A doença só vem a ocorrer com a participação de outros fatores não diretamente relacionados com o parasito. Posteriormente serão apresentados os eventos que ocorrem no indivíduo com infecção ativa e após a morte do verme adulto, de acordo com a Figura 95.5. Isso não implica, necessariamente, que, para uma determinada manifestação clínica, a ordem de eventos seja a sequência de apresentação descrita a seguir. Sendo assim, nem todos os pacientes reúnem as condições para que

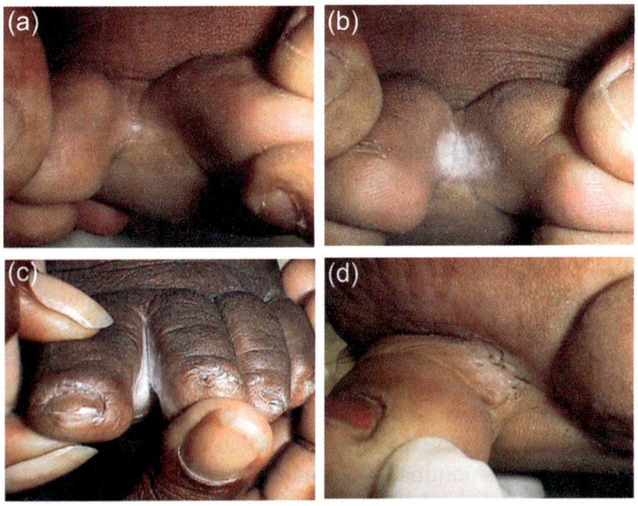

Figura 95.4 Visualizadas algumas portas de entrada mais frequentes em pacientes portadores de linfedema. Em (**A**), (**B**) e (**C**), lesões interdigitais em ordem de gravidade. Em (**D**), o aspecto de uma lesão em dobra, o que não é raro em pacientes com linfedema grave.

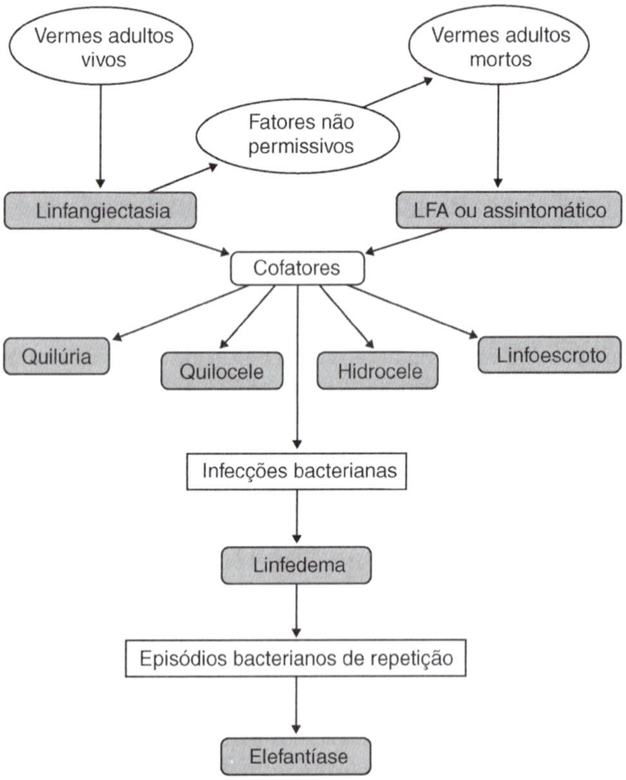

Figura 95.5 Esquema proposto por Dreyer *et al.* (2000b), integrando os achados derivados das observações clínicas, parasitológicas, ultrassonográficas, cirúrgicas, histopatológicas e terapêuticas, analisadas de modo interdisciplinar. Nesse modelo as diversas formas clínicas da doença são nominadas (caixas em cinza), ao contrário dos modelos anteriores que agrupavam todos os pacientes com doença clínica como portadores de patologia crônica ou inflamatória. Esse modelo tem implicações profundas para o programa de controle da filariose e o manejo individual do paciente. Veja o texto e a Figura 95.6. **LFA**, linfangite filarial aguda.

ocorram as síndromes de fistulização, como quilúria ou quilocele, assim como um mesmo paciente pode apresentar mais de uma forma clínica da doença.

Linfangiectasia subclínica/clínica

Quando se utilizam métodos de diagnóstico por imagem, a dilatação linfática é um achado praticamente universal na população endêmica com infecção ativa ou sem microfilaremia. Nos adultos jovens do sexo masculino, a linfangiectasia é facilmente identificada pela ultrassonografia do conteúdo escrotal (Dreyer *et al.*, 1996a,e; 1999d,e; Amaral *et al.*, 1994; Norões *et al.*, 1996a,b; 1997). O vaso linfático dilatado contendo vermes adultos vivos, com nenhum ou discreto infiltrado celular, é a única anormalidade encontrada no modelo de ratos com imunodeficiências (*SKID mouse*), quando infectados com a *Brugia* (Vickery *et al.*, 1983). Assim, vermes adultos vivos são capazes de provocar dilatação linfática em animais por mecanismos não dependentes da resposta imunológica, que não envolvem obstrução linfática e que são independentes da resposta antiparasitária específica imunológica do hospedeiro definitivo. No modelo humano, Figueredo *et al.*, em 2002, descreveram de maneira muito elegante a sequência de eventos tissulares que ocorre no paciente infectado enquanto o verme está vivo e após a sua morte. À semelhança do que ocorre com o animal imunoincompetente infectado com a *Brugia*, os autores mostraram que existem no ser humano imunocompetente a linfangiectasia e um infiltrado celular mínimo na parede do vaso linfático dilatado pela presença do parasito vivo. A condição subclínica da linfangiectasia pode evoluir para uma situação em que a dilatação já pode ser identificada pela palpação e, dependendo do seu grau de gravidade, observada pela inspeção, como ocorre frequentemente na população masculina na qual vasos linfáticos dilatados são percebidos na parede da bolsa escrotal e/ou no seu conteúdo. Nessa condição, passa a ser denominada linfangiectasia clínica. Até o momento, a dilatação linfática parece ser irreversível (G. Dreyer, comunicação pessoal), mesmo após vários anos da cura parasitológica, e pode colocar o paciente em uma condição de maior predisposição para desenvolver disfunção linfática, com repercussão clínica desencadeada pela somação de um ou mais cofatores, incluindo sexo, carga parasitária, localização do parasito, número e sequência temporal de granulomas filariais formados, insuficiência venosa, gravidez, obesidade, diabetes, entre outros.

Quilúria, quilocele e linfoescroto

Caso o parasito continue vivo, a linfangiectasia pode progredir, potencializando o aparecimento das formas clínicas fistulizantes. A ruptura de vasos linfáticos dilatados causa extravasamento de linfa que se acumula em cavidades (como a quilocele), ou é drenada através de fístulas para o sistema excretor urinário, originando a quilúria. Essa condição promove a perda de urina leitosa, pela sua riqueza em quilomícrons. Em áreas endêmicas, essas formas clínicas estão altamente associadas à filariose bancroftiana. A quilúria pode, também, estar associada a outras etiologias, como malformações linfáticas, traumatismos, tumores, tuberculose renal, entre outras causas. A linfangiomatose escrotal superficial não é uma condição relativamente comum e, quando compromete a bolsa escrotal, é também conhecida como linfoescroto (ou linfangioma). Trata-se de uma fistulização cuja patogênese, até o momento, continua pouco compreendida. Acton e Rao (1930), pesquisadores indianos, foram os primeiros a associar essa síndrome como sequela de correção cirúrgica para hidrocele, quando a túnica vaginal não é excisada, mas apenas invertida. No entanto, em áreas endêmicas, existem pacientes portadores de linfangiomatose escrotal sem antecedente cirúrgico (J. Norões, comunicação pessoal). Independentemente do mecanismo na formação do linfoescroto, essa condição pode progredir para o linfedema e para a elefantíase. De fato, a associação do linfoescroto ao linfedema nos seus diferentes graus de intensidade é um achado comum, pela predisposição natural do linfoescroto a infecções bacterianas secundárias (veja a Figura 95.5). A malformação linfática também se pode expressar por linfangiomatose de bolsa escrotal (Witte *et al.*, 2000). Assim, o defeito congênito deve ser incluído no diagnóstico etiológico diferencial da linfangiomatose, particularmente em pacientes mais jovens e, principalmente, em crianças.

Linfangite filarial aguda e hidrocele

A morte do verme adulto, em consequência ou não de tratamento antifilarial, desencadeia a fase inflamatória da doença. Em muitas pessoas, esse evento resulta na formação silenciosa ou assintomática de nódulos em vasos linfáticos (traduzida pela formação de uma reação granulomatosa na histopatologia), detectados incidentalmente por ocasião do exame físico de bolsa escrotal. Em outros pacientes, a morte do verme adulto é representada por um episódio de linfangite filarial aguda (LFA), no qual existe apenas sintomatologia local leve a moderada, na ausência de qualquer outra repercussão clínica sistêmica. Biopsias confirmam que os nódulos representam vermes adultos mortos, decorrentes ou não do efeito adulticida da DEC (Dreyer *et al.*, 1994; 1995b; Figueredo-Silva *et al.*, 1996; 2002; Norões *et al.*, 1997, 2009). Assim, a linfangiectasia e a formação do granuloma filarial são dois componentes independentes da patologia linfática. O primeiro poderia ser interpretado como causado por "toxinas" liberadas pelos parasitos vivos, e o segundo, por reação imunológica do hospedeiro frente ao verme adulto degenerado. O acúmulo de líquido na cavidade vaginal testicular é a manifestação clínica mais comum da doença de Bancrofti. A patogenia da hidrocele aguda filarial foi proposta por Norões *et al.* (2003), sendo, provavelmente, a única forma clínica causada por evento obstrutivo (embora transitório) na filariose bancroftiana. Em geral, acredita-se que a hidrocele possa ser produzida tanto pelo aumento do fluxo de fluido para a cavidade vaginal testicular como pela absorção diminuída desse transudato pelos linfáticos da túnica vaginal parietal. A inflamação aguda no local do verme adulto de *W. bancrofti* degenerado, provavelmente, causa aumento do exsudato, mas é improvável que esse fato *per se* explique a hidrocele aguda, pois, nos pacientes estudados, a resposta inflamatória é localizada e restringe-se à área de formação do granuloma (Norões *et al.*, 2003; 2009). Parece muito mais plausível que a hidrocele filarial aguda seja desencadeada pela diminuição da absorção do transudato da cavidade vaginal testicular, quando o granuloma, temporariamente, obstrui um linfático importante que drena a túnica vaginal. Assim, o acúmulo de transudato na hidrocele aguda filarial resulta da morte do verme adulto, seguindo-se ao granuloma e à obstrução temporária de um tronco linfático importante, com graus variados de linfangiectasia. O local de maior risco para ocorrer o processo de perturbação do fluxo de linfa pelo granuloma filarial é a área posterossuperior ao testículo, também chamada de paratesticular superior. A rede delicada de linfáticos que drena a túnica vaginal, o testículo e o epidídimo converge para essa área. Biopsias dos nódulos filariais, feitas em vários intervalos de tempo após a formação dos mesmos, mostraram que os vasos linfáticos recanalizam como resultado da reabsorção dos granulomas (Figueredo-Silva *et al.*, 2002). Os fatores de risco para a persistência e a progressão da hidrocele aguda são desconhecidos; alguns aspectos, contudo, podem ser especulados, entre os quais a carga parasitária, a localização do nódulo, a velocidade de recanalização do processo, o grau de linfangiectasia preexistente e a ocorrência, a localização e a cronologia de formação de nódulos adicionais, causados pela subsequente morte de vermes adultos (Norões *et al.*, 2003). Ao que tudo indica a hidrocele aguda "pura" que persiste e evolui para um estado crônico parece constituir uma minoria dentro do universo da hidrocele crônica filarial. Norões e Dreyer (2010) apresentaram um mecanismo fisiopatológico para essa manifestação crônica. Os autores demonstraram que o líquido hidrocélico dos casos crônicos é composto não apenas por transudato, mas sim por uma mistura, em diferentes proporções, de transudato e de linfa que drena para dentro da cavidade vaginal a partir da ruptura de vasos linfáticos dilatados. A presença de linfa no líquido hidrocélico confere a esse líquido uma capacidade inflamatória e agressiva, gerando fibrose nos tecidos que compõem o saco hidrocélico com potencial dano para o próprio testículo. Essa peculiariedade fisiopatológica traz também consequências para o tratamento cirúrgico da hidrocele crônica filarial, uma vez que existe maior risco de recidiva da doença após a hidrocelectomia. Por todas essas razões e para que os profissionais de saúde fiquem atentos a essas particularidades, os autores sugeriram que se denominasse de "filaricele" a hidrocele crônica que acomete os pacientes de áreas endêmicas de filariose.

Cofatores predispondo às outras manifestações da doença crônica

Fatores permissivos e não permissivos

Fatores que permitem ao parasito filarial sobreviver ou promovem a sua morte têm um papel importante na patogenia da filariose bancroftiana. Não existem, até o momento, evidências diretas de que o sistema imune do hospedeiro mate o verme adulto em indivíduos nascidos e criados em áreas endêmicas. Entretanto, qualquer que seja a causa da morte do parasito, a resposta inflamatória do hospedeiro, vista em biopsias, é um fator de risco para o aparecimento de algumas formas de doença crônica, tais como a hidrocele, a quilocele e a quilúria. A morte do verme, entretanto, provoca uma reação localizada e não sistêmica. Se não fosse assim, com o primeiro evento de morte de verme(s) adulto(s), a resposta imunológica sistêmica "localizaria" os demais ninhos de parasitos vivos (Amaral *et al.*, 1994), desencadeando a cura parasitológica. Sem dúvida, o tratamento com DEC provoca, normalmente, um novo episódio de LFA na mesma localização anatômica de um episódio espontâneo anterior (indicando que vermes adultos permaneceram vivos em um mesmo local onde ocorreu um episódio prévio de morte de verme), ou em uma outra (Dreyer *et al.*, 1999c). Essas observações clínicas são indicativas de que vermes adultos podem permanecer viáveis por muitos meses após a morte de outros parasitos. Essa hipótese tem sido confirmada, repetidamente, por estudos seriados de ultrassonografia e de histopatologia (Dreyer *et al.*, 1995a; 1998; Norões *et al.*, 1997). Esses achados sugerem que a resposta imunológica é uma reação à morte de vermes adultos e não a sua causa.

Carga parasitária

Manson, no século 19, já propunha que infecções com grande número de parasitos *per se* podem causar doença. É fácil imaginar que, quanto maior a população de parasitos, maior será o dano linfático produzido por vermes adultos vivos ou mortos, em diferentes intervalos de tempo. Até o momento, o peso relativo desse fator não foi avaliado de maneira precisa, pela inexistência de ferramentas adequadas para determinar a carga total de vermes adultos em um determinado indivíduo. Por outro lado, acredita-se que a linfangiectasia preexistente e linfáticos colaterais possam compensar a perda aguda de função que se segue à morte do verme adulto, e que a recanalização possa restaurar algum fluxo nos vasos ocluídos pela formação do granuloma. Isso é observado em modelo animal (Schacher e Sahyoun, 1967). Assim, é improvável que a morte do parasito adulto, como um fato isolado, cause doença clínica crônica, na ausência de outros fatores. Do contrário, seria muito difícil explicar por que a linfangiectasia subclínica é tão comum, enquanto a doença crônica linfática é, comparativamente, bem menos prevalente. Do mesmo modo, seria difícil entender por que a morte simultânea de muitos vermes adultos, após tratamento com DEC, raramente leva à doença crônica nas populações endêmicas. A carga parasitária total pode ser considerada um cofator muito importante na patogenia da hidrocele já descrita anteriormente, porque a sua prevalência, em populações endêmicas, correlaciona-se com a intensidade da infecção, e o índice de microfilaremia e antigenemia é consistentemente alto em pacientes com hidrocele (Gyapong *et al.*, 1998). De maneira contrária, o grupo de pacientes com linfedema não mostra esse padrão parasitológico (Addiss *et al.*, 1994; Michael *et al.*, 1994).

Resposta do hospedeiro

Não há dúvidas de que o ser humano infectado esteja exposto aos múltiplos estágios do ciclo biológico do parasito, cada um deles com a sua própria assinatura molecular interagindo com diferentes compartimentos do sistema imune. Existe uma verdadeira "explosão de resposta imunológica", porém o papel da imunologia, com base nas investigações feitas até o momento, não esclarece a patogenia das diversas formas da doença. Assim, seja qual for o papel da imunologia na patogenia da doença, os parasitos, com certeza, desenvolveram a capacidade de induzir a uma multiplicidade de estratégias "anti-inflamatórias" que garantem a preservação da espécie. Há indícios de que a resposta imune sistêmica, que forma a base dos modelos de imunopatogenia, não represente adequadamente os mecanismos imunes efetores que são ativos localmente ou compartimentados ao tecido linfático infectado. Sem dúvida, o mesmo padrão de linfangiectasia clínica ou subclínica está presente em dois grupos diferentes de pacientes, os quais, consistentemente, mostram respostas imunológicas diferentes aos antígenos filariais: um subgrupo de pacientes infectados, mas sem microfilaremia e, praticamente, todos os pacientes microfilarêmicos. Os amicrofilarêmicos, caracteristicamente, exibem hiper-resposta de células T1 (Th-1) antiparasitasitária, enquanto os indivíduos microfilarêmicos, tipicamente, apresentam resposta Th-2 aos antígenos filariasis (Maizels e Lawrence, 1991). Ambos os grupos exibem as mesmas características clínicas e ultrassonográficas: presença de vermes adultos vivos em linfáticos dilatados e ausência de inflamação (Amaral *et al.*, 1994; Dreyer *et al.*, 1996e).

Infecções bacterianas

O agravamento do dano linfático preexistente por infecções bacterianas é bem documentado em modelos animais (Bosworth e Ewert, 1975), e é muito provável que a disfunção linfática causada por parasitos filariais predisponha a infecções bacterianas no ser humano (Olszewski *et al.*, 1997; Shenoy *et al.*, 1999). O linfedema causado por acúmulo de proteína no interstício, independentemente da etiologia, desencadeia uma reação inflamatória que pode levar à esclerose progressiva da pele e à paquidermia, com elefantíase nos residentes de áreas não endêmicas (Földi *et al.*, 1985). Porém, infecções bacterianas de repetição são, certamente, o cofator mais comum no desenvolvimento do linfedema e da elefantíase de extremidades em pacientes vivendo em áreas endêmicas (Dreyer *et al.*, 1999c; Shenoy *et al.*, 1999).

Outros cofatores

Em algumas partes da África, derivados de sílica encontrados em solos vulcânicos são a maior causa de elefantíase não filarial (Price e Bailey, 1984). Do mesmo modo, eles podem ser um fator de risco para as pessoas com dano linfático filarial que caminham nessas áreas sem a proteção adequada de sapatos. Há, também, a possibilidade de existirem cepas parasitárias de diferentes virulências nas diversas áreas do mundo. Essa possibilidade é sugerida em modelos animais e por meio dos achados em áreas endêmicas de *Brugia* (Vickery *et al.*, 1985). Essa hipótese, no entanto não foi, ainda, formalmente avaliada em filariose bancroftiana. O modelo dinâmico da doença bancroftiana proposto por Dreyer *et al.* (2000b) (Figura 95.5) tem três pilares:

- A linfangiectasia constitui o maior fator de risco para o desenvolvimento de doença linfática crônica, uma vez que pode causar a disfunção linfática
- As síndromes clínicas (Figura 95.6) não se desenvolvem, exceto se pelo menos um fator de risco se sobrepuser à linfangiectasia induzida pelo parasito filarial, extrapolando, assim, a capacidade compensatória do sistema linfático
- A distinção entre a patogenia da hidrocele crônica e a do linfedema crônico: parasitos "sozinhos" são suficientes para produzir hidrocele; no entanto, só há o desenvolvimento de linfedema crônico quando o sistema linfático é danificado por dois fatores que agem em paralelo: a infecção filarial presente ou passada e a infecção bacteriana secundária.

O modelo proposto na Figura 95.5 está fundamentado na experiência clínica gerada ao longo dos últimos 25 anos. Muitos outros estudos, no entanto, serão necessários para que a dinâmica da infecção e da doença bancroftiana seja completamente entendida e, assim, novos modelos possam ser propostos.

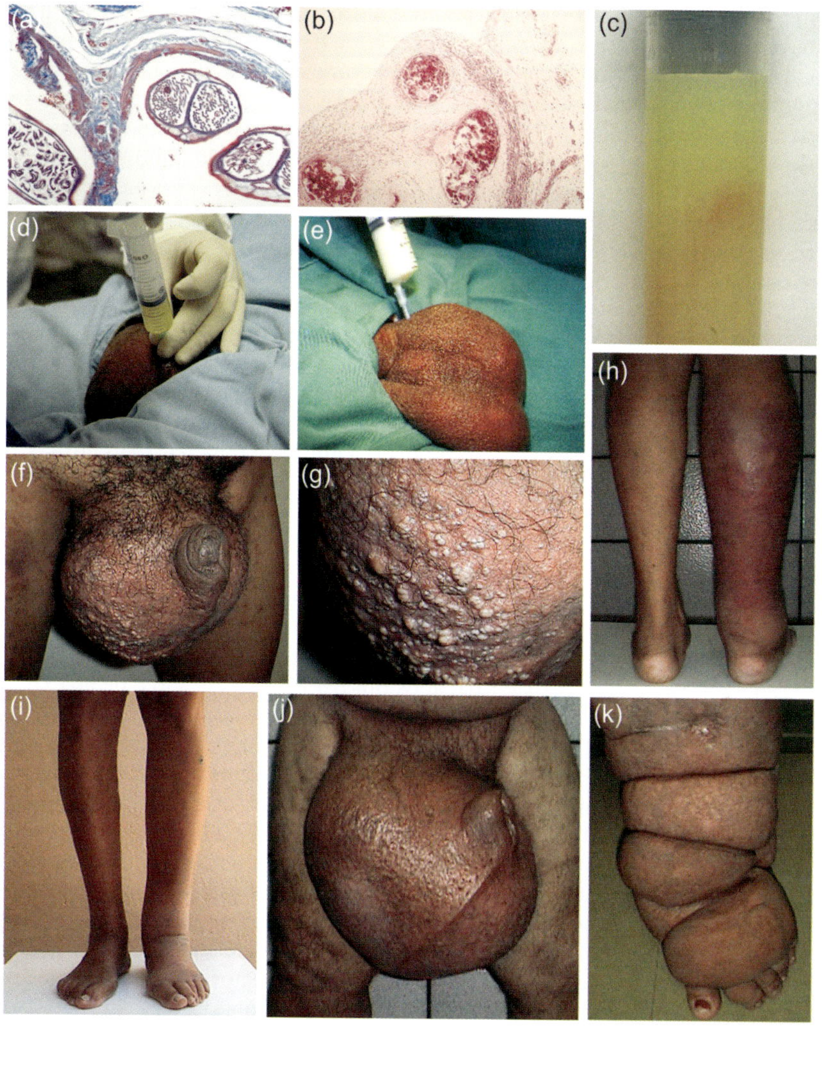

Figura 95.6 Apresentação clínica de pacientes vivendo em área endêmica de bancroftose. Em (**A**), corte histológico corado pelo tricrômico de Manson, mostrando linfangiectasia com vermes vivos em seu interior, com parede de vaso sem reação inflamatória. Em (**B**), nódulo biopsiado de um paciente com LFA, de conteúdo intraescrotal, mostrando verme adulto degenerado em vaso de pequeno calibre, com o lúmen ocluído pelo processo granulomatoso (hematoxilina-eosina). Em (**D**), um paciente portador de hidrocele. Em (**C**), (**E**) e (**F**), as síndromes de fistulização: quilúria, quilocele e linfoescroto, respectivamente. Em (**G**), um maior aumento das vesículas linfáticas vistas em (**F**), mostrando o seu aspecto quiloso. Em (**H**), episódio agudo bacteriano (DLAA) em um paciente portador de linfedema. Em (**I**), edema crônico residual após episódio agudo bacteriano. Em (**J**) e (**K**), edemas graves, de genitália externa e membro inferior já sendo classificados como elefantíase, após episódios agudos bacterianos de repetição. Veja a Figura 95.5.

▸ Evolução natural da doença linfática bancroftiana

▪ Filariose na infância e na adolescência

Como as manifestações clínicas da filariose linfática aparecem mais frequentemente de maneira tardia, as investigações clínicas sobre a patogenia têm enfocado, basicamente, a população adulta. Entretanto, estudos recentes em crianças e em adolescentes sugerem que tanto a microfilaremia quanto a patologia causada pela *W. bancrofti* ocorrem muito mais frequentemente do que em geral se imaginava (Dreyer *et al.*, 2001; Jungmann e Figueredo, 1989; Witt e Ottesen, 2001). O uso recente de testes para a detecção de antígenos circulantes de vermes adultos (Lammie *et al.*, 1998) e a ultrassonografia (Dreyer *et al.*, 1999d) têm mostrado que a infecção filarial em menores amicrofilarêmicos ocorre de maneira bem mais precoce do que se pensava. Embora os achados histopatológicos sejam semelhantes na população adulta e na infantil, no que diz respeito ao impacto do verme adulto no dano do vaso linfático (Dreyer *et al.*, 1999d; Jungmann *et al.*, 1992), existe uma diferença importante na população pediátrica: maior prevalência de envolvimento de linfonodos (Figueredo e Dreyer, 2005). Nos indivíduos chamados de "permissivos", em um determinado momento, a presença de vermes adultos em vasos linfáticos aferentes, eferentes ou hilares está associada a um padrão reativo nos linfonodos, com um grau variável de fibrose hilar e capsular (Figueredo-Silva *et al.*, 1994). Quando os vermes adultos morrem, de maneira relacionada ou não ao tratamento antifilarial, existe associada uma resposta inflamatória dentro do vaso linfático (Jungmann *et al.*, 1991; Figueredo e Dreyer, 2005). Apesar da presença da adenopatia (com o verme vivo) ou do episódio de linfadenite (com a morte do verme), não se visualiza linfedema ipsilateral (Dreyer *et al.*, 2001). Tanto a sensibilização pré-natal (Steel *et al.*, 1994) como a intensidade de exposição ao parasito na infância podem ter um papel muito importante em retardar a apresentação da doença que surge, assim, em uma fase de vida mais tardia. Poderia-se especular que o linfonodo seria a primeira "estação" para que se estabelecesse a interação com o sistema imunológico do hospedeiro com os parasitos que estão chegando e, assim, criar a condição de "permissão" para a sobrevivência dos mesmos no *habitat* linfático. Nesse mesmo raciocínio, em uma fase mais tardia da vida, as novas larvas infectantes teriam "livre passagem" pelos linfonodos, culminando no parasitismo dos vasos linfáticos e no desenvolvimento das formas clínicas encontradas em áreas endêmicas. À medida que o indivíduo envelhece, o parasito parece "evitar" o linfonodo como *habitat* permanente, o que explica a raridade de adenopatia em adultos jovens e em indivíduos mais velhos (Jungmann *et al.*, 1991) que vivem em áreas endêmicas. Sem dúvida, os vermes adultos estão localizados, preferencialmente, nos vasos linfáticos longe dos linfonodos (Dreyer *et al.*, 1994; 1995b; 1998; 1999c; Figueredo-Silva *et al.*, 1996; Norões *et al.*, 1996a,b; 1997). A causa desse fenômeno ainda não é entendida. Entretanto, deve ser enfatizado que, dependendo da idade do primeiro contato do indivíduo ao parasito, a adenopatia pode ocorrer em qualquer época da vida. Isso tem sido observado em populações migrantes (Trent, 1963; Webster, 1946) e, em uma pequena porcentagem, em áreas endêmicas (Jungmann *et al.*, 1991). Como a adolescência é um período de transição muito variável de pessoa para pessoa e a exposição à larva infectante é também variável nas diversas áreas endêmicas, não existe uma idade limite que separe, de maneira clara, a ocorrência de adenopatia e a mudança dos vermes adultos para o vaso linfático nessa fase da vida. Entre os 13 e 17 anos pode existir uma sobreposição de indivíduos de mesma idade já apresentando vermes adultos em linfáticos intraescrotais, ou ainda mantendo o *habitat* dos parasitos em linfonodos. No entanto a ocorrência das duas condições em um mesmo indivíduo é um evento raro.

▪ Filariose no adulto jovem

A linfangiectasia subclínica é o substrato anatomopatológico determinado pelo parasito vivo (Norões *et al.*, 1996b), cujo "acordo imunológico" para permitir o parasitismo ocorre em fase(s) precoce(s) da vida. Assim, a patogenia da filariose da fase adulta tem o seu início quando o indivíduo ainda está na infância. Como já foi citado anteriormente, a ausência de inflamação parietal no vaso dilatado é o principal achado histológico (Figueredo-Silva *et al.*, 2002). É durante a fase de adulto jovem que, independentemente da presença (ou não) da microfilária, o diâmetro do vaso linfático tenderá a aumentar durante todo o tempo em que os vermes permanecem vivos. A progressão da dilatação linfática é muito heterogênea entre os indivíduos, do mesmo modo que difere de um vaso linfático para outro em um mesmo paciente. Estima-se que essa dilatação aumente de diâmetro a uma velocidade média de 1,2 mm ao ano (Dreyer *et al.*, 2002b). Com o decorrer do tempo em que os parasitos adultos permanecem viáveis nos vasos linfáticos, a linfangiectasia progride de maneira lenta e continuada, fazendo com que os pacientes passem de uma fase subclínica de doença para uma forma em que a linfangiectasia torna-se aparente. Para cada paciente, o intervalo de tempo necessário para que isso ocorra é muito variável, sendo impossível prever o tempo de transição que um indivíduo leva para passar da fase subclínica para a forma em que a dilatação linfática torna-se clínica. O ideal seria que, após a morte do verme e do término da resposta inflamatória que acompanha esse evento, o insulto tissular fosse eliminado, restaurando-se, assim, a arquitetura e a função normal do vaso linfático. No entanto, o que se espera é que, uma vez morto o parasito, à linfangiectasia se some algum grau de dano local. Com a linfangiectasia e a adição de cofatores, advém a disfunção linfática e têm-se, então, as condições para a instalação da doença clínica em uma fase mais tardia da vida do paciente (veja a Figura 95.5) (Dreyer *et al.*, 2000b).

▪ Filariose na maturidade

É nessa fase de vida que os indivíduos sofrem as maiores consequências da infecção adquirida na infância e do dano linfático que ocorre na juventude. Normalmente, em uma idade mais tardia, após um período de silêncio e de aparente equilíbrio entre hóspede/hospedeiro é que a doença começa a mostrar a sua face mais feia e mais temida (Bandyopadhyay, 1996; Dreyet *et al.*, 1997). Nos indivíduos do sexo masculino, o ganho e a perda de infecção – quando se dá a formação do granuloma filarial – são fatores-chave na formação da hidrocele aguda (Norões *et al.*, 2003). A presença de linfangiectasia intraescrotal e o seu potencial para fistulização é um mecanismo importante para o desenvolvimento da hidrocele crônica (Norões e Dreyer, 2010). Nas mulheres, as infecções bacterianas de repetição da pele são o cofator mais importante no desenvolvimento do linfedema crônico (Dreyer *et al.*, 1999c).

A Tabela 95.1 mostra a ocorrência de manifestações clínicas, de acordo com a idade, proposta por Dreyer *et al.* em 2000 (Dreyer *et al.*, 2000a).

Tabela 95.1 Ocorrência relativa das manifestações clínicas induzidas pelo estágio adulto do parasito filarial na população endêmica por faixa etária.

Principal manifestação clínica	Fase pediátrica	Adulto jovem	Maturidade
Doença subclínica			
Linfangiectasia	–/+	++++	Desconhecido
Doença clínica			
Linfangiectasia	–	++++	Desconhecido
Adenopatia	++++	–/+	–/+
Em homens: hidrocele	–	++	++++
Em mulheres: linfedema	–	++/+++	++++

– ausente; + raro; ++ infrequente; +++ comum; ++++ muito comum.
Fonte: Dreyer *et al.*, 2000a.

Bactéria endossimbiótica como um novo "alvo" nas filarioses

Na década de 1970, utilizando a microscopia eletrônica, observou-se que microrganismos semelhantes à *Rickettsia* parasitavam as filárias (Kozek e Marroquin, 1977; McLaren *et al.*, 1975). Mais tarde, demonstrou-se que esses organismos intracelulares estavam relacionados com os que eram encontrados em muitos artrópodes e foram agrupados no gênero *Wolbachia* (Bandi *et al.*, 2001; Sironi *et al.*, 1995). Nos últimos anos, a *Wolbachia* filarial ganhou atenção, desde que foi mostrado que esses organismos são endossimbiontes obrigatórios e são requeridos para todos os estágios do parasito (desde os oócitos até os vermes adultos) (Taylor e Hoerauf, 2001). Bandi *et al.*, em 2001, em um trabalho importante de revisão, deram à *Wolbachia* um lugar de destaque, indicando-a como um novo alvo de investigação para que se possa entender os mecanismos da patogenia na doença filarial. Assim, esse simbionte seria o alvo quimioterápico no tratamento da infecção e de doenças causadas por filárias (Bandi *et al.*, 2001). Muitos trabalhos têm sido publicados em oncocercose, implicando a *Wolbachia* na doença ou no desaparecimento da microfilária após o tratamento com antibióticos com ação anti-*Wolbachia* (André *et al.*, 2002; Brattig *et al.*, 2000; 2001; Fischer *et al.*, 2003; Hoerauf *et al.*, 2001; 2003b; Keiser *et al.*, 2002). Também, na filariose bancroftiana, tem sido demonstrado que a terapêutica com doxiciclina poderia surgir como uma nova estratégia para o tratamento individual (Hoerauf *et al.*, 2003a). Ainda é muito cedo, contudo, para que se implique a *Wolbachia* como o fator mais importante na patogenia das formas clínicas relacionadas com a filariose linfática, como sugerem alguns autores (Punkosdy *et al.*, 2001; Taylor *et al.*, 2001; Taylor, 2003). Essa precaução é sábia, no momento em que surgem relatos mostrando que a *Loa loa* não parece ter quantidade suficiente de *Wolbachia* para permitir a sua transmissão vertical de modo eficiente ou ter algum papel na produção da microfilária (Brouqui *et al.*, 2001). Essa importante observação implica que, no caso da loaíase, a resposta anti-*Wolbachia* não pareça ser a responsável pelo quadro clínico encontrado nessa parasitose. Dessa maneira, até o momento, permanecem atribuídas apenas ao parasito a indução da resposta imunológica e as manifestações clínicas da doença, assim como a ocorrência das graves reações adversas ocorridas com o tratamento antifilarial (Büttner *et al.*, 2003). Rajan, em 2004, alerta para o fato de ter sido descrito que a tetraciclina bloqueia a muda de L3 para L4 em *B. malayi*, sugerindo que isso ocorreria por causa do efeito anti-*Wolbachia* do antibiótico. O autor, com muita elegância, mostrou que a ação antimuda das tetraciclinas se deve a uma atividade farmacológica não relacionada com o seu efeito anti-*Rickettsia*, uma vez que no seu experimento ele usou uma tetraciclina modificada quimicamente, que não apresenta atividade anti-*Wolbachia*. Então, *a priori*, deve ser analisado com mais cautela o real papel desse organismo intracelular como sendo o alvo certeiro para acelerar a interrupção da transmissão ou para com ele se buscar explicar as diversas formas clínicas agudas e crônicas da filariose linfática. Se a *Wolbachia* for realmente aceita agora como elemento-chave na patogenia da doença filarial, existe a potencialidade de se modificar ou desviar precocemente a implementação de programas de controle das infecções secundárias bacterianas mediante a higiene em pacientes portadores de linfedema (Addiss *et al.*, 2010).

Diagnóstico laboratorial

Diagnóstico parasitológico

Microfilária circulante

A gota espessa usando sangue capilar ainda é o método mais utilizado em áreas endêmicas para a pesquisa de microfilária circulante. Dependendo da região endêmica, pode haver a necessidade de distinguir a *W. bancrofti* de outras espécies, tais como *L. loa* (África), *Mansonella perstans* (Américas, África) e *M. ozardi* (Américas Central e do Sul e Caribe). Entre as técnicas de concentração, a filtração em membrana de policarbonato é atualmente a mais empregada. As sensibilidades relativas dos métodos anteriores descritos foram estudadas por Dreyer *et al.* em 1996 (Dreyer *et al.*, 1996d) e mostraram que, comparando-se volumes iguais, o sangue capilar contém 1,25 vez mais microfilárias do que o sangue venoso. Vale salientar que a pesquisa de microfilária deve obedecer ao horário de periodicidade das microfilárias em sangue periférico que, na maioria das áreas endêmicas, é noturno e tem o seu pico de densidade entre 23 h e 1 h.

Vermes adultos

Na década passada, tornou-se possível visualizar vermes adultos (VA) vivos pela ultrassonografia de vasos linfáticos (Amaral *et al.*, 1994; Dreyer *et al.*, 1996b,c; 1998; 1999d; Norões *et al.*, 1996a) e de linfonodos (Dreyer *et al.*, 2001). Pelo exame ultrassonográfico, percebiam-se os parasitos adultos em movimentos aleatórios e contínuos dos seus corpos, que foram denominados sinal da dança da filária (SDF) (Figura 95.7A). Vale salientar que o SDF pode ser visto a qualquer hora do dia, não mantendo paralelo com a periodicidade noturna das microfilárias. A ultrassonografia é um exame não invasivo, altamente sensível em indivíduos jovens do sexo masculino (Rocha *et al.*, 1996) e disponível na maioria das áreas endêmicas. É capaz de identificar a dilatação linfática subclínica (Norões *et al.*, 1996b), os amicrofilarêmicos portadores de vermes adultos (Dreyer *et al.*, 1996d) e acompanhar a progressão da dilatação linfática enquanto os vermes adultos

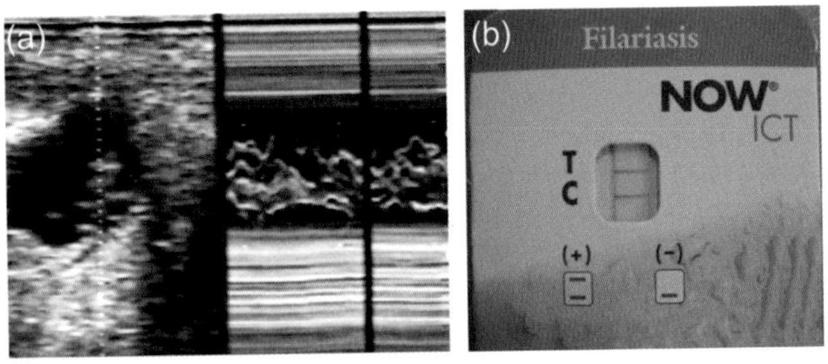

Figura 95.7 Ferramentas utilizadas na identificação do parasito adulto de *Wuchereria bancrofti*. Em (**A**), ultrassonografia de bolsa escrotal em modos B/M, evidenciando à esquerda um linfático dilatado contendo no seu interior vermes adultos vivos. À direita da figura, o registro gráfico dos parasitos capturados em modo M. Em (**B**), o teste imunocromatográfico ICT utilizado para a pesquisa circulante de antígenos produzidos pelos parasitos adultos. A figura mostra o resultado de um teste positivo.

permanecem vivos (Dreyer *et al.*, 2002b). Deve ser utilizado como teste-ouro em estudos que avaliem os ensaios imunodiagnósticos, ou por reação em cadeia de polimerase (PCR) em indivíduos amicrofilarêmicos, no sentido estabelecer a real sensibilidade do teste (Dreyer *et al.*, 1999e). O exame físico e o uso da ultrassonografia de modo seriado após o tratamento antifilarial é de particular importância nos estudos em que se busca avaliar a eficácia de fármacos macrofilaricidas (Dreyer *et al.*, 1995c; 1996a; Norões *et al.*, 1997; Norões *et al.*, 2009).

Imunodiagnóstico

O primeiro teste comercialmente disponível para detectar antígenos solúveis de *W. bancrofti* em soro foi em *Elisa sandwich* produzido pelo *JCU Tropical Biotechnology*. Para a captura, é usado um anticorpo monoclonal, Og4C3, inicialmente gerado a partir de *Onchocerca gibsoni*. A sensibilidade desse teste, quando se usa a filtração em membrana como teste-ouro, é de 100%, de acordo com Lammie *et al.* (1994). Segundo Chanteau *et al.* (1994), essa sensibilidade é de 75 e 100%, para densidades de microfilárias menores que 50/mℓ e maiores que 50/mℓ, respectivamente. Rocha *et al.* (1996) evidenciaram que, em indivíduos com menos de 1 microfilária/mℓ e nos amicrofilarêmicos portadores de vermes adultos, as sensibilidades do Og4C3 são de 72,2 e 66,7%, respectivamente. Assim, a sensibilidade do teste varia de acordo com a condição parasitológica dos indivíduos. Outro exame comercialmente disponível, *W. bancrofti*-específico, é o teste imunocromatográfico, desenvolvido pelo *ICT Diagnostic* e atualmente fabricado pela *Binax Inc.* Esse teste utiliza cerca de 100 μℓ de sangue total (capilar ou venoso), plasma ou soro. O cartão (Figura 95.7B) contém anticorpos antifilária ligados ao ouro coloidal. Sendo assim, ele reage com o antígeno do espécime investigado e se acumula, formando uma linha visível cor de rosa (T). Uma outra linha com IgG anti-humano também presente no cartão serve como controle (C). O teste do ICT tem sido investigado em comunidades endêmicas na Tailândia (Phantana *et al.*, 1999), no Egito (Ramzy *et al.*, 1999) e na Índia (Pani *et al.*, 2000). Na Tabela 95.2 encontram-se detalhados os resultados do ICT obtidos por diversos autores em condições de campo. Recentemente, a sensibilidade do ICT foi avaliada e variou de 52 a 100%, quando os pacientes foram agrupados por diferentes critérios como idade, sexo, presença ou ausência de vermes adultos detectados pela ultrassonografia, microfilaremia positiva ou negativa e densidade de microfilárias circulantes (Dreyer *et al.*, 2008).

A interpretação dos valores preditivos leva em consideração que, quando positivo (VPP), ele se relaciona, diretamente, com a prevalência da infecção na área estudada. Ao contrário, quando ele é baixo, também é baixa a prevalência

Tabela 95.2 Resultados do comportamento do ICT comparando-se gota espessa e filtração de membrana em diferentes estudos.

	Phantana *et al.*, 1999 (Tailândia)	Ramzy *et al.*, 1999 (Egito)	Pani *et al.*, 2000 (Índia)
ICT comparado à gota espessa			
Sensibilidade (%)	100	98	98,50
Especificidade (%)	96,37	93	100
VPP (%)	70,70	30,70	100
VPN (%)	100	99,90	99,50
Volume de sangue (μℓ)	60	50	60
Amostra	454	1.813	189
Prevalência de mf (%)	9	2,80	34,40

	Ramzy *et al.*, 1999 (Egito)	Pani *et al.*, 2000 (Índia)	Chandrasena *et al.*, 2000 (Sri Lanka)
ICT comparado à filtração em membrana			
Sensibilidade (%)	95,30	71,90	100
Especificidade (%)	94,20	100	91,80
VPP (%)	37,40	100	84,80
VPN (%)	99,80	88,30	100
Volume de sangue (mℓ)	1	1	1
Amostra	1.813	189	213
Prevalência de mf (%)	3,50	47	31,40

mf: microfilária; VPP: valor preditivo positivo; VPN: valor preditivo negativo.

da infecção. O ICT tem a capacidade de detectar portadores de vermes adultos (VA) em indivíduos amicrofilarêmicos que foram considerados falso-positivos nos estudos que compõem a Tabela 95.2. Por conseguinte, o VPP desse teste é reduzido.

Ambos os testes – Og4C3 e ICT – podem ser realizados nos períodos diurno e noturno. Não se conhece, até o momento, a cinética do desaparecimento do antígeno após um tratamento antifilarial bem-sucedido. Enquanto não se dispuser de ferramentas capazes de diagnosticar, com certeza, a ausência de infecção em um indivíduo, a pesquisa de antígeno circulante, na formatação apresentada até o momento – em especial, o ICT *card*, que é um teste não quantitativo – não deve ser utilizada quando o objetivo for monitorar a cura parasitológica.

Diagnóstico molecular

Nos últimos 15 anos, várias PCR têm sido descritas, possibilitando a detecção espécie-específica de DNA de *Brugia* e de *Wuchereria*. Inicialmente, a utilização da PCR era feita de modo satisfatório apenas quando a amostra de sangue era coletada no período noturno. A sensibilidade desse teste aumentou com a utilização de sondas modificadas, direcionadas às sequências repetitivas de DNA, tais como *repeat* SspI (Lucena *et al.*, 1998), ou à sequência inteira AccI (Abbasi *et al.*, 1999). Assim, a detecção de DNA de *W. bancrofti* em amostras de sangue coletadas no período diurno tornou-se possível com uma sensibilidade de 93% quando comparada com gota espessa (Lucena *et al.*, 1998), ou de 94% se comparada com filtração (de 1 mℓ de sangue) em membrana (Abbasi *et al.*, 1999). Ambos os estudos relatam que, pela PCR, é possível identificar DNA em indivíduos amicrofilarêmicos. Recentemente, no entanto, um estudo que compara os métodos parasitológicos de PCR, Og4C3 Elisa e ultrassonografia revelou que a PCR não foi capaz de detectar DNA em amicrofilarêmicos antígeno-positivos e em indivíduos amicrofilarêmicos mas portadores de vermes adultos (Dissanayake *et al.*, 2000).

Tratamento antifilarial

O tratamento antifilarial está indicado em todos os indivíduos com evidência de infecção ativa (vermes adultos e/ou microfilárias), independentemente de apresentarem ou não qualquer manifestação clínica relacionada, direta ou indiretamente, à bancroftose. Duas medicações estão registradas para o uso em filariose linfática: a DEC, derivada da piperazina, distribuída no Brasil pela Fundação Nacional de Saúde e fabricada por Farmanguinhos-Fiocruz, apresentada em comprimidos de 50 mg do sal citratado, com efeito micro e macrofilaricida (Andrade *et al.*, 1995; Dreyer *et al.*, 1995b; Figueredo-Silva *et al.*, 1996); e a ivermectina (IVE) que já é comercializada no Brasil e é apresentada em comprimidos de 6 mg, com efeito somente microfilaricida (Coutinho *et al.*, 1994; Dreyer *et al.*, 1996a). Infelizmente, o poder adulticida da DEC está longe do ideal, uma vez que, pelo que se estima, cerca de 50 a 60% da população de vermes adultos são refratários ao tratamento com esse fármaco (Norões *et al.*, 1997). Assim, a cura parasitológica de determinado indivíduo está na dependência da sensibilidade dos vermes ao medicamento e, desse modo, não é possível antever a resposta terapêutica. O efeito adulticida da DEC é dose-independente, a partir de 6 mg/kg de peso corporal, em uma única tomada. Portanto, se o tratamento individual objetiva a morte do verme adulto, ele poderá ser feito em dose única. Já o efeito microfilaricida da DEC a curto prazo é dose-dependente, havendo diferença entre o tratamento com 6 mg/kg de peso em dose única e por 12 dias. Já a médio prazo – após 1 ano de tratamento – o efeito microfilaricida é equivalente, independentemente do uso da DEC em dose única ou por 12 dias (Andrade *et al.*, 1995). Quando o tratamento individual objetiva o efeito microfilaricida na forma clínica extralinfática, doses maiores devem ser usadas (Dreyer *et al.*, 1992; 1996c).

Os efeitos colaterais do tratamento antifilarial, isto é, aqueles que não se relacionam com a morte do parasito, são dose-dependentes. Eles inexistem com a IVE e são leves e transitórios quando se usa a DEC. Esses efeitos se caracterizam por sonolência, náuseas e mal-estar gástrico que, geralmente, desaparecem após o terceiro dia da administração do fármaco, mesmo sem redução da dose (Coutinho *et al.*, 1994; Dreyer *et al.*, 1994; 1995b). As reações adversas sistêmicas são microfilária-dependentes e são semelhantes para as duas medicações. Caracterizam-se, principalmente, por hematúria transitória, geralmente microscópica, e febre, podendo ainda existir cefaleia e mialgia (Coutinho *et al.*, 1994; Dreyer *et al.*, 1994; 1995b). Tais reações podem ocorrer precocemente em cinco horas e desaparecem em torno de 48 h após o início do tratamento. Não há como predizer se um determinado indivíduo irá ou não apresentar reações adversas sistêmicas; no entanto, uma vez presentes, essas reações serão tanto mais graves quanto mais elevada for a microfilaremia. Em alguns poucos casos pode haver necessidade de se fazer uso de antitérmicos e analgésicos. Não há indicação para o emprego de corticosteroides com a finalidade de minimizar ou de abolir tais reações. As reações adversas localizadas estão associadas à morte dos vermes adultos (Dreyer *et al.*, 1995b; Figueredo-Silva *et al.*, 1996; Norões *et al.*, 2003) e já foram referidas quando se descreveu a forma clínica da linfangite filarial aguda ou LFA. No Brasil, a DEC está acessível nos postos de saúde da rede pública, em centros de referência de filariose e na própria Fundação Nacional de Saúde, nas áreas endêmicas. Na Tabela 95.3, encontra-se a orientação para o tratamento antifilarial com a DEC e com a IVE.

Manejo do paciente com linfedema em áreas endêmicas

Em áreas endêmicas de filariose linfática, onde, comumente, as condições de higiene pessoal estão muito aquém das ideais, o mais importante para a prevenção dos episódios agudos bacterianos de repetição é um programa de educação visando à higiene corporal, com ênfase, em particular, para o membro afetado. É uma maneira simples de prevenir a progressão do edema e de curar as portas de entrada, principalmente as interdigitais (Figura 95.4), utilizando-se água e sabão comum. Vale ressaltar a importância dos cuidados de higiene no membro contralateral, mesmo que este não esteja afetado, para evitar as portas de entrada e, consequentemente, o primeiro episódio agudo bacteriano. Além da higiene, o tratamento tópico das lesões com cremes antibióticos e/ou antifúngicos pode ser necessário, notadamente em pacientes com doença mais avançada. Do mesmo modo, deve-se chamar a atenção para a importância das medidas que visem ao melhoramento do retorno linfático e venoso, como a fisioterapia ativa e a drenagem postural (noturna e diurna). Individualmente, como reco-

Tabela 95.3 Tratamento antifilarial e outras medidas gerais recomendados para o paciente adulto com infecção/doença vivendo em área endêmica para bancroftose.

Manifestação clínica	Probabilidade de infecção ativa	Tratamento recomendado: DEC	Tratamento recomendado: IVE	Tratamento recomendado: Educação e aconselhamento	Outros procedimentos gerais/medicamentos
Assintomáticos ou não					
Microfilarêmicos	100%	6 mg/kg/dia Dose única ou 12 dias	NR	Sim	Ultrassom de bolsa escrotal para determinar a eficácia do tratamento contra os vermes adultos
Amicrofilarêmicos portadores de vermes adultos	100%	6 mg/kg Dose única	NR	Sim	Ultrassom de bolsa escrotal para determinar a eficácia do tratamento contra os vermes adultos
Microfilarêmicos com hematúria	100%	12 dias (veja o texto)	Sim (veja o texto)	Sim (a cada 3 ou 6 meses)	Pesquisa regular de microfilárias circulantes
Episódios agudos					
LFA	100%	Após episódio agudo	NR	Sim	Compressas frias, repouso
DLAA	Baixa	Se infectado	NR	Sim	Compressas frias, analgésicos, antipiréticos, antibióticos e antifúngicos tópicos, antibióticos sistêmicos, drenagem postural, repouso, higiene
Manifestações crônicas					
Linfedema	Baixa	Se infectado	NR	Sim	Higiene diária, antibióticos e antifúngicos tópicos, exercícios, antibiótico sistêmico profilático em casos muito avançados
Linfangiomatose	Variável	Se infectado	NR	Sim	Higiene, antibióticos tópicos, sistêmicos (curativos ou profiláticos). Cirurgia reconstrutora
Hidrocele	Variável	Se infectado	NR	Sim	Cirurgia
Quilocele	Variável	Se infectado	NR	Sim	Cirurgia
Quilúria	Variável	Se infectado	NR	Sim	Dieta hipolipídica/hiperproteica, hidratação, repouso relativo, cateterização vesical
Adenopatia	Baixa	Se infectado	NR	Sim	Higiene do membro ipsilateral
EPT	100%	12 a 30 dias	Não	Sim	Broncodilatadores, repouso

DEC: dietilcarbamazina; IVE: ivermectina; NR: não recomendado; LFA: linfangite filarial aguda (causada pela morte do verme adulto); DLAA: dermatolinfangioadenite aguda (infecção cutânea bacteriana com adenopatia satélite); EPT: eosinofilia pulmonar tropical.

mendação adicional em casos selecionados, pode-se fazer uso de medidas compressivas, sempre com o acompanhamento de um profissional da área (Addiss *et al.*, 2010). O edema crônico de membros superiores, geralmente, está ligado à disfunção linfática mais complexa, desencadeada pela mastectomia com linfadenectomia axilar, ou se deve à malformação linfática. O edema crônico de mama é raro. Quando existe, está, normalmente, correlacionado com a lactação, que pode provocar solução de continuidade da pele e em consequência predispor ao episódio agudo bacteriano de repetição. Condições como lifedema primário, insuficiência venosa (que sobrecarrega o sistema linfático e ajuda na progressão do linfedema) e lipedema são diagnósticos diferenciais que devem ser feitos em paciente vivendo em áreas de filariose linfática (Tabela 95.4). O uso de antibiótico profilático de depósito, a cada 3 semanas, como a benzetacil, está indicado nos casos mais graves (em pacientes não alérgicos) e deve-se estender por um período a ser determinado pelo médico assistente, na dependência do número de episódios agudos no ano anterior e das condições de comorbidade associadas.

Diferentemente do que se observa nos pacientes portadores de elefantíase de genitália externa e de linfoescroto, a cirurgia reconstrutora para os membros inferiores não é normalmente indicada para a grande maioria dos pacientes. No entanto, a proposição cirúrgica tem boa indicação no caso de retirada de nódulos e de formações verrucoides, principalmente das lesões pediculadas. Esse procedimento ajuda não só a reduzir as portas potenciais de entrada, por se tratar de lesões mais suscetíveis ao trauma, como também é útil pelo efeito estético, importante em alguns pacientes. Em outros casos, a cirurgia torna mais fácil a confecção de sapatos. A linfocintigrafia pode ser usada para avaliar a disfunção linfática apresentada pelo paciente mas, independentemente dos achados, ela não tem nenhum papel em indicar ou sugerir a etiologia filarial do edema.

Os episódios bacterianos agudos são tratados com antibioticoterapia sistêmica (oral ou parenteral, dependendo da gravidade do quadro clínico), que deve ser mantida por não menos de 7 dias, associada ao repouso, com a elevação do membro afetado e o uso de sintomáticos, na medida em que houver necessidade, como antitérmicos e anti-heméticos. A essas medidas se adiciona o uso local de compressas úmidas frias, que devem ser empregadas de modo continuado até o desaparecimento da dor. Essa medida é de fundamental importância para que se evite o dano linfático adicional. Em muitas situações, o tratamento de resfriamento com essas compressas pode evitar o aparecimento de bolhas que pioram, sobremodo, o prognóstico dos pacien-

Tabela 95.4 Achados mais frequentes em pacientes portadores de linfedema, no sentido de orientar a provável doença de base.

Características/ Tipos de edema	Lateralidade	Episódios agudos bacterianos	MMSS podem estar afetados	Sexo/Idade
Primário	Uni ou bilateral	Pós-instalação do edema	Sim	Variável entre sexos Congênito, precoce ou tardio
Por insuficiência venosa	Bilateral	Pós-instalação do edema	Não	Mulheres >> homens adultos
Componente filarial (doença multifatorial)	Unilateral (se bilateral, MMII assimétricos em volume e forma dependente de cofatores)	Antes da instalação do edema	Não	Mulheres adultas (diferentemente das áreas de *Brugia*, onde os homens são tão afetados quanto as mulheres)
Lipedema	Bilateral	Pós-instalação do edema	Sim	Mulheres >> homens adultos

MMII: membros inferiores; MMSS: membros superiores.
Obs: Independentemente de ser o edema de causa não linfática inicialmente, os vasos linfáticos serão necessariamente afetados, na dependência da duração e da gravidade do estímulo. A causa mais comum de comorbidade é a insuficiência venosa com ou sem trombose, podendo ser muito grave nos portadores de úlcera varicosa.

tes. Quanto mais cedo se iniciar a antibioticoterapia sistêmica, menores serão a duração do episódio agudo e o dano linfático adicional. A penicilina é o antibiótico de escolha se o paciente não for alérgico, mas outras substâncias similares estão indicadas, exceto as quinolonas. Os anti-inflamatórios não devem fazer parte do tratamento, por sua ineficiência nesses casos. Tão logo tenha condições, o paciente deve retomar os cuidados de higiene. O tratamento das lesões interdigitais ou de qualquer outra porta de entrada deve fazer parte da conduta de tratamento durante o episódio agudo. Para o melhor manejo clínico do paciente nas fases agudas e crônicas, o linfedema de membros inferiores foi agrupado em sete estágios (Dreyer *et al.*, 2002a), facilitando, assim, a compreensão da necessidade do uso de antissépticos, de tratamento medicamentoso curativo e preventivo e de cirurgia cosmética. É importante salientar a contribuição que outras doenças exercem para o agravamento do linfedema. Exemplo disso é a insuficiência venosa, com ou sem úlcera varicosa, que se destaca entre as comorbidades (Dreyer *et al.*, 2002a). Nesse caso, o paciente deve ser assistido de modo integral. O diagnóstico e o controle de outras comorbidades associadas, tais como diabetes, hipertensão arterial, desnutrição e obesidade, devem fazer parte da assistência integral ao paciente, para que se possa obter o sucesso no manejo clínico do linfedema. O mecanismo fisiopatológico que se aplica ao linfedema dos membros inferiores é o mesmo do linfedema da genitália externa masculina. Assim, o estabelecimento do linfedema crônico do pênis e da bolsa escrotal é determinado pelos episódios repetitivos de infecção bacteriana da pele dessa região. A mesma conduta terapêutica é usada para os casos crônicos e agudos do linfedema de outras regiões do corpo. Diferente, no entanto, é o resultado do referido tratamento, uma vez que a maioria dos casos o edema linfático da genitália externa não segue um padrão de resposta uniforme, como o que se observa com o tratamento do linfedema dos membros inferiores. Um grande desafio em áreas endêmicas é o manejo clínico de pacientes portadores de linfangiomatose (seja o linfoescroto ou a lesão *mossy* em membros inferiores) (Dreyer *et al.*, 2002a). As vesículas linfáticas podem facilmente ser rompidas e a secreção linfática serve como um excelente meio de cultura, propiciando os episódios de DLAA (veja as Figuras 95.5, 95.6F e 95.6G). A higiene é particularmente difícil nesses pacientes, assim como o controle de fungos, uma vez que é uma lesão constantemente úmida. Veja a Tabela 95.3 para orientação geral no manejo clínico.

▸ Doença extralinfática | Microfilária-dependente

▪ Doença renal

A doença renal decorrente da filariose se traduz por hematúria e proteinúria, que podem ser observadas em cerca de um terço dos indivíduos microfilarêmicos adultos do sexo masculino que ainda não receberam tratamento específico (Dreyer *et al.*, 1992). A hematúria é, predominantemente, do tipo microscópica e nunca foi identificada nos pacientes amicrofilarêmicos. Essa manifestação não guarda, todavia, relação com a densidade dos embriões circulantes. Quando se institui o tratamento antifilarial com a DEC ou com a IVE, os indivíduos com doença renal apresentam exacerbação transitória da proteinúria enquanto a micro-hematúria desaparece em paralelo com o desaparecimento das microfilárias. É interessante observar que muitos dos indivíduos com parasitemia, nos quais não se encontram hematúria microscópica nem proteinúria pré-tratamento, quando recebem a medicação antifilarial apresentam um sumário de urina denunciando, transitoriamente, a presença de hemácias na sedimentoscopia. Nos pacientes com quilúria, essas alterações são, também, encontradas, mas elas têm origem no sistema excretor urinário. Na doença renal, a hematúria e a proteinúria têm como berço o glomérulo renal. A despeito de se imputar a ação direta das microfilárias como responsável pelo dano renal que leva à hematúria, acredita-se que a responsabilidade pela patologia renal se deva à deposição de imunocomplexos na membrana basal glomerular, uma vez que já se detectou glomerulonefrite em pacientes com infecção filarial não bacroftiana. No entanto, apenas em pacientes com oncocercose tem sido, formalmente, determinado que os antígenos e os imunocomplexos depositados nos rins são de origem filarial (Ngu *et al.*, 1985). Nos portadores de hematúria filarial, o tratamento de 12 dias deve ser repetido quantas vezes for necessário, até que se consiga o desaparecimento das microfilárias circulantes. Quando o paciente apresenta vermes adultos não suscetíveis ao tratamento antifilarial e continua produzindo microfilárias, havendo o reaparecimento da hematúria, deve-se lançar mão da associação da DEC com a IVE (6 mg/kg e 400 μg/kg de peso, respectivamente), em dose única. Essa indicação tem como objetivo a melhor ação microfilaricida e, portanto, melhor chance de se conseguir o desaparecimento das microfilárias circulantes.

Eosinofilia pulmonar tropical

Muitas espécies de helmintos podem causar infiltrado pulmonar e eosinofilia, resultando na síndrome eosinofílica pulmonar (SEP), uma condição, geralmente, aguda e transitória decorrente da migração das larvas através do pulmão. Os vermes filariais são os que mais frequentemente causam uma variante crônica da SEP, conhecida como EPT. Desde o início do século 20, muitos relatos ocorreram relacionando eosinofilia sanguínea com manifestações pulmonares e sistêmicas, podendo-se já notar, na época, que a maioria ocorria em regiões tropicais. No passado, uma variedade de nomes, como eosinofilia tropical (Weingarten, 1943), pulmão eosinofílico e pseudotuberculose associada a eosinofilia (Frimodt-Moller e Barton, 1940), foi usada. Foi somente em 1950 que o termo EPT (Ball e Treu, 1950) foi sugerido e, progressivamente, foi reconhecido que o envolvimento pulmonar era o principal aspecto da doença. Passaram-se vários anos até que fosse elucidada a etiologia da EPT. A ligação etiológica entre a infecção filarial e a EPT foi estabelecida após muitas postulações (Danaraj *et al.*, 1966; Donohugh, 1963; Webb *et al.*, 1960), com base na similaridade da distribuição geográfica com a filariose, a descoberta de anticorpos antifilariais no soro de pacientes que apresentavam o quadro clínico e, principalmente, a resposta terapêutica ao tratamento antifilarial. O modo de "transmissão da EPT", entretanto, provou ser bem mais misterioso. Cada espécime de fluido ou de tecido obtido de pacientes em todos os estágios da doença e inoculado em voluntários, por todas as vias possíveis, não conseguiu transmitir a doença. As tentativas frustradas de reproduzir a EPT experimentalmente desencadearam um experimento em um voluntário (Danaraj *et al.*, 1966) por meio da injeção de larvas infectantes obtidas de mosquitos. Finalmente, ficou comprovada a necessidade de um vetor para a "transmissão da doença".

Revendo de maneira dinâmica a história do estabelecimento diagnóstico da EPT, Beaver, em 1961, propôs os seguintes critérios para o paciente ser considerado portador de EPT:

- Eosinofilia periférica acima de 2.000/mm^3
- Tosse e broncospasmo, pedominantemente noturnos
- Infiltrado pulmonar, principalmente em bases, evidenciado pela radiografia do tórax
- Eritrossedimentação elevada
- Alto título de fixação de complemento
- Cura após o uso de arsênico ou DEC.

Em 1969, Donohugh sugeriu quatro critérios maiores ou três maiores e três menores, para o diagnóstico de EPT. Os critérios maiores seriam:

- Tosse e dispneia que pioram à noite
- Eosinofilia acima de 2.000/mm^3
- Teste de fixação de complemento filarial positivo
- Resposta clínica e laboratorial após o tratamento com DEC.

Como critérios menores, foram considerados:

- Residência em área endêmica por vários meses
- Classificação como adulto jovem do sexo masculino
- Roncos expiratórios e crepitações inspiratórias
- Radiografia de tórax mostrando infiltrado difuso acentuado no hilo e nas bases
- Eritrossedimentação elevada
- Sintomas não específicos, tais como astenia, anorexia e perda de peso. Atualmente, de maneira simplista, o diagnóstico de EPT deve ser suspeitado se uma pessoa com história de viagem recente ou que resida em área endêmica apresenta um episódio agudo de asma brônquica com eosinofilia periférica e a asma é refratária ao tratamento de rotina (Chitkara e Donath, 1990; DeBlic *et al.*, 1984; Jiva *et al.*, 1996; Jones *et al.*, 1983; Obaray *et al.*, 1982).

A EPT ocorre, particularmente, em pacientes do sexo masculino, não parece existir antes dos 15 anos de idade e acomete uma parcela muito pequena da população infectada com a filária linfática (*Wuchereria* e *Brugia*) – com prevalência média estimada de 0,01%. Os outros helmintos podem causar uma síndrome pulmonar similar, denominada de EPT-*like* (Rocha *et al.*, 1995). A EPT se caracteriza, clinicamente, por ataques asmatiformes e tosse paroxística, predominantemente noturnos, anorexia e perda de peso. É a única forma clínica da filariose bancroftiana que cursa com eosinofilia periférica, cujos níveis encontrados estão situados acima de 2.000/mm^3, podendo chegar a valores tão altos quanto 60.000/mm^3. De modo característico, a pesquisa de microfilária em sangue periférico é, consistentemente, negativa, mesmo quando se analisam volumes maiores de sangue, como 10 a 20 mℓ. Daí a EPT ser também conhecida como "filariose oculta". A presença de vermes adultos vivos, os quais se localizam em vasos linfáticos, pode ser identificada pela ultrassonografia em portadores de EPT (Dreyer *et al.*, 1996c). Eles produzem as microfilárias que promovem o estímulo que garantirá a cronicidade da síndrome clínica. Os testes de função pulmonar podem revelar padrões obstrutivos, restritivos ou mistos. Acreditava-se que a doença intersticial pulmonar fosse resultante de hiper-reatividade às microfilárias, que eram retidas e destruídas no pulmão por citotoxicidade anticorpo-dependente, com o envolvimento dos eosinófilos antes de serem lançadas à circulação geral. Isso desencadearia um processo inflamatório mantido até que o tratamento com a DEC fosse instituído. Os parasitos degenerados liberariam alergênios somáticos que se ligariam aos receptores IgE das células e desencadeariam a liberação de moléculas inflamatórias e vasoativas pelos basófilos e mastócitos pulmonares. Seriam esses mediadores que causariam as manifestações asmatiformes da EPT. Mais recentemente, está se construindo uma base molecular de que a EPT seria consequência a uma doença "autoimune". O antígeno derivado da *B. malayi*, chamado Bm2325, é o maior indutor de IgE no hospedeiro. Esse anticorpo específico da classe IgE reage com células epiteliais de pulmão humano. O antígeno filarial é um homólogo total do precursor da γ-glutamil transpeptidase (γ-GT), enzima-chave na síntese e na degradação do glutationa. O precursor filarial codifica tanto as subunidades das cadeias pesada e leve e compartilha similaridades estruturais com as enzimas dos mamíferos. O alergênio Bm2325 foi identificado como um homólogo da subunidade da cadeia leve. Anticorpos murinos contra o recombinante filarial γ-GT reagiram de modo cruzado com a enzima presente nas vias respiratórias humanas. A γ-GT humana é, assim, um alvo para anticorpos presentes no soro de pacientes com EPT (Jeffries *et al.*, 1964; Lobos *et al.*, 2003). A DEC é a medicação de escolha e deve ser usada por até 30 dias, na dose de 6 a 12 mg/kg/dia, dividida, geralmente, em 3 ou 4 tomadas diárias (Dreyer *et al.*, 1996c). É oportuno ressaltar que essa síndrome pode levar o paciente a óbito pelo desenvolvimento de fibrose intersticial pulmonar. Neste sentido, existindo dúvidas quanto ao diagnóstico diferencial em relação a outras síndromes pulmonares eosinofílicas, o teste terapêutico com a DEC se faz imperativo. É importante frisar que os corticosteroides proporcionam melhora apenas passageira, com o subsequente agravamento do quadro clínico, não estando, assim, indicados.

▶ Controle

Em 1993, a Força Tarefa para Erradicação de Doenças elegeu a filariose linfática como uma das seis doenças potencialmente elimináveis (CDC, 1993). Em maio de 1997, a Assembleia Mundial da Saúde consolidou essa resolução, anunciando a eliminação global da filariose como um problema de saúde pública (WHA, 1997). Em julho de 1997, em Townsville, Queensland, Austrália, representantes da OMS, de seus centros colaboradores, de ministérios de saúde, de organizações não governamentais, de academias científicas e de indústrias estabeleceram que o controle da filariose seria feito baseado em dois grandes pilares (Seim *et al.*, 1999): a interrupção da transmissão pelo tratamento em massa anual, com dose única, das comunidades endêmicas, utilizando-se o albendazol (400 mg), combinado com a ivermectina (150 µg/kg) ou a DEC (6 mg/kg) (Horton *et al.*, 2000; Ottesen *et al.*, 1997; 1999); e o controle da morbidade (tendo como pontos altos a higiene dos pacientes portadores de linfedema e a hidrocelectomia (Dreyer *et al.*, 2002a).

▶ Repercussões sociais da filariose bancroftiana

O impacto socioeconômico que a enfermidade acarreta é de extrema importância e deve ser analisado, quando se pretende conceituar globalmente a doença (Mattos e Dreyer, 2008). Para tanto, é necessário ultrapassar as fronteiras estritamente médicas. Alguns estudos têm mostrado a importância da filariose mediante a contabilização de custos diretos e indiretos, quando os parâmetros podem ser mensurados (Evans *et al.*, 1993). A doença na Índia já foi considerada como o principal responsável pelo absenteísmo ao trabalho, representando 44% dos casos mundiais (Murray e Lopez, 1996). Babu e Nayak, em 2003, estudando comunidades rurais da Índia, observaram que a duração média dos episódios agudos variava de 1 a 11 dias e acarretava uma média de faltas ao trabalho de 3,9 dias. Em um outro estudo feito na Malásia, em 1957, Kessel, acompanhando por 1 ano um grupo de seringueiros, levantou que nesses trabalhadores houve 150 episódios agudos, acarretando a perda de 450 dias de trabalho. Na média de dias perdidos, a diferença para os dados citados por Babu, meio século depois, foi de apenas nove décimos. Na Índia, a média dos custos anuais com o tratamento de casos agudos e crônicos, em dólares americanos, foi calculada em cerca de 23 milhões para homens e de 8 milhões para mulheres. Sessenta por cento do total desses custos eram dirigidos para os casos crônicos (Ramaiah *et al.*, 2000).

Em 1995, a filariose ocupou o 2º lugar no *ranking* mundial das doenças incapacitantes (WHO, 1995). Essa incapacidade, além de produzir as perdas econômicas, que podem ser mais facilmente mensuradas, acrescenta perdas muitas vezes não percebidas e difíceis de serem quantificadas. Portanto, para se falar em filariose sob um ângulo de visão mais abrangente que não inclua, apenas, os aspectos médico e o econômico, é preciso que se passe a enxergar a doença sob uma ótica que considere, também, a qualidade de vida dos seus portadores, embutindo-se aí os sofrimentos físico, emocional e segregacional que a bancroftose impõe. É preciso ter sempre presente que as repercussões sociais não se dão apenas na redução do potencial econômico de uma pessoa, de uma família, de uma empresa ou de uma nação.

Estima-se que existam, em todas as regiões endêmicas do mundo, cerca de 120 milhões de pessoas com a infecção filarial linfática, 40 milhões de pacientes com a doença na sua forma crônica, dos quais 15 milhões têm elefantíase dos MMII e 25 milhões apresentam hidrocele crônica (Michael *et al.*, 1996). É importante ressaltar que os pacientes com outras manifestações clínicas, como quilúria, elefantíase de genitália externa e linfoescroto, não foram levados em consideração nessa avaliação. Muitos desses pacientes não conseguem mais trabalhar, por inaptidão física, ou pelo fato de verem fechadas as portas do mercado de trabalho formal, por preconceitos, ou porque o empregador quer evitar os custos indiretos com o tratamento de doenças que são passíveis de cura. Exemplo disso é o que ocorre com os portadores de hidrocele no Brasil (Dreyer e Norões, 1998; Norões *et al.*, 2003; Norões e Dreyer, 2010). Atualmente já existe uma percepção mais desenvolvida dos aspectos sociais implicados na doença de Bancrofti. As questões culturais são aspectos levantados por diversos autores. Todos (Bandyopadhyay, 1996; Coreil *et al.*, 1998; 2003; Lu *et al.*, 1983) ressaltam o impacto no comportamento dos que sofrem as mutilações provocadas pela doença em seu curso "natural" e são atingidos pelas ideias tradicionais de determinadas regiões que, muitas vezes, aceleram a evolução da doença pelas práticas que deterioram, ainda mais, a disfunção linfática instalada ou por se instalar. No Haiti, por exemplo, a enfermidade é explicada, misticamente, pelo pisar errôneo em um pó "mágico". Nas Filipinas, o estigma se prende a uma segregação naturalmente aceita pela população com a enfermidade. Na Índia, a reduzida importância social da mulher faz com que ela seja ainda mais segregada quando vem a padecer de linfedema e de elefantíase. O lado mais perverso da elefantíase ultrapassa as questões culturais e as conceituações que lhe são dadas por profissionais e pesquisadores que lidam com a doença ou a visão dos que descrevem essa forma clínica por um prisma filosófico. Enquanto constrói a sua fealdade, a elefantíase se projeta, no plano social, pela exclusão da vida produtiva de seus portadores e penetra no plano da afetividade. O que era comum torna-se complexo, penoso ou impossível. As tarefas mais elementares de uma dona de casa, por exemplo, dificilmente podem ser executadas de maneira adequada, tirando, muitas vezes, o sentido de vida dessa pessoa. O portador de elefantíase dos membros inferiores não pode usar calçados comuns. Ele tem que buscar nos sapateiros da periferia a criatividade de adaptar o calçado à sua deformidade. Apenas o paciente sabe a quantidade de energia, de motivação, de humilhação e o tempo gasto nesse processo. O tipo de vestuário habitual é substituído por saias longas e fartos camisões, como tentativa de esconder o que a cronicidade tornou feio, grotesco e malcheiroso. Isso é particularmente mais forte para o portador de linfangiomatose (Dreyer *et al.*, 2000b; 2002a). A revolta, a humilhação e a vergonha se misturam e crescem, na área da sexualidade, especialmente para os casos de elefantíase de genitália externa e de linfoescroto. Mesmo com a libido presente, falta-lhes a coragem para enfrentarem o olhar crítico ou, mesmo, o repúdio dos seus parceiros sexuais. Para os que padecem de deformidades da genitália externa, muitas vezes, o coito ou mesmo a masturbação se tornam impossíveis (Dreyer *et al.*, 1997).

O portador de quilúria, em vez de padecer de um aumento grotesco de volume de parte do seu corpo, pode apresentar uma imagem de magreza exagerada, como uma consequência da grande perda de proteínas e de lipídios. Isso o coloca, aos olhos do leigo, como suspeito de ser um portador do HIV, ou de outra doença como a tuberculose, ambas ainda marcadas por um forte estigma. Outro aspecto importante nos portadores de quilúria é que a resolução de seu problema ultrapassa os cuidados médicos, uma vez que eles têm de incorporar à sua vida uma dieta equilibrada e pobre em gorduras. Para a maioria, isso é praticamente impossível, uma vez que o seu alimento está restrito ao que tem em casa, ao que consegue comprar ou ao que lhe ofertam. Isso representa, portanto, um grande desafio para a saúde pública das áreas endêmicas e para os profissionais que assistem o paciente diretamente, pois da sua "dieta" tem que ser retirada a gordura, o item mais barato e que lhe fornece mais calorias no jogo delicado do custo-benefício de suas refeições diárias na luta pela sobrevivência.

Há uma magnitude médico-social e política difícil de ser estruturada, muitas vezes pelo desconhecimento do que acontece com o paciente portador de formas crônicas da filariose. Esse é o caso dos pacientes com hidrocele, dos com grandes edemas e daqueles com quilúria. A essas doenças se associam a falta de assiduidade ao trabalho, a demissão já pressentida pelas constantes licenças médicas, e a demissão para aqueles que conseguiram ingressar no mercado formal de trabalho. Qualquer que seja a forma crônica, ela coexiste com a redução da qualidade de vida, devido aos sonhos engessados e aos projetos de vida fraturados. O mercado de trabalho os rejeita e a sociedade os segrega como pessoas "diferentes". São cidadãos, verdadeiramente, excluídos das oportunidades sociais – das mais simples às mais abrangentes. São pessoas que a doença não vai matar, o que, de certo modo, os tira dos holofotes da mídia e os impede de serem alvo de programas governamentais, como os existentes para doenças que produzem casos fatais. As consequências individuais se abrem como em um leque, mostrando o sofrimento nos variados espaços de seu mundo, resultando em seres humanos que se excluem porque são excluídos nas teias da afetividade, da sexualidade, da sobrevivência e do amor-próprio. Desse ponto para a afirmação dos conflitos, a linha divisória é muito tênue, principalmente quando a autoestima é perdida, quando o sentimento de humilhação substitui o da dignidade humana, quando não se consegue perceber que na vida há mais beleza do que a que a doença lhes toma. No universo da filariose, não basta, apenas, criar a decretação da interrupção da transmissão. É preciso que, paralelamente, se implante um programa de saúde pública para cuidar dos que já padecem da doença. O número desses pacientes, com certeza, é subestimado. E os casos de doentes crônicos vão perdurar por muito tempo após a interrupção da transmissão. A China é um exemplo disso. Há cerca de 30 anos, por determinação política, ela conseguiu interromper a transmissão da infecção filarial, mas "conserva ainda" milhares de pessoas com elefantíase e quilúria (G. Dreyer, comunicação pessoal; Fan *et al.*, 1995).

Independentemente da doença crônica deformante, essas pessoas continuarão com a missão de responder às suas necessidades básicas e às de seus dependentes. Quando se identificam as áreas da endemia no Brasil, comparando-as com as dos países endêmicos asiáticos, africanos, da Oceania e da América Central, vem à tona a fragilidade do poder decisório de ações, que não é somente médico, social, mas também político. O Brasil tem, praticamente, o menor número de casos das Américas (que representam apenas 0,3% da prevalência mundial). Esses casos estão concentrados em dois bairros de Maceió (AL) e, basicamente, em três municípios de Pernambuco (Jaboatão dos Guararapes, Olinda e Recife). Em Belém (PA), onde existia a maior prevalência da infecção na década de 1960, acredita-se que hoje ela esteja controlada, já com possibilidade de eliminação (Fontes *et al.*, 2005), embora ainda permaneçam os casos crônicos. Diferentemente do que ocorre em muitas regiões endêmicas, no Brasil não se percebe um divisionismo étnico-religioso estimulador de conflitos armados, como os existentes nos países africanos e asiáticos. Os 10% de analfabetos colocam o Brasil em uma situação mais confortável que o vizinho Haiti (37,9%) ou a distante Serra Leoa (61,9%). No que se refere à língua e aos costumes, o Brasil não tem digressões marcantes, embora se apresente em melhores condições que outros países endêmicos. O Brasil continua membro do "universo filarial", composto pelos 80 países do mapa mundial da filariose. Sob o prisma da filariose, o que fica evidente é que o Brasil – apesar da restrita área endêmica e de todos os aspectos citados anteriormente – se conserva no caldo das consequências das precárias condições sociossanitárias. Isso o faz semelhante a países como Guiné-Bissau, Nigéria, Haiti e Serra Leoa, cujo índice de desenvolvimento humano (IDH) é mais baixo.

Como o vetor da infecção entre nós é o *Cullex quinquefasciatus*, a ocorrência da filariose serve de termômetro para medir as condições sanitárias em que se vive. Reflete as condições de moradia sub-humana, que fazem com que os seus habitantes convivam com as próprias excretas (Mattos *et al.*, 2008). Espelha a dificuldade de acesso aos bens públicos, como a água e o saneamento básico. A ocorrência da filariose linfática entre nós é um indicador do abandono social retratado pela fragilidade das políticas públicas. Talvez a reflexão sobre como essas determinações interagem e se expressam no cotidiano é que deva ser o norte de qualquer ação de promoção e de prevenção da saúde e da melhoria da qualidade de vida. Sozinha, qualquer categoria profissional não pode tudo e, por isso, a importância social e política da filariose deve-se assemelhar às margens de um rio que, acompanhando o seu curso, o conduzem a um porto que possa parecer seguro. Valores sociais e humanos devem ser agregados às formas articuladamente éticas para a inclusão social dessas pessoas. Um olhar cidadão debruçado sobre a realidade tem a possibilidade de tocar o seu horizonte e perceber essa realidade de maneira concreta, tal qual, um dia, foi deslumbrada a esperança de se evitar a elefantíase (Dreyer e Addiss, 2000; Dreyer e Dreyer, 2000; Dreyer *et al.*, 1999a; 2002a; Dreyer *et al.*, 2006; Organização não governamental Amaury Coutinho, 2010).

▶ Referências bibliográficas

Abbasi I, Githure J, Ochola JJ *et al.* Diagnosis of *Wuchereria bancrofti* infection by the polymerase chain reaction employing patients' sputum. *Parasitol Res.* 85: 844-849, 1999.

Acton HW, Rao SS. The causation of lymph-scrotum. *Ind Med Gaz.* 65: 541-546, 1930.

Addiss DG, Eberhard ML, Lammie PJ. "Filarial" adenolymphangitis without filarial infection. *Lancet.* 343: 597, 1994.

Addiss DG, Louis-Charles J, Roberts J *et al.* Feasibility and effectiveness of basic lymphedema management in Leogane, Haiti, an area endemic for bancroftian filariasis. *PLoS Negl Trop Dis.*, 2010 (*in press*).
Amaral F, Dreyer G, Figueredo-Silva J *et al.* Live adult worms detected by ultrasonography in human bancroftian filariasis. *Am J Trop Med Hyg.* 50: 753-757, 1994.
Andrade LD, Medeiros Z, Pires ML *et al.* Comparative efficacy of three different diethylcarbamazine regimens in lymphatic filariasis. *Trans R Soc Trop Med Hyg.* 89: 319-321, 1995.
André AVS, Blackwell NM, Hall LR *et al.* The role of endosymbiotic *Wolbachia* bacteria in the pathogenesis of River Blindness. *Science.* 295: 1892-1895, 2002.
Babu BV, Nayak NA. Treatment costs and work time loss due to episodic adenolymphangitis in lymphatic filariasis patients in rural communities of Orissa, India. *Trop Med Int Hlth.* 8: 1102-1109, 2003.
Ball JD, Treu R. Tropical pulmonary eosinophilia. *Trans R Soc Trop Med Hyg.* 44: 237-258, 1950.
Bandi C, Trees AJ, Brattig NW. *Wolbachia* in filarial nematodes: evolutionary aspects and implications for the pathogenesis and treatment of filarial diseases. *Vet Parasitol.* 98: 215-238, 2001.
Bandyopadhyay L. Lymphatic filariasis and the women of India. *Soc Sci Med.* 42: 1401-1410, 1996.
Beaver PC. Filariasis without microfilaremia. *Am J Trop Med Hyg.* 19: 181-189, 1970.
Beaver PC. Tropical eosinophilia. *Industry Trop Hlth.* 4: 176-182, 1961.
Bockarie MJ, Tisch DJ, Kastens W *et al.* Mass treatment to eliminate filariasis in Papua New Guinea. *N Engl J Med.* 347: 1841, 2002.
Bosworth W, Ewert A. The effect of *Streptococcus* on the persistence of *Brugia malayi* and on the production of elephantiasis in cats. *Int J Parasitol.* 5: 583-589, 1975.
Brattig NW, Büttner DW, Hoerauf A. Neutrophil accumulation around *Onchocerca* worms and chemotaxis of neutrophils are dependent on *Wolbachia* endobacteria. *Microbes Infect.* 3: 439-446, 2001.
Brattig NW, Rathjens U, Ernst M *et al.* Lipopolysaccharide-like molecules derived from *Wolbachia* endobacteria of the filaria *Onchocerca volvulus* are candidate mediators in the sequence of inflammatory and anti-inflammatory responses of human monocytes. *Microbes Infect.* 2: 1147-1157, 2000.
Brouqui P, Fournier PE, Raoult D. Doxycycline and eradication of microfilaremia in patients with loiasis. *Emerg Infect Dis.* 7(Suppl. 3): 604-605, 2001.
Büttner DW, Wanji S, Bazzocchi C *et al.* Obligatory symbiotic *Wolbachia* endobacteria are absent from Loa Loa. *Filaria J.* 2: 10, 2003.
CDC-Centers for Disease Control and Prevention. Recommendations of the International Task Force for Disease Erradication. *Morb Mortal Wkly Rep.* 42: 1-38, 1993.
Chandrasena TGAN, Premaratna R, Abeyewickrema W *et al.* Evaluation of the ICT whole-blood antigen card test to detect infection due to *Wuchereria bancrofti* in Sri Lanka. *Trans R Soc Trop Med Hyg.* 96: 60-63, 2002.
Chanteau S, Moulia-Pelat JP, Glaziou P *et al.* Og4C3 Circulating antigen: a marker of infection and adult worm burden in *Wuchereria bancrofti* filariasis. *J Infect Dis.* 170: 247-250, 1994.
Chitkara RK, Donath J. Tropical eosinophilia. *Chest.* 97: 253, 1990.
Coreil J, Mayard G, Addiss D. Support groups for women with lymphatic filariasis in Haiti: social, economic and behavioral (SEB) Research, Report No. 2, Special Programme for Research & Training in Tropical Disease (TDR), WHO. 48 pp., 2003.
Coreil J, Mayard G, Louis-Charles J *et al.* Filarial elephantiasis among Haitian women: social context and behavioral factors in treatment. *Trop Med Int Hlth.* 3: 467-473, 1998.
Coutinho A, Dreyer G, Medeiros Z *et al.* Ivermectin treatment of bancroftian filariasis in Recife, Brazil. *Am J Trop Med Hyg.* 50: 339-348, 1994.
Danaraj TJ, Pacheco G, Shanmugaratnam K *et al.* The etiology and pathology of eosinophilic lung (tropical eosinophilia). *Am J Trop Med Hyg.* 15: 183-189, 1966.
DeBlic J, Scheinmann P, Paupe J *et al.* Persisting "asthma" in tropical pulmonary eosinophilia. *Thorax.* 39: 398-399, 1984.
Dissanayake S, Rocha A, Noroes J *et al.* Evaluation of PCR-based methods for the diagnosis of infection in bancroftian filariasis. *Trans R Soc Trop Med Hyg.* 94: 526-530, 2000.
Donohugh DL. Tropical eosinophilia: an etiologic enquiry. *N Engl J Med.* 269: 1357-1364, 1963.
Dreyer G, Addiss D. Hope clubs: new strategy for lymphatic filariasis endemic areas. Trans R Soc Trop Med Hyg, *Bull Trop Med Int Hlth.* 8: 8, 2000.
Dreyer G, Addiss D, Aguiar AM *et al. New Hope – For People with Lymphedema.* Geveve: CDC, 16 pp., 1999a.
Dreyer G, Addiss D, Dreyer P *et al.* Urogenital Problems in Filariasis. In: Dreyer G, Addiss D, Dreyer P *et al.* (ed.). *Basic Lymphoedema Management: Treatment and Prevention of Problems Associated with Lymphatic Filariasis.* Philadelphia: Hollis Publishing Co., p. 53-66, 2002a.
Dreyer G, Addiss D, Norões J *et al.* Ultrasonographic assessment of the adulticidal efficacy of repeated high-dose ivermectin in bancroftian filariasis. *Trop Med Int Hlth.* 1: 427-432, 1996a.
Dreyer G, Addiss D, Roberts J *et al.* Progression of lymphatic vessel dilatation in the presence of living adult *Wuchereria bancrofti. Trans R Soc Trop Med Hyg.* 96: 157-161, 2002b.
Dreyer G, Addiss D, Santos A *et al.* Direct assessment *in vivo* of the efficacy of combined single-dose ivermectin and diethylcarbamazine against adult *Wuchereria bancrofti. Trans R Soc Trop Med Hyg.* 92: 219-222, 1998.
Dreyer G, Amaral F, Norões J *et al.* A new tool to assess the adulticidal efficacy *in vivo* of antifilarial drugs for bancroftian filariasis. Trans R Soc Trop Med Hyg 89: 225-226, 1995a.
Dreyer G, Brandão AC, Amaral F *et al.* Detection by ultrasound of living adult *Wuchereria bancrofti* in the female breast. *Mem Inst Oswaldo Cruz.* 91: 95-96, 1996b.
Dreyer G, Coutinho A, Miranda D *et al.* Treatment of bancroftian filariasis in Recife, Brazil: a two year comparative study of the efficacy of single treatments with ivermectin or diethylcarbamazine. *Trans R Soc Trop Med Hyg.* 89: 98-102, 1995b.
Dreyer G, Dreyer P. Bases para o tratamento da morbidade em áreas endêmicas de filariose. *Rev Soc Bras Med Trop.* 33: 217-221, 2000.
Dreyer G, Dreyer P, Norões J. Recomendações para o tratamento da filariose bancroftiana, na infecção e na doença. *Rev Soc Bras Med Trop.* 35: 43-50, 2002c.
Dreyer G, Dreyer P, Piessens W. Extralymphatic disease due to bancroftian filariasis. *Braz J Med Biol Res.* 32: 1467-1472, 1999b.
Dreyer G, Figueredo-Silva J, Carvalho K *et al.* Lymphatic filariasis in children: adenopathy and its evolution in two young girls. *Am J Trop Med Hyg.* 65: 204-207, 2001.
Dreyer G, Lins R, Norões J *et al.* Sensitivity of the ICT test relative to detection of adult *Wuchereria bancrofti* worms by ultrasound. *Am J Trop Med Hyg.* 78: 28-34, 2008.
Dreyer G, Medeiros Z, Netto MJ *et al.* Acute attacks in the extremities of persons living in an area endemic for bancroftian filariasis: differentiation of two syndromes. *Trans R Soc Trop Med Hyg.* 93: 413-417, 1999c.
Dreyer G, Norões J. Filariose bancroftiana: o reverso das alterações orgânicas. *J Bras Psiq.* 47: 227-231, 1998.
Dreyer G, Norões J, Addiss D. The silent burden of sexual disability associated with lymphatic filariasis. *Acta Trop.* 63: 57-60, 1997.
Dreyer G, Norões J, Addiss D *et al.* Bancroftian filariasis in a paediatric population: an ultrasonographic study. *Trans R Soc Trop Med Hyg.* 93: 633-636, 1999d.
Dreyer G, Norões J, Amaral F *et al.* Direct assessment of the adulticidal efficacy of single dose ivermectin in bancroftian filariasis. Trans R Soc Trop Med Hyg 89: 441-443, 1995c.
Dreyer G, Norões J, Figueredo-Silva J. Elimination of lymphatic filariasis as a public health problem. New insights into the natural history and pathology of bancroftian filariasis: implications for clinical management and filariasis control programs. *Trans R Soc Trop Med Hyg.* 94: 594-596, 2000a.
Dreyer G, Norões J, Figueredo-Silva J *et al.* Pathogenesis of lymphatic disease in bancroftian filariasis: a clinical perspective. *Parasitol Today.* 16: 544-548, 2000b.
Dreyer G, Norões J, Mattos D. Terapia complementar em área endêmica de filariose bancroftiana, pelos Clubes da Esperança. *Rev Soc Bras Med Trop.* 39: 365-369, 2006.
Dreyer G, Norões J, Rocha A *et al.* Detection of living adult *Wuchereria bancrofti* in a patient with tropical pulmonar eosinophilia. *Braz J Med Biol Res.* 29: 1005-1008, 1996c.
Dreyer G, Ottesen EA, Galdino E *et al.* Renal abnormalities in microfilaremic patients with bancroftian filariasis. *Am J Trop Med Hyg.* 46: 745-751, 1992.
Dreyer G, Pimentel A, Medeiros Z *et al.* Studies on the periodicity and intravascular distribution of *Wuchereria bancrofti* microfilariae in paired samples of capillary and venous blood from Recife, Brazil. *Trop Med Int Hlth.* 1: 264-272, 1996d.
Dreyer G, Pires ML, Andrade LD *et al.* Tolerance of diethylcarbamazine by microfilaraemic and amicrofilaraemic individuals in an endemic area of bancroftian filariasis, Recife, Brazil. *Trans R Soc Trop Med Hyg.* 88: 232-236, 1994.
Dreyer G, Santos A, Norões J *et al.* Amicrofilaraemic carriers of adult *Wuchereria bancrofti. Trans R Soc Trop Med Hyg.* 90: 288-289, 1996e.
Dreyer G, Santos A, Norões J *et al.* Proposed panel of diagnostic criteria, including the use of ultrasound, to refine the concept of "endemic normals" in lymphatic filariasis. *Trop Med Int Hlth.* 4: 575-579, 1999e.
Evans DB, Gelband H, Vlassoff C. Social and economic factors and the control of lymphatic filariasis: a review. *Acta Trop.* 53: 1-26, 1993.
Fan PC, Peng HW, Chen CC. Foolow-up investigations on clinical manifestations after filariasis eradication by diethylcarbamazine medicated common salt on Kinmen (Quemoy) Islands, Republic of China. *J Trop Med Hyg.* 98: 461-464, 1995.

Figueredo-Silva J, Dreyer G. Bancroftian filariasis in children and adolescents: clinical-pathological observations in 22 cases from an endemic area. *Ann Trop Med Parasitol.* 99: 759-769, 2005.
Figueredo-Silva J, Dreyer G, Guimarães K *et al.* Bancroftian lymphadenophathy: absence of eosinophils in tissues despite peripheral blood hypereosinophilia. *J Trop Med Hyg.* 97: 55-59, 1994.
Figueredo-Silva J, Jungmann P, Norões J *et al.* Histological evidence for the adulticidal effect of low doses of diethycarbamazine in bancroftian filariasis. *Trans R Soc Trop Med Hyg.* 90: 192-194, 1996.
Figueredo-Silva J, Norões J, Cedenho A *et al.* Histopathology of bancroftian filariasis revisited: the role of the adult worm in the lymphatic vessel disease. *Ann Trop Med Parasitol.* 96: 531-541, 2002.
Fischer P, Bonow I, Büttner DW *et al.* An aspartate aminotransferase of *Wolbachia* endobacteria from *Onchocerca volvulusis* recognized by IgG1 antibodies from residents of endemic areas. *Parasitol Res.* 90: 38-47, 2003.
Földi E, Földi M, Weissleder H. Conservative treatment of lymphoedema of the limbs. *Angiology.* 36: 171-180, 1985.
Fontes G, Braun RF, Fraiha Neto H *et al.* Filariose linfática em Belém, Estado do Pará, Norte do Brasil e a perspectiva de eliminação. *Rev Soc Bras Med Trop.* 38: 131-136, 2005.
Freedman DO. Immune dynamics in the pathogenesis of human lymphatic filariasis. *Parasitol Today.* 14: 229-234, 1998.
Freedman DO, Almeida Filho PJ, Besh S *et al.* Lymphoscintigraphic analysis of lymphatic abnormalities in symptomatic and asymptomatic human filariasis. *J Infect Dis.* 170: 927-933, 1994.
Frimodt-Moller C, Barton RM. A pseudotuberculosis condition associated with eosinophilia. *Indian Med Gaz.* 75: 607-613, 1940.
Gyapong JO, Webber RH, Morris J *et al.* Prevalence of hydrocele as a rapid diagnostic index for lymphatic filariasis. *Trans R Soc Trop Med Hyg.* 92: 40-43, 1998.
Hoerauf A, Mand S, Adjei O *et al.* Depletion of *Wolbachia* endobacteria in *Onchocerca volvulus* by doxycycline and microfilaridermia after ivermectin treatment. *Lancet.* 357: 1415-1416, 2001.
Hoerauf A, Mand S, Fischer K *et al.* Doxycycline as a novel strategy against bancroftian filariasis – depletion of *Wolbachia* endosymbionts from *Wuchereria bancrofti* and stop of microfilaria production. *Med Microbiol Immunol (Berlin).* 192: 211-621, 2003a.
Hoerauf A, Mand S, Volkmann L *et al.* Doxycycline in the treatment of human onchocerciasis: kinetics of *Wolbachia* endobacteria reduction and of inhibition of embryogenesis in female *Onchocerca* worms. *Microbes Infect.* 5: 261-273, 2003b.
Horton J, Witt C, Ottesen EA *et al.* An analysis of the safety of the single dose, two drug regimens used in programmes to eliminate lymphatic filariasis. *Parasitology.* 121: S147-S160, 2000.
Jeffries GH, Chapman A, Sleisenger MH. Low-fat diet in intestinal lymphangiectasia: its effect on albumin metabolism. *N Engl J Med.* 270: 761-766, 1964.
Jiva TM, Israel RH, Poe RH. Tropical pulmonary eosinophilia masquerading as acute bronchial asthma. *Respiration.* 63: 55-58, 1996.
Jones DA, Pillai DK, Rathbone BJ *et al.* Persisting "asthma" in tropical pulmonary eosinophilia. *Thorax.* 38: 692-693, 1983.
Jungmann P, Figueredo-Silva J. Bancroftian filariasis in the metropolitan area of Recife (Pernambuco State, Brazil): clinical aspects in histologically diagnosed cases. *Braz J Med Biol Res.* 22: 687-690, 1989.
Jungmann P, Figueredo Silva J, Dreyer G. Bancroftian lymphadenopathy: a histopathologic study of fifty-eight cases from Northeastern Brazil. *Am J Trop Med Hyg.* 45: 325-331, 1991.
Jungmann P, Figueredo-Silva J, Dreyer G. Bancroftian lymphangitis in Northeastern Brazil: a histopathological study of 17 cases. *J Trop Med Hyg.* 95: 114-118, 1992.
Keiser PB, Reynolds SM, Awadzi K *et al.* Bacterial endosymbionts of *Onchocerca volvulus* in the pathogenesis of posttreatment reactions. *J Infect Dis.* 185: 805-811, 2002.
Kessel JF. Disabling effects and control of filariasis. *Am J Trop Med Hyg.* 6: 402-414, 1957.
King CL, Nutman TB. Regulation of the immune response in lymphatic filariasis and onchocerciasis. *Immunol Today.* 12: A54-A58, 1991.
Kozek WJ, Marroquin HF. Intracytoplasmic bacteria in *Onchocerca volvulus. Am J Trop Med Hyg.* 26: 663-678, 1977.
Kurniawan A, Yazdanbakhsh M, Ree RV *et al.* Differential expression of IgE and IgG4 specific antibody responses in asymptomatic and chronic human filariasis. *J Immunol.* 150: 3941-3950, 1993.
Lammie PJ, Hightower AW, Eberhard ML. Age-specific prevalence of antigenemia in a *Wuchereria bancrofti*-exposed population. *Am J Trop Med Hyg.* 51: 348-355, 1994.
Lammie PJ, Reiss MD, Dimock KA *et al.* Longitudinal analysis of the development of filarial infection and antifilarial immunity in a cohort of Haitian children. *Am J Trop Med Hyg.* 59: 217-221, 1998.
Lobos E, Nutman TB, Hothersall JS *et al.* Elevated immunoglobulin E against recombinant *Brugia malayi* γ-Glutamyl transpeptidase in patients with bancroftian filariasis: association with tropical pulmonary eosinophilia or putative immunity. *Infect Immun.* 71: 747-753, 2003.
Lu AG, Valencia LB, Llagas LDL *et al.* The social aspect of filariasis in the Philippines. *SE Asian J Trop Med Pub Hlth.* 14: 40-46, 1983.
Lucena WA, Dhalia R, Abath FGC *et al.* Diagnosis of *Wuchereria bancrofti* infection by the polymerase chain reaction using urine and day blood samples from amicrofilaraemic patients. *Trans R Soc Trop Med Hyg.* 92: 290-293, 1998.
Maizels RM, Lawrence IA. Immunological tolerance: the key feature in human filariasis. *Parasitol Today.* 7: 271-276, 1991.
Maizels RM, Sartono E, Kurniawan A *et al.* T-cell activation and the balance of antibody isotypes in human lymphatic filariasis. *Parasitol Today.* 11: 50-56, 1995.
Marchetti F, Piessens FW, Medeiros Z *et al.* Abnormalities in the leg lymphatics are not specific for bancroftian filariasis. *Trans R Soc Trop Med Hyg.* 92: 650-652, 1998.
Mattos D, Dreyer G. A complexidade do custo socioeconômico da filariose linfática. *Rev Soc Bras Med Trop.* 41: 399-403, 2008.
Mattos D, Mota S, Dreyer G. Aspectos da realidade social de crianças e adolescentes atendidos em serviço de referência para filariose bancroftiana – Recife, Estado de Pernambuco. *Rev Soc Bras Med Trop.* 41: 29-35, 2008.
McLaren DJ, Worms MJ, Laurence BR *et al.* Micro-organisms in filarial larvae (nematoda). *Trans R Soc Trop Med Hyg.* 69: 509-514, 1975.
Michael E, Bundy DAP, Grenfell BT. Re-assessing the global prevalence and distribution of lymphatic filariasis. *Parasitology.* 112: 409-428, 1996.
Michael E, Grenfell BT, Bundy DAP. The association between microfilaraemia and disease in lymphatic filariasis. *Proc R Soc Lond B.* 256: 33-40, 1994.
Murray CJL, Lopez AD. *The Global Burden of Disease and Injury Series. The Global Burden of Disease: A Comprehensive Assessment of Mortality and Disability from Diseases, Injuries, and Risk Factors in 1990 and Projected to 2020.* Boston: The Harvard School of Public Health, MA, 1996.
Ngu JL, Chatelanat F, Leke R *et al.* Nephropathy in Cameroon: evidence for filarial derived immune-complex pathogenesis in some cases. *Clin Nephrol.* 24: 128-134, 1985.
Norões J, Addiss D, Amaral F *et al.* Occurrence of living adult *Wuchereria bancrofti* in the scrotal area of men with microfilaremia. *Trans R Soc Trop Med Hyg.* 90: 55-56, 1996a.
Norões J, Addiss D, Cedenho A *et al.* Pathogenesis of filarial hydrocele: risk associated with intrascrotal nodules caused by death of adult *Wuchereria bancrofti. Trans R Soc Trop Med Hyg.* 97: 561-566, 2003.
Norões J, Addiss D, Santos A *et al.* Ultrasonographic evidence of abnormal lymphatic vessels in young men with adult *Wuchereria bancrofti* infection in the scrotal area. *J Urol.* 156: 409-412, 1996b.
Norões J, Dreyer G. A mechanism for chronic filarial hydrocele with implications for its surgical repair. *PLoS Negl Trop Dis.*, 2010 (*in press*).
Norões J, Dreyer G, Santos A *et al.* Assessment of the efficacy of diethylcarbamazine on adult *Wuchereria bancrofti in vivo. Trans R Soc Trop Med Hyg.* 91: 78-81, 1997.
Norões J, Figueredo-Silva J, Dreyer G. Intrascrotal nodules in adult men as a marker for filarial granuloma in a bancroftian filariasis-endemic area. *Am J Trop Med Hyg.* 81: 317-321, 2009.
Obaray A, Khan F, Azueta V *et al.* Tropical eosinophilia presenting as acute bronchial asthma: case report with clinical, physiologic, and histologic features before and after treatment. *Heart Lung.* 11: 464-468, 1982.
Olszewski WL. Episodic dermatolymphangioadenitis (DLA) in patients with lymphedema of the lower extremities before and after administration of benzathine penicillin: a preliminary study. *Lymphology.* 29: 126-131, 1996.
Olszewski WL, Jamal S, Manokaran G *et al.* Bacteriologic studies of skin, tissue fluid, lymph, and lymph nodes in patients with filarial lymphedema. *Am J Trop Med Hyg.* 57: 7-15, 1997.
Organização não governamental Amaury Coutinho. Disponível em: <http://www.amaurycoutinho.org.br>. Acesso em: 10 abr. 2010.
Ottesen EA. Filariasis now. *Am J Trop Med Hyg.* 41: 9-17, 1989.
Ottesen EA. Immunopathology of lymphatic filariasis in man. *Springer Semin Immunopathol.* 2: 373-385, 1980.
Ottesen EA, Duke BOL, Karam M *et al.* Strategies and tools for the control/elimination of lymphatic filariasis. *Bull WHO.* 75: 491-503, 1997.
Ottesen EA, Ismail MM, Horton J. The role of albendazole in programmes to eliminate lymphatic filariasis. *Parasitol Today.* 15: 382-386, 1999.
Pani SP, Hoti SL, Elango A *et al.* Evaluation of the ICT whole blood antigen card test to detect infection due to nocturnally periodic *Wuchereria bancrofti* in South India. *Trop Med Int Hlth.* 5: 359-363, 2000.
Phantana S, Sensathein S, Songtrus J *et al.* ICT filariasis test: a new screening test for bancroftian filariasis. *SE Asian J Trop Med Publ Hlth.* 30: 47-51, 1999.

Price EW, Bailey D. Environmental factors in the etiology of endemic elephantiasis of the lower legs in tropical Africa. *Trop Geogr Med.* 36: 1-5, 1984.

Punkosdy GA, Dennis VA, Lasater BL *et al.* Detection of serum IgG antibodies specific for *Wolbachia* surface protein in *rhesus* monkeys infected with *Brugia malayi. J Infect Dis.* 184: 385-389, 2001.

Rajan TV. Relationship of anti-microbial activity of tetracyclines to their ability to block the L3 to L4 molt of the human filarial parasite *Brugia malayi. Am J Trop Med Hyg.* 71: 24-28, 2004.

Ramaiah KD, Das PK, Michael E *et al.* The economic burden of lymphatic filariasis in India. *Parasitol Today.* 16: 251-253, 2000.

Ramzy RMR, Helmy H, Ei-Lethy AST *et al.* Field evaluation of a rapid-format kit for the diagnosis of bancroftian filariasis in Egypt. *Eastern Mediterr Hlth J.* 5: 880-887, 1999.

Rocha A, Addiss D, Ribeiro ME *et al.* Evaluation of the Og4C3 ELISA in *Wuchereria bancrofti* infection: infected persons with undetectable or ultralow microfilarial densities. *Trop Med Int Hlth.* 1: 859-864, 1996.

Rocha A, Dreyer G, Poindexter RW *et al.* Syndrome resembling tropical eosinophilia but of non-filarial aetiology: serologic findings with filarial antigens. *Trans R Soc Trop Med Hyg.* 89: 573-575, 1995.

Schacher JF, Sahyoun PF. A chronological study of the histopathology of filarial disease in cats and dogs caused by *Brugia pahangi* (Buckley and Edeson, 1956). *Trans R Soc Trop Med Hyg.* 61: 234-243, 1967.

Seim AR, Dreyer G, Addiss D. Controlling morbidity and interrupting transmission: twin pillars of lymphatic filariasis elimination. *Rev Soc Bras Med Trop.* 32: 325-328, 1999.

Shenoy RK, Kumaraswami V, Suma TK *et al.* A double-blind, placebo-controlled study of the efficacy of oral penicillin, diethylcarbamaxine or local treatment of the affected limb in preventing acute adenolymphangitis in lymphoedema caused by brugian filariasis. *Ann Trop Med Parasitol.* 93: 367-377, 1999.

Shenoy RK, Sandhya K, Suma TK *et al.* A preliminary study of filariasis related acute adenolymphangitis with special reference to precipitating factors and treatment modalities. *SE Asian J Trop Med Publ Hlth.* 26: 301-305, 1995.

Simonsen PE, Bernhard P, Jaoko WG *et al.* Filaria dance sign and subclinical hydrocoele in two East African communities with bancroftian filariais. *Trans R Soc Trop Med Hyg.* 96: 649-653, 2002.

Sironi M, Bandi C, Sacchi L *et al.* Molecular evidence for a close relative of the arthropod endosymbiont *Wolbachia* in a filarial worm. *Mol Biochem Parasitol.* 74: 223-227, 1995.

Steel C, Guinea A, McCarthy JS *et al.* Long-term effect of prenatal exposure to maternal microfilaraemia on immune responsiveness to filarial parasite antigens. *Lancet.* 343: 890-893, 1994.

Taylor MJ. *Wolbachia* in the inflammatory pathogenesis of humam filariasis. *Ann NY Acad Sci.* 990: 444-449, 2003.

Taylor MJ, Cross HF, Ford L *et al. Wolbachia* bacteria in filarial immunity and disease. *Parasite Immunol.* 23: 401-409, 2001.

Taylor MJ, Hoerauf A. A new approach to the treatment of filariasis. *Curr Opin Infect Dis.* 14: 727-731, 2001.

Trent SC. Reevaluation of World War II veterans with filariasis acquired in the South Pacific. *Am J Trop Med Hyg.* 12: 877-887, 1963.

Vickery AC, Nayar JK, Albertine KH. Differential pathogenicity of *Brugia malayi, B. patei* and *B. pahangi* in immunodeficient nude mice. *Acta Trop.* 42: 353-363, 1985.

Vickery AC, Vincent AL, Sodeman WA. Effect of immune reconstitution on resistance to *Brugia pahangi* in congenitally athymic nude mice. *J Parasitol.* 69: 478-485, 1983.

Webb JKG, Job CK, Gault EW. Tropical eosinophilia: demonstration of microfilaria in lung, liver, and lymph nodes. *Lancet.* 1: 835-842, 1960.

Webster EH. Filariasis among white immigrants in Samoa. *US Naval Med Bull.* 46: 186-192, 1946.

Weingarten RJ. Tropical Eosinophilia. *Lancet.* 1: 103-105, 1943.

WHA-World Health Assembly. Fiftieth World Health Assembly, Geneva, 5-14 May 1997: Resolutions and Decisions; Annexes. Geneva: World Health Organization, 107 pp.

WHO-World Health Organization. *Bridging the Gaps.* Geneva: World Health Report, 1995.

Witt C, Ottesen EA. Lymphatic filariasis: an infection of childhood. *Trop Med Int Hlth.* 6: 582-606, 2001.

Witte CL, Witte MH, Unger EC *et al.* Advances in imaging of lymph flow disorders. *Radiographics.* 20: 1697-1719, 2000.

Yazdanbakhsh M, Paxton WA, Kruize YCM *et al.* T cell responsiveness correlates differentially with antibody isotype levels in clinical and asymptomatic filariasis. *J Infect Dis.* 167: 925-931, 1993.

96 Oncocercose

Cláudio Chaves, Evandro Ribeiro, Jacob Cohen e Heitor Dourado†

▶ Introdução

A oncocercose é uma filariose cutânea causada pela *Onchocerca volvulus*, que determina, além de irritações e nódulos da pele, alterações oculares que podem levar a cegueira, aumentando a sua importância, pois, ao lado do problema médico, esta filariose pode ter consequências socioeconômicas importantes. Na África, por exemplo, na região do Alto Rio Volta, onde a doença tem caráter hiperendêmico, as populações abandonaram as margens férteis dos rios, temendo a cegueira transmitida pelos simulídeos, e migraram para terras altas, indenes, porém estéreis, o que as levou à extrema pobreza em que vivem até hoje.

O agente etiológico da oncocercose foi primeiramente descrito em 1893 por Leuckart como *Filaria volvules* e incluído no gênero *Onchocerca* por Railliet e Henry em 1910. Em 1915, Rodolpho Robles encontrou a filária na Guatemala, sendo descrita por Brfumpt com o nome de O. *caecutiens* ou filária que cega, considerando diferenças clínicas e epidemiológicas entre as espécies africanas e americanas.

No homem, os vermes adultos, isolados ou não, em geral acasalados, habitam nódulos fibrosos do tecido subcutâneo ou de planos aponeuróticos. Podem também ser encontrados livremente nos tecidos. As fêmeas medem entre 33,5 e 50 mm de comprimento e os machos de 19 a 42 mm. As microfilárias (embriões), produzidas pelas fêmeas fertilizadas, quando livres, migram pelo tecido conjuntivo da pele e linfáticos superficiais. Não apresentam bainha, e a porção posterior é desprovida de núcleo. Podem ter dois tamanhos: umas medem 150 a 287 μm de largura e outras de 285 a 368 μm de comprimento por 6 a 9 μm de largura.

▶ Epidemiologia

As oncocercas são nematódeos que constituem uma grande família de vermes cilíndricos, alongados, não segmentados, com estrutura e ciclo biológico bastante uniformes, embora apresentem grande variedade quanto à patologia que podem desencadear no homem. Os vermes adultos são de cor cinza, branca ou rósea e, às vezes, semitransparentes. Os nematódeos variam muito de tamanho: a fêmea do *Dracunculus*, por exemplo, atinge um metro de comprimento, enquanto os *Strongyloides* adultos medem não mais de 2 mm de comprimento. O ciclo biológico dos nematódeos passa sempre pela sequência de ovo, quatro estágios larvários e verme adulto. Os sexos são distintos e os adultos nunca são hermafroditas. A maioria dos nematódeos constitui espécies de vida livre; os que se tornaram parasitos não adquiriram muitas adaptações especializadas, embora algumas sejam significativas. As filárias são vermes filiformes, sendo a fêmea muito mais longa do que macho. Sete gêneros de filárias completam seu ciclo no homem, podendo viver durante anos nos tecidos desses hospedeiros. Durante sua longa vida reprodutiva, liberam embriões ativos de forma alongada, que medem 180 a 300 μm de comprimento e 3 a 9 μm de diâmetro. Esses embriões são larvas jovens no primeiro estágio e constituem o que se chama de microfilárias. Algumas microfilárias apresentam uma bainha que é formada pela cutícula do ovo, grandemente distendida. As microfilárias podem viver por muitos meses nos tecidos do hospedeiro humano e, dependendo da espécie, circulam no sangue ou alojam-se na derme superior. Qualquer que seja a situação, o ciclo só continuará se as microfilárias forem capturadas por inseto hematófago, que constitui o hospedeiro intermediário e funciona como vetor. No hospedeiro intermediário, as microfilárias penetram na parede do estômago e migram para o músculo torácico (exceto *Loa loa*). Subsequentemente, as larvas encolhem e engrossam, tornando-se inativas e salsichoides para entrarem, em seguida, em um período de crescimento progressivo. Após a segunda muda, as larvas filiformes L3 de 500 μm ou mais de comprimento são extremamente ativas e migram para frente no hemocel, tornando-se larvas infectantes.

O desenvolvimento larvário no vetor leva de 6 a 12 dias e depende de temperatura adequada; não há desenvolvimento abaixo de 18°C. Na próxima picada do vetor, algumas larvas infectantes escapam das peças bucais do inseto, derramando-se com o líquido hemocélico sobre a pele do hospedeiro e penetrando pelo orifício da picada. Importante ressaltar que só as fêmeas de *Simulium*, por serem hematófagas, transmitem a doença.

No hospedeiro definitivo, as larvas infectantes passam por duas mudas, tornando-se vermes adultos maduros, prontos para o acasalamento nos tecidos apropriados. Esses estágios do desenvolvimento levam vários meses.

O ciclo biológico da O. *volvulus* é do tipo heteroxênico no qual a fêmea do *Simulium*, ao sugar pessoas infectadas, ingere microfilárias ditas L1 que, no estômago do mosquito, perdem a bainha em cerca de 6 h, atravessam a parede do estômago e caem no celoma, migrando em seguida para a musculatura torácica do díptero.

No final do primeiro dia o parasito se apresenta mais curto e mais grosso; são as larvas salsichoides. Seis a 10 dias após o repasto infectante ocorre a primeira muda que origina as larvas L2 que crescem passando após 10 a 15 dias para a segunda muda que gera mais larvas L3, infectantes, que migram para a probóscide do inseto, de onde podem passar para o hospedeiro humano penetrando durante a picada do inseto na pele sã ou lesada. Da pele chegam aos vasos linfáticos, disseminam-se pelos tecidos tornando-se vermes adultos em 1 ano, produzindo-se a seguir as microfilárias L1, perpetuando o ciclo que no hospedeiro intermediário é de 20 dias, em temperaturas de 20°C a 25°C, podendo reduzir-se para 10 dias em temperatura de 30°C ou prolongar para 30 dias em temperaturas de 16°C. No homem o período pré-patente é longo.

Demonstrou-se recentemente que bactérias do gênero *Wolbachia* são endossimbiontes essenciais de várias filárias, inclusive *Brugia malayi* e *Wuchereria bancrofti*, além de *O. volvulus*. *Wolbachias* estão distribuídas abundantemente em todos os estágios do desenvolvimento desses nematódeos, inclusive na hipoderme e tecidos reprodutivos dos parasitos adultos. Hoerauf *et al.* (1999 e 2000) mostraram que a embriogênese nas filárias infectadas é completamente dependente da presença de *Wolbachia*, e que a ausência dessas bactérias tem o efeito teratogênico e inibidor do desenvolvimento larvário. A descoberta de que a *Wolbachia*, e não as microfilárias parasitárias, são as principais responsáveis pelas reações inflamatórias no hospedeiro vertebrado (Brattig *et al.*, 2000; Taylor *et al.*, 2000) vem despertando grande interesse dos estudiosos na fisiopatologia e na epidemiologia da oncocercose com vistas ao tratamento dos pacientes e ao controle da endemia.

A onconcercose ocorre em 35 países da África, América Latina e Península Arábica (Oriente Próximo). Estima-se que nas áreas conhecidas como regiões endêmicas de oncocercose, segundo pesquisa de Taylor (1990), viva uma população de mais de 100 milhões de habitantes. O número de pessoas infectadas, entretanto, é desconhecido e as estimativas dos estudos de Taylor (1990) e de Choyce (1964) variam de 18 milhões até 50 milhões. Taylor (1990) também assevera que na realidade a situação pode ser muito mais grave do que esses números fazem supor: nas áreas hiperendêmicas, mais de 60% da população apresenta microfilárias na pele, frequentemente em uma concentração de mais de 50 vermes por miligrama de pele (Taylor *et al.*, 2010), e mais da metade das pessoas infectadas vão ficar cegas; mais de 40% delas já estão cegas, antes de completarem 40 anos de idade.

O relatório do Comitê de Estudos da Oncocercose da Organização Mundial da Saúde de 1995 (WHO, 1995) estimou que existiam no mundo em torno de 17,7 milhões de pessoas infectadas e dessas cerca de 270 mil estavam cegas e 500 mil apresentavam comprometimento grave da visão, sendo a doença responsável por aproximadamente 1 milhão de casos de incapacidade para o trabalho por prejudicar a eficiência visual.

As manifestações oculares da oncocercose refletem a magnitude do problema parasitológico, porque a doença propriamente dita só se manifesta após um longo período cumulativo de picadas infectantes, revelado por elevada densidade de microfilárias na pele, o que ocorre apenas quando o percentual de infecção populacional é muito alto. Segundo a Organização Mundial da Saúde (OMS), trata-se de círculo vicioso que só pode ser quebrado atacando-se o problema em duas frentes: combate ao vetor e tratamento dos infectados. Os resultados já obtidos com a implementação do programa de controle da oncocercose, desenvolvido pela OMS, mediante a borrifação sistemática de larvicidas seletivos e do uso de ivermectina e antibióticos como a doxiciclina na terapêutica, apontam para a possibilidade de erradicação desse flagelo nas próximas décadas.

Os resultados desfavoráveis na tentativa de erradicar a malária ensinaram, porém, uma lição de humildade e pragmatismo: o inseto vetor se adaptou aos venenos não só desenvolvendo mecanismos biológicos de resistência como também de repelência e o parasito gerou sofisticados mecanismos de resistência aos quimioterápicos, sem falar nos problemas políticos e logísticos na operacionalização, que transformaram a esperança de uma efetiva erradicação em vaga expectativa de controle, cada vez mais difícil. Agora que as razões do insucesso na erradicação global da malária são conhecidas, talvez seja possível motivar, adequadamente, os responsáveis pelas decisões políticas, para que sejam tomadas as providências necessárias ao controle desta outra doença parasitária, certamente mais fácil de ser desarraigada.

A suscetibilidade à oncocercose é geral. Não há predileção por sexo, cor, raça ou idade. A menor ou maior endemicidade se relaciona com a maior ou menor proximidade dos criadouros aquáticos dos vetores. Mesmo considerando o grande alcance de voo do transmissor, as comunidades próximas aos criadouros apresentam níveis de endemicidade superior e funcionam muitas vezes como "barreiras biológicas" às mais afastadas.

Os vetores são dípteros simulídeos conhecidos no Brasil como pium e borrachudo, sendo os primeiros pequenos, com menos de 2 mm de comprimento e os borrachudos os grandes, com mais de 2 mm. A presença desses dípteros está condicionada à existência de criadouros naturais que, pela exigência de suas larvas e pupas, devem ter as águas arejadas pela movimentação.

As variações no quadro dermatológico e oftalmológico, considerando-se o padrão africano e o americano de oncocercose ocular, estão relacionadas com as diferentes características do hospedeiro, do vetor e do meio ambiente nos dois continentes, segundo estudo observacional de Woodruff *et al.* (1966). Nas Américas, a doença se espalha aos saltos, do México e Guatemala até o extremo norte do Brasil, onde foram evidenciados vários focos em território ianomâmi. Também há registros de focos isolados na Venezuela, Equador e Colômbia.

A principal área endêmica de oncocercose nas Américas está na Guatemala. O país tem um território montanhoso em boa parte de sua extensão, mais de um terço do qual é constituído de terras altas com grandes variações climáticas e de solo, o que permite uma agricultura muito variada. A maior parte da população vive em altiplanos, onde o frio obriga as pessoas ao uso de roupas que deixam poucas áreas expostas aos piuns.

A pluviosidade é alta e a precipitação atinge de 5.000 a 10.000 mm por ano. A população cresce a taxas muito elevadas (mais de 2% ao ano). As terras mais produtivas estão no sopé dos vulcões, formando uma faixa ao longo do Oceano Pacífico, onde se cultiva principalmente café, uma importante fonte de divisas para a Guatemala. Em consequência, as regiões de cafeicultura detêm uma população mais densa do que as outras, com um grande influxo migratório, especialmente na época da colheita. Essa é justamente a área endêmica de oncocercose na Guatemala e esse tipo de geografia é mais ou menos típico das outras regiões oncocercóticas das Américas.

Na África, a oncocercose ocorre em uma área muito mais extensa do que na América Central, registrando vastas regiões endêmicas, ao norte, ao sul e ao leste. Não é possível, portanto, fazer generalizações climáticas ou geográficas. Pode-se, porém, distinguir, grosseiramente, entre zonas de floresta e zonas de savana, nas quais o quadro clínico da oncocercose difere, tanto nos componentes dermatológicos como nos aspectos oftalmológicos. Entre esses dois extremos, há uma gama de condições gradualmente variáveis. Embora as taxas de prevalência e a intensidade da infecção individual possam ser elevadas, tanto na floresta quanto na savana, há grandes diferenças na distribuição da doença, nas manifestações clínicas e na faixa etária na qual a moléstia se manifesta inicialmente, conforme descrição de Mills (1969).

O estudo da epidemiologia da oncocercose, em qualquer região, envolve variáveis como densidade demográfica, densidade do vetor, prevalência de pacientes, características biológicas do vetor (capacidade de ingestão de microfilárias, longevidade, capacidade de realizar picadas infectantes etc.), estrutura etária da população, localização dos criatórios de piuns em relação à população, duração da presença de microfilárias na pele (13 a 17 anos, constante), fatores sociais que interferem no contato homem-vetor (roupas, costumes, ocupação, horário e local de trabalho etc.). Ainda em relação ao vetor, deve-se considerar o número de fêmeas de *Simulium* picando, ao acaso, uma dada população, em um dado período de tempo, em função da estação do ano, pluviometria, temperatura, umidade e vegetação.

A proporção de fêmeas de *Simulium* que, de fato, ingerem microfilárias, ao picarem pacientes sabidamente portadores de microfilárias na pele, para o *S. danosum*, vai de 60%, segundo Dunbar (1969), até 90% (Le Berre *apud* Mills (1969), mas como o número de microfilárias ingeridas pela fêmea do *Simulium* não tem relação com o número de larvas infectantes que se desenvolvem no mosquito (Duke 1968), não é necessário levar em consideração o número de microfilárias ingeridas. A proporção de fêmeas de *Simulium* que vivem o tempo suficiente para fazer três sucções de sangue sucessivas, durante 7 dias (somente as fêmeas que sobrevivem até a terceira picada podem inocular larvas infectantes) é o fator mais importante, visto que o ciclo de desenvolvimento das larvas é mais longo que o ciclo gonadotrófico do mosquito. Essa longevidade potencialmente infectante, relativa ao total de *Simulium*, das fêmeas contaminadas foi calculada entre 7 por 1.000, na zona de floresta, até 350 por 1.000 na zona de savana, na África.

Com relação a *O. volvulus*, a probabilidade de larvas infectantes completarem sua maturação e se reproduzirem são de 0,96 para uma população de 400 filárias no hospedeiro (Mac Donald, 1966) na zona de floresta. Um indivíduo de área endêmica levaria, portanto, mais tempo do que um morador da savana para receber um total de 400 larvas infectantes, um número que permite o acasalamento dos vermes maduros (com uma probabilidade de 0,96) e produção de microfilárias. Uma fêmea adulta fértil pode produzir cerca de 2.500 microfilárias por dia, ou quase um milhão por ano (Strong *et al.*, 1930). Duke (1968) relata que o período de exposição mais curto para que a infecção se tornasse evidente foi de 2 anos e 9 meses em uma criança da zona de floresta: 4 a 10 anos é a idade comum para as manifestações iniciais da doença em uma zona hiperendêmica dos Camarões.

Na zona de savana do Sudão, o número de larvas infectantes inoculadas por dia, em um indivíduo de zona hiperendêmica, pode ser de 58, o que torna extremamente curto (7 dias) o tempo de exposição necessário para o número de microfilárias acumuladas permitir o acasalamento das filárias, desencadeando a doença.

Nessa região, o paciente mais jovem observado foi uma criança de 3 meses e meio, sendo de 2 a 5 anos a idade em que a doença costuma, em geral, se manifestar inicialmente (Lagraulet e Giaquinto, 1965). Pode-se inferir que, nas regiões hiperendêmicas, 3 meses é o tempo mínimo necessário para que as larvas se tornem maduras, acasalem-se e produzam microfilárias que migrem para a pele, em número suficiente para serem detectadas. Evidentemente, nem todas as larvas infectantes inoculadas tornam-se adultas, só algumas completam o processo de maturação, tornando-se férteis; o resto degenera e morre (Mills, 1969).

As taxas de prevalência da doença podem ser, por conseguinte, similares nas zonas de floresta e de savana, como também a densidade de microfilárias na pele dos indivíduos dessas duas zonas, mas as manifestações da doença, especialmente em termos de percentual de cegueira, microfilárias na câmara anterior do olho e queratite puntata aumentam da floresta para a savana.

Na floresta, onde a prevalência de microfilárias na pele pode atingir 60%, os vetores são muito ativos e têm um período curto de vida, o que permite apenas a alguns tornarem-se infectantes (7 em 1.000). As larvas inoculadas devem passar do local da inoculação (*pool* sanguíneo no qual o mosquito se alimenta) para a pele propriamente dita e muitas morrem na sua passagem pelos tecidos, um evento que deve estar relacionado com a resposta dos tecidos e com a imunidade. O acúmulo de larvas é lento e 1 ano ou mais seria o tempo necessário para que as larvas infectantes atingissem números suficientes para o acasalamento. Nesta zona, apenas um número pequeno de microfilárias morre nos tecidos (estatisticamente cerca de 200 por ano), sendo mínimo o estímulo antigênico. Uma fêmea adulta pode iniciar a produção de microfilárias aos 3 anos no hospedeiro, mas a idade inicial média é de 7 anos. A partir de então, as microfilárias começam a ocupar a pele, tornando possível a invasão do globo ocular apenas quando a densidade de microfilárias atinge números elevados. De igual modo, a resposta imune do hospedeiro tenderia a demorar, o que retardaria o dano ocular.

Na savana, que conta com uma prevalência da doença similar, os vetores picam menos do que na floresta e na estação seca praticamente não picam, mas uma grande proporção de mosquito sobrevive o tempo suficiente para inocular larvas infectantes, graças à sua sobrevivência prolongada.

Nessa região, um grande número de microfilárias morre nos tecidos (aproximadamente 8.500 por ano) liberando *Wolbachias* e constituindo um estímulo antigênico maior.

A fêmea adulta se estabelece mais cedo (em média aos 3 anos de idade no hospedeiro), produzindo microfilárias que devem ser alvo da resposta imune do hospedeiro, que também não deve poupar novas larvas infectantes. Isso resultaria no desencadeamento precoce de lesões cutâneas e oculares, medidas por mecanismos imunológicos. Talvez a imunidade seja também um fator limitante do número de microfilárias na pele, que se mantém dentro de certos limites, mesmo em indivíduos maciçamente infectados.

Em relação às manifestações oculares, as lesões se manifestam precocemente em zonas mais densamente infectadas e estão diretamente relacionadas com a presença de microfilárias no segmento anterior do olho. Entretanto, mesmo nessas áreas da floresta, a prevalência e o tipo das lesões oculares e a frequência de cegueira são comparáveis aos das zonas de savana imediatamente infectadas.

Embora os dados da América Central não sejam tão detalhados quanto os da África Ocidental, as observações parecem indicar que o número de larvas infectantes inoculadas pelos vetores da região (*S. ochraceum*, *S. metallicum* e *S. callidum*) é muito acentuado nas zonas endêmicas, o que poderá explicar algumas das diferenças epidemiológicas entre as formas americana e africana da doença. Woodruff *et al.* (1966) por exemplo, referem uma frequência duas vezes maior de lesões de córnea e três vezes maior de irites na Guatemala, comparada com a Tanzânia.

As diferenças clínicas entre os dois padrões epidemiológicos africano e centro-americano podem ocorrer, parcialmente, por conta dos diferentes números de microfilárias infectantes inoculados no hospedeiro dessas regiões, sendo a longevidade do vetor um dos fatores importantes dessa variável, pelo menos na África. Woodruff *et al.* (1966), comparando os dados de suas investigações na América Central e na África Oriental, apontam uma tendência de taxas de infecção mais elevada e mais precoce na Guatemala, onde indivíduos infectados, de até 30 anos de idade, apresentam 90,7% da doença contra 24% de pacientes

Tabela 96.1 Estudo comparativo dos achados oftalmológicos em pacientes oncocercóticos da Guatemala e da Tanzânia (Woodruff *et al.*, 1966).

Achados oftalmológicos/ Região estudada	Sem lesões oculares	Lesões da córnea	Irite	Lesões de fundo	Microfilárias na câmara anterior	Total de pacientes
Guatemala	76 (46,35%)	88 (53,65%)	32 (19,51%)	11 (6,70%)	24 (14,63%)	164 (100,00%)
Tanzânia	58 (69,04%)	26 (30,96%)	6 (7,14%)	9 (10,71%)	14 (16,66%)	84 (100,00%)

na Tanzânia. Os achados clínicos também variam muito nessas duas áreas.

A baixa frequência de prurido chama atenção na série da Guatemala, como também a presbidermia resultante da atrofia das fibras elásticas, observada apenas em 4 dos 164 pacientes examinados. As lesões designadas "erisipela de la costa" e "mal morado", caracterizadas, respectivamente, pelo aparecimento de área eritematosa na face ou parte superior do tronco e erupções arroxeadas, formando placas ou pápulas na cabeça, pescoço, membro superior e região peitoral, foram registradas em 7 e 9 pacientes naquela série.

A densidade de microfilárias foi muito maior nos pacientes que apresentam essas alterações (média de número de microfilárias por mg de pele na Guatemala: ombro = 10,51; nádegas = 26,03 contra 43,07 e 65,42, respectivamente, nos pacientes com lesões descritas). Deve-se observar que a maioria dos nódulos foi encontrada nos quadris dos pacientes examinados na Guatemala.

Os achados oftalmológicos demonstram maior frequência de lesões de córnea e de íris nos pacientes centro-americanos (Tabela 96.1), sendo a incidência dessas lesões maior na Guatemala do que na Tanzânia. A deformidade típica de íris descrita por Pacheco-Luna (1918) também foi encontrada no estudo realizado na Guatemala.

Focos sul-americanos

Embora de menor magnitude do que as manifestações da oncocercose na América Central, focos isolados da doença têm sido descritos no Equador, Colômbia, Venezuela e Brasil.

Os focos do Equador e da Colômbia são discretos. Na Colômbia, a oncocercose foi descrita, originalmente, em 1965 (Aziz e Lihj, 1965), em uma área isolada no rio Micay, perto da costa do Pacífico. Trata-se de um foco de baixa prevalência (15% da população examinada, 65 mf/mg/pele), com raras manifestações clínicas, mas com indicações de que a prevalência pode ser maior do que a detectada. O vetor principal é o *S. exigum*. A população local, predominantemente negra, parece descender de escravos trazidos pelos espanhóis da África Ocidental.

O foco equatorial, situado na província de Esmeraldas, no Noroeste, conta com uma população principalmente de negros e mulatos, com uns poucos índios cayapas.

A prevalência na localidade de San Miguel de Cayapas e Zapallo Grande foi alta, com 72 biopsias positiva em 87 pessoas examinadas, de ambos os sexos e faixa etária variada (83% de positividade), com uma taxa de microfilárias menor do que 50 mf/mg/pele na maioria dos casos. As manifestações clínicas parecem ser mais frequentes do que no foco colombiano: 62% dos infectados tinham nódulos palpáveis, 43% apresentavam alterações da pele, a linfadenopatia estava presente em 26% dos casos e quase a metade (44,4%) tinha manifestações oculares da doença (principalmente opacidade corneana). Os possíveis vetores na região são o *S. quadrivuahtum* e o *S. exigum* (Arzube, 1981; 1982). A prevalência aproximada, na população geral de Esmeraldas, foi calculada em 20% por Arzube, a partir de observações de um grupo de médicos missionários de Hospital Vozandes (Arzube, 1985). Oftalmologistas da mesma organização encontraram 47% das pessoas infectadas, com algum problema ocular e alta taxa de cegueira (2,8%), presumivelmente por oncocercose.

Na Venezuela, duas áreas oncocercóticas são conhecidas. A mais antiga, identificada por Potenza *et al.* (1949), corresponde a dois focos grandes nas porções oriental e central da cadeia de montanhas da costa, representados por área de florestas, entre 250 m e 1.300 m acima do nível do mar. Nessas áreas, o nível de transmissão é baixo, registrando-se 2,5% de infectados na população: campanhas de controle têm diminuído substancialmente a taxa de infecção.

A outra área oncocercótica venezuelana tem características completamente diferentes. Foram Moraes *et al.* (1973) que despertaram a curiosidade dos venezuelanos, ao descreverem a presença de oncocercose em índios ianomâmis examinados em territórios brasileiros muito próximos à fronteira da Venezuela. O conhecimento da conduta nômade e do grande intercâmbio social entre os ianomâmis sugeriu a presença da doença também do lado da Venezuela e demonstrou que a oncocercose aí apresentava índices de endemicidade e disseminação mais elevados, além de formas clínicas muito mais graves que aquelas dos focos da costa do país (Rassi *et al.*, 1977). Mais da metade da população da área endêmica revelou-se positiva ao teste de Mazzotti: em algumas áreas a positividade atingia 90% (Coyowe-teri). Quase a metade apresentava comprometimento cutâneo e/ou linfático e nódulos puderam ser palpados (geralmente no crânio), em 83% dos indivíduos positivos no teste de Mazzotti. Rassi *et al.* (1977) referem ainda uma alta taxa de infecção do vetor *S. pintoi* (8%), sugerindo transmissão intensa.

O foco venezuelano meridional se situa na floresta tropical chuvosa, montanhosa, de altitude 180 m a 1.050 m sobre o nível do mar. Ramirez Perez *et al.* (1982) sugerem que, abaixo de 20 m sobre o nível do mar, o vetor é o *S.cuasi sanguineum* e, acima, a transmissão se faz pelo *S. pintoi*. Mais tarde, entretanto, Yarzabal *et al.* (1985) destacam a indefinição da taxonomia dos simulídeos neotropicais, podendo *S. pintoi* e *S. cuasi sanguineum* serem sinônimos de *S. guyanense* e *S. oyapockense*, respectivamente.

Estudos mais recentes demonstram que a população ianomâmi da Serra do Parima (sul da Venezuela) está mais densamente parasitada por *O. volvulus* do que se supunha anteriormente, com 76,4% da população apresentando microfilárias nas biopsias de pele e mais de 90% de positividade pelo teste sorológico de Elisa (Yarzabal *et al.*, 1985). Como em outras regiões hiperendêmicas, a prevalência da doença e a carga parasitária aumentam com a idade. As microfilárias foram encontradas, frequentemente, no sangue e na urina, sugerindo um grande potencial invasivo das cepas locais de *O. volvulus*. Não houve diferenças estatísticas entre sexos.

A oncocercose no sul da Venezuela assume formas clínicas mais graves do que em outras regiões do país. Nódulos, mais frequentemente no crânio, e outras lesões cutâneas são comuns. Estudos oftalmológicos preliminares revelam lesões oculares atribuídas a *O. volvulus* em mais da metade da população e 47% apresentam microfilárias na câmara anterior do olho. Os casos de cegueira, entretanto, são raros.

Oncocercose no Brasil

Embora a mão de obra originária da área africana oncocercótica tenha sido intensiva e extremamente utilizada no Brasil durante anos e a despeito da presença ubíqua de vetores potenciais do parasito, principalmente *S. guyanense*, não há evidências de que a doença tenha se estabelecido no país naquela época e por essa via. O único foco atualmente conhecido no Brasil é nas montanhas do extremo norte do país e se propaga pelo território venezuelano. A doença acomete os índios ianomâmis e acredita-se que tenha sido introduzida por contiguidade com focos venezuelanos mais antigos ou, alternativamente, por missionários estrangeiros em missões de catequese entre os indígenas. Os primeiros casos foram descritos por Bearzoti *et al.*, em 1967, e por Moraes e Diaz, em 1972, que, ironicamente, detectaram a doença em missionários estrangeiros ou seus familiares. Segundo Moraes, estas pessoas adquiriram a infecção, possivelmente, durante o convívio com os índios ianomâmis. A origem do caso descrito por Bearzoti *et al.* (1967) é imprecisa. O foco endêmico propriamente dito foi descrito por Moraes e Diaz, em 1972, Moraes e Chaves, em 1974, e, ao longo da década, por Moraes *et al.* em 1978. Novas observações sobre o foco de oncocercose da área do rio Auaris, Roraima, Brasil, foram descritas por Moraes *et al.*, em 1979, contendo características de alta endemicidade: até 91,7% dos indivíduos com mais de 15 anos com microfilárias na pele, mas com baixa densidade de infecção, menor de 15 microfilárias por miligrama de pele (média: 5,8 nas espáduas e 14,2 nas nádegas) e sem acometer todos os grupos indígenas estudados, registrando-se taxas mais elevadas da infecção nas aldeias localizadas próximo à Serra do Parima, especialmente em torno de sua porção meridional. Em 1979, Belfort e Moraes realizaram o primeiro estudo multidisciplinar, seguido de estudos semelhantes feitos por Chaves *et al.* (1986), Da Vila (1991) e Chaves (1994). Estes últimos estavam particularmente interessados nas manifestações oculares da oncocercose entre os ianomâmis. O estudo feito inicialmente por Chaves *et al.* (1986) por uma equipe multiprofissional da Universidade do Amazonas, Manaus, Brasil, examinou clinicamente 38 habitantes da região do Surucucu, Roraima (35 índios ianomâmis e 3 brancos). Destes, 8 pacientes, por apresentarem lesões dermatológicas sugestivas de oncocercose, foram submetidos a exame oftalmológico e avaliação dermatológica; 7 apresentaram positividade para oncocercose, em diferentes concentrações de microfilária na pele (1 a 103 mf/mg), 2 tinham opacidades corneanas límbicas de apenas um ponto cada e de aspecto oncocercótico; um paciente, do sexo masculino, 50 anos, apresentava um nódulo no crânio (osso parietal) que, após a extirpação, revelou a presença do verme adulto. Este paciente foi o portador de maior carga parasitária nas biopsias de pele e um dos que apresentava queratite puntata. Já o estudo mais recente feito também por Chaves (1994) em 410 ianomâmis registrou 74,63% de positividade para oncocercose, em biopsias de pele – densidade parasitária variando de 1 a 114 mf/mg e 65,4% de manifestações oculares típicas de oncocercose – queratite puntata, 60% e queratite esclerosante, 5,4%. Isso demonstra que a oncocercose no Brasil, estudada pelo mesmo pesquisador com maior amostragem, aumentou consideravelmente tanto no percentual de biopsias de pele quanto no número de manifestações oculares da doença (Tabela 96.2).

Tabela 96.2 Estudo comparativo entre as três investigações realizadas no foco oncocercótico da Amazônia brasileira segundo as alterações cutâneas e oculares.

Investigações	Biopsia de pele positiva	Queratite puntata	Queratite esclerosante
Chaves *et al.*, 1986	18,42% (7 em 38)	5,26% (2 em 38)	–
Da Vila, 1991	53,05% (139 em 262)	42,37% (111 em 262)	–
Chaves, 1994	74,63% (306 em 410)	60,00% (246 em 410)	5,37% (22 em 410)

Imunopatologia

Toda a patologia de infecção por *O. volvulus* decorre de interação entre a resposta imune do hospedeiro e circunstâncias relacionadas com o parasito. As manifestações clínicas (dermatológicas, oculares e outras) aparecem somente após muitos anos de parasitismo, com grande acúmulo de vermes nos tecidos. Além disso, mecanismos moduladores de imunidade do hospedeiro impedem que processos líticos se voltem contra microfilárias vivas; só a partir da inviabilidade destas e, consequentemente, a presença de grande quantidade de antígeno de microrganismos dos parasitos mortos nos tecidos é que se tornam operacionais os mecanismos efetores, das defesas inatas e da resposta imune do hospedeiro.

Saint André *et al.* (2003) demonstraram que o edema, a opacidade e o infiltrado inflamatório da oncocercose ocular se devem provavelmente à ativação de células do epitélio da córnea e de ceratócitos, que expressam funcionalmente CD-14 e TLR-4, com produção de IL-6 e IL-8 induzidas por endotoxinas. A ativação do TLR-4 resulta na produção de citotoxinas quimiotáticas no estroma da córnea e expressão de PECAM-1 (*platelet endothelial cell adhesion molecule-1*) nos vasos do limbo com subsequente infiltrado de neutrófilos para o estroma da córnea. O recrutamento de eosinófilos perece não ser regulado pelo TLR-4, dependendo muito mais da imunidade adquirida.

Segundo estudos de Greene *et al.* (1983) a resposta imune a *O. volvulus* mostra que a reação proliferativa de células mononucleares do sangue periférico a antígeno de *O. volvulus* em pacientes com presença generalizada de microfilárias nos tecidos é mínima, desprezível, geralmente comparável à de indivíduos normais de áreas não endêmicas, evidenciando a atividade de mecanismo imunomoduladores. A produção de citocinas também parece ser equivalente nesses dois grupos, mas há relatos de níveis mais elevados de citocinas em indivíduos supostamente imunes de áreas endêmicas. Estudos de Ward *et al.* (1983) demonstraram que a produção de anticorpos, especialmente IgG e IgE, está mais elevada nos pacientes com infestação generalizada de microfilárias. Anticorpos opsonizantes estão significativamente mais elevados em indivíduos de áreas endêmicas, comparados com pacientes com grande número de microfilárias nos tecidos. Há uma correlação direta entre a carga de microfilárias e os níveis de IgG4 e anticorpos detectados por imunofluorescência e inversa em relação a anticorpos fixadores de complemento conforme demonstraram Dafa'Alla *et al.* em 1992. Os níveis elevados de anticorpos totais sugerem ativação policlonal. Os níveis de imunocomplexos circulantes tanto específicos como inespecíficos são elevados e o de complemento livre é baixo. Os pacientes com manifestações clínicas apresentam níveis detectáveis de autoanticorpos que se correlacionam com a doença. Meilof *et al.* (1993) observaram que pacientes com doença ocular apresentam níveis elevados de autoanticorpos anticalreticulina, um entígeno citoplasmático representado por uma proteína associada ao retículo endoplasmático e envolvida no transporte de cálcio. Tal antígeno já havia sido identificado anteriormente por Unnasch *et al.* em 1988 como um componente proteico do *O. volvulus* designado RALI. Além disso, pacientes com oncocercose apresentam autoanticorpos antifotorreceptores e camadas internas de retina que, entretanto, não parecem envolvidos na patologia. Outros antígenos comuns entre filárias e tecido ocular têm sido identificados, como, por exemplo, uma proteína de 44 kDa encontrada na retina, nervo óptico, íris e córnea, além de material de diferentes filárias. Todos os pacientes com oncocercose e alguns com outras filárias apresentam anticorpos para esses antígenos segundo pesquisa de McKechnie *et al.* (1993). Em um modelo murino de queratite oncocercótica, a inflamação é desencadeada por *Wolbachia* que interagem com TLR-2 e TLR-6 promovendo a produção de interferona-γ, interleucina 1β e quimiocinas que levam ao recrutamento e ativação de centrófilos e desenvolvimento de opacidade corneal (Taylor *et al.*, 2010).

Estudos com mitógenos como fito-hemaglutinina (PHA), mitógeno de *pokeweed* (PWM) e concanavalina A (Con A) e da hipersensibilidade do tipo tardio feitos por Greene *et al.* indicam equivalentes em pessoas infectadas e não infectadas com tendência à queda em pacientes com grande carga de microfilárias. Prost *et al.* em 1979 relatou que em áreas de alta endemicidade no Chad, o índice de hanseníase lepromatosa é duas vezes maior que em regiões sem oncocercose. Tudo indica uma situação em que se instala um padrão de resposta imune com ativação de linfócitos T *helper* do tipo 2 nos pacientes com densa carga parasitária, que favorece tolerância imunológica. É significativo que em áreas de alta endemicidade de oncocercose, o índice de hanseníase lepromatosa seja duas vezes maior que em outras regiões. Como se sabe, esta forma de doença é favorecida por helmintíases concomitantes e ativação do eixo T *helper* 2, segundo pesquisa de Cohen (1995).

Turner *et al.* (1994) afirmam que a introdução do tratamento com filaricida quebra o equilíbrio imunológico, levando a reações agudas com níveis elevados de TNF e IL-6 e aumento de proteínas eosinofílicas. A longo prazo ocorre elevação da resposta proliferativa de células mononucleares do sangue periférico. Caem os níveis de IgG e os níveis de IgE se elevam inicialmente para depois declinar. No tecido ocular, eosinófilos concentram-se em torno de microfilárias mortas, seguindo-se infiltrado de linfócitos e macrófagos. Ocorre também intensa ativação de células residentes (endotélio vascular, pericitos, fibroblastos) evidenciada pela expressão de antígenos de histocompatibilidade de classe II. No aquoso é possível detecção anticorpos.

A doença

As manifestações clínicas da oncocercose são essencialmente cutâneas e oculares. A filária amadurece e se reproduz em nódulos subcutâneos. Estes são fibrosos, arredondados e podem ser detectados sobre proeminência óssea, medem em torno de 3 cm de diâmetro e contêm, geralmente, 2 ou mais vermes adultos enovelados. Às vezes, localizam-se nas placas fasciais profundas, sendo impalpáveis nessas localizações. Quando superficiais, tornam-se palpáveis mais de 1 ano após o início do processo infeccioso. São facilmente móveis, particularmente sobre os planos ósseos, quando se localizam na crista ilíaca, região sacroilíaca, grandes trocanteres, frontal e ombros.

A partir dos nódulos oncocercóticos, as fêmeas produzem microfilárias que migram especialmente para a derme superior e aparelho visual, onde desencadeiam, especialmente depois de mortas, patologia dermatológica e ocular. Tanto uma como outra parecem depender mais de uma atividade semelhante à de endotoxinas (derivadas dos simbiontes bacterianos) do que dos tecidos mortos dos parasitos.

Manifestações cutâneas

As lesões cutâneas iniciais consistem em um *rash* eritematopapular, com características de hipersensibilidade, que incluem infiltrado de eosinófilos, linfócitos e plasmócitos. As lesões evoluem por um período de vários anos e a gravidade é, geralmente, proporcional à carga parasitária. Em infecções maciças, ocorre espessamento e lesões hiperceratóticas da pele (pele de elefante ou pele de crocodilo). Despigmentação e formações pendulares na virilha, contendo linfonodos esclerosados, constituem complicações tardias e raras. Grande parte do dano dermatológico é causada pelo efeito mecânico de coçar e arranhar e por infecção secundária. A linfadenopatia local deve-se não apenas à infecção secundária com hiperplasia reativa, mas também à reação de hipersensibilidade do tipo Arthus, em torno de microfilárias mortas e imunocomplexos nos linfonodos. A sequência das alterações cutâneas é a seguinte:

Pápulas intensamente pruríticas, de aspecto eritematoso em pele clara, localizadas, de início, nas nádegas e coxas preferencialmente.

Pápulas e placas hiperceratóticas e lesões liquenoides (*craw-craw*). Impetigo secundário é comum. Toda a pele pode estar afetada, com exceção da face, couro cabeludo, palma das mãos e planta dos pés.

Alterações atróficas na epiderme (que se torna muito fina) e na derme, produzindo um pregueamento fino da pele, percebido especialmente nas pernas, joelhos e abdome baixo. Pontos acrômicos espalhados fundem-se em padrões irregulares (pele de leopardo).

Alterações tardias e secundárias, adenopatia inguinal grosseira. Dobras pendulares da pele atrófica produzem as lesões conhecidas como *hanging groin* (em inglês, virilha pendente), e o chamado "véu Hotentot" ou "avental Hotentot". Quando a parede abdominal está afetada, aumenta a incidência de hérnia inguinal e hidrocele. Elefantíase das pernas e da bolsa escrotal são sequelas raras (Figuras 96.1 a 96.5).

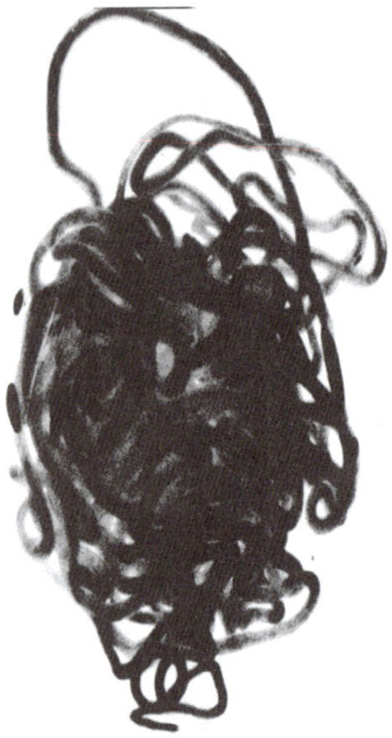

Figura 96.1 Verme adulto *Onchocerca volvulus* (extraído de nódulo do crânio, osso frontal, paciente masculino, 50 anos, residente em Surucucu, RR). Reproduzida de Chaves (1994).

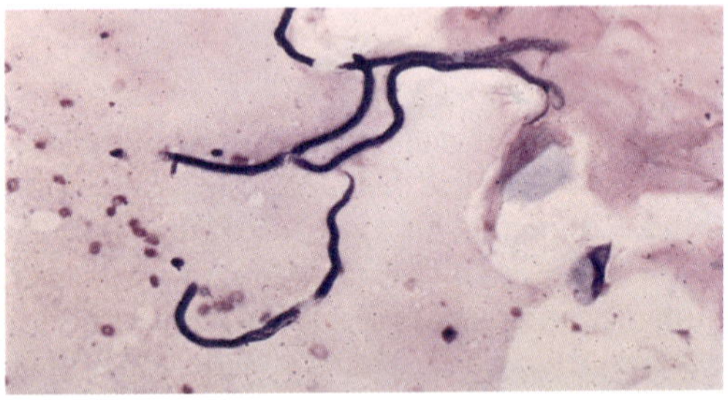

Figura 96.2 Microfilárias de *Onchocerca volvulus* (extraídas de biopsia de pele, região glútea, paciente masculino, 23 anos, residente em Surucucu, RR). Reproduzida de Chaves (1994).

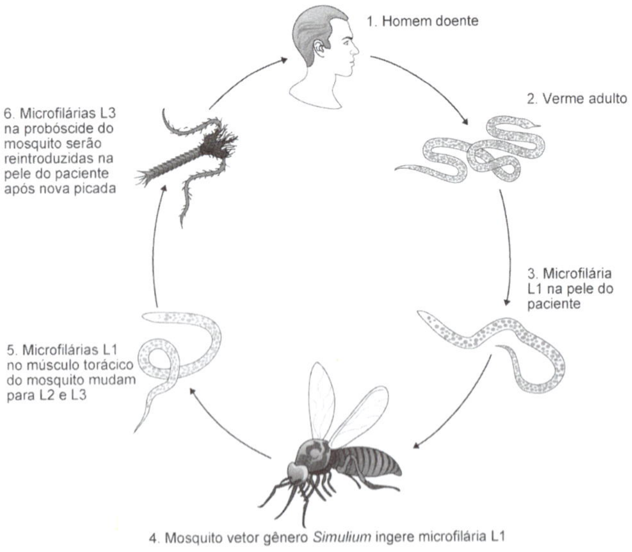

Figura 96.3 Ciclo de *Onchocerca volvulus*. **1.** Homem doente; **2.** verme adulto; **3.** L1, microfilárias no sangue periférico; **4.** *Simulium* ingerindo microfilária; **5.** microfilária nos músculos do tórax do mosquito (L2, larva de 2º estágio ou larva infectante); **6.** larva infectante na probóscide do inseto.

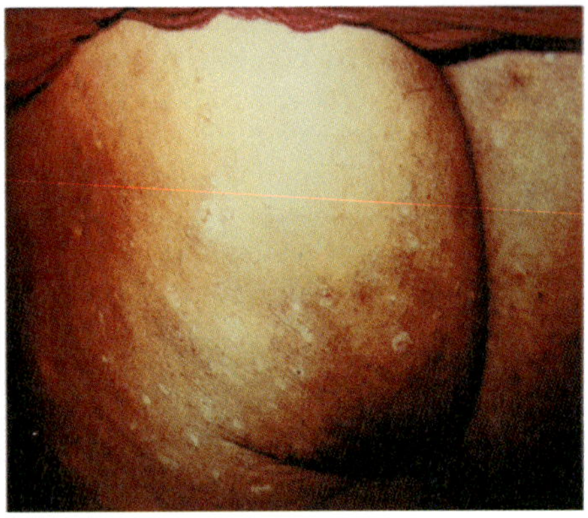

Figura 96.4 Pápulas e pontos acrômicos oncocercóticos (região glútea, paciente feminino, 34 anos, residente em Xideia, RR). Reproduzida de Chaves (1994).

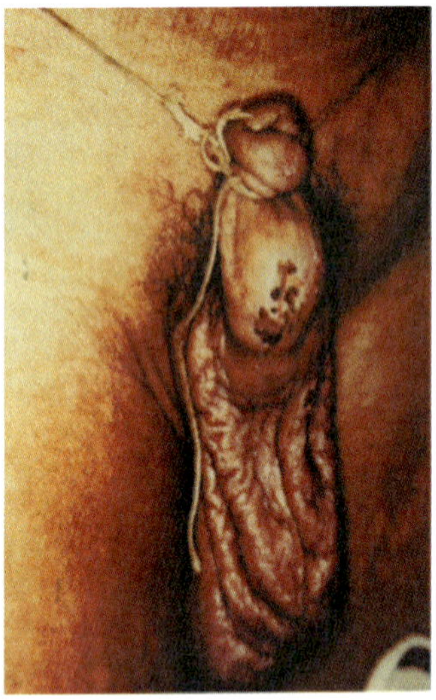

Figura 96.5 Alterações oncocercóticas genitais tipo *craw-craw* (paciente masculino, 46 anos, residente em Surucucu, RR). Reproduzida de Chaves (1994).

Lesões oculares

Do ponto de vista oftalmológico, o único achado com valor diagnóstico conclusivo é a presença de microfilárias de *O. volvulus* na córnea e câmara anterior do olho. No entanto, outras manifestações podem ser sugestivas na doença: queratite puntata, queratite numular, queratite esclerosante, lesões em *cracked-ice*, *snowstorm* e irite piriforme oncocercótica, entre outras. Deve-se enfatizar porém, que estas manifestações são subsequentes à penetração da microfilária no tecido ocular (Figuras 96.6 e 96.7).

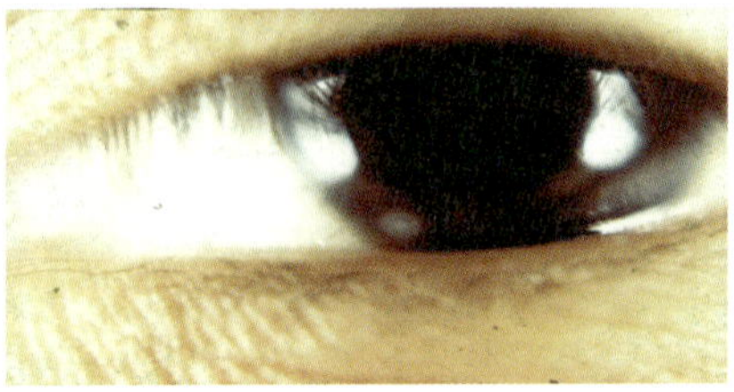

Figura 96.6 Queratite puntata (paciente masculino, 23 anos, residente em Alto Mucajai, RR). Reproduzida de Chaves (1994).

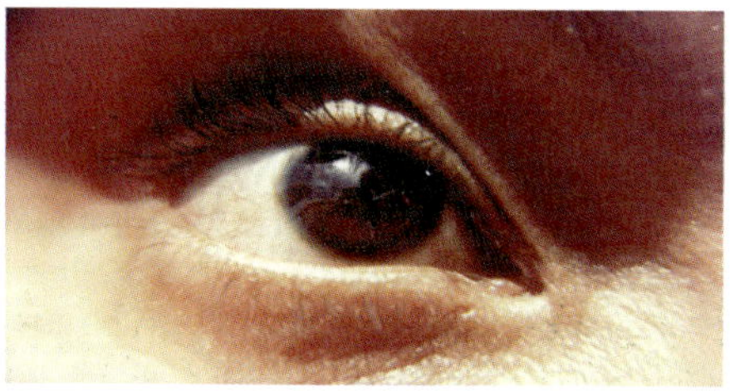

Figura 96.7 Queratite esclerosante tipo 2 (paciente masculino, 43 anos, residente em Xideia, RR). Reproduzida de Chaves (1994).

Manifestações oculares

As microfilárias de *O. volvulus* migram extensivamente por toda a derme superior e podem penetrar no globo ocular, causando eventualmente alterações capazes de levar à cegueira. Este é o principal componente clínico da oncocercose, sem o qual a doença seria apenas mais uma dermatose de populações subdesenvolvidas e, certamente, não despertaria maior interesse. A oncocercose é uma das principais causas de cegueira no mundo devido a sua alta prevalência no continente africano.

Todas as alterações oculares resultam das reações inflamatórias em torno das microfilárias que morrem no interior do olho. Ao morrer, as microfilárias liberam as bactérias endossimbiontes do gênero *Wolbachia* que, por meio de um mecanismo semelhante à resposta ao lipopolissacarídio (LPS), ativa TLR4 (*Toll-like receptor 4*) e desencadeia reação inflamatória responsável pelo quadro ocular. O processo é lento e cumulativo e só se observa patologia significativa quando infecções maciças já persistem por vários anos. As microfilárias entram no aparelho visual pela conjuntiva bulbar e penetram no globo no nível do limbo. A partir daí, invadem a córnea, o humor aquoso e a íris, podendo chegar, também, ao segmento posterior do olho, passando ao longo das bainhas dos vasos e nervos ciliares anteriores para as porções periféricas da coroide e da retina. A lesão mais precoce é a queratite puntata, que consiste em discretas áreas esbranquiçadas na córnea, cada uma das quais representa uma reação inflamatória em torno de uma única microfilária. Essas alterações não afetam a visão e, nessa fase, o paciente se queixa apenas de prurido conjuntival. Não há registros de alterações específicas na conjuntiva, mas Choyce (1967) menciona um espessamento amarelo após muitos anos de infecção, e registra a presença de microfilárias vivas em fragmentos conjuntivais obtidos durante a doença ativa. A partir daí, as microfilárias migram para a córnea, entre a membrana de Bowman ou logo abaixo dela. As larvas vivas têm o mesmo índice refrativo da córnea, sendo, portanto, difíceis de observar. Não há reações às microfilárias vivas; a *O. volvulus* é um parasito bem adaptado, que não causa reações adversas nos hospedeiros vertebrados; tanto as lesões cutâneas como as oculares decorrem das reações aos parasitos mortos. Na córnea, as microfilárias eventualmente morrem e a reação ao microrganismo desintegrado causa uma opacidade característica, descrita por Ridley (1945) como "numular" ou, pelo próprio Choyce (1967) como "flocos de neve derretendo". Esta patologia pode-se fazer acompanhar de outras alterações corneanas conhecidas, respectivamente, como *cracked-ice* (linha esbranquiçada de aproximadamente 1 mm de extensão) e *snowstorm* (lesões múltiplas, esbranquiçadas, pequenas e concentradas na parte inferior da córnea).

As opacidades tendem a se acumular em torno do limbo, especialmente às 3 e às 9 h. O mecanismo de produção dessas queratites foi comprovado histologicamente e está descrito em um trabalho clínico de Ridley (1945) como pequenos focos inflamatórios. São geralmente maiores que os produzidos por vírus. Os estágios tardios da queratite oncocercótica, com formação de tecido cicatricial permanente, resultante em múltiplas opacidades corneanas, são denominados queratite esclerosante e foram descritos primeiramente por Pacheco-Luna em 1918. Trata-se da lesão mais grave da parte anterior do olho, caracterizada por uma reação fibrótica irreversível, que começa na periferia da córnea, próximo ao limbo, estendendo-se para dentro, com dano visual progressivo: as porções medial, lateral e inferior da córnea são particularmente as mais afetadas. Tanto a membrana de Descemet como a esclera constituem barreiras intransponíveis para as microfilárias e presume-se que elas entrem na câmara anterior, através da delicada membrana endotelial da malha trabecular do ângulo ou ao longo da adventícia dos vasos ciliares. Instalando-se na câmara anterior, as microfilárias parecem sobreviver por vários meses, sem causar reações, sendo possível encontrar incontáveis microfilárias na câmara anterior de olhos sem opacidade, sem inflamação e com visão normal. O achado de microfilárias na câmara anterior constitui o único sinal clínico inquestionável de oncocercose ocular. Mesmo em infecções relativamente recentes, é possível ver as microfilárias no humor aquoso, com o auxílio de uma lâmpada de fenda. Quando morrem, as microfilárias presentes no humor aquoso liberam bactérias *Wolbachia* que desencadeiam uma reação inflamatória na base da câmara anterior que evolui, progressivamente, para a parte inferior da íris, tracionando-a para baixo e distorcendo a pupila, que se torna piriforme e corectópica. Episódios de irite aguda ocorrem frequentemente, levando a sinéquias posteriores, irite crônica e, às vezes, glaucoma e catarata secundária.

As iridociclites oncocercóticas, também descritas originalmente por Pacheco-Luna (1918) e confirmadas na África por Hissette em (1932), Bryant em (1935) e Ridley (1945), distinguem-se da maioria dos outros tipos de iridociclite crônica, justamente por sua tendência de deformar a pupila. O processo pode ser tão extenso que a pupila praticamente desaparece para baixo, quase como se tivesse ocorrido uma perfuração límbica inferior com encarceramento da íris, tornando-se corectópica. A cegueira por ceratoiridociclite oncocercótica é rara em pacientes abaixo de 50 anos, sugerindo que seria necessária uma infecção longa e maciça para que tal mal pudesse ocorrer.

A cápsula intacta do cristalino oferece mais uma barreira intransponível às microfilárias de *O. volvulus* e a catarata, na oncocercose, só ocorre como complicação secundária da iridociclite crônica.

As microfilárias chegam ao segmento posterior do olho pelas bainhas dos vasos e nervos ciliares e podem produzir lesões tanto na coroide e na retina quanto no nervo óptico.

As lesões coriorretinianas começam perifericamente, com uma coriorretinite pigmentada destrutiva, com intenso embainhamento dos vasos retinianos; há constrição do campo visual, levando a visão tubular.

O nervo óptico pode ser lesado ou diretamente por microfilárias na sua intimidade, ou por atrofia óptica secundária associada à coriorretinite.

É difícil avaliar a prevalência das lesões do segmento posterior, porque, frequentemente, a observação dessas lesões é prejudicada por opacificações da córnea e do cristalino em pacientes densamente parasitados. As uveítes oncocercóticas podem ser agudas ou crônicas do tipo exsudativo, mas não granulomatoso. A maioria das lesões se localiza na úvea anterior, sendo, portanto, obscurecidas pelas consequências da irite crônica já descrita e escondidas pelas sinéquias posteriores e opacidades do cristalino, mencionadas. Frequentemente ocorre edema macular que pode ser seguido por certo grau de degeneração macular não específico e interferir na visão central. É possível, também, ocorrer atrofia óptica, mas, na África, não se deve atribuir essa alteração exclusivamente à oncocercoce, porque ela também pode, com frequência, ter outras etiologias. Microfilárias de *O. volvulus* foram descritas no nervo óptico, primeiramente por Giaquinto (1934) e têm sido referidas em outras ocasiões, mas não se trata de um achado comum de patologia. Clinicamente, não há nada característico nessas lesões pós-inflamatórias do fundo do olho. Entretanto, o componente degenerativo nas lesões oncocercóticas do segmento posterior é importante e controvertido. Quem primeiro suspeitou da existência dessas alterações foi Hissette (1932) e mais tarde Bryant (1935) as descreveu como uma condição que ele chamava de "cegueira do Sudão", enfatizando que, nesses casos, não havia microfilárias no olho e que todo o quadro parecia mais do tipo degenerativo do que pós-inflamatório. Ridley (1945) descreveu lesões similares nas quais também não havia sinais de inflamação e Choyce (1967) refere-se a lesões degenerativas do fundo ocular em olhos com apenas leves infecções do segmento anterior e meios totalmente transparentes, embora admita que, nesses casos, as lesões do segmento posterior possam ter outra etiologia. As lesões degenerativas oncocercóticas podem estar associadas a deficiência de vitamina A ou outras carências nutricionais. Lesões coriorretinianas degenerativas na oncocercose têm sido descritas apenas em pacientes africanos, não tendo sido observadas em pacientes com oncocercose, na Europa, ou, significativamente, na América Central. Na realidade, a forte relação dessas lesões com a oncocercose vem de estudos epidemiológicos de Budden *et al.* (1963), que demonstram que elas são muito frequentes em comunidades oncocercóticas.

O diagnóstico definitivo da oncocercose se faz pela identificação do parasito nos tecidos dos hospedeiros: vermes adultos ou microfilárias – respectivamente pela extirpação de nódulos ou biopsia de pele – ou ainda pela visualização de microfilárias vivas no globo ocular, em especial no humor aquoso. A identificação dos parasitos se faz por suas características morfológicas.

Na condução da hipótese diagnóstica deve-se levar em conta a procedência do paciente. Outras técnicas, como a utilização de sondas de DNA de *O. volvulus,* têm apenas utilização experimental.

Recentemente (Katabarwa *et al.*, 2008) foi observada uma ocorrência maior de epilepsia em área endêmica de oncocercose comparada com áreas não endêmicas. O aumento é da ordem de 0,4% na prevalência de epilepsia para cada 10% de aumento na prevalência de oncocercose (Pion *et al.*, 2009).

▸ Diagnóstico

No estudo clínico são consideradas as manifestações cutâneas e as lesões oculares.

▪ Manifestações cutâneas

Na pele, a *O. volvulus* determina prurido, liquenificação, "mal morado" ou "erisipela de la costa", despigmentação tardia, atrofia, linfadenopatia e nódulos. Alguns pacientes podem não apresentar qualquer sintoma, apesar da presença de microfilárias na pele.

O envolvimento cutâneo se manifesta principalmente por *prurido,* acompanhado ou não de erupção. As lesões papulares podem ser pequenas e agrupadas ou grandes e dispersas. O prurido é quase sempre muito intenso, levando a escoriações e, por vez, a ulcerações e infecção secundária; constitui este aspecto o quadro conhecido com *craw-craw* ou *galé filarienne.*

A liquenificação é resultado do prurido crônico, em virtude de a pele se apresentar seca e descamativa, assumindo o aspecto de mosaico ou de *lizard skin.*

"Mal morado" ou "erisipela de la costa" são denominações usuais na Guatemala e México, respectivamente. Caracteriza-se por edema duro, localizado geralmente na face, com acentuado aumento do volume das orelhas. Em alguns casos, a pele assume coloração esverdeada. Pacientes com evolução crônica dessas manifestações apresentam envelhecimento cutâneo precoce, simulando, por vezes, a *fácies leonina.* Estas manifestações têm sido atribuídas à presença de nódulos na cabeça e no pescoço. Trabalhos recentes têm mostrado maior quantidade de microfilárias na pele da cabeça e pescoço. Regiões localizadas no tronco, extremidades superiores ou coxas podem ser sede dessas manifestações, exibindo os pacientes elevação de temperatura e sensação de mal-estar geral.

Em casos crônicos, podem surgir *áreas acrômicas* com ilhotas de pele sã em torno dos folículos pilosos. Estas lesões se localizam, de preferência, nos membros inferiores, em particular na face anterior das pernas e, com menor frequência, na bolsa escrotal e pênis; são denominadas *leopard skin.*

A fase mais avançada do comprometimento cutâneo caracteriza-se por *atrofia de pele,* perda de elasticidade e envelhecimento precoce das áreas afetadas. Esta representa uma das características mais típicas da oncocercose.

A perda de elasticidade, em alguns casos, é responsável pela queda de pele, mais comumente nas virilhas, em pacientes do sexo masculino. Formam-se verdadeiros sacos pedunculados, contendo gânglios linfáticos inguinais ou femorais – *hanging groin.* A perda da elasticidade das virilhas é responsável por alta prevalência de hérnias, principalmente femorais, no homem. Outra consequência também observada é o aumento do tamanho da bolsa escrotal. Estas alterações são consideradas inexistentes na América Central.

Os linfáticos superficiais também podem ser acometidos. Entre os linfonodos mais afetados estão os das proximidades de áreas que apresentam dermatite. Estas linfadenites são discretas e indolores. Por vezes, pode-se observar associação de oncocercose e elefantíase da genitália.

Os vermes adultos são, geralmente, encontrados em nódulos subcutâneos (oncocercomas), firmes, arredondados ou alongados e indolores, de tamanho variável entre 0,5 e 10 cm. Em geral, são móveis, porém podem estar aderidos ao periósteo e fáscia profunda ou músculos. Nas áreas hiperendêmicas, a média de nódulos palpáveis em pacientes acima dos 40 anos de idade fica em torno de 10. Os nódulos apresentam distribuição distinta no organismo, de acordo com as áreas geográficas, como citado anteriormente. Na África, são mais comuns em torno da pélvis, particularmente na crista ilíaca, trocanter femoral, sacro e faces laterais do tórax. Nas Américas, localizam-se, de preferência, na cabeça, nas paredes do tórax, em torno da cintura pélvica e nos braços.

▪ Diagnóstico diferencial

O diagnóstico diferencial da oncocercose deve ser procedido com as seguintes patologias:

▸ **Dermatite populosa.** Deve-se considerar a diferenciação com a escabiose, hipersensibilidade a picada de insetos e piodermite.

▸ **Liquenificações.** Devem ser afastadas as eczematizações crônicas de outra etiologia.

▸ **Despigmentação.** As despigmentações observadas em casos africanos simulam a pinta terciária endêmica no alto rio Negro e em outras áreas do estado do Amazonas.

▸ **Atrofia cutânea.** Merecem particular diferenciação as anetodermias e cicatrizes residuais.

▸ **Elefantíase.** A elefantíase da oncocercose deve ser diferenciada da de outras filarioses e da determinada por infecções estreptocócicas repetidas, linfogranuloma venéreo, cromomicose e malformações congênitas ou hereditárias.

▸ **Nódulos.** Devem ser diferenciados de nódulos que podem simular oncocercose, tais como lipomas, cistos e nódulos justarticulares da bouba tardia e outros.

Na oncocercose, a biopsia representa o melhor método para diagnóstico parasitológico de microfilárias. A temperatura ambiental e cutânea, assim como os vetores, parece exercer influência quando à densidade e localização das microfilárias na pele. A perfeita identificação das microfilárias é muito importante, pois a *Dipetalonema streptocerca* também é encontrada na pele, embora, até o momento, sua distribuição geográfica esteja limitada à África. Em áreas onde existe presença concomitante de microfilárias circulantes no sangue periférico, esta diferenciação se faz mais necessária, visto que, apesar de rara, é possível a contaminação do material da biopsia com sangue. Em nosso meio, onde existem grandes focos de *Mansonella ozzardi*, já observamos esta superposição. Beaver *et al.* (1976) identificaram microfilárias de *M. ozzardi* e *D. perstans* em sangue de índios ianomâmis em região venezuelana, fronteira com o Brasil, reconhecidamente endêmica de oncocercose. Os métodos utilizados na biopsia cutânea podem ser qualitativos e quantitativos.

Métodos qualitativos

As biopsias podem ser feitas com uma agulha que permita, quando levemente introduzida na pele e tracionada, fazer o seccionamento, com lâmina de barbear ou tesourinha, obtendo retalhos de aproximadamente 3 mm.

Buck (1974) preconiza como método mais eficaz de biopsia de pele o *punch* esclerocorneal desenvolvido por Scheffel, o qual possibilita a obtenção de amostras de pele uniformes. Qualquer desses instrumentos deve retirar fragmentos que atinjam as papilas dérmicas, onde estão localizadas as microfilárias. O local de eleição para a biopsia varia com a região geográfica. Assim, em pacientes africanos, é procedida nas partes baixas do corpo: nádegas, crista ilíaca, panturrilhas. Em pacientes dos focos americanos, realiza-se a biopsia na pele da região supraescapular.

O fragmento obtido é imediatamente colocado em uma gota de água destilada ou solução fisiológica, sobre uma lâmina. O exame microscópico é feito com objetiva 10.

A partir de 10 min até meia hora, observam-se as microfilárias se desprenderem da pele, Quando se usa água destilada, elas a abandonam mais lentamente. Com auxílio de estiletes, pode-se dilacerar o fragmento, facilitando, assim, a saída das microfilárias. Quando o líquido seca, retira-se o fragmento da pele, fixa-se e cora-se pelo Giemsa ou Hemalum de Mayer, para identificação posterior.

Métodos quantitativos

Utiliza-se a mesma técnica, porém, como os fragmentos retirados com lâminas de barbear ou tesouras são irregulares, há necessidade de pesá-los para calcular o número de microfilárias por miligrama. Usando-se o *punch*, não se faz necessário este procedimento, pois os fragmentos são uniformes. Neste método, prefere-se a água destilada para exame do fragmento pela maior facilidade na contagem das microfilárias (movimentos mais lentos). O tempo de contagem das microfilárias é de 30 min.

O número é muito variável. Este método se destina a medir as variações de densidade, sendo de utilidade prática em teste de fármacos e em observações epidemiológicas.

Novas técnicas de diagnóstico laboratorial têm sido desenvolvidas, como a utilização de uma mistura de três antígenos recombinantes ou amplificação por PCR do DNA do parasito. Mais recentemente, foi desenvolvido um teste para detectar antígeno específico de *O. volvulus* na urina e na lágrima com alta sensibilidade e especificidade e resultado rápido (três horas) (Stingl, 2009). Há também testes que detectam anticorpos específicos mas é difícil distinguir infecções ativas de quadros pregressos. Testes cutâneos não invasivos (*patch tests*) também podem ser úteis para diagnóstico individual e estudos epidemiológicos.

▸ Tratamento

Depois de anos de utilização da suramira sódica e da dietilcarbamazina no tratamento da oncocercose, a primeira agindo sobre os vermes adultos e a segunda sobre as microfilárias, as reações adversas a essas substâncias, somadas à alta toxicidade, indicavam a necessidade de recursos terapêuticos mais eficientes.

A partir dos anos 1980 essa lacuna passou a ser preenchida com a administração de ivermectina – vermífugo veterinário – em pequenas doses, que despontou como boa opção para o controle da oncocercose.

A ivermectina é uma medicação altamente potente que atua em todos os estágios de desenvolvimento dos parasitos nematódeos, imobilizando as microfilárias ao induzir a paralisia tônica da musculatura. O fármaco tem pouco efeito sobre os parasitos adultos, mas impede a saída de microfilárias do útero das fêmeas. A dose utilizada é de 150 µg/kg, em dose única anual (Mectizam 6 mg), administrada por via oral durante 10 a 15 anos, tempo médio de vida dos vermes adultos. Estudos demonstram que, utilizada na forma preconizada, a medicação reduz em 75% a carga parasitária na pele e nos olhos após 2 anos de tratamento.

A descoberta de que as manifestações clínicas da oncocercose (tanto a ocular quanto a dermatológica) podem estar muito mais relacionadas com bactérias endossimbiontes das filárias do que com os próprios parasitos abre a possibilidade de se utilizarem antibióticos como a doxiciclina no tratamento dos pacientes com oncocercose.

Ensaios terapêuticos realizados por Hoerauf *et al.* (2000) mostraram que o uso de doxiciclina causava a depleção de *Wolbachia* dos vermes adultos e microfilárias e inibição da embriogenia seguida de declínio da densidade de microfilárias, o que resultava em acentuada diminuição do comprometimento cutâneo, o que leva a crer que o tratamento com antibióticos pode reduzir ou prevenir a oncocercose ocular. O uso combinado de ivermectina e doxiciclina levou a resultados clínicos significativamente melhores do que uso isolado da ivermectina (Masud *et al.*, 2009).

Importante também como recurso terapêutico é a extirpação cirúrgica dos nódulos onde se encontram os vermes adultos, porém somente esta medida não constitui tratamento definitivo da doença, devido ao fato de que alguns nódulos podem estar localizados em regiões não palpáveis, tornando-se imperiosa a administração oral de ivermectina e doxiciclina como recursos medicamentosos de excelência.

▸ Profilaxia

A profilaxia da oncocercose não difere de outras parasitoses transmitidas por vetor e exige tanto o tratamento dos doentes como o combate ao mosquito transmissor; entretanto a eliminação completa do transmissor é tarefa inviável nos focos do continente americano pela ineficácia da borrifação diante das características ecológicas da região. Seria recomendável o controle epidemiológico de pessoas que migram de zonas endêmicas da doença, considerando que o vetor (*Simulium*) além de cosmopolita é ubíquo. Porém, como se trata de uma doença cumulativa, tanto em relação ao número de picadas quanto ao tempo de exposição, não deve haver qualquer tipo de pânico com relação à propagação pandêmica dessa filariose. Além do mais, como a inibição da embriogenia é um efeito prolongado do uso da doxiciclina, os antibióticos podem constituir uma alternativa muito promissora só para o tratamento individual dos pacientes como também para o controle da transmissão das microfilárias pelo vetor.

▸ Referências bibliográficas

Arzube ME. Onchocerciasis en el Equador – primero foco descubierto en el país, hallazgos clínicos, parasitológicos e entomológicos. *Trop Med Parasit.* 33: 45-60, 1982.

Arzube ME. Primer foco endémico de oncocercosis descubierto en Equador. *Bol Epid OPAS.* 2: 4-7, 1981.

Aziz MA, LIHJ MD. A case of ocular onchocerciasis in Colombia. *Trans Roy Soc Trop Med Hyg.* 59: 717, 1965.

Bearzoti P *et al.* Relato de um caso de oncocercose adquirida no Brasil. *Rev Paul Med.* 70: 102, 1967.

Belfort RJ, Moraes MAP. Oncocercose ocular no Brasil. *Rev Ass Med Bras.* 25: 133-137, 1979.

Bryant J. Endemic retino-choroiditis in the Anglo – Egyptian Sudan and its possible relationship to Onchocerca volvulus. *Trans Roy Soc Trop Med Hyg.* 28: 523-532, 1935.

Budden FH *et al.* Comparative study of ocular oncho-cerciasis in savannah and rain forest. *Trans Roy Soc Trop Med Hyg.* 63: 591-602, 1963.

Chaves CC. Oncocercose Ocular na Amazônia Brasileira. Tese. Faculdade de Medicina de Ribeirão Preto da Universidade de São Paulo, 110 p., 1994.

Chaves CC *et al.* Ocular manifestations in onchocerciasis in the Amazon, Brazil. *Acta XXV Counc Ophthal.* (Rome) 2: 2567-2569, 1986.

Choyce DP. Personal experience of onchocerciasis in Central America, Africa and the British Isles with a note on Onchocerca cervicalis in horses. *Trans Opthal Soc UK.* 84: 371-406, 1964.

Choyce DP. Tropical eye diseases. *Inst Ophthal Clin.* 7: 467-560, 1967.

Cohen JM. Estudo epidemiológico das alterações oculares em hanseníase no Amazonas. Tese. Faculdade de Medicina de Ribeirão Preto da Universidade de São Paulo, 140 p., 1995.

Da Vila MF. Estudo das alterações oculares na região oncocercótica Yanomami. Tese. Escola Paulista de Medicina, 121 p., 1991.

Dafa'Alla TH *et al.* The prolife of IgG and IgG subclasses of onchocerciasis patients. *Clin Exp Immunol.* 88: 258-263, 1992.

Duke BOL. Studies on factors including the transmission of onchocerciasis. IV. The biting cycles, infective biting density and transmission potential of "forest" Simulium damnosum. *Ann Trop Med Parasit.* 62: 95-106, 1968.

Giaquinto M. Mf. O. volvulus in the cut portion of the optic nerve of enucleated eyeballs. *Rif Med.* 50: 858, 1934.

Greene BM *et al.* Non-specific suppression of antigen-induced lymphocyte blastogenesis in *Onchocerca volvulus* infection in man. *Clin Exp Immunol.* 52: 259-265, 1983.

Hissete J. Memoires sur l'Onchocerca volvulus "Leuckart" et ses manifestations oculaires au Congo Belge. *Ann Soc Belg Med Trop.* 12: 433-529, 1932.

Lagraulet J. Giaquinto M. Les lesions retiniennes dans l'onchocercose en Amerique. Etude statistique et valeur semiologique. *Bull Soc Path Exot Filiales.* 58: 487-490, 1965.

Mac Donald G. The dinamic of helminth infections with special reference to schistosomes. *Trans Roy Soc Trop Med Hyg.* 59: 489, 1966.

Massud H *et al.* Effect of ivermectin with and withont doxicicline on clinical symptoms of onchocerciasis. *J Coll Physicians Surg Pak.* 19 (1): 34-38, 2009.

McKechnie NM *et al.* Immunologic cross-reactivity in the pathogenesis of ocular onchocerciasis. *Invest Ophthalomol Vis Sci.* 34: 2888-2902, 1993.

Meilof JF *et al.* Autoimmunity and filariasis: autoantibodies against cytoplasmic celular proteins in sera of patients with onchocerciasis. *J Immunol.* 151: 5800-5889, 1993.

Mills AR. A quantitative approach to the epidemiology of onchocerciasis in West Africa. *Trans Roy Soc Trop Med Hyg.* 63: 591-602, 1969.

Moraes MAP *et al.* Novas observações da área do rio Auaris, território de Roraima, Brasil. *Bol de la Oficina San Pan-Am.* 86: 509-516, 1979.

Moraes MAP *et al.* Novas observações sobre o foco de oncocercose da área do rio Tootobi, Estado do Amazonas, Brasil. *Bol de la Oficina San Pan-Am.* 84: 510-18, 1978.

Moraes MAP *et al.* Onchocerciasis in Brazil. *Bull Pan-Am Health Organ.* 7: 40-56, 1973.

Moraes MAP *et al.* Pesquisas sobre oncocercose na rodovia Perimetral Norte – BR 21, trecho Caracaraí – rio Demeni. *Rev Bras Malar D Trop.* 31: 29-34, 1979.

Moraes MAP, Chaves GM. Um caso de oncocercose no território de Roraima, Brasil. *Rev Inst Med Trop São Paulo.* 16: 110-113, 1974.

Moraes MAP, Diaz LB. Oncocercose no Estado do Amazonas, Brasil. *Rev Inst Med Trop São Paulo.* 14: 330-333, 1972.

Pacheco-Luna R. Disturbances of vision in patients harboing certain filarial tumors. *Am J Ophthal.* 3: 805-808, 1918.

Pion SD *et al.* Epilepsy in onchocerciasis endemic areas: systematic review and meta-analysis of population – based surveys. *PLoS Nege Trop Dis.* 3(6): e 461, 2009.

Potenza R *et al.* Nuevo foco endémico de la oncocercosis humana en el mundo. *Bol Med Creolo.* 1: 263-285, 1949.

Prost A *et al.* Lepromatous leprosy and onchocerciasis. *Br Med J.* 1: 589-590, 1979.

Ramirez Perez J *et al.* La simuliofauna del território federal del Amazonas (Venezuela). *PROICET Pub Cient.* 1: 104, 1982.

Rassi E *et al.* Discovery of a new onchocerciasis focus in Venezuela. *Bull Pan-Am Health Org.* 11: 41-64, 1977.

Ridley H. Ocular onchocerciasis, including an investigation in the gold coast. *Brit J Ophthal.* 58: 29-30, 1945.

Saint André A *et al.* The role of endosymbiotic *Wolbachia* bacteria in the pathogenesis of river blindness. *Science.* 295: 1892-1895, 2002.

Stingl P. Onchocerciasis: development in diagnosis, treatment and control. *International J Dermatoll.* 48: 393-396, 2009.

Strong RP *et al. The African Republic of Liberia and the Belgian Cango.* Harvard University Press, v. 1, p. 231-257, 1930.

Taylor HR. Onchocerciasis. *Intern Ophthal.* 14: 188-194, 1990.

Taylor MJ *et al.* Inflammatory responses induced by the filarial nematode *Brugia malayi* are mediated by lipopolysaccharide-like activity from endosymbiotic *Wolbachia* bacteria. *J Exp Med.* 191: 1429-1436, 2000.

Taylor MJ *et al.* Lymphatic filariasis and onchocercians. *Lancet* published online August 24, 2010. In: www.thelancet.com.

Turner F *et al.* IL-6 and TNF in the pathogenesis of adverse reactions following treatment of olymphatic filariasis and onchocersiasis. *J Infect Dis.* 169: 1071-1075, 1994.

Unnasch TR *et al.* Isolation and characterization of expression cDNA clones encoding antigenes of *Onchocerca volvulus* infective larvae. *J Clin Invest.* 82: 262-269, 1988.

Ward DJ *et al.* Onchocerciasis and immunity in humans: enhanced T cell responsiveness to parasite antigen in putatively immune individuals. *J Infect Dis.* 157: 536-543, 1983.

Woodruff AW *et al.* Onchocerciasis in the usambara mountain, Tanzania: The disease, its epidemiology and its relationship to ocular complications. *Trans Roy Soc Trop Med Hyg.* 60: 695-706, 1966.

Yarzarbal L *et al.* Epidemiological aspects of onchocerciasis in the sierra parima, Federal Territory of Amazonas (Venezuela). *CAICET Pub Cient.* 3: 43-63, 1985.

97 Triquinelose

José Rodrigues Coura e Léa Camillo-Coura

▸ Introdução

A triquinelose é uma zoonose de animais silvestres e domésticos, que pode se transmitir ao homem pela ingestão de carne crua ou mal cozida e seus produtos. O homem se infecta ingerindo as larvas da *Trichinella spiralis*, as quais penetram pelo duodeno, invadem a corrente sanguínea e linfática e vão encistar-se nos músculos, onde causam uma reação inflamatória com cicatrização posterior e fibrose.

Trata-se de uma infecção ou doença cosmopolita, encontrada em países da Europa Oriental e Meridional, África e sul da Ásia, Austrália, Nova Zelândia e ilhas do Pacífico, América do Norte (México, EUA e Canadá), inclusive na região Ártica. Na América Latina já foram assinalados casos na Argentina, Uruguai, Bahamas, Chile e México, onde constitui problema de saúde pública (Contreras *et al.*, 1994; Schenone, 2004; Rey, 2008; Coura e Camillo-Coura, 2008).

Diferenças geográficas entre parasitos de áreas diversas levaram alguns autores a distinguir a *T. spiralis* encontrada em animais domésticos (porcos, ratos, cães e gatos) e no homem, como a forma sinantrópica e zoonótica, em relação à *T. nelsoni* encontrada em animais silvestres na Suíça, Bulgária, sul da antiga União Soviética e na África Oriental e Meridional e a *T. nativa* também em animais silvestres do Canadá e Rússia (Pawlowski, 1986; Rey, 2008; Coura e Camillo-Coura, 2008).

Historicamente especula-se se a proibição religiosa entre os maometanos ou muçulmanos de comer carne de porco não estaria ligada à triquinelose, muito frequente entre os hebreus levitas. Esta mesma especulação se faz em relação à cisticercose.

▸ Patogenia e quadro clínico

Ao ingerir carne crua ou mal cozida de alguns mamíferos (particularmente de porco) infestada com larva de *T. spiralis*, o homem se infecta pela liberação das larvas após a digestão da carne pelos sucos digestivos. Libertadas, as larvas rapidamente penetram no epitélio da mucosa duodenojejunal causando aí uma discreta irritação, e em 4 a 5 dias atingem o estado adulto. As fêmeas grávidas depositam larvas no interior da mucosa ou causam uma reação inflamatória invadindo a corrente linfática, passam pelo coração e disseminam-se pela circulação sistêmica atingindo os músculos, onde causam uma reação inflamatória e liberam substâncias alergotóxicas, podendo induzir reações sistêmicas no organismo humano.

Podem ser distinguidas três fases clinicopatológicas na triquinelose: *fase de invasão, de produção e migração larvária* e *de encistamento* (Rey, 2008; Coura e Camillo-Coura, 2005; 2008). Na fase inicial ou de invasão, o processo de liberação das larvas no aparelho digestivo, sua penetração e desenvolvimento na mucosa duodenojejunal, até tornar-se verme adulto, dura de 3 a 7 dias. Nessa fase o paciente apresenta náuseas, vômitos, diarreias e cólicas intestinais devido ao processo irritativo e inflamatório do intestino. Na segunda fase, de produção e migração larvária, com a duração média de 2 semanas, o paciente pode apresentar manifestações gerais como febre remitente, edema facial (palpebral, labial e lateral de têmporas e nariz), hipertrofia das glândulas salivares, linfadenopatia generalizada, *rash* cutâneo urticariforme e eosinofilia que pode atingir até 70%. Estas manifestações são decorrentes da resposta imune do paciente. A invasão dos músculos, particularmente do diafragma, masseteres, língua, escapulares, lombares, músculos da coxa e panturrilha leva a dores musculares, dificuldade respiratória (comprometimento de diafragma e músculos torácicos), dificuldade de abrir a boca, deglutir e falar (comprometimento dos músculos da língua e masseteres), e dor e dificuldade na deambulação por comprometimento dos músculos da coxa e panturrilha. Embora não haja encistamento das larvas no músculo cardíaco, pode ocorrer miocardite reacional, com infiltração linfocitária e eosinofílica, com alterações eletrocardiográficas do tipo isquêmico (inversão de ondas T e desnivelamento do segmento S-T).

O envolvimento cardíaco é muito frequente, porém de pouca gravidade. Casos graves e fatais já foram relatados. Nessa fase ainda podem ocorrer manifestações respiratórias decorrentes de uma pneumonia intersticial por sequestro e morte de larvas no pulmão. Mais raramente pode haver comprometimento do sistema nervoso central, por invasão larvária e quadro de meningoencefalite, alucinações, confusão mental e até coma. Podem ocorrer também manifestações oculares com perturbações visuais, fotofobia, dor retro-orbitária, decorrente de invasão dos músculos extrínsecos do globo ocular por hemorragias (Coura e Camillo-Coura, 2005; 2008).

Finalmente a fase do encistamento larvário, quando a reação inflamatória exsudativa cede lugar ao processo de fibrose por meio da infiltração de fibroblastos, células epitelioides histiocitárias, com formação de uma cápsula alongada envolvendo a larva; na maioria das vezes elas morrem e calcificam. Algumas larvas, entretanto, permanecem vivas, encapsuladas por muitos anos. O processo de encistamento leva de 20 a 30 dias; portanto o período total, desde a fase de invasão até o encistamento, é de aproximadamente 50 dias (Rey, 2008; Coura e Camillo-Coura, 2005; 2008).

▸ Diagnóstico, tratamento e profilaxia

O diagnóstico clínico da triquinelose é difícil na fase inicial, devendo diferenciar-se de várias outras doenças que

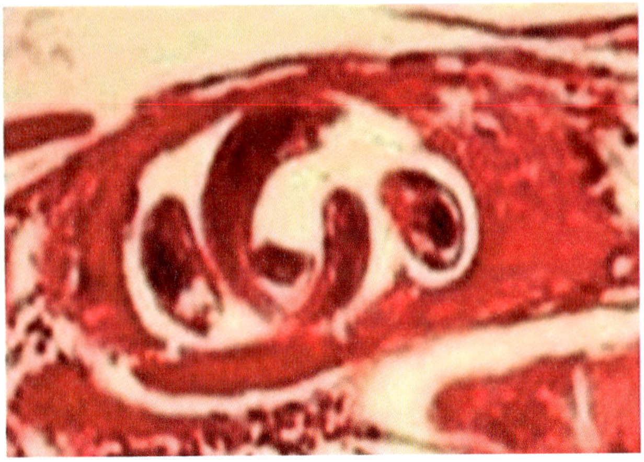

Figura 97.1 Larvas de *Trichinela spiralis* encistadas no músculo.

produzem febre, edema facial, manifestações digestivas, linfadenopatia generalizada, eosinofilia e dores musculares. A presença de mialgia, eosinofilia e elevação das transaminases oxalacéticas em pacientes com antecedentes de ingestão frequente de carne de suínos e seus produtos é muito sugestiva.

As reações sorológicas, Elisa, imunofluorescência e hemaglutinação com dosagem de IgM positiva indicam a fase aguda da infecção, entretanto a IgG positiva não diferencia uma infecção atual, em área endêmica, de uma infecção pregressa assintomática, o que ocorre com grande frequência. A biopsia muscular com presença do L3 no tecido estabelece o diagnóstico definitivo. O tratamento da triquinelose pode ser feito com mebendazol, 200 mg/dia, durante 5 dias ou albendazol, 400 mg/dia, durante 3 dias, com regressão dos sintomas em 24/48 h. Nas formas com grande reação alergoinflamatória, o uso de corticosteroides pode induzir importante melhora sintomática, mas não interfere na evolução da infecção e da doença (Rey, 2008; Coura e Camillo-Coura, 2005; 2008).

A profilaxia se baseia na eliminação da *Trichinella* dos porcos e de sua transmissão ao homem. Os porcos devem ser criados em ambientes higiênicos, a salvo do contato com ratos para evitar a ingestão destes animais e a contaminação daqueles. A inspeção veterinária da carne de porco deve seguir o mesmo rito da inspeção para cisticercose. O problema é a venda de carne por particulares, sem controle sanitário. A educação da população para comer carne de porco exclusivamente bem cozida é de fundamental importância. As Figuras 97.1 e 97.2 mostram, respectivamente, larvas de *Trichinela spiralis* encistadas no músculo e os ciclos doméstico e silvestre da triquinelose.

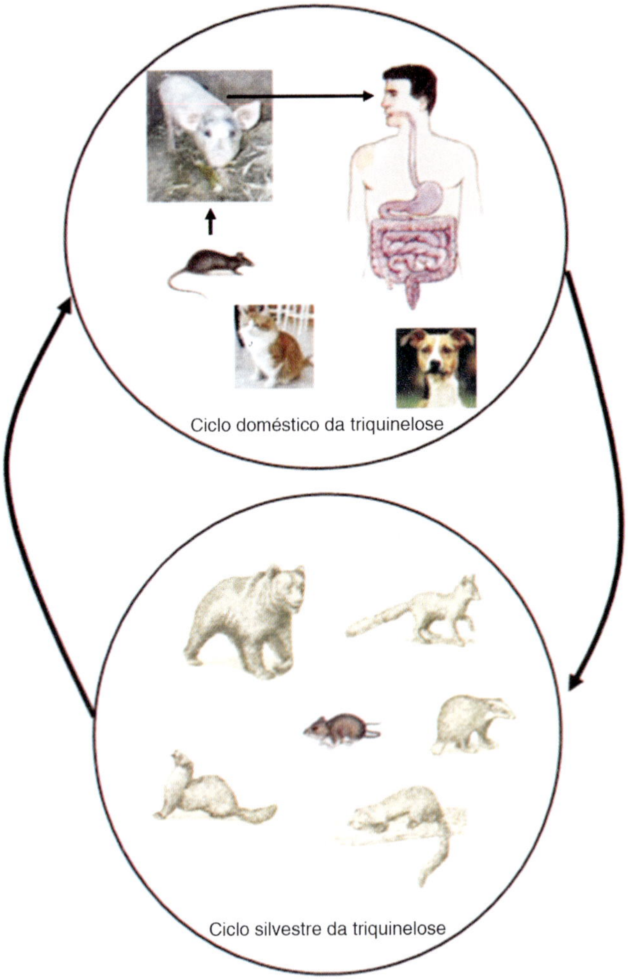

Figura 97.2 Ciclos doméstico e silvestre da triquinelose.

▸ Referências bibliográficas

Contreras M, Schenone H, Sandoval L *et al.* Epidemiología de la triquinosis en Chile. Estúdio de la prevalencia mediante reaciones imunodiagnósticas. *Bol Chil Parasitol.* 49: 73-74, 1994.

Coura JR, Camillo-Coura L. Triquinelose. In: Coura JR. *Dinâmica das Doenças Infecciosas e Parasitárias.* Rio de Janeiro: Guanabara Koogan, p. 1119-1120, 2005.

Coura JR, Camillo-Coura L. Triquinelose. In: Amato Neto V, Gryschek RCB, Amato VS *et al. Parasitologia. Uma abordagem Clínica.* Rio de Janeiro: Elsevier, p. 294-297, 2008.

Pawlowski ZS. Trichinellosis. In: Braud AI, Davis MD, Fierer J (ed.). *Infectious Disease and Medical Microbiology.* 2nd edition. Philadelphia: WB Saunders, p. 1536-1543, 1986.

Rey L. *Parasitologia. Parasitos e Doenças Parasitárias do Homem nos Trópicos Ocidentais.* 4ª ed. Rio de Janeiro: Guanabara Koogan, p. 680-683, 2008.

Schenone H. Triquinelose. In: Veronesi R, Focaccia R (ed.). *Tratado de Infectologia.* Vol. 2. 2ª ed. São Paulo: Atheneu, p. 1465-1466, 2004.

98 Capillaria hepatica | Papel em Patologia Humana e Potencial como Modelo Experimental

Zilton A. Andrade, Bárbara C. A. Assis e Márcia Maria de Souza

▸ Introdução

A *Capillaria hepatica* é um helminto nematódeo, tricuroídeo, cosmopolita, muito comum como parasito do rato e de outros roedores, tendo sido encontrado em numerosas espécies de mamíferos como esquilo, porco-do-mato, lebre, rato, cão, gato e macaco (Moura, 1991), bem como, recentemente, na marmota (*Marmota monax*) (Hilken *et al.*, 2003) e na marmota alpina (*Marmota marmota*) (Gortazar *et al.*, 1996). O seu papel na patologia humana ainda não foi inteiramente determinado (Cochrane *et al.*, 1957; Piazza *et al.*, 1963; Pereira e Mattosinho França, 1983; Yfanti *et al.*, 1996; Sawamura *et al.*, 1999; Camargo *et al.*, 2010; Tesana *et al.*, 2007; Klenzak, 2005), a infecção humana geralmente é apresentada como muito rara, extremamente grave, frequentemente fatal, ocorrendo em condições especiais, muitas vezes acidentais, que favorecem a ingestão, pelo homem, de grande quantidade de ovos embrionados do parasito, o que vai resultar em uma invasão maciça de larvas, seguida de localização, diferenciação e desintegração dos vermes e seus ovos no fígado e das extensas reações necrótico-inflamatórias daí resultantes.

Todavia, uma simples análise do ciclo vital do parasito e das circunstâncias que podem levar o homem a se infectar já seria suficiente para nos convencer de que a infecção humana pela *C. hepatica* não pode estar limitada simplesmente aos casos de infecção maciça. O reconhecimento de casos menos graves de capilaríase hepática dependeria de se estar alertado para esta possibilidade e de se dispor de métodos diagnósticos adequados, uma vez que os ovos do parasito não aparecem nas fezes.

Por outro lado, estudos recentes têm demonstrado que a infecção experimental por *C. hepatica* no rato é acompanhada pelo desenvolvimento de um tipo peculiar de fibrose hepática a fibrose septal, um achado frequente e inespecífico em doenças crônicas do fígado e que assume proeminência em algumas delas (Ferreira e Andrade, 1993). Dessa maneira, a fibrose da capilaríase hepática do rato vem se mostrando como um modelo fértil e interessante para pesquisas sobre fibrose hepática, especialmente sobre patogenia e tratamento, o que aumenta o interesse pelo conhecimento sobre as relações hospedeiro-parasito que o helminto pode proporcionar.

A abordagem destes tópicos constitui o objetivo do presente capítulo.

▸ C. hepatica

Um excelente estudo sobre a biologia e a parasitologia da *C. hepatica* foi realizado por Wright (1961) no Canadá. Existe uma grande dificuldade em se conseguirem exemplares inteiros do verme adulto para o estudo morfológico devido à sua estrutura longa e delicada, fina como um fio de cabelo.

Os vermes adultos apresentam bandas bacilares, que são regiões que formam faixas longitudinais de células diferenciadas com possíveis funções secretoras. As bandas estão localizadas lateralmente ao longo do corpo, porém nas fêmeas existe uma banda na parte inferior. Esta banda bacilar adicional nas fêmeas pode estar envolvida na reprodução e na atração do macho. A abertura oral e a cavidade bucal ovoide são dorsoventrais. Apresentam poros semelhantes a anfídios laterais, que são conhecidos como poros sensoriais. A papila cefálica apresenta 6 papilas menores no círculo interno e 8 no externo. Apresenta um cordão nervoso em torno da parte anterior do esôfago que consiste em uma curta porção fina muscular anterior e outra porção posterior maior, envolvida por células especiais chamadas esticócitos; estas células ainda não têm função conhecida.

A cutícula é trilaminar, formada pelas camadas basal filamentosa, matricial e córtex. Os filamentos da camada basal se coram com as colorações especiais para colágeno; a esta camada tem sido atribuída a função de elasticidade da cutícula. A camada lipídica superficial, queratinizada, serve como barreira às enzimas do hospedeiro (Wright, 1967).

O verme adulto tem dimorfismo sexual. As fêmeas podem medir de 52 a 81 mm de comprimento e 0,11 mm de largura, enquanto os machos são menores e têm 0,08 mm de largura. Os dados sobre o comprimento dos vermes adultos não aparecem uniformes na literatura e até mesmo nossos próprios dados mostram que os vermes coletados em ratos de esgoto de Salvador, Bahia, são bem maiores, chegando a fêmea a medir 4,5 cm de comprimento e o macho apenas a metade. Estas diferenças podem sugerir a existência de subespécies que tiveram que se adaptar aos diferentes ambientes, pois se referem a vermes cosmopolitas (Wright, 1961). Além da diferença no tamanho e na espessura, os machos apresentam a extremidade posterior terminada em cloaca e apresentam um espículo tubular.

O verme adulto tem simetria bilateral, corpo cilíndrico, alongado, não segmentado, revestido por cutícula. Tem um aparelho digestivo completo e a cavidade geral sem revestimento epitelial (Wright, 1961). Os ovos são muito parecidos com os do tricocéfalo, com as mesmas cascas e rolhas polares, porém a membrana mais externa é atravessada por minúsculos canais que lhe emprestam aspecto estriado muito característico (McQuowm, 1954).

O ciclo vital da *C. hepatica* é direto, não depende de um hospedeiro intermediário. Os estágios larvais (L2-L4) e os vermes adultos só são encontrados no interior do fígado do hospedeiro. O ciclo se inicia com a ingestão de ovos embrionados pelo hospedeiro. Estes ovos passam pelo seu tubo digestivo e eclodem no nível do ceco, onde as larvas do primeiro estágio (L1) já podem ser encontradas. Daí as larvas migram através das paredes intestinais e entram na corrente sanguínea pelo sistema porta-hepático. No fígado, as larvas atingem os estágios L2, L3 e L4 e se transformam em vermes adultos. Os vermes adultos têm seus ovos fecundados e liberados em torno das fêmeas, em pleno parênquima hepático. Muitos são liberados após a morte espontânea dos vermes, o que, no rato, acontece habitualmente por volta do primeiro mês da infecção. São ovos imaturos, que vão assim permanecer enquanto estiverem no interior do fígado. Nossos dados (não publicados) indicam que, no interior do fígado do rato, estes ovos imaturos perdem sua viabilidade a partir dos 4 meses da infecção. Os ratos podem ser reinfectados e, nas reinfecções múltiplas, os vermes sobrevivem por mais tempo no interior do fígado, enquanto as reações celulares do hospedeiro diminuem e os níveis séricos de anticorpos específicos se elevam (Oliveira *et al.*, 2004).

A infecção natural dos ratos de esgoto (*Rattus novergicus*) é da ordem de 40 a 90% (Moura, 1991). Chieffi *et al.* (1981) necropsiaram 205 murídeos (191 *R. novergicus* e 14 *R. rattus*) capturados vivos no município de São Paulo e verificaram que destes, 120 (59%) estavam parasitados por *C. hepatica.* Galvão (1976) verificou que 57% dos ratos capturados em Salvador albergam a *C. hepatica.*

As duas possibilidades de os ovos virem a ser eliminados para o meio exterior seriam: a) após a morte do hospedeiro e desintegração da sua carcaça; e b) quando um predador ingere ovos não embrionados do fígado da sua presa e os elimina nas fezes.

Para que o embrionamento se processe os ovos necessitam entrar em contato com o meio exterior e permanecer em um ambiente propício, com luminosidade, umidade e temperatura adequadas (25 a 27°C). O processo dura aproximadamente 30 dias para que se diferencie uma larva no interior dos ovos, o que os torna infectantes. A infecção causada pela *C. hepatica* é chamada *capilaríase hepática* e pode ser espúria ou verdadeira.

A *infecção espúria* acontece com a ingestão, pelo hospedeiro, de ovos não embrionados. Neste caso, os ovos passam incólumes por todo o tubo digestivo, sendo eliminados nas fezes. A única consequência para o hospedeiro é o aparecimento de anticorpos circulantes contra o parasito, o que, aliás, nem sempre acontece.

A *infecção verdadeira* é causada pela ingestão de ovos embrionados, isto é, ovos contendo larvas infectantes e prontas para serem liberadas e para completarem o ciclo no interior do novo hospedeiro.

A maneira como o homem vem a se contaminar ainda é pouco conhecida. O elevado grau de infecção dos ratos no Brasil (Galvão, 1976; Chieffi *et al.*, 1981) e dos roedores pelo mundo (Seo *et al.*, 1964), bem como a existência de uma grande parcela da população mundial vivendo em baixas condições higiênicas, tornam muito provável a existência de infecção humana por *C. hepatica*. Pode-se supor também que ovos presentes no solo e em alimentos, carreados pelo vento, pela água, por insetos etc., possam vir a ser deglutidos pelo homem, como também existe a possibilidade de animais domésticos, como gatos, que predam ratos infectados, eliminarem os ovos imaturos do parasito nas fezes, concorrendo para a sua disseminação no meio doméstico.

▶ Infecção humana por C. hepatica

Os casos observados em seres humanos foram raros, geralmente fatais e descobertos em necropsias. Retrospectivamente, o quadro clínico foi dominado por hepatomegalia dolorosa, esplenomegalia, eosinofilia e febre de etiologia indeterminada. Alguns autores referem que o primeiro caso de infecção humana por *C. hepatica* teria sido reconhecido em 1924 (Pessoa e Martins, 1988; Choe *et al.*, 1993) e apenas 28 outros casos foram descritos desde então (Attah *et al.*, 1983; Choe *et al.*, 1993; Kohatsu *et al.*, 1995; Terrier *et al.*, 1999), dois deles no Brasil (Piazza *et al.*, 1963; Pereira e Mattosinho França, 1983). Na Europa foram descritos pelo menos 11 casos da infecção, assim como outra dúzia em diferentes países do mundo, inclusive no México. Eram todos casos gravíssimos e quase todos terminaram com a morte do paciente (Moura, 1991).

Sawamura *et al.* (1999), publicaram 3 novos casos de crianças com capilaríase hepática grave no Brasil que apresentaram as características clínicas comuns a esse tipo de infecção, quais sejam: febre persistente, hepatomegalia e leucocitose com eosinofilia. As crianças apresentaram alterações respiratórias durante o desenvolvimento da infecção, provavelmente devido à passagem das larvas através dos pulmões ou pela broncopneumonia associada. O diagnóstico foi feito por meio de biopsia hepática. A primeira criança (caso 1) tinha 2 anos de idade e foi tratada com tiabendazol; a segunda (caso 2), com 35 meses, foi tratada com uma combinação de albendazol e um corticoide (prednisona); a terceira criança (caso 3), de 18 meses, foi tratada com albendazol. Todas as crianças responderam bem ao tratamento. Uma delas (caso 1) foi acompanhada por 24 anos com boa saúde aparente; um detalhe não referido previamente na literatura.

Keven *et al.* (2001), descreveram um caso na Turquia de um paciente de 54 anos de idade que, clinicamente, apresentava febre e falta de apetite. Após a análise clínica e a realização de uma ultrassonografia abdominal, verificaram que o paciente apresentava leucocitose com eosinofilia e múltiplas lesões císticas hepáticas. Há referência de geofagia por 1 ano. Após o diagnóstico (encontro de ovos no material de biopsia hepática por agulha), o paciente foi tratado com mebendazol (200 mg 2 vezes/dia) e, 2 dias após, a febre havia desaparecido e o apetite havia retornado ao normal.

Entre os casos de infecção por *C. hepatica* tratados, o tiabendazol, o albendazol, o antimônio, o iodato de diatiazinina, a dietilcarbamazina, o disofenol e o tartrato de pirantel foram os medicamentos usados (Berger *et al.*, 1990; Choe *et al.*, 1993). Embora não exista grande experiência e consenso para o tratamento da infecção por *C. hepatica,* o tiabendazol vem sendo uma substância de escolha para a eliminação dos vermes adultos do fígado. Contudo, o tiabendazol e o albendazol não parecem afetar o conteúdo no interior dos ovos depositados no fígado. De qualquer maneira, os vermes têm vida relativamente curta no interior do fígado do hospedeiro e virão a morrer e a se desintegrar independentemente de tratamento.

O quadro anatomopatológico produzido é o de uma hepatite parasitária, com necrose em torno dos parasitos desintegrados e formação de granulomas e de zonas de calcificação nos focos necróticos e ao redor dos acúmulos ovulares. Não há descrição clara de fibrose septal nestes casos, um achado constante nos ratos. Kohatsu *et al.* (1995) descreveram um caso de lesão causada por infecção com *C. hepatica* revelada por ultrassonografia, no segmento 6 do fígado, em uma mulher de 32 anos de idade em Okinawa, Japão. O exame de laboratório mostrou leucocitose (10.400/mm^3) com 22% de eosinófilos e leve alteração dos testes de exploração do perfil hepático. O tumor foi removido cirurgicamente e se revelou como um "granuloma necrótico" com infiltração eosinofílica ao redor do nematódeo em desintegração.

Clinicamente, nas infecções graves, há febre alta, anorexia, vômitos, extrema fraqueza e anemia, há leucocitose e eosinofilia intensas, podendo os eosinófilos chegar a 80% das células do sangue. Também se constata hipergamaglobulinemia.

Os ovos do parasito não aparecem nas fezes dos pacientes. Em todos os casos antes referidos, o diagnóstico foi estabelecido por biopsia hepática ou necropsia. Segundo Galvão (1976), é possível que muitos casos não fatais passem despercebidos, uma vez que os ovos dos parasitos não aparecem nas fezes nos casos de infecção verdadeira; são a única possibilidade de diagnóstico os testes imunológicos ou uma ocasional biopsia hepática. Contudo, devido às baixas condições de higiene e moradia entre a população de baixa renda, existe a possibilidade de que a capilaríase hepática tenha um papel na patologia humana maior do que é comumente admitido (Galvão, 1981). Na tentativa de se investigar a presença de anticorpos contra *C. hepatica* no soro de 500 crianças de uma população de baixa renda em Salvador, Galvão (1979) utilizou um teste de imunofluorescência indireta. Verificou que 9 soros exibiram um padrão peculiar e intenso, mesmo após elevada diluição, contra estruturas de vermes adultos e seus ovos, representando provavelmente casos subclínicos da infecção verdadeira pela *C. hepatica*. Nos demais soros foram observados padrões de fluorescência variados, refletindo possivelmente infecções espúrias por *C. hepatica* ou reações cruzadas, principalmente, com helmintíases intestinais bem prevalentes na população estudada.

As manifestações podem exibir graus variáveis de intensidade, dependendo naturalmente da carga parasitária presente, e das condições de nutrição e de saúde prévias do hospedeiro. A capilaríase hepática tem todas as possibilidades de ser uma das etiologias da condição que se convencionou chamar "síndrome de eosinofilia tropical" (Danaraj, 1966; Coutinho, 1966). Alguns casos dessa síndrome foram rotulados como "síndrome de Weingartner" quando relacionados com a filaríase (Dreyer *et al.*, 1989; Coutinho *et al.*, 1998). A chamada *larva migrans* visceral exibe quadro semelhante que resulta de infecções com *Toxocara canis* ou *T. catis* (Beaver *et al.*, 1952; Beaver, 1969; Smith *et al.*, 1953; Von Reyn *et al.*, 1978).

É comum encontrar tais quadros em ambulatórios pediátricos, principalmente aqueles frequentados pelas parcelas mais pobres da nossa população. Muitos desses casos, caracterizados por febre de etiologia indeterminada, elevada eosinofilia e dores abdominais, evoluem favoravelmente, sem que se tenha determinado um diagnóstico definitivo. É possível que a infecção por *C. hepatica* com pequeno número de vermes transcorra com pouca sintomatologia e sem diagnóstico até a cura espontânea (Moura, 1991). Assim sendo, a inclusão da capilaríase hepática como mais uma provável causa da "eosinofilia tropical" entre nós pode não vir a ter maiores consequências sobre a evolução clínica dos pacientes, muito embora a *C. hepatica* seja muito sensível aos anti-helmínticos usuais (Cheetham e Markus, 1991; Santos *et al.*, 2001). Todavia, é imperativo que tenhamos um conhecimento, o mais completo possível, sobre as características dessa helmintíase e do seu papel na nossa patologia. Isso ajudaria na prática de uma medicina científica e seria um elemento a mais para medidas profiláticas visando proteger a saúde da população.

Os ovos de *C. hepatica* têm sido encontrados nas fezes de pessoas sadias, indicando, provavelmente, que pode ter havido a ingestão de fígado de animais parasitados (caça) com os ovos imaturos transitando pelo intestino (Moura, 1991).

▶ Diagnóstico

O diagnóstico da capilaríase em vida é problemático, não só porque nos casos mais leves da doença os sintomas podem passar despercebidos ou ser confundidos com outros processos banais, como pela falta de conhecimento da população e até dos médicos sobre este parasito e seu potencial para causar doença no homem. Os ovos não aparecem nas fezes, a não ser nos casos de infecção espúria, mas podem vir a ser confundidos, como geralmente acontece, com ovos de *Trichuris*. As reações sorológicas estudadas experimentalmente e com soro humano, como a imunofluorescência, têm dado resultados promissores (Galvão, 1976; 1981; Juncker-Voss *et al.*, 2000). Porém, deve-se levar em conta a possibilidade de reações cruzadas com outros helmintos, bem como com infecções espúrias. Há indícios de que a especificidade pode vir a ser aumentada com diluições progressivas do soro.

Embora a comprovação de casos humanos sorologicamente positivos por demonstração direta da presença do parasito e/ou de seus ovos seja problemática, técnicas de biopsias laparoscópicas, de imagens e dados clinicolaboratoriais acessórios poderiam contribuir decisivamente para tal comprovação.

Recentemente, realizamos testes com a técnica de imunofluorescência indireta e ELISA, em que foram usados soros de ratos infectados com *C. hepatica*, na tentativa de buscar princípios básicos para o diagnóstico da capilaríase hepática, estabelecendo critérios e padrões da técnica e relacionando-os com a carga parasitária, tempo e tipo de infecção (Assis *et al.*, 2004). Para tal, 35 ratos Wistar foram separados em 4 grupos. No primeiro, os ratos foram infectados com 600 ovos embrionados, representando uma infecção verdadeira e maciça do fígado. No segundo grupo, a infecção foi com 30 ovos embrionados, representando uma infecção verdadeira e leve. O terceiro grupo representou uma infecção espúria, com a ingestão de 600 ovos não embrionados. O quarto representou o grupo controle de ratos normais que apenas recebeu salina. Os soros dos animais foram coletados com 0, 9, 15, 18 e 40 dias e 4, 7 e 12 meses de infecção, respectivamente. Tais soros foram testados contra antígenos de vermes e ovos de *C. hepatica*, presentes em secções de fígado de camundongos infectados, por meio do teste de imunofluorescência indireta. Os resultados mostraram que as reações inespecíficas foram eliminadas com a diluição progressiva dos soros dos ratos normais (1:400). A partir daí, todos os animais normais e com infecção espúria mostraram negatividade no teste, com as diluições de 1:400 ou mais. Os animais com infecção verdadeira, tanto maciça como leve, estavam igualmente positivos a partir do 15º dia (Figura 96.1). Antes disso nenhum animal revelou-se com sorologia positiva, o que se correlacionou com o padrão histológico normal do fígado existente nesse momento.

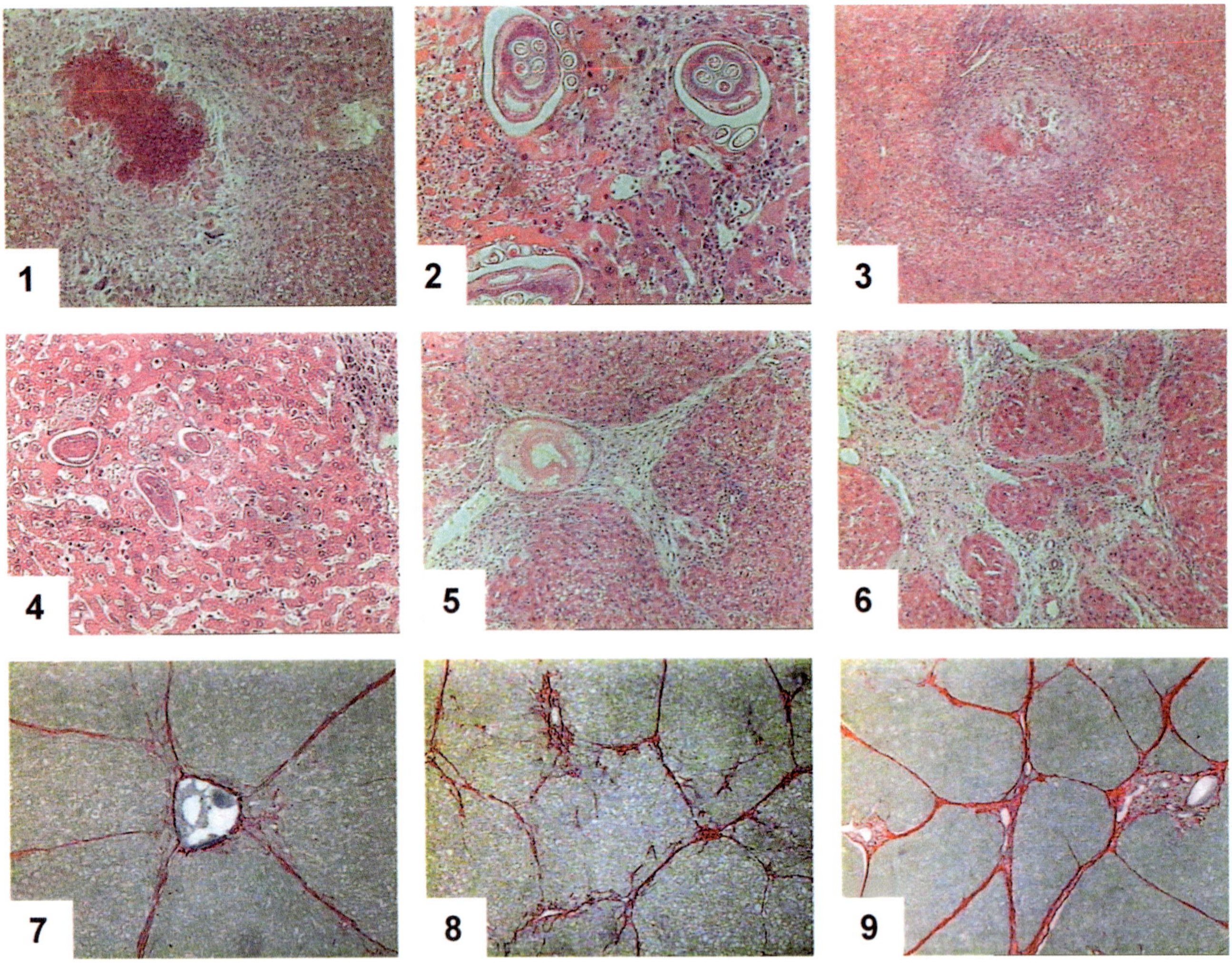

Figura 98.1 Nove diferentes etapas evolutivas desenvolvidas pela infecção por *Capillaria hepatica* no fígado do rato. Aos 15 dias da infecção aparecem vermes necrosados já com reação de células sinusoidais e infiltração leucocitária no espaço porta (1). Aos 25 dias os vermes maduros presentes no fígado já exibem oviposição. A reação inflamatória é mais evidente em torno deles, bem como a formação de depósitos de material hialino eosinofílico (2). Restos necróticos circundados por cápsula fibrosa e infiltração leucocitária, provavelmente resultantes da morte de larvas ou de vermes imaturos, podem aparecer já aos 16 dias da infecção (3) ou ainda mais evidentes aos 20 dias (4). Aos 24 dias aparecem septos fibrosos, por vezes circunscrevendo zonas nodulares do parênquima hepático (5), aspecto que pode se acentuar por volta do 27º dia, com áreas que configuram o aspecto de uma cirrose (6). A evolução da fibrose septal fica melhor evidenciada nas secções pelo método do picro-sírius vermelho para colágeno e examinadas aos 20 (7), 22 (8) e 27 (9) dias, respectivamente. 1 a 6, hematoxilina-eosina 100×; 7-9, picro-sírius 100 ×.

A marcação específica apareceu em torno dos 40 dias de infecção. A partir dos 4 meses tal marcação não foi mais observada, o que diferiu do teste ELISA, que mostrou que os níveis de anticorpos continuavam bem detectáveis. O motivo deste resultado ainda não foi esclarecido. Talvez particularidades das técnicas ou até mesmo a especificidade dos anticorpos produzidos nos diferentes períodos possam estar envolvidas.

As marcações mostraram ser bem específicas e localizadas principalmente no conteúdo interno dos ovos, bandas bacilares e útero, até em uma diluição de 1:2.600. As reações cruzadas contra outros helmintos foram preliminarmente avaliadas por meio de secções de fígado contendo ovos de *Fasciola hepatica* e *Schistosoma mansoni*. Os soros dos ratos mostraram reatividade contra o primeiro.

Os resultados obtidos demonstram que a técnica de imunofluorescência é confiável e conveniente para a verificação de possíveis soropositivos humanos, especialmente para a realização de um inquérito sorológico em populações selecionadas ou não (Assis *et al.*, 2004) para se investigar qual a real importância da capilaríase hepática para o homem.

▸ C. hepatica como modelo experimental

O simples fato de a *C. hepatica* se apresentar com a característica de morrer espontaneamente e se desintegrar no interior do fígado, liberando coleções de ovos, assim causando lesões focais destrutivas e fibrosantes, já indicaria um modelo experimental com múltiplas facetas para a investigação de relações hospedeiro-parasito incluindo agressão hepática com suas consequências de necrose, inflamação e fibrose. Vários animais de laboratório são suscetíveis à infecção pelo helminto. Cada um pode apresentar características peculiares. Entre os hospedeiros mais comuns, ratos e camundongos foram recentemente comparados nas suas características como modelos para o estudo da fibrose hepática, tendo sido visto que cada um tem semelhanças e diferenças, que poderão servir para responder a diferentes problemas da patologia hepática (Gotardo *et al.*, 2000; Andrade e Andrade, 2004).

No entanto, o rato tem sido destacado como modelo porque, além das lesões focais em torno dos parasitos em desintegração, comum a qualquer hospedeiro infectado pela *C. hepatica,* exibe um peculiar processo de fibrose septal (Ferreira e Andrade, 1993). Esta lesão se inicia um pouco depois que as lesões parasitárias focais se formaram, em torno dos 18 aos 23 dias da infecção. Ela é progressiva nos primeiros meses e acaba por criar um aspecto em mosaico, com o parênquima hepático sulcado por finos e longos septos fibrosos que se entrecruzam. Estes septos conectam, a princípio, espaços porta entre si, reproduzindo uma estrutura que lembra a histologia do fígado do porco. Com a progressão, aparecem também septos porta-veia central e mesmo conexões que vão de uma veia central à outra. As células parenquimatosas têm um comportamento passivo durante a formação dos septos, mas podem exibir, mais tarde, um certo grau de regeneração nodular, quando um quadro morfológico de cirrose hepática pode ser produzido. Todavia, o perfil hepático tem se mostrado dentro dos limites da normalidade, a não ser por ligeira elevação das transaminases, gamaglutamil transferase e fosfatase alcalina durante a fase aguda da infecção (Oliveira *et al.*, 2004).

O modelo de fibrose septal da capilaríase parece ainda mais interessante para os estudos sobre patogenia e quimioterapia que um outro, muito estudado, que é induzido por injeções intraperitoneais repetidas de soro integral de porco ou sua fração albumina em ratos (Paronetto e Popper, 1966) pois, enquanto neste último modelo a fibrose se desenvolve em 45 a 75% dos casos após 16 semanas de tratamento, na capilaríase aparece em 100% dos animais, a partir de infecções leves ou moderadas, em torno dos 20 a 30 dias pós-inoculação (Ferreira e Andrade, 1993; Gotardo *et al.*, 2003).

▸ Inóculo

Ao se usar o modelo da capilaríase, alguns dados experimentais básicos necessitam ser estabelecidos. Um deles diz respeito a como se avaliar a carga parasitária que é um elemento fundamental no determinismo da gravidade das lesões no hospedeiro. Nos estudos com helmintos é necessário que se determine o número de vermes (machos e fêmeas) e o número de ovos presentes no organismo como um todo, e nos vários orgãos envolvidos, a fim de que possam ser comparados outros parâmetros que se queira investigar. Uma maneira muitas vezes adequada é a baseada no cálculo do inóculo administrado. Contudo, nos estudos com *C. hepatica* tal procedimento pode não ser suficiente. Os animais experimentais são inoculados com ovos embrionados da *C. hepatica* por via gástrica. No processo de embrionamento, nem todos os ovos atingem a maturidade ao mesmo tempo. Nas rotinas de contagem ao microscópio, os ovos embrionados podem ser diferenciados dos não embrionados, mas a separação dos dois tipos no inóculo é praticamente impossível de ser realizada nos procesos de rotina. Além disso, mesmo os ovos embrionados podem não completar o ciclo depois que se encontram no estômago ou no ceco do hospedeiro. A recuperação e a contagem dos vermes seria uma prática adequada. Todavia, a *C. hepatica* é extremamente fina e alongada e parte-se facilmente com a manipulação. Ela está no interior dos tecidos e não na corrente sanguínea e não pode ser isolada por perfusão. Por outro lado, muitos vermes morrem e se desintegram pouco depois de se diferenciarem no interior do fígado, especialmente na infecção do rato. A contagem das lesões focais é também problemática, pois elas se fazem em focos esparsos, com concentrações extremamente variáveis de ovos em cada uma delas e sofrem evolução e involução com o passar do tempo. A simples contagem dos ovos imaturos no interior do tecido hepático não é um indicador viável, pois eles somam milhares e milhares distribuídos em focos esparsos, com grande variação de um foco para o outro, sendo que muitos vermes morrem e causam destruição tissular, mesmo antes da sua oviposição. Como resolver o impasse? Nas nossas pesquisas com a *C. hepatica* o interesse se concentra na produção da fibrose septal. A pergunta seria então: como se comportaria a fibrose septal do rato face aos diferentes inóculos obtidos e contados a partir de uma mesma amostra homogênea de ovos embrionados? Desta maneira, grupos de 5 ratos adultos jovens, cada um com 5 animais, foram inoculados com 15, 30, 50, 100, 200, 500 e 1.000 ovos embrionados da *C. hepatica,* respectivamente, e sacrificados após diferentes períodos de tempo, a partir de 40 dias após a inoculação (Oliveira e Andrade, 2001). Os inóculos mais baixos, de 15, 30 ou 50 ovos, foram suficientes para produzir fibrose septal, mas esta apareceu em graus discreto e/ou moderado, sempre com distribuição focal, isto é, em torno das lesões contendo ovos e vermes. As lesões de fibrose septal se tornaram difusas e evoluíram para um quadro de cirrose, quando o inóculo usado foi de 100 ovos. Com 200, 500 e 1.000 ovos as lesões parasitárias focais foram se tornando cada vez mais numerosas. Mas, surpreendentemente, a fibrose septal, tanto em distribuição, padrão histopatológico, como em intensidade, não se modificou apreciavelmente com os diferentes inóculos usados a partir de 100 ovos.

Estes resultados responderam à pergunta que nos interessava. Como medida prática, passamos a utilizar os inóculos de 500 a 600 ovos embrionados nas pesquisas sobre fibrose septal em ratos. Desde então, temos contado com resultados uniformes, no que diz respeito à fibrose septal, não necessariamente quanto aos focos de lesões parasitárias.

▸ Fatores patogenéticos

Nas lesões bem iniciais, quando os vermes ainda podem ser vistos íntegros no interior do fígado, com ou sem ovos depositados em torno, as alterações histopatológicas na capilaríase do rato são mínimas ou ausentes. Quando os vermes mostram sinais de desintegração, aí aparecem as reações inflamatórias, que são tão mais intensas quanto mais recente for a infecção. Daí decorre a impressão de que são os vermes mortos a principal via de lesão na capilaríase do rato e, por extensão, o principal fator na gênese da fibrose septal. Todavia, tudo indica que tal fibrose decorre de um mecanismo indireto, com alguns fatores solúveis (moléculas ativas, antígenos) sendo liberados contínua e prolongadamente, do interior das lesões parasitárias. Este material iria então estimular o processo de fibrogênese hepática, resultando na deposição de um excesso de matriz extracelular nos espaços perissinusoidais da zona III do ácino hepático. O problema seria, assim, mais complexo do que parece, pois pelo menos 3 elementos mereceriam ser analisados: os vermes, os ovos imaturos e os produtos das lesões causadas por ambos. Todos estes elementos, isolados ou em conjunto, poderiam se associar aos produtos gerados com a reação do hospedeiro, criando novas moléculas ativas e/ou neoantígenos. Para avaliar estas várias possibilidades foram desenhados alguns experimentos (Santos *et al.*, 2001).

O primeiro experimento foi feito para avaliar o papel dos ovos isoladamente. Estes foram extraídos do fígado de animais infectados, conforme técnica já descrita (Ferreira e Andrade, 1993). Em seguida foram lavados e purificados. Foram então suspensos em salina e injetados, cada grupo por uma via diferente, em 3 grupos de 5 animais cada. Em um grupo foram injetados 1.000 de cada vez, na cavidade peritoneal, em 5 ratos adultos sadios, com intervalos de 15 dias entre as injeções. Os ovos formaram grumos fibrosos e arredondados no interior do mesentério, com formação de múltiplos granulomas por corpo estranho ao redor dos mesmos, mas os fígados de todos os animais, ao final do experimento, não vieram a apresentar qualquer sinal de fibrose septal ao serem examinados histologicamente.

Outros 5 animais receberam injeções de 0,3 mℓ de salina, contendo de 1.000 a 3.000 ovos imaturos de *C. hepatica* diretamente no interior do fígado. Para tal os animais foram submetidos a uma laparotomia, o fígado foi exposto e a agulha introduzida e retirada lentamente enquanto o conteúdo ia sendo injetado. Os animais foram sacrificados 45 dias depois. O exame histológico do fígado revelou a presença de ovos envolvidos por uma forte reação fibrosa concêntrica, mas sem qualquer traço de fibrose septal. O mesmo ocorreu com o terceiro grupo desta série, no qual os ratos foram injetados com 3.000 ovos em uma das veias mesentéricas, indo os mesmos parar no interior do fígado. Desta maneira, não se conseguiu qualquer evidência de que os ovos da *C. hepatica*, isoladamente, fossem responsáveis pela produção da fibrose septal.

Para se observar o papel dos vermes, recorreu-se ao tratamento da infecção com substâncias curativas bem eficazes, aos 15 dias pós-infecção, período em que os vermes já estão presentes, mas ainda não iniciaram a oviposição. As substâncias, mebendazol ou ivermectina, destruíram todos os vermes no interior do fígado. As secções histológicas do tecido hepático foram examinadas após biopsia cirúrgica aos 30 dias após o tratamento e, novamente, aos 90 dias após a necropsia. Os vermes mortos acarretaram lesões focais, encapsuladas, no interior das quais se via a presença de restos de vermes e material necrótico ou calcificado. Em torno da cápsula fibrosa dessas lesões, alguns septos finos e curtos se formavam de maneira radiada, mas a fibrose septal não ia além destas áreas.

Concluiu-se que os vermes mortos e desintegrados, sem os ovos, não mostraram a capacidade de gerar uma fibrose septal difusa que se estendesse além dos limites das lesões focais.

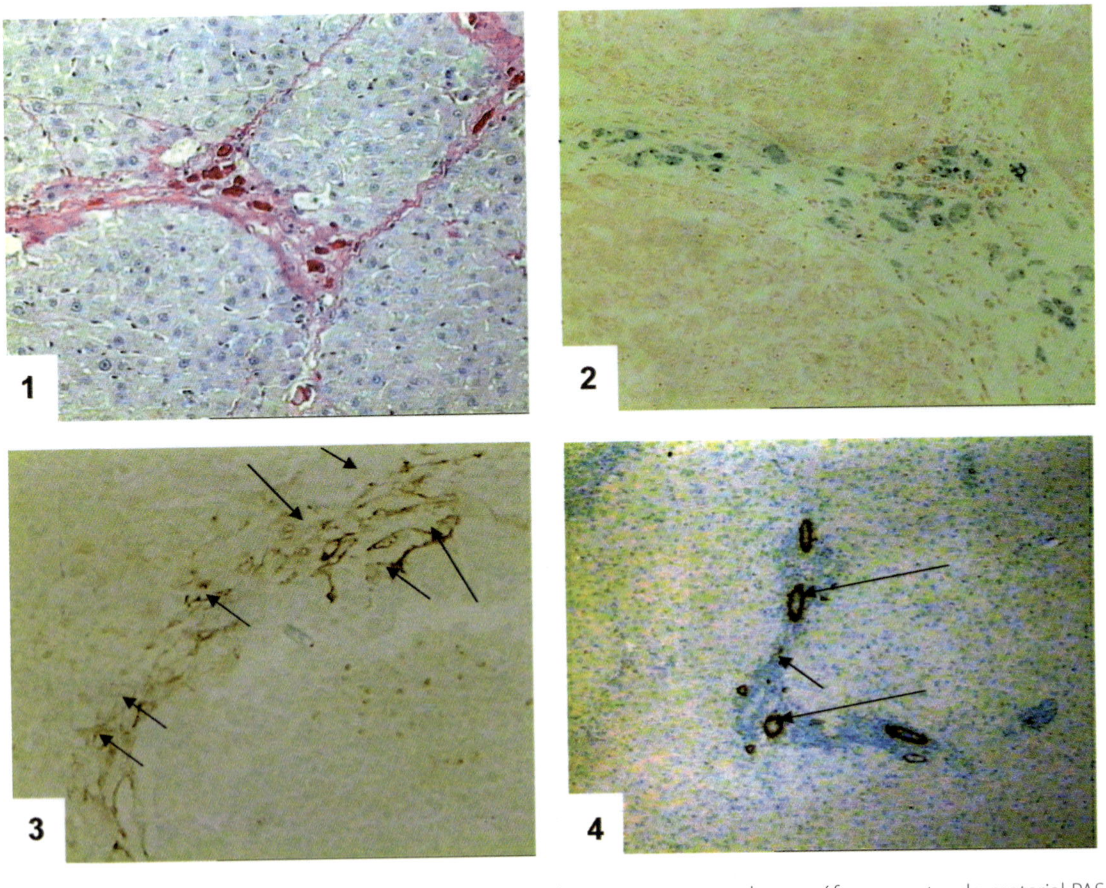

Figura 98.2 Características da fibrose septal da capilaríase hepática do rato. 1, presença de macrófagos contendo material PAS-positivo e distase-resistente no interior dos septos fibrosos. Método de Schiff, com prévia digestão pela diastase,100 ×; 2, presença de muitos macrófagos contendo ferro no citoplasma. Método de Perls, 100 ×. O material PAS é ferro-positivo e provavelmente deriva de hepatócitos que sofrem apoptose e descamação nas proximidades dos septos fibrosos e são fagocitados pelos macrófagos; 3 e 4, presença de células estreladas hepáticas (setas curtas) e vasos (setas longas) revelada pela reação imuno-histoquímica para actina de músculo liso, nos septos recentes (3) e mais antigos (4). 100 ×.

Ao completar 1 mês da infecção, os vermes adultos já estão presentes nos fígados dos ratos e mostram ao seu redor grande número de ovos. A fibrose septal ainda não é notada na maioria dos animais e, quando aparece, é discreta e com um mínimo de tecido colágeno (Figura 98.2).

Nesta fase os animais foram tratados com mebendazol ou ivermectina. Em ambos os casos os vermes foram completamente destruídos. O exame histológico, feito 40 dias após o tratamento ou mais tarde ainda, revelou fibrose septal difusa, intensa, comparável àquela dos controles não tratados.

Assim sendo, ficou demonstrado nos experimentos realizados que a presença de vermes e ovos nas lesões condiciona o aparecimento da fibrose septal em ratos infectados pela *C. hepatica*. As tentativas para se isolar (em) o(s) fator(es) que gera(m) a fibrose septal vão ser mais difíceis do que se tivéssemos que procurá-los nos ovos ou vermes isoladamente, mas outras tentativas são viáveis e ficam como perspectivas futuras.

▸ Imunopatologia

Bunchet *et al.* (1996) demonstraram que a fibrose septal resultante da administração repetida de soro de porco em ratos tem uma base imunológica. A morfologia da fibrose no modelo do soro de porco e no da capilaríase é a mesma. Presume-se que o mecanismo de produção seja provavelmente o mesmo. Em ambos os casos, aparentemente ocorre uma estimulação lenta e continuada do sistema formador da fibrose perissinusoidal.

Por este motivo, tentou-se repetir a mesma técnica utilizada por Bunchet *et al.* (1996), agora com antígenos da *C. hepatica*, induzindo-se tolerância em ratos recém-nascidos para verificar como estes animais se comportariam diante de uma infecção provocada na idade adulta pela *C. hepatica* (Lemos *et al.*, 2003). Uma grande limitação apareceu quando se teve que decidir que antígeno usar. Em relação à *C. hepatica*, o soro de porco, principalmente a sua fração albumina que é fundamental, contém um material muito mais simples na sua composição antigênica. No nosso caso, o material mais accessível estava representado pelos ovos imaturos, os quais são facilmente obtidos a partir dos fígados de ratos ou camundongos infectados. Os ovos, provavelmente, não contêm todos os antígenos presentes nas lesões hepáticas, as quais encerram vermes e ovos, além dos produtos da reação do hospedeiro, mas o conjunto deles mereceria ser testado. A segunda decisão dizia respeito a que via utilizar. Optou-se, a princípio, pela via intraperitoneal, para seguir a mesma metodologia do trabalho de Bunchet *et al.* (1996). Para tal, os ovos foram suspensos em salina e homogeneizados, passando em seguida por vários ciclos de congelamento em nitrogênio líquido e descongelamento. O sobrenadante (antígeno solúvel) foi injetado no peritônio de ratos, na dose de 0,1 a 0,5 mg, 2 vezes/semana, até o total de 30 injeções, desde o primeiro dia de vida. Já ao término do período de tolerização, os ratos tratados exibiram anticorpos anti-*C. hepatica* no soro. Quando submetidos à infecção por *C. hepatica*, desenvolveram lesões comparáveis às dos animais controles da infecção, inclusive com a presença de fibrose septal evidente após os 40 dias da infecção. Portanto, não se obteve qualquer indício de tolerização com o uso de antígenos de ovos da *C. hepatica* administrados por via intraperitoneal.

Em uma segunda tentativa, a tolerização foi realizada por via gástrica. A partir do primeiro dia de vida, ratos Wistar foram administrados por via gástrica com ovos imaturos de *C. hepatica*, 2 vezes/semana, em um total de 30 vezes, com doses que foram aumentando progressivamente, indo de 500 até 2.500 ovos. Ao final do período de tolerização, não foram detectados anticorpos anti-*C. hepatica* no soro dos animais tratados. Este foi um bom indício de que algum tipo de tolerização ocorreu, pois o grupo controle exibia tais anticorpos, de conformidade com o que já havia sido demonstrado, isto é, que animais com infecção espúria (*i. e.*, administrados com ovos imaturos) não desenvolvem a parasitose, mas apresentam-se sensibilizados, com anticorpos presentes no soro (Nascimento e Sadigursky, 1984). Todavia, quando estes animais, presumivelmente tolerizados, foram submetidos a uma infecção verdadeira, com administração de ovos embrionados, passaram a apresentar anticorpos, detectados em um teste ELISA, embora em títulos mais baixos do que os dos controles. Também desenvolveram infecção, mas com lesões hepáticas que diferiram sensivelmente daquelas observadas no grupo controle da infecção. Algumas lesões continham vermes em desintegração e calcificação parcial, mas não ovos. Foram observados vermes, bem conservados (vivos) tão tardiamente como aos 60 dias da infecção, um achado excepcional no rato. Mas o achado mais distinto foi a presença de uma fibrose septal mínima, limitada à periferia das lesões focais parasitárias. Nos casos em que a fibrose septal aparecia um pouco mais extensa, os septos eram particularmente finos e escassos.

Assim sendo, a tentativa de tolerização feita com os ovos imaturos administrados por via gástrica forneceu apenas dados que podemos considerar parciais em relação a uma tolerização face à *C. hepatica*.

O surgimento da fibrose septal no rato infectado por *C. hepatica*, no mesmo momento em que as lesões parasitárias mostram sinais de regressão, sugere que tal fibrose não tem uma relação direta e sim indireta com o parasito. No trabalho inicial de Ferreira e Andrade (1993) foi sugerido que os antígenos sequestrados nas lesões parasitárias focais, sendo lenta e progressivamente liberados, estimulavam um sistema de células sinusoidais (Kupffer) e parassinusoidais (Ito) no fígado, o que provocava a síntese e deposição dos elementos da matriz extracelular ao longo da zona III do ácino. O soro de porco injetado repetidamente na cavidade peritoneal faria o mesmo papel dos materiais supostamente liberados a partir das lesões encapsuladas da capilaríase no interior do fígado. Como foi dito, esta semelhança entre os dois modelos estimulou as tentativas de se testar a técnica de tolerização, a qual foi aplicada com sucesso no modelo do soro de porco (Bhunchet *et al.*, 1996) para indicar uma base imunológica para a patogenia da fibrose septal. Mas, se o mecanismo e o quadro histológico final parecem ser semelhantes, os antígenos envolvidos são bem diversos. Enquanto no soro de porco o fator mais importante foi localizado na sua fração albumina (Paronetto e Popper, 1964), na capilaríase a situação aparece muito mais complexa. Além dos numerosos fatores proteicos e polissacárides, somáticos e metabólicos, encontrados nos vermes adultos e seus ovos, há que se considerar outros tantos originados da interação parasito-hospedeiro, que poderiam liberar numerosas e complexas moléculas ativas e mesmo atuar como neoantígenos. O problema para aplicar a técnica de tolerização no caso da capilaríase, quando comparada ao modelo do soro de porco, aparece como um dos mais complexos, mas a abordagem inicial deveria ser a mais simples possível. No trabalho de Lemos *et al.* (2003) optou-se pela utilização dos ovos imaturos presentes nas lesões dos ratos. Os ovos imaturos do parasito são os elementos parasitários, no caso, mais simples de serem obtidos. Eles têm importante papel na patogenia da fibrose septal, como demonstrado por Santos *et al.* (2001) (Figura 98.3).

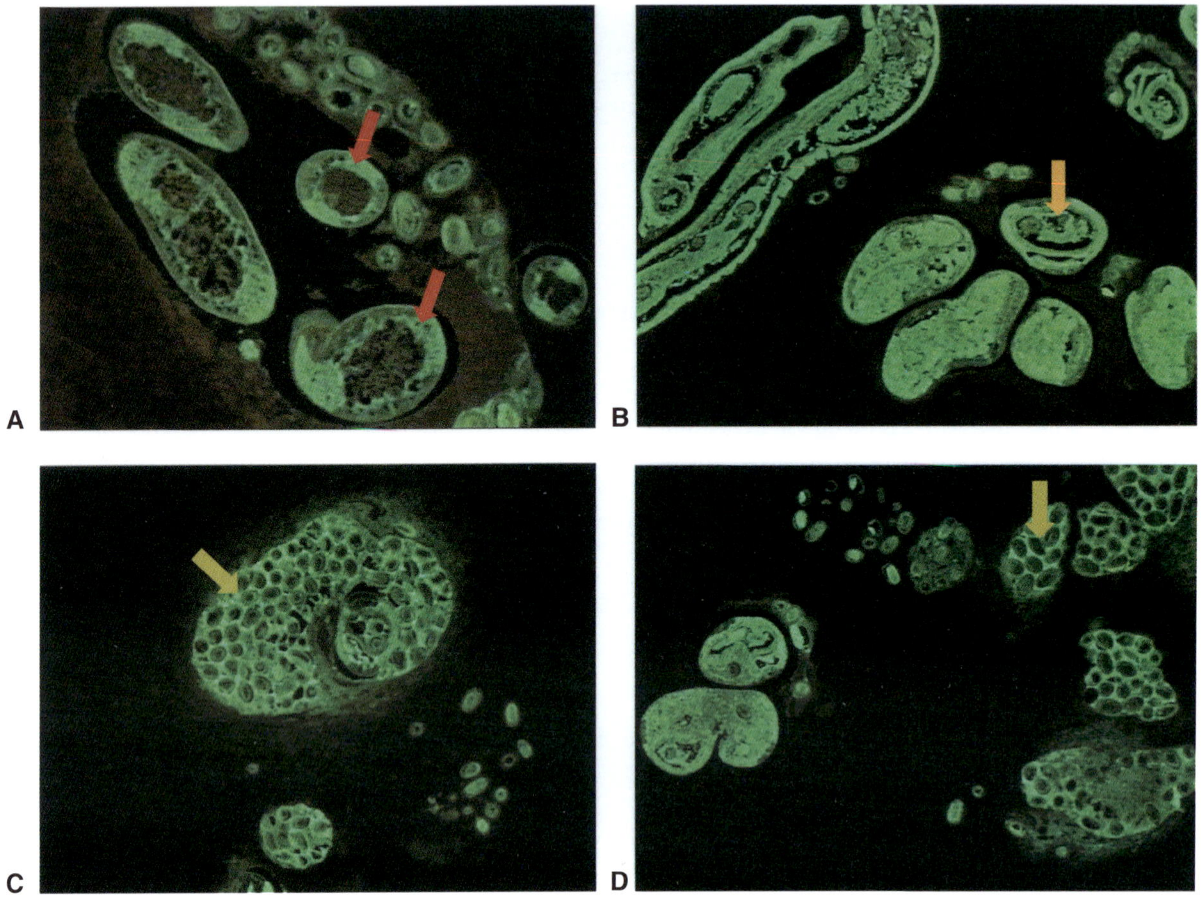

Figura 98.3 Secções de fígado de camundongo contendo vermes e ovos de *Capillaria hepatica* incubados com soro de rato com 18 dias de infecção. A forte marcação fluorescente é difusa e se mantém, em altas diluições, no conteúdo interno dos ovos (setas em B, C e D), gônadas (seta laranja) e bandas bacilares (setas em A). Imunofluorescência indireta. 200×. Soro de ratos infectados – 18 dias 1:800 – 100×.

Os resultados obtidos indicaram que as tentativas de tolerização aos antígenos de ovos imaturos da *C. hepatica* em ratos só tiveram algum significado quando foi usada a via gástrica para a administração. A via intraperitoneal se mostrou inteiramente insatisfatória, acabando por estimular uma alta produção de anticorpos contra o parasito, quando comparado ao controle, contrariando o que sucedeu no experimento com o soro de porco (Bunchet *et al.*, 1996). A administração do antígeno de ovos imaturos por via gástrica nos animais, desde a fase de neonatos, foi capaz de inibir, quando comparada aos controles, a produção de anticorpos em aproximadamente 40% dos ratos, pelo menos quando avaliados antes da infecção verdadeira. Esse achado assemelha-se ao que foi observado por Nascimento e Sadigursky (1984) após a administração de ovos não embrionados em animais neonatos, em que esses não exibiram elevação dos níveis de IgG, mesmo após a infecção com ovos embrionados, sugerindo uma possível supressão temporária da resposta imune humoral, tendo em vista que a simples passagem de ovos não embrionados pelo sistema digestivo já é capaz de estimular uma resposta imune por parte do hospedeiro.

A avaliação dos títulos de anticorpos pelo teste de ELISA após os 40 dias de infecção destes animais administrados com ovos não embrionados via gástrica revelou níveis de anticorpos detectáveis contra ovos de *C. hepatica*; contudo com os títulos muito mais baixos, quando comparados aos animais controles com o mesmo período de infecção que foram submetidos ao mesmo inóculo. Esse fato sugere uma diminuição da resposta imune contra o parasito, mas não a sua abolição. Segundo a literatura, a administração de antígenos por via gastrintestinal induz com frequência a uma produção local de anticorpos na lâmina própria do intestino, ao passo que, ao mesmo tempo, produz um estado de tolerância sistêmica que se manifesta como uma resposta diminuída ao mesmo antígeno administrado por outra via (Smith *et al.*, 2000).

Deve ser ressaltado que os resultados, embora considerados parciais, foram todavia bem evidentes, pois as lesões histopatológicas, encontradas após a infecção verdadeira nos animais tolerizados por via gástrica para a *C. hepatica*, se mostraram bem diferentes dos controles, fossem estes animais intactos, infectados ou previamente tolerizados por via intraperitoneal. Em comparação com tais controles, a patologia observada nos tolerizados por via gástrica sugeriu fortemente um retardo na migração e na maturação dos vermes, tendo sido encontrados vermes vivos, bem conservados aos 60 dias da infecção, apenas com discreta reação inflamatória nos tecidos em torno. Por outro lado, podia-se também observar uma forte reação encapsulante contra vermes em desintegração, sendo o processo de fibrose hepática septal mais ou menos discreto, perifocal a tais lesões em vez de difuso. Estas diferenças demonstram interferência no processo lesional dos animais "tolerizados" por via gástrica. Consequentemente, tais achados histológicos apontam a favor da possibilidade de a fibrose septal na capilaríase ter uma base imunológica.

▸ Especificidade

A especificidade é uma característica relevante dos processos imunológicos. Seria interessante saber se um animal tolerizado face ao soro de porco o estaria também face à *C. hepatica*. Quando Bhunchet *et al.* (1996) fizeram o seu trabalho com ratos tolerizados ao soro de porco, verificaram que os mesmos ficaram incapacitados para desenvolver a fibrose septal após a contínua administração do referido soro. Como controle, eles usaram animais tolerizados submetidos ao tratamento com tetracloreto de carbono. Demonstraram que a capacidade de tais animais para responder com fibrose hepática a um outro agente continuava preservada. Teria sido mais interessante se tal controle fosse feito com um agente capaz de determinar fibrose septal no rato. Caso o resultado fosse positivo, isto é, os animais tolerizados ao soro de porco desenvolvessem fibrose septal por outro agente, ficaria demonstrada a especificidade, no caso imunológica, da fibrose em estudo.

Esta possibilidade foi testada em um processo de fibrose septal no rato, dependente de outra etiologia, no caso a *C. hepatica* (Andrade *et al.*, 2004a). Ratos tolerizados ao soro de porco e infectados com 600 ovos embrionados de *C. hepatica* foram comparados com aqueles de uma infecção feita exatamente da mesma maneira, e ao mesmo tempo, em ratos adultos, sadios, não tolerizados ao soro de porco. Usou-se também um outro grupo controle, de ratos adultos, jovens e sadios, nos quais foi injetado por via peritoneal, repetidamente, 1 mℓ de soro total de porco, 2 vezes/semana, durante 16 semanas. Como esperado, 60% destes animais desenvolveram fibrose septal. Houve uma semelhança impressionante entre as lesões observadas nos animais tolerizados ao soro de porco e infectados com aquelas observadas nos animais tolerizados para a *C. hepatica* e posteriormente infectados por este mesmo parasito, como já referido no item anterior. Como visto naquela ocasião, a fibrose septal, fina e radiada, se limitava a uma distribuição perifocal em torno das lesões parasitárias, contendo vermes em desintegração, necrose, calcificação e delimitadas por uma cápsula celulosa e pouco espessa. Vermes vivos foram observados, como da vez anterior, nas secções tomadas 60 dias após a inoculação. Concluiu-se que houve uma tolerização cruzada, embora parcial.

Os soros dos animais foram examinados por meio da técnica ELISA. O grupo tolerizado para o soro de porco não mostrou anticorpos, seja contra as proteínas do soro do porco, seja contra antígenos da *C. hepatica.* Todavia, ao serem os animais tolerizados submetidos à infecção pela *C. hepatica*, foram detectados anticorpos tanto contra o soro, como contra a *C. hepatica.* Aparentemente, a infecção helmíntica estimulou ou "desreprimiu" uma resposta latente contra o soro de porco nos animais antes tolerizados face a tal soro. Curiosamente, os animais simplesmente infectados pela *C. hepatica* exibiram altos títulos de anticorpos contra as proteínas deste verme, mas não produziram anticorpos contra o soro de porco. Em uma primeira tentativa, feita com eletroforese em gel de acrilamida, foram detectadas duas bandas coincidentes no soro de porco e nos extratos da *C. hepatica,* mas os anticorpos contra ela não reconheceram qualquer epitopo no soro de porco pelo *Western-blot*. Estes experimentos sugerem, fortemente, que não existem epítopos de reatividade cruzada entre os antígenos da *C. hepatica* e os do soro de porco, passíveis de reconhecimento humoral, mas não excluem que tal exista na dependência do setor celular T intrínseco ao fígado. Aliás, dados observados em ratos com infecções repetidas pela *C. hepatica* já indicavam que os anticorpos específicos não têm participação na patogenia da fibrose septal (Oliveira *et al.*, 2004). Estudos sobre uma possível participação de células T residentes no fígado nesta patogenia estão agora em curso.

▸ Patogenia da fibrose septal hepática induzida por C. hepatica

A fibrose septal é um achado comum em várias doenças crônicas do fígado. No modelo da capilaríase hepática ela é representada por septos fibrosos, longos e finos, que aparecem sulcando o parênquima hepático ao longo da zona I do ácino, conectando espaços porta entre si e, também, veias centrais com espaços porta, muitas vezes terminando como um esporão no interior do parênquima. Sua patogenia está pouco esclarecida até o momento. As evidências acumuladas indicam que a fibrose hepática é dinâmica e pode ser bidirecional (envolvendo fases de progressão e regressão) (Arthur, 2000; Benyon e Arthur, 2001).

Resultados interessantes foram obtidos com o estudo das lesões mais iniciais da fibrose septal por meio de uma combinação de técnicas histológicas comuns, acopladas com imunofluorescência, imuno-histoquímica, microscopia eletrônica e injeções vasculares de massas coradas (Souza, 2003). A princípio, o estudo histológico foi feito dia a dia, do 10º ao 30º dia da infecção. Embora alguns septos pudessem ser observados já aos 18 dias, somente a partir do 22º ao 24º dia a fibrose septal aparecia bem evidente e com regularidade. Logo foi possível concluir que os septos se originavam dos espaços porta, tanto dos maiores como dos menores, e seguiam em várias direções para conexões com outros espaços porta. Alguns esporões fibrosos e finos se irradiavam das cápsulas das lesões parasitárias focais, mas estes não faziam conexões evidentes, ficando limitados como pequenas projeções radiadas em torno das lesões parasitárias. Septos fibrosos conectando espaços porta com as veias centrais ou as veias entre si foram raros e apareceram mais tardiamente, por volta do 28º ao 30º dia da infecção. Estas alterações iniciais foram particularmente examinadas para o entendimento da patogenia da fibrose septal na capilaríase hepática do rato.

Os resultados obtidos mediante marcações imuno-histoquímicas contra o fator de von Willebrand (fator VIII), alfa-actina de músculo liso, colágeno tipo IV e laminina mostraram que a angiogênese parece exercer uma participação importante no processo inicial da formação dos septos. Provavelmente, fatores de crescimento como o PDGF, o TGF-β1 e o TGF-β1-R, que foram demonstrados no material de estudo por meio de marcação imuno-histoquímica e que já foram descritos na literatura como participantes do processo de angiogênese e fibrogênese (Folkman e Klagsbrun, 1987; Gospodarowicz *et al.*, 1987; Dollecki e Conndly, 1991; Leveen *et al.*, 1994; Pertovaara *et al.*, 1994, Folkman, 1995a, b; Shibuya, 1995), participam em conjunto com o VEGF, como estimuladores tanto de células endoteliais, quanto de células estreladas, induzindo-as a se transdiferenciarem.

Por outro lado, nas fases mais tardias da infecção, 6 meses a 1 ano, observou-se que os septos se apresentavam cada vez mais escassos e mais delgados, com o passar do tempo, a partir do 3º mês da infecção. A dosagem da hidroxiprolina realizada nos animais com 3, 6, 9 e 12 meses pós-infecção demonstrou uma redução significativa da fibrose ($p < 0,05$). Contudo, a fibrose não desapareceu completamente, pois o padrão septado do fígado se manteve, mesmo após 1 ano da infecção.

A avaliação dos níveis de anticorpos anti-*C. hepatica* em animais com 3, 6 e 12 meses de infecção demonstrou títulos comparáveis, não havendo diferenças significativas ($p > 0,05$) entre esses períodos. Quando foram analisados os níveis de anticorpos dos mesmos grupos contra os vermes adultos, a resposta foi bem semelhante. Estes dados indicam que a resposta humoral não se correlaciona com a fibrose septal, pois a partir dos 6 meses, comprovadamente, não se encontram mais vestígios de vermes no parênquima e os ovos que ali permanecem perdem sua viabilidade.

Dessa forma, a fibrose septal hepática, nesse modelo, parece funcionar como suporte dos novos vasos formados como resultado da agressão e da adaptação sofrida pelo fígado. Assim sendo, a fibrose septal atua como estroma para os vasos sanguíneos, conduzindo o sangue portal para os sinusoides.

Em suma, o aspecto mais saliente visto nas lesões iniciais da fibrose septal da capilaríase do rato foi a constatação de que os septos surgem como uma projeção vascular e que estes permanecem, quando se observa a evolução da infecção mais tardiamente. A impressão é que os pequenos vasos se multiplicam e, a partir de um canto dos espaços porta, se infiltram em fileira no parênquima hepático, de uma maneira semelhante como os ductos biliares proliferam, quando na vigência de uma obstrução das vias biliares extra-hepáticas. Os vasos em proliferação se acompanham de células mesenquimais, algumas com localização perivascular (pericitos). Logo estas células aparecem em maior número, a maioria com núcleos arredondados e outros fusiformes e até alguns polimorfonucleares eosinófilos, mas os feixes colágenos, de início extremamente finos e raros, vão gradualmente se tornando mais evidentes com o passar do tempo. Esta observação cinética deixa a impressão de que um processo de angiogênese ocorre como um fenômeno inicial e fundamental na formação dos septos portais que aparecem durante a infecção dos ratos por *C. hepatica* (Souza *et al.*, 2006a; Souza *et al.*, 2006b).

▸ Testes com substâncias antifibrose

O modelo foi usado para se testar substâncias como pentoxifilina, vitamina A, interferona-alfa (recombinante, não espécie-específica) e cloreto de gadolínio, tidas com um potencial antifibrose. Para tanto, os animais dos diversos grupos experimentais foram submetidos a hepatectomias parciais em momentos distintos da infecção na tentativa de se avaliar não só a progressão da fibrose como também a possível ação antifibrosante das substâncias já mencionadas, uma vez que cada animal servia como seu próprio controle. O tratamento realizado com interferona-alfa não espécie-específico demonstrou eficácia, quando administrado em altas doses. Os animais que receberam 500.000 UI responderam positivamente ao tratamento, o que foi constatado após a análise microscópica (semiquantitativa) das secções coradas com sírius vermelho. Este resultado foi confirmado quando a avaliação morfométrica e a dosagem da hidroxiprolina hepática dos animais infectados com *C. hepatica*, tratados e não tratados, foram comparadas estatisticamente demonstrando uma redução significativa da fibrose ($p < 0,05$). Com relação aos animais submetidos ao mesmo tratamento, mas que receberam 800.000 UI, a redução da fibrose foi ainda mais evidente, microscópica, bioquímica e morfometricamente, apontando para um efeito antifibrosante da interferona-alfa neste modelo diretamente relacionado com a dose administrada (Souza *et al.*, 2000; 2001).

O cloreto de gadolínio, um metal raro da família dos lantanídeos, mostrou uma diminuição significativa no teor de colágeno quando comparado ao controle, sendo avaliado por meio de dosagem da hidroxiprolina hepática. Contudo, a avaliação morfométrica não confirmou estes resultados.

Em nosso experimento, não se observou uma diminuição significativa no conteúdo de colágeno avaliado por dosagem de hidroxiprolina no fígado dos ratos tratados com vitamina A em altas doses, comparados com os animais controles. Assim sendo, a vitamina A não demonstrou ser capaz de impedir o estabelecimento da fibrose septal (ação preventiva) no presente modelo e nas presentes condições experimentais, o que contradiz os achados de Seifert *et al.* (1994). Em suma, a vitamina A parece ter uma atuação dependente de outros fatores presentes no parênquima hepático durante a fibrose septal, o que possivelmente pode lhe conferir um papel indutor da mesma.

Os resultados com a pentoxifilina demonstraram uma potente ação antifibrosante desta substância, quando administrada por via intraperitoneal, mas não pela via intravenosa. A ação da pentoxifilina parece ser das mais complexas. Os resultados demonstraram que a via de administração da pentoxifilina é de fundamental importância para a sua eficácia como substância antifibrosante. Os ratos infectados com *C. hepatica* e que foram tratados pela via intravenosa não responderam ao tratamento preventivo com pentoxifilina. A fibrose foi avaliada pelo teor de colágeno tecidual mediante da dosagem da hidroxiprolina hepática bem como pela análise morfométrica das secções coradas com sírius vermelho. As análises mostraram que não houve inibição da formação da fibrose septal, nem diminuição significativa da fibrose quando se compararam os resultados com os controles infectados, não tratados, com o mesmo tempo de infecção. Já nos animais tratados pela via intraperitoneal, seguindo a mesma metodologia do grupo anterior, observou-se uma diminuição significativa da fibrose ($p < 0,05$), quando comparada ao grupo controle. Os resultados desta avaliação coincidiram entre si microscópica, morfométrica e bioquimicamente e apontam para a importância da via de administração da substância (pentoxifilina) como um fator diretamente relacionado com a sua eficácia, bem como sugerem a atuação da pentoxifilina sobre as principais células envolvidas no processo de fibrose (células de Kupffer e células estreladas de Ito) que, por sua inativação ou bloqueio, interfeririam na deposição exagerada de matriz extracelular.

Em suma, os resultados demonstraram uma potente ação antifibrosante principalmente da pentoxifilina (por via intraperitoneal) e da interferona-alfa (500.000 e 800.000 UI) no modelo de fibrose septal causada por *C. hepatica.* Os resultados também apontaram para a importância da via de administração e da dose administrada para se obter o efeito antifibrosante. As vantagens de se contar com um modelo experimental, com alto grau de reprodutibilidade na produção regular de fibrose, foram óbvias.

▸ Referências bibliográficas

Andrade SB, Andrade ZA. Experimental hepatic fibrosis due to *Capillaria hepatica* infection (Differential features presented by rats and mice). *Mem Inst Oswaldo Cruz* 99: 399-406, 2004.

Assis BCA, Cunha LM, Baptista AP, Andrade ZA. A contribution to the diagnosis of *Capillaria hepatica* infection by indirect immunofluorescence test. *Mem Inst Oswaldo Cruz* 99: 173-177, 2004.

Arthur MJ. Fibrogenesis II. Metalloproteinases and their inhibitors in liver fibrosis. *Am J Physiol Gastrointest Liver Physiol* 279: 245-249, 2000.

Attah EB, Nagarajan S, Obineche EN, Gera SC. Hepatic capillariasis. *Am J Clin Pathol* 79: 127-130.

Beaver PC. The nature of visceral larva migrans. *J Parasitol* 55: 3-12, 1969.

Beaver PC, Snyder CH, Carrera GM, Dent JH, Lafferty JW. Chronic eosinophilia due to visceral larva migrans. Report of three cases. *Pediatrics* 9: 7-19, 1952.

Benyon RC, Arthur MJ. Extracellular matrix degradation and the role of hepatic stellate cells. *Semin Liver Dis* 21: 373-384, 2001.

Berger T, Degrémont J, Gebbers O, Tönz O. Hepatic capillariasis in a 1-year-old child. *Eur J Pediatr* 149: 333-336, 1990.

Bhunchet E, Eishi Y, Wake K. Contribution of immune response to the hepatic fibrosis induced by porcine serum. *Hepatology* 23: 811-817, 1996.

Camargo LM, de Souza AA, Camargo J, Vera LJ, di Tariqui CBP, Tourinho EK, de Souza MM. Capillariasis (Trichurida, Trichinellidae, *Capillaria hepatica*) in the Brazilian Amazon: low pathogenicity, low infectivity and a novel mode of transmission. *Parasit Vectors* 26: 1-6, 2010.

Cheetham RF, Markus MB. Drug treatment *Capillaria hepatica* infection in mice. *Parasitol Res* 77: 517-20, 1991.

Chieffi PP, Dias RM, Mangini AC, Grispino DM, Pacheco MA. *Capillaria hepatica* (Bancroft, 1893) in Muridae trapped in the municipality of São Paulo, Brazil. *Rev Inst Med Trop São Paulo* 23: 143-146, 1981.

Choe G, Lee HS, Seo JK, Chail JY, Lee SH, Eom KS, Chi JG. Hepatic capillariasis: first case report in the Republic of Korea. *Am J Trop Med Hyg* 48: 610-625, 1993.

Cochrane JC, Sagorin L, Wilcocks MG. *Capillaria hepatica* infection in man: a syndrome of extreme eosinophilia, hepatomegaly and hyperglobulinaemia. *S Afr Med J* 31: 751-755, 1957.

Coutinho A. Pulmonary hypereosinophilic syndromes. *Prensa Med Argent* 53: 1334-1347, 1966.

Coutinho AD, Rocha A, Medeiros Z, Dreyer G. Tropical filarial pulmonary eosinophilia and its differential diagnosis. *Rev Hosp Clin Fac Med São Paulo* 53: 42-51, 1988.

Danaraj TJ, Pacheco G, Shanmugaratnam K, Beaver PC. The etiology and pathology of eosinophilic lung (tropical eosinophilia). *Am J Trop Med Hyg* 15: 183-189, 1966.

Dolecki GJ, Connolly DT. Effects of a variety of cytokines and inducing agents on vascular permeability factor mRNA levels in U937 cells. *Biochem Biophys Res Commun* 180: 572-578, 1991.

Dreyer G, Coutinho A, Albuquerque R. Clinical manifestations of lymphatic bancroftian filariasis. *AMB Rev Assoc Med Bras* 35: 189-196, 1989.

Ferreira LA, Andrade ZA. *Capillaria hepatica*: a cause of septal fibrosis of the liver. *Mem Inst Oswaldo Cruz* 88: 441-447, 1993.

Folkman J. Seminars in Medicine of the Beth Israel Hospital, Boston. Clinical applications of research on angiogenesis. *N Engl J Med* 333: 1757-1763, 1995.

Folkman J, Klagsbrun M. Angiogenic factors. *Science* 235: 442-447, 1987.

Galvão VA. *Capillaria hepatica*, estudo da incidência em ratos de Salvador, Bahia, e dados imunopatológicos preliminares. *Rev Soc Bras Med Trop* 10: 333-337, 1976.

Galvão VA. An attempt at detecting *Capillaria hepatica* infection in man. *Rev Inst Med Trop São Paulo* 21: 231-236, 1979.

Galvão VA. *Capillaria hepatica*: an evaluation of its pathogenic role in man. *Mem Inst Oswaldo Cruz* 76: 415-433, 1981.

Gortazar C, Herrero J, Garcia-Serrano A, Lucientes J, Luco DF. Données préliminaires sur les parasites digestifs de la marmotte alpine (*Marmota marmota*) dans les Pyrénées du sudouest. In Berre M Le, Ramousse R, Guelte Le L(eds), *Biodiversité Chez les Marmottes*, Internat Marmot Network 1986: 105-108, 1996.

Gospodarowicz D, Neufeld G, Schweigerer L. Fibroblast growth factor: structural and biological properties. *J Cell Physiol* (Suppl.) 5: 15-26, 1987.

Gotardo BM, Andrade RG, Andrade ZA. Hepatic pathology in *Capillaria hepatica* infected mice. *Rev Soc Bras Med Trop* 34: 341-346, 2000.

Gotardo BM, Andrade RG, Oliveira LF, Andrade ZA. Production of septal fibrosis of the liver by means of foreign protein injections into rats. *Rev Soc Bras Med Trop* 36: 577-580, 2003.

Hilken G, Büttner D, Militzer K. Three important endoparasites of laboratory woodchucks (*Marmota monax*) caught in the wild: *Capillaria hepatica*, *Ackertia marmotae*, and *Taenia crassiceps*. *Scand J Lab Anim Sci* 30: 151-156, 2003.

Juncker-Voss M, Prosl H, Lussy H, Enzenberg U, Auer H, Nowotny N. Serological detection of *Capillaria hepatica* by indirect immunofluorescence assay. *J Clin Microbiol* 38: 431-433, 2000.

Keven K, Bengisun JS, Altuntas F, Akar H, Nergizoglu G, Kutlay S, Duman N, Erbay B. Cystic infection of the liver in a maintenance haemodialysis patient. *Nephrol Dial Transplant* 16: 859-860, 2001.

Klenzak J, Mattia A, Valenti A, Goldberg J. Hepatic capillariasis in Maine presenting as a hepatic mass. *Am J Trop Med Hyg* 72: 651-653, 2005.

Kohatsu H, Zaha O, Shimada K, Chibana T, Yara I, Shimada A, Hasegawa H, Sato Y. A space-occupying lesion in the liver due to *Capillaria* infection. *Am J Trop Med Hyg* 52: 414-418, 1995.

Lemos QT, Magalhaes-Santos IF, Andrade ZA. Immunological basis of septal fibrosis of the liver in *Capillaria hepatica*-infected rats. *Braz J Med Biol Res* 36: 1201-1207, 2003.

Leveen P, Pekny M, Gebre-Medhin S, Swolin B, Larsson E, Betsholtz C. Mice deficient for PDGF B show renal, cardiovascular, and hematological abnormalities. *Genes Dev* 8: 1875-1887, 1994.

McQuown AL. *Capillaria hepatica*. *Am J Clin Pathol* 24: 448-452, 1954.

Moura H. *Trichuris, Trichinella* e outros nematoides. In Rey L, *Parasitologia*, Guanabara Koogan, Rio de Janeiro, p. 565-571, 1991.

Nascimento I, Sadigursky M. *Capillaria hepatica*: various immunopathologic aspects of false and true infection. *Rev Soc Bras Med Trop* 19: 21-25, 1986.

Oliveira L, Souza MM, Andrade ZA. *Capillaria hepatica*-induced hepatic fibrosis in rats (Paradoxical effect of repeated infections). *Rev Soc Bras Med Trop* 37: 123-127, 2004.

Oliveira RF, Andrade ZA. Worm load and septal fibrosis of the liver in *Capillaria hepatica*-infected rats. *Mem Inst Oswaldo Cruz* 96: 1001-1003, 2001.

Paronetto F, Popper H. Chronic liver injury induced by immunologic reactions. Cirrhosis following immunization with heterologous sera. *Am J Pathol* 49: 1087-1101, 1966.

Pereira VG, Mattosinho França LC. Successful treatment of *Capillaria hepatica* infection in an acutely ill adult. *Am J Trop Med Hyg* 32: 1272-1274, 1983.

Pertovaara L, Kaipainen A, Mustonen T, Orpana A, Ferrara N, Saksela O, Alitalo K. Vascular endothelial growth factor is induced in response to transforming growth factor-beta in fibroblastic and epithelial cells. *J Biol Chem* 269: 6271-6274, 1994.

Pessoa SB, Martins AV. Superfamília Trichinellóidea. In *Parasitologia Médica*, Guanabara Koogan, Rio de Janeiro, p. 516-522, 1988.

Piazza R, Correa MO, Fleury RN. On a case of human infestation with *Capillaria hepatica*. *Rev Inst Med Trop São Paulo* 5: 37-41, 1963.

Santos AB, Tolentino Jr M, Andrade ZA. Pathogenesis of hepatic septal fibrosis associated with *Capillaria hepatica* infection of rats. *Rev Soc Bras Med Trop* 34: 503-506, 2001.

Sawamura R, Fernandes MI, Peres LC, Galvão LC, Goldani HA, Jorge SM, de Melo Rocha G, de Souza NM. Hepatic capillariasis in children: report of 3 cases in Brazil. *Am J Trop Med Hyg* 61: 642-647, 1999.

Seifert WF, Bosma A, Brouwer A, Hendriks HF, Roholl PJ, van Leeuwen RE, van Thiel-de Ruiter GC, Seifert-Bock I, Knook DL. Vitamin A deficiency potentiates carbon tetrachloride-induced liver fibrosis in rats. *Hepatology* 19: 193-201, 1994.

Seo BS, Rim HJ, Lee CW, Yoon JS. Studies on the parasitic helminths of Korea. II: parasites of the rat, *Rattus norvegicus* Erxl. in Seoul, with the description of *Capillaria hepatica* (Bancroft, 1893) Travassos, (1915). *Korean J Parasitol* 2: 55-62, 1964.

Shibuya M. Role of VEGF-flt receptor system in normal and tumor angiogenesis. *Adv Cancer Res* 67: 281-316, 1999.

Smith KM, Eaton AD, Finlayson LM, Garside P. Oral tolerance. *Am J Resp & Crit Care Med* 162: 175-178, 2000.

Smith MHD, Beaver PC. Persistence and distribution of *Toxocara* larvae in the tissues of children and mice. *Pediatrics* 12: 491-497, 1953.

Souza MM. *Estudos sobre a Fibrose Septal Hepática Induzida por Capillaria hepatica (Patogênese e Evolução)*, Tese de Doutoramento, Curso de Pós-graduação em Patologia, Universidade Federal da Bahia, Salvador, 2003.

Souza MM, Paraná R, Trepo C, Barbosa Jr AA, Oliveira I, Andrade ZA. Effect of interferona-α on experimental septal fibrosis of the liver – Study with a new model. *Mem Inst Oswaldo Cruz* 96: 343-348, 2001.

Souza MM, Silva LM, Barbosa Jr A, Oliveira IR, Paraná R, Andrade ZA. Hepatic capillariasis in rats: a new model for testing antifibrosis drugs. *Braz J Med Biol Res* 33: 1329-1334, 2000.

Souza MM, Tolentino Jr. M, Assis BCA, Gonzales ACO, Silva TMC, Andrade ZA. Pathogenesis of septal fibrosis of the liver. (An experimental study with a new model.) *Pathol Res Pract* 202: 883-889, 2006a.

Souza MM, Tolentino Jr. M, Assis BCA, Gonzales ACO, Silva TMC, Andrade ZA. Significance and fate of septal fibrosis of the liver. *Hepatol Res* 35: 31 -36, 2006b.

Terrier P, Hack I, Hatz C, Theintz G, Roulet M. Hepatic capillariasis in a 2-year-old boy. *J Pediatr Gastroenterol Nutr* 28: 338-340, 1999.

Tesana S, Puapairoj A, Saeseow O. Granulomatous, hepatolithiasis and hepatomegaly caused by *Capillaria hepatica* infection: first case report of Thailand. *Southeast Asian J Trop Med Public Health* 38: 636-640, 2007.

Von Reyn CF, Roberts TM, Owen R, Beaver PC. Infection of an infant with an adult *Toxocara cati* (Nematoda). *J Pediatr* 93: 247-249, 1978.

Wright KA. Observations on the life cycle of *Capillaria hepatica* (Bancroft, 1893) with a description of the adult. *Can J Zool* 38: 167-182, 1961.

Wright KA. The fine structure of the cuticle and interchordal hypodermis of the parasitic nematodes, *Capillaria hepatica* and *Trichuris myocastoris*. *Can J Zool* 46: 173-179, 1967.

Yfanti G, Andreadis E, Spiliadou C, Diamantopoulos EJ. A woman with fever and a jejunal stricture. *Lancet* 347: 802, 1996.

Dinâmica das Doenças Infecciosas e Parasitárias

Dinâmica das Doenças Infecciosas e Parasitárias

José Rodrigues Coura

Pesquisador Titular Emérito do Laboratório de Doenças Parasitárias (Medicina Tropical) do Instituto Oswaldo Cruz, Fiocruz, Rio de Janeiro.

Especialista em Clínica Médica e Doenças Infecciosas e Parasitárias pela Universidade de Londres.

Doutor e Livre-Docente em Doenças Infecciosas e Parasitárias pela Faculdade de Medicina da Universidade Federal do Rio de Janeiro.

Pós-Doutorado pelo National Institute of Health (NIH), Estados Unidos.

Professor Emérito da Universidade Federal do Rio de Janeiro.

Membro Titular da Academia Nacional de Medicina e da Academia Brasileira de Ciências.
Pesquisador 1A do CNPq.

Membro da Ordem Nacional do Mérito Científico da Presidência da República do Brasil no grau de Comendador (2000) e Grã-Cruz (2008).

Segunda edição – Volume 2

Ampliada e Atualizada

GUANABARA KOOGAN

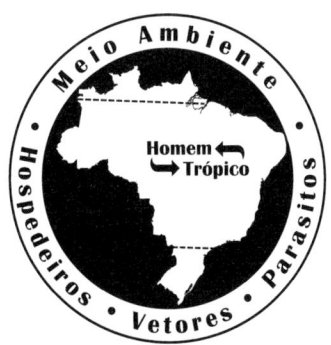

Travessa do Ouvidor, 11
Rio de Janeiro – RJ – CEP 20040-040
Tels.: (21) 3543-0770/(11) 5080-0770 | Fax: (21) 3543-0896
www.grupogen.com.br | editorial.saude@grupogen.com.br

- Capa: Renato de Mello
- Editoração eletrônica: Hera
- Projeto gráfico: Editora Guanabara Koogan

- Ficha catalográfica

C893s
2. ed.

Coura, José Rodrigues
Dinâmica das doenças infecciosas e parasitárias / José Rodrigues Coura. - 2. ed. - [Reimpr.]. - Rio de Janeiro : Guanabara Koogan, 2018.

ISBN 978-85-277-2249-0

1. Infecção - Sínteses, compêndios, etc. 2. Doenças transmissíveis - Sínteses, compêndios, etc. 3. Doenças parasitárias - Sínteses, compêndios, etc.

13-0747. CDD: 616.9
CDU: 616.9

Colaboradores

Abelardo de Queiroz-Campos Araújo

Mestre em Neurologia pela Universidade Federal do Rio de Janeiro. Doutor em Ciências (Virologia) pelo Instituto Oswaldo Cruz — Fiocruz. Professor Adjunto de Neurologia da Universidade Federal do Rio de Janeiro. Pesquisador Titular e Coordenador do Centro de Referência em Neurologia e HTLV do Instituto de Pesquisa Clínica Evandro Chagas - Fiocruz.

Adauto Araújo

Pesquisador Titular, Doutor em Saúde Pública pela Escola Nacional de Saúde Pública. Chefe do Laboratório de Paleoparasitologia da Escola Nacional de Saúde Pública Sérgio Arouca — Fiocruz.

Adelson Luiz Ferreira

Mestre em Biologia Animal pela Universidade Federal do Espírito Santo. Biólogo e Pesquisador dessa mesma universidade.

Aderbal Sabrá

Livre-Docente e Professor Titular de Clínica Pediátrica pela Universidade Federal do Rio de Janeiro. Visiting Scientist, Georgetown University, EUA. Professor de Clínica Médica da Criança e do Adolescente da Escola de Medicina da Unigranrio. Membro Titular da Academia Nacional de Medicina.

Adolpho Hoirisch

Livre-Docente e Professor Titular (aposentado) de Clínica Psiquiátrica pela Universidade Federal do Rio de Janeiro. Membro Titular da Academia Nacional de Medicina.

Agnaldo José Lopes

Professor Adjunto da Disciplina Pneumologia e Tisiologia da Faculdade de Ciências Médicas da Universidade do Estado do Rio de Janeiro.

Agostinho Alves de Lima e Silva

Doutor em Ciências (Bacteriologia) pelo Instituto Oswaldo Cruz — Fiocruz. Professor Adjunto de Microbiologia da Universidade Federal do Rio de Janeiro.

Akira Homma

Doutor em Ciências pela Universidade de São Paulo. Presidente do Conselho Político e Estratégico do Instituto de Tecnologia em Imunobiológicos (BioManguinhos) da Fiocruz.

Alberto Thomaz Londero *(in memoriam)*

Professor Emérito da Universidade Federal de Santa Maria, Rio Grande do Sul.

Alda Maria Da-Cruz

Doutora em Medicina Tropical pelo Instituto Oswaldo Cruz — Fiocruz. Pesquisadora Titular do Laboratório Interdisciplinar de Pesquisas Médicas desse instituto.

Aléia Faustina Campos

Mestre pelo Departamento de Moléstias Infecciosas e Parasitárias da Faculdade de Medicina da Universidade de São Paulo.

Alejandro O. Luquetti

Doutor em Medicina Tropical pela Universidade Federal de Goiás. Professor Adjunto do Departamento de Parasitologia do Instituto de Patologia Tropical e Saúde Pública dessa universidade. Chefe do Laboratório de Pesquisa em doença de Chagas, Departamento de Clínica Médica da Faculdade de Medicina da Universidade Federal de Goiás.

Alessandra Queiroga Gonçalves

Mestre em Biologia Parasitária pelo Instituto Oswaldo Cruz — Fiocruz. Master em Saúde Pública pela Universidade de Barcelona, Espanha.

Alexandre C. Linhares

Doutor em Ciências (Virologia) pelo Instituto Oswaldo Cruz — Fiocruz. Chefe da Seção de Virologia do Instituto Evandro Chagas, Secretaria de Vigilância Sanitária, Ministério da Saúde.

Aline Cardoso Caseca Volotão

Doutora em Ciências (Microbiologia) pela Universidade Federal do Rio de Janeiro. Professora Adjunta da Universidade Federal Fluminense.

Aloísio Falqueto

Doutor em Medicina Tropical pelo Instituto Oswaldo Cruz — Fiocruz. Médico Pesquisador e Professor Associado de Epidemiologia e Doenças Infecciosas da Universidade Federal do Espírito Santo.

Aloísio Sales da Cunha

Livre-Docente e Professor Titular (aposentado) de Clínica Médica da Faculdade de Medicina da Universidade Federal de Minas Gerais. Coordenador da Residência em Gastroenterologia dessa universidade.

Aluízio Prata *(in memoriam)*

Livre-Docente e Doutor em Clínica de Doenças Infecciosas e Parasitárias pela Universidade Federal da Bahia. Professor Titular e Coordenador do Curso de Pós-graduação em Medicina Tropical e Infectologia da Faculdade de Medicina da Universidade do Triângulo Mineiro, Uberaba, MG. Professor Emérito das Universidades Federais da Bahia e de Brasília. Membro Titular das Academias Nacional de Medicina e Brasileira de Ciências. Membro da Ordem do Mérito Científico da Presidência da República.

Alzira de Almeida

Doutora em Microbiologia pela Universidade de Paris VII. Pesquisadora Titular do Departamento de Microbiologia do Centro de Pesquisa Aggeu Magalhães — Fiocruz, Recife, PE.

Amélia P. A. Travassos da Rosa
Pesquisadora Titular (aposentada) do Instituto Evandro Chagas. Senior Researcher em Patologia, Universidade do Texas, EUA.

Amélia Ribeiro de Jesus
Doutora em Imunologia pela Universidade Federal da Bahia. Pós-Doutorada pela Universidade da Califórnia, EUA. Professora da Universidade Federal de Sergipe. Pesquisadora do Instituto de Investigação em Imunologia.

Ana Maria Coimbra Gaspar
Doutora em Ciências (Virologia) pela Universidade Federal do Rio de Janeiro. Pesquisadora Titular, Chefe do Laboratório de Desenvolvimento Tecnológico em Virologia do Instituto Oswaldo Cruz — Fiocruz.

Ana Maria Vergueiro Borralho
Mestre em Clínica Médica pela Universidade Federal do Rio de Janeiro. Professora Adjunta do Departamento de Clínica Médica da Faculdade de Medicina dessa mesma universidade.

André Reynaldo Santos Périssé
Mestre em Doenças Infecciosas e Parasitárias pela Universidade Federal do Rio de Janeiro. Doutor em Epidemiologia pela Universidade de Maryland, EUA. Pesquisador em Saúde Pública da Escola Nacional de Saúde Pública Sérgio Arouca — Fiocruz.

Andréa D'Avila Freitas
Mestre em Medicina Tropical pelo Instituto Oswaldo Cruz — Fiocruz. Professora Assistente de Doenças Infecciosas e Parasitárias da Faculdade de Ciências Médicas da Universidade do Estado do Rio de Janeiro e da Universidade Gama Filho.

Angela C. V. Junqueira
Doutora em Ciências (Biologia da Relação Parasito-hospedeiro) pela Universidade de São Paulo. Pesquisadora Adjunta do Laboratório de Doenças Parasitárias, Instituto Oswaldo Cruz — Fiocruz.

Anis Rassi
Professor Emérito da Faculdade de Medicina da Universidade Federal de Goiás.

Anna Ricordi Bazin
Mestre em Doenças Infecciosas e Parasitárias pela Universidade Federal do Rio de Janeiro. Professora Adjunta (aposentada) de Doenças Infecciosas e Parasitárias da Faculdade de Medicina da Universidade Federal Fluminense.

Antônio Carlos de Medeiros Pereira
Mestre em Doenças Infecciosas e Parasitárias pela Universidade Federal Fluminense. Professor Adjunto da Faculdade de Medicina dessa universidade.

Antônio Carlos Francesconi do Valle
Doutor em Dermatologia pela Universidade Federal do Rio de Janeiro. Médico Especialista em Dermatologia, Instituto de Pesquisa Clínica Evandro Chagas — Fiocruz.

Antônio Luiz Pinho Ribeiro
Doutor em Infectologia e Medicina Tropical pela Universidade Federal de Minas Gerais. Professor Titular do Departamento de Clínica Médica da Faculdade de Medicina dessa mesma universidade.

Antonio Rafael da Silva
Doutor em Doenças Infecciosas e Parasitárias pela Universidade Federal do Rio de Janeiro. Professor Titular (aposentado) da Universidade Federal do Maranhão.

Antônio Walter Ferreira
Doutor em Ciências (Imunologia) pelo Instituto de Ciências Biomédicas da Universidade de São Paulo (USP). Professor do Instituto de Medicina Tropical dessa universidade.

Arival Cardoso de Brito
Doutor e Livre-Docente em Medicina Dermatológica pela Universidade Federal do Pará. Professor dos Cursos de Pós-Graduação do Núcleo de Medicina Tropical e de Biologia dos Agentes Infecciosos e Parasitários no Centro de Ciências Biológicas dessa universidade.

Armando de Oliveira Schubach
Doutor em Biologia Parasitária pela Fiocruz. Pesquisador Titular, Coordenador de Pós-Graduação do Instituto de Pesquisa Clínica Evandro Chagas — Fiocruz.

Arnaldo José Noronha
Médico e Professor Auxiliar de Pneumologia da Faculdade de Ciências Médicas da Universidade do Estado do Rio de Janeiro.

Aventino Alfredo Agostini
Especialista em Anatomia Patológica pela Sociedade Brasileira de Patologia. Professor Titular de Patologia Humana da Universidade de Passo Fundo, Rio Grande do Sul.

Azor José de Lima
Professor Emérito de Pediatria da Universidade Federal do Rio de Janeiro. Membro Titular da Academia Nacional de Medicina e da Academia Brasileira de Pediatria.

Bárbara C. A. Assis
Mestre em Patologia Experimental pela Universidade Federal da Bahia em atividade no Centro de Pesquisas Gonçalo Moniz — Fiocruz, Bahia. Professora de nível médio nesse estado.

Benjamin Cimerman
Professor Titular de Parasitologia Médica da Faculdade de Medicina de Mogi das Cruzes. Professor Titular de Parasitologia da Faculdade de Enfermagem do Hospital Israelita Albert Einstein, São Paulo.

Bernardino C. de Albuquerque
Mestre em Doenças Infecciosas e Parasitárias pela Universidade Federal do Rio de Janeiro. Professor Adjunto da Faculdade de Medicina da Universidade Federal do Amazonas. Pesquisador Adjunto da Fundação de Medicina Tropical Heitor Vieira Dourado do Amazonas. Presidente da Fundação de Vigilância em Saúde do Estado do Amazonas.

Bianca Cechetto Carlos

Mestre em Genética pela Universidade Estadual Paulista — Campus de Botucatu. Doutoranda do Programa de Biologia da Relação Patógeno-Hospedeiro do Departamento de Parasitologia do Instituto de Ciências Biomédicas da USP.

Bodo Wanke

Doutor em Doenças Infecciosas e Parasitárias pela Universidade Federal do Rio de Janeiro. Pesquisador Titular, Chefe do Laboratório de Micologia do Instituto de Pesquisa Clínica Evandro Chagas — Fiocruz.

Bruno Rodolfo Schlemper Junior

Doutor em Doenças Infecciosas e Parasitárias pela Universidade Federal do Rio de Janeiro. Professor do Curso de Infectologia da Universidade do Oeste de Santa Catarina.

Camila Zanluca

Doutora em Biologia Celular e Molecular pela Universidade Federal de Santa Catarina.

Carlos Eduardo dos Santos Ferreira

Mestre em Ciências da Saúde pela Universidade Federal de São Paulo, Escola Paulista de Medicina. Diretor do Laboratório Clínico do Instituto Dante Pazzanese de Cardiologia. Coordenador do Laboratório de Microbiologia do Hospital São Paulo, Escola Paulista de Medicina da Universidade Federal de São Paulo.

Carlos Eduardo Tosta

Doutor em Imunologia pela Universidade de Londres. Professor Titular Emérito da Faculdade de Medicina da Universidade de Brasília.

Carlos Graeff-Teixeira

Doutor em Medicina Tropical pelo Instituto Oswaldo Cruz — Fiocruz. Professor Titular e Coordenador dos Laboratórios de Parasitologia Molecular e Biologia Parasitária da Pontifícia Universidade Católica do Rio Grande do Sul.

Carlos José de Carvalho Moreira

Doutor em Medicina Tropical pelo Instituto Oswaldo Cruz — Fiocruz. Assistente de Pesquisa III do Laboratório de Doenças Parasitárias desse instituto.

Carlos Mauricio de Figueiredo Antunes

Professor do Instituto de Ensino e Pesquisa da Santa Casa de Misericórdia de Belo Horizonte. Doutor em Epidemiologia pela Universidade John Hopkins (EUA). Pesquisador 1A do CNPq.

Carlos R. Zanetti

Doutor em Imunologia pela Escola Paulista de Medicina da Universidade Federal de São Paulo. Professor Associado da Universidade Federal de Santa Catarina.

Carolina Talhari

Doutora em Medicina Tropical pela Universidade do Estado do Amazonas. Especialista em Dermatologia pela Universidade Heinrich-Heine, Dusseldorf, Alemanha.

Cecília Helena V. F. de Godoy Carvalhaes

Mestre em Ciência (Patologia Clínica) pela Escola Paulista de Medicina, Universidade Federal de São Paulo.

Ceila Maria Sant'Anna Malaque

Doutora em Medicina pela Faculdade de Medicina da Universidade de São Paulo (USP). Médica Infectologista do Hospital Vital Brazil do Instituto Butantan e da Unidade de Terapia Intensiva do Instituto de Infectologia Emílio Ribas, Secretaria de Saúde do Estado de São Paulo.

Celso Ferreira Ramos Filho

Mestre em Doenças Infecciosas e Parasitárias pela Universidade Federal do Rio de Janeiro. Diploma de Epidemiologia Clínica pela Universidade de Newcastle, Austrália. Professor Adjunto de Doenças Infecciosas e Parasitárias da Faculdade de Medicina da Universidade Federal do Rio de Janeiro. Membro Titular da Academia Nacional de Medicina.

Celso Tavares

Doutor em Ciências pelo Centro de Pesquisas Aggeu Magalhães — Fiocruz, Recife, PE. Professor Adjunto de Doenças Infecciosas e Parasitárias do Departamento de Clínica Médica da Universidade Federal de Alagoas.

Cid Vieira Franco de Godoy

Doutor e Livre-Docente em Microbiologia e Imunologia pela Universidade de São Paulo. Professor de Patologia Clínica (aposentado), Chefe do Laboratório de Investigações em Bacteriologia da Faculdade de Medicina e do Instituto de Medicina Tropical da USP.

Clara Fumiko Tachibana Yoshida

Doutora em Ciências pela Universidade Federal do Rio de Janeiro. Pesquisadora Titular (aposentada) do Laboratório de Hepatites Virais do Instituto Oswaldo Cruz — Fiocruz.

Claude Pirmez

Doutora em Ciências Biológicas (Imunologia) pela Universidade Federal do Rio de Janeiro. Pós-Doutorada em Imunopatologia nos Institutos Berhard Nocht e Robert Koch em Hamburgo e Berlim, Alemanha, respectivamente. Pesquisadora Titular do Laboratório Interdisciplinar de Pesquisas Médicas do Instituto Oswaldo Cruz — Fiocruz.

Claudia Lamarca Vitral

Doutora em Ciências (Virologia) pelo Instituto Oswaldo Cruz — Fiocruz. Professora Associada de Virologia do Departamento de Microbiologia e Parasitologia da Universidade Federal Fluminense.

Cláudio Chaves

Doutor em Medicina pela Universidade de São Paulo. Professor Titular da Universidade do Amazonas. Diretor do Instituto de Oftalmologia de Manaus, AM.

Cláudio José de Almeida Tortori

Mestre em Medicina pela Universidade Federal do Rio de Janeiro. Professor Adjunto de Pediatria da Escola de Medicina e Cirurgia da Universidade Federal do Estado do Rio de Janeiro.

Claudio José Struchiner

Doutor em Dinâmica Populacional de Doenças Infecciosas pela Universidade de Montreal, Canadá. Pesquisador Titular do Programa de Computação Científica da Fiocruz. Pesquisador 1A do CNPq.

Cláudio Santos Ferreira

Professor Colaborador do Instituto de Medicina Tropical de São Paulo e do Departamento de Moléstias Infecciosas da Faculdade de Medicina da Universidade de São Paulo. Professor Adjunto (aposentado) do Instituto de Ciências Biológicas dessa mesma universidade.

Cláudio Sérgio Pannuti

Doutor em Ciências Médicas (Doenças Infecciosas e Parasitárias) pela Universidade Estadual de Campinas. Doutor em Microbiologia pela Universidade de São Paulo. Professor Doutor da Faculdade de Medicina e Chefe do Laboratório de Virologia do Instituto de Medicina Tropical da USP.

Cláudio Tadeu Daniel Ribeiro

Doutor em Biologia Humana pela Universidade de Paris VI. Pesquisador Titular Chefe do Laboratório de Pesquisas em Malária do Instituto Oswaldo Cruz — Fiocruz. Membro das Academias Francesa e Nacional de Medicina.

Constança Britto

Doutora em Genética pela Universidade Federal do Rio de Janeiro. Pesquisadora Titular, Chefe do Laboratório de Biologia Molecular e Doenças Endêmicas do Instituto Oswaldo Cruz — Fiocruz.

Cristina Barroso Hofer

Doutora em Epidemiologia pela Universidade de Pittsburgh, EUA. Professora Adjunta de Doenças Infecciosas e Parasitárias do Departamento de Medicina Preventiva da Faculdade de Medicina da Universidade Federal do Rio de Janeiro.

David Eduardo Barroso

Doutor em Medicina Tropical pelo Instituto Oswaldo Cruz — Fiocruz. Pesquisador Titular Chefe do Laboratório de Sistemática Bioquímica desse instituto.

David Everson Uip

Doutor em Doenças Infecciosas e Parasitárias pela Universidade de São Paulo. Professor Livre-Docente da Faculdade de Medicina dessa universidade. Professor Titular da Faculdade de Medicina do ABC, São Paulo.

David Rubem Azulay

Professor Titular do Curso de Pós-Graduação em Dermatologia da Pontifícia Universidade Católica do Rio de Janeiro. Professor Adjunto da Fundação Técnico-Educacional Souza Marques. Chefe de Serviço do Instituto de Dermatologia Rubem David Azulay, da Santa Casa de Misericórdia do Rio de Janeiro.

Denise Marangoni

Doutora em Doenças Infecciosas e Parasitárias pela Universidade Federal do Rio de Janeiro. Professora Adjunta de Doenças Infecciosas e Parasitárias da Faculdade de Medicina dessa mesma universidade.

Denise Mattos

Assistente Social. Pesquisadora Social do Núcleo de Ensino, Pesquisa e Assistência em Filariose do Centro de Ciências da Saúde e Assistência Social do Hospital das Clínicas da Universidade Federal de Pernambuco.

Diltor Vladimir Araújo Opromolla *(in memoriam)*

Pesquisador Científico VI e Diretor da Divisão de Pesquisa e Ensino do Instituto Lauro de Souza Lima, Bauru, São Paulo.

Domenico Capone

Doutor em Medicina (Radiologia) pela Universidade Federal do Rio de Janeiro. Professor Adjunto de Pneumologia e Tisiologia da Faculdade de Ciências Médicas da Universidade do Estado do Rio de Janeiro. Radiologista do Hospital Universitário Clementino Fraga Filho, da UFRJ.

Edgar M. Carvalho

Doutor e Livre-Docente de Clínica Médica pela Universidade Federal da Bahia. Professor Titular de Clínica Médica da Faculdade de Medicina dessa universidade. Professor Titular de Imunologia da Escola Bahiana de Medicina. Chefe do Serviço de Imunologia do Hospital das Clínicas Edgar Santos da UFB.

Edimilson Migowski

Doutor em Doenças Infecciosas e Parasitárias pela Universidade Federal do Rio de Janeiro. Professor Adjunto de Infectologia Pediátrica do Instituto de Pediatria e Puericultura Martagão Gesteira dessa mesma universidade. Diretor do Instituto de Pediatria e Puericultura Martagão Gesteira da UFRJ.

Edson E. da Silva

Doutor em Ciências Biológicas pela Universidade Federal do Rio de Janeiro. Pós-Doutorado em Virologia Molecular pelo Centro de Controle e Prevenção de Doenças (CDC, Atlanta, EUA). Chefe do Laboratório de Enterovírus do Instituto Oswaldo Cruz — Fiocruz.

Eduardo de Azeredo-Costa

Mestre em Saúde Pública pela Escola Nacional de Saúde Pública — Fiocruz. Doutor em Epidemiologia pela Universidade de Londres.

Egler Chiari

Doutor em Ciências (Parasitologia) pela Universidade Federal de Minas Gerais. Professor Emérito dessa universidade. Pesquisador 1A do CNPq.

Elba Regina Sampaio de Lemos

Doutora em Medicina Tropical pelo Instituto Oswaldo Cruz — Fiocruz. Pesquisadora Titular Chefe do Laboratório de Hantaviroses e Ricketsioses desse instituto.

Eliana Battaggia Gutierrez

Doutora em Patologia pela Universidade de São Paulo. Diretora de Serviço do Hospital das Clínicas da Faculdade de Medicina dessa universidade.

Eliane Lages-Silva

Doutora em Ciências (Parasitologia) pela Universidade Federal de Minas Gerais. Professora Adjunta de Parasitologia da

Faculdade de Medicina da Universidade do Triângulo Mineiro, Uberaba, MG.

Eliane V. Costa

Doutora em Biologia Celular e Molecular pelo Instituto Oswaldo Cruz — Fiocruz. Tecnologista Sênior do Laboratório de Enterovírus desse instituto.

Eliete C. Araújo

Doutora em Medicina Tropical pela Universidade Federal do Pará. Médica Pediatra do Instituto Evandro Chagas, Secretaria de Vigilância em Saúde, Ministério da Saúde, Belém, PA.

Elisa Cupolillo

Doutora em Ciências. Pesquisadora Titular, Chefe do Laboratório de Pesquisas em Leishmanioses do Instituto Oswaldo Cruz — Fiocruz.

Elisabeth Sampaio

Doutora em Ciências Biológicas pela Universidade Federal do Rio de Janeiro. Pesquisadora Titular do Laboratório de Hanseníase do Instituto Oswaldo Cruz — Fiocruz.

Eloisa da Graça do Rosário Gonçalves

Doutora em Medicina Tropical pelo Instituto Oswaldo Cruz — Fiocruz. Professora Adjunta de Parasitologia da Universidade Federal do Maranhão.

Erika Gakiya

Biologista do Laboratório de Parasitologia Médica do Instituto de Medicina Tropical da Universidade de São Paulo.

Ernesto Hofer

Livre-Docente em Bacteriologia pela Universidade Federal Fluminense e em Higiene e Saúde Pública pela Universidade Federal Rural do Rio de Janeiro. Pesquisador Titular, Chefe do Laboratório de Zoonoses Bacterianas do Instituto Oswaldo Cruz — Fiocruz.

Euzenir Nunes Sarno

Doutora e Livre-Docente em Patologia pela Universidade Federal do Rio de Janeiro. Pesquisadora Titular, Chefe do Laboratório de Hanseníase do Instituto Oswaldo Cruz — Fiocruz.

Evandro Ribeiro

Doutor em Medicina (Imunologia) pela Universidade de São Paulo. Professor Titular das Universidades Federal e Estadual do Amazonas.

Fan Hui Wen

Doutora em Saúde Coletiva pela Universidade Estadual de Campinas. Médica epidemiologista do Instituto Butantan, Secretaria de Estado da Saúde de São Paulo.

Fátima Aparecida Ferreira Figueiredo

Doutora em Gastroenterologia pela Escola Paulista de Medicina. Professora Adjunta de Gastroenterologia e Endoscopia da Faculdade de Ciências Médicas da Universidade do Estado do Rio de Janeiro.

Fátima Maria Tiecher

Mestre em Ciências Veterinárias pela Universidade Federal do Rio Grande do Sul. Professora de Parasitologia e Microbiologia do Centro Universitário Metodista do Sul — IPA.

Felipe Francisco Tuon

Doutor em Doenças Infecciosas e Parasitárias pela Universidade de São Paulo. Médico Infectologista do Hospital Universitário Evangélico de Curitiba, Paraná.

Fernando Antônio Botoni

Doutor em Infectologia e Medicina Tropical pela Universidade Federal de Minas Gerais. Professor Adjunto do Departamento de Clínica Médica da Faculdade de Medicina dessa universidade.

Fernando Augusto Bozza

Doutor em Biologia Celular e Molecular pelo Instituto Oswaldo Cruz — Fiocruz. Pós-Doutorado pela Universidade de Utah, EUA. Pesquisador do Instituto de Pesquisa Clínica Evandro Chagas — Fiocruz.

Fernando C. Motta

Doutor em Ciências (Microbiologia) pela Universidade Federal do Rio de Janeiro. Tecnologista Pleno do Laboratório de Vírus Respiratórios e Sarampo do Instituto Oswaldo Cruz — Fiocruz.

Fernando Costa e Silva Filho

Doutor em Ciências pela Universidade Federal do Rio de Janeiro. Professor Titular da Universidade do Norte Fluminense Darcy Ribeiro.

Fernando Dias de Avila-Pires

Doutor em Zoologia pela Universidade Estadual de São Paulo. Professor Convidado da Universidade Federal de Santa Catarina. Professor do International Master Programme de Human Ecology, Universidade de Bruxelas, Bélgica.

Fernando S. V. Martins

Mestre em Doenças Infecciosas e Parasitárias pela Universidade Federal do Rio de Janeiro (UFRJ). Professor Assistente de Doenças Infecciosas e Parasitárias da Faculdade de Medicina dessa mesma universidade. Coordenador do Centro de Vacinação e Informação em Saúde para Viajantes da UFRJ (Cives).

Flor E. Martinez-Espinosa

Doutora em Medicina Tropical pelo Instituto Oswaldo Cruz — Fiocruz. Pesquisadora da Fundação de Medicina Tropical Heitor Vieira Dourado do Amazonas e do Centro de Pesquisas Leônidas e Maria Deane da Fiocruz — Amazonas.

Francisco de P. Pinheiro

Médico, Ex-Diretor do Instituto Evandro Chagas e Ex-Assessor Regional em Viroses da Organização Pan-Americana da Saúde/Organização Mundial da Saúde.

Francisco Oscar de Siqueira França

Doutor e Livre-Docente em Doenças Infecciosas e Parasitárias pela Universidade de São Paulo (USP). Professor Associado do Departamento de Moléstias Infecciosas e Parasitárias da Faculdade de Medicina da USP.

Gabriel Grimaldi

Doutor em Ciências. Pesquisador Titular do Centro de Pesquisas Gonçalo Moniz — Fiocruz, Bahia. Pesquisador 1A do CNPq.

Gerhard Wunderlich

Doutor em Ciências Naturais pela Universidade de Göttingen, Alemanha. Professor Doutor do Departamento de Parasitologia do Instituto de Ciências Biomédicas da Universidade de São Paulo.

Gerson Canedo Magalhães

Professor Titular de Neurologia da Faculdade de Ciências Médicas e Chefe do Serviço de Neurologia do Hospital Pedro Ernesto da Universidade do Estado do Rio de Janeiro. Membro Titular da Academia Nacional de Medicina.

Gerusa Dreyer

Doutora em Biologia Celular e Molecular pelo Instituto Oswaldo Cruz — Fiocruz. Pesquisadora (aposentada) do Centro de Pesquisas Aggeu Magalhães — Fiocruz.

Guilherme Santoro Lopes

Livre-Docente de Nefrologia pela UniRio. Doutor em Doenças Infecciosas e Parasitárias pela Universidade Federal do Rio de Janeiro. Professor Associado de Doenças Infecciosas e Parasitárias da Faculdade de Medicina dessa universidade.

Gustavo Rodrigues

Professor Assistente de Clínica Médica da Criança e do Adolescente da Escola de Medicina da Unigranrio.

Habib Fraiha Neto

Doutor em Ciências Biológicas pela Universidade Federal do Pará. Professor Adjunto do Núcleo de Medicina Tropical dessa universidade.

Heitor Vieira Dourado (*in memoriam*)

Professor de Medicina Tropical da Universidade Federal do Pará. Membro Titular da Academia Amazonense de Medicina. Fundador do Instituto de Medicina Tropical do Amazonas.

Hélio Moreira Júnior

Doutor em Cirurgia do Aparelho Digestivo pela Faculdade de Medicina da Universidade de São Paulo. Professor Associado (aposentado) da Disciplina Coloproctologia do Departamento de Cirurgia da Faculdade de Medicina de Goiás.

Henrique Leonel Lenzi (*in memoriam*)

Doutor em Patologia Geral pela Universidade Federal de Minas Gerais. Pós-doutorado em Imunoparasitologia pela Harvard Medical School, EUA, e pelo Instituto Pasteur de Lyon, França. Pesquisador Titular do Laboratório de Patologia, Instituto Oswaldo Cruz, Fiocruz.

Hermann G. Schatzmayr (*in memoriam*)

Doutor pelas Universidades de Giessen e Freiburg, Alemanha. Livre-Docente em Virologia pela Universidade Federal Fluminense. Pesquisador Titular e Chefe do Laboratório de Flavírus do Instituto Oswaldo Cruz — Fiocruz.

Hisbello da Silva Campos

Mestre em Pneumologia pela Universidade Federal do Rio de Janeiro. Médico do Centro de Referência Professor Hélio Fraga, Escola Nacional de Saúde Pública Sérgio Arouca — Fiocruz.

Iran Mendonça da Silva

Mestre em Medicina Tropical pelo Instituto Oswaldo Cruz — Fiocruz. Professor Assistente da Universidade Estadual do Amazonas. Pesquisador Assistente da Fundação de Medicina Tropical Heitor Vieira Dourado do Amazonas e do Centro de Pesquisa Leônidas e Maria Deane da Fiocruz Manaus.

István van Deursen Varga

Doutor em Saúde Pública pela Faculdade de Saúde Pública da Universidade de São Paulo. Professor Adjunto do Departamento de Sociologia e Antropologia da Universidade Federal do Maranhão.

Izabela Voieta

Doutora em Medicina Tropical e Infectologia pela Universidade Federal de Minas Gerais. Professora Adjunta da Universidade Unifenas, Campus de Belo Horizonte.

Jacob Cohen

Doutor em Medicina (Oftalmologia) pela Universidade de São Paulo (Ribeirão Preto). Professor Associado III da Universidade Federal do Amazonas. Diretor do Instituto de Oftalmologia de Manaus, AM.

Jacqueline Menezes

Mestre em Doenças Infecciosas e Parasitárias pela Universidade Federal do Rio de Janeiro. Médica Infectologista (aposentada) do Serviço de Doenças Infecciosas e Parasitárias do Hospital Federal dos Servidores do Estado (DIP - HFSE). Pesquisadora do Centro de Pesquisa do DIP — HFSE.

James Venturini

Doutor pelo Programa de Pós-Graduação em Doenças Tropicais da Faculdade de Medicina de Botucatu — UNESP.

Jaqueline Mendes de Oliveira

Doutora em Ciências pelo Instituto Oswaldo Cruz — Fiocruz. Tecnologista do Laboratório de Hepatites Virais desse instituto.

Jeffrey Shaw

Doutor e Livre-Docente em Parasitologia e Entomologia Médica e Veterinária pela Escola de Higiene e Medicina Tropical de Londres. Professor Titular do Departamento de Parasitologia do Instituto de Ciências Biomédicas da Universidade de São Paulo.

João Barberino Santos

Doutor em Medicina Tropical pela Universidade Federal de Minas Gerais. Professor Associado da Faculdade de Medicina da Universidade de Brasília.

João Carlos de Souza Côrtes Junior

Doutor em Biologia Celular e Molecular pelo Instituto Oswaldo Cruz — Fiocruz. Professor Titular do Curso de Medicina da Universidade Severino Sombra. Professor Adjunto da Universidade Federal do Estado do Rio de Janeiro (UniRio).

João Carlos Pinto Dias

Doutor em Medicina Tropical pela Universidade Federal de Minas Gerais. Pesquisador Titular Emérito do Centro de Pesquisas René Rachou — Fiocruz, Belo Horizonte, MG.

João Luiz Costa Cardoso

Médico Dermatologista, Toxinologista-Clínico do Hospital Vital Brazil do Instituto Butantan. Médico Dermatologista da Santa Casa de Ubatuba, São Paulo.

João Silva de Mendonça

Doutor em Medicina pela Universidade de Campinas. Diretor do Serviço de Moléstias Infecciosas do Hospital do Servidor Público do Estado de São Paulo.

Joaquim Norões

Doutor em Urologia pela Escola Paulista de Medicina da Universidade Federal de São Paulo. Professor Adjunto de Urologia, Departamento de Urologia, Centro de Ciências da Saúde, Universidade Federal de Pernambuco.

Joffre Marcondes de Rezende

Professor Emérito da Faculdade de Medicina da Universidade Federal de Goiás. Membro Titular da Academia Goiana de Medicina.

Joffre Rezende Filho

Doutor pela Faculdade de Medicina da Universidade Federal de Minas Gerais. Professor Adjunto da Faculdade de Medicina da Universidade Federal de Goiás.

Jorge F. S. Travassos da Rosa

Pesquisador Titular da Seção de Arboviroses e Ex-Diretor do Instituto Evandro Chagas — Secretaria de Vigilância em Saúde, Ministério da Saúde, Belém do Pará.

José Augusto da Costa Nery

Doutor em Doenças Infecciosas e Parasitárias pela Universidade Federal do Rio de Janeiro. Pesquisador Adjunto do Laboratório de Hanseníase do Instituto Oswaldo Cruz — Fiocruz.

José Batista de Jesus

Doutor em Ciências pela Universidade Federal do Rio de Janeiro. Professor Adjunto da Universidade Federal de São João Del-Rei.

José Borges-Pereira

Doutor em Medicina Tropical pelo Instituto Oswaldo Cruz — Fiocruz. Pesquisador Titular do Laboratório de Doenças Parasitárias desse instituto.

José do Vale Pinheiro Feitosa

Mestre em Doenças Infecciosas e Parasitárias pela Universidade Federal do Rio de Janeiro. Médico do Centro de Referência Hélio Fraga da Escola Nacional de Saúde Pública Sérgio Arouca — Fiocruz.

José E. Vidal

Médico Infectologista Pós-Graduado (Doutorado) do Instituto de Infectologia Emílio Ribas, São Paulo, e da Faculdade de Medicina da Universidade de São Paulo.

José Luís da Silveira Baldy

Doutor em Medicina Tropical pela Universidade Federal de Minas Gerais. Especialista em Imunologia pela Organização Mundial da Saúde. Especialista em Infectologia pela Sociedade Brasileira de Infectologia/AMB. Professor Titular (aposentado) da Disciplina Doenças Transmissíveis, do Departamento de Clínica Médica — Centro de Ciências da Saúde da Universidade Estadual de Londrina, Paraná.

José Manoel Jansen

Doutor em Pneumologia pela Universidade Federal de São Paulo e Livre-Docente pela Universidade Federal do Rio de Janeiro. Professor Titular e Coordenador da Disciplina Pneumologia e Tisiologia da Faculdade de Ciências Médicas da Universidade do Estado do Rio de Janeiro. Membro Titular da Academia Nacional de Medicina.

José Paulo Gagliardi Leite

Doutor em Bioquímica pela Universidade de Ciências e Técnicas de Lille, França. Pesquisador Titular Chefe do Laboratório de Virologia Comparada do Instituto Oswaldo Cruz — Fiocruz.

José Roberto Lambertucci

Doutor em Medicina Tropical pela Universidade Federal de Minas Gerais. Professor Titular do Departamento de Clínica Médica, Serviço de Doenças Infecciosas e Parasitárias, da Faculdade de Medicina dessa universidade.

José Rodrigues Coura

Pesquisador Titular, Chefe do Laboratório de Doenças Parasitárias (Medicina Tropical) do Instituto Oswaldo Cruz — Fiocruz. Pesquisador 1A do CNPq. Membro Titular das Academias Nacional de Medicina e Brasileira de Ciências.

José Yamin Risk

Médico do Hospital Vital Brazil do Instituto Butantan da Secretaria de Estado da Saúde de São Paulo.

Júlio Vianna Barbosa

Doutor em Parasitologia pela Universidade Rural do Rio de Janeiro. Pesquisador Titular do Laboratório de Educação em Ambiente e Saúde (LEAS) do Instituto Oswaldo Cruz — Fiocruz.

Kelsen Dantas Eulálio

Doutor em Medicina Tropical pelo Instituto Oswaldo Cruz — Fiocruz. Professor Adjunto da Universidade Federal do Piauí.

Keyla Marzochi

Doutora em Doenças Infecciosas e Parasitárias pela Universidade Federal do Rio de Janeiro. Pesquisadora Titular (aposentada) do Instituto de Pesquisa Clínica Evandro Chagas — Fiocruz.

Léa Camilo-Coura

Doutora e Livre-Docente em Doenças Infecciosas e Parasitárias pela Universidade Federal do Rio de Janeiro. Professora Emérita dessa universidade. Pesquisadora Emérita do Conselho Nacional de Desenvolvimento Científico e Tecnológico. Membro Titular da Academia Nacional de Medicina.

Lêda Maria da Costa-Macedo

Doutora em Biologia Parasitária pelo Instituto Oswaldo Cruz — Fiocruz. Professora Adjunta da Faculdade de Ciências Médicas da Universidade do Estado do Rio de Janeiro.

Leila Carvalho Campos

Doutora em Ciências pela Escola Paulista de Medicina da Universidade Federal de São Paulo. Pesquisadora Titular do Centro de Pesquisa Gonçalo Moniz — Fiocruz, Bahia.

Leila de Souza Fonseca

Doutora em Ciências (Microbiologia) pela Universidade Federal do Rio de Janeiro. Professora Titular do Instituto de Microbiologia dessa universidade.

Leonardo J. de Moura Carvalho

Doutor em Biologia Parasitária pelo Instituto Oswaldo Cruz — Fiocruz. Pesquisador Associado do Laboratório de Pesquisas em Malária desse instituto.

Leonardo Saboia Vahia Matilde

Doutor em Biologia Parasitária pelo Instituto Oswaldo Cruz — Fiocruz. Mestre em Bioquímica pela Universidade Federal do Rio de Janeiro.

Lia Laura Lewis-Ximenez

Doutora em Ciências pelo Instituto Oswaldo Cruz — Fiocruz. Tecnologista Sênior do Laboratório de Hepatites Virais desse instituto.

Lilian Machado Silva

Médica do Serviço de Gastroenterologia e Endoscopia Digestiva do Hospital Central da Aeronáutica. Especialista em Gastroenterologia e Endoscopia Digestiva do Hospital Pedro Ernesto da Universidade do Estado do Rio de Janeiro.

Lilian Rose Pratt-Riccio

Doutora em Biologia Parasitária pelo Instituto Oswaldo Cruz — Fiocruz. Tecnologista do Laboratório de Pesquisas em Malária desse instituto.

Lucas Pedreira de Carvalho

Doutor em Patologia Humana pela Universidade Federal da Bahia. Professor Adjunto dessa universidade. Pesquisador do Serviço de Imunologia do Hospital Universitário Edgar Santos da UFB.

Lúcia Maria Almeida Braz

Doutora em Ciências (Parasitologia) pela Universidade de São Paulo. Pesquisadora do Laboratório de Parasitologia Médica do Instituto de Medicina Tropical da USP.

Lúcia Maria da Cunha Galvão

Doutora em Ciências (Parasitologia) pela Universidade Federal de Minas Gerais. Pós-Doutorada em Imunoparasitologia pela Universidade de Pittsburg, EUA. Pesquisadora Visitante pelo CNPq da Universidade Federal do Rio Grande do Norte.

Luciana Almeida Silva

Doutora em Medicina Tropical e Infectologia pela Faculdade de Medicina da Universidade do Triângulo Mineiro, MG. Professora Adjunta da Faculdade de Medicina dessa universidade.

Luciana G. F. Pedro

Mestre em Doenças Infecciosas e Parasitárias pela Universidade Federal do Rio de Janeiro. Médica do Centro de Informação e Vacinação em Saúde para Viajantes da Universidade Federal do Rio de Janeiro (Cives). Médica do Instituto de Pesquisa Clínica Evandro Chagas — Fiocruz.

Luciana Trilles

Doutora em Pesquisa Clínica de Doenças Infecciosas pelo IPEC — Fiocruz. Tecnologista em Saúde Pública do Instituto de Pesquisa Clínica Evandro Chagas - Fiocruz.

Luis Fernando Barreto Filho

Mestre em Doenças Infecciosas e Parasitárias pela Universidade Federal do Rio de Janeiro. Médico Pediatra da Secretaria de Saúde de Niterói, RJ.

Luis Rey

Doutor e Livre-Docente em Parasitologia pela Universidade de São Paulo. Pesquisador Emérito da Fundação Oswaldo Cruz.

Luiz Fernando Ferreira

Pesquisador Emérito da Fundação Oswaldo Cruz. Doutor pela Universidade Federal do Rio de Janeiro.

Luiz Henrique Conde Sangenis

Mestre em Doenças Infecciosas e Parasitárias pela Universidade Federal Fluminense. Professor Adjunto de Doenças Infecciosas e Parasitárias do Curso de Medicina do Centro Universitário de Volta Redonda, Fundação Oswaldo Aranha, e da Faculdade de Medicina de Valença, RJ.

Luiz Jacintho da Silva

Doutor em Medicina Preventiva pela Faculdade de Medicina de Ribeirão Preto da Universidade de São Paulo. Livre-Docente pela Universidade Estadual de Campinas. Diretor do Dengue Vaccine Institute em Seul, Coreia do Sul.

Manoel Otávio da Costa Rocha

Doutor em Medicina (Medicina Tropical) pela Universidade Federal de Minas Gerais. Professor Titular do Departamento de Clínica Médica da Faculdade de Medicina dessa mesma universidade.

Marcelo Alves Pinto

Doutor em Ciências (Patologia) pelo Instituto Oswaldo Cruz — Fiocruz. Pesquisador Titular do Laboratório de Desenvolvimento Tecnológico em Virologia desse instituto.

Marcelo André Barcinski

Pesquisador Visitante do Laboratório de Biologia Celular do Instituto Oswaldo Cruz —Fiocruz. Membro Titular das Academias Nacional de Medicina e Brasileira de Ciências.

Marcelo Simão Ferreira

Livre-Docente em Doenças Infecciosas e Parasitárias pela Faculdade de Ciências Médicas da Universidade do Estado do Rio de Janeiro. Professor Titular de Infectologia da Faculdade de Medicina da Universidade Federal de Uberlândia, MG. Chefe do Serviço de Infectologia do Hospital das Clínicas da Universidade Federal de Uberlândia, MG.

Marcelo Urbano Ferreira

Doutor e Livre-Docente pela Universidade de São Paulo. Professor Titular do Departamento de Parasitologia do Instituto de Ciências Biomédicas da USP.

Márcia dos Santos Lazera

Doutora em Doenças Infecciosas e Parasitárias pela Universidade Federal do Rio de Janeiro. Médica e Pesquisadora Titular do Laboratório de Micologia do Instituto de Pesquisa Clínica Evandro Chagas — Fiocruz.

Márcia Maria de Souza

Doutora em Patologia Experimental pela Universidade Federal da Bahia. Pós-Doutorada no Inserm, Lyon, França. Professora Visitante Sênior — Fiocruz/CNPq do Laboratório de Patologia Experimental do Centro de Pesquisas Gonçalo Moniz — Fiocruz.

Márcio Nucci

Doutor em Doenças Infecciosas e Parasitárias pela Universidade Federal do Rio de Janeiro. Professor Adjunto do Departamento de Clínica Médica da Faculdade de Medicina dessa universidade. Chefe do Laboratório de Micologia e Médico do Serviço de Hematologia do Hospital Universitário Clementino Fraga Filho, da UFRJ. Pesquisador 1A do CNPq.

Márcio Vinícius Lins Barros

Doutor em Medicina (Medicina Tropical) pela Faculdade de Medicina da UFMG. Ecocardiografista da Clínica Ecoar – Belo Horizonte, MG.

Marco Aurélio Martins

Pesquisador Titular Doutor, Chefe do Laboratório de Inflamação do Instituto Oswaldo Cruz — Fiocruz.

Marcos A. Vannier-Santos

Pesquisador Titular Doutor, Chefe do Laboratório de Biologia Parasitária do Centro de Pesquisas Gonçalo Moniz — Fiocruz, Bahia.

Marcos Boulos

Doutor e Livre-Docente pela Universidade de São Paulo. Professor Titular do Departamento de Moléstias Infecciosas e Parasitárias da Faculdade de Medicina e Diretor Clínico do Hospital Universitário da USP. Coordenador de Saúde junto à Reitoria dessa universidade.

Marcos Vinícius da Silva

Professor Associado da Faculdade de Medicina da Pontifícia Universidade Católica de São Paulo. Professor do Curso de Pós-Graduação em Ciências. Coordenador dos Institutos de Pesquisa da Secretaria de Estado da Saúde de São Paulo. Diretor da Divisão Científica do Instituto de Infectologia Emílio Ribas, São Paulo.

Marcus Tulius Teixeira da Silva

Doutor em Neurologia pela Universidade Federal Fluminense. Pesquisador Adjunto e Neurologista do Centro de Referência em Neurointeração e HTLV do Instituto de Pesquisa Clínica Evandro Chagas — Fiocruz. Membro Titular da Academia Brasileira de Neurologia.

Maria Aparecida Shikanai-Yasuda

Doutora e Livre-Docente pela Universidade de São Paulo. Professora Titular do Departamento de Moléstias Infecciosas e Parasitárias da Faculdade de Medicina e Diretora da Divisão Clínica de Moléstias Infecciosas e Parasitárias do Hospital das Clínicas da USP.

Maria Clara Gutierrez-Galhardo

Doutora em Dermatologia pela Universidade Federal do Rio de Janeiro. Médica Especialista em Dermatologia do Instituto de Pesquisa Clínica Evandro Chagas — Fiocruz.

Maria Clara Noman de Alencar

Médica Cardiologista do Hospital das Clínicas da Universidade Federal de Minas Gerais. Coordenadora do Programa de Reabilitação Cardiopulmonar e Metabólica do Hospital das Clínicas da UFMG.

Maria Cleonice A. Justino

Mestre em Medicina Tropical pelo Núcleo de Medicina Tropical da Universidade Federal do Pará e Professora Assistente dessa universidade. Pediatra do Instituto Evandro Chagas, Secretaria de Vigilância em Saúde, Ministério da Saúde, Belém do Pará.

Maria Cristina Vidal Pessolani

Doutora em Ciências, Pesquisadora Titular e Chefe do Laboratório de Microbiologia Celular do Instituto Oswaldo Cruz — Fiocruz.

Maria de Fátima Ferreira da Cruz

Doutora em Biologia Parasitária pelo Instituto Oswaldo Cruz — Fiocruz. Pesquisadora Titular e Vice-Chefe do Laboratório de Pesquisas em Malária desse instituto.

Maria de Lourdes A. Oliveira

Doutora em Biologia Celular e Molecular pelo Instituto Oswaldo Cruz — Fiocruz. Tecnologista Sênior em Saúde Pública do Laboratório de Vírus Respiratórios e Sarampo desse instituto.

Maria do Amparo Salmito Cavalcanti

Doutora em Medicina Tropical pelo Instituto Oswaldo Cruz — Fiocruz. Professora da Faculdade de Ciências Médicas da Universidade do Estado do Piauí. Coordenadora de Epidemiologia da Fundação Municipal de Saúde de Teresina, Piauí.

Maria do Carmo Pereira Nunes

Doutora em Infectologia e Medicina Tropical pela Universidade Federal de Minas Gerais. Professora Adjunta IV da Faculdade de Medicina da UFMG.

Maria Eugenia Noviski Gallo

Doutora em Medicina Tropical pelo Instituto Oswaldo Cruz — Fiocruz. Pesquisadora Titular do Laboratório de Hanseníase desse instituto.

Maria Helena Féres Saad

Doutora em Ciências (Microbiologia) pela Universidade Federal do Rio de Janeiro. Pesquisadora Titular do Laboratório de Microbiologia Celular do Instituto Oswaldo Cruz — Fiocruz.

Maria Imaculada Muniz-Junqueira

Doutora em Imunologia pela Universidade de Brasília. Professora Adjunta IV de Imunologia dessa universidade.

Maria José Conceição

Doutora em Doenças Infecciosas e Parasitárias pela Universidade Federal do Rio de Janeiro. Professora Associada de Doenças Infecciosas e Parasitárias da Faculdade de Medicina dessa universidade. Pesquisadora Visitante do Laboratório de Doenças Parasitárias do Instituto Oswaldo Cruz — Fiocruz.

Maria Marta R. de Lima Tortori

Doutora pela Universidade de Minas Gerais. Professora Adjunta de Pediatria da Escola de Medicina e Cirurgia da Universidade Federal do Estado do Rio de Janeiro.

Mariana Côrtes Boité

Mestre pela Universidade Federal Fluminense. Tecnologista II do Instituto Oswaldo Cruz — Fiocruz.

Mariangela Carneiro

Doutora em Epidemiologia e Professora Associada do Departamento de Parasitologia da Universidade Federal de Minas Gerais. Pesquisadora do CNPq.

Marilda M. Siqueira

Doutora em Ciências (Microbiologia) pela Universidade Federal do Rio de Janeiro. Pesquisadora Titular Chefe do Laboratório de Vírus Respiratórios e Sarampo do Instituto Oswaldo Cruz — Fiocruz.

Marinho Jorge Scarpi

Doutor e Livre-Docente pela Universidade Federal de São Paulo. Professor Associado de Oftalmologia da Escola Paulista de Medicina dessa mesma universidade.

Mário Augusto Pinto Moraes

Professor Emérito da Universidade de Brasília. Médico Patologista do Hospital Universitário de Brasília.

Marisa Santos

Mestre em Epidemiologia pelo Instituto de Medicina Social da Universidade do Estado do Rio de Janeiro. Coordenadora da Comissão de Infecção Hospitalar do Instituto Nacional de Cardiologia.

Marise Sobreira

Doutora em Ciências Biológicas pela Universidade Federal de Pernambuco. Pesquisadora Adjunta em Saúde Pública do Departamento de Microbiologia do Centro de Pesquisa Aggeu Magalhães — Fiocruz, Recife.

Martha C. Suárez-Mutis

Doutora em Medicina Tropical pelo Instituto Oswaldo Cruz - Fiocruz. Pesquisadora Adjunta do Laboratório de Doenças Parasitárias desse instituto.

Martha Eugenia Chico Hidalgo

Mestre em Medicina Tropical pelo Instituto Oswaldo Cruz - Fiocruz. Médica Pesquisadora do Departamento de Investigações Clínicas do Hospital Vozandes, em Quito, Equador.

Martha Maria Pereira

Mestre em Biologia Parasitária e Doutora em Biologia Celular e Molecular pelo Instituto Oswaldo Cruz — Fiocruz. Pesquisadora Titular do Laboratório de Zoonoses Bacterianas desse instituto.

Mauro de Medeiros Muniz

Tecnologista do Serviço de Micologia do Departamento de Microimunologia e Parasitologia do Instituto de Pesquisa Clínica Evandro Chagas — Fiocruz.

Mayumi Wakimoto

Doutora em Saúde Pública pela Escola Nacional de Saúde Pública — Fiocruz. Tecnologista do Laboratório de Doenças Febris Agudas do Instituto de Pesquisa Clínica Evandro Chagas — Fiocruz.

Miguel Aiub Hijjar

Mestre em Doenças Infecciosas e Parasitárias pela Universidade Federal do Rio de Janeiro. Coordenador do Centro de Referência Professor Hélio Fraga, da Escola Nacional de Saúde Pública Sérgio Arouca — Fiocruz.

Milton Ozório Moraes

Doutor em Biologia Celular e Molecular pelo Instituto Oswaldo Cruz — Fiocruz. Pesquisador Titular do Laboratório de Hanseníase desse instituto.

Monica Ammon Fernandez

Doutora em Biologia Parasitária pelo Instituto Oswaldo Cruz — Fiocruz. Pesquisadora Titular, Vice-Chefe do Laboratório de Malacologia do mesmo instituto.

Mônica Bastos de Lima Barros

Doutora em Doenças Infecciosas e Parasitárias pela Universidade Federal do Rio de Janeiro. Médica Pesquisadora do Instituto de Pesquisa Clínica Evandro Chagas da Fiocruz.

Nádia Stella-Silva

Mestre em Doenças Infecciosas e Parasitárias pela Universidade Federal Fluminense. Médica Infectologista da Secretaria de Saúde de Itaboraí, Rio de Janeiro.

Natália Souza de Godoy

Biomédica do Laboratório de Parasitologia Médica do Instituto de Medicina Tropical da Universidade de São Paulo.

Nelson Gaburo Junior

Doutor em Biologia Molecular pela Universidade de São Paulo. Pós-Doutorado em Oncologia Molecular no Hospital do Câncer, São Paulo. Gerente de Técnicas de Alta Complexidade do Laboratório DASA.

Nelson Gonçalves Pereira

Doutor em Medicina Tropical pelo Instituto Oswaldo Cruz — Fiocruz. Professor Associado III de Doenças Infecciosas e Parasitárias da Faculdade de Medicina da Universidade Federal do Rio de Janeiro (aposentado). Professor Adjunto de Medicina da Fundação Técnico-Educacional Souza Marques.

Nicolau Maués Serra-Freire

Doutor e Livre-Docente em Parasitologia Veterinária pela Universidade Federal Rural do Rio de Janeiro. Pesquisador Titular Chefe do Laboratório de Ixodides do Instituto Oswaldo Cruz — Fiocruz.

Nilma Cintra Leal

Doutora em Ciências Biológicas pela Universidade Federal de Pernambuco. Pesquisadora em Saúde Pública do Centro de Pesquisas Aggeu Magalhães, Recife.

Octavio Fernandes

Doutor em Medicina Tropical pelo Instituto Oswaldo Cruz — Fiocruz. Pesquisador Titular do Laboratório Interdisciplinar de Pesquisas Médicas desse instituto. Vice-Presidente de Operações do Laboratório DASA.

Omar da Rosa Santos

Livre-Docente e Doutor em Nefrologia e Clínica Médica pela Universidade Federal do Estado do Rio de Janeiro (UniRio). Professor Emérito dessa universidade. Professor Titular da Pontifícia Universidade Católica e do Instituto de Pós-graduação Médica Carlos Chagas do Rio de Janeiro. Membro Titular da Academia Nacional de Medicina.

Omar Lupi

Doutor em Dermatologia pela Universidade Federal do Rio de Janeiro. Pós-Doutorado em Dermatologia pela Universidade do Texas, EUA. Livre-Docente e Professor Adjunto da Universidade Federal do Estado do Rio de Janeiro (UniRio). Membro Titular da Academia Nacional de Medicina.

Ortrud Monika Barth

Doutora em História Natural pela Universidade Federal do Rio de Janeiro. Pesquisadora Titular Chefe do Laboratório de Ultraestrutura Viral do Instituto Oswaldo Cruz — Fiocruz.

Pasesa Pascuala Quispe Torrez

Médica Infectologista do Núcleo de Extensão em Medicina Tropical (NUMETROP), convênio do Departamento de Moléstias Infecciosas e Parasitárias da Faculdade de Medicina da Universidade de São Paulo e Secretaria Municipal de Saúde de Santarém, Pará.

Patrícia Brasil

Doutora em Ciências (Biologia Parasitária) pelo Instituto Oswaldo Cruz — Fiocruz. Pesquisadora Adjunta do Instituto de Pesquisa Clínica Evandro Chagas — Fiocruz.

Patricia Cuervo

Doutora em Biologia Celular e Molecular pelo Instituto Oswaldo Cruz — Fiocruz. Pesquisadora Associada do Laboratório de Pesquisa em Leishmaniose desse instituto.

Patrícia F. Barreto

Mestre em Ciências Médicas pela Universidade Federal Fluminense. Pneumologista Pediátrica do Instituto Fernandes Figueira — Fiocruz.

Patrícia Machado Rodrigues e Silva

Pesquisadora Titular Doutora — Laboratório de Inflamação, Instituto Oswaldo Cruz — Fiocruz.

Paula Mendes Luz

Doutora em Epidemiologia de Doenças Infecciosas pela Universidade de Yale, EUA. Pesquisadora Assistente do Instituto de Pesquisa Clínica Evandro Chagas — Fiocruz.

Paulo Cesar Trevisol-Bittencourt

Mestre em Neurologia pela Universidade Federal de Santa Catarina. Professor Adjunto de Neurologia dessa universidade.

Paulo Cezar Fialho Monteiro

Médico Especialista em Dermatologia com Especialização em Micologia pelo Instituto Pasteur, Paris. Coordenador do Setor de Diagnóstico Micológico do Instituto de Pesquisa Clínica Evandro Chagas — Fiocruz.

Paulo Chagastelles Sabroza

Mestre em Saúde Pública pela Escola Nacional de Saúde Pública (Ensp) — Fiocruz. Pesquisador Titular do Departamento de Endemias da Ensp.

Paulo Francisco Almeida Lopes

Livre-Docente em Doenças Infecciosas e Parasitárias e Professor Adjunto (aposentado) da Universidade Federal do Rio de Janeiro. Professor Titular (aposentado) de Doenças Infecciosas e Parasitárias da Universidade Gama Filho.

Paulo Peiter

Mestre e Doutor em Geografia pela Universidade Federal do Rio de Janeiro. Tecnologista em Saúde Pública do Laboratório de Doenças Parasitárias do Instituto Oswaldo Cruz — Fiocruz.

Pedro Albajar Viñas

Mestre em Ciências (Infecção e Saúde nos Trópicos) pela Escola de Higiene e Medicina Tropical de Londres. Doutor em Medicina Tropical pelo Instituto Oswaldo Cruz — Fiocruz. Coordenador do Programa de doença de Chagas, Departamento de Doenças Negligenciadas da Organização Mundial da Saúde.

Pedro F. da Costa Vasconcelos

Doutor em Medicina pela Universidade Federal da Bahia. Pós-Doutorado pela Universidade do Texas, EUA. Chefe da Seção de Arbovirologia e Febres Hemorrágicas do Instituto Evandro Chagas, Secretaria de Vigilância em Saúde, Ministério da Saúde em Belém do Pará.

Pedro H. Cabello

Doutor em Ciências Biológicas pela Universidade de São Paulo. Pesquisador Titular, Chefe do Laboratório de Genética Humana do Instituto Oswaldo Cruz — Fiocruz.

Pedro Luiz Tauil

Doutor em Medicina Tropical pela Universidade de Brasília. Professor Adjunto da Faculdade de Medicina dessa universidade.

Pedro Paulo Chieffi

Doutor em Ciências (Biologia da Relação Patógeno-Hospedeiro) pela Universidade de São Paulo (USP). Pesquisador Assistente Doutor, Instituto de Medicina Tropical da USP.

Professor Titular da Faculdade de Ciências Médicas da Santa Casa de Misericórdia de São Paulo.

Pere P. Simarro

Coordenador do Programa de Luta e Vigilância da Tripanossomíase Africana, Departamento de Doenças Negligenciadas, Organização Mundial da Saúde.

Phyllis C. Romijn

Doutora em Microbiologia Animal pela Universidade de Surrey, Inglaterra. Pesquisadora da Empresa de Pesquisa Agropecuária (Pesagro), Rio de Janeiro.

Rafael Barcelos Capone

Médico Residente do Serviço de Radiologia e Diagnóstico por Imagem do Hospital Pedro Ernesto da Universidade do Estado do Rio de Janeiro.

Raimundo Nonato Queiroz de Leão

Especialista em Doenças Infecciosas e Parasitárias. Professor Titular (aposentado) de Doenças Infecciosas e Parasitárias da Universidade do Estado do Pará. Médico Infectologista do Hospital Ofir Loyola, Belém, PA.

Ralph Antônio Xavier Ferreira

Mestre em Doenças Infecciosas e Parasitárias pela Universidade Federal do Rio de Janeiro. Professor Adjunto da Faculdade de Medicina da Universidade Federal Fluminense.

Raphael Abegão de Camargo

Médico Infectologista pelo Departamento de Moléstias Infecciosas e Parasitárias da Faculdade de Medicina da Universidade de São Paulo. Doutorado pelo mesmo departamento.

Regina Lana Braga Costa

Doutora em Pesquisa Clínica em Doenças Infecciosas do IPEC. Pesquisadora Associada do Instituto de Pesquisa Clínica Evandro Chagas — Fiocruz

Reinalda Maria Lanfredi *(in memoriam)*

Doutora em Parasitologia Veterinária pela Universidade Federal Rural do Rio de Janeiro. Professora Adjunta do Instituto de Biofísica Carlos Chagas Filho, Programa de Biologia Molecular e Parasitologia da Universidade Federal do Rio de Janeiro.

Reinaldo Menezes Martins

Consultor Científico Sênior do Instituto de Tecnologia em Imunobiológicos (BioManguinhos) — Fiocruz.

Ricardo Lourenço de Oliveira

Mestre em Biologia Parasitária (Entomologia) pelo Instituto Oswaldo Cruz — Fiocruz. Doutor em Parasitologia pela Universidade Rural do Rio de Janeiro. Chefe do Laboratório de Transmissão de Hematozoários do Instituto Oswaldo Cruz — Fiocruz.

Ricardo P. Igreja

Doutor em Doenças Infecciosas e Parasitárias pela Universidade Federal do Rio de Janeiro (UFRJ). Professor Associado de Doenças Infecciosas e Parasitárias da Faculdade de Medicina da UFRJ. Membro do Centro de Vacinação e Informação em Saúde do Viajante da Universidade Federal do Rio de Janeiro (Cives).

Rinaldo Poncio Mendes

Doutor e Livre-Docente, Professor Titular da Disciplina Moléstias Infecciosas e Parasitárias da Faculdade de Medicina de Botucatu, Universidade Estadual Paulista.

Rinaldo Siciliano Focaccia

Especialista em Infectologia pelo Departamento de Doenças Infecciosas e Parasitárias do Hospital das Clínicas da Faculdade de Medicina da Universidade de São Paulo. Médico Assistente da Unidade de Controle de Infecção Hospitalar do Incor, Hospital das Clínicas da USP.

Rita Maria Ribeiro Nogueira

Doutora em Biologia Parasitária (Virologia) pelo Instituto Oswaldo Cruz — Fiocruz. Pesquisadora Titular, Chefe do Laboratório de Flavírus do Instituto Oswaldo Cruz - Fiocruz e do Centro Regional de Referência de Dengue e Febre Amarela do Ministério da Saúde.

Rivaldo Venâncio da Cunha

Doutor em Medicina Tropical pelo Instituto Oswaldo Cruz — Fiocruz. Professor Associado do Departamento de Clínica Médica, Centro de Ciências Biológicas e da Saúde, da Universidade Federal de Mato Grosso do Sul. Especialista em Ciências e Tecnologia Chefe do Centro de Pesquisa da Fiocruz em Mato Grosso do Sul.

Roberto G. Baruzzi

Professor Titular de Medicina Preventiva da Escola Paulista de Medicina, Universidade Federal de São Paulo.

Roberto Montoya

Doutor em Medicina Tropical pelo Instituto Oswaldo Cruz — Fiocruz. Assessor em Informação em Saúde e Controle de Doenças, Organização Pan-Americana da Saúde - Equador.

Rodrigo Corrêa-Oliveira

Doutor em Imunologia pela Universidade John Hopkins, EUA. Pesquisador Titular Doutor do Centro de Pesquisas René Rachou — Fiocruz, Belo Horizonte, Minas Gerais.

Rodrigo de Souza

Médico pela Universidade Federal de Minas Gerais e Membro Associado do Colégio Brasileiro de Cirurgiões. Núcleo Serra Grande (Bahia) de Reprodução em Cativeiro e preservação de *Lachesis muta rhombeata*.

Rosely M. Zancopé-Oliveira

Doutora em Microbiologia pela Universidade Federal do Rio de Janeiro. Pós-Doutora pelo Centro de Controle e Prevenção de Doenças (CDC, Atlanta, EUA). Pesquisadora Titular, Chefe do Serviço de Microimunologia e Parasitologia do Instituto de Pesquisa Clínica Evandro Chagas — Fiocruz.

Rubem David Azulay

Professor Emérito da Universidade Federal do Rio de Janeiro. Membro Titular da Academia Nacional de Medicina.

Rubens Belfort Jr.

Doutor e Livre-Docente pela Universidade Federal de São Paulo. Professor Titular de Oftalmologia dessa universidade, na Escola Paulista de Medicina. Membro Titular das Academias Nacional de Medicina e Brasileira de Ciências.

Rubens Rodriguez

Mestre em Anatomia Patológica pela Universidade Federal Fluminense. Professor Adjunto de Patologia Humana da Universidade de Passo Fundo, Rio Grande do Sul.

Rudolf Uri Hutzler

Doutor e Livre-Docente em Doenças Infecciosas e Parasitárias pela Universidade de São Paulo. Professor Associado (aposentado) de Doenças Infecciosas e Parasitárias da Faculdade de Medicina da USP.

Rugimar Marcovistz

Doutora em Ciências Naturais pela Universidade de Paris VII. Pesquisadora Titular (aposentada), Chefe do Laboratório de Tecnologia Imunológica, Biomanguinhos — Fiocruz.

Ruth Semira Rodriguez Alarcón

Médica Tecnóloga em Laboratório Clínico pela Universidade Central de Quito, Equador. Colaboradora do Laboratório de Parasitologia Médica do Instituto de Medicina Tropical da Universidade de São Paulo. Chefe do Serviço de Infectologia do Hospital Heliópolis, São Paulo.

Sandro Antônio Pereira

Doutor em Ciências pela Fiocruz. Tecnologista III em Saúde Pública, Laboratório de Pesquisa Clínica em Dermatozoonoses de Animais Domésticos do Instituto de Pesquisa Clínica Evandro Chagas — Fiocruz.

Sebastião Siqueira de Carvalho Jr.

Especialista em Terapia Intensiva pela Associação de Medicina Intensiva do Brasil.

Selma Sabrá

Mestre em Pediatria pela Universidade Federal Fluminense. Professora Assistente da mesma universidade. Professora Adjunta de Clínica Médica da Criança e do Adolescente da Escola de Medicina da Unigranrio.

Sérgio Cimerman

Doutor em Infectologia pela Universidade Federal de São Paulo. Médico Assistente do Instituto de Infectologia Emílio Ribas, São Paulo.

Sérgio D. J. Pena

Doutor em Genética Humana pela Universidade de Manitoba, Canadá. Professor Titular do Departamento de Bioquímica e Imunologia da Universidade Federal de Minas Gerais.

Sergio G. Coutinho

Doutor em Medicina Tropical pelo Instituto Oswaldo Cruz — Fiocruz. Pós-Doutorado em Imunologia pelo Centro de Treinamento da Organização Mundial da Saúde, Genebra, Suíça. Pesquisador Titular (aposentado) e Ex-Diretor do Instituto Oswaldo Cruz — Fiocruz.

Sérgio Luiz Antunes

Doutor em Patologia pela Universidade Federal Fluminense. Pesquisador Titular do Laboratório de Hanseníase do Instituto Oswaldo Cruz — Fiocruz.

Sérgio Menezes Amaro Filho

Mestre em Biologia Celular e Molecular pelo Instituto Oswaldo Cruz — Fiocruz.

Sérgio Setúbal

Doutor em Patologia pela Universidade Federal Fluminense. Professor Associado de Doenças Infecciosas e Parasitárias do Departamento de Medicina da UFF.

Sigrid de Sousa dos Santos

Doutora em Doenças Infecciosas e Parasitárias pela Universidade de São Paulo. Professora Adjunta da Universidade Federal de São Carlos, São Paulo.

Silvana Carvalho Thiengo

Doutora em Ciências pela Universidade Federal Rural do Rio de Janeiro. Pesquisadora Titular, Chefe do Laboratório de Malacologia do Instituto Oswaldo Cruz — Fiocruz.

Simone Aranha Nouér

Doutora em Doenças Infecciosas e Parasitárias pela Universidade Federal do Rio de Janeiro. Professora Adjunta de Doenças Infecciosas e Parasitárias da Faculdade de Medicina dessa universidade.

Simone Ladeia-Andrade

Doutora em Medicina Tropical pelo Instituto Oswaldo Cruz — Fiocruz. Pós-Doutorada pela Universidade de São Paulo. Pesquisadora em Saúde Pública do Laboratório de Doenças Parasitárias do Instituto Oswaldo Cruz — Fiocruz.

Sinésio Talhari

Doutor em Dermatologia pela Escola Paulista de Medicina da Universidade Federal de São Paulo. Professor Titular de Dermatologia da Universidade Federal do Amazonas. Pesquisador da Fundação de Medicina Tropical Heitor Vieira Dourado do Amazonas.

Solange Artimos de Oliveira

Doutora em Doenças Infecciosas e Parasitárias pela Universidade Federal do Rio de Janeiro. Professora Titular de Doenças Infecciosas e Parasitárias do Departamento de Medicina da Universidade Federal Fluminense.

Sonia G. Andrade

Doutora em Patologia Humana pela Universidade Federal da Bahia. Pesquisadora do Laboratório de Doença de Chagas Experimental, Autoimunidade e Imunologia Celular do Centro de Pesquisas Gonçalo Moniz — Fiocruz, Salvador, Bahia.

Susana Zevallos Lescano

Doutora em Ciências (Relações Patógeno-Hospedeiro) pela Universidade de São Paulo. Biologista do Instituto de Medicina Tropical da USP. Especialista em Laboratório Nível Superior III A dessa universidade.

Susie Andries Nogueira

Doutora em Doenças Infecciosas e Parasitárias pela Universidade Federal do Rio de Janeiro. Professora Adjunta de Pediatria da Faculdade de Medicina de Petrópolis. Médica Pediatra-Infectologista da Secretaria de Saúde de Petrópolis.

Sylvio Celso Gonçalves da Costa

Doutor em Parasitologia pela Universidade Federal Rural do Rio de Janeiro. Pesquisador Titular do Laboratório de Imunomodulação do Instituto Oswaldo Cruz — Fiocruz.

Tânia Mara Varejão Strabelli

Doutora em Doenças Infecciosas e Parasitárias pela Faculdade de Medicina da Universidade de São Paulo. Diretora da Unidade de Controle de Infecção Hospitalar do Incor, Hospital das Clínicas, Faculdade de Medicina da USP.

Tânia Regina Constant Vergara

Mestre em Doenças Infecciosas e Parasitárias pela Universidade Federal do Rio de Janeiro. Especialista em Clínica Médica. Responsável pela Oncohiv Serviços Médicos Especializados, Universidade Federal de São Paulo.

Teresinha Y. Maeda

Mestre em Pneumologia pela Universidade Federal Fluminense. Professora Assistente de Pneumologia e Tisiologia da Faculdade de Ciências Médicas da Universidade do Estado do Rio de Janeiro.

Tereza Cristina Leal-Balbino

Doutora em Ciências Biológicas pela Universidade Federal de Pernambuco. Pesquisadora Titular, Chefe do Departamento de Microbiologia do Centro de Pesquisa Aggeu Magalhães — Fiocruz, Recife, PE.

Terezinha Marta P. P. Castiñeiras

Doutora em Doenças Infecciosas e Parasitárias pela Universidade Federal do Rio de Janeiro. Professora Adjunta de Doenças Infecciosas e Parasitárias da Faculdade de Medicina da mesma universidade. Médica do Centro de Vacinação e Informação em Saúde para Viajantes da UFRJ (Cives).

Thaís Guimarães

Doutora em Doenças Infecciosas e Parasitárias pela Universidade Federal de São Paulo. Médica Infectologista do Serviço de Moléstias Infecciosas do Hospital do Servidor Público Estadual de São Paulo e Coordenadora da Comissão de Infecção Hospitalar. Presidente da Comissão de Infecção Hospitalar do Instituto Central do Hospital das Clínicas da Faculdade de Medicina da USP.

Ursula Jansen

Médica Pós-Graduada em Pneumologia e Tisiologia pela Universidade do Estado do Rio de Janeiro. Professora Substituta de Pneumologia e Tisiologia da Faculdade de Ciências Médicas da UERJ.

Valdir Sabbaga Amato

Doutor em Medicina pela Faculdade de Medicina da Universidade de São Paulo. Médico Assistente do Departamento de Moléstias Infecciosas e Parasitárias da Faculdade de Medicina da mesma universidade.

Vanize de Oliveira Macedo (*in memoriam*)

Livre-Docente e Doutora em Doenças Infecciosas e Parasitárias pela Universidade Federal do Rio de Janeiro. Professora Titular e Coordenadora do Núcleo de Medicina Tropical da Universidade de Brasília.

Vicente Amato Neto

Doutor e Livre-Docente pela Universidade de São Paulo. Chefe do Laboratório de Parasitologia Médica do Instituto de Medicina Tropical da USP.

Vidal Haddad Jr.

Doutor pela Escola Paulista de Medicina da Universidade Federal de São Paulo. Professor Doutor do Departamento de Dermatologia da Faculdade de Medicina de Botucatu, Universidade Estadual Paulista.

Vinicius de Frias Carvalho

Pesquisador Adjunto Doutor do Laboratório de Inflamação do Instituto Oswaldo Cruz — Fiocruz.

Vitor Tadeu Vaz Tostes

Mestre em Medicina (Medicina Tropical) e Professor Assistente da Faculdade de Medicina da Universidade Federal de Minas Gerais. Coordenador do Centro de Tratamento Intensivo do Hospital das Clínicas da mesma universidade.

Walter Tavares

Doutor em Medicina pela Universidade Federal do Rio de Janeiro. Professor Titular de Doenças Infecciosas e Parasitárias dos Cursos de Medicina da Fundação Educacional Serra dos Órgãos, Teresópolis, da Fundação Oswaldo Aranha, de Volta Redonda, e da Universidade Gama Filho, RJ.

Wellington da Silva Mendes

Mestre em Saúde e Ambiente pela Universidade Federal do Maranhão. Doutor em Doenças Infecciosas e Parasitárias pela Universidade de São Paulo. Professor Adjunto de Doenças Infecciosas e Parasitárias da Universidade Federal do Maranhão.

Wilson Duarte Alecrim

Mestre em Medicina Tropical pela Universidade de Brasília. Perquisador e Ex-diretor da Fundação de Medicinal Tropical do Amazonas Heitor Vieira Dourado. Secretário de Saúde do Estado do Amazonas.

Wilson Savino

Doutor em Ciências (Biologia Celular e Tecidual) pela Universidade de São Paulo. Pesquisador Titular, Chefe do Laboratório de Pesquisas sobre o Timo, Instituto Oswaldo Cruz — Fiocruz.

Yuri Chaves Martins

Doutor em Imunologia pela Universidade Federal do Rio de Janeiro. Pós-Doutorado em Imunologia e Patologia pelo Albert Einstein College, New York, EUA.

Zilton A. Andrade

Livre-Docente em Patologia pela Faculdade de Medicina da Universidade Federal da Bahia. Professor Emérito da mesma universidade. Pesquisador Titular Emérito, Chefe do Laboratório de Patologia Experimental do Centro de Pesquisas Gonçalo Moniz — Fiocruz, Salvador, Bahia.

Prefácio da 1ª edição

Era eu estudante de Medicina quando meu pai me recomendou a leitura de um pequeno livro intitulado *Naissance, Vie et Mort des Maladies Infectueuses [Nascimento, Vida e Morte das Doenças Infecciosas]*, da autoria de Charles Nicolle (1866-1936), grande biólogo e médico francês laureado com o Prêmio Nobel. Esse sábio pesquisador escreveu, ainda, um livro sobre o destino dessas doenças, revelando sua visão ampla e prospectiva. Há perto de cem anos, portanto, já se previam as grandes mudanças nosográficas, com o desaparecimento de doenças, o aparecimento de novas e a eclosão de outras, sob a forma de endemias ou epidemias. Foi o caso da febre amarela no Brasil, combatida por Oswaldo Cruz na forma endêmica e, no surto epidêmico de 1928, por Clementino Fraga.

No quadro nosológico atual constam doenças de etiologia e etiopatogenia desconhecidas. Constituem um grupo novo, denominado doenças emergentes e reemergentes, cujo diagnóstico, muitas vezes, baseia-se apenas nas manifestações clínicas, na falta de testes laboratoriais que as identifiquem. Doenças emergentes são aquelas sem passado reconhecido, causadas por bactérias ou vírus, como a gripe espanhola e a AIDS. Doenças reemergentes são as que surgem, são controladas e depois retornam, como a tuberculose e a malária.

Com o tempo, outras modificações foram ocorrendo, em consequência de fatores ambientais, agressão por vírus, bactérias, fungos, vacinações e antibioticoterapia. Já em plena era pasteuriana, a chamada Escola Tropicalista Baiana iniciara, no Brasil, os estudos da Medicina Tropical.

Mais de 30 anos decorreram desde que José Rodrigues Coura teve a ideia de elaborar este livro. Não lhe fez mal essa espera, porque, nesse período, ganhou conhecimento e experiência, e coordenou a edição de um tratado de real valor. Teve a feliz lembrança de dedicá-lo a duas grandes figuras da Medicina brasileira: Carlos Chagas e José Rodrigues da Silva. O primeiro foi um gênio da pesquisa, de renome internacional. O segundo, modelo de professor, de tenacidade, aplicação e seriedade. Faleceu cedo, mas deixou a marca de sua atuação nos campos da Clínica e da Saúde Pública.

Coura é, essencialmente, um professor. Trilhou carreira acadêmica até Titular. Aposentado pela Universidade Federal do Rio de Janeiro e nomeado para a Fundação Oswaldo Cruz, logo criou cursos de pós-graduação. Acumulou títulos e serviços, enriquecendo seu *curriculum*. Jamais abandonou o sonho de publicação deste livro. Para isso, reuniu 279 colaboradores, o que representa uma tarefa quase impossível. Em contrapartida, escreveu Luiz Décourt: *a autoria isolada, na época atual, pode ser uma temeridade, quem sabe uma audácia e, certamente, um desafio.*

O livro é completo, tendo sido o estudo aprofundado dos aspectos clínicos complementado com as bases científicas, de modo a interessar estudantes da graduação e da pós-graduação e clínicos gerais.

Por fim, uma alusão ao título da obra: *Dinâmica das Doenças Infecciosas e Parasitárias*. É abrangente e sugestivo, referindo-se à série de processos que se passam no organismo, da agressão à defesa. São do professor Coura as definições seguintes:

Para que uma infecção ocorra e se mantenha na natureza, é necessária uma sequência de eventos que marcam a dinâmica geral da infecção: em primeiro lugar, é preciso o contato do germe, sua penetração, multiplicação e/ou desenvolvimento e finalmente sua eliminação ou a eliminação de sua progênie para a manutenção da espécie por passagens sucessivas em hospedeiros suscetíveis.

A dinâmica da infecção sofre variações de acordo com a espécie do parasito, o tipo de hospedeiro e a ìexperiênciaî de ambos, parasito e hospedeiro, e ainda com uma série de outros fatores intrínsecos e extrínsecos, como o estresse, a temperatura e o meio ambiente, constituindo-se no que podemos chamar de ***ecologia da infecção****.*

Parabéns ao autor e a seus colaboradores, todos selecionados dentre os conhecedores das doenças infectocontagiosas em nosso meio.

Clementino Fraga Filho

Apresentação da 1ª edição

A concepção deste livro iniciou-se no princípio da década de 1970, quando com Hermann Schatzmayr, Léa Camillo-Coura, Luiz Fernando Ferreira, Walter Tavares, Henry Willcox e, separadamente, com Carlos da Silva Lacaz fizemos algumas reuniões sobre como deveríamos organizá-lo. Por diversas razões, entre as quais falta de experiência, carência de uma editora adequada e a própria insegurança de quem tentava organizá-lo, o projeto não prosperou.

Mais de 30 anos depois, durante o 40º Congresso da Sociedade Brasileira de Medicina Tropical, em Aracaju, talvez em um impulso ao saber da morte inesperada de Henry Willcox, meu amigo havia 40 anos, resolvi retomar a ideia do livro naquela noite do seu falecimento, em 10 de março de 2004. Com Henry Willcox, sonhamos percorrer o Brasil de norte a sul e de leste a oeste, durante cinco anos, fazendo uma espécie de "diagnóstico de saúde" em pequenos municípios, como realizamos na Paraíba, em 1978, em Minas Gerais durante vários anos e mais recentemente no Amazonas, na última década.

Com a evolução da ciência e do conhecimento das Doenças Infecciosas e Parasitárias nas últimas três décadas, particularmente da Imunologia e da Biologia Molecular, nem eu poderia escrever sobre doenças produzidas por protozoários, nem Léa e Luiz Fernando o poderiam sobre doenças por helmintos, nem Hermann Schatzmayr, Walter Tavares e Carlos Lacaz, grandes virologista, infectologista e micologista, respectivamente, poderiam escrever sozinhos sobre doenças produzidas por vírus, por bactérias e por fungos, muito menos Henry Willcox poderia escrever sobre todas as "Técnicas Básicas de Diagnóstico de Laboratório" daquelas doenças. Todos, entretanto, têm marcante atuação neste livro: Hermann, Léa, Luiz Fernando e Walter Tavares escrevendo excelentes capítulos, Henry inspirando-nos e Lacaz, do céu, aplaudindo-nos.

Fundamentado em nova concepção, organizei este livro, constituído de uma parte geral, com assuntos que permeiam Ecologia, Epidemiologia, Entomologia, Imunologia, Biologia Molecular, Genética, Paleoparasitologia e outros relacionados ao binômio parasito-hospedeiro, às Doenças Infecciosas e Parasitárias e sua prevenção e à Medicina Tropical, em que se incluem tradicionalmente os ectoparasitos e os acidentes por animais peçonhentos.

Na parte geral incluímos também algumas doenças frequentes, como diarreias infantis, infecção urinária, endocardites e pneumopatias infecciosas, meningites de etiologias diversas, sepse e choque infeccioso, entre outras.

A segunda parte trata especificamente das doenças produzidas por protozoários, helmintos, fungos, bactérias e vírus, de seus agentes e da dinâmica de transmissão, com aprofundamento sobre quadro clínico, diagnóstico, tratamento, profilaxia e controle, dando maior ou menor ênfase de acordo com a importância da doença no Brasil.

Creio que o modo mais simples de agradecer a todos que contribuíram direta ou indiretamente para este livro é vinculando-o a instituições por onde passei, a pessoas com as quais aprendi e às quais ensinei.

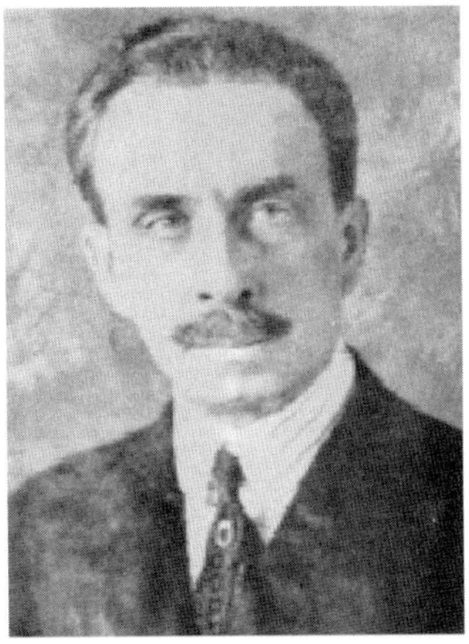

Carlos Chagas (1879-1934)

Entrei para a Faculdade Nacional de Medicina da Universidade do Brasil, hoje Universidade Federal do Rio de Janeiro, em 1952, inicialmente nas cadeiras básicas na Praia Vermelha, com Fróes da Fonseca na Anatomia, Bruno Lobo na Histologia, Paulo Lacaz na Bioquímica, Carlos Chagas Filho na Biofísica, Paulo de Carvalho na Farmacologia, Thales Martins na Fisiologia, Paulo de Góes na Microbiologia, Olympio da Fonseca Filho na Parasitologia e Francisco Pinheiro Guimarães na Patologia Geral, para citar apenas os catedráticos.

No 3º ano da Faculdade fui para a Santa Casa de Misericórdia, onde encontrei dois grandes nomes da Medicina brasileira: Edgard Magalhães Gomes, com quem aprendi a escutar pela primeira vez um coração, o que me encantou, estudei toda a semiologia, particularmente dos aparelhos cardiovascular e respiratório, e sistema nervoso com seus assistentes; e Clementino Fraga Filho, elegante, excepcional didata, em cujo serviço aprendi as bases da Clínica Médica, no 4º ano de Medicina, com o próprio Fraga, com José de Paula Lopes Pontes, que se preparava para o concurso de cátedra, com meu amigo Isaac Vaissman, com Antonio Boavista Nery, Faustino Porto, Jorge Toledo, Hélio Luz, José Salles de Oliveira Coutinho, Oliveira Lima (imunologista) e tantos outros.

No 5º e 6º anos fui para o serviço do Professor Luiz Feijó, no Hospital Moncorvo Filho, onde planejadamente passei pelos oito ambulatórios das especialidades médicas, fixando-me no de cardiologia com Armando Puig. Já havia visto casos de doença de Chagas nos serviços dos professores Edgar Magalhães Gomes e Clementino Fraga Filho, mas com Luiz Feijó, Armando Puig e Francisco Laranja aprofundei meus conhecimentos sobre essa doença.

No primeiro semestre de 1958 estagiei no serviço do Professor Luiz Decourt, no Hospital das Clínicas da Universidade de São Paulo, com os professores Bernardino e João Tranchesi, com quem consolidei meus conhecimentos de cardiologia, eletrocardiografia e fonocardiografia, tornando-me "aprendiz de cardiologista" e especialista em doença de Chagas, pelas centenas de casos que lá vi. Discuti tudo que presenciara e aprendera com Luiz Feijó, Armando Puig e Francisco Laranja, no Rio de Janeiro.

Considero que com o lançamento deste livro estou comemorando meus 50 anos de trato com as Doenças Infecciosas e Parasitárias, iniciado de fato em 1955 com o estudo da doença de Chagas, a cuja pesquisa até hoje me dedico. Depois de formado e de retornar do estágio no Hospital das Clínicas da USP, tive breve passagem pelo Serviço Médico do Exército, de agosto de 1958 a fevereiro de 1960, onde servi principalmente como clínico e cardiologista na Enfermaria de Oficiais do Hospital Central do Exército, sob a chefia de um dos maiores clínicos que conheci, Alipio Tocantins, que muito me ensinou da prática médica.

Em meados de 1959, o Professor José Rodrigues da Silva, que havia assumido no ano anterior a Cátedra de Clínica de Doenças Infectuosas e Tropicais da Faculdade de Medicina da hoje UFRJ, necessitava de um cardiologista para seu serviço que lidasse com doença de Chagas e outras miocardiopatias infecciosas, no Pavilhão Carlos Chagas do Hospital São Francisco de Assis. Passei a colaborar com aquele serviço, às terças e quintas-feiras à tarde, minhas folgas no Hospital Central do Exército. Ali organizei um ambulatório e elaborei um projeto que intitulei pomposamente *Coração Infeccioso*.

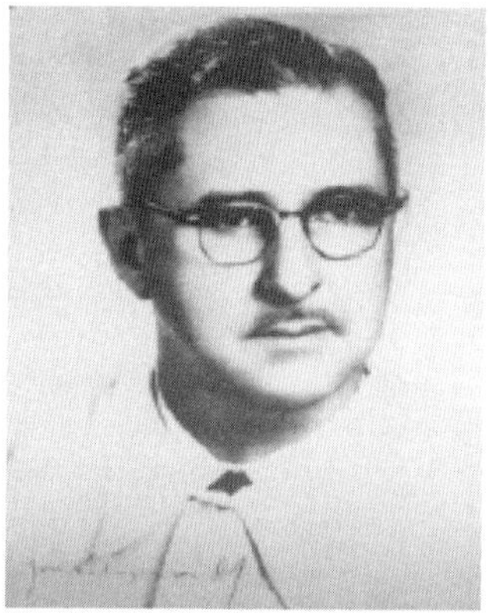

José Rodrigues da Silva
(1910-1968)

Em fevereiro de 1960, o Professor Rodrigues da Silva convidou-me para assumir o cargo de Instrutor de Ensino em sua cátedra. Depois de grande dilema, porque eu passaria a ganhar um terço do que ganhava no Exército, aceitei o cargo pensando em uma nova carreira.

Em 1º de março de 1960, nomeado Instrutor de Ensino da Cadeira de Clínica de Doenças Infectuosas e Tropicais da Faculdade de Medicina da então Universidade do Brasil, oficializei minha carreira de trabalho nas Doenças Infecciosas e Parasitárias, iniciada cinco anos antes com a doença de Chagas. Na UFRJ fiz livre-docência em dezembro de 1965, depois de estágio na Universidade de Londres em 1963/1964. Fui Professor-adjunto de 1966 a 1970 e Professor titular de 1971 a 1996, quando me aposentei após 36 anos. Antes, porém, fui Professor titular de Doenças Infecciosas e Parasitárias, por concurso, na Faculdade de Medicina, Universidade Federal Fluminense, cumulativamente com o cargo de Professor-adjunto da UFRJ de 1966 a 1970.

Os cinco anos que passei na UFF, onde organizei no Hospital Antonio Pedro, sob a competente direção de Aloysio de Salles Fonseca, um modelo de Serviço de Doenças Infecciosas e formei uma Escola de Infectologistas, foram também de grande aprendizado para mim. Com o falecimento do Professor José Rodrigues da Silva, em 26 de maio de 1968, assumi a Regência da Cadeira de Doenças Infecciosas e Parasitárias (nome atual da disciplina após a reforma de 1968), efetivando-me como titular em 1971.

Para minha grande honra, dei a última aula magna de abertura dos cursos da Faculdade de Medicina da UFRJ na Praia Vermelha, em 1972, ainda como o mais jovem dos titulares, a convite do Diretor Professor Lopes Pontes, meu inesquecível amigo. Em 1970 organizamos o curso de Pós-graduação em Doenças Infecciosas e Parasitárias, o primeiro da área médica no Brasil, e em 1978 organizamos o serviço de Doenças Infecciosas do Hospital Universitário, sob a liderança de Clementino Fraga Filho, que me nomeou interinamente Chefe da Divisão de Saúde da Comunidade, e naquele mesmo ano, me recebeu como titular na Academia Nacional de Medicina, sob a presidência do Mestre Deolindo Couto.

Em março de 1979, fui convidado pelo Ministro da Saúde, Mario Augusto de Castro Lima, para ser Vice-presidente de Pesquisa da Fundação Oswaldo Cruz, onde também fui Diretor do Instituto Oswaldo Cruz, de 1979 a 1985, e novamente, como Diretor eleito de 1997 a 2001, aprimorei meu gosto pela pesquisa e tive a maior oportunidade da minha vida: exercer os mesmos cargos que Carlos Chagas, sendo simultaneamente Diretor de Manguinhos e Professor Titular de Medicina Tropical da UFRJ.

Em Manguinhos organizei os cursos de Pós-graduação em Biologia Parasitária e em Medicina Tropical, conceito máximo do sistema Capes/CNPq desde seu início, em 1980. Depois de 2001, fui convidado para continuar na chefia do Departamento de Medicina Tropical do Instituto Oswaldo Cruz (já aposentado e com cargo de confiança), onde fiz numerosos amigos e colaboradores (vários dos quais autores de capítulos deste livro) nos 16 departamentos que criamos naquele Instituto, em 1980.

Cinco instituições marcaram minha vida científica e acadêmica: UFRJ, por onde me formei e onde fui professor durante 36 anos, UFF, onde formei um Serviço e uma Escola, Academias Nacional de Medicina e Brasileira de Ciências, onde me tornei acadêmico, respectivamente em 1978 e em 2000, e Instituto Oswaldo Cruz da Fiocruz, onde me tornei pesquisador. A essas instituições, seus professores, pesquisadores e diretores, aos meus professores e alunos (45 deles autores de capítulos neste livro), devo o coroamento de minha carreira acadêmica com a edição de *Dinâmica das Doenças Infecciosas e Parasitárias*, que dedico a *Carlos Ribeiro Justiniano das Chagas*, fundador do ensino da Medicina Tropical na universidade por onde me formei e na qual fui professor dessa especialidade, e a *José Rodrigues da Silva*, meu Mestre, o qual substituí na cátedra fundada por Carlos Chagas, em 1926, onde tivemos uma *Vida*, um *Exemplo*, uma *Escola*.

Esperamos que este livro seja um marco no ensino das Doenças Infecciosas e Parasitárias e da Medicina Tropical no Brasil, por ter sido escrito por 279 dos mais renomados especialistas brasileiros e por complementar os aspectos clínicos e epidemiológicos dessas doenças com os mais modernos conhecimentos básicos, e que sirva para alunos de graduação, pós-graduação e médicos e profissionais de saúde de outras especialidades.

Rio de Janeiro, maio de 2005.

José Rodrigues Coura

Apresentação da 2ª edição

Após quase sete anos da primeira edição do livro *Dinâmica das Doenças Infecciosas e Parasitárias*, considerando sua grande aceitação pelos profissionais da área da saúde, demonstrada pelo rápido esgotamento da primeira tiragem e de uma reimpressão, decidimos lançar esta segunda edição, atualizada e ampliada.

O sucesso da edição anterior traduziu-se principalmente na aceitação da obra pela comunidade científica — o que acarretou a concessão do Prêmio Jabuti 2006, da Câmara Brasileira do Livro, o mais tradicional e prestigiado prêmio da literatura brasileira em várias áreas do conhecimento — e na adoção do livro por diversos cursos de graduação e pós-graduação da área da saúde no Brasil.

Embora atualizada e ampliada, com 4 novos capítulos e 38 novos colaboradores, mantivemos a mesma estrutura da primeira edição: uma parte geral, com 43 capítulos, e uma específica, com 131.

A parte geral trata de mecanismos básicos das doenças infecciosas e parasitárias — apresentando novo capítulo, *Bases da Resposta Inflamatória*—, imunologia, biologia molecular, genética, paleoparasitologia, ecologia, entomologia, epidemiologia e outras áreas relacionadas às interações parasito-hospedeiro-meio ambiente, que envolvem as doenças infecciosas, seus agentes e o meio no qual circulam, bem como os princípios gerais de tratamento e controle dessas doenças.

Dois outros novos capítulos foram adicionados a essa parte — *Doenças Ditas Tropicais, Clima e Globalização* e *A Saúde na Perspectiva da Geografia Médica*. A medicina tropical tradicional aborda, além das doenças infecciosas e parasitárias, doenças produzidas por ectoparasitos, acidentes por animais peçonhentos, viagem e saúde, e outros aspectos relacionados ao clima, ao meio ambiente em que o ser humano reside ou que frequenta ocasionalmente em atividades de trabalho, lazer ou demais contingências da vida.

Na parte geral também foram incluídas algumas doenças frequentes ou síndromes com manifestações sistêmicas de infecções como diarreias agudas infecciosas, infecção urinária, endocardites, pneumopatias e meningoencefalites de etiologias diversas, sepse e choque séptico, cujos aspectos particulares de acordo com seu agente etiológico são tratados na parte específica.

A segunda parte deste livro aborda especificidades de doenças causadas por protozoários, helmintos, fungos, bactérias e vírus, seus agentes, dinâmica de transmissão e epidemiologia, quadro clínico, diagnóstico, tratamento, profilaxia e controle, com maior ou menor ênfase segundo a importância de cada doença no Brasil e no mundo. Nessa parte foi acrescentado um novo capítulo, *Imunopatologia da Doença de Chagas*.

Os capítulos introdutórios das Seções 1 e 2, *Doenças Produzidas por Protozoários* e *Doenças Produzidas por Helmintos*, escritos pelo Professor Luis Rey, formam excelente síntese de sistemática dos protozoários e helmintos agentes das doenças parasitárias humanas, apresentando Classe, Ordem, Família, Gênero, Espécie e tipos de doença que causam. Tais capítulos são de grande importância não só para oferecer melhor compreensão da parasitologia desses agentes, mas também para guiar o leitor no entendimento dos capítulos seguintes.

Do mesmo modo funciona o capítulo introdutório da Seção 3, *Doenças Produzidas por Fungos*, escrito por Bodo Wanke, Luciana Trilles e Márcia Lazera, e o da Seção 4, *Doenças Produzidas por Bactérias*, escrito por Agostinho Alves de Lima e Silva e Ernesto Hofer, fornecendo as diretrizes para os diversos capítulos sobre micoses e doenças bacterianas, respectivamente.

Finalmente, com o mesmo objetivo foi escrito por Hermann Schatzmayr e Ortrud Monika Barth o capítulo que abre a Seção 5, *Doenças Produzidas por Vírus*, de extrema relevância para a disposição dos capítulos que descrevem doenças virológicas.

Esperamos que a segunda edição deste livro seja um novo marco no ensino das Doenças Infecciosas e Parasitárias e da Medicina Tropical no Brasil, com maior impacto do que a primeira edição, por já ser amplamente conhecido em nosso país, pelas inovações introduzidas e por ter sido escrito por 302 dos mais renomados especialistas brasileiros, que empregaram os mais modernos conhecimentos básicos e aplicados da especialidade.

Desejamos que o conteúdo desta obra sirva como fundamento da aprendizagem dos alunos de graduação, pós-graduação da área médica e biomédica, e de médicos e profissionais de saúde de outras especialidades.

Rio de Janeiro, março de 2013.

José Rodrigues Coura

Agradecimentos

Aos meus pais, Lupércio e Ercília Coura, pelo patrimônio genético. De meu pai, o gosto pela vida, e de minha mãe, a tenacidade.

Aos meus filhos, Evandro, Lúcia e Luciana, à sua mãe, Léa, e aos nossos netos, Guilherme, Leonardo e Beatriz, por nos perpetuarem.

Aos meus dez irmãos pela infância que tivemos.

Aos meus mestres pelo exemplo, e aos meus alunos e discípulos pelos ensinamentos.

Aos meus amigos vivos pela convivência, e aos mortos pela saudade.

À vida por me acolher.

Ao Professor Clementino Fraga Filho pelo elegante prefácio da 1ª edição deste livro.

Ao Professor Luis Rey, decano da Parasitologia brasileira, pela colaboração e pela nossa apresentação à Editora Guanabara Koogan.

Ao Editorial Saúde/Grupo GEN pelo esmero na 2ª edição deste livro.

Agradecimento aos colaboradores

Esta segunda edição foi escrita com a colaboração de 302 dos mais renomados especialistas brasileiros, entre líderes no conhecimento das doenças infecciosas e parasitárias, da epidemiologia, da parasitologia, da microbiologia, da entomologia, da imunologia, da genética e da ecologia, que compõem o universo da Medicina Tropical - chefes de escola, professores universitários e pesquisadores e discípulos por eles indicados. Orgulho-me de ter entre os colaboradores desta edição 50 dos meus mais destacados ex-alunos de pós-graduação.

Na apresentação dos autores de cada capítulo, privilegiamos os principais títulos acadêmicos e os cargos atuais, particularmente os de ensino e pesquisa e as atividades profissionais de destaque, uma vez que seria impossível citar todos os títulos conquistados e os cargos exercidos ao longo da vida. Para isso, utilizamos informações pessoais dos colaboradores e, quando não foi possível o contato pessoal, utilizamos os seus Currículos Lattes on-line.

Considero esta edição uma integração de quatro gerações, a partir da manutenção do prefácio da primeira edição escrito por meu mestre Clementino Fraga Filho, que me iniciou no aprendizado da Clínica Médica na então Faculdade de Medicina da Universidade do Brasil (hoje UFRJ). Mantive também a apresentação que escrevi para a edição anterior, na qual homenageio o patrono da Medicina Tropical brasileira, Carlos Chagas, e meu mestre maior, José Rodrigues da Silva, com quem iniciei a carreira nas Doenças Infecciosas e Parasitárias até substituí-lo como Professor Titular dessa disciplina. Nessa apresentação incluí uma síntese de minha carreira acadêmica.

A apresentação desta segunda edição é mais sucinta, e mostra os avanços e o sucesso da primeira edição, laureada com o prêmio Jabuti da Câmara Brasileira do Livro.

Esta nova edição conta com a maioria dos colaboradores que participaram da primeira e com alguns dos seus discípulos. Nela foram acrescidos quatro novos capítulos, três na parte geral do livro e um na parte específica. Houve também a substituição de autores de dois capítulos participantes da primeira edição, totalizando 38 novos colaboradores, aproximadamente 10% a mais em relação à primeira edição. Fizemos questão de manter *in memoriam* ao lado do nome de sete colaboradores da primeira edição, em reconhecimento ao seu trabalho.

Por fim, agradeço penhoradamente aos colaboradores desta edição, dos mais jovens aos mais experientes, pelo empenho e pela doação de seus saberes para os estudantes e profissionais da saúde pública brasileira.

Sumário

Volume 1

Parte 1 Parte Geral, 1

Seção 2 Doenças Produzidas por Helmintos

Volume 2

Seção 3 Doenças Produzidas por Fungos

Seção 4 Doenças Produzidas por Bactérias

99 Classificação e Características Gerais dos Fungos Patogênicos para o Homem

Bodo Wanke, Luciana Trilles e Márcia dos Santos Lazéra

▶ Introdução

No passado os fungos eram estudados junto com os vegetais compondo o reino Plantae, conceito que mudou quando Whitthaker (1969) criou o reino Fungi. Classicamente os fungos eram agrupados de acordo com a morfologia dos órgãos de reprodução, porém, nos últimos anos, as espécies têm sido classificadas de acordo com dados da sequência de DNA (ácido desoxirribonucleico), principalmente de regiões do DNA ribossômico.

Em muitas ocasiões as características moleculares e morfológicas são congruentes, mas em alguns casos, a interação desses dados não coincide. Além do mais, a falta de dados moleculares acarreta problemas no momento em que se torna necessário o agrupamento de famílias e ordens aos *taxa* superiores. O problema se torna maior no filo Ascomycota por representar a maioria dos fungos, inclusive os de interesse médico, apresentando 3.200 gêneros que não são agrupados em família alguma.

A seguir serão citadas somente os *taxa* de interesse médico aceitas na última edição do *Dictionary of Fungi* (Kirk *et al.*, 2008), onde todos os gêneros anamórficos com afinidade com os ascomicetos estão agrupados no táxon Ascomycota, de acordo com características ultraestruturais, como por exemplo, tipo e composição de parede celular e de septo.

▶ Classificação dos fungos

A sistemática dos fungos patogênicos tem grande importância, tanto acadêmica quanto prática, pois a sua posição exata na classificação informa as características do microrganismo, permitindo encaminhar com maior confiabilidade o melhor esquema terapêutico ou profilático a ser utilizado.

Existem cerca de 72.000 espécies de fungos reconhecidas. No entanto, presume-se que existam pelo menos 1.500.000 fungos. A maioria das novas espécies identificadas está associada a plantas, insetos, solos ou outros fungos. Na micologia médica, no período de 1961 até 1990, foram isoladas 203 novas espécies de fungos de tecidos humanos. Além disso, espécies até recentemente conhecidas como sendo sapróbias estão sendo cada vez mais encontradas multiplicando-se em hospedeiros humanos (Collier *et al.*, 1998).

O estudo da sistemática e evolução de fungos tem sofrido muitas mudanças na última década. Os maiores avanços incluem o reconhecimento da natureza artificial do sistema de classificação dos cinco reinos proposto por Whittaker (1969) e a origem polifilética (com diferentes filogenias) dos organismos conhecidos como fungos. Com o desenvolvimento e aplicação de técnicas moleculares, a classificação dos reinos mais utilizada nos últimos anos é baseada na teoria evolucionária, também conhecida como classificação filogenética, sendo *taxa* (sing. táxon) a designação utilizada para grupos de organismos que correspondem a uma linhagem monofilética, ou seja, que têm uma única origem evolucionária (Alexopoulos *et al.*, 1996). Com base na filogenia molecular foi adicionada uma categoria acima de reino, que é o domínio. A análise filogenética do gene ribossômico 16S-*like* deu origem aos domínios Eukaryota e Prokaryota (Kirk *et al.*, 2001).

O sequenciamento de regiões ribossômicos permitiu o reconhecimento de grupos monofiléticos, de forma que os organismos anteriormente classificados como fungos estão em três diferentes reinos, Fungi, Chromista ou Straminipila e Protozoa (Barr, 1992). Essa classificação reconhece o fato de que nem todos os organismos que são chamados "fungos" estão intimamente relacionados, mas, apesar disso, continuam sendo estudados por micologistas. Esses organismos, apesar de não compartilharem a mesma história evolucionária, formam um grupo unido por características morfológicas, nutricionais e ecológicas (Deacon, 2006), cujas principais características diferenciais estão resumidas na Tabela 99.1.

▶ Características gerais dos fungos

Os microrganismos do reino Fungi não realizam fotossíntese, captam alimento por absorção e não são fagotróficos. Da mesma forma que as células eucarióticas em geral, os fungos também apresentam várias organelas como núcleo, mitocôndria, vacúolos, retículo endoplasmático e complexo de Golgi. Entretanto, os fungos se diferenciam das outras células eucarióticas nas seguintes características:

- Parede celular composta de quitina e glucanas
- Septos que separam os diversos compartimentos da hifa
- Mitocôndria com cristas lamelares
- Complexo de Golgi com cisterna simples
- Vesículas de tamanho e conteúdo variáveis na extremidade da hifa, relacionadas com o crescimento da hifa.

A reprodução pode ser sexuada ou assexuada, sendo que a maioria dos fungos tem os cromossomos em estado haploide na maior parte do ciclo de vida. Os fungos são tradicional-

Tabela 99.1 Principais diferenças entre os reinos Fungi, Chromista e Protozoa.

Característica	Fungi	Chromista	Protozoa
Nutrição	Heterotrófica (absorção)	Autotrófica (fotossintético) ou heterotrófica (absorção)	Heterotrófica (fagotrófico) ou autotrófica (fotossintético)
Parede celular	Quitina e β-glucanas	Celulose	Ausente ou de composição variada
Cristas mitocondriais	Lamelares	Tubulares	Tubulares
Flagelo	Ausente	Tubular	Não tubular

O reino Fungi comporta a absoluta maioria dos fungos patogênicos para o homem e outros seres vivos.
O reino Chromista ou Straminipila contém predominantemente organismos unicelulares de vida livre, fotossintéticos, podendo ter esporos flagelados, sendo a parede comumente formada de celulose. Inclui algas marrons e douradas, diatomáceas e crisófitas. Os microrganismos anteriormente classificados como fungos estão em 3 filos (Oomycota, Hyphochytridiomycota e Labyrinthulomycota), que são atípicos por não apresentarem a capacidade de realizar a fotossíntese. Considera-se que os cloroplastos foram perdidos secundariamente à medida que se tornaram parasitos de plantas. Somente uma espécie presente neste reino tem importância médica, *Pythium insidiosum* (filo Oomycota).
O reino Protozoa engloba organismos predominantemente unicelulares, fagotróficos e que apresentam cristas mitocondriais tubulares. Algumas espécies contêm cloroplastos e são fotossintéticas. O sequenciamento do DNA ribossômico 18S de *Rhinosporidium seeberi*, agente da rinosporidiose, que ainda não se conseguiu cultivar em laboratório, demonstrou que este microrganismo é membro do grupo Mesomycetozoa, do reino Protozoa (Herr *et al.*, 1999). Porém, apesar disso, continua sendo estudado por micologistas.

mente classificados de acordo com as características morfológicas da fase sexuada e, de acordo com essa classificação, são reconhecidos quatro filos: Chytridiomycota, Zygomycota, Ascomycota e Basidiomycota. Enquanto a fase sexuada não é identificada, o fungo é classificado no grupo dos fungos anamórficos (classicamente conhecidos como fungos mitospóricos). Entretanto, está ganhando força um sistema integrado de classificação, no qual os fungos que não têm esporos sexuais conhecidos sejam classificados de acordo com suas características estruturais e moleculares. Estudos moleculares de DNA ribossômico demonstraram que as micorrizas, fungos que mantêm uma relação de simbiose com raízes de plantas, são distintas dos outros grupos de fungos, o que justificou a formação de um novo filo, o filo Glomeromycota.

Além de poder interagir simbioticamente com as plantas, os fungos podem parasitar as plantas (fitopatógenos) ou participar da decomposição das mesmas (saprófitas). Os saprófitas compreendem a grande maioria dos fungos, capazes de degradar todo tipo de resto orgânico. Além da importância ecológica, os saprófitas têm importância na indústria farmacêutica pela produção de vitaminas, esteroides, antibióticos e na indústria alimentícia na produção de bebidas alcoólicas, etanol, queijo, pão etc.

Muitos fungos saprófitas podem causar manifestações patológicas diretas, como as alergias e algumas micoses oportunistas, ou ainda de modo indireto, causando o micetismo e as micotoxicoses, que são desencadeadas pelo contato ou ingestão de metabólitos secundários produzidos pelos fungos. Micetismo é causado pela ingestão de fungo produtor de toxinas, algumas com efeito alucinógeno, como o basidiomiceto *Amanita muscaria*; já as micotoxicoses são intoxicações causadas pela ingestão de alimentos contaminados por esses metabólitos, como por exemplo a aflatoxina produzida por *Aspergillus flavus*.

Existem quatro formas básicas de crescimento dos fungos: as leveduras, seres unicelulares, podem crescer e multiplicar-se por *brotamento* ou por *fissão* e tanto a morfologia quanto a fisiologia são importantes para a sua identificação; os fungos filamentosos são multicelulares e compreendem a maioria dos fungos, sendo as estruturas morfológicas as características mais importantes para a sua identificação: a colônia de um fungo filamentoso normalmente se desenvolve a partir dos esporos, formando um tubo germinativo, que se ramifica de forma circular, em todas as direções, resultando em um conjunto de hifas ou *micélio*; e o crescimento por *rizoides*, característico do filo Chytridiomycota, um dos mais primitivos, que tem como função a absorção dos nutrientes, que não será detalhado por não possuir nenhum representante agente de micose humana.

Algumas espécies de fungos saprófitas, ao se adaptar ao ciclo de vida parasitária no interior de um hospedeiro, modificam sua morfologia e, por isso, são designados de fungos dimórficos. *Candida albicans* é exemplo clássico de dimorfismo: na forma de levedura é comensal nas mucosas, mas em hospedeiro imunodeficiente as leveduras produzem hifas que invadem a mucosa, causando a infecção. Outros exemplos de fungos dimórficos bem conhecidos são *Sporothrix schenckii*, *Histoplasma capsulatum*, *Paracoccidioides brasiliensis*, *Coccidioides immitis*, *Blastomyces dermatitidis* e *Penicillium marneffei*.

A arquitetura da parede celular dos fungos é bastante característica, apresentando-se em camadas, sendo composta predominantemente de polissacarídios (80 a 90%), principalmente quitina e glucanas (polímeros de glicose). A composição da parede varia de acordo com fatores ambientais, com o estágio de crescimento e com a diferenciação das suas estruturas; assim, a composição da parede celular dos esporos difere da composição da parede da hifa. A composição da parede também varia de acordo o filo (Tabela 99.2).

Estruturas fúngicas

A identificação de um fungo patogênico na rotina laboratorial se dá mediante a observação de sua morfologia assexuada (anamórfica) em parasitismo e em cultivo: tipos de hifas, estruturas produtoras de conídios e tipos de conídios, ou seja, da conidiogênese.

As hifas podem se diferenciar em rizoides, clamidoconídio, esclerócio e estroma. *Rizoides* servem para a absorção de nutrientes e transporte desses nutrientes até o talo. *Clamidoconídios* são células que se modificam ocorrendo o aumento de tamanho e espessamento da parede, de modo que se tornam uma estrutura de resistência e acúmulo de reserva nutricional. *Esclerócio* é constituído de filamentos que se reúnem, transformando-se em uma massa sólida, estrutura de resistência. *Estroma* é formado de filamentos que se reúnem para formar um pseudoparênquima que serve para sustentação de estruturas reprodutivas.

Tabela 99.2 Principais componentes polissacarídicos da parede celular dos fungos.

Filo	Componentes fibrilares	Componentes da matriz
Chytridiomycota	Quitina; glucana	Glucana
Zygomycota	Quitina; quitosano	Glucuronomanoproteínas; ácido poliglicurônico
Ascomycota e mitospóricos	Quitina; β-(1,3)-β-(1,6)-glucana	α(1,3)-glucana; galactomanoproteínas
Basidiomycota	Quitina; β-(1,3)-β-(1,6)-glucana	α(1,3)-glucana; xilomanoproteínas

Algumas espécies de fungos apresentam cápsula polissacarídica, como *Cryptococcus neoformans*. Esta cápsula, quando presente, constitui importante fator de virulência. Além da composição da parede celular, o tipo de septo presente nas hifas caracteriza os principais grupos de fungos. Septo com um grande poro central e septo com múltiplos poros (*Geotrichum candidum*) caracterizam o filo Ascomycota e o grupo dos fungos mitospóricos. Junto ao poro central localiza-se o corpúsculo de Woronin, que controla a passagem de substâncias e também de núcleo de um compartimento para outro. Já o septo do tipo doliporo é mais complexo, não permite a passagem do núcleo e é característico do filo Basidiomycota.

Reprodução assexuada

Os esporangiosporos e os conídios são produtos da reprodução assexuada. Os primeiros são produzidos no interior de esporângios, esporos endógenos, o que é característico do filo Zygomycota.

Os conídios são esporos assexuados exógenos produzidos individualmente, podendo ser, de acordo com seu tamanho, macroconídios ou microconídios.

Segmentos de hifa podem se diferenciar e especializar na formação de estruturas produtoras de conídios. O *esporangióforo* é uma hifa especializada que apresenta na extremidade o esporângio, que por sua vez produz os esporângios endogenamente (filo Zygomycota). O *conidióforo* é a diferenciação de um segmento de hifa para a produção dos conídios. Dependendo da espécie de *Aspergillus*, o conidióforo pode conter outras estruturas como fiálide e metula. *Sinema* ou sinemata é uma estrutura composta por um grupo de conidióforos paralelos, compactados e às vezes fundidos. Quando os conídios estão contidos em um pseudoparênquima com curtos conidióforos é formado o *esporodóquio*. O *picnídio* é um conidioma em forma de frasco com ostíolo.

A origem do conídio pode ser blástica ou tálica. Na origem blástica uma parte da hifa é diferenciada para a produção do conídio, formando a célula conidiogênica. Na origem tálica ocorre uma diferenciação e desarticulação de um segmento da hifa preexistente, formando o artroconídio (Figura 99.1).

Na formação holoblástica a camada externa da parede celular da célula conidiogênica permanece intacta, ajudando na formação do conídio; e na formação enteroblástica a camada externa da parede da célula conidiogênica se rompe durante o desenvolvimento do conídio.

A conidiogênese holoblástica pode ser simpodial, com conídios na extremidade ou ao longo da hifa como em *S. schenckii*, ou em forma de blastoconídios, como nas leveduras que se multiplicam por brotamento.

A conidiogênese enteroblástica pode ser fialídica, formando um colarete na extremidade da célula conidiogênica, ou anelídica, com formação de anéis a cada conídio produzido.

Os conídios de origem tálica podem ser holotálicos quando há a conversão de um segmento preexistente da hifa. Esse segmento pode ser terminal, como os macroconídios de dermatófitos, ou intercalar, como os clamidoconídios. Os conídios de origem tálica também podem ser ártricos, quando ocorre a diferenciação, fragmentação e desarticulação de um segmento da hifa, os artroconídios. Os conídios holoártricos são formados com a camada externa da parede celular da hifa, como o *Geotrichum*, e os conídios enteroártricos são formados a partir de uma nova camada de parede celular, sendo que a camada externa da parede celular da hifa pode ser perdida.

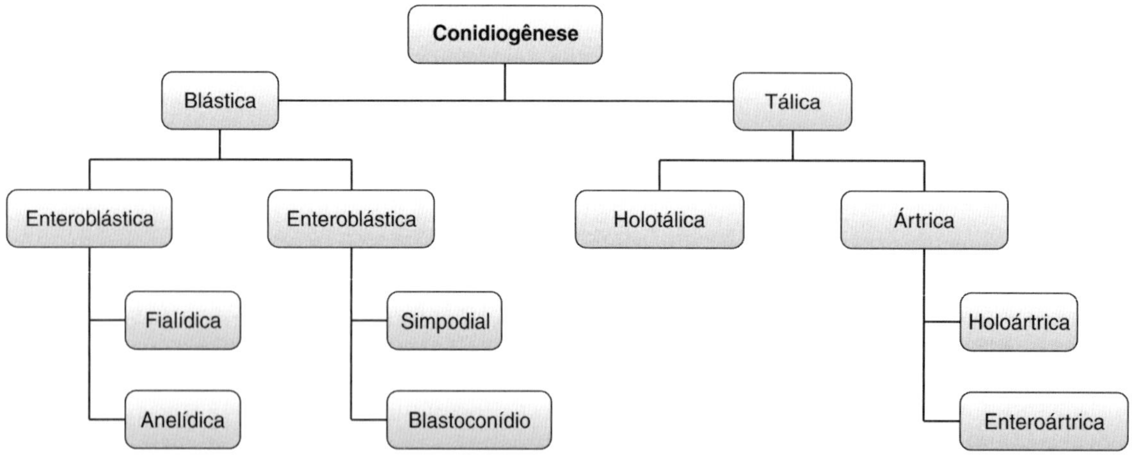

Figura 99.1 Tipos de conidiogênese.

Reprodução sexuada

Os fungos patogênicos com capacidades de reprodução sexuada são classificados dentro dos filos Zygomycota, Ascomycota ou Basidiomycota, dependendo das estruturas de frutificação.

A reprodução sexuada pode ser homotálica ou heterotálica. Nos fungos homotálicos, um talo ou hifa, originado de um único esporo homocariótico, é capaz de se reproduzir sexuadamente, sem a presença de outra cepa compatível. Dentre os fungos de importância médica, *Pseudallescheria boydii* (ascomiceto), *Basidiobolus* (*ranarum*) *meristoporus* (zigomiceto) e *Aspergillus nidulans* (ascomiceto) são exemplos de fungos homotálicos. Os fungos heterotálicos necessitam se unir a outra célula ou hifa compatível, de outra linhagem da mesma espécie. Vários fungos de importância médica são heterotálicos, incluindo muitas espécies de dermatófitos, agentes de micose sistêmica como *Ajellomyces capsulatus* (teleomorfo de *Histoplasma capsulatum*), *Ajellomyces dermatitidis* (teleomorfo de *Blastomyces dermatitidis*), *Filobasidiella neoformans* (teleomorfo de *Cryptococcus neoformans*) e várias espécies agentes de mucormicose. Em ambos os casos, a reprodução sexuada envolve plasmogamia (fusão de dois protoplastos), cariogamia (fusão de dois núcleos) e meiose.

Filos dos fungos patogênicos (classificação dos fungos)

Filo Zygomycota

Os Zygomycetes normalmente produzem esporos assexuados no interior de esporângios. Em vida saprofitária produzem colônias grandes, de aspecto algodonoso, compostas de filamentos largos (7 a 15 μm de diâmetro), hialinos, podendo apresentar raros septos completamente fechados. Estes filamentos também são designados de hifas cenocíticas, isto é, multinucleadas e sem septo. Nem todos os membros do grupo produzem hifas cenocíticas, mas todas as espécies que produzem hifas cenocíticas pertencem a este filo.

A maioria das espécies da ordem Mucorales é sapróﬁta e sua identificação pode ser feita pela visualização das estruturas de reprodução assexuada, como o esporângio, esporangiosporos e esporangióforo.

Os principais agentes de micose humana da ordem Mucorales estão incluídos na família Mucoraceae, nos gêneros *Rhizopus*, *Absidia*, *Mucor* e *Rhizomucor*.

As ordens Entomophthorales e Basidiobolales são, em sua grande maioria, saprófitas ou parasitos de insetos. No grupo, estão incluídos três agentes de micose subcutânea: *Conidiobolus coronatus*, *C. incongruus* (Família Ancylistaceae) e *Basidiobolus* (*ranarum*) *meristoporus* (Família Basidiobolaceae) (Tabela 99.3).

Filo Ascomycota

Os representantes deste filo normalmente apresentam filamentos finos (2 a 3 μm de diâmetro) regularmente septados, sendo os septos com poros simples. A fase sexuada é caracterizada pela presença de ascocarpos (estruturas em forma de sacos ou bolsas), que variam em sua complexidade e contêm ascos no seu interior, que por sua vez, armazenam, em sua maioria, oito ascósporos formados após cariogamia e meiose. A estrutura da parede celular dos ascomicetos difere da dos demais filos por apresentar uma fina camada exterior eletrodensa e uma espessa camada interior eletrotransparente (menos densa). Tradicionalmente, os ascomicetos eram classificados de acordo com a maneira como os ascos estavam arranjados: Hemiascomycetes (ascos nus, das leveduras), Plectomycetes (ascocarpo completamente fechado), Pyrenomycetes (em forma de garrafa), Discomycetes (em forma de taça), Laboulbeniomycetes (com estruturas segmentadas) e Loculoascomycetes (no interior de um estroma pré-formado). Atualmente enfatiza-se a utilização de dados macro e microscópicos, principalmente o desenvolvimento do ascoma, combinados com análises moleculares, o que resultou em 15 classes e 68 ordens. A seguir serão consideradas somente as classes e ordens de interesse médico.

A ordem Pneumocystidomycetes foi criada para abrigar uma única espécie parasito obrigatória de mamíferos, *Pneumocystis* (*carinii*) *jiroveci*.

Todas as leveduras do filo Ascomycota que se multiplicam por brotamento, como *Saccharomyces cerevisiae*, espécies de *Candida* e *Pichia* (= *Hansenula* sp.) estão incluídas na classe Saccharomycetes, sendo que as leveduras que se multiplicam por fissão foram agrupadas na classe Schizosaccharomycetes, como *Schizosaccharomyces pombe*.

Dentre as diversas ordens, foram selecionadas as mais importantes para a micologia médica, as quais estão representadas na Tabela 99.3: Chaetothyriales, Eurotiales, Microascales, Pleosporales, Onygenales, Ophiostomatales, Sordariales e Hypocreales. Os gêneros como *Piedraia* e *Neotestudina* foram agrupados recentemente nas ordens Capnodiales e Pleosporales.

A ordem Chaetothyriales, caracterizada por micélio dematiáceo, inclui fungos como *Fonseceaea pedrosoi*, *Exophiala dermatitidis*, *Cladophialophora carrionii*, que produzem ascos em forma de saco ou claviformes e ascósporos muriformes. Os representantes da ordem Eurotiales produzem cleistotécio com ascos claviformes ou em forma de saco, ascosporos pequenos não septados e frequentemente ornamentados. Espécies de *Aspergillus*, *Penicillium* e *Paecilomyces* são os anamorfos de importância médica pertencentes à ordem Eurotiales. Os representantes da ordem Microascales podem apresentar ascoma do tipo peritécio ou cleistotécio, normalmente dematiáceos. Os ascos são globosos, formados em cadeias, com 8 ascósporos. Os ascósporos podem se apresentar hialinos, de cor amarela ou marrom-avermelhada, sem septos e frequentemente curvos. Os Pleosporales têm peritécio normalmente globoso, dematiáceo, com presença de ostíolo, sendo os ascos cilíndricos. Os ascósporos são septados e a coloração pode variar de hialino a marrom. Os Onygenales possuem cleistotécio com asco globoso, pequeno, com 8 ascósporos esféricos, ornamentados de coloração clara. Estão presentes no grupo dos Onygenales os dermatófitos e fungos dimórficos agentes de micose sistêmica. A ordem Ophiostomatales apresenta peritécio hialino ou dematiáceo, normalmente com longo colo ostiolado. Os ascósporos são normalmente pequenos e hialinos, sendo a maioria septada. Os Sordariales podem apresentar ascoma do tipo cleistotécio ou peritécio com ascos cilíndricos ou claviformes. A ordem Hypocreales representa o gênero *Fusarium* (anamórfico), apresentando peritécio globoso, às vezes ornamentado. O asco é cilíndrico e de parede delgada e os ascósporos são normalmente septados, podendo ser muriformes ou alongados.

Tabela 99.3 Posição taxonômica dos principais agentes de infecções fúngicas.

Filo	Classe	Ordem	Família	Gênero teleomórfico	Gênero anamórfico
Ascomycota	Pneumocystidomycetes	Pneumocystidales	Pneumocystidaceae	*Pneumocystis*	
	Saccharomycetes	Saccharomycetales	–	–	*Candida*
			Saccharomycetaceae	*Pichia*	
				Saccharomyces	
	Dothideomycetes	Capnodiales	Piedraiaceae	*Piedraia*	
		Pleosporales	Testudinaceae	*Neotestudina*	
		Pleosporales	Leptosphaeriaceae	*Leptosphaeria*	*Phoma*
	Eurotiomycetes	Chaetothyriales	Herpotrichiellaceae	*Capronia*	*Fonsecaea*
				Capronia	*Exophiala*
				Capronia	*Cladophialophora*
		Eurotiales	Trichocomaceae	*Eurotium*	*Aspergillus*
				Neosartorya	*Aspergillus*
				Emericella	*Aspergillus*
				Eupenicillium	*Penicillium*
				Byssochlamys	*Paecilomyces*
		Onygenales	Arthrodermataceae	*Arthroderma*	*Trichophyton*
				Arthroderma	*Microsporum*
				Arthroderma	*Epidermophyton*
			Onygenaceae	*Ajellomyces*	*Histoplasma*
				Ajellomyces	*Blastomyces*
				-	*Paracoccidioides*
				-	*Lacazia*
				-	*Coccidioides*
				-	*Malbranchea*
				-	*Emmonsia*
	Sordariomycetes	Microascales	Microascaceae	*Microascus*	*Scopulariopsis*
				Pseudallescheria	*Scedosporium*
		Ophiostomatales	Ophiostomataceae	*Ophiostoma*	*Sporothrix*
		Sordariales	Chaetomiaceae	*Chaetomium*	
			Sordariaceae	*Sordaria*	
		Hypocreales	Nectriaceae	*Nectria/Gibberella*	*Fusarium*
Basidiomycota	Tremellomycetes	Tremellales	Tremellaceae	*Filobasidiella*	*Cryptococcus*
			Trichosporonaceae	–	*Trichosporon*
	Ustilaginomycetes	Malasseziales	–	–	*Malassezia*
		Ustilaginales	Ustilaginaceae	*Ustilago*	
Zygomycota	Zygomycetes	Basidiobolales	Basidiobolaceae	*Basidiobolus*	
		Entomophthorales	Ancylistaceae	*Conidiobolus*	
		Mucorales	Cunninghamellaceae	*Cunninghamella*	
			Mucoraceae	*Absidia*	
				Mucor	
				Rhizomucor	
				Rhizopus	
			Radiomycetaceae= Saksenaeaceae	*Saksenaea*	
			Syncephalastraceae	*Syncephalastrum*	

Filo Basidiomycota

O filo Basidiomycota é caracterizado pela formação de esporos sexuados (basidiósporos) na extremidade exterior de basídios, sendo 90% das espécies heterotálicas. Em seu ciclo de vida, os basidiomicetos apresentam uma fase dicariótica mais extensa do que os ascomicetos. O septo do tipo doliporo, característico do Filo, não permite a passagem de núcleo pelos diversos compartimentos da hifa, sendo necessária a formação de uma estrutura chamada grampo de conexão (*clamp-connection*) para que ocorra a formação do micélio dicariótico e posteriormente, na extremidade da hifa, a formação do núcleo diploide e a meiose, produzindo quatro cadeias de basidiosporos haploides.

A grande maioria dos representantes do filo Basidiomycota é sapróbia ou fitopatógena. Poucas espécies causam infecções em humanos ou animais. *Filobasidiella neoformans* (teleomorfo de *Cryptococcus neoformans*) e *F. bacillispora* (teleomorfo de *C. gattii*) são importantes agentes de micose sistêmica pertencentes a este grupo. O micetismo é doença frequente causada por basidiomicetos. Muitas espécies de cogumelos produzem mais de um tipo de toxina, que podem causar sintomas gastrintestinais e neurológicos (Wieland, 1968).

As leveduras do filo Basidiomycota têm sido caracterizadas pelos componentes da parede celular e pela morfologia do septo, atributos utilizados como caracterização filogenética primária. As hifas das espécies pertencentes à classe Urediniomycetes apresentam septo com poros simples. A composição da parede celular dos Urediniomycetes é composta predominantemente por manose, estando presente glucose e ausente a xilose. Por outro lado, as leveduras da classe Tremellomycetes, têm o septo doliporo e parede celular composta por glucose, manose e xilose. Além do mais, a classificação das leveduras do filo foi confirmada com estudos baseados na análise de diferentes regiões do DNA ribossômico (DNAr): Três principais linhagens foram agrupadas de acordo com as regiões D1/D2 da subunidade maior do DNAr ou 18S, que são as classes Ustilaginomycetes, Uredinomycetes e Basidiomycetes. As ordens Tremellales e Ustilaginales foram agrupadas de acordo com a região 26S do ADNr (Biswas *et al.*, 2001; Fell *et al.*, 2000).

▸ Leveduras

Filogeneticamente, as leveduras pertencem aos filos Ascomycota e Basidiomycota. Porém, como são predominantemente unicelulares, não apresentam características morfológicas suficientes para permitir uma identificação no nível de espécie. Como resultado, as leveduras devem ser caracterizadas principalmente por testes fisiológicos. Os métodos convencionais para identificação de leveduras incluem morfologia macroscópica e microscópica da colônia em meios especiais, testes de fermentação de glicose, assimilação de fontes de carboidratos, assimilação de fontes de nitrogênio, de vitaminas, termotolerância e presença de enzimas como urease e fenol-oxidase (O'Shaughnessy *et al.*, 2003). A morfologia é mais utilizada na identificação de fungos filamentosos, porém em algumas espécies de leveduras pode ser bastante útil. Por exemplo, mais de 90% dos isolados de *Candida albicans* e *C. dubliniensis* produzem *tubo germinativo* quando incubadas em soro de carneiro e *clamidoconídios* quando crescidos nos meios ágar-arroz ou ágar-fubá (*corn meal*). Outro exemplo é a coloração marrom-escura de *Cryptococcus neoformans* ao crescer em meio contendo compostos difenólicos, como ácido cafeico ou semente de níger. A capacidade de hidrolisar ureia na presença da enzima urease é uma das características mais comuns para diferenciar basidiomicetos de ascomicetos. Tal teste diferencia leveduras como *Trichosporon*, *Rhodotorula* e *Cryptococcus* das espécies de *Candida* importantes para a micologia médica. Outro meio de cultura muito útil para a diferenciação de leveduras que são ascomicetos e basidiomicetos é o DBB (Diazonium Blue B). As leveduras com afinidade com os basidiomicetos produzem uma reação positiva, modificando a coloração do meio, enquanto as leveduras com afinidade com os ascomicetos produzem uma reação negativa (Kwon-Chung e Bennett, 1992).

Já estão disponíveis vários testes comerciais para identificação rápida de leveduras no nível de espécie, utilizando como base provas fisiológicas. Porém, o alto grau de variação fisiológica intraespecífica das leveduras dificulta a identificação clássica, estimulando a utilização cada vez mais frequente de técnicas moleculares de identificação de espécie, como o sequenciamento dos domínios D1 e D2 da região 28S e região ITS (espaçador intergênico) do ADNr (Kurtzman *et al.*, 1998).

▸ Referências bibliográficas

Alexopoulos CJ, Mims CW, Blackwell M. Fungal systematic. In: *Introductory Mycology*. 4th ed., John Wiley & Sons, Inc., New York, p. 61-85, 1996.

Barr DJS. Evolution and kingdoms of organisms from the perspective of a mycologist. *Mycologia* 84: 1-11, 1992.

Biswas SK, Yokoyama K, Nishimura K, Miyaji M. Molecular phylogenetics of the genus Rhodotorula and related basidiomycetous yeasts inferred from the mitochondrial cytochrome b gene. *Int J Syst Evol Microbiol* 51: 1191-1199, 2001.

Collier L, Balows A, Sussman M. Medical mycology. In: Collier L, Balows A, Sussman M Eds., *Microbiology and Microbial Infections*. Oxford University Press, London. 711 p, 1998.

Deacon J. The diversity of fungi and fungus-like organisms. In: *Fungal Biology*. 4th ed. pp. 16-47. Blackwell Publishing Ltd, Oxford, UK, 2006.

Fell JW, Boekhout T, Fonseca A, Scorzetti G, Statzell-Tallman A. Biodiversity and systematics of basidiomycetous yeasts as determined by large subunit rDNA D1/D2 domain sequence analysis. Int *J Syst Evol Microbiol* 50: 1351-1371, 2000.

Kirk PM, Cannon PF, Minter DW, Stalpers JA. *Dictionary of the Fungi*. Kirk PM, Cannon PF, David JC, Stalpers JA, eds. 109th ed., CAB International, Oxon, UK. 771 p, 2008.

Kurtzman CW, Fell JW. *The Yeast – A Taxonomic Study*. 4th ed. Elsevier Science Publ. B. V., Amsterdam. 1082 p, 1998.

Kwon-Chung KJ, Bennett JE. Laboratory diagnosis. In: *Medical Mycology*. pp. 44-71. Lea & Febiger, Philadelphia, PA, 1992.

O'Shaughnessy EM, Shea YM, Witebsky FG. Laboratory diagnosis of invasive mycoses. *Infect Dis Clin N Am* 17: 135-158, 2003.

Whittaker RH. New concepts of kingdoms of organisms. *Science* 163: 150-160, 1969.

Wieland T. Poisonous principles of mushrooms of the genus *Amanita*. *Science* 159: 946-952, 1968.

100 Diagnóstico Laboratorial das Micoses

Márcia dos Santos Lazéra, Bodo Wanke, Alberto Thomaz Londero†

▸ Introdução

As micoses humanas podem ser causadas por fungos primariamente patogênicos ou por fungos oportunistas. Primariamente patogênicos são aqueles que têm capacidade de invadir os tecidos de um hospedeiro normal; os oportunistas, no entanto, somente são invasores de tecidos de indivíduos com alterações graves do sistema imunodefensivo. As doenças por fungos primariamente patogênicos se classificam em quatro grupos naturais: *micoses superficiais, cutâneas, subcutâneas e sistêmicas*. As doenças por fungos oportunistas se agrupam sob a denominação de *micoses oportunísticas*.

Ao invadirem os tecidos, os fungos sofrem uma redução morfológica, fenômeno que vai desde a simples perda da capacidade de produzir propágulos até a transformação total do talo, também é conhecida como *dimorfismo*. Estas modificações caracterizam a adaptação ao parasitismo.

O diagnóstico laboratorial das micoses se fundamenta no estudo de uma amostra obtida da lesão por meio de *coleta* apropriada de espécimes. Nela deve ser visualizado o agente etiológico em sua forma parasitária ao *exame microscópico* e demonstrada a existência do fungo por meio do seu isolamento e identificação em substratos apropriados, onde cresce em sua forma saprofitária, *exame em cultivo*.

▸ Procedimentos básicos para o diagnóstico micológico

▪ Coleta de espécimes

A sequência de procedimentos é fundamental para o diagnóstico das micoses. A coleta deve ser feita de maneira asséptica; em caso de lesões cutâneas, limpa-se a área com álcool ou éter, evitando-se solução iodada devido ao efeito antifúngico. O volume e qualidade do espécime obtido relacionam-se diretamente à eficiência diagnóstica. O tempo entre coleta, transporte e processamento deve ser o mínimo possível, evitando ultrapassar duas horas. Este aspecto é crítico em alguns espécimes como o exsudato de lesões tegumentares, o escarro, lavado ou aspirado broncopulmonar e urina, devido à proliferação bacteriana. Espécimes como a urina e o escarro devem ser colhidos preferencialmente pela manhã, uma amostra ao dia e, sempre que possível, por 2 a 3 dias consecutivos, pois aumentam a possibilidade de diagnóstico.

O paciente não deve estar sob uso de antifúngico (tópico ou sistêmico) por pelo menos 7 dias antes da coleta, pois o tratamento antifúngico pode inibir o crescimento ou modificar a morfologia em parasitismo e em cultivo.

▪ Exame direto

Para o exame microscópico direto, o espécime é montado entre lâmina e lamínula com um clarificante (KOH 10%, NaOH 2% ou solução de lactofenol de Amman com ou sem azul de algodão). Os clarificantes são usados para tornar transparentes os restos de material orgânico, permitindo mais fácil visualização dos elementos fúngicos, sua forma, cor da parede, brotamentos. A tinta nanquim serve para identificar cápsula em leveduras suspeitas de *Cryptococcus* spp.

O calcoflúor é um corante fluorescente que se liga à quitina da parede celular, brilhando sob cor verde ou verde-azulada, conforme o filtro utilizado. Revela a maioria das estruturas fúngicas, mas não é específico para fungos.

▪ Imunofluorescência

Empregando anticorpos monoclonais específicos, o principal uso desta técnica no diagnóstico micológico é para a visualização das formas características de *Pneumocystis (carinii) jiroveci*, com elevada especificidade e sensibilidade.

Coloração ao Gram não é utilizada para fungos filamentosos, que se coram irregularmente ou não se coram, mas permite diferenciar bactérias filamentosas, como actinomicetos. Leveduras e pseudo-hifas são frequentemente gram-positivas. Esfregaços ou aposições em lâmina de fragmentos de biopsia, corados ao Giemsa, são utilizadas para pesquisa de formas fúngicas pequenas, intracelulares, particularmente *Histoplasma capsulatum* em aspirado de medula óssea, sangue periférico ou de tecido biopsiado. Esfregaços corados ao método de Gomori-Grocott evidenciam a parede celular fúngica, permitindo observar detalhes de morfologia, muito úteis no estudo de casos de histoplasmose, esporotricose ou formas atípicas de outras micoses.

▪ Cultivo

Os meios utilizados para o cultivo são meio Sabouraud-cloranfenicol-ágar, que inibe parte de bactérias contaminantes e Sabouraud-cloranfenicol-ágar adicionado de ciclo-heximida (= actidiona), que inibe parte de fungos contaminantes, mas também inibe alguns fungos patogênicos como *Cryptococcus* spp. e *Fusarium* spp. Portanto, de rotina usa-se cultivo em dois tubos de cada meio e observa-se à temperatura ambiente (em torno de 25°C) e a 35°C, de acordo com a disponibilidade de recursos no laboratório. Uma vez obtido um cultivo em temperatura ambiente, este isolado suspeito de ser o agente etiológico da lesão deve ser submetido ao teste de termotolerância a 35 a 37°C em meio de ágar Sabouraud ou outro sem adição de ciclo-heximida, para verificar seu potencial patogênico. A sensibilidade à ciclo-heximida pode variar conforme a temperatura de incubação, conhecimento que auxilia na identificação de determinados gêneros e espécies. O tempo de observação dos cultivos geralmente varia de 2 a 4 semanas, ou até 6 semanas para fungos de crescimento mais lento, como os agentes de micoses sistêmicas ou cultivos de espécimes obtidos de pacientes em uso de antifúngicos.

O *microcultivo* em lâmina é um método utilizado com frequência na identificação de fungos filamentosos, para análise das estruturas microscópicas de reprodução assexuada. Utiliza-se uma porção de meio de cultivo previamente recortado sob a forma de pequeno quadrado montado sobre uma lâmina de microscopia estéril; em seguida semeia-se uma pequena porção do fungo a identificar em cada um dos quatro ângulos do meio e cobre-se com lamínula delicadamente. O material é guardado dentro de placa de Petri com papel de filtro umedecido. Observa-se crescimento durante alguns dias e depois retira-se a lamínula com estruturas fúngicas crescidas e monta-se a lamínula com clarificante adicionado de um corante sobre nova lâmina de microscopia para observação ao microscópio (Kwon-Chung e Bennett, 1992; Lacaz *et al.*, 2002; Sidrim e Moreira 1999; O'Shaughnessy *et al.*, 2003; Pfaller e McGinnis, 2009).

Meios cromogênicos como CHROMagar Candida BioMérieux têm se mostrado úteis na diferenciação de leveduras em plaqueamento primário de espécimes e permitem diferenciar cultivos mistos de leveduras com base na diferente coloração de colônias. Meio com sementes de níger (*niger seed agar* ou NSA) é extremamente útil para discriminar colônias suspeitas de *Cryptococcus neoformans* ou *C. gattii*, baseado na cor marrom-escura da colônia formada, distinta de outras espécies de *Cryptococcus* e de outras leveduras. A maioria das espécies patogênicas de *Malassezia* não cresce nos meios usuais, necessitando de ácidos graxos de cadeia longa para o seu desenvolvimento. Assim, para obter-se cultura de *Malassezia* spp. é necessário adicionar algumas gotas de óleo de oliva estéril na superfície do meio de Sabouraud (Kwon-Chung e Bennett, 1992; Lacaz *et al.*, 2002; Sidrim e Moreira, 1999; O'Shaughnessy *et al.*, 2003; Pfaller e McGinnis, 2009).

▪ Inoculação animal

Pode ser usada em situações específicas em que o agente suspeito não cresce em meios adequados ou é inibido por contaminantes, como é comum no diagnóstico da histoplasmose pulmonar. Utiliza-se inoculação intraperitoneal de animais experimentais (em geral camundongos suíços albinos) com pequeno volume de homogeneizado da amostra clínica adicionada de antibióticos. O animal é observado durante 4 semanas, eutanasiado e submetido a necropsia. Fragmentos de baço, fígado e outros órgãos são macerados e cultivados em meios de ágar Sabouraud com e sem ciclo-heximida.

A inoculação animal também é utilizada para demonstrar a forma parasitária de um fungo filamentoso obtido em cultivo, compatível com agente de micose sistêmica, mas cuja micromorfologia é incaracterística. Assim, permite a identificação de *Coccidioides immitis* (*C. posadasii*) e outros fungos dimórficos termotolerantes.

▪ Outros métodos diagnósticos

O diagnóstico preciso e rápido é fundamental para iniciar a terapêutica antifúngica, reduzindo a letalidade e morbidade das micoses. Fungos de crescimento lento, formas parasitárias atípicas, lesões profundas e de difícil acesso para coleta de material, infecções mistas por mais de um fungo ou diferentes microrganismos limitam a eficiência de métodos convencionais usados no diagnóstico micológico. Atualmente dispõe-se de *kits* comerciais para detecção de antígeno polissacáride de *C. neoformans* e, mais recentemente, para detecção de antígenos de *H. capsulatum*. Novas tecnologias para detecção de antígenos e de metabólitos de espécies de *Candida* e *Aspergillus* estão sendo testadas e incorporadas para diagnóstico, apresentando de razoável a boa eficácia, especificidade e sensibilidade (Pfaller e McGinnis, 2009). Métodos de PCR (reação da polimerase em cadeia) para detecção de fungos em tecido ou identificação de cultivos, empregando diferentes regiões de genes ribossômicos (18S, 28S, espaços intergênicos) e diferentes estratégias com *primers* universais gênero-específicos e espécie-específicos, têm sido cada vez mais estudados e utilizados. Análise de sequência-alvo também tem sido utilizada. Observa-se uma tendência à análise multigênica, com otimização de métodos como PCR com sondas fluorescentes, com hibridização e PCR em tempo real. Retorna-se também ao estudo da expressão gênica, de proteínas em sua estrutura terciária, e também de polissacárides. A validação do uso destes métodos para diagnóstico de micoses ainda está em sua fase inicial e deve ser analisada no contexto epidemiológico e clínico dos pacientes, bem como de dados morfofisiológicos disponíveis do agente suspeito. Os avanços nessa área exigem a cooperação multi e interdisciplinar de profissionais com laboratórios de referência, sendo indissociáveis dos métodos clássicos (Chen *et al.*, 2002; Elias Costa *et al.*, 2000; O'Shaughnessy *et al.*, 2003; Reiss *et al.*, 2000; Pfaller e McGinnis, 2009).

▸ Cuidados na coleta de espécimes clínicos

▪ Pele, pelo e unha

Escamas de pele, obtidas por raspagem, são coletadas em placa estéril e em seguida semeadas diretamente nos meios de cultivo. Materiais mais úmidos, após limpeza com solução salina, podem ser colhidos com alça descartável e semeados diretamente no meio. Os pelos afetados devem ser coletados com pinça. O raspado de unha deve ser abundante, desprezando-se o material superficial inicial. Parte dos materiais deve ser reservada para exame direto.

▪ Líquido oriundo de cavidade fechada

Em princípio não contaminado, como liquor, líquido pleural, peritoneal, intra-articular ou de lesões císticas, um volume de 3 a 5 mℓ deve ser obtido para exame. Quanto maior o volume, maior a chance de diagnóstico. Assim, o liquor pode ser coletado em maior volume, de 10 mℓ ou mais, quando exames prévios foram negativos e não houver contraindicação clínica. Estes materiais devem ser centrifugados, o sedimento utilizado para exame direto e cultivo e o sobrenadante, no caso do liquor, deve ser usado para pesquisa de antígeno.

Abscessos e lesões abertas

Abscessos fechados devem ser puncionados com agulha grossa e lesões abertas devem ser submetidas a biopsia, sendo o uso de *swab* menos apropriado. Quando possível, incluir um fragmento da parede para exame no procedimento de biopsia de lesão cística, em que é maior a chance de isolamento do agente etiológico.

Biopsia de tecido

Alguns cuidados são fundamentais para conseguir bons resultados no diagnóstico: após obtenção do fragmento de tecido, o mesmo é seguro com pinça e dividido em fragmentos menores com bisturi, colocando-os em solução salina estéril ou entre gaze umedecida, dentro de coletores estéreis. Estes fragmentos devem ser imediatamente levados a processamento para exame bacteriológico (micobactérias e bactérias piogênicas) e exame micológico. Separar também um fragmento em solução de formalina tamponada para exame histopatológico.

Medula óssea

Aspirado de medula óssea deve ser colhido com tubo heparinizado, evitando formação de coágulos e semeado em meios de rotina. A biopsia de medula fornece excelente material para diagnosticar micoses disseminadas, principalmente as que cursam com parasitismo intramacrofágico.

Hemocultura

Para antissepsia prévia basta limpar a área com álcool 70%. Recomenda-se cerca de 3 hemoculturas, coletadas de acordo com o caso com intervalo de horas ou diariamente. O melhor rendimento é obtido em sistemas automatizados, com sistema de lise-centrifugação, que liberam formas fúngicas intracelulares.

Cateter venoso

Cerca de 5 cm da ponta distal do cateter devem ser cortados e colocados em coletor. Pequenos fragmentos do cateter são cortados e semeados em meios de cultivo. O crescimento de fungos deve ser valorizado e correlacionado com resultados obtidos na hemocultura, nos cultivos de pele relacionada com o local de introdução do cateter e de outros sítios acometidos.

Espécimes do trato respiratório baixo

O escarro deve ser colhido pela manhã, em jejum, após escovar os dentes e bochechar com antisséptico, para obtenção de 3 a 5 mℓ. O escarro induzido é indicado nos pacientes sem material ou com pouco material espontâneo. No laboratório o espécime deve ser homogeneizado com solução de citrato de sódio 0,1 M acrescido de N-acetilcisteína e centrifugado. O sedimento é submetido a exame direto e cultivo conforme descrito acima. O lavado broncoalveolar deve ser submetido ao mesmo processamento.

Urina

Cerca de 50 a 200 mℓ devem ser colhidos, de preferência a primeira urina da manhã, após higiene local. Após centrifugação o sedimento é examinado. Havendo indicação de contagem de colônias, deve-se usar o material antes da centrifugação para cultivo em placa. O exame deste espécime é bem indicado em formas disseminadas de micoses como candidíase, criptococose, paracoccidioidomicose, histoplasmose.

Morfologia em parasitismo dos principais agentes de micoses

Micoses superficiais e cutâneas

Em geral adquiridas por contato direto com fungos oriundos de solo, de animais ou do próprio homem. O fungo invade a camada córnea da pele, reproduzindo-se sob a forma de hifas, que crescem do centro para a periferia das lesões. A camada córnea é atingida nas micoses superficiais, enquanto a derme é o alvo principal nas dermatofitoses, sendo que anexos podem também ser atingidos (Tabela 100.1).

Nos espécimes clínicos os dermatófitos têm o mesmo aspecto parasitário, independentemente do agente etiológico e cuja identificação dependerá do seu isolamento em cultivo e subsequente identificação com base nos aspectos macro e micromorfológicos das colônias (Tabela 100.2).

As espécies de *Candida* patogênicas para o homem, em especial *Candida albicans*, são parte da flora de hospedeiros normais, colonizando o trato gastrintestinal do homem e determinadas regiões do tegumento cutâneo.

A identificação de leveduras baseia-se principalmente em provas fisiológicas, atualmente disponibilizada em *kits* e sistemas comerciais (Api 20C BioMérieux, ID32 C BioMérieux, Auxacolor Sanofi Diagnostics-Pasteur, e sistema automatizado Vitek BioMérieux), além de algumas observações básicas da micromorfologia. De grande utilidade é a identificação presuntiva de *Candida albicans*, realizada por meio da produção de tubos germinativos em cultivos incubados em soro humano a 37°C por duas horas (*germ tube test*) e pela formação de

Tabela 100.1 Morfologia em parasitismo nas micoses superficiais.

Micose e agente	Morfologia em parasitismo
Pitiríase versicolor	
Malassezia furfur, outras espécies de *Malassezia*	Curtos fragmentos de hifas de paredes espessas, hialinas ou levemente acastanhadas, associadas ou não a leveduras com brotamento fialídico
Piedra branca	
Trichosporon cutaneum, outras espécies de *Trichosporon*	Trama de hifas hialinas formando artroconídios desarticulados, retangulares, esferoides ou poliédricos, observados em nódulos moles, brancos, de cabelos ou pelos. Raramente observada célula brotante
Piedra negra	
Piedraia hortae	Novelo de hifas formando artroconídios de parede acastanhada, aderidos, em nódulo duro e escuro, envolvendo a haste de cabelo. Nódulos maiores contêm lóculos ovalados com ascos em meio às hifas
Tinha negra	
Phaeoannelomyces (Exophiala) werneckii	Nas hifas apicais, em crescimento, paredes paralelas e septos regulares; nas hifas mais velhas, de cor castanho-dourada, paredes irregulares e septos irregularmente distribuídos

Tabela 100.2 Morfologia em parasitismo nas micoses cutâneas.

Micose e agente	Morfologia em parasitismo
Dermatofitose	
Microsporum spp. *Trichophyton* spp. *Epidermophyton floccosum*	Hifas hialinas, septadas, ramificadas, de paredes paralelas formando cadeias de artroconídios (aspecto em rosário) em pele, unhas e cabelos
Candidíase cutaneomucosa	
Candida albicans e outras espécies de *Candida*	Hifas de paredes hialinas e delicadas, com septos afastados entre si e blastoconídios justasseptais. Pseudo-hifas e elementos leveduriformes ovalados (5 a 7 μm) coexistem com as hifas, em maior ou menor abundância
Dermatomicose	
Fusarium spp. *Scopulariopsis* spp. *Scytalidium* (*Nattrassia*) spp.	Hifas hialinas, geralmente um pouco diferentes das dermatofitoses, mas são incaracterísticas. Às vezes as hifas são dematiáceas, acastanhadas (*Scytalidium*)

clamidoconídios em 72 h quando semeados e incubados em meios especiais como o ágar-fubá, acrescido de *Tween 80*. O meio CHROMagar Candida BioMérieux pode ser útil para discriminação de leveduras em cultivos primários na prática clínica (Lacaz *et al*., 2002; O'Shaughnessy *et al*., 2003; Sidrim e Moreira, 1999; Pfaller e McGinnis, 2009).

Micoses subcutâneas

São adquiridas por inoculação traumática de um fungo, com formação de lesão inicial sob a forma de pápula ou nódulo que, ao se disseminar, raramente ultrapassa os linfonodos regionais. Nas lesões, o fungo se apresenta como elementos leveduriformes, hifas, esférulas, corpo muriforme ou a combinação de vários destes (Tabela 100.3).

Micetoma é nome coletivo de infecções subcutâneas adquiridas por inoculação traumática de um fungo ou um actinomiceto aeróbio que se organizam em um agregado de hifas fúngicas ou filamentos bacterianos denominados grãos. Nos

Tabela 100.3 Morfologia em parasitismo nas micoses subcutâneas.

Micose e agente	Morfologia em parasitismo
Lobomicose	
Lacazia (*Loboa*) *loboi* (*Paracoccidioides loboi*)	Elementos hialinos arredondados ou esféricos de 8 a 12 μm de diâmetro, paredes espessas, brotamento geralmente unipolar, formando cadeias, observados em tecido. Raramente observados dois ou três brotos
Rinosporidiose	
Rhinosporidium seeberi	Elementos hialinos esféricos, em vários estágios de maturação, medindo de 6 a 300 μm de diâmetro. Os elementos maduros, denominados esférulas, têm parede espessa e contêm em seu interior até 32.000 endósporos, observados em tecido da lesão
Esporotricose	
Sporothrix schenckii	Elementos extracelulares hialinos arredondados, de 3 a 5 μm, em navete ou charuto, com brotamento claviforme característico; numerosos elementos redondos intracelulares; corpo asteroide
Cromoblastomicose	
Fonsecaea pedrosoi, *F. compacta* *Cladophialophora carrionii* *Phialophora verrucosa* *Rhinocladiella aquaspersa* *Exophiala jeanselmei* etc.	Estruturas globosas de 10 a 12 μm de diâmetro, com parede acastanhada; elementos não septados, unisseptados e outros septados em dois planos, este último denominado corpo ou talo muriforme, também de cor castanha, considerado o elemento parasitário característico da micose
Feo-hifomicose subcutânea	
Exophiala jeanselmei *E. spinifera*, *E. moniliae* *Phialophora richardsiae* *P. parasitica*, *P. repens* *P. hoffmani*, *P. bubakii* *P. verrucosa* *Wangiella dermatitidis* etc.	Fragmentos de hifas septadas, acastanhadas, de paredes regulares ou não; septação a espaços regulares ou não; hifas de aspecto toruloide, elementos esféricos de parede espessa, às vezes brotando, e mais raramente, elementos esféricos septados em um só plano
Micetomas eumicóticos	
Madurella mycetomatis	Filamentos fúngicos (> 2 μm de espessura) formando grãos
Madurella grisea	Grão escuro, cor chocolate, enorme, mais de 1 mm Ø
Pyrenochaeta romeroi	Grão negro, tamanho médio, cerca de 100 a 300 μm Ø
Exophiala jeanselmei etc.	Grão negro, tamanho médio, cerca de 100 μm Ø
Acremonium falciforme	Grão negro, tamanho médio, cerca de 100 μm Ø
A. kiliense, *A. recifei*	Grão branco, tamanho médio, cerca de 100 μm Ø
Pseudallescheria boydii	Grão branco, tamanho médio, cerca de 100 μm Ø
(*Scedosporium apiospermum*) etc.	Grão branco, tamanho médio, cerca de 100 μm Ø
Micetomas actinomicóticos	
Nocardia brasiliensis, *Nocardia* spp.	Filamentos bacterianos (< 2 μm de espessura) formando grãos
Actinomadura pelletieri	Grão branco, pequeno (cerca de 20 a 80 μm Ø)
Actinomadura madurae	Grão vermelho-coral, tamanho médio, cerca de 100 μm Ø
Streptomyces somaliensis etc.	Grão branco, enorme, mais de 1 mm Ø
	Grão branco, muito duro, cerca de 100 μm Ø
Entomoftoramicose	
Basiodiobolus (*ranarum*) *meristosporus* *Conidiobolus coronatus*	Hifas largas não septadas, 8 a 10 μm de diâmetro, de paredes finas e hialinas, envoltas por bainha de material eosinofílico granular, de 2 a 6 μm de espessura (fenômeno de Splendore-Hoepli). Ramificações em ângulo de cerca de 90°

101 Micoses Superficiais e Cutâneas

Antônio Carlos Francesconi do Valle, Maria Clara Gutierrez-Galhardo, Paulo Cezar Fialho Monteiro e Bodo Wanke

▸ Conceito

São infecções fúngicas localizadas nas camadas queratinizadas da pele e seus anexos. As micoses superficiais são causadas por fungos que invadem as partes mais superficiais da camada córnea da pele ou haste livre do pelo. As lesões se manifestam como mancha pigmentar na pele ou nódulos nos pelos e a forma invasiva do fungo é uma hifa característica de cada micose. Em geral não ocasionam reação por parte do hospedeiro, não havendo, portanto, reação de hipersensibilidade ou manifestação subjetiva. São elas: piedra branca, piedra negra, tinha negra palmar e pitiríase versicolor. A designação piedra vem do espanhol, significa pedra e está consagrada pelo uso para designar duas entidades clínicas.

As micoses cutâneas são causadas por fungos que invadem toda a espessura da camada córnea da pele ou parte intrafolicular do pelo ou a lâmina ungueal. Na pele se manifestam como lesões de aspecto clínico variado, nos pelos por lesão de tonsura e na unha por destruição ungueal. Na lesão a forma invasiva do fungo é uma hifa sugestiva de cada micose. Fazem parte deste grupo as dermatofitoses ou tinhas, as candidíases cutâneas e das unhas e as dermatomicoses.

Os agentes das micoses cutâneas podem, eventualmente, invadir a derme e a hipoderme.

Em pacientes imunossuprimidos os agentes das micoses superficiais e cutâneas podem ser causa de fungemia e de lesões em órgãos internos.

▸ Micoses superficiais

▪ Piedra branca

▸ **Conceito.** A piedra branca é uma infecção fúngica superficial, crônica, localizada na haste do pelo causada por fungos do gênero *Trichosporon*, sendo primeiramente descrito *T. beigelii*. A micose se caracteriza por nódulos esbranquiçados, macios e irregulares que correspondem aos elementos fúngicos. É também denominada tinha nodosa, tricomicose nodular, tricomicose nodosa e doença de Beigel.

▸ **Histórico.** A piedra branca foi observada pela primeira vez em 1865 por H. Beigel e, em 1867, o seu agente foi descrito por Rabenhorst como *Pleurococcus beigelii,* pensando tratar-se de uma alga. Em 1890, Behrend criou o nome *T. ovoides* para designar o agente.

▸ **Etiopatogenia e dinâmica da infecção.** Os *habitats* naturais de *T. beigelii* são solo, água e vegetais. O fungo já foi isolado de cavalos, macacos e cães. No homem, *T. beigelii* tem sido encontrado na flora da pele. A piedra branca é pouco contagiosa e a sua forma de transmissão ao homem não está totalmente esclarecida, não parecendo influenciar condições de higiene e baixo nível socioeconômico. A micose ocorre endemicamente em todo o Brasil (Kalter *et al.*, 1986; Pontes *et al.*, 2002).

Com base em resultados morfológicos, fisiológicos, de biologia molecular e de ultraestrutura foi evidenciado que *T. beigelii* compreende pelo menos 6 espécies distintas dentro do mesmo gênero, todas potencialmente patogênicas para animais e humanos: *T. cutaneum* (sinônimo de *T. beigelii*), *T. asahii, T. inkin, T. mucoides, T. ovoides* e *T. asteroides* (Douchet *et al.*, 1994).

▸ **Diagnóstico clínico.** A piedra branca é caracterizada por nódulos amolecidos que podem ser brancos, creme, avermelhados, esverdeados ou castanhos e que podem ser mais bem visualizados com o pelo molhado. Os nódulos se localizam preferencialmente nos pelos das regiões úmidas do corpo como na área genital e perianal e em menor frequência nos pelos da barba, bigode, couro cabeludo, sobrancelhas e cílios (Figura 101.1). A piedra branca localizada na região genital acomete mais homens jovens e a localizada em couro cabeludo parece ter um predomínio em mulheres e crianças (Figura 101.2). As lesões podem ocorrer em múltiplos sítios simultaneamente (Kalter *et al.*, 1986; Pontes *et al.*, 2002).

Os nódulos são em geral espessos, variando em forma e tamanho, são facilmente removíveis da haste do pelo. O nódulo pode envolver a haste do pelo, atingindo muitas vezes o dobro do seu diâmetro, tornando-o quebradiço neste nível. Múltiplos nódulos podem coalescer, cobrindo alguns milímetros do pelo. O folículo piloso não é invadido (Herbrecht *et al.*, 1993).

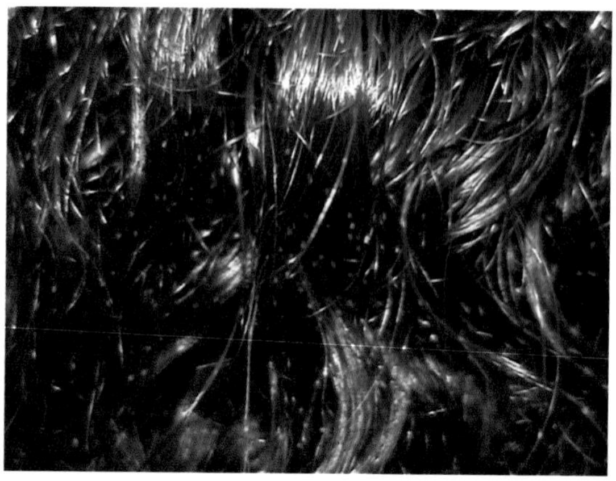

Figura 101.1 Piedra branca. Nódulos brancos em cabelo (cortesia do Dr. Glauco Twardowski).

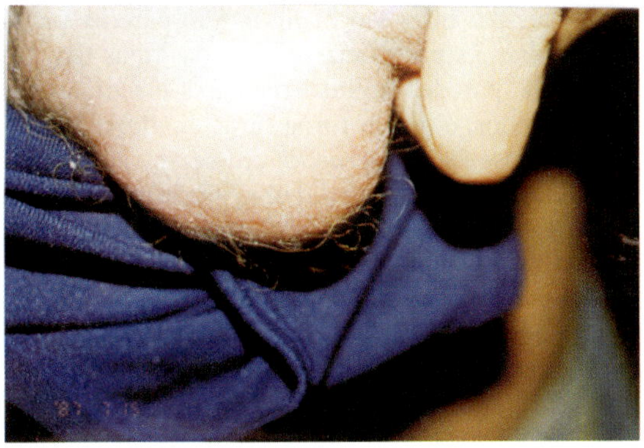

Figura 101.2 Piedra branca. Nódulos esbranquiçados nos pelos pubianos.

Os pelos podem ter aparência normal ou aspecto rugoso à palpação. Os pacientes são geralmente assintomáticos ou relatam discreto prurido ou desconforto pela presença das concreções.

Casos de paroníquias, onicomicoses e lesões de pele pelos agentes da piedra branca têm sido registrados (Han *et al.*, 2000). Formas invasivas com fungemia e comprometimento de órgãos internos podem ocorrer em pacientes imunossuprimidos (Hoy *et al.*, 1986).

▶ **Diagnóstico laboratorial.** O exame microscópico direto de pelos contaminados, clarificados com KOH, evidencia elementos fúngicos aderidos à superfície do pelo. O nódulo consiste em uma trama de hifas hialinas, septadas e ramificadas, medindo 2 a 4 μm de diâmetro. Na montagem de nódulos grandes as hifas se apresentam desarticuladas, formando artroconídios retangulares que se tornam esferoides ou poliédricos e que formam blastoconídios.

O crescimento em cultivo se faz em 2 semanas, utilizando o meio de Sabouraud acrescido de ciclo-haxemida e antibiótico. *T. cutaneum* (*T. beigelii*) é identificado a partir dos aspectos macro e microscópicos das colônias obtidas em cultivo. A cultura é leveduriforme, branco-amarelada, e ao microscópio visualizam-se hifas hialinas que originam artroconídios e estes podem formar blastoconídios, presença de pseudo-hifas hialinas. A caracterização molecular da espécie requer ferramentas que a maioria dos laboratórios de micologia não têm e não são fundamentais para o diagnóstico (Kwon-Chung e Bennet, 1992; Lacaz *et al.*, 2002).

▶ **Tratamento.** O corte dos pelos afetados e o uso de antifúngicos tópicos ou sistêmicos têm sido citados na literatura, isoladamente ou em associação, para o tratamento da piedra branca, muitas vezes com resultados insatisfatórios. O cetoconazol, 200 mg, ou itraconazol, 100 mg/dia, por períodos prolongados (8 semanas), têm sido utilizados com remissão dos casos (Kalter *et al.*, 1986; Khandpur *et al.*, 2002).

▶ **Controle.** *O T. beigelii* pode ser difícil de erradicar e existe grande possibilidade de recorrência. A remissão espontânea pode também ocorrer. Pentes, escovas, além de bonés, chapéus e toalhas devem ser individualizados.

Piedra negra

▶ **Conceito.** Infecção fúngica crônica e assintomática causada pelo fungo demácio *Piedraia hortae*, caracterizada pela presença de nódulos de cor preta localizados na haste livre dos cabelos.

▶ **Histórico.** Em 1901, Magalhães descreveu pela primeira vez a piedra negra e Parreira Horta diferenciou as duas variedades de piedra em 1911. Em 1928 Fonseca e Área Leão descreveram a forma sexuada (Ascomycetes) do agente da piedra negra denominando-o *P. hortae*. Langeron, em 1936, reviu a literatura sobre as duas variedades de piedra e seus agentes e, em 1971, Keeger-van Rij e Veenhuis relacionaram *T. beigelii* (*T. cutaneum*) à forma sexuada dos basidiomicetos (Kwon-Chung e Bennett, 1992; Zaitz, 1998).

▶ **Etiopatogenia e dinâmica da infecção.** A piedra negra afeta homens e algumas espécies de macacos. O fungo é saprófita em natureza, encontrado em regiões tropicais das Américas, Ásia, África e Índia. Os prováveis reservatórios do fungo são as florestas úmidas e águas paradas das margens dos rios. No Brasil, é muito comum nas populações indígenas da Amazônia. Nódulos de piedra negra já foram verificados em pelos de múmias e de primatas em museus. Afeta ambos os sexos, com discreta prevalência do sexo masculino (Fishman *et at.*, 1973; Coimbra *et al.*, 1989).

▶ **Diagnóstico clínico.** Clinicamente se manifesta com nódulos de cor escura localizados na haste livre do cabelo, de tamanho e forma variáveis. Únicos ou múltiplos, os nódulos são duros e muito aderentes aos cabelos (Figura 101.3). O diagnóstico diferencial se dá principalmente com piedra branca e a pediculose (lêndeas do *Pediculus humanus*).

▶ **Diagnóstico laboratorial.** O exame microscópico direto com KOH do pelo parasitado permite a visualização de nódulos pretos, firmes e aderentes, compostos de células fúngicas acastanhadas (Figura 101.4). Nódulos pequenos consistem em

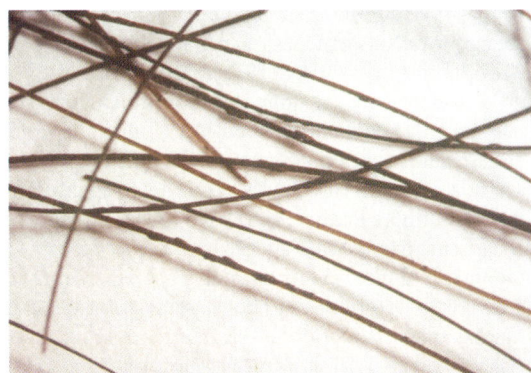

Figura 101.3 Piedra negra. Nódulo negro em cabelo.

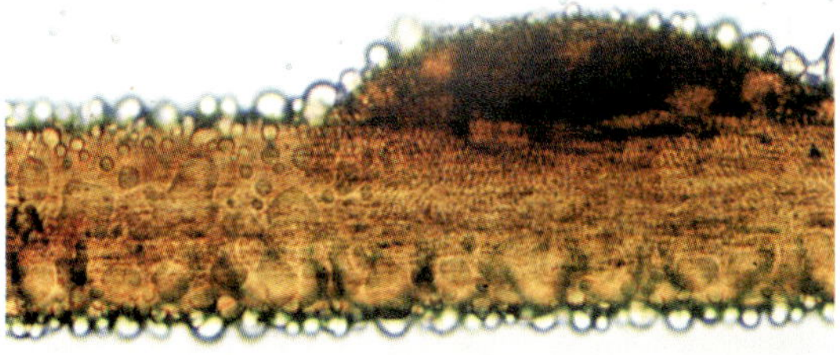

Figura 101.4 Piedra negra. Exame direto. Nódulo composto de células fúngicas redondas dematiáceas.

um enovelado de hifas intimamente unidas. Nódulos grandes constituem um ascostroma porque, em meio ao novelo de hifas, formam-se lóculos ovalados, com ascos que geralmente contêm 8 ascósporos fusiformes e encurvados. Nódulos semeados em Sabouraud-glicose 2% dão origem a colônias negras de crescimento lento e cuja micromorfologia é incaracterística.

▸ **Tratamento.** Consiste no corte dos cabelos afetados e aplicação de antifúngicos tópicos. Existe relato na literatura de um caso tratado com sucesso com terbinafina 250 mg/dia VO, por 6 semanas (Gip, 1994). Em determinadas comunidades indígenas geralmente não é necessário o tratamento, pois, além de ser assintomática, a piedra negra confere um aspecto estético aos seus portadores. Evite aplicação de óleos vegetais no couro cabeludo. Utensílios como pentes, escovas, bonés e chapéus devem ser individuais.

▪ Tinha negra palmar

▸ **Conceito.** É uma micose superficial cuja lesão de cor marrom ou negra se localiza nas palmas das mãos ou nas plantas dos pés. É também denominada feo-hifomicose superficial ou cladosporiose epidérmica e é causada por *Phaeoannellomyces* (*Exophiala*) *werneckii.*

▸ **Histórico.** A tinha negra foi observada pela primeira vez em 1891, na Bahia, por Alexandre Cerqueira. Em 1921, Parreira Horta isolou o fungo do primeiro caso observado no Rio de Janeiro por João Ramos e Silva e José Torres, denominando-o *Cladosporium werneckii.* Com base em estudos de conidiogênese von Arx, em 1970, mudou o nome para *Exophiala werneckii* (Zaitz, 1998). Posteriormente, em 1985, McGinnis *et al.*, com base em novas observações micromorfológicas da conidiogênese, propuseram o nome de *P. werneckii* para este agente, podendo ser atualmente considerado sinônimo de *E. werneckii.*

▸ **Etiopatogenia e dinâmica da infecção.** O fungo é saprófita em natureza associado a matéria vegetal em decomposição. A literatura registra apenas um caso causado por outro agente, *Stenella araguata* (McGinnis e Padhye, 1987). No Brasil, a micose ocorre esporadicamente e tem como agente o *P. werneckii.*

▸ **Diagnóstico clínico.** A tinha negra se apresenta como mácula de cor marrom ou negra, em geral única e localizada na palma das mãos, podendo ocasionalmente atingir a região plantar, o pescoço e o tórax. Muito importante é fazer o diagnóstico diferencial com *nevus* melanocítico e melanoma. As lesões são assintomáticas (Severo *et al.*, 1994; Hall e Perry, 1998) (Figura 101.5).

▸ **Diagnóstico laboratorial.** Ao exame direto clarificado com KOH observam-se hifas demácias septadas e ramificadas. As porções apicais das hifas são hialinas, têm paredes paralelas e septação regular. As partes mais velhas das hifas têm cor castanho-dourada, paredes muito irregulares e septos irregularmente distribuídos, o que as torna características. Em meio de Sabouraud-glicose 2% *P. werneckii* cresce, inicialmente, como colônia úmida, lisa, brilhante e de cor negra; microscopicamente é composta de um conglomerado de leveduras ovais, fuliginosas, de 3 a 10 mm, algumas unisseptadas. Nos subcultivos, as colônias se cobrem de micélio aéreo negro ou acinzentado. Nos cultivos em lâmina, em meios especiais, observa-se a conidiogênese que identifica o fungo; nas hifas escuras e tortuosas, os conídios nascem em células conidiogênicas não diferenciadas ou em conidióforos distintos, ambos de ápices anelados, anelóforos. Os conídios fuliginosos geralmente são unisseptados.

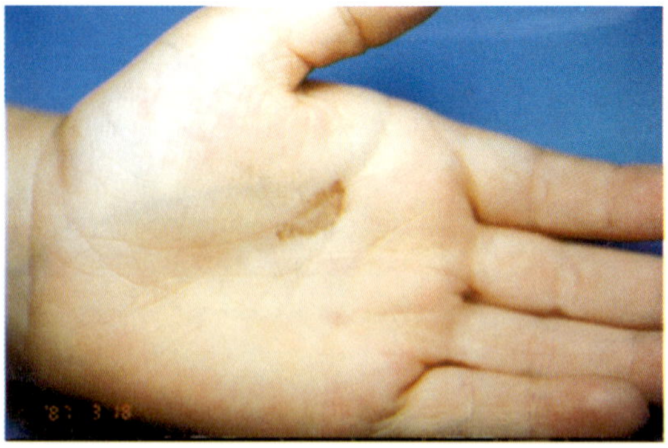

Figura 101.5 Tinha negra. Mácula acastanhada na região palmar.

▸ **Tratamento.** A tinha negra responde a agentes queratolíticos e antifúngicos de uso tópico.

▪ Pitiríase versicolor

▸ **Conceito.** É uma infecção superficial causada pela *Malassezia furfur*, um fungo lipofílico que normalmente faz parte da flora da superfície da pele. É vulgarmente conhecida como micose de praia porque às vezes as lesões são mais bem evidenciadas após exposição solar. As lesões podem ser hipocrômicas, hipercrômicas ou eritematosas, daí o nome versicolor.

▸ **Histórico.** O agente etiológico foi primeiramente isolado por Eischstedt, em 1846. Em 1874, Malassez enfatizou a etiologia fúngica como causadora da doença. Porém, somente em 1889 o fungo foi denominado *M. furfur.* Outros autores isolaram o fungo propondo diferentes nomes como *Pityrosporum ovale* e *P. orbiculare.*

▸ **Etiopatogenia e dinâmica da infecção.** A *M. furfur* pertence à flora da pele do homem, onde vive extracelularmente sob a forma de levedo e, ao invadir as células queratinizadas das camadas superficiais da pele, transforma-se em hifas e determina a micose. Esta transformação de comensal o parasito é desconhecida; a renovação da camada córnea da pele e a existência de certos lipídios parecem ser importantes. Cerca de 97% dos indivíduos clinicamente normais são portadores do fungo no couro cabeludo e 92% no tronco, sendo por este motivo a transmissão inter-humana considerada baixa ou nula. A infecção é mais comum nos trópicos e pode aparecer após exposição solar. Como fatores muitas vezes associados estão a síndrome de Cushing, o uso de corticoidoterapia, infecções debilitantes, gravidez, uso de lubrificantes, sudorese excessiva e predisposição genética. A hiperpigmentação pode ser consequente a um aumento de tamanho, alterações de distribuição e incremento na multiplicação dos melanossomas da epiderme. Quanto à hipocromia, além do anteparo físico da colonização do fungo, também pode ser produzida pela inibição da tirosinase, que por sua vez diminui a produção de melanina pela ação tóxica sobre o melanócito dos ácidos dicarboxílicos sintetizados pela levedura a partir dos lipídios existente na pele. O eritema seria decorrente da inflamação (Zaitz, 1998).

Estudos recentes demonstraram que outras espécies de *Malassezia* além da *furfur* são agentes da pitiríase versicolor como *M. sympodialis, M. globosa, M. obtusa, M. restrita, M. sloofiae* e *M. pachydermatis* (Guélio *et al.*, 1996).

▸ **Diagnóstico clínico.** A doença se manifesta como manchas descamativas, levemente acastanhadas, distribuídas principalmente pelo tórax, abdome e membros superiores. As máculas, isoladas ou confluentes, podem ter distribuição limitada ou generalizada. Em indivíduos de pele escura, as máculas

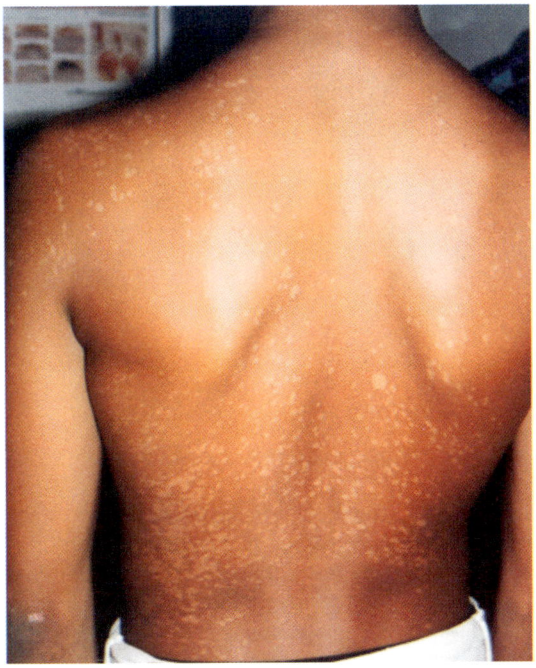

Figura 101.6 Pitiríase versicolor. Máculas hipocrômicas descamativas em dorso.

são hipocrômicas. Na maioria dos casos as lesões são assintomáticas, exceção feita às eritematosas que são pruriginosas (Figuras 101.6 e 101.7). O estiramento da pele afetada pode facilitar a visualização da descamação. Esta manobra é conhecida como sinal de Zireli. Raramente a micose se apresenta como lesões papulares ou como foliculite. As regiões palmoplantares e as mucosas nunca são acometidas.

A *M. furfur* pode ser encontrada em lesões de dermatite seborreica, dermatite atópica e na papilomatose confluente e reticulada de Gougerot Carteaud. Pode também colonizar o saco lacrimal, causando alargamento e obstrução. Na foliculite pitirospórica existe colonização por *M. furfur* no folículo pilossebáceo, caracterizando-se por pápulas foliculares e pústulas no pescoço, tronco e membros inferiores. Ocorre com frequência em pacientes com diabetes melito, após uso prolongado de antibioticoterapia e corticosteroides; em pacientes acamados a localização preferencial é na área de maior atrito, ocorrendo oclusão no folículo pilossebáceo. Em pacientes imunossuprimidos pode ocorrer disseminação das lesões e fungemia. Quando a pele é exposta à luz da lâmpada de Wood as lesões apresentam fluorescência amarelo-ouro, que muitas vezes permite avaliar infecção subclínica (Zaitz, 1998; Gupta *et al.*, 2002).

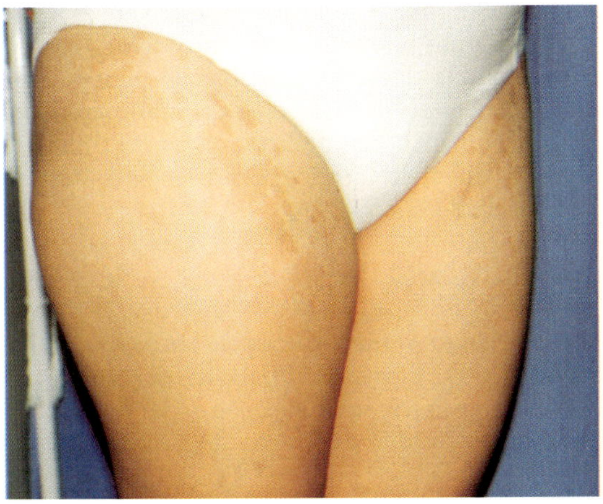

Figura 101.7 Pitiríase versicolor. Máculas hipercrômicas descamativas em coxas.

▶ **Diagnóstico laboratorial.** O exame direto com KOH de escamas da pele parasitada, por meio da raspagem ou com fita adesiva, mostra células leveduriformes em arranjos assemelhando-se a "cachos de uva" e fragmentos de hifas curtos e grossos.

Cultivos podem ser obtidos em Sabouraud-glicose 2% recoberto com uma fina camada de azeite de oliva, incubando-se a 37°C. As colônias leveduriformes, de cor creme, são compostas por um conglomerado de elementos leveduriformes.

▶ **Tratamento.** O tratamento é baseado em agentes ceratolíticos como hipossulfito de sódio a 20%, sulfeto de selênio e antifúngicos tópicos. O tratamento antifúngico sistêmico deverá ser empregado em casos de quadros cutâneos extensos, existindo vários esquemas a serem empregados. Cetoconazol 200 mg por 10 dias, itraconazol 200 mg/dia durante 5 dias. Esquemas em dose única ou repetidos semanalmente por 2 vezes têm sido testados com cetoconazol 400 mg, itraconazol 400 mg e fluconazol 150 mg ou 400 mg (com esta dosagem não houve repetição do ciclo) com resultados satisfatórios. Recentemente o pramiconazol, um triazólico de amplo espectro com esquemas de dose única (200 mg a 400 mg) por 2 a 3 dias, tem se mostrado efetivo no tratamento da micose (Faergemann, 2009).

A doença muitas vezes é recorrente devido à persistência de fatores intrínsecos e extrínsecos do indivíduo. Esquemas profiláticos com cetoconazol 400 mg por mês ou em 200 mg por 3 dias consecutivos e itraconazol 400 mg por mês por 6 meses têm sido empregados com bons resultados (Montero-Gei *et al.*, 1999; Bhogal *et al.*, 2001; Gupta *et al.*, 2002).

▶ Micoses cutâneas

▪ Dermatofitoses

▶ **Conceito.** As dermatofitoses, também denominadas tinhas e dermatofíceas, representam a infecção fúngica mais comum do homem, constituindo um problema bastante frequente de consultas ao dermatologista.

▶ **Etiopatogenia e dinâmica da infecção.** Os dermatófitos pertencem aos gêneros *Epidermophyton*, *Microsporum* e *Trichophyton* na sua fase assexuada e ao genêro *Arthroderma* na sua fase sexuada, apresentando cerca de 40 espécies consideradas patogênicas para o homem. São classificados em 3 grupos de acordo com seu *habitat* natural e a preferência pelo hospedeiro: geofílicos (saprófitas do solo), antropofílicos (homem) e zoofílicos (animal). Os fungos antropofílicos são a causa mais comum de dermatofitose, sendo o *T. rubrum* a espécie predominante que ocorre de forma endêmica. Os zoofílicos mais frequentemente isolados são *T. mentagrophytes* e *M. canis*; cães e gatos são os principais animais domésticos envolvidos. Os fungos geofílicos são causa infrequente de dermatofitose e geralmente uma única espécie está envolvida, o *M. gypseum*. Existe um tropismo do fungo para as diferentes classes de queratina. Por exemplo, *Microsporum* tem predileção por pele e pelo; *Epidermophyton*, pele e unha e *Trichophyton*, para pele, pelo e unha.

A transmissão da dermatofitose é feita principalmente pela via indireta com fômites contendo pelos e escamas de epitélio parasitados e/ou contato direto do homem com a fonte infectante (animal, solo e homem). Fatores locais tais como trauma, umidade excessiva ou roupas oclusivas constituem fatores de risco para o desenvolvimento da micose.

Todos os dermatófitos em parasitismo apresentam-se sob a forma de hifas hialinas, ramificadas, septadas que se desarticulam em artroconídios e que parasitam toda a espessura da camada córnea da pele, a porção intrafolicular, pelos e unhas.

A prevalência das dermatofitoses é maior nas zonas tropicais e subtropicais, em regiões de clima quente e úmido. Muitos dermatófitos são cosmopolitas e outros têm distribuição limitada. De acordo com a faixa etária o mesmo agente pode produzir quadros clínicos distintos. A tinha do couro cabeludo é rara no adolescente e adulto devido à ação fungistática dos ácidos graxos produzidos localmente na puberdade. Por outro lado, a tinha pedis afeta principalmente adolescentes e adultos sendo rara na infância. A imunidade celular é importante para a cura da dermatofitose, e pacientes com infecção crônica pelo *T. rubrum* e *T. concentricum* parecem ter um defeito específico de imunidade de células T (Rippon, 1988; Rinaldi, 2000).

▶ **Diagnóstico clínico.** As dermatofitoses ou tinhas apresentam variantes clínicas que são denominadas conforme a topografia de acometimento e geralmente estão associadas ao prurido.

▪ Tinha do pé

É causada por fungos antropofílicos, sendo os principais *T. rubrum* e *T. mentagrophytes* e mais raramente *E. floccosum*. Os locais mais frequentes da tinha pedis são nos espaços interdigitais e nas solas dos pés. Na forma interpododáctila, descamação, eritema e maceração (pé de atleta) ocorrem de forma crônica e a infecção fúngica é mais comum. A infecção plantar pode ocorrer isolada ou associada à lesão interpododáctila ou à de unha, com lesões descamativas, ceratósicas com fissura. Quando as lesões se estendem lateralmente no pé, é denominada tinha do mocassin. Uma outra variante da tinha pedis pode se manifestar de forma mais inflamatória, com vesículas e pústulas em região interpododáctila e plantar relacionada com a infecção por *T. mentagrophytes* (Figura 101.8).

▪ Tinha da região inguinocrural

Ocorre mais em homens adultos e geralmente é causada pelos mesmos agentes da tinha do pé, assim como a sua forma de transmissão é semelhante, inclusive podendo estar clinicamente associadas. As lesões são eritematosas com bordas elevadas, papulares ou pustulosas, com tendência à cura central. As lesões, além da região inguinocrural e pubiana, podem progredir para nádegas e abdome (Figura 101.9).

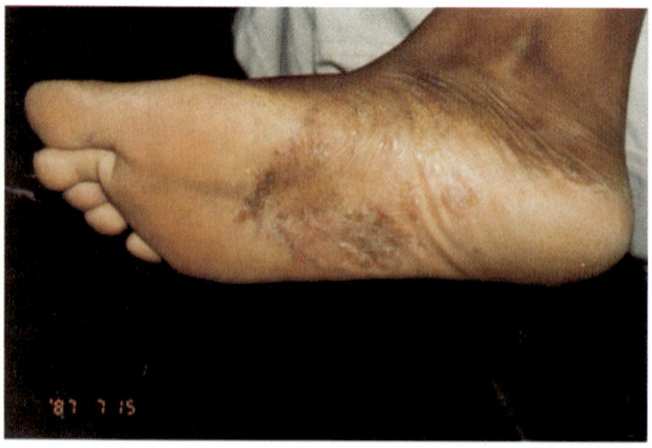

Figura 101.8 Tinha do pé. Lesões vesicodescamativas em região do oco plantar.

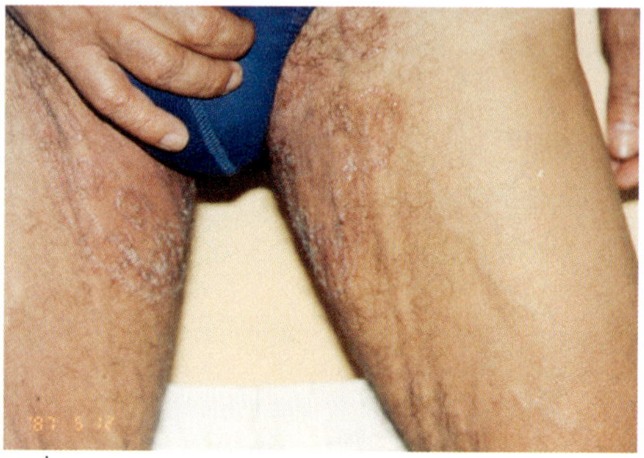

Figura 101.9 Tinha da região inguinocrural.

▪ Tinha da pele glabra (tinha corporis)

Inclui lesões no tronco e membros excluindo as outras aqui mencionadas. Ocorre tanto em crianças como adultos. Os agentes mais isolados são fungos antropofílicos (*T. rubrum, T. mentagrophytes, E. floccosum*), zoofílicos (*M. canis*) e geofílicos (*M. gypseum*). As lesões são anulares, de crescimento centrífugo, com tendência à cura central e limitadas por bordas eritemato-vesicocrostosas. Por vezes a tinha se manifesta como placas extensas, escamocrostosas acinzentadas ou eritematosas e infiltradas, sempre com bordas infiltradas eritematocrostosas. As lesões podem ser únicas ou múltiplas. Recentemente a tinha *corporis gladiatorum* vem sendo descrita em taxas crescentes entre lutadores, sendo *T. tonsurans* o principal agente. O *T. tonsurans* já foi isolado do tapume do local de lutas, mas esta não é a principal forma de transmissão. O contato estreito, o trauma e condições de umidade parecem ser responsáveis pela transmissão da tinha *corporis gladiatorum* (Adams, 2002) (Figura 101.10).

▪ Tinha da barba e da face

Os agentes mais comuns são *T. rubrum* e *T. mentagrophytes*. As lesões são adquiridas por uma fonte exógena ou por autoinoculação de uma tinha preexistente em outro local do corpo.

Na área coberta da barba e do bigode muitas vezes são lesões de foliculite ou placa de quérion, com perda do pelo. Lesões menos inflamatórias podem ocorrer. As tinhas da face são às vezes de difícil diagnóstico pela ausência de descamação e de bordas nessas lesões.

▪ Tinha das unhas

A lesão inicial mais frequente é pela borda livre da lâmina ungueal que cedo se espessa, acumulando-se entre ela e o leito ungueal uma substância tipo requeijão. Com a progressão da lesão há destruição total da lâmina ungueal. *T. rubrum* é o agente mais comum.

O acometimento pode ser subungueal distal e/ou lateral, subungueal proximal e superficial branco. Todas as três formas podem evoluir para a distrofia parcial ou total da unha (Figura 101.11).

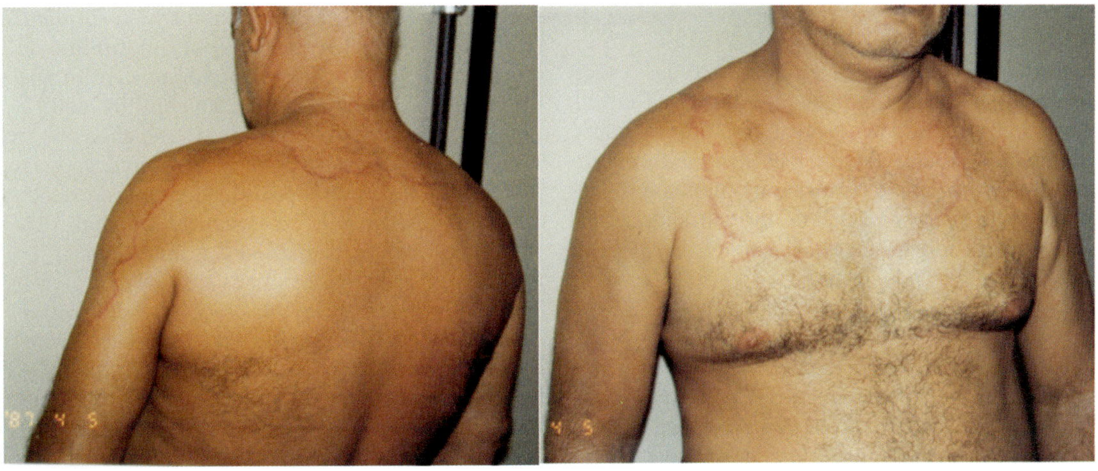

Figura 101.10 Tinha do corpo. Lesões eritematosas com crescimento centrífugo e cura central.

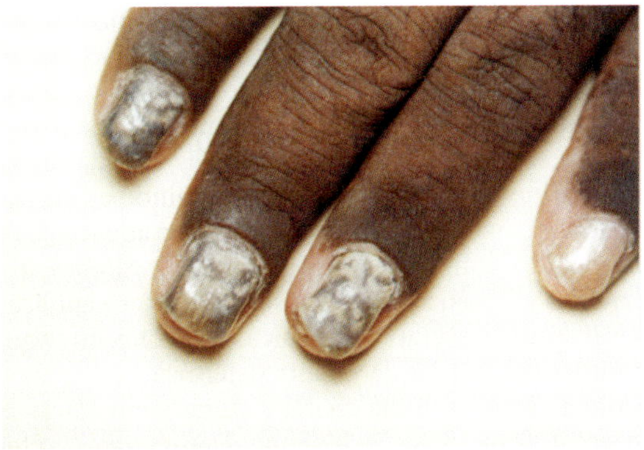

Figura 101.11 Tinha da unha com distrofia total da lâmina ungueal.

Em pacientes HIV-positivos é frequente o acometimento múltiplo das unhas na sua face proximal. O diagnóstico diferencial deve ser feito com psoríase, líquen plano, onicopatia congênita e lesão traumática. O termo onicomitização consiste na infecção secundária por dermatófito de lesão preexistente, principalmente onicólise de várias etiologias.

Tinha do couro cabeludo

Afeta principalmente crianças, de ambos os sexos, sendo rara no adulto. A classificação das tinhas de couro cabeludo é baseada no local onde há invasão do pelo em *endotrix* (dentro) e *ectotrix* (fora) do pelo. Os agentes mais envolvidos são *M. canis* e *T. tonsurans*. A apresentação clínica típica é a placa de tonsura que corresponde a áreas descamativas com perda de cabelo e a sua fratura; pode se manifestar por lesão única (por *M. canis*) ou múltiplas lesões (*T. tonsurans*) (Figura 101.1). Descamação difusa ou focal pode ocorrer. Em algumas infecções *ectotrix* predominam lesões inflamatórias caracterizadas por placas vermelhas elevadas e pustulosas, que drenam pus, denominada *quérion*. Uma outra variante inflamatória desencadeada pelo *T. schoenleinii*, e rara hoje, é caracterizada pela formação de crostas ou "escutulas"; é chamada de tinha favosa. Ambas as formas inflamatórias podem resultar em placas de alopecia cicatricial (Rippon, 1988; Elewski, 2000) (Figuras 101.12 e 101.13).

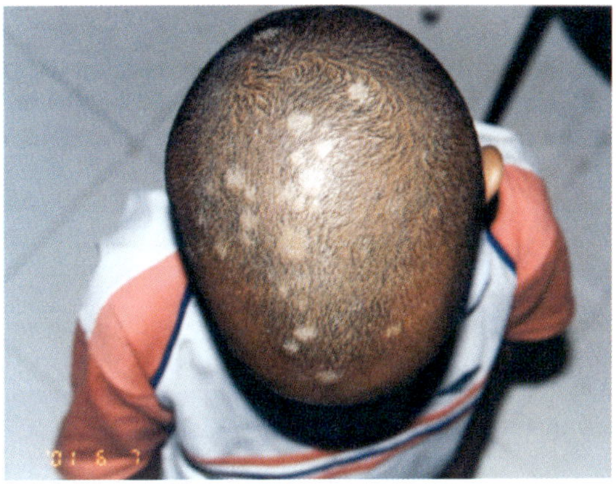

Figura 101.12 Tinha do couro cabeludo, tricofítica tonsurante em criança.

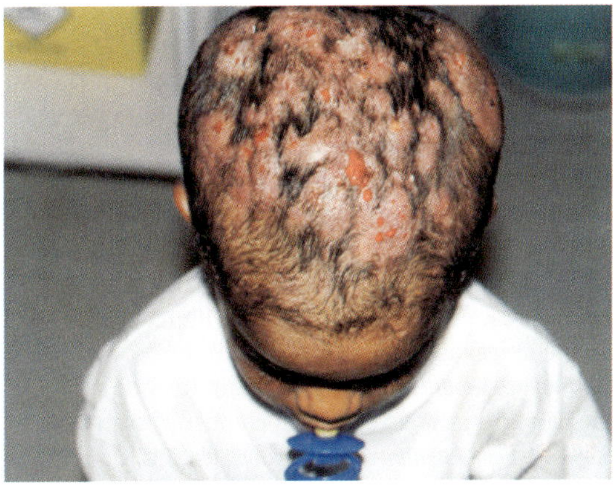

Figura 101.13 Tinha inflamatória do couro cabeludo em criança (Kerion Celsi).

Os pelos infectados por *M. canis* e por *T. schoenleinii* produzem uma fluorescência amarelada e esverdeada, respectivamente, ao serem submetidos à lâmpada de Wood. É útil no diagnóstico e acompanhamento de tratamento da tinha do couro cabeludo e avaliação de contatos.

Tinha imbricata (chimberê)

Assim denominada pelo aspecto característico das lesões, incide em determinados grupos indígenas da América Central, Pacífico e Norte do Brasil. Está relacionada com uma alteração de imunidade de caráter autossômico recessivo ao *T. concentricum*. Manifesta-se por lesões crônicas, escamosas e imbricadas atingindo grandes áreas corpóreas, formando desenhos bizarros que servem de adorno aos aborígenes (Zaitz, 1998).

Tinha granulomatosa

A invasão folicular pelo dermatófito pode levar ao desenvolvimento de lesões com formação de granuloma em derme. Os locais preferenciais são no couro cabeludo com formações de nódulos e tendência a fístulas; e em membros inferiores de mulheres com o hábito de raspar os pelos, com formação de nódulos e ulcerações.

Tinha incógnita (tinha modificada por corticoides)

O uso de corticoide tópico ou sistêmico pode modificar a lesão da dermatofitose com atenuação das bordas, descamação praticamente ausente e o eritema reduzido a poucos nódulos.

Dermatofitose invasiva (dermatofitose profunda)

Ocorre disseminação da infecção em indivíduos imunocomprometidos. Na pele pode se manifestar ou não com a lesão inicial de dermatofitose, associada a pústulas, nódulos com envolvimento de múltiplos órgãos.

Dermatofítides e outras reações de hipersensibilidade

Também denominadas "reação de ide" ou mícide, são lesões cutâneas não infecciosas desencadeadas por um foco a distância de infecção por dermatófito. Esses pacientes apresentam uma forte resposta de hipersensibilidade do tipo retardada à injeção intradérmica de tricofitina e o mecanismo imunológico é aventado na patogênese dessas lesões. Os quadros são agudos ou subagudos, com tendência à simetria. Na tinha do pé, as lesões mais comuns de ide são de eczema vesicular ou tipo pomfolix em região lateral de dedos das mãos. Na tinha do couro cabeludo, lesões de ide podem ocorrer em dorso. Erupções liquenoides, psoriasiformes, eritema nodoso, eritema anular e eritema multiforme foram associadas a dermatofitose.

▸ **Diagnóstico laboratorial.** O exame direto pode ser realizado a partir de pelos de tinha do couro cabeludo, ou escamas das outras variantes de tinha. O material é clarificado com KOH e hifas hialinas septadas e ramificadas são demonstradas. No cabelo pode-se evidenciar a relação de parasitismo em *ectotrix* e *endotrix*.

O crescimento em cultivo se faz em 2 semanas, utilizando o meio de Sabouraud acrescido de ciclo-hexamida e antibiótico. Os dermatófitos serão identificados a partir dos aspectos macro e microscópicos das colônias obtidas em cultivo e de provas fisiológicas (Caiuby *et al*., 1996; Lacaz, 2002).

▸ **Tratamento.** Os antifúngicos tópicos disponíveis no mercado estão sob a forma de cremes, soluções, loções, pomadas, pós e esmaltes que serão escolhidos de acordo com o tipo de lesão e local. A medicação, conforme a substância, deve ser aplicada de 1 até 3 vezes/dia e por um mínimo de 3 semanas. O principal efeito adverso relatado nos antifúngicos tópicos é dermatite de contato (Rand, 2000; Smith, 2000).

Derivados azólicos, amilamina (terbinafina 1%), ciclopiroxolamina 1% e amorolfina 0,025% estão disponíveis em forma tópica. Os derivados azólicos tópicos mais empregados são: clotrimazol, econazol, cetoconazol, miconazol 2%, tioconazol 1%, oxiconazol 1%, isoconazol 1%, bifonazol e flutrimerazol 1%.

Os antifúngicos sistêmicos disponíveis para uso oral são griseofulvina, cetoconazol, itraconazol, fluconazol e terbinafina. Os derivados imidazólicos (cetoconazol) vêm sendo substituídos pelos derivados triazólicos (itraconazol e fluconazol) por serem mais efetivos contra dermatófitos e exigirem menor tempo de tratamento. Excetuando os azólicos, que apresentam mecanismos de ação semelhante, os demais apresentam mecanismo de ação diferentes. Somente o fluconazol está disponível sob a forma de xarope no Brasil.

No caso de se optar pela medicação sistêmica, deve-se sempre avaliar antes da prescrição efeitos colaterais e interações medicamentosas, pois os derivados azólicos interferem com o citocromo P450. Griseofulvina, cetoconazol e itraconazol necessitam de alimentos para a sua absorção. De uma forma geral os antifúngicos são bem tolerados e os distúrbios gastrintestinais são os efeitos colaterais mais associados a estes antifúngicos no tratamento das dermatofitoses. Sempre que possível trate com a terapia tópica. Em tinhas localizadas no couro cabeludo, com lesões disseminadas, infecções crônicas e recorrentes e ausência de resposta aos tratamentos tópicos deve ser instituída a terapia sistêmica. Pacientes imunossuprimidos podem necessitar da terapia sistêmica.

Na tinha corporis, tinha cruris e tinha pedis interdigital o itraconazol 100 mg/dia e terbinafina 250 mg/dia e cetoconazol 200 mg/dia durante 2 semanas poderão ser utilizados com sucesso. Na tinha pedis plantar deverá se estender por mais 1 a 2 semanas. Esquemas com fluconazol 150 mg/semana por 4 semanas poderão ser também utilizados. O cetoconazol muitas vezes necessita de mais tempo de uso para o controle do quadro.

Na tinha de couro cabeludo a griseofulvina continua ainda sendo a droga de escolha e deve ser utilizada na dose de 10 a 25 mg/kg de peso em dose única, por um período de 6 a 8 semanas. Entretanto, o aparecimento de resistência motivou a busca de novos esquemas terapêuticos. Esquemas mais curtos (< 4 semanas) com itraconazol (5 mg/kg/dia ou até 100 mg/dia); fluconazol (6 mg/kg/dia) e terbinafina < 20 kg 62,5 mg, 20 a 40 kg 125 mg e > 40 kg 250 mg/dia a partir de 6 meses de vida poderão ser utilizados. Infecções por *M. canis*, por ter parasitismo *ectotrix*, às vezes são mais difíceis de erradicar, sendo necessárias 4 semanas no total de tratamento (Elewski, 2000; Bennett, 2000).

No caso das onicomicoses o uso tópico de antifúngicos poderá ser por meio de soluções ou esmaltes. Estes têm se mostrado eficazes e cômodos na sua forma de aplicação, pois alguns podem ser utilizados 1 a 2 vezes/semana como no caso da amorolfina a 5% e da ciclopriroxolamina a 8%.

A onicomicose envolvendo mais de um terço da unha ou acometimento em múltiplas unhas necessita de tratamento sistêmico. As drogas mais utilizadas são itraconazol (200 mg/dia) e terbinafina 250 mg/dia durante 3 meses no caso das onicomicoses das mãos e 4 meses no caso das dos pés. Esquemas intermitentes com itraconazol 400 mg/dia durante 1 semana e interrompendo 3, perfazendo 3 a 4 ciclos, vêm sendo cada vez mais empregados por sua comodidade posológica e eficácia.

No tratamento da onicomicose subungueal distal o fluconazol tem sido empregado na dosagem de 150, 300 e 450 mg/dia/semana por 6 a 9 meses (Gupta *et al.*, 2004).

Tanto o itraconazol como a terbinafina penetram em tecidos queratinizados e os níveis da unha excedem aqueles do plasma. Níveis terapêuticos de itraconazol persistem na unha até 6 meses de interrupção da droga com 3 meses de uso (200 mg/dia) ou durante vários pulsos. No caso da terbinafina, após 1 mês de descontinuação da medicação, níveis terapêuticos são detectados na unha. Nas onicomicoses, 25% dos pacientes não respondem à terapia sistêmica e fatores predisponentes foram identificados. Entre os fatores locais incluem-se espessamento e envolvimento extenso da unha que impedem a boa penetração do antifúngico. Fatores que contribuem para a recorrência são estilo de vida, comorbidades (doença vascular periférica e diabetes), imunossupressão, idade avançada e trauma (Scher, 2003). Nas onicomicoses com grande destruição ou espessamentos, procedimentos como onicoabrasão, desbridamento, desbastamento, avulsão química (creme de ureia a 40%) ou cirúrgica podem ser úteis para a melhor penetração do antifúngico.

▸ **Tratamento adjuvante.** Agentes ceratolíticos podem constituir tratamento adjuvante principalmente nas áreas hiperceratósicas como palmas e plantas. Compostos à base de ácido salicílico a 5 a 10% em vaselina sólida ou associado a ureia a 10 a 20% em creme podem ser empregados.

Na tinha do couro cabeludo, o uso de xampu à base de cetoconazol a 2%, sulfeto de selênio e ácido salicílico pode diminuir o número de esporos infectantes, ajudando o clareamento da infecção e, consequentemente, a sua transmissão.

▸ **Controle de tratamento.** No caso das tinhas zoofílicas, examine e trate os animais domésticos doentes. Nas infecções antropofílicas, em que ocorre a disseminação inter-humana, a identificação e o tratamento da fonte e dos contatos é importante, pois poderão evitar, no caso da tinha do couro cabeludo, surtos na escolas e no intradomicílio. A criança com tinha do couro cabeludo poderá frequentar a escola, uma vez iniciado o tratamento. Deve-se fazer a lavagem adequada dos possíveis objetos que possam constituir reservatórios do fungo, como chapéus, bonés, escovas, travesseiros, brinquedos e toalhas pois o fungo pode sobreviver no meio ambiente por um longo período. Deve-se orientar, de uma forma geral, o paciente para evitar condições de umidade como roupas molhadas e para secar bem os pés. A troca diária de meias e o uso de sandálias ao tomar banho em banheiro de locais públicos podem ser medidas úteis. Utensílios como pentes, escovas além de bonés, chapéus e toalhas devem ser individuais.

Na *tinha corporis gladiatorum* evite compartilhar capacetes, promova lavagem e desinfecção dos tapumes e exame dermatológico de rotina naqueles que praticam luta (Adams, 2002).

▪ Dermatomicoses

É o termo utilizado para denominar as micoses provocadas por uma variedade de fungos filamentosos não dermatófitos que produzem lesões na pele e unhas clinicamente semelhante às lesões de dermatofitose (Figura 101.14).

Grande parte dos fungos filamentosos não dermatófitos está em saprofitismo na natureza e, diferentemente dos dermatófitos, eles não são considerados queratofílicos, preferindo o cimento intracelular ou a queratina desnaturada, observada nas áreas afetadas por trauma ou doença. São causadas por agentes incomuns como a *Hendersonula toruloidea, Scytalidium hyalinum, Fusarium moniliforme, Scopulariopsi brevicaulis, Geotrichum candidum,* entre outros (Rippon, 1988).

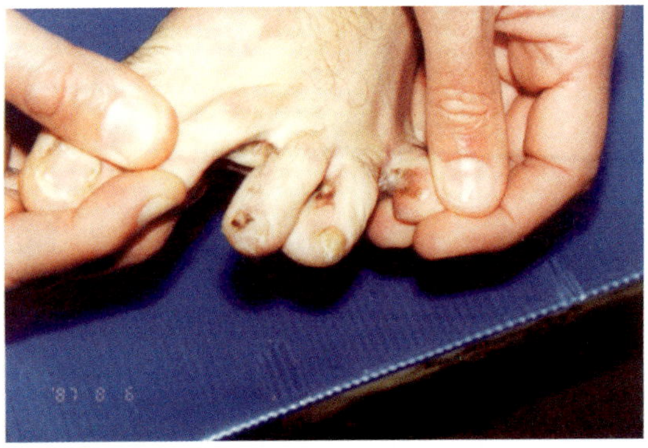

Figura 101.14 Dermatomicose interpododáctila por *Scytalidium dimidiatum.*

O diagnóstico destes agentes consiste no isolamento repetido do fungo em cultura e na presença da hifa na lesão, porque muitas vezes estes agentes estão somente colonizando o local.

O tratamento com antifúngicos na maioria das vezes é incerto e no caso da onicomicose a remoção química da unha com ureia a 40% pode ser útil. O itraconazol e a terbinafina têm se mostrado benéficos em onicomicoses por *S. brevicaulis, Aspergillus* e *Fusarium* (Gupta *et al.*, 2001).

▪ Candidíase

▸ **Conceito.** Infecção causada por *Candida albicans* e eventualmente por outras espécies como *C. tropicalis, C. parapsilosis, C. guilliermondii,* entre outras. Comprometem, isolada ou conjuntamente, pele, unhas, mucosas e outros órgãos. Neste capítulo abordaremos somente a candidíase da pele e de unhas.

▸ **Etiopatogenia e dinâmica da infecção.** As espécies de *Candida* patogênicas para o homem, em especial a *C. albicans,* fazem parte da flora do trato gastrintestinal do homem e vivem saprofiticamente em determinadas regiões do tegumento cutâneo. Existem fatores predisponentes intrínsecos e extrínsecos à infecção por *Candida* sp. Os intrínsecos incluem prematuridade, velhice, gravidez, obesidade, AIDS, doenças crônicas debilitantes, e os fatores extrínsecos são o uso de antibacterianos, corticoides, agentes antineoplásicos, intervenção cirúrgica, exposição prolongada a agentes físicos e químicos. Por exemplo, o trabalho que exige imersão frequente de partes do corpo na água pode fazer com que a *Candida* deixe de ser saprófita e cause infecção (Kwon-Chung, 1992).

Quando colonizam as superfícies tegumentares, cutâneas ou mucosas, as espécies de *Candida* apresentam-se como leveduras; porém, quando se tornam patogênicas, invadindo os tecidos, o fazem sob a forma filamentosa de hifas e pseudo-hifas. Muitos fatores de virulência destas leveduras e a diversidade das respostas humorais e, principalmente, das respostas mediadas por células do hospedeiro interferem no processo de infecção e explicam o extraordinário polimorfismo lesional e evolutivo.

▸ **Diagnóstico clínico.** As lesões têm localização peculiar: unhas das mãos, pés e áreas intertriginosas da pele, que são em ordem de frequência, dobras inguinais, espaços interdigitais das mãos, região submamária e axilar, sulco balanoprepucial e comissura labial. A dermatite das fraldas, pacientes acamados em especial os febris com sudorese profusa e feridas ocluídas, especialmente se em uso de antibióticos de largo espectro, são algumas situações clínicas que favorecem a infecção por *Candida.*

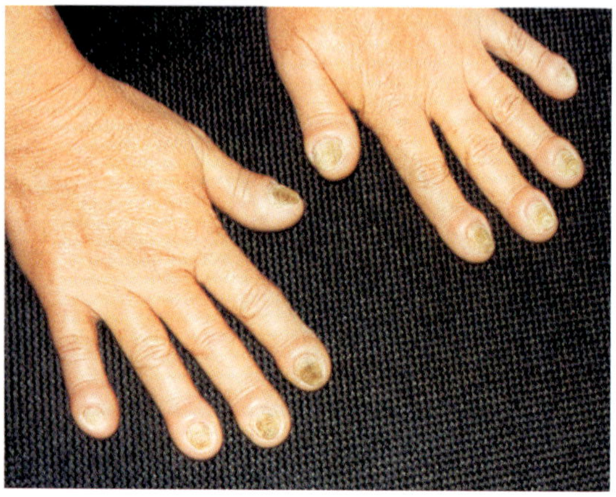

Figura 101.15 Paroníquia e onicomicose por *Candida* sp.

Na pele, as lesões se apresentam como áreas eritematosas, úmidas, às vezes com induto esbranquiçado, erodidas ou não, de bordas papulares e descamativas. Pequenas lesões satélites eritematoescamosas e pústulas podem acompanhar as lesões. Na unha, há perda de brilho, áreas erodidas com reação inflamatória periungueal (paroníquia). Acomete principalmente as bordas proximais das unhas dos quirodáctilos. Com o decorrer da infecção podem ocorrer queratose ungueal e distrofia das unhas (Figuras 101.15 e 101.16).

▸ **Diagnóstico laboratorial.** O exame direto com KOH a partir das escamas ou exsudato demonstra hifas, pseudo-hifas e leveduras, o aspecto parasitário do fungo. Apenas a presença de células leveduriformes é compatível com o saprofitismo.

O crescimento em cultura se dá em 24 a 48 h e sua macromorfologia é branca e cremosa. O estudo microscópico da cultura, quando identifica a formação de tubos germinativos (incubado em soro a 37°C por 2 h) e clamidoconídios (cultivado em meio de ágar-fubá e incubado 3 dias em temperatura ambiente), permite o reconhecimento rápido de *C. albicans.*

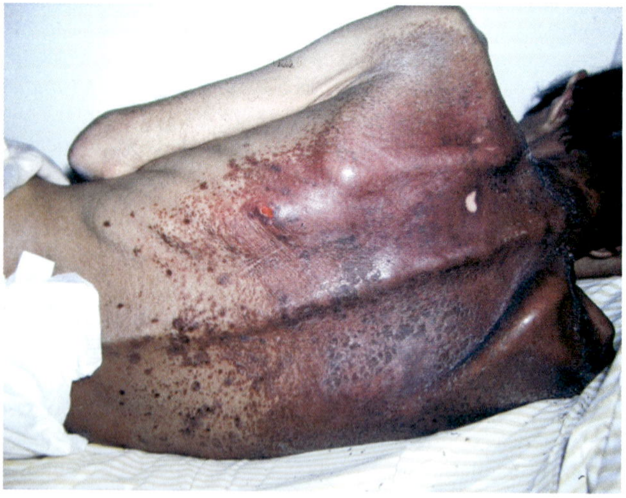

Figura 101.16 Candidose cutânea. Extensa placa eritematosa algo descamativa, com inúmeras lesões satélites em paciente HIV-positivo acamado.

Para a identificação das demais espécies de *Candida* são necessárias provas bioquímicas (Rippon, 1988).

▸ **Tratamento.** Nas candidíases, dependendo do grau de extensão das lesões, o tratamento é tópico ou sistêmico. As substâncias utilizadas em uso tópico são nistatina, ciclopiroxolaminia a 1%, amorolfina a 0,025% e derivados azólicos, que deverão ser utilizados por no mínimo 2 semanas ou até a remissão dos sinais e sintomas. No caso de lesões extensas, que necessitem de fármacos de uso sistêmico, os antifúngicos de eleição são o itraconazol, 100 a 200 mg/dia, ou o fluconazol, 100 mg/dia, por um período mínimo de 10 a 14 dias.

O tratamento sistêmico das onicomicoses por *Candida* seguirá os mesmos critérios que a onicomicose por dermatófito, excetuando a terbinafina que não é o medicamento de eleição para o tratamento desta levedurose.

▸ Referências bibliográficas

Adams BB. *Tinha corporis gladiatorum. J Am Acad Dermatol* 47: 286-290, 2002.

Bennett ML, Fleischer AB, Loveless JW, Feldman SR. Oral griseofulvina remains the treatment of choice for tinea capitis in children. *Pediatr Dermatol* 17: 304-309, 2000.

Bhogal CS, Singal A, Baruah MC. Comparative efficacy of ketoconazole and fluconazole in the treatment of pityriasis versicolor: a one year follow-up study. *J Dermatol* 28: 535-539, 2001.

Caiuby MJ, Monteiro PCF, Nishikawa MM. Isolation of *Trichophyton raubitschecki* in Rio de Janeiro (Brazil). *J Med Vet Micol* 34: 361-363, 1996.

Coimbra CEA, Santos RV. Black piedra among the Zoró Indians from Amazonia (Brazil). *Mycopathologia* 107: 57-60, 1989.

Douchet C, Therizol-Ferly M, Kombila M, Duong TH, Gomez de Diaz M, Barrabes A, Richard-Lenoble D. White piedra and *Trichosporon* species in equatorial Africa. III. Identification of *Trichosporon* species by slide agglutination test. *Mycoses* 37: 261-264, 1994.

Elewski BE. Tinea capitis: a current perspective. *J Am Acad Dermatol* 42: 1 -24, 2000.

Faergeman J, Tood O, Vawda ZF, Gillies JO, Walford T, Barianco C, Quiring JN, Briones M. A double randomized, placebo-controlled, dose-finding study of oral pramiconazole in the treatment of pityriasis versicolor. *J Am Acad Dermat* 61: 971-976, 2009.

Fishmann O. Black piedra among Brazilian indians. *Rev Inst Med Trop São Paulo* 15: 103-106, 1973.

Gip L. Black piedra: the first case treated with terbinafine. *Br J Dermatol* 130: 26-28, 1994.

Guélio E, Midgley G, Guillot Y. The genus Malassezia with description of four new species. *Antoine van Leewenhoek* 69: 337-355, 1996.

Gupta AK, Bluhm R, Summerbell R. Pityriasis versicolor. *J Eur Acad Dermatol Venereol* 16: 19-33, 2002.

Gupta AK, Gregurek-Novak T, Konnikov N, Lynde CW, Hofstader S, Summerbell RC. Itraconazol and terbinafine treatment of some nondermatophyte molds causing onychomycosis of the toes and a review of the literature. *J Cutan Med Surg* 5: 206-210, 2001.

Gupta AK, Kohli Y, Faergemann J, Summerbell RC. Epidemiology of *Malassezia* yeasts associated with pityriasis versicolor in Ontario, Canada. *Med Mycol* 39: 199-206, 2001.

Gupta AK, Ryder JE, Johnson AM. Cumulative meta-analysis of systemic antifungal agents for the treatment of onychomycosis. *Br J Dermatol* 150: 537-544, 2004.

Hall J, Perry VE. Tinha nigra palmaris: differentiation from malignant melanoma or junctional nevi. *Cutis* 62: 45-46, 1998.

Han MH, Choi JH, Sung KJ, Moon KC, Koh JK. Onychomycosis and *Trichosporon beigelii* in Korea. *Int J Dermatol* 39: 266-269, 2000.

Herbrecht R, Koening H, Waller J, Liu KL, Guého E. *Trichosporon* infections: clinical manifestations and treatment. *J Mycol Med* 3: 129-136, 1993.

Hoy J, Hsu KC, Rolston K, Hopfer RL, Luna M, Bodey GP. *Trichosporon beigelii* infection: a review. *Rev Infect Dis* 8: 959-967, 1986.

Kalter DC, Tschen JA, Cernoch PL, McBride ME, Sperber J, Bruce S, Wolf JE Jr. Genital white piedra: epidemiology, microbiology, and therapy. *J Am Acad Dermatol* 14: 982-993, 1986.

Khandpur S, Reddy BS. Itraconazol therapy for white piedra affecting scalp hair. *J Am Acad Dermatol* 47: 415-418, 2002.

Kwon-Chung KJ, Bennet J. Candidiasis. In Kwon-Chung K, Bennet J (eds), *Medical Mycology*, Lea & Febiger, Philadelphia, p. 99-107, 1992.

Kwon-Chung KJ, Bennet JE. Piedra. In Kwon-Chung K, Bennet J (eds), *Medical Mycology*, Lea & Febiger, Philadelphia, p. 191-197, 1992.

Lacaz CS. Micoses superficiais. In Lacaz CS, Porto E, Martins JEC, Heins-Vaccari EM, Takahashi de Melo N (eds), *Tratado de Micologia Médica Lacaz,* 9ª ed., Sarvier, São Paulo, p. 252-352, 2002.

McGinnis MR, Padhye AA. *Cladosporium castellanii* is a synonym of *Stenella araguata*. *Mycotaxon* 7: 415-418, 1987.

McGinnis MR, Schell WA, Carson J. *Phaeoannellomyces* and *Phaeococcomycetaceae*, new dematiaceous blastomycete taxa. *J Med Vet Mycol* 23: 179-188, 1985.

Montero-Gei F, Robles ME, Suchil P. Fluconazole vs itraconazole in the treatment of tinea versicolor. *Int J Dermatol* 38: 601-603, 1999.

Pontes ZBVS, Ramos AL, Lima EO, Guerra MFL, Oliveira NMC, Santo JP. Clinical and mycological study of scalp white piedra in the state of Paraíba, Brazil. *Mem Inst Oswaldo Cruz* 97: 747-750, 2002.

Rand S. Overview: the treatment of dermatophytosis. *J Am Acad Dermatol* 43: S104-112, 2000.

Rinaldi MG. Dermatophytosis: epidemiological and microbiological update. *J Am Acad Dermatol* 43: S120-124, 2000.

Rippon JW. Candidiasis and pathogenic yeasts. In Rippon JW, *Medical Mycology — The Pathogenic Fungi and the Pathogenic Actinomycetes*, W. B. Saunders, Philadelphia, p. 532-581, 1988.

Rippon JW. Dermatophytosis and dermatomycosis. In Rippon JW, *Medical Mycology — The pathogenic Fungi and the Pathogenic Actinomycetes,* W. B. Saunders, Philadelphia, p. 169-275, 1988.

Scher RK, Baran R. Onychomicosis in clinical practice: factors contributing to recurrences. *Br J Hematol* 149: (Suppl 65): 5-9, 2003.

Severo LC, Bassanesi MC, Londero AT. Tinea nigra: report of four cases observed in Rio Grande do Sul (Brazil) and a review of Brazilian literature. *Mycopathologia* 126: 157-162, 1994.

Smith EB. The treatment of dermatophytosis: safety considerations. *J Am Acad Dermatol* 43: S113-119, 2000.

Zaitz C. Dermatofitoses. In Zaitz C, Campbell I, Marques SA, Ruiz LRB, Souza VM (eds), *Compêndio de Micologia Médica,* Medsi, São Paulo, p. 81-98, 1998.

Zaitz C. Micoses superficiais propriamente ditas. In Zaitz C, Campbell I, Marques SA, Ruiz LRB, Souza VM (eds), *Compêndio de Micologia Médica*, Medsi, São Paulo, p. 65-79, 1998.

102 Esporotricose

Mônica Bastos de Lima Barros, Sandro Antonio Pereira, Armando de Oliveira Schubach e Bodo Wanke

▸ Conceito

A esporotricose é uma micose subaguda ou crônica causada, na maior parte dos casos, por implantação traumática do fungo dimorfo *Sporothrix schenckii*. As lesões costumam ser restritas a pele, tecido celular subcutâneo e vasos linfáticos adjacentes. Em raras ocasiões pode disseminar-se para outros órgãos ou ainda ser primariamente sistêmica, resultante da inalação de esporos.

▸ Histórico

Em 1898, Benjamin Schenck, do Hospital Jonhs Hopkins em Baltimore, EUA, publicou o primeiro caso de esporotricose humana em um paciente apresentando um abscesso em dedo com linfangite nodular em antebraço. O fungo foi isolado por Erwin Smith, micologista que classificou-o como pertencendo ao gênero *Sporotrichum* (Schenck, 1898). O segundo relato de caso foi publicado por Hektoen e Perkins (1900), em Chicago, que descreveram o desenvolvimento de lesão no dedo de um menino após acidente com um martelo. Tais autores isolaram o fungo e o denominaram *Sporothrix schenckii.*

Em 1903, De Beurmann e Ramond descreveram os primeiros casos humanos na França. O fungo isolado foi denominado *Sporothrichum beurmanni* por Matruchot e Ramond in 1905. Em 1910, Matruchot renomeou o fungo e o binômio *Sporotrichum schenckii* foi utilizado por 50 anos (Rippon, 1988).

O uso de iodeto de potássio foi proposto por Sabouraud e utilizado por De Beurmann e Ramond, em 1903, e ainda permanece como terapia satisfatória. De Beurmann e Gougerot (1912) relataram mais de 200 casos da doença e descreveram pela primeira vez, além das formas cutâneas, o acometimento de mucosas e as formas disseminada, pulmonar e óssea.

Em 1907, Lutz e Splendore descreveram pela primeira vez, no Brasil, a ocorrência de infecção natural animal em ratos, relataram os primeiros casos humanos brasileiros e infectaram experimentalmente vários animais. Em 1908, Splendore descreveu, em estudo histopatológico, corpos asteroides, caracterizados pelo desenvolvimento de massa eosinofílica ao redor das células de *S. schenckii* (*apud* Kwon-Chung e Bennet, 1992).

Em 1912, foi descrito por Terra e Rabelo o primeiro caso no Rio de Janeiro e, até 1916, já haviam sido identificados casos na Bahia, Minas Gerais, Rio Grande do Sul, Acre e Pernambuco (*apud* Donadel *et al.*, 1993). Em 1956, Freitas *et al.* descreveram o primeiro caso brasileiro de esporotricose felina naturalmente adquirida e, em 1965, publicaram 8 casos em gatos, a maior casuística até a descrição da atual epizootia no Rio de Janeiro (Schubach *et al.*, 2004).

Em 1952, Singer e Muncie relataram um caso humano com história de ter manuseado um gato com esporotricose. Entretanto, mais de duas décadas se passaram até que os primeiros relatos de casos humanos transmitidos por gatos fossem publicados (Read e Sperling, 1982; Larsson *et al.*, 1989). Dunstan *et al.* (1986) publicaram a maior casuística, envolvendo 5 gatos e 7 pessoas, até a descrição da epidemia de transmissão zoonótica no Rio de Janeiro (Barros *et al.*, 2001; Barros *et al.*, 2004).

▸ Etiopatogenia e dinâmica da infecção

A história natural da esporotricose vem apresentando notáveis alterações em sua frequência, modo de transmissão, características demográficas e distribuição geográfica. A prevalência por idade e sexo se alterou, dependendo da região, sem que o tipo de exposição ao fungo possa justificar totalmente essa característica. É possível que fatores ambientais, aumento da urbanização e melhoria do diagnóstico expliquem em parte as alterações no perfil da doença. Por outro lado, uma vez que a esporotricose não é notificada na maioria dos países, há pouca informação relativa à incidência e os dados conhecidos são aqueles gerados por publicações de séries de casos.

▪ Agente etiológico e ecologia

Sporothrix schenckii é o agente etiológico da esporotricose. Recentemente, estudos fenotípicos e moleculares demonstraram que a micose pode ser causada por outras espécies como *Sporothrix brasiliensis*, *S. globosa* e *S. mexicana* (Marimon *et al.*, 2007). Em 2010, Oliveira *et al.* relataram o primeiro caso de esporotricose no Brasil causado por *S. globosa*. Na América do Sul, somente a Colômbia identificou previamente *S. globosa* em dois isolados (Madrid *et al.*, 2009). Estudos ecológicos realizados no Uruguai (Mackinnon *et al.*, 1969) e no México (González-Ochoa, 1965) mostraram a importância da temperatura e da umidade nas diferenças sazonais e distribuição da doença. No Uruguai, a esporotricose é mais incidente no outono úmido enquanto no México, a maior incidência ocorre nos meses mais frios e secos. Na África do Sul a distribuição dos casos independe da sazonalidade (Vismer e Hull, 1997). No Brasil, enquanto no Rio Grande do Sul (Lopes *et al.*, 1999) a maior parte dos casos incidiram no verão, no Rio de Janeiro nenhuma variação sazonal foi observada nos casos com transmissão zoonótica (Barros *et al.*, 2004).

Sporothrix schenckii é um fungo dimorfo que cresce preferencialmente em temperaturas entre 26°C e 27°C e umidade de 92 a 100%, mas que também depende de fatores como aeração, tensão de CO_2, fonte de carbono e pH (Rippon, 1988).

Os fatores de virulência do fungo não estão claramente elucidados, embora pareçam estar associados à composição da parede celular dos conídios e influenciados pelas condições ambientais (Lopes *et al.*, 1999). *Sporothrix schenckii* produz proteinases extracelulares e melanina; esta última parece aumentar sua resistência à fagocitose. A capacidade de multiplicar-se em temperaturas mais altas (entre 35 e 37°C) – termotolerância – também é postulada como um fator de virulência por alguns autores, embora não confirmado por outros. As cepas com menor capacidade de multiplicação em temperaturas acima de 35°C são incapazes de determinar envolvimento linfático ou visceral (Kwon-Chung e Bennet, 1992; Kauffman, 1999). Outros autores não reconhecem a termotolerância como fator determinante das diferentes apresentações clínicas (Bustamante e Campos, 2001). Além dos componentes usuais, como quitina e glucanas, a parede celular de *S. schenckii* contém uma substância exclusiva – a L-ramnose – que junto com glicopeptídios formam ramnomananas, as quais também estão ligadas à patogenicidade do fungo, embora com mecanismo ainda incerto (Kauffman, 1999). Recentemente, foram identificadas e correlacionadas com a maior virulência a existência de adesinas para fibronectinas na superfície do fungo em modelos murinos (Teixeira *et al.*, 2009).

Distribuição geográfica

No início do século passado, a esporotricose apresentou-se como uma doença comum na França, teve seu declínio após duas décadas e hoje está praticamente desaparecida da Europa (Schell, 1998). Embora descrita nos cinco continentes, apresenta maior prevalência nas zonas tropicais e temperadas. Atualmente, as principais áreas endêmicas estão localizadas no Japão (Takenaka *et al.*, 2009), Índia (Mehta *et al.*, 2007), África do Sul (Vismer e Hull, 1997; Quintal, 2000), México (Espinosa-Texis *et al.*, 2001), Brasil (Barros *et al.*, 2004; Schubach *et al.*, 2008), Uruguai (Conti-Diaz, 1980) e Peru (Kovarik *et al.*, 2008). Nos EUA, especialmente no vale do Mississippi, são descritos surtos relacionados com o trabalho florestal com mudas de pinheiro e manipulação de musgo (Coles *et al.*, 1992).

Sexo e faixa etária

A esporotricose tem acometido todas as faixas etárias, desde um recém-nato de 10 dias de idade em seguida a uma mordida de rato até maiores de 90 anos (Rippon, 1988; Vismer e Hull, 1997). Enquanto alguns relatos apontam a relação de casos masculino:feminino como 3:1 (Rippon, 1988), como na Austrália (Muir e Pritchard, 1984); outros observaram relação inversa, como é o caso do Brasil (Barros *et al.*, 2004) e Japão (Itoh *et al.*, 1986).

Em algumas regiões, a diferença na distribuição dos casos por idade e sexo está relacionada com ocupação e exposição ao fungo. No Japão, encontrou-se alta incidência de crianças menores de 12 anos com lesões na face (Fukushiro, 1984). Entre os casos estudados por Takenaka *et al.* (2009), mais de 70% eram maiores de 50 anos; porém, as diferenças relacionadas com sexo e faixa etária também são creditadas a diferentes condições de exposição ao fungo. Entretanto, em Abancay, zona rural do Peru, dos 238 casos estudados no período de 3 anos (1995-1997), 60% dos casos ocorreram em crianças menores de 15 anos também com lesão predominantemente em face. Nessa região, nenhuma associação pôde ser feita entre idade, sexo e exposição ao fungo (Pappas *et al.*, 2000). Estudando os casos ocorridos entre 1997 e 1998, na mesma região, Lyon *et al.* (2003) identificaram, entre outros fatores de risco para adquirir esporotricose, ter gato, realizar atividades ao ar livre e baixo *status* socioeconômico. No Rio de Janeiro, houve uma predominância de mulheres adultas envolvidas em atividades domésticas e no cuidado de gatos com esporotricose (Barros *et al.*, 2004; Schubach *et al.*, 2008).

Fontes de infecção e transmissão

Causada por fungo sapróbita amplamente disperso na natureza, a esporotricose já foi conhecida como "doença dos jardineiros", especialmente os envolvidos no cultivo de roseiras. Embora na maioria dos relatos a infecção resulte da inoculação do fungo por espinhos, gravetos, arranhões e pequenos traumas, nem sempre a história de trauma está presente (Read e Sperling, 1982; Pappas *et al.*, 2000; Barros *et al.*, 2003).

Determinadas atividades de lazer e ocupacionais como floricultura, horticultura, jardinagem, pesca, caça, agropecuária, mineração e exploração da madeira, que facilitam a exposição ao fungo, têm sido, ao longo dos anos, associadas à transmissão da doença (Rippon, 1988; Kauffman, 1999). Na Guatemala e no Uruguai, casos humanos têm sido associados a traumas cutâneos ocorridos, respectivamente, durante a pesca em lago e a caça de tatus (Mayorga *et al.*, 1979; Conti-Diaz, 1989).

Em alguns casos, o modo de transmissão da doença não foi elucidado (Pappas *et al.*, 2000). Diversos casos têm sido relatados em profissionais de laboratório que adquiriram a infecção ao manipularem culturas de *S. schenckii*, inclusive com acometimento ocular por respingo de material contaminado (Thompson e Kaplan, 1977; Cooper *et al.*, 1992). A transmissão inter-humana é rara (Schell, 1998).

A esporotricose ocorre em geral em casos isolados ou em pequenos surtos familiares e profissionais, que exercem atividade de risco. As epidemias são raras e, quando ocorrem, têm sido relacionadas com uma única fonte de infecção (Campos *et al.*, 1994; Bustamante e Campos, 2001). A maior epidemia ocorreu em Witwatersrand, África do Sul, e sua descrição contribuiu expressivamente para o conhecimento atual da esporotricose, representando a mais completa investigação epidemiológica da doença até o momento. Em 1927, Pijper e Pullinger relataram 14 casos; mais tarde, entre 1941 e 1944, mais de 3.000 mineradores de ouro foram infectados pelo fungo presente nas vigas de madeira da estrutura dessas minas. A epidemia só terminou após o tratamento da madeira com fungicida e fumigação das roupas com formaldeído (Helm e Berman, 1947; Quintal, 2000).

Nos EUA a maior epidemia ocorreu em 1988 e envolveu um total de 84 casos em 15 estados, acometendo trabalhadores que participavam de programas de reflorestamento. Os casos foram associados a exposição ao musgo do esfagno usado para acondicionamento das mudas provenientes de um viveiro de plantas na Pensilvânia (CDC, 1988). No Rio de Janeiro, durante o período de 1998-2004, somente no Instituto de Pesquisas Clínicas Evandro Chagas – Fiocruz, foram diagnosticados 759 casos humanos da micose e 1.503 gatos (Schubach *et al.*, 2008).

Transmissão zoonótica

A esporotricose humana tem sido esporadicamente relacionada com arranhadura ou mordedura de animais como ratos, tatus, esquilos, cães e gatos (Moore e Davis, 1918; Kauffman,

1999). Entretanto, Moore e Davis (1918) e posteriormente Fishman *et al.* (1973) questionaram que em nenhum dos casos descritos havia sido demonstrada a existência do fungo na boca ou nos dentes dos animais.

O papel do felino na transmissão da micose ao homem vem ganhando importância a partir dos anos 1980, quando Read e Sperling (1982) relataram um surto envolvendo cinco pessoas expostas a um gato com esporotricose. Desde então, sucessivos relatos, provenientes de diferentes regiões geográficas, têm caracterizado um novo grupo de risco para aquisição de esporotricose, composto por responsáveis por animais, veterinários e tratadores (Dunstan *et al.*, 1986; Larsson *et al.*, 1989; Reed *et al.*, 1993; Werner e Werner, 1994). Na série de 178 casos humanos relatados no Rio de Janeiro no período de 1998-2001, 156 pacientes relatavam contato domiciliar ou profissional com gatos com diagnóstico de esporotricose confirmado ou suspeito, e 97 deles relatavam história de arranhadura ou mordedura. As atividades domésticas (30%) e estudantes (18%) foram as ocupações mais frequentes, enquanto 5% dos casos eram veterinários e auxiliares (Barros *et al.*, 2004). Até dezembro de 2009, mais de 2.000 casos de esporotricose humana e mais de 3.000 gatos com esporotricose comprovada micologicamente foram diagnosticados no IPEC, representando de longe a maior epidemia de transmissão zoonótica dessa micose.

Alguns autores acreditam que gatos são os únicos animais que apresentam potencial zoonótico, uma vez que as leveduras, presentes em grande quantidade nas lesões cutâneas e outros tecidos, podem ser infectantes (Reed *et al.*, 1993; Taboada, 2000; Schubach *et al.*, 2003) (Figura 102.1). Para investigar o potencial dos gatos como possível fonte de infecção, 148 gatos com esporotricose e 84 gatos aparentemente saudáveis, mas em contato domiciliar com os primeiros, foram avaliados quanto à existência de *S. schenckii* em diferentes materiais biológicos. Nos gatos com a micose o fungo isolado de 100% das lesões cutâneas, 47 (n = 71; 66,2%) *swabs* de cavidades nasais, 33 (n = 79; 41,8%) *swabs* de cavidades orais e 15 (n = 38; 39,5%) *pools* de fragmentos de unhas e, nos gatos aparentemente saudáveis, *S. schenckii* foi isolado de 3 (n = 84; 3,5%) *swabs* orais (Schubach *et al.*, 2002). Nos machos, diferentemente das fêmeas, foi mais frequente o histórico de brigas, com inoculação de *S. schenckii* através da pele, como possível modo de infecção (Schubach *et al.*, 2004).

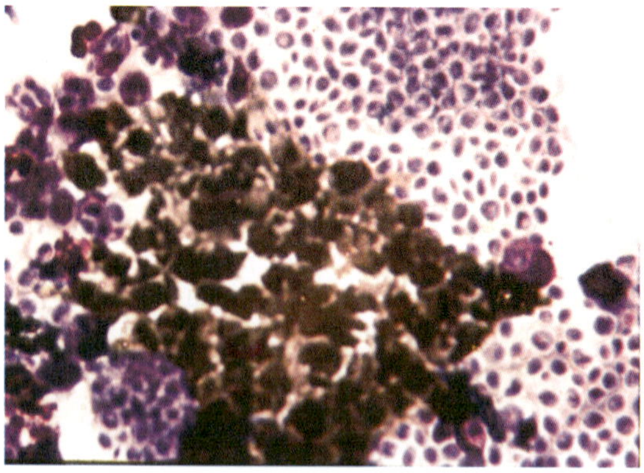

Figura 102.1 Esporotricose felina – microscopia de esfregaço de secreção de lesão cutânea revelando abundantes formas em levedura de *Sporotrhrix schenckii* (Giemsa, 400×).

▶ Quadro clínico

▪ Doença humana

No homem a esporotricose se manifesta com uma grande variedade de expressões clínicas, resultando em uma grande diversidade de classificações apresentadas ao longo do tempo. A forma clínica sob a qual se manifesta está na dependência de diversos fatores como, entre outros, o tamanho do inóculo, a profundidade da inoculação traumática, a tolerância térmica da cepa e o estado imune do hospedeiro (Lopes *et al.*, 1999).

Na classificação proposta por Sampaio *et al.* (1954), a esporotricose é agrupada em formas cutânea localizada, cutaneolinfática, mucosa localizada (conjuntiva, boca e faringe) e disseminada, sendo esta última decorrente principalmente de ingestão ou inalação de esporos, com acometimento de pulmões, ossos, articulações, meninges, rins, testículos, mama, fígado, baço, tireoide e outros. Segundo Azulay (1964), este tipo poderia ser também secundário à lesão cutânea primária (Figuras 102.2 a 102.6).

Nas formas cutâneas, a infecção costuma ocorrer após um pequeno trauma com rompimento da integridade da epiderme. Uma vez inoculado, o fungo penetra em camadas mais

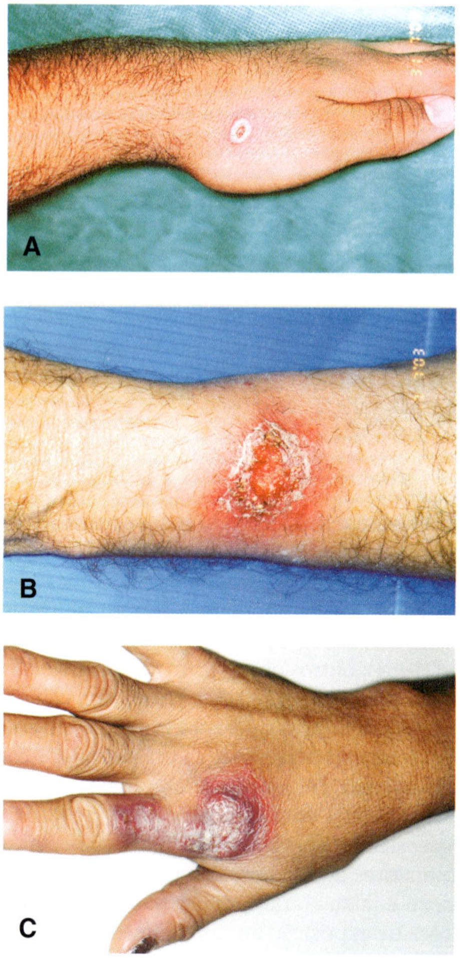

Figura 102.2 Esporotricose humana – forma cutânea localizada. **A.** Pequena lesão ulcerosa na mão. **B.** Lesão ulcerosa no antebraço. **C.** Lesão verrucosa na mão.

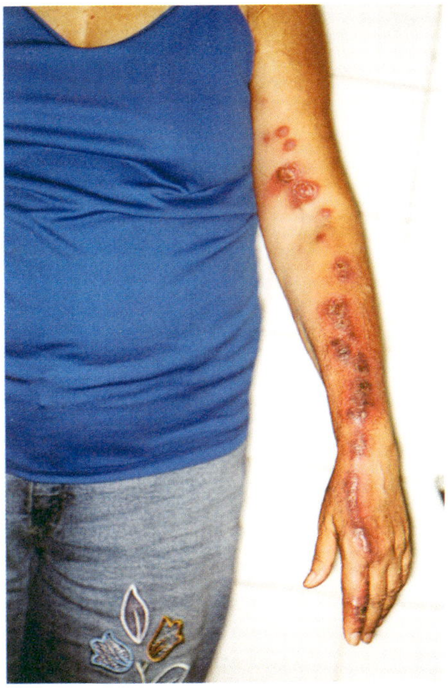

Figura 102.3 Esporotricose humana – forma cutaneolinfática no membro superior.

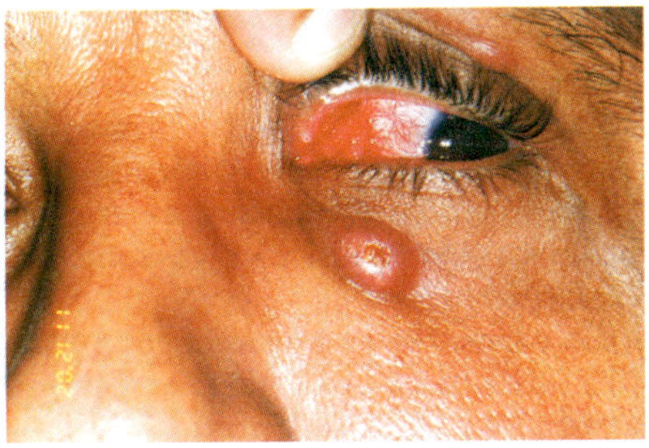

Figura 102.4 Esporotricose humana – lesão ulcerosa na pálpebra inferior e acometimento simultâneo da mucosa conjuntival.

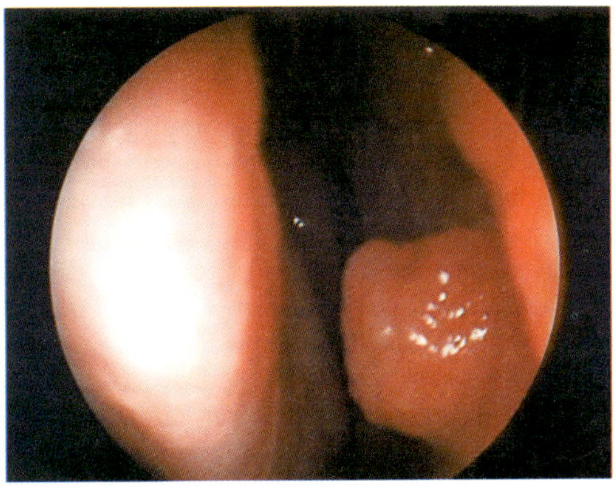

Figura 102.5 Esporotricose humana – exame endoscópico da cavidade nasal, com fibra ótica Hopkins, revelando lesão granulomatosa primária na mucosa do septo nasal.

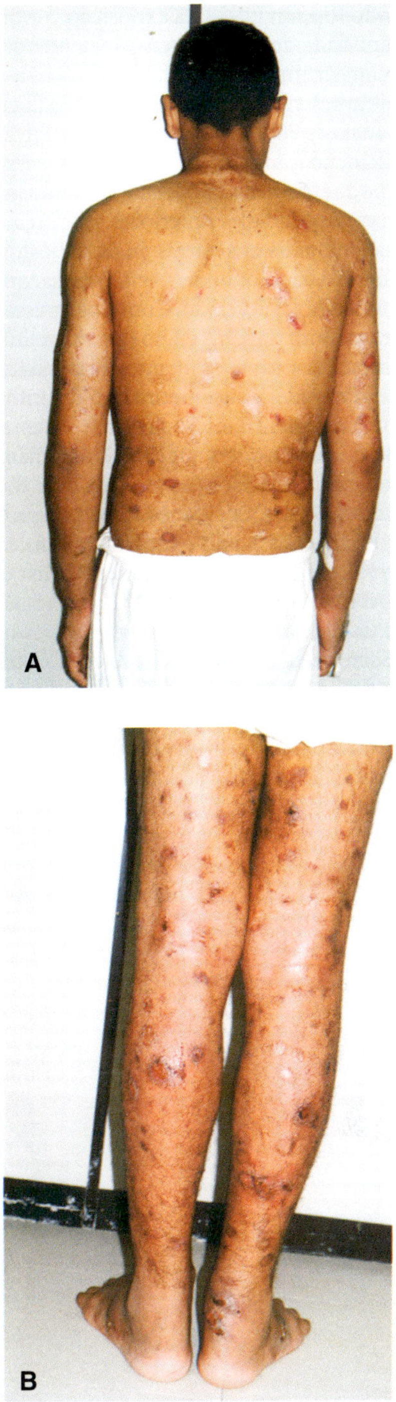

Figura 102.6 Esporotricose humana – forma disseminada. **A.** Região posterior do tronco e membros superiores. **B.** Região posterior dos membros inferiores.

profundas, onde adquire a forma parasitária, podendo permanecer localizado no tecido subcutâneo (forma cutânea fixa), estender-se aos linfáticos (forma cutaneolinfática) ou mais raramente disseminar-se a distância pela corrente sanguínea (forma cutânea disseminada e forma sistêmica).

Lavalle e Mariat (1983) consideram que a forma cutânea localizada ocorre por reinfecção em pacientes que desenvolveram imunidade a *S. schenckii*, enquanto a forma cutaneolinfática ocorreria em pacientes sem contato prévio com o fungo. Segundo Rippon (1988), a exposição continuada a uma pequena quantidade de conídios em área endêmica pode gradualmente conferir imunidade.

A forma de apresentação mais frequente é a cutaneolinfática, acometendo mais de 70% dos casos (Ramos e Silva *et al.*, 2007). O período de incubação varia de 3 a 30 dias, sendo em média 14 dias, mas pode estender-se por meses. A lesão primária surge geralmente nas extremidades superiores, face ou membros inferiores, correspondendo aos locais mais expostos a traumas, apresentando lesão papulonodular, eritematosa, que evolui com aumento de tamanho e ulceração. Com a progressão do quadro, surgem lesões secundárias em trajeto dos vasos linfáticos, indolores, com características semelhantes à primeira, fazendo o "aspecto esporotricoide". O acometimento de linfonodos regionais e a sintomatologia sistêmica não são frequentes.

No Rio de Janeiro, a apresentação clínica mais frequente é a forma cutaneolinfática (55,6%) seguida pela forma cutânea localizada (25,3%), e forma cutânea disseminada (forma cutânea com múltiplas lesões não contíguas e sem evidências de envolvimento sistêmico) (16,3%) (Barros *et al.*, 2003; Barros *et al.*, 2004). As mucosas foram acometidas em 5 (2,8%) pacientes: cavidade nasal (um caso) e conjuntiva (4 casos) (Schubach *et al.*, 2003; Barros *et al.*, 2004; Schubach *et al.*, 2005). O aspecto morfológico das lesões cutâneas variou: nódulos, tubérculos, pústulas, lesões císticas, gomas, úlceras, lesões ulcerovegetantes, lesões verrucosas e placas, acompanhadas ou não de linfangite nodular. Os locais mais acometidos foram os membros superiores (65,2%), seguidos pelos membros inferiores (12,9%) e face (6,2%) (Barros *et al.*, 2004). Artralgia esteve presente em 53 (29,8%) pacientes e 5 deles apresentaram sinais de artrite (Pereira *et al.*, 2002; Barros *et al.*, 2004). Eritema nodoso (Gutierrez-Galhardo *et al.*, 2002) e eritema multiforme (Gutierrez-Galhardo *et al.*, 2005) associados a esporotricose foram descritos pela primeira vez (Figuras 102.7 e 102.8). Essas

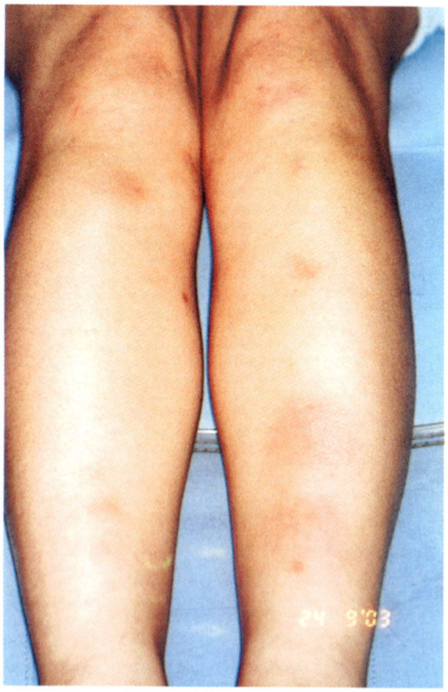

Figura 102.7 Esporotricose humana – lesões associadas: eritema nodoso nos membros inferiores.

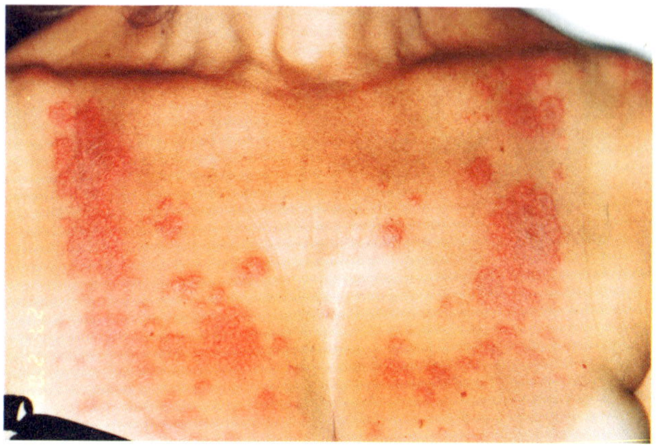

Figura 102.8 Esporotricose humana – lesões associadas: eritema multiforme na região anterior do tórax.

apresentações clínicas excepcionais podem ser explicadas por diferentes mecanismos, como inoculações repetidas durante exposição prolongada a gatos doentes, autoinoculação, disseminação do fungo por via hemática ou inalação de conídios ou de leveduras, presentes em grande quantidade nos tecidos e secreções dos gatos (Schubach *et al.*, 2002; Barros *et al.*, 2003). Adicionalmente, a exposição contínua a grandes quantidades de fungos e reinfecções subclínicas poderiam resultar em hipersensibilidade (Gutierrez-Galhardo *et al.*, 2002).

As formas extracutâneas são muito raras e de difícil diagnóstico, embora tenham se tornado mais frequentes após o inicio da epidemia de AIDS (Callens *et al.*, 2006; Vilela *et al.*, 2007). A esporotricose pulmonar primária, semelhante à tuberculose em sua apresentação clínica, já conta com um número de casos bem documentados, e é frequente a associação com doença pulmonar obstrutiva crônica e alcoolismo (Ramirez *et al.*, 1998).

Após a pele, o tecido ósseo é o mais frequentemente envolvido. A forma osteoarticular pode ser secundária à inoculação local ou à disseminação por via hemática. Podem ser acometidas uma ou várias articulações e ossos, bem como ocorrer tenossinovite ou bursite isoladamente (Kauffman *et al.*, 2000). Os ossos mais afetados são a tíbia, ossos pequenos das mãos, rádio, ulna e ossos do crânio. As lesões podem assumir formas variáveis, desde pequenos granulomas até grandes leões líticas semelhantes à osteomielite.

Especialmente em pacientes com comprometimento do sistema imunológico, pode ocorrer a forma sistêmica da doença. Pacientes infectados pelo HIV, mas com níveis de CD4 ainda adequados, parecem se comportar frente ao fungo semelhantemente a indivíduos imunocompetentes, sem coinfecção (Hoagland, 2004). Nos pacientes com AIDS, a esporotricose assume um papel de doença oportunística, com quadros graves, comprometimento sistêmico e disseminação frequente para as meninges (Vilela *et al.*, 2007). As lesões cutâneas podem ser atípicas, com resposta inflamatória mínima (Kauffman, 1999). Há casos de esporotricose disseminada descritos na literatura como primeira manifestação de AIDS (Neto *et al.*, 1999) e como síndrome inflamatória de recuperação imunológica (Gutierrez-Galhardo *et al.*, 2010).

De Beurmann e Gougerot (1912) foram os primeiros a sugerir que a esporotricose poderia ser considerada uma doença oportunística. A maioria de seus pacientes tinham alguma comorbidade e todos os casos com forma extracutânea apresentavam a saúde gravemente debilitada ou desnutrição. Mariat (*apud* Rippon, 1988), citando as condições rurais da França entre 1900 e 1914, sugeriu que a desnutrição era um fator relevante na infecção. Ele observou que os ratos submetidos a uma dieta pobre em proteínas eram mais suscetíveis às formas graves da doença. Também Pappas (2000), no Peru, relatou que 20% dos casos tinham doenças concomitantes como desnutrição, alcoolismo, diabetes melito e hepatite B.

▪ Doença felina

Em 1956, Freitas *et al.* descreveram o primeiro caso brasileiro de esporotricose felina naturalmente adquirida e, em 1965, publicaram a maior casuística internacional encontrada até então. A esporotricose felina é considerada uma doença rara, com relatos de casos esporádicos, pouco sendo descrito de sua clínica, patogenia e terapêutica. Davies e Troy (1996) revisaram a literatura publicada ao longo de 40 anos e reuniram um total de 48 casos. Entretanto, no período de 1998-2004, foram diagnosticados 1.503 casos de esporotricose felina no Rio de Janeiro (Schubach *et al.*, 2008). Atualmente, no Brasil, a maioria dos casos relatados de esporotricose felina são provenientes dos estados do Rio de Janeiro e do Rio Grande do Sul (Madrid *et al.*, 2009; Pereira *et al.*, 2010).

No Rio de Janeiro, durante o período de 1998-2001, foram estudados 337 gatos com esporotricose diagnosticada por meio de isolamento de *S. schenckii* em cultivo (Schubach *et al.*, 2004). Entre os animais estudados houve predomínio de machos em idade reprodutiva. Nesses anos de acompanhamento da epidemia, foi possível observar um amplo espectro na apresentação clínica, que variou de infecção subclínica, lesão cutânea única com regressão espontânea, até formas sistêmicas fatais. As lesões cutâneas mais frequentes em gatos foram os nódulos, gomas e úlceras, recobertas ou não por crostas, que podem evoluir com necrose e exposição de músculos e ossos (Schubach *et al.*, 2004). A maioria dessas lesões estava localizada na cabeça (principalmente região nasal e pavilhões auriculares) (Figura 102.9), extremidade de membros e cauda. Linfadenite, linfangite nodular ascendente e lesões localizadas em mucosas (nasal, conjuntival, oral e genital) estiveram presentes (Schubach *et al.*, 2004; Silva *et al.*, 2008).

Alguns autores aplicam aos gatos a classificação das formas clínicas utilizadas para esporotricose humana (Crothers *et al.*, 2009; Madrid *et al.*, 2009), entretanto, em muitos casos, isso é dificultado pelo fato de os gatos apresentarem mais de uma forma clínica simultaneamente (Pereira, 2009).

Sinais respiratórios foram observados em aproximadamente 40% dos gatos com esporotricose, sendo o espirro o mais frequente (Schubach *et al.*, 2004; Pereira *et al.*, 2010). Em um estudo, espirros estiveram inversamente associados à cura e diretamente associados ao óbito, com risco duas vezes maior (Pereira *et al.*, 2010).

A doença sistêmica foi demonstrada pela detecção de *S. schenckii* na pele *in vivo* e diferentes órgãos internos *post mortem* em 10 gatos necropsiados. Para diagnosticar, *in vivo*, a disseminação de *S. schenckii* por via hemática, realizou-se hemocultura para fungos do sangue periférico de 49 gatos sem sinais sugestivos de sepse, sendo *S. schenckii* isolado do sangue de 17 (34,4%) (Schubach *et al.*, 2003).

Formas em levedura de *S. schenckii* foram visualizadas em 62,2% dos 90 exames histopatológicos realizados em material de biopsia de lesões cutâneas de gatos (Schubach *et al.*, 2004) (Figura 102.10). Nos gatos, diferentemente dos seres humanos, a ausência de corpo asteroide associada à baixa frequência de granuloma (12%) e à riqueza parasitária encontrada nos exames histopatológicos de pele demonstram a maior suscetibilidade desses animais a *S. schenckii*. Em 37,8% dos casos não foi visualizado o fungo, talvez, devido à realização da biopsia em estágios iniciais da doença ou a variações individuais na intensidade de resposta imunológica.

Estudos que descrevem casos de esporotricose felina e coinfecção pelos vírus da imunodeficiência Felina (FIV) e/ou da leucemia felina (FeLV) são escassos. Além disso, não demonstraram a associação entre a gravidade da esporotricose em gatos e a coinfecção viral por estes retrovírus (Davies e Troy, 1996; Schubach *et al.*, 2004; Pereira *et al.*, 2005; Crothers *et al.*, 2009; Madrid *et al.*, 2009; Pereira *et al.*, 2010).

Diferentemente do ser humano, no qual a esporotricose disseminada costuma acometer indivíduos imunocomprometidos (Kauffman, 1999), em gatos, a disseminação por via sanguínea não esteve associada a imunodeficiência causada por FIV/FeLV (Schubach *et al.*, 2003).

O tratamento da esporotricose felina, em muitos casos, representa um desafio para o médico veterinário. A cura clínica, a falência terapêutica e os efeitos adversos ocorrem independentemente do esquema terapêutico utilizado (Schubach *et al.*, 2004; Pereira *et al.*, 2010). Os iodetos, os azólicos, a

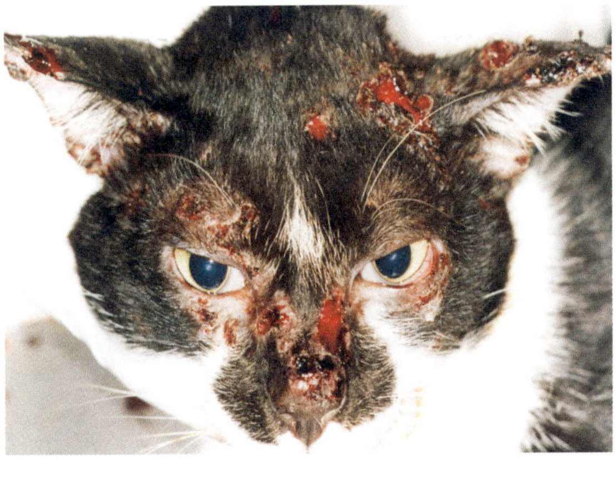

Figura 102.9 Esporotricose felina – múltiplas lesões na face.

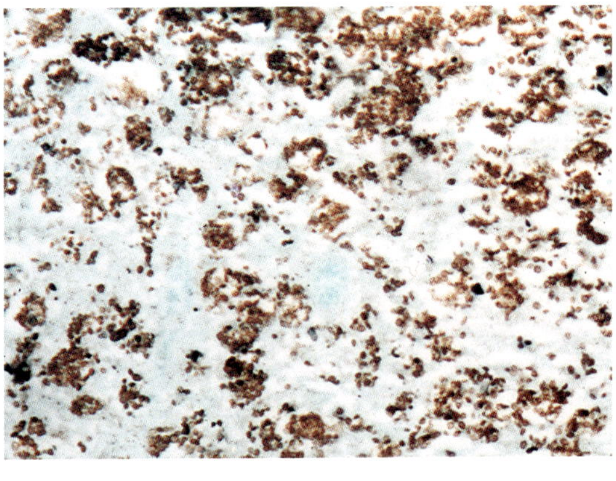

Figura 102.10 Esporotricose felina – corte histológico de fragmento de lesão cutânea revelando abundantes formas em levedura de *Sporotrhrix schenckii* (impregnação pela prata, 400×).

anfotericina B, a terbinafina, a termoterapia local e a remoção cirúrgica das lesões são as opções atualmente disponíveis para o tratamento da esporotricose em gatos (Schubach *et al.*, 2004; Gremião *et al.*, 2009; Pereira *et al.*, 2009; Honse *et al.*, 2010). Atualmente, os azólicos cetoconazol e itraconazol são os fármacos mais utilizados no tratamento da esporotricose felina, sendo o segundo considerado o medicamento de eleição (Pereira *et al.*, 2009). A cura clínica pode ser obtida com estes fármacos desde que utilizados de maneira regular e prolongada, independentemente da apresentação clínica inicial ou da coinfecção com FIV e/ou com FeLV (Schubach *et al.*, 2004). Pereira *et al.*, no período de 2002-2005, compararam a efetividade e a segurança do tratamento com cetoconazol ou itraconazol por via oral em 773 gatos com esporotricose. Nesse estudo o itraconazol se mostrou mais efetivo e seguro, apresentando uma frequência maior de cura clínica e uma menor ocorrência de efeitos adversos gastrintestinais em relação ao cetoconazol (Pereira *et al.*, 2010).

De acordo com Schubach *et al.* (2004) a cura espontânea é rara e podem ocorrer recidiva das lesões ou reifecção exógena. A não adesão do responsável parece ser o maior obstáculo ao êxito do tratamento. Embora a medicação tenha sido fornecida gratuitamente, o elevado percentual de abandonos e de mortes, na sua maioria antes de completar o primeiro mês de tratamento, sugere a dificuldade no manuseio desses animais. Uma importante causa de solicitação de eutanásia foi o adoecimento de algum membro da família (Schubach *et al.*, 2004).

No intuito de prevenir a transmissão zoonótica, Gremião *et al.* (2006) estabeleceram um procedimento operacional padrão para o manejo de gatos com suspeita de esporotricose, incluindo recomendações para profissionais de saúde, manejo do paciente felino, higienização do local e dos instrumentos utilizados. Tais procedimentos são descritos a seguir:

Como recomendações para o médico veterinário, os autores preconizam o uso de avental impermeável e descartável com mangas longas; máscara; luvas de procedimento e lavagem das mãos com água e antisséptico após a retirada destas; óculos de proteção de material acrílico; calçados fechados; e manter cabelos longos presos. Em caso de acidente com instrumento perfurocortante, arranhadura ou mordedura, permitir o sangramento e, posteriormente, lavar a região com água corrente e sabão, e assim que possível procurar atendimento médico.

Com relação ao manejo do felino doente, os autores recomendam o transporte dos animais em caixas de material plástico, para facilitar a higienização; contenção física adequada para evitar arranhaduras e mordeduras; e descarte dos dejetos dos animais em saco branco leitoso com identificação de risco biológico.

A descontaminação e limpeza da caixa de transporte devem ser realizadas com hipoclorito 1%, diluído em água 1:3, por 10 min no mínimo. A descontaminação, limpeza e desinfecção das mesas de atendimento após utilização devem ser realizadas com hipoclorito de sódio 1% e posteriormente álcool 70%. A higienização e desinfecção do piso e das paredes dos consultórios devem ser feitas com hipoclorito de sódio diariamente.

Os materiais perfurocortantes devem ser descartados em recipientes apropriados para esse fim. O descarte de materiais utilizados durante a consulta, tais como, luvas, compressas de gaze e jalecos descartáveis, deve ser feito em sacos brancos leitosos com identificação de risco biológico. O instrumental cirúrgico utilizado na realização de biopsias deve ser esterilizado em autoclave. Em caso de óbito do animal doente, a carcaça deve ser acondicionada em saco branco leitoso com identificação de risco biológico e enviada para incineração.

▸ Diagnóstico

O diagnóstico da esporotricose é feito pelo isolamento de *S. schenckii* de material coletado da lesão, uma vez que raramente o fungo é encontrado ao exame microscópico direto.

Cultivado em meio de ágar Sabouraud, o fungo cresce em aproximadamente 1 a 2 semanas e a demonstração do dimorfismo, por meio da conversão térmica da forma filamentosa para levedura, estabelece o diagnóstico definitivo. O material pode ser obtido com *swab*, raspagem ou aspirado de lesões ou fragmentos de biopsias. Dependendo da sintomatologia, também é feito cultivo de escarro, líquido sinovial, liquor e sangue (Kauffman, 1999). Em meio ágar Sabouraud ou ágar Mycosel à temperatura ambiente (25 a 30°C) crescem colônias inicialmente lisas que depois tornam-se membranosas e sulcadas com pequeno micélio aéreo, com coloração que varia do bege-claro ao negro (Figura 102.11A). Microscopicamente são visualizadas hifas finas, hialinas, septadas, ramificadas, medindo de 1,5 a 2,0 μm de espessura. Os conídios nascem isolados, diretamente das hifas, ou em grupos dispostos como pétala de flor na extremidade de conidióforos de tamanho bastante variável. Esta forma de reprodução assexuada em forma de roseta nas pontas das ramificações é do tipo simpodial. Inicialmente os conídios são hialinos e piriformes, medem de 2 a 3 × 3 a 6 μm, e nas colônias mais velhas veem-se conídios maiores, triangulares ou poliédricos, de parede espessa e de cor castanho-escura (Figura 102.11B). A fase leveduriforme é obtida em meio de ágar BHI (infusão cérebro coração) incubado a 37°C; as colônias são brancas e cremosas e microscopicamente compõem-se de elementos leveduriformes de forma navicular, em charuto (*cigar bodies*), redondos, ovais ou globulosos, com gemulação única ou múltipla, com brotamento claviforme alongado.

No homem, o exame histopatológico mostra processo inflamatório com formação de granuloma e raramente revela elementos fúngicos (Figura 102.12). Esse processo pode exi-

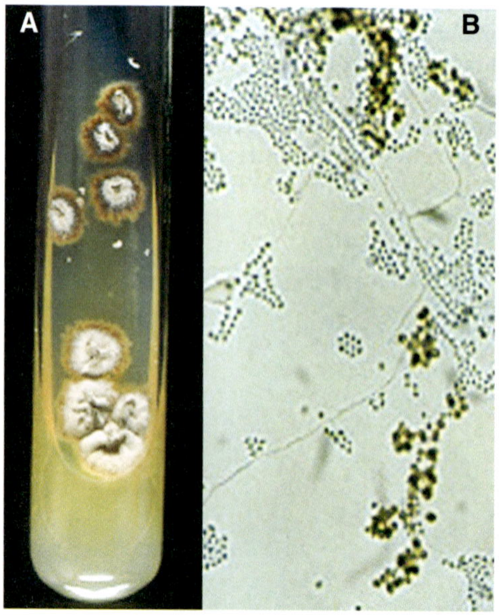

Figura 102.11 *Sporothrix schenckii*. **A.** Cultivo de 14 dias em meio de ágar-batata à temperatura ambiente (25°C), tornando-se acastanhadas. **B.** Microscopia de cultivo em lâmina revelando conidióforo com conídios hialinos e hifas gerando conídios demácios (200×).

bir 3 regiões distintas: a central, nem sempre bem definida, mostra infiltrado inflamatório de polimorfos nucleares e necrose; a média é composta por células gigantes e epitelioides em proporções variadas e a externa mostra vasos com proliferação endotelial e infiltrado linfocitário, plasmócitos, fibroblastos e alguns eosinófilos. Essa composição pode ser variada com zona central reduzida a microabscessos circundados por células epitelioides ou exuberante dando o aspecto clássico de goma (Ramos e Silva, 1972). A visualização do fungo é muito variável nas diversas casuísticas, podendo estar raramente presente ou aparecer em até em 90% dos exames no Japão (Itoh *et al.*, 1986). Os corpos asteroides são vistos com frequência nas lesões de pacientes da África do Sul e do Japão, são raros nos provenientes dos EUA, México e América Central (Rippon, 1988). No exame histopatológico de 73 fragmentos de lesões cutâneas provenientes de pacientes do Rio de Janeiro, esses elementos não foram observados, infiltrado granulomatoso foi observado em 66 (90,4%) e estruturas leveduriformes foram visualizadas em 21 (28,8%) (Barros *et al.*, 2004). Em outro estudo, granulomas foram observados em todas as 119 amostras analisadas, granulomas supurativos em 100 (84,0%) e dermatite difusa em 114 (95,8%). Necrose de liquefação e necrose caseosa estiveram presentes, respectivamente, em 78 (65,5%) e 52 (43,7%) amostras. Estruturas leveduriformes foram visualizadas em 42 (35,3%) amostras.

Granulomas epitelioides, granulomas tuberculoides ou granulomas tipo corpo estranho; necrose caseosa, necrose fibrinoide ou ausência de necrose; predominância de linfócitos entre células não fagocíticas e fibrose foram associados a ausência de visualização do fungo (Quintella *et al.*, no prelo).

Vários testes sorológicos têm sido utilizados para diagnóstico da esporotricose extracutânea e sistêmica, mas estudos adicionais são necessários para determinar a sensibilidade, especificidade e valor preditivo desses métodos. A sorologia por ELISA tem mostrado resultados promissores (Bernardes-Engemann *et al.*, 2005).

A intradermorreação com esporotriquina foi inicialmente utilizada em 1909 por De Beurmann e Gougerot e, mais tarde, no Brasil, bem estudada por Ramos e Silva (1972). A intradermorreação não é utilizada como rotina diagnóstica, uma vez que pode ser positiva em pacientes sem doença ativa e negativa nas formas extracutâneas e disseminadas. Nas áreas endêmicas é esperada uma alta positividade ao teste em função de casos assintomáticos ou subclínicos, com lesão mínima não diagnosticada e regressão espontânea. A sua principal utilização é em inquéritos epidemiológicos para estudos de prevalência em determinadas áreas geográficas (Rodrigues *et al.*, 1996). A esporotriquina também já foi utilizada como tratamento da micose por meio de estímulo imunológico por injeções repetidas (Ramos e Silva, 1972).

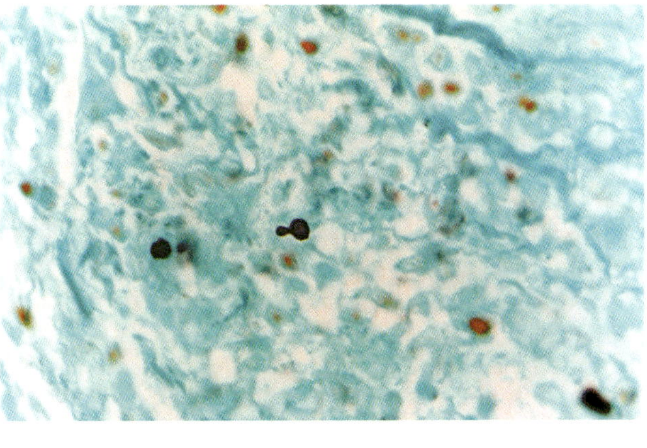

Figura 102.12 Esporotricose humana — corte histológico de fragmento de lesão cutânea revelando raras formas em levedura de *Sporotrhrix schenckii* (impregnação pela prata, 1.000×).

▸ Tratamento

O tratamento da esporotricose tem sido realizado, ao longo dos anos, com a administração de iodeto de potássio. Em função dos efeitos adversos relacionados com este composto, partir da década de 1990, os derivados azólicos passaram a ser utilizados, sendo atualmente o itraconazol o fármaco de primeira escolha. Porém, a regressão das lesões só ocorre em torno de 3 meses de tratamento e dois fatos devem ser considerados quando se enfoca a adesão aos esquemas prescritos: se, por um lado, os iodetos são pouco tolerados, por outro, o custo do itraconazol dificulta seu uso nos países em desenvolvimento.

O iodeto de potássio vem sendo utilizado no tratamento da esporotricose desde o início do século 20 com resultados satisfatórios (De Beurmann e Ramond, 1903). Tem sido sugerido que este sal atua na resolução dos granulomas a partir do aumento da proteólise (Rippon, 1988). Outros sugerem que ele promova o aumento da fagocitose. Porém, o exato mecanismo de ação permanece desconhecido (Rex e Bennett, 1990). Os esquemas de administração pouco variam, iniciando-se para adultos com 5 gotas da solução supersaturada 3 vezes/dia e aumentando-se 5 gotas a cada dia até a dose total de 40 a 50 gotas 3 vezes/dia, administrados com água ou, preferencialmente, com suco ou leite. Para crianças, iniciar com 1 gota 3 vezes/dia e aumentar gradualmente, conforme tolerância, até 10 gotas 3 vezes/dia. Em ambos os casos, o tratamento deve ser mantido até 4 semanas após a resolução dos sintomas. Os efeitos adversos mais frequentemente relatados são gosto metálico, náuseas, vômitos, anorexia, epigastralgia e diarreia (Sterling e Heymann, 2000). Esses efeitos podem ser reduzidos pela diminuição da dose ou suspensão temporária da medicação (Koc *et al.*, 2001). Outros efeitos adversos menos frequentes são: edema, mialgia, urticária, linfadenopatia, febre prolongada, periarterite nodosa, aumento das glândulas salivares, psoríase, entre outros (Sterling e Heymann, 2000). Com uso prolongado alguns pacientes podem apresentar sintomas de iodismo (acentuado gosto metálico e queimação na boca, sialorreia, sensibilidade nos dentes e gengivas e cefaleia) ou toxicidade pelo potássio (arritmias, fraqueza, confusão mental, parestesia em mãos). São contraindicações ao uso de iodeto as doenças da tireoide, diminuição da função renal, hepatopatias graves, gestação e alergia conhecida ao iodo. O uso de diuréticos poupadores de potássio e inibidores da enzima conversora de angiotensina aumenta o risco de toxicidade.

O itraconazol tem sido usado com eficácia e segurança na maioria dos casos de esporotricose, com baixa toxicidade e boa tolerância, mesmo nos tratamentos tratamentos a longo prazo. A dose utilizada varia de 100 a 200 mg, nas formas cutâneas e linfocutâneas, até 400 mg nos casos de má resposta inicial e nas formas osteoarticular, pulmonar e como terapia supressiva, em pacientes imunocomprometidos, após indução com anfotericina B. Em crianças até 20 kg, deve ser utilizada a dose de 5 mg/kg peso corporal/dia. A absorção do fármaco, na apresentação em cápsulas, é aumentada se ingerido com alimentos e diminuída pelo uso de antiácidos. Efeitos adversos têm sido relatados em 1 a 4% dos pacientes com infecção fúngica não sistêmica, sendo o mais comum a náuseas. Em 1 a 2% dos casos são relatados vômitos, dor abdominal, diarreia, reações de hipersensibilidade, cefaleia, vertigem, *tinnitus*, febre, hipertensão, hipopotassemia e fadiga. O itraconazol apresenta numerosas interações medicamentosas associadas à inibição do sistema citocromo P-450 3A4. A administração de itraconazol com terfenadina, astemizol e cisaprida pode causar arritmia cardíaca. O uso com midazolam, triazolam e alprazolam pode potencializar o efeito sedativo dessas medicações. Também a digoxina e ciclosporina podem ter seus níveis aumentados. A coadministração com rifampicina, isoniazida, rifabutina, fenobarbital, carbamazepina, fenitoína e didanosina pode resultar em níveis séricos mais baixos desses medicamentos (Schutze, 2001).Também ocorre interação com quinidina, nifedipino, sinvastatina e lovastatina. A medicação é contraindicada na gestação e mulheres em idade fértil devem ser orientadas a usar método contraceptivo de barreira.

No Rio de Janeiro, de 178 pacientes estudados, 13 (7,3%) evoluíram com regressão espontânea das lesões e 165 (92,7%) iniciaram tratamento com itraconazol na dose de 100 mg/dia VO por 4 a 36 semanas (mediana = 12 semanas). Desses 165 pacientes, 149 (90,3%) curaram e 16 (9,7%) abandonaram o tratamento. A maioria dos pacientes diabéticos necessitou doses maiores de itraconazol, ente 200 e 400 mg/dia, por um período de 16 a 24 semanas. Todos os pacientes foram acompanhados durante 6 a 12 meses após o tratamento e muitos deles permaneceram em contato com gatos com esporotricose. Somente dois pacientes apresentaram recidiva das lesões e apresentaram boa resposta ao segundo tratamento com o mesmo esquema inicial (Barros *et al.*, 2004).

Tanto o iodeto como o itraconazol são contraindicados em gestantes. Nestas pacientes, pode-se utilizar a termoterapia com aplicação diária de calor local (42 a 43°C) por meio de bolsa de água quente, fonte de infravermelho ou método similar, pelo menos 10 a 15 min 4 vezes/dia, durante várias semanas. O mecanismo de ação do calor local tem sido demonstrado em laboratório: quando as células de *S. schenckii* são incubadas em soro com neutrófilos a 40°C e 37°C, não há diferença com relação à fagocitose nos 2 grupos. Entretanto, uma vez fagocitados, a taxa de morte do fungo foi maior a 40°C do que a 37°C (Hiruma *et al.*, 1987).

A anfotericina B é usada no tratamento inicial nas formas disseminadas, especialmente nos pacientes imunocomprometidos. Nos pacientes coinfectados pelo HIV deve ser seguida de tratamento supressivo com itraconazol por tempo ainda indeterminado. Em gestantes, a anfotericina B poderá ser utilizada após a 12ª semana de gravidez, mas seu uso deverá ser reservado para formas pulmonares e disseminadas cujo tratamento não possa ser adiado.

O fluconazol é menos eficaz que o itraconazol e deve ser reservado para pacientes que não toleram ou apresentam interação medicamentosa com o itraconazol. Só é indicado para as formas cutânea, linfocutânea e osteoarticular. O cetoconazol, além da maior toxicidade, não tem demonstrado boa resposta. Estudos de suscetibilidade *in vitro* têm demostrado boa atividade da terbinafina e do posaconazol contra *S. schenckii* (Meinerz *et al.*, 2007; Silveira *et al.*, 2009). Os poucos estudos utilizando terbinafina em pacientes humanos mostraram uma boa eficácia em doses que variaram de 250 a 1.000 mg/dia (Chapman *et al.*, 2004; Francesconi *et al.*, 2009). Contudo, o custo dificulta o seu emprego na esporotricose e são necessárias avaliações adicionais com ensaios clínicos randomizados e controlados para se estabelecer a dose ideal. O posaconazol é um triazólico de segunda geração de amplo espectro mas seu uso clínico na esporotricose ainda não foi avaliado.

A Tabela 102.1 sumariza as indicações dos principais esquemas de tratamento nas diferentes formas clínicas de esporotricose.

Tabela 102.1 Indicações dos principais esquemas de tratamento nas diferentes formas clínicas de esporotricose.

Tratamento	Forma da doença	Posologia	Vantagens	Desvantagens
Termoterapia local	Cutânea e linfocutânea	15 a 20 min 3 a 4 vezes/dia	Sem custo, simplicidade, primeira opção em gestantes	Requer grande adesão do paciente
Solução saturada de iodeto de potássio	Cutânea e linfocutânea	Adultos: 40 a 50 gotas VO, 3 vezes ao dia Crianças: 10 gotas VO, 3 vezes ao dia	Baixo custo	Efeitos adversos frequentes, formulação líquida, posologia
Itraconazol	Cutânea e linfocutânea Mucosa Pulmonar e osteoarticular Forma sistêmica (supressão)	100 a 200 mg/dia 200-400 mg/dia 400 mg/dia 400 mg/dia	Poucos efeitos adversos, posologia	Custo, interações Medicamentosas
Terbinafina	Cutânea e linfocutânea	250-1.000 mg/dia	Boa alternativa ao itraconazol, Poucos efeitos adversos	Alto custo Pequena experiência com o fármaco na esporotricose
Fluconazol	Cutânea e linfocutânea Osteoarticular	400 mg/dia 800 mg/dia	Poucos efeitos adversos, posologia, opção nas contraindicações ao itraconazol	Baixa eficácia
Anfotericina B	Sistêmica, pulmonar, meníngea e formas graves em gestantes	Dose total de 1 a 2 g em todas as formas Deverá ser seguida por terapia de manutenção com itraconazol	Primeira escolha para a forma sistêmica	Efeitos adversos; formulação Intravenosa

VO = via oral.

▸ Referências bibliográficas

Azulay RD. Classification of Cutaneous Mycoses. *An Bras Dermatol* 39: 1-9, 1964.

Barros MBL, Schubach A, Francesconi-do-Valle AC, Gutierrez Galhardo MC, Conceição-Silva F, Schubach TMP, Reis RS, Marzochi KBF, Wanke B, Conceição MJ. Cat-transmitted sporotrichosis epidemic in Rio de Janeiro, Brazil: description of a series of cases. *Clin Infect Dis* 38: 529-535, 2004.

Barros MBL, Schubach AO, Galhardo MC, Schubach TMP, Reis RS, Conceição MJ, Valle AC. Sporotrichosis with widespread cutaneous lesions – a report of 24 cases related to transmission by domestic cats in Rio de Janeiro, Brazil. *Int J Dermatol* 42: 677-681, 2003.

Barros MB, Schubach TM, Gutierrez-Galhardo MC, Schubach A, Monteiro PC, Reis RS, Zancope-Oliveira RM, Lazéra M, Cuzzi-Maya T, Blanco TC, Marzochi KB, Wanke B, Valle AC. Sporotrichosis: an emergent zoonosis in Rio de Janeiro. *Mem Inst Oswaldo Cruz* 96: 777-779, 2001.

Bernardes-Engemann AR, Costa RC, Miguens BR, Penha CV, Neves E, Pereira BA, Dias CM, Mattos M, Gutierrez MC, Schubach A, Oliveira Neto MP, Lazéra M, Lopes-Bezerra LM. Development of an enzyme-linked immunosorbent assay for the serodiagnosis of several clinical forms of sporotrichosis. *Med Mycol* 43: 487-493, 2005.

Bustamante B, Campos PE. Endemic sporotrichosis. *Curr Opin Infect Dis* 14: 145-149, 2001.

Callens SF, Kitetele F, Lukun P, Lelo P, Van Rie A, Behets F, Colebunders R. Pulmonary *Sporothrix schenckii* infection in a HIV positive child. *J Trop Pediatr* 52: 144-146, 2006.

Campos P, Arenas R, Coronado H. Epidemic cutaneous sporotrichosis. *Int J Dermatol* 33: 38-41, 1994.

CDC. Multistate outbreak of sporotrichosis in seedling handlers, 1988. *Morb Mortal Wkly Rep* 37: 652-653, 1988.

Chapman SW, Pappas P, Kauffmann C, Smith EB, Dietze R, Tiraboschi-Foss N, Restrepo A, Bustamante AB, Opper C, Emady-Azar S, Bakshi R. Comparative evaluation of the efficacy and safety of two doses of terbinafine (500 and 1000 mg day-1) in the treatment of cutaneous or lymphocutaneous sporotrichosis. *Mycoses* 47: 62-68, 2004.

Coles FB, Schuchat A, Hibbs JR, Kondracki SF, Salkin IF, Dixon DM, Chang HG, Duncan RA, Hurd NJ, Morse DL. A multistate outbreak of sporotrichosis associated with sphagnum moss. *Am J Epidemiol* 136: 475-487, 1992.

Conti-Diaz IA. Sporotrichosis in Uruguay: Epidemiologic and clinical aspects. In *Pan American Health Organization Scientific Publication*, PAHO, Washington D C, p. 312-321, 1980.

Conti-Diaz IA. Epidemiology of sporotrichosis in Latin America. *Mycopathol* 108: 113-116, 1989.

Cooper CR, Dixon DM, Salkin IF. Laboratory-acquired sporotrichosis. *J Med Vet Mycol* 30: 169-171, 1992.

Crothers SL, White SD, Ihrke PJ, Affolter VK. Sporotrichosis: a retrospective evaluation of 23 cases seen in northern California (1987-2007). *Vet Dermatol* 20: 249-259, 2009.

Davies C, Troy GC. Deep mycotic infections in cats. *J Am Anim Hosp Assoc* 32: 380-391, 1996.

De Beurmann L, Gougerot H. *Les sporotrichoses*, Librarie Félix Alcan. Paris, 1912.

De Beurmann L, Ramond. Abcès sous-cutanés multiples d'origine mycosique. *Ann Dermatol Syphiligr* 4: 678-685, 1903.

Donadel K, Reinoso Y, Oliveira J, Azulay R. Esporotricose: revisão. *An Bras Dermatol* 68: 45-52, 1993.

Dunstan RW, Langham RF, Reimann KA, Wakenell PS. Feline sporotrichosis: a report of five cases with transmission to humans. *J Am Acad Dermatol* 15: 37-45, 1986.

Dunstan RW, Reimann KA, Langham RF. Feline sporotrichosis. *J Am Vet Med Assoc* 189: 880-883, 1986.

Espinosa-Texis A, Hernandez-Hernandez F, Lavalle P, Barba-Rubio J, Lopez-Martinez R. Study of 50 patients with sporotrichosis. Clinical and laboratory assessment. *Gac Med Mex* 137: 111-116, 2001.

Fischman O, Alchorne MM, Portugal MA. Human sporotricosis following rat bite. *Rev Inst Med Trop São Paulo* 15: 99-102, 1973.

Francesconi G, Valle AC, Passos S, Reis R, Galhardo MC. Terbinafine (250 mg/day): an effective and safe treatment of cutaneous sporotrichosis. *J Eur Acad Dermatol Venereol* 23: 1273-1276, 2009.

Freitas D, Migliano M, Zani Neto L. Esporotricose – Observação de caso espontâneo em gato doméstico (*F. catus*). *Rev Med Vet São Paulo* 5: 601-604, 1956.

Freitas D, Moreno G, Saliba A, Bottino J, Mós E. Esporotricose em cães e gatos. *Rev Fac Med Vet São Paulo* 7: 381-387, 1965.

Fukushiro R. Epidemiology and ecology of sporotrichosis in Japan. *Zentralbl Bakteriol Mikrobiol Hyg [A]* 257: 228-233, 1984.

González-Ochoa A. Contribuciones recientes al conociemiento de la esporotrichosis. *Gac Med Mex* 95: 463-474, 1965.

Gremião IDF, Pereira SA, Nascimento Jr A, Figueiredo FB, Silva JN, Leme LRP, Schubach TMP. Procedimento operacional padrão para o manejo de gatos com suspeita de esporotricose. *Clínica Veterinária*. 65:69-70, 2006.

Gremião ID, Schubach TM, Pereira SA, Rodrigues AM, Chaves AR, Barros MB. Intralesional amphotericin B in a cat with refractory localised sporotrichosis. *J Feline Med Surg* 11: 720-723, 2009.

Gutierrez-Galhardo MC, Barros MBL, Schubach A, Cuzzi T, Schubach TMP, Lazéra MS, Francesconi-do-Valle ACF. Erythema multiforme associated with sporotrichosis. *J Eur Acad Dermatol Venereolol* 19: 507-509, 2005.

Gutierrez-Galhardo MC, Schubach AO, Barros MBL, Blanco TCM, Cuzzi-Maya T, Schubach TMP, Lazéra MS, Francesconi-do-Valle AC. Erythema nodosum associated with sporotrichosis. *Int J Dermatol* 41: 114-116, 2002.

Gutierrez-Galhardo MC, Valle AC, Fraga BL, Schubach AO, Hoagland BR, Monteiro PC, Barros MB. Disseminated sporotrichosis as a manifestation of immune reconstitution inflammatory syndrome. *Mycoses* 53: 78-80, 2010.

Hektoen L, Perkins CF. Refractory subcutaenous abscesses caused by *Sporothrix schenckii*, a new patogenic fungus. *J Exp Med* 5: 77-89, 1900.

Helm M, Berman C. The clinical, therapeutic and epidemiological features of sporotrichosis infection of the mines. In *Proceedings of the Transvaal Mine Medical Officers' Association. Sporotrichosis infection on mines of the Witwatersrand*. The Transvaal Chamber of Mines, Johannesburg, 1947.

Hiruma M, Katoh T, Yamamoto I, Kagawa S. Local hyperthermia in the treatment of sporotrichosis. *Mykosen* 30: 315-321, 1987.

Hoagland BRS. *Características epidemiológicas e clínicas de indivíduos infectados pelo HIV que desenvolveram esporotricose e/ou foram expostos a gatos infectados por* Sporothrix schenckii. Fundação Oswaldo Cruz, Rio de Janeiro, 2004.

Honse CO, Rodrigues AM, Gremião ID, Pereira SA, Schubach TM. Use of local hyperthermia to treat sporotrichosis in a cat. *Vet Rec* 166: 208-209, 2010.

Itoh M, Okamoto S, Kariya H. Survey of 200 cases of sporotrichosis. *Dermatologica* 172: 209-213, 1986.

Kauffman CA. Sporotrichosis. *Clin Infect Dis* 29: 231-236, 1999.

Kauffman CA, Hajjeh R, Chapman SW. Practice guidelines for the management of patients with sporotrichosis. For the Mycoses Study Group. Infectious Diseases Society of America. *Clin Infect Dis* 30: 684-687, 2000.

Koc AN, Uksal U, Oymak O. Case report. Successfully treated subcutaneous infection with *Sporothrix schenckii* in Turkey. *Mycoses* 44: 330-333, 2001.

Kovarik CL, Neyra E, Bustamante B. Evaluation of cats as the source of endemic sporotrichosis in Peru. *Med Mycol* 46: 53-56, 2008.

Kwon-Chung K, Bennet J. Sporotrichosis. In Kwon-Chung K, Bennet J (eds). *Medical Mycology*, Lea & Febiger, Philadelphia, p. 707-729, 1992.

Larsson CE, Goncalves MA, Araujo VC, Dagli ML, Correa B, Fava Neto C. Feline sporotrichosis: clinical and zoonotic aspects. *Rev Inst Med Trop São Paulo* 31: 351-358, 1989.

Lavalle P, Mariat F. Sporotrichosis. *Bull Inst Pasteur* 81: 295-322, 1983.

Lopes JO, Alves SH, Mari CR, Brum LM, Westphalen JB, Altermann MJ, Prates FB. Epidemiology of sporotrichosis in the central region of Rio Grande do Sul. *Rev Soc Bras Med Trop* 32: 541-545, 1999.

Lutz A, Splendore A. Sobre uma mycose observada em homens e ratos. *Rev Med São Paulo* 21: 433-450, 1907.

Lyon GM, Zurita S, Casquero J, Holgado W, Guevara J, Brandt ME, Douglas S, Shutt K, Warnock DW, Hajjeh RA. Population-based surveillance and a case-control study of risk factors for endemic lymphocutaneous sporotrichosis in Peru. *Clin Infect Dis* 36: 34-39, 2003.

Mackinnon J, Conti Diaz I, Gezuele E, Civila E, Da Luz S. Isolation of *Sporothrix schenckii* from nature and considerations on its pathogenicity and ecology. *Sabouraudia* 7: 38-45, 1969.

Madrid H, Cano J, Gene J, Bonifaz A, Toriello C, Guarro J. *Sporothrix globosa*, a pathogenic fungus with widespread geographical distribution. *Rev Iberoam Micol* 26: 218-222, 2009.

Madrid IM, Mattei A, Martins A, Nobre M, Meireles M. Feline sporotrichosis in the southern region of Rio Grande do Sul, Brazil: clinical, zoonotic and therapeutic aspects. *Zoonoses and Public Health* 57: 151-154, 2009.

Marimon R, Cano J, Gene J, Sutton DA, Kawasaki M, Guarro J. Three new *Sporothrix* species of clinical interest: *S. brasiliensis, S. globosa* and *S. mexicana*. *J Clin Microbiol* 45: 3198-3206, 2007.

Matruchot L. Les champignons pathogenes, agents des sporotrichoses. *CR Acad Sci* 150: 543-545, 1910.

Matruchot L, Ramond L. Un type noveaux de champignon pathogène chez l'homme. *CR Soc Biol* 59: 379, 1905.

Mayorga R, Caceres A, Toriello C, Gutierrez G, Alvarez O, Ramirez ME, Mariat F. Study of an endemic sporotrichosis zone in the Ayarza lake region of Guatemala. *Bol Oficina Sanit Panam* 87: 20-34, 1979.

Mehta KI, Sharma NL, Kanga AK, Mahajan VK, Ranjan N. Isolation of *Sporothrix schenckii* from the environmental sources of cutaneous sporotrichosis patients in Himachal Pradesh, India: results of a pilot study. *Mycoses* 50: 496-501, 2007.

Meinerz AR, Nascente PS, Schuch LF, Cleff MB, Santin R, Brum CS, Nobre MO, Meireles MC, Mello JR. *In vitro* susceptibility of isolates of *Sporothrix schenckii* to terbinafine and itraconazole. *Rev Soc Bras Med Trop* 40: 60-62, 2007.

Moore J, Davis D. Sporotrichosis following mouse bite with certain immunologic data. *J Infect Dis* 23: 252-265, 1918.

Muir DB, Pritchard RC. *Sporothrix schenckii* — Incidence in the Sydney region. *Australas J Dermatol* 25: 27-28, 1984.

Neto RJ, Machado AA, Castro G, Quaglio AS, Martinez R. Disseminated cutaneous sporotrichosis as the initial manifestation of acquired immunodeficiency syndrome - case report. *Rev Soc Bras Med Trop* 32: 57-61, 1999.

Oliveira MM, Almeida-Paes R, Medeiros MM, Barros MBL, Galhardo MC, Zancopé-Oliveira RM. Sporotrichosis caused by *Sporothrix globosa* in Rio De Janeiro, Brazil: case report. *Mycopathol* 169: 359-363, 2010.

Pappas PG, Tellez I, Deep AE, Nolasco D, Holgado W, Bustamante B. Sporotrichosis in Peru: Description of an area of hyperendemicity. *Clin Infect Dis* 30: 65-70, 2000.

Pereira AC, Levy RA, Barros MBL, Schubach TMP, Schubach AO, Francesconi-do-Valle AC, Conceição-Silva F, De-Luca PM, Gutierrez-Galhardo MC. Manifestações articulares da esporotricose no Rio de Janeiro. *Rev Bras Reumatol* 42: S 44, 2002.

Pereira SA. *Esporotricose felina: estudo terapêutico no Rio de Janeiro.* Fundação Oswaldo Cruz, Rio de Janeiro, 2009.

Pereira SA, Passos SRL, Silva JN, Gremião IDF, Figueiredo FB, Teixeira JL, Monteiro PC, Schubach TM. Response to azolic antifungal agents for treating feline sporotrichosis. *Vet Rec* 166: 290-294, 2010.

Pereira SA, Schubach TMP, Figueiredo FB, Leme LRP, Santos IB, Cuzzi T, Reis RS, Schubach A. Demodicosis associated with sporotrichosis and pediculosis in a positive FIV/FeLV cat. *Acta Scientiae Veterinariae* 33: 75-78, 2005.

Pereira SA, Schubach TM, Gremião ID, Silva DT, Figueiredo FB, Assis NV, Passos SRL. Therapeutic aspects of feline sporotrichosis. *Acta Scientiae Veterinariae.* 37: 331-341, 2009.

Pijper A, Pullinger B. An outbreak of sporotrichosis among South African native miners. *Lancet* 213: 914-915, 1927.

Quintal D. Sporotrichosis infection on mines of the Witwatersrand. *J Cutan Med Surg* 4: 51-54, 2000.

Quintella LP, Passos SRL, Vale ACF, Galhardo MCG, Barros MBL, Cuzzi T, Reis RS, Carvalho MHGF, Zappa MB, Schubach AO. Histopathology of cutaneous sporotrichosis in Rio de Janeiro: A series of 119 consecutive cases. *J Cutan Pathol,* no prelo.

Ramirez J, Byrd Jr RP, Roy TM. Chronic cavitary pulmonary sporotrichosis: efficacy of oral itraconazol. *J Ky Med Assoc* 96: 103-105, 1998.

Ramos e Silva J. Sporotrichosis in Brazil. In Marshall J, *Essays on Tropical Dermatology,* Excerpta Medica, Amsterdan, p. 370-386, 1972.

Ramos e Silva M, Vasconcelos C, Carneiro S, Cestari T. Sporotrichosis. *Clin Dermatol* 25: 181-187, 2007.

Read SI, Sperling LC. Feline sporotrichosis. Transmission to man. *Arch Dermatol* 118: 429-431, 1982.

Reed KD, Moore FM, Geiger GE, Stemper ME. Zoonotic transmission of sporotrichosis: case report and review. *Clin Infect Dis* 16: 384-387, 1993.

Rex JH, Bennett JE. Administration of potassium iodide to normal volunteers does not increase killing of *Sporothrix schenckii* by their neutrophils or monocytes. *J Med Vet Mycol* 28: 185-189, 1990.

Rippon J. Sporotrichosis. In Rippon J (ed), *Medical Mycology - The Pathogenic Fungi and the Pathogenic Actinomycetes,* WB Saunders, Philadelphia, p. 325-352, 1988.

Rodrigues MT, Resende MA. Epidemiologic skin test survey of sensitivity to paracoccidioidin, histoplasmin and sporotrichin among gold mine workers of Morro Velho Mining, Brazil. *Mycopathol* 135: 89-98, 1996.

Sampaio S, Lacaz C, Almeida F. Clinical aspects on sporotrichosis in São Paulo. *Rev Hosp Clin Fac Med São Paulo* 9: 391-402, 1954.

Schell W. Agents of chromoblastomycosis and sporotrichosis. In Ajello L, Hay RJ (eds), *Microbiology and Microbial Infections,* Topley & Wilson's, London, p. 315-336, 1998.

Schenck B. On refractory subcutaneous abscesses caused by a fungus possibly related to the *Sporotricha. Johns Hopkins Hosp Bull* 240: 286-290, 1898.

Schubach AO, Barros MBL, Moreira JS, Saldanha AC, Fabri ML, Schubach TMP, Monteiro PCF, Reis RS, Cuzzi-Maya T, Pereira SA, Conceição MJ, Gutierrez-Galhardo MC, Francesconi-do-Valle AC. Esporotricose primária da mucosa nasal. *Rev Soc Bras Med Trop* 36: 222, 2003.

Schubach A, Barros MBL, Schubach TM, Francesconi-do-Valle AC, Gutierrez-Galhardo MC, Sued M, Salgueiro MM, Fialho-Monteiro PC, Reis RS, Marzochi KB, Wanke B, Conceição-Silva F. Primary conjunctival sporotrichosis: two cases from a zoonotic epidemic in Rio de Janeiro, Brazil. *Cornea* 24: 491-493, 2005.

Schubach A, Barros MBL, Wanke B. Epidemic sporotrichosis. *Curr Opin Infect Dis* 21: 129-133, 2008.

Schubach TM, Schubach AO, Cuzzi-Maya T, Okamoto T, Reis RS, Monteiro PC, Gutierrez-Galhardo MC, Wanke B. Pathology of sporotrichosis in 10 cats in Rio de Janeiro. *Vet Rec* 152: 172-175, 2003.

Schubach TMP, Schubach A, Okamoto T, Barros MBL, Figueiredo FB, Cuzzi T, Fialho-Monteiro PC, Reis RS, Perez MA, Wanke B. Evaluation of an epidemic of sporotrichosis in cats: 347 cases (1998-2001). *J Am Vet Med Assoc* 224: 1623-1629, 2004.

Schubach TMP, Schubach AO, Okamoto T, Pellon IV, Monteiro PCF, Reis RS, Barros MBL, Perez MA, Wanke B. Hematogenous spread of *Sporothrix schenckii* in cats with naturally acquired sporotrichosis. *J Small Anim Pract.* 44: 395-398, 2003.

Schubach TM, Schubach AO, Reis RS, Cuzzi-Maya T, Blanco TC, Monteiro DF, Barros BM, Brustein R, Zancope-Oliveira RM, Fialho Monteiro PC, Wanke B. *Sporothrix schenckii* isolated from domestic cats with and without sporotrichosis in Rio de Janeiro, Brazil. *Mycopathol* 153: 83-86, 2002.

Schutze GE. Antifungal agents for the treatment of systemic mycoses. *Semin Pediatr Infect Dis* 12: 246-253, 2001.

Silva DT, Pereira SA, Gremião IDF, Chaves AR, Cavalcanti MCH, Silva JN, Schubach TMP. Feline conjunctival sporotrichosis. *Acta Scientiae Veterinariae* 36: 181-184, 2008.

Silveira CP, Torres-Rodriguez JM, Alvarado-Ramirez E, Murciano-Gonzalo F, Dolande M, Panizo M, Reviakina V. MICs and minimum fungicidal concentrations of amphotericin B, itraconazole, posaconazole and terbinafine in *Sporothrix schenckii. J Med Microbiol* 58: 1607-1610, 2009.

Singer JI, Muncie JE. Sporotrichosis. Etiologic considerations and report of additional cases from New York. *NY State J Med* 52: 2147-2153, 1952.

Sterling JB, Heymann WR. Potassium iodide in dermatology: a 19th century drug for the 21st century-uses, pharmacology, adverse effects, and contraindications. *J Am Acad Dermatol* 43: 691-697, 2000.

Taboada J. Systemic mycoses. In Ettinger S, Feldman E (eds), *Textbook of Veterinary Internal Medicine - Diseases of the Dog and Cat,* WB Saunders, Philadelphia, p. 453-476, 2000.

Takenaka M, Sato S, Nishimoto K. Survey of 155 sporotrichosis cases examined in Nagasaki Prefecture from 1951 to 2007. *Nippon Ishinkin Gakkai Zasshi* 50: 101-108, 2009.

Teixeira PA, de Castro RA, Nascimento RC, Tronchin G, Torres AP, Lazéra M, de Almeida SR, Bouchara JP, Loureiro y Penha CV, Lopes-Bezerra LM. Cell surface expression of adhesins for fibronectin correlates with virulence in *Sporothrix schenckii. Microbiology* 155: 3730-3738, 2009.

Thompson DW, Kaplan W. Laboratory-acquired sporotrichosis. *Sabouraudia* 15: 167-170, 1977.

Vilela R, Souza GF, Fernandes Cota G, Mendoza L. Cutaneous and meningeal sporotrichosis in a HIV patient. *Rev Iberoam Micol* 24: 161-163, 2007.

Vismer HF, Hull PR. Prevalence, epidemiology and geographical distribution of *Sporothrix schenckii* infections in Gauteng, South Africa. *Mycopathol* 137: 137-143, 1997.

Werner AH, Werner BE. Sporotrichosis in man and animal. *Int J Dermatol* 33: 692-700, 1994.

103 Micetomas

Arival Cardoso de Brito

Micetoma é síndrome clinicopatológica que resulta de infecção crônica granulomatosa, supurativa, causada pela implantação e proliferação nos tecidos humanos de bactérias e fungos pertencentes a diversos gêneros, com manifestações clínicas que variam de acordo com o órgão comprometido. A implantação traumática do agente na pele e/ou subcutâneo produz quadro clínico caracterizado pelo aumento de volume do local anatômico comprometido, aparecimento de lesões polimórficas – pápulas, nódulos, tumorações, fístulas – e presença do grão parasitário, importante componente da síndrome, na secreção seropurulenta ou piossanguinolenta que drena pelos orifícios fistulosos. Esses grãos são constituídos por colônias do patógeno que pode ser um fungo ou uma bactéria filamentosa. O processo tende a comprometer estruturas profundas, com invasão do tecido subcutâneo, músculos, tendões, ossos, articulações e, em alguns casos, órgãos internos.

▸ História

Os primeiros relatos sobre micetoma constariam no antigo livro religioso indiano *Atharva Veda*, no qual o processo infeccioso é descrito com a denominação de *Padavalmika*. Outras publicações citam casos mais antigos de micetoma ocorridos no período bizantino. Credita-se a Engelbert Kaempfer, médico alemão, o mérito de descrever a doença pela primeira vez em 1694, na Índia. Em 1842 John Gill, trabalhando em Madura (Índia), foi o primeiro a reconhecer como entidade clínica o processo tumoral que acometia habitantes daquele distrito, denominando-o "pé de Madura". Missionários franceses teriam, igualmente, registrado os primeiros casos na Índia. Quatro casos de micetoma foram publicados por Godfrey em 1846 quando trabalhava como cirurgião militar em Bellary, na Índia. Em 1860 Vandyke Carter criou o termo *mycetoma* que significa "tumor causado por fungo" ao demonstrar a natureza fúngica dos grãos observados nas lesões tumoriformes de localização podálica. Brumpt (1906) propôs a denominação de *Madurella* para o fungo observado em grão negro proveniente de lesão cutânea de um doente. Em 1913 Pinoy classificou os micetomas em dois grandes grupos: actinomicetos, causados por bactérias, e eumicetos, produzidos por "fungos verdadeiros".

▸ Epidemiologia

A doença é largamente distribuída em todo o mundo. Os micetomas actinomicéticos (bactérias) são cosmopolitas e os eumicetomas (fungos) são mais frequentes nas zonas tropicais e subtropicais, com maior incidência de casos no chamado "cinturão do micetoma", entre a linha do Equador e o Trópico de Câncer, latitudes 15°S e 30°N, com clima quente e úmido, temperaturas entre 30 e 37°C, umidade relativa de 60 a 80%, índice de pluviosidade elevado, ou então, quente e seco, desértico ou semidesértico, temperaturas de 45 e 60°C e umidade relativa de 12 a 18%. Neste "cinturão do micetoma" encontram-se: Índia, Sudão, Paquistão, Senegal, Somália, Nigéria, Iêmen, Chade, Madagascar, Mauritânia, Camarões, Zaire, Malásia, Filipinas. Nas Américas inclui México (alta incidência), Venezuela, Colômbia, Argentina, Brasil, Chile, Paraguai, El Salvador, Cuba, Guatemala e ilhas do Caribe: Curaçau, São Cristóvão e Névis, Granada e Jamaica. Casos esporádicos da doença estão relatados nos EUA e na Europa.

No Brasil predominam os micetomas de etiologia actinomicética, sendo os de origem fúngica em número expressivamente menor. A doença, em nosso país, não constitui problema de saúde pública, diferentemente do que ocorre na Índia, México e países da África.

A doença é mais frequente em indivíduos que exercem atividades no meio ambiente, em contato direto com solo e vegetais (agricultores, fazendeiros, garimpeiros, entre outros). Em relação ao sexo há nítido predomínio no gênero masculino sobre o feminino (3:1 a 5:1), por ser o homem aquele que mais se expõe ao contato com as fontes de infecção. Estudo sugere que os níveis de progesterona podem inibir o crescimento de certas espécies produtoras de micetoma, o que poderia explicar a menor incidência em mulheres. Paciente de qualquer idade pode ser infectado, mas predomina no grupo etário entre 20 e 40 anos. É raro na criança e no idoso, com relato de caso em lactente de 28 dias e paciente acima de 70 anos. Acomete indivíduos de qualquer etnia desde que expostos às mesmas condições de contágio, em geral residentes da zona rural, preferencialmente os agricultores.

▸ Classificação

Os actinomicetos causadores de infecções humanas são classificados na ordem Actinomycetales que inclui também as bactérias corineformes do reino Monera. Entretanto, os micetomas produzidos por agentes bacterianos ainda são estudados entre as micoses profundas, não apenas pela tradição que sempre os colocou no ramo da micologia, como também pela similitude do quadro clínico, anatomopatológico, de imagens, evolutivo e quanto à localização habitual do processo.

Os micetomas foram classificados em dois grandes grupos por Chalmers e Archibald (1916):

- Actinomicóticos: produzidos por actinomicetos (bactérias)
- Maduromicóticos: causados por eumicetos (fungos verdadeiros).

Zaias *et al.* apresentaram, em 1969, classificação dos micetomas em dois grupos:

- Actinomicetomas (actinomicetos): *Actinomyces israelii, Nocardia asteroides, Nocardia brasiliensis, Actinomadura madurae, A. pelletieri* e *Streptomyces somaliensis*

- Eumicetomas (ascomicetos e *fungi imperfecti*): incluindo as espécies *Petriellidium boydii*, *Cephalosporium falciforme*, *C. recifei*, *Leptosphaeria senegalensis*, *Madurella grisea*, *M. mycetomatis*, *Neotestudina rosatii*, *Phialophora jeanselmei* e *Pyrenochaeta romeroi*.

Mello Filho *et al.* (1979) propuseram duas classificações. A primeira tem como base o agente etiológico:

- Micetoma actinomicético (bactérias)
  - Origem endógena, por agentes anaeróbios
  - Origem exógena, por agentes aeróbios
- Micetoma eumicético (fungos): origem exógena, por agentes aeróbios.

A outra, variante da primeira, é fundamentada na via de infecção:

- Origem endógena (agente anaeróbio): actinomicetos
- Origem exógena (agente aeróbio)
  - Actinomicetos
  - Eumicetos.

Lacaz (2002), tendo como base o agente etiológico, classificou os micetomas em três grupos:

- Actinomicose: causada por actinomicetos anaeróbios
- Nocardiose: produzida por actinomicetos aeróbios
- Eumicetomas: produzidos por eumicetos.

Brito, em 1995, considerando que micetomas e botriomicose são infecções que se caracterizam por lesões pseudotumorais e fistulosas que eliminam grãos parasitários, apresentou classificação na qual inclui as entidades anteriores, como segue:

- Actinomicetomas (bactérias)
  - Actinomicose endógena: actinomicetos anaeróbios (*Actinomyces israelii* e outros menos frequentes)
  - Actinomicose exógena (nocardiose): actinomicetos aeróbios (gêneros *Actinomadura*, *Nocardia* e *Streptomyces*)
- Eumicetomas (ou maduromicose): origem exógena, causados por fungos aeróbios (gêneros *Acremonium*, *Aspergillus*, *Curvularia*, *Chaetosphaeronema*, *Exophiala*, *Leptosphaeria*, *Fusarium*, *Madurella*, *Neotestudina*, *Pseudoallescheria*, *Pyrenochaeta*, entre outros)
- Botriomicose (Bacteriose granular, Actinofitose).

Agentes: *Staphylococcus aureus*, *Pseudomonas aeruginosa*, *Escherichia coli*, *Proteus* sp. e outras bactérias menos frequentes.

Actinomicose endógena

É doença infecciosa crônica, granulomatosa e supurativa, com fístulas por onde drena secreção seropurulenta, contendo grão parasitário, causada por bactérias anaeróbias, de micromorfologia filamentosa, cocoide e/ou baciliforme. A infecção humana tem como principal agente *Actinomyces israelii* e raramente é causada por outros anaeróbios, como demonstrado na Tabela 103.1.

Tabela 103.1 Actinomicetos aeróbios patogênicos para o homem e animais.

Actinomyces israelii
Arachnia propionica
Actinomyces naeslundii
Actinomyces odontolyticus
Actinomyces viscosus
Actinomyces meyeri
Actinomyces bovis

Actinomyces israelii (Kruse) (Lachner-Sandoval, 1898) é comensal gram-positivo da cavidade oral e de outras mucosas (intestinal, vaginal), de baixo grau de infectividade, vivendo nas criptas amigdalianas, nos dentes normais e em cáries dentárias, que pode invadir os tecidos, na dependência do estado imunológico e de fatores predisponentes do hospedeiro, produzindo quadro clínico dependente do órgão acometido. Actinomicose endógena dos animais é causada por *Actinomyces bovis*. Admite-se que o isolamento desta última espécie em casos humanos constitua erro de identificação.

A maior frequência da doença na população rural resulta de higiene e conservação dentária precárias.

As manifestações clínicas compreendem três formas principais: cervicofacial, torácica e abdominal.

▸ **Forma cervicofacial.** O microrganismo penetra na intimidade dos tecidos através das gengivas, amígdalas, faringe ou por qualquer área da mucosa oral, após extrações ou traumatismos dentários, amigdalectomias, fraturas de mandíbula e outros traumas. Habitualmente, após 1 ou 2 semanas, surge no ângulo da mandíbula edema dos tecidos moles, seguido de tumoração dura, lenhosa, de cor eritematoviolácea. Com a evolução do processo há formação de abscessos e múltiplas fístulas que drenam secreção seropurulenta contendo grãos parasitários. O trismo é frequente e acentuado, desde o início, por comprometimento dos músculos mastigatórios. Não há linfonodopatia regional e o estado geral do paciente é bom. Acometimento dos ossos se manifesta por periostite, osteomielite e pseudocistos.

▸ **Forma torácica.** A infecção pulmonar pode ser consequente à aspiração da bactéria ou por embolização, a partir de foco cervicofacial. O quadro clínico é o de uma infecção pulmonar subaguda associada a febre, tosse, expectoração e dispneia. Há desenvolvimento de abscessos nos lobos inferiores dos pulmões, escarro piossanguinolento com aparecimento mais tarde de enduração dolorosa da parede, limitação dos movimentos torácicos, derrame pleural e/ou drenagem transparietal através de fístulas com secreção contendo os grãos típicos. Quando há invasão do mediastino observam-se lesões pleurais, com derrame ou empiema. A progressão da infecção pode atingir costelas, vértebras, pericárdio e coração.

▸ **Forma abdominal.** Consequência da deglutição do patógeno, metástase ou progressão por contiguidade, a partir de foco torácico, embora seja mais comum a propagação da infecção do abdome para o tórax. Actinomicose ileocecal é a forma intestinal mais frequente. A sintomatologia inicia-se na fossa ilíaca direita e pode simular apendicite aguda ou subaguda, carcinoma de ceco, amebíase, tuberculose ou neoplasias do aparelho genital feminino. Formam-se tumoração inflamatória, palpável, dolorosa e, posteriormente, fístulas na parede abdominal. Na ausência de fístulas é indispensável minuciosa investigação para conclusão diagnóstica. O comprometimento hepático corresponde a 5% dos casos de actinomicose, surgindo abscessos, áreas de necrose e icterícia. Pode ocorrer propagação do processo aos ovários, trompas e vias urinárias a partir de foco apendicular.

A utilização cada vez maior de métodos contraceptivos, entre os quais o dispositivo intrauterino (DIU), muitas vezes de modo indiscriminado, está associada à doença inflamatória pélvica. Existe sempre o risco de infecção com qualquer tipo de DIU, podendo se manifestar semanas ou meses após sua retirada, pois a cavidade uterina dessas pacientes torna-se um excelente meio de cultivo para anaeróbios. *Actinomyces israelii* é o principal agente responsável pela doença, havendo casos produzidos por outros microrganismos de menor incidência como *A. naeslundii, A. odontolyticus, A. viscosus, A. meyeri*.

A tendência atual é considerar essas infecções como polimicrobianas, que podem atingir mulheres de qualquer idade, com maior incidência entre 40 e 50 anos. A infecção pélvica manifesta-se por endometriose, seguida por salpingite, abscessos ovarianos, massa tumoral pélvica, associada a sintomas gerais: febre, perda de peso, sangramento vaginal e dor abdominal. Em geral a afecção compromete ureteres, bexiga e reto. O mecanismo de contágio ainda não está bem esclarecido, devendo ser considerados alguns fatores que favoreceriam o desenvolvimento da infecção entre os quais a prática de sexo oral, anal e de múltiplos parceiros. A ascensão para a cavidade uterina poderia ser a mesma via utilizada por outros microrganismos, facilitada pelo filamento do DIU que sai pelo orifício cervical.

Actinomicose exógena ou nocardiose

Os agentes produtores de actinomicose exógena ou nocardiose (actinomicetoma) (Figuras 103.1 e 103.1A) são bactérias filamentosas aeróbias, saprófitas, que vivem no solo e em vegetais, cuja inoculação e proliferação em humanos determinam quadros clínicos característicos.

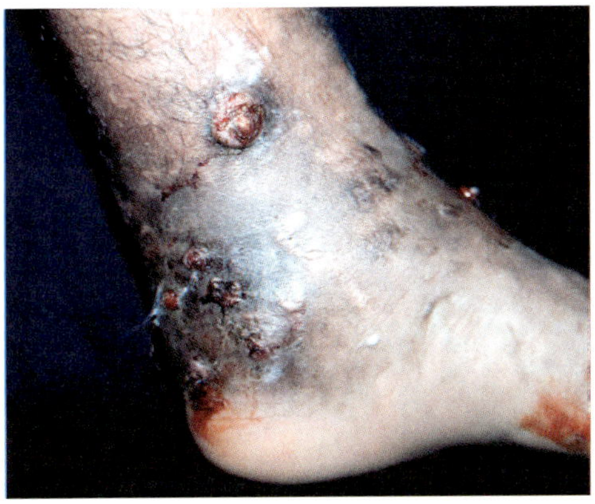

Figura 103.1 Nocardiose. Lesões pseudotumorais e fístulas no membro inferior.

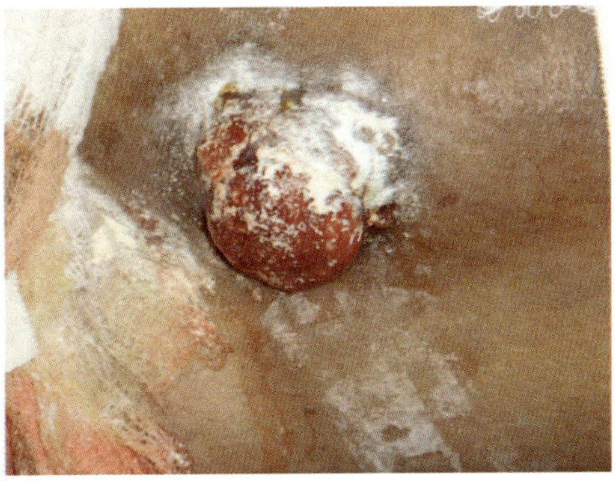

Figura 103.1A Actinomicetoma por *N. brasiliensis*, tumoração na coxa esquerda.

As principais espécies responsáveis pela nocardiose e as características do grão parasitário estão representadas na Tabela 103.2.

A distribuição dos actinomicetos é universal, com prevalência variável nas áreas endêmicas. Nas Américas Central e do Sul, *N. brasiliensis* é responsável por aproximadamente 90% das infecções, seguindo-se, com menor prevalência, *Actinomadura madurae, A. pelletieri* e *Streptomyces somaliensis*. Na Europa há registros esporádicos da doença, admitindo-se também que o contágio possa ter ocorrido em outro país.

Tabela 103.2 Agentes de nocardiose em humanos.

Agente	Cor do grão	Dimensão
Nocardia asteroides	B	20 a 200 µm
Nocardia brasiliensis	B	20 a 200 µm
Nocardia caviae	B/A	15 a 200 µm
Nocardia nova	B/A	15 a 200 µm
Nocardia otitidiscaviarum	B	20 a 200 µm
Nocardia transvalensis	B	1 a 2 mm
Nocardiopsis dassonvillei	C	0,5 a 2 mm
Actinomadura madurae	B/A/R	1 a 20 mm
Actinomadura pelletieri	V	200 a 500 µm
Streptomyces somaliensis	B	1 a 2 mm
Nocardia farcinica	B/A	200 a 500 µm
Nocardia veterana	AL	20 a 500 µm

A: amarelo; B: branco; AL: alaranjado; C: creme; R: róseo; V: vermelho.

Manifestações clínicas

O período de incubação da doença não está claramente estabelecido, podendo ser de semanas ou de meses. O processo é inflamatório crônico, supurativo, insidioso, manifestando-se inicialmente por pápula ou lesão papulonodular, em geral assintomática, no local do inóculo. Progressivamente surgem novos nódulos, abscessos e fístulas constituindo lesão pseudotumoral com aumento de volume e deformação da região comprometida. Secreção seropurulenta ou piossanguinolenta drena das fístulas contendo típicos grãos cuja cor varia de acordo com o actinomiceto envolvido. Linfonodopatia regional pode estar associada. Há evidente predileção pelos membros inferiores (60 a 70%), justificando a clássica denominação de "pé de Madura", em geral unilateral, obedecendo à seguinte ordem de frequência: pés (70 a 80%), pernas, coxas, regiões glúteas, membros superiores (12%) e, excepcionalmente, tórax, parede abdominal, órbita, pálpebras, vulva, bolsa escrotal (Figuras 103.2 a 103.13). Nos casos africanos a incidência podálica representa 81 a 90%, enquanto no México 66,6% têm localização extrapodálica. Repetidos traumatismos e ferimentos cutâneos e hábito do trabalhador de andar descalço ou usar calçado que não ofereça melhor proteção contribuem para as localizações nos membros inferiores. Lesões em região dorsal, membros superiores, nuca, abdome e outros locais registrados na literatura podem estar relacionadas com as atividades laborativas do paciente, com a espécie bacteriana e não utilização de medidas preventivas. Invasão por contiguidade de músculos, tendões, nervos e estruturas ósseas (periostite, osteíte, osteofibrose, osteólise, osteoporose) é uma das características dos actinomicetomas, sobretudo os determinados por *Nocardia* e *Streptomyces*. Nas fases avançadas e sem tratamento agrava-se a inflamação, a fibrose e a infecção secundária. Várias são as publicações sobre invasão de órgãos internos por esses microrganismos. Micetoma localizado no pé, do qual foram isolados *Sporothrix schenckii* e *Nocardia asteroides*, constitui raridade na literatura pertinente.

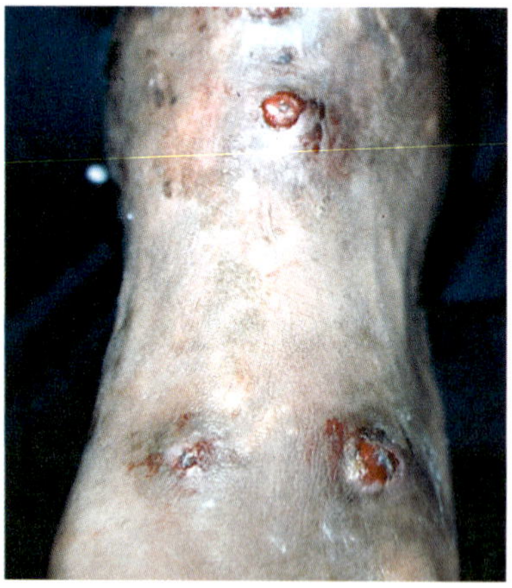

Figura 103.2 Actinomicetoma por *Nocardia brasiliensis*. Presença de fístulas e secreção.

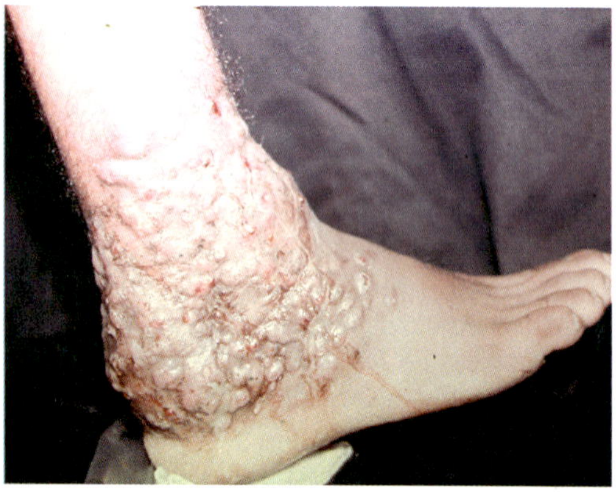

Figura 103.3 Nocardiose. Lesão pseudotumoral com numerosas fístulas e abundante secreção seropurulenta em perna, produzida por *Nocardia brasiliensis*.

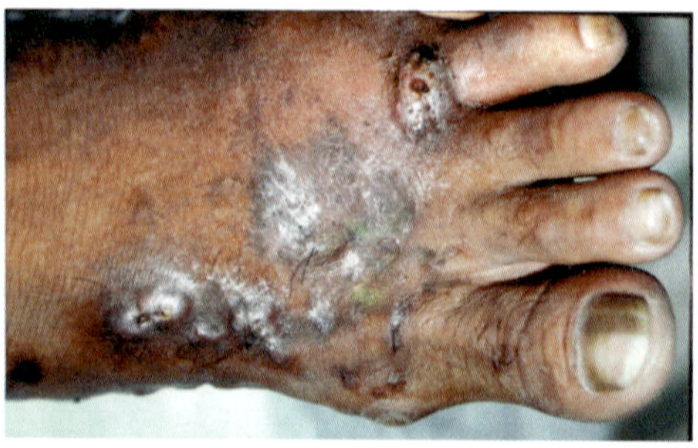

Figura 103.4 Actinomicetoma por *Nocardia brasiliensis*.

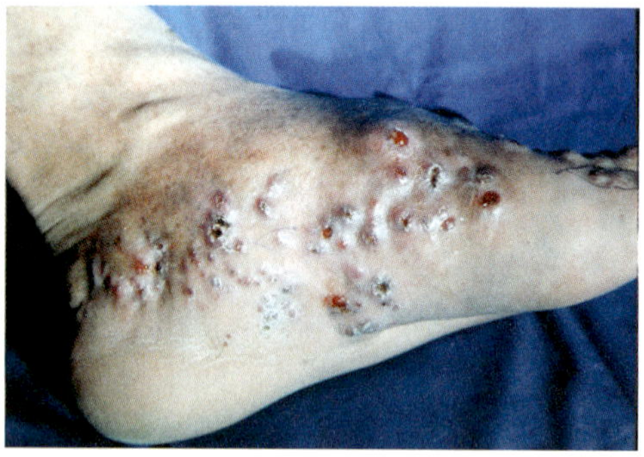

Figura 103.5 Nocardiose comprometendo região podálica com numerosas fístulas e abundante secreção.

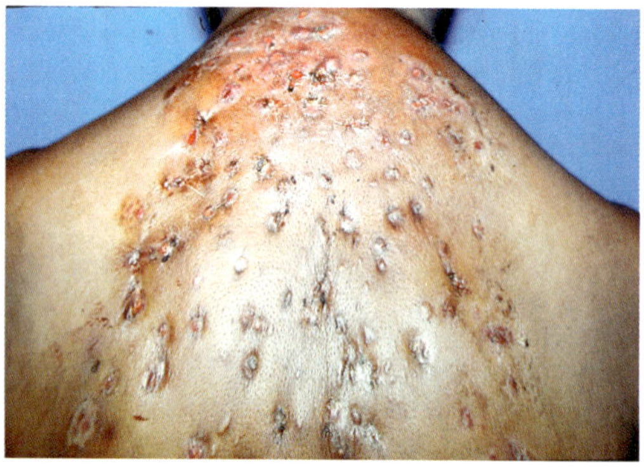

Figura 103.6 Actinomicetoma por *Nocardia brasiliensis* com extenso comprometimento da região dorsal, mostrando numerosas fístulas e escassa secreção.

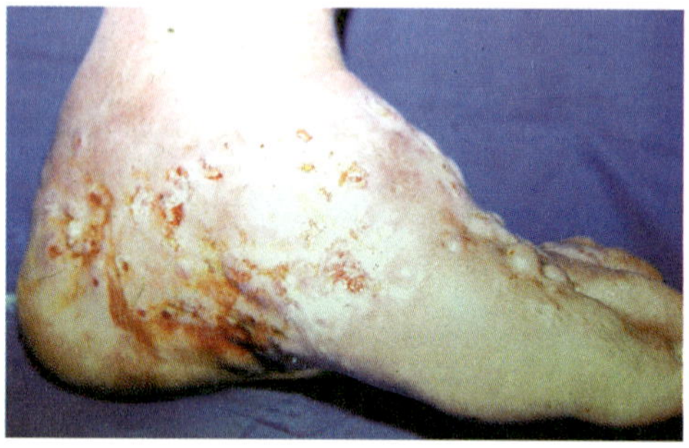

Figura 103.7 Nocardiose. Lesão tumoriforme com numerosas fístulas e secreção seropiossanguinolenta no pé.

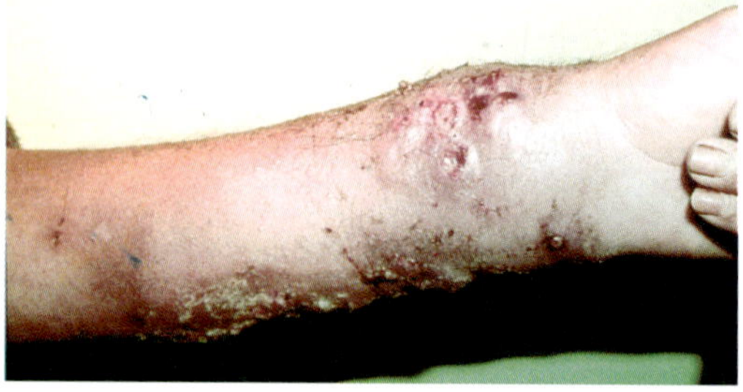

Figura 103.8 Lesão em membro superior com deformidade da região anatômica.

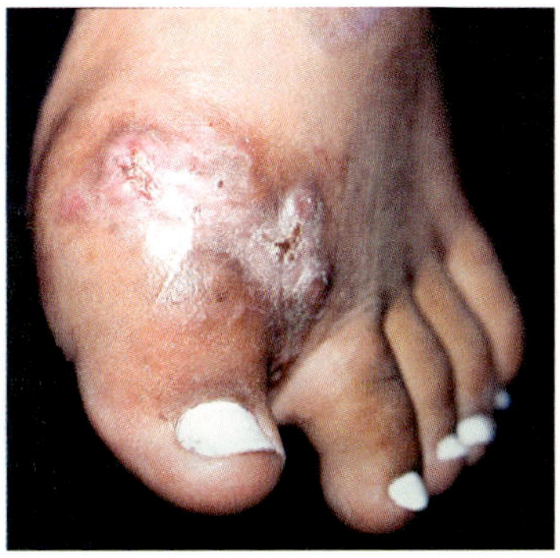

Figura 103.9 Actinomicetoma da região podálica.

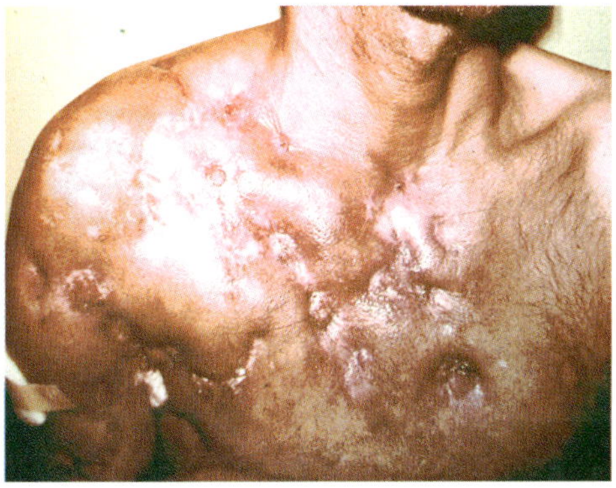

Figura 103.10 Actinomicetoma exógeno (nocardiose). Tórax apresentando aumento de volume da área comprometida e processo fistuloso.

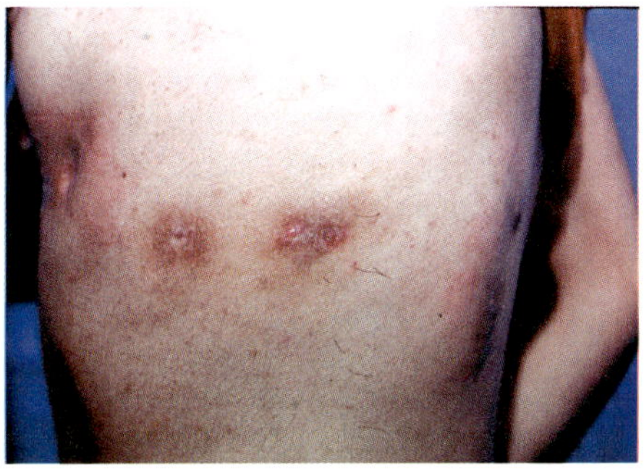

Figura 103.11 Actinomicetoma endógeno (*Actinomyces israelii*). Leve aumento de volume e fístulas nas faces lateral e dorsal do tórax de mulher.

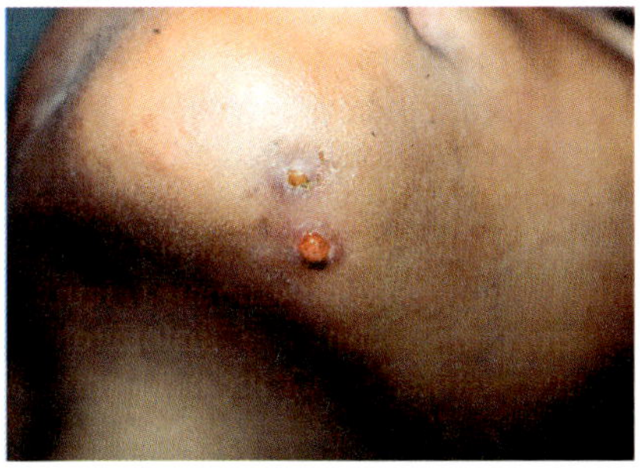

Figura 103.12 Actinomicetoma endógeno (*Actinomyces israelii*). Aumento de volume e fístulas na região mandibular.

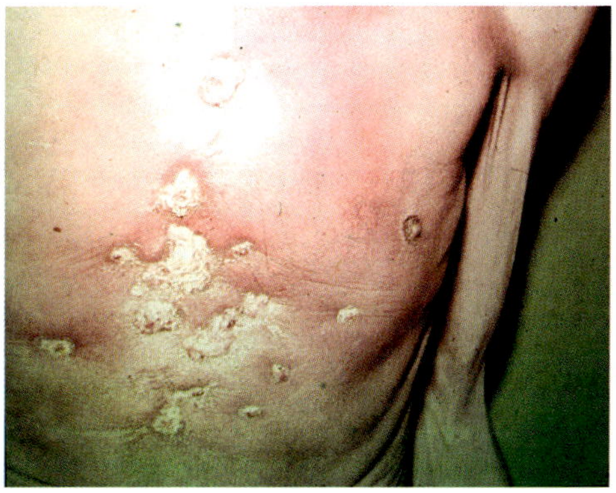

Figura 103.13 Actinomicetoma endógeno (*Actinomyces israelii*). Predomina processo fistuloso na região anterior do tórax.

Eumicetomas ou maduromicose

Eumicetoma é designação proposta para a infecção causada por implantação traumática de fungos hialinos ou demácios que vivem como saprófitas no solo e em vegetais, determinando síndrome clínica inflamatória pseudotumoral, fistulosa, com eliminação de material necrótico contendo grãos constituídos por agregados do patógeno.

Numerosas espécies de fungos são agentes de eumicetomas, incluídas as mais importantes nas Tabelas 103.3 e 103.4.

A micose é de elevada incidência em países da África na denominada "zona endêmica", no Oriente Médio, na Índia, no México e países da América Central e da América do Sul, nesta particularmente na Argentina, no Brasil, no Chile, no Paraguai, no Uruguai e na Venezuela. Nos EUA o agente principal é *Pseudallescheria boydii*. A ocorrência na Europa constitui raridade, haja vista o pequeno número de publicações sobre a doença naquele continente.

Estudos realizados no Brasil mostram que a doença é bem menos frequente do que os actinomicetomas. Alguns fatores poderiam explicar o reduzido número de publicações sobre a micose em nosso país: não ser doença de notificação compulsória; escassez de laboratório de micologia de referência e de recursos humanos qualificados; dados estatísticos insuficientes ou irreais e que, por isso mesmo, não retratam a verdadeira

Tabela 103.3 Agentes de eumicetomas de grãos branco-amarelados.

Agente	Dimensão
Acremonium falciforme	≥ 0,5 mm
Acremonium kiliense	≤ 0,5 mm
Acremonium recifei	0,5 a 1 mm
Aspergillus fumigatus	≤ 0,5 mm
Aspergillus nidulans	≤ 0,5 mm
Cylindrocarpon destructans	≥ 0,5 mm
Neotestudina rosatii	0,5 a 1 mm
Pseudallescheria boydii (Scedosporium apiospermum)	≤ 0,5 mm
Fusarium moniliforme	0,5 a 1 mm
F. oxysporum	≤ 0,5 mm
F. solani	≤ 0,5 mm

Tabela 103.4 Agentes de eumicetomas de grãos marrom-enegrecidos.

Agente	Dimensão
Pseudochaetosphaeronema larense	≥ 0,5 mm
Curvularia lunata	≤ 0,5 mm
Curvularia geniculata	≤ 0,5 mm
Exophiala jeanselmei	≥ 0,5 mm
Leptosphaeria senegalensis	0,5 a 2 mm
Leptosphaeria thompkinsii	≥ 2 mm
Madurella mycetomatis	≥ 1 mm
Madurella grisea	≤ 1 mm
Pyrenochaeta romeroi	≤ 1 mm
Pyrenochaeta mackinnonii	≤ 1 mm
Corynespora cassiicola	≥ 0,5 mm
Plenodomus avramii	≥ 0,5 mm

situação do problema e, finalmente, sendo doença de longa evolução que não interfere nas atividades dos pacientes, estes procuram assistência médica nas fases avançadas da micose.

A espécie isolada com maior frequência em território nacional é *Pseudallescheria boydii (Scedosporium apiospermum)*, com registros de casos produzidos também por *A. kiliense*, *A. falciforme*, *A. recifei*, *E. jeanselmei*, *Madurella grisea* e *M. mycetomatis*.

Manifestações clínicas

A doença é de difícil diagnóstico nas fases iniciais pela não evidência dos sinais que a caracterizam, representados sobretudo pelo aumento de volume da região comprometida, fístulas e presença do grão. A maior prevalência em homens em relação às mulheres se justifica pelas razões expostas quando se tratou da nocardiose, bem como a possível ação inibidora da progesterona sobre o crescimento da *Madurella*, nos estudos *in vitro*. O quadro clínico do eumicetoma é muito semelhante ao do actinomicetoma, e a diferença entre as duas entidades, tendo como critérios a inflamação, a supuração e a fibrose, não é suficiente para um diagnóstico diferencial consistente, tornando a pesquisa laboratorial indispensável para a conclusão. Os membros inferiores são os locais mais comumente envolvidos – 80 a 93% nas séries do Senegal, da Mauritânia, da Tunísia, do Sudão, do México, entre outros –, com predominância do comprometimento do pé (Figuras 103.14 a 103.16). Embora a lesão extrapodálica seja mais frequente na nocardiose, esta é igualmente registrada na maduromicose, representando 66,6% em séries de casos ocorridos do México. Nos últimos anos o gênero *Acremonium* tem despertado a atenção de algumas especialidades pela constatação de ser o agente etiológico de infecções em outros órgãos, produzindo endoftalmite (pós-cirurgia de catarata), endocardite, osteomielite, artrite séptica, lesões meningoencefálicas e pulmonares, entre outras.

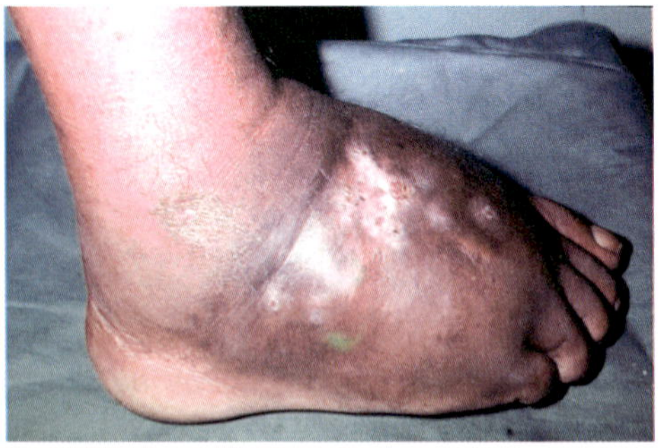

Figura 103.14 Eumicetoma. Lesão podálica: aspecto tumoral, fibrose e com poucas fístulas.

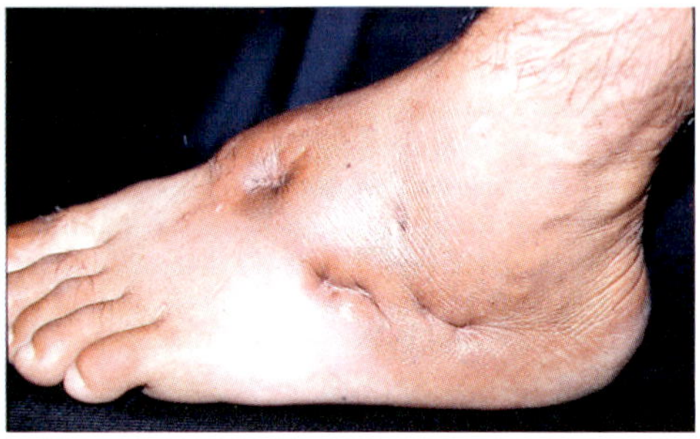

Figura 103.15 Eumicetoma. Lesão podálica: aumento de volume, fibrose e com escassas fístulas.

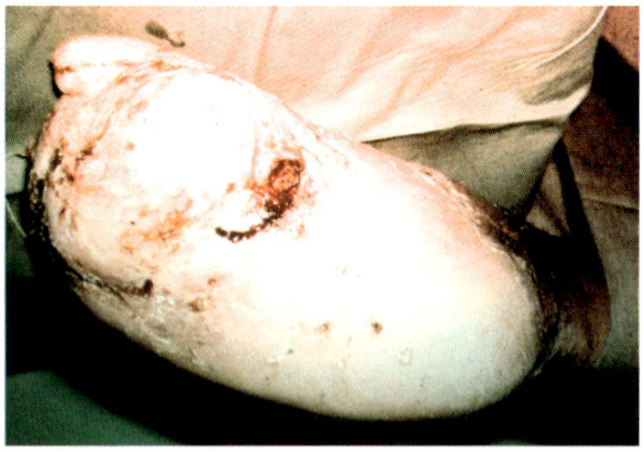

Figura 103.16 Eumicetoma. Lesão podálica com grande aumento de volume, deformidade, fibrose e com várias fístulas.

As lesões em outras estruturas anatômicas instalam-se tardiamente e podem acometer: ossos (periostite, osteólise, osteofibrose), músculos (miosite), tendões, nervos periféricos, vasos linfáticos e linfonodos, além das anteriormente mencionadas.

Eumicetomas causados por *Madurella mycetomatis*, *Pseudallescheria boydii (Scedosporium apiospermum)* e por outros patógenos não identificados são relatados em pacientes imunodeprimidos (doença linfoproliferativa, diabetes melito, em tratamento quimioterápico, corticoterapia de longa duração, infectados pelo HIV).

Botriomicose

Botriomicose, pseudomicose bacteriana, bacteriose granular, actinofitose estafilocócica, é infecção cutânea e/ou visceral crônica, supurativa, caracterizada por fístulas e presença de grãos branco-amarelados nas áreas supurativas, que podem acometer tanto o homem como animais (Figura 103.17). Há uma grande semelhança clínica e histopatológica com os micetomas, o que justifica a sua inclusão entre as infecções granulares.

Microrganismos gram-positivos, particularmente *Staphylocccus aureus*, são os principais agentes etiológicos da doença. Bactérias gram-negativas, tais como *Pseudomonas aerugino-*

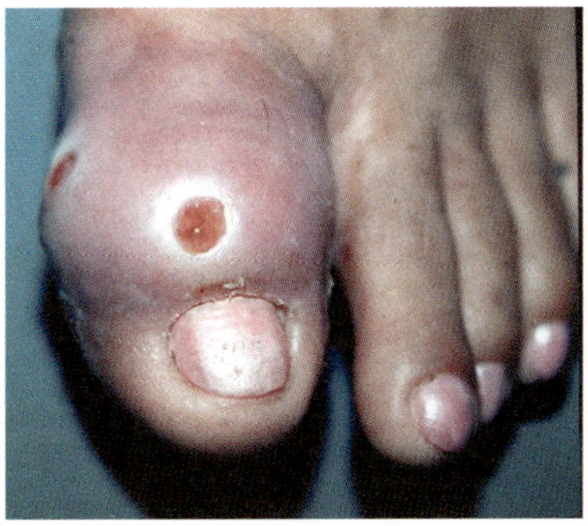

Figura 103.17 Lesão tumoriforme com fístulas por onde drena secreção serossanguinolenta no pé.

sa, *Proteus* sp., *Escherichia coli*, *Moraxella*, *Actinobacillus lignieresi*, *Serratia* e *Corynebacterium*, estão registradas como agentes responsáveis menos frequentes.

Associação de botriomicose a diabetes e a pacientes imunodeprimidos infectados pelo HIV ou sob corticoterapia prolongada tem sido publicada.

As lesões cutâneas em humanos são habitualmente tumoriformes fistulosas, podendo ainda se expressar por nódulos, úlceras e outras de aspecto nodulocístico (simulacro de cisto triquilemal), geralmente únicas. Lesões múltiplas em diferentes locais anatômicos são descritas. As localizações mais comuns concentram-se nos pés, mãos, regiões glúteas e segmento cefálico. Na forma visceral há comprometimento de fígado, pulmões, coração, rins e outros órgãos com menor frequência. Sintomas sistêmicos podem estar associados. Considerada doença ocupacional admitem-se, como via mais comum na patogenia da botriomicose, os ferimentos por ossos, espinhas de peixe e outras noxas.

A histopatologia é similar à do micetoma, observando-se na botriomicose área supurativa com centro ocupado por grão basofílico (1 a 3 mm) envolvido por halo eosinofílico, homogêneo, PAS-positivo (fenômeno de Splendore-Hoeppli), fibrose e infiltrado crônico com células multinucleadas do tipo corpo estranho.

Pseudomicetomas

Pseudomicetoma dermatofítico ou micetoma dermatofítico é infecção incomum com registro de raros casos na literatura mundial.

Vanbreuseghem e Vandeputte (1959) descreveram micetoma da nuca em paciente africano no qual não conseguiram a identificação do agente. Em outros casos, procedentes em sua maioria do Senegal, com lesões clínica e histopatologicamente similares às anteriores, também não foi possível obter o isolamento do microrganismo. Trabalho de Ajello *et al.* (1980) descreve os patógenos envolvidos nessa infecção granular representados pelas seguintes espécies de dermatófitos: *Trichophyton tonsurans*, *T. mentagrophytes*, *T. verrucosum*, *T. violaceum*, *Microsporum canis*, *M. audouinii* e *M. ferrugineum*. Mais recentemente Botterel *et al.* (2001) publicam caso de pseudomicetoma dermatofítico localizado no couro cabeludo de adolescente, produzido por *Trichophyton schoenleinii*, constituindo o primeiro da literatura por esse fungo e o 12º daquele local anatômico.

Ajello *et al.* propuseram a denominação de pseudomicetoma para a nova entidade, considerando os agregados micelianos como pseudogrânulos, expressão esta ratificada mais tarde em outros trabalhos sobre a micose, tendo em vista que as lesões não apresentam os atributos dos eumicetomas: tumoração, fístulas e grãos parasitários. Novos casos têm sido descritos por vários autores em locais fora da África. A doença pode estar associada à imunossupressão.

O quadro histopatológico mostra tecido de granulação, infiltrado inflamatório difuso de células mononucleares, células epitelioides, agregados de células multinucleadas e presença de estrutura granular constituída por hifas septadas de membrana espessa isoladas ou agregados de filamentos entrelaçados. Depósito de material eosinofílico amorfo caracterizando o fenômeno de Splendore-Hoeppli envolve cada pseudogrão. Em outras áreas do espécime a estrutura ocupa o centro de abscessos de neutrófilos e macrófagos.

Diagnose diferencial

Deve ser estabelecida inicialmente entre as entidades descritas pelas similitudes clinicopatológicas.

Na actinomicose endógena varia de acordo com a forma clínica da infecção, como a seguir:

▶ **Forma cervicofacial.** Paracoccidioidomicose, esporotricose, tuberculose coliquativa ou escrofuloderma, osteomielite da mandíbula, abscesso e fístulas dentárias e neoplasias.

▶ **Forma torácica.** De difícil diagnóstico quando há ausência de fístulas, deverá ser distinguida de outras doenças que acometem os pulmões: tuberculose, paracoccidioidomicose, histoplasmose, criptococose, pneumocistose, aspergilose, coccidioidomicose, viroses de vias respiratórias, sarcoidose, neoplasias, entre outras.

▶ **Forma abdominal.** Deve ser diferenciada de lesões causadas por outras micoses que comprometem o aparelho digestivo, doença inflamatória pélvica, apendicite crônica, pielonefrite, amebíase, tuberculose, abscessos hepáticos de várias causas, neoplasias, entre outras.

Nos casos de actinomicetoma exógeno (nocardiose), eumicetoma (maduromicose), botriomicose e pseudomicetoma, devem ser consideradas no diagnóstico diferencial: cromoblastomicose, feo-hifomicose, esporotricose, doença de Jorge Lobo, paracoccidioidomicose, zigomicose, pioderma blastomicose-*like*, elefantíase nostra, neoplasias, sífilis tardia, tuberculose, leishmaniose e outras doenças não infecciosas.

Diagnose laboratorial

O diagnóstico das infecções granulares é realizado pela demonstração dos grãos parasitários por meio da pesquisa direta e histopatológica no material analisado (Figuras 103.18 a 103.25) e deve ser complementado pelo isolamento e pela identificação do patógeno, por diagnóstico por imagem, imunodiagnóstico e métodos de biologia molecular.

▶ **Pesquisa direta.** Exame da secreção seropurulenta de fístulas, de material de lesões fechadas, escarro, líquido pleural e outros. Dependendo do agente os grãos podem ser vistos a olho nu e diagnosticados pela sua coloração: os grãos vermelhos são sempre actinomicéticos, os grãos negros ou marrom-enegrecidos, eumicéticos, e os brancos ou branco-amarelados necessitam complementação pela cultura, histopatológico, imagem, entre outros, para conclusão. O exame pode ser feito a fresco, entre lâmina e lamínula, ou colocando-se hidróxido de potássio

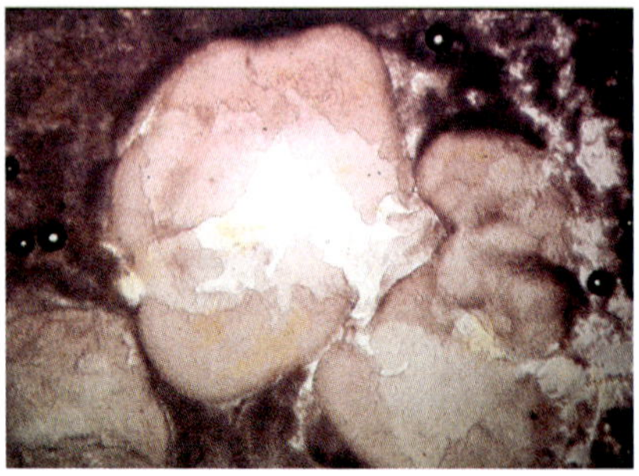

Figura 103.18 Grão de *Pseudoallescheria boydii* observado ao exame direto.

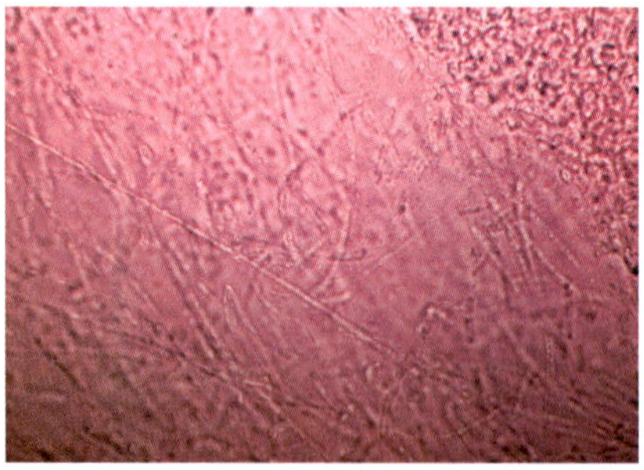

Figura 103.19 Exame direto de grão de eumicetoma mostrando constituição por filamentos micelianos septados.

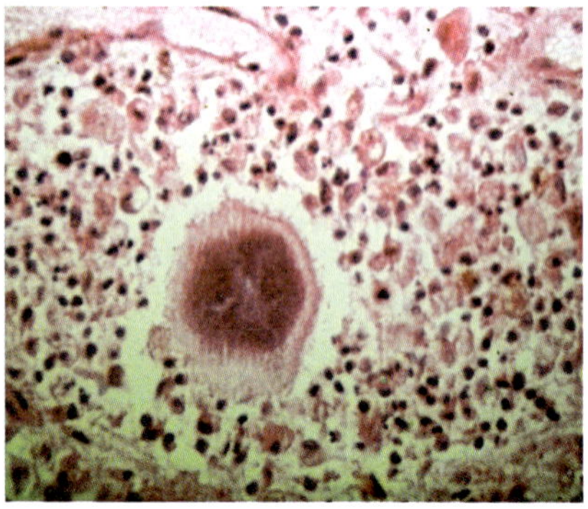

Figura 103.20 Grão de *Actinomadura madurae* no centro de abscesso de neutrófilos, constituído por delgados filamentos e com clavas na periferia (HE 400×).

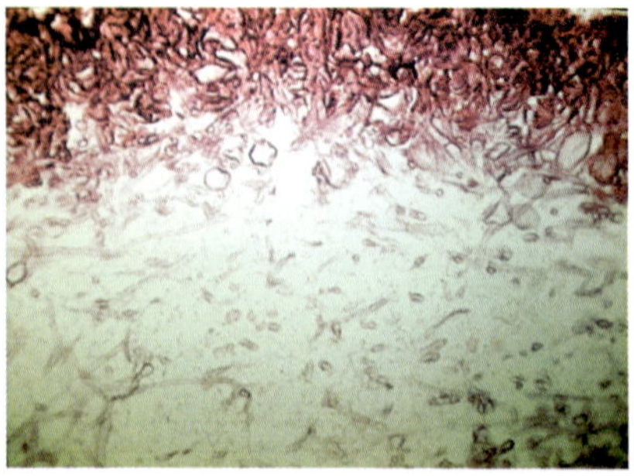

Figura 103.21 Eumicetoma. Grão corado pelo PAS (400×) demonstrando hifas septadas e clamidósporos.

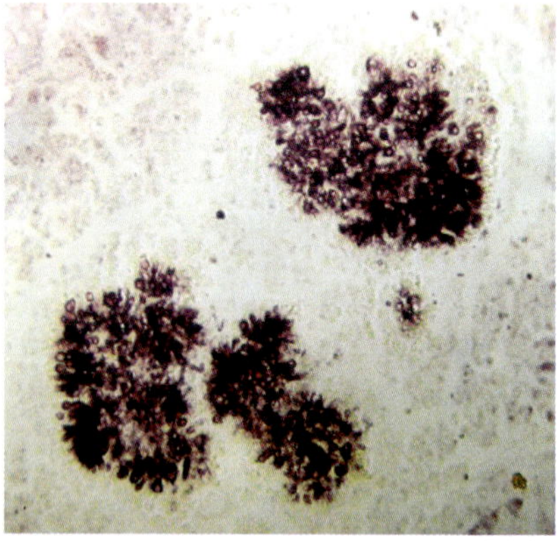

Figura 103.22 Eumicetoma. Grão corado pela prata-metenamina (Gomori-Grocott 400×) demonstrando hifas septadas.

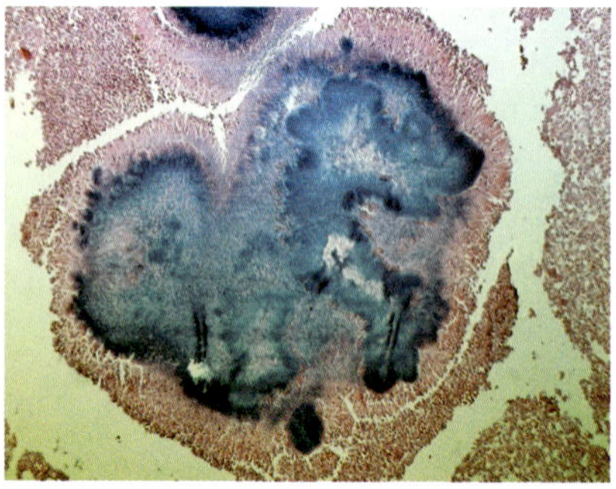

Figura 103.23 Actinomicetoma. Grão de *Nocardia brasiliensis* apresentando característico fenômeno de Splendore-Hoeppli (HE 400×).

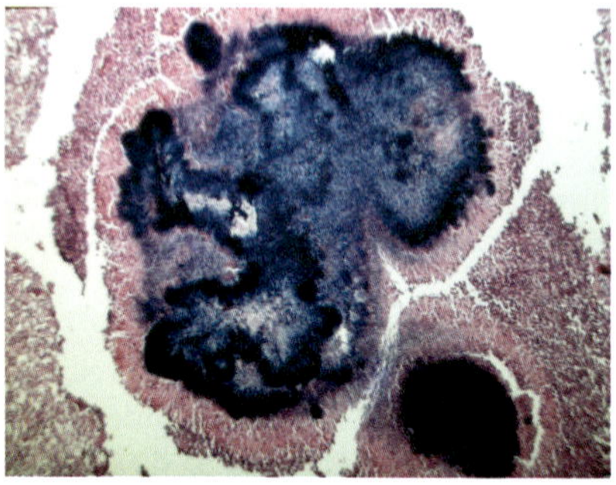

Figura 103.24 Grãos de *Nocardia brasiliensis* no centro de abscesso de neutrófilos exibindo fenômeno de Splendore-Hoeppli (HE 400×).

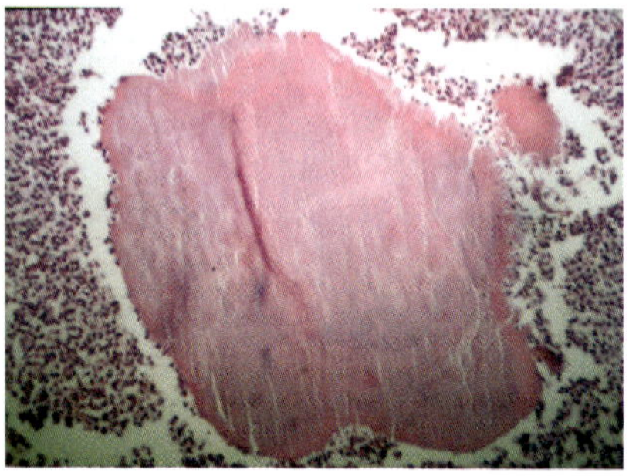

Figura 103.25 Grão de *Streptomyces somaliensis* na área central de abscesso mostrando aspecto amorfo e estriações características.

(KOH) 10 a 20%, ou utilizando lactofenol azul de algodão, ou ainda corando-se pelo Gram. Características dos grãos (forma, tamanho, cor, textura, propriedade tintorial, presença ou não de clavas) permitem a diferenciação entre os agentes responsáveis pela infecção. Grãos actinomicéticos apresentam-se como agregados de filamentos delicados, finos, ramificados, gram-positivos, podendo fragmentar-se em formas bacilares e cocoides, envolvidos ou não por estrutura eosinofílica com aspecto de clava (fenômeno de Splendore-Hoeppli); os eumicóticos são constituídos por hifas septadas, largas (maior de 1 µm), de dupla parede, com clamidósporos; na botriomicose são encontrados agregados de bactérias, comumente *Staphylococcus*. Nos pseudomicetomas são observados agregados micelianos (pseudogrãos ou pseudogrânulos).

Para actinomicetos anaeróbios empregam-se meios de cultivo em anaerobiose. Agentes de actinomicetomas (nocardiose), eumicetomas e pseudomicetomas são semeados nos meios adequados para desenvolvimento de fungos (sabouraud-glicose, ágar-sabouraud e outros). Estudo bioquímico é importante na identificação das espécies.

Cultivo para bactérias e antibiograma são empregados para os patógenos responsáveis pela botriomicose.

▶ **Imunodiagnóstico.** Para detecção de anticorpos anti-*Nocardia* no soro de doentes.

▶ **Inoculação.** Os trabalhos de pesquisa utilizam hamster, rato, coelho e camundongo. Não é de aplicação rotineira.

▶ **Exame histopatológico.** A alteração patológica fundamental é presença do grão em abscesso, ocasionalmente associado à reação granulomatosa, que confirma a diagnose e permite identificação do patógeno em mais de 90% dos casos mediante emprego de técnicas histoquímicas.

Nas preparações coradas pela hematoxilina-eosina (HE) o quadro histopatológico geral é similar, tanto nos actinomicetomas como nos eumicetomas. As alterações epidérmicas são secundárias ao processo inflamatório dérmico ou dermo-hipodérmico, visualização de tecido de granulação, reação inflamatória subaguda, mista, com múltiplos abscessos menores ou mais volumosos, coalescentes ou não, apresentando grãos. Linfócitos, plasmócitos, eosinófilos, macrófagos, fibroblastos e células multinucleadas de corpo estranho e ocasionalmente do tipo Langhans participam também do infiltrado. Confluência de abscessos pode originar trajetos fistulosos. Fibrose envolve o infiltrado e predomina na fase avançada.

Nos actinomicetomas, em cortes corados pela HE, os grãos mostram parte central homogênea, basofílica e estrutura periférica eosinofílica com aspecto de clavas radiadas. A coloração pelo Gram mostra filamentos delicados, ramificados, com 1 µ de diâmetro. Material corado pelos métodos de Fite-Faraco, Kinyoun ou Ziehl-Neelsen demonstra que o gênero *Nocardia* é parcialmente acidorresistente, enquanto *Streptomyces* e *Actinomadura* não têm essa propriedade. Grão de *S. somaliensis* é em geral volumoso, 0,5 a 2 mm, cora palidamente pela HE e apresenta aos cortes estrias longitudinais por sua consistência dura.

Eumicetomas apresentam grãos constituídos por filamentos micelianos septados, hialinos ou demácios e numerosos clamidósporos. Com a utilização das técnicas histoquímicas *periodic acid Schiff* (PAS) e prata-metenamina (Gomori-Grocott) essas estruturas são facilmente demonstradas nos tecidos.

Lichon e Khachemoune (2006) descreveram três tipos de reação histopatológica:

- Tipo I: os grãos são circundados por camada de neutrófilos cuja parte mais interna está conectada à superfície dos grãos. Por fora desta camada há tecido de granulação com macrófagos, linfócitos, plasmócitos, poucos neutrófilos e a camada mais externa é tecido fibroso. Fibrina circunda concentricamente capilares e vênulas
- Tipo II: a maioria dos neutrófilos é substituída por macrófagos e células gigantes multinucleadas que fagocitam material do grão. Outras alterações são similares às visualizadas na reação tipo I
- Tipo III: é caracterizado por um granuloma bem organizado que inclui células gigantes de Langhans e demais alterações inflamatórias similares às dos tipos I e II.

▶ **BioMérieux ID 32C.** Utilizado por Muir e Pritchard, é sistema rápido para identificação de actinomicetos aeróbios.

▶ **Radiografia, ultrassonografia, tomografia computadorizada e ressonância nuclear magnética.** Utilizadas para identificar comprometimento de tecidos moles, ossos e órgãos internos.

▶ **Cintigrafia óssea.**

▶ **Angiografia e fistulografia.**

▶ **Citologia aspirativa por agulha fina.** Permite identificação morfológica do micetoma e a distinção entre actinomicetomas e eumicetomas.

▶ **Técnicas moleculares.** O desenvolvimento da biologia molecular trouxe notável acurácia no diagnóstico dos micetomas. A reação em cadeia da polimerase (PCR) pode identificar espécies com base na amplificação de uma região do complexo ribossômico dos microrganismos.

▶ Tratamento

No tratamento dos micetomas é imprescindível observar: patógeno (bactéria ou fungo), grau de comprometimento da estrutura (pele, tecidos moles, ossos, órgãos internos), sensibilidade aos fármacos. As infecções por actinomicetos respondem melhor ao tratamento com antibacterianos e quimioterápicos. O tratamento combinado tem preferência sobre a monoterapia.

▶ **Actinomicose endógena.** A medicação de escolha é penicilina G cristalina, dose diária de 10 a 30 milhões de UI, por via endovenosa durante 1 a 2 meses. Antibióticos como tetraciclina, eritromicina (2 a 3 g ao dia); minociclina (200 mg/dia); amoxicilina (2 g ao dia); amoxicilina-ácido clavulânico, rifampicina, clindamicina e cefalosporinas são considerados muito úteis no tratamento da infecção. Recomendar exérese cirúrgica das lesões de pequeno porte e drenagem dos abscessos.

▶ **Nocardiose.** Para tratá-la, está disponível um elenco de fármacos: diamino-difenilsulfona (dapsona), com grande ação bacteriostática, em especial sobre *N. brasiliensis*, usada isoladamente ou combinada a outras medicações. A dose é de 3 a 5 mg/kg/dia durante 6 a 24 meses, cujo efeito colateral mais importante é a metemoglobinemia, que ocorre nos indivíduos com deficiência genética de glicose-6-fosfato-desidrogenase (G6PD). Outros paraefeitos do fármaco incluem: hemólise, manifestações cutâneas, gastrintestinais, neuropatias periféricas, "síndrome sulfona" e neuropsíquicas.

A eficácia de vários fármacos foi demonstrada por Mahgoub (1976), destacando-se sulfametoxazol (800 mg) + trimetoprima (160 mg) (cotrimoxazol) de 12 em 12 h (12 a 24 meses), produz resposta satisfatória, com 60 a 70% de êxito. Cotrimaxazol, associado à amicacina (15 mg/kg/dia – IM de 12 em 12 h) administrado por período de 3 semanas, é relatado como um dos melhores esquemas no tratamento de actinomicetomas.

104 Doença de Jorge Lôbo

Roberto G. Baruzzi e Diltor Vladimir Araújo Opromolla†

▸ Definição e sinonímia

A doença de Jorge Lôbo, também denominada doença de Lôbo, micose de Jorge Lôbo, blastomicose queloidiforme, blastomicose queloidiana ou lobomicose, é uma micose localizada no derma e tecido celular subcutâneo, de evolução crônica, sem haver comprometimento visceral e de mucosas. Em relação à última assertiva desta definição deve ser assinalado o relato de comprometimento de testículo em paciente com longa evolução da doença de Jorge Lôbo.

▸ Etiologia

O *Lacazia loboi* (Taborda *et al.*, 1999) é o agente etiológico da doença, pois sua antiga designação, *Paracoccidioides loboi* (Fonseca e Lacaz, 1971), foi considerada taxonomicamente inapropriada por aqueles autores. Recentemente, Herr *et al.* (2001) fizeram análise filogenética do *L. loboi* por meio do sequenciamento do seu DNA genômico e sugeriram que se trata de um fungo taxonomicamente irmão do *P. brasiliensis* e que esses dois fungos pertencem à ordem Onygenales, juntamente com *Blastomyces dermatitidis* e *Histoplasma capsulatum.* O *L. loboi* foi descrito pela primeira vez por Jorge Lôbo, em 1931, em Recife, ao examinar um paciente procedente do Amazonas que apresentava lesões nodulares e confluentes na região lombossacra.

Até o presente, o *L. loboi* não foi comprovadamente cultivado. O reconhecimento desse fungo se faz pela observação microscópica do material obtido de lesões cutâneas da doença de Jorge Lôbo, nas quais é encontrado em grande número. Em cortes histológicos corados pela hematoxilina-eosina (HE) e pela prata metenamina (método de Grocott), verifica-se que um número variável de células fúngicas tem coloração desigual, apresentando muitas o aspecto de "cápsulas vazias". Recentemente Vilani-Moreno *et al.* (2003) apresentaram os resultados obtidos quanto à viabilidade do *L. loboi* usando vários métodos de coloração e concluíram que o diacetato de fluoresceína associado ao brometo de etídio (DF-BE) era o melhor para determinar a viabilidade do fungo e obtiveram porcentagens de viabilidade que oscilavam de 20 a 50% (Figura 104.1). Esses resultados confirmaram as observações feitas com a HE e o método de Grocott. Os parasitos se apresentam como corpos redondos, medindo de 5 a 13 μ de diâmetro, isolados ou agrupados. Reproduzem-se por gemulação simples, podendo, não raro, formar estruturas em rosário com várias células unidas por uma haste.

Os resultados das inoculações em animais, até há pouco tempo, não eram ainda inteiramente satisfatórios. Recentemente, Madeira *et al.*, em 2000, inocularam 32 camundongos BALB/c de ambos os sexos, com 6 meses de idade, no coxim plantar de suas patas traseiras e observaram lesões macroscópicas no oitavo mês de inoculação. Baseados na contagem de fungos, no índice de viabililidade pelo DF-BE antes e após a inoculação, na presença de lesões macroscópicas e em achados histopatológicos semelhantes aos achados em seres humanos, os autores sugeriram que os camundongos BALB/c seriam úteis para o estudo da micose, inclusive como modelo para investigação terapêutica (Figura 104.2).

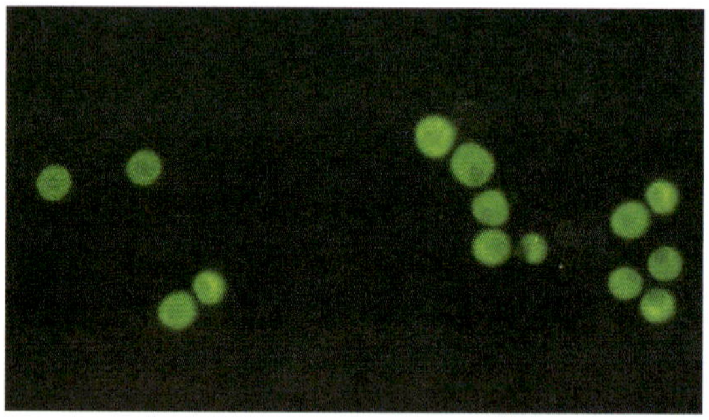

Figura 104.1 *Lacazia loboi*. Formas viáveis. Coloração com diacetato de fluoresceína-brometo de etídio.

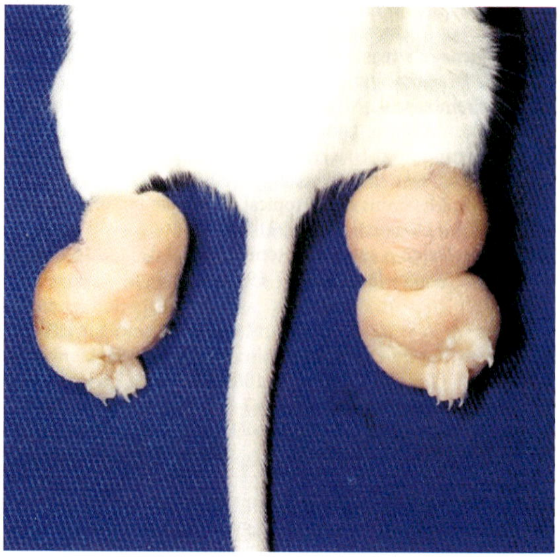

Figura 104.2 Infecção experimental de camundongo BALB/c com *Lacazia loboi*.

Epidemiologia

A doença de Jorge Lôbo tem sido encontrada em indivíduos que habitam regiões de mata densa com clima quente e úmido, particularmente nos que trabalham em contato mais íntimo com a natureza, como lavradores, seringueiros e garimpeiros. A doença predomina no sexo masculino, o que pode ser explicado pelo fato de a atividade feminina ser mais restrita ao ambiente peridomiciliar. Entre os Caiabi, grupo indígena do Brasil Central, essa predominância é menos acentuada, o que está de acordo com a maior participação da mulher no trabalho agrícola dessa tribo.

O maior número de casos da lobomicose foi verificado na Amazônia brasileira, conquanto esteja registrada sua ocorrência em vários outros países americanos como Bolívia, Peru, Equador, Colômbia, Venezuela, Suriname, Guiana Francesa, Panamá, Honduras, Costa Rica e México. Até 2006, um total de 490 casos da doença de Jorge Lôbo foram relatados, sendo 318 (65%) no Brasil (Brito e Quaresma, 2007). Desse total de casos, 4 foram diagnosticados fora de áreas de ocorrência da doença. O primeiro referente a um indivíduo que apresentou lesão nodular no dorso de uma das mãos alguns meses depois de ter cuidado da alimentação de um golfinho que, ao ser capturado na Baía de Biscaya (Espanha/França), apresentava lesões cutâneas no dorso e cauda. O diagnóstico de lobomicose foi firmado tanto no golfinho como no homem (Symmers, 1983). Os outros casos foram descritos na França, EUA e Canadá, respectivamente, em paciente que procedia da Guiana Francesa (Saint-Blancard, 2000), em paciente que 7 anos antes estivera em viagem pelo interior da Venezuela (Burns *et al.*, 2000) e por último em paciente que por 2 anos trabalhara como geóloga em áreas florestais da Guiana e Venezuela (Elsayed *et al.*, 2004).

Mais recentemente, dois casos dessa micose foram descritos na África do Sul (Al-Daraji *et al.*, 2008). O primeiro paciente, de 65 anos de idade, afirmava que a lesão inicial havia surgido há cerca de 30 anos, após viagem ao México. O segundo paciente, de 20 anos de idade, nunca estivera no continente americano, mas o fato de ser aficionado por esportes aquáticos levou esses autores a aventarem a hipótese de que ele poderia ter adquirido a infecção pelo *L. loboi* por via aquática, eventualmente por contato com golfinho ou por meio de ferimento provocado por raia.

Entre os casos relatados no Brasil, chama a atenção a elevada prevalência da doença de Jorge Lôbo em índios Caiabi com 60 casos relatados de 1957 a 1991 (Baruzzi e Marcopito, 1994), o que correspondia, então, a 20% da casuística nacional. População que nas 6 últimas décadas não ultrapassou 1.200 indivíduos. A doença acometeria os Caiabi há muito tempo, levando-se em conta o relato de uma expedição que, em 1915, penetrou no território tribal, quando eles ainda eram índios hostis, e observou que vários deles apresentavam lesões cutâneas não supuradas, mais frequentes no dorso e nos membros inferiores (Souza, 1916). Denominada de Piraip em língua nativa, ou seja, "o que arde", era conhecida pelos povos vizinhos como "hanseníase dos Caiabi", até ser corretamente diagnosticada como doença de Jorge Lôbo (Machado e Silveira, 1966).

De 1953 a 1972, em sucessivos grupos, a maior parte da população Caiabi se deslocou do antigo território tribal, na região dos formadores do rio Tapajós, para o Parque Indígena do Xingu (PIX), na bacia do rio Xingu, cerca de 400 km distante, em direção leste. No PIX, a doença ficou restrita aos casos existentes entre os Caiabi que para lá migraram, sem que surgissem casos novos em seus descendentes, atualmente em número muito maior, e tampouco se manifestou em outras tribos do PIX.

Transcorridos mais de 40 anos, ainda estão vivos alguns dos pacientes que foram diagnosticados em 1965/1966 entre os Caiabi que haviam ingressado do PIX em anos anteriores (Baruzzi *et al.*, 1967). Apesar de longo contato com seus familiares não houve qualquer caso de transmissão inter-humana da doença.

Torna-se difícil explicar a interrupção da transmissão da doença de Jorge Lôbo em um grupo humano, no caso os Caiabi, no qual apresentava inusitada prevalência, quando o mesmo se desloca para uma outra área geográfica. Poderia ser aventada a hipótese de que tenha sido decorrente do abandono de alguma prática ou costume, peculiar a esses indígenas, ao se transferirem para o PIX, com isso cessando o risco de infecção pelo *L. loboi*. Poderia ser, por exemplo, decorrente do abandono de uma dada pintura corporal? Torna-se mais difícil supor que o fungo não exista na natureza no novo *habitat* dos Caiabi. É um campo de estudo aberto à investigação.

Quanto à interferência de um possível fator genético em indivíduos acometidos pela doença de Jorge Lôbo, Marcos (2001) estudou o comportamento de antígenos de histocompatibilidade em pacientes e controles utilizando duas populações, uma brasileira segundo os dados publicados no 11th IHW no Japão, e outra específica do estado do Acre. Quando comparados os dados entre pacientes e população brasileira foi sugerida uma associação entre antígenos e doença de Jorge Lôbo, especificamente como o HLA-DQ3; não houve associação, contudo, quando foram comparados os pacientes e a população do Acre. Silva e Ferasçoli (2004) também procuraram estudar a constituição genética nos portadores da doença de Jorge Lôbo. Avaliaram a distribuição dos grupos sanguíneos ABO e Lewis em pacientes com a micose em relação a duas populações, uma da região de Bauru (SP) (grupo controle Lewis) e outra da cidade de Rio Branco (AC). Embora não tenham encontrado resultados estatisticamente significantes, sugerem existir suscetibilidade à doença de Jorge Lôbo em indivíduos com fenótipo B e com menor frequência fenotípica, Lewis b, conferindo um grau de importância epidemiológica como grupo de risco no meio ambiente da região acreana.

O mecanismo de transmissão da doença não está estabelecido. A porta de entrada do *L. loboi* no homem parece ser a pele, isto com base tanto em inoculação acidental e experimental como no fato de alguns pacientes referirem preexistência de um ferimento local provocado por traumatismo ou mesmo por picada de insetos. Quanto ao trauma cutâneo pregresso, é curioso assinalar que em "civilizados" com o hábito de transportar carga nos ombros ou de portar gravetos atrás da orelha, é comum a lesão do pavilhão auditivo externo. Entre os Caiabi, que não têm esses hábitos, é raro o encontro de lesão auricular. A informação sobre picada prévia de insetos no local da micose carece de precisão, pois o clima equatorial é propício a inúmeras e insistentes espécies que na mata constantemente assediam o homem.

O período de incubação não é conhecido, mas parece ser superior a 1 ou 2 anos, a julgar pelo que foi observado tanto em caso de inoculação acidental (Azulay *et al.*, 1970) como experimental em *anima nobile* (Borelli, 1962). Não se pode deixar de levar em consideração as inoculações experimentais em camundongos obtidas por Madeira *et al.* (2000), já citadas, com o aparecimento de lesões nas patas dos animais 8 meses após.

Apenas o homem parecia ser suscetível à infecção natural pelo *L. loboi*, porém o encontro do parasito em lesões cutâneas de golfinhos *Turciops truncatus* e *Sotalia guyanense*, relatado pela primeira vez por Migaki *et al.* (1971) e depois por vários outros autores, permite supor que a transmissão possa ocorrer no meio líquido.

A possibilidade de ocorrer infecção pelo *L. loboi* sem manifestação clínica tal como se verifica em outras micoses não pôde ser confirmada até o momento dada a falta de antígeno específico e sensível para a realização de inquéritos populacionais.

▸ Patogenia e imunidade

A julgar pelo polimorfismo das lesões cutâneas, pode-se dizer que é muito variável a resposta individual do homem à agressão pelo *L. loboi*. Mais que isso, alguns pacientes manifestam precocemente a forma disseminada da doença, enquanto outros apresentam lesão isolada ou localizada. Não se conhecem os mecanismos que favorecem a disseminação da doença.

Em dois índios Caiabi, do sexo masculino, houve o desenvolvimento de carcinoma espinocelular em área cutânea que apresentava lesões da doença de Jorge Lôbo de aspecto cicatricial, de longa duração. Ambos eram procedentes do antigo território tribal e estavam acometidos pelo menos há 30 anos por esta micose. Em um dos pacientes, feita a retirada cirúrgica do tumor que havia surgido no braço direito, houve recidiva com metástase pulmonar, vindo o paciente a falecer. No segundo paciente, houve amputação dos dois membros inferiores, logo abaixo dos joelhos, com intervalo de 4 anos entre uma cirurgia e outra. O paciente faleceu alguns anos depois, na aldeia, por causa não esclarecida (Baruzzi *et al.*, 1989).

Na doença de Jorge Lôbo, os estudos abordando os aspectos imunológicos são ainda muito escassos, possivelmente pelo fato de seu agente etiológico não ter sido cultivado em meios artificiais até o momento. Dos estudos realizados envolvendo a resposta imune humoral, a maioria tem empregado antígenos do *P. brasiliensis*, e de outros fungos, como *Histoplasma capsulatum* e *Blastomyces dermatitidis* (Silva *et al.*, 1968; Fonseca e Lacaz, 1971; Baruzzi *et al.*, 1979; Barbosa *et al.*, 1981; Mendes-Giannini *et al.*, 1984). Alguns autores, empregando o antígeno purificado do *P. brasiliensis*, a glicoproteína gp43, obtiveram reações cruzadas em soros de pacientes com a doença de Jorge Lôbo (Puccia *et al.*, 1985; Vidal *et al.*, 1997; Camargo *et al.*, 1998).

Mendes *et al.* (1984), empregando biopsias de pele de pacientes com doença de Jorge Lôbo e paracoccidioidomicose e utilizando 6 diferentes corantes com propriedade de formar complexos com polissacarídios da parede celular fúngica, obtiveram padrão de coloração semelhante nos dois fungos e sugeriram semelhança na estrutura química da parede celular. Em 1988, Landman *et al.* verificaram antigenicidade cruzada entre *L. loboi* e *P. brasiliensis*, por meio do método imunoenzimático com anticorpo policlonal de coelho anti-*P. brasiliensis* em lesões cutâneas de pacientes com a doença de Jorge Lôbo.

As dosagens de proteínas e imunoglobulinas séricas de pacientes com lobomicose, avaliadas por Pecher *et al.* (1979), revelaram que dos 14 pacientes estudados, a maioria apresentava níveis normais de proteínas e de IgG, IgA e IgM. Resultados semelhantes foram encontrados por Baruzzi *et al.* (1979) em 17 índios Caiabi portadores da micose.

Muito pouco tem sido investigado na doença de Jorge Lôbo com relação à imunidade celular. Azulay *et al.* (1969; 1970), empregando vários tipos de "lobina", avaliaram a imunidade celular de 20 indivíduos portadores de doenças diversas, incluindo um com lobomicose e um com paracoccidioidomicose. Obtiveram resultados positivos em 4 pacientes, inclusive naqueles portadores da doença de Jorge Lôbo e paracoccidioidomicose.

Baruzzi *et al.* (1979) realizaram alguns testes cutâneos entre índios Caiabi, casos e controles, não observando diferenças significativas entre os dois grupos estudados nem entre os portadores de formas localizadas ou disseminadas da doença, quanto à resposta à histoplasmina, leishmanina e esporotriquina.

Pecher *et al.* (1979) avaliaram a resposta imune celular de 14 pacientes com lobomicose e verificaram que todos eram reatores pelo menos a dois dos antígenos testados (PPD, histoplasmina, tricofitina e candidina), enquanto o teste de contato com dinitroclorobenzeno (DNCB) mostrou-se negativo em 83,3% dos casos. De acordo com os autores, os pacientes apresentavam uma redução na capacidade de resposta imune celular em nível de sensibilização ao DNCB.

O estudo da resposta imune celular realizada por Musatti *et al.* (1980) em 4 índios Caiabi portadores da doença revelou que os pacientes eram incapazes de se sensibilizar ao DNCB, porém respondiam aos testes intradérmicos, inclusive à paracoccidioidina. A resposta dos linfócitos T à fito-hemaglutinina foi normal ou ligeiramente diminuída. Segundo os autores, apesar do pequeno número de casos estudados, o déficit geral da imunidade celular não era acentuado.

Pecher e Fuchs (1988) avaliaram a resposta imune celular de 12 pacientes por meio de testes intradérmicos com antígenos fúngicos e bacterianos, e do teste de contato com o DNCB. Verificaram que grande parte dos pacientes não reagiu aos testes realizados, exceto ao antígeno micobacteriano PPD que foi positivo em todos eles. Assim sugeriram que, na micose de Jorge Lôbo, os pacientes sofreriam de uma deficiência imune celular parcial.

Até o momento, não se tem conhecimento de como o sistema imune participa no controle ou no desenvolvimento da doença de Jorge Lôbo.

Recentemente Vilani-Moreno (2002) e Vilani-Moreno *et al.* (2004) estudaram a composição celular do granuloma induzido pelo *L. loboi*, procurando identificar a população de células mononucleares e realizar a quantificação de citocinas macrofágicas e linfocitárias. Verificaram que a frequência de células encontradas nos cortes histológicos foi a seguinte: histiócitos $CD68^+$ > linfócitos T $CD3^+$ (linfócitos T $CD4^+$ > linfócitos T $CD8^+$) > células NK $CD57^+$ > plasmócitos $CD79^+$ > linfócitos B $CD20^+$ = células de Langerhans e reticulares interdigitais $S100^+$; e a quantificação de citocinas em sobrenadante de cultura de células revelou diminuição de IL-2 e aumento de IL-4 e IL-6, sugerindo que pacientes com doença de Jorge Lôbo apresentam alterações no perfil de citocinas, representadas por um predomínio do perfil Th2, o que poderia alterar a capacidade de regulação dos mecanismos responsáveis pela contenção do patógeno. Opromolla *et al.* (2001) e Vilani-Moreno *et al.* (2004b) também avaliaram a atividade fagocítica dos monócitos sanguíneos frente ao *L. loboi* tanto em pacientes portadores da doença como em indivíduos sadios e sugeriram que os monócitos dos pacientes portadores da micose são hábeis em fagocitar o fungo à semelhança do que foi visto em indivíduos do grupo controle.

Aparentemente, os pacientes acometidos pela doença de Jorge Lôbo não respondem de forma diferente aos agravos à saúde, quando comparados com os indivíduos não atingidos por essa micose.

▸ Quadro clínico e evolução

Os doentes relatam, em sua grande maioria, a presença de uma ou mais lesões cutâneas de evolução muito lenta, que persistem apesar de vários tratamentos utilizados. Ardor e prurido no nível das lesões são os sintomas mais frequentes. As lesões

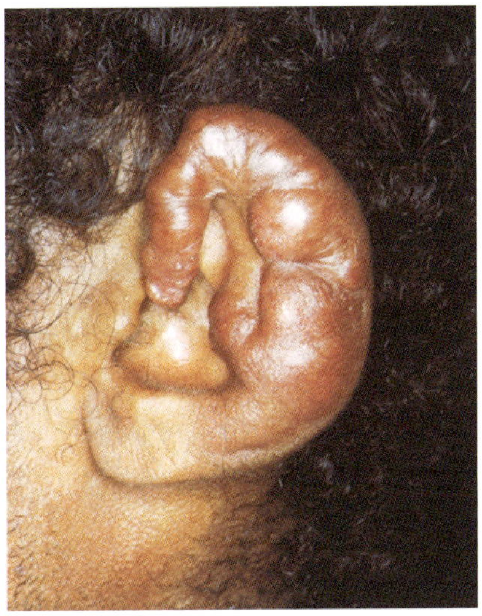

Figura 104.3 Doença de Jorge Lôbo. Lesões no pavilhão auricular.

estão mais frequentemente localizadas nos membros inferiores, dorso, braços, nádegas e pavilhão auricular (Figura 104.3). São raras lesões da face e não foram observadas na palma da mão e na face plantar dos pés.

No quadro dermatológico chama a atenção o grande polimorfismo das lesões cutâneas, com a presença de máculas, pápulas, placas infiltradas, nódulos por vezes lembrando queloides, formações gomosas, além de lesões verrucosas, cicatriciais e ulceradas. É relativamente frequente o encontro de dois ou mais tipos de lesões em um mesmo paciente (Figuras 104.4, 104.5 e 104.6).

Com o evoluir do tempo, as placas tendem a se estender, surgindo nódulos no interior das mesmas, de crescimento lento, que podem vir a se ulcerar, dando saída a material seropurulento. Segundo Opromolla *et al.* (1997) as úlceras parecem ser devidas mais a traumatismos do que primariamente à ulceração espontânea, e, portanto, seriam clinicamente secundárias. Algumas vezes as lesões podem apresentar aspecto involutivo, mais aplanadas do que o restante das lesões em torno, mostrando diminuição do infiltrado inflamatório naquele local, mas que, uma vez biopsiadas, continuam a mostrar a presença do parasito, com a histopatologia característica da doença de Jorge Lôbo. O encontro de lesões de aspecto cicatricial na micose não permite inferir que houve cura local da doença; elas são devidas à cicatrização das ulcerações secundárias ou

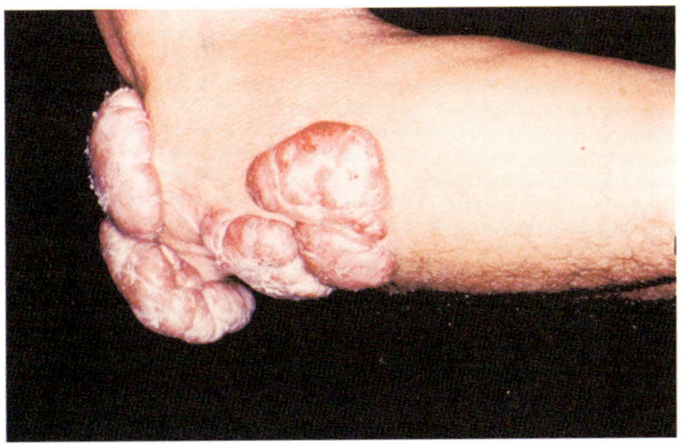

Figura 104.4 Doença de Jorge Lôbo. Lesões queloidiformes no cotovelo.

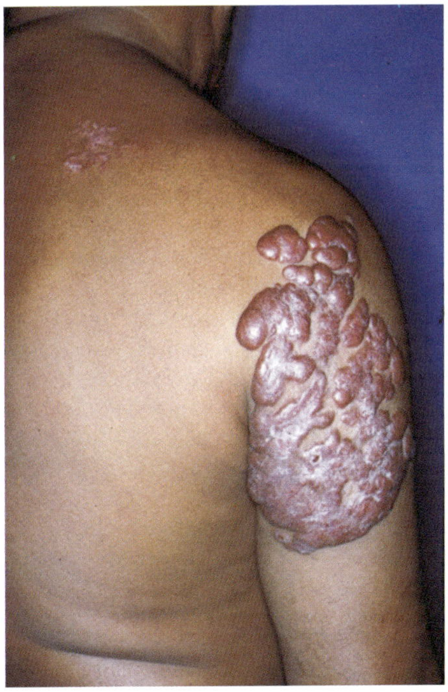

Figura 104.5 Doença de Jorge Lôbo. Lesões queloidiformes na face posterior do braço.

se relacionam, geralmente, à realização de frequentes tentativas de tratamento cirúrgico a que alguns desses pacientes foram submetidos. É preciso assinalar que o aspecto das lesões, em seu conjunto, difere entre as que foram manipuladas e as que nunca sofreram intervenção cirúrgica.

Várias classificações têm sido propostas para as formas clínicas da doença de Jorge Lôbo (Silva, 1972; Machado, 1972; Opromolla *et al.*, 1999), mas é preferível, do ponto de vista

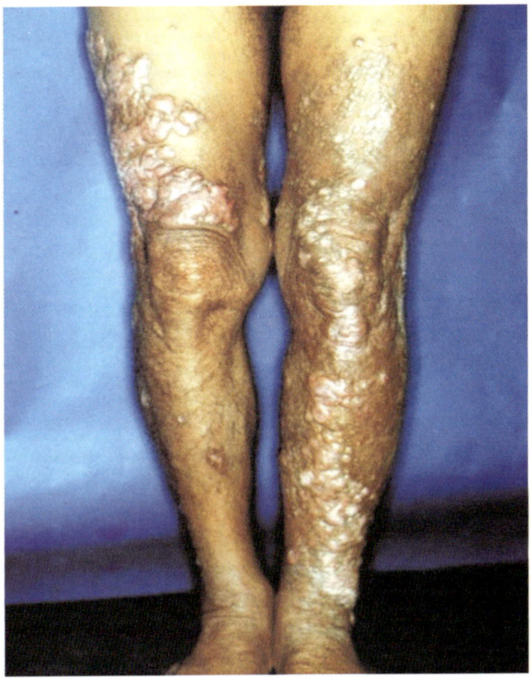

Figura 104.6 Doença de Jorge Lôbo. Lesões disseminadas.

prático, visando à indicação da terapêutica cirúrgica, considerar a doença em formas isoladas ou localizadas e formas disseminadas.

A micose respeita as mucosas e geralmente não atinge órgãos internos. Há, contudo, a notificação isolada de um caso de lobomicose com comprometimento visceral. Esse caso, descrito na Costa Rica, após apresentar durante 47 anos lesões da doença de Jorge Lôbo no joelho, na perna e no maléolo esquerdo, desenvolveu um tumor testicular que após a orquiectomia mostrou ao exame histopatológico granulomas com células gigantes fagocitando fungos com características do *L. loboi* (Rodriguez-Toro, 1993). Esse paciente apresentava também comprometimento de gânglios linfáticos. O envolvimento de linfonodos é variado segundo a opinião de alguns autores. Wiersema (1971) admite que cerca de 25% dos linfonodos estejam comprometidos na lobomicose, mas Azulay acha que esse envolvimento é menor que 10%. Se nos basearmos nos dados da literatura em que esse comprometimento foi comprovado histopatologicamente temos que admitir que esse achado não é comum nessa micose. Opromolla *et al.* (2001) descreveram mais dois casos com lesões em linfonodos exibindo infiltrado inflamatório e os fungos no seu interior. Os pacientes, em geral, não apresentam comprometimento do estado geral, salvo quando ocorre infecção secundária de lesões ulceradas.

▸ Diagnóstico, diagnóstico diferencial e patologia

O diagnóstico da doença de Jorge Lôbo é suspeitado por manifestações clínicas: 1) o paciente relata lesões cutâneas de longa evolução; 2) não refere comprometimento de mucosas ou do estado geral; 3) procede de região de mata equatorial, de clima quente e úmido; 4) o exame clínico mostra haver apenas acometimento cutâneo com algum tipo de lesão dermatológica dos já descritos.

O diagnóstico diferencial, com base no aspecto morfológico das lesões cutâneas, deve ser feito com: a) hanseníase, nas formas dimorfas e virchoviana nodular; b) leishmaniose tegumentar, na fase papular inicial e nas formas nodular e verrucosa; c) cromomicose; d) dermatofibrossarcoma; e) lesões gomosas da esporotricose; f) queloides.

Não se dispõe, ainda, de provas imunológicas que permitam assegurar o diagnóstico da doença de Jorge Lôbo; assim, o diagnóstico de certeza só pode ser firmado pela microscopia, seja pelo exame direto do material obtido das lesões, seja pelo exame histopatológico de biopsias.

O material proveniente de lesão cutânea, adicionado de uma ou mais gotas de potassa a 40%, pode ser examinado a fresco, ao microscópio, vendo-se numerosos parasitos arredondados, com membrana de duplo contorno.

Em cortes corados pela HE, o exame histopatológico mostra no derma intensa e maciça infiltração de macrófagos e grande número de células gigantes, multinucleadas, contendo no seu interior o parasito (Figura 104.7). Opromolla *et al.* (2000), estudando 40 casos da micose de Jorge Lôbo, chamaram a atenção para pontilhados enegrecidos em algumas lesões que correlacionavam com a eliminação transepidérmica dos fungos, e classificaram as células histiocitárias em 5 tipos: a) histiócitos isolados contendo fungos; b) histiócitos agrupados em sincício; c) células gigantes tipo corpo estranho; d) células gigantes de Langhans; e) células epitelioides com citoplasma

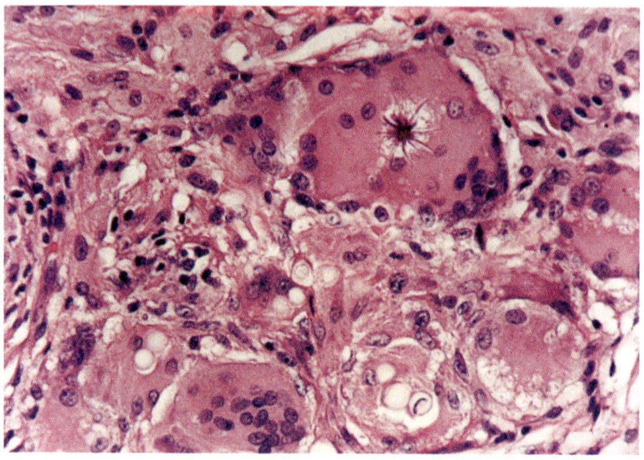

Figura 104.7 Doença de Jorge Lôbo. Células gigantes com fungos no seu interior e um corpo asteroide.

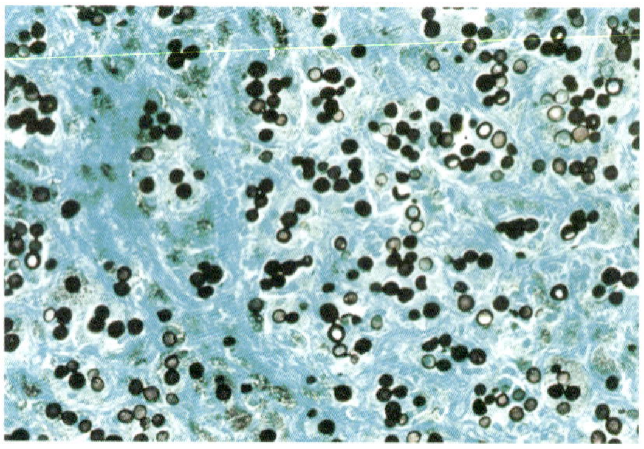

Figura 104.8 *Lacazia loboi*. Coloração pela prata-metenamina.

rendilhado. No interior das células gigantes tipo corpo estranho e nas formações sinciciais os fungos eram numerosos, ao contrário das células gigantes de Langhans e das células epitelioides, em que eram escassos. Os autores concluíram que na doença de Jorge Lôbo o fungo se multiplica muito lentamente, de modo paralelo à deficiência imunológica do hospedeiro humano, traduzida por grandes acúmulos de fungos, imaturidade das células gigantes, pequeno número de linfócitos, raros granulomas tuberculoides típicos e ineficiência na eliminação dos fungos mortos. Corpos asteroides (Michalany, 1955; Opromolla *et al.*, 2000) (Figura 104.7) às vezes são observados. Os fungos são facilmente demonstrados em grande número à microscopia de luz polarizada ou em colorações rotineiras. Colorações específicas pelo PAS e Grocott demonstram a riqueza de parasitos, que aparecem isolados ou com figuras em rosário (Figura 104.8).

▸ Terapêutica

Várias substâncias têm sido testadas no tratamento da doença de Jorge Lôbo. Já foram utilizadas sulfadimetoxina, sulfametoxipiridazina, clofazimina, anfotericina B, 5-fluorcitosina, fluconazol, cetoconazol, miconazol, itraconazol, terbinafina e a associação sulfametoxazol-trimetoprima; no entanto, nenhuma substância mostrou até agora resultados convincentes (Rosa, 2003). A maioria delas foi utilizada de forma empírica, sem uma padronização na administração, sem protocolos bem definidos e nunca foram testadas, para a doença de Jorge Lôbo, em modelos animais. O tratamento cirúrgico continua, portanto, sendo o tratamento de eleição para casos com lesões localizadas e não muito extensas. A exérese da lesão, feita com margem de segurança, oferece reduzida probabilidade de recidiva local, conforme se observa entre os Caiabi assim tratados, com seguimento pós-cirúrgico de 2 até 14 anos (Baruzzi *et al.*, 1980). Há contudo a possibilidade de restar alguma lesão subcutânea que pode passar despercebida e reativar o processo.

Silva (1978) utilizou pela primeira vez a clofazimina no tratamento de 3 casos da doença de Jorge Lôbo na dose de 200 mg/dia, por períodos de 3 a 6 meses, com redução da quantidade de fungos e regressão de algumas lesões. Talhari *et al.*, em 1981, referem o tratamento de 22 casos somente com a clofazimina ou em associação com a eletrocoagulação, por períodos que variaram de 6 meses a 3 anos. Em um dos casos, que completou 3 anos de tratamento somente com a clofazimina, houve involução quase completa das lesões e desaparecimento do fungo. Houve melhora considerável em outros 6 casos com tratamento combinado. Os melhores resultados foram observados nos pacientes com lesões infiltrativas dos pavilhões auriculares e nas lesões em placa. Em lesões queloidiformes antigas não ocorreram modificações.

Baruzzi e Azevedo (1991) observaram 12 pacientes com a doença de Jorge Lôbo tratados com a clofazimina por períodos de até 2 anos, na dose de 100 a 200 mg/dia. Os pacientes, na sua maioria, apresentavam lesões extensas e disseminadas. Em vários casos observou-se, após alguns meses de tratamento, discreta redução no volume das lesões dermatológicas, mas os autores concluíram que a clofazimina ainda não representa a substância ideal para o tratamento da doença de Jorge Lôbo.

Fischer *et al.* (2002) relatam o resultado do tratamento de um paciente da doença de Jorge Lôbo com a associação itraconazol e clofazimina, ambos a 100 mg/dia, pelo período de 1 ano. Os autores relatam que houve cura clínica e histopatológica do paciente.

Lacaz *et al.* (1986), estimando as dificuldades na avaliação terapêutica de uma substância para o tratamento da doença de Jorge Lôbo, referiram: a) impossibilidade de testes terapêuticos *in vitro* pela impossibilidade, até o momento, de cultivar o *L. loboi*; b) impossibilidade de se proceder a testes em animais de laboratório, pela grande dificuldade em se obterem lesões experimentais; c) ocorrência de períodos de melhora e agravamento do quadro dermatológico, no curso natural da doença, que podem, erroneamente, ser atribuídos à substância em uso; d) reduzido número de casos tratados por uma dada substância, por determinado investigador, dificultando o acúmulo de suficiente experiência terapêutica sobre a ação dos fármacos até agora utilizados.

Atualmente, podemos considerar que algumas das dificuldades mencionadas por Lacaz em relação a estudos terapêuticos com a doença de Jorge Lôbo estão sendo superadas. Apesar de o fungo ainda não ter sido cultivado em laboratório, já temos um modelo experimental adequado a testes terapêuticos, inclusive com desenvolvimento de lesões macroscópicas e de fácil manutenção. A viabilidade do *L. loboi* pode ser avaliada pela coloração com o brometo de etídio e diacetato de fluoresceína, estabelecida por Vilani-Moreno e Opromolla (1997). O índice de viabilidade é um elemento útil para se verificar se uma determinada substância está exercendo atividade sobre o fungo.

Rosa (2003), em sua tese de doutoramento, utilizou pela primeira vez a inoculação do fungo na pata do camundongo BALB/c como modelo experimental para testar substâncias contra o agente da doença de Jorge Lôbo. Empregou o itraconazol e a terbinafina em animais infectados com o fungo e sugeriu que este último medicamento apresentava uma atividade antifúngica levemente superior. Admitiu, contudo, a necessidade de mais estudos para comprovar os resultados obtidos.

▸ Medidas de prevenção e prognóstico

A falta de maiores conhecimentos a respeito da história natural da doença de Jorge Lôbo limita bastante a ação preventiva. Na fase de prevenção secundária assumem importância o diagnóstico e o tratamento cirúrgico precoces, com possibilidade de cura definitiva da doença. Quando o diagnóstico é feito mais tardiamente, com a presença de lesões disseminadas, fica evidente a ausência de uma substância de reconhecida eficácia. Nesta fase, os familiares devem ser esclarecidos sobre o caráter crônico da doença e do baixo risco que o paciente apresenta como fonte de infecção, uma vez que não está comprovada a transmissão inter-humana dessa micose.

A longa evolução da doença é comprovada pelo acompanhamento de alguns pacientes por períodos variáveis de 30 a 40 anos, não havendo evidência que represente uma causa direta de mortalidade.

▸ Referências bibliográficas

Al-Daraji WI, Husain E, Robson A. Lobomycosis in African patients. *Br J Dermatol* 159: 234-236, 2008.

Azulay RD, Carneiro JA, Andrade LMC. Lôbois blastomycosis: new experiments on culture, immunology and inoculation. *Dermat Int* 8: 33-35, 1969.

Azulay RD, Carneiro JA, Andrade LM. Blastomicose de Jorge Lôbo. Contribuição ao estudo da etiologia, inoculação experimental, imunologia e patologia da doença. *An Bras Dermatol* 45: 47-66, 1970.

Azulay RD, Carneiro JA, Cunha MGS, Reis LT. Keloidal blastomycosis (Lôbo's disease) with lymphatic involvement: a case report. *Int J Dermatol* 15: 40-42, 1976.

Barbosa SFC, Takeda AK, Chacha J, Cucê LC, Fava Netto C. Anticorpos específicos das classes IgG, IgM e IgA para *Paracoccidioides brasiliensis* dosados por meio da reação de imunofluorescência indireta no soro de pacientes e sua correlação com o tempo de evolução e forma clínica da doença. *Rev Inst Adolfo Lutz* 41: 121-126, 1981.

Baruzzi RG, Andretta JrC, Carvalhal S, Ramos OL, Pontes PL. Ocorrência da blastomicose queloideana em índios Caiabi. *Rev Inst Med Trop São Paulo* 9: 135-142, 1967.

Baruzzi RG, Azevedo RA. Doença de Jorge Lôbo. In Meira DA, *Clínica de Doenças Tropicais e Infecciosas*, Interlivros, Rio de Janeiro, p. 299-306, 1991.

Baruzzi RG, Marcopito LF. Jorge Lobo disease. In Hoeprich, Jordan, Ronald (eds), *Infectious Diseases*, 5th ed., J.B. Lippincott Co., Philadelphia, p. 1067-1072, 1994.

Baruzzi RG, Lacaz CS, Souza FAA. História natural da doença de Jorge Lôbo. *Rev Inst Med Trop São Paulo* 21: 302-338, 1979.

Baruzzi RG, Marcopito LF, Pascalicchio FV. Emprego do ketoconazole no tratamento da Doença de Jorge Lôbo. *In Resumos* do 16º Congresso da Sociedade Brasileira de Medicina Tropical, Natal, nº 350, 1980.

Baruzzi RG, Rodrigues DA, Michalany NS, Salomão R. Squamous-cell carcinoma and lobomycosis (Jorge Lobo's Disease). *Internl J Dermatol* 28: 3, 1989.

Borelli D. lobomicosis experimental. *Dermat Venez* 3: 72-82, 1962.

Brito AC, Quaresma JAS. Lacaziosis (Jorge Lobo disease) review and update. *An Bras Dermatol* 82(5): 461-474, 2007.

Burns RA, Roy JS, Woods C, Padhye AA, Warnock DW. Report of the first woman case of lobomycosis in the United States. *J Clin Microbiol* 38: 1283-1285, 2000.

Camargo ZP, Baruzzi RG, Maeda SM, Floriano MC. Antigenic relationship between *Loboa loboi* and *Paracoccidioides brasiliensis* as shown by serological methods. *Med Mycol* 36: 413-417, 1998.

Elsayed S, Kuhn SM, Barber D, Church DL, Adams S, Kasper R. Human case of lobomycosis. *Emerg Infect Dis* 10(4): 715-718, 2004.

Fischer M, Chrusciak-Talhari A, Reinel D, Talhari S. Successful treatment with clofazimine and itraconazol in a 4 year old patient after 32 years duration of disease. *Hautarzt* 53: 677-681, 2002.

Fonseca OJM, Lacaz CS. Estudo de culturas isoladas de blastomicose queloidiforme (doença de Jorge Lôbo). Denominação ao seu agente etiológico. *Rev Inst Med Trop São Paulo* 13: 225-251, 1971.

Herr RA, Tarcha EJ, Taborda PR, Taylor JW, Ajello L, Mendoza L. Phylogenetic analysis of *Lacazia loboi* place this previously uncharacterized pathogen within the dimorphic Onygenales. *J Clin Microbiol* 39: 309-314, 2001.

Lacaz CS, Baruzzi RG, Rosa MCB. *Doença de Jorge Lôbo*, Editora da Universidade de São Paulo, IPSIS Gráfica e Editora, São Paulo, 1986.

Landman G, Velludo MAL, Lopes JAC, Mendes E. Crossed-antigenicity between the etiologic agents of lobomycosis and paracoccidioidomycosis evidenced by an immunoenzymatic method (PAP). *Allergol Immunopathol* 16: 215 -218, 1988.

Machado PA, Silveira DF. "Piraip", a chamada lepra dos Caiabi. *Rev Brasil Leprol* 34: 60, 1966.

Machado P de A. Polimorfismo das lesões dermatológicas na blastomicose de Jorge Lôbo entre os índios Caiabi. *Acta Amazônica* (Manaus) 2: 93-97, 1972.

Madeira S, Opromolla DVA, Belone AFF. Inoculation of BALB/C mice with *Lacazia loboi*. *Rev Inst Med Trop São Paulo* 42: 239-243, 2000.

Marcos EVC. *Doença de Jorge Lôbo e sua Relação com os Antígenos do Sistema HLA*, Tese de Mestrado, Universidade Estadual Paulista, Botucatu, 71 pp, 2001.

Mendes E, Michalany N, Mendes NF. Comparison of the cell walls of *Paracoccidioides loboi* and *Paracoccidioides brasiliensis* by using polysaccharide-binding dyes, 1984. *Int J Tissue React* 6: 229-231, 1984.

Mendes-Giannini MJS, Camargo ME, Lacaz CS, Ferreira AW. Immunoenzymatic absorption test for serodiagnosis of paracoccidioidomycosis. *J Clin Microbiol* 20: 103-108, 1984.

Michalany J. Corpos asteroides nas lesões granulomatosas, com especial referência a blastomicose ou doença de "Jorge Lôbo". *Rev Ass Med Bras* 2: 61-68, 1955.

Migaki G, Valério MG, Irvine B, Garner FM. Jorge Lobo's Disease in an Atlantic Bottle-Nosed Dolphin. *J Am Vet Med Asoc* 159: 578-582, 1971.

Musatti CC, Lopes RME, Baruzzi RJ, Mendes NF. Doença de Jorge Lôbo em índios Caiabis. *Rev Bras Alergia Imunopatol* 2: 160-161, 1980.

Opromolla DVA, Belone AFF, Taborda PRO, Taborda VBA. Correlação clinicopatológica em 40 casos novos de lobomicose. *An Bras Dermatol* 75: 425-434, 2000.

Opromolla DVA, Belone A de FF, Taborda PRO, Rosa PS. Lymph node involvement in Jorge Lobo's disease: report of two cases. *Int J Leprosy* 42: 938-941, 2003.

Opromolla DVA, Silva LM, Vilani-Moreno FR. Atividade fagocítica dos monócitos sanguíneos de pacientes com Doença de Jorge Lôbo. In *Anais* do 56º Congresso Brasileiro de Dermatologia, Goiânia, p. 129, 2001.

Opromolla DVA, Taborda PR, Taborda VBA, Furtado Viana S, Furtado JF. Lobomicose: Relato de 40 casos novos. *An Bras Dermatol* 74: 135-141, 1997.

Opromolla DVA, Vilani-Moreno FR, Belone AFF. A doença de Jorge Lôbo e a coloração pela prata metenamina. *An Bras Dermatol* 74: 345-349, 1999.

Pecher SA, Fuchs J. Cellular immunity in lobomycosis (keloidal blastomycosis). *Allergol Immunopathol* 16: 413-415, 1988.

Pecher SA, Croce J, Ferri RG. Study of humoral and cellular immunity in lobomycosis. *Allergol Immunopathol* 7: 439-444, 1979.

Puccia R, Shenkman S, Gorin PAJ, Travassos LR. Exocellular components of *Paracoccidioides brasiliensis*. Identification of a specific antigen. *Infect Immun* 53: 199-206, 1985.

Rodriguez-Toro G. Lobomycosis. *Int J Dermatol* 32: 324-332, 1993.

Rosa PS. *Avaliação de Drogas Antifúngicas no Tratamento de Camundongos BALB/c Inoculados com a Lacazia loboi*, Tese de Doutorado, Universidade Estadual Paulista, Botucatu, 97 pp, 2003.

Saint-Blancard P, Maccari F, Le Guyadec T, Lanternier G, Le Vagueresse R. La lobomycose: une mycose rarement observée en France métropolitaine. *Ann Pathology* 20(3): 241-244, 2000.

Silva ME, Kaplan W, Miranda JL. Antigenic relationships between *Paracoccidioides loboi* and other pathogenic fungi determined by immunofluorescence. *Mycopathol Mycol Appl* 36: 97-106, 1968.

Silva D. Micose de Lôbo. *Rev Soc Bras Med Trop* 6: 85-98, 1972.

Silva D. Traitement de la maladie de Jorge Lôbo par la clofazimine (B663). *Bull Soc Path Exot* 71: 409-412, 1978.

Silva E, Ferasçoli MO. Frequências relativas dos fenótipos eritrocitários ABO e Lewis na Doença de Jorge Lôbo. *Rev Bras Hematol Hemoter* 26: 23-27, 2004.

Souza AP. Exploração dos rios Paranatinga e seu levantamento topográfico bem como dos rios São Manoel e Telles. Relatório apresentado ao Chefe da Comissão Coronel Candido Mariano da Silva Rondon, anexo nº 2, de 1915-1916. Comissão de Linhas Telegraphiocas Estratégicas de Mato Grosso ao Amazonas. Publicação 3: 4-114, Pires, Rio de Janeiro, 1916.

Symmers WSC. A possible case of Lobo disease acquired in Europe from a bottle-nosed dolphim (*Tursiops truncatus*). *Bull Soc Path Ex.* 76: 777-784, 1983.

Taborda VBA, Taborda PR, Mcginnis MR. Constitutive melanin in the cell wall of the etiologic agent of Lobo's disease. *Rev Inst Med Trop São Paulo* 41: 9-12, 1999.

Talhari S, Cunha MGS, Barros MLB, Gadelha AR. Doença de Jorge Lôbo. Estudo de 22 casos. *Med Cutan Ibero Lat Am* 9: 87-96, 1981.

Vidal MSM, Palacios SA, Melo NT, Lacaz CS. Reactivity of anti-gp43 antibodies from *Paracoccidioides brasiliensis* antiserum with extracts from cutaneous lesions of Lobo's disease. Preliminary note. *Rev Inst Med Trop São Paulo* 39: 35-37, 1997.

Vilani-Moreno FR. *Imunopatologia da Doença de Jorge Lôbo: Composição Celular do Infiltrado Inflamatório e Quantificação de Citocinas em Sobrenadante de Cultura de Células Mononucleares e Soro Sanguíneo,* Tese de Doutorado, Universidade Estadual Paulista, Botucatu, 159 pp, 2002.

Vilani-Moreno FR, Lauris JRP, Opromolla DVA. Cytokine quantification in the supernatant of mononuclear cell cultures and in blood serum from patients with Jorge Lobo's disease. *Mycopathologia* 158: 17-24, 2004b.

Vilani-Moreno FR, Opromolla DVA. Determinação da viabilidade do *Paracoccidioides loboi* em biopsias de pacientes portadores de doença de Jorge Lôbo. *An Bras Dermatol* 72: 433-437, 1997.

Vilani-Moreno FR, Belone AFF, Rosa PS, Madeira S, Opromolla DVA. Evaluation of the vital staining method for *Lacazia loboi* through the experimental inoculation of BALB/c mice. *Medical Mycol* 41: 211-216, 2003.

Vilani-Moreno FR, Silva LMS, Opromolla DVA. Evaluation of the phagocytic activity of peripheral blood monocytes of patients with Jorge Lobo's disease. *Rev Soc Bras Med Trop* 37: 165-168, 2004a.

Wiersema JP. Lobo's disease (keloidal blastomycosis). In Baker RD, *The Pathologic Anatomy of Mycoses. Human Infection with Fungi, Actinomycetes and Algae*, Springer-Verlag, Berlin, p. 577-588, 1971.

105 Paracoccidioidomicose

Bodo Wanke, Antônio Carlos Francesconi do Valle,
Rosely M. Zancopé Oliveira e Regina Lana Braga Costa

▸ Conceito

A paracoccidioidomicose (PCM) é micose sistêmica causada pelo fungo dimórfico *Paracoccidioides brasiliensis*. A forma de apresentação predominante é a crônica do adulto, mas quando atinge crianças, adolescentes e adultos jovens, geralmente apresenta-se sob forma aguda ou subaguda. É de grande interesse para os países da América Latina, onde incide de forma endêmica.

▸ Histórico

A PCM foi descrita pela primeira vez em 1908 pelo médico brasileiro Adolpho Lutz, denominando-a hifoblastomicose pseudococcidióidica (Lutz, 1908). De 1909 a 1912, Splendore observou novos casos da doença e descreveu mais detalhadamente o agente etiológico, denominando-o *Zymonema brasiliensis* (Splendore, 1912). Vários casos foram seguidamente relatados no Brasil e, a partir de 1928, foram registrados casos da micose em outros países da América do Sul (Ajello, 1972). Por cerca de 2 décadas esta micose foi confundida por vários autores com a coccidioidomicose, cabendo a Floriano de Almeida caracterizá-la como uma nova micose, denominando seu agente etiológico *Paracoccidioides brasiliensis* (Almeida, 1930).

A PCM tem como sinonímias "doença de Lutz", "blastomicose sul-americana", "blastomicose brasileira", "moléstia de Lutz-Splendore-Almeida", "micose de Lutz", entre outras, sendo paracoccidioidomicose a denominação que prevalece hoje, conforme adotado no *First Pan American Symposium on Paracoccidioidomycosis*, em 1971, em Medellín, Colômbia (Ajello, 1972).

Até 1940, a PCM era inexoravelmente fatal, após períodos variados de tempo, dependendo da forma clínica e do estado imunológico do paciente, quando foi introduzida a sulfapiridina por Ribeiro (1940), que mostrou seu valor no tratamento da micose, alterando totalmente o prognóstico da doença (Lacaz *et al.*, 2002).

Apesar dos inúmeros avanços no conhecimento sobre a PCM, esta micose ainda traz consigo vários desafios, principalmente em aspectos da relação parasito-hospedeiro e da terapêutica, já que os esquemas indicados ainda requerem longo período de acompanhamento, o que dificulta a adesão do paciente e, consequentemente, a cura.

▸ Etiopatogenia e dinâmica da infecção

Ao longo das últimas décadas a história natural da PCM vem apresentando notáveis alterações em sua frequência, características demográficas e distribuição geográfica. A incidência se alterou, dependendo da região, sem que se possa compreender totalmente essa característica. É possível que o aumento da urbanização e a melhoria do diagnóstico laboratorial expliquem em parte as alterações no perfil da doença. No entanto, fatores ambientais decorrentes da abertura de novas fronteiras agrícolas, com a derrubada de florestas, sobretudo na Amazônia, também contribuíram para o atual panorama da micose. Além disso, por não ser doença de notificação compulsória, há pouca informação relativa à incidência e à prevalência da PCM e os dados conhecidos são aqueles gerados por publicações de séries de casos ou de inquéritos com testes cutâneos (Wanke e Londero, 1994; Restrepo *et al.*, 2001).

▸ Agente etiológico e fatores de virulência

A PCM é causada pelo fungo dimórfico *Paracoccidioides brasiliensis*, família Onygenaceae, ordem Onygenales, filo Ascomycota. Recentes estudos moleculares indicam que na família Onygenaceae, além do agente da PCM, está a maioria das espécies de agentes de micoses sistêmicas endêmicas como *Histoplasma capsulatum*, *Blastomyces dermatitidis*, *Coccidioides immitis* e *C. posadasii*. Estes agentes, biologicamente relacionados, evoluíram filogeneticamente em associação com hospedeiros mamíferos aos quais progressivamente se adaptaram (Bagagli *et al.*, 2008).

No laboratório, *P. brasiliensis* cresce lentamente em cultivos a 25°C. Após 3 a 4 semanas de incubação surgem colônias algodonosas ou aveludadas, esbranquiçadas, semelhantes a "pelo de rato branco" (Lutz, 1908), em que o micélio é composto por um emaranhado de hifas finas, ramificadas e de paredes hialinas (Lacaz *et al.*, 2002). Nos cultivos a 35°C o fungo cresce mais rapidamente, formando colônia serosa, de cor creme e de aspecto cerebriforme, composta de elementos globosos, de parede espessa, birrefringente, apresentando um ou mais brotamentos ao seu redor (Figura 105.1). Tais elementos são semelhantes às formas parasitárias observadas em material biológico das lesões, apresentando-se como elementos esféricos de 2 a 30 μm ou mais de diâmetro, variando em número e tamanho. Os brotos ligam-se à célula-mãe por estreito istmo citoplasmático. Essas características são inerentes à morfologia de *P. brasiliensis*, porém, apenas a imagem de brotamentos múltiplos e o aspecto de "brotamento em roda de leme" são considerados patognomônicos do fungo (Figura 105.2) (Wanke e Londero, 1998; Lacaz *et al.*, 2002).

O dimorfismo do fungo parece estar diretamente ligado a sua virulência devido à presença de carboidratos específicos, como α-glucana, abundante na fase leveduriforme, ao con-

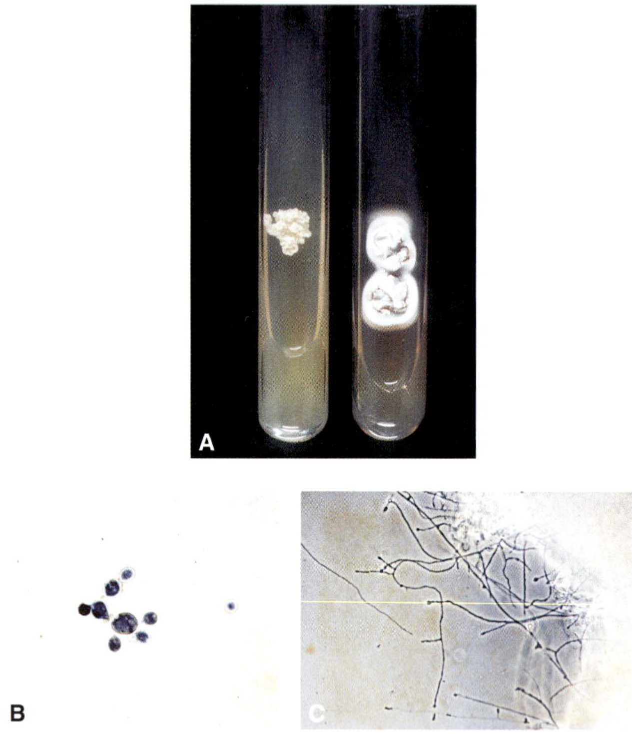

Figura 105.1 *Paracoccidioides brasiliensis*. **A.** Dimorfismo em cultivo, colônia cerebriforme composta de elementos leveduriformes, tubo à esquerda, incubado a 37°C, e colônia filamentosa, tubo à direita incubado a temperatura ambiente; **B.** exame microscópico da colônia leveduriforme, mostrando elementos leveduriformes multibrotantes (lactofenol azul de algodão, 400×); **C.** exame microscópico da colônia filamentosa mostrando hifas hialinas formando artroaleurioconídios (lactofenol azul de algodão, 400×, gentilmente cedida pelo Professor A. T. Londero).

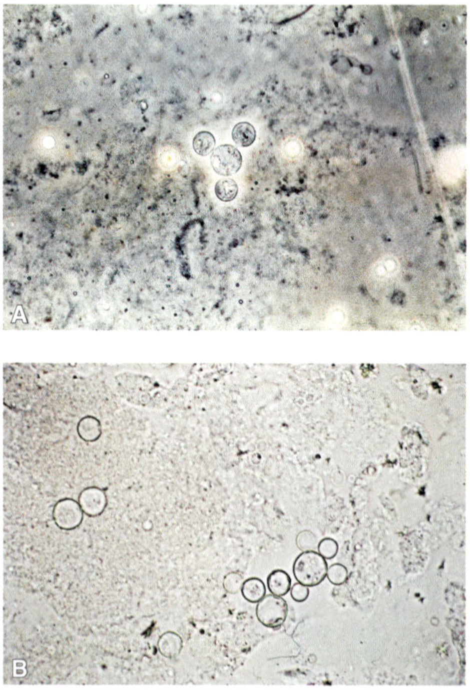

Figura 105.2 *Paracoccidioides brasiliensis*. Microfotografia de exame direto em KOH a 10%, mostrando os elementos leveduriformes com morfologia parasitária característica. **A.** Em contraste de fase (400×, gentilmente cedida pelo Professor A. T. Londero); **B.** microscopia convencional, 400×.

trário da fase miceliana, em que predomina β-glucana (San Blas, 1993). A primeira predomina nas cepas mais virulentas do fungo. *P. brasiliensis* sintetiza uma glicoproteína de peso molecular 43 kDa, antígeno designado como gp43 (Puccia e Travassos, 1991), usada no diagnóstico e provavelmente implicada na patogênese da micose por meio de sua ligação com a matriz extracelular do hospedeiro (Vicentini *et al.*, 1994). Influências hormonais na transformação do fungo de micélio para levedura também estão associadas a sua virulência. A incidência mais alta da doença em homens se deve, provavelmente, ao fato de que hormônios sexuais, como o 17 β-estradiol, inibem *in vitro* (Restrepo *et al.*, 1984; Salazar e Stevens, 1988) e *in vivo* (Aristizabal *et al.*, 1998) a conversão do *Pb* de micélio para levedura, conferindo assim proteção ao desenvolvimento da doença em mulheres. Atualmente os esforços têm-se concentrado em torno da definição de outros fatores de virulência, como substâncias indutoras da formação de granulomas e substâncias imunossupressoras liberadas pelas formas infectantes do fungo (Travassos, 1994).

▪ Ecologia

O conceito de "reservárea" (Borelli, 1964) indica as áreas onde o fungo vive na natureza, nas quais os pacientes adquirem a infecção. Vários estudos indicam que as reserváreas mais bem definidas são regiões com florestas tropicais ou subtropicais, com abundantes cursos d'água, temperatura média entre 10 e 28°C, precipitação pluviométrica anual entre 500 e 2.500 mm e com solos ácidos (Restrepo-Moreno, 1994; Wanke e Londero, 1994). O fungo já foi isolado de solo de algumas áreas endêmicas (Albornoz, 1971; Silva-Vergara *et al.*, 1998; Lacaz *et al.*, 2002). Mais recentemente, estudos filogenéticos indicam a coevolução de *P. brasiliensis* com alguns mamíferos, principalmente tatus *Dasypus novemcinctus*. Além disso, foi demonstrado experimentalmente que elevada umidade no solo é um fator de crucial importância para a proliferação ambiental do fungo (Bagagli *et al.*, 2008). Outro recente estudo, ao correlacionar casos infantojuvenis da PCM com fatores climáticos, confirmou que elevada precipitação de chuva e solos muito umedecidos favorecem o aparecimento de casos da micose (Barrozo *et al.*, 2009).

▪ Fontes de infecção e transmissão

O homem é o hospedeiro definitivo conhecido. Embora *P. brasiliensis* tenha sido isolado de tatus (*Dasypus novemcinctus*), estes não são apenas portadores do fungo, já que muitos desenvolvem a doença (Naiff *et al.*, 1986; Bagagli *et al.*, 1998; Bagagli *et al.*, 2008). A confirmação de tatus como um reservatório natural da PCM trouxe evidências valiosas sobre o *habitat* natural de *P. brasiliensis* e, consequentemente, sobre a cadeia epidemiológica da micose. Além disso, esses animais têm distribuição geográfica semelhante à da PCM e têm contato profundo com o solo por conta de seus hábitos (Restrepo-Moreno, 1994). Inquérito imunoepidemiológico realizado em animais silvestres mostrou que a prevalência da infecção é menor em animais arborícolas e maior em animais que vivem em contato com o solo, como bovinos, equinos e ovinos (Costa e Fava Netto, 1978). As atividades relacionadas com o trato do solo representam o grande fator de risco para aquisição da infecção (Valle *et al.*, 1992; Lacaz *et al.*, 2002). Não há registro de microepidemia ou surto de casos agudos da PCM, após exposição a foco contaminado, tal como ocorre na histoplasmose, na coccidioidomicose e na blastomicose. Não ocorre transmissão inter-humana nem de animal para homem ou vice-versa.

Epidemiologia

Incidência, prevalência e mortalidade

Não se conhece o número exato de casos de doença por não ser de notificação compulsória. Os cálculos de prevalência, incidência e morbidade da micose baseiam-se em relatos de inquéritos epidemiológicos e de séries de casos. Vários inquéritos com testes cutâneos com paracoccidioidina realizados no Brasil, Colômbia e Venezuela mostraram que:

- Existem áreas dispersas, com elevada endemicidade, onde a prevalência da infecção pelo *P. brasiliensis* chega a mais de 50% da população
- Nas áreas endêmicas os indivíduos começam a se infectar antes dos 10 anos de idade, alcançando o máximo de incremento de positividade dos 15 aos 19 anos de idade
- Pode-se estimar que aproximadamente 10% da população do Brasil, da Colômbia e da Venezuela encontra-se infectada. A incidência anual da doença em áreas endêmicas foi estimada entre 3 e 4 casos novos por milhão até 1 a 3 casos novos por 100.000 habitantes.

Análise dos casos registrados em estatísticas de diversos serviços mostra incidência anual que pode alcançar 139,6 casos por ano (Wanke e Londero, 1994; Wanke e Londero, 1998; Restrepo *et al.*, 2001; Lacaz *et al.*, 2002). No entanto, esses números representam somente uma parte de um todo bem maior, como mostraram estudos de mortalidade por PCM, avaliada em diversas casuísticas, variando de 4,8% (Valle *et al.*, 1992; 1993) a 22% (Del Negro, 1974). Coube a Coutinho *et al.* (2002) demonstrar que em 3.181 óbitos por PCM ocorridos no Brasil, no período de 16 anos (1980-1995), a taxa de mortalidade média anual foi de 1,487 óbito por milhão de habitantes. Além disso, os autores apontaram a PCM como oitava causa de mortalidade por doença infecciosa predominantemente crônica entre as doenças infecciosas e parasitárias, inclusive maior que a mortalidade por leishmanioses, e a mais alta taxa entre as micoses sistêmicas. Chamou também atenção o fato de a Região Centro-Oeste apresentar o segundo coeficiente mais alto do país (2,333/milhão de habitantes), depois da Região Sul, com tendência a ascensão, e demonstrou que a PCM é um importante agravo de saúde no Brasil e nos dá uma visão também da provável incidência da micose a partir do registro de 199 óbitos por ano no período de 1980-1995. Assim, a verdadeira incidência da micose está bastante subestimada (Coutinho *et al.*, 2002). Estudo semelhante no estado do Paraná, cobrindo o período de 1980-1998, apontou taxa de mortalidade média de 3,48 por milhão de habitantes, que se mostrou estável ao longo do período de 19 anos; destacou-se ainda a PCM como a quinta causa de mortalidade entre as doenças infecciosas e parasitárias crônicas (Bittencourt *et al.*, 2005).

Distribuição geográfica

A PCM é a micose sistêmica mais importante da América Tropical, onde ocorre de forma endêmica entre as latitudes 20°N, no México, até 35°S, na Argentina. Ainda não foram descritos casos na Nicarágua, Belize, Suriname, Guiana, Guiana Francesa, Chile e países insulares do Caribe. Porém, já foram relatados casos provavelmente autóctones em Granada, Trinidad e Guadalupe (Wanke e Londero, 1994; 1998). Dos casos diagnosticados fora da América Latina, principalmente nos EUA, em países da Europa, Oriente Médio e no Japão, todos haviam residido ou viajado anteriormente para algum país com área endêmica (Ajello e Polonelli, 1985).

O Brasil conta com aproximadamente 80% dos casos relatados, está situado no centro da área endêmica, onde a doença ocorre com mais frequência nas Regiões Sudeste, Sul e Centro-Oeste (Wanke e Londero, 1994). Embora a micose seja considerada rara na Amazônia, nas últimas 2 ou 3 décadas os casos vêm ocorrendo mais frequentemente, principalmente nas áreas de ocupação recente, onde o homem desmatou vastas áreas, substituindo as atividades tradicionais por pecuária e agricultura (Naiff *et al.*, 1988; Wanke e Londero, 1994; 1998). Em Rondônia, índios da tribo Suruí foram induzidos a substituir a horticultura, caça e pesca por plantações de café e começaram a apresentar vários casos da micose, caracterizando um verdadeiro surto; além disso, inquérito epidemiológico com teste cutâneo com paracoccidioidina evidenciou positividade de 43,8%, contrastando com 15% encontrados em tribos vizinhas que não haviam sofrido o mesmo processo de alteração de atividades de risco e modificação do meio ambiente (Coimbra Jr. *et al.*, 1994). Por outro lado, o clima semiárido da Região Nordeste não é propício ao desenvolvimento do ciclo saprofitário do *P. brasiliensis* e a PCM é esporádica, sendo raros os casos autóctones em pacientes oriundos da região do litoral úmido (Restrepo-Moreno, 1994; Wanke e Londero, 1994).

Sexo e faixa etária

A infecção por *P. brasiliensis* é adquirida nas duas primeiras décadas de vida, com um pico de incidência entre 10 e 20 anos de idade (Wanke e Londero, 1994). A apresentação de manifestações clínicas ou a evolução para doença é incomum neste grupo, ocorrendo mais frequentemente em adultos entre 30 e 50 anos, como reativação de foco endógeno latente. Embora haja grandes variações entre as regiões, na média estima-se que cerca de 10% dos casos ocorram até os 20 anos de idade. A razão de acometimento da PCM em adultos é de 9 homens para 1 mulher, o que não ocorre na infância, em que a infecção e a doença se distribuem uniformemente entre ambos os sexos, com ligeiro predomínio do masculino em adultos jovens (Valle *et al.*, 1992; Lacaz *et al.*, 2002).

Etnia

Não há suscetibilidade étnica ao fungo. Fatores genéticos podem estar associados à PCM, como a frequência de antígenos HLA-A9, B-13 associados à micose em comparação com indivíduos normais e B-40 associado à forma crônica pulmonar (Lacerda *et al.*, 1988; Restrepo *et al.*, 1983).

Ocupação

Quanto à atividade profissional o predomínio é de profissões que tenham contato direto com o solo, principalmente lavradores e jardineiros. Observa-se que a grande maioria dos pacientes exerceu atividade agrícola nas duas primeiras décadas de vida, tendo nessa época provavelmente adquirido a infecção, embora as manifestações clínicas tenham surgido muitos anos depois. Estes pacientes, quando procuram atenção médica, já saíram da reservárea, residem em centros urbanos e exercem outras atividades, não ligadas ao trato de solo (Valle *et al.*, 1992; Lacaz *et al.*, 2002).

Outros fatores de risco

O alcoolismo e o tabagismo estão frequentemente associados, agravando a micose. A prevalência de tabagismo é de quase 100% em pacientes com a forma crônica do adulto da PCM. Um recente estudo de caso-controle demonstrou que a chance de adoecer foi 14 vezes maior entre os fumantes e 3,6 vezes maior entre os que bebiam acima de 50 g/dia de álcool, quando comparados a não fumantes e não alcoolistas (Santos *et al.*, 2003). Além disso, chama a atenção a desnutrição associada à micose (Valle *et al.*, 1992).

Patogenia

A PCM é adquirida pela inalação de propágulos infectantes (Restrepo *et al.*, 1976; Restrepo *et al.*, 1984; Restrepo *et al.*, 1989). Nas áreas endêmicas o primeiro contato com o fungo ocorre geralmente nas duas primeiras décadas de vida (Londero e Melo, 1988). Há alguns relatos de casos por suposta inoculação traumática, geralmente forma tegumentar única, nos quais não se evidenciou foco da micose em outro local nem história epidemiológica característica (Castro *et al.*, 1975).

Os achados radiológicos representam forte evidência do envolvimento pulmonar na PCM, pois existe registro de pacientes com PCM tipo juvenil, sem sinais e sintomas de acometimento respiratório, apresentando aspecto radiológico normal, com escarro positivo para *P. brasiliensis* (Restrepo, Trujillo *et al.*, 1989; Bethlem *et al.*, 1991) e de presença, em material de necropsia, de pequenos granulomas pulmonares, de dimensões insuficientes para serem vistos radiologicamente (Fialho, 1956).

No hospedeiro o fungo origina uma lesão primária, acompanhada de acometimento linfático satélite, formando assim o complexo primário que pode ser pulmonar-hilar ou, em alguns raros casos, do tegumento e linfonodos satélites. Nesse momento pode ocorrer disseminação hematogênica, dando origem a focos metastáticos. Em seguida, pode ocorrer progressão para doença, cura com formação de cicatrizes estéreis ou regressão com permanência de fungos viáveis, em latência, por longos períodos de tempo (Restrepo *et al.*, 1976; Londero e Severo, 1981; Montenegro e Franco, 1994). A ocorrência de casos alóctones nos Estados Unidos, Europa e Ásia, em indivíduos que residiram alguns anos antes em áreas endêmicas, demonstra bem este fato (Ajello e Polonelli, 1985). A grande maioria dos indivíduos infectados evolui para regressão espontânea, podendo ser diagnosticados pelo teste cutâneo com paracoccidioidina, que expressa reação de hipersensibilidade retardada a um antígeno polissacáride de *P. brasiliensis*. As manifestações clínicas da doença podem surgir como progressão do complexo primário, reativação de focos quiescentes após um período de latência – reinfecção endógena – ou por reinfecção exógena (Giraldo *et al.*, 1976; Montenegro e Franco, 1994). Formas disseminadas em pacientes jovens, que atingem principalmente o sistema reticuloendotelial (linfonodos, baço, fígado e medula óssea), caracterizam as formas aguda ou subaguda, tipos juvenis, nas quais não se observa prevalência por sexo. Com frequência muito maior, as manifestações de doença surgem em adultos, com amplo espectro clínico, predominando no sexo masculino, atingindo principalmente os pulmões, as mucosas das vias respiratórias e digestivas superiores (VRDS), pele e linfonodos cervicais (Valle *et al.*, 1992). A progressão do estado de latência para doença pode ser desencadeada por estados de imunossupressão (Severo *et al.*, 1979; 1980; Benard, 2008).

Imunologia

Os mecanismos relacionados com a resistência ou suscetibilidade do homem a *P. brasiliensis* ainda são pouco conhecidos. A evolução para a cura espontânea ou disseminação depende da interação entre o fungo e o hospedeiro (Benard, 2008).

Vários estudos têm demonstrado depressão da resposta imune celular, durante qualquer fase da doença, relacionada com a evolução para formas mais graves e que geralmente se recupera com o tratamento (Arango e Yarzabal, 1982; Mota *et al.*, 1985; Franco, 1987), mostrando que a PCM se enquadra no modelo bipolar traçado para outras doenças, como a hanseníase, na qual a forma disseminada, com disfunção grave da imunidade celular, é classificada no polo *anérgico* e a manifestação localizada e imunidade celular preservada estão no polo *hiperérgico* (Benard e Duarte, 2000; Benard, 2008). Além disso, há tendência progressiva a piora da resposta imune celular a partir da forma crônica do adulto unifocal, até a forma juvenil, passando pelas formas intermediárias. A capacidade de formação de granulomas acompanha esse modelo bipolar, em que pacientes com as formas mais graves apresentam lesões com poucos granulomas, geralmente malformados e cheios de elementos fúngicos em seu interior, enquanto pacientes com formas crônicas elaboram granulomas bem-formados, com poucos fungos (Mota *et al.*, 1985; Franco, 1987). A disfunção do sistema imune parece estar relacionada com fatores como a presença de imunocomplexos circulantes interagindo com linfócitos T, anticorpos específicos, antígenos de *Pb*, mesmo em baixas concentrações, ou liberação de citocinas com efeitos inibidores (Mota *et al.*, 1988; Musatti *et al.*, 1994; Sugizaki *et al.*, 1999). Nesses casos, a resposta aos testes cutâneos encontra-se diminuída, com distúrbio na resposta linfoproliferativa a antígenos e mitógenos, queda significativa na relação de subpopulações de linfócitos $CD4^+$:$CD8^+$ (Benard *et al.*, 1996; Benard e Duarte, 2000; Benard, 2008).

Na PCM existe correlação entre níveis séricos altos de anticorpos circulantes e gravidade da doença. Seu sistema humoral está hiperativo, principalmente à custa de IgG, IgA e IgE. De modo geral, os anticorpos cooperam com a proteção do hospedeiro contra os fungos extracelulares, promovendo opsonização e ativação do sistema complemento, neutralizando toxinas ou inibindo a aderência do microrganismo às células do hospedeiro.

Para verificação de reação de hipersensibilidade retardada utiliza-se um antígeno polissacáride (Fava Netto e Raphael, 1961) denominado paracoccidioidina, para teste intradérmico. Este teste não tem valor diagnóstico, já que não permite diferenciar infecção pregressa de doença ativa e a paracoccidioidina não permite discriminar a PCM de outras micoses devido à ocorrência de reações cruzadas. No entanto, é amplamente empregada em inquéritos epidemiológicos para determinar índices de prevalência em amostras populacionais de determinadas áreas geográficas (Lacaz *et al.*, 2002). Além disso, tem valor prognóstico, refletindo o estado imunológico do paciente. Recentemente foi introduzido outro antígeno para inquéritos epidemiológicos, a gp43 (Camargo *et al.*, 1991), que seria mais específica; porém, um teste negativo não afasta o diagnóstico da micose, porque os pacientes podem apresentar anergia específica aos antígenos de *Pb* (Bernard *et al.*, 1996; Benard e Duarte, 2000; Benard, 2008).

▸ Quadro clínico

O polimorfismo clínico da PCM, assim como em outras doenças infecciosas, pode ser influenciado pelo meio ambiente, pela patogenicidade do parasito e pela resposta imune do hospedeiro.

Segundo Mendes (1994) e Franco *et al.* (1987), a PCM pode ser classificada como infecção subclínica (paracoccidioidomicose infecção), paracoccidioidomicose (paracoccidioidomicose doença), sendo esta subdividida em forma regressiva, forma aguda ou subaguda (tipo juvenil) – moderada ou grave – e forma crônica (tipo adulto) – leve, moderada ou grave, e resultar em sequelas.

▪ Infecção subclínica (paracoccidioidomicose infecção)

A infecção subclínica (PCM infecção) caracteriza-se por ausência de sinais e sintomas da micose e teste intradérmico com paracoccidioidina positivos. Há achados de necropsia de nódulos pulmonares calcificados (Angulo-Ortega, 1972; Severo *et al.*, 1979) com *P. brasiliensis* em seu interior, em pacientes que faleceram de outras causas, o que comprova latência de infecção primária.

▪ Paracoccidioidomicose (paracoccidioidomicose doença)

Forma regressiva

A PCM doença pode apresentar-se de várias formas, devendo-se investigar todos os possíveis locais de acometimento, visando detectar estados subclínicos de envolvimento dos vários órgãos. Formas pulmonares primárias sintomáticas e regressivas raramente foram descritas, como o caso de menina de 9 anos de idade, com manifestações respiratórias associadas a infiltrados intersticiais e micronodulares bilaterais com linfadenomegalia hilar, cujo diagnóstico foi comprovado por biopsia pulmonar (Ramos *et al.*, 1981). No entanto, na prática, a grande maioria dos casos apresenta-se sob uma das formas a seguir.

Forma aguda ou subaguda

Ocorre, na maioria dos pacientes, após disseminação hematogênica da infecção primária. Estima-se que cerca de 10% dos casos de PCM se apresentem com esta forma, embora em algumas regiões, principalmente em áreas de colonização recente, possa alcançar até 30 ou 40% dos casos. Apresenta-se com manifestações extrapulmonares decorrentes do acometimento do sistema fagociticomononuclear (baço, linfonodos, fígado, medula óssea); porém, qualquer órgão ou sistema pode ser atingido, compondo quadros clínicos muito polimórficos (Lacaz *et al.*, 2002). Em casos raros, antes da disseminação hematogênica, ocorre progressão da infecção primária para doença pulmonar grave e de curso agudo. Por vezes a única evidência do comprometimento pulmonar é a presença de *P. brasiliensis* em escarro ou lavado broncoalveolar (Restrepo *et al.*, 1989; Bethlem *et al.*, 1991; Wanke e Londero, 1998).

Nas crianças na primeira década de vida algumas das manifestações mais frequentes são síndrome do abdome agudo, devido ao acometimento dos linfonodos intra-abdominais, e quadros simulando linfomas, devido a exuberantes linfadenomegalias superficiais generalizadas. Os sintomas e sinais mais expressivos são: febre, emagrecimento, diarreia, tumefação abdominal, linfadenites superficiais e anemia. Volumosas linfadenomegalias muitas vezes necrosam e fistulizam, drenando material purulento rico em fungos. Podem confluir e levar a síndromes obstrutivas diversas, por compressão de vasos linfáticos, intestinos e vias biliares, causando linfedema, ascite ou derrame pleural. A hepatoesplenomegalia é uma constante. O espessamento hilar é achado radiológico frequente. Além dos sinais e sintomas já descritos, há relatos de comprometimento osteoarticular, simulando quadro de osteomielite ou septicemia. Lesões cutâneas, geralmente múltiplas, não são raras (Figura 105.3) (Londero e Melo, 1988; Mendes, 1994; Lacaz *et al.*, 2002; Paniago *et al.*, 2003).

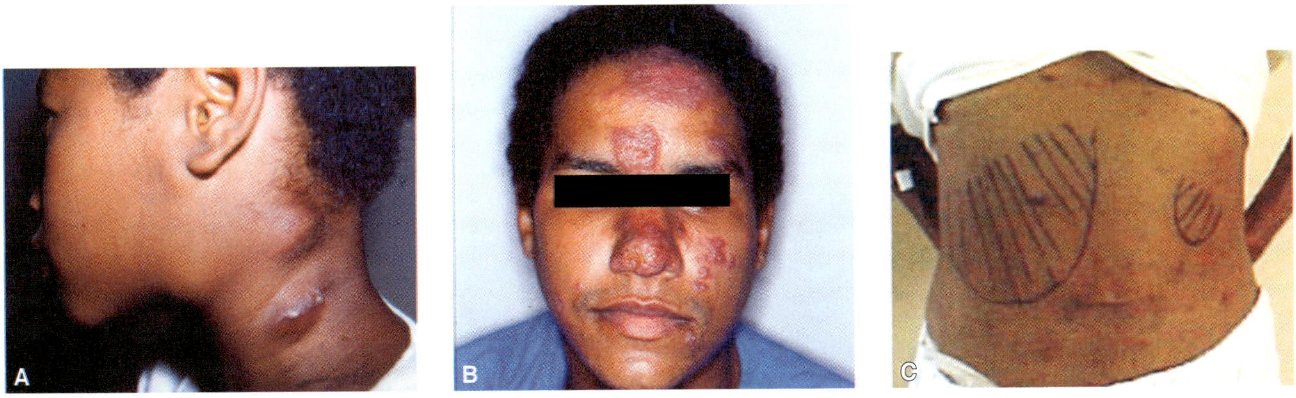

Figura 105.3 Paracoccidioidomicose, forma subaguda, tipo juvenil. **A.** Linfadenomegalia cervical, com linfonodos fistulizando; **B.** extensas lesões cutâneas, predominando em face; **C.** hepatoesplenomegalia em paciente com icterícia obstrutiva.

Forma crônica do adulto

É a mais comum das formas clínicas, estimando-se em cerca de 90% dos casos. Resulta da reativação de focos quiescentes (endógena) ou de reinfecção exógena. Pode apresentar-se como forma crônica unifocal, quando um único órgão ou sistema está acometido e, desses, o mais comum é a doença pulmonar isolada; porém, pode apresentar-se como forma isolada de pele, sistema nervoso central (SNC), adrenal ou qualquer outro local orgânico. As manifestações clínicas são aquelas dos órgãos acometidos. A forma crônica do adulto (FCA) multifocal é representada frequentemente pelo conjunto de lesões pulmonares, cutâneas, mucosas e linfonodais (Figura 105.4) (Lacaz *et al.*, 2002).

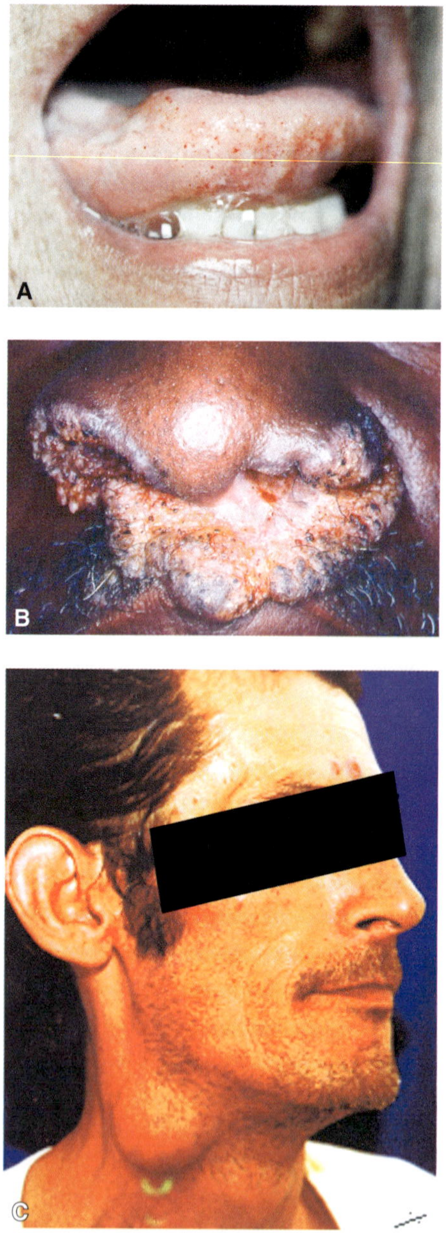

Figura 105.4 Paracoccidioidomicose, forma crônica do adulto. **A.** Extensa lesão ulcerada de língua, com fundo necrótico granular, com pontilhado hemorrágico; **B.** extensa lesão ulcerada em mucosa nasal, atingindo o septo nasal e o lábio superior; **C.** paciente com lesão ulcerada em fronte e volumosa linfadenomegalia cervical.

No órgão ou tecido atingido estabelece-se um processo lesional com cortejo clínico variado, colocando a PCM como entidade importante do diagnóstico diferencial das doenças dos diversos sistemas do organismo.

A importância da participação dos pulmões na PCM se expressa pela frequência com que são acometidos (Machado Filho e Miranda, 1960; Valle *et al.*, 1992; Paniago *et al.*, 2003) e por serem a porta de entrada do agente etiológico.

As alterações radiológicas pulmonares, encontradas no estudo de radiografias simples de tórax, geralmente são intersticiais ou alveolares ou mistas (Magalhães, 1980; Valle *et al.*, 1992), mas podem apresentar outros padrões, simulando outras doenças (Londero e Severo, 1981) e, algumas vezes, podem ser superponíveis com as da tuberculose (Gómez, 1979). O reconhecimento desses aspectos é muito importante para o diagnóstico e acompanhamento dos pacientes com PCM. Da mesma maneira, são raros os casos de comprometimento pulmonar com comprovação radiológica que evoluem sem sequelas, após o tratamento específico, tornando-se o estudo evolutivo, sequencial e comparativo obrigatório para determinar a regressão do processo pulmonar (Figura 105.5).

A tomografia computadorizada de tórax (TCT) de alta resolução, utilizada em casos de PCM pulmonar, tem sido apontada como de grande valor, superior à radiografia simples de tórax, demonstrando alterações em áreas aparentemente normais ao método convencional (Magalhães e Guerrini, 1994). Método mais sensível, como TCT axial, pode mostrar processo intersticial mesmo quando não foi encontrada alteração radiológica pelo método convencional. Outras alterações encontradas foram: espessamento de paredes brônquicas, nódulos, cavitação e bolhas de enfisema. Ao utilizar a TCT em pacientes com PCM antes de iniciar o tratamento específico temos comprovado que prevalecem associações dos diversos padrões radiológicos, com visualização de cavidades e linfonodos hilares e mediastinais não detectados pela radiografia simples de tórax (Figura 105.5).

As lesões das mucosas das VRDS ocorrem em cerca de 53,6 (Marques *et al.*, 1998) a 85,4% (Valle, Wanke *et al.*, 1992; Marques, 2003; Paniago *et al.*, 2003) dos casos, sendo a orofaringe mais frequentemente acometida, seguida de laringe e, menos frequentemente, a mucosa nasal. As lesões são dolorosas, em geral acompanhadas de sialorreia intensa, interferência na mastigação, deglutição e fonação. A morfologia de ulceração finamente granular, salpicada por pontilhado hemorrágico, é o aspecto mais comumente encontrado. As lesões da cavidade oral podem invadir, por contiguidade, os lábios, provocando queilite. O diagnóstico diferencial deve ser feito com carcinoma espinocelular, histoplasmose, leishmaniose e tuberculose.

O comprometimento da laringe, principalmente das estruturas da glote, pode levar a quadros de obstrução respiratória alta que, em muitos casos, culminam com a traqueostomia para evitar o óbito por asfixia. Este episódio pode ocorrer antes do tratamento específico e, nesses casos, o edema é o tipo de lesão responsável pela obstrução respiratória e após o início do tratamento predomina a estenose. O envolvimento das cordas vocais pode levar a vários graus de disfonia, tornando-se permanente em 50% dos casos. As lesões de traqueia são graves e exigem dilatações frequentes ou ressecção seguida de reposição com prótese (Valle *et al.*, 1995).

As lesões cutâneas ocorrem entre 19 e 54% dos casos e são bastante polimorfas, apresentando-se como lesão ulcerada, ulcerovegetante, vegetante, papular, sarcoídica, nodular, ulcerodescamativa ou mista. O polimorfismo clínico das manifestações cutâneas às vezes resulta da própria evolução das lesões,

A
B
C
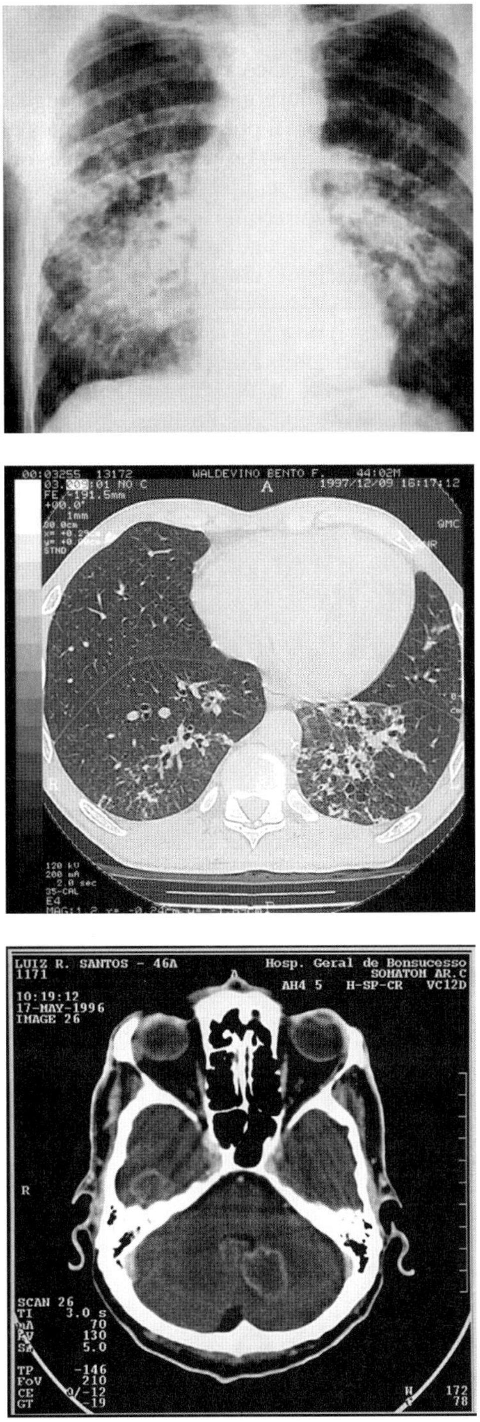

Figura 105.5 Imagens na paracoccidioidomicose. **A.** Radiografia pulmonar em PA, mostrando infiltrado reticulonodular bilateral com áreas de coalescência alveolar; **B.** tomografia computadorizada de tórax mostrando detalhes como espessamento de paredes brônquicas, nódulos, cavitação e bolhas de enfisema; **C.** tomografia computadorizada de crânio, mostrando lesões anelares captantes de contraste em região occipital e parietal direita.

que inicialmente apresentam-se sob um determinado aspecto e depois se modificam com o transcorrer da doença. As lesões da pele podem resultar de disseminação hematogênica – neste caso frequentemente são múltiplas – ou originar-se da propagação de lesão mucosa ou de linfonodos.

As lesões linfáticas são comumente associadas às lesões orofaringeanas, envolvendo linfonodos submandibulares e/ou cervicais. Observa-se tendência a supuração, com drenagem de pus amarelado, espesso, rico em elementos parasitários. Segundo Padilha-Gonçalves (1972), praticamente todos os pacientes apresentam envolvimento ganglionar, mesmo sob forma de infecções subclínicas.

As adrenais são as glândulas endócrinas mais frequentemente acometidas na PCM e constituem o terceiro órgão mais atingido, mas há relato de comprometimento isolado das adrenais (Del Negro, 1982; Tendrich *et al.*, 1994) e de recuperação da reserva adrenal pós-terapia antifúngica específica, avaliados por meio do teste de estímulo prolongado (Osa *et al.*, 1981; Valle *et al.*, 1993). A destruição mais ou menos acentuada do parênquima adrenocortical determina graus variáveis de disfunção, desde baixa reserva glico (cortisol) e/ou mineralocorticoide (aldosterona) em paciente assintomático (hipoadrenalismo subclínico), até a instalação da doença de Addison com seu cortejo clínico, e indica a investigação do comprometimento dessas glândulas em todos os casos suspeitos de atividade desta micose (Tendrich *et al.*, 1994). Nos casos de hipofunção, um outro exame deve ser realizado após o tratamento específico, para verificar se houve recuperação da função adrenal.

O comprometimento do sistema nervoso central (neuroparacoccidioidomicose – NPCM) geralmente ocorre com manifestações concomitantes da doença em outros locais do organismo, embora possa ocorrer isoladamente. Pode apresentar-se sob a forma de tumor ou lesão meníngea. A lesão tumoral é a mais frequente, encontrada no cérebro, cerebelo, tronco cerebral e medula espinal, sendo o cérebro a localização mais frequente (Figura 105.5) e a medula a mais rara, com poucos casos registrados na literatura (Nóbrega e Spina-França, 1994).

Já foi relatado o acometimento de ossos e articulações (Rosário Filho *et al.*, 1985; Amstalden *et al.*, 1996; Doria e Taylor, 1997), trato gastrintestinal (Fonseca e Mignone, 1976; Gabellini *et al.*, 1992; Martinez *et al.*, 1979a; 1979b; 1986), olhos e seus anexos (Belfort *et al.*, 1975; Arruda *et al.*, 1986; Burnier e Sant'Anna, 1997) e trato urogenital (Cechella *et al.*, 1982; Campos *et al.*, 1986; Hachul *et al.*, 1979; Tomimori-Yamashita *et al.*, 1997).

Doenças associadas

A associação de PCM a outras doenças, infecciosas ou não, tem sido relatada frequentemente com: tuberculose (Uribe *et al.*, 1966; Gómez, 1979; Valle *et al.*, 1992), criptococose (Benard *et al.*, 1996), neoplasias (Leão e Mendes, 1980), estrongiloidíase (Valle *et al.*, 1992) e AIDS (Goldani e Sugar, 1995; Marques *et al.*, 1995; Nogueira *et al.*, 1998; Benard e Duarte, 2000; Shikanai-Yassuda *et al.*, 2006; Nucci *et al.*, 2009). Geralmente é difícil diagnosticar a doença primária; entretanto, as alterações fisiopatológicas produzidas pela PCM poderiam facilitar o aparecimento da doença associada e vice-versa, tornando-se importante detectar a presença dessas associações e sua repercussão na evolução dos pacientes.

A depleção proteico-calórica acomete boa parte dos pacientes, principalmente na forma juvenil, o que pode interferir no curso clínico e na resposta terapêutica.

A falta de cuidado dentário e de higiene oral, caracterizada por cáries, raízes residuais, tártaro e matéria alba, associados a doença periodontal, com retração gengival e mobilidade dentária, explica o grande número de falhas dentárias (Fonseca, 1963; Lauand *et al.*, 1975).

▪ Sequelas

As sequelas resultam de reparação cicatricial induzida pelo tratamento. As sequelas mais frequentes são as que acentuam ou determinam DPOC, cicatrizes atróficas de coloração branco-nacarada, microstomia, estreitamento laríngeo e insuficiência adrenal (Valle *et al.*, 1992; 1993; Lacaz *et al.*, 2002).

As alterações funcionais dos órgãos comprometidos na PCM e determinadas pela micose podem ocasionar certos sinais e sintomas que persistem mesmo após o tratamento, tornando-se extremamente difícil caracterizar o que é sequela, doença ativa, ou concomitância de uma outra doença, requerendo exames especializados dos órgãos acometidos. Comumente observam-se disfonia, insuficiência respiratória, insuficiência adrenal, síndrome disabsortiva, crise convulsiva e outros sinais de localização.

▸ Diagnóstico laboratorial

Todos os espécimes clínicos disponíveis devem ser encaminhados para exame micológico. Os mais comuns são escarro, lavado broncoalveolar, secreção ou pus de linfonodo, exsudato de lesões tegumentares e tecido biopsiado. Punção-biopsia aspirativa por agulha fina, orientada para a lesão-alvo com auxílio da ultrassonografia, está indicada nos casos de acometimento de órgãos internos de difícil acesso e na ausência dos outros materiais citados.

▪ Exame direto

O exame microscópico direto de pus, escarro, raspado de lesões cutaneomucosas e fragmentos de tecido, montados em lâmina com solução de KOH a 10%, é método rápido e barato, além de muito sensível e específico. Lavado brônquico, liquor, urina e homogeneizado de escarro devem ser previamente centrifugados, examinando-se o sedimento em KOH. Nestas preparações, *P. brasiliensis* é facilmente visualizado e identificado por sua morfologia peculiar (Figura 105.2), o que o torna um exame simples e de extrema utilidade no diagnóstico (Wanke e Londero, 1998; Lacaz *et al.*, 2002).

▪ Cultura

O cultivo se faz pela semeadura em meio de ágar Sabouraud-glicose a 2% ou em meio seletivo com antibióticos e actidiona e incubar a temperatura ambiente (entre 20°C e 28°C). Em 3 a 4 semanas crescem colônias brancas, aveludadas, com curtas hifas hialinas aéreas; mais tarde estas colônias podem tornar-se elevadas e sulcadas. Microscopicamente o micélio é formado por um emaranhado de delicadas hifas hialinas septadas e ramificadas, com ocasionais clamidoconídios terminais ou intercalares de 5 a 20 μm de diâmetro, aspecto totalmente incaracterístico. Para identificar esses cultivos é preciso demonstrar o dimorfismo, pela reversão da colônia filamentosa à fase leveduriforme, obtida em subcultivos em meio de ágar infuso de cérebro e coração (BHI) e incubação a 36°C. Em 5 a 10 dias surgem colônias de cor creme, aspecto cerebriforme, compostas de elementos arredondados multibrotantes idênticos aos das formas parasitárias (Figura 105.1) (Wanke e Londero, 1998; Lacaz *et al.*, 2002).

▪ Histopatologia

No exame histopatológico, em geral, observam-se numerosos granulomas com células gigantes do tipo Langhans e/ou do tipo corpo estranho com a presença de elementos parasitários de diversos tamanhos, com brotamentos simples ou múltiplos (Figura 105.6), que sugerem fortemente *P. brasiliensis*, sendo fundamental a correlação com dados de exame direto, cultura e imunodiagnóstico. As figuras de gemulação múltipla em aspecto de roda de leme são consideradas patognomônicas (Montenegro *et al.*, 1994; Wanke e Londero, 1998; Lacaz *et al.*, 2002). Colorações como o PAS e, principalmente, impregnação argêntea (prata metenamina de Grocott) permitem evidenciar a morfologia do agente da PCM (Figura 105.6). Quando são identificadas formas pequenas do fungo, isoladas ou unibro-

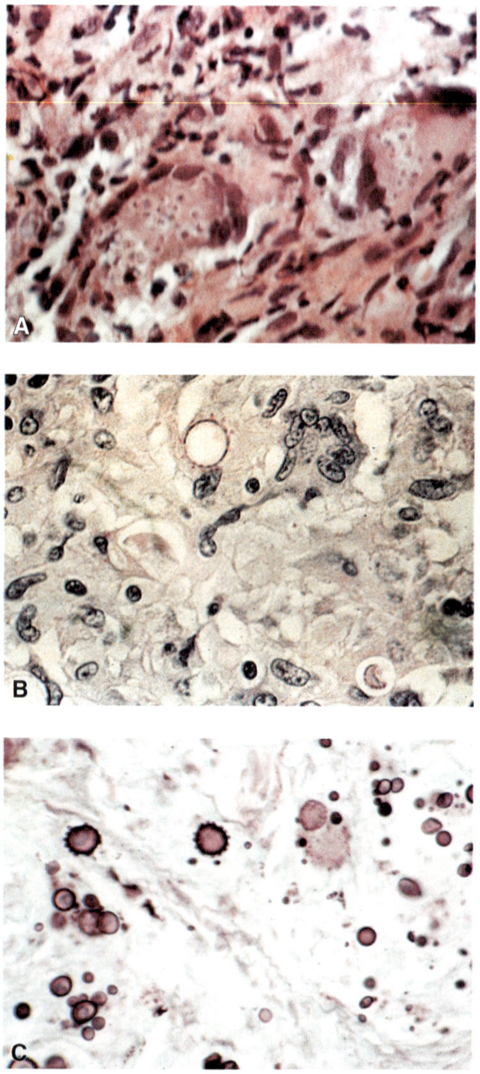

Figura 105.6 Histopatologia de lesões por *Paracoccidioides brasiliensis* (aumento de 400×). **A.** Mucosa corada por H&E, mostrando infiltrado granulomatoso, com células gigantes multinucleadas contendo numerosas células fúngicas em seu interior (note que não é possível visualizar os brotamentos); **B.** linfonodo corado ao PAS, mostrando célula leveduriforme multibrotante com aspecto de "roda de leme"; **C.** pele corada com prata metenamina de Grocott, mostrando numerosos elementos leveduriformes, de tamanho variado, vários não brotantes e outros com brotamentos, inclusive com aspecto de "roda de leme".

tantes, estas podem confundir-se com *Histoplasma capsulatum* e outros fungos que, ocasionalmente, também podem apresentar-se como formas pequenas e unibrotantes. Nesses casos, técnicas de imuno-histoquímica podem discriminar o agente etiológico. Esta dúvida também pode ser dirimida pelo cultivo do material, inoculação em animal sensível ou identificação de antígeno específico por meio de técnicas moleculares.

Imunodiagnóstico e técnicas moleculares

Baseia-se na identificação indireta da infecção pelo *P. brasiliensis*, por meio da detecção de antígenos e/ou anticorpos específicos em líquidos orgânicos, ou pela demonstração de reação da hipersensibilidade cutânea específica a antígenos do fungo. O diagnóstico sorológico torna-se mais importante em vigência de lesões de órgãos internos de difícil acesso à obtenção de espécime clínico para exame. Nesses casos, um teste positivo pode orientar a intervenção para confirmação diagnóstica. Testes sorológicos são muito úteis para um diagnóstico precoce da PCM e, geralmente, são voltados para detecção de anticorpos direcionados a diferentes componentes do fungo.

Diversas preparações antigênicas, entre as quais os filtrados de cultura, extratos citoplasmáticos e antígenos derivados da parede celular, têm sido empregadas no imunodiagnóstico desta micose (Hamilton, 1998). Entretanto, algumas limitações, como a reatividade cruzada com outras micoses e dificuldades na padronização desses reagentes, são atribuídas aos testes que utilizam tais preparações (Cano e Restrepo, 1987; Costa *et al.*, 2000; Yeo e Wong, 2002). Assim, várias frações antigênicas purificadas, bem como proteínas recombinantes, têm sido apontadas como possíveis candidatas para utilização em testes sorológicos (McEwen *et al.*, 1996; Ortiz *et al.*, 1996; Gómez *et al.*, 1997; Cunha *et al.*, 2002; Diez *et al.*, 2003). Além destas, a glicoproteína de 43 kDa (gp43) é considerada o antígeno imunodominante uma vez que é reconhecida em soros de pacientes com as diferentes formas clínicas de PCM micologicamente comprovada, em vários imunoensaios (Puccia *et al.*, 1991; Costa *et al.*, 2000; Yeo e Wong, 2002).

A pesquisa de anticorpos anti-*Pb* tem sido empregada com bastante sucesso no diagnóstico da PCM. Vários testes sorológicos, como imunodifusão dupla em gel de ágar (ID), imunoeletroforese, contraimunoeletroforese, *immunoblotting* (IB) e Elisa, com diferentes formatos, têm sido utilizados para detecção de anticorpos anti-*Pb*, normalmente dos isótipos IgG, IgM e IgA (Costa *et al.*, 2000). A ID é o teste mais utilizado na rotina, devido à simplicidade e à facilidade de execução e à alta sensibilidade e especificidade (Mendes-Giannini *et al.*, 1994). A sorologia permite, por meio da titulação de anticorpos específicos, o acompanhamento do paciente sob tratamento, mediante exame de amostras seriadas de soro. A sensibilidade e a especificidade de cada método estão na dependência da técnica do teste empregado e do antígeno utilizado, variando entre 61 e 100% e 80 e 95%, respectivamente.

Em nossa instituição, que tem usado técnicas sorológicas desde 1983, concluímos que a pesquisa de anticorpos anti-*Pb* pelo teste da ID, utilizando antígeno bruto, apresenta aproximadamente 9,8% de resultados falso-negativos, sendo significativamente maior na forma clínica tipo juvenil. Quando se associa uma técnica imunoenzimática ao teste da ID, como o *immunoblotting*, a sensibilidade pode chegar a 100%, o que indica a associação das mesmas nos casos de dúvida diagnóstica. A ID também é um método muito útil para avaliar o controle de cura na PCM, em combinação com os critérios clínico e micológico. Os títulos caem com a melhora clínica, tendendo à negativação com a cura da micose, apesar de poder permanecer positiva por vários anos com títulos baixos até 1:2, sem caracterizar doença ativa. Mesmo sem medicação específica, os títulos podem continuar decrescendo, podendo chegar à negativação. No entanto, a elevação de duas ou mais diluições sugere fortemente recrudescência da atividade da doença (Valle *et al.*, 2001).

A detecção de antígenos circulantes de *Pb* em fluidos corporais de pacientes com PCM propicia, teoricamente, o diagnóstico mais precoce e também pode ser um método mais efetivo que a detecção de anticorpos para diagnóstico e controle de atividade da doença, particularmente em pacientes com acometimento do sistema imune (Hamilton, 1998). Em 1989 foi demonstrado pela primeira vez que a glicoproteína de 43 kDa poderia ser detectada em soro de paciente com PCM (Mendes-Giannini *et al.*, 1989). Desde então, diversos estudos foram desenvolvidos para detecção de antigenemia e antigenúria, utilizadas no monitoramento da resposta terapêutica de pacientes com PCM. A gp43 está presente em amostras de soro e urina, obtidos durante tratamento específico desta micose, com reatividade diminuída durante a recuperação clínica e aumentada com a recidiva da doença (Salina *et al.*, 1998; Gómez *et al.*, 1998; Marques-da-Silva *et al.*, 2004).

O sequenciamento do DNA da gp43 (Cisalpino *et al.*, 1996) também permitiu o desenvolvimento de técnicas de detecção de *Pb* em espécimes clínicos, mediante métodos empregando PCR utilizando *primers* específicos (Bialek *et al.*, 2000; Gomes *et al.*, 2000; Semighini *et al.*, 2002; Nucci *et al.*, 2009).

Outros exames

Incluem hemograma, que geralmente mostra discreta anemia e, com certa frequência, eosinofilia. Há inversão da relação albumina/globulina à custa do aumento da fração γ e, acompanhando a atividade da doença, aumento da velocidade de hemossedimentação e das mucoproteínas séricas.

Tratamento

Medidas gerais

Repouso, supressão do alcoolismo e tabagismo, e o tratamento de doenças associadas, como a tuberculose pulmonar, neoplasias, infecção pelo HIV, doença pulmonar obstrutiva crônica (DPOC) e verminoses, principalmente estrongiloidíase, estão indicados para todos os pacientes.

A desnutrição, que pode acometer os pacientes de PCM como consequência de alimentação deficiente, anorexia, impossibilidade de ingestão de alimentos por lesão de mucosa das VRDS ou por síndrome disabsortiva, deve ser tratada com dieta adequada, suplementação vitamínica e, em alguns casos, nutrição parenteral. Sobretudo no início do tratamento estas medidas têm um grande impacto positivo.

A adesão é fundamental para se obter sucesso no tratamento; porém, muitos fatores a dificultam ou impedem: tratamento prolongado, moradia longínqua, e baixo nível socioeconômico-cultural. O reconhecimento e o manejo adequado dessas condições são muito importantes para se atingir a cura da doença.

Exames para acompanhamento

No acompanhamento do paciente, fazem-se necessários os seguintes exames visando ao monitoramento da atividade da micose e dos efeitos colaterais das substâncias utilizadas: hemograma com VHS, mucoproteínas, TGO, TGP, fosfatase alcalina, ureia, creatinina, ionograma, proteínas totais e frações, evidenciação do *Pb* em espécimes clínicos, três amostras de escarro para pesquisa de BAAR, parasitológico de fezes, urina (EAS), dosagem de cortisol plasmático pelo teste de estímulo rápido com ACTH, radiografia de tórax e sorologia específica pelo método de ID.

Tratamento antifúngico

As doses e a duração dos esquemas antifúngicos mais utilizados no tratamento da PCM estão na Tabela 105.1.

Praticamente todos os sulfamídicos mostraram-se eficazes. A associação sulfametoxazol + trimetoprima (SMZ/TMP) compõe o fármaco mais utilizado na prática por:

- Oferecer bons resultados terapêuticos
- Apresentar boa difusibilidade para todos os órgãos e sistemas
- Estar disponível gratuitamente no sistema público de saúde.

Geralmente bem toleradas, as sulfas podem ocasionar inúmeros efeitos colaterais, destacando-se pela frequência as manifestações de hipersensibilidade e cristalúria (Valle *et al.*, 1993; Mendes *et al.*, 1994; Paniago *et al.*, 2003). Preparação para uso intravenoso da associação SMZ/TMP é uma boa opção para o tratamento da neuroparacoccidioidomicose, principalmente nos casos com absorção intestinal comprometida.

A anfotericina B, antibiótico poliênico de largo espectro, atua bem na maioria dos casos de PCM, sendo indicada aos pacientes com resistência ou intolerância às sulfas, bem como nos casos muito graves, nos quais se espera resposta terapêutica mais rápida, e nos casos em que haja comprometimento da absorção intestinal. A sua administração só pode ser feita no hospital, com paciente internado ou em esquema de hospital-dia. Muito tóxica, a anfotericina B é responsável por numerosos efeitos colaterais, como febre, calafrios, náuseas, vômitos, elevação da ureia e creatinina, baixa de potássio e, frequentemente, discreta ou moderada anemia (Valle *et al.*, 1993; Mendes *et al.*, 1994; Paniago *et al.*, 2003).

O cetoconazol e o itraconazol inibem a C14α-dimetilase, enzima fundamental para a conversão do lanosterol em ergosterol, o principal esterol da membrana celular do fungo. A depleção do ergosterol leva ao aumento da permeabilidade da membrana e à inibição do crescimento e replicação do fungo. Em geral o cetoconazol é bem tolerado, mas requer o acompanhamento da função hepática nos primeiros meses de tratamento. O itraconazol é mais eficaz e apresenta menor ocorrência de efeitos colaterais do que o cetoconazol, razão pela qual este último praticamente não é mais utilizado no tratamento da PCM. O itraconazol deve ser administrado cerca de 30 min após uma das principais refeições (almoço ou jantar) para melhor absorção. Deve-se evitar o uso concomitante destes derivados azólicos com tuberculostáticos como a isoniazida, a rifampicina e a pirazinamida, pelo aumento da toxicidade hepática e também porque a rifampcina diminui o nível sérico do cetoconazol (Valle *et al.*, 1993; Mendes *et al.*, 1994). A associação de cetoconazol com terfenadina, por sua vez, pode ocasionar grave arritmia cardíaca.

O fluconazol, derivado triazólico com mecanismo de ação semelhante ao cetoconazol, não é metabolizado no fígado, sendo 80% eliminado na urina, e sua absorção não é afetada pela presença de alimentos no estômago. Atinge nível terapêutico no sistema nervoso central, sendo uma boa opção para o tratamento da neuroparacoccidioidomicose (Mendes *et al.*, 1994).

Em gestantes, os derivados azólicos devem ser evitados por causa de seu efeito teratogênico. Nestes casos, a anfotericina B poderá ser utilizada, mas sua indicação deve ser reservada para os casos muito graves cujo tratamento não possa ser adiado. Os sulfamídicos, embora de menor risco para gestantes, são contraindicados no último trimestre, podendo causar icterícia e *kernicterus* em fetos.

Tabela 105.1 Tratamento da PCM | Esquemas mais utilizados.

Fármaco	Dose	Duração
Itraconazol Primeira escolha para adultos	**Adultos** – 200 mg/dia VO, dose única ao dia, após uma das refeições principais (almoço ou jantar)	6 a 12 meses, formas leves; 12 a 18 meses nas formas moderadas
Sulfametoxazol (SMZ)/ Trimetoprima (TMP)	**Adultos** – TMP: 160 a 240 mg; SMZ: 800 a 1.200 mg VO, 12/12 h (em casos graves iniciar por via venosa) **Crianças** – TMP: 8 a 10 mg; SMZ: 40 a 50 mg VO, 12/12 h	12 a 18 meses, formas leves; 12 a 24 meses nas formas moderadas
Anfotericina B (deoxicolato) Indicada nas formas graves, adultos ou crianças, e nas que não respondem aos outros antifúngicos	Dose de 1 mg/kg/dia, máximo: aplicação de 50 mg IV, em 500 mℓ de soro glicosado a 5%, em dias alternados, até alcançar a dose total de 2 a 4 g	Em média de 4 a 8 meses, até alcançar a dose total prevista *Sempre deve ser seguida por um dos esquemas acima: Itraconazol ou SMZ/TMP*

Associação de medicamentos

Em casos muito graves ou que não respondem a uma das medicações isoladamente, podem ser prescritas associações medicamentosas. As seguintes associações mostraram-se úteis:

- Anfotericina B + rifampicina (Wanke *et al.*, 1984)
- SMZ/TMP + fluconazol, na neuroparacoccidioidomicose
- SMZ/TMP + itraconazol
- Anfotericina B + SMZ/TMP + itraconazol, nas formas muito graves (Mendes *et al.* 1994; Marques, 2003).

Novos antifúngicos

Alguns derivados triazólicos de segunda geração lançados recentemente revelaram boa atividade terapêutica na PCM. O voriconazol, com mecanismo de ação semelhante ao do fluconazol, porém mais potente e menos tóxico, é uma boa alternativa para tratamento da neuroparacoccidioidomicose (Queiroz-Telles *et al.*, 2007; Nucci *et al.*, 2009). Porém, faltam ensaios clínicos mais completos, para validar os esquemas e indicar o seu uso generalizado; além disso, o seu custo inviabiliza a sua disponibilização ampla. O posaconazol também promete ser uma alternativa, mas também faltam ensaios clínicos específicos. A caspofungina, um novo antifúngico da família das equinocandinas, atuante na parede celular, não mostrou ação anti-*Pb in vitro*. A terbinafina mostrou-se eficaz *in vitro* contra *P. brasiliensis*, havendo relato de caso de PCM disseminada tratada com sucesso com esse fármaco (Ollague *et al.*, 2000). Nos casos mais graves e com má resposta aos esquemas usuais, pode-se tentar imunoestimulação e/ou imunomodulação, além do emprego de associações de medicamentos. As preparações lipossomais da anfotericina B podem ser muito úteis, permitindo infusão venosa de doses maiores do que a preparação coloidal clássica, chegando a 1 a 1,5 mg/kg/dia, com menos efeitos colaterais, permitindo alcançar doses terapêuticas em menor tempo (Marques, 2003).

Critérios de cura

Os critérios utilizados são:

- Cura clínica: remissão dos sinais e sintomas presentes antes do tratamento
- Cura micológica: negativação dos exames nos espécimes em que foi identificado o fungo
- Cura sorológica: negativação da ID ou sua manutenção em níveis baixos e estáveis
- Cura radiológica: desaparecimento ou melhora (evolução para fibrose) das alterações radiológicas
- Exames inespecíficos, indicadores de atividade da doença: retorno da VHS aos níveis normais, normalização das mucoproteínas séricas e da eletroforese das proteínas; ausência de adenomegalias e/ou visceromegalias intra-abdominais ao ultrassom (Valle *et al.*, 1993; Mendes *et al.*, 1994).

Complicações

As complicações mais frequentes são:

- Síndromes obstrutivas diversas causadas por linfadenomegalias ou retrações fibróticas
- Lesões intestinais e das VRDS que podem evoluir para fibrose estenosante
- Insuficiência respiratória por fibrose das lesões pulmonares, causando ou agravando a DPOC, podendo evoluir para *cor pulmonale* crônico e
- Lesões das adrenais levando a insuficiência adrenal crônica.

Profilaxia e controle

Até o momento não existem medidas profiláticas estabelecidas, uma vez que pouco se sabe sobre os fatores de risco para se adquirir a infecção nem os que determinam o desenvolvimento de manifestações clínicas. Além disso, a PCM não é uma doença de notificação compulsória. Diagnóstico e tratamento precoces são fundamentais para a recuperação dos pacientes. Dentre outras medidas importantes no controle da micose estão o incentivo ao abandono do tabagismo e do etilismo, e à adesão do paciente ao tratamento e controle da PCM e das doenças associadas.

Referências bibliográficas

Ajello L. Paracoccidioidomycosis: a historical review. In: *Paracoccidioidomycosis: Proceedings of the First Pan American Symposium*, Sc Pulbl 254. Washington D.C.: PAHO, p. 3-10, 1972.

Ajello L, Polonelli L. Imported paracoccidioidomycosis: a public health problem in non–endemic areas. *Eur J Epidemiol.* 1:160-165, 1985.

Albornoz MB. Isolation of *Paracoccidioides brasiliensis* from rural soil in Venezuela. *Sabouraudia.* 9:248-253, 1971.

Almeida F. Estudos comparativos do granuloma coccidióidico nos EUA e no Brasil. Novo gênero para o parasito brasileiro. *An Fac Med São Paulo.* 5:125-141, 1930.

Amstalden EM, Xavier R, Kattapuram SV *et al.* Paracoccidioidomycosis of bones and joints. A clinical, radiologic, and pathologic study of 9 cases. Baltimore, *Medicine.* 75:213-225, 1996.

Angulo–Ortega A. Calcification in paracoccidioidomycosis: are they morphological manifestation of subclinical infection? In: *Paracoccidioidomycosis: Proceedings of the First Pan American Symposium*, Sc Pulbl 254. Washington D.C.: PAHO, p. 129-133, 1972.

Arango M, Yarzabal L. T-cell dysfunction and hyperimmunoglobulinemia E in paracoccidioidomycosis. *Mycopathologia* 79:115-123, 1982.

Aristizabal BH, Clemons KV, Stevens DA *et al.* Morphological transition of *Paracoccidioides brasiliensis* conidia to yeast cells: *in vivo* inhibition in females. *Infect Immun.* 66:5587-5591, 1998.

Arruda WO, Canto MA, Loddo G *et al.* Ocular paracoccidioidomycosis. Report of a case with posterior chorioretinitis. *Rev Inst Med Trop São Paulo.* 28:190-193, 1986.

Bagagli E, Sano A, Coelho KI *et al.* Isolation of *Paracoccidioides brasiliensis* from armadillos (*Dasypus noveminctus*) captured in an endemic area of paracoccidioidomycosis. *Am J Trop Med Hyg.* 58:505-512, 1998.

Bagagli E, Theodoro RC, Bosco SMG *et al. Paracoccidioides brasiliensis*: phylogenetic and ecological aspects. *Mycopathologia.* 165:197-207, 2008.

Barrozo LV, Mendes RP, Marques SA *et al.* Climate and acute/subacute paracoccidioidomycosis in a hyperendemic area in Brazil. *Int J Epidemiol.* 38:1642-1649, 2009.

Belfort Jr. R, Fischman O, Camargo ZP *et al.* Paracoccidioidomycosis with palpebral and conjunctival involvement. *Mycopathologia.* 56:21-24, 1975.

Benard G. An overview of the immunopathology of human paracoccidioidomycosis. *Mycopathologia.* 165:209-221, 2008.

Benard G, Duarte AJS. Paracoccidioidomycosis: a model for evaluation of the effects of Human Immunodeficiency Virus infection of the natural history of endemic tropical diseases. *Clin Infect Dis.* 31:1032-1039, 2000.

Benard G, Gryschek RC, Duarte AJ *et al.* Cryptococcosis as an opportunistic infection in immunodeficiency secondary to paracoccidioidomycosis. *Mycopathologia.* 133:65-69, 1996.

Benard G, Hong MA, Del Negro GM *et al.* Antigen–specific immunosuppression in paracoccidioidomycosis. *Am J Trop Med Hyg.* 54:7-12, 1996.

Bethlem NM, Lemle A, Bethlem E *et al.* Paracoccidioidomycosis. *Sem Respir Med.* 12:81-97, 1991.

Bialek R, Ibricevic A, Aepinus C *et al.* Detection of *Paracoccidioides brasiliensis* in tissue samples by a nested PCR assay. *J Clin Microbiol.* 38:2940-2942, 2000.

Bittencourt JIM, Oliveira RM, Coutinho ZF. Paracoccidioidomycosis mortality in the State of Paraná, Brazil, 1980/1998. Rio de Janeiro, *Cad Saúde Pública.* 21:1856-1864, 2005.

Borelli D. Concepto de reservárea. La reducida reservárea de la paracoccidioidomicosis. *Dermatol Venez.* 4: 71-77, 1964.

Burnier SV, Sant'Anna AE. Palpebral paracoccidioidomycosis. *Mycopathologia.* 140:29-33, 1997.

Camargo ZP, Taborda CP, Rodrigues EG *et al.* The use of cell-free antigens of *Paracoccidioides brasiliensis* in serological tests. *J Med Vet Mycol.* 29:31-38, 1991.

Campos EP, Torchio LN, Lima PR. Female genital paracoccidioidomycosis. Report of a clinical case. *Rev Inst Med Trop São Paulo.* 28:56-60, 1986.

Cano LE, Restrepo A. Predictive value of serologic tests in the diagnosis and follow–up of patients with paracoccidioidomycosis. *Rev Inst Med Trop São Paulo.* 29:276-283, 1987.

Castro RM, Cuce LC, Fava Netto C. Paracoccidioidomycosis. Accidental inoculation "in anima nobile". Report of a case. *Med Cut Ibero Lat Am.* 3:289-292, 1975.

Cechella MS, Melo CR, Melo IS *et al.* Male genital paracoccidioidomycosis. *Rev Inst Med Trop São Paulo.* 24:240-245, 1982.

Cisalpino OS, Puccia R, Yamauchi LM *et al.* Cloning, characterization, and epitope expression of the major diagnostic antigen of *Paracoccidioides brasiliensis. J Biol Chem.* 271:4553-4560, 1996.

Coimbra Jr. CEA, Wanke B, Santos RV *et al.* Paracoccidioidin and histoplasmin sensitivity in Tupí-Mondé Amerindian populations from Brazilian Amazonia. *Ann Trop Med Parasitol.* 88:197-207, 1994.

Costa EO, Fava Netto C. Contribution to the epidemiology of paracoccidioidomycosis and histoplasmosis in the state of Sao Paulo, Brazil. Paracoccidioidin and histoplasmin intradermic tests in domestic animals. *Sabouraudia.* 16:93-101, 1978.

Costa MRE, Lacaz CS, Kawasaki M *et al.* Conventional *versus* molecular diagnostic tests. *Med Mycol.* 38:139-145, 2000.

Coutinho ZF, Silva D, Lazera M *et al.* Paracoccidioidomycosis mortality in Brazil (1980-1995). *Cad Saúde Públ.* 18:1441-1454, 2002.

Cunha DA, Zancopé-Oliveira RM, Felipe MSS *et al.* Heterologous expression, purification, and immunological reactivity of a recombinant HSP60 from *Paracoccidioides brasiliensis. Clin Diagn Lab Immunol.* 9:374-377, 2002.

Del Negro G. Tratamento da paracoccidioidomicose. *Rev Ass Med Bras.* 20:231-234, 1974.

Del Negro G. Lesões das suprarrenais. In: Del Negro G, Lacaz CS e Fiorello AM (ed.). *Paracoccidioidomicose. Blastomicose sul-americana.* São Paulo: Sarvier–Edusp, p. 195-202, 1982.

Diez S, Gomez BL, McEwen JG *et al.* Combined use of *Paracoccidioides brasiliensis* recombinant 27 kilodalton and purified 87-kilodalton antigens in na enzymeolinked immunosorbent assay for saerodiagnosis of paracoccidioidomycosis. *J Clin Microbiol.* 41:1536-1542, 2003.

Doria AS, Taylor GA. Bony involvement in paracoccidioidomycosis. *Ped Radiol.* 27:67-69, 1997.

Fava-Netto C, Raphael A. A reação intradérmica com polissacáride de *Paracoccidioides brasiliensis* na blastomicose sul-americana. *Rev Inst Med Trop São Paulo.* 3:161-165, 1961.

Fialho AS. Patogenia da blastomicose pulmonar. *Rev Bras Tuberc.* 24:1531-1552, 1956.

Fonseca JB. Blastomicose sul-americana. Estudo das lesões dentais e paradentais sob o ponto de vista clínico e histopatológico. *Rev Fac Odont São Paulo.* 1:1–38, 1963.

Fonseca LC, Mignone C. Paracoccidioidomycosis of the small intestine. Radiologic and anatomoclinical aspects of 125 cases. *Rev Hosp Clin Fac Med São Paulo.* 31:199-207, 1976.

Franco M. Host-parasite relationships in paracoccidioidomycosis. *J Med Vet Mycol.* 25:5-18, 1987.

Franco MF, Montenegro MR, Mendes RP *et al.* Paracoccidioidomycosis: a recently proposed classification of its clinical forms. *Rev Soc Bras Med Trop.* 20:129-132, 1987.

Gabellini GC, Martinez R, Ejima FH *et al.* Gastric paracoccidioidomycosis. A case report and considerations on the pathogenesis of this disease. *Arq Gastroenterol.* 29:147-152, 1992.

Giraldo R, Restrepo A, Gutierrez F *et al.* Pathogenesis of paracoccidioidomycosis: a model based on the study of 46 patients. *Mycopathologia.* 58:63-70, 1976.

Goldani LZ, Sugar AM. Paracoccidioidomycosis and AIDS: an overview. *Clin Infect Dis.* 21:1275-1281, 1995.

Gomes GM, Cisalpino PS, Taborda CP *et al.* PCR for diagnosis of paracoccidioidomycosis. *J Clin Microbiol.* 38:3478-3480, 2000.

Gomez BL, Figueroa JI, Hamilton AJ *et al.* Antigenemia in patients with paracoccidioidomycosis: detection of the 87 kDa determinant during and after antifungal therapy. *J Clin Microbiol.* 36:3309-3316, 1998.

Gomez BL, Figueroa JI, Hamilton AJ *et al.* Use of monoclonal antibodies in diagnosis of paracoccidioidomycosis: new strategies for detection of circulating antigens. *J Clin Microbiol.* 35: 3278-3283, 1997.

Gómez I. Asociación paracoccidioidomicosis-tuberculosis. Estudio de 13 casos. Medellín, *Antioquia Med.* 28:63-70, 1979.

Hachul M, Sadi A, Arico F *et al.* Epididymal localization of South American blastomycosis. *Rev Ass Méd Bras.* 25:387-388, 1979.

Hamilton AJ. Serodiagnosis of histoplasmosis, paracoccidioidomycosis and penicilliosis marneffei: current status and future trends. *Med Mycol.* 36:351-364, 1998.

Lacaz CS, Porto E, Martins JEC *et al.* Paracoccidioidomicose. In: Lacaz CS, Porto E, Martins JEC *et al.* (ed.). *Tratado de micologia médica Lacaz.* São Paulo: Sarvier Editora de Livros Médicos Ltda., p. 639-729, 2002.

Lacerda GB, Arce Gomez B, Telles-Filho FQ. Increased frequency of HLA-B40 in patients with paracoccidioidomycosis. *J Med Vet Mycol.* 26:253-256, 1988.

Lauand F, Lia RCC, Piano MAS. Blastomicose sul-americana. Estudo clínico das lesões bucais. *Rev Fac Odontol Araraquara.* 9:243-251, 1975.

Leão RC, Mendes E. Paracoccidioidomycosis, neoplasia and associated infections. *Allergol et Immunopathol.* 8:185-188, 1980.

Londero AT, Melo IS. Doenças infectoparasitárias (DIP): paracoccidioidomicose (blastomicose sul-americana). *J Bras Med.* 55:96-111, 1988.

Londero AT, Severo LC. The gamut of progressive pulmonary paracoccidioidomycosis. *Mycopathologia.* 75:65-74, 1981.

Lutz A. Uma mycose pseudococcidica localizada na bocca e observada no Brasil. Contribuição ao conhecimento das hyphoblastomycoses americanas. *Bras-Méd.* 22:121-124, 1908.

Machado-Filho J, Miranda JL. Considerações relativas à blastomicose sul-americana. Da participação pulmonar entre 338 casos consecutivos. Rio de Janeiro, *O Hospital.* 58:431-449, 1960.

Magalhães A. Paracoccidioidomycosis (South American blastomycosis). Radiological aspects. *Rev Hosp Clin Fac Med São Paulo.* 35:147-155, 1980.

Magalhães AEA, Guerrini R. Roentgenographic patterns of chest lesions. The use of Computerized Tomography in Paracoccidioidomycosis. In: Franco MF, Lacaz CS, Restrepo-Moreno A *et al.* (ed.). *Paracoccidioidomycosis.* Boca Raton (FLA): CRC Press, p. 281-288, 1994.

Marques SA. Paracoccidioidomicose: Atualização epidemiológica, clínica e terapêutica. *An Bras Dermatol.* 78:135-150, 2003.

Marques SA, Conterno LO, Sgarbi LP *et al.* Paracoccidioidomycosis associated with the acquired immunodeficiency syndrome. Report of seven cases. *Rev Inst Med Trop São Paulo.* 37:261-265, 1995.

Marques SA, Dillon NL, Camargo RMP *et al.* Paracoccidioidomycosis: survey and clinical aspects from the Department of Dermatology of the School of Medicine of Botucatu (São Paulo-Brazil). *An Bras Dermatol.* 73:411-417, 1998.

Marques-da-Silva SH, Queiroz–Telles F, Colombo AL *et al.* Monitoring gp43 antigenemia in paracoccidioidomycosis patients during therapy. *J Clin Microbiol.* 42:2419-2424, 2004.

Martinez R, Meneghelli UG, Dantas RO *et al.* Gastrintestinal involvement in South American blastomycosis (paracoccidioidomycosis). I. Clinical, radiological and histopathological study. *Rev Ass Méd Bras.* 25:31-34, 1979a.

Martinez R, Meneghelli UG, Fiorillo AM *et al.* Gastrintestinal involvement in South American blastomycosis. II. Functional study of the small intestine. *Rev Ass Méd Bras.* 25:70-72, 1979b.

Martinez R, Modena JL, Barbieri-Neto J *et al.* Endoscopic evaluation of the involvement of the esophagus, stomach and duodenum in human paracoccidioidomycosis. *Arq Gastroenterol.* 23:21-25, 1986.

McEwen JG, Ortiz BL, Garcia AM *et al.* Molecular cloning, nucleotide sequencing, and characterization of a 27 kDa antigenic protein from *Paracoccidioides brasiliensis. Fungal Gen Biol.* 20:125-131, 1996.

Mendes RP. The Gamut of Clinical Manifestations. In: Franco MF, Lacaz CS, Restrepo Moreno A *et al.* (ed.). *Paracoccidioidomycosis.* Boca Raton (FLA): CRC Press, p. 233-258, 1994.

Mendes RP, Negroni R, Arechavala A. Treatment and control of cure. In: Franco MF, Lacaz CS, Restrepo Moreno A *et al.* (ed.). *Paracoccidioidomycosis.* Boca Raton (FLA): CRC Press, p. 373-392, 1994.

Mendes-Giannini MJ, Bueno JP, Shikanai-Yasuda MA *et al.* Detection of the 43,000-molecular-weight glycoprotein in sera of patients with paracoccidioidomycosis. *J Clin Microbiol.* 27:2842-2845, 1989.

Mendes-Giannini MJS, Del Negro GB, Siqueira AM. Serodiagnosis. In: Franco MF, Lacaz CS, Restrepo Moreno A *et al.* (ed.). *Paracoccidioidomycosis.* Boca Raton (FLA): CRC Press, p. 345-363, 1994.

Montenegro MR, Franco M. Pathology. In: Franco M, Lacaz CS, Restrepo-Moreno A *et al.* (ed.). *Paracoccidioidomycosis.* Boca Raton (FLA): CRC Press, p. 131-150, 1994.

Mota NG, Peraçoli MT, Mendes RP *et al.* Mononuclear cell subsets in patients with different clinical forms of paracoccidioidomycosis. *J Med Vet Mycol.* 26:105-111, 1988.

Mota NG, Rezkallah-Iwasso MT, Peracoli MT *et al.* Correlation between cell-mediated immunity and clinical forms of paracoccidioidomycosis. *Trans Roy Soc Trop Med Hyg.* 79:765-772, 1985.

Musatti CC, Peraçoli MTS, Soares AMVC *et al.* Cell-mediated immunity in patients with paracoccidioidomycosis. In: Franco MF, Lacaz CS, Restrepo-Moreno A *et al. Paracoccidioidomycosis.* Boca Raton (FLA): CRC Press, p. 175-186, 1994.

Naiff RD, Barrett TV, Arias JR *et al.* Epidemiologic survey of histoplasmosis, paracoccidioidomycosis and leishmaniasis using skin tests. *Bol of Sanit Panam.* 104:35=50, 1988.

Naiff RD, Ferreira LC, Barrett TV *et al.* Enzootic paracoccidioidomycosis in armadillos (*Dasypus novemcinctus*) in the state of Pará. *Rev Inst Med Trop São Paulo.* 28:19-27, 1986.

Nóbrega JPS, Spina-França Netto A. Neuroparacoccidioidomycosis. In: Franco MF, Lacaz CS, Restrepo-Moreno A *et al. Paracoccidioidomycosis.* Boca Raton (FLA): CRC Press, p. 321-330, 1994.

Nogueira SA, Caiuby MJ, Vasconcelos V *et al.* Paracoccidioidomycosis and tuberculosis in AIDS patients: report of two cases in Brazil. *Intern J Infect Dis.* 2:168-172, 1998.

Nucci M, Colombo AL, Queiroz–Telles F. Paracoccidioidomycosis. *Curr Fungal Infect Reports.* 3: 15-20, 2009.

Ollague JM, Zurita AM, Calero G. Paracoccidioidomycosis (South American blastomycosis) successfully treated with terbinafine: first case report. *British J Dermatol.* 143:188-191, 2000.

Ortiz BL, Garcia AM, Restrepo A *et al.* Immunological characterization of a recombinant 27 kilodalton antigenic protein from *Paracoccidioides brasiliensis. Clin Diagn Lab Immunol.* 3:239-241, 1996.

Osa SR, Peterson RE, Roberts RB. Recovery of adrenal reserve following treatment of disseminated South American blastomycosis. *Am J Med.* 71: 298-301, 1981.

Padilha-Gonçalves A. Adenopathy in paracoccidioidomycosis. In: *Paracoccidioidomycosis: Proceedings of the First Pan American Symposium*, Sc Pulbl 254. Washington D.C.: PAHO, p. 189-190, 1972.

Paniago AMM, Aguiar JIA, Aguiar ESA *et al.* Paracoccidioidomicose: estudo clínico e epidemiológico de 422 casos observados no estado do Mato Grosso do Sul. *Rev Soc Bras Med Trop.* 36:455-459, 2003.

Puccia R, Travassos LR. 43-kilodalton glycoprotein from *Paracoccidioides brasiliensis*: immunochemical reactions with sera from patients with paracoccidioidomycosis, histoplasmosis, or Jorge Lobo's disease. *J Clin Microbiol.* 29:1610-1615, 1991.

Queiroz-Telles F, Goldani LZ, Schlamm HT *et al.* An open-label comparative pilot study of oral voriconazol and itraconazol for long-term treatment of paracoccidioidomycosis. *Clin Infect Dis.* 45:1462-1469, 2007.

Ramos CD, Londero AT, Gal MCL. Pulmonary paracoccidioidomycosis in a nine year old girl. *Mycopathologia.* 74:15-18, 1981.

Restrepo A, McEven J, Castañeda E. The *habitat* of *Paracoccidioides brasiliensis*: how far from solving the riddle? *Med Mycol.* 39:233-241, 2001.

Restrepo A, Robledo M, Giraldo R *et al.* The gamut of paracoccidioidomycosis. *Am J Med.* 61:33-42, 1976.

Restrepo A, Salazar ME, Cano LE *et al.* Estrogens inhibit mycelium-to-yeast transformation in the fungus *Paracoccidioides brasiliensis*: implications for resistance of females to paracoccidioidomycosis. *Infect Immun.* 46:346-353, 1984.

Restrepo A, Trujillo M, Gomez I. Inapparent lung involvement in patients with the subacute juvenile type of paracoccidioidomycosis. *Rev Inst Med Trop São Paulo.* 31:18-22, 1989.

Restrepo FM, Restrepo M, Restrepo A. Blood groups and HLA antigens in paracoccidioidomycosis. *Sabouraudia.* 21:35-39, 1983.

Restrepo-Moreno A. Ecology of *Paracoccidioides brasiliensis.* In: Franco MF, Lacaz CS, Restrepo-Moreno A *et al.* (ed.). *Paracoccidioidomycosis.* Boca Raton (FLA): CRC Press, p. 121-130, 1994.

Ribeiro DO. Nova terapêutica para a blastomicose. São Paulo, *Publ Med.* 12:36-54, 1940.

Rosario Filho NA, Telles Filho FQ, Costa O *et al.* Paracoccidioidomycosis in children with different skeletal involvement. *Rev Inst Med Trop São Paulo.* 27:337-340, 1985.

Salazar ME, Restrepo A, Stevens DA. Inhibition by estrogens of conidium-to-yeast conversion in the fungus *Paracoccidioides brasiliensis. Infect Immun.* 56:711-713, 1988.

Salina MA, Shikanai-Yasuda MA, Mendes RP *et al.* Detection of circulating *Paracoccidioides brasiliensis* antigen in urine of paracoccidioidomycosis patients before and during treatment. *J Clin Microbiol.* 33:1723-1728, 1998.

San Blas G. Paracoccidioidomycosis and its etiologic agent *Paracoccidioides brasiliensis. J Med Vet Mycol.* 31:99-113, 1993.

Santos WA, Silva BM, Passos ED *et al.* Associação entre tabagismo e paracoccidioidomicose: um estudo de caso-controle no estado do Espírito Santo, Brasil., Rio de Janeiro, *Cad Saúde Pública.* 19: 245-253, 2003.

Semighini CP, Camargo ZO, Puccia R *et al.* Molecular identification of *Paracoccidioides brasiliensis* by 5´nuclease assay. *Diagn Microbiol Infect Dis.* 44:383-386, 2002.

Severo LC, Geyer GR, Londero AT *et al.* The primary pulmonary lymph node complex in paracoccidioidomycosis. *Mycopathologia.* 67:115-118, 1979.

Severo LC, Londero AT, Geyer GR *et al.* Acute pulmonary paracoccidioidomycosis in an immunosuppressed patient. *Mycopathologia.* 68:171-174, 1979.

Severo LC, Palombini B, Utz E. Paracoccidioidomicose pulmonar resultante de reativação de lesão quiescente em paciente imunossuprimido. *J Pneumol.* 6:21-22, 1980.

Shikanai-Yasuda MA, Telles Filho FQ, Mendes RP *et al.* Consenso em paracoccidioidomicose. *Rev Soc Bras Med Trop.* 39:297-310, 2006.

Silva-Vergara ML, Martinez R, Chadu A *et al.* Isolation of a *Paracoccidioides brasiliensis* strain from the soil of a coffee plantation in Ibiá, state of Minas Gerais, Brazil. *Med Mycol.* 36:37-42, 1998.

Splendore A. Zymonematosi con localizzacione nella cavità della bocca, osservada in Brasile. *Bull Soc Path Exot.* 5:313-319, 1912.

Sugizaki MF, Pera oli MT, Mendes-Giannini MJ *et al.* Correlation between antigenemia of *paracoccidioides brasiliensis* and inhibiting effects of plasma in patients with paracoccidioidomycosis. *Med Mycol.* 37:277-284, 1999.

Tendrich M, Wanke B, Del Negro G *et al.* Adrenocortical involvement. In: Franco MF, Lacaz CS, Restrepo-Moreno A *et al.* (ed.). *Paracoccidioidomycosis.* Boca Raton (FLA): CRC Press, p. 303-312, 1994.

Tomimori-Yamashita J, Tagliolatto S, Porro AM *et al.* Paracoccidioidomycosis: an uncommon localization in the scrotum. *Mycoses* 40:415-418, 1997.

Travassos LR. Immunochemistry of *Paracoccidioides brasiliensis* antigens. In: Franco MF, Lacaz CS, Restrepo-Moreno A *et al.* (ed.). *Paracoccidioidomycosis.* Boca Raton (FLA): CRC Press, p. 67-86, 1994.

Uribe Pelaez A, Montoya-Rodriguez LC, Restrepo-Moreno A. Survey on histoplasmosis and paracoccidioidomycosis in a tuberculosis hospital. *Antioquia Med.* 16: 323-328, 1966.

Valle AC, Costa RL, Monteiro PCF *et al.* Interpretation and clinical correlation of serological tests in paracoccidioidomycosis. *Med Mycol.* 39:373-377, 2001.

Valle AC, Guimarães MR, Cuba J *et al.* Recovery of adrenal function after treatment of paracoccidioidomycosis. *Am J Trop Med Hyg.* 48:626-629, 1993.

Valle AC, Guimarães RR, Lopes DJ *et al.* Thoracic radiologic aspects in paracoccidioidomycosis. *Rev Inst Med Trop São Paulo.* 34:107-115, 1992.

Valle AC, Moreira JS, Aprigliano Filho F *et al.* Clinical and endoscopic findings in the mucosae of the upper respiratory and digestive tracts in post-treatment follow-up of paracoccidioidomycosis. *Rev Inst Med Trop São Paulo.* 37:407-413, 1995.

Valle ACF, Wanke B, Wanke N *et al.* Tratamento da paracoccidioidomicose: estudo retrospectivo de 500 casos. I – Análise clínica, laboratorial e epidemiológica. *An Bras Dermatol.* 67:251-254, 1992.

Valle ACF, Wanke B, Wanke NCF *et al.* Tratamento da paracoccidioidomicose: estudo retrospectivo de 500 casos. II – Avaliação dos resultados terapêuticos com antimicóticos. *An Bras Dermatol.* 68:65-70.

Vicentini AP, Gesztesi JL, Franco MF *et al.* Binding of *Paracoccidioides brasiliensis* to laminin through surface glycoprotein gp43 leads to enhancement of fungal pathogenesis. *Infect Immun.* 62: 1465-1469, 1994.

Wanke B, Londero AT. Epidemiology and paracoccidioidomycosis infection. In: Franco MF, Lacaz CS, Restrepo-Moreno A *et al.* (ed.). *Paracoccidioidomycosis.* Boca Raton (FLA): CRC Press, p. 109-120, 1994.

Wanke B, Londero AT. *Paracoccidioides brasiliensis*. In: Ajello L, Hay RJ (org.). *Medical Mycology*. Collier C, Balows A e Sussman M (ed.). *Microbiology and Microbial Infections.* 9th edition. London: Arnold, p. 395-407, 1998.

Wanke B, Pedrosa PN, Bretas GS *et al.* Combination of rifampicina with amphotericin B in the treatment of paracoccidioidomycosis. Results in 3 treated patients. *Rev Inst Med Trop São Paulo.* 26:205-211, 1984.

Yeo SF, Wong B. Current status of nonculture methods for diagnosis of invasive fungal infections. *Clin Microbiol Rev.* 15:465-484, 2002.

106 Histoplasmose

Rosely Maria Zancopé-Oliveira, Mauro de Medeiros Muniz e Bodo Wanke

▸ Conceito

A histoplasmose é uma micose sistêmica de distribuição mundial causada pelo *Histoplasma capsulatum*. Bastante frequente em muitas áreas, a histoplasmose ainda surpreende os especialistas, podendo apresentar-se sob diferentes modalidades clínicas, mimetizar outras doenças, apresentar-se sob a forma de grandes surtos epidêmicos e, principalmente, associar-se a quadros de imunossupressão. Atualmente constitui um sério problema em hospedeiros imunocomprometidos, principalmente entre os portadores da síndrome da imunodeficiência adquirida (AIDS) (Prado *et al.*, 2009). Nestes pacientes a histoplasmose pode apresentar-se com manifestações graves, rapidamente progressivas e fatais, com disseminação para qualquer órgão, requerendo agilidade no seu diagnóstico e tratamento. Com base nas características fenotípicas deste fungo, considera-se que a espécie *H. capsulatum* englobe três variedades distintas: *H. capsulatum* var. *capsulatum*, agente da histoplasmose capsulata ou clássica, *H. capsulatum* var. *duboisii*, agente da histoplasmose africana, e *H. capsulatum* var. *farciminosum*, agente etiológico da linfangite epizoótica. No presente capítulo somente serão referidos os aspectos referentes à histoplasmose clássica e ao seu agente designado, sem menção à variedade.

▸ Histórico

A histoplasmose foi primeiramente descrita por Darling (1906), estudando material de autópsia de um adulto nativo da Martinica, que foi a óbito devido a uma doença febril de origem desconhecida. Ao exame microscópico de fragmentos de pulmão, fígado e baço foram observados numerosos parasitos intracelulares, de formas ovaladas ou arredondadas, muito semelhantes às leishmânias, parecendo ter uma cápsula, sendo então considerado um novo protozoário que foi denominado *H. capsulatum* (Darling, 1906).

Em 1912, o patologista brasileiro Henrique da Rocha Lima, revendo o material de Darling, suspeitou pela primeira vez ser o parasito descrito por Darling um fungo e, por consequência, a histoplasmose uma micose (Rocha Lima, 1912). O primeiro caso diagnosticado em vida (Dodd, 1934) propiciou a comprovação definitiva de esta doença ser causada por um fungo dimórfico após a obtenção do seu cultivo *in vitro* (DeMonbreun, 1934). Até 1945 a histoplasmose clássica era tida como doença rara, fatal e de transmissão misteriosa (Parsons e Zarafonetis, 1945). Nesse mesmo ano, inquéritos epidemiológicos com teste cutâneo com histoplasmina revelaram as formas subclínicas da micose ao demonstrar a grande frequência de calcificações pulmonares em crianças tuberculina-negativas e histoplasmina-positivas e comprovaram que a histoplasmose é uma infecção essencialmente benigna, cosmopolita e de transmissão respiratória (Christie e Peterson, 1945; Palmer, 1945).

A partir de 1947 foram descritas as primeiras microepidemias de histoplasmose, permitindo a caracterização das formas clínicas resultantes da infecção primária e das reinfecções pelo fungo, embora o complexo primário pulmonar ganglionar somente tenha sido completamente descrito em 1955 (Straub e Schwarz, 1955). As primeiras séries da forma pulmonar crônica foram descritas em 1948 (Bunnuel e Furcolow, 1948). Em 1949, Emmons obteve o primeiro isolamento de *H. capsulatum* de solo e, pouco depois, os isolados ambientais foram correlacionados com solos enriquecidos com excretas de aves e/ou morcegos (Ajello e Zeidberg, 1951).

No Brasil, a histoplasmose foi diagnosticada pela primeira vez por Almeida e Lacaz, em 1939, ao isolarem seu agente etiológico de fragmento de biopsia de uma lesão de cromoblastomicose. Atualmente, vários casos de histoplasmose têm sido descritos no Brasil (Zancope-Oliveira *et al.*, 2005), verificando um aumento significativo em sua frequência. Isto se deve, provavelmente, ao maior conhecimento dos médicos em relação aos aspectos clínicos e epidemiológicos dessa micose, bem como aos avanços obtidos no diagnóstico laboratorial das doenças fúngicas nos últimos anos.

▸ Etiologia

H. capsulatum é anamorfo (assexuado) de *Ajellomyces capsulatum* teleomorfo (sexuado) pertencente ao filo Ascomycota, classe Eurotiomycetes, ordem Onygenales, famílias Onygenacea e/ou Ajellomycetaceae (Hibbet *et al.*, 2007). Fenotipicamente, *H. capsulatum* tem dois tipos recombinantes (+ e –) (Kwon-Chung e Bennett, 1992), os quais aparecem em igual frequência entre cepas isoladas de solo. Entretanto, entre as cepas isoladas de casos clínicos, o *mating type* é muito mais comum (Kwon-Chung *et al.*, 1974). Várias análises filogenéticas por técnicas moleculares da ordem *Onygenales* têm fornecido dados sobre a relação taxonômica entre os fungos dimórficos. Gueho *et al.* (1997), utilizando três métodos moleculares, sequenciamento de DNA ribossômico, avaliação dos perfis do DNA nuclear (*melting profiles*) e hibridização DNA/DNA construíram uma árvore filogenética para esta ordem, onde um ramo abrange somente o gênero *Histoplasma*, separando-o dos outros agentes das micoses sistêmicas (Gueho *et al.*, 1997; Kasuga *et al.*, 1999). Atualmente, métodos moleculares como análise do polimorfismo dos fragmentos gerados por endonucleases de restrição (RFLP), reação em cadeia de polimerase utilizando iniciadores arbitrários (RAPD), sequenciamento parcial do DNA ribossomal e de outros genes (revisado em Muniz *et al.*, 2010) têm permitido estabelecer marcadores que facilitem a separação e caracterização genética dos diferentes indivíduos com base no polimorfismo do DNA. Estes marcadores têm sido utilizados para determinar a variabilidade genética de muitos fungos, para classificar isolamentos da mesma espécie, além de estudar a origem e evolução. Além destes, o sequenciamento do DNA genômico desta espécie já foi concluído ([http://genome.wustl.edu/genome.cgi?GENOME=Histoplasmacapsulatum] e [http://www.broad.mit.edu/annotation/genome/histoplasma_capsulatum/Home.html]). Baseado em algum destes estudos *H. capsulatum* poderia ser considerado como 6 espécies em vez de 3 variedades (Kasuga *et al.*, 1999).

H. capsulatum é saprófita de solo, onde vive sob a forma filamentosa. Apresenta-se nesse substrato natural, bem como em cultivos incubados abaixo de 35ºC, como fungo filamentoso de cor branca a acastanhada, composto por hifas septadas e ramificadas, de diâmetro variável entre 1 e 2,5 μm (Figura 106.1A).

Como estrutura de propagação elabora dois tipos de conídios que podem se localizar tanto lateralmente, como nas extremidades terminais das hifas: macroconídios que medem de 8 a 16 μm de diâmetro, redondos ou piriformes, inicialmente de parede lisa, desenvolvendo, com o envelhecimento da colônia, numerosas projeções, semelhantes a tubérculos, em toda sua superfície, conhecidos como macroconídios tuberculados; e microconídios, estruturas ovaladas com 2 a 5 μm de diâmetro, de paredes lisas, localizados na extremidade de curtos conidióforos em ângulo reto com a hifa vegetativa (Figura 106.1B, C). Estes conídios, em solos com condições favoráveis, formam novas colônias fúngicas. Na fase miceliana podem ser reconhecidos dois tipos de cultura do *H. capsulatum:* tipo A (albino), com hifas aéreas, brancas e macroconídios lisos, e tipo B (*brown*) que tem hifas finas e escassas carregadas de macroconídios tuberculados.

A transição da forma miceliana para a leveduriforme é um estágio crítico na infectividade do *H. capsulatum*. Como fungo dimórfico, ao atingir o interior de hospedeiros suscetíveis ou quando cultivados a 37°C, transforma-se em elementos leveduriformes pequenos, unibrotantes e uninucleados, ovais, medindo de 2 a 3 × 3 a 4 μm, podendo raramente apresentar formas maiores, que se multiplicam por brotamento simples que se ligam à célula mãe por um estreito istmo (Figura 106.1C). As colônias produzidas durante esta fase apresentam-se com aspecto úmido, de coloração branco-amarelada. Nos tecidos parasitados, as leveduras podem apresentar morfologia diferente da usual, alomorfos arredondados que podem conter menos concentração de α-glucana e ser menos virulentas do que células ovais, sugerindo-se que possam representar a fase dormente do fungo.

O estímulo para a transição micélio-levedura é temperatura-dependente e a conversão pode ser devida a maior fluidez da membrana da célula leveduriforme. Os primeiros genes que são expressos após a exposição ao calor são o *cdc2*, envolvido na progressão do ciclo celular, seguido por um aumento da transcrição do gene *yps3* dentro de 24 horas, gene somente expresso na fase leveduriforme, cuja proteína transcrita, de função desconhecida, localiza-se na membrana celular. Há também aumento de transcrição dos genes codificadores de *heat shock proteins*, especialmente da HSP 70.

Em geral, a parede celular de *H. capsulatum* apresenta estrutura polissacarídica composta por galactomanana solúvel, α-1,3-glucana, β-1,3-glucana; uma rede fibrilar de quitina, além de proteínas, complexos proteína-carboidratos e lipídios (Reiss, 1986). A principal hexose na forma filamentosa é a β-1,3-glucana sob a forma de polímeros, diferenciando a composição da parede celular nas duas formas evolutivas deste fungo.

H. capsulatum é fungo haploide, produzindo tanto mitósporos (conídios, estrutura de reprodução assexuada) como meiósporos (ascósporos). Já demonstrou-se que este fungo se reproduz sexualmente em cultivo (Kwon-Chung e Bennett, 1992), sugerindo-se que este processo de recombinação possa ocorrer em natureza (Taylor *et al.*, 1999). Entretanto, a abundante produção de conídios também sugere que a reprodução clonal seja comum, embora idênticos genótipos não tenham sido encontrados em estudo realizado entre 30 isolados clínicos de uma mesma região geográfica (Carter *et al.*, 1996).

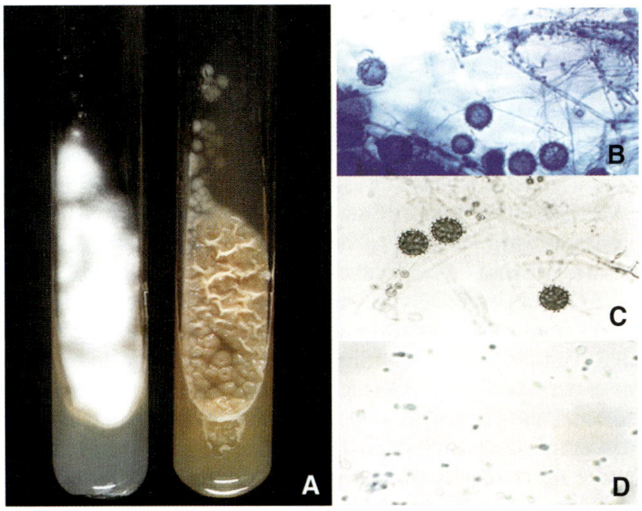

Figura 106.1 *Histoplasma capsulatum*. (A) Cultivos das fases filamentosa (esquerda) e leveduriforme (direita). (B) e (C) Aspectos microscópicos da fase filamentosa com macro e microconídios característicos. (D) Aspecto microscópico da fase leveduriforme com aspecto unibrotante característico.

▸ Epidemiologia

H. capsulatum tem o solo como seu *habitat* (Emmons, 1949), onde cresce saprofiticamente sob a forma filamentosa, formando verdadeiros reservatórios ambientais, constituindo as fontes de infecção para homens e animais. A sua distribuição focal em natureza tem sido associada a solos enriquecidos com excretas de morcegos, galinhas e outras aves gregárias (Figura 106.2). Esta relação é devida ao alto teor de carboidratos, nitrogênio, fosfato e sais catiônicos encontrados nesses excrementos, imprescindíveis ao crescimento e proliferação do *H. capsulatum*, além de inibirem o crescimento de organismos competidores presentes no solo. Regiões com altas concentrações de sais, como os vales dos rios Mississippi, Ohio e Missouri nos Estados Unidos da América, são altamente endêmicas de histoplasmose. Além disto, tais micronichos geralmente apresentam condições de temperatura, umidade e acidez ideais à sobrevivência deste microrganismo (Eissenberg e Goldman, 1991). Análises de vários tipos de solo revelaram que *H. capsulatum* não cresceria em solos com pH menor que 5 e maior que 10, ou em temperaturas acima de 40°C (Goodman e Larsh, 1967).

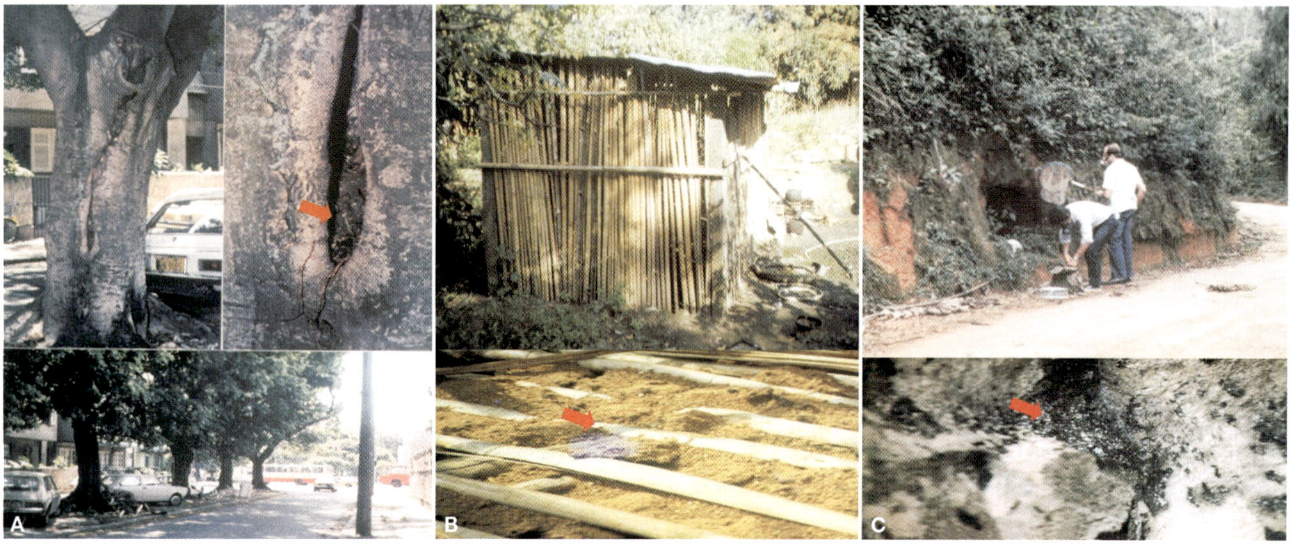

Figura 106.2 Locais contaminados por *Histoplasma capsulatum*. (A). Oco de árvore em rua da cidade do Rio de Janeiro. (B) Galinheiro em comunidade rural do Rio de Janeiro. (C) Gruta no município de Itaipava, RJ, abrigando colônia de morcegos. Setas indicam o local de isolamento.

A distribuição de *H. capsulatum* em natureza não é uniforme. A metodologia originalmente utilizada para isolamento deste fungo do meio ambiente é longa e dispendiosa, consistindo na inoculação de amostra de solo por via intraperitoneal em camundongos, e obtenção de cultivo de seus órgãos após quatro semanas (Cano e Hajjeh, 2001). Com isto, possivelmente várias áreas onde o *H. capsulatum* se encontra não são avaliadas. Técnicas moleculares para isolamento do *H. capsulatum* de amostras ambientais, tais como reação em cadeia da polimerase (PCR), foram desenvolvidas e possibilitam melhor entendimento da ecologia deste fungo (Reid e Schafer, 1999).

H. capsulatum tem sido isolado de vários microambientes abrigados como cavernas, construções abandonadas, galinheiros, árvores ou quaisquer outros locais onde o solo possa estar enriquecido com fezes de aves e/ou morcegos (Figura 106.2). Tentativas de isolamento deste fungo diretamente de aves foram infrutíferas, sugerindo a não ocorrência de infecção natural nestas espécies, sendo consideradas carreadoras do fungo e podendo disseminá-lo para outros ambientes por meio de seus pés, penas, asas e bicos. Já os morcegos atuam como reservatórios do fungo uma vez que se infectam, abrigando o microrganismo em sua mucosa intestinal e disseminando-o em suas fezes (Taylor *et al.*, 2005). A capacidade migratória dos morcegos também contribui para a formação de novos micronichos de *H. capsulatum* no meio ambiente.

Muitas outras espécies animais podem se infectar com *H. capsulatum*. Entre os animais domésticos, a histoplasmose tem sido diagnosticada em cães, gatos, cavalos, bovinos e suínos, apresentando uma variedade de formas clínicas, desde a pulmonar benigna até a doença disseminada. *H. capsulatum* também tem sido isolado de animais silvestres como roedores e marsupiais entre outros (Cano e Hajjeh, 2001).

Com raras exceções, *H. capsulatum* é adquirido por via respiratória. As infecções frequentemente ocorrem após o revolvimento do solo pelo homem, provocando uma dispersão aérea de elevado número de propágulos infectantes. Foi verificado que, mesmo sem distúrbio de solos contaminados, o fungo é capaz de atingir e infectar um número significativamente maior de pessoas em um raio de 32 km ao redor das fontes de infecção (Chick *et al.*, 1981). No entanto, focos infectados, perturbados por qualquer atividade humana, representam um risco de contaminação muito maior, propiciando o aparecimento de casos isolados ou surtos epidêmicos de histoplasmose (Wanke, 1985; Wheat, 1992). Raramente a histoplasmose pode ser adquirida por inoculação cutânea, usualmente como resultado de acidentes laboratoriais envolvendo trauma. Não ocorre transmissão da doença entre hospedeiros humanos nem entre estes e animais infectados. Transmissão vertical foi verificada uma vez em neonato humano (Ferreira *et al.*, 1988).

A maioria do conhecimento sobre a epidemiologia da histoplasmose tem sido derivada de investigações realizadas durante surtos epidêmicos. Numerosas microepidemias foram descritas e são mais comuns em regiões geográficas apresentando alta endemicidade. Em geral, ocorrem quando um pequeno número de indivíduos é exposto simultaneamente a um grande número de microconídios em suspensão aérea em uma pequena área com solo contaminado, podendo ser várias as fontes de infecção (Canot Hajjeh, 2001; Ferreira e Borges, 2009). Grandes epidemias também têm sido relatadas, como as ocorridas em Mason City, Iowa (Cano e Hajjeh, 2001), e Indianápolis entre 1978 e 1979 (Wheat, 1992), onde 100.000 indivíduos foram infectados, com dezenas de casos graves, muitos deles fatais. No Brasil, 31 microepidemias foram relatadas até o presente, originadas de visitas a cavernas, minas abandonadas, bueiro, ponte, limpeza de forro de casa de veraneio e de galinheiros (Tabela 106.1).

A histoplasmose apresenta caráter epidemiológico importante devido a sua distribuição mundial. É uma das micoses de maior importância no continente americano devido ao seu grau de endemicidade, sendo a região central dos Estados Unidos da América uma das áreas mais endêmicas, apresentando a maior concentração de indivíduos infectados naquele país (Cano e Hajjeh, 2001). No Brasil, a distribuição do *H. capsulatum* no meio ambiente e as características do seu nicho ecológico têm sido muito pouco estudadas, podendo ser enumerados os trabalhos referentes ao isolamento deste fungo do solo, apesar de diversos inquéritos com o teste cutâneo usando histoplasmina revelarem uma prevalência bastante significativa da histoplasmose-infecção no nosso país (Figura 106.3) (Zancopé-Oliveira *et al.*, 2005).

Tabela 106.1 Microepidemias de histoplasmose no Brasil (1958-2008).

Região	Fontes de infecção	Epidemias[a] (n)	Casos (n)	Isolamento de solo (%)
Norte	Gruta com morcegos	1	8	NR
Nordeste	Bueiro Porão com morcegos	2	10	50
Centro-oeste	Gruta com morcegos	2	48	100
Sudeste	Gruta com morcegos Galerias de água Mina abandonada Galinheiro Tubulação de água Forno desativado Edifício abandonado	23	202	70
Sul	Oco de árvore Galinheiro Sótão com morcegos	3	6	35

[a]Para detalhes e referências ver Rodrigues, 2004; Unis *et al.* (2005); Oliveira *et al.* (2007); Vicentini-Moreira *et al.* (2008).

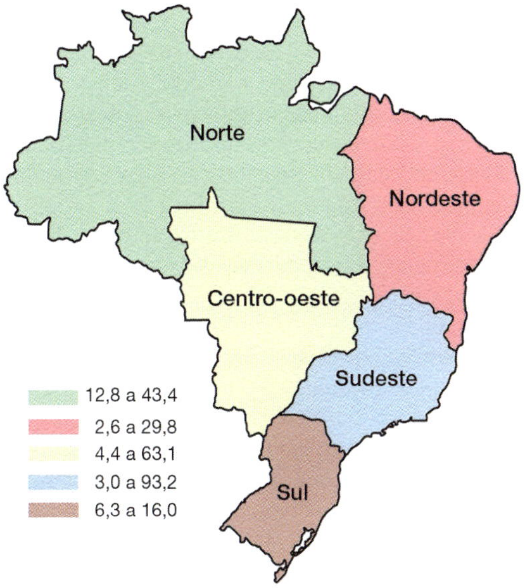

Figura 106.3 Distribuição de reatores a histoplasmina nas cinco regiões do Brasil (valores mínimos e máximos em porcentagem).

A infecção primária da histoplasmose pode ocorrer em indivíduos de qualquer idade e sexo, sendo muito mais dependente da carga parasitária adquirida do que do estado imunológico do paciente. Entretanto, crianças com menos de 1 ano e adultos com mais de 50 anos de idade estão sujeitos a desenvolver formas mais graves, por vezes fulminantes. A forma pulmonar progressiva crônica predomina no adulto do sexo masculino, principalmente naqueles com defeito estrutural nos pulmões (Capone *et al.*, 1999). Pacientes imunocomprometidos por serem portadores de linfomas, leucemias, doença de Hodgkin, AIDS, diabetes, e aqueles em terapia com agentes imunossupressivos, principalmente aqueles em uso prolongado de corticoides, desenvolvem doença progressiva, com rápida disseminação pelo organismo. Nestas circunstâncias, o *H. capsulatum* é considerado oportunista (Prado *et al.*, 2009).

▸ Patogenia

O início da infecção com o *H. capsulatum* depende de uma complexa interação entre o fungo e seu hospedeiro e, pelo menos, três condições podem ser observadas na patogenia desta micose. O desenvolvimento de infecção assintomática ou sintomática na histoplasmose é diretamente dependente do estado de competência imunológica do hospedeiro, da virulência da cepa infectante e/ou da carga parasitária adquirida (Klein e Tebbets, 2007). A infecção pelo *H. capsulatum* se inicia após a inalação e deposição das partículas infectantes, os microconídios, dentro dos alvéolos. Este evento é seguido pela conversão destas partículas em leveduras (Maresca e Kobayashi, 2000). Nos alvéolos estes organismos se incorporam ao parênquima pulmonar por meio da migração de macrófagos alveolares, bem como de polimorfonucleares, determinando pneumonia intersticial. Este processo de transição pode começar dentro de algumas horas a alguns dias após a exposição. Durante a infecção primária, as células leveduriformes são fagocitadas, levando à ativação do sistema fagocítico mononuclear e liberação de mediadores químicos participantes do mecanismo oxidativo. Fagócitos repletos de *H. capsulatum* migram então para os linfonodos adjacentes, onde novo foco inflamatório é formado, constituindo complexo primário pulmonar. Posteriormente há ocorrência de subsequente disseminação hematogênica para outros órgãos como fígado, baço e medula óssea entre outros. A imunidade celular é ativada entre 10 a 18 dias após o início da infecção primária, detendo o processo tanto nos focos primários como nos secundários. Esta reação granulomatosa é seguida de necrose de caseificação, encapsulamento fibroso e frequente depósito de sais de cálcio nas lesões residuais. O controle da infecção parece estar associado com a ativação da imunidade celular, e a resolução da infecção é coincidente com a ativação e proliferação de linfócitos T. Alterações na resposta imune podem levar à progressão da doença. Após a infecção primária o *H. capsulatum* pode persistir viável no interior dos granulomas durante anos. Assim, reativação endógena pode explicar casos de histoplasmose disseminada em indivíduos imunocomprometidos residentes em áreas de baixa endemicidade, mas posteriormente viveram em áreas endêmicas. O paradigma de controle de infecção atualmente se baseia na ativação da imunidade celular. Alterações na integridade desta resposta imune podem levar a doença progressiva com disseminação do fungo para diferentes sítios anatômicos (Newman, 1999). Adicionalmente, reativação de um foco de infecção também pode ocorrer.

▸ Quadro clínico

A histoplasmose apresenta amplo espectro clínico, desde formas leves interpretadas como quadros gripais até formas graves e disseminadas. A gravidade e o grau de disseminação da micose dependem das condições do hospedeiro e do tamanho do inóculo infectante. As principais formas clínicas são: infecção assintomática (subclínica), histoplasmose aguda, histoplasmose disseminada e histoplasmose pulmonar crônica. As duas primeiras são formas regressivas observadas em hospedeiros imunocompetentes e as duas últimas são formas progressivas verificadas em pacientes com deficiência imunológica (histoplasmose disseminada) ou defeito anatômico estrutural pulmonar (histoplasmose pulmonar crônica). Outras formas decorrentes de resposta imunológica e/ou fibrogênica exacerbada incluem, entre outras, granulomatose mediastínica, fibrose mediastínica, artrite e pericardite.

▪ Infecção subclínica

Atinge hospedeiros imunocompetentes nas áreas endêmicas, onde até 95% ou mais das infecções primárias e de reinfecção não são reconhecidas. Diagnostica-se por meio de: 1) teste cutâneo com histoplasmina positivo; 2) evidências radiológicas, com nódulos pulmonares calcificados, infiltrados pulmonares ou linfadenomegalias hilares ou mediastinais, lesões que contêm *H. capsulatum* em cortes histológicos; e 3) reações sorológicas específicas para esta infecção micótica.

▪ Histoplasmose aguda

Apresenta gravidade variável em função da faixa etária, da quantidade de partículas infectantes inaladas e do estado prévio de sensibilização do hospedeiro ao fungo. As manifestações são mais intensas em lactentes, crianças de baixa idade e adultos acima de 55 anos de idade e nos provenientes de áreas não endêmicas. O período de incubação na primoinfecção varia de 10 a 18 dias ou mais. Porém, nos casos de reinfecção este período é bem mais curto, variando de 3 a 7 dias. Febre alta, cefaleia, mialgia e astenia sempre estão presentes, geralmente acompanhadas de manifestações respiratórias como tosse seca, dor ou opressão retroesternal, dispneia de intensidade variável e, ocasionalmente, dor pleural. Nos casos mais graves pode surgir insuficiência respiratória. Os sinais físicos pulmonares são escassos. Além de discreta hepatoesplenomegalia e linfonodomegalia superficial, podem estar presentes frêmitos, crepitações e, algumas vezes, sinais de consolidação pulmonar. Com certa frequência surge eritema nodoso, eritema multiforme ou exantema maculopapular difuso (Figura 106.4B). Estas manifestações geralmente regridem em duas a três semanas após o início dos sintomas, podendo persistir por dois a três meses.

Radiologicamente esta forma se caracteriza por pequenas áreas de pneumonite em meio a infiltrado intersticial difuso. Linfonodomegalia hilar é achado comum, diferenciando a histoplasmose das pneumonias bacterianas e virais (Figura 106.4A). Nos pacientes reinfectados o padrão radiológico é menos exuberante, o infiltrado intersticial mais fino e são incomuns as linfonodomegalias mediastinais. Estas lesões podem evoluir para calcificação após meses ou anos. Do ponto de vista tomográfico observa-se infiltrado intersticial difuso do tipo micronodular, de distribuição aleatória, semelhante àquele que ocorre na tuberculose miliar.

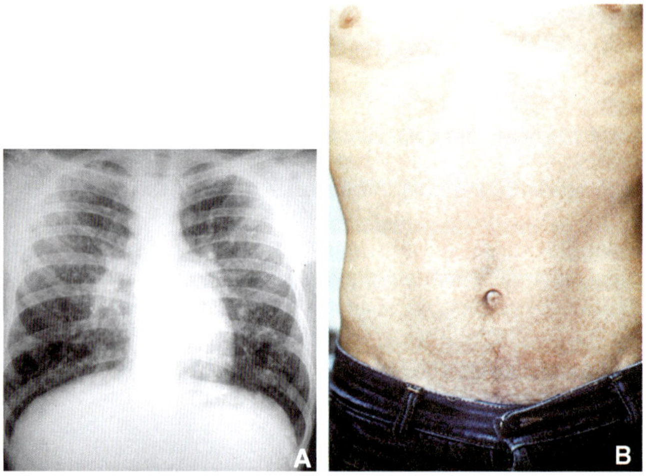

Figura 106.4 Histoplasmose aguda. (A) Radiografia de tórax com infiltrado micronodular alveolar bilateral e linfonodomegalia hilar. (B) Mesmo paciente com exantema maculopapular difuso, terceira semana de doença.

O teste cutâneo com histoplasmina se torna positivo em duas a três semanas e a conversão sorológica pela imunodifusão dupla em gel de ágar (ID) geralmente ocorre em três a quatro semanas.

O foco pulmonar primário tende à cura espontânea, formando nódulo pequeno, de 2 a 4 mm de diâmetro, recoberto por cápsula contendo no centro formas parasitárias residuais. Em raras ocasiões, porém, por estímulo antigênico anormal e persistente, ocorre excessivo depósito de fibra colágena na periferia do nódulo. Este processo de reparo anormal determina destruição de parênquima pulmonar circunjacente e lento alargamento da massa fibrosa denominada *histoplasmoma*. No diagnóstico diferencial destes casos devem ser considerados aspectos radiológicos de grande valor como a localização periférica do nódulo pulmonar, geralmente único, com 3 a 4 cm de diâmetro, calcificação central e depósito laminar periférico de cálcio.

▪ Histoplasmose disseminada

Esta forma é definida pelo foco extrapulmonar e extraganglionar mediastinal de curso progressivo. Dois tipos podem ser identificados conforme o estado imune do hospedeiro. No hospedeiro sem imunodeficiência, a micose disseminada se apresenta com evolução aguda, subaguda ou crônica, quadros mais relacionados à idade do paciente; no hospedeiro com deficiência imunológica, caracteriza-se como histoplasmose oportunística.

▪ Histoplasmose disseminada aguda (tipo infantil)

É mais frequente em crianças com menos de dois anos de idade. Tem início súbito ou gradual e em cerca de metade dos casos é precedida de quadro de histoplasmose aguda. A febre está quase sempre presente, ao lado de irritabilidade, fadiga progressiva, perda de peso e tosse. Em seguida surgem diarreias, vômitos e aumento do volume abdominal, podendo ocorrer hematêmese, melena e obstrução intestinal. As alterações hematológicas se manifestam por anemia, leucopenia e plaquetopenia, acompanhadas de petéquias, equimoses e sangramento das mucosas digestivas. Hepatoesplenomegalia é frequente, às vezes acompanhada de icterícia, e/ou linfonodomegalias superficiais, principalmente linfonodos cervicais. Radiologicamente podem ser evidenciadas lesões sugestivas de infecção primária ou quadro de pneumonia intersticial, às vezes de padrão miliar. Não diagnosticada e não tratada corretamente, esta forma evolui para o óbito em cerca de duas a cinco semanas.

Histoplasmose disseminada subaguda (tipo juvenil)

Mais comum em adultos jovens, atinge ocasionalmente crianças e adolescentes. Manifesta-se por febre moderada e intermitente, mal-estar, astenia, adinamia e emagrecimento progressivo. Lesões focais destrutivas são muito comuns e frequentemente dominam o quadro clínico. Estas lesões, em número e localização variável e que surgem em sequência imprevisível, manifestam-se como doença ulcerativa intestinal, insuficiência suprarrenal, meningoencefalite, síndrome de compressão medular ou lesões osteolíticas, lesões cutâneas ou subcutâneas, sendo pouco frequentes ulcerações de orofaringe. Hepato e esplenomegalia são muito comuns. Radiologicamente podem ser evidenciados sinais de infecção pulmonar primária ou de reinfecção em cerca de um terço dos casos. Esta forma geralmente evolui para óbito em meses ou anos se não for diagnosticada e tratada.

Histoplasmose disseminada crônica (tipo adulto)

Predomina em adultos acima de 40 anos de idade e apresenta lesões das vias respiratórias e digestivas superiores em cerca de 70% dos casos. Tais lesões às vezes representam única manifestação e, nas áreas endêmicas, sugerem a micose. De evolução arrastada, estas lesões são acompanhadas de febre baixa e intermitente, astenia e emagrecimento, que podem regredir espontaneamente e reaparecer no mesmo ou em outro sítio orgânico. Episódios recorrentes podem ser observados durante 10 anos ou mais, acompanhados de manifestações de insuficiência suprarrenal, meningoencefalite, endocardite, enterite, lesões do aparelho genital etc. Os pulmões raramente são atingidos.

Histoplasmose oportunística

Nas áreas endêmicas de histoplasmose são muitos os casos da micose associada à doença de Hodgkin, linfossarcoma, leucemia, lúpus eritematoso sistêmico, AIDS ou qualquer outra condição de depressão da imunidade celular, como nos indivíduos transplantados. O uso de corticoides e drogas citotóxicas favorece significativamente o risco de histoplasmose disseminada. Nestas situações, a micose pode originar-se de uma reinfecção endógena (reativação de foco latente) ou exógena. A febre está sempre presente, devendo suspeitar-se da micose em todo indivíduo imunodeprimido com febre de etiologia obscura e que resida em área endêmica. Tosse, em geral pouco ou não produtiva, e dispneia podem estar presentes ao lado de lesões radiológicas pulmonares como infiltrado intersticial difuso (Figura 106.5).

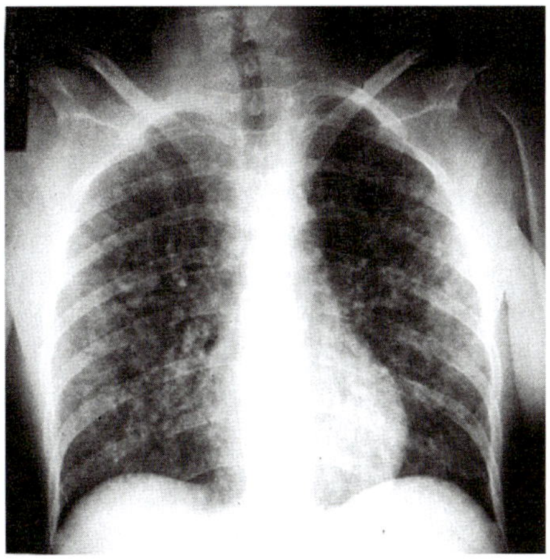

Figura 106.5 Radiografia de tórax de paciente com histoplasmose disseminada associada à AIDS, com infiltrado miliar bilateral.

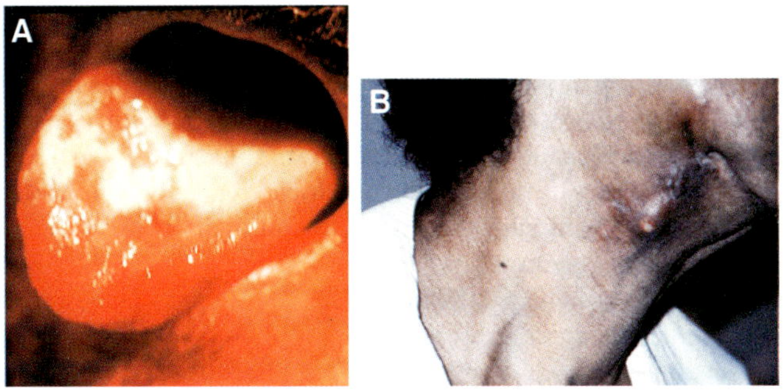

Figura 106.6 Histoplasmose disseminada. (A) Lesão ulcerada em língua. (B) Linfonodo cervical fistulizado, drenando pus.

Hepatomegalia, esplenomegalia, anemia, leucopenia e plaquetopenia podem estar presentes. O pulmão pode ser o único órgão atingido nos quadros iniciais da micose; em casos mais avançados, múltiplos órgãos podem estar envolvidos como fígado, baço, pulmões, intestinos, rins, suprarrenais, sistema nervoso central, pele, mucosas, linfonodos (Figura 106.6) etc., levando a quadros polimórficos e incaracterísticos. A maior dificuldade nestes pacientes é saber distinguir as manifestações decorrentes da doença subjacente do tratamento agressivo e frequentemente imunossupressor dado à doença de base ou da própria infecção fúngica que, conforme o estado imune e condições gerais do paciente, pode evoluir de forma protraída ou rápida, às vezes fulminante. Neste último caso, pode ser acompanhada de síndrome de angústia respiratória do adulto. Esta forma, quando não diagnosticada e tratada precocemente, evolui para o óbito.

Histoplasmose pulmonar crônica

Ocorre em pacientes com enfisema centrolobular ou bolhoso, defeito anatômico estrutural que favorece a instalação do foco inicial da doença. A colonização destes espaços aéreos determina a produção local de material líquido rico em elementos fúngicos que, por disseminação broncogênica, causa

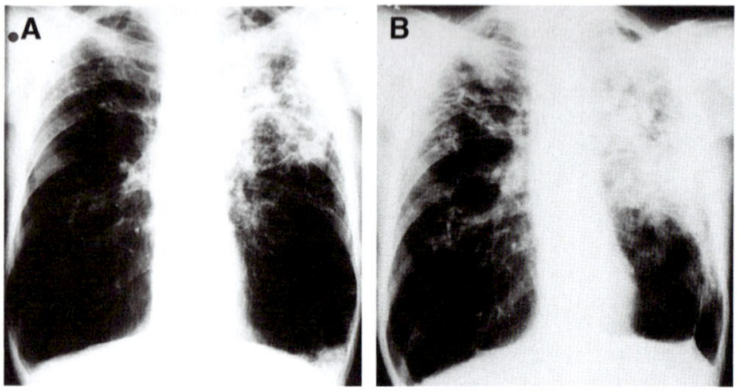

Figura 106.7 Histoplasmose pulmonar crônica. (A) Radiografia de tórax com infiltrado no ápice do pulmão esquerdo com disseminação broncogênica no seio costofrênico esquerdo. (B) Mesmo paciente 45 dias depois com absorção da lesão da base esquerda.

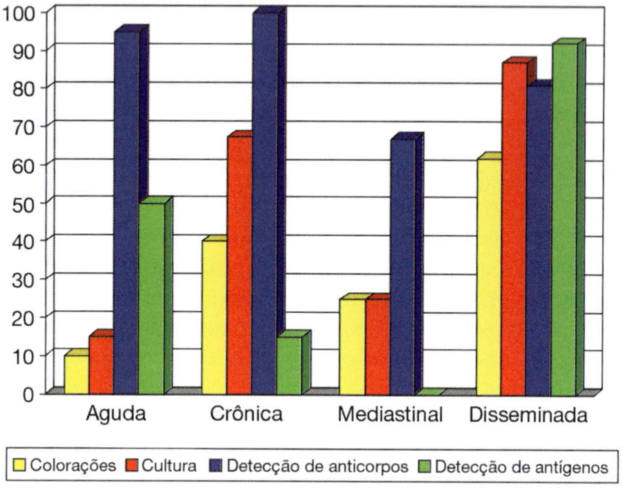

Figura 106.8 Sensibilidade dos métodos diagnósticos nas diferentes formas clínicas da histoplasmose (a forma disseminada é expressa em indivíduos com AIDS).

focos de pneumonite segmentar, ocasionando fibrose pulmonar progressiva e agravamento da DPOC preexistente. Incide geralmente em homens residentes em áreas endêmicas a partir da terceira década de vida. As manifestações clínicas, as lesões radiológicas (Figura 106.7) e a evolução são praticamente indistinguíveis da tuberculose pulmonar crônica, sendo a associação de ambas um achado relativamente comum, tornando obrigatória a investigação de ambas as condições clínicas.

▪ Granulomatose e fibrose mediastínica

Resultam de reação inflamatória e/ou fibroblástica anormal do hospedeiro. Os linfonodos dos hilos pulmonares podem apresentar reação inflamatória anormalmente intensa, com desarranjo da citoarquitetura ganglionar que pode levar à necrose do tipo caseosa, gerando um aumento progressivo de tamanho, que por sua vez pode ocasionar a compressão de estruturas mediastinais. Outras vezes, porém, ocorre progressivo depósito de bandas de colágeno, anárquico e confluente, tendendo à fusão com outros gânglios vizinhos igualmente atingidos, formando massas mediastinais com progressiva fibrose, processo conhecido como *mediastinite fibrosante*, que igualmente pode ocasionar compressão da veia cava superior, artérias pulmonares e brônquios. Estes processos são de difícil abordagem diagnóstica e terapêutica, têm evolução errática, mas podem evoluir para cura com fibrose e calcificação. Raras vezes podem surgir aderências e drenagem por fístula para estruturas como esôfago e brônquios, constituindo a *broncolitíase*, resultado da erosão da parede brônquica por linfonodos calcificados que drenam para o interior do lúmen brônquica.

▸ Diagnóstico laboratorial

A avaliação meticulosa da sintomatologia de um paciente aliada aos dados epidemiológicos pode resultar em um diagnóstico clínico presuntivo da histoplasmose. O diagnóstico definitivo se baseia no isolamento e identificação do *H. capsulatum* por sua demonstração como fungo filamentoso à temperatura ambiente e pela conversão à forma leveduriforme a 37°C caracterizando o seu caráter dimórfico e exames histopatológicos por meio de técnicas tintoriais e imunocitoquímicas. Caso não haja evidenciação do patógeno em exames convencionais, a utilização de testes aplicados na imunologia clínica é fortemente recomendada, pois avaliam indiretamente a existência do patógeno no hospedeiro, pela detecção da resposta imune (Figura 106.8). Vários métodos moleculares têm sido desenvolvidos com intuito de padronizar testes rápidos e eficientes e de fácil execução para a identificação de *H. capsulatum* tanto em espécimes clínicos quanto ambientais (Reid e Schafer, 1999; Bracca *et al.*, 2003; Guedes *et al.*, 2003). Métodos de identificação dependem em parte da padronização e validação, uma vez que os principais problemas enfrentados envolvem sensibilidade, especificidade e rapidez dos métodos laboratoriais de diagnóstico associados aos diferentes quadros clínicos da doença.

▸ Diagnóstico micológico

▪ Exame direto

A demonstração de *H. capsulatum* em espécimes clínicos por meio da microscopia de preparações a fresco ou com hidróxido de potássio a 10% é extremamente difícil. Melhor rendimento é obtido utilizando métodos de coloração como Wright, Giemsa e Grocott, embora persistam os fatores limitantes, pois outras leveduras como *Candida* spp., artefatos de coloração e outros parasitos podem mimetizar a morfologia do *H. capsulatum*, sendo de fundamental importância o diagnóstico diferencial deste fungo com agentes etiológicos de outras doenças infecciosas como *Leishmania* spp.

▪ Cultivo

Metodologia obrigatória no diagnóstico da histoplasmose principalmente em algumas formas clínicas, quando pode apresentar sensibilidade acima de 85% (Figura 106.8). Assim, todos os espécimes biológicos provenientes de pacientes com suspeita de histoplasmose devem ser semeados em meios especiais para isolamento como ágar Sabouraud com cloranfenicol e ágar Mycosel® (Sabouraud acrescido de cloranfenicol e actidiona), entre outros, incubados a 25°C durante 6 a 12 semanas. Nestas condições *H. capsulatum* inicialmente aparece como colônias glabras, que com o tempo tornam-se filamentosas, aéreas, algodoadas, de coloração branca, compostas por trama miceliana, com delicadas hifas hialinas, septadas e ramificadas, apresentando micro e macroconídios em vários estágios evolutivos (Figura 106.1B, C). Estes conídios sugerem que o fungo seja *H. capsulatum*, mas é necessária a conversão desta fase para a forma em levedura, visto que fungos saprófitas dos gêneros *Chrysosporium* e *Sepedonium* produzem conídios semelhantes. Entretanto, algumas amostras de *H. capsulatum* podem ser de difícil conversão, dependente de meios especiais e temperatura adequada.

Para obtenção da fase leveduriforme deve-se fazer repiques da fase filamentosa da colônia suspeita em meios enriquecidos como ágar-sangue, ágar-infusão cérebro-coração (BHI) acrescidos de cisteína e meio de conversão (0,5% peptona, 0,5% extrato de leveduras, 2% glicose, 15 g/ℓ ágar), incubados a 35-37ºC. Após transição, observam-se colônias glabras, lisas, branco-amareladas, apresentando, à microscopia, leveduras ovais, unibrotantes, de morfologia uniforme (Figura 106.1A). Embora esta metodologia seja conhecida como confirmatória no diagnóstico da histoplasmose, também apresenta limitações. Cultivos de espécimes clínicos são negativos na maioria dos pacientes com histoplasmose aguda e, embora apresentem alta sensibilidade nas formas disseminada e crônica, resultados falso-negativos podem ser observados em cerca de 20% dos casos disseminados e 50% das formas pulmonares crônicas (Guimarães *et al.*, 2006). Outro fator limitante é o tempo de crescimento do *H. capsulatum* em cultivo requerendo, em geral, cerca de quatro semanas para o isolamento e identificação do fungo. Além disso, a obtenção de espécimes clínicos pode requerer procedimentos invasivos, favorecendo o desenvolvimento de infecção nosocomial.

▶ Diagnóstico histopatológico

O diagnóstico histopatológico é sugerido quando macrófagos parasitados com células leveduriformes são visualizados em cortes corados pela hematoxilina-eosina (H&E) (Figura 106.9A). Cada levedura aparecerá como um corpúsculo levemente basofílico, esférico ou ovalado, rodeado por um halo claro delimitado por uma parede celular hialina muito fina. Nas preparações de impregnação argêntea de Gomori-Grocott ou de ácido periódico de Shiff (PAS) a parede celular de *H. capsulatum* é fortemente corada, permitindo visualizar os elementos fúngicos como leveduras unibrotantes pequenas, ovais ou arredondadas, dependendo da incidência do corte (Figura 106.9B, C). Porém, deve-se atentar para a sensibilidade deste método onde cerca de 50% de positividade pode ser observado, ocorrendo resultados falso-positivos com outros fungos como *Pneumocystis carinii, Candida glabrata, Penicillium marneffei* ou artefatos de coloração (Wheat *et al.*, 2002).

▶ Imunodiagnóstico

Baseia-se na identificação indireta da infecção pelo *H. capsulatum*, por meio da detecção de antígenos e/ou anticorpos específicos em fluidos orgânicos, ou pela demonstração de reação de hipersensibilidade cutânea específica a antígenos do fungo. As preparações antigênicas utilizadas rotineiramente no imunodiagnóstico da histoplasmose são a histoplasmina, um extrato antigênico solúvel obtido do cultivo da fase miceliana de *H. capsulatum* em meio quimicamente definido, e células leveduriformes íntegras ou mesmo fragmentadas por diferentes processos químicos, físicos ou mecânicos. A histoplasmina, no entanto, é a preparação antigênica de eleição, uma vez que tem sido extensivamente estudada e mais bem padronizada (Zancopé-Oliveira *et al.*, 1994a,b; Pizzini *et al.*, 1999). Dois fatores antigênicos, as glicoproteínas H e M, estão presentes neste extrato (Heiner, 1958), sendo considerados antígenos espécie-específicos (Zancopé-Oliveira *et al.*, 1993).

▪ Testes sorológicos para detecção de anticorpos

O diagnóstico presuntivo da histoplasmose tem sido centrado em alguns testes sorológicos, uma vez que pela análise da resposta imune humoral torna-se possível fornecer informações relacionadas ao diagnóstico e acompanhamento, bem como auxiliar em estudos epidemiológicos.

A reação de imunodifusão em gel (ID) e a reação de fixação de complemento (RFC) têm sido apontadas como testes de referência para a detecção de anticorpos específicos em material biológico, uma vez que, quando usadas conjuntamente, apresentam alta especificidade e sensibilidade (Guimarães *et al.*, 2006). Entretanto, estes testes apresentam limitações. A resposta sorológica se correlaciona com a magnitude da

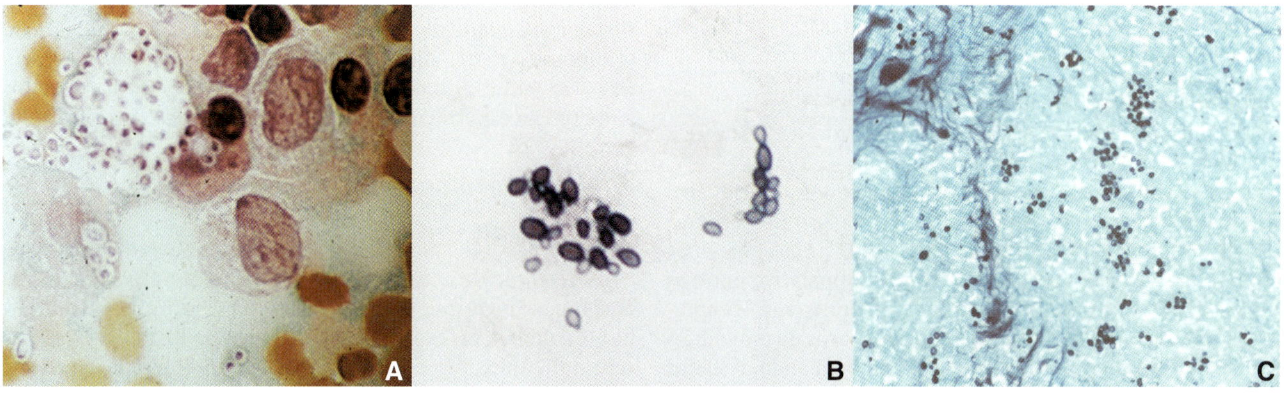

Figura 106.9 *Histoplasma capsulatum*. (A) Esfregaço de medula óssea corado ao Giemsa, mostrando os elementos leveduriformes unibrotantes. (B) Esfregaço de escarro corado ao Grocott. Leveduras unibrotantes. (C) Corte histológico de pulmão corado ao Grocott. 40 e 100×.

exposição e severidade da doença. Duas a seis semanas após exposição ao *H. capsulatum* são necessárias para o desencadeamento da resposta imune humoral, e, consequentemente, técnicas com espectro de detecção baixo como a RFC e ID perdem seu valor diagnóstico em pacientes com histoplasmose aguda no início da infecção. Nos casos de disseminação da doença a produção de anticorpos pode ser bloqueada devido à imunodepressão do paciente. Além da sensibilidade, anticorpos anti-*Histoplasma* podem ser detectados em pacientes com outras infecções fúngicas caracterizando reatividade cruzada. Finalmente, testes cutâneos com histoplasmina induzem a formação de anticorpos direcionados ao antígeno M (Zancopé-Oliveira *et al.*, 1993).

Reação de fixação do complemento (RFC)

A RFC é um teste sensível, positivo em aproximadamente 90% dos pacientes com histoplasmose comprovada pelo isolamento do fungo, mas sua especificidade varia de acordo com o antígeno utilizado. Sua especificidade é maior com antígenos da fase leveduriforme (90%) do que com antígenos oriundos da forma miceliana do *H. capsulatum* (80%) (Guimarães *et al.*, 2006). Entretanto, por sua complexidade técnica esta metodologia não tem sido mais utilizada na maioria dos laboratórios de micologia médica.

Imunodifusão dupla

É a técnica mais utilizada para detecção de anticorpos nas micoses sistêmicas. Observou-se que duas linhas de precipitação oriundas da interação antígenos H e M e seus respectivos anticorpos tinham maior significado nesta técnica. A linha M aparece logo após o início da infecção, persistindo após a recuperação e pode surgir após a intradermorreação com histoplasmina. A linha H aparece depois que a linha M, e sua formação, é observada em soro de pacientes com doença ativa e progressiva, característica que lhe confere absoluto valor diagnóstico e até mesmo indicação de tratamento (Figura 106.10). Anticorpos anti-H podem persistir por um a dois anos após a cura clínica aparente, mas desaparecem mais rapidamente que os anticorpos anti-M. Imunoglobulinas anti-H raramente são detectadas após o teste cutâneo com histoplasmina, sendo consideradas específicas para a histoplasmose ativa. Entretanto, o antígeno H é pouco imunogênico e anticorpos anti-H estão presentes somente em poucos dos casos de infecção ativa, variando sua sensibilidade de acordo com a forma clínica, sendo muito rara nas formas disseminadas e graves dos pacientes imunodeprimidos. As linhas H e M no mesmo soro são altamente específicas, sendo consideradas como diagnóstico da histoplasmose. Na maioria das preparações contendo tanto anticorpos anti-H como anti-M, a linha de precipitação H é encontrada perto do orifício onde é colocado o soro e a linha M fica adjacente ao orifício do antígeno.

O teste de ID tem sido mundialmente aceito como o principal método para detecção de anticorpos na histoplasmose, porque, além de ser prova de fácil e rápida execução, é mais específica do que outras provas sorológicas. Estudo comparativo entre as técnicas de ID e imunoeletroforese, demonstrou que a ID apresentou 100% de especificidade em relação a soros de indivíduos com outras micoses profundas, bem como quando testados soros de pacientes com outras doenças infecciosas. Entretanto, embora seja técnica altamente específica, apresenta baixa sensibilidade, principalmente no início da infecção.

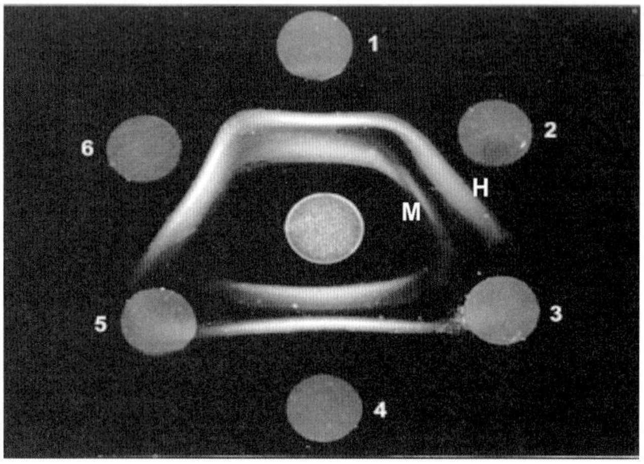

Figura 106.10 Reação de imunodifusão dupla em gel. Orifício central: antígeno histoplasmina; orifícios 1 e 4: soro controle positivo (bandas H e M); orifícios 2 e 6: soros de pacientes com histoplasmose.

Outras técnicas

Várias outras técnicas para detecção de anticorpos foram desenvolvidas: contraimunoeletroforese, reação de aglutinação pelo látex, radioimunoensaio e ensaios imunoenzimáticos. Os *testes imunoenzimáticos*, nas suas inúmeras variações, têm demonstrado elevada sensibilidade, não apresentando, contudo, boa especificidade, buscando-se atualmente, por meio de purificação de frações antigênicas específicas superar esta dificuldade. Demonstrou-se que os soros de pacientes com histoplasmose testados pela técnica de *Western blot* (WB), utilizando antígeno M purificado por processos cromatográficos apresentam 100% de sensibilidade, porém, quando testados frente a soros de pacientes com outras infecções fúngicas e bacterianas, apresentam baixa especificidade. No entanto, com a utilização do mesmo antígeno na sua forma deglicosilada após a oxidação dos carboidratos com metaperiodato de sódio ($NaIO_4$), a especificidade aumentou de 46,1 para 91,2%, indicando assim que as reações cruzadas eram devidas aos epítopos glicosilados sensíveis ao $NaIO_4$ (Zancopé-Oliveira *et al.*, 1994b) Com isto, tem-se sugerido a associação das técnicas de ID e WB para o diagnóstico da histoplasmose, principalmente na fase inicial da doença e nas formas disseminadas graves, uma vez que a primeira apresenta maior especificidade, mas baixa sensibilidade e vice-versa (Pizzini *et al.*, 1999). Recentemente, outro imunoensaio foi desenvolvido utilizando os mesmos antígenos em sua forma nativa e deglicosilada apresentando sensibilidade de 93 e 96%, respectivamente (Guimarães *et al.*, 2004). Embora a reatividade cruzada desta EIA não tenha sido abolida na sua totalidade, verificou-se um aumento na especificidade do teste de 57 para 92%.

Testes sorológicos para detecção de antígenos

A detecção de antígenos durante a infecção ativa em fluidos corpóreos, incluindo sangue, urina, lavado broncoalveolar e liquor, oferece vantagens ao diagnóstico da histoplasmose por serem métodos rápidos e por complementarem os testes para detecção de anticorpos, uma vez que antígenos circulantes podem ser detectados logo no início da infecção. Além disso, tem sido útil no monitoramento do tratamento antifúngico e na identificação de recaídas na histoplasmose disseminada (Wheat e Kauffman, 2003). Resultados falso-positivos podem ser observados em testes que detectem antigenemia ou antigenúria e são possivelmente causados por fator reumatoide ou anticorpos de coelhos anti-IgG humana (Kricka, 1999).

Radioimunoensaio (RIA)

A detecção de antígeno polissacarídico de *H. capsulatum* pelo RIA em espécimes de urina, sangue, lavado broncoalveolar e liquor tem sido amplamente utilizada no Histoplasmosis Reference Laboratory (HRL) em Indianápolis, EUA. Estudos realizados em pacientes com a síndrome da imunodeficiência adquirida e histoplasmose disseminada demonstraram uma sensibilidade de 92%. O antígeno é menos detectável nas formas pulmonar aguda (25-75%) e crônica (15%) (Wheat e Kauffman, 2003). Resultados falso-positivos têm sido observados em pacientes com blastomicose, paracoccidioidomicose e infecção por *P. marneffei*, e menos frequentemente em pacientes com coccidioidomicose. Os títulos de antígeno diminuem com o tratamento, desaparecendo nos casos dos pacientes curados ou em casos de doença autolimitada e aumentam nos casos de recaídas (Wheat *et al.*, 2002).

ELISA de inibição (inh-ELISA)

Neste método, no qual se detecta um antígeno de 70 kDa utilizando anticorpos monoclonais, foi observada uma sensibilidade de 71,4% e especificidade entre 86 e 98%, dependendo da forma clínica analisada, e foi preconizado ser um bom método de diagnóstico quando utilizado em urinas de pacientes com a forma aguda de histoplasmose (Gomez *et al.*, 1997; 1999).

Teste de exoantígenos

A identificação convencional definitiva de *H. capsulatum* requer a conversão *in vitro* de sua forma filamentosa para sua forma leveduriforme, ou vice-versa, para o estabelecimento de sua natureza dimórfica. Como estas técnicas são laboriosas e nem sempre apresentam alta sensibilidade, métodos rápidos e acurados para a identificação deste patógeno têm sido desenvolvidos. O primeiro método rápido de identificação para os fungos dimórficos, com o qual se obteve sucesso, foi o teste dos exoantígenos desenvolvido em 1976, para a imunoidentificação de organismos patogênicos em cultura (Standard e Kaufman, 1976). A partir de então, extensivas avaliações demonstraram a eficiência do método, que permite a identificação rápida e correta da forma miceliana do *H. capsulatum*, tanto na sua forma típica como em suas morfologias atípicas ou não esporulantes, evitando grande consumo de tempo, conversão temperatura-dependente ou inoculação em animais.

Métodos moleculares para identificação de H. capsulatum

Técnicas de biologia molecular e DNA recombinante têm contribuído significativamente para o aprimoramento de abordagens que detectam o organismo no hospedeiro por meio da identificação de sequências de ácidos nucleicos específicas, como também de abordagens que indicam a exposição ao agente infeccioso mediante antígenos recombinantes específicos. Muito se tem trabalhado na busca de métodos moleculares que ofereçam testes mais rápidos, com alta sensibilidade, especificidade e facilidade na interpretação de resultados, auxiliando na identificação dos fungos dimórficos.

Até o presente, diferentes ensaios moleculares estão disponíveis para detecção qualitativa e quantitativa de sequências específicas de DNA e RNA e para a identificação dos fungos em geral. Entre estes estão incluídos as técnicas de hibridação empregando sondas genéticas, as reações em cadeia da polimerase (PCR) em geral, PCR multiplex e microarranjos, sequenciamento de ácidos nucleicos em geral e tecnologia do Luminex (Preuner e Lion, 2009; White *et al.*, 2009). Na histoplasmose, relatos preliminares sugerem que a PCR poderia melhorar a eficiência da identificação de *H. capsulatum* em tecidos e fluidos corpóreos (Bialek *et al.*, 2002; Martagon-Villamil *et al.*, 2003) e em solos obtidos de fontes ambientais (Reid e Schafer, 1999). Entretanto, validação dos mesmos é necessária antes que possam ser aceitos como substituto dos procedimentos tradicionais de diagnóstico micológico. Recentemente, vários investigadores têm utilizado uma PCR aninhada direcionada ao gene que codifica para uma proteína específica de 100 kDa do *Histoplasma capsulatum* (HC100) no diagnóstico da histoplasmose, onde foram verificados sensibilidade entre 89% e 100% e 95,2% a 98% de especificidade (Toranzo *et al.*, 2009; Muñoz *et al.*, 2010) e em histoplasmose ambiental (Taylor *et al.*, 2005; Reyes-Montes *et al.*, 2009). Esta PCR também tem sido utilizada na identificação de *H. capsulatum* em culturas (Maubon *et al.*, 2007). Além deste, o sequenciamento dos genes codificadores dos antígenos H e M (Deepe e Durose, 1995; Zancopé-Oliveira *et al.*, 1999) viabilizou a obtenção de sequências oligonucleotídicas específicas e desenvolvimento da PCR para identificação de culturas de *H. capsulatum* (Bracca *et al.*, 2003; Guedes *et al.*, 2003) mostrando ser um método rápido, eficiente e de fácil execução sendo extremamente útil principalmente na identificação de cepas atípicas de *H. capsulatum*. A reação de polimerase em cadeia em tempo real (RT-PCR), técnica quantitativa, também foi proposta para o diagnóstico de histoplasmose (Buitrago *et al.*, 2007) utilizando as sequências das regiões ITS do DNA ribossomal. O limite de detecção do ensaio foi de 1 fg de DNA, sendo a técnica reprodutível e altamente específica, apresentando 100% de sensibilidade nas amostras de secreções respiratórias e da medula óssea, mas em apenas 70% de soro ($p < 0,01$).

Teste intradérmico e resposta imune in vitro para H. capsulatum

O teste intradérmico com histoplasmina é de grande valor em estudos epidemiológicos uma vez que indica a existência de indivíduos sensibilizados pelo *H. capsulatum* em uma determinada região. Entretanto, apresenta valor diagnóstico baixo, pois não discrimina entre infecção passada ou recente. Uma reação positiva apresenta valor diagnóstico quando ocorre conversão de uma reação negativa para positiva, indicando um bom prognóstico, resultado de uma resposta imune celular bem conservada.

Métodos alternativos para avaliação da imunidade para *H. capsulatum* incluem a análise da resposta linfoproliferativa ou produção de citocinas por células mononucleares estimuladas com antígenos de *H. capsulatum* (Vail *et al.*, 2002). Estes testes, apesar de úteis, geralmente não estão disponíveis aos clínicos.

▸ Tratamento

A histoplasmose geralmente é uma infecção benigna e autolimitada. Os casos de regressão espontânea não necessitam de tratamento específico, sendo repouso e observação clínica as medidas mais eficazes (Wheat e Kauffman, 2003). Na histoplasmose pulmonar aguda, quando a febre se prolonga por mais de três semanas ou quando as manifestações são muito intensas, indica-se a anfotericina B, na dose de 0,5 a 1 mg/kg IV em dias alternados, até alcançar dose total de 250 a 500 mg (10 mg/kg para crianças). Nas formas disseminadas e na pulmonar crônica a anfotericina B é a droga de escolha, 1 mg/kg IV em dias alternados, até atingir doses totais de 30 a 40 mg/kg. Alternativamente, a anfotericina B pode ser substituída com vantagem pelas formulações lipossomiais, melhor toleradas e de eficácia similar; sua única restrição está no seu alto custo (Johnson *et al.*, 2000). Nos casos de contraindicação ao uso da anfotericina B o itraconazol é uma boa alternativa, mostrando-se pouco tóxico, na dose de 200 a 400 mg/dia para adultos, em uma única tomada, por seis meses a um ano. O itraconazol representa uma alternativa terapêutica para casos sem comprometimento do estado geral, sem evidência de disseminação sistêmica ou quando há necessidade de manutenção prolongada. Nos casos da forma pulmonar crônica recomendam-se 200 a 400 mg/dia, divididos em duas tomadas, durante 12 meses pelo menos, com acompanhamento laboratorial.

O itraconazol, somente disponível por via oral, apresenta biodisponibilidade variável e deve ser tomado meia hora após uma alimentação rica em gordura. Este triazólico apresenta importante interação medicamentosa com várias substâncias como álcool, antiácidos, antagonistas H2, agentes diabetogênicos orais, anticolinérgicos, antiespasmódicos, astemizol, terfenadina, carbamazepina, ciclosporina, didanosina, digoxina, hidroclorotiazida, isoniazida, rifampicina, fenitoína, teofilina, varfarina e rifabutina. Deve ser evitado na gravidez, principalmente no primeiro trimestre, por seu potencial teratogênico.

O cetoconazol não representa boa alternativa terapêutica atual por ser bem menos eficaz, sobretudo nas formas graves da histoplasmose. Novos azólicos recentemente lançados no mercado, como o voriconazol, têm apresentado resultados bastante satisfatórios, mas ainda são poucos os ensaios com seguimento prolongado. Drogas como fluconazol e 5-fluorcitosina não devem ser utilizadas pela baixa eficácia demonstrada (Wheat e Kauffman, 2003).

▸ Profilaxia

Limpeza regular dos locais com potencial para se tornar uma fonte de infecção como galinheiros, celeiros, forros de construções, entre outros (Tabela 106.1) seria a primeira medida preventiva na histoplasmose, uma vez que excretas de aves gregárias e de morcegos têm que estar acumulados por anos para que *H. capsulatum* possa crescer e multiplicar-se nestes ambientes. Máscara apropriada deve ser usada por indivíduos com risco de exposição a locais suspeitos ou reconhecidamente contaminados. Em situação de grande risco de exposição pode-se indicar profilaxia antifúngica com itraconazol na dose de 200 mg/dia durante sete dias, iniciando na véspera da atividade de risco (McKinsey *et al.*, 1999). Locais comprovadamente contaminados podem ser interditados e descontaminados com aspersão da área contaminada com solução de formalina a 3%, na proporção de 3,8 ℓ/929 cm^2 de superfície.

▸ Prognóstico

O prognóstico da histoplasmose é considerado bom na maioria dos casos e depende fundamentalmente do estado imunológico do paciente e da precocidade do diagnóstico. Crianças de baixa idade, principalmente as com menos de dois anos, e pacientes imunodeprimidos, quando não diagnosticados e tratados precocemente, têm prognóstico reservado.

▸ Referências bibliográficas

Ajello L, Zeidberg LD. Isolation of *Histoplasma capsulatum* and *Allescheria boydii* from soil. *Science* 113:229-263, 1951.

Almeida F, Lacaz CS. Cogumelo do gênero *Histoplasma* isolado de lesões de cromomicose. Associação de fungos nas lesões. *Folia Clin et Biol* 11:65-69, 1951.

Bialek R, Feucht A, Aepinus C, Just-Nubling G, Robertson VJ, Knobloch J, Hohle R. Evaluation of two nested PCR assays for detection of *Histoplasma capsulatum* DNA in human tissue. *J Clin Microbiol* 40:1644-7, 2002.

Bracca A, Tosello ME, Girardini JE, Amigot SL, Gomez C, Serra E. Molecular detection of *Histoplasma capsulatum* var. *capsulatum* in human clinical samples. *J Clin Microbiol* 41:1753-5, 2003.

Buitrago, MJ, Gomez-Lopez A, Monzon A, Rodriguez-Tudela JL, Cuenca-Estrella M. Assessment of a quantitative PCR method for clinical diagnosis of imported histoplasmosis. *Enferm Infecc Microbiol Clin* 25:16-22, 2007.

Bunnuel IL, Furcolow ML. A report of 10 proven cases of histoplasmosis. *Public Health Rep* 63:299-316, 1948.

Cano MV, Hajjeh RA. The epidemiology of histoplasmosis: a review. *Semin Respir Infect* 16:109-18, 2001.

Capone D, Wanke B, Monteiro PC, Lazera MS, de Noronha Andrade G, Valle ACF, Moreno AM, Londero AT. Chronic pulmonary histoplasmosis in the State of Rio de Janeiro, Brazil. *Mycopathologia* 145:75-9, 1999.

Carter DA, Burt A, Taylor JW, Koenig GL, White TJ. Clinical isolates of *Histoplasma capsulatum* from Indianapolis, Indiana, have a recombining population structure. *J Clin Microbiol* 34:2577-84, 1996.

Chick EW, Compton SB, Pass T, Mackey B, Hernandez C, Austin E, Pitzer FR Jr, Flanigan C. Hitchcock's birds, or the increased rate of exposure to *Histoplasma* from blackbird roost sites. *Chest* 80:434-8, 1981.

Christie A, Peterson JC. Pulmonary calcification in negative reactors to tuberculin. *Am J Public Health* 35:1131-1147, 1945.

Darling ST. A protozoan general infection producing pseudotubercles in the lungs and focal necrosis in the liver, spleen and lymphonodes. *J Am Med Assoc* 46:1283-1285, 1906.

Deepe GS Jr, Durose GG. Immunobiological activity of recombinant H antigen from *Histoplasma capsulatum*. *Infect Immun* 63:3151-7, 1995.

DeMonbreun WA. The cultivation and cultural characteristics of Darling's *Histoplasma capsulatum*. *Am J Trop Med* 14:93-125, 1934.

Dodd KTE. Case of histoplasmosis of Darling in infant. *Am J Trop Med* 14:127-137, 1934.

Eissenberg LG, Goldman WE. *Histoplasma* variation and adaptive strategies for parasitism: new perspectives on histoplasmosis. *Clin Microbiol Rev* 4:411-21, 1991.

Emmons CW. Isolation of *Histoplasma capsulatum* from soil. *Public Health Resp* 64:892-896, 1949.

Fava SC, Fava C. Epidemiologic surveys of histoplasmin and paracoccidioidin sensitivity in Brazil. *Rev Inst Med Trop Sao Paulo* 40:155-164, 1998.

Ferreira CS, Sznejder MA, Wanke B, Rego STA, Martins RM. Histoplasmose disseminada fatal. Relato de 3 casos em lactentes no primeiro trimestre de vida, sendo um em neonato de três dias (histoplasmose congênita). *Jornal de Pediatria* 64:34-40, 1988.

Ferreira MS, Borges AS. Histoplasmosis. *Rev Soc Bras Med* 4:192-198, 2009.

Gomez BL, Figueroa JI, Hamilton AJ, Diez S, Rojas M, Tobon A, Restrepo A, Hay RJ. Detection of the 70-kilodalton *Histoplasma capsulatum* antigen in serum of histoplasmosis patients: correlation between antigenemia and therapy during follow-up. *J Clin Microbiol* 37:675-80, 1999.

Gomez BL, Figueroa JI, Hamilton AJ, Ortiz BL, Robledo MA, Restrepo A, Hay RJ. Development of a novel antigen detection test for histoplasmosis. *J Clin Microbiol* 35:2618-22, 1997.

Goodman NL, Larsh HW. Environmental factors and growth of *Histoplasma capsulatum* in soil. *Mycopathol Mycol Appl* 33:145-56, 1967.

Guedes HL, Guimaraes AJ, Muniz MdeM, Pizzini CV, Hamilton AJ, Peralta JM, Deepe GS Jr, Zancopé-Oliveira RM. PCR assay for identification of *Histoplasma capsulatum* based on the nucleotide sequence of the M antigen. *J Clin Microbiol* 41:535-9, 2003.

Gueho E, Leclerc MC, de Hoog GS, Dupont B. Molecular taxonomy and epidemiology of *Blastomyces* and *Histoplasma* species. *Mycoses* 40:69-81, 1997.

Guimarães AJ, Nosanchuk JD, Zancopé-Oliveira RM. Diagnosis of histoplasmosis. *Braz J Microbiol* 37:1-13, 2006.

Guimaraes AJ, Pizzini CV, De Matos Guedes HL, Albuquerque PC, Peralta JM, Hamilton AJ, Zancopé-Oliveira RM. ELISA for early diagnosis of histoplasmosis. *J Med Microbiol* 53:509-14, 2004.

Heiner DC. Diagnosis of histoplasmosis using precipitin reactions in agar gel. *Pediatrics* 22:616-27, 1958.

Hibbett DS, Binder M, Bischoff JF, Blackwell M, Cannon PF, Eriksson OE, Huhndorf S, James T, Kirk PM, Lücking R, Thorsten Lumbsch H, Lutzoni F, Matheny PB, McLaughlin DJ, Powell MJ, Redhead S, Schoch CL, Spatafora JW, Stalpers JA, Vilgalys R, Aime MC, Aptroot A, Bauer R, Begerow D, Benny GL, Castlebury LA, Crous PW, Dai YC, Gams W, Geiser DM, Griffith GW, Gueidan C, Hawksworth DL, Hestmark G, Hosaka K, Humber RA, Hyde KD, Ironside JE, Kõljalg U, Kurtzman CP, Larsson KH, Lichtwardt R, Longcore J, Miadlikowska J, Miller A, Moncalvo JM, Mozley-Standridge S, Oberwinkler F, Parmasto E, Reeb V, Rogers JD, Roux C, Ryvarden L, Sampaio JP, Schüssler A, Sugiyama J, Thorn RG, Tibell L, Untereiner WA, Walker C, Wang Z, Weir A, Weiss M, White MM, Winka K, Yao YJ, Zhang N. A higher-level phylogenetic classification of the Fungi. *Mycol Res* 111:509-47, 2007.

Johnson PC, Wheat LJ, Cloud GA, Goldman M, Lancaster D, Bamberger DM, Powderly WG, Hafner R, Kauffman CA, Dismukes WE; U.S. National Institute of Allergy and Infectious Diseases Mycoses Study Group. Safety and efficacy of liposomal amphotericin B compared with conventional amphotericin B for induction therapy of histoplasmosis in patients with AIDS. *Ann Intern Med* 137: 105-9, 2002.

Kasuga T, Taylor JW, White TJ. Phylogenetic relationships of varieties and geographical groups of the human pathogenic fungus *Histoplasma capsulatum* Darling. *J Clin Microbiol* 37:653-63, 1999.

Klein BS, Tebbets B. Dimorphism and virulence in fungi. *Curr Opn Microbiol* 10:314-319, 2007.

Kricka LJ. Human anti-animal antibody interferences in immunological assays. *Clin Chem* 45:942-56, 1999.

Kwon-Chung KJ, Bennett JE. Histoplasmosis. *Medical Mycology*, Lea & Febiger, Malvern. 18: 464-513, 1992.

Kwon-Chung KJ, Weeks RJ, Larsh HW. Studies on *Emmonsiella capsulata* (*Histoplasma capsulatum*). II. Distribution of the two mating types in 13 endemic states of the United States. *Am J Epidemiol* 99:44-9, 1974.

Maresca B, Kobayashi GS. Dimorphism in *Histoplasma capsulatum* and *Blastomyces dermatitidis*. *Contrib Microbiol* 5:201-16, 2005.

Martagon-Villamil J, Shrestha N, Sholtis M, Isada CM, Hall GS, Bryne T, Lodge BA, Reller LB, Procop GW. Identification of *Histoplasma capsulatum* from culture extracts by real-time PCR. *J Clin Microbiol* 41:1295-8, 2003.

Maubon D, Simon S, Aznar C. Histoplasmosis diagnosis using a polymerase chain reaction method. Application on human samples in French Guiana, South America. *Diagn Microbiol Infect Dis* 58:441-4, 2007.

McKinsey DS, Wheat LJ, Cloud GA, Pierce M, Black JR, Bamberger DM, Goldman M, Thomas CJ, Gutsch HM, Moskovitz B, Dismukes WE, Kauffman CA. Itraconazole prophylaxis for fungal infections in patients with advanced human immunodeficiency virus infection: randomized, placebo-controlled, double-blind study. *Clin Infect Dis* 28:1049-56, 1999.

Muniz B. Caracterização molecular de *Histoplasma capsulatum* isolados em alguns estados do Brasil. Tese de Doutorado. Instituto de Pesquisa Clínica Evandro Chagas. Fundação Oswaldo Cruz, Rio de Janeiro, 2009.

Munoz C, Gomez BL, Tobon A, Arango K, Restrepo A, Correa MM, Muskus C, Cano LE, Gonzalez A. Validation and clinical application of a molecular method for identification of Histoplasma capsulatum in human specimens in Colombia, South America. *Clin Vaccine Immunol* 17:62-7, 2010.

Newman SL. Macrophages in host defense against *Histoplasma capsulatum*. *Trends Microbiol* 7:67-71, 1999.

Oliveira FM, Unis G, Severo LC. An outbreak of histoplasmosis in the city of Blumenau, Santa Catarina. *J Bras Pneumol* 32: 375-378, 2006.

Palmer CE. Nontuberculous pulmonary calcification and sensitivity to histoplasmin. *Public Health Rep* 60:513-520, 1945.

Parsons RJ, Zarafonetis CJD. Histoplasmosis in man: report of seven cases and review of seventy-one cases. *Arch Intern Med* 75:1-23, 1945.

Pizzini CV, Zancopé-Oliveira RM, Reiss E, Hajjeh R, Kaufman L, Peralta JM. Evaluation of a western blot test in an outbreak of acute pulmonary histoplasmosis. *Clin Diagn Lab Immunol* 6:20-3, 1999.

Prado M, Silva MB, Laurenti R. Travassos LR, Taborda CP. Mortality due to systemic mycoses as a primary cause of death or in association with AIDS in Brazil: a review from 1996 to 2006. Mem Inst Oswaldo Cruz 104: 513-521, 2009.

Preuner S, Lion T. Towards molecular diagnostics of invasive fungal infections. *Expert Rev Mol Diag* 9: 397-401, 2009.

Reid TM, Schafer MP. Direct detection of *Histoplasma capsulatum* in soil suspensions by two-stage PCR. *Mol Cell Probes* 13:269-73, 1999.

Reiss E. *Molecular Immunology of Mycotic and Actinomycotic Infections*. Elseveir Science Publishing Co, New York, p. 77-97, 1986.

Reyes-Montes, MR, Rodriguez-Arellanes G, Perez-Torres A, Rosas-Rosas AG, Paras-Garcia A, Juan-Salles C, Taylor ML. Identification of the source of histoplasmosis infection in two captive maras (Dolichotis patagonum) from the same colony by using molecular and immunologic assays. *Rev Argent Microbiol* 41:102-4, 2009.

Rocha Lima VH. Beitrazzur ganntis der blastomykosen, lymphangitis epizootica und histoplasmosis. *Zentralbl Bakteriol* 67:233-249, 1912.

Rodrigues CC. Avaliação da infecção por *Histoplasma capsulatum* por meio de reações intradérmicas em moradores da zona urbana e rural do Município de Pratânia (SP). Tese de doutorado. Faculdade de Medicina de Botucatu-UNESP, Universidade Julio de Mesquita Filho. Botucatu, 2004.

Standard PG, Kaufman L. Specific immunological test for the rapid identification of members of the genus Histoplasma. *J Clin Microbiol* 3:191-9, 1976.

Straub M, Schwarz J. The healed primary complex in histoplasmosis. *Am J Clin Pathol* 25:727-41, 1955.

Taylor JW, Geiser DM, Burt A, Koufopanou V. The evolutionary biology and population genetics underlying fungal strain typing. *Clin Microbiol Rev* 12:126-46, 1999.

Taylor ML, Ruiz-Palacios GM, Reyes-Montes MR, Rodriguez-Arellanes G, Carreto-Binaghi LE, Duarte-Escalante E, Hernandez-Ramirez A, Perez A, Suarez-Alvarez RO, Roldan-Aragon YA, Romero-Martinez R, Sahaza-Cardona JH, Sifuentes-Osornio J, Soto-Ramirez LE, Pena-Sandoval GR. Identification of the infectious source of an unusual outbreak of histoplasmosis, in a hotel in Acapulco, state of Guerrero, Mexico. *FEMS Immunol Med Microbiol* 45:435-41, 2005.

Toranzo AI, Tiraboschi IN, Fernandez N, Ibarra-Camou B, Rivas MC, Lee W, Davel G, Canteros CE. Molecular diagnosis of human histoplasmosis in whole blood samples. *Rev Argent Microbiol* 41:20-6, 2009.

Unis G, Roesch EW, Severo LC. Histoplasmose pulmonar aguda no Rio Grande do Sul. *J Brasil Penumol* 31: 52-9, 2005.

Vail GM, Mocherla S, Wheat LJ, Goldberg J, Camp A, Brizendine E, Schnizlein-Bick C. Cellular immune response in HIV-infected patients with histoplasmosis. *J Acquir Immune Defic Syndr* 29:49-53, 2002.

Vicentini-Moreira AP, Kohara VS, Passos AN, Feliciano RS, Barreto LC, Freitas RS, Santos MABDV, Garcia MCA. Microepidemia de histoplasmose no município de Arapeí, São Paulo. *Boletim Epidemiológico Paulista* (BEPA) 5:58, 2008.

Wanke B. Histoplasmose: Estudo epidemiológico, clínico e experimental. Tese de Doutorado. Universidade Federal do Rio de Janeiro. Universidade Federal do Rio de Janeiro, Rio de Janeiro, 1985.

Wheat LJ. Histoplasmosis in Indianapolis. *Clin Infect Dis* 14 Suppl 1:S91-9, 1992.

Wheat LJ. Laboratory diagnosis of histoplasmosis: update 2000. *Semin Respir Infect* 16:131-40, 2001.

Wheat LJ, Garringer T, Brizendine E, Connolly P. Diagnosis of histoplasmosis by antigen detection based upon experience at the histoplasmosis reference laboratory. *Diagn Microbiol Infect Dis* 43:29-37, 2002.

Wheat LJ, Kauffman CA. Histoplasmosis. *Infect Dis Clin of N Am* 17:1-19, 2003.

Wheat LJ, Sarosi G, McKinsey D, Hamill R, Bradsher R, Johnson P, Loyd J, Kauffman C. Practice guidelines for the management of patients with histoplasmosis. *Clin Infect Dis* 30:688-95, 2000.

White PL, Parry MD, Barnes RA. An update on the molecular diagnosis of invasive fungal disease. *FEMS Microbiol Lett* 296: 1-10, 2009.

Woods JP, Kersulyte D, Goldman WE, Berg DE. Fast DNA isolation from *Histoplasma capsulatum*: methodology for arbitrary primer polymerase chain reaction-based epidemiological and clinical studies. *J Clin Microbiol* 31:463-4, 1993.

Zancopé-Oliveira RM, Bragg SL, Hurst SF, Peralta JM, Reiss E. Evaluation of cation exchange chromatography for the isolation of M glycoprotein from histoplasmin. *Journal of Medical and Veterinary Mycology* 31:29-41, 1993.

Zancopé-Oliveira RM, Bragg SL, Reiss E, Peralta JM. Immunochemical analysis of the H and M glycoproteins from *Histoplasma capsulatum*. *Clin Diagn Lab Immunol* 1:563-8, 1994a.

Zancopé-Oliveira RM, Bragg SL, Reiss E, Wanke B, Peralta JM. Effects of histoplasmin M antigen chemical and enzymatic deglycosylation on cross-reactivity in the enzyme-linked immunoelectrotransfer blot method. *Clin Diagn Lab Immunol* 1:390-3, 1994b.

Zancopé-Oliveira RM, Muniz MM,Tavares PMS. Genetic diversity of *Histoplasma capsultum* strains in Brazil. *Fems Immunol Med Microbiol* 45:443-9, 2005.

Zancopé-Oliveira RM, Reiss E, Lott TJ, Mayer LW, Deepe GS Jr. Molecular cloning, characterization, and expression of the M antigen of *Histoplasma capsulatum*. *Infect Immun* 67:1947-53, 1999.

107 Criptococose (Torulose, Blastomicose Europeia, Doença de Busse-Buschke)

Márcia Lazéra, Maria Clara Gutierrez-Galhardo, Maria do Amparo Salmito Cavalcanti e Bodo Wanke

▶ Conceito

Micose sistêmica causada por fungos patogênicos produtores de melanina identificados no gênero *Cryptococcus*. Adquirida pela inalação de propágulos infectantes, inclui duas entidades clínicas distintas:

- Criptococose oportunística, cosmopolita, associada a condições de imunodepressão celular, causada predominantemente por *Cryptococcus neoformans*
- Criptococose primária, endêmica em áreas tropicais e subtropicais, ocorre em hospedeiros aparentemente normais, causada predominantemente por *Cryptococcus gattii*. Ambas causam meningoencefalite de base, de evolução grave, fatal, acompanhada ou não de lesão pulmonar evidente, fungemia e focos secundários para pele, ossos, rins, suprarrenal, entre outros.

▶ Agentes

Os agentes causadores da criptococose são: *Cryptococcus neoformans* (Sanfelice) – Vuillemin (1901) – e *Cryptococcus gattii* (Vanbreuseghem e Takashio) – Kwon-Chung e Boekhout (2002).

▶ Histórico

Os primeiros isolamentos registrados desses agentes ocorreram de maneira independente em 1894, por Sanfelice na Itália, que descreveu levedura capsulada isolada de suco de pêssego e identificada como patogênica para animal experimental em 1895, denominada *Saccharomyces neoformans* (*apud* Drouhet, 1997), e por Busse e Buschke na Alemanha, que identificaram forma disseminada em paciente do sexo feminino, observaram a forma arredondada da levedura em tecido ósseo, isolaram o agente em cultivo, denominando-o *Saccharomyces hominnis*. Esses médicos – um, dermatologista e cirurgião, e outro, patologista – descreveram pela primeira vez aspectos da clínica, patologia e micologia da criptococose e seu agente, base fundamental para os estudos e descrições de casos subsequentes. Sanfelice, em 1895, reconheceu a similaridade de seu isolado com o de Busse e Buschke. Em 1901 Vuillemin reviu esses isolados e transferiu-os para o gênero *Cryptococcus* (*Cryptococcus hominis* e *Cryptococcus neoformans*) porque essas leveduras não eram capazes de fermentar açúcares nem produzir ascosporos, características básicas do gênero *Saccharomyces* (*apud* Kwon-Chung e Bennett, 1992). A partir de 1900 surgiram inúmeros relatos em humanos e também em animais, com progressivo reconhecimento do agente como patógeno relacionado com infecção do sistema nervoso central. Extensa e confusa sinonímia foi usada para designar a micose (sacaromicose, torulose, blastomicose, oidiomicose, criptococose) e para seu agente, classificado então em diferentes gêneros (*Torula*, *Saccharomyces* e *Cryptococcus*). Benham reviu estes isolados, concluindo que todos pertenciam a um só gênero e espécie, propôs criptococose como única designação para a micose e *Cryptococcus neoformans* para seu agente etiológico (Benham, 1935; Benham, 1950).

Desde então este agente mostrava sua diversidade e heterogeneidade, levando a frequentes revisões taxonômicas, que ocorrem até hoje. Em 1949, Evans identificou os sorotipos A, B e C, com base em diferente reatividade capsular frente a soros hiperimunes, sendo o D descrito posteriormente (Evans, 1950; Vogel, 1966; Wilson, 1968).

Importante contribuição foi a descrição da formação de colônias de cor marrom-escura, devido à produção de melanina por *C. neoformans* quando cultivado em meio com extrato de *Guizotia abyssinica*, semente popularmente conhecida como níger. Esta descoberta tornou possível reconhecer um aspecto metabólico peculiar de *C. neoformans* e de *C. gattii*, de importância fundamental para sua identificação (Staib, 1963). Possibilitou também a produção de meio seletivo-indicador (meio de Staib ou meio de *niger seed ágar* – NSA) hoje muito utilizado em estudos ambientais e em laboratórios de diagnóstico micológico em todo o mundo.

Emmons, em estudos de séries de solos nos EUA, usando predominantemente inoculação animal, demonstrou a evidente associação e abundância de *C. neoformans* em solos com excretas e ninhos de pombos (Emmons, 1951; 1955).

Em 1970 foi descrito um caso de meningite em menino do antigo Zaire, centro da África, com isolado de liquor atípico, constituído de leveduras capsuladas de formas alongadas, semelhantes a grãos de arroz, ao lado das formas usuais arredondadas, sendo este isolado denominado *C. neoformans* var. *gattii* (Vanbreuseghem e Takashio, 1970), depois identificado como sorotipo B. A criptococose apresentava então aspectos epidemiológicos peculiares: ocorria mundialmente em associação a linfomas, uso de corticoides, diabetes melito, substâncias imunodepressoras e tumores e seu agente então denominado *C. neoformans* var. *neoformans*, na maioria do sorotipo A, era facilmente isolado do ambiente associado a *habitat* de aves; por outro lado a criptococose ocorria também em áreas tropicais e subtropicais em indivíduos aparentemente normais, sem evidência de imunodepressão, apresentando-se como micose primária, causada por agente então denominado *C. neoformans* var. *gattii*, principalmente do sorotipo B, que nunca tinha sido isolado do ambiente e, portanto, tinha seu *habitat* natural ainda desconhecido (Kwon-Chung e Bennett, 1984).

Kwon-Chung teve papel fundamental no conhecimento do ciclo biológico dessas leveduras, reproduzindo *in vitro* sua forma sexuada, denominada como gênero *Filobasidiella*, pertencente aos basidiomicetos conhecidos como decompositores de substratos vegetais e fitopatógenos, mas pouco comuns entre patógenos humanos. Fez revisão de aspectos taxonômicos e epidemiológicos, propondo uma espécie e duas variedades: *C. neoformans* var. *neoformans* (sorotipos A e D), correspondente a *F. neoformans* var. *neoformans* e *C. neoformans* var. *gattii* (sorotipos B e C) correspondente a *F. neoformans* var. *bacillispora* (Kwon-Chung *et al.*, 1982).

A partir de 1980, na era AIDS, ocorreu aumento marcante da criptococose oportunística em todo mundo, o que gerou o interesse e marcada expansão da pesquisa sobre estes agentes.

Somente em 1990 foi descrito o isolamento de *C. neoformans* var. *gattii* associado a restos de eucaliptos na Austrália, primeiro *habitat* natural descrito para esta variedade (Ellis, 1990). Em seguida, sucessivos trabalhos realizados no Brasil demonstraram que os dois agentes estão associados a *habitats* naturais representados por madeira em decomposição em ocos de árvores tropicais (Lazera *et al.*, 1996; 2000), descrevendo um nicho natural potencialmente partilhado por ambos, seja em ambientes urbanos, rurais ou silvestres.

A descoberta do ciclo sexuado possibilitou a aplicação de estudos genéticos a partir de 1980. Sistemas transformantes permitiram análises de genes e sua expressão, como produção de cápsula, de melanina, de genes relacionados com tipo sexuado e virulência; estudos de genes ribossômicos, mitocondriais e o estudo do genoma deste agente prosseguem na atualidade. Marcadores moleculares têm sido usados para estudos taxonômicos e epidemiológicos, demonstrando a complexidade e o alto grau de diversidade genética, além de instabilidade genotípica e fenotípica em cepas de origem clínica e ambiental (Boekhout e Guého, 2002).

▸ Etiopatogenia e dinâmica da infecção

▪ Agentes etiológicos

Pertencem à classe Basidiomycetes, família Tremellaceae, gênero *Filobasidiella*. A forma sexuada tem sido reproduzida *in vitro*, apresenta tipos sexuados, "alfa" e "a", determinados por sistema de um *locus* e dois alelos. Quando dois isolados haploides de tipo sexuado oposto são misturados em meios especiais, com baixo teor de nitrogênio e água, células em forma de levedura de ambos os tipos se conjugam e produzem hifa dicariótica, com doliporos e conexões em ansa; dilatações terminais nas hifas formam os basídios onde ocorrem a cariogamia, meiose, e formação de basidiosporos. Esses esporos sexuados são estruturas arredondadas, sem cápsula e secas, formando cadeias e, caindo em meio de cultivo, reiniciam a reprodução em forma de levedura (Kwon-Chung e Bennett, 1992). Assim, sob a forma em levedura, fase assexuada ou anamórfica, esses agentes são designados *C. neoformans* ou *C. gattii* e na fase sexuada ou teleomórfica, sob forma filamentosa com basídios, são respectivamente *Filobasidiella neoformans* (Figura 107.1) e *Filobasidiella bacillispora*.

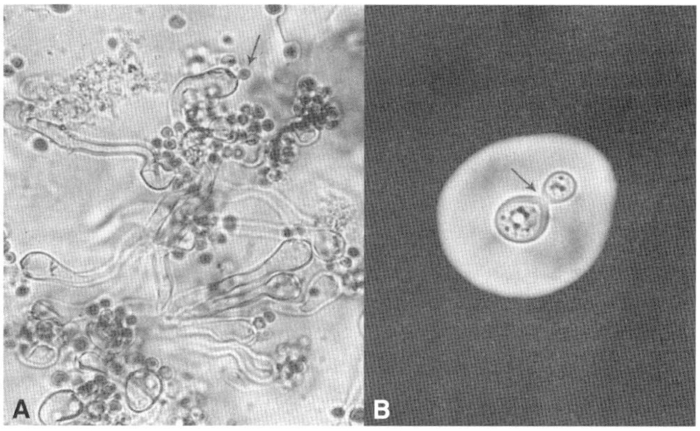

Figura 107.1 A. *Filobasidiella neoformans* reproduzida *in vitro* (400×). Basidiosporos arredondados formados no ápice do basídio (*seta*). **B.** *Cryptococcus neoformans* no liquor, montagem em nanquim (400×). Célula unibrotante (*seta*) envolvida em espessa cápsula.

Ocorrem também variantes autoférteis, isto é, cepas com os dois tipos sexuados (alfa-a), capazes de produzir *Filobasidiella* e basidiósporos sozinhas, tendo caráter instável, diploides ou aneuploides. A complexidade do ciclo biológico deste agente é evidenciada pela observação de frutificação haploide em isolados MAT α, isto é, capacidade de reprodução de *Filobasidiella* e basidiósporos sem a presença do outro tipo sexuado conjugante. Recente estudo demonstrou que a frutificação haploide não é específica do MAT alfa, pois ocorre também em isolados MAT a, e não explica o marcante predomínio do MAT alfa observado em isolados clínicos e ambientais (Tscharke *et al.*, 2003).

Na fase assexuada, *C. neoformans* e *C. gattii* apresentam-se como levedura capsulada, em geral haploide, globosa ou ovalada, medindo de 3 a 8 μm de diâmetro, reproduzindo-se por brotamento único ou múltiplo, a partir de qualquer ponto da parede celular. São envolvidos por espessa cápsula mucopolissacáride, geralmente bastante evidente em parasitismo e menos espessa em meios de cultivo. Os blastoconídios podem permanecer unidos à célula-mãe por colo estreito. No cultivo em meios como ágar-sabouraud glicose 2%, ágar extrato de malte e levedura (YMA) ou outros meios utilizados para o cultivo de leveduras, apresentam-se como colônia de cor branca a creme, brilhante, de textura mucoide, margem lisa e inteira, após 3 dias à temperatura de 25 a 37°C. Não produzem pseudo-hifas ou micélio no estado haploide, mas variantes diploides ou aneuploides podem apresentar estruturas tipo hifa ao lado de leveduras e podem ser observadas ocasionalmente em isolados clínicos (Kwon-Chung e Bennett, 1992).

▪ Fatores de virulência

A cápsula, importante fator de virulência, é menos evidente em cultivo que em lesões em tecidos infectados. Componentes capsulares acumulam-se em líquidos corporais. A distinção de

Sorotipos

Análise conjunta de 467 isolados de *C. neoformans* de diferentes regiões brasileiras (Nishikawa *et al.*, 2003) mostrou o predomínio do sorotipo A (78%), seguido do B (18%), AD (1,3%), D (0,5%), C (0,2%) e não tipáveis (0,5%). O sorotipo A predomina em indivíduos masculinos com AIDS em todo o Brasil, concentrando-se nas Regiões Sul e Sudeste, enquanto o sorotipo B ocorre com maior frequência no Nordeste e Norte, em hospedeiros nativos aparentemente normais, acometendo de maneira equilibrada ambos os sexos. Sorotipos AD e D ocorreram principalmente nas Regiões Sul e Sudeste, também associados à AIDS. O sorotipo C tem sido identificado ocasionalmente no Brasil, somente em amostras clínicas (Lacaz, 1983; Nishikawa *et al.*, 2003; Barreto de Oliveira *et al.*, 2004).

Epidemiologia molecular

Diferentes técnicas de tipagem de DNA vêm sendo aplicadas a estudos epidemiológicos da criptococose. Franzot *et al.* (1999) estudaram isolados brasileiros utilizando cariotipagem, hibridização com elemento repetitivo *CNRE-1* e sequenciamento do gene *URA5* e apontaram para a expansão clonal de *C. neoformans* sorotipo A. Os métodos mais utilizados em amplas séries de isolados de origem humana, animal e ambiental são:

- PCR *fingerprinting* (RAPD-PCR com iniciador M13 e RFLP do gene URA5, segundo Meyer, que discriminam os tipos moleculares VN e VG)
- AFLP (*amplified fragment length polymorphism*), segundo Boekhout, que identificam genótipos ou tipos moleculares.

Comparados, esses dois métodos mostraram correspondência entre si e os sorotipos: *C. neoformans* (VN1/AFLP1, sorotipo A; VNII/AFLP 1A, sorotipo A; VNIII/AFLP3, sorotipo AD; VNIV/AFLP2, sorotipo D); *C. gattii* sorotipos B ou C (VG1/AFLP4; VGII/AFLP6; VGIII/AFLP5, VGIV/AFLP7, sorotipo C) (Kidd *et al.*, 2004).

Em estudo realizado no Canadá, a grande maioria dos isolados clínicos e ambientais são do tipo molecular VGII/AFLP6, com 3 subtipos, todos tipo sexuado alfa. Os isolados ambientais obtidos são essencialmente de árvores nativas ou adaptadas, mas nenhum de eucaliptos. Alguns casos de humanos e de golfinhos foram causados por VGI/AFLPIV. A emergência de um patógeno considerado tipicamente tropical ou subtropical em área temperada chamou a atenção para mudanças ecológicas e de distribuição geográfica de *C. gattii*. O aumento global da temperatura, acelerado nas duas últimas décadas, incluindo regiões do Canadá, pode estar relacionado com a expansão deste agente, bem como mudança em sua virulência (Kidd *et al.*, 2004). Foram identificados basicamente dois subtipos de VGII relacionados com a epidemia no Canadá, sendo o VGIIa predominante e mais virulento (Fraser *et al.*, 2005). Além disso, é possível que processos de recombinação sexuada (meiótica) tenham propiciado surgimento de variantes virulentas, dispersão de propágulos infectantes (basidiosporos) e expansão geográfica para novos *habitats* (Fraser *et al.*, 2005).

Os tipos moleculares VNI e VGI predominam no mundo, mas na América Latina a distribuição e ocorrência de tipos moleculares de *C. gattii* mostra-se diferente dos demais continentes (Meyer *et al.*, 2003; Trilles *et al.*, 2003; Boekhout *et al.*, 2001; Barreto Oliveira *et al.*, 2004). No Brasil, os agentes da criptococose apresentam expressiva diversidade genética, ocorrem em diferentes gêneros de árvores e substratos de madeira em decomposição, nos quais ambas as espécies e diferentes tipos/genótipos podem partilhar o mesmo *microhabitat*, representando fontes potenciais para infecção humana, seja em ambientes silvestres, seja em ambientes urbanos. Análise de 320 linhagens de *C. neoformans* e 123 linhagens de *C. gattii* no Brasil demonstrou dois padrões epidemiológicos principais:

- *C. neoformans* VNI predominando em isolados dos estados do Sul e parte da Região Sudeste, principalmente associado ao HIV, padrão descrito mundialmente e
- *C. gattii* VGII predominando nos estados do Norte e Nordeste, tanto em isolados ambientais quanto em isolados clínicos, de hospedeiros sem evidência de imunossupressão, configurando padrão regional endêmico e abrangendo desde a Amazônia até o semiárido brasileiro (Trilles *et al.*, 2008; Barreto de Oliveira *et al.*, 2004; Meyer *et al.*, 2003; Casalli *et al.*, 2003; Igreja *et al.*, 2004). Estudo em Belém/PA acrescentou mais dados sobre a Amazônia, demonstrando o predomínio de VGII em HIV-negativos (19/29, 65,5%), incluindo expressiva ocorrência em crianças (Santos *et al.*, 2008).

Transmissão

A infecção natural ocorre por inalação de propágulos presentes no meio ambiente, sob a forma de leveduras desidratadas, de tamanho reduzido, 2 a 3 μm de diâmetro, ou sob a forma de basidiósporos produzidos no ciclo sexuado, elementos de 2 a 4 μm de diâmetro, resistentes às condições ambientais, apontados como prováveis propágulos infectantes (Sukroongreung *et al.*, 1998). No entanto, até o momento a fase sexuada só foi reproduzida *in vitro* e, seja por limitações do método usado, seja por ser evento errático, ainda não foi demonstrada em natureza.

Microfocos relacionados com *habitats* de aves, madeira em decomposição em árvores, poeira domiciliar, outros *habitats* como de morcegos e outros animais, onde houver concentração estável de matéria orgânica, podem representar fontes ambientais potenciais para a infecção. Distúrbios desses ambientes podem precipitar ou aumentar a dispersão aérea de propágulos infectantes. Pacientes com AIDS em cujas casas o agente foi encontrado apresentaram um risco aumentado de adquirir criptococose por *C. neoformans* (Passoni *et al.*, 1998). Até o momento não houve comprovação de surto ou epidemia por *C. neoformans*, mas com relação a *C. gattii* há evidências recentes de que surtos ou epidemias em animais e humanos possam ocorrer (Hang *et al.*, 2004).

Após o evento pulmonar inicial a infecção evolui como quadro regressivo e formação de eventuais focos extrapulmonares, de estrutura tecidual granulomatosa nos hospedeiros normais. Focos residuais, de infecções latentes, podem reativar anos após, por ocasião de condições de imunodepressão celular (Dromer *et al.*, 1992). Testes intradérmicos para inquéritos populacionais não são utilizados devido à inexistência de um antígeno adequado, mas já há evidências iniciais, mediante estudo sorológico de anticorpos, de que a infecção possa ocorrer desde a infância em grande proporção de populações urbanas (Goldman *et al.*, 2001).

Quadro clínico

As principais manifestações clínicas da criptococose são respiratórias (os pulmões são a porta de entrada do agente no hospedeiro) e do sistema nervoso central (SNC), pelo tropismo especial que o fungo tem por este local. Entretanto, qualquer órgão ou sistema pode ser atingido, sendo a pele, sistema osteoarticular, próstata e olhos os locais de relevância para as manifestações clínicas e patogenia da criptococose.

Didaticamente as formas clínicas podem ser classificadas em: criptococose pulmonar regressiva, criptococose pulmonar progressiva e criptococose disseminada, formas estas relacionadas com o estado imunológico do hospedeiro (Perfect e Casadevall, 2002; Kwon-Chung e Bennet, 1992; Diamond, 2000).

▪ Criptococose pulmonar

A doença pulmonar é mais frequente em indivíduos imunocompetentes e os sintomas variam de quadros assintomáticos a pneumonias graves com insuficiência respiratória. Além das formas bem definidas do ponto de vista clínico e histopatológico, é importante ressaltar a colonização da árvore traqueobrônquica, que corresponde à presença do fungo demonstrada por isolamento repetitivo por meio do cultivo de espécimes do trato respiratório baixo, na ausência de lesão pulmonar, endobrônquica ou de locais extrapulmonares.

▪ Criptococose pulmonar regressiva

Os pacientes são assintomáticos e as lesões pulmonares são primárias ou de reinfecção exógena. O diagnóstico constitui um achado casual, de exame histopatológico de nódulos residuais pulmonares, geralmente periféricos e sem calcificação. Corresponde a cerca de um terço das formas pulmonares em pacientes imunocompetentes.

▪ Criptococose pulmonar progressiva

A sintomatologia é inespecífica e escassa, podendo muitas vezes constituir um achado radiológico casual. Pode ocorrer tosse, escarro mucoide, sendo pouco frequentes os hemoptoicos. O achado radiológico mais comum é nódulo, único ou múltiplo, bem definido e não calcificado. Lesões tipo massa periférica também podem ser observadas (Figura 107.3), além de alterações como infiltrado broncopneumônico ou consolidação, semelhante à pneumonia bacteriana, e mais raramente linfadenomegalia hilar ou derrame pleural.

Em pacientes imunocomprometidos a infecção tende a invasão, fungemia e disseminação para múltiplos órgãos e sistemas, sendo o SNC o mais frequente e importante, podendo o quadro pulmonar se superpor à lesão neurológica. Entretanto, a pneumonia criptocócica como apresentação clínica isolada, com síndrome de angústia respiratória, é descrita e pode ser responsável pela mortalidade na fase aguda da doença (Hanson e Hill, 1984; Vilchezet *et al.*, 2001). A sintomatologia é inespecífica e escassa e a maioria dos pacientes apresenta febre, tosse, mal-estar, dor torácica, dispneia e perda de peso. Nas alterações radiológicas predominam os infiltrados reticulares, micronodulares ou mistos (Figura 107.4).

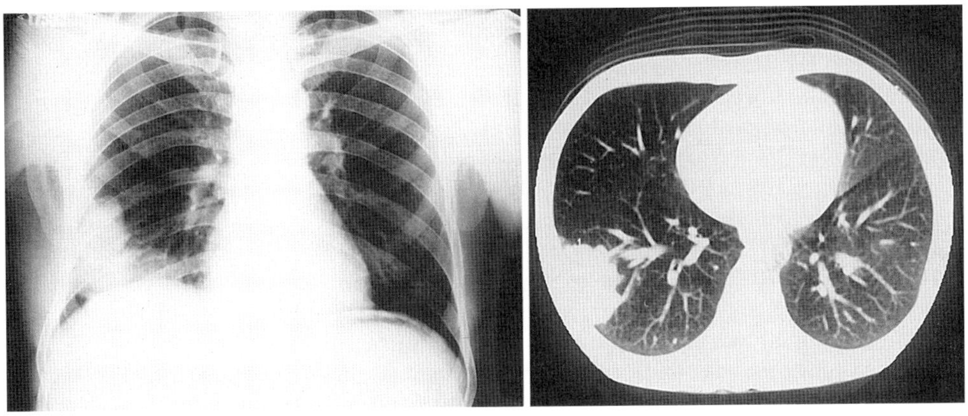

Figura 107.3 Radiografia de tórax e corte tomográfico de massa periférica por *Cryptococcus gattii* em indivíduo HIV-negativo, sem meningite.

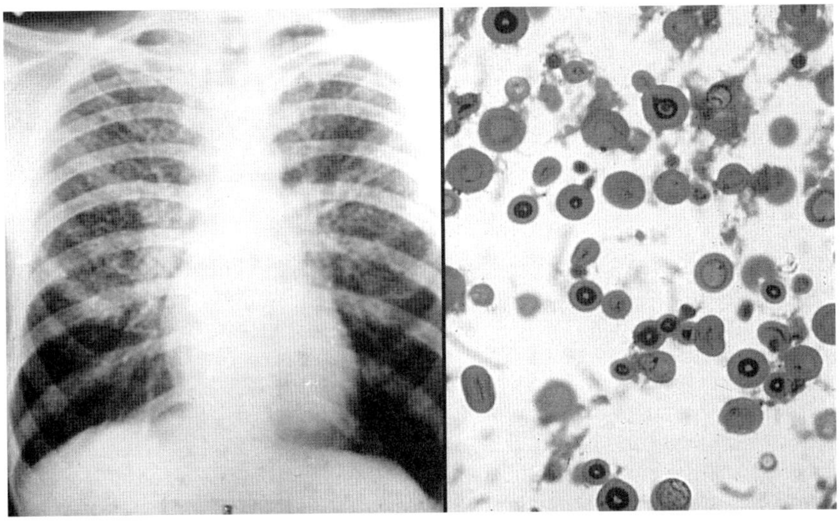

Figura 107.4 Radiografia de tórax com infiltrado micronodular difuso, por *Cryptococcus neoformans* em paciente com lúpus eritematoso sistêmico, submetida a pulsoterapia com hidrocortisona. À direita, corte histopatológico de fragmento pulmonar do mesmo caso, corado ao mucicarmim de Meyer, evidenciando múltiplas células brotantes e capsuladas características do fungo (400×).

Criptococose disseminada

Corresponde aos quadros extrapulmonares. A meningoencefalite subaguda ou crônica é a mais frequente manifestação da forma disseminada e principal causa de óbito da micose. A infecção não se limita às meninges, atingindo também córtex cerebral, tronco cerebral e cerebelo.

Os principais sintomas presentes são cefaleia, letargia e perda da memória com 2 a 4 semanas de evolução. O curso crônico caracteriza-se por manifestações que surgem e desaparecem, intercalados por períodos totalmente assintomáticos. Com o progredir da lesão do sistema nervoso central podem instalar-se edema cerebral e hidrocefalia que, quando presentes, contribuem muito para o prognóstico desfavorável da infecção (Graybill *et al.*, 2000). Edema de papila, diminuição da acuidade visual, marcha atáxica e ocasionalmente paresia do sexto par craniano ocorrem em seguida. Outros pares cranianos como o terceiro, quarto, sétimo e oitavo, podem ser acometidos pela própria infecção ou pelo edema instalado, sendo o quadro indistinguível da meningite tuberculosa. Compressão do tronco cerebral, herniação das tonsilas cerebelares, coma e opistótono são complicações que levam ao óbito. Sinais de localização motora superior estão geralmente associados a alterações de nervos cranianos (Kwon-Chung e Bennett, 1992; Diamond, 2000; Lacaz *et al.*, 2002).

Em pacientes imunocompetentes observa-se meningoencefalite de decurso subagudo ou crônico, com queixas visuais e cefaleia, em geral sem febre, ou quadro febril pouco expressivo, evoluindo para cefaleia constante e presença de sinais meníngeos, além do envolvimento de nervos cranianos (Rozenbaum *et al.*, 1994). Na Austrália foram observados criptococomas cerebrais e/ou hidrocefalia, com massas pulmonares, em hospedeiros imunocompetentes, relacionados com *C. gattii* (Chen *et al.*, 2000). No Brasil também foram diagnosticados quadros de meningoencefalite por *C. gattii* com massa cerebral e hidrocefalia em crianças imunocompetentes (Correa *et al.*, 2002; Cavalcanti, 1995).

Pacientes com AIDS podem apresentar quadro de meningoencefalite semelhante à que ocorre em pacientes com imunodepressão por outras causas, mas nos primeiros a instalação do quadro pode ser mais rápida, com maior probabilidade de acometimento de outros locais e associação com outros patógenos (Perfect e Casadevall, 2002).

Na pele as lesões são pleomórficas, ocorrendo em cerca de 10% dos casos. Geralmente indicam lesão sentinela de criptococose disseminada. Apresentam-se como lesões acneiformes, pápulas, púrpura, vesículas, tumores, abscessos, granulomas, placas, celulite ou ulcerações, com drenagem de pus rico em elementos fúngicos. São frequentes lesões simulando molusco contagioso (Ghigliotti *et al.*, 1992). Lesão cutânea primária restringe-se a casos isolados e pode ocorrer por acidentes de laboratório e trauma direto (Neuville *et al.*, 2003). O tipo de imunodepressão do hospedeiro condiciona e modifica a apresentação clínica da criptococose. Pacientes transplantados em uso de tacrolimo apresentam frequência maior de lesões cutâneas, de tecidos moles e osteoarticular, em contraposição às formas clássicas pulmonares e de SNC (Singh *et al.*, 1997). Atribuiu-se esta mudança de perfil clínico à atividade anticriptocócica do tacrolimo em temperaturas de 37°C a 39°C, mas que está ausente em temperaturas discretamente mais baixas, como ocorre na pele e tecido do sistema osteoarticular.

A próstata tem sido ocasionalmente atingida e geralmente a infecção é assintomática, podendo representar um reservatório para recaídas da doença (Ndimbie *et al.*, 1994).

A criptococcemia pode apresentar-se como febre alta, tremores e calafrios, aparentemente sem local secundário, em nada diferente de quadros de bacteriemia. Corresponde a indivíduos com uma carga fúngica elevada.

As lesões osteoarticulares ocorrem em cerca de 5% dos casos, atingindo principalmente vértebras, pelve, crânio e costelas.

A peritonite criptocócica ocorre em indivíduos submetidos a diálise peritoneal ou com cirrose. Outros locais são considerados menos frequentes, como músculo, coração, glândula adrenal, tireoide, trato gastrintestinal e linfonodos. Cabe ressaltar que o trato geniturinário não chama atenção do ponto de vista de manisfestação clínica da criptococose, sendo pouco diagnosticado. A eliminação do fungo pela urina detectada por cultivo é observada nos casos de fungemia, indicando passagem da levedura pelo néfron com subsequente sobrevivência na urina. Estes aspectos necessitam de maiores estudos e são de grande interesse no diagnóstico (Pinto Junior *et al.*, 2006).

Diagnóstico

O diagnóstico baseia-se na suspeita clínica, uma boa história epidemiológica, exame clínico e rotina laboratorial de qualidade. Um aspecto desta abordagem é do paciente com suspeita de criptococose oportunística, em indivíduo com AIDS/HIV-positivo, ou outro fator de risco, como diabetes melito, uso de corticoides por lúpus eritematoso sistêmico ou artrite reumatoide, quando a forma de apresentação da criptococose tende a ser disseminada e o parasitismo fúngico, elevado. Outra abordagem é a do indivíduo aparentemente normal sem fator predisponente, de sexo masculino ou feminino, com um quadro subagudo ou crônico de SNC, que se confunde com meningoencefalite tuberculosa e outras etiologias. Além disso, mesmo casos agudos de meningoencefalite devem ser investigados, inclusive em crianças, principalmente se não há dados clínicos e epidemiológicos sugestivos de etiologia viral e se um agente bacteriano não foi identificado. A procedência das Regiões Norte, Nordeste e também Centro-Oeste do Brasil aponta para a possibilidade de criptococose *gattii*, mas casos de criptococose por esta espécie ocorrem também em indivíduos que nunca saíram das Regiões Sul ou Sudeste.

O aspecto e a celularidade do LCR dependem do estado imune do hospedeiro e do tempo de doença. Em imunodeprimidos é usual o perfil de pressão liquórica elevada, glicose diminuída, concentração de proteína aumentada, aspecto claro com baixa celularidade (< 20/mm^3) com predomínio de linfócitos e apreciável carga fúngica. Nos indivíduos sem fator de imunodepressão associado, o LCR varia de límpido a turvo, a maioria com celularidade entre 50 e 300 células/mm^3, predomínio de mononucleares ou de polimorfonucleares, a glicose pode estar baixa e a proteína aumentada (Cavalcanti, 1995), confundindo com abscesso cerebral ou meningoencefalite bacteriana sob uso de antibióticos. Estas alterações liquóricas são principalmente observadas na criptococose por *C. gattii*. A associação do quadro cliniconeurológico e achado de lesão pulmonar regressiva ou nódulo/massa periférica deve levantar a suspeita de criptococose.

O grande problema do diagnóstico da meningoencefalite criptocócica é o retardo no diagnóstico, principalmente em crianças e indivíduos HIV-negativos, o que gera alto índice de morbidade e letalidade.

Com relação à forma pulmonar, a rotina de investigação deve incluir escarro ou lavado broncoalveolar (LBA). Lesões pulmonares com resultados negativos ao exame micológico de escarro ou LBA podem ser diagnosticadas por punção pulmonar transtorácica ou transbrônquica, conforme sua localização. A demonstração do fungo na lesão pulmonar é a melhor abordagem para o diagnóstico. É importante também verificar se há quadro de sinusite e se a positividade ao fungo provém de secreção do trato respiratório superior, fazendo coleta repetida e seletiva destes espécimes clínicos. Eventualmente o fungo pode ser isolado de escarro devido à colonização da mucosa, não estando relacionado necessariamente com a etiologia do quadro pulmonar sob investigação. A colonização ocorre principalmente em paciente com doença pulmonar obstrutiva crônica, o teste de aglutinação em látex deve ser negativo para o antígeno capsular do fungo no sangue e não deve haver lesão extrapulmonar por criptococose. Estes casos precisam ter abordagem individualizada e acompanhamento.

Uma vez diagnosticada a criptococose pulmonar ou de outra localização, impõe-se a avaliação por hemocultura (3 amostras), cultivo de urina em meio NSA (3 amostras, meio de jato), avaliação neurológica e exame do LCR. A pesquisa sérica de antígeno polissacáride mediante aglutinação de partículas de látex, quando positiva, é indicativa de disseminação e de punção lombar.

Em pacientes com AIDS, CD4 abaixo de 200, com manifestações sistêmicas inespecíficas como perda de peso, anorexia, diarreia ou febre, deve ser feita investigação de criptococose pelo cultivo de urina e sangue, além de outros espécimes indicados após detalhados exames clínicos como biopsia de linfonodos periféricos aumentados e lesões cutâneas, bem como punção lombar. A triagem de doença criptocócica por meio da pesquisa do antígeno capsular pelo teste do látex no sangue é fortemente indicada neste grupo com CD4 abaixo de 200, e particularmente nos abaixo de 100 CD4, pois possibilita o diagnóstico precoce.

Diagnóstico micológico

Microscopia direta e cultivo

Baseia-se na visualização de levedura capsulada sem hifa ou pseudo-hifa visualizada no espécime clínico em preparações com tinta nanquim (tinta da China) e no subsequente isolamento de *C. neoformans ou C. gattii* em cultivo para confirmação, especialmente de espécimes oriundos do trato respiratório, urinário e digestivo, onde outras leveduras capsuladas não patogênicas do gênero *Cryptococcus* podem ser encontradas. No LCR e em materiais obtidos de lesões fechadas o exame direto positivo é de valor diagnóstico. O meio de Sabouraud 2% sem actidiona (ciclo-heximida) deve ser usado de rotina. Atualmente recomenda-se de rotina também o uso do meio de sementes de níger com antibiótico (NSA-cloranfenicol), que apresenta excelente rendimento em espécimes clínicos contaminados como escarro, urina e material de lesões cutâneas abertas (Figura 107.5). Todo material de biopsia deve ser cultivado de rotina e também submetido a estudo histopatológico (Kwon-Chung e Bennett, 1992; Lacaz *et al.*, 2002).

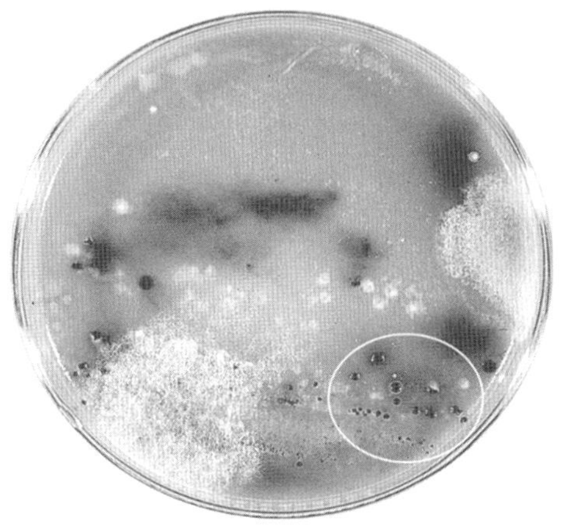

Figura 107.5 Escarro semeado em meio de ágar-níger, mostrando colônias lisas de cor marrom-escura, fenoloxidase-positivas, de *Cryptococcus* sp. (*círculo*), de permeio a colônias de fungos filamentosos e colônias lisas e esbranquiçadas de outras leveduras.

Identificação em cultivo

C. neoformans e C. gattii apresentam micromorfologia e um conjunto de características fisiológicas e bioquímicas comuns. Levedura capsulada, sem hifa ou pseudo-hifa, termotolerante a 37°C, produtora de fenoloxidase em meio NSA ou meio similar. Não fermentam açúcares; assimilam por metabolismo oxidativo como única fonte de carbono galactose, sacarose, maltose, trealose, melizitose, D-xilose, L-ramnose, sorbitol, manitol, dulcitol, D-manitol, α-metil-d-glucosídeo, salicina, inositol, além de glicose e frutose. O nitrato não é assimilado como única fonte de nitrogênio inorgânico, e também não sofre redução a nitrito. Hidrolisa ureia devido à capacidade de produzir urease quando cultivado em meio de ágar-ureia de Christensen, sendo bastante raros os isolados urease-negativos. São sensíveis à ciclo-heximida, não crescendo nos meios seletivos que contêm essa substância nas concentrações de 0,2 a 0,5%, embora alguns isolados possam crescer em concentrações mais baixas (Kwon-Chung e Bennett, 1992; Lacaz *et al.*, 2002). Portanto, os testes usuais de assimilação de fontes de carbono e nitrogênio não distinguem as espécies de *Cryptococcus* fenoloxidase-positivo. O teste de CGB (canavanina-glicina-azul de bromotimol) é o teste fisiológico recomendado para diferenciar *C. gattii* de *C. neoformans.* Baseia-se em diferenças na resistência à L-canavanina e assimilação de glicina como única fonte de carbono e nitrogênio, sendo positivo para *C. gattii* e negativo para *C. neoformans.*

Identificação em tecido

C. neoformans ou *C. gattii* são identificados, mas não discriminados, em cortes corados ao mucicarmim de Meyer, que evidencia a cápsula em vermelho, facilitando o seu reconhecimento, sobretudo nas formas hipocapsuladas. Coloração pelo *alcian blue* ou pelo ácido periódico de Schiff (PAS) podem ser uma alternativa para demonstração dos agentes. A impregnação argêntea pelo método de Gomori-Grocott evidencia a parede fúngica, mas não permite a identificação desta levedura, pois não discrimina a cápsula. A coloração de Fontana-Masson evidencia o depósito de melanina na parede, auxiliando na sua identificação em tecidos. A hematoxilina-eosina deve ser feita de rotina para localização e análise do padrão reacional das lesões (Kwon-Chung e Bennett, 1992; Lacaz *et al.*, 2002).

▪ Diagnóstico imunológico

A pesquisa de antígenos capsulares pela aglutinação de partículas de látex sensibilizadas (prova do látex) é de excelente rendimento no liquor (> 95% nas formas de acometimento do sistema nervoso central) e de rendimento moderado no soro (até 50%) nas formas pulmonares. A especificidade desta prova para o diagnóstico da criptococose de SNC é alta no liquor, mas não distingue entre *C. gattii* ou *C. neoformans*, sendo igualmente positiva para ambos. Deve ser levada em conta a possibilidade de falso-positivo por reação cruzada com fator reumatoide, que é resolvida pela adição de pronase, em geral incluída nos *kits* comerciais disponíveis. Infecções disseminadas por espécies de *Trichosporon* e bacilos gram-negativos lentos DF-1 podem também ser causa de resultados falso-positivos e devem ser correlacionados com o quadro clínico e laboratorial do caso sob investigação (Kwon-Chung e Bennett, 1992). A possibilidade de reação cruzada com outros antígenos polissacárides também deve ser pensada em infecções por outras espécies de *Cryptococcus*, como *C. albidus* (Ikeda e Shinoda, 2000). Reações falso-negativas podem ocorrer por excesso de antígeno capsular no LCR, que deve então ser diluído e retestado. Técnicas moleculares para detecção de sequências gênicas específicas de *C. neoformans*/*C. gattii* em espécimes clínicos não têm sido utilizadas de rotina, mas têm potencial em casos de exames micológicos e histopatológicos negativos ou inconcludentes (Paschoal *et al.*, 2004).

▸ Tratamento

Até a década de 1950 a criptococose disseminada era uma doença fatal que, com a introdução da anfotericina B, passou a ser tratada com sucesso em boa parte dos pacientes. Na década de 1970, a 5-fluocitosina (5FC) foi disponibilizada para uso oral, demonstrando potente atividade contra *C. neoformans*. No entanto, devido ao aparecimento de resistência, essa substância foi associada à anfotericina B com bons resultados: menor tempo de tratamento e melhor prognóstico. Na década de 1980 surgiram os derivados azólicos, sendo que tanto o fluconazol quanto o itraconazol demonstraram excelente atividade antifúngica no tecido cerebral. O fluconazol, fungistático e hidrossolúvel, atinge boa concentração no sistema nervoso central, mas não deve ser usado como única medicação na fase de indução para tratamento de formas graves, como a meningoencefalite. Recentemente novas formulações de anfotericina B, sob forma lipídica, estão disponíveis no mercado, apresentam menor toxicidade e são de fácil utilização, permitindo alcançar doses bem mais elevadas em curto tempo, com menor lesão renal, o que tecnicamente a coloca como excelente opção terapêutica antifúngica, embora de alto custo.

Os esquemas terapêuticos utilizados no tratamento da criptococose vão depender do estado da imunidade do hospedeiro e da forma clínica.

Os princípios gerais da terapêutica antifúngica nas formas graves desta micose objetivam a redução rápida da carga parasitária, mediante a associação de fármacos, principalmente nas duas primeiras semanas, período no qual é maior o risco de morte.

Os casos de colonização, ou seja, com a presença do agente no escarro e na ausência de lesão pulmonar e extrapulmonar, devem sempre ser acompanhados de perto. Nos casos de pacientes imunodeprimidos, é prudente que se faça o tratamento antifúngico, pela possibilidade de invasão e disseminação do fungo. Entretanto, mais estudos são necessários para melhor definir a importância da colonização e desenvolvimento de doença nestes pacientes.

Nos pacientes com AIDS, os casos de criptococcemia, com ou sem meningite, devem ser submetidos a uma fase de indução, seguida de consolidação e manutenção. Na fase de indução, o esquema antifúngico ideal é a anfotericina B (0,7 a 1 mg/kg/dia) associada à 5FC 100 mg/kg/dia durante 2 semanas ou até a estabilização do quadro clínico. Infelizmente a 5FC não está disponível no mercado brasileiro. A anfotericina B poderá ser então empregada isoladamente ou associada ao fluconazol, conforme publicação recente (Perfect *et al.*, 2010). Na fase de consolidação o fluconazol 400 mg/dia durante 10 semanas é a medicação de eleição, seguido de dose menor, 200 mg/dia, na fase de manutenção.

As formulações lipídicas da anfotericina B, na dosagem de 3 a 5 mg/kg/dia, poderão ser empregadas como substitutos da anfotericina B convencional, principalmente em pacientes com insuficiência renal.

Nos casos graves de criptococose não associada a infecção pelo HIV, com ou sem meningite, serão empregados esquemas terapêuticos similares. Em relação à fase de manutenção, alguns autores recomendam o uso contínuo de fluconazol por 2 anos para diminuir as recaídas. Nas formas de criptococose sem acometimento do SNC poderá ser empregado o fluconazol na dose de 400 mg/dia durante 2 a 6 meses ou alternativamente o itraconazol 200 a 400 mg/dia (Brouwer *et al.*, 2004; Saag *et al.*, 2000).

A função renal dos pacientes submetidos ao uso combinado de anfotericina B e 5FC deve ser monitorada cuidadosamente porque o principal efeito colateral da anfotericina B é a nefrotoxicidade e da 5FC é de excreção renal. Assim, a dosagem de 5FC deverá ser ajustada para evitar níveis tóxicos da substância, de acordo com o *clearance* de creatinina. Os principais efeitos colaterais da anfotericina B são flebite, febre, calafrios, hipopotassemia, toxicidade miocárdica, anemia e insuficiência renal. Em relação à 5FC são observados distúrbios gastrintestinais (náuseas, vômitos e diarreia) e hematológicos (leucopenia e trombocitopenia) que obrigam a sua suspensão. Distúrbio gastrintestinal e alterações de enzimas hepáticas são os principais efeitos colaterais dos derivados azólicos e, de modo geral, são relativamente bem tolerados. A alopecia foi descrita com uso de fluconazol 400 mg/dia durante mais de 3 meses. A 5FC e os triazólicos podem ser teratogênicos, devendo ser proscritos na gravidez. A interação medicamentosa é outro aspecto importante dos derivados azólicos e ocorre principalmente com itraconazol com vários fármacos. Existe uma ampla lista de substâncias que terão seus níveis alterados, aumentados ou diminuídos, devendo sempre ser consultada.

O controle da hipertensão intracraniana pela punção lombar seriada, com drenagens intermitentes do liquor ou da instalação de derivação ventriculoperitoneal, pode diminuir a morbidade e mortalidade nos pacientes com meningite criptocócica.

Importantes fatores para o sucesso terapêutico da criptococose são o diagnóstico precoce, o controle da doença de base e a forma de apresentação da doença no início da terapia. É por isso que a medicação antirretroviral (HAART) deve ser iniciada assim que as condições clínicas dos pacientes com AIDS permitirem, para restaurar a imunidade. Alguns autores sugerem a interrupção da terapia de manutenção ou supressão antifúngica da criptococose para pacientes em uso de HAART que apresentam recuperação imune expressa por contagem de linfócitos T CD4 > 100 células e carga viral controlada e não detectável (Vibhagool *et al.*, 2003). Foram descritos casos de síndromes inflamatórias após tratamento da criptococose no início de HAART, como meningite com cultura negativa para *C. neoformans* e criptococomas (King *et al.*, 2002; Boelaert *et al.*, 2004; Cattelan *et al.*, 2004).

Seguimento

Os pacientes devem ser acompanhados clínica e micologicamente para detectar recaídas, principalmente no primeiro ano de tratamento. Em hospedeiros que mantêm a imunossupressão o acompanhamento será para a vida toda. Pacientes imunocompetentes deverão ser acompanhados no mínimo por 3 anos após a suspensão da medicação antifúngica. Atentar sempre para as sequelas neurológicas como déficit visual, paralisia de nervos cranianos, paralisias motoras, alteração da personalidade e diminuição das funções mentais, que devem monitoradas.

Teste de suscetibilidade in vitro a antifúngicos

O método ideal para testar suscetibilidade a medicações antifúngicas deve fornecer informações clinicamente relevantes, além de ser simples, rápido, reprodutível e financeiramente viável. Entretanto, ainda não há um método de referência para testar a suscetibilidade de *C. neoformans*, nem há um consenso a respeito de quais devem ser os pontos de corte para definir sensibilidade e resistência frente aos diferentes compostos antifúngicos, pois há uma enorme carência de estudos que correlacionem suscetibilidade *in vitro* com resposta terapêutica *in vivo*. A maioria dos isolados clínicos de *C. neoformans* mostra-se suscetível *in vitro* a fluconazol e itraconazol, entretanto, cerca de 50% são atualmente resistentes à 5FC. Porém, alguns estudos brasileiros já demonstraram a existência de isolados menos suscetíveis a itraconazol e a fluconazol (Pappalardo e Melhem, 2004). Os poucos trabalhos que retratam a sensibilidade antifúngica de *C. gattii* demonstraram que, em geral, esta apresenta menor suscetibilidade *in vitro* do que *C. neoformans*, podendo ser um dos fatores relacionados com a maior dificuldade de tratamento da criptococose causada por esta espécie (Trilles *et al.*, 2004).

Referências bibliográficas

Baró T, Torrez-Rodriguez JM, Hermoso de Mendoza M *et al.* First identification of autochthonous *Cryptococcus neoformans* var. *gattii* isolated from goats with predominantly severe pulmonary disease in Spain. *J Clin Microbiol.* 36: 458-461, 1998.

Barreto de Oliveira MT, Boekhout T, Theelen B *et al.* *Cryptococcus neoformans* shows a remarkable genotypic diversity in Brazil. *J Clin Microbiol.* 42: 1356-1359, 2004.

Benham RW. Cryptococci, their identification by morphology and serology. *J Infect Dis.* 57: 255-274, 1935.

Benham RW. Cryptococcosis and blastomycosis. *Ann NY Acad Sci.* 50: 1299-1314, 1950.

Boekhout T, Ghého E. Basidiomycetous yeasts. In: *Pathogenic Fungi in Humans and Animals.* 2nd edition. New York: Dexter H. Howard, p. 535-563, 2002.

Boekhout T, Theelen B, Diaz M *et al.* Hybrids genotypes in the pathogenic yeast *Cryptococcus neoformans. Microbiol.* 147: 891-907, 2001.

Boelaert JR, Goddeeris KH, Vanopdenbosch LJ *et al.* Relapsing meningitis caused by persistent cryptococcal antigens and immune reconstitution after the initiation of highly active antiretroviral therapy. *AIDS.* 18: 1223-1224, 2004.

Brouwer AE, Rajanuwong A, Chierakul W *et al.* Combination antifungal therapies for HIV-associated cryptococcal meningitis: a randomised trial. *Lancet.* 363: 1764-1767, 2004.

Callejas A, Ordoñez N, Rodrigues MC *et al.* First isolation of *Cryptococcus neoformans* var. *gattii* serotype C from the environment in Colombia. *Med Mycol.* 36: 341-344, 1998.

Casalli AK, Goulart L, Rosa e Silva LK *et al.* Molecular typing of clinical and environmental *Cryptococcus neoformans* isolates in the Brazilian state of Rio Grande do Sul. *FEMS Yeast Res.* 3: 405-415, 2003.

Cattelan AM, Trevenzoli M, Sasset L *et al.* Multiple cerebral cryptococcomas associated with immune reconstitution in HIV-1 infection. *AIDS.* 18: 349-351, 2004.

Cavalcanti MAS. Criptococose e seu agente no Meio Norte, estados do Piauí e Maranhão, Brasil. Tese de Doutorado. Rio de Janeiro, Fundação Oswaldo Cruz e Universidade Federal do Piauí (Teresina), 1995.

Chen S, Sorrell T, Nimmo G *et al.* Epidemiology and host - and variety - dependent characteristics of infection due to *Cryptococcus neoformans* in Australia and New Zealand. Australasian Cryptococcal Study Group. *Clin Infect Dis.* 31: 499-508, 2000.

Corrêa MPCS, Oliveira EC, Duarte RRBS *et al.* Criptococose em crianças no estado do Pará, Brasil. *Rev Soc Bras Med Trop.* 32: 505-508, 1999.

Corrêa MPCS, Severo LC, Oliveira FM *et al.* The spectrum of computerized tomography (CT) findings in central nervous system (CNS) infection due to *Cryptococcus neoformans* var. *gattii* in immunocompetent children. *Rev Inst Med Trop São Paulo* 44: 283-287, 2002.

Darzé C, Lucena R, Gomes I *et al.* Características clínicas e laboratoriais de 104 casos de meningite criptocócica. *Rev Soc Bras Med Trop.* 33: 21-26, 2000.

Diamond RD. *Cryptococcus neoformans.* In: Mandell GL, Bennet JE, Dollin R (ed.). *Principles and Practice of Infectious Diseases.* 4th edition. Pennsylvania: Churchill Livingstone, p. 2331-2340, 2000.

Diaz MR, Boekhout T, Theelen B *et al.* Molecular sequence analyses of the intergenic spacer (IGS) associated with rDNA of the two varieties of the pathogenic yeast, *Cryptococcus neoformans. Syst Appl Microbiol.* 23: 535-545, 2000.

Dromer F, Ronin O, Dupont B. Isolation of *Cryptococcus neoformans* var. *gattii* from an Asian patient in France: evidence for dormant infection in healthy subjects. *J Med Vet Micol.* 30: 395-397, 1992.

Drouhet E. Milestones in the history of *Cryptococcus* and Cryptococosis. *J Mycol Méd.* 7: 10-27, 1997.

Ellis DH, Pfeiffer TJ. Natural *habitat* of *Cryptococcus neoformans* var. *gattii. J Clin Microbiol.* 28: 1642-1644, 1990.

Emmons CW. Isolation of *Cryptococcus neoformans* from soil. *J Bacteriol.* 62: 685-690, 1951.

Emmons CW. Saprophytic sources of *Cryptococcus neoformans* associated with the pigeon (*Columba livia*). *Am J Hyg.* 62: 227-232, 1955.

Evans EE. The antigenic composition of *Cryptococcus neoformans.* I. A serologic classification by means of the capsular and agglutination reactions. *J Immunol.* 64: 423-430, 1950.

Filiú WFO, Wanke B, Agüena SM *et al.* Cativeiro de aves como fonte de *Cryptococcus neoformans* na cidade de Campo Grande, Mato Grosso do Sul, Brasil. *Rev Soc Bras Med Trop.* 35: 591-595, 2002.

Fortes ST, Lazera MS, Nishikawa MM *et al.* First isolation of *Cryptococcus neoformans* var. *gattii* from a native jungle tree in the Brazilian Amazon rainforest. *Mycoses.* 44: 137-140, 2001.

Franzot SP, Salkin IF, Casadevall A. *Cryptococcus neoformans* var. *grubii*: separate varietal status for *C. neoformans* serotype A isolates. *J Clin Microbiol.* 37: 838-840, 1999.

Fraser JA, Giles SS, Wenink EC *et al.* Same-sex mating and the origin of the Vancouver Island *Cryptococcus gattii* outbreak. *Nature.* 27; 437 (7063): 1360-1364, 2005.

Ghigliotti G, Carrega G, Farris A *et al.* Cutaneous cryptococcosis resembling molluscum contagiosum in a homosexual man with AIDS. Report of a case and review of the literature. *Acta Derm Venereol.* 72: 182-184, 1992.

Goldman DL, Khine H, Abadi J *et al.* Serologic evidence for *Cryptococcus neoformans* infection in early childwood. *Pediatrics.* 107: 1-6, 2001.

Graybill JR, Sobel J, Saag M *et al.* Diagnosis and management of increased intracranial pressure in patients with AIDS and cryptococcal meningitis. The NIAID Mycoses Study Group and AIDS Cooperative Treatment Groups. *Clin Infect Dis.* 30: 47-54, 2000.

Hang IM, Maguire JA, Doyle P *et al.* *Cryptococcus neoformans* infections at Vancouver Hospital and Health Sciences Centre (1997-2002): epidemiology, microbiology and histopatology. *J Med Microbiol.* 53: 935-940, 2004.

Hanson DJ, Hill AR. Cryptococcal pneumonia: a fulminant presentation. *Am J Med Sci.* 288: 221-222, 1984.

Igreja RP, Lazéra MS, Wanke B *et al.* Molecular epidemiology of *Cryptococcus neoformans* isolates from AIDS patients of the Brazilian city, Rio de Janeiro. *Med Mycol.* 42: 229-238, 2004.

Ikeda R, Shinoda T. Mycological and serological diagnosis of cryptococcosis. *Nippon Ishinkin Gakkai Zasshi.* 41: 241-244, 2000.

Kidd SE, Hagen F, Tscharke RL *et al.* A rare genotype of *Cryptococcus gattii* caused the cryptococcosis outbreak on Vancouver Island (British Columbia, Canada). *PNAS* 101: 17258-17263, 2004.

King MD, Perlino CA, Cinnamon J *et al.* Paradoxical recurrent meningitis following therapy of cryptococcal meningitis: an immune reconstitution syndrome after initiation of highly active antiretroviral therapy. *Int J STD AIDS.* 13: 724-726, 2002.

Kwon-Chung K. Gene disruption to evaluate the role of fungal candidate virulence genes. *Curr Opin Microbiol.* 1: 381-389, 1998.

Kwon-Chung KJ, Bennett JE. Cryptococcosis. In: *Medical Mycology.* 1st edition. Philadelphia: Lea & Febiger, p. 392-446, 1992.

Kwon-Chung KJ, Bennett JE. Epidemiologic differences between the two varieties of *Cryptococcus neoformans. Am J Epidemiology.* 120: 123-130, 1984.

Kwon-Chung KJ, Bennett JE, Rhodes JC. Taxonomic studies on *Filobasidiella* species and their anamorphs. *Antonie van Leewenhoek.* 48: 25-38, 1982.

Kwon-Chung KJ, Boekhout T, Fell JW *et al.* Proposal to conserve the name *Cryptococcus gattii* against *C. hondurianus* and *C. bacillisporus* (*Basidiomycota, Hymenomycetes, Tremellomycetidae*). *Táxon.* 51: 804-806, 2002.

Kwon-Chung KJ, Rhodes JC. Encapsulation and melanin formation as indicators of virulence in *Cryptococcus neoformans. Infect Immun.* 51:218-223, 1986.

Lacaz CS, Porto E, Martins JEC *et al.* Criptococose. In: Lacaz CS, Porto E, Martins JEC *et al.* (ed.). *Tratado de Micologia Médica Lacaz.* São Paulo: Sarvier Editora de Livros Médicos Ltda., p. 416-440, 2002.

Lacaz CS, Rodrigues MC. Sorotipagem de *Cryptococcus neoformans. Rev Bras Med.* 40: 297-300, 1983.

Lazera MS, Cavalcanti MAS, Londero AT *et al.* Possible primary niche of *Cryptococcus neoformans. Med Micol.* 38: 379-383, 2000.

Lazera MS, Cavalcanti MAS, Trilles L *et al. Cryptococcus neoformans* var. *gattii* in a pottery tree hollow - evidence for a natural *habitat* related to decaying wood. *J Med Vet Mycol.* 36: 119-122, 1998.

Lazera MS, Pires FDA, Camillo-Coura L *et al.* Natural *habitat* of *Cryptococcus neoformans* var. *neoformans* in decaying wood forming hollows in living trees. *J Med Vet Mycol.* 34: 127-131, 1996.

Lazera MS, Wanke B, Nishikawa MM. Isolation of both varieties of *Cryptococcus neoformans* from saprophytic sources in the city of Rio de Janeiro, Brazil. *J Med Vet Mycol.* 31: 449-454, 1993.

Lengeler KB, Davidson RC, D'Souza C *et al.* Signal transduction cascades regulating fungal development and virulence. *Microbiol Mol Biol Rev.* 64: 746-785, 2000.

Meyer W, Castañeda A, Jackson S *et al.* Molecular typing of IberoAmerican *Cryptococcus neoformans* isolates. *Emerg Infect Dis.* 9: 189-195, 2003.

Martins LMS. Epidemiologia da criptococose em crianças e adultos jovens e diversidade de *Cryptococcus neoformans* no Meio Norte do Brasil. Tese de Mestrado. Rio de Janeiro, Instituto Oswaldo Cruz, Fiocruz, 2003.

Ministério da Saúde. Distribuição das doenças associadas, sinais e sintomas no momento da notificação do caso de AIDS entre indivíduos com 13 anos de idade ou mais, por período de diagnóstico. Brasil. 1980 – 2000. Boletim Epidemiológico AIDS. Coordenação Nacional de DST e AIDS. ANO XIII Nº 01 – Semana Epidemiológica 48/99 a 22/00 – Dezembro de 1999 a Junho de 2000.Tabela XVIIII.

Montenegro H, Paula CR. Environmental isolation of *Cryptococcus neoformans* var. *gattii* and *Cryptococcus neoformans* var. *neoformans* in the city of São Paulo, Brazil. *Med Mycol.* 38: 385-390, 2000.

Neuville S, Dromer F, Morin O *et al.* Primary cutaneous cryptococcosis: a distinct clinical entity. *Clin Infect Dis.* 36: 337-347, 2003.

Ndimbie OK, Dekker A, Martinez AJ *et al.* Prostatic sequestration of *Cryptococcus neoformans* in immunocompromised persons treated for cryptococcal meningoencephalitis. *Histol Histopathol.* 9: 643-648, 1994.

Nishikawa MM, Lazera MS, Barbosa GG *et al.* Serotyping of 467 *Cryptococcus neoformans* isolates from clinical and environmental sources in Brazil: analysis of host and regional patterns. *J Clin Microbiol.* 41: 73-77, 2003.

Oliveira-Netto IC, Machado CC, Wagner MB *et al.* Meio século de criptococose no Brasil: revisão de 308 casos (1941-1992). *Âmbito Hospitalar (Infectologia).* 7: 5-16, 1993.

Paschoal RC, Hirata MH, Hirata RC *et al.* Neurocryptococcosis: diagnosis by PCR method. *Rev Inst Med Trop São Paulo.* 46: 203-207, 2004.

Passoni LFC, Wanke B, Nishikawa MM *et al. Cryptococcus neoformans* isolated from human dwellings in Rio de janeiro, Brazil: an analysis of the domestic environment of AIDS patients with and without cryptococcosis. *Med Mycol.* 36: 305-311, 1998.

Perfect JR, Casadevall A. Cryptococcosis. *Infect Dis Clin North Am.* 16: 837-874, 2002.

Perfect JR, Dismukes WE, Dromer F *et al.* Clinical practice guidelines for the management of cryptococcal disease: 2010 update by the Infectious Diseases Society of America. *Clin Infect Dis.* 50: 291-322, 2010.

Perfect JR, Wong B, Chang YC *et al. Cryptococcus neoformans*: virulence and host defenses. *Med Mycol.* 36: 79-86, 1998.

Petter R, Kang BS, Boekhout T *et al.* A survey of heterobasidiomycetous yeasts for the presence of the genes homologous to virulence factors of *Filobasidiella neoformans*, CNLAC1 and CAP59. *Microbiol.* 147: 2029-2036, 2001.

Pinto Jr. VL, Gutierrez Galhardo MC, Lazéra M *et al.* Criptococose associada à AIDS. A importância do cultivo da urina no seu diagnóstico. *Rev Soc Bras Med Trop.* 39: 230-232, 2006.

Randhawa HS, Mussa AY, Khan ZU. Decaying wood in tree trunk hollows as a natural substrate for *Cryptococcus neoformans* and other yeast-like fungi of clinical interest. *Mycopathologia.* 151: 63-69, 2000.

Raso TF, Werther K, Miranda T *et al.* Cryptococcosis outbreak in psittacine birds in Brazil. *Med Mycol.* 42: 355-362, 2004.

Restrepo A, Baumgardner DJ, Bagagli E *et al.* Clues to the presence of pathogenic fungi in certain environments. *Med Mycol.* 38 suppl I: 67-77, 2000.

Rozenbaum R, Gonçalves AJR. Clinical epidemiological study of 171 cases of cryptococcosis. *Clin Infect Dis.* 18: 369-380, 1994.

Saag MS, Graybill RJ, Larsen RA *et al.* Practice guidelines for the management of cryptococcal disease. Infectious Diseases Society of America. *Clin Infect Dis.* 30: 710-718, 2000.

Santos LO. Criptococose no estado do Amazonas: estudo de 75 casos diagnosticados na Fundação de Medicina Tropical/FMT/IMTM (1988-1998). Tese de Mestrado. Instituto Oswaldo Cruz, Fiocruz, 2000.

Santos WR, Meyer W, Wanke B *et al.* Primary endemic Cryptococcosis gattii by molecular type VGII in the state of Pará, Brazil. *Mem Inst Oswaldo Cruz.* 103:813-818, 2008.

Singh N, Gayowski T, Wagener MM *et al.* Clinical spectrum of invasive cryptococcosis in liver transplant recipients receiving tacrolimus. *Clin Transplant.* 11: 66-70, 1997.

Staib F. New concepts in the occurrence and identification of *Cryptococcus neoformans. Mycopathol Mycol Appl.* 19: 143-145, 1963.

Steenbergen JN, Casadevall A. The origin and maintenance of virulence for the human pathogenic fungus *Cryptococcus neoformans. Microbes and Infection.* 5: 667-675, 2003.

Swinne D, Kayembe K, Niyimi M. Isolation of saprophytic *Cryptococcus neoformans* var. *neoformans* in Kinshasa, Zaire. *Ann Soc Belge Med Trop.* 66: 57-61, 1986.

Swinne D, Depnner M, Laroche R *et al.* Isolation of *Cryptococcus neoformans* from houses of AIDS-associated cryptococcosis patients in Bujumbura (Burundi): an epidemiological study. *AIDS* 3: 389-390, 1989.

Sukroongreung S, Kitiniyom K, Nilakul C *et al.* Pathogenicity of basidiospores of *Filobasidiella neoformans* var. *neoformans. Med Mycol.* 36: 419-424, 1998.

Trilles L, Férnandez-Torres B, Lazéra MS *et al. In vitro* antifungal susceptibility of *Cryptococcus gattii. J Clin Microbiol.* 42: 4815-4817, 2004.

Trilles L, Lazera M, Wanke B *et al.* Genetic characterization of environmental isolates of the *Cryptococcus neoformans* species complex from Brazil. *Med Mycol.* 41: 383-390, 2003.

Trilles L, Lazéra M, Wanke B *et al.* Regional pattern of the molecular types of *Cryptococcus neoformans* and *Cryptococcus gattii* in Brazil. *Mem Inst Oswaldo Cruz. 103*: 455-462, 2008.

Tscharke RL, Lazera M, Chang YC *et al.* Haploid fruiting in *Cryptococcus neoformans* is not mating type α specific. *Fungal Genetics and Biology.* 39: 230-237, 2003.

Vanbreuseghem R, Takashio M. An atypical strain of *Cryptococcus neoformans* (Sanfelice) Vuillemin 1894. II *Cryptococcus neoformans* var. *gattii* var. nov. *Ann Soc Belg Med Trop.* 59: 659-702, 1970.

Vibhagool A, Sungkanuparph S, Mootsikapun P *et al.* Discontinuation of secondary prophylaxis for cryptococcal meningitis in human immunodeficiency virus-infected patients treated with highly active antiretroviral therapy: a prospective, multicenter, randomized study. *Clin Infect Dis.* 36: 1329-1331, 2003.

Vilchez RA, Linden P, Lacomis J *et al.* Acute respiratory failure associated with pulmonary cryptococcosis in non-AIDS patients. *Chest.* 119: 1865-1869, 2001.

Vogel RA. The indirect fluorescent antibody test for the detection of antibody in human cryptococcal disease. *J Infect Dis.* 116: 573-580, 1966.

Wilder JA, Olson GK, Chang YC *et al.* Complementation of a capsule deficient *Cryptococcus neoformans* with CAP64 restores virulence in murine lung infection. *Am J Respir Cell Mol Biol.* 26: 306-314, 2002.

Wilson DE, Bennett JE, Bailey JW. Serologic grouping of *Cryptococcus neoformans. Proc Soc Exp Biol Med.* 127: 820-823, 1968.

Williamson PR. Biochemical and molecular characterization of the diphenol oxidase of *Cryptococcus neoformans:* Identification as a laccase. *J Bacteriol.* 176: 656-664, 1994.

108 Coccidioidomicose

Bodo Wanke, Márcia dos Santos Lazéra e Kelsen Dantas Eulálio

▶ Conceito

A coccidioidomicose é uma micose sistêmica endêmica, causada pelo fungo dimorfo *Coccidioides immitis*. A infecção é adquirida pela inalação de artroconídios infectantes presentes no solo e geralmente apresenta-se como infecção benigna e de resolução espontânea. Porém, uma pequena proporção dos indivíduos infectados desenvolve quadros progressivos, potencialmente letais, atingindo pulmões e outros órgãos por disseminação hematogênica (Rippon, 1988; Kwon-Chung e Bennett, 1992). A doença tem recebido inúmeras denominações: doença de Posadas-Wernicke, granulomatose coccidióidica, granuloma coccidióidico, febre do vale, febre do vale de São Joaquim, reumatismo do deserto, doença do deserto e doença da Califórnia (Kwon-Chung e Bennett, 1992; Lacaz *et al.*, 2002).

▶ Histórico

O primeiro caso de coccidioidomicose foi identificado em 1891, na Argentina, pelo estudante de medicina Alejandro Posadas, em soldado oriundo do Chaco, com quadro crônico de lesões cutâneas tumorais recorrentes. Posadas e o patologista Robert Wernicke descreveram um parasito presente nas lesões, semelhante a protozoários coccídios, até então desconhecido. Em 1894, Rixford registrou os dois primeiros casos nos Estados Unidos, em imigrantes portugueses recém-chegados à Califórnia que trabalhavam como agricultores no Vale do Rio São Joaquim e, em 1896, Rixford e Gilchrist identificaram nas lesões um parasito similar ao de Posadas, mas o consideraram distinto. Conseguiram obter cultivos do organismo a partir de material obtido por biopsia, porém descartaram os isolados, considerando-os mofos contaminantes, e produziram infecção experimental em animais de laboratório. Com auxílio de Styles descreveram o agente como protozoário da ordem Coccidia, classe Sporozoa, denominando-o *Coccidioides immitis*. A real natureza deste agente foi desvendada em 1900 por Ophüls e Moffitt, ao descreveram o terceiro caso norte-americano, novamente em imigrante português. Após observarem a regularidade do aparecimento de "mofo" em cultivos, descreveram o agente da doença como sendo um fungo. Em 1905 Ophüls descreveu o ciclo vital e o dimorfismo de *C. immitis*, bem como aspectos histopatológicos da micose, caracterizando o pulmão como porta de entrada do fungo. Em 1915 Ernest C. Dickson publicou revisão clínica detalhada dos 40 casos de coccidioidomicose até então conhecidos, enfatizando a sua importância no sul da Califórnia. Aspectos radiológicos da coccidioidomicose foram descritos por Bowman em 1919 e por Taylor em 1923 (Rippon, 1988; Kwon-Chung e Bennett, 1992; Lacaz *et al.*, 2002).

Somente em 1929 se desfez a crença de que a coccidioidomicose era doença invariavelmente grave e fatal quando se observou um caso de infecção pulmonar associada a eritema nodoso que evoluiu com cura espontânea e sem sequelas. Esta ocorrência permitiu a Dickson e Gifford descobrir que a enfermidade aguda e autolimitada observada frequentemente na Califórnia, conhecida como "febre do Vale de São Joaquim", era na realidade coccidioidomicose, pois conseguiram isolar o fungo do escarro desses pacientes. Em 1937, Dickson propôs o termo coccidioidomicose para todos os estágios da doença e caracterizou suas formas primárias e secundárias (Rippon, 1988; Kwon-Chung e Bennett, 1992; Lacaz *et al.*, 2002).

Em 1932, Stewart e Meyer isolaram *C. immitis* de amostras de solo do Vale do São Joaquim, na Califórnia, em local de ocorrência de uma microepidemia da micose em filipinos (Stewart e Meyer, 1932; Rippon, 1988). Cerca de 10 anos após, Emmons, no Arizona, isolou o fungo de amostras de solo e de roedores de área sabidamente endêmica. Estudos posteriores identificaram infecção natural por *C. immitis* em cães, bovinos e numerosos outros mamíferos domésticos, de criação e silvestres (Rippon, 1988).

Estudos pioneiros realizados entre 1937 e 1939 na região do Vale do Rio São Joaquim por Dickson, Gifford e, principalmente Smith, aperfeiçoaram as provas cutâneas com coccidioidina, estabeleceram o período de incubação e identificaram variações sazonais e na gravidade das manifestações da doença. Nas décadas de 1940-1950, com a instalação de bases militares e a construção de campos de pouso no Vale do Rio São Joaquim, foram diagnosticadas epidemias que resultaram da exposição de grupos populacionais não imunes a áreas de alta contaminação. Em seguida, foram formulados métodos de controle da aerossolização da poeira, que permitiram redução das taxas de infecção em 65%; as medidas implantadas incluíram pavimentação de estradas e pistas de pouso de aeroplanos, plantação de gramados e construção de piscinas, substituindo as atividades de atletismo pela natação (Rippon, 1988; Kwon-Chung e Bennett, 1992; Lacaz *et al.*, 2002).

No Brasil, os primeiros casos foram relatados em 1978 e 1979, mas somente em 1998 o Brasil foi incluído no mapa da distribuição geográfica da coccidioidomicose (Pappagianis, 1998), após o relato dos primeiros surtos da forma pulmonar aguda que ocorreram no Piauí e Ceará (Wanke, 1994; Sidrim *et al.*, 1997; Wanke *et al.*, 1999). Desde então, o número de casos tem crescido constantemente (Figura 108.1). Ao todo já foram diagnosticados mais de 121 casos da micose provenientes de mais de 60 municípios dos estados do Piauí [94 casos de 43 municípios], Ceará [19 casos de 10 municípios], Maranhão [6 casos de 5 municípios] e Bahia [2 casos de 2 municípios] (Wanke, 2003; Eulálio, 2008; Cordeiro *et al.*, 2010).

Além disso, a micose também já foi diagnosticada em cães e tatus (*Dasypus novemcinctus*) e *C. immitis* foi isolado de amostras de solo coletadas de buracos de tatus no estado do Piauí (Eulálio *et al.*, 2000; Wanke, 2003; Wanke *et al.*, 1999). Chama a atenção para a coccidioidomicose no Brasil o risco que repre-

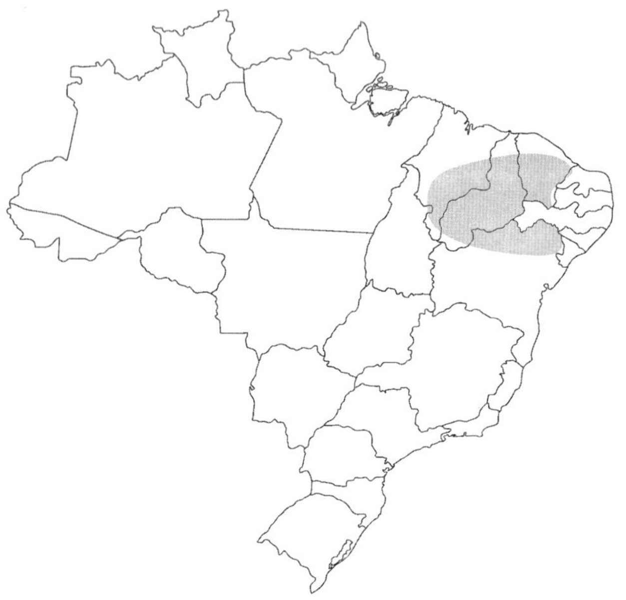

Figura 108.1 Distribuição geográfica da coccidioidomicose no Brasil (2004).

senta a atividade de caçar e desentocar tatus de seu *habitat*. É provável que a micose seja subdiagnosticada e que sua distribuição geográfica se estenda aos demais estados nordestinos que também apresentam condições favoráveis à ocorrência ambiental do fungo (Sidrim *et al.*, 1997; Wanke *et al.*, 1999; Wanke, 2003; Lacaz *et al.*, 2002). Entre as principais causas para o subdiagnóstico da coccidioidomicose estão a deficiência de informação dos médicos em micologia médica e a precária capacitação laboratorial para o diagnóstico das micoses.

▸ Etiopatogenia e dinâmica da infecção

A história natural da coccidioidomicose foi muito estudada nos Estados Unidos, onde atualmente está inserida na categoria das doenças reemergentes (Kirkland e Fierer, 1996). Nas demais áreas endêmicas as informações são muito escassas, fato agravado pelo pouco conhecimento dos médicos a seu respeito e pelas dificuldades laboratoriais para a confirmação do diagnóstico micológico.

▪ Agente etiológico

Até recentemente *C. immitis* era o único agente etiológico conhecido da coccidioidomicose. Entretanto, estudos filogenéticos analisando genes, microssatélites e polimorfismos de nucleotídios mostraram que *C. immitis* engloba a existência de 2 clades bem distintas, reconhecendo-se a existência de 2 espécies dentro do gênero *Coccidioides*: *C. immitis* para as cepas da Califórnia e *C. posadasii* (em homenagem a Alejandro Posadas) para as cepas não californianas (Fisher *et al.*, 2002). Os aspectos macro e micromorfológicos, tanto da fase parasitária quanto da fase saprofitária são idênticos nas duas espécies. Atualmente a literatura especializada refere-se às linhagens isoladas na América do Sul, incluindo o Brasil, como *C. posadasii*, nomenclatura que utilizaremos a seguir.

Coccidioides spp. são fungos dimórficos. Em saprofitismo e em meios de cultivo habituais crescem como micélio vegetativo hialino, formando colônias esbranquiçadas de aspecto algodonoso. Em parasitismo, nas lesões de animais infectados e em condições especiais de crescimento *in vitro*, apresentam-se em forma esferular endosporulante (Huppert *et al.*, 1982).

A forma parasitária característica de *Coccidioides* spp. é a esférula, observada em preparações de espécimes clínicos com potassa (KOH 10%) (Figuras 108.2A e 108.2B) ou em cortes histológicos de tecidos corados com hematoxilina-eosina (H&E), ácido periódico de Schiff (PAS) ou impregnação argêntea de Gomori-Grocott. Apresenta-se como elemento esférico ou redondo, não brotante, de parede espessa, variando de 5 até 60 μm de diâmetro, contendo em seu interior numerosos pequenos endósporos globosos e uninucleados, com 2 a 5 μm de diâmetro (Figuras 108.2A e 108.2B) (Huppert *et al.*, 1982; Rippon, 1988; Kwon-Chung e Bennett, 1992).

A forma filamentosa é capaz de crescer em grande diversidade de meios, sejam pobres em substratos orgânicos ou meios enriquecidos. *Coccidioides* spp. não são inibidas pela ciclo-heximida ou antibacterianos. Em temperatura ambiente (cerca de 25°C), em meio de ágar-sabouraud-glicose, observa-se rápido e abundante crescimento do fungo a partir do terceiro ou quarto dia de incubação. A morfologia e o aspecto macroscópico das colônias variam amplamente. Em geral, as colônias são algodonosas ou aveludadas, mas podem ser pulverulentas, granulares ou enrugadas, com margens lisas, franjeadas ou lobuladas. O crescimento inicial é branco, mas se torna castanho ou marrom com o envelhecimento da colônia (Figura 108.2C). Porém, podem ser observadas varian-

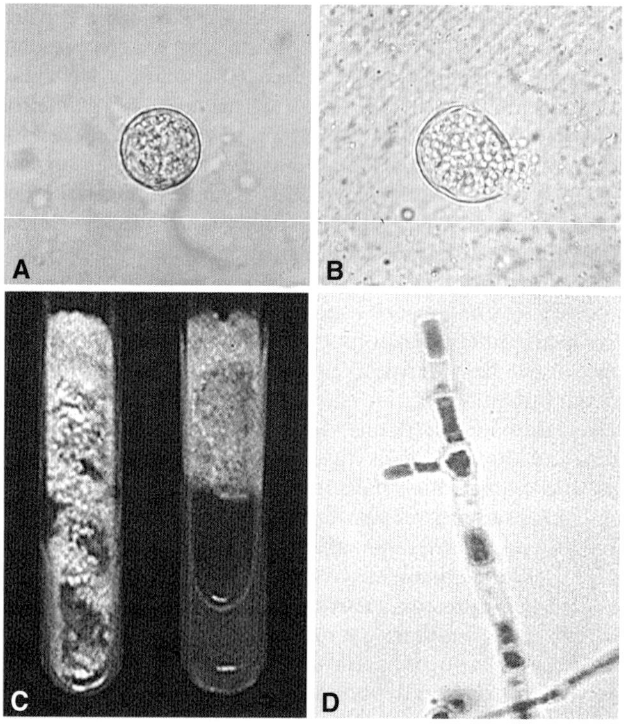

Figura 108.2 *Coccidioides immitis*. **A** e **B.** Esférulas maduras em exame microscópico direto de esputo (KOH 10%), liberando endósporos em **B** (400×); **C.** cultivos em meio de ágar-batata, com colônias filamentosas; **D.** microscopia das colônias, compostas de hifas hialinas, septadas e ramificadas, formando artroconídios (400×).

tes cinza, rosa, amarela e cor de camurça (Rippon, 1988). Microscopicamente, apresentam-se hifas hialinas, septadas e ramificadas, de 2 a 4 μm de diâmetro. Há produção de um único tipo de conídio, o artroconídio, observado em hifas maduras, que já aparecem ao final do 5º ao 10º dia de cultivo (Figura 108.2D). As hifas produtoras de conídios geralmente surgem em ramificações laterais dos filamentos que nascem em ângulo reto e têm espessura duas vezes maior que a hifa vegetativa. Hifas conidiogênicas dispostas em paralelo ou que surgem formando ângulos agudos nas extremidades da hifa vegetativa são variantes também observadas. Alternando com os artroconídios, as hifas mostram espaços interseptais degenerados e vazios de citoplasma (Figura 108.2D).

Quando se destacam das hifas, os artroconídios apresentam paredes espessadas e tendem a abaular-se, assumindo forma em barril, medindo de 2 a 4 μm × 3 a 6 μm e geralmente são multinucleados. Variantes de artroconídios com forma quadrangular e arredondada podem ser observadas (Huppert *et al.*, 1982; Rippon, 1988; Kwon-Chung e Bennett, 1992).

Ecologia

Coccidioides spp. vivem saprofiticamente no solo de regiões áridas e semiáridas do continente americano (Kwon-Chung e Bennett, 1992; Pappagianis, 1998; Wanke, 1999), desde a superfície até 30 cm de profundidade (Egeberg e Ely, 1956). A presença do fungo em amostras de solo pode ser demonstrada por meio da inoculação intraperitoneal em camundongos, pela técnica de Stewart e Meyer (1932) e variantes, para obtenção de isolados ambientais, ou por meio de sondas moleculares buscando frações específicas de DNA (Greene *et al.*, 2000).

O fungo não é distribuído de maneira homogênea no solo, sendo restrito a pequenos focos. Tocas de animais (Egeberg e Ely, 1956) e sítios arqueológicos (Lacy e Swatek, 1974; Harrison *et al.*, 1991) têm sido identificados como os locais de maior probabilidade para isolamento do fungo. O enterro de carcaças de animais infectados em solos previamente negativos pode contaminar o solo (Maddy e Cricelius, 1967). No Brasil, o fungo foi isolado de tocas de tatus (*D. novemcinctus*) no estado do Piauí (Wanke *et al.*, 1999; Wanke, 2003).

Textura arenosa e alcalinidade são características frequentemente observadas nos solos onde *Coccidioides* spp. estão presentes. A salinidade elevada favorece o crescimento do fungo e inibe o crescimento de antagonistas (Egeberg *et al.*, 1964; Rippon, 1988; Kwon-Chung e Bennett, 1992).

A maioria das regiões endêmicas caracteriza-se por baixo índice pluviométrico (125 a 500 mm/ano), verões quentes (temperaturas médias de 26 a 32°C) e invernos amenos (Maddy, 1965). As chuvas, além de escassas, distribuem-se por curto período de tempo, e a estação seca é prolongada. Nos meses mais quentes do ano, a temperatura do solo, da superfície até 1 cm de profundidade, pode ultrapassar 60°C, o que é letal para *Coccidioides* spp. (Pappagianis, 1998). O fungo, entretanto, sobrevive em camadas mais profundas e, ao chegar a estação chuvosa, germina e repovoa as camadas mais superficiais do solo (Egeberg *et al.*, 1964). Após o período de chuvas, quando o solo se torna seco, os artroconídios são dispersos no ar pelo vento ou por atividade antrópica. O grande poder de dispersão aérea dos conídios permite-lhes alcançar centenas de quilômetros de distância (Pappagianis, 1998).

Exposição à poeira de sítios contaminados é fator crítico determinante do risco de infecção. A maioria dos casos ocorre nos períodos mais secos, quando é máxima a desarticulação e dispersão aérea dos artroconídios. O número de casos é maior após período de forte pluviosidade, já que a umidade mais elevada do solo favorece o aumento da salinidade e o crescimento das hifas. O solo molhado pelas chuvas, porém, reduz a formação de aerossóis, reduzindo os casos de coccidioidomicose (Smith *et al.*, 1946).

Grandes irrupções do solo determinadas por tempestades de areia (Pappagianis e Einstein, 1978; Williams *et al.*, 1979) e terremotos (Flynn, 1979) têm sido associadas a surtos epidêmicos da micose, inclusive com aparecimento de casos a distância, em áreas não endêmicas.

Distribuição geográfica, incidência e prevalência

A coccidioidomicose ocorre em áreas restritas do continente americano, entre 40°N 120°W no norte da Califórnia e 40°S 65°W no sul da Argentina (Pappagianis, 1988; 1998). A definição de área endêmica de coccidioidomicose baseia-se na identificação de casos humanos e de animais e na demonstração de reatividade a testes cutâneos com coccidioidina. Grande variedade de animais domésticos e silvestres é suscetível, mas o cão é o melhor marcador epidemiológico desta micose. No Brasil, infecção natural por *C. posadasii* foi diagnosticada em humanos, cães e tatus (*D. novemcinctus*).

Kwon-Chung e Bennett (1992) reconheceram a existência de áreas endêmicas nos Estados Unidos e México na América do Norte; Honduras e Guatemala na América Central; e Colômbia, Venezuela, Bolívia, Paraguai e Argentina, na América do Sul, ignorando os primeiros casos humanos descritos na Nicarágua (Rios Olivares, 1979) e no Brasil (Gomes *et al.*, 1978; Vianna *et al.*, 1979).

No Brasil foi definida a última área endêmica da coccidioidomicose no continente americano, demonstrada em extensa área do semiárido do nordeste brasileiro, nos estados do Piauí, Ceará, Maranhão e Bahia (Wanke, 1994; Sidrim *et al.*, 1997; Wanke *et al.*, 1999). É grande a probabilidade de a micose também ocorrer nos demais estados nordestinos, onde as condições de solo, clima e vegetação são semelhantes às dos estados onde já foi descrita (Figura 108.1).

Os dados de prevalência da coccidioidomicose na América Latina são muito escassos. Inquérito realizado com teste cutâneo com esferulina no estado do Ceará demonstrou positividade de 26,4% dos indivíduos testados, evidenciando proporção elevada de infecção subclínica (Diógenes *et al.*, 1995).

A coccidioidomicose não é doença de notificação compulsória e, por isso, suas reais prevalência e incidência não podem ser estabelecidas com precisão. Nos Estados Unidos, país com a mais extensa área endêmica do mundo, estima-se que ocorram entre 100.000 e 150.000 casos novos de infecção anualmente, sendo 35.000 somente no estado da Califórnia (Ajello, 1971; Stevens, 1995; Chiller *et al.*, 2003; Galgiani *et al.*, 2005). A maioria destes casos é assintomática. Um teste cutâneo positivo à coccidioidina (esferulina) fornece evidência indireta de que o indivíduo foi infectado no passado. A frequência de conversão ao teste cutâneo é estimada em cerca de 3% ao ano em áreas de alta endemicidade (Galgiani, 1993). Inquéritos cutâneos com coccidioidina ou esferulina foram realizados em diversas populações residentes em áreas endêmicas. Em algumas regiões norte-americanas, 60 a 90% dos indivíduos são reagentes aos testes cutâneos (Ajello, 1971; Stevens, 1995; Galgiani, 2000; Chiller *et al.*, 2003). Estima-se que 10 a 30% de pessoas procedentes de áreas não endêmicas tornam-se reatores positivos durante o primeiro ano de residência em uma região altamente endêmica (Kaplan, 1973).

Uma característica interessante da coccidioidomicose é a frequente ocorrência do diagnóstico de casos fora de área endêmica (Ajello, 1971; Panackal *et al.*, 2002), situação que se repete no Brasil (Gomes *et al.*, 1978; Vianna *et al.*, 1979; Kuhl *et al.*, 1996; Martins *et al.*, 1997; Moraes *et al.*, 1998; Martinez *et al.*, 2002).

Sexo, faixa etária, etnia e fatores de risco

Não há diferenças de sexo, etnia ou idade na suscetibilidade à infecção primária por *Coccidioides* spp. Entretanto, foram definidos fatores de risco para a ocorrência da forma disseminada da doença, como etnias negra e filipina nos Estados Unidos, sexo masculino, extremos de idade, gravidez (principalmente no segundo e terceiro trimestres da gestação) e pós-parto imediato e condições associadas a imunodepressão, como AIDS, uso de corticoides, quimioterapia, neoplasias e transplantes de órgãos. Grupo sanguíneo tipo "B" e antígeno de histocompatibilidade HLA9 são outros fatores descritos como de risco para disseminação. Mulheres apresentam eritema nodoso em frequência 5 vezes maior que a observada em homens, mas não há diferença no período pré-puberdade (Rippon, 1988; Kwon-Chung e Bennet, 1992; Pappagianis, 1998).

Ocupação, fontes de infecção e transmissão

Exposição ocupacional a *Coccidioides* spp. está definida para indivíduos que trabalham em íntimo contato com o solo. Lavradores, militares, trabalhadores na construção de estradas e de transporte terrestre, arqueólogos, antropólogos, paleontólogos e zoologistas são considerados profissionais com maior risco de exposição ao fungo (Pappagianis, 1988; 1998). Algumas epidemias já foram relatadas entre arqueólogos, paleontólogos e estudantes trabalhando em escavações de sítios arqueológicos (Rippon, 1988; Pappagianis, 1988; 1998; Kwon-Chung e Bennett, 1992).

No Brasil, caçar e desentocar tatus de suas tocas constituem, comprovadamente, fator de risco para a aquisição desta micose, tendo sido identificado solo contaminado em tocas de tatus e demonstrada a infecção naturalmente adquirida nestes animais (Figura 108.3). Várias microepidemias e muitos casos isolados já foram identificados resultando dessa atividade (Wanke, 1994; Sidrim *et al.*, 1997; Wanke *et al.*, 1999; Eulálio *et al.*, 2000; Wanke, 2003). Apesar do risco aumentado associado a ocupações relacionadas com o trato do solo, muitos casos são identificados em pessoas que não referem exposição ocupacional, em virtude da fácil aerossolização e dispersão aérea dos artroconídios (Pappagianis, 1998). A micose não é transmitida entre humanos nem entre humanos e animais.

Vários acidentes de laboratório, alguns fatais, têm sido registrados. Conídios de *Coccidioides* spp. são facilmente dispersos no ar a partir de placas contendo meio de cultura com colônias do fungo (Pike, 1979).

Quadro clínico | Aspectos clínicos e radiológicos

A coccidioidomicose manifesta-se sob três formas clínicas principais: pulmonar primária, pulmonar progressiva e disseminada.

Coccidioidomicose pulmonar primária

A mais frequente apresentação da coccidioidomicose caracteriza-se por manifestações pulmonares que geralmente surgem 1 a 3 semanas após a exposição ao fungo. Cerca de 60% dos indivíduos infectados evolui para cura espontânea sem manifestações clínicas ou radiológicas. Os demais 40% geralmente apresentam manifestações de doença respiratória aguda, simulando gripe, com febre, sudorese noturna, tosse e/ou dor torácica tipo pleurítica. As manifestações surgem entre 10 e 15 dias após a exposição ao fungo e a intensidade dos sintomas depende diretamente da carga infectante, variando desde um estado gripal até o quadro de grave infecção respiratória inespecífica, com febre alta, dor torácica, tosse com ou sem expectoração, acompanhada de sintomas gerais ou manifestações alérgicas, destacando-se o eritema nodoso. A radiografia de tórax pode revelar pulmões normais, espessamento hilar ou extensos infiltrados alveolares (Figura 108.4A), com ou sem linfadenomegalias hilares, ou derrame pleural. A tomografia computadorizada destes casos pode revelar cavitações nos infiltrados maiores (Figura 108.4B).

Esta forma da coccidioidomicose geralmente regride espontaneamente para a cura em 30 a 60 dias, mesmo sem tratamento antifúngico. No entanto, cerca de 5% destes pacientes evoluem com lesões pulmonares residuais, geralmente nódulos solitários, que na maioria dos pacientes são assintomáticos. Estes casos muitas vezes são diagnosticados após retirada cirúrgica por suspeita de carcinoma pulmonar. Outros 5% destes pacientes evoluem com formação de cavidades de paredes finas, solitárias

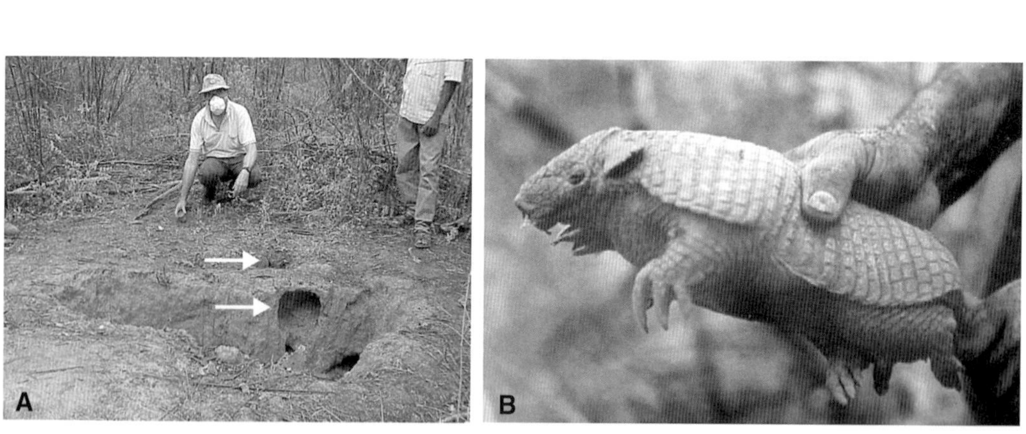

Figura 108.3 Toca de tatu escavada para desentocar o animal (**B**). Amostras de solo do local contaminadas por *Coccidioides immitis* (*setas*, em **A**).

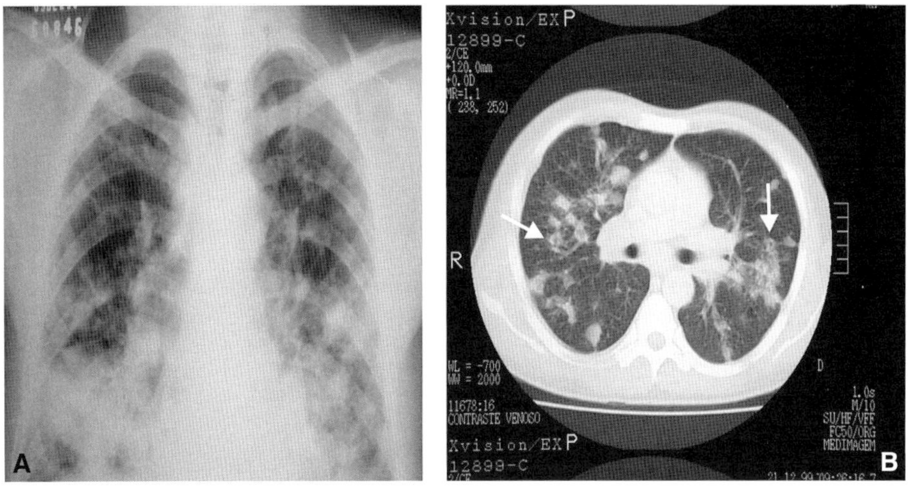

Figura 108.4 Coccidioidomicose pulmonar aguda. **A.** Radiografia de tórax mostrando extenso e difuso infiltrado alveolar bilateral; **B.** tomografia computadorizada do mesmo caso mostrando cavitação dos infiltrados maiores.

e justapleurais, podendo regredir espontaneamente em cerca de 2 anos. Aproximadamente metade destas cavidades são assintomáticas, mas podem cursar com tosse produtiva, dor torácica e hemoptise. Em raras ocasiões estas cavidades podem ser colonizadas por outros fungos, especialmente espécies de *Aspergillus*, formando bola fúngica; outras vezes, podem romper para o espaço pleural, quando é comum visualizar nível líquido neste espaço, importante diagnóstico diferencial do pneumotórax espontâneo. Finalmente, em alguns casos, principalmente em pacientes diabéticos ou imunocomprometidos, a forma pulmonar aguda não regride, evolui para uma pneumonia crônica e caracteriza-se pela formação de cavidades pulmonares.

Os pulmões também podem ser acometidos difusamente, como resultado da inalação de uma grande quantidade de artroconídios infectantes ou como apresentação tardia e secundária resultante de disseminação hematogênica. Estas formas apresentam-se com múltiplos infiltrados difusos, os maiores podendo apresentar cavidade (Figura 108.4B), cursam com manifestações respiratórias graves, que podem levar a insuficiência respiratória e são mais comumente observados em pacientes imunocomprometidos. A evolução pode ser fulminante, mimetizando choque séptico ao lado da síndrome do desconforto respiratório agudo, com elevada letalidade. A radiografia de tórax revela padrão reticulonodular difuso e bilateral. Recentemente foram registrados dois casos fatais desta forma, sendo um paciente do Ceará e outro do Piauí (Costa *et al.*, 2001; Veras *et al.*, 2003). Raramente o quadro evolui de forma crônica, arrastada, com processo fibrocavitário progressivo, apresentando durante anos manifestações pulmonares com tosse produtiva, febre e perda de peso. Nestes casos a radiografia de tórax evidencia lesões fibronodulares com retração e cavidades em ambos os ápices (Stevens, 1995; Galgiani, 2000; Lacaz *et al.*, 2002; Chiller *et al.*, 2003).

Coccidioidomicose pulmonar progressiva

Geralmente crônica, evolui a partir de primoinfecção cujos sintomas não regrediram após 2 meses. Pode apresentar-se como:

- Lesões nodulares ou cavitárias, às vezes representando achado radiológico casual
- Doença pulmonar fibrocavitária
- Disseminação miliar pulmonar, com manifestações clínicas e radiológicas inespecíficas. Pela sua evolução crônica progressiva, constitui importante diagnóstico diferencial com a tuberculose pulmonar (Stevens, 1995; Galgiani, 2000; Lacaz *et al.*, 2002; Chiller *et al.*, 2003).

Coccidioidomicose disseminada

Aproximadamente 0,2% dos pacientes com a forma pulmonar primária evoluem com disseminação das lesões, predominantemente para a pele, sistema nervoso central e sistema osteoarticular. A presença de linfadenomegalias mediastinais ou paratraqueais é indicativa de disseminação. A forma disseminada geralmente evolui de maneira aguda, atingindo vários órgãos ou sistemas, sendo rapidamente fatal quando não diagnosticada e tratada a tempo. Porém, pode evoluir de modo protraído, disseminando-se para vários órgãos, com períodos de remissão e recrudescência, independentemente de tratamento antifúngico. As lesões de disseminação mais comuns são verificadas no sistema nervoso central (SNC), pele, ossos, articulações e aparelho geniturinário (Stevens, 1995; Galgiani, 2000; Lacaz *et al.*, 2002; Chiller *et al.*, 2003).

Lesões cutâneas são a localização extrapulmonar mais comum, com predileção para a face, apresentando-se geralmente papulares ou verrucosas, mas também podem aparecer formas em placa, abscessos superficiais, pústulas e lesões granulomatosas. Um mesmo paciente pode apresentar uma ou várias lesões, de aspecto muito variado, com ou sem acometimento de outros órgãos.

Ossos e articulações são locais frequentemente atingidos. A osteomielite é mais comum em vértebras, tíbia, crânio, metacarpos e metatarsos, fêmur e costelas. Uma característica marcante é o aspecto pouco inflamatório, apresentando-se como abscesso frio com tendência a drenar pus através de trajeto fistuloso. Radiologicamente aparecem lesões líticas nos ossos grandes e pequenos, onde às vezes as lesões têm aspecto irregular. Cerca de 20% das formas disseminadas têm acometimento articular, sendo monoarticular em cerca de 90% dos casos. Todas as articulações podem ser atingidas, mas é o joelho o local mais atingido, muitas vezes sem envolvimento ósseo. A micose atinge a sinóvia, com formação de exsudato, cujo exame micológico pode fornecer o diagnóstico correto.

A neurococcidioidomicose é a forma clínica mais letal desta micose, geralmente de evolução subaguda, registrando cerca de 200 casos ao ano nos Estados Unidos. A forma mais comum de apresentação é a meningite granulomatosa crônica, envolvendo as estruturas da base do crânio. Abscessos cerebrais e cerebelares também podem estar presentes. As manifestações mais comuns são sintomas de irritação meníngea, hipertensão intracraniana e acometimento de pares cranianos ao lado de confusão mental. O liquor geralmente é claro, com pleocitose mononuclear, baixa de glicose e elevação de proteínas. Cerca de 70% destes pacientes apresentam eosinofilia no liquor. Hidrocefalia é complicação comum. A tomografia computadorizada de crânio, com aparelho de alta resolução, está indicada para diagnosticar e acompanhar os danos teciduais e de hidrocefalia.

A coccidioidomicose pode atingir qualquer órgão ou sistema, como linfonodos (principalmente cervicais e supraclaviculares), laringe, olhos, tireoide, peritônio e trato geniturinário, onde pode acometer rins, próstata e útero (Stevens, 1995; Galgiani, 2000; Lacaz *et al.*, 2002; Chiller *et al.*, 2003).

▸ Diagnóstico

▪ Diagnóstico clínico

Os dados de anamnese mais importantes para suspeitar da possibilidade de coccidioidomicose são:

- Ter residido em ou passado por área endêmica
- Ter exercido alguma atividade de risco em área endêmica.

A maioria dos indivíduos infectados por *Coccidioides* spp. não apresenta manifestações clínicas ou tem manifestações leves sugestivas de infecção das vias respiratórias superiores. Nestes casos, a coccidioidomicose só é revelada pelo teste cutâneo com coccidioidina positivo ou pelo achado casual de lesão residual com identificação do agente. Nos demais, os sintomas aparecem cerca de 1 a 3 semanas após a exposição ao fungo, manifestando-se como infecção das vias respiratórias inferiores, acompanhada de manifestações sistêmicas, com febre, astenia, anorexia, sudorese, dor torácica e tosse, inicialmente seca e posteriormente produtiva. Com frequência surgem manifestações de hipersensibilidade como artralgia, exantema maculopapular, eritema multiforme e eritema nodoso. Menos de 1% dos indivíduos infectados evolui com manifestações extrapulmonares progressivas, disseminadas. Os locais mais frequentemente acometidos são meninges, ossos, articulações e pele.

As manifestações pulmonares devem ser diferenciadas principalmente da tuberculose e outras micoses pulmonares. Na forma nodular isolada é importante a diferenciação com neoplasia pulmonar. A meningoencefalite deve ser diferenciada, valorizando-se dados epidemiológicos (residência ou passagem por área endêmica) da tuberculose e de outras micoses sistêmicas, sobretudo a criptococose e a paracoccidioidomicose. As formas cutâneas podem ser confundidas com muitas doenças, principalmente tuberculose, outras micoses profundas, linfomas e neoplasias malignas (Stevens, 1995; Pappagianis, 1998; Galgiani, 2000; Galgiani *et al.*, 2000; Lacaz *et al.*, 2002; Chiller *et al.*, 2003).

▪ Diagnóstico laboratorial

Exame direto

Deve ser feito de rotina em qualquer material suspeito: escarro, liquor, exsudato de lesões tegumentares, pus de abscesso, lavado brônquico, aspirado de lesões ósseas e de articulações, urina, aspirado de medula óssea e linfonodos etc. A pesquisa é feita em preparados com solução de KOH a 10% para demonstrar os elementos parasitários característicos de *C. posadasii* (Figuras 108.2A e 108.2B). A visualização de esférulas imaturas permite um diagnóstico presuntivo, mas estes elementos podem ser confundidos com outros agentes fúngicos, principalmente o da paracoccidioidomicose. Entretanto, o achado de esférulas maduras, repletas de endósporos, é patognomônico e definitivo para o diagnóstico. Nos líquidos orgânicos o exame deve ser realizado no sedimento de material centrifugado até 3 horas após sua coleta. Além do exame a fresco com KOH, o material pode ser distendido em lâminas e corado pelo PAS e impregnação argêntea de Gomori-Grocott (Stevens, 1995; Pappagianis, 1998; Galgiani, 2000; Lacaz *et al.*, 2002; Chiller *et al.*, 2003).

Cultura

Devido à virulência do agente *C. posadasii* e ao elevado risco de contaminação em laboratório, sabendo-se da possibilidade diagnóstica de coccidioidomicose, os cultivos devem ser evitados. No entanto, uma vez realizados, sua manipulação deve ser feita em cabine de segurança biológica da classe II B2. *Coccidioides posadasii* cresce bem em praticamente todos os meios rotineiramente empregados em micologia. Os materiais clínicos suspeitos cultivados em meio de ágar-sabouraud com cloranfenicol, com ou sem Actidiona®, são incubados à temperatura ambiente (entre 25 e 30°C). O crescimento do fungo ocorre em 1 a 2 semanas, mas já é possível evidenciá-lo a partir do 5º dia. O aspecto micromorfológico da fase filamentosa, com hifas hialinas septadas e ramificadas produzindo artroconídios de parede celular espessa intercalados por células vazias, disjuntoras, é apenas sugestivo, sendo comum a muitos outros fungos saprófitas pertencentes a *Malbranchea* spp. A conversão à fase leveduriforme é complexa e difícil de ser obtida em laboratório, só possível em meios e condições muito especiais. Assim, para a confirmação de *Coccidioides* spp. utiliza-se a inoculação da fase filamentosa em camundongos, por via intraperitoneal; 4 semanas depois os animais são sacrificados e examinados micológica e histologicamente quanto à presença das esférulas características em seus tecidos, principalmente em baço, fígado e pulmões. Outras técnicas utilizadas para a confirmação de *Coccidioides* spp. estão sendo progressivamente incorporadas na rotina laboratorial e incluem teste de exoantígenos, técnica de PCR para investigar sequência específica no DNA do isolado suspeito (como por exemplo o gene *csa*) (Stevens, 1995; Pappagianis, 1998; Galgiani, 2000; Lacaz *et al.*, 2002; Chiller *et al.*, 2003).

Histopatologia

Realizada de material obtido por biopsia de lesão tegumentar, pulmonar, osteoarticular, cerebral ou de outros materiais suspeitos e em necropsia. *Coccidioides posadasii* cora muito bem pelas técnicas clássicas de hematoxilina-eosina, impregnação argêntea de Gomori-Grocott (prata metenamina) e ácido periódico de Schiff (PAS) (Stevens, 1995; Pappagianis, 1998; Galgiani, 2000; Lacaz *et al.*, 2002; Chiller *et al.*, 2003).

Imunodiagnóstico

São descritas três reações principais para detecção de anticorpos: precipitação em tubo, fixação do complemento e imunodifusão dupla em gel de ágar. A primeira evidencia anticorpos precipitantes do tipo IgM, que surgem precocemente nas formas agudas primárias, em que cerca de 75% têm reação positiva. A reação de fixação do complemento detecta anticorpos mais tardios, do tipo IgG, quando os anticorpos precipitantes tendem a desaparecer, nas formas progressivas e disseminadas, cujos títulos geralmente correlacionam-se com a gravidade do caso. A imunodifusão dupla em gel de ágar é o teste mais empregado na rotina diagnóstica e tem a mesma finalidade da fixação do complemento. Nas formas meníngeas recomenda-se também realizar essas reações com o liquor, tanto para diagnóstico quanto para seguimento do tratamento. Sorologias pareadas com títulos crescentes são indicativas do diagnóstico. Na rotina laboratorial, geralmente é utilizado um *kit* comercial disponível para reação de imunodifusão dupla para *Coccidioides* spp., cuja sensibilidade varia de 70 a 90%, de acordo com o perfil dos pacientes, e a especificidade é praticamente absoluta (Stevens, 1995; Pappagianis, 1998; Galgiani, 2000; Lacaz *et al.*, 2002; Chiller *et al.*, 2003).

Teste cutâneo para detectar hipersensibilidade retardada é altamente específico e bastante sensível. Um teste positivo indica infecção recente ou passada e não garante a etiologia de manifestação em investigação, razão pela qual seu uso está restrito à determinação da prevalência da micose em áreas endêmicas (Pappagianis, 1998; Lacaz *et al.*, 2002).

Técnicas para a detecção de antígenos e sequências específicas de DNA já foram desenvolvidas, em várias metodologias, mas ainda não estão disponíveis na prática.

Outros exames

Inoculação em animal é método pouco utilizado na prática clínica, realizado em situações especiais, desde que haja facilidades para sua execução. O animal de escolha é o camundongo, inoculando-se uma suspensão do material suspeito por via intraperitoneal. O animal será sacrificado após 4 semanas e examinado o seu baço, fígado e pulmões.

Os exames inespecíficos que são úteis para a avaliação do paciente incluem:

- Exames radiológicos e tomográficos dos locais acometidos
- Liquor: nas formas neurológicas, o liquor geralmente tem aspecto claro a ligeiramente turvo, com pleocitose mononuclear moderada (200 a 500 células/mℓ), com aumento de proteínas e glicose baixa e, esporadicamente, apresenta eosinofilia
- Hemograma completo, plaquetometria, transaminases, ureia e creatinina, para o controle dos efeitos colaterais dos medicamentos usados na terapêutica, além do exame de urina. O eletrocardiograma deve ser realizado semanalmente na vigência do uso da anfotericina B.

▶ Tratamento

▪ Antifúngicos específicos

As muitas formas clínicas e complicações possíveis dificultam a indicação de esquemas específicos para cada situação. As medicações mais utilizadas são o fluconazol, o itraconazol e a anfotericina B. O fluconazol é usado na dose mínima de 400 mg/dia, podendo chegar a 1.200 mg/dia, com resultados satisfatórios, mas apresentando grande incidência de recidiva; o itraconazol, na dose de 400 a 600 mg/dia, tem apresentado resultados pouco superiores ao fluconazol nas formas disseminadas sem envolvimento do sistema nervoso central e com menor taxa de recidiva; a anfotericina B está reservada para as formas mais graves da micose, visando à ação antifúngica mais rápida. A dose total de anfotericina B varia para cada caso, geralmente de 1,5 a 3,0 g para adultos, seguida de terapia de manutenção com um dos triazólicos descritos, até a consolidação da cura avaliada mediante parâmetros sobretudo clínicos, radiológicos e sorológicos (Galgiani, 2000; Galgiani *et al.*, 2005).

Atualmente o fármaco preferido é o fluconazol. Todavia, o itraconazol e o cetoconazol têm apresentado resultados comparáveis ao fluconazol em alguns casos. Nos casos mais graves pode-se utilizar ou associar a anfotericina B convencional ou uma das suas apresentações lipossomais. Mais recentemente, embora ainda não aprovados para tratamento da coccidioidomicose, novos azólicos como o voriconazol e o posaconazol, pelo seu amplo espectro de atuação e pelos resultados promissores obtidos em alguns casos selecionados, apresentam-se como alternativas (Galgiani *et al.*, 2005).

Os cuidados a serem observados na administração dessas medicações e o manejo dos efeitos adversos são os mesmos relatados para outras micoses.

Situações específicas

Infecção respiratória primária (forma aguda)

Embora não haja consenso, as formas respiratórias primárias em geral não requerem tratamento antifúngico. Porém, recomenda-se o acompanhamento a longo prazo de todos os casos diagnosticados, até a completa remissão das manifestações clínicas e radiológicas e, se possível e disponível, sorológicas. O tratamento específico torna-se obrigatório nos pacientes com manifestações inicialmente graves e nos pacientes de risco. Os fatores que mais influem na decisão pelo tratamento são: inóculo grande (como nos casos de acidente em laboratório), títulos de anticorpos elevados e crescentes, extenso comprometimento pulmonar e deficiência da imunidade celular, principalmente nos indivíduos infectados pelo HIV, nos submetidos a transplante de órgãos e a altas doses de corticosteroides. O diagnóstico da infecção primária em gestante no terceiro trimestre de gravidez ou no puerpério também tem indicação de tratamento específico. Durante a gravidez está indicada a anfotericina B convencional ou em apresentações lipossomais, sendo contraindicados os derivados azólicos pelo seu potencial teratogênico. Nos casos com pneumonia extensa e difusa ou com infiltrados reticulonodulares ou miliares bilaterais, o tratamento inicial indicado é a anfotericina B durante várias semanas até a obtenção de melhora clínica e radiológica, passando-se então a um dos triazólicos, mantido por períodos que variam de 6 a 24 meses (Stevens, 1995; Pappagianis, 1998; Galgiani, 2000; Galgiani *et al.*, 2005; Chiller *et al.*, 2003).

Formas pulmonares crônicas

Em paciente assintomático o achado casual de um nódulo pulmonar solitário por *C. immitis*, comprovado por meio de punção aspirativa ou por métodos sorológicos, não requer tratamento antifúngico ou ressecção cirúrgica. O achado de lesões cavitárias pulmonares em paciente sintomático ou mesmo assintomático, mas que aumentam de tamanho, recomenda tratamento antifúngico específico e, nos casos que não se resolvem com esta terapia indica-se a ressecção cirúrgica. Uma complicação rara, mas grave, é a ruptura desta cavidade para dentro do espaço pleural; nestes casos, em paciente imunologicamente competente, a maioria dos autores recomenda ressecção cirúrgica da área afetada, geralmente lobectomia com descorticação. Coccidioidomicose pulmonar fibrocavitária crônica é tratada com os antifúgicos descritos anteriormente e, para os casos refratários é considerada válida uma opção cirúrgica (Stevens, 1995; Pappagianis, 1998; Galgiani, 2000; Galgiani *et al.*, 2005; Chiller *et al.*, 2003).

109 Candidíase Sistêmica

Simone Nouér e Marcio Nucci

▸ Introdução

Os fungos do gênero *Candida* são comensais no ser humano e são encontrados em toda parte no ambiente. Tornam-se patogênicos em situações nas quais as defesas locais ou sistêmicas do hospedeiro estão diminuídas. Candidíase é um termo genérico que designa infecção por *Candida*. Embora as infecções superficiais (tais como infecção na pele, unhas, vagina, cavidade oral e esôfago) sejam muito mais frequentes do que as infecções sistêmicas, estas representam um grande desafio na prática médica porque a sua frequência está aumentando, seu diagnóstico é difícil e sua mortalidade é alta. Candidíase sistêmica é definida como uma infecção invasiva por *Candida* spp. Pode ocorrer sob a forma de candidemia (ou fungemia, quando as hemoculturas são positivas para *Candida*), infecção disseminada (com ou sem hemocultura positiva) ou infecção localizada em diferentes órgãos, como coração, rins, baço, fígado, ossos e meninges.

▸ Epidemiologia e fatores de risco para candidíase invasiva

Enquanto a imunidade mediada por linfócitos T é o principal mecanismo de defesa contra a ocorrência de candidíase oral e esofágica, na candidíase sistêmica, outros mecanismos de defesa são importantes e pacientes com deficiência na imunidade mediada por linfócitos T não se constituem em um grupo de risco. A origem da candidíase invasiva tem sido objeto de controvérsia. Como a colonização geralmente precede a infecção, as fontes potenciais são o tubo gastrintestinal, a pele, o trato urinário e a árvore brônquica. Entretanto, embora *Candida* seja frequentemente isolada do trato respiratório e do trato urinário, não há dados experimentais ou clínicos que sequer sugiram que estas sejam portas de entrada para a infecção invasiva por *Candida*. Quanto à pele, embora algumas observações clínicas sugiram ser esta uma fonte potencial de candidemia, uma revisão sistemática da literatura mostrou que as evidências para a origem cutânea da candidemia são bastante escassas e incompletas; em relação ao tubo gastrintestinal, há vários estudos clínicos e experimentais que mostram que esta é a principal origem da candidíase invasiva (Nucci *et al.*, 2001).

O primeiro requisito para ocorrer candidíase invasiva é a colonização do tubo gastrintestinal. A colonização ocorre logo após o nascimento e persiste por toda a vida. O segundo passo é o aumento na colonização. Alguns medicamentos, como os antiácidos, bloqueadores H_2, antibióticos e corticosteroides, aumentam a colonização do tubo gastrintestinal e são fatores de risco para candidíase invasiva. O terceiro evento é a lesão da mucosa do tubo gastrintestinal. Vários fatores promovem lesão da mucosa, como quimioterapia do câncer, radioterapia, cirurgia do tubo gastrintestinal, hipotensão, trauma, desnutrição e jejum prolongado. Entretanto, como mostrado no experimento em um voluntário sadio, a candidemia pode ocorrer sem lesão da mucosa. Finalmente, se o *status* imune do hospedeiro está debilitado (especialmente neutropenia), a disseminação da infecção é facilitada. A Tabela 109.1 mostra os principais fatores de risco para a candidemia. Além da fonte endógena, com a introdução recente de técnicas de biologia molecular, tem-se documentado a ocorrência de candidíase invasiva por meio de fontes exógenas (Pfaller, 1996). Nesse caso, o profissional de saúde e soluções parenterais contaminadas são os principais vetores de transmissão. Avanços em técnicas e legislação de preparo de soluções parenterais minimizaram grandemente a ocorrência destas infecções. Porém, a aquisição exógena ainda se dá, na maioria das vezes, pelas mãos dos profissionais, tal como para infecções bacterianas, o que reforça a extrema importância de práticas adequadas de higiene de mãos.

A candidíase sistêmica ocorre predominantemente em pacientes hospitalizados. Enquanto até a década de 1980, a maioria destas infecções ocorria em pacientes neutropênicos com câncer, nos últimos 20 anos a incidência de candidíase sistêmica nessa população diminuiu consideravelmente e aumentou em outras populações de pacientes. Isso se deve a dois fatores: o uso de agentes antifúngicos na profilaxia de infecções em câncer reduziu a frequência de candidíase inva-

Tabela 109.1 Fatores de risco para candidemia.

Evento	Fator de risco
Aumento na colonização gastrintestinal	Uso de antibióticos Número Vancomicina Carbapenêmicos Hiperglicemia Colonização em diferentes locais Colonização por espécies não *albicans*
Lesão na mucosa gastrintestinal	Nutrição parenteral total (jejum prolongado) Quimioterapia Radioterapia Cirurgia Doença do enxerto *versus* hospedeiro aguda
Status imune do hospedeiro (disseminação)	Duração de neutropenia Doença do enxerto *versus* hospedeiro aguda
Outro	Uso de cateter venoso central Azotemia Hemodiálise Idade

siva (Slavin *et al.*, 1995); e a melhora das práticas médicas, que aumentou a sobrevida de pacientes muito graves (recém-natos prematuros, politraumatizados, queimados e pacientes submetidos a cirurgias complicadas), aumentando o risco de adquirir infecções fúngicas. Em estudo epidemiológico de candidemias envolvendo seis centros brasileiros, com dados coletados entre 1995 e 1996, foi observado que, embora a principal doença de base fosse câncer (34%), a grande maioria era representada por tumores sólidos, frequentemente em pós-operatório complicado de cirurgias abdominais. As outras doenças de base mais frequentes foram prematuridade (12%) e diabetes (10%) (Colombo *et al.*, 1999). Estes dados foram confirmados posteriormente em outros estudos também realizados no Brasil (Colombo *et al.*, 2006; Nucci *et al.*, 2010b) com maior número de centros, quando, a partir de 2003, a insuficiência renal crônica apareceu como outra comorbidade relevante.

Considerando que a maioria das infecções sistêmicas por *Candida* se origina da flora endógena, e que *C. albicans* é a espécie que mais frequentemente coloniza o trato gastrintestinal, não é surpresa que esta seja a espécie mais frequente causando infecção. Entretanto, a frequência de espécies não *albicans* tem aumentado muito nos últimos anos, e a distribuição de espécies varia muito de país para país. Nos países do Hemisfério Norte, entre 50 e 60% das candidemias são causadas por *C. albicans*; *C. parapsilosis* e *C. tropicalis* são as outras espécies frequentes. No Brasil, *C. albicans* responde por cerca de 40% dos casos, *C. tropicalis* e *C. parapsilosis* com cerca de 20% cada uma. *C. glabrata* é pouco frequente (5%) (Nucci *et al.*, 2010b). Embora as razões para estas diferenças não sejam muito claras, o uso amplo de fluconazol parece ter tido um impacto na emergência da *C. glabrata*, uma espécie que apresenta menor suscetibilidade a este antifúngico quando comparada com as outras espécies. Entretanto, estudos epidemiológicos ainda não publicados indicam que *C. glabrata* é uma espécie emergente também no Brasil.

Pacientes que estão recebendo antifúngicos profiláticos podem desenvolver candidemia (candidemia de escape). Embora a sua ocorrência possa representar infecção por cepas resistentes ao antifúngico em uso, na maioria das vezes este fato não é observado. Em um estudo de 270 candidemias, observaram-se 29 casos de candidemia de escape. Todas as cepas eram suscetíveis ao antifúngico que estava sendo usado. Além de exposição prévia a mais de dois antibióticos por $>$ 14 dias, outras duas situações foram identificadas como fator de risco para candidíase invasiva, ambas associadas a aumento na imunossupressão: neutropenia profunda ($<$ 100/mm^3) e uso de corticosteroides (Nucci *et al.*, 2002).

▸ Espectro clínico da candidíase sistêmica

A candidíase sistêmica pode ou não ser acompanhada de hemocultura positiva para *Candida* (candidemia) e pode acometer um ou mais órgãos (candidíase disseminada). A candidíase disseminada pode ser aguda ou crônica. O quadro clínico da candidíase disseminada aguda varia de acordo com a população afetada. Em recém-natos, a apresentação é similar à de infecção de origem bacteriana e a disseminação para diversos órgãos pode ocorrer, especialmente pele, sistema nervoso central (SNC) e retina. No adulto, a apresentação mais frequente é a febre sem outros sinais clínicos. Entretanto, o paciente pode apresentar calafrios e a ocorrência de quadros septicêmicos com choque, o que não é exclusivo de infecções bacterianas. Outras vezes o paciente apresenta deterioração progressiva do estado geral, com ou sem febre. Em até 10% dos pacientes neutropênicos com candidemia, mialgias (decorrentes de miosite) e lesões cutâneas podem ocorrer. Tais lesões são resultantes da embolização séptica, manifestando-se mais frequentemente nas infecções por *C. tropicalis*. Sua distribuição é difusa, apresentando-se como micronódulos avermelhados ou como pequenas pápulas violáceas de base hiperemiada; ainda, ocasionalmente, pode haver lesões maiores. Outra manifestação relativamente comum é a infecção ocular. Estudos que avaliaram prospectivamente o acometimento ocular apontam para uma incidência de 16%, sendo a coriorretinite (9%) mais comum do que a endoftalmite (2%) (Oude Lashof *et al.*, 2011). Na maioria dos casos, as lesões retinianas por *Candida* são identificadas no exame oftalmológico de rotina, não havendo sintomas relacionados. Assim, o estudo de fundoscopia deve ser estimulado no momento do diagnóstico da infecção e deve ser repetido cerca de 10 a 14 dias após o início do tratamento.

Menos frequentemente, a candidemia se complica com envolvimento renal, osteoarticular, endocardite ou meningite. *Candida* sp. é o agente etiológico em 2 a 10% dos casos de endocardite em válvulas protéticas, e em pacientes com válvulas protéticas que desenvolvem candidemia 25% desenvolvem endocardite (Nasser *et al.*, 1997). O quadro clínico da endocardite por *Candida* se assemelha ao de endocardite bacteriana, com febre (75%), sopro cardíaco (50%) e insuficiência cardíaca (25%). As vegetações em geral são grandes e tal fato é atribuído mais a um retardo no diagnóstico do que a alguma característica especial do patógeno. Lesões embólicas para outros órgãos são comuns, mas sinais clássicos de endocardite, como nódulos de Osler e manchas de Roth, não são frequentes. A candidíase no SNC é rara e pode se apresentar como meningite, ou como abscesso cerebral. Geralmente ocorre como disseminação hematogênica; é particularmente comum em recém-natos. Além disso, a meningite pode ocorrer após procedimento neurocirúrgico com uso de dispositivo como cateter de derivação ventriculoperitoneal ou reservatórios de Ommaya. A osteomielite por *Candida* geralmente acontece como disseminação hematogênica, sendo rara a ocorrência de artrite ou osteomielite primária. Quando ocorre, é consequência de implantação acidental do fungo após cirurgia (p. ex., osteomielite do esterno após cirurgia cardíaca, ou artrite após injeção intra-articular), ou em pacientes com pé diabético, por contiguidade. A mediastinite pode complicar a osteomielite e se manifesta por eritema na parede torácica, secreção e instabilidade do esterno. A peritonite por *Candida* ocorre em dois contextos: pacientes recebendo diálise peritoneal e como complicação de processos abdominais supurativos como abscessos, pancreatite e colecistite. No caso de diálise, a infecção tende a ser localizada e se manifesta por febre baixa e dor abdominal. A pneumonia por *Candida* é rara, resultando da disseminação hematogênica, em geral em pacientes neutropênicos. O padrão radiológico é de infiltrados alveolares múltiplos, ocorrendo em ambos os pulmões.

A candidíase disseminada crônica, também conhecida como candidíase hepatoesplênica, acomete quase exclusivamente pacientes que desenvolvem neutropenia profunda ($<$ 100/mm^3) e prolongada ($>$ 10 dias). O quadro típico é de febre que persiste ou recorre no momento da recuperação medular ($>$ 500/mm^3), acompanhada de dor abdominal, icterícia e hepatoesplenomegalia. Estes achados são acompanhados de alterações nas provas de função hepática, especialmente a fosfatase alcalina, e múltiplos abscessos no fígado, baço e rins, evidenciados por métodos de imagem, como a ultrassonografia, tomografia computadorizada ou ressonância nuclear magnética. O uso amplo de fluconazol na profilaxia de infecções fúngicas em pacientes neutropênicos reduziu muito a frequência da candidíase disseminada crônica.

▸ Diagnóstico de candidíase sistêmica

O diagnóstico de toda infecção fúngica invasiva se baseia no crescimento do fungo de material biológico estéril e na identificação de estruturas fúngicas em tecidos. As secreções respiratórias frequentemente apresentam crescimento de *Candida* e os resultados devem ser sempre interpretados como colonização. Em outras palavras, interpretar uma cultura positiva de secreção respiratória como infecção é inadequado e se constitui em um dos principais erros cometidos pelos médicos que cuidam destes pacientes.

O achado de candidúria é frequente, especialmente em pacientes com sonda vesical. Em estudo prospectivo de 861 casos de candidúria, 83% tinham história de sondagem vesical nos 30 dias precedentes (Kauffman *et al.*, 2000). Por outro lado, em outro estudo, 6% de voluntários sãos tinham candidúria (Goldberg *et al.*, 1979). Assim, a interpretação de candidúria é complicada, podendo representar colonização, cistite ou infecção sistêmica (Nucci, 2000); não há nenhum método simples e confiável para distinguir entre estas três possibilidades. É necessário enfatizar que, até o momento, não há definição de contagem de colônias para infecção ou colonização, assim a interpretação destes exames é controversa. Atualmente, considera-se que para pacientes sem condições predisponentes e assintomáticos, este achado não deve ser considerado. Em pacientes com condições predisponentes, a remoção simples do cateter vesical pode ser suficiente sem nenhuma terapia antifúngica (Achkar *et al.*, 2010).

Em pacientes submetidos a transplante de rim, candidúria é comum. Os fatores de risco relacionados com este achado não diferem daqueles dos pacientes sem transplante mas hospitalizados. A presença de candidúria parece ser um marcador de gravidade de doença nestes pacientes visto que, apesar de estar relacionada com menor sobrevida, o tratamento da candidúria assintomática não mostrou impacto na evolução do paciente (Safdar *et al.*, 2005).

Ao contrário do isolamento de *Candida* em secreções respiratórias e na urina, o isolamento deste fungo em hemoculturas deve ser sempre interpretado como infecção na corrente sanguínea e tratado de maneira adequada, uma vez que a mortalidade desta condição é alta. Não há recomendações especiais de coleta de hemoculturas para *Candida*, pois este microrganismo cresce bem com os sistemas de hemoculturas automatizados usados para bactérias. Embora com o sistema de lise e centrifugação a recuperação de *Candida* na hemocultura seja maior, tal método é difícil de ser utilizado na prática, porque esta técnica está associada a uma alta taxa de resultados falso-positivos para bactérias.

Apesar de a hemocultura ser o melhor método diagnóstico de candidíase sistêmica, há algumas importantes limitações neste método. Algumas infecções, como a candidíase disseminada crônica, não costumam se apresentar com hemoculturas positivas. Além disso, a sensibilidade da hemocultura é baixa. Em um estudo de necropsias em neoplasias hematológicas, a candidíase sistêmica foi detectada em 94 de 720 necropsias, mas em apenas 20 casos (21%) a hemocultura foi positiva (Kami *et al.*, 2002). Por outro lado, métodos não dependentes de cultivo não estão disponíveis. Recentemente foi desenvolvido um teste que detecta 1–3β D-glucana (um componente da parede de vários fungos) no sangue. Em pacientes neutropênicos, um teste positivo mostrou sensibilidade de 100% e especificidade de 90%, com valores preditivos positivo e negativo de 43 e 100%, respectivamente. A positividade de três testes consecutivos deu valores preditivos positivo e negativo de 80 e 96%, respectivamente (Odabasi *et al.*, 2004). Uma limitação deste teste é que ele não é positivo apenas em infecções por *Candida*. Apesar de este biomarcador ainda estar sob investigação, devido à frequente ocorrência de resultados falso-positivos, sua utilidade parece ser mais no seu valor preditivo negativo.

Em um paciente com candidemia, o momento para se fazer busca ativa para documentar a presença de lesões nos rins, fígado, baço, bem como afastar o diagnóstico de endocardite ou tromboflebite séptica, não está estabelecido. É razoável considerar que tais testes devam ser realizados se a partir de 5 dias de tratamento o paciente continua com hemoculturas positivas. Entretanto, no caso de o paciente ter alguma prótese antes da candidemia (p. ex., válvula cardíaca, episódio recente de trombose venosa em local de inserção de cateter), tais procedimentos devem ser feitos ao diagnóstico. Isso não se aplica a recém-natos, porque esses pacientes frequentemente apresentam disseminação para outros órgãos, incluindo rins, fígado, baço, ossos e sistema nervoso central.

▸ Abordagem terapêutica e profilática

▪ Modalidades de uso de antifúngicos em pacientes hospitalizados

O uso de antifúngicos para o tratamento de infecções fúngicas em pacientes hospitalizados pode ser dividido em quatro categorias: profilaxia, tratamento empírico, tratamento preemptivo e tratamento de infecção documentada.

A primeira categoria se refere ao uso de antifúngicos para pacientes de risco, que ainda não desenvolveram qualquer manifestação sugestiva de infecção. Tal prática teve seu desenvolvimento maior em pacientes neutropênicos, em que vários estudos randomizados foram publicados. Particularmente, em pacientes receptores de transplante alogênico de medula óssea e em tratamento de indução de leucemias agudas, o uso de fluconazol resulta em redução na frequência de candidíase invasiva e também na mortalidade associada a esta infecção (Freifeld *et al.*, 2011). Fora do contexto de neutropenia, há algumas populações em que o uso de profilaxia com fluconazol também vem sendo discutido. Os neonatos com < 1.000 g de peso ao nascimento podem se beneficiar com uso de fluconazol profilático, principalmente quando existe a necessidade de uso de antimicrobianos. Os receptores de transplante de fígado que recebem profilaxia antifúngica têm menos risco de infecção invasiva, desde que associado a disfunção renal, grande quantidade de sangue transfundido ou necessidade de retransplante.

Em pacientes graves, internados em unidades de terapia intensiva, tentativas vêm sendo feitas de identificar grupos de maior risco para iniciar antifúngico mais precocemente, seja em profilaxia ou em terapia empírica. Diversos modelos de escores clínicos para apontar quais pacientes teriam benefício com a profilaxia ainda não se mostraram satisfatórios (Eggimann *et al.*, 2010). Estes escores consideram uso de antimicrobianos, cateteres vasculares, nutrição parenteral, hemodiálise e colonização por *Candida*; esta situação é cada vez menos discriminatória nos pacientes graves, principalmente naqueles cuja internação se deveu a uma condição clínica. Para os pacientes graves admitidos em pós-operatório de cirurgia abdominal, quando a mucosa do trato gastrintestinal está acometida, a profilaxia com fluconazol foi benéfica para redução de mortalidade por peritonite ou infecção invasiva (Playford *et al.*, 2006).

Em geral, quanto maior a população em risco, maior é a chance de que um regime de profilaxia funcione. Um problema em se fazer profilaxia é o desenvolvimento de cepas resistentes com o uso prolongado e generalizado de fluconazol. A experiência em pacientes neutropênicos e em pacientes com AIDS mostra que dois fenômenos podem ocorrer: a seleção de espécies de *Candida* resistentes, como *C. krusei* e *C. glabrata* (mais comum) e o desenvolvimento de cepas resistentes dentre espécies geralmente suscetíveis, como *C. albicans* e *C. tropicalis* (fenômeno raro).

A ocorrência de candidemia de escape em um paciente com uso de fluconazol profilático é rara. No contexto do paciente neutropênico febril em profilaxia, deve-se pensar em infecção fúngica por outro agente como o *Aspergillus* sp.

A terapia empírica antifúngica é definida como o uso de antifúngico sistêmico em pacientes de risco que já têm algum sinal de infecção (p. ex., febre). Esta prática foi consagrada em pacientes neutropênicos (Freifeld *et al.*, 2011), porém, com o uso de fluconazol profilático nos pacientes de risco, existe uma tendência de ser substituída pelo diagnóstico precoce ou pelo tratamento preemptivo, visto que a infecção fúngica mais importante nestes pacientes passou a ser a aspergilose invasiva.

A terceira categoria de uso de antifúngico é o tratamento preemptivo. Neste caso, o paciente tem mais risco de desenvolver infecção fúngica apresentando algum marcador que sugira fortemente o diagnóstico, mas o mesmo ainda não foi estabelecido. Para a candidíase invasiva não há um marcador indireto fiel e prático. Técnicas sorológicas não ajudam, bem como métodos de imagem. Nesta modalidade também não há nenhum estudo controlado.

A última modalidade é o tratamento da infecção diagnosticada. A principal ferramenta diagnóstica de candidíase invasiva é a hemocultura. Infelizmente, muitas vezes, quando a hemocultura é positiva o paciente está muito grave e o resultado tem pouco impacto na sobrevida.

Tratamento da candidemia

Ao contrário dos antibióticos, são poucas as medicações disponíveis para o tratamento das infecções fúngicas sistêmicas. A Tabela 109.2 mostra as disponíveis para o tratamento da candidíase invasiva. Uma das questões fundamentais para prognóstico é o início precoce do tratamento específico, visto que a mortalidade é maior naqueles que têm o início atrasado.

Para o tratamento da candidemia e da candidíase invasiva, os fármacos (ou esquemas) avaliados em estudos randomizados são: anfotericina B, fluconazol, voriconazol, caspofungina, anidulafungina, micafungina, anfotericina B em complexo lipídico, anfotericina B lipossomal, e a combinação de fluco-

Tabela 109.2 Medicações disponíveis no Brasil para o tratamento de candidíase sistêmica.

Classe, medicação	Preparação	Ação contra *Candida*	Dose (candidemia)	Evidência científica	Comentários
Poliênicos					
Anfo B em desoxicolato	IV	+++	0,6 a 1 mg/kg/d	Estudos randomizados	Deve ser substituída por medicação menos tóxica
Anfo B lipossomal	IV	+++	3 a 5 mg/kg/d	Estudo randomizado	Menos tóxica das preparações de Anfo B
Anfo B em complexo lipídico	IV	+++	3 a 5 mg/kg/d	Um estudo randomizado não publicado	Menos toxicidade renal que Anfo B em desoxicolato, mas toxicidade aguda semelhante
Anfo B em dispersão coloidal	IV	+++	3 a 5 mg/kg/d	Estudos não comparativos	Mais tóxica das 3 preparações lipídicas
Azólicos					
Fluconazol	IV, VO	++	400 a 800 mg/d	Estudos randomizados	Excelente para terapia sequencial após tratamento inicial com equinocandina
Voriconazol	IV, VO	+++	6 mg/kg 12/12 h D1 e 3 mg/kg 12/12 h subsequente	Estudo randomizado	Atua também contra *C. krusei* (mas tem resistência cruzada com fluconazol em infecção por *C. glabrata*)
Equinocandinas					
Caspofungina	IV	+++	70 mg/d D1 e 50 mg/d subsequente	Estudos randomizados	Pouco tóxica, eficaz, escolha inicial para tratamento de candidemia
Anidulafungina	IV	+++	200 mg/d D1 e 100 mg/d subsequente	Estudo randomizado	Pouco tóxica, eficaz, escolha inicial para tratamento de candidemia
Micafungina	IV	+++	100 mg/d	Estudos randomizados	Pouco tóxica, eficaz, escolha inicial para tratamento de candidemia

Anfo B = anfotericina B; IV = intravenoso; VO = via oral; D1 = primeiro dia de tratamento; d = dia.

nazol e anfotericina B. As equinocandinas são consideradas as medicações de escolha para terapia primária de candidemia/candidíase invasiva. As substâncias e respectivas doses são: caspofungina (dose de 70 mg IV no primeiro dia e 50 mg/dia nos dias subsequentes), micafungina (dose de 100 mg/dia) e anidulafungina (200 mg IV no primeiro dia e 100 mg/dia nos dias subsequentes). O fluconazol (400 a 800 mg/dia) pode ser usado em terapia sequencial, após alguns dias de uma equinocandina, desde que o paciente tenha melhorado e a espécie seja suscetível (*C. albicans*, *C. tropicalis* e *C. parapsilosis*). O tratamento deve ser mantido por pelo menos 2 semanas após negativação de hemoculturas e desaparecimento de sinais e sintomas. A remoção imediata de cateteres vasculares não é recomendada desde que o paciente esteja recebendo uma equinocandina ou anfotericina B lipossomal. Nesse contexto, pode-se manter o cateter e observar por alguns dias. Caso o paciente continue a apresentar hemoculturas positivas, deve-se então considerar a remoção de cateteres vasculares (Nucci *et al.*, 2010a). Para algumas formas invasivas de candidíase, como osteomielite e endocardite, o tratamento deve se prolongar por mais de 4 semanas.

▶ Prognóstico da candidíase sistêmica

A candidemia tem mortalidade que varia de 40 a 70%, e a mortalidade atribuída chega até 38%. Isso significa que de cada três pacientes com candidemia, provavelmente dois morrem: um por causa da doença de base e outro por causa da candidemia.

Fatores prognósticos em candidemia foram avaliados em alguns estudos (Anaissie *et al.*, 1998; Nucci *et al.*, 1998; Uzun *et al.*, 2001). Os principais fatores são: idade, presença e persistência de neutropenia, envolvimento de órgãos e *status* de desempenho ruim (avaliado por algum índice de gravidade, como APACHE ou escala de Karnofsky).

▶ Referências bibliográficas

Achkar JM, Fries BC. Candida infections of the genitourinary tract. *Clin Microbiol Rev.* 23: 253-273, 2010.

Anaissie EJ, Rex JH, Uzun O *et al.* Predictors of adverse outcome in cancer patients with candidemia. *Am J Med.* 104: 238-245, 1998.

Colombo AL, Nucci M, Park BJ *et al.* Epidemiology of candidemia in Brazil: a nationwide sentinel surveillance of candidemia in eleven medical centers. *J Clin Microbiol.* 44: 2816-2823, 2006.

Colombo AL, Nucci M, Salomão R *et al.* High rate of non-albicans candidemia in Brazilian tertiary care hospitals. *Diagn Microbiol Infect Dis.* 34: 281-286, 1999.

Eggimann P, Ostrosky-Zeichner L. Early antifungal intervention strategies in ICU patients. *Curr Opin Crit Care.* 16: 465-469, 2010.

Freifeld AG, Bow EJ, Sepkowitz KA *et al.* Clinical practice guideline for the use of antimicrobial agents in neutropenic patients with cancer: 2010 Update by the Infectious Diseases Society of America. *Clin Infect Dis.* 52: 427-431, 2011.

Goldberg PK, Kozinn PJ, Wise GJ *et al.* Incidence and significance of candiduria. *JAMA.* 241: 582-584, 1979.

Kami M, Machida U, Okuzumi K *et al.* Effect of fluconazol prophylaxis on fungal blood cultures: an autopsy-based study involving 720 patients with haematological malignancy. *Br J Haematol.* 117: 40-46, 2002.

Kauffman CA, Vazquez JA, Sobel JD *et al.* Prospective multicenter surveillance study of funguria in hospitalized patients. The National Institute for Allergy and Infectious Diseases (NIAID) Mycoses Study Group. *Clin Infect Dis.* 30: 14-18, 2000.

Nasser RM, Melgar GR, Longworth DL *et al.* Incidence and risk of developing fungal prosthetic valve endocarditis after nosocomial candidemia. *Am J Med.* 103: 25-32, 1997.

Nucci M. Candiduria in hospitalized patients: a review. *Braz J Infect Dis.* 4: 168-172, 2000.

Nucci M, Anaissie E. Revisiting the source of candidemia: skin or gut? *Clin Infect Dis.* 33: 1959-1967, 2001.

Nucci M, Anaissie E, Betts RF *et al.* Early removal of central venous catheter in patients with candidemia does not improve outcome: analysis of 842 patients from 2 randomized clinical trials. *Clin Infect Dis.* 51: 295-303, 2010a.

Nucci M, Colombo AL. Risk factors for breakthrough candidemia. *Eur J Clin Microbiol Infect Dis.* 21: 209-211, 2002.

Nucci M, Colombo AL, Silveira F *et al.* Risk factors for death in patients with candidemia. *Infect Control Hosp Epidemiol.* 19: 846-850, 1998.

Nucci M, Queiroz-Telles F, Tobon AM *et al.* Epidemiology of opportunistic fungal infections in Latin America. *Clin Infect Dis.* 51: 561-570, 2010b.

Odabasi Z, Mattiuzzi G, Estey E *et al.* Beta-D-glucan as a diagnostic adjunct for invasive fungal infections: validation, cutoff development, and performance in patients with acute myelogenous leukemia and myelodysplastic syndrome. *Clin Infect Dis.* 39: 199-205, 2004.

Oude Lashof AM, Rothova A, Sobel JD *et al.* Ocular manifestations of candidemia. *Clin Infect Dis.* 53: 262-268, 2011.

Pfaller MA. Nosocomial candidiasis: emerging species, reservoirs, and modes of transmission. *Clin Infect Dis.* 22 Suppl 2: S89-S94, 1996.

Playford EG, Webster AC, Sorrell TC *et al.* Antifungal agents for preventing fungal infections in non-neutropenic critically ill and surgical patients: systematic review and meta-analysis of randomized clinical trials. *J Antimicrob Chemother.* 57: 628-638, 2006.

Safdar N, Slattery WR, Knasinski V *et al.* Predictors and outcomes of candiduria in renal transplant recipients. *Clin Infect Dis.* 40: 1413-1421, 2005.

Slavin MA, Osborne B, Adams R *et al.* Efficacy and safety of fluconazol prophylaxis for fungal infections after marrow transplantation–a prospective, randomized, double-blind study. *J Infect Dis.* 171: 1545-1552, 1995.

Uzun O, Ascioglu S, Anaissie EJ *et al.* Risk factors and predictors of outcome in patients with cancer and breakthrough candidemia. *Clin Infect Dis.* 32: 1713-1717, 2001.

110 Pneumocistose

Valdir Sabbaga Amato, Raphael Abegão de Camargo, Aléia Faustina Campos e Felipe Francisco Tuon

▸ Introdução | Resumo histórico

Em 1909, observando o pulmão de cobaias inoculadas com *Trypanosoma cruzi*, Carlos Chagas relatou a presença de microrganismos císticos contendo corpúsculos no seu interior e acreditou que faziam parte do ciclo vital do tripanossoma. Em 1910, Antonio Carini reconheceu em pulmão de ratos infectados em esgoto de São Paulo o *Trypanosoma lewisi*, "formações císticas" semelhantes às relatadas por Chagas (Severo, 2003). Considerando-as organismos distintos do *Trypanosoma*, Carini enviou o material ao casal de pesquisadores Delanoë, em Paris, que confirmou tal diferença, nomeando o então recente microrganismo *Pneumocystis carinii*, em homenagem ao Dr. Carini.

Mas foi somente no final da década de 1980 que estudos de biologia molecular comprovaram, definitivamente, que o microrganismo descoberto por Chagas era um fungo, a despeito da ausência de ergosterol em sua composição e do difícil crescimento em cultura.

Em 1999, Frenkel renomeou o organismo causador de pneumocistose em humanos *Pneumocystis jiroveci* (pronúncia *yee row vet zee*), em homenagem ao parasitologista tcheco Otto Jirovec, por ter relatado o primeiro caso dessa micose em humanos (Stringer *et al.*, 2002).

Segundo recomendações dos Centers for Disease Control and Prevention (CDC), a sigla PCP deve ser mantida na literatura médica referindo-se ao nome da doença: pneumonia por *Pneumocystis*, causada pelo fungo *P. jiroveci*.

Desse modo, a história da pneumocistose está ligada à medicina brasileira com alguns enganos, que se esclareceram com o passar dos anos. Nunca se pensou na hipótese de um microrganismo, encontrado nos pulmões de roedores e outros animais, sob a forma de trofozoítas e esporozoítas, ter tanta importância na patologia infecciosa de nossos dias. Após uma sucessão de enganos de grandes mestres do passado, os quais pensaram que o *Pneumocystis* representasse a forma esquizogônica do *T. cruzi*, *T. lewisi* e outros tripanossomos, ficou caracterizada pelo casal Delanoë, em 1912, a ocorrência de um novo parasito, cuja posição sistemática ainda é muito discutida. Recentemente, esse fungo foi reclassificado como uma levedura não brotante, com afinidade ascomicética, embora com aspectos diferentes dos fungos comumente isolados nos laboratórios de microbiologia clínica (Lacaz *et al.*, 2002).

▸ Etiologia

O *P. jiroveci* é um fungo atípico, relacionado com leveduras, que mede de 5 a 7 μm de diâmetro, em média. Em seu estágio mais característico, apresenta no seu interior 8 "massas" que se coram em violeta-escuro pelo método de Giemsa, sendo consideradas núcleos envolvidos por citoplasma azul-claro (Cailliez *et al.*, 1996). O fungo pode ser encontrado em diversos animais: homem, rato, camundongo, cavalo, porco e coelho.

▸ Epidemiologia

Em diversos estudos sorológicos e histopatológicos, concluem-se a distribuição universal do *P. jiroveci*, sua alta estabilidade no meio ambiente, sua pronta disponibilidade e facilidade de transmissão.

Os fatores de risco para aquisição de pneumocistose incluem: prematuridade, desnutrição, doenças que conduzem à imunodeficiência primária, AIDS, câncer, recebimento de transplantes e uso de terapia citotóxica ou imunossupressora, principalmente no que diz respeito a corticoides. A pneumocistose tende a desenvolver-se em situações nas quais há danos à imunidade celular ou humoral.

Embora se tenha conhecimento há muito que o *P. jiroveci* causava pneumonia no paciente imunodeprimido, esse problema somente assumiu proporções preocupantes na década de 1980, com o surgimento da AIDS. Cerca de 85% dos pacientes com AIDS desenvolvem pneumocistose, sendo considerada a principal infecção oportunística nesses pacientes em países desenvolvidos (Santamauro e Stover, 1997).

O modo de transmissão da pneumocistose não está completamente entendido. Por décadas, a teoria de reativação de uma infecção latente, afirmando que o microrganismo permaneceria quiescente no hospedeiro podendo causar doença sempre que houvesse algum dano ao sistema imune do mesmo, foi bastante aceita. Atualmente, existem fortes evidências de que a transmissão interpessoal é a maneira mais provável de aquisição dessa infecção fúngica (Morris *et al.*, 2002).

Apesar de resultados de estudos em animais e humanos demonstrarem que a transmissão pelo meio ambiente pode ocorrer, o isolamento respiratório dos pacientes com pneumocistose não está recomendado.

▸ Patogenia e patologia

O mecanismo pelo qual o *P. jiroveci* causa doença é pouco entendido. Acredita-se que após ser inalado e evadir-se das defesas do trato respiratório superior, o fungo se deposita nos alvéolos. A infecção se inicia com a ligação do fungo aos pneumócitos I que delineiam os espaços alveolares. Uma vez aderidos, os microrganismos sobrevivem no espaço extracelular, sob o fluido alveolar, do qual obtêm nutrientes, sem contato direto com o ar inspirado. Os macrófagos alveolares constituem a primeira linha de defesa do hospedeiro e são as principais células efetoras contra esse fungo. Além de promoverem a fagocitose dos mesmos, os macrófagos são capazes de induzir a produção de uma grande variedade de citocinas pró-inflamatórias. Esses mediadores participam na erradicação do fungo, mas também estão envolvidos no processo de lesão pulmonar. O TNF-α promove o recrutamento alveolar de neutrófilos, linfócitos e monócitos, e induz a produção de outras citocinas, incluindo a IL-8 e o IFN-γ, que estimulam ainda mais o recrutamento e a ativação de mais células inflamatórias durante o processo de infecção. A IL-8 é uma citocina sabidamente relacionada com a infiltração de neutrófilos no pulmão e também com a dificuldade das trocas gasosas em nível alveolar, conduzindo a quadros de doença pulmonar grave (Walzer, 1999).

O *P. jiroveci* permanece nos alvéolos enquanto as defesas do hospedeiro se mantêm intactas. Entretanto, sempre quando há algum dano ao sistema imune do hospedeiro, esse microrganismo começa a propagar-se lentamente e a ocupar o lúmen dos alvéolos pulmonares com consequente rompimento da membrana alveolar capilar e prejuízo das trocas gasosas e anormalidades na ventilação e perfusão.

Em exame anatomopatológico do pulmão na pneumocistose, observam-se lumens alveolares preenchidos por material eosinofílico, espumoso, com aspecto de favo de mel, delimitado na parede alveolar por um espaço claro. Em meio ao material espumoso estão distribuídos os trofozoítas e os cistos do fungo. Verifica-se que os septos interalveolares estão espessados por edema e infiltrado inflamatório. O comprometimento pulmonar pode evoluir para fibrose intersticial e também raramente para disseminação de órgãos a distância (Veronesi e Focaccia, 1996).

▶ Quadro clínico

O período de incubação varia de 1 a 2 meses, podendo haver sintomas de fadiga e perda de peso por algumas semanas precedendo o quadro respiratório.

As principais manifestações clínicas são as pulmonares: dispneia progressiva, 91%; tosse seca, 59%, e sistêmica, com febre geralmente baixa, em 79% dos casos. O excelente valor preditivo negativo da dispneia sugere que, na ausência desse sintoma, a pneumonia por pneumocistose tem pouca probabilidade de estar presente (Balestra *et al.*, 1992).

Os achados de exame físico incluem taquipneia, taquicardia e ausculta pulmonar frequentemente normal.

A radiografia de tórax característica revela a presença de um infiltrado intersticioalveolar bilateral e peri-hilar (Figura 110.1), que se estende homogeneamente com o progresso da doença (Boiselle *et al.*, 1999). Achados menos comuns incluem nódulos múltiplos ou solitários, infiltrados nos lobos superiores e pneumotórax em pacientes que fazem uso de pentamidina aerossol para profilaxia. Derrame pleural e linfadenomegalia torácica são raros. A radiografia de tórax pode mostrar-se normal em fases iniciais da doença (Thomas e Limper, 2004).

A tomografia computadorizada de alta resolução (TCAR) apresenta extrema sensibilidade para o diagnóstico de PCP em pacientes com HIV/AIDS. Em estudo realizado no ano de 1997 que avaliou 51 pacientes com diagnóstico de PCP e radiografia de tórax com achados normais ou inespecíficos, a TCAR apresentou sensibilidade de 100% e especificidade de 89%, quando o achado de infiltrado reticulonodular em vidro fosco foi utilizado para indicar uma possível PCP. Apesar de tal achado ser bastante sugestivo, não é patognomônico da doença. No entanto, TCAR negativa nos permite excluir o diagnóstico de PCP (Hidalgo *et al.*, 2003).

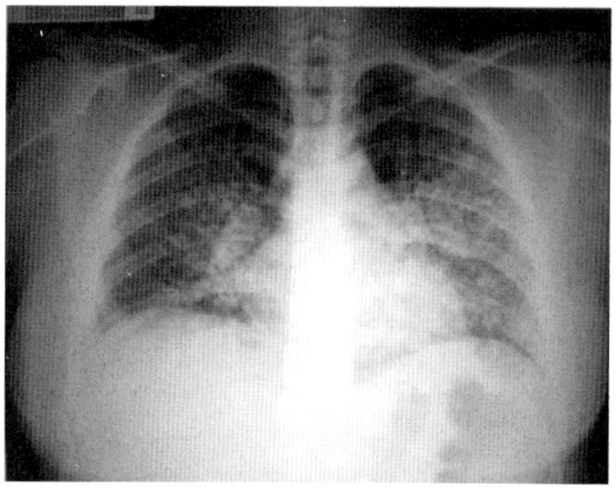

Figura 110.1 Radiografia de tórax posteroanterior evidenciando infiltrado bilateral, sugestivo de pneumocistose (cortesia da Dra. Christina Terra Gallafrio).

A cintigrafia com citrato de gálio-67 apresenta alta sensibilidade (90%) para o diagnóstico de PCP, evidenciando captação pulmonar difusa e bilateral. Porém, apresenta limitações pelo alto custo, baixa especificidade e necessidade de 2 dias para a realização do exame. Pode ser útil, no entanto, como exame de triagem quando existe a dúvida da existência de um processo infeccioso pulmonar em atividade, especialmente nos pacientes com radiografia de tórax sem alterações (Love *et al.*, 2004; Tuazon *et al.*, 1985).

A infecção extrapulmonar é rara e em geral está associada a doença sistêmica grave. Os principais locais acometidos são: ouvidos, olhos, tireoide, baço, pleura, linfonodos, medula óssea, músculos, meninges, córtex cerebral e trato gastrintestinal.

▶ Diagnóstico laboratorial

Dentre os exames laboratoriais inespecíficos e rotineiros, os mais importantes em relação à pneumocistose são os descritos a seguir.

▪ Gasometria arterial

Revela Pao_2 reduzida e os níveis de desidrogenase láctica (DHL) que se encontram elevados, variando de 320 a 20.000 U/ℓ. Essas duas alterações laboratoriais refletem o grau de comprometimento pulmonar.

Como ainda não é possível isolar o *P. jiroveci* em cultivo, o diagnóstico etiológico continua sendo baseado na demonstração das formas características do fungo no escarro, no lavado broncoalveolar (LBA) ou na biopsia de tecido pulmonar.

▪ Exame direto de escarro induzido

Tem sensibilidade diagnóstica de 50 a 90% (a sensibilidade e a especificidade dependem da qualidade da amostra e da experiência do microbiologista e do patologista) e deve ser o procedimento de escolha inicial para o diagnóstico, particularmente no paciente com AIDS (Thomas e Limper, 2004).

▪ Broncoscopia com lavado broncoalveolar

Este exame, processado em citocentrífuga e corado pelo método de Gomori-Grocott com metenamina argêntica (coloração da prata), é o mais utilizado em laboratórios clínicos por ser específico e sensível, com sensibilidade de 90 a 99% (Kaplan *et al.*, 2009).

Biopsia transbrônquica e biopsia a céu aberto

Apresentam sensibilidades semelhantes, 95 a 100% (Kaplan *et al.*, 2009). No entanto, em biopsia de tecido pulmonar com fibrose intersticial intensa, os fungos são difíceis de serem identificados por técnicas histoquímicas (Grocott, Giemsa, azul de toluidina), sendo a etiologia do processo mais bem caracterizada por reações imuno-histoquímicas.

A técnica da reação em cadeia da polimerase (PCR), na qual se amplifica o DNA do fungo, tem mostrado grande sensibilidade e especificidade para o diagnóstico de amostras isoladas de escarro e LBA (Caliendo *et al.*, 1998). No entanto, o PCR convencional apresenta como limitação a dificuldade em diferenciar infecção de colonização. Dessa maneira, o *realtime* PCR surge como alternativa promissora para solucionar tal problema, no qual quantifica o número de cópias de cistos de *Pneumocystis*, e por um ponto de corte separa melhor a infecção da colonização, mantendo excelente sensibilidade e especificidade (Rohner *et al.*, 2009).

Pneumocistose e AIDS

Em 1981, o alerta do CDC sobre os casos de pneumocistose e sarcoma de Kaposi em homossexuais masculinos jovens, previamente saudáveis, foi um dos primeiros sinais para o reconhecimento posterior da síndrome da imunodeficiência adquirida, estágio avançado da infecção pelo HIV. A partir de então o *P. jiroveci* aparece como um importante agente oportunista em pacientes com AIDS e uma das principais causas de óbito nesse grupo de indivíduos, nos quais causa inclusive infecções extrapulmonares e quadros pulmonares atípicos.

A pneumonia por pneumocistose é a doença definidora mais comum de AIDS em pacientes com HIV, ocorrendo mais frequentemente quando a contagem de linfócitos T-*helper* ($CD4^+$) é menor que 200 céls./mm^3.

Os pacientes com AIDS e pneumocistose têm um significativo aumento do número de organismos no pulmão, com menos neutrófilos do que os pacientes com pneumocistose na ausência de AIDS. O aumento da carga parasitária nesses pacientes pode ser explicado pelo déficit da função dos macrófagos que se instala na AIDS, havendo redução da capacidade de diminuição do parasito por essas células de defesa primária. Por outro lado, o menor número de células inflamatórias nos pacientes com AIDS tende a promover melhores índices de oxigenação alveolar revelados na gasometria arterial e, consequentemente, na sobrevida desses pacientes (Thomas e Limper, 2004).

A taxa de mortalidade entre os pacientes com AIDS e pneumocistose é de 10 a 20% durante a infecção inicial, em contraste com a taxa de mortalidade entre aqueles pacientes com pneumocistose sem AIDS, em torno de 30 a 60%, dependendo da população de risco.

Atualmente, o amplo uso de medicações para tratamento e profilaxia de pacientes com pneumocistose e AIDS tem provocado o surgimento de resistência a essas medicações por *P. jiroveci* e outros microrganismos (Navin *et al.*, 2001). No entanto, a detecção de resistência aos fármacos utilizados e a avaliação do seu impacto na prática médica têm sido prejudicadas pela ausência de meios de cultura *in vitro* capazes de realizar testes de suscetibilidade confiáveis.

Tratamento

O tratamento de primeira linha para todas as formas de pneumocistose é a associação de sulfametoxazol (SMX)-trimetoprima (TMP). A atividade antimicrobiana dessa associação resulta do bloqueio enzimático em duas etapas da síntese do ácido tetra-hidrofólico. A sulfonamida inibe a incorporação do PABA (ácido para-aminobenzoico) em ácido fólico, e a trimetoprima evita a redução do ácido di-hidrofólico para tetra-hidrofólico.

A medicação é administrada por via oral ou intravenosa na dose de 15 a 20 mg/kg/dia de TMP e 75 a 100 mg/kg/dia de SMX, em 3 a 4 doses diárias, por 21 dias. A preparação parenteral está indicada para pacientes com dificuldade de ingestão oral e nos casos graves da doença. Os pacientes que evoluem com melhora do quadro clínico e remissão dos sintomas durante o tratamento intravenoso inicial podem terminá-lo com a medicação por via oral.

Durante os primeiros dias de tratamento, alguns pacientes podem experimentar piora dos sintomas respiratórios. Isso se deve à resposta imune exacerbada do hospedeiro ao fungo, por haver grande liberação de fatores inflamatórios induzidos pela presença dos antígenos do fungo em destruição.

Estudos têm recomendado o uso de corticoide para todos os pacientes com pneumocistose de moderada a grave intensidade visando à diminuição do processo inflamatório e da fibrose pulmonar. Deve ser usada a seguinte forma: prednisona 40 mg VO 2 vezes/dia do 1º ao 5º dia, 40 mg VO 1 vez/dia do 6º ao 10º dia seguidos de 20 mg VO 1 vez/dia do 11º ao 21º dia.

A maior limitação ao uso de SMX-TMP reside na frequência de efeitos colaterais que em geral iniciam durante a segunda semana de tratamento. São comuns: *rash*, febre, neutropenia e outras citopenias, náuseas e vômitos, hepatite, hiperpotassemia, pancreatite e nefrite (Warton *et al.*, 1986).

Uma alternativa no tratamento dos pacientes com pneumocistose, e considerada de segunda linha, é a associação de clindamicina na dose de 600 mg 3 vezes/dia IV com primaquina 15 a 30 mg/dia VO por 21 dias. O mecanismo de ação dessas substâncias é desconhecido, e os principais efeitos colaterais incluem: *rash*, metemoglobinemia, hemólise, distúrbios gastrintestinais e neutropenia transitória.

O isotionato de pentamidina é uma diamidina que também tem sido usada no tratamento de pneumocistose. O mecanismo de ação contra o *P. jiroveci* também é desconhecido. Pode ser administrada por via intravenosa ou inalatória. Esta última produz altas concentrações da substância no pulmão, mas é ineficaz no tratamento e na profilaxia da doença extrapulmonar. O principal uso clínico da pentamidina inalatória reside na profilaxia da pneumonia por pneumocistose. A medicação deve ser administrada na dose de 4 mg/kg/dia IV diluídos em 100 mℓ de soro glicosado a 5% infundidos durante 1 a 2 h durante 21 dias. Efeitos colaterais ocorrem em mais de 80% dos pacientes e requerem a descontinuação da medicação. São eles: azotemia, arritmias cardíacas, neutropenia, hipoglicemia, pancreatite, hipocalcemia, hipomagnesemia e alterações hepáticas (Warton *et al.*, 1986).

Um estudo randomizado de coorte envolvendo três grandes centros europeus analisou a eficácia clínica de tratamentos ditos de segunda linha para pneumocistose em pacientes HIV-positivos. Os autores sugerem que a associação clindamicina/primaquina deva ser preferida à pentamidina intravenosa em pacientes que desenvolvem toxicidade durante o tratamento com sulfametaxazol-trimetropim (Helweg-Larsen *et al.*, 2009).

Outra alternativa no tratamento é o uso de dapsona (DDS) na dose de 100 mg/dia VO associada a TMP 15 mg/kg/dia durante 21 dias.

A resposta clínica aos medicamentos é lenta, particularmente em pacientes com AIDS.

Profilaxia

Tendo em vista a frequência da pneumocistose e a taxa de recaída após o primeiro episódio da doença, está indicada a instituição de regime profilático secundário. O fármaco a ser utilizado é o SMX-TMP na dose de 800 mg/160 mg, respectivamente, 3 a 5 vezes/semana. Outras possibilidades são: dapsona na dose de 100 mg/dia, dapsona 50 mg/dia associado a pirimetamina 50 mg/semana e ácido folínico 25 mg/semana e pentamidina 300 mg aerossol diluída em 6 mℓ de água destilada, uma vez ao mês, utilizando-se Respirgard II ou outro nebulizador que garanta que partículas pequenas da medicação alcancem os alvéolos pulmonares.

A pentamidina aerossol é mais cara, menos eficaz do que os outros regimes profiláticos e requer salas que utilizem ventilação com pressão negativa para sua administração. Além disso, o uso de pentamidina aerossol está associado a aumento de apresentações pulmonares atípicas da doença como pneumotórax e possibilidade de disseminação extrapulmonar da doença (Walzer, 1999). A pentamidina aerossol está proscrita naqueles pacientes com suspeita ou com tuberculose em atividade, limitando muito seu uso em nosso meio.

A profilaxia primária está indicada a todos os pacientes com AIDS com $CD4^+ < 200/mm^3$ ou que apresentem sinais e sintomas de progressão da imunodeficiência. As profilaxias primária e secundária devem ser suspensas nos pacientes que, como resultado da terapia antirretroviral eficaz, mantenham contagens de $CD4^+ > 200/mm^3$ durante, no mínimo, 3 meses. Deve ser reintroduzida sempre quando os linfócitos T $CD4^+$ forem < 200 céls./mm^3 (Thomas e Limper, 2004).

Nos pacientes submetidos a transplante de órgãos, portadores de leucemia linfoblástica aguda (LLA), tumores sólidos (principalmente tumores cerebrais), doenças que cursem com imunodeficiência primária e naqueles que fazem uso de corticoterapia prolongada com prednisona em doses superiores a 20 mg/dia também está indicada a profilaxia primária.

Fatores prognósticos

O principal indicador de prognóstico na pneumocistose tem sido o grau de hipoxemia, avaliado laboratorialmente pela pressão de oxigênio (Pao_2). Em ar ambiente, a $Pao_2 > 70$ mmHg indica doença moderada, e < 70 mmHg, doença grave. Outro marcador de lesão pulmonar é a medida do gradiente alveoloarterial (PAO_2-Pao_2). Um gradiente menor que 35 mmHg indica doença leve, entre 35 e 45 mmHg, doença moderada, e grave se > 45 mmHg.

Outros fatores prognósticos incluem: DHL sérica, radiografia de tórax mostrando acometimento extenso dos pulmões, grau de fibrose e edema na biopsia e níveis de IL-8 e neutrófilos no LBA, conforme consta na Tabela 110.1.

Tabela 110.1 Fatores de pior prognóstico na pneumocistose.

Fatores de pior prognóstico na pneumocistose
Hipoxia: – $Pao_2 < 70$ mmHg – gradiente alveoloarterial de oxigênio > 45 mmHg
DHL sérica elevada
$CD4^+ < 50$ células/mm^3
Início tardio do tratamento ou da profilaxia
Coinfecção bacteriana e/ou fúngica e/ou viral
Infiltrado intersticial intenso aos raios X
Fibrose intersticial ou edema à biopsia
Gravidade de marcadores de atividade da doença
Estado nutricional ruim

Referências bibliográficas

Balestra DJ, Hennigan SH, Ross GS. Clinical prediction of pneumocystis pneumonia. *Arch Intern Med.* 152: 623-624, 1992.

Boiselle PM, Crans CA, Kaplan MA *et al.* The changing face of *Pneumocystis carinii* pneumonia in AIDS patients. *AJR* 172: 1301-1309, 1999.

Cailliez JC, Seguy N, Denis CM *et al. Pneumocystis carinii* an atypical fungal micro-organism. Review. *J Med Vet Mycol.* 34: 227-239, 1996.

Caliendo AM, Hewitt AJM, Keen A *et al.* Performance of a PCR assay for detection of *Pneumocystis carinii* from respiratory specimens. *J Clin Microbiol.* 36: 979-982, 1998.

Helweg-Larsen J, Benfield T, Atzori C *et al.* Clinical efficacy of first and second-line treatments for HIV-associated Pneumocystis jirovecii pneumonia: a tricentre cohort study. *J Antimicrob Chemother.* Dec 64(6):1282-90, 2009.

Hidalgo A, Falcó V, Mauleón S *et al.* Accuracy of high-resolution CT in distinguishing between *Pneumocystis carinii* pneumonia and non-*Pneumocystis carinii* pneumonia in AIDS patients. *Eur Radiol.* 13:1179, 2003.

Kaplan JE, Benson C, Holmes KK *et al.* Guidelines for prevention and treatment of opportunistic infections in HIV-infected adults and adolescents. Centers for Disease Control and Prevention. *MMWR.* Apr 58, 2009.

Lacaz CS, Porto E, Marins JEC *et al.* Pneumocistose. In: Lacaz CS, Porto E, Martins JEC *et al.* (ed.). *Tratado de Micologia Médica.* São Paulo: Sarvier, p. 745-754, 2002.

Love C, Palestro CJ. Radionuclide imaging of infection: continuing education. *J Nucl Med Tech.* 32: 47-57, 2004.

Morris A, Beard CB, Huang L. Update on the epidemiology and transmission of *Pneumocystis carinii. Microb Infect.* 4: 95-103, 2002.

Navin TR, Beard CB, Huang L *et al.* Effect of mutations in *Pneumocystis carinii* dihydropteroate gene on outcome of *P. carinii* pneumonia in patients with HIV-1: a prospective study. *Lancet* 358: 545-549, 2001.

Santamauro JT, Stover D. *Pneumocystis carinii* pneumonia. *Med Clin N Am.* 2: 299-318, 1997.

Severo LC. Pneumocistose. In: Cimerman S, Cimerman B (ed.). *Medicina Tropical.* São Paulo: Atheneu, p. 489-492, 2003.

Stringer JR, Beard CB, Miller RF *et al.* A new name (*Pneumocystis jiroveci*) for pneumocystis from humans. *Emerg Infect Dis.* 8: 1-12, 2002.

Thomas CF, Limper AH. Pneumocystis pneumonia. *N Engl J Med.* 350: 2487-2498, 2004.

Tuazon CU, Delaney MD, Simon GL *et al.* Utility of gallium67 scintigraphy and bronchial washings in the diagnosis and treatment of *Pneumocystis carinii* pneumonia in patients with the acquired immune deficiency syndrome. *Am Rev Respir Dis.* 132:1087, 1985.

Veronesi R, Focaccia R. Pneumocistose. In: Veronesi R, Focaccia R (ed.). *Tratado de Infectologia.* São Paulo: Atheneu, p. 1130-1145, 1996.

Walzer PD. Pneumocystosis. In: Guerrant RL, Walker DH, Weller PF (ed.). *Tropical Infectious Diseases-Principles, Pathogens & Practice.* Pennsylvania: Churchill Livingstone, p. 673-684, 1999.

Wharton JM, Coleman DL, Wofsy CB *et al.* Trimethoprim-sulfamethoxazole or pentamidine for *Pneumocystis carinii* pneumonia in the acquired immunodeficiency syndrome: a prospective randomized trial. *Ann Intern Med.* 105: 37-44, 1986.

111 Classificação e Características Gerais das Bactérias Patogênicas para o Homem

Agostinho Alves de Lima e Silva e Ernesto Hofer

▸ Introdução

As extraordinárias manifestações de vida dos microrganismos, em particular das bactérias, constituem um campo fértil para investigações, tendo propiciado inúmeros conhecimentos, relativos, por exemplo, ao mecanismo de doenças, produção de vacinas e fármacos, técnicas diagnósticas, técnicas de controle de poluição etc. Mediante estudos com base nesses seres, talvez um dia ainda seja possível desvendar alguns enigmas da Biologia, por exemplo, como a energia se transformou nessa particular manifestação que é a vida em nosso planeta.

Entre os aspectos que tornam tais seres uma ótima e vantajosa ferramenta de pesquisa, destaca-se a sua rápida e abundante reprodução. Assim, nas condições artificiais de cultivo, é possível detectar, em um exíguo período de tempo, variadas modificações surgidas no transcurso das inúmeras gerações.

O primórdio do conhecimento relativo à existência de microrganismos ocorreu no final do século 17 com Antony van Leeuwenhoek, um comerciante holandês de tecidos cujo divertimento era fabricar lentes. Ao fazer uma composição de lentes, colocando umas sobre as outras, obteve maior aumento, tornando visíveis aspectos e estruturas mal conhecidos na época. Dessa maneira, foram visualizadas inúmeras partículas deslocando-se ou apenas vibrando continuamente em vários líquidos examinados, as quais foram denominadas animálculos (pequenos animais) por Antony van Leeuwenhoek. Posteriormente esses seres foram chamados de micróbios (do grego *mikron*: pequenos; *bios*: vida), ou no caso específico, de bactérias (do grego *bakterion*: bastão), pela morfologia observada à primeira vista.

As formas de vida detectadas e desenhadas por Leeuwenhoek foram enviadas por cartas para a Real Sociedade de Londres, constituindo documento comprobatório de suas observações, válidas até os dias atuais e reconhecidas normalmente nos laboratórios de Bacteriologia, por meio de exames bacterioscópicos.

▸ Classificação dos seres vivos

Admite-se a existência de aproximadamente 10 milhões de espécies de vida no planeta, dos quais um dos contingentes mais numerosos são os microrganismos. A organização dessa diversidade é feita com base em agrupamentos, partindo das características gerais, comuns a todos, até chegar às particularidades relativas a um determinado e restrito número de indivíduos.

Essa sistematização nada mais é do que o escopo da taxonomia, e esses grupos ou categorias constituem os táxons ou taxa (no singular: táxon). Portanto, a taxonomia é composta por três partes homogeneamente interdependentes, representadas pela classificação, nomenclatura e identificação.

A classificação visa reunir os grupos ou agrupamentos que podem ser relacionados por meio de características de similaridades, tendo como táxon básico a espécie. Enquanto nas plantas e animais superiores existe uma evidente ordenação dos grupos taxonômicos (taxa) em filo ou divisão, subfilo, classe, ordem, subordem e superfamília, nas bactérias os táxons (taxa) são em geral representados por família, gênero e espécie.

A nomenclatura é o meio utilizado para denominar as unidades definidas pela classificação. Na Microbiologia, tal qual em outros ramos da Biologia, adota-se a nomenclatura binária para a denominação da espécie, isto é, cada espécie tem um nome referente ao gênero e outro específico. O primeiro se escreve com inicial maiúscula e o epíteto com minúscula, sendo sublinhado ou escrito em itálico quando aparece em impressos.

Todas as regras de nomenclatura bacteriana são publicadas regularmente no *International Code of Nomenclature of Bacteria* (Sneath PHA (ed). *International Code of Nomenclature of Bacteria*. Bacteriological Code revision. Washington, D.C.: American Society of Microbiology, 1992). Salienta-se que a referência universal quanto à classificação bacteriana e respectiva nomenclatura está respaldada pelo *Bergey's Manual of Systematic Bacteriology*, vol. I (1984) e pelas publicações atuais das descrições de novas espécies, ou de revisões, no *International Journal of Systematic Bacteriology*, Ames, USA.

A identificação se baseia no resultado da associação que se faz entre a classificação e a nomenclatura, quando as bactérias são reconhecidas por meio da comparação de similaridades e diferenças entre elas.

No decorrer da longa evolução dos esquemas de classificação dos seres vivos, o primeiro passo foi dado no século 18 por meio da proposta de Linnaeus, referente aos reinos Plantae e Animalia. No correr do século 19, com as descobertas e o isolamento das bactérias, o reino Plantae foi ampliado, com a inclusão desses seres. Diante das polêmicas suscitadas por essa classificação, surgiu a proposição de Haeckel (1866) incluindo a maioria dos microrganismos em um novo reino (Protista). Porém, continuaram as dúvidas sobre essa classificação, permanecendo praticamente por 100 anos. Até que em 1969 Whittaker ampliou o sistema de Haeckel, criando 5 reinos, nos quais os procariotos (todas as bactérias) foram incluídos no reino Monera.

Um passo extraordinário relativo à filogenia dos procariotos foi dado pelos exaustivos experimentos de Woese (1987) e Woese *et al.* (1990), mediante a análise do ácido ribonucleico ribossômico (rRNA). Essas macromoléculas cumprem requisitos indispensáveis para determinar as relações evolutivas entre as espécies, pois são funcionalmente constantes, universalmente distribuídas e moderadamente bem conservadas entre amplas distâncias filogenéticas. As análises de rRNA, em particular da fração 16S, revelaram a existência de sequências de nucleotídios peculiares a um ou a alguns grupos de organismos, constituindo-se em verdadeiras "assinaturas" moleculares. Assim, as análises de RNA conduziram à filogenia molecular, na qual são reconhecidas três linhas evolucionárias, duas delas compostas por células procarióticas: *Archaea*, *Bacteria* e *Eucarya*. A primeira linhagem engloba as bactérias mais primitivas (metanogênicas e halofílicas, termoacidófilas, e as dependentes de enxofre). As bactérias restantes, incluindo os patógenos para o homem, foram agrupadas em *Bacteria*.

As observações de Woose (1987) e Woose *et al.* (1990) demonstraram que os eucariotos não evoluíram dos procariotos e, provavelmente, tanto os procariotos como os eucariotos tiveram uma evolução separada, mas com uma forma ancestral comum.

▸ Diagnóstico bacteriológico

Atualmente existem diversos sistemas disponíveis para classificar, identificar e tipar bactérias. A identificação tem como um de seus objetivos possibilitar o diagnóstico laboratorial de infecções bacterianas, processo que pode empregar *métodos não moleculares* (fenotípicos), *métodos de análise química* e *métodos moleculares*. Entre os métodos não moleculares situam-se:

- Microscopia para identificação direta do microrganismo no material clínico, ou para sua classificação após o cultivo
- Sorologia para demonstração de antígenos do agente em materiais clínicos ou de anticorpos específicos no paciente
- Cultivo para isolamento e identificação bioquímica/sorológica do microrganismo. Entre os métodos moleculares destaca-se a investigação do DNA do microrganismo, enquanto os métodos analíticos pesquisam a presença de determinadas substâncias químicas presentes nestes.

▪ Métodos não moleculares para classificação ou identificação bacteriana

Exame microscópico

Coloração de Gram

A caracterização bacteriana por meio de técnicas convencionais, frequentemente, tem como ponto de partida o estudo denominado morfotintorial. Esse estudo refere-se à morfologia e aos agrupamentos celulares característicos observados à microscopia, aliado ao modo como o microrganismo se comporta frente a colorações especiais, como, por exemplo, a coloração de Gram.

Os tipos morfológicos bacterianos englobam a forma de:

- Cocos (pequenas esferas, mas que podem se apresentar também ligeiramente ovais ou com outras variações)
- Bacilos (formas cilíndricas, que podem ser uniformes, muito curtas e por isso denominadas de cocobacilos, ou apresentar variações nas extremidades, ou, ainda, ramificações)
- Formas espiraladas (incluem os vibriões, microrganismos de corpo rígido e em forma de vírgula; espirilos, microrganismo em forma de saca-rolhas; e as espiroquetas, organismos espiralados e com corpo flexível). Mais recentemente foram descritas também bactérias com morfologia de estrela e de quadrados, porém essas são destituídas de importância médica.

Diferentemente do que se observa nos eucariotos, a reprodução bacteriana não envolve processos mitóticos e de meiose, ocorrendo na maioria dos casos por simples divisão binária. Entretanto, como as células bacterianas, ao se dividirem muitas vezes, ainda permanecem ligadas por algum tempo, o resultado é a formação de agrupamentos celulares típicos, úteis no processo de reconhecimento do agente. Assim, o gênero *Staphylococcus*, por exemplo, forma, tipicamente, agrupamentos denominados estafilococos ou em "cachos de uva", enquanto o gênero *Streptococcus* forma cadeias de cocos denominadas estreptococos. Outros agrupamentos englobam diplococos, tétrades e arranjos cúbicos de oito células. Os bacilos apresentam menores variações, destacando-se a ocorrência de cadeias (estreptobacilos) e a formação de aglomerados similares a "caracteres chineses" (p. ex., *Corynebacterium*).

Como as bactérias são transparentes, frequentemente são utilizados corantes para melhor observação de sua morfologia e agrupamentos típicos. As colorações podem ser simples ou diferenciais. Uma das colorações diferenciais mais empregadas é a técnica de Gram. Seu mecanismo tem por base as diferenças químico-estruturais encontradas na parede celular de dois grandes grupos bacterianos: as bactérias gram-positivas e as gram-negativas.

As gram-positivas se caracterizam por apresentarem uma parede com espessa camada de peptidioglicano. As bactérias gram-negativas, ao contrário, são detentoras de uma delgada camada de peptidioglicano, a qual se encontra ligada a uma membrana similar à membrana citoplasmática, porém destituída de sua especialização, denominada membrana externa.

O primeiro grupo apresenta cor roxa ao final da coloração, porque retém fortemente, no corpo celular, o complexo envolvendo um dos corantes empregados (cristal violeta) e o fixador desse corante (lugol), não sofrendo, assim, alterações pela subsequente lavagem com álcool e pela adição do corante de fundo (fucsina ou safranina). No segundo grupo, o complexo cristal violeta-lugol é removido pelo álcool e a bactéria se tinge com o corante de fundo, apresentando-se com cor rosa.

Além de possibilitar a classificação da bactéria como o primeiro passo para sua identificação, em certos casos a coloração de Gram pode representar um diagnóstico praticamente de certeza, independentemente do cultivo para a identificação do agente microbiano. Exemplifica-se o diagnóstico de gonorreia (doença de transmissão sexual causada por *Neisseria gonorrhoeae*) ao se observar, em uma secreção uretral purulenta, a presença de diplococos gram-negativos com aspecto reniforme no interior de polimorfos nucleares. De maneira similar, situa-se a bacterioscopia de liquor na meningite causada por *N. meningitidis*.

Embora a coloração de Gram seja apropriada para a maioria dos patógenos bacterianos, existem bactérias que não são evidenciadas pelo processo, como as micobactérias e os espiroquetas.

Coloração de Ziehl-Neelsen

Esta coloração é indicada para as micobactérias, microrganismos que apresentam parede celular contendo uma densa camada de lipídios especiais (ácidos micólicos e outros), que torna a sua superfície celular fortemente hidrofóbica e impermeável aos corantes utilizados na técnica de Gram. Por outro lado, tal constituição confere a essas bactérias a propriedade de álcool-acidorresistência, ou seja, quando coradas pela fucsina a quente, o procedimento permite a fixação do corante na célula, não sendo descorada por uma solução álcool-ácida.

Procedimentos microscópicos para visualização de espiroquetas

Os espiroquetas, grupo de bactérias que engloba os gêneros *Treponema*, *Leptospira* e *Borrelia*, embora apresentem estrutura de parede celular similar à das bactérias gram-negativas, ostentam diâmetro celular muito reduzido. Assim, para sua visualização por meio da microscopia óptica comum é necessário um procedimento como o de impregnação da superfície celular com sais de prata (técnica de Fontana-Tribondeau). Alternativamente, esses microrganismos podem ser visualizados por meio de outros procedimentos de microscopia, como o de campo escuro e o de imunofluorescência. No caso da microscopia de imunofluorescência, destaca-se a especificidade do método, como no caso de lesões orais da sífilis, situação que a microscopia de campo escuro ou a impregnação pela prata não diferenciam o *T. pallidum* de treponemas não patogênicos presentes na cavidade oral.

Sorologia para demonstração de antígenos do microrganismo em materiais clínicos, ou de anticorpos específicos no paciente

A detecção direta de antígenos microbianos no material clínico oferece a vantagem da rapidez no estabelecimento de um diagnóstico presuntivo ou de certeza. Exemplificam-se a demonstração de microrganismos em espécimes clínicos como nas técnicas de aglutinação com partículas de látex, coaglutinação com proteína A e contraimunoeletroforese, para o diagnóstico de meningites causadas por *Neisseria meningitidis*, *Streptococcus pneumoniae* e *Haemophilus influenzae*; imunoensaios rápidos para a detecção de *Streptococcus* do grupo A em *swab* de orofaringe; imunocromatografia na pesquisa de antígenos de *Chlamydia trachomatis* em coletas com *swabs* uretral e endocervical; e imunofluorescência na pesquisa direta de *C. trachomatis*, *Legionella pneumophila* e *T. pallidum*.

Além de tornar possível o diagnóstico por meio da pesquisa de antígenos diretamente na amostra clínica, os testes imunológicos podem ser empregados também para identificar uma bactéria após esta ter sido isolada em cultura. Um exemplo desta aplicação é a caracterização de grupos sorológicos de estreptococos beta hemolíticos.

O diagnóstico das bacterioses pela determinação do nível de anticorpos circulantes, embora com suas limitações diagnósticas, ainda é amplamente utilizado na febre reumática (título elevado de antiestreptolisina O, indicando infecção recente por *S. pyogenes*), sífilis, leptospirose, clamidiose, riquetsiose, brucelose, salmoneloses (reação de Widal) e doença de Lyme.

Isolamento do microrganismo e sua identificação fenotípica

O isolamento do microrganismo em cultura pura, seguido de sua identificação, consiste no procedimento mais utilizado na rotina do diagnóstico bacteriológico. Nesta etapa, para que o seu desenvolvimento seja satisfatório, é fundamental considerar certos aspectos e informações clínicas tais como: a coleta e transporte dos espécimes clínicos, a escolha dos meios de cultura adequados, a temperatura de incubação apropriada, um conhecimento da flora do local de coleta, se o patógeno é ou não cultivável em meios convencionais ou em cultura de células, se o agente infeccioso pode ser um anaeróbio estrito etc.

Como equívocos envolvendo os fatores citados, salientam-se os casos da suspeita clínica de uretrite por *Chlamydia* (um parasito intracelular obrigatório), cujo procedimento correto é a coleta de material por *swab* uretral e não da secreção uretral; evitar a coleta de espécimes clínicos com suspeita de micobacteriose por *swab*, pois as micobactérias apresentam elevada hidrofobicidade em sua parede celular, ficando as bactérias retidas no algodão; nas lesões do "granuloma das piscinas", causadas por *M. marinum*, o laboratório deverá utilizar a incubação dos meios de isolamento a 30°C, temperatura ideal para seu crescimento; o isolamento de *Streptococcus* do grupo *viridans* a partir da orofaringe não tem significado clínico, pois o microrganismo pertence à flora deste local anatômico; de modo similar, o simples isolamento de *Escherichia coli* a partir de fezes de um indivíduo com diarreia não incrimina este microrganismo como o agente etiológico do quadro clínico, a menos que testes adicionais de identificação indiquem tratar-se de uma variante enteropatogênica.

A identificação bioquímica na maioria das vezes visa reconhecer sua unidade taxonômica básica – a espécie –, mas em alguns casos o laboratório somente obtém uma identificação do microrganismo em nível de gênero ou de família. Quando o laboratório clínico isola uma amostra bacteriana suspeita de pertencer a uma espécie que apresenta alto grau de complexidade para sua identificação, a conduta mais adequada será recorrer a laboratórios mais especializados, conhecidos como centros de referência.

A caracterização bioquímica envolve a investigação de atividades metabólicas do microrganismo, mediante testes denominados provas bioquímicas. Esse é o método mais comum para a identificação definitiva de muitos microrganismos de importância clínica. Os testes bioquímicos convencionais utilizados na Bacteriologia são muito diversificados e, de modo geral, visam determinar, indiretamente, a presença de certas enzimas, ou caracterizar um comportamento fisiológico específico, de modo a compor o chamado perfil bioquímico da amostra bacteriana. As provas residem em verificações, tais como transformações químicas que ocorrem em um substrato específico presente no meio de cultura (p. ex., uma determinada fonte de carbono ou nitrogênio). A revelação de tais alterações é feita por indicadores de pH presentes no meio, ou pela detecção de um metabólito bacteriano (mediante adição de reagentes específicos ao meio), ou ainda pela suscetibililidade ou resistência do microrganismos a certos antimicrobianos. Eventualmente, mesmo na ausência do cultivo, uma atividade metabólica microbiana pode possibilitar o diagnóstico rápido de uma infecção. O *Helicobacter pylori*, por exemplo, agente frequente de gastrites e úlceras gástricas e duodenais, produz uma enzima denominada urease, a qual pode ser determinada mediante a inoculação de um fragmento de biopsia em meio contendo ureia e um indicador de pH. Alternativamente, essa enzima pode ser detectada por meio de um procedimento não invasivo, em que o paciente ingere uma quantidade de ureia marcada com carbono radioativo, medindo-se depois a quantidade de CO_2 radioativo no ar expirado.

A reunião ou associação de dados fenotípicos sob uma forma computadorizada, um procedimento básico da denominada Taxonomia Numérica, permitiu o desenvolvimento de sistemas industrializados para a identificação de bactérias, nos quais inúmeros testes/provas de natureza fenotípica são comparados com aqueles obtidos de outro microrganismo padrão. Após estimativa do grau de similaridade entre a amostra analisada e aquela de referência, o valor é calculado recorrendo-se a diversos coeficientes.

Atualmente, estão disponíveis no mercado vários sistemas automatizados ou semiautomatizados de identificação, miniaturizados ou não, alguns dos quais executam a identificação juntamente com testes de sensibilidade a antimicrobianos. É preciso destacar, porém, que o desconhecimento em aspectos básicos de bacteriologia por parte de alguns operadores desses equipamentos pode acarretar lamentáveis equívocos de diagnóstico.

Métodos de análise química para identificação bacteriana

A maioria das análises químicas para a determinação de componentes celulares, a despeito de constituírem métodos precisos e reprodutivos para a identificação bacteriana, de modo geral, apresentam execução trabalhosa e exigem instrumentação de custo mais elevado, sendo incompatíveis com o trabalho de rotina. Tais limitações têm tornado o seu emprego mais restrito às instituições de pesquisa e centros de referência.

Um exemplo de aplicação importante desse tipo de procedimento analítico refere-se à identificação de espécies de micobactérias por meio do padrão cromatográfico dos ácidos micólicos presentes na parede celular dos microrganismos.

Métodos moleculares de identificação

Sondas genéticas

Consistem em segmentos conhecidos de ácidos nucleicos fita simples (DNA ou RNA), marcados com radioisótopos ou moléculas quimioluminescentes, que são usados para identificar no microrganismo estudado um segmento complementar de nucleotídios. A técnica pode ser executada mediante diferentes tipos de procedimentos. Na reação *Dot-Blot* o DNA da amostra pesquisada é extraído e imobilizado na superfície de uma membrana de nitrocelulose, adicionando-se a seguir a sonda. A reação de *Southern-blot* é uma variação da anterior, em que inicialmente o DNA da amostra estudada pode, por exemplo, ser amplificado por PCR, ou clivado com enzimas de restrição em vários fragmentos, os quais são separados por eletroforese em gel de agarose. Após mergulhar o gel em uma solução alcalina para desnaturar o DNA em fitas simples, os fragmentos são transferidos para a membrana de nitrocelulose, com a subsequente adição da sonda. A técnica *Northern-blot* também utiliza prévia eletroforese, mas se diferencia da técnica de *Southern-blot* pelo fato de utilizar uma sonda de DNA para identificar determinado gene em uma molécula de RNA.

As sondas, de acordo com o tipo de segmento utilizado, podem ser capazes de distinguir desde um gênero ou espécie, até um segmento específico associado a um fator de virulência do microrganismo, sendo, portanto, empregadas também na tipagem em nível subespecífico. Podem ser utilizadas tanto nas amostras que foram isoladas em cultivo como diretamente em um material clínico.

PCR (polimerase chain reaction)

A técnica de reação da polimerase em cadeia consiste em uma variação dos métodos de hibridação, com a finalidade de aumentar sua sensibilidade. O procedimento baseia-se na amplificação, por meio de uma DNA polimerase termorresistente, de pequenas sequências específicas de nucleotídios-alvo presentes na amostra em estudo. Essas sequências, uma vez amplificadas, podem ser detectadas facilmente por meio de uma técnica de hibridação, como a de *Southern-blot*, ou por uma simples eletroforese em gel de agarose, seguida de coloração com brometo de etídio e visualização em um transiluminador com luz ultravioleta. É fundamental o conhecimento prévio da sequência específica que será amplificada, de modo a se utilizar a sequência iniciadora (*primer*) correta. A técnica é muito promissora, não somente pela sua sensibilidade para detectar, diretamente em um material clínico, ínfimas quantidades de DNA de um patógeno, como também pela sua potencialidade na detecção de microrganismos não cultiváveis, ou de difícil cultivo. Suas aplicações não se restringem à Bacteriologia e se estendem a áreas como Micologia, Parasitologia, Virologia e Medicina Legal. Destaca-se, ainda, a existência de múltiplas variações dessa técnica (multiplex PCR, RT-PCR, nested PCR etc.). Além de serem usadas para a identificação de uma espécie, podem ser utilizadas também na tipagem bacteriana.

Métodos de tipagem bacteriana

Em muitos casos, a identificação em nível de espécie não é suficiente para a plena caracterização de um patógeno, pois existem variantes que apresentam particularidades no tocante ao modo de infecção, patogenia e características epidemiológicas.

Além de possibilitar a caracterização conclusiva de patógenos dentro das espécies, outra importante aplicação dos procedimentos de tipagem reside no campo da epidemiologia, exemplificando-se o rastreamento intra e inter-hospitalar de certos patógenos, a investigação de surtos na comunidade, além do monitoramento na vigilância epidemiológica de patógenos de importância em saúde pública.

Tal como ocorre na identificação bacteriana até a espécie, os procedimentos de tipagem em níveis subespecíficos também englobam métodos não moleculares (fenotípicos) e métodos moleculares (genotípicos). Uma ampla discussão sobre a validação e aplicação de diferentes métodos de tipagem com fins epidemiológicos foi apresentada por van Belkum *et al.* (2007).

Métodos não moleculares

Biotipagem

A biotipagem baseia-se no fato de que muitas amostras, apesar de pertencerem a uma mesma espécie, apresentam um padrão variável de respostas para algumas provas bioquímicas. Além da caracterização de reações bioquímicas específicas, a técnica de biotipagem abrange também aspectos de morfologia das colônias e comportamento fisiológico, como, por exemplo, a capacidade para crescer em um determinado valor de pH ou temperatura. De acordo com a extensão dos testes empregados, poderemos classificar uma estirpe em nível de biogrupo ou biotipo. Porém, mesmo dentro de um biogrupo, ou às vezes até dentro de um biotipo, ainda se pode notar, eventualmente, particularidades quanto à virulência.

Sorotipagem

Além de sua importância no diagnóstico bacteriológico, a sorotipagem tem sido utilizada como uma clássica ferramenta para estudos epidemiológicos pela sua capacidade na caracterização antigênica de bactérias em um nível subespecífico. A superfície bacteriana exibe grande diversidade de antígenos, os quais podem ser encontrados no lipopolissacarídio (LPS) da membrana externa, polissacarídio capsular, proteínas da membrana externa, flagelos e fímbrias. Tais grupamentos antigênicos podem ser reconhecidos pelo uso de anticorpos policlonais ou monoclonais em diversos tipos de imunoensaios. Na maioria das vezes, são empregados anticorpos policlonais monoespecíficos em testes de aglutinação com suspensão de células da bactéria investigada.

A sorotipagem se baseia no fato de que microrganismos de uma mesma espécie podem diferir quanto aos determinantes antigênicos expressos. Entre os métodos de fenotípicos de tipagem, tradicionalmente este tem sido o mais importante, como, por exemplo, na caracterização das salmonelas, constituídas de mais de 2.500 sorovares (ou sorotipos).

Além da importância da sorotipagem na epidemiologia, é importante considerar que em vários casos existe uma associação entre as características antigênicas e de patogenia da amostra. No caso, exemplifica-se o sorovar *Salmonella* Typhi, agente de uma doença sistêmica, febre entérica ou febre tifoide, ao contrário dos outros sorovares de *Salmonella*, responsáveis pelo quadro de enterocolite, e que raramente invadem a corrente sanguínea. Outros exemplos incluem a *Escherichia coli* K1, agente etiológico de meningite em crianças recém-nascidas, enquanto outras variantes patogênicas determinam quadros infecciosos entéricos ou nas vias urinárias; e os sorogrupos O1 e O139 de *Vibrio cholerae* que, ao contrário dos outros grupos sorológicos, abrigam estirpes toxigênicas causadoras da cólera.

Algumas variantes constituem biossorotipos, como a *Escherichia coli* O157 H7, associada a colites hemorrágicas e síndrome hemolitico urêmica. Deve-se ressaltar, entretanto, que, como já enfatizado para biogrupos ou biotipos, também dentro de um sorotipo podemos notar particularidades quanto à virulência. Isso ocorre porque, em muitos casos, a virulência de um patógeno reside, sobretudo, em um caráter clonal. Para exemplificar, de 182 clones distintos de *H. influenzae* tipo b identificados em populações do mundo, apenas 9 foram responsáveis por cerca de 80% dos casos de enfermidade invasora (Musser *et al.*, 1990). Portanto, é necessário considerar que não existe uma correlação direta de marcadores fenotípicos em relação ao genótipo. Assim, para a distinção entre duas estirpes clonais, é apropriada a tipagem molecular.

Fagotipagem

Essa técnica se baseia na suscetibilidade ou resistência da bactéria a um grupo padrão de bacteriófagos (vírus capazes de infectar e lisar bactérias). Microrganismos como *Staphylococcus aureus* e sorovares de *Salmonella* podem ser tipados por este método em centros de referência, embora atualmente se dê preferência a métodos moleculares, como a análise de DNA por meio de eletroforese em campo pulsado.

Outros métodos fenotípicos de tipagem envolvem o *perfil de resistência a antimicrobianos* e a *bacteriocinotipagem* (bacteriocinas são proteínas produzidas por certas bactérias, com ação letal sobre outras bactérias, geralmente filogeneticamente relacionadas).

Embora os métodos fenotípicos de tipagem possam apresentar grande utilidade na identificação bacteriana em nível de gênero e espécie, sua aplicabilidade ao nível de estirpe por vezes é limitada, podendo apresentar baixo poder de discriminação. Análises como o perfil de resistência a antimicrobianos e a biotipagem, por exemplo, esbarram no fato de que o perfil idêntico de duas amostras pode ser um achado fortuito, além de a resistência a antimicrobianos ser muitas vezes codificada por genes de plasmídios, elementos que são instáveis e podem ser perdidos. A bacteriocinotipagem, entre outros problemas, é dependente da amplitude do *kit* de estirpes indicadoras utilizadas no teste, enquanto na fagotipagem, além da amplitude do painel de bacteriófagos a serem utilizados, outro problema reside no número limitado de lisótipos presentes em determinada região. Entre as limitações da sorotipagem incluem-se a possibilidade de não expressão de antígenos específicos na amostra, a prevalência do mesmo sorotipo de uma espécie, além da ocorrência de variações antigênicas de natureza genética.

▪ Métodos moleculares

Os métodos de tipagem molecular habitualmente analisam uma parte ou a totalidade do genoma bacteriano, razão pela qual são também denominados métodos de genotipagem. Estas técnicas baseiam-se no fato de que os ácidos nucleicos contêm suficientes informações e diversidade em suas sequências, possibilitando uma análise muito mais uniforme e estável em um nível subespecífico do que aquele alcançado com as técnicas fenotípicas. Entre suas desvantagens destacam-se o custo mais elevado, procedimentos mais laboriosos de algumas técnicas e a exigência de técnicos mais especializados.

Análise do perfil plasmidial

Plasmídios são pequenas moléculas de DNA fita dupla, circulares, com localização extracromossômica ou integradas ao cromossomo, encontradas em muitas espécies bacterianas e em algumas espécies de eucariotos. Geralmente não são essenciais à célula, mas, como podem carrear diferentes tipos de genes, como por exemplo genes de resistência a antibióticos, sua presença poderá ser fundamental para a sobrevivência bacteriana, dependendo das circunstâncias. Como tais estruturas variam quanto à sua presença ou não na célula, número de cópias e peso molecular, duas amostras de uma mesma espécie podem ser comparadas quanto a uma possível origem comum. Para isso, é necessária a extração do DNA plasmidial de ambas as amostras, seguida do estudo de seu padrão de migração, por meio de eletroforese em gel de agarose. Assim, pode-se comparar o peso molecular do DNA plasmidial de ambas as amostras. Para aumentar a sensibilidade do processo, pode-se ainda comparar o DNA plasmidial das amostras por meio do seu perfil de restrição, submetendo-os a cortes com diferentes endonucleases de restrição e analisando os fragmentos obtidos. Esse é um método de relativa simplicidade de execução, muito útil para estudos epidemiológicos.

Porém, sua aplicação não se estende a todas as espécies bacterianas, uma vez que muitas não apresentam plasmídios, ou apresentam plasmídios instáveis ou com baixa heterogeneidade de sequências de nucleotídios.

RFLP (restriction fragment length polymorphism)

A digestão do DNA cromossômico com enzimas de restrição, seguida da separação dos fragmentos obtidos por meio de eletroforese em gel de agarose, permite a obtenção de diferentes padrões de "bandeamento". Tais padrões são resultantes do número e tamanhos dos fragmentos gerados pelos cortes enzimáticos, os quais são constantes para determinada estirpe.

aeruginosa a adesão será aumentada se as células epiteliais forem tratadas com protease e destituídas de fibronectina.

Adesinas fimbriais em bactérias gram-positivas

A ocorrência dessas adesinas foi relatada para estirpes de *Streptococos*, *Enterocococcus*, *Corynebacterium* e *Actinomyces* (Pizarro-Cerdá *et al.*, 2006). As fímbrias presentes neste grupo bacteriano se diferenciam das encontradas em gram-negativas tanto no seu sistema de montagem como pelo fato de serem constituídas por ligações covalentes entre as subunidades de pilina.

Adesinas não fimbriais em bactérias gram-positivas

Um importante grupo destas adesinas é representado pelas MSCRAMM (*microbial surface components recognizing adhesive matrix molecules*), encontradas em cocos gram-positivos. Diferentes tipos de proteínas da matriz extracelular podem atuar como receptores destas adesinas. Um exemplo de MSCRAMM são as proteínas da família F que se ligam à fibronectina. Como a fibronectina é encontrada tanto na matriz extracelular quanto no plasma, a ligação a esse receptor tanto possibilita a invasão local do microrganismo, quanto facilita sua disseminação sanguínea. O *S. aureus*, além de proteínas ligadoras de fibronectina, apresentam em sua superfície MSCRAMM capazes de se ligar ao colágeno tipo IV, sialoproteína, laminina, fibrinogênio e vitronectina. Outro componente de bactérias gram-positivas que em algumas situações atua como adesina é o ácido lipoteicoico, polímero ligado à fração lipídica da membrana citoplasmática que se projeta até a superfície da parede celular.

Adesinas não fimbriais e moléculas de adesão celular

Algumas adesinas apresentam capacidade de se ligar às moléculas de adesão celular (CAM), glicoproteínas expressas na superfície de muitas células, que medeiam interações célula-célula e célula-matriz extracelular. Os principais grupos de CAM são: integrinas, caderinas, selectinas e membros da superfamília de imunoglobulinas. A ligação às CAM de adesinas não fimbriais presentes na superfície de algumas bactérias induz o seu englobamento pela célula, portanto tais adesinas atuam também como *invasinas*.

Biofilmes

Essas estruturas constituem outro tipo de adesão bacteriana a superfícies, porém trata-se de um processo inespecífico, uma vez que a ligação não envolve a interação com moléculas receptoras específicas. Caracterizam-se pela presença de várias e densas camadas de bactérias, imersas em uma matriz composta por uma mescla, dependendo do tipo de biofilme, de polissacarídios, proteínas, ácidos nucleicos, ácidos teicoicos e outras substâncias. A massa de bactérias que compõe o biofilme é formada de uma ou múltiplas espécies, enquanto os espaços intercelulares podem ser comparados a um sistema circulatório de organismos superiores. Neste ambiente estabelece-se uma comunidade bastante organizada em termos de sistemas de comunicação e nutrição, ficando as bactérias protegidas de defesas do hospedeiro e da ação de antimicrobianos.

Um exemplo de biofilme é o que ocorre no tecido pulmonar de pacientes com fibrose cística colonizados por variantes de *Pseudomonas aeruginosa*. Essas amostras produzem grande quantidade de alginato, substância que torna o biofilme firmemente aderido ao tecido pulmonar. Outro exemplo é o biofilme formado a partir de polissacarídio extracelular produzido por *Staphylococcus epidermidis*, um importante agente de infecções hospitalares. Esse material possibilita a colonização do microrganismo na superfície de polímeros plásticos, constituindo foco de bacteriemia persistente. Muitas vezes é necessária a remoção do corpo estranho para possibilitar a cura da infecção. Exemplo adicional é a constituição da placa dentária, ressaltando-se ainda que a produção de biofilmes bacterianos tem acarretado consequências prejudiciais para inúmeras áreas, como, por exemplo, a de produção de alimentos, indústria farmacêutica, sistemas de abastecimento de água, e indústria de produtos eletrônicos.

Invasinas ou fatores de invasão

Os patógenos intracelulares podem ser *estritos* (p. ex., *Mycobacterium leprae*, clamídeas e riquétsias) ou *facultativos* (p. ex., *M. tuberculosis*, *Salmonella*, *Shigella*, *Yersinia* e *Listeria*). A capacidade de invasão confere ao microrganismo proteção contra a resposta imune e acesso a tecidos mais profundos do hospedeiro.

Embora as bactérias não tenham mecanismos que as habilitem a atravessar a pele íntegra, salvo em circunstâncias excepcionais, como a admitida para a penetração de *Leptospira interrogans* em pele macerada pelo contato prolongado com água, o mesmo não acontece para membranas mucosas e algumas outras barreiras teciduais.

Os processos invasivos envolvem a liberação de substâncias que promovem a destruição de barreiras ou a atuação de produtos bacterianos que induzem a internalização do microrganismo por células da própria barreira. No primeiro caso, embora o processo contribua para a invasão bacteriana, parece mais apropriado classificar tais substâncias como agressinas. No último caso, situam-se as invasinas, proteínas bacterianas que se encontram fixadas na superfície do microrganismo, ou que são excretadas e injetadas na célula hospedeira. Tais produtos permitem que o microrganismo invada certas células não fagocíticas do organismo, por meio de um mecanismo similar ao da fagocitose.

Existem dois mecanismos de invasão de células não fagocíticas:

- *Trigger*: por meio de um sistema de secreção de proteínas (tipo III) a bactéria injeta proteínas efetoras (invasinas) diretamente no citoplasma da célula hospedeira. Tais proteínas determinam dramáticos rearranjos do citoesqueleto e pronunciada formação de pseudópodos na membrana celular, que englobam o microrganismo, introduzindo-o na célula através de uma vesícula endossômica. *Salmonella* e *Shigella* são exemplos de bactérias que usam esse mecanismo
- *Zipper* ("entrada mediada por receptor"): neste caso as invasinas presentes na superfície da bactéria ligam-se ao receptor (moléculas de adesão celular), cuja porção interna determina a ativação de componentes do citoesqueleto, induzindo a reorganização da membrana celular e o englobamento do microrganismo. Ao contrário do mecanismo Trigger, a mobilização do citoesqueleto é muito mais discreta, tendo a *Yersinia* spp. e *Listeria monocytogenes* como exemplos de bactérias que invadem as células por este mecanismo.

Após a penetração, algumas bactérias rompem a membrana endossômica e invadem células adjacentes (*Shigella*), enquanto outras (*Salmonella* e *Yersinia enterocolitica*) proliferam dentro do vacúolo antes de serem liberadas no tecido subepitelial. No caso da *Shigella*, ocorre um evento muito interessante durante o processo de disseminação intercelular. Esse microrganismo tem uma proteína em sua membrana externa (Icsa), capaz de agregar filamentos de actina da célula hospedeira em um dos polos da bactéria. Forma-se, assim, uma estrutura similar a uma cauda, que impulsiona o microrganismo pelo citoplasma da célula invadida, até atingir a célula vizinha. Salienta-se, por outro lado, a existência de patógenos que, embora não sejam invasores, também determinam alterações no citoesqueleto de células epiteliais, ao interagirem com sua superfície. Outra bactéria com mecanismo de movimentação similar ao da *Shigella* é a *L. monocytogenes*, que após a invasão promove a ruptura da membrana endossômica, deslocando-se intracelularmente por meio de uma cauda de actina.

Agressinas

Agressinas compreendem uma diversidade de moléculas bacterianas que promovem danos ao hospedeiro, ou contribuem para a disseminação do patógeno. Entre essas moléculas, destacam-se diferentes tipos de toxinas e enzimas hidrolíticas.

Toxinas

Historicamente as toxinas bacterianas têm sido classificadas em dois grupos: exotoxinas e endotoxinas. As primeiras referem-se a proteínas ou pequenos peptídios com atividade tóxica que em geral são exportadas para fora da célula. Sua presença ocorre tanto em bactérias gram-positivas quanto em bactérias gram-negativas. As segundas correspondem à fração lipídica dos lipopolissacarídios (LPS) e lipo-oligossacarídios (LOS) da membrana externa de bactérias gram-negativas. Um aspecto importante relativo às toxinas proteicas refere-se a sua capacidade imunogênica, o que torna possível que algumas delas, quando inativadas, sejam utilizadas como toxoides imunizantes em vacinas ou na produção de antissoros.

Existe uma grande diversidade de exotoxinas, o que implica numerosos caminhos para classificá-las, como, por exemplo, segundo seu modelo estrutural, seu alvo celular ou tecidual, seu mecanismo de ação, ou seus principais efeitos biológicos. A classificação apresentada aqui agrupa essas substâncias nas seguintes categorias:

- Citotoxinas lesivas para a membrana celular (citolisinas)
- Pequenos peptídios termoestáveis não imunogênicos (toxinas ST)
- Toxinas que clivam proteínas desmossômicas
- Toxinas com subunidades A-B. Ressalta-se que existe ainda outro grupo de toxinas conhecidas como superantígenos. Entretanto, como essas moléculas exercem papel patológico basicamente por meio de indução da síntese de citocinas, elas serão discutidas no item *Modulinas*, junto com a endotoxina (LPS). A seguir, são comentados aspectos estruturais e funcionais de algumas das principais toxinas bacterianas, de acordo com sua categoria de inserção.

Citolisinas

Essas citotoxinas atuam sobre a membrana celular eucariótica, afetando sua permeabilidade e determinando lise. As citolisinas podem ser divididas em dois grupos:

- Toxinas formadoras de poros ou canais na membrana celular da célula-alvo
- Toxinas tipo fosfolipases, que hidrolisam fosfolipídios da membrana celular, desestabilizando-a.

Em decorrência de sua atividade sobre hemácias, muitas dessas substâncias têm sido referidas como hemolisinas. Contudo, na verdade seu efeito pode se estender a várias outras células. Para exemplificar, destaca-se a citotoxina alfa de *Staphylococcus aureus*, uma citotoxina formadora de poros que, além de lisar hemácias, atua também sobre células como leucócitos, plaquetas e hepatócitos. Outro exemplo é a alfa-hemolisina (HlyA) de variantes de *E. coli* uropatogênicas, uma toxina formadora de poros pertencente à família das toxinas RTX (*repeat in toxin*), que lisa várias outras células eucarióticas, além de hemácias. Algumas citolisinas apresentam alvo mais restrito, como por exemplo a leucocidina, que atua particularmente sobre leucócitos.

A atividade de algumas citolisinas bacterianas pode representar um meio de obtenção do ferro da hemoglobina, por meio da lise de hemácias. Adicionalmente, pode constituir um mecanismo de escape do microrganismo, por intermédio da lise de células fagocitárias ou da evasão de vesículas endossômicas. Destaca-se nesse caso a listeriolisina O de *Listeria monocytogenes*, uma citolisina pertencente ao grupo das toxinas formadoras de poros que, além de lisar hemácias e outras células, está envolvida na ruptura da membrana do fagossomo no interior da célula hospedeira.

Peptídios termoestáveis não imunogênicos (toxinas ST)

As toxinas ST compreendem uma família de peptídios termoestáveis de massa molecular muito baixa, o que as torna não imunogênicas. A termoestabilidade dessas toxinas (manutenção de atividade tóxica após exposição a 100°C por 30 min) resulta de seu pequeno tamanho, aliado à disposição de várias pontes dissulfeto que se cruzam internamente. As mais estudadas são as enterotoxinas ST de ETEC (*Escherichia coli* enterotóxica), em particular a STa, mas toxinas ST têm sido registradas também em outros patógenos entéricos gram-negativos. Ressalta-se que o plasmídio da variante de *E. coli* que codifica a ST abriga também os genes para a síntese de uma importante toxina termolábil, que será comentada no item *Toxinas com subunidades A-B*.

Um receptor bem caracterizado da enterotoxina STa de ETEC é o domínio extracelular da guanilatociclase tipo C (GC-C), uma proteína com localização transmembrana nos enterócitos e que tem como agonista endógeno um hormônio de 15 aminoácidos chamado guanilina. Acredita-se que a guanilina atue na homeostasia basal do intestino, mediante ativação da GC-C, de modo a regular o transporte de íons. Um mecanismo proposto para explicar a diarreia pela STa estabelece que a ligação da enterotoxina ao domínio externo da GC-C promove ativação desta em nível muito maior que o evidenciado para a guanilina. O resultado é uma reação em cascata envolvendo a contínua conversão de GTP em cGMP, ativação de uma proteinoquinase presente na membrana apical do enterócito e fosforilação da CFTR (regulador de condutância transmembrana da fibrose cística), uma proteína transmembrana associada à secreção de cloreto. A estimulação da secreção desse íon pelos enterócitos, junto com a inibição da absorção de NaCl, resulta em acúmulo de fluido no lúmen intestinal.

Toxinas que clivam proteínas desmossômicas

As toxinas que atuam por meio desse mecanismo são as esfoliatinas, também chamadas de epidermolisinas ou toxinas esfoliativas, produzidas por *Staphylococcus aureus*. As esfoliatinas atuam como proteases-serina, promovendo a clivagem do complexo desmogleína 1, uma importante proteína desmossômica. Isso resulta em distúrbio na adesividade de células da camada granular da pele, separando a epiderme da derme. Essas toxinas estão associadas às doenças conhecidas como síndrome da pele escaldada e impetigo bolhoso estafilocócico. O singular mecanismo de atuação dessas toxinas encontra paralelo na doença autoimune conhecida como *penfigus foliaceus*, que se caracteriza pela produção de autoanticorpos contra o domínio extracelular da proteína desmossômica (Whittock e Bower, 2003).

Toxinas com subunidades A-B

A maioria das toxinas situa-se nesse grupo e sua principal característica estrutural reside na existência de duas subunidades: uma subunidade denominada A, que corresponde à porção enzimática ativa da toxina, e outra denominada B, responsável pela ligação do complexo molecular ao receptor celular. A atividade enzimática da subunidade A varia de ação ADP-ribosilante (p. ex., toxinas diftérica e colérica) a proteolítica (p. ex., toxinas tetânica e botulínica).

As toxinas com organização A-B podem ser subdivididas em três grupos:

- Complexo multiproteico AB_5 constituído de seis proteínas reunidas por ligação não covalente (p. ex., toxina colérica, toxina LT de E. coli, toxina PT de *Bordetella pertussis*)
- Polipeptídio único com componentes A e B covalentemente ligados (p. ex., toxina diftérica e toxina A de *P. aeruginosa*)
- Complexo multiproteico com os componentes A e B em moléculas separadas, mas que se associam na ligação à célula hospedeira (p. ex., toxinas do *Bacillus anthracis*).

Duas toxinas com organização A-B_5 que apresentam elevado grau de homologia e mecanismo praticamente idêntico de atuação são as enterotoxinas termolábeis de *Escherichia coli* (LT) e *Vibrio cholerae* (CT). Ambas formam um pentâmero constituído de monômeros periféricos B que rodeiam uma subunidade central A1-A2. Ambas também interagem com o mesmo tipo de receptor na mucosa intestinal, um gangliosídio denominado GM1. Um aspecto interessante a ser ressaltado na interação toxina-receptor é que a adesão de CT torna-se aumentada por uma neuraminidase produzida pelo *Vibrio cholerae*, sendo que essa enzima parece capaz de catalisar a conversão de gangliosídios complexos em GM1, promovendo, assim, a produção local de grandes concentrações do receptor (Holmgren *et al.*, 1975).

No caso das toxinas LT e CT, após ligação dos monômeros da subunidade B ao receptor GM1, o complexo molecular é endocitado e o baixo pH do compartimento endossômico parece promover a translocação da subunidade A através da membrana endossômica. O fragmento A1, resultante de clivagem da subunidade A, atua enzimaticamente catalisando a transferência de ADP-ribose da coenzima NAD para a subunidade alfa de uma proteína localizada na membrana basolateral do enterócito (proteína Gs). Ao ser ADP-ribosilada, a atividade GTPase intrínseca dessa proteína é inibida, estimulando continuamente a adenilciclase a converter ATP em cAMP. Os níveis elevados de cAMP intracelular parecem determinar uma modulação do estímulo da secreção de cloreto pelas criptas intestinais, via ativação de uma proteinoquinase, e participação de um canal de cloreto. Isso resulta em um gradiente osmótico que causa o fluxo de água para o lúmen intestinal, mediante processo similar ao descrito para a enterotoxina ST.

Embora o produto do gene da fibrose cística (proteína CFTR) não represente o único canal de cloreto do enterócito, sua importância levou à formulação da interessante hipótese de que a elevada frequência de fibrose cística na Europa decorreria de uma vantagem seletiva dos indivíduos heterozigotos em epidemias de cólera (Rodman e Zamudio, 1991). O defeito funcional primário dessa doença genética reside na regulação anormal do transporte de cloreto através das células epiteliais das vias respiratórias, intestino e outros locais, ou seja, nos doentes com fibrose cística o cAMP não ativa os canais de cloreto. Assim, nos indivíduos portadores da anomalia genética a escassez de canais de cloreto respondendo ao estímulo da quinase determinaria menor secreção de cloreto, e consequentemente menor diarreia na infecção por *V. cholerae*.

Um aspecto intrigante referente às toxinas LT e CT é que, apesar de sua estreita relação estrutural e funcional, na maioria das vezes existe uma clara diferença quanto à intensidade da diarreia provocada. Essa diferença talvez possa ser explicada pela secreção mais eficiente da toxina colérica. Ao contrário da LT que é armazenada no espaço periplasmático, sendo liberada somente ao contato com o suco entérico, a CT é uma típica exotoxina. Fatores adicionais que podem estar envolvidos referem-se à produção de neuraminidase por *V. cholerae*, diferenças relativas à própria dinâmica da infecção, participação de prostaglandinas e fator ativador plaquetário, além de alterações na atividade do sistema nervoso entérico e na permeabilidade do epitélio intestinal (Sears e Kaper, 1996).

Outras toxinas ADP-ribosilantes para as quais podemos fazer um paralelo quanto a similaridades funcionais referem-se às exotoxinas A (*Pseudomonas aeruginosa*) e diftérica (*Corynebacterium diphtheriae*). Essas toxinas apresentam-se como um polipeptídio único, com os componentes A e B covalentemente ligados, e expressam três domínios: um domínio de ligação ao receptor celular, um domínio de translocação da fração ativa da toxina através da vesícula endossômica, e o domínio referente à atividade enzimática. Ambas atuam catalisando a transferência de ADP-ribose da coenzima NAD para o fator de alongamento 2 (EF2), uma proteína indispensável para a translocação de ribossomos durante a síntese de polipeptídios por células eucarióticas. A inativação do EF2 tem como resultado a inibição da síntese de proteínas e morte celular. Ressalta-se, por outro lado, a especificidade dos receptores com os quais elas interagem para ingressar na célula. Enquanto exotoxina A se liga ao receptor α2-MR/lRP (*α2-macroglobulin receptor/low density lipoprotein receptor-related protein*), o domínio ligante do fragmento B da toxina diftérica parece interagir com o receptor conhecido como HB-EGF (*heparin binding epidermal growth factor*), presente em muitas células eucarióticas, particularmente células cardíacas e nervosas.

Algumas das toxinas do tipo A-B_5 também atuam inibindo a síntese de proteínas. Os exemplos mais notórios são as citotoxinas Stx (*Shigella dysenteriae* tipo 1) e SLT (*Escherichia coli* êntero-hemorrágica). Após ligação da subunidade B ao receptor glicolipídico Gb3 em enterócitos, e endocitose do complexo molecular, o fragmento A1 dessas toxinas catalisa a clivagem de um resíduo de adenina do rRNA ribossômico 28S, o que acarreta a inibição da síntese proteica.

Entre as toxinas A-B com atividade proteolítica, destacam-se as neurotoxinas tetanospasmina (*Clostridium tetani*) e botulínica (*Clostridium botulinum*). Essas toxinas ilustram bem o fato de como proteínas com estrutura altamente similar, e com o mesmo mecanismo de ação, podem originar doenças inteiramente diferentes. Ambas atuam por clivagem proteolítica das sinaptobrevinas (proteínas componentes das vesículas sinápticas), resultando na inibição da síntese de neurotransmissores. Porém, a toxina botulínica liberada em alimentos, após ingerida, irá atuar particularmente nas junções neuromusculares dos neurônios periféricos, bloqueando a liberação de neurotransmissores como a acetilcolina. O resultado é a paralisia do tipo flácida, decorrente do relaxamento muscular. Já a tetanospasmina, geralmente liberada pelo *C. tetani* em ferimentos profundos, atua no sistema nervoso central, bloqueando a liberação de neurotransmissores nas sinapses inibitórias da medula espinal. O resultado é a paralisia do tipo espástica, decorrente da intensa excitação muscular.

Enzimas hidrolíticas

Muitas enzimas hidrolíticas atuam degradando componentes da matriz extracelular, o que pode ser um meio de liberação de nutrientes para o microrganismo, além de, talvez, possibilitar a invasão bacteriana, como consequência da desorganização da estrutura de tecidos.

Enzimas como colagenases, hialuronidases e proteases são produzidas por muitos tipos de bactérias, mas seu papel na patogenia ainda não está devidamente dimensionado, mesmo porque vários dos microrganismos produtores causam doenças somente em condições oportunistas, enquanto patógenos estritos não parecem depender fundamentalmente de tais substâncias para causarem doenças.

Evasinas

Evasinas ou impedinas englobam produtos ou mecanismos bacterianos, utilizados para inibir ou burlar os sistemas de defesa do hospedeiro. Os componentes bacterianos envolvidos em tais processos geralmente não acarretam danos perceptíveis ao hospedeiro. São descritos, a seguir, os principais mecanismos de escape dos microrganismos, associados aos respectivos componentes de defesa do hospedeiro.

Evasão da fagocitose

Uma das mais importantes linhas de defesa do hospedeiro contra a invasão de patógenos está assentada no sistema fagocitário. A maioria das bactérias, incluindo muitos patógenos, é destruída ao ser fagocitada por macrófagos e leucócitos polimorfonucleares. O que ocorre essencialmente nesse processo é o englobamento do microrganismo pelo fagócito, a fusão de lisossomos à vesícula fagossômica formada na entrada do microrganismo, seguido de morte e digestão do microrganismo. Vários patógenos, entretanto, desenvolveram diferentes estratégias de sobrevivência ao sistema fagocitário, tais como:

- Evitar o acesso de fagócitos (p. ex., pela formação de biofilmes)
- Inibir o recrutamento de fagócitos (p. ex., pela inibição de quimiotaxinas)
- Destruir o fagócito (p. ex., leucocidina do *Staphylococcus aureus* e estreptolisina O do *Streptococcus pyogenes*)
- Revestir a superfície bacteriana com componentes do próprio hospedeiro, de modo a não ser reconhecido pelo fagócito (p. ex., moléculas de fibronectina adsorvidas à membrana externa do *Treponema pallidum*)
- Impedir a ingestão pelo fagócito, mediante a presença de componentes antifagocíticos na superfície bacteriana (p. ex., cápsula do *Streptococcus pneumoniae* e proteína M do *Streptococcus pyogenes*)
- Inibir a fusão do fagossomo com o lisossomo (p. ex., *Mycobacterium tuberculosis*)
- Lisar a membrana do fagossomo de modo a tornar possível o escape para o citoplasma (p. ex., listeriolisina O de *Listeria monocytogenes*)
- Resistência ao conteúdo do fagolisossomo (p. ex., *Coxiella burnetii*).

Um aspecto a ser salientado é que alguns microrganismos (p. ex., micobactérias, *Listeria monocytogenes* e *Brucella*) não somente sobrevivem, mas se reproduzem no interior de fagócitos. Assim, para esses, a fagocitose acaba cumprindo um papel benéfico, na medida em que os protege da ação de anticorpos e do sistema complemento.

A multiplicação em macrófagos, como ocorre com o *M. tuberculosis*, pode resultar em destruição tecidual, decorrente da morte celular e liberação de lisossomos. Entretanto, quando ativados os macrófagos podem matar patógenos intracelulares.

Em condições normais, os fagócitos geralmente não apresentam elevada eficiência na ingestão de partículas, a menos que sejam auxiliados por opsoninas, como anticorpos e o componente C3b do complemento. Porém, bactérias como o *Staphylococcus aureus* apresentam um componente de superfície (proteína A) capaz de se ligar ao anticorpo IgG pela extremidade "incorreta" dessa imunoglobulina, ou seja, pela porção Fc. Assim, esses anticorpos não podem atuar como opsoninas, na medida em que eles não conseguem se ligar aos receptores Fc sobre as células fagocíticas.

Evasão do sistema complemento

Bactérias e componentes bacterianos podem atuar diretamente ativando o complemento pelas vias alternativa e da lectina, enquanto a ativação da via clássica envolve a participação de anticorpos (imunocomplexos). Ao ser ativado, o sistema complemento dá origem a três classes de componentes. Uma delas, o complexo de ataque à membrana (*membrane attack complex* – MAC), atua diretamente provocando a lise da bactéria. As outras duas atuam de modo indireto: os componentes C3a e C5a medeiam uma resposta inflamatória, e o componente C3b funciona como opsonina, contribuindo para a fagocitose.

As estratégias que as bactérias utilizam para evitar a ação deletéria do complemento consistem em:

- Impedir sua ativação
- Impedir que o complexo MAC tenha acesso à membrana
- Destruir seus componentes.

Um modo de evitar a ativação do complemento é pela secreção de uma cápsula, de modo a ocultar componentes como o LPS (bactérias gram-negativas), ácidos teicoicos (gram-positivas) e outros potenciais ativadores, como o peptidioglicano. É o que ocorre durante o processo infeccioso, por exemplo, com os meningococos e os pneumococos. Deve-se destacar, porém, um "efeito colateral" dessa estratégia: como a cápsula muitas vezes apresenta antigenicidade, a produção de anticorpos anticapsulares acaba permitindo a ativação do complemento pela via clássica.

Em bactérias gram-negativas, as cadeias laterais do antígeno O do LPS podem se ligar ao complexo MAC, bloqueando seu acesso à membrana citoplasmática do microrganismo (Joiner *et al.*, 1982). Por fim, componentes do complemento podem ser destruídos, mediante clivagem por algumas enzimas bacterianas (Angel *et al.*, 1994).

Evasão de anticorpos

Certos patógenos podem evitar a resposta imune mediante a promoção de variações de fase e variações antigênicas em estruturas como fímbrias de adesão e flagelo. Um exemplo de escape imunológico por meio de tais mecanismos é o que ocorre com a fímbria de adesão do tipo 4 em *Neisseria gonorrhoeae*. A variação de fase nessa bactéria se caracteriza pela alternância em seus fenótipos de cepa fimbriada (Pil^+) e não fimbriada (Pil^-), em um processo de controle genético do tipo "ligado/desligado", ou seja, um determinado gene ora é expresso, ora é reprimido. Outro exemplo de variação de fase é evidenciado na expressão ou não de flagelo em salmonelas. Quanto às variações antigênicas, estas geralmente decorrem de recombinações envolvendo diferentes genes homólogos da pilina, a subunidade proteica da fímbria. Isso resulta em modificações na sequência de aminoácidos da proteína.

Algumas bactérias podem reduzir a ação opsonizante de anticorpos mediante liberação para o meio, na forma solúvel, de componentes como proteínas (p. ex., proteína A do *S. aureus*) e polissacarídio capsular livre (p. ex., *Streptococcus pneumoniae*). Adicionalmente, outro meio de escape de anticorpos ocorre pela degradação de imunoglobulinas IgA (um importante componente de defesa das mucosas) por enzimas IgA protease produzidas por algumas bactérias.

Modulinas

O termo modulina como fator de virulência foi proposto para descrever componentes e produtos bacterianos capazes de modular atividades celulares com consequências patológicas para o hospedeiro (Henderson *et al.*, 1996). Esse processo decorre da estimulação (ou inibição) da síntese de citocinas, em um nível que extrapola aquele envolvido nas importantes funções regulatórias homeostáticas dessas moléculas (Figura 111.1).

LPS

O papel patológico de citocinas em infecções é claramente delineado no choque séptico (também denominado choque endotóxico) associado a altas concentrações da endotoxina de bactérias gram-negativas. Nessa condição, frequentemente letal, o LPS liberado pelo microrganismo induz a produção de várias citocinas proinflamatórias (p. ex., IL-1, IL-6 e TNF), as quais induzem a síntese de outros mediadores, como citocinas quimiotáticas e leucotrienos. A consequência é a marcada diminuição da pressão sanguínea, seguida de alterações como coagulação intravascular disseminada e choque. Enfatiza-se, entretanto, que apesar da ênfase dada ao LPS, vários outros componentes e produtos bacterianos podem atuar como potentes indutores de citocinas. Destaca-se, inclusive, que bactérias gram-positivas também podem ser agentes causais de uma condição de choque séptico similar àquela produzida por gram-negativas.

Vários estudos têm sido conduzidos com o propósito de identificar outros componentes ou produtos bacterianos que atuem estimulando células pelo mesmo caminho do LPS. Nesse caso, tais moléculas também devem ser inibidas por antibióticos ligadores de LPS (polimixina B), por anticorpos neutralizantes para CD14 (receptor do LPS) e por antagonistas do LPS. Adicionalmente, devem ser incapazes de estimular resposta em linhagens de camundongos LPS não responsivos. Assim, aquelas que falharem em satisfazer tais critérios certamente devem atuar em um receptor e/ou mecanismo pós-receptor distinto daquele do LPS. Algumas das principais modulinas adicionais ao LPS são comentadas a seguir.

Superantígenos

Superantígenos são moléculas que, mesmo em concentrações muito baixas, estimulam intensamente a produção de citocinas por populações de células T. O processo de ativação ocorre quando a molécula de superantígeno liga-se direta e simultaneamente ao receptor na superfície de célula T e à molécula de classe II do complexo principal de histocompatibilidade, situada na superfície de outra célula (Figura 111.2).

Um exemplo importante de superantígeno é a TSST1 (toxina 1 da síndrome do choque tóxico), produzida por estirpes de *S. aureus*, que determina uma doença toxigênica sistêmica, com acometimento de múltiplos sistemas, hipotensão e choque hipovolêmico. A síndrome do choque tóxico estafilocócico assumiu proporção epidêmica no início da década de 1980, associada à introdução no mercado de novos tampões vaginais hiperabsorventes, favorecedores da proliferação do microrganismo. Com a retirada deste produto o risco de aquisição desta doença diminuiu bastante, embora ela possa se manifestar em decorrência do uso de qualquer tipo de tampão, ou mesmo de qualquer infecção estafilocócica localizada ou sistêmica. A TSST1 é o único superantígeno com capacidade de atravessar mucosas.

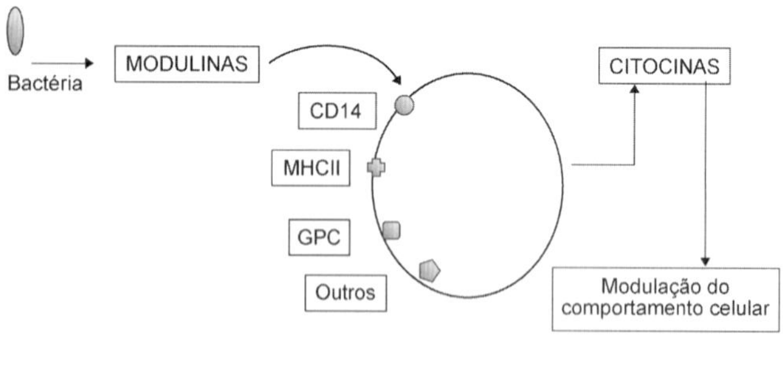

Figura 111.1 Representação da ação de modulinas. Interação de modulinas com células eucarióticas (p. ex., monócitos/macrófagos, células epiteliais, linfócitos) via receptores CD14, MHCII (complexo maior de histocompatibilidade classe II), GPC (receptor glicoproteico acoplado à proteína G).

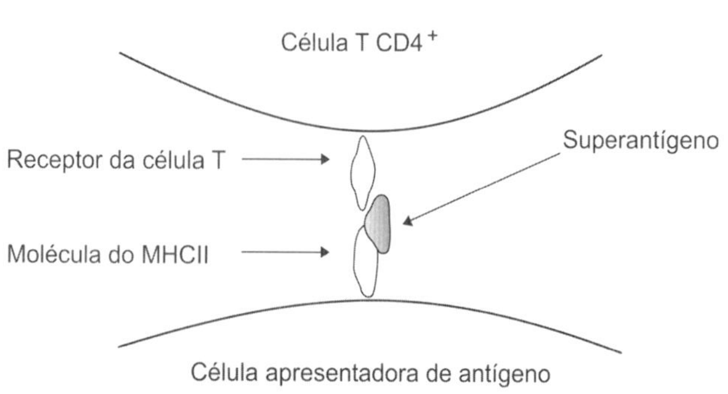

Figura 111.2 Ligação do superantígeno às regiões externas do receptor da célula T e das moléculas de classe II do complexo principal de histocompatibilidade.

Essa síndrome também pode ser determinada pela atuação de algumas enterotoxinas termoestáveis do *S. aureus*, sobretudo a enterotoxina B, no caso da liberação sistêmica.

Exemplo adicional de superantígenos são as exotoxinas pirógenas produzidas por *Streptococcus pyogenes*, associadas à doença conhecida como escarlatina e participante da gênese da síndrome do choque tóxico estreptocócico.

Componentes de parede celular

Como já enfatizado, o LPS produzido pelas bactérias gram-negativas (em particular o lipídio A, fração correspondente à endotoxina) consiste em potente ativador de reações inflamatórias de fase aguda. Nas infecções por bactérias gram-positivas, fragmentos liberados de peptidioglicano e ácidos teicoicos/lipoteicoicos também induzem a síntese de citocinas, com o desenvolvimento de respostas pirogênicas de fase aguda. Destaca-se, porém, que estudos têm demonstrado ser menor a intensidade dessa estimulação, em comparação àquela notada para o LPS. Assim, é possível que a similar condição de choque séptico produzida por bactérias gram-positivas talvez não resulte exclusivamente da ação indutora de ácidos teicoicos e peptidioglicano (Henderson *et al.*, 1996).

Outro importante agente imunomodulador é o lipoarabinomano, um glicolipídio presente na parede de micobactérias e que favorece a sobrevivência do microrganismo na infecção. Seus efeitos incluem:

- Supressão da proliferação de linfócitos T pela interferência com processamento de antígenos
- Inibição da ativação de macrófagos por interferona gama (IFN-γ)
- Remoção de radicais livres derivados do oxigênio. Existem algumas evidências de que o lipoarabinomanam e o LPS apresentem muitos modos similares de ação sobre células, destacando-se, inclusive, que ambos são inativados por polimixina B (Henderson *et al.*, 1996).

Um importante exemplo de alteração na atividade regulatória de citocinas é observado na hanseníase, sobretudo nas formas polares dessa doença. Uma parcela da população apresenta algum fator de resistência natural aos antígenos do *Mycobacterium leprae*, que se expressa na formação de um granuloma imunológico que delimita a lesão. Nessa resposta é essencial a participação de células T $CD4^+$ tipo Th1, que secretam IL-2 e IFN-γ. Outra parcela, devido a algum defeito na imunidade celular, ao contrário de células Th1, responde ao microrganismo com células produtoras de IL-4 e IL-10. Essas citocinas inibem células Th1 e macrófagos, o que resulta em não formação do granuloma, levando a uma forma mais disseminada e grave das lesões.

A síntese (ou inibição) de citocinas pode ainda ser estimulada por vários outros componentes e produtos bacterianos, bem como por processos de adesão e invasão celular. Adicionalmente, algumas bactérias podem degradar citocinas por meio de enzimas proteolíticas, enquanto outras parecem capazes de remover receptores de citocinas de certas células (Wilson *et al.*, 1998).

▶ Referências bibliográficas

Angel CS, Ruzek M, Hostetter MK. Degradation of C3 by *Streptococcus pneumoniae*. *J Infect Dis*. 170: 600-608, 1994.

Haeckel E. *Generelle morfologie der organismen*. Verlag Georg Reimer. Berlin, 1866.

Henderson B, Poole S, Wilson M. Bacterial modulins: a novel class of virulence factors which cause host tissue pathology by inducing cytokine synthesis. *Microbiol Rev*. 60: 316-341, 1996.

Holmgren J, Lonnroth I, Mansson J *et al*. Interaction of cholera toxin and membrane *GM1* ganglioside of small intestine. *Proc Natl Acad Sci USA*. 72: 2520-2524, 1975.

Joiner KA, Hammer CH, Brown EJ *et al*. Studies on the mechanisms of bacterial resistance to complement-mediated killing. II. C8 and C9 release C5b67 from the surface of *Salmonella minnesota* S218 because the terminal complex does not insert into bacterial outer membrane. *J Exp Med*. 155: 809-819, 1982.

Kenny B, DeVinney R, Stein M *et al*. Enteropathogenic *E. coli* (EPEC) transfers its receptor for intimate adherence into mammalian cells. *Cell*. 91: 511-520, 1997.

Kusters JG, van Vliet AHM, Kuipers EJ. Pathogenesis of *Helicobacter pylori* infection. *Clin Microbiol Rev*. 19: 449-490, 2006.

Musser JM, Kroll JJ, Granoff DM *et al*. Gobal structure and molecular epidemiology of encapsulated *Haemophilus influenzae*. *Rev Infect Dis*. 12: 75-111, 1990.

Pizarro-Cerdá J, Cossart P. Bacterial adhesion and entry into host cells. *Cell*. 124: 715-727, 2006.

Rodman DM, Zamudio S. The cyctic fibrosis heterozigote-advantage in surviving cholera? *Med Hypoth*. 36: 253-258, 1991.

Sears CL, Kaper JB. Enteric bacterial toxins: mechanisms of action and linkage to intestinal secretion, *Microbiol Rev*. 60: 167-215, 1996.

Sneath PHA. *International Code of Nomenclature of Bacteria*. Bacteriological Code Revision, Am Soc Microbiol, Washington, 1992.

Whittaker RH. New concepts of kingdoms of organisms. *Science*. 163: 150-160, 1969.

Whittock NV, Bower C. Targetting of desmoglein 1 in inherited and acquired skin diseases. *Clin Exp Dermatol*. 28: 410-415, 2003.

Wilson M, Seymour R, Henderson B. Bacterial pertubation of cytokine networks. *Infect Immun*. 66: 2401-2409, 1998.

Woese CR. Bacterial evolution. *Microbiol Rev*. 51: 221-271, 1987.

Woese CR, Kandler O, Wheelis ML. Towards a natural system of organisms: Proposal for the domains Archaea, Bacteria, and Eucarya. *Proc Natl Acad Sci USA*. 87: 4576-4579, 1990.

112 Estafilococcias

José Luís da Silveira Baldy

▸ Introdução

Os estafilococos são cocos gram-positivos responsáveis por infecções observadas em seres humanos e animais. Segundo a classificação estabelecida no passado, com base no resultado de testes bioquímicos, foram considerados durante muitas décadas como membros da família Micrococaceae, o que não mais se justifica tendo em conta a moderna caracterização desses microrganismos feita a partir de métodos moleculares. Os estafilococos distribuem-se em dois grupos – coagulase-positivos e coagulase-negativos –, de acordo com a capacidade de as diferentes espécies secretarem ou não a enzima denominada coagulase. *Staphylococcus aureus* é, caracteristicamente, coagulase-positivo, e *Staphylococcus epidermidis* e várias outras espécies de *Staphylococcus* são coagulase-negativos.

As estafilococcias são cosmopolitas e acometem pessoas de todas as idades e de ambos os sexos, imunocompetentes ou imunocomprometidas, provocando tanto infecções comunitárias quanto infecções hospitalares.

Staphylococcus aureus é a espécie-protótipocoagulase-positiva, responsável pela grande maioria das infecções estafilocócicas em seres humanos, sob a forma de várias síndromes, localizadas ou sistêmicas, agudas ou crônicas, leves, moderadas ou graves – estas com alto índice de letalidade.

Staphylococcus epidermidis ocupa posição de maior relevo entre os estafilococos coagulase-negativos, seguido por *Staphylococcus saprophyticus*, *Staphylococcus haemolyticus* e *Staphylococcus lugdunensis*, dos quais a última espécie é considerada a mais virulenta (Que e Moreillon, 2010).

A aquisição de resistência a diversos antimicrobianos constitui um dos principais problemas para o tratamento de infecções estafilocócicas, tanto no hospital quanto na comunidade, assumindo importância primordial as cepas meticilino ou oxacilinorresistentes.

Staphylococcus aureus e estafilococos coagulase-negativos patogênicos para o homem fazem parte da flora (impropriamente denominada *flora endógena*) de grande parte ou da totalidade da população. Algumas peculiaridades de *Staphylococcus aureus* – facilidade de sobreviver no meio ambiente, alta frequência do estado de portadores assintomáticos na narina anterior, grau de infecciosidade, produção de toxinas e enzimas e resistência a mecanismos de defesa do hospedeiro e à ação de diversos antimicrobianos – constituem fatores que contribuem para a alta prevalência de doenças comunitárias e hospitalares causadas por essa espécie de estafilococo. A diferente virulência e a maior ou menor capacidade de resistir à ação de antibióticos das múltiplas cepas de *Staphylococcus aureus* estão associadas a variações do seu genótipo resultantes de mutação cromossômica ou da inserção em seu ácido desoxirribonucleico (DNA) de componentes moleculares exógenos ou de genes veiculados por plasmídios.

Com potencial patogênico muito inferior ao de *Staphylococcus aureus*, são quase sempre oportunistas e hospitalares as infecções causadas por *Staphylococcus epidermidis* e outros estafilococos coagulase-negativos, acometendo preferencialmente indivíduso com cateteres intravasculares ou intraperitoneais, marca-passos e próteses artificiais, ou imunocomprometidos (em particular pessoas com neoplasias ou submetidas a transplante ou a tratamento imunodepressor), e crianças prematuras (Kloos e Bannerman, 1994; Bannerman, 2003; Rupp e Fey, 2010).

Com a adoção de medidas profiláticas adequadas e o uso apropriado de antimicrobianos e de outros recursos terapêuticos e profiláticos, pode-se alcançar diminuição na incidência e melhora do prognóstico das doenças causadas por estafilococos; no entanto, continuam a ser os agentes mais comuns de infecção hospitalar, com elevadas taxas de letalidade.

▸ Etiologia, epidemiologia, patogênese, patologia e imunidade

Das 36 espécies do gênero *Staphylococcus* até agora identificadas, 16 delas já foram reconhecidas como patogênicas para o ser humano (Que e Moreillon, 2010).

Os estafilococos são cocos gram-positivos esféricos, imóveis e não esporulados, com 0,5 a 1,5 μm de diâmetro, que se dispõem de modo variado, isoladamente, aos pares ou em cadeias curtas, ou, caracteristicamente, em grupos irregulares sob a forma de "cacho de uva". As unidades que compõem os estafilococos são maiores e mais arredondadas que as dos estreptococos. Com a recente caracterização das bactérias por modernos métodos moleculares, efetivada por intermédio da análise do RNA ribossômico 16S ou 23S, foram detectadas diferenças muito significativas na composição das bactérias do gênero *Staphylococcus* e *Micrococcus*, consideradas durante muitos anos como pertencentes à família Micrococcaceae (*Staphylococcus* contém em sua célula proporção bem menor de guanidina-citosina que *Micrococcus*; bactérias deste gênero não apresentam ácido teicoico em sua estrutura, ao contrário do que se verifica com os estafilococos); segundo as informações utilizadas pela moderna taxonomia bacteriana, sabe-se atualmente que os microrganismos do gênero *Staphyococcus* pertencem ao grupo em que estão incluídos *Bacillus*, *Lactobacillus* e *Streptococcus* (Que e Moreillon, 2010).

Os principais reservatórios de estafilococos são os próprios seres humanos: *Staphylococcus epidermidis* é encontrado na superfície cutânea de todas as pessoas e *Staphylococcus aureus* pode ser isolado da porção anterior das narinas de 10 a 40% da população considerada normal, taxas que variam de acordo com a idade e a etnia; essa prevalência é maior no ambiente hospitalar, tanto em pacientes internados quanto em profissionais que ali exercem suas atividades. Além das narinas, as axilas, o períneo e a região inguinal constituem áreas de colonização de *Staphylococcus aureus* em proporção variável de pessoas nas quais se configura o estado de portador crônico dessa bactéria. A colonização, em todas essas localizações, pode ser transitória, persistente ou intermitente. A aderência das bactérias à mucosa nasal constitui fenômeno básico para que a colonização se estabeleça. A presença transitória de estafilococos nas mãos serve de fonte de infecção para o próprio indivíduo, determinando autoinfecção (infecção endógena), ou para outros indivíduos (infecção exógena); por isso, a lavagem frequente das mãos com técnica apropriada constitui o método mais eficiente para reduzir o máximo possível a disseminação desses microrganismos, tanto no hospital quanto no ambiente domiciliar. Segundo dados referidos por Lowy (1998), 30 a 50% dos adultos hígidos são colonizados por *Staphylococcus aureus*, sendo persistente a colonização em 10 a 20%. Cerca de 30% dos recém-nascidos já se encontram colonizados por *Staphylococcus aureus* na primeira semana de vida, embora tenham sido observadas taxas mais altas em situações especiais (Ladhani *et al.*, 1999).

Os estafilococos podem ser encontrados não só em seres humanos, mas em muitas outras espécies animais, tanto como componentes da flora de narina e pele quanto como causadores de doença no homem e em animais (mastite bovina, mastite caprina, mastite ovina, piodermites em cães e piodermites e outras infecções em aves) (Acha e Szyfres, 2001).

Das 16 espécies de estafilococos reconhecidas como patogênicas para o homem, *Staphylococcus aureus* e *Staphylococcus epidermidis* serão analisados com pormenor neste capítulo, não se deixando, no entanto, de descrever as características mais importantes de outros estafilococos coagulase-negativos (*Staphylococcus saprophyticus*, *Staphylococcus haemolyticus* e *Staphylococcus lugnudensis*) envolvidos com frequência significativa na etiologia de doenças em seres humanos.

Os estafilococos são bactérias aeróbias ou facultativamente anaeróbias, catalase-positivas (ao contrário dos estreptococos), que apresentam ácido teicoico em sua parede celular, tendo a capacidade de gerar energia por via respiratória ou fermentativa, sendo a proporção de guanidina-citosina no DNA dos estafilococos (30 a 39 mol%) mais baixa em relação à de outras bactérias gram-positivas. A maioria das espécies de estafilococos apresenta exigências nutricionais relativamente complexas, necessitando de diversos aminoácidos e vitaminas do complexo B para sobreviver e multiplicar-se (Wilkinson, 1997).

Os estafilococos crescem facilmente nos meios de cultura usuais, mesmo em presença das altas concentrações de NaCl, verificando-se sua presença, em placas de ágar-sangue, 18 a 24 h depois da semeadura; um pouco mais tarde – no segundo ou no terceiro dia de incubação – são encontradas as colônias características (colônias lisas com 1 a 2 mm de diâmetro). *Staphylococcus aureus* produz no meio de cultura pigmento dourado, que lhe justifica o nome, enquanto *Staphylococcus epidermidis* (o protótipo dos estafilococos coagulase-negativos) dá origem a colônias lisas e claras, desprovidas de pigmento. Em placas de ágar-sangue as colônias de *Staphylococcus aureus* medem 2 a 3 mm de diâmetro e apresentam halo de beta-hemólise, com dimensão variável, causado por ação da hemolisina produzida por essa bactéria. A maior virulência de *Staphylococcus aureus* é proporcionada por algumas de suas propriedades: todas as cepas dessa espécie apresentam em sua parede celular a proteína A (de ligação para as imunoglobulinas da classe IgG), assim como são produtoras de coagulase, da proteína de ligação ao colágeno e dos fatores de aglutinação A e B (proteínas de ligação ao fibrinogênio), o que não ocorre com *Staphylococcus epidermidis*, *Staphylococcus saprophyticus* e os outros estafilococos coagulase-negativos; *Staphylococcus lugdunensis*, produtor do fator de aglutinação, constitui exceção entre esses estafilococos (Tabela 112.1). Além da produção de coagulase, *Staphylococcus aureus* também pode ser diferenciado dos estafilococos coagulase-negativos pela positividade do teste da desoxirribonuclease e pela sua capacidade de fermentar o manitol. *Staphylococcus saprophyticus* é a única espécie de estafilococos coagulase-negativos que cresce, em meio de cultura, em presença de concentração de novobiocina igual ou superior a 1,6 μg/mℓ (novobiocinorresistentes); *Staphylococcus aureus* e *Staphylococcus epidermidis* são sensíveis à novobiocina.

Os estafilococos têm grande resistência à dessecação e ao frio, sobrevivendo e, mesmo, multiplicando-se em temperaturas entre 10 e 45°C; seu crescimento em cultura não é prejudicado pela adição de NaCl a 10%. Embora facultativamente anaeróbios, crescem de maneira mais rápida e abundante em condições aeróbias, no intervalo de temperaturas citado (temperatura ótima entre 35 e 40°C); podem permanecer viáveis durante muitos anos, aglutinados a partículas de poeira.

Em resumo, as espécies de estafilococos são identificadas com base em características relacionadas com:

- Morfologia e diâmetro das colônias
- Produção aeróbica de ácidos a partir de carboidratos
- Resistência (ou não) à novobiocina *in vitro*
- Toxinas produzidas
- Tipos de enzimas encontrados
- Padrão de resistência aos antimicrobianos (particularmente à penicilina G, à meticilina, à oxacilina e à vanco-

Tabela 112.1 Algumas propriedades das principais espécies de estafilococos patogênicas para seres humanos.

Espécies	Propriedades		
	Produção de coagulase*	Produção de fator de aglutinação*	Virulência
Staphylococcus aureus	++	−+	+++
Staphylococcus epidermidis	−	−	+
Staphylococcus haemolyticus	−	−	+
Staphylococcus saprophyticus	−	−	+
Staphylococcus lugdunensis	−	±	+

*Estimativa semiquantitativa da produção de coagulase e de fator de aglutinação em relação à virulência.

micina) (Kloos e Bannerman, 1999). Na última década, ao lado desses critérios clássicos usados para a caracterização dos estafilococos, passou a ter preponderância a identificação dessas bactérias feita com base em peculiaridades genotípicas, reconhecidas principalmente por meio da eletroforese em gel de campo pulsado (*pulsed-field gel electrophoresis*) (Drancourt e Raoult, 2002; Que e Moreillon, 2010). Com as modernas técnicas para análise e reconhecimento da estrutura molecular dos ácidos nucleicos, tornou-se possível identificar com grande precisão as várias espécies de estafilococos; pôde-se detectar, por exemplo, entre outros genes, o gene *nuc*, exclusivo de *Staphylococcus aureus*, e um fragmento cromossômico de DNA específico de *Staphylococcus epidermidis*. No caso de *Staphylococcus aureus*, para esse tipo de análise emprega-se a eletroforese em gel de campo pulsado combinada com a clivagem do cromossomo e a hibridização do seu DNA. Em relação à maioria dos componentes e produtos dos estafilococos (proteínas de superfície, polissacarídios capsulares, hemolisinas ou citotoxinas, exotoxinas e enzimas) já foram identificados os genes que os codificam e a sua localização molecular (em cromossomo, plasmídio, fagótipo ou "ilha de patogenicidade"); as "ilhas de patogenicidade" ou "ilhas genômicas" são estruturas contínuas (sequências de ácidos nucleicos), cujo comprimento varia de 15 a 70 kb, que abrigam muitos genes de virulência e de resistência (Que e Moreillon *et al.*, 2010). Deve-se assinalar que o acesso a recursos técnicos que possibilitam a identificação genotípica dos estafilococos, assim como dos genes que codificam seus produtos e componentes, encontra-se restrito a laboratórios especializados, sendo necessária a criação de testes moleculares mais simples e acessíveis para uso na rotina de laboratórios clínicos. Com os métodos usados no diagnóstico molecular, tornou-se viável – desde que sua realização deixe de ser restrita a laboratórios especializados – a detecção e a identificação, na prática médica, das espécies de estafilococos envolvidas na etiologia das doenças, assim como o estabelecimento mais rápido do padrão de resistência aos antimicrobianos das cepas isoladas.

▶ Transmissão

Quanto à transmissão, deve-se assinalar que os portadores assintomáticos e doentes com lesões estafilocócicas abertas para o exterior (principalmente cutâneas) são disseminadores de *Staphylococcus aureus*. A transmissão dessa bactéria dá-se em geral por intermédio das mãos e de secreções nasofaríngeas; excepcionalmente os aerossóis servem de veículo para essa bactéria. Soluções de continuidade da pele e das mucosas servem como porta de entrada, embora possa ocorrer autoinfecção em portadores assintomáticos. Deve também ser mencionada a eventual participação de fômites (roupas de cama, toalhas, lenços e outros objetos usados pelo paciente) na disseminação dos estafilococos.

▶ Imunidade e condições predisponentes

Sem deixar de levar em conta a presença usual de estafilococos na flora humana e os mecanismos de transmissão envolvidos, pode-se afirmar que, nas estafilococcias, à semelhança do que se verifica em outras infecções, a doença ou a conservação do estado de equilíbrio (estado de portador assintomático) vai ocorrer como resultado da interação entre o agente infeccioso e os mecanismos de defesa do hospedeiro. A integridade do tegumento constitui importante barreira para a penetração nos tecidos – primeira etapa da infecção – de estafilococos colonizados na superfície de mucosas e da pele. O uso de dispositivos invasivos (p. ex, cateteres intravenosos) facilita a instalação dessas bactérias. A fagocitose promovida por neutrófilos polimorfonucleares, estimulada e mediada por fatores quimiotáticos e opsonizantes, que resultam da ativação do sistema do complemento, constitui o mecanismo inicial que o sistema imune mobilizado utiliza para tentar impedir a progressão da infecção estafilocócica. Defeitos congênitos ou adquiridos da fagocitose associam-se a acentuada suscetibilidade às estafilococcias. A cápsula polissacarídica presente em mais de 90% das cepas de *Staphylococcus aureus* constitui fator impeditivo da fagocitose, por bloquear da opsonização mediada por C3b. No decorrer da infecção estafilocócica formam-se anticorpos específicos opsonizantes da classe IgG, que favorecem a fagocitose das cepas capsuladas de *Staphylococcus aureus*. Outros fatores já citados dificultam também a fagocitose dos estafilococos. Em determinadas doenças (em particular nas helmintíases) nas quais costuma ocorrer eosinofilia, associada a aumento da concentração sérica de imunoglobulinas da classe IgE, são desencadeados mecanismos imunológicos que prejudicam a fagocitose, a quimiotaxia e a opsonização, os quais favorecem a instalação de abscessos em várias localizações e, também, o aparecimento da piomiosite tropical (Lambertucci *et al.*, 1998; 2001).

As seguintes situações favorecem a ocorrência de estafilococcias:

- Doenças de base: a presença de déficit funcional dos mecanismos de defesa anti-infecciosa (p. ex, em diabéticos e pessoas com neoplasias, anemia aplásica ou desnutrição grave), associado na maioria das vezes a distúrbios da fagocitose e da quimiotaxia, favorece a instalação da doença estafilocócica, à semelhança do que se observa em pessoas com hipo ou agamaglobulinemia, desnutrição intensa ou idade avançada, nas quais a resposta imune, em particular a formação de anticorpos opsonizantes, não se desenvolve adequadamente
- Lesões de pele ou mucosas: sabendo-se que a pele e as mucosas constituem a primeira barreira que se opõe à penetração dos agentes infecciosos no organismo do hospedeiro, as alterações da integridade do tegumento facilitam e possibilitam a ocorrência da doença estafilocócica
- Intervenções cirúrgicas e instalação de cateteres e próteses: incisões, deslizes de assepsia, intervenções cirúrgicas extensas e de duração prolongada, instalação de cateteres intravenosos (e de outra localização), drenos, próteses valvulares ou ortopédicas, marca-passo e traqueóstomo constituem fatores que propiciam a instalação mais fácil da doença estafilocócica
- Medicamentos: pacientes submetidos a tratamento com antibióticos podem sofrer superinfecção estafilocócica, sobretudo quando hospitalizados e em estado grave; o uso de glicocorticoide e/ou de outros medicamentos imunodepressores provoca, igualmente, maior suscetibilidade às estafilococcias. O ambiente hospitalar, por sua vez, constitui fator relevante, por estar envolvido com

frequência com outros fatores já mencionados. A parcela de indivíduos colonizados por *Staphylococcus aureus* na narina é maior na população hospitalar (doentes e funcionários) que em pessoas da comunidade. Já foi citada a rápida e elevada taxa de colonização de recém-nascidos por essa bactéria nos berçários. O ambiente propício (presença e veiculação das bactérias entre os doentes) e a maior vulnerabilidade de grande parte das pessoas internadas (imunodeprimidos por diversas causas, pacientes submetidos a intervenções cirúrgicas, indivíduos intubados, traqueostomizados e/ou com cateteres intravenosos, só para citar algumas das condições predisponentes) são responsáveis pela elevada incidência de infecções causadas por estafilococos em doentes hospitalizados, com altas taxas de letalidade.

▸ Estafilococo coagulase-positivo | Staphylococcus aureus

▪ Parede celular

A parede celular, estruturalmente semelhante à do estreptococo do grupo A, é constituída por ácido teicoico (carboidrato antigênico) e peptidoglicano (mucopéptide), também participando da maioria das cepas a proteína A (de ligação das imunoglobulinas da classe IgG). As cadeias de peptidoglicano são formadas por moléculas de dissacarídios (subunidades de N-acetilglicosamina + ácido N-acetilmurâmico) interligadas por cadeias curtas de peptídios, geralmente tetrapeptídios, que por sua vez se interligam por meio de pontes formadas por outros peptídios. O tipo de estrutura das pontes interpeptídicas do peptidoglicano de *Staphylococcus aureus* o diferencia do peptidoglicano dos estafilococos coagulase-negativos (Sheagren e Schaberg, 2004). O peptidoglicano é muito mais abundante nos estafilococos que nos bacilos gram-negativos, razão pela qual a espessura da cápsula nos primeiros é cinco a dez vezes maior. No peptidoglicano encontram-se várias adesinas, que constituem o substrato para a ligação de diversas proteínas do hospedeiro; é dotado de atividade endotoxina-símile, estimulando a produção de pirogênios endógenos, a ativação do sistema do complemento, a produção de interleucina-1 por macrófagos e a agregação de leucócitos polimorfonucleares; as alterações inflamatórias promovidas pelo peptidoglicano acabam dificultando o acesso de proteínas do hospedeiro à superfície dos estafilococos (efeito antifagocítico). Mudanças na estrutura do peptidoglicano (alvo da atuação dos antibióticos betalactâmicos) são responsáveis pelo aparecimento de cepas de estafilococos resistentes à meticilina, à oxacilina, à vancomicina e a outros antimicrobianos.

Formas L de estafilococo

As formas L de estafilococo são variantes dessa bactéria com parede celular alterada ou ausente, cujo aparecimento pode ocorrer, *in vitro*, quando o crescimento bacteriano se dá em meio hipertônico, em presença da lisostafina – uma enzima com ação de peptidase – ou com a adição de antibióticos (betalactâmicos, vancomicina etc.) que inibem a formação da parede celular (Sattler e Correa, 2004). As formas L (ou protoplastos) exigem condições hipertônicas para sobreviver, não são coradas pelo método de Gram e são resistentes à ação de antibióticos que inibem o crescimento da parede celular. Em condições favoráveis, há reversão das formas L para bactérias completas, contendo parede celular, com características diferentes, no entanto, das bactérias originais. As cepas de *Staphylococcus aureus* que sofrem essas modificações perdem suas propriedades relativas à produção de coagulase e de betalactamase, fermentação do manitol e fagotipagem, ficando destituídas de grande parte de sua capacidade de colonização e do seu potencial patogênico. O interesse clínico a respeito das formas L de estafilococos refere-se à capacidade de os antibióticos induzirem seu desenvolvimento, *in vitro*, podendo presumível e supostamente persistir no hospedeiro sob forma latente ou menos virulenta, e retornar à sua condição normal a partir da suspensão do uso dos antimicrobianos. Apesar do grande número de investigações clínicas e laboratoriais, não foi possível demonstrar que as formas L sejam importantes causadoras de persistência bacteriana em infecções observadas em seres humanos, nos quais esse fenômeno nunca foi comprovado de maneira cabal e reiterada. A ocorrência de formas L latentes poderia contribuir para explicar a tendência de infecções por *Staphylococcus aureus* poderem persistir e recorrer, o que ainda não foi confirmado em investigações clínicas (Sattler e Correa, 2004).

Estafilococos que formam pequenas colônias

Há cepas variantes de *Staphylococcus aureus* que formam pequenas colônias no meio de cultura, com morfologia atípica, redução da capacidade de provocar hemólise e de produzir pigmento, diminuição da velocidade de crescimento e comportamento bioquímico inusitado, características que dificultam seu isolamento e identificação (Vaudaux *et al.*, 2006). Essas bactérias estão envolvidas na etiologia de infecções estafilocócicas persistentes e recorrentes, entre as quais osteomielite, abscesso cerebral, infecções em próteses articulares e infecções pulmonares em doentes com fibrose cística; como esses estafilococos podem permanecer no interior das células acometidas, a ação dos antimicrobianos torna-se mais difícil (Von Eiff, 2008).

▪ Cápsula

Mais de 90% das cepas de *Staphylococcus aureus* são dotadas de microcápsula polissacarídica, que envolve a parede celular e as protege da fagocitose por parte de neutrófilos polimorfonucleares (mediada por C3b). De acordo com a composição antigênica da cápsula, foram identificados 11 sorotipos, dos quais os tipos 5 e 8 são responsáveis por cerca de 75% das infecções humanas; a produção extracelular de polissacarídios capsulares aumenta a virulência dessas bactérias e as torna mais resistentes à fagocitose (O'Riordan e Lee, 2004). A presença da cápsula polissacarídica nos estafilococos constitui, portanto, importante fator de virulência, facilitando a disseminação tecidual das cepas nas quais é encontrada.

As cepas capsuladas de *Staphylococcus aureus* são mais virulentas que as não capsuladas, apresentando maior capacidade de invadir os tecidos e de chegar ao sangue a partir de um foco periférico; todavia, uma vez na circulação, é menor seu potencial de provocar choque, por meio de ativação do sistema do complemento pela via alternativa. Já as cepas não capsuladas – por isso, menos virulentas – são mais facilmente fagocitadas e, portanto, menos propensas a causar bacteriemia e sepse.

▪ Adesinas

As adesinas de superfície dos estafilococos, cuja maioria se encontra ligada ao peptidoglicano, são responsáveis pela ligação das bactérias ao fibrinogênio (*fatores de aglutinação A e B*), ao colágeno (*proteína de ligação ao colágeno*), à fibronectina (*proteínas A e B de ligação à fibronectina*) e às células da mucosa nasal. Outra adesina, a *proteína estafilocócica A*, constitui o principal componente da parede celular de *Staphylococcus aureus*, que, além de ter capacidade imunogênica, apresenta afinidade acentuada pela fração Fc das imunoglobulinas das classes IgG (IgG1, IgG2 e IgG4) e IgM, em cuja presença determina a ativação, por via clássica, do sistema do complemento, sendo também capaz de ativar o complemento por via alternativa e estando envolvida na quimiotaxia de leucócitos; além disso, liga-se às plaquetas, exercendo papel significativo na patogênese das infecções endovasculares causadas por *Staphylococcus aureus*; por fim, tem participação fundamental na patogênese da pneumonia estafilocócica, ligando-se ao receptor do fator de necrose tumoral α (FNTα) no pulmão, onde exerce atividade pró-inflamatória (Gomez *et al.*, 2004). Com estrutura frouxa, hidrossolúvel, o *biofilme* (*slime layer*) corresponde a uma camada ou rede constituída por monossacarídios, proteínas e pequenos peptídios produzida em quantidades variáveis pela maioria dos estafilococos; trata-se de substância extracelular que liga as bactérias aos tecidos e a dispositivos e corpos estranhos, tais como cateteres, valvas prostéticas, enxertos, *shunts* e articulações, assumindo importância decisiva para a sobrevivência de estafilococos coagulase-negativos (em particular, *Staphylococcus epidermidis*) dotados de baixa virulência, protegendo-os da ação dos mecanismos de defesa do hospedeiro; fato semelhante também se pode verificar com estafilococos coagulase-positivos. As bactérias alojadas na intimidade do biofilme tornam-se quiescentes e tolerantes aos antimicrobianos, o que dificulta a cura das infecções por elas causadas.

Ácido teicoico e ácido lipoteicoico

O *ácido teicoico*, importante componente da parede celular, é constituído por polímeros de polirribitolfosfato que estabelecem ligação cruzada, covalente, com as moléculas de ácido N-acetilmurâmico do peptidoglicano; quando essa ligação se dá com lipídios da membrana citoplasmática, recebe a denominação de *ácido lipoteicoico*. Este contribui para a resposta inflamatória, provocando a liberação de citocinas pelos macrófagos e outros componentes da imunidade inata. Segundo Que e Moreillon (2010), embora o ácido lipoteicoico facilite o reconhecimento bacteriano por meio da imunidade inata, ele também protege os microrganismos da morte por ação de peptídios catiônicos antimicrobianos produzidos pelos fagócitos; o ácido lipoteicoico nativo é polianiônico e atrai os citados peptídios.

Embora o ácido teicoico seja pouco imunogênico, verifica-se a formação de anticorpos específicos quando ele se liga ao peptidoglicano; a pesquisa desses anticorpos no sangue foi utilizada no passado para identificar a presença de doença estafilocócica sistêmica, hoje substituída por outros testes mais sensíveis.

Enzimas

Os estafilococos produzem diversas enzimas, entre as quais hialuronidases, proteases, coagulase, lipase, nuclease, catalase, fibrinolisina, lisozima e desidrogenase láctica, que favorecem a disseminação do patógeno nos tecidos ou estão envolvidas na formação de focos da infecção.

As enzimas estafilocócicas capazes de destruir tecidos e facilitar a disseminação bacteriana são as *proteases*, a *lipase* e a *hialuronidase*; segundo Lowy (1998), merecem ênfase entre as enzimas produzidas por *Staphylococcus aureus*:

- A *catalase*, que induz a decomposição do peróxido de hidrogênio dos neutrófilos em água e oxigênio, impedindo que esse mecanismo de defesa anti-infeccioso atue de modo eficaz
- A *betalactamase*, que inativa a penicilina G e outros antibióticos betalactâmicos; a falta de resposta à penicilina G em pessoas com faringoamidalite estreptocócica, que se verifica ocasionalmente, pode ser causada pela presença de *Staphylococcus aureus* produtores de penicilinase na nasofaringe, em portadores assintomáticos dessa bactéria
- As *proteínas de ligação das penicilinas* (PLP ou *PBP*, *penicillin-binding proteins*), enzimas localizadas na membrana citoplasmática que catalisam a formação da camada de peptidoglicano, servindo de alvo para as penicilinas e outros antibióticos betalactâmicos, que, quando alteradas ou substituídas, impedem a fixação de antibióticos na bactéria e o desenvolvimento de sua atividade antimicrobiana; a resistência de estafilococos a antibióticos, em particular, à meticilina e à oxacilina, é mediada pela aquisição de um gene (*mecA*) que induz a formação de *PBP2*, uma *PBP* modificada que, embora conserve sua capacidade enzimática, não permite que a ela se liguem os citados antimicrobianos; há cinco tipos (I, II, III, IV e V) desses genes, que se localizam no cassete cromossômico *mec* do estafilococo (*staphylococcal cassette chromosome mec* ou *SSCmec*); são *SSCmec* do tipo IV a maioria das cepas de *Staphylococcus aureus* meticilino ou oxacilinorresistentes (*MRSA*) responsáveis por infecções comunitárias, enquanto as demais (*SSCmec* dos tipos I, II, III e V) são encontradas como agentes de infecções hospitalares
- A *coagulase* que, ativando a protrombina, converte o fibrinogênio em fibrina insolúvel e provoca o agrupamento ou a agregação dos estafilococos; há duas formas de coagulase:
    - A coagulase ligada à parede celular dos estafilococos, que converte diretamente o fibrinogênio em fibrina insolúvel e promove o agrupamento dessas bactérias
    - A coagulase livre, que adquire a mesma propriedade da coagulase ligada à parede celular depois de reagir com a globulina plasmática denominada fator de reação da coagulase. Desse processo resulta a formação da estafilotrombina, com atividade similar à da trombina, que catalisa a conversão de fibrinogênio em fibrina insolúvel. A participação da coagulase na patogênese da doença estafilocócica seria induzir a formação de camada de fibrina em torno do abscesso estafilocócico, tornando a infecção localizada e protegendo as bactérias da fagocitose
- A *fibrinolisina* promove a dissolução dos coágulos de fibrina. As cepas de *Staphylococcus aureus* que causam a síndrome do choque tóxico associada à menstruação produzem grande quantidade de *proteases* (Dinges *et al.*, 2000).

Toxinas

As *hemolisinas* ou *citotoxinas* (alfa, beta, delta e gama-hemolisinas) são substâncias citotóxicas produzidas virtualmente por todas as cepas de *Staphylococcus aureus*. A mais bem estudada é a *alfa-hemolisina* ou *alfatoxina*, que atua sobre grande variedade de células de mamíferos, sendo particularmente lítica para hemácias de coelhos, além de ser dermonecrótica e neurotóxica para diversos animais. Nem todos os seus efeitos foram comprovados em seres humanos, resultando de observações efetuadas em animais (Dinges *et al.*, 2000). Segundo esses autores, a *alfatoxina* atua de várias maneiras:

- Provocando a formação de poros na membrana de diversos tipos de células, em particular de células endoteliais
- Ativando o metabolismo do ácido araquidônico em células endoteliais, com a liberação de tromboxano e prostaciclina, e induzindo a ocorrência de vasoconstrição
- Alterando a integridade das células como resultado do edema osmótico, com aumento da permeabilidade vascular
- Induzindo, por parte de plaquetas, a liberação de fatores procoagulantes
- Provocando a secreção de interleucina-1β por parte de macrófagos
- Interagindo com receptores específicos na superfície de células e, de modo inespecífico, na membrana celular. O desenvolvimento da síndrome da angústia respiratória do adulto (SARA) resulta de algumas dessas atividades da alfatoxina (Dinges *et al.*, 2000). A *beta-hemolisina* e a *delta-hemolisina* também apresentam propriedades hemolíticas e citotóxicas; a beta-hemolisina (esfingomielinase C), além disso, é capaz de induzir efeito letal e efeito dermonecrótico. O papel da beta-hemolisina na patogênese da doença estafilocócica não é claro, embora seja produzida em grande quantidade por numerosas cepas de *Staphylococcus aureus*, particularmente pelas isoladas de animais; tem atividade lítica muito intensa sobre hemácias de carneiros e, experimentalmente, provoca lesões em membrans celulares, ao alterar a estrutura do seu componente lipídico. Enquanto a *gama-hemolisina* é secretada por todas as cepas de *Staphylococcus aureus*, a *leucocidina Panton-Valentine* (ou *leucocidina P-V*) é uma citotoxina produzida por apenas 2 a 3% delas; a ação de ambas é tóxica, de maneira sinergística, para neutrófilos polimorfonucleares, monócitos e macrófagos, enquanto, isoladamente, a gama-hemolisina provoca lise em hemácias de diversos mamíferos e a leucocidina P-V induz necrose tecidual. Cepas de *Staphylococcus aureus* com genes que codificam a leucocidina P-V foram isoladas em casos de furunculose (93% dos casos), pneumonia adquirida na comunidade (85%), abscessos (58%) e celulite (55%); esses genes não foram encontrados em cepas causadoras de endocardite, mediastinite, pneumonia nosocomial, infecção urinária, enterocolite e síndrome do choque tóxico (Lina *et al.*, 1999); O gene para leucocidina P-V foi identificado em oito casos (média da idade = 14,8 anos) de pneumonia adquirida na comunidade, seis dos quais morreram com necrose e hemorragia pulmonar (Gillet *et al.*, 2002). Embora produzida por 97% das cepas de *Staphylococcus aureus* e por mais de 50% dos estafilococos coagulase-negativos, não está ainda esclarecida a participação da *delta-hemolisina* na patogênese das doenças causadas por essas bactérias.

Parcela variável de cepas de *Staphylococcus aureus* produz uma ou mais toxinas dos três seguintes grupos:

- *Toxina-1 da síndrome do choque tóxico* (anteriormente denominada exotoxina estafilocócica pirogênica C e, depois, enterotoxina estafilocócica F)
- *Enterotoxinas estafilocócicas* (A, B, C, D, E, G, H e I)
- *Exotoxinas esfoliativas* (A e B). As informações que se seguem, relativas a essas toxinas, à patogênese, à patologia e à imunidade das doenças causadas por *Staphylococcus aureus*, encontram-se pormenorizadas na revisão de Dinges *et al.* (2000) e em publicações mais recentes, em particular nas de Que e Moreillon (2010), Sattler e Correa (2004) e Sheagren e Schaberg (2004).

A *toxina-1 da síndrome do choque-tóxico* e as *enterotoxinas estafilocócicas* A, B, C, D, E e H atuam como *superantígenos* (também conhecidos pelo nome de superantígenos tóxico-pirogênicos). Os dois tipos de doenças humanas por elas causados são a intoxicação alimentar estafilocócica e a síndrome do choque tóxico. Essas toxinas são dotadas de pelo menos três propriedades biológicas: pirogenicidade, superantigenicidade e capacidade de potencializar o efeito letal da endotoxina (até 100.000 vezes, em coelhos). Peculiarmente, a toxina-1 da síndrome do choque tóxico atravessa as mucosas e aumenta o efeito tóxico da endotoxina em células tubulares renais, enquanto as enterotoxinas são dotadas de potente efeito emético. Essas toxinas promovem a liberação maciça de citocinas por macrófagos (interleucina-1β e fator de necrose tumoral α) e por linfócitos T (interleucina-2, interferona γ e fator de necrose tumoral β).

A superantigenicidade refere-se à capacidade de essas exotoxinas estimularem a proliferação de linfócitos T sem relação com a especificidade antigênica dessas células. Os superantígenos estafilocócicos, além de similaridades funcionais, apresentam em comum várias características genéticas e bioquímicas. Os genes dessas toxinas são veiculados por plasmídios, bacteriófagos ou elementos genéticos heterólogos denominados "ilhas de patogenicidade". São esses superantígenos polipeptídicos pequenos, não glicosilados, com peso molecular baixo, entre 20.000 e 30.000, dotados de moderada estabilidade à inativação química, à proteólise e à desnaturação por água fervente. Todos esses superantígenos podem ser obtidos de cepas de *Staphylococcus aureus* oriundas de material clínico ou de clones dessa bactéria que contêm plasmídios com os genes que os codificam.

A *toxina-1 da síndrome do choque tóxico*, ao contrário das enterotoxinas, não provoca doença quando administrada por via oral, por sofrer clivagem pela ação da pepsina do suco gástrico, é instável no intestino e não é dotada de capacidade significativa de atravessar a mucosa digestiva; admite-se que nessa mucosa existam receptores para as enterotoxinas estafilocócicas.

A ingestão das *enterotoxinas estafilocócicas* provoca gastrenterite, cujos sintomas são decorrentes da ação de mediadores (prostaglandina E_2, leucotrieno B_4, leucotrieno E_4 etc.), admitindo-se que a fonte primária de todos eles sejam os mastócitos. As manifestações clínicas resultam de alterações inflamatórias em vários segmentos do tubo digestivo, sobretudo no estômago e na porção proximal do intestino delgado, cuja mucosa se encontra hiperemiada, com infiltrado neutrofílico no epitélio e na lâmina própria, sendo comum a presença de exsudato mucopurulento no lúmen do duodeno. Seguindo-se à intoxicação alimentar estafilocócica, se ocorre o aparecimento de imunidade, ela não tem duração prolongada; entre a maioria das enterotoxinas não há o estabelecimento de imunidade cruzada, que só foi demonstrada em relação às enterotoxinas B e C, dotadas de epítopos idênticos.

Cerca de 25% das cepas de *Staphylococcus aureus* são dotadas da capacidade de causar a síndrome do choque tóxico, isto é, têm os genes que codificam a produção das toxinas que provocam a doença. Entre os estafilococos, essa propriedade é exclusiva de *Staphylococcus aureus*; os estafilococos coagulase-negativos não são agentes etiológicos da síndrome do choque tóxico. A toxina-1 da síndrome do choque tóxico é o único dos superantígenos estafilocócicos capaz de atravessar a mucosa vaginal, causando a variedade dessa síndrome associada ao uso de absorventes vaginais durante a menstruação (ou a relacionada com o uso de diafragmas e esponjas intravaginais), além da variedade que ocorre no pós-parto. Na pós-menarca, a taxa de colonização vaginal por *Staphylococcus aureus* varia de 5 a 20%, sendo mais alta durante a menstruação. Das cepas de *Staphylococcus aureus* isoladas de casos de síndrome do choque tóxico não associada ao uso de absorventes vaginais (resultante de infecções respiratórias, cutâneas ou de partes moles), cerca de 50% produzem a mencionada toxina, 47% produzem a enterotoxina estafilocócica B e apenas 3%, a enterotoxina estafilocócica C (Dinges *et al.*, 2000). Segundo esses autores, à semelhança do choque endotóxico, observado em infecções causadas por bacilos gram-negativos entéricos, a síndrome do choque tóxico induzida por *Staphylococcus aureus* é determinada pela passagem de líquido do espaço intravascular para o extravascular em grande quantidade, provocando hipotensão, hipoalbuminemia e edema generalizado. A síndrome da angústia respiratória do adulto (SARA) e a coagulação intravascular disseminada ocorrem comumente na síndrome do choque tóxico estafilocócico, sendo muitas vezes responsáveis pela morte. A maioria das alterações histológicas em casos fatais resulta de choque hipovolêmico prolongado e incluem perivasculite linfocítica sistêmica, triadite periporta hepática, esteatose hepática e eritrofagocitose intensa por parte de células reticuloendoteliais, assim como vaginite ulcerativa nos casos associados ao uso de tampões vaginais.

A ausência no sangue de anticorpos contra os superantígenos associados etiologicamente com a síndrome do choque tóxico indica suscetibilidade a ela. Com o aumento da idade, cresce a porcentagem de pessoas que apresentam esses anticorpos no soro. Concentrações séricas protetoras de anticorpos contra a toxina-1 da síndrome do choque tóxico foram encontradas em cerca de 30% das crianças com 2 anos de vida e em mais de 90% de homens e mulheres com 25 anos de idade. Cerca de 90% das pacientes com síndrome do choque tóxico associada à menstruação não apresentam esses anticorpos no sangue na fase aguda da doença. Menos de 50% das mulheres que tiveram a síndrome do choque tóxico associada à menstruação passam a apresentar títulos protetores de anticorpos contra a toxina-1 da síndrome do choque tóxico cerca de 2 meses depois da cura.

As *exotoxinas esfoliativas A e B* (esfoliatinas ou epidermolisinas) produzidas por *Staphylococcus aureus* são proteases que contêm serina dotadas da capacidade de romper as pontes intercelulares do estrato granular da epiderme, provocando a síndrome da pele escaldada (denominada originalmente doença de Ritter) em recém-nascidos e crianças nos primeiros anos de vida, assim como em alguns adultos com doença de base. Os genes que codificam a elaboração das toxinas esfoliativas A e B são, respectivamente, cromossômicos e transportados por plasmídios. Essas toxinas têm afinidade pelo gangliosídio *GM4*, específico da camada granular (estrato granular) da epiderme; não penetram nas células, não provocam lise da membrana ou morte celular nem reação inflamatória. Além da epiderme, não induzem nenhuma lesão em outro órgão ou tecido. *Staphylococcus aureus* é às vezes isolado das lesões ou nelas identificado nas formas localizadas da doença, o que só se verifica excepcionalmente nas formas generalizadas. Há evidências experimentais de que as toxinas esfoliativas possam atuar como superantígeno (Ladhani *et al.*, 1999; Ladhani, 2001).

Já se mencionou que cerca de 30% dos recém-nascidos encontram-se colonizados por *Staphylococcus aureus* na primeira semana de vida; das cepas isoladas de portadores assintomáticos, em torno de 5% são produtoras de toxinas esfoliativas. A maioria dessas cepas é do fagogrupo II, pertencendo principalmente aos fagótipos 71 e 55/71, no Reino Unido; nos EUA, os fagótipos do fagogrupo II predominantemente envolvidos são os seguintes: 3A, 3B, 3C, 55 e 71 (Sattler e Correa, 2004). Das cepas do fagogrupo II, 31 a 40% produzem essas toxinas. Em outros países essas taxas são diferentes, assim como ocorre a participação de cepas de outros fagogrupos. Segundo dados de vários estudos citados por Ladhani *et al.* (1999), na Irlanda, no Reino Unido, na Alemanha, na França, na Nigéria e nos EUA predominam as cepas produtoras da exotoxina A, enquanto no Japão parece ser maior a prevalência de cepas que produzem a exotoxina B.

Fagotipagem

Cepas de *Staphylococcus aureus* podem sofrer lise quando expostas a bacteriófagos; o comportamento de cada cepa a um conjunto ou painel de bacteriófagos pode ser usado para a identificação dessa bactéria. A fagotipagem é empregada, há muitos anos, como método epidemiológico para o reconhecimento das cepas responsáveis por surtos epidêmicos de estafilococcias, com a principal finalidade de estabelecer a fonte primária de infecção. Há um sistema internacionalmente adotado para a realização da fagotipagem de *Staphylococcus aureus*. Na década de 1950 houve grande predomínio do fagótipo 80/81 como agente etiológico da pandemia de doença estafilócica então observada; atualmente, é grande a variedade de fagótipos a que se tem atribuído a responsabilidade por epidemias. A principal correlação utilizada em nossos dias refere-se, como já foi citado, ao isolamento de cepas do fagogrupo II de *Staphylococcus aureus* em doentes com a síndrome da pele escaldada (Sattler e Correa, 2004). Entre os estafilococos responsáveis pela síndrome do choque tóxico têm predominado os fagótipos 29, 29/52 e 52 nas cepas produtoras de toxina-1, fagótipos do fagogrupo V nas cepas produtoras de enterotoxina B e o fagótipo 95 nas cepas produtoras de enterotoxina C; essas associações nunca são absolutas, sendo não toxigênicas muitas cepas desses fagogrupos e fagótipos e ocorrendo predomínio de estafilococos não tipáveis por fagotipagem entre as cepas produtoras dessas toxinas. Já que na atualidade mais de 50% das cepas de *Staphylococcus aureus* isoladas de doentes não são fagotipáveis, a informação que esse método nos fornece hoje está mais frequentemente associada à possibilidade de exclusão de determinadas relações epidemiológicas que com a identificação de fagogrupos das cepas isoladas em epidemias (Sheagren e Schaberg, 2004). Por isso, segundo esses autores, outros métodos mais modernos (técnicas moleculares ou genotipagem) devem ser utilizados para substituir a fagotipagem ou complementar as informações fornecidas pela fagotipagem na investigação da cepa de *Staphylococcus aureus* responsável por surtos epidêmicos em hospitais.

Estafilococos coagulase-negativos

Antes da década de 1960, *Staphylococcus albus* foi a denominação utilizada para identificar os estafilococos coagulase-negativos, em oposição a *Staphylococcus aureus*, a espécie coagulase-positiva. Na atualidade, os estafilococos coagulase-negativos estão agrupados em 15 espécies patogênicas para o ser humano, das quais quatro – *Staphylococcus epidermidis*, *Staphylococcus haemolyticus*, *Staphylococcus saprophyticus* e *Staphylococcus lugdunensis* – são agentes comuns de doença na espécie humana. Deve-se assinalar que há mais de 20 espécies de *Staphylococcus* exclusivamente patogênicos para outros animais (Rupp e Fey, 2010).

▪ Staphylococcus epidermidis

Staphylococcus epidermidis é a espécie de bactéria facultativamente anaeróbia encontrada em maior número na flora cutânea (pele da cabeça, das axilas, dos braços e das pernas); também pode estar presente na parte anterior da narina de pessoas normais. *Staphylococcus epidermidis* é o microrganismo isolado com maior frequência em hemoculturas, sendo muitas vezes mero contaminante. De todas as espécies de estafilococos recuperadas de seres humanos normais, 60 a 90% são *Staphylococcus epidermidis*. Em aproximadamente 75% dos recém-nascidos a colonização por essa bactéria já se estabeleceu nas duas primeiras semanas de vida (Rodriguez e Patrick, 2004). As infecções causadas por *Staphylococcus epidermidis* são em geral endógenas, mas, ocasionalmente, podem ser exógenas. Constitui atualmente, como microrganismo isolado, o agente responsável pela maior parcela das infecções hospitalares, cuja instalação é favorecida por imunodepressão, ruptura da barreira mucocutânea e administração prévia de antibióticos, assim como pela presença de dispositivos prostéticos: cateter venoso central mantido prolongadamente, derivação (*shunt*) ventriculoperitoneal do líquido cefalorraquidiano e cateter para diálise peritoneal. Nos EUA, em infecções hospitalares diagnosticadas nos períodos de 1986-1989 e de 1992-1999, foram isolados em hemoculturas, respectivamente, 27% e 37% de estafilococos coagulase-negativos, 16% e 13% de *Staphylococcus aureus* e 19% e 14% de bacilos gram-negativos (CDC, 2002a). O tratamento de infecções causadas por *Staphylococcus epidermidis* é frequentemente dificultado pela resistência aos antimicrobianos usuais; mais de 80% das cepas dessa espécie de estafilococo são meticilinorresistentes (oxacilinorresistentes) e algumas são vancomicinorresistentes.

As principais características estruturais, bioquímicas e fisiológicas dos estafilococos coagulase-negativos e, em particular, de *Staphylococcus epidermidis* já foram descritas neste capítulo. O arcabouço de ácido teicoico da parede celular de *Staphylococcus epidermidis* é constituído por glicerol, em vez do ribitol, encontrado no ácido teicoico de *Staphylococcus aureus*. Em menos de 10% das cepas de *Staphylococcus epidermidis* há presença de cápsula (Rodriguez e Patrick, 2004). Não apresenta proteína A em sua parede celular nem produz o fator de aglutinação. O peptidoglicano e o ácido teicoico de *Staphylococcus epidermidis* estimulam monócitos humanos a liberar fator de necrose tumoral α, interleucina-1 e interleucina-6. Ao contrário do que se verifica com *Staphylococcus aureus*, a fagotipagem não é aplicável à identificação de cepas de *Staphylococcus epidermidis* e outros estafilococos coagulase-negativos. Várias *adesinas* participam da colonização de *Staphylococcus epidermidis*: polissacarídios de superfície e proteínas fixam as bactérias na superfície dos cateteres, diretamente no material sintético ou na fibronectina do hospedeiro que os recobre. A rede extracelular de polissacarídios produzidos pela maioria das cepas dessa bactéria constitui o denominado *biofilme*, de cuja composição participam também produtos do hospedeiro de diferente composição química, envolvendo as bactérias, sem constituir uma cápsula (Vuong e Otto, 2002). O biofilme possibilita a colonização de estafilococos coagulase-negativos e sua persistência na superfície de cateteres, *shunts* e de outros dispositivos de material sintético ou semissintético, constituindo, nessas circunstâncias, o mais importante fator de virulência de *Staphylococcus epidermidis*. Na intimidade do biofilme, as bactérias formam microcolônias na superfície dos cateteres, mantendo-se protegidas da fagocitose e da ação de antibióticos. A partir desses focos, *Staphylococcus epidermidis* alcança a corrente sanguínea e determina infecções com variada localização. Segundo Rodriguez e Patrick (2004), várias *exotoxinas* são produzidas por estafilococos coagulase-negativos, entre as quais a *metaloprotease extracelular* (com atividade de elastase), a *cisteinoprotease* (que degrada imunoglobulinas humanas IgA-secretoras, imunoglobulinas da classe IgM, albumina sérica, fibrinogênio e fibronectina), duas *lipases* (que se admite favorecerem a colonização bacteriana na pele), uma *serinoprotease* e a *deltatoxina* (com ação enteropatogênica); Vuong e Otto (2002) citam que a deltatoxina causa lise de hemácias, formando poros na membrana citoplasmática. Ainda de acordo com Rodrigues e Patrick (2004), *Staphylococcus epidermidis* produz *bacteriocidinas*, que podem favorecer a criação de nichos ecológicos desse microrganismo na pele e em mucosas.

Assim como *Staphylococcus epidermidis*, os outros estafilococos coagulase-negativos são, quase sempre, agentes de infecções hospitalares, isto é, de infecções caracteristicamente oportunistas (*Staphylococcus saprophyticus* constitui a exceção, sendo agente de infecção comunitária na quase totalidade dos casos). *Staphylococcus epidermidis* e os outros estafilococos coagulase-negativos invadem a corrente sanguínea através de soluções de continuidade da pele ou de mucosas, na maioria das vezes a partir da colonização de cateteres venosos centrais, e através da mucosa do trato respiratório em prematuros com ventilação mecânica e da mucosa intestinal em crianças com enterocolite necrosante. Como a opsonofagocitose é o principal mecanismo de defesa contra estafilococos coagulase-negativos, apresentam maior propensão a ter infecções causadas por esses estafilococos os recém-nascidos (em particular, os prematuros) e as pessoas submetidas a diálise peritoneal crônica, nos quais a opsonofagocitose é deficiente.

▪ Staphylococcus haemolyticus

Faz parte da flora cutânea, podendo ser isolado comumente da região axilar, perineal e inguinal de pessoas normais. É, depois de *Staphylococcus epidermidis*, o estafilococo coagulase-negativo isolado com maior frequência do sangue de seres humanos.

▪ Staphylococcus lugdunensis

Descrito em 1988, esse estafilococo coagulase-negativo caracteriza-se pela propensão de causar endocardite em valvas nativas e valvas prostéticas; felizmente, costuma ser muito sensível aos antibióticos ativos contra estafilococos, embora a presença de biofilme possa prejudicar o resultado do tratamento (Frank e Patel, 2007; Tan *et al.*, 2008). A colonização desse estafilococo ocorre predominantemente na região inguinal e perineal. Além de endocardite, *Staphylococcus lugdunensis* pode causar diversos tipos de infecção, sobretudo em pele e partes moles.

▪ Staphylococcus saprophyticus

Staphylococcus saprophyticus faz parte da flora do reto, da uretra, da vagina, do colo uterino e do períneo (Rupp *et al.*, 1992); é encontrado no reto e no trato urogenital de 5 a 10% de mulheres normais (Raz *et al.*, 2005). Depois de *Escherichia coli*, é o agente etiológico mais comum de infecção urinária não complicada, acometendo na maioria dos casos mulheres jovens sexulamente ativas. A instalação de *Staphylococcus saprophyticus* no epitélio do trato urinário dá-se por ligação mediada por uma hemaglutinina e por proteínas de superfície, sendo a urease responsável pela sua capacidade invasiva. Diferencia-se dos outros estafilococos coagulse-negativos pela sua resistência à novobiocina e pela sua sensibilidade a antimicrobianos utilizados rotineiramente no tratamento de infecções urinárias.

▸ Classificação dos estafilococos

Com base nas características dos estafilococos descritas nos itens anteriores, pode-se compreender os motivos que justificam a existência de vários critérios – enumerados a seguir – para a classificação dos estafilococos patogênicos para o ser humano, alguns dotados de valor prático, outros úteis somente em circunstâncias especiais.

▸ **Produção de coagulase.** Método laboratorial que possibilita a caracterização de *Staphylococcus aureus*, cuja quase totalidade de suas cepas produz essa enzima; os demais estafilococos (*Staphylococcus epidermidis*, *Staphylococcus haemolyticus*, *Staphylococcus saprophyticus*, *Staphylococcus lugdunensis* e os outros estafilococos envolvidos na etiologia de doenças humanas) não são produtores de coagulase, isto é, são coagulase-negativos.

▸ **Produção de pigmento dourado em ágar-sangue.** Propriedade peculiar de *Staphylococcus aureus*.

▸ **Produção de penicilinase.** A penicilinase, enzima atualmente produzida por mais de 80% das cepas de *Staphylococcus aureus* e *Staphylococcus epidermidis* (dotadas do gene que a codifica, transportado por plasmídio), inativa a penicilina e outros antibióticos betalactâmicos. Segundo Chambers (2001), das cepas de *Staphylococcus aureus* isoladas na comunidade, 65 a 70% são resistentes à penicilina G (geralmente com resistência restrita a esse antibiótico), enquanto isso ocorre com 85 a 90% das cepas isoladas em hospital (nesta eventualidade também com resistência a outros antibióticos betalactâmicos). Por esse motivo, a penicilina G foi completamente excluída da relação de antibióticos úteis para o tratamento de infecções estafilocócicas, mesmo das adquiridas na comunidade.

▸ **Resistência à meticilina.** A partir da década de 1980 passaram a ser identificadas cepas de *Staphylococcus aureus* e *Staphylococcus epidermidis* – denominadas *meticilinorresistentes* (ou *oxacilinorresistentes*, ou *meticilino-oxacilinorresistentes*) –, responsáveis por infecções hospitalares que não respondiam ao tratamento com meticilina, oxacilina, cloxacilina, dicloxacilina, flucloxacilina e cefalosporinas. Nas últimas décadas do século 20, a frequência das infecções causadas por estafilococos meticilinorresistentes passou a ter aumento progressivo. É o mesmo gene (*mecA*) presente no cromossomo dessas duas espécies de estafilococos (e de outras) que codifica a resistência à meticilina e à oxacilina, induzindo na parede bacteriana o aparecimento da proteína de ligação de penicilinas denominada PBP2a (ou PBP2′), que embora continue a atuar como transpeptidase, apresenta afinidade reduzida pela penicilina G e por outros antibióticos betalactâmicos, induzindo a perda da sensibilidade a esses antimicrobianos. Na comunidade, é variável a prevalência de cepas de estafilococos meticilino-oxacilinorresistentes; dados recentes dos EUA, citados por Deresinski (2005), mostraram que 25,9% das cepas de *Staphylococcus aureus* isoladas de pacientes com infecções comunitárias eram meticilinorresistentes, na maioria dos casos obtidas de pessoas que as adquiriram provavelmente em unidades de saúde, tornando evidente a ocorrência de disseminação dessas cepas dos hospitais para a comunidade. Para ilustrar o crescimento da porcentagem de cepas comunitárias de *Staphylococcus aureus* meticilinorresistentes – já assinalado por Layton *et al.*, em 1995 –, Deresenski (2005) menciona o fato de que 74% das cepas de *Staphylococcus aureus* isoladas recentemente de crianças com infecções adquiridas na comunidade, nos EUA, eram meticilino-oxacilinorresistentes, ressaltando que esse tipo de ocorrência tem sido observado principalmente em infecções estafilocócicas cutâneas na infância. Acrescente-se que também têm sido isoladas em hospitais cepas meticilino-oxacilinorresistentes de *Staphylococcus aureus* que, além do *mecA*, apresentam genes que codificam vários superantígenos (enterotoxinas B e C, p. ex.) e a leucocidina P-V, entre outros fatores patogênicos, aumentando-lhe a virulência. Deve-se enfatizar que as cepas de *Staphylococcus aureus* meticilinorresistentes isoladas em hospital também apresentam, invariavelmente, resistência a outros antimicrobianos; ao contrário das cepas meticilino-oxacilinorresitentes isoladas em hospitais, as isoladas em infecções comunitárias costumam ser resistentes apenas aos antibióticos betalactâmicos, apresentando sensibilidade, quase sempre, à clindamicina, ao cotrimoxazol, às tetraciclinas e a fluoroquinolonas, embora o amplo uso desses últimos antimicrobianos venha induzindo a emergência de cepas resistentes de estafilococos (Deresensky, 2005);

▸ **Características genotípicas dos estafilococos.** Podem ser estabelecidas, como já foi mencionado, com base em técnicas que envolvem a análise dos elementos genéticos cromossômicos e extracromossômicos do DNA: eletroforese em gel de campo pulsado (*pulsed-field gel electrophoresis*), reação em cadeia da polimerase (*PCR*), análise por *Shouthern blotting* etc. (Trindade *et al.*, 2003).

▸ **Fagotipagem.** Já analisada em item anterior, a fagotipagem continua sendo útil em estudos clinicoepidemiológicos de surtos epidêmicos causados por *Staphylococcus aureus*, em hospitais, particularmente em berçários, podendo indicar – ainda que por critérios de exclusão – a fonte primária do agente infeccioso. Quando possível, deve-se substituir a fagotipagem ou complementar suas informações com a eletroforese em gel de campo pulsado (*pulsed-field gel electrophoresis*) para identificação da cepa de *Staphylococcus aureus* responsável pelo surto e seu mecanismo de transmissão.

▸ Formas clínicas e diagnóstico diferencial

As formas clínicas ou variedades clinicoevolutivas das doenças estafilocócicas resultam da interação individual do agente etiológico (dotado de patogenicidade e virulência peculiares) com o hospedeiro (que apresenta características imunológicas próprias). Embora, como já se assinalou, os estafilococos façam parte da flora humana, favorecendo o aparecimento das infecções endógenas, também apresentam importância significativa as infecções exógenas, muitas vezes cruzadas, adquiridas em hospital, causadas por essas bactérias.

Diversas formas clinicoevolutivas de estafilococcias podem ocorrer, desde quadros benignos, geralmente restritos à superfície corpórea (foliculite, impetigo, hidradenite etc.), até formas graves, disseminadas, acompanhadas de toxemia e/ou bacteriemia. Como se referiu, será dada neste capítulo ênfase especial às doenças causadas por *Staphylococcus aureus* e *Staphylococcus epidermidis*, sem a exclusão de referências, já efetuadas, às infecções causadas por *Staphylococcus haemolyticus*, *Staphylococcus saprophyticus* e *Staphylococcus lugdunensis*.

Doenças causadas por Staphylococcus aureus

As doenças causadas por *Staphylococcus aureus* podem ser provocadas pela própria bactéria, como resultado de bacteriemia primária ou da invasão direta dos tecidos, ou por ação de toxinas que ela produz, como se verifica na intoxicação alimentar, na síndrome do choque tóxico e na síndrome da pela escaldada. As estafilococcias do primeiro grupo caracterizam-se pelo desenvolvimento de supuração, de que o furúnculo constitui o exemplo mais ilustrativo.

As infecções por *Staphylococcus aureus* podem localizar-se em um ou em múltiplos órgãos e tecidos, a saber: pele (primariamente ou sobre ferimentos, queimaduras, incisões cirúrgicas, úlceras de decúbito etc.), olhos, seios paranasais, ouvidos, pulmões, pleura, trato gastrintestinal, órgãos genitais, meninges, parênquima cerebral, ossos, articulações, endocárdio, pericárdio, peritônio e retroperitônio; na sepse ocorre acometimento, quase sempre, de vários órgãos, acompanhado de bacteriemia. Dá-se o nome de piodermites às lesões de pele nas quais ocorre a formação de pus (impetigo, foliculite, furúnculo etc.), das quais *Staphylococcus aureus* constitui patógeno comum.

O período de incubação, de um a dez dias para o impetigo e para a síndrome da pele escaldada, é muito variável para os outros tipos de síndromes.

Infecções cutâneas

Impetigo

A existência de solução de continuidade na pele facilita a instalação de *Staphylococcus aureus*, que é o agente mais comum de impetigo (em cerca de 10% dos casos associado a *Streptococcus pyogenes*). O impetigo estafilocócico ocorre com maior frequencia em crianças, sobretudo nas que vivem em ambiente promíscuo, com higiene precária. Na maioria dos casos, as lesões localizam-se na face, no pavilhão auricular e no couro cabeludo; às vezes se instala sobre lesões de escabiose ou herpes simples. Geralmente não há febre. As lesões do impetigo, únicas ou múltiplas, costumam ser pruriginosas, constituídas inicialmente por máculas avermelhadas, evoluindo para vesículas, pústulas, bolhas e crostas. As crostas são finas, lisas, de cor amarelo-acastanhada. Ao lado de lesões mais antigas podem ser vistas outras mais novas, muitas vezes confluentes e com bordas circinadas. Eventualmente se observa adenite satélite.

Ectima

Causada em geral por *Streptococcus pyogenes*, mas, às vezes, por *Staphylococcus aureus*, o ectima assemelha-se com o impetigo, sendo as lesões geralmente múltiplas, profundas, de evolução prolongada, costumando deixar cicatriz após a cura. Depois de romper-se a vesícula ou vesiculopústula inicial, surge uma ulceração superficial recoberta por crostas secas, rígidas e aderentes. O ectima localiza-se quase sempre no terço inferior das pernas e no dorso dos pés.

Foliculite e sicose

É a infecção do folículo piloso, constituída por pústula e hiperemia no seu contorno, eventualmente com pelo no centro; na evolução, quando a pústula se rompe, pode haver a formação de crosta. Localiza-se com maior frequência na face, na região glútea e nas coxas. Embora *Staphylococcus aureus* seja o agente habitual de foliculite, pode também ser causada por *Staphylococcus epidermidis* ou enterobactérias. Designa-se por sicose a foliculite da barba, em que as lesões podem assumir evolução crônica, associando-se com a presença de placas infiltradas.

Furúnculo, furunculose e antraz

O furúnculo corresponde à infecção do folículo piloso e de sua glândula sebácea anexa; a pústula se forma a partir de nódulo doloroso, hiperemiado e quente, com 1 a 2 cm de diâmetro, no centro do qual aparece área de cor amarelada; muitas vezes a lesão acaba por romper-se espontaneamente e drenar para o exterior secreção purulenta, contendo material necrótico (alguns casos necessitam de drenagem cirúrgica). Por autoinoculação podem aparecer furúnculos secundários vizinhos, confluentes ou em áreas da pele mais distantes. A instalação dos furúnculos costuma ocorrer em regiões onde há folículos pilossebáceos, principalmente na face, nas axilas, na região cervical posterior, nas coxas e na região glútea. Os furúnculos localizados no lábio superior ou no nariz, sobretudo quando manipulados, podem ser o foco de origem da grave complicação constituída pela tromboflebite do seio cavernoso. A presença de vários furúnculos em múltiplas localizações configura a furunculose. Quando as lesões da furunculose são confluentes caracteriza-se o antraz (também denominado carbúnculo), que apresenta trajetos fistulosos e localiza-se quase sempre na região cervical posterior. Febre e adenite satélite são manifestações clínicas que podem acompanhar esses tipos de piodermite.

Hidradenite ou hidrosadenite

É a infecção crônica e supurativa de glândulas sudoríparas apócrinas que se segue à obstrução de seu ducto, causada geralmente por *Staphylococcus aureus*, mas tendo às vezes *Staphylococcus epidermidis* ou enterobactéria como agente etiológico. É mais comum em mulheres, surgindo durante ou depois da puberdade, associando-se em alguns casos a acne vulgar ou acne conglobata. O emprego de desodorantes e antiperspirantes, a depilação e o uso de roupas justas contribuem para seu aparecimento; algumas doenças sistêmicas (diabetes melito, obesidade etc.) são também predisponentes à hidradenite.

A hidradenite caracteriza-se pelo aparecimento inicial de pápula, que logo dá origem a nódulo profundo e muito doloroso, acompanhado de eritema na pele que o recobre; segue-se o aparecimento de novas lesões, idênticas à primeira, dando origem a um conjunto de nódulos que, com a ruptura, drenam material purulento. Localiza-se geralmente nas axilas, mas também é observada nas regiões inguinocrural, perianal, glútea e perineal, ou em torno dos mamilos. Formam-se eventualmente trajetos fistulosos, cistos ou retrações cicatriciais. No diagnóstico diferencial da hidradenite devem ser lembradas as doenças acompanhadas de fistulização, em especial tuberculose, actinomicose, linfogranuloma venéreo e fístulas retais de variada etiologia.

Hordéolo (terçol) e calázio

Hordéolo ou terçol é o nome que se dá à infecção estafilocócica da pálpebra, que acomete glândula pilossebácea anexa a um cílio. Dor local, edema e eritema precedem a formação de microabscesso sensível e endurecido, semelhante a um furúnculo. Instala-se quase sempre em pacientes com blefarite (inflamação da margem livre das pálpebras), que ocorre predominantemente em pessoas com dermatite seborreica. O calázio – que pode confundir-se com o hordéolo em sua fase inicial de evolução – é constituído por reação inflamatória granulomatosa crônica e pequenos acúmulos de material lipídico em glândula sebácea volumosa da borda da pálpebra (glândula tarsal ou de Meibômio); muitas vezes sofre reabsorção espontânea no fim de alguns meses. Não sendo, a princípio, doença bacteriana, pode sofrer infecção secundária ou transformar-se em nódulo endurecido e indolor saliente na superfície conjuntival – o denominado cisto meibomiano.

Paroníquia e panarício

A paroníquia (conhecida popularmente por "unheiro") é constituída por inflamação crônica da dobra ungueal posterior, com comprometimento de parte das dobras laterais, resultante de infecção, com edema e eritema locais, e dor intensa na fase aguda (Sampaio e Rivitti, 1998). A infecção é acompanhada às vezes de linfangite e/ou adenite satélite, podendo ser causada por bactérias (principalmente *Staphylococcus aureus*, *Streptococcus pyogenes* e *Pseudomonas aeruginosa*) ou *Candida albicans*. Observa-se em alguns casos associação de bactérias com essa levedura.

Na paroníquia estafilocócica verifica-se dor, edema e hiperemia das dobras supraungueais e lateroungueais, havendo na evolução o aparecimento de pus, que acaba por drenar espontaneamente (ou por incisão cirúrgica) para o exterior. A umidade e a retirada frequente da cutícula favorecem o aparecimento da infecção. Em empregadas domésticas, copeiros de bares e restaurantes, lavadeiras e donas de casa que manipulem água, sabão e detergentes com muita frequência e que não adotem o hábito de enxugar as mãos adequadamente (*i. e.*, quando as mãos permanecem úmidas durante períodos prolongados), a paroníquia tem *Candida albicans* como o agente etiológico mais comum.

A infecção da extremidade distal do dedo com formação de volumoso abscesso, acompanhada de muita dor, recebe o nome de panarício. Nessa eventualidade, há geralmente penetração de *Staphylococcus aureus* através da solução de continuidade da pele da região periungueal provocada por lesão traumática, mas o panarício pode ser secundário à paroníquia.

Em diabéticos e imunodeprimidos o panarício pode ter *Candida albicans* como agente etiológico.

Celulite

Infecção do tecido celular subcutâneo, a celulite caracteriza-se clinicamente por dor local, edema e eritema com limites mal definidos (o que a distingue da erisipela). A celulite estafilocócica está frequentemente associada à presença de furúnculo, cujo aparecimento a precede. A celulite pode instalar-se sobre qualquer solução de continuidade da pele (escoriações, ferimentos, picadas de inseto etc.), havendo múltiplos agentes que podem causá-la, sendo os mais comuns *Streptococcus pyogenes* e *Staphylococcus aureus*; embora também possa ser causada por essas bactérias, a celulite periorbitária, em crianças com menos de 5 anos de idade, não vacinadas, tem como agente mais comum *Haemophilus influenzae* do tipo b. Nas celulites anaeróbias ou mistas, o quadro clínico costuma ser mais grave e as lesões são mais extensas, com presença de gás.

Pneumonia

Os pulmões podem ser acometidos por *Staphylococcus aureus* a partir do trato respiratório superior (por aspiração de secreções ou inalação de aerossóis contaminados) ou, com menor frequência, por via hematogênica, de foco a distância. A pneumonia estafilocócica primária, adquirida por inalação de partículas contaminadas, ocorre com maior frequência nas crianças que nos adultos; a que se segue à aspiração de secreções predomina em idosos hospitalizados e em crianças de baixa idade. A pneumonia estafilocócica secundária resulta de bacteriemia, em doentes com infecção em outras localizações (endocardite, infecções cutâneas etc.) ou sepse. A pneumonia estafilocócica pode ser adquirida na comunidade ou em hospital. Conforme dados citados em publicação da Sociedade Brasileira de Pneumologia (Consenso Brasileiro, 2001a), 1 a 6% das pneumonias comunitárias em adultos são causadas por essa bactéria. A pneumonia estafilocócica comunitária ocorre predominantemente em idosos, muitas vezes como complicação de *influenza*, citando-se diabetes melito e alcoolismo como fatores predisponentes (Que e Moreillon, 2010). Na infância, sobretudo em crianças com menos de 2 anos de idade, *Staphylococcus aureus* continua como agente relativamente comum de pneumonia comunitária, principalmente em países subdesenvolvidos onde é alta a prevalência de desnutrição e ainda ocorrem viroses imunopreveníveis, em particular o sarampo. Nos EUA, *Staphylococcus aureus* é, na atualidade, o agente mais comum de pneumonia adquirida em hospital, responsável por quase um terço dos casos (Que e Moreillon, 2010). Em hospitais brasileiros, de 1997 a 1998, foi responsável por 19,6% das pneumonias, sendo suplantado apenas por *Pseudomonas aeruginosa* (30,1% dos casos) (Consenso Brasileiro, 2001b). Estão expostos a maior risco de adquirir pneumonia nosocomial os pacientes adultos:

- Submetidos a intervenções cirúrgicas (sobretudo as toracoabdominais)
- Com intubação endotraqueal ou traqueostomizados, com ventilação mecânica
- Com depressão do nível de consciência
- Que aspiraram grande volume de secreções
- Que apresentam doença pulmonar obstrutiva crônica (DPOC)
- Com idade maior que 70 anos. Outros fatores de risco são constituídos por uso de cimetidina, administração de antimicrobianos, presença de sonda nasogástrica, traumatismo grave e realização recente de broncoscopia (Consenso Brasileiro, 2001b). A letalidade da pneumonia adquirida em hospital é de aproximadamente 30%. Na infância, a pneumonia estafilocócica hospitalar tem sua maior incidência em recém-nascidos e lactentes. A ocorrência de pneumonia estafilocócica nos primeiros 6 meses de vida associa-se a surtos epidêmicos em berçários, quase sempre precedida por infecções respiratórias leves, presumivelmente causadas por vírus, embora também se registrem casos isolados, sempre com mau prognóstico; a evolução da pneumonia estafilocócica em recém-nas-

cidos e lactentes é muitas vezes fulminante, com taxas de letalidade de até 15% (Shinefield e St. Gemme III, 2001). Os fatores de risco mais significativos relacionados com a ocorrência de pneumonia estafilocócica em crianças são constituídos por fibrose cística, doença pulmonar crônica, leucemia, infecção cutânea preexistente, uso prévio de antimicrobianos e viroses respiratórias agudas (sarampo, *influenza* e infecção por adenovírus) (Sattler e Correa, 2004); são também mais expostas as que apresentem queimaduras e as submetidas a ventilação mecânica e a intervenções cirúrgicas, assim como as internadas em unidade de tratamento intensivo.

As manifestações clínicas da pneumonia estafilocócica variam de acordo com a idade do paciente e o tipo e a intensidade do comprometimento pulmonar. Nos adultos a instalação dos sintomas costuma ser abrupta, com febre alta, calafrios, dispneia, taquipneia, dor do tipo pleural e tosse com expectoração mucopurulenta, amarelo-esverdeada ou róseo-escura (às vezes com escarro hemoptoico); eventualmente se instala cianose labial e dos leitos ungueais. Nas crianças, o quadro clínico da pneumonia estafilocócica é semelhante, com rápida instalação de febre, dispneia, taquipneia, retração dos espaços intercostais, cianose e torpor, sendo comum a não aceitação alimentar e podendo ocorrer vômitos e distensão abdominal.

A radiografia de tórax na pneumonia causada por *Staphylococcus aureus* mostra, na maioria dos casos, tanto em crianças quanto em adultos, múltiplas imagens nodulares uni ou bilaterais (pneumonia lobular ou broncopneumonia), sem a presença de broncogramas aéreos, estando alvéolos e bronquíolos preenchidos por abundante exsudato. Na fase inicial, durante curto período, pode-se observar infiltrado lobar ou segmentar localizado. Nos adultos não é incomum a formação de abscessos (em aproximadamente 10% dos casos) – evidenciados por níveis hidroaéreos – e de empiema (em cerca de 50% dos casos), sendo mais frequentes, porém, nas crianças; nestas também se observa muitas vezes a presença de pneumatoceles, piopneumotórax e fístulas broncopleurais. O encontro de pneumatoceles e/ou de piopneumotórax constitui indício marcante da etiologia estafilocócica. Com menor frequência, a pneumonia estafilocócica pode apresentar quadros radiológicos de outros tipos:

- Pneumonia lobar, muitas vezes com empiema associado
- Pneumonia segmentar – causada por êmbolo séptico oriundo do coração direito acometido por endocardite estafilocócica –, comumente associada com a formação de abscesso
- Pneumonite intersticial difusa, semelhante à encontrada em pneumonias virais, na fase inicial de superinfecção por *Staphylococcus aureus* na *influenza*.

Do ponto de vista anatomopatológico, observa-se na pneumonia estafilocócica intensa destruição do parênquima e abscessos agrupados em favo de mel, com tecido fibrótico e de granulação; junto, são encontradas comumente as denominadas complicações, constituídas por empiema e fístulas broncopleurais, assim como focos de infecção em outros órgãos e tecidos. Há uma variedade hemorrágica e aguda da pneumonia estafilocócica – mais comumente diagnosticada durante epidemias de *influenza* – em que os alvéolos estão preenchidos por exsudato hemorrágico, contendo bactérias e neutrófilos polimorfonucleares, sem comprometimento pleural.

Artrite

Staphylococcus aureus é o agente mais comum de artrite séptica em adultos e crianças, inclusive em recém-nascidos. Outras bactérias causam artrite séptica em recém-nascidos (estreptococos do grupo B, enterobactérias e *Haemophilus influenzae* do tipo b) e em crianças com menos de 5 anos de idade (o patógeno mais frequente, antes do amplo uso da vacina, era o *Haemophilus influenzae* do tipo b); em adultos jovens, o gonococo é às vezes o responsável por artrite séptica ou por artrite inflamatória estéril, em adultos jovens com gonorreia. *Streptococcus pyogenes* e *Streptococcus pneumoniae* são outros agentes eventuais de artrite séptica, em crianças maiores e adultos. Nestes, diabetes melito e artrite reumatoide constituem fatores de risco para artrite por *Staphylococcus aureus* (Goldenberg, 1998).

A artrite estafilocócica é geralmente monoarticular, subsequente a traumatismo local ou resultante de bacteriemia oriunda de outro foco de infecção (osteomielite, endocardite etc.); pode ser provocada por iatrogênese (punção articular ou artroscopia) e habitualmente é transmitida por contiguidade em doentes com osteomielite. Em recém-nascidos é usual o comprometimento poliarticular. As articulações predominantemente atingidas são: joelho (em cerca de 50% dos casos), quadril, tornozelo e cotovelo. A artrite estafilocócica instala-se clinicamente de forma abrupta, com artralgia muito intensa, associada a edema e calor locais. A aspiração da articulação acometida é indicada com dupla finalidade: obtenção de material para exames bacteriológicos, com vista à identificação do agente, e drenagem da coleção purulenta.

Linfadenite aguda

Staphylococcus aureus é o agente etiológico mais comum de linfadenite aguda supurativa unilateral, na região cervical, que ocorre muitas vezes ao mesmo tempo ou logo depois da cura de infecção estafilocócica no pescoço ou na face.

Mastite

Durante a segunda ou terceira semana do puerpério algumas mulheres apresentam mastite aguda por *Staphylococcus aureus*, cujas características são de nódulo doloroso isolado – junto com eritema da pele da mama, ou de franco abscesso mamário –, acompanhado muitas vezes de febre, mal-estar geral e anorexia. Segundo Que e Moreillon (2010), nos EUA ocorre mastite estafilocócica em cerca de 10% das mães que estão amamentando, instalando-se na segunda ou na terceira semana do puerpério.

Otite, sinusite e mastoidite

Staphylococcus aureus pode ser ocasionalmente isolado do líquido que drena da orelha de crianças com otite média aguda. Pústulas ou furúnculos no meato auditivo externo (otite externa) podem ser causados por *Staphylococcus aureus*. Essa bactéria é agente etiológico raro de sinusite aguda. Nas mastoidites com evolução prolongada deve ser cogitada a associação etiológica de *Staphylococcus aureus* e bacilos gram-negativos entéricos.

Osteomielite

Informações pormenorizadas relativas à osteomielite em geral e à osteomielite estafilocócica encontram-se nas revisões de Lew e Waldvogel (1997), Carek *et al.*, (2001), Sattler e Correa (2004) e Que e Moreillon (2010). Cinquenta a 70% dos casos de osteomielite são causados por *Staphylococcus aureus*; sua prevalência é maior no sexo masculino (2:1) e em doentes com diabetes melito e doenças vasculares (Tice *et al.*, 2003; Que e Moreillon, 2010).

Adesinas de *Staphylococcus aureus*, em casos de osteomielite, fixam-se em componentes da matriz óssea (fibronectina, laminina, colágeno e sialoglicoproteína óssea) (Lew e Waldvogel, 1997). Segundo dados citados por esses autores, demonstrou-se que essas bactérias podem penetrar no interior de osteoclastos e sobreviver dentro dessas células, fenômeno que pode explicar a persistência de *Staphylococcus aureus* observada em infecções ósseas. Depois da instalação dos estafilococos no osso, neutrófilos polimorfonucleares tentam fagocitá-los, gerando nesse processo radicais tóxicos de oxigênio, com a liberação de enzimas proteolíticas que destroem os tecidos vizinhos; o material purulento dissemina-se e aumenta a pressão na intimidade do osso, dificultando o fluxo sanguíneo.

De modo geral, o diagnóstico clínico de osteomielite é feito com base na ocorrência de febre, dor local intensa, dificuldade de mobilização do membro ou da região atingida e presença de outros sinais inflamatórios (calor, edema e rubor) na área acometida do osso. Sua incidência é maior no sexo masculino (2:1). Na grande maioria dos casos as bactérias alcançam o osso por contiguidade, a partir de focos infecciosos adjacentes. *Staphylococcus aureus* constitui o principal agente etiológico de osteomielite aguda e crônica; na osteomielite estafilocócica aguda há geralmente, nos antecedentes, referência a traumatismo ou infecções cutâneas prévias, ou à existência de próteses. Em indivíduos hospitalizados, constituem fatores que predispõem à osteomielite a administração prolongada de soro IV, a nutrição parenteral prolongada e a hemodiálise crônica. A instalação de próteses metálicas nos ossos e outros tipos de intervenção cirúrgica, assim como o uso de glicocorticoide e de antibióticos, favorecem o aparecimento da osteomielite.

A osteomielite estafilocócica pode ser aguda ou crônica, definindo-se como aguda a diagnosticada recentemente; quando persistem as manifestações clínicas por mais de dez dias; segundo Que e Moreillon (2010), a osteomielite aguda é definida pelo primeiro episódio que responde ao tratamento clínico em 6 semanas; com a instalação de necrose óssea, caracteriza-se a osteomielite crônica (Lew e Waldvogel, 1997). Deve-se ressaltar a importância da coleta de material para tentar a realização do diagnóstico etiológico antes do início do tratamento, tanto da osteomielite aguda quanto da osteomielite crônica; em cerca de 50% dos casos de osteomielite aguda a hemocultura é positiva.

Tendo em conta a patogênese e a evolução da doença, Lew e Waldvogel (1997) classificaram a osteomielite em três tipos: osteomielite hematogênica, osteomielite secundária a foco contíguo de infecção e osteomielite decorrente de insuficiência vascular. Os dois primeiros tipos predominam na infância.

Osteomielite hematogênica

A osteomielite aguda hematogênica por *Staphylococcus aureus* pode acometer qualquer osso, sendo mais comum nos ossos longos (tíbia, fêmur, úmero etc.), sobretudo em crianças. Em idosos, as vértebras são acometidas com maior frequência.

Em crianças antes da puberdade e em idosos, a osteomielite estafilocócica resulta quase sempre de bacteriemia. Em recém-nascidos e crianças maiores, a infecção instala-se, em geral, na metáfise de ossos longos, em foco único, em geral na tíbia ou no fêmur. Em adultos predomina a infecção óssea transmitida por contiguidade. As manifestações clínicas são constituídas por dor e edema locais, acompanhados por febre, calafrios, mal-estar geral, anorexia, irritabilidade e torpor, com hemoculturas em geral positivas. Os agentes etiológicos da osteomielite variam com a idade, mas *Staphylococcus aureus*, como foi mencionado, predomina em todos os grupos etários, inclusive em recém-nascidos. A infecção óssea pode propagar-se por contiguidade, a partir do foco osteomielítico, com a formação de abscessos subperiosteais, abscessos subcutâneos e artrite séptica. A formação de sequestros e a cronificação podem ser evitadas com a instituição de antibioticoterapia precoce e apropriada.

As manifestações clínicas da osteomielite hematogênica aguda também variam de acordo com a idade, por causa da composição diferente do tecido ósseo, devendo ser considerados três grupos: crianças com menos de 1 ano, crianças com 1 ano até a puberdade e adultos, lembrando-se de que nestes já não ocorre crescimento ósseo (Sattler e Correa, 2004). Em recém-nascidos, o foco primário da infecção costuma ser a pele; apesar da presença de febre e comprometimento habitual de diversos ossos, não há sinais de toxemia, assim como não se encontram alterações locais, apesar da presença de pseudoparalisia e de dificuldade de movimentação do membro atingido. Ainda segundo Sattler e Correa (2004), verifica-se nesses casos tendência de lesão da epífise, com cessação permanente do crescimento ósseo, e aparecimento de artrite séptica adjacente.

Em crianças maiores, a osteomielite estafilocócica hematogênica instala-se de modo agudo, com febre e comprometimento do estado geral; ou de modo subagudo, com febre ausente ou de pequena intensidade, havendo predomínio de manifestações locais na área da alteração óssea. Embora acometa geralmente os ossos longos, outros ossos (da pelve, da patela e ossos pequenos das mãos e dos pés) podem ser atingidos. Por causa das diferentes características da vascularização, a infecção da metáfise óssea em crianças com mais de 1 ano de vida geralmente não se estende à epífise ou à articulação adjacente, razão pela qual nesse grupo etário não costuma haver interrupção do crescimento ósseo ou artrite (Sattler e Correa, 2004).

A osteomielite vertebral só raramente ocorre em adultos, mas é mais comum nesse grupo etário e em adolescentes que em crianças. Nestas, embora também seja predominantemente causada por *Staphylococcus aureus*, pode ter como agente etiológico bactérias do gênero *Salmonella*. Em adultos a osteomielite estafilocócica vertebral costuma acometer duas vértebras adjacentes e o disco intervertebral, manifestando-se clinicamente por febre e dores na região cervical ou dorsal, com instalação insidiosa e duração prolongada das dores.

Osteomielite secundária a foco contíguo de infecção

Segundo Lew e Waldvogel (1997), o tipo mais frequente de osteomielite é o que se segue a lesões provocadas por fratura exposta ou a intervenção cirúrgica para reconstrução óssea, sendo comuns as infecções associadas a próteses. A osteomielite associada a próteses pode instalar-se nas primeiras 12 semanas após a cirurgia (osteomielite aguda), ou até 24 meses depois (osteomielite crônica), ou mais, em infecções hematogênicas; dor local é a principal queixa (havendo ou não presença de febre), sendo o diagnóstico etiológico confirmado pela cultura de material obtido por aspiração de secreções da região acometida, isolando-se *Stapylococcus aureus* ou estafilococos coagulase-negativos em dois terços dos casos.

Osteomielite decorrente de insuficiência vascular

Em doentes com diabetes melito ou insuficiência vascular de outra etiologia, a osteomielite atinge quase que exclusivamente os ossos dos pés, acometendo muitas vezes pacientes com úlceras nos membros inferiores e instalando-se insidiosamente. *Staphylococcus aureus* pode ser isolado em cultura de fragmentos obtidos por biopsia de ossos lesados. Nos casos de diagnóstico difícil a ressonância magnética costuma ser elucidativa.

Meningite e abscesso cerebral

Staphylococcus aureus é um dos agentes etiológicos de meningite purulenta, causando 1 a 9% dos casos; as taxas de letalidade são altas, maiores na meningite estafilocócica de origem hematogênica (56%) que nos casos pós-cirúrgicos (18%) (Jensen *et al.*, 1993). Associa-se geralmente a neurocirurgias, derivações intraventriculares, traumatismo craniano, diabetes melito, alcoolismo crônico e neoplasias malignas. Na ausência de infecção estafilocócica em outra localização (pneumonia, endocardite, osteomielite etc.) e de neurocirurgias, derivações do líquido cefalorraquidiano e seio dérmico congênito, a meningite estafilocócica é raramente observada em pessoas imunocompetentes. Meningite e ventriculite por *Staphylococcus aureus* e estafilococos coagulase-negativos são diagnosticadas eventualmente nas primeiras semanas de vida, em particular em recém-nascidos com derivações (*shunts*) intraventriculares ou com cateteres de ventriculostomia (Shinefield e St. Geme III, 2001).

O abscesso cerebral, que se segue a traumatismo craniano ou se instala por contiguidade (secundário a sinusite ou otite), apenas ocasionalmente tem etiologia estafilocócica, sendo causado na maioria das vezes por bactérias anaeróbias, estreptococos (inclusive por *Streptococcus viridans,* em doentes com endocardite), enterobactérias ou *Pseudomonas aeruginosa*; é muito comum a ocorrência de infecções mistas (bactérias aeróbias + anaeróbias). Em presença de focos primários (cutâneos, pulmonares ou endocárdicos), *Staphylococcus aureus* pode alcançar o encéfalo por via hematogênica, determinando a formação de abscessos. Quando o foco primário está localizado no endocárdio (endocardite), formam-se microabscessos múltiplos no cérebro, sem possibilidade de drenagem cirúrgica. A punção lombar está contraindicada nos casos suspeitos de apresentarem abscesso cerebral; o eletroencefalograma, a tomografia computadorizada e a ressonância magnética constituem os exames mais adequados para a localização dos abscessos cerebrais e o acompanhamento terapêutico.

Endocardite e pericardite

Os dados apresentados a seguir sobre endocardite estafilocócica encontram-se nas revisões de Kaye (2004), Moreillon e Que (2004) e Que e Moreillon (2010). Os estafilococos, com grande predomínio de *Staphylococcus aureus*, são agentes etiológicos de 25 a 40% dos casos de endocardite em válvulas previamente normais. A endocardite por *Staphylococcus aureus* é extremamente grave, sendo acompanhada quase sempre de abscessos com múltipla localização (cerebral, pulmonar, hepática etc.); tanto as válvulas normais quanto as já lesadas sofrem destruição. Segundo Moreillon e Que (2004), *Staphylococcus aureus* é o patógeno responsável por 30% dos casos de endocardite em válvulas normais, 69% dos casos de endocardite em usuários de substâncias injetáveis IV e cerca de 20% dos casos de endocardite precoce (que se manifesta nos primeiros 60 dias após a implantação da valva) e tardia (que ocorre mais de 60 dias depois da implantação da valva) em indivíduos com próteses valvares. *Staphylococcus aureus* é o agente mais comum de endocardite em usuários de substâncias injetáveis (55 a 75% dos casos), com acometimento exclusivo da válvula tricúspide em cerca de 80% dos doentes (Kaye, 2004). Segundo esse autor, *Staphylococcus epidermidis* (e outros estafilococos coagulase-negativos) e *Staphylococcus aureus* são os responsáveis por endocardites em próteses valvares em 10 a 30% e em 10 a 20% dos casos, respectivamente. Nos usuários de substâncias injetáveis, *Staphylococcus aureus* atinge geralmente as valvas das câmaras direitas, quase sempre a tricúspide.

Staphylococcus aureus é também o agente mais comum de pericardite, a qual se instala secundariamente a pneumonia, meningite, osteomielite ou infecções cutâneas. Apesar de ter diminuído nos últimos anos, continua alta a taxa de letalidade da pericardite estafilocócica.

Infecção de feridas cirúrgicas

Staphylococcus aureus é o agente mais comum de infecções em feridas cirúrgicas, ocorrendo o aparecimento de manifestações (dor, edema e eritema) ao redor da área onde foi feita a incisão a partir do segundo dia do pós-operatório. Habitualmente há febre e mal-estar geral. Se não se adotar conduta apropriada, pode haver formação de abscesso local ou bacteriemia, com eventual instalação de sepse.

Celulite, erisipela e fasciite necrosante

Essas síndromes são geralmente causadas por *Streptococcus pyogenes*; no entanto, com quadro clinicoevolutivo semelhante, *Staphylococcus aureus* pode ser eventualmente o agente etiológico de qualquer delas, de maneira isolada ou em associação com o próprio estreptococo do grupo A ou com outras bactérias. Em diabéticos e pessoas imunodeprimidas, a celulite e a erisipela podem ser causadas por enterobactérias ou *Pseudomonas aeruginosa*, às vezes com a presença associada de *Staphylococcus aureus* (Que e Moreillon, 2010). Os bacilos gram-negativos, citados há pouco, assim como *Staphylococcus aureus*, são agentes eventuais de fasciite necrosante, sobretudo em pessoas imunocomprometidas. Essas informações têm grande importância para a definição do esquema antibiótico a ser instituído em casos graves de celulite, erisipela e fasciite necrosante, em indivíduos debilitados, com doenças de base.

Piomiosite tropical

Staphylococcus aureus pode induzir processo inflamatório subagudo, com necrose de células e formação de abscessos, em músculos nos quais penetra e se multiplica, causando a denominada piomiosite primária, piomiosite bacteriana ou piomiosite tropical. Esta última designação refere-se ao fato de essa doença ter maior prevalência na América Latina, na África, na Oceania e nas ilhas do Caribe, correspondendo a 1 a 4% das admissões em hospitais de países da região tropical (Chauahn *et al.*, 2004). Heckman *et al.* (2001) demonstraram que, na tribo Chiquitano, no sul da Amazônia, essa infecção constituía, em 1997, 10% de todos os diagnósticos das pessoas atendidas em ambulatório, sendo mais frequente a doença muscular. Crum (2004) chamou a atenção para o aumento da incidência da piomiosite tropical nos EUA nos anos que precederam a realização do seu estudo, especialmente em imunocomprometidos (doentes com AIDS, diabetes melito, neoplasias malignas ou moléstias reumatológicas). Ruiz *et al.* (2005), também nos EUA, relataram quatro casos de piomiosite causada comprovadamente por *Staphylococcus aureus* meticilinorresistentes. Em até 90% dos casos em regiões tropicais e em cerca de 75% dos casos em países de clima temperado, *Staphylococcus aureus* foi isolado de material colhido por punção da intimidade do músculo comprometido (Chauhan *et al.*, 2004); segundo esses autores, não se deve usar o nome piomiosite tropical para designar o encontro de:

- Abscessos intermusculares
- Abscessos que atinjam os músculos a partir de tecidos adjacentes, tais como ossos ou tecidos subcutâneos
- Infecção muscular secundária a sepse.

Em indivíduos imunocompetentes e na ausência de doença de base, a incidência da piomiosite tropical é maior no sexo masculino (1,5:1) e entre dez e 40 anos de idade. Nos países de clima temperado é observada quase sempre em pessoas com condições predisponentes: diabetes melito, AIDS, leucemia, insuficiência renal crônica, asplenia, esclerodermia, uso de substâncias injetáveis, artrite reumatoide ou síndrome de Felty, ou submetidas a transplante de órgãos sólidos ou a tratamento com medicamentos antineoplásicos ou imunodepressores.

Na piomiosite tropical, o acometimento muscular dá-se geralmente por intermédio de bacteriemia transitória, embora tenha sido observada em indivíduos que sofreram acidente de bicicleta ou realizaram exercício físico vigoroso; ocorre também em usuários de substâncias injetáveis.

Os músculos atingidos com maior frequência na piomiosite tropical são o quadríceps, o iliopsoas, o glúteo e os do tronco, além do bíceps e do gastrocnêmio; a infecção pode ocorrer em mais de um grupo de músculos, acometidos simultânea ou sequencialmente, em porcentagem significativa de casos. A patogênese não é bem conhecida, mas nela estão envolvidos déficits da imunidade celular e humoral e alterações na capacidade bactericida dos neutrófilos. Na fase inicial, as fibras musculares estão separadas por edema, seguindo-se o aparecimento de miocitólise e desintegração completa; linfócitos e plasmócitos envolvem as fibras musculares, que se podem recuperar sem a formação de abscessos ou degenerar, com supuração, na qual estão presentes bactérias e neutrófilos polimorfonucleares.

De acordo com Chauhan *et al.* (2004), a piomiosite tropical evolui clinicamente em três estágios:

- Estágio invasivo, em que há febre, de intensidade variável, em geral pouco intensa, e alterações musculares caracterizadas por edema firme e indolor (rigidez muscular, semelhante à observada nas cãibras), quase sempre sem eritema na pele vizinha; a punção aspirativa não evidencia a presença de pus e o hemograma às vezes se apresenta com leucocitose e eosinofilia; esse estágio pode resolver espontaneamente ou evoluir para o estágio seguinte
- Estágio supurativo (no qual a maioria dos pacientes é atendida), em que, na segunda ou terceira semana de doença, ocorre formação de abscesso; a febre é mais alta, há comprometimento do estado geral e o músculo encontra-se tenso, com consistência lenhosa, estando ausentes flutuação, eritema e linfadenite satélite; ocorrem leucocitose e aumento da velocidade de hemossedimentação (VHS) e a punção aspirativa do músculo costuma evidenciar a existência de pus
- Estágio tardio ou de destruição muscular, em que há febre e mialgia intensa, com presença de flutuação; se o doente não tiver sido tratado, a infecção se dissemina, com o aparecimento de abscessos nos tecidos vizinhos e/ou a distância, e instalação de sepse. A doença pode apresentar quadro clínico não característico; Azevedo *et al.* (2004), no Brasil, relataram quatro casos de piomiosite tropical com manifestações clínicas e evolução atípicas.

Já se mencionou que nas estafilococcias associadas a outros estados patológicos (sobretudo nas helmintíases) que provoquem eosinofilia e aumento da concentração sérica de imunoglobulina da classe IgE, são desencadeados mecanismos imunológicos que prejudicam a fagocitose, a quimiotaxia e a opsonização. Em nosso país, Lambertucci (1996) e Lambertucci *et al.* (1990; 1998; 2001), em várias publicações, chamaram a atenção para a associação entre doenças causadas por helmintos (*Schistosoma mansoni*, *Toxocara canis* etc.) e infecções piogênicas por estafilococos e enterobactérias, tendo sido relatado um caso de piomiosite tropical e *larva migrans visceral* em adolescente do sexo masculino com 16 anos de idade, que apresentava, no hemograma, leucocitose (18.000/mm^3), eosinofilia (10.000/mm^3) e anemia (7,7 g/dℓ de hemoglobina), e, 1 mês depois, concentração sérica bastante aumentada de IgE e teste imunoenzimático (*ELISA*) no sangue positivo para toxocaríase (Lambertucci *et al.*, 1998). Em outra publicação, Lambertucci *et al.* (2001) explicaram o mecanismo imunológico que facilita o desenvolvimento da estafilocococcia e de outras infecções piogênicas em doentes com helmintíase, eosinofilia e alta concentração sérica de IgE.

No diagnóstico diferencial da piomiosite tropical devem ser lembrados: contusão, ruptura, hematoma ou contratura muscular, trombose venosa profunda, osteossarcoma do músculo, polimiosite e leptospirose, entre outras doenças.

Abscessos de outra localização

Além de abscessos cutâneos, pulmonares, mamários, renais, perirrenais, musculares, cerebrais e espinais epidurais, *Staphylococcus aureus* pode determinar infecção com formação de abscesso em qualquer outro órgão ou tecido, devendo ser citados os abscessos de parótida, de pâncreas, de fígado e os retroperitoneais.

Sepse e púrpura fulminante

Superados em frequência apenas por *Streptococcus agalactiae*, *Escherichia coli* e outros bacilos gram-negativos entéricos, os estafilococos (*Staphylococcus aureus* e, principalmente, estafilococos catalase-negativos) são agentes relativamente comuns de sepse em recém-nascidos; muitos casos de sepse por *Staphylococcus epidermidis* se associam à presença de cateteres intravasculares (Klein, 2001). A incidência de sepse por bactérias gram-positivas (*Staphylococcus aureus*, estafilococos coagulase-negativos e enterococos) aumentou significativamente nos últimos 20 anos, sendo essas bactérias responsáveis atualmente por 30 a 50% dos casos (Munford e Suffredini, 2010). A sepse estafilocócica é induzida pelas toxinas que atuam como superantígenos, já descritas neste capítulo, sendo adquirida em hospital na grande maioria dos casos, associada quase sempre a infecções de pele, de partes moles e pulmonares, e ao uso de cateteres intravenosos; em mais de 80% dos casos, os pacientes acometidos por sepse apresentam doença de base. Osteomielite, endocardite e artrite séptica são as infecções metastáticas mais comuns associadas a bacteriemia por *Staphylococcus aureus*. A sepse por essa bactéria adquirida na comunidade é diagnosticada invariavelmente em usuários de substâncias injetáveis.

Na sepse por *Staphylococcus aureus* pode instalar-se síndrome semelhante à observada na meningococcemia, denominada púrpura fulminante (púrpura *fulminans*). O diagnóstico, na admissão, é invariavelmente o de meningococcemia; apenas os exames bacteriológicos podem demonstrar a etiologia estafilocócica. Krevitz *et al.* (2005) descreveram cinco casos de púrpura fulminante causada por *Staphylococcus aureus*, dos quais apenas dois sobreviveram; demonstrou-se que as cepas isoladas desses doentes eram produtoras de superantígenos, admitindo os autores que a síndrome tóxica observada em todos os pacientes resultou da liberação maciça de citocinas induzida por *Staphylococcus aureus*.

Síndrome do choque tóxico

O primeiro relato da síndrome do choque tóxico foi feito em 1978, nos EUA, por Todd *et al.*, embora uma doença com características semelhantes – denominada escarlatina estafilocócica – já tivesse sido descrita em 1927. Todd *et al.* (1978) descreveram a síndrome do choque tóxico (designação por eles cunhada) como doença sistêmica grave, associada a infecções estafilocócicas não invasivas em crianças. Pouco menos de 2 anos depois dessa publicação, começaram a surgir os relatos de casos dessa síndrome em mulheres, durante a menstruação, associados ao uso de tampões vaginais hiperabsorventes, com o isolamento de *Staphylococcus aureus* no colo uterino e na vagina (CDC, 1980; Davis *et al.*, 1980; Shands *et al.*, 1980), chegando a admitir-se, nessa época, que a síndrome, em adultos, fosse vinculada ao uso de tampões vaginais durante a menstruação (Schlech 3rd *et al.*, 1982). Logo se comprovou a ocorrência de casos de síndrome do choque tóxico estafilocócica não associados ao uso de absorventes vaginais durante a menstruação (Bartlett *et al.*, 1982; Reingold *et al.*, 1982a; 1982b). Nas duas décadas seguintes acumulou-se grande volume de conhecimentos a respeito da patogênese e de todos os outros aspectos relativos à síndrome do choque tóxico estafilocócica. No final da década de 1980 reconheceu-se que, além de *Staphylococcus aureus*, essa síndrome podia também ser causada por *Streptococcus pyogenes*.

A síndrome do choque tóxico estafilocócica é doença aguda multissistêmica, potencialmente fatal, que se caracteriza pela presença de febre alta, hipotensão, exantema eritematoso, descamação cutânea 1 a 2 semanas depois do início dos sintomas e comprometimento, com intensidade variável, de pelo menos três órgãos vitais (Dinges *et al.*, 2000; Schlievert e Assimacopoulos, 2004). As cepas de *Staphylococcus aureus* isoladas de pacientes com essa doença são na maioria meticilino-oxacilinossensíveis.

A patogênese da síndrome do choque tóxico, já descrita neste capítulo, está associada à atividade de superantígeno da toxina-1 da síndrome do choque tóxico e das enterotoxinas B e C. Além da patogênese, também já foram descritos neste capítulo os mecanismos de transmissão e os fatores de risco e predisponentes relativos à síndrome do choque tóxico estafilocócica. Por ser a única dotada de capacidade de atravessar a mucosa vaginal, a toxina-1 da síndrome do choque tóxico está etiologicamente associada a todos os casos de síndrome do choque tóxico estafilocócica relacionados com o uso de tampão vaginal durante a menstruação; em cerca de 50% dos casos não associados à menstruação essa toxina também está envolvida, sendo os casos restantes causados pelas enterotoxinas B ou C. Esses superantígenos, uma vez na circulação sanguínea, produzem intensa transferência de líquido intravascular para o espaço intersticial, acarretando hipotensão, hipoalbuminemia e, eventualmente, choque. Na síndrome do choque tóxico estafilocócico não se isola *Staphylococcus aureus* em hemocultura em mais que 5% dos casos; no entanto, pode ser cultivado, na maioria dos pacientes, no foco da infecção, onde são liberadas e através de cuja mucosa penetram no organismo as exotoxinas responsáveis diretamente pela doença.

Há, portanto, dois tipos de síndrome do choque tóxico estafilocócica: o associado e o não associado à menstruação, estando localizado o foco da infecção em feridas cirúrgicas, nos pulmões (após ou durante episódio de *influenza*), na mucosa nasal (em doentes com tamponamento nasal após rinoplastia) ou na pele (em doentes com AIDS que apresentem a síndrome descamativa recalcitrante), podendo também relacionar-se com cateteres para diálise peritoneal. O quadro clinicoevolutivo dos dois tipos de síndrome do choque tóxico é semelhante, sendo mais grave o tipo não menstrual. As características que servem de base para a *definição de caso* da síndrome do choque tóxico estafilocócica encontram-se na Tabela 112.2.

Os pródromos da síndrome do choque-tóxico são constituídos por mal-estar geral, náuseas, vômitos, diarreia e mialgias. Instalam-se, em seguida, febre, hipotensão, confusão mental, torpor, edema e outras manifestações associadas à hipovolemia (taquicardia, pulso filiforme, taquipneia etc.). O exantema eritematoso difuso ou maculopapular também se instala precocemente. Poucos dias depois, quando a eritrodermia pode já ter esmaecido, aparecem congestão conjuntival e hiperemia da orofaringe e da mucosa vaginal, além de língua em framboesa. Entre o sétimo e o décimo quarto dia, a pele começa a descamar, mais frequentemente na palma das mãos e na planta dos pés; o sinal de Nikolsky é negativo. É comum a presença de manifestações clínicas e alterações laboratoriais que evidenciam a ocorrência de insuficiência respiratória (síndrome da angústia respiratória do adulto ou SARA), insuficiência renal, coagulação intravascular disseminada e comprometimento de outros órgãos (fígado, sistema nervoso central etc.), assim como de distúrbios hidreletrolíticos (hipocalcemia, hipofosfatemia e/ou hipomagnesemia) (Tabela 112.2). Na síndrome do choque tóxico não menstrual é mais frequente a instalação de complicações renais e neurológicas, assim como é maior o índice de lelalidade. O diagnóstico diferencial da síndrome do choque tóxico deve ser feito com choque endotóxico, escarlatina, febre macular, meningococcemia, sarampo e doença de Kawasaki; na forma não menstrual, deve-se afastar a possibilidade de síndrome do choque tóxico estreptocócica, na qual ocorrem frequentemente miosite e fasciite necrosante e cuja taxa de letalidade é muito mais alta. Se o tratamento for precoce e apropriado, a maioria dos doentes com a síndrome do choque tóxico estafilocócico se recupera, embora alguns possam persistir com disfunções neuropsíquicas (perda da memória, falta de concentração etc.) e insuficiência renal discreta ou moderada; o índice de letalidade é de aproximadamente 5%.

Síndrome da pele escaldada

A síndrome da pele escaldada, que incide quase que exclusivamente em recém-nascidos e crianças pequenas, é causada por cepas de *Staphylococcus aureus*, sendo produtoras de toxinas esfoliativas A ou B, quase sempre do fagogrupo II, com predomínio de determinados fagótipos, já citados, em diferentes países. A forma generalizada da doença, em recém-nascidos, recebe também o nome de doença de Ritter e pênfigo neonatal. A síndrome da pele escaldada incide geralmente em crianças com menos de 5 anos de idade; surtos podem ser observados em berçários, nos quais a onfalite (leve ou assintomática) é o foco de infecção e a letalidade é relativamente alta. Sabe-se que ocorre colonização precoce de recém-nascidos por *Staphylococcus aureus*, sendo em 30% deles na primeira semana de vida e em 60 a 90% no momento da alta do berçário, em hospitais onde não são adotadas com rigor medidas

Tabela 112.2 Definição de caso clínico da síndrome do choque tóxico estafilocócica (CDC, 1997; Dinges *et al.*, 2000).

Indicadores clínicos e laboratoriais e definição de caso	Descrição
Febre	Temperatura ≥ 38,9°C
Exantema	Eritrodermia macular difusa
Descamação	Uma a 2 semanas depois do início da doença, particularmente na palma das mãos, na planta dos pés e nos dedos das mãos e dos pés
Hipotensão	Pressão sistólica ≤ 90 mmHg para adultos, ou < 5% para a idade em crianças com menos de 16 anos; queda ≥ 15 mmHg da pressão diastólica ao deitar ou sentar
Comprometimento multissistêmico*	Gastrintestinal: vômitos ou diarreia no início da doença
	Muscular: mialgia intensa ou concentração sérica de creatinofosfoquinase pelo menos duas vezes maior que o limite superior do valor considerado normal
	Mucosas: hiperemia vaginal, orofaríngea ou conjuntival
	Renal: concentração sérica de ureia ou da creatinina pelo menos duas vezes acima do limite superior do valor normal, ou sedimento urinário com piúria (≥ 5 leucócitos por campo), na ausência de infecção urinária
	Hepático: concentração sérica de bilirrubina total, alanina-aminotransferase ou aspartato-aminotransferase pelo menos duas vezes maior que o limite superior do valor normal
	Sangue: número de plaquetas < 100.000/mm^3
	Sistema nervoso central: desorientação ou alterações do nível de consciência, sem a presença de sinais neurológicos focais quando febre e hipotensão estiverem ausentes
Critério laboratorial	Resultados negativos dos seguintes exames, se realizados: – Cultura de sangue, de liquor ou de secreção da faringe; a hemocultura pode ser positiva para *Staphylococcus aureus* Achados clinicos e laboratorial – Testes sorológicos para leptospirose, sarampo e febre macular das Montanhas Rochosas
Classificação do caso	Confirmado: quando todos os seis achados clínicos e laboratorial acima citados estão presentes, inclusive a descamação, exceto quando o doente morrer antes que ela tenha aparecido
	Provável: quando cinco dos seis achados clínicos ou laboratorial acima citados estão presentes

*Três ou mais desses órgãos ou tecidos devem estar envolvidos.

protetoras da transmissão), sobretudo na pele, nos olhos, no períneo e em feridas de circuncisão, assim como em outros tipos de ferimento e incisões cirúrgicas; a porta de entrada, no entanto, pode relacionar-se com qualquer tipo de infecção por *Staphylococcus aureus* da pele ou de outra localização.

O quadro clínico da síndrome da pele escaldada estafilocócica varia desde formas clínicas leves, com número pequeno de bolhas na pele (forma localizada), até formas graves, com a instalação de bolhas e subsequente esfoliação em mais de 90% da superfície cutânea (forma disseminada) (Ladhani, 2001; Ladhani *et al.*, 1999). A descrição que se segue teve como base a revisão desses autores e a de Sattler e Correa (2004). Na forma localizada, que também recebe o nome de impetigo bolhoso, a síndrome da pele escaldada manifesta-se por meio de bolhas flácidas e frágeis, que se rompem facilmente, eliminando líquido turvo (marrom-claro) ou purulento e opaco (pus fluido, claro ou amarelado); a pele circunjacente é normal e não há nenhum sintoma de doença sistêmica. Nos recém-nascidos, as bolhas localizam-se quase sempre no períneo e/o na região periumbilical, e em crianças maiores, geralmente nas extremidades.

A forma generalizada da síndrome da pele escaldada estafilocócica é secundária a infecções do trato respiratório superior, orelha média, conjuntivas ou coto umbilical, embora raramente possa associar-se com pneumonia, artrite séptica, piomiosite ou abscesso mamário. Quando ocasionalmente diagnosticada em adultos (invariavelmente imunodeprimidos e/ou com insuficiência renal), resulta de infecção inicial por *Staphylococcus aureus* em áreas onde foram instalados cateteres ou derivações arteriovenosas, ou é subsequente a artrite séptica ou abscessos, embora com muita frequência a porta de entrada da bactéria não seja detectável.

Na variedade típica da forma generalizada da síndrome da pele escaldada estafilocócica verifica-se comprometimento disseminado da superfície cutânea, sem que as mucosas sejam atingidas; a eritrodermia é suave e difusa, com instalação abrupta; depois de 24 a 72 h, o sinal de Nikolsky torna-se positivo. Em recém-nascidos a doença instala-se habitualmente entre o terceiro e o décimo sexto dia de vida, sendo as manifestações clínicas constituídas por febre, mal-estar geral, anorexia, irritabilidade e torpor, seguidas por eritema generalizado que, de início localizado na cabeça e no pescoço, depois de poucos dias se estende a toda a superfície corpórea. A hiperemia apresenta maior intensidade na pele das áreas de flexão e o sinal de Nikolsky é positivo. Logo em seguida, surgem as bolhas, volumosas e delicadas, com parede muito fina, que se rompem com leve pressão, dando origem à descamanção de grandes camadas de epiderme, que ao se desprenderem dão lugar a extensas superfícies com cor de verniz, desprovidas de epiderme, "com a pele em carne viva". Nesses doentes ocorrem amplas variações de temperatura e perda significativa de líquidos, sendo grande o risco de serem acometidos por infecção bacteriana secundária. São essas complicações as responsáveis pelo alto índice de letalidade da síndrome da pele escaldada por *Staphylococcus aureus* em recém-nascidos. Nas crianças que se curam, há recuperação completa da estrutura da pele, sem nenhuma sequela, depois da segunda semana de evolução.

Casos isolados da síndrome da pele escaldada por *Staphylococcus aureus* em recém-nascidos e crianças maiores são diagnosticados esporadicamente; no entanto, foram relatados muitos surtos dessa doença resultantes de infecções cruzadas em berçários.

Existe uma variedade, também generalizada, porém mais benigna, da síndrome da pele escaldada – denominada eritrodermia escarlatiniforme difusa –, cujo quadro clínico é semelhante ao encontrado na fase inicial da forma epidermolítica difusa da doença, caracterizando-se pelo aparecimento de exantema idêntico ao que ocorre na escarlatina (causada por estreptococo beta-hemolítico do grupo A). Apesar de a hiperemia cutânea ser mais acentuada nas áreas de flexão (sinal de Pastia), não se observam os outros sinais encontrados na escarlatina, tais como língua em framboesa, hiperemia do palato e pontos purulentos na faringe. Entre o segundo e o quinto dia, aparecem rachaduras na pele da região periocular e perioral e nos 5 dias subsequentes toda a superfície cutânea passa a sofrer descamação laminar, semelhante à que se verifica na fase final da forma mais grave da doença. Nas duas variedades clinicoevolutivas, há presença de febre e irritabilidade, com moderado comprometimento do estado geral. Em resumo, na eritrodermia escarlatiniforme difusa, variedade benigna da síndrome da pele escaldada estafilocócica, o quadro clinicoevolutivo é idêntico ao da fase inicial e da fase final da forma mais grave, sem ocorrência da fase intermediária da forma epidermolítica, isto é, sem o aparecimento de bolhas flácidas e sem a ocorrência de ampla descamação da pele, mantendo-se negativo o sinal de Nikolsky. Na fase inicial, tanto na variedade grave quanto na variedade benigna da síndrome da pele escaldada, o diagnóstico inicial que se faz é sempre o de escarlatina, que é modificado com o decorrer da evolução.

O diagnóstico de certeza da síndrome da pele escaldada é feito por meio do exame histopatológico da lesão vesicular obtida por biopsia, cujo resultado (presença exclusiva de camada córnea e granular, com clivagem subgranulosa) permite diferenciá-la de outras dermatoses bolhosas (necrólise epidérmica bolhosa, síndrome de Stevens-Johnson, líquen plano bolhoso, dermatose por fototoxicidade etc.). A necrólise epidérmica tóxica ou doença de Lyell ocorre habitualmente em crianças maiores e adultos. Na síndrome da pele escaldada, o exame citológico do líquido contido nas bolhas evidencia a presença de células epiteliais, sem o encontro de células inflamatórias.

O diagnóstico diferencial da síndrome da pele escaldada deve ser feito, em particular, com a necrólise epidérmica tóxica e a síndrome de Stevens-Johnson, doenças mais comumente observadas em crianças maiores e adultos, resultantes de hipersensibilidade a medicamentos (sulfamídicos, barbitúricos, carbamazepina, difenil-hidantoína, alopurinol, lamotrigina e anti-inflamatórios não hormonais – fenilbutazona, piroxicam, tenoxicam etc.).

Enterocolite

Nas décadas de 1950 e 1960 foram descritos muitos casos de enterocolite cuja etiologia foi atribuída a *Staphylococcus aureus*, admitindo-se que a doença fosse resultante de superinfecção intestinal por essa bactéria, decorrente do uso de antibióticos de largo espectro (tetraciclinas, em particular), administrados por via oral no "preparo cirúrgico do cólon", profilaticamente, e no esquema terapêutico do pré-coma ou do coma hepático (Norden e Ruben, 1976; Sattler e Correa, 2004). A interpretação é de que os antibióticos prescritos promoviam, no lúmen intestinal, a eliminação parcial das bactérias sensíveis e a seleção e a proliferação de cepas resistentes de *Staphylococcus aureus*, que subtituíam parte da flora do tubo digestivo; admitia-se que, nesse contexto, a enterocolite fosse causada por ação direta de *Staphylococcus aureus*, cogitando-se que poderia haver a participação de toxinas na patogênese da doença. A ocorrência da enterocolite estafilocócica predominava amplamente em pacientes hospitalizados, idosos e debilitados, sendo raros os casos relatados em crianças e adolescentes. As manifestações clínicas da enterocolite estafilocócica são constituídas por febre alta, mal-estar geral, náuseas, vômitos e diarreia profusa, acompanhados de distensão abdominal e hipotensão. Nos doentes descritos no passado, o quadro clínico era frequentemente grave, com eventual evolução para o óbito; a morte era causada por múltiplas ulcerações intestinais e/ou sepse. Na bacterioscopia das fezes demonstrava-se a presença predominante de cocos gram-positivos em relação a bacilos gram-negativos da flora intestinal, havendo também nos esfregaços grande número de neutrófilos polimorfonucleares; na coprocultura verificava-se crescimento intenso de *Staphylococcus aureus*. Nos casos diagnosticados como enterocolite estafilocócica submetidos a necropsia encontravam-se necrose da mucosa intestinal, com presença de fibrina e neutrófilos, e formação de pseudomembranas. Por isso a doença passou a ser conhecida como enterocolite estafilocócica pseudomembranosa. Já chamava a atenção, nas décadas de 1950 e 1960, quando a grande maioria desses casos foi descrita, que muitos doentes com enterocolite pseudomembranosa atribuída a *Staphylococcus aureus* não tinham coprocultura positiva para essa bactéria e, por outro lado, muitas pessoas com coprocultura positiva para *Staphylococcus aureus*, com grande número desses microrganismos nas fezes, não apresentavam sintomas gastrintestinais.

Em 1978, uma citotoxina produzida por *Clostridium difficile*, bacilo gram-positivo anaeróbio isolado nas fezes, foi identificada em quase todos os casos de colite pseudomembranosa e, desde essa época, a participação de *Staphylococcus aureus* como agente etiológico dessa doença passou a ser questionada (Bartlett *et al.*, 1978; Larson *et al.*, 1978). Em publicações posteriores (Johnson e Gerding, 1998; Hurley e Nguyen, 2002), ficou evidente a certeza de que *Clostridium difficile* é o agente etiológico único de enterocolite pseudomembranosa relacionada com o uso de antibióticos. No entanto, em outros estudos, mais recentes, evidenciou-se a possibilidade de *Staphylococcus aureus* ser o agente diretamente responsável por casos de diarreia e de enterocolite subsequentes ao uso de antimicrobianos (Froberg *et al.*, 2004), inclusive com a participação etiológica de cepas meticilino-oxacilinorresistentes (Kodama *et al.*, 1997) e produtoras de enterotoxina A (Gravet *et al.*, 1999). Esses autores admitem claramente que, quando predominante nas fezes, *Staphylococcus aureus* pode ser agente etiológico de diarreia associada ao uso de antimicrobianos.

Intoxicação alimentar

A intoxicação alimentar por *Staphylococcus aureus* é causada por enterotoxina (A, B, C, D ou E) previamente formada em alimentos mantidos à temperatura ambiente, nos quais houve contaminação e proliferação dessa bactéria. Os estafilococos morrem quando o alimento é aquecido, mas as toxinas pré-formadas resistem à temperatura de ebulição da água. Não ocorre formação de toxinas nos alimentos contaminados com *Staphylococcus aureus* mantidos no refrigerador (a 4°C), mas depois de produzidas resistem a baixas temperaturas.

Os alimentos mais comumente relacionados com o aparecimento da intoxicação alimentar estafilocócica são carnes e derivados enlatados, pastéis, presunto, laticínios (p. ex., queijo), saladas, sanduíches, cremes e pudins.

O período de incubação da intoxicação alimentar estafilocócica varia de 30 min a 6 h, tanto mais curto quanto maior a quantidade de toxina ingerida. Em geral não há febre, e os principais sintomas são náuseas, vômitos, cólicas abdominais, prostração e diarreia; esta pode não ocorrer. A evolução é autolimitada, isto é, as manifestações desaparecem espontaneamente no fim de 24 a 48 h (de três a seis horas depois, na maioria dos casos), sem necessidade de administração de antibióticos.

A fagotipagem é método útil para investigar e detectar a fonte de infecção nas epidemias de intoxicação alimentar estafilocócica, sobretudo em restaurantes e refeitórios.

O diagnóstico diferencial deve ser feito com intoxicação alimentar pela enteroxina do tipo A de *Clostridium perfringens* (de que a carne contaminada de aves – de frangos e patos, principalmente – constitui o veículo habitual); essa bactéria, ingerida com esses alimentos, coloniza o intestino, produz a toxina e causa diarreia aquosa; não há vômitos e o período de incubação costuma ser mais longo (8 a 16 h). Nas gastroenterocolites por *Salmonella* ou *Shiguella* a febre constitui sintoma cuja presença é invariável; nessas eventualidades a coprocultura possibilita o diagnóstico etiológico.

Doenças causadas por Staphylococcus epidermidis

Só excepcionalmente *Staphylococcus epidermidis* é responsável por doença adquirida fora do ambiente hospitalar (endocardite em válvulas previamente normais e infecções em pacientes com cateteres para diálise peritoneal crônica). Ao contrário de *Staphylococcus aureus*, *Staphylococcus epidermidis* – com a única exceção da endocardite em valvas normais – não é agente primário de infecções piogênicas, assim como as infecções por ele causadas não são agudas, mas habitualmente subagudas ou crônicas. *Staphylococcus epidermidis* constitui agente comum de infecções hospitalares bacteriêmicas em imunocomprometidos, em particular pacientes submetidos a terapêutica imunodepressora, neutropênicos, leucêmicos, doentes com AIDS e recém-nascidos prematuros, nos quais a porta de entrada é constituída quase sempre por cateter intravascular. Em imunodeprimidos (sobretudo em neutropênicos) tratados com antimicrobianos, a porta de entrada da bacteriemia por *Staphylococcus epidermidis* pode ser o trato intestinal, maciçamente colonizado por essa bactéria. Já foi mencionado o mecanismo pelo qual *Staphylococcus epidermidis* induz a formação de biofilme na superfície de cateteres e outros dispositivos, protegendo-o dos mecanismos de defesa do hospedeiro e da ação de antimicrobianos (Vuong e Otto, 2002).

As infecções mais importantes causadas por *Staphylococcus epidermidis* são as associadas a corpos estranhos, tais como cateteres intravenosos e outros dispositivos implantados no organismo humano, a saber: derivações (*shunts*) para hemodiálise, derivação ventriculoperitoneal do líquido cefalorraquidiano, cateteres para diálise peritoneal, marca-passos metálicos e eletrodos, próteses articulares, enxertos vasculares (pontes de safena, enxertos intra-abdominais e outros enxertos ou *shunts* vasculares), próteses de válvulas cardíacas, próteses penianas e implantes de mama (Rupp e Fey, 2010). Segundo esses autores, as infecções bem documentadas cujo agente etiológico é *Staphylococcus epidermidis* são constituídas por:

- Infecções, já citadas, que se associam a cateteres venosos e intraperitoneais, próteses articulares, enxertos vasculares e outros dispositivos instalados no organismo humano
- Bacteriemia em pacientes imunodeprimidos hospitalizados
- Endocardite instalada em pessoas com válvula previamente normal ou com próteses valvulares
- Osteomielite a partir de incisão cirúrgica do esterno ou resultante de bacteriemia
- Endoftalmite no pós-operatório de cirurgia ocular ou pós-traumática
- Sepse com instalação tardia em recém-nascidos de baixo peso, submetidos a procedimentos invasivos
- Bacteriúria assintomática ou infecção urinária aguda adquiridas em hospital, associadas a sondagem vesical prolongada, instrumentação ou intervenção cirúrgica das vias urinárias ou da próstata, transplante renal, bexiga neurogênica ou uropatia obstrutiva.

Entre os estafilococos coagulase-negativos, *Staphylococcus epidermidis* é o patógeno isolado com maior frequência em hemoculturas de doentes com sepse de instalação tardia na infância, predominantemente em unidades de tratamento intensivo neonatal, em crianças com baixo peso, ou com cateteres em vasos periféricos, ou com cateteres umbilicais, ou submetidas a ventilação mecânica (Rupp e Fey, 2010). Esses autores citam a associação observada em recém-nascidos entre a ocorrência de enterocolite necrosante e a colonização intestinal por estafilococos coagulase-negativos, condição que também pode ser origem de bacteriemia nessas crianças.

Doenças causadas por Staphylococcus saprophyticus

Essa bactéria é responsável por cerca de 10% dos casos de infecção urinária aguda (cistite aguda não complicada) que se diagnosticam na comunidade, ocorrendo predominantemente em mulheres jovens, das quais parcela significativa refere contato sexual nas 24 h que precederam o início dos sintomas. Em mais de 90% das mulheres com bacteriúria por *Staphylococcus saprophyticus* verifica-se a presença de sintomas; em menos de 10% a bacteriúria é assintomática. Raramente, quando associada a pielonefrite, a doença é acompanhada de bacteriemia. Infecções urinárias por *Staphylococcus saprophyticus* têm sido diagnosticadas no sexo masculino, em pacientes hospitalizados com obstruções urinárias ou cateteres vesicais de uso prolongado. As manifestações clínicas da infecção urinária por *Staphylococcus saprophyticus* são disúria, polaciúria, urgência miccional e, eventualmente, dores na região suprapúbica, sem febre ou dores lombares; é comum o encontro de hematúria, às vezes intensa, em associação a leucocitúria e bacteriúria. Esta, por causa do lento crescimento de *Staphylococcus saprophyticus* na urina, nem sempre alcança na urocultura número de colônias igual ou superior a $10^5/m\ell$ de urina, razão pela qual devem ser valorizados para o diagnóstico resultados que mostrem a presença de apenas 10^2 a 10^4 UFC/$m\ell$ (Kloos e Bannerman, 1994). Em geral, é rápida a resposta ao tratamento antibiótico da infecção urinária por *Staphylococcus saprophyticus*, observando-se raramente a ocorrência de reinfecção.

Outros estafilococos coagulase-negativos, além de *Staphylococcus saprophyticus*, podem ser agentes ocasionais de infecção urinária, ocorrendo invariavelmente – ao contrário da cistite por *Staphylococcus saprophyticus* – em doentes hospitalizados, de qualquer sexo, que apresentem uropatia obstrutiva ou litíase, ou que tenham sido submetidos a cateterização vesical, intervenções cirúrgicas no trato urinário ou transplante renal (Rupp e Fey, 2010).

Foram relatados casos raros de endocardite em valva nativa, sepse e endoftalmite cujo agente etiológico foi *Staphylococcus saprophyticus*.

▪ Doenças causadas por Staphylococcus lugdunensis

As infecções de partes moles e de pele, geralmente situadas abaixo da cintura, sobretudo na região perineal e inguinal, são as causadas com maior frequência (alcançando 80% dos doentes em uma das casuísticas), levando muitas vezes à formação de abscessos (Herchline e Ayers, 1991; Bellamy e Barkham, 2002; Helibacher *et al.*, 2006). No entanto, a mais temível das doenças por *Staphylococcus lugdunensis* é a endocardite, acometendo predominantemente valvas nativas, com altas taxas de complicações e de letalidade (Seenivasan e Yu, 2003; Chu *et al.*, 2008), embora também possa atingir valvas prostéticas (Anguera *et al.*, 2005). Esse estafilococo, além disso, tem sido identificado como agente de abscesso de mama, em mulheres que não estão amamentando, às vezes em período pós-operatório. Na revisão de Hellbacher *et al.* (2006), *Staphylococcus lugdunensis* foi isolado em material obtido de abscessos de mama em cinco de sete casos que apresentavam infecções localizadas acima da linha da cintura. Foram descritos outros tipos de infecção que tiveram como agente etiológico *Staphylococcus lugdunensis*, a saber: bacteriemia, infecções em próteses articulares e em *shunts* ventriculoperitoneais, artrite séptica, osteomielite vertebral e endoftalmite aguda em pós-operatório.

▪ Doenças causadas por Staphylococcus haemolyticus

Staphylococcus haemolyticus é patógeno oportunista, causando com pequena frequência infecções da pele e de partes moles, bacteriemia, meningite, sepse, peritonite, infecção urinária e infecções de próteses articulares, tendo como característica marcante sua alta taxa de resistência a múltiplos antimicrobianos, entre os quais meticilina-oxacilina, gentamicina, eritromicina e vancomicina. Além de *Staphylococcus epidermidis*, *Staphylococcus haemolyticus* foi isolado em infecções de recém-nascidos, particularmente de sepse com instalação tardia, e de casos de endocardite.

▸ Exames complementares

Com muita frequência, o quadro clínico de determinadas infecções estafilocócicas é suficiente para que a suspeita da participação etiológica dessas bactérias possa ser estabelecida com relativa segurança, permitindo a adoção da conduta mais adequada, na ausência de resultados de exames complementares inespecíficos ou específicos. As estafilococcias cutâneas não necessitam habitualmente de confirmação etiológica, por meio desses exames, para que, invariavelmente definitiva, seja feita a prescrição médica; em relação a determinadas formas clínicas, no entanto, a realização desses exames é imprescindível, tanto para o diagnóstico quanto para o acompanhamento da evolução e o controle de cura.

▪ Exames complementares inespecíficos

Nas infecções superficiais de caráter benigno o *leucograma* costuma ser normal. Nas estafilococcias com bacteriemia e/ou invasão e destruição de tecidos geralmente ocorrem leucocitose, neutrofilia e desvio à esquerda, com diminuição ou ausência de eosinófilos; em casos graves pode haver leucopenia, indício de mau prognóstico. Na síndrome do choque tóxico encontra-se leucocitose ou leucopenia, sendo comum a taxa de bastonentes alcançar 20%, 30% ou mais. Leucocitose, neutrofilia e eosinofilia podem estar presentes na piomiosite tropical.

A *velocidade de hemossedimentação* (VHS) e a *concentração sérica de proteína C reativa* e de *alfa*$_1$*-glicoproteína ácida* estão aumentadas na fase aguda das infecções estafilocócicas acompanhadas de bacteriemia e/ou com lesões extensas de tecidos, podendo apresentar taxas normais, sobretudo nas piodermites. Esses valores caem lenta e progressivamente nos casos com boa evolução. A velocidade de eritrossedimentação e a concentração sérica de proteína C reativa e de alfa$_1$-glicoproteína ácida dão contribuição extraordinária para o diagnóstico, a análise da resposta terapêutica e o estabelecimento do critério de cura das estafilococcias sistêmicas.

A *radiografia*, particularmente de tórax e de ossos longos, costuma contribuir de modo significativo para o diagnóstico das infecções estafilocócicas. Muitas vezes as informações da radiografia necessitam ser complementadas ou esclarecidas por *ultrassonografia, tomografia computadorizada* e/ou *ressonância magnética*.

Na pneumonia estafilocócica, a radiografia de tórax mostra a presença das alterações já descritas no tópico relativo ao quadro clínico. Nos casos com suspeita de abscesso ou empiema, a tomografia computadorizada pode dar informações adicionais.

Na síndrome do choque tóxico estafilocócica as principais alterações laboratoriais encontradas na maioria dos doentes são constituídas por leucocitose e neutrofilia no hemograma, aumento do tempo de protrombina, redução na concentração de albumina e cálcio no sangue, e piúria; a concentração sérica de ureia, creatinina, creatinofosfoquinase e aminotransferases sofre elevação moderada ou intensa.

Na artrite séptica, além de cocos gram-positivos, encontram-se no material purulento obtido por punção aspirativa acima de 30.000 leucócitos/mm^3, com mais de 75% de neutrófilos polimorfonucleares, e taxa de glicose correspondente a cerca de 60% da encontrada no sangue.

Na osteomielite estafilocócica, a radiografia dos ossos acometidos evidencia alterações somente a partir da terceira semana de evolução da moléstia, sobretudo em adultos; as lesões são evidenciadas mais preocemente pela cintigrafia óssea e pela ressonância magnética.

Na piomiosite tropical, a ultrassonografia e/ou a tomografia computadorizada contribuem para o diagnóstico, sobretudo no estágio inicial da doença; servem também para orientar o local preciso a ser puncionado. Não costuma ocorrer elevação significativa do nível sérico das enzimas musculares (creatinofosfoquinase, alanina-aminotransferase e aldolase) na piomiosite tropical, apesar da destruição de miofibrilas.

O exame de urina do tipo I e a urocultura possibilitam demonstrar a existência de infecção urinária causada por estafilococos; já se ressaltou que, por causa do crescimento lento dessas bactérias na urina, o número de estafilococos na urocultura pode ser inferior a 10^5/mm^3 de urina, em presença de doença já instalada.

Exames complementares específicos

A *bacterioscopia* do líquido cefalorraquidiano e de secreções obtidas de lesões (por meio de punção aspirativa, sempre que possível) e a *cultura* (de sangue, de urina, de fragmentos de tecidos da região acometida obtidos por biopsia e de secreções colhidas assepticamente por punção aspirativa de lesões fechadas ou de regiões anatômicas normalmente estéreis ou nas quais o estafilococo não participa da flora) constituem recursos fundamentais para a realização do diagnóstico etiológico das infecções estafilocócicas. *Hemoculturas* são particularmente úteis para a tentativa de isolar o estafilococo em casos de sepse, endocardite, pneumonia, osteomielite, síndrome do choque tóxico e supurações profundas. O isolamento de *Staphylococcus aureus* em hemocultura ou em material obtido por punção pleural é altamente fidedigno para o diagnóstico etiológico de empiema e pneumonia; no entanto, o encontro dessa bactéria no escarro, mesmo em grande número, é apenas sugestivo de que seja o agente da pneumonia. Quando se isola *Staphylococcus epidermidis* em hemoculturas, deve-se avaliar a possibilidade de contaminação, fato que ocorre, para essa bactéria, com frequência relativamente alta. Exame completo do liquor, com bacterioscopia, cultura, dosagem de proteínas e de glicose, deve ser efetuado em meningite, ventriculite e endocardite acompanhada de alterações neurológicas.

Os resultados dos *testes de sensibilidade aos antimicrobianos* de estafilococos isolados de pacientes informam com relativa segurança sobre a sensibilidade ou a resistência da bactéria isolada ao antibiótico prescrito ou que se pretende prescrever. Esses testes são particularmente úteis:

- Para evidenciar resistência do estafilococo à penicilina G, confirmando ser ele produtor de betalactamase (fato que se verifica na maioria das cepas isoladas)
- Para evidenciar resistência eventual do estafilococo à meticilina, à oxacilina e às cefalosporinas. Nas infecções causadas por *Staphylococcus epidermidis*, é indispensável a realização desses testes, por ser dificilmente previsível o padrão de sensibilidade dessa bactéria aos antibióticos – o que permite a adoção de conduta terapêutica mais segura.

Já que o teste de sensibilidade *in vitro* não possibilita a identificação do fenômeno da *tolerância* (presença de efeito bacteriostático mas não de efeito bactericida do antimicrobiano), a determinação da concentração inibitória mínima (CIM) e da concentração bactericida mínima (CBM), relativamente ao estafilococo isolado, é bastante útil, quando for possível efetuá-la; há tolerância quando a relação CBM/CIM, habitualmente pequena, torna-se exageradamente elevada, alcançando valores de 32:1 ou mais.

Como já se mencionou, a *fagotipagem* de *Staphylococcus aureus* isolado em cultura pode contribuir para a identificação da cepa responsável por surtos epidêmicos em hospital, particularmente nos berçários; em centros mais evoluídos, em vez da fagotipagem, ou juntamente com esse método, tem-se empregado a eletroforese em gel de campo pulsado (*pulsed-field gel electrophoresis*) e outros métodos moleculares para a identificação da cepa envolvida.

Na artrite séptica observa-se com muita frequência o crescimento de *Staphylococcus aureus* na cultura de material purulento obtido por punção aspirativa. Na piomiosite tropical, a hemocultura é positiva em apenas 5 a 10% dos casos, em países tropicais, e em 20 a 30% dos casos, nas regiões temperadas (Chauhan *et al.*, 2004).

No *exame histopatológico* de fragmento de pele obtido por biopsia, na síndrome do choque tóxico, demonstra-se clivagem das camadas basais da epiderme, diferentemente do que ocorre na síndrome da pele escaldada e em outros tipos de erupção cutânea causados por infecções virais ou por medicamentos. Já foram descritas as alterações histopatológicas encontradas nas lesões cutâneas da síndrome da pele escaldada.

Embora vários *anticorpos* contra antígenos de *Staphylococcus aureus* tenham sido avaliados e alguns deles (p. ex., anticorpos contra o ácido teicoico) já sejam utilizados na prática médica, nenhum deles apresentou sensibilidade e especificidade suficientes que lhe garantisse lugar entre os exames empregados na rotina clínica.

Tratamento

Tratamento específico

Comprovou-se que mais de 80% das cepas de *Staphylococcus aureus*, *Staphylococcus epidermidis* e dos outros estafilococos coagulase-negativos isoladas no Brasil, tanto na comunidade quanto em hospitais, são resistentes à penicilina G, à ampicilina e à amoxicilina (Tavares, 2001). Por isso, esses antibióticos não devem ser usados no tratamento de nenhum tipo de infecção, comunitária ou hospitalar, causado por essas bactérias. Quanto à resistência à meticilina, à oxacilina, à cloxacilina, à dicloxacilina e às cefalosporinas (meticilinorresistência ou meticilino-oxacilinorresistência), segundo o citado autor, a maioria (mais de 80%) das cepas de estafilococos responsáveis entre nós por infecções comunitárias é sensível a esses antibióticos (são meticilino-oxacilinossensíveis), o que não ocorre com as cepas isoladas de doentes hospitalizados. Assinale-se que em várias regiões do mundo, em particular nos EUA, o aumento da frequência de infecções comunitárias por cepas de *Staphylococcus aureus* resistentes à meticilina tem causado grande preocupação (Deresinski, 2005; Fridkin *et al.*, 2005).

Embora as taxas de meticilino-oxacilinorresistência dos estafilococos variem de acordo com a localidade onde está o hospital e sejam diferentes em hospitais da mesma localidade, sabe-se que são muito altas – frequentemente superiores a 50% –, desautorizando o emprego dos antimicrobianos citados no tratamento de infecções estafilocócicas adquiridas em hospital. No Brasil, Sader *et al.* (1993) demonstraram que cerca de 70% das cepas de *Staphylococcus aureus* isoladas em quatro hospitais da região metropolitana de São Paulo-SP em 1991 eram meticilinorresistentes, taxa semelhante à encontrada, também em São Paulo-SP, no Hospital das Clínicas, por Caiaffa Filho *et al.* (1994). Como parte da análise da resistência bacteriana promovida pelo programa denominado Sentry, Sader *et al.* (2001) comprovaram sensibilidade em mais de 65% de 852 cepas de *Staphylococcus aureus* isoladas em hemocultura de pacientes hospitalizados no Brasil, no período de 1997-1999, com as taxas a seguir indicadas: 65,6% são sensíveis ao ciprofloxacilino; 66,0% à oxacilina (e, presumivelmente, à meticilina, à cefazolina, à ceftriaxona, à cefepima, à combinação piperacilina-tazobactam e ao imipeném); 66,5% à clindamicina; 65,6 ao ciprofloxacilino; 68,0% ao cotrimoxazol; 68,1% à combinação amoxicilina-clavulanato; 71,1% à rifampicina; 81,0% à doxiciclina; 89,3% à gatifloxacilina; 90,3% à trovafloxacino; 99,8% à quinupristina-dalfopristina e à teicoplanina; e 100% à vancomicina. Entenda-se que muitas das infecções apresentadas por esses pacientes, internados em hospital, eram adquiridas na comunidade. Apenas 9,2% e 9,9% das cepas citadas foram sensíveis à penicilina G e à ampicilina, respectivamente. Também em nosso país, Junqueira (2000), em culturas de saliva e de secreção colhida na narina realizadas em 52 profissionais da área da saúde em atividade na unidade de terapia intensiva do Hospital de Urgências de Goiânia-GO, isolou 106 amostras de *Staphylococcus aureus* e 26 de estafilococos coagulase-negativos, com taxas de prevalência de *Staphylococcus aureus* e de estafilococos coagulase-negativos na narina iguais a 77,0% e 23%, e na saliva, iguais a 61,0% e 39%, respectivamente; foi de 53,6% a prevalência de estafilococos meticilino-oxacilinorresistentes no total de cepas isoladas.

Admite-se, entre nós, que, por ora, as estafilococcias adquiridas na comunidade, desde que não sejam graves, podem ser tratadas com antibióticos meticilino-oxacilinorresistentes (resistentes à meticilina, à oxacilina e às cefalosporinas), conduta que, obviamente, não deve ser adotada no tratamento de infecções estafilocócicas adquiridas em hospital. Nesta eventualidade, os antibióticos preferidos são os glicopeptídios (vancomicina ou teicoplanina). Deve-se assinalar, no entanto, que já foram encontradas cepas de *Staphylococcus aureus* com suscetibilidade diminuída à vancomicina (CIM ou *MIC* > 4 μg/mℓ e ≤ 16 μg/mℓ), a primeira das quais isolada no Japão, em 1996 (Hiramatsu *et al.*, 1997b), e as duas seguintes nos EUA, em 1997 (Smith *et al.*, 1999). Posteriormente foram isoladas nos EUA cepas dessa bactéria com resistência completa à vancomicina (CIM ou *MIC* ≥ 128 μg/mℓ) (CDC, 2002b, 2002c). Os mecanismos de resistência intermediária (*vancomycin intermediate-resistant Staphylococcus aureus = VISA)* e de resistência completa (*vancomycin-resistant Staphylococcus aureus = VRSA)* à vancomicina por parte de cepas de *Staphylococcus aureus* são diferentes (Lowy, 2003). De acordo com esse autor:

- No primeiro mecanismo, o das cepas *VISA*, a reduzida suscetibilidade das bactérias parece resultar de alterações, por mutação cromossômica, na biossíntese do peptidoglicano da parede celular – esta, tornada muito espessa –, sequestraria moléculas do antibiótico glicopeptídio, impedindo-o de atingir seu alvo e atuar
- No segundo mecanismo, o das cepas *VRSA*, a resistência completa (CIM > 32 μg/mℓ) resulta da transferência por conjugação, para os estafilococos, do plasmídio que contém o gene *vanA* de *Streptococcus faecalis* responsável pela codificação da resistência à vancomicina, que se desenvolve por meio de alteração do segmento terminal do precursor do peptidoglicano, cuja afinidade pelo antibiótico glicopeptídico diminui acentuadamente.

Foram identificadas no Japão cepas de *Staphylococcus aureus* com resistência intermediária à vancomicina denominadas heterorresistentes (*hVISA*), correspondentes estafilococos que apresentam suscetibilidade variável à vancomicina, em que a população, como um todo, apresenta CIM $\leq$ 2 μg/mℓ (suscetível), mas com a presença de subpopulação cuja CIM fica entre 4 e 8 μg/mℓ (resistente) (Hiramatsu *et al.*, 1997a; 1997b). Embora seja ainda muito pequeno o número de cepas já isoladas de *Staphylococcus aureus* com resistência completa à vancomicina (*VRSA*), as perspectivas não são otimistas, tendo em conta o mecanismo pelo qual ela é transmitida; até 2006, haviam sido identificadas nos EUA sete cepas de *Staphylococcus aureus* resistentes à vancomicina (Sievert *et al.*, 2008). Deve-se assinalar que, em 2006, estabeleceram-se oficialmente nos EUA, por intermédio do Clinical and Laboratory Standards Institute, novas concentrações inibitórias mínimas da vancomicina para *Staphylococcus aureus* (e *Staphylococcus lugdunensis*), definindo-se como:

- Vancomicinossuscetíveis, as cepas que apresentam CIM (ou *MIC*) ≤ 2 μg/mℓ
- Com resistência intermediária à vancomicina, as que apresentam CIM entre 4 e 8 μg/mℓ
- Resistentes à vancomicina, as que apresentam CIM $\geq$ 16 μg/mℓ (Tenover e Moellering Jr., 2007). Em relação aos estafilococos coagulase-negativos (exceto para *Staphylococcus lugdunensis*), são suscetíveis à oxacilina as cepas das várias espécies cuja CIM é $\leq 0{,}25$ μg/mℓ e resistentes as cuja CIM é $\geq 0{,}5$ μg/mℓ. Nas infecções estafilocócicas adquiridas em hospital, sempre que possível, deve ser colhido material (sangue, secreções, liquor etc.) para cultura, o que torna possível avaliar a sensibilidade da bactéria isolada aos antimicrobianos e verificar a necessidade de mudança do esquema terapêutico empírico instituído de início.

Considerando-se a espécie e as características de resistência/sensibilidade dos estafilococos aos antibióticos, pode-se propor o emprego dos seguintes antimicrobianos no tratamento das infecções causadas por essas bactérias:

- Infecções causadas por *Staphylococcus aureus* meticilino-oxacilinossensível: oxacilina ou cefalosporinas de primeira geração
- Infecções causadas por *Staphylococcus aureus* meticilino-oxacilinorresistentes: vancomicina ou teicoplanina
- Infecções causadas por *Staphylococcus aureus* com sensibilidade intermediária ou resistência completa à vancomicina: linezolida, quinupristina-dalfopristina ou daptomicina (ver sempre o resultado dos testes de sensibilidade e a CIM da cepa isolada para esses antimicrobianos)
- Infecções causadas por *Staphylococcus epidermidis*
  - Cepas meticilino-oxacilinossensíveis: oxacilina ou cefalosporina de primeira geração
  - Cepas meticilino-oxacilinorresistentes: vancomicina ou teicoplanina
- Infecções causadas por *Staphylococcus saprophyticus*: cotrimoxazol, amoxicilina-clavulanato ou ciprofloxacino
- Esquemas propostos para o tratamento de infecções estafilocócicas graves
  - Oxacilina ou cefazolina + gentamicina, ou vancomicina, isoladamente ou em associação com a rifampicina ou a gentamicina: para o tratamento de endocardite, em valvas nativas, causada por estafilococos meticilino-oxacilinossensíveis
  - Vancomicina, isoladamente ou em associação com rifampicina ou gentamicina: para o tratamento de endocardite, em valvas nativas, causada por estafilococos meticilino-oxacilinorresistentes
  - Oxacilina ou cefazolina ou vancomicina + rifampicina + gentamicina: para o tratamento de endocardite, em presença de prótese valvar, causada por estafilococos meticilino-oxacilinossensíveis
  - Vancomicina + rifampicina + gentamicina: para o tratamento de endocardite, em presença de prótese valvar, causada por estafilococos meticilino-oxacilinorresistentes

- ◦ Vancomicina + rifampicina: para o tratamento de meningite purulenta causada por *Staphylococcus epidermidis*
- ◦ Oxacilina + rifampicina: para o tratamento de osteomielite causada por *Staphylococcus aureus*).

É importante registrar a advertência de Deresinski (2009) sobre a inexistência, até o momento, de estudos randomizados que deem fundamento científico a qualquer tipo de esquema em que se proponha o uso da vancomicina em associação com outro antibiótico no tratamento de infecções causadas por cepas meticilino-oxacilinorresistentes de *Staphylococcus aureus*, embora essa conduta seja muito comum na prática médica.

Oxacilina

A oxacilina constitui antibiótico ainda muito útil para o tratamento de infecções causadas por *Staphylococcus aureus* e *Staphylococcus epidermidis* meticilinossensíveis. As doses de oxacilina indicadas são:

- VO: 500 mg ou 1 g, de 6/6 h, para adultos, e 50 a 100 mg/kg/dia, em frações iguais de 6/6 h, para crianças
- IV: 2 a 4 g, de 6/6 h ou de 4/4 h, para adultos, e 100 a 200 mg/kg/dia, para crianças, depois do vigésimo oitavo dia de vida; na primeira semana de vida, a dose é de 50 a 100 mg/kg/dia, administrada em frações iguais de 12/12 h, e entre o oitavo e o vigésimo oitavo dia, 100 a 200 mg/kg/dia, em frações iguais de 8/8 h. Obviamente, as doses mais altas devem ser prescritas nos casos mais graves, para cujo tratamento deve ser adotada sempre a via intravenosa. Pode-se recorrer à administração da oxacilina por via oral, em infecções estafilocócicas graves, na complementação do tratamento, quando o paciente já se encontrar relativamente bem e a infecção estiver sob controle.

Como a quase totalidade das infecções por *Staphylococcus epidermidis* são infecções graves adquiridas em hospital e a grande maioria das cepas envolvidas são meticilino-oxacilinorresistentes, o tratamento antibiótico das infecções causadas por essa espécie de estafilococo deve ser efetuado com vancomicina.

Cefalosporinas

As cefalosporinas de primeira e segunda gerações são antibióticos eletivos para o tratamento de infecções causadas por *Staphylococcus aureus* e *Staphylococcus epidermidis* meticilino-oxacilinossensíveis, devendo-se preferir as de primeira geração, por serem mais ativas. As *cefalosporinas orais* e suas respectivas doses, para adultos e crianças, estão citadas na Tabela 112.3, sendo a cefalexina, a cefadroxila e o cefaclor as mais utilizadas no Brasil. Por via intravenosa, são empregadas em nosso país a cefalotina e a cefazolina. A *cefalotina* é indicada, de acordo com a gravidade do caso, na dose de 0,5 g a 3 g, de 4/4 h ou de 6/6 h (dose máxima = 12 g/dia), para adultos, e de 50 a 200 mg/kg/dia, em frações iguais de 4/4 h ou de 6/6 h, para crianças com mais de 28 dias de vida; a dose recomendada na primeira semana de vida é 20 mg/kg, de 12/12 h, e para lactentes entre o oitavo e o vigésimo oitavo dia de vida, 20 mg/kg, de 8/8 h. A *cefazolina* deve ser prescrita, também de acordo com a gravidade do caso, na dose de 0,5 g a 2 g, de 6/6 h ou de 8/8 h, para adultos, e na dose de 30 a 100 mg/kg/dia, em frações iguais de 8/8 h ou de 6/6 h, para crianças com mais de 28 dias de vida; nas primeiras 4 semanas de vida a dose a ser usada é de 15 mg/kg, de 12/12 h.

Tabela 112.3 Esquemas terapêuticos das cefalosporinas orais para adultos e crianças.

Cefalosporina	Adultos	Crianças
Cefalexina	0,5 a 1,0 g de 6/6 h	25 a 50 mg/kg/dia (frações iguais de 6/6 h)
Cefadroxila	0,5 ou 1,0 g de 12/12 h	30 mg/kg/dia (frações iguais de 12/12 h)
Cefaclor	250 mg de 8/8 h ou 500 mg de 8/8 h ou de 12/12 h	40 mg/kg/dia (frações iguais de 8/8 h)
Cefprozila	500 mg de 12/12 h	30 mg/kg/dia (frações iguais de 12/12 h)
Cefpodoxima	200 mg de 12/12 h	10 mg/kg/dia (frações iguais de 12/12 h)
Axetil-cefuroxima	250 mg ou 500 mg de 12/12 h	15 a 30 mg/kg/dia (frações iguais de 12/12 h)

Antibióticos glicopeptídicos | Vancomicina e teicoplanina

O emprego da *vancomicina* está indicado no tratamento de infecções estafilocócicas graves causadas por *Staphylococcus aureus* ou *Staphylococcus epidermidis* meticilinorresistentes. As doses recomendadas são IV, de 0,5 g a 1 g, de 12/12 h, para adultos (sendo cada dose diluída em 200 mℓ de soro glicosado ou soro fisiológico e administrada por gotejamento intravenoso, em 15 a 30 min), e de 40 mg/kg/dia (60 mg/kg/dia, nas meningites), em frações iguais de 6/6 ou de 8/8 h, para crianças com mais de 28 dias de vida; para crianças com mais de 2 kg de peso, recomendam-se, na primeira semana e entre o oitavo e o vigésimo oitavo dia de vida, respectivamente, 18 mg/kg/dia e 22 mg/kg/dia, também IV, em frações iguais administradas de 12/12 h (Gilbert *et al.*, 2008). Em meningites e ventriculites estafilocócicas a vancomicina pode ser aplicada por via intratecal, na dose de 5 a 10 mg/dia para crianças na idade pré-escolar, e de 10 ou 20 mg/dia para crianças maiores e adultos.

A *teicoplanina* é um antibiótico da família dos glicopeptídios, com estrutura química, mecanismo de ação, espectro de atividade e efeitos adversos semelhantes aos da vancomicina. Por apresentar meia-vida sérica mais longa que a da vancomicina, pode ser administrada em dose única diária, tanto por via intravenosa quanto por via intramuscular. Atua contra diversas bactérias gram-positivas, inclusive cepas produtoras de betalactamase e meticilino-oxacilinorresistentes de *Staphylococcus aureus*, *Staphylococcus epidermidis* e *Staphylococcus saprophyticus*. Por via intramuscular ou intravenosa, a teicoplanina é usada em adultos na dose de 400 mg, de 12/12 h, durante 2 a 4 dias, seguindo-se administração de dose única diária de 400 mg; para crianças com menos de 12 anos de idade (incluindo os recém-nascidos), a teicoplanina deve ser prescrita em dose inicial de 10 mg/kg, de 12/12 h, durante 2 a 4 dias, seguindo-se a administração de dose única diária de 6 a 10 mg/kg. No tratamento da endocardite estafilocócica a teicoplanina pode substituir a vancomicina, usada na dose de 9 mg/kg, de 12/12 h, durante 2 a 4 dias, seguida por dose de manutenção de 6 mg/kg, de 12/12 h (Tavares, 2001).

Lincosamidas | Clindamicina e lincomicina

Sobretudo para pacientes alérgicos a antibióticos betalactâmicos, a *clindamicina* constitui outro antimicrobiano a que se pode recorrer no tratamento de infecções estafilocócicas graves (com exceção da endocardite) causadas por *Staphylococcus aureus* e *Staphylococcus epidermidis* meticilino-oxacilinossensíveis, sobretudo de infecções polimicrobianas abdominais ou pulmonares, nestas eventualidades em associação com aminoglicosídio (gentamicina). As doses indicadas de clindamicina, por via intravenosa, são de 600 mg (diluídos em 100 mℓ de soro e administrados em 30 min), de 6/6 h, para adultos, e de 30 a 40 mg/kg/dia, em frações iguais de 6/6 h, para crianças com mais de 28 dias de vida; nas primeiras 4 semanas de vida, a dose indicada é de 5 mg/kg, de 8/8 h na primeira semana de vida, e de 6/6 h, entre o oitavo e o décimo oitavo dia de vida. As doses por via oral são de 300 mg, de 8/8 h, para adultos, e de 15 a 40 mg/kg/dia, em frações iguais de 8/8 h, para crianças.

A *lincomicina* constitui outra alternativa para o tratamento, em ambulatório, das infecções leves e moderadas causadas por *Staphylococcus aureus*. As doses recomendadas, por via intramuscular, são de 600 mg, de 12/12 h, para adultos, e de 10 a 30 mg/kg/dia, em frações iguais de 12/12 h, para crianças; não se recomenda seu uso por via oral.

Linezolida, quinopristina-dalfopristina, daptomicina e tigeciclina

Embora incomuns, podem ocorrer infecções causadas por cepas de *Staphylococcus aureus* e *Staphylococcus epidermidis* resistentes à oxacilina, às cefalosporinas, à vancomicina e à teicoplanina, exigindo tratamento com antibióticos introduzidos na prática médica nos últimos dez anos, analisados a seguir.

A *linezolida* é um antibiótico sintético e bacteriostático, da família das oxazolidinonas, que atua inibindo a fase inicial da síntese proteica no sirobboma 50S (Moellering, 2003; Weigelt *et al.*, 2005). Além de não apresentar resistência cruzada com outros antimicrobianos que inibam a síntese proteica, seu mecanismo de ação pode potencializar sua eficácia contra as cepas de estafilococos produtoras de toxinas (Stevens *et al.*, 2006; 2007). Nos EUA, o uso da linezolida, tanto por via oral quanto parenteral, foi aprovado para o tratamento de pneumonia adquirida no hospital e infecções de pele e partes moles causadas por estafilococos, inclusive os meticilino-oxacilinorresistentes (Stevens *et al.*, 2002; Wunderink *et al.*, 2003; Micek *et al.*, 2005; Weigelt *et al.*, 2005). Linezolida também apresenta intensa atividade contra pneumococos resistentes à penicilina G e *Enterococcus faecalis* e *Enterococcus faecium* resistentes à ampicilina e à vancomicina (Tavares, 2001). Stevens *et al.* (2002) demonstraram que a linezolida tem eficácia semelhante à da vancomicina no tratamento de adultos com infecções por *Staphylococcus aureus* meticilino-oxacilinorresistentes, obtendo índices de cura próximos de 73% para ambos os antibióticos. Já se observaram falhas da linezolida no tratamento de infecções causadas por estafilococos meticilino-oxacilinorresistentes (Meka e Gold, 2004; Corne *et al.*, 2005; Sanchez Garcia *et al.*, 2010). Entre os efeitos adversos da linezolida encontram-se plaquetopenia, anemia, acidose láctica, neuropatia periférica, toxicidade ocular e toxicidade por serotonina. A linezolida deve ser administada, por via intravenosa ou por via oral, na dose de 600 mg, de 12/12 h, para adultos, e na dose de 10 mg/kg, de 12/12 h, para crianças. A solução para uso intravenoso contém 600 mg de linezolida, acondicionados em bolsa especial, devendo a administração ser feita por gotejamento intravenoso, durante 30 a 120 min (Eliopoulos, 2003). Por causa de seus efeitos tóxicos, hemograma completo e outros exames laboratoriais devem ser feitos pelo menos 1 vez/semana durante o tratamento.

A *daptomicina* é um antibiótico lipopeptídico com atividade bactericida contra gram-positivos, atuando ao provocar despolarização da membranca celular bacteriana (Deresinski, 2005). Nos EUA, a daptomicina foi licenciada para o tratamento de infecções cutâneas e de partes moles complicadas, causadas por bactérias gram-positivas suscetíveis, sabendo-se que é ativa contra *Staphylococcus aureus* meticilino-oxacilinorresistentes, *Staphylococcus aureus* com sensibilidade intermediária e com resistência completa à vancomicina, e enterococos vancomicinorresistentes, constituindo recurso efetivo para o tratamento de infecções causadas por esses patógenos (Alder, 2005). Além de infecções cutâneas e de partes moles, e infecções osteoarticulares, a daptomicina é indicada para o tratamento de bacteriemia, acompanhada ou não de endocardite, causada por *Staphylococcus aureus* e outras bactérias gram-positivas (Arbeit *et al.*, 2004; *Medical Letter*, 2004; Fowler Jr. *et al.*, 2006; Lalani *et al.*, 2008). Daptomicina não deve ser usada no tratamento de pneumonia estafilocócica, pois sua atividade é neutralizada pelo surfactante pulmonar (*Medical Letter*, 2004). Já foi demonstrada resistência de *Staphylococcus aureus* à daptomicina (Skiest, 2006). A daptomicina deve ser administrada em dose única diária de 4 mg/kg, por via intravenosa, preferindo-se usar a dose de 6 mg/kg (ou até 8 mg/kg) na terapêutica de infecções acompanhadas de bacteriemia. No decorrer do tratamento, devem ser feitas avaliações clínicas diárias relativas ao eventual aparecimento de neuropatia e miopatia (Skiest, 2006), acompanhadas de controles semanais da concentração sérica de creatinoquinase, sobretudo quando se empregam doses elevadas de daptomicina (Figueroa *et al.*, 2009).

A *quinopristina-dalfopristina* é constituída pela combinação em doses fixas de dois antibióticos do grupo das estreptograminas, tendo sido licenciada nos EUA para uso no tratamento, por via intravenosa, de infecções graves causadas por *Enterococcus faecium* (mas não *Enterococcus faecalis*) resistente à vancomicina e de infecções de pele e de partes moles causadas por cepas de *Staphylococcus aures* sensíveis à oxacilina. A quinopristina-dalfopristina é ativa contra *Staphylococcus aureus* meticilino-oxacilinorresistentes e a cepas com resistência intermediária (*VISA*) à vancomicina. É dotada de atividade bactericida, *in vitro*, contra estafilococos sensíveis e resistentes à oxacilina; no entanto, é somente bacteriostática em relação a estafilococos resistentes a antibióticos macrolídeos, lincosaminas e estreptograminas (Deresinski, 2005). A quinopristina-dalfopristina é útil no tratamento de infecções ósseas, articulares e de tecidos moles causadas por *Staphylococcus aureus* resistente à oxacilina em doentes que não toleram a vancomicina ou em que houve resistência da bactéria a esse antibiótico (Drew *et al.*, 2000). A dose recomendada é de 7,5 mg/kg, de 8/8 h (cerca de 20 mg/kg/dia), por via intravenosa, devendo cada dose ser diluída em soro glicosado a 5% e administrada por cateter venoso central (gotejamento durante uma hora); a ampola contém 500 mg (150 mg de quinupristina e 350 mg de dalfopristina). Os efeitos adversos associados ao uso de quinopristina-dalfopristina são constituídos por náuseas, mialgias, artralgias e hiperbilirrubinemia.

A *tigeciclina* é um antibiótico derivado da minociclina, ativo contra bactérias gram-positivas – entre as quais *Staphylococcus aureus* meticilino-oxacilinorresistente, enterococos resistentes à vancomicina e pneumococo resistente à penicilina G – e gram-negativas (com exceção de bactérias dos gêneros *Pseudomonas* e *Proteus*) e bactérias anaeróbias. A tigeciclina foi aprovada nos EUA para uso no tratamento de infecções de pele e de partes moles causadas por *Staphylococcus aureus* resistentes à oxacilina (*Medical Letter*, 2005). Sua eficácia foi demonstrada no tratamento de infecções (sobretudo de pele e partes moles) causadas por *Staphylococcus aureus* resistentes à oxacilina (Ellis-Grosse *et al.*, 2005). Deve ser administrada, por via intravenosa, em dose inicial de 100 mg, seguida por 50 mg, de 12/12 h. Seus principais efeitos adversos são náuseas e vômitos. A tigeciclina não deve ser indicada para crianças com menos de 8 anos de idade.

Doenças causadas por Staphylococcus aureus

Com base nos conhecimentos relativos à sensibilidade das cepas de *Staphylococcus aureus* e tendo em conta a existência de infecções adquiridas na comunidade e em hospital, com gravidade variável, pode-se propor a adoção de esquemas terapêuticos alternativos para as doenças localizadas e sistêmicas causadas por essa bactéria.

Além dos cuidados locais (veja Outras medidas terapêuticas, adiante), o tratamento específico de infecções leves ou moderadas da pele (impetigo, ectima, hidradenite, foliculite e sicose) pode ser feito com o uso tópico, 2 ou 3 vezes/dia, de creme ou pomada contendo mupirocina ou bacitracina (esta geralmente apresentada em combinação com a neomicina), durante 7 dias, ou, nos casos mais graves, com a administração por via oral, durante sete a dez dias, de uma das cefalosporinas orais (Tabela 112.3), de oxacilina, na dose citada, ou da combinação amoxicilina-clavulanato (500 mg de amoxicilina, de 8/8 h, para adultos, e 45 mg/kg/dia de amoxicilina, em frações iguais de 8/8 h ou de 12/12 h, para crianças). Um desses antibióticos deve sempre ser indicado no tratamento de furúnculos, da furunculose, do antraz, do panarício e da celulite causada por *Staphylococcus aureus*, também durante sete a dez dias; havendo indicação, deve ser feita drenagem cirúrgica. No tratamento do hordéolo, além de pequena incisão, para drenagem, pode-se prescrever uso tópico de mupirocina – cujo creme deve ser aplicado 2 ou 3 vezes/dia – ou um dos antibióticos orais mencionados, durante 7 dias.

Nas infecções sistêmicas, mais graves, causadas por *Staphylococcus aureus*, o antimicrobiano escolhido deverá ser administrado por via intravenosa. Para as cepas meticilino-oxacilinossensíveis, recorre-se à cefalotina, à cefazolina ou à oxacilina (à clindamicina, com exceção da endocardite, em pessoas alérgicas aos antibióticos betalactâmicos). Para as cepas meticilino-oxacilinorresistentes, deve-se prescrever a vancomicina ou, como alternativa, a teicoplanina.

No tratamento da intoxicação alimentar estafilocócica não há indicação para o uso de antibióticos.

Além das medidas relativas à eliminação do foco da infecção (remoção do tampão vaginal ou de outros corpos estranhos, desbridamento de eventuais feridas cirúrgicas infectadas, drenagem de abscessos etc.), a síndrome do choque tóxico deve ser tratada com cefalotina, cefazolina, clindamicina, oxacilina ou vancomicina, por via intravenosa, nas doses citadas, durante dez a 15 dias; a duração do tratamento deve ser maior, em presença de bacteriemia ou de complicações (p. ex., osteomielite.).

Ao lado da hidratação e dos cuidados locais com a superfície cutânea, no tratamento da síndrome da pele escaldada deve-se administrar antibiótico por via intravenosa, pelo menos nos primeiros dias, nas formas graves, podendo na evolução ser substituído por antimicrobiano administrado por via oral; não há indicação para o uso tópico de antibióticos.

Na endocardite por *Staphylococcus aureus* ou *Staphylococcus epidermidis*, em adultos, a conduta é variável (Baddour, 2003):

- Na ausência de prótese valvar
  - Quando causada por cepas meticilino-oxacilinossensíveis: 2 g de oxacilina, de 4/4 h, por via intravenosa, durante 4 a 6 semanas, com adição opcional de gentamicina (1 mg/kg, de 8/8 h IV), durante os primeiros 3 a 5 dias de tratamento
  - Quando causada por cepas meticilino-oxacilinossensíveis, em alérgicos à penicilina (que não apresentaram reações de hipersensibilidade imediata): 2 g de cefazolina, de 8/8 h, por via intravenosa, durante 4 a 6 semanas, com adição opcional de gentamicina (1 mg/kg, de 8/8 h, também IV), durante os primeiros 3 a 5 dias de tratamento
  - Quando acomete alérgicos à penicilina (que apresentaram reações de hipersensibilidade imediata) ou também alérgicos a cefalosporinas, ou, ainda, quando a cepa de estafilococo é meticilino-oxacilinorresistente: 30 mg/kg/dia de vancomicina, por via intravenosa, em frações iguais de 12/12 h, durante 4 a 6 semanas
- Em presença de prótese valvar ou de qualquer outro tipo de prótese
  - Quando causada por cepas de estafilococos meticilino-oxacilinorresistentes: 30 mg/kg/dia de vancomicina, por via intravenosa, em frações iguais de 12/12 h ou de 6/6 h (dose máxima diária: 2 g), durante 6 semanas ou mais, associada a rifampicina (300 mg, de 8/8 h VO), também durante 2 semanas ou mais, e com gentamicina (1 mg/kg IV, de 8/8 h), durante as primeiras 2 semanas de tratamento
  - Quando causada por cepas de estafilococos meticilino-oxacilinossensíveis: 2 g de oxacilina de 4/4 h, por via intravenosa, durante 6 semanas ou mais, associada a rifampicina (300 mg, de 8/8 h, por via oral), durante 6 semanas ou mais, e com gentamicina (1 mg/kg de 8/8 h, por via intravenosa), durante as primeiras 2 semanas de tratamento.

O tempo de administração do antimicrobiano nas infecções sistêmicas, mais graves, é variável, de acordo com a síndrome a ser tratada e as características com que se apresenta. O período de tratamento é de 1 a 2 semanas em infecções localizadas, submetidas a drenagem, não associada a bacteriemia ou com presença de corpo estranho. A duração do tratamento da artrite estafilocócica é de 3 semanas, em média. Na osteomielite estafilocócica o tratamento deve durar, no mínimo, 6 semanas, sendo administrado o antimicrobiano obrigatoriamente por via parenteral nos primeiros 15 ou 30 dias. Na meningite, na ventriculite e no abscesso cerebral por *Staphylococcus aureus* (este quase sempre secundário a traumatismo craniano ou a embolização de endocardite) a antibioticoterapia deve ser mantida até a comprovação da cura.

Doenças causadas por Staphylococcus epidermidis

Como mencionado, as infecções hospitalares causadas por *Staphylococcus epidermidis* devem ser tratadas com vancomicina, por envolverem etiologicamente, quase sempre, cepas meticilino-oxacilinorresistentes. O antibiótico preferido para o tratamento dessas infecções é a vancomicina, administrada nas doses citadas, por via intravenosa. Na endocardite, como mencionado no item anterior, há eventualmente a necessidade de associar a rifampicina e a gentamicina à vancomicina, com o objetivo de obter melhor resultado terapêutico. Além da antibioticoterapia e do desbridamento de tecidos infectados, está indicada a remoção de cateteres, marca-passos, derivações ventriculoperitoneais, próteses e outros dispositivos artificiais envolvidos na causa da doença, entre as medidas destinadas à cura da infecção.

Os estafilococos coagulase-negativos foram os primeiros estafilococos em que se demonstrou resistência à vancomicina (Schwalbe *et al.*, 1987), cujo mecanismo não foi ainda completamente elucidado (Biavasco *et al.*, 2000); fenômeno semelhante foi descrito em relação à teicoplanina (Wilson *et al.*, 1986; Arioli e Pallanza, 1987; Cercenado *et al.*, 1996; Biavasco *et al.*, 2000). A propósito, segundo Biavasco *et al.* (2000), a resistência de *Staphylococcus epidermidis* e outros estafilococos coagulase-negativos à teicoplanina é mais comum e mais intensa do que a que se verifica em relação à vancomicina. O aumento da espessura da parede celular está associado à presença de resistência intermediária de estafilococos coagulase-negativos à vancomicina e à teicoplanina, tendo-se caracterizado essas cepas como heterorresistentes a esses antibióticos (Nunes *et al.*, 2006).

O isolamento de cepas de *Staphylococcus epidermidis* resistentes à vancomicina e à teicoplanina exige o emprego de antibióticos alternativos no tratamento de infecções causadas por essa bactéria: linezolida, quinopristina-dalfopristina ou daptomicina.

Doenças causadas por Staphylococcus saprophyticus

As infecções urinárias (bacteriúria assintomática, cistite e, eventualmente, pielonefrite) causadas por *Staphylococcus saprophyticus* respondem ao tratamento com cotrimoxazol, amoxicilina-clavulanato e com outros antimicrobianos. O cotrimoxazol (trimetoprima [T]-sulfametoxazol [S]) deve ser prescrito a adultos na dose de um comprimido (contendo 160 de T e 800 mg de S), de 12/12 h, durante 7 a 14 dias; nos casos de bacteriúria assintomática e com número de bactérias menor que 10^5 UFC/mm^3 de urina, há especialistas que indicam apenas 3 dias de tratamento. Se for preferido o uso de amoxicilina-clavulanato, os adultos devem ser tratados com um comprimido da combinação (contendo 500 mg de amoxicilina), por via oral, de 8/8 h, também durante 7 a 14 dias, ou apenas durante 3 dias. Em pacientes hospitalizados que se encontram em estado grave, sem condições de deglutir, o tratamento da infecção urinária por *Staphylococcus saprophyticus* deve ser feito com o cotrimoxazol administrado por via intravenosa (mesma dose citada para a via oral, de 8/8 h).

Outras medidas terapêuticas

Além do tratamento específico com antimicrobianos, outras medidas devem ser adotadas na terapêutica dos vários tipos de doença causados por estafilococos.

Nas infecções cutâneas por *Staphylococcus aureus*, deve-se fazer limpeza das lesões e remoção das crostas, 2 ou 3 vezes/dia, com água e sabão, ou com água boricada a 2%, ou permanganato de potássio a 1:40.000. No tratamento dos furúnculos e de outras infecções estafilocócicas com formação de abscesso, a drenagem cirúrgica deve geralmente ser indicada. No empiema, presente muitas vezes em associação com a pneumonia estafilocócica, é obrigatória a realização de drenagem cirúrgica.

Na síndrome do choque tóxico, como já se assinalou, há necessidade de eliminar o foco da infecção estafilocócica, removendo corpos estranhos da vagina (tampões, diafragmas etc.) e realizando a drenagem de abscessos e desbridamento de feridas cirúrgicas infectadas ou de tecidos necróticos, em presença de fasciite. Os doentes com sepse estafilocócica ou com a síndrome do choque tóxico devem ser internados em unidade de tratamento intensivo, onde a equipe coordenada pelo infectologista tomará todas as providências para (além da terapêutica antimicrobiana) corrigir as alterações que se instalaram, em particular o choque, os distúrbios hidreletrolíticos, a insuficiência renal e a coagulação intravascular disseminada.

Como já se mencionou, o desbridamento de tecidos infectados e a remoção de cateteres, próteses e outros dispositivos artificiais associados à infecção por *Staphylococcus epidermidis* têm importância fundamental para a cura da doença.

O tratamento da intoxicação alimentar estafilocócica é sintomático, não havendo necessidade de administração de antimicrobianos. A perda excessiva de líquidos, quando ocorre, exige reidratação oral ou parenteral.

Tratamento das estafilococcias cutâneas de repetição

Os indivíduos com estafilococcia recorrente da pele (a furunculose, em particular) devem ser tratados com antibióticos, na vigência das lesões. Não há conduta comprovadamente eficaz a ser adotada nos intervalos das recrudescências: recomenda-se comumente o uso de sabonetes neutros nos banhos ou de solução contendo clorexidina (particularmente nas axilas e na região perineal) e, como tentativa de eliminar o estado de portador de *Staphylococcus aureus* nas narinas, aplicar nesse local, 2 vezes/dia, durante 5 dias, o creme contendo mupirocina, antibiótico dotado de atividade inclusive contra cepas meticilino-oxacilinorresistentes dessa bactéria.

Como medida preventiva adicional, impõe-se evitar escoriações da pele provocadas por depilação feita com lâminas de barbear ou com outros tipos de procedimentos que induzam o aparecimento de soluções de continuidade na pele.

São controversos os resultados obtidos na estafilococcia recorrente com as vacinas antiestafilocócicas atualmente comercializadas no Brasil.

Tratamento de portadores assintomáticos de Staphylococcus aureus

Os portadores assintomáticos de *Staphylococcus aureus* somente devem receber antibióticos sistêmicos quando identificados (por meio da fagotipagem ou de outros métodos mais modernos) como fonte da infecção em surto epidêmico hospitalar, particularmente em berçários; nesse caso, devem ser afastados do ambiente hospitalar até a negativação das culturas de secreção das narinas. Também se pode tentar a eliminação do estado de portador com o uso tópico de creme contendo mupirocina.

Doebbeling *et al.* (1994) avaliaram os resultados de seis estudos controlados em que a mupirocina sob forma de creme a 2% foi aplicada topicamente, de 12/12 h, durante 5 dias, em portadores assintomáticos de *Staphylococcus aureus* nas narinas; 48 a 96 horas depois do término do tratamento as culturas de secreção nasal foram negativas em 130 (91%) de 143 pacientes do grupo tratado e em apenas 8 (6%) pessoas do grupo-controle. A avaliação de 68 desses indivíduos, 6 meses e 1 ano depois, evidenciou resultado positivo para *Staphylococcus aureus* na cultura de secreção nasal em, respectivamente, 48% e 53% do grupo tratado, e em 72% e 76% do grupo-controle; há, portanto, com o passar do tempo, a ocorrência de recolonização. Reagan *et al.* (1991) estudaram 68 portadores assintomáticos de *Staphylococcus aureus* nas narinas; 3 meses depois, 71% das pessoas tratadas com mupirocina, empregando-se o mesmo esquema citado, apresentavam cultura negativa, enquanto o mesmo ocorreu em apenas 18% do grupo-controle; 72 h depois de finalizado o tratamento, a cultura de material colhido das mãos foi positiva para *Staphylococcus aureus* em 57,6% do grupo-controle e em apenas 2,9% do grupo tratado. Deve-se assinalar, no entanto, que o emprego prolongado ou repetido de mupirocina induz a emergência de cepas de *Staphylococcus aureus* resistentes a esse antibiótico.

▶ Prognóstico

Uma vez realizado o diagnóstico de estafilococcia (ou diante da suspeita de doença estafilocócica grave, logo depois de colhidos materiais para exames complementares), a antibioticoterapia deve ser iniciada de imediato, ainda que de modo empírico, junto com a adoção de outras medidas terapêuticas; essa conduta tem como finalidade a melhora do prognóstico – com a supressão de eventual bacteriemia o mais rapidamente possível, evitando assim a instalação de sepse, a formação de abscessos e o aparecimento de focos metastáticos de infecção.

Por diversos motivos, já citados, as infecções estafilocócicas adquiridas em hospital são mais graves. Na descrição do quadro clínico, já foi feita referência ao prognóstico dos vários tipos de estafilococcias. É evidente que ele varia de acordo com:

- A forma clínica da doença
- A virulência das cepas bacterianas envolvidas
- A rapidez com que se institui a terapêutica específica
- O tipo de antimicrobiano prescrito
- A presença, ou não, de resistência bacteriana
- A idade do paciente
- A ocorrência de doenças preexistentes ou concomitantes.

▶ Profilaxia

A transmissão dos estafilococos tem significado especial nos hospitais, onde as fontes de infecção são constituídas pelo próprio ambiente, pelos portadores assintomáticos e pelos enfermos, em particular aqueles com estafilococcias cujas lesões abertas para o exterior estejam drenando material purulento.

Os meios de transmissão podem ser diretos (contato direto com a fonte de infecção ou autoinfecção) ou indiretos, em que os estafilococos são veiculados pelas mãos do pessoal que trabalha no hospital, sobretudo no berçário e no centro cirúrgico, e – com menor significado – por intermédio de partículas contaminadas transportadas pelo ar. São potencialmente suscetíveis toda a população do hospital, temporária (pacientes) ou permanente (médicos, enfermeiros, atendentes etc.), em particular os indivíduos acometidos por doenças de vários tipos, com resistência orgânica diminuída, ou submetidos a terapêutica com antibióticos, glicocorticoide ou outros medicamentos imunodepressores.

O risco da ocorrência da síndrome do choque tóxico em mulheres menstruadas sofreu diminuição acentuada com a proibição da venda de tampões vaginais hiperabsorventes.

Constituem métodos indicados para a prevenção de infecções causadas por *Staphylococcus aureus* e *Staphylococcus epidermidis* o emprego de rigorosas técnicas de assepsia na instalação de cateteres e outros dispositivos invasivos já citados e a administração por via intravenosa de antimicrobianos profiláticos (CDC, 2002a). Foi também proposto o uso de cateteres intravasculares impregnados com antimicrobianos para prevenir as infecções associadas a esse procedimento invasivo (Trautner e Darouiche, 2004).

Como já mencionado, anticorpos contra a cápsula dos sorotipos 5 e 8 de *Staphylococcus aureus* (responsáveis por cerca de 75% das infecções causadas por essa bactéria), dotados de capacidade antifagocítica, protegem animais contra sepse, e uma vacina conjugada preparada com polissacarídios da cápsula de cepas desses dois sorotipos induziu proteção parcial de bacteriemia em hemodialisados crônicos (Shinefield *et al.*, 2002); infelizmente, sua presumível eficácia não foi confirmada em estudos posteriores (Shinefield, 2006).

Segue-se o rol de algumas medidas profiláticas recomendadas, das quais as duas primeiras merecem ênfase especial:

- Programa de controle de infecção hospitalar: as condutas estabelecidas pelas Comissões de Controle de Infecção Hospitalar são de significado estratégico para a redução da incidência das infecções hospitalares, incluindo as causadas por estafilococos
- Lavagem das mãos: é comprovadamente a principal medida, considerada isoladamente, para prevenir a propagação de estafilococos (e de outros microrganismos) no ambiente domiciliar e no hospital; todas as pessoas com atividade no hospital devem lavar as mãos com água e sabão, com técnica correta, antes e depois do contato com qualquer paciente
- Lavagem e esterilização adequada de roupas e utensílios, instrumental cirúrgico e aparelhos necessários à assistência do paciente
- Realização de curativos, para limpeza das lesões cutâneas infectadas
    - Pondo em prática precauções de contato rigorosas
    - Adotando cuidados higiênicos especiais em relação às crianças internadas em berçários
    - Realizando preparo adequado dos pacientes que serão submetidos a intervenção cirúrgica
- Conservação das salas cirúrgicas em condições de rigorosa assepsia e adoção de cuidados apropriados por parte da equipe cirúrgica (lavagem das mãos, uso de aventais, gorros e máscaras)
- Indicação criteriosa, terapêutica e profilática, de antimicrobianos
- Nos surtos epidêmicos de estafilococcia hospitalar, investigar a fonte de infecção, por meio de fagotipagem (e por outros métodos); se a fonte de infecção for identificada em um funcionário do hospital (médico, enfermeiro, atendente etc.), este deverá ser afastado temporariamente do trabalho para submeter-se a tratamento adequado.

▶ Referências bibliográficas

Acha PN, Szyfres B. Intoxicación alimentaria estafilocócica. In: *Zoonosis y Enfermedades Transmisibles Comunes al Hombre y a los Animales*. Vol. I. *Bacteriosis y Micosis*. 3ª ed. Washington, D.C.: Organización Panamericana de la Salud, 2001.

Alder JD. Daptomycin: a new drug class for the treatment of Gram-positive infections. *Drugs Today* (Barc). 4:81, 2005.

Anguera I *et al.* *Staphylococcus lugdunensis* infective endocarditis: description of 10 cases and analysis of native valve, prosthetic valve, and pacemaker lead endocarditis clinical profiles. *Heart*. 91:e10, 2005.

Arbeit RD *et al.* The safety and efficacy of daptomycin for the treatment of complicated skin and skin-structure infections. *Clin. Infect. Dis.* 38:1673, 2004.

Arioli V, Pallanza R. Teicoplanin-resistant coagulase-negative staphylococci. *Lancet*. 1(8523):39, 1987.

Azevedo P.S. *et al.* Piomiosite tropical: apresentações atípicas. *Rev. Soc. Bras. Med. Trop.* 37:273, 2004.

Baddour LM. Endocardite. In: Baddour L. M., Gorbach S. L. (ed.). *Therapy of Infectious Diseases*. Saunders, Philadelphia, 2003.

Bannerman TL. *Staphylococcus, Micrococcus*, and other catalase-positive cocci that grow aerobically. In: Murray PR, Baron EJ, Jorgensen JH *et al.* (ed.). *Manual of Clinical Microbiology*. 8th edition. Washington D.C: American Society for Microbiology, 2003.

Bartlett JG *et al.* Antibiotic-associated pseudomembranous colitis due to toxin-producing clostridia. *N. Engl. J. Med.* 298:531, 1978.

Bartlett P *et al.* Toxic shock syndrome associated with surgical wound infections. *JAMA*. 247:1148, 1982.

Bellamy R, Barkham T. *Staphylococcus lugdunensis* infection sites: predominance of abscesses in the pelvic girdle region. *Clin. Infect. Dis.* 35:e32, 2002.

Berbari EF, Steckelberg JM, Osmon DR. Osteomyelitis. In: Mandell GL, Bennett JE, Dolin R (ed.). *Mandell, Douglas, and Bennet's Principles and Practice of Infectious Diseases*. 7th edition. Vol. 1. Philadelphia: Churchill Livingstone, 2010.

Biavasco F *et al.* Glycopeptide resistance in coagulase-negative staphylococci. *Eur. J. Clin. Microbiol. Infect. Dis.* 19:403, 2000.

Caiaffa Filho HH *et al.* Suscetibilidade de teicoplanina e vancomicina em *Staphylococcus aureus* e estafilococos coagulase-negativos. *Rev. Assoc. Méd. Bras.* 40:77, 1994.

Carek PI *et al.* Diagnosis and management of osteomyelitis. *Am. Family Phys.* 63:2413, 2001.

CDC – Centers for Disease Control– Case definition for infectious condition under public health surveillance. *Morb. Mortal. Wkly Rep.* 46(RR-10):1, 1997.

CDC – Centers for Disease Control – Toxic-shock syndrome. United States. *Morb. Mortal. Wkly Rep.* 29:229, 1980.

CDC – Centers for Disease Control and Prevention – Guidelines for the prevention of intravascular catheter-related infections. *Morb. Mortal. Wkly Rep.* 51(RR10):1- 26, 2002a.

CDC – Centers for Disease Control and Prevention – *Staphylococcus aureus* resistant to vancomycin. United States, 2002. *Morb. Mortal. Wkly Rep.* 51:565, 2002b.

CDC – Centers for Disease Control and Prevention – Vancomycin-resistant *Staphylococcus aureus*: Pennsylvania, 2002. *Morb. Mortal. Wkly Rep.* 51:902, 2002c.

Chambers HF. The changing epidemiology of *Staphylococcus aureus*? *Emerg. Infect. Dis.* 7:178, 2001.

Cercenado E *et al.* Emergence of teicoplanin-resistant coagulase-negative staphylococci. *J. Clin. Microbiol.* 34:1765, 1996.

Chu VH *et al.* Emergence of cagulase-negative staphylococci as a cause of native valve endocarditis. *Clin. Infect. Dis.* 46:232, 2008.

Consenso Brasileiro – Consenso Brasileiro de Pneumonias em Indivíduos Adultos Imunocompetentes – Parte I – Pneumonia adquirida na comunidade (PAC). *J. Pneumol.* 27(Supl. 1):S3, 2001a.

Consenso Brasileiro – Consenso Brasileiro de Pneumonias em Indivíduos Adultos Imunocompetentes – Parte II – Pneumonia nosocomial. *J. Pneumol.* 27(Supl. 1):S22, 2001b.

Corne P *et al.* Treatment failure of methicillin-resistant *Staphylococcal aureus* endocarditis with linezolid. *Scand. J. Infect. Dis.* 37:946, 2005.

Crum NE. Bacterial pyomyositis in the United States. *Am. J. Med.* 117:420, 2004.

Davis JP *et al.* Toxic-shock syndrome: epidemiologic features, recurrence, risk factors, and prevention. *N. Engl. J. Med.* 303:1429, 1980.

Deresinski S. Methicilin-resistant *Staphylococcus aureus*: an evolutionary, epidemiologic, and therapeutic odyssey. *Clin. Infect. Dis.* 40:562, 2005.

Deresinski S. Vancomycin in combination with other antibiotcs for the treatment of serious methicillin-resistant *Staphylococcus aureus*. *Clin. Infect. Dis.* 49:1072, 2009.

Dinges MN *et al.* Exotoxins of *Staphylococcus aureus*. *Clin. Microbiol. Rev.* 13:16, 2000.

Doebbeling BN *et al.* Long-term efficacy of intranasal mupirocin ointment. A prospective cohort study of *Staphylococcus aureus* carriage. *Arch. Intern. Med.* 154:1505, 1994.

Drancourt M, Raoult D. *rpoB* gene sequence-based identification of *Staphylococcus* species. *J Clin. Microbiol.* 40:1333, 2002.

Drew RH *et al.* Treatment of methicillin-resistant staphylococcus aureus infections with quinupristin-dalfopristin in patients intolerant of or failing prior therapy. For the Synercid Emergency-Use Study Group. *J Antimicrob. Chemother.* 46:775, 2000.

Eliopoulos GM. Quinupristin-dalfopristin and linezolid: evidence and opinion. *Clin. Infect. Dis.* 36:473, 2003.

Ellis-Grosse EJ *et al.* The efficacy and safety of tigecycline in the treatment of skin and skin-structure infections: results of 2 double-blind phase 3 comparison studies with vancomycin-aztreonam. *Clin. Infect. Dis.* 41:(Suppl. 5):S341, 2005.

Figueroa DA *et al.* Safety of high-dose intravenous daptomycin treatment: three-year cumulative experience in a clinical program. *Clin. Infect. Dis.* 49:177, 2009.

Fowler Jr VG *et al.* Daptomycin *versus* standard therapy for bacteriemia and endocarditis caused by *Staphylococcus aureus*. *N. Engl. J. Med.* 355:653, 2006.

Frank KL, Patel R. Poly-N-acetylglucosamine is not a major component of the extracellular matrix in biofilms formed by icaADBC-positive *Staphylococcus lugdunensis*. *Infect. Immun.* 75:4728, 2007.

Fridkin SK *et al.* Methicillin-resistant *Staphylococcus aureus* disease in three communities. *N. Engl. J. Med.* 352:1436, 2005.

Froberg MK *et al.* *Staphylococcus aureus* and *Clostridium difficile* cause distinct pseudomembranous intestinal diseases. *Clin. Infect. Dis.* 39:747, 2004.

Gilbert DN, Moellering Jr RC, Eliopoulos GM *et al.* *The Sanford Guide to Antimicrobial Therapy*. 38th edition. Antimicrobial Terapy, Inc., Sperryville, VA, 2008.

Gillet Y *et al.* Association between *Staphylococcus aureus* strains carying gene for Panton-Valentine leukocidin and highly lethal necrotising pneumonia in Young immunocompetent patients. *Lancet*. 359:753, 2002.

Goldenberg DL. Septic arthritis. *Lancet* 351:197, 1998.

Gomez MI *et al.* *Staphylococcus aureus* protein A induces airway epihelial inflammatory responses by activating TNFR1. *Nat. Med.* 10:842, 2004.

Gravet A *et al.* Predominant *Staphylococcus aureus* isolated from antibiotic-associated diarrhea is clinical relevant and produces enterotoxin A and the bicomponent toxin LukE-lukD. *J. Clin. Microbiol.* 37:4012, 1999.

Heckman JG *et al.* Tropical pyomyositis. *Eur. J. Neurol.* 8:283, 2001.

Hellbacher C *et al.* *Staphylococcus lugdunensis*: clinical spectrum, antibiotic susceptibility, and phenotypic and genotypic patterns of 39 isolates. *Clin. Microiol. Infect.* 12:43, 2006.

Herchline TE, Ayers LW. Occurrence of *Staphylococcus lugdunensis* in consecutive clinical cultures and relationship of isolation to infection. *J. Clin. Microbiol.* 29:419, 1991.

Hiramatsu K *et al.* Dissemination in Japanese hospitals of strains of *Staphylococcus aureus* heterogeneously resistant to vancomycin. *Lancet.* 350:1670, 1997b.

Hiramatsu K *et al.* Methicillin-resistant *Staphylococcus aureus* clinical strain with reduced vancomycin susceptibility. *J. Antimicrob. Chemother.* 40:135, 1997a.

Hurley BW, Nguyen CC. The spectrum of pseudomembranous enterocolitis and antibiotic-associated diarrhea. *Arch. Intern. Med.* 162:21774, 2002.

Jensen AG *et al.* *Staphylococcus aureus* meningitis: a review of 104 nationwide, consecutive cases. *Arch. Intern. Med.* 153:1902, 1993.

Johnson S, Gerding DN. *Clostridium difficile*-associated diarrhea. *Clin. Infect. Dis.* 26:1027, 1998.

Junqueira ALN. Prevalência de estafilococos resistentes à meticilina em profissionais de saúde de uma unidade de terapia intensiva de Goiânia – Goiás. Dissertação de Mestrado. Instituto de Patologia e Medicina Tropical da Universidade Federal de Goiás, Goiânia-GO, 2000. [http://www.revistas.ufg.br/index.php/fen]

Kaye D. Infective endocarditis. In: Gorbach SL, Bartlett JG, Blacklow NR. (ed.). *Infectious Diseases*. 3rd edition. Lippincott Williams e Wilkins, Philadelphia, 2004.

Klein JO. Bacterial sepsis and meningitis. In: Remington JS, Klein JO. (ed.). *Infectious Diseases of Fetus and Newborn Infant*. 5th edition. Philadelphia: W.B. Saunders, 2001.

Kloos WE, Bannerman TL. *Staphylococcus* and *Micrococcus*. In: Murray PR, Baron EJ, Pfaller A. *et al. Manual of Clinical Microbiology*. 7th edition. Washington, D.C.: American Society for Microbiology, 1999.

Kloos WE, Bannerman TL. Update on clinical significance of coagulase-negative staphylococci. *Clin. Microbiol. Rev.* 7:117, 1994.

Kodama T *et al.* Postoperative enteritis caused by methicillin-resistant *Staphylococcus aureus*. *Surg. Today.* 27:816, 1997.

Krevitz GR *et al.* Purpura fulminans due to *Staphylococcus aureus*. *Clin. Infect. Dis.* 40:941, 2005.

Ladhani S. Recent developments in staphylococcal scalded skin syndrome. *Clin. Microbiol. Infect.* 7:301, 2001.

Ladhani S *et al.* Clinical, microbial, and biochemical aspects of the esfoliative toxins causing staphylococcal scalded-skin syndrome. *Clin. Microbiol. Rev.* 12:224, 1999.

Lalani T *et al.* Outcomes with daptomycin *versus* standard therapy for osteoarticular infections associated with *Staphylococcus aureus* bacteraemia. *J. Antimicrob. Chemother.* 61:177, 2008.

Lambertucci JR. Hiperimunoglobulinemia E, doenças parasitárias e infecção estafilocócica. *Rev. Soc. Bras. Med. Trop.* 29:407, 1996.

Lambertucci JR *et al.* Liver abscess and schistosomiasis. A new association. *Rev. Soc. Bras. Med. Trop.* 23:239, 1990.

Lambertucci JR *et al.* Pyogenic abscesses and parasitic diseases. *Rev. Inst. Med. Trop. S. Paulo* 43:67, 2001.

Lambertucci JR *et al.* Visceral larva migrans and tropical pyomyositis: a case report. *Rev. Inst. Med. Trop. S. Paulo.* 40:383, 1998.

Larson HE *et al. Clostridium difficile* and the aetiology of pseudomembranous colitis. *Lancet.* 1(8073):1063, 1978.

Layton MC *et al.* The evolving epidemiology of methicillin-resistant *Staphylococcus aureus* at a university hospital. *Infect. Control Hosp. Epidemiol.* 16:12, 1995.

Lew DP, Waldvogel FA. Osteomyelitis. *N. Engl. J. Med.* 336:999, 1997.

Lina G *et al.* Involvement of Panton-Valentine leukocidin-producing *Staphylococcus aureus* in primary skin infections and pneumonia. *Clin. Infect. Dis.* 29:1128, 1999.

Lowy FD. Antimicrobial resistance: the example of *Staphylococcus aureus*. *J. Clin. Invest.* 111:1265, 2003.

Lowy FD. *Staphylococcus aureus* infections. *N. Engl. J. Med.* 339:520, 1998.

Medical Letter. Daptomycin (Cubicin) for skin and soft tissue infections. *Med. Lett. Drugs Ter.* 45:11, 2004.

Medical Letter. Tigecycline (Tygacil). *Med. Lett. Drugs Ter.* 47:73, 2005.

Meka VG, Gold HS. Antimicrobial resistance to linezolid. *Clin. Infect. Dis.* 39:1010, 2004.

Micek ST *et al.* Pleuropulmonary complications of Panton-Valentine leukocidin-positive community-acquired methicillin-resistant *Staphylococcus aureus*: importance of treatment with antimicrobials inhibiting exotoxin production. *Chest.* 128:2732, 2005.

Moellering RC. Linezolid: the first oxazolidone antimicrobial. *Ann. Intern. Med.* 138:135, 2003.

Moreillon P, Que Y-A. Infective endocarditis. *Lancet.* 363:139, 2004.

Munford RS, Suffredini AF. Sepsis, severe sepsis, and septic shock. In: Mandell G L, Bennett J E, Dolin R (ed.). *Mandell, Douglas, and Bennet's Principles and Practice of Infectious Diseases*. 7th edition. Vol. 1. Philadelphia, Churchill Livingstone, 2010.

Norden CW, Ruben FL. Staphylococcal infections. In: Top FH, Wehrle PF (ed.). *Communicable and Infectious Diseases*. 8th. edition. Saint Louis: C. V. Mosby, 1976.

Nunes AP *et al.* Heterogeneous resistance to vancomycin in *Staphylococcus epermidis*, *Staphylococcus haemolyticus* and *Staphylococcus warneri* clinical strains: characterisation of glycopeptide susceptibility profiles and cell wall thickening. *Int. J. Antimicrob. Agents.* 27:307, 2006.

O'Riordan K, Lee JC. Antimicrobial resistance: *Staphylococcus aureus* capsular polysaccharides. *Clin. Microbiol. Rev.* 17:218, 2004.

Que Y-A, Moreillon P. *Staphylococcus aureus* (including staphylococcal toxic shock). In: Mandell GL, Bennett JE, Dolin R (ed.). *Mandell, Douglas, and Bennet's Principles and Practice of Infectious Diseases*. 7th edition. Vol. 2. Philadelphia: Churchill Livingstone, 2010.

Raz R *et al.* Who are you – *Staphylococcus saprophyticus*? *Clin. Infect. Dis.* 40:896, 2005.

Reagan DR *et al.* Elimination of coincident *Staphylococcus aureus* nasal and hand carriage with intransal application of mupirocin calcium ointment. *Ann. Intern. Med.* 114:101, 1991.

Reingold AL *et al.* Nomenstrual toxic shock syndrome: a review of 130 cases. *Ann. Intern. Med.* 96:871, 1982b.

Reingold AL *et al.* Toxic-shock syndrome not associated with menstruation. A review of 54 cases. *Lancet.* 1(8262):1, 1982a.

Rodriguez CA, Patrick CC. Coagulase-negative staphylococcal infections. In: Feigin RD, Cherry JD, Demmler GJ *et al. Textbook of Pediatric Infectious Diseases*. 5th edition. Vol. 1. Saunders, Philadelphia, 2004.

Ruiz ME *et al.* Pyomyositis caused by methicillin-resistant *Staphylococcus aureus*. *N. Engl. J. Med.* 352: 1488, 2005.

Rupp ME *et al.* Colonization of female genital tract with *Staphylococcus saprophyticus*. *J. Clin. Microbiol.* 30:2975, 1992.

Rupp ME, Fey PD. *Staphylococcus epidermidis* and other coagulase-negative *Staphylococci*. In: Mandell GL, Bennett JE, Dolin R (ed.). *Mandell, Douglas, and Bennet's Principles and Practice of Infectious Diseases*. 7th edition. Vol. 2. Churchill Livingstone, Philadelphia, 2010.

Sader HS *et al.* Oxacillin- and quinolone-resistant *Staphylococcus aureus* in São Paulo, Brazil: a multicenter molecular epidemiology study. *Infect. Control Hosp. Epidemiol.* 14:260, 1993.

Sader HS *et al.* Pathogen frequency and resistance patterns in Brazilian hospitals: summary of results from three years of the SENTRY Antimicrobial Surveillance Program. *Braz. J. Infect. Dis.* 5:200, 2001.

Sampaio SAP, Rivitti EA. *Dermatologia*. São Paulo: Editora Artes Médicas, 1998.

Sanchez Garcia M *et al.* Clinical outbreak of linezolid-resistant *Staphylococcus aureus* in an intensive care unit. *JAMA.* 303:2260, 2010.

Sattler CA, Correa AG. Coagulase-positive staphylococcal infections (*Staphylococcus aureus*). In: Feigin RD, Cherry JD, Demmler GJ *et al. Textbook of Pediatric Infectious Diseases*. 5th edition. Vol. 1. Philadelphia: Saunders, 2004.

Schlech 3rd WF *et al.* Risk factors for development of toxic shock syndrome. Association with a tampon brand. *JAMA.* 248:835, 1982.

Schlievert PM, Assimacopoulos AP. Toxic shock syndrome. In: Gorbach Sl, Bartlett JG, Blacklow NR (ed.). *Infectious Diseases*. 3rd edition. Philadelphia: Lipponcott Williams & Wilkins, 2004.

Schwalbe RS *et al.* Emergence of vancomycin resistance in coagulase-negative staphylococci. *N. Engl. J. Med.* 316:927, 1987.

Seenivasan MH, Yu VL. *Staphylococcus lugdunensis* endocarditis – the hidden peril of coagulase-negative staphylococcus in blood cultures. *Eur. J. Clin. Microbiol. Infect. Dis.* 22:489, 2003.

Shands KN *et al.* Toxic-shock syndrome in menstruating women: association with tampon use and *Staphylococcus aureus* and clinical features in 52 cases. *N. Engl. J. Med.* 303:1436, 1980.

Sheagren JN, Schaberg DR. *Staphylococci*. In: Gorbach SL, Bartlett JG, Blacklow NR (ed.). *Infectious Diseases*. 3rd edition. Phildelphia: Lippincott Williams & Wilkins, 2004.

Shinefield HR. Use of a *Staphylococcus aureus* conjugate vaccine in the prevention of invasive staphylococcal disease: is an additionanl vaccine needed or possible? *Vaccine*, 24(Suppl. 2):S2, 2006.

Shinefield H *et al.* Use of a *Staphylococcus aureus* conjugate vaccine in patients receiving hemodialysis. *N. Engl. J. Med.* 346:491, 2002.

Shinefield HR, St. Gemme III JW. Staphylococcal infections. In: Remington JS, Klein JO (ed.). *Infectious Diseases of Fetus and Newborn Infant*. 5th edition. Philadelphia: W.B. Saunders, 2001.

Sievert DM *et al.* Vancomycin-resistant *Staphylococcus aureus* in the United States, 2002-2006. *Clin. Infect. Dis.* 46:668, 2008.

Skiest DJ. Treatment failure resulting from resistance of *Staphylococcus aureus* to daptomycin. *J. Clin. Microbiol.* 44:655, 2006.

Smith TL *et al.* Emergence of vancomyhcin resistance in *Staphylococcus aureus*. *N. Engl. J. Med.* 340:493, 1999.

Stevens DL *et al.* Impact of antibiotics on expression of virulence-associated exotoxin genes in methicillin-sensitive and methicillin-resistant *Staphylococcus aureus*. *J. Infect. Dis.* 195:202, 2007.

Stevens DL *et al.* Linezolid *versus* vancomycin for the treatment of methicillin-resistant *Staphylococcus aureus* infections. *Clin. Infect. Dis.* 34:1181, 2002.

Stevens DL *et al.* Successful treatment of staphylococcal toxic shock syndrome with linezolid: a case report and *in vitro* evaluation ot the production of toxic shock syndrome toxin type 1 in the presence of antibiotics. *Clin. Infect. Dis.* 42:729, 2006.

Tan TY *et al.* Microbiological characteristics, presumptive identification, and antibiotic suceptibilities of *Staphjylococcus lugdunensis*. *J. Clin. Microbiol.* 46:2393, 2008.

Tavares W. *Manual de Antibióticos e Quimioterápicos Anti-infecciosos*. 3ª ed. São Paulo: Editora Atheneu, 2001.

Tenover FC, Moellering Jr. RC. The rationale for revising the Clinical and Laboratory Standards Institute vancomycin minimal inhibitory concentration interpretive criteria for *Staphylococcus aureus*. *Clin. Infect. Dis.* 44:1208, 2007.

Tice AD *et al.* Risk factors and treatment outcomes in osteomyelitis. *J. Antimicrob. Chemother.* 51:1261, 2003.

Todd J *et al.* Toxic-shock syndrome associated with phage-group-I staphylococci. *Lancet.* 2(8100):1116, 1978.

Trautner BW, Darouiche R O. Catheter-associated infections. *Arch.Intern. Med.* 164:842, 2004.

Trindade PA *et al.* Molecular techniques for MRSA typing: current issues and perspectives. *Braz. J. Infect. Dis.* 7:32, 2003.

Vaudaux P *et al. Staphylococcus aureus* small colony variants: difficult to diagnose and difficult to treat. *Clin. Infect. Dis.* 43:968, 2006.

Von Eiff C. *Staphylococcus aureus* small colony variants: a challenge to microbiologists and clinicians. *Int. J. Amicrob. Agents.* 31:507, 2008.

Vuong C, Otto M. *Staphylococcus epidermidis* infections. *Microbes and Infection.* 4:481, 2002.

Weigelt J *et al.* Linezolid *versus* vancomycin in treatment of complicated skin and soft tissue infections. *Antimicrob. Agents Chemother.* 49:2260, 2005.

Wilkinson BJ. Biology. In: Crossley KB, Archer GL (ed.). *The Staphylococci in Human Disease*. New York: Churchill Livingstone, 1997.

Wilson AP *et al.* Teicoplanin-resistant coagulase-negative staphylococcus. *Lancet.* 2(8513):973, 1986.

Wunderink RG *et al.* Linezolid vs. vancomycin: analysis of two double-blind studies of patients with methicillin-resistant *Staphylococcus aureus* nosocomial pneumonia. *Chest.* 124:124, 2003.

113 Estreptococcias

José Luís da Silveira Baldy

▸ Introdução

Cocos gram-positivos da família Streptococcaceae, cuja patogenicidade foi reconhecida há mais de 100 anos, os estreptococos estão entre os agentes mais comuns de doenças humanas que acometem pessoas de todas as idades, manifestando-se por meio de múltiplas síndromes, com gravidade variável, localizadas ou sistêmicas, comunitárias ou hospitalares. Dezenas de espécies de estreptococos foram identificadas, muitas delas capazes de causar doença em seres humanos, nos quais quase sempre participam da flora nasofaríngea, oral ou do tubo digestivo. Vários tipos de propriedades possibilitam a caracterização dos estreptococos: morfologia bacteriana, indução de hemólise em culturas em ágar-sangue, composição antigênica e capacidade ou não de promover determinadas reações químicas em presença de vários substratos. Com base nas diferenças estruturais e químicas dos carboidratos da parede celular desse microrganismo, a bacteriologista norte-americana Rebecca Craighill Lancefield (1895-1981) identificou, em 1933, diversos sorogrupos de estreptococos beta-hemolíticos, descoberta marcante para o progresso dos conhecimentos dessas bactérias e das doenças por elas causadas.

O estreptococo beta-hemolítico do grupo A de Lancefield (*Streptococcus pyogenes*) e o pneumococo (*Streptococcus pneumoniae*) constituem as duas espécies mais importantes da família Streptococcaceae, considerando-se a alta incidência das doenças que determinam em todas as idades. Além das infecções não invasivas e invasivas que pode provocar, o estreptococo do grupo A é capaz de induzir complicações não supurativas, das quais as mais relevantes são a doença reumática e a glomerulonefrite difusa aguda.

Ao lado dessas duas espécies da família Streptococcaceae, consolidou-se nas últimas décadas a importância epidemiológica das infecções causadas por estreptococo do grupo B (*Streptococcus agalactiae*). Os estreptococos do complexo *viridans*, com suas diversas espécies, continuam a ser os principais responsáveis pela etiologia das endocardites subagudas. As bactérias que hoje fazem parte do gênero *Enterococcus* – no qual foram incluídas algumas espécies de estreptococos do grupo D – ocupam posição de destaque como agentes de doenças humanas, sendo também estudadas neste capítulo. Além dos estreptococos do grupo D que continuam assim designados e dos estreptococos beta-hemolíticos dos grupos C e G patogênicos para seres humanos, merecem ainda referência especial os cocos gram-positivos catalase-negativos com morfologia semelhante à de *Streptococcus viridans*, mas taxonomicamente não relacionados com o gênero *Streptococcus* (*Aerococcus* sp., *Gemella* sp., *Leuconostoc* sp., *Pediococcus* sp. etc.), ocasionalmente isolados de doentes com infecções graves (endocardite, meningite, sepse e peritonite, entre outras).

▸ Etiologia, epidemiologia, patogênese e imunidade

As bactérias dos gêneros *Streptococcus* e *Enterococcus* pertencem à família Streptococcaceae: são cocos gram-positivos esféricos ou ovoides, dispostos aos pares ou em cadeias curtas ou longas, aeróbios ou facultativamente anaeróbios, não formadores de esporos, catalase-negativos e geralmente não dotados de motilidade; cada coco de *Streptococcus pyogenes* e de *Streptococcus pneumoniae* mede, respectivamente, 0,6 a 1,0 μm e 0,5 a 1,25 μm de diâmetro. Os estreptococos e os enterococos são desprovidos de motilidade (com algumas exceções) e não esporulados, quase todos anaeróbios facultativos, que exigem para seu crescimento meios de cultura com presença de sangue ou meios enriquecidos. Em pH 7,5, a temperatura ideal para sua multiplicação em meios apropriados é de 37°C. São destruídos pela pasteurização, por hipoclorito de sódio a 5%, por desinfetantes iodados, quando expostos ao fenol a 5% durante cinco minutos, e em água fervente. São resistentes ao dessecamento: os estreptococos oriundos de secreções, uma vez dessecados, podem manter-se viáveis no meio ambiente durante vários dias ou semanas.

Diversas espécies da família Streptococcaceae fazem parte da flora (*flora endógena*) de seres humanos, com localização e frequência variadas. A principal propriedade bioquímica dos estreptococos e enterococos é serem catalase-negativos, isto é, não dispõem do sistema citocromo, presente nos estafilococos, seu metabolismo é fermentativo, isto é, fermentam carboidratos com produção de ácido láctico. Multiplicam-se mais rapidamente em meios de cultura enriquecidos com sangue, soro ou glicose; algumas espécies (tais como *Streptococcus pyogenes*) exigem a presença de CO_2 sob tensão para que o crescimento seja adequado. Em ágar-sangue de carneiro, as colônias de estreptococos costumam ser pequenas e cinzentas, enquanto as dos enterococos são maiores e esbranquiçadas. Algumas espécies de estreptococos beta-hemolíticos dos grupos B e D produzem pigmento.

As bactérias da família Streptococcaceae apresentam parede celular com características próprias dos gram-positivos, contendo peptidoglicano (mucopéptide) e ácido lipoteicoico, além de cápsula, nas culturas novas. Os estreptococos apresentam, em sua parede celular, polissacarídios que constituem o carboidrato da parede celular, cujas diferenças antigênicas entre os beta-hemolíticos servem de base para a classificação sorológica de Lancefield (grupos A a V, dos quais apenas cinco deles – A, B, C, D e G – têm importância em patologia humana). Com base nas diferenças de dois tipos de antígenos presentes no carboidrato de sua parede celular (substância C, comum a todas as cepas do grupo, e substância S, tipo-específica) é possível identificar os nove sorotipos de estreptococos do grupo B. Como se verifica em todas as bactérias gram-positivas, os peptidoglicanos (ou mucopéptides) formam a estrutura básica da parede celular dos estreptococos do grupo A, garantindo a sua rigidez. Os estreptococos estritamente anaeróbios, pertencentes ao gênero *Peptostreptococcus*, não são estudados neste capítulo.

▸ Classificação

Os estreptococos e os enterococos são classificados de acordo com os seguintes critérios:

- Tipo de hemólise nas culturas em ágar-sangue
- Grupo sorológico, com base nas características de antígenos presentes nos carboidratos da parede celular
- Características bioquímicas
- Características fisiológicas
- Tipos e características das infecções que podem causar.

Em anos recentes, a biologia molecular passou a contribuir para o aperfeiçoamento da classificação das bactérias da família Streptococcaceae, com a identificação das peculiaridades genotípicas das diversas espécies, explicando as diferenças existentes entre elas em relação às síndromes que causam predominantemente, assim como as variações de sua patogenicidade e virulência.

▪ Tipos de hemólise

Embora diversas espécies de estreptococos possam apresentar, quando cultivadas em ágar-sangue, mais de um tipo de padrão hemolítico, a classificação com base na capacidade de produzir ou não hemólise é fundamental para o reconhecimento das bactérias da família Streptococcaceae: na Tabela 113.1 estão descritos os tipos de hemólise observados.

Tabela 113.1 Tipos de homólise que podem ser observados nas culturas de estreptococos e enterococos em ágar-sangue.

Tipos de hemólise	Características
Alfa (α)	Lise parcial das hemácias em volta das colônias, com descoloração esverdeada nesse contorno
Beta (β)	Lise completa das hemácias em volta das colônias, com área clara nesse contorno
Ausência de hemólise (γ)	Ausência de lise das hemácias em volta das colônias, sem nenhuma alteração no aspecto normal do meio de cultura, no contorno das colônias
Alfaprimo (α') ou zona larga	Pequena área de hemácias intactas em volta das colônias, cercada por área mais larga de hemólise completa

▪ Classificação de Lancefield

A classificação de Lancefield para os estreptococos beta-hemolíticos foi estabelecida por essa bacteriologista norte-americana no início da década de 1930, a partir da obtenção de antígenos polissacarídicos presentes no carboidrato da parede celular dessas bactérias e de sua precipitação com antissoros específicos, possibilitando a identificação de 18 grupos sorológicos (designados por letras: A, B, C... V). A classificação de Lancefield dos estreptococos beta-hemolíticos (e dos atualmente denominados enterococos) encontra-se na Tabela 113.2. Pode-se observar que alguns grupos englobam diversas espécies de estreptococos e que outros contêm só uma espécie (*Streptococcus pyogenes* e *Streptococcus agalactiae* são a única espécie do grupo A e do grupo B, respectivamente) e que os estreptococos do complexo *viridans* e *Streptococcus pneumoniae* não são grupáveis (*i. e.*, não são beta-hemolítcos). Entre os estreptococos beta-hemolíticos, os estreptococos dos grupos A, B, C, D e G de Lancefield são os envolvidos habitualmente na etiologia de doenças humanas; o sorogrupo D inclui os enterococos e os estreptococos não enterococos.

▪ Identificação bioquímica

A identificação presuntiva dos estreptococos e enterococos pode ser efetuada, com o emprego de recursos acessíveis a pequenos laboratórios, por intermédio de alguns testes considerados básicos (Tabela 113.3). A identificação rigorosa ou definitiva, no entanto, exige a análise de grande número de características fenotípicas e, às vezes, também a realização de testes sorológicos. Além dos testes citados no Tabela 113.3, o da leucinoaminopeptidase é útil para diferençar os estreptococos de alguns cocos gram-positivos catalase-negativos com morfologia semelhante à de *Streptococcus viridans*.

▪ Características fisiológicas

De acordo com características fisiológicas, as bactérias da família Streptococcaceae são distribuídas em quatro classes: estreptococos piogênicos, estreptococos produtores de ácido láctico, estreptococos *viridans* e enterococos. Os estreptococos piogênicos, como o nome sugere, correspondem àqueles que induzem a formação de pus nas lesões, sendo em sua maioria beta-hemolíticos e correspondendo, quase que totalmente, aos grupos de Lancefield. Os principais gêneros a que pertencem as bactérias produtoras de ácido láctico (a partir da fermentação de açúcares) são: *Lactobacillus*, *Lactococcus*, *Pediococcus*, *Vagococcus*, *Leuconostoc*, *Streptococcus* (*Streptococcus pyogenes*, *Streptococcus mutans* e *Streptococcus salivarius*) e *Enterococcus* (*Enterococcus faecalis*). Os estreptococos do complexo *viridans* são alfa-hemolíticos ou gama-hemolíticos, não grupáveis na classificação de Lancefield, constituídos por espécies encontradas na flora das vias respiratórias superiores de seres humanos e considerados patógenos oportunistas. O gênero *Enterococcus*, da família Streptococcaceae, apresenta diversas espécies, encontradas invariavelmente na flora do intestino humano.

▸ Estreptococo do grupo A

A estrutura, os produtos extracelulares e as enzimas do estreptococo do grupo A (*Streptococcus pyogenes*) encontram-se descritos com pormenor em diversas publicações (Cunningham, 2000; Courtney *et al.*, 2002; Kaplan e Gerber, 2004; Stollerman, 2004; Bisno e Stevens, 2010).

As células do estreptococo beta-hemolitico do grupo A de Lanceflield, *Streptococcus pyogenes* ou, simplesmente, estreptococo do grupo A são redondas ou ovoides, apresentam 0,6 a 1,0 μm de diâmetro e suas colônias em ágar-sangue de carneiro, brancas ou cinzentas, medem 1 a 2 mm de diâmetro e são circundadas por halo de hemólise completa (beta-hemólise). *Streptococcus pyogenes* é responsável pela

Tabela 113.2 Estreptococos e enterococos: classificação de acordo com o grupo antigênico (Lancefield) a que pertencem, o tipo de hemólise que provocam e as doenças (e complicações) que causam em seres humanos.

Espécies	Sinônimos	Grupos antigênicos (Lancefield)	Tipos de hemólise	Doenças e complicações
Streptococcus pyogenes	Estreptococo do grupo A	A	β*	**Formas clínicas**: – Amidalite (tonsilite) – Faringite – faringoamidalite (angina) – Celulite – Ectima – Erisipela – Fasciite necrosante – impetigo – Linfadenite cervical – Linfangite – Meningite purulenta – miosite – Otite média aguda – Pneumonia – Sepse – Síndrome do choque tóxico – sinusite aguda e crônica **Complicações supurativas:** – Abscesso periamidaliano ou retrofaríngeo – Abscesso cerebral – Artrite – Celulite periamidaliana – Empiema pleural – Glomerulite aguda – Linfadenite cervical supurada – Mastoidite – Miocardite, endocardite ou pericardite agudas – Osteomielite – Otite – Sinusite aguda **Complicações não supurativas:** – Doença reumática – Glomerulonefrite difusa aguda – Eritema nodoso – Púrpura de Henoch-Schönlein – Artrite reacional
Streptococcus agalactiae	Estreptococo do grupo B	B	β (e γ)	– Veja a Tabela 113.6
Streptococcus dysgalactiae subsp. *equisimilis*	Estreptococos do grupo C	C	β	– Faringite – Faringoamidalite – Celulite – Erisipela – Impetigo – Infecções de úlceras cutâneas – Artrite séptica – Bacteriemia – Endocardite – Meningite purulenta – Osteomielite – Pneumonia – Sepse puerperal – Sinusite – Outros tipos de infecção (raramente)
Streptococcus equi subsp. *zooepidemicus* (agente predominante de infecções em animais e, raramente, de infecções humanas)				– Artrite séptica – Bacteriemia – Meningite purulenta – Pneumonia – Sepse
Streptococcus canis (agente predominante de Infecções em cães e outros animais)	Estreptococo do grupo G	G	β*	– Bacteriemia – Faringite – Faringoamidalite – Celulite – Erisipela – Impetigo – Infecções de úlceras cutâneas – Artrite séptica – Osteomielite – Pneumonia

(continua)

Tabela 113.2 Estreptococos e enterococos: classificação de acordo com o grupo antigênico (Lancefield) a que pertencem, o tipo de hemólise que provocam e as doenças (e complicações) que causam em seres humanos. (*Continuação*)

Espécies	Sinônimos	Grupos antigênicos (Lancefield)	Tipos de hemólise	Doenças e complicações
				– Sepse neonatal – Sepse puerperal – Outros tipos de infecção (raramente)
Streptococcus bovis	Estreptococo do grupo D não enterococo	D	α ou γ	– Endocardite – Bacteriemia – Raramente: sepse neonatal, meningite e outros tipos de infecção
Streptococcus pneumoniae	Pneumococo	–	α	– Pneumonia – Meningite purulenta – Otite média aguda – Sinusite aguda e crônica – Sepse – Endocardite – Pericardite
Streptococcus viridans (grupos citados na Tabela 113.4)	Estreptococos *viridans*	–	α ou γ	– Endocardite – Cárie dentária – Sepse
Enterococcus faecalis *Enterococcus faecium* Outras espécies (*Enterococcus avium, casseliflavus, díspar, durans, gallinarum, hirae, raffinosus* etc.): raramente identificadas como agentes de infecção humana	Enterococos	D	α, β ou γ	– Endocardite – Bacteriemia – Infecção urinária – Endocardite – Infecções intra-abdominais – Infecções neonatais (bacteriemia e sepse, principalmente) – Artrite séptica e meningite (raramente)

*Ocasionalmente são isoladas cepas não hemolíticas (γ-hemolíticas).
Adaptada de Larsen, 1995; Arias e Murray, 2010; Ruoff e Bino, 2010.

Tabela 113.3 Principais características de estreptococos e enterococos que possibilitam sua identificação presuntiva.

Características	*Streptococcus pyogenes*	*Streptococcus agalactiae*	Outros estreptococos beta-hemolíticos*	*Enterococcus*	*Streptococcus bovis*	*Streptococcus pneumoniae*	*Streptococcus viridans*
Tipo de hemólise	β	β ou γ	β	α, β ou γ	α ou γ	α	α ou γ
Sensibilidade à/ao:							
- Vancomicina	S	S	S	S (R)	S	S	S
- Bacitracina	S	R	R	R	R	S	R**
- Cotrimoxazol	R	R	S	R	V	S	S
- Optoquina	R	R	R	R	R	S	R
Hidrólise do hipurato	–	+	–	–**	–	–	–**
PYR	+	-	-	+	-	-	-
Teste do CAMP	–	+	–	–	–	–	–
Hidrólise da esculina biliar	–	–	–	+	+	–	–, + ou V – ***
Crescimento em meio de cultura (caldo) com NaCl a 6,5%	–	–	–	+	–	–	–

*Grupos beta-hemolíticos que não A, B e D. **Exceções podem ocorrer. S = suscetível; R = resistente; S(R) = maior porcentagem das cepas suscetível; V = variável; + = presente; - = ausente; *PYR* = os substratos utilizados nesse teste são a L-pirrolidonil-naftilamida e o ácido L-piroglutâmico-naftilamida, com produção de pirrolidonil-arilamidase, quando o resultado é positivo; CAMP = corresponde às letras iniciais dos nomes de autores que descreveram o teste (Christie, Atkins e Munch-Petersen).
Modificada de Larsen, 1995.

maioria (cerca de 90%) das infecções causadas pelas bactérias da família Streptococcaceae. As formas clínicas, localizadas ou invasivas, das infecções por *Streptococcus pyogenes* estão enumeradas na Tabela 113.2, sendo mais frequentes: faringite, faringoamidalite (angina), impetigo, ectima, escarlatina, erisipela, celulite, miosite, fasciite necrosante, síndrome do choque tóxico e sepse puerperal ou secundária a ferimentos provocados por trauma ou por infecção primária da pele. A doença reumática, a glomerulonefrite difusa aguda, o eritema nodoso, a púrpura de Henoch-Schönlein e a artrite reacional são as complicações tardias não supurativas de infecções causadas por essa bactéria.

Parede celular, cápsula e membrana citoplasmática

O componente básico da *parede celular* do estreptococo do grupo A, responsável pela rigidez bacteriana, é o *peptidoglicano* (mucopéptide), constituído por cadeia de glicanos formada por subunidades de N-acetilglucosamina e N-ácido acetilmurâmico conectadas a um tripeptídio (ácido D-glutâmico, L-lisina e D e L-alanina). O peptidoglicano, à semelhança da endotoxina de bactérias gram-nagativas, é capaz de ativar a via alternativa do sistema do complemento. Ligado ao peptidoglicano, outro importante componente da parede celular é o *carboidrato da parede celular* (também denominado *carboidrato C*), um dímero característico do estreptococo do grupo A constituído por L-ramnose e N-acetilglucosamina, presentes na proporção de 2:1. A classificação de Lancefield dos estreptococos (e enterococos) beta-hemolíticos, como já se mencionou, baseia-se nas propriedades antigênicas desse carboidrato, peculiares de cada sorotipo. Também se encontram na parede celular do estreptococo do grupo A as *proteínas M, F, R* e *T* e o *ácido lipoteicoico*; este, ao lado da proteína M e das proteínas que se ligam à fibronectina (a proteína F, em especial), constitui uma das principais adesinas dessa bactéria, em particular às células do epitélio da nasofaringe. A proteína M, cujas propriedades são analisadas a seguir, tem estrutura fibrilar e, a partir do seu ponto de fixação no peptidoglicano, estende-se até a superfície celular, na qual emerge sob a forma de fímbrias. O *antígeno do estreptococo* que induz a produção de anticorpos protetores (*SPa*) contra outra proteína presente na superfície da célula bacteriana contém epítopos diferentes dos encontrados na proteína M; esse antígeno associa-se à proteína M para a expressão máxima da virulência, nas cepas de *Streptococcus pyogenes* em que esses dois componentes são encontrados (Stollerman, 2004).

O estreptococo do grupo A é envolvido por *cápsula* constituída por *ácido hialurônico*, mucopolissacarídio responsável pelo aspecto mucoide das colônias que, ao contrário da proteína M da parede celular, é pouco imunogênico, não induzindo o aparecimento no soro de anticorpos protetores; no entanto, dificulta a fagocitose de *Streptococcus pyogenes* por parte de neutrófilos e macrófagos e está envolvido no processo de colonização dessa bactéria, ao ligar-se a receptores específicos presentes na superfície das células epiteliais da faringe. Os estreptococos que apresentam ácido hialurônico em sua cápsula aderem aos queratinócitos por intermédio de receptores específicos (glicoproteína CD44).

A *membrana citoplasmática* de *Streptococcus pyogenes* contém alguns antígenos semelhantes aos encontrados no miocárdio, em músculos lisos, em fibroblastos de valvas cardíacas e em tecidos nervosos humanos, dando origem a *mimetismo molecular*, com reação imune de tolerância ou supressão por parte do hospedeiro.

Os principais *componentes antigênicos* de *Streptococcus pyogenes*, muitos dos quais utilizados para identificação e classificação dos sorotipos dessa bactéria e para o diagnóstico das infecções por ela causadas, incluem o polissacarídio da parede celular, as proteínas M e T, a estreptolisina O, a estreptolisina S, a desoxirribonuclease B (estreptodornase), a hialuronidase, a estreptoquinase e a nicotinamida-adenina-dinucleotídio (NAD).

As *adesinas* encontradas nas fímbrias (*pili*) são a proteína M e o ácido lipoteicoico; além desses componentes, outras proteínas de superfície, citadas a seguir, também participam como fatores de aderência de *Streptococcus pyogenes*. As *exotoxinas pirogênicas* estão associadas a casos graves de escarlatina e à síndrome do choque tóxico estreptocócica.

A *proteína M*, diretamente relacionada à virulência do estreptococo do grupo A, é o componente imunogênico da parede celular cujas variações de estrutura (diferenças antigênicas), demonstradas por intermédio de análise sequencial do gene *emm*, possibilitariam a caracterização de mais de 120 sorotipos e/ou genótipos dessa bactéria (Facklam *et al.*, 2002); mais de 80 tipos de proteína M já haviam sido identificados anteriormente pela técnica de sorotipagem. Para que as pessoas adquiram proteção contra as infecções por *Streptococcus pyogenes* é necessário que desenvolvam imunidade contra cada um desses sorotipos. Atualmente, a identificação da proteína M em cada cepa dessa bactéria é efetuada não mais pelo laborioso método da sorotipagem, mas por meio de técnicas de biologia molecular, em especial a reação em cadeia da polimerase (*PCR*) (Beall *et al.*, 1996). Os genes que codificam a produção da proteína M são denominados genes *emm*. A resistência de *Streptococcus pyogenes* à fagocitose é proporcional à quantidade de proteína M presente na parede celular e a imunidade a cada sorotipo está associada à presença de anticorpos opsonizantes específicos contra o tipo de proteína M encontrado na cepa em questão (imunidade tipo-específica). A proteína M inibe a fagocitose do estreptococo beta-hemolítico do grupo A, ao dificultar, na superfície da célula, a ativação do sistema do complemento por via alternativa e a consequente formação da fração opsonizante C3b; essa propriedade é suprimida pelos anticorpos específicos antiproteína M. A proteína M participa da ligação de *Streptococcus pyogenes* a queratinócitos, em infecções cutâneas. Por ser diferente o padrão da sequência de seus nucleotídios, a estrutura da proteína M não é a mesma nas cepas de *Streptococcus pyogenes* que causam faringite em relação às cepas responsáveis por infecções cutâneas (Bessen *et al.*, 2000). A quantidade de proteína M produzida pela cepa infectante de *Streptococcus pyogenes* diminui durante a convalescença e o estado de portador. Pode-se encontrar proteína M, semelhante à do estreptococo do grupo A, em estreptococos dos grupos C e G (Bisno e Stevens, 2010). Algumas cepas de *Streptococcus pyogenes* cuja proteína M não é detectada podem ser identificadas por meio de anticorpos contra antígenos da proteína T da parede celular, que também é expressada na superfície dessa bactéria (Cunningham, 2000). Mais de 90% das cepas de *Streptococcus pyogenes* podem ser classificadas sorologicamente, com base na pesquisa simultânea dos antígenos M e T (Stollerman, 2004). Sabe-se que as infecções por estreptococo do grupo A são mais comuns na infância e na adolescência; deve-se isso ao fato de que infecções sucessivas (sintomáticas ou inaparentes) pelos sorotipos M prevalentes na comunidade vão conferindo, com o transcorrer do tempo, imunidade tipo-específica e duradoura contra essa bactéria, por intermédio de anticorpos opsonizantes. Esses anticorpos contra a proteína M só aparecem no sangue 4 a 8 semanas depois de instalada a infecção. Na fase aguda da doença, em indivíduos não imunes, o principal mecanismo de defesa antiestreptocócico é a fagocitose, cuja eficácia é limitada na ausência de opsonização.

O *fator de opacidade do soro* é uma lipoproteinase intimamente associada à proteína M de cepas de *Streptococcus pyogenes* que causam infecções cutâneas. Tem a capacidade de ligar-se à fibronectina e é utilizado como marcador epidemiológico na classificação dos estreptococos em surtos epidêmicos, particularmente quando o tipo de proteína M não é reconhecido; 40-45% das cepas invasivas de *Streptococcus pyogenes* produzem o fator de opacidade do soro, o qual também foi encontrado em cepas de estreptococos dos grupos C e G (Katerov *et al.*, 2000).

A *proteína T* não se associa a virulência nem a imunidade, mas, como já foi citado, possibilita (de acordo com variações de sua estrutura) tipagem complementar de *Streptococcus* pyogenes, particularmente de cepas que não se consegue identificar com o emprego de anticorpos contra a proteína M, fato comumente observado nas infecções cutâneas.

A *proteína F* (*proteína de ligação à fibronectina*) da parede celular do estreptococo do grupo A, com seus dois componentes (F1 e *Sfb*1), também não imunogênica, é capaz de ligar-se à fibronectina e ao fibrinogênio humanos; sua participação na virulência bacteriana não é conhecida, mas já se demonstrou que atua como adesina e medeia a interiorização de *Streptococcus pyogenes* em células não fagocíticas (Cunningham, 2000). Para que a infecção por *Streptococcus pyogenes* se estabeleça, a bactéria deve primeiro ter a capacidade de ligar-se à célula da porta de entrada (mucosa nasofaríngea ou pele), por meio de *adesinas bacterianas* que interagem com receptores celulares específicos, admitindo-se que esse fenômeno se dê em duas etapas:

- A primeira com a participação primordial do ácido lipoteicoico, ligando-se à fibronectina das células epiteliais
- A segunda com a participação de outros fatores de aderência (proteína M, proteína F, fator de opacidade sérica, proteína de ligação à vitronectina, proteína *FBP54* etc.).

A presença ou não de receptores específicos para cada uma das adesinas na pele e na faringe explica a diversidade de sua atuação nessas localizações; como já se mencionou, o ácido lipoteicoico e a proteína M encontram-se nas fímbrias piliformes que emergem da superfície celular. Com a aderência das bactérias às células epiteliais, estabelece-se a colonização, indispensável para que, em seguida, os estreptococos beta-hemolíticos do grupo A possam invadir os tecidos e provocar infecção (Cunningham, 2000). A demonstração de que *Streptococcus pyogenes* pode penetrar, não só na intimidade dos tecidos, mas no interior de células epiteliais, explicaria a impossibilidade de erradicá-lo da orofaringe em aproximadamente 30% dos casos de faringoamidalite (LaPenta *et al.*, 1994; Molinari *et al.*, 1997; Neeman *et al.*, 1998; Ozeri *et al.*, 1998; Courtney *et al.*, 2002).

Produtos extracelulares | Toxinas e enzimas

Vários produtos extracelulares do estreptococo do grupo A – toxinas e enzimas – participam como mediadores de fenômenos observados no quadro clinicopatológico das doenças causadas por essa bactéria: toxina pirogênica, hemolisinas, hialuronidase, estreptoquinase e estreptodornase. Alguns deles promovem respostas imunológicas que fundamentam os métodos sorológicos por meio dos quais se pode realizar o diagnóstico laboratorial de infecção estreptocócica pregressa.

Foram identificadas três *exotoxinas pirogênicas* (*A*, *B* e *C*) de *Streptococcus pyogenes*, antigamente denominadas toxinas eritrogênicas, que atuam como superantígenos, por meio de mecanismo semelhante ao que ocorre com *Staphylococcus aureus*, estimulando a blastogênese de linfócitos, potencializando o choque provocado por endotoxina, deprimindo a síntese de anticorpos e provocando o aparecimento de febre. A existência desses três tipos de exotoxinas pirogênicas explica por que algumas pessoas podem apresentar vários episódios de escarlatina. As exotoxinas pirogênicas A e C são produzidas por cepas lisogênicas, isto é, cujos genes que as codificam são veiculados por bacteriófagos, de *Streptococcus pyogenes*. Os genes que codificam as exotoxinas pirogênicas A e C não requerem processamento pelas células apresentadoras de antígenos, estimulando linfócitos T sem necessidade de intermediação ao ligar-se direta e inespecificamente a moléculas de classe II do complexo principal de histocompatibilidade (CPH ou *MHC*). Como superantígenos, são capazes de estimular cerca de 20% dos linfócitos T, determinando a liberação de grande quantidade de citocinas. Comprovou-se, a partir da década de 1980, que, à semelhança de *Staphylococcus aureus*, cepas de *Streptococcus pyogenes* produtoras da exotoxina pirogênica A podiam causar infecções invasivas graves (miosite, fasciite necrosante e síndrome do choque tóxico), com extensa destruição tecidual (Willoughby e Greenberg, 1983; Cone *et al.*, 1987; Stevens *et al.*, 1989; Stevens, 1992; 2003; Bisno e Stevens, 2010). Demonstrou-se também que o exantema escarlatiniforme resultava de reação de hipersensibilidade e não da ação direta das toxinas pirogênicas. Do estímulo de grande número de linfócitos T por esses superantígenos resultam:

- Imunodepressão de linfócitos B
- Liberação de linfocinas – fator de necrose tumoral β (FNTβ), interferona γ (IFNγ) e interleucina-2 (IL-2)
- Liberação de fator de necrose tumoral α (FNTα) e de interleucina-1 (IL-1) pelos macrófagos
- Eritrofagocitose
- Erupção cutânea.

A hipotensão é mediada pelas substâncias citadas no segundo e terceiro itens da lista anterior (Schlievert e Assimacopoulos, 2004). A liberação do FNTα e da IL-1 pelos macrófagos é responsável não só pela reação vascular associada ao intenso eritema cutâneo, resultante de reação de hipersensibilidade, às vezes presente no quadro clínico de doenças causadas por estreptococos do grupo A (escarlatina e síndrome do choque tóxico), mas também por outras alterações demonstradas experimentalmente – efeito pirogênico (por estímulo direto do hipotálamo), miocardiotoxicidade e hepatotoxicidade –, além de outras manifestações presentes na síndrome do choque tóxico (Stevens *et al.*, 1989; Schlievert e Assimacopoulos, 2004; Bisno e Stevens, 2010). Herwald *et al.* (2004) demonstraram que a proteína M pode ser liberada na superfície de estreptococos do grupo A circulantes e ligar-se ao fibrinogênio plasmático, formando agregados no sangue e nos tecidos; observaram em camundongos que esses complexos constituídos por proteína M e fibrinogênio ligam-se a receptores de superfície (integrinas β2) de neutrófilos, determinando a desgranulação dessas células, com a geração de metabólitos tóxicos do oxigênio e a secreção de várias enzimas proteolíticas e glicolíticas, responsáveis pela lesão de células endoteliais, de que resultam a passagem de plasma e hemácias para o espaço extravascular e a coagulação intravascular. Segundo Brown (2004), esse seria o principal mecanismo patogênico da síndrome do choque tóxico causada por *Streptococcus pyogenes*. Herwald *et al.* (2004) comprovaram também que a injeção prévia do antagonista da integrina β2 (tetrapeptídio inibidor da ligação dos complexos com os neutrófilos) pode reduzir a intensidade dos mencionados efeitos patogênicos.

As *beta-hemolisinas* (*estreptolisina O* e *estreptolisina S*) são leucocidinas produzidas pela maioria das cepas de *Streptococcus pyogenes*, e também por estreptococos dos grupos C e G, dotadas da propriedade de lesar membranas de neutrófilos polimorfonucleares, plaquetas e organelas subcelulares; a estreptolisina O tem potente ação miocardiotóxica. A *estreptolisina O* é antigênica, induzindo em cerca de 85% dos indivíduos infectados por *Streptococcus pyogenes* o aparecimento de elevadas concentrações séricas de *antiestreptolisina O* (*ASLO*), 1 a 4 semanas depois da fase aguda da doença, permanecendo em concentração elevada no sangue durante semanas ou meses. A antiestreptolisina O não é encontrada no soro de pessoas que apresentaram estreptococcias restritas à pele. *A estreptolisina S*, não dotada de capacidade antigênica, é a principal responsável pela lise de hemácias na superfície das placas de ágar-sangue. A *hialuronidase*, enzima produzida por *Streptococcus pyogenes*, catalisa a hidrólise do ácido hialurônico presente em sua cápsula e na matriz do tecido conjuntivo, facilitando a disseminação da bactéria em diversos tecidos das pessoas infectadas, sobretudo na pele e ao longo da fáscia. A demonstração no sangue de anticorpos anti-hialuronidase (com taxa de frequência semelhante à da detecção de antiestreptolisina O, anti-DNAase B e antiestreptoquinase) pode contribuir para a confirmação diagnóstica *a posteriori* de infecções, principalmente as cutâneas, causadas por estreptococo do grupo A.

Formando complexos com o ativador do plasminogênio, os dois tipos de *estreptoquinase* (também denominada *fibrinolisina estreptocócica*) produzidos por *Streptococcus pyogenes* catalisam a transformação de plasminogênio em plasmina, proteinase sérica que converte a fibrina em produtos solúveis, sendo responsável pela dissolução de coágulos sanguíneos. Na ausência de rede de fibrina, deixa de haver adequado bloqueio à disseminação das bactérias presentes nos focos infecciosos. Acrescente-se que a estreptoquinase induz a formação de pus liquefeito e secreção serossanguinolenta observados em algumas infecções por *Streptococcus pyogenes*.

Além da *desoxirribonuclease B* (*estreptodornase*), outras três *desoxirribonucleases* ou *DNAses* (A, C e D) promovem a degradação do ácido desoxirribonucleico (DNA) encontrado nos exsudatos que se formam nas infecções cutâneas e faríngeas causadas por *Streptococcus pyogenes*, degradando as nucleoproteínas e estimulando a formação de pus liquefeito, encontrado em infecções provocadas por essa bactéria nas citadas localizações. A detecção de antidesoxirribonuclease B (anti-DNAse B) no soro dos pacientes – sobretudo quando os títulos de antiestreptolisina O (*ASLO*) são normais ou pouco elevados – fundamenta a suspeita da ocorrência de infecção estreptocócica anterior, tendo sua maior utilidade no diagnóstico dos casos em que a coreia constitui manifestação isolada da doença reumática.

Em relação a *outros produtos extracelulares antigênicos* de *Streptococcus pyogenes* – nicotinamida-adenina-dinucleotídio (NAD), adenosinotrifosfatase, proteinases (particularmente a C5a-peptidase), antígeno protetor do estreptococo (*Spa*), amilase, fosfatases, esterases e neuraminidase –, apenas os anticorpos contra o NAD (anti-NAD) podem ser úteis para o diagnóstico de infecções causadas por estreptococcos do grupo A. As cepas de *Streptococcus pyogenes* responsáveis por faringite aguda, associadas ao desenvolvimento de doença reumática, são habitualmente desprovidas de lipoproteinase (fator de opacidade sérica), presente nas cepas que causam infecções cutâneas.

Transmissão

Para que um indivíduo com faringite ou faringoamidalite causada por *Streptococcus pyogenes* transmita essa bactéria para pessoa suscetível, é indispensável contato íntimo na fase aguda da doença; a transmissão ocorre habitualmente de forma direta, de indivíduo para indivíduo, por intermédio de gotículas de saliva ou de secreções nasofaríngeas de pessoas infectadas, sendo favorecida por aglomerações em ambientes fechados, sobretudo durante os meses frios do ano. As lesões das piodermites estreptocócicas, desde que abertas, servem também como fonte de infecção. Água e alimentos contaminados podem causar surtos epidêmicos de infecção por *Streptococcus pyogenes*. Os portadores assintomáticos nas narinas podem também transmitir a bactéria a seus comunicantes, no convívio íntimo domiciliar. Poeira, roupas e utensílios contaminados, além de outros fômites, não têm participação significativa na transmissão do estreptococo do grupo A.

Embora *Streptococcus pyogenes* acometa pessoas de qualquer idade, as infecções por ele causadas predominam na infância. Segundo Bisno e Stevens (2010), 15 a 20% das crianças em idade escolar são portadoras assintomáticas dessa bactéria na nasofaringe, com taxas significativamente mais baixas em adultos. Os portadores assintomáticos apresentam complicações tardias não supurativas com frequência muito menor que os não portadores (Kaplan e Gerber, 2004).

Estreptococo do grupo B

A estrutura e as propriedades do estreptococo do grupo B (*Streptococcus agalactiae*), assim como as doenças causadas por essa bactéria, foram revistas e atualizadas com pormenores por Rowen e Baker (2004), Wessels e Kasper (2004), Edwards *et al.* (2006) e Edwards e Baker (2010).

Embora inicialmente identificado como agente de mastite bovina, o estreptococo do grupo B foi reconhecido como patogênico para seres humanos há mais de meio século. Apenas na década de 1960 se demonstrou que *Streptococcus agalactiae* era frequentemente responsável por infecções maternas e de recém-nascidos. Na década de 1970 houve acentuado aumento da incidência de sepse e meningite neonatais causadas por essa bactéria, comprovado em vários continentes, tornando esse patógeno o agente mais comum (considerado isoladamente) dessas infecções nos dois primeiros anos de vida. Além de responsável por doenças em recém-nascidos e lactentes, *Streptococcus agalactiae* também pode causar infecções em gestantes, no momento do parto e no período que a ele se segue (em particular, sepse puerperal), e em adultos não gestantes.

As características do estreptococo do grupo B estão enumeradas nas Tabelas 113.2 e 113.3; na Tabela 113.2 verifica-se que é a única espécie de estreptococo que induz resultado positivo no teste CAMP, por ser capaz de produzir o fator CAMP (iniciais dos nomes dos autores responsáveis pela sua identificação), fosfolipase termoestável que atua sinergicamente com a betalisina produzida por algumas cepas de *Staphylococcus aureus* na hemólise observada em placas de ágar-sangue nas quais *Streptococcus agalactiae* está se multiplicando. Os estreptococos do grupo B patogênicos para seres humanos são providos de cápsula. Com base nas diferenças estruturais dos antígenos capsulares polissacarídicos tipo-específicos (complexo polissacarídico, denominado substância C, constituído por ramnose, N-acetilglucosamina, galactose e glicerolfosfato) foram identificados nove sorotipos de *Streptococcus agalactiae*: Ia, Ib, II, III, IV, V, VI, VII e VIII. Os sorotipos Ia, Ib, II, III e V são responsáveis por cerca de 95% das infecções diagnosticadas nos EUA; o sorotipo III é o agente predominante de meningite na doença precoce e na maioria dos casos de doença tardia (*AAP*, 2006); raramente os sorotipos VI, VII e VIII estão envolvidos na etiologia de doença humana naquele país (Edwards *et al.*, 2006). Segundo esses autores, os sorotipos VI e VIII são os mais comumente isolados de mulheres hígidas, no Japão. A quantidade de polissacarídios capsulares tipo-específicos eliminados por estreptococos do grupo B relaciona-se com a virulência, sabendo-se que são capazes de inibir *in vitro* a opsonização e a fagocitose dessas bactérias (Rowen e Baker, 2004); a maior resistência à fagocitose, que se desenvolve mediante opsonização por C3b, depende da quantidade de ácido siálico na cápsula polissacarídica da bactéria (o ácido siálico inibe a ativação do sistema do complemento). Os estreptococos do grupo B apresentam também, em sua superfície, o antígeno proteico denominado proteína C (anteriormente designado antígeno Ibc), com dois subtipos (α e β), encontrado na totalidade ou em mais de 90% das cepas pertencentes aos sorotipos Ib, Ia e V, em cerca de 50% das cepas do sorotipo II e em menos de 5% das cepas do sorotipo III (Wessels e Kasper, 2004). Ainda segundo esses autores, há várias outras proteínas de superfície em *Streptococcus agalactiae*, entre as quais as proteínas C (α e β) e a *Rib*, que se demonstraram capazes de induzir, em animais, anticorpos específicos – dotados, portanto, de potencial para serem usados como vacinas contra infecções causadas por essa bactéria. A beta-hemolisina produzida por cepas de *Streptococcus agalactiae* associa-se ao aparecimento de lesão tecidual. A esterase (C5a-esterase), presente na maioria das cepas, inativa o componente C5a do sistema do complemento, prejudicando a quimiotaxia. Outros produtos extracelulares de *Streptococcus agalactiae*, cuja participação na patogênese ainda não foi definitivamente estabelecida, são constituídos por ácido lipoteicoico, hialuronidase, neuraminidase, hipuricase e nucleases. O ácido lipoteicoico sintetizado pelo estreptococo do grupo B parece ser o responsável pela aderência da bactéria à superfície de células epiteliais humanas (colonização). Em resumo, o principal fator patogênico de *Streptococcus agalactiae* é o polissacarídio capsular. O peptidoglicano e o ácido lipoteicoico provocam, por parte de células linfoides, a liberação de várias citocinas, entre as quais a IL-6 e o FNTα. Os imunocomplexos que se formam podem contribuir para a ocorrência de lesão tecidual.

O estreptococo do grupo B integra a flora de parcela variável de gestantes, tendo sido isolado da vagina ou do reto, ou de ambos, em 15 a 40% dessas mulheres. O reservatório primário dessa bactéria é o tubo gastrintestinal inferior (onde a persistência de culturas positivas é muito maior), sendo a sua recuperação nesse local três a cinco vezes mais comum que na vagina (Edwards *et al.*, 2006). A prevalência da colonização orofaríngea é baixa (cerca de 5%); em homossexuais do sexo masculino, porém, alcança taxa de aproximadamente 20% (Edwards e Baker, 2010). Segundo esses autores, em cerca de 75% das mulheres colonizadas por *Streptococcus agalactiae* isso ocorre no reto e na vagina; no sexo masculino a colonização é exclusivamente retal. A transmissão dá-se no momento do parto, a partir das mães colonizadas por *Streptococcus agalactiae*, para cerca de 50% dos recém-nascidos. A manifestação de doença – mais precoce ou mais tardia, mais leve ou mais grave – depende principalmente do volume do inóculo e das condições do hospedeiro. Apenas número pequeno dos recém-nascidos infectados apresenta manifestações clínicas. Os recém-nascidos podem colonizar-se com o estreptococo do grupo B também a partir de outras fontes diferentes da mãe, durante sua permanência no berçário, situação em que só excepcionalmente resulta o aparecimento de doença. Como já se assinalou, *Streptococcus agalactiae*, em adultos, pode às vezes provocar doença grave, particularmente em gestantes, puérperas e imunodeprimidos; o desenvolvimento de doença invasiva depende das características das cepas envolvidas e da condição imunológica do hospedeiro.

▸ Estreptococos dos grupos C e G

As características dos estreptococos dos grupos C e G, assim como as doenças por eles causadas, foram revistas com pormenor por Kaplan e Gerber (2004) e Sinner e Tunkel (2010). Os estreptococos dos grupos C e G são habitualmente encontrados como participantes da flora humana em nasofaringe, pele e trato genital; os do grupo C foram também recuperados no umbigo de recém-nascidos e em secreções da vagina, no puerpério, e os do grupo G, ocasionalmente, no trato intestinal. Diversas espécies animais servem de reservatório para essas bactérias. As infecções humanas pelas quais são responsáveis podem ser endógenas ou exógenas, estas oriundas de reservatórios animais. Esses estreptococos apresentam semelhanças, do ponto de vista patogênico, com os estreptococos dos grupos A e B, respectivamente.

As principais características dos estreptococos dos grupos C e G estão citadas nas Tabelas 113.2 e 113.3. Esses estreptococos são beta-hemolíticos, embora hemólise alfa ou gama possa ser observada na cultura de algumas cepas de estreptococos do grupo C; crescendo em ágar-sangue de carneiro, formam primariamente colônias grandes, com mais de 5 mm de diâmetro, podendo ser identificados por meio de antissoros específicos. A genotipagem desses estreptococos baseia-se na detecção e no sequenciamento do gene *emm*, responsável pela codificação do principal fator de virulência, a proteína M; os estreptococos humanos dos grupos C e G apresentam antígenos da proteína M que são, sorológica e genotipicamente, diferentes dos antígenos encontrados na proteína M de *Streptococcus pyogenes*, sendo úteis como marcadores sorológicos. O teste da bacitracina, classicamente usado para diferenciar o estreptococo do grupo A (bacitracinossensível) dos estreptococos dos grupos C e G (bacitracinorresistentes), não permite atualmente separação segura entre as bactérias desses grupos, já que, em avaliações mais recentes, a maioria das cepas, tanto do grupo C como do grupo G, tem demonstrado ser sensível à bacitracina, exigindo-se, portanto, para diferenciação rigorosa com *Streptococcus pyogenes*, a realização do teste *PYR* e do teste de sensibilidade ao cotrimoxazol, a que *Streptococcus pyogenes* costuma ser resistente e o estreptococos dos grupos C e G são habitualmente sensíveis (Tabela 113.3). Dos estreptococos do grupo C, *Streptococcus dysgalactiae* subsp. *equisimilis* produz estreptoquinase e estreptolisina O, mas não estreptolisina S, enquanto em *Streptococcus equi* subsp. *zooepidermicus* não se encontra nenhuma delas; quanto aos estreptococos do grupo G, apenas produzem uma estreptolisina antigenicamente semelhante à estreptolisina O, induzindo suas infecções taxas séricas elevadas de *ASLO*. A diferenciação entre as espécies de estreptococos dos grupos C e G é feita por intermédio de testes de fermentação de açúcares; como já se mencionou, sua detecção e identificação são efetuadas, no meio de cultura, com o emprego de antissoros específicos. Desses estreptococos, os do grupo C (em particular *Streptococcus dysgalactiae* subsp. *equisimilis*) são os que causam doença humana com maior frequência, podendo também provocar infecções em diversos animais (cavalos, bovinos, suínos, coelhos, cobaios e frangos). É incomum a ocorrência de doença por *Streptococcus equi* subsp. *zooepidermicus* em seres humanos, embora possa ser o agente de surtos epidêmicos de infecções em animais domésticos (cavalos, bovinos, porcos e carneiros); na maioria dos casos humanos diagnosticados a transmissão ocorreu por meio da ingestão de leite não pasteurizado ou de produtos lácteos; o leite, nessas eventualidades, foi obtido de vacas com mastite provocada por essa bactéria. As doenças por estreptococos do grupo G ocorrem predominantemente em alcoólatras crônicos, em pessoas com diabetes melito e, sobretudo, em indivíduos com neoplasias malignas.

▸ Estreptococo do grupo D não enterococo | Streptococcus bovis

Atualmente se considera pertencer ao grupo D (excluindo os enterococos) apenas *Streptococcus bovis* (Ruoff e Bisno, 2010), cuja identificação presuntiva pode ser feita com base nas características descritas na Tabela 113.3. De acordo com Arias e Murray (2010), o grupo de *Streptococcus bovis* foi tradicionalmente classificado em três biotipos (I, II1 e II2, com base na fermentação do manitol e na produção de betaglucuronidase; na taxonomia vigente, o biotipo I (o mais comumente associado a endocardite e bacteriemia) recebeu o nome de *Streptococcus gallolyticus* subsp. *gallolyticus*, o biotipo II2, o de *Streptococcus gallolyticus* subsp. *pasteurianus* e o biotipo II1, o de *Streptococcus infantarius* subsp. *coli*, tendo sido sugerida a inclusão de outras espécies adicionais. A diferenciação dessas espécies pode ser difícil, sendo muitas vezes o sequenciamento do ribossomo 16S do DNA o único método que possibilita identificá-las com precisão. Verificou-se que esses estreptococcos do grupo *bovis* – em especial *Streptococcus gallolyticus* (que corresponde ao antigo biotipo I de *Streptococcus bovis* – têm a propriedade de aderir *in vitro* a proteínas bem individualizadas da matriz extracelular, tais como colágeno, fibronectina e fibrina, que se admite ser mecanismo importante na patogênese da endocardite (Arias e Murray, 2010).

A porta de entrada das infecções por *Streptococcus bovis* é geralmente o trato intestinal, embora se admita algumas vezes que se tenha originado do trato urinário, da árvore biliar ou de manipulações dentárias. É mais comumente observada bacteriemia por esse estreptococo em indivíduos com neoplasia maligna do cólon, nos quais é comum a sua presença na flora intestinal.

▸ Estreptococos viridans e cocos gram-positivos catalase negativos estreptococos-símile

As espécies bacterianas que constituem o complexo *viridans* são designadas genericamente por *Streptococcus viridans*, estando distribuídas pelos grupos citados na Tabela 113.4, na qual também são mencionadas suas principais propriedades e os membros de cada grupo patogênico para seres humanos. De acordo com Ruoff (2002), outros cocos gram-positivos também catalase-negativos que causam infecções oportunistas na espécie humana – semelhantes ao *Streptococcus viridans* quanto à morfologia celular e, em meio de cultura, ao aspecto de suas colônias, porém sem relação taxonômica com as bactérias do gênero *Streptococcus* – devem ser estudados junto com os estreptococos do complexo *viridans*.

O fato de não serem grupáveis na classificação de Lancefield (Tabela 113.2) é o que diferencia os estreptococos do complexo *viridans* de outras bactérias da família Streptococcaceae, particularmente de *Streptococcus pyogenes* e *Streptococcus pneumoniae*, assim como dos enterococos. Os estreptococos *viridans* provocam lise parcial das hemácias, induzindo descoloração esverdeada em ágar-sangue (hemólise alfa); embora a maioria das cepas seja alfa-hemolítica, algumas não produzem hemólise em ágar-sangue, isto é, são gama-hemolíticas. Esses estreptococos são as bactérias aeróbias encontradas em maior número na flora da boca e da orofaringe de pessoas normais.

As espécies de estreptococos que pertencem ao complexo *viridans* estão distribuídas em grupos identificados por suas propriedades, isto é, com base nos resultados de testes fenotípicos (Tabela 113.4); também estão citadas nessa tabela as principais espécies de cada grupo e as doenças que podem causar em seres humanos. Os estreptococos do complexo *viridans* são bactérias dotadas de baixa patogenicidade e virulência, não apresentando endotoxina nem liberando exotoxinas; as enzimas que produzem não parecem associar-se à patogênese das doenças que podem causar. As maiores evidências são as de que as propriedades de *Streptococcus viridans* envolvidas na patogênese se referem à sua capacidade de:

- Aderir ao endotélio das valvas cardíacas e multiplicar-se em sua intimidade, propriedade essa presente com predomínio nas cepas produtoras de dextrana
- Ligar-se à fibronectina presente na superfície das valvas cardíacas (principalmente nas já lesadas), por meio do seu ácido lipoteicoico, que exerce o papel de adesina (Sinner e Tunkel, 2010). Uma das espécies desse grupo de estreptococos, *Streptococcus mutans*, tem grande capacidade de causar cárie dentária, em presença de sacarose, substrato que ele utiliza para sintetizar polissacarídios extracelulares (entre eles, os glicanos), responsáveis pela aderência da bactéria no esmalte dos dentes. A maioria das cepas de *Streptococcus mutans* é alfa-hemolítica, mas cepas beta-hemolíticas já foram descritas. A moderna terminologia exclui os nomes de *Streptococcus milleri*, *Streptococcus* MG-*intermedius* e *Streptococcus anginosus-constellatus* para os estreptococos do grupo *anginosus* (Tabela 113.4). Classicamente agrupadas entre os estreptococos do grupo D não enterocócicos, as espécies do grupo *bovis* (atualmente denominadas *Streptococcus gallolyticus*, *Streptococcus infantarius* e *Streptococcus lutetiensis*) foram incluídas no complexo *viridans* (Tabela 113.4).

▪ Cocos gram-positivos catalase-negativos estreptococos-símile

Como já se assinalou, existem cocos gram-positivos catalase-negativos, muito parecidos com os estreptococos do complexo *viridans* (semelhanças na morfologia celular e das colônias), alfa ou gama-hemolíticos, porém taxonomicamente não relacionados com os estreptococos denominados estreptococos-símile, agentes de infecções oportunistas. Entre essas bactérias, as dos gêneros *Leuconostoc* e *Pediococcus* foram as primeiras a ser isoladas de seres humanos, na década de 1980, sendo hoje reconhecidas como agentes de infecções oportunistas associadas a bacteriemia em pessoas imunodeprimidas e/ou que estejam recebendo antimicrobianos, devendo ressal-

Tabela 113.4 Principais características e propriedades das espécies dos grupos de estreptococos *viridans*.

Grupos	Espécies	Tipos de hemólise e resultados dos testes fenotípicos					Observações
		HEM	VP	ARG	MAN	SOR	
Grupo de *Streptococcus anginosus*	*Streptococcus anginosus* *Streptococcus constellatus* subsp. *constellatus* *Streptococcus constellatus* subsp. *pharyngis* *Streptococcus intermedius*	α, β, γ	+	+	V	–	Nome anterior: *Streptococcus milleri* Há duas subespécies de *Streptococcus constellatus*: subsp. *constellatus* e subsp. *pharyngis* As cepas beta-hemolíticas formam colônias pequenas, comparadas com as de estreptococos beta-hemolíticos piogênicos dos grupos A, C e G, deles diferindo também em outras características fenotípicas São agentes etiológicos de infecções piogênicas
Grupo de *Streptococcus mitis*	*Streptococcus australis* *Streptococcus infantis* *Streptococcus mitis* *Streptococcus oralis*	α	–	–	–	–	São agentes etiológicos de endocardite e de infecções sistêmicas em neutropênicos
Grupo de *Streptococcus mutans*	*Streptococcus mutans* *Streptococcus sobrinus*	α, γ (ocasionalmente β)	+	–	+	+	Produzem polissacarídios extracelulares São agentes etiológicos de cárie dentária e endocardite
Grupo de *Streptococcus salivarius*	*Streptococcus salivarius* *Streptococcus vestibularis*	α, γ	+	–	–	–	Algumas cepas produzem polissacarídios extracelulares São agentes etiológicos infrequentes de infecções oportunistas em imunodeprimidos
Grupo de *Streptococcus sanguinis*	*Streptococcus sanguinis* *Streptococcus gordonii* *Streptococcus parasanguinis*	α	–	+	–	V	São agentes etiológicos de endocardite
Grupo de *Streptococcus Bovis*	*Streptococcus gallolyticus* subsp. *gallolyticus* *Streptococcus gallolyticus* subsp. *pasteurianus* *Streptococcus infantarius* subs. *infantarius* *Streptococcus lutetiensis*	α, γ	+	–	V	–	Estreptococos anteriormente conhecidos como estreptococos não enterococos do grupo D reclassificados nas espécies citadas Nome anterior de *Streptococcus gallolyticus* subsp. *gallolyticus*: *Streptococcus bovis* biotipo I Nome anterior de *Streptococcus gallolyticus* subsp. *pasteurianus*: *Streptococcus bovis* biotipo II2 Nome anterior de *Streptococcus lutetiensis*: *Streptococcus bovis* biotipo II1 São agentes etiológicos de endocardite, isolados do sangue de doentes com câncer de cólon

HEM = tipo de hemólise; VP = teste de Voges-Proskauer; ARG = hidrólise da arginina; MAN = produção de ácido em presença de manitol; SOR = produção de ácido em presença de sorbitol; V = variável.
Adaptada de Ruoff, 2002; Ruoff e Bisno, 2010.

tar-se sua resistência intrínseca à vancomicina. Segundo Ruoff (2002), outras bactérias desse grupo são:

- As do gênero *Gemella* (*Gemella morbillorum*, *Gemella bergeriae*, *Gemella haemolysans* e *Gemella sanguinis*), isoladas de casos de endocardite, meningite e outros tipos de infecção; *Gemella morbillorum* e *Gemella haemolysans* fazem parte, respectivamente, da flora oral e gastrintestinal de seres humanos
- As dos gêneros *Abiotrophia* e *Granulicatella*, encontradas na flora oral, foram isoladas de casos humanos de endocardite
- *Rothia mucilaginosa* (antes denominada *Stomatococcus mucilaginosus*), que faz parte da flora oral, pode eventualmente apresentar-se como catalase-positiva, tendo sido demonstrada como agente oportunista de infecções humanas (endocardite, meningite, peritonite etc.); sua incapacidade de crescer em meio contendo NaCl a 5% diferencia *Rothia mucilaginosa* de bactérias dos gêneros *Staphylococcus* e *Micrococcus*
- *Aerococcus viridans* é reconhecido como agente incomum de infecções em imunocomprometidos, tendendo a formar tétrades mais do que cadeias, em meio de cultura líquido; o fato de ser resistente à vancomicina e não positivar o teste com a leucinoaminopeptidase o diferencia dos enterococos; foram demonstrados casos de infecção urinária e endocardite, também em imunocomprometidos, causados por *Aerococcus urinae*
- *Lactococcus*, *Vagococcus*, *Helcococcus*, *Globicatella* e *Dolosigranulum* são outros gêneros desse grupo de bactérias isolados ocasionalmente de infecções humanas.

▶ Pneumococo

O pneumococo ou *Streptococcus pneumoniae*, antigamente denominado *Diplococcus pneumoniae*, é constituído por cocos gram-positivos dotados de cápsula, com forma oval ou em chama de vela e agrupados aos pares; cada coco mede 0,5 a 1,25 μm de diâmetro. É bactéria que induz alfa-hemólise em placas de ágar-sangue de carneiro e é não grupável na classificação de Lancefield (Tabela 113.2), facultativamente anaeróbia e que, em meio de cultura líquido, tem a forma de cadeias curtas, assumindo o aspecto de diplococo no exame direto, ao microscópio óptico, de esfregaços corados pelo método de Gram. Em meio de cultura, as colônias de amostras capsuladas dos sorotipos 3 e 37 de *Streptococcus pneumoniae* apresentam aspecto mucoide, arredondado, com 1 a 3 mm de diâmetro, enquanto as colônias dos outros sorotipos têm aspecto liso, não mucoide. Em condições anaeróbias, em meio ao qual foram adicionadas hemácias, os pneumococos alteram a hemoglobina, dando origem à coloração esverdeada que se observa em torno das hemácias. O pneumococo é catalase-negativo e peroxidase-negativo, motivos pelos quais a adição de glóbulos vermelhos ao meio de cultura inativa o peróxido de hidrogênio e aumenta a viabilidade dessa bactéria. Suas principais características, que possibilitam sua identificação, encontram-se na Tabela 113.3. O reconhecimento de *Streptococcus pneumoniae*, de modo geral, é feito com base nas seguintes propriedades: alfa-hemólise em ágar-sangue; catalase-negatividade; suscetibilidade à optoquina (98% das cepas); solubilidade em meio contendo sais biliares (Musher, 2008). Com a demonstração da existência de cepas de pneumococo resistentes à optoquina (etil-hidrocupreína), sua sensibilidade a essa substância (o único entre os estreptococos alfa-hemolíticos que sofria inibição do seu crescimento em cultura pela optoquina) deixou de ter a importância assumida pela solubilidade na bile para a sua identificação (Pikis *et al.*, 2001).

Streptococcus pneumoniae é a espécie de estreptococo que causa com maior frequência pneumonia, meningite purulenta, sinusite e otite média agudas, estando entre as bactérias mais comumente associadas à etiologia dessas doenças quando adquiridas na comunidade. É o agente mais frequente de pneumonia em adultos. Otite média e sinusite agudas, bronquite, traqueobronquite e pneumonia pneumocócicas instalam-se a partir da migração de bactérias colonizadas na orofaringe ou na nasofaringe. O pneumococo é encontrado na orofaringe e na nasofaringe, como componente da flora de parcela variável de pessoas normais, sendo isolado da nasofaringe em 5 a 10% dos adultos e em 20 a 40% das crianças hígidas (Musher, 2008). Segundo esse autor, depois de colonizar a nasofaringe de crianças e adultos, essa bactéria aí persiste geralmente durante 4 a 6 semanas, embora possa manter-se durante até 6 meses. A presença de anticorpos séricos contra polissacarídios capsulares diminui em 50% ou mais a possibilidade de colonização com o sorotipo de pneumococo correspondente (Dagan *et al.*, 1996). As doenças pneumocócicas invasivas (meningite e, raramente, endocardite, artrite e peritonite) resultam da disseminação hematogênica (bacteriemia). A infecção pneumocócica também pode acometer outros órgãos e tecidos por contiguidade, sendo mais comumente observadas a pleurite e a meningite; nesta, em presença de soluções de continuidade da dura-máter ou de fraturas ósseas, as bactérias vão da nasofaringe para o sistema nervoso central. Na bacteriemia primária, o pneumococo é detectado no sangue sem a identificação clínica do foco originário da infecção, ocorrência que se observa quase que exclusivamente em crianças. O fenômeno que precede a infecção das vias respiratórias pelo pneumococo é a aderência à superfície das células mucosas (colonização) da nasofaringe ou da orofaringe. A sinusite ocorre mais facilmente quando a mucosa sofreu lesão prévia por virose respiratória ou reação alérgica, em presença de obstrução da tuba de Eustáquio ou dos orifícios pelos quais drenam as secreções dos seios paranasais. Na pneumonia, a infecção é facilitada ou favorecida por fatores que dificultem a eliminação do pneumococo que tem acesso ao trato respiratório inferior (diminuição ou abolição do reflexo da tosse, sobretudo em pessoas alcoolizadas ou inconscientes –, prejuízo no movimento dos cílios da mucosa dos brônquios e bronquíolos etc.) ou que facilitem a sua proliferação (acúmulo de líquido intra-alveolar na insuficiência cardíaca congestiva, na hipoproteinemia, nas viroses respiratórias agudas, na bronquiectasia ou após aspiração de secreções), assim como quando há lesões pulmonares preexistentes provocadas pelo fumo ou por outros agravos ocupacionais, ou induzidas recentemente pelo vírus da *influenza*. A porta de entrada habitual do pneumococo é a mucosa respiratória onde a bactéria se colonizou, podendo:

- Ser aspirada, causando pneumonia
- Deslocar-se pela tuba de Eustáquio, alcançar a orelha média e provocar otite
- Disseminar-se hematogenicamente e atingir o sistema nervoso central, causando meningite; esta também resulta eventualmente do comprometimento direto das meninges, a partir das vias respiratórias superiores, quando há fraturas do osso temporal ou de ossos da base do crânio.

Componentes estruturais e produtos bacterianos | Fatores patogênicos

Os componentes estruturais, os produtos celulares e as enzimas do pneumococo envolvidos na patogênese da doença encontram-se analisados com pormenor em publicações da última década (Caterall, 1999; Gillespie e Balakrishnan, 2000; Hirst *et al.*, 2004; Musher, 2008, 2010). Como nas outras bactérias da família Strptococcaceae, o *peptidoglicano* e o *ácido teicoico* são os principais componentes da parede celular do pneumococo; o peptidoglicano é o responsável primordial pela indução da resposta inflamatória do hospedeiro. É peculiar do pneumococo a presença, na superfície externa de sua parede celular, do polissacarídio denominado *substância C*, ou *polissacarídio da parede celular*, ou *polissacarídio C* (C de *cell wall*: parede celular), constituído por ácido teicoico ligado a um resíduo de fosforilcolina do peptidoglicano; os resíduos de colina da substância C expostos na superfície bacteriana constituem o local de aderência de fatores de virulência, tais como a proteína de superfície do pneumococo (*PspA*), de que resulta bloqueio da fagocitose (Musher, 2008). Os anticorpos séricos induzidos pelo polissacarídio C são os responsáveis pelas reações sorológicas cruzadas de *Streptococcus pneumoniae* com outras espécies de estreptococos; reagindo com a proteína C reativa encontrada no sangue de pessoas infectadas, promove a ativação do sistema do complemento por via alternativa. Esses anticorpos, detectados precocemente em crianças e adultos com infecção pneumocócica, não são dotados de efeito protetor.

A quase totalidade das cepas de pneumococo possui cápsula, constituída pelo *polissacarídio capsular*, componente evidenciado na superfície bacteriana e um dos principais fatores de virulência desse microrganismo em infecções humanas. Embora – ao contrário dos componentes da parede celular – não induza reação inflamatória, a capacidade invasiva do pneumococo depende fundamentalmente da composição do polissacarídio capsular, mais do que de sua quantidade (espessura da cápsula). Nos sorotipos 3 e 37 a cápsula é espessa; porém, enquanto o tipo 3 é muito virulento, dotado de grande capacidade invasiva, o tipo 37 é habitualmente não patogênico. Além da composição do polissacarídio capsular, a capacidade invasiva do pneumococo associa-se à variação espontânea de fase: as cepas com colônias transparentes são as que melhor se adaptam à nasofaringe (têm cápsula menos espessa, maior concentração de colina na superfície e ácido teicoico na parede celular, além de várias adesinas); para se manterem viáveis no sangue do hospedeiro, essas cepas de pneumococo formam colônias opacas (têm cápsula mais espessa, menor concentração de colina na superfície e maior número de determinados antígenos protetores). As cepas opacas são mais virulentas e as transparentes sofrem transformação genética com maior frequencia. As cepas de *Streptococcus pneumoniae* desprovidas de cápsula são geralmente as isoladas de casos de conjuntivite (Musher, 2008).

Embora protegida pelo peptidoglicano, a *parede celular* do pneumococo é acessível a substâncias envolvidas nas reações de fase aguda, fato evidenciado pela capacidade de fixar o complemento. A aquisição de resistência à penicilina G está associada a alterações de enzimas denominadas "proteínas de ligação às penicilinas" (PLP ou *PBP = penicillin-binding proteins*), por meio das quais os antibióticos betalactâmicos se ligam à parede celular bacteriana para exercer sua atividade bactericida. Conforme assinalam Tuomanen *et al.* (1995), os componentes da parede celular dos pneumococos estimulam o recrutamento de leucócitos aos pulmões e ao espaço subaracnoide, aumentam a permeabilidade do endotélio cerebral e do epitélio dos alvéolos pulmonares, induzem a produção de citocinas, iniciam a cascata da coagulação, estimulam a formação do fator ativador de plaquetas (*PAF*), causam lesão direta nos neurônios e alteram o fluxo sanguíneo cerebral. Ainda segundo Tuomanen *et al.* (1995), componentes da parede celular liberados por degradação enzimática são fatores quimiotáticos mais potentes que as células bacterianas íntegras, propriedade de importância relevante em relação às consequências da lise dos pneumococos induzida por antimicrobianos bactericidas. Na meningite pneumocócica, o fator de necrose tumoral α (FNTα), a interleucina-1 (IL-1) e a interleucina-6 (IL-6) contribuem para o aparecimento da inflamação e a instalação das lesões, que tornam a evolução dessa meningite frequentemente grave.

Além do polissacarídio C e do polissacarídio capsular, outros fatores estão envolvidos na patogênese da doença pneumocócica: pneumolisina, autolisina, proteína A de superfície do pneumococo (*PspA*), proteína ligada à colina (*PspC* ou *CbpA*), hialuronidase, IgA-protease e duas neuraminidases (*NanA* e *NanB*).

A *pneumolisina* é uma toxina do citoplasma do pneumococo que tem a capacidade de lesar vários tipos de células; ligando-se ao colesterol de sua membrana, induz a formação de poros e a subsequente lise osmótica celular (Hirst *et al.*, 2004). Atuando nas células epiteliais ciliadas das vias respiratórias, a pneumolisina reduz o movimento dos cílios e, como consequência, prejudica a eliminação do muco; além disso, ao desfazer as junções das células epiteliais dos alvéolos pulmonares, altera a estrutura da barreira alveolocapilar, provocando o aparecimento de edema e hemorragia. No cérebro, a pneumolisina é tóxica para as células do epêndima que recobrem os ventrículos e os aquedutos cerebrais. Inibindo o metabolismo celular, deprime as atividades antimicrobianas de neutrófilos polimorfonucleares e macrófagos, com prejuízo da quimiotaxia e da produção de linfocinas. Interfere também na resposta linfoproliferativa induzida por mitógenos, provoca a formação de ácido nítrico em macrófagos e ativa a via clássica do sistema do complemento. Em doentes com pneumonia pneumocócica sem a presença de bacteriemia, verifica-se concentração sérica de anticorpos antipneumolisina mais elevada do que em doentes com bacteriemia, fato indicativo de seu efeito protetor. Na fase inicial da pneumonia pneumocócica invasiva, a pneumolisina é o fator patogênico primordialmente responsável pela facilitação da multiplicação bacteriana e da ocorrência de bacteriemia.

A *autolisina* é uma das proteínas do pneumococo capaz de estabelecer ligação não covalente com a fosforilcolina do ácido teicoico na superfície celular bacteriana, destruindo o peptidoglicano; parece ter a propriedade de liberar a pneumolisina e outros componentes com atividade inflamatória da parede celular do pneumococo, agindo de modo indireto. Os anticorpos que se formam contra a autolisina não são protetores.

A *proteína A de superfície do pneumococo* (*PspA*) pode ser encontrada na superfície bacteriana, prejudicando a ligação do componente C3 do sistema do complemento e, como consequência, a fagocitose mediada por esse fator opsonizante. A *PspA* funciona como receptor específico da lactoferrina, facilitando a incorporação de ferro pelo pneumococo. Ao contrário do que se demonstrou com a pneumolisina, verificou-se que a concentração sérica dos anticorpos contra a *PspA* não se associa à presença ou não de bacteriemia por *Streptococcus pneumoniae.*

A *proteína ligada à colina* (*Cbpa* ou *PspC*), primeira adesina identificada do pneumococo, estabelece uma ponte entre a colina do ácido teicoico ou do ácido lipoteicoico da parede celular dessa bactéria e os glicoconjugados presentes na superfície de células do hospedeiro. Só atua, porém, nas células previamente ativadas por citocinas, nas quais estejam presentes receptores (p. ex., o receptor do fator ativador de plaquetas) que se ligam à fosforilcolina da parede celular do pneumococo. Também se liga à IgA-secretora, ao C3 e ao fator H, que regula o sistema do complemento.

A *hialuronidase* produzida pelo pneumococo é uma enzima dotada da capacidade de destruir a matriz extracelular do tecido conjuntivo, funcionando como *fator de difusão*, ao interagir com diversas proteínas receptoras presentes na superfície celular, estando diretamente envolvida com a invasão bacteriana dos tecidos do hospedeiro. Demonstrou-se que a hialuronidase tem grande importância na patogênese da meningite pneumocócica.

A *IgA-protease* produzida pelo pneumococo provoca clivagem das moléculas de IgA1 (sérica e secretora), contribuindo para que a bactéria escape dos mecanismos de defesa presentes na superfície da mucosa respiratória do hospedeiro.

As duas *neuraminidases* (*NanA* e *NanB*) do pneumococo são capazes de provocar clivagem do ácido acetilmurâmico, expondo na superfície das células do hospedeiro os receptores para as adesinas pneumocócicas e, como consequência, favorecendo a aderência e a colonização bacteriana. Demonstrou-se que é pior o prognóstico de doentes com meningite pneumocócica que apresentam alta concentração de ácido N-acetilneuramínico no líquido cefalorraquidiano. Já se considerou viável a possibilidade de que a pneumolisina e a *PspA* pudessem vir a ser utilizadas como vacinas (Briles *et al.*, 2000).

Imunidade e fatores de risco

O principal antígeno do pneumococo é o polissacarídio capsular. As diferenças na estrutura dos carboidratos que compõem esse polímero possibilitaram até agora a caracterização de 91 sorotipos capsulares de pneumococo, identificados pelo teste de Neufeld, no qual ocorre intumescência da cápsula bacteriana (*quellung*) em presença de anticorpos específicos do sorotipo, ou por intermédio da reação de aglutinação macroscópica simples com antissoros específicos. Os sorogrupos reúnem diversos sorotipos relacionados sorologicamente; no sorogrupo 7, o sorotipo originalmente denominado 7 passou a ser designado 7F (F = *first*: primeiro) e os sorotipos identificados posteriormente receberam o nome de 7A, 7B etc. Poucos sorotipos são responsáveis por doença pneumocócica em seres humanos, sabendo-se que número ainda menor se associa etiologicamente a doença invasiva; no entanto, variações na prevalência de determinados sorotipos são observadas, de acordo com o período de tempo e a região geográfica analisada. Nos EUA, em crianças, as infecções invasivas por pneumococo são causadas predominantemente (cerca de 80% dos casos) pelos sorotipos 4, 6A, 6B, 9V, 12F, 14, 18C, 19F, 19A e 23F, enquanto as infecções com bacteriemia em adultos têm como agentes etiológicos mais comuns (em cerca de 90% dos casos) os sorotipos 1, 3, 4, 6A, 6B, 7F, 8, 9N, 9V, 10A, 11A, 12F, 14, 15B, 17F, 18C, 19F, 19A, 20, 22F, 23F e 33F (Austrian, 2004).

Como já se mencionou, ao lado de outros fatores, a patogenicidade do pneumococo é primordialmente associada ao polissacarídio capsular, cuja ação depende de diferenças em sua composição química. A gravidade da infecção pneumocócica relaciona-se, portanto, com a virulência do sorotipo, com o volume do inóculo e com as condições do hospedeiro; o polissacarídio capsular do pneumococo participa da patogênese da doença inibindo a fagocitose por neutrófilos polimorfonucleares, sem induzir resposta inflamatória. Também é o polissacarídio capsular o componente responsável pela indução de anticorpos séricos protetores tipo-específicos da classe IgG.

Dos 91 sorotipos capsulares do pneumococo já identificados, estão incluídos na vacina antipneumocócica polissacarídica não conjugada antígenos de 23 sorotipos, responsáveis por 90% ou mais das infecções pneumocócicas invasivas, em países desenvolvidos e subdesenvolvidos (Jackson e Neuzil, 2008). Na vacina antipneumocócica polissacarídica conjugada 7-valente, comercializada há vários anos em todos os continentes, estão incluídos sete sorotipos, que correspondem a cerca de 90% das cepas de *Streptococcus pneumoniae* resistentes à penicilina G, tendo sido de 86,4% sua eficácia protetora, nos EUA, em relação à doença pneumocócica invasiva (Black *et al.*, 2008). A fagocitose dos pneumococos por neutrófilos polimorfonucleares e macrófagos só é efetiva em presença de anticorpos opsonizantes anticapsulares da classe IgG, que são produzidos durante a evolução do processo infeccioso ou como decorrência da vacinação. A fagocitose do pneumococo é prejudicada ou impedida pela eventual ausência de receptores próprios para o polissacarídio capsular na superfície de polimorfonucleares e macrófagos, pela presença de forças eletromagnéticas que repelem as células fagocíticas e na ausência de anticorpos específicos, tornando-as inacessíveis aos fagócitos (Musher, 2010).

Já que o principal mecanismo de defesa antipneumocócica é a fagocitose em presença de opsoninas, as infecções por *Streptococcus pneumoniae* são muito mais comuns e mais graves em pessoas nas quais a fagocitose está alterada ou quando ocorrem defeitos associados à ativação do sistema do complemento ou déficit da imunidade humoral (principalmente agamaglobulinemia, neutropenia, asplenia primária ou secundária, anemia falciforme, mieloma múltiplo, linfomas, leucemias e AIDS). A remoção dos pneumococos opsonizados da circulação sanguínea dá-se principalmente no fígado; no entanto, na ausência de opsonização ou quando esta se encontra diminuída, a fagocitose passa a ocorrer predominantemente no baço, motivo pelo qual indivíduos com doenças que prejudiquem a função desse órgão ou esplenectomizados são mais vulneráveis às infecções pneumocócicas. Além das pessoas que apresentam deficiência da fagocitose ou neutropenia de qualquer natureza, são mais propensas a infecções, eventualmente graves, por *Streptococcus pneumoniae* as que sofrem de insuficiência renal, asplenia funcional, déficits primários da imunidade humoral, déficits primários ou secundários de fatores do sistema do complemento, AIDS, mieloma múltiplo, leucemia linfocítica crônica, linfoma, cirrose hepática, diabetes melito, insuficiência renal, bronquite asmática, doença pulmonar obstrutiva crônica (DPOC), infecções prévias (em particular, a *influenza*), desnutrição, alcoolismo crônico e as submetidas à exposição excessiva ao frio ou a tratamento prolongado com glicocorticoide (Musher, 2008; 2010). Ainda segundo esse autor, estresse, cansaço, hospitalização, tabagismo e permanência em asilos, casas de repouso para idosos, prisões e campos militares de treinamento constituem outros fatores que predispõem à doença pneumocócica. Cardozo *et al.* (2008) demonstraram, em adolescentes brasileiros, que a presença de asma brônquica e a exposição passiva ao fumo (convívio dominicilar com fumantes) constituem fatores de risco independentes para o aumento da colonização de *Streptococcus pneumoniae* na nasofaringe, tendo em conta que Talbot *et al.* (2005) identificaram a asma brônquica como fator de risco independente para a instalação de doença pneumocócica invasiva em indivíduos com 2 a 49 anos de idade, e que outros autores evidenciaram a associação entre exposição ao tabaco (mães fumantes) e estado de portador de pneumococo na nasofaringe de crianças (Greenberg *et al.*, 2006), assim como reconheceram que o vício do fumo constitui o mais importante fator para a instalação de doença pneumocócica invasiva em adultos imunocompetentes não idosos (Nuorti *et al.*, 2000).

Epidemiologia e transmissão

Além das síndromes citadas na Tabela 113.2, o pneumococo também pode ser agente etiológico ocasional de artrite séptica, osteomielite, abscesso cerebral ou epidural e infecções de partes moles.

Na transmissão para os suscetíveis, o pneumococo é veiculado por gotículas oronasofaríngeas de indivíduos com infecção respiratória ou de portadores assintomáticos. A imunidade contra *Streptococcus pneumoniae* passa a ser adquirida, com o decorrer dos anos, por intermédio de infecções inaparentes ou sintomáticas. Nos primeiros meses de vida a maioria dos lactentes está protegida por anticorpos específicos da classe IgG transferidos durante a gravidez da mãe para o feto.

As infecções por *Streptococcus pneumoniae* ocorrem durante todo o ano, com maior frequência no inverno, quando é mais comum a presença das principais condições predisponentes de doença pneumocócica, a saber, viroses respiratórias agudas e aumento da poluição atmosférica.

Enterococos

Os enterococos foram até recentemente incluídos entre os estreptococos do grupo D, cujas características morfológicas e bioquímicas são semelhantes. No entanto, podem ser facilmente diferenciados dos estreptococos do grupo D, por crescerem em caldo de cultura com NaCl a 6,5%, à temperatura entre 10 e 45°C, em pH 9,6; à semelhança de *Streptococcus bovis*, hidrolisam a esculina em presença de sais biliares a 40% e produzem leucinoaminopeptidase e pirrolidonil-arilamidase (com exceção para algumas espécies pouco patogênicas para o ser humano) (Tabela 113.3). Quanto à hemólise em ágar-sangue, o comportamento dos enterococos é variável (Tabela 113.2).

Apesar dessas e de outras diferenças, que justificaram a criação do novo gênero (*Enterococcus*), os enterococos continuam ser estudados junto com os estreptococos, por pertencerem à família Streptococcaceae e por causa dos tipos de doença que são capazes de determinar, citadas na Tabela 113.2, em que também estão enumeradas as principais espécies das bactérias desse gênero patogênicas para a espécie humana.

Os enterococos fazem parte da flora do intestino grosso de todos os seres humanos, alcançando nas fezes concentrações de 10^5 a 10^7 UFC/g, sendo incomum seu isolamento, em pequeno número, em secreções faríngeas e vaginais e na pele do períneo de pessoas hígidas. Muito resistentes às condições ambientais, os enterococos podem ser recuperados do solo, de água, de alimentos e de plantas, assim como das fezes de diversas espécies animais (Arias e Murray, 2010). A patogênese das infecções por enterococos ainda não é completamente conhecida, embora já se tenha demonstrado que essas bactérias são capazes de aderir ao epitélio de valvas cardíacas e de células renais, razão por que a endocardite e as infecções urinárias causadas por enterococos são as diagnosticadas com maior frequência. A resistência dos enterococos à maioria dos antimicrobianos utilizados na prática médica justifica sua participação cada vez maior na etiologia de superinfecções em doentes submetidos a tratamento com antibióticos (Arias e Murray, 2010), além de serem agentes relativamente comuns de infecções nosocomiais, tendo-se associado o aumento progressivo de seu isolamento em enfermos hospitalizados com a emergência de cepas, sobretudo de *Enterococcus faecium*, resistentes à penicilina G, à ampicilina, aos aminoglicosídios e, mesmo, à vancomicina e à teicoplanina (Murray, 2000; Cetinkaya *et al.*, 2000). Estudo de Cereda *et al.* (2002) evidenciou a ocorrência de disseminação intra e inter-hospitalar de *Enterococcus faecium* vancomicinorresistente em São Paulo-SP.

▶ Formas clínicas, quadro clínico, complicações, prognóstico e diagnóstico diferencial

▪ Infecções causadas por estreptococo do grupo A

Em atualizações recentes (Kaplan e Gerber, 2004; Stollerman, 2004; Wessels, 2008; Bisno e Stevens, 2010) encontram-se descritos com pormenor todos os aspectos relativos ao quadro clinicoevolutivo, ao diagnóstico, às complicações, ao diagnóstico diferencial, ao prognóstico e ao tratamento das infecções causadas pelo estreptococo do grupo A (*Streptococcus pyogenes*). Na Tabela 113.2 estão enumeradas as infecções – tanto as localizadas quanto as invasivas – causadas por *Streptococcus pyogenes*, assim como suas complicações tardias supurativas e não supurativas. O prognóstico da maioria dessas infecções é geralmente bom; algumas delas, no entanto, assumem caráter grave, às vezes fulminante. Infecções inaparentes ou oligossintomáticas autolimitadas causadas por essa bactéria também podem ocorrer, conferindo imunidade, sendo, no entanto, capazes de desencadear doença reumática, glomerulonefrite e outras complicações não supurativas. Segue-se a descrição do quadro clinicoevolutivo, das complicações, do prognóstico e do diagnóstico diferencial das doenças cujo agente etiológico é o estreptococo do grupo A.

Faringite e faringoamidalite (angina estreptocócica)

A angina estreptocócica (também denominada faringite, amidalite, faringoamidalite e tonsilite estreptocócica) é uma das formas clínicas mais comuns da doença, observada predominantemente em crianças na idade escolar e adolescentes, e com distribuição semelhante em ambos os sexos. Como tentativa de bloquear a invasão tecidual de *Streptococcus pyogenes* colonizado na mucosa, desenvolve-se reação inflamatória no tecido linfoide da orofaringe, tornando-se as amígdalas palatinas hiperemiadas e hipertrofiadas, com a formação frequente de múltiplos e pequenos abscessos (pontos ou placas de pus). Outros estreptococos – do grupo C e do grupo G – foram reconhecidos como agentes esporádicos de angina estreptocócica.

O período de incubação usual da angina estreptocócica é de 12 a 24 h (estendendo-se, em alguns casos, a até 4 dias). O paciente queixa-se de febre alta e dor à deglutição, com mal-estar geral, anorexia e astenia, sintomas que podem ser acompanhados, principalmente em crianças, por náuseas, vômitos e dores abdominais. Ao exame da orofaringe verifica-se a presença de hipertrofia e hiperemia das amígdalas, acompanhadas de hiperemia da faringe e do palato mole, sendo comum o encontro de exsudato, sob a forma de pontos com alguns milímetros de diâmetro ou placas purulentas amidalianas isoladas, às vezes constituídas por exsudato que recobre toda a superfície das tonsilas. Instala-se em geral adenite satélite bilateral na cadeia cervical e/ou submandibular, encontrando-se os linfonodos dolorosos e com volume aumentado; eventualmente há formação de pus em linfonodos cervicais (linfadenite supurada unilateral). Na infância, a faringoamidalite estreptocócica pode ocorrer sem exsudato purulento, manifestando-se apenas com hiperemia da orofaringe e hipertrofia e/ou hiperemia das amígdalas. Nesses casos, sobretudo quando não há comprometimento do estado geral e a temperatura é pouco elevada, o diagnóstico etiológico presuntivo (vírus ou estreptococo) é difícil, com base exclusivamente em dados clínicos, se bem que a presença de pródromos (coriza, tosse e hiperemia conjuntival) seja comum nas viroses. Essa dificuldade torna-se maior na medida em que constitui fato conhecido a capacidade de alguns sorotipos de adenovírus serem capazes de provocar o aparecimento de exsudato nas amígdalas. O diagnóstico de infecção por *Streptococcus pyogenes*, nesses casos, apenas pode ser confirmado com a demonstração em cultura (ou por métodos diretos) da presença dessa bactéria em secreções colhidas da orofaringe. Deve ser lembrada, mais uma vez, a ocorrência de infecções estreptocócicas da orofaringe inaparentes ou oligossintomáticas em indivíduos com doença reumática nos quais a infecção bacteriana prévia não foi diagnosticada. É também importante assinalar a possibilidade de instalar-se linfadenite estreptocócica cervical, às vezes com sinais de supuração, na ausência de comprometimento expressivo da orofaringe. Além da linfadenite, outras complicações supurativas da doença estreptocócica são constituídas por: sinusite aguda, otite média aguda e, com menor frequência, abscesso retrofaríngeo, abscesso periamidaliano, celulite, meningite, abscesso cerebral e trombose de seios venosos, assim como outros abscessos de variada localização que se podem instalar como decorrência da disseminação hematogênica de *Streptococcus pyogenes*.

Além das infecções por adenovírus, o diagnóstico diferencial da faringoamidalite estreptocócica deve ser feito com difteria, angina de Plaut-Vincent e mononucleose infecciosa. Algumas bactérias – *Neisseria gonorrhoeae, Mycoplasma pneumoniae* e, raramente, *Arcanobacterium hemolyticum* e *Neisseria meningitidis* – podem causar faringite, sem exsudato, assim como outros vírus (herpes simples, *influenza*, *parainfluenza*, vírus da imunodeficiência adquirida (VIH ou *HIV*) etc., dificultando o diagnóstico etiológico. Em alguns casos de amidalite purulenta, bactérias produtoras de betalactamase presentes na flora da orofaringe, não envolvidas na causa da doença, podem interferir na ação da penicilina G e outras penicilinas sobre o estreptococo do grupo A. No diagnóstico diferencial, a hipótese de faringite gonocócica também deve ser lembrada (estando ausentes pontos purulentos), sobretudo em indivíduos com uretrite, cervicite ou proctite, ou quando seus hábitos sexuais justificarem a suspeita.

Na difteria, o período de incubação é um pouco mais longo (2 a 5 dias, em média), mais grave o comprometimento do estado geral, maior a intensidade da toxemia, menos elevada a febre (37,5 a 38°C) e comum a ocorrência de palidez e dispneia, com acúmulo de secreçõs respiratória; na angina diftérica não há pontos purulentos, mas placas branco-acinzentadas, cuja superfície de implantação se apresenta hemorrágica quando são retiradas com espátula; essas lesões quase sempre se estendem aos pilares e ao véu palatino.

A angina de Plaut-Vincent ou gengivoestomatite aguda ulceronecrosante, causada por fusoespiroquetas associados a bactérias anaeróbias da flora oral (*Prevotella* sp. ou *Bacteroides forsythus*), apresenta-se clinicamente sob a forma de faringoamidalite fibrinopurulenta, associada a gengivite, que se manifesta com dor intensa, principalmente à deglutição, hálito com odor fétido e, muitas vezes, febre; ao exame, as amígdalas palatinas encontram-se aumentadas de volume, hiperemiadas e com ulcerações, cobertas por exsudato acinzentado removível facilmente com espátula; o comprometimento, de início unilateral, logo se torna bilateral. As gengivas estão edemaciadas (sobretudo as papilas interdentárias) e com ulcerações e exsudato idênticos aos das tonsilas; tanto as amígdalas quanto as gengivas sangram facilmente com a pressão da espátula. Há também hipertrofia de linfonodos cervicais e leucocitose.

Na angina da mononucleose infecciosa, a odinofagia espontânea e à deglutição, de moderada intensidade, constitui o principal sintoma; a faringe está hiperemiada e as amígdalas hipertrofiadas, ambas recobertas por exsudato, esbranquiçado ou acinzentado, em cerca de 30% dos casos; esse exsudato pode dar origem à formação de pseudomembrana semelhante à observada na faringoamidalite diftérica. As outras alterações clínicas e a presença, ao leucograma, de linfocitose com linfócitos atípicos facilitam o diagnóstico de mononucleose infecciosa.

Na angina estreptocócica, além da cultura de material da orofaringe, o leucograma, com leucocitose, neutrofilia e desvio à esquerda, e o aumento da velocidade de eritrossedimentação e da concentração sérica de proteína C reativa dão fundamento ao diagnóstico clínico.

Escarlatina

Quando a angina estreptocócica se associa à presença de eritema cutâneo, a doença recebe o nome de escarlatina. O exantema escarlatiniforme resulta de alterações capilares (capilarite generalizada) determinadas pela ação da exotoxina pirogênica (antigamente denominada toxina eritrogênica) produzida por cepas lisogênicas de *Streptococcus pyogenes*. Como já se mencionou, há três tipos de toxina pirogênica (A, B e C), razão pela qual a mesma pessoa poderá vir a ter durante sua vida até três episódios de escarlatina. A faringoamidalite é semelhante à descrita anteriormente. Aparecendo quase sempre no segundo dia de doença, o exantema é generalizado e constituído por micromáculas róseas confluentes, que surgem primeiro na parte anterossuperior do tórax, daí se estendendo de forma rápida ao restante do tronco e aos membros; torna-se claro à vitropressão e é habitualmente mais intenso no tronco e na superfície medial dos membros. Enquanto se observa palidez perioral (sinal de Filatov) e ausência de hiperemia na palma das mãos e na planta dos pés, verifica-se nas dobras cutâneas das articulações (punhos, axilas, pregas dos cotovelos, quadris e região poplítea) a presença de faixas mais escuras, bordô, de que fazem parte petéquias e equimoses (sinal de Pastia); estas podem também ser encontradas em outras áreas da pele. A aplicação do manguito do esfigmomanômetro no braço do paciente, mantendo-se a pressão entre a máxima e a mínima durante cinco minutos, leva ao aparecimento de numerosas petéquias na face anterior do antebraço (sinal de Rumpel-Leede). As papilas linguais estão hipertrofiadas, salientes sobre fundo intensamente eritematoso (língua em framboesa). O exantema escarlatiniforme dissemina-se rapidamente e alcança sua maior intensidade cerca de 24 h depois do seu aparecimento; nos casos tratados de maneira apropriada, vai esmaecendo depressa, com a cura do processo infeccioso. Na época em que não existiam antimicrobianos ativos contra estreptococos, nos casos com boa evolução o eritema costumava desaparecer entre o sexto e o nono dia de doença. No fim do período de estado e no início da convalescença (por volta do sétimo dia de tratamento) inicia-se a descamação característica, a princípio sob a forma de pequenas escamas no tronco e no rosto, tornando-se depois generalizada e lamelar, semelhante nas extremidades superiores a "dedo de luva". A presença de eosinofilia, na escarlatina, sugere o envolvimento de reação de hipersensibilidade entre os fenômenos responsáveis pela erupção cutânea.

A escarlatina pode assumir gravidade variável, com a manifestação de formas clínicas leves, hipertóxicas e sépticas. Nas formas leves, o exantema não assume o aspecto peculiar, apresentando-se sob a forma de exantema maculopapular, frequentemente não generalizado. Nas formas graves (hipertóxicas e sépticas) podem instalar-se vários tipos de complicações: comprometimento intenso do estado geral, insuficiência cardíaca, renal e/ou respiratória, icterícia, coagulação intravascular disseminada e choque.

O exantema escarlatiniforme pode também ocorrer na síndrome do choque tóxico causado por *Streptococcus pyogenes* (veja adiante) ou por *Staphylococcus aureus* e na doença de Kawasaki.

Erisipela

A erisipela é uma forma clínica de estreptococcia cutânea que se caracteriza por instalação aguda da lesão peculiar e da síndrome infecciosa (febre, calafrios, cefaleia, mal-estar geral, anorexia, astenia etc.), eventualmente associadas a quadro de toxemia. O agente habitual da erisipela é *Streptococcus pyogenes*, mas, assim como na angina, já foram descritos casos esporádicos de erisipela comprovadamente causados por estreptococos dos grupos C ou G. A erisipela pode acometer pessoas de qualquer idade, mas é mais comum em adultos com mais de 30 anos que apresentem fator predisponente.

Penetrando através de solução de continuidade da pele (consequente a escoriações, ferimentos, picadas de inseto etc.), o estreptococo do grupo A provoca, na área vizinha da porta de entrada, a formação de placa eritematosa e edemaciada, quente, dolorosa e brilhante, com bordas elevadas que a separam nitidamente da pele normal circunvizinha. Dessa placa têm origem, às vezes, faixas avermelhadas ao longo do trajeto de vasos linfáticos (linfangite). Invariavelmente se observa aumento de volume e dor nos linfonodos da cadeia satélite. Mais comuns nos membros inferiores, essas placas podem ser muito amplas, estendendo-se por toda a superfície anterior (e, em alguns casos, também posterior) da perna. A estase venosa (ectasias varicosas, edema etc.) e a isquemia dos membros inferiores, particularmente nos diabéticos, favorecem o aparecimento da doença; a obstrução linfática (p. ex., em pessoas safenectomizadas e mastectomizadas) e a existência de micose interdigital também facilitam a instalação de *Streptococcus pyogenes*. Embora sua localização predomine amplamente nos membros inferiores, a erisipela pode ocorrer em outras áreas da pele. De acordo com as características das lesões, podem configurar-se diferentes variedades clínicas da erisipela, denominadas *vesicular*, *bolhosa hemorrágica*, *gangrenosa* e *flegmonosa*.

Na era pré-antibiótica, a erisipela recorrente constituía causa relativamente comum de elefantíase, instalando-se de forma progressiva linfedema crônico e paquidermia no membro inferior, na medida em que os episódios se repetiam. O diagnóstico diferencial de erisipela deve ser feito com celulite e, às vezes, com erisipeloide de Rosenbach e artrite gotosa.

O erisipeloide de Rosenbach – incomum em nosso país – é causado por *Erysipelothrix rhusiopathiae*, bacilo gram-positivo aeróbio ou facultativamente anaeróbio, não esporulado, catalase-negativo, cujo principal reservatório natural são os suínos, nos quais é capaz de provocar doença, embora também possa permanecer de modo viável, prolongadamente, na superfície do corpo de peixes, assim como no solo. A transmissão para o ser humano dá-se por contato direto, ao manipular carne contaminada de suínos ou de peixes e, eventualmente, de perus, patos e carneiros, penetrando a bactéria através de soluções de continuidade da pele. É fácil compreender, portanto, por que essa doença incide quase sempre em determinadas categorias profissionais: açougueiros, peixeiros, magarefes, cozinheiros e veterinários. O período de incubação varia de 2 a 7 dias. No erisipeloide de Rosenbach, em que a infecção por *Erysipelothrix rhusiopathiae* é localizada, a lesão é geralmente única, acometendo os dedos e/ou as mãos, estendendo-se poucas vezes até o punho, sendo encontrada só em circunstâncias excepcionais em outras áreas da pele. É constituída por placa edemaciada eritematoviolácea com bordas arciformes bem definidas, intensamente dolorosa, acompanhada muitas vezes pela sensação de queimação e prurido, com quadro semelhante ao da erisipela ou da celulite; na medida em que a lesão aumenta de tamanho, seu centro vai-se tornando mais claro; pode haver vesiculação, adenite satélite e linfangite, e, ocasionalmente, ulceração, sem a ocorrência de supuração ou edema. Febre, quando se manifesta, é de pequena intensidade. Adenite satélite e artralgias podem ser observadas. A evolução é de doença autolimitada, com características muito mais benignas que as da erisipela, alcançando cura, em poucos dias, os pacientes tratados com penicilina G ou penicilina V; quando evolui espontaneamente, a cura é obtida depois de 3 semanas, em média. Há casos raros em que a lesão alcança grandes dimensões ou aparece em diversas áreas da superfície corpórea. Também é excepcional a disseminação hematogênica (bacteriemia), acompanhada de febre e dores articulares, de que pode resultar a instalação de endocardite por *Erysipelothrix rhusiopathiae*, de prognóstico grave. Quadros sépticos, não associados a endocardite, já foram diagnosticados em pessoas imunocomprometidas. *Erysipelothrix rhusiopathiae* costuma ser sensível (além das penicilinas G e V) à ampicilina, ao ciprofloxacino, à ceftriaxona, ao imipeném e à daptomicina.

Na artrite gotosa, verifica-se que a dor, presente na região eritematoedematosa da pele, refere-se propriamente à articulação comprometida.

Impetigo e ectima

O *impetigo estreptocócico* é uma piodermite superficial própria de crianças, localizada na face ou nos membros, em que as lesões eritematosas que se instalam sofrem rápida progressão para lesões eritematovesiculares ou eritematobolhosas. Vesículas íntegras, com que a doença tem início, são observadas poucas vezes, já que logo dão origem a pústulas que aumentam de volume e, depois de algumas horas ou poucos dias, sofrem ruptura, dando lugar a crostas melicéricas ou acinzentadas, espessas e aderentes. Da disseminação (autocontágio) pode resultar o aparecimento de múltiplas lesões, algumas eritematosas, outras eritematocrostosas. O impetigo não é, em geral, acompanhado de outras manifestações clínicas, sendo incomum a presença de febre e/ou de adenite satélite. A instalação das lesões do impetigo – que habitualmente se segue a escoriações, abrasões, pequenos traumatismos ou picadas de insetos – dá-se em pessoas já colonizadas pelo estreptococo do grupo A, sendo a falta de higiene importante fator predisponente. A bactéria pode também implantar-se sobre lesões da pele preexistentes, causadas por eczema ou escabiose.

Depois da cura do impetigo estreptocócico, observa-se ocasionalmente, no local das lesões que regrediram, área com discreta despigmentação, que persiste transitoriamente; não costuma, porém, deixar cicatriz. Em casos não tratados pode haver ulceração das lesões. Raramente o impetigo é acompanhado de bacteriemia, embora se associe ao desencadeamento de glomerulonefrite difusa aguda, uma das complicações tardias não supurativas das infecções causadas por estreptococo do grupo A.

Streptococcus pyogenes continua a ser o agente primário habitual do impetigo, embora se demonstre frequentemente estar associado a *Staphylococcus aureus*. No impetigo causado exclusivamente por *Staphylococcus aureus* – em que é característica a presença de bolhas contendo líquido turvo (*impetigo bolhoso*) – as lesões costumam ser múltiplas, em diversos estágios evolutivos, por causa da mais rápida propagação; da ruptura das vesículas, bolhas e pústulas têm origem crostas de cor cinzenta (e não amarelada). No diagnóstico diferencial do impetigo estreptocócico deve ser lembrado o herpes simples, que nem sempre se localiza nos lábios e nos genitais, podendo acometer outras áreas da superfície cutânea (região glútea, região lombar etc.).

No ectima, uma variedade do impetigo, a lesão fundamental é constituída por placa eritematosa, geralmente pouco edemaciada, medindo 2 a 3 cm de diâmetro, sobre a qual logo se instala uma vesícula ou vesiculopústula, que rapidamente se rompe e dá origem a úlcera rasa, recoberta geralmente por crostas rígidas, espessas e aderentes, de cor acastanhada. As lesões são geralmente múltiplas, localizadas quase sempre na face anterior do terço inferior da perna, ou no dorso do pé. Isquemia e traumatismos constituem fatores predisponentes para seu aparecimento. O ectima pode ser acompanhado de febre e adenite satélite e sua cura costuma deixar cicatriz, em particular nos casos não tratados adequadamente e/ou que tenham evolução prolongada. O diagnóstico diferencial do ectima estreptocócico deve ser feito com úlcera de estase e leishmaniose tegumentar. O *ectima gangrenoso*, causado geralmente por *Pseudomonas aeruginosa*, caracteriza-se clinicamente por placa eritematosa cuja região central contém vesículas hemorrágicas que se rompem e dão origem a úlcera profunda, erosiva e ampla, com pequenas vesículas nas bordas; as lesões são isoladas ou em pequeno número, localizando-se geralmente em períneo, região glútea, região axilar ou nas extremidades.

Celulite

Dá-se o nome de *celulite* à inflamação aguda piogênica difusa da derme e do tecido subcutâneo, que se instala comumente no contorno de ferimento, ulceração ou dermatose (Swartz, 2004), podendo ser causada por diversas espécies de bactérias. A celulite causada por *Streptococcus pyogenes* instala-se em áreas da pele onde ocorreram ferimentos cutâneos, queimaduras ou mesmo escoriações ou abrasões nem sempre notadas pelo enfermo, associando-se comumente a adenite satélite, linfangite, fleimão e, eventualmente, bacteriemia.

O quadro clínico da celulite causada por *Streptococcus pyogenes* é semelhante ao da erisipela, com febre alta, calafrios e mal-estar geral, além de dor, eritema, calor e edema na área acometida; na celulite, no entanto, a superfície da lesão é lisa e opaca, sem demarcação de limites nítidos separando-a da pele normal circunjacente. A ocorrência de celulite é mais frequente em pessoas com déficit da circulação linfática (mastectomizadas, safenectomizadas ou submetidas à exérese de varizes dos membros inferiores, indivíduos com filariose etc.) e em usuários de drogas ilícitas injetáveis, nos quais tem sido observada a instalação de outras complicações (tromboflebite séptica, artrite piogênica, osteomielite, endocardite etc.). O estreptococo do grupo A é agente etiológico de celulite perineal, celulite perianal, celulite periorbital (que também pode ser causada por *Staphylococcus aureus* e, excepcionalmente, por *Streptococcus pneumoniae*) e celulite localizada em:

- Área adjacente a feridas provocadas por cirurgias do tórax, do abdome e do quadril, no pós-operatório imediato
- Área da coxa ou do abdome onde se fez lipoaspiração (também causada por *Peptostreptococcus*)
- Área adjacente à incisão ou à cicatriz provocada por safenectomia (também causada por *Streptococcus dysgalactiae* subsp. *equisimilise*)
- Área vizinha ao local onde foi aplicada injeção, quase sempre em usuários de drogas ilícitas, em que o agente também pode ser *Staphylococcus aureus* ou estreptococos dos grupos C, F e G
- Áreas da orelha, do nariz e do umbigo em que foi instalado *piercing* (também causada por *Staphylococcus aureus*) (Swartz, 2004).

A celulite da face ou periorbitária, em crianças com menos de 5 anos de idade, é causada habitualmente por *Haemophilus influenzae* do tipo b. Celulite no braço ipsilateral e celulite recorrente são diagnosticadas em mulheres submetidas a mastectomia por câncer de mama; tanto no pós-operatório de mastectomia (com retirada de linfonodos axilares) quanto no pós-operatório de nodulectomia de mama, os agentes etiológicos habituais são estreptococos beta-hemolíticos dos grupos C e G. A celulite gangrenosa, em que ocorre necrose do tecido celular subcutâneo e da pele adjacente, pode ser variedade mais grave da celulite comum ou fazer parte do quadro da mucormicose cutânea necrosante, em imunodeprimidos. Clostrídios ou bactérias anaeróbias não esporuladas (*Bacteroides* sp., *Peptostreptococcus* sp. ou *Peptococcus* sp.), isoladamente ou em associação a bactérias facultativamente anaeróbias (*Escherichia coli, Klebsiella pneumoniae, Aeromonas hydrophila* etc.), são responsáveis por celulite crepitante, em que há formação de gás, encontrado no tecido celular subcutâneo. A celulite estreptocócica pode ser confundida com a celulite causada por *Staphylococcus aureus* (em geral periorbital), bactérias anaeróbias ou por associação de bactérias aeróbias e anaeróbias.

Outras bactérias e, mesmo, fungos podem ser responsáveis por celulite resultante de bacteriemia ou fungemia, em pessoas imunodeprimidas, estando entre os agentes mais comuns diversos bacilos gram-negativos entéricos (*Acinetobacter* sp., *Aeromonas hydrophila, Escherichia coli, Proteus* sp. etc.), *Pseudomonas aeruginosa, Helicobacter cinadei, Vibrio vulnificus* e *Cryptococcus neoformans.*

Miosite e piomiosite

Embora *Staphylococcus aureus* seja o agente habitual de miosite, esta pode ser causada por *Streptococcus pyogenes*, muitas vezes em associação a sepse ou síndrome do choque tóxico, surgindo espontaneamente ou seguindo-se a traumatismo ou injeção intramuscular. A miosite causada por estreptococo do grupo A é rara, mas de extrema gravidade, caracterizada por necrose muscular sem formação de abscesso, não sendo acometido a princípio (ao contrário do que se verifica na fasciite necrosante) o tecido subcutâneo ou a pele; a tomografia axial computadorizada permite estabelecer o diagnóstico e a extensão do comprometimento muscular (Adams *et al.*, 1985; Dalal *et al.*, 2002). A destruição do tecido exige, além da antibioticoterapia, rápida realização de intervenção cirúrgica (fasciotomia e desbridamento). A letalidade costuma ser muito alta. Esse tipo de miosite não deve ser confundido com a miosite causada por estreptococos anaeróbios, acompanhada de dor intensa e formação de gás, associada a trauma ou procedimentos cirúrgicos, cujo estudo não faz parte dos objetivos deste capítulo. *Staphylococcus aureus* é o agente habitual de *piomiosite*; no entanto, há vários casos descritos na literatura em que o patógeno responsável foi *Streptococcus pyogenes* (Hansmann e Christmann, 1998; Zervas *et al.*, 2002).

Fasciite necrosante

A fasciite necrosante (do tipo II) causada por *Streptococcus pyogenes* – descrita por Meleney, em 1924, como gangrena estreptocócica – é a infecção aguda de tecidos moles, que acompanha geralmente a síndrome do choque tóxico, em que há rápida progressão de acentuado edema para bolhas violáceas e necrose do tecido celular subcutâneo, com ausência de crepitação (Swarz, 2004). A fasciite necrosante do tipo I, infecção mista causada por bactérias anaeróbias e bactérias facultativamente anaeróbias, tais como estreptococos e enterobactérias, também se instala agudamente, com rápido comprometimento da fáscia muscular profunda, caracterizando-se clinicamente por dor acentuada, edema e, frequentemente, crepitação, com a instalação de bolhas e necrose na pele subjacente. Em cerca de 50% dos casos há porta de entrada evidente (ferida cirúrgica, queimadura, picada de inseto ou lesões de varicela).

Na fasciite necrosante por *Streptococcus pyogenes*, associada quase sempre à síndrome do choque tóxico, instala-se de início eritema cutâneo, com dor local intensa, febre alta e sinais de toxemia; depois de 24 a 72 h o processo inflamatório se acentua e a lesão da pele adquire cor bronzeada ou violeta, seguindo-se o aparecimento, em sua superfície, de bolhas contendo líquido amarelado ou hemorrágico; por volta do quarto ou quinto dia de evolução observam-se sinais de gangrena da pele acometida; a bacteriemia pode provocar o aparecimento de abscessos em outras localizações (Pessa e Howard, 1985; Stevens, 1995; Simonart, 2004). A febre é alta, com presença de prostração e mau estado geral; o prognóstico é grave, com alta taxa de letalidade. O diagnóstico etiológico da fasciite necrosante é estabelecido com base no exame direto de secreções obtidas por punção, em que se demonstra a presença de cocos gram-positivos, ou por biopsia de congelação; no hemograma há geralmente leucocitose com intenso desvio à esquerda; costuma ocorrer também aumento acentuado da concentração sérica de creatinofosfoquinase. O exame radiográfico, a tomografia computadorizada e a ressonância magnética não costumam dar contribuição definitiva para o diagnóstico (Stevens, 1995).

Para a instalação da síndrome do choque tóxico, da miosite e da fasciite necrosante causadas por *Streptococcus pyogenes* contribuem – além do volume do inóculo bacteriano e da virulência da cepa envolvida – fatores predisponentes do hospedeiro, entre os quais a idade (mais comuns em recém-nascidos e idosos), doenças crônicas (diabetes melito, doenças vasculares periféricas acompanhadas de isquemia, neoplasias malignas, alcoolismo e desnutrição) e outras condições, tais como AIDS, imunodepressão associada a várias moléstias ou induzida por medicamentos (quimioterápicos, glicocorticoide etc.), neutropenia, procedimentos médicos invasivos, intervenções cirúrgicas, uso abusivo de drogas ilícitas aplicadas por via parenteral e traumatismos – com presença de soluções de continuidade na pele, tecidos desvitalizados, edema, hematoma ou corpos estranhos (Sutherland e Meyer, 1994).

Síndrome do choque tóxico

A partir da década de 1980 passaram a ser descritos, tanto em adultos quanto em crianças, casos da síndrome do choque tóxico provocada por *Streptococcus pyogenes* (Willoughby e Greenberg, 1983; Bartter *et al.*, 1988; Hribalova, 1988), semelhante à síndrome do choque tóxico, reconhecida anteriormente, causada por *Staphylococcus aureus*. A síndrome do choque tóxico caracteriza-se por infecção grave de tecidos moles associada predominantemente a choque, síndrome da angústia respiratória aguda (SARA) e insuficiência renal, com alto índice de letalidade. Os M-sorotipos 1, 3, 12 e 28 são os isolados com maior frequência nos doentes com choque e comprometimento de múltiplos órgãos, com predomínio do tipo 1. A porta de entrada de *Streptococcus pyogenes* somente pode ser demonstrada em cerca de 50% dos casos, constituída por lipectomia, histerectomia, parto vaginal, exérese de joanete, instalação de pinos em ossos, herniorrafia, mamoplastia e vasectomia, ocorrendo na maioria dos pacientes após traumatismo que não produziu solução de continuidade visível na pele (Stevens, 1992; 1995). Os casos são esporádicos, embora já se tenham descrito surtos em creches.

A *definição de caso* da síndrome do choque tóxico causado por estreptococo do grupo A, estabelecida por especialistas norte-americanos dos Centers for Disease Control and Prevention (The Working Group, 1993), encontra-se na Tabela 113.5.

Tabela 113.5 Definição de caso. da síndrome do choque tóxico causada por *Streptococcus pyogenes*.[1,2]

I. Isolamento do estreptococo do grupo A:
- A. De região, líquido ou secreção normalmente estéril (sangue, líquido cefalorraquidiano, líquido pleural, fragmento de tecido obtido por biopsia etc.)
- B. De região, líquido ou secreção normalmente não estéril (orofaringe, escarro, secreção vaginal, lesão superficial da pele etc.)

II. Evidências clínicas de gravidade:
- A. Hipotensão: pressão arterial sistólica ≤ 90 mmHg, em adultos, ou < 5% da pressão normal para a idade, em crianças e adolescentes até 16 anos de idade

e

- B. Duas ou mais das seguintes alterações:
  1. Insuficiência renal: concentração sérica de creatinina inferior a 2 mg/dℓ, em adultos, ou maior ou igual a duas vezes o limite superior do valor normal para a idade, em crianças. Em pessoas com insuficiência renal preexistente, valor da creatinina sérica pelo menos duas vezes maior que a taxa básica
  2. Coagulopatia: número de plaquetas no sangue ≤ 100.000/mm^3 ou coagulação intravascular disseminada, caracterizada por tempo de coagulação prolongado, baixa concentração sérica de fibrinogênio e presença no sangue de produtos da degradação da fibrina
  3. Comprometimento hepático: concentração sanguínea de alanino aminotransferase, aspartato aminotransferase e bilirrubina total igual ou superior a duas vezes o limite superior do valor considerado normal para a idade. Em pessoas com hepatopatia preexistente, valores de aminotransferases e de bilirrubina total pelo menos duas vezes maiores que a taxa básica
  4. Síndrome da angústia respiratória aguda (SARA), caracterizada por instalação aguda de infiltrado difuso nos pulmões e hipoxemia, na ausência de insuficiência cardíaca, evidência de alteração capilar difusa, caracterizada por instalação aguda de edema generalizado ou de derrame pleural ou ascite acompanhados de hipoalbuminemia
  5. Exantema eritematoso generalizado que pode sofrer descamação.
  6. Necrose de tecidos moles, incluindo fasciite necrosante ou miosite, ou gangrena

[1]Caso bem definido: quando a doença preenche os critérios IA e II (A e B).
[2]Caso provável: quando esses critérios não são preenchidos, mas nenhuma outra etiologia é encontrada para a doença.

A síndrome do choque tóxico por *Streptococcus pyogenes* instala-se abruptamente, com dor intensa, que se manifesta geralmente em um dos membros, embora possa simular peritonite, doença inflamatória pélvica, pneumonia, infarto agudo do miocárdio ou pericardite (Stevens, 1995); em 20% dos casos ocorre quadro clínico semelhante ao da *influenza*, com febre, calafrios, mialgia, náuseas, vômitos e diarreia (Stevens, 1992). Segundo esse autor, 80% dos doentes apresentam evidências de infecções em partes moles, tais como edema e eritema, que em 70% dos casos evoluem para fasciite necrosante ou miosite; a formação de bolhas contendo líquido azulado ou violáceo na região edemaciada constitui sinal de mau prognóstico. Nos demais pacientes sem lesões de partes moles as manifestações clínicas são as observadas em várias síndromes: endoftalmite, miosite, peri-hepatite, peritonite, meningite, miocardite e artrite, acompanhadas ou seguidas de sepse. Em 10% dos enfermos instala-se exantema eritematoso idêntico ao da escarlatina. O sintoma mais frequente é a febre, mas pode ocorrer hipotermia nos doentes em choque. Os doentes com pressão arterial normal no primeiro atendimento podem apresentar hipotensão nas quatro horas seguintes. O comprometimento renal, na admissão, é evidenciado pelo aumento da concentração sérica de creatinina e pela presença de hemoglobinúria; em 40 a 50% dos casos a insuficiência renal precede a hipotensão. Hipoalbuminemia e hipocalcemia são detectadas desde o início e persistem durante a evolução. O aumento da concentração sérica de creatinofosfoquinase associa-se à presença de fasciite necrosante ou miosite. A leucocitose costuma ser discreta, mas o desvio à esquerda é bastante acentuado, chegando as formas jovens a alcançar taxa de até 50% do total de neutrófilos. O aparecimento de trombocitopenia indica a instalação de coagulação intravascular. Segundo Stevens (1992), as hemoculturas são positivas em 60% dos doentes com síndrome do choque tóxico estreptocócica. O choque já está presente na admissão ou instala-se quatro a oito horas depois, em todos os doentes; mesmo com a instituição do tratamento, cerca de 90% dos enfermos continuam em choque; a insuficiência renal também persiste ou agrava-se em todos os doentes, apesar do tratamento, exigindo-se a realização de diálise em muitos deles; nos que sobrevivem, a concentração de creatinina sérica retorna ao normal no fim de 4 a 6 semanas (Stevens, 1995). De acordo com esse autor, a síndrome da angústia respiratória aguda (SARA) é observada em 55% dos doentes, aparecendo quase sempre depois de instalar-se a hipotensão, exigindo, em 90% dos casos, a administração suplementar de oxigênio (intubação e ventilação mecânica). A taxa de letalidade varia entre 30 e 70%. Em muitos casos a evolução é tão rápida que a morte ocorre no primeiro ou no segundo dia de hospitalização.

No quadro clinicoevolutivo da síndrome do choque tóxico estreptocócica é frequente a associação com as manifestações de miosite e de fasciite necrosante, já descritas (Cone *et al.*, 1987; Stevens *et al.*, 1989; Stevens, 1992; 1995; Forni *et al.*, 1995; Schlievert e Assimacopoulos, 2004; Bisno e Stevens, 2010). *Streptococcus pyogenes* pode ser recuperado em hemocultura, cultura de liquor ou cultura de secreção pleural ou peritoneal, assim como de secreção colhida por punção aspirativa profunda da área lesada ou de fragmento de tecido obtido por biopsia. A síndrome do choque tóxico por *Streptococcus pyogenes* deve ser diferenciada da mesma síndrome causada por *Staphylococcus aureus*, descrita no Capítulo 112, *Estafilococcias*.

Outras infecções por estreptococo do grupo A

Streptococcus pneumoniae e *Haemophilus influenzae* não tipável são os agentes bacterianos mais comuns de *sinusite aguda*, em crianças e adultos, seguidos em frequência por *Staphylococcus aureus, Streptococcus pyogenes* e bactérias anaeróbias.

A *otite média aguda*, cujos agentes etiológicos habituais, em crianças, são *Streptococcus pneumoniae* e *Haemophilus influenzae* (a maioria das cepas não tipável e cerca de 10% constituídas por *Haemophilus influenzae* do tipo b), só esporadicamente é causada por *Streptococcus pyogenes*.

De ocorrência rara durante as primeiras quatro décadas da era antibiótica, a *pneumonia* por estreptococo do grupo A passou a ser diagnosticada com frequência maior nos últimos anos, geralmente como complicação de viroses respiratórias agudas, sarampo ou varicela, ou como infecção oportunista em pneumopatas crônicos; a radiografia de tórax mostra a presença de broncopneumonia, quase sempre unilateral. A instalação da doença costuma ser súbita, com febre, calafrios, dor do tipo pleural e tosse com escarro hemoptoico. Derrame pleural serossanguinolento – em que *Streptococcus pyogenes* é frequentemente isolado – ocorre em cerca de 50% dos casos, podendo-se também observar outras complicações (pneumotórax, pericardite, mediastinite e bronquiectasia).

À semelhança da pneumonia, a *bacteriemia* e a *sepse* por *Streptococcus pyogenes* estão se tornando mais comuns, tanto em adultos quanto em crianças. A bacteriemia associa-se habitualmente a pneumonia, celulite, fasciite necrosante e síndrome do choque tóxico. Como decorrência da bacteriemia, às vezes sem foco aparente, pode resultar o aparecimento de endocardite, meningite, artrite, osteomielite, peritonite e abscessos. Nas crianças, a porta de entrada do estreptococo do grupo A são as lesões de piodermite, de queimaduras ou da varicela, nas quais a bactéria se implanta e se multiplica antes de disseminar-se. Neoplasias malignas e imunodepressão constituem fatores predisponentes da bacteriemia e da sepse estreptocócica, em todas as idades; em idosos, ocorrem geralmente em indivíduos com diabetes melito, tumores malignos e outras doenças crônicas e debilitantes.

A *sepse puerperal* e a *endometrite estreptocócica* (antigamente englobadas sob a denominação de *febre puerperal*) constituem quase sempre complicações de abortamento ou parto, e são causadas com maior frequência, na atualidade, pelo estreptococo do grupo B que pelo estreptococo do grupo A.

Os casos raros de *meningite purulenta* por *Streptococcus pyogenes* são invariavelmente secundários a otite média aguda, mastoidite ou sinusite causadas por essa bactéria.

A *paroníquia*, cuja etiologia é classicamente atribuída a *Staphylococcus aureus*, é muitas vezes causada pela associação dessa bactéria a *Streptococcus pyogenes*.

Complicações supurativas

As complicações supurativas da faringoamidalite por *Streptococcus pyogenes*, de que as principais estão citadas na Tabela 113.2, são constituídas por abscesso retrofaríngeo, abscesso ou celulite peritonsilar, linfadenite cervical supurada, mastoidite, sinusite aguda e otite; os abscessos retrofaríngeo e peritonsilar podem ter como agente etiológico bactérias anaeróbias, isoladamente ou em associação ao estreptococo do grupo A (Bisno e Stevens, 2010). Outras complicações da infecção por essa bactéria, enumeradas a seguir, são incomuns ou muito raras na atualidade. Meningite, abscesso cerebral ou trombose dos seios venosos intracranianos podem resultar da extensão de infecção instalada em áreas vizinhas, através do osso mastoide ou da placa cribriforme do etmoide. A disseminação hematogênica a partir de foco primário de infecção pode acometer vários órgãos, causando artrite, endocardite, meningite, osteomielite, pneumonia, abscesso cerebral ou abscesso hepático.

Complicações tardias não supurativas

As principais complicações tardias não supurativas das infecções por estreptococo beta-hemolítico do grupo A (doença reumática e glomerulonefrite difusa aguda) foram revistas por Stollerman (2004) e Bisno (2010). Na patogênese dessas complicações, citadas na Tabela 113.2, estão envolvidos mecanismos imunológicos. Cunningham (2000) reconhece a artrite reacional (independentemente da doença reumática) como complicação não supurativa das infecções causadas por *Streptococcus pyogenes*.

São predominantemente acometidas pela *doença reumática* pessoas com 5 a 15 anos de idade. O período de latência entre a infecção por *Streptococcus pyogenes* e a doença reumática – variável entre 1 e 5 semanas – dura em média 19 dias; a poliartrite migratória costuma instalar-se 10 a 30 dias depois do episódio infeccioso (Stollerman, 2004). A doença reumática pode ser desencadeada apenas por infecções de faringe (e não da pele) causadas por sorotipos *reumatogênicos* do estreptococo do grupo A, instalando-se na convalescença de cerca de 3% dos episódios de faringite causada por essa bactéria; no entanto, a infecção é inaparente em aproximadamente 30% dos casos. Na doença reumática pós-estreptocócica as lesões são resultantes de fenômenos autoimunes induzidos por determinantes antigênicos (epítopos) presentes na proteína M de cepas *reumatogênicas* de *Streptococcus pyogenes* e em componentes de tecidos cardíacos. Outros antígenos estreptocócicos dão reação cruzada com glicoproteínas e fibroblastos de valvas cardíacas, membrana sinovial e cartilagem articular, tecido cerebral, músculos lisos, músculos esqueléticos, tecido hepático, linfócitos, timo, pele e rim (Roberts *et al.*, 2001); as lesões teciduais observadas nessa complicação podem ser induzidas pela ação tóxica direta da estreptolisina O. Outros mecanismos imunológicos – deposição tecidual de imunocomplexos circulantes e citotoxicidade mediada por células – estão envolvidos no desenvolvimento de alguns tipos de manifestações observadas na doença reumática. A persistência de *Streptococcus pyogenes* nas amígdalas associa-se com maior probabilidade de ocorrência da doença reumática; menos de 1% das faringites estreptocócicas agudas são seguidas por essa complicação não supurativa. É limitado o número de proteína M-sorotipos de *Streptococcus pyogenes* capazes de promover o desenvolvimento de doença reumática, o que se verifica com muito maior frequência nas infecções faríngeas recorrentes que na primoinfecção faríngea. São eles, predominantemente, os sorotipos 1, 3, 5, 6, 18, 19 e 24, denominados *reumatogênicos*, dotados de epítopos que induzem reação imune envolvendo moléculas do complexo principal de histocompatibilidade (CPH ou *MHC*) de classe I, mais que moléculas de classe II; há, entre eles, epítopos capazes de promover reação cruzada com tecidos de seres humanos, tendo a sua proteína M propriedades de superantígeno e sendo as cepas desses sorotipos dotadas de características genotípicas idênticas às das cepas em geral isoladas em infecções faríngeas (Watanabe-Ohnishi *et al.*, 1994; Cunningham, 2000). As cepas de *Streptococcus pyogenes* que costumam causar infecções cutâneas são de M-sorotipos não associados a doença reumática (mesmo quando provocam infecção faríngea). Os dados clínicos e laboratoriais da doença reumática pós-estreptocócica encontram-se descritos com pormenor nas revisões de Stollerman (2004) e de Bisno (2010).

Diferentemente da doença reumática, a *glomerulonefrite difusa aguda* pode seguir-se tanto a infecções faríngeas quanto cutâneas causadas por *Streptococcus pyogenes*. Embora o mecanismo patogenético da glomerulonefrite difusa aguda pós-estreptocócica não esteja estabelecido em definitivo, há muitas evidências de que as lesões renais se instalem por intermédio de mecanismos imunológicos:

- Período de latência entre a infecção e o aparecimento dessa complicação
- Redução da concentração sérica do complemento total e presença precoce nos glomérulos
- Presença nos glomérulos renais, já no início da doença, de componentes do sistema do complemento (C3, em particular, e às vezes C1q e C4), de imunoglobulinas da classe IgG (às vezes, IgM) e de antígenos (ainda não definitivamente identificados) que reagem com soros antiestreptocócicos. Indução de anticorpos, que reagem com o tecido renal, por estreptocococos *nefritogênicos* (Bisno, 2010).

Os antígenos podem pertencer ao próprio estreptococo ou serem oriundos de tecidos (endocárdio, sarcolema ou músculo liso de vasos) em que alguns epítopos são idênticos aos dessa bactéria. De acordo com achados de microscopia eletrônica, em tecido renal obtido por biopsia, imunocomplexos circulantes, constituídos por imunoglobulinas do paciente e antígenos do estreptococo, depositados no glomérulo podem contribuir ou ser os responsáveis pela agressão glomerular. Os M-sorotipos do estreptococo do grupo A mais frequentemente associados ao aparecimento de glomerulonefrite difusa aguda – de cepas denominadas *nefritogênicas* – são os seguintes: 1, 2, 3, 4, 12, 15, 49, 55, 56, 59, 60 e 61; os tipos 12 e 49 são os isolados com maior frequência, respectivamente, quando a complicação se associa a faringoamidalites e piodermites estreptocócicas, embora nem todas as cepas desses sorotipos sejam *nefritogênicas* (Bisno, 2010). Com exceção do sorotipo 1, os demais sorotipos *nefritogênicos* não se associam ao aparecimento de doença reumática. A glomerulonefrite difusa aguda pós-estreptocócica ocorre em 10 a 15% das pessoas que apresentam infecções faríngeas ou cutâneas provocadas por cepas *nefritogênicas* de *Streptococcus pyogenes*, instalando-se 1 a 2 semanas depois da faringite e 2 a 3 semanas depois da piodermite. A maioria dos casos de glomerulonefrite difusa aguda pós-estreptocócica incide em crianças com 3 a 7 anos de idade. O período de latência é de 3 semanas, em média, quando se segue a infecções cutâneas, e mais curto, de 10 dias, em média, quando é subsequente a infecções da orofaringe. Surtos de glomerulonefrite difusa aguda pós-faringoamidalite estreptocócica foram observados predominantemente entre o sexto e o décimo ano de vida. Ao contrário do que se verifica na doença reumática, que se associa exclusivamente a infecções por estreptococo do grupo A, já foram descritos surtos de glomerulonefrite difusa aguda subsequentes a infecções por estreptococos do grupo C (*Streptococcus equi* subsp. *zooepidemicus*). Também em desacordo com o que se observa na doença reumática, as recorrências de glomerulonefrite difusa aguda pós-estreptocócica são muito raras; por sua vez, só excepcionalmente ocorre evolução para glomerulonefrite crônica (Stollerman, 2004). Os dados clínicos e laboratoriais da glomerulonefrite difusa aguda pós-estreptocócica encontram-se descritos com pormenor nas revisões de Stollerman (2004) e de Bisno (2010).

À semelhança do que se verifica na glomerulonefrite difusa aguda pós-estreptocócica, a *púrpura de Henoch-Schönlein* e o *eritema nodoso* são complicações não supurativas que eventualmente se seguem a infecções por *Streptococcus pyogenes*, a primeira como resultado da deposição glomerular mesangial de imunocomplexos (imunoglobulinas da classe IgA ligadas a antígenos estreptocócicos, em presença de C3) e a segunda como provável reação de hipersensibilidade do tipo IV, na pele, a antígenos estreptocócicos. A *artrite reacional pós-estreptocócica* é a que se segue a infecções por estreptococo do grupo A na ausência de suficientes critérios de Jones para o diagnóstico de doença reumática; predomina em crianças, seu período de latência é de 10 dias ou menos, persiste durante 1 a 5 dias, não responde ao tratamento com ácido acetilsalicílico e evolui espontaneamente para cura completa no fim de 3 semanas. Aviles *et al.* (2000) publicaram seis casos de artrite reacional por estreptococo do grupo A em adultos e fizeram revisão da literatura sobre essa complicação não supurativa de infecções por *Streptococcus pyogenes*.

Infecções causadas por estreptococo do grupo B

O estreptococo do grupo B de Lancefield (*Streptococcus agalactiae*) e as doenças por ele causadas foram recentemente revistos com pormenor por Rowen e Baker (2004), Wessels e Kasper (2004), Edwards *et al.* (2006) e Edwards e Baker (2010).

O estreptococo do grupo B é agente de infecções em crianças e adultos. Em crianças a doença pode ocorrer na primeira

Tabela 113.6 Infecções causadas por estreptococo do grupo B.

I. Infecções no recém-nascido e no lactente
1. Doença precoce
- Meningite e sepse (as mais comuns)
- Bacteriemia isolada (sem foco de infecção identificável)
- Pneumonia
2. Doença tardia
- Meningite e sepse (as mais comuns)
- Bacteriemia isolada (sem foco de infecção identificável)
- Artrite séptica
- Osteomielite
- Celulite facial, celulite submandibular ou pré-auricular (acompanhadas ou não de linfadenite satélite), conjuntivite, endocardite, otite média, peritonite, empiema pleural e abscesso cerebral e outros tipos de abscessos profundos

II. Infecções no adulto
a) Em mulheres no puerpério:
- Endometrite, endoparametrite e corioamnionite (as mais comuns)
- Artrite séptica
- Pneumonia
- Bacteriemia
- Meningite ou endocardite (como complicações da bacteriemia)

b) Em pessoas idosas ou com doenças de base:
- Celulite, infecções de úlceras cutâneas, infecção urinária, pneumonia, endocardite e artrite (as mais comuns)
- Meningite, osteomielite, endocardite, abscessos intra-abdominais e fasciite necrosante (raras)

semana de vida (*doença precoce*) ou depois disso (*doença tardia*). As infecções causadas por *Streptococcus agalactiae* em crianças e adultos estão mencionadas nas Tabelas 113.6 e 113.7.

Nos EUA, com a adoção da quimioprofilaxia durante o parto, a incidência da doença precoce diminuiu acentuadamente (Schrag *et al.*, 2000). Em adultos, as infecções por estreptococo do grupo B são observadas em gestantes, sob a forma de infecção urinária (geralmente como bacteriúria assintomática), infecção amniótica, endometrite pós-parto, sepse puerperal e, com pequena frequência, meningite e tromboflebite séptica. Em anos mais recentes, a doença por *Streptococcus agalactiae* em adultos passou a predominar em não gestantes, em pessoas com doenças de base.

As infecções sintomáticas causadas por *Streptococcus agalactiae* em recém-nascidos e crianças maiores são agrupadas sob as denominações de *doença precoce* (ou *doença com instalação precoce*), *doença tardia* (ou *doença com instalação tardia*) e *doença muito tardia* (ou *doença com instalação muito tardia*) (Tabela 113.7).

Doença precoce

Segundo Rowen e Baker (2004), a doença precoce é a que se manifesta em recém-nascidos com menos de 7 dias de vida, diagnosticada em mais de 90% dos casos nas primeiras 12 h (8h, em média), sendo acometidos com maior frequência os prematuros; em poucos casos a doença se instala alguns dias depois do nascimento. Nos EUA, os agentes de doença precoce, por ordem de frequência, pertencem aos sorotipos Ia, III, V, II e Ib (Edwards *et al.*, 2006). As síndromes causadas por estreptococo do grupo B em crianças (doença precoce, doença tardia e doença muito tardia), assim como algumas de suas características estão relacionadas nas Tabelas 113.6 e 113.7. As que se manifestam mais comumente na doença precoce são a pneumonia, a sepse, a meningite e a bacteriemia (febre e hemocultura positiva, sem foco de infecção evidente) (Tabela 113.7). No quadro clínico, é comum a presença de insuficiência respiratória, anorexia, palidez, taquicardia, icterícia e letargia, acompanhadas de febre, hipotermia ou normotermia. Segundo Edwards *et al.* (2006), o índice de letalidade da doença precoce por *Streptococcus agalactiae*, em publicações mais recentes, varia de 2 a 10%, sendo as taxas mais altas observadas em prematuros e recém-nascidos com baixo peso.

A *doença precoce* manifesta-se em 1 a 2% dos recém-nascidos de mães colonizadas na vagina por *Streptococcus agalactiae* (embora, como já se mencionou, seja detectada a presença da bactéria em 50% deles), sendo mais vulneráveis os prematuros, nos quais são mais acentuadas as alterações da imunidade próprias do recém-nascido.

A infecção neonatal por *Streptococcus agalactiae* ocorre durante o parto, em filhos de mães já colonizadas por essa bactéria na vagina e/ou no intestino, ou de mães que apresentem infecção urinária (geralmente bacteriúria assintomática, com mais de 10^5 UFC/mℓ de urina). A presença da bactéria no reto ou na vagina da mãe torna viável a infecção do recém-nascido; a aspiração de secreções vaginais geralmente induz, no recém-nascido, o aparecimento de pneumonia. São semelhantes as taxas de colonização vaginal por *Streptococcus agalactiae* em mulheres (25%, em média), gestantes ou não, mais

Tabela 113.7 Características das doenças precoce, tardia e muito tardia causadas por estreptococo do grupo B.

Características	Doença precoce (< 7 dias)	Doença tardia (≥ 7 dias)	Doença muito tardia (> 3 meses)
Média de idade na instalação da doença	Uma hora	27 dias	> 3 meses
Incidência de prematuridade	Aumentada	Não aumentada	Comum
Complicações maternas e obstétricas	Frequentes (70%)	Incomuns	Frequência variável
Manifestações comuns	- Sepse (25 a 40%) - Meningite (5 a 10%) - Pneumonia (35 a 55%)	- Meningite (30 a 40%) - Bacteriemia sem foco de origem (40 a 50%) - Osteoartrite (5 a 10%)	- Bacteriemia sem foco de origem (comum) - Bacteriemia com foco de origem (ocasional)
Sorotipos isolados	- Ia, Ib, Ia/c (30%) - II (30%) - III (40%) (não meningite); (80%) (meningite)	III (cerca de 75 a 70%)	Vários
Taxa de letalidade	5 a 10%	2 a 6%	Baixa

Adaptada de Ewards *et al.*, 2006

altas naquelas com menos de 20 anos de idade, com atividade sexual e que usam dispositivo intrauterino, e mais baixas em multíparas com mais de duas gestações anteriores (Rowen e Baker, 2004; Edwards *et al.*, 2006). Apesar de sexualmente transmissível, o número de parceiros e o número médio de contatos sexuais não interferem na frequência da colonização da mulher pelo estreptococo do grupo B. No estudo de Zaleznik *et al.* (2000), que incluiu 2.929 mulheres, 36,7% das de cor negra estavam colonizadas por *Streptococcus agalactiae*, o que se observou em 23,3% das mulheres de outras etnias. Já foi citado que é de aproximadamente 50% a taxa de transmissão vertical do estreptococo do grupo B de mães colonizadas para seus recém-nascidos, avaliada por meio de culturas de material obtido do reto ou da orofaringe da criança, de preferência 24 a 48 h depois do nascimento (Rowen e Baker, 2004). A infecção dos recém-nascidos dá-se por via ascendente, com a ruptura da membrana amniocoriônica, ou por mecanismo direto, no momento do parto. A frequência com que se dá a infecção do recém-nascido, nessas circunstâncias, é maior nas crianças que nasceram de parto normal e proporcional à quantidade de microrganismos presentes na vagina materna, sobretudo em mulheres com menos de 20 anos, negras e primíparas. O uso de antibioticoprofilaxia em gestantes colonizadas reduziu acentuadamente a taxa de transmissão de *Streptococcus agalactiae* para seus filhos (CDC, 2002). Os principais fatores maternos que favorecem a transmissão de *Streptococcus agalactiae* aos recém-nascidos são: grau da colonização; parto antes de decorridas 37 semanas de gestação; ruptura precoce da membrana amniocoriônica (ocorrência da ruptura mais que 18 h antes de qualquer parto); febre durante o parto. O maior tamanho do inóculo bacteriano nas crianças associa-se à manifestação de doença precoce, assim como, também, de doença tardia.

Entre as infecções observadas com maior frequência na doença precoce (sepse, bacteriemia, pneumonia e meningite), *Streptococcus agalactiae* pode ser recuperado do sangue na maioria dos casos de pneumonia e meningite, e, obviamente, dos doentes com sepse ou bacteriemia sem foco de infecção identificável. Sepse é observada em cerca de 60% dos casos. São observadas alterações respiratórias (taquipneia, inspiração ruidosa, cianose ou apneia); às vezes, a hipotensão é o primeiro sinal. Algumas crianças nascem em estado de choque ou em coma. Outras manifestações podem ser encontradas: prostração, anorexia, febre ou hipotermia, palidez, taquicardia, distensão abdominal e icterícia. Embora a pneumonia seja diagnosticada em 30 a 45% dos casos, quase todas as crianças com doença precoce por estreptococo do grupo B apresentam distúrbios respiratórios. As alterações da radiografia de tórax são semelhantes às encontradas na doença da membrana hialina em mais de 50% dos pacientes; cerca de 30% das crianças apresentam alterações radiológicas de pneumonia alveolar. Em cerca de 10% dos doentes ocorre meningite, demonstrada mesmo na ausência da síndrome de hipertensão endocraniana, sendo, portanto, obrigatória em todos os casos (em especial, nas crianças com sepse ou pneumonia) a realização de exame do líquido cefalorraquidiano. Em cerca de 50% dos doentes com meningite ocorrem convulsões, geralmente nas primeiras 24 h da evolução.

Doença tardia

Sob a denominação de *doença tardia* agrupam-se as síndromes causadas por estreptococo do grupo B que se instalam em crianças com 7 dias a 3 meses de vida (36 dias, em média), predominando nas nascidas a termo (Tabelas 113.6 e 113.7). A enfermidade manifesta-se principalmente sob a forma de bacteriemia sem foco aparente (55% dos casos), meningite (35% dos casos), osteartrite ou celulite/adenite (cerca de 5% e 2% dos casos, respectivamente) (Rowen e Baker, 2004). O sorotipo III de *Streptococcus agalactiae* é o mais frequentemente envolvido (64%), seguido pelo sorotipo Ia (23%) e outros, com frequência muito menor (Edwards *et al.*, 2006). Em comparação com a doença precoce, a letalidade global da doença tardia é relativamente baixa (2 a 6%). Na infecção tardia por *Streptococcus agalactiae* ocorre meningite com hemocultura positiva em cerca de 40% dos casos. A doença geralmente se instala com febre, adinamia, anorexia, irritabilidade e taquipneia; evidências de alterações das vias respiratórias superiores são observadas nos pródromos em 20 a 30% dos pacientes. Pode apresentar-se sob a forma de sepse fulminante, com alto índice de letalidade. Leucopenia e neutropenia são sinais de mau prognóstico. Em cerca de 30% dos doentes com meningite que não morreram são observadas sequelas neurológicas graves (cegueira, surdez, retardo mental etc.).

Outra forma de apresentação clínica da doença tardia por *Streptococcus agalactiae* é a bacteriemia isolada, sem a presença de foco de infecção evidente, ou em associação a artrite ou osteomielite, cujo prognóstico é bem melhor que o da meningite. É incomum a ocorrência de celulite facial ou submandibular, às vezes acompanhadas de linfadenite satélite. Em casos excepcionais, a infecção tardia por *Streptococcus agalactiae* pode manifestar-se sob a forma de conjuntivite, otite média, endocardite, peritonite, empiema pleural, abscesso cerebral e outros tipos de abscessos profundos.

Doença muito tardia

A *doença muito tardia*, causada por diversos sorotipos de *Streptococcus agalactiae*, instala-se a partir do terceiro mês de vida, acomete quase sempre crianças prematuras (< 32 semanas de gestação) e as que apresentam imunodeficiência (Rowen e Baker, 2004). As principais características da doença muito tardia encontram-se referidas na Tabela 113.7, verificando-se que a bacteriemia sem foco aparente constitui a síndrome por meio da qual se manifesta clinicamente com maior frequência (eventualmente se observam infecções localizadas). Febre e irritabilidade, acompanhadas de leucocitose (> 15.000 leucócitos/mm^3) constituem os achados mais comuns. A taxa de letalidade é inferior a 5%.

Infecções recorrentes

Infecções recorrentes por *Streptococcus agalactiae*, com dois ou mais episódios da doença na mesma criança, instalam-se em 1 a 2% dos casos, tanto na forma precoce quanto na tardia.

Infecções em adultos

A partir da última década do século 20, a doença por *Streptococcus agalactiae* em adultos passou a predominar em não gestantes, em pessoas com doenças de base: diabetes melito, neoplasias malignas, AIDS, hepatopatia crônica, acidente vascular cerebral e outras moléstias neurológicas, úlceras de decúbito, bexiga neurogênica e em idosos (≥ 65 anos), apresentando-se sob a forma de celulite, infecções de úlceras cutâneas, infecções urinárias, pneumonia, endocardite ou artrite, embora também tenham sido relatadas outras síndromes (Tabela 113.6), entre as quais meningite, osteomielite e abscessos intra-abdominais (Rowen e Baker, 2004). As infecções causadas pelo estreptococo do grupo B em adultos relacionam-se frequentemente à gravidez e ao parto. Corioamnionite ou endometrite são diagnosticadas no puerpério imediato, manifestando-se com febre, distensão abdominal e dor à palpação do útero e dos anexos genitais; na maioria dos casos, *Streptococcus agalactiae* é recuperado em hemocultura ou em cultura de secreções vaginais. Às vezes, a bacteriemia dá origem a meningite ou endocardite.

Infecções causadas por estreptococos dos grupos C e G

As infecções causadas pelos estreptococos dos grupos C e G estão enumeradas na Tabela 113.2. Como se pode verificar, são agentes etiológicos de diversas infecções piogênicas, a maioria das quais causadas – com frequência muito maior – por estreptococo do grupo A. Essas infecções ocorrem predominantemente em adultos, podendo surgir sob a forma de surtos em hospitais e instituições que alojam grupos de pessoas (p. ex., asilos). As características clinicopatológicas das doenças que os estreptococos dos grupos C e G podem causar encontram-se descritas com pormenor nas revisões de Kaplan e Gerber (2004) e de Sinner e Tunkel (2010).

Infecções causadas pelos estreptococos do grupo C – cujas espécies patogênicas para seres humanos são *Streptococcus dysgalactiae* subsp. *equisimilis* e, com pequena frequência em seres humanos, *Streptococcus equi zooepidemicus* – costumam ser oportunistas, acometendo pessoas com fatores predisponentes (diabetes melito, neoplasia maligna, cardiopatia ou pneumopatia crônicas, insuficiência renal, insuficiência hepática, alcoolismo crônico, imunodepressão e uso contínuo de drogas ilícitas injetáveis que provocam dependência), estando citadas na Tabela 113.2. Os estreptococos do grupo G são isolados quase sempre de pessoas com neoplasia maligna, causando doenças (citadas na Tabela 113.2) também em indivíduos com fatores predisponentes, os mesmo citados para os estreptococos do grupo C.

Há evidências na literatura de que os estreptococos dos grupos C e G possam estar envolvidos na etiologia de casos esporádicos e em surtos epidêmicos de faringoamidalite, com quadro clínico semelhante ao da faringoamidalite aguda causada por *Streptococcus pyogenes* (Kaplan e Gerber, 2004; Sinner e Tunkel, 2010).

Quanto às complicações tardias não supurativas, alguns estudos evidenciaram a associação de glomerulonefrite difusa aguda e faringite por estreptococo do grupo C (*Streptococcus equi* subsp. *zooepidemicus*, encontrado predominantemente em animais) veiculado por leite não pasteurizado de vacas com mastite). Não são consistentes as evidências de que a faringoamidalite por estreptococos do grupo G se associe ao aparecimento de glomerulonefrite difusa aguda. Nunca se estabeleceu vínculo etiológico entre estreptococos dos grupos C e G e doença reumática (Kaplan e Gerber, 2004; Sinner e Tunkel (2010). Outras infecções demonstradamente causadas por estreptococos dos grupos C e G estão enumeradas na Tabela 113.2. As infecções de pele (celulite) e de partes moles determinadas por estreptococos do grupo G são comumente acompanhadas de bacteriemia. Esses estreptococos podem também ser agentes etiológicos de artrite séptica – monoarticular ou poliarticular –, tendo infecções de pele como foco primário, quando este pode ser identificado, embora tenha sido também comprovada em pacientes com endocardite causada por estreptococos do grupo G. A pneumonia costuma ser lobar, às vezes acompanhada de empiema pleural; também já foram relatados casos esporádicos de abscesso cerebral, empiema subdural, epiglotite, piomiosite e infecções intra-abdominais por estreptococos do grupo C, e de sepse neonatal (em prematuros e recém-nascidos com baixo peso) por estreptococos do grupo G. Casos esporádicos de síndrome do choque tóxico causada por estreptococos dos grupos C e G estão registrados na literatura.

Infecções causadas por Streptococcus bovis

O grupo *bovis*, atualmente incluído entre os estreptococos *viridans* (Ruoff e Bisno, 2010), apresenta três espécies, citadas na Tabela 113.2, agentes etiológicos de endocardite e bacteriemia. A endocardite acomete caracteristicamente doentes com câncer de cólon, sendo predominantemente causada, nessa eventualidade, por *Streptococcus gallolyticus* subsp. *gallolyticum*. Segundo Arias e Murray (2010), os estreptococcos do grupo *bovis* são isolados de 11 e 17% de todos os casos de endocardite e de aproximadamente 24% dos casos de endocardite por estreptococo. Na endocardite por estreptococos do grupo *bovis*, a valva aórtica é atingida na maioria dos doentes e mais de 2/3 deles apresentam carcinoma do cólon. A detecção de bacteriemia por *Streptococcus bovis* constitui indício da presença de tumor maligno do cólon; nessa eventualidade, exige-se investigação especializada para avaliar a presença dessa neoplasia. Em 25 a 50% dos episódios de bacteriemia por estreptococos do grupo *bovis* instala-se endocardite, de evolução subaguda, semelhante à endocardite causada por outros *Streptococci viridans*, podendo ocorrer tanto em pessoas com valvas cardíacas normais quanto em pessoas com próteses valvares ou valvas já alteradas.

Infecções causadas por estreptococos do complexo viridans

Mais de 30% dos casos de endocardite infecciosa atualmente diagnosticados têm como agente etiolótico estreptococos do complexo *viridans*, ocorrendo com maior frequência o isolamento do sangue de espécies dos seguintes grupos (Tabela 113.4): grupo *mutans* (*Streptococcus mutans* e *Streptococcus sobrinus*); grupo *sanguinis* (*Streptococcus sanguinis* e *Streptococcus gordonii*); grupo *salivarius* (*Streptococcus salivarius* e *Streptococcus vestibularis*); grupo *bovis* (já analisado no item anterior). A endocardite por *Streptococcus viridans*, do tipo subagudo, é mais comum em pessoas que apresentam lesões preexistentes em valvas cardíacas (prolapso de valva mitral, lesões degenerativas, doença reumática, alterações congênitas etc.), podendo também acometer, em pequena proporção, pacientes com próteses valvares e usuários de drogas ilícitas injetáveis (veja o Capítulo 23, Endocardite infecciosa).

Além de endocardite, os estreptococos do compexo *viridans* provocam bacteriemia frequente em indivíduos neutropênicos, com eventual ocorrência de sepse em leucêmicos (principalmente crianças, durante tratamento com quimioterápicos) e pessoas submetidas a transplante de medula óssea. *Streptococcus mutans* é o principal fator microbiano envolvido na patogênese de cáries dentárias.

Só excepcionalmente os estreptococos do complexo *viridans* são demonstrados como agentes etiológicos de outras doenças, além das citadas. Há, por exemplo, casos confirmados de meningite purulenta, pneumonia, empiema e infecções das vias respiratórias inferiores devidos a essas bactérias. Também se encontra na literatura o relato de casos de abscesso cerebral, abscesso hepático, endoftalmite, infecções orofaciais odontogênicas, otite média, pericardite, peritonite e sinusite cujos agentes etiológicos foram estreptococos do complexo *viridans*.

Infecções causadas por pneumococo

As infecções causadas por pneumococo (*Streptococcus pneumoniae*), revistas com pormenor por Austrian (2004), Dagan *et al.* (2004) e Musher (2008, 2010), estão citadas na Tabela 113.2. Dos 91 sorotipos identificados, número relativamente pequeno deles causa a maioria das doenças pneumocócicas. Como já se assinalou, o predomínio de determinados sorotipos pode sofrer variação ao longo do tempo, de acordo com o país ou a região analisados, a idade do paciente e a localização do processo infeccioso.

Pneumonia

A pneumonia pneumocócica, embora possa ocorrer em todas as faixas etárias, acomete principalmente crianças até 4 anos e idosos, além de pessoas de qualquer idade que apresentem fatores predisponentes (alcoolismo crônico, desnutrição, intoxicações agudas, inalação de gases irritantes, insuficiência cardíaca congestiva, doença pulmonar obstrutiva crônica (DPOC), traumatismo do tórax, tratamento prolongado com glicocorticoide, AIDS, mieloma múltiplo, hipogamaglobulinemia, déficit de componentes do sistema do complemento etc.); também são mais suscetíveis indivíduos com viroses respiratórias agudas ou que estejam no pós-operatório de intervenções cirúrgicas feitas com anestesia geral.

Dos 91 sorotipos de *Streptococcus pneumoniae* já identificados, no estudo de Mantese *et al.* (2003), efetuado no Brasil, foram 11 os sorotipos isolados em mais de 2,7% dos 148 doentes admitidos em hospital com doença invasiva (61,4% com pneumonia) causada por pneumococo, a saber: sorotipo 14 em 23,6% dos casos; sorotipos 1, 3 e 5, cada um em 6,7% dos casos; sorotipos 18C, 6A e 6B, cada um em 5,4% dos casos; sorotipos 10A, 19F e 9V, cada um 4,0% dos casos; e sorotipo 9N, em 3,4% dos casos. Os sorotipos 1, 2 e 3 são responsáveis pela maioria dos episódios de pneumonia nos EUA, país onde o prognóstico é pior, com maior frequência, quando a pneumonia é causada pelo sorotipo 3, mais comum em idosos, diabéticos e doentes com insuficiência cardíaca congestiva.

A pneumonia pneumocócica resulta geralmente da aspiração, por indivíduos não imunes, de secreções da nasofaringe ou da orofaringe nas quais a bactéria está presente. No interior dos alvéolos pulmonares, os pneumococos estimulam a formação de edema, que contribui para a disseminação das bactérias para os alvéolos adjacentes, até que o processo se estenda até os septos que servem de limite ao lobo pulmonar, caracterizando a topografia lobar da infecção. Em crianças e em idosos, frequentemente se instala broncopneumonia, com múltiplos focos de infecção pneumocócica.

No período prodrômico da pneumonia, ocorre geralmente presença de coriza e de outras manifestações de infecção das vias respiratórias superiores; em alguns casos a instalação da doença é abrupta, com episódio geralmente único de calafrios e tremores. O quadro clínico da pneumonia pneumocócica é constituído por febre alta, taquicardia, taquipneia e tosse com expectoração de escarro hemoptoico (com muco e sangue), acompanhadas de intensa dor torácica do tipo pleural, que limita os movimentos do hemitórax do pulmão acometido; nos casos graves logo aparece cianose, batimento das asas das narinas e distensão abdominal. O exame físico é característico de consolidação parenquimatosa localizada (hipermatidez, frêmito toracovocal, pectorilóquia, estertores crepitantes e expansão diminuída do hemitórax) ou de derrame pleural. Não costumam ocorrer cefaleia, náuseas e vômitos, muitas vezes observados em outras doenças nas quais esses sintomas fazem parte da síndrome infecciosa. Durante a evolução é comum o aparecimento de episódio recorrente de herpes simples labial. Na radiografia de tórax evidencia-se o quadro característico de pneumonia com acometimento lobar (ou segmentar), com presença usual de broncogramas aéreos. O pneumococo pode ser isolado do sangue (bacteriemia) em cerca de 25% de doentes hospitalizados com pneumonia (Musher, 2008). Em pessoas idosas a apresentação clínica e a evolução da pneumonia pneumocócica são frequentemente atípicas, com febre pouco intensa ou, mesmo, hipotermia, tosse discreta, desidratação, queda da pressão arterial e alterações de broncopneumonia na radiografia de tórax. Quadro atípico também pode ser observado em lactentes e crianças pequenas, em que o diagnóstico etiológico de pneumonia – com base nos dados clínicos e radiológicos – é invariavelmente difícil.

Nos casos em que há boa resposta ao tratamento, a febre desaparece habitualmente no fim de 12 a 48 h; em cerca de 50% dos casos, no entanto, verifica-se diminuição progressiva de sua frequência e intensidade, até que a temperatura se normalize, após 4 dias ou mais. Até 2 a 4 semanas depois, continuam presentes as evidências clínicas de comprometimento pulmonar, enquanto as alterações radiológicas de consolidação parenquimatosa sofrem redução progressiva, desaparecendo mais tardiamente, no fim de 4 a 8 semanas. Esses períodos para normalização das alterações clínicas e radiológicas da pneumonia pneumocócica costumam ser maiores em idosos, alcoólatras crônicos e pessoas com doença pulmonar obstrutiva crônica (DPOC). Instala-se derrame pleural em cerca de 50% dos casos, sendo mais comum sua ocorrência em enfermos cujo tratamento foi instituído com atraso. Por apresentar quase sempre pequeno volume, a demonstração da existência de derrame pleural é mais fácil na radiografia de tórax feita em decúbito lateral. Raramente a quantidade do líquido pleural é suficientemente grande para exigir punção aspirativa ou drenagem cirúrgica. Geralmente o pneumococo não é isolado na cultura do líquido pleural (exsudato inflamatório), exceto quando há presença de empiema. Entre as complicações da pneumonia pneumocócica, a mais comum, além do derrame pleural, é a atelectasia. Instala-se empiema em menos de 1% dos doentes tratados adequadamente, exigindo aspiração ou drenagem. São raros os casos de pneumonia em que aparecem abscessos pulmonares, observados quase sempre em enfermos nos quais o tratamento foi iniciado tardiamente. Pericardite (por contiguidade) é uma das complicações incomuns, porém graves, manfestando-se por meio de dor precordial intensa e outros sinais clínicos característicos dessa síndrome. Com incidência maior em crianças do que em adultos, ocorre excepcionalmente artrite séptica. Em casos graves pode instalar-se íleo paralítico. Icterícia colestática transinfecciosa aparece ocasionalmente na evolução da pneumonia pneumocócica.

Meningite

O pneumococo é um dos agentes mais comuns de meningite purulenta, sobretudo na infância, mas também em adultos. Pode resultar de bacteriemia primária, mas muitas vezes se instala concomitantemente com otite média, sinusite, mastoidite ou pneumonia. Em virtualmente todos os casos de meningite pneumocócica (aos quais não foi feita a administração prévia de antibióticos) o agente etiológico é demonstrado em esfregaços do liquor corados pelo método de Gram. Episódios recorrentes de meningite pneumocócica são observados em pessoas que sofreram fraturas de crânio, nas quais fissuras persistentes comunicam o espaço subaracnoide com as fossas nasais ou os seios paranasais. Mesmo nos casos tratados adequadamente, é alto o índice de letalidade. As meningites purulentas são estudadas neste livro no Capítulo 25, Meningoencefalites infecciosas.

Otite média aguda e mastoidite aguda

Streptococcus pneumoniae, *Haemophilus influenzae* (90% não tipáveis e 10% do tipo b), além dos vírus (menos de 10% dos casos) e, raramente, *Staphylococcus aureus* e bactérias anaeróbias são os agentes mais comuns de *otite média* nos EUA, podendo as quatro primeiras bactérias citadas ser também agente etiológico de otite média recorrente ou persistente (Ramakrishnam *et al.*, 2007). Segundo esses autores, os principais sorotipos de pneumococo responsáveis por otite média aguda nos EUA são 19F, 23F, 14, 6A, 6B, 19A e 9V. Os patógenos que determinam otite média supurativa crônica são bactérias aeróbias (*Pseudomonas aeruginosa*, *Proteus mirabilis*, *Staphylococcus aureus*, *Streptococcus pyogenes*, *Escherichia coli* e *Klebsiella* sp.) e anaeróbias (*Bacteroides* sp., *Peptostreptococcus* sp. e *Propionibacterium* sp.).

A *mastoidite aguda* ocorre exclusivamente como complicação da otite média aguda, constituindo evidência da presença de otite média em cerca de 50% das crianças; na atualidade, a mastoidite instala-se com pequena frequência, por causa da introdução precoce da antibioticoterapia em doentes com otite média aguda bacteriana. No entanto, uma vez instalada, é comum a mastoidite aguda ser acompanhada de complicações extracranianas (abscesso subperiosteal, paralisia do nervo facial, osteomielite, labirintite ou surdez) e intraacranianas (meningite, abscesso cerebelar ou do lobo temporal, empiema subdural ou epidural, ou trombose do seio cavernoso). Em 831 casos de mastoidite aguda em crianças, compilados da literatura por Wald (2008), *Streptococcus pneumoniae* foi o agente mais comum (36% dos casos), seguido por *Streptococcus pyogenes* (20%), *Pseudomonas aeruginosa* (14%), *Staphylococcus aureus* (11%), *Haemophilus influenzae* (6%), outros bacilos gram-negativos (6%), outros cocos gram-positivos (4%), bactérias anaeróbias (2%) e *Mycobacterium tuberculosis* (1%). A *mastoidite crônica* resulta quase sempre de otite média crônica supurativa ou de mastoidite aguda tratada inadequadamente, tendo como agentes etiológicos mais comuns *Pseudomonas aeruginosa*, *Staphylococcus aureus* e outros bacilos gram-negativos (Wald, 2008).

Sinusite aguda

Streptococcus pneumoniae, *Haemophilus influenzae* não capsulado e *Moraxella catarrhalis* são também os agentes bacterianos habituais de *sinusite aguda* em crianças; os dois primeiros também são os patógenos predominantes em adultos. Com frequência muito pequena, entre 2 e 6%, são responsabilizados por sinusite aguda, em adultos, *Moraxella catarrhalis* e outras bactérias aeróbias (gram-positivas e gram-negativas) e anaeróbias (Scheid e Hamm, 2007a). O acúmulo de secreções nos seios paranasais, durante viroses do trato respiratório superior, favorece a ocorrência de sinusite bacteriana.

Sepse

Sepse causada por pneumococo pode instalar-se como consequência de bacteriemia primária ou secundária, associada a outros tipos de infecção (pneumonia, sinusite, otite média etc.), incidindo predominantemente em esplenectomizados, neutropênicos e crianças com asplenia (anemia falciforme, em particular), síndrome nefrótica, hipogamaglobulinemia ou déficit congênito dos componentes C3 ou C5 do sistema do complemento. A sepse é estudada neste livro no Capítulo 27, Sepse e bacteriemias.

Outras infecções

O pneumococo pode ser, rara ou ocasionalmente, agente etiológico de abscesso cerebral, artrite séptica, osteomielite, endocardite, infecções de partes moles, pericardite e peritonite. A peritonite é diagnosticada quase sempre em indivíduos com cirrose hepática ou hepatocarcinoma, em crianças com síndrome nefrótica e em mulheres que usam dispositivo intrauterino; nestas, também pode resultar de infecção ascendente por via genital, secundária à colonização do pneumococo na vagina.

Infecções causadas por enterococos

As infecções causadas por enterococos foram recentemente revistas com pormenor por English e Shenep (2004), Murray e Bartlett (2004), Wessels (2008) e Arias e Murray, 2010.

Enterococcus faecalis e *Enterococcus faecium* são responsáveis pela quase totalidade das infecções humanas causadas por enterococos (80 a 90% e 5 a 10%, respectivamente); as outras espécies, mencionadas na Tabela 113.2, causam menos de 5% das infecções enterocócicas. A frequência do isolamento de *Enterococcus faecium* como agente de infecção hospitalar (sobretudo de cepas multirresistentes) tem aumentado nos últimos anos. Outras espécies de enterococos (*Enterococcus durans*, *Enterococcus gallinarum* e *Enterococcus hirae*) também foram isoladas do sangue em casos humanos de endocardite.

Os enterococos podem causar infecções endógenas e exógenas, comunitárias e hospitalares. Infecções cruzadas são habitualmente responsáveis pelas infecções hospitalares por enterococos, que também podem resultar de cateterização urinária e de outros procedimentos invasivos. Além das doenças relacionadas na Tabela 113.2, atribui-se aos enterococos a etiologia de infecções de ferida operatória, de pé diabético e de úlceras de decúbito; também foram descritos casos isolados de osteomielite crônica, endoftalmite, abscesso pulmonar, meningite, celulite, sepse e meningite neonatal causados por essas bactérias.

As doenças causadas por enterococos são geralmente de caráter oportunista, acometendo pessoas idosas e/ou debilitadas ou doentes hematológicos com lesões da mucosa intestinal provocadas por quimioterapia antineoplásica, sendo os principais fatores predisponentes constituídos por intervenção cirúrgica, tempo prolongado de hospitalização, uso de cateteres (vesicais, venosos ou arteriais), instrumentação das vias urinárias, insuficiência renal e tratamento de infecções com antimicrobianos. A pressão exercida pelo uso maciço de antibióticos em grande parte dos hospitais induz a seleção de cepas resistentes de enterococos pelas quais os pacientes são colonizados.

Tendo em conta que os enterococos estão presentes na flora do intestino de todas as pessoas normais, as infecções por essas bactérias são, a princípio, endógenas. No entanto, como a maioria das infecções enterocócicas são adquiridas em hospital, observa-se quase sempre colonização prévia (exógena) dos pacientes acometidos por cepas selecionadas no ambiente nosocomial. É raro, porém, o registro de infecções enterocócicas cruzadas *stricto sensu*.

Infecções urinárias

Cistite e pielonefrite são as infecções causadas com maior frequência por enterococos, agentes comuns dessas doenças em pacientes hospitalizados. A partir das vias urinárias, podem também provocar prostatite e abscesso perinéfrico. A maioria das infecções urinárias por enterococos são adquiridas por indivíduos idosos hospitalizados – submetidos a cateterização vesical ou a instrumentação urológica – que apresentam, muitas vezes, manifestações clínicas ou complicações decorrentes de hipertrofia prostática.

Endocardite

Os enterococos são agentes etiológicos de 10 a 20% dos casos de endocardite infecciosa, predominantemente adquirida fora do hospital. *Enterococcus faecalis* (cerca de 90% dos casos) é a principal espécie envolvida, embora a infecção também possa ser causada por *Enterococcus faecium* e, excepcionalmente, por outras espécies.

A endocardite enterocócica ocorre com maior frequência em indivíduos idosos, tanto naqueles com lesão preexistente de valvas ou com próteses valvares quanto nos que não apresentavam nenhuma alteração das valvas cardíacas. O foco da bacteriemia que vai ocasionar a endocardite é habitualmente o trato urinário. Na maioria dos casos a endocardite enterocócica assume caráter subagudo, embora eventualmente se apresente de forma aguda, com rápida destruição das valvas cardíacas. O quadro clinicoevolutivo da endocardite causada por enterococos está descrito com pormenor neste livro, no Capítulo 23, Endocardite infecciosa.

Bacteriemia e sepse

As principais portas de entrada dos enterococos, nos quadros de bacteriemia ou sepse, são o trato intestinal, as vias urinárias, as vias biliares e vasos cateterizados, mas o foco primário pode ser constituído por infecções intra-abdominais, infecções de úlceras em diabéticos ou ferimentos infectados (secundários a traumatismos ou queimaduras). Nos quadros sépticos, o enterococo pode ser o único agente; no entanto, em casos mais graves – nos quais ocorrem frequentemente coagulação intravascular e choque – o enterococo está geralmente associado a bacilos gram-negativos entéricos (infecção polimicrobiana). Sepse neonatal por enterococos também foi documentada tanto em recém-nascidos normais quanto, e com maior frequência, em prematuros e recém-nascidos de baixo peso.

Infecções abdominais

Os enterococos são agentes de infecções abdominais, quer isoladamente, quer em associação a outras bactérias aeróbias e/ou anaeróbias (infecções polimicrobianas ou mistas). Já se comprovou a participação isolada de enterococos na etiologia de peritonite, sobretudo em cirróticos, doentes com insuficiência renal submetidos a diálise peritoneal, e no pós-operatório de laparotomias. Enterococos foram isolados em diversos tipos de infecções mistas ou polimicrobianas intra-abdominais, principalmente abscessos em mulheres com endometrite ou na convalescença de cesariana.

Outras infecções por enterococos

Os enterococos podem participar como agentes etiológicos de infeções mistas de ferimentos, queimaduras, úlceras de decúbito, úlceras de diabéticos e de feridas operatórias abdominais. Há poucos relatos de casos de meningite purulenta causada por enterococos, em pessoas que sofreram traumatismo craniano e no pós-operatório de neurocirurgias; também foi demonstrada sua ocorrência em imunodeprimidos (como resultado de bacteriemia oriunda de foco a distância), assim como em recém-nascidos com sepse. Também em infecções oportunistas, os enterococos já foram reconhecidos como agentes de casos raros de pneumonia e abscesso pulmonar. As superinfecções causadas por enterococos manifestam-se predominantemente sob a forma de infecção urinária, ocorrendo quase sempre em doentes com cateter vesical que estão em tratamento com cefalosporinas ou quinolonas.

▸ Exames complementares

▪ Exames complementares específicos

O diagnóstico clínico das infecções causadas por estreptococos e enterococos pode ser confirmado pela pesquisa direta do agente em secreções e líquidos orgânicos, assim como pela cultura (de sangue, liquor, urina, fragmento de tecidos etc.); a detecção de antígenos e anticorpos relativos a algumas dessas bactérias também pode contribuir para o diagnóstico específico de infecções estreptocócicas, na fase aguda ou na convalescença.

A hemocultura possibilita a confirmação diagnóstica da maior parte dos doentes com endocardite ou sepse causadas por estreptococos e enterococos, assim como em parcela significativa de doenças estreptocócicas invasivas (meningite, pneumonia, fasciite necrosante, miosite, síndrome do choque-tóxico, abscessos intra-abdominais etc.). Na síndrome do choque tóxico por estreptococo do grupo A é positivo o resultado da hemocultura em cerca de 60% dos casos; na sepse neonatal por estreptococo do grupo B a hemocultura costuma ser positiva em todos os doentes. O diagnóstico etiológico das celulites é estabelecido por exame bacteriológico (bacterioscopia e cultura) de material colhido por punção aspirativa feita na intimidade das lesões.

Na angina, *Streptococcus pyogenes* pode ser recuperado em cultura de material da faringe colhido com técnica apropriada, tendo resultado falso-negativo em menos de 10% dos casos. Pode também ser demonstrado por bacterioscopia e/ou cultura em casos de impetigo ou ectima. A identificação direta do estreptococo do grupo A em secreções da orofaringe é viável por meio da pesquisa de antígenos dessa bactéria com o uso das denominadas técnicas rápidas (aglutinação do látex, teste imunoenzimático etc.), cujo inconveniente é apresentar resultados falso-negativos.

O diagnóstico etiológico das infecções causadas em crianças e adultos por *Streptococcus agalactiae* pode ser feito por meio de hemocultura e/ou cultura de secreções (líquido cefalorraquidiano, líquido articular etc.), de aspirado ósseo ou de fragmentos de tecidos. Antígenos específicos (polissacarídios) de *Streptococcus agalactiae* podem ser detectados em líquidos orgânicos (liquor, urina etc.) por vários métodos, principalmente por contraimunoeletroforese, teste imunoenzimático (ELISA) e aglutinação do látex, sendo recurso de muita utilidade para o diagnóstico de meningite (positividade de 72 a 89%). A aglutinação do látex pode dar resultados falso-positivos.

Em doentes com alterações clínicas e radiológicas que fundamentem a suspeita de pneumonia pneumocócica, deve ser colhida, antes da introdução da antibioticoterapia, amostra de escarro obtida mediante tosse profunda em varredura, evitando a aspiração da via respiratória superior, transportando-a imediatamente para o laboratório onde vai ser processada e examinada. A área do material obtido onde há maior concentração de pus deve ser a preferida para a realização da bacterioscopia e a semeadura em meio de cultivo. No exame direto (coloração pelo Gram), o encontro de mais de 25 leucócitos polimorfonucleares e menos de 10 células epiteliais por campo, em exame microscópico com pequeno aumento, com mais de 10 diplococos gram-positivos em forma de lança, possibilita o diagnóstico de pneumonia pneumocócica (especificidade de 85 a 90%). Pelo menos duas amostras de sangue para cultura devem ser colhidas, com intervalo de duas horas, antes do início da antibioticoterapia; nos casos graves, o tratamento deve ser instituído logo depois de colhida a primeira amostra de sangue. A pneumonia pneumocócica é acompanhada de bacteriemia em 20 a 30% dos casos. Embora os resultados sejam mais fidedignos, não se costuma realizar rotineiramente, no Brasil, bacterioscopia e cultura de secreções brônquicas colhidas por punção percutânea transtraqueal, para o diagnóstico etiológico das pneumonias.

Anticorpos presentes no soro – antiestreptolisina O (*ASLO*), antidesoxirribonuclease B (anti-DNAse B) e anti-hialuronidase – alguns dias ou semanas depois da fase aguda de infecções causadas por *Streptococcus pyogenes,* podem possibilitar seu diagnóstico retrospectivo, de especial interesse em pacientes com doença reumática e glomerulonefrite difusa aguda. A demonstração de taxa ascendente de *ASLO* e de anti-DNAse B no sangue constitui evidência muito segura de infecção recente causada por estreptococo do grupo A. Nas faringites e faringoamidalites o aumento da concentração sérica de *ASLO* ocorre em 80% dos casos, cerca de 15 dias depois do início da infecção, persistindo elevada durante semanas ou meses. É importante lembrar que o aparecimento de títulos séricos altos de *ASLO* também pode ocorrer em infecções causadas por estreptococos dos grupos C e G. Embora possa ser detectada mais precocemente, a anti-DNAse B costuma alcançar concentração sérica máxima 6 a 8 semanas depois da fase aguda da infecção por *Streptococcus pyogenes.* As infecções da pele induzem pequeno aumento da concentração sérica de *ASLO* em apenas 25% dos casos, sendo, portanto, limitado seu valor para o diagnóstico restrospectivo das estreptococcias cutâneas. Infecções, tanto de garganta quanto de pele, ao contrário do que ocorre com a *ASLO*, são capazes de induzir o aparecimento de nível sérico elevado de anti-DNAse B e de anti-hialuronidase. O título de anticorpos anti-hialuronidade no sangue encontra-se aumentado na segunda semana depois do início da infecção por *Streptococcus pyogenes*, sofrendo redução no fim de 3 a 5 semanas; isso ocorre em cerca de 60% das faringites e com menor frequência depois de infecções cutâneas. Na doença reumática a *ASLO* alcança concentrações séricas superiores a 200 U Todd/mℓ em 80% dos casos, em exame único realizado cerca de 2 meses depois da instalação da faringite estreptocócica. O nível sérico de anti-DNAse B encontra-se elevado em 60% dos casos de glomerulonefrite difusa aguda que se segue a infecções de pele. Se for feita a pesquisa dos três tipos de anticorpos citados (*ASLO*, anti-DNAse B e anti-hialuronidase), pelo menos um deles terá resultado positivo, tornando possível o diagnóstico em todos os casos de infecção por *Streptococcus pyogenes.* A concentração sérica dos anticorpos antinicotinamida-adenina-dinucleotidase (anti-NADase) acompanha o aumento da concentração sérica da antiestreptolisina O, se bem que na glomerulonefrite difusa aguda os títulos de anti-NADase no sangue sejam muito mais altos.

Não são mais utilizados na prática médica, para o diagnóstico de escarlatina, o teste de Dick (teste cutâneo de sensibilidade à toxina pirogênica de *Streptococcus pyogenes*) e a reação de Schultz-Charlton (empalidecimento na área da pele, antes hiperemiada, circunvizinha ao ponto em que é injetada por via intradérmica a antitoxina estreptocócica).

Exames complementares inespecíficos

Em doenças invasivas causadas por estreptococos e enterococos é habitual a presença, ao leucograma, de leucocitose e desvio à esquerda; eosinofilia entre 5 e 10% ocorre nos doentes com escarlatina. Nas infecções neonatais por estreptococo beta-hemolítico do grupo B é comum o encontro de leucopenia e neutropenia, ou de leucocitose em alguns casos. Anemia microcítica e hipocrômica pode surgir em quadros graves e/ou com evolução prolongada das infecções por estreptococo do grupo A (endocardite, pneumonia, sepse, fasciite necrosante, síndrome do choque tóxico etc.), por enterococos, por estreptococos do complexo *viridans* e por outros estreptococos, costumando ocorrer nessas eventualidades alterações dos testes que indicam a presença de intensa atividade inflamatória, a saber: aumento da velocidade de hemossedimentação e da concentração sérica de proteína C reativa, de alfa$_1$-glicoproteína ácida e de gamaglobulina. Em pessoas idosas, ao lado da anemia, pode-se observar leucopenia em vez de leucocitose.

Dependendo do tipo e da localização das infecções causadas por estreptococos e enterococos, deve ser indicada a realização de outros exames: radiografia de tórax (nas suspeitas de comprometimento pulmonar e/ou pleural), exame do líquido cefalorraquidiano (nas suspeitas de meningite e complicações neurológicas da endocardite), eletrocardiograma e ecocardiograma (nas suspeitas de endocardite e pericardite), bacterioscopia, cultura e testes bioquímicos do líquido ou do pus obtido por punção (nos derrames pleurais volumosos e nos casos com empiema), ultrassonografia (de localização variada, de acordo com a indicação clínica: abdominal, de partes moles, do crânio, em crianças com fontanela ainda aberta etc.), e tomografia computadorizada do crânio e/ou ressonância magnética (para esclarecer eventuais complicações neurológicas nas meningites e nas endocardites, assim como nas suspeitas de abscesso cerebral ou de fissuras ósseas). Os doentes em estado grave devem ser acompanhados por equipe de especialistas, coordenada pelo infectologista, em unidade de tratamento intensivo, realizando-se os exames necessários para o diagnóstico, a conduta e o tratamento das complicações.

Tratamento

Tratamento específico

A penicilina G continua a ser o antibiótico preferido para o tratamento das infecções causadas por *Streptococcus pyogenes*, *Streptococcus agalactiae*, *Streptococcus pneumoniae*, *Streptococcus viridans*, estreptococos dos grupos C e G e *Streptococcus bovis*. No entanto, no tratamento das infecções causadas por enterococos, há sempre necessidade de associar-se à penicilina G (ou à ampicilina) um antibiótico do grupo dos aminoglicosídios (estreptomicina ou gentamicina). Também nas meningites neonatais por *Streptococcus agalactiae* deve-se associar a penicilina G cristalina com a gentamicina, administradas por via intravenosa. Quanto ao pneumococo, é importante ressaltar o encontro de cepas com resistência variável à penicilina G em todo o mundo. De modo geral, no entanto, a penicilina G e outros antibióticos betalactâmicos continuam a ser muito utilizados no tratamento de infecções causadas por estreptococos de todas as espécies (inclusive *Streptococcus pneumoniae*) e enterococos.

A penicilina G cristalina é administrada por via intravenosa, na dose de 2.000.000 a 4.000.000 de unidades (U), de 4/4 h, para adultos, e na dose de 300.000 U/kg/dia, em frações iguais, de 4/4 h, para crianças, no tratamento de infecções graves. Recém-nascidos com menos de 7 dias de vida devem receber 100.000 a 150.000 U/kg/dia, em frações iguais de 12/12 h; para recém-nascidos com 7 a 28 dias de idade (e crianças maiores) será indicada a dose de 150.000 a 200.000U/kg/dia, em frações iguais de 6/6 h. A penicilina G procaína deve ser aplicada sempre IM, na dose de 300.000 U ou 600.000 U, de 12/12 h, para adultos, e de 25.000 a 50.000 U/kg/dia, em frações iguais de 12/12 h, para crianças (dose máxima de 600.000 U, de 12/12 h); a recém-nascidos indica-se dose única diária de 50.000 U/kg. A penicilina G benzatina, também só aplicada IM, deve ser prescrita em dose única de 1.200.000 ou 2.400.000 U, para adultos, de 600.000 U, para crianças com menos de 27 kg, e de 1.200.000 U, para crianças com 27 kg ou mais; para recém-nascidos a dose preconizada é de 50.000 U/kg. A penicilina V, quando prescrita para o tratamento de infecções leves ou moderadas causadas por *Streptococcus pyogenes*, deve será administrada por via oral, na dose de 400.000 U, de 6/6 ou de 8/8 h, para adultos, e de 25.000 a 50.000 U/kg/dia, em frações iguais, de 8/8 ou de 6/6 h, para crianças; também VO, a amoxicilina (25 a 90 mg/kg/dia, em frações iguais de 8/8 h ou de 12/12 h, para crianças, e 500 mg, de 8/8 h, para adultos), amoxicilina/clavulanato (45 a 90 mg/kg/dia de amoxicilina, em frações iguais de 8/8 h ou de 12/12 h, para crianças, e 500 mg de amoxicilina, de 8/8 h, para adultos), o estolato de eritromicina (30 a 50 mg/kg/dia, em frações iguais de 6/6 h ou de 12/12 h, para crianças, e 500 mg, de 6/6 h, para adultos) e a azitromicina (dose única de 10 mg, no primeiro dia, e 5 mg/dia, durante mais 4 dias, para crianças, e dose única de 1 g no primeiro dia e de 500 mg/dia, durante mais 4 dias, para adultos) constituem alternativas terapêuticas apropriadas. As cefalosporinas orais mais utilizadas em nosso meio para o tratamento de infecções leves e moderadas por estreptococos do grupo A são a cefadroxila (30 mg/kg/dia, em frações iguais de 12/12 h, para crianças, e 500 mg de 12/12 h, ou 1 g, de 12/12 ou de 24/24 h, para adultos), a cefaclor (40 mg/kg/dia, em frações iguais de 8/8 h, para crianças, e 250 mg, de 8/8 h, ou 500 mg, de 12/12 ou de 8/8 h, para adultos), a cefprozila (30 mg/kg/dia, em frações iguais de 12/12 h, para crianças, e 500 mg, de 12/12 h, para adultos), a cefpodoxima (10 mg/kg/dia, em frações iguais de 12/12 h, para crianças, e 200 mg, de 12/12 h, para adultos), a axetil-cefuroxima (15 a 30 mg/kg/dia, em frações iguais de 12/12 h, para crianças, e 250 ou 500 mg, de 12/12 h, para adultos) e a cefalexina (25 a 50 mg/kg, em frações iguais de 6/6 h, para crianças, e 500 mg ou 1 g, de 6/6 h, para adultos).

Infecções causadas por estreptococo do grupo A

O emprego de antibiótico no tratamento da faringoamidalite e das infecções cutâneas causadas pelo estreptococo do grupo A tem dupla finalidade:

- Suprimir as manifestações clínicas e, como decorrência, impedir o aparecimento de complicações supurativas
- Rápida erradicação das bactérias, com a finalidade de impedir a liberação de componentes antigênicos responsáveis pelo desencadeamento das complicações tardias não supurativas, em particular da doença reumática e da glomerulonefrite difusa aguda.

Esses objetivos são alcançados com a penicilina G, exigindo-se a manutenção de níveis séricos adequados durante pelo menos 10 dias. Habitualmente não é necessária mais do que uma injeção intramuscular de penicilina G benzatina para obter-se a cura da angina estreptocócica, podendo, como alternativa, ser prescrita a penicilina V, que deve ser administrada por via oral durante 10 dias. Outros antibióticos (amoxicilina, amoxicilina-clavulanato, cefalosporinas orais, eritromicina ou azitromicina) podem ser usados no tratamento da angina estreptocócica. Embora se deva considerar o custo/benefício, alguns especialistas têm preferido usar a azitromicina no tratamento da angina estreptocócica, por causa das vantagens relacionadas com o uso de dose única diária e tempo mais curto de administração (Casey e Pichichero, 2005), empregando-se, de preferência, segundo esses autores, doses maiores que as citadas no início deste item, para crianças, ou seja:

- Dose única diária de 20 mg/kg, durante 3 dias
- Dose única diária de 12 mg/kg, durante 5 dias.

Na escarlatina, na erisipela e na celulite estreptocócica, assim como na pneumonia pneumocócica, dependendo da gravidade do quadro clínico, pode-se realizar o tratamento com penicilina G cristalina ou com penicilina G procaína, durante 10 dias. Por causa da frequente associação de *Streptococcus pyogenes* com *Staphylococcus aureus,* o tratamento do impetigo deve ser feito, de preferência, com cefalosporinas de primeira (cefalexina) ou de segunda geração (cefadroxila, cefaclor ou outra), administradas por via oral, ou simplesmente com a aplicação tópica de creme contendo mupirocina. Nos casos esporádicos de angina estreptocócica que não respondam ao tratamento com penicilina G ou penicilina V, deve-se suspeitar da presença concomitante na faringe, sem participação direta na etiologia da doença, de bactérias produtoras de penicilinase (*Staphylococcus aureus, Haemophilus influenzae, Haemophilus parainfluenzae* ou *Moraxella catarrhalis*), e indicar a associação de amoxicilina com inibidor de betalactamase (clavulanato) ou outro antimicrobiano ativo contra o estreptococo do grupo A e não inativado por betalactamases (azitromicina, claritromicina, cefadroxila, cefaclor ou cefalexina, por via oral). Com exceção da azitromicina (cinco dias) e da penicilina G benzatina (dose única), a duração do tratamento com outros antimicrobianos da faringoamidalite e de outras infecções leves e moderadas causadas por *Streptococcus pyogenes* deve ter a duração de 10 dias.

No tratamento da miosite, da fasciite necrosante e da síndrome do choque tóxico causadas por *Streptococcus pyogenes*, Stevens (2003) recomenda a administração, por via intravenosa, de clindamicina (900 mg, de 8/8 h, para adultos, e 40 mg/kg/dia, em frações iguais de 6/6 h, para crianças), pelos seguintes motivos:

- Sua atividade não sofre influência do tamanho do inoculo e do estágio do crescimento bacteriano
- Inibe a síntese de toxinas
- Facilita a fagocitose do estreptococo, inibindo a síntese da proteína M
- Suprime a síntese das proteínas de ligação das penicilinas (*PBL*) que, além de servirem de alvo para a penicilina, são enzimas envolvidas na síntese e na degradação da parede celular
- Apresenta efeito pós-antibiótico mais prolongado que os antibióticos betalactâmicos. Além disso, ressalta Stevens (2003), demonstrou-se que a clindamicina suprime a sín-

tese de fator de necrose tumoral α (FNTα) induzida por lipopolissacarídios. A maior eficiência clínica da clindamicina, em relação à penicilina G, foi demonstrada clinicamente por Zimbelman *et al.*, (1999). A penicilina G (em altas doses), a ceftriaxona, a vancomicina e a teicoplanina constituem alternativas para a clindamicina.

A duração da terapêutica antibiótica da síndrome do choque tóxico, da miosite e da fasciite necrosante causadas por *Streptococcus pyogenes* é variável de acordo com a evolução, estendendo-se geralmente por pelo menos 14 dias. Gorbach (2003) também prefere usar a clindamicina (em associação com a penicilina G cristalina em altas doses ou a ceftriaxona) no tratamento da fasciite necrosante estreptocócica, em que a indicação de desbridamento cirúrgico é invariavelmente imperativa. A administração de imunoglobulina humana normal intravenosa pode ser adicionada ao tratamento de casos muito graves, tanto da síndrome do choque tóxico quanto da fasciite necrosante – particularmente quando não houver resposta adequada à terapêutica instituída –, na dose de 1 g/kg, no primeiro dia, e de 0,5 g/kg, no segundo e no terceiro dias (Darenberg *et al.*, 2003). Na miosite estreptocócica, a principal medida terapêutica é constituída pela incisão e drenagem cirúrgica.

Nos casos de miosite, fasciite necrosante e síndrome do choque tóxico por *Streptococcus pyogenes* em que se suspeita da participação etiológica de outras bactérias (*Staphylococcus aureus*, bactérias anaeróbias e/ou bacilos gram-negativos entéricos), a conduta antibiótica mais segura é aquela em que se utiliza a combinação ampicilina-sulbactam na dose de 3 g, de 6/6 h, por via intravenosa, para adultos. Nessa circunstância, pode-se também optar pela administração de imipeném-cilastatina, ticarcilina-ácido clavulânico, piperacilina-tazobactam ou clindamicina associada a amicacina ou aztreonam.

Na síndrome do choque tóxico causada por *Streptococcus pyogenes* o tratamento deve ser realizado em unidade de tratamento intensivo. Além da antibioticoterapia, pode ser necessária a administração de soro fisiológico em grande volume, expansor de plasma, medicamento com efeito inotrópico e vasopressor (além da indicação frequente de desbridamento cirúrgico para remoção de tecidos necróticos e de corpos estranhos, e a administração de imunoglobulina humana normal intravenosa, cuja eficácia, segundo Que e Moreillon (2010), ainda não foi cabalmente demonstrada). Depois da coleta de sangue e outros materiais para bacterioscopia e/ou cultura, impõe-se a rápida instituição do tratamento antimicrobiano.

Infecções causadas por estreptococo do grupo B

Para a terapêutica específica das meningites neonatais comprovadamente causadas por *Streptococcus agalactiae* o antibiótico preferido continua sendo a penicilina G cristalina (por via intravenosa, nos esquemas citados anteriormente, de acordo com a idade). No tratamento empírico inicial deve-se optar pelo emprego, também por via intravenosa, da associação da ampicilina (100 a 150 mg/kg/dia, em frações iguais de 12/12 h, para crianças com menos de 8 dias, 150 mg a 200 mg/kg/dia, em frações iguais de 8/8 h ou de 6/6 h, para crianças com 8 a 28 dias, e 200 a 300 mg/kg/dia, em frações iguais de 6/6 h, para crianças maiores) com a gentamicina (5 mg/kg/dia para crianças com menos de 7 dias de idade, em frações iguais de 12/12 h, e 7,5 mg/kg/dia, em frações iguais de 8/8 h, para lactentes com 7 a 28 dias de idade e crianças maiores), ambas administradas por via intravenosa, devendo o tempo de tratamento ser de, no mínimo, 14 dias (Rowen e Baker, 2004).

No tratamento da sepse neonatal, Rowen e Baker (2004) recomendam o uso da associação de ampicilina e gentamicina, por via intravenosa. A ampicilina deve ser prescrita na dose de 100 a 150 mg/kg/dia, em frações iguais de 8/8 h, e a gentamicina em doses de 2,5 mg, de 8/8 h ou de 12/12 h. Nas outras infecções (artrite, endocardite e osteomielite etc.) pode-se prescrever apenas a penicilina G cristalina, também por via intravenosa:

- Na dose de 50.000 U, de 8/8 h ou de 12/12 h, nos primeiros 7 dias de vida
- Na dose de 75.000 U, de 12/12 h, ou de 50.000, de 6/6 h, entre o oitavo e vigésimo oitavo dias de vida
- Na dose de 50.000 U/kg/dia, em frações iguais de 6/6 h ou de 4/4 h, para crianças maiores. O tratamento dessas síndromes deve ter a duração de 2 a 4 semanas.

Infecções causadas por estreptococos do complexo viridans (incluindo Streptococcus bovis)

Segundo Baddour (2003), a endocardite causada por estreptococos do complexo *viridans* (incluindo *Streptococcus bovis*) deve receber antibioticoterapia orientada, sempre que possível, pela sensibilidade dessas bactérias à penicilina G. Nos casos em que o estreptococo isolado for sensível (CIM ou *MIC* $\leq$ 0,1 μg/mℓ) pode-se indicar a administração, por via intravenosa, de penicilina G cristalina (12 a 18 milhões de unidades por dia, em frações iguais de 4/4 h) ou a ceftriaxona (dose única diária de 2 g), durante 4 semanas, em associação à gentamicina (1 mg/kg, de 8/8 h), durante as duas primeiras semanas, ou (nos alérgicos à penicilina) de vancomicina (30 mg/kg/dia, em frações iguais de 12/12 h (dose máxima: 2 g/dia), durante 4 semanas. Quando o estreptococo isolado for relativamente resistente à penicilina G (CIM $>$ 0,1 μg/mℓ e $<$ 0,5 μg/mℓ) o esquema a ser prescrito é semelhante ao adotado na primeira situação, empregando-se a penicilina G cristalina (18 milhões de unidades por dia, durante 4 semanas) em combinação com a gentamicina (mesma dose citada, feita também durante as duas primeiras semanas), não se recomendando o emprego de ceftriaxona. Nos alérgicos à penicilina, esta deve ser substituída pela vancomicina, no esquema citado.

Infecções causadas por estreptococo dos grupos C e G

Embora se tenha demonstrado a existência de cepas de estreptococos dos grupos C e G resistentes à penicilina G, esse é o antibiótico de escolha para o tratamento das infecções por eles causadas. A conduta na terapêutica da faringoamidalite é idêntica à adotada para o mesmo tipo de infecção provocado pelo estreptococo do grupo A. Em outras infecções mais graves por estreptococos dos grupos C e G deve-se recorrer ao uso de altas doses de penicilina G por via intravenosa (em associação, ou não, à gentamicina), sabendo-se que se pode empregar alternativamente outros antibióticos a que essas bactérias costumam ser sensíveis (p. ex., cefotaxima, ceftriaxona, clindamicina ou vancomicina).

Infecções causadas por pneumococo

A penicilina G constituiu, durante quase meio século, o antibiótico preferido para o tratamento da meningite, da pneumonia, da otite média aguda, da sinusite e de outras infecções causadas por pneumococo, invasivas ou não. Com a emergência de cepas de pneumococos resistentes a esse antibiótico, outros antimicrobianos passaram a ser utilizados, tendo em conta a gravidade e a localização da doença. Em relação à penicilina

G, segundo os novos critérios recentemente estabelecidos nos EUA (CDC, 2008), são atualmente consideradas:

- Para a meninigite pneumocócica, com a penicilina G administrada por via intravenosa:
  - Sensíveis: as cepas de pneumococo cuja concentração inibitória mínima (CIM ou *MIC*) seja igual ou menor que 0,06 μg/mℓ
  - Resistentes: as cepas de pneumococo cuja CIM seja igual ou superior a 0,12 μg/mℓ (não se adotando o critério de cepas com sensibilidade intermediária na meningite)
- Para as outras síndromes (excluída a meningite) causadas pelo pneumococo, com a penicilina G administrada por via intravenosa:
  - Sensíveis: as cepas cuja CIM seja igual ou menor que 2 μg/mℓ
  - Com sensibilidade intermediária: as cepas cuja CIM seja igual a 4 μg/mℓ
  - Resistentes: as cepas com CIM igual ou superior a 8 μg/mℓ
- Para as outras síndromes (excluída a meningite) causadas pelo pneumococo, com a penicilina administrada por via oral (penicilina V):
  - Sensíveis: as cepas cuja CIM da penicilina G seja igual ou menor que 0,06 μg/mℓ
  - Com sensibilidade intermediária: as cepas cuja CIM esteja entre 0,12 e 1 μg/mℓ
  - Resistentes: as cepas cuja CIM seja igual ou maior que 2 μg/mℓ.

Esses novos critérios podem resultar na diminuição do número de casos relatados de resistência do pneumococo à penicilina G. No critério anterior, adotado até recentemente, definido pelo NCCLS (National Committee for Clinical Laboratory Standards) (Bartlett *et al.*, 2000; CDC, 2008), independentemente do material (sangue, liquor etc.) dos quais os pneumococos eram isolados (*i. e.*, da síndrome presente) e da via de administração da penicilina (G ou V), consideravam-se:

- Sensíveis: as cepas de pneumococo cuja CIM era igual ou menor que 0,06 μg/mℓ
- Com sensibilidade intermediária: as cepas cuja CIM variava entre 0,12 e 1 μg/mℓ
- Resistentes: as cepas cuja CIM era igual ou inferior a 2 μg/mℓ.

Para outros antibióticos indicados para o tratamento da doença pneumocócica, cefotaxima e ceftriaxona, em particular, para todos os tipos de infecção, exceto a meningite, definem-se como:

- Sensíveis: as cepas cuja CIM de cefotaxima e ceftriaxona para o pneumococo seja menor que 1 μg/mℓ
- Com sensibilidade intermediária: as cepas cuja CIM dessas cefalosporinas seja igual a 2 μg/mℓ
- Resistentes: as cepas cuja CIM a esses antibióticos seja igual ou superior a 4 μg/mℓ (Mandell *et al.*, 2003).

Segundo esses autores, a cefotaxima e a ceftriaxona, nos EUA, são os antimicrobianos, administrados por via parenteral, preferenciais para o tratamento de pneumonia pneumocócica não acompanhada de meningite, para os casos determinados por cepas de *Streptococcus pneumoniae* com baixa sensibilidade à penicilina G cuja CIM da cefotaxima ou da ceftriaxona seja inferior a 2 μg/mℓ; a amoxicilina, segundo Mandell *et al.* (2003), é o antibiótico que deve ser indicado no tratamento, por via oral, da pneumonia pneumocócica causada por cepas sensíveis, também nos EUA. No Brasil, como predominam nos locais estudados as cepas com CIM inferior a 2 μg/mℓ, e como nas falhas terapêuticas não se comprovou associação desse fato com a presença de resistência definida pela CIM dos sorotipos isolados (Cardoso *et al.*, 2008), a penicilina G e a ampicilina, segundo esses autores, continuam a ser os antibióticos de primeira linha para o tratamento empírico inicial (por via intravenosa) das pneumonias presumivelmente causadas por pneumococo, podendo também empregar-se a amoxicilina, por via oral; para casos mais graves e/ou suposta ou comprovadamente causados por cepas de pneumococo resistentes à penicilina G, as alternativas são constituídas por ceftriaxona, cefotaxima, ou vancomicina, todos por via intravenosa.

A resistência do pneumococo à penicilina G é determinada pela alteração de enzimas catalisadoras da síntese da parede celular bacteriana denominadas proteínas de ligação das penicilinas (PLP ou *PBP = penicillin-binding proteins*), de que resulta a diminuição da afinidade delas pela penicilina G; não se ligando à parede celular, a penicilina G não poderá exercer seu efeito bactericida sobre o pneumococo. As alterações das PLP são decorrentes de alterações cromossômicas, isto é, dos genes que codificam sua formação. Esse é o mesmo mecanismo que induz o desenvolvimento de resistência do pneumococo a penicilinas e a outros antibióticos betalactâmicos.

O problema da resistência do pneumococo à penicilina G e a outros antimicrobianos passou a ser considerado clinicamente relevante a partir da década de 1980, embora o isolamento de cepas resistentes, em enfermos, tenha ocorrido já na década de 1960. Com o aumento acentuado da prevalência de cepas de *Streptococcus pneumoniae* resistentes à penicilina G, em muitos países, na década de 1990, o uso desse antibiótico no tratamento de infecções graves causadas por essa bactéria, particularmente das meningites, passou a sofrer sérias restrições. Evidenciou-se, na década de 1990, que, em grande número de países, em todos os continentes, a frequência de isolamento, em material obtido de doentes, de pneumococos resistentes à penicilina G ultrapassava 40%. No Brasil, no estudo de Brandileone *et al.* (1997), a prevalência de pneumococos resistentes à penicilina G alcançou as taxas de 25,1% em São Paulo-SP, 18,3% em Recife-PE e 4,3% em Belo Horizonte-MG. Das 283 cepas de *Streptococcus pneumoniae*, responsáveis por doença invasiva, testadas em nosso país, 20% apresentavam resistência intermediária e apenas 1,4% resistência completa à penicilina G (Kertesz *et al.*, 1998). Estudando a sensibilidade de 6.470 amostras de *Streptococcus pneumoniae* isoladas no Brasil, no período de 1993 a 2004, obtidas principalmente de doentes com meningite (crianças com menos de 5 anos) e pneumonia causadas por essa bactéria, em vários grupos etários (crianças com menos de 5 anos, pessoas com 5 a 64 anos e indivíduos com mais de 64 anos), Brandileone *et al.* (2006) evidenciaram o aumento da proporção de cepas com resistência intermediária e alta à penicilina G nesse período, correspondendo respectivamente a 9,1% e 1,1% em 1993, e a 22% e 5,9% em 2004; resistência a múltiplos antimicrobianos foi observada em 4,6% dos isolados. Os autores dão ênfase às valiosas informações que o estudo oferece para orientar o tratamento empírico da doença pneumocócica no Brasil e chamam a atenção para a necessidade de incluir a vacina antipneumocócica conjugada no esquema rotineiro de vacinação infantil do Programa Nacional de Imunizações. Em estudo realizado com 100 amostras de líquido cefalorraquidiano ou de soro obtidas de doentes com meningite causada por *Streptococcus pneumoniae* e enviadas ao Laboratório Central do Paraná (LACEN) nos anos de 2001 e 2002, Rossoni *et al.* (2008) encontraram 15% de resistência à penicilina G (93% das cepas com resistência intermediária e 7%, correspondendo a apenas uma amostra, com alta resistência), 1% de resistência à cefalosporina e nenhuma cepa com resistência à vancomicina.

Considerando-se que, nas poucas regiões do Brasil onde foram realizadas investigações para avaliar a sensibilidade de *Streptococcus pneumoniae* à penicilina G, é relativamente alta a frequência de cepas resistentes a esse antibiótico (com amplo predomínio da resistência intermediária), e o fato de que o tratamento inicial da doença pneumocócica com antibióticos é quase sempre empírico – não se conhecendo, a princípio, na maioria dos casos, qual o agente etiológico e sua suscetibilidade aos antimicrobianos –, a escolha desses medicamentos para começar a terapêutica de infecções presumivelmente causadas por pneumococo é uma decisão médica que exige muito cuidado e perspicácia. Obviamente, sempre que possível, antes da introdução da antibioticoterapia devem ser colhidos materiais do doente para exames específicos (bacterioscopia e/ou cultura, pesquisa de antígenos específicos, testes sorológicos etc.), com o objetivo de tentar conhecer, o mais depressa possível, qual o agente etiológico e, sendo isolado, qual sua sensibilidade aos antimicrobianos; essa informação é obtida invariavelmente depois de instituído, empiricamente, o tratamento antibiótico. A opção por determinada conduta deve considerar a localização da doença e a gravidade do caso, assim como as informações disponíveis sobre a frequência das infecções por pneumococo e sua sensibilidade aos antimicrobianos na região geográfica onde se está atendendo o paciente, e a concentração dos antibióticos nos órgãos e tecidos acometidos, assim como a sensibilidade a antimicrobianos de outras bactérias que também podem causar a doença que se vai tratar. O pneumococo é o agente mais comum das pneumonias adquiridas na comunidade (PAC). Em cerca de 50% das PAC identifica-se o agente etiológico, sendo o pneumococo o patógeno mais frequente, responsável por 30 a 40% dos casos em adultos imunocompetentes e por cerca de 2/3 dos casos acompanhados de bacteriemia (Bartlett *et al.*, 2000; Consenso Brasileiro, 2001; Mandell *et al.*, 2003). Com base nos resultados de 22 estudos realizados no Brasil nos 10 anos anteriores a 2001 (8.116 doentes), foram os seguintes os agentes isolados de PAC, com a respectiva prevalência: *Streptococcus pneumoniae* (6 a 43%), *Mycoplasma pneumoniae* (1 a 33%), *Chlamydia pneumoniae* (1 a 25%), *Haemophilus influenzae* (geralmente cepas não tipáveis) (1 a 19%), *Legionella* sp. (2 a 15%), vírus (4 a 21%), bacilos gram-negativos (1 a 9%) e *Staphylococcus aureus* (1 a 6%) (Consenso Brasileiro, 2001).

A escolha do antibiótico a ser administrado ao doente com *pneumonia pneumocócica* deveria basear-se no padrão de sensibilidade da cepa isolada em cultura do sangue ou do líquido pleural, resultados que (quando a cultura é positiva) só estão disponíveis 48 a 72 h depois da semeadura; já se assinalou que, por isso, o tratamento inicial da pneumonia presumivelmente pneumocócica tem de ser empírico.

Mesmo com a administração de antimicrobianos, a taxa de letalidade da pneumonia pneumocócica continua alta, sobretudo em idosos com mais de 65 anos, entre os quais alcança 20 a 40%, sendo bem menor (variando sob a influência de diversos fatores) em crianças e adultos jovens. Segundo o Consenso Brasileiro de Pneumonias em Indivíduos Adultos Imunocompetentes da Sociedade Brasileira de Pneumologia e Tisiologia (Consenso Brasileiro, 2001), o tratamento inicial das PAC presumivelmente causadas por pneumococo deve ser feito, de acordo com as peculiaridades e a gravidade do caso, em ambulatório ou em hospital.

▸ **Tratamento em ambulatório.** Administra-se um dos seguintes antibióticos VO: amoxicilina (500 mg, de 8/8 h, para adultos, e 50 mg/kg/dia, em frações iguais de 8/8 h, para crianças); eritromicina (500 mg, de 6/6 h, para adultos, e 50 mg/kg/dia, em frações iguais de 6/6 h, para crianças); axetil-cefuroxima (500 mg, de 12/12 h, para adultos); cefpodoxima (200 mg, de 12/12 h, para adultos, e 10 mg/kg/dia, em frações iguais de 12/12 h, para crianças); cefprozila (500 mg, de 12/12 h, para adultos, e 30 mg/kg/dia, em frações iguais de 12/12 h, para crianças); azitromicina (dose única diária de 500 mg, no primeiro dia, e de 250 mg, nos 4 dias seguintes, para adultos); levofloxacino (dose única diária de 500 mg, para adultos); moxifloxacino (dose única diária de 400 mg, para adultos).

▸ **Tratamento em hospital.** Administram-se, invariavelmente por via intravenosa, os antimicrobianos que serão citados a seguir, na terapêutica de cada síndrome. A duração do tratamento da pneumonia pneumocócica varia de 7 a 14 dias; nos doentes cujo antibiograma demonstrar que o pneumococo é resistente ao antimicrobiano indicado e nos casos que não responderem clinicamente ao antibiótico prescrito, este deve ser substituído, sabendo-se que a vancomicina e as fluoroquinolonas constituem as opções mais adequadas; entre as fluoroquinolonas, podem ser indicadas para adultos o levofloxacino (dose única diária de 500 mg, por via oral ou intravenosa) ou o moxifloxacino (dose única diária de 400 mg, por via oral ou intravenosa). O empiema, que eventualmente se instala como complicação da pneumonia pneumocócica (e da pneumonia causada por outros estreptococos), deve ser drenado cirurgicamente.

O tratamento antimicrobiano inicial da *meningite purulenta* (mesmo a presumivelmente causada por *Streptococcus pneumoniae*) também é frequentemente empírico. Depois do primeiro mês de vida, o pneumococo já se inclui entre os agentes mais comuns de meningite purulenta; entre 1 mês e 23 meses de idade, os patógenos isolados com maior frequência são *Streptococcus pneumoniae*, *Neisseria meningitidis*, *Streptococcus agalactiae*, *Haemophilus influenzae* do tipo b e *Escherichia coli*. Na antibioticoterapia empírica, nesses doentes, deve ser indicada, nos primeiros 2 meses de vida, a associação de ampicilina com cefotaxima intravenosa:

- Para crianças com 7 dias de vida ou menos, com peso inferior a 2 kg: 100 mg/kg/dia de ampicilina, em frações iguais administradas de 12/12 h, em associação a 100 a 150 mg/kg/dia de cefotaxima, em frações iguais administradas de 12/12 h
- Para crianças com 7 dias de vida ou menos, com peso superior a 2 kg: 150 mg/kg/dia de ampicilina, em frações iguais administradas de 8/8 h, em associação a 100 a 150 mg/kg/dia de cefotaxima, em frações iguais administradas de 12/12 h
- Para crianças com mais de 7 dias de vida, com peso inferior a 2 kg: 150 a 200 mg/kg/dia de ampicilina, em frações iguais administradas de 8/8 h, em associação a 200 mg/kg/dia de cefotaxima, em frações iguais administradas de 6/6 h
- Para crianças com mais de 7 dias de vida, com peso superior a 2 kg: 200 a 300 mg/kg/dia de ampicilina, em frações iguais administradas de 6/6 h, em associação a

200 mg/kg/dia de cefotaxima, em frações iguais administradas de 6/6 h.

Às crianças com mais de 2 meses de idade e adultos pode ser indicado um dos seguintes esquemas, em que os antimicrobianos são também administrados por via intravenosa:

- Aos doentes cuja meningite seja causada por pneumococo presumivelmente ou comprovadamente (CIM ≤ 0,06 μg/mℓ) sensível à penicilina G:
  - Para crianças: penicilina G cristalina, na dose de 200.000 a 400.000 U/kg/dia, em frações iguais administradas de 4/4 h, ou ampicilina, na dose de 200 a 300 mg/kg/dia, em frações iguais administradas de 6/6 h
  - Para adultos: 4.000.000 U de penicilina G cristalina, de 4/4 h, ou 2 g de ampicilina, de 4/4 h
- Aos doentes cuja meningite seja causada por pneumococo presumivelmente ou comprovadamente (CIM ≥ 0,12 μg/mℓ) resistente à penicilina G, mas sensíveis a cefalosporinas de terceira geração: ceftriaxona, na dose de 100 mg/kg/dia, em frações iguais administradas de 12/12 h, para crianças, e de e 2 g, de 12/12 h, para adultos, ou cefotaxima, na dose de 200 mg/kg/dia, em frações iguais administradas de 6/6 h, par crianças, e de 2 g, de 6/6 h ou de 4/4 h, para adultos
- Aos doentes cuja meningite seja causada por pneumococo resistente à penicilina G e às cefalosporinas de terceira geração: vancomicina, na dose de 60 mg/kg/dia, em frações iguais administradas de 6/6 h, para crianças, e de 30 a 35 mg/kg/dia, em frações iguais de 8/8 ou de 12/12 h, para adultos, em associação a ceftriaxona ou cefotaxima (independentemente da resistência), nas doses citadas, havendo especialistas que acrescentam a essa associação a rifampicina (em particular quando se inclui a dexametasona no esquema), administrada por via oral na dose de 20 mg/kg/dia, em frações iguais de 12/12 h, para crianças, e em dose única diária de 600 mg, para adultos. Às pessoas consideradas idosas (> 50 anos de idade), Tunkel *et al.* (2004) recomendam o emprego da associação de vancomicina com ceftriaxona ou cefotaxima, nos esquemas citados, a que se adiciona eventualmente a rifampicina (em particular quando a dexametasona foi também incluída no tratamento). A associação de vancomicina com cefotaxima ou ceftriaxona também é indicada quando a meningite purulenta acomete pessoas com fratura na base do crânio (Tunkel *et al.*, 2004). O tempo de terapêutica antimicrobiana da meningite purulenta causada por pneumococo deve ser de 10 a 14 dias; é importante assinalar, porém, que a antibioticoterapia só será suspensa depois da normalização clínica e do líquido cefalorraquidiano. O esquema de tratamento empírico introduzido na admissão dos doentes com meningite pneumocócica pode ser modificado, a critério do médico, de acordo com os resultados da cultura do liquor e/ou das hemoculturas e dos antibiogramas. A maioria dos especialistas, inclusive Tunkel *et al.* (2004), indicam a inclusão da dexametasona no esquema terapêutico da meningite pneumocócica, prescrevendo-a, tanto para crianças quanto para adultos, na dose de 0,15 mg/kg, de 6/6 h, por via intravenosa, durante 2 a 4 dias, sendo aplicada a primeira dose desse glicocorticoide 10 a 20 min antes da primeira dose do antibiótico (ou, na pior das hipóteses, simultaneamente). A ocorrência de convulsões exige o emprego de anticonvulsivantes e o aparecimento de coleção ou empiema subdural, em lactentes, constitui indicação de punção aspirativa, que deve ser feita pelo neuropediatra.

Nos EUA, os agentes etiológicos mais comuns de *otite média aguda* são *Streptococcus pneumoniae*, *Haemophilus influenzae* (90% não tipáveis e 10% do tipo b) e *Moraxella catarrhalis*, sendo responsáveis por, respectivamente, 40 a 50%, 30 a 40% e 10 a 15% dos casos; seguem-se, em frequência, os vírus (< 10% dos casos) e, raramente, *Staphylococcus aureus* e bactérias anaeróbias, podendo as quatro primeiras bactérias citadas ser também agente etiológico de otite média recorrente ou persistente (Ramakrishnan *et al.*, 2007). Nessa publicação, os autores reveem com pormenor o diagnóstico e a terapêutica etiológica e sintomática da otite média aguda. Citam eles que em 20 a 30% dos casos de otite média aguda nenhum patógeno bacteriano é identificado como agente dessa doença. Em crianças, verifica-se cura espontânea da otite média aguda em 60 a 80% dos casos, fato que ocorre em apenas 20% dos enfermos cuja doença é comprovadamente causada por pneumococo (McCracken Jr., 1994). Segundo Dagan *et al.* (2004), o pneumococo é o agente etiológico de 25 a 60% dos casos de otite média aguda. Já na década de 1990 se verificou nos EUA ocorrência significativa da resistência de cepas de pneumococo, em casos de otite média aguda, resistentes à penicilina G: 10 a 40% das cepas de *Streptococcus pneumoniae* isoladas de secreções da orelha média em crianças com essa doença eram resistentes à penicilina G, 50 a 75% dos quais com resistência intermediária (McCracken Jr., 1994). Por esse motivo e pela participação etiológica frequente de outros patógenos (*Haemophilus influenzae* do tipo b e *Moraxella catarrhalis*, em particular), preferiu-se excluir esse antibiótico do esquema terapêutico das otites médias agudas.

Entre os esquemas propostos para o tratamento inicial da otite média aguda (Ramakrishnan *et al.*, 2007), com medicamentos administrados por via oral, devem ser citados:

- Amoxicilina, 80 a 90 mg/kg/dia, em frações iguais administradas de 12/12 h ou de 8/8 h, para crianças, e 500 mg, de 8/8 h, para adultos
- A combinação amoxicilina-clavulanato, na dose de 45 a 90 mg/kg/dia de amoxicilina, de acordo com a gravidade do caso, ou uso anterior de antimicrobiano, em frações iguais de 8/8 h ou de 12/12 h, para crianças com mais de 28 dias de idade (15 mg/kg, de 12/12 h, nas menores), e 500 mg de amoxicilina, de 8/8 h, para adultos). Outros antimicrobianos também empregados, por via oral, em doses apropriadas, são: azitromicina, claritromicina, axetil-cefuroxima, cefprozila, cefpodoxima e clindamicina. Pode-se optar pela via parenteral, indicando-se a ceftriaxona, por via intramuscular ou intravenosa, nas doses citadas. O uso do antimicrobiano prescrito deve ser mantido durante 10 dias.

Tendo em conta que os agentes mais comuns de *sinusite aguda* são os mesmos da otite média aguda, predominando também *Streptococcus pneumoniae*, a conduta quanto à antibioticoterapia inicial deve ser a mesma citada para a otite média aguda (Scheid e Hamm, 2004b). Encontraram-se recentemente nos EUA até 25% das cepas de pneumococo responsáveis por sinusite aguda resistentes à penicilina G (15% com resistência intermediária). Nos casos em que se suspeita da participação etiológica concomitante de bactérias anaeróbias e/ou *Staphylococcus aureus* (infecção mista), a clindamicina constitui alternativa adequada.

Na *sepse*, na *endocardite* e na *pericardite* comprovada ou presumivelmente causadas por pneumococo, tão logo tenham sido colhidos os materiais para exames complementares específicos, deve ser introduzida a antibioticoterapia, por causa da gravidade dessas doenças, empregando-se ceftriaxona ou cefotaxima em associação com vancomicina, nas doses citadas para os casos graves de pneumonia, durante 4 a 6 semanas. Se o pneumococo isolado em hemocultura ou cultura do derrame pericárdico for sensível à penicilina G, a penicilina G cristalina poderá ser utilizada, administrando-se por via intravenosa na dose de 3.000.000 U, de 4/4 h, para adultos, isoladamente ou em associação à gentamicina (1 mg/kg, de 8/8 h, para adultos) durante as duas primeiras semanas de tratamento (Baddour, 2003).

Infecções causadas por enterococos

Para o tratamento de infecção urinária, peritonite e outras infecções localizadas com bacteriemia causadas por enterococos indica-se o emprego isolado de ampicilina, constituindo a vancomicina ou a teicoplanina alternativas para os pacientes alérgicos. Na endocardite, na meningite e na sepse por cepas sensíveis de enterococos é preferida a associação de penicilina G cristalina com gentamicina. Segundo Baddour (2003), o tratamento inicial, em adultos, da endocardite causada por cepas de enterococo sensíveis à benzilpenicilina deve ser feito com a administração por via intravenosa, durante 4 a 6 semanas, de penicilina G cristalina (18 a 30 milhões de unidades por dia, em frações iguais de 4/4 h) isoladamente, ou da associação de ampicilina (2 g de 4/4 h) associada a gentamicina (1 mg/kg, de 8/8 h), também por via intravenosa. Para a endocardite causada por enterococos produtores de betalactamase pode ser indicada, também por via intravenosa, a associação de vancomicina (30 mg/kg/dia, em frações iguais de 12/12 h, com dose máxima diária de 2 g) com gentamicina (1 mg/kg, de 8/8 h), que também constitui esquema alternativo para doentes alérgicos à penicilina.

Em todos os casos de endocardite bacteriana a sensibilidade do agente etiológico a antimicrobianos deve ser avaliada, tendo em conta o risco de resistência à penicilina G, à ampicilina, à gentamicina e à estreptomicina, e, mesmo, à vancomicina, por parte de enterococos. Os tipos mais importantes de resistência de enterococos (em particular *Enterococcus faecalis* e *Enterococcus faecium*) a antimicrobianos são os que ocorrem, por mecanismos diversos, a aminoglicosídios, a betalactâmicos e a glicopeptídios (vancomicina e teicoplanina) (Sood *et al.*, 2008). Segundo Sader *et al.* (2004), as porcentagens de cepas sensíveis a antimicrobianos de 52 amostras de *Enterococcus* sp. isoladas de pessoas hospitalizadas, no Brasil, em 2001, foram as seguintes: 61,5% à penicilina G; 82,7% à estreptomicina; 42,3% à gentamicina; 92,3% à vancomicina e à teicoplanina; 42,3% à ampicilina e às combinações amoxicilina-clavulanato e piperacilina-tazobactam; e 100% à linezolida. Com base nessas informações, o tratamento inicial da endocardite por enterococo, em nosso país, deve ser feito sempre com base no resultado do antibiograma. Situação preocupante refere-se ao isolamento de cepas de enterococos, sobretudo de *Enterococcus faecium*, resistentes não só à penicilina G, à ampicilina e aos aminoglicosídios, mas também à vancomicina e à teicoplanina (Murray, 2000; Cetinkaya *et al.*, 2000). Havendo resistência do enterococo à vancomicina e a betalactâmicos, a opção é recorrer – se possível, com respaldo no resultado do antibiograma – à linezolida (600 mg, de 12/12 h), à daptomicina (dose única diária de 4 a 6 mg/kg) ou (somente para *Enterococcus faecium*) à quinupristina-dalfopristina (7,5 mg/kg, de 8/8 h), todos esses antibióticos administrados por via intravenosa; a quinupristina-dafopristina, no tratamento de endocardite, foi usada em associação a doxiciclina e rifampicina (esta, por via oral), ou com altas doses de ampicilina (24 g/dia, por via intravenosa) (Arias e Murray, 2010).

▪ Outras medidas terapêuticas

Além da indicação de medicamentos sintomáticos (antitérmicos, analgésicos etc.), quando necessário, outras medidas terapêuticas precisam às vezes ser instituídas, nas várias formas clínicas das infecções causadas por estreptococos e enterococos. Os casos graves devem ser hospitalizados e alguns deles tratados em unidade de tratamento intensivo, onde se dispõe de recursos para o controle dos distúrbios hemodinâmicos (do choque, em particular), cardíacos e respiratórios, da toxemia e da coagulação intravascular disseminada, que eventualmente se instalam durante a evolução. Já se ressaltou que, na fasciite necrosante, na miosite e em lesões de pele e de tecidos moles observadas na síndrome do choque tóxico, é comumente necessária a realização de desbridamentos ou outros tipos de intervenção cirúrgica. No impetigo, na erisipela, na ectima, na celulite e em outras infecções estreptocócicas com lesões cutâneas, estas devem ser lavadas diariamente com sabonete antisséptico líquido, com água boricada a 2% ou com solução de permanganato de potássio a 1:40.000 (2 ou 3 vezes/dia); a remoção das crostas pode ser feita com gaze embebida com óleo de amêndoa. Na erisipela do membro inferior, repouso no leito e manutenção da perna acometida em nível superior ao do tronco, com o auxílio de coxins, devem ser indicados até a melhora da lesão e o desaparecimento do edema.

▸ Profilaxia

▪ Medidas gerais

A transmissão dos estreptococos do grupo A, geralmente por contato direto, é facilitada pela promiscuidade e pelas aglomerações. Os doentes que eliminam as bactérias nas secreções nasofaríngeas e nas lesões cutâneas servem de fonte de infecção primária na disseminação dessas bactérias. As crianças com faringoamidalite ou impetigo não devem frequentar a escola, nem entrar em contato íntimo com outras crianças, nas primeiras 24 h de tratamento. Não está indicada rotineiramente a administração profilática de penicilina G nos comunicantes íntimos (familiares, em particular) de doentes com faringoamidalite ou infecções cutâneas causadas por *Streptococcus pyogenes*; deverão ser mantidos em observação e tratados adequadamente se apresentarem sintomas e sinais de doença. Dose única de penicilina G benzatina deve ser administrada profilaticamente apenas aos comunicantes domiciliares de pessoas em cuja família ocorreram, nos meses anteriores, infecções repetidas por *Streptococcus pyogenes*.

Quando hospitalizados, os enfermos com escarlatina ou erisipela devem ser mantidos isolados (com adoção de precauções respiratórias), nas primeiras 24 h de internação; durante esse período, as mãos dos médicos e demais funcionários devem ser lavadas cuidadosamente com água e sabão antes e depois da manipulação dos pacientes. Em adultos com erisipela ou celulite recorrentes, com linfedema, indica-se o uso profilático de penicilina G benzatina, administrada sem interrupção, na dose de 1.200.000 U, por via intramuscular, de três em três ou de quatro em 4 semanas.

A prevenção secundária da doença reumática (para impedir novos episódios de faringoamidalite por estreptococo do grupo A) é efetuada por intermédio da antibioticoprofilaxia, administrando-se, sem interrupção, a penicilina G benzatina, por via intramuscular, na dose de 1.200.000 U para pessoas com 27 kg ou mais, e na dose de 600.000 U para crianças com menos de 27 kg, de 3 em 3 ou de 4 em 4 semanas, ou a penicilina V, por via oral, também sem interrupção, na dose de 400.000 U, de 12/12 h para pessoas com 27 kg ou mais, e de 200.000 U, de 12/12 h, para crianças com menos de 27 kg. Como são relativamente poucos os sorotipos do estreptococo do grupo A capazes desencadear glomerulonefrite difusa aguda, é incomum, em uma mesma pessoa, a ocorrência de mais de um episódio dessa complicação, razão pela qual se dispensa a indicação de profilaxia antimicrobiana aos indivíduos que tiveram um episódio dessa complicação tardia não supurativa de infecções por *Streptococcus pyogenes*.

As medidas recomendadas para a prevenção da endocardite causada por estreptococos e enterococos, atualizadas em 2007 pela American Heart Association (Wilson *et al.*, 2007), estão analisadas neste livro no Capítulo 23, Endocardite infecciosa.

Não é necessário adotar qualquer tipo de precaução especial em relação aos doentes, hospitalizados ou não, com meningite ou qualquer outro tipo de infecção pneumocócica; como exceção, desde que possível, devem ser adotadas precauções respiratórias em relação a doentes com pneumonia causada por pneumococos multirresistentes, enquanto estiverem apresentando expectoração e/ou até a negativação da pesquisa da bactéria nas secreções respiratórias.

Quanto às infecções causadas pelo estreptococo do grupo B, diversas medidas preventivas, inclusive a administração de antibioticoprofilaxia a gestantes colonizadas na vagina ou no tubo digestivo por essa bactéria, são recomendadas para a prevenção de infecções neonatais (CDC, 2002; AAP, 2006). Em surtos observados em berçários, deve-se isolar os doentes e administrar penicilina G profilaticamente aos comunicantes que se comprovou estarem colonizados pela bactéria; o pessoal que trabalha no berçário deverá lavar as mãos cuidadosamente, antes e depois de manusear toda criança.

Vacina antipneumocócica polissacarídica 23-valente (VAP 23-valente)

A primeira vacina antipneumocócica, constituída por polissacarídios de 14 sorotipos de *Streptococcus pneumoniae*, não conjugada a componente proteico, foi liberada para comercialização em 1977, nos EUA. A partir de 1984, passou a ser utilizada nesse e em outros países, inclusive no Brasil, a vacina antipneumocócica não conjugada contendo polissacarídios de 23 sorotipos (1, 2, 3, 4, 5, 6B, 7F, 8, 9N, 9V, 10A, 11A, 12F, 14, 15B, 17F, 18C, 19A, 19F, 20, 22F, 23F e 33F) do pneumococo (VAP 23-valente) associados etiologicamente à maioria dos casos de doença; revisão minuciosa da VAP 23-valente encontra-se na publicação de Jackson e Neuzil (2008). A VAP 23-valente não conjugada aplicada em dose única de 25 μg (0,5 mℓ) por via intramuscular ou subcutânea, em pessoas com 2 anos de idade ou mais, induz o aparecimento de anticorpos específicos, contra aproximadamente 2/3 dos 23 sorotipos, no soro de 90 a 95% dos vacinados. É muito pequena a capacidade imunogênica da VAP 23-valente em crianças com menos de 2 anos de idade, grupo etário ao qual sua administração não deve ser indicada. Em pessoas idosas, esses anticorpos deixam de ser detectados no soro cerca de 5 anos depois da aplicação da vacina, quando se deverá indicar a administração de segunda (e última) dose. Não se observa efeito *booster* na revacinação. As reações adversas associadas ao uso da VAP 23-valente não conjugada são leves, constituídas por dor e eritema no local da injeção, sendo incomum a ocorrência de febre e mialgias e muito pequeno o risco de reações sistêmicas graves. Em estudo realizado no Brasil, Simonsen *et al.* (2005) avaliaram a resposta imune à VAP 23-valente em 102 pessoas idosas, com média de idade de 71 anos, e 19 adultos jovens hígidos, com média de idade de 27 anos, administrando-se por via intramuscular dose única da vacina e quantificando-se no soro o título de anticorpos específicos da classe IgG, por intermédio de teste imunoenzimático de segunda geração, antes e 1 mês depois da aplicação da vacina, contra os polissacarídios capsulares dos sorotipos 1, 3, 5, 6B, 8 e 14 de *Streptococcus pneumoniae*; nos idosos e nos adultos jovens, respectivamente, houve aumento de 2,46 e de 2,84 na concentração dos anticorpos (média geométrica) contra os sorotipos 1, 5, 6B, 8 e 14, enquanto nenhum aumento foi observado na concentração sérica dos anticorpos contra o sorotipo 3, em ambos os grupos; os autores concluíram que a resposta imune à vacinação, para os que soroconverteram, foi a esperada, segundo dados da literatura.

Conforme é preconizado nos EUA (CDC, 1997), a VAP 23-valente deve ser indicada tanto a pessoas imunocompetentes mais propensas a adquirir infecções pneumocócicas quanto a imunocomprometidos. Em relação aos imunocompetentes, devem receber essa vacina:

- Todos os idosos, a partir dos 65 anos de idade (indicando-se a segunda dose, 5 anos depois)
- Todas as pessoas com menos de 65 anos (a partir do segundo ano de vida) que apresentem asplenia anatômica ou funcional, doença pulmonar ou cardiovascular crônica, diabetes melito, alcoolismo crônico, hepatopatia crônica e fissuras de ossos cranianos com escoamento de liquor.

Quanto aos imunocomprometidos (também a partir dos 2 anos de idade), a vacina deve ser indicada para indivíduos infectados pelo vírus da imunodeficiência humana ou com AIDS, imunodeficiência congênita, leucemia, linfoma, doença de Hodgkin, mieloma múltiplo, neoplasia maligna generalizada, insuficiência renal crônica, síndrome nefrótica e indivíduos submetidos a transplante de órgãos ou de medula óssea e/ou a tratamento com glicocorticoide e/ou outros medicamentos imunodepressores (aplicar segunda dose 3 a 5 anos depois, nas pessoas com 10 anos ou menos, e 5 anos depois, nas pessoas com mais de 10 anos de idade). Em crianças com mais de 2 anos de idade e adultos que vão ser submetidas a esplenectomia eletiva ou a tratamento com quimioterápicos e imunodepressores (para qualquer finalidade), a vacina antipneumocócica polissacarídica 23-valente não conjugada deve ser aplicada pelo menos 2 semanas antes da intervenção cirúrgica ou do início da administração dos referidos medicamentos. No entanto, não se recomenda seu uso durante a realização de quimioterapia ou radioterapia, devendo ser administrada apenas 3 meses depois da conclusão ou interrupção desses tipos de tratamento. Sua administração é contraindicada durante a gravidez. Além da vacina antipneumocócica, indivíduos esplenectomizados ou com asplenia funcional devem receber antibioticoprofilaxia (penicilina V, administrada por via oral, nas doses já citadas, para a prevenção da doença reumática).

O Ministério da Saúde (2006), por intermédio dos Centros de Referência para Imunobiológicos Especiais (CRIE), disponibiliza gratuitamente a VAP 23-valente para diversas situações especiais observadas em crianças com 2 anos de idade ou mais: asplenia anatômica ou funcional, AIDS, asma grave em uso de corticosteroide, cardiopatia crônica, nefropatia crônica, diabetes melito, fístula liquórica, transplantados de órgãos sólidos ou de medula óssea, fibrose cística, trissomias, imunodeficiências congênitas, doenças de depósito, crianças no primeiro ano de vida nascidas com menos de 35 semanas de gestação e submetidas a assistência respiratória.

Vacina antipneumocócica polissacarídica conjugada (VAPC) heptavalente (7-valente)

A vacina antipneumocócica polissacarídicas não conjugada constituída por polissacarídios da parede celular de *Streptococcus pneumoniae* (de que é hoje utilizada a 23-valente) tem vários inconvenientes, entre os quais o fato de (por ser constituída por antígenos T-independentes) não ser imunogênica para crianças com menos de 2 anos de idade e não provocar efeito *booster* na revacinação, assim como se associar à redução, depois de poucos anos, do título dos anticorpos específicos cuja formação induziu. Por esses motivos, o preparo da vacina antipneumocócica polissacarídica conjugada com proteínas (que lhe conferem a propriedade de imunógeno T-dependente) constituiu uma grande conquista, possibilitando o uso de vacinas em crianças, já no primeiro ano de vida, e proporcionando proteção duradoura com a administração de esquemas apropriados. Além de induzirem imunidade intensa e duradoura, associada ao desenvolvimento de memória imunológica, diminuindo a incidência das infecções causadas por pneumococo, as vacinas antipneumocócicas conjugadas reduzem, na população vacinada, a prevalência de indivíduos portadores de *Streptococcus pneumoniae* na nasoorofaringe (Black *et al.*, 2006, 2008).

A única VAPC 7-valente atualmente comercializada no Brasil e no exterior (licenciada inicialmente nos EUA em fevereiro de 2000) contém sacarídios dos sorotipos 4, 6B, 9V, 14, 18C, 19F e 23F de *Streptococcus pneumoniae* conjugados com a proteína CRM_{197} de cepa não toxigênica de *Corynebacterium diphtheriae*. Em crianças norte-americanas com menos de 6 anos de idade, os sete sorotipos cujos sacarídios estão presentes nessa vacina correspondem aos pneumococos responsáveis por aproximadamente 88% dos casos com bacteriemia, 82% dos casos com meningite e 70% dos casos com otite média, em crianças norte-americanas com menos de 6 anos de idade; 80% das cepas isoladas nos EUA resistentes à penicilina G são de um dos sete sorotipos encontrados na VAPC 7-valente (AAP, 2006). Números estudos demonstraram a eficácia e a segurança da VAPC 7-valente, usada isoladamente ou simulataneamente a outras vacinas empregadas na rotina da imunização infantil (Rennels *et al.*, 1998; Shinefiel *et al.*, 1999; Black *et al.*, 2002, 2006; Schmitt *et al.*, 2003; Adam e Fehnie, 2008; Destefano *et al.*, 2008; Oliver *et al.*, 2008; Moss *et al.*, 2010). Nos EUA, com o emprego da VAPC 7-valente, cujo componente proteico é a proteína CRM_{197} (mutante atóxica da toxina diftérica), a diminuição da frequência de infecções pneumocócicas invasivas foi de 24,3 casos por 100.000 habitantes, em 1998 e 1999, para 17,3 casos por 100.000 habitantes da população estudada, em 2001, sendo predominante o declínio da incidência em crianças com menos de 2 anos de idade, nas quais houve redução de 69% na taxa de frequência de doença pneumocócica invasiva; ocorreu também diminuição dessa taxa em adultos não vacinados e observou-se queda de 35% na prevalência de cepas resistentes de pneumococo na etiologia das infecções (Whitney *et al.*, 2003). Analisando os sorotipos de pneumococo isolados de casos com meningite, pneumonia e outros tipos de infecções causadas por essa bactéria, em adultos e crianças, no período de 1977 a 2000, no Brasil, Brandileone *et al.* (2003) concluíram que, em nosso país, seria grande o impacto causado pelo uso rotineiro da VAPC 7-valente sobre a incidência da doença pneumocócica. Segundo esse estudo, os sorotipos 1 e 5 foram os mais frequentemente encontrados em todos os grupos etários, com aumento de sua frequência com a idade; o sorotipo 14 foi predominante em crianças, enquanto os sorotipos 3 e 4 foram os mais comuns em adultos.

Nas diversas avaliações realizadas, a VAPC 7-valente conferiu imunidade (concentração protetora no soro de anticorpos específicos) a 92 a 100% das crianças às quais foi administrada a partir do segundo mês de vida. Nos EUA, a eficácia protetora dessa vacina, em relação a infecções pneumocócicas invasivas (meningite, pneumonia e sepse), foi de 97,4%, relativamente aos sorotipos contidos na vacina, e de 89,1%, quando considerados todos os sorotipos patogênicos do pneumococo (CDC, *2000*). Nessa publicação, a VAPC 7-valente é recomendada para uso em todas as crianças com 2 a 23 meses de idade, assim como às crianças com 24 a 59 meses de idade que apresentem risco aumentado de adquirir doença pneumocócica, a saber: crianças com anemia falciforme e outras hemoglobinopatias, asplenia congênita ou adquirida, infecção pelo vírus da imunodeficiência humana, imunodeficiências congênitas, crianças com imunodepressão associada a insuficiência renal ou síndrome nefrótica, ou com neoplasias malignas, leucemia, linfoma e doença de Hodgkin, submetidas a tratamento com imunodepressores ou radiação, ou a transplante de órgãos, além de crianças com doenças crônicas, incluindo cardiopatia crônica, pneumopatia crônica (exclusive asma, exceto se tratada com alta dose de glicocorticoide), diabetes melito e drenagem do líquido cefalorraquidiano para o lúmen dos seios paranasais através de fístula óssea. Ainda segundo a orientação norte-americana (*CDC*, 2000), a indicação da VAPC 7-valente deve ser considerada em todas as crianças com 24 a 59 meses, prioritariamente às com 24 a 36 meses, às residentes no Alasca ou descendentes de nativos americanos e as que frequentem creches.

A VAPC 7-valente (dose de 0,5 mℓ) deve ser aplicada por via intramuscular, de acordo com os esquemas que se seguem, considerando-se a idade ao receber a primeira dose:

- Crianças com oito (ou seis) semanas de vida a 6 meses de idade: três doses com intervalos de 6 a 8 semanas e dose adicional entre 12 e 15 meses
- Crianças com 7 a 11 meses de idade: duas doses com intervalo de 6 a 8 semanas e dose adicional entre 12 e 15 meses
- Crianças com 12 a 23 meses de idade: duas doses com intervalo de 6 a 8 semanas
- Crianças hígidas com 24 a 59 meses de idade: uma dose
- Crianças com 24 a 59 meses de idade que apresentem anemia falciforme, asplenia, infecção pelo vírus da imunodeficiência humana, doença crônica ou imunodepressão: duas doses com intervalo de 6 a 8 semanas.

Não se recomenda o uso da VAPC 7-valente depois de completados 10 anos de vida. De acordo com a dose aplicada (1ª, 2ª, 3ª ou 4ª), os efeitos adversos observados em crianças vacinadas entre o segundo e o décimo quinto mês de vida foram:

- Locais:
  - Eritema ou nódulo com mais de 2,4 cm de diâmetro: taxa de 0,6 a 3,6% para o eritema e 1,3 a 5,5% para o nódulo
  - Dor: taxa de 14,7% a 23,3% (interferindo na movimentação do braço: taxa de 2,9 a 9,2%)
- Sistêmicos: febre igual ou maior que 38°C: taxa de 15,1 a 23,9%; febre superior a 39°C: taxa de 0,9 a 2,5%.

Em crianças maiores, com 7 meses a 9 anos, que receberam o esquema de acordo com a idade, a frequência de reações locais foi maior do que nas vacinadas com menos de 1 ano; a taxa de ocorrência de febre (≥ 38°C) após a aplicação de cada dose, nessas crianças, variou de 6,8 a 36,7% As taxas de agitação (16,7 a 54,1%), sonolência (11,0 a 24,7%) e diminuição do apetite (9,0 a 25,0%) foram relativamente mais altas nas crianças que receberam a vacina com 7 meses a 9 anos de idade (CDC, 2000).

Demonstrou-se que, a partir do ano 2000, quando foi implantado oficialmente o uso rotineiro da VAPC 7-valente no esquema de vacinação infantil nos EUA, houve significativa redução na incidência de doença pneumocócica invasiva, tanto nas crianças vacinadas quanto em adultos não vacinados (comunicantes domiciliares), nestes por imunidade "de rebanho" (Lexau *et al.*, 2005; Black *et al.*, 2006; 2008; Millar *et al.*, 2008; Tsai *et al.*, 2008; Hsu *et al.*, 2009), apesar do recente aumento naquele país do número de casos de meningite pneumocócica provocada por cepas de *Streptococcus pneumoniae* não incluídas na VAPC 7-valente (Hsu *et al.*, 2009). Por outro lado, Kyaw *et al.* (2006) demonstraram, nos EUA, impressionante diminuição da incidência de doença pneumocócica invasiva causada por cepas de *Streptococcus pneumoniae* não suscetíveis à penicilina G, entre 1996 e 2004 – de 6,3 para 2,7 casos por 100.000, isto é, redução de 57%. No citado período, a diminuição da ocorrência de doença pneumocócica por cepas não suscetíveis à penicilina G foi de 81% (de 70,3 para 13,1 casos por 100.000) em crianças com menos de 2 anos de idade, e de 49% (de 16,4 para 8,4 casos por 100.000) em adultos com 65 anos de idade ou mais. No grupo de crianças que receberam a VAPC 7-valente, alcançou 87% a redução na taxa de doença pneumocócica causada por cepas de *Streptococcus pneumoniae* resistentes à penicilina G; Kyaw *et al.* (2006) atribuíram esses resultados à influência da introdução da VAPC 7-valente no esquema rotineiro de vacinação infantil, nos EUA, no ano 2000. Simultaneamente ao descrito, os autores observaram aumento da frequência de doença pneumocócica provocada por cepas resistentes de *Streptococcus pneumoniae* não incluídas nessa vacina, ainda que em proporções bem menores; verificou-se aumento de 2 para 8,3 casos por 100.000, em crianças com menos de 2 anos de idade, na taxa de doença causada pelo sorotipo 19A de *Streptococcus pneumoniae*, sorotipo não incluído na VAPC 7-valente, fato que, de qualquer modo, constitui motivo de preocupação. Os resultados de recente estudo realizado no sul de Israel por Dagan *et al.* (2009) sugerem que o aumento da incidência de doença pneumocócica causada pelo sorotipo 19A multirresistente a antibióticos não se associou à introdução do uso da VAPC 7-valente. De Wals *et al.* (2008) realizaram estudo na província de Quebec, no Canadá, em 25.319 crianças com menos de 5 anos de idade hospitalizadas durante o período de 1997 a 2006 com o diagnóstico de pneumonia (em 32% das quais a pneumonia era lobar, considerada como de etiologia pneumocócica); os autores compararam os dados obtidos antes e depois da introdução na rotina do esquema de imunização infantil na província de Quebec da VAPC 7- valente em 2004, concluindo que, no período pós-2004, a admissão de crianças com pneumonia de todas as causas nos hospitais analisados sofreu redução de 13%, indicando a efetividade da vacinação. Grijalva *et al.* (2007), nos EUA, compararam a taxa de internação hospitalar por pneumonia (por todas as causas e por pneumococo) em crianças com menos de 2 anos de idade vacinadas com a VAPC-7 com essa taxa, observada em crianças da mesma idade entre 1997 e 1999, antes da introdução do uso rotineiro no país da VAPC-7 valente (no ano 2000), tendo verificado que no fim de 2004 a taxa de admissão hospitalar por pneumonia (todas as causas), no citado grupo etário, havia sofrido redução de 39%; nessas crianças, entre as admitidas com o diagnóstico de pneumonia pneumocócica, a diminuição da taxa de internação hospitalar alcançou 65%. Em avaliação relativa a dados norte-americanos coligidos nos anos de 2005 e 2006 (CDC, 2009), registraram-se, em crianças com menos de 2 anos de idade, taxas de incidência de hospitalização por pneumonia de todas as causas correspondentes a 9,1 por 1.000, em 2005, e a 8,1 por 1.000, em 2006; nesse ano, a mencionada taxa foi 35% menor que a registrada no mesmo grupo etário durante o período pré-vacinal de 1997 a 1999. Empregando metodologia semelhante à do estudo de Grijalva *et al.* (2007), já citado, Tsai *et al.* (2008) analisaram dados de todo o país, referentes às taxas de hospitalização por meningite pneumocócica nos EUA nos períodos de 1994 a 1999 e de 2001 a 2004, tendo-se comprovado redução da média anual de 7,7 casos por 100.000, entre 1994 e 1999, para 2,6 por 100.000, entre 2001 e 2004, em crianças com menos de 2 anos de idade, verificando-se também diminuição de 36% nos índices de admissão de idosos (≥ 65 anos) com o diagnóstico de meningite pneumocócica, no mesmo período.

O Ministério da Saúde (2006), por intermédio dos Centros de Referência para Imunobiológicos Especiais (CRIE), disponibilizou gratuitamente a VAPC 7-valente (recentemente substituída pela VAPC 10-valente) para diversas situações especiais (mencionadas no item anterior) observadas em crianças com menos de 2 anos de idade.

Vacina antipneumocócica polissacarídica conjugada (VAPC) decavalente (10-valente)

A VAPC decavalente (VAPC 10-valente) contém, além dos sacarídios de sete sorotipos de *Streptococcus pneumoniae* contidos na VAPC 7-valente (4, 6B, 9V, 14, 18C, 19F e 23F), mais três, dos sorotipos 1, 5 e 7F, sendo capaz, portanto, de conferir proteção mais ampla contra doenças invasivas causadas por pneumococo. Os sacarídios de oito (1, 4, 5, 6B, 7F, 9V, 14 e 23F) dos dez sorotipos de *Streptococcus pneumoniae* presentes nessa vacina são conjugados com a proteína D de *Haemophilus influenzae* não tipável, enquanto os outros dois sorotipos, 18C e 19F, são conjugados, respectivamente, com toxoide tetânico e toxoide diftérico. Os dez sorotipos incluídos nessa vacina são responsáveis por cerca de 90% dos casos de doença pneumocócica invasiva diagnosticada em crianças com menos de 5 anos de idade, nos países da Europa onde foi estudada (Zissis *et al.*, 2004). Os três sorotipos adicionais (1, 5 e 7F) correspondem a 5 a 25% dos agentes etiológicos de doenças pneumocócicas invasivas (Brueggemann e Spratt, 2003; Ihekweazu *et al.*, 2007; Hausdorff, 2007; Muñoz-Almagro *et al.*, 2008), determinando surtos e infecções graves em crianças pequenas (Hausdorf, 2007). Tanto administrada isoladamente quanto de forma simultânea com outras vacinas do esquema rotineiro de imunização pediátrica, a eficácia e a segurança da VAPC 10-valente foram demonstradas em vários estudos (Bermal *et al.*, 2009; Chevalier *et al.*, 2009; Dagan e Frasch, 2009; Knur *et al.*, 2009; Vesikari *et al.*, 2009, 2010; Wysochi *et al.*, 2009). A reatogenicidade da VAPC 10-valente é semelhante à da VAPC 7-valente e seu esquema de aplicação é idêntico ao dessa vacina. No Brasil, em 2010, a VAPC 10-valente foi incluída no esquema rotineiro de vacinação infantil do Programa Nacional de Imunizações.

Vacina antipneumocócica polissacarídica conjugada 13-valente (VAPC 13-valente)

A VAPC 13-valente, preparada e submetida a estudos por laboratório norte-americano, foi recentemente comercializada nos EUA e em outros países, inclusive no Brasil, sendo constituída pelos sacarídios dos sorotipos de *Streptococcus pneumoniae* incluídos na VAPC 7-valente (4, 6B, 9V, 14, 18C, 19F e 23F) e pelos sacarídios dos sorotipos 1, 3, 5, 6A, 7F e 19A, todos conjugados com a proteína CRM_{197} de cepa não toxigênica de *Corynebacterium diphtheriae*. Segundo Gabastou *et al.* (2008), em relação a 17.303 cepas de *Streptococcus pneumoniae* isoladas de enfermos com doença pneumocócica, no período de 2000 a 2005, oriundas de 453 centros sentinelas de 19 países da América Latina e de quatro do Caribe, como parte dos estudos do projeto SIREVA II (SIREVA: Sistema Regional de Vacinas, Organização Pan-Americana da Saúde), a VAPC 13-valente deu cobertura de 85,9%, em termos de sorotipos contidos na vacina e de sorotipos isolados nesse estudo. A eficácia e a segurança da VAPC 13-valente foram demonstradas nos estudos realizados nos EUA, no Canadá e em vários países da Europa (Bryant *et al.*, 2010; Esposito *et al.*, 2010; Kieninger *et al.*, 2010; Yeh *et al.*, 2010). Os esquemas de imunização preconizados para a VAPC 13-valente são os mesmos descritos para a VAPC 7-valente, sabendo-se que a aplicação de cada dose (0,5 mℓ) deve ser feita por via intramuscular, no vasto lateral da coxa ou, em crianças maiores, no deltoide:

- Para crianças atendidas pela primeira vez no segundo mês de vida: três doses, com intervalos de 2 meses, a partir da oitava ou da sexta semana de vida, e quarta dose entre os 12 e 15 meses de idade
- Para crianças atendidas pela primeira vez com 7 a 11 meses de vida: duas doses, com intervalo de oito (ou de quatro) semanas, seguida por terceira dose entre 12 e 15 meses de idade
- Para crianças atendidas pela primeira vez entre 12 e 23 meses de idade: duas doses, com intervalo mínimo de 8 semanas
- Para crianças atendidas a partir do segundo ano de vida (até antes de completar 6 anos): dose única.

Não se recomenda o uso da VAPC 13-valente depois de completado o sexto ano de vida. Com o esquema de quatro doses (3 +1) obteve-se proteção contra mais de 80% dos sorotipos responsáveis por doença pneumocócica. Os efeitos adversos observados com a VAPC 13-valente são classificados em: muito comuns: ≥ 10%; comuns: de 1 a 9,9%; incomuns: ≥ 0,1% a < 1%; raros: ≥ 0,01% a < 0,1%; muito raros: < 0,01%. São considerados *muito comuns*: diminuição do apetite, irritabilidade, sonolência, aumento ou diminuição do sono, sono inquieto, eritema e endurecimento, tumefação e/ou dor no local da injeção; *comuns*: diarreia, vômitos, erupção cutânea, febre > 39°C e dor, sensibilidade, eritema, endurecimento e/ou tumefação no local da injeção; *incomuns*: choro, convulsões (inclusive convulsão febril) e/ou erupção cutânea urticariforme, eritema/tumefação no local da injeção com mais de 7 cm de diâmetro; *raras*: reações de hipersensibilidade (edema facial, dispneia e/ou broncospasmo) e episódio hipotônico-hiporresponsivo; *muito raras*: linfadenomegalia satélite ao local da injeção, eritema polimorfo, urticária com prurido no local da injeção, edema angioneurótico, reação anafilática e choque.

Vacina contra infecções por estreptococo do grupo A

Confirmando as previsões de Dale e Beachey (1986) e de Beachey *et al.* (1988), múltiplos avanços relativos ao conhecimento da estrutura de *Streptococcus pyogenes* e da imunogenicidade de epítopos de fragmentos proteicos de vários de seus componentes, em particular da proteína M, tornaram viável, na atualidade, a obtenção de vacinas eficientes e seguras contra infecções causadas por estreptococo do grupo A. A tipagem dos genes *emm*, que codificam a produção dos numerosos tipos de proteína M encontradas na superfície de cepas virulentas de *Streptococcus pyogenes*, tem grande importância na patogênese das infecções por essa bactéria e na perspectiva do preparo de vacina contra doenças por ela causadas. A propósito, demonstrou-se que os tipos 1, 3 e 12 do gene *emm* se associam à letalidade de infecções estreptocócicas invasivas, com implicações potenciais relacionadas com o preparo de uma vacina (O'Loughlin *et al.*, 2007). Com base nos modernos conhecimentos de biologia molecular e na elucidação de novos aspectos da biologia do estreptococo do grupo A, tornou-se viável o preparo de vacinas polivalentes a partir da proteína M, contendo epítopos que induzem a formação de anticorpos protetores tipo-específicos contra *Streptococcus pyogenes*, excluídos os anticorpos capazes de provocar reação cruzada com tecidos humanos (coração, cérebro, rim ou cartilagem articular). Vacinas com essas características, constituídas por fragmentos proteicos N-terminais de proteínas M, foram e continuam a ser avaliadas principalmente por pesquisadores do Canadá e dos EUA (Dale, 1999; 2008; Dale *et al.*, 1993; 1996; 1999; Brandt *et al.*, 2000; Hu *et al.*, 2002; Kotloff *et al.*, 2004; McNeil *et al.*, 2005). Nos dois estudos de fase I, citados a seguir, em número relativamente pequeno de seres humanos adultos (28 e 30 pessoas, respectivamente), foram utilizadas vacinas contra *Streptococcus pyogenes* com antígenos com as características descritas, extraídos da proteína M: no primeiro, de Kotloff *et al.* (2004), foi empregada vacina com epítopos extraídos de seis tipos de proteína M, e no segundo, de McNeil *et al.* (2005), foi utilizada vacina com epítopos extraídos de 26 tipos de proteína M; em ambos os estudos houve soroconversão, com o aparecimento no soro de anticorpos específicos opsonizantes para todos os antígenos utilizados, e nenhum efeito adverso significativo, nem reações ou alterações laboratoriais que indicassem a ocorrência de reações de autoimunidade. No estudo de McNeil *et al.* (2005) foram incluídos epítopos pertencentes a sorotipos de estreptococos do grupo A responsáveis por 85 a 90% dos casos de faringite e doença invasiva grave. Os sorotipos neutralizados pelos anticorpos induzidos pelos antígenos incluídos na vacina 26-valente são os responsáveis por 79% dos casos de doença invasiva por *Streptococcus pyogenes*, e por 85% e 88%, respectivamente, dos casos de fasciite necrosante e síndrome do choque tóxico estreptocócica e por 79% dos óbitos (Hu *et al.*, 2002; McNeil *et al.*, 2005). Calcularam esses autores que a vacina 26-valente poderia evitar a ocorrência de até 50% e 63% de infecções causadas por estreptococo do grupo A em idosos e crianças, respectivamente. Anteriormente, Hu *et al.* (2002) obtiveram, com a vacina 26-valente administrada a coelhos, resultados semelhantes aos descritos nos dois estudos citados, efetuados em seres humanos.

Vacina contra infecções por estreptococo do grupo B

Os estudos de fases I e II da vacina polissacarídica conjugada monovalente e polivalente contra infecções por *Streptococcus agalactiae* apresentaram resultados promissores quanto ao seu uso futuro na prevenção da infecção materna e, subsequentemente, do feto (intraútero), assim como das infecções precoces e tardias do recém-nascido (Edwards *et al.*, 2006).

▶ Referências bibliográficas

Adam D, Fehnle K. Safety and effectiveness against respiratory tract infections for pneumococcal conjugate vaccine coadministered with routine vaccine combination. *Vaccine*. 26:5944, 2008.

Adams EM *et al.* Streptococcal myositis. *Arch. Intern. Med.* 145:1020, 1985.

AAP – American Academy of Pediatrics. – Pneumococcal infections. In: Pickering LK, Baker CJ, Long SS *et al. Red Book: 2006 Report of the Committee on Infectious Diseases*. 27th edition. American Academy of Pediatrics, Elk Grove Village, IL, 2006.

Arias CA, Murray BE. *Enterococcus* species, *Streptococcus bovis* group, and *Leuconostoc* species. In: Mandell GL, Bennet JE, Dolin R (ed.). *Mandell, Douglas and Bennett's Principles and Practice of Infectious Diseases*. 7th edition. Vol. 2. Elsevier Churchill Livingstone, Philadelphia, 2010.

Austrian R. *Streptococcus pneumoniae*. In: Gorbach S L, Bartlett J G, Blacklow NR (ed.). *Infectious Diseases*. 3rd edition. Lippincott Williams & Wilkins, Philadelphia, 2004.

Aviles RJ *et al.* Poststreptococcal reactive arthritis in adults: a case series. *Mayo Clin Proceed.* 75:144, 2000.

Baddour LM. Endocarditis. In: Baddour LM, Gorbach SL. *Therapy of Infectious Diseases*. Saunders, Philadelphia, 2003.

Bartlett JG *et al.* Practice guidelines for the management of community-acquired pneumonia in adults. *Clin Infect Dis.* 31:347, 2000.

Bartter T *et al.* "Toxic strep syndrome". A manifestation of group A streptococcal infection. *Arq Intern Med.* 148:1421, 1988.

Beachey EH *et al.* Protective and autoimmune epitopes of streptococcal M proteins. *Vaccine.* 6:192, 1988.

Beall B *et al.* Sequencing *emm*-specific PCR products for routine and accurate typing of group A streptococci. *J Clin Microbiol.* 34:953, 1996.

Bermal N *et al.* The 10-valent pneumococcal non-typeable *Haemophilus influenzae* protein D conjugate vaccine (PHiD-CV) coadministered with DTPw-HBV/Hib and poliovirus vaccines: assessment of immunogenicity. *Pediatr Infect Dis. J.* 28(Suppl. 4):S89, 2009.

Bessen DE *et al.* Contrasting molecular epidemiology of group A streptococci causing tropical and nontropical infections of the skin and throat. *J Infect Dis.* 182:1109, 2000.

Bisno AL. Nonsuppurative poststreptococcal sequelae: rheumatic fever and glomerulonephritis. In: Mandel GL, Bennett JE, Dolin R (ed.). *Mandell, Douglas, and Bennett's Principles and Practice of Infectious Diseases*. 7th edition. Vol. 2. Elsevier Churchill Livingstone, Philadelphia, 2010.

Bisno AL, Stevens DL. *Streptococcus pyogenes*. In: Mandel GL, Bennett JE, Dolin R (ed.). *Mandell, Douglas, and Bennett's Principles and Practice of Infectious Diseases*. 7th edition. Vol. 2. Elsevier Churchill Livingstone, Philadelphia, 2010.

Black S; Eskola J; Whitney C *et al.* Pneumococcal conjugate vaccine and pneumococcal commom protein vaccines. In: Plotkin SA, Orenstein WA, Offit PA (ed.). *Vaccines*. 5th edition. Saunders Elsevier, Philadelphia, 2008.

Black S *et al.* Effectiveness of heptavalent pneumococcal conjugate vaccine in children younger than five years of age for prevention of pneumonia. *Pediatr Infect Dis J.* 21:810, 2002.

Black S *et al.* Impact of the use o hepatavalent pneumococcal conjugate vaccine on diisease epidemiology in children and adults. *Vaccine* 24:(Suppl. 21):79, 2006.

Brandileone MC *et al.* Appropriateness of a pneumococcal conjugate vaccine in Brazil: potential impact of age and clinical diagnosis, with emphasis on meningitis. *J Infect Dis.* 187:1206, 2003.

Brandileone MC *et al.* Increase in numbers of betalactam invasive *Streptococcus pneumoniae* in Brazil and the impact of conjugate vaccine coverage. *J Med Microbiol.* 55:567, 20006.

Brandileone MCC *et al.* Prevalence of serotypes and antimicrobial resistance of *Streptococcus pneumoniae* strains isolated from brazilian children with invasive infections. Pneumococcal Study Group in Brazil for the SIREVA Project. Regional System for Vaccines in Latin America. *Microb Drug Resist.* 3:141, 1997.

Brandt ER *et al.* New multideterminant strategy for a group A streptococcal vaccine designed for the australian aboriginal population. *Nat Med.* 6:455, 2000.

Bryant KA *et al.* Safety and immunogenicity of a 13-valent pneumococcal conjugate vaccine. *Pediatrics.* 125:866, 2010.

Briles DE *et al.* Pneumococcal proteins PspA and PspC: their potential for use as vaccines. In: Tomasz A. (ed.). *Streptococcus pneumoniae: Molecular Biology & Mechanisms of Disease*. Mary Ann Lieberts, Inc., Larchmont, NY, 2000.

Brown EJ. The molecular basis of streptococcal toxic shock syndrome. *N Engl J Med.* 350:2093, 2004.

Brueggemann AB, Spratt BG. Geographical distribution and and clonal diversity of *Streptococcus pneumoniae* serotype 1 isolates. *J Clin Microbiol.* 41:4966, 2003.

Bull TR. *A Colour Atlas of E. N. T. Diagnosis*. Wolfe Medical Books, London, 1974.

Cardoso MR *et al.* Penicillin-resistant pneumococcus and risk of treatment failure in pneumonia. *Arch Dis Child.* 93:221, 2008.

Cardozo DM *et al.* Prevalence and risk factors for nasopharyngeal carriage of *Streptococcus pneumoniae* among adolescents. *J Med Microbiol.* 57:185, 2008.

Casey JR, Pichichero ME. Higher dosages of azithromycin are moreeffective in treatment of group A streptococcal tonsillopharyngitis. *Clin Infect Dis.* 40:1748, 2005.

Caterall JR. *Streptococcus pneumoniae*. *Thorax* 54:929, 1999.

CDC – Centers for Disease Control and Prevention. Prevention of pneumococcal disease: recommendations of the Advisory Committee on Immunization Practices (ACIP). *Morb Mortal Wkly Rep.* 46 (RR-8):1-24, 1997.

CDC – Centers for Disease Control and Prevention. Preventing pneumococcal disease among infants and young children. Recommendations of the Advisory Committee on Immunization Practices (ACIP). *Morb Mortal Wkly Rep.* 49(RR-9):1, 2000.

CDC – Centers for Disease Control and Prevention. Prevention of perinatal group B streptococcal disease. *Morb Mortal Wkly Rep.* 51(RR-11):1, 2002.

CDC – Centers for Disease Control and Prevention. Effects of new penicillin susceptibility breakpoints for *Streptococcus pneumoniae* – United States, 2006-2007. *Morb Mortal Wkly Rep.* 57(50):1353, 2008.

CDC – Centers for Disease Control and Prevention. Pneumonia hospitalizations among young children before and after introduction of pneumococcal conjugate vaccine – United States, 1997-2006. *Morb Mortal Wkly Rep.* 58:1, 2009.

Cereda RF *et al.* Molecular typing and antimicrobial susceptibility of vancomycin-resistant *Enterococcus faecium* in Brazil. *Infect Control Hosp Epidemiol.* 23:19, 2002.

Cetinkaya Y *et al.* Vancomycin-resistant enterococci. *Clin Microbiol Rev.* 13:686, 2000.

Chevalier *et al.* Safety and reactogenicity of the 10-valent pneumococcal non-typeable *Haemophilus influenzae* protein D conjugate vaccine (PhiD-CV) when coadministered with routine childhood vaccines. *Pediatr Infect Dis. J.* 28(Suppl. 4):S109, 2009.

Cone LA *et al.* Clinical and bacteriologic observations of a toxic shock-like syndrome due to *Streptococcus pyogenes*. *N Engl J Med.* 317:146, 1987.

Consenso Brasileiro – Consenso Brasileiro de Pneumonias em Indivíduos Adultos Imunocompetentes – Parte I: Pneumonia adquirida na comunidade (PAC). *J Pneumol.* 27(Supl. 1): S3, 2001.

Courtney HS *et al.* Molecular mechanisms of adhesion, colonization, and invasion of group A streptococci. *Ann. Med.* 34:77, 2002.

Cunningham MW. Pathogenesis of group A streptococcal infections. *Clin Microbiol Rev.*13:470, 2000.

Dagan R *et al.* Reduction of nasopharyngeal carriage of pneumococci during the second year of life by a heptavalent conjugate pneumococcal vaccine. *J Infect Dis.* 174:1271, 1996.

Dagan R *et al.* Pneumococcal infections. In: Feigin RD, Cherry JD; Demmler GJ *et al. Textbook of Pediatric Infectious Diseases*. 5th edition. Vol. 1. Saunders, Philadelphia, 2004.

Dagan R *et al.* Introduction and proliferation of multidrug-resistant *Streptococcus pneumoniae* serotype 19a clones that cause acute otitis media in an unvaccinated population. *J Infect Dis.* 199:776, 2009.

Dagan R, Frasch C. Clinical characteristics of a novel 10-valent pneumococcal non-typeable *Haemophilus influenzae* protein D conjugate vaccine candidate (PhiD-CV). Introduction. *Pediatr Infect Dis J.* 28(Suppl. 4):S63, 2009.

Dalal M *et al.* Streptococcal myositis: a lesson. *Br J Plast Surg.* 55:682, 2002.

Dale JB. Current status of group A streptococcal vaccine development. *Adv Exp Med Biol.* 609:53, 2008.

Dale JB, Beachey EH. Localization of protective epitopes of the amino terminus of type 5 streptococcal M protein. *J. Exp. Med.* 163:1191, 1986.

Dale JB. Multivalent group A streptococcal vaccine designed to optimize the immunogenicity of six tandem M protein fragments. *Vaccine.* 17:193, 1999.

Dale JB. *et al.* Multivalent group A streptococcal vaccine designed to optimize the immunogenicity of six tandem M protein fragments. *Vaccine.* 17:193, 1999.

Dale JB. *et al.* Recombinant tetravalent group A streptococcal M protein vaccine. *J Immunol.* 151:2188, 1993.

Dale JB. *et al.* Recombinant octavalent group A streptococcal M protein vaccine. *Vaccine* 14:944, 1996.

Darenberg J *et al.* Intravenous immunoglobulin G therapy in streptococcal toxic shock syndrome: a european randomized, double blind, placebo-controlled trial. *Clin Infect Dis.* 37:333, 2003.

De Wals P *et al.* Pneumonia after implementation of the pneumococcal conjugate vaccine program in the province of Quebec, Canada. *Pediatr Infect Dis. J.* 27:963, 2008.

Destefano F *et al.* Safety profile of pneumococcal conjugate vaccines: systematic review of pre- and post-licensure data. *Bull World Health Organ.* 86:373, 2008.

Edwards MS, Baker CJ. *Streptococcus agalactiae* (group B Streptococcus). In: Mandel GL, Bennett JE, Dolin R (ed.). *Mandell, Douglas, and Bennett's Principles and Practice of Infectious Diseases.* 7th edition. Vol. 2. Elsevier Churchill Livingstone, Philadelphia, 2010.

Edwards MS, Nizet V, Baker CJ. Group B streptococcal infections. In: Remington JS, Klein JO, Wilson CB *et al. Infectious Diseases of the Fetus and Newborn Infant.* 6th edition. Elsevier Saunders, Philadelphia, 2006.

English BK, Shenep JL. Enterococcal and Viridans streptococcal infections. In: Feigin RD, Cherry JD, Demmler GJ *et al. Textbook of Pediatric Infectious Diseases.* 5th edition. Vol. 1. Saunders, Philadelphia, 2004.

Esposito S *et al.* Safety and immunogenicity of a 13-valent pneumococcal conjugate vaccine compared to those of a 7-valent pneumococcal conjugate vaccine given as a three- dose series with routine vaccines in healthy infants and toddlers. *Cin Vaccine Immunol.* 17:1017, 2010.

Facklam RF *et al.* Extension of the Lancefield classification for group A streptococci by addition of 22 new M protein gene sequence types from clinical isolates: emm103 to emm124. *Clin Infect Dis.* 34:28, 2002.

Forni AL *et al.* Clinical and microbiological characteristics of severe group A streptococcus infections and streptococcal toxic shock syndrome. *Clin Infect Dis.* 21:333, 1995.

Gabastou JM *et al.* Caracterización de aislamientos invasivos de *S. pneumoniae, H. influenzae y N. meningitidis* en America Latina y el Caribe: SIREVA II, 2000-2005. *Rev Panam Salud Publica.* 24:1, 2008.

Gillespie SH, Balakrishnan I. Pathogenesis of pneumococcal infection. *J Med Microbiol.* 49:1057, 2000.

Gorbach SL. Skin and soft tissue Infections. In: Baddour LM, Gorbach SL. *Therapy of Infectious Diseases.* Saunders, Philadelphia, 2003.

Greenberg D *et al.* The contribution os smoking and exposure to tobacco smoke to *Streptococcus pneumoniae* and *Haempophilus influenzae* carriage in children and their mothers. *Clin Infect Dis.* 42:897, 2006.

Grijalva CG *et al.* Decline in pneumonia admission after routine childhood immunisation with pneumococcal conjugate vaccine in the USA: a time-series analysis. *Lancet.* 369:1179, 2007.

Hansmann Y, Christmann D. Les pyomyosites à streptocoque du groupe A. *Presse Méd.* 27:110, 1998.

Hausdorff WP. The roles of pneumococcal serotypes 1 and 5 in paediatric invasive disease. *Vaccine.* 25:2406, 2007.

Herwald H *et al.* – M protein, a classical bacterial virulence determinant, forms complexes with fibrinogen that induce vascular leakage. *Cell.*, 116:367, 2004.

Hirst RA *et al.* – The role of pneumolysin in pneumococcal pneumonia and meningitis. *Clin Exp Immunol.* 138:195, 2004.

Hribalova V. *Streptococcus pyogenes* and the toxic shock syndrome. *Ann Intern Med.* 108:772, 1988.

Hsu HE *et al.* Effect of pneumococcal conjugate vaccine on pneumococcal meningitis. *N Engl J Med.* 360:244, 2009.

Hu MC *et al.* Immunogenicity of 26-valent group A streptococcal vaccine. *Infect Immun.* 70:2171, 2002.

Ihekweazu CA *et al.* Trends in incidence of pneumococcal disease before introduction of conjugate vaccine: South West England, 1996-2005. *Epidemiol Infect.* 26:1, 2007.

Jackson LA, Neuzil KM. Pneumococcal polysaccharide vaccines. In: Plotkin SA, Orenstein WA, Offit PA (ed.). *Vaccines.* 5th edition. Saunders Elsevier, Philadelphia, 2008.

Kaplan EL, Gerber MA. Group A, group C, and group G beta-hemolytic streptococcal infections. In: Feigin RD, Cherry JD., Demmler GJ *et al. Textbook of Pediatric Infectious Diseases.* 5th edition. Vol. 1. Saunders, Philadelphia, 2004.

Katerov V *et al.* Streptococcal opacity factor: a family of bifunctional proteins with lipoproteinase and fibronectin-binding activities. *Curr Microbiol* 40:146, 2000.

Kertesz DA *et al.* Invasive *Streptococcus pneumoniae* infection in latin american children: results of the Pan American Health Organization Surveillance Study. *Clin Infect Dis.* 26:1355, 1998.

Kieninger DM *et al.* Safety, tolerability, and immunologic noninferiority of a 13-valent pneumococcal conjugate vaccine compared to a 7-valent pneumococcal conjugate vaccine given with routine pediatric vaccinations in Germany. *Vaccine.* 28:4192, 2010.

Knuf M *et al.* Immunogenicity of routinely used childhood vaccine when coadministered with the 10-valent pneumococcal non-typeable *Haemophilus influenzae* protein D conjugate vaccine (PHiD-CV). *Pediatr Infect Dis J.* 28(Suppl. 4):S97, 2009.

Kyaw MH *et al.* Effect of introduction of the pneumococcal conjugate vaccine on drug-resistant *Streptococcus pneumoniae. N Engl J Med.* 354:1455, 2006.

Kotloff KL *et al.* Safety and immunogenicity of a recombinant multivalent group A streptococcalvaccine in healthy adults: phase 1 trial. *JAMA.* 292:709, 2004.

LaPenta D *et al.* Group A streptococci efficiently invade human respiratory epithelial cell. *Proc Natl Acad Sci. USA.* 91:12115, 1994.

Larsen HS. Streptococcaceae. In: Mahon CR, Manuselis Jr GM. *Diagnostic Microbiology.* W. B. Saunders, Philadelphia, 1995.

Lexau CA. *et al.* Changing epidemiology of invasive pneumococcal diasease amogn older adults in the era of pediatric pneumococcal conjugate vaccine. *JAMA.* 294:2043, 2005.

Mandell LA *et al.* Update of practice guidelines for the management of community-acquired pneumonia in immunocompetent adults. *Clin Infect Dis.* 37:1405, 2003.

Mantese OC. Pneumococo resistente à penicilina: implicações práticas. *J Pediatria* (Rio), 75(Supl.1):S74, 1999.

Mantese OC. Prevalence of serotypes and antimicrobial resistance of invasive strains of *Streptococcus pneumoniae. J Pediatria* (Rio), 79:537, 2003.

McCracken Jr GH. Considerations in selecting an antibiotic for treatment of acute otitis media. *Pediatr Infect Dis J.* 13:1054, 1994.

McNeil SA *et al.* Safety and immunogenicity of 26-valent group A *Streptoccocus* vaccine in healthy adult volunteers. *Clin Infect Dis.* 41:1114, 2005.

Millar EV *et al.* Indirect effect of 7-valent pneumococcal conjugate vaccine on pneumococcal colonization among unvaccinated household members. *Clin Infect Dis.* 47:989, 2008.

Ministério da Saúde. *Manual dos Centros de Referência para Imunobiológicos Especiais.* 3ª ed. Secretaria de Vigilância em Saúde. Departamento de Vigilância Epidemiológica. Brasília-DF: Ministério da Saúde, 2006.

Molinari G *et al.* The fibronectin-binding protein of *Streptococcus pyogenes*, SFbI, is involved in the internalization of group A streptococci by epithelial cells. *Infect Immun.* 65:1357, 1997.

Moss SJ *et al.* Immunogenicity of a hepatavalent conjugate pneumococcal vaccine administered concurrently with a combination diphtheria, tetanus, five-component acellular *pertussis*, inactivated polio, and Haemophilus *influenzae* type b vaccine and a meningococcal group C conjugate vaccine at 2,3, and 4 months of age. *Clin Vaccine Immunol.* 17:311, 2010.

Muñoz-Almagro C *et al.* Emergence of invasive pneumococcal disease caused by nonvaccine serotypes in the era of 7-valent conjugate vaccine. *Clin Infect Dis.* 46:174, 2008.

Murray BE. Drug therapy: vancomycin-resistant enterococcal infections. *N Engl J Med.* 342:710, 2000.

Murray BE, Bartlett JG. *Enterococci.* In: Gorbach SL, Bartlett JG, Blacklow NR (ed.). *Infectious Diseases.* 3rd edition. Lippincott Williams & Wilkins, Philadelphia, 2004.

Musher DM. Pneumococcal infections. In: Fauci AS, Braunwald E, Kasper D L *et al. Harrison's Principles of Internal Medicine.* 17th edition. McGrawHill, New York, 2008.

Musher DM. *Streptococcus pneumoniae.* In: Mandell GL, Bennet JE, Dolin R (ed.). *Mandell, Douglas and Bennett's Principles and Practice of Infectious Diseases.* 7th edition. Vol. 2. Elsevier Churchill Livingstone, Philadelphia, 2010

Neeman R *et al.* Prevalence of internalization-associated gene, prtF1, among persisting group-A streptococcus strains isolated from asymptomatic carriers. *Lancet.* 352:1974, 1998.

Nuorti JP *et al.* Cigarette smoking and invasive pneumococcal disease. *N Engl J Med.* 342:681, 2000.

O'Loughlin RE *et al.* The epidemiology of invasive group A streptococcal infection and potential vaccine implications: United States, 2000-2004. *Clin Infect Dis.* 45:853, 2007.

Olivier C *et al.* Immunogenicity, reactogenicity, and safety of a seven-valent pneumococcal conjugate vaccine (PCV7) concurrently administered with a fully liquid DTPa- IPV-HBV-Hib combination vaccine in healthy infants. *Vaccine.* 26:3142, 2008.

Ozeri V *et al.* Roles of integrins and fibronectin in the entry of *Streptococcus pyogenes* into cells via protein F1. *Mol Microbiol.* 30:625, 1998.

Pessa ME, Howard RJ. Necrotizing fasciitis. *Surg. Gynecol. Obst.* 161:357, 1985.

Pikis A *et al.* Optochin resistance in *Streptococcus pneumoniae*: mechanism, significance, and clinical implications. *J Infect Dis.* 184:582, 2001.

Ramakrishnan K *et al.* Diagnosis and treatment of otitis media. *Am Fam Physician,* 76:1650, 2007.

Rennels MB *et al.* Safety and immunogenicity of heptavalent pneumococcal vaccine conjugated to CRM197 in United States infants. *Pediatrics.* 101:604, 1998.

Roberts S *et al.* Pathogenic mechanisms of of rheumatic carditis: focus on valvular endothelium. *J Infect Dis.* 183:507, 2001.

Rossoni AMO *et al.* Acute bacterial meningitis caused by *Streptococcus pneumoniae* resistant to the antimicrobian agents and their serotypes. *Arq Neuropsiquiatr.* 66:509, 2008.

Rowen JL, Baker CJ. Group B streptococcal infections. In: Feigin RD, Cherry JD, Demmler GJ *et al. Textbook of Pediatric Infectious Diseases*. 5th edition. Vol. 1. Saunders, Philadelphia, 2004.

Ruoff KL. Miscellaneous catalase-negative, gram-positive cocci: emerging opportunists. *J Clin Microbiol.* 40:1129, 2002.

Ruoff KL, Bisno AL. Classification of Streptococci. In: Mandell GL, Bennet JE, Dolin R (ed.). *Mandell, Douglas and Bennett's Principles and Practice of Infectious Diseases*. 7th edition. Vol. 2. Elsevier Churchill Livingstone, Philadelphia, 2010.

Sader HS *et al.* SENTRY Antimicrobial Surveillance Program report: Latin American and Brazilian results for 1997 through 2001. *Braz J Infect Dis.* 8:25, 2004.

Scheid DC, Hamm RM. Acute bacterial rhinosinusitis in adults: Part I. Evaluation. *Am. Fam. Physician* 70:1685, 2004a

Scheid DC, Hamm RM. Acute bacterial rhinosinusitis in adults: Part II. Treatment *Am Fam Physician.* 70:1697, 2004b.

Schmitt HJ *et al.* The safety, reactogenicity and immunogenicity of a 7-valent pneumococcal conjugate vaccine (7VPnC) concurrently administered with a combination DtaP- IPV-Hib vaccine. *Vaccine.* 21:3653, 2003.

Schlievert PM. Assimacopoulos AP. Toxic shock syndrome. In: Gorbach SL, Bartlett JG, Blacklow NR (ed.). *Infectious Diseases*. 3rd edition. Lippincott Williams & Wilkins, Philadelphia, 2004.

Schrag SJ *et al.* Group B streptococcal disease in the era of intrapartum antibiotic prophylaxis. *N Engl J Med.* 342:15, 2000.

Shinefield HR *et al.* Safety and immunogenicity of hepatavalent pneumococcal CRM197 conjugate vaccine in infants and toddlers. *Pediatr Infect Dis J.* 18:757, 1999.

Simonart T. Group A beta-haemolytic streptococcal necrotising fasciitis: early diagnosis and clinical features. *Dermatology.* 208:5, 2004.

Simonsen V *et al.* Immunogenicity of a 23-valent pneumococcal polysaccharide vaccine in Brazilian elderly. *Braz J Med Biol Res.* 38: 251, 2005.

Sinner SW, Tunkel AR. Viridans Streptococci, groups C and G Streptococci, and *Gemella* species. In: Mandel GL, Bennett JE, Dolin R (ed.). *Mandell, Douglas, and Bennett's Principles and Practice of Infectious Diseases*. 7th edition. Vol. 2. Elsevier Churchill Livingstone, Philadelphia, 2010.

Sood S *et al.* Enterococcal infections & antimicrobial resistance. *Indian J Med Res.* 128: 111, 2008.

Stevens DL. Invasive group A streptococcal infections. *Clin. Infect. Dis.* 14:2, 1992.

Stevens DL. Streptococcal toxic-shock syndrome: spectrum of disease, pathogenesis, and new concepts in treatment. *Emerg Infect. Dis.* 1:69, 1995.

Stevens DL. Scarlet fever and toxic shock syndromes. In: Baddour LM, Gorbach SL. *Therapy of Infectious Diseases*. Saunders, Philadelphia, 2003.

Stevens DL *et al.* Severe group A streptococcal infections associated with a toxic shock-like syndrome and scarlet fever toxin A. *N Engl J Med.* 321:1, 1989.

Stollerman GH. *Streptococcus pyogenes* (group A streptococci). In: Gorbach SL, Bartlett JG, Blacklow NR (ed.). *Infectious Diseases*. 3rd edition: Lippincott Williams & Wilkins, Philadelphia, 2004.

Sutherland ME, Meyer AA. Necrotizing soft-tissue infections. *Surg Clin N. Am.* 74:591, 1994.

Swartz MN. Cellulitis. *N Engl J Med.* 350:904, 2004.

Talbot TR *et al.* Casthma as a risk factor for invasive pneumococcal disease. *N Engl J Med.* 352:2082, 2005.

The Working Group – The Working Group on Severe Streptococcal Infections. Defining the group A streptococcal toxic shock syndrome. Rationale and consensus definition. *JAMA.* 269:390, 1993.

Tsai CJ *et al.* Changing epidemiology of pneumococcal meningitis after the introduction of pneumococcal conjugate vaccine in the United States. *Clin Infect Dis.* 46: 1664, 2008.

Tunkel AR *et al.* Practice guidelines for the management of bacterial meningitis. *Clin Infect Dis.* 39 1267, 2004.

Tuomanen EI *et al.* Pathogenesis of pneumococcal infection. *N Engl J Med.* 332:1280, 1995.

Vesikari T *et al.* Immunogenicity of the 10-valent pneumococcal non-typable *Haemophilus influenzae* protein D conjugate vaccine (PHiD-CV) compared to the licensed 7vCRM vaccine. *Pediatr Infect Dis J.* 28(Suppl. 4):S66, 2009.

Vesikari T *et al.* Safety and immunogenicity of a booster dose of the 10-valent pneumococcal nontypeable *Haemophilus influenzae* protein D conjugate vaccine coadministered with measles-mumps-rubella-varicella vaccine in children aged 12 to 16 months. *Pediatr Infect Dis J.* 29:e47, 2010.

Wald ER. Mastoiditis. In: Long SS, Pickering LK, Prober CG (ed.). *Principles and Practice of Pediatric Infectious Diseases*. 3rd edition. Churchill Livingstone, Philadelphia, 2008.

Watanabe-Ohnishi R *et al.* Characterization of unique human TCR V beta specificities for a family of streptococcal superantigens represented by rheumatogenic serotypes of M protein. *J Immunol.* 152:2066, 1994.

Wessels MR. Streptococcal and enterococcal infections. In: Fauci AS, Braunwald E, Kasper DL *et al. Harrison's Principles of Internal Medicine*. 17th edition. McGrawHill, New York, 2008.

Wessels MR, Kasper DL. Group B Streptococcus. In: Gorbach SL, Bartlett JG, Blacklow NR (ed.). Infectious Diseases. 3rd edition. Lippincott Williams & Wilkins, Philadelphia, 2004.

Whitney CG *et al.* Decline in invasive pneumococcal disease after the introduction of protein-polysaccharide conjugate vaccine. *N Engl J Med.* 348:1737, 2003.

Willoughby R, Greenberg RN. The toxic shock syndrome and streptococcal pyrogenic exotoxins. *Ann Intern Med.* 98:559, 1983.

Wilson W *et al.* Prevention of infective endocarditis: guidelines from the American Heart Association: a guideline from the American Heart Association Rheumatic Fever, Endocarditis, and Kawsasaki Disease Committee, Council on Cardiovascular Disease in the Young, and the Council on Clinical Cardiology, Council on Cardiovascular Surgery and Anesthesia, and the Quality of Care and Outcomes Research Interdisciplinary Working Group. *Circulation.* 116:1736, 2007.

Wysocki J *et al.* Immunogenicity of the 10-valent pneumococcal non-typeable *Haemophilus influenzae* oprotein D conjugate vaccine (PhiD-CV) when coadministered with different *Neisseria meningitidis* serogroup C conjugate vaccines. *Pediatr Infect Dis J.* 28:(Suppl. 4):S77, 2009.

Yeh SH *et al.* Immunogenicity and safety of 13-valent pneumococcal conjugate vaccine in infants and toddlers. *Pediatrics.* 2010, August 23.

Zaleznik DF *et al.* Invasive disease due to group B *Streptococcus* in pregnant women and neonates from diverse population groups. *Clin. Infect. Dis.* 30:276, 2000.

Zervas SJ *et al. Streptococcus pyogenes* pyomyositis. *Pediatr Infect Dis J.* 21:166, 2002.

Zimbelman J *et al.* Improved outcome of clindamycin compared with beta-lactam antibiotic treatment for invasive *Streptococcus pyogenes* infection. *Pediatr Clin Infect Dis.* 18:1096, 1999.

Zissis N *et al.* Serotype distribution and antimicrobial susceptibility of *Streptococcus pneumoniae* causing invasive infections and acute otitis media in children. *Eur J Pediatr.* 163:364, 2004.

114 Salmoneloses

Cristina Barroso Hofer e Ernesto Hofer

As salmoneloses são causadas por sorovares do gênero *Salmonella*, pertencentes à família Enterobacteriaceae. O *habitat* dessas bactérias está limitado, primariamente, ao trato entérico do homem e animais, podendo estar associado a outras patologias. Quando presente em ambientes ou veículos como a água de consumo e alimentos, admite-se que tais localizações são decorrentes das contaminações por fezes de indivíduos doentes ou portadores. Alguns sorovares, como *Salmonella* Typhi, *S.* Paratyphi A e *S.* Sendai são altamente adaptados e têm o ser humano como hospedeiro específico, outros são considerados ubiquitários, atingindo, indiferentemente, várias espécies animais, inclusive o homem. Como exemplo, citam-se os sorovares *S.* Typhimurium, *S.* Enteritidis e *S.* Infantis, como os representantes cosmopolitas mais prevalentes, passando a salmonelose a se caracterizar como uma zoonose, isto é, como uma doença naturalmente transmitida dos animais para o homem. Em decorrência de sua prevalência crescente, associada à cadeia alimentar, as infecções causadas pelas salmonelas não tíficas constituem um sério problema de saúde pública, sem uma solução imediata, tendo um enorme impacto econômico em todo o mundo, sem exceção.

▸ Histórico

Na evolução histórica observa-se que a preocupação dos médicos e pesquisadores se concentrou essencialmente sobre a febre tifoide, havendo na Antiguidade relatos compatíveis com a doença apresentados por Hipócrates e somente concretizados na primeira metade do século 19. Nessa fase, os estudos estavam dirigidos para os achados clinicopatológicos (Louis, 1829; Jenner, 1850).

O problema da etiologia teve os passos iniciais em 1880 quando Eberth reconheceu a bactéria em cortes histológicos de linfonodos mesentéricos e baço de paciente que morreu de febre tifoide. Quatro anos após, Gaffky obteve o isolamento do bacilo tífico, denominando-o *Eberthella typhosa*, e descreveu sua transmissão como fecal-oral e não por meio de aerossóis, o que era vigente na literatura médica da época (Le Minor, 1994).

Em 1886, Salmon e Smith, nos EUA, isolaram de suínos com problemas clinicopatológicos compatíveis com a peste suína (atualmente, uma virose) um bastonete gram-negativo, identificando-o como *Bacillus choleraesuis*. Mais tarde, Lignière (1900) e o Salmonella Subcommitte (1934), analisando essa amostra bacteriana, verificaram tratar-se de uma enterobactéria e denominaram o gênero *Salmonella* em homenagem a Salmon.

Sem a menor dúvida, o marco histórico das salmoneloses não tíficas está respaldado na descrição de Karlinski, em 1888. Na ocasião ocorreu na Alemanha um surto de toxinfecção alimentar acometendo 50 pessoas, após a ingestão de carne de um bovino doente que foi abatido e que possibilitou o isolamento de uma bactéria de uma das vítimas fatais, assim como da carne. Esta bactéria foi denominada *Bacillus enteritidis* Gaertner, posteriormente caracterizada como *S.* Typhimurium.

Inúmeras outras identificações foram efetuadas desde o fim do século 19 até os dias atuais, em diferentes fontes de infecção e vias de transmissão, totalizando acima de 2.500 representantes do gênero *Salmonella*.

Aliás, do ponto de vista histórico é importante abrir parênteses para a evolução taxonômica das nomenclaturas adotadas. O primeiro passo foi dado por White (1926), quando se deteve nas análises dos antígenos somáticos (O) e flagelares (H), depois continuado por Kauffmann (1941), quando os sorotipos foram definidos como espécies. Assim, foram denominados mais de 2.000 sorotipos, geralmente relacionados com um detalhe geográfico no qual se fez o primoisolamento. Exemplos: *S. dublin*, *S. london* e *S. natal*. Na verdade o conceito de sorotipo-espécie nunca teve o reconhecimento absoluto dos bacteriologistas, uma vez que a maioria dessas espécies não possibilita uma diferenciação bioquímica, pois o perfil é praticamente homogêneo. Com base nesse aspecto surgiram algumas propostas como a de Kauffmann e Edwards (1952), definindo o gênero com três espécies: *S. typhosa*, *S. choleraesuis* e *S. enterica* e em sequência a de Ewing (1963), também com três espécies: *S. typhi*, *S. choleraesuis* e *S. enteritidis*. Observa-se que as proposições tinham sempre como base as distintas propriedades bioquímicas de *S. typhi* e *S. choleraesuis*, enquanto todos os demais sorotipos foram englobados por uma única espécie: *S. enterica* ou *S. enteritidis*, esta última criando uma vasta confusão com a espécie já existente *S. enteritidis*.

Mais recentemente o gênero *Salmonella* sofreu algumas modificações de vulto na taxonomia, concentradas basicamente na nomenclatura dos sorotipos, atualmente denominados sorovares. Em síntese ficou demonstrado, por meio das investigações genéticas utilizando as análises de hibridização DNA/DNA, que o gênero *Salmonella* está constituído de duas espécies: *S. enterica*, dividida em seis subespécies, reconhecidas por algarismos romanos (I, II, IIIa, IIIb, IV e VI), e *S. bongori*, representada por uma única subespécie, identificada como V (Le Minor e Popoff 1987). Kauffmann (1975) dividiu o gênero *Salmonella* em quatro subgêneros com base no perfil de reações bioquímicas (I, II, III e IV); o subgênero III englobava o gênero *Arizona*. No critério atual (Le Minor, 1994), tal gênero está distribuído em duas subespécies, IIIa e IIIb; na primeira foram incluídos todos os sorovares de *Arizona* possuidores de uma única fase flagelar (monofásica) e sem ação fermentativa sobre a lactose. Já na segunda, IIIb, os sorovares têm duas fases flagelares distintas (difásica) e são capazes de fermentar a lactose.

Em síntese, na atualidade o gênero *Salmonella* está constituído de duas espécies geneticamente distintas: *Salmonella enterica* e *S. bongori*. A primeira está dividida em seis subespécies que receberam as seguintes denominações, com os respectivos números de sorovares reconhecidos:

Subespécie I subsp. *enterica*	*Salmonella enterica*	1.531 sorovares
Subespécie II subsp. *salamae*	*Salmonella enterica*	505 sorovares
Subespécie IIIa subsp. *arizonae*	*Salmonella enterica*	99 sorovares
Subespécie IIIb subsp. *diarizonae*	*Salmonella enterica*	336 sorovares
Subespécie IV subsp. *houtenae*	*Salmonella enterica*	73 sorovares
Subespécie VI subsp. *indica*	*Salmonella enterica*	13 sorovares

A *S. bongori* foi inicialmente caracterizada como subespécie V, tendo 22 sorovares, que somados àqueles da espécie *S. enterica*, totalizam 2.579 sorotipos/sorovares (Grimont e Weil, 2007).

Recentemente foi descrita, com base nas análises filogenéticas, uma nova espécie, *Salmonella subterranea*, isolada de um solo ácido contendo nitrato e urânio, mas sem referência a sua capacidade patogênica para hospedeiros animais (Shelabolina *et al.*, 2004).

Do ponto de vista bacteriológico a distinção das subespécies pode ser estabelecida por meio de alguns testes bioquímicos usuais, inclusive para o reconhecimento e diferenciação de *S. bongori* dos demais constituintes da espécie *S. enterica* (Le Minor e Popoff, 1987).

Convém destacar que as subespécies I e II acometem os animais homeotérmicos, enquanto as demais, em particular IV e VI, são detectadas em animais de sangue frio e no meio ambiente. Nos processos entéricos e extraintestinais do homem, incidem predominantemente os sorovares (sorotipos) da subespécie I, atingindo até 98% dos isolados.

Os sorotipos que outrora eram considerados as espécies do gênero *Salmonella*, como por exemplo, *S. typhi*, *S. paratyphi* A, *S. typhimurium*, *S. enteritidis*, estão relacionados no esquema de Kauffmann-White, no qual são distribuídos em grupos sorológicos pela presença de uma fração somática específica. Com as modificações taxonômicas instituídas, os sorotipos ou sorovares não são mais considerados espécies, razão pela qual os sorovares da subespécie I devem ser designados da seguinte forma: a antiga *S. typhi* – *Salmonella enterica* subsp. *enterica* sorovar Typhi, ou de maneira mais simples e objetiva, *Salmonella* sorovar Typhi ou ainda, *S.* Typhi. Na nomenclatura atual, o sorovar Typhi ou Typhimurium, Paratyphi B, Enteritidis, não indica uma espécie, motivo pelo qual o sorovar não será escrito em itálico ou grifado.

Os epítetos dos sorovares das demais subespécies (II a VI) não recebem mais denominações particulares, a não ser aqueles já existentes, sendo representados por sua fórmula antigênica, por exemplo *S.* II 4,12: z: 1,7, em que *S.* é o gênero; II a subespécie; 4,12 as frações somáticas; z: 1,7, os antígenos flagelares das fases 1 (z) e 2 (1,7).

Do ponto de vista prático, observa-se que os isolamentos humanos de representantes do gênero *Salmonella* se concentram em torno de 97 a 98% na subespécie *enterica* com os sorovares distribuídos principalmente, entre os grupos sorológicos O:4 (B), O:6, 7, 8 (C_1, C_2, C_3), O:9 (D_1) e O:3, 10, 15, 19 (E_1 e E_4) do esquema de Kauffmann-White. Os grupos sorológicos são definidos pela presença de uma fração antigênica somática específica representada por um número 2, 4, 7, 9 até 67, ou antes, por uma letra, A, B, C, D até Z, em sequência numeral até 67.

A representação gráfica das salmonelas no esquema de Kauffmann-White-Le Minor aparece na Tabela 114.1.

Tabela 114.1 Representação gráfica das salmonelas.

		Antígenos flagelares (H)	
Sorovar/subespécie	**Antígenos somáticos (0)**	**Fase 1**	**Fase 2**
	Grupo O:2 (A)[a]		
Paratyphi A	1, 2, 12	a	–
	Grupo O:4 (B)[a]		
Paratyphi B	1, 4, 5, 12	b	1,2
Typhimurium	1, 4, 5, 12	i	1,2
II	4, 12	b	1,5
	Grupo O:7 (C_1)[a]		
Paratyphi C	6, 7 [Vi]	c	1,5
Choleraesuis	6, 7	c	1,5
IIIb	6, 7	l, v	z_{53}
IV	6, 7	z_{36}	–
	Grupo O:8 (C_2 C_3)[a]		
Newport	6, 8	e, h	1,2
	Grupo O:9 (D_1)[a]		
Sendai	1, 9, 12	a	1,5
Typhi	9, 12 [Vi]	d	–
	Grupo O:50 (Z)[a]		
IV	50	d	–
IIIb	50	l, v	z
VI	50	l, v	z_{67}
IIId	50	z_4, z_{24}	–
	Grupo O:66		
V	66	z_{35}	–

[a]Representações anteriores dos sorogrupos.

▸ Evolução dos conhecimentos

Do ponto de vista da evolução do conhecimento das salmoneloses, o período de 1880-1949 foi caracterizado pela prevalência da febre tifoide sobre as salmoneloses não tíficas. Aparece nesta fase a orientação epidemiológica ditada por duas doutrinas: a primeira elaborada por pesquisadores da Universidade de Kiel, Alemanha, na década de 1910-1920 que classificaram as salmonelas por sua patogenicidade natural em dois grupos: salmonelas humanas e salmonelas animais. As primeiras englobam as espécies ou sorovares patogênicos exclusivamente para o homem: *S.* Typhi, *S.* Paratyphi A, que têm doses infectantes pequenas, período de incubação longo (10 a 14 dias), quadro de febre tifoide, com septicemia precoce e estado de portador crônico (> 1 ano). Já as salmonelas animais, como *S.* Enteritidis, *S.* Typhimurium, ocasionam nos animais jovens a septicemia e proliferam na carne *post mortem*, sendo responsáveis por toxinfecções alimentares. Necessitam de doses infectantes mais elevadas, caracterizando-se por incubação curta (24 a 96 h), pelo quadro de enterite e estado temporário de portador (entre 6 e 12 meses).

A segunda doutrina, denominada Montevidéu (Hormaeche e Peluffo, 1941), mostrou que os preceitos de Kiel são verdadeiros para o homem adulto, mas na criança (< 1 ano) as salmonelas animais apresentam infecções extraintestinais, de forma similar à patologia nos animais jovens.

Com a implementação de medidas básicas de saneamento, ofertando à população água de consumo tratada e clorada, além da eliminação com tratamento adequado dos excretas, associados aos conhecimentos sobre a higiene pessoal e coletiva e em menor escala com a vacinação antitífica nas hecatombes, resultou a queda acentuada da incidência de febre tifoide. Aliás, tal acontecimento ocorreu em todo o mundo, inclusive nas áreas em desenvolvimento.

Na verdade não se pode afirmar que neste período não tenham ocorrido inúmeros surtos de toxinfecção alimentar no mundo. Entretanto, as atenções nesse sentido só começaram a se projetar após a Segunda Guerra Mundial (década de 1950-1960), circunstanciados pelos seguintes fatores:

- Crescimento da população humana
- Procura de alimentos de origem animal
- Necessidade de aumento dos rebanhos para atender a demanda
- Aprimoramento da nutrição animal (rações e insumos)
- Transporte intenso de animais de consumo para diferentes partes do mundo.

Com base nos aspectos assinalados, as salmoneloses não tíficas se enquadram como uma zoonose, cujo agente etiológico é transmitido naturalmente dos animais para o homem. Como exemplo cita-se a evolução gradativa de *S.* Agona, presente na farinha de peixe incorporada às rações das aves, envolvendo posteriormente os suínos e bovinos até atingir o homem. Também o transporte de animais para a comercialização de matrizes e outros, a formação e manutenção de plantéis para a produção de carne e ovos, possibilitaram a propagação dos sorovares *S.* Typhimurium, *S.* Infantis, *S.* Enteritidis, para o homem, elo final da cadeia epidemiológica (Tauxe, 1991).

Na etapa subsequente, de 1970-1990, o problema foi acrescido de outros fatores, que implicaram um aumento de casos isolados e surtos por salmonelas não tíficas, destacando-se:

- Preparação maciça de alimentos por processos semi-industrializados ou industrializados
- Métodos inadequados de armazenamento e conservação dos alimentos perecíveis
- Hábito crescente da população de ingerir alimentos de origem animal, crus ou sofrendo uma cocção rápida
- Comércio internacional de alimentos (animal e vegetal)
- Diminuição da resistência à infecção em decorrência dos melhores padrões de higiene e saneamento básico, principalmente nos países desenvolvidos
- Crescimento das infecções hospitalares.

Nas estimativas realizadas por Chalker e Blaser (1988), foi calculada a faixa de 800.000 a 3.700.000 casos de salmoneloses não tíficas que ocorreram nos EUA, com 870 a 1.920 mortes, anualmente. O impacto econômico, resultante da hospitalização, atenção médica dispensada e a perda de produtividade dos doentes, decorrente do absenteísmo das atividades normais, pode atingir as cifras entre US$275 milhões e US$1,1 bilhão, segundo os cálculos de Cohen *et al.* (1978), Tauxe (1991) e Buzby e Roberts (1996).

A partir da década de 1990 até a presente data, novas implicações epidemiológicas foram acrescidas ao problema das salmoneloses não tíficas:

- Resistência e multirresistência antimicrobiana entre os sorovares mais prevalentes
- Surtos mais numerosos e veiculados por alimentos
- Doses infectantes mais baixas
- Influência das alterações nas dietas alimentares
- Epidemia de AIDS.

Como causa predisponente à resistência antimicrobiana está o uso indiscriminado de antibióticos nas esferas médica e veterinária, além da presença desses fármacos em rações animais e no controle de fitopatógenos bacterianos. Na atualidade, depara-se com uma elevada frequência de sorovares de *Salmonella* multirresistentes, principalmente nos ambientes hospitalares.

Um outro ponto se localiza na vulgarização do hábito da alimentação em restaurantes ou em sistemas *fast-food*, resultando no maior número de surtos de toxinfecção, não só em decorrência dos alimentos contaminados *in natura*, como da presença de portadores entre os empregados que manuseiam os alimentos (Tauxe, 1991). É interessante notar a influência da alta rotatividade dos empregados nesta atividade, com permanência menor que 1 ano, e tendo ainda como óbice o desconhecimento de muitas normas básicas de higiene (Berkelman, 1994).

Com as campanhas alimentares propagadas no sentido do controle de doenças cardiovasculares nos países desenvolvidos, houve uma diminuição do consumo de carnes vermelhas e um aumento (87%) da utilização da carne de aves e de vegetais (mais de 30%). Esta mudança nos hábitos alimentares possibilitou a ocorrência de maior número de surtos veiculados, com doses infectantes cada vez mais baixas, relacionadas em $\leq 10^3$/g ou ml de *Salmonella* ingeridas (Blaser e Newman, 1982).

Finalmente, a relação de *Salmonella* não tífica com indivíduos infectados pelo vírus da imunodeficiência humana (HIV) e em pacientes com outros estados de imunodepressão caracteriza-se como uma doença invasiva e com recorrência bacteriêmica frequente. Por sinal, a situação da bacteriemia recorrente foi considerada como sinal indicador de AIDS (doença) desde 1987 nos EUA, além de apresentar uma incidência anual 20 vezes superior àquela verificada entre os indivíduos imunocompetentes (Celum *et al.*, 1987).

Sem dúvida, o grande problema da salmonelose não tífica reside na sua característica de zoonose, tendo uma gama imensa de fontes de infecção, inúmeras vias de transmissão e um número elevado de sorovares que no transcurso do tempo oscilam na incidência e prevalência no homem.

▸ Etiopatogenia

O gênero *Salmonella* pertence à família Enterobacteriaceae, sendo que morfologicamente são bastonetes gram-negativos, em geral móveis, por meio de flagelos peritríquios, não formando esporos e por vezes evidenciando em certos sorovares uma estrutura de envoltório similar a uma cápsula (antígenos Vi e M). São microrganismos que crescem com exuberância nos meios de cultura usuais da rotina bacteriológica (ágar e caldo de nutrientes), fermentam a glicose com produção de gás na maioria das vezes, reduzem o nitrato a nitrito e são citocromo-oxidase negativos. É óbvio que alguns sorovares apresentam propriedades fenotípicas discrepantes à definição,

Tabela 114.2 Caracterização fenotípica das espécies de subespécies de *Salmonella*.

Teste	*S. enterica* subsp.						*S. bongori*
	enterica	*salamae*	*arizonae*	*diarizonae*	*houtenae*	*indica*	
ONPG (2 h)	–	–	+	+	–	d	+
Dulcitol (ácido)	+	+	–	–	–	d	+
Sorbitol (ácido)	+	+	+	+	+	+	–
Malonato (alcalinização)	–	+	+	+	–	–	–
Hidrólise da gelatina	–	+	+	+	+	+	–
Crescimento em KCN	–	–	–	–	+	–	+
Fago O_1 (lise)	+	+	–	+	–	+	+

+: > 90% das cepas; –: < 90% são negativas; d: 10 a 90% são positivas; ONPG: ortonitrofenil-β-D-galactopiranosídio.

como *S.* Typhi que não produz gás da glicose, assim como não descarboxila a ornitina; *S.* Paratyphi A não produz H_2S, é desprovida de lisina descarboxilase ou ainda é possível detectar mutantes não móveis em sorovares que, normalmente, têm a mobilidade.

Como foi discutido anteriormente, é possível estabelecer a diferenciação fenotípica das espécies e subespécies de *Salmonella*, recorrendo aos testes apontados na Tabela 114.2.

Tendo em vista que predominam os isolamentos de *S. enterica* subesp. *enterica* das fontes humanas e animais homeotérmicas (até 98%), a caracterização bioquímica desses sorovares apresenta o seguinte perfil constante, considerando as exceções já referidas:

Glicose (ácido e gás)	+	Urease	–
Manitol	+	Lisina descarboxilase	+
Lactose	–	Arginina di-hidrolase	–
Sacarose	–	Ornitina descarboxilase	+
Indol	–	Vermelho de metila	+
H_2S	+	Voges-Proskauer	–
Citrato de Simmons	+	Fenilalanina desaminase	–

Em relação a *Salmonella subterranea*, salientam-se as seguintes provas discrepantes para o gênero: presença de um único flagelo lateral, formação de pigmento amarelo; indol +; citrato de Simmons –; gás sulfidrico –; lisina descarboxilase e arginina di-hidrolase – (Shelobolina *et al.*, 2004).

O outro aspecto na esfera bacteriológica refere-se à caracterização antigênica de um sorovar (sorotipo), que na realidade é uma associação de fatores antigênicos somáticos (O) e flagelares (H). A presença ou ausência de um antígeno de envoltório (Vi), que ocorre em *S.* Typhi, *S.* Paratyphi C e *S.* Dublin, não exerce interferência na identificação final do sorovar (Kauffmann, 1975).

Os antígenos somáticos (O) de localização na parede celular e de natureza polissacarídica, termorresistentes ao aquecimento a 100°C por 2 h, se apresentam nas salmonelas de duas formas: a) fatores somáticos predominantes e característicos dos sorotipos pertencentes ao mesmo grupo somático, tais como os fatores 2, 4 e 9 que identificam os grupos O:2, O:4 e O:9; b) fatores somáticos acessórios, que se associam aos fatores predominantes, como os fatores 1, 5, 6, 12. Em certas situações a investigação dessas frações antigênicas tem um interesse como marcador epidemiológico em determinados sorovares, como no caso de O:5 em *S.* Paratyphi B e *S.* Typhimurium.

A segunda estrutura está representada pelos antígenos flagelares de natureza proteica, termossensíveis ao aquecimento a 100°C por 1 h, e os anticorpos H têm a capacidade de aglutinar aquelas salmonelas que especificamente apresentam o antígeno H homólogo. Quando da incorporação do anticorpo H específico em um meio semissólido e semeando-se uma *Salmonella* móvel, podem-se observar, após uma incubação adequada, os seguintes resultados: caso o crescimento se restrinja ao ponto de inoculação, provavelmente esta bactéria só apresenta uma fração antigênica flagelar, e é definida como monofásica; se porventura existe um espraiamento da cultura no meio, com antissoro H específico, é um indício que no microrganismo existe uma outra fração, que o caracteriza como difásico.

Os fatores antigênicos H de *Salmonella* são representados por letras minúsculas nas fases específicas (H_1), como por exemplo, "a" em *S.* Paratyphi A, "b" em *S.* Paratyphi B, "c" em *S.* Paratyphi C, "d" em *S.* Typhi, ou associadas, g, m, s; e, h; f, g etc. A outra fase, definida como não específica ou H_2, tem a representação por números arábicos, 1,2; 1,5; 1,6; 1,7, além de letras minúsculas com ou sem índices e, n, x; e, n, z_{15}; z_6 etc.

Toda a distribuição dos sorovares de *Salmonella* está catalogada no esquema de Kauffmann-White-Le Minor e distribuída por grupos sorológicos definidos pelo antígeno O predominante.

No problema do mecanismo de agressão inúmeras investigações laboratoriais se detiveram na análise genética de *S. enterica*, sempre visando decifrar os fatores envolvidos no processo de virulência. Assim, foram reconhecidos e relacionados em torno de 60 genes nesse mecanismo de agressão da bactéria ao hospedeiro nas fases de infecção e doença. Em várias outras enterobactérias patogênicas, um simples segmento do DNA pode caracterizar a bactéria como patogênica, exemplificando-se um plasmídio com determinantes responsáveis pela invasão e propagação intercelular no hospedeiro como ocorre com a *Shigella*. Já nas salmonelas, os genes da virulência se localizam em diferentes regiões do cromossomo, constituindo verdadeiras ilhas de patogenicidade.

A ilha que foi melhor analisada sob o prisma molecular está reconhecida pela sigla SPI 1 (*Salmonella pathogenicity island* 1), tendo como referência a *S.* Typhimurium e o modelo animal, o camundongo.

Nos genes constituintes da SPI 1 foram identificados vários fatores de virulência, tais como os responsáveis pela capacidade de invasão da bactéria em células epiteliais do intestino delgado, além do sistema de secreção do tipo III, também reconhecido por Inv/Spa, o operon *spv* localizado no plasmídio de virulência de *S.* Typhimurium, e um segundo sistema de secreção do tipo III, codificado pela SPI 2, que é requerido para a sobrevivência intracelular da bactéria nos macrófagos (Groisman e Ochman, 1997). Tal sistema é necessário na formação transitória de estruturas na superfície da célula bacteriana, induzida pelo contato com as células do hospedeiro. As proteínas secretadas pelo sistema Inv/Spa estimulam o mecanismo de internalização ou penetração da bactéria nas células epiteliais (não fagocitárias). As salmonelas desprovidas dos genes *inv* ou *spa* são incapazes de invadir as células epiteliais. Em caráter experimental, com amostras de *S.* Typhimurium que sofreram mutações em SPI 1, Spv e SPI 2, houve uma atenuação em 50, 100 e > 10.000 vezes (dose letal) na infecção oral em camundongos (Ochman *et al.*, 1996).

Em 1996, foi descrita uma nova propriedade relacionada com SPI 1, o fenômeno da apoptose em macrófagos infectados com *Salmonella* (Cheny *et al.*, 1996). Sob o ponto de vista filogenético a distribuição dos genes de virulência da SPI 2 diferem daqueles do SPI 1 em dois aspectos: as sequências de SPI 2 estão restritas ao gênero *Salmonella*; inúmeros genes da SPI 2 não são detectados na *S. bongori*, mas estão presentes em todas as subespécies de *S. enterica.*

É interessante que as ilhas de patogenicidade são expressas em condições distintas: SPI 1, induzida após o contato com a célula do hospedeiro, e SPI 2, somente na fase intracelular.

De modo concomitante com as particularidades apontadas, salienta-se a influência exercida pela inflamação no processo diarreico por *Salmonella.* A resposta inflamatória se caracteriza por intensa infiltração de neutrófilos no nível das placas de Peyer, antecedendo a secreção abundante de fluidos no lúmen intestinal.

As experiências com linhagens celulares humanas indicaram que a SPI 1 pelo sistema de secreção tipo III foi estimulada na fase de invasão das células epiteliais, assim como na indução de quimiocinas pró-inflamatórias, a interleucina 8 (IL-8). Sem dúvida o aumento dessa expressão durante a invasão das células epiteliais é um ponto de extrema importância na patogenia da diarreia por *Salmonella* (Hobbie *et al.*, 1997; Galan, 2001; Boddicker e Jones, 2004).

A maioria das salmonelas tem acesso ao hospedeiro pela ingestão de alimentos e água contaminados. A bactéria só alcança o seu ponto eletivo de atuação no trato intestinal após sobrepujar as barreiras naturais impostas prioritariamente pela acidez gástrica e em sequência pelas imunoglobulinas no intestino delgado. Alerta-se que os indivíduos com elevação do pH gástrico devido à idade, gastrectomia, em tratamento com antagonistas de receptores para histamina H_2, usando inibidores de bomba de prótons ou antiácidos e com infecções crônicas por *Helicobacter pylori* são mais suscetíveis à infecção, inclusive respondendo com doses infectantes mais baixas (Vollaard *et al.*, 2004).

No intestino delgado (jejuno e/ou íleo) a bactéria realiza a adesão em receptores específicos e passagem pelas células epiteliais até atingir as células M, que também são de natureza epitelial e revestem as placas de Peyer, sítio da internalização da *Salmonella.* Na defesa desencadeada pelo hospedeiro, polimorfonucleares e células mononucleares são atraídos no nível de lâmina própria, liberando enzimas lisossomais que danificam a mucosa intestinal, tendo como consequência os espasmos da musculatura lisa que provocarão a cólica e tenesmo. É interessante que o dano provocado na mucosa não seria suficiente para causar a diarreia, mas provavelmente o mecanismo envolvido no evento seria o estímulo dos polimorfonucleares na lâmina própria na síntese de prostaglandinas, que ativam o sistema adenilciclase, resultando na diarreia secretória (Finlay e Falkow, 1997). Este mecanismo tem um papel crucial no desenvolvimento da diarreia e a resposta inflamatória precede a secreção de fluido para o lúmen intestinal, evidenciando ainda a destruição do tecido nas placas de Peyer, com degradação da matriz extracelular, fruto da infiltração de neutrófilos (Walis e Galyov, 2000).

Com a diminuição ou deficiência da atividade pró-inflamatória das citocinas, como o fator de necrose tumoral-alfa, interferona-gama e interleucinas, o dano celular é muito mais intenso do que a proteção celular. Esse desequilíbrio associado à influência do LPS (endotoxina) possibilita o surgimento de lesões, tendo como exemplo drástico a perfuração intestinal e a hemorragia (excepcional nas salmonelas não tíficas). De qualquer modo tais fenômenos decorrentes da morte das células endoteliais previamente ativadas pelas citocinas e sensibilização da fração lipopolissacarídica (endotoxina), no nível da membrana basal, resultam nas ulcerações (Morrison e Ryan, 1987; Groisman e Ochman, 1997; Lyozak *et al.*, 2001).

As salmonelas que resistem ou sobrevivem a todas as etapas são carreadas até os linfonodos mesentéricos, atingindo fígado e baço, onde podem ser destruídas após a fagocitose pelo sistema dos macrófagos, principalmente com a ativação das células de Kupffer. Esta linhagem celular tem uma extraordinária capacidade microbicida, por ação das enzimas oxidativas (óxido nítrico, via radicais de oxigênio livre e enzimas ativas em pH ácido). As salmonelas são capazes de prevenir a acidificação de fagossomos, possibilitando sua sobrevivência e multiplicação nas células fagocitárias. Dessa forma propagam-se para os hepatócitos, provocando acentuada morte celular, em decorrência do fenômeno de apoptose.

Em determinada circunstância, possivelmente relacionada com o inóculo bacteriano, assim como a virulência da bactéria e imunidade do hospedeiro, uma determinada quantidade de microrganismo escapa do seu *habitat* intracelular no sistema linfático intestinal e mesentérico para, através do ducto torácico, ser lançada na circulação sistêmica. A disseminação hematogênica (bacteriemia) é responsável pelas localizações extraintestinais das salmonelas não tíficas.

Provavelmente, um mecanismo molecular está envolvido na persistência da salmonela no hospedeiro, favorecendo a situação de portador crônico. A suscetibilidade de um hospedeiro pode estar associada a um alelo de genes Nramp1 expressado pelo macrófago. O gene controla o crescimento exponencial da salmonela no SRE durante a fase inicial da infecção. Desafios com *S.* Typhimurinm por meio da inoculação oral em camundongos que expressam o alelo Nramp1 resultaram na persistência da bactéria, como um verdadeiro estado crônico. A presença da salmonela nos macrófagos dos linfonodos mesentéricos e do baço minimiza a ação dos anticorpos específicos. Por outro lado, a neutralização dos interferona X por anticorpos específicos favoreceria a reativação intracelular da *Salmonella* e a sua propagação à corrente circulatória e/ou linfática (Monack *et al.*, 2004).

▶ Dinâmica da infecção

A maioria das infecções por salmonelas não tíficas está relacionada com a ingestão de alimentos contaminados, com predominância de produtos de origem animal e em menor escala os de origem vegetal. Os animais explorados como fornecedores de alimentos podem funcionar como portadores ocasionais ou permanentes de vários sorovares de *Salmonella*. Como doentes ou portadores assintomáticos estas fontes de infecção excretam a bactéria pelas fezes. Esses indivíduos adquiriram a *Salmonella* por meio da ingestão de rações, pastagens e água contaminadas, ou pelo contato com outros animais ou ingestão de fezes de aves nas áreas criatórias, ou durante o transporte até o abatedouro condicionado ao estresse e à privação de água e alimentos (Humphrey, 2000). A criação de animais, em larga escala, utilizando processos intensivos resulta na disseminação das salmonelas nessa população e, por conseguinte, no meio ambiente (Murray, 2000). Obviamente, a ocorrência de um número elevado de animais excretando a salmonela pode superar as precauções normais de higiene instituídas em abatedouros, o que implica que muitos produtos se tornem contaminados e assim distribuídos para o comércio e para a industrialização. Sem dúvida, tais situações favorecem o aparecimento mais frequente de surtos de toxinfecção alimentar por *Salmonella* na população humana consumidora (Rodrigue *et al.*, 1990).

Além do problema dos alimentos de origem animal existe ainda a possibilidade de veiculação de diversos sorovares de *Salmonella* para o homem em seu domicílio, por meio dos animais de estimação, domésticos (cães, gatos, aves) e exóticos (ofídios, lagartos e peixes ornamentais). Por outro lado, a transmissão nosocomial não está descartada e os surtos podem ser incriminados por diferentes sorovares que variam em cada região e temporalmente (Mason e Longfield, 2000).

Em ampla revisão realizada por Blaser e Newman (1982), ficou estabelecido que a noção de doses infectantes muito elevadas (10^8 a 10^{11} *Salmonella*) era válida apenas para a observação em voluntários. Nos cálculos realizados em 11 surtos de salmonelose não tífica, ocorridos nos EUA, foram estimadas doses infectantes nas faixas de 10^1 a 10^6, com predominância da dose $< 10^3$.

Um outro aspecto bastante controvertido na literatura foi analisado por Buchwald e Blaser (1984), que caracterizaram o tempo de excreção das salmonelas não tíficas após a enterite, média aproximada de 5 semanas nos pacientes, tanto com < 5 anos como > 15 anos de idade. É interessante que o estado de portador no grupo etário < 2 anos se mantém de forma mais duradoura, podendo atingir até 1 ano.

Alguns indivíduos apresentam propensão a desenvolver o quadro de enterite, muitas vezes associado as coinfecções ou terapias que alteram a defesa contra enteropatógenos e intracelulares. Assim, indivíduos com hipoacidez gástrica, em particular relacionada com os lactentes, anemia perniciosa ou iatrogênica, necessitam de um menor inóculo infectante para desenvolver as manifestações clínicas. Outros fatores de risco para a infecção são os pacientes nos extremos da idade, alteração da flora intestinal mediante o uso de antimicrobianos ou cirurgia, diabetes, neoplasias, doenças reumatológicas, alterações do sistema reticuloendotelial (anemia falciforme, assim como malária e bartonelose); alterações anatômicas como litíase biliar, lesões endovasculares ateroscleróticas, próteses, além do parasitismo por *Schistosoma* (esquistossomose) e infecções crônicas por *Helicobacter pylori*. Finalmente, vivenciando o momento, acrescentam-se os estados de imunossupressão, como a infecção pelo vírus da imunodeficiência adquirida (HIV) ou uso de fármacos imunossupressores.

As salmonelas são agentes de toxinfecção alimentar, representadas pelos sorovares zoonóticos como *S.* Typhimurium, *S.* Enteritidis, *S.* Agona etc. Entretanto, uma série de outras etiologias apresenta a mesma veiculação, isto é, por meio da ingestão de alimentos contaminados, principalmente *Staphylococcus aureus*. Algumas particularidades podem sugerir a diferença da etiologia, como os alimentos incriminados, que na intoxicação estafilocócica geralmente são doces e outros confeitos cremosos, quando conservados em temperatura ambiente (≥ 25°C). Nas salmoneloses, a indicação recai para carnes, salsichas e outros embutidos, ovos e derivados (maionese) e pescados.

O tempo de incubação também revela diferenças, pois na intoxicação estafilocócica é curto (1 a 6 h) e nas enterites por *Salmonella* é mais longo (8 a 48 h). Na sintomatologia há ausência de febre, mas náuseas violentas, vômitos e diarreia são sinais de referência da ação da enterotoxina estafilocócica, com uma convalescença rápida de 1 a 2 dias. Já nas salmoneloses há febre moderada, náuseas e vômitos pouco intensos, cólicas abdominais e diarreia mucopurulenta ou mesmo aquosa, cujos sinais se prolongam por 2 a 5 dias até a completa resolução do quadro.

▸ Quadro clínico

A principal manifestação das salmoneloses não tíficas é a gastrenterite, que clinicamente não pode ser diferenciada de outros enteropatógenos bacterianos.

O período de incubação varia devido às doses infectantes, ao sorovar e com o estado fisiológico do hospedeiro, mas normalmente é de 6 a 72 h. O paciente apresenta início súbito de febre, diarreia e cólicas. Por vezes essas manifestações são precedidas de náuseas e vômitos e a diarreia de natureza mucopurulenta com traços sanguinolentos (menos frequentes que nas shigeloses), ou simplesmente aquosa, pode ser moderada ou se apresentar com mais de 20 evacuações/dia. O choque hipovolêmico associado à diarreia é raro, entretanto os sinais de desidratação e alterações eletrolíticas são comuns.

O quadro diarreico tende a diminuir e cessar após 2 a 5 dias das manifestações clínicas iniciais. No caso de febre e da diarreia persistentes por um período superior a 7 dias é sugestivo de uma complicação supurativa ou da necessidade de um diagnóstico alternativo. As bacteriemias após a enterocolite ocorrem em 1 a 5% dos pacientes, principalmente em imunocomprometidos e que, por vezes, podem apresentar supurações focais secundárias. Megacólon tóxico ou perfuração intestinal são manifestações raras. Nas crianças, particularmente recém-natos, observam-se os quadros mais prolongados, com repercussões mais graves, maior número de complicações e taxa de letalidade mais elevada (Miller e Perghes, 2000). Na África, é uma das principais causas de bacteriemias em crianças, sendo que a presença concomitante de anemia, icterícia, hipoglicemia e malária sugerem bacteriemia por *Salmonella* não Typhi (Mtove, 2010).

A prevalência de casos de bacteriemia por *Salmonella* não Typhi vem crescendo nos últimos anos, principalmente em homens, mais velhos (Laupland, 2010).

A bacteriemia é mais comum em indivíduos imunocomprometidos e propicia as supurações focais, como meningite, colangite, endocardite, artrite séptica, osteomielite, entre outras. Em 172 pacientes com bacteriemia por salmoneloses não tíficas, Galofre *et al.* (1994) assinalaram que 16% apresentavam focos sépticos, 16% morreram e houve 17% de recidivas. Os aspectos clínicos mais comuns foram febre, calafrios, astenia, mialgia, anorexia e perda de peso. Os sintomas relacionados com o trato intestinal, presença de roséolas tíficas e leucopenia raramente foram presenciados. Em uma série de pacientes com bacteriemia por *Salmonella* não Typhi, a presença de foco extraintestinal na admissão foi observada em 31% dos pacientes, e entre esses pacientes, condições ateroscleróticas, aneurisma micótico e sintomatologia gastrintestinal foram mais frequentes, quando comparados com um grupo com imunossupressão também com bacteriemia pela mesma etiologia (Dhanoa, 2009).

A principal complicação de bacteriemias por *Salmonella* não tífica reside na endarterite e/ou endocardite. A primeira ocorre como uma consequência da colonização da bactéria nas placas ateromatosas encontradas em aneurismas da aorta torácica ou abdominal, das artérias ilíacas e, mais raramente, por extensão de osteomielite de vértebra adjacente ou infecção de alguma prótese. As manifestações da endarterite comprometem até 25% dos indivíduos com mais de 50 anos (Cohen *et al.*, 1978) ou em 35% dos pacientes bacteriêmicos com idade superior a 65 anos (Wang *et al.* 1996). Nas endocardites, o prognóstico é reservado em decorrência da rápida e maciça destruição valvar, com tendência a evoluir para abscessos no miocárdio, pericardite purulenta ou embolização maciça. Dentre os microrganismos mais frequentemente associados à endocardite mural destacam-se as salmonelas não tíficas.

Salmoneloses e HIV

Em alguns países em desenvolvimento a infecção pelo HIV é um risco importante para a coinfecção por salmonelas não tíficas. Assim, em certas regiões da África esta enterobactéria é o agente mais comumente isolado de pacientes adultos anti-HIV-positivos com bacteriemia (Gilks *et al.*, 1990). A mortalidade desses pacientes é bem superior àquela nos indivíduos imunocompetentes, atingindo 80%, segundo Arthur *et al.* (2001).

Um dos principais padrões desta coinfecção é a recorrência da salmonelose, que desde 1985 foi reconhecida como um padrão de pacientes com a síndrome da imunodeficiência humana (Jacobs *et al.*, 1985). Algumas hipóteses foram advogadas para explicar a recorrência, uma apontando os adultos anti-HIV-positivos como os mais suscetíveis à infecção por *Salmonella* e a outra seria em decorrência de focos supurativos persistentes nesses pacientes. Associada ao problema se tem a persistência ou sobrevivência da *Salmonella* no sistema reticuloendotelial (Monack *et al.*, 2004).

Em um estudo realizado em Malawi, África, 43% dos pacientes observados apresentaram a recorrência da salmonelose e, entre estes, 26% desenvolveram múltiplas recidivas; todos os episódios foram recrudescências da infecção original (o mesmo sorovar). Nesse mesmo estudo (Gordon *et al.*, 2002) a avaliação clínica nas admissões dos pacientes indicou que o foco inicial era localizado no trato gastrintestinal em 44%, no respiratório em 33% e sem foco aparente em 20% das admissões. Dentre as primeiras manifestações clínicas em 100 pacientes, os autores apontaram febre (95%), cefaleia (60%), vômito (51%), diarreia (46%), tosse (45%), esplenomegalia (38%), dor abdominal (36%) e estertores subcrepitantes (35%).

Diagnóstico laboratorial

Nas salmoneloses não tíficas, os exames laboratoriais hematológicos e bioquímicos são normais ou discretamente alterados, como anemia (Hb < 10 g/dℓ), trombocitopenia (< 150.000/mm^3) e leucocitose com desvio para a esquerda nas infecções supurativas.

O diagnóstico conclusivo depende do isolamento e da identificação da bactéria dos espécimes clínicos, concentrados principalmente em fezes, sangue e, em menor escala, líquido cefalorraquidiano, urina, escarro e secreções purulentas.

A obtenção das fezes e de outros materiais clínicos deve ser realizada na fase aguda da doença e na ausência do emprego de antimicrobianos. O aspecto das fezes não moldadas, liquefeitas, acompanhadas ou não de muco, sangue e pus, se constitui na figura típica dos processos agudos; na fase crônica as fezes têm aspecto moldado.

Em quantidades de 5 a 10 g as fezes são recolhidas em pequenos recipientes de vidro ou plástico, de boca larga, de preferência estéreis ou escrupulosamente desinfetados com álcool etílico. Nessa situação o material deverá ser analisado até 2 h após a coleta, quando mantido em temperatura ambiente. Se conservado em geladeira (4 a 8°C), o espécime fecal só será mantido por 24 a 48 h.

No caso de transporte mais prolongado, utilizar o recurso de *swab* retal ou fecal impregnado de fezes, introduzido no meio de conservação de Cary e Blair e mantido em temperatura ambiente ou em geladeira. Nessa condição as salmonelas sobrevivem por 1 a 2 semanas (Le Minor, 1994).

Quanto aos demais espécimes clínicos, como sangue coletado por punção venosa em volumes de 3 a 10 mℓ (crianças e adultos) na fase febril, devem ser inoculados imediatamente no meio de cultura apropriado isento de impeditivos. A incubação a 37°C por 24 a 96 h é capaz de evidenciar o microrganismo em 70 a 80% de casos.

O liquor será trabalhado de forma similar no sangue utilizando meios isentos de substâncias impeditivas.

Como fase preliminar à coprocultura, recorre-se ao exame microscópico das fezes misturando uma gota da suspensão fecal a outra de azul de metileno de Loeffler. O preparado na lâmina será recoberto com uma lamínula e após 10 min, examinado ao microscópio óptico com objetivas a seco (10 a 40×). Nas salmoneloses, observa-se a presença de polimorfonucleares, células mononucleares, indícios de um processo inflamatório invasivo.

Para o isolamento de *Salmonella* de fezes utilizam-se meios de culturas contendo substâncias impeditivas e seletivas, representados pelas fórmulas denominadas ágar MacConkey, ágar eosina-azul de metileno, ágar entérico Hektoen, ágar SS, ágar Wilson & Blair etc. Como meios de enriquecimento citam-se os caldos tetrationato e a fórmula de Rappaport. As incubações nas coproculturas são realizadas nas temperaturas entre 37 e 43°C por 24 até 72 h.

As colônias típicas, lactose e sacarose-negativas crescidas nos meios seletivo-indicadores, são selecionadas e isoladas para as análises do perfil bioquímico (veja Etiopatogenia) e finalmente é feita a caracterização antigênica, por meio da soroaglutinação rápida com os antissoros somáticos e flagelares, visando à identificação definitiva dos sorovares ou sorotipos.

É importante a execução do teste de suscetibilidade aos antimicrobianos, lançando mão de diferentes processos *in vitro*, tendo em vista o elevado percentual de salmonelas não tíficas apresentando multirresistência aos antibióticos. Esse acontecimento ocorre principalmente dos isolados de infecções nosocomiais (Le Minor, 1994). Diante da possibilidade de propagação da resistência às quinolomas, foi recomendado considerar a resistência ao ácido nalidíxico nos isolados extraintestinais como um marco indicativo de redução da sensibilidade às quinolonas (CLSI, 2005).

Outros métodos de natureza genética podem ser utilizados na pesquisa de *Salmonella* em materiais clínicos, por meio da hibridização de DNA e da reação de polimerase em cadeia (PCR), bem como por imunoensaios enzimáticos (Le Minor, 1994). Como exemplos mais recentes, citam-se os testes ensaiados para o diagnóstico das salmoneloses extraintestinais de natureza não invasiva, como a detecção de antígenos somáticos na urina (Fadeel *et al.*, 2002) e de genes flagelares (Hirose *et al.*, 2002).

▸ Tratamento

O tratamento da gastrenterite causada por salmonelas não tíficas ainda é muito controverso. Em investigações realizadas por vários autores, destacando-se Nelson *et al.* (1980), foi demonstrado que pacientes tratados com ampicilina ou amoxicilina não apresentaram melhor resposta clínica do que os indivíduos que receberam placebo, além de excretar pelas fezes a bactéria por um tempo mais longo. Mesmo com o advento das fluoroquinolonas, não ficou claramente demonstrada alguma vantagem no tratamento de pacientes sem comorbidades. Em um estudo realizado por Dryden *et al.* (1996), ficou evidenciado que o tratamento com ciprofloxacino foi capaz de diminuir um pouco a duração da diarreia, principalmente em pacientes mais graves. Diante das controvérsias a conduta terapêutica com antimicrobianos nas enterites por salmonelas não tíficas deve ser instituída sempre em pacientes com até 3 meses de idade, embora alguns autores defendam até 1 ano. Um tratamento curto (72 h ou até o paciente ficar afebril) também é preconizado para aqueles maiores que 50 anos, devido à possibilidade de a salmonela se ligar a placas de ateroma (Hohmann, 2001).

Vários antibióticos são preconizados para o tratamento, mas a escolha dependerá do padrão de resistência observado na região, assim como da gravidade do caso e se o antimicrobiano escolhido tem boa concentração em sítios especiais, como por exemplo, o sistema nervoso central. Dentre os antimicrobianos mais utilizados, citam-se: cotrimoxazol, ampicilina/amoxicilina, fluoroquinolonas, em particular ciprofloxacino e ofloxacino, e as cefalosporinas de terceira geração, cefotaxima, em pacientes até 3 meses de idade e ceftriaxona, acima dessa idade. O tempo de tratamento varia de 5 a 7 dias, tendo em vista que a intermitência da eliminação de *Salmonella* não tífica pelas fezes é um acontecimento relativamente comum, razão pela qual o acompanhamento com as coproculturas não é indicado, mesmo em pacientes tratados com antimicrobianos.

Os pacientes com bacteriemia devem ser tratados com antimicrobianos por 10 a 14 dias, caso não se detecte nenhuma evidência de foco supurativo secundário, isto é, a evolução com melhora do estado geral, apirexia e negativação das hemoculturas.

As infecções focais devem ser drenadas ou desbridadas o mais cedo possível e o tratamento instituído se prolongará por 14 dias nas localizações em partes moles nos imunocompetentes. Já em outros focos, como na osteomielite, o tratamento é mais difícil e longo, principalmente em pacientes com anemia falciforme.

O grande problema do tratamento das salmoneloses não tíficas é o extraordinário desenvolvimento da resistência antimicrobiana, envolvendo principalmente aqueles sorovares prevalentes (Molbak *et al.*, 1999; Hakanen *et al.*, 1999; Fey *et al.* 2000, Hohmann, 2001).

O tratamento de indivíduos anti-HIV-positivos, que apresentam infecção por *Salmonella* não tífica (enterite e bacteriemia), difere dos imunocompetentes, pois é necessária a intervenção de antimicrobianos, mesmo sem um foco supurativo, e este se prolonga por 2 a 6 semanas (Hohmann, 2001). Geralmente, esses pacientes apresentam a salmonelose quando a contagem de linfócitos $CD4^+$ está aproximadamente em 200 céls./mℓ, quando se torna necessário o uso de cotrimoxazol, para a profilaxia de infecções por *Pneumocystis jiroveci*, que também previne as recorrências das salmoneloses. A zidovudina, antirretroviral da classe dos inibidores da transcriptase reversa nucleosídios, revelou uma ação *in vitro* contra diversos sorovares de *Salmonella* (Casado *et al.*, 1999).

▸ Controle

A prevenção está baseada, essencialmente, na oferta de condições satisfatórias de infraestrutura sanitária para uma comunidade, representada pelo sistema público de abastecimento de água de consumo, eliminação dos dejetos humanos e animais e recolhimento do lixo. Os preceitos básicos de higiene, tanto pessoal como coletiva, são fundamentais, principalmente quando relacionados com o manuseio e preparo de alimentos, além de impedir o acesso de insetos (moscas) e roedores às áreas contendo os alimentos (Humphrey, 2000).

Os cuidados com os alimentos incluem as medidas de desinfecção das verduras e frutas consumidas cruas por meio da ação de hipoclorito de sódio (15 mℓ em 1 ℓ de água); do aquecimento adequado, utilizando temperaturas de 65 a 70°C e procurando sempre consumir os alimentos ainda quentes.

É imprescindível lavar as mãos antes da refeição e após o uso do sanitário, como também depois da higienização corporal de crianças e idosos.

A análise bacteriológica rotineira dos alimentos de origem animal e em algumas situações de natureza vegetal é uma medida efetiva que visa precipuamente interromper o elo de propagação das salmonelas das fontes animais para o homem.

▸ Referências bibliográficas

Arthur G, Nduba VN, Kariuki SM. Trends in bloodstream infections among human immunodeficiency virus-infected adults admitted to a hospital in Nairobi, Kenya, during the last decade. *Clin Infect Dis* 33: 248-256, 2001.

Berkelman RL. Emerging infectious diseases in the United States, 1993. *J Infect Dis* 170: 272-277, 1994.

Blaser MJ, Newman LS. A review of human salmonellosis: I. Infective dose. *Rev Infect Dis* 4: 1096-1106, 1982.

Boddicker JD, Jones BD. Low protease activity causes down regulation of *Salmonella* pathogenicity island 1 invasion gene expression after infection of epithelial cells. *Infect Immun* 72: 2002-2013, 2004.

Buchwald DS, Blaser MJ. A review of human salmonellosis: II. Duration of excretion following infection with Nontyphi *Salmonella*. *Rev Infect Dis* 6: 345-356, 1984.

Buzby JC, Roberts T. ERS updates foodborne disease costs for seven pathogens. Food Safety, Sept. Dec: 20, 1996.

Casado J, Valdezate S, Caleron C. Zidovudine therapy protects against *Salmonella* bacteriemia recurrence in HIV-infected patients. *J Infect Dis* 179: 1553-1556, 1999.

Celum CL, Chaisson RE, Rutherford GW, Barnhart JL, Echenberg DF. Incidence of *Salmonellosis* in patients with AIDS. *J Infect Dis* 156: 998-1002, 1987.

Chalker RB, Blaser MJ. A review of human salmonellosis: III. Magnitude of *Salmonella* infection in the United States. *Rev Infect Dis* 10: 111-124, 1988.

Chen LM, Kaniga K, Galan JE. *Salmonella* spp. Are cytotoxic for cultured macrophages. *Mol Microbiol* 21: 1101-1105, 1996.

Clinical and Laboratory Standards Institute. Performance standards for antimicrobial susceptibility testing: Fifteenth Informational Supplement, CLSI/NCCLS document M 100 S15. Wayne, Pennsylvania, 2005.

Cobor P, O'Brien T, Schoenbaum S. The risk of endothelial infection in adults with *Salmonella* bacteriemia. *Ann Int Med* 89: 931-932, 1978.

Cohen ML, Fontaine RE, Pollard RA, Von Allmen SD, Vernon TM, Gangarosa EJ. An assessment of patient-related economic costs in an outbreak of salmonellosis. *N Engl J Med* 299: 459-460, 1978.

Dhanoa A, Fatt QK. Non-typhoid *Salmonella* bacteriemia: epidemiology, clinical characteristics and its association with severe imunossupression. *Ann Clin Microbiol Antimicrob* 8: 15, 2009.

Dryden M, Gabb R, Wright S. Empirical treatment of severe acute community-acquired gastroenteritis with ciprofloxacino. *Clin Infect Dis* 22: 19-25, 1996.

Ewing WH. An outline of nomenclature for the family Enterobacteriaceae. *Int Bull Bacteriol Nom Taxon* 13: 95-110, 1963.

Fadeel MA, Grump JA, Mahoney FJ, Nakhla IA, Mansour AM, Reyad B, Melegi DE, Sultan Y, Mintz ED, Bibb WF. Rapid diagnosis of Typhoid fever by enzyme-linked immunosorbent assay detection of *Salmonella* serotype Typhi antigens in urine. *Am J Trop Med Hyg* 70: 323-328, 2004.

Fey P, Safranek T, Rupp M. Ceftriax-one-resistant *Salmonella* infection acquired by a child from cattle. *N England J Med* 342: 1242-1249, 2000.

Finlay BB, Falkow S. Common themes in microbial pathogenicity revisited. *Microbiol Mol Biol Rev* 61: 136-169, 1997.

Galan JE. *Salmonella* interactions with hostcells: Type III secretion at work. *Annu Rev Cell Dev Biol* 17: 53-86, 2001.

Galofre J, Moreno A, Mensa J. Analysis of factors influencing the outcome and development of septic metastasis or relapse in *Salmonella* bacteriemia. *Clin Infect Dis* 18: 873-878, 1994.

Gilks CF, Brindle RJ, Otieno LS. Life-threatening bacteraemia in HIV-1 seropositive adults admitted to hospital in Nairobi, Kenya. *Lancet* 336: 545-549, 1990.

Gordon MA, Hastings BT, Gondwe M. Non-typhoid *Salmonella* bacteriemia among HIV-infected Malawian adults: high mortality and frequent recrudescence. *AIDS* 16: 1633-1641, 2002.

Grimont PAD, Weill FX. Antigenic Formulae of the *Salmonella* Serovars. WHO Collaborating Centre for Reference and Research on *Salmonella*, 9th ed, Institut Pasteur, 2007.

Groisman EA, Ochman H. How *Salmonella* became a pathogen. *Trends Microbiol* 5: 343-349, 1997.

Hakanen A, Kotilanien P, Jalava J. Detection of decreased fluoroquinolones susceptibility in *Salmonella* and validation of nalidixic acid screening test. *J Clin Microbiol* 37: 3572-3577, 1999.

Hirose K, Itohk, Nakajima H. Selective amplification of tyv (rfbE), prt (rfbS) via B, and fliC genes by multiplex PCR for identification of *Salmonella enterica* serovars Typhi and Paratyphi A. *J Clin Microbiol* 40: 633-636, 2002.

Hobbie S, Chen LM, Davis RJ, Galán JE. Involvement of mitogen-activated protein kinase pathways in the nuclear responses and cytokine production induced by *Salmonella typhimurium* in cultured intestinal epithelial cells. *J Immunol* 159: 5550-5559, 1997.

Hohmann E. Nontyphoid salmonellosis. *Clin Infect Dis* 32: 263-269, 2001.

Hormaeche E, Peluffo CA. Las salmonelosis infantiles y su diagnostico. *Puerto Rico J Publ Hlth Trop Med* 17: 71, 1941.

Humphrey T. Public-health aspects of *Salmonella* infection. In Wray C, Wray A (eds), *Salmonella in Domestic Animals*, CABI Publishing, New York, p. 245-263, 2000.

Jacobs JL, Gold JW, Murray HW. *Salmonella* infections in patients with acquired immunodeficiency syndrome. *Ann Intern Med* 102: 186-188, 1985.

Jenner W. *On the Identity of Typhoid and Typhus Fevers*, C & Jadlard, London, 1850.

Karlinski J. Zur Kentniss des *Bacillus enteritidis* Gaertner. *Zbl Bakteriol Parasitenkd* 6: 289-292, 1888.

Kauffmann F. Über mehrere neue *Salmonella* Typen. *Acta Path Microbiol Scand* 18: 351-366, 1941.

Kauffmann F. *Classification of Bacteria. A Realistic Scheme with Special Reference to the Classification of Salmonella and Escherichia-species*, Munksgaard, Copenhagen, p. 9-128, 1975.

Kauffmann F, Edwards PR. Classification and nomenclature of Enterobacteriaceae. *Int Bull Bacteriol Nom Taxon* 2: 2-8, 1952.

Laupland KB, Schonheyder HC, Kennedy KJ *et al. Salmonella enterica* bacteraemia: a multinational population-based cohort study BMC. *Infect Dis* 10: 95, 2010.

Le Minor L. The genus *Salmonella*. In Ballows A, Trüper HG, Dworkin M, Harber W, Scheiffer KH (eds), *The Prokaryotes*, Springer-Verlag, New York, p. 2760-2774, 1994.

Le Minor L, Popoff MY. Request for an opinion. Designation of *Salmonella enterica* sp. nov., nom. rev., as the type and only species of the genus *Salmonella*. *Int J Syst Bacteriol* 37: 465-468, 1987.

Lignières J. Maladies du porc. *Bull Soc Central Med Vét* 18: 389-431, 1900.

Louis PCA. *Recherches Anatomiques, Pathologiques et Therapeutiques sur la Maladie Connue sous le Nom de Gastrenterites, Fievre Putride, Adinamique,Tiphoidee, Comparee avec les Maladies Aigues le pluis Ordinales*, J-B Balliere, Paris, 1829.

Lyczak JB, Zaidis TS, Grout M, Bittner M, Contreras I, Pier GB. Epithelial cell contact induced alterations in *Salmonella enterica* serovar. Typhilipopolysaccharide are critical for bacterial internalization. *Cell Microbiol* 3: 763-772, 2001.

Mason CJ, Longfield RN. Nontyphoid *Salmonella* infections. In Strickland GT, *Hunter's Tropical Medicine and Emerging Infectious Diseases*, 8th ed., W. B. Saunder, Philadelphia, p. 484-491, 2000.

Miller S, Perghes D. *Salmonella* species including *Salmonella* Typhi. In Mandell G, Benett J, Dolin R (eds), *Principles and Practices of Infectious Diseases*, Churchill Livingstone, Philadelphia, p. 2344-2362, 2000.

Molbak K, Baggesen D, Aarestrup F. An outbreak of multidrug resistant, quinolone-resistent *Salmonella enterica* serotype Typhimurium DT 104. *N Engl J Med* 341: 1420-1425, 1999.

Monack DM, Bouley DM, Falkow S. *Salmonella typhimurium* persists within macrophages in the mesenteric lymph nodes of cronically infected Nramp1 +/+ mice and can be reactivated by INFgamma neutralization. *J Exp Med* 199: 231-241, 2004.

Morrison DC, Ryan JL. Endotoxins and disease mechanisms. *Ann Rev Med* 38: 417, 1987.

Mtove G, Amos B, von Seidlein L, Hendriksen I, Mwambuli A, Kimera J *et al.* Invasive salmonellosis among children admitted to a rural Tanzanian hospital and a comparison with previous studies. *PloS One* 5(2): e9244, 2010.

Murray CJ. Environmental aspects of Salmonella. In Wray C, Wray A (eds), *Salmonella in Domestic Animals*, CABI Publishing, New York, p. 265-283, 2000.

Nelson JD, Kusmiez H, Jackson LH. Treatment of *Salmonella* gastroenteritis with ampicillin, amoxillin or placebo. *Pediatrics* 65: 1125-1130, 1980.

Ochman H, Soncini FC, Solomon F, Groisman EA. Identification of a pathogenicity island for *Salmonella* survival in host cells. *Proc Natl Acad Sci USA* 93: 7800-7804, 1996.

Rodrigue DC, Tauxe RV, Rowe B. International increase in *Salmonella enteritidis*: A new pandemic? *Epidemiol Infect* 105: 21-27, 1990.

Salmon DE, Smith T. The bacterium of swine plague. *Am Mon Microbiol J* 7: 204, 1886.

Salmonella Subcommittee of the Nomenclature Committee of International Society for Microbiology. The genus *Salmonella* Lignières 1900. *J Hyg* 34: 330-350, 1934.

Shelobolina ES, Sullivan SA, O'Neill KR, Nevin KP, Lovley DR. Isolation, characterization and U (VI) – reducing potential of a facultatively anaerobic, acid resistant bacterium from low – pH nitrate and U (VI) contaminated subsurface sedment and description of *Salmonella subterranea sp. nov. Appl Environ Microbiol* 70: 2959-2965, 2004.

Tauxe RV. *Salmonella*: A postmodern pathogen. *J Food Prot* 54: 563-568, 1991.

Vollaard AM, AI: S, van Astern HA, Widjaja S, Visser LG, Surjadi C, van Dissel JT. Risk factors for typhoid and paratyphoid fever in Jakarta, Indonesia. *JAMA* 291: 2607-2615, 2004.

Wallis TS, Galyov EE. Molecular basis of *Salmonella*-induced enteritis. *Mol Microbiol* 36: 997-1005, 2000.

Wang J-H, Liu Y-C, Yen M-Y. Mycotic aneurism due to non-typhi *Salmonella* report of 16 cases. *Clin Infect Dis* 23: 743-747, 1996.

White B. Further studies on the *Salmonella* group. *Med Res Coun Sp Rep* 103: 3-160, 1926.

115 Febre Tifoide

José Roberto Lambertucci

▸ Conceito

A febre tifoide é uma doença infecciosa sistêmica, causada pela *Salmonella typhi*. Também conhecida como febre entérica, caracteriza-se principalmente por febre, cefaleia e sintomas gastrintestinais. Embora tenha distribuição mundial, ocorre mais frequentemente em regiões com precárias condições sanitárias e constitui preocupante problema de saúde pública nos países em desenvolvimento. A febre paratifoide, com quadro clínico semelhante, embora mais tênue, é causada pela *Salmonella paratyphi* e classicamente estudada em conjunto com a febre tifoide.

A febre tifoide é conhecida desde os tempos de Hipócrates. Há indícios históricos de que Alexandre, O Grande, e William Shakespeare teriam morrido apresentando sinais e sintomas sugestivos da doença (Oldach, 1998; Hoffner *et al.*, 2000). Entretanto, até o século 19 não havia distinção clara entre a febre tifoide e o tifo, um tipo de riquetsiose. Pierre Louis, em um trabalho realizado em Paris no ano de 1929, distinguiu a febre tifoide dos demais quadros febris por meio da descrição anatomopatológica dos linfonodos mesentéricos e do baço de pacientes cujo óbito havia sido atribuído à primeira condição. Na Inglaterra, em 1850, William Jenner estabeleceu definitivamente a diferença entre a febre tifoide e o tifo. O bacilo foi descrito por Eberth em 1880, na Alemanha, e finalmente isolado por Graffky a partir de fragmentos do baço de pacientes infectados. Em 1896, Widal descreveu a reação de aglutinação e a sua aplicação propedêutica. Neste mesmo ano, Pfeiffer e Kalle introduziram a primeira vacina contra a febre tifoide. Em 1948, Woodward constatou o valor curativo do cloranfenicol no tratamento da doença, o que resultou em grande impacto na diminuição da mortalidade e complicações da doença. Iniciava-se a era da antibioticoterapia no tratamento da febre tifoide (Pereira *et al.*, 1986).

▸ Etiologia

As salmonelas são bacilos gram-negativos, pertencentes à família Enterobacteriaceae. São ciliadas, não esporuladas, móveis, anaeróbias facultativas, medindo 2 a 5 μm de diâmetro. Têm crescimento favorável em pH entre 4,5 e 7,8. Demonstram ampla capacidade de sobrevivência em águas, notadamente limpas, e também em alimentos. Como exemplo, cita-se a capacidade da *S. typhi* de sobreviver cerca de 3 semanas na superfície do pão, 1 mês na manteiga, mais de 1 mês no sorvete, 2 meses na carne crua e mais de 3 meses na margarina (Carneiro *et al.*, 1997). São também comumente encontradas em ostras e outros moluscos.

Na taxonomia clássica das salmonelas, consideravam-se como causadoras da febre tifoide e paratifoide, respectivamente, a *S. typhi* e a *S. paratyphi* sorotipos A, B e C. Atualmente, devido a similaridades genéticas observadas, consideram-se todas as salmonelas como pertencentes a uma única espécie, a *S. choleraesuis*. Esta, por sua vez, divide-se em sete subgrupos. O termo *S. typhi*, embora sugira uma espécie, na verdade refere-se ao sorotipo typhi da *S. choleraesuis* (Miller e Pegues, 2000).

Três antígenos de superfície determinam as reações específicas das salmonelas: o antígeno flagelar (H), o antígeno somático ou polissacáride (O) e o antígeno Vi, composto de ácido N-acetilgalactosaminorânico e determinante da virulência. O antígeno "O" é responsável pelo poder patogênico e vacinal das *S. typhi* e *S. paratyphi*. Por ser grupo específico, esse antígeno é habitualmente utilizado para classificação de sorogrupos das salmonelas (grupos A, B, C1 e C2, D e E) (Barroso, 1998). A *S. typhi* pertence ao grupo D, e as *S. paratyphi* A, *S. paratyphi* B e *S. paratyphi* C pertencem, respectivamente, aos grupos A, B e C. O antígeno "H" não demonstra poder patogênico ou imunogênico, sendo comum às salmonelas flageladas. O antígeno "Vi" tem estrutura glicoproteica, é termolábil e confere maior patogenicidade à bactéria, dificultando a sua fagocitose e inativação por anticorpos humorais (Carneiro *et al.*, 1997).

Discute-se a divisão das febres tifoide e paratifoide, tendendo-se para a unificação dos termos a favor do primeiro. Apesar das modificações taxonômicas citadas, a maioria dos textos ainda traz as terminologias antigas, as quais também serão utilizadas ao longo deste capítulo (Pereira *et al.*, 1986; Stoner *et al.*, 2000).

▸ Epidemiologia

A colonização exclusiva de seres humanos determina um caráter epidemiológico peculiar à febre tifoide. Observa-se relação íntima com más condições de higiene e condições sanitárias inadequadas, havendo frequente contaminação da água e alimentos por fezes e urina de pacientes portadores ou oligossintomáticos. Sabe-se que cerca de 10% dos pacientes continuam eliminando os bacilos até 3 meses após o início da doença e que 2 a 5% das mulheres adultas se tornam portadoras crônicas (Funasa, 2004).

Embora possa atingir qualquer idade, a febre tifoide incide com maior frequência em indivíduos com idade entre 15 e 45 anos. Não há diferença de incidência em relação ao sexo. O uso recente de antimicrobianos tem sido apontado como fator de risco para a infecção (Christopher *et al.*, 2002). Recentemente, mostrou-se ainda a ocorrência de transmissão através de sexo oroanal. Em geral, indivíduos menores de 1 ano de idade, portadores de doenças biliares, urinárias e deficiências do sistema reticuloendotelial, malária, hemoglobinopatias, esquistossomose e bartonelose têm maior risco de contrair a doença. Para o diagnóstico da febre tifoide em pacientes residentes em áreas não endêmicas, faz-se necessá-

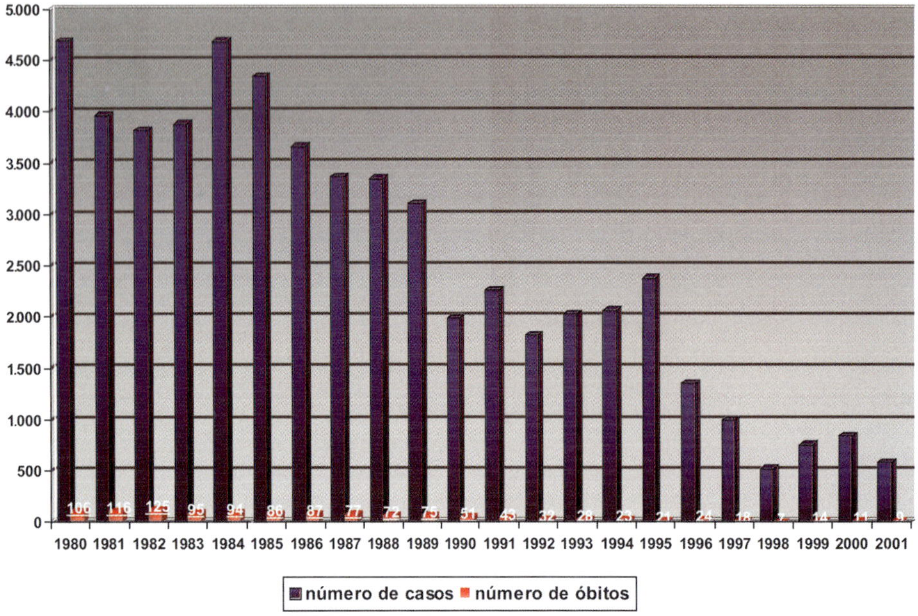

Figura 115.1 Casos confirmados e óbitos por febre tifoide, ocorridos no período de 1980-2001, no Brasil. Fonte: Funasa.

ria a elevada suspeição diagnóstica aliada à história de viagem para áreas acometidas pela doença (Caump e Mintz, 2010).

Estima-se que ocorram, anualmente, 16 milhões de casos de febre tifoide no mundo, com 600.000 mortes (Edelman e Levine, 1986; Ispahani e Slack, 2000). As regiões predominantemente acometidas são a África, a América Latina e a Ásia. Outros locais podem ser citados, como a Indonésia, na Ásia, país onde a febre tifoide figura como a quinta maior causa de óbito, com incidência anual de 1%. Nos países desenvolvidos, a febre tifoide se apresenta como doença do viajante, ocorrendo em pessoas que visitaram áreas endêmicas.

A febre tifoide é endêmica durante todo o ano no Brasil, apresentando picos de incidência nos meses quentes e chuvosos. Entretanto, nos últimos anos, tem-se observado redução significativa do número de casos e óbitos por febre tifoide. Na primeira metade da década de 1980, a média de casos registrados superava 4.000/ano e o número de mortes superou 100/ano. O número de casos observados em 2001 foi 6,8 vezes menor e o de óbitos reduziu-se a nove neste mesmo ano (Figura 115.1) (Funasa, 2004).

▸ Patogenia

Para haver infecção, há necessidade de um grande inóculo, geralmente, entre 1.000 e 1 milhão de bactérias. Esse valor parece ainda mais pronunciado ao ser comparado à infecção por *Shigella*, na qual a ingestão de 100 a 1.000 bactérias é suficiente para o desenvolvimento da doença (Pereira *et al.*, 1986). Durante seu trajeto entre a boca e a mucosa intestinal, a *S. typhi* enfrenta dois obstáculos, representados pela acidez gástrica e pela flora bacteriana intestinal. Consequentemente, a infecção se torna mais fácil pela hipocloridria gástrica, como o uso de antiácidos e gastrectomia, além do uso inadequado de antibióticos.

A multiplicação dos bacilos pode acontecer ao longo de todo o intestino. Durante este período é possível isolá-los nas fezes. A invasão da mucosa ocorre em toda a extensão do intestino delgado, sobretudo na região ileocecal. A salmonela causa degeneração da mucosa intestinal durante a sua travessia (Funasa, 2004). Em seguida, são alcançadas as placas de Peyer, formações linfoides intestinais e os gânglios mesentéricos, onde as bactérias induzem macrófagos e enterócitos a fagocitá-las, em um processo conhecido como endocitose mediada pela bactéria. Acredita-se que tal mecanismo proteja as salmonelas da ação lítica dos leucócitos polimorfonucleares. Tanto a intensa hiperplasia quanto a necrose das placas de Peyer podem ser responsáveis pela dor abdominal comumente observada na febre tifoide (Miller e Pegues, 2000). Neste ponto encerra-se a chamada fase linfática, geralmente assintomática e que coincide com o período de incubação (Pereira *et al.*, 1986).

A fase seguinte se inicia quando as bactérias, através do ducto torácico, alcançam a corrente sanguínea. Disseminam-se para todo o organismo, acometendo, preferencialmente, estruturas do sistema reticuloendotelial. Ocorre nova multiplicação bacteriana cujas consequências clínicas são a adenomegalia, a pancitopenia e a hepatoesplenomegalia, além de sintomas relacionados com a liberação de citocinas pelos macrófagos. Estas citocinas podem causar necrose celular, aumento da permeabilidade vascular, insuficiência funcional da medula óssea, alteração da permeabilidade vascular e produção de pirógenos endógenos (Gotuzzo e Carrilo, 1994). Outro órgão frequentemente atingido é a vesícula biliar. Neste local geralmente não há processo inflamatório, e os bacilos, utilizando o fluxo biliar, chegam novamente ao lúmen intestinal. Ao reinfectarem as estruturas linfoides, previamente sensibilizadas, desencadeiam intensa reação imunológica, com consequente necrose e ulceração da mucosa. Essas úlceras podem acarretar enterorragia, quando intimamente associadas a vasos sanguíneos (Barroso, 1998).

A febre tifoide desencadeia tanto a resposta imunológica celular como a humoral. Embora a infecção não resulte em imunidade definitiva, a maioria dos pacientes é imune a uma segunda infecção pela *S. typhi*. O estado imunológico do hospedeiro determinará a suscetibilidade à infecção. Pacientes com distúrbios da imunidade celular ou infectados por outros patógenos intracelulares apresentam suscetibilidade à ação das salmonelas (Miller e Pegues, 2000). Exemplifica-se tal fato pelas bacteriemias recorrentes em pacientes HIV-positivos, doentes com moléstias imunoproliferativas, esquistossomose, malária e drepanocitose. Associações como essas são conhecidas como enterobacteriose septicêmica prolongada, podendo ser causadas também por outras bactérias gram-negativas. A mais clássica delas ocorre com a esquistossomose mansoni e manifesta-se clinicamente com febre prolongada, calafrios, sudorese, anorexia, emagrecimento, episódios frequentes ou esporádicos de diarreia, edema de membros inferiores e hepatoesplenomegalia (Pereira *et al.*, 1986; Lambertucci *et al.*, 1988a; Jesudasom, 1998).

A gravidade da febre tifoide associa-se à virulência da bactéria, ao tamanho do inóculo, ao estado imunológico do paciente e à presteza do início da antibioticoterapia. Na era pré-antimicrobianos, cerca de 15% dos pacientes com febre tifoide evoluíam para o óbito (Miller e Pegues, 2000). Os sobreviventes apresentavam remissão dos sintomas após 4 semanas de evolução. A introdução dos antimicrobianos promoveu expressiva diminuição do período de resolução para aproximadamente os 5 dias seguintes à terapêutica. Em alguns países da África e Ásia ainda observa-se mortalidade elevada, em torno de 20 a 30% (Gotuzzo e Carrilo, 1994).

▶ Manifestações clínicas

As principais modificações verificadas na apresentação clínica da febre tifoide nas últimas décadas devem-se ao fácil acesso aos antimicrobianos aliado à maior agilidade diagnóstica (Barroso, 1998). Sabidamente, a grande maioria dos pacientes portadores de quadros febris não esclarecidos utiliza antimicrobianos antes do diagnóstico definitivo, seja por conta própria, seja como parte de terapia médica empírica. Dessa forma, quadros arrastados tão comuns no passado, hoje se constituem raridades.

Todavia, apesar da sua menor frequência atual, a descrição do quadro clássico da febre tifoide possibilita melhor compreensão de todo o espectro clínico da doença. Assim, trata-se de doença com evolução em semanas, dividida em cinco períodos.

▪ Período de incubação

O período de incubação da febre tifoide dura em média de 10 a 14 dias, mas pode variar de 3 a 60 dias (Barroso, 1998). Nesta fase o paciente encontra-se assintomático.

▪ Período de invasão ou inicial

Em geral, corresponde à primeira semana de doença. Neste período surgem as manifestações clínicas que atingirão sua intensidade máxima na terceira ou quarta semanas de doença. Podem ocorrer manifestações inespecíficas no início, tais como astenia, calafrios, mialgia, cefaleia, vertigem, hiporexia, perda de peso, náuseas e vômitos. Os sintomas cardinais da febre tifoide são a febre e a dor abdominal. A febre é observada em mais de 75% dos casos, sendo a manifestação mais evidente, com temperaturas que variam entre 38,8 e 40,5°C. A elevação térmica ocorre progressivamente, com variações diárias de 0,5 a 1°C. Não há, entretanto, padrão característico da doença. A dor abdominal ocorre em 20 a 40% dos pacientes (Lambotte *et al.*, 2001), apresentando intensidade e localização variáveis. Em algumas situações, simula o quadro de abdome agudo. Em um estudo em que foram avaliados 38 pacientes com febre tifoide, descreveu-se a frequência com a qual os principais sintomas apareceram (Tabela 115.1) (Honan, 1998).

Tabela 115.1 Frequência de aparecimento dos principais sintomas no período inicial da febre tifoide.

Sintoma ou sinal	(%)
Febre	100
Diarreia	66
Vômitos	42
Dor abdominal	39
Cefaleia	29

As manifestações intestinais se iniciam geralmente com constipação intestinal, que dura alguns dias, seguindo-se a diarreia. Esta última caracteriza-se por fezes de aspecto inespecífico, eliminadas em duas a três evacuações diárias.

▪ Período de estado

Corresponde às segunda e terceira semanas da doença. Os sintomas se tornam mais intensos, com febre alta e contínua, prostração pronunciada, cefaleia, alteração do sensório e torpor. Em metade dos casos pode-se observar bradicardia relativa. Esta condição, conhecida como sinal de Faget, consiste em ausência de taquicardia durante o período febril. Embora inespecífico, esse sinal foi observado em até 57% dos pacientes de um estudo (Gotuzzo e Carillo, 1994). Há também comprometimento neurológico, com indiferença ao meio ambiente e pouco contato com o examinador (*typhus*). Crises convulsivas podem ocorrer e são mais frequentes em crianças abaixo dos 5 anos. Outros sinais neurológicos mais pronunciados tornaram-se raros com o advento dos antibióticos. Dentre as manifestações gastrintestinais destacam-se diarreia aquosa, com padrão de intestino delgado, desidratação, piora da dor abdominal e meteorismo. Hepatoesplenomagalia de leve a moderada se constitui em achado comum, observado em 50 a 60% dos casos. O baço geralmente se apresenta doloroso. A ocorrência de abscesso esplênico e pancreatite tem sido descrita (Lambertucci *et al.*, 1999). As roséolas tifoídicas, consideradas patognomônicas da febre tifoide, correspondem ao acúmulo de bacilos na derme, sendo encontradas em 15% dos casos. São caracterizadas pelo exantema macular, róseo, de aproximadamente 0,5 a 1,5 cm de diâmetro, que acomete preferencialmente o tronco e desaparece à digitopressão. Raramente, faz parte do quadro a angina de Duguet-Bouveret, ulcerações do véu palatino.

As complicações da febre tifoide costumam surgir entre a terceira e a quarta semana da doença (Teixeira, 2000). As mais graves e também mais frequentes são a hemorragia e a perfuração intestinal. A hemorragia é a complicação mais comum e resulta de lesão da parede intestinal. Na maioria das vezes o sangramento se mostra leve e autolimitado. Estudos recentes revelaram mortalidade variando entre 5 e 30% dos casos de perfuração intestinal (Funasa, 2004). Contribuem para o pior prognóstico a idade avançada, o sexo masculino, o tratamento inadequado ou de início tardio, a peritonite, as múltiplas perfurações, a fístula enterocutânea e a leucopenia (Stoner *et al.*, 2000). A perfuração intestinal, observada em 2 a 4% dos pacientes, é geralmente única e ocorre, habitualmente, na borda antimesentérica da região das placas de Peyer. Segundo alguns estudos (Ameh *et al.*, 1997; Pal, 1998), a melhor opção terapêutica é a ressecção do segmento acometido, sobretudo,

Tabela 115.2 Outras complicações potencialmente encontradas na febre tifoide.

Sistemas	Manifestações clínicas
Respiratório	Pneumonia lobar, abscesso pulmonar
Digestivo	Colecistite aguda, pancreatite, parotidite, hepatite tifoídica (hepatomegalia dolorosa, icterícia e elevação de transaminases)
Neurológico	Meningite, encefalite, neurite periférica
Urinário	Glomerulonefrite por deposição de antígenos, com proteinúria, hematúria e, às vezes, insuficiência renal aguda
Cardiovascular	Depressão miocárdica
Outros	Iridociclite, coriorretinite, osteíte, otite média, prostatite, artrite, piodermites, miosite

no caso de perfurações múltiplas. A simples sutura deve ser reservada a casos especiais e, necessariamente, com perfuração única (Stoner *et al.*, 2000).

A ocorrência de febre tifoide na gravidez pode resultar em aborto, embora esta complicação seja bastante reduzida pela antibioticoterapia. Pode ocorrer transmissão intrauterina, resultando em quadro grave de febre tifoide neonatal (Christopher *et al.*, 2002).

Outras complicações descritas encontram-se listadas na Tabela 115.2.

Período de declínio ou defervescência

Neste período há queda progressiva da temperatura, melhora do estado geral e do nível de consciência.

Período de convalescença

Quinze a 20% dos pacientes com febre tifoide apresentam, já no período de convalescença, nova elevação térmica e ressurgimento de algumas manifestações clínicas encontradas ao longo do período de estado, embora atenuadas. A esse quadro denomina-se recaída. Busca-se explicá-lo pela permanência de salmonelas na vesícula biliar e/ou nos linfonodos mesentéricos. Os antibióticos parecem não reduzir a frequência das recaídas, podendo, inclusive, associar-se a uma maior incidência dessas, como foi demonstrado para o cloranfenicol.

Outros conceitos frequentemente empregados são recidiva e recrudescência. O primeiro se refere ao desenvolvimento de um novo episódio de febre tifoide, após a cura completa de um quadro prévio da doença. Enfim, por recrudescência entende-se a reagudização dos sintomas durante o período de declínio.

Febre tifoide e AIDS

Sepse prolongada por *Salmonela* constitui condição definidora de AIDS (CDC, 1993; Carneiro *et al.*, 1997; Khan *et al.*, 1997; Lambertucci *et al.*, 1998; 1998b; 1999; Manfredi *et al.*, 1999). Os pacientes coinfectados pela *S. typhi* e HIV em fase avançada de imunodeficiência podem apresentar evolução mais grave da febre tifoide, cursando com repetidos episódios de bacteriemia, diarreia persistente, enterocolite e ulcerações no reto (Miller e Pegues, 2000; Lin *et al.*, 2001). Em regiões onde a *S. typhi* é endêmica, a incidência da febre tifoide pode ser de 25 a 60 vezes maior entre os indivíduos HIV-positivos do que nos soronegativos. Um dos maiores estudos sobre o assunto comparou a evolução clínica e laboratorial entre pacientes coinfectados e pacientes HIV-negativos. Não obstante as várias limitações desse estudo, concluiu-se não haver diferenças significativas nos aspectos epidemiológicos, manifestações clínicas, morbidade e mortalidade (Jesudasom, 1998). Entretanto, nesse mesmo estudo, observou-se maior incidência de hepatite (elevação da aspartato aminotransferase ou AST) e alterações do sedimento urinário nos pacientes HIV-positivos.

Diagnóstico laboratorial

Para o diagnóstico da febre tifoide existem métodos específicos (bacterianos e sorológicos) e inespecíficos.

Métodos inespecíficos

Hemograma. Como alterações mais comuns citam-se: leucopenia, neutropenia, linfomonocitose relativa e eosinopenia ou mesmo anaeosinofilia. Anemia e trombocitopenia moderadas podem ocorrer. A ausência de leucocitose é um aspecto frequentemente observado e contrasta com a maioria das infecções bacterianas agudas (Honan, 1998). Por outro lado, leucocitose à custa de neutrófilos sugere complicação séptica, notadamente perfuração intestinal (Stoner *et al.*, 2000).

Velocidade de eritrossedimentação (VHS). A febre tifoide não se acompanha de velocidade de hemossedimentação elevada. Esse achado pode auxiliar na diferenciação com outras síndromes febris agudas.

Bioquímica. Alterações discretas das transaminases e bilirrubinas podem ser encontradas em pacientes com febre tifoide. Alterações da função renal raramente ocorrem nos casos não complicados (Carneiro *et al.*, 1997; Barroso, 1998).

Métodos específicos

Deve-se buscar, sempre que possível, o isolamento das bactérias, a fim de se confirmar o diagnóstico e realizar os testes de sensibilidade a antimicrobianos.

Sorologias

São diversas as técnicas empregadas no diagnóstico da febre tifoide.

Reação de Widal. Entre os exames sorológicos para diagnóstico da febre tifoide, o mais conhecido é a reação de Widal. Esta reação se mostra importante na confirmação da doença em localidades sem disponibilidade de exames bacteriológicos. Trata-se da detecção dos títulos de anticorpos contra a *Salmonella*, mais especificamente contra os antígenos "O" e "H". As aglutininas anti-O aparecem próximo ao 10º dia de evolução da doença, desaparecendo por volta do 30º dia. As aglutininas anti-H aparecem ao final de 2 semanas, apresentam títulos mais elevados entre a terceira e quarta semanas, com queda progressiva a seguir. Para ser considerada positiva, a reação de Widal deve acusar títulos de aglutininas superiores a 1/100. Em pacientes vacinados contra febre tifoide, geralmente considera-se positiva a reação com títulos superiores a 1/200 (Pereira *et al.*, 1986). Em um estudo realizado, os títulos de 1/100 para os antígenos "O" ou "H" mostraram-se suficientes para diagnosticar 88% dos pacientes com hemocultura positiva para *S. typhi* (Parry *et al.*, 1999). No Brasil, considera-se positiva a reação com títulos acima de 1:80 (Funasa, 2004).

Entretanto, devido às limitações de sensibilidade e especificidade da reação de Widal, deve-se interpretá-la cuidadosamente, à luz das informações obtidas após a anamnese e o exame físico. Resultados falso-positivos e falso-negativos podem ocorrer. No primeiro caso se devem principalmente à reação cruzada com outras salmonelas, reação anamnésica secundária a contatos anteriores ou vacinação e utilização de valores de corte muito baixos para os títulos de aglutininas. Têm sido descritas reações de Widal positivas em até 25% de pessoas assintomáticas que vivem em áreas endêmicas (Massi *et al.*, 2003). Os resultados falso-negativos podem ocorrer em virtude do uso de cloranfenicol (por possível interferência na síntese de aglutininas), de corticoides e da produção de aglutininas intrinsecamente reduzida, ou mesmo ausente (Carneiro *et al.*, 1997; Teixeira, 2000). Deve-se ressaltar que uma reação de Widal negativa em paciente com história compatível não exclui o diagnóstico de febre tifoide. Ainda assim, uma reação negativa apresenta bom valor preditivo negativo, sobretudo em regiões endêmicas (Parry *et al.*, 1999).

Com o intuito de melhorar a acurácia do teste, deve-se repeti-lo após 4 semanas. A elevação dos títulos de anticorpos, em pelo menos quatro vezes, sugere fortemente o diagnóstico da febre tifoide (Barroso, 1998).

▸ **Outras reações.** O melhor conhecimento acerca da imunologia em geral e, mais especificamente, da febre tifoide possibilitou o desenvolvimento de métodos diagnósticos mais acurados, os quais devem, progressivamente, substituir a reação de Widal. Dentre esses, cita-se a fixação em superfície, a contraimunoeletroforese e a reação de ELISA. Alguns trabalhos citam a reação de ELISA como exame de alta sensibilidade e especificidade, respectivamente, 94 e 95% (Hoffner *et al.*, 2000). Técnicas moleculares, como a reação em cadeia da polimerase (PCR), também vêm sendo tentadas, com alguns estudos mostrando sensibilidade e especificidade de 100 e 93%, respectivamente (Ackers *et al.*, 2000). A PCR possui a vantagem de promover a detecção precoce da febre tifoide. Revela-se útil principalmente em áreas endêmicas onde a reação de Widal pode apresentar resultados falso-positivos em maior frequência. Propicia também o diagnóstico naqueles casos em que a cultura se mostra negativa devido à baixa bacteriemia ou ao uso prévio de antibióticos (Massi *et al.*, 2003).

▪ Isolamento das Salmonellas

▸ **Hemoculturas.** A positividade da hemocultura se mostra maior na primeira semana de doença (80%), caindo para 30% ao final da terceira semana. Devem ser colhidas pelo menos três amostras, com intervalo aproximado de 30 min (Teixeira, 2000; Funasa, 2004). Deve-se salientar que o uso prévio de antimicrobianos diminui a sensibilidade da hemocultura.

▸ **Mielocultura.** Não obstante o desconforto na execução do exame e a necessidade de pessoal médico com treinamento técnico para a sua punção, o material obtido a partir da medula óssea apresenta a maior sensibilidade dentre os métodos de cultivo (90%) (Parry *et al.*, 1999). Pode-se explicar essa maior sensibilidade pela presença de maior número de bactérias (10/mℓ) na medula óssea comparada ao sangue periférico (1 bactéria/mℓ) (Christopher *et al.*, 2002). Outra característica da mielocultura é a de permanecer positiva a despeito do uso de antimicrobianos (Hoffner *et al.*, 2000).

▸ **Coproculturas.** Ao contrário das hemoculturas, a coprocultura tem sensibilidade crescente ao longo da evolução clínica, atingindo seu pico entre a terceira e quarta semanas (40 a 60%). Quando não se utilizam conservantes, as fezes devem ser enviadas ao laboratório em um prazo máximo de 2 h (temperatura ambiente) a 6 h (sob refrigeração). Por ser de positividade tardia, apresenta maior valor no controle de cura e na avaliação de portadores crônicos. Para detecção destes portadores, recomenda-se colher sete amostras sequenciais, já que a eliminação da bactéria nas fezes mostra-se irregular. A coprocultura apresenta valor preditivo positivo reduzido nas áreas de alta endemicidade, onde um exame positivo não confirma o diagnóstico. Mesmo nessas áreas, entretanto, quando positiva em pacientes com quadro clínico compatível com febre tifoide, a coprocultura apresenta valor diagnóstico (Funasa, 2004).

▸ **Urocultura.** Também com positividade tardia, a urocultura apresenta sensibilidade em torno de 15 a 30%. Pacientes com anormalidades no trato urinário podem excretar a bactéria por longos períodos (Christopher *et al.*, 2002).

▸ **Cultura de material de biopsia das roséolas tifoídicas.** Observa-se crescimento bacteriano em mais de 60% dos casos em que é realizada. À semelhança das mieloculturas, o uso de antibióticos pouco interfere na sensibilidade desse exame.

▸ **Cultura de outros materiais.** Culturas de material obtido a partir de linfonodos, serosas, vesícula biliar, líquido peritoneal, intestino, abscessos e liquor podem ser utilizadas, com acurácia variável.

▸ Diagnóstico diferencial

Deve-se distinguir a febre tifoide de várias outras doenças infecciosas febris agudas ou subagudas tais como malária, dengue, calazar, forma toxêmica da esquistossomose, leptospirose, endocardite, colecistite aguda, brucelose, abscesso hepático amebiano, mononucleose, tuberculose, dentre outras.

▸ Tratamento

Além das alterações observadas na apresentação clínica da doença, houve significativa redução da morbimortalidade da febre tifoide após o advento do tratamento antimicrobiano.

A escolha do antibiótico adequado deve ser feita de acordo com a gravidade do quadro clínico e baseada no perfil de sensibilidade das cepas de cada local. A antibioticoterapia pode ser utilizada por via oral ou injetável, dando-se preferência à primeira se não houver vômitos, perfuração ou hemorragia intestinal, instabilidade hemodinâmica ou alteração dos níveis de consciência.

Dentre os antibióticos disponíveis para o tratamento específico dessa salmonelose, destaca-se o cloranfenicol, primeiro agente utilizado para esse fim e, ainda hoje, o fármaco de escolha em áreas em que há alta prevalência de bactérias multissensíveis. Como opções podem ser usados a ampicilina, a amoxicilina ou o sulfametoxazol-trimetoprima. Em áreas em que há alta prevalência de cepas resistentes observa-se a tendência atual de se utilizar quinolonas ou cefalosporinas de terceira geração e, mais recentemente, azitromicina e carbapenêmicos.

O cloranfenicol apresenta eliminação predominantemente renal, após sofrer metabolização hepática. O fármaco é encontrado em baixos níveis na bile, o que explica a sua ineficácia relativa em evitar recidivas ou o desenvolvimento do estado de portador crônico.

A dose habitualmente utilizada é de 50 mg/kg/dia (máximo de 4 g), dividida em quatro tomadas, durante 14 a 21 dias. O índice de resposta se encontra em torno de 90%. A febre habitualmente desaparece por volta do quinto dia. Alguns autores sugerem a redução da dose para a metade, 2 dias após o desaparecimento da febre.

Como efeitos colaterais mais temidos, o cloranfenicol pode causar aplasia medular de dois tipos, irreversível ou idiossincrásica e reversível, dependente da dose. Tais efeitos ocorrem em uma frequência de 1:10.000 a 1:40.000 indivíduos tratados. Deve-se realizar hemograma dos pacientes com frequência, no mínimo, semanal. Os níveis de neutrófilos, encontrando-se abaixo de 1.500 céls./mm^3, indicam interrupção do medicamento. O temor quanto a essas complicações tem contribuído para a redução do uso do cloranfenicol na prática clínica. Ademais, há relatos de cepas de *S. typhi* resistentes a ele.

Dentre as opções ao cloranfenicol, destaca-se a ampicilina, utilizada nos casos resistentes ou quando há contraindicações ao uso daquele. Apresenta eficácia discretamente menor do que a do cloranfenicol, boa tolerância, devendo ser utilizada por via intravenosa, já que apresenta baixa biodisponibilidade por via oral. A dose empregada é de 100 mg/kg/dia (dose máxima de 6 g/dia), dividida em quatro tomadas, por 14 dias após o desaparecimento da febre, o que ocorre por volta do oitavo dia. Como opção à ampicilina, tem-se a amoxicilina, utilizada na dose de 50 a 75 mg/kg/dia, dividida em três tomadas. Essas substâncias, mormente a ampicilina, apresentam-se especialmente úteis no tratamento de recaídas, às vezes sendo associadas à colecistectomia. Também, nos portadores crônicos, indica-se a ampicilina por períodos prolongados (12 semanas) e em doses elevadas.

O sulfametoxazol-trimetoprima apresenta resultados comparáveis aos da ampicilina. A dose habitual é de 800 a 1.600 mg/dia de sulfametoxazol por 7 dias seguintes à apirexia.

Mais recentemente, outras classes de antibióticos vêm sendo incorporadas ao tratamento da febre tifoide, citando-se as quinolonas, notadamente a ciprofloxacino, e as cefalosporinas de terceira geração, como ceftriaxona, cefotaxima e cefoperazona. Há tendência, em vista da sua boa tolerância e eficácia, de esses fármacos se tornarem a primeira escolha no tratamento da febre tifoide. A ciprofloxacino se constitui no fármaco de escolha no tratamento de pacientes provenientes dos países com alto índice de resistência (Ackers *et al.*, 2000). A dose habitualmente indicada é a de 500 mg por via oral, a cada 12 h por 10 a 14 dias. Cursos menores, de 3 a 7 dias, também se mostraram seguros e eficazes em estudos recentes. O ofloxacino, na dose de 200 a 400 mg a cada 8 h, apresenta-se como opção. A ceftriaxona tem sido utilizada na dose de 2 a 4 g/dia, por 10 a 14 dias.

Nos últimos anos, houve progressivo aumento de casos bem documentados de cepas de *S. typhi* resistentes ao cloranfenicol, ampicilina e sulfametoxazol-trimetoprima. Nessas cepas o plasmídio I*nc*HIA é comumente o responsável pela resistência e tem sido identificado em vários países como México, Índia, Tailândia e Peru (Stoner *et al.*, 2000). Recentemente, determinou-se o genoma completo de uma cepa multirresistente, chamada CT18 e isolada de criança com febre tifoide no Vietnã. Nessa cepa identificou-se o plasmídio pHCM-1 que confere resistência ao cloranfenicol, à ampicilina, à estreptomicina e às sulfonamidas.

Há relatos de resistência às fluoroquinolonas (Mirza *et al.*, 1996). Nessas cepas observam-se mutações relacionadas com o gene *gyr*A da *S. typhi* (Brown *et al.*, 1996). Apesar disso, as fluoroquinolonas são consideradas os agentes de escolha, já que a resistência verificada *in vitro* não tem tido correlação com as respostas observadas *in vivo*.

Em gestantes, os betalactâmicos encontram indicação, mas as fluoroquinolonas também se revelam seguras e eficazes.

A azitromicina também foi testada como opção terapêutica para os casos de *S. typhi* multirresistente (Chinh *et al.*, 2000). Constatou-se eficácia na dose de 1/g/dia durante 5 dias. A taxa de recidiva e de permanência de eliminação fecal da bactéria após o tratamento foi menor que 3% (Effa e Bukirwa, 2008). Os carbapenêmicos (aztreonam e imipeném) são considerados fármacos de terceira linha para o tratamento da febre tifoide e devem ser resguardados tendo em vista seu amplo espectro e alto custo.

Tratamento sintomático

Medidas gerais, incluindo repouso, dieta apropriada, controle hidreletrolítico e observação atenta quanto ao surgimento de complicações também fazem parte do tratamento dos pacientes com febre tifoide. Tais medidas mostram-se tão ou mais importantes do que o tratamento específico com antibióticos. Inibidores do peristaltismo são contraindicados.

Discute-se a utilidade dos corticoides no tratamento da febre tifoide. Atualmente, lança-se mão dessas substâncias nas formas toxêmicas graves, sobretudo com acometimento do sistema nervoso central. Estes pacientes se beneficiam com a administração precoce da dexametasona. Recomenda-se uma dose inicial de 3 mg/kg, seguida por 1 mg/kg a cada 6 h com 8 doses adicionais. Em alguns pacientes pode-se exceder o uso, não ultrapassando o máximo de 5 a 7 dias.

As hemorragias intestinais devem ser tratadas à semelhança de qualquer outro distúrbio hemorrágico, inclusive quando levam ao choque hipovolêmico. A reposição volêmica deve ser guiada pelo comprometimento hemodinâmico do paciente, dando-se preferência aos cristaloides. Nos casos mais graves, pode ser desejável o monitoramento da pressão venosa central ou da pressão capilar pulmonar, esta última especialmente útil nos pacientes com componente distributivo do choque ou com doenças cardíacas associadas. Sangue e hemoderivados devem ser utilizados conforme a necessidade, o que, habitualmente, ocorre nos pacientes com perda volêmica acima de 30%. Nos casos mais graves pode ser necessária a ressecção do segmento acometido.

Os casos de perfuração intestinal, conforme discutido anteriormente, geralmente exigem abordagem cirúrgica imediata, aliada à utilização de esquema antimicrobiano de amplo espectro, com cobertura predominante para gram-negativos e anaeróbios.

Profilaxia

A febre tifoide se inclui na lista de doenças de notificação compulsória do Ministério da Saúde do Brasil (Funasa, 2004). Entre as medidas implementadas por esse órgão, citam-se:

Vigilância epidemiológica

Tem por objetivo proporcionar informações adequadas ao conhecimento das características epidemiológicas da doença e assim permitir alternativas referentes à sua prevenção e controle. Envolvem notificação a partir de casos e óbitos suspeitos, dados clínicos e epidemiológicos dos casos notificados, resultado de exames laboratoriais realizados para confirmação do diagnóstico.

Medidas de controle

Identificação das prováveis fontes de infecção e do modo de transmissão da doença. Incluem medidas referentes aos doentes (isolamento não está indicado, destino adequado dos dejetos, desinfecção dos objetos que estiveram em contato com excretas, tratamento adequado, o paciente deve afastar-se da manipulação de alimentos, orientações sobre medidas de higiene) e aos portadores.

O desenvolvimento de uma vacina eficaz contra a febre tifoide ainda representa desafio. São três as vacinas utilizadas atualmente: vacina de célula total inativada, administrada por via parenteral; vacina de *S. typhi* Ty21a atenuada, utilizada por via oral; e vacina de polissacáride Vi, de uso parenteral. Todas apresentam limitações, oferecendo proteção em torno de 70% e não protegem crianças menores. Mais recentemente, relataram-se ótimos resultados com um novo conjugado de polissacáride capsular Vi, ligado à exotoxina recombinante atóxica de *Pseudomonas aeruginosa* (eEPA). Essa vacina, administrada por via intramuscular, mostrou-se segura, com eficácia acima de 90% em crianças com idade entre dois e 5 anos. Por analogia, sugere-se que eficácia semelhante possa ser obtida em adultos e crianças maiores (Lin *et al.*, 2001). A vacinação é indicada apenas para pessoas sujeitas a exposições excepcionais e pessoas que viajam para áreas endêmicas. Não é indicada a vacinação para controle de surtos.

Referências bibliográficas

Ackers ML, Puhr ND, Tauxe RV, Mintz ED. Laboratory-based surveillance of *Salmonella* sorotype *typhi* infections in the United States: antimicrobial resistance on the rise. *JAMA* 283: 2668-2673, 2000.

Ameh EA, Dogo PM, Attah MM, Nmadu PT. Comparison of three operations for typhoid perforation. *Br J Surg* 84: 558-559, 1997.

Barroso PF. Febre tifoide. In Schechter M, Maragoni DV (eds), *Doenças Infecciosas: Conduta Diagnóstica e Terapêutica*, 5ª ed., Guanabara Koogan, Rio de Janeiro, p. 201-204, 1998.

Brown JC, Shanahan PM, Jesudason MV, Thomson CJ, Amyes SG. Mutations responsible for reduced susceptibility to 4-quinolones in clinical isolates of multi-resistant *Salmonella typhi* in India. *J Antimicrob Chemother* 37: 891-900, 1996.

Carneiro ICRS, Ramos FLP, Lius-Laison ZC. Febre tifoide/paratifoide. In Leão RNQ, *Doenças Infectoparasitárias: Enfoque Amazônico,* Cejup, Belém, p. 475-485, 1997.

Centers for Diseases Control. Revised classification system for HIV infection and expanded surveillance case definition for AIDS among adolescents and adults. *MMWR* 41: 1-18, 1993.

Chinh NT, Parry CM, Ly NT. A randomized controlled comparison of azithromycin and ofloxacin for treatment of multidrug-resistant or nalidixic acid-resistant enteric fever. *Antimicrob Agents Chemother* 44: 1855-1859, 2000.

Christopher M, Parry MB, Tran TH, Dougan G, White NJ, Farrar JJ. Typhoid fever. *N Engl J Med* 22: 1770-1782, 2002.

Crump JA, Mintz ED. Global trends in typhoid and paratyphoid fever. *Clin Infect Dis* 50: 241-246, 2010.

Edelman R, Levine MM. Summary of an international workshop on typhoid fever. *J Infect Dis* 8: 829-849, 1986.

Effa EE, Bukirwa H. Azithromycin for treating uncomplicated typhoid and paratyphoid fever (enteric fever). *Cochrane Database of Systematic Reviews* 2008, Issue 4. Art. No.: CD006083. DOI: 10.1002/14651858. CD006083.pub2.

Funasa — Fundação Nacional de Saúde. Febre tifoide. www. funasa.gov.br. Acessado em 20/07/2004.

Gotuzzo E, Carrilo C. Quinolones in typhoid fever. *Infect Dis Clin Pract* 3: 345-351, 1994.

Hoffner RJ, Slaven E, Perez J, Magana RN, Henderson SO. Emergency department presentations of typhoid fever. *J Emerg Med* 19: 317-321, 2000.

Honan P. *Shakespeare Uma Vida,* Companhia das Letras, São Paulo, 385 pp.

Ispahani P, Slack RCB. Enteric fever and other extraintestinal salmonellosis in University Hospital, Nottingham, UK, between 1980 and 1997. Eur *J Clin Microbiol Infect Dis* 19: 679-687, 2000.

Jesudason MV. Diagnosis of typhoid fever by the detection of anti-LPS and antiflagellin antibodies by ELISA. *Indian J Med Res* 107: 204-207, 1998.

Khan M, Coovadia Y, Sturm AW. Typhoid fever and asymptomatic human immunodeficiency virus infection. *J Clin Gastroenterol* 25: 507-512, 1997.

Lambertucci JR, Godoy P, Neves J, Bambirra EA, Ferreira MD. Glomerulonephritis in *Salmonella-Schistosoma mansoni* association. *Am J Trop Med Hyg* 38: 97-102, 1988.

Lambertucci JR, Rayes AA, Gerspacher-Lara R. *Salmonella-S. mansoni* association in patients with the acquired immunodeficiency syndrome. *Rev Inst Med Trop São Paulo* 40: 233-235, 1998.

Lambertucci JR, Rayes AA, Nunes F, Landazuri-Palacios JE, Nobre V. Fever of undetermined origin in patients with the acquired immunodeficiency syndrome. *Rev Inst Med Trop São Paulo* 41: 27-32, 1999.

Lambertucci JR, Rayes AA, Serufo JC, Gerspacher-Lara R, Brasileiro Filho G, Teixeira R. Schistosomiasis and associated infections. *Mem Inst Oswaldo Cruz* 93(Suppl. 1): 135-139, 1998.

Lambotte O, Debord T, Castagné C, Roué R. Unusual presentation of typhoid fever: cutaneous vasculitis, pancreatitis, and splenis abscess. *J Infect* 42: 161-162, 2001.

Lin YFC, Ho VA, Khiem HB, Trach DD. The efficacy of a *Salmonella typhi* Vi conjugate vaccine in two-to-five-year-old children. *N Engl J Med* 344: 1263-1269, 2001.

Manfredi R, Donzelli C, Talò S, Guzmán SMS, Chiodo F. Typhoid fever and HIV infection: a rare disease association in industrialized countries. *Int J Infect Dis* 3: 105-108, 1999.

Massi MN, Shirakawa T, Gotoh A, Bishnu A, Hatta M, Kawabata M. Rapid diagnosis of typhoid fever by PCR assay using one pair of primers from flagellin gene of *Salmonella typhi*. *J Infect Chemother* 9: 233-237, 2003.

Miller SI, Pegues DA. *Salmonella* species including *Salmonella typhi*. In Mandell GL, Bennett JE, Dolan RD (eds), *Mandell, Douglas, and Bennett's Principles and Practice of Infectious Diseases,* 5th ed., Churchill-Livingstone, United States, p. 2154-2171, 2000.

Mirza SH, Beeching NJ, Hart CA. Multidrug resistant typhoid: a global problem. *J Med Microbiol* 44: 317-319, 1996.

Oldach DW, Richard RE, Borza EN, Benitez RM. A mysterious death. *N Engl J Med* 338: 1764-1769, 1998.

Pal DK. Evaluation of best surgical procedures in typhoid perforation: An experience of 60 cases. *Trop Doctor* 28: 16-18, 1998.

Parry CM, Hoa NTT, Diep TS. Value of a single-tube Widal test in diagnosis of typhoid fever in Vietnam. *J Clin Microbiol* 37: 2882-2886, 1999.

Pereira NG, Nogueira AS, Martins FSV, Fortes CQ. Febre tifoide. *J Bras Med* 51: 103-128, 1986.

Stoner MC, Forsythe R, Mills AS, Ivatury RR, Broderick TJ. Intestinal perforation secondary to *Salmonella typhi*: case report and review of the literature. *Amer Surg* 66: 219-222, 2000.

Teixeira R. Febre tifoide e paratifoide. In Tonelli E, Freire LMS (eds), *Doenças Infecciosas na Infância e Adolescência,* 2ª ed., Vol. I, Medsi, Belo Horizonte, p. 592-607, 2000.

116 Shigelose

Leila Carvalho Campos

A atualização deste capítulo não seria possível sem a valiosa colaboração do Dr. Luiz Rachid Trabulsi (*in memoriam*) na 1ª edição deste livro.

▸ Introdução

Shigelose é uma infecção aguda dos intestinos, particularmente do cólon. Caracteriza-se por diarreia mucossanguinolenta ou somente por diarreia, dores abdominais, tenesmo e febre. Sua duração é geralmente limitada a alguns dias. A shigelose, também conhecida como disenteria bacilar, predomina nas regiões sem condições higiênicas adequadas, podendo ser endêmica ou epidêmica.

▸ Breve histórico

De acordo com os registros históricos, a shigelose é conhecida desde quando Hipócrates descreveu uma doença que chamou de disenteria e que se caracterizava por diarreia sanguinolenta e dores abdominais. Em 1897, Kiyoshi Shiga, um microbiologista japonês, isolou das fezes de pacientes com disenteria, durante um surto no Japão, a bactéria responsável pelo processo, a qual ficou conhecida como bacilo de Shiga. Anos depois, bactérias semelhantes foram isoladas de outros pacientes com disenteria ou somente diarreia. Em 1919 foi criado o gênero *Shigella* (homenagem a Shiga) para incluir o bacilo de Shiga e bactérias semelhantes já isoladas ou que viriam a ser isoladas de doentes ou portadores. Hoje, o bacilo de Shiga é conhecido como *Shigella dysenteriae* tipo 1, uma shigela que difere das demais por produzir a toxina Stx ou toxina de Shiga. Desde a época em que foi caracterizada, a shigelose tem tido grande importância em saúde pública, seja pela sua endemicidade em países pobres ou pelas epidemias que causa, inclusive em países desenvolvidos. Durante as guerras sempre foi uma causa importante de baixas militares. Certamente por esta razão muitos militares se dedicaram ao estudo desses microrganismos, estando entre eles Simon Flexner e Mark F. Boyd, que emprestaram os seus nomes às espécies *S. flexneri* e *S. boydii*. Embora a frequência da shigelose tenha caído, a doença continua sendo muito importante, principalmente nos países em desenvolvimento.

▸ Etiologia

A shigelose é causada pelas bactérias do gênero *Shigella*, o qual é dividido em quatro espécies, tendo-se por base características bioquímicas e sorológicas: *S. dysenteriae* (sorogrupo A); *S. flexneri* (sorogrupo B); *S. boydii* (sorogrupo C), e *S. sonnei* (sorogrupo D). *S. flexneri* e *S. sonnei* estão relacionadas com as formas endêmicas da doença, enquanto *S. dysenteriae* 1, que produz uma potente toxina citotóxica denominada toxina de Shiga, é responsável por grandes epidemias. Enquanto *S. flexneri* e *S. dysenteriae* 1 são prevalentes nos países em desenvolvimento, *S. sonnei* está mais frequentemente associada a surtos de shigelose nos países desenvolvidos.

Com exceção da *S. sonnei*, as demais espécies são divididas em sorotipos, tendo-se por base as características dos antígenos O ou somáticos.

Quando estudadas pelo perfil de isoenzimas ou por métodos moleculares, as shigelas são bastante homogêneas e apresentam grande semelhança com a *Escherichia coli*. A divergência na sequência genética entre *S. flexneri* e *E. coli* K-12 é de apenas 1,5%. Os resultados desses estudos somados aos resultados de outros sobre evolução têm levado alguns autores a classificar as shigelas como *E. coli*. Cientificamente nós não somos contra esta tendência, mas achamos que do ponto de vista clínico as shigelas devem continuar separadas da *E. coli*. No máximo poder-se-ia juntá-las às *E. coli* enteroinvasoras (EIEC) que causam infecção semelhante no homem.

▸ Patogênese

A patogênese e a apresentação clínica das shigeloses consistem em uma soma da ação complexa de um grande número de fatores de virulência bacterianos. A parte essencial da maquinaria molecular necessária para a invasão bacteriana e sobrevivência intracelular é codificada por um plasmídio de virulência grande (pINV), que contém um mosaico de cerca de 100 genes. O cerne do plasmídio é uma região conservada, de 31 quilobases ("região de entrada"), que é necessária e suficiente para a invasão das células epiteliais e morte dos macrófagos. Com base em suas funções, os genes codificados nesta região podem ser divididos em quatro grupos. O primeiro grupo consiste em proteínas produzidas pelo sistema secretor tipo III (T3SS; *type III secretion system*) da *S. flexneri* (veja adiante) que atuam como um efetor, manipulando os processos da célula hospedeira em favor da bactéria. Acima de 50 proteínas efetoras são secretadas por esse sistema, entre as quais estão os antígenos imunogenicamente dominantes da *S. flexneri*, conhecidos como antígenos do plasmídio de invasão – IpaA, IpaB, IpaC, IpaD (*invasion plasmid antigen*). Três deles, IpaB-IpaD são fatores de virulência essenciais para a invasão da célula do hospedeiro e sobrevivência intracelular. Essas proteínas também controlam a secreção e translocação de outras proteínas efetoras dentro da célula eucariótica.

Genes do segundo grupo compreendem mais da metade da região de entrada e são necessários para a secreção das proteínas Ipa e de outras proteínas efetoras. Esses genes são designados "*membrane expression of ipa (mxi) – surface presentation of ipa (spa)*". O *locus mxi-spa* codifica os componentes necessários para a formação e funcionamento do T3SS, que junto com as proteínas Ipa B, IpaC e IpaD permite a translocação direta das proteínas efetoras do citoplasma bacteriano para a célula hospedeira (Figura 116.1).

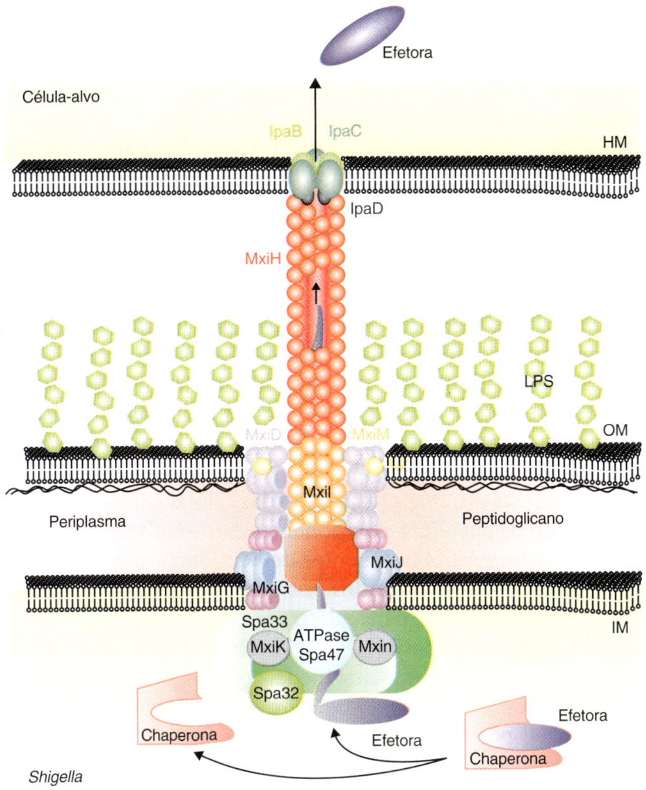

Figura 116.1 Estrutura do aparelho secretor Mxi-Spa da *S. flexneri*.

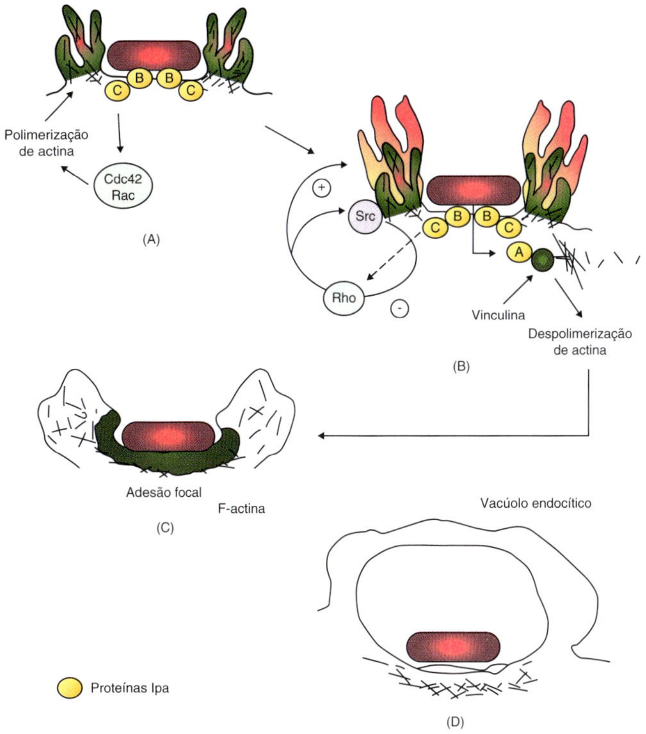

Figura 116.2 O rearranjo do citoesqueleto provocado pelas proteínas Ipa faz com que o enterócito emita projeções que envolvem a *Shigella* e determinam sua internalização em um vacúolo endocítico. Este tipo de endocitose forçada pela *Shigella* é também chamado macropinocitose. (Adaptada de Van Nhieu GT, Bourdet-Sicard R, Duménil G *et al. Cel Microbiol.* 2:187-193, 2001.)

O terceiro e quarto grupos contêm ativadores de transcrição dos genes associados ao aparelho Mxi-Spa e proteínas chaperonas que estabilizam os substratos (proteínas efetoras) do Mxi-Spa no citoplasma bacteriano e regulam a transcrição de genes efetores localizados fora da região de entrada.

▪ Invasão do epitélio

A capacidade da *Shigella* de invadir o epitélio do cólon é uma característica indispensável para a instalação da shigelose. Para alcançar a região basolateral do enterócito, a shigela deve penetrar no epitélio pelas células M.

Quando a bactéria entra em contato com as células epiteliais (células M), o aparelho de secreção T3SS é ativado e começa a secretar as proteínas efetoras ao redor da bactéria e dentro das células epiteliais, levando à ativação de vias de sinalização intracelular que envolvem a polimerização de actina. *Shigella* induz a formação de grandes ondulações (*ruffles*) de membrana, que são projetadas para o interior das células epiteliais, levando à endocitose da bactéria para o interior do citoplasma celular (Figura 116.2).

As proteínas IpaB e IpaC secretadas são inseridas na membrana citoplasmática do enterócito pelo aparelho de secreção. A inserção cria um poro por onde outras proteínas são translocadas para o citosol do enterócito. O poro é formado na região basolateral do enterócito, onde se encontram os receptores aos quais a IpaB e IpaC se ligam. Estes receptores são integrinas α_5-β_1 e a proteína CD44, que também funciona como receptor do ácido hialurônico. Por outro lado, a atividade da proteína IpgD injetada no interior da célula epitelial promove a polimerização local de actina.

Posicionada na membrana citoplasmática, IpaC reage com as GTPases Cdc42 e Rac, promovendo polimeração da actina e formação de *ruffles* de membrana (Figura 116.2A). Nesta altura, a invasina IpaA é translocada para o citosol do enterócito, ligando-se à vinculina (Figura 116.2B). O complexo formado promove despolimerização da actina com formação de lamelopódia e de uma placa de adesão focal no ponto de contato da shigela com o enterócito (Figura 116.2C). A etapa final da entrada da shigela corresponde ao englobamento da shigela em um vacúolo (Figura 116.2D).

O processo de entrada é muito mais complexo e envolve muitas outras proteínas do citoesqueleto, bem com GTPases e quinases.

▪ Disseminação

A shigela permanece pouco tempo no vacúolo endocítico que a englobou. Utilizando-se das invasinas IpaB e C, ela lisa a membrana do vacúolo e passa para o citosol da célula onde começa a proliferar. Nesta altura, ela expressa a proteína IcsA (VirG), que fica localizada na extremidade oposta ao plano de septação da célula. Interagindo com certas proteínas citoplasmáticas (N-WAS e Arp2/3), IcsA promove nucleação e polimerização da actina, que então forma uma espécie de cauda que, devido a sua posição polar, propele a shigela para a frente e em

Na ocorrência de artrites, acredita-se que estas sejam decorrentes de resposta autoimune determinada por antígenos bacterianos.

▸ Diagnóstico laboratorial

No início da infecção, a *Shigella* está presente nas fezes dos pacientes em uma concentração de 10^3 a 10^9 unidades formadoras de colônia por grama de fezes. Depois disto, o número de microrganismos diminui drasticamente, tornando o diagnóstico difícil. Deste modo, culturas positivas são mais frequentemente apresentadas a partir de fezes frescas obtidas durante a fase aguda da doença. *Swabs* retais também podem ser utilizados para o isolamento de *Shigella*, se o espécime é processado rapidamente ou colocado em uma solução de glicerol-salina tamponada como meio de transporte. Um grande número de leucócitos polimorfonucleares está presente nas fezes nos estágios iniciais da doença, refletindo a intensa reação inflamatória causada pelo patógeno. Deste modo, o exame microscópico das fezes para verificar a presença de leucócitos pode auxiliar no diagnóstico, pois é um método rápido e sensível.

O diagnóstico da infecção por *Shigella* é realizado pela semeadura das fezes do paciente em meios de cultura como ágar MacConkey, Hektoen, *Salmonella-Shigella* (SS) e Xilose-Lisina-Desoxicolato (XLD). Após incubação durante 16 a 18 h a 37°C, as colônias incolores e não fermentadoras de lactose são transferidas para meios diferenciais, como EPM/Mili, Kligler ou TSI (*Triple Sugar Iron Agar*) (Murray *et al.*, 2003).

Após identificação bioquímica, as amostras são submetidas a testes de aglutinação em lâmina com antissoros contra os sorogrupos e sorotipos de *Shigella*, que podem confirmar a identificação. Alguns biotipos de *Escherichia coli* da flora intestinal normal podem ser confundidos com as espécies de *Shigella* pelo fato de serem imóveis e fermentadores tardios de lactose. Esses coliformes são geralmente diferenciados da *Shigella* pela capacidade de descarboxilação da lisina.

Metodologias rápidas e sensíveis para a identificação de *Shigella* utilizam sondas de DNA que hibridam com genes do plasmídio de virulência ou *primers* de DNA que amplificam genes plasmidiais por meio da reação de PCR. O teste Elisa utilizando antissoros ou anticorpos monoclonais que reconhecem as proteínas Ipa também tem sido utilizado na triagem de fezes positivas para *Shigella*. Todas essas metodologias têm sido úteis em estudos epidemiológicos de infecções enteroinvasivas, não sendo ainda empregadas de rotina no laboratório clínico.

A capacidade invasora da *Shigella* pode ser observada pelo teste de Serény, no qual a bactéria é instilada no olho de cobaia, onde elas proliferam abundantemente, causando intensa ceratoconjuntivite.

▸ Tratamento

As formas leves de shigelose geralmente são autolimitadas com cura espontânea, não havendo necessidade da medicação com antibióticos específicos. Nesses casos, é indicado o restabelecimento do equilíbrio hidreletrolítico por reposição de líquidos e eletrólitos por via oral ou parenteral. Por outro lado, a antibioticoterapia é indicada em função da gravidade da doença, idade do paciente e riscos de transmissão futura da infecção. Ela é adequada, por exemplo, no caso de crianças malnutridas, uma vez que diminui os períodos da doença e de excreção do microrganismo, evitando, assim, complicações e casos secundários. A realização do antibiograma com a *Shigella* isolada é uma conduta recomendável, pois não são raras as infecções causadas por amostras resistentes a antibiótico ou portadoras de resistência múltipla.

Medicamentos como a ampicilina (2 g/dia durante 5 dias) são efetivos quando a bactéria é sensível. A associação sulfametoxazol (40 mg/kg/dia)/trimetoprima (8 mg/kg/dia) (Sxt) é capaz de erradicar rapidamente os microrganismos sensíveis do intestino, mas a resistência a esses agentes está aumentando. Todavia, no caso de resistência bacteriana, as quinolonas podem ser indicadas, tais como ciprofloxacino e norfloxacino. Por outro lado, as quinolonas são contraindicadas para menores de 17 anos de idade e gestantes, em função de possíveis danos ao tecido cartilaginoso. Azitromicina (12 mg/kg/1º dia e 6 mg/kg/4 dias) tem sido administrada em pacientes < 18 anos, em áreas com alta resistência a Sxt e ampicilina, quando a sensibilidade do microrganismo não é conhecida.

▸ Epidemiologia e profilaxia

O homem é o reservatório primário das espécies de *Shigella*, podendo infectar excepcionalmente outros primatas, como macacos e chipanzés.

A shigelose é responsável por cerca de 164,7 milhões de casos e 1,1 milhão de óbitos anualmente, particularmente nos países em desenvolvimento (163,2 milhões de casos/ano), e 69% dos pacientes são crianças menores de 5 anos de idade. *S. flexneri* é endêmica na maioria dos países em desenvolvimento, com predominância dos sorotipos 1b, 2a, 3a, 4a e 6, enquanto nos países industrializados a maioria das amostra pertence ao sorotipo 2a.

Nos países em desenvolvimento em que prevalecem condições de saneamento inadequado e superpopulação, a infecção é frequentemente transmitida pelo contato pessoa a pessoa, a partir de excretas de indivíduos infectados. A transmissão direta fecal-oral é frequente em ambientes institucionais, tais como creches, hospitais mentais e enfermarias. Nos países desenvolvidos, surtos esporádicos envolvendo predominantemente *S. sonnei* são transmitidos por alimentos mal cozidos ou água contaminada. Outro meio de transmissão pode ocorrer por moscas, fazendo a passagem da *Shigella* entre as fezes humanas e os alimentos. Práticas sexuais oroanais também representam um alto risco de infecção direta por *Shigella*, e a shigelose é uma doença comum entre indivíduos com AIDS.

A frequência das infecções por *Shigella* aumenta com a idade da criança. Em nosso meio, a prevalência desta bactéria é de 8 a 10% em crianças com menos de 1 ano de idade e de 15 a 18% em crianças com mais de 2 anos. Os índices de prevalência, nos poucos estudos realizados com adultos, são semelhantes aos encontrados em crianças com mais de 2 anos. Quanto mais pobres as condições higiênicas da comunidade, maior a incidência da shigelose. A profilaxia da shigelose repousa em medidas higiênicas que melhorem as condições sanitárias das comunidades. As shigelas mais frequentemente isoladas no Brasil são as espécies *S. flexneri* e *S. sonnei.*

A imunidade sorotipo-específica induzida por uma infecção primária tem sugerido um papel protetor de anticorpos que reconhecem o antígeno somático O. Essas observações têm encorajado o desenvolvimento de vários tipos de vacinas: polissacarídicas conjugadas, vivas atenuadas, híbridas, administradas por via parenteral ou pela mucosa. Algumas já foram avaliadas com resultados insatisfatórios. Outras estão em andamento, como as vacinas WRSs2 e WRSs3 (*S. sonnei*), SC602 e CVD 1208 (*S. flexneri* 2a), SC599 (*S. dysenteriae* tipo 1).

▸ Referências bibliográficas

Barnoy S, Jeong KI, Helm RF *et al.* Characterization of WRSs2 and WRSs3, new second-generation virG(icsA)-based *Shigella sonnei* vaccine candidates with the potential for reduced reactogenicity. *Vaccine.* 28:1642-1654, 2010.

Eilers B, Mayer-Scholl A, Walker T *et al.* Neutrophil antimicrobial proteins enhance *Shigella flexneri* adhesion and invasion. *Cel Microbiol.* Doi 10.1111/j.1462-5822.2010.01459.x, 2010.

Levine MM, Kotloff KL, Barry EM *et al.* Clinical trials of *Shigella* vaccines: two steps forward and one step back on a long, hard road. *Nat Rev Microbiol.* 5: 540-553, 2001.

Nataro JP, Bopp CA, Fields PI *et al. Escherichia*, *Shigella*, and *Salmonella*. In: Murray PR, Baron EJ, Jorgensen JH *et al. Manual of Clinical Microbiology*. 9th edition. Vol 1. Washington, D.C.: ASM Press. p. 670-687, 2007.

Ogawa M, Handa Y, Ashiuda H *et al.* The versatility of *Shigella* effectors. *Nat Rev Microbiol.* 6:11-16, 2008.

Parsot C. *Shigella* type III secretion effectors: how, where, when, for what purposes? *Curr Opin Microbiol.* 12: 1-7, 2009.

Peng J, Yang J, Peng QJJ *et al.* The molecular evolutionary history of *Shigella spp.* and enteroinvasive *Escherichia* coli. *Infect Genet Evol.* 9:147-152, 2009.

Phalipon A, Sansonetti PJ. Shigella's ways of manipulating the host intestinal innate and adaptive immune system: a tool box for survival? *Immunol Cell Biol.* 85: 119-129, 2007.

Sasakawa C. A new paradigm of bacteria-gut interplay brought through the study of *Shigella*. *Proc Jpn Acad Ser B Phys Bio Sci.* 86: 229-243, 2010.

Schroeder G, Hilbi H. Molecular pathogenesis of *Shigella spp.*: controlling host cell signaling, invasion, and death by type III secretion. *Clin Microbiol Rev.* 21:134-156, 2008.

117 Infecções Causadas por Escherichia coli

Leila Carvalho Campos

▸ Introdução

Escherichia coli (*E. coli*) é uma espécie da família Enterobacteriaceae extremamente heterogênea e complexa, embora um dos seus membros seja considerado o ser vivo mais conhecido na face da terra (*E. coli* K12). Do ponto de vista de suas relações com o homem, podem-se distinguir 2 grandes grupos de amostras: um que habita os nossos intestinos, desde o nascimento até a morte, e outro que causa diferentes tipos de infecção. O primeiro grupo é geralmente chamado de *E. coli* comensal, e o outro de *E. coli* patogênica. Este grupo é constituído de vários patotipos, ou seja, de conjuntos de amostras que causam infecções por mecanismos comuns (veja adiante). A *E. coli* comensal difere evolutivamente da *E. coli* patogênica e não apresenta em seu genoma os genes que comumente codificam os fatores de virulência dos diferentes patotipos. Em geral a *E. coli* comensal só causa infecção em imunodeprimidos ou quando encontra situações não fisiológicas como o uso de cateteres implantados nas vias urinárias. O indivíduo normal raramente ou nunca se deixa infectar pela *E. coli* comensal. Embora este capítulo aborde apenas infecções humanas, é importante lembrar que *E. coli* é uma espécie universal e como tal faz parte da flora normal ou causa infecção em uma vasta gama de animais domésticos e silvestres.

▸ Breve histórico

E. coli foi descoberta em 1895 pelo pediatra alemão Theodore Escherich quando dos seus estudos sobre a flora do recém-nascido e da criança em geral. Não obstante o fato de existir em todas as crianças normais, cedo verificou-se que podia estar associada a infecções do trato urinário e a bacteriemias. A principal suspeita de que a *E. coli* podia causar infecção intestinal foi levantada por outro pediatra alemão (A. Adam) na década de 1920, quando verificou que certos biotipos de *E. coli* eram frequentemente isolados de crianças com dispepsia e raros em crianças normais. Adam os denominou de *Dyspepsie-Coli*, descrevendo seis biotipos (A1, A2,..., A6). Os trabalhos de Adam, embora respeitados, não tiveram aceitação universal e, assim, somente 20 anos mais tarde (1945) ficou comprovado que determinado sorotipo de *E. coli* era a causa de muitos casos de diarreia infantil na Inglaterra. A comprovação foi feita por Bray, que ao contrário de Adam, identificou suas amostras de *E. coli* por métodos sorológicos mais específicos e precisos do que as provas bioquímicas usadas por Adam. Kauffmann, que na época já havia montado seu esquema de classificação sorológica, identificou as amostras de Bray como pertencentes ao sorotipo O111:H2 (o biotipo deste sorotipo é idêntico ao biotipo A1 de Adam). Depois da identificação das amostras de Bray, tornou-se usual recorrer a Kauffmann para identificar amostras de *E. coli* isoladas de crianças com diarreia e isto resultou na descoberta de vários outros sorotipos enteropatogênicos. A maioria desses sorotipos constitui hoje o patotipo EPEC ou *E. coli* enteropatogênica. Nas décadas de 1960, 1970 e 1980 outros patotipos foram descritos e assim conhecemos hoje seis patotipos de *E. coli* diarreiogênica, em geral chamados de DEC (*diarrheagenic E. coli*), que diferenciam-se entre si de acordo com suas características de virulência, interações com células epiteliais cultivadas e manifestações clínicas que causam. Esses patotipos são: *E. coli* enteropatogênica (EPEC), *E. coli* enterotoxigênica (ETEC), *E. coli* produtora da toxina de Shiga (STEC), *E. coli* enteroinvasora (EIEC), *E. coli* enteroagregativa (EAEC) e *E. coli* que adere difusamente a células epiteliais (DAEC). Embora essa classificação continue sendo usada pela maioria dos autores, é evidente que algumas categorias incluem patotipos bastante distintos. Assim, as EPEC e as EAEC foram subdivididas em típicas e atípicas. Além disso, as *E. coli* êntero-hemorrágicas (EHEC) constituem uma subdivisão das STEC.

Em 2000, foi proposta a sigla ExPEC para nomear as *E. coli* associadas a infecções extraintestinais, reunidas em três patotipos principais: *Escherichia coli* uropatogênica (UPEC); *Escherichia coli* causadoras de meningite neonatal (NMEC, *neonatal meningitis associated E. coli*) e *Escherichia coli* patogênica aviária (APEC) que não serão abordadas neste capítulo devido à semelhança com outras amostras de EXPEC. As APEC são responsáveis por infecções sistêmicas em aves (colissepticemia) e alguns sorogrupos envolvidos nesta infecção, como O1, O2, O18 e O78 podem também ocasionar infecções extraintestinais no homem. As infecções por APEC podem ser, portanto, consideradas uma zoonose. Por apresentarem características de virulência comuns com outras amostras de EXPEC, tem-se sugerido que as aves seriam um reservatório de amostras humanas de EXPEC ou de genes de virulência.

▸ Avanços

A *E. coli* K12 (e seus derivados) tem sido a grande cobaia dos cientistas interessados em microbiologia e biologia em geral. Devemos ao estudo da *E.coli* K12 grande parte dos nossos conhecimentos sobre metabolismo intermediário, recombinação genética, replicação do DNA, transcrição do RNA, síntese e exportação de proteínas. Os resultados desses estudos com a *E. coli* K12, que não é patogênica, foram e têm sido básicos para o desenvolvimento dos estudos necessários para a compreensão das *E. coli* patogênicas, ou seja, dos diferentes patotipos.

Logo depois do sequenciamento completo do genoma da *E. coli* K12, iniciou-se o sequenciamento de representantes de vários patotipos e hoje já temos o sequenciamento completo de duas amostras de EHEC, duas UPEC e uma de EPEC. A comparação da sequência de nucleotídios desses genomas tem confirmado as informações obtidas por outras técnicas, mas, sobretudo, tem revelado uma quantidade imensa de outras informações. A partir da década de 1970 passou-se a usar cultura de células para o estudo da interação dos diferentes patotipos com as células do hospedeiro, tendo esses estudos, em combinação com estudos de biologia molecular, revelado uma enormidade de conhecimentos sobre os mais diferentes aspectos das relações parasito-hospedeiro. Vale mencionar que foi do estudo desses patotipos que nasceu a nova microbiologia, chamada de Microbiologia Celular. De fato, hoje não podemos entender patogenicidade bacteriana sem termos uma base sólida de biologia celular. Muitas doenças são ocasionadas pela interferência das bactérias nos sistemas de transdução de sinais das células eucarióticas. Embora muito tenhamos ainda a aprender, hoje já temos conhecimentos bastante satisfatórios sobre a maioria dos patotipos de *E. coli*. O conhecimento de certos fatores de virulência permite estudos sobre o desenvolvimento de vacinas, algumas já em fase de experimentação clínica.

▶ Infecções intestinais

▪ Conceito

As infecções intestinais são processos determinados pela proliferação dos seis patotipos de DEC na mucosa intestinal que se manifestam por diarreia e sintomas gerais de infecção. As causas imediatas da diarreia são produção de toxinas e reações inflamatórias. Em geral o processo infeccioso é restrito à mucosa.

▪ Etiopatogenia

A patogênese das infecções intestinais varia de um patotipo para outro. Segue uma breve descrição de cada um deles.

EPEC

As EPEC (*E. coli* enteropatogênicas) são divididas atualmente em típica (tEPEC) e atípica (aEPEC), tendo por base a presença do plasmídio *EPEC adherence factor* (pEAF), só encontrado nas tEPEC, e ausência dos genes *stx*, que codificam as toxinas de Shiga.

As tEPEC são bastantes homogêneas em suas propriedades de virulência, pois expressam basicamente os fatores de virulência codificados pela ilha de patogenicidade (veja adiante) e pelo plasmídio pEAF, além de pertencerem aos sorogrupos clássicos de EPEC. Os sorotipos mais frequentes, dentre os sorogrupos clássicos, são: O111ab:H2, O111ab:HNM, O55:H6, O55:HNM, O119:H6, O127:H6, O127:H40, O142:H6, O142:H34 e O86:34.

Os sorotipos de aEPEC podem pertencer ou não aos chamados sorogrupos O de EPEC, diferindo dos sorotipos de tEPEC basicamente pelos antígenos H. Os principais sorotipos de aEPEC pertencentes aos sorogrupos clássicos são: O26:H11, O55:H7, O55:H34, O86:H8, O111:H9, O111:H25, O119:H2, O125ac:H6 e O128:H2. Entretanto, alguns estudos mostram que a maioria delas pertence a sorotipos que não fazem parte dos sorogrupos clássicos ou não são tipáveis.

As EPEC produzem uma série de fatores de virulência que incluem a fímbria BFP (ausente nas aEPEC), uma proteína chamada intimina e várias proteínas secretadas por meio de um aparelho de secreção do tipo III. A fímbria BFP (*bundle forming pilus*) é codificada por genes plasmidiais (pEAF) e tem como função principal promover a agregação das células das EPEC, uma característica importante em patogenicidade. A intimina é uma proteína da membrana externa da EPEC que tem como função promover a adesão íntima da bactéria ao enterócito. Várias proteínas são secretadas pelo aparelho de secreção do tipo III, tendo importância crucial e bem estabelecida as seguintes: Tir, EspA, EspB e EspD (Tir vem de *translocated receptor* e Esp de *EPEC secreted proteins*). Tir insere-se na membrana e depois é fosforilada, servindo de receptor para a intimina (EPEC fabrica o seu próprio receptor). As proteínas Esp, depois de secretadas, permanecem no aparelho secretor, a EspA, formando um canal de ligação entre o aparelho secretor e o enterócito e as Esp B e D, formando um poro na membrana do enterócito. É através deste canal que Tir e outras proteínas secretadas são introduzidas no citosol do enterócito. Tanto a intimina como o aparelho secretor e proteínas secretadas são codificadas por genes localizados em uma ilha de patogenicidade chamada região LEE (*locus of enterocyte effacement*).

Tanto as EPEC típicas quanto as atípicas são capazes de causar uma lesão intestinal conhecida como lesão A/E (*attaching/effacing*), que se caracteriza pela ausência de microvilosidades e pela presença de uma espécie de pedestal formado pelo enterócito e sobre o qual a EPEC aparece ancorada (Figura 117.1).

Os mecanismos de formação desta lesão têm sido bastante investigados e se mostram cada vez mais complexos, em particular devido ao grande número de proteínas celulares envolvidas na formação do pedestal. Até há pouco tempo, a adesão íntima da EPEC sobre o pedestal era atribuída a uma interação da intimina com a proteína Tir, mas hoje já sabemos que outras proteínas celulares participam do processo de adesão.

Todo o processo que leva à formação da lesão A/E pode ser dividido em 4 fases. Primeiramente as interações com a célula hospedeira são mediadas por BFP, EspA e flagelo. No segundo estágio ocorre o apagamento das microvilosidades e moléculas efetoras, cujos genes estão presentes em LEE e também fora da ilha de patogenicidade, são secretadas para o interior da célula hospedeira por meio do sistema de secreção do tipo III (SST3). No terceiro estágio, a bactéria perde os filamen-

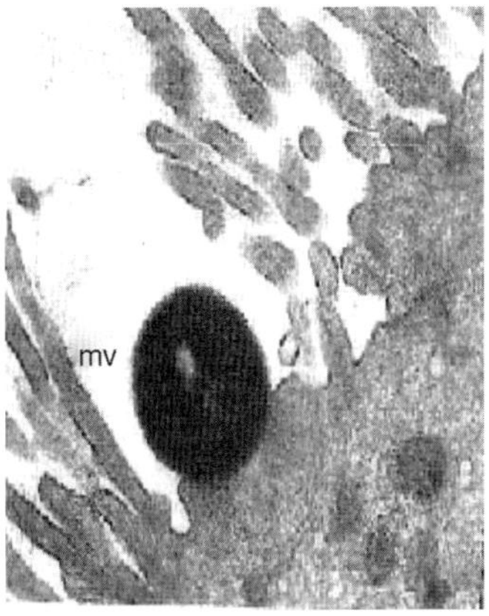

Figura 117.1 Micrografia eletrônica de uma lesão intestinal provocada por EPEC (lesão A/E), mostrando a ausência de microvilosidades (mv) e pedestal sobre o qual a EPEC encontra-se ancorada.

tos de EspA e ocorre adesão íntima da bactéria ao enterócito mediada pela interação intimina-Tir, provocando acúmulo de actina polimerizada neste local da adesão. Finalmente, estas alterações no citoesqueleto levam à formação de estrutura semelhante a um pedestal, no qual encontra-se a EPEC aderida (Figura 117.2).

STEC

O principal fator de virulência das STEC (*E. coli* produtoras da toxina de Shiga) é a toxina de Shiga (Stx), também conhecida como verotoxina (VT), codificada por genes localizados em bacteriófagos. Existem dois tipos de toxinas de Shiga (Stx1 e Stx2) e pelo menos 20 variantes que definem o largo espectro da doença, desde diarreia leve até colite hemorrágica (CH) e síndrome hemoliticourêmica (SHU). Dentre estas variantes destaca-se a Stx2c como a mais frequentemente associada a SHU.

A toxina de Shiga é do tipo A/B, a subunidade A sendo a parte tóxica e a B, a parte que liga a toxina ao seu receptor celular que é GB_3 (globotriaosilceramida). Uma vez ligada ao receptor, a toxina é endocitada e depois de interagir com o aparelho de Golgi, libera a subunidade A que cliva o RNA ribossômico, interrompendo a síntese proteica da célula hospedeira. Uma vez liberada no cólon intestinal, a Stx ganha a corrente sanguínea e atinge os rins, onde produz danos às células do epitélio renal obstruindo a microvascularidade por ação direta de sua toxicidade, juntamente com a indução de citocinas locais e a produção de quimiocina, culminando na inflamação renal. Este dano pode levar à SHU.

O termo STEC ou VTEC (*E. coli* produtora de verotoxina) refere-se a qualquer amostra de *E. coli* capaz de produzir a toxina Stx ou verotoxina, enquanto o termo EHEC (*E. coli* êntero-hemorrágica) somente é empregado para um grupo de amostras Stx positivas que, além de produzir a toxina Stx, constitui-se da ilha de patogenicidade LEE, tornando-se capaz de causar lesão A/E, igualmente à EPEC. Muitas das proteínas descritas em EPEC são codificadas pela região LEE de EHEC e desempenham o mesmo papel da patogênese dessas bactérias. É o caso das proteínas envolvidas na formação do aparelho secretor tipo III, da intimina, Tir e das proteínas efetoras secretadas. Apesar de EHEC e EPEC aparentemente formarem pedestais idênticos, em EHEC não há a fosforilação de Tir. Todavia, este fato não impede a ligação intimina-Tir, necessária para que ocorra a formação dos pedestais característicos da lesão A/E.

ETEC

Segundo a Organização Mundial da Saúde, a ETEC (*E. coli* enterotoxigênica) é responsável por cerca de 280 a 400 milhões de episódios de diarreia e 380.000 óbitos anualmente, par-

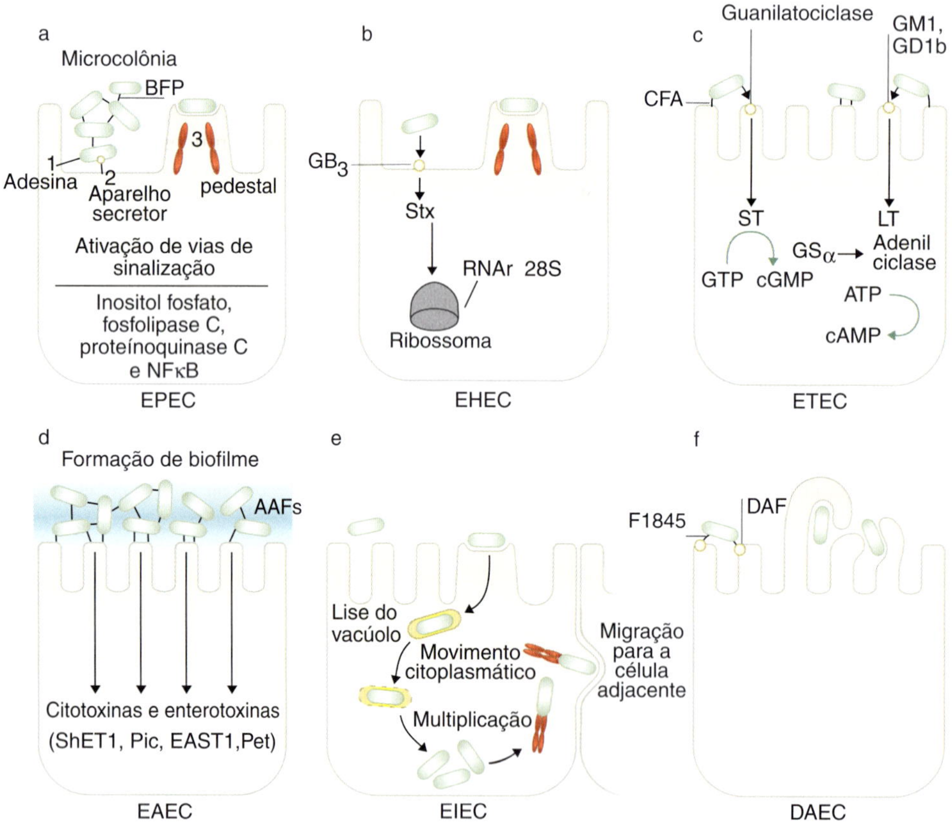

Figura 117.2 Representação esquemática da interação dos 6 patotipos de DEC com o enterócito (veja o texto): **A.** EPEC: adesão, formação de microcolônias e de pedestal. Ativação de vias de sinalização; **B.** EHEC: adesão, produção de Stx, formação de pedestal; **C.** ETEC: adesão, produção de enterotoxina LT e ST; aumento de cGMP e cAMP; **D.** EAEC: adesão, formação de biofilme; **E.** EIEC: adesão, invasão e disseminação (veja o Capítulo 116, Shigelose); **F.** DAEC: adesão, sinalização e distorção das microvilosidades. Siglas: BFP – *bundle-forming pilus*; GB_3 – globotriaosilceramida; Stx – toxina de Shiga; CFA – antígeno do fator de colonização; GM1 e GD1b – gangliosídios; ST – enterotoxina termoestável; LT – enterotoxina termolábil; GSα – proteína G estimulatória; GTP – trifosfato de guanosina; cGMP – monofosfato de guanosina cíclico; ATP – trifosfato de adenosina; cAMP – monofosfato de adenosina cíclico; AAF – fímbrias de adesão agregativa; EAST-1 – toxina termoestável de *E. coli* enteroagregativa; ShET1 – enterotoxina 1 de *Shigella*; Pic – proteína de colonização intestinal; EAST1 – toxina termoestável de *E. coli* enteroagregativa; Pet – toxina codificada por plasmídio; F1845 – fímbria de *E. coli* aderente difusamente; DAF – fator de aceleração de decaimento.

ticularmente entre crianças menores de 5 anos de idade, nos países em desenvolvimento. Ela é também considerada a principal causa da diarreia dos viajantes. As ETEC pertencem a um grande número de sorogrupos, sendo os mais comuns O6, O8, O25, O78, O128 e O153. Esses sorogrupos compreendem cerca de 60 a 70% dos sorogrupos isolados mundialmente.

A ETEC é transmitida pela via fecal-oral, colonizando em seguida o intestino delgado. A adesão ao epitélio intestinal é mediada por adesinas conhecidas como fatores de colonização (CFA, *colonization factors antigens*) ou CS (*coli surface*), que são fímbrias ou fibrilas, estruturas proteicas filamentosas localizadas na superfície bacteriana. Até o momento, cerca de 25 CFA já foram descritos, sendo a fímbria CFA/I, a mais estudada.

Os fatores de virulência essenciais das ETEC consistem nas enterotoxinas LT (termolábil) e ST (termoestável), ambas induzindo a secreção intensa de íons e água, resultando em diarreia aquosa. As amostras de ETEC podem produzir as duas toxinas ou somente uma delas. Alguns trabalhos epidemiológicos sugerem que as amostras que produzem ST, com ou sem LT induzem a uma doença mais grave entre crianças nos países em desenvolvimento. Nas ETEC de origem humana, a maioria dos CFA é codificada por plasmídios, juntamente com as enterotoxinas.

A enterotoxina LT é semelhante à toxina colérica (CT) em sequência, estrutura e em atividade enzimática ou tóxica. Ela pode ser classificada em LT-I, encontrada em amostras patogênicas tanto para humanos quanto para animais e LT-II, encontrada principalmente em amostras de origem animal. A toxina LT-I (86 kDa) é composta por uma subunidade A e cinco subunidades B idênticas, dispostas em forma de anel. As subunidades B ligam a toxina a gangliosídios (GM1 e GD1b) da superfície celular (receptores) e a subunidade A é responsável pela atividade enzimática. Esta consiste na capacidade da toxina em transferir a ADP-ribose da NAD (nicotinamida adenina dinucleotídio) para a subunidade alfa da proteína G, o que resulta na ativação permanente da adenilciclase e produção de grandes quantidades de AMP cíclico (cAMP). Este mensageiro ativa quinases cAMP-dependentes que, por sua vez, podem ativar os canais de cloro, com a consequente saída de água e diarreia. A toxina LT pode também estimular a síntese de prostaglandina e o sistema nervoso entérico, atividades estas que favorecem a diarreia.

A enterotoxina termoestável ST é um pequeno peptídio (18 aminoácidos) que tem como receptor a guanilatociclase C (GC-C), localizada na membrana apical das células epiteliais intestinais e que é também um receptor da guanilina produzida pelo organismo. A ligação de STa ao seu receptor estimula sua atividade com a consequente produção de cGMP e aumento da secreção de cloro e a inibição da absorção de cloreto de sódio, resultando na secreção intensa de fluidos intestinais pelas células secretoras da cripta. Duas variantes são conhecidas: STa (ou ST-I), presente em amostras humanas e suínas e STb (ou ST-II) encontradas principalmente em amostras de origem suínas.

Tanto os genes que codificam LT e ST como os que codificam os fatores de colonização estão localizados em plasmídios.

EAEC

A característica que define a EAEC (*E. coli* enteroagregativa) é o seu padrão de adesão (padrão agregativo) em células epiteliais cultivadas *in vitro*, que consiste em um agregado celular que lembra tijolos empilhados. No nível da mucosa intestinal, as EAEC formam um biofilme espesso. Muitos sorotipos formam o padrão agregativo, mas não existe uma associação clara entre sorotipos e padrão de adesão. Entretanto, os sorotipos com o antígeno H18 são frequentemente constituídos de amostras EAEC.

Do mesmo modo que as EPEC, as EAEC foram divididas em típicas e atípicas, sendo que as amostras classificadas como típicas têm o gene *agg*R, que codifica uma proteína reguladora global dos genes de virulência. Esse gene está localizado no plasmídio de virulência pAA, onde também está localizada a maioria dos genes que codificam os fatores de virulência das EAEC. As EAEC típicas parecem estar mais associadas a diarreia do que as EAEC atípicas.

Os fatores de virulência das EAEC ainda não estão completamente definidos mesmo porque muitos deles também ocorrem em amostras isoladas de indivíduos normais. Não há dúvidas, entretanto, de que o potencial de alguns é grande e interessante. Estão entre estes quatro toxinas e várias fimbrias que promovem agregação celular e adesão.

O padrão de adesão agregativo está associado à expressão de adesinas fimbriais e não fimbriais. Dentre as várias fímbrias descritas até o momento destacam-se as *aggregative adherence fimbriae* (AAF) I, II, III e IV. Estas fímbrias são responsáveis pela adesão agregativa de algumas amostras de EAEC e, portanto, responsáveis pelo processo de colonização. Adesinas não fimbriais, ou seja, proteínas de membrana externa, também são importantes fatores de adesão associados ao padrão agregativo. Entretanto, nenhuma das adesinas de EAEC descritas até o momento é encontrada em todas as amostras de EAEC e, além disso, elas podem ser detectadas em amostras de EAEC isoladas de indivíduos saudáveis. Outro fator relacionado com a colonização é uma proteína imunogênica de 10 kDa, denominada dispersina, que promove a dispersão de EAEC ao longo da mucosa intestinal, colaborando com o espalhamento da infecção. As EAEC produzem também uma muquinase denominada Pic (*protein of intestinal colonization*), importante na colonização. O processo de adesão parece induzir a produção de IL-8 e mesmo invasão epitelial.

Três toxinas foram descritas em EAEC:

- Pet ((*plasmid encoded toxin*): é uma serina protease que interfere no citoesqueleto, resultando em alongamento e esfoliação celular
- EAST1 (*EAEC heat-stable toxin*) ou toxina termoestável de EAEC, estruturalmente semelhante à toxina ST de *E. coli* enterotoxigênica
- ShET1 (*Shigella toxin 1*), também produzida por algumas amostras de *Shigella*.

Os genes *agg*R, da fímbria AAF/II, aqueles que codificam as toxinas EAST-I, Pet e dispersina estão localizados em plasmídios. Por outro lado, os genes que codificam Pic e ShET1 localizam-se no cromossomo, dentro de uma ilha de patogenicidade.

A patogênese das EAEC envolve, portanto, três estágios:

- Adesão à mucosa intestinal por intermédio da fímbria de adesão agregativa (AAF, *aggregative adherece fimbriae*) e fatores de adesão
- Aumento da produção de muco e formação de biofilme, que incrusta a bactéria na superfície do enterócito
- Liberação de toxinas e indução de uma resposta inflamatória, toxicidade de mucosa e secreção intestinal.

EIEC

A EIEC (*E. coli* enteroinvasora) tem o seu mecanismo de patogenicidade e os genes de virulência muito semelhantes aos apresentados por *Shigella* spp. (veja o Capítulo 116, Shigelose).

Embora não muito frequente, este patotipo compreende um número restrito de sorotipos (O28ac:H⁻, O29:H⁻, O112ac:H⁻, O121:H⁻, O124:H⁻, O124:H30, O135:H⁻, O136:H⁻, O143:H⁻, O144:H⁻, O152:H⁻, O164:H⁻, O167:H⁻ e O173:H⁻. Com exceção do sorotipo O124:H30, todos são imóveis.

Os determinantes de virulência das EIEC promovem a invasão da célula epitelial intestinal, rompimento do vacúolo endocítico, multiplicação no citoplasma bacteriano e, finalmente, espalhamento para as células epiteliais adjacentes. Este processo gera microulcerações no epitélio intestinal e a consequente resposta inflamatória que induzem à disenteria, com fezes sanguinolentas e frequente presença de muco. Vários genes determinantes deste processo de patogenicidade encontram-se em ilhas associadas à patogenicidade (PAI) no cromossomo bacteriano, outros tantos são genes presentes no plasmídio de invasão (pInv) em uma região de cerca de 37 kb que, entre outros produtos, codificam os antígenos Ipa (*invasion plasmid antigens*), fundamentais para a ocorrência da invasão epitelial intestinal.

DAEC

A DAEC (*E. coli* aderente difusamente) é um grupo heterogêneo de amostras que exibem um padrão de adesão que envolve toda a célula epitelial (adesão difusa). Entretanto, o papel das DAEC na diarreia tem sido controverso. Alguns estudos mostram que este patotipo pode causar diarreia em crianças acima de 2 anos, enquanto outros indicam que as DAEC podem ser isoladas tanto de pacientes com diarreia quanto de indivíduos assintomáticos. Os prováveis fatores de virulência não estão bem estabelecidos.

Alguns autores sugerem a divisão das DAEC em típicas e atípicas. As amostras típicas apresentam adesinas não fimbriais denominadas Afa/Dr (*afimbrial adhesin*) que são capazes de reconhecer o antígeno Dr da molécula DAF (*decay-accelerating factor*), presente nas células da superfície epitelial. Originalmente descritas como antígenos de colonização de *E. coli* uropatogênica (UPEC), as adesinas Afa/Dr induzem o desarranjo de actina e a formação de projeções e alongamento das microvilosidades dos enterócitos, envolvendo a bactéria.

Amostras de DAEC atípicas apresentam adesinas que podem ser da família Afa/Dr, como por exemplo a fímbria F1845, ou outras adesinas (AIDA-I) mas que não são capazes de reconhecer a molécula DAF.

A capacidade de induzir a secreção de citocinas inflamatórias (p. ex., IL-8) pelas células epiteliais intestinais também tem sido sugerida como um fator de virulência das DAEC. Além disso, uma toxina denominada Sat (*secreted autotransporter toxin*) foi identificada em amostras de DAEC, alterando a permeabilidade celular e induzindo o acúmulo de fluido no lúmen intestinal.

Em nossa opinião, este patotipo ainda não está caracterizado adequadamente, uma vez que o padrão de adesão difusa é expresso por outros patotipos como ETEC, EPEC atípica e STEC. A Figura 117.2 é uma representação esquemática da interação dos 6 patotipos com a célula epitelial dos intestinos.

▪ Dinâmica da infecção

As *E. coli* diarreiogênicas penetram no organismo por via oral. Depois de atravessarem a barreira gástrica, seguem destinos diferentes. As ETEC colonizam o intestino delgado e as STEC e EIEC, o intestino grosso. Várias evidências sugerem que as EAEC colonizam o intestino grosso e que as EPEC, embora prefiram o intestino delgado, colonizam também o intestino grosso. A localização intestinal das DAEC não foi estabelecida, mas parece ser o intestino delgado. Para que haja colonização, as diferentes categorias de *E. coli* diarreiogênicas devem primeiro aderir à mucosa intestinal por meio de fímbrias ou de proteínas localizadas na membrana externa. Em certas categorias, o processo de adesão ocorre em duas ou mais fases, cada uma dependendo de adesinas específicas. O mecanismo da diarreia e das outras manifestações clínicas intestinais varia de acordo com a categoria, sendo mais bem conhecidos para algumas delas. Por exemplo, a diarreia aquosa das ETEC é certamente determinada pela ação das toxinas LT e ST. Já com relação às STEC, a maioria das evidências sugere que a colite hemorrágica e a síndrome hemoliticourêmica são ocasionadas pela citotoxina Stx. Não se sabe se a lesão A/E, no nível do cólon, tem relação com as manifestações clínicas dos pacientes infectados. As EPEC, principalmente as típicas, têm sido intensamente estudadas com relação aos mecanismos da diarreia que provocam. As evidências existentes sugerem que são múltiplos os mecanismos, certamente incluindo a destruição das microvilosidades (lesão A/E) e, provavelmente, outros fatores como produção de enterotoxinas, aumento da permeabilidade epitelial e reação inflamatória. A diarreia e/ou disenteria provocada pelas EIEC certamente depende de intensa reação inflamatória no cólon intestinal, semelhante à causada por *Shigella* (veja o Capítulo 116, Shigelose). Com relação às EAEC e DAEC, os eventos são bem mais obscuros, mesmo porque os patotipos que compõem as duas categorias não são muito bem conhecidos. O que há de mais provável é que as EAEC formam um biofilme espesso na mucosa intestinal, produzindo então uma ou mais toxinas ou citotoxinas. Há evidências de que pode ocorrer invasão da mucosa e reação inflamatória. Quanto às DAEC, o assunto é ainda menos conhecido.

Obviamente, para que determinada amostra de DEC possa sobreviver no ambiente intestinal, ela necessita expressar uma série de genes que estavam desativados no seu *habitat* natural. A expressão desses genes é regulada em nível transcricional, vários reguladores e sistemas de regulação sendo conhecidos. Um destes sistemas é conhecido por *quorum sensing* pois depende de reguladores (autoindutores) que só são produzidos quando a população bacteriana atinge determinada densidade (*quorum*). Uma série de evidências sugere que as STEC dependem de autoindutores fornecidos pela flora comensal para expressar os seus fatores de virulência. Estudos mais recentes indicam que a expressão desses genes é regulada por certos hormônios. O estudo dos mecanismos de comunicação bactéria/bactéria e bactéria/célula do hospedeiro poderá fornecer muitos subsídios para compreendermos melhor a patogênese de muitas bactérias.

▪ Quadro clínico

A principal manifestação clínica da infecção intestinal por *E. coli* é diarreia cuja gravidade dependente da intensidade da infecção, idade do hospedeiro e estado imunológico. Nas infecções por EHEC a diarreia pode ser sanguinolenta mas em muitos casos, isto não ocorre. Nas diarreias causadas por EIEC, as fezes podem conter muco e sangue devido à reação inflamatória da mucosa colônica. Na diarreia decorrente da infecção pelas demais categorias de *E. coli* diarreiogênicas, as fezes geralmente não apresentam elementos anormais. Em porcentagem variável dos casos, a diarreia infantil causada por EPEC pode levar a uma diarreia crônica ou persistente. O mesmo pode acontecer nas infecções por EAEC. De modo geral, as *E.coli* diarreiogênicas não invadem a circulação e, assim, a complicação mais frequente é a desidratação que pode ser evitada ou curada pela reposição hidrossalina.

Nas infecções por STEC, a complicação mais temida é a síndrome hemoliticourêmica (SHU), caracterizada por anemia hemolítica e trombocitopenia, acompanhada de insuficiência renal aguda, que pode ser fatal se não for tratada a tempo. Além disso, a produção de Stx promove danos locais nas células epiteliais do cólon e no endotélio vascular, podendo resultar em diarreia sanguinolenta, colite hemorrágica, necrose e perfuração intestinal.

As infecções por ETEC são classicamente associadas a diarreia aquosa aguda. Semelhante à cólera, essas infecções podem variar de sintomáticas leves a diarreias graves profusas, levando a rápida desidratação e prostração dentro de poucas horas. Além da diarreia, outros sinais e sintomas incluindo dor de cabeça, febre, náuseas e vômito são frequentes e em alguns pacientes, a diarreia pode se prolongar por mais de 1 semana.

As EIEC são capazes de invadir as células do cólon intestinal e se multiplicar, podendo ocasionar colite inflamatória e disenteria semelhante à provocada por *Shigella* spp. A infecção é geralmente acompanhada de diarreia aquosa seguida de disenteria, consistindo em poucas fezes, muco e sangue, podendo haver febre, mal-estar e cólicas abdominais.

Diagnóstico

O diagnóstico das infecções por *E. coli* é feito pelo isolamento da bactéria das fezes e sua identificação. O meio de cultura mais utilizado para o isolamento é o ágar MacConkey, em que o microrganismo cresce formando colônias fermentadoras (vermelhas) ou não fermentadoras (claras) da lactose após 18 a 24 h de incubação a 37°C, sob condições aeróbicas. Como as EIEC podem crescer melhor em meios mais seletivos do que o de MacConkey é conveniente usarmos também uma placa de ágar SS (*Salmonella-Shigella*). Para um melhor isolamento de EHEC, devemos semear também uma placa de MacConkey contendo sorbitol em vez de lactose. Uma das EHEC mais importantes, o sorotipo O157:H7, não fermenta este carboidrato, o que torna o seu reconhecimento mais fácil (a maioria das demais *E. coli* fermenta o sorbitol). A identificação da espécie *E. coli* é feita por meio de provas bioquímicas e a diferenciação das categorias diarreiogênicas por meio de diferentes testes fenotípicos e genotípicos. Provavelmente as técnicas de mais fácil execução sejam as moleculares, particularmente PCR para a pesquisa dos genes mais característicos de cada categoria. Entretanto, os sorotipos mais frequentes de EPEC, EHEC e EIEC podem ser facilmente identificados por meio de provas sorológicas de aglutinação em lâmina. Além destes, vários outros podem ser utilizados mas o uso em rotina é difícil, como ensaios celulares para toxinas e adesinas.

Epidemiologia

As infecções intestinais podem ser endêmicas ou epidêmicas. As infecções endêmicas são mais frequentes nos países do terceiro mundo. No Brasil, as DEC são a principal causa de diarreia na criança. O contrário acontece nos países desenvolvidos. É baixa a frequência da diarreia endêmica, mas surtos epidêmicos não são raros. Os diferentes patotipos apresentam características epidemiológicas próprias.

A infecção por EPEC ocorre mais comumente em crianças menores de 2 anos de idade, acometendo na maioria das vezes crianças que frequentam hospitais públicos e creches. A relativa resistência de adultos e de crianças mais velhas à infecção por EPEC pode ser devida à perda de receptores específicos ou ao desenvolvimento de imunidade. As EPEC típicas têm como reservatório somente o homem, sendo raramente isoladas de animais, enquanto as EPEC atípicas são encontradas no homem e em animais domésticos. Nos países desenvolvidos diminuiu drasticamente a frequência das EPEC típicas a partir de 1990, sendo estas bactérias raras atualmente. No Brasil, na cidade de São Paulo, as EPEC típicas representaram a principal causa de diarreia infantil nas décadas de 1950 e 1960, mas nos últimos anos a frequência tem caído sensivelmente, possivelmente devido ao controle das infecções hospitalares, tratamento mais precoce das diarreias, saneamento básico e melhora do estado nutricional da criança, principalmente com leite materno, que protege contra diarreia por EPEC.

Atualmente, enquanto a tEPEC tem sido raramente isolada em nosso meio, aEPEC está entre os enteropatógenos bacterianos mais prevalentes. A EPEC atípica tem sido considerada um patógeno emergente, associado a diarreia aguda e persistente, afetando crianças e adultos em várias regiões do mundo. Os animais parecem representar um importante reservatório das aEPEC para a transmissão ao homem. Sorogrupos de aEPEC implicados em doença humana já foram isolados de animais, como bovinos, suínos, caprinos, bem como de animais domésticos como gatos e cachorros.

As STEC são encontradas nas fezes de diversos animais domésticos, sendo o gado bovino saudável o reservatório mais relacionado com a infecção humana. Alguns bezerros podem apresentar diarreia antes de se tornarem portadores. A causa mais comum de infecção tem sido a ingestão de carnes processadas malpassadas (tal como hambúrgueres), principalmente de origem bovina. Outras fontes de transmissão são águas contaminadas, leite, alface, frutas, broto de alfafa e sucos fermentados. As STEC apresentam uma dose de infecção bastante baixa (100 a 200 bactérias), podendo também ser transmitidas por contato pessoal.

As STEC estão predominantemente envolvidas em surtos epidêmicos de diarreia em países desenvolvidos. Nos países em desenvolvimento sua frequência é baixa. A maioria dos surtos de infecções por STEC é causada por amostras do sorotipo O157:H7, no entanto, mais de 100 sorotipos de STEC já foram associados a colite hemorrágica e/ou síndrome hemoliticourêmica. Os sorotipos não O157:H7 mais frequentemente associados a humanos são O26:H11, O103:H2, O111:H8 e O145:H28. No Brasil, temos tido até agora pouquíssimos casos de infecção por STEC, não se sabendo as razões. Uma das hipóteses levantadas tem sido a possível proteção cruzada mediada pela produção de anticorpos anti-intimina, uma vez que a EPEC é bastante comum em nosso meio.

As ETEC representam o principal agente etiológico da diarreia dos viajantes em adultos que transitam de países industrializados até áreas endêmicas. Nos países em desenvolvimento são responsáveis por aproximadamente 20% dos casos de diarreia em crianças com menos de 5 anos de idade. Os indivíduos assintomáticos podem liberar grande número de bactérias pelas fezes e para que ocorra infecção é necessário um elevado número de bactérias. As amostras produtoras de toxinas ST são responsáveis pela maioria dos casos endêmicos.

As EAEC têm sido fortemente associadas a diarreia aguda e persistente, ou seja, com duração igual ou superior a 14 dias e têm sido responsáveis por causar atraso do desenvolvimento de peso e altura em crianças de baixas condições socioeconômicas. As diarreias persistentes, causadas por diversos agentes etiológicos, estão associadas a altas taxas de mortalidade em crianças de países em desenvolvimento. A EAEC também tem sido associada a diarreia do viajante e isoladas de pacientes infectados com HIV. Amostras de EAEC já foram isoladas de cães, cavalos, macacos, bois e porcos, mas o papel desses animais como reservatório de EAEC para o homem ainda não foi estabelecido. Atualmente, no Brasil, a EAEC tem sido o patógeno mais prevalente de diarreia aguda em crianças, tendo superado as aEPEC e ETEC na frequência de isolamentos.

As infecções intestinais provocadas por EIEC são mais frequentes em crianças maiores de 2 anos de idade e no adulto, tendo o homem como reservatório. Pouco se conhece da epidemiologia de EIEC, porém, os relatos mostram que a prevalência não obedece a um padrão de uniformidade, sendo mais prevalente em indivíduos que vivem em condições higiênicas deficientes.

As infecções intestinais ocasionadas por DAEC afetam crianças maiores de 1 ano de idade, sendo pouco conhecida do ponto de vista epidemiológico.

Controle

As medidas profiláticas disponíveis para controle das infecções causadas por *E. coli* são o saneamento básico e o aleitamento materno durante o primeiro ano de vida, o qual propicia um efeito protetor devido à riqueza de anticorpos específicos contra *E. coli*.

A administração de antibióticos não reduz a duração da diarreia por *E. coli* nem a sua gravidade, não sendo indicada. Entretanto, quando houver indicação, o antimicrobiano deve ser selecionado pelo antibiograma, pois algumas amostras podem apresentar resistência múltipla com relativa frequência. De maneira geral, as *E. coli* têm apresentado resistência crescente a ampicilina, carbenicilina, ticarcilina e cotrimoxazol e em menor grau a piperacilina e cefalosporina. A antibioticoterapia é indicada somente para os casos de diarreia persistente causada por EAEC, as quais apresentam resistência a sulfonamidas, trimetoprima, ampicilina e cloranfenicol. A medida terapêutica mais eficaz no caso de diarreias agudas é a hidratação precoce que equilibra o balanço hídrico e reduz drasticamente a mortalidade.

O uso de antibióticos para o tratamento da infecção intestinal e prevenção da síndrome hemoliticourêmica é questionável e muitos não são favoráveis, pois acreditam que pode agravar a infecção. A única medida profilática disponível contra a infecção por EHEC é o uso correto dos alimentos, tal como manter as carnes sob refrigeração e cozinhá-las em temperaturas e tempo adequados. A SHU exige tratamento imediato que consiste em diálise renal e substituição do plasma.

Uma vacina oral contra cólera e diarreia dos viajantes causada por ETEC foi recentemente desenvolvida. Para os outros patotipos de *E. coli* diarreiogênica não existe ainda nenhuma vacina comercialmente disponível, embora vários estudos estejam em andamento, particularmente para EPEC e, consequentemente, para EHEC, envolvendo a proteína intimina.

Infecções do trato urinário

Conceito

As infecções do trato urinário, também conhecidas pela sigla UTI (*urinary tract infections*), podem afetar a uretra, a bexiga (cistite) e os rins (pielonefrite). As UTI estão entre as infecções mais frequentes em todo o mundo e têm como agente etiológico principal a *E. coli* uropatogênica ou UPEC.

Etiopatogenia

As UPEC incluem amostras apresentando alguns antígenos somáticos (especialmente O1, O2, O4, O6, O7, O15, O18, O25, O75 e O83) e capsulares (K1 e K2).

As UPEC expressam uma série de fatores de virulência, entre os quais estão adesinas, toxinas, proteínas fixadoras de ferro, bem como os antígenos O e K (Tabela 117.1).

As adesinas podem ser fimbriais ou não, sendo fimbriais as duas adesinas mais importantes: fímbria tipo 1 e fímbria P. Estas fímbrias estão ancoradas na membrana externa da bactéria e as adesinas propriamente ditas estão estrategicamente colocadas na extremidade das duas fimbrias. O receptor celular da fímbria tipo 1 é a manose, presente em uma glicoproteína secretada pelo epitélio da bexiga e denominada uroplaquina. O receptor da fímbria P é a globobiose (alfa-D-Gal(1-4)alfa-D-Gal), que se encontra ligada a uma ceramida da membrana da célula epitelial. A fímbria tipo 1 pode ser também considerada uma invasina pois sua ligação à uroplaquina faz com que a UPEC seja endocitada. Depois de endocitada a UPEC prolifera no vacúolo endocítico. A adesão/invasão das células epiteliais do trato urinário pode ser considerada um mecanismo de evasão, pois faz com que a UPEC não seja eliminada pelo fluxo urinário. Além disso, a UPEC endocitada fica protegida da ação de certos antibióticos e de anticorpos. As principais toxinas das UPEC são uma hemolisina e o antígeno O (endotoxina). A hemolisina é também conhecida como alfa-hemo-

Tabela 117.1 Principais fatores de virulência encontrados em amostras de *E. coli* uropatogênicas (UPEC).

Fatores de virulência	Receptores	Atividade/Efeito
Antígeno O (LPS)	TLR4	Indução da produção de citocinas
Antígeno K (cápsula)		Antifagocítico, resistência ao soro
Fímbria tipo 1	Glicoproteínas contendo manose (p. ex., UP1a e CD48), proteína Tamm-Hosfall, colágenos tipos I e IV, laminina, fibronectina	Adesão
Fímbria P	GbO3, GbO4, GbO5 (globobiose)	Adesão
Fímbria S	Resíduos de ácido siálico, plasminogênio, β-GalNac-1,4-Gal	Adesão
Adesina AAF	DAF (*decay-accelerating factor*)	Adesão
α-Hemolisina		Lise celular, destruição da barreira epitelial
Toxina Sat		Vacuolização
Proteínas fixadoras de ferro		Captação de ferro
CNF1	RhoA, Cdc42, Rac	Multinucleação e arredondamento das células, necrose

lisina (HlyA) e, não obstante sua designação, é uma citotoxina capaz de formar poros na membrana de diferentes células do organismo. A formação desses poros resulta em morte celular. A principal função do antígeno O como toxina é estimular a produção de citocinas pró-inflamatórias. Estudos recentes demonstram que os antígenos O interagem com receptores TLR4 presentes na célula epitelial. Existem evidências experimentais de que a adesão promovida pela fímbria P facilita de algum modo a ação do antígeno "O". Os antígenos K e as proteínas fixadoras de ferro podem ser considerados fatores de evasão pois os antígenos K são antifagocíticos e as proteínas fixadoras de ferro dão a UPEC a capacidade de sequestrar o ferro complexado às lactoferrinas e a outras proteínas. Os genes que codificam a fímbria P e a hemolisina estão situados em diferentes ilhas de patogenicidade. Muitos outros fatores de virulência têm sido descritos mas a participação dos mesmos na virulência das UPEC não está bem estabelecida.

Dinâmica da infecção

As UPEC têm origem intestinal, embora não façam parte das *E. coli* comensais. A partir dos intestinos, elas podem migrar e colonizar as regiões periuretrais. Oportunamente, entram na uretra, sobem para a bexiga e aderem ao epitélio vesical por meio das fímbrias 1 e P que reconhecem seu respectivos receptores. Após a adesão, ocorre invasão, multiplicação intracelular, apoptose e esfoliação das células infectadas. Alguns estudos sugerem que algumas células não sofrem esfoliação, permanecendo infectadas com as UPEC em estado latente. Estas células poderiam ser a causa de infecções recorrentes. A partir da bexiga, as UPEC podem ganhar os ureteres e chegar aos rins, onde aderem ao epitélio renal, principalmente por meio da fímbria P. Segue-se à adesão a produção de toxinas que lesam os glomérulos. Eventualmente, a UPEC pode atravessar o epitélio e cair na corrente sanguínea. A Figura 117.3 é um possível modelo da patogênese da infecção urinária. A reação inflamatória, frequentemente intensa, é mediada por citocinas, cuja produção é induzida pelo antígeno "O", hemolisina e provavelmente outros fatores de virulência.

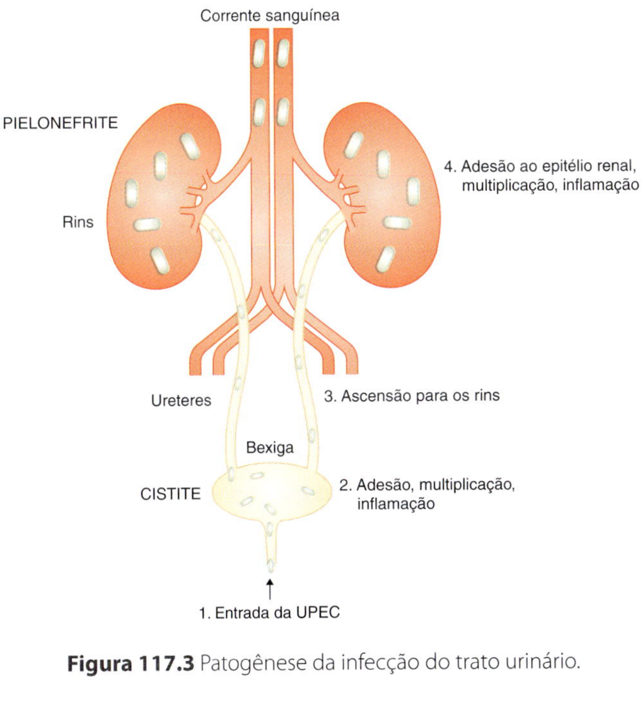

Figura 117.3 Patogênese da infecção do trato urinário.

As infecções urinárias são mais frequentes nas mulheres devido à proximidade da uretra com o ânus e também porque a vagina se deixa colonizar facilmente pela *E. coli*. As infecções adquiridas em hospitais são grandemente facilitadas pelo uso de cateteres. As UPEC contam com eficientes mecanismos para regular a expressão dos seus dispositivos de virulência de acordo com as necessidades que se apresentam. Um dos mais conhecidos é a variação de fase que faculta à UPEC expressar ou não a fímbria tipo 1 e provavelmente a P. A expressão da fímbria tipo 1 ocorre quando a UPEC está localizada na bexiga e deixa de ocorrer quando ela sai da bexiga e se dirige para os rins.

Quadro clínico

Embora todas as porções do trato urinário possam ser afetadas, as infecções mais comuns são cistite (bexiga) e pielonefrite (rins). Os pacientes com cistite apresentam disúria (dor ao urinar) e necessidade iminente de urinar. Esses sintomas são decorrentes da irritação da mucosa do trato urinário inferior decorrente da infecção.

A pielonefrite é uma doença invasiva, que está frequentemente associada a dor intensa, náuseas, vômito, febre, sudorese e indisposição. Em cerca de 30% dos casos de pielonefrite ocorre bacteriemia que, por sua vez, pode levar a sepse.

A bacteriúria assintomática ocorre particularmente em pacientes idosos, geralmente mulheres, sendo caracterizada pela presença da bactéria na urina mas com ausência de sintomas. Por outro lado, existem também as UTI complicadas, que são geralmente frequentes em idosos. Normalmente, esses pacientes apresentam o trato geniturinário em mau funcionamento, geralmente em função de anomalias funcionais ou estruturais.

Diagnóstico

O exame microscópico da urina é o primeiro passo no diagnóstico laboratorial das UTI. O espécime clínico é centrifugado a 2.000 rpm/5 min e o sedimento é examinado sob microscopia, após ou não coloração de Gram ou com azul de metileno. Em geral, a presença de 10 a 50 células brancas/mm^3 é considerado o limite máximo normal.

O diagnóstico das infecções por UPEC é fundamentado na cultura da urina, seguido do isolamento e identificação bioquímica da bactéria. A urina na bexiga é normalmente estéril, mas a contaminação geralmente é frequente, mesmo quando a coleta é realizada cuidadosamente, ou quando é obtida, por exemplo, por cateterização. Antes da coleta e particularmente em mulheres, deve-se fazer a assepsia da genitália com sabonete e água, descartando-se o primeiro jato e coletando-se o segundo. Além disso, a urina deve ser processada imediatamente ou cultivada dentro de 24 h se for mantida sob refrigeração a 4°C.

A quantificação do número de bactérias presentes na urina é uma maneira de separar a contaminação de uma infecção do trato urinário. Os pacientes com infecção apresentam, geralmente, cerca de $\geq 10^5$ bactérias/mℓ. Alíquotas do material também são plaqueadas em meios sólidos para o isolamento e identificação das amostras. As UPEC crescem rapidamente em meios comumente usados nos laboratórios de microbiologia clínica, tais como ágar MacConkey e ágar eosina-azul de metileno (EMB). Após identificação bioquímica é realizado então o antibiograma (Sobel e Kaye, 2000; Cimolai *et al.*, 2001).

Tratamento

No caso de cistite, é recomendado o uso da associação sulfametoxazol-trimetoprima (TMP-SMX), ciprofloxacino ou ofloxacino durante 3 dias consecutivos. Nas pielonefrites agudas, a terapia oral com fluoroquinolona (geralmente cioprofloxacino ou ofloxacino) pode ser usada nos pacientes que não apresentaram náuseas ou vômito e nenhum sinal de hipotensão ou sepse. Nesses casos, 7 dias de tratamento são geralmente suficientes. Pacientes mais graves podem requerer hospitalização, com tratamento parenteral durante 1 a 3 dias, seguido por um regime complementar de terapia oral. Por outro lado, vários estudos vêm demonstrando aumento da resistência a antimicrobianos em amostras de UPEC, causando infecções tanto na comunidade quanto em hospitais. Em particular, a resistência à associação TMP-SMX e às fluoroquinolonas tem se tornado um problema crescente nas UTI graves e naquelas associadas a cateteres urinários.

Epidemiologia e prevenção

As infecções do trato urinário estão dentro das infecções bacterianas mais frequentes no homem, com uma estimativa da ocorrência de 150 milhões de casos anuais em todo o mundo. As UPEC são responsáveis por cerca de 50 a 60% dos casos.

As UTI afetam mais frequentemente as mulheres, primariamente em função das diferenças anatômicas entre os sexos, com incidência maior entre mulheres jovens, durante a adolescência. Nos EUA, estima-se que cerca de 11% das mulheres apresentam, pelo menos, uma UTI por ano e cerca de 60% sofrem de uma ou mais UTI durante toda a vida. As infecções recorrentes constituem 25 a 30% dos casos. A maioria das infecções nas mulheres não resulta em sequelas duradouras ou danos renais, mas é responsável por alta morbidade.

Entre as UTI mais graves, aquelas associadas a cateteres urinários representam cerca de 40% de todas as infecções adquiridas nos hospitais, sendo o tipo mais comum de infecção hospitalar. Além disso, este tipo de infecção representa um importante reservatório para a seleção e transmissão de amostras multirresistentes.

A profilaxia antimicrobiana em pacientes com UTI recorrentes por ser útil, embora o crescente aumento da resistência antimicrobiana possa limitar sua eficácia. Outras medidas profiláticas incluem a aplicação tópica de estrogênio (mulheres pós-menopausa), que tem mostrado eficácia na redução das infecções recorrrentes, ou a aplicação vaginal ou oral de *Lactobacilli* probióticos, com o objetivo de restaurar a flora normal e impedir a colonização pela *E. coli* e a ocorrência da UTI. Além disso, também vêm sendo desenvolvidas vacinas contra as diferentes adesinas, como por exemplo, para a fímbria tipo 1, que apresenta pouca variabilidade entre as amostras de *E. coli*.

Sepse/meningite

E. coli é o agente mais comum de meningite neonatal, com taxas de mortalidade em torno de 15 a 40%, sendo que aproximadamente 50% dos sobreviventes apresentam sequelas neurológicas.

As amostras de *E. coli* (NMEC) que causam meningite são representadas por um número limitado de sorogrupos O (p. ex., O18, O7, O1) e cerca de 80% das cepas apresentam o polissacarídio capsular K1. Uma das razões da estreita associação da *E. coli* K1 com a meningite é sua capacidade de escapar das defesas do organismo e alcançar níveis de bacteriemia necessários para a invasão das meninges. Essas amostras são, em geral, de origem materna, estando a gravidez associada ao aumento da taxa de colonização por amostras de *E. coli* K1.

Com relação aos fatores de virulência das NMEC, além de suas propriedades antifagocíticas e de resistência ao soro, o polissacarídio capsular K1 é fundamental na passagem da bactéria viva através da barreira hematencefálica, sendo um fator determinante no desenvolvimento da meningite.

Entre outros fatores bacterianos, podemos citar a fímbria S, que é importante na ligação da *E.coli* K1 às células do endotélio microvascular cerebral (BMEC, *brain microvascular endothelial cells*) de ratos neonatos. A ligação parece ser feita por meio da subunidade SfaS da fímbria, que se liga à sialoglicoproteína das BMEC, seguida de ligação aos sulfatídios mediante a subunidade SfaA, ocorrendo, assim, um contato mais íntimo do microrganismo com as células do endotélio. Por outro lado, outras estruturas da *E. coli* K1 parecem ser necessárias para a passagem da bactéria através da barreira hematencefálica. Por exemplo, para ocorrer a invasão, é necessário que a proteína de membrana externa OmpA ligue-se ao epitopo GlcNAcβ1-4 GlcNAc da glicoproteína receptora presente nas células endoteliais microvasculares. Outras proteínas de membrana, como as proteínas Ibe (*invasion of brain endothelial cells*) A, B e C e AslA (arilsulfatase) também parecem ser necessárias à invasão (Kim, 2002; Kaper *et al.*, 2004).

Estudos de mutagênese sítio-direcionada mostraram que a proteína plasmidial TraJ e o fator citotóxico necrosante 1 (CNF1) também contribuem para a invasão das células BMEC pela *E. coli* K1. TraJ apresenta homologia com um componente do sistema de conjugação bacteriana, sugerindo que um sistema de secreção tipo IV possa ser relevante para TraJ. Entretanto, não se sabe se a *E. coli* K1 dispõe de um sistema tipo IV e se este sistema participa na patogênese da meningite. Por outro lado, CNF1 parece favorecer a invasão das células BMEC pela *E. coli* K1 por meio da ativação da RhoA GTPase, levando a um rearranjo do citoesqueleto de actina.

Fatores ambientais também afetam a invasão das BMEC pela *E. coli* K1. O crescimento bacteriano em condições de microaerofilia e em meio suplementado com ferro parece aumentar a invasão, enquanto alta osmolaridade e a presença de quelantes de ferro parecem reprimir a invasão.

As MNEC fazem a translocação do sangue para o sistema nervoso central (SNC) sem dano aparente à barreira hematencefálica, mediante um processo de transcitose (Stins *et al.*, 2001; Kim, 2002). A entrada na célula ocorre por meio de um mecanismo de *zipper* que não afeta a resistência elétrica transendotelial, permanecendo inalterada a membrana da célula hospedeira. A bactéria atravessa das BMEC dentro de um vacúolo, sem ocorrer multiplicação intracelular.

A invasão requer o rearranjo de actina e induz a fosforilação de uma quinase de adesão focal denominada FAK e da paxilina, uma proteína do citoesqueleto associada a FAK (Reddy *et al.*, 2000). Além de FAK, outras proteínas como fosfatidilinositol 3-quinase e a fosfolipase A_2 parecem contribuir com a invasão das BMEC pela *E. coli* K12 mediante mecanismos de sinalização que levam aos rearranjos do citoesqueleto de actina.

Embora não seja suficiente para o desenvolvimento da meningite, vários estudos indicam correlação entre a magnitude da bacteriemia por *E. coli* e meningite. As bacteriemias com $> 10^3$ CFU (unidades formadoras de colônias) por mililitro de sangue são mais prováveis de levarem ao desenvolvimento da meningite do que aquelas em que ocorre uma concentração menor de bactérias circulantes (Dietzman *et al.*, 1974; Kim *et al.*, 1992).

O diagnóstico é definido pela cultura positiva do líquido cerebroespinal e a prevenção da meningite ainda consiste na tentativa de impedir a multiplicação bacteriana no sangue necessária para a entrada da bactéria no SNC.

▸ Referências bibliográficas

Bauchart P, Germon P, Brée A *et al.* Pathogenomic comparison of human extraintestinal and avian pathogenic Escherichia coli – Search for factors involved in host specificity or zoonotic potential. *Microbial Pathogenesis.* doi:10.1016/j.micpath.2010.05.004.

Cimolai N, Nair GB, Takeda Y *et al. Enterobacteriaceae.* In: Cimolai N. *Laboratory Diagnosis of Bacterial Infections.* New York: Marcel Dekker, p. 423-497, 2001.

Fleckenstein JM, Hardwidge PR, Munson GP *et al.* Molecular mechanisms of enterotoxigenic *Escherichia coli* infection. *Microbes and Infection.* 12: 89-98, 2010.

Flores J, Okhuysen PC. Enteroaggregative *Escherichia coli* infection. *Curr Opin Microbiol.* 25: 8-11, 2008.

Hernandes RT, Elias WP, Vieira MAM *et al.* An overview of atypical enteropathogenic *Escherichia coli. FEMS Microbiol Lett.* 297: 137-149, 2009.

Johnson JR, Russo TA. Molecular epidemiology of extraintestinal pathogenic (uropathogenic) *Escherichia coli. Int J Med Microbiol.* 295:383-404, 2005.

Ji Youn L, Yoon JW, Hovde CJ. A Brief overview of *Escherichia coli* O157:H7 and its plasmid O157. *J Microbiol Biotechnol.* 20: 1-10, 2010.

Kaur P, Chakraborti A, Asea A. Enteroaggregative *Escherichia coli*: An Emerging Eenteric Food Borne Pathogen. *Interdiscip Perspect Infect Dis.* doi: 10.1155/2010/254159.

Le Bouguénec C, Servin Al. Diffusely adherent *Escherichia coli* strains expressing Afa/Dr adhesions (Afa/Dr DAEC): hitherto unrecognized pathogens. *FEMS Microbiol Lett.* 256: 185-194, 2006.

Marrs CF, Zhang L, Foxman B. *Escherichia coli* mediated urinary tract infections: Are there distinct uropathogenic *E. coli* (UPEC) pathotypes? *FEMS Microbiol Lett.* 252: 183-190, 2005.

Nataro JP, Bopp CA, Fields PI *et al. Escherichia*, *Shigella*, and *Salmonella*, 43, p. 670-687. In: Murray PR, Baron EJ, Jorgensen JH *et al.* (ed.). *Manual of Clinical Microbiology*. 9th edition. Vol 1. Washington, D.C.: ASM Press, 2007.

Trabulsi LR, Keller R, Gomes TAT. Typical and atypical EPEC. *Emerg Infect Dis. 8*: 508-513, 2002.

Wiles TJ, Kulesus RR, Mulvey MA. Origins and virulence mechanisms of uropathogenic *Escherichia coli. Exp Mol Pathol.* 85: 11-19, 2008.

118 Cólera

Eloisa da Graça do Rosario Gonçalves, Ernesto Hofer e Nilma Cintra Leal

▶ Introdução

A cólera é causada pelo *Vibrio cholerae O1*, bactéria pertencente à família Vibrionaceae, capaz de produzir uma enterotoxina termolábil – toxina da cólera – cuja ação sobre o sistema adenilciclase, no interior de enterócitos, resulta em acúmulo de líquidos e eletrólitos no lúmen intestinal. A principal manifestação clínica da doença é diarreia aquosa, levando à desidratação e distúrbios eletrolíticos em graus variados.

A palavra "cólera" evoca, classicamente, a imagem de campos e navios de quarentena, recipientes fumagantes e devastação individual e comunitária. Reconhecida como um dos maiores flagelos da humanidade, apresenta grande poder de disseminação, já tendo sido registrada em todos os continentes (Pollitzer, 1959).

Com o envolvimento do biotipo El-Tor, um novo perfil clinicoepidemiológico vem-se desenvolvendo ao longo da sétima pandemia, iniciada em 1961, caracterizado pelo processo de endemização, em que exacerbações epidêmicas são intercaladas por períodos silenciosos, seguindo um padrão sazonal. Maior proporção de casos leves a moderados e de infecção assintomática é observada quando comparada com a doença causada pelo biotipo clássico (Woodward e Mosley, 1971).

Em 1992 o sorogrupo O139 da espécie *V. cholerae* foi identificado como agente etiológico de doença diarreica idêntica à cólera clássica nos países banhados pela Baía de Bengala. A emergência e disseminação deste patógeno pelo subcontinente indiano, em um curto período de tempo, chegou a sugerir que se tratava da oitava pandemia de cólera. No entanto, um novo clone do biotipo El-Tor substituiu o sorogrupo O139 na região central e no norte de Bangladesh (Faruque *et al.*, 1997).

A dinâmica de transmissão da cólera envolve ingestão de água e alimentos contaminados, colonização da mucosa do intestino delgado e eliminação fecal do *V. cholerae*, tornando possível a contaminação ambiental e a disseminação secundária. Anticorpos capazes de conferir proteção por curto intervalo de tempo são produzidos e exercem influência na definição do padrão epidemiológico da doença. Condições precárias de saneamento básico, com escassez de água tratada e rede de esgotos são fatores condicionantes desses eventos.

O emprego de novos métodos de investigação tem permitido importantes avanços no conhecimento da ecologia e da genética molecular do *V. cholerae*, fornecendo subsídios para o diagnóstico mais rápido da doença e para o desenvolvimento de vacinas com maior poder imunogênico.

Contudo, o controle efetivo da doença pressupõe a melhoria das condições de vida das populações de baixo poder socioeconômico. A cólera, sobretudo em sua forma epidêmica, produz grande impacto, trazendo prejuízos ainda maiores a economias já comprometidas.

▶ Histórico

A existência da cólera remonta à Antiguidade, segundo descrições de quadros compatíveis com a doença nos escritos de Susruta, Galeno, Hipócrates e Wang-Shooho (Pollitzer, 1959).

O reconhecimento da doença, entretanto, permaneceria restrito ao Oriente, sobretudo ao subcontinente indiano, até o final do século 15, quando exploradores portugueses passaram a relatar suas viagens comerciais à Índia. A cólera, em sua forma epidêmica, disseminou-se a outras partes do mundo pela primeira vez, em 1817, a partir do delta dos rios Ganges e Brahmaputra, região conhecida como "Berço da Cólera".

A disseminação da doença se relaciona, historicamente, à prática do comércio marítimo que permitia o tráfego de embarcações em áreas endêmicas. Ao lado disso, os intensos movimentos migratórios por terra e, mais recentemente, a disponibilidade de transporte aéreo facilitaram a implantação de novos focos epidêmicos.

De 1817 a 1923 foram registradas seis pandemias causadas pelo biotipo clássico do vibrião e cujas disseminações sempre estiveram relacionadas com a recrudescência no subcontinente indiano, logo alcançando outros países asiáticos, a Europa e a África (Pollitzer, 1959). As Américas foram atingidas no decorrer da segunda pandemia, tendo sido registrados os primeiros casos no Brasil, em 1855, no estado do Pará (Viana, 1975). A doença atingiu as outras regiões brasileiras até o ano de 1868. Em 1869 o envolvimento do Peru e da Bolívia marcou o primeiro aparecimento da cólera na costa ocidental da América do Sul (Pollitzer, 1959). No decorrer da quinta pandemia novos surtos ocorreram no país, de 1885 a 1895, quando a doença se disseminou de várias localidades de São Paulo, no Vale do Rio Paraíba, ao estado do Rio de Janeiro.

No período compreendido entre 1923 e 1960 a cólera se manteve restrita à Ásia, iniciando-se a sétima pandemia, atribuída ao biotipo El-Tor, a partir da Indonésia, em 1961. Grande parte da Ásia, da África, da Europa e da Oceania foi atingida durante a década de 1970, quando a doença se tornou endêmica em muitos países (Feachem, 1981). Em 23 de janeiro de 1991, atingiu a América do Sul, após um século sem registro de casos no continente. Inicialmente identificada nos distritos de Chancay e Chimbote (Peru), na costa ocidental do Oceano Pacífico, logo alcançou os países vizinhos (Blake, 1993).

No Brasil, o primeiro caso foi diagnosticado em abril de 1991, no município de Tabatinga, no Alto Solimões. Em 5 de outubro desse mesmo ano foi diagnosticado o primeiro caso em Manaus, tendo a incidência aumentado gradualmente. Com a entrada no estado do Pará e na Região Nordeste, entre o final de 1991 e início de 1992, a epidemia tomou grandes proporções, sendo registrados os mais elevados coeficientes de incidência e o maior número de municípios envolvidos nos estados de Pernambuco, Paraíba, Rio Grande do Norte, Alagoas, Ceará e Bahia. No primeiro trimestre de 1993 ocorreram os primeiros casos na Região Sudeste. As Regiões Sul e Centro-Oeste foram relativamente poupadas. Do início da epidemia até o ano de 2009 foram notificados 168.652 casos e 2.035 óbitos por cólera, no Brasil (Ministério da Saúde, 2009).

▶ Evolução dos conhecimentos sobre a doença

A natureza do agente etiológico, da patogenia e da dinâmica de transmissão da cólera foram, por largo tempo, ignorados. Em princípio vigorava a ideia de que a doença era devida a emanações mefíticas ou miasmas (impurezas e exalações que, saídas de corpos em decomposição e de águas paradas, "carregavam" o ar), associadas à revolta divina com os pecados da humanidade. A este respeito, Pollitzer (1959) cita trecho escrito no Tibet entre os anos de 802 e 845 d.C., segundo o qual a doença aparecia "quando a força das virtudes e méritos diminuía na Terra". Na Índia, a cólera era tida como uma divindade, representada por uma grande pedra, cultuada por vasto número de pessoas como o único modo, acreditavam, de evitar seus efeitos.

Esta visão não ficaria restrita às épocas mais remotas, uma vez que durante a epidemia de 1855, no estado do Pará, o povo, estimulado pelas próprias autoridades eclesiásticas e de saúde, correu aflito às igrejas, certo de que a doença constituía um castigo dos céus (Vianna, 1975). Milhões de mortes ocorreram em 1866, em Hardwar, local de peregrinação hindu, assim como as violentas epidemias na cidade de Meca, quando os fiés buscavam, justamente, livrar-se da pesada provação.

Durante o século 19, em meio à grande atividade no campo bacteriológico, em que os agentes causadores de muitas doenças infecciosas foram reconhecidos e descritos, travou-se acirrada luta no meio científico entre os defensores das tendências *contagionist* ou materialista e *myasmatic* ou idealista quanto à etiologia da doença (Stepanov *et al.*, 1985). Max von Pettenkofer, considerado líder do último grupo, postulou, originalmente, em 1855, que o solo contaminado com fezes e urina humanas daria origem aos miasmas da cólera. Em 1869, propôs uma fórmula cujos elementos eram representados pelo "germe da cólera", denominado elemento "X", que ao entrar em contacto com um substrato no solo (elemento "Y") produziria o agente patogênico (elemento "Z"), o qual passaria por um período de "maturação", condicionado pelas influências locais, climáticas e telúricas para, então, elevar-se no ar e, misturado às emanações do solo, penetrar nas casas. Esta teoria teve vários adeptos e justificava que grandes fogueiras fossem acesas nas ruas e praças, por determinação das autoridades (Pollitzer, 1959).

Entretanto, tornava-se cada vez mais claro o envolvimento de um microrganismo na gênese da doença, tendo sido encontradas pela primeira vez "partículas orgânicas esféricas" em amostras de fezes de indivíduos acometidos pela doença em 1838 por Boehm. Por essa época, Budd acreditava que os organismos causadores da doença eram "uma espécie de fungo que, sendo deglutido, tornava-se infinitivamente multiplicado no canal intestinal, causando o fluxo da cólera" (Pollitzer, 1959).

Snow (1855) propôs, no clássico trabalho *On the Mode of Communication of Cholera,* que a diarreia característica da doença era decorrente da ingestão acidental de um "material mórbido ou veneno da cólera", o qual proliferaria no estômago e intestinos e, por ação irritativa, provocaria a perda de fluidos. Para ele, este material mórbido deveria ter "algum tipo de estrutura, mais provável aquela de uma célula". A dinâmica da infecção envolveria a transmissão fecal-oral da presumida estrutura, conforme fora observado sistematicamente pelo autor durante epidemia ocorrida em Londres, em 1849. Em sua concepção, os exemplos em que "pequenas quantidades de ejeções e dejeções dos pacientes com cólera que podem ser deglutidas são suficientemente numerosas para justificar a disseminação da doença" e incluem a transmissão pela água e por comida contaminada, a transmissão de pessoa a pessoa pelas mãos ou por fômites e pelas roupas de cama dos pacientes. A pobreza e o trabalho proletário, aliados à escassez de água, à falta de limpeza e de cuidados com a comida, à aglomeração de pessoas em alojamentos e instituições para doentes mentais e crianças pobres foram condições apontadas como facilitadoras da transmissão.

Em 1854, Hassal observou "miríades de vibriões" em amostras de fezes e Filippo Pacini descreveu "um micróbio colerígeno" no intestino de vítimas da cólera, denominando-o *V. cholerae* (Pollitzer, 1959). Finalmente, o vibrião colérico (*Kommabazillus*) foi isolado por Robert Koch, em 1883, a partir de amostras de fezes e de peças de intestino de vítimas da doença, obtidas durante epidemais ocorridas em Alexandria e em Calcutá (Koch, 1884).

Nas primeiras décadas do século 20, vários pesquisadores contribuíram para a caracterização do agente etiológico, destacando-se os fatos seguintes (Pollitzer, 1959):

- 1905 – Gotschlich isolou, no campo de quarentena de El-Tor, uma cepa de *V. cholerae* produtora de hemolisina (uma propriedade não compartilhada com os víbrios até então identificados), a qual foi classificada como biotipo El-Tor
- 1906 – Serkowski observou a propriedade bacteriolítica de soros imunes quando misturados com suspensões do bacilo e complemento, estabelecendo o fundamento da técnica da pesquisa de anticorpos vibriocidas
- 1913 – Kabeshima, pesquisador japonês, iniciou, em um trabalho pioneiro, a caracterização da estrutura antigênica do *V. cholerae*, identificando dois sorotipos distintos, posteriormente reconhecidos como Inaba e Ogawa
- 1915 – Greig relatou o primeiro estudo importante de anticorpos aglutinantes em seres humanos
- 1923 – Nobechi identificou o sorotipo intermediário (Hikojima)
- 1935 – Gardner e Venkatramam propuseram a classificação da espécie *V. cholerae* em sorogrupos "O" (somáticos), incluindo o agente causador da cólera clássica no sorogrupo O1.

Em relação aos mecanismos precisos de produção da diarreia, muitos pesquisadores, dentre os quais Virchow e o próprio Koch, acreditavam, com base em achados de necropsia, que o vibrião colérico determinava lesões invasivas na parede intestinal, com consequente produção de um exsudato inflamatório (Pollitzer, 1959). O pesquisador De (1959) desenvolveu a técnica da alça intestinal ligada, em coelho, o que permitiu a observação dos efeitos da toxina colérica, sendo demonstrada em cortes histológicos obtidos em biopsia perioral por Gangarosa *et al.* (1960) durante o processo infeccioso, a integridade anatômica da mucosa do intestino. Os estudos de Carpenter (1964) demonstraram a composição bioquímica e a natureza isotônica das fezes diarreicas, contribuindo, de modo decisivo, para o desenvolvimento da abordagem terapêutica racional hoje disponível.

A partir da década de 1980 indagações acerca da sobrevivência do vibrião colérico nos períodos interepidêmicos motivaram o desenvolvimento de estudos, os quais demonstraram pelo método de imunofluorescência direta, que o *V. cholerae* é habitante autóctone de ambientes estuarinos, encontrando-se sob a forma viável, mas não cultivável (e muitas vezes não toxigênicas e não aglutináveis com antissoros específicos) capaz de sobreviver por períodos prolongados em associação com a flora e a fauna aquáticas (Huq *et al.*, 1983; Gonçalves *et al.*, 2004). Fatores ambientais e climáticos diversos como pH, salinidade e temperatura da água exercem influência nesse processo, estando suas variações relacionadas com a multiplicação e a reativação do potencial infeccioso e patogênico da bactéria.

Ao melhor entendimento das características ecológicas da bactéria têm-se aliado importantes descobertas no campo da genética molecular, destacando-se o sequenciamento completo do genoma do *V. cholerae* (Heidelberg *et al.*, 2000). Os estudos demonstram o grande potencial de variabilidade bacteriana, traduzido pelo surgimento de novas cepas e clones, bem como a dinâmica de transferência horizontal de genes de virulência entre os diferentes sorogrupos da espécie *V. cholerae* (Waldor *et al.*, 1996; Karaolis *et al.*, 1999).

▸ Etiopatogenia

O *V. cholerae* pertence à família Vibrionaceae, exibindo a forma de bastonete reto ou encurvado, gram-negativo, móvel, exibindo flagelo polar único. É anaeróbio facultativo e não forma esporos. Dentre suas características bioquímicas destaca-se a produção da citocromo-oxidase que o distingue dos membros da família Enterobacteriaceae (Baumann *et al.*, 1980). Cresce em meios desprovidos ou contendo baixa concentração de cloreto de sódio. O conteúdo de guanina + citosina do genoma situa-se entre 47 e 49 mol%.

A estrutura antigênica da espécie é integrada pelo antígeno flagelar "H", de natureza proteica, e pelo antígeno somático "O", de natureza lipopolissacarídica, o qual é formado por três frações denominadas A, B e C (Gonçalves *et al.*, 2007). Com base nas variações desse antígeno, a espécie está classificada em mais de 200 sorogrupos, sendo que o agente da cólera epidêmica, clássica, pertence ao sorogrupo O1 (Reidl *et al.*, 2002). Dentro deste sorogrupo são identificados três sorotipos ou sorovars, na dependência da associação da fração B ou da fração C (sorotipo-específicas) com a estrutura antigênica A (característica do sorogrupo O1): Ogawa (AB), Inaba (AC) e Hikojima (ABC). Estes sorotipos não são completamente estáveis, podendo haver conversão antigênica em resposta à pressão seletiva exercida por anticorpos induzidos durante a infecção (Blake, 1993; Hofer, 1993).

O *V. cholerae O1* pode, ainda, ser diferenciado em dois biotipos, Clássico e El-Tor, de acordo com as características fenotípicas mostradas na Tabela 118.1.

O sorogrupo O139 está relacionado, filogeneticamente, ao biotipo El-Tor. Contudo, apresenta algumas características fenotípicas distintas como a capacidade de sintetizar cápsula e um antígeno "O" que não reage com os anticorpos induzidos pelo antígeno O1 clássico. O lipopolissacarídio exibe uma variedade de açúcares diferentes daqueles que integram o antígeno somático do sorogrupo O1 e uma cadeia lateral mais curta e rugosa, constituinte do lipopolissacarídio capaz de induzir a produção de anticorpos (Chatterjee *et al.*, 2006).

Tabela 118.1 Diferenciação entre os biotipos Clássico e El-Tor do *Vibrio cholerae O1.*

Prova bioquímica	Clássico	El-Tor
Reação de Voges-Proskauer	–	+
Produção de β–hemólise em ágar-sangue de carneiro	–	+
Hemaglutinação de eritrócitos de galinha	–	+
Sensibilidade à polimixina (50U)	S	R
Lise pelo fago IV	+	–
Lise pelo fago V	–	+

S: sensível; R: resistente; +: positivo; –: negativo.

O *V. cholerae O1* apresenta dois cromossomos circulares: cromossomo 1 com 2.961.146 pares de bases e cromossomo 2 com 1.072.314 pares de bases (Heidelberg *et al.*, 2000). Os genes envolvidos na expressão dos fatores de virulência da bactéria estão arranjados em um segmento de DNA, denominado "elemento genético CTX", em cuja região central situam-se os genes *ctx*A e *ctx*B, responsáveis pela expressão da toxina colérica, zot (*zonula occludens toxin*), que aumenta a permeabilidade da mucosa intestinal, e ace (toxina acessória), que é capaz de induzir acúmulo de fluidos (Sanchez *et al.*, 2006). Em outro segmento distinto, denominado ilha de patogenicidade do *V. cholerae* (VPI), podem ser identificados os genes *tcp* e *acf* que codificam o *pili* corregulado com a toxina e o fator de colonização acessório. Essas duas regiões constituem o genoma de dois grandes bacteriófagos filamentosos – CTXΦ e VPIΦ – que, na fase lisogênica, estão integrados ao cromossomo 1 e são capazes de se transferirem horizontalmente, conferindo virulência às cepas receptoras (Waldor *et al.*, 1996; Karaolis *et al.*, 1999). A aquisição dos genes CTxAB pela conversão lisogênica do CTXΦ pode conferir habilidade para iniciar uma epidemia a cepas de diferentes linhagens, inclusive cepas rugosas. O sequenciamento completo do genoma da bactéria demonstrou que no cromossomo 2 está localizado o integron composto pelas sequências repetidas do *V. cholerae* (VCR) que apresentam de 60 a 100 cópias e abrigam, entre outros, o gene *sto* que codifica a produção da toxina termoestável (Heidelberg *et al.*, 2000).

A expressão dos diversos fatores de virulência encontra-se sob o controle de vários sistemas regulatórios, dotando o *V. cholerae O1* das condições adequadas de sobrevivência e patogenicidade em ambientes tão diversificados quanto o intestino humano e os ecossistemas aquáticos. Destaca-se, nessa interface, o sistema de regulação integrado pelas proteínas TOX R, TOX S e TOX T, presentes na membrana celular da bactéria (Kaper *et al.*, 1995). A proteína TOX R liga-se e ativa a região promoter do operon *ctxAB*, resultando em níveis elevados de toxina colérica, ao mesmo tempo que controla a expressão conjunta do *pili* e do fator de colonização acessório.

DiRita *et al.* (1991) demonstraram que a proteína TOX R controla, ainda, a transcrição do gene *tox* T, cujo produto (proteína TOX T) está envolvido na transcrição de vários outros genes de virulência. A ativação em cadeia deste sistema é modulada pelas condições ambientais, sendo demonstrado por Parsot *et al.* (1990) que a expressão da proteína TOX R é reprimida em temperaturas mais elevadas que 37°C, quando o gene *htp*G, da proteína do choque térmico, é ativado por uma

RNA polimerase. Temperaturas abaixo do nível referido favorecem a ativação do *tox* R. Este fenômeno ocorre sempre que o *V. cholerae O1* atinge o trato gastrintestinal humano com a proteína do choque térmico sendo ativada no estômago e o regulon TOX R, no intestino delgado.

O desenvolvimento da infecção por *V. cholerae O1* é influenciado por vários fatores dependentes do hospedeiro humano. O efeito da acidez gástrica sobre o vibrião foi demonstrado em voluntários, aos quais foram administrados diferentes inóculos em condições normais e após ingestão de bicarbonato de sódio (Hornick *et al.*, 1971). A alcalinização do suco gástrico reduziu o tamanho do inóculo necessário à produção da doença de 10^9 para 10^4, sugerindo que indivíduos gastrectomizados ou que usam antiácidos sejam mais suscetíveis. Da mesma forma, indivíduos pertencentes ao grupo sanguíneo "O" parecem especialmente predispostos à forma grave da doença (Glass *et al.*, 1985). O estado imune do hospedeiro ao se expor ao agente é importante, havendo maior tendência às manifestações clínicas quando anticorpos vibriocidas são indetectáveis (Hornick *et al.*, 1971).

Uma vez vencida a barreira ácida do estômago, o vibrião adere à superfície das células M, no epitélio de revestimento do intestino delgado, por meio de elementos estruturais – fímbrias ou *pili*. A enterotoxina colérica (CT), termolábil, é composta por 5 subunidades B e 1 subunidade A. Liberada no lúmen intestinal, liga-se a receptores específicos (gangliosídios GM1), inseridos na camada bimolecular de lipídios da membrana das células epiteliais, pela fração B. A subunidade A (parte ativa) entra na célula, via endossomos, sendo clivada em duas cadeias polipeptídicas A1 e A2. A fração A1 catalisa a ativação da adenilciclase. Esta enzima, por sua vez, medeia a transformação do ATP em AMP cíclico. Em consequência, há a fosforilação de uma proteinoquinase, dependente de cAMP, levando à secreção ligeiramente aumentada de cloretos e à redução da absorção celular de sódio, água e cloretos, com resultante acúmulo de líquido isotônico no lúmen intestinal. A capacidade de absorção de glicose, potássio e bicarbonato permanece intacta (Seas e Gotuzzo, 2002).

A infecção por *V. cholerae O1* induz resposta imune mediada por anticorpos contra o antígeno somático "O" e antitoxina contra a fração B, detectados tanto na circulação sistêmica (IgM e IgG) quanto no lúmen do intestino (IgA). A antitoxina se torna reagente permanentemente após infecção aguda, enquanto estudos da cinética dos anticorpos somáticos, aglutinantes e vibriocidas, demonstram que a resposta é rápida, atingindo títulos mais elevados em torno do décimo dia após a infecção, seguindo-se redução em intervalo médio de 6 meses a 1 ano (Clements *et al.*, 1982; Gonçalves e Hofer, 1998).

▸ Dinâmica da infecção

O papel de grande variedade de alimentos e fômites como potenciais fontes de veiculação do vibrião colérico, além da água, foi demonstrado em laboratório (Felsenfeld, 1965). Em condições naturais múltiplos veículos de transmissão foram identificados ao longo da sétima pandemia, incluindo peixes e mariscos, vegetais, água mineral e bebidas alcoólicas (Feachem, 1981). Investigações realizadas em Piura, em Trujillo e em Iquitos (no Peru), em Guayaquil (Equador) e em uma comunidade rural da Bolívia, durante a epidemia de 1991 no continente sul-americano, demonstraram associação entre a doença e o consumo de água não fervida proveniente do abastecimento público municipal ou do rio Amazonas, assim como bebidas e alimentos vendidos por ambulantes (Blake, 1993).

Qualquer que seja o veículo de propagação do *V. cholerae O1*, o papel dos indivíduos agudamente infectados, os quais excretam o bacilo por período médio de dez dias e em concentração de 10^7 microrganismos por grama de fezes, é considerado crucial na fase de progressão das epidemias (Seas e Gotuzzo, 2002). Estudos soroepidemiológicos revelam prevalência elevada de anticorpos vibriocidas e aglutinantes em populações expostas ao agente etiológico, indicando que a difusão do bacilo é muito mais ampla do que sugerem os estudos baseados apenas em métodos bacteriológicos (Gonçalves *et al.*, 1998). Comportamentos distintos são apresentados pelos dois biotipos do *V. cholerae O1* quanto à proporção caso-infecção resultante, sendo de 1 para 30 a 100 com o biotipo El-Tor e de 1 para 2 a 4, com o biotipo Clássico, o qual tende a causar doença mais grave (Woodward e Mosley, 1971). Eliminação dos vibriões nas fezes por período maior que 3 meses não é comum, sendo raro o desenvolvimento do estado de portador crônico (Gonçalves *et al.*, 1997).

Quando o vibrião colérico é introduzido em uma nova área geográfica, toda a população, suscetível, estará em risco. Múltiplos casos ocorrem em curto período de tempo, caracterizando o padrão epidêmico. Os indivíduos do sexo masculino e adultos tendem a ser mais acometidos, inicialmente. Disseminação subsequente leva a igual envolvimento de ambos os sexos e de indivíduos mais jovens.

O padrão endêmico se caracteriza pelo desenvolvimento de imunidade na população adulta, previamente exposta, com consequente diminuição da incidência de casos nesta faixa etária. A doença se torna mais frequente entre crianças e adolescentes. O mecanismo de infecção envolve, provavelmente, múltiplas exposições ao meio ambiente colonizado. A doença se manifesta em pequenos grupos familiares ou como casos esporádicos havendo, eventualmente, exacerbações e ondas epidêmicas (Lopez *et al.*, 2008).

▸ Quadro clínico

As manifestações clínicas da cólera (Seas e Gotuzzo, 2002) seguem período de incubação que varia desde algumas horas até 5 dias. A instalação do quadro diarreico pode dar-se de forma súbita ou após breve período de anorexia e desconforto abdominal. A gravidade da doença é muito variável, com grande parte dos casos caracterizados por diarreia leve ou moderada, em uma apresentação indistinguível de gastrenterites de outras etiologias. Nos casos graves, há numerosas evacuações de grandes volumes de fezes líquidas, as quais podem exibir a aparência de "água de arroz", sem pus ou sangue.

Vômito pode ocorrer logo no início e, ocasionalmente, antes mesmo da diarreia. Alguns pacientes apresentam febre moderada e dor abdominal. A perda de fluidos leva a diferentes graus de desidratação. Nos casos graves, em que o volume de fezes perdidas pode ultrapassar 1.000 mℓ/h, hipotensão arterial, choque hipovolêmico e necrose tubular aguda podem instalar-se rapidamente e levar à morte em poucas horas se tratamento adequado não for prontamente instituído.

Desequilíbrio eletrolítico com acentuada perda de potássio acompanha, em geral, a desidratação, traduzindo-se por fraqueza, cãibras abdominais, arritmias cardíacas e, raramente, íleo paralítico. Neste último caso, pode haver retenção de grandes volumes de líquido nas alças intestinais, determinando o quadro de *cholera sicca*. Pode ocorrer hiperglicemia como resultado da liberação aumentada de cortisol e glucagon em resposta à hipovolemia que é mais comum em crianças, podendo manifestar-se por alterações no nível de consciência e convulsões. Acidose metabólica, resultante da perda de bicarbonato, pode levar à hiperventilação, alteração do nível de consciência e agravamento do estado geral.

▸ Diagnóstico laboratorial

O diagnóstico definitivo de cólera depende da demonstração ou isolamento do agente etiológico em fezes diarreicas. Em situações de epidemia este procedimento é imperioso quando da ocorrência dos primeiros casos. Uma vez esclarecida a etiologia, no entanto, o critério clinicoepidemiológico é recomendado para fins de notificação (Ministério da Saúde, 2009).

A coleta das fezes para o coprocultivo pode ser feita em recipiente de boca larga, rigorosamente limpo, sem soluções preservadoras; por meio de *swab* retal ou fecal, sendo mantida a amostra em meio de transporte de Cary-Blair; ou, ainda, no caso de fezes líquidas, em tiras de papel-filtro, as quais deverão ser acondicionadas em invólucros plásticos para evitar dessecação. No primeiro caso, o processamento laboratorial deve ser iniciado em até duas horas. Amostras inoculadas em meio de Cary-Blair mantêm a viabilidade do vibrião por até 4 semanas e aquelas colhidas em papel-filtro, enquanto durar a umidade.

Como passo inicial do processo, o material deve ser inoculado em água peptonada alcalina (APA), contendo 1% de cloreto de sódio (meio de enriquecimento), com pH de 8,6 e mantidas a 37°C por 6 a 8 h. O isolamento é feito por semeadura em meio seletivo indicador de Ágar-TCBS (tiossulfato-citrato-bile e sacarose), em que de 90 a 100% das cepas de *V. cholerae*, fermentadoras de sacarose, crescem formando colônias circulares, amarelas, lisas, brilhantes e convexas, com cerca de 2 a 5 mm de diâmetro (Hofer, 1975).

Identificação bioquímica das colônias típicas obtidas após período de incubação de 12 a 18 h a 37°C deve ser feita, incluindo o teste da oxidase, fermentação de açúcares, produção de descarboxilases e tolerância a diferentes concentrações de cloreto de sódio (prova de halofilismo).

As colônias que mostrarem perfil bioquímico compatível com a espécie *V. cholerae* deverão ser submetidas ao teste de aglutinação em lâmina, empregando-se os soros polivalente (característico do sorogrupo "O1") e sorotipo-específicos (Inaba e Ogawa), para a caracterização antigênica. Atualmente a pesquisa do sorogrupo "O 139" está incluída na rotina diagnóstica.

Sorologia pareada, com a primeira amostra colhida na fase aguda da infecção e a segunda, na convalescência, constitui alternativa para o diagnóstico retrospectivo, considerando-se acentuação de, pelo menos, quatro vezes nos títulos dos anticorpos. Para este propósito podem ser utilizadas as técnicas de titulação de anticorpos aglutinantes, microtitulação de anticorpos vibriocidas ou ensaio imunoenzimático para detecção de antitoxina. Estes métodos têm grande importância em estudos populacionais e têm sido empregados em inquéritos visando avaliar a prevalência de infecção (Gonçalves *et al.*, 1998).

Foram desenvolvidos testes rápidos para o diagnóstico da cólera, empregando anticorpos monoclonais para detecção do lipopolissacarídio do *Vibrio cholerae* O1 e O139, assim como um ensaio colorimétrico para detectar *vibrio cholerae* O1 direto das fezes (Kalluri *et al.*, 2006). A reação em cadeia da polimerase, em suas diversas modalidades, detecta os genes codificadores dos fatores de virulência (Mendes *et al.*, 2008).

Os métodos de tipagem molecular que utilizam regiões conservadas do genoma podem, ainda, ser utilizados como instrumentos epidemiológicos no rastreamento de fontes de infecção e monitoramento ambiental (Leal *et al.*, 2004; Leal *et al.*, 2008).

▸ Tratamento

O tratamento da cólera consiste em reposição hidreletrolítica adequada e imediata, de acordo com o grau de desidratação apresentado e antibioticoterapia (Ministério da Saúde, 2009).

Os pacientes nos quais não sejam detectados sinais de desidratação podem receber a solução de reidratação oral (SRO) e outros líquidos, livremente, após cada evacuação. Para crianças menores que 2 anos a quantidade deve ser de 50 a 100 mℓ e para aquelas de 2 a 10 anos, de 100 a 200 mℓ.

Se houver sinais de desidratação moderada traduzidos por redução das lágrimas, ressecamento da mucosa oral, sede moderada, olhos encovados, a reidratação deverá ser, também, por via oral em quantidade livre. Crianças devem receber de 50 a 100 mℓ/kg, em aproximadamente 4 h.

Nos casos graves, em que houver acentuação dos sinais mencionados, acrescidos de taquisfigmia, hipotensão arterial e/ou choque, reposição intravenosa se impõe. Devem ser puncionadas duas veias periféricas e administrados, simultaneamente, solução salina fisiológica e lactato de Ringer, o mais rapidamente possível, em volume suficiente para retirar o paciente do estado de colapso circulatório (o que é conseguido, em geral, com 30 mℓ/kg administrados em meia hora). Em seguida, manter a hidratação em volume de 70 mℓ/kg, por 2 a 3 h. Introduzir a hidratação oral assim que o paciente puder aceitá-la.

Em crianças, a reidratação segue esquema semelhante ao do adulto, devendo-se prolongar o tempo de reposição inicial para cerca de 1 h e a segunda etapa para 5 h, se o paciente tiver menos de 1 ano.

Como alternativa às soluções mencionadas, pode ser preparada uma solução de glicose a 5% e soro fisiológico, em partes iguais, à qual poderá ser acrescentado bicarbonato de sódio e cloreto de potássio, na concentração final de 23 mEq/ℓ e 15 mEq/ℓ, respectivamente.

Tratamento antimicrobiano deve ser instituído tão logo o paciente possa tolerá-lo por via oral com o objetivo de reduzir o tempo de duração da diarreia, o número de evacuações, o volume das fezes e a probabilidade de desenvolvimento do estado de portador assintomático e da disseminação do vibrião para o meio ambiente. Tetraciclina, na dose de 500 mg de 6 em 6 h por 3 dias, é considerada o fármaco de escolha, onde não houver registro de resistência; podendo-se optar, ainda, pela doxiciclina, em dose única de 300 mg. Para crianças menores de 7 anos são recomendados sulfametoxazol + trimetoprima (25 mg/kg do sulfametoxazol, dividido em duas doses diárias), estearato de eritromicina (40 mg/kg/dia divididos de 6 em 6 h) ou furazolidona (5 mg/kg/dia fracionados de 6 em 6 h). Mulheres em período gestacional devem ser tratadas, preferencialmente, com furazolidona (100 mg de 6 em 6 h) ou estearato de eritromicina (500 mg de 6 em 6 h). ampicilina, cloranfenicol, ciprofloxacino, norfloxacino são efetivos *in vitro* contra o *V. cholerae O1*, representando outras alternativas de tratamento.

▸ Controle

A sucessiva ocorrência de epidemias demonstra que são ineficazes quaisquer medidas tomadas na tentativa de evitar a entrada da doença em novas áreas. Quarentena, procedimento adotado durante as epidemias ocorridas nos séculos 19 e 20, bem como barreiras em aeroportos, terminais rodoviários e portos não se justificam.

Prevenção ou combate à cólera depende da existência de infraestrutura sanitária adequada, incluindo sistema público ou doméstico de abastecimento de água, recolhimento do lixo e destino adequado aos dejetos humanos, aliada à vigilância sanitária e epidemiológica e às práticas de higiene pessoal. Em situações de epidemia e na ausência das condições mencionadas, medidas de tratamento da água e dos alimentos devem ser tomadas, visando reduzir a disseminação do bacilo (Ministério da Saúde, 2009). Dessa forma, cada litro de água destinada à lavagem dos utensílios domésticos e limpeza de superfícies deve ser acrescido de 15 mℓ (colher de sopa) de hipoclorito de sódio em solução a 2,5% ou água sanitária, contendo 2% de cloro ativo. Esta mesma substância deve ser adicionada à água para beber e para o banho, na quantidade de duas gotas para cada litro.

Os cuidados com os alimentos incluem aquecimento adequado, tendo-se em vista que o vibrião não sobrevive a temperaturas superiores a 60°C. Os alimentos devem ser consumidos ainda quentes. Se forem destinados a consumo posterior devem ser mantidos sob refrigeração ou congelados. Frutas e verduras consumidas cruas devem ser imersas em uma solução composta na proporção de 1 ℓ de água e 15 mℓ (colher de sopa) de hipoclorito de sódio solução a 1%, equivalente a 1% de cloro livre (pode ser substituído por água sanitária) ou vinagre, durante 30 min. É indispensável manter os alimentos longe de insetos, bem como lavar as mãos antes das refeições e após o uso do sanitário ou higienização corporal de crianças e idosos. O lixo deve ser acondicionado em recipientes fechados até a coleta ou queimado.

O uso de antimicrobianos em massa como profilaxia não é recomendado. Vários tipos de vacinas vêm sendo desenvolvidos. As primeiras a serem produzidas foram as de administração parenteral, consistindo em suspensão densa de bacilos mortos por fenol. Posteriormente, foram produzidas e ensaiadas vacinas orais, compostas da célula bacteriana inteira, associada à subunidade "B" da toxina colérica (BS-WC), vacina atenuada por agentes mutagênicos (Texas Star-SR) e por recombinação genética (JBK70, CVD101 e CVD103-HgR) ou usando *Salmonella* Typhi (Ty21a) como vetor (Lopez *et al.*, 2008). Estas vacinas induzem à produção de anticorpos específicos que conferem proteção por um período de 6 meses a 2 anos, estando indicadas para as áreas onde a doença é endêmica ou onde haja risco de surtos epidêmicos.

▸ Referências bibliográficas

Baumann P, Baumann L, Bang SS, Woolkalis MJ. Reevaluation of taxonomy of *Vibrio, Beneckea* and *Photobacterium*: abolition of genus *Beneckea*. *Curr Microbiol* 4: 127-132, 1980.

Blake PA. Epidemiology of cholera in the Americas. *Gastroenterol Clin North Am* 22: 639-660, 1993.

Carpenter CCJ. Pathophysiology of cholera. *Indian J Med Res* 52: 887-893, 1964.

Chatterjee SN, Chamdhuri K. Lipopolysaccharides of Vibrio cholerae: III Biological functions. *Biochim Biophys Acta* 1762: 1-16, 2006.

Clements ML, Levine MM, Young CR, Black RE, Lim YI, Robins-Browne RM, Craig JP. Magnitude, kinetics and duration of vibriocidal antibody response in north americans after ingestion of *V. cholerae*. *J Infec Dis* 145: 465-473, 1982.

De SN. Enterotoxicity of bacteria Free culture filtrate of *V. cholerae*. *Nature* 183: 1533, 1959.

DiRita VJ, Parsot C, Jander G, Mekalanos JJ. Regulatory cascade controls virulence in *Vibrio cholerae*. *Proc Nat Acad Sci USA* 88: 5403-5407, 1991.

Faruque SM, Ahmed KM, Alim ARM, Firdausi Q, Siddique AK, Albert MJ. Emergence of a new clone of toxigenic *Vibrio cholerae* O139 Bengal in Bangladesh. *J Clin Microbiol* 35: 624-630, 1997.

Feachem RG. Environmental aspects of cholera epidemiology I. A review of selected reports of endemic and epidemic situations during 1961-1980. *Trop Dis Bull* 78: 675-698, 1981.

Felsenfeld O. Notes on food, beverages and fomites contaminated with *V. cholerae*. *Bull WHO* 33: 725-734, 1965.

Gangarosa EJ, Beisol WR, Benyajati C, Sprinz H, Piyaratn P. The nature of the gastrintestinal lesion in Asiatic cholera and its relation to pathogenesis. A biopsy study. *Am J Trop Med Hyg* 9: 125, 1960.

Glass RI, Holmgreen I, Haley CE. Predisposition for cholera of individuals with "O" blood group: possible evolutionary significance. *Am J Epidemiol* 121: 791, 1985.

Gonçalves EGR, Filgueiras ALL, Hofer E. Pesquisa de *Vibrio cholerae O1* em amostras fecais da população urbana de Manacapuru, AM. *Rev Soc Bras Med Trop* 30: 405-406, 1997.

Gonçalves EGR, Hofer E. Sobre a caracterização antigênica de Vibrio cholerae: Notas históricas. *Rev Ciênc Saúde* 9: 126-133, 2007.

Gonçalves EGR, Hofer E. Análise dos anticorpos vibriocidas e aglutinantes na população urbana do município de Mana-capuru, AM. *Rev Soc Bras Med Trop* 31: 187-192, 1998.

Gonçalves EGR, Lopes MJS, Oliveira EG, Hofer E. Associação de *Vibrio cholerae* com o zooplâncton de águas estuarinas da Baía de São Marcos/SãoLuis, MA. *Rev Soc Bras Med Trop* 37: 318-323, 2004.

Gonçalves EGR, Sabroza PC, Hofer E. Prevalência de infecção por *Vibrio cholerae O1* no município de Manacapuru, AM. *Cad Saúde Pública* 14: 319-325, 1998.

Heidelberg JF, Elsen JA, Nelson WC, Clayton RA, Gwinn ML, Dodson RJ, Haft DH, Hickey EK, Peterson JD, Umayam L, Gill SR, Nelson KE, Read TD, Tettelin H, Richardson D, Ermolaeva MD, Vamathevan J, Bass S, Qin H, Dragol I, Sellers P, McDonald L, Utterback T, Fleishmann RD, Nierman WC, White O, Salsberg SL, Smith HO, Colwell RR, Mekalanos JJ, Venter JC, Fraser CM. DNA sequence of both chromosomes of the cholera pathogen *Vibrio cholerae*. *Nature* 406: 477-483, 2000.

Hofer E. Métodos utilizados para o isolamento de *Vibrio cholerae*. *Inf Patol Clín* 1: 5-18, 1975.

Hofer E. Cholera in Brasil: analysis of some bacteriologic, clinical and epidemiological characteristics. In *Cholera on the American Continents*, ILSI Press, Washington, p. 167-170, 1993.

Hornick RB, Music SI, Wenzel R, Cash R, Libonati JP, Snyder MJ, Woodward TE. The Broad Street pump revisited: response of volunteers to ingested cholera vibrios. *Bull NY Acad Med* 47: 1181-1191, 1971.

Huq A, Small EB, West PA, Huq MI, Rahman R, Colwell RR. Ecological relationship between *Vibrio cholerae* and planktonic crustacean copepods. *App Environ Microbiol* 45: 275-283, 1983.

Kalluri P, Claheed A, Rahmon S, Ansaruzzaman M, Faruque ASG, Bird M, Khatum F, Bhuiyan NA, Nato F, Fournier JM, Bopp C, Breiman RF, Nour GB, Mintz ED. Evaluation of three rapid diagnostic tests for cholera: does the skill level of the technician matter? *Trop Med Int Health* 11: 49-55, 2006.

Kaper JB, Morris JG, Levine MM. Cholera. *Clin Microbiol Rev* 81: 48-86, 1995.

Karaolis DKR, Somara S, Maneval DR, Johnson JA, Kaper JB. A bacteriophage encoding a pathogenicity island, a type-IV pillus and phage receptor in cholera bacteria. *Nature* 399: 375-379, 1999.

Koch R. An address on cholera and its bacillus. *Br Med J* 2: 403-407, 1884.

Leal MC, Soheira M, Leal-Balbino TC, Almeida AMP, Silva MJB, Mello DM, Seki LM, Hofer E. Evaluation of a RAPD-based typping scheme in a molecular epidemiology study of Vibrio cholerae O1, Brasil. *J Appl Microbiol* 96: 447-454, 2004.

Leal MC, Figueirôa ACTA, Cavalcanti VO, Silva SC, Hofer E. Characterization of Vibrio cholerae isolated from the equatic basins of the state of Pernambuco, Brasil. *Trans A Soc Trop Med Hyg* 102: 272-276, 2008.

Lopez AL, Clemens JD, Deen J, Jadar L. Cholera vaccines for the developing world. *Hum Vaccin* 4: 165-169, 2008.

Mendes CL, Alfatli FGC, Leal MC. Development of a multiplex single-tube nested PCR (MSTNPCR) away for Vibrio cholerae O1 detection. *J Microbiol Methods* 72: 191-196, 2008.

Ministério da Saúde. *Guia de Vigilância Epidemiológica*, Série A. Normas e Manuais Técnicos. 7ª ed. Secretaria de Vigilância em Saúde, Brasília, 2009.

Parsot C, Mekalanos JJ. Expression of ToxR, the transcription activator of the virulence factors in *Vibrio cholerae* is modulated by the heat shock response. *Proc Natl Acad Sci USA* 87: 9898-9902, 1990.

Pollitzer R. *Cholera*, Series of Monographs, 43, WHO, Geneva, 1019 pp, 1959.

Reidl J, Klose KE. Vibrio cholerae and cholera: out of the water and into the host. *FEMS Microbiol Rev* 26: 125-1259, 2002.

Sanches J, Holmgren J. Virulence factors, pathogenesis and vaccine protection in cholera and ETEC diarrhea. *Curr Opin Immunol* 17: 388-398, 2006.

Seas C, Gotuzzo E. *Vibrio cholera*. In Mandell GL, Bennett JE, Dolin R (eds), *Enfermedades Infecciosas – Principios e Práctica,* Medica Panamericana, Buenos Aires, p. 2748-2756, 2002.

Snow J. *On the Mode of Communication of Cholerae*, 2nd ed., Churchill, London, 1855.

Stepanov SA, Shchepetova GA. International scientific relations in study of clinical aspects and pathology of cholera. *Arch Pathol* 47: 78-82, 1985.

Vianna A. *As Epidemias no Pará*, 2ª ed., Universidade Federal do Pará, Belém, 1975.

Waldor MK, Mekalanos JJ. Lysogenic conversion by filamentous phage encoding cholera toxin. *Science* 277: 1910-1914, 1996.

Woodward WE, Mosley WH.The spectrum of cholera in rural Bangladesh. II. Comparison of El-Tor, Ogawa and Classical, Inaba infection. *Am J Epidemiol* 96: 342, 1971.

119 Helicobacter pylori

Fátima Aparecida Ferreira Figueiredo e Lilian Machado Silva

▸ Introdução

É possível que a infecção pelo *Helicobacter pylori* seja o quadro infeccioso crônico mais comum no mundo (Go e Crowe, 2000). A prevalência da bactéria na população geral é elevada, especialmente nos países subdesenvolvidos, onde a infecção costuma ser adquirida na infância (Del Valle *et al.*, 1999). Estima-se que pelo menos 50% da população mundial esteja infectada pela bactéria (Everhart, 2000).

A importância do *H. pylori*, no entanto, ultrapassa a abrangência da alta prevalência da infecção. Seu papel como o principal agente etiológico da gastrite crônica e como causador de úlceras gástricas e duodenais mudou os conceitos em Gastrenterologia, apontando uma causa infecciosa para essas doenças. Mais tarde, sua caracterização como agente carcinógeno, ligado ao desenvolvimento do carcinoma gástrico e do linfoma MALT (*mucosa-associated lymphoid tissue*) no estômago, ampliou ainda mais o nosso conhecimento sobre o potencial dessa bactéria (McGee e Mobley, 1998).

▸ Histórico

Desde o início do século 20 já era conhecida a presença de microrganismos espiralados colonizando o estômago de pacientes com câncer gástrico. Doenges (1938) detectou a presença desses agentes em 103 (43%) de 242 estômagos necropsiados. No entanto, em 1954, Palmer não evidenciou microrganismos espiralados em 1.180 biopsias da mucosa gástrica e sugeriu que os achados anteriores pudessem representar processos *post-mortem* ou contaminação por germes da cavidade oral. Seguiu-se então um período sem grandes pesquisas e avanços nessa área, até que em 1975 Steer e Colin-Jones descreveram a presença de uma bactéria gram-negativa na mucosa gástrica em cerca de 80% dos pacientes com úlcera gástrica.

Em 1983, Warren e Marshall caracterizaram a bactéria *Campylobacter-like* em estômagos humanos e descreveram sua relação com os achados histológicos de gastrite. De fato, o *H. pylori* foi inicialmente considerado um membro do gênero *Campylobacter*, ficando conhecido como *C. pyloridis* e, posteriormente, como *C. pylori* (Skirrow, 1983; Marshall *et al.*, 1984). Somente após estudos, especialmente no campo da genética, foi criado o gênero *Helicobacter* ao qual o *H. pylori* passou a pertencer (Goodwin *et al.*, 1989).

▸ Microbiologia

O *H. pylori* é um bacilo espiralado com diâmetro médio de 0,5 μm e comprimento de 3 a 5 μm (Helen e O'Rourke, 2000). Nota-se que após um período prolongado em meio de cultura as células bacterianas perdem seus cilindros citoplasmáticos e a integridade da membrana, transformando-se em células cocoides (Catrenich *et al.*, 1991). É possível que a forma cocoide represente um meio de o microrganismo sobreviver em ambientes hostis (Catrenich *et al.*, 1991).

O *H. pylori* possui de 4 a 7 flagelos situados no polo da célula (Cellini *et al.*, 1994). Eles são revestidos por uma capa constituída de proteínas e lipopolissacarídios que dão resistência ao meio ácido (Hazell *et al.*, 1986). A presença dos flagelos confere à bactéria grande mobilidade no muco gástrico, favorecendo a infecção do epitélio do estômago (Geis *et al.*, 1993).

O *habitat* do *H. pylori* é a mucosa gástrica. O achado do bacilo em animais não é comum e pode ser secundário ao contato com o homem. As formas descritas de transmissão são pela via fecal-oral, na qual a água destaca-se como importante veículo, e pela via oral-oral, a partir do refluxo de conteúdo gástrico contendo a bactéria e contaminando a cavidade oral (Rauws *et al.*, 1989; Drummb *et al.*, 1990; Del Valle *et al.*, 1999). Há ainda a transmissão iatrogênica, por meio de aparelhos de endoscopia contaminados, o que no entanto é bastante raro com emprego das técnicas adequadas de limpeza e desinfecção (Langenberg *et al.*, 1990; Del Valle *et al.*, 1999; Beilenhof, 2008).

É possível cultivar o bacilo em determinados meios de cultura como o ágar-sangue, tendo a bactéria crescimento lento. As condições de cultivo devem ser com baixa concentração de oxigênio ou com ar enriquecido com dióxido de carbono a 10%. A bactéria é urease, catalase e oxidase-positiva e essas características contribuem para a sua identificação em cultura (Helen e O'Rourke, 2000).

Quanto ao metabolismo, a respiração exibe características aeróbicas e anaeróbicas. Os lipídios podem ser usados como fonte de carbono, fosfato e energia (Helen e O'Rourke, 2000). O ferro também é captado pelo *H. pylori* por mecanismos não totalmente esclarecidos e é essencial para o crescimento celular. Acredita-se que em casos de deficiência de ferro, a bactéria use a lactoferrina humana para captá-lo de modo mais eficaz (Pedrazzoli, 2004).

Algumas características do *H. pylori* estão ligadas a sua virulência como, por exemplo, a produção das citotoxinas vacA (*vacuolating-cytotoxin* A), cagA (*cytotoxin-associated protein* A) e a presença de lipopolissacarídios de membrana que podem mimetizar antígenos das células humanas.

Do ponto de vista genético, sabemos que o *H. pylori* tem um único cromossomo circular e que aproximadamente 50% das cepas carregam plasmídios. Além disso, a bactéria tem a capacidade de captar e conjugar o DNA presente no meio, originário de bactérias lisadas. Essa troca de material genético com o ambiente associada às frequentes mutações justifica a grande diversidade observada entre as cepas de *H. pylori* (Helen e O'Rourke, 2000).

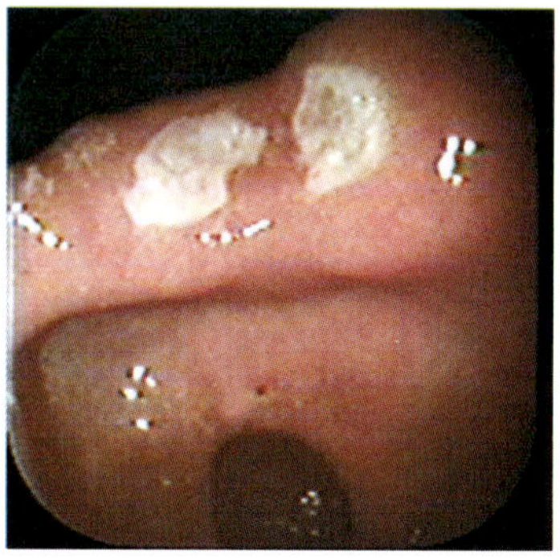

Figura 119.1 Úlceras gástricas.

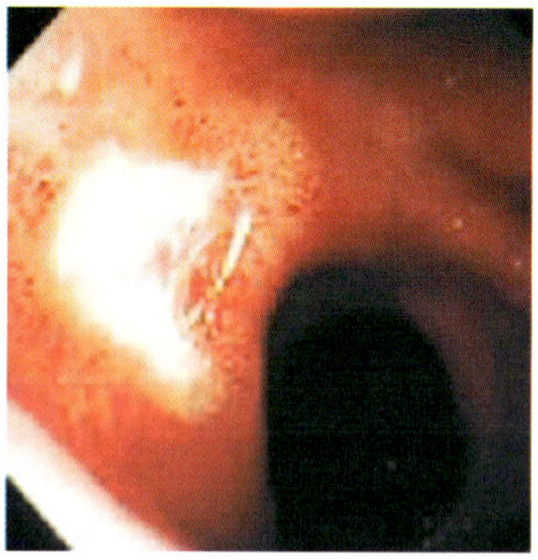

Figura 119.2 Úlcera duodenal.

▸ Patogenicidade do H. pylori

A infecção crônica pelo *H. pylori* está ligada ao desenvolvimento de gastrite crônica, úlcera gástrica, úlcera duodenal, adenocarcinoma gástrico e linfoma MALT (Go e Crowe, 2000). No entanto, a maioria das pessoas infectadas não terão manifestações clínicas. Acredita-se que 1 a 10% dos infectados desenvolvem úlceras gástricas ou duodenais, 0,1 a 3% podem evoluir com câncer gástrico e menos de 0,01% com linfoma MALT (McColl, 2010).

Como há variações entre as cepas de *H. pylori* e variações individuais nos mecanismos de resposta à infecção, surgem diferentes modos de interação entre a bactéria e o hospedeiro. Cada um desses modos levaria a uma manifestação clínica específica, justificando assim o grande espectro de doenças secundárias à infecção da mucosa gástrica pelo *H. pylori*.

Podemos dividir a patogenia da infecção em algumas etapas:

- Penetração da bactéria na camada de muco que reveste o epitélio gástrico
- Adaptação ao meio ácido
- Aderência às células epiteliais
- Indução da resposta inflamatória e imune do hospedeiro.

As três primeiras etapas dependem fundamentalmente de fatores ligados ao *H. pylori*. A quarta envolve a interação dos fatores bacterianos com o hospedeiro.

▪ Fatores bacterianos determinantes da patogenicidade

▸ **Flagelos.** Conferem mobilidade no muco gástrico, permitindo que a bactéria alcance o epitélio e possa aderir a ele (Eaton *et al.*, 1992).

▸ **Urease.** Tem papel essencial na adaptação da bactéria ao meio ácido. A enzima está presente na forma ativa no citoplasma, na superfície da célula bacteriana e no meio extracelular (Go e Crowe, 2000). A ação da enzima é hidrolisar a ureia da mucosa em amônia e dióxido de carbono, promovendo um efeito tampão no ácido gástrico e criando um microambiente favorável ao redor da bactéria (Marshall *et al.*, 1990). Além disso, a urease pode desempenhar outras funções: estando na superfície da célula, ela ajuda a bactéria a evitar os mecanismos de defesa do hospedeiro e age diretamente no epitélio, induzindo à lesão tissular (McGee e Mobley, 1998).

▸ **Catalase.** Essa enzima também permite a adaptação ao meio, especialmente na fase em que já existe a resposta inflamatória. Os neutrófilos ativados produzem peróxido de hidrogênio que teria ação lesiva sobre a bactéria se não fosse a neutralização pela catalase (Pedrazzoli, 2004).

▸ **Adesinas.** São lipopolissacarídios da membrana celular que têm papel fundamental na promoção da aderência das células bacterianas ao epitélio gástrico (Pajares, 1995). A adesina mais mencionada é a $BabA_2$ (*blood group antigen biding adhesin 2*), que reconhece o antígeno do grupo sanguíneo A de Lewis e assim permite ao *H. pylori* aderir ao epitélio gástrico que expressa esse antígeno (Malfertheiner, 2007).

▸ **Gene cagA (*cytotoxin-associated gene* A).** Esse gene serve como marco indicador da presença da ilha de patogenicidade cag situada no genoma do *H. pylori*. Tal ilha é um conjunto de 20 a 30 genes cujos produtos aumentam a virulência da bactéria e a resposta inflamatória, com maior produção de citocinas (como a IL-8) e maior recrutamento de neutrófilos (Akopyants *et al.*, 1998). O produto do gene cagA é a citotoxina cagA, de grande imunogenicidade. Aproximadamente 60% de todas as cepas de *H. pylori* apresentam o gene cagA e expressam a proteína cagA. A literatura é controversa quanto à capacidade de as cepas cag A+ causarem manifestações clínicas mais graves nos pacientes, como a úlcera duodenal e o câncer gástrico (Crabtree *et al.*, 1994). Até o momento, na prática diária, não há utilidade em identificar a presença de cagA nas cepas de *H. pylori*, visto que as úlceras e os tumores gástricos também são descritos em cepas cagA negativas (Coelho, 2008).

▸ **Gene vacA (*vacuolating-cytotoxin* A).** Esse gene está presente em quase 100% das cepas de *H. pylori*, mas é expresso por metade delas. Seu produto é a citotoxina vacA que causa vacuolização de muitas células eucarióticas. Estudos mostram maior inflamação e vacuolização celular em cepas que expressam a proteína vacA (Cover, 1996). No entanto, da mesma forma que em relação à cagA, há descrições de câncer em pacientes com cepas vacA inativas, não justificando a pesquisa dessa citotoxina na prática médica (Coelho, 2008).

▸ **Proteína inflamatória de membrana externa (*outer inflammatory protein OipA*).** É um fator de virulência recentemente identificado, podendo ter uma importância maior que os demais em predizer a capacidade da cepa bacteriana em gerar doença sintomática. OipA é uma proteína da membrana externa do

H. pylori que, quando ativa, aumenta a inflamação gerada pela ilha de patogenicidade cag (Yamaoka, 2000).

▪ Fatores da interação bactéria-hospedeiro determinantes da patogenicidade

A infecção pelo *H. pylori* causa aumento dos níveis de IL-1, IL-6, IL-8, IL-12 e TNF-α na mucosa gástrica (Go e Crowe, 2000). A IL-8, cuja produção parece estar ligada à expressão do fenótipo cagA, causa quimiotaxia e ativação de neutrófilos (Crabtree *et al.*, 1994). Os polimorfonucleares, junto com os macrófagos, geram mais citocinas e outros mediadores inflamatórios como as espécies reativas de oxigênio e de nitrogênio.

A IL-12, por sua vez, parece estar envolvida na seleção de linfócitos T, subtipo Th1, na resposta inflamatória. Na infecção pelo *H. pylori* há um predomínio da resposta Th1 sobre a Th2, causando, entre outros fatores, a produção de INF-γ e contribuindo para a lesão epitelial (Haeberle *et al.*, 1997).

Com isso cria-se um ambiente de recrutamento e ativação constantes de linfócitos T, macrófagos, polimorfonucleares além de linfócitos B, mastócitos e eosinófilos, cuja ação não elimina a bactéria. Perpetua-se a resposta inflamatória e acumulam-se lesões celulares no epitélio gástrico.

Em associação às lesões histológicas observam-se alterações na fisiologia da mucosa. Há redução na produção de muco e maior separação entre as células epiteliais, tornando a mucosa mais vulnerável à agressão do ácido e da pepsina (Micots *et al.*, 1993). Também há alterações da infecção sobre a secreção ácida, cujo mecanismo é complexo e depende de outros fatores como a duração do processo infeccioso e a presença de atrofia da mucosa gástrica. É possível, portanto, encontrarmos momentos de hiper e de hipossecreção ácida no curso da infecção pelo *H. pylori* (McGee e Mobley, 1998).

Outros pontos de interesse são os efeitos do *H. pylori* na expressão de receptores nas células epiteliais gástricas, na proliferação celular e na indução da apoptose. Sabe-se que na infecção há aumento da expressão de MHC classe II no epitélio gástrico, especialmente pela ação do INF-γ e do TNF-α (Moss *et al.*, 1995). Acredita-se que a ligação do *H. pylori* ao MHC classe II, somado à ação das citocinas, induzam à apoptose das células epiteliais (Fan *et al.*, 1998).

Por outro lado, há evidências, a partir de estudos com biopsias gástricas, de que pode haver aumento da proliferação epitelial e alterações na diferenciação celular induzidas pelo *H. pylori* (Fan *et al.*, 1996). É provável que o balanço entre a ação promotora e a ação inibitória do crescimento celular determinem a evolução clínica.

▸ Manifestações clínicas

A expressão clínica básica e inicial da ação do *H. pylori* na mucosa gástrica é o desenvolvimento da gastrite. Sua fase aguda, com grande infiltração de polimorfonucleares na mucosa, é seguida da fase crônica, na qual a lâmina própria encontra-se povoada por linfócitos ao lado dos neutrófilos. Esses últimos refletem o grau de atividade da gastrite crônica (Warren, 1984).

Sabe-se que, em um primeiro momento, o *H. pylori* acomete predominantemente o antrogástrico. A gastrite antral cursa com redução da produção de somatostatina, levando à hipergastrinemia e ao aumento da secreção ácida. Pacientes com esse quadro estariam, portanto, sob maior risco de desenvolver úlceras duodenais (Moss *et al.*, 1995).

Uma fração dos pacientes com gastrite antral evolui com atrofia da mucosa acometida. Isso representa uma perda da população de células G (produtoras de gastrina) e, por consequência, redução na produção de ácido pelas células parietais do corpo gástrico (El-Omar *et al.*, 1997).

Com o estômago menos ácido, o *H. pylori* ascende do antro para o corpo. Ao longo do tempo, a reação inflamatória perpetuada no corpo também pode causar atrofia da mucosa nessa região, caracterizando a pangastrite atrófica. Esses pacientes estariam sob maior risco de desenvolver úlcera gástrica. Além disso, sabe-se que o epitélio glandular gástrico atrófico é substituído por áreas de metaplasia intestinal e isso aumenta a chance de desenvolver adenocarcinoma gástrico (McColl *et al.*, 2000).

Outra neoplasia que mostrou associação com a infecção pelo *H. pylori* é o linfoma MALT. Esse linfoma de células B aparece circundando os folículos linfoides reativos, que surgem na gastrite crônica, infiltrando e lesando o epitélio glandular (lesão linfoepitelial). Acredita-se que o *H. pylori* recrute as células linfoides formadoras do MALT e essas células acumulem mutações, transformando o MALT em um linfoma maligno (Wotherspoon *et al.*, 1991).

▪ Evidências clínicas e epidemiológicas que correlacionam o H. pylori às doenças do trato gastrintestinal

▸ ***H. pylori* e gastrite.** A associação entre *H. pylori* e gastrite foi provada, pela primeira vez, por Marshall, como citado anteriormente (Marshall, 1983; Warren *et al.*, 1984). Ele e outro voluntário ingeriram culturas da bactéria e desenvolveram gastrite aguda, documentada por endoscopia e biopsias gástricas. Outros pesquisadores demonstraram o desenvolvimento de gastrite crônica em animais inoculados com *H. pylori* (Cohen, 2000). Quase todos os pacientes infectados pelo *H. pylori* desenvolvem gastrite crônica, sendo essa entidade o grande marco da infecção (Cohen, 2000).

▸ ***H. pylori* e úlcera péptica.** Pelo menos 90% dos pacientes com úlcera duodenal e 70 a 90% dos pacientes com úlcera gástrica são infectados pelo *H. pylori* (Cohen, 2000). O risco de desenvolver doença ulcerosa péptica na população infectada aumenta em mais de três vezes (Nomura *et al.*, 1991).

Estudos, acompanhando pacientes com gastrite por 10 anos, mostraram que 11% deles desenvolviam úlceras quando comparados a 1% dos pacientes sem gastrite (Cohen, 2000). Uma vez conhecida a relação da bactéria com o desenvolvimento de gastrite crônica e sabendo da associação dessa com a doença ulcerosa, é pertinente supor que o *H. pylori* também possa contribuir para a gênese das úlceras gastroduodenais.

O último dado a favorecer a associação *H. pylori*-doença ulcerosa é a redução expressiva da recorrência da doença após a erradicação da bactéria. Tal recorrência é inferior a 10% com o tratamento da bactéria e acima de 70% se for realizado apenas o tratamento da úlcera (Cohen, 2000).

▸ ***H. pylori* e adenocarcinoma gástrico.** O *H. pylori* é considerado atualmente um carcinógeno tipo I, sendo evidenciada sua capacidade de iniciar uma cascata de eventos celulares que podem levar ao câncer gástrico (IARC, 1994).

O adenocarcinoma gástrico é a neoplasia mais comum do estômago e admite-se que 80% dos casos estejam relacionados com a gastrite induzida pelo *H. pylori* (Sipponen e Marshall,

2000). A maioria dessas gastrites tem componente atrófico e metaplasia intestinal que são condições pré-neoplásicas.

Independentemente da presença da bactéria, a gastrite atrófica é um fator de risco para o adenocarcinoma gástrico. Pacientes com a gastrite atrófica autoimune têm maior incidência dessa neoplasia (Sipponen e Marshall, 2000). O *H. pylori* gera, na maioria dos casos, um padrão de gastrite atrófica multifocal, isto é, aquela que acomete áreas focais do antro e do corpo gástricos. Aproximadamente 50% dos pacientes infectados desenvolvem esse padrão de gastrite ao longo da vida. Quanto maior a extensão da atrofia maior é o risco de câncer. Os pacientes com gastrite atrófica multifocal acentuada chegam a ter um aumento de 90 vezes no risco da neoplasia comparados a indivíduos normais (Sipponen e Marshall, 2000). Por outro lado, erradicando a bactéria, consegue-se reduzir a progressão da gastrite atrófica (Malfertheiner, 2005).

Outra evidência que liga o *H. pylori* ao câncer é a observação de maior percentual de pessoas com adenocarcinoma gástrico tendo sorologia positiva para a bactéria, antes da detecção do câncer e no momento do diagnóstico (Sipponen e Marshall, 2000). Ainda do ponto de vista epidemiológico, temos observado, nos últimos anos, uma queda na incidência do câncer gástrico nos países ocidentais desenvolvidos, acompanhada da redução na prevalência do *H. pylori* e da gastrite atrófica nessas populações (Sipponen e Marshall, 2000).

O que falta aos pesquisadores é demonstrar, nesse quebra-cabeça, que a erradicação do *H. pylori* levará a uma redução efetiva do adenocarcinoma gástrico. Algumas evidências já existem nesse sentido. Foi demonstrado que tratando o *H. pylori* após a ressecção endoscópica do câncer gástrico precoce há uma redução na incidência de novos tumores gástricos (lesões metacrônicas) (Uemura e Okamoto, 2000). No entanto, nos pacientes com condições pré-neoplásicas como atrofia e metaplasia intestinal, há pouca evidência da reversão dessas lesões com a erradicação do *H. pylori*, de modo que permanece incerto se a erradicação reduz o risco de câncer gástrico (Malfertheiner, 2005). Talvez o momento certo para tratar seja antes do aparecimento das lesões pré-neoplásicas. Somente a confirmação dessa assertiva dará suporte a estratégia de erradicar indiscriminadamente a bactéria para prevenir câncer.

▶ ***H. pylori* e linfoma MALT.** A gastrite crônica causada pelo *H. pylori* faz aparecer no estômago um tecido linfoide, que se organiza em folículos com centro germinativo, constituídos por linfócitos T e B. Esse evento é o gatilho para a emergência do linfoma MALT de baixo grau. Sabe-se que o *H. pylori* está presente em 92% dos linfomas MALT (Wotherspoon *et al.*, 1991).

Antígenos da bactéria levam inicialmente a um processo reativo benigno com formação dos folículos linfoides povoados por células B. Essa fase progride com o desenvolvimento de um infiltrado de células B pequenas, tipo centrócitos, monoclonais, que invadem o epitélio, formando a clássica lesão linfoepitelial e caracterizando o linfoma MALT de baixo grau (Baba e Sakai, 2001). Até esse momento a proliferação das células B não é totalmente autônoma, dependendo do estímulo antigênico do *H. pylori*. Postula-se que o tratamento da bactéria nessa fase ajudaria na regressão do tumor.

Em uma avaliação com 120 pacientes com linfoma MALT de baixo grau restrito ao estômago (estágio EI), observou-se, após o tratamento do *H. pylori*, cura da neoplasia em 79% dos casos após 4,5 meses em média, remissão parcial em 10% e ausência de remissão em 11% dos casos (Bayerdörffer *et al.*, 1995). Espera-se, em geral, uma taxa de remissão de 70 a 90% dos casos de linfoma MALT de baixo grau restrito à mucosa e à submucosa após a cura do *H. pylori* (Morgner *et al.*, 2000).

Entretanto, alguns pacientes apresentam linfomas gástricos de alto grau, em que o infiltrado é de células grandes, tipo centroblastos, e a proliferação de células B é de natureza autônoma, independentemente da estimulação antigênica. Esses casos não são responsivos à erradicação do *H. pylori* (Morgner *et al.*, 2000).

Dispepsia funcional é caracterizada pela presença de sintomas digestivos como dor epigástrica e plenitude pós-prandial, sem um substrato anatômico na mucosa gástrica, ou seja, sem gastrite ou úlcera na endoscopia digestiva alta.

A associação o *H. pylori* e a dispepsia funcional é controversa. Estudos sugerem uma relação causal, mostrando que pacientes com dispepsia funcional têm aproximadamente o dobro de positividade para *H. pylori* que a população assintomática (Mc Nacamura *et al.*, 2000). Porém é difícil a documentação da relação entre a presença de infecção e o surgimento dos sintomas, assim como da relação da remissão clínica com a cura da bactéria.

Estima-se que tenhamos que tratar 12 a 15 pacientes com *H. pylori* e dispepsia funcional para termos benefício em um paciente, o que ainda assim, segundo alguns autores, parece ser custo-efetivo e com resultados favoráveis comparados aos outros tratamentos disponíveis para dispepsia funcional (Moayyedi, 2003).

Recentemente tem sido sugerido que em populações com alta prevalência do *H. pylori* (maior que 20%), os pacientes adultos, menores de 45 anos (Maastricht III) ou 55 anos (American College of Gastroenterology) e com sintomas dispépticos persistentes mas sem sinais de alarme ou uso de AINE, façam um teste não invasivo para documentar a presença da infecção. Se o teste for positivo, realiza-se o tratamento da bactéria. Essa estratégia chama-se *test and treat* e foi validada por um estudo de cuidados primários na dispepsia não investigada, desenvolvido no Canadá (Chiba, 2002). No Brasil, no entanto, colocar essa estratégia em prática torna-se complexa devido à pequena disponibilidade dos testes não invasivos, com consequente dificuldade de acesso a eles pela população geral. Finalmente, estudos randomizados comparando o *test and treat* com a endoscopia precoce ou com o uso de inibidores de bomba de prótons, mostraram que as três estratégias têm resultados semelhantes na resolução dos sintomas, mas a EDA precoce foi mas cara que as outras duas (McColl, 2002; Lassen, 2000).

▶ **Outras associações.** O *H. pylori* tem sido relacionado com o desenvolvimento de doenças autoimunes, cuja base seria o mimetismo molecular dos antígenos bacterianos, levando à formação de anticorpos capazes de fazer reação cruzada com os antígenos do hospedeiro. Por outro lado, doenças extradigestivas não autoimunes refletiriam a resposta a distância à condição inflamatória crônica que ocorre no estômago.

Entre as manifestações citadas pela literatura como associadas ao *H. pylori* estão: púrpura trambocitopênica idiopática (PTI), anemia ferropriva inexplicada, redução do crescimento em crianças, diabetes melito, aumento do colesterol sérico e doença arterial coronariana (Sato *et al.*, 2004; Ismail *et al.*, 1999). De todas elas, apenas as duas primeiras têm maior evidência indicando causalidade e não apenas associação.

Para a anemia ferropriva ligada ao *H. pylori*, os fatores patogênicos possíveis são: perda crônica de ferro pela gastrite erosiva, redução da capacidade de absorção do ferro por hipo ou acloridria e aumento da captação do ferro pela bactéria. Foi demonstrado que a erradicação do *H. pylori* nesses pacientes aumentou a absorção oral do ferro e reverteu a anemia (DuBovis, 2005;

Annibale, 1999). Já na PTI, há trabalhos mostrando que a erradicação da bactéria causa elevação das plaquetas em um número significativo de pacientes (Franchini, 2004; Tsutsumi, 2005).

Outro ponto constantemente mencionado é a possível interação entre o *H. pylori* e a doença do refluxo gastresofágico (DRGE). Há uma associação negativa entre a prevalência do *H. pylori* e a DRGE, ou seja, pacientes *H. pylori*-positivos teriam menor chance de desenvolver ou agravar a DRGE. Por outro lado a queda da prevalência do *H. pylori* e da doença péptica em países desenvolvidos ocorreu em paralelo com a elevação dos casos de DRGE e suas complicações (Sharma, 2003). No entanto, a natureza dessa relação é incerta e os estudos nesse campo são heterogêneos e muitos deles contam com amostras populacionais pequenas (Metz *et al.*, 1999). De modo geral, não podemos afirmar, até o momento, que haja relação de causalidade entre o *H. pylori* e a DRGE.

▸ Diagnóstico

A infecção pelo *H. pylori* pode ser diagnosticada por técnicas invasivas (que requerem a realização de endoscopia digestiva) e técnicas não invasivas. Não há qualquer teste considerado ideal para o diagnóstico da bactéria. Todos os testes têm vantagens e desvantagens que devem ser consideradas antes de usá-los na prática clínica.

É importante lembrar que substâncias que reduzem a produção ácida do estômago e os antibióticos podem causar resultados falso-negativos nos testes invasivos e não invasivos, com exceção da sorologia. Os inibidores de bomba de prótons e os preparados de bismuto devem ter o uso suspenso 2 semanas antes do teste, os antagonistas dos receptores H_2, como a ranitidina, 24 h antes, e os antibióticos, 4 semanas antes dos testes.

▪ Endoscopia digestiva alta e infecção pelo H. pylori

Várias doenças ligadas ao *H. pylori* podem ser diagnosticadas pela endoscopia digestiva como as úlceras pépticas e o câncer gástrico. As úlceras pépticas são soluções de continuidade na mucosa causadas pelo ácido em áreas enfraquecidas pela inflamação devida ao *H. pylori* ou a outros agentes como anti-inflamatórios. Podem se localizar no estômago ou duodeno. Já as neoplasias gástricas e os linfomas de células B têm a aparência endoscópica de um processo maligno. A gastrite associada ao *H. pylori*, por sua vez, é um processo que só pode ser diagnosticado pelo exame histopatológico das biopsias gástricas.

Embora existam métodos indiretos de diagnosticar a presença do *H. pylori*, os métodos diretos requerem a coleta de biopsias gástricas por meio da endoscopia digestiva. Como a distribuição do *H. pylori* é irregular, biopsias devem ser colhidas de sítios diferentes. O sistema de Sydney para classificação de gastrite recomenda duas biopsias do antro e duas do corpo gástrico (Dixon, 1996).

▸ **Histologia.** Além de detectar a infecção pelo *H. pylori*, a histologia tem a vantagem de documentar o grau de inflamação da mucosa gástrica e condições associadas como metaplasia intestinal, câncer e linfoma.

A coloração padrão é a hematoxilina-eosina (HE). As bactérias são encontradas no muco ou próximo à superfície mucosa. Contudo, quando há poucas bactérias, muito muco e debris na superfície gástrica, a identificação usando somente HE é imprecisa. Existem várias outras colorações para identificar o *H. pylori*, porém todas são inespecíficas. A técnica de Warthin-Starry deposita prata na bactéria, magnificando sua aparência, porém é cara e dispendiosa. Potter *et al.* (1987) mostraram que a coloração de Giemsa identificou 94% dos pacientes com cultura positiva enquanto a de Warthin-Starry somente 79%.

Como esses métodos são inespecíficos, se for necessária maior especificidade devemos lançar mão de imuno-histoquímica, hibridização e PCR. Entretanto, isso é raramente necessário na rotina clínica.

▸ **Cultura.** A cultura é o método diagnóstico mais específico, porém é o menos sensível. Além disso, poucos laboratórios o fazem de modo rotineiro. Portanto, não é essencial para o diagnóstico da infecção, mas é importante na avaliação de regimes antimicrobianos, especialmente na falha terapêutica.

Cultura para isolamento de *H. pylori* requer fragmentos frescos de biopsia. Existem muitos meios e métodos de cultura que poderão resultar no isolamento do *H. pylori* em mais de 95% dos casos considerados positivos (Logan *et al.*, 1991). Entretanto, é preciso salientar que alguns fatores podem alterar esse resultado, como o uso de antibióticos no mês anterior, de preparados com bismuto nos 14 dias antecedentes ou de inibidores de bomba de prótons nas 2 semanas anteriores, conforme mencionado anteriormente (Logan *et al.*, 1991; Rauws *et al.*, 1998; Perez-Perez, 2000).

A coloração de Gram mostra uma morfologia variada incluindo bacilos curtos, curvos e espirais em U e S característicos. Suas propriedades bioquímicas urease, catalase e oxidase-positivas são usadas na identificação, porém a urease é o elemento-chave.

▸ **Teste da urease.** Pela facilidade de uso, rapidez e custo-efetividade, o teste da urease tem sido largamente empregado na prática clínica. A enzima urease presente no fragmento de biopsia degrada a ureia presente no teste para formar amônia, que eleva o pH. Essa alteração é detectada por um indicador, em geral o vermelho fenol, que mudará a cor do teste de amarelo para vermelho.

$$\begin{array}{l} NH_2 \\ | \\ C = O + H_2O \quad \xrightarrow{\text{urease}} \quad 2NH_4^+ + HCO_3^- \\ | \\ NH_2 \end{array}$$

Existem muitos testes comerciais disponíveis com alta sensibilidade, maior que 90%, e especificidade maior que 95% (Vaira e Vakie, 2001), porém resultados excelentes têm também sido obtidos com testes "feitos em casa" (Martins *et al.*, 2001).

Urease negativo   Urease positivo

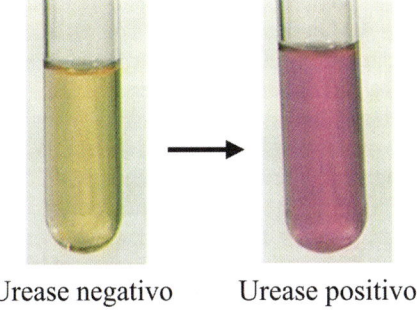

Figura 119.3 Teste da urease: conversão de cor devido à presença da enzima urease produzida pelo *Helicobacter pylori*.

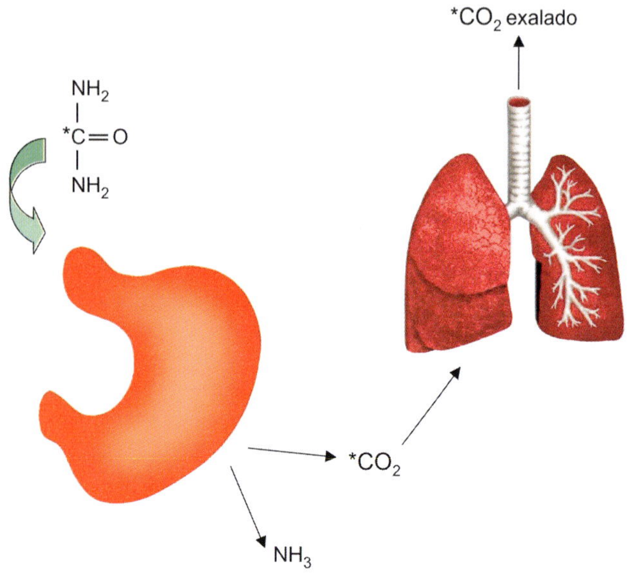

Figura 119.4 Teste respiratório com ureia marcada.

▸ **Testes respiratórios.** O teste respiratório com a ureia marcada pelo carbono 13 ou 14 é um teste muito preciso, barato e simples, tendo acurácia diagnóstica superior a 95% (Vaira e Vakie, 2001). A ureia marcada isotopicamente é ingerida pelo paciente e, na presença da urease, é rapidamente hidrolisada, liberando dióxido de carbono marcado. Este é exalado no ar expirado e assim detectado. Por meio desse teste medimos o CO_2 marcado proveniente de todo o estômago, não havendo, portanto, erros de amostragem.

O ^{13}C é um isótopo natural e não radioativo, podendo ser usado sem restrição. O ^{14}C é radioativo e, portanto, sujeito às regulações do seu uso. Embora a quantidade de radiação do teste com ^{14}C seja pequena, não deve ser usado em crianças e mulheres grávidas.

Resultados falso-negativos podem ocorrer caso o paciente tenha usado antibióticos, bismuto e inibidores da bomba de prótons recentemente (Chey, 1997). Na prática clínica, é usado mais frequentemente para avaliar a erradicação do *H. pylori* 1 mês após o término do tratamento. Também é o teste ideal para avaliar o estado do *H. pylori* em crianças.

▸ **Sorologia.** A sorologia é outra estratégia não invasiva para diagnosticar infecção pelo *H. pylori*. Inúmeros antígenos têm sido utilizados em testes ELISA para a determinação de anticorpo anti-*H. pylori*. Esses anticorpos podem também ser detectados por *immunoblotting*. Os testes sorológicos disponíveis comercialmente têm sensibilidade e especificidade em torno de 85 e 79%, respectivamente (Loy, 1996).

Eles têm ajudado o nosso entendimento da epidemiologia da infecção pelo *H. pylori*. Em países em desenvolvimento, a infecção é adquirida cedo, na infância (Mitchell *et al.*, 1992). Em países desenvolvidos a infecção é menos comum e ocorre mais tardiamente (Megraud *et al.*, 1989).

A sorologia também tem contribuído para o entendimento do potencial patogênico do *H. pylori*. Estudos com sangue estocado têm demonstrado que a infecção por *H. pylori* é significativamente mais comum em pacientes com câncer gástrico do que em controles (Nomura *et al.*, 1991; Forman *et al.*, 1993).

Entretanto, o uso da sorologia na rotina clínica permanece controverso já que ela não seleciona indivíduos com quaisquer patologias associadas ao *H. pylori*. Além disso, não tem custo-efetividade para comprovar a cura já que os anticorpos caem lentamente após a erradicação do microrganismo.

▸ **Biologia molecular.** A aplicação da técnica da PCR (*polymerase chain reaction*) à pesquisa do *H. pylori* tem permitido a clonagem e o sequenciamento de genes importantes envolvidos em colonização e patogenia, proporcionando uma nova abordagem do diagnóstico e ajudando na identificação de cepas individuais.

Uma das aplicações referentes a testes diagnósticos é a detecção do *H. pylori* em fragmentos de biopsia gástrica. Independentemente do fato de a cultura do *H. pylori* ser o método mais específico, a detecção do *H. pylori* por PCR tem as vantagens de ser rápida e não necessitar de cuidados no transporte da amostra. A PCR foi tão sensível quanto a cultura para detectar *H. pylori* em biopsia gástrica (Roosendaal *et al.*, 1994; Lehours *et al.*, 2003). Um uso importante poderá ser no período pós-tratamento, quando um teste rápido, objetivo e sensível é necessário. Contudo, precisamos ter cuidado ao interpretar seus resultados positivos uma vez que o teste pode estar amplificando o DNA de bactérias já mortas por antibióticos, mas que ainda estão no estômago. A alta sensibilidade, com limiar de detecção de 10 a 100 bactérias, também pode levar a resultados falso-positivos por contaminação de pinças de biopsias desinfectadas incompletamente (Chisholm *et al.*, 2002).

Há algumas situações em pesquisa ou na clínica nas quais é necessário caracterizar as cepas do *H. pylori,* como, por exemplo, em estudos epidemiológicos ou na falha terapêutica. Várias técnicas moleculares têm sido usadas para identificar cepas do *H. pylori*. A clonagem de determinados genes do *H. pylori* ajudará no entendimento da relação bactéria-hospedeiro, na caracterização dos fatores de virulência e será de grande valor para o desenvolvimento de vacinas.

▸ **Testes fecais.** Esses testes detectam antígenos do *H. pylori* nas fezes com uso de anticorpos monoclonais ou policlonais, sendo considerados mais um meio de diagnóstico não invasivo da infecção pelo *H. pylori*. Um grande estudo multicêntrico europeu mostrou sensibilidade de 94,3% e especificidade de 91,8% antes do tratamento e de 92,3% e 96,2% após o tratamento, respectivamente (Vaira *et al.*, 1999). Essas cifras foram bem semelhantes ao teste respiratório com ^{13}C, sendo os testes com anticorpos monoclonais os de maior acurácia (Gilbert, 2004). Como é não invasivo, preciso e simples, pode ser que venha a se tornar importante em determinadas condições, como, por exemplo, na população pediátrica.

▸ Tratamento

O tratamento do *H. pylori* envolve habitualmente uma associação de antibióticos com um inibidor de bomba de prótons (IBP). Amoxicilina, metronidazol, claritromicina, tetraciclina, furazolidona e quinolonas estão entre o grupo de medicamentos passíveis de serem usados. Diversos consensos e grupos de estudo reavaliam frequentemente as indicações de tratamento do *H. pylori* e os esquemas terapêuticos mais eficazes (The European Helicobacter pylori Study Group 2005, American College of Gastroenterology 2007, II Consenso Brasileiro sobre H. pylori 2004). Problemas como o uso indevido das medicações levam a um aumento da resistência microbiana e a gastos desnecessários com tratamento médico. Por outro lado, pacientes que têm benefício real com o tratamento não podem ser negligenciados.

Tabela 119.1 Graus de evidência científica que corroboram as recomendações do Consenso de Maastricht III.

Grau de recomendação	Nível de evidência	Tipos de estudos
A	1	1a – revisões sistemáticas de estudos randomizados controlados (ERC) de boa metodologia e com homogeneidade 1b – ERC individuais e com intervalo de confiança estreito 1c – Estudos não controlados
B	2	2a – revisões sistemáticas de estudos de coorte (com homogeneidade) 2b – estudos de coorte individuais (incluindo ERC de baixa qualidade) 2c – estudos de coorte não controlados, estudos ecológicos
	3	3a – revisões sistemáticas de estudos caso-controle (com homogeneidade) 3b – estudos caso-controle individuais
C	4	Séries de casos, estudos coorte ou caso-controle de baixa qualidade
D	5	Opinião de *expert*

O Grupo Europeu de Estudo do Helicobacter (EHSG), através do Consenso de Maastricht III no ano de 2005, orienta as indicações do tratamento da bactéria com base no nível de evidência científica. O grau de recomendação atribuído a cada situação por este consenso é um produto do nível de evidência constatado e da interpretação dos estudos pelos *experts* (Tabela 119.1).

De uma forma geral, o consenso de Maastrich III indica a erradicação do *H. pylori*, com graus A ou B de recomendação nas seguintes situações (Tabela 119.2).

Tabela 119.2 Recomendações da erradicação do *H. pylori* por Maastricht III.

Recomendação	Nível de evidência científica	Grau de recomendação
Úlcera gástrica ou duodenal	1a	A
Linfoma MALT	1c	A
Usuários crônicos de AINE, mas a erradicação sozinha é insuficiente para prevenir úlceras	1b	A
Dispepsia não ulcerosa, *H. pylori*-positivo	1a	A
Dispepsia não investigada, *H. pylori*-positivo (*test and treat*)	1a	A
Após ressecção de câncer gástrico	3b	B
Gastrite atrófica	2a	B
Parentes de primeiro grau de pacientes com câncer gástrico	3b	B
Desejo do paciente em tratar	5	D

O consenso também se posiciona de modo favorável à pesquisa e ao tratamento do *H. pylori* nos casos de anemia ferropriva inexplicada, púrpura trombocitopênica idiopática e em crianças com dor abdominal recorrente nas quais a investigação diagnóstica foi toda negativa.

Ao contrário de Maastricht III, o American College of Gastroenterology tem recomendações menos abrangentes para erradicação do *H. pylori*, incluindo apenas: úlcera duodenal ou gástrica atual ou prévia, linfoma MALT, após ressecção endoscópica de câncer gástrico e dispepsia não investigada (*test and treat*) (Chey, 2007).

Em relação aos esquemas terapêuticos, algumas diretrizes básicas norteiam sua escolha. A terapia inicial deve sempre ser tripla e alcançar uma taxa de erradicação maior ou igual a 80%. De modo geral, devemos usar IBP na dose padrão 2 vezes/dia associado a, pelo menos, dois antibióticos. O esquema terapêutico de primeira linha no Brasil inclui IBP + amoxicilina 1 g + claritromicina 500 mg 2 vezes/dia, por 7 dias. O tratamento por 14 dias é 12% mais eficaz que o de 7 dias (Ford, 2003), mas há poucos estudos comparando a custo-efetividade dessas duas estratégias terapêuticas e, assim, o tratamento por 7 dias ainda é aceito como uma opção válida.

Recentemente foi descrita uma alternativa inicial para tratamento, com emprego sequencial de fármacos, na qual usa-se 5 dias de amoxicilina combinada a um IBP, seguidos por mais 5 dias de claritromicina, metronidazol e IBP. No entanto, esse regime precisa ter sua eficácia melhor comprovada antes de ser universalmente recomendado (Sánchez-Delgade, 2008).

Pelo II Consenso Brasileiro sobre *H. pylori* (FBG, 2004), as possibilidades terapêuticas mostradas na Tabela 119.3 são recomendadas como opções para o primeiro tratamento, todas por 7 dias.

A furazolidona entra como opção no Brasil em substituição ao metronidazol pela alta taxa de resistência a esse antibiótico no nosso meio. Por outro lado, a claritromicina tem resistência estimada em menos de 15 a 20% no Brasil, o que autoriza a sua colocação entre os esquemas de primeira linha. Não é descrita resistência do *H. pylori* à amoxicilina.

Havendo falência do primeiro tratamento, deve ser tentado o retratamento por até duas vezes. Os casos refratários devem ser guiados por testes de sensibilidade ou mantidos em uso de IBP até haver novo esquema terapêutico com eficácia comprovada.

Os esquemas de retratamento exigem terapia quádrupla, na qual um dos componentes é o subsalicilato de bismuto. Na indisponibilidade deste, a terapia será tripla, mas sempre usando uma associação de antibióticos diferente da inicial e com tempo de tratamento de 10 a 14 dias. Os esquemas de retratamento orientados pelo II Consenso brasileiro sobre *H. pylori* (FBG, 2004) são mostrados na Tabela 119.4.

Tabela 119.3 Esquemas de tratamento inicial para *H. pylori* – II Consenso Brasileiro sobre *H. pylori*.

IBP + claritomicina 500 + amoxicilina 1 g 2 vezes/dia OU
IBP 1 vez/dia + furazolidona 200 mg e claritromicina 500 mg 2 vezes/dia OU
IBP 1 vez/dia + furazolidona 200 mg 2 vezes/dia + tetraciclina 500 mg 4 vezes/dia

Tabela 119.4 Esquemas de retratamento do *H. pylori*: II Consenso Brasileiro sobre *H. pylori*.

Se foi utilizado IBP + amoxicilina + claritromicina ou IBP + furazolidona + claritromicina:
Primeira opção de retratamento:
IBP 2 vezes/dia + sal de bismuto 240 mg 2 vezes/dia + furazolidona 200 mg 2 vezes/dia + amoxicilina 1 g (podendo ser substituída pela tetraciclina)
Segunda opção de retratamento:
IBP 2 vezes/dia + levofloxacino 500 mg 1 vez/dia + amoxicilina 1 g 2 vezes/dia (podendo ser substituída pela furazolidona 400 mg 1 vez/dia)
Se o esquema inicial foi IBP + furazolidona + tetraciclina:
Primeira opção de retratamento:
IBP 2 vezes/dia + amoxicilina 1 g 2 vezes/dia + claritromicina 500 mg 2 vezes/dia
Segunda opção:
IBP 2 vezes/dia + furazolidona 200 mg 2 vezes/dia + sal de bismuto 240 mg 2 vezes/dia + amoxicilina 1 g 2 vezes/dia (podendo ser substituída pela tetraciclina)

O controle de cura da bactéria deve ser feito obrigatoriamente nos casos de úlcera duodenal, úlcera gástrica, linfoma MALT e após ressecção de câncer gástrico (FBG, 2004; Chey, 2007; Malfertheiner, 2007), sendo nos três últimos sempre por meio de endoscopia digestiva alta. Os testes não invasivos, especialmente o teste respiratório, têm boa sensibilidade para controle de cura e devem ser indicados quando a EDA não é necessária (Malfertheiner, 2007). Espera-se no mínimo 4 semanas, mas se possível 8 semanas, após o término do tratamento para comprovar a erradicação do *H. pylori* (FBG, 2004). Antes disso, a simples diminuição da população bacteriana poderia gerar resultados negativos nos testes diagnósticos.

▶ Prevenção da infecção

Devido ao principal mecanismo de transmissão da infecção ser fecal-oral, a prevalência do *H. pylori* aumenta nas populações de baixo nível socioeconômico e reduz com a melhoria dessas condições. Isso tem sido observado em estudos longitudinais nos últimos anos nos EUA, Europa e Ásia, documentando queda da prevalência do *H. pylori* em 25% ou mais por década (Malaty, 2002).

Além das melhoras das condições sociais e sanitárias como forma de prevenção, esforços têm sido feitos na busca de uma vacina que ofereça proteção contra a infecção pelo *H. pylori*. Modelos de vacina em animais têm mostrado sucesso em evitar a infecção (Blanchard *et al.*, 2000). Aplicações em humanos infectados pela bactéria mostraram redução na densidade do *H. pylori* no estômago (Blanchard *et al.*, 2000). A dificuldade de desenvolver uma vacina eficaz reside, entre outros fatores, no mimetismo molecular que a bactéria exerce e na sua variabilidade genética.

▶ Referências bibliográficas

Akopyants NS, Clifton SW, Crabtree JE, Youree BE, Reece CA, Bukanov NO, Drazek ES, Roe BA, Berg DE. Analysis of the Cag A pathogenicity island of *Helicobacter pylori*. *Mol Microbiol* 28: 37-53, 1998.

Annibale B, Marignani M, Monarca B *et al*. Reversal of iron deficiency anemia after *Helicobacter pylori* erradication in patients with assyntomatic gastritis. *Ann Intern Medicine* 131: 668-72, 1999.

Baba ER, Sakai P. Linfoma e linfoma MALT. In Sakai P, Ishioka S, Filho FM (eds), *Tratado de Endoscopia Digestiva Diagnóstica e Terapêutica*, vol. 2, Atheneu, São Paulo, p. 179-188, 2001.

Bayerdörffer E, Neubauer A, Rudolph B *et al*. Regression of primary gastric lymphoma of mucosa associated lymphoid tissue type after cure of *Helicobacter pylori* infection. *Lancet* 345: 1591-1594, 1995.

Beilenhoff U, Neumann CS, Rey JF, Biering H, Blun R, Cimbro M, Kanpf B, Rogers M, Schmidt V. ESGE-ESGENA guideline: Cleaning and desinfection in gastrintestinal endoscopy update 2008. *Endoscopy* 40: 939-957, 2008.

Blanchard TG, Czinn SJ. Immunology of *Helicobacter pylori* and prospects for vaccine. In Marshall BJ, *Helicobacter pylori* I. *Gastroenterology Clinics of North America*, W. B. Saunders, Philadelphia, p. 671-686, 2000.

Catrenich CE, Makin KM. Characterization of morphologic conversion of *Helicobacter pylori* from bacillary to coccoid forms. *Scand J Gastroenterol* 26: 58-64, 1991.

Cellini L, Allocanti N, Dicampli E, Dainelli B. *Helicobacter pylori* a fickle germ. *Microbiol Immunol* 38: 25-30, 1994.

Chey WD, Wong BCY, Practice Parameters Committee of American College of Gastroenterology. American College of Gastroenterology guideline on the management of *Helicobacter pylori* infection. *American Journal of Gastroenterology* 102: 1808-1825, 2007.

Chiba N, Van Zanten SJ, Sinclair P *et al*. Treating *Helicobacter pylori* infection in primary care patients with uninvestigated dyspepsia: The Canadian adult randomised controlled trial. *BMJ* 324: 1012-16, 2002.

Chisholm SA, Teare EL, Patel B, Owen RJ. Determination of *Helicobacter pylori* vacA allelic types by single-step multiples PCR. *Lett Appl Microbiol* 35: 42-46, 2002.

Coelho LGV, Castro LP. *Helicobacter pylori*. In Moraes-Filho, Joaquim Prado Pinto, *Tratado das enfermidades gastrointestinais e pancreáticas*, Roca, São Paulo, pp. 671-693, 2008.

Cohen H. Peptic ulcer and *Helicobacter pylori*. In Marshall BJ, *Helicobacter pylori* II. *Gastroenterology Clinics of North America*, W. B. Saunders, Philadelphia, p. 775-789, 2000.

Cover TL. The vacuolating cytotoxin of *Helicobacter pylori*. *Mol Microbiol* 20: 241-246, 1996.

Crabtree JE, Covacci A, Farmery SM, Xiang Z, Tompkins DS, Perry S, Lindley IJ, Rappuoli R. *Helicobacter pylori* induced interleukin-8 expression in gastric epithelial cells is associated with Cag A positive phenotype. *J Clin Pathol* 48: 41-45, 1994.

Del Valle J, Cohen H, Laine L, Scheiman JM. Acid peptic disorders. In Yamada T, Alpers DH, Laine L, Owyang C, Powell DW (eds), *Textbook of Gastroenterology*, J.B. Lippincott, Philadelphia, p. 1370-1444, 1999.

Dixon MF, Path FRC *et al*. Classification and Grading of Gastritis: The Update Sydney System. *Am J Surg Pathology* 20: 1161-1181, 1996.

Doenges JL. Spirochaetes in gastric glands of macacus *rhesus* and humans without definite history of relates disease. *Proc Soc Exp Biol Med* 38-536, 1938.

Drumm B, Perez-Perez GI, Blaser MJ, Sherman PM. Intrafamilial clustering of *Helicobacter pylori* infection. *N Engl J Med* 322: 359, 1990.

Dubois S, Kearney DJ. Iron-deficiency anemia and *Helicobacter pylori* infection: a review of the evidence. *Am Journal of Gastroenterology* 100: 453-459, 2005.

Eaton AR, Morgan DR, Krakowka S. Motility as a factor in colonization of gnotobiotic piglets by *Helicobacter pylori*. *J Med Microbil* 37: 123-127, 1992.

El-Omar EM, Oien K, El-Nujumi A, Gillen D, Wirz A, Dahill S, Williams C, Ardill JE, McColl KE. *Helicobacter pylori* infection and chronic gastric acid hyposecretion. *Gastroenterology* 1113: 15-24, 1997.

Everhart JE. Recent developments in epidemiology of *Helicobacter pylori*. *Gastroenterology Clinics of North America* 29: 559-579, 2000.

Fan X, Gunasena H, Cheng Z, Espejo R, Crowe SE, Ernst PB, Reyes VE. *Helicobacter pylori* urease binds to class II MHC molecules on gastric epithelial cells to iniciate apoptosis [abstr]. *Gastroenterology* 114: A118, 1998.

Fan XG, Kelleher D, Fan XJ, Xia HX, Keeling PW. *Helicobacter pylori* increases proliferation of gastric epithelial cells. *Gut* 38: 19-22, 1996.

FBG-Federação Brasileira de Gastrenterologia. Núcleo Brasileiro para Pesquisa do *Helicobacter*. II Consenso Brasileiro sobre *Helicobacter pylori*. www.fbg.org.br, 2004.

Ford A, Moayyeid P. How can the current strategies for *Helicobacter pylori* erradication therapy be improved? *Can J Gastroenterology* 17 (Suppl B): 36-40B, 2003.

Forman D, Coleman M, Debacker G. The EUROGAST study Group. An international association between *Helicobacter pylori* infection and gastric cancer. *Lancet* 341: 1359-1362, 1993.

Franchini M, Veneri D. *Helicobacter pylori* infection and immune thrombocytopenic purpura: an update. *Helicobacter* 9: 342-346, 2004.

Geis G, Suerbaum S, Forsthoff B, Leying H, Opferkuch W. Ultrastructure and biochemical studies of the flagellar sheath of *Helicobacter pylori*. *J Med Microbiol* 38: 371-377, 1993.

Gilsbert JP, Pajares JM. Stool antigen test for the diagnosis of *Helicobacer pylori* infection: a systematic review. *Helicobacter* 9: 347-368, 2004.

Go MF, Crowe SH. Virulence and pathogenicity of *Helicobacter pylori*. In Marshall BJ, *Helicobacter pylori* I. *Gastroenterology Clinics of North America*, W. B. Saunders, Philadelphia, p. 649-70, 2000.

Goodwin CS, Armstrong JA, Chilvers T *et al*. Transfer of *Campylobacter pylori* and *Campylobacter mustelae* to *Helicobacter pylori* gene. nov. respectively. *Int J Syst Bacteriol* 39: 379-405, 1989.

Haeberle HA, Kubin M, Bamford KB, Garofalo R, Graham DY, El-Zaatari F, Karttunen R, Crowe SE, Reyes VE, Ernst PB. Differential stimulation of IL-12 and IL-10 by live and killed *Helicobacter pylori in vitro* and association of IL-12 production with gamma-interferon producing T cells in human gastric mucosa. *Infect Immun* 65: 4229-4235, 1997.

Hazell SL, Lee A, Brady L, Hennessy W. *Campylobacter pyloridis* and gastritis: association with intercellular spaces and adaptation to an environment of mucus as important factors in colonization of the gastric epithelium. *J Infect Dis* 153: 658-663, 1986.

Helen MW, O'Rourke J. Bacteriology and taxonomy of *Helicobacter pylori*. In Marshall BJ, *Helicobacter pylori* I. *Gastroenterology Clinics of North America*, W. B. Saunders, Philadelphia, p. 633-648, 2000.

IARC. Schistosomes, liver flukes and *Helicobacter pylori*. *Monog Eval Carcinogenic Risks to Humans* 61: 177-220, 1994.

Ismail A, Khosravi H, Oslon H. The role of infection in atherosclerosis and coronary artery disease: a new therapeutic target. *Heart Dis* 1: 233-240, 1999.

Langenberg W, Rauws EAJ, Oudbier JH, Tytgat GNT. Patient-to-patient transmission of *Campylobacter pylori* infection by fiberoptic gastroduodenoscopy and biopsy. *J Infec Dis* 161: 507-511, 1990.

Lassen AT, Pedersen FM, Bytzer P, Schaffalizky de Muckadde OB. *Helicobacter pylori* test-and-erradicate *versus* prompt endoscopy for management of dyspeptic patients: a randomised trial. *Lancet* 356: 455-460, 2000.

Lehours P, Ruskone-Fourmestraux A, Lavergne A, Cantet A, Mégraud F. Which test to use to detect *Helicobacter pylori* infection in patients with low-grade gastric mucosa-associated lymphoid tissue lymphoma? *Am J Gastroenterol* 98: 291-295, 2003.

Logan RP, Polson RJ, Baron JH, Misiewicz JJ. Follow-up after anti-*Helicobacter pylori* treatment. *Lancet* 337: 562-563, 1991.

Loy CT, Irwing LM, Katelaris PH, Talley NJ. Do commercial serological kits for *Helicobacter pylori* infection differ in accuracy? A meta-analysis. *American Journal of Gastroenterology* 91: 1138-1144, 1996.

Malaty HM, El-Kasabany A *et al*. Age of acquisition of *Helicobacter pylori* infection: a follow-up study from infancy to adulthood. *Lancet* 359: 931-935, 2002.

Malfertheiner P, Megraud F, O'Morain C *et al*. Current concepts in management of *Helicobacter pylori* infection: the Maastricht III consensus report. *Gut* 56: 772-781, 2007.

Malfertheiner P, Sippoenen P, Naumann M *et al*. *Helicobacter pylori* erradication has the potential to prevent gastric cancer: a state-of-the art critique. *American Journal of Gastroenterology* 100: 2100-2115, 2005.

Martins RN, Figueiredo F, Machado L. Avaliação da acurácia do teste rápido caseiro da urease e comparação de custos no diagnóstico da infecção pelo *Helicobacter pylori* no Hospital Universitário Pedro Ernesto. *Anais* do XV Seminário Brasileiro de Endoscopia Digestiva, p. 45, 201.

Marshall BJ. Unidentified curves bacilli on gastric epithelium in active chronic gastritis. *Lancet* 1: 1273-1275, 1983.

Marshall BJ, Barrett LJ, Prakash C, McCallum RW, Guerrant RL. Urea protects *Helicobacter (Campylobacter) pylori* from the bactericidal effect of acid. *Gastroenterology* 99: 697-702, 1990.

Marshall BJ, Goodwin CS. Revised nomenclature of *Campylobacter pyloridis*. *Bacteriol* 37: 68, 1987.

Marshall BJ, Royce H, Annear DI *et al*. Original isolation of *Campylobacter pyloridis* from human gastric mucosa. *Microbiol Lett* 25:83-88, 1984.

McColl KEL. *Helicobacter pylori* infection. *The New England Journal of Medicine* 362: 1597-1604, 2010.

McColl KEL, El-Omar E, Gillen D. *Helicobacter pylori* gastritis and gastric physiology. In Marshall BJ, *Helicobacter pylori* I. *Gastroenterology Clinics of North America*, W. B. Saunders, Philadelphia, p. 687-703, 2000.

McColl KEL, Murray LS, Gillen D *et al*. Randomised trial of endoscopy with testing for *Helicobacter pylori* compared with non-invasive *H. pylori* testing alone in the management of dyspepsia. *BMJ* 324: 999-1002, 2002.

McGee DJ, Mobley HTL. Mechanisms of *Helicobacter pylori* infection: bacterial factors. In Westblom TU, Czinn SJ, Nedrud JG (eds), *Gastroduodenal Disease and Helicobacter pylori: Pathophisiology, Diagnosis and Treatment*. Springer, Berlin, p. 155-180, 1998.

McNacamura DA, Buckley M, O'Morain CA. Nonulcer dyspepsia: current concepts and management. In Marshall BJ, *Helicobacter pylori* II. *Gastroenterology Clinics of North America*, Springer, p. 807-818, 2000.

Megraud F, Brassens Rabbe MP, Denis F, Belbouri A, Hoa DQ. Seroepidemiology of *Campylobacter pylori* infection in various populations. *J Clin Microbiol* 27: 1870-1873, 1989.

Metz DC, Kroser JA. *Helicobacter pylori* and gastroesophageal reflux disease. In Katz PO, *Gastroesophageal Reflux Disease. Gastroenterology Clinics of North America*, Springer, p. 971-986, 1999.

Micots I, Augeron C, Laboisse CL, Muzeau F, Megraud F. Mucin exocytosis: a major target for *Helicobacter pylori*. *J Clin Pathol* 46: 241-245, 1993.

Mitchell HM, Li YY, Hu PJ, Liu Q, Chen M, Du GG, Wang ZJ, Lee A, Hazell SL. Epidemiology of *Helicobacter pylori* in Southern China Identification of early childhood as the critical perod for acquisition. *J Infect Dis* 166: 149-153, 1992.

Moayyedi P, Deeks J, Talley NJ *et al*. An update of the Cochrane systematic review of the *Helicobacter pylori* erradication therapy in non ulcer dyspepsia: Resolving the discrepancy between systematic reviews. *Am J Gastroenterology* 98: 2621-2626, 2003.

Morgner A, Bayerdörffer E, Neubauer A, Stolte M. Malignant tumors of the stomach: gastric mucosa-associated lymphoid tissue lymphoma and *Helicobacter pylori*. In Marshall BJ, *Helicobacter pylori* I. *Gastroenterology Clinics of North America*, W. B. Saunders, Philadelphia, p. 593-607, 2000.

Moss SF, Legon S, Bishop AE, Polak JM, Calam J. Effect of *Helicobacter pylori* on gastric somatostatina in duodenal ulcer disease. *Lancet* 340: 930-932, 1992.

Moss SF, Legon S, Davies J, Calam J. Cytokine gene expression in *Helicobacter pylori* associated antral gastritis. *Gut* 35: 1567-1570, 1995.

Nomura A, Stemmermann GN, Chyou PH *et al*. *Helicobacter pylori* infection and the risk for duodenal and gastric ulceration. *Ann Intern Med* 120: 977-981, 1994.

Nomura A, Stemmermann GN, Chyou PH, Kato I, Perez Perez GI, Blaser MJ. *Helicobacter pylori* infection and gastric carcinoma among Japanese Americans in Hawaii. *N Engl J Med* 325: 1132-1136, 1991.

Pajares JM. *Helicobacter pylori* infection: its role in chronic gastritis, carcinoma and peptic ulcer. *Hepato-Gastroenterology* 42: 827-841, 1995.

Palmer ED. Investigation of gastric mucosa spirochetes of human. *Gastroenterology* 27: 218, 1954.

Pedrazzoli J. *Helicobacter pylori*: histórico de uma infecção. In *Condutas em Gastrenterologia*, Federação Brasileira de Gastroenterologia, Revinter, Rio de Janeiro, p. 94-98, 2004.

Perez-Perez G. Accurate diagnosis of *Helicobacter pylori*: culture, including transport. In Marshall BJ, *Helicobacter pylori* II. *Gastroenterology Clinics of North America*, W. B. Saunders, Philadelphia, p. 879-884, 2000.

Phadnis SH, Parlow MH, Levy M, Ilver D, Caulkins CM, Connors JB, Dunn BE. Surface localization of *Helicobacter pylori* urease and heat shock protein homolog requires bacterial lysis. *Infect Immun* 64: 905-912, 1995.

Potter HV, Loffeld RJ, Stobberingh E, van Spreeuwel JP, Arends JW. Rapid staining of *Campylobacter pyloridis*. *Histopathology* 11: 1223, 1987.

Rauws EA, Langenberg W, Houthoff HJ, Zanen HC, Tytgat GN. *Campylobacter pyloridis*-associated chronic active antral gastritis. *Gastroenterology* 94: 33-40, 1998.

Rauws EAJ, Langenberg W, Oudbier J *et al*. Familial clustering of peptic ulcer disease colonized with *C. pylori* of the same DNA composition. *Gastroenterol* 96: 409, 1989.

Roosendaal R, Kuipers EJ, van den Brule AJ, Pena AS, Uyterlinde AM, Walboomers JM, Meuwissen SG, de Graaff J. Importance of the fiberoptic endoscope cleaning procedure for detection of *Helicobacter pylori* in gastric biopsy specimens by PCR. *J Clin Microbiol* 32: 1123-1126, 1994.

Sánchez-Delgade J, Calvet X, Bujanda L, Gilbert JP, Tító L, Castro M. Ten-day sequential treatment for *Helicobacter pylori* erradication in clinical practice. *American Journal of Gastroenterology* 103: 2220-2223, 2008.

Sato R, Murakami K, Watanabe K, Okimoto T, Miyajima H, Ogata M, Ohtsuka E, Kodama M, Saburi Y, Fujioka T, Nasu M. Effect of *Helicobacter pylori* erradication on platelet recovery in patients with chronic idiopathic thrombocytopenic purpura. *Arch Intern Med* 164: 1904-1907, 2004.

Sharma P, Vackie N. Review article: *Helicobacter pylori* and reflux disease. *Aliment Pharmacology Therapy* 17: 297-305, 2003.

Skirrow MB. Taxonomy and biotyping: report on the session. In Pearson DA, Shirow MB, Rowe B *et al*. (eds), *Campylobacter II*, Public Health Laboratory Service, London, p. 33-38, 1983.

Sipponem P, Marshall BJ. Gastritis and gastric cancer: Western countries. In Marshall BJ, *Helicobacter pylori* I. *Gastroenterology Clinics of North America* p. 579-592, 2000.

Steer HW, Colin-Jones DG. Mucosal changes in gastric ulceration and their response to carbenoxolone sodium. *Gut* 16: 590, 1975.

Tsutsumi Y, Kanamori H, Yamato H *et al.* Randomized study of *Helicobacter pylori* erradication therapy and proton pump inhibitor monotherapy for idiopathic thrombocitopenic purpura. *Ann Hematology* 84: 807-811, 2005.

Uemura N, Okamoto S. Effect of *Helicobacter pylori* erradication on subsequent development of cancer after endoscopic resection of early gastric cancer in Japan. In Marshall BJ, *Helicobacter pylori* II. *Gastroenterology Clinics of North America,* W. B. Saunders, Philadelphia, p. 819-828, 2000.

Vaira D, Malfertheiner P, Mégraud F *et al.* and European *Helicobacter pylori* HPSA study Group. Diagnosis of *Helicobacter pylori* infection using a novel, noninvasive antigen based assay in Europe multicentre study. *Lancet* 354: 30-33, 1999.

Vaira D, Vakie N. Blood, urine, stool, breath, money, and *Helicobacter pylori. Gut* 48: 287-289, 2001.

Warren JR. Gastric pathology associated with *Helicobacter pylori.* In Marshall BJ, *Helicobacter pylori* I. *Gastroenterology Clinics of North America,* W. B. Saunders, Philadelphia, p. 705-751, 2000.

Warren JR, Marshal BJ. Unidentified curves bacilli in the stomach of patients with gastritis and peptic ulceration. *Lancet* 1: 1311, 1984.

Wotherspoon AC, Ortiz-Hidalgo C, Falzon MR, Isaacson PG. *Helicobacter pylori* associated gastritis and primart B-cell gastric lymphoma. *Lancet* 338: 1175-1176, 1991.

Yamaoka Y, Kwon DH, Graham DYAM. 34.000 proinflammatory outer membrane protein (oipA) of *Helicobacer pylori. Proc Natl Acad Science* 20(97): 7533-7538, 2000.

120 Hanseníase | Aspectos Epidemiológicos, Clínicos e Imunológicos

Maria Eugenia Noviski Gallo, Elisabeth Sampaio, José Augusto da Costa Nery, Milton Ozório Moraes, Sérgio Luiz Antunes, Maria Cristina Vidal Pessolani e Euzenir Nunes Sarno

▸ Introdução

A hanseníase é uma doença sistêmica infectocontagiosa crônica, causada pelo *Mycobacterium leprae*, parasito intracelular obrigatório, com tropismo pelos filetes nervosos periféricos. Afeta a pele, os nervos periféricos, as mucosas das vias respiratórias superiores, os olhos, as vísceras abdominais, linfonodos, medula óssea, testículos e ovários. Apesar de ser conhecida desde as antigas civilizações, China, Egito e Índia, das referências do acometimento dos nervos periféricos desde 1847 (Browne, 1985), e de ser seu agente etiológico o primeiro patógeno associado a uma doença no ser humano, persiste até os dias atuais com inúmeros questionamentos e desafios em muitas áreas das ciências biomédicas. A inexistência de meio de cultura para o *M. leprae* é, sem dúvida, responsável por muitos destes questionamentos.

A doença afeta indistintamente ambos os sexos e a faixa etária mais acometida é a do adulto jovem.

O período de incubação é longo, em média de 3 a 10 anos, e a transmissão ocorre somente entre os seres humanos. Admite-se que o contágio se realize pelo aparelho respiratório.

No Brasil, a doença é um problema relevante de saúde pública; em todas as unidades federadas, com exceção dos estados do Rio Grande do Sul e Santa Catarina, as taxas de prevalência são consideradas como de alta e média endemicidade, com um preocupante incremento na taxa de detecção nos últimos 10 anos (Ministério da Saúde, 1999).

O modelo da descentralização da gestão da assistência à saúde da população, atualmente em vigência no Brasil, integra as atividades de diagnóstico e tratamento da hanseníase nas demais ações da Atenção Básica. Esta política é resultante de uma das mais importantes estratégias para alcançar a meta da eliminação (taxa de prevalência de 1 paciente para 10.000 habitantes) prevista para a próxima década. Para alcançar esta meta são fundamentais o diagnóstico precoce e a utilização dos esquemas poliquimioterápicos com duração fixa preconizados pela Organização Mundial de Saúde (WHO, 1997a, b, c).

▸ Situação epidemiológica

A hanseníase é amplamente distribuída no hemisfério sul, estando presente em quase todos os países da África, da América Latina e da Ásia. Entretanto, somente 7 países são considerados endêmicos e apresentam prevalência acima de 1 por 10.000 habitantes (Tabela 120.1).

Tabela 120.1 Situação epidemiológica da hanseníase nos países endêmicos – 2003.

			Casos novos		
País	Prevalência (taxa por 10.000)	Detecção de novos casos (taxa por 100.000)	Multibacilares (%)	Proporção crianças (%)	Incapacidades de 2º grau (%)
Brasil	79.908 (4,5)	49.026 (27,7)	49	8	5
Índia	344.377 (3,2)	473.658 (46,0)	35	15	2
Madagascar	6.602 (4,0)	5.482 (33,4)	68	15	8
Moçambique	7.136 (3,6)	5.830 (29,1)	63	10	8
Nepal	7.291 (3,0)	13.830 (56,5)	43	7	4
Tanzânia	7.063 (2,1)	6.497 (19,0)	58	10	10
Total	443.608 (3,4)	543.662 (41,9)	36	14	2

No Brasil, no ano de 2003, foi diagnosticado um total 49.026 casos novos de hanseníase, com taxa de detecção de 2,77 pacientes para 10.000 habitantes. Embora o Brasil, como um todo, seja endêmico, a distribuição dos casos é diferente nas macrorregiões e entre os estados. A taxa de detecção varia de 0,22 pacientes para 10.000 habitantes no Rio Grande do Sul a 12,02 pacientes para 10.000 habitantes no Mato Grosso.

A taxa de prevalência no Brasil é de 4,52 pacientes para 10.000 habitantes. Estes números colocam o Brasil em primeiro lugar do mundo em taxa de prevalência e em segundo em número de casos novos (Ministério da Saúde, 2003). Além disto, entre os casos novos diagnosticados, 5% apresentavam incapacidades, 49% foram classificados como MB (multibacilares) e 8% dos pacientes tinham menos de 15 anos de idade. Estudos de coortes apontam para um percentual significativo de abandono de tratamento, 26%, sendo 15% destes classificados como MB (Ministério da Saúde, 2003).

O número de casos notificados não representa a totalidade dos casos realmente existentes. Estudos de prevalência oculta estimam que, aproximadamente, 10.000 casos permanecem sem diagnóstico e que este fato decorre de múltiplos fatores, alguns relacionados com deficiências da rede de saúde pública, sendo o mais importante a insuficiência de profissionais capacitados para o reconhecimento e o diagnóstico, e outros relacionados com o desconhecimento, pela falta de informação da população sobre a doença acrescida do estigma a ela relacionado (Ministério da Saúde, 2003).

▸ O M. leprae

O *M. leprae* foi identificado por Gerhard Henrik Armauer Hansen, em 1873, na Noruega, como agente etiológico causador da hanseníase. Foi o primeiro patógeno bacteriano identificado como agente etiológico de uma doença infecciosa humana. É um patógeno intracelular obrigatório que infecta principalmente o endotélio vascular, fagócitos mononucleares e apresenta especial afinidade por células de Schwann. A habilidade de invadir e sobreviver nestas células constitui a característica notória deste organismo, dando-lhe o *status* de ser o único patógeno bacteriano capaz deste feito.

O *M. leprae* apresenta um tempo de geração que varia entre 11 e 13 dias, multiplicando-se por divisão binária. Não é cultivável em meio de cultura artificial, o que resulta na dificuldade de se estabelecerem estudos que elucidariam vários aspectos da patogenia causada por este microrganismo.

▪ O genoma e proteoma do M. leprae

Os mecanismos que permitem ao *M. leprae* infectar o homem e causar doença ainda são pouco conhecidos. Os principais fatores que têm dificultado este entendimento são a incapacidade de cultivo *in vitro* do bacilo e a ausência de um modelo animal que mimetize a doença humana. Recentemente, com a implementação do projeto de sequenciamento do genoma humano, genomas de muitos organismos, inclusive bactérias patogênicas ao homem, vêm sendo definidos. Dentre estes, os genomas de algumas micobactérias como *M. tuberculosis*, *M. leprae*, *M. marinum* e *M. bovis* foram recentemente concluídos (http://www.sanger.ac.uk).

A conclusão do genoma do *M. leprae* sem dúvida representa um marco no estudo da sua biologia e patogenia (http:/www.sanger.ack.uk/Projects/M.leprae). A disponibilidade da sequência do genoma do *M. tuberculosis* e outras micobactérias vem permitindo a comparação da composição genética entre estas duas espécies próximas de micobactérias. Uma característica surpreendente do genoma do *M. leprae* é a perda maciça de genes, o que poderia explicar a taxa de crescimento lenta do bacilo, assim como sua incapacidade de crescimento *in vitro*. Somente 49,5% do genoma do *M. leprae* contêm genes que codificam para proteínas, característica não observada em qualquer outro genoma bacteriano até hoje sequenciado. O genoma do *M. leprae* contém 1.116 pseudogenes ou genes degenerados, assim denominados devido à perda de regiões necessárias para sua transcrição e/ou tradução, ou mudança da fase de leitura aberta do gene por deleções ou inserções de bases.

Acredita-se que o genoma degenerado do *M. leprae* seja resultado de erros na replicação combinados a uma redução na capacidade de reparo do DNA. Este processo provocaria um acúmulo de mutações em genes não mais essenciais para sobrevivência no ambiente intracelular. A perda de função do genoma bacteriano tem sido observada unicamente entre patógenos intracelulares e este fenômeno vem sendo denominado "evolução redutiva". Este mecanismo altera permanentemente o genótipo e resulta na adaptação ao ambiente em que a bactéria vive. Acredita-se que esta perda se deva ao fato destes patógenos viverem em um ambiente extremamente estável, rico em metabólitos, que exige pouca versatilidade metabólica para a sobrevivência.

Para a definição do genoma funcional do *M. leprae*, ou seja, do conjunto de genes de fato expressos *in vivo* pela bactéria, o estudo do seu proteoma se torna necessário. Neste contexto, um estudo recente descreveu a presença de aproximadamente 400 proteínas utilizando eletroforese bidimensional de alta resolução, correspondendo a aproximadamente 25% do potencial codificante do seu genoma. Esta metodologia, associada ao mapeamento peptídico por espectrometria de massa, está sendo atualmente aplicada para a conclusão do proteoma do *M. leprae*. A análise comparativa dos genomas já sequenciados, aliada aos projetos de proteoma e transcriptoma destes microrganismos, abre uma grande perspectiva para o melhor entendimento dos mecanismos de patogenia do *M. leprae* e para a identificação de moléculas candidatas ao desenvolvimento de novas ferramentas para o controle da hanseníase.

▸ Diagnóstico

É essencialmente clínico, baseado nos sinais e sintomas, no exame da pele, dos nervos periféricos e na história epidemiológica. Excepcionalmente há necessidade de auxílio laboratorial para a confirmação diagnóstica.

Os sinais cardinais da hanseníase são lesões cutâneas com alteração da sensibilidade e nervos espessados. A alteração da sensibilidade está presente em 70% das lesões cutâneas.

Sintomas e sinais sugestivos de hanseníase:

▸ **Lesões cutâneas.** Máculas, placas, tubérculos, pápulas, nódulos, infiltração e eritema cutâneo difuso. Podem ser únicas ou múltiplas, hipopigmentadas ou eritematosas.

▸ **Alterações neurológicas.** Hiperestesias, hipoestesias, anestesias; diminuição da força muscular em extremidades com ou sem atrofia muscular. Espessamento doloroso de troncos nervosos periféricos sendo mais frequentemente acometidos os nervos ulnar, radial, mediano, fibular, tibial posterior, auricular e supraorbitário.

▸ **Alterações sistêmicas.** Artralgias, adenomegalias, rinite, rouquidão, iridociclite, edema de extremidades.

Procedimentos de diagnóstico

- Exame dermatológico
- Exame neurológico
- Diagnóstico laboratorial (baciloscopia de linfa cutânea; histopatologia de biopsia cutânea ou de nervo sensorial).

Excepcionalmente exames laboratoriais complementares mais sofisticados como a reação de polimerase em cadeia (PCR), ELISA e biopsia de nervo são necessários.

Diagnóstico laboratorial alternativo

A PCR é uma técnica de amplificação *in vitro* de DNA que revolucionou a patologia clínica criando uma modalidade molecular para o diagnóstico de doenças hereditárias ou infecciosas. Dentre as características valiosas destacam-se a sensibilidade e a especificidade que possibilitam a identificação inequívoca de quantidades minutas de ácidos nucleicos de microrganismos em fragmentos de tecido, linfa ou sangue periférico devido à utilização de oligonucleotídios específicos aos alvos de interesse em um sistema enzimático regido por uma DNA polimerase isolada de *Thermus aquaticus*. No caso da hanseníase, a PCR se tornou uma alternativa real para o diagnóstico de casos difíceis, principalmente em que as lesões de pele são inexistentes ou quando a baciloscopia é negativa (veja também neuropatias hansenianas). A detecção de DNA em pacientes paucibacilares (PB), por exemplo, pode ficar na faixa dos 30 a 70% de acordo com os estudos realizados (Stefani *et al.*, 2003; Kramme *et al.*, 2003; Kang *et al.*, 2003).

Outros métodos que estão sendo utilizados amplamente para o auxílio no diagnóstico clínico são os testes sorológicos como os do tipo ELISA ou imunocromatografia para a detecção de anticorpos anti-PGL-1. Anticorpos que reagem ao glicolipídio fenólico-1, que é um componente específico da parede celular do patógeno, podem ser usados na definição da forma clínica (MB ou PB) dos doentes; os anticorpos IgM podem ser detectados em soro ou sangue total, de modo que os níveis detectados por estes ensaios sorológicos podem definir precocemente indivíduos com as formas clínicas mais graves, antes mesmo que estes exibam os sintomas clínicos da doença (Buhrer-Sekula *et al.*, 2003), indicando o pronto início do tratamento. Estratégias como essas vêm sendo utilizadas no rastreamento de novos casos em áreas hiperendêmicas, ou mesmo em domicílios que apresentam indivíduos doentes, na tentativa de interromper a cadeia de transmissão e com isso diminuir a incidência da doença.

Formas clínicas

No Brasil, as classificações adotadas são:

- A aprovada no VI Congresso Internacional realizado em Madri em 1953, baseada nos critérios de polaridade, proposta por Rabello Jr., classificando a doença em formas polares tuberculoide e virchoviana e formas interpolares indeterminada e dimorfa
- A que utiliza o critério laboratorial do resultado do exame baciloscópico nos esfregaços de linfa cutânea dos pacientes; são classificados como PB os casos com baciloscopia negativa e MB os com baciloscopia positiva
- A que se baseia em critérios clínicos, histopatológicos e imunológicos proposta por Ridley e Jopling (1966).

A OMS sugere, para os locais endêmicos onde métodos diagnósticos laboratoriais não estão disponíveis ou confiáveis, a utilização de classificação essencialmente clínica com base no número de lesões cutâneas. Por este método são classificados como PB os casos com até 5 lesões cutâneas e como MB os com mais de 5 lesões cutâneas (OMS, 1998).

A sensibilidade e a especificidade da classificação pelo número de lesões cutâneas comparada aos resultados dos exames baciloscópicos apresentaram valores de 89,6% e 83,8%, respectivamente (Gallo *et al.*, 2003). A legislação sobre o controle da hanseníase no Brasil normaliza a utilização, para alocação nos esquemas poliquimioterápicos, da classificação operacional recomendada pela OMS baseada no número de lesões cutâneas; a baciloscopia de pele, quando disponível, deve ser utilizada como exame complementar (Ministério da Saúde 2000).

Formas PB

De acordo com as diversas classificações existentes, estas formas recebem as seguintes denominações: *classificação de Madri*: formas indeterminadas (I) e tuberculoide (T); *classificação de Ridley e Jopling*: indeterminada (I), tuberculoide-tuberculoide (TT), *borderline*-tuberculoide (BT); *classificação operacional*: casos com até 5 lesões cutâneas. Se for utilizado o critério baciloscópico são os casos que apresentam baciloscopias negativas nos esfregaços cutâneos. As manifestações clínicas mais frequentes são áreas com distúrbio de sensibilidade térmica, dolorosa e tátil, manchas hipoacrômicas anestésicas ou hipoestésicas, placas eritematoinfiltradas, acometimento de troncos nervosos, mono ou polineuroapatia, em geral unilateral simétrica.

Formas MB

Classificação de Madri: dimorfa (D) e virchoviana (V); *classificação de Ridely e Jopling*: *borderline-borderline* (BB), *borderline*-lepromatosa (BL), lepromatosa-lepromatosa (LL). Utilizando o critério baciloscópico são todos os casos que apresentem bacilos ácido-álcool-resistentes (BAAR) nos esfregaços de linfas cutâneas; *classificação operacional*: casos com mais de 5 lesões cutâneas. As manifestações clínicas mais usuais são manchas, placas, tubérculos, nódulos com ou sem alteração da sensibilidade, infiltração eritematosa difusa, acometimento de troncos nervosos: mono ou polineuropatia, em geral assimétrica (Figuras 120.1 e 120.2).

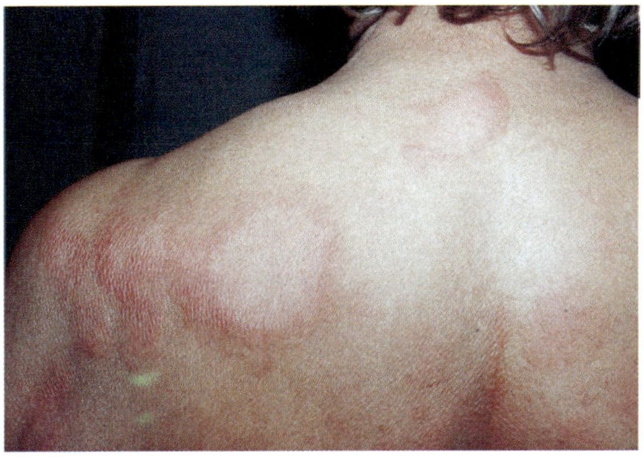

Figura 120.1 Caso multibacilar; forma dimorfa; forma *borderline*-lepromatosa. Lesões tipo placas eritematoinfiltradas, bordos elevados bem definidos. Alteração da sensibilidade térmica, dolorosa e tátil na área central. Evolução crônica, assintomática.

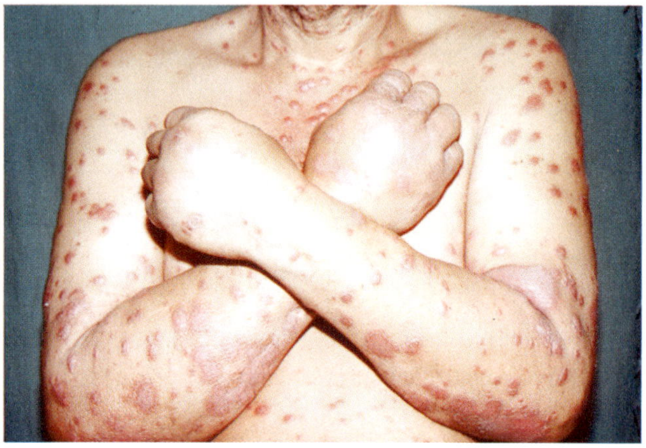

Figura 120.2 Manifestação reacional tipo 1 (reação reversa) em caso multibacilar da forma dimorfa ou *borderline*-lepromatosa. Lesões em placa eritematoedematosas, bem definidas; lesões papulotuberosas disseminadas. Edema em membros superiores, bilateral. Evolução aguda, hiperestesia cutânea.

▸ Histopatologia das lesões cutâneas da hanseníase

A lesão histopatológica básica da hanseníase é um infiltrado inflamatório que pode variar na sua constituição conforme a posição do paciente no espectro de Ridley-Jopling. Esta classificação contempla os critérios histopatológicos auxiliares para o diagnóstico de maneira superior à classificação de Madrid. A classificação operacional PB/MB não cogita a histopatologia da lesão cutânea da hanseníase, atendo-se somente à presença de BAAR na linfa colhida das regiões cutâneas padronizadas pela OMS.

O infiltrado inflamatório nos pacientes tuberculoides (TT e BT) se apresenta como um infiltrado granulomatoso com células epitelioides circundadas por um halo linfocitário. A presença de células gigantes é mais frequente e abundante na forma TT. O infiltrado nessa forma atinge e erode a epiderme e os pequenos ramos nervosos são destruídos pelo infiltrado granulomatoso. Esse tipo de infiltrado é mais destrutivo para os filetes nervosos e por isso eles são menos frequentemente vistos na derme nas formas T (BT e TT). A presença de BAAR é muito escassa e o infiltrado pode atingir positividade de 1+. A forma BB apresenta um granuloma de células epitelioides com aspecto frouxo sem células gigantes e menos linfócitos. A quantidade de BAAR é maior do que nas formas TT e BT. Essa forma é mais instável e frequentemente desenvolve episódio reacional do tipo I (reação reversa). As formas L (BL e LL) se apresentam com um infiltrado constituído predominantemente por macrófagos repletos de BAAR, exibindo ainda degeneração espumosa (macrófagos virchovianos) em face da degeneração bacilar que ocorre dentro dos macrófagos. Nas formas L (BL e LL), os macrófagos em vez de eliminar as micobactérias infectadas, funcionam como meio de cultura para o *M. leprae*, permitindo o crescimento bacteriano em seu citoplasma onde são encontradas as aglomerações bacilares conhecidas como globias. Nas formas BB e BL encontramos frequentemente os ramos nervosos na derme circundados e invadidos por infiltrado inflamatório próprio da forma. Pelo fato de essas formas afetarem o sistema nervoso periférico de uma maneira mais lenta e mais tardia, é possível visualizar maior número de ramos nervosos dérmicos em meio ao infiltrado inflamatório. A forma BL pode se apresentar com quantidade razoável de linfócitos.

A hanseníase tem servido como modelo humano para o estudo dos mecanismos de proteção, patologia e supressão da resposta imune, por se apresentar como um espectro clínico e imunológico abrangendo desde uma resposta exacerbada até uma ausência total de resposta contra o bacilo. O estudo da dinâmica da resposta imune ao *M. leprae* tem permitido avanços no campo da imunologia, adicionando ainda mecanismos alternativos ao padrão de resposta imune Th1-Th2.

▸ Interação do M. leprae com o ser humano

▪ Genética da suscetibilidade e da gravidade à hanseníase

Algumas características epidemiológicas sugerem que a vulnerabilidade à hanseníase possa ser herdada. Em uma antiga revisão, Bernardo Bieguelman (1968) já descrevia alguns destes aspectos:

- Apenas uma pequena porcentagem (1 a 3%) dos indivíduos expostos desenvolvem a doença
- Gêmeos monozigóticos têm mais frequentemente concordância na doença e nas formas da doença do que gêmeos dizigotos
- As formas não estão distribuídas aleatoriamente em irmãos doentes
- A frequência de doentes em famílias com casamentos consanguíneos é maior.

Mesmo com as evidências sugerindo a participação genética à suscetibilidade e gravidade à hanseníase, esta deve ser entendida como uma doença complexa e como tal deve apresentar natureza poligênica sendo também influenciada por fatores ambientais. Genes que influenciam o padrão e a intensidade da resposta imune, como as citocinas, seriam candidatos naturais para participarem tanto no favorecimento da ocorrência quanto no desfecho clínico da hanseníase. Assim diversos genes vêm sendo investigados onde os papéis específicos de regiões como 1q32 e 6p21 foram definidos em estudos de associação com atenção especial à região promotora dos genes de interleucina, IL-10, e de fator de necrose tumoral (TNFα), respectivamente (Santos *et al.*, 2002; Moraes *et al.*, 2004). A descrição nos últimos anos da existência de polimorfismos de base única (do inglês, SNP) no promotor dos genes de IL-10 e TNFα que poderiam estar associados à capacidade individual de produzir níveis aumentados ou diminuídos das citocinas levantou a hipótese de que, na hanseníase, o polimorfismo nos promotores nestes genes TNF estaria controlando a suscetibilidade ou a gravidade (inclusive de formas reacionais) dos doentes. Alguns destes estudos sugeriram que o polimorfismo de base única na região promotora do gene, na posição –308 (uma transição G-A) tem uma frequência aumentada em controles quando comparados a pacientes indicando uma associação deste alelo com a resistência à doença e ao aumento da resposta imunoinflamatória na pele no desafio por *M. leprae* (Moraes *et al.*, 2001; Santos *et al.*, 2002).

Paralelamente, outros grupos têm referendado a influência do *background* genético do hospedeiro a partir de análises de segregação e estudos com famílias. Neste tipo de estudo, rastreamentos genômicos em larga escala isolaram regiões ligadas à doença. Enquanto isso, ensaios populacionais de associação de genes candidatos envolvidos na regulação da interação neuroimunoendócrina entre patógeno e hospedeiro têm sugerido a participação de outras regiões gênicas importantes tanto do antígeno leucocitário humano (HLA) quanto de outros *loci* não HLA. A região 10p13 está ligada à forma clínica (Mira *et al.*, 2003). Outras regiões também já foram estudadas e níveis significativos de ligação ou associação tanto com hanseníase *per se* quanto com a forma clínica foram observados nos cromossomos 2q33-35, 4q32, 6q22-23, 6p21, 20p12. Um agrupamento no cromossomo 17q11, contendo genes como NOS2A e STAT5B, foi associado à suscetibilidade tanto para a hanseníase como para a tuberculose (Jamieson *et al.*, 2004). Estudos combinados de ligação em famílias de pacientes vietnamitas e associação em uma população brasileira evidenciaram a região 6q25, mais especificamente os genes PARKIN e PARCG, envolvida fortemente na suscetibilidade à hanseníase (Mira *et al.*, 2004). Estes genes estão envolvidos na via de degradação de proteínas sendo que a perda de função de Parkina foi descrita em uma forma juvenil de doença de Parkinson. Esse estudo fornece uma ligação entre doenças neurodegenerativas distintas (hanseníase e Parkinson) e abre novos caminhos para serem explorados na tentativa de entender as interações patógeno-hospedeiro que contribuem para o desenvolvimento patológico da hanseníase. De certa forma os dados sugerem que alguns dos genes, que em sua maioria regulam os padrões e a intensidade da resposta imunológica, participam no estabelecimento e desenvolvimento de vários estágios da doença. Portanto, a caracterização funcional destes genes nas diversas fases da doença poderia ser utilizada como ferramenta para definir marcadores genéticos para diagnóstico precoce na população de alto risco, especialmente os contatos domiciliares dos pacientes. Neste caso, a introdução de um tratamento quimioprofilático poderia ser indicada. Além disso, a morbidade em pacientes que desenvolvem as formas graves associadas em alguns casos a danos neurais da doença poderia ser evitada.

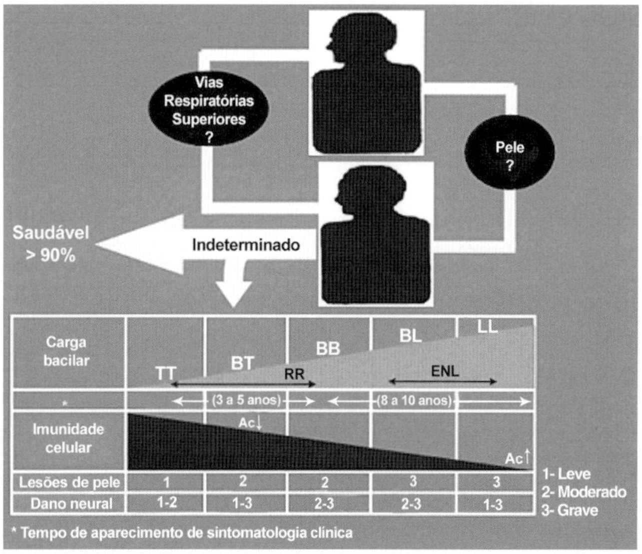

Figura 120.3 Hanseníase: ciclo provável de transmissão e espectro clínico, bacteriológico e imunológico. Adaptada de *Tropical Disease Research: A Global Partnership*, 1987.

Resposta imune

A resposta imune específica, desencadeada pela infecção pelo *M. leprae,* determina não só o curso da infecção como as diversas formas clínicas da hanseníase. Embora as imunidades celular e humoral estejam simultaneamente ativadas na hanseníase, o componente celular assume maior importância na eliminação bacilar, pois o *M. leprae* é um patógeno intracelular. Aqueles indivíduos com predomínio da imunidade celular localizam a doença na forma tuberculoide, e aqueles que apresentam depressão da imunidade celular disseminam a doença, caracterizando o polo lepromatoso (Sehgal, 1989) (Figura 120.3).

O desenvolvimento dos níveis de resposta imune e o aparecimento das formas clínicas da hanseníase parecem depender de fatores ainda não completamente estabelecidos. Segundo Godal *et al.*, a carga bacilar, ou seja, a concentração local de *M. leprae*, assim como a resposta imune do hospedeiro podem ser críticas. A carga bacilar se expressaria em função do tempo de estabelecimento da resposta imune após a exposição. A infecção subclínica é definida como um estágio no qual nenhum sinal da doença está presente ou a imunidade definitiva não se desenvolveu.

Os pacientes lepromatosos apresentam um quadro de anergia específica ao *M. leprae*; as lesões se apresentam principalmente com uma relação CD4/CD8 invertida na lesão, ausência de organização e diferenciação dos macrófagos para formar granuloma e atrofia da epiderme. Há total afastamento da epiderme do infiltrado inflamatório na derme por uma faixa de tecido conjuntivo denso, a faixa de Unna, característica desta forma clínica. O aspecto quiescente das lesões lepromatosas sugere que o microambiente tissular impede a migração e o acúmulo de linfócitos, especialmente células T $CD4^+$, já que os linfócitos do sangue periférico nestes pacientes mantêm uma proporção de células CD4: CD8 normal (2:1). Já pacientes tuberculoides desenvolvem resposta imune celular que leva à morte e à eliminação da maioria dos bacilos, mas que frequentemente provoca danos aos nervos. As lesões tuberculoides apresentam um predomínio de células T $CD4^+$, embora células com fenótipo CD8+ também estejam presentes, mantendo uma relação CD4/CD8 positiva. Há expressão de antígenos HLA-DR em queratinócitos hiperplasiados e presença de linfócitos intraepiteliais.

O reconhecimento de pelo menos duas subpopulações distintas de linfócitos T auxiliares 1 e T auxiliares 2 (Th-1 e Th-2) trouxe novas possibilidades sobre os mecanismos reguladores envolvidos na resposta imune ao *M. leprae* (Mossmann *et al.*, 1986).

O padrão de resposta imune Th1 × Th2 na hanseníase foi determinado através da detecção da expressão de mRNA de citocinas na lesão de pacientes tuberculoides e lepromatosos. Os pacientes LL apresentaram um perfil predominante de citocinas do tipo Th2 (IL-4, IL-5 e IL-10), sugerindo suscetibilidade à doença; os pacientes tuberculoides apresentaram perfil do tipo Th1 (IFNγ, IL-2) (Yamamura *et al.*, 1991; Salgame *et al.*, 1991). Vários autores descreveram que lesões de pacientes tuberculoides apresentam mRNA de IL-12, IL-18, IFNγ e TNFα aumentado em comparação a pacientes lepromatosos (Arnoldi *et al.*, 1990; Sieling *et al.*, 1994). A citocina IL-10 tem sido detectada em altos níveis em pacientes lepromatosos com correlações positivas com o IB (Moubasher *et al.*, 1998).

Eventos precoces na infecção podem ser cruciais em determinar qual destas duas vias predominará, marcando o padrão da resposta imune. As células apresentadoras de antígeno poderiam desempenhar um papel importante na regulação da resposta imune. Entretanto, o mecanismo pelo qual o modo de apresentação favoreceria a ativação de um tipo ou outro de linfócitos Th ainda não está definido. Recentemente demonstrou-se que a imunidade inata, por meio da ativação de receptores *toll-like* (TRL), exerce crucial influência na determinação da resposta imune adquirida e, consequentemente, das diversas formas clínicas.

Recentes evidências suportam a hipótese de que o perfil de citocinas gerado pela resposta imune inata possa regular a subsequente capacidade de resposta imune antígeno-específica. Sabe-se que a partir do momento da infecção, fagócitos mononucleares desempenham um papel importante, tanto na resposta imune específica quanto na resposta imune inata. Além de suas funções como célula apresentadora de antígeno e de sua capacidade microbicida (morte e destruição do patógeno), estas células secretam um grande número de fatores solúveis que interagem não só com células do sistema imune, como também com células dos tecidos.

As células apresentadoras de antígenos, como macrófagos e células dentríticas, são cruciais para direcionar a diferenciação dos linfócitos Th0 para um perfil Th1 ou Th2. Dentre os fatores críticos para a diferenciação durante a infecção estão também as citocinas presentes no sítio da infecção, o tipo e a concentração, a rota de infecção e os fatores genéticos. Já está bem estabelecido que a presença de IL-4 direciona a resposta imune preferencialmente para um perfil Th2, caracterizado pela secreção de IL-4, IL-5 e IL-13, importante para a resposta a patógenos extracelulares. Por outro lado, a indução do perfil Th1 parece essencial para a ação efetiva contra patógenos intracelulares. Esta atividade requer ótima produção de IFNγ pelas células Th1. O IL-12 parece ser um fator importante para o desenvolvimento deste fenótipo. Esta citocina é produzida pelas células fagocíticas em resposta a patógenos como micobactérias e estimula a produção de IFNγ que, por sua vez, favorece a erradicação de microrganismos intracelulares. No entanto, outros fatores são essenciais para o direcionamento da resposta Th1. Já foi demonstrado que a IL-18, embora não induza o fenótipo Th1, tem atividade sinergística com a IL-12 para induzir a produção de IFNγ.

Por outro lado, componentes das micobactérias têm a habilidade de modular atividade microbicida dos macrófagos LAM, um lipopolissacarídio componente da parede celular de micobactérias e um potente inibidor da ativação mediada pelo IFNγ. Foi também evidenciado que a resistência à ativação com IFNγ pode ser mediada pela prostaglandina E2 e/ou a IL-10.

Alguns antígenos exclusivos do *M. hanseníase*, como PGL-1 (glicolipídio fenólico 1), presente na membrana da bactéria e encontrado nos tecidos infectados, também podem estar associados à não resposta dos pacientes lepromatosos. O PGL-1 regula negativamente a liberação de citocinas como o TNFα por monócitos, podendo esta substância contribuir para a ativação defeituosa dos macrófagos e para a indução de um perfil supressor via células T.

Desta forma, *M. leprae* parece modular a resposta imune desenvolvida nas lesões por meio de componentes de sua parede celular e também via secreção de substâncias com atividade supressora sobre os macrófagos. Monócitos infectados podem contribuir para a fraca ativação dos linfócitos T nos indivíduos lepromatosos, devido à liberação de fatores que possam suprimir a ativação destas células.

Estados reacionais

Estados reacionais hansênicos são episódios agudos ou subagudos com comprometimento neurológico, cutâneo e sistêmico, isolados ou simultâneos, variando de acordo com cada caso e com o tipo de reação. Ocorrem por alterações no sistema imunológico com fisiopatologia e fatores desencadeantes ainda não completamente elucidados. Devem ser considerados como uma complicação emergencial cujo diagnóstico e tratamento devem ser precoces para a prevenção de sequelas, principalmente neurológicas.

Classificação

São reconhecidos os seguintes tipos de reações em hanseníase: a reação tipo 1 ou reação reversa (RR), a reação tipo 2 ou eritema nodoso hansênico (ENH) e, nos casos em que a agudização se exterioriza unicamente com comprometimento dos troncos nervosos periféricos, a neurite isolada (Figura 120.2).

A RR decorre do aumento da imunidade celular e se exterioriza clinicamente por inflamação das lesões cutâneas e dos troncos nervosos periféricos. O ENH ocorre devido à ativação de citocinas como TNF, IL-2, IL-6 e IL-8. A resposta imune celular parece também contribuir para a gênese deste tipo de reação que, além dos comprometimentos neurológico e cutâneo, cursa com sintomas sistêmicos (Sarno *et al.*, 1991).

As reações podem ocorrer antes da introdução da poliquimioterapia, na vigência desta e após a alta terapêutica. Os pacientes classificados como PB desenvolvem apenas a RR ou a neurite isolada e a ocorrência é pouco frequente (Boa Nova, 1997). Nos classificados como MB é uma complicação frequente, ocorrendo em cerca de 59% dos casos durante o tratamento, sendo o ENH o mais frequente e recorrente (Nery, 1995).

Em MB foi observada a presença de reações até 5 anos após a alta terapêutica e estas ocorrências são uma dificuldade operacional devido à necessidade de diagnóstico diferencial com recidiva (Gallo e Oliveira, 1997).

Aspectos imunológicos nas reações

A hanseníase é uma doença infecciosa crônica com um espectro de formas clínicas intimamente relacionadas com diferentes padrões de resposta imune celular. No polo tuberculoide as lesões são poucas e localizadas com baciloscopia negativa enquanto no polo lepromatoso as lesões são numerosas e disseminadas com baciloscopia positiva. Compondo o espectro, as formas BT, BB e BL mostram gradações progressivas do número e da distribuição das lesões e da carga bacilar.

A presença de resposta Th1 confirmada não só por testes *in vitro* como pela expressão de mRNA de citocinas (IFN, IL-12, TNF) nas lesões tuberculoides opõe-se ao predomínio Th2 (IL-4, IL-10) nas formas virchovianas (Yamamura *et al.*, 1991). Nas formas *borderline* se detectam padrões mistos, Th1 e Th2; estas formas são as mais suscetíveis a apresentarem reações.

Apesar da aplicação do paradigma Th1 × Th2 ao espectro polar da hanseníase (Nery *et al.*, 1998) a ocorrência de reações fornece um novo entendimento dos mecanismos de regulação imunológica durante a interação hospedeiro-patógeno. As reações parecem representar um rompimento de um estado estável alcançado em um curso crônico da doença em pacientes MB anteriormente não responsivos que são capazes de reverter para o perfil imunológico altamente responsivo, ocasião na qual os quadros clínico e histopatológico se aproximam do polo turberculoide do espectro. A possibilidade de os pacientes desenvolverem qualquer tipo de reação depende de variáveis multifatoriais, que necessariamente incluiriam características genéticas, haplótipos de HLA, variantes imunológicas e carga bacilar, entre outros. Isto é especialmente verdadeiro à luz da observação de que o ENH, na maioria das vezes, ocorrer em pacientes lepromatosos (formas BL/lL) enquanto a RR ocorre principalmente em pacientes BB/BL.

É amplamente aceito que durante a RR (Laal *et al.*, 1987) há reemergência ou aumento da resposta imune celular que depende da expansão de células T *M. leprae*-específicas. A RR está consequentemente associada ao aumento da produção de IFNγ, levando à formação de granulomas e ao aumento da atividade microbicida do macrófago (Yamamura *et al.*, 1992; Verhagen *et al.*, 1997; Linhares, 2001). Na maioria dos pacientes este perfil altamente responsivo se reverte para o seu estado anterior após a regressão da reação. A pergunta se RR e ENH compartilham de alguma forma o mesmo substrato imunológico é um tema controverso. Há evidências que indicam a participação de resposta imune celular no ENH:

- Resposta linfoproliferativa positiva junto à produção aumentada de IFNγ em resposta ao *M. leprae in vitro* em alguns pacientes (Rao *et al.*, 1987)
- Detecção da expressão de IFNγ e IL-12 mRNA nas lesões e no sangue de pacientes com ENH e RR (Sreenivasan, 1998; Sampaio *et al.*, 2000)
- O achado de que células T isoladas das lesões ou do sangue de pacientes apresentam um perfil Th0 ou Th1 *in vitro* (Howe *et al.*, 1995)
- O envolvimento de células T ativadas na produção intensificada de TNFα por monócitos estimulados por *M. leprae* através do contato direto célula-célula (Sampaio *et al.*, 2000).

A ocorrência sequencial de ENH e RR no mesmo paciente pode, ainda, indicar um fundo imunológico semelhante, compartilhado por ambas as reações. Um perfil de citocina mRNA idêntico foi observado nas lesões do mesmo paciente no curso das reações, no entanto as células T γδ somente estavam presentes na RR (Moraes *et al.*, 2001). Apesar de se encontrarem parâmetros imunológicos semelhantes *in vitro*, as características histológicas e clínicas observadas nos dois tipos de reações são diferentes. Na RR as lesões exibem infiltrado maciço de macrófagos, constituindo granulomas, enquanto no ENH predomina o infiltrado linfoplasmocitário com neutrófilos e vasculites. Ambas as lesões desaparecem na maioria dos casos com o tratamento corticoide e talidomida (ENH). O quadro clínico de RR ou ENH dependeria de vários fatores, tais como a carga bacteriana, MHC e *subsets* de linfócitos ativados, determinando assim variações no perfil de citocinas (Amiot *et al.*, 1997; Callard, 1999). Neste contexto, IFNγ somente foi detectado em cultura de PBNC em aproximadamente 30% de todos pacientes ENH estudados (Sampaio *et al.*, 16th International Leprosy Congress) ao passo que ambos os tipos de pacientes, RR e ENH, expressaram IFNγ e IL-12 mRNA na pele durante a reação. A detecção destas citocinas no tecido de pacientes sem produção detectável de IFNγ *in vitro* levanta, no mínimo, duas hipóteses interessantes: é possível que uma produção transitória de IFNγ por células Th2 esteja operante nas lesões de pacientes ENH, enquanto em pacientes RR parece ser uma produção mais prolongada e estabelecida de IFNγ (e TNFα) por clones de Th1. De fato, tem sido relatado que IL-12 induziu a expressão diferenciada da subunidade β2 do receptor IL-12 (IL-12Rβ2) em clones de células Th1 e Th2 (Rogge *et al.*, 1997). Foi sugerido, também, que o aumento transitório de transcrição do IL-12Rβ2 induzido por IL-12 poderia ser responsável pela produção transitória de IFγ em células com fenótipo Th2 (Manetti *et al.*, 1994). A quantificação da transcrição de IL-12R, assim como das diferenças sutis na expressão mRNA (IFNγ, TNFα e IL-12) no ENH *versus* RR *in situ*, precisa ser mais investigada; uma fonte alternativa de IFNγ poderia ser oriunda de componentes muito precoces da resposta imune inata. Células da resposta imune inata (células dendríticas, monócitos e células NK) determinam a natureza da resposta imune adaptativa, influenciando seu padrão de citocinas.

Os estados reacionais têm sido relacionados com a produção exagerada de TNFα *in vivo* e *in vitro*. Nossos dados e os de outros autores (Sarno *et al.*, 1991; Sampaio *et al.*, 1991) apontam TNFα como mediador-chave na imunopatologia da lesão tecidual, tanto na RR quanto no ENH. Especulou-se que a emergência da resposta imune inata ou adquirida em ENH seguida pela produção de IFNγ, IL-6 e IL-12 *in situ* poderia estar envolvida de forma sinérgica na amplificação da resposta inflamatória e na produção aumentada de TNFα tanto local como sistêmica (Khanolkar-Young *et al.*, 1995; Sampaio *et al.*, 1998; Moraes *et al.*, 2000). A ativação de monócitos por moléculas *LPS-like* presentes em micobactérias por meio do receptor CD14 e/ou da família de receptores TLR, necessários para a indução da imunidade, também poderiam ser operantes. O papel da resposta imune inata na hanseníase foi recentemente confirmado pela demonstração de intensa expressão de TLR2 e TLR1 em lesões tuberculoides em contraste com lesões lepromatosas. Além disso, a estimulação de TLR com a lipoproteína 19 kDa de *M. leprae* na presença de citocinas Th1 aumentou a capacidade de matar o *M. leprae* como também aumentou a secreção de TNF. Ao contrário, citocinas Th2 inibiram a produção de TNF pelos monócitos (Krutzig *et al.*, 2003).

Estudos recentes demonstraram que *M. leprae*, a exemplo de *M. tuberculosis*, induz à apoptose em monócitos e ativa o fator de transcrição NFkB (Hernandez *et al.*, 16th International Leprosy Congress). Além disso, o 19 kDa de *M. leprae* parece ser capaz de ativar TLR2 e de induzir apoptose *in vitro* (Oliveira *et al.*, 2003). O equilíbrio entre citocinas pró e anti-inflamatórias induzidas em reposta a produtos bacterianos *in vitro* parece estar relacionado com a indução e a resolução da inflamação em diversas doenças inflamatórias e na hanseníase. Uma avaliação da expressão da citocina mRNA em tecido reacional na derme (Moraes *et al.*, 2001; Teles *et al.*, 2002) e epiderme (Sarno *et al.*, 2000) indicou que a melhora dos sintomas clínicos de pacientes seguindo tratamento anti-inflamatório *in vivo* (prednisolona, talidomida ou pentoxifilina) estava associada a uma expressão diminuída de TNFα, IFNγ, e IL-12 mRNAs; por outro lado, a piora do quadro clínico estava relacionada com a manutenção/indução dos níveis de citocinas mRNA, incluindo IL-10, e indução de IL-4. Estas citocinas podem estar contribuindo para os efeitos destrutivos danosos, classicamente atribuídos ao TNFα. O monitoramento da expressão mRNA de citocinas *in situ* pode permitir a detecção precoce da ativação.

Estudos da cinética da produção de citocinas *in vitro* revelaram que IL-10 é produzido tardiamente em cultura de PBMC e diminui a produção de citocinas previamente sintetizadas, assim como sua própria produção. Além disso, foi demonstrado que a secreção de IL-10 por monócitos é regulada por TNFα. Sabendo-se que a secreção aumentada de TNF tem um papel-chave nos estados reacionais, supõe-se que a cinética da liberação de TNFα e IL-10 em resposta ao *M. leprae* poderia estar alterada em pacientes reacionais. Estudos cinéticos *in vivo* mostraram produção prematura e aumentada de TNFα (mRNA e proteína) induzida por *M. leprae* em culturas de células de pacientes ENH, seguida de secreção retardada de IL-10. Estes dados, portanto, levantam a hipótese de que, em pacientes não responsivos, a introdução de IFNγ pode superar a não responsividade por inibir a produção de IL-10 e aumentar a produção de IL-12.

Além de TNFα, diversos outros mediadores estão provavelmente envolvidos na indução da lesão tecidual. O remodelamento de componentes da matriz extracelular requer a ação de proteases, entre elas MMP (metaloproteinases de matriz), que são proteínas ligantes de zinco, aparentemente estimuladas por citocinas como IL-1, TNFα, e ésteres de forbol (Van Brakel e Khawas, 1996). As MMP e seus inibidores também têm um papel importante no remodelamento tecidual que acompanha inflamação, cicatrização de feridas, invasão tumoral e reabsorção óssea e por muito tempo têm sido considerados como possíveis fatores na patogenia de várias doenças. Na hanseníase, expressão aumentada de mRNA de ambos, MMP-2 e MMP-9, foi recentemente detectada em lesões cutâneas reacionais. Mecanismos citotóxicos também parecem estar envolvidos nos eventos imunopatológicos. Apesar de a nossa análise preliminar em PBMC não ter mostrado diferenças maiores na expressão de mRNA de granulisina, Fas L e granzima B, 50% de pacientes RR e 100% de pacientes ENH apresentaram expressão de mRNA de perforina em biopsias. Esses dados sugerem que, durante um episódio reacional na hanseníase, células T citotóxicas são recrutadas ao local da lesão e que elas (assim como as MMP) podem também estar participando na lesão do tecido detectada durante as reações.

Apesar de os alelos HLA poderem ter um papel na suscetibilidade e na determinação das formas clínicas, a predisposição genética é somente um fator no complexo processo da doença, cujo resultado final provavelmente depende da interação de diversos genes do hospedeiro. Dados recentes sugerem que SNP na região promotora do TNFα podem influenciar a suscetibilidade a várias doenças, inclusive a hanseníase, e indicam que o fundo genético pode favorecer altos ou baixos níveis de TNFα *in vivo* (Sarno e Sampaio, 1996; Ferguson e Muir, 2000).

Nos casos reacionais, polimorfismos de TNFα poderiam indicar alta ou baixa produção de TNFα, podendo ser usados como marcadores prognósticos de suscetibilidade e gravidade da doença.

Levando-se em consideração que a repercussão das reações é representada fundamentalmente pelas lesões neurais, diferentes aspectos da interação do *M. leprae* com componentes celulares e da matriz extracelular no ambiente neural vêm sendo investigados. A capacidade do *M. leprae* de infectar a célula de Schwann é uma característica única do bacilo entre todas as bactérias patogênicas para o homem. As etapas celulares e moleculares só muito recentemente começaram a ser esclarecidas. O envolvimento de pelo menos três diferentes proteínas envolvidas na aderência do *M. leprae* à laminina presente na membrana basal das células ainda não foi demonstrado, embora dados preliminares do laboratório sugiram que TNFα e outras citocinas estão envolvidos e podem ser os principais mediadores da lesão neural (Sarno e Sampaio, 1996). A capacidade de ligantes de *M. leprae* induzirem apoptose de SC através da ligação de TLR-2 proporciona um mecanismo pelo qual a ativação da resposta imune inata contribui para a lesão de nervo na hanseníase (Oliveira *et al.*, 2003).

▸ Diagnóstico das reações

▪ Reação reversa

▸ **Manifestações frequentes.** Reativação das lesões cutâneas preexistentes com eritema, edema, calor e hipersensibilidade e aparecimento de novas lesões que podem apresentar as condições inflamatórias referidas ou se exteriorizar como máculas RR macular. Espessamento e dor espontânea ou à palpação de troncos nervosos periféricos (neurite).

▸ **Manifestações ocasionais.** Edema de extremidades uni- ou bilateral; distúrbios sistêmicos (febre, mal-estar geral).

▸ **Pródromos.** Em alguns casos, são referidos, antes da exteriorização dos sinais e sintomas reacionais, hipersensibilidade e hiperestesia em extremidades (palmas das mãos, plantas dos pés, pavilhões auriculares e nariz) e sensação de prurido nas lesões.

▪ Eritema nodoso hansênico

Nódulos cutâneos de aparecimento súbito e sob pele aparentemente normal, eritematosos, dolorosos, móveis, isolados, com distribuição simétrica e bilateral principalmente na face e extremidades; o comprometimento sistêmico é comum, em muitos casos grave, com características de estado toxêmico; neurite; edema e eritema com características inflamatórias em mãos e pés.

▪ Alterações laboratoriais da reação tipo ENH

Leucocitose e neutrofilia; reação leucemoide, queda abrupta do hematócrito; anemia normocítica e normocrômica; níveis elevados de proteína C reativa e fibrinogênio; diminuição da atividade fibrolítica; elevação dos níveis de transaminases, aldolases e fosfatases (Rea e Levan, 1975). Todas estas importantes e preocupantes alterações na bioquímica sanguínea regridem com a involução do quadro reacional.

▪ Patologia da neuropatia periférica da hanseníase

A neuropatia periférica da hanseníase se apresenta como uma neuropatia com manifestações predominantemente sensoriais e autonômicas envolvendo a sensibilidade térmica, tátil e dolorosa e comprometendo também as secreções sudoríparas, sebáceas, o trofismo e a ereção do pelo. Pode também comprometer a função motora nervosa causando paresias, paralisias e hipotrofia muscular, com consequentes incapacidades e deformidades características da doença. Ela se apresenta normalmente como uma mononeuropatia múltipla (multifocal) ou isolada (simples), havendo relatos na literatura de que a hanseníase possa ser apresentar como uma polineuropatia (de Freitas *et al.*, 2003).

A lesão do nervo periférico é representada por infiltrado inflamatório que ocupa os compartimentos do nervo (endoneuro, perineuro e epineuro), podendo o infiltrado ser constituído por granuloma epitelioide com pouco ou nenhum bacilo e por infiltrado formado por macrófagos que se tornam vacuolados contendo bacilos álcool-ácido-resistentes em seu interior. O infiltrado inflamatório do nervo acaba por destruir as fibras nervosas mielinizadas e não mielinizadas, comprometendo gravemente a função neural dos pacientes (Antia e Shetty, 1997; Chimelli *et al.*, 1997).

Os mecanismos de lesão do nervo periférico na hanseníase são controversos, sendo a fase inicial da interação do *M. leprae* com os componentes do nervo estudada por meio de modelos experimentais *in vitro* tais como culturas simples de células de Schwann e coculturas de células de Schwann de ratos e neurônios de gânglios da raiz dorsal de embriões de ratos. Essa interação que ocorre antes da invasão do nervo pelo infiltrado inflamatório é fundamental para os eventos subsequentes pois ela resulta na modificação estrutural e biológica do órgão, alterando a sua barreira protetora, permitindo a detecção do bacilo pelo sistema imunológico do hospedeiro e a consequente ocupação do nervo pelo infiltrado imunoinflamatório que é altamente destrutivo para esse órgão.

Teles *et al.* (2007) mostraram a expressão de mRNA de metaloproteinases 9 e 2 (MMP9 e MMP2), de metaloproteinase conversora de TNT (TACE = *TNF converting enzyme*), e do próprio TNF em nervos colhidos por biopsias de pacientes portadores da forma neural pura de hanseníase. Nesse mesmo trabalho foi relatada maior expressão dessas proteínas no caso de nervos acometidos por infiltrado do tipo tuberculoide, particularmente quando o granuloma epitelioide era encontrado.

Oliveira *et al.* (2010) mostraram também que o *M. leprae* tem o poder de induzir aumento de expressão de mRNA e de proteínas correspondentes a MMP9, MMP2, TIMP1 e de TNF em células de Schwann cultivadas *in vitro*. Esse achado é considerado importante para explicar a patogenia da lesão neural da hanseníase, já que o aumento da expressão de MMP9 está implicado no processo de ativação de TNF (Shubayev *et al.*, 2006; Shubayev *et al.*, 2002), na ruptura da barreira hematoneural (Shubayev *et al.*, 2006) e no processo de desmielinização da fibra nervosa com a consequente dor neuropática observada em modelos experimentais (Kobayashi *et al.*, 2008).

Ainda permanece por ser esclarecido o mecanismo mais importante de lesão da fibra nervosa no nervo periférico na neuropatia da hanseníase, existindo controvérsia sobre o peso das alterações induzidas diretamente pelo *M. leprae* à fibra nervosa e pelas alterações mediadas pelo processo de imunidade celular (Spierings *et al.*, 2001).

No modelo proposto por Rambukanna *et al.* (2002), o *M. leprae* induziu importante processo de desmielinização em camundongos geneticamente incapazes de elaborar uma resposta imune adquirida. Foi observada, também, desmielinização acentuada em coculturas de neurônios com células de Schwann.

Já Spierings *et al.* (2001) mostraram o efeito de linfócitos citotóxicos sobre células de Schwann infectadas pelo *M. leprae*.

Save *et al.* mostraram a diminuição da fosforilação das proteínas de neurofilamentos, sendo esse fato responsável pela atrofia axônica de fibras nervosas em nervos acometidos pela hanseníase (Save *et al.*, 2009). A literatura sobre patogenia das lesões nervosas periféricas mostra ainda que a interação da bainha de mielina com o axolema influi na fosforilação de neurofilamentos, portanto, a atrofia axônica poderia advir de uma alteração da bainha da mielina promovida por um processo inflamatório (Nguyen *et al.*, 2009) ou diretamente induzida pelo *M. leprae*.

O conhecimento detalhado dos mecanismos de lesão nervosa próprios da neuropatia da hanseníase poderá contribuir para o controle da lesão neural, para o seu diagnóstico precoce e prevenção de incapacidades.

▸ Tratamento

Desde de 1982 (WHO, 1982) a OMS recomenda a associação de quimioterápicos no tratamento de todos os pacientes de hanseníase objetivando a prevenção de cepas do *M. leprae* quimiorresistentes, eliminação da população bacteriana viável no menor tempo possível, diminuição do risco de recidivas e do número de casos de abandono. A partir de 1985, o Programa Nacional de Hanseníase sofreu um processo de reestruturação no qual se incluiu a implantação dos esquemas poliquimioterápicos com duração fixa propostos pela OMS em caráter de pesquisa, que foi adotado como norma a partir de 1992 (WHO, 1993a, b).

A utilização dos esquemas poliquimioterápicos se constitui em uma das mais importantes estratégias para o controle e a eliminação da doença como problema de saúde pública nos países endêmicos como o Brasil.

Os quimioterápicos atualmente disponíveis para as associações nos esquemas específicos são: rifampicina, dapsona, clofazimina, ofloxacino e minociclina.

▪ Rifampicina (RMP)

Antibiótico semissintético dos grupos das rifaminas possui a propriedade de atravessar membranas lipídicas mantendo a atividade antimicrobiana em ambiente ácido, propriedade particularmente útil no caso de bactérias intracelulares. Ao se unir à subunidade beta do RNA polimerase dependente do DNA bloqueia a síntese do RNA bacteriano. Em hanseníase foi utilizada inicialmente em 1970 (Rees *et al.*, 1970). É excepcionalmente potente e uma dose equivalente a 600 mg é capaz de eliminar 99,9% da população viável do *M. leprae* (Levy *et al.*, 1976). Os outros antibióticos com propriedades bactericidas sobre a micobactéria, isolados ou associados, não conseguem esta eficácia (Bahong *et al.*, 1996). Por este motivo é considerada como o principal componente da associação quimioterápica devendo, salvo contraindicações absolutas, fazer parte dos esquemas específicos. Está provado que a dose mensal de 600 mg é tão efetiva como as doses diárias (Bahong *et al.*, 1996).

▸ **Efeitos colaterais.** Eritema e prurido cutâneo; dor abdominal, náuseas, vômitos, diarreia; hepatite; trombocitopenia, anemia hemolítica, púrpuras ou sangramentos; síndrome pseudogripal; nefrite intersticial; choque.

É importante que as mulheres em idade fértil utilizando contraceptivos orais sejam orientadas, no início do tratamento, a mudar o método ou a associar outro tipo de contraceptivo devido à possibilidade de ineficácia pela ocorrência de aumento do catabolismo do contraceptivo oral na vigência da RMP.

▪ Clofazimina (CFZ)

Seu componente ativo é um corante imunofenazínico e é o único medicamento no tratamento da hanseníase que possui propriedades anti-inflamatórias relacionadas com a diminuição da mobilização de neutrófilos e da transformação linfocitária induzida por mitogênese (Gatner *et al.*, 1982). A constatação destas propriedades anti-inflamatórias como controladoras e redutoras de episódios reacionais tipo eritema nodoso foram observadas por Schulz (1972) e Jamet (1992) que demonstraram que a dose mensal de 1.200 mg produz resultados similares aos obtidos com a posologia do regime padrão (300 mg mensais + 50 mg/dia), assinalando a possibilidade da administração totalmente supervisionada da droga.

▶ **Efeitos colaterais.** Ictiose e xerose cutaneomucosas; coloração avermelhada na pele, suor, secreção pulmonar e urina; dor abdominal, diminuição da peristalse e ileíte.

▪ Dapsona (DDS)

Foi o primeiro quimioterápico a ser utilizado no tratamento da hanseníase na década de 1940 e persiste até os dias atuais como um dos componentes da associação poliquimioterápica em virtude de seu baixo custo e boa tolerabilidade com reduzidos efeitos colaterais graves. É denominada sulfona-mãe por representar a parte ativa de qualquer sulfona. A dose diária de 100 mg proporciona níveis séricos 500 vezes superiores à concentração inibitória mínima.

▶ **Efeitos colaterais.** Anemia hemolítica, meta-hemoglobinemia (em pacientes com deficiência de glicose-6-fosfato-desidrogenase); eritrodermia; neuropatia motora periférica; hepatite; síndrome da sulfona (*mononucleose-like*).

▪ Ofloxacino (OFLO)

Antibiótico do grupo das fluoroquinolonas é efetivo contra o *M. leprae* na dose de 400 mg. Estudos laboratoriais demonstram que 22 doses de 400 mg eliminam 99,9% da população viável do *M. leprae* (Grosset *et al.*, 1988).

▶ **Efeitos colaterais.** Manifestações gastrintestinais (náuseas, diarreia) e no sistema nervoso central (cefaleia, tonturas, insônia e alucinações).

▪ Minociclina (MINO)

Antibiótico do grupo das tetraciclinas, possui significativa atividade bactericida frente ao *M. leprae*, porém consideravelmente menor do que a da RMP. Estudos clínicos demonstraram que a dose de 100 mg/dia é eficaz (OMS, 1998).

▶ **Efeitos colaterais.** Alteração permanente da coloração do esmalte dentário em crianças, distúrbios gastrintestinais e no sistema nervoso central (tonturas, tremores). Contraindicada em crianças menores que 5 anos, gestantes e durante o aleitamento. O tratamento prolongado pode provocar síndrome *lupus-like* e hepatite autoimune.

▶ Esquemas poliquimioterápicos utilizados para o tratamento da hanseníase

▪ Pacientes PB

Rifampicina – 600 mg uma vez ao mês com supervisão
Dapsona – 100 mg/dia, autoadministrados
Duração: 6 doses em até 9 meses.

▪ Pacientes MB

Rifampicina 600 mg – uma vez ao mês com supervisão
Clofazimina 300 mg – uma vez ao mês com supervisão
50 mg – diários autoadministrados
Dapsona 100 mg – diários autoadministrados
Duração: 12 doses com supervisão (período máximo de 18 meses).

▶ Diagnóstico diferencial

▪ Lesões dermatológicas

▶ **Máculas (manchas) hipocrômicas ou acrômicas.** Pitiríase versicolor, nervo acrômico, vitiligo, eczematides, hipocromias ou acromias residuais.

▶ **Máculas eritematosas.** Farmacodermias, sífilis, pitiríase rósea de Gilbert, exantemas virais, dermatite seborreica.

▶ **Placas eritematoinfiltradas.** Dermatofitoses, granuloma anular, sarcoidose, lúpus eritematoso discoide, esclerodermia em placas, psoríase, sífilis, tuberculose cutânea, esporotricose, leishmaniose.

▶ **Nódulos.** Neurofibromatose, micose fungoide, leishmaniose difusa, doença de Jorge Lôbo, linfomas, xantomatose.

▶ **Eritema nodoso.** Tuberculose, sarcoidose, estreptococcias e substâncias.

▶ **Eritema polimorfo.** Farmacodermias, sífilis, viroses.

▶ **Reação reversa.** Erisipela, sífilis, farmacodermia, psoríase.

▪ Lesões neurológicas

Neuropatia diabética, neuropatia alcoólica, artrite reumatoide, traumatismos, siringomielia, síndrome do túnel carpiano, tromboangiite obliterante, lesão de esforço repetitivo.

▪ Tratamento dos estados reacionais

As manifestações reacionais devem ser consideradas como uma complicação, que exige um diagnóstico precoce e uma intervenção terapêutica adequada, pois caracterizam uma emergência.

Os corticosteroides, por suas ações imunossupressora e anti-inflamatória, são as medicações de escolha, pois inibem a resposta inflamatória, desencadeada tanto por estímulos imunológicos como por não imunológicos. Os mecanismos destas respostas são, até o momento, apenas parcialmente conhecidos.

A talidomida pode ser considerada como o fármaco mais efetivo no tratamento do ENH; recentemente evidenciou-se que a substância reduz os níveis séricos do TNFα sem afetar a produção de IL-1 e IL-6 (Sampaio *et al.*, 1991).

A pentoxifilina é uma metilxantina com ação na viscosidade sanguínea, fibronólise, coagulação e cicatrização. Foi utilizada inicialmente por Talhari, na tentativa de controlar a reação tipo ENH na região Amazônica (Talhari *et al.*, 1995). Recentemente foi demonstrada *in vivo* e *in vitro* a inibição da produção do TNFα nos pacientes com ENH, sugerindo a utilização do medicamento como alternativa no tratamento deste tipo de reação (Sampaio *et al.*, 1998). As evidências entre os níveis séricos elevados de TNFα e o desenvolvimento do ENH sugerem que a melhor opção terapêutica para o ENH é a utilização de anticorpos anti-TNFα.

O tratamento das reações deve estar associado ao tratamento poliquimioterápico na eventualidade de o paciente ainda não ter completado o número de doses preconizadas; nos casos que apresentar reação após a alta, somente utilizar as substâncias antirreacionais.

▪ Fatores de risco

É fundamental a intervenção no sentido de eliminar situações genéricas reconhecidas como passíveis em desencadear ou propiciar as manifestações reacionais como focos infecciosos, infestações parasitárias intestinais, distúrbios hormonais, estresses físico ou mental, uso de substâncias que contenham iodetos ou brometos e vacinações.

O seguimento pós-alta de pacientes MB mostrou a possibilidade de ocorrência de manifestações reacionais até 5 anos após a alta e a necessidade do diagnóstico diferencial com recidiva (Gallo e Oliveira, 1997).

▸ Associação com outras condições

▪ Tuberculose e hanseníase

Os pacientes com a coinfecção hanseníase e tuberculose devem ser tratados com a associação dos esquemas padronizados para a tuberculose e a hanseníase. A RFM, presente em ambos os tratamentos, deve ser administrada nas doses requeridas para a tuberculose (Ministério da Saúde, 1994).

▪ HIV e hanseníase

O paciente hanseniano infectado pelo HIV recebe o esquema padrão de tratamento da hanseníase conforme sua classificação em PB ou MB. A evolução clínica, a resposta ao tratamento específico e antirreacional deste tipo de paciente são análogas às do não infectado (Nery *et al.*, 2000).

▪ Gravidez e lactação

Os esquemas poliquimioterápicos padronizados com 6 doses (PB) e 12 doses (MB) são habitualmente utilizados de acordo com as recomendações da OMS e do Ministério da Saúde sem relatos conclusivos sobre as complicações para o feto e a gestante (Gallo, 2000).

▸ Eliminação da hanseníase como problema de saúde pública

Para as autoridades sanitárias, eliminar uma doença significa reduzir as taxas de prevalência até um determinado valor de modo que esta doença deixe de ser um problema de saúde pública.

De acordo com a OMS, a hanseníase, a filariose linfática, a doença de Chagas e a oncocercose são doenças factíveis de eliminação, o que significa reduzir a morbidade de modo que as mesmas deixem de constituir um problema de saúde pública, mantendo-se necessários controle e vigilância. Eliminar a hanseníase significa atingir taxa de prevalência de 1 paciente em cada 10.000 habitantes (WHO, 1997)

Em 1991 a Assembleia Mundial de Saúde colocou como meta a eliminação da hanseníase como problema de saúde pública até o ano 2000. A 1ª Conferência para o Controle da Hanseníase nas Américas, em 1998, considerou que a maioria dos países da América alcançou a meta com exceção do Brasil, Paraguai e Suriname.

O objetivo da eliminação é uma etapa intermediária para que se consiga a interrupção da transmissão e a consequente erradicação.

▸ Referências bibliográficas

Amiot F, Boussadia O, Cases S, Fitting C, Lebastard M, Cavaillon J-M, Milon G, Dantry F. Mice heterozygous for a deletion of the tumor necrosis factor-α and lymphotoxin-α genes: biological importance of a nonlinear response of tumor necrosis factor-α to gene dosage. *Eur J Immunol* 27: 1035-1042, 1997.

Antia NH, Shetty VP. Pathology of nerve damage in leprosy. In: *The Peripheral Nerve in Leprosy and Other Neuropathies.* Antia N, Shetty VP (Eds). Oxford University Press, Calcutta, pp. 79-137, 1997.

Arnoldi J, Gerdes J, Flad H-D. Immunologic assessment of cytokine production of infiltrating cells in various forms of leprosy. *Am J Pahtology* 137: 749-753, 1990.

Bahong J, Levy L, Grosset JH. Chemotherapy of leprosy: Progress since Orlando Congress and the Prospects. International Workshop on Leprosy Research, Bangkok, Thailand, 1996.

Beiguelman, B. Some remarks on the genetics of leprosy resistance. *Acta Genet Med Gemellol* 17: 584-594, 1968.

Boa Nova CP. *Hanseníase Paucibacilar: Estudo Retrospectivo da Evolução Clínica e Laboratorial durante a Poliquimioterapia Dose Fixa (PQT/OMS)*, Tese de Mestrado, UFF, Niterói, 1997.

Browne SG. The history of leprosy. In Hastings RC, *Leprosy*, Churchill Livingstone, Hong Kong, 1985.

Buhrer-Sekula S. Use of ML dipstick as a tool to classify leprosy patients. *Int J Leprosy* 68: 456-463, 2003.

Callard R, George AJT, Stark J. Cytokines, chaos, and complexity. *Immunity* 11: 597-613, 1999.

Chimelli L, Freitas M, Nascimento O. Value of nerve biopsy in the diagnosis and follow-up leprosy: the role of vascular lesions and usefulness of nerve studies in the detection of persistent bacilli. *J Neurol* May; 244(5):318-23, 1997.

de Freitas MR, Nascimento OJ, Quaglino EA, Oliveira A, Hahn MD. Small-fiber polyneuropathy in leprosy without skin changes: study of 17 cases. *Arq Neuropsiquiatr* 2003 Sep; 61(3A):542-6.

Ferguson TA, Muir D. MMP-2 and MMP-9 increase the neurite-promoting potential of Schwann cell basal laminae and are upregulated in degenerated nerve. *Mol Cel Neurosci* 16: 157-167, 2000.

Gallo MEN, Alvim MFS, Nery JAC, Albuquerque ECA. Estudo comparativo com dois esquemas poliquimioterápicos (duração fixa) em hanseníase multibacilar seguimento de 50.32 a 19.62 e 39.70 a 19.47 meses. *Hansen Int* 22: 5-14, 1997.

Gallo MEN, Nery JAC, Albuquerque ECA, Signorelli M, Silva VF. Hanseníase multibacilar: índices baciloscópicos e viabilidade do *M. leprae* após 24 doses da PQT/OMS. *An Bras Dermatol*, Rio de Janeiro 75: 291-297, 2000.

Gallo MEN, Nery JAC, Garcia CC. Intercorrências pelas drogas utilizadas nos esquemas poliquimioterápicos em hanseníase. *Hansen Int* 20: 5-8, 1995.

Gallo MEN, Oliveira MLW. Recidivas e reinfecção em hanseníase. *Medicina*, Ribeirão Preto, 30: 351-357, 1997.

Gallo MEN, Ramos Jr AN, Albuquerque ECA, Nery JAC, Salles AM. Alocação do paciente hanseniano na poliquimioterapia: correlação da classificação baseada no número de lesões cutâneas com os exames baciloscópicos. *An Bras Dermatol*, Rio de Janeiro, 78: 415-424, 2003.

Gatner SEM, Anderson R, Van Rensburg CE, Imkamp FMJH. The *in vitro* and *in vivo* effects of clofazimine on the motility of neutrophils and transformation of lymphocytes from normal individuals. *Lepr Rev* 53: 83-85, 1982.

Grosset JJ, Guelpa-Lauras CC, Perani EG, Beoletto C. Activity of ofloxacino against *M. leprae* in the mouse. *Int J Lepr* 56: 259-264, 1988.

Gutpe MD. Vaccines against leprosy. *Indian J Lepr* 63: 342-349, 1988.

Howe RC, Wondimu A, Demisse A, Frommel D. Functional heterogeineity among $CD4^+$ T cell clones from blood and skin lesions of leprosy patients. Identification of T-cell clones distinct from Th0, Th1 and Th2. *Immunology* 84: 585-594, 1995.

Jamet P. Short-term trial of clofazimine in previously untreated lepromatous leprosy. *Int J Lepr other Mycobact Dis* 60: 542-548, 1992.

Jamieson SE, Miller EN, Black GF, Peacock CS, Cordell HJ, Howson JM, Shaw MA, Burgner D, Xu W, Lins-Lainson Z, Shaw JJ, Ramos F, Silveira F, Blackwell JM. Evidence for a cluster of genes on chromosome 17q11-q21 controlling susceptibility to tuberculosis and leprosy in Brazilians. *Genes Immun* 5: 46-57, 2004.

Kang TJ, Kim SK, Lee SB, Chae GT, Kim JP. Comparison of two different PCR amplification products (the 18-kDa protein gene vs RLEP repetitive sequence) in the diagnosis of *Mycobacterium leprae. Clin Exp Dermatol* 28: 420-424, 2003.

Khanolkar-Young S, Rayment N, Brickell PM, Katz DR, Vinayakumar S, Colston MJ, Lockwood DNJ. Tumor necrosis factor-alpha (TNFα) synthesis is associated with the skin and peripheral nerve pathology of leprosy reversal reactions. *Clin Exp Immunol* 99: 196-202, 1995.

Kobayashi H, Chattopadhyay S, Kato K, Dolkas J, Kikuchi S, Myers RR, Shubayev VI. MMPs initiate Schwann cell-mediated MBP degradation and mechanical nociception after nerve damage. *Mol Cell Neurosci.* 2008 Dec; 39(4):619-27. Epub 2008 Sep 5.

Kramme S, Bretzel G, Panning M, Kawuma J, Drosten C. Detection and quantification of *Mycobacterium leprae* in tissue samples by real-time PCR. *Med Microbiol Immunol* (Berl) 10: 1007-S00430-003-0188-8, 2003.

Krutzig SR, Ochoa MT, Sieling P A, Uematsu S, NG YW, Legaspi A, Liu PT, Cole ST, Godowski PJ, Maeda Y, Sarno EN, Norgard MV, Brennan PJ, Akira S, Rea TH, Modlin RL. Activation and regulation of Toll-like receptors 2 and 1 in human leprosy. *Nature Med* 9: 525-532, 2003.

Laal S, Mishra RS, Nath I. Type I reactions in leprosy: heterogeneity in T-cell functions related to the background leprosy type. *Int J Lepr* 55: 481-487, 1987.

Levy L, Shepard CC, Fasal P. The bactericidal effect of rifampicin of *M. leprae* in man: a) single doses of 600, 900, and 1200 mg and b) daily doses of 300 mg. *Int J Lepr other Micobact Dis* 44: 183-187, 1976.

Manetti R, Gerosa F, Giudizi MG, Biagiotti R, Parronchi P, Piccinni MP, Sampognaro S, Maggi E, Romagnani S, Trinchieri G. Interleukin 12 induces stable priming for interferon γ (IFNγ) production during differentiation of human T helper (Th) cells and transient IFN-γ production in established Th2 cell clones. *J Exp Med* 179: 1273-1283, 1994.

Ministério da Saúde. Fundação Nacional de Saúde, Centro Nacional de Epidemiologia, Coordenação Nacional de Dermatologia Sanitária, Brasília, 1994.

Ministério da Saúde. Secretaria de Políticas de Saúde. Departamento de Gestão de Políticas Estratégicas, Relatório de Atividades da Área Técnica de Dermatologia Sanitária, Brasília, 1999.

Ministério da Saúde. Secretaria de Políticas de Saúde, Área Técnica de Dermatologia Sanitária, Legislação sobre o Controle da Hanseníase no Brasil, Brasília, 2000.

Ministério da Saúde. Secretaria de Políticas de Saúde, Departamento de Atenção Básica, Área Técnica de Dermatologia Sanitária. Hanseníase: atividades de controle e manual de procedimentos, Brasília, 2001.

Ministério da Saúde. Secretaria de Vigilância em Saúde, Coordenação Geral de Doenças Endêmicas, Área Técnica de Dermatologia Sanitária, Brasília, 2003.

Mira MT, Alcais A, Nguyen VT, Moraes MO, Di Flumeri C, Vu HT, Mai CP, Nguyen TH, Nguyen NB, Pham XK, Sarno EN, Alter A, Montpetit A, Moraes ME, Moraes JR, Dore C, Gallant CJ, Lepage P, Verner A, Van De Vosse E, Hudson TJ, Abel L, Schurr E. Susceptibility to leprosy is associated with PARK2 and PACRG. *Nature* 12: 427(6975): 636-640, 2004.

Mira MT, Alcais A, Van Thuc N, Thai VH, Huong NT, Ba NN, Verner A, Hudson TJ, Abel L, Schurr E. Chromosome 6q25 is linked to susceptibility to leprosy in a Vietnamese population. *Nat Genet* 33: 412-415, 2003.

Moraes MO, Duppre NC, Suffys PN, Santos AR, Almeida AS, Nery JAC, Sampaio EP, Sarno EN. Tumor necrosis factor-α promoter polymorphism TNF2 is associated with a stronger delayed-type hypersensitivity reaction in the skin of borderline tuberculoid leprosy patients. *Immunogenetics* 53: 45-47, 2001.

Moraes MO, Pacheco AG, Schonkeren JJ, Vanderborght PR, Nery JA, Santos AR, Moraes ME, Moraes JR, Ottenhoff TH, Sampaio EP, Huizinga TW, Sarno EN. Interleukin-10 promoter single-nucleotide polymorphisms as markers for disease susceptibility and disease severity in leprosy. *Genes Immun* 12 (publicação on-line anterior à versão impressa), 2004.

Moraes MO, Sampaio EP, Nery JAC, Saraiva BCC, Alvarenga FBF, Sarno EN. Sequential erythema nodosum leprosum and reversal reaction with similar lesional cytokine mRNA patterns in a borderline leprosy patient. *Brit J Dermatol* 144: 175-181, 2001.

Moraes MO, Sarno EN, Teles RMB, Almeida AS, Saraiva BCC, Nery JAC, Sampaio EP. Anti-inflammatory drugs block cytokine mRNA accumulation in the skin and improve the clinical condition of reactional leprosy patients. *J Invest Dermatol* 115: 1-7, 2000.

Mossmann TR, Cherwinski H, Bond MW, Giedlin MA, Coffman RL. Two types of murine helper T cell clone. Definition according to profiles of lymphokine activities and secreted proteins. *J Immunol* 136: 2348-2357, 1986.

Moubasher AD, Kamel NA, Zedan H, Raheem DD. Cytokines in leprosy. I. Serum cytokine profile in leprosy. *Int J Dermatol* 37: 733-740, 1998.

Nery JAC. *Reação na Hanseníase: uma Descrição Epidemiológica*, Tese de Mestrado, UFF, Niteroi, 1995.

Nery JAC, Sampaio EP, Galhardo MCG, Perissé ARS, Vieira LMM, Sarno EN. *M. leprae*-HIV coinfection: pattern of immune response *in vivo* and *in vitro*. *Indian J Lepr* 72: 155-167, 2000.

Nery JAC, Vieira LMM, Matos HJ, Gallo MEN, Sarno EN. Reactional states in multibacillary Hansen disease patients during multidrug therapy. *Rev Inst Med Trop São Paulo* 40: 363-370, 1998.

Nguyen T, Mehta NR, Conant K, Kim KJ, Jones M, Calabresi PA, Melli G, Hoke A, Schnaar RL, Ming GL, Song H, Keswani SC, Griffin JW. Axonal Protective Effects of the Myelin-Associated Glycoprotein. *J Neuroscience*, 29(3):630-637; 2009.

Oliveira AL, Antunes SL, Teles RM, Costa da Silva AC, Silva TP, Brandão Teles R, Ferreira Medeiros M, Brito C, Jardim MR, Pereira Sampaio E, Nunes Sarno E. Schwann cells producing matrix metalloproteinases under Mycobacterium leprae stimulation may play a role in the outcome of leprous neuropathy. *J Neuropathol Exp Neurol*. Jan; 69(1):27-39, 2010.

Oliveira RB, Ochoa MT, Sieling PA, Rea T H,Rambukkana A, Sarno EN, Modlin RL. Expression of Toll-like receptor 2 Schwann cells: a mechanisms of nerve damage in leprosy. *Infec Immun* 71: 1427-1433, 2003.

OMS. *Guia para la Eliminación de la Lepra como Problema de Salud Publica*, Genebra, 1998.

Rao RD, Rao PR. Enhanced cell-mediated immune response in erythema nodosum leprosum reactions of leprosy. *Int J Lepr* 55: 36-41, 1987.

Rea TH, Levan NE. Erythema nodosum leprosum in a general hospital. *Arch Dermatol* 111: 1575-1580, 1975.

Rees RJW, Pearson JMH, Waters MFR. Experimental and clinic studies on rifampin in treatment of leprosy. *Br Med J* 1: 89-92, 1970.

Ridley DS, Jopling WH. Classification of leprosy according to immunity. A five group system. *Int J Lepr Other Mycobact Dis* 34: 255-273, 1966.

Rogge L, Barberis-Maino L, Biffi M, Passini N, Presky DH, Gubler U, Sinigaglia F. Selective expression of an interleukin-12 receptor component by human helper 1 cells. *J Exp Med* 185: 825-831, 1997.

Salgame P, Abrams JS, Clayberger C, Goldstein H, Convit J, Modlin RL, Bloom BR. Differing lymphokyne profiles of functional subsets of fuman CD4 and CD8 T cell clones. *Science* 254: 279-282, 1991.

Sampaio EP, Moraes MO, Nery JAC, Santos AR, Matos HC, Sarno EN. Pentoxofiline decrease *in vivo* and *in vitro* tumour necrosis factor (TNF-alfa) production in lepromatous leprosy patients with erythema nodosum leprosum (ENH). *Clin Exp Immunol* 111: 300-308, 1998.

Sampaio EP, Oliveira RB, Warwick-Davies J, Faria Neto RB, Griffin GE, Shattock RJ. T cell-monocyte contact enhances TNFα production in response to *M. leprae in vitro*. *J Infect Dis* 182: 1463-1472, 2000.

Sampaio EP, Sarno EN, Galily R, Cohn ZA, Kaplan G. Thalidomide selectively inhibits tumor necrosis factor alfa production by stimulated human monocytes. *J Exp Med* 173, 1991.

Santos AR, Suffys PN, Vanderborght PR, Moraes MO, Vieira LM, Cabello PH, Bakker AM, Matos HJ, Huizinga TW, Ottenhoff TH, Sampaio EP, Sarno EN. Role of tumor necrosis factor-alpha and interleukin-10 promoter gene polymorphisms in leprosy. *J Infect Dis* 86: 1687-1691, 2002.

Sarno EN, Grau GE, Vieira LMM, Nery JAC. Serum levels of tumor necrosis factor-alpha and interleukin-1β during leprosy reactional states. *Clin Exp Immunol* 84: 103-108, 1991.

Sarno EN, Santos AR, Jardim MR, Suffys PN, Almeida AS, Nery JAC, Vieira LMM, Sampaio EP. Pathogenesis of nerve damage in leprosy: genetic polymorphism regulates the production of TNF alpha. *Lepr Rev* 71 (Suppl.): S154-160, 2000.

Sarno EN, Sampaio EP. Role of inflammatory cytokines in tissue injury in leprosy. *Int J Lepr* 64: S69-S74, 1996.

Save MP, Shetty VP, Shetty KT. Hypophosphorylation of NF-H subunits of neurofilaments and the associated decrease in KSPXK kinase activity in the sciatic nerves of swiss white mice inoculated in the foot pad with Mycobacterium leprae. *Lepr Rev* Dec; 80(4):388-401, 2009.

Schulz EJ. Forty-four months experience with clofazimine. *Lepr Rev* 42: 178-181, 1972.

Sehgal VN, Joginder MD, Sharma VK. Immunology of leprosy – Comprehensive survey. *Int J Dermatol* 28: 574-584, 1989.

Shubayev VI, Myers RR. TNF-alpha-induced MMP-9 promotes macrophage recruitment into injured peripheral nerve. *Mol Cell Neurosci* 3:407-415, 2006.

Sieling PA, Wang XH, Gately MK, Oliveros JL, Mchugh T, Barnes PF, Wolf SF, Golkar L, Yamamura M, Yogi Y, Uyemura K, Rea TH, Modlin RL. IL-12 regulates T helper type 1 cytokine responses in human infectious disease. *J Immunol* 153: 3639-3647, 1994.

Spierings E, de Boer T, Wieles B, Adams LB, Marani E, Ottenhoff TH. Mycobacterium leprae-specific, HLA class II-restricted killing of human Schwann cells by CD4+ Th1 cells: a novel immunopathogenic mechanism of nerve damage in leprosy. *J Immunol* May 15;166(10):5883-8, 2001.

Sreenivasan P, Misra MS, Wilfred D, Nath I. Lepromatous leprosy patients show T helper 1-like profile with differential expression of interleukin-10 during type 1 and type 2 reactions. *Immunology* 76: 357-362, 1998.

Stefani MM, Martelli CM, Gillis TP, Krahenbuhl JL. Brazilian Leprosy Study Group. In situ type 1 cytokine gene expression and mechanisms associated with early leprosy progression. *J Infect Dis* 188: 1024-1031, 2003.

Talhari S, Orsi AT, Talhari AC, Souza FH, Ferreira LCL. Pentoxifiline may be useful in the treatment of type 2 leprosy reaction. *Lepr Rev* 66: 261-263, 1995.

Teles RM, Antunes SL, Jardim MR, Oliveira AL, Nery JA, Sales AM, Sampaio EP, Shubayev V, Sarno EN. Expression of metalloproteinases (MMP-2, MMP-9, and TACE) and TNF-alpha in the nerves of leprosy patients. *J Peripher Nerv Syst* Sep; 12(3):195-204, 2007.

Teles RMB, Moraes MO, Geraldo NT, Sales AM, Sarno EN, Sampaio EP. Cytokine mRNA expression in the epidermis of leprosy patients: Differential TNFa mRNA regulation during inflammation. *Arch Dermatol Res* 294(8): 355-362, 2002.

Van Brakel WH, Khawas IB. Nerve function impairment in leprosy: a epidemiological and clinical study – Part 2: Results of steroid treatment. *Lepr Rev* 67: 104-118, 1996.

Verhagen CE, Wierenga EA, Buffing AA, Chand MA, Faber WR, Das PK.Reversal reaction in borderline leprosy is associated with a polarized shift to type 1-like *Mycobacterium leprae* T cell reactivity in lesional skin: a follow-up study. *J Immunol* 159: 4474-4483, 1997.

WHO. Chemotherapy of leprosy for control programmes. Report of a WHO Study Group, *Tech Rep Ser* 675, Geneva, 1982.

WHO. Leprosy. In Tropical Diseases Research: Progress 1991-1992. Eleventh Programmme Report of the UNDP/World Bank/WHO Special Programme for Research and Training in Tropical Diseases (TDR), Geneva, p. 47-55, 1993a.

WHO. Study Group of Chemotherapy of Leprosy. Report of a WHO Study Group, Geneva, 1993b.

WHO. Action Programme for the Elimination of Leprosy. Shortening duration of treatment of multibacillary leprosy. *Weekly Epidemiol Rev* 18: 72, 125-132, 1997a.

WHO. Single-lesion Multicentre Trial Group. Efficacy of single dose multidrug therapy of treatment of single-lesion paucibacillary leprosy. *Indian J Lepr* 69: 121-129, 1997b.

WHO. *A Guide to Eliminating Leprosy as a Public Health Problem*, Geneva, 1997c.

Yamamura M, Uyemura K, Deans RJ, Weinberg K, Modlin LR. Defining protective responses to pathogens: cytokines profiles in leprosy patients. *Science* 254 (5029): 277-279, 1991.

Yamamura M, Wang X, Ohmen JD, Uyemura K, Rea TH, Bloom BR, Modlin RL. Cytokine patterns of immunologically mediated tissue damage. *J Immunol* 149: 1470-1475, 1992.

121 Tuberculose

Miguel Aiub Hijjar, Hisbello da Silva Campos e José do Vale Pinheiro Feitosa

▸ Introdução

A grave e permanente situação da tuberculose no mundo deve ser entendida como reflexo da desigualdade social, pois a doença incide e mata principalmente em países com piores condições socioeconômicas. A epidemia da AIDS e a emergência de bacilos multirresistentes, aliados à desorganização dos serviços de saúde, constituem-se nos principais desafios a serem enfrentados no controle da tuberculose.

As alarmantes estimativas da Organização Mundial da Saúde (OMS) de 9,4 milhões de casos no ano de 2009, com cerca de 1,3 milhão de óbitos anuais, com uma prevalência estimada de 14 milhões, mantém atualizada a declaração da OMS, de 1993, que ressaltou a tuberculose como uma emergência mundial.

Esta situação é agravada pelo fato de 12% de casos de tuberculose serem HIV-positivos e ocorrerem na maioria em países pobres com sistemas de saúde precários (WHO, 2010).

A OMS divide o mundo em cinco regiões. A maioria dos casos ocorre no Sudeste Asiático (36,3%), seguido do restante da Ásia mais a região do Pacífico Ocidental (23,8%). Na África ocorrem 23,3%, seguida da Europa com 5,96%, Américas com 3,8% e região do Mediterrâneo Oriental com 6,9%.

A partir de meados da década de 1980 houve tendência de aumento das taxas mundiais de incidência da tuberculose. Se deveu principalmente à questão política do fim da União Soviética e à emergência da epidemia de AIDS, especialmente na África. Sendo assim, a OMS traçou como objetivo a redução em 50% da prevalência e mortalidade por tuberculose entre 1990 e 2015. Ações coordenadas foram desenvolvidas para aumento de detecção de casos, tendo como consequência ampliação dos casos notificados até 2004, e o relatório da OMS de 2010 aponta tendência mundial de queda da doença.

Inquéritos em vários países vêm sendo realizados periodicamente para monitorar a resistência às medicações utilizadas no tratamento da tuberculose, em especial a multifarmacorresistência (resistência conjunta a isoniazida e rifampicina). Eles evidenciaram focos de multirresistência.

No mundo, 22 países, entre eles o Brasil, concentram, em números absolutos, 80% dos casos de tuberculose, por isso sendo considerados prioritários (veja a Tabela 121.1). Nas Américas, Brasil e Peru são responsáveis por 50% das notificações da região.

A maioria dos países com maiores coeficientes de incidência não estão nesta lista. O Brasil tem o menor coeficiente de incidência entre os 22 países prioritários, tendo sido notificados, em 2009, 71.641 casos novos. Roraima foi a Unidade Federada com menor número de casos (133) e São Paulo com o maior (15.608). A seguir o Rio de Janeiro com 11.332, a Bahia com 5.688, o Rio Grande do Sul com 5.036 e Minas Gerais com 4.190. A Região Sudeste respondeu por 45% dos casos. Dois terços dos casos são do sexo masculino e um terço do feminino. Os maiores coeficientes de incidência estão entre 20 e 60 anos. A metade dos casos é de formas pulmonares bacilíferas. As formas extrapulmonares mais encontradas são a pleural e a ganglionar periférica. A alta cobertura vacinal com BCG tem resultado em impacto positivo na redução de meningite tuberculosa em menores de 5 anos.

Tabela 121.1 Casos de tuberculose estimados e notificados nos 22 países prioritários, 2008.

	País	Casos estimados	Casos notificados
1	Índia	1.982.628	1.332.267
2	China	1.301.322	975.821
3	África do Sul	476.732	343.855
4	Nigéria	457.675	85.674
5	Indonésia	429.730	296.514
6	Paquistão	409.392	245.635
7	Bangladesh	359.671	151.062
8	Etiópia	297.337	141.157
9	Filipinas	257.317	139.603
10	RD Congo	245.162	104.426
11	Mianmar	200.060	124.037
12	Vietnã	174.593	97.772
13	Rússia	150.898	128.263
14	Quênia	127.014	99.941
15	Uganda	98.356	42.178
16	Zimbábue	94.940	36.650
17	Moçambique	94.045	39.261
18	Tailândia	92.087	55.252
19	Brasil	89.210	73.395
20	Tanzânia	80.653	60.490
21	Camboja	71.382	38.927
22	Afeganistão	51.456	28.301
	Total	7.541.660	4.640.481

Fonte: WHO (2009).

A tendência do coeficiente de incidência de casos novos notificados, no Brasil, tem sido de queda nos últimos anos, indo de 51,8 em 1990 a 37,4 por 100.000 habitantes em 2009. Nesse ano o coeficiente foi maior no Rio de Janeiro (70,8) e menor no Distrito Federal (10,8).

A taxa de mortalidade por tuberculose em 1990 e 2007 teve redução de 30,6%, passando de 3,5/100.000 habitantes para 2,5/100.000 habitantes em 2007; a maior taxa foi observada no Rio de Janeiro (5,6/100.000 habitantes) e a menor no Distrito Federal (0,7/100.000 habitantes). Entre pacientes de tuberculose, o percentual de coinfectados com HIV tem variado muito de estado para estado, sendo preocupantes os altos percentuais em alguns deles, como o Rio Grande do Sul.

A multifarmacorresistência no nosso meio não foi muito importante, conforme inquérito realizado no período de 1995 a 1997; no entanto, desde que o Centro de Referência Prof.

Hélio Fraga do Ministério da Saúde implantou o sistema de vigilância desses casos, em 2000, já haviam sido confirmados, até dezembro de 2010, 3.266 casos (Tabelas 121.2 e 121.3).

Tabela 121.2 Distribuição dos casos novos de TBMR por UF de jan/2010 a dez/2010.

UF	TBMR provável	TBMR confirmada	Total	
			N	%
AC	0	6	6	1,0
AL	1	2	3	0,5
AM	8	19	27	4,6
AP	0	1	1	0,2
BA	0	39	39	6,7
CE	0	49	49	8,4
DF	0	2	2	0,3
ES	1	8	9	1,5
GO	1	7	8	1,4
MA	0	4	4	0,7
MG	3	14	17	2,9
MS	0	3	3	0,5
MT	1	7	8	1,4
PA	5	34	39	6,7
PB	0	6	6	1,0
PE	2	16	18	3,1
PI	0	2	2	0,3
PR	4	15	19	3,2
RJ	23	113	136	23,2
RN	0	3	3	0,5
RO	0	2	2	0,3
RS	21	24	45	7,7
SC	5	19	24	4,1
SE	0	4	4	0,7
SP	9	103	112	19,1
Total	84	502	586	100,0

TBMR: tuberculose multirresistente.

Tabela 121.3 Distribuição dos casos novos de TBMR por UF de jan/2000 a dez/2010.

Ano	TBMR provável	TBMR confirmado	Total
2000	41	272	313
2001	29	305	334
2002	42	294	336
2003	37	284	321
2004	39	280	319
2005	81	310	391
2006	55	276	331
2007	64	283	347
2008	80	285	365
2009	94	319	413
2010	84	502	586
Total	646	3.410	4.056

TBMR: tuberculose multirresistente.

O grande desafio é atingir metas de descoberta de casos de pelo menos 70% e a cura de 85%. O Brasil já ultrapassou a meta de descoberta de casos, chegando a 80%. Porém, não atingiu a meta de cura, tendo atingido 73%, principalmente pelo alto percentual de abandono – 9%.

Nesse sentido, o atual Plano de Governo de Controle da Tuberculose no Sistema Único de Saúde (SUS) busca, com intensificação de ações para procura de casos, diagnóstico, tratamento e prevenção, impactar epidemiologicamente esta doença que teima em persistir.

▸ Epidemiologia e estratégia de controle da tuberculose no Brasil e no mundo

A tuberculose em pleno século 21 continua um grande problema de saúde pública mundial, sendo muito mais grave nos países menos desenvolvidos. Acomete mais intensamente as populações pobres, que vivem em aglomerados urbanos, em condições precárias de habitação, com redução de recursos econômicos e sociais.

Entre os 22 países que concentram 80% dos casos de tuberculose, encontram-se 8 dos 10 mais populosos do mundo. As exceções são os EUA e o Japão. O Brasil ocupa a 18ª posição entre os 22 países que concentram 80% dos casos, tendo entre eles o menor coeficiente de incidência e mortalidade estimados.

Esta alta carga de tuberculose poderia ser explicada pela dimensão continental do país: 8,5 milhões de km^2 que abrigam grande população, 180 milhões de habitantes, e enorme contigente de pobres e excluídos. Agrega-se a isto a característica urbana, com 80% da população vivendo em grandes centros ou na sua periferia.

A tuberculose ocorre em todo o território nacional; porém, em um mesmo estado há diversas situações socioeconômicas com variação dos coeficientes médios para todas as formas de tuberculose de 20 a 100 por 100.000 habitantes.

Os maiores coeficientes de incidência estão no Rio de Janeiro e no Amazonas (Figuras 121.1 e 121.2), o que não significa que em outros estados não existam municípios com incidências maiores, principalmente nas regiões urbanas da capital e entorno. Entre os quase 6.000 municípios brasileiros, esses limites são muito mais distantes, encontrando-se desde situações típicas de países de primeiro mundo às de outros mais miseráveis do planeta. Somente em 315 municípios estão concentrados cerca de 75% dos casos.

Além da pobreza e da tuberculose multirresistente, a epidemia da AIDS é outro fator que vem contribuindo para a manutenção e crescimento da tuberculose no mundo. No Brasil, a coinfecção da tuberculose com o HIV encontra-se com taxas variáveis nos estados, em média de 8% (Hijjar *et al.*, 2001).

A incidência da tuberculose é um importante indicador para medir a situação epidemiológica da doença em um determinado momento. A notificação de casos fornece uma aproximação da incidência, que será melhor quanto melhor for o sistema de informação, o critério para definição de caso e o percentual de casos descobertos. Realizando-se um seguimento anual, obtém-se um indicador de tendência da doença na população e de efetividade das medidas de controle.

A mortalidade que já foi o principal indicador da tuberculose reflete, hoje em dia, muito mais uma qualidade das ações de con-

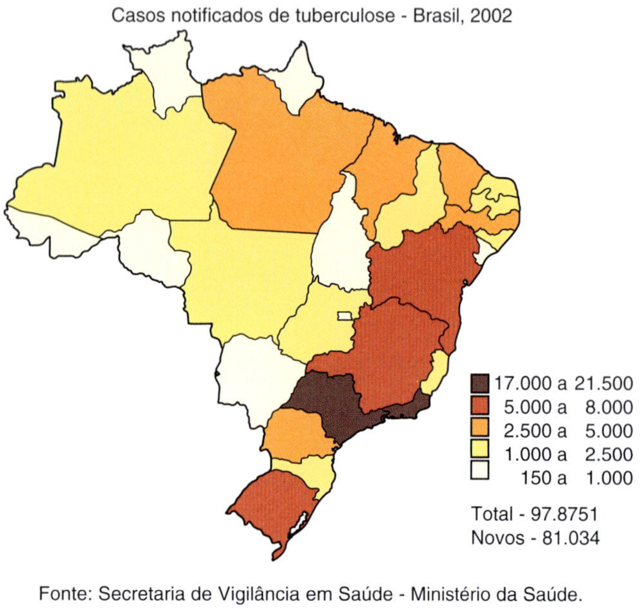

Figura 121.1 Casos notificados de tuberculose – Brasil, 2002. Fonte: Secretaria de Vigilância em Saúde – Ministério da Saúde.

Coef. Inc. casos novos – Brasil
Todas as formas 46,4 por 100.000 habitantes
Pulmonares bacilíferos: 24,8 por 100.000

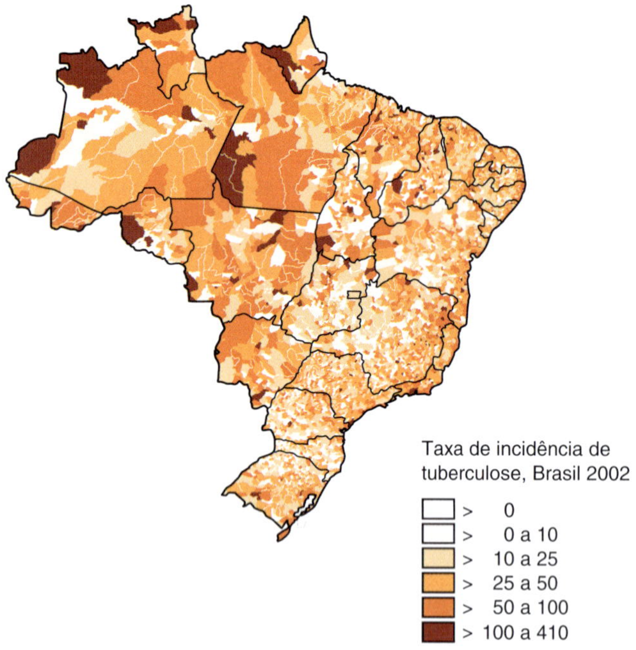

Figura 121.2 Coeficiente de incidência de tuberculose nos municípios – Brasil, 2002. Fonte: Ministério da Saúde.

trole da tuberculose, posto que a quimioterapia disponível reduz drasticamente a letalidade. Importante, também, é definir o perfil das pessoas que estão morrendo com tuberculose, se o caso é novo ou recidiva, idade, forma clínica da doença e se existe associação a outras doenças como a AIDS. Aqui também a confiabilidade dos dados tem que ser considerada para uma análise adequada.

Do total de casos estimados pela OMS, para os 22 países prioritários que têm o maior número de pacientes, são notificados menos da metade (Figuras 121.3 e 121.4), refletindo, talvez, estimativa exagerada, diagnóstico insuficiente ou subnotificação. Entre 2006 e 2007 o Ministério da Saúde confrontou com a OMS o número de casos de tuberculose estimados para cada ano. O Ministério da Saúde estimava menos 30.000 casos em comparação com os dados da OMS. Ao final prevaleceu a posição brasileira ficando, então, a estimativa para 2009 de 87.000 casos (WHO, 2010).

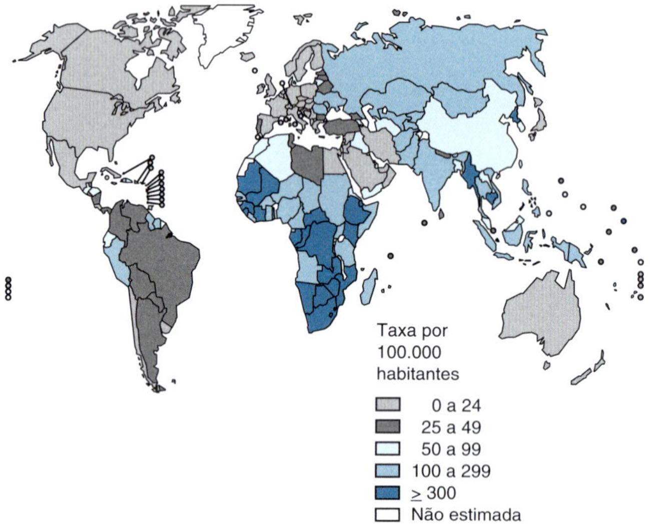

Figura 121.3 Estimativas de incidência de todas as formas de tuberculose no mundo, 2009. Fonte: WHO (2010).

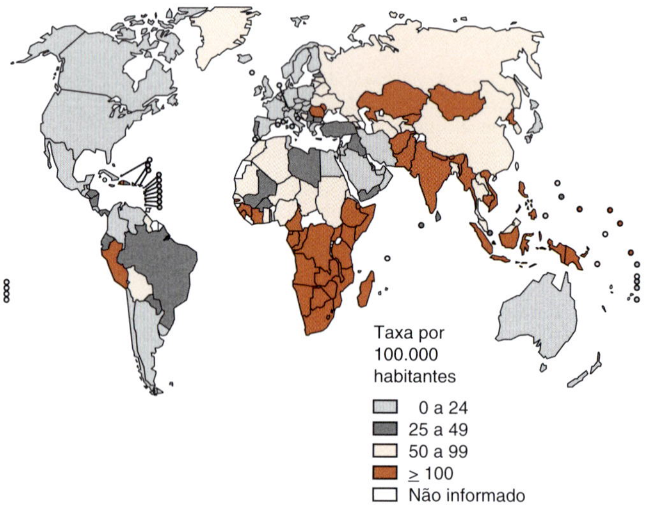

Figura 121.4 Casos de todas as formas de tuberculose notificadas no mundo em 2007. Fonte: WHO (2009).

Porém, o número de casos existentes no Brasil já é suficiente para classificar a situação como grave problema de saúde pública. Também é interessante ressaltar que, aos casos novos, acrescem-se cerca de 15% de casos de recidivas ou reingressos após abandono, elevando o número de casos totais descobertos, e que iniciam tratamento, para cerca de 100.000 anualmente.

As formas clínicas encontradas distribuem-se em 60,7% de pulmonares com baciloscopia positiva, 24,9% de pulmonares sem confirmação bacteriológica e 14,4% de extrapulmonares. As formas extrapulmonares mais notificadas foram a pleural e a ganglionar periférica (Hijjar *et al.*, 2001).

Dois terços dos casos são do sexo masculino. A análise do número de casos de tuberculose por faixa etária mostra que o maior número é representado por jovens a partir de 15 a 39 anos. No entanto o coeficiente incidência é muito maior na população acima de 35 anos. Em todas faixas etárias, incluindo crianças e idosos, a incidências de tuberculose vem diminuído, principalmente a partir de 2004. Isso pode refletir a melhoria das condições socioeconômicas no período somada à melhoria da assistência à saúde.

A partir dos dados de notificação pode-se tentar inferir a tendência da doença. No Brasil, na década de 1980, houve queda importante na incidência, que foi diminuindo de velocidade até se estabilizar na década de 1990. A partir do ano 2000 houve queda da tuberculose no país (Figura 121.5). Ao se compararem os períodos de 1995 a 1999 e 2005 a 2007 verifica-se que as tendências nas taxas de incidência variam entre as regiões. Estão caindo em sete das nove sub-regiões epidemiológicas, permanecem estáveis na Europa Oriental e vêm subindo nos países africanos com baixa prevalência de HIV. A velocidade desta queda é lenta em todas as regiões, exceto em toda a região da Europa, onde é praticamente estável. A variação da taxa média de incidência de TB (todas as formas) por 100.000 habitantes foi o mais rápida nos países africanos com alta prevalência de HIV e na sub-região do Leste Europeu. O declínio foi lento na região da Europa Central, e menor no Leste do Mediterrâneo. Nas outras sub-regiões, a incidência foi caindo a uma taxa semelhante em ambos os períodos de tempo (Figura 121.6).

Nas Américas, dentre os países com estimativas acima de 85 por 100.000 habitantes, estão Bolívia, República Dominicana, Equador, Guiana, Haiti, Honduras, Nicarágua e Peru. Na faixa de 50 a 84 por 100.000 habitantes, na qual se encontra o Brasil, estão El Salvador, Guatemala, Panamá, Paraguai e Suriname. Entre 25 e 49 por 100.000 habitantes estão Argentina, Bahamas, Belize, Colômbia, México, Uruguai e Venezuela. Com menores incidências apresentam-se Cuba, Canadá, Costa Rica, EUA, Caribe Inglês, Porto Rico e Jamaica. Nas Américas, Brasil e Peru contribuem com 50% dos casos estimados (Figura 121.7).

A ocorrência de infecção pelo HIV em pacientes com tuberculose, no Brasil, foi de 8,7%, em 2002. Deve-se levar em conta que, apesar de se recomendar a realização do teste de HIV para todos os pacientes de tuberculose, essa prática ainda não ocorre amplamente. Os estados das Regiões Sul e Sudeste foram os que apresentaram maior percentual de associação. O Rio Grande do Sul foi o que teve maior percentual, 20,9%, seguido por Santa Catarina, 20,4%, São Paulo, 14,7%, Paraná, 10,6%, Rio de Janeiro, 7,6% e Espírito Santo, 6,1%. Entre os pacientes com AIDS, no momento do diagnóstico, o percentual de coinfecção com tuberculose, que foi de 30% nos anos 1990, apresenta uma tendência de queda, alcançando valores em torno de 9,6% em 2006, fato que alguns autores associam à introdução da quimioterapia antiviral e nitidamente observado pela vigilância epidemiológica da Secretaria de Saúde do Estado de São Paulo. A medida desse percentual foi no momento da notificação, podendo o paciente posteriormente vir a desenvolver tuberculose (Figura 121.8).

A tuberculose também vem sendo uma das principais causas associadas a óbitos por AIDS.

A resistência do bacilo da tuberculose aos quimioterápicos é um dos principais motivos de preocupação atualmente. Inquéritos em vários países vêm sendo realizados, periodicamente, para monitorar a resistência às medicações utilizadas no tratamento da tuberculose, em especial a multifarmacorresistência (resistência conjunta a isoniazida e rifampicina). Eles evidenciaram focos de multirresistência.

O Inquérito Nacional Brasileiro de Resistência às Drogas Utilizadas no Tratamento da Tuberculose, realizado de 1995 a 1997, mostrou percentuais baixos de multirresistência associada à rifampicina e isoniazida. Para pacientes virgens de tratamento o percentual de resistência primária encontrado foi de 1,1%; para pacientes já tratados anteriormente o percentual de resistência adquirida foi de 7,9%. Considerando-se todos os pacientes o percentual de resistência combinada foi de 2,2%.

Entre os 5.138 pacientes amostrados em 13 estados, a resistência total a qualquer medicamento foi de 10,6%. Entre os virgens de tratamento a resistência a qualquer fármaco foi de 8,5%. A resistência nos que haviam se submetido a tratamento prévio foi de 21% (Braga *et al.*, 2002a,b; 2003).

Dados preliminares de inquéritos mais recentes levaram as autoridades brasileiras a modificar o sistema de tratamento da tuberculose com alteração dos esquemas terapêuticos, introduzindo uma quarta medicação no esquema que vinha sendo utilizado no Brasil desde 1980.

O Brasil sempre adotou esquemas padronizados tanto para pacientes virgens de tratamento quanto aos resistentes às substâncias usuais. Também inibiu a livre venda das medicações

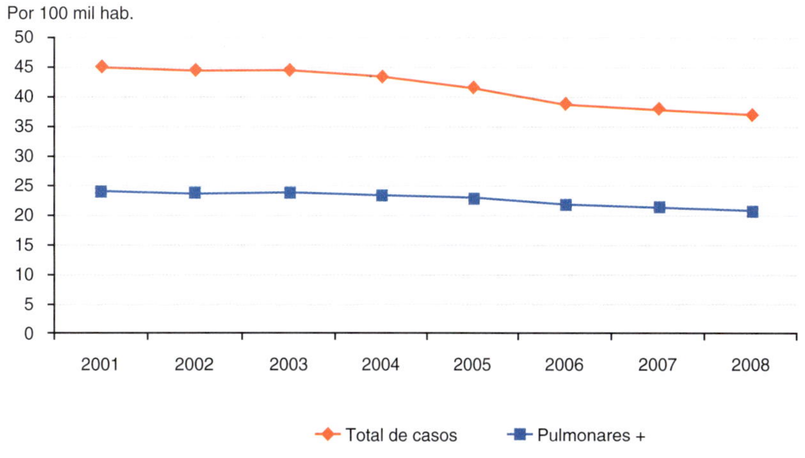

Figura 121.5 Total de casos de tuberculose e casos pulmonares BAAR +, Brasil, 2001 a 2008.

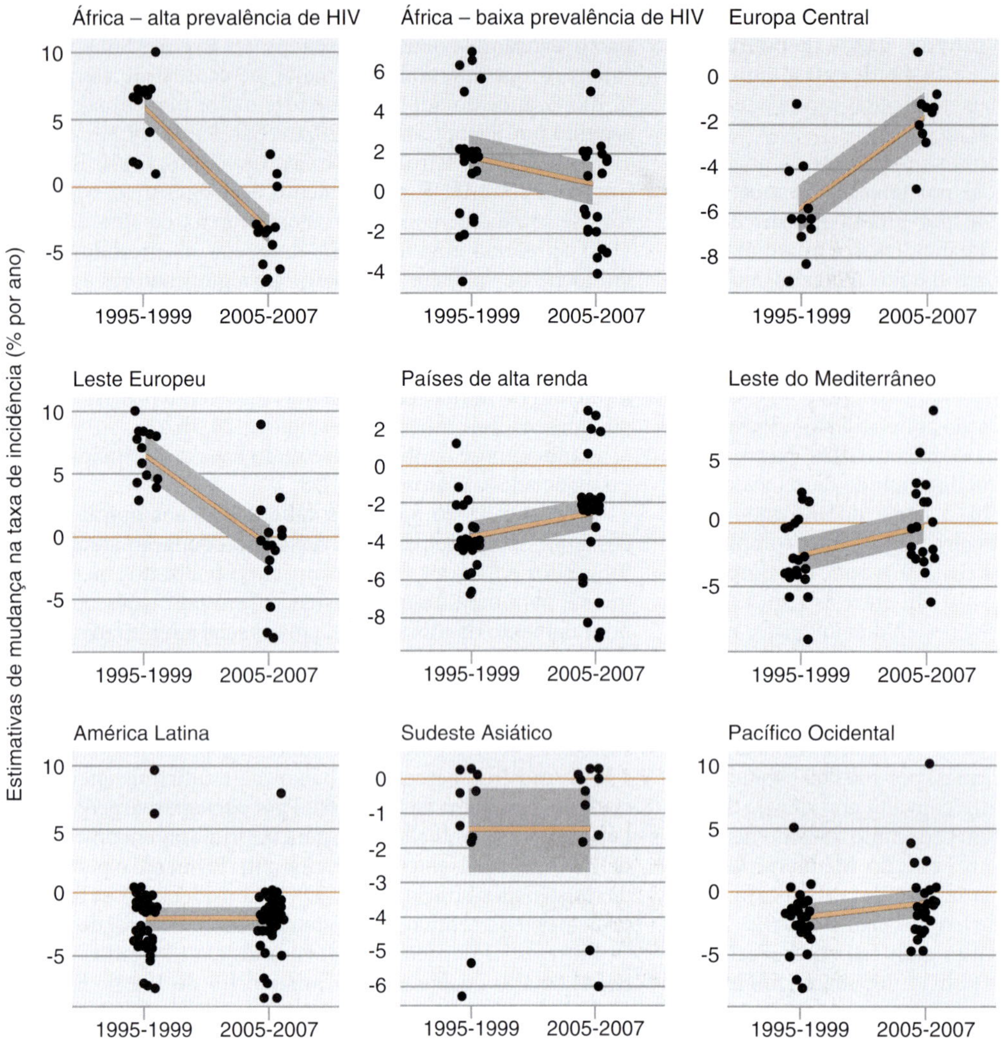

Figura 121.6 Variações na tendência da tuberculose nos períodos de 1995 a 1999 e 2005 a 2007 nas sub-regiões epidemiológicas da OMS. Fonte: WHO (2009).

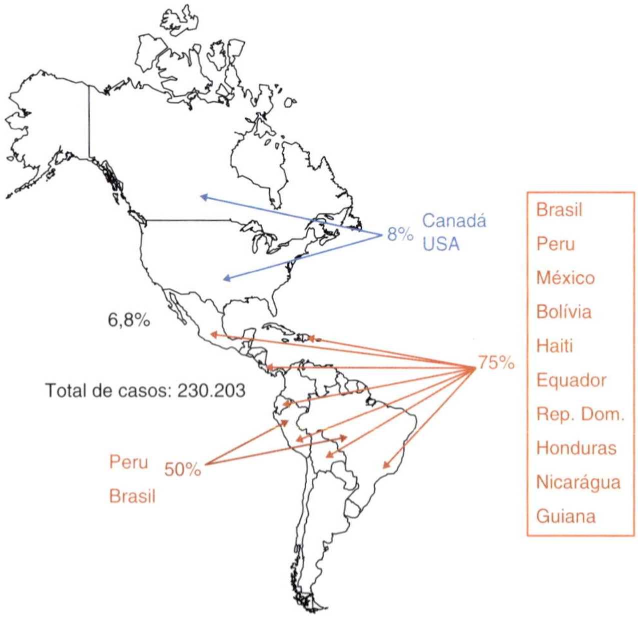

Figura 121.7 Países priorizados para tuberculose nas Américas. Fonte: OPS.

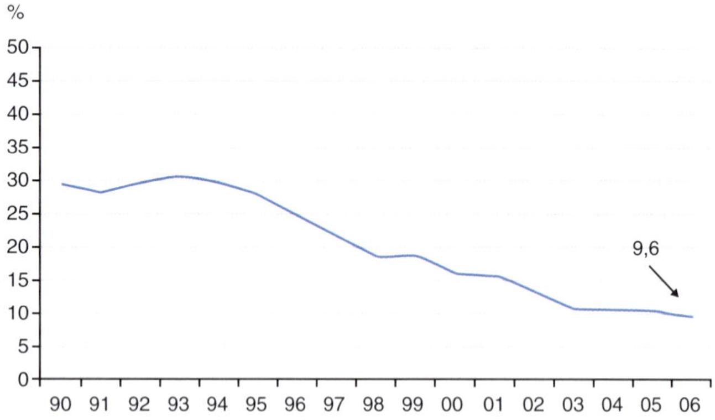

Figura 121.8 Percentual de casos de AIDS com TB. Brasil, 1990 a 2006. Fonte: SINAN e PN-DST/AIDS.

utilizadas nos esquemas, o que seguramente evitou a emergência de resistência bacteriana adquirida e permitiu o uso de esquemas padronizados para a multifarmacorresistência. Além do mais o país validou os esquemas padronizados mediante ensaios clínicos entre 1996 e 1999. Simultaneamente estabeleceu sistema de fornecimento monitorado das medicações

Tabela 121.4 Esquemas preconizados segundo situação de tratamento do paciente e unidades de atendimento.

Situação	Esquema indicado	Local de realização
Caso novo	Esquema básico	Atenção básica
Com tratamento anterior: Recidiva após cura (RC) Retorno após abandono (RA)	Esquema básico até o resultado da cultura e TS	Atenção básica Referência terciária (dependendo do resultado do TS)
Tratamentos especiais: hepatopatias, efeitos colaterais maiores, HIV/AIDS, uso de imunossupressores	Esquemas especiais	Referência secundária
Tuberculose meningoencefálica	Esquema para meningoencefalite	Hospitais inicialmente
Falência por multirresistência, mono e polirresistência ao tratamento anti-TB	Esquemas especiais para mono/poli e multirresistência	Referência terciária

para multirresistência e criou sistema laboratorial para vigilância da resistência em todas as Unidades Federadas do Brasil. Essas medidas junto com o sistema nacional de notificação de multirresistência e os inquéritos nacionais de resistência compõem o Sistema de Vigilância Epidemiológica da Tuberculose Multirresistente disponível *on-line* na Internet para os gestores e operadores da saúde pública (Tabelas 121.4 e 121.5).

A mortalidade por tuberculose teve importante queda após a introdução da quimioterapia de curta duração, no final da década de 1970 e início da de 1980, chegando a diminuir 50%. Nos anos 1990, houve interrupção da queda que tem sido atribuída, principalmente, à ocorrência da epidemia de AIDS.

A mortalidade para o Brasil foi de 2,7 por 100.000 habitantes, em 2008, com maior taxa no estado do Rio de Janeiro e menor em Santa Catarina (Figura 121.9).

Desde que o Brasil introduziu o esquema de tratamento de curta duração em 1979, o sistema de saúde se descentralizou para os municípios com a redução relativa do papel da União e Estados. Mesmo assim, operando em mais de 5.000 municípios com realidades sociais diferentes e níveis de organização da rede de saúde distintos, o programa tem se mantido muito

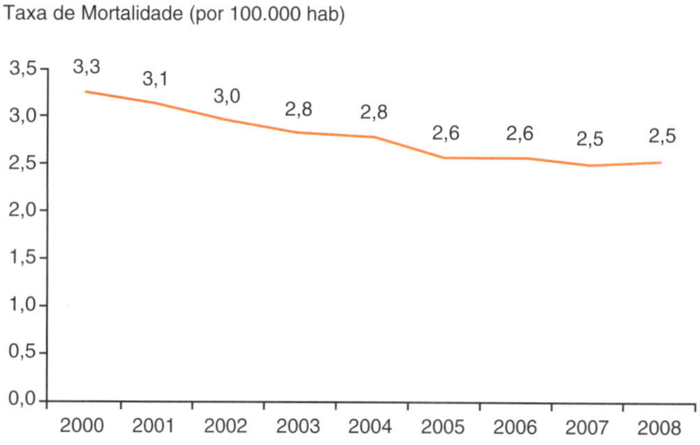

Figura 121.9 Taxa de mortalidade de TB. Brasil, 2000 a 2008.* Fonte: MS/SVS/SIM e IBGE. *Dados preliminares.

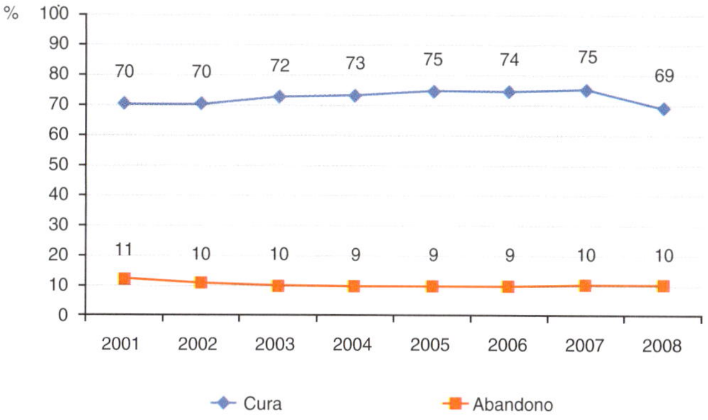

Figura 121.10 Percentual de cura e abandono dos casos novos de TB bacilífero. Brasil, 2001 a 2008.* Fonte: MS/SVS/SINAN. *Dados preliminares sujeitos a revisão.

estável em seus resultados. Entre 2000 e 2008 a proporção de cura variou entre 70 e 75% e a taxa de abandono em torno de 10% (Figura 121.10).

Até o final dos anos 1970 os países enfrentavam o problema da tuberculose com os recursos próprios, apoiando-se nos avanços científicos e estratégicos e recebendo consultoria e apoio técnico de organismos internacionais como a OMS, OPAS e União Internacional Contra a Tuberculose e Doenças

Tabela 121.5 Esquema básico para o tratamento de TB em adultos e adolescentes.

Regime	Fármacos	Faixa de peso	Unidade/dose	Meses
2 RHZE Fase intensiva	RHZE 150/75/400/275 comprimido em dose fixa combinada	20 a 35 kg	2 comprimidos	2
		36 a 50 kg	3 comprimidos	
		> 50 kg	4 comprimidos	
4 RH Fase de manutenção	RH comprimido ou cápsula 300/200 ou 150/100	20 a 35 kg	1 comp. ou cáps. 300/200 mg	4
		36 a 50 kg	1 comp. ou cáps. 300/200 mg + 1 comp. ou cáps. 150/100 mg	
		> 50 kg	2 comp. ou cáps. 300/200 mg	

R: rifampicina; H: isoniazida; Z: pirazinamida; E: etambutol.

Respiratórias. Um avanço importante foi a introdução da rifampicina nos esquemas terapêuticos, permitindo a redução do tempo de tratamento com maior eficácia e eficiência. Nos início dos anos 1980, vários países, entre eles o Brasil, adotaram o esquema de curta duração com recursos próprios. No caso brasileiro, o esquema foi universalizado usando recursos da Previdência Social, sendo esta a primeira ação política de saúde que sinalizou para o Sistema Único de Saúde público, universal, integral e equânime.

Nos anos de 1990 três fenômenos tornaram evidente a necessidade de uma estratégia mundial de controle da tuberculose. A epidemia de AIDS, que teve início nos anos 1980, modificou completamente o curso da tuberculose, especialmente na África e países pobres de todos os continentes. O segundo fenômeno que teve visibilidade nos EUA nos anos 1990 foi a multirresistência a medicações do tratamento da tuberculose (especialmente a rifampicina associada à isoniazida). O terceiro fenômeno foi de ordem econômica mundial, com o fim do socialismo no Leste Europeu e empobrecimento de países, especialmente no continente africano.

Neste cenário os fóruns das nações alertam para o problema da tuberculose, exigindo uma resposta coordenada. Em 1993 a OMS declarou a tuberculose em estado de emergência mundial, iniciando por enfrentar o abandono de tratamento, com a utilização de tratamentos supervisionados (DOT – *direct observed treatment*). Posteriormente esta ação evoluiu para a garantia de fianciamento para exames, medicamentos, gerenciamento, monitoramento e avaliação (DOTS – incluindo o S de *strategy*).

Em 2002, a criação do Fundo Global para combate à AIDS, tuberculose e malária, além de criar uma fonte de financiamento internacional, definiu uma nova estratégia de combate à tuberculose (*STOP TB Strategy*) composta pelos seguintes itens:

- Expansão do tratamento supervisionado com qualidade
- Priorização de pessoas com associação de TB/HIV, pobres, vulneráveis e portadoras de tuberculose multirresistente
- Fortalecimento do sistema de saúde com base nos cuidados primários de saúde
- Envolvimento de todos os segmentos da sociedade públicos e privados
- Capacitação da sociedade para o combate à tuberculose por meio de atividades como mobilização, comunicação e defesa pública
- Apoio e promoção de pesquisas para o desenvolvimento de novos fármacos, vacinas e meios diagnósticos.

A estratégia STOP TB definiu como metas para 2015 a redução de 50% da incidência e mortalidade comparadas com as taxas de 1990. Para o ano de 2050 a meta é de erradicação da tuberculose com apenas 1 caso para cada milhão de pessoas, por ano. As análises recentes, pela OMS, demonstram que a estratégia vem obtendo avanços em 5 das 6 áreas programáticas no mundo. Segundo a OMS 86% dos pacientes com tratamento supervisionado obtiveram cura e seis milhões de vidas teriam sido salvas no período de 1995 a 2009 (WHO, 2010).

▶ História da tuberculose

O *Mycobacterium tuberculosis* se distribuiu no planeta segundo a expansão dos movimentos históricos da humanidade. As rotas comerciais foram importante fator de disseminação do bacilo. O mercantilismo, que marca a história da Europa logo após o Renascimento, redundando nas rotas comerciais do Atlântico, gerando a colonização da América, África, Ásia e Oceania, teve importante papel no atual estágio da tuberculose no mundo. As grandes navegações, os comerciantes e suas rotas transportaram novas cepas de bacilos. Os nativos, que nunca haviam tido contato com a doença, ou recebiam novas cepas para as quais não tinham imunidade, foram vítimas de epidemias ou tiveram agravadas as endemias. Em seguida, a colonização, trazendo novas populações, estabelecendo um sistema econômico baseado na mão de obra intensiva, em aglomerações e na dependência comercial e econômica permanente das sedes de outros países, se tornou o modelo de manutenção da endemia por intermédio das gerações futuras até os dias de hoje (Feitosa *et al.*, 2005).

No Brasil, a tuberculose teria chegado aos índios brasileiros pelos portugueses, inclusive de muitos religiosos jesuítas como Anchieta e Manoel da Nóbrega, portadores da doença (Salzano, 1992).

Há evidências de que a tuberculose acometa a humanidade há mais de 5.000 anos. No entanto, um estudo que avaliou a frequência de polimorfismos, bem como a distribuição de elementos genéticos móveis em cepas clínicas, levantou a hipótese de que o *M. tuberculosis* originou-se há cerca de 15.000 anos (Sreevatsan *et al.*, 1997). Acredita-se que, inicialmente, bactérias do gênero *Mycobacterium*, assim como outros actinomicetos, estivessem presentes no solo, de onde algumas espécies evoluíram para infectar mamíferos. Pode ser que a domesticação do gado, ocorrida entre 10 e 25.000 anos atrás, tenha representado o instrumento de passagem do patógeno para humanos. Amostras de tecidos humanos obtidos de múmias egípcias revelam que a tuberculose já comprometia o homem 3.400 anos a.C. (Ortner, 1979; Crubezy *et al.*, 1998) e a análise de múmias com 900 anos do período pré-colombiano no Peru demonstram que a tuberculose já existia nas Américas antes da chegada dos europeus (Salo *et al.*, 1994). A tuberculose tornou-se epidêmica, principalmente, por meio dos aglomerados urbanos e da desnutrição, passando a ser uma das principais causas de morte.

A tuberculose era velha conhecida da Europa; morriam por ela o povo em geral e até os reis como Francisco II, com meningite tuberculosa, em 1560, Carlos IX, com tuberculose pulmonar, em 1574, e Luís XIII, com tuberculose intestinal, em 1643. No século 18, uma cepa mais virulenta da tuberculose, provavelmente vinda da Índia, se instalou na Europa (Braudel, 1995).

Reis e políticos famosos no passado foram vitimados por essa doença: Rei Eduardo VI, do Reino Unido, Rei Luís VIII, da França, Cardeal Richelieu, Napoleão II e outros. Também conhecida como "doença dos escritores e artistas", foi responsável pela morte de F. Schiller, N. Paganini, F. Kafka, T. Mann, A. Camus, I. Stravinsky, dentre outros.

Com o passar dos séculos, vários termos foram utilizados para identificar a tuberculose e suas manifestações clínicas extrapulmonares. A denominação *tísica*, que significava consumido, era a palavra grega que designava tuberculose. Quando dizimou milhões de pessoas no mundo ocidental, foi chamada *peste branca*. Termos como *demônio do rei*, usado para descrever a tuberculose de pescoço e dos gânglios linfáticos; *doença mesentérica*, para a tuberculose que acometia os gânglios intra-abdominais, que se tornou incomum a partir da pasteurização do leite; *mal de Pott*, para a tuberculose de coluna; *escrófula*, para a tuberculose ganglionar cervical, tornaram-se clássicos. A partir do século 16, a tuberculose passou a ser tema frequente na literatura médica europeia.

Em 1546, Girolamo Tracastoro escreveu o livro *De Morbis Contagiosis*, no qual apontava o caráter infeccioso da doença. Entre 1614 e 1672, Sylvius de la Boe, médico holandês, publicou diversos artigos descrevendo os tubérculos, as cavidades e os linfonodos tuberculosos. Em 1761, Leopold Avensbrugger, da Áustria, o pai da percussão, publicou um livro sobre a relação entre os achados clínicos e as alterações patológicas da tuberculose. Em 1865, Villemin, cirurgião do exército francês, demonstrou o caráter transmissível da doença que, até então, era considerada por muitos como uma condição hereditária. Em 1882, Robert Koch, bacteriologista alemão, descreveu o *M. tuberculosis* que, em sua homenagem, também é chamado *bacilo de Koch* (BK). Cientistas como Robert Koch, Gerhard Domagk e Selman Waksman receberam o Prêmio Nobel por trabalhos sobre tuberculose.

Antes do desenvolvimento de quimioterápicos efetivos contra o bacilo, o tratamento incluía repouso e alimentação pródiga. Diversos procedimentos cirúrgicos, que traziam pouco ou nenhum benefício ao doente, também eram utilizados (Rosemberg, 1999).

As Revoluções Francesa e Industrial foram decisivas no avanço da doença, favorecendo a transmissão com consequente aumento das mortes decorrentes da doença. A Revolução Industrial provocou grande migração rural em busca das cidades, aglomerações humanas em condições precárias de moradia, trabalho como mão de obra de reserva, mal remunerada e esgotada por longas jornadas; aliados à fome e à decadência social com o alcoolismo, teve início o verdadeiro *boom* da tuberculose (Feitosa *et al.*, 2005).

Nos países em que a Revolução Industrial veio acompanhada de desenvolvimento econômico, a tuberculose teve redução significativa em sua mortalidade, mesmo antes dos quimioterápicos. Essa redução, na Europa, teve seu ritmo reduzido no período que compreendeu as duas grandes guerras mundiais. Com o advento dos quimioterápicos e a paz mundial, retomou-se o ritmo de redução da mortalidade por tuberculose em países como a Inglaterra.

Embora o *M. tuberculosis* tenha sido identificado em múmias andinas, todas as evidências atuais falam de sua ausência entre os índios do Brasil (Salzano, 1992; citando Noel Nutels e Antonio Nunes de Miranda).

No Brasil imperial a economia se estruturou de modo dependente do grande capital internacional, especialmente o inglês, tornando-se o país grande produtor de matéria-prima: algodão, borracha e café. Isto determinou o confinamento e a exploração de grandes massas humanas, inclusive a escrava. No Rio de Janeiro, em meados do século 19, a tuberculose pulmonar era a principal causa de morte. Os leitos da Santa Casa de Misericórdia estavam lotados de escravos e pobres livres (Karasch, 2000).

No século 19, a descoberta de Robert Koch, que o agente causal da tuberculose era uma bactéria que se transmitia de pessoa a pessoa, mudou completamente a perspectiva da sociedade e do governo em relação ao controle da doença, que passou a incorporar a tecnologia disponível para doenças infecciosas.

O Brasil, mesmo antes da quimioterapia, passou a formular políticas públicas que dessem conta do problema. Foram políticas centradas nos recursos de então: o uso de profilaxias como o BCG, o isolamento dos doentes e o regime higienodietético em sanatórios localizados nas montanhas de ar puro. A mobilização verificada nessa época foi de tal monta que o período se estabeleceu com marcas culturais que o identificam como uma ação de transformação do determinismo social da tuberculose (Hijjar, 1994; Feitosa e Hijjar, 2005).

Desde então, até os dias atuais, políticas públicas para o controle da tuberculose vêm sendo implementadas. Ao final deste capítulo são apresentadas diretrizes e estratégias nacionais atuais do SUS.

▶ Etiologia e patogenia

▪ Histórico da tuberculose no homem

▶ **Bacilo tuberculoso.** O *M. tuberculosis* é um patógeno intracelular aeróbico estrito, de crescimento lento (multiplica-se a cada 25 a 32 h dentro do macrófago) e virulência variável. Seu genoma contém, aproximadamente, 4.000 genes (Domenech *et al.*, 2001) e características únicas. Cerca de 200 de seus genes codificam enzimas para o metabolismo de ácidos graxos. É possível que essa especialização genética esteja relacionada com a capacidade do BK de conseguir crescer nos tecidos do hospedeiro, onde os ácidos graxos podem representar a principal fonte de carbono. Outra característica de seu genoma vem do fato de cerca de 170 genes codificarem famílias de proteínas que podem estar envolvidas na variação antigênica do bacilo (Banu *et al.*, 2002). Recentemente, dois grupamentos de genes, que respondem por 10% do genoma do *M. tuberculosis*, chamaram a atenção dos investigadores. Presumivelmente, essas duas famílias de genes seriam responsáveis pela variação antigênica do bacilo, determinando mecanismos de escape das respostas imunes do hospedeiro (Ale e Barrett, 1998). A virulência do BK pode ser medida pela cultura de tecidos usando macrófagos, células dendríticas e pneumócitos (Birkness *et al.*, 1999), ou em modelos animais. A combinação desses métodos vem sendo utilizada para identificar genes responsáveis pela patogenicidade da micobactéria. A parede do BK tem estrutura complexa e é rica em lipídios, sendo composta por ácidos graxos de cadeia longa, glialipídios e outros componentes que contribuem para sua sobrevivência dentro dos fagócitos do organismo infectado. Ela secreta enzimas que desempenham importante papel na síntese de várias moléculas de superfície. Dentre os glialipídios presentes em sua parede celular, encontram-se os antígenos específicos para populações especializadas de linfócitos T. Com base em diversos estudos, alguns genes vêm sendo relacionados com algumas características da parede do BK e parecem ser importantes no controle da latência/persistência do BK (Yuan *et al.*, 1996) e na virulência do bacilo (Skjot *et al.*, 2000), modulando mecanismos que interferem com a ação macrofágica sobre o BK (Hickman *et al.*, 2002). Estão sendo identificados, também, genes que codificam proteínas, lipídios e carboidratos presentes na parede da micobactéria que interferem com sua virulência, e outros que modulam o metabolismo do BK (Smith, 2003).

▶ **Outras micobactérias.** O gênero *Mycobacterium* tem mais de 95 espécies bem caracterizadas (Euzeby, 2004). Dentre elas, mais de 50 espécies são reconhecidas como potencialmente patogênicas no homem. O complexo *M. tuberculosis* engloba *M. tuberculosis*, *M. africanum* e *M. bovis*. Outras micobactérias, além daquelas do complexo *M. tuberculosis*, podem causar doença ao homem, particularmente entre os imunodeprimidos, idosos e portadores de pneumopatias crônicas. Em conjunto, são chamadas micobactérias não tuberculosas (MNT); dentre elas, as que já foram relacionadas com a doença em humanos são: complexo *M. avium* (*avium*, *intracellulare* e *scrofulaceum*) (MAC), *M. kansasii*, *M. paratuber-*

culosis, *M. scrofulaceum*, *M. simiae*, *M. habana*, *M. interjectum*, *M. xenopi*, *M. hekeshornense*, *M. szulgai*, *M. fortuitum*, *M. imunogenum*, *M. chelonae*, *M. marinum*, *M. genavense*, *M. bohemicum*, *M. haemophilum*, *M. celatum*, *M. conspicuum*, *M. malmoense*, *M. ulcerans*, *M. smegmatis*, *M. wolinsky*, *M. goodii*, *M. termoresistente*, *M. neoaurum*, *M. vaccae*, *M. palustre*, *M. elephantis*, *M. septicum*, *M. noncromogenicum* e *M. leprae*. Há, também, outras espécies de micobactérias aparentemente não patogênicas ao homem: *M. abscessus*, *M. gordonae*, *M. terra* e *M. flavecens*.

As MNT estão distribuídas amplamente na natureza, tendo sido isoladas em água natural, água parada, no solo e em animais. Enquanto o isolamento do *M. tuberculosis* sempre significa doença (exceto na situação rara de contaminação laboratorial), nem sempre o achado de MNT tem importância clínica. Por isso, é importante diferenciar uma simples colonização por MNT de doença causada por elas.

As doenças causadas pelas MNT têm manifestações variadas, podendo ser locais ou disseminadas, dependendo da predisposição local e/ou do grau de comprometimento imune, e, em geral, não são transmitidas de homem para homem. Entre os imunocomprometidos, as infecções por MNT têm sido importante causa de doença e de morte (Wallace *et al.*, 1990). Doença pulmonar obstrutiva crônica (DPOC), pneumoconioses, bronquiectasias, fibrose cística, escoliose torácica, aspiração devido à doença esofágica, gastrectomia e alcoolismo crônico são condições relacionadas com a doença por MNT (Katoch, 2004). Entre as pessoas não infectadas pelo HIV, diferentes MNT podem causar doença pulmonar, adenite, comprometimento de tecidos moles, infecções em articulações ou em ossos, úlceras cutâneas e até mesmo doença generalizada (Pinner, 1935; Wolinsky, 1979; Wallace *et al.*, 1990). Entre os infectados pelo HIV, as manifestações podem variar entre doença localizada e disseminada (Horsburgh *et al.*, 1985).

Mecanismos e determinantes de infecção e de adoecimento

Uma infecção pelo *M. tuberculosis* pode ou não evoluir para doença tuberculosa. A chance de uma evolução favorável é regida por fatores imunes do organismo infectado e por características do agente agressor (virulência e carga infectante). Esse fato foi brilhantemente sintetizado por Rich que, em 1951, expressou-o em uma fórmula matemática, Fórmula de Rich:

$$L = \frac{N \cdot V \cdot H}{In \cdot Ia}$$

L: lesão; N: número de bacilos; V: virulência; H: hipersensibilidade; In: imunidade natural; Ia: imunidade adquirida.

Nela, a probabilidade de uma infecção tuberculosa evoluir para doença é diretamente proporcional ao número de bacilos infectantes, à sua virulência e à reação de hipersensibilidade que ela provoca, e inversamente proporcional às resistências natural e adquirida do organismo infectado. O adoecimento depende do resultado do confronto entre características próprias do BK, que apresenta mecanismos complexos para tentar superar as defesas humanas e que definem sua virulência e a resistência do hospedeiro. Essa resistência pode ser etnicamente definida (resistência natural) ou ser produto de uma infecção tuberculosa anterior que apresentou a estrutura antigênica do BK ao sistema imune, capacitando-o a agir mais rápida e efetivamente em uma infecção subsequente (resistência adquirida).

Assim, uma vez penetrando o pulmão, o *M. tuberculosis* pode ter 4 destinos:

- As respostas do hospedeiro podem ser completamente efetivas, matar todos os bacilos e impedir que aquela infecção evolua para doença tuberculosa em qualquer momento do futuro
- A população de bacilos infectantes começa a se multiplicar e cresce imediatamente após a infecção, causando a doença conhecida como *tuberculose primária* (ou *primoinfecção*)
- Os bacilos tornam-se dormentes e nunca causam doença (infecção latente)
- Os microrganismos latentes voltam a se multiplicar, causando doença conhecida como tuberculose de reativação.

Aparentemente, o *M. tuberculosis* não produz qualquer endotoxina ou exotocina, sendo as lesões tuberculosas causadas pela resposta do hospedeiro ao bacilo infectante.

Praticamente todas as infecções tuberculosas se iniciam pela via inalatória. Um indivíduo portador de forma cavitária da doença no pulmão, ao tossir e mesmo ao falar, elimina bacilos tuberculosos dentro de gotículas no ar (gotículas de Flügge). Pela ação dos raios solares e do vento, essas gotículas são ressecadas e passam a ter tamanho ainda menor (gotículas de Wells), podendo ser inaladas por outras pessoas, que passam a ser infectadas pelo bacilo tuberculoso. Isso pode ser comprovado pelo teste tuberculínico (PPD), que se torna positivo 2 a 10 semanas após o contágio (Kendig, 1983). Estima-se que 10% dos infectados desenvolverão tuberculose ativa. O risco de adoecimento é maior nos 2 primeiros anos após a infecção (Styblo, 1991). Habitualmente, parte dos *M. tuberculosis* inalados ficará retida pelos mecanismos físicos de defesa do trato respiratório: cílios nasais, reflexo da tosse e depuração mucociliar. Outra parte poderá transpassar esses mecanismos inespecíficos e se implantar no pulmão. A partir desse foco, os bacilos podem disseminar-se pela circulação linfática para os linfonodos regionais no pulmão formando o complexo primário, ou complexo de Gohn (lesão satélite e adenomegalia). A partir da lesão pulmonar, os bacilos podem invadir a corrente sanguínea, após corrosão da parede de um vaso, disseminando-se pelo organismo. Ao se implantarem em outros órgãos, podem causar doença extrapulmonar, o que ocorre em cerca de 10% dos casos, justificando o fato de alguns indivíduos desenvolverem as formas de disseminação primária da doença tuberculose miliar e meningoencefalite tuberculosa, principalmente com quadro clínico grave, por vezes mortal. No entanto, por ser o primeiro órgão a ser comprometido e por ter as condições favoráveis ao bacilo, em 90% das vezes a doença se instalará no pulmão.

Se as defesas imunes impedirem o desenvolvimento da doença após a primeira infecção, o bacilo pode ficar latente por períodos prolongados e, em uma outra oportunidade, quando as condições lhe forem propícias, desenvolver a doença (tuberculose de reinfecção endógena). Outra possibilidade é de, posteriormente, ocorrer uma nova infecção na qual o sistema de defesa não conseguirá impedir sua progressão, resultando em doença (tuberculose de reinfecção exógena). Diversos são os fatores que podem comprometer o sistema imune do homem, facilitando o adoecimento; os principais são: idade avançada, desnutrição, comorbidades (diabetes, sarcoidose, silicose, neoplasias, infecção pelo HIV), uso de medicação imunodepressora e tabagismo.

Processo de infecção-doença

Para instalar-se no organismo humano, o BK pode se ligar a uma grande variedade de receptores celulares, incluindo receptores Fc, receptores de complemento, receptor de manose do macrófago, proteínas receptoras do surfactante e CD14 (Ernst, 1998) por meio de diferentes moléculas em sua superfície, dando início à infecção tuberculosa. O grande número de receptores que pode ser usado pela micobactéria sugere que não há uma via preferencial, mas opções a serem usadas, visando maximizar sua entrada no tecido humano.

Os bacilos que passarem pelas defesas inespecíficas do trato respiratório serão fagocitados pelos macrófagos alveolares e pelos pneumócitos tipo II (Bermudez e Goodman, 1996). A interação entre o bacilo tuberculoso e o macrófago é fundamental na definição da progressão da infecção. Está demonstrado que há diferenças nos mecanismos de captação dos bacilos pelos macrófagos entre cepas virulentas e avirulentas de micobactérias, com as primeiras dispondo de mecanismos que lhes permitem escapar da fagocitose (Schlesinger, 1993). O *M. tuberculosis* usa o macrófago como seu *habitat* preferido e essa opção tem implicações importantes para sua sobrevivência. Uma delas parte do fato que como o macrófago é um fagócito, é dotado de diversos receptores de superfície que facilitam a ligação com antígenos, permitindo a invasão do hospedeiro. Aparentemente, a concentração de alesterol na membrana plasmática celular tem função importante no processo de ligação do bacilo aos receptores macrofágicos; quando baixa ou ausente a fagocitose não acontece (Gatfield e Pieters, 2000; Peyron *et al.*, 2000). A interação inicial com os receptores de superfície influencia o destino do *M. tuberculosis* dentro do macrófago. Interações com receptores de imunoglobulinas (FcR) e receptores *Toll-like* estimulam as defesas humanas, enquanto aquelas com receptores de complemento promovem a sobrevivência da micobactéria (Armstrong e Hart, 1975). Outra implicação da preferência do BK pelo macrófago advém da capacidade do *M. tuberculosis* de obstruir a formação do fagolisossomo dentro do macrófago. Habitualmente, após a fagocitose de um patógeno, há formação de um vacúolo (fagossomo), cujo ambiente é hostil ao parasito. A seguir, inicia-se dentro do citoplasma do macrófago um mecanismo de fusão do fagossomo (contendo o germe) com um lisossomo, repleto de substâncias lesivas que tentam destruir o agente invasor, formando, então, o fagolisossomo. O parasito intracelular, por sua vez, emprega estratégias para sobreviver à fusão dos fagolisossomas. Elas incluem inibição do processo de fusão (Calder e Howitz, 1998; Barnes, 2000), inativação das enzimas lisossômicas (Bange *et al.*, 1996; Barry, 2001), modificação do fagolisossoma para facilitar a sobrevivência e a replicação do parasito (Braunstein e Belisle, 2000) e fuga para o citoplasma do macrófago (Wallace *et al.*, 1990; Bishai *et al.*, 1999). O BK dispõe de mecanismos para interferir com o processo de fusão.

Após fagocitado pelo macrófago, o BK fica ligado a um fagossomo por meio de receptores de complemento (CR1, CR3 e CR4) e principalmente do receptor de manose (Ernst, 1998). A interação entre os receptores de manose e a micobactéria parece ser mediada pela glicoproteína lipoarabinomanana (LAM) presente na superfície do bacilo (Schlesinger *et al.*, 1994). Glicoproteínas do surfactante encontradas na superfície alveolar também têm ação nesse mecanismo de captura do BK. Uma delas, a proteína surfactante A, potencializa a fagocitose regulando positivamente a atividade do receptor de manose (Gaynor *et al.*, 1995). Outra, a proteína surfactante D, inibe a fagocitose do BK, talvez em uma tentativa de evitar a interação do BK com receptores de manose na superfície do macrófago (Ferguson *et al.*, 1999). Nessa situação, ele tenta evitar a maturação do fagossomo desencadeada pela interferona-gama (IFN-γ), o qual estimula mecanismos antimicobacterianos nos macrófagos, notadamente pelos intermediários reativos de oxigênio (ROI) e de nitrogênio (RNI) (Schaible *et al.*, 1998; 1999). Há indícios de que esse mecanismo envolva o acesso do bacilo ao ferro, que é essencial tanto para a sobrevivência intracelular (Ferrari *et al.*, 1999; Lounis *et al.*, 2001) como para os mecanismos de defesa do hospedeiro (Andrews, 2000). Para ter sucesso na disputa pelo ferro com o hospedeiro, o BK dispõe de moléculas especializadas em captar esse metal (sideróforos) e lança mão de estratégias que restringem a maturação do fagossomo, o que resulta em acesso livre ao receptor de transferrina ao qual o ferro se encontra ligado (Russell *et al.*, 1996). Esse processo "tentativa de destruição do BK pelo macrófago/inibição dos mecanismos destrutivos pelo BK" não funciona na base do tudo ou nada; parte dos fagossomos evoluirá no sentido de desenvolver estágios maduros do fagolisossoma. Com a fusão do fagossomo a um lisossomo, o ambiente passa a ser hostil para o bacilo, que sofre a ação do pH ácido, de ROI e RNI, de enzimas lisossômicas e de peptídios tóxicos. Aparentemente, os RNI são a arma mais potente do macrófago contra as micobactérias virulentas, havendo relação entre resistência aos RNI e virulência (Chan *et al.*, 1992; 1995). Como resultado da ação desses mecanismos, parte dos bacilos fagocitados será destruída dentro do fagolisossomo do macrófago (Fenton e Vermeulen, 1996). Outra parte deles entrará em um estágio de dormência, no qual a redução da atividade metabólica facilita sua sobrevivência em condições de carência de alimentos e de oxigênio. Experimentos *in vitro* indicam que o BK muda para catabolismo lipídico (os lipídios são abundantes no cáseo dos granulomas, fornecendo uma rica fonte de nutrientes durante a persistência bacteriana) e respiração por nitrato para assegurar sua sobrevivência nessa situação (McKinney *et al.*, 2000). Essa população de micobactérias persistirá sem produzir doença permanecendo em um estado de latência. Entretanto, o risco de ela causar doença no futuro continua. Finalmente, uma outra parte das micobactérias tuberculosas fagocitadas consegue escapar do fagolisossomo e sobreviver dentro do macrófago por mecanismos ainda não esclarecidos. Possivelmente, determinantes genéticos expressos na superfície do bacilo apenas na fase intracelular incluem-se nos mecanismos usados para permitir que ele escape do processo de fusão dos fagolisossomos e se multiplique no interior de vacúolos não fundidos (McDonough *et al.*, 1993). Outro mecanismo potencial de escape parte do princípio de que micobactérias são capazes de produzir amônia que, alcalinizando o conteúdo intralisossomial, inibiria a fusão do fagossomo ao lisossomo (Gordon *et al.*, 1980). Outros produtos da micobactéria capazes de impedir a fusão do fagossomo ao lisossomo são os sulfatides (Goren *et al.*, 1976). Não está demonstrado, no entanto, o papel desses mecanismos potenciais de "escape" na patogenia da tuberculose no homem. Um outro mecanismo potencial usado pelo macrófago seria a apoptose, que reduziria a viabilidade das micobactérias fagocitadas (Molloy *et al.*, 1994). Aparentemente, há também um fator genético humano (NRAMP1) facilitador da replicação bacteriana intracelular (Cliff *et al.*, 2004).

Após fagocitar o BK, o macrófago libera quimiocinas que atraem monócitos, linfócitos e neutrófilos inativados. Apesar de nenhuma dessas células ser eficiente na destruição do bacilo, a interação delas com o macrófago gera um meio repleto de citocinas e quimiocinas que atraem e ativam mais células inflamatórias efetoras visando à destruição do BK. Aparentemente, a interleucina 8 (IL-8) é uma quimiocina importante nesse processo de recrutamento (Friedland, 1994). O papel das citocinas nesse processo de defesa do hospedeiro contra o BK ainda carece de clareza. O fator de necrose tumoral-alfa (TNF-α), induzindo RNI e a necrose de caseificação (Flynn *et al.*, 1995), e a IFN-γ, ativando os macrófagos e tornando-os mais letais para o BK (O'Brien *et al.*, 1996), desempenham papel favorável ao hospedeiro. Por outro lado, favorecendo o bacilo, existe o fator beta transformador de crescimento (TGF-β), citocina anti-inflamatória, que inibiria a ativação do macrófago, a proliferação de linfócitos T e regularia negativamente a IFN-γ e o TNF-α (Ruscetti *et al.*, 1993). A IL-10 é outra citocina candidata a ter papel desfavorável ao hospedeiro, inibindo a ativação do macrófago (Zhang *et al.*, 1995).

A parede do BK tem produtos quimiotáticos para as células T, particularmente a LAM (Berman *et al.*, 1996). A apresentação dos antígenos do *M. tuberculosis* ao linfócito T os ativa e leva à produção de anticorpos pelos plasmócitos (Bodnar *et al.*, 2001). Esses anticorpos também não são capazes de destruir o BK (Reggiardo *et al.*, 1974); no entanto, sua detecção serve como base para testes diagnósticos. O papel dos linfócitos B na tuberculose é controverso. Como o número dessas células cai no adoecimento, é possível que eles sejam importantes na imunidade contra o BK (Corominas *et al.*, 1996). Embora muitos tipos de linfócitos T (α/β $CD4^+$ e $CD8^+$, citotóxicos e γ/δ) tenham papel na defesa do hospedeiro contra o BK, aparentemente o linfócito T $CD4^+$ é o mais importante (Zhang *et al.*, 1995; Boom, 1996). Os linfócitos T $CD4^+$ específicos para as micobactérias são tipicamente do tipo T_H1, potentes produtores de IFN-γ considerado crucial na proteção contra o BK. Outras citocinas, como TNF-α e a linfotoxina-alfa 3 (LT-3α), também têm ação inibitória sobre o bacilo tuberculoso. O linfócito T $CD4^+$ está envolvido no reconhecimento dos antígenos micobacterianos processados nos fagossomos e apresentados como pequenos fragmentos peptídicos na superfície das células apresentadoras de antígenos, ligados a moléculas classe II do complexo maior de histocompatibilidade (MHC). Assim estimulado, ele secreta determinadas citocinas lesivas ao BK e induz à produção de óxido nítrico (NO) pelo macrófago (Bonecini-Almeida *et al.*, 2004). A queda no número de linfócitos T $CD4^+$ na circulação, fato distintivo do adoecimento por tuberculose, pode resultar da migração dessas células do sangue para o local da infecção (Tsao *et al.*, 2002), onde participam da formação do granuloma tuberculoso (Gonzalez-Juarrero *et al.*, 2001). Pode, também, resultar de um processo de lise desse tipo celular induzida pelo *M. tuberculosis* ao tentar bloquear o controle da infecção pelo sistema imune (Lyadova *et al.*, 2000). O linfócito T $CD8^+$ também produz IFN-γ, mas, enquanto o linfócito T $CD4^+$ amplifica a resposta imune pela ativação de células efetoras e recrutamento de mais células efetoras ao local da lesão, o linfócito T $CD8^+$ é citotóxico para as células-alvo. As células T antígeno-específicas matam os macrófagos infectados por mecanismos apoptóticos que também inibem o crescimento do bacilo (Oddo *et al.*, 1998). Embora lisando as células humanas infectadas as células T $CD8^+$ possam facilitar a translocação do *M. tuberculosis* para outras células, está demonstrado que elas podem destruir o BK diretamente. Parece que essa ação destrutiva se dá pela granulisina e pela perforina (Kaufmann, 2000), e também pelo ATP liberado pelo linfócito T (Lammas *et al.*, 1997).

Com a chegada dos linfócitos ao local da infecção, tem início a lesão granulomatosa característica da tuberculose, na qual os linfócitos e as células gigantes derivadas dos macrófagos tentam conter a disseminação do BK. No granuloma maduro, observam-se células epitelioides e células gigantes de Langerhans e, em seu envoltório, linfócitos T $CD4^+$ e $CD8^+$ (Reibman *et al.*, 1996; Law *et al.*, 1996). Na medida em que a imunidade celular se desenvolve, células vão sendo mortas, resultando na formação de um centro caseoso no granuloma cercado por fibroblastos, linfócitos e monócitos oriundos do sangue (Dannenberg e Rook, 2000). O próprio BK, com a participação do TNF-α e da LAM, é capaz de induzir a necrose de caseificação no centro do granuloma (Chang *et al.*, 1996). Nesse meio adverso, os bacilos deprimem sua atividade metabólica, tornando-se dormentes e mudando seu metabolismo para catabolismo lipídico e respirando por meio da via do nitrato (Chan *et al.*, 1995). Nesse estado, podem sobreviver por décadas.

A potência da atividade imune do indivíduo infectado irá determinar se a infecção para aí ou se progride e gera doença. Uma alternativa é, nesse estágio de infecção controlada e latente, o indivíduo ficar assintomático e não transmitir a infecção, havendo possibilidade de o granuloma calcificar. Mesmo que o processo infeccioso seja controlado, se, posteriormente, houver comprometimento do sistema imune por qualquer dos fatores já listados, aquela população bacteriana latente pode voltar a crescer e causar doença (tuberculose de reinfecção endógena). No entanto, mesmo deprimindo sua atividade metabólica, o *M. tuberculosis* consegue proliferar dentro do granuloma, utilizando mecanismo de adesão celular mediado pela molécula intracelular de adesão-1 (ICAM-1), contida na superfície do bacilo (Lopez *et al.*, 1994). A regulação positiva da ICAM-1 pelo BK é amplificada pelo TNF-α, pela IFN-γ e pela IL-6 (Caldenhoven *et al.*, 1994). Desse modo, o granuloma poderá ser liquefeito (Converse *et al.*, 1996) pela ação de proteases, como a catepsina D, ou do próprio bacilo, com consequente disseminação do BK, seja pela árvore brônquica (disseminação broncógena), pela cadeia linfática (disseminação linfática), ou pela corrente sanguínea (disseminação hematogênica). Ocorrendo isso, os bacilos podem instalar-se em qualquer outra área do organismo; dependendo da potência do processo imune de defesa no local, a doença tuberculosa poderá ser desenvolvida em outro lugar.

Como comentado, a resposta celular imune à infecção pelo BK é complexa e pode variar modulada por fatores bacterianos e humanos. Um estudo que procurou avaliar as diferenças entre as respostas imunes dos indivíduos que, uma vez infectados pelo BK, não desenvolvem a doença daqueles que adoecem, indicou que a proteção está associada não apenas à resposta predominantemente T_H1 como também à inibição da resposta T_H2 (Demissie *et al.*, 2004). É interessante notar que o *M. tuberculosis*, por intermédio de antígenos por ele secretados, regula negativamente a resposta imune T_H1, buscando sua preservação no hospedeiro (Balkhi *et al.*, 2004). Por mecanismos ainda não esclarecidos, a infecção pulmonar pelo BK leva à produção aumentada de IL-10 e TGF-β que promovem um ambiente no qual as células imunes recém-recrutadas ficam refratárias aos sinais de ativação imune (Bonecini-Almeida *et al.*, 2004). Estudos avaliando se a variação na resposta imune poderia afetar a apresentação clínica e o desfecho indicaram que, nas formas mais leves da doença (baciloscopia negativa e ausência de cavidades na radiologia do tórax), a resposta imune era predominantemente do tipo T_H1. Em doentes com doença avançada (baciloscopia positiva e lesões cavitárias), havia predominância de macrófagos e de polimorfonucleares (Condos *et al.*, 1998).

Formas clínicas

Em condições naturais, o pulmão é o primeiro órgão a ser afetado. Como ele reúne as condições adequadas ao bacilo, na maior parte das vezes a doença localizar-se-á aí. Conforme comentado, a partir do foco de inoculação inicial, o bacilo tuberculoso pode invadir as correntes sanguínea e linfática e disseminar-se pelo organismo. Dessa maneira, o BK pode implantar-se em qualquer outra região do corpo humano e causar doença extrapulmonar.

As formas clínicas pulmonares irão depender da carga infectante e das respostas do organismo. Quando as defesas humanas são vencidas no primeiro contato com o BK, o que ocorre em 5 a 10% das vezes, a doença é chamada tuberculose de *primoinfecção*. Nessa situação, as formas clínicas resultantes são geralmente graves. No pulmão, a doença pode ser resultado da progressão de um ou de ambos os componentes do complexo bipolar primário (comprometendo pulmão e/ou linfonodos intratorácicos), ou da disseminação hematogênica do bacilo (tuberculose miliar). As formas cavitárias pulmonares não são comuns na tuberculose de primoinfecção. Na maioria das vezes, observam-se formas pneumônicas ou atelectásicas. A disseminação da doença no pulmão tanto pode ser feita pelas vias linfática e hematogênica como por contiguidade (forma pleural) ou pela árvore brônquica. Também como resultado da disseminação pela corrente sanguínea, a tuberculose pode comprometer outros locais (tuberculose extrapulmonar de primoinfecção). Nessa situação, as áreas mais frequentemente afetadas são o sistema nervoso central (SNC) e as meninges, as cadeias ganglionares e o aparelho geniturinário. Outras apresentações clínicas da tuberculose extrapulmonar de primoinfecção são manifestações de hipersensibilidade como o eritema nodoso, a conjuntivite e a artralgia de Poncet.

As manifestações clínicas da tuberculose primária podem ser agudas e graves ou insidiosas e arrastadas. Nas formas agudas, pode haver quadro toxêmico com comprometimento importante do estado geral. Nas formas mais arrastadas, o quadro habitual inclui febre baixa, inapetência, astenia e sudorese noturna. O exame clínico pode ser inexpressivo. A sintomatologia e as alterações clínicas irão depender, também, da região afetada. Duas formas clínicas particularmente graves da tuberculose primária são a tuberculose miliar e a meningoencefalite tuberculosa. A tuberculose miliar é o resultado da disseminação hematogênica do *M. tuberculosis* no pulmão ou em outro órgão. Recebe esse nome pela semelhança das lesões (micropontilhado difuso) com as sementes de *miliet*, uma espécie de grama. Ela ocorre como consequência da falha do sistema imune em deter a primoinfecção tuberculosa, sendo mais comum entre crianças menores, idosos e portadores de imunodeficiências. O quadro clínico pode ser agudo ou insidioso, dependendo da carga bacteriana e da resposta imune. Ocorrem os sinais de um processo infeccioso, com febre, astenia e perda de peso, mais os devidos ao órgão afetado. No caso do pulmão pode haver dispneia progressiva e tosse seca. A radiografia de tórax revela o padrão miliar (infiltrado intersticial micronodular difuso, bilateral, ocupando todos os campos pulmonares). Pode haver derrame pleural, uni ou bilateral. Quando o SNC é comprometido, são observados os sintomas da meningoencefalite tuberculosa. Em parte dos casos, há hepatomegalia e linfoadenomegalia periférica.

Se as defesas imunes conseguem deter a proliferação bacteriana após a primoinfecção, o adoecimento posterior pode ser resultado da reativação do foco dormente (tuberculose de reinfecção endógena) ou de nova infecção (tuberculose de reinfecção exógena). As formas pulmonares de reinfecção podem ter diferentes apresentações anatomoclinicopatológicas mas, habitualmente, a lesão é circunscrita e localizada. Acomete mais frequentemente os ápices pulmonares e pode ser escavada (caverna tuberculosa), refletindo a necrose do pulmão. Como resultado de focos latentes da primoinfecção fora do pulmão, ou de disseminação a partir da reativação/reinfecção pulmonar, podem surgir lesões tuberculosas extrapulmonares de reinfecção. Nessa situação, o quadro clínico dependerá da localização e da gravidade da lesão. A doença costuma ser mais frequente entre aqueles que já a tiveram nos últimos 2 anos e nos contactantes de doentes bacilíferos. Entre esses últimos, crianças menores, idosos, infectados pelo HIV ou portadores de doenças que comprometem o sistema imune têm maior probabilidade de adoecer. Algumas localizações extrapulmonares da tuberculose são mais frequentes na infância, como a ganglionar periférica, a pleural, a óssea e a meningoencefálica. Outras formas de tuberculose, como no aparelho digestivo (peritonite e intestinal), pericardite, geniturinária e cutânea são mais raras. As formas mais frequentes da tuberculose extrapulmonar são:

▸ **Pleural.** É a forma mais comum de tuberculose extrapulmonar em nosso meio. Embora a lesão pleural seja consequente à lesão pulmonar, alguns autores defendem a possibilidade de disseminação hematogênica como meio de o bacilo alcançar a pleura, em função da apresentação bilateral do derrame, observada em poucos casos. Pode acompanhar a tuberculose pulmonar ativa primária ou de reinfecção. Caracteriza-se por dor tipo pleurítica, de instalação súbita ou insidiosa, podendo vir acompanhada de tosse seca. Os sintomas gerais podem estar presentes, particularmente febre baixa vespertina. Com o aumento do líquido pleural, pode surgir dispneia de intensidade variável. O exame físico revela sinais de consolidação torácica.

▸ **Meningoencefalite tuberculosa.** Os sintomas iniciais são inespecíficos: febre, anorexia, adinamia, irritabilidade e, por vezes, alterações do humor. Podem durar de 1 a 8 semanas e evoluir com cefaleia, diminuição do nível de consciência, paralisia de pares cranianos e sinais clínicos de hipertensão intracraniana, como vômito, convulsão, alterações visuais e de fala, letargia e rigidez de nuca. O comprometimento progressivo e difuso do SNC pode levar à hipertensão intracraniana, à descorticação e à descerebração. O exame físico mostra sinais variáveis, dependendo do estágio da doença e da região mais comprometida. Sinais de irritação meníngea, comprometimento de pares cranianos (principalmente 4º, 2º, 3º, 6º e 8º pares), além de evidências de alterações cerebelares, são os achados mais comuns. A pesquisa dos tubérculos coroides na retina é importante por tratar-se de sinal muito sugestivo de tuberculose e presente em até 80% dos casos de meningoencefalite tuberculosa. Ainda na retina, o edema de papila sugere hipertensão intracraniana.

▸ **Tuberculose ganglionar periférica.** Acomete, com maior frequência, mulheres e as cadeias cervicais anteriores, sendo geralmente unilateral. Evolui lentamente, por semanas ou meses, com crescimento indolor e endurecimento progressivo dos linfonodos, que podem juntar-se fistulizar (escrófula ou escrofuloderma), drenando material seroso ou purulento por longos períodos.

▸ **Tuberculose osteoarticular.** Os ossos mais comprometidos são as vértebras, seguidas das epífises dos ossos longos. Mais frequentemente acomete a coluna vertebral (mal de Pott), seguida pelo joelho e quadril. Na maior parte das vezes, acomete uma única articulação. A dor é o sintoma mais importante, instalando-se de maneira insidiosa e progredindo lentamente, aparecendo, sobretudo, nos momentos de relaxamento da musculatura paravertebral. Um sinal clássico da espondilite tuberculosa é o "grito noturno" que acontece durante o sono. A dor nas lesões cervicais e torácicas gera posição antálgica, paraplegias e gibosidade. Na articulação comprometida pode haver derrame sem características de processo agudo e sem sinais flogísticos importantes. A impotência funcional surge com a evolução do processo, podendo aparecer um abscesso frio, que pode fistulizar.

▸ **Tuberculose geniturinária.** Na maior parte das vezes acomete o adulto. Evolui lentamente, gerando raros sintomas: febre, disúria e polaciúria. Com a progressão, passa a causar dor lombar, urgência urinária, cólica nefrética e hematúria.

▸ **Tuberculose oftálmica.** Embora possa comprometer qualquer parte do olho, na maior parte das vezes a úvea é a região mais afetada.

▸ **Tuberculose no infectado pelo HIV.** Se a tuberculose surge na fase inicial da infecção pelo HIV, pode ser indistinguível da tuberculose clássica, com predominância da forma pulmonar isolada. Quando acontece em uma fase mais avançada da imunodepressão, as formas disseminadas e extrapulmonares são mais comuns. A forma extrapulmonar mais frequente é a ganglionar periférica, seguida pela óssea, geniturinária, do SNC e hepática, podendo acometer também a pleura, o peritônio, o pericárdio e outros locais (ânus, baço, ouvido e articulação). Os sinais e sintomas clínicos são inespecíficos e se arrastam de semanas a meses. Os mais comuns são: febre, sudorese noturna, perda de peso e anorexia. Nas formas pulmonares pode haver tosse produtiva e dispneia. Sinais de sangramento respiratório (hemoptoicos ou hemoptises) são raros, já que a forma cavitária é infrequente. No exame físico, pode-se encontrar linfadenopatia regional ou localizada, hepatomegalia e esplenomegalia. A ausculta pulmonar frequentemente é normal.

▸ Métodos diagnósticos

▪ Exames bacteriológicos

Como a identificação do BK é crítica para o diagnóstico de tuberculose, a base do diagnóstico está na bacteriologia. A pesquisa do BK, que pode ser feita pelo método direto (baciloscopia), deve ser cuidadosa e feita em condições que inibam o crescimento de microrganismos contaminantes pela cultura. As principais vantagens do exame direto são rapidez do resultado, simplicidade e baixo custo. Nele, uma amostra do material a ser examinado é alocada em uma lâmina, corada pelo método de Ziehl-Neelsen e estudada no microscópio simples. O rendimento do exame é diretamente proporcional à qualidade do material fornecido e à técnica de quem procede ao exame. No entanto, para que a baciloscopia seja positiva, deve haver de 5.000 a 10.000 bacilos/mℓ da amostra examinada (Hobby *et al.*, 1973). É importante saber que a baciloscopia identifica o germe como um bacilo álcool-acidorresistente (BAAR), característica comum a todas as micobactérias. No exame direto, os microrganismos são vistos como bastonetes delgados, ligeiramente curvos, isolados ou em pares, corados de vermelho em um fundo azul. Dependendo do número de bacilos vistos em cada campo microscópico, o resultado do exame é expresso em cruzes:

Negativo: nenhum bacilo em 100 campos observados

+: menos de 1 bacilo por campo, em 100 campos observados
++: 1 a 10 bacilos por campo, em 50 campos observados
+++: mais de 10 bacilos por campo, em 20 campos observados.

A cultura é um método mais complexo, que requer mais equipamentos e tempo. Pode ser positiva quando houver de 10 a 100 bacilos/mℓ da amostra examinada (Yeager *et al.*, 1967) e permite identificar o *M. tuberculosis* e definir sua sensibilidade aos quimioterápicos. O meio de cultura mais usado é o de Lowenstein-Jensen. O material oriundo da lesão é descontaminado (para eliminar a flora associada que pode impedir a multiplicação dos bacilos), semeado em uma placa contendo esse meio e, a seguir, alocado em uma estufa a 37°C. O crescimento do *M. tuberculosis*, quando presente no material examinado, ocorre a partir do 28º dia de incubação (Ministério da Saúde, 1994).

A necessidade de um número elevado de bacilos na amostra examinada e o tempo prolongado para o diagnóstico pelos métodos bacteriológicos tradicionais, aliados à demanda de instrumentos que permitem distinguir a infecção da doença quando a confirmação bacteriológica não é possível, impulsionou a pesquisa de outros métodos diagnósticos de tuberculose. Assim, atualmente, há outros métodos de cultura disponíveis que permitem resultado mais rápido: BACTEC 460 TB, MGIT, MB/BacT. O BACTEC é um método radiométrico que detecta o CO_2 radioativo liberado pelo *M. tuberculosis* ao utilizar o ácido palmítico presente no meio de cultura. Dependendo da quantidade de bacilos no material examinado, esse método permite o resultado positivo em torno de 15 dias. Permite, também, identificar o *M. tuberculosis* e verificar sua sensibilidade aos fármacos. O sistema MGIT (*mycobacterial growth indicator tube*) utiliza um sensor fluorimétrico que detecta o consumo de CO_2 resultante do crescimento micobacteriano. O método MB/BacT, por sua vez, detecta a produção do CO_2 pelo microrganismo. Em ambos, após o crescimento da cultura, são necessários testes para identificar a espécie micobacteriana.

Com o avanço na compreensão da genética e da biologia molecular do *M. tuberculosis*, novos métodos sorológicos (que detectam anticorpos contra componentes do bacilo); marcadores biológicos (ADA e ácido tubérculo-esteárico) e técnicas de biologia molecular, que buscam identificar o genoma do bacilo no material examinado [reação em cadeia da polimerase (PCR), amplificação mediada por transcrição (TMA), amplificação baseada na sequência de ácidos nucleicos (NASBA) e amplificação por transferência de fita (SDA)] vêm sendo usados, mas ainda, em sua maior parte, em condições de pesquisa. De modo geral, os novos métodos apresentam a vantagem de reduzir o tempo e o número de bacilos na amostra examinada para serem positivos, mas a sensibilidade, a especificidade e a acurácia deles, por vezes, são menores do que as dos testes tradicionais. Uma outra desvantagem é que usam tecnologia sofisticada e cara, nem sempre estando disponível onde são mais necessários.

Dentre os métodos que utilizam biologia molecular, pode-se destacar a PCR, que representa ganho significativo nos quesitos sensibilidade e velocidade diagnóstica. A PCR é uma técnica de amplificação do ácido nucleico que permite identificar o DNA do *M. tuberculosis* em material clínico negativo ao exame microscópico (Dalovisio *et al.*, 1996). Além disso, a PCR possibilita a identificação do BK, diferenciando-o de outras micobactérias, e identifica mutações genéticas na bactéria reconhecidamente associadas à resistência aos quimioterápicos. Habitualmente, o alvo usado para a detecção do *M. tuberculosis* é a sequência de inserção IS6110 (fragmento do genoma do BK que, acredita-se, seja exclusivo). No entanto, os resultados dos estudos avaliando a PCR no diagnóstico da tuberculose sugerem que o método careça de aprimoramento para ser usado rotineiramente, já que sua sensibilidade varia entre 4 e 80% e a especificidade entre 80 e 100% (Lodha e Kabra, 2004), fazendo com que a PCR negativa não exclua a possibilidade diagnóstica nem a positiva seja confirmatória. A acurácia desse método é superior à da baciloscopia e pouco inferior à da cultura (Bergmann *et al.*, 1999). Outros métodos que utilizam tecnologia de biologia molecular de amplificação do genoma podem ser usados na investigação diagnóstica: TMA, NASBA e SDA. Também é possível verificar a presença do BK no material examinado mediante a pesquisa do gene luciferase (Jacobs *et al.*, 1993). Nesse método complexo e caro a detecção de micobactéria viável gera luz e o resultado é possível em 2 dias (Riska *et al.*, 1999).

Uma das principais linhas de pesquisa de novos métodos diagnósticos de tuberculose avalia exames sorológicos. A grande vantagem dos exames hematológicos é prescindir de material da área lesada. O primeiro teste sorodiagnóstico para tuberculose foi proposto em 1898, por Arloing, usando a hemaglutinação. Desde então, diferentes antígenos vêm sendo usados para medir anticorpos séricos contra o *M. tuberculosis* em doentes tuberculosos. Dentre eles, o método Elisa tem sido usado para detectar anticorpos para antígenos purificados do *M. tuberculosis.* A sensibilidade e a especificidade dele dependem do antígeno usado e, segundo estudos sobre o tema, a especificidade costuma ser alta, mas a sensibilidade é baixa (Imaz *et al.*, 2001). A principal razão é que na produção do material usado nos testes são usados isolados provenientes de doentes tuberculosos e a composição antigênica da parede bacteriana em cada um deles é diferente, resultando em anticorpos com diferentes especificidades entre os pacientes (Chaicumpar *et al.*, 1997; Fujiwara, 1997). Além disso, fatores como idade, vacinação BCG prévia e exposição a outras micobactérias interferem no resultado e, aparentemente, o método não permite diferenciar infecção de doença. Um desafio importante para o diagnóstico sorológico de tuberculose é a identificação de antígenos exclusivos do *M. tuberculosis* que permitam diferenciar resultados positivos devidos à vacinação BCG e à infecção por outras micobactérias. Uma alternativa para aumentar a sensibilidade do método sorológico seria utilizar mais de um antígeno. Um experimento conjugando TGBL (antígeno glialipídico do BK), LAM e antígeno 60 (A60) demonstrou maior sensibilidade (Okuda *et al.*, 2004), indicando que a alternativa é adequada. No entanto, outro estudo comparando 3 antígenos específicos do *M. tuberculosis* (A60, 38kda e Kp90) concluiu que a combinação de diferentes antígenos aumenta a sensibilidade e a especificidade em menos que 10%, incremento também alcançado com o ajuste dos valores de corte no teste Elisa, usando um único antígeno (Chiang *et al.*, 1997). Há indícios de que *kits* sorológicos usando IFN-γ e os antígenos CFP-10 e ESAT-6 sejam altamente sensíveis (89%) e específicos (98%) para a infecção pelo BK e que não sejam afetados pala vacinação BCG (Mori *et al.*, 2004; Brock *et al.*, 2004), o que pode fazer deles instrumentos úteis para o diagnóstico.

O marcador biológico é outro instrumento útil no diagnóstico da tuberculose. Atualmente, há dois marcadores com importância clínica:

- **Adenosina deaminase (ADA).** Enzima presente em várias células, particularmente no linfócito ativado, como observado na tuberculose. A determinação do aumento da atividade da ADA no líquido pleural, sobretudo se associado a alguns parâmetros como idade ($<$ 45 anos), predomínio de linfócitos (acima de 80%) e proteína alta (exsudato), é indicadora de pleurite tuberculosa.
- **Ácido tubérculo-esteárico.** Metabólito do *M. tuberculosis.* Na suspeita clínica de meningoencefalite tuberculosa, sua taxa aumentada no liquor confirma o diagnóstico. Seu valor no diagnóstico de outras formas clínicas da doença vem sendo estudado.

Uma tecnologia de desenvolvimento recente, que emprega moléculas especiais que emitem luz quando uma determinada reação química ocorre (Leone *et al.*, 1998), vem sendo avaliada para o diagnóstico da tuberculose. Estudos revelam que esse método tem sensibilidade e especificidade boas não apenas para detectar o BK como para identificar mutações associadas à resistência aos quimioterápicos (Piatek *et al.*, 1998). Entretanto, o equipamento necessário para o exame é caro e disponível apenas em poucos centros.

Outro diagnóstico importante é o de resistência do BK aos fármacos usados. A detecção precoce da resistência é fundamental para que o esquema terapêutico seja ajustado ao perfil de sensibilidade do bacilo. Com esse objetivo, tem-se usado rotineiramente a cultura de material da lesão seguida de testes de sensibilidade aos quimioterápicos. É importante saber que os testes de sensibilidade foram validados apenas para os medicamentos convencionais (rifampicina, isoniazida, pirazinamida, etambutol, etionamida e estreptomicina); as colônias de *M. tuberculosis* são colocadas em contato com os antibióticos e verificado seu crescimento após 20 a 28 dias. A sensibilidade e a especificidade são altas, mas o tempo para obtenção dos resultados pode representar prejuízos importantes para o doente. Atualmente, a detecção da resistência é possível pela identificação de mutações genotípicas em determinadas regiões do cromossomo. Por exemplo, sabe-se que a resistência à rifampicina está associada a mutações no gene *rpoB* (Hellyer *et al.*, 1999) e que a maioria das cepas resistentes à isoniazida e à etionamida tem mutações nos genes *katG* (Van Doorn *et al.*, 2003), *ahpC*, *inhA* e *kasA*. Ao contrário de muitos outros microrganismos, mutações pontuais nestes genes contribuem muitas vezes para o desenvolvimento da resistência, fazendo da detecção destas mutações um indicador de sensibilidade da cepa. No entanto, muito ainda há para compreender na genética do *M. tuberculosis*, já que a ausência de determinadas mutações não significa, necessariamente, sensibilidade ao fármaco, indicando a existência de outros mecanismos de resistência. O valor preditivo da detecção de uma mutação para resistência depende do antibiótico, do gene envolvido, do grau de resistência, da fração da população bacteriana que é resistente e da origem da cepa. A observação de que testes moleculares visando identificar a sequência do DNA do *M. tuberculosis* são mais sensíveis e específicos que outros métodos (Mani *et al.*, 2003) vem motivando o seu desenvolvimento para o diagnóstico precoce da resistência bacteriana. Diversos métodos estão em fase de avaliação e têm grande potencial para serem utilizados em países em desenvolvimento, por serem simples e baratos, além de reduzirem o tempo do diagnóstico. A resistência mais facilmente detectada em nível molecular é a contra RMP;

90-95% das cepas resistentes apresentam mutações em pedaço pequeno do rpoB, permitindo, desta maneira, o desenvolvimento de *kits* comerciais para detecção como o INNO-LiPA Rif.TB (Innogenetics) e o MisMatch Detect II (Ambion). O primeiro se baseia na visualização alorimétrica de um perfil de bandas em uma fita e o segundo no perfil de bandas em gel de agarose. Exemplos de técnicas utilizadas em laboratório para detecção de modificações genéticas associadas à resistência são "polimorfismo de confirmação de fita simples" (SSCP), *dideoxy fingerprinting*, hibridização reversa (*dot blot* ou *line blot*) e, as mais modernas, sequenciamento automático, *real time PCR* e *microarray*. Outro método recentemente desenvolvido que vem sendo testado visando à identificação de resistência à RMP é o LiPA (*line probe assay*). Dotado de boa sensibilidade, permite o diagnóstico rápido da resistência, mesmo em materiais contaminados ou não, nos quais a cultura foi negativa (Inagaki *et al.*, 2010). Com o crescimento das taxas de multifarmacorresistência, novos fármacos vêm sendo pesquisados e agregados aos esquemas terapêuticos. Dentre eles, podem ser destacadas as quinolonas. Entretanto, de modo equivalente ao observado com os medicamentos tradicionalmente usados (rifampicina, isoniazida, pirazinamida, e outros), espécimes de BK resistentes às quinolonas vêm sendo descritos. Esse fato torna necessário o desenvolvimento de técnicas de detecção precoce dessa resistência, ligada ao gene gyrase A (gyrA) na posição 74 do DNA da micobactéria (Lau *et al.*, 2010).

Considerando a tuberculose, um fato que deve ser sempre lembrado é a associação entre condições desfavoráveis, subdesenvolvimento e altas taxas da doença. Assim, a tuberculose assume maior magnitude onde os recursos para combatê-la são reduzidos. Por essa razão, técnicas efetivas, porém complexas e caras, de detecção de resistência bacteriana não podem ser incorporadas na rotina dos programas de controle da tuberculose na maior parte das regiões onde elas são mais necessárias. Ao mesmo tempo, métodos indiretos, que dependem de crescimento de culturas e posterior teste de sensibilidade aos medicamentos principais, representam prazos longos que podem acarretar demora na tomada de condutas, por vezes vitais para o doente. Surge, desse modo, um novo desafio: desenvolver técnicas rápidas e baratas de detecção da multifarmacorresistência por métodos diretos.

Procurando vencer esse desafio, testes diretos de suscetibilidade às medicações vêm sendo desenvolvidos e testados. Tendo como alvo a detecção de resistência à RMP e à INH, podem ser citados o NRA (*nitrase reductase assay*), o MODS (*Microscopic Observation Drug Susceptibility*), o *Genotype MTBDR* e o *Genotype MTBDRplus*. Metanálise recente da literatura revelou que todos têm níveis de sensibilidade e especificidade próximos a 100%. Os testes moleculares podem ser feitos em 1 a 2 dias e seu custo é baixo (Bwanga *et al.*, 2009). Dentre eles, o MODS merece destaque por ser um método de cultura relativamente rápido, com alta sensibilidade para o diagnóstico de tuberculose e de multifarmacorresistência, com custo baixo (cerca de US$ 3). Ele se baseia em três princípios:

- O BK cresce mais rápido em meio líquido do que em sólido
- O crescimento do BK pode ser detectado mais precocemente em meio líquido (no meio sólido, é necessário aguardar o surgimento macroscópico da colônia, identificar o crescimento característico do BK para diferenciá-lo de outras micobactérias, fungos ou contaminação bacteriana)
- A rifampicina e a isoniazida podem ser incorporadas ao teste para permitir detecção simultânea de resistência, evitando a necessidade de subculturas para fazer os testes indiretos de sensibilidade (Brady *et al.*, 2008).

Exames radiográficos

O diagnóstico radiológico é muito empregado na tuberculose, particularmente nas formas pulmonares. Deve-se ter claro que ele é fundamental na investigação etiológica das doenças pulmonares, mas não permite o diagnóstico de certeza da tuberculose. Embora existam as imagens sugestivas de tuberculose (cavidades apicais e outras), não há qualquer imagem patognomônica da doença. Na tuberculose primária, o aspecto radiográfico mais sugestivo é o complexo de Ranke, refletindo o aumento ganglionar hilar e o foco pulmonar (foco de Gohn) ligados pela linfangite. Outra imagem comum na tuberculose primária é a atelectasia, refletindo a compressão brônquica por linfonodos aumentados. Na tuberculose miliar (resultante da disseminação hematogênica) pode ser visto um infiltrado micronodular difuso. Embora menos frequentes na tuberculose primária, podem ser vistas imagens cavitárias. Já na tuberculose de reinfecção, mais comum entre adultos, os achados radiográficos mais sugestivos da tuberculose pulmonar são: adenomegalias hilares e/ou paratraqueais (linfonodos mediastinais aumentados); padrão pneumônico de evolução lenta, às vezes associado a adenomegalias mediastinais; opacidades irregulares, pequenas, que tendem a confluir e podem cavitar. No adulto, as lesões pulmonares ocupam preferencialmente os segmentos dorsais dos lobos superiores e os segmentos apicais dos lobos inferiores.

A tomografia computadorizada de alta resolução (TCAR) representou avanço do método, permitindo visualizar em detalhes lesões invisíveis na radiografia simples. Nas formas miliares, a TCAR caracteriza com precisão o infiltrado micronodular, demonstrando sua distribuição aleatória e centrilobular. Ela também permite o estudo do mediastino, demonstrando linfonodomegalias, às vezes de densidade heterogênea, dado este extremamente útil no diagnóstico diferencial da pneumopatias associadas à AIDS. Nas formas pseudotumorais a TCAR pode revelar imagens que facilitam o diagnóstico diferencial com neoplasias. Particularmente no diagnóstico diferencial do tuberculoma, a TCAR pode ser útil demonstrando a presença de lesões satélites, de calcificação central ou laminar ou o estudo dinâmico demonstrando captação abaixo de 15 unidades Hounsfield após administração do contraste, dados sugestivos da etiologia tuberculosa do nódulo.

Prova tuberculínica

Considerando que nem todas as formas clínicas de tuberculose são passíveis de confirmação bacteriológica e dada a *possibilidade* de ativação de um foco infeccioso latente, é importante poder diferenciar os portadores de bacilos latentes dos doentes portadores de formas paucibacilares. Rotineiramente, o diagnóstico de infecção tuberculosa é feito por meio da prova tuberculínica. Ela se baseia no fato de que a infecção pelo BK produz reação de hipersensibilidade a certos componentes antigênicos do bacilo. Nessa prova, uma solução contendo extratos purificados de derivados de proteínas (PPD), chamada "tuberculina", é injetada intradermicamente. No Brasil, a tuberculina usada é o PPD RT23, aplicado por via intradérmica no terço médio da face anterior do antebraço esquerdo, na dose de 0,1 mℓ, equivalente a 2 UT (unidades de tuberculina), cujo resultado guarda equivalência com 5 UT de PPD-S, utilizada em alguns países. Quando conservada em temperatura entre 4 e 8°C, a tuberculina mantém-se ativa por 6 meses. Não deve, entretanto, ser congelada nem exposta à luz solar direta. A reação cutânea à injeção do PPD é um exemplo clássico de reação retardada de hipersensibilidade. Os linfócitos T sensibilizados pela infecção prévia com o BK são recrutados para o local da inoculação e lá liberam linfocinas (Tsicopoulos *et al.*, 1992). Essas, ao causarem vasodilatação, deposição de fibrina e recrutamento de outras células inflamatórias ao local (Alvin *et al.*, 1979), induzem eritema e endurecimento do tecido na área da injeção. O pico da reação é atingido 48 a 72 h depois da injeção, quando o diâmetro transverso da área endurecida, desprezando-se o eritema, é medido. Pode haver vesículas ou necrose no local da inoculação. A interpretação do teste é feita com base na medida da área endurecida. O teste é dito negativo quando a medida tem até 4 mm. Se o diâmetro transverso tem entre 5 e 9 mm, o indivíduo é reator fraco; se tem 10 ou mais milímetros, reator forte. O teste positivo reflete infecção pelo BK, mas também pode indicar infecção por outras micobactérias ou vacina BCG. Pode haver resultados falso-negativos em pessoas malnutridas, em uso de medicação imunodepressora ou com doenças que comprometam o sistema imune entre outros fatores. Entre pessoas sem comprometimento imune, o teste negativo indica ausência de infecção pelo bacilo tuberculoso ou infecção antiga, já tendo ocorrido perda da memória linfocitária. Ser reator fraco pode significar infecção antiga, vacinação BCG há longa data ou infecção por outra micobactéria. Reação forte significa infecção tuberculosa, mas não necessariamente doença em atividade. Nos indivíduos vacinados com BCG, sobretudo nos imunizados há até 2 anos, a prova tuberculínica perde seu valor, uma vez que apresentam reações cujo tamanho médio pode alcançar 10 mm ou mais, segundo a vacina utilizada.

Algumas condições podem interferir no resultado do teste tuberculínico como doenças imunodepressoras (sarcoidose, AIDS, neoplasias e doenças linfoproliferativas), vacinação com vírus vivos, gravidez e extremos etários. Nas pessoas infectadas pelo HIV, a interpretação do resultado da prova tuberculínica é diferente; considera-se *reator* quem apresenta endurecimento de 5 mm ou mais e *não reator* aqueles com endurecimento entre 0 e 4 mm. A repetição do teste tuberculínico em intervalos curtos pode levar ao efeito *booster* (aumento da reatividade ao PPD). Esse efeito pode gerar a falsa impressão de conversão do teste, como se a sensibilidade a micobactérias dormentes ou latentes tivesse sido restaurada pelo estímulo antigênico gerado pelo teste inicial. A prova tuberculínica feita em duas etapas pode identificar o fenômeno *booster*: se o primeiro teste é negativo, ele é repetido 1 a 2 semanas após. Se o segundo teste também for negativo, a pessoa será considerada não infectada ou anérgica; se for positivo, a reação será atribuída ao efeito *booster*, podendo durar até 1 ano.

As principais limitações do teste tuberculínico decorrem da reação cruzada com o BCG e da interferência de outras micobactérias. Em determinadas situações clínicas, é importante diferenciar se a reatividade ao teste tuberculínico se deve à vacinação BCG prévia ou à infecção pelo BK. Para contornar esses obstáculos, um método recentemente desenvolvido vem sendo testado. Denominado Elispot, detecta linfócitos T específicos para o *M. tuberculosis* que estão ausentes nas infecções pelo BCG e por outras micobactérias (Lalvani *et al.*, 2001). De altas sensibilidade e especificidade, é independente da situação vacinal (Ewer *et al.*, 2003), podendo ser um instrumento útil na identificação precisa da infecção pelo BK. Instrumentos que vêm sendo avaliados para a detecção de infecção tuberculosa latente utilizam a IFN-γ, que é produzida pelos linfócitos T em resposta ao BK (Schluger e ROM, 1998) e os genes ESAT-6 e CFP10 (Mori *et al.*, 2004). No entanto, não foi definido o padrão-ouro que permite diferenciar a infecção latente da doença em atividade, o que não permite, ainda, o uso prático desse exame.

Histopatologia

O estudo histopatológico de material da lesão é um método empregado principalmente na investigação das formas extrapulmonares. Ao microscópio, a lesão apresenta-se como um granuloma, geralmente com necrose de caseificação e infiltrado histiocitário de células multinucleadas. Como esta apresentação ocorre em outras doenças, o achado de BAAR na lesão é fundamental para assegurar o diagnóstico de tuberculose.

Investigação diagnóstica

A escolha do método diagnóstico depende da forma clínica e de características do doente. Por exemplo, na suspeita de lesão pulmonar em uma criança menor, o exame bacteriológico do escarro pode ser impraticável, dada a incapacidade da criança de fornecer material para exame. Desse modo, deve-se sempre ter claros os conceitos de sensibilidade, especificidade e valor preditivo dos diversos métodos para fazer a escolha adequada à situação (Figura 121.11).

Deve-se suspeitar de tuberculose na presença de síndrome infecciosa de curso crônico com febre baixa, que provoque emagrecimento e fraqueza. Quando o pulmão é comprometido, costuma haver tosse produtiva por períodos superiores a 3 semanas. Podem surgir, também, sinais de sangramento no aparelho respiratório. O diagnóstico diferencial com tuberculose deve sempre ser feito em doentes com pneumonia de evolução lenta que vêm sendo tratados com antibióticos para germes comuns e não apresentam melhora após 2 semanas. Nas formas extrapulmonares, a apresentação clínica irá depender da região afetada. A decisão quanto aos exames complementares adequados será guiada pela apresentação clínica. Idealmente, deve-se sempre tentar obter material da lesão para exame bacteriológico. No caso das formas pulmonares, sempre que houver tosse produtiva, deve-se iniciar a investigação diagnóstica

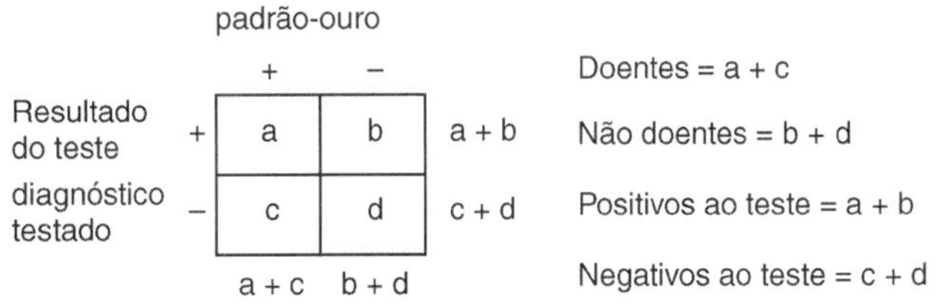

Sensibilidade: valor do teste para identificar o doente. S = a/(a + c)
Especificidade: valor do teste para excluir o não doente. E = d/(b + d)
Valor preditivo positivo: probabilidade de a pessoa ser doente, dado que o teste é positivo. VP+ = a/(a + b)
Valor preditivo negativo: probabilidade de a pessoa não ser doente, dado que o teste é negativo. VP– = d/(c + d)

Figura 121.11 Acurácia de um teste diagnóstico. Fonte: Ministério da Saúde. *Controle da Tuberculose – Uma Proposta de Integração Ensino-Serviço*, 2002.

pelo exame direto do escarro. Recomenda-se a coleta de duas amostras de escarro: uma por ocasião da primeira consulta e outra, independentemente do resultado da primeira, na manhã do dia seguinte ao despertar. O doente deve ser orientado sobre os procedimentos para fornecer material adequado para exame. A cultura é indicada para os suspeitos de tuberculose pulmonar, persistentemente negativos ao exame direto, e para o diagnóstico de formas extrapulmonares como pleural, meningoencefálica, renal, óssea, ganglionar ou outras, em que a população bacteriana pode ser reduzida e o exame direto negativo.

A cultura do BK também está indicada nos casos de suspeita de resistência bacteriana às medicações, seguida do teste de sensibilidade, ou quando houver suspeita de infecção por micobactérias não tuberculosas, notadamente nos pacientes HIV-positivos ou com AIDS, quando deverá ser realizada a tipificação do bacilo. O exame radiológico pode auxiliar no diagnóstico da tuberculose, particularmente entre aqueles que não conseguem fornecer material para exame, mas a confirmação diagnóstica não pode prescindir da comprovação bacteriológica. Visando ao diagnóstico de tuberculose, os resultados dos exames radiológicos do tórax obedecem à seguinte classificação: normal – os que não apresentam imagens patológicas nos campos pulmonares; sequela – os que apresentam imagens sugestivas de lesões cicatriciais; suspeito – os que apresentam imagens sugestivas de tuberculose; outras doenças – os que apresentam imagens sugestivas de pneumopatia não tuberculosa.

O teste tuberculínico pode ser interpretado como sugestivo de doença quando superior a 10 mm em crianças não vacinadas com BCG ou vacinadas há mais de 2 anos; ou superior a 15 mm em crianças vacinadas com BCG há menos de 2 anos. No caso de crianças que receberam revacinação BCG, esta interpretação é discutível. A Tabela 121.6 apresenta um sistema de escore para o diagnóstico de tuberculose pulmonar em crianças e adolescentes.

O passo inicial na investigação diagnóstica do derrame pleural é a radiografia do tórax. O diagnóstico diferencial deve ser feito com os processos neoplásicos, derrames parapneumônicos, micoses e colagenoses. O derrame, na maioria das vezes, é unilateral e o volume pode ser moderado ou grande. Se forem visualizadas lesões nos pulmões, está indicado o exame do escarro. A prova tuberculínica pode ser negativa, positivando com o tratamento. A identificação de um derrame pleural indica a toracocentese com biopsia pleural. O líquido pleural é amarelo citrino, podendo apresentar-se com aspecto sero-hemorrágico. Caracteristicamente é um exsudato, com pleocitose e predomínio de mononucleares. Células histiocitárias são raras. A positividade à baciloscopia é baixa e a cultura para BK no líquido pleural é positiva apenas em cerca de 15% dos casos. Se existir empiema, as características serão de infecção pleural aguda e a possibilidade de confirmação bacteriológica é maior. Um exame complementar útil é a determinação da atividade da ADA no líquido pleural. A especificidade da determinação da atividade da ADA pode alcançar 99,5% se a análise do seu resultado for combinada com alguns outros dados como idade (inferior a 45 anos), quantidade de proteínas (exsudato) e distribuição diferencial de células no líquido pleural (predomínio lin-

Tabela 121.6 Diagnóstico de tuberculose pulmonar em crianças e adolescentes negativos à baciloscopia.

Quadro clinicorradiológico		Contato com adulto tuberculoso	Teste tuberculínico e vacinação BCG	Estado nutricional
Febre ou sintomas como tosse, adinamia, expectoração, emagrecimento, sudorese > 2 semanas (Adicionar 15 pts)	Adenomegalia hilar ou padrão miliar Condensação ou infiltrado (com ou sem escavação) inalterado > 2 semanas Condensação ou infiltrado (com ou sem escavação) > 2 semanas evoluindo com piora ou sem melhora com antibióticos para germes comuns (Adicionar 15 pts)	Próximo, nos últimos 2 anos (Adicionar 10 pts) – 5 mm a 9 mm (Adicionar 5 pts) – 10 mm a 14 mm (Adicionar 10 pts) – 15 mm ou mais (Adicionar 15 pts)	Vacinação há mais de 2 anos – menor de 5 mm (0 pts)	Desnutrição grave ou peso abaixo do percentil 10 SISVAN (Adicionar 5 pts)
Assintomático ou com sintomas < 2 semanas (0 pt)	Condensação ou infiltrado de qualquer tipo < 2 semanas (Adicionar 5 pts)		Vacinados há menos de 2 anos – menos de 10 mm (0 pt) – 10 mm a 14 mm (Adicionar 5 pts) – 15 mm ou mais (Adicionar 15 pts)	
Infecção respiratória com melhora após uso de antibióticos para germes comuns ou sem antibióticos (Subtrair 5 pts)	Radiografia normal (Subtrair 5 pts)	Ocasional ou negativo (0 pt)	Não vacinados – menos de 5 mm (0 pt) – 5 mm a 9 mm (Adicionar 5 pts) – 10 mm ou mais (Adicionar 15 pts)	Peso igual ou acima do percentil 10 (0 pt)

Esta interpretação não se aplica a revacinados em BCG; SISVAN: Sistema de Vigilância Alimentar e Nutricional (MS/1997)

Interpretação:	Maior ou igual a 40 pontos	30 a 35 pontos	Igual ou inferior a 25 pontos
	Diagnóstico muito provável	Diagnóstico possível	Diagnóstico pouco provável

Fonte: Ministério da Saúde. *Controle da Tuberculose – Uma Proposta de Integração Ensino-Serviço*, 2002.

focitário). Esses resultados possibilitam o diagnóstico seguro da tuberculose pleural com uma simples punção do espaço pleural, sem necessidade de biopsia de pleura, tornando possível o procedimento até em consultórios. Tratando-se de método alorimétrico, a dosagem da ADA é passível de execução em laboratórios sem grande aparato tecnológico. O exame histopatológico do fragmento pleural costuma revelar granuloma como em qualquer outra doença granulomatosa.

Na investigação dos quadros de meningoencefalite, o exame do liquor (LCR) é imprescindível. Na tuberculose, ele é claro e suas características são semelhantes às encontradas na meningite asséptica: pleocitose, predomínio de linfomononucleares, embora possa haver neutrófilos em maior número no início da doença, proteína alta e glicose baixa. A bacterioscopia geralmente é negativa e a cultura, embora mais sensível, só é positiva em parcela reduzida dos casos. A determinação da atividade da ADA, embora com acurácia menor do que a observada na tuberculose pleural, é útil na diferenciação com as outras etiologias da menigoencefalite linfomonocitária. A tomografia computadorizada pode mostrar sinais de pequenos infartos, devidos a tromboses vasculares pelo processo inflamatório. O teste tuberculínico pode ser negativo.

Frente a linfonodoadenomegalias, o diagnóstico de tuberculose se faz pela bacteriologia no material obtido por biopsia ou, preferencialmente, por punção aspirativa da massa ganglionar. O achado do BK não é frequente, exceto nos indivíduos imunodeprimidos. O material obtido deve ser semeado para cultura, que tem rendimento superior à baciloscopia. O exame histopatológico pode ajudar quando é observada lesão granulomatosa. O diagnóstico diferencial deve ser feito com as doenças linfoproliferativas, particularmente linfomas, viroses, lues e fases iniciais da AIDS.

A investigação da tuberculose geniturinária começa pelo exame de urina, que pode revelar desde alterações leves, como leucocitúrias discretas, até piúria maciça. O achado mais comum é a leucocitúria ou piúria com cultura negativa para germes inespecíficos. O pH tende a ser ácido, ao contrário das infecções inespecíficas. A hematúria, raramente isolada, pode acompanhar a leucocitúria. Hematúria maciça é rara na tuberculose. A baciloscopia raramente é positiva, exceto quando há lesões com grandes populações bacilares. A presença de micobactérias saprófitas nos genitais e sistema urinário, além da possibilidade de recuperação de bacilos presentes na água, desautoriza a baciloscopia como critério único de diagnóstico da tuberculose. A cultura de urina no meio de Lowenstein-Jensen é o exame mais importante para o diagnóstico. Não há necessidade de coletar urina por 24 h, devendo-se dar preferência às amostras matinais, o que minimiza a possibilidade de contaminação. Esses dois cuidados, aliados à repetição do exame por 5 dias consecutivos, aumentam o rendimento do método. A urografia excretora (UGE) é útil na investigação. Pode ser normal, nas fases iniciais da doença. Os achados mais comuns são: pequeno serrilhado na borda dos cálices; estenose ureteral, observada principalmente nas junções ureteropiélica e ureterovesical; diminuição do calibre do ureter, com áreas de estenose alternando-se com áreas de dilatação; baqueteamento calicial seguido de hidronefrose; exclusão renal. Quando há lesão na bexiga, pode ocorrer diminuição do seu tamanho e de sua distensibilidade. Podem ser observadas calcificações no parênquima renal e, se houver formação de cavidades, rechaço das estruturas do sistema coletor, podendo haver entrada do contraste nos óstios de drenagem, evidenciando seu interior. A ultrassonografia pode mostrar detalhes da textura do parênquima renal, suas delimitações e relações, presença de microcalcificações, além da existência ou não do rim, quando este não pode ser visualizado na urografia. A tomografia computadorizada detalha a composição estrutural dos órgãos, sendo de grande auxílio em algumas circunstâncias. Quando há comprometimento vesical, a cistoscopia pode ajudar, permitindo a biopsia da mucosa da bexiga. A cistoscopia é obrigatória nos casos de hematúria maciça, quando se afastou origem alta do sangramento. A detecção de marcadores biológicos na urina é de pouco auxílio. A determinação da atividade da ADA é prejudicada, pois a reação utiliza amônia, abundante neste fluido. A pesquisa de antígenos e anticorpos pode ser útil, necessitando de estudos mais aprofundados para sua utilização na prática clínica. A PCR, resolvidas as dificuldades para sua utilização segura em maior escala, poderá vir a ser o exame definitivo para o diagnóstico, inclusive das formas iniciais da tuberculose do sistema urinário.

A investigação da possibilidade diagnóstica de tuberculose osteoarticular deve iniciar pelo estudo radiográfico da área comprometida. Os achados radiológicos incluem áreas localizadas de osteoporose, distensão capsular e aumento de partes moles. Nos ossos longos, imagens císticas metafisárias podem ser observadas, geralmente sem reação de esclerose ao redor. Perda da sombra da cortical na superfície de sustentação de peso e posterior diminuição dos espaços articulares são os achados mais frequentes nas articulações maiores. Imagens líticas nas superfícies articulares, destruição óssea subcondral e destruição da articulação com fusão óssea são observadas nas fases avançadas da tuberculose. Sempre que possível, deve ser colhido material das lesões articulares. A análise do líquido sinovial revela concentração elevada de proteínas e glicose baixa, em média 40 mg menos que a glicemia. Na fase inicial, a citologia revela baixa celularidade com predomínio linfocitário. Quando há comprometimento ósseo ou cartilaginoso grave, a contagem de leucócitos sobe para 10 a 20.000 céls./mℓ. A baciloscopia do líquido costuma ser positiva em cerca de 20% das vezes, sendo que o rendimento da cultura atinge 90%. O exame histopatológico da lesão revela o granuloma clássico. O diagnóstico é definitivo apenas com a identificação do bacilo. Se ele não está presente, as outras doenças granulomatosas devem ser consideradas. Pode-se ainda semear o fragmento da sinóvia em meios específicos. O diagnóstico diferencial deve ser feito com doença reumatoide, artrites bacterianas, artrites fúngicas, doença de Crohn, eritema nodoso e neoplasias.

Como a tuberculose oftálmica é uma forma de hipersensibilidade, o isolamento do BK na lesão não é possível. Na investigação o diagnóstico diferencial deve ser feito com toxoplasmose, sífilis, sarcoidose e brucelose. O aspecto granulomatoso observado ao fundo de olho e a reação forte na prova tuberculínica, conjugados à exclusão de outras possíveis etiologias, fundamentam o diagnóstico. É sempre útil fazer uma radiografia do tórax, pois o achado de lesões sugestivas de tuberculose confere maior probabilidade ao diagnóstico.

Dependendo do quadro clinicorradiológico, deve ser pensada a etiologia por outras micobactérias. Na presença de doentes sintomáticos com imagens de infiltrados, nódulos ou cavidades nas radiografias do tórax, ou de bronquiectasias multifocais e/ou múltiplos pequenos nódulos na TCAR (ATS, 1997), pode ser suspeitado que o agente etiológico seja uma MNT. Nesse caso, devem ser seguidos os critérios diagnósticos:

- Se há resultados de exame de escarro ou do lavado broncoalveolar (LBA) dos 12 meses anteriores: 3 culturas positivas com baciloscopia negativa ou 2 culturas positivas e 1 baciloscopia positiva

- Se apenas 1 LBA está disponível: 1 cultura positiva e baciloscopia de 2+, 3+ ou crescimento em meio sólido de 2+, 3+
- Se os resultados de exame de escarro ou do LBA não possibilitarem o diagnóstico ou se outra etiologia não puder ser excluída: biopsia transbrônquica ou pulmonar, visando à identificação de MNT ou exame histopatológico, revelando aspectos característicos de lesão por micobactéria (inflamação granulomatosa e/ou BAAR+) e uma ou mais amostras de escarro ou LBA positivas para MNT, mesmo que em pequena quantidade.

Os sintomas gerais das doenças causadas por MNT podem incluir febre alta persistente, sudorese noturna, anemia, anorexia, perda de peso, diarreia, mialgia e adenopatia dolorosa. Os sintomas locais dependem da região ou sistema comprometido. Dentre as MNT, o MAC (Wallace *et al.*, 1990), seguido pelos *M. kansasii* (Wallace *et al.*, 1990), *M. scrofulaceum* (Wallace *et al.*, 1990) e *M. xenopi* (Banks *et al.*, 1984), costumava ser o agente etiológico mais frequente nas lesões pulmonares antes da era AIDS. Os *M. simiae* (Wolinsky 1979), *M. habana* (Wayne e Sramek, 1992), *M. szulgai* (Maloney *et al.*, 1987), *M. fortuitum* (Katoch *et al.*, 1985), *M. malmoense* (Banks *et al.*, 1985; Claydon *et al.*, 1991), *M. hekeshornense* (Roth *et al.*, 2000) e *M. vaccae* (Hachem *et al.*, 1996) também já foram relacionados com a doença pulmonar. As MNT descritas como relacionadas com as formas ganglionares foram: MAC (Katoch *et al.*, 1985), *M. bohemicum* (Tortoli *et al.*, 2000), *M. szulgai* (Maloney *et al.*, 1987) e *M. interjectum* (Springer *et al.*, 1993). *M. szulgai* (Maloney *et al.*, 1987), *M. fortuitum*, *M. noncromogenicum*, *M. kansasii* (Wallace *et al.*, 1990) e MAC foram descritos em lesões de ossos e de articulações. As MNT relacionadas com lesões cutâneas são: *M. szulgai* (Maloney *et al.*, 1987), *M. marinum* (Allins *et al.*, 1985), *M. ulcerans* (Josse *et al.*, 1995) e *M. vaccae* (Hachem *et al.*, 1996). Aparentemente, o *M. paratuberculosis* é o agente etiológico da doença de Crohn (McFadden *et al.*, 1987). Os *M. fortuitum* (Katochi, 2004), *M. chelonae* (Lowry *et al.*, 1990), *M. imunogenum* (Wilson *et al.*, 2001), *M. smegmatis* (Wallace *et al.*, 1988), *M. wolinsky* (Brown *et al.*, 1999), *M. termoresistente* (Weitzman *et al.*, 1981), *M. palustre* (Torkko *et al.*, 2002), *M. goodii* (Brown *et al.*, 1999), *M. noncromogenicum* (Woo *et al.*, 2002), *M. septicum* (Schinsky *et al.*, 2000) e *M. terrae* (Woo *et al.*, 2002) foram relacionados com infecções de feridas e a sepse em infectados e em não infectados pelo HIV. Particularmente entre os doentes com AIDS, o MAC é o agente causal mais comum dentre todas as MNT (Meissner *et al.*, 1986).

▸ Tratamento

▪ Histórico do tratamento da tuberculose

A história do tratamento da tuberculose começa com as recomendações de Hipócrates: descanso, ar fresco e alimentação pródiga; passa por sangrias, leite de cabra, viagens marítimas e outras modalidades inefetivas. No século 19, Hermann Brehmer, um estudante de botânica tuberculoso, foi orientado por seu médico a procurar um clima mais saudável. Ele viajou para as montanhas do Himalaia, onde podia continuar seus estudos enquanto procurava livrar-se da doença. Voltou curado para casa e começou a estudar medicina. Em 1854 apresentou sua dissertação, *Tuberculose é uma Doença Curável*, e construiu uma instituição em Gorbersdorf, em um bosque no qual os doentes eram regiamente alimentados e expostos ao ar fresco contínuo. Esse foi o passo inicial para o desenvolvimento subsequente dos sanatórios, estratégia potente na luta contra a tuberculose na primeira metade do século 20. Os sanatórios eram construídos em locais afastados em regiões de ar puro. Neles, os doentes repousavam e se alimentavam prodigamente.

Na realidade, os sanatórios tinham duas funções: promover a cura do doente e isolá-lo da comunidade.

Ainda no século 19, o médico italiano Forlanini desenvolve a técnica do pneumotórax, que passou a ser usado como método terapêutico da tuberculose. O pulmão comprometido era comprimido pela injeção intrapleural de gás ou de ar filtrado. Na fase inicial do tratamento, o pneumotórax era feito em dias alternados, depois 2 vezes/semana, seguido por 1 vez/semana, a cada 2 semanas, 1 vez por mês e, finalmente, a cada 6 semanas. O tempo total do tratamento pelo pneumotórax podia levar 4 ou mais anos. Posteriormente, surgiu a toracoplastia, na qual costelas do lado comprometido do tórax eram retiradas para permitir o colapso permanente da área pulmonar comprometida.

Paralelamente, desde o final do século 18, vinham sendo estudadas vacinas contra a tuberculose. Na França, entre 1908 e 1919, Calmette e Guérin replicaram uma cepa de *M. bovis* por 230 vezes, gerando o bacilo Calmette-Guérin (BCG). Em 1921, o BCG foi administrado pela primeira vez a humanos, e desde então vem sendo usado em todo o mundo na profilaxia da doença. Em 1925, Holger Mollgaard, em Copenhagen, introduziu o uso de ouro no tratamento da tuberculose. Inicialmente, houve problemas de toxicidade, mas, durante uma década, o ouro foi amplamente usado, apesar dos resultados inconsistentes.

A era dos antibióticos contra o bacilo tuberculoso começou em 1885, com o bacteriologista Cantani fazendo doentes tuberculosos inalarem culturas de bactérias não patogênicas e observando redução da quantidade de bacilos no escarro dos doentes. Em 1888, Babes observou que determinadas bactérias gram-positivas e gram-negativas podiam inibir o crescimento do *M. tuberculosis*. Na década de 1940, surgiram antibióticos que mudaram o panorama sombrio. Waksman demonstrou a ação de alguns fungos contra o BK e desenvolveu a actinomicina e a estreptotricina, mas ambas tinham sérios efeitos tóxicos. Em novembro de 1944, a estreptomicina (S) foi usada pela primeira vez em humanos, sendo demonstrado seu poder terapêutico. Dois anos depois, foi demonstrado o efeito do ácido para-aminossalicílico (PAS) sobre o BK. No ano seguinte, já se observaram cepas resistentes do *M. tuberculosis*, indicando a importância do tratamento com dois ou mais fármacos associados. Em 1948, iniciou-se o uso da associação S+PAS e, em 1951, a isoniazida foi usada pela primeira vez. A partir daí, surgiram a pirazinamida (Z) em 1954, a ciclosserina (CS) em 1955, o etambutol (E) em 1962 e a rifampicina (R) em 1963. Com o desenvolvimento de antibióticos efetivos contra o BK, a perspectiva sombria mudou. Atualmente, é possível curar praticamente todos os doentes.

▪ Valor das medidas de tratamento não quimioterápico

Com a introdução da quimioterapia, todas aquelas medidas inespecíficas perderam o valor. O isolamento do doente, que era a única estratégia para evitar a contaminação de outros, é obtido com a medicação – isolamento quimioterápico. Para o resultado favorável do tratamento, não faz diferença a situação nutricional do doente se o esquema medicamentoso adequado estiver sendo usado corretamente.

Fundamentos da quimioterapia

Três características do *M. tuberculosis* são importantes na fundamentação do tratamento quimioterápico: a aerobiose estrita, a multiplicação lenta e a alta proporção de mutantes resistentes.

▸ **Aerobiose estrita.** Por ser totalmente dependente do oxigênio para seu metabolismo, o *M. tuberculosis* tem seu comportamento modulado pela concentração do gás no ambiente em que ele se encontra. No interior dos macrófagos, onde a concentração do oxigênio é baixa, o pH é ácido e ele é agredido pelos mecanismos de defesa celulares, seu metabolismo é reduzido e sua multiplicação é lenta. Na lesão caseosa fechada, com pH neutro ou ácido e concentração do oxigênio muito baixa, o BK apresenta crescimento intermitente. Os bacilos de crescimento lento ou intermitente das populações intracelulares e das lesões fechadas são denominados *persistentes*, sendo responsáveis pelas recaídas e pelas recidivas da doença. Respondem, também, pelo estágio de latência clínica da tuberculose. Na lesão cavitária, existem condições ideais para o bacilo: boa oferta de oxigênio, pH neutro e substâncias nutrientes. Seu metabolismo é intenso e seu crescimento, rápido. Nessas lesões, formam-se grandes populações bacilares que, se tratadas inadequadamente, resultam na falência do tratamento pelo aparecimento de *bacilos resistentes*. Os medicamentos usados na tuberculose têm atuação diferente conforme o metabolismo do *M. tuberculosis*. Na população intramacrofágica, agem os que melhor se difundem no meio intracelular e atuam em pH ácido: rifampicina (R), pirazinamida (Z) e etambutol (E). Nas lesões caseosas fechadas, o remédio mais efetivo e de maior rapidez de ação é a R, sendo a atuação da isoniazida (H) mais lenta e demorada. Na lesão cavitária, a R, a H e a estreptomicina (S), que só age em pH neutro, são muito efetivas.

▸ **Multiplicação lenta.** Os medicamentos da tuberculose só atuam quando há metabolismo bacteriano para divisão celular. Dessa maneira, nas situações em que a atividade bacteriana é reduzida, o efeito do remédio também é menor. É justamente a população persistente, no interior das lesões caseosas fechadas, que torna necessário prolongar o tempo do tratamento.

▸ **Alta proporção de mutantes resistentes.** Em uma população de *M. tuberculosis* há, com frequência variável, uma proporção de mutantes naturalmente resistentes a cada um dos medicamentos usados no tratamento da tuberculose. São raros para R (1 em cada 10 milhões), menos raros para E, H e S (1 em cada 100 ou 10 mil) e mais frequentes para etionamida (Et) e Z (1 em cada mil). Esta *resistência natural* aos medicamentos se deve a mutações genéticas e existe previamente nas populações bacilares, independentemente da exposição a eles. Se o esquema terapêutico é feito irregularmente, com doses inadequadas ou interrompido precocemente, cepas resistentes aos medicamentos podem ser desenvolvidas (*resistência adquirida*). A probabilidade de desenvolver resistência é inversamente proporcional à efetividade do quimioterápico (Tabela 121.7). Bacilos resistentes são, quase sempre, produtos de tratamento inadequado, podendo ser considerados um fenômeno iatrogênico.

A efetividade de um quimioterápico no tratamento da tuberculose é medida pelos efeitos bactericida e esterilizante, como também por sua capacidade de prevenir o desenvolvimento de resistência bacteriana. A *atividade bactericida* mede a velocidade com a qual os bacilos são mortos na fase inicial do tratamento e é definida como a proporção de culturas de escarro negativas 2 meses após o início da quimioterapia. A *atividade esterilizante* mede a capacidade de eliminar os poucos bacilos restantes e é definida pela proporção de recidivas que ocorrem após o término do tratamento. A Tabela 121.8 apresenta a efetividade dos principais medicamentos usados no tratamento da tuberculose.

Quando um doente, portador de bacilos resistentes, infecta uma pessoa, nunca tratada de tuberculose, e esta adoece, suas lesões serão colonizadas por bacilos resistentes (*resistência primária*). O uso inadequado de diferentes medicamentos pode gerar cepas resistentes a mais de uma medicação (*multirresistência*). Em nosso país, esta é considerada como resistência a 3 ou mais dos principais fármacos normalizados nos esquemas nacionais. A possibilidade do fenômeno da resistência bacteriana (Tabela 121.9) aliada à concomitância de diferentes características metabólicas do *M. tuberculosis* nos diversos ambientes de lesão (população intracelular, intracaseosa e intracavitária) são as razões para serem usados 3 ou mais medicamentos no tratamento da tuberculose.

Tabela 121.7 Probabilidade de desenvolvimento de cepas resistentes de acordo com os medicamentos antituberculose.

Baixa	Média	Alta
Rifampicina	Isoniazida	Tioacetazona
	Estreptomicina	Etionamida
	Etambutol	Capreomicina
	Canamicina	Viomicina
	PAS	Ciclosserina

Fonte: Ministério da Saúde. *Controle da Tuberculose – Uma Proposta de Integração Ensino-Serviço*, 2002.

Tabela 121.8 Grau de efetividade dos medicamentos antituberculose.

Grau	Prevenção de resistência	Atividade bactericida precoce	Atividade esterilizante
Alto	Isoniazida	Isoniazida	Rifampicina
	Rifampicina		Pirazinamida
Baixo	Pirazinamida	Estreptomicina	Estreptomicina
	Tioacetazona	Pirazinamida	Tioacetazona
		Tioacetazona	Etambutol

Fonte: Ministério da Saúde. *Controle da Tuberculose – Uma Proposta de Integração Ensino-Serviço*, 2002.

Tabela 121.9 Tipos de resistência do *Mycobacterium tuberculosis*.

Resistência natural	Mutação genética ocorrida ao acaso
Resistência adquirida	Seleção de bacilos resistentes por quimioterapia inadequada, por irregularidade na tomada da medicação ou por interrupção prematura do tratamento
Resistência primária	Adoecimento com bacilos resistentes oriundos de outro doente
Multirresistência	Resistência à rifampicina, isoniazida e a um ou mais dos medicamentos usuais

Fonte: Ministério da Saúde. *Controle da Tuberculose – Uma Proposta de Integração Ensino-Serviço*, 2002.

A duração do tratamento com esquema básico é de 6 meses para todas as formas de tuberculose e dos pacientes coinfectados com HIV em qualquer fase de evolução da infecção viral.

Pode-se considerar o prolongamento do tratamento além dos 6 meses, nas seguintes situações:

- *Aparecimento de poucos bacilos no exame direto do escarro no quinto ou sexto meses de tratamento*, com evidência de melhora clinicorradiológica. Neste caso poder-se-ia prolongar o tratamento por mais 3 meses com acompanhamento de exames bacteriológicos para redefinição ou conclusão do tratamento
- *Pacientes com escarro negativo e evolução clinicorradiológica insatisfatória*: pode-se tentar o prolongamento por mais 3 meses, antes de adotar outros esquemas
- *Paciente com formas cavitárias com baciloscopia positiva ao final do segundo mês de tratamento* poderão ter a segunda fase do seu tratamento prolongada para 9 meses (solicitar cultura e teste de sensibilidade)
- *Monorresistência a R ou H identificada na fase de manutenção*: manter o Esquema Básico com prorrogação da segunda fase do tratamento para 7 meses. Realizar criteriosa avaliação da evolução clínica, bacteriológica, radiológica, adesão e história de tratamento anterior para tuberculose.

O Esquema para Casos de *TB na forma meningoencefálica*, independentemente da concomitância com outras localizações, em casos novos ou retratamento em adultos e adolescentes (> 10 anos), está indicado na Tabela 121.12. Nas crianças com menos de 10 anos usa-se o Esquema Básico para crianças prolongando-se de manutenção (Tabela 121.11).

Na meningoencefalite tuberculosa deve ser associado corticosteroide: prednisona oral (1 a 2 mg/kg/dia) por 4 semanas ou dexametasona intravenosa nos casos graves (0,3 a 0,4 mg/kg/dia), por 4 a 8 semanas, com redução gradual da dose nas 4 semanas subsequentes. A fisioterapia deve ser iniciada o mais cedo possível.

A seguir são apresentadas as definições dos termos usados nas ações terapêuticas padronizadas de controle da tuberculose no Brasil

- *Caso novo*: doente com tuberculose que nunca usou, ou usou por menos de 1 mês
- *Tratamento autoadministrado*: quimioterapia ambulatorial na qual o doente recebe a medicação mensalmente na Unidade de Saúde
- *Tratamento supervisionado*: quimioterapia ambulatorial, na qual a administração dos remédios é supervisionada por profissional de saúde e feita na Unidade de Saúde pelo menos 3 vezes/semana nos 2 primeiros meses e 1 vez/semana até o final do tratamento
- *Esquema diário*: a medicação é tomada diariamente durante todo o período de tratamento
- *Esquema intermitente*: a medicação é tomada diariamente durante os 2 primeiros meses e 2 vezes/semana até o final do tratamento
- *Virgem de tratamento (VT)*: doente que nunca foi submetido ao tratamento antituberculose ou o fez por até 30 dias
- *Retratamento*: prescrição de esquema quimioterápico para doentes já tratados por mais de 30 dias que venham a necessitar de nova quimioterapia por recidiva após cura ou retorno após abandono
- *Recidiva*: doente já tratado de tuberculose e que recebeu alta por cura, desde que o intervalo entre a data da cura e a do novo diagnóstico não ultrapasse 5 anos
- *Cura comprovada*: quando o doente bacilífero apresentar duas baciloscopias negativas ao completar o tratamento
- *Cura não comprovada*: entre os bacilíferos, quando o exame do escarro ao final do tratamento não for feito por ausência de expectoração e a alta é dada com base em dados clínicos e exames complementares. Entre os pulmonares inicialmente negativos ou extrapulmonares, quando o tratamento for completado e com base em critérios clínicos e em exames complementares
- *Abandono*: doente em tratamento que não comparece à Unidade de Saúde por mais de 1 mês após a data aprazada. No caso de tratamento supervisionado, o prazo começa a contar após a última tomada do medicamento
- *Falência*: persistência da positividade no escarro ao final do tratamento ou doente que no início do tratamento é fortemente positivo (++ ou +++) e mantém essa situação até o 4º mês de quimioterapia (QT); ou doente com positividade inicial seguida de negativação e nova positividade por 2 meses consecutivos, a partir do 4º mês de tratamento.

Monitorar a resposta ao tratamento também é ação importante no controle da tuberculose. No caso dos bacilíferos, o controle do tratamento deve sempre ser feito por baciloscopias mensais no escarro. Idealmente, durante todos os 6 meses de quimioterapia, deve ser colhida amostra mensal de escarro para exame bacteriológico direto (pesquisa de BAAR). No entanto, a maioria dos pacientes, a partir do 3º ou do 4º mês de tratamento, não tem mais escarro; mesmo assim, deve-se tentar a coleta de espécime para o exame. Para tal, pode-se estimular a tosse e a expectoração por nebulização com solução salina hipertônica, método que tem mostrado bom rendimento. Deve-se estar

Tabela 121.12 Esquema para o tratamento da TB meningoencefálica em adultos e adolescentes.

Regime	Fármacos	Faixa de peso	Unidade/dose	Meses
2 RHZE Fase intensiva	RHZE 150/75/400/275 comprimido em dose fixa combinada	20 a 35 kg	2 comprimidos	2
		36 a 50 kg	3 comprimidos	
		> 50 kg	4 comprimidos	
7 RH Fase de Manutenção	RH Comprimido ou cápsula 300/200 ou 150/100	20 a 35 kg	1 comp. ou cáps. 300/200 mg	7
		36 a 50 kg	1 comp. ou cáps. 300/200 mg + 1 comp. ou cáps. 150/100 mg	
		> 50 kg	2 comp. ou cáps. 300/200 mg	

atento, também, aos fenômenos tóxicos da terapia. A presença de sinais clínicos indicativos de comprometimento hepático (icterícia) é indicação absoluta de suspensão dos medicamentos para que se proceda à identificação e se substitua o(s) responsável(is) pela toxicidade. Atenção especial deve ser dada ao tratamento dos grupos considerados de alto risco de toxicidade constituídos por pessoas com mais de 60 anos, em mau estado geral, alcoólatras, infectadas pelo HIV, em uso concomitante de medicamentos anticonvulsivantes, hepatopatas e nefropatas. Alguns casos de hepatopatia conhecida previamente ao tratamento da tuberculose como portadores de hepatite C exigem o uso de esquemas especiais recomendados (veja Esquemas terapêuticos). A rifampicina interfere na ação dos contraceptivos orais, devendo as mulheres em uso deste medicamento receber orientação para utilizar outros métodos anticoncepcionais. Em crianças menores de 5 anos, que apresentem dificuldade para ingerir os comprimidos, recomenda-se o uso dos medicamentos em forma de xarope ou suspensão.

É importante pesquisar o surgimento de efeitos indesejáveis dos medicamentos durante o acompanhamento do tratamento. Na maioria das vezes, não se observam efeitos tóxicos significativos. O risco de eles surgirem está associado à dose, aos horários de administração da medicação, à idade, ao estado nutricional, ao alcoolismo, às condições da função hepática e renal e à coinfecção pelo HIV. Quando surgem, na maior parte das vezes, são manifestações discretas de intolerância gástrica, o que não implica modificação do esquema medicamentoso. As manifestações tóxicas mais comuns de cada medicamento e as condutas preconizadas são apresentadas na Tabela 121.13. As condutas padronizadas para as situações em que houver intolerância medicamentosa ou comorbidades que aumentem o risco de efeitos indesejáveis graves estão listadas nas Tabelas 121.14 e 121.15. Raramente, H pode provocar febre, adenomegalia, exantema, acne e síndrome semelhante à do lúpus eritematoso sistêmico. Também, de modo pouco frequente, o uso de R pode causar falta de ar ou uma síndrome semelhante à gripe, caracterizada por cefaleia, mialgia, tontura, febre com calafrios e dor nos ossos ou choque. Nessa situação, o uso de R deve ser imediatamente interrompido. Em geral, a síndrome gripal regride com a regularização das doses; em casos graves, recomenda-se a sua interrupção.

Tabela 121.13 Efeitos adversos dos principais remédios antituberculose e condutas recomendadas.

Medicamento	Efeitos adversos	Condutas
Rifampicina	1. Irritação gástrica (náuseas, vômito)	1. Reformular os horários de administração da medicação
	2. Epigastralgia e dor abdominal	2. Avaliar a função hepática
	3. Suor e urina de cor laranja	3. Orientar
	4. Prurido cutâneo	4. Medicar com anti-histamínico
	5. Febre	5. Orientar
	6. Exantemas	6. Suspender o tratamento Reintroduzir o tratamento fármaco a fármaco após resolução Substituir o esquema nos casos graves ou reincidentes
	7. Hepatotoxicidade (hepatite, alteração das provas de função hepática)	7. Suspender o tratamento temporariamente até resolução
	8. Trombocitopenia, leucopenia, eosinofilia, anemia hemolítica, agranulocitose, vasculite	8. Dependendo da gravidade, suspender o tratamento e reavaliar o esquema de tratamento
Isoniazida	1. Irritação gástrica (náuseas, vômito)	1. Reformular os horários de administração da medicação
	2. Epigastralgia e dor abdominal	2. Avaliar a função hepática
	3. Artralgia ou artrite	3. Medicar com ácido acetilsalicílico
	4. Neuropatia periférica (queimação das extremidades)	4. Medicar com piridoxina (vitamina B_6)
	5. Cefaleia e mudança de comportamento (euforia, insônia, ansiedade e sonolência)	5. Orientar
	6. Febre	6. Orientar
	7. Psicose, crise convulsiva, encefalopatia tóxica e coma	7. Substituir por estreptomicina + etambutol
	8. Neurite óptica	8. Substituir
	9. Hepatotoxicidade (hepatite, alteração das provas de função hepática)	9. Suspender o tratamento temporariamente até resolução
	10. Trombocitopenia, leucopenia, eosinofilia, anemia hemolítica, agranulocitose, vasculite	10. Dependendo da gravidade, suspender o tratamento e reavaliar o esquema de tratamento
Pirazinamida	1. Irritação gástrica (náuseas, vômito)	1. Reformular os horários de administração da medicação
	2. Epigastralgia e dor abdominal	2. Avaliar a função hepática
	3. Artralgia ou artrite	3. Medicar com ácido acetilsalicílico
	4. Hiperuricemia (com ou sem sintomas)	4. Orientação dietética (dieta hipopurínica) Medicar com halopurinol
	5. Hepatotoxicidade (hepatite, alteração das provas de função hepática)	5. Suspender o tratamento temporariamente até resolução
	6. Nefrite intersticial, rabdomiólise com mioglobinúria e insuficiência renal	6. Suspender o tratamento

(continua)

Tabela 121.13 Efeitos adversos dos principais remédios antituberculose e condutas recomendadas. (*Continuação*)

Medicamento	Efeitos adversos	Condutas
Etambutol	1. Neuropatia periférica (queimação das extremidades)	1. Medicar com piridoxina (vitamina B_6)
	2. Hiperuricemia (com ou sem sintomas)	2. Orientação dietética (dieta hipopurínica) Medicar com halopurinol
	3. Neurite óptica	3. Substituir
	4. Hepatotoxicidade (hepatite, alteração das provas de função hepática)	4. Suspender o tratamento temporariamente até resolução
Estreptomicina	1. Prurido cutâneo	1. Medicar com anti-histamínico
	2. Exantemas	2. Reintroduzir o tratamento fármaco a fármaco após resolução Substituir o esquema nos casos graves ou reincidentes
	3. Hipoacusia	3. Substituir a medicação por etambutol
	4. Vertigem e nistagmo	4. Substituir a medicação por etambutol
	5. Hepatotoxicidade (hepatite, alteração das provas de função hepática)	5. Suspender o tratamento temporariamente até resolução

Fonte: Ministério da Saúde. *Controle da Tuberculose – Uma Proposta de Integração Ensino-Serviço*, 2002.

Tabela 121.14 Efeitos adversos menores ao tratamento anti-TB.

Efeito adverso	Provável(eis) fármaco(s) responsável(eis)	Conduta
Náuseas, vômito, dor abdominal	Rifampicina Isoniazida Pirazinamida Etambutol	Reformular o horário da administração da medicação (2 h após o café da manhã ou junto com o café da manhã); considerar o uso de medicação sintomática; e avaliar a função hepática
Suor/urina de cor avermelhada	Rifampicina	Orientar
Prurido ou exantema leve	Isoniazida Rifampicina	Medicar com anti-histamínico
Dor articular	Pirazinamida Isoniazida	Medicar com analgésicos ou anti-inflamatórios não hormonais
Neuropatia periférica	Isoniazida (comum) Etambutol (incomum)	Medicar com piridoxina (vitamina B_6) na dosagem de 50 mg/dia
Hiperuricemia sem sintomas	Pirazinamida	Orientar dieta hipopurínica
Hiperuricemia com artralgia	Pirazinamida Etambutol	Orientar dieta hipopurínica e medicar com alopurinol e colchicina, se necessário
Cefaleia, ansiedade, euforia, insônia	Isoniazida	Orientar

Nas reações adversas menores (Tabela 121.14) normalmente não é necessária a suspensão do medicamento. Já as reações adversas maiores normalmente causam a suspensão do tratamento. Os fatores de risco mais associados a reações adversas são: idade (a partir da quarta década), dependência química ao álcool, desnutrição, hepatopatia prévia, coinfecção pelo HIV, em fase avançada de imunossupressão. O monitoramento laboratorial com hemograma e bioquímica (função renal e hepática) deve ser realizado mensalmente em pacientes com sinais/ou sintomas relacionados e em pacientes com maior risco de desenvolvimento de efeitos adversos.

Existem *esquemas especiais* indicados para situações em que não é possível reiniciar o Esquema Básico após as reações adversas (Tabelas 121.16 e 121.17).

Deve ser lembrada, também, a possibilidade de ocorrência de diversos modos de interação medicamentosa entre os fármacos usados no tratamento da tuberculose e outros que porventura estejam sendo usados pelo doente. Dessa maneira, o uso concomitante de anticoagulantes orais, beta-2 agonistas, anticoncepcionais, cetoconazol, digital, xantinas, anti-hipertensivos (captopril e enalapril), anestésicos, corticosteroides, hipoglicemiantes, narcóticos/analgésicos (paracetamol), quinidina, fenil-hidantoínas, sulfas (em doses altas), sulfonilureias, antiácidos, derivados imidazólicos, benzodiazepínicos, carbamazepina, DDI e DDC, cefalosporina, polimixinas e substâncias curarizantes deve ser cuidadoso.

O tratamento da tuberculose, em alguns grupos especiais, como hepatopatas, nefropatas e portadores de HIV, deve ser adaptado à situação clínica. Nas hepatopatias, interromper o tratamento quando os valores das enzimas atingirem três vezes o valor normal, com início de sintomas, ou logo que a icterícia se manifeste. Se, após a interrupção do tratamento. houver redução dos níveis séricos das enzimas hepáticas e resolução dos sintomas, indica-se a reintrodução do Esquema

Tabela 121.15 Efeitos adversos maiores ao tratamento anti-TB.

Efeito adverso	Provável(eis) fármaco(s) responsável(eis)	Conduta
Exantema ou hipersensibilidade de moderada a grave	Rifampicina Isoniazida Pirazinamida Etambutol Estreptomicina	Suspender o tratamento; introduzir os medicamentos um a um após a resolução do quadro; substituir o esquema nos casos reincidentes ou graves, por esquemas especiais sem a medicação causadora do efeito
Psicose, crise convulsiva, encefalopatia tóxica ou coma	Isoniazida	Suspender a isoniazida e reiniciar esquema especial sem a referida medicação
Neurite óptica	Etambutol	Suspender o etambutol e reiniciar esquema especial sem a referida medicação É dose-dependente, e quando detectada precocemente, reversível. Raramente desenvolve-se toxicidade ocular durante os dois primeiros meses com as doses recomendadas
Hepatotoxicidade	Pirazinamida Isoniazida Rifampicina	Suspender o tratamento; aguardar a melhora dos sintomas e redução dos valores das enzimas hepáticas; reintroduzir um a um após avaliação da função hepática; considerar a continuidade do Esquema Básico ou Esquema Especial substituto conforme o caso
Hipoacusia, vertigem, nistagmo	Estreptomicina	Suspender a estreptomicina e reiniciar esquema especial sem a referida medicação
Trombocitopenia, leucopenia, eosinofilia, anemia hemolítica, agranulocitose, vasculite	Rifampicina	Suspender a rifampicina e reiniciar esquema especial sem a referida medicação
Nefrite intersticial	Rifampicina	Suspender a rifampicina e reiniciar esquema especial sem a referida medicação
Rabdomiólise com mioglobinúria e insuficiência renal	Pirazinamida	Suspender a pirazinamida e reiniciar esquema especial sem a referida medicação

Tabela 121.16 Esquema especial para substituição dos medicamentos de primeira linha.

Intolerância medicamentosa	Esquema
Rifampicina	2HZES/10HE
Isoniazida	2RZES/4RE
Pirazinamida	2RHE/7RH
Etambutol	2RHZ/4RH

Tabela 121.17 Doses dos medicamentos para a composição dos esquemas especiais.

	Doses por faixa de peso		
Fármaco	20 a 35 kg	36 a 50 kg	> 50 kg
Rifampicina 300 mg	1 cápsula	1 a 2 cápsulas	2 cápsulas
Isoniazida 100 mg	2 comprimidos	2 a 3 comprimidos	3 comprimidos
Rifampicina + isoniazida 150/100 e 300/200 mg	1 comp. ou cáps. de 300/200 mg	1 comp. ou cáps. de 300/200 mg + 1 comp. 150/100 mg	2 comp. ou cáps. de 300/200 mg
Pirazinamida 500 mg	2 comprimidos	2 a 3 comprimidos	3 comprimidos
Etambutol 400 mg	1 a 2 comprimidos	2 a 3 comprimidos	3 comprimidos
Estreptomicina 1000 mg	1/2 ampola	1/2 a 1 ampola	1 ampola

Tabela 121.18 Conduta frente a hepatopatias.

Com doença hepática prévia: – hepatite viral aguda – hepatopatia crônica: viral autoimune e criptogênica – hepatopatia alcoólica: esteatose hepática, hepatite alcoólica	Sem cirrose	TGO/TGP > 3 × LSN	2 SRE/7 RE 2 SHE/10 HE 3 SEO/9 EO
	Com cirrose	3 SEO/9 EO	
Sem doença hepática prévia: (hepatotoxicidade após o início do tratamento)	TGO/TGP 5 × LSN (ou 3 × LSN com sintomas) Icterícia	Reintrodução RE → H → Z	Reintrodução do esquema básico ou substituto
	Persistência de TGO/TGP 5 × LSN por quatro semanas ou casos graves de TB		3 SEO/9 EO

LSN = limite superior da normalidade.

- Preferencialmente utilizar esquemas com rifampicina ou isoniazida por serem mais eficazes
- O esquema com rifampicina tem menor tempo de duração
- No impedimento do uso de R ou H, o esquema com o derivado quinolônico pode ser uma alternativa. Garantir supervisão do tratamento para prevenir resistência ao medicamento, pois ele é fundamental na composição do esquema de multirresistência
- O ofloxacino pode ser substituído pelo levofloxacino. Para pacientes acima de 50 kg: Ofloxacino 800 mg/dia – Levofloxacino 750 mg/dia.

Tabela 121.19 Ajuste das doses dos medicamentos em nefropatas.

Medicamento	Método	*Clearance* de creatinina > 50 a 90	10 a 50	< 10
Rifampicina	Nenhum	100%	100%	100%
Isoniazida	Dosagem	100%	75 a 100%	50%
Pirazinamida	Tempo	24 h	24 h	48 a 72 h
Etambutol	Dosagem	100%	50 a 100%	25 a 50%
Estreptomicina	Tempo	24 h	24 a 72 h	72 a 96 h

Básico, da seguinte maneira: rifampicina + etambutol, seguidos por isoniazida, e por último, pirazinamida, com intervalo de 3 a 7 dias entre eles. As provas de função hepática devem ser realizadas antes da reintrodução de cada medicamento. Se a dosagem das enzimas hepáticas não reduzir para menos de 3 vezes o limite superior normal em 4 semanas, ou em casos graves de tuberculose, iniciar esquema alternativo conforme descrito na Tabela 121.18.

Nos pacientes nefropatas é necessário conhecer o *clearance* de creatinina antes de iniciar o esquema terapêutico, para que seja realizado o ajuste das doses (Tabela 121.19).

Gestantes e lactantes

Gestantes e lactantes devem utilizar os esquemas padronizados. Não há contraindicações à amamentação, desde que a mãe não seja portadora de mastite tuberculosa. É recomendável que faça uso de máscara cirúrgica ao amamentar e cuidar da criança. A Tabela 121.20 orienta sobre a segurança dos fármacos utilizados para tratamento da tuberculose em gestantes e lactentes.

Tratamento da TB em pacientes vivendo com HIV/AIDS

▸ **Princípio geral: o tratamento é mesmo que nas pessoas não infectadas.** A conduta geral para o tratamento de pessoas com tuberculose e que são infectadas simultaneamente pelo HIV, com ou sem a síndrome de imunodeficiência, é a seguinte: os esquemas e a duração do tratamento são os recomendados para as pessoas não infectadas pelo HIV.

No entanto, o médico deve ficar mais atento para os pacientes com tuberculose e coinfectados pelo HIV pois têm sido relatadas maiores taxas de falência terapêutica e recorrência da tuberculose.

Seguindo o princípio geral, no caso de falha terapêutica, recorrência, multirressistência e reações adversas às medicações, a conduta também não difere das pessoas não infectadas.

Com relação aos efeitos adversos os estudos demonstram serem diferentes quanto à incidência. Em alguns estudos os efeitos graves incidiram igualmente entre as pessoas coinfectadas pelo HIV e aquelas que não eram. Já em outros havia maior incidência de efeitos com interrupções de tratamento principalmente por hepatotoxicidade e neuropatia periférica no grupo de coinfectados. Por tal se recomenda o uso concomitante de vitamina B_6 na dose de 40 mg/dia para prevenir a

Tabela 121.20 Segurança dos fármacos anti-TB em gestantes e lactantes.

Gravidez: Medicamentos seguros	Medicamentos que devem ser evitados
Rifampicina	Estreptomicina e outros aminoglicosídios
Isoniazida	Polipeptídios
Pirazinamida	Etionamida e outras tionamidas
Etambutol	Quinolonas
Aleitamento materno	
Rifampicina	Etionamida
Isoniazida	Ácido para-aminossalicílico (PAS)
Pirazinamida	Ofloxacino
Etambutol	Capreomicina
Estreptomicina	Claritromicina
Ciclosserina/Terizidona	Clofazimina

neuropatia periférica, principalmente quando outros fármacos neurotóxicos são prescritos para compor o tratamento antirretroviral (TARV).

▸ **Conduta prudencial.** No Brasil é uma conduta prudente que se realize o teste para detectar a coinfecção pelo HIV em todos os pacientes com tuberculose, especialmente naquelas formas atípicas e extrapulmonares. A estimativa é que 15% das pessoas com tuberculose no país estejam infectadas com HIV. E o mais importante, o início precoce do tratamento com TARV é fundamental para preservar a vida do paciente, já que a taxa de óbito pode atingir nestes casos até 20%.

Além do mais no Brasil, tanto no setor privado quanto no setor público, encontra-se facilmente o teste rápido para detectar a presença do HIV,.

A decisão de pedir o estudo sorológico para HIV implica algumas regras de manuseio do paciente em face de outro problema decorrente desta conduta prudencial e uma vez tendo sido encontrada a coinfecção. É que o início precoce do TARV que salva a vida junto com a quimioterapia antituberculose implica maiores efeitos adversos e ocorrência das reações paradoxais (sobre reações paradoxais, leia adiante). Isso se relaciona com o uso simultâneo dos dois esquemas terapêuticos.

Além disso verifica-se que a entrada mais tardia do TARV, ao se completar 1 mês de tratamento da tuberculose, reduz estas reações adversas. Mas como retardar o início do TARV se ele é tão fundamental para salvar vidas? Nesse caso o médico precisa fazer uma análise mais detalhada da síndrome de imunodeficiência, uma vez que a simples presença da infecção pelo HIV não implica maior risco de vida para o paciente. Em outras palavras é preciso saber se a ocorrência da tuberculose está relacionada ou não com a evidência de imunodeficiência.

No estágio atual é possível esclarecer a situação com algumas análises e condutas decorrentes, sempre considerando o senso crítico próprio do médico na ocasião de adotar tal conduta.

▸ **Análise da a carga viral e contagem de linfócitos.** A própria tuberculose (como infecções não oportunistas e imunizações) pode elevar a carga viral e diminuir a contagem de linfócitos. A diminuição de linfócitos ocorreria por um fenômeno chamado transativação heteróloga, que pode ocorre por ação direta do *M. tuberculosis*. Como fica a dúvida se a carga viral e contagem de linfócitos estão associadas ou não a uma imunodeficiência, uma saída seria solicitar os exames no início do tratamento e repeti-los no 15º dia do tratamento da tuberculose, quando o efeito da transativação heteróloga é menos evidente.

Nos casos de tuberculose atípica, independentemente da carga viral e da contagem de linfócito, é indicado o uso do TARV desde o início do tratamento da tuberculose.

Na tuberculose pulmonar cavitária a realização da contagem de linfócitos T $CD4^+$ pode ser realizada após os primeiros 30 dias, uma vez que as formas típicas de TB, em geral, estão associadas a imunidade mais preservada e podem aguardar um período mais longo para começar o TARV.

▸ **Rifampicina, rifabutina e antirretroviral.** A rifampicina, como indutor do citocromo P450 e da glicoproteína P, reduz dramaticamente as concentrações plasmáticas dos inibidores da protease (IP) e inibidores da transcriptase reversa não nucleosídios (ITRNN), uma vez que esses fármacos utilizam a mesma via de metabolização. Os IP e ITRNN, administrados conjuntamente com a rifampicina, não interferem nas concentrações plasmáticas deste fármaco.

A rifabutina pode sofrer oscilação em seus níveis séricos, determinados pelos IP e ITRNN, aumentando o risco de toxicidade ou subdosagem, dependendo do fármaco antirretroviral escolhido. Desse modo, é preciso levar este aspecto em consideração ao escolher as medicações utilizadas para que não ocorra falha no tratamento da TB ou mesmo maior incidência de eventos adversos.

A farmacocinética da rifabutina está alterada, havendo aumento dos níveis séricos com o uso dos IP e diminuição com uso de ITRNN. A dosagem da rifabutina deve ser reduzida para 300 mg/dia 2 ou 3 vezes/semana quando associada a IP e 450 a 600 mg dia quando associada ao efavirenz. O tratamento com rifabutina deve ser monitorado muito frequentemente devido ao risco de falha dos tratamentos do HIV e da tuberculose ou risco de superdosagem (Tabela 121.21).

▸ **Esquemas antirretrovirais em coinfecção com tuberculose.** As opções de esquemas são reduzidas em razão das interferências

Tabela 121.21 Riscos, benefícios e desvantagens da rifampicina e da rifabutina.

	Rifampicina	Rifabutina
Riscos	Não foi demonstrado na literatura que a rifampicina seja mais tóxica ou menos eficaz que a rifabutina, de modo que não há riscos além dos inerentes ao grupo de rifamicinas em geral	Falha do tratamento da tuberculose em caso de baixa adesão aos IP e ITRNN pelo fato de também ser metabolizada pelo CYP3A4 (mesma via desses fármacos, o que causaria uma competição pela via metabólica). Como a dose é reduzida quando associada aos IP e ITRNN, caso esses sejam interrompidos ou mal utilizados (irregularmente) a dose seria insuficiente (IP) ou tóxica (ITRNN)
Benefícios	Ela é uma potente indutora do CYP3A4 mas não usa essa mesma via para seu metabolismo e, portanto, não é afetada pelos IP, não comprometendo o tratamento da tuberculose. O outro benefício seria poder usar as doses fixas recomendadas pela OMS com melhor adesão ao tratamento da TB	Pode ser associada a maior número de esquemas contendo IP, ao contrário da rifampicina, visto que seu poder de indução do citocromo P450 CYP3A4 é pequeno, o que permite mais opções terapêuticas em caso de resgate de pacientes em falha
Desvantagens	Reduz as opções terapêuticas para o HIV, principalmente para pacientes que precisam de resgate com novos IP. Atualmente só existe experiência clínica com ITRNN e ritonavir-saquinavir. O lopinavir ainda não foi testado em pacientes (somente em voluntários saudáveis); um estudo está em andamento mas só temos dados na literatura de revisão de uma coorte com doses variadas de lopinavir. Apesar disso a OMS recomenda seu uso nas doses de 400 mg de lopinavir e 400 mg de ritonavir	Como a OMS e agora o Brasil usam medicamentos para tuberculose em doses fixas combinadas, isto é, os 4 fármacos estão incluídos no mesmo comprimido, usar rifabutina impediria a utilização desse tipo de formulação

dos ITRNN e IP na rifampicina. Entre estes medicamentos o efavirenz pode ser usado com segurança na dosagem habitual de 600 mg. Tomando como base esta referência há as seguintes opções:

- Esquemas antirretrovirais compostos por 2 inibidores da transcriptase reversa nucleosídios (ITRN) + efavirenz, constituem a opção de primeira escolha de TARV para pacientes em uso de rifampicina
- Nas situações em que o efavirenz for contraindicado em pacientes virgens de TARV, por exemplo, na gravidez, pode-se optar por esquemas contendo nevirapina, ou pela associação de 3 ITRN (AZT + 3TC + abacavir ou AZT + 3TC + TDF). Nas mulheres, especialmente naquelas com CD4 > 250 células/mm^3, pode ocorrer redução na metabolização da nevirapina, aumentando as concentrações plasmáticas do fármaco e o risco de hepatotoxicidade. A combinação de 3 ITRN tem capacidade de supressão viral menos duradoura, particularmente em pacientes com carga viral elevada, devendo ser modificada, no término do tratamento da tuberculose
- Nos pacientes que já fizeram ou estão em uso de TARV e que apresentaram falência ou intolerância aos ITRNN, outras opções terapêuticas devem ser buscadas. Uma delas é o emprego de esquemas com inibidores da protease. A adição de ritonavir (RTV) potencializando outro IP é uma boa opção, uma vez que o ritonavir inibe o citocromo P450 (CYP3A4) e a glicoproteína P, resultando em um antagonismo parcial do efeito indutor da rifampicina
- Estudos demonstraram que a associação de dois IP (saquinavir + ritonavir) não é a melhor opção para pacientes com tuberculose infectados pelo HIV virgens de TARV
- Outro estudo retrospectivo avaliou a dosagem de saquinavir (SQV) 1.000 mg, e RTV 100 mg que parece ser menos tóxico pela menor dosagem de RTV. Estudo brasileiro mostrou uma efetividade melhor da associação RTV/SQV não observada nos pacientes que utilizaram efavirenz em pacientes previamente tratados com antirretrovirais (ARV)
- Ainda em busca de mais evidências existe a alternativa de associar lopinavir/ritonavir a dose adicional de RTV (300 mg a cada 12 h), já explorada na formulação cápsulas segundo recomendação da OMS. Entretanto, a dose de lopinavir/r comprimidos vem sendo avaliada em revisões de prontuários e a dosagem ideal ainda não foi definida na literatura
- Em crianças os dados sobre tratamento da coinfecção HIV-TB são escassos. Quando ainda não em uso de TARV, deve-se fazer o acompanhamento clínico e imunológico e, sempre que possível, postergar o início de TARV. Se for necessário iniciar TARV concomitantemente com o tratamento da tuberculose, deve-se dar preferência à associação de 2 ITRN + 1 ITRNN. Em crianças menores de 3 anos de idade utiliza-se a nevirapina (NVP) e naquelas com mais de 3 anos de idade, o efavirenz. Nas situações nas quais não possa ser utilizado o ITRNN, a associação de 3 ITRN (AZT+3TC+abacavir) pode ser feita, embora seja menos potente, devendo ser revista ao término do tratamento da tuberculose. Nas crianças que já usam TARV contendo IP, há grande limitação na escolha do melhor tratamento, devendo a TARV ser definida e individualizada.

A orientação dos consensos do Programa Nacional de Tuberculose e de DST/AIDS está listada na Tabela 121.22.

- Esquema básico para adultos e adolescentes (EB) (2 RHZE/4 RH). Indicação:
  - Casos novos adultos e adolescentes (> 10 anos), de todas as formas de tuberculose pulmonar e extrapulmonar (exceto a forma meningoencefálica), infectados ou não pelo HIV
  - Retratamento: recidiva (independentemente do tempo decorrido do primeiro episódio) ou retorno após abandono com doença ativa em adultos e adolescentes (> 10 anos) – (exceto a forma meningoencefálica)
- Esquema básico 2 RHZ/4 RH para criança (EB) (2 RHZ/4 RH). Indicação:
  - Casos novos de crianças (< 10 anos), de todas as formas de tuberculose pulmonar e extrapulmonar (exceto a forma meningoenfefálica), infectados ou não pelo HIV
  - Retratamento: recidiva (independentemente do tempo decorrido do primeiro episódio) ou retorno após abandono com doença ativa em crianças (< 10 anos) (exceto a forma meningoencefálica)
- Observações:
  - Os medicamentos deverão ser administrados preferencialmente em jejum (1 h antes ou duas horas após o café da manhã), em uma única tomada ou, em caso de intolerância digestiva, junto com uma refeição
  - O tratamento das formas extrapulmonares (exceto a meningoencefálica) terá a duração de 6 meses, assim como o tratamento dos pacientes coinfectados com HIV, independentemente da fase de evolução da infecção viral.

Em casos individualizados cuja evolução clínica inicial não tenha sido satisfatória, com o parecer emitido pela referência, o tratamento poderá ser prolongado, na sua segunda fase, como nos casos a seguir:

- Aparecimento de poucos bacilos no exame direto do escarro do quinto ou sexto meses, isoladamente, o que pode não significar falência do esquema, em especial se acompanhado de melhora clinicorradiológica. Neste caso, o paciente será seguido com exames bacteriológicos. O tratamento, se preciso, será prolongado por mais 3 meses, período em que o caso deve ser redefinido ou concluído
- Pacientes com escarro negativo e evolução clinicorradiológica insatisfatória – o prolongamento do tratamento por mais 3 meses pode ser uma opção para evitar mudanças precipitadas para esquemas mais longos e de menor eficácia. Deve-se consultar uma unidade de referência antes de se decidir por este prolongamento
- Pacientes com formas cavitárias que permaneçam com baciloscopia positiva ao final do segundo mês de tratamento poderão ter a segunda fase do seu tratamento prolongada para 9 meses (observando que a solicitação de cultura e teste de sensibilidade é mandatória nesses casos)
- Monorresistência à R ou H: A manutenção do esquema básico com prorrogação da segunda fase do tratamento

Tabela 121.22 Recomendações terapêuticas para pacientes HIV+ com tuberculose.

Situação	Recomendação
Paciente com TB cavitária e virgem de tratamento para tuberculose e para HIV	Tratar TB por 6 meses com esquema básico.[a] Determinar a contagem de linfócitos T CD4+ e carga viral para monitoramento clínico[b,c] Iniciar TARV com um dos seguintes esquemas[d,e] • 2 ITRN + EFZ (preferencial) • 3 ITRN (alternativo)
Paciente com TB pulmonar não cavitária ou formas extrapulmonares (exceto meningoencefálica) e virgem de tratamento para tuberculose e para HIV	Tratar TB com esquema básico[a] e iniciar TARV a partir de 30 dias de tratamento antituberculose Iniciar TARV com um dos seguintes esquemas[d,e] • 2 ITRN + EFZ (preferencial) • 3 ITRN (alternativo)
Pacientes com tuberculose (casos novos[i] e retratamento por recidiva[j] ou retorno após abandono,[k] exceto meningoencefálica, experimentados em terapia antirretroviral	Tratar TB por 6 meses com esquema básico.[a] Caso necessário, adequar TARV, individualizando a avaliação conforme histórico de uso de ARV e falhas terapêuticas anteriores com o uso de rifampicina, considerando um dos seguintes esquemas[d,e,f,g] • 2 ITRN + EFZ • 2 ITRN + SQV/RTV • 3 ITRNh
Meningoencefalite tuberculosa	Tratar TB por 9 meses com esquema para meningoencefalite + corticoterapia. Iniciar ou substituir a TARV por esquemas compatíveis com uso concomitante de rifampicina[d,e,f] • 2 ITRN + EFZ • 2 ITRN + SQV/RTV • 3 ITRN
Suspeita de tuberculose multirresistente[l] ou falência[m] ao esquema básico	Solicitar cultura, identificação e teste de sensibilidade. Manter o esquema básico até o recebimento do teste de sensibilidade. Encaminhar aos serviços de referência em tuberculose, para avaliação de especialista e avaliação da necessidade do esquema para multirresistência ou outros esquemas especiais
Intolerância a dois ou mais fármacos antituberculose do esquema básico	Discutir o caso ou encaminhar para unidade de referência do programa de tuberculose para avaliar o esquema a ser introduzido

a. Dois meses iniciais com rifampicina (R) + isoniazida (H) + pirazinamida (Z) + etambutol (E), seguidos de 4 meses com R + H (2 RHZE/4 RH). Ajustar a dose dos tuberculostáticos conforme o peso de cada paciente.
b. A tuberculose frequentemente promove elevação da carga viral e diminuição da contagem de células T CD4+ em pacientes HIV+, portanto a recomendação de aguardar 30 dias para a avaliação imunológica e virulógica.
c. Indicações de início de TARV discutidas anteriormente.
d. A dupla preferencial de ITRN é o AZT associado a 3TC. As opções de 3 ITRN são AZT + 3TC + TDF ou AZT + 3TC + ABC.
e. Em caso de necessidade absoluta de manutenção de fármaco antirretroviral incompatível com uso concomitante de rifampicina (intolerância, resistência ou outra contraindicação), deve-se substituir a rifampicina por estreptomicina, portanto mantendo-se 2 meses de isoniazida, pirazinamida, etambutol e estreptomicina seguidos de 10 meses de isoniazida e etambutol.
f. Recomenda-se monitorar rigorosamente a adesão (tratamento supervisionado) e coletar material para teste de sensibilidade aos tuberculostáticos antes de iniciar o tratamento antituberculose.
g. A opção por esquemas com EFZ ou SQV/RTV dependerá da história de uso prévio e falha terapêutica com estas medicações.
h. Em pacientes experimentados em TARV, excepcionalmente as combinações recomendadas de 3 ITRN serão factíveis.
i. Casos novos – paciente que nunca usou ou usou por menos de 30 dias medicamentos antituberculose.
j. Recidiva – tuberculose em atividade, já tratada e curada anteriormente, independentemente do tempo decorrido do tratamento anterior.
k. Retorno após abandono – doente que retorna, após iniciado o tratamento para tuberculose e que deixou de comparecer à unidade de saúde por mais de 30 dias consecutivos a partir da data marcada para seu retorno ou da última tomada supervisionada.
l. Tuberculose multirresistente – resistente a pelo menos rifampicina e isoniazida.
m. Falência – persistência de baciloscopia positiva ao final do tratamento, fortemente positivos (++ ou +++) no início do tratamento, mantendo essa situação até o quarto mês de tratamento, ou positividade inicial seguida de negativação e nova positividade a partir do quarto mês de tratamento.

Os esquemas antirretrovirais adequados à coinfecção vêm sendo permanentemente discutidos com a produção de consensos e notas técnicas pelo Programa Nacional de DST/AIDS em colaboração com Programa Nacional de Controle da Tuberculose. As recomendações do consenso devem nortear a prescrição de tratamento antirretroviral em todo território nacional.

para 7 meses poderá ser considerada quando a monorresistência for identificada na fase de manutenção do tratamento. Para tanto, deve ser realizada criteriosa avaliação da evolução clínica, bacteriológica, radiológica, adesão e história de tratamento anterior para tuberculose em unidade de referência terciária ou orientada por ela

- HIV/AIDS
- Esquema para a forma meningoencefálica da tuberculose em adultos e adolescentes (EM). Indicação:
  - Casos de TB na forma meningoencefálica em casos novos ou retratamento em adultos e adolescentes (> 10 anos)
- Esquema para a forma meningoencefálica da tuberculose em crianças
  - Utilizar o esquema básico para crianças, prolongando-se a fase de manutenção
- Observações
  - Nos casos de concomitância entre tuberculose meningoencefálica e qualquer outra localização, usar o esquema para a forma meningoencefálica
  - Na meningoencefalite tuberculosa deve ser associado corticosteroide ao esquema anti-TB: prednisona oral (1 a 2 mg/kg/dia) por 4 semanas ou dexametasona intravenosa nos casos graves (0,3 a 0,4 mg/kg/dia), por 4 a 8 semanas, com redução gradual da dose nas 4 semanas subsequentes
  - A fisioterapia na tuberculose meningoencefálica deverá ser iniciada o mais cedo possível.

Tabela 121.23 Esquema de tratamento para TBMR.

Regime	Fármaco	Doses por faixa de peso				Meses
		Até 20 kg	21 a 35 kg	36 a 50 kg	> 50 kg	
2 S_5ELZT Fase intensiva 1ª fase	Estreptomicina	20 mg/kg/dia	500 mg/dia	750 a 1.000 mg/dia	1.000 mg/dia	2
	Etambutol	25 mg/kg/dia	400 a 800 mg/dia	800 a 1.200 mg/dia	1.200 mg/dia	
	Levofloxacino	10 mg/kg/dia	250 a 500 mg/dia	500 a 750 mg/dia	750 mg/dia	
	Pirazinamida	35 mg/kg/dia	1.000 mg/dia	1.500 mg/dia	1.500 mg/dia	
	Terizidona	20 mg/kg/dia	500 mg/dia	750 mg/dia	750 a 1.000 mg/dia	
4 S_3ELZT Fase intensiva 2ª etapa	Estreptomicina	20 mg/kg/dia	500 mg/dia	750 a 1.000 mg/dia	1.000 mg/dia	4
	Etambutol	25 mg/kg/dia	400 a 800 mg/dia	800 a 1.200 mg/dia	1.200 mg/dia	
	Levofloxacino	10 mg/kg/dia	250 a 500 mg/dia	500 a 750 mg/dia	750 mg/dia	
	Pirazinamida	35 mg/kg/dia	1000 mg/dia	1.500 mg/dia	1.500 mg/dia	
	Terizidona	20 mg/kg/dia	500 mg/dia	750 mg/dia	750 a 1.000 mg/dia	
12 ELT Fase de manutenção	Etambutol	25 mg/kg/dia	400 a 800 mg/dia	800 a 1.200 mg/dia	1.200 mg/dia	12
	Levofloxacino	10 mg/kg/dia	250 a 500 mg/dia	500 a 750 mg/dia	750 mg/dia	
	Terizidona	20 mg/kg/dia	500 mg/dia	750 mg/dia	750 a 1.000 mg/dia	

Outra situação particular é a TBMR. No Brasil, ela é definida como resistência *in vitro* a R + H e a uma terceira medicação dos esquemas padronizados. Contemplam esta definição os pacientes com falência operacional aos esquemas padronizados. A resistência bacteriana deve-se a mutações genéticas e/ou ao uso inadequado dos quimioterápicos. No BK, a definição da resistência está localizada no cromossomo e não no plasmídio. Assim, a possibilidade de surgimento de um mutante simultaneamente resistente a dois medicamentos é produto das probabilidades individuais. Padronizar um esquema medicamentoso para uma situação tão particular é difícil. A definição do esquema quimioterápico deve levar em consideração o teste de sensibilidade. Esquemas terapêuticos padronizados vêm sendo usados e adaptados no Brasil (Tabelas 121.23 e 121.24). Esse esquema só deve ser usado por Centros de Referência credenciados por constituir-se no último recurso disponível para a cura de pacientes crônicos. Um outro obstáculo na TBMR é definir cura. No momento, é definida pelo tempo de negativação bacteriológica, sem sinais de doença, após a alta medicamentosa.

Novos fármacos vêm sendo desenvolvidos e/ou testados para o tratamento da tuberculose. Dentre eles, as quinolonas surgem como fármacos potentes contra o *M. tuberculosis*, podendo ser incluídos em regimes terapêuticos de primeira linha (Jacobs, 1999). Infelizmente, mesmo sendo recentemente incluídas em esquemas quimioterápicos, já vem sendo detectada resistência do BK às quinolonas (Ginsburg *et al.*, 2003), o que pode ameaçar sua utilidade a longo prazo. Um outro grupo de medicamentos que vem mostrando bons resultados são as R de longa duração. Estudos com rifapentina (Jarvism *et al.*, 1998) e rifabutina (CDC, 2000) demonstram seu valor no tratamento da tuberculose. Estudos com novas classes de antibióticos, as oxazolidinonas e a linezolida têm potencial para serem integradas no arsenal medicamentoso contra a tuberculose (Cynamon *et al.*, 1999). Uma outra classe de quimioterápico que vem sendo alvo de interesse particular é composta pelas nitroimidazopiranas. Elas já haviam sido estudadas no passado, mas um composto recentemente desenvolvido (PA-824) tem mecanismo de ação novo contra o *M. tuberculosis* e atividade bactericida equivalente à da isoniazida. Mais ainda, há indícios de que o PA-824 seja ativo contra o bacilo latente, o que possibilitaria encurtar o tempo de tratamento (Stover *et al.*, 2000).

Tabela 121.24 Dose dos medicamentos para TBMR em crianças.

Medicamento	Dose (kg/dia)	Frequência
Estreptomicina	15 a 20 mg	Dose única diária
Amicacina	15 a 20 mg	Dose única diária
Ofloxacino	15 mg	Uma ou 2 vezes/dia
Levofloxacino	10 mg	Dose única diária
Etambutol	15 a 20 mg	Dose única diária
Terizidona	15 mg	Uma ou 2 vezes/dia
Pirazinamida	25 a 35 mg	Dose única diária

A disponibilidade de tratamento efetivo reduziu significativamente a hospitalização por tuberculose. Atualmente, a hospitalização é recomendada apenas em casos especiais e de acordo com as seguintes prioridades:

- Meningoencefalite
- Indicações cirúrgicas em decorrência da tuberculose
- Complicações graves da tuberculose ou de comorbidades
- Intolerância medicamentosa incontrolável em ambulatório
- Intercorrências clínicas e/ou cirúrgicas graves
- Estado geral que não permita tratamento em ambulatório
- Em casos sociais, como ausência de residência fixa ou grupos com maior possibilidade de abandono, especialmente se for um caso de retratamento ou falência.

O período de internação deve ser reduzido ao mínimo possível, devendo limitar-se ao tempo suficiente apenas para atender às razões que determinaram sua indicação, independentemente do resultado do exame bacteriológico, procurando não estendê-lo além da primeira fase do tratamento.

▸ **Síndrome inflamatória da reconstituição imune (SRI) ou reação paradoxal.** Já conhecida em pacientes de tuberculose desde 1955, tornou-se frequente em TARV de boa eficácia, inclusive nos pacientes sem coinfecção com tuberculose. Ela é comum na imunodeficiência avançada no início do TARV e na verdade espelham a reconstituição da imunidade que deste modo faz emergir os sintomas de infecções subclínicas e outras como doença de Graves, sarcoidose e tumores que, devido à imunodeficiência, eram pouco sintomáticas ou assintomáticas.

A SRI pode acontecer em até 36% dos pacientes coinfectados com tuberculose e HIV/AIDS.

Existem duas formas de SRI: a incidente e a reação paradoxal propriamente dita. A forma incidente é aquela relatada anteriormente que faz emergir sintomas e sinais de doenças subclínicas ainda não conhecidas pelos profissionais de saúde.

A reação paradoxal, também chamada prevalente, aparece no início do tratamento da tuberculose com exarcebação da resposta aos antígenos micobacterianos, havendo formação de granulomas com necrose caseosa, agravamento de lesões preexistentes. Nestes casos aparecem novos sinais e sintomas ou achados radiológicos, tais como linfadenomegalias inflamatórias que podem resultar em fistulização ou compressão de estruturas ou levar a perfuração de órgãos (como intestino).

Como é um fenômeno puramente antigênico, não representa problemas com a medicação, mas requer condutas clínicas adequadas a cada situação. Como tal o médico, diante do que supõe seja uma reação paradoxal, deve excluir a possibilidade de resistência bacteriana aos tuberculostáticos, a baixa adesão do paciente ao tratamento e a possibilidade de que se esteja diante de uma outra doença associada.

Neste sentido o médico deve se conduzir muito bem no diagnóstico da SRI usando alguns critérios:

- Piora dos sintomas inflamatórios com aumento das contagens de CD4 > 25 células/mm^3
- Relação temporal com o início do ARV e biopsia revelando uma inflamação granulomatosa exuberante
- Sintomas não explicados por uma nova IO, e queda da CV > 1 log.

Algumas situações estão relacionadas com SRI:

- Por óbvio a soropositividade para o HIV
- Imunodeficiência avançada
- Pacientes virgens de tratamento ARV
- TB extrapulmonar
- Presença de adenomegalias ao diagnóstico de TB.

A SRI até agora tem sido tratada com anti-infamatórios não hormonais nas formas moderadas e leves. Os corticosteroides (prednisona) são utilizados nas formas graves. A dose de prednisona mais frequentemente utilizada é de 1 a 2 mg/kg dia (referência), por um período de pelo menos 30 dias; a retirada da prednisona deve ser lenta e após melhora significativa das lesões.

Não se deve interromper o TARV em função dessa síndrome.

Em crianças a SRI ocorre com mais frequência quando iniciam TARV diante de um quadro de imunodepressão grave e níveis muito elevados de carga viral. Além da tuberculose, herpes-zóster, herpes simples, reativação de toxoplasmose e citomegalovirose. O uso de corticoesteroides está recomendado nos casos graves, embora a literatura na infância seja escassa.

▸ Prevenção da tuberculose

A prevenção do adoecimento pode ser feita mediante a vacinação e a quimioprofilaxia. Enquanto a vacinação visa proteger pessoas não infectadas de adoecerem por tuberculose, caso venham a se infectar com o BK, a quimioprofilaxia é indicada para pessoas infectadas, com o objetivo de impedir a progressão da infecção.

▪ Vacina BCG

Na França, entre 1908 e 1919, Calmette e Guérin replicaram por 231 vezes uma cepa de *M. bovis*, o agente etiológico da tuberculose no gado e que raramente causa doença no homem, gerando o bacilo Calmette-Guérin (BCG). Em 1921, o BCG foi administrado pela primeira vez a humanos e, desde então, vem sendo usado em todo o mundo na profilaxia da doença (Ministério da Saúde, 1994). A vacina BCG não é capaz de evitar a infecção tuberculosa, mas tem grande poder protetor contra as manifestações graves da primoinfecção, particularmente as disseminações hematogênicas e a meningoencefalite. Ela provê imunidade por 10 a 15 anos (Colditz *et al.*, 1994). Recomenda-se que, nos países com alta prevalência de tuberculose, as crianças sejam vacinadas logo após o nascimento, embora pessoas com qualquer idade possam ser vacinadas. Sempre que houver indicação de vacinação BCG em adultos deve ser feito o aconselhamento para a realização do teste de detecção do HIV.

No Brasil recomenda-se a vacinação de todos os recém-nascidos, com 2 kg de peso pelo menos e sem intercorrências clínicas, preferencialmente na maternidade; recém-nascidos filhos de mães soropositivas ou com AIDS; filhos de mães com AIDS, mesmo HIV-positivos, desde que sejam não reatoras à prova tuberculínica e assintomáticas para a síndrome da imunodeficiência estas crianças vacinadas deverão ser acompanhadas por serviço de referência após a vacinação; contatos com doentes de hanseníase, segundo normas do Ministério da Saúde.

Existe grande divergência na literatura sobre o valor da revacinação. A avaliação da eficácia da revacinação BCG por um grande inquérito realizado em Salvador e Manaus não mostrou eficácia acima de 30% para todas as formas de tuberculose. Em Recife um estudo de caso-controle, ao contrário, mostrou eficácia importante. Estes estudos estão sendo avaliados e serão publicados em breve. Um dado secundário importante dessa pesquisa foi a evidência de que no Brasil o efeito protetor da primovacinação estende-se até, pelo menos, a idade de 20 anos.

A vacina é intradérmica, devendo ser aplicada na dose de 0,1 mℓ no braço direito, na região da inserção inferior do músculo deltoide, em caso de primovacinação, e 1 a 2 cm acima, na revacinação. A padronização do local permite a verificação da existência de cicatriz e restringe as reações ganglionares à região axilar. A vacina BCG pode ser simultaneamente aplicada com outras vacinas, mesmo com as de vírus vivos. No caso de recém-nascidos com peso inferior a 2 kg ou de afecções dermatológicas no local da vacinação ou generalizadas, a vacinação deve ser adiada até a resolução dessas situações. O BCG está indicado nas crianças HIV-positivas assintomáticas e filhos de mães HIV-positivas, sendo contraindicada nos indivíduos HIV-positivos e em caso de imunodeficiência congênita.

Habitualmente, a vacina BCG não provoca reações significativas e a cicatriz vacinal evolui de modo lento e benigno. Após a primeira semana, palpa-se uma zona endurecida, cujas dimensões variam de 3 a 9 mm, que ao longo do primeiro mês tende a amolecer, formando uma crosta. Quando essa cai, fica uma pequena úlcera de cerca de 2 a 6 mm de diâmetro, que desaparece lentamente, entre a 8ª e a 13ª semanas, deixando como resultado uma cicatriz plana, com diâmetro de 3 a 7 mm. Pode ocorrer enfartamento ganglionar axilar não supurado, que desaparece espontaneamente, sem necessidade de tratamento medicamentoso ou cirúrgico (drenagem). As complicações da vacina BCG são infrequentes, sendo que a maior parte resulta de falhas na técnica de conservação ou de aplicação. As mais comuns são: abscessos no local da aplicação, úlcera de tamanho exagerado e gânglios flutuantes e fistulados. O tratamento das complicações é feito com a administração de isoniazida, na dosagem de 10 mg/kg/peso (no máximo 400 mg), diariamente, até a regressão da lesão que ocorre, em geral, em torno de 45 dias. Os abscessos frios e os gânglios enfartados podem ser puncionados quando flutuantes, mas não devem ser incisados.

A vacinação é considerada a medida de maior relação custo-benefício em medicina. Geralmente, as vacinas oferecem proteção contra doenças, não contra infecções, sem eliminar diretamente o patógeno. Dessa maneira, o valor de uma vacina pode ser questionado se ela permite que o agente infectante persista dentro do hospedeiro e que a doença venha a se desenvolver no futuro, como no caso do BCG. A vacina BCG nunca atingiu as expectativas que gerou, prevenindo proporção significativa das formas graves da disseminação primária da tuberculose, mas falhando na proteção contra formas comuns (p. ex., pulmonar) (Kaufmann, 2000) ou resultantes de reinfecção (Van Rie *et al.*, 1999), deixando claro que a resposta imune resultante da vacina não induz memória imunológica suficiente. Ou seja, a vacina BCG pode restringir a ação do BK por um período de tempo, mas o bacilo persiste e pode causar doença mais tarde. Isso poderia ser explicado de duas maneiras: a resposta imune induzida pelo BCG é apropriada, mas quantitativamente fraca; ou a resposta imune induzida pelo BCG é qualitativamente insuficiente, não estimulando a combinação de células T necessárias para a proteção. Esses problemas têm provocado a busca por uma nova vacina capaz de induzir resposta imune protetora e duradoura.

Há vários tipos de vacinas sendo testados e, globalmente, as pesquisas têm duas principais estratégias definidas: a da *subunidade* e a da *micobactéria viável*. A primeira parte do princípio de que a indução de um único tipo de célula T é suficiente para a proteção. Com ela, seria usado um único antígeno protetor. Nessa estratégia, é necessário identificar o antígeno protetor, definir a subpopulação de linfócito T e desenhar um adjuvante que induza ao meio apropriado para essa população de células T. Um dos coadjuvantes que vem sendo estudado para essa forma de BCG, denominado recombinante, é a proteína ESAT-6. Uma outra maneira que vem sendo tentada é tornar o BCG polivalente, por meio da sua transformação genética, visando ampliar suas funções. Para isso, busca-se um vetor capaz de levar vírus e antígenos de bactérias patogênicas para dentro do DNA do BCG, o que modificaria seu genótipo, tornando a vacina polivalente. A segunda estratégia objetiva ativar todos os tipos de células T para atingir a resposta ótima. Na construção dessa vacina, que usaria o *M. tuberculosis* atenuado, deve-se estimular a expressão dos antígenos identificados como protetores e inibir a expressão daqueles que contribuem para a virulência. Como comentado anteriormente, o BK dispõe de instrumentos para obstruir a resposta imune protetora sobrepujando os mecanismos destrutivos do macrófago. Desse modo, a atenuação racional da micobactéria não pode limitar-se à exclusão de fatores clássicos de virulência do bacilo, devendo incluir a eliminação de componentes inibitórios da resposta imune. O conhecimento do genoma do BK vem sendo usado para a criação de bacilos mutantes que poderiam ser usados em uma vacina contra a tuberculose.

Quimioprofilaxia

A quimioprofilaxia consiste na administração de fármacos capazes de prevenir a infecção ou de impedir que o indivíduo infectado adoeça. No primeiro caso, ela é dita primária e, no outro, secundária. A quimioprofilaxia da tuberculose está indicada para os grupos de risco, incluindo os coinfectados pelo HIV e pelo *M. tuberculosis*. Na indicação da quimioprofilaxia deve-se certificar, por avaliação clínica e por radiografia do tórax, de que o indivíduo não tenha doença tuberculosa. Foi demonstrado que a utilização da isoniazida na dose de 10 mg/kg por via oral (máximo de 300 mg) por 6 meses em indivíduos infectados pelo bacilo da tuberculose reduz o risco de adoecimento em 75% no primeiro ano e 50% nos 5 anos posteriores (Tsevat, 1990).

A única indicação de quimioprofilaxia primária recai sobre o recém-nascido de mãe bacilífera. Nesse caso, deve-se utilizar a INH por 3 meses e, em seguida, fazer a prova tuberculínica. Caso o PPD seja não reator, deve-se suspender a isoniazida e vacinar com BCG. Se o PPD for reator fraco ou forte, deve-se utilizar a isoniazida por mais 3 meses para completar a quimioprofilaxia. Já a quimioprofilaxia secundária está indicada para: contato recente, nos 2 últimos anos, com paciente com tuberculose; reação ao PPD de 10 mm ou mais; menores de 15 anos, não vacinados com BCG intradérmico, contato de bacilífero, reação ao PPD de 10 mm ou mais; indivíduos com viragem tuberculínica recente (até 2 anos antes), isto é, que passaram de não reatores a reatores fortes; população indígena. Neste grupo, a quimioprofilaxia está indicada em todo o contato de tuberculoso bacilífero, reator forte ao PPD, independentemente da idade e do estado vacinal, após avaliação clínica e afastada a possibilidade de tuberculose-doença, por meio de baciloscopia e do exame radiológico; reatores fortes à tuberculina, sem sinais de tuberculose ativa, mas com condições clínicas associadas a alto risco de desenvolvê-la: alcoolismo, diabetes, silicose, sarcoidose, neoplasias, patologias renais, linfomas, uso de antineoplásicos, uso de imunossupressor, reação ao PPD de 10 mm ou mais; coinfectado HIV-*M. tuberculosis*, sem alteração radiográfica no tórax, sem sinal e sem sintoma de tuberculose pulmonar ou extrapulmonar e teste tuberculínico igual ou superior a 5 mm.

No indivíduo coinfectado TB/HIV, o tratamento preventivo com isoniazida reduz em cerca de 40% o risco de adoecimento por tuberculose. Nessa situação, deve-se tomar cuidado com as interações farmacológicas, pois o paciente pode estar em uso de medicações antivirais ou outras em decorrência de alguma infecção associada.

Controle da tuberculose

As mudanças no interior da sociedade brasileira entre o fim do império e o início da república não parecem tão substanciais que tenham grandes repercussões no curso da tuberculose. De qualquer modo, embora um novo salto histórico só viesse a acontecer com a revolução de 1930, é inegável que o país passava por transformações substanciais tanto na sua base econômica como na sua superestrutura social e cultural. Durante a primeira metade do século 20, os estados passaram a uma atividade econômica muito maior, viu-se a expansão rumo ao oeste com Rondon, a ocupação do sul do Paraná, o desbravamento do interior de São Paulo e os grandes projetos da borracha amazônica, inclusive da exploração mineral, como foi a construção da estrada de ferro Madeira-Mamoré, um empreendimento muito mais ousado e trágico do que as grandes vias férreas do oeste americano. Esses movimentos, em meio a muitos outros, como os levantes das pequenas classes médias, são fatores centrais para a chamada interiorização da tuberculose pelo vasto território nacional, com um novo ciclo de contato com os índios remanescentes do período colonial, o alargamento das fronteiras agrícolas, a mineração e mais outras tantas formas de internalização da tuberculose.

Nos centros urbanos os movimentos de solidariedade deram origem às Ligas Contra a Tuberculose, de caráter civil, que procuravam dar suporte aos doentes e suas famílias, assim como estimular o desenvolvimento técnico e científico da medicina brasileira. Foi nesse esforço orgânico que a sociedade civil começou a montar os sanatórios por todo o país, com base no conhecimento de Koch, do micróbio transmitido, e por consequência o isolamento social do doente, seguindo o esquema higienodietético e a perspectiva de instalá-los em locais montanhosos com ar puro. Foi nesse período que começaram os sanatórios de Campos do Jordão, em São Paulo, de Petrópolis, no estado do Rio de Janeiro e, assim, em uma progressão, pelos estados do Sul, Sudeste e Nordeste.

Os sanatórios se tornaram tão importantes em todo mundo que se multiplicaram, no modelo citado, pelos continentes; na Europa em países como a Suíça, nas montanhas da Alemanha, na Itália e muitos outros mais. Foi tão importante para o imaginário coletivo como instrumento para agir nessa grande endemia que a literatura, a música, a poesia e a pintura são pródigas em obras originadas de experiências humanas nessas instituições. Aqui no Brasil, o romance *Floradas na Serra*, de Dinah Silveira de Queiroz, que depois foi transformado em filme da Vera Cruz, é um exemplo típico do ambiente e das paixões em torno do medo da contaminação, do sofrimento, do definhamento e da morte pela tuberculose. O mais clássico na literatura mundial é o romance *A Montanha Mágica*, de Thomas Mann, cujo enredo se passava em Davos, na Suíça. Escrito em 1924, o livro é bem um exemplo de como as organizações se tornam microcosmos do ambiente geral da história e da realidade circundante. A luta pelo humanismo em decadência, o conflito das diferentes visões do mundo a partir dos personagens e um diagnóstico profundo da alma alemã de então, se antecipando, em uma década, ao que viria surgir com o terror do nazismo e da guerra mundial. A integração literária ao problema da tuberculose é muito mais que uma curiosidade culta para o profissional de saúde, ela é a própria essência do que é o paciente com tuberculose e suas circunstâncias: um determinado momento de sua história ou sua inserção socioeconômica na vida cotidiana.

O avanço dos meios diagnósticos bacteriológicos, em um primeiro momento, e dos raios X, em um segundo, torna os registros da tuberculose uma questão social cada vez mais relevante. As tentativas de buscar algo, além do regime higienodietético de então, não cessam e só avançam ao longo desse período. O desenvolvimento da cirurgia torácica e do pneumotórax tornam-se importantes medidas adotadas no tratamento dos doentes. E o avanço da cirurgia ocorre no interior dos antigos sanatórios em um processo sistemático de criar protocolos de escolhas entre os poucos métodos à disposição do doente. Simultaneamente a organização social avança no processo até que o Estado brasileiro passa a adotar posições mais relevantes.

Gilmário Mourão Teixeira, em breve histórico da quimioterapia no Brasil para um livro do Ministério da Saúde (*Controle da Tuberculose – Uma Proposta de Integração Ensino Serviço*, p. 101), localizava a primeira ação estatal em Oswaldo Cruz em 1907. Em 1920 foi criada a Inspetoria de Profilaxia da Tuberculose. Em 1926, o Departamento Nacional de Saúde Pública desenvolveu ações profiláticas, hospitalares, dispensariais e ambulatoriais. Ainda na era pré-quimioterapia, o governo ampliou sua política de um leito para cada óbito de tuberculose e, como os recursos fossem insuficientes, instalaram-se os dispensários para tratamento e profilaxia com BCG.

Como se observa, aquele período de 1940 foi pouco antes da descoberta da estreptomicina, na plena ação cirúrgica e pneumotórax (a lógica do pneumotórax era colabar o pulmão e por consequência as cavernas de tuberculose, reduzindo o oxigênio em que os bacilos se multiplicavam) e nas medidas profiláticas, isolamento do paciente e vacinação com BCG.

Desde o início do século 20, foram inúmeras as iniciativas governamentais e privadas para abordar a questão da tuberculose sob a óptica da saúde pública. Buscava-se preservar, fundamentalmente, pelo controle de um conjunto de doenças, a manutenção da força de trabalho no espaço da cidade e do campo. Apesar da importância da tuberculose, e talvez pela maior complexidade para implementar as medidas profiláticas necessárias, foi dada maior ênfase a malária, peste e febre amarela.

A partir dos anos 1940, com a criação do Serviço Nacional de Tuberculose e da Campanha Nacional Contra a Tuberculose, foram agilizadas as atividades específicas do controle da tuberculose com concentração de recursos significativos.

A campanha contou de 1954 a 1976, com uma Comissão Técnica que definia normas gerais de aplicação nos serviços especializados. Em 1961, o Decreto 49.974 considerava, e entre outras medidas definia, que deviam ser oferecidas gratuitamente todas as facilidades para o diagnóstico e adequado tratamento dos doentes, em estabelecimentos oficiais especializados, ou em cooperação com entidades autárquicas, paraestatais ou privadas, e médicos clínicos em geral. Foi dada particular atenção ao descobrimento precoce dos casos. A pesquisa também foi estimulada em várias linhas, incluindo ensaios de quimioterapia e de quimioprofilaxia.

A partir de 1964 houve a primeira e grande padronização nacional no tratamento com a introdução do esquema *standard* com S, H e PAS, prevendo-se um esquema de segunda linha e outros de reserva, para os crônicos. O esquema *standard* foi substituído, em 1974, por novo esquema com hidrazida, S e tiacetazona, de lembranças não muito agradáveis, principalmente pela intolerância causada pela tiacetazona. Já naquela época, R, em conjunto com S e E, era recomendada para os pacientes resistentes, de maneira supervisionada e intermitente na segunda fase, quando se usava a E com E. Todos esses tratamentos tinham o inconveniente de longa duração, 12 meses, e da intolerância agravando o quadro do abandono.

Como observado, o Brasil tem tradição no controle da tuberculose. Vem buscando sempre, ao longo dos tempos, a inovação. E já foi pioneiro em alguns momentos.

Na década de 1970, o Brasil deu uma excepcional contribuição para o controle da tuberculose ao pesquisar e validar, para todo o território nacional, o esquema de curta duração de 6 meses, com R, hidrazida e Z. Esse esquema foi implantado com sucesso como primeira linha, a partir de 1979, com uma eficácia de 95%. Para pacientes que recidivam ou reingressam após cura, agrega-se E como quarta medicação, desde 1995. O esquema com S, etionamida, E e Z é utilizado para os pacientes de falência desses esquemas. Esses esquemas são os utilizados até hoje no Brasil. Tem-se a tradição de validá-los por estudos de efetividade nacionais. Essa padronização de esquemas fornecidos gratuitamente, a utilização de cápsula única com R + H e uma efetividade média de 70 a 75% devem explicar a baixa resistência observada em nosso meio (Hijjar, 1994; Rosemberg, 1999).

História

As primeiras ações organizadas de luta contra a tuberculose, no Brasil, ocorreram ao final do século 19 pelas Santas Casas que acolhiam os doentes. No início do século 20, foram criadas as pioneiras Liga Brasileira Contra a Tuberculose, hoje Fundação Ataulpho de Paiva, e Liga Paulista. Em seguida, foi sendo criada uma série de ligas pelo Brasil, ampliando a ação não governamental por inúmeros estados.

Oswaldo Cruz, em 1907, por ocasião de pronunciamento que fez considerando a febre amarela erradicada do Rio de Janeiro, alertou para a importância da tuberculose como problema de saúde pública. Mas foi somente em 1917 que se esboçou uma ação governamental consistente com Plácido Barbosa, que lançou um "Plano de Combate à Tuberculose no RJ", preconizando o encontro e procura do contagiante, tratamento e isolamento dos mesmos e destruição dos germes infectantes. Em 1920 Carlos Chagas criou a Inspetoria de Profilaxia da Tuberculose e somente em 1930 Clementino Fraga introduziu o tema tuberculose na Universidade do Brasil (Hijjar, 1994), tema que havia sido incluído no ano anterior na Faculdade Fluminense de Medicina, que criou a Cátedra de Tisiologia, tendo como seu titular o Prof. Mazzini Bueno.

Somente em 1941, com a criação do Serviço Nacional de Tuberculose (SNT) e posteriormente com a Campanha Nacional contra a Tuberculose (CNCT), em 1946, o Estado assumiu de maneira efetiva as ações de controle da tuberculose. Com a criação do Ministério da Saúde o SNT passou a incorporar o mesmo em 1953.

Fato marcante foi a criação da Comissão Técnica da CNCT constituída inicialmente por Hélio Fraga, Poppe de Figueiredo, Jesse Teixeira, Milton Fontes Magarão, Machado Filho, Antonio Pereira Campos e Newton Bethlem, que passou a emitir notas técnicas orientadoras para o controle da tuberculose. Essa tradição, por meio da constituição de comitês consultores de peritos, se perpetua até hoje no país.

A partir de 1956 as primeiras iniciativas de interiorização e descentralização das ações se deram com Noel Nutels e Antônio Nunes de Miranda, abrangendo toda a população indígena.

A estrutura federal sofreu várias alterações internas no Ministério da Saúde, transformando-se em Divisão Nacional de Tuberculose em 1970, Divisão Nacional de Pneumologia Sanitária em 1976, Coordenação Nacional de Pneumologia Sanitária em 1996, Área Técnica de Pneumologia Sanitária em 1998. Em 2003, com a incorporação do PNCT na recém-criada Secretaria de Vigilância em Saúde, a tuberculose voltou a ter prioridade governamental.

Desde a criação da Comissão Técnica da CNCT que publicava recomendações e posteriormente manuais técnicos de normas e procedimentos, inúmeras publicações foram divulgadas, sempre contando com contribuições de peritos por intermédio de comissões e consensos. Atualmente o *Guia de Vigilância Epidemiológica* é a norma vigente.

Controle

O objetivo do Programa de Controle da Tuberculose (PCT) é, principalmente, reduzir as fontes de infecção pela identificação de sintomáticos respiratórios e pacientes bacilíferos, submetendo-os a tratamento adequado, reduzir o número de casos com a diminuição da incidência e da prevalência e reduzir a mortalidade específica por tuberculose.

O programa se organiza para a busca de casos, identificando e examinando os sintomáticos mediante exames bacteriológicos, radiológicos e outros. Uma vez identificado o caso ele é submetido a tratamento ambulatorial sob regime autoadministrado ou supervisionado. Em casos especiais, que requeiram assistência mais especializada, o paciente pode vir a ser internado. A profilaxia é realizada pela vacinação BCG e pela quimioprofilaxia de grupos de risco de maior adoecimento.

Mundialmente, preconiza-se a estratégia DOTS, que tem como diretrizes o compromisso político com o programa, rede de laboratórios acessíveis, garantia de medicamentos, normas atualizadas, registro e notificação de casos que permita o acompanhamento adequado e o tratamento supervisionado.

As principais diretrizes do controle da tuberculose no Brasil buscam: tratar a maioria dos casos em Unidades Básicas de baixa complexidade, com profissionais generalistas, articulados às Equipes de Saúde da Família e ao Programa de Agentes Comunitários de Saúde; dispor regionalmente de Unidades de Referência mais complexas com recursos hospitalares mais sofisticados e especialistas para ampliar o atendimento; e garantir o acesso dos pacientes necessitados aos recursos mais complexos.

A estrutura do controle operacional do PCT no Brasil conta com uma coordenação vinculada ao Departamento de Vigilância Epidemiológica e ao Centro de Referência Prof. Hélio Fraga, ambos da Secretaria de Vigilância em Saúde do Ministério da Saúde. Nas Secretarias Estaduais de Saúde e Municipais de Saúde das capitais existem equipes responsáveis pelo PCT. No restante dos municípios, dependendo da magnitude do problema, podem existir equipes específicas ou um responsável para o controle da tuberculose.

O planejamento implica uma programação que tem sua execução acompanhada, supervisionada direta e indiretamente e avaliada nos aspectos operacionais e epidemiológicos.

Evidentemente, para se controlar a tuberculose, inúmeros aspectos têm que ser levados em conta além das ações específicas da área de assistência da saúde. A promoção da saúde, elevando a qualidade de vida da população, educação, saneamento, informação e comunicação, pesquisa e desenvolvimento tecnológico são alguns que podem ser citados.

Programa Nacional de Controle da Tuberculose

O SUS, sob a coordenação do Ministério da Saúde, desenvolve um programa de controle da tuberculose de natureza contínua, que padroniza as ações desde o diagnóstico até os esquemas de tratamento e os critérios de alta. Esse programa é uma evolução histórica da organização política de governo do estado nacional e cobre os cidadãos em todos os municípios.

O Programa Nacional de Controle da Tuberculose (PNCT) responde pelo Sistema Nacional de Vigilância Epidemiológica da Tuberculose, acompanhando as tendências da endemia e seus impactos nas diversas situações das Unidades Federadas.

Conforme as competências do SUS, cada esfera de governo se responsabiliza por um rol de atividades do PNCT. À esfera federal cabem formulação da política nacional, elaboração de normas, avaliação das ações e apoio aos estados e municípios com recursos estratégicos. À esfera estadual cabe o papel de apoiar os municípios nas suas atividades de planejamento, avaliar suas ações de assistência, garantir a execução das normas federais, oferecer recursos mais complexos que complementem as ações municipais. Aos municípios cabe o papel de planejamento e execução da maior parte das ações, a avaliação destas nas unidades de saúde e equipes do Programa de Saúde da Família e o treinamento do pessoal, entre outras atividades.

O planejamento adequado deve buscar harmonia e integração entre as unidades de saúde básicas até as de alta complexidade, definindo competências e fluxos. Uma programação a partir da unidade para atividades de profilaxia, detecção de casos e tratamento é o ideal. Melhor ainda se calcadas em parâmetros locais, definidos a partir de pesquisas operacionais. Na ausência desses parâmetros costuma-se estimar o número de casos de três modos.

O primeiro fundamenta-se em um incremento anual, decorrente do aumento da capacidade operacional, levando-se em conta o número histórico de pacientes que vêm sendo diagnosticados. Somente a equipe local é capaz de definir se esses casos correspondem à realidade ou estão sendo subdiagnosticados ou subnotificados. Definindo-se um percentual de aumento na detecção (ou não), utilizam-se os parâmetros da Figura 121.12, nos quais N é o maior número de casos que foi diagnosticado nos três últimos anos.

Outra maneira de se estimar o número de casos de tuberculose é pelo número de sintomáticos respiratórios estimados na demanda, no qual, na ausência de um percentual exato, estima-se que 1% da população seja de sintomáticos respiratórios (tosse mais expectoração há 3 semanas ou mais). Dentre esses se supõe a existência de 4% de positivos ao exame de escarro para BAAR. Mais uma vez alerta-se para que, na disponibilidade de parâmetros locais quanto ao percentual de sintomáticos na demanda e positividade do exame, eles devem ser usados.

Uma vez definido o número total de casos bacilíferos a serem diagnosticados, aplica-se a distribuição conforme a Figura 121.12.

A última maneira de se calcular é com base no número de consultantes de primeira vez. Esse método pressupõe o conhecimento de consultantes de primeira vez, com 15 anos e mais de idade, na unidade de saúde, e o percentual de sintomáticos respiratórios entre eles. Também pressupõe o conhecimento do percentual de positividade da baciloscopia entre os sintomáticos respiratórios.

Quando se desconhecem esses valores utilizam-se valores estimados médios de 5% de sintomáticos respiratórios entre os consultantes de primeira vez, com 15 anos e mais de idade e de 4% de baciloscopias positivas entre eles.

Uma vez calculado o número de casos pulmonares bacilíferos entre os com 15 anos e mais, procede-se como nos exercícios anteriores.

Ao final da estimativa, por qualquer um dos três métodos descritos, deve-se calcular de 10 a 15% de casos de retratamento que ingressarão por conta de recidivas e após abandonos de tratamento.

Evidentemente esse método está sujeito a imprecisões, pois são estimativas baseadas em observações históricas, mas que podem apresentar falhas por conta de situações epidemiológicas e operacionais peculiares a uma região.

Tendo-se planejado e desenvolvido as atividades do PNCT, é fundamental o acompanhamento. Isto se dá por supervisão, tanto direta como indireta. Não menos importante é a avaliação epidemiológica e operacional, que deve ser uma atividade permanente e contínua, visando ao conhecimento do grau de êxito dos objetivos programados e à necessidade de correções técnica e operacional em todos os níveis.

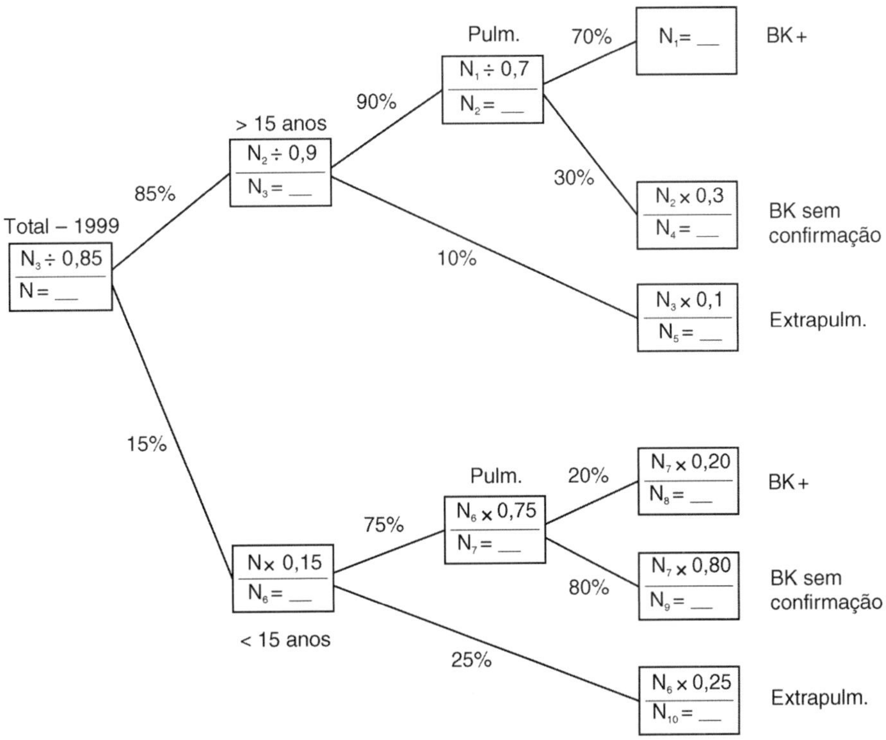

Figura 121.12 Distribuição do número esperado das outras formas de tuberculose, a partir do número de casos pulmonares BK+ entre pessoas com menos ou mais de 15 anos de idade.

A confiabilidade nos dados a serem avaliados é de fundamental importância. O PNCT utiliza-se de bancos de dados para sua avaliação. Basicamente, de dados operacionais de cobertura oriundos das Secretarias Estaduais e Municipais de Saúde, do Sistema de Informação de Internações Hospitalares (SIH/SUS), do Sistema de Informação de Atendimento Ambulatorial (SIA/SUS), do Sistema de Informação de Mortalidade (SIM), do Sistema de Informação Laboratorial da Tuberculose (SILTB) e do Sistema de Informação de Agravos de Notificação (Sinan).

A partir desse último sistema é possível conhecer a incidência notificada, definir se o caso é novo ou de retratamento e acompanhar o resultado de tratamento por meio de coortes que demonstram os percentuais de cura, abandono, falência, intolerância, óbitos, mudança de esquemas e mudança de diagnóstico. Por esse motivo o preenchimento das fichas de notificação do Sinan de modo adequado é fundamental para as atividades de controle da tuberculose (Funasa, 2002; Ministério da Saúde, 2002).

Um tema que tem mobilizado os profissionais de saúde é o da biossegurança. Nas unidades de saúde, escolas médicas, prisões e hospitais psiquiátricos, com elevado risco de infecção pelo bacilo da tuberculose de paciente para paciente ou para profissionais de saúde, recomenda-se que sejam adotadas medidas de controle de transmissão. Deve-se criar comissão de controle de infecção que defina e assessore na implantação das medidas necessárias de acordo com o grau de complexidade de cada unidade. As medidas são de três naturezas: administrativas, ambientais (ou de engenharia) e de proteção individual. O conhecimento do PNCT, e a sua boa execução, são fatores primordiais para o sucesso das medidas de biossegurança. Geralmente pequenas adaptações de fluxo, sala de espera e ventilação e exaustão corretas são suficientes para a adequação do ambiente. O uso de equipamentos de proteção individual, como máscaras N-95, com certificação NIOSH (*National Institute for Occupational Safety and Health*), que retêm partículas de 0,3 micrômetro de diâmetro, deve ser preconizado em ambientes com risco biológico com produção de aerossóis (Ministério da Saúde, Funasa, 2002; SBPT, 2004).

▸ Perspectivas

O objetivo do PNCT é reduzir a morbidade, a mortalidade e a transmissão da tuberculose. Foram definidas as seguintes metas: manter a detecção anual de pelo menos 70% dos casos estimados; tratar corretamente 100% dos casos de tuberculose diagnosticados e curar pelo menos 85% dos mesmos; reduzir o abandono a percentuais considerados aceitáveis em torno de 5%; expandir o tratamento supervisionado para as unidades dos 315 municípios prioritários; manter registro atualizado dos casos diagnosticados com 100% do resultado de tratamento; aumentar o número de sintomáticos respiratórios examinados e ofertar teste anti-HIV para 100% dos adultos com tuberculose.

Para se conseguir o êxito desejado é necessário o fortalecimento da vigilância epidemiológica e o aprimoramento da capacidade clínica e laboratorial para a identificação de suspeitos e realização do diagnóstico; ordenar a estrutura do tratamento de maneira eficaz pela descentralização, hierarquização e capacitação de profissionais de saúde, na perspectiva de uma educação permanente, incluindo o Programa de Saúde da Família e Agentes Comunitários de Saúde. Implementar o Sinan visando a uma informação ágil e de qualidade. Manter os elevados níveis de cobertura vacinal com BCG e expandir a abrangência da quimioterapia para os grupos mais vulneráveis de adoecimento; manter avaliação, acompanhamento e monitoramento das ações do PNCT de modo permanente. Para o paciente deve ser garantida a inclusão em programas sociais.

O apoio político deve ser continuamente buscado tanto nas esferas do governo quanto na sociedade civil. Parcerias com todos os segmentos da sociedade são fundamentais para o enfrentamento dessa doença milenar (Ministério da Saúde, 2004).

Estas são ações possíveis de serem realizadas para utilização do arsenal tecnológico hoje disponível para enfrentamento da tuberculose. Muito se tem pesquisado ultimamente sobre a doença. Fica a esperança de que se descubram novos meios diagnósticos mais rápidos, novos fármacos que encurtem o tratamento, novas vacinas eficazes para evitar o adoecimento tanto em não infectados quanto em já infectados. Por último, o sonho de que uma sociedade mais justa e equânime possa mudar o quadro social e econômico, transformando o planeta em um cenário propício para a erradicação da tuberculose, ou seja, onde a pobreza e a fome não existam.

▸ Referências bibliográficas

Ale ST, Barrell BG. Analysis of the genome of *Mycobacterium tuberculosis* H37Rv. *Novartis Found Symp.* 217: 160-172, 1998.

Allins CH, Grange JM, Noble WC *et al. Mycobacterium marinum* infections in man. *J Hyg.* 94: 135-149, 1985.

Alvin RB, Mosesson MW, Dvorak HF. Delayed-type hypersensitivity skin reactions in congenital afibrinogenemia lack fibrin deposition and induration. *J Clin Invest.* 63: 1302-1306, 1979.

Andrews NC. Iron metabolism: iron deficiency and iron overload. *Annu Rev Genomics Hum Genet.* 1: 75-98, 2000.

Arloing S. Agglutination de bacilli de la tuberculose Vrate. *C R Acad Sci.* 126: 1398-1400, 1898.

ATS-American Thoracic Society. Diagnosis and treatment of disease caused by nontuberculous micobacteria. *Am J Resp Crit Care Med.* 156: S1-S25, 1997.

Balkhi MY, Sinha A, Natarajan K. Dominance of CD86, transforming growth factor-beta 1, and interleukin-10 in *Mycobacterium tuberculosis* secretory antigen-activated dendritic cells regulates T helper 1 responses to mycobacterial antigens. *J Infect Dis.* 189: 1598-1609, 2004.

Bange FC, Brown AM, Jacobs Jr.WR. Leucine autotrophy restricts growth of *Mycobacterium bovis* BCG in macrophages. *Infect Immun.* 64: 1794-1799, 1996.

Banks J, Hunter AM, Campbell IA *et al.* Pulmonary infection with *Mycobacterium xenopi*: review of treatment and response. *Thorax.* 39: 376-382, 1984.

Banks J, Jenkins PA, Smith AP. Pulmonary infection with *Mycobacterium malmoense* – A review of treatment and response. *Tubercle.* 66: 197-203, 1985.

Banu S, Honore N, Saint-Joanis B *et al.* Are the PE-PGRS proteins of *Mycobacterium tuberculosis* variable surface antigens? *Mol Microbiol.* 44: 9-19, 2002.

Barnes DS. Historical perspectives on the etiology of tuberculosis. *Microb Infect.* 2: 431-440, 2000.

Barry III CE. Preclinical candidates and targets for tuberculosis therapy. *Curr Opin Investig Drugs.* 2: 198-201, 2001.

Bergmann JS, Yuoh G, Fish G *et al.* Clinical evaluation of the enhanced Gen-Probe Amplified *Mycobacterium tuberculosis* Direct Test for rapid diagnosis of tuberculosis in prison inmates. *J Clin Microbiol.* 37: 1419-1425, 1999.

Berman JS, Blumenthal RL, Kornfeld H *et al.* Chemotactic activity of mycobacterial lipoarabinomannans for human blood T lymphocytes *in vitro. J Immunol.* 156: 3828-3835, 1996.

Bermudez LE, Goodman J. *Mycobacterium tuberculosis* invades and replicated within type II alveolar cells. *Infect Immun.* 64: 1400-1406, 1996.

Birkness KA, Deslauriers M, Bartlett JH *et al.* An *in vitro* tissue culture bilayer model to examine early events in *Mycobacterium tuberculosis* infection. *Infect Immun.* 67: 653-658, 1999.

Bishai WR, Dannenberg Jr. AM, Parrish N *et al.* Virulence of *Mycobacterium tuberculosis* CDC1551 and H37Rv in rabbits evaluated by Lurie's pulmonary tubercle count method. *Infect Immun.* 67: 4931-4934, 1999.

Bodnar KA, Serbina NV, Flynn JL. Fate of *Mycobacterium tuberculosis* within murine dendritic cells. *Infect Immun.* 69: 800-809, 2001.

Bonecini-Almeida MG, Ho JL, Boechat N *et al.* Down-modulation of lung immune responses by interleukin-10 and transforming growth factor beta (TGF-beta) and analysis of TGF-beta receptors I and II in active tuberculosis. *Infect Immun.* 72: 2628-2634, 2004.

Boom WH. The role of T-cell subsets in *Mycobacterium tuberculosis* infection. *Infect Agents Dis.* 5: 73-81, 1996.

Brady MF, Coronel J, Gilman RH *et al.* The MODS method for diagnosis of tuberculosis and multidrug resistant tuberculosis. *J Vis Exp.* (17), pii: 845, 2008.

Braga JU, Barreto AMW, Hijjar MA. Inquérito epidemiológico da resistência às drogas usadas no tratamento da tuberculose no Brasil 1995-97 IERDTB. Parte I: aspectos metodológicos. *Bol Pneumol Sanit.* 10: 65-73, 2002.

Braga JU, Barreto AMW, Hijjar MA. Inquérito epidemiológico da resistência às drogas usadas no tratamento da tuberculose no Brasil 1995-97 IERDTB. Parte II: validade e confiabilidade das medidas. *Bol Penumol Sanit.* 10: 71-77, 2002.

Braga JU, Barreto AMW, Hijjar MA. Inquérito epidemiológico da resistência às drogas usadas no tratamento da tuberculose no Brasil 1995-97 IERDTB. Parte III: principais resultados. *Bol Pneumol Sanit.* 11: 76-81, 2003.

Brasil, Ministério da Saúde. Fundação Nacional de Saúde. Centro de Referência Prof. Hélio Fraga. Sociedade Brasileira de Pneumologia e Tisiologia. *Controle da Tuberculose – Uma Proposta de Integração Ensino-Serviço.* Rio de Janeiro, 236 pp., 2002.

Braudel F. *Civilização Material, Economia e Capitalismo – Séculos XV-XVIII – As Estruturas do Cotidiano.* São Paulo: Martins Fontes, 1995.

Braunstein M, Belisle J. Genetics of protein secretion. In: Hatfull GF, Jacobs WR (eds). *Molecular Genetics of Micobacteria.* Washington: American Society of Microbiology, p. 203-220, 2000.

Brock I, Weldingh K, Lillebaek T *et al.* Comparison of tuberculin skin test and new specific blood test in tuberculosis contacts. *Am J Respir Crit Care Med.* 170: 65-69, 2004.

Brown BA, Springer B, Steingrube VA *et al. Mycobacterium wolinskyi* sp. nov. and *Mycobacterium goodii* sp. nov., two new rapidly growing species related to *Mycobacterium smegmatis* and associated with human wound infections: a cooperative study from the International Working Group on Mycobacterial Taxonomy. *Int J Syst Bacteriol.* 49: 1493-1511, 1999.

Burman WJ, Gallicano K, Peloquin C. Therapeutic implications of drug interactions in the treatment of human immunodeficiency virus-related tuberculosis. *Clin Infect Dis.* 28: 419-430, 1999.

Bwanga F, Hoffner S, Haile M *et al.* Direct susceptibility testing for multi drug resistant tuberculosis: a meta-analysis. *BMC Infect Dis.* 9: 67, 2009.

Caldenhoven E, Coffer P, Yuan J *et al.* Stimulation of the human intercellular adhesion molecule-1 promoter by interleukin-6 and interferon-gamma involves binding of distinct factors to a palindromic response element. *J Biol Chem.* 269: 21146-21154, 1994.

Calder KM, Horwitz MA. Identification of iron-regulated proteins of *Mycobacterium tuberculosis* and cloning of tandem genes encoding a low iron-induced protein and a metal transporting ATPase with similarities to two-component metal transport systems. *Microb Pathog.* 24: 133-143, 1998.

CDC-Centers for Disease Control and Prevention. Notice to readers: updated guidelines on the use of rifabutin or rifampin for the treatment and prevention of tuberculosis among HIV-infected persons taking protease inhibitors or nonnucleoside reverse transcriptase inhibitors. *MMWR.* 49: 185-189, 2000.

Chaicumpar K, Fujiwara N, Nishimura O *et al.* Studies of polymorphic DNA fingerprinting and lipid pattern of *Mycobacterium tuberculosis* patient isolates in Japan. *Microbiol Immunol.* 41: 107-119, 1997.

Chan J, Tanaka K, Carroll D *et al.* Effects of nitric oxide synthase inhibitors on murine infection with *Mycobacterium tuberculosis. Infect Immun.* 63: 736-740, 1995.

Chan J, Xing Y, Magliozzo RS *et al.* Killing of virulent *Mycobacterium tuberculosis* by reactive nitrogen intermediates produced by activated murine macrophages. *J Exp Med.* 175: 1111-1122, 1992.

Chang J, Wysocki A, Tchou-Wong KM *et al.* Effect of *Mycobacterium tuberculosis* and its components on macrophages and the release of matrix metalloproteinases. *Thorax.* 51: 306-311, 1996.

Chiang IH, Suo J, Bai KJ *et al.* Serodiagnosis of tuberculosis. A study comparing three specific mycobacterial antigens. *Am J Respir Crit Care Med.* 156: 906-911, 1997.

Claydon EJ, Coker RJ, Harris JR. *Mycobacterium malmoense* infection in HIV positive patients. *J Infect.* 23: 191-194, 1991.

Cliff JM, Andrade INJ, Mistry R *et al.* Differential gene expression identifies novel markers of CD4+ and CD8+ T cell activation following stimulation by *Mycobacterium tuberculosis. J Immunol.* 173: 485-493, 2004.

Colditz GA, Brewer TF, Berkey CS *et al.* Efficacy of BCG vaccine in the prevention of tuberculosis. Meta-analysis of the published literature. *JAMA.* 271: 699, 1994.

Condos R, Rom WN, Liu Y *et al.* Local immune responses correlate with presentation and outcome in tuberculosis. *Am Respir Crit Care Med.* 157: 729-735, 1998.

Converse PJ, Dannenberg Jr. AM, Estep JE *et al.* Cavitary tuberculosis produced in rabbits by aerosolized virulent tubercle bacilli. *Infect Immun.* 64: 4776-4787, 1996.

Corominas M, Cardona V, Gonzalez L *et al.* B-lymphocytes and co-stimulatory molecules in *Mycobacterium tuberculosis* infection. *Int J Tuberc Lung Dis.* 8: 98-105, 2004.

Crubezy E, Ludes B, Poveda JD *et al.* Identification of *Mycobacterium* DNA in an Egyptian Pott's disease of 5,400 years old. *CR Acad Sci.* 321: 941-951, 1998.

Cynamon MH, Klemens SP, Sharpe CA *et al.* Activities of several novel oxazolidinones against *Mycobacterium tuberculosis* in a murine model. *Antimicrob Agents Chemother.* 43: 1189-1191, 1999.

Dalcolmo MP, Fortes A, Fuza de Melo F *et al.* Estudo de efetividade de esquemas alternativos para tratamento da tuberculose multirresistente no Brasil. *J Pneumol.* 25: 70-77, 1999.

Dalovisio JR, Montenegro-James S, Kemmerly SA *et al.* Comparison of the amplified *Mycobacterium tuberculosis* (MTB) direct test, Amplicor MTB PCR, and IS6110-PCR for detection of MTB in respiratory specimens. *Clin Infect Dis.* 23: 1099-1106, 1996.

Demissie A, Abebe M, Aseffa A *et al.* Healthy individuals that control a latent infection with *Mycobacterium tuberculosis* express high levels of Th1 cytokines and the IL-4 antagonist IL-4delta2. *J Immunol.* 172: 6938-6943, 2004.

Domenech P, Barry CE 3rd, Cole ST. *Mycobacterium tuberculosis* in the post-genomic age. *Curr Opin Microbiol.* 4: 28-34, 2001.

Ernst JD. Macrophage receptors for *Mycobacterium tuberculosis. Infect Immun.* 66: 1277-1281, 1998.

Ewer K, Deeks J, Alvarez L *et al.* Comparison of T-cell-based assay with tuberculin skin test for diagnosis of *Mycobacterium tuberculosis* infection in a school tuberculosis outbreak. *Lancet.* 361: 1168-1173, 2003.

Feitosa JVP, Hijjar MA. *Epidemiologia da Tuberculose.* 2005.

Fenton MJ, Vermeulen MW. Immunopathology of tuberculosis: roles of macrophages and monocytes. *Infect Immun.* 64: 683-690, 1996.

Ferguson JS, Voelker DR, McCormack FX *et al.* Surfactant protein D binds to *Mycobacterium tuberculosis* bacilli and lipoarabinomannan via carbohydrate-lectin interactions resulting in reduced phagocytosis of the bacteria by macrophages. *J Immunol.* 163: 312-321, 1999.

Ferrari G, Langen H, Naito M *et al.* A coat protein on phagosomes involved in the intracellular survival of mycobacteria. *Cell.* 97: 435-447, 1999.

Flynn JL, Goldstein MM, Chan J *et al.* Tumor necrosis factor-alpha is required in the protective immune response against *Mycobacterium tuberculosis* in mice. *Immunity.* 2: 561-572, 1995.

Friedland JS. Chemotactic cytokines and tuberculosis. *Biochem Soc Trans.* 22: 310-312, 1994.

Fujiwara N. Distribution of antigenic glycolipids among *Mycobacterium tuberculosis* strains and their contribution to virulence. *Kekkaku.* 72: 193-205, 1997.

Gatfield J, Pieters J. Essential role for cholesterol in entry of mycobacteria into macrophages. *Science.* 288: 1647-1650, 2000.

Gaynor CD, McCormack FX, Voelker DR *et al.* Pulmonary surfactant protein A mediates enhanced phagocytosis of *Mycobacterium tuberculosis* by a direct interaction with human macrophages. *J Immunol.* 155: 5343-5351, 1995.

Gerhardt Fo G, Hijjar MA. Aspectos epidemiológicos da tuberculose no Brasil. *J Pneumol.* 19: 4-10, 1993.

Ginsburg AS, Grosset JH, Bishai WR. Fluroquinolones, tuberculosis, and resistance. *The Lancet Infec Dis.* 3: 432-442, 2003.

Girardi E, Antonucci G, Vanacore P *et al.* Impact of combination antiretroviral therapy on the risk of tuberculosis among persons with HIV infection. *AIDS.* 14: 1985-1991, 2000.

Gonzalez-Juarrero M, Turner OC, Turner J *et al.* Temporal and spatial arrangement of lymphocytes within lung granulomas induced by aerossol infection with *Mycobacterium tuberculosis. Infect Immun.* 69: 1722-1728, 2001.

Gordon AH, Hart PD, Young MR. Ammonia inhibits phagosome-lysosome fusion in macrophages. *Nature.* 286: 79-80, 1980.

Goren MB, D'Arcy Hart P, Young MR *et al.* Prevention of phagosome-lysosome fusion in cultured macrophages by sulfatides of *Mycobacterium tuberculosis. Proc Natl Acad Sci USA.* 73: 2510-2514, 1976.

Hachem R, Raad I, Rolston KV *et al.* Cutaneous and pulmonary infections caused by *Mycobacterium vaccae. Clin Infect Dis.* 23: 173-175, 1996.

Hellyer TJ, DesJardin LE, Teixeira L *et al.* Detection of viable *Mycobacterium tuberculosis* by reverse transcriptase-strand displacement amplification of mRNA. *J Clin Microbiol.* 37: 518-523, 1999.

Hickman SP, Chan J, Salgame P. *Mycobacterium tuberculosis* induces differential cytokine production from dendritic cells and macrophages with divergent effects on naive T cell polarization. *J Immunol.* 168: 4636-4642, 2002.

Hijjar MA. Controle das doenças endêmicas no Brasil. Tuberculose. *Rev Soc Bras Med Trop.* 27(Supl III): 23-36, 1994.

Hijjar MA. Epidemiologia da Tuberculose no Brasil. *Inf Epidemiol SUS.* 1: 53-69, 1992.

Hijjar MA, Moore T, Procopio MJ *et al.* Model system for strengthening national surveillance of MDR-TB. *Int J Tuberc Lung Dis.* 8: S221-S222, 2004.

Hijjar MA, Procópio MJ, Teixeira GM. A tuberculose no Brasil e no mundo. *Boletim de Pneumologia Sanitária.* 9: 9-16, 2001.

Hobby GL, Holman AP, Iseman MD *et al.* Enumeration of tubercle bacilli in sputum of patients with pulmonary tuberculosis. *Antimicrob Agents Chemother.* 4: 94-104, 1973.

Horsburgh Jr. CR, Mason UG 3rd, Farhi DC *et al.* Disseminated infection with *Mycobacterium avium*-intracellulare. A report of 13 cases and a review of the literature. *Medicine.* 64: 36-48, 1985.

Hung CC, Chen MY, Hsiao CF *et al.* Improved outcomes of HIV-1-infected adults with tuberculosis in the era of highly active antiretroviral therapy. *AIDS.* 17: 2615-2622, 2003.

Imaz MS, Comini MA, Zerbini E *et al.* Evaluation of the diagnostic value of measuring IgG, IgM and IgA antibodies to the recombinant 16-kilodalton antigen of mycobacterium tuberculosis in childhood tuberculosis. *Int J Tuberc Lung Dis.* 5: 1036-1043, 2001.

Inagaki T, Yagi T, Ichikawa K *et al.* Clinical application of line probe assay (LiPA) for rifampicin (RFP)-resistant gene examination in sputum from tuberculosis patients Kekkaku. 85(9): 703-9, 2010.

Jacobs MR. Activity of quinolones against mycobacteria. *Drugs.* 58: 19-22, 1999.

Jacobs WR Jr, Barletta RG, Udani R *et al.* Rapid assessment of drug susceptibilities of *Mycobacterium tuberculosis* by means of luciferase reporter phages. *Science.* 260: 819-822, 1993.

Jarvism B, Lamb HM. Rifapentine. *Drugs.* 56: 607-616, 1998.

Josse R, Guedenam A, Darie H *et al. Mycobacterium ulcerans* skin infection: Buruli ulcer. *Med Trop.* 55: 363-673, 1995.

Karasch MC. *A Vida dos Escravos no Rio de Janeiro (1808-1850).* São Paulo: Companhia das Letras, 2000.

Katoch K, Katoch VM, Dutta AK *et al.* Chest infection due to *M. fortuitum* in a case of lepromatous leprosy – A case report. *Indian J Lepr.* 57: 399-403, 1985.

Katochi VM. Infections due to non-tuberculous mycobacteria (NTM). *Indian J Med Res.* 120: 290-304, 2004.

Kaufmann SH. Killing vs suicide in antibacterial defence. *Trends Microbiol.* 7: 59-61, 1999.

Kaufmann SHE. Is the development of a new tuberculosis vaccine possible? *Nature Med.* 6: 955-960, 2000.

Kendig Jr. EL. Tuberculosis. In: *Disorders of the Respiratory Tract in Children.* Philadelphia: W. B. Saunders, p. 662-702, 1983.

Lalvani A, Pathan AA, McShane H *et al.* Rapid detection of *Mycobacterium tuberculosis* infection by enumeration of antigen-specific T cells. *Am J Respir Crit Care Med.* 163: 824-828, 2001.

Lammas DA, Stober C, Harvey CJ *et al.* ATP-induced killing of mycobacteria by human macrophages is mediated by purinergic P2Z(P2X7) receptors. *Immunity.* 7: 433-444, 1997.

Lau RW, Ho PL, Kao RY *et al.* Molecular characterization of fluoroquinolone resistance in Mycobacterium tuberculosis: functional analysis of gyrA mutant at position 74. *Antimicrob Agents Chemother.* 2010.

Law KF, Jagirdar J, Weiden MD *et al.* Tuberculosis in HIV-positive patients: cellular response and immune activation in the lung. *Am J Respir Crit Care Med.* 153: 1377-1384, 1996.

Leone G, Van Schijndel H, Van Gemen B *et al.* Molecular beacon probes combined with amplification by NASBA enable homogeneous, real-time detection of RNA. *Nucleic Acids Res.* 26: 2150-2155, 1998.

Lincoln EM, Sewell EM. Pathogenesis. In: *Tuberculosis in Children.* New York: McGraw-Hill Book Company Inc., p. 18-35, 1963.

Lodha R, Kabra SK. Newer diagnostic modalities for tuberculosis. *Indian J Pediatr.* 71: 221-227, 2004.

Lopez Ramirez GM, Rom WN, Ciotoli C *et al. Mycobacterium tuberculosis* alters expression of adhesion molecules on monocytic cells. *Infect Immun.* 62: 2515-2520, 1994.

Lounis N, Truffot-Pernot C, Grosset J *et al.* Iron and *Mycobacterium tuberculosis* infection. *J Clin Virol.* 20: 123-126, 2001.

Lowry PW, Beck-Sague CM, Bland LA *et al. Mycobacterium chelonae* infection among patients receiving high-flux dialysis in a hemodialysis clinic in California. *J Infect Dis.* 161: 85-90, 1990.

Lyadova IV, Eruslanov EB, Khaidukov SV *et al.* Comparative analysis of T lymphocytes recovered from the lungs of mice genetically susceptible, resistant, and hyperresistant to *Mycobacterium tuberculosis*-triggered disease. *J Immunol.* 165: 5921-5931, 2000.

Maloney JM, Gregg CR, Stephens DS *et al.* Infections caused by *Mycobacterium szulgai* in humans. *Rev Infect Dis.* 9: 1120-1126, 1987.

Mani C, Selvakumar N, Kumar V *et al.* Comparison of DNA sequencing, PCR-SSCP and PhaB assays with indirect sensitivity testing for detection of rifampicin resistance in *Mycobacterium tuberculosis. Int J Tuberc Lung Dis.* 7: 652-659, 2003.

McDonough K, Kress Y, Bloom BR. Pathogenesis of tuberculosis: interaction of *Mycobacterium tuberculosis* with macrophages. *Infect Immun.* 7: 2763-2773, 1993.

McFadden JJ, Butcher PD, Chiodini R *et al.* Crohn's disease-isolated mycobacteria are identical to *Mycobacterium paratuberculosis*, as determined by DNA probes that distinguish between mycobacterial species. *J Clin Microbiol.* 25: 796-801, 1987.

McKinney JD, Honer zu Bentrup K, Munoz-Elias EJ *et al.* Persistence of *Mycobacterium tuberculosis* in macrophages and mice requires the glyoxylate *shunt* enzyme isocitrate lyase. *Nature.* 406: 735-738, 2000.

Meissner PS, Falkinham JO 3rd. Plasmid DNA profiles as epidemiological markers for clinical and environmental isolates of *Mycobacterium avium, Mycobacterium intracellulare*, and *Mycobacterium scrofulaceum. J Infect Dis.* 153: 325-331, 1986.

Ministério da Saúde. Fundação Nacional de Saúde. Centro de Referência Prof. Hélio Fraga. *Manual de Bacteriologia da Tuberculose.* 2ª ed. Rio de Janeiro, 116 pp., 1994a.

Ministério da Saúde. Fundação Nacional de Saúde. 2º Informe Técnico Sobre a Vacinação/Revacinação BCG. Brasília, 62 pp., 1994b.

Ministério da Saúde. Fundação Nacional de Saúde. Tuberculose. *Guia de Vigilância Epidemiológica.* Comitê Técnico Científico de Assessoramento à Tuberculose e Comitê Assessor para Coinfecção HIV-Tuberculose e Colaboradores. Brasília, 100 pp., 2000.

Ministério da Saúde. Reunião de avaliação operacional e epidemiológica do Programa Nacional de Controle da Tuberculose na década de 80. *Bol Pneum Sanit.* (no. especial) 90 pp., 1993.

Ministério da Saúde. Secretaria de Vigilância em Saúde. Departamento de Vigilância Epidemiológica. Coordenação Geral de Doenças Endêmicas. Área Técnica de Pneumologia Sanitária. Programa Nacional de Pneumologia Sanitária. mimeo 28 pp., 2004.

Ministério da Saúde. Secretaria de Vigilância em Saúde. Programa Nacional de Controle da Tuberculose. Manual de Recomendações para o Controle da Tuberculose no Brasil. Mimeo. 186 pp., 2010.

Molloy A, Laochumroonvorapong P, Kaplan G. Apoptosis, but not necrosis, of infected monocytes is coupled with killing of intracellular bacillus Calmette-Guerin. *J Exp Med.* 180: 1499-1509, 1994.

Mori T, Sakatani M, Yamagishi F *et al.* Specific detection of tuberculosis infection: an interferon-gamma-based assay using new antigens. *Am J Respir Crit Care Med.* 170: 59-64, 2004.

O'Brien L, Roberts B, Andrew PW. *In vitro* interaction of *Mycobacterium tuberculosis* and macrophages: activation of antimycobacterial activity of macrophages and mechanisms of antimycobacterial activity. *Curr Top Microbiol Immunol.* 215: 97-130, 1996.

Oddo M, Renno T, Attinger A *et al.* Fas ligand-induced apoptosis of infected human macrophages reduces the viability of intracellular *Mycobacterium tuberculosis. J Immunol.* 160: 5448-5454, 1998.

Okuda Y, Maekura R, Hirotani A *et al.* Rapid serodiagnosis of active pulmonary *Mycobacterium tuberculosis* by analysis of results from multiple antigen-specific tests. *J Clin Microbiol.* 42: 1136-1141, 2004.

Ortner DJ. Disease and mortality in the Early Bronze Age people of Bab edh-Dhra, Jordan. *Am J Phys Anthropol.* 51: 589-597, 1979.

Palella FJJ, Delaney KM, Moorman AC *et al.* Declining morbidity and mortality among patients with advanced human immunodeficiency virus infection: HIV outpatient study investigators. *N Engl J Med.* 338: 853-860, 1998.

Peyron P, Bordier C, N'Diaye EN *et al.* Nonopsonic phagocytosis of *Mycobacterium kansasii* by human neutrophils depends on cholesterol and is mediated by CR3 associated with glycosylphosphatidylinositol-anchored proteins. *J Immunol.* 165: 5186-5191, 2000.

Piatek AS, Tyagi S, Pol AC *et al.* Molecular beacon sequence analysis for detecting drug resistance in *Mycobacterium tuberculosis. Nat Biotechnol.* 16: 359-363, 1998.

Pinner M. Atypical acid fast micro-organisms. *Am Rev Tuberc.* 32: 425-445, 1935.

Reggiardo Z, Middlebrook G. Failure of passive serum transfer of immunity against aerogenic tuberculosis in guinea pigs. *Proc Soc Exp Biol Med.* 145: 173-175, 1974.

Reibman J, Rom W, Lopez-Ramirez G *et al.* Expression of antigen presenting cells (APCs) and costimulatory molecules (ICAM-1, B7-1) in human granuloma formed in response to *Mycobacterium tuberculosis. Am J Respir Crit Care Med.* 115: A131, 1996.

Riska PF, Su Y, Bardarov S *et al.* Rapid film-based determination of antibiotic susceptibilities of *Mycobacterium tuberculosis* strains by using a luciferase reporter phage and the Bronx Box. *J Clin Microbiol.* 37: 1144-1149, 1999.

Rosemberg J. Tuberculose Aspectos históricos, realidades, seu romantismo e transculturação. *Bol Pneumol Sanit*. 7: 5-29, 1999.

Roth A, Reischl U, Schonfeld N *et al*. *Mycobacterium heckeshornense* sp. nov., A new pathogenic slowly growing *Mycobacterium* sp. Causing cavitary lung disease in an immunocompetent patient. *J Clin Microbiol*. 38: 4102-4107, 2000.

Ruscetti F, Varesio L, Ochoa A *et al*. Pleiotropic effects of transforming growth factor-beta on cells of the immune system. *Ann NY Acad Sci*. 685: 488-500, 1993.

Russell DG, Dant J, Sturgill-Koszycki S. *Mycobacterium avium* and *Mycobacterium tuberculosis* containing vacuoles are dynamic, fusion-competent vesicles that are accessible to glycosphingolipids from the host cell plasmalemma. *J Immunol*. 156: 4764-4773, 1996.

Salo WL, Aufderheide AC, Buikstra J *et al*. Identification of *Mycobacterium tuberculosis* DNA in a pre-Columbian Peruvian mummy. *Proc Natl Acad Sci USA*. 91: 2091-2094, 1994.

Salzano FM. *O Velho e o Novo – Antropologia Física e História Indígena. História dos Índios no Brasil*. São Paulo: Companhia das Letras, 1992.

SBPT. II Diretrizes Brasileiras para Tuberculose. *J Bras Pneumol*. 30(Supl. 1): 88, 2004.

Schaible UE, Collins HL, Kaufmann SH. Confrontation between intracellular bacteria and the immune system. *Adv Immunol*. 71: 267-377, 1999.

Schaible UE, Sturgill-Koszycki S, Schlesinger PH *et al*. Cytokine activation leads to acidification and increases maturation of *Mycobacterium avium*-containing phagosomes in murine macrophages. *J Immunol*. 160: 1290-1296, 1998.

Schinsky MF, McNeil MM, Whitney AM *et al*. *Mycobacterium septicum* sp. nov., a new rapidly growing species associated with catheter-related bacteriemia. *Int J Syst Evol Microbiol*. 50: 575-581, 2000.

Schlesinger LS. Macrophage phagocytosis of virulent but not attenuated strains of *Mycobacterium tuberculosis* is mediated by mannose receptors in addition to complement receptors. *J Immunol*. 150: 2920-2930, 1993.

Schlesinger LS, Hull SR, Kaufman TM. Binding of the terminal mannosyl units of lipoarabinomannan from a virulent strain of *Mycobacterium tuberculosis* to human macrophages. *J Immunol*. 152: 4070-4079, 1994.

Schluger NW, Rom WN. The host immune response to tuberculosis. *Am J Respir Crit Care Med*. 157: 679-691, 1998.

Skjot RL, Oettinger T, Rosenkrands I *et al*. Comparative evaluation of low-molecular-mass proteins from *Mycobacterium tuberculosis* identifies members of the ESAT-6 family as immunodominant T-cell antigens. *Infect Immun*. 68: 214-220, 2000.

Smith I. *Mycobacterium tuberculosis*. Pathogenesis and molecular determinants of virulence. *Clin Microbiol Rev*. 3: 463-496, 2003.

Springer B, Kirschner P, Rost-Meyer G *et al*. *Mycobacterium interjectum*, a new species isolated from a patient with chronic lymphadenitis. *J Clin Microbiol*. 31: 3083-3089, 1993. *Erratum* in: *J Clin Microbiol*. 32: 1417, 1994.

Sreevatsan S, Pan X, Stockbauer KE *et al*. Restricted structural gene polymorphism in the *Mycobacterium tuberculosis* complex indicates evolutionarily recent global dissemination. *Proc Natl Acad Sci USA*. 94: 9869-9874, 1997.

Stover CK, Warrener P, VanDevanter DR *et al*. A small-molecule nitroimidazopyran drug candidate for the treatment of tuberculosis. *Nature*. 405: 962-966, 2000.

Styblo K. Epidemiology of tuberculosis. Royal Netherlands Tuberculosis Association Selected Papers. Royal Netherlands Tuberculosis Association, The Hague, 1991.

Torkko P, Suomalainen S, Iivanainen E *et al*. *Mycobacterium palustre* sp. nov., a potentially pathogenic, slowly growing *Mycobacterium* isolated from clinical and veterinary specimens and from Finnish stream waters. *Int J Syst Evol Microbiol*. 52: 1519-1525, 2002.

Tortoli E, Bartoloni A, Manfrin V *et al*. Cervical lymphadenitis due to *Mycobacterium bohemicum*. *Clin Infect Dis*. 30: 210-211, 2000.

Tsao TC, Chen CH, Hong JH *et al*. Shifts of T4/T8 T lymphocytes from BAL fluid and peripheral blood by clinical grade in patients with pulmonary tuberculosis. *Chest*. 122: 1285-1291, 2002.

Tsevat J. Tratamiento preventivo con isoniacida para adultos reactivos a la tuberculina. Punto de vista contra. *Bol Unión Int Tuberc Enf Resp*. 66(Suppl.): 23-24, 1990/1991.

Tsicopoulos A, Hamid Q, Varney V *et al*. Preferential messenger RNA expression of Th1-type cells (IFN-gamma+, IL-2+) in classical delayed-type (tuberculin) hypersensitivity reactions in human skin. *J Immunol*. 148: 2058-2061, 1992.

UNAIDS. *AIDS Epidemic Update*. Geneva, 2000.

Van Doorn HR, Claas EC, Templeton KE *et al*. Detection of a point mutation associated with high-level isoniazid resistance in *Mycobacterium tuberculosis* by using real-time PCR technology with 3'-minor grove binder-DNA probes. *J Clin Microbiol*. 41: 4630-4635, 2003.

Van Rie A, Warren R, Richardson M *et al*. Exogenous reinfection as a cause of recurrent tuberculosis after curative treatment. *N Engl J Med*. 341: 1174-1179, 1999.

Wallace Jr. RJ, Nash DR, Tsukamura M *et al*. Human disease due to *Mycobacterium smegmatis*. *J Infect Dis*. 158: 52-59, 1988.

Wallace Jr. RJ, O'Brien R, Glassroth J *et al*. Diagnosis and treatment of disease caused by nontuberculous mycobacteria. *Am Rev Respir Dis*. 142: 940-953, 1990.

Wayne LG, Sramek HA. Agents of newly recognized or infrequently encountered mycobacterial diseases. *Clin Microbiol Rev*. 5: 1-25, 1992.

Weitzman I, Osadczyi D, Corrado ML *et al*. *Mycobacterium* thermoresistibile: a new pathogen for humans. *J Clin Microbiol*. 14: 593-595, 1981.

WHO. *Report, Global Tuberculosis Control*. Geneva, 2002.

WHO. *Report, Global Tuberculosis Control*. Geneva, 2004.

WHO. *Global Tuberculosis Control*. Geneva, 2009.

WHO. *Report Global Tuberculosis Control*. Geneva, 2010.

Wilson RW, Steingrube VA, Bottger EC *et al*. *Mycobacterium immunogenum* sp. nov., a novel species related to *Mycobacterium abscessus* and associated with clinical disease, pseudo-outbreaks and contaminated metalworking fluids: an international cooperative study on mycobacterial taxonomy. *Int J Syst Evol Microbiol*. 51: 1751-1764, 2001.

Wolinsky E. Nontuberculous mycobacteria and associated diseases. *Am Rev Respir Dis*. 119: 107-159, 1979.

Woo PC, Leung KW, Wong SS *et al*. Relatively alcohol-resistant mycobacteria are emerging pathogens in patients receiving acupuncture treatment. *J Clin Microbiol*. 40: 1219-1224, 2002.

Yeager Jr. HJ, Lacy J, Smith L *et al*. Quantitative studies of mycobacterial populations in sputum and saliva. *Am Rev Respir Dis*. 95: 998-1004, 1967.

Yuan Y, Crane DD, Barry CE 3rd. Stationary phase-associated protein expression in *Mycobacterium tuberculosis*: function of the mycobacterial alphacrystallin homolog. *J Bacteriol*. 178: 4484-4492, 1996.

Zhang M, Lin Y, Iyer DV *et al*. T-cell cytokine responses in human infection with Mycobacterium tuberculosis. *Infect Immun*. 63: 3231-3234, 1995.

122 Micobactérias Atípicas

Maria Helena Féres Saad e Leila de Souza Fonseca

▶ Introdução

Logo após a descoberta do bacilo da tuberculose em 1882, uma variedade de tipos micobacterianos como bovino, aviário, reptiliano e pisciano foi anunciada. A cronologia das descobertas destes microrganismos está extensivamente detalhada em Wolinsky (1979).

Contrariamente às principais micobacterioses humanas, tuberculose (TB) e hanseníase, causadas por *M. tuberculosis* e *M. leprae*, que são patógenos obrigatórios, as micobactérias ambientais são ubíquas na natureza, e contato com o ambiente contaminado pode ser causa de infecções em humanos e animais. São designadas tradicionalmente como micobactérias atípicas em oposição às patogênicas obrigatórias. Embora sejam nomeadas também como micobactérias outras que não *M. tuberculosis* (MOTT) ou micobactérias ambientais potencialmente patogênicas (PPEM), atualmente são mais designadas como micobactérias não tuberculosas (*non tuberculous mycobacteria*, NTM) (Inderlied *et al.*, 1993).

A maioria das NTM não é patogênica e não contagiosa, mas podem ter caráter oportunista e assim ser responsáveis por infecções em presença de condições predisponentes (Griffith *et al.*, 2007). Embora não seja uma doença de notificação obrigatória e, portanto, o conhecimento de sua taxa de prevalência seja limitado, há evidências recentes do aumento de infecções por NTM em países desenvolvidos e em desenvolvimento (Tortoli, 2006; Duarte *et al.*, 2009), o que está contribuindo para melhorias no conhecimento e detecção destes microrganismos.

As NTM podem ser responsáveis por infecções cutâneas e pulmonares, bem como linfadenites e doença gastrintestinal; em indivíduos com importantes quadros de imunossupressão, pode levar a doença disseminada. Lesões cavitárias no lóbulo superior, similares às lesões causadas por *M. tuberculosis*, foram as primeiras manifestações pulmonares descritas por infecção por NTM. Os sintomas causados por esta infecção também incluía semelhanças com aqueles encontrados na TB, tais como febre, suores, perda de peso, tosse produtiva e hemoptise. Mais tarde bronquiectasia fibronodular e pneumonias alérgicas foram descritas associadas às infecções por NTM.

Como as NTM são encontradas no mundo em uma variedade de *habitats*, incluindo o abastecimento de água, e raramente são patogênicas, uma cultura positiva deve ser avaliada dentro do contexto clinico, diferenciando a colonização, ou contaminação, da doença. Pseudossurto de NTM tem sido descrito como resultado da contaminação laboratorial hospitalar, fonte de água e instrumentos como broncoscópios. Assim, de acordo com a Sociedade Torácica Americana/Sociedade de Doenças Infecciosas da América (ATS/IDSA) o diagnóstico de infecções por NTM deve ser feito considerando as evidências clínicas, radiológicas e microbiológicas (Griffith *et al.*, 2007).

O desenvolvimento das técnicas moleculares possibilitou a identificação de novas espécies de NTM e, atualmente, encontram-se descritas mais de 125 espécies de NTM, que partilham características comuns:

- Elas são patógenos facultativos
- Não há evidências de transmissão entre humanos
- Algumas espécies de NTM são ubíquas, enquanto outras têm distribuição mais restrita
- Tratamento pode ser difícil e varia de acordo com a espécie envolvida e local da infecção
- Pouco se conhece da patogênese, mas o desenvolvimento da doença irá depender da interação entre o microrganismo e o sistema imune do hospedeiro (Falkinham, 1996; Tortoli, 2003; 2006).

▶ Classificação

As micobactérias estão agrupadas no gênero *Mycobacterium*, ordem Actinomycetales, família Mycobacteriaceae. Taxonomicamente são relacionadas com *Nocardia*, *Rhodococcus*, *Corynebacterium* e outros actinomicetos. O gênero *Mycobacterium* compõe-se de espécies que são certamente patogênicas para o homem, como *M. tuberculosis* e *M. leprae*, e espécies potencialmente patogênicas como *M. avium*, *M. intracellulare*, *M. simiae*, *M. fortuitum*, *M. chelonae* etc. Estas duas últimas espécies são um raro exemplo de micobactérias de crescimento rápido que causam doença no homem e no animal. Há, ainda, espécies que são raramente patogênicas como o complexo *M. terrae*, *M. smegmatis*, *M. vaccae* etc. (Good, 1979; Wolinsky, 1979; Runyon *et al.*, 1980) (Tabela 122.1).

Os membros do gênero *Mycobacterium* apresentam tamanho médio de 0,2 a 0,6 μm por 1 a 4 μm. São bastonetes que se apresentam finos, retos, ligeiramente encurvados ou em forma de clava; também podem ocorrer na forma de cocobacilos curtos, filamentosos ou micelioides. São aeróbios, não apresentam motilidade e não formam esporos. Não se coram bem pelo método de gram, mas em geral são considerados gram-positivos (Bergey *et al.*, 1994). Podem ser corados por vários corantes básicos, entretanto não são descorados com solução de álcool-ácido. Os lipídios de sua complexa parede, como, por exemplo, os ácidos micólicos, seriam os impedientes da remoção do corante (Ratledge e Stanford, 1983). Esta característica das micobactérias, isto é, a sua habilidade de resistir ao descoramento pelo álcool-ácido, é extremamente útil no laboratório clínico para o diagnóstico microscópico das enfermidades causadas por micobactérias. Entre as micobactérias, até o momento sequenciadas, a que tem menor genoma é *M. leprae* (3,27 MB) e, entre as NTM, seguem-se as espécie *M. avium* (K10) com 4,83 MB e *M. smegmatis* (MC2 155) que contém o maior genoma (6,99 MB). A maioria das micobactérias tem alto conteúdo das bases guanina e citosina (%GC), variando de 64,5% para *M. abscessus* a 69,3% encontrado em *M. avium* (K10). O tipo colonial varia de acordo com as espécies, enquanto algumas

Tabela 122.1 Espécies micobacterianas e sua associação à doença humana.

Espécies	Reservatório	Associação à doença humana e outras características
Espécies patogênicas		
Causas comuns de doenças		
Mycobacterium tuberculosis	Homem	Tuberculose pulmonar e sistêmica; infecção latente
M. africanum	Humanos e macacos	Tuberculose pulmonar, isolada de pacientes africanos; não é comum
M. leprae	Homem	Hanseníase: lesões cutâneas anestésicas e neuropatia periférica
M. bovis	Gado bovino e homem	Tuberculose pulmonar de curso mais crônico, fonte de infecção do gado bovino contaminado
Espécies com potencial patogênico para humanos		
De crescimento lento		
Complexo *M. avium-intracellulare*	Solo, água, aves, suínos, gado bovino, outros	Adultos: doenças broncopulmonares crônicas Crianças: linfadenite cervical Na síndrome da imunodeficiência adquirida: doença disseminada Pele, tecidos moles e medula óssea Infecções gastrintestinais Raramente em infecções em outros locais do corpo e nosocomiais
M. kansasii	Água, água encanada, gado bovino	Doença pulmonar crônica semelhante à tuberculose Na síndrome da imunodeficiência adquirida: doença disseminada Raramente associada a linfadenite, infecções de pele, tecidos moles e medula óssea
M. genavense	Humanos, pássaros	Doença disseminada em AIDS, exige meio suplementado com micobactina J para crescimento *in vitro*
M. haemophilum	Desconhecido	Infecções cutâneas e disseminadas em pacientes com AIDS e em uso de medicações imunossupressoras; exige hemoglobina ou hemina para crescimento *in vitro*; rara
M. malmoense	Provavelmente fontes ambientais	Pulmonar semelhante à tuberculose em adultos com doença pulmonar preexistente AIDS não é fator predisponente Linfonodenites em crianças Doenças disseminadas, infecções de pele, tecidos moles e ósseo são raras
M. marinum	Peixes e água	Nódulos e abscessos subcutâneos, úlceras subcutâneas
M. scrofulaceum	Solo, poeira, água e alimentos	Linfadenite cervical, especialmente em crianças Raramente envolvida com doenças pulmonares e de pele Sua prevalência decresceu provavelmente devido à cloração das águas
M. simiae	Macacos, água	Casos raros de doença pulmonar sistêmica em pacientes com AIDS Produz teste da niacina positivo e pode ser confundida com *M. tuberculosis*
M. szulgai	Raramente a água	Doença pulmonar semelhante à tuberculose, linfadenite cervival, infecções de pele, tecidos moles e ósseo, disseminada em imunocomprometido Não é comum no meio ambiente, normalmente o isolamento tem significado clínico
M. ulcerans	Humanos, água de drenagem	Úlcera de Buruli (pápulas e nódulos ulcerados), maior ocorrência em populações que vivem às margens do rio Nilo; crescimento ótimo a 30°C; epidemiologia sugere origem ambiental
M. xenopi	Água natural e de sistemas de abastecimento, como água quente	Doença pulmonar semelhante à tuberculose em pacientes com doença pulmonar preexistente; pseudoepidemias por broncoscópio Contaminados por esterilização inadequada, infecção extrapulmonar rara Espécie termófila (45°C)
De crescimento rápido		
M. fortuitum	Ambiente	Infecção pulmonar, infecções nosocomiais pós-cirúrgicas devido ao uso de cateter Pele e tecidos mole e ósseo são importantes locais de infecção após pequenos traumas
M. abscessus		Doença pulmonar em pacientes com infecção respiratória crônica preexistente Outros fatores predisponentes: desordens gastresofágicas, fibrose cística etc. Pode ser encontrado associado ao MAC Infecções de pele, tecidos moles e ósseo; infecção nosocomial Doença dissemina em não AIDS imunossuprimido
M. chelonae		Doença cutânea disseminada em imunossuprimidos em uso crônico de corticosteroides. Queratites associadas ao uso de lentes de contato e cirurgia ocular. Infecção pulmonar semelhante à causada por *M. abscessus* e *M. fortuitum*; rara

(continua)

Tabela 122.1 Espécies micobacterianas e sua associação à doença humana. (*Continuação*)

Espécies	Reservatório	Associação à doença humana e outras características
Espécies saprófitas		
M. gordonae	Água	Essas espécies de micobactérias constituem causas raras de doença em seres humanos. Em geral, a transmissão ocorre por exposição ambiental. Existem muitas outras espécies de micobactérias saprófitas não citadas que podem, raramente, aparecer em culturas de amostras clínicas de pacientes
M. flavesceens	Solo, água	
M. fallax	Solo, água	
M. gastri	Lavado gástrico	
M. smegmatis	Flora genital	
M. terrae, M. triviale	Solo, vegetais	
M. mucogenicum		
M. nonchromogenicum		
M. massiliense		Pseudoepidemia devido ao uso de instrumentos médicos inapropriadamente descontaminados
M. mucogenicum		Infecções sistêmicas devido ao uso de cateter venoso central Peritonite relacionada com cateter de diálise

Adaptada de Wagner *et al.* (2004), Griffith *et al.* (2007) e Hoff *et al.* (2001).

formam colônias secas e rugosas, outras apresentam tipos coloniais variados como lisa-opaca e lisa-transparente. Algumas são resistentes a desinfetantes e microbicidas clorados, mercuriais e a glutaraldeído (Katoch, 2004).

Em 1954, Timpe e Runyon utilizaram como critério para agrupar as micobactérias atípicas o tempo de crescimento e a produção de pigmento em presença ou ausência de luz. A maioria das espécies não é pigmentada ou apresenta tons variados de amarelo. A produção de pigmentos parece ser devida aos citocromos ou outros constituintes corados da maquinaria bioquímica da célula, tais como porfirinas e pigmentos carotenoides (Ratledge e Stanford, 1983). Os pigmentos aparentemente protegem as cepas pigmentadas da ação da luz ultravioleta. Timpe e Runyon (1954), usando inóculos padronizados, lograram estabelecer o tempo de crescimento *in vitro* das micobactérias isoladas de espécimes clínicos, classificando-as em espécies de crescimento rápido (3 a 5 dias) e de crescimento lento (mais de 7 dias).

Os métodos fenotípicos e bioquímicos, em geral, utilizados para identificar NTM têm pouca sensibilidade para diferenciar os grupos de espécies com características similares, incluindo seu comportamento fastidioso e teste de suscetibilidade aos antimicrobianos. Com o desenvolvimento da biologia molecular, mais espécies puderem ser diferenciadas pela comparação de DNA genômico. A comparação DNA-DNA é tecnicamente laboriosa e morosa, já que a nova espécie tem que ter seu DNA comparado com o DNA de todas as outras espécies conhecidas, mas com o advento da taxonomia das NTM por meio do sequenciamento do gene codificante da região 16S do RNA ribossômico (RNAr), a identificação de espécie tornou-se mais sensível e específica. A classificação genotípica vem contribuindo significativamente para a identificação de modificações pontuais dentro de regiões variáveis de genes comuns para as micobactérias. Esta análise foca especialmente as regiões hipervariáveis da região 16S do RNA ribossômico e o gene que codifica a proteína 65 kDa de choque térmico (*heat shock protein, hsp*65). Com esta nova tecnologia se tornou possível, por exemplo, classificar espécies tais como *M. triplex, M. lentiflavum, M. celantum* e *M. conspicuum*, que pelos métodos tradicionais eram identificadas como do complexo *M. avium* (MAC) (Hoff *et al.*, 2001; Griffith *et al.*, 2007).

▸ Epidemiologia e patogenia

Apesar do isolamento de inúmeras NTM na primeira metade do século 20, esses microrganismos não foram reconhecidos como patógenos humanos até os anos 1950, quando foram descritos vários casos de doença pulmonar por NTM (Timpe e Runyon, 1954).

As NTM, em sua maioria, têm distribuição ubíqua e são geralmente encontradas no solo, porém como são resistentes à cloração da água, estão também presentes nas fontes naturais e artificiais de água doce e salgada e podem ser isoladas de grande variedade de fontes ambientais, inclusive água encanada (Inderlied *et al.*, 1993). O homem está regularmente em contato com estas micobactérias ambientais por sua inalação ou ingestão. Portanto, a colonização temporária ou permanente do trato respiratório ou digestivo por esses microrganismos é comum, podendo ser encontrados na pele e nas fezes de pessoas sadias. No Brasil, espécies do MAC (*M. avium* e *M. intracellulare*), têm sido isoladas em pele ulcerada ou não de pessoas sadias, fontes ambientais e animais (Salem *et al.*, 1989; Fonseca e Gontijo Fº, 1974; Gontijo Fº *et al.*, 1974; Nascimento e Gontijo Fº, 1991). As micobactérias mais frequentemente encontradas na flora das fezes humanas são: *M. simiae*, MAC, *M. gordonae* e *M. malmoense*, enquanto espécimes como *M. kansasii, M. xenopi*, MAC, *M. fortuitum* e *M. chelonae* foram encontradas colonizando o trato respiratório (Portaels *et al.*, 1988).

As espécies do MAC são ubíquas na natureza e as fontes naturais de água constituem o maior risco de exposição para o homem. Apesar de *M. avium* ser importante causa de doença em aves e suínos, os estudos de sorotipagem sugerem que a transmissão animal × homem não é importante (Meissner e Ans, 1977); estudos mais recentes utilizando marcadores moleculares têm mostrado que as cepas que infectam homens e animais são diferentes (Guerrero *et al.*, 1995; Sequeira, 2002). A presença de plasmídios nestas espécies parece estar associada à virulência, pois amostras isoladas de aerossóis apresentam perfil plasmidial similar ao encontrado em amostras de humanos. As infecções pelos membros do MAC em pacientes imunocompetentes são principalmente pulmonares, normalmente ocorrem em adultos com algum fator predisponente como silicose, fumantes crônicos, alcoólatras etc. Infecções de tecido mole e após trauma ou cirurgia são menos comuns (Falkinham III, 1996). Nos últimos anos foram relatados novos fatores de risco para doença pulmonar por *M. avium*: mudanças estruturais do tórax que causam redução da função pulmonar e fibrose cística, embora não esteja clara a importância da infecção NTM no curso clínico da fibrose cística (Olivier *et al.*, 2003). A incidência de casos de linfadenite cervical em crianças por *M. avium* tem ultrapassado aquela causada por *M. scrofulaceum*, tradicionalmente descrito como agente etiológico da escrófula ou linfadenite cervical em crianças (Wolinsky, 1979).

Embora a epidemia da síndrome da imunodeficiência adquirida (AIDS) tenha causado enorme impacto na prevalência das doenças causadas por NTM, em geral, em relação à doença causada por *M. kansasii,* isto não tem sido observado. Antes da era AIDS, em alguns países como Inglaterra e EUA, a prevalência das infecções por *M. kansasii* era superior à daquelas causadas por *M. avium*, porém no Japão a maioria dos casos pulmonares por NTM era devida às espécies do MAC (Falkinham III, 1996). *M. kansasii* causa doença pulmonar, sendo raro o aparecimento de outros quadros clínicos, em pacientes com fatores predisponentes para infecções pulmonares como pneumoconiose, doença pulmonar obstrutiva crônica, silicose etc. Em algumas comunidades onde a doença causada pelo *M. kansasii* existe, o microrganismo não é facilmente isolado do solo e de fontes naturais, mas é frequentemente encontrado em água encanada, onde é capaz de sobreviver por mais de 12 meses.

M. malmoense, espécie descrita em 1977, tem sido relatado como patógeno emergente no norte da Europa (Henriques *et al.*, 1994), causando infecções em pacientes imunocompetentes com doença crônica pulmonar preexistente. Embora já tenha sido descrito seu isolamento a partir de solo e água, seu encontro em fontes ambientais é raro.

A água também tem sido implicada como reservatório para outras NTM como *M. marinum, M. simiae* e *M. xenopi*.

M. marinum é o agente etiológico da "tuberculose" em peixes. As infecções por este microrganismo estão sempre associadas a surtos em usuários de piscinas ou como doença profissional em pescadores, trabalhadores de viveiros de peixes etc. Produz lesões de pele e o principal fator de risco, além da exposição à água contaminada, é a existência de lesões e traumas cutâneos (Falkinham III, 1996).

M. xenopi é um termófilo obrigatório que tem sido isolado de sistemas de aquecimento de água, principalmente em hospitais. Cresce em temperaturas acima de 37°C, sendo as temperaturas dos sistemas de aquecimento (43 a 45°C) ótimas para o seu desenvolvimento. Em pacientes imunocompetentes as infecções são raras e principalmente pulmonares. Doença pulmonar preexistente constitui o principal fator de risco. Surtos causados por *M. xenopi* têm sido descritos na Europa e nos EUA sempre relacionados com a presença do microrganismo no sistema de água potável. Contaminação de broncoscópico por *M. marinum* foi relatada em um hospital de Michigan (Bennett *et al.*, 1994).

M. simiae tem sido mais comumente isolado em determinadas áreas geográficas como Israel, Cuba e EUA a partir de escarros, sem associação a doença clínica, sugerindo simples colonização; no Brasil também tem sido isolado de espécimes clínicos (Leite *et al.*, 2005). Entretanto, pode estar associado a doença disseminada em pacientes com AIDS (Falkinham III, 1996).

Além das micobactérias estritamente patogênicas para o homem (*M. tuberculosis, M. leprae, M. bovis*) e animais (*M. bovis, M. microti, M. paratuberculosis, M. lepraemurium*) que não são encontradas no meio ambiente, algumas NTM também se incluem neste grupo (*M. ulcerans, M. szulgai, M. haemophilum* e *M. genavense*), não sendo isoladas de fontes ambientais. As duas últimas, entretanto, necessitam de meio de cultura especial para crescer *in vitro*.

M. ulcerans é o agente etiológico da "úlcera de Buruli", lesão cutânea com maior incidência em populações que utilizam terras inundadas para plantação nas margens do rio Nilo. A doença não é restrita à África, havendo relatos da doença em outras áreas tropicais das Américas, Ásia e Austrália. Embora *M. ulcerans* nunca tenha sido isolado de fontes ambientais, evidências epidemiológicas sugerem a água como seu possível reservatório (Uganda Buruli Group, 1971).

M. szulgai, assim como *M. malmoense*, foi descrito como espécie nova na década de 1970 e causa infecção pulmonar em pacientes imunocompetentes que apresentam doença pulmonar crônica preexistente (Maloney *et al.*, 1987).

M. haemophilum requer hemina ou citrato férrico amoniacal para crescimento *in vitro* e causa infecções cutâneas e disseminadas em pacientes imunodeficientes, HIV (vírus da imunodeficiência humana) positivo ou surtos crônicos em pacientes em uso de medicações imunossupressoras como os transplantados (Lerner *et al.*, 1995).

M. genavense, espécie recentemente descrita, causa infecção disseminada em pacientes imunodeficientes graves devido à AIDS (Falkinham III, 1996).

M. fortuitum, M. chelonae e *M. abscessus* são micobactérias de crescimento rápido que podem ser isoladas do solo e de fonte natural de água. Praticamente, todos os casos de doença humana por micobactérias de crescimento rápido são causados por estas três espécies. *M. fortuitum* é responsável por cerca de 60% dos casos de infecção pulmonar por micobactéria de crescimento rápido e por 80% das infecções pós-cirúrgicas ou devido ao uso de cateter; são raros os casos de doença disseminada. *M. chelonae* causa doença cutânea disseminada em pacientes em uso crônico de medicações imunossupressoras e infecções localizadas pós-traumatismos. *M. abscessus* causa infecção pulmonar em pacientes com doença pulmonar crônica como bronquiectasia, fibrose cística, sarcoidose etc. *M. abscessus* e *M. fortuitum* são as espécies micobacterianas mais comuns em infecções nosocomiais, especialmente na forma de surtos de infecções de ferida cirúrgica e abscessos pós-injeção (Brown-Elliot e Wallace, 2002).

Mycobacterium bolletii e *Mycobacterium massiliense* eram consideradas espécies do grupo *M. abscessus* and *M. chelonae*. Entretanto, em 2004, *M. massiliense* foi proposta como espécie nova após seu isolamento e identificação em escarro e lavado brônquico alveolar de um paciente em Marseille, França, bem como de coleções de culturas anteriormente identificadas como *M. abscessus*. Esta nova espécie de crescimento rápido, agente etiológico de infecção oportunista invasiva, foi isolada de um surto epidêmico ocorrido em 63 hospitais do Rio de Janeiro entre 2006 e 2007 e de infecções em 18 pacientes após procedimento de videolaparoscopia, entre 2005 e 2007, em sete hospitais privados de Goiânia-GO, região central do Brasil. Estudos sugeriram serem as cepas resistentes à solução de 2% de glutaraldeído utilizada para descontaminação dos instrumentos cirúrgicos (Duarte *et al.*, 2009; Cardoso, 2009).

Menos frequentes são as infecções causadas pelas espécies *M. immunogenicum, M. mucogenicum* e *M. smegmatis. M. immu-*

nogenicum é relacionada com o *M. abscessus* e *M. chelonae*, de difícil crescimento *in vitro* pelos procedimentos de incubação de rotina e, assim técnicas moleculares são necessárias para a sua identificação. Está associada a pseudossurtos resultantes da contaminação de broncoscópios descontaminados por máquinas automatizadas. Além de infecções cutâneas e de córnea pode causar infecções pulmonares. *M. mucogenicum* (*M. chelonae-like* ou MCLO) dispõe de colônias fortemente mucoides e os isolamentos mais importante são obtidos de cateter venoso e sangue, e eventualmente de diálise em peritonites. Sua presença em espécimes do trato respiratório não carece de importância (Wallace *et al.*, 1993). O grupo *M. smegmatis* é composto pelas espécies *M. smegmatis*, *M. wolinskyi* e *M. goodii*, identificados por técnicas moleculares como RFLP do gene *hsp65*, e são raramente patogênicos, mas podem estar associados a linfadenites, celulites, osteomielites e infecções pós-cirúrgicas.

As doenças por NTM não são de notificação obrigatória, como consequência sua prevalência tem sido estimada a partir de isolamento em laboratórios de referência. Inquérito, realizado nos Laboratórios Estaduais dos EUA, no período 1979-1980, mostrou que as NTM constituíam um terço de todos os isolados micobacterianos, sendo 61% identificados como MAC, 19% como *M. fortuitum* e 10% como *M. kansasii* (Good e Snider, 1982). Uma mudança dramática na prevalência das NTM foi observada no estudo realizado pelos Centers for Disease Control and Prevention (CDC) no período de 1991 a 1992 (Falkinham III, 1996). O MAC foi a espécie mais prevalente, sendo que *M. tuberculosis* representou apenas 26% do total de cepas isoladas, devido à inclusão de pacientes com AIDS e infecção disseminada por NTM. No Brasil são poucos os laboratórios que têm uma rotina de isolamento de micobactérias, não sendo possível estimar a prevalência de isolamento de NTM. O Laboratório de Tuberculose do Centro de Referência Prof. Hélio Fraga analisou os resultados obtidos em 590 culturas de NTM isoladas no período de 1994 a 1999 em várias regiões brasileiras e enviadas para identificação. Foi observada prevalência de espécies do MAC, representando 44,4% do total identificado, seguido de *M. kansasii* (13,7%) e *M. fortuitum* (10,8%) (Barreto e Campos, 2000).

O advento da AIDS, além de impactante para a epidemiologia da tuberculose, o foi também para as infecções por NTM. Segundo estatísticas dos CDC, entre 1981 e 1987 esses microrganismos acometiam 5,5% dos pacientes com AIDS e 3 anos depois (1990) este percentual subiu para 7,6%. Dentre as NTM envolvidas nas infecções associadas à AIDS, 98% são identificadas como MAC (Horsburgh, 1991). A doença disseminada se desenvolve em pacientes com < 100 células $CD4^+/mm^3$ de sangue periférico, e sua prevalência é similar em qualquer área geográfica e em vários grupos de risco, sendo que mais de 95% dos casos são causados por *M. avium*. A doença pulmonar causada por *M. avium* associada à AIDS ocorre em menos de 5% dos pacientes. A introdução do potente esquema antirretroviral HAART (*highly active antiretroviral therapy*), que produz significativa redução da carga de HIV circulante e, consequentemente, aumento de células T $CD4^+$, tem reduzido para níveis pré-AIDS as infecções por NTM (Masur, 2000; Gadelha *et al.*, 2002).

Ao lado da imunossupressão causada pelo HIV, que favoreceu as infecções micobacterianas oportunistas, outras importantes observações na patogênese das NTM são descritas:

- Componente genético como fator de risco para doenças micobacterianas humanas. Mutações específicas nos receptores 1 e 2 de interferona-gama (INF-γR1 e R2), na subunidade β1 do receptor da IL-12, na subunidade p40 da IL-12 (IL-12p40), bem como no sinal tradutor e ativador de transcrição 1 (STAT1) e fator nuclear modulador essencial κβ, estão associadas a maior suscetibilidade às doenças causadas por patógenos intracelulares, incluindo micobactérias não tuberculosas, o bacilo Calmette-Guérin (BCG), *Salmonella* e alguns vírus. Em pacientes não infectados pelo HIV, a doença disseminada por NTM tem sido associada a essas síndromes genéticas (Dorman e Holland, 2000; Casanova e Abel, 2002)
- Tem sido ainda descrita associação entre os quadros de bronquiectasia, infecção nodular pulmonar por NTM e alterações fenotípicas corporais tais como: escoliose, peito escavado ou de sapateiro (*pectus excavatum*), prolapso de válvula mitral, síndrome de hipermobilidade articular benigna. Estas anomalias, que estão associadas a uma variedade de doenças hereditárias, poderiam refletir genótipos específicos que afetam não só aspectos morfológicos, mas também a suscetibilidade as infecções pulmonares por micobactérias ambientais, tais como o complexo *M. avium* (Iseman *et al.*, 1991), ou ainda essas condições morfológicas podem apenas contribuir para a suscetibilidade às infecções por NTM por meio, por exemplo, da falha na drenagem da secreção traqueobrônquica ou por diminuição na atividade mucociliar
- Anticorpos monoclonais tais como infliximabe, adalimumabe e o receptor solúvel etanercepte são potentes agentes anti-inflamatórios, e são usados no tratamento de doenças autoimunes. Exercem ação bloqueadora sob o fator de necrose tumoral-α (TNF-α), que tem papel crítico no controle das infecções intracelulares, e portanto pode se constituir em fator de risco para o desenvolvimento de infecções micobacterianas e fúngicas, inclusive por NTM (Okubo *et al.*, 2005; Winthrop *et al.*, 2009).

Em suma, nos últimos 20 anos, três importantes observações foram feitas sobre a patogênese das infecções por NTM:

- Em pacientes HIV-positivos, a infecção disseminada ocorre somente com contagem de linfócitos T CD4 abaixo de $50/mm^3$
- Em pacientes HIV-negativos, a infecção disseminada tem sido associada a síndromes genéticas com mutações específicas na produção de INF-γ e IL-12
- Existe uma associação entre bronquiectasia, infecção por NTM pulmonar nodular e deformidades esqueléticas de tórax, especialmente em mulheres pós-menopausa.

▸ Quadro clínico e diagnóstico

▪ Doença pulmonar

As infecções pulmonares crônicas são a manifestação clínica mais comum da doença por NTM e as espécies que mais frequentemente as causam estão listadas na Tabela 122.2, por ordem de prevalência. Os pacientes são, em geral, pessoas da terceira idade que apresentam sintomas que incluem tosse crônica, secreção respiratória e cansaço. Menos comumente podem ocorrer febre, mal-estar geral, dispneia, hemoptise e perda de peso, geralmente em estágios mais avançados da doença. Um grupo, que emergiu mais recentemente, é composto de mulhe-

Tabela 122.2 Critérios para diagnóstico de doença pulmonar causada por micobactérias não tuberculosas.

Clínico			Microbiológico	Observação
Anamnese	Imagens			
1. Sinais e sintomas compatíveis (tosse, cansaço, febre, perda de peso, hemoptise, dispneia) com deterioração do estado clínico	Uma das seguintes anormalidades no raios X de tórax: - Nódulo ou - Cavitação	Anormalidades na tomografia computadorizada de alta resolução: - Bronquiectasia multifocal com múltiplos pequenos nódulos	1. Cultura positiva para NTM em pelo menos duas ou três amostras de escarros coletada em dias diferentes **ou**	Se a cultura for negativa (ou com poucas colônias), repetir a bacterioscopia e a cultura
e 2. Exclusão de outras doenças (p. ex., câncer, tuberculose, histoplasmose) que podem causar os mesmos sintomas			2. Cultura positiva de lavado bronquioalveolar **ou**	No caso de isolamento de espécies de NTM que sejam pouco comuns ou estejam relacionadas com contaminação ambiental, o microbiologista ou outro especialista da área deve ser consultado
			3. Biopsia transbrônquico ou do pulmão com: - histopatologia com infiltrado granulomatoso e/ou BAAR positivos e cultura positiva para NTM - histopatologia com infiltrado granulomatoso ou BAAR positivo e um ou mais escarros ou um lavado bronquioalveolar com cultura positiva para NTM	Pacientes com suspeita de infecção por NTM, mas que não atendam aos critérios para diagnóstico, devem ser acompanhados até fechar um diagnóstico de confirmação ou exclusão de NTM O diagnóstico da doença pulmonar por NTM não obriga necessariamente iniciar tratamento; esta decisão deve ser fundamentada nos riscos em potencial e nos benefícios auferidos pelo paciente

Adaptada da American Thoracic Society (Griffith *et al.*, 2007).

res idosas sem doença pulmonar preexistente e com sintomas menos pronunciados, além do grupo de pacientes imunocomprometidos, principalmente os portadores de AIDS, que são mais suscetíveis a contrair infecções por NTM, sendo, portanto, um dos responsáveis pelo aumento da prevalência das micobacterioses por NTM (Ellis, 2004). As crianças raramente desenvolvem a forma pulmonar crônica causada por NTM, exceto aquelas portadoras de fibrose cística.

Comparada com a tuberculose, a doença pulmonar por NTM é frequentemente indolente, permanecendo em estado latente por longo período sem que haja evolução nas alterações radiográficas, porém, sem tratamento, uma infecção por NTM pode levar ao óbito.

Os sintomas da doença pulmonar por NTM são variáveis e inespecíficos, entretanto praticamente todos os pacientes apresentam tosse seca ou produtiva. Outros sintomas incluem cansaço, perda de peso, dispneia, dor torácica. Sintomas são progressivamente mais prevalentes em doença avançada. A avaliação dos sintomas é sempre complicada pela existência de comorbidades. O exame físico é inespecífico e reflete as doenças de base como bronquiectasia, DPOC (doença pulmonar obstrutiva crônica) etc.

Os achados radiológicos dependem se a doença é fibrocavitária (similar à TB) ou caracterizada por bronquiectasia e nódulos pulmonares. Comparada com a TB, a doença por NTM fibrocavitária apresenta cavidades com paredes mais finas circundadas com menor hipotransparência, menor disseminação broncogênica e maior envolvimento pleural, porém nenhuma dessas diferenças é suficiente para excluir TB. Os pacientes com doença não cavitária apresentam anormalidades primariamente nos lóbulos médio e inferior. Avaliações por tomografia computadorizada de alta resolução têm demonstrado que os pacientes com infecção por MAC mostram na sua grande maioria alterações compatíveis com bronquiectasias.

Com o aumento da sobrevida dos pacientes com fibrose cística, infecções pulmonares por NTM têm sido diagnosticadas com maior frequência. As razões para a alta prevalência de infecções por NTM nestes pacientes não são bem estabelecidas, porém os problemas estruturais do trato respiratório e as alterações da função mucociliar com grande quantidade de muco são fatores predisponentes importantes. Não há descrição na literatura de transmissão pessoa-pessoa de NTM, nem mesmo em enfermarias entre pacientes com fibrose cística, grupo altamente vulnerável a estas infecções, apesar da descrição de transmissão de outros patógenos, como *Burkholderia cepacia* entre os pacientes com fibrose cística (Olivier *et al.*, 2003; Sermet-Gaudelus *et al.*, 2001; Bange 2001).

O diagnóstico das infecções micobacterianas é feito basicamente pela detecção do agente etiológico devido à ausência de sinais e sintomas específicos na história, no exame físico, no exame radiológico e no teste cutâneo diferencial, que as distingam da tuberculose. Preparações antigênicas de NTM para testes cutâneos, com base na resposta imune de hipersensibilidade do tipo tardia (tipo IV) ao microrganismo infectante, podem fornecer resposta falso-negativa, quando o sistema imune está hipersensibilizado ou suprimido, ou apresentar reação cruzada, já que muitos antígenos são compartilhados por diferentes espécies micobacterianas, reduzindo a especificidade do teste. Assim, a detecção do microrganismo por microscopia e o isolamento de NTM em cultura são decisivos para o diagnóstico. Porém, como os microrganismos são comumente encontrados na natureza, contaminando o espécime clínico ou causando uma infecção transitória, "colonização", o isolamento pode significar resultado falso-positivo. Deste modo uma única cultura com pequeno número de colônias de espécime clínico não estéril, por exemplo, escarro, não é significativa. O diagnóstico de doença pulmonar por NTM deve combinar critérios clínicos, radiológicos e microbiológicos como recomendado pela American Thoracic Society (Griffith *et al.*, 2007) (Tabela 122.3).

Tabela 122.3 Principais características de sequências de inserção descritas em micobactérias não tuberculosas.

Sequências de inserção	Tamanho (pb)	Família	Local de inserção	Origem
IS6100	880	IS6	Randômico	*Mycobacterium fortuitum*
IS1141	1.587	IS3	SI	*M. intracellulare*
IS1137	1.364	IS3	SI	*M. smegmatis*
IS900	1.451	IS110	CATGN(4-6)	*M. avium paratuberculosis*
IS901/902	1.472	IS110	CATN(7)	*M. avium*[a]
IS6120	1.486	IS256	Randômico	*M. smegmatis*
IS1245	1.402	IS256	SI	*M. avium*
IS1311	ND	IS256	SI	*M. avium*
IS1613	1.453	IS110	SI	*M. avium*
IS1110	1.457	IS110	SI	*M. avium*
IS1395	1.436	IS256	SI	*M. xenopi*
IS1407	1.431	IS256	SI	*M. celatum*
IS1408	1.432	IS256	SI	*M. branderi*
IS1511	ND	IS256	SI	*M. gordonae*
IS1512	1.429	IS256	SI	*M. gordonae*
IS2606	1.404	IS256	SI	*M. ulcerans*
IS1096	2.260	ISL3	Rico em A+T	*M. smegmatis*
IS2404	1.274	ISAs1	SI	*M. ulcerans*

Adaptada de McAdam *et al.* (2000); *a*: a tipagem molecular por RFLP produz padrões genéticos tipo A/I; ND: não descrito; SI: sem informação.

Linfadenite

NTM pode causar linfadenite infantil, que raramente ocorre no adulto HIV-negativo. Apresenta-se nas formas de infecção dos nódulos linfáticos submandibular, submaxilar, cervical ou auricular em crianças entre 1 e 5 anos de idade. Evolui insidiosamente e tem rara associação a sintomas sistêmicos, envolvendo os linfonodos unilateralmente (95% dos casos). Os nódulos aumentam rapidamente de tamanho e a supuração não é rara com prolongada drenagem de secreção. Caracteristicamente não há história de contato com paciente tuberculoso e a imagem radiográfica de tórax é normal; apesar de a maioria apresentar PPD reator fraco reator (5 a 9 mm) algumas crianças apresenta reatividade ≥ 10 mm. Crianças vacinadas com BCG têm risco reduzido de apresentarem linfadenite por NTM (Katila *et al.*, 1987; Romanus *et al.*, 1995; ATS, 1997).

O diagnóstico diferencial entre a linfadenite tuberculosa da não tuberculosa é fundamental para o tratamento, pois a linfadenite por *M. tuberculosis* requer tratamento com tuberculostáticos e notificação compulsória. O diagnóstico presuntivo da linfadenite por NTM é fundamentado na presença, em biopsia, de granuloma caseoso com ou sem detecção de BAAR e teste cutâneo com PPD negativo. A ausência de *M. tuberculosis* reforça o diagnóstico de linfadenite por NTM. O diagnóstico definitivo é dado pelo isolamento e identificação do microrganismo em material da lesão; entretanto, a biopsia, ou incisão e drenagem do linfonodo, deverá ser evitada, pois haverá formação de fístula com drenagem crônica. A sensibilidade da cultura de linfonodos é de 50 a 80%; atualmente, o principal agente etiológico é o MAC (80%), embora outras espécies possam estar envolvidas com menor frequência como *M. malmoense* e *M. scrofulaceum*. Em casos com BAAR positivo e cultura negativa o microrganismo pode ser uma espécie fastidiosa como *M. haemophilum* ou *M. genavense*. A linfadenite em adultos, ao contrário das crianças, é na maioria dos casos (90%) devida a *M. tuberculosis* (Griffith *et al.*, 2007).

Infecções localizadas de pele, tecidos moles e ossos

As infecções localizadas na pele e tecidos subcutâneos são em sua maioria causadas por *M. fortuitum, M. abscessus, M. marinum* e *M. ulcerans*, embora todas as outras espécies de NTM possam ser causa de doenças cutâneas. As espécies de crescimento rápido, *M. fortuitum, M. abscessus* ou *M. chelonae* estão mais envolvidas com infecções por contaminação de prótese, equipamentos hospitalares ou formação de abscessos após injeção, ferimento traumático ou fraturas. Estas espécies também causam infecções cutâneas e de tecidos moles em pacientes hospitalizados em uso de cateter peritoneal ou intravenoso, ou infecções em ferida cirúrgica. O diagnóstico é feito pela cultura, isolando o microrganismo do fluido de drenagem ou biopsia de tecido.

Infecção cutânea por *M. fortuitum* foi descrita na Bahia, Brasil, após mesoterapia para lipodistrofia regional (celulite), causando vários abscessos de tecido mole nos membros inferiores (Oliveira e Sousa *et al.*, 2001). Nos anos de 1997-1998 ocorreu na China um surto de infecção por *M. chelonae* e *M. abscessus* após injeção de penicilina G e a fonte de infecção foi a tampa do frasco pelo inadequado procedimento de desinfecção (Zhibang *et al.*, 2002). Em 2005, no Brasil, foi descrito caso de queratite por este microrganismo em que, surpreendentemente, a positividade da cultura da córnea ocorreu após 6 meses de tratamento específico para micobactérias (Gusmão *et al.*, 2005).

M. marinum é o agente etiológico mais comum de granuloma de piscina e granuloma após manipulação em viveiros de peixes. Forma lesões papulares nas extremidades, principalmente nos cotovelos, joelhos e dorso dos pés e mãos, que evoluem para ulceração edematosa e escara. Geralmente a lesão é única e, esporadicamente, ocorrem lesões múltiplas semelhantes à esporotricose. O microrganismo penetra na pele através de lesões produzidas durante a limpeza de viveiros de peixes ou por arranhaduras ou picadas produzidas por peixes de água salgada, camarões etc. O diagnóstico é feito por exame histopatológico e cultura do material de biopsia.

M. ulcerans causa lesões necróticas indolentes na pele e tecidos. Acomete mais comumente crianças e jovens adultos, resultando em deformidades das extremidades que podem levar a incapacidade física. O tratamento é geralmente feito por desbridamento cirúrgico e enxertos de pele.

As NTM podem estar também envolvidas em infecções granulomatosas crônicas em bainhas de tendões, bolsas sinoviais, nas articulações e ossos. Os microrganismos penetram nos tecidos através de traumas diversos como incisões cirúrgicas, ferimentos perfurantes ou injeções. As infecções são geralmente causadas pelas espécies do MAC e *M. marinum*, produzindo ocasionalmente tenossinovites; as espécies *M. fortuitum, M. abscessus, M. chelonae* e *M. kansasii* são também encontradas como agentes etiológicos destas infecções. Algumas infecções de tecidos sinoviais da mão e do pulso têm sido atribuídas a organismos do complexo *M. terrae* (principalmente a espécie *M. nonchromogenicum*), que evolui muito lentamente. Infecções crônicas em ossos e extremidades foram descritas em pacientes sem história aparente de envolvimento traumático; nestes casos provavelmente a via de infecção foi hematogênica. Osteomielites de esterno, após cirurgia de coração, por *M. abscessus* ou *M. fortuitum* têm sido descritas como casos esporádicos ou surtos epidêmicos.

Doenças disseminadas não associadas à AIDS

Doenças disseminadas por NTM em pacientes adultos com imunossupressão não associada à AIDS são raras. Entretanto, já foram descritas em pacientes com imunossupressão terapêutica e imunodeficiências genéticas (CD4-linfopenia idiopática, mutação nos receptores de INF-γ, produção de anticorpos anti-INF-γ e TNF-α) tais como leucêmicos, nos submetidos à imunossupressão para prevenir rejeições em transplantados (rins e medula óssea principalmente) e em uso crônico de corticoides, e neste caso não há predominância absoluta de *M. avium*, pois *M. haemophilum* tem, também, importante envolvimento nestes pacientes. As espécies de crescimento rápido são comuns. As doenças causadas por espécies do MAC geralmente se apresentam com febre de origem desconhecida, enquanto as causadas por *M. kansasii, M. chelonae, M. abscessus* e *M. haemophilum* apresentam-se com múltiplos nódulos subcutâneos que drenam espontaneamente. A mortalidade é diretamente relacionada com o tipo e gravidade da doença preexistente. A doença disseminada por *M. avium* também tem sido descrita em crianças. Lincoln e Gilbert (1972) revisaram 12 casos fatais de doença disseminada em crianças com menos de 3 anos; a maioria estava infectada por espécies do MAC, e aparentemente não apresentava qualquer doença prévia. Na Coreia do Sul foi evidenciada infecção de medula óssea por MAC em paciente sob diálise, mas o microrganismo não foi isolado sistemicamente. Assim, em pacientes submetidos a procedimentos de diálise, que apresentem febre de origem desconhecida, a infecção por NTM deve ser considerada no diagnóstico diferencial. O isolamento de NTM de espécimes clínicos estéreis, como sangue, linfonodo, medula óssea ou biopsia de pele de lesões múltiplas, é diagnóstico de doença.

O aumento da prática de administração de terapias biológicas que inibem o INF-γ ou o TNF-α, no tratamento de diferentes doenças inflamatórias mediadas pela resposta imune, parece exercer papel relevante nas infecções por NTM. O efeito colateral dessas terapias biológicas, ao inibirem a ativação de macrófagos, bem como TNF-α, que é importante na geração e manutenção de granuloma, predispõe a infecções granulomatosas (Griffith *et al.*, 2007).

Doença disseminada na era AIDS

A doença disseminada causada por NTM em pacientes infectados pelo HIV geralmente acomete aqueles em estágio avançado da imunossupressão, mas seu diagnóstico pode ser retardado devido a outras complicações a que estes pacientes estão submetidos, as quais dificultam o diagnóstico. Menos frequentemente, a doença incide em pacientes com mais de 100 células CD4/mm^3, mas deve ser suspeitada em pacientes com menos de 50 células CD4/mm^3. Febre prolongada ocorre na maioria dos pacientes (90%), frequentemente acompanhada de suores noturnos; a perda de peso é comum e podem ocorrer dores abdominais e diarreia. Eventualmente, adenopatia abdominal ou retroperitoneal e esplenomegalia podem estar presentes. Anemia é o encontro laboratorial mais comum, com vários pacientes com hematócrito < 25%. A fosfatase alcalina está aumentada em um terço dos pacientes e este achado pode ser indicativo de infecção hepática por espécies do complexo *M. avium*. Assim, pacientes com estas características são elegíveis para uma pesquisa de doença disseminada por espécies do complexo *M. avium* (DMAC), principalmente se tiverem história de outras infecções oportunistas.

No Brasil, apesar das poucas investigações, o quadro da infecção disseminada por *M. avium* não se mostrou menos crítico. Os raros dados existentes são oriundos de pesquisas desenvolvidas em São Paulo e no Rio de Janeiro e mostram que, assim como na Europa e nos EUA, a doença disseminada pelo *M. avium* é a micobacteriose mais frequentemente associada à AIDS depois da tuberculose (Barreto *et al.*, 1994; Landgraf *et al.*, 1994). Em estudo multicêntrico realizado no Rio de Janeiro, entre 1992 e 1994, em 50 pacientes com febre a esclarecer, *M. avium* foi encontrado em 22% dos isolados de hemocultura (Grinsztejn *et al.*, 1997). Em estudo realizado no Hospital Universitário Clementino Fraga Filho da Universidade Federal do Rio de Janeiro (UFRJ), em pacientes internados no período entre 1996 e 1997, NTM foi encontrada em 15% dos pacientes. *M. avium* foi a espécie mais frequentemente isolada (60%), em sua maioria de amostras estéreis (75,5%), como o sangue, seguida das espécies *M. scrofulaceum* (7,2%), *M. terrae* (3,6%), *M. gordonae* (2,4%), *M. chelonae* (1,2%) e *M. fortuitum* (1,2%), a maioria isolada de amostras não estéreis e, portanto, considerada apenas colonizante (Ferreira *et al.*, 2002).

O diagnóstico de doença disseminada por MAC é, geralmente, confirmado pelo isolamento de *M. avium* no sangue por cultura em meios específicos. A bacteriemia por *M. avium* é constante e uma única cultura tem sensibilidade de 90%, assim uma segunda coleta de sangue para cultura só é recomendada se a primeira for negativa (Fandinho *et al.*, 1997). Para os pacientes assintomáticos não se recomenda a cultura, pois a positividade é muito baixa. Em princípio, a presença de BAAR no escarro de pacientes HIV-positivos deve ser considerada tuberculose, já que nestes pacientes a doença pulmonar é mais comumente causada por *M. tuberculosis* do que por espécies do MAC. Em um estudo observacional, a incidência de DMAC foi de 3% em pacientes com contagem entre 100 e 199 células CD4/mm^3 e de 39% em pacientes com contagem < 10 células CD4/mm^3 (Nightingale *et al.*, 1992). Em outro estudo foi observado que 30 a 50% dos pacientes com < 50 células CD4/mm^3 e sem tratamento profilático com medicações antimicobacterianas eventualmente desenvolvem DMAC (Nightingale *et al.*, 1993; Pierce *et al.*, 1996).

A bacterioscopia de biopsias de medula óssea, de linfonodos ou de fígado pode apresentar BAAR ou presença de granuloma semanas antes de um resultado positivo ser obtido na hemocultura (Nichols *et al.*, 1991; Northfelt *et al.*, 1991).

Outras espécies de NTM, que não as do MAC, podem causar doença disseminada, como *M. kansasii*, e geralmente os pacientes apresentam quadro pulmonar. *M. haemophilum* e *M. genavense* podem produzir doença disseminada, mas por

plexos micobacterianos (Butler, 2001). A detecção por fluorescência aumentou a sensibilidade desta técnica, permitindo identificação direta no escarro em 50% das amostras BAAR positivas para *M. tuberculosis* e 33% no caso de MAC (Jost *et al.*, 1995). Algumas poucas espécies ou complexos não são passíveis de serem identificados pela HPLC, incluindo a maioria das espécies patogênicas de crescimento rápido. A identificação por HPLC é geralmente realizada em centros de referências. No futuro a análise por HPLC não será mais utilizada, pois deverá ser substituída pelos métodos moleculares.

Os sistemas automatizados comerciais incluem um tubo de cultura com 5 µg/mℓ de NAP (p-nitro-α-acetilamino-β-hidroxipropiofenona) para distinguir entre complexo *M. tuberculosis* e espécies NTM. O NAP inibe o crescimento do *M. tuberculosis* em 5 dias, mas não de espécies NTM, com exceção de *M. genavense*. O ácido paranitrobenzoico na concentração de 500 µg/mℓ é outro composto que também inibe seletivamente o crescimento do complexo *M. tuberculosis* e pode ser utilizado como *screening* de NTM (ATS, 1997).

Métodos moleculares de identificação e tipagem de NTM

▶ **Sondas de ácidos nucleicos.** A hibridização, com sondas espécie-específicas, permite identificar em 2 a 4 h uma micobactéria, mas o teste deve ser feito a partir de uma cultura ou após amplificação pela reação da polimerase em cadeia (PCR). A identificação por sondas é limitada por ser espécie-específica, necessitando de uma sonda para cada espécie.

Existem testes disponíveis tais como AccuProbe (Gen-Probe Inc.) para a identificação de *M. tuberculosis*, de MAC ou separadamente as espécies *M. avium* e *M. intracellulare*, *M. kansasii* e *M. gordonae*.

São constituídos de sondas de DNA homólogas a fração 16S RNAr, liberada da bactéria, e marcadas com éster de acridina (composto luminescente). Não têm sensibilidade suficiente para detecção direta na amostra clínica, portanto devem ser aplicados sobre o crescimento da cultura. Apesar de ser descrita com especificidade de 100% e sensibilidade entre 95 e 85%, pode ocorrer ligação cruzada da sonda para *M. tuberculosis* com *M. celatum* (SomosKövi *et al.*, 2000). Outra limitação é que, ao se usar a sonda em uma amostra contaminada ou houver falhas na etapa de lise das micobactérias, podem ocorrer resultados falso-negativos (Vossler, 2000).

▶ **Amplificação gênica.** A reação da PCR consiste na amplificação de uma sequência particular do ácido nucleico por intermédio de iniciadores nucleotídios homólogos à sequência-alvo. Alguns métodos com base na PCR podem ser usados como método alternativo na identificação de NTM, principalmente para as espécies do MAC. Nenhum dos métodos citados a seguir está disponível comercialmente ou foi aprovado pela FDA (Food and Drug Administration).

O RFLP-PCR se baseia na amplificação de um gene ou um segmento do gene por PCR, e o produto é clivado com endonucleases de restrição, sendo os fragmentos gerados analisados em gel de agarose ou de poliacrilamida ou por eletroforese capilar. Esta técnica pode ser usada para diferentes genes marcadores tais como *hsp65*, região intergência 16S-23S DNAr (ITS) e *rpo*β. Destes o mais investigado e validado é o gene *hsp65*.

O método da PCR com base nas sequências DT6 e DT1, específicas de *M. avium* e *M. intracellulare*, respectivamente, permite distinguir estas duas espécies do MAC. As amplificações destas sequências fornecem fragmentos de 187 pares de bases (pb) e 666 pb, respectivamente (Thierry *et al.*, 1993).

Telenti *et al.* (1993) descreveram um método chamado PRA (PCR-*restriction enzyme analysis*) ou PCR-RFLP que consiste na amplificação de uma sequência de 439 pb do gene *hsp*65, que codifica para uma proteína de *heat shock*, comum ao gênero *Mycobacterium*. Embora este gene seja bem conservado, contém um limitado número de polimorfismo espécie-específico que pode ser utilizado na identificação de espécies micobacterianas. O polimorfismo é evidenciado submetendo-se o produto da PCR à digestão enzimática com as enzimas de restrição, *Bst*EII e *Hae*III. Os perfis de restrição obtidos são característicos de cada espécie micobacteriana (Devallois *et al.*, 1997; da Silva *et al.*, 2001). O PRA é um método rápido, eficaz e de custo médio para identificar micobactérias em laboratório de microbiologia clínica. Necessita de pouco material genético e permite identificar várias espécies em um mesmo experimento, não necessitando do organismo viável (Figura 122.2), embora, em alguns casos, outras endonucleases tenham que ser adicionadas para identificação da espécie (Wong *et al.*, 2001).

O emprego concomitante da amplificação pela PCR com a hibridização é utilizado para aumentar a sensibilidade da detecção (10 a 100 vezes) e/ou para diferenciação de espécies. Uma aplicação dessa estratégia é a chamada hibridização reversa cruzada (Kox *et al.*, 1995), que consiste na amplificação da região do gene que codifica a 16S RNAr com iniciadores (um dos quais é biotinilado) específicos para o gênero *Mycobacterium*. Os produtos da amplificação são então hibridizados com sondas de oligonucleotídios fixadas sobre uma membrana. As sondas são, respectivamente, específicas para o complexo *M. tuberculosis, M. avium, M. intracellulare*, complexo *M. kansasii, M. scrofulaceum, M. xenopi, M. fortuitum, M. smegmatis* e para o gênero *Mycobacterium*. Este método teoricamente permite a detecção de 10 fg de DNA (corresponde aproximadamente a duas bactérias).

▶ **Sequenciamento.** No sequenciamento do DNAr que codifica a fração 16S do RNAr (constitui-se de aproximadamente 1.500 nucleotídeos), com regiões altamente conservadas e outras hipervariáveis para a identificação micobacteriana, a análise foca duas regiões hipervariáveis (hpA e hpB). O sequenciamento da hpA geralmente identifica adequadamente a maioria das espécies NTM, mas eventualmente sequenciamento da hpB se faz necessário para especiar cepas desconhecidas ou que não foram identificadas apenas com a hpA. Esta técnica é muito útil do ponto de vista taxonômico, mas não é acessível aos laboratórios de rotina e apresenta limitações, pois algumas espécies não são diferenciadas mesmo utilizando ambas as regiões, tais como *M. chelonae* e *M. abscessus*, ou espécies de recente divergência (variantes), pois podem conter alta similaridade na sequência do 16S RNAr (Stackebrandt e Goebel, 1994).

O gene *rpo*β que codifica a subunidade β da RNA polimerase tem sido usado na identificação de NTM, sendo observado 85 a 100% de similaridade entre as espécies micobacterianas. A sequência integral do gene *rpoB* foi mais variável que a sequência do gene 16S RNAr (Kim *et al.*, 1999). As sequências *rpoB* variaram de 84,3 a 96,6% (excluindo "*M. houstonense*"), enquanto, para o gene 16S RNAr, a variação foi de 95,7 a 99,7%. Este achado sugere que o *rpo*β possa aumentar a discriminação molecular de micobactérias de crescimento rápido. Além disso, a porcentagem de homologia interespécie e intraespécie para o gene *rpoB* inteiro foi de 84,3 a 96,6% e 98,2 a 99,9%, respectiva-

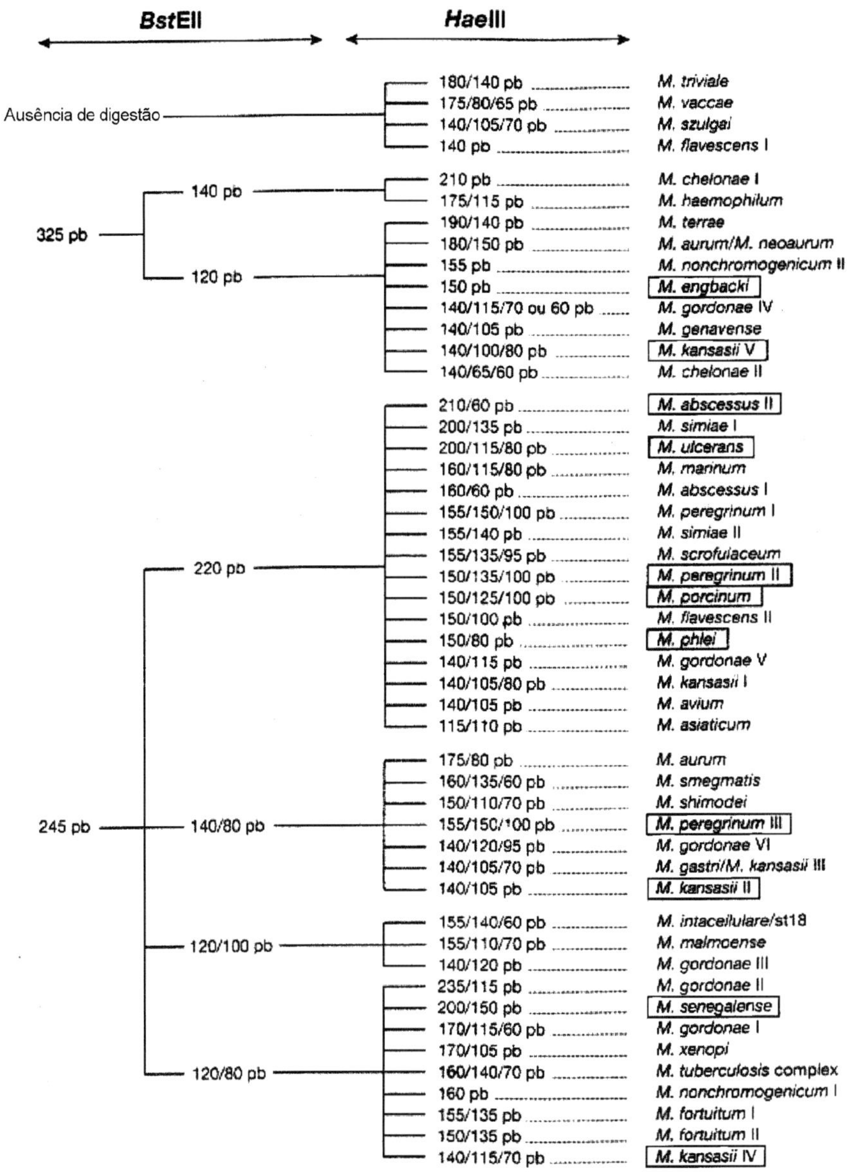

Figura 122.2 Algoritmo dos perfis de *polymerase chain reaction-restriction enzyme analysis* (PRA) (PCR-RFLP) para 34 espécies micobacterianas. Espécies no retângulo ilustram novo perfil de PRA. (Adaptada de Devalloois e Rastogi, 1998.)

mente, enquanto para parte do gene *rpoB* (723 pb) foi de 83,9 a 97% e 98,3 a 100%, respectivamente. Isto sugere que a região de 723 pb do gene *rpoB* possa ser uma escolha na identificação.

▸ **Sequências de inserção.** Aos primeiros elementos de transposição micobacteriana descritos em 1987, somam-se hoje 46 sequências de inserção (IS) descritas em 10 espécies micobacterianas; destas, apenas 6 se mostraram ativas e com habilidade de transposição dentro da molécula de DNA: IS6100, IS6110, IS6120, IS900, IS1096 e IS1110. Na Tabela 122.3 estão relacionadas algumas famílias de IS descritas em NTM. O MAC apresenta uma variedade de IS.

As IS IS901 e IS902 estão associadas ao *M. avium* subesp. *silvaticum*. Têm 98% de homologia em suas sequências de bases e 60% de homologia com a IS900, que é característica de *M. avium* subesp. *paratuberculosis*. A IS111, que é encontrada apenas em *M. avium*, tem 60% de homologia com a IS900.

As IS1245 e 1311 fazem parte da família IS256, apresentam sequências repetidas invertidas de 24 a 41 pb, 80% de similaridade em seu DNA e estão presentes em múltiplas cópias em *M. avium* (0 a 27). A IS1245 está geralmente ausente em *M. intracellulare* e presente na maioria de *M. avium* (Ritacco *et al.*, 1998). O polimorfismo da IS1311 devido a mutações pontuais que podem ser reveladas por PCR-RFLP permite diferenciar *M. avium avium* e *M. avium paratuberculosis*, o que favorece o diagnóstico e controle da doença de Johne, doença crônica de gado bovino causada por *M. avium paratuberculosis* (Marsh *et al.*, 1999).

As amostras de *M. avium* de origem humana e de porcos apresentam número elevado de cópias de IS1245; as amostras de *M. paratuberculosis* têm um perfil de RFLP de 6 cópias e *M. avium* subesp. *silvaticum* apresenta 3 ou menos cópias. Algumas amostras de *M. avium* podem apresentar poucas cópias, mas são facilmente distinguidas do tipo aviário pelo padrão de RFLP da IS901. As amostras isoladas de porcos não contêm a IS901, mas geralmente têm muitas cópias da IS1245. A IS1245 tem sido utilizada na tipagem molecular em estudos de transmissão de *M. avium* (Bono *et al.*, 1995; van Soolingen *et al.*, 1998; Saad *et al.*, 1999; 2000).

▸ **PFGE (*pulsed field gel electrophoresis*).** Eletroforese em gel em campo pulsado é o método de tipagem mais utilizado para estudar a diversidade genética das NTM, principalmente as de crescimento rápido, envolvidas nos surtos, pseudossurtos e epidemias. Esta técnica envolve essencialmente a comparação de grandes fragmentos de DNA genômico obtidos por digestão com enzimas de restrição que reconhecem sequências pouco comuns no DNA cromossômico. Para tal, a cepa é embebida em gel de agarose, submetida a lise e digestão do DNA. Para separar os fragmentos de DNA lineares gerados, correntes elétricas alternadas, que caminham em diferentes direções, são aplicadas ao gel, pois na eletroforese convencional, grandes fragmentos não se separam. PFGE tem por desvantagem ser um procedimento moroso, pois o microrganismo tem que estar em crescimento ativo para fornecer quantidades adequadas de biomassa para se obter um resultado acurado. Adicionalmente, mais da metade do DNA de cepas de M. abscessus sofre lise ou digestão espontânea durante o processo, embora isto possa ser corrigido pela adição de tioureia para estabilizar o tampão de corrida (Bosqueé et al., 1995; Realini et al., 1997; 1998). Embora a técnica de RFLP, utilizando IS como marcadores em tipagem molecular, seja descrita para as NTM de crescimento rápido, seu poder discriminatório é menor que o de PFGE (Burns et al., 1991; Hector et al., 1992; Tenover et al., 1995; Zhang et al., 2004).

Encontra-se na literatura descrição de tipagem molecular por outros métodos tais como polimorfismo por amplificação randômica do DNA (*random amplified polymorphic* DNA – RAPD-PCR), análise de proteínas com base na eletroforese de enzimas (MEE – *multilocus enzyme eletrophoresis*) usando múltiplas enzimas *housekeeping* da célula (Cooksey, 2003).

▸ **Observações.** Rotineiramente devem-se identificar as espécies de NTM que são clinicamente significantes, exceto MAC, pois a diferenciação das espécies não altera os procedimentos do tratamento, entretanto sua diferenciação tem significância epidemiológica. Devem-se identificar as espécies do grupo de crescimento rápido, principalmente *M. chelonae*, *M. abscessus* e *M. fortuitum*, usando PRA ou testes bioquímicos, mas nunca apenas o método de HPLC.

Testes de sensibilidade

Existem recomendações específicas dos CDC e do CLSI (Clinical and Laboratory Standards Institute) padronizando os testes de sensibilidade aos antimicrobianos em *M. tuberculosis*. Estas recomendações abrangem quais amostras devem ser submetidas ao teste de sensibilidade, quais métodos devem ser utilizados e quais agentes antimicrobianos devem ser testados. Embora informações similares não estejam disponíveis para NTM, existem dados suficientes para se fazerem recomendações temporárias sobre como e para quais agentes as NTM devem ser testadas (NCCLS, 2003).

Como não há consenso sobre o ponto de corte da concentração do fármaco para estabelecimento de cepa sensível ou resistente, a maioria dos estudos de perfil de sensibilidade das NTM determina a CMI (concentração mínima inibitória). Para as micobactérias de crescimento lento podem-se usar os mesmos métodos utilizados para determinação da CMI de *M. tuberculosis*, em meio sólido ou em meio líquido, porém o uso de meios líquidos, por exemplo, MGIT960, em geral fornece CMI mais baixos do que meios sólidos (Heifets, 1988).

A maioria das espécies de MAC é resistente às concentrações relativamente baixas de isoniazida, rifampicina, estreptomicina e etambutol usadas para definir suscetibilidade em *M. tuberculosis*. O uso de concentrações mais elevadas, com pontos de corte específicos, tem sido investigado, mas os benefícios desse teste não têm sido mostrados nos ensaios clínicos. Assim, o teste de suscetibilidade para MAC com fármacos antituberculose não é recomendado. Outras medicações como amicacina, rifabutina, ciprofloxacino, azitromicina e claritromicina também têm sido testadas. No entanto, para a maioria dos antimicrobianos não há correlação entre a sensibilidade *in vitro* e a resposta clínica. Exceções importantes são os macrolídios azitromicina e claritromicina, podendo-se esperar que cepas com CMI > 32 μg/mℓ para claritromicina e com CMI > 256 μg/mℓ para azitromicina não respondam ao tratamento. Por outro lado, cepas com CMI para claritromicina < 4 μg/mℓ e para azitromicina < 32 μg/mℓ são consideradas sensíveis (Inderlied e Salfinger, 1999). Em geral, por falta de padronização, os resultados de testes de suscetibilidade devem ser vistos com reservas.

M. kansasii é a NTM com perfil de sensibilidade mais próximo ao de *M. tuberculosis*. As cepas de *M. kansasii* podem ser testadas para resistência à rifampicina (RIF) utilizando os mesmos critérios que para a tuberculose. Aquelas com resistência à rifampicina devem ser testadas para rifabutina, etambutol, isoniazida, claritomicina, fluoroquinolonas, amicacina e sulfonamidas. Fármacos antituberculose como isoniazida e estreptomicina devem ser utilizados como ponto de corte superior ao utilizado para *M. tuberculosis* (Wallace *et al.*, 1994).

Apesar da falta de correlação dos testes *in vitro* com a resposta clínica, a execução de testes de suscetibilidade para espécies de NTM em laboratórios de referência deve ser realizada, pois o conhecimento do seu padrão de suscetibilidade fornecerá informações básicas para recomendações de terapia.

As espécies de crescimento rápido apresentam grandes diferenças no perfil de sensibilidade de uma cepa para a outra; assim, o teste de suscetibilidade deve sempre ser realizado nas cepas clinicamente significativas. É importante distinguir micobactéria de crescimento rápido daquelas de crescimento lento. As espécies de crescimento rápido são intrinsecamente resistentes às medicações antimicobacterianas, com exceção dos aminoglicosídios. Os métodos de detecção de resistência são similares aos usados para outras bactérias gram-positivas e gram-negativas, sendo o mais utilizado a microdiluição em caldo. A maioria das infecções por NTM de crescimento rápido é causada pelas espécies *M. abscessus*, *M. chelonae* e *M. fortuitum*. O painel de fármacos que devem ser testados para estas espécies inclui amicacina, cefoxitina, ciprofloxacino, claritromicina, doxiciclina, linezolida, sulfametoxazol e tobramicina, os quais podem ser usados para facilitar a identificação daquelas espécies (Inderlied e Salfinger, 1999).

▸ Tratamento

Doença pulmonar causada por M. kansasii

A história natural da doença pulmonar causada por *M. kansasii* tem mostrado que o paciente sem terapia apresenta persistência de positividade no escarro e progressão da lesão pulmonar, portanto esse paciente deve receber antibioticoterapia. A doença pulmonar por *M. kansasii* é a que apresenta curso clínico mais similar ao da tuberculose entre todas as infecções causadas por NTM. Os primeiros relatos sobre tratamento da doença causada por *M. kansasii* eram desapontadores, porém o advento da rifampicina mudou este quadro. Atualmente é recomendado, para adulto, um regime de isoniazida (300 mg), rifampicina (600 mg), piridoxina (50 mg) e etambutol (15 mg/kg) diariamente por 12 meses com manutenção de cultura negativa. O regime anterior com etambutol (25 mg/kg) nos 2 primeiros meses e duração de 18 meses não é mais recomendado. Em pacientes com cepas resistentes à rifampicina, está indicado regime com três dos seguintes fármacos: claritromicina, azitromicina, moxifloxacino, etambutol, sulfametoxazol e estreptomicina, escolhidos de acordo com o resultado dos testes de sensibilidade *in vitro*. Em pacientes HIV-positivos, em uso de inibidores de protease, é recomendada a substituição da rifampicina por claritromicina ou rifabutina.

Doença pulmonar causada pelo MAC

Na era pré-macrolídios, o tratamento clínico de doença pulmonar por MAC era frustrante. Os novos macrolídios, claritromicina e azitromicina, apresentam excelente atividade *in vitro* e *in vivo* em MAC. A terapia inicial para adultos HIV-negativos utiliza 3 medicações: claritromicina (500 mg 2 vezes/dia) ou azitromicina (250 mg 3 dias/semana), rifabutina (360 mg/dia) ou rifampicina (600 mg/dia) e etambutol (25 mg/kg nos 2 primeiros meses e após 15 mg/kg). Baciloscopia e cultura do escarro devem ser realizadas mensalmente para avaliar a resposta à terapia. Os pacientes devem apresentar melhora após 3 a 6 meses de tratamento e escarro negativo dentro do período de 12 meses de tratamento. A cirurgia deve ser considerada em pacientes com doença localizada e que não respondem ao tratamento ou com cepas resistentes aos macrolídios. Os estudos com genotipagem das cepas de MAC demonstram que esquemas de tratamento com duração de 12 meses com cultura negativa são efetivos, e quando o paciente volta a apresentar cultura positiva é devido a reinfecção com nova cepa e não relapso do tratamento. A monoterapia com claritromicina ou azitromicina não é recomendada e induz ao aparecimento de cepas resistentes.

Linfadenite por MAC

Cirurgia com retirada do gânglio é o tratamento de escolha para linfadenite cervical em crianças causada por NTM, incluindo as causadas por MAC e *M. scrofulaceum*. Em crianças com alto risco cirúrgico e doença recorrente pode ser usado o esquema de poliquimioterapia incluindo macrolídio, recomendado para tratamento de doença pulmonar. Em caso de dúvida, tratar as crianças com granuloma e PPD positivo como linfadenite tuberculosa até a confirmação, por cultura positiva e identificação da espécie, de linfadenite causada por MAC.

Doença disseminada causada por MAC

A doença disseminada por *M. avium* está associada ao aumento da mortalidade dos pacientes com AIDS. Um grande avanço na terapia da DMAC foi o reconhecimento de que claritromicina e azitromicina são potentes agentes contra o MAC. Ambos os macrolídios reduzem marcadamente o número de bactérias no sangue. Devido à possibilidade do aparecimento de resistência aos macrolídios, como também à necessidade de atuar em grande número de bactérias, tem sido considerado essencial o emprego de poliquimioterapia. É recomendado o uso de, no mínimo, 3 medicações: claritromicina (500 mg 2 vezes/dia) ou azitromicina (250 a 500 mg/dia), etambutol (15 mg ou 25 mg/dia) e rifabutina (300 mg/dia). O uso de rifabutina é problemático em pacientes em uso de inibidor de protease. Nestes pacientes, o uso do inibidor de protease deve ser considerado prioritário, porque a melhora da resposta imune do paciente com terapia antiviral agressiva é o fator mais importante para a negativação da hemocultura e melhora do estado geral. O tratamento deve ser longo, até a restauração do sistema imune do paciente. O tratamento deve ser finalizado após 12 meses de terapia se o paciente estiver assintomático, e se a contagem de linfócitos T CD4 estiver acima de 100 células/mm^3.

Doença causada por micobactérias de crescimento rápido

A grande maioria (> 90%) das doenças causadas por micobactérias de crescimento rápido envolve apenas 3 espécies: *M. fortuitum*, *M. abscessus* e *M. chelonae*. Estas espécies são altamente resistentes aos agentes antituberculose, porém são sensíveis a outros fármacos. *M. fortuitum* é sensível a amicacina, ciprofloxacino, ofloxacino, sulfonamidas, cefoxitina, imipeném, claritromicina e doxiciclina; *M. abscessus* a claritromicina, azitromicina, amicacina, cefoxitina e imipeném; e *M. chelonae* a amicacina, tobramicina, claritromicina, imipeném, clofazimina, doxiciclina e ciprofloxacino. As doenças causadas por essas espécies, em geral, são infecções cutâneas pós-trauma e que se resolvem espontaneamente ou após desbridamento cirúrgico.

As infecções por NTM de crescimento rápido menos frequentes como, por exemplo, *M. immunogenicum, M. mucogenicum e M. smegmatis,* apresentam resposta variada aos antimicrobianos utilizados. *M. immunogenicum* é sensível a amicacina e claritromicina (Moore *et al.*, 2000). *M. mucogenicum* responde bem ao tratamento pelos antimicrobianos, tais como aminoglicosídios, cefoxitina, claritromicina, minociclina, doxiclina, quinolonas, sulfametoxazol-trimetoprima e imipeném (Wallace *et al.*, 1993), enquanto as espécies do grupo *M. smegmatis* caracterizam-se por sua resistência à claritromicina, devido à presença do gene que codifica a enzima eritromicina-metilase (macrolide). Dependendo da gravidade das infecções trata-se com a doxiciclina e sulfametoxazol-trimetoprima por via oral e amicacina ou imipeném por via parenteral.

Doença causada por M. marinum

Dependendo da gravidade da lesão cutânea causada por *M. marinum*, o tratamento pode variar de simples observação ao desbridamento cirúrgico ou uso de antibioticoterapia. Vários esquemas de tratamento têm sido utilizados por um período não inferior a 3 meses: claritromicina 500 mg 2 vezes/dia; doxiciclina 100 mg 2 vezes/dia; sulfametoxazol-trimetoprima 160/800 mg 2 vezes/dia; rifampicina (600 mg) associada a etambutol (15 mg) diariamente.

Monitoramento da toxicidade

Devido à toxicidade das medicações utilizadas no tratamento das NTM e à idade dos pacientes, a maioria idosos, é importante monitorar a ocorrência de manifestações tóxicas. Sintomas visuais (etambutol e rifabutina), comprometimento do sistema nervoso central (ciprofloxacino, ofloxacino, etionamida), manifestações hepáticas (isoniazida, rifampicina, etionamida, claritromicina, rifabutina), renais (estreptomicina, amicacina), sintomas auditivos e função vestibular (estreptomicina, amicacina, azitromicina) e marcadores hematológicos (sulfonamidas, cefoxitina, rifabutina) são as principais manifestações tóxicas (ATS, 1997).

Observações

Poucas informações estão disponíveis sobre o risco dos agentes anti-inflamatórios fundamentados em anticorpos monoclonais que inibem o TNF-α, importante na defesa do hospedeiro para infecções por organismos intracelulares, em predispor ou promover a progressão de infecções por NTM ativa. Assim, até que se tenha melhor conhecimento, recomenda-se que pacientes com micobacteriose ativa por NTM só deverão ser tratados com agentes bloqueadores de TNF-α se receberem concomitantemente terapia efetiva para a infecção atípica (Griffith *et al.*, 2007).

Referências bibliográficas

Altare F, Durandy A, Lammas D *et al.* Impairment of mycobacterial immunity in human interleukin-12 receptor deficiency. *Science.* 280: 1432-1435, 1998a.

Altare F, Lammas D, Revy P *et al.* Inherited interleukin 12 deficiency in a child with bacille Calmette-Guerin and *Salmonella enteritidis* disseminated infection. *J Clin Invest.* 102: 2035-2040, 1998b.

ATS-American Thoracic Society. Diagnosis and treatment of disease caused by non tuberculous mycobacteria. *Am J Respir Crit Care Med.* 156: 51-525, 1997.

Bange FC, Brown BA, Smaczny C *et al.* Lack of transmission of *Mycobacterium abscessus* among patients with cystic fibrosis attending a single clinic. *Clin Infect Dis.* 32: 1648-1650, 2001.

Barreto AMW, Campos CED. Micobactérias "não tuberculosas" no Brasil. *Boletim de Pneumologia Sanitária.* 8: 23-32, 2000.

Barreto JA, Palaci M, Ferrazoli L *et al.* Isolation of *M. avium* complex from bone marrow aspirates of AIDS patients in Brazil. *J Infect.* 168: 777-781, 1994.

Bellamy R, Ruwende C, Corrah T *et al.* Variations in the NRAMP1 gene and susceptibility to tuberculosis in West Africans. *N Engl J Med.* 338: 640-644, 1998.

Bennett SN, Peterson DE, Johnson DR *et al.* Bronchoscopy-associated *Mycobacterium xenopi* pseudoinfections. *Am J Respir Crit Care Med.* 150: 245-250, 1994.

Bergey DH, Holt JG *et al. Bergey's Manual of Determinative Bacteriology.* Baltimore: Williams & Wilkins, 1994.

Bono M, Jemmi T, Bernasconi C *et al.* Genotypic characterization of *Mycobacterium avium* strains recovered from animals and their comparison to human strains. *Appl Environ Microbiol.* 61: 371-373, 1995.

Bosqueé L, Böttger EC, De Beenhouwer H *et al.* Cervical lymphadenitis caused by a fastidious mycobacterium closely related to *Mycobacterium genavense* in an apparently immunocompetent woman: diagnosis by culture-free microbiological methods. *J Clin Microbiol.* 33: 2670-2674, 1995.

Brown-Elliot BA, Wallace Jr. RJ. Clinical and taxonomic status of pathogenic nonpigmented or late-pigmenting rapidly growing mycobacteria. *Clin Microbiol Rev.* 15: 716-746, 2002.

Burns DN, Wallace RJ Jr, Schultz ME *et al.* Nosocomial outbreak of respiratory tract colonization with *Mycobacterium fortuitum*: demonstration of the usefulness of pulsed-field electrophoresis in an epidemiologic investigation. *Am Rev Respir Dis.* 144: 1153-1159, 1991.

Butler WR, Guthertz LS. Mycolic acid analysis by high-performance liquid chromatography for identification of *Mycobacterium* species. *Clin Microbiol Rev.* 14: 704-726, 2001.

Cardoso AM. Surto de infecção após videoscopias causado por *Mycobacterium massiliense* em Goiânia-GO: análise molecular e determinação da suscetibilidade aos antimicrobianos. *Revista de Patologia Tropical.* 39 (1): 73-74, 2009.

Casanova JL, Abel L. Genetic dissection of immunity to mycobacteria: the human model. *Annu Rev Immunol.* 20: 581-620, 2002.

Chin DP, Hopewell PC, Yajko DM *et al. Mycobacterium avium* complex in the respiratory or gastrintestinal tract and the risk of *M. avium* complex bacteriemia in patients with human immunodeficiency virus infection. *J Infect Dis.* 169: 289-295, 1994.

Cooksey RC. Molecular methods in diagnostic microbiology. Clinics in Laboratory Medicine 23 (4): 801-821, 2003.

Da Silva Rocha A, Werneck Barreto AM, Dias Campos CE *et al.* Novel allelic variants of mycobacteria isolated in Brazil as determined by PCR-restriction enzyme analysis of *hsp65. J Clin Microbiol.* 40: 4191-4196, 2002.

Devallois A, Goh KS, Rastogi N. Rapid identification of mycobacteria to species level by PCR-restriction fragment length polymorphism analysis of the hsp65 gene and proposition of an algorithm to differentiate 34 mycobacterial species. *J Clin Microbiol.* 35: 2969-2973, 1997.

Dorman SE, Holland SM. Interferon-gamma and interleukin-12 pathway defects and human disease. *Cytokine Growth Factor Rev.* 11: 321-333, 2000.

Dorman SE, Holland SM. Mutation in the signal-transducing chain of the interferon-gamma receptor and susceptibility to mycobacterial infection. *J Clin Invest.* 101: 2364-2369, 1998.

Duarte RS, Lourenço MC, Fonseca L de S *et al.* Epidemic of postsurgical infections caused by *Mycobacterium massiliense. J Clin Microbiol.* 2009.

Ellis SM. The spectrum of tuberculosis and non-tuberculous mycobacterial infection. *Eur Radiol.* 14: E34-E42, 2004.

Falkinham JO III. Epidemiology of infection by nontuberculous mycobacteria. *Clin Microbiol Rev.* 9: 177-215, 1996.

Fandinho FC, Grinsztejn B, Veloso VG *et al.* Diagnosis of disseminated mycobacterial infection: testing a simple and inexpensive method for use in developing countries. *Bull WHO.* 75: 361-366, 1997.

Ferreira RM, Saad MH, Silva MG *et al.* Non-tuberculous mycobacteria. I: one year clinical isolates identification in Tertiary Hospital AIDS Reference Center, Rio de Janeiro, Brazil, in pre highly active antiretroviral therapy era. *Mem Inst Oswaldo Cruz.* 97: 725-729, 2002.

Fonseca LS, Gontijo Filho PP. Avaliação da presença de micobactérias atípicas em indivíduos sadios. *Revista da Divisão Nacional de Tuberculose.* 18: 38-45, 1974.

Frucht DM, Holland SM. Defective monocyte costimulation for IFN-gamma production in familial disseminated *Mycobacterium avium* complex infection: abnormal IL-12 regulation. *J Immunol.* 157: 411-416, 1996.

Gadelha A, Accacio N, Grinzstejn B *et al.* Low incidence of colonization and no cases of disseminated *Mycobacterium avium* complex infection (DMAC) in Brazilian AIDS patients in the HAART era. *Braz J Infect Dis.* 6: 252-257, 2002.

Glassroth J. Diagnosis of tuberculosis. In: Reichman LB, Hersmfild ES (ed.). *Tuberculosis. A Comprehensive International Approach; Lung Biology in Health and Disease.* New York: Dekker, p. 149-165, 1993.

Gontijo Filho PP, Nascimento D, Fonseca LS. Isolamento de micobactérias atípicas a partir de gânglios linfáticos de suínos. *Rev Microbiol.* 5: 59-62, 1974.

Good RC. Nontuberculous mycobacteria in United States. *News Letter.* 1: 1, 1979.

Good RC, Snider DE Jr. Isolation of nontuberculous mycobacteria in the United States, 1980. *J Infect Dis Dec.* 146: 829-833, 1982.

Griffith DE, Aksamit T, Brown-Elliott BA *et al.* An official ATS/IDSA statement: diagnosis, treatment, and prevention of nontuberculous mycobacterial diseases. *Am J Respir Crit Care Med.* 175(4): 367-416, 2007.

Grinsztejn B, Fandinho FC, Veloso VG *et al.* Mycobacteriemia in patients with the acquired immunodeficiency syndrome. *Arch Intern Med.* 157: 2359-2363, 1997.

Guerrero C, Bernasconi C, Burki D *et al.* A novel insertion element from *M. avium*, IS1245 is a specific target for analysis of strains relatedness. *J Clin Microbiol.* 33: 304, 1995.

Gusmão FA, Alvarenga L, Barbosa L *et al.* Deep stromal mycobacterial keratitis: viable bacteria after six months of treatment: case report and literature review. *Arq Bras Oftalmol.* 68(4): 551-3, 2005.

Hector JS, Pang J, Mazurek GH *et al.* Large restriction fragment patterns of genomic *Mycobacterium fortuitum*: DNA as a strain specific markers and their use in epidemiologic investigation of four nosocomial outbreaks. *J Clin Microbiol.* 30: 1250-l255, 1992.

Heifets LB. Qualitative and quantitative drug susceptibility tools in mycobacteriology. *Am Rev Respir Dis.* 37: 1217, 1988.

Henriques B, Hoffner SE, Petrini B *et al.* Infection with Mycobacterium malmoense in Sweden: report of 221 cases. *Clin Infect Dis.* 18: 596-600, 1994.

Hoff E, M. Sholtis, G. Procop *et al. Mycobacterium triplex* infection in a liver transplant patient *J Clin Microbiol.* 39(5): 2033-2034, 2001.

Holland SM. Nontuberculous mycobacteria. *Am J Med Sci.* 321: 49-55, 2001.

Horsburgh Jr. CR. *Mycobacterium avium* complex infection in the acquired immunodeficiency syndrome. *N Engl J Med.* 324: 1332-1338, 1991.

Horsburgh Jr. CR, Selik RM. The epidemiology of disseminated nontuberculous mycobacterial infection in the AIDS. *Am Rev Respir Dis.* 139: 4, 1989.

Huang JH, Oefner PJ, Adi V *et al.* Analyses of the NRAMP1 and IFN-gamma R1 genes in women with *Mycobacterium avium-intracellulare* pulmonary disease. *Am J Respir Crit Care Med.* 157: 377-381, 1998.

Inderlied CB, Kemper CA, Bermudez LEM. The *Mycobacterium avium* complex. *Clin Microbiol Rev.* 6: 266, 1993.

Inderlied CB, Salfinger M. Antimyco-bacterial agents and susceptibility tests. In: Murray PR, Baron EJ, Pfaller MA *et al.* (ed.). *Manual of Clinical Microbiology.* 7th edition. Washington: ASM Press, p. 1601-1623, 1999.

Iseman MD, Buschman DL, Ackerson LM. Pectus excavatum and scoliosis: thoracic anomalies associated with pulmonary disease caused by *Mycobacterium avium* complex. *Am Rev Respir Dis.* 144: 914, 1991.

Jost Jr. KC, Dunbar DF, Barth SS *et al.* Identification of *Mycobacterium tuberculosis* and *M. avium* complex directly from smear-positive sputum specimens and BACTEC 12B cultures by high-performance liquid chromatography with fluorescence detection and computer-driven pattern recognition models. *J Clin Microbiol.* 33: 1270-1277, 1995.

Katila ML, Brander E, Backman A. Neonatal BCG vaccination and mycobacterial cervical adenitis in childhood. *Tubercle.* 68: 291-296, 1987.

Katoch V. Infections due to non-tuberculous mycobacteria (NTM). *Indian J Med Res.* [serial on line] (10): 290-304, 2004.

Kim BJ, Lee SH, Lyu MA *et al.* Identification of mycobacterial species by comparative sequence analysis of the RNA polymerase gene (rpoB). *J Clin Microbiol.* 37(6): 1714-1720, 1999.

Kox LF, van Leeuwen J, Knijper S *et al.* PCR assay based on DNA coding for 16S rRNA for detection and identification of mycobacteria in clinical samples. *J Clin Microbiol.* 33: 3225-3233, 1995.

Landgraf IM, Palaci M, Vieira MFP *et al.* Bacterial agents isolated from cerebrospinal fluid of patients with AIDS and neurological complications. *Rev Inst Med Trop São Paulo.* 36: 491-494, 1994.

Leite CQ, da Silva Rocha A, de Andrade Leite SR *et al.* A comparison of mycolic acid analysis for nontuberculous mycobacteria identification by thin layer chromatography and molecular methods. *Microbiol Immunol.* 49(7): 571-578, 2005.

Lerner CW, Safdar A, Coppel S. *M. haemophilum* infection in AIDS. *Inf Dis Clin Prac.* 4: 233-236, 1995.

Lima DM, Colares JK, da Fonseca BA. Combined use of the polymerase chain reaction and detection of adenosine deaminase activity on pleural fluid improves the rate of diagnosis of pleural tuberculosis. *Chest.* 124: 909-914, 2003.

Lincoln EM, Gilbert LA. Disease in children due to mycobacteria other than *Mycobacterium tuberculosis. Am Rev Respir Dis.* 105: 683-714, 1972.

Maloney JM, Gregg CR, Stephens DS *et al.* Infections caused by *Mycobacterium szulgai* in humans. *Rev Infect Dis.* 9: 1120-1126, 1987.

Marsh I, Whittington R, Cousins D. PCR-restriction endonuclease analysis for identification and strain typing of *Mycobacterium avium subsp. paratuberculosis* and *Mycobacterium avium subsp. avium* based on polymorphisms in IS1311. *Mol Cell Probes.* 13: 115-126, 1999.

Masur H. Emerging Infections 4. In: Sched WM, Craig WA, Hughes M (ed.). *Human Immunodeficiency Virus Related Opportunistic Infections in the Era of Highly Active Antiretroviral Therapy,* Capítulo 12. Washington, DC: ASM Press, 2000.

McAdam RA, Quan S, Guilhot C *et al.* In: *Mycobacterial Transposons and their Applications.* Washington, DC: ASM Press, 2000.

Meissner G, Arz W. Sources of *M. avium* complex infection resulting in human diseases. *Am Rev Respir Dis.* 116: 1057, 1977.

Moore JS, Christensen M, Wilson RW *et al.* Mycobacterial contamination of metalworking fluids: involvement of a possible new taxon of rapidly growing mycobacteria. *AIHAJ.* 61: 2050-213, 2000.

Nascimento MCP, Gontijo Filho PP. Ocorrência de micobactérias atípicas em ambientes aquáticos. *J Pneumol.* 17: 166-168, 1991.

National Committee for Clinical Laboratory Standards. Susceptibility testing of mycobacteria, nocardiae, and other aerobic actinomycetes. Approved Standard. Wayne, PA: NCCLS, 2003. Document No. M24-A.

Newport MJ, Huxley CM, Huston S *et al.* A mutation in the interferon-gamma-receptor gene and susceptibility to mycobacterial infection. *N Engl J Med.* 335: 1941-1949, 1996.

Nichols L, Florentine B, Lewis W *et al.* Bone marrow examination for the diagnosis of mycobacterial and fungal infections in the acquired immunodeficiency syndrome. *Arch Pathol Lab Med.* 115: 1125-1132, 1991.

Nightingale SD, Byrd LT, Southern PM *et al.* Incidence of *Mycobacterium avium-intracellulare* complex bacteriemia in human immunodeficiency virus-positive patients. *J Infect Dis.* 165: 1082-1085, 1992.

Nightingale SD, Cameron DW, Gordin FM *et al.* Two controlled trials of rifabutin prophylaxis against *Mycobacterium avium* complex infection in AIDS. *N Engl J Med.* 16: 828-833, 1993.

Northfelt DW, Mayer A, Kaplan LD *et al.* The usefulness of diagnostic bone marrow examination in patients with human immunodeficiency virus (HIV) infection. *J Acquir Immune Defic Syndr.* 4: 659-666, 1991.

Okubo H, Iwamoto M, Yoshio T *et al.* Rapidly aggravated *Mycobacterium avium* infection in a patient with rheumatoid arthritis treated with infliximab. *Mod Rheumatol.* 15: 62-64, 2005.

Oliveira e Sousa ACG, Pereira CP, Guimarães NS *et al.* Micobacteriose cutânea atípica pós-mesoterapia. *An Bras Dermatol.* 76(6): 711-715, 2001.

Olivier KN, Weber DJ, Lee JH *et al.* Nontuberculous mycobacteria in cystic fibrosis study group. Nontuberculous mycobacteria. II: nested-cohort study of impact on cystic fibrosis lung disease. *Am J Respir Crit Care Med.* 167: 835-840, 2003.

Palella Jr. FJ, Delaney KM, Moorman AC *et al.* Declining morbidity and mortality among patients with advanced human immunodeficiency virus infection. HIV Outpatient Study Investigators. *N Engl J Med.* 26: 853-860, 1998.

Pierce M, Crampton S, Henry D *et al.* A randomized trial of clarithromycin as prophylaxis against disseminated *Mycobacterium avium* complex infection in patients with advanced acquired immunodeficiency syndrome. *N Engl J Med.* 335: 384-391, 1996.

Portaels F, De Muynck A, Sylla MP. Selective isolation of mycobacteria from soil: a statistical analysis approach. *J Gen Microbiol.* 134: 849-855, 1988.

Ratledge C, Stanford J. The biology of the mycobacteria. In: Draper P. *The Anatomy of Mycobacteria,* Part I Physiology of the Mycobacteria. London: Academic Press, 1983.

Realini L, De Ridder K, Palomino JC *et al.* Microaerophilic conditions promote growth of *Mycobacterium genavense. J Clin Microbiol.* 36: 2565-2570, 1998.

Realini L, Van Der Stuyft P, De Ridder K *et al.* Inhibitory effects of polyoxyethylene stearate, PANTA, and neutral pH on growth of *Mycobacterium genavense* in BACTEC primary cultures. *J Clin Microbiol.* 35: 2791-2794, 1997.

Ritacco V, Kremer K, van der Laan T *et al.* Use of IS901 and IS1245 in RFLP typing of *Mycobacterium avium* complex: relatedness among serovar reference strains, human and animal isolates. *Int J Tuberc Lung Dis.* 2: 242-251, 1998.

Romanus V, Hallander HH, Wahlen P *et al.* Atypical mycobacteria in extrapulmonary disease among children: incidence in Sweden from 1969 to 1990, related to changing BCG-vaccination coverage. *Tuber Lung Dis.* 76: 300-310, 1995.

Runyon EH. Anonymous mycobacteria in pulmonary disease. *Med Clin North Am.* 43(1): 273-290, 1959.

Runyon EH, Karlson AG, Kubica GP *et al. Mycobacterium.* In: Lenette EH. *Manual of Clinical Microbiology,* 3rd edition. Washington, DC: ASM, p. 150-179, 1980.

Saad MHF, Fonseca LS, Ferrazoli L *et al.* IS1245 genotypic analysis of *Mycobacterium avium* isolates from patients in Brazil. *Int J Infect Dis.* 3: 192-196, 1999.

Saad MHF, Teles MA, Porfirio F *et al. Mycobacterium avium* multiple isolates from AIDS patients: aspects of an analyze by genotypic marker and antimicrobial susceptibilities variations. *Mem Inst Oswaldo Cruz.* 95: 724-728, 2000.

Salem JI, Gontijo FH, Lévy-Frebault V *et al.* Isolation and characterization of mycobacteria colonizing the healthy skin. *Acta Leprol.* 7 (Suppl.1): 18, 1987.

Sequeira PC. *Caracterização molecular de amostras clínicas e ambientais de Mycobacterium avium utilizando as seqüências de inserção 1245 e 1311 como marcadores genéticos.* Tese de Mestrado. Rio de Janeiro: Instituto de Microbiologia, UFRJ, 62 pp., 2002.

Sermet-Gaudelus I, Le Bourgeois M, Pierre-Audiger C *et al. Mycobacterium abscessus* and children with cystic fibrosis. *Emerg Infect Dis.* 9: 1587-1591, 2003.

Stackebrandt E, Goebel BM. Taxonomic note: a place of DNA-DNA reassociation and 16S rRNA sequence analysis in the present species definition in bacteriology. *Int J Syst Bacteriol.* 44: 846-849, 1994.

Somoskovi A, Hotaling JE, Fitzgerald M *et al.* False-positive results for *Mycobacterium celatum* with the AccuProbe *Mycobacterium tuberculosis* complex assay. *J Clin Microbiol.* 38: 2743-2745, 2000.

Telenti A, Marchesi F, Balz M *et al.* Rapid identification of mycobacteria to the species level by polymerase chain reaction and restriction enzyme analysis. *J Clin Microbiol.* 31: 175-178, 1993.

Tenover FC, Arbeit RD, Goering RV *et al.* Interpreting chromosomal DNA restriction patterns produced by pulsed-field gel electrophoresis: criteria for bacterial strain typing. *J Clin Microbiol.* 33: 2233-2239, 1995.

Tenover FC, Crawford JT, Huebner RE *et al.* The resurgence of tuberculosis: is your laboratory ready? *J Clin Microbiol.* 31: 767-770, 1993.

Thierry D, Vincent V, Clement F *et al.* Isolation of specific DNA fragments of *Mycobacterium avium* and their possible use in diagnosis. *J Clin Microbiol.* 31: 1048-1054, 1993.

Timpe A, Runyon EH. The relationship of atypical acid-fast bacteria to human disease. *J Lab Clin Med.* 44: 202, 1954.

Tortoli E. Impact of genotypic studies on mycobacterial taxonomy: the new mycobacteria of the 1990s. *Clin Microbiol Rev.* 16(2): 319-354, 2003.

Tortoli E. The new mycobacteria: an update. *FEMS Immunol Med Microbiol.* 48(2): 159-178, 2006.

Uganda Buruli Group. Epidemiology of *Mycobacterium ulcerans* infection (Buruli ulcer) at Kinyara, Uganda. *Trans R Soc Trop Med Hyg.* 65: 763-775, 1971.

Van Soolingen D, Bauer J, Ritacco V *et al.* IS1245 restriction fragment length polymorphism typing of *Mycobacterium avium* isolates: proposal for standardization. *J Clin Microbiol.* 36: 3051-3054, 1998.

Vossler JL. *Mycobacterium tuberculosis* and other nontuberculous mycobacteria. In: Mahon CR, Manuselis G. *Textbook of Diagnostic Microbiology.* 2nd. edition. Philadelphia: W. B. Saunders Company, p. 667-707, 2000.

Wallace Jr. RJ, Dunbar D, Brown BA *et al.* Rifampin-resistant *Mycobacterium kansasii. Clin Infect Dis.* 18: 736-743, 1994.

Wallace Jr. RJ, Silcox VA, Tsukamura M *et al.* Clinical significance, biochemical features, and susceptibility patterns of sporadic isolates of the *Mycobacterium chelonae*-like organism. *J Clin Microbiol.* 31: 3231-3239, 1993.

Winthrop KL, Chang E, Yamashita S *et al.* Nontuberculous mycobacteria infections and antitumor necrosis factor-alpha therapy. *Emerg Infect Dis.* 15(10): 1556-1561, 2009.

Wolinsky E. Nontuberculous mycobacteria and associated diseases. *Am Rev Respir Dis.* 119: 107, 1979.

Wong D *et al.* Simple and rational approach to the identification of *Mycobacterium tuberculosis, Mycobacterium avium* complex species, and other commonly isolated mycobacteria. *Journal of Clinical Microbiology.* 39(10): 3768-3771, 2001.

Zhang Y, Yakrus MA, Graviss EA *et al.* Pulsed-field gel electrophoresis study of *Mycobacterium abscessus* isolates previously affected by DNA degradation. *J Clin Microbiol.* 42: 5582-5587, 2004.

Zhibang Y, BiXia Z, Qishan L *et al.* Large-scale outbreak of infection with *Mycobacterium chelonae* subsp. *abcessus* after injection Penicillin. *J Clin Microbiol.* 40(7): 2626-2628, 2002.

123 Doença Meningocócica

David Eduardo Barroso

▸ Introdução

A denominação doença meningocócica serve para incorporar um amplo espectro clínico causado pela bactéria *Neisseria meningitidis*, vulgarmente reconhecida como meningococo, a qual representa um problema de saúde pública em todas as regiões habitadas. Apesar de ser reconhecida há mais de 200 anos, a doença meningocócica permanece como um importante desafio para a Medicina devido ao desconhecimento de aspectos da relação parasito-hospedeiro, o que se reflete com maior relevo na compreensão da evolução das formas fulminantes (Vieuseaux, 1805; Stephens *et al.*, 2007). A despeito da sua notoriedade, *N. meningitidis* é essencialmente um comensal bem adaptado da mucosa da nasofaringe humana, considerando que a progressão da colonização para a invasão e a agressão do hospedeiro é um evento relativamente raro (Feil *et al.*, 2000). A invasão da corrente sanguínea frequentemente ocasiona meningite ou septicemia. Essas manifestações clínicas evoluem em poucas horas com o início da bacteriemia, podendo ocorrer separadamente ou juntas (Meyer, 1999). Não incluindo os dados das epidemias, estima-se que aproximadamente 500.000 casos novos ocorram anualmente em todo o mundo; 50.000 destes casos são fatais e 60.000 recuperam-se com sequelas (WHO, 2009). No Brasil a doença meningocócica é registrada em toda a sua extensão geográfica, onde 31.457 casos foram relatados entre 2000 e 2009; cerca de 20% destes casos morreram e os sobreviventes com sequelas permanentes são desconhecidos (fonte: Ministério da Saúde do Brasil; dados de 2009 sujeitos a revisão). A maioria das notificações é das Regiões Sul e Sudeste (68%; 21.459) e das metrópoles, um dado provavelmente relacionado com a melhor estrutura para o diagnóstico e a notificação dos casos, o que de modo algum deve mascarar a importância da doença nas áreas rurais, justamente onde as estratégias de tratamento são o maior desafio.

A doença meningocócica é temida pela população e profissionais de saúde igualmente, pelo seu início rápido e a dificuldade de obter um diagnóstico acurado e oportuno, essenciais para a evolução favorável de uma doença com um alto potencial fatal (Banks, 1948; Cartwright *et al.*, 1993; Duffy, 1993). Apesar de o agente etiológico responder à antibioticoterapia, esses aspectos da doença impõem um problema particular para o tratamento. Quando o prognóstico é favorável, permanece ainda um risco potencial de sequela neurológica permanente para os sobreviventes. A prevenção da doença pela imunização efetiva é assim uma alternativa mais atrativa do que a terapia específica e de suporte. Todavia, uma vacina ideal, com ampla eficácia contra os principais sorogrupos com importância epidemiológica, tem enfrentado grandes obstáculos relacionados com imunobiologia dos antígenos capsulares e a resposta dos vacinados a estes antígenos. Assim, o controle da doença meningocócica permanece como um desafio para os consultores em doenças transmissíveis de notificação (Feavers, 2000).

Historicamente os saltos de conhecimento sobre a doença meningocócica acompanham os registros das epidemias. Há, durante os períodos interepidêmicos, geralmente, deficiência de dados epidemiológicos e desaceleração da evolução do conhecimento, um fato de longa data reconhecido (Branham, 1953). A partir da década de 1980 esse quadro sofreu modificação com a emergência da doença meningocócica pelo sorogrupo B, a qual apontou para um novo padrão epidemiológico e os muitos problemas sobre a prevenção e o tratamento (Caugant *et al.*, 1987). A suscetibilidade de certas populações; a natureza epidêmica; as razões para as diferentes formas clínicas; as variações observadas no tempo de colonização da nasofaringe humana; e as mudanças da prevalência dos sorogrupos ao longo do tempo são alguns exemplos que, pela falta de compreensão, afetam o controle eficaz da doença na comunidade (Greenwood *et al.*, 1987).

▸ Histórico

A doença meningocócica passou a ter importância para a saúde coletiva desde a descrição clássica de Gaspard Vieuseaux, em 1805, sobre uma "febre purpúrica maligna" que afetou de forma epidêmica a cidade de Genebra, Suíça. Esse relato é o marco da história oficial da meningite cerebroespinal epidêmica e, também, a primeira observação da associação de meningite com púrpura (Vieuseaux, 1805). O termo meningite cerebroespinal epidêmica foi cunhado pelo fato de ser este o modo pela qual a doença foi descrita, quase exclusivamente, até o final do século 19, com o registro de epidemias em quase todos os continentes (Vieira, 1916).

O agente etiológico foi inicialmente descrito por Machiafava e Celli, em 1884, sob a forma de diplococos no líquido cerebroespinal (LCE) de doentes. A identificação tintorial havia sido facilitada, naquele ano, pelo bacteriologista dinamarquês Hans Christian Joachim Gram (1853-1938), a qual, a despeito da sua simplicidade, permanece como um método útil de classificação bacteriana. Essa bactéria assemelhava-se àquelas descritas por Albert Neisser (1879) como o agente causal da gonorreia. No ano de 1887, Anton Weichselbaum, na cidade de Viena, conseguiu o mérito de ser o primeiro a obter o isolamento do agente etiológico em cultura pura e, detalhadamente, descreve as características bioquímicas da bactéria encontrada em 6 casos de meningite. A partir de então a etiologia dessa doença ficou fortemente estabelecida pelo microrganismo, naquela época denominado *Diplococcus intracellularis meningitidis*. O binômio *N. meningitidis*, conservando o epíteto citado no passado por Weichselbaum, foi proposto em 1920 e adotado, definitivamente, pelo *Manual Bergey* a partir da sua sexta edição (Branham, 1953; Bilancioni, 1976).

Kiefer (1896) e, posteriormente, Albert e Ghon (1901) são citados como os primeiros a demonstrarem a existência da colonização da nasofaringe por *N. meningitidis* em doentes e em seus contatos íntimos saudáveis. A infecção assintomática em pessoas sem contato com casos da doença foi identificada, em 1906, por Kutscher. Assim ficou estabelecido que a propagação da bactéria na comunidade acontecia mediante uma cadeia invisível de portadores sãos. Isto permitiu a compreensão sobre a progressão lenta e de difícil mapeamento da doença, afetando apenas uma pequena parcela dos infectados (Vieira, 1916).

O primeiro relato sobre a doença meningocócica no Brasil data de 1846, na cidade do Rio de Janeiro, segundo esclarecimento histórico apresentado pelo Dr. Olympio da Fonseca. A análise de certos documentos levou ao conhecimento de um surto, com características da doença meningocócica, na tropa aquartelada na Praia Vermelha e, possivelmente, com relação com outros casos registrados em alguns bairros da cidade. Os pacientes apresentavam um curso fatal com algumas horas ou poucos dias de evolução (Almeida, 1921). Outros casos continuaram a ser registrados em cidades portuárias, mas sempre diagnosticados como uma doença importada, na forma de surtos a bordo de navios vindos do exterior ou em grupos de imigrantes recém-chegados. Somente no ano de 1916 a doença meningocócica foi descrita como autóctone, sob a forma endêmica, na cidade do Rio de Janeiro, apontando a ocorrência da forma esporádica e a meningite como apenas a apresentação mais frequente de um amplo espectro clínico. Houve ainda a associação da doença com a aglomeração e a insalubridade (Vieira, 1916).

O relato da primeira epidemia de doença meningocócica no Brasil foi publicado em 1920, no Rio de Janeiro, cujo estudo foi apresentado por Renzo (1921). Em seguida, entre 1921 e 1923, a incidência da doença na cidade de São Paulo ultrapassou 10 casos por 100.000 habitantes, porém esta situação não foi caracterizada como uma epidemia (Assumpção, 1929). A terceira onda epidêmica descrita na literatura em nosso país, entre 1947 e 1948, foi observada na região mogiana de São Paulo, envolvendo várias cidades vizinhas (Gomes, 1950).

O problema da infecção por *N. meningitidis* ficou sem a devida atenção das autoridades até a década de 1970, quando uma epidemia de grandes proporções afetou diversos estados do Brasil. Com esse acontecimento, em 1975, o Ministério da Saúde iniciou a organização do sistema nacional de vigilância epidemiológica das meningites e, também, a reestruturação do diagnóstico bacteriológico (Barroso, 1994).

▸ Etiologia

N. meningitidis, um patógeno humano de importância global, pertence à classe Proteobacteria, subclasse β. A classe Proteobacteria inclui um grupo amplo e fisiologicamente diverso de bactérias gram-negativas, fototróficas e não fototróficas (Stackebrandt, 1988). Dentre as espécies do gênero *Neisseria*, *N. meningitidis* é a única capsulada. Todos os membros desse gênero são aeróbios, oxidase e catalase-positivos, exceto para *N. elongata* subespécie *elongata* e *N. elongata* subespécie *nitroreducens*, que não produzem catalase (Koneman *et al.*, 1997). A morfologia observada pela coloração de Gram é de cocos gram-negativos, normalmente dispostos em pares (diplococos), com os lados adjacentes côncavos, em forma de feijão ou rim. Têm cerca de 0,6 a 0,8 micra de diâmetro. Não formam esporos ou apresentam flagelos na superfície externa. A presença de fímbrias (*pili*) é notada com frequência, porém as células são imóveis. A superfície externa é revestida por uma cápsula de polissacarídios em virtualmente todas as amostras de pacientes, e algo em torno de 50% das amostras isoladas de portadores (Koneman *et al.*, 1997). A cápsula, além de ser um mecanismo de escape do sistema imune do hospedeiro, serve como proteção contra a dessecação (Figura 123.1).

A temperatura ótima de crescimento fica entre 35 e 37°C, podendo sofrer autólise após 24 h de cultivo. Temperaturas abaixo de 30°C inibem o crescimento e acima de 40°C a bactéria não sobrevive por mais de 90 min. Têm necessidades essenciais para o desenvolvimento, como a presença de umidade e

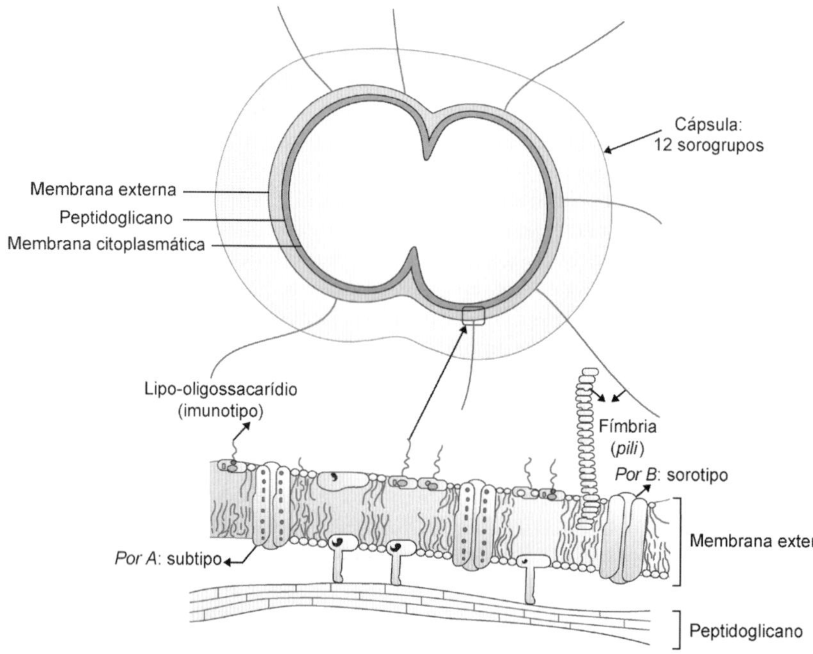

Figura 123.1 Estrutura da superfície de *Neisseria meningitidis*.

CO_2, que estimulam o crescimento. *N. meningitidis* é altamente suscetível às condições adversas, de maneira que não apresenta resistência à dessecação, aos raios solares e às variações de temperatura. A sobrevida em temperatura ambiente com baixa umidade não ultrapassa 3 h, fazendo com que a existência em vida livre seja impossível por muito tempo (Cerebrospinal meningitis in Africa, 1970; Koneman *et al.*, 1997).

A identificação em nível de espécie, nos laboratórios de bacteriologia, baseia-se na habilidade em produzir oxidase, catalase e ácido de certos açúcares. Essas bactérias produzem ácidos a partir da glicose e da maltose por meio de oxidação. Contudo, alguns meningococos apresentam redução na capacidade de utilizar a glicose ou a maltose, e somente com a utilização de outras técnicas (p. ex., coaglutinação, imunofluorescência ou análise de carboidratos celulares por espectrometria de massas) o diagnóstico correto pode ser firmado (Riou e Guibourdenche, 1977; Ólcen *et al.*, 1978).

As colônias de *N. meningitidis* são redondas, convexas, mucoides, com as bordas regulares e a superfície lisa e cintilante. Podem apresentar pigmento levemente acinzentado quando o cultivo é feito sobre ágar-sangue de carneiro. O seu tamanho é de 1 a 3 mm com 24 h de cultivo (Riou e Guibourdenche, 1977).

A espécie pode ser subdividida por tipagem fenotípica, por meio de antígenos de superfície externa, em sorogrupos (polissacarídio capsular), sorossubtipos (proteínas da parede celular) e imunotipos (lipo-oligossacarídio – LOS). Os marcadores utilizados classicamente pela saúde pública são os fundamentados no perfil do polissacarídio capsular (sorogrupagem), por exemplo, associado aos das proteínas da parede celular (sorossubtipagem) (Frasch *et al.*, 1985).

Os sorogrupos são identificados com base na especificidade imunológica dos polissacarídios capsulares, que podem ser diferenciados pelas técnicas de soroaglutinação, coaglutinação ou por anticorpos monoclonais. São reconhecidos 12 sorogrupos designados por letras capitais: A, B, C, X, Y, Z, 29E, W_{135}, H, I, K, L (Konemam *et al.*, 1997). Os sorogrupos A, B e C são os responsáveis por cerca de 90% dos casos de doença meningocócica em todo o mundo, sendo o restante ocasionado geralmente pelos sorogrupos W_{135} e Y. Os demais sorogrupos excepcionalmente causam doença invasiva. O sorogrupo é uma característica fenotípica que pode ser instável, devido à possibilidade de mudança de cápsula, mas útil para a definição de políticas de imunização passiva. A técnica de soroaglutinação em lâmina, com soro policlonal grupo-específico, é confiável, de fácil execução e amplamente utilizada (Riou e Guibourdenche, 1977; Ólcen *et al.*, 1978). Todavia a execução e a interpretação exigem treinamento prévio, além de haver discrepâncias dos resultados de sorogrupo entre laboratórios em torno de 5%, o que pode ser resolvido com a utilização do ensaio de PCR para a determinação do genogrupo (Porrit *et al.*, 2000).

A definição de cinco classes (CL) estruturais diferentes, designadas como classes 1, 2, 3, 4 e 5, das principais proteínas do complexo da parede celular, permitiu a estruturação de um esquema de classificação fenotípica (Frasch *et al.*, 1985). As proteínas de CL1, 2 e 3 funcionam como poros seletivos. A proteína de CL4 constitui-se de uma estrutura altamente conservada e a sua função ainda é incerta, porém parece estar relacionada com as proteínas reguladoras de ferro. A proteína de CL5, bastante variável do ponto de vista qualitativo e quantitativo, parece estar envolvida com mecanismos de adesão celular (Figura 123.1).

Os sorotipos se baseiam na presença das proteínas de CL 2 ou 3 (gene *porB*), as quais são mutuamente excludentes, de maneira que um meningococo sempre apresenta a proteína de CL2 ou a de CL3, mas não as duas simultaneamente. O gene *porB* tem quatro regiões variáveis (VR1, VR2, VR3 e VR4), as quais ampliam a diversidade antigênica, permitindo a modulação da variação de fase e, consequentemente, da expressão das proteínas como um mecanismo de evasão e adaptação ao meio ambiente. Os subtipos são a expressão das proteínas de CL1, controladas pelo gene *porA*, constituído por duas (VR1 e VR2) das três regiões variáveis. As proteínas de CL1 têm valor como determinantes de subtipos, por terem sua estrutura conservada na maioria das bactérias. As proteínas de CL4 estão presentes em *N. meningitidis*, mas não são utilizadas como marcadores epidemiológicos (Frasch *et al.*, 1985). A variação antigênica da proteína de CL5 em uma mesma amostra ou entre amostras diferentes limita o seu uso como marcador epidemiológico. O seu valor estaria relacionado com estudos envolvendo a patogênese e a aderência do meningococo em tecidos humanos.

Atualmente os sorotipos e subtipos são identificados por anticorpos monoclonais pelas técnicas de *Elisa* ou *immunoblotting* utilizando extratos bacterianos totais. Utilizando esse método de classificação, 70 a 80% das bactérias dos sorogrupos B e C podem ter o sorossubtipo definido, o que permitiu detectar uma ampla diversidade de epítopos. Entretanto, *N. meningitidis* do sorogrupo A apresenta uma estrutura homogênea do ponto de vista do perfil das proteínas da parede celular, pertencendo a poucos sorossubtipos (Frasch *et al.*, 1987). A espécie pode ainda ser distinguida por diferenças dos epítopos dos LOS, localizados na parede celular (Verheul *et al.*, 1993). Uma célula bacteriana pode apresentar um ou mais determinantes de imunotipos, ou ainda simplesmente não expressar nenhum (Figura 123.1). Pela classificação fenotípica *N. meningitidis* pode ser sorogrupo B, sorotipo 4,7, subtipo P1.19,15, imunotipo L5, descrita como B:4,7:P1.19,15:L5 (cepa epidêmica das Américas) ou como outro exemplo B:15:P1.7,16:L3,7 (cepa epidêmica da Europa).

O desenvolvimento da técnica para a amplificação de ácido nucleico – reação da polimerase em cadeia (PCR) – pavimentou a maneira de usar a tecnologia de ácido nucleico no diagnóstico e na pesquisa em saúde pública. Subsequentemente, a amplificação de regiões específicas do DNA por PCR e a análise por sequenciamento das regiões amplificadas (amplicon) revolucionaram o estudo das investigações de campo e o entendimento de questões sobre o modo de transmissão, o que anunciou o início do campo da epidemiologia molecular na segunda metade da década de 1980. A análise de sequências de regiões selecionadas do genoma tem fornecido os fundamentos da vigilância molecular, além de informações valiosas para a investigação de surtos (Robertson e Nicholson, 2005). A aplicação em campo de marcadores genotípicos – durante situações endêmicas, hiperendêmicas ou epidêmicas – mostrou que um determinado clone pode expressar diferentes perfis genotípicos. Deste modo, somente é possível definir qual a diversidade do perfil fenotípico de *N. meningitidis* associado aos diferentes padrões de doença por meio da utilização de métodos moleculares de tipagem. Assim, a necessidade da utilização de métodos de amplificação de ácido nucleico tornou-se imprescindível para a vigilância epidemiológica (Caugant *et al.*, 1993; Smith *et al.*, 1993; Stollenwerk *et al.*, 2004).

A metodologia de sequenciamento de *multilocus* – *multilocus sequence typing* –, em conjunto com as análises por sequenciamento das regiões variáveis dos genes *porA*, *porB* e *fetA*, para a predição dos aminoácidos, constituem a base da caracterização de *N. meningitidis*, a qual é atualmente essencial para as ações da saúde pública local (Spratt, 1999; Thompson *et al.*, 2003; Diggle e Clarke, 2004). A caracterização molecular de *N. meningitidis* é de fundamental importância para todos os níveis da vigilância epidemilógica, a fim de monitorar qualquer mudança na população de isolados clínicos, particularmente quando ocorrem mudanças do perfil epidemiológico ou em seguida às principais estratégias de intervenção, tal como a vacinação. Ademais, onde há um grande número de notificações de casos não confirmados por cultura, a habilidade em caracterizar a bactéria pelo DNA extraído e purificado diretamente de espécimes clínicos é essencial para a vigilância local. *Multilocus sequence typing* (MLST) é no momento reconhecido como o padrão-ouro para a caracterização precisa de *N. meningitidis* e a vigilância epidemiológica da doença meningocócica, sendo o único meio eficaz de monitoramento de eventos tais como mudança da cápsula (*capsule switching*) ou mudança de sorogrupo por um clone previamente descrito (*serogroup exchange*). MLST é um método fundamentado no ensaio de PCR associado ao sequenciamento de 7 genes constitutivos, permitindo a caracterização da bactéria diretamente da amostra clínica, o que vem sendo realizado em vários laboratórios de pesquisa ou de saúde pública. Desta maneira, MLST é recomendado para a tipagem molecular de isolados clínicos em laboratórios de referência, o que permite que um único sistema de tipagem esteja disponível tanto para a tipagem de *N. meningitidis* em cultura quanto em espécimes clínicos com cultura negativa (Fox *et al.*, 2007). Um perfil dos 7 alelos sequenciados é chamado de ST (*sequence type*), sendo que um grupo de bactérias contendo ST idênticos ou com diferenças em 1 ou 2 alelos é designado como complexo clonal (cc). Pela classificação genotípica *N. meningitidis* pode ser genogrupo B, *porB* 3-1, *porA*_VR1 19, *porA* VR2 15, *fetA* F5-1, *sequence type* 33, complexo clonal 32, descrita como B:P1.19,15:F5-1:ST-33 (cc32) ou como outro exemplo B:P1.7,16:F3-3;ST-32 (cc32).

▸ Patogenia

N. meningitidis não produz exotoxinas típicas. Alternativamente, a habilidade para persistir no organismo do hospedeiro depende da sua capacidade de adaptação. Em comum com muitas bactérias comensais e patogênicas, *N. meningitidis* está bem adaptada para sobreviver em proximidade com as defesas do hospedeiro, tendo desenvolvido um espectro de mecanismos para evadir-se do sistema imune. Esses incluem variação antigênica, expressão de variantes alternativas de antígenos de superfície codificados no genoma, assim como diversidade antigênica, a qual é uma consequência do tempo curto de evolução de partes mutáveis de componentes da superfície. Como consequência, o microrganismo pode interagir com as células epiteliais ou fagocíticas, fixar-se às células (aderência), invadi-las (invasão celular) ou permanecer protegida por uma cobertura (cápsula ou lipo-oligossacarídio sialisado) dentro da corrente sanguínea (resistência sérica) (De Vries *et al.*, 1996; Feil *et al.*, 2000; Sun *et al.*, 2000; Dietrtich *et al.*, 2003; Feavers, 2004; Stollenwerk *et al.*, 2004).

O desenlace do contato com *N. meningitidis* depende de uma interação complexa entre fatores genéticos e o *status* imunológico do hospedeiro, condições ambientais e o microrganismo. O desenvolvimento de infecção invasiva tem início com a colonização da nasofaringe, seguido pela invasão da corrente sanguínea de um hospedeiro suscetível. Estruturas da superfície bacteriana são fundamentais para a aderência às células epiteliais não ciliadas da nasofaringe, evasão dos mecanismos de defesa local e subsequente estabelecimento da colonização (Figura 123.1). Essas estruturas ou adesinas não somente permitem a colonização da mucosa humana, mas, também, estimulam uma sequência de sinais em células fagocíticas. A ativação desse caminho é essencial para a penetração na célula e a acomodação intracelular, assim como a indução de liberação precoce de citocinas (Meyer, 1999; Dietrtich *et al.*, 2003).

As fímbrias ou *pili*, importantes adesinas, são reconhecidas como o componente provável mais importante da etapa inicial de adesão às células da nasofaringe e, também, alguns estágios da invasão. Essas estruturas são apêndices filamentosos compostos por material proteico, que se estendem por distâncias variáveis da superfície bacteriana. A bactéria pode mudar, de maneira reversível, entre uma forma com ou sem fímbria (variação de fase), a qual pode permitir o seu deslocamento pela fixação ou liberação das células epiteliais e endoteliais. As variações antigênicas, modificando a sequência de aminoácidos das subunidades, podem auxiliar a bactéria na colonização de diferentes tecidos durante o curso de uma infecção. Alternativamente, essas mudanças constantes na expressão dos antígenos das fímbrias criam uma sucessão de estímulos antigênicos diferentes para evitar o sistema imune do hospedeiro (Lieb e Täuber, 1999; Meyer, 1999).

Quando a colonização inicial da nasofaringe está estabelecida, em geral, não há progressão para doença, mesmo em condições epidêmicas (Taha *et al.*, 2002). A liberação de citocinas, em uma fase inicial da infecção, funciona como um estímulo primário ao sistema imune. Após a penetração intracelular, por endocitose, a bactéria é transportada através do epitélio mucoso e da membrana basal. A partir de então a bactéria inicia uma resposta imune protetora ou se dissemina e produz doença. A disseminação pela corrente sanguínea ocorre a partir da invasão de pequenos vasos subepiteliais, que representa uma etapa precoce e crítica na patogênese da infecção meningocócica (Meyer, 1999). Quando há evolução para doença, estima-se que o período para incubação seja curto, variando de 2 a 10 dias. Contudo um modelo experimental, utilizando *N. meningitidis* B, sugeriu que a infecção invasiva possa ser decorrência da quebra de um equilíbrio na relação parasito-hospedeiro, vindo a ocorrer após várias semanas (Virji, 1996).

A invasão da corrente sanguínea por *N. meningitidis* pode resultar em bacteriemia transitória, com cura espontânea, ou haver progressão para doença invasiva. Normalmente a bactéria é rapidamente destruída na presença de complemento e anticorpos específicos. Na ausência de anticorpos bactericidas, o microrganismo pode multiplicar-se e disseminar-se pela corrente sanguínea. Em alguns casos há o desenvolvimento de septicemia antes da implantação da bactéria no sistema nervoso central (SNC), a localização preferencial durante o curso da disseminação hematogênica. Tem sido demonstrada a presença da bactéria tanto em células endoteliais como em neutrófilos que infiltram o endotélio, o que resulta em dano vascular notado na pele e outros órgãos como áreas hemorrágicas de diferentes dimensões, uma característica marcante da meningococcemia (Figuras 123.2, 123.3 e 123.4) (Darmstadt, 1998; Constantin *et al.*, 2004).

A cápsula bacteriana é a principal estrutura de sobrevivência da bactéria na corrente sanguínea, a qual permite a neutralização dos anticorpos circulantes, por conseguinte impede a morte mediada por complemento e a opsonofagocitose. Essa estrutura está presente nos principais patógenos causadores de meningite precedida por bacteriemia. Há vários mecanismos de defesa contrários à atividade antifagocítica da cápsula bacteriana. Os mais eficientes são os anticorpos anticapsulares, os

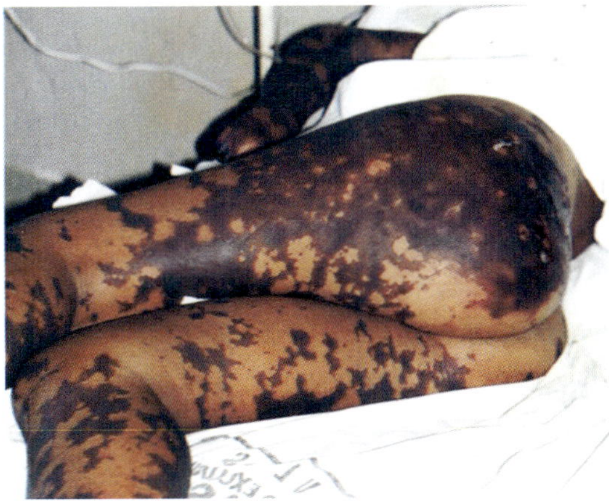

Figura 123.2 Púrpura *fulminans* por *Neisseria meningitidis* em adolescente internada no Instituto Estadual de Infectologia São Sebastião, acompanhada de necrose distal simétrica. Observar evolução para ulceração das manchas equimóticas em região glútea. Fotografia do Dr. David E. Barroso.

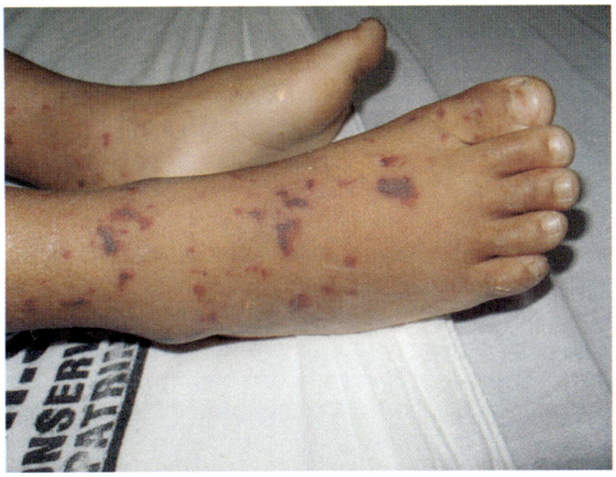

Figura 123.3 Manifestação cutânea da doença meningocócica em paciente pediátrico: petéquias e manchas equimóticas. Fotografia da Dra. Luciana G. F. Pedro.

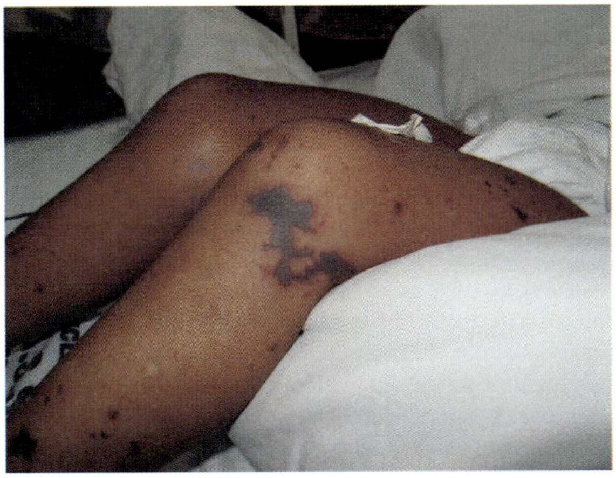

Figura 123.4 Doença meningocócica acompanhada de púrpura. Notar limites geográficos da mancha equimótica na face lateral do joelho esquerdo de uma criança. Fotografia da Dra. Luciana G. F. Pedro.

quais facilitam a opsonização e asseguram a fagocitose pelo leucócitos polimorfonucleares e macrófagos (Virji, 1996).

A endotoxina do LOS exerce um papel crítico na patogênese da septicemia meningocócica (Brandtzaeg *et al.*, 1989). Os eventos desencadeados pela endotoxina são mediados, primariamente, por citocinas tais como fator de necrose tumoral (TNF-α), interleucinas (IL-1 e IL-6) e interferona-γ, que são sintetizados e secretados em resposta à ativação dos monócitos, macrófagos e células endoteliais. A ativação dessas citocinas pode resultar em depressão do miocárdio, hipotensão, choque e aumento da permeabilidade vascular. Outros mediadores da resposta inflamatória, tais como prostaglandinas, leucotrienos e fator de ativação plaquetária, agravam esses efeitos deletérios, produzindo diretamente lesão tecidual; aumento da função granulocítica; e geração de coágulos intravasculares e trombose (Hart e Rogers, 1993; Verheul *et al.*, 1993; Constantin *et al.*, 2004).

A lesão do endotélio vascular, principal componente da *purpura fulminans*, pode produzir petéquias, manchas equimóticas, falência de múltiplos órgãos e choque (Figura 123.2) (Darmstadt, 1998). O desenvolvimento de púrpura é uma das características mais marcantes da doença meningocócica. Essa manifestação decorre da elaboração de endotoxina, a qual desencadeia uma série de distúrbios no balanço das atividades anti e pró-coagulantes das células endoteliais. O achado histopatológico mais característico é a trombose dos vasos da derme e necrose hemorrágica secundária (Darmstadt, 1998). Essas características são idênticas às da reação de Schwartzman, cuja patogênese é comum (Thomas e Good, 1952). *Purpura fulminans* infecciosa ocorre apenas raramente no curso de infecção por outros microrganismos, mesmo na presença de septicemia com coagulação intravascular disseminada. A endotoxina de *N. meningitidis* é 5 a 10 vezes mais eficaz em desencadear a reação de Schwartzman do que a de outras bactérias gram-negativas. Ademais, os níveis de endotoxina no plasma de pacientes com septicemia meningocócica estão entre os mais elevados até agora documentados, talvez justificando, pelo menos em parte, a alta incidência de púrpura em pacientes com meningococcemia comparada com a septicemia por outros microrganismos.

O ferro é um elemento fundamental para o desenvolvimento bacteriano, porém o mecanismo pelo qual é captado não está totalmente elucidado. As proteínas reguladoras ou captadoras de ferro [Tbp, FetA (FrpB), FrpC, HmbR, Lbp] são expressas em condições nas quais a presença deste elemento seja escassa, como ocorre no organismo humano, em que virtualmente todo o ferro extracelular está ligado às proteínas (glicoproteínas quelantes). A regulação da expressão dessas proteínas é feita pela proteína *Fur* (*ferric uptake regulator*), por meio da repressão ou ativação da expressão do gene. Admite-se que as proteínas LbpA e LbpB funcionem como receptores que se ligam às moléculas de transferrina, dando a ideia de uma armadilha. A aquisição de ferro de outras fontes (lactoferrina ou heme) parece ser menos importante. Além de serem apontadas como um fator de patogenicidade, as proteínas reguladoras de ferro induzem a formação de anticorpos (Thompson *et al.*, 2003; Delany *et al.*, 2004).

Para que haja o desenvolvimento de meningite a bactéria deve atravessar a barreira hematencefálica, que tem a função de manter a hemostasia do SNC. A invasão das meninges ocorre como consequência da invasão primária da corrente sanguínea. As bactérias ganham o SNC seguindo uma interação direta com o lúmen do endotélio cerebral, que constitui a barreira hematencefálica. O número limitado de patógenos capazes de invadir as meninges sugere que apresentem atributos específicos. Para a *N. meningitidis* a fímbria tipo IV foi identificada como um fator essencial para a invasão das meninges, entretanto outros fatores devem também ser importantes (Lieb e Täuber, 1999).

Devido à limitação dos mecanismos de defesa no espaço subaracnoide, a bactéria pode se multiplicar livremente no líquido cerebroespinal (LCE). A multiplicação e a lise bacteriana induzem a liberação de estruturas da bactéria como LPS, que acabam por estimular a resposta inflamatória do hospedeiro. A liberação de TNF-α e outras citocinas (IL-1, 6, 8 e 10) ocorre em fase precoce da infecção do SNC, ativando de maneira sinérgica uma cascata de mediadores da inflamação. Um aspecto fundamental da meningite bacteriana é a migração de neutrófilos para o SNC em resposta a esses mediadores. A consequência mais importante desse processo infeccioso é a lesão do parênquima cerebral e, em alguns casos, o desenvolvimento de sequelas neurológicas permanentes (Lieb e Täuber, 1999; Meyer, 1999; Constantin *et al.*, 2004).

▸ Ecologia e dinâmica de transmissão

A disseminação de agentes infecciosos pelas populações humanas é de interesse imediato da saúde pública, como *N. meningitidis* e outros patógenos de transmissão respiratória. Um dos aspectos mais óbvios desses agentes infecciosos é a sua transmissão de pessoa a pessoa. *N. meningitidis* deve ser considerado um comensal eficiente, que se mantém em qualquer população humana por infecções assintomáticas, associado ou não a casos de doença. A sua disseminação se faz por meio de gotículas, não por aerossóis, portanto requer um contato íntimo. Sua exigência por um único hospedeiro, o homem, classifica esta bactéria como um parasito estenoxeno. Conhecido como um comensal estrito das mucosas do trato respiratório superior, eventualmente, pode ser encontrado em outros locais como o colo do útero, a uretra e a mucosa anal (Martin e Guibourdenche, 1981; Phillips *et al.*, 1989; Barroso *et al.*, 1998; Taha *et al.*, 2002).

A proporção de portadores na comunidade é de cerca de 5 a 15%. Nos contatos íntimos de pacientes, populações confinadas e ao final de períodos epidêmicos a taxa de portadores pode alcançar de 30 a 90% (Glover, 1918; Greenwood, 1991). Atualmente, com base em estudos epidemiológicos, é sabido que parte dos portadores está infectada por fenótipos bacterianos não associados a doença, mesmo nos contatos íntimos de pacientes. Adultos e crianças podem estar simultaneamente colonizados por mais de uma espécie de *Neisseria* ou por *N. meningitidis* de diferentes sorogrupos. A infecção assintomática parece ser estável, persistindo por algumas semanas, vários meses e, eventualmente, por mais de 1 ano. A infecção pode ser transitória ou intermitente em determinado hospedeiro, mas são os portadores persistentes que devem ter grande importância para a manutenção da infecção na comunidade, pois a duração desta é um fator determinante da transmissão (Phair e Schoenbach, 1944; Cartwright *et al.*, 1987; Caugant *et al.*, 1988; Cartwright *et al.*, 1991).

A colonização da nasofaringe pelo meningococo, frequentemente, resulta em infecção assintomática ou subclínica. A proporção de doença e infecção subclínica é baixa durante períodos endêmicos, variando entre um caso para mil portadores e um para cinco mil. Durante grandes epidemias esta proporção pode alcançar um caso para cem portadores. Assim, quando são estudadas amostras de doentes, observa-se uma pequena fração dessa população bacteriana, o que pode ser considerado um viés de seleção em estudos filogenéticos (Greenwood, 1991; Taha *et al.*, 2002).

A infecção subclínica (portador assintomático) garante a sobrevivência da bactéria e a sua introdução em ambientes comunitários. No núcleo familiar e em outros ambientes sociais, eventualmente, há o desenvolvimento de doença em um hospedeiro suscetível. O risco de desenvolvimento de um segundo caso clínico (caso coprimário ou secundário) em locais como o domicílio, as creches, as escolas de jardim de infância e os alojamentos conjuntos, por motivos ainda não identificados, é alto comparado com o risco calculado para a comunidade. A situação de maior risco é o domicílio, para o qual algumas hipóteses são mencionadas: alta prevalência de portadores, fatores relacionados com o domicílio, fatores genéticos, a constatação de que os membros de uma família, como um grupo, podem ser mais jovens do que a população em geral. Desde que o risco de desenvolver doença é maior para pessoas mais jovens, o risco esperado para os familiares é maior do que para a comunidade como um todo (Greenwood *et al.*, 1987; Hart e Rogers, 1993; Barroso *et al.*, 1998; Taha *et al.*, 2002).

O modelo tradicional descreve que, comumente, a bactéria é introduzida no domicílio por um adulto e subsequentemente é disseminada para uma criança. Nesse estudo a presença de infecção assintomática entre os contatos íntimos variou em relação à idade do caso primário (Munford *et al.*, 1974). Isto permitiu que um grupo etário específico ficasse definido como o responsável pela introdução do meningococo na família. Em estudos posteriores, das décadas de 1980 e 1990, a idade do caso primário não pareceu ser uma variável importante para o índice de infecção assintomática, mostrando que padrões alternativos existem (Cartwright *et al.*, 1991; Barroso, 1994).

Diferentes aglomerados sociais propiciam a transmissão de *N. meningitidis*: escolas, creches, grupos de brincadeira, bailes, transporte de massa, ambiente de trabalho, encontros religiosos, festas familiares. Estes contextos estão entre as situações cotidianas que podem permitir a aquisição da infecção meningocócica. Os locais ou os eventos com concentração de adolescentes têm sido associados à transmissão da bactéria seguida pela ocorrência de surtos. Igualmente, tem sido demonstrada a transmissão da bactéria entre alunos de escolas e, posteriormente, a disseminação para os contatos intradomiciliares, com a ocorrência de casos clínicos em ambos os ambientes (Hudson *et al.*, 1986; Morrow *et al.*, 1990; Barroso, 1994).

O desenvolvimento de doença depende de um conjunto de fatores – ambientais, humanos, microbiológicos e culturais –, portanto a introdução de uma cepa patogênica não influencia isoladamente a ocorrência de doença ou a incidência na população. Admite-se que a taxa de aquisição de novas infecções esteja ligada com o risco de doença. O contato efetivo entre um portador e um suscetível depende de uma série de fatores epidemiológicos. Todos esses fatores juntos representam a "força da infecção", a qual determina a incidência da doença meningocócica. Assim, o desconhecimento das regras básicas que fundamentam esse sistema impede o desenvolvimento de uma explicação exata. Essa relação representa um sistema complexo e na sua origem deve existir um conjunto de regras que, quando identificado, permitirá a compreensão do comportamento de *N. meningitidis* (Taha, 2002; Stollenwerk *et al.*, 2004).

Pequenas modificações no padrão epidemiológico da doença meningocócica são difíceis de serem consideradas, bem como a tendência, de modo que há necessidade do desenvolvimento de uma metodologia capaz de analisar, com poder de predição, as mudanças iniciais do padrão epidemiológico. No entanto, os padrões de contato da população de hospedeiros determinam quem está em maior risco de adquirir uma infecção. Assim os padrões de contatos fornecem a informação necessária para focar as intervenções, em grupos específicos na comunidade, e podem ajudar a determinar a eficácia dos programas de prevenção. Ademais, eles influenciam as propriedades próprias do agente infeccioso, por desenhar o ambiente no qual eles se desenvolvem. A rede de contatos sociais canaliza a transmissão de infecções por via respiratória, o que torna interessante calcular a taxa de contatos. A taxa de contatos pode ser estimada diretamente se o evento relevante de risco para uma infecção puder ser definido e quantificado. Um desses eventos poderia ser a convivência ou a conversação, porque se dois indivíduos estão perto o bastante para conversar um com o outro, eles estão provavelmente perto o suficiente para transmitir de maneira eficiente pelo menos alguns agentes infecciosos. Essa suposição tem sido usada para medir, diretamente, os padrões de contatos que poderiam levar à disseminação de infecções transmitidas pelo ar. Os resultados mostraram que os contatos necessários para a transmissão de infecção são altamente estruturados de acordo com a idade. Por isto foi observada uma forte correlação com a idade, sugerindo que a fonte de infecção tenda a transmitir o microrganismo para contatos íntimos da sua mesma faixa etária (Wallinga, 1999).

Os padrões epidêmicos descritos atualmente, ligados a uma nova concepção da biologia de *N. meningitidis*, modificaram de modo importante a história natural da doença meningocócica nas últimas duas décadas. A emergência da doença meningocócica pelo sorogrupo B, a partir do final da década de 1970, e o retorno da doença pelo sorogrupo C nos anos 1990 desvendaram padrões clínicos e epidemiológicos novos para ambos os sorogrupos, em diferentes áreas geográficas. Para o sorogrupo B observa-se a ocorrência de epidemias de longa duração (3 a 5 anos), e incidência entre 10 e 20 casos por 100.000 habitantes. Inicialmente, a instauração é insidiosa, e após o pico é seguida por um período hiperendêmico (5 a 9 casos/100.000 hab.), o qual pode perdurar vários anos. A ocorrência de surtos localizados, com a disseminação geográfica em forma de mosaico, é outra possibilidade tanto para o sorogrupo B quanto para o C (Schwartz *et al.*, 1989; McGuinness *et al.*, 1991; Barroso *et al.*, 2010). Em relação ao sorogrupo C, não se observa mais um padrão epidêmico explosivo. Alternativamente, as epidemias não ultrapassam 20 casos por 100.000 habitantes, mais comumente ocasionando surtos localizados ou aglomerados de casos em diferentes regiões (Barroso *et al.*, 2010). Anote-se ainda a presença de surtos em estabelecimentos de ensino fortemente associados ao sorogrupo C, afetando alunos do ensino fundamental, médio ou superior (Hudson *et al.*, 1986; Morrow *et al.*, 1990; Edmond *et al.*, 1995; Barroso, 1998).

A ocorrência de grandes epidemias está restrita à África e à Ásia, normalmente ocasionadas pelo sorogrupo A, onde a doença meningocócica representa um grande ônus para a população. Entretanto, no início deste século foram registradas epidemias pelos sorogrupos W_{135} e X, até então relacionados apenas com casos esporádicos de doença meningocócica. O primeiro surto por *N. meningitidis* do sorogrupo W_{135} ocorreu na Arábia Saudita no ano 2000. A emergência de sorogrupos menos frequentemente associados a doença invasiva já havia sido registrada nos EUA, país que registrou um importante aumento da prevalência de casos pelo sorogrupo Y em alguns estados, na segunda metade da década de 1990. Durante períodos interepidêmicos a proporção de *N. meningitidis* pertencente a um determinado sorogrupo pode variar de maneira marcante. As razões para isto não são bem entendidas, sendo que as alterações temporais da imunidade coletiva seriam umas das explicações para as modificações do perfil dos sorogrupos (Decosas e Koama, 2002; Djibo *et al.*, 2003; Robbins, 2003; Pollard *et al.*, 2004).

▸ Manifestações clínicas

A infecção por *N. meningitidis* na população produz uma grande variedade de manifestações, que vão desde a forma assintomática até a septicemia fulminante, com evolução aguda ou crônica. Uma vez alcançada a corrente sanguínea, cerca de 90% dos casos de doença meningocócica manifestam-se como meningite e/ou septicemia (Banks, 1948; Scheld, 1990; Greenwood, 1991; Hart e Rogers, 1993; Barroso *et al.*, 2010). Comparando os relatos da literatura do início do século 20 com os atuais é possível perceber uma modificação da frequência das formas clínicas com evolução crônica ou leve. No passado a descrição dessas apresentações ocorria mais comumente, apesar de o quadro de meningite sempre ter prevalecido (Barroso, 1998b). A doença meningocócica é uma emergência médica com evolução, normalmente, aguda ou fulminante. Na admissão hospitalar, a maioria dos pacientes apresenta evolução menor do que 48 h. Tem sido documentada evolução igual ou menor que 24 h para 59% (≤ 12 h = 13%; 13-24 h = 46%) dos nossos doentes, de 25 a 48 h para 18%, de 3 a 7 dias para 21% e maior que 7 dias para 2% (Barroso *et al.*, 2010).

A distribuição dos pacientes pelo sexo mostra um predomínio da doença nos homens. Entretanto, entre os pacientes com mais de 50 anos há um claro predomínio da doença nas mulheres. As crianças são as mais afetadas, especialmente as lactentes. Em condições endêmicas cerca de 60% dos casos ocorrem em menores de 10 anos, o que justifica a sua inclusão entre as doenças da infância. Durante epidemias tornam-se mais amplas as faixas etárias afetadas, com o aumento dos casos entre adolescentes e adultos jovens (Schwartz *et al.*, 1989; Barroso *et al.*, 2010; Greenwood, 1991).

Uma grande parte dos pacientes com doença meningocócica apresenta sintomas prodrômicos na semana anterior à admissão hospitalar. Geralmente os sintomas sugerem infecção do trato respiratório superior, dor de garganta, coriza, tosse e otalgia. A presença de febre nessa fase somente é descrita por uns poucos. No entanto, persiste a dúvida sobre a frequência com que a infecção meningocócica da nasofaringe produz essa sintomatologia. Os pródromos podem ser provocados por uma infecção viral do trato respiratório, que ocasionalmente atuaria como um fator predisponente (Scheld, 1990; Barroso *et al.*, 2010).

A febre é reconhecida como uma das manifestações mais antigas de doença e é, provavelmente, a apresentação inicial mais comum de infecção sistêmica. Contudo, os pacientes com infecção bacteriana invasiva, incluindo as meningites e as septicemias, podem ter um retorno temporário da temperatura elevada ao normal, mesmo sem terapia. O uso de antitérmicos pode levar a melhora temporária e, consequentemente, mascarar as evidências clínicas de uma doença infecciosa grave em evolução. Há relatos da literatura descrevendo a dificuldade do diagnóstico de doença meningocócica na ausência de febre (Duffy, 1993).

História prévia de febre súbita acompanhada de dor de garganta, artralgia ou mialgia sugere o diagnóstico de doença meningocócica. Dor nas costas e astenia também são queixas frequentes. Antecedente de otite, sinusite, mastoidite, pneumonia está mais relacionado com meningite devido a *Streptococcus pneumoniae* ou *Haemophilus influenzae* (Greenwood, 1991). As manifestações clínicas descritas são as

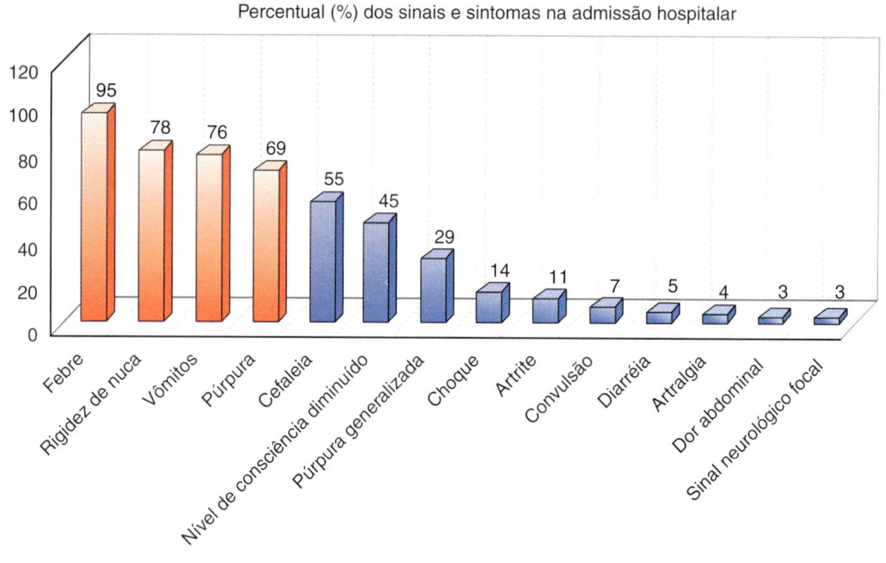

Figura 123.5 Frequência dos sinais e sintomas da doença meningocócica. Fonte: Barroso, 1998.

mesmas em diferentes partes do mundo, porém a frequência dos sinais e sintomas varia com os relatos da literatura. A história clínica na admissão hospitalar, frequentemente, é de febre, rigidez de nuca, vômitos e púrpura (Figura 123.5). A púrpura foi uma das manifestações mais significativas encontrada nos doentes de nossa comunidade, sendo vista como um sinal de mau prognóstico imediato (Barroso *et al.*, 2010).

Apresentação clínica por grupo etário

A análise dos aspectos clínicos por grupos etários, na apresentação inicial da doença meningocócica, parece ser uma abordagem útil para auxiliar na construção do diagnóstico. A divulgação somente das principais manifestações da doença meningocócica induz a ideia de unicidade do quadro clínico e que este não sofre modificações temporais. A estratificação dos pacientes por grupos etários já havia desvendado diferenças para as taxas de incidência e de letalidade, a influência do sexo e o desenvolvimento de sequelas. Restava ser elucidado se as manifestações clínicas da doença meningocócica diferiam para essas faixas etárias. Três estudos, na década de 1990, analisaram os aspectos clínicos por faixa etária e revelaram que a apresentação da doença meningocócica difere em crianças, adolescentes e adultos (Stephens *et al.*, 1995; Andersen *et al.*, 1997; Barroso, 1998b).

A análise de acordo com a faixa etária dos pacientes permitiu a definição de quadros clínicos diferenciados para os lactentes (< 1 ano), as crianças (1 a 9 anos), os adolescentes (10 a 19 anos) e os adultos (≥ 20 anos). Apesar de as manifestações clínicas serem comuns a todas as faixas etárias, a frequência de determinados sinais e sintomas apresentou variação (Barroso *et al.*, 2010). A tríade clássica de sintomas da meningite – febre, cefaleia, vômitos – e a rigidez de nuca, propagadas com ênfase por nossos meios de comunicação, foram marcantes somente nos pacientes com mais de 9 anos de idade (Tabela 123.1).

Classificação por formas clínicas

A classificação dos pacientes por formas clínicas é essencial para a compreensão da doença meningocócica e o seu controle. A distinção entre a septicemia e a meningite meningocócica tem importantes implicações, por serem entidades clínicas distintas e demandarem condutas terapêuticas diferenciadas. A meningite meningocócica é uma infecção do sistema nervoso central, com alterações características no LCE e uma letalidade em torno de 5% ou menos. Por outro lado, a meningococcemia é uma infecção sistêmica grave, relacionada com um quadro de choque séptico por bactéria gram-negativa, com letalidade que segundo a literatura varia de 15 a 80% (Scheld, 1990; Hart e Rogers, 1993; Ramet *et al.*, 2003; Barroso *et al.*, 2010).

A presença de infecção do sistema nervoso central por *N. meningitidis* com celularidade do LCE normal ocorre em duas situações clínicas. Mais frequentemente, os pacientes apresentam evidências clínicas de meningococcemia e a necessidade de tratamento é clara. Outra situação possível é registrada em pacientes com quadro febril sem púrpura, acompanhado por aspectos inespecíficos e, eventualmente, meningismo ou convulsão. Nessa situação o crescimento da bactéria na cultura é inesperado (Onorato *et al.*, 1980).

Meningite

A história e o exame físico dos pacientes com meningite meningocócica não difere da descrição clássica observada para as outras etiologias bacterianas de meningite piogênica. Em fase inicial pode haver apenas um quadro febril abrupto inespecífico, com posterior desenvolvimento de cefaleia, vômitos e rigidez de nuca. Alteração do nível de consciência e convulsão podem fazer parte da evolução, assim como alteração do comportamento. Hipertensão intracraniana é outra complicação importante, assim como déficit neurológico motor, que apesar de não ser comum, pode ser observado em fase inicial da meningite meningocócica (Tunkel, 2004).

Nos lactentes pode haver apenas febre, abaulamento de fontanela e irritabilidade; recusa alimentar é outro aspecto registrado com frequência. A rigidez de nuca nessa faixa etária costuma estar ausente, assim como nos pacientes idosos. As manifestações inespecíficas e os antecedentes de sintomas do trato respiratório podem marcar o quadro clínico, por exemplo, em uma frequência que sugere problemas para a condução inicial do caso. Quando o quadro tem início marcado por febre e convulsão pode, equivocadamente, ser associado à crise convulsiva febril e retardar o diagnóstico de meningite na

Tabela 123.1 Doença meningocócica. Proporção (%) de meningite e sintomatologia na admissão hospitalar de acordo com o grupo etário.

Sinais e sintomas (%)	Lactantes (< 1 ano)	Crianças (1 a 9 anos)	Adolescentes (10 a 19 anos)	Adultos (20 a 49 anos)	Idosos (> 49 anos)
Febre	97	96	92	92	96
Cefaleia	1	48	86	82	86
Púrpura	45	75	68	56	54
Púrpura generalizada	18	34	27	22	18
Rigidez de nuca	59	77	87	89	90
Convulsão	7	8	5	5	14
Artrite	9	12	8	14	21
Diarreia	9	4	3	4	18
Nível de consciência diminuído	31	45	46	57	68
Vômitos	67	76	82	71	71
Artralgia	0,6	5	6	3	11
Dor abdominal	0,6	4	4	0	4
Sinal de localização	5	2	3	7	4
Choque	15	14	12	11	11
Meningite	89	86	92	93	93

N: diferença estatisticamente significativa. Fonte: Barroso *et al.*, 1998.

infância (Barroso *et al.*, 2010). A meningite comumente está associada à púrpura, o que indica a presença concomitante de septicemia. A presença de púrpura nesta situação deveria sempre sugerir o diagnóstico clínico de doença meningocócica (Figuras 123.3 e 123.4). Pode haver ainda a presença de hipotensão ou choque, um indicativo de mau prognóstico (Greenwood, 1991; Barroso, 1998b).

Septicemia

A septicemia meningocócica pode ser dividida em leve, grave ou crônica, tendo como base a evolução clínica. A meningococcemia é corretamente definida pela ausência de meningite (LCE ≤ 10 células/mm^3), porém pacientes com celularidade do LCE de até 100 células/mm^3 apresentam evolução que caracteriza a septicemia meningocócica (Niklasson *et al.*, 1971). Um componente de encefalite ou sinais de irritação meníngea, eventualmente, podem estar presentes mesmo com a análise inicial do LCE estando normal (Scheld, 1990; Barroso, 1998b). A meningococcemia, raramente, ocorre sem o desenvolvimento de púrpura e pode haver alteração do nível de consciência (forma siderante). Essa manifestação apresenta um prognóstico sombrio e é diagnosticada, somente, com o auxílio da hemocultura ou da história epidemiológica (Banks, 1951).

A meningococcemia leve apresenta evolução aguda, acompanhada por lesões cutâneas múltiplas de vasculite, sem a presença de colapso cardiovascular (choque). A presença de choque caracteriza a meningococcemia grave e, quando acompanhada por uma evolução de poucas horas (6 h a 12 h), é definida como fulminante, com a morte ocorrendo em torno de 12 h após o início. Assim, os registros sobre a pressão arterial e a perfusão capilar periférica na admissão hospitalar auxiliam a classificação diagnóstica. A forma crônica, atualmente considerada rara, evolui de modo indolente e recorrente, podendo perdurar o quadro sem tratamento por 3 a 4 semanas (Scheld, 1990; Ramet *et al.*, 2003).

Inicialmente o aspecto das lesões cutâneas da doença meningocócica, um sinal clínico de manifestação septicêmica, pode ser maculopapular ou urticariforme, com posterior evolução para as lesões com aspecto hemorrágico (Toews e Bass 1974). O termo petéquia deveria ser reservado para as lesões com menos de 3 mm de diâmetro e manchas equimóticas para aquelas maiores (Figuras 123.2, 123.3 e 123.4). Púrpura engloba os dois tipos de lesão que podem aparecer em qualquer parte do tegumento (exantema) e mucosas conjuntival ou oral. O exame minucioso da pele, com o paciente despido, e das mucosas é necessário para um diagnóstico correto. A presença de lesões na região subungueal não costuma estar relacionada com a doença meningocócica e sugere endocardite infecciosa (experiência pessoal do saudoso Dr. Adrelírio J. Rios-Gonçalves). Uma maneira prática e eficaz para o reconhecimento das petéquias é pela pressão digital ou com uma lâmina de vidro, o que permite a diferenciação com as lesões produzidas por picada de inseto, as quais desaparecem com a pressão. Instruir a população com este procedimento e a sua associação com uma doença potencialmente fatal tem sido demonstrado como útil para melhorar o prognóstico das formas graves.

Formas clínicas infrequentes

Um amplo espectro clínico tem sido documentado com menor frequência associado à infecção por *N. meningitidis* como artrite, pan-oftalmite, conjuntivite, endocardite, pericardite, faringite, pneumonia, osteomielite, epiglotite, celulite orbital, uretrite, salpingite e infecção cervical (Banks, 1948; Martin *et al.*, 1981; Greenwood, 1991; Lourenço *et al.*, 2006).

As manifestações clínicas menos frequentes, mencionadas anteriormente lembram as outras formas associadas a diferentes etiologias bacterianas. Todavia, o prognóstico costuma ser melhor quando comparado com outras causas infecciosas: *H. influenzae*, *S. pneumoniae* ou *Staphylococcus aureus*. A artrite meningocócica isolada, sem a presença de meningite ou septicemia, pode ser a manifestação inicial da infecção invasiva e mais raramente, também, a pericardite (Lippmann *et al.*, 1993). Vale anotar que a raridade com que alguns quadros clínicos são diagnosticados como infecção por *N. meningitidis*, por exemplo, conjuntivite e uretrite, pode ser porque uma etiologia bacteriana específica não é em geral investigada. Pela mesma razão, uma estimativa da frequência da progressão da conjuntivite para a infecção invasiva é difícil (Moraga *et al.*, 1990).

Alguns especialistas estimam que cerca de 1% dos casos de "gonorreia" são devido a *N. meningitidis*, consequência da falta de diferenciação que infrequentemente é realizada (Martin *et al.*, 1981; Phillips *et al.*, 1989; Scheld, 1990; Lourenço *et al.*, 2006).

Deficiência de complemento

A deficiência das frações finais do sistema complemento (C5-9) e, menos frequentemente, de C2, C3, C4b ou properdina, um componente da via alternativa, aumenta a suscetibilidade à infecção invasiva por *N. meningitidis* de modo marcante, sendo este o agente etiológico quase único dos episódios de infecção recorrente. A base dessa alta suscetibilidade é a inabilidade do soro desses indivíduos em expressar atividade bactericida dependente de complemento. A atividade bactericida do soro é aceita como um fator fundamental para a prevenção da infecção invasiva por *N. meningitidis*. Entretanto, essa deficiência rara não aumenta a suscetibilidade dos portadores a outros agentes patogênicos. A proporção de casos com deficiência de complemento, entre os pacientes identificados em uma região, tende a ser inversamente proporcional à incidência da doença meningocócica. O primeiro episódio de doença meningocócica, em geral, ocorre na adolescência (Figueroa e Densen, 1990).

Complicações e sequelas

As complicações e as sequelas são observadas com maior frequência nas crianças de baixa idade e nos idosos. As complicações da doença meningocócica incluem artralgia, artrite, osteomielite, pericardite, episclerite, efusão subdural, convulsão, hemorragia intracerebral e hipertermia. Essas complicações podem surgir nos primeiros dias de doença ou vários dias após o início dos sintomas. Nos primeiros dias de doença as formas septicêmicas podem desenvolver coagulação intravascular disseminada, edema pulmonar, miocardite ou insuficiência renal aguda (Scheld, 1990; Greenwood, 1991; Tunkel *et al.*, 2004). As complicações mais comumente anotadas em pacientes do nosso meio, durante a evolução hospitalar, são ativação da infecção por *Herpes simples* (11%), crise convulsiva tardia (4%), sangramento digestivo (2,5%), efusão subdural (1%), miocardite (0,8%), supuração intracraniana (0,4%) e pericardite (0,2%). A localização labial das lesões herpéticas costuma ser a mais usual, contudo elas podem surgir em diferentes partes do tegumento (Barroso *et al.*, 2010).

Na fase inicial as manifestações aparecem como o resultado do implante da bactéria durante a fase de bacteriemia, por exemplo, ocasionando artrite ou pericardite purulenta. Em alguns casos de pericardite o acúmulo de líquido pode levar ao tamponamento. Quando o início é tardio, normalmente entre o quinto e o sétimo dia de doença, essas lesões são estéreis e ocorrem em cerca de 10% dos pacientes. O diagnóstico de artrite ou pericardite não purulenta, durante a convalescença, é sugestivo de infecção meningocócica, comparada com outras etiologias bacterianas de meningite. Estudos sorológicos sugerem que as lesões sejam manifestações alérgicas, resultado da formação local de complexos imunes (Greenwood, 1991).

Estima-se que entre 10 e 20% dos pacientes com meningite desenvolvam alguma sequela neurológica permanente. As sequelas neurológicas são mais comuns nos lactentes, afetando cerca de 30% daqueles que sobrevivem. A surdez neurossensorial associada a inflamação coclear é a principal sequela desenvolvida por aqueles com meningite. Aproximadamente 10% dos casos de meningite complicam com surdez neural persistente e 15% apresentam perda transitória da audição condutiva. Raramente, a surdez pode ser a manifestação inicial da meningite meningocócica, precedendo os sinais meníngeos (Barroso, 1998b). Há outros problemas observados principalmente nos pacientes pediátricos: déficit neurológico motor, retardo do desenvolvimento, distúrbios do comportamento, surdez, hidrocefalia, ataxia, disfasia, distúrbios da visão, osteonecrose, cicatrizes atróficas, perda de parte das extremidades, entre outros (Greenwood, 1991; Treharne *et al.*, 2003). Anote-se porém que os lactentes e as crianças pequenas precisam de um acompanhamento longo e especializado para serem diagnosticadas determinadas sequelas.

Os sobreviventes da meningococcemia com frequência sofrem de complicações das lesões de vasculite, que podem chegar a formar ulcerações extensas e mesmo necrose distal simétrica (Figura 123.2). A trombose dos capilares intraósseos e sinusoides, secundária à coagulação intravascular disseminada, pode levar ao desenvolvimento de osteonecrose (Treharne *et al.*, 2003). Como a meningococcemia afeta mais comumente as crianças (Barroso *et al.*, 2010), todos os sobreviventes da septicemia meningocócica deveriam ser acompanhados por um ortopedista com experiência em amputação e deformidades das extremidades na infância. As crianças que necessitam de cirurgia reparadora devido a *purpura fulminans* são normalmente limitadas por deficiências físicas decorrentes da amputação, cicatrizes atróficas e crescimento anormal dos ossos. A despeito dos avanços das abordagens cirúrgicas em ortopedia, as crianças permanecem em alto risco de desenvolverem limitações físicas e distúrbios do crescimento.

Prognóstico

Indicadores de prognóstico

O reconhecimento precoce da doença meningocócica é essencial para um prognóstico favorável. Entretanto ainda existe confusão e desconhecimento sobre a apresentação dos aspectos clínicos da doença, o que acaba por prejudicar o diagnóstico na fase inicial, retarda o tratamento específico e afeta a educação da população pela mídia. O prognóstico da doença meningocócica é variável de acordo com a forma clínica, as condições do atendimento, a disponibilidade de serviço de saúde e a percepção dos médicos e leigos acerca da doença. A maioria das séries de casos aponta uma letalidade em torno de 10%, com as mortes ocorrendo principalmente em pacientes com sinais e sintomas de meningococcemia (Werneck *et al.*, 1999). Os possíveis benefícios dos indicadores de prognóstico incluem: identificação dos pacientes que necessitam de internação imediata em unidade de terapia intensiva; critério de seleção para ensaios clínicos de novas terapias; e como auxiliar na sequência de condutas terapêuticas.

A púrpura é reconhecida como um sinal de mau prognóstico imediato da doença meningocócica (Toews e Bass, 1974).

Um retardo entre a associação de púrpura e o diagnóstico da doença meningocócica tem sido apontado por alguns autores. Observou-se que, para alguns casos que faleceram, houve uma demora na associação entre as lesões cutâneas e a doença meningocócica ou a sua gravidade, o que contribuiu para o desfecho fatal (Barroso *et al.*, 2010). Pela prática pessoal, nota-se que, em muitos casos, a primeira pessoa a perceber a presença das lesões cutâneas não é o médico, mas algum familiar envolvido com o cuidado do paciente. Isto reforça a necessidade da divulgação correta das manifestações da doença meningocócica e as orientações necessárias para a população.

Aspectos clínicos da doença meningocócica associados a um pior prognóstico incluem a presença de doença nos extremos da vida, lesões hemorrágicas múltiplas, choque, hipotensão, coma, convulsão, flutuação do nível de consciência, ausência de rigidez de nuca e hiperventilação (Werneck *et al.*, 1999; Barroso *et al.*, 2010). Entre os achados laboratoriais relacionados com um prognóstico sombrio citam-se leucopenia, plaquetopenia, endotoxemia alta e persistente, acidose metabólica e contagem global de células no LCE < 100/mm^3. Níveis altos de TNF-α, IL-1, IL-6 ou interferona-γ têm sido relacionados, também, a um prognóstico sombrio em pacientes com doença meningocócica (Stephens *et al.*, 2007).

Letalidade

O cálculo da letalidade deve sempre ser determinado de maneira a auxiliar a avaliação da doença. Uma letalidade muito alta (> 25%) sugere problemas na condução dos pacientes e, eventualmente, falha no diagnóstico dos casos menos graves. Isto indica a necessidade de revisão das rotinas de atendimento e investigação sobre a percepção dos médicos sobre a doença. Alternativamente, uma letalidade muito baixa (< 5%) pode indicar que os casos mais graves não estejam sendo detectados. Este é um dos problemas que pode afetar as estatísticas de um Centro de Referência (WHO, 1995). A literatura cita uma letalidade global para a doença meningocócica em torno de 5 a 10% (Schwartz *et al.*, 1989; WHO, 1995; Stephens *et al.*, 2007). Entretanto taxas mais altas são observadas nos países economicamente desfavoráveis. A taxa de letalidade no Brasil é em torno de 20%, porém há variações regionais. Quando os doentes são estratificados por formas clínicas a variação das taxas calculada é marcante (Barroso *et al.*, 2010). As maiores letalidades são registradas nos extremos da vida, assim como maior permanência de internação hospitalar (Tabela 123.2).

Tabela 123.2 Classificação das formas clínicas.

Diagnóstico clínico (diagnóstico bacteriológico positivo pode ou não estar presente)
Meningite (LCE com mais de 10 céls./mm^3) + Septicemia (púrpura) Septicemia (púrpura e LCE com 10 ou menos céls./mm^3)
Diagnóstico bacteriológico (diagnóstico clínico não está completo)
Meningite (LCE com mais de 10 céls./mm^3) Septicemia (LCE com 10 ou menos céls./mm^3)
Diagnóstico epidemiológico (diagnósticos clínico e bacteriológico não estão completos)
Meningite (LCE com mais de 10 céls./mm^3)

Do total, 92% dos óbitos são registrados nos primeiros 2 dias após o início do tratamento. Nas primeiras 12 h são registrados 70% desses desfechos fatais, sendo que dentre estes 23% dos pacientes falecem na admissão hospitalar, 25% durante as primeiras 2 h e 52% entre 3 e 12 h de internação (Barroso *et al.*, 2010). Esse panorama reforça a necessidade de diagnosticar e tratar rapidamente todo paciente com suspeita clínica de doença meningocócica, além da necessidade de monitoramento do paciente nas primeiras 24 h, o que deveria ser uma meta para a redução da letalidade global (Cartwright *et al.*, 1993; Duffy, 1993; Stephens *et al.*, 2007).

Ao contrário do esperado, a taxa de letalidade para os indivíduos com deficiência dos componentes terminais do complemento é menor, comparada com a taxa global (Figueroa e Densen, 1991). As razões para explicarem esse fato não são claras e podem refletir um viés de seleção. Os doentes que falecem no primeiro episódio menos provavelmente são submetidos a uma triagem para detecção de deficiência de complemento.

Diagnóstico

A coleta do material e a semeadura precoce são de fundamental importância para um bom rendimento das culturas. Nos pacientes a bactéria pode ser habitualmente isolada da nasofaringe, das lesões cutâneas (púrpura), do líquido sinovial, do sangue, do LCE ou de secreção conjuntival. Entretanto a positividade das culturas, de cada um dos espécimes citados, depende de diversos fatores como o uso prévio de antimicrobianos, a presteza na semeadura em meio adequado, a incubação em condições favoráveis e a forma clínica no momento da coleta (Cartwright e Jones 1989; Deuren *et al.*, 1993; Hart e Rogers, 1993; Koneman *et al.*, 1997; Barroso, 1999).

O isolamento de *N. meningitidis* do trato respiratório superior é feito pela coleta com *swab*, por via transoral, de material da parede posterior da porção nasal da faringe (epifaringe ou nasofaringe), apesar de alguns autores terem usado material colhido das amígdalas. O rendimento da cultura não sofre interferência quando o material é obtido após a primeira dose de antibiótico (Barroso, 1994). Preferencialmente, o espécime clínico deve ser coletado com *swab* de seda artificial (*Dacron* ou *Rayon*), disponíveis no comércio. A técnica de semeadura imediata da secreção da nasofaringe em placa de Petri, contendo meio seletivo, apresenta o melhor resultado, embora esteja sujeita a variação de acordo com o operador. Toda a superfície do algodão do *swab* é levemente esfregada em apenas 1/4 da área do meio de cultura. A utilização de meio de transporte (Stuart ou Amies), embora leve a um isolamento menor, pode ser a única solução viável e neste caso a entrega do *swab* ao laboratório de microbiologia não pode demorar mais de 12 h. Para material colhido de área com flora mista, como o da nasofaringe, recomenda-se a semeadura em meio seletivo, que deve conter vancomicina (3 μg/mℓ), colistina (7,5 μg/mℓ) e nistatina (12,5 μg/mℓ) (Hoeffler, 1974; Cartwright e Jones, 1989; Barroso, 1994). Alternativamente, uma abordagem simultânea para identificação e predição do sorogrupo de *N. meningitidis* pode ser realizada pelo ensaio da reação da polimerase em cadeia (PCR), mediante a coleta de material da nasofaringe por *swab* ou gargarejo (Jordens *et al.*, 2002).

O exame direto de material como LCE, secreção da conjuntiva, líquido sinovial, biopsia (*punch*) ou fluido aspirado de lesões purpúricas tem valor diagnóstico. Resultados de bacterioscopia de material da nasofaringe ou de aspirado da traqueia são de difícil interpretação e acrescentam muito pouco, por esses locais serem habitualmente colonizados por neissérias comensais e outros cocos gram-negativos. O isolamento primário é obtido com sucesso quando se emprega o ágar Müeller-Hinton (MH) suplementado com 5% de sangue de carneiro ou coelho. O meio seletivo não deve ser utilizado para o isolamento primário de locais normalmente estéreis (Cartwright e Jones, 1989; Deuren *et al.*, 1993; Riou e Guibourdenche, 1977; Koneman *et al.*, 1997). A secreção conjuntival deveria ser semeada em ágar-chocolate – devido à possibilidade de infecção por *Haemophilus influenzae* –, sem a necessidade de meio seletivo, desde que seja colhida de maneira cuidadosa, evitando tocar o *swab* na pele adjacente.

A maioria dos caldos comerciais para hemocultura serve para o isolamento de *N. meningitidis*, o que permite a semeadura de sangue ou líquido sinovial. Embora algumas cepas sejam inibidas pelo polianetol sulfonato de sódio (SPS) sua adição aos frascos de hemocultura justifica-se devido a sua ação anticoagulante, a atuação contra certos fatores séricos (fagocitose e complemento) e neutralização de alguns antimicrobianos (p. ex., aminoglicosídios). A ação bactericida exercida sobre algumas cepas de *N. meningitidis* pode ser neutralizada pela adição de 1% de gelatina ou sangue lisado.

As condições ideais para as culturas em meio sólido são obtidas dentro de uma lata fechada em que uma vela acesa foi deixada, a qual consegue gerar uma atmosfera de 3% de CO_2 após a chama apagar, conjuntamente com um chumaço de algodão umedecido ou um pequeno frasco cheio d'água, para obter uma umidade em torno de 50%. A lata contendo as culturas é mantida em estufa bacteriológica com temperatura entre 34 e 35°C. Alternativamente, as culturas podem ser incubadas diretamente em estufa bacteriológica de CO_2, que também dispõe de controle de umidade e temperatura. As culturas diariamente verificadas sem crescimento após 72 h são dadas como negativas. As hemoculturas ou caldos mantidos em estufa, preferencialmente com agitação, não devem ser descartados com menos de 1 semana, procedendo-se a repiques para meio sólido com 2, 5 e 7 dias.

A detecção de antígenos de meningococos em fluidos orgânicos é possível por meio do teste do látex, disponível comercialmente. Esse teste contém anticorpos polivalentes para os sorogrupos A/Y, C/W_{135}. Existe ainda reagente para o sorogrupo B, que também detecta o antígeno de *Escherichia coli* OK1 por reação cruzada (Leinomen *et al.*, 1983). O teste imunológico permite ao laboratório a identificação presuntiva, porém um resultado negativo não exclui o diagnóstico. Ademais os reagentes não permitem a detecção individualizada dos sorogrupos.

A técnica da reação da polimerase em cadeia (PCR) vem sendo empregada para o diagnóstico da infecção por *N. meningitidis* pela detecção do DNA genômico extraído diretamente do LCE, do sangue ou de material de biopsia. Esse ensaio vem sendo apontado como uma ferramenta fundamental para ampliar a vigilância epidemiológica da doença meningocócica e das principais etiologias de meningite bacteriana aguda, especialmente em áreas remotas (Richardson *et al.*, 2003; Sidikou *et al.*, 2003; Pedro *et al.*, 2007). Em geral, essa técnica molecular identifica a bactéria mediante a amplificação do gene transportador dos componentes capsulares (*ctrA*); o gene conservado envolvido na regulação de adesão da bactéria às células-alvo (*crgA*); ou a sequência de inserção IS *1106*. A determinação do genogrupo em espécimes clínicos utiliza alvos nos genes necessários para a síntese dos sorogrupos A, B, C, Y, W_{135}, 29E, X e Z (Porrit *et al.*, 2000; Taha, 2000; Bennett *et al.*, 2004). A utilização de *primers* para a genogrupagem permitiu a predição dos principais sorogrupos de *N. meningitidis* diretamente de espécimes clínicos ou de crescimento em cultura (Pedro *et al.*, 2007). Com o ensaio de PCR convencional é possível detectar o sorogrupo de bactérias previamente identificadas como não grupáveis (NG) ou confirmar o sorogrupo determinado por soroaglutinação, de modo que vem sendo apontado como indispensável para a sorogrupagem em situações específicas. O ensaio de PCR em tempo real também tem sido empregado para o diagnóstico da doença meningocócica (Guiver *et al.*, 2000), porém a sensibilidade equivale à do ensaio convencional. Como o seu custo é muito superior, em particular quando inclui a genogrupagem, o seu emprego somente se justifica em laboratórios com alta demanda de exames, portanto a implementação do protocolo de PCR em tempo real não deve ser baseada na visão equivocada de vários relatos que tendem a generalizar a ideia de que o PCR quantitativo, em geral, tem uma sensibilidade aumentada comparada com a técnica convencional de PCR ou Elisa-PCR (Bastien *et al.*, 2008).

▸ Tratamento

▪ Antibioticoterapia precoce

Um alto grau de suspeição e a administração imediata de antibióticos são elementos críticos no tratamento da doença meningocócica. Quando um paciente apresenta febre e petéquias, sem toxemia, a meningococcemia deve ser fortemente considerada porque pode haver evolução súbita para choque e falência do miocárdio, visto que inicialmente os pacientes nem sempre parecem toxêmicos. Nenhuma outra doença incluída entre os diagnósticos diferenciais tem um prognóstico tão ruim quanto o da doença meningocócica, quando o tratamento específico não é imediatamente iniciado (Duffy, 1993). A visão de que o tratamento precoce da doença meningocócica esteja relacionado com um melhor prognóstico ficou fundamentada no início do século 20. A partir do desenvolvimento da soroterapia os médicos daquela época logo perceberam, de um modo geral, que a possibilidade de cura aumentava quando a terapia era iniciada em fase precoce da moléstia. Assim, recomendava-se que a soroterapia deveria ser empregada sempre que houvesse suspeita de um caso de infecção meningocócica (Vieira, 1916). Como no passado, recomendação semelhante tem sido adotada desde o final da década de 1980, em vários países, para o uso precoce de antibiótico específico. A redução da letalidade pode ultrapassar 50% no grupo que apresenta púrpura, no qual se tem observado o maior benefício dessa intervenção (Cartwright *et al.*, 1993). Assim, o tratamento com antibiótico deve ser iniciado imediatamente em um paciente com febre e púrpura, considerando-se a gravidade e a frequência da doença meningocócica (Greenwood, 1991). Uma dose inicial de cefalosporina de terceira geração, ampicilina ou penicilina, calculada como uma fração da dose total diária, deveria ser rapidamente administrada, por via venosa, em todo caso que o médico suspeite de infecção meningocócica (Tabela 123.3); cloranfenicol é uma medicação alternativa que poderia ser usada. Embora os antibióticos devam ser administrados por via venosa, se um acesso venoso não puder ser imediatamente obtido a via intramuscular pode ser utilizada (Cartwright *et al.*, 1993; Stephen *et al.*, 2007).

O uso de corticoide antes da primeira dose de antibiótico, a fim de minimizar os efeitos de uma possível liberação prejudicial de endotoxina, não é justificado para a doença meningocócica,

Tabela 123.3 Procedimentos médicos para o tratamento da doença meningocócica.

Ceftriaxona: 100 mg/kg/dia (máx. 4 g/dia), divididos em 2 tomadas
Cefotaxima: 200 a 300 mg/kg/dia (máx. 8 a 12 g/dia), divididos em 6 tomadas

Penicilina: 500.000 UI/kg/24 h (máx. 24 milhões/dia), divididos em 6 tomadas
Ampicilina: 400 mg/kg/24 h (máx. 12 g/dia), divididos em 6 tomadas

Pacientes alérgicos à penicilina
Cloranfenicol: 75 a 100 mg/kg/dia (máx. 4 a 6 g/dia), divididos em 4 tomadas

Instale hidratação venosa com soro fisiológico 0,9 % ou lactato de Ringer

Verifique o estado hemodinâmico do paciente. Caso haja hipotensão ou choque, tente corrigir com a infusão de cristaloides; sem sucesso, inicie o uso de amina simpaticomimética

Obs.: notifique o caso nas primeiras 24 h de internação. Doses dos antibióticos para pacientes com mais de 28 dias de vida.

podendo ainda retardar o início da antibioticoterapia de maneira desastrosa (Prins *et al.*, 1997). Embora haja algumas evidências de que o tratamento de pacientes com certos antibióticos possa causar liberação local e sistêmica de endotoxina, não há evidências conclusivas de que este efeito esteja relacionado com um prognóstico clínico desfavorável. Na verdade a apreensão de uma liberação excessiva de endotoxina ou produção de citocinas, causada pelo uso de antibióticos bactericidas, não é justificada no tratamento da doença meningocócica. Ao contrário da ponderação teórica, já havia sido observado que após as primeiras horas do início do tratamento específico há uma queda no nível de endotoxina circulante (Brandtzaeg *et al.*, 1989; Stephens *et al.*, 2007).

Transporte inter-hospitalar do paciente

A experiência atual tem mostrado que o modelo ideal para o atendimento da doença meningocócica consiste na estruturação de Centros de Referência; descentralização do primeiro atendimento; disseminação de informação para a comunidade médica e leiga, por meio de informes atualizados, especialmente antes dos aumentos sazonais da incidência da doença. Quando as recomendações para o primeiro atendimento são seguidas corretamente, o meio de transporte é apropriado, a transferência para um Centro de Referência é a melhor opção, por reduzir a chance de o paciente falecer. Anote-se porém que, uma etapa preliminar importante para a remoção do doente é o contato prévio com o serviço de referência.

Remeter um paciente com doença meningocócica a um Centro de Referência ou a outro hospital sem tratamento prévio é um erro, pois coloca em risco a vida dele. Contudo, não havendo antibiótico parenteral disponível no serviço ambulatorial ou consultório, a transferência rápida para o hospital mais próximo é a segunda alternativa. Todo o esforço deveria ser feito para obter material biológico para o diagnóstico laboratorial antes de iniciar a antibioticoterapia, mas isto não deveria retardar a administração de antibióticos porque a deterioração pode ser rápida. Devido à gravidade da doença os médicos precisam iniciar a terapia específica e de suporte imediatamente após a punção lombar diagnóstica, quando indicada, e a coleta de hemocultura (Tunkel *et al.*, 2004).

A obtenção de um acesso venoso confiável é fundamental, pois sempre é preciso manter uma veia pérvia. Ademais, comumente há necessidade imediata de reposições volumétricas generosas pela frequente instabilidade hemodinâmica dos pacientes com as formas septicêmicas ou desidratados. Frequentemente a hipertensão intracraniana está presente nos pacientes com meningite, cujo controle não pode ser retardado. Em ambos os casos a manutenção da volemia adequada é essencial, para garantir níveis de pressão arterial média próximos à normalidade. O transporte em veículo apropriado é outro ponto crítico para a sobrevivência dos pacientes graves. Sempre que possível o transporte deve ser realizado em ambulância tipo UTI móvel.

Antibioticoterapia

A administração de um antibiótico eficaz imediatamente interrompe a proliferação de *N. meningitidis* na circulação e no LCE (Stephens, 2007). A penicilina G cristalina ou a ampicilina, que são consideradas seguras e eficazes, permanecem como as medicações de escolha para o tratamento da doença meningocócica (Tabela 123.3). A ceftriaxona ou a cefotaxima estão indicadas para aqueles casos com infecção por bactérias com resistência parcial ou total à penicilina, ou na falta de teste de sensibilidade aos fármacos. Todavia, levando-se em consideração o custo do medicamento, o aparato para infusão, a posologia, as reações adversas, o efeito sobre a colonização da mucosa respiratória e a rápida capacidade de esterilizar o líquido cerebroespinal (LCE), atualmente, está justificada a indicação de uma cefalosporina de terceira geração como a melhor opção terapêutica (Oppenhein, 1997; Sinner e Tunkel, 2004; Tunkel *et al.*, 2004; Stephens, 2007). O cloranfenicol é uma alternativa para os pacientes alérgicos às penicilinas, assim como as fluoroquinolonas e o aztreonam para os adultos (Tunkel *et al.*, 2004). Qualquer que seja a opção, o medicamento é prescrito por via venosa por um período de 7 dias (Tunkel *et al.*, 2004). Ultimamente alguns especialistas sugerem um curso mais curto utilizando a ceftriaxona, o que parece uma alternativa atrativa e eficaz em regiões rurais ou remotas (Stephens, 2007).

Terapia de suporte e complementar

A internação imediata em unidade de terapia intensiva dependerá da avaliação inicial do paciente, da forma clínica e do seu subsequente monitoramento nas primeiras 24 h de tratamento. Em seguida à internação, há necessidade contínua de verificar o estado hemodinâmico do paciente. Idealmente, deve-se indicar o ambiente de terapia intensiva sempre que houver necessidade de monitoramento clínico ou multiparamétrico, o que frequentemente ocorre na meningococcemia. O uso de escalas de fatores prognósticos auxilia nesse sentido e deve ser repetido nas primeiras horas após a internação hospitalar, porque rápida deterioração clínica pode ocorrer mesmo após o início do tratamento específico (Ramet *et al.*, 2003; Carcillo e Fields, 2002).

Terapia de suporte intensivo é um complemento à antibioticoterapia criticamente importante para o tratamento de pacientes com instabilidade hemodinâmica ou hipertensão intracraniana. Um acesso venoso confiável deve ser obtido rapidamente durante a admissão, assim como oferta de oxigênio suplementar e o monitoramento do ritmo cardíaco. O tratamento do choque da septicemia meningocócica apresenta os principais componentes a anotar: antibiótico venoso, infusão de fluidos, oferta de oxigênio, suporte ventilatório e uso de inotrópicos. O acesso venoso pode ser difícil no paciente com má perfusão periférica, especialmente em um lactente ou criança pequena. Acesso venoso central é preferível se isto puder ser conseguido com presteza, pois punção de veia periférica pode tomar muito tempo em situações de risco de morte (Ramet *et al.*, 2003). A decisão de realizar a punção lombar, antes do início da antibioticoterapia, deveria ser feita somente depois de uma cuidadosa avaliação do estado clínico do paciente. O procedimento deve ser retardado nos doentes com hipotensão, evidências de trombocitopenia, coagulação intravascular disseminada, hipertensão intracraniana, nível de consciência anormal, imunodeficiência, déficit neurológico focal, papiledema, história de doença do SNC, crise convulsiva prolongada ou curta há menos de 30 min (Tunkel *et al.*, 2004).

Nas primeiras 24 h de hospitalização ou até que o indivíduo não apresente alteração do nível de consciência, nada deveria ser administrado por via oral devido ao risco de aspiração pulmonar. Para ambos, adultos e crianças, a melhora do nível de consciência serve como parâmetro para avaliar a perfusão cerebral adequada. O monitoramento contínuo da pressão arterial pode ser invasivo ou com monitores de medida de pressão não invasiva, como aqueles mecanizados e programados para medidas frequentes (inicialmente de 10 em 10 min; após estabilização de 30 em 30 min) (Rauf e Roberts, 1999).

A infusão de líquidos no início do tratamento precisa ser planejada de modo cuidadoso. Aqueles hemodinamicamente estáveis ou sem evidências de desidratação e sódio sérico < 135 mEq/ℓ requerem uma abordagem mais conservadora. O monitoramento da infusão de líquidos e eletrólitos, de maneira criteriosa, visa evitar a hiponatremia, consequência da síndrome de secreção inadequada do hormônio antidiurético (Rauf e Roberts, 1999).

Os pacientes desidratados ou com instabilidade hemodinâmica (hipotensão ou choque) necessitam de reposição rápida e agressiva com volume. A infusão rápida de fluidos (40 mℓ/kg) na primeira hora após a admissão, em pacientes pediátricos, já foi associada a melhora da sobrevida. Monitoramento da pressão venosa central ou de encravamento é útil em orientar a administração de fluidos, a fim de evitar edema pulmonar. Há preferência pelo uso de soluções cristaloides, soro fisiológico ou lactato de Ringer. Caso não haja sucesso, iniciar o uso de aminas simpaticomiméticas: dobutamina, dopamina, norepinefrina ou epinefrina. O objetivo terapêutico é manter a pressão arterial média dentro dos níveis da normalidade, seja para crianças ou adultos (Cochrane Injuries Group Albumin Reviewers, 1998; Rauf e Roberts, 1999; Carcillo e Fields, 2002). O tratamento dos pacientes com deficiência hereditária de complemento deveria ser conduzido com cuidado. A transfusão de plasma foi relacionada com um aumento da gravidade da doença, devido a maior liberação de endotoxina, sugerindo que existam fatores que tornam o prognóstico sombrio para os portadores dessa deficiência (Lehner *et al.*, 1992).

A hipertensão intracraniana pode estar associada à meningite meningocócica, podendo resultar em herniação cerebral e outras complicações que colocam em risco a vida do paciente. O uso de manitol é recomendado nessa situação, por diminuir a hipertensão intracraniana pela redução do edema cerebral. O manitol é um polissacarídio inerte com efeito expansor imediato e diurético-osmótico mais tardio. Assim a sua administração deve ser feita a curtos intervalos, a cada 3 ou 4 h. O acompanhamento do ionograma é essencial durante o seu uso, com resultados obtidos pelo menos a cada 12 h. O uso repetido do manitol possibilita o surgimento de tolerância a seu efeito farmacológico, limitando o seu uso por períodos prolongados. Outras medidas auxiliares consistem em manter a cabeceira do leito elevada a 30°, no intuito de não dificultar o retorno venoso sanguíneo cerebral. Manter a cabeça centralizada com suporte macio também é recomendado pelos mesmos motivos (Rauf e Roberts, 1999).

Evidências de falência do miocárdio podem surgir com insuficiência cardíaca congestiva, edema pulmonar e aumento da pressão venosa central, em vigência de perfusão periférica ruim. Disfunção do miocárdio está presente na maioria dos pacientes com meningococcemia fatal, sendo geralmente mais grave nos adultos do que nas crianças. A função do miocárdio pode ser avaliada pela ecocardiografia ou monitoramento hemodinâmico invasivo, o que orientará a reposição de líquidos. Alternativamente, nas crianças o baixo débito cardíaco é o principal fator de mau prognóstico. As crianças respondem bem a uma reposição volumétrica agressiva desde que, concomitantemente, o índice cardíaco esteja dentro da normalidade (Ramet *et al.*, 2003).

A ventilação mecânica pode estar indicada tanto na meningite como na septicemia meningocócica. Os fatores para indicação de prótese respiratória incluem bradipneia, apneia, ritmo respiratório anárquico e uso combinado de anticonvulsivantes. Na meningococcemia com choque a pressão expiratória final um pouco mais elevada (suprafisiológica) diminuirá o extravasamento de líquido dos capilares. Nesses pacientes deve ser igualmente evitada a retenção de CO_2. Outra indicação para ventilação mecânica é a presença de encefalopatia, que pode levar a manifestações convulsivas com hipoxia sistêmica, retenção de CO_2, aumento da pressão intracraniana e hipoxemia cerebral (Ramet *et al.*, 2003).

As crises convulsivas são controladas inicialmente com o uso de diazepam venoso. Não havendo sucesso, após a administração de no máximo 3 doses, optar por fenobarbital e/ou difenil-hidantoína. Nos pacientes que não respondem à primeira dose de diazepam deveria ser considerada intubação orotraqueal e ventilação mecânica, devido ao elevado risco de apneia ou bradipneia, caso haja indicação de doses adicionais de medicações depressoras do SNC. O midazolam em infusão contínua é comumente utilizado nessas situações. A presença de hiponatremia (sódio abaixo de 125 mEq/ℓ) associada a crises convulsivas torna necessária a reposição com solução de NaCl a 3% (Rauf e Roberts, 1999).

A redução da letalidade das formas graves da doença meningocócica continua como um desafio para os médicos. Várias estratégias terapêuticas têm sido propostas contra os efeitos da infecção meningocócica fulminante. Entretanto os resultados são desapontadores ou os benefícios são difíceis de serem analisados, devido ao pequeno número de doentes incluídos ou pela ausência de ensaios clínicos controlados. O uso de heparina, quando há evidências clínicas e laboratoriais de CIVD, em baixas doses, não está indicado por não se ter mostrado benéfico e pelas complicações observadas (Duncan, 1997; Stephens *et al.*, 2007). O tratamento com proteína C ativada – uma proteína endógena com propriedades antitrombótica, anti-inflamatória e pró-fibrinolítica – de alguns pacientes com *purpura fulminans* mostrou resultados animadores, devido à redução da chance de falecer. Todavia o alto custo e avaliações ainda necessárias vêm limitando o seu uso na prática clínica (Clarke *et al.*, 2000; Stephens *et al.*, 2007). Em pacientes com meningococcemia o uso de anti-inflamatórios esteroides não é recomendado, apesar de seu uso ter sido sugerido nesses pacientes, os quais podem desenvolver hemorragia adrenal e, consequentemente, insuficiência adrenal (síndrome de Waterhouse-Friderichsen). Entretanto, insuficiência adrenal em pacientes com meningococcemia é excepcional, de qualquer modo, e os níveis de cortisol geralmente estão elevados quando há hemorragia da glândula suprarrenal (adrenal) (Greenwood, 1991). O uso de corticoide em pacientes com meningococcemia pode ainda agravar o prognóstico, assim como ficou demonstrado para adultos com choque séptico e insuficiência renal (Schaad *et al.*, 1995; Salzman e Rubin, 1996). Em pacientes com meningite meningocócica não há dados clínicos que justifiquem o uso de terapia anti-inflamatória com dexametasona, com a finalidade de melhorar o prognóstico ou de prevenir sequelas neurológicas nos sobreviventes (Peltola *et al.*, 2007). Em estudo recente não ficou demonstrado o benefício da dexametasona ou do glicerol na prevenção de sequela auditiva, independentemente da etiologia, em pacientes com meningite bacteriana (Peltola *et al.*, 2010).

Tratamento das complicações

As complicações purulentas são tratadas com antibióticos específicos e, quando indicado, medidas terapêuticas complementares. Em geral o prognóstico das complicações tardias (p. ex., artrite e pericardite), devido a um fenômeno de hipersensibilidade, é bom e sem o desenvolvimento de sequela. A prescrição de anti-inflamatórios não hormonais ou, nos quadros com maior gravidade, esteroides costuma resolver a maioria dos casos (Scheld, 1990; Lippmann *et al.*, 1993). A púrpura está relacionada com sequelas importantes, geralmente não mencionadas, e que requerem tratamento cirúrgico especializado. Em alguns casos há necessidade de enxertos de pele ou mesmo a amputação das extremidades (Treharne *et al.*, 2003).

Profilaxia e controle

O controle da doença meningocócica é uma das principais atividades da vigilância epidemiológica, assim como outras patologias que exijam qualquer medida imediata, seja para os casos, contatos íntimos ou grupos de risco. Apesar de muitas doenças de notificação compulsória serem subnotificadas, espera-se que para a doença meningocócica os dados sejam mais completos do que para a maioria das outras doenças infecciosas. A quimioprofilaxia e o uso de vacinas são as principais medidas de controle para essa doença (Barroso *et al.*, 1998a; Jódar *et al.*, 2002).

Quimioprofilaxia

A quimioprofilaxia é uma estratégia universalmente aceita para o controle da doença meningocócica, que é uma doença com alto potencial de evolução fatal. Embora as crianças pequenas sofram risco maior de adoecer, os contatos íntimos de qualquer idade estão potencialmente vulneráveis. O risco de doença entre contatos íntimos de um caso é cerca de mil vezes maior, comparado com pessoas da comunidade, e este risco persiste por vários meses. O uso profilático de antimicrobianos tem como propósito prevenir os casos secundários de doença meningocócica, os quais representam cerca de 1 a 3% do total registrado, e por isso não se espera redução da taxa de incidência da doença por meio desta medida (Barroso, 1998a). A taxa de ataque secundário, sem a intervenção da quimioprofilaxia, parece refletir a taxa global de incidência da doença meningocócica em uma comunidade. Durante períodos epidêmicos são registrados percentuais mais altos, podendo chegar a 10% do total notificado (Greenwood, 1991).

Estratégia

N. meningitidis é uma bactéria de transmissão respiratória que não consegue sobreviver no meio ambiente, havendo necessidade do contato íntimo e prolongado para a transmissão ser eficiente. O portador assintomático é o principal elemento na cadeia de transmissão do meningococo e a sua manutenção na natureza, mesmo durante períodos epidêmicos. O doente, do ponto de vista epidemiológico, não tem importância na propagação de *N. meningitidis*, podendo ser o responsável pela transmissão da bactéria apenas em situações consideradas excepcionais como manobras de reanimação, ocupação do mesmo leito e condições cruéis de confinamento (Barroso *et al.*, 1998a). A quimioprofilaxia, de acordo com a estratégia adotada em nosso país, visa eliminar o estado de portador de um indivíduo convivendo em contato íntimo com um caso detectado e, assim, diminuir a chance de exposição de um suscetível. A redução do número de casos secundários nesse contexto é consequência da interrupção da transmissão de *N. meningitidis* em um grupo definido como contatos íntimos (Purcell *et al.*, 2004).

Casos primário, coprimário e secundário

Um caso de doença meningocócica sem história prévia de contato íntimo conhecido com um outro paciente é denominado caso primário. Os termos caso coprimário e caso secundário referem-se a pacientes relacionados com um caso identificado anteriormente (primário) em um endereço ou ambiente social comum. Os casos coprimários são aqueles suscetíveis que adoecem dentro das 24 h após a identificação do caso primário. Imagina-se que esses pacientes adquiram a infecção meningocócica em um mesmo momento que o caso primário e, provavelmente, de uma mesma fonte. Como os períodos de incubação e prodrômico são variáveis, pode-se imaginar que muitos casos secundários, que ocorrem nos primeiros dias após a internação do caso primário, são na verdade casos coprimários (Barroso *et al.*, 1998a). Os casos secundários devem ser entendidos como uma infecção adquirida em um momento posterior ao do caso primário, de um portador que, provavelmente, compõe o grupo de contatos íntimos. Essa denominação fica reservada, então, para os contatos íntimos que adoecem com mais de 24 h da internação do caso primário. Não há hoje uma definição clara do intervalo de tempo para a identificação desse grupo. Casos secundários têm sido registrados no Brasil e na Europa vários meses (média de 124 a 248 dias) após a identificação do caso primário e a prescrição de rifampicina (Barroso, 1994).

A investigação desses casos secundários tardios demonstrou que, na maioria, havia a presença de contatos extradomiciliares que não receberam quimioprofilaxia, e entre estes alguns portadores. A medicação apenas de contatos que moram na mesma casa do doente (intradomiciliares) é uma das explicações oferecidas para justificar a ocorrência de casos secundários tardios. Norton e Baisley (1931), no final da década de 1930, haviam observado que 13% dos casos secundários em um mesmo domicílio ocorriam entre 15 dias e 3 meses. Os trabalhos iniciais que estimaram o risco de doença entre contatos íntimos certamente o subestimaram por terem mantido a vigilância por um período arbitrado de apenas 30 dias. Tendo como base esses dados considerou-se para o propósito da vigilância epidemiológica um período de 6 meses de observação para a definição de caso secundário, um intervalo de tempo que está de acordo com a literatura revista (Barroso, 1994).

Oferecer quimioprofilaxia para os contatos de casos de meningite bacteriana não especificada (G03.9, CID-10) depende de uma consulta ao médico assistente. A história clínica, juntamente com os dados epidemiológicos, pode sugerir um quadro compatível com doença meningocócica. Tomado o cuidado de rever a história clínica do paciente, a quimioprofilaxia deveria ser oferecida sem demora. História prévia de febre súbita acompanhada de dor de garganta, artralgia ou mialgia sugere o diagnóstico de doença meningocócica. A presença de otite, sinusite ou pneumonia está mais frequentemente relacionada com as infecções por *Streptococcus pneumoniae* e *Haemophilus influenzae* tipo b (Greenwood, 1991).

Contatos íntimos

Todo caso de doença meningocócica requer uma investigação detalhada e somente desta maneira é possível definir adequadamente os contatos íntimos do paciente. A identificação do doente não representa, geralmente, a definição da fonte de infecção. O diagnóstico de um caso de doença representa o encontro de um suscetível que convive com um portador de *N. meningitidis* com potencial de provocar doença grave e, eventualmente, fatal. O domicílio do caso primário é a referência para a localização dos contatos íntimos. Entretanto, esses contatos não são um endereço, mas um grupo de contatos sociais de um paciente com doença meningocócica. Entende-se que os contatos intradomiciliares são uma parte do grupo descrito como contatos íntimos, os quais apresentam um risco alto e persistente de desenvolver doença. Há evidências de que entre os contatos íntimos encontrem-se um ou mais portadores de *N. meningitidis* relacionados com o caso clínico, além de o tratamento destes contatos correlacionar-se com a redução da taxa de ataque secundário (Barroso, 1994; Purcell *et al.*, 2004).

O desenvolvimento de doença normalmente ocorre dentro de 7 dias após a aquisição da infecção e, assim, este intervalo é utilizado para a identificação dos contatos íntimos retrospectivamente. A localização de todos os contatos íntimos é fundamental para que a quimioprofilaxia seja eficaz. Quando esse objetivo não é alcançado pode-se estar adiando a ocorrência de um segundo caso em um núcleo familiar, pois a possibilidade de persistência ou reintrodução da bactéria responsável pela doença permanece. Os contatos íntimos podem ser definidos por critérios expostos na Tabela 123.4. Os contatos de creche, jardim de infância e grupo de brincadeiras devem ser definidos sempre como contatos íntimos (Barroso *et al.*, 1998a; CDC, 2000; Purcell *et al.*, 2004).

Tabela 123.4 Definição de contato íntimo.

Pessoas que residem no domicílio do paciente
Todos que moram com o paciente
Pessoas que frequentam o domicílio do paciente, mas residem em outra casa
Ter passado um mínimo de 4 h diárias nos últimos 7 dias que antecederam a internação do paciente
Ter passado mais de 8 h consecutivas durante pelo menos um dos últimos 7 dias que antecederam a internação do paciente
Pessoas que não frequentam o domicílio do paciente
Aquelas que trocaram beijos na boca com o paciente nos últimos 7 dias que antecederam a internação
Contatos de creche (incluir os monitores e outros adultos em contato diário com o grupo afetado)
Contatos de sala de aula onde 2 ou mais casos tenham ocorrido em menos de 6 meses
Caso de doença em comunidade fechada como internato, orfanato ou alojamento conjunto
Considere os contatos do mesmo dormitório, os colegas de folga e os grupos das atividades obrigatórias

Obs.: defina cuidadosamente o grupo de contatos. Não prescreva a medicação sem critério. As escolas de tempo integral criaram uma situação nova dentro de nossas comunidades, e esses contatos precisam ser analisados de forma diferenciada.

Problema nas escolas

Desde o final da década de 1980 se tem enfatizado a necessidade de determinar os fatores de risco associados a surtos em escolas, a fim de recomendar medidas preventivas apropriadas. A participação de grupos escolares na manutenção e na transmissão de *N. meningitidis* tem sido descrita por vários autores. Em alguns surtos não havia a menor suspeita do envolvimento das escolas e da importância dos seus alunos com a evolução da doença meningocócica na comunidade (Hudson *et al.*, 1986; Morrow *et al.*, 1990; Edmond *et al.*, 1995). Não é a simples decisão sobre o conjunto de medidas de controle a serem adotadas quando a doença ocorre em colégios ou instituições de ensino superior. Não há consenso sobre a definição de um surto nesses setores. Surto em estabelecimentos de ensino pode ser definido como a ocorrência de 2 ou mais casos em um período inferior a 6 meses, ou três ou mais casos em menos de 3 meses. Para escolas primárias e colegas de brincadeiras alguns autores consideram como surto o registro de 2 ou mais casos em menos de 4 semanas. Os fatores de risco associados ao desenvolvimento de doença nesses ambientes não são bem conhecidos, o que tem dificultado o estabelecimento de medidas de controle para a redução de casos relacionados. A identificação de um único caso ou dois casos provocados por sorogrupos diferentes, na mesma escola, não justifica a extensão das medidas profiláticas para os seus alunos (CDC, 2000; Barroso, 1998a).

O emprego da quimioprofilaxia em grupos escolares, assim como a utilização da vacina, dependerá da análise individual de cada situação. Quando forem indicadas a quimioprofilaxia e a vacinação, estas devem ser oferecidas sem demora, preferencialmente dentro de 24 h após a internação do caso. Casos secundários entre contatos íntimos de pessoas que frequentam a escola podem ocorrer sem que se perceba uma ligação. Assim a disseminação de informação sobre a doença meningocócica entre os alunos e outros tipos de frequentadores da escola é fundamental para a prevenção. Quando ocorrerem 2 ou mais casos, do mesmo sorogrupo, em diferentes classes de um mesmo turno (período) as ações devem ser pensadas para todo o colégio, especialmente a vacinação. A ocorrência de um surto nessa situação indica que a transmissão pode estar ocorrendo fora do ambiente de sala de aula. Locais de convívio na escola, atividades que permitem um contato prolongado, o período de recreio e o ônibus escolar têm sido associados a infecção assintomática e desenvolvimento de doença (Edmond *et al.*, 1995; Barroso *et al.*, 1998a; CDC, 2000). O registro de dois casos em escolares de diferentes turnos é mais provável que esteja relacionado com a aquisição da infecção na rede de contatos fora da escola; nessa situação a profilaxia deveria ser restringida aos seus contatos íntimos (Morrow *et al.*, 1990). Vale lembrar que ambientes sociais comuns aos alunos na comunidade podem ter participação na aquisição de infecção por *N. meningitidis*. Assim, a ocorrência de outros casos novos autoriza a extensão da profilaxia para os contatos da escola.

Paciente com doença meningocócica

Tradicionalmente recomenda-se o isolamento respiratório dos pacientes por 24 h, período de tempo considerado bastante satisfatório. Contudo essa orientação não significa a internação do doente em quarto individual, uma vez que a positividade das culturas da nasofaringe após as primeiras doses do antibiótico específico cai drasticamente. A manutenção de uma divisória e uma distância razoável (> 1,5 m) entre os leitos parece ser suficiente. Nenhuma orientação especial é necessária para a limpeza das roupas e do quarto do doente (Glover, 1918; Barroso, 1994).

Oferecer tratamento profilático ao doente é recomendado, quando uma cefalosporina de terceira geração não foi utilizada na terapêutica da doença meningocócica. Os estudos desenvolvidos mostram que o tratamento com penicilina ou cloranfenicol, por via venosa, não garante a descolonização da nasofaringe dos sobreviventes. Autoridades de diversos países, incluindo o Brasil, têm indicado o uso de uma medicação capaz de eliminar *N. meningitidis* da nasofaringe, geralmente o ciprofloxacino ou a rifampicina, dependendo da idade do doente. A medicação é oferecida antes ou no momento da alta hospitalar do convalescente (Barroso, 1999; Purcell *et al.*, 2004).

Não há necessidade de vacinar o convalescente de doença meningocócica. Anote-se porém que os pacientes que desenvolvem doença meningocócica de repetição devem ser vacinados, da mesma maneira aqueles com asplenia (traumática ou funcional) e portadores de deficiência hereditária de complemento (CDC, 2000).

Recomendações para os profissionais da área de saúde

O risco de um profissional adquirir a infecção durante o atendimento ao doente é baixo e o de desenvolver a doença é igual ao da população em geral. A máscara cirúrgica deve ser sempre utilizada pelos profissionais envolvidos no transporte ou no atendimento ao doente nas primeiras 24 h de internação. Então, deve-se medicar aqueles profissionais expostos ao paciente, isto é, sem a proteção de máscara cirúrgica nas primeiras 24 h de antibioticoterapia, em particular nas situações que envolvam contato direto, acompanhamento dentro da ambulância, respiração boca a boca, contaminação de superfície mucosa com secreções respiratórias, exame de fundo de olho ou passagem de tubo orotraqueal (Scheld, 1990; WHO, 1995; Barroso et al., 1998a).

Conjuntivite meningocócica

N. meningitidis é considerada uma causa infrequente de conjuntivite, a qual pode anteceder a evolução para doença invasiva; por experiência, 1,5% dos pacientes relataram na admissão a presença de conjuntivite. O tratamento apenas com antibiótico tópico não impede o desenvolvimento de doença invasiva. Portanto, a melhor opção é a associação de antibiótico tópico (colírio) e sistêmico (oral: ampicilina ou amoxicilina, por 7 dias; parenteral: ceftriaxona 250 mg IM [125 mg para < 15 anos], dose única). O desenvolvimento de doença invasiva entre contatos de casos de conjuntivite por *N. meningitidis* também tem sido relatado, por isto está indicada a profilaxia apropriada para os contatos íntimos (Moraga *et al.*, 1990; Barroso *et al.*, 1998a).

Profilaxia com antibiótico e vacina

A rifampicina é o fármaco de escolha para a medicação dos contatos íntimos de um caso de doença meningocócica, segundo o Ministério da Saúde, apesar de existirem alternativas igualmente eficazes (Dworzack *et al.*, 1988; Barroso *et al.*, 1998a; Girgis *et al.*, 1998; Purcell *et al.*, 2004). O esquema recomendado para a quimioprofilaxia é apresentado na Tabela 123.5. A medicação deve ser oferecida aos contatos íntimos nas primeiras 24 h após a internação do paciente, a fim de se alcançar a proteção máxima desejada. A ingestão da primeira dose do antibiótico precisa ser iniciada sem muita diferença de tempo pelos contatos (Barroso, 1994). O médico assistente deveria ser o responsável pela quimioprofilaxia, pelo menos, dos contatos intradomiciliares. A quimioprofilaxia fornece proteção temporária e não modifica a doença invasiva em curso, por isso os contatos necessitam saber como agir caso alguém desenvolva um quadro febril (Cooper *et al.*, 1986; Yagupsky *et al.*, 1993; Tsakris *et al.*, 2001). Quando a identificação do caso ocorrer com atraso o tratamento profilático deve ser oferecido até 1 mês após o adoecimento do caso primário (Barroso, 1998a).

A emergência de *N. meningitidis* resistente à rifampicina aliada às complicações do seu uso tem pressionado pela busca de uma medicação alternativa (Cooper *et al.*, 1986; Stefanelli *et al.*, 2001). Azitromicina, ciprofloxacino e ceftriaxona são as

Tabela 123.5 Antibiótico profilático.

Ofereça aos indivíduos definidos como contatos íntimos segundo os critérios descritos anteriormente (Tabela 123.4)
Ciprofloxacino
Adultos: 500 mg VO, dose única
Azitromicina (comp. 500 mg)
Adultos: 500 mg VO, dose única
Crianças: 12 mg/kg/dose (máx. 500 mg) VO, dose única
Rifampicina*
Adultos: 600 mg VO, de 12 em 12 h, durante 2 dias
Crianças: 10 mg/kg/dose (máx. 600 mg) VO, de 12 em 12 h, durante 2 dias
Crianças com menos de 1 mês de vida: 5 mg/kg/dose VO, de 12 em 12 h, durante 2 dias
Ceftriaxona
250 mg (< 15 anos, 125 mg), dose única

*Obs.: tome a medicação antes das refeições com água. Alerte para a mudança na coloração da urina. Os usuários de lentes de contato precisam ser orientados a remover e não recolocar as lentes até 48 h após a última tomada. A rifampicina interfere na eficácia dos anovulatórios orais, portanto as mulheres em idade fértil devem ser avisadas. Atenção: informação a respeito da doença meningocócica sempre deve ser fornecida no momento da medicação. O grupo de contatos íntimos precisa ser alertado sobre o risco de alguém adoecer, mesmo recebendo a quimioprofilaxia, nos meses seguintes.

alternativas disponíveis para a quimioprofilaxia (Dworzack *et al.*, 1988; Barroso, 1994; Girgis *et al.*, 1998; Purcell *et al.*, 2004). Até o momento apenas a ceftriaxona e a azitromicina estão liberadas para o uso em gestantes e crianças. O ciprofloxacino ou a azitromicina são as melhores opções por serem bastante eficazes, de administração oral e em dose única, o que permite a medicação supervisionada. O problema principal do ciprofloxacino é a restrição do seu uso em crianças, porém devido à posologia e ao tempo de tratamento a medicação não deve trazer prejuízo. A ceftriaxona, por ser de uso parenteral exclusivo, limita o seu emprego como agente profilático de primeira linha, devido à aceitação pelos contatos.

A vacinação em conjunto com a quimioprofilaxia ficou demonstrada como a abordagem mais eficaz para o controle dos casos secundários (Hoek *et al.*, 2008). A vacina é aconselhada para todos os contatos íntimos, quando o sorogrupo é identificado rapidamente e há vacina disponível. Como o risco de desenvolver doença entre os contatos íntimos é alto e persistente, o uso das vacinas nesta situação parece adequado.

Tabela 123.6 Vacinas antimeningocócicas.

Vacinas meningocócicas polissacarídicas	Polissacarídios
Menomune (Sanofi-Pasteur)	A, C, Y, W_{135}
ACWY Vax (GlaxoSmithKline)	A, C, Y, W_{135}
Mengiva A+C (Sanofi-Pasteur)	A, C
AC Vax (GlaxoSmithKline)	A, C
Trivalente ACW (GlaxoSmithKline)	A, C, W_{135}
Vacinas meningocócicas conjugadas	C conjugada CRM_{197}
Meningitec (Wyeth)	C conjugada CRM_{197}
Menjugate (Novartis)	C conjugada toxoide tetânico
Neis Vac-C (Baxter)	A, C, Y, W135 conjugada toxoide deftérico
Menactra (MCV4) (Sanofi-Pasteur)	
Novas vacinas meningocócicas conjugadas	A, C + DTP, VHB, Hib
	A conjugada
DTPwHB/HibMenAC (GlaxoSmithKline)	A, C, Y, W_{135} conjugada CRM_{197}
Projeto MVA	
MenACWY-CRM (Novartis)	

Uso das vacinas antimeningocócicas

A epidemiologia da doença meningocócica em geral apresenta variações temporais marcantes, em um contexto no qual a palavra epidemia pode referir-se a diferentes eventos. Portanto condições epidêmicas podem ser definidas, para uma determinada localidade, como uma incidência inaceitavelmente alta e requerendo medidas urgentes de controle. Assim, o índice endêmico relativo a uma população definida e as suas flutuações é que definem uma situação epidêmica. Duas características observadas por diferentes autores podem ajudar a distinguir uma situação epidêmica de um padrão endêmico e as suas flutuações sazonais. A primeira é a mudança na distribuição dos pacientes por faixa etária, com uma grande proporção dos casos envolvendo adolescentes e adultos jovens. A segunda é a presença de estrutura clonal clara associada, em geral, a uma mudança do fenótipo entre as bactérias isoladas dos doentes. A mudança no padrão das formas clínicas com um aumento das formas com púrpura também ajuda a reconhecer a possibilidade de um surto emergente na comunidade (Greenwood, 1991; WHO, 1995; Schwartz *et al.*, 1989; Stollenwerk *et al.*, 2004; Barroso *et al.*, 2010). Os investimentos no controle da doença meningocócica pelas vacinas são compensadores, quando comparados com os gastos dos tratamentos hospitalares, as consequências das sequelas neurológicas permanentes, o custo da quimioprofilaxia, assim como outras medidas de custo-eficiência. O desenvolvimento recente de uma nova geração de vacinas antimeningocócicas, compostas por polissacarídios conjugados com proteínas, trouxe novas perspectivas para o controle da doença meningocócica, também, na sua forma endêmica, uma consequência de vários benefícios discutidos adiante (Jódar *et al.*, 2002; Robbins *et al.*, 2003).

As vacinas polissacarídicas antimeningocócicas disponíveis, isto é, bivalente (A, C), trivalente (A, C, W_{135}) tetravalente (A, C, Y, W_{135}), não induzem proteção duradoura, portanto elas são principalmente úteis para o controle de surtos ou epidemias da doença em grupos definidos por espaços sociais ou geográficos (Tabela 123.6). Apesar de o polissacarídio capsular de *N. meningitidis* poder estimular uma resposta dos linfócitos B a produzirem anticorpos bactericidas, eles falham na estimulação dos linfócitos T (memória imunológica). Por conseguinte, a resposta aos antígenos capsulares é de curta duração e incapaz de gerar uma resposta anamnéstica quando o vacinado é mais tarde exposto ao mesmo antígeno. Ademais, essas vacinas são pouco imunogênicas em lactentes e crianças menores de 4 anos de idade, devido à incapacidade de os polissacarídios estimularem os linfócitos B nestes grupos etários.

As vacinas antimeningocócicas formuladas com polissacarídios purificados da cápsula bacteriana apresentam características antigênicas que induzem imunidade sorogrupo-específica. A dose tradicional consiste em aproximadamente 50 μg de um ou de cada um dos polissacarídios, que é administrada em dose única de 0,5 mℓ, por via subcutânea, para crianças e adultos. A vacina pode ser administrada ao mesmo tempo que outras, mas em local anatômico diferente (CDC, 2000). O desenvolvimento de imunidade protetora, após uma única dose, ocorre dentro de 7 a 10 dias em cerca de 80% dos vacinados maiores de 4 anos. Todavia, a imunidade não reduz a chance de infecção da nasofaringe, apenas de doença invasiva. Há indícios de que a duração da imunidade induzida seja temporária, isto é, cerca de 3 a 5 anos (WHO, 1995; CDC, 2000; Robbins *et al.*, 2003). O período para a revacinação, independentemente da faixa etária, é incerto, porém está indicada para pessoas vivendo onde haja risco alto de adoecer. Crianças que foram vacinadas quando eram menores de 4 anos deveriam ser revacinadas após 2 a 3 anos, caso permaneçam em área de risco. Para os indivíduos maiores de 4 anos, se a indicação para imunização ainda existir, a revacinação pode ser considerada dentro de 3 a 5 anos (CDC, 2000). As vacinas antimeningocócicas polissacarídicas também são indicadas para pessoas viajando para áreas hiperendêmicas ou epidêmicas, 2 semanas antes do embarque.

A primeira vacina antimeningocócica conjugada licenciada foi para o controle da doença pelo sorogrupo C (Tabela 123.6). As vacinas conjugadas têm eficácia elevada, proteção prolongada, boa resposta em menores de 1 ano e interferência no estado de portador, cujo uso é permitido a partir de 2 meses de idade. A dose recomendada de 0,5 mℓ contém 10 μg de polissacarídio C conjugado com aproximadamente 15 μg da proteína CRM_{197}. Essa proteína extracelular (62.000 dáltons), não tóxica, indistinguível da toxina diftérica, é isolada do corinefago beta (197), o qual contém uma mutação no gene estrutural para a síntese da toxina diftérica. A vacina é aplicada por via intramuscular, sendo que o número de doses depende da faixa etária. Crianças com menos de 6 meses devem receber três doses – 2 meses de intervalo entre as doses –, com uma dose de reforço 6 meses após o fim do esquema inicial. Já crianças entre 6 e 12 meses devem receber duas doses da vacina – 2 meses de intervalo entre as doses –, com uma dose de reforço 6 meses depois da segunda dose. Adultos e crianças acima de 1 ano devem ser vacinados com uma dose. A Inglaterra foi o primeiro país a adotar esta vacina de modo universal no calendário de imunização infantil e de adolescentes, cuja experiência demonstrou uma redução significativa e sustentada dos casos pelo sorogrupo C, o qual estava em ascensão (Jódar *et al.*, 2002; Poland, 2010). Em 2005, foi liberada a vacina tetravalente conjugada (MCV4) nos EUA, inicialmente para adolescentes e, logo depois, para crianças – a partir de 2 anos de idade (Tabela 123.6). Cada dose contém 4 µg de cada polissacarídio capsular (A, C, Y, W_{135}) conjugado com 48 µg de toxoide diftérico. MCV4 está disponível somente em frasco contendo uma única dose de 0,5 mℓ, para ser administrada por via intramuscular (Poland, 2010).

Não há até o momento uma vacina sorogrupo-específica ideal para o controle da doença por *N. meningitidis* do sorogrupo B. O polissacarídio B não é capaz de induzir imunidade protetora, e estratégias para modificar a sua estrutura ainda não alcançaram sucesso (Leinomen *et al.* 1983; Stephens *et al.*, 2007). As vacinas disponíveis contra o sorogrupo B, elaboradas com antígenos subcapsulares (B:4:P1.15; B:15:P1.3; B:15:P1.7,16), necessitam superar alguns obstáculos como a eficácia dependente da faixa etária, o tempo de proteção reduzido e a imunidade tipo-específica. Nenhuma delas tem sido recomendada fora de situações epidêmicas ou emergências provocadas por cepas homólogas à da vacina (Stephens *et al.*, 2007). Anote-se porém que, em um estudo, ficou sugerido que os indivíduos vacinados, quando desenvolvem doença, apresentam um melhor prognóstico (Barroso *et al.*, 2002). Felizmente, no momento existem algumas vacinas promissoras contra o sorogrupo B que se encontram em fase avançada de avaliação em ensaios clínicos (Poland, 2010).

As vacinas antimeningocócicas são seguras para o uso em programas de vacinação em massa e os eventos adversos, temporariamente associados, são leves e infrequentes. As reações locais como eritema e dor, por 1 a 2 dias, são as principais complicações observadas. Febre transitória em criança pequena é observada em cerca de 2% dos vacinados. As reações anafiláticas são registradas com pouca frequência (0,1 por 100.000 doses). Não há relato de sequelas, encefalopatia, meningite ou encefalite (WHO, 1995; CDC, 2000).

O uso da vacina em gestantes é recomendado e não há necessidade de alterar a prescrição. Ademais têm sido documentados níveis altos de anticorpos em sangue materno e do cordão umbilical, em seguida à vacinação durante a gestação. Apesar de os níveis de anticorpos declinarem nos primeiros meses de vida, a resposta subsequente à vacina antimeningocócica não é afetada (WHO, 1995; CDC, 2000).

A associação da síndrome de imunodeficiência adquirida humana e a infecção por *N. meningitidis* é rara. Porém há relatos na literatura de infecção por esta bactéria, assim como por espécies comensais do gênero *Neisseria*. Nos pacientes portadores do vírus HIV, quando houver indicação, essas vacinas podem ser usadas com segurança (WHO, 1995; CDC, 2000).

▶ Referências bibliográficas

Andersen J, Backer V, Voldsgaard P *et al.* Acute meningococcal meningitis: analysis of features of the disease according to the age of 255 patients. *J Infect.* 34: 227-235, 1997.

Almeida G. Doenças epidêmicas e sua apresentação no Rio de Janeiro. *Rev Méd Cirúrg do Brasil.* 29: 449-475, 1921.

Assumpção L. Estudo epidemiológico e bacteriológico da meningite cérebro-espinhal epidêmica na cidade de São Paulo, Brasil. *Rev Biolog Hig São Paulo.* 2: 5-33, 1929.

Banks HS. Meningococcal fever. In: *Modern Practice in Infectious Fevers.* New York: Paul B. Hoeber, p. 303-332, 1951.

Banks HS. Meningococcosis: a protean disease. *Lancet.* ii: 677-681, 1948.

Barroso DE. *Aspectos epidemiológicos e biológicos da infecção invasiva por Neisseria meningitidis na cidade do Rio de Janeiro: 1989 a 1995.* Tese de doutorado. Rio de Janeiro: Instituto Oswaldo Cruz, 1998.

Barroso DE. *Epidemiologia e controle da infecção por Neisseria meningitidis em famílias de pacientes com doença meningocócica internados no Instituto Estadual de Infectologia São Sebastião.* Tese de mestrado. Rio de Janeiro: Instituto Oswaldo Cruz, 1994.

Barroso DE. Neisseria meningitidis nasopharynx colonisation of diseased patients on presentation and on discharge. *Trop Doc.* 29: 108-109, 1999.

Barroso DE, Carvalho DM, Casagrande ST *et al.* Microbiological epidemiological history of meningococcal disease in Rio de Janeiro. *Braz J Infect Dis.* 14: 242-251, 2010.

Barroso DE, Carvalho DM, Netto MA *et al.* The effect of subcapsular meningococcal B + C vaccine on the prognosis of patients with meningococcal disease. *Scand J Infect Dis.* 34: 417-420, 2002.

Barroso DE, Carvalho DM, Nogueira SA *et al.* Doença meningocócica: epidemiologia e controle dos casos secundários. *Rev Saúde Públ.* 32: 89-97, 1998.

Bennett DE, Mulhall RM, Cafferkey MT. PCR-based assay for detection of Neisseria meningitidis capsular serogroups 29E, X, and Z. *J Clin Microbiol.* 42: 1764-1765, 2004.

Bilancioni DG. Un'idra dalle sette teste: la meningite cerebro-spinale epidemica o, meglio, l'infezione da meningococco. *Min Méd.* 67: 1603-1612, 1976.

Brandtzaeg P, Kierulf P, Gaustad P *et al.* Plasma endotoxin as a predictor of multiple organ failure and death in systemic meningococcal disease. *J Infect Dis.* 159: 195-204, 1989.

Branham SE. Serological relationships among meningococci. *Bacteriol Rev.* 17: 175-188, 1953.

Carcillo JA, Fields AI. Clinical practice parameters for hemodynamic support of pediatric and neonatal patients in septic shock. *Crit Care Med.* 30: 1365-1378, 2002.

Cartwright KAV, Jones DM. Investigation of meningococcal disease. *J Clin Pathol.* 42: 634-639, 1989.

Cartwright K, Reilly S, White D *et al.* Management of early meningococcal disease. *Lancet.* 342: 985-986, 1993.

Cartwright KAV, Stuart JM, Jones DM *et al.* The Stonehouse survey: nasofaringeal carriage of meningococci and *N. lactamica. Epidemiol Infect.* 99: 591-601, 1987.

Cartwright KAV, Stuart JM, Robinson PM. Meningococcal carriage in close contacts of cases. *Epidemiol Infect.* 106: 133-141, 1991.

Caugant DA, Froholm LO, Bovre K *et al.* Intercontinental spread Neisseria meningitidis clone of the ET-5 complex. *Antonie van Leeuwenhock J Microbiol.* 53: 389-394, 1987.

Caugant DA, Kristiansen BE, Froholm LO *et al.* Clonal diversity of Neisseria meningitidis from a population of asymptomatic carriers. *Infect Immun.* 56: 2060-2068, 1988.

CDC, 2000. Prevention and control of meningococcal disease and college students: recommendations of the Advisory Committee on Immunization Practices (ACIP). *MMWR.* 49 (No. RR-7).

Cerebrospinal meningitis in Africa. *WHO.* Chronicle 23: 54-64, 1970.

Clarke RC, Johnston JR, Mayne EE. Meningococcal septicaemia: treatment with protein C concentrate. *Intensive Care Med.* 26: 471-473, 2000.

Cochrane Injuries Group Albumin Reviewers. Human albumin administration in critically ill patients: systematic review of randomised controlled trials. *BMJ.* 317: 235-240, 1998.

Constantin D, Cordenier A, Robinson K *et al.* Neisseria meningitidis-induced death of cerebrovascular endothelium: mechanisms triggering transcriptional activation of inducible nitric oxide synthase. *J Neurochem.* 89: 1166-1174, 2004.

Cooper ER, Ellison RT, Smith GS *et al.* Rifampin-resistant meningococcal disease in a contact patient given prophylactic rifampin. *J Pediatr.* 108: 93-96, 1986.

Darmstadt GL. Acute infectious purpura fulminans: pathogenesis and medical management. *Ped Dermatol.* 15: 169-183, 1998.

Decosas J, Koama J-BT. Chronicle of an outbreak foretold: meningococcal meningitis W135 in Burkina Faso. *Lancet Infect Dis.* 2: 763-765, 2002.

Delany I, Rappuoli R, Scarlato V. Fur functions as an activator and as a repressor of putative virulence genes in Neisseria meningitidis. *Mol Microbiol.* 52: 1081-1090, 2004.

Deuren MV, Dijke BJV, Koopman RJJ *et al.* Rapid diagnosis of acute meningococcal infections by needle aspiration or biopsy of skin lesion. *BMJ.* 306: 1229-1232, 1993.

De Vries FP, van der Ende A, van Putten JPM *et al.* Invasion of primary nasopharyngeal epithelial cells by Neisseria meningitidis is controlled by phase variation of multiple surface antigens. *Infect Immun.* 64: 2998-3006, 1996.

Dietrich G, Kurz S, Hübner C *et al.* Transcriptome analysis of Neisseria meningitidis during infection. *J Bacteriol.* 185: 155-164, 2003.

Diggle MA, Clarke SC. Genotypic characterization of Neisseria meningitidis using pyrosequencing. *Mol Biotechnol.* 28: 139-145, 2004.

Djibo S, Nicolas P, Alonso J-M *et al.* Outbreaks of serogroup X meningococcal meningitis in Niger 1995-2000. *Trop Med Int Health.* 8: 1118-1123, 2003.

Duffy TP. The sooner the better. *New Engl J Med.* 329: 710-713, 1993.

Duncan A. New terapies for severe meningococcal disease but better outcomes? *Lancet.* 350: 1565-1566, 1997.

Dworzack DL, Sanders CC, Horowitz EA *et al.* Evaluation of single-dose ciprofloxacin in the eradication of Neisseria meningitidis from nasopharyngeal carriers. *Ant Agent Chemother.* 32: 1740-1741, 1988.

Edmond MB, Hollis RJ, Houston AK *et al.* Molecular epidemiology of an outbreak of meningococcal disease in a university community. *J Clin Microbiol.* 33: 2209-2211, 1995.

Feavers IM. ABC of meningococcal diversity. *Nature.* 404: 451-452, 2000.

Feil EJ, Enright MC, Spratt BG. Estimating the relative contributions of mutation and recombination to clonal diversification: a comparison between Neisseria meningitidis and Streptococcus pneumoniae. *Res Microbiol.* 151: 465-469, 2000.

Figueroa JE, Densen P. Infectious diseases associated with complement deficiencies. *Clin Microbiol Rev.* 4: 359-395, 1991.

Foz AJ, Taha M-K, Vogel U. Sdardized nonculture techniques recommended for European reference laboratories. *FEMS Microbiol Rev.* 31: 84-88, 2007.

Frasch CE, Mocca LF, Karpas AB. Appearance of new strains associated with group B meningococcal disease and their use for rapid vaccine development. *Antonie van Leeuwenhock J Microbiol.* 53: 395-402, 1987.

Frasch CE, Zollinger WD, Poolman JT. Serotype antigens of N. meningitidis and proposed scheme for designation of serotype. *Rev Infect Dis.* 7: 504-510, 1985.

Girgis N, Sultan Y, Frenck RW Jr *et al.* Azithromycin compared with rifampin for eradication of nasopharyngeal colonization by Neisseria meningitidis. *Pediatr Infect Dis J.* 17: 816-819, 1998.

Glover JA. Observations on the meningococcus carrier-rate in relation to density of population in sleeping quarters. *J Hyg.* 17: 367-379, 1918.

Gomes LS, Silva MB, Ribas JC *et al.* Meningite cerebrospinal e sulfamidação maciça, preventiva. *Rev Inst Adolf Lutz.* 10: 77-87, 1950.

Greenwood BM. Meningococcal disease and acute bacterial menigitis. In: Strickland GT. *Hunter's Tropical Medicine.* 7th edition. Philadelphia: W. B. Saunders, p. 385-399, 1991.

Greenwood BM, Greenwood AM, Bradley AK *et al.* Factors influencing susceptibility to meningococcal disease during an epidemic in the Gambia, West Africa. *J Infect.* 14: 167-184, 1987.

Guiver M, Borrow R, Marsh J *et al.* Evaluation of the applied biosystems automated Taqman polymerase chain reaction system for the detection of meningococcal DNA. *FEMS Immunol Med Microbiol.* 28: 173-179, 2000.

Hart CA, Rogers TRF. Meningococcal disease. *J Med Microbiol.* 39: 3-25, 1993.

Hoeffler DF. Recovery of N. meningitidis from the nasopharynx. *Am J Dis Child.* 128: 54-56, 1974.

Hoek MR, Christensen H, Hellenbrand W *et al.* Effectiveness of vaccinating household contacts in addition to chemoprophylaxis after a case of meningococcal disease: a systematic review. *Epidemiol Infect.* 136: 1441-1447, 2008.

Hudson PJ, Richard LV, Heun EM *et al.* Evidence for school transmission of Neisseria meningitidis during a Vermont outbreak. *Pediatr Infect Dis.* 5: 213-227, 1986.

Jódar L, Feavers IM, Salisbury D *et al.* Development of vaccines against meningococcal disease. *Lancet.* 359: 1499-1508, 2002.

Jordens JZ, Williams JN, Jones GR *et al.* Detection of meningococcal carriage by culture and PCR of throat *swabs* and mouth gargles. *J Clin Microbiol.* 40: 75-79, 2002.

Koneman EW, Allen SD, Janda WM *et al.* Neisseria species and Moraxella catarrhalis. In: *Color Atlas and Textbook of Diagnostic Microbiology.* 5th ed. Philadelphia: Lippincott-Raven, Publishers, p. 491-537, 1997.

Lehner PJ, Davies KA, Walport MJ *et al.* Meningococcal septicaemia in a C6-deficient patient and effects of plasma transfusion on lipopolysaccharide release. *Lancet.* 340: 1379-1381, 1992.

Leib SL, Täuber MG. Pathogenesis of bacterial meningitis. *Infect Dis Clin North Am.* 13: 527-548, 1999.

Leinomen M, Finne J, Makela PH. Cross-reaction between a brain polysialosyl glycopeptide and capsular polysaccharides of Neisseria meningitidis group B and E. coli K1. *Med Trop.* 43: 181-183, 1983.

Lippman JIKB, Rios-Gonçalves JA, Barroso DE. Ocorrência de pericardite na doença meningocócica. *Arq Bras Méd.* 67: 17-18, 1993.

Lourenço MC, Reis RS, Andrade AC *et al.* Subclinical infection of the genital tract with Neisseria meningitidis. *Braz J Infec Dis.* 10: 154-155, 2006.

Martin P, Guibourdenche M, Riou JY. A propos des Neisseria et Branhamella trouvées en localisation inhabituelle. *Ann Biol Clin.* 39: 273-278, 1981.

McGuinness BT, Clarke IN, Lambden PR *et al.* Point mutation in meningococcal porA gene associated with increased endemic disease. *Lancet.* i: 514-517, 1991.

Meyer TF. Pathogenic Neisseria: complexity of pathogen-host cell interplay. *Clin Infec Dis.* 28: 433-441, 1999.

Moraga FA, Domingo P, Barquet N *et al.* Invasive meningococcal conjunctivitis. *JAMA.* 264: 333-334, 1990.

Morrow HW, Slaten DD, Reingold AL *et al.* Risk factors associated with a school-related outbreak of serogroup C meningococcal disease. *Pediatr Infect Dis J.* 9: 394-398, 1990.

Munford RS, Taunay Ade E, de Morais JS *et al.* Spread of meningococcal infection within households. *Lancet.* 7869: 1275-1278, 1974.

Niklasson PM, Lundbergh P, Strandell T. Prognostic Factors in meningococcal disease. *Scand J Infect Dis.* 3: 17-25, 1971.

Olcén P, Danielsson D, Kjellander J. Laboratory identification of pathogenic Neisseria with special regard to atypical strains: an evaluation of sugar degradation, immunofluorescence and coagglutination tests. *APMIS.* 36: 327-334, 1978.

Onorato IM, Wormser GP, Nicholas P. 'Normal' CSF in bacterial meningitis. *J Am Med Ass.* 244: 1396-1471, 1980.

Oppenhein BA. Antibiotic resistance in Neisseria meningitidis. *Clin Infect Dis.* 24: 98-101, 1997.

Pedro LG, Boente RF, Madureira DJ *et al.* Diagnosis of meningococcal meningitis in Brazil by use of PCR. *Scand J Infect Dis.* 39: 28-32, 2007.

Peltola H, Roine I, Fernández J *et al.* Adjuvante glycerol and/or dexamethasone to improve the outcomes of childhood bacterial meningitis: a prospective, randomized, double-blind, placebo-controlled trial. *Clin Infect Dis.* 45: 1277-1286, 2007.

Peltola H, Roine I, Fernández J *et al.* Hearing impairment in childhood bacterial meningitis is little relieved by dexamethasone or glycerol. *Pediatrics.* 125: e1-8, 2010.

Phair JJ, Schoenbach EB. The dynamics of meningococcal infection and the effect of chemotherapy. *Am J Hyg.* 39/40: 318-344, 1944.

Phillips EA, Tiffany RS, Tapsall JW *et al.* Maltose-negative Neisseria meningitidis isolated from a case of male urethritis. *J Clin Microbiol.* 27: 2851-2852, 1989.

Poland GA. Prevention of meningococcal disease: current use of polysaccaride and conjugate vaccines. *Clin Infect Dis.* 50: S45-S53, 2010.

Pollard AJ, Ochnio J, Ho M *et al.* Disease susceptibility to ST11 complex meningococci bearing serogroup C or W135 polysaccharide capsules. North America. *Emerg Infect Dis.* 10: 1812-1815, 2004.

Porrit RJ, Mercer JL, Munro R. Detection and serogroup determination of Neisseria meningitidis in CSF by polymerase chain reaction (PCR). *Pathol.* 32: 42-45, 2000.

Prins JM, Speelman P, Kuijper EDJ *et al.* No increase in endotoxin release during antibiotic killing of meningococci. *J Antim Chemoth.* 39: 13-18, 1997.

Purcell B, Samuelsson S, Hahné SJM *et al.* Effectiveness of antibiotics in preventing meningococcal disease after a case: systematic review. *BMJ.* 328: 1-5, 2004.

Ramet J, Najafi N, Benatar. An update of childhood meningococcal sepsis. *Yearbook of Intensive Care and Emergency Medicine*, p. 76-85, 2003.

Rauf SJ, Roberts NJ. Supportive management in bacterial meningitis. *Infectious Dis Clin North Am.* 13: 647-659, 1999.

Renzo A. Moléstia de Weichselbaum: notas e observações relativas à epidemia de 1920 no Rio de Janeiro. *Rev Méd Cirúrg Brasil.* 29: 407-424/493-517, 1921.

Richardson DC, Louie L, Louie M *et al.* Evaluation of a rapid PCR assay for diagnosis of meningococcal meningitis. *J Clin Microbiol.* 41: 3851-3853, 2003.

Riou JY, Guibourdenche M. Diagnostic bactériologique des espèces des genres Neisseria et Branhamella. *Ann Biol Clin.* 35: 73-87, 1977.

Robbins JB, Schneerson R, Gotschlilch EC *et al.* Meningococcal meningitis in sub-Saharan Africa: the case for mass and routine vaccination with available polysaccharide vaccines. *Bull World Health Organ.* 81: 745-750, 2003.

Robertson BH, Nicholson JKA. New microbiology tools for public health and their implications. *Annu Rev Public Health.* 26: 281-302, 2005.

Salzman MB, Rubin LG. Meningococcemia. *Infect Dis Clin North Am.* 10: 709-725, 1996.

Schaad UB, Kaplan SL, McCracken GH. Steroid therapy for bacterial meningitis. *Clin Infect Dis.* 20: 685-690, 1995.

Scheld WM. Meningococcal diseases. In: Warren KS, Mahmoud AAF. *Tropical and Geographical Medicine.* New York: McGraw-Hill, p. 798-814, 1990.

Schwartz B, Moore PS, Broome CV. Global epidemiology of meningococcal disease. *Clin Microbiol Rev.* 2: 118-124, 1989.

Sidikou F, Djibo S, Taha MK *et al.* Polymerase chain reaction assay and bacterial meningitis surveillance in remote areas, Niger. *Emerg Infect Dis.* 9: 1486-1488, 2003.

Sinner SW, Tunkel AR. Antimicrobial agents in the treatment of bacterial meningitis. *Infect Dis Clin N Am.* 18: 581-602, 2004.
Smith JM, Smith NH, O'Rourke M *et al.* How clonal is bacteria? *Proc Nat Acad Sci USA.* 90: 4384-4388, 1993.
Spratt BG. Multilocus sequence typing: Molecular typing of bacterial pathogens in an era of rapid DNA sequencing and the Internet. *Cur Op Microbiol.* 2: 312-316, 1999.
Stackebrandt E, Murray RGE, Truper HG. Proteobacteria classis nov. a name for the phylogenetic taxon that includes the "purple bacteria and their relatives". *Int J Syst Bacteriol.* 38: 321-325.
Stefanelli P, Fazio C, La Rosa G *et al.* Rifampicin-resistant meningococci causing invasive disease: detection of point mutations in the rpoB gene and molecular characterization of the strains. *J Antim Chem.* 47: 219-222, 2001.
Stephens DS, Hajje RA, Baughman WS *et al.* Sporadic meningococal disease in adults: results of a 5-year population-based study. *Ann Inter Med.* 123: 937-940, 1995.
Stephens DS. Conquering the meningococcus. *FEMS Microbiol Rev.* 31: 3-14, 2007.
Stephens DS, Greenwood B, Brandtzaeg P. Epidemic meningitis, meningococcaemia, and Neisseria meningitidis. *Lancet.* 369: 2196-2210, 2007.
Stollenwerk N, Maiden MCJ, Jansen VAA. Diversity in pathogenicity can cause outbreaks of meningococcal disease. *Proc Nat Acad Scien.* 101: 10229-10234, 2004.
Sun YH, Bakshi S, Chalmers R *et al.* Functional genomics of Neisseria meningitidis pathogenesis. *Nature Med.* 6: 1269-1273, 2000.
Taha MK. Simultaneous approach for nonculture PCR-based identification and serogroup prediction of Neisseria meningitidis. *J Clin Microbiol.* 38: 855-857, 2000.
Taha MK, Deghmane A-E, Antignac A *et al.* The duality of virulence and transmissibility in N. meningitidis. *Trends Microbiol.* 10: 376-382, 2002.
Thomas L, Good RA. Studies on the generalized Shwartzman reaction. *J Exp Med.* 96: 605-641, 1952.
Thompson EAL, Feavers IM, Maiden MCJ. Antigenic diversity of meningococcal enterobactin receptor FetA, a vaccine component. *Microbiology.* 149: 1849-1858, 2003.
Toews WH, Bass JW. Skin manifestations of meningococcal infection: an immediate indicator of prognosis. *Am J Dis Child.* 127: 173-176, 1974.
Treharne LJ, Banwell P, Cadier M. Mandatory bone scans for the assessment of extremity loss in meningococcal septicaemia? *Br J Plast Surg.* 56: 55-56, 2003.
Tsakris A, Trakatelli C, Souliou E *et al.* Failures of rifampicin and ciprofloxacin to eradicate a susceptible meningococcal isolate from a close contact of a fatal case. *Infection.* 29: 293-294, 2001.
Tunkel AR, Hartman BJ, Kaplan SL *et al.* Practice guidelines for the management of bacterial meningitis. *Clin Infect Dis.* 39: 1267-1284, 2004.
Verheul AFM, Snippe H, Poolman JT. Meningococcal lipopolysaccharides: virulence factor and potencial vaccine component. *Microbiol Rev.* 57: 34-49, 1993.
Vieira JM. Contribuição ao estudo clínico da meningite de Weichselbaum. Tese. Rio de Janeiro: Faculdade de Medicina do Rio de Janeiro, 1916.
Vieuseaux M. Memoire sur le maladie qui a regne a geneve du printemps de 1805. *J Méd Chir Pharm.* 11: 163, 1805.
Virji M. Meningococcal disease: epidemiology and pathogenesis. *Trends Microbiol.* 4: 466-470, 1996.
Wallinga J, Edmunds WJ, Kretzschmar M. Perspective: human contact patterns and the spread of airborne infectious diseases. *Trends in Microbiol.* 7: 372-377, 1999.
Wedege E, Kuipers B, Bolstad K *et al.* Antibody specificities and effect of meningococcal carriage in Icelandic teenagers receiving the Norwegian serogroup B outer membrane vesicle vaccine. *Infect Immun.* 71: 3775-3781, 2003.
Werneck GL, de Carvalho DM, Barroso DE *et al.* Classification trees and logistic regression applied to prognostic studies: a comparison using meningococcal disease as an example. *J Trop Pediatr.* 45: 248-251, 1999.
World Health Organization Working Group (WHO). *Control of epidemic meningococcal disease WHO practical guidelines.* Lyon Fondation Marcel Mérieux, p. 52., 1995.
World Health Organization (WHO). The global burden of disease 2004 update. Available in: http://www.who. int/healthinfo/global_burden_disease/GBD_report2004update_full.pdf., 2009.
Yagupsky P, Ashkenazi S, Block C. Rifampicin-resistant meningococci causing invasive disease and failure of chemoprophylaxis. *Lancet.* 341: 1152-1153, 1993.

▸ Leituras adicionais

Cartwright K. *Meningococcal Disease.* John Wiley & Sons, p. 324, 1995.
Ferreiros C, Criado MT, Vazquez J. *Emerging Strategies in the Fight Against Meningitis.* Horizon Scientific Press, p. 185, 2002.
Pollard A, Maiden M. *Meningococcal Disease: Methods and Protocols.* Humana Press, p. 728, 2001.

124 Difteria

Susie Andries Nogueira

▸ Conceito

A difteria é uma doença infectocontagiosa aguda, imunoprevenível, causada pelo *Corynebacterium diphtheriae*, que pode atingir qualquer faixa etária mas tem seu predomínio em crianças não adequadamente vacinadas; transmite-se por contato direto com secreções respiratórias e/ou cutâneas de pacientes ou portadores e caracteriza-se clinicamente pela pseudomembrana diftérica mais frequentemente localizada nas vias respiratórias superiores, particularmente nas amígdalas, tendo como complicações miocardite, polineurite e nefrite. É prevenida pela vacinação com toxoide diftérico altamente eficaz. Atualmente é considerada doença rara no Brasil mas pode ser causa de surtos onde a população estiver com baixa cobertura vacinal. Um aumento de casos de difteria em países industrializados causados por *Corynebacterium ulcerans*, uma espécie considerada zoonótica até então, tem sido descrito.

▸ Histórico

Embora a descrição de epidemias de uma infecção sugestiva de difteria (dor de garganta, produção de membranas e "sufocação") remonte à era hipocrática, apenas no século 19 a difteria foi reconhecida como entidade clínica, quando Bretonneau a descreveu, em 1821, como uma unidade clinicopatológica. Em 1883, Krebs detectou cocos e bacilos em membranas diftéricas e, em1884, trabalhando no laboratório de Koch em Berlim, Löeffler isolou pela primeira vez o bacilo diftérico em um meio de cultura pura por ele idealizado e usado até hoje. Também demonstrou que o bacilo não circulava, mas que seus efeitos a distância eram causados por uma toxina. Também evidenciou que algumas pessoas assintomáticas albergavam o bacilo diftérico na orofaringe, assim estabelecendo o conceito do portador são. Em 1888, Roux e Yersin, trabalhando no Instituto Pasteur, em Paris, isolaram a toxina diftérica, e von Behring, também trabalhando no laboratório de Koch, produziu a antitoxina e demonstrou uma queda na mortalidade de difteria em Paris, de 51 para 24%, recebendo o primeiro prêmio Nobel de Medicina em 1900. Em 1923, no Instituto Pasteur, Ramon descobriu que poderia inativar a toxina diftérica usando formalina e calor com preservação da propriedade antigênica, demonstrando no ano posterior que o "toxoide" induzia um alto nível de proteção nos recipientes. A partir de 1930, muitos países começaram a imunização em massa contra difteria usando o toxoide diftérico (MacGregor, 2000).

▸ Etiopatogenia e dinâmica da infecção

O agente etiológico é o *C. diphtheriae*, um bastonete gram-positivo que, na coloração de Albert-Laybourn, apresenta granulações metacromáticas. Cresce rapidamente (18 a 24 h) nos meios de Löeffler e Pai e mais lentamente no meio seletivo de ágar-chocolate telurito (ACT). Esta bactéria coloniza vias respiratórias e pele em 1 a 3% da população, o que contribui para a manutenção da doença e sua disseminação. Por outro lado, a colonização aumenta o nível de anticorpos na população ("vacinação natural"). A demonstração da toxigenicidade pode ser feita *in vivo* em animais de laboratório ou por meio do teste de Elek, no qual linhas de precipitação ocorrem na união da toxina liberada por colônia do bacilo diftérico com a antitoxina adicionada a um papel de filtro. Por meio de provas bioquímicas é possível diferenciar o *C. diphtheriae* de outros difteroides presentes na flora das vias respiratórias superiores. Atualmente a identificação das diferentes espécies de corinebactérias também pode ser feita utilizando métodos de biologia molecular como RT-PCR e PCR convencional.No Brasil são considerados laboratórios de referência do Ministério da Saúde o Instituto Adolfo Lutz (IAL) em São Paulo e o Laboratório de Difteria e Corinebacterioses Humanas na Faculdade de Ciências Médicas no Rio de Janeiro (Pereira, 2010).

A patogenia da difteria deve-se principalmente a uma potente exotoxina diftérica que, por ação das tripsinas, rompe as pontes dissulfídricas, originando dois fragmentos: A, que é o enzimaticamente ativo, e B, que promove a entrada do fragmento A na célula por meio de sua ligação com receptores das células humanas. Esta toxina é produzida por um gene tox carreado por um bacteriófago (AAP, 2003). Cepas que não têm o fago lisogênico não produzem a exotoxina mas podem ser convertidas em toxinogênicas se forem infectadas por um fago lisogênico. A exotoxina diftérica catalisa a reação da ADP-ribosilase e assim inativa o fator de alongamento 2. Este fator é essencial para reações ribossômicas, portanto inibe a síntese proteica. No coração produz miocardite, nos nervos desmielinização e nos rins necrose tubular (MacGregor, 2000). Também diminui a concentração da carnitina na mitocôndria, o que acarreta alteração no metabolismo dos ácidos graxos, culminando em acúmulo dos mesmos nas células cardíacas (Freire *et al.*, 2000).

A difteria é mais frequentemente descrita nos meses de outono e inverno devido à maior suscetibilidade das vias respiratórias superiores e/ou maior contato entre as pessoas. No Brasil, onde a promiscuidade entre os economicamente desfavorecidos é constante durante o ano, não há diferença marcante na sua ocorrência em relação à sazonalidade. Nas áreas endêmicas é mais incidente entre pré-escolares, mas a faixa etária tem se deslocado consequentemente à vacinação sistemática das crianças; hoje, não são raros os casos descritos em adolescentes e adultos.

Não há predileção por sexo ou raça, sendo mais encontrada em áreas onde habitam populações mais carentes, nas quais a promiscuidade é constante, assim como a ausência de vacinação. Em 1989 começou uma epidemia de difteria na

Rússia, sendo que, apenas em 1994, 2.500 casos ocorreram em São Petersburgo, um terço em crianças. Outros países do Leste Europeu também relataram surtos, o que demonstra o ressurgimento de epidemias de difteria quando há uma diminuição da imunidade. Para Mattos-Guaraldi *et al.* (2003), a ausência de imunidade em adultos, aliada ao aumento do número de crianças suscetíveis, cria o potencial para novas epidemias, especialmente em países com rápida industrialização ou sob instabilidade sociopolítica. Trabalhos de soroprevalência têm mostrado em diversos países industrializados que de 10 a 60% da população adulta não apresentam níveis protetores de anticorpos circulantes, havendo, portanto, possibilidade de surtos caso uma cepa toxigênica do *C. diphtheriae* seja reintroduzida na comunidade. Damasco *et al.* (2005), estudando a prevalência de anticorpos IgG contra a toxina diftérica, encontraram, entre 234 doadores de sangue no Rio de Janeiro, apenas 30% destes indivíduos protegidos contra a difteria. Mais recentemente, Speranza *et al.* (2010), investigando a imunidade antidiftérica em doadores de sangue, militares e civis, encontraram uma proporção considerável de adultos suscetíveis (63% nos indivíduos de 41 a 64 anos, e 29% nos doadores mais jovens com idade entre 18 e 30 anos). A circulação contínua do bacilo diftérico enfatiza a necessidade da vigilância dos aspectos epidemiológicos, sinais clínicos e sintomas de difteria na era vacinal, pois assim os casos poderão ser identificados prontamente e tratados e medidas de saúde pública ser adotadas para que possam diminuir a disseminação desta infecção. A manutenção da vacinação em adolescentes e adultos com a vacina dupla (dT) é a única maneira de impedir o ressurgimento de epidemias, como a que aconteceu na Rússia.

A transmissão da difteria é direta, por contato com secreções respiratórias de pacientes e/ou portadores do *C. diphtheriae*. O contato indireto (p. ex., por meio de fômites) é um meio pouco frequente de aquisição da infecção.

O controle da difteria na América do Norte e Europa ocorreu com a vacinação sistemática das crianças e o controle dos portadores sãos entre contatos familiares (10 a 15%), além do tratamento e isolamento dos casos. A difteria é uma doença infectocontagiosa aguda, ainda prevalente em países do Terceiro Mundo, onde um número significativo de crianças não está protegido pelo esquema de vacinação preconizado pela Organização Mundial da Saúde.

Atualmente, no Brasil, há casos isolados ou pequenos surtos, mais relatados nas regiões Norte e Nordeste, onde a cobertura vacinal ainda não é suficiente em algumas localidades isoladas. Nas regiões Sul e Sudeste, atualmente é considerada uma doença rara. Por ser, porém, frequente a movimentação dos habitantes entre diversas regiões e grandes os problemas sociais ocorrem casos isolados, devendo a difteria ser sempre lembrada no diagnóstico diferencial das anginas com membranas em orofaringe e/ou laringe.

O número de casos de difteria notificados no Brasil vem decrescendo progressivamente, provavelmente em decorrência do aumento da utilização da vacina DTP. Em 1990, foram notificados 640 casos, com coeficiente de incidência (CI) de 0,45/100.000 habitantes, número que foi progressivamente decaindo até 56 casos em 1999 (CI de 0,03/100.000 habitantes) e 58 casos em 2000 (CI de 0,03/100.000 habitantes). Nos anos subsequentes o número de casos não ultrapassou 50 por ano e o CI por 100.000 habitantes manteve-se em torno de 0,03. Em 2003, confirmaram-se 40 casos da doença, com CI = 0,02/100.000 habitantes. A cobertura vacinal com a DTP vem se elevando neste período, passando de 66% em 1990 para 95% em 2003. A letalidade esperada varia de 5 a 10%, atingindo 20% em certas situações. A taxa de letalidade variou desde 1980, com elevações e diminuições no decorrer dos anos, sendo nos últimos de 8,6, 18,8 e 22%, em 2000, 2001 e 2002, respectivamente (Brasil, 2004). Mais recentemente casos isolados e surtos pontuais têm sido notificados em alguns estados brasileiros, sendo que em 2010 ocorreu um surto na Região Nordeste, estado do Maranhão, com 30 casos confirmados e três óbitos – letalidade de 30% (Pereira, 2010) (Figura 124.1).

No relatório do VI Encontro Internacional do Grupo de Trabalho Europeu sobre Laboratório de Difteria em Bruxelas, 2002, foi referido que, além da reemergência da difteria no Leste Europeu na última década, há também a emergência de infecções causadas por *C. diphtheriae* não toxinogênica. Pelo fato de estas cepas poderem se manifestar com sintomas clínicos de diferentes graus de gravidade, sua importância clínica e epidemiológica deve ser avaliada. Mais recentemente tem sido isolado o *Corynebacterium ulcerans* como um patógeno emergente

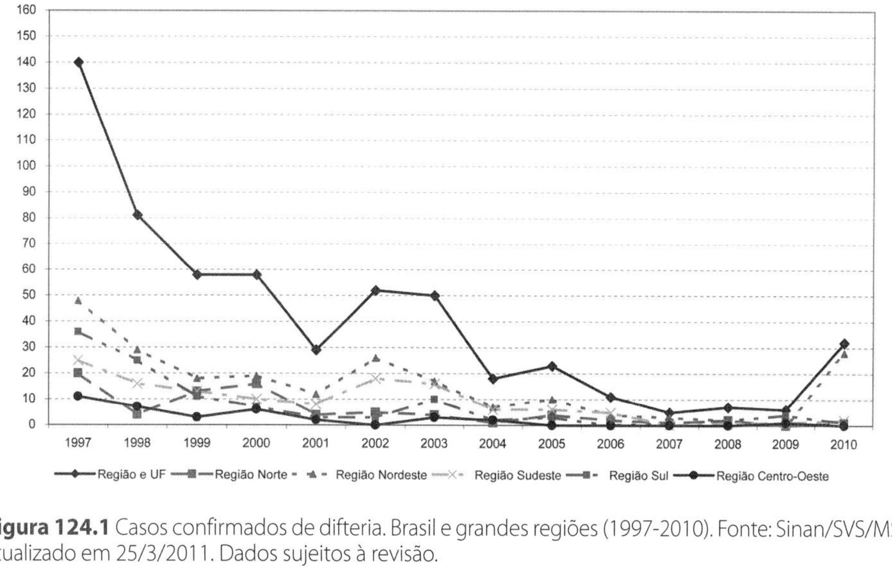

Figura 124.1 Casos confirmados de difteria. Brasil e grandes regiões (1997-2010). Fonte: Sinan/SVS/MS, atualizado em 25/3/2011. Dados sujeitos à revisão.

causador de difteria, e casos foram descritos no Rio de Janeiro (Mattos Guaraldi *et al.*, 2008), França (Bonmarin I *et al.*, 2009), Reino Unido (Wagner KS *et al.*, 2010), Polônia (Zaada AA *et al.*, 2010) e nos EUA (CDC, 2011), com ou sem relação com contato com animais ou consumo de leite não pasteurizado.

▸ Quadro clínico

Após um período de incubação, que varia de 1 a 6 dias, surgem febre, geralmente igual ou inferior a 38,5°C (febre alta, porém, não exclui o diagnóstico de difteria), prostração, mal-estar, anorexia e dor de garganta. Concomitantemente, há aumento dos gânglios submandibulares e cervicais anteriores, que pode ser intenso e com edema periganglionar, configurando o chamado "pescoço de touro" da difteria hipertóxica ou maligna.

Além das manifestações gerais, há sinais e sintomas decorrentes do local de implantação da pseudomembrana diftérica (*diphthera* em grego significa couro, membrana). A pseudomembrana é aderente, podendo sangrar quando das tentativas de deslocamento. A localização mais frequente é a faríngea, que pode ser única ou associada à localização nasal e/ou laríngea. Na faringite diftérica há odinofagia, disfagia, sialorreia e placas de cor variável sobre as amígdalas, podendo invadir palato e úvula. O envolvimento de localizações extra-amigdalianas, denotando o caráter agressivo da doença, é bastante sugestivo de difteria. A pseudomembrana nasal, determinando corrimento serossanguinolento e erosão das bordas das narinas, geralmente está associada à angina diftérica.

Quando há comprometimento de laringe, acrescido aos sintomas e sinais já descritos, ocorrem tosse, rouquidão e dispneia progressiva, com tiragem e cornagem, podendo haver evolução para insuficiência respiratória, com cianose e agitação. Outras localizações mais raras da pseudomembrana incluem conjuntiva, membrana timpânica, vagina, colo uterino etc.

Na pele, o bacilo diftérico pode colonizar lesões diversas como eczema, impetigo, escoriações, ectima etc., sem determinar doença (Nogueira, 1987), podendo ser reservatório importante de cepas toxinogênicas e atoxinogênicas, principalmente nos climas tropicais. Há, porém, casos descritos de lesões ulcerosas, com formação de pseudomembrana, que podem complicar-se com manifestações decorrentes da absorção de toxina, como miocardite e polineurite. A insuficiência respiratória alta é a causa de óbito mais frequente na primeira semana da doença. É de evolução rápida e resulta da obstrução causada pela pseudomembrana na laringe ou seu deslocamento para porções mais inferiores da laringe e da traqueia. Ocorre mais frequentemente em lactentes e pré-escolares, mas pode surgir em qualquer faixa etária. É precedida por tosse rouca, disfonia, tiragem, cornagem e estridor. É fator de risco para óbito principalmente se aliada ao "pescoço de touro".

A miocardite geralmente inicia-se na segunda semana da doença. É resultante da ação da exotoxina diftérica nas fibras miocárdicas. Ao exame clínico, o paciente apresenta-se pálido, às vezes referindo dor abdominal e vômitos. À ausculta cardíaca, pode haver hipofonese de bulhas, alterações de ritmo (bradi ou taquiarritmias, extrassístoles), sopros resultantes de dilatação dos ventrículos e 3ª bulha. Hepatomegalia é comum e, nos casos mais graves, pode ocorrer hipotensão e evolução para choque cardiogênico. O eletrocardiograma (ECG) evidencia alterações compatíveis com miocardite, que não são específicas da lesão diftérica: baixa voltagem, alteração de repolarização, supra ou infradesnível de ST, bloqueio de ramo, bloqueios AV de graus variáveis ou extrassístoles. Há aumento de enzimas séricas, com níveis de CPK-mb acima de 10 U. Convém lembrar que a miocardite assintomática ocorre em cerca de 80% dos pacientes, quando acompanhados com ECG seriado e dosagens enzimáticas. Clinicamente, no entanto, é detectável em 30% dos casos de difteria (Nogueira, 1998).

Em um estudo feito durante recente epidemia de difteria na Rússia, Iushchuk *et al.* (2002) investigaram 60 corações de pacientes que morreram de difteria com ECG, ecodoppler, Holter e testes bioquímicos sanguíneos. Na difteria aguda (dias 1 a 10), alterações distróficas, necrobióticas e vasculares prevaleceram, e nos com 11 a 30 dias de doença, inflamação com miocardioesclerose. Nodos e ramos de condução foram afetados menos frequentemente que o miocárdio. Foi verificada uma correlação entre o estado estrutural do sistema de condução cardíaco e as variantes de comprometimento clínico do coração na difteria.

Em um trabalho recentemente publicado, Kneen *et al.* (2004), estudando 154 crianças vietnamitas admitidas com difteria em um hospital de referência, acompanhadas prospectivamente, descreveram que, na admissão, 13 crianças já tinham miocardite e que 19 outras subsequentemente desenvolveram esta complicação, com uma letalidade de 8%. A combinação do achado de pseudomembrana com "pescoço de touro" predisse o desenvolvimento de miocardite com valor preditivo positivo de 83% e negativo de 93%. A realização de eletrocardiografia contínua por 24 h na admissão aumentou a habilidade de prever a cardiomiopatia diftérica em 57% dos pacientes.

Em um estudo prospectivo para determinar a incidência e fatores de risco para anormalidades eletrocardiográficas em adultos com difteria na Finlândia, Lumio *et al.* (2004) avaliaram 122 adultos com difteria do trato respiratório, confirmados pelo isolamento do bacilo diftérico toxinogênico. Durante 21 dias os pacientes foram acompanhados clinicamente e com ECG. Comprometimento cardíaco foi encontrado em 25 pacientes (28%) de 88 pacientes disponíveis, com uma média de 9 dias (variou de 4 a 24) do início da doença, e em uma análise utilizando regressão logística, a idade (OR: 4,1, IC: 1,6 a 11,1), a febre (OR: 4,2, IC: 1,1 a 16,6) e a doença extensa no trato respiratório com edema subcutâneo (OR: 7,0, IC: 1,2 a 42,4) foram fatores de risco independentes para o envolvimento cardíaco.

A insuficiência renal geralmente é concomitante à miocardite. Resulta de nefrite intersticial causada pela toxina diftérica e/ou necrose tubular secundária ao baixo débito sanguíneo renal que ocorre na miocardite. Nos casos leves exterioriza-se apenas por alterações do sedimento, enquanto nos graves o paciente pode apresentar oligúria e retenção de escórias nitrogenadas.

A polineurite é a complicação mais tardia, surgindo, em geral, após a 3ª semana de doença. Paralisia do véu palatino é a mais frequente e precoce manifestação da desmielinização secundária à ação de toxina no sistema nervoso periférico. O paciente começa a se engasgar, elimina líquido pelo nariz e apresenta voz anasalada. Ao exame, verifica-se imobilidade do palato à fonação e/ou desvio da úvula. Outras manifestações da polineurite diftérica podem incluir paralisia dos membros inferiores, acometimento da cintura escapular e pescoço e, nos casos mais graves, comprometimento dos músculos intercostais e diafragma, levando à insuficiência respiratória. Estas alterações podem surgir até na 6ª semana de doença. Portanto, um paciente com difteria somente poderá ser liberado do acompanhamento após a 8ª semana de doença (Nogueira, 1998).

A difteria ainda é um problema importante de saúde pública no Terceiro Mundo. Pancharoen *et al.* descreveram, em 2002, as manifestações clínicas de difteria em crianças tailandesas e verificaram que nos 381 pacientes com diagnóstico clínico e bacteriológico de difteria não houve predomínio de sexo, a faixa etária média foi de 4,6 anos e 75% não tinham história de vacinação antidiftérica. O quadro clínico mais frequente foi composto por placas (100%), febre (92,4%), infecção do trato respiratório superior (91,6%), obstrução respiratória alta (42,3%), rouquidão (36,7%) e "pescoço de touro" (11,3%). As placas situavam-se nas amígdalas em 91,9%, na faringe em 55,9%, na laringe em 27,8%, sendo que 42,3% apresentaram obstrução respiratória alta, 10% miocardite e 4,7% polineurite. Houve associação entre morte e "pescoço de touro", placa laríngea, obstrução respiratória e miocardite; a letalidade foi de 5,8%.

O diagnóstico diferencial da difteria deverá ser feito na dependência da localização da pseudomembrana com:

- Difteria nasal: rinite estreptocócica, rinite sifilítica, corpo estranho nasal
- Difteria amigdaliana: angina estreptocócica, angina de Plaut-Vincent, angina monocítica, angina agranulocítica
- Difteria laríngea: laringite viral, laringite estridulosa, epiglotide aguda, inalação de corpo estranho
- Difteria cutânea: úlceras, eczema, impetigo, escoriação etc.

Quatro casos de difteria cutânea foram recentemente relatados no Reino Unido; como podem ser fonte de surtos de difteria cutânea e respiratória, o diagnóstico precoce é importante para impedir sua disseminação (Benoist *et al.*, 2004).

▸ Diagnóstico clínico

Dor de garganta, febre e dor no corpo associados a faringite são queixas muito frequentes e, na sua imensa maioria, causadas por vírus. Nos países onde a cobertura vacinal contra difteria não é ampla e disseminada na população, o diagnóstico de difteria deve ser lembrado. O achado clínico mais notável é a pseudomembrana, que pode estar em uma ou em ambas as amígdalas ou pode invadir as narinas, úvula, palato mole, faringe, laringe e árvore traqueobrônquica. O diagnóstico deve se basear em dados epidemiológicos e clínicos e confirmados por cultura. A faringite estreptocócica é responsável por cerca de 15 a 30% de todos os casos de faringite aguda. Excelente artigo de revisão sobre faringites agudas escrito por Bisno (2001) delineia os principais agentes e suas características clínicas, laboratoriais e tratamento.

A comprovação bacteriológica deve ser sempre buscada por meio da cultura de secreção nasofaríngea. No entanto, a decisão terapêutica deve ser com base na história clínica e epidemiológica e no exame físico. Em caso de dúvida, é melhor considerar o caso como difteria e tratá-lo o mais precocemente possível, visto ser doença toxêmica, causada por absorção de toxina, sendo necessário neutralizar rapidamente a toxina circulante. Portanto, a gravidade da doença resultante e seu prognóstico dependerão, em grande parte, da duração dos sintomas antes do tratamento adequado com soro antidiftérico (SAD).

Embora tradicionalmente utilizada na suspeita de difteria, a bacterioscopia (método de Gram e Albert) é positiva em 30% e falso-negativa em 10%, pois baseia-se em características morfotintoriais do bacilo diftérico, comuns a outros difteroides da flora da orofaringe. A cultura pode demorar de 18 a 72 h para tornar-se positiva.

É essencial o teste de toxigenicidade (Elek ou imunodifusão radial) para comprovar a virulência do bacilo diftérico isolado como meio de diferenciação dos difteroides, sendo também aconselhados testes bioquímicos e de fluorescência. A identificação apropriada do *C. diphtheriae* pode demorar três ou mais dias, o que a inviabiliza como base para a decisão terapêutica do uso ou não do soro antidiftérico.

Nos Centers for Disease Control and Prevention, Mothershed *et al.* (2002) desenvolveram um exame de PCR com fluorescência como teste rápido para detecção dos genes das subnunidades A e B da toxina diftérica. Foram usadas 23 cepas toxinogênicas de *C. diphtheriae*, 9 não toxinogênicas e 44 amostras de diversos patógenos da flora bacteriana normal das vias respiratórias. Este exame mostrou sensibilidade e especificidade de 100% (maior sensibilidade que o exame de PCR padrão). Quando usado em espécimes colhidos de pacientes com difteria clínica, um ou ambos os genes tox foram detectados em 34 dos 36 pacientes.

Os exames inespecíficos utilizados são: hemograma que revela leucocitose com desvio para a esquerda; EAS que pode revelar proteinúria discreta; piúria e hematúria ocasional. À internação, o paciente deverá ser submetido a telerradiografia de tórax, ECG, dosagem sérica de ureia, creatinina e enzimas (TGO, CPK, CPK-mb) para posterior comparação evolutiva, caso surjam complicações. É necessário considerar que, nos casos hipertóxicos ou tardios, ou seja, com evolução igual ou superior a 4 dias, já pode haver, à internação, alterações desses exames, sugerindo complicações precoces, associadas a pior prognóstico.

▸ Tratamento

▪ Soro antidiftérico

É a medida mais importante no tratamento e não deve ser adiada na suspeita de difteria. Há inúmeros trabalhos que demonstram que a letalidade é diretamente proporcional ao tempo da doença anterior à administração de SAD. A dose não depende do peso e da idade do paciente, e sim do tempo de doença e da extensão e localização da pseudomembrana: 40.000 a 60.000 unidades em casos de difteria nasal, cutânea ou faríngea até 3 dias de duração, sem toxemia; e 80.000 unidades em difteria faringolaríngea, difteria hipertóxica e difteria com quatro ou mais dias de doença.

O SAD deve ser diluído em 100 mℓ de soro fisiológico e administrado por via intravenosa, durante 2 a 3 h, após teste de sensibilidade prévio. Este teste é feito por via intradérmica com 0,1 mℓ de SAD. É considerado positivo quando determina halo de induração igual ou maior que 10 mm. Sendo a dessensibilização, nos casos de teste positivo, de eficácia bastante discutível, antes da aplicação venosa de SAD, deve-se fazer uma dose de anti-histamínico e ter sempre à mão epinefrina, corticoide e material para intubação traqueal, se ocorrer reação anafilática.

É importante ressaltar a importância da vigilância contínua, em nosso meio, sobre a disponibilidade do SAD nos CRIE em situações de casos e surtos de difteria pois uma revisão internacional sobre a disponibilidade e demanda do SAD mostrou a falta de estoques de SAD em diversos países (Wagner *et al.*, 2009).

Antibioticoterapia

A primeira escolha é a eritromicina: 30 a 40 mg/kg/dia, divididos em 4 doses, durante 10 dias (dose máxima 2 g/dia); penicilina procaína: 400.000 UI IM, 12/12 h ou penicilina cristalina: 200.000 UI/kg/dia, divididas em 6 doses por via intravenosa, durante 10 dias.

Controle de cura bacteriológico

Vinte e quatro horas após a suspensão do antibiótico deverá ser colhido material de naso e orofaringe para cultura. O critério de cura bacteriológica consiste em duas culturas de naso e orofaringe negativas com intervalo de 24 h entre as coletas do material após 10 dias de tratamento antibiótico.O paciente com difteria deverá ficar em isolamento total (quarto privativo e luva, máscara e capote para os profissionais de saúde que lidarem com o paciente) desde a internação até a cura bacteriológica.

O uso de carnitina, na dose de 100 mg/kg/dia (1 mℓ/kg do xarope a 10%), dividida em 2 a 3 doses por via oral, durante 4 dias, a partir da internação, diminui a incidência de miocardite e/ou atenua a sua gravidade e a sua letalidade (Ramos *et al.*, 1984).

Cuidados gerais

Dieta líquido-pastosa, repouso no leito, nebulização, hidratação venosa quando necessário e monitoramento dos sinais vitais.

Tratamento das complicações

Insuficiência respiratória aguda

A medida terapêutica mais importante e que evitará o óbito é a traqueostomia. Embora haja autores que prefiram a intubação orotraqueal, no Brasil a traqueostomia é, indubitavelmente, mais vantajosa pela facilidade de remoção de secreções e por evitar o deslocamento das placas.

O uso de corticoide (dexametasona 0,5 mg/kg por via intravenosa) pode ser usado nos casos de laringite moderada, para diminuir o edema da laringe e em torno da pseudomembrana, evitando, em alguns casos, a traqueostomia. Porém é necessário lembrar que o corticoide não substitui a traqueostomia nos casos graves, com insuficiência respiratória já estabelecida, e que o seu uso deve ser acompanhado por supervisão à beira do leito porque, se houver progressão ou não houver melhora da insuficiência respiratória, a traqueostomia se impõe. Em média, as placas desaparecem progressivamente até o 5º dia pós-SAD. A partir daí, deve-se iniciar as tentativas de oclusão da cânula da traqueostomia por períodos crescentes ou sua troca por outra de diâmetro progressivamente menor, até a sua retirada, quando o paciente já for capaz de respirar por via oral.

Quando ocorre pneumonia por germe hospitalar pós-traqueostomia, após coleta de material para cultura, deverá ser acrescentado antibiótico visando preferencialmente ao *S. aureus* e bacilos gram-negativos aeróbios na dependência da sensibilidade dos patógenos em geral isolados do hospital onde está internado o paciente.

Na miocardite, dieta hipossódica, repouso absoluto no leito e monitoramento cardíaco estão sempre indicados. Diuréticos devem ser administrados em casos de insuficiência cardíaca, mesmo se manifesta apenas por hepatomegalia dolorosa, dor abdominal e/ou vômitos. O emprego de digital deve ser feito com cautela devido à maior probabilidade de intoxicação, e com supervisão de cardiologista. O tratamento do bloqueio atrioventricular (BAV) total deve ser feito com o uso de marca-passo provisório e o das taquiarritmias com antiarrítmicos. Pode ser utilizada dopamina (5 a 10 μg/kg/min) nos casos de hipotensão e choque. Nos casos que evoluem com insuficiência cardíaca refratária, com ou sem distúrbios de condução, o prognóstico é muito reservado.

Na insuficiência renal indica-se restrição hídrica e diálise nos casos de oligúria e anúria não responsiva a diurético, principalmente se houver miocardite associada.

Não há tratamento específico para os casos que evoluírem com polineurite diftérica. Deve-se atentar para o perigo de broncoaspiração e consequente pneumonia nos casos de paralisia do palato. Quando houver insuficiência respiratória por comprometimento do diafragma e dos músculos intercostais, deve-se proceder à intubação traqueal e ventilação mecânica. Essas complicações são transitórias e geralmente não deixam sequelas.

Pneumonias, atelectasias e quadros sépticos resultantes de infecções nosocomiais podem também complicar a insuficiência respiratória da difteria, tanto se ocorrer por obstrução alta na fase aguda de doença ou posteriormente, devido à polineurite diftérica atingindo os nervos dos músculos respiratórios (Nogueira, 1998).

Controle

O paciente com difteria deverá ser vacinado após a alta, com esquema de acordo com a sua faixa etária. A doença não determina imunidade duradoura no paciente.

Todo caso suspeito deve ser notificado imediatamente, a fim de desencadear a investigação e a adoção de medidas de controle pertinentes, bem como deve ser incluído no Sistema Nacional de Agravos Notificáveis – Sinan (Brasil, 2004).

Controle de contactantes

A família de um paciente com difteria deve ser examinada assim que for feita a suspeita diagnóstica de difteria, assim a notificação deverá ser feita o mais rapidamente possível junto ao setor de saúde pública de referência do município do caso suspeito e a família deverá ser visitada à procura dos contactantes. Se houver outro caso sintomático, este deverá ser internado imediatamente e tratado. Deverá também ser colhido material com *swab* de naso e orofaringe e de lesão de pele, se presente, de todos os contactantes: familiares, de creche, pré-escola e/ou trabalho, buscando identificar portadores sãos do bacilo diftérico e iniciada antibioticoterapia com eritromicina (30 a 40 mg/kg – dose máxima 2 g) por via oral, até o resultado das culturas estarem disponíveis. O antibiótico deverá ser mantido por 7 dias nos contactantes com cultura positiva. Os contactantes já previamente vacinados deverão receber uma dose de reforço de vacina antidiftérica. Os não imunizados deverão receber a primeira dose de toxoide diftérico e ficar sob estrita vigilância médica, com exame diário.

Recente investigação publicada feita por Hasselhorn *et al.* (2004) evidenciou que uma dose *booster* de vacina contra difteria em adultos com uma história de imunização incompleta indicou um nível protetor em 67% nos indivíduos testados, demonstrando que há uma memória imunológica; no entanto evidenciaram também a necessidade de uma segunda dose *booster* para alcançar uma proteção duradoura nestes adultos.

Controle da população

Segundo orientação do Ministério da Saúde, logo que se tenha conhecimento da suspeita de caso(s) de difteria deve-se desencadear um bloqueio vacinal seletivo com DTP e/ou dT nas áreas onde o paciente esteve no período de transmissibilidade. É importante lembrar que a vacina DTP é indicada para crianças de 2 meses a 6 anos completos e a dT para pessoas com 7 anos ou mais.

As pessoas que apresentarem cultura positiva para o bacilo diftérico deverão receber eritromicina (30 a 40 mg/kg/dia) durante 7 dias ou aplicada uma dose de penicilina benzatina e afastados do trabalho ou escola durante este tratamento.

Vacinação antidiftérica

A vacina DTP é composta pelos toxoides diftérico, tetânico e antígenos de *Bordetella pertussis*.

A eficácia da vacina DTP varia de acordo com o componente: 80 a 90% para difteria; 75-80% para coqueluche e 100% para tétano. A imunidade conferida pela vacina não é duradoura e diminui com o tempo. É, portanto, necessário aplicar uma dose de reforço com a dT a cada 10 anos. Em média de 5 a 10 anos após a última dose da vacina, a proteção pode não existir mais.

Deve ser aplicada por via intramuscular, a partir de 2 meses de idade até 6 anos completos. É conservada entre +2°C e +8°C, conforme orientação do PNI. As contraindicações são: crianças com quadro neurológico em atividade; reação anafilática após o recebimento de qualquer dose da vacina; história de hipersensibilidade aos componentes da vacina; encefalopatia nos primeiros 7 dias após a aplicação de uma dose anterior desse produto ou outro com componente *pertussis*; convulsões até 72 h após a administração da vacina; colapso circulatório; com choque ou com episódio hipotônico-hiporresponsivo até 48 h após a administração da vacina.

A maioria dos eventos pós-vacinação com DTP são benignos e ocorrem nas primeiras 48 h após a aplicação da vacina: reações locais (vermelhidão, calor, endurecimento e edema, acompanhados ou não de dor) e sistêmicas (febre, irritabilidade e sonolência, por exemplo). Menos frequentemente, podem ocorrer reações como choro persistente e inconsolável, episódio hipotônico-hiporresponsivo e convulsão.

Vacina tetravalente

DTP + Hib (contra difteria, tétano, coqueluche e infecções graves causadas pelo *H. influenzae*). De acordo com o calendário nacional de vacinação (Portaria nº 597, de 8/4/2004 – Ministério da Saúde), é indicada a aplicação de três doses da vacina tetravalente nas crianças menores de 1 ano de idade. Deve ser aplicada por via intramuscular profunda, na região do vasto lateral, sendo que a via subcutânea deve ser utilizada em crianças com trombocitopenia ou distúrbios de sangramento. Contraindicações e eventos adversos: os mesmos da DTP.

Vacina DTP acelular

A vacina DTPa (contra difteria, tétano e coqueluche acelular) está disponível somente nos Centros de Referência de Imunobiológicos Especiais e é indicada para as crianças de 2 meses a 6 anos completos (6 anos, 11 meses e 29 dias) que apresentaram os seguintes eventos adversos após o recebimento de qualquer uma das doses da vacina DTP: convulsão nas primeiras 72 h ou episódio hipotônico-hiporresponsivo nas primeiras 48 h (Brasil, 2004). Outras combinações da vacina antidiftérica mostraram-se eficazes e estão disponíveis na rede privada como DTaP-IPV e DTaP-IPV/Hib (Johns e Hutter, 2010).

Vacina dT (dupla adulto – contra difteria e tétano) é aplicada por via intramuscular, a partir de 7 anos completos.

Devido à emergência da coqueluche como um patógeno de crianças mais velhas, adolescentes e adultos, uma nova combinação da vacina antidiftérica tipo adulto, com o toxoide tetânico e uma vacina acelular com 5 componentes de antígenos da coqueluche (Tdap), foi recomendada recentemente pelo ACIP nos EUA (CDC, 2011).

Referências bibliográficas

AAP. *Diphteria in Red Book: Report of Committee on Infectious Diseases,* 26th ed., p. 263-266, 2003.

Benoist AC *et al.* Imported cutaneous diphteria, United Kingdom. *Emerg Infect Dis* 10: 511-513, 2004.

Bisno A. Acute pharyngitis. *N Engl J Med* 344: 205-202, 2001.

Bommarin I, Guiso N, le Fleche-Mateos A. Diphtheria: a zoonotic disease in France? *Vaccine.* 24; 27(31): 4196-200, 2009.

Brasil. Ministério da Saúde. Fundação Nacional de Saúde, *Guia de Vigilância Epidemiológica*. Brasília, 2004.

CDC. Updated recommendations for the use of tetanus toxoid, reduced diphtheria toxoid and acellular *pertussis* (Tdap) vaccine from the Advisory Committee on Immunization Practices, 2010. *MMWR Morb Mortal Wkly Rep.* 14; 68 (1): 13-5, 2011.

CDC. Notes from the field: respiratory diphtheria-like Illness caused by toxinogenic Corynebacterium ulcerans. *MMWR Morb Mortal Wkly Rep.* Jan 28; 60(3): 77, 2011.

Freire EBM, Freire LMS, Leitão MBMA. Difteria. In: Tonelli E, Freire L (eds). *Doenças Infecciosas na Infância e Adolescência.* 2ª edição, Medsi, Rio de Janeiro, p. 303-322, 2000.

Hasselhorn HM, Hofmann F, Nubling M. Effect of a diphtheria booster vaccination in adults with a documented history of an incomplete primary series vaccination. *Infection* 32: 282-286, 2004.

Iushchuk ND, Parkhomenko IUG, Chukbar AV *et al.* Clinical and structural parallels in changes of the myocardial conduction system in diphteria patients. *Ter Arkh* 74: 33-37, 2002.

Johns TL, Hutter GE. New combinations vaccines: DTap-IPV (Kinrix) and DTap-IPV/Hib (Pentacel). *Ann Pharmacother* 44(3): 515-23, 2010.

Kneen R, Nguyen MD, Solomon T *et al.* Cinical features and predictors of diphtheritic cardiomyopathy in Vietnamese children. *Clin Infect Dis* 39: 1591-1598, 2004.

Lumio JT, Groundstroem KW, Melnick OB, Huhtala H, Rakhmanova AG. Electrocardiographic abnormalities in patients with difteria: a prospective study. *Am J Med* 116: 78-83, 2004.

MacGregor RR. In Mandell's, Douglas and Bennett's: *Principles and Practice of Infectious Diseases: Corynebacterium diphteria,* 5th ed., Churchill Livingstone, England, p. 2190-2198, 2000.

Mattos-Guaraldi AL, Moreira LO, Damasco PV *et al.* Diphteria remains a threat to health in the developing world An overview. *Mem Inst Oswaldo Cruz* 98: 987-993, 2003.

Mattos-Guaraldi AL, Sampaio JL, Santos CS et al. First deterction of Corynebacterium ulcerans producing a diphtheria like toxin in a case of human pulmonary infection in the Rio de Janeiro metropolitan area, Brazil. *Mem Inst Oswaldo Cruz* 103 (4): 396-400, 2008.

Mothershed EA, Cassiday PK, Pierson K *et al.* Development of a real time PCR assay for rapid detection of the diftheria toxin gene. *J Clin Microbiol* 40: 4713-4719, 2002.

Nogueira SA. *Estudo dos Portadores de C. diphtheriae em Lesões Cutâneas Diversas em Escolares do Município do Rio de Janeiro*, Tese de Doutorado, UFRJ, Rio de Janeiro, 1987.

Nogueira SA. Infecções respiratórias superiores: difteria. In Schechter M, Marangoni D (eds), *Doenças Infecciosas: Conduta Diagnóstica e Terapêutica*, 2ª ed., Guanabara Koogan, Rio de Janeiro, p. 2635-268, 1998.

Pancharoen C, Mekmullica J, Thisyakorn U. Clinical features of diphteria in Thai children: a historic perspective. *Southeast Asian J Trop Med Public Health* 32: 352-354, 2002.

Pereira GA. Boletim informativo do Diagnóstico Laboratorial da Difteria, http://portal.saude.gov.br/portal/arquivos/pdf/boletim-inf-difteria-lab-pdf.

Ramos AC, Elias PRP, Barracand L, Silva JAF 1984. The protective affect of carnitine in human diphteric myocarditis. *Pediatric Res* 18: 815-822, 2010.

Speranza FA, Hirata R Jr, Mattos-guaraldi AL *et al.* Diphtheria toxin IgG levels in military and civilian blood donors in Rio de Janeiro, Brazil. *Braz J Med Biol Res*; 43 (1): 120-3, 2010.

Wagner KS, Sticlings P, White JM *et al.* A review of the international issues surrounding the availibility and demand for the diphtheria antitoxin for therapeutic use. *Vaccine* 10; 28(1): 14-20, 2009.

Wagner KS, White JM, Crowcroft NS *et al.* Diphtheria in the United Kingdom, 1986-2008: the increasing role of Corynebacterium ulcerans. *Clin Infect Dis* 51 (6): 656-62, 2010.

Zasada AA, Baczewska-Rej M, Wardak S. An increase in non-toxigenic Corynebacterium diphtheriae infections in Poland-molecular epidemiology and antimicrobial susceptibility of strains isolated from past outbreak and those currently circulating in Poland. *Int J Infect Dis* 14(10); e 907-12, 2010.

125 Coqueluche

Susie Andries Nogueira e Luis Fernando Barreto Filho

▸ Conceito

A coqueluche ou *pertussis* é uma doença infectocontagiosa aguda, causada pela *Bordetella pertussis* que atinge principalmente crianças de baixa idade, com alta morbiletalidade em lactentes menores de 6 meses, caracterizada por acessos paroxísticos de tosse seguidos de guincho e/ou vômitos com duração de semanas, podendo-se complicar com pneumonia, otite, apneia, crises convulsivas, encefalopatia etc. Em escolares e adultos pode ter manifestação atípica, servindo esses casos como reservatórios do agente etiológico. Sua incidência caiu, mas surtos ocasionais têm ocorrido. Das doenças infecciosas preveníveis por vacinação a coqueluche é a única cujo controle ainda não é o ideal, mesmo nos países industrializados, apesar da alta cobertura vacinal.

▸ Histórico

Primeiramente descrita na Idade Média por Moulton, ao relatar substâncias a serem usadas nos acessos paroxísticos de tosse, foi de Baillou a primeira descrição clara da doença em 1640. Posteriormente foi denominada *pertussis* (*per* = grave + *tussis* = tosse) por Sydenham, em 1679, e no final do século 19 foram descritos bastonetes gram-negativos no esfregaço de material de nasofaringe e do escarro de pacientes com coqueluche, sendo isolada a bactéria em 1906 por Bordet e Gengou, no Instituto Pasteur. Inicialmente a *pertussis* era incluída no gênero *Haemophilus* e posteriormente com o desenvolvimento do conhecimento sobre suas características foi criado um novo gênero, *Bordetella,* em homenagem a Bordet; neste gênero foram incluídos a *parapertussis* e a *bronchiseptica.*

A vacina de células inteiras (*B. pertussis* morta pelo mertiolato) contra coqueluche começou a ser utilizada na década de 1950, sendo aprovada incialmente pelo British Council e depois pela Organização Mundial da Saúde, associada ao toxoide tetânico e diftérico. Devido à sua reatogenicidade foram pesquisados antígenos que pudessem substituir a vacina inicial, e, a partir de 1981, inicialmente no Japão, começou a ser usada a vacina acelular, contendo dois ou mais componentes antigênicos da *B. pertussis*, o que resultou em efeitos adversos menos frequentes e maior imunogenicidade. O gene que codifica a toxina *pertussis* foi clonado e sequenciado em 1986 por Locht e Keith (Hewlett, 2000).

▸ Etiopatogenia e dinâmica da infecção

A coqueluche é uma doença causada pela *B. pertussis*, bactéria altamente contagiosa que causa infecção no trato respiratório, sendo o homem o único hospedeiro. A *B. pertussis* é um cocobacilo gram-negativo, imóvel, encapsulado, aeróbio, que oxida aminoácidos e não fermenta carboidratos; é de difícil crescimento em meios comuns. Na sua forma virulenta (fase IV do crescimento das colônias) apresenta fímbrias que proporcionam capacidade de aderência aos cílios do epitélio respiratório, onde se multiplica e elimina substâncias toxinogênicas. Há quatro espécies do gênero: *B. pertussis, parapertussis* (causam doença em humanos), *brochiseptica* e *avium.* Destas, a única de relevância clínica é a *B. pertussis*, causadora da maioria dos casos de coqueluche (Hewlett, 2000a).

A transmissão ocorre por aspiração da bactéria no ar proveniente de doentes ou portadores ou por contato direto com material de nasofaringe de pessoa infectada. Apesar de o número real de bacilos necessários à infecção não ser conhecido, a *B. pertussis* é certamente muito contagiosa. A taxa de ataque entre suscetíveis é, em média, de 50 a 100%, dependendo da natureza da exposição (Ivanoff e Robertson, 1997).

O período de transmissibilidade é de 7 dias após a exposição até 3 semanas após o início das crises paroxísticas. A contagiosidade não é usual após este período. A taxa de transmissão para contactantes intradomiciliares não vacinados é de cerca de 90 a 100% após a exposição ao caso índice. Estudos confirmam que adultos e irmãos mais velhos são frequentemente fontes de infecção para lactentes. Nos indivíduos mais velhos a coqueluche pode ser atípica.

A importância da coqueluche em adultos foi reconhecida na era pré-vacinal em publicações clássicas (Luttinger, 1916; Madsen, 1925). Em 1978, Nelson relatou que 15 de 22 lactentes (68%) menores de 12 semanas de idade foram infectados por adultos expostos à *B. pertussis,* e subsequentes estudos de casos graves e fatais em lactentes muito jovens indicaram os adultos como fonte de infecção na maioria dos casos (Christie e Baltimore, 1989; Gan e Murphy, 1990; Beiter *et al.*, 1993).

A coqueluche foi a doença mais comum na infância e a maior causa de mortes na era pré-vacinação. Era uma doença cíclica com picos epidêmicos a cada 2 a 5 anos. Sua epidemiologia mudou marcadamente com a introdução das vacinas de células inteiras na década de 1950, com importante queda da morbimortalidade nos países desenvolvidos (Van der Zee *et al.*, 1996). Um deslocamento com relação à proporção de casos por faixa etária, visto que com a diminuição da ocorrência da doença houve concomitante diminuição da circulação da *B. pertussis*, fez com que as pessoas vacinadas perdessem a possibilidade de reforços periódicos por meio de contatos casuais com a bactéria, tornando-se assim suscetíveis (Mortimer, 1990).

O grupo com maior risco de adoecer são os lactentes, principalmente aqueles menores de 6 meses, devido à falta de imunidade, bem como pelas características anatômicas das vias respiratórias inferiores dos mesmos, justificando assim as altas taxas de letalidade, mesmo naqueles nos quais há transferência passiva de anticorpos maternos. Tal fato sugere que a maior suscetibilidade não estaria relacionada com o nível de anticorpos circulantes e sim com outros fatores imunitários como a imunidade celular e/ou secretória.

Como a IgA secretória não é produzida pela vacinação e sim pela infecção, o lactente jovem teria dificuldade em impedir a adesão bacteriana na membrana mucosa, assim como adultos previamente vacinados (devido a altos níveis de IgG), que têm altas taxas de infecção com ausência de doença. Mostrou-se que a resposta imune celular (RIC) só permanece estável durante determinado período de tempo. Existem evidências de que a RIC induzida pela vacinação, bem como pela infecção natural, dure cerca de 7 a 12 anos, mas que também possa ser adquirida ou naturalmente reforçada por infecção assintomática ou oligossintomática por *B. pertussis* (Linnemann, 1989). Apesar de a sintomatologia da coqueluche nos adolescentes e adultos ser moderada, os indivíduos infectados pela *B. pertussis* são fonte de infecção para os lactentes (Wirsing von Konig *et al.*, 1998; Michaels, 1998; Guris *et al.*, 1999; Smith e Vyas, 2000; Vitek *et al.*, 2000; Hoppe, 2000, Tanaka *et al.*, 2000; Hewlett, 2000; Senzilet *et al.*, 2001). Sabe-se que a coqueluche ainda é importante causa de mortalidade em países em desenvolvimento e naqueles com baixa cobertura de vacinação. Apesar da disponibilidade da vacina a coqueluche é endêmica no mundo e produz cerca de 40.000.000 casos com aproximadamente 340.000 mortes/ano (Pertussis Consensus Conference 1993; Ivanoff e Robertson, 1997). A mortalidade e a morbidade são discretamente maiores no sexo feminino, não se conhecendo os fatores predisponentes desse risco.

A partir da década de 1980 houve um aumento na incidência de coqueluche nas populações vacinadas, a despeito da alta cobertura vacinal da infância (Mooi *et al.*, 1995; de Melker *et al.*, 1997; Sheldon, 1998). Tal fato deveu-se à baixa imunidade em adolescentes e adultos, ao aumento da notificação e do diagnóstico da doença e à possibilidade de emergência de novas cepas de *B. pertussis* (Mooi *et al.*, 1998). Foi recentemente descrito um surto de coqueluche dentro de uma maternidade na Austrália, onde uma trabalhadora da saúde infectou quatro neonatos, sendo que os bebês desenvolveram sintomas 6 a 16 dias após o contato (Paterson e Sheppeard, 2010). Outro surto de coqueluche foi descrito em creche em Israel, apesar de cobertura vacinal de 87%, sendo porém a taxa de incidência significativamente maior nos não imunes em relação às crianças vacinadas (Hochwald *et al.*, 2010). Uma análise retrospectiva de pacientes diagnosticados como coqueluche entre 2004 e 2008 em Singapura, de 45 casos estudados, a maioria ocorreu em lactentes menores de 6 meses, não vacinados, com casos mais graves nesta faixa etária, e exposição a um adulto sintomático foi documentada em 64%, a maioria pais (45%) ou irmãos mais velhos (29%). Chegou-se à conclusão de que houve no país uma ressurgência da coqueluche com alta morbidade em crianças não vacinadas e sugeriu-se uma vacinação *booster* em adultos (Goh *et al.*, 2011). Uma importante medida para proteger lactentes contra *pertussis* é prover uma vacinação de reforço em contatos íntimos.

Foi feito um estudo na Austrália para verificar a fonte de transmissão de lactentes com *pertussis*. Todos os contatos com tosse ou com caso de *pertussis* confirmados laboratorialmente em 3 semanas prévias ao início da doença no caso índice foram analisados. Em 29 lactentes (31%) a fonte de infecção não pode ser identificada; as fontes mais frequentes foram irmãos (36%) e pais (24%), seguidos por outros membros da família (21%) e amigos (13%)(Jardine *et al.*, 2010).

Também na Suécia, recentemente foi descrita a reemergência da coqueluche, após vacinação em massa desde 1999, com um pico em 2004, seguido por um declínio após imunização *booster* em crianças de 6 a 10 anos. Um total de 1.973 casos foram diagnosticados com cultura ou PCR. Ocorreram 128 hospitalizações, sendo 106 lactentes (Trollfors *et al.*, 2011).

No Brasil, desde a instituição do Programa Nacional de Imunizações (PNI), com a preconização da vacina DTP para menores de 7 anos, a ocorrência da coqueluche vem declinando à medida que aumenta a cobertura vacinal, principalmente a partir de 1998. Atualmente surtos vêm sendo registrados em populações com baixa cobertura vacinal. A faixa etária mais atingida e de maior risco para a coqueluche são os menores de 1 ano de idade, a qual concentra quase 50% do total de casos e apresenta o maior coeficiente de incidência (Brasil, 2004). Para melhor avaliação da queda da ocorrência, mas ainda com significante número de casos, segundo dados do Ministério da Saúde, em 1980 foram notificados 46.749 casos de coqueluche; em 1990 15.329; em 2000 1.369 e em 2004 1.254 casos de coqueluche (Pereira, 2010). As crianças menores de 1 ano, especialmente as menores de 6 meses, são o grupo que apresenta taxas de incidência e letalidade mais acentuadas (Pereira, 2010).

Em relação à patogenia da coqueluche há substâncias produzidas com funções definidas:

- Hemaglutinina filamentosa: é uma das adesinas da *B. pertussis*, que agride as células respiratórias ciliadas
- Pertactina: participa no mecanismo de aderência da bactéria
- Toxina adenilciclase: compromete a função das células fagocitárias, produzindo AMP cíclico, em que o seu acúmulo paralisa a função dos fagócitos e aumenta a secreção brônquica
- Toxina *pertussis*: promove a linfocitose, facilita o ataque à célula ciliada da mucosa respiratória
- Toxina dermonecrótica: é causadora de lesão de pele se injetada por via intradérmica. Não tem ainda patogenia definida na coqueluche
- Citotoxina traqueal: causa paralisia e destruição das células respiratórias ciliadas.

A encefalopatia da coqueluche (crises convulsivas, alteração da consciência e déficits motores) atualmente é explicada pela hipoxia cerebral resultante dos episódios de tosse paroxística e apneia, por áreas de hemorragias cerebrais devido ao aumento da pressão intracraniana e pelos efeitos vasculares da hipoxia.

São frequentes as infecções bacterianas secundárias: pneumonias e otites que devem ser pesquisadas no paciente com coqueluche que apresente febre. A *Bordetella* pode causar pneumonia, mas geralmente esta é devida a infecções por *S. pneumoniae, H. influenzae* e *S. aureus.*

A função imune mediada por células está alterada na coqueluche, estando diminuída em algumas avaliações.

▸ Quadro clínico

O período de incubação é de 5 a 10 dias (mas pode variar de 1 a 3 semanas e raramente até 42 dias). Nesta ocasião a *B. pertussis* invade a mucosa, fato que acarreta aumento da secreção de muco. A evolução clínica de casos não complicados dura cerca de 6 a 10 semanas e, didaticamente, se divide em 3 estágios: *fase catarral* – sintomas moderados e indistinguiveis de infecções de vias respiratórias superiores (IVRS) como febre baixa, anorexia, lacrimejamento, mal-estar e tosse seca e discreta que aumenta de intensidade e em frequência de maneira progressiva, principalmente à noite; *fase paroxística* - ocorre de 10 a 14 dias após a exposição a *B. pertussis* e está associada a um aumento da gravidade e frequência da tosse. É nesta fase que ocorrem os guinchos associados à doença, devido a tosse rápida, inspiração profunda e fechamento parcial da glote. Há também aumento da viscosidade do muco e tosse emetizante; *fase de convalescença* - ocorre dentro de 4 a 8 semanas; a tosse e os vômitos tornam-se menos frequentes. A tosse pode recorrer por meses (*hundred day cough* segundo os chineses) (Linneman,1989; Mortimer,1990).

As complicações da coqueluche podem ser devido a infecções secundárias - pneumonias e otites -, e as ocasionadas pelo aumento de pressão por ocasião dos paroxismos ou por efeito das toxinas - atelectasia, hemorragia, apneia, convulsões, arritmias cardíacas, hérnias, ruptura do frênulo lingual e encefalopatia. Nos lactentes jovens a doença pode manifestar-se sem os guinchos clássicos, com tosse paroxística, apneia e convulsões, desidratação e desnutrição pelos vômitos repetidos. Esses bebês requerem internação e vigilância constante. O diagnóstico diferencial deverá ser feito no início da doença com viroses respiratórias e na fase paroxística com bronquiolite, pneumonia bacteriana, fibrose cística, tuberculose, inalação de corpo estranho e outras patologias que possam causar compressão extrínseca da traqueia ou brônquios.

▶ Diagnóstico

O diagnóstico é basicamente clínico, podendo ser comprovado pelos exames bacteriológicos. A fase catarral caracteriza-se pela intensa leucocitose (em geral ≥ 20.000 céls./mm^3) e ao final da 3ª semana ocorre um aumento relativo e absoluto de linfócitos típicos (até 90% do total). Já no lactente jovem o exame hematológico nem sempre é característico. A radiografia de tórax pode mostrar a imagem de coração borrado ou "franjado" ou "felpudo", porque as bordas cardíacas não ficam nítidas devido aos infiltrados. Em relação ao diagnóstico clinico, uma revisão sistemática de artigos que incluíam casos de crianças acima de 5 anos, adolescentes e adultos com diagnóstico confirmado de coqueluche verificou que vômitos pós-tosse ou guincho inspiratório aumenta a probabilidade de *pertussis* mas outros sintomas são limitados e relativamente fracos em relação ao diagnóstico (Cornia *et al.*, 2010).

O diagnóstico de certeza de um caso de coqueluche é confirmado por meio da cultura ou PCR de material colhido com *swab* de nasofaringe para isolamento da *B. pertussis*. A cultura é um exame específico, mas pouco sensível. Cultura negativa para *B. pertussis* pode ocorrer por diversas causas: antibioticoterapia prévia, imunidade parcial pela vacina, inabilidade laboratorial e cura espontânea da infecção.

Em estudo prospectivo comparando métodos diagnósticos concluiu-se que PCR foi mais sensível e específica do que a cultura para *B. pertussis* (Grimprel *et al.*, 1993; Meade e Bollen, 1994; Hewlett, 2000) e que houve um aumento da identificação deste agente em até quatro vezes em relação à cultura (uma vez que a positividade da mesma decresce progressivamente durante a doença), mesmo naqueles indivíduos previamente vacinados ou com uso recente de antibióticos. Assim, a associação dos dois métodos aumenta a possibilidade de diagnóstico laboratorial.

A sorologia para o diagnóstico da coqueluche tem sido usada de maneira restrita em estudos epidemiológicos. Tem excelente sensibilidade e especificidade quando o espécime de soro é coletado na fase aguda e pareado na convalescença (AAP, 2003). É padronizada para confirmação de caso de coqueluche em alguns estados nos EUA e alguns países da Europa. O método mais utilizado é o ELISA (*enzyme-linked immunosorbent assay*), identificando os níveis de IgG e IgA antitoxina *pertussis*. Essa toxina, ao contrário de outros antígenos, é específica da *B. pertussis* e usada para a realização da sorologia. Outros antígenos como a hemaglutinina filamentosa (FHA) e a pertactina (PRN) podem também ser utilizados.

O nível de IgG identificado no momento da suspeita de um caso de coqueluche deve ser comparado com níveis de IgG em controles da mesma idade e situação vacinal ou, se disponíveis, com os níveis de IgG antipertussis distribuídos por idade na população estudada.

No Brasil não existe qualquer estudo que avalie o nível de anticorpos anti-*B. pertussis* na população; sem o mesmo não podemos predizer a probabilidade de um adolescente ou um adulto (adequadamente vacinado ou não), em caso de contato com a *B. pertussis*, desenvolver quadro clínico, bem como tornar-se fonte de infecção para lactentes, população sujeita a infecção de maior gravidade.

▶ Tratamento

O paciente com suspeita de coqueluche deverá, se internado, ficar em isolamento respiratório até decorridos pelo menos 7 dias de antibioticoterapia. Sempre deverão ser internados os lactentes menores de 6 meses e as crianças mais velhas na dependência do quadro clínico e de complicações. O antibiótico de escolha é a eritromicina (Brasil, 2004) na dose de 40 a 50 mg/kg (máximo de 2 g/dia) VO dividida de 6/6 h por 14 dias. Como alternativa temos a claritromicina 15 a 20 mg/kg dividida em duas tomadas diárias por 7 dias (Kerr e Preston, 2001) ou azitromicina 10 a 12 mg/kg, dose única diária por 5 dias (Bace *et al.*, 1999). SMX/TMP (4 mg/SMZ/dia) por 10 dias é uma outra alternativa nos pacientes que não toleram a eritromicina. Penicilinas e cefalosporinas de primeira e segunda gerações não são efetivas contra a *B. pertussis* (AAP, 2003). É importante ressaltar que a antibioticoterapia não diminui de maneira significativa o período de paroxismos; se administrada na fase catarral pode atenuar a gravidade e duração da doença.

Medidas gerais de suporte são importantes como a manutenção da hidratação e nutrição da criança com coqueluche que apresenta vômitos frequentes. Aspiração de maneira leve, intubação e até respiração assistida podem ser necessários nos pacientes com apneia e cianose e/ou encefalopatia. Os pacientes com crises convulsivas devem receber fenobarbital, inclusive pelo seu efeito sedativo. Antitussígenos não têm indicação (Nogueira, 2000).

Uma associação de eritromicina com o desenvolvimento de estenose hipertrófica do piloro foi relatada em lactentes menores de 2 semanas de idade e sua ocorrência com outros macrolídios ainda é desconhecida. Apesar disso, a Academia Americana de Pediatria ainda recomenda a eritromicina para profilaxia e tratamento de recém-natos (AAP, 2003).

A imunoglobulina hiperimune antipertussis não teve ainda sua eficácia comprovada em estudos controlados, mas um trabalho de fase 1 realizado por Bruss *et al.* (1999) com imunoglobulina antipertussis intravenosa mostrou que a mesma é segura e atingiu altos níveis de títulos de anticorpos nas crianças, o que parece pertinente à realização de ensaios clínicos terapêuticos randomizados e controlados para testar sua real eficácia no tratamento da coqueluche. Estudos controlados prospectivos não estão disponíveis sobre o uso de corticoides, albuterol e outros beta-adrenérgicos no tratamento da coqueluche.

▶ Controle

A coqueluche é doença de notificação obrigatória, em todo o território nacional, e a investigação laboratorial é obrigatória nos surtos e nos casos atendidos. Considera-se caso suspeito todo indivíduo, independentemente da idade e estado vacinal, que apresente tosse seca há 14 dias ou mais precedida de guincho inspiratório e/ou vômitos pós-tosse.

Considera-se comunicante qualquer pessoa exposta a um caso de coqueluche, entre o início do período catarral até 3 semanas após o início do período paroxístico (Brasil, 2004).

As indicações de quimioprofilaxia segundo as normas do Ministério da Saúde são:

- Comunicantes íntimos menores de 1 ano, independentemente da vacinação e da tosse
- Menores de 7 anos não vacinados, com situação vacinal desconhecida ou incompleta
- Adultos que trabalham em profissões que envolvem o contato com menores de 5 anos ou imunodeprimidos
- Pacientes imunodeprimidos.

A profilaxia é feita com eritromicina na dose de 40 a 50 mg/kg (2 g para adultos) divididos em 4 doses por 14 dias.

▪ Vacinação

Vacinação antipertussis

A vacina DTP (contra difteria, tétano e coqueluche) é composta pelos toxoides diftérico, tetânico e de suspensão *B. pertussis* morta (vacina celular).

A eficácia da vacina DTP varia de acordo com o componente: 80 a 90% para difteria; 75-80% para coqueluche e 100% para tétano. A imunidade conferida pela vacina não é duradoura e diminui com o tempo. Deve ser aplicada por via intramuscular, a partir de 2 meses de idade até 6 anos completos. É conservada entre +2°C e +8°C, conforme orientação do PNI. As contraindicações são: crianças com quadro neurológico em atividade; reação anafilática após o recebimento de qualquer dose da vacina; história de hipersensibilidade aos componentes da vacina; encefalopatia nos primeiros 7 dias após a aplicação de uma dose anterior desse produto ou outro com componente *pertussis*; convulsões até 72 h após a administração da vacina; colapso circulatório; com choque ou com episódio hipotônico-hiporresponsivo até 48 h após a administração da vacina.

A maioria dos eventos pós-vacinação com DTP são benignos e ocorrem nas primeiras 48 h após a aplicação da vacina: reações locais (vermelhidão, calor, endurecimento e edema, acompanhados ou não de dor) e sistêmicas (febre, irritabilidade e sonolência, por exemplo). Menos frequentemente, podem ocorrer reações como choro persistente e inconsolável, episódio hipotônico-hiporresponsivo e convulsão.

Vacina tetravalente

DTP + Hib (contra difteria, tétano, coqueluche e infecções graves causadas pelo *H. influenzae*). De acordo com o calendário nacional de vacinação é indicada a aplicação de três doses da vacina tetravalente nas crianças menores de 1 ano de idade. Deve ser aplicada por via intramuscular profunda, na região do vasto lateral, sendo que a via subcutânea deve ser utilizada em crianças com trombocitopenia ou distúrbios de sangramento. Contraindicações e eventos adversos: os mesmos das DTP.

Vacina antipertussis acelular

Devido à reatividade da vacina de células inteiras contra coqueluche e sua menor imunogenicidade, foram sintetizadas vacinas acelulares contendo três ou mais antígenos da *B. pertussis* (toxoide *pertussis*, também conhecido como fator promotor da linfocitose, hemaglutinina filamentosa, aglutinogênios das fímbrias, pertactina etc.). Atualmente nos EUA é feita somente a vacina acelular (DTPa para imunização de rotina cuja eficácia é de 80 a 90%) (AAP, 2003). Uma revisão sistemática sobre ensaios clinicos controlados sobre eficácia e segurança da vacina acelular contra *pertussis* foi feita recentemente e verificou-se que a maioria dos sinais adversos sistêmicos e locais foram significativamente menos comuns que na vacina celular antipertussis e que as vacinas acelulares com múltiplos componentes são eficazes e têm menos efeitos colaterais que a vacina de célula inteira tanto para imunização primária quanto para doses de reforço (Zhang *et al.*, 2011). No Brasil a vacina DTPa (contra difteria, tétano e coqueluche acelular) está disponível somente nos Centros de Referência de Imunobiológicos Especiais (CRIE) e é indicada para as crianças de 2 meses a 6 anos completos (6 anos, 11 meses e 29 dias) que apresentaram os seguintes eventos adversos após o recebimento de qualquer uma das doses da vacina DTP: convulsão nas primeiras 72 h ou episódio hipotônico-hiporresponsivo nas primeiras 48 h (Brasil, 2004). Devido à emergência da coqueluche como um patógeno de crianças mais velhas, adolescentes e adultos, uma nova combinação da vacina antidiftérica tipo adulto, com o toxoide tetânico e uma vacina acelular antipertussis com 5 componentes (toxina *pertussis* detoxificada, hemaglutinina filamentosa, pertactina e fímbrias tipos 2 e 3) de antígenos da coqueluche (Tdap) foi recomendada recentemente pelo ACIP nos EUA (MMWR, 2011).

▶ Referências bibliográficas

AAP-American Academy of Pediatrics. *Red Book, Report of the Committee on Infectious Disease: Pertussis*, 26th ed., p. 472-486, 2003.

ACIP-Advisory Committee on Immunization Practices. Recommendations of the Pertussis vaccination: use of acellular *pertussis* vaccines among infants and young children. *MMWR* 46: 1-26, 1997.

Bace A, Zrnic T, Begovac J, Kuzmanovic N, Culig J. Short term treatment of *pertussis* with azithromycin in infants and young children. *Eur J Clin Microbiol Infect Dis* 18: 296-298, 1999.

Beiter A, Lewis K, Pineda EF, Cherry JD. Unrecognized maternal peripartum *pertussis* with subsequent fatal neonatal *pertussis*. *Obstet Gynecol* 82 (Suppl.): 691-693, 1993.

Brasil. Ministério da Saúde. *Coqueluche. Guia de Vigilância Epidemiológica*. Funasa, Brasília, p. 183-200, 2004.

Bruss JB, Malley R, Halpernin S, Dobson S, Dhalla M, Mciver J, Siber GH. Treatment of severe *pertussis*: a study of the safety and pharmacology of intravenous *pertussis* immunoglobulin. *Pediatr Infect Dis J* 18: 505-511, 1999.

CDC-Centers for Disease Control and Prevention. Transmission of *pertussis* from adult to infant – Michigan, 1993. *MMWR* 44: 74-76, 1995.

CDC. Updated recommendations for the use of tetanus toxoid, reduced diphtheria toxoid and acellular *pertussis* (Tdap) vaccine from the Advisory

Committee on Immunization Practices, 2010. *MMWR Morb Mortal Wkly Rep*. 14;68 (1):13-5, 2011.

Christie CD, Baltimore RS. Pertussis in neonates. *Am J Dis Child* 143: 1199-1202, 1989.

Cornia PB, Hersch AL, Lipsky BA, Newman TB, Gonzales R. Does this coughing adolescent or adult patient have *pertussis*? *Jama* 304 (8):890-6, 2010.

de Melker HE, Conyn-van Spaendonck MAE, Rümke HC, van Wijngaarden JK, Mooi FR, Schellekens JFP. Pertussis in the Netherlands: an outbreak despite high levels of immunization with whole-cell vaccine. *Emerg Infect Dis* 3: 175-178, 1997.

Gan VN, Murphy TV. Pertussis in hospitalized children. *Am J Dis Child* 144: 1130-1134, 1990.

Goh A, Chong CY, Tee N, Loo LH, Yeo JG, Chan YH. Pertussis-an under-diagnosed disease with high morbidity in Singapore children. *Vaccine* 29 (13):2503-7, 2011.

Grimprel E, Begue P, Anjak I *et al*. Comparison of polymerase chain reaction, culture, and Western immunoblot serology for diagnosis of *Bordetella pertussis* infection. *J Clin Microbiol* 31: 2745-2750, 1993.

Guris D, Strebel PM, Bardenheier B *et al*. Changing epidemiology of *pertussis* in the United States: increasing reported incidence among adolescents and adults, 1990-1996. *Clin Infect Dis* 28: 1230-1237, 1999.

Hewlett EL. Toxins. In Mandell, Douglas and Bennett's, *Principles and Practice of Infectious Disease*, 5th ed., Churchill Livingstone, Philadelphia, p. 21-30, 2000a.

Hewlett EL. *Bordetella* species. In Mandell, Douglas and Bennett's, *Principles and Practices of Infectious Diseases*, 5th ed., Churchill Livingstone, Philadelphia, p. 2414-2422, 2000b.

Hochwald O, Bamberger ES, Rubin L, Gerstein R, Srugo I. A *pertussis* outbreak among daycare children In Northern Israel: who gets sick? *Isr Med Assoc J* 12 (5):283-6, 2010.

Hoppe JE. Neonatal *pertussis*. *Pediatr Infect Dis J* 19: 244-247, 2000.

Ivanoff B, Robertson SE. Pertusis: a worldwide problem (Review). *Rev Biol Stand* 89: 3-13, 1997.

Jardine A, Conaty SJ, Lowbridge C, Staff M, Vally H. Who gives *pertussis* to infants? source of infection for laboratory confirmed cases less than 12 months of age during an epidemic, Sidney, 2009. *Commun Dis Intell* 34 (2): 116-21, 2010.

Kerr JR, Preston NW. Current pharmacology of Pertussis. *Expert Opin Pharmacother* 2: 1275-1282, 2001.

Linnemann CC. *Bordetella*. In Weatherall DJ, Ledingham JGG, Warrell DA (eds), *Oxford Textbook of Medicine*, 2nd ed., Oxford Medical Publications, Oxford, p. 239-242, 1989.

Luttinger P. The epidemiology of *pertussis*. *Am J Dis Child* 12: 290-315, 1916.

Madsen T. Whooping cough: its bacteriology, diagnosis, prevention and treatment. *Boston Med Surg J* 192: 50-60, 1925.

Meade BD, Bollen A. Recommendations for use of the polymerase chain reaction in the diagnosis of *Bordetella pertussis* infection. *J Med Microbiol* 41: 51-55, 1994.

Michaels RH. Pertussis: recent resurgence and advances in diagnostic techniques and control. *Semin Pediatr Infect Dis* 9:120-125, 1998.

Mooi FR, van Oirschot H, Heuvelman K, van der Heide HGJ, Gaastra W, Willems RJL. Polymorphism in the *Bordetella pertussis* virulence factors P.69/ pertactin and *pertussis* toxin in the Netherlands: temporal trends and evidence for vaccine-driven evolution. *Infect Immun* 66: 670-675, 1998.

Mooi FR, van Oirschot H, Peeters J, Willems RJL. Antigenic variation of the acellular vaccine component pertactin in the Dutch *B. pertussis* population. *Annual Scientific Report*, Bilthoven, The Netherlands, p. 74-75, 1995.

Mortimer EA. Pertussis and *pertussis* vaccine. *Adv Pediatr Infect Diseases* 5: 1-33, 1990.

Nelson JD. The changing epidemiology of *pertussis* in young infants. The role of adults as reservoirs of infection. *Am J Dis Child* 132: 371-337, 1978.

Nogueira AS. Coqueluche. In Tonelli E, Freire L. *Doenças Infecciosas na Infância e Adolescência*, 2ª ed., Medsi, Rio de Janeiro, p. 295-302, 2000.

Paterson JM, Sheppeard V. Nosocomial *pertussis* infection of infants: still a risk in 2009. *Commun Dis Intell* 34 (4):440-3, 2010.

Pereira GA. Boletim Informativo do diagnóstico laboratorial de coqueluche, www.saude.gov.br/coqueluche, 2010.

Pertussis Consensus Conference. *Canada Communicable Disease Report* 30, p. 124-134, 1993.

Senzilet LD, Halperin SA, Spika JS *et al*. Pertussis is a frequent cause of prolonged cough illness in adults and adolescents. *Clin Infect Dis* 32: 1691-1697, 2001.

Smith C, Vyas H. Early infantile *pertussis*; increasingly prevalent and potentially fatal. *Eur J Pediatr* 159: 898-900, 2000.

Tanaka M, Vitek C, Pascual FB *et al*. Increasing incidence of *pertussis* among young infants in the United States, 1980-98. 38th Annual Meeting of the Infectious Diseases Society of America; New Orleans, September 7-10, 2000.

Trollfors B, Dotevall L, Sundh V, Welinder-Olsson C. Pertussis after end of a mass vaccination project - end of the " vaccination honey-moon". *Vaccine* 29(13):2444-50, 2011.

Van der Zee A, Vernooij S, Peeters M, van Embden J, Mooi FR. Dynamics of the population structure of *Bordetella pertussis* as measured by IS1002-associated RFLP: comparison of pre- and post-vaccination strains and global distribution. *Microbiology* 142: 3479-3485, 1996.

Vitek CR, Pascual B, Murphy T. Pertussis deaths in the United States in the 1990s. 40th Interscience Conference on Antimicrobial Agents and Chemotherapy, Toronto, Canada, September 17-20, 2000.

Wirsing von Konig CH, Postels-Multani S, Bogaerts H *et al*. Factors influencing the spread of *pertussis* in households. *Eur J Pediatr* 157: 391-394, 1998.

Zhang L. Priesch SO, Axelsson I Halperin SA. Acellular vaccines for preventing wooping cough in children. *Cochrane Database Syst Rev*. 19(1):CD001478, 2011.

126 Febre Purpúrica Brasileira

José Rodrigues Coura e Nelson Gonçalves Pereira

▸ Introdução

A febre purpúrica brasileira é uma doença infecciosa aguda, causada por um tipo de *Haemophilus influenzae* biogrupo *aegyptius*, que produz conjuntivite epidêmica que pode evoluir, em alguns casos de crianças de até 10 anos de idade, para septicemia semelhante à doença meningocócica, caracterizada por febre, dor abdominal, vômitos e púrpura, comprometimento do aparelho cardiovascular, podendo levar crianças infectadas com cepas ou clones invasivos da bactéria à morte de maneira fulminante em 24 h.

Embora o *H. aegyptus* já seja conhecido há mais de um século como o bacilo de Kock-Weeks, causador da conjuntivite purulenta epidêmica, os primeiros surtos da febre purpúrica brasileira, relacionados com o *H. aegyptius*, ocorreram no Paraná e em São Paulo, em 1984 e 1986, respectivamente (Ministério da Saúde, 1985; 1986; Pontes *et al.*, 1987). A caracterização biológica, bioquímica e molecular de cepas e clones do *H. aegyptius* responsável pela doença foi bem estabelecida pelo grupo de estudo da febre purpúrica brasileira (Rubin *et al.*, 1989; Porto *et al.*, 1989; Muser e Selander, 1990).

▸ Patogenia e quadro clínico

A transmissão do *H. influenzae* biogrupo *aegyptius* pode ocorrer de pessoa a pessoa, com conjuntivite purulenta pelo agente, em creches, escolas ou outros tipos de aglomeração, pelas mãos não lavadas do próprio pessoal que cuida dos portadores ou por eles próprios, por objetos contaminados com a secreção ou esporadicamente entre os infectados pelo contato direto por meio de gotículas (Brazilian Purpuric Fever Study Group, 1987). As bactérias localizadas na conjuntiva ou na nasofaringe invadem a corrente sanguínea em certos casos e disseminam-se pelo organismo, não somente na fase aguda da infecção mas muito frequentemente na fase tardia, mediante focos residuais. Após a invasão da corrente sanguínea, as bactérias se localizam nas células endoteliais de vasos sanguíneos, com lesão e obstrução vascular, particularmente na microvasculatura, levando à púrpura, mediada pelo fator ativador plaquetário (PAF) e pelo óxido nítrico, o que pode conduzir o paciente ao choque séptico. O próprio *H. aegyptius* é portador de endotoxinas que levam à liberação de citocinas do tipo interleucina-1 e fator de necrose tumoral (TNF), importantes na reação inflamatória e no choque séptico. Do ponto de vista histopatológico encontram-se hemorragias na pele, pulmões e suprarrenais, com microtrombos intravasculares na derme, nos glomérulos, pulmões e sinusoides hepáticos. Pela ação de endotoxinas e lipopolissacarídios da superfície bacteriana, desencadeia-se a coagulação intravascular disseminada, levando ao choque e à morte nos casos graves.

Vários estudos usando diferentes métodos de marcação molecular puderam caracterizar as cepas invasoras do *H. aegyptius* das não invasoras; admite-se que elas sejam de origem clonal (Murphy, 2009).

Nos últimos 15 anos não houve registros de casos comprovados no Brasil, de acordo com o Ministério da Saúde, e não há uma explicação adequada para este desaparecimento da febre purpúrica brasileira.

O quadro clínico se caracteriza por febre, dor abdominal, náuseas e vômitos, diarreia e, em alguns casos, enterorragia. O paciente se queixa de cefaleia, mialgias, apresenta sonolência, agitação psicomotora e convulsões, dependendo do comprometimento do sistema nervoso central. Como manifestações respiratórias se destacam tosse seca, taquipneia compensatória da acidose e cianose. Do ponto de vista hematológico ocorre leucocitose inicial, seguida de leucopenia com linfocitopenia e plaquetopenia pela coagulopatia de consumo. O quadro final, muito semelhante à doença meningocócica, que tem idêntica fisiopatologia, caracteriza-se por coagulopatia intravascular disseminada, com sufusões hemorrágicas e necrose das extremidades, sangramento, choque e morte em até 70% dos casos graves (veja a Tabela 126.1).

Tabela 126.1 Critérios para o diagnóstico da febre purpúrica brasileira.

Doença febril em crianças com isolamento de *H. aegyptius* de um líquido orgânico normalmente estéril, como por exemplo o sangue ou o liquor e/ou
Doença aguda em crianças entre 3 e 10 anos, caracterizada por: Febre maior ou igual a 38,5°C Dor abdominal e/ou vômitos Desenvolvimento de petéquias ou *rash* purpúrico Sem evidências de meningite
História de conjuntivite antes do início da febre, até 30 dias antes do quadro
Pelo menos um dos seguintes testes para excluir a *Neisseria meningitidis:* Hemoculturas colhidas antes do início da antibioticoterapia Detecção de antígeno no soro ou na urina ou outro líquido orgânico
Presença de outras alterações em exames laboratoriais: Liquor com menos de 100 células com cultura e/ou pesquisa de antígenos para os causadores comuns de meningite negativas para outras bactérias que não o *H. aegyptius* Hemoculturas negativas para outras bactérias patogênicas que não o *H. aegyptius* Sorologias negativas para outros agentes conhecidos que não o *H. aegyptius*

Adaptada de Harrison *et al.* (2008).

▸ Diagnóstico e tratamento

O diagnóstico clínico é feito com base nos antecedentes de conjuntivite purulenta recente, no próprio doente e nos seus contatos, no quadro clínico e hematológico e no isolamento do agente por meio de material colhido por *swab* ocular e de orofaringe, exame direto e cultura e por hemocultura quando em fase de disseminação da infecção.

O tratamento da febre purpúrica brasileira deve ser o mais precoce possível, não se devendo esperar a sua confirmação laboratorial antes de instituí-lo, porque talvez seja tarde. Antecedentes de surto de conjuntivite recente ou a ocorrência de casos clínicos da doença na comunidade devem ser o primeiro sinal de alerta para casos suspeitos. Qualquer criança com febre, taquicardia, hipotensão sistólica e erupção cutânea do tipo macular difusa, petequial ou purpúrica deve ser suspeita, particularmente na vigência de epidemia de conjuntivite e de casos da doença na comunidade. Os casos suspeitos devem ser imediatamente internados, colhido material por *swab* ocular e de orofaringe, sangue para cultura e instalada imediata antibioticoterapia: amoxicilina 50 mg/kg/dia divididos em três doses de 8 em 8 horas, por via oral nos casos leves com possibilidade de infecção; ampicilina 200 mg/kg/dia por via endovenosa, divididos em quatro doses de 6 em 6 h, nos casos de probabilidade da doença; ou cloranfenicol 100 mg/kg/dia por via endovenosa, divididos em quatro doses de 6 em 6 h, nos casos de forte suspeita. A terapêutica deve ser mantida por pelo menos 1 semana. Alternativamente, nos casos de suspeita de resistência do *Haemophilus* aos antibióticos mencionados, devem ser usadas cefalosporinas de segunda e terceira gerações ou fluoroquinolonas.

Os cuidados gerais com o balanço hidreletrolítico, controle dos sinais vitais e da diurese são fundamentais. A qualquer indício de choque séptico deve-se entrar com hidrocortisona nas primeiras 24 h, transferir o paciente para o CTI e aplicar as medidas preventivas contra a coagulação intravascular disseminada e contra o choque descompensado.

▸ Profilaxia

Tem sido recomendado o uso de rifampicina na dose de 20 mg/kg/dia em duas tomadas de 12 em 12 h, durante 4 dias para os contatos de casos com a doença. As tentativas de proteção passiva com soro hiperimune não tiveram os resultados esperados e as perspectivas de uma vacina parecem remotas.

▸ Referências bibliográficas

Boletim Epidemiológico do Ministério da Saúde nº 17. Doença ou Febre Purpúrica Brasileira, nºs 1 e 2, 1985.

Boletim Epidemiológico do Ministério da Saúde nº 18. Febre purpúrica do Brasil (FPB) em Serrana, São Paulo, nºs 33 a 40, 1986.

Brazilian Purpuric Fever Study Group. Brazilian purpuric fever: epidemic purpura fulminans associated with antecedent or purulent conjunctivitis. *Lancet*. 2: 757-761, 1987.

Harrison LH, Simonsen V, Waldman EA. Emergence and disappearance of a virulent clone *Haemophilus influenzae* biogroup *aegyptius*, cause of brazilian purpuric fever. *Cli Microbiol Rev.* 21(4): 594-605, 2008.

Murphy TF. *Haemophillus* species (including *H. influenzae* and cancroid) Chap 226. In: *Mandell, Douglas, and Bennett's Principles and Practice of Infectious Diseases*. 7th edition. Philadelphia: Churchill Livingstone, 2009.

Musser JM, Selander RK. Brazilian purpuric fever evolutionary genetic relationship of the case clone of *Haemophilus influenzae* biogroup *aegyptius* to encapsulate strain of *Haemophilus influenzae*. *J Inf Dis*. 161: 130-133, 1990.

Pontes LRSK, Ruffino Neto A, Germano Neto J *et al.* Febre purpúrica brasileira: associação a conjuntivite e efeito "cluster" da aglomeração. *Rev Soc Bras Med Trop.* 20 (Supl.): 127, 1987.

Porto MH, Noel GL, Edelson PJ. The Brazilian Purpuric Fever Study Group resistance to serum bactericidal activity distinguishes Brazilian purpuric fever (BPF) case strain of *Haemophilus influenzae* biogroup *aegyptius* (*H. aegyptius*) from non-BPF strain. *J Clin Microbiol.* 27: 792-794, 1989.

Rubim LG, Gloster ES, Carlone GM *et al.* An infant rat model of bacteremia with Brazilian purpuric fever isolates of *Haemophilus influenzae* biogroup *aegyptius*. *J Infect Dis*. 160: 476-482, 1989.

127 Mycoplasma

Cid Vieira Franco de Godoy, Carlos Eduardo dos Santos Ferreira e Cecília Helena V. F. de Godoy Carvalhaes

▸ Conceito, etiologia e histórico

Os micoplasmas compreendem os menores microrganismos de vida livre totalmente desprovidos de parede celular, são pequenos procariontes que têm apenas membrana plasmática e podem colonizar ou determinar doenças no homem, animais e plantas. São incapazes de sintetizar peptidioglicano e seus precursores e são consequentemente resistentes a antimicrobianos betalactâmicos, sensíveis à lise por choque osmótico, detergentes, álcool e anticorpo específico na presença de complemento. Apresentam pleomorfismo, variando de estruturas esféricas e formas em pera com 0,3 a 0,8 μm de diâmetro a formas filamentosas ou helicoidais. O tamanho do genoma está entre os menores dos procariontes, entre 5×10^8 e 1×10^6 dáltons (600 kb no *Mycoplasma genitalium*), e sua replicação precede, mas não é necessariamente sincronizada com a divisão celular. Assim podem ser observadas formas em brotamento ou em cadeias, além da clássica fusão binária.

Em geral, não apresentam motilidade, mas algumas espécies mostram motilidade deslizante em superfícies recobertas com líquidos. Outras espécies que se apresentam como filamentos helicoidais mostram motilidade rotatória, flexional e translacional. Apresentam-se, após coloração, como gram-negativos.

As espécies até agora conhecidas podem ser cultivadas em meios artificiais de complexidade diversa, necessitando, em sua maioria, da presença de esteróis e ácidos graxos para o crescimento. Certas espécies, contudo, crescem precariamente em meios artificiais e podem ser prontamente isoladas por métodos de cultivos de células. Aliás, estes simplérrimos procariontes que residem nos endossomos de células mamárias são contaminantes frequentes de culturas celulares, sendo que cerca de 30% das culturas celulares mantidas em laboratórios estão contaminadas por micoplasmas. São necessários métodos diversos, como a reação em cadeia de polimerase (PCR) e exame microscópio, assim como interferência de contraste diferencial para a detecção da contaminação potencial de culturas celulares em laboratório, bem como tratamento alternativo com dois antibióticos, um macrolídio (tiamulina) e tetraciclina (minociclina) das culturas celulares para erradicar a infecção por micoplasmas (Jung *et al.*, 2003; Colaizy *et al.*, 2003).

A maioria das espécies é facultativamente anaeróbica, mas algumas são anaeróbios obrigatórios que não resistem a quantidades mínimas de oxigênio. Uma das espécies é termoacidofílica, capaz de crescimento em pH 1,0 a 2,0 e temperaturas de 55 a 60°C. Há uma tendência dos microrganismos de penetrarem e crescerem no interior do meio de cultivo. Assim as colônias de algumas espécies, como o *M. hominis*, frequentemente exibem um aspecto característico de "ovo frito" devido ao contraste de crescimento em profundidade no centro da colônia com crescimento raso na periferia, ao passo que outras como o *M. pneumoniae* produzem colônias esféricas. Embora as colônias de *Mycoplasma* sejam de dimensões reduzidas, menores que 1 mm de diâmetro, podem em geral ser observadas a olho nu, necessitando algumas, como as colônias de ureaplasmas, com 15 a 60 μm de diâmetro, de auxílio da microscopia em pequeno aumento. O genoma extremamente pequeno e a limitada capacidade biossintética explica o fato de, com exceção das espécies termoacidófilas de vida livre, todos os micoplasmas serem parasitos, comensais ou saprófitas e muitos são patógenos para o homem, animais, plantas e insetos (Razin e Freundt, 1984).

As bactérias comumente denominadas *Mycoplasmas* estão incluídas na classe Mollicutes que compreende 4 ordens, 5 famílias, 8 gêneros e pelo menos 183 espécies conhecidas. Entre as de maior interesse em patologia humana destaca-se a ordem Mycoplasmatales, família Mycoplasmataceae com gêneros *Mycoplasma* (105 espécies) e *Ureaplasma* (7 espécies), sendo 16 espécies isoladas de humanos. As espécies comprovadamente patogênicas para o homem são: *M. pneumoniae, M. hominis, M. fermentans, M. genitalium, M. penetrans, M. pirum* e *U. urealyticum*.

Historicamente o primeiro representante do grupo, cultivado em 1898, de pleuropneumonia bovina, originou a terminologia PPLO (*pleuropneumonia-like organisms*) atribuída ao mesmo, posteriormente identificado como *M. pneumoniae*, relacionado com a síndrome de pneumonia atípica do homem (Nocard *et al.*, 1898).

▸ Patogenia e dinâmica da infecção

O *M. pneumoniae* é considerado patógeno de crianças em idade escolar e adulto jovem, mas exerce também importante papel em infecções de idosos, já que em 15% dos casos de pneumonias em indivíduos com mais de 40 anos o agente etiológico é o micoplasma. A transmissão ocorre entre pessoas pelas gotículas eliminadas pela tosse dos infectados e a concentração dos microrganismos expelidos nas secreções respiratórias é progressiva 8 a 2 dias antes do aparecimento dos sintomas, atingindo o máximo neste período.

A adesão do *M. pneumoniae* às células hospedeiras do trato respiratório humano é um pré-requisito para a colonização e a infecção. Citoaderência, mediada pela adesina proteica P1 e outras proteínas, interando com a glicoproteína I-F1 presente na superfície da célula-alvo é seguida pela indução de estase ciliar, inflamação crônica e citotoxicidade mediada pelo peróxido de hidrogênio que também atua como hemolisina (Baseman e Tully, 1997). O *M. pneumoniae* estimula os linfócitos B e T e induz à formação de autoanticorpos que reagem com uma variedade de tecidos hospedeiros e com o antígeno I das hemácias, que é responsável pela produção de crioaglutininas. O *M. genitalium* também apresenta uma estrutura terminal, a adesina MgPa, que facilita sua adesão a células epiteliais (Waites *et al.*, 2003). A aderência do *M. hominis* às células hospedeiras é promovida pelos polipeptídios P50 e P100 do microrganismo e estes também ligam-se aos glicopeptídios sulfatados. O fato de esses glicopeptídios se encontrarem em alta concentração no trato urogenital tanto do homem quanto da mulher e a específica interação do *M. hominis* com estas moléculas sugerem a razão do tropismo pelo tecido urogenital (Machado, 2003). Os ureaplasmas produzem imunoglobulina A (IgA) protease, que pode estar associada à produção de doenças. Os ureaplasmas também liberam amônia, por meio de atividade urealítica (Tryon e Baseman, 1992).

Quadro clínico

Os micoplasmas, família Mycoplasmataceae (*Mycoplasma* spp. e *Ureaplasma* spp.), são responsáveis, nos humanos, por infecções respiratórias, como traqueobronquite e pneumonia atípica primária; infecções geniturinárias, traduzidas por uretrites, prostatites, infecções pélvicas, salpingites e pielonefrites; infecções neonatais e infecções sistêmicas em hospedeiros imunossuprimidos (Couch, 1990, Hablitzel *et al.*, 1990; Foy, 1993; Taylor-Robinson, 1996; Godoy e Veronesi, 1996; Taylor-Robinson e Horner, 2001; Cassel *et al.*, 2001; Ostapchuk *et al.*, 2004; Nascimento-Carvalho e Souza-Marques, 2004).

Infecções respiratórias

Causadas principalmente pelo *M. pneumoniae*, que é um dos agentes etiológicos da "síndrome da pneumonia atípica primária" junto com vários outros agentes bacterianos, virais ou protozoários, dentre os quais vírus *influenza*, vírus sinciciais respiratórios, citomegalovírus, adenovírus, clamídias, legionelas e o *Pneumocystis carinii*. As infecções por *M. pneumoniae* determinam graus variados de envolvimento respiratório, desde formas clinicamente inaparentes até pneumonias, sendo que a síndrome clínica mais típica é a traqueobronquite acompanhada por outras manifestações do trato respiratório superior, como faringites, com pneumonia em cerca de um terço das pessoas infectadas. Diferentes referências na literatura apontam incidência de até 20% das pneumonias em adultos e até 50% das pneumonias em grupos selecionados, como recrutas militares. O período de incubação varia de 7 a 14 dias após o que ocorrem inicialmente sintomas gerais como febre, calafrios, adinamia e congestão nasal e, após 2 a 4 dias, a localização do processo, com tosse seca que poderá evoluir para secreção mucoide. Raramente há derrame pleural, ocorrendo resolução da pneumonia em cerca de 1 a 2 semanas, mesmo sem antimicrobianoterapia, podendo, contudo, persistir as alterações radiológicas por 2 meses. A imunidade a reinfecção é transitória, com vários registros bem documentados de casos clínicos de reinfecções (Takimoto *et al.*, 1974).

Complicações extrapulmonares ocorrem por vezes, incluindo meningoencefalite, mielite transversa, neurite óptica, síndrome de Guillain-Barré, pericardite, anemia hemolítica, artrite e lesões mucocutâneas (Ginestal *et al.*, 2004; Escorial Moya *et al.*, 2004; Volter *et al.*, 2004). Estudos recentes com modelos animais bem como estudos clínicos baseados na detecção do microrganismo utilizando metodologia da PCR evidenciam indicações para um papel potencial de infecções crônicas com *M. pneumoniae* como agente etiológico ou como fator exacerbante na asma brônquica (Martin *et al.*, 2001; Meloni *et al.*, 2004; Hansbro *et al.*, 2004).

M. fermentans foi isolado de garganta de crianças com pneumonia, sem identificação de outro agente etiológico. Este microrganismo também tem sido detectado em adultos com infecção aguda gripal, no lavado broncoalveolar, em linfócitos de sangue periférico e medula óssea de pacientes com AIDS e moléstia respiratória. Aparentemente, a infecção respiratória por *M. fermentans* não está necessariamente associada a imunodeficiência, mas o microrganismo pode atuar como patógeno respiratório oportunista (Lo *et al.*, 1993; Taylor-Robinson, 1996; Ainsworth *et al.*, 2000 a,b).

Infecções geniturinárias

O *U. urealyticum* é encontrado após a puberdade no trato genital, havendo estudos indicando que cerca de 60% das mulheres aparentemente sadias albergam o agente na vagina. Microrganismo oportunista, determina na mulher inflamação pélvica e no homem tem sido apontado como causador de uretrite inespecífica e prostatite (Taylor-Robinson e Csonka, 1997). Tanto no homem como na mulher pode comprometer porções superiores do trato urinário.

Todas as amostras de *Ureaplasma* spp. hidrolisam ureia com produção de amônia, característica diferencial do gênero. Tal produção de amônia compromete a atividade ciliar do oviduto e, pela aderência à membrana celular do espermatozoide, induz à mortalidade do mesmo, fator que contribui para a infertilidade (Godoy e Veronesi, 1996).

M. genitalium tem sido detectado por metodologia de PCR na uretra de homens com uretrite não gonocócica aguda em frequência significativamente maior do que naqueles sem uretrite (Taylor-Robinson e Horner, 2001). Este microrganismo apresenta associação significativa com cervicite e endometrite na mulher bem como em casos de infertilidade tubária, de acordo com evidências sorológicas (Clausen *et al.*, 2001).

M. hominis tem sido isolado do trato urinário superior somente em pacientes com sintomas de pielonefrite aguda, frequentemente com resposta em anticorpos, sendo responsável por cerca de 5% dos casos de pielonefrite. A obstrução ou instrumentação do trato urinário são fatores predisponentes.

Infecções neonatais

A colonização de recém-nascidos por micoplasmas genitais pode ocorrer por ascensão no trato genital inferior da mãe no momento do nascimento, ou intrauterino na gestação, e pode ser transitória e sem sequelas. Pneumonia congênita, bacteriemia e progressão para doença pulmonar crônica da prematuridade podem ocorrer em recém-nascidos com peso extremamente baixo (inferior a 1.000 g), resultantes de infecção por ureaplasmas do trato respiratório inferior. Tanto o *M. hominis* como o *Ureaplasma* spp. têm sido isolados no sangue de cordão umbilical assim como do sangue de recém-nascidos. As duas espécies podem invadir o liquor dos recém-nascidos. Pode haver progressão para meningite subclínica discreta ou dano neurológico com sequelas permanentes (Waites *et al.*, 1988).

Infecções sistêmicas e hospedeiros imunossuprimidos

Há evidências na literatura de que os Mollicutes podem causar doença invasiva das articulações e trato respiratório, com disseminação por bacteriemia em pacientes imunossuprimidos, particularmente em indivíduos com hipogamaglobulinemia. Os micoplasmas são provavelmente os mais frequentes agentes etiológicos da artrite séptica na presença de estados congênitos de deficiência de anticorpos e deve sempre merecer consideração precoce na tentativa de diagnosticar tais condições (Cassell *et al.*, 2001; Furr *et al.*, 1994; Taylor-Robinson, 1996).

Bacteriemia por *M. hominis* pode ocorrer após transplante renal, trauma e manipulações geniturinárias. Este microrganismo tem sido encontrado em ferimentos infectados, abscesso cerebral e lesões osteomielíticas (Meyer e Clough, 1993).

Numerosas espécies da família Mycoplasmataceae, incluindo o *M. fermentans*, *U. urealyticum* e *M. salivarium*, têm sido detectadas por cultivo e/ou PCR no líquido sinovial de pessoas com artrite reumatoide, embora a contribuição precisa destes microrganismos na produção ou desencadeamento desta moléstia ainda seja incerta (Schaeverbeke *et al.*, 1997).

O significado da presença de *M. fermentans*, *M. penetrans* e outros micoplasmas em pessoas infectadas pelo vírus HIV, com ou sem AIDS, tem despertado muita atenção. Contudo a noção da importância do *M. fermentans* na progressão da doença ainda carece de suporte substancial (Lo *et al.*, 1992; Katseni *et al.*, 1993; Wang *et al.*, 1993). O *M. hominis* tem sido isolado com frequência de feridas no esterno de receptores de transplantes cardíacos e pulmonares (Taylor-Robinson, 1996).

Diagnóstico laboratorial

M. hominis e *Ureaplasma* spp. podem ser rapidamente e facilmente isolados de culturas de material biológico, o que não ocorre com organismos de crescimento lento e exigente como o *M. pneumoniae* e o *M. genitalium*, associado ao fato de o *M. pneumoniae* permanecer detectável em amostras clínicas do trato respiratório por períodos variados após uma infecção aguda. Estes fatores propiciam maior dificuldade em se estabelecer o significado clínico de culturas positivas assim como resultados positivos da PCR. Faz-se, então, necessária a correlação das manifestações clínicas com os testes diagnósticos disponíveis, sendo a conversão sorológica a melhor evidência de infecção aguda até o momento.

Isolamento do agente etiológico

As amostras clínicas em geral coletadas para processamento de cultura de micoplasmas são: para *M. pneumoniae* geralmente amostras de trato respiratório, escarro, lavado broncoalveolar, secreção de orofaringe e líquido pleural, líquido amniótico, líquido cefalorraquidiano, e para *M. hominis* e *Ureaplasma* spp., amostras de raspados vaginais e uretrais, biopsias, sêmen, secreção prostática, urina, sangue e líquido sinovial. Este material deve ser transportado em meio adequado para a manutenção da viabilidade dos microrganismos, evitando seu ressecamento. Os meios ideais utilizados para o transporte são: caldo de tripticase (2 mℓ) com 0,5% de albumina bovina, acrescido de penicilina, meio de Stuart ou ainda meios específicos para micoplasmas como o SP-4 ou o caldo de Shepard 10B, que também podem ser meios de crescimento. Material de biopsia pode ser transportado em recipiente estéril e imediatamente conduzido ao laboratório. As amostras devem ser refrigeradas se não forem rapidamente encaminhadas para processamento.

Mycoplasma spp. pode ser isolado com sucesso de amostras de sangue inoculados em meio líquido específico para crescimento de micoplasma, livre de anticoagulante, em uma razão de 1:10, utilizando-se um volume mínimo de 10 mℓ de sangue. Não devem ser inoculados em garrafas com meios de culturas comerciais e não devem ser processados em equipamentos automatizados de detecção de crescimento (Pratt, 1990).

A partir do meio de transporte inocula-se 0,1 mℓ nos meios de cultivos que geralmente contêm infusão de cérebro e coração e extrato de levedura, acrescidos de soro de cavalo, solução de DNA, glicose, acetato de tálio e penicilina. Os meios são incubados a 37°C em condições atmosféricas com suplementação de 5 a 10% de CO_2 e apresentam aspecto característico de "ovo frito" como já descrito. *M. hominis* e *Ureaplasma* spp. têm taxa de crescimento mais alta e podem ser visualizados em 2 a 4 dias de cultivo, enquanto o *M. pneumoniae* geralmente requer 21 dias ou mais. As culturas devem ser incubadas por pelo menos 7 dias antes de serem consideradas negativas para micoplasmas urogenitais e 4 semanas para *M. pneumoniae* (Godoy e Veronesi, 1996). Não há padrões de culturas definidos para outras espécies de micoplasmas e técnicas moleculares podem ser solicitadas a laboratórios de referência quando houver necessidade.

Culturas para *Ureaplasma* spp. devem ser examinadas 2 vezes/dia para mudança de cor devido à produção de urease, pois o microrganismo só permanece viável por mais algumas horas. Colônias de *M. hominis* não produzem urease e apresentam mais frequentemente o aspecto de "ovo frito". Azul de metileno pode ser adicionado à placa de ágar, caso se tenha dúvidas quanto à presença de colônias de micoplasma. Estas se tornam azuis após a adição do corante. As placas de cultura devem ser observadas sob aumento de 20 a 60×, utilizando-se equipamento apropriado.

Devido à falta de parede celular os micoplasmas não se coram pelo método de Gram. A identificação do microrganismo é sugerida pela associação do aspecto da colônia, da cor do meio de cultura acrescido de indicador, do Gram, do local de isolamento do agente e da suspeita clínica. Técnicas mais sofisticadas de identificação podem ser encontradas em laboratórios de referência e compreendem a utilização de soros espécie-específicos, imunoperoxidase, PCR, entre outras.

Teste de sensibilidade antimicrobiana. O método de disco difusão amplamente utilizado em testes de sensibilidade antimicrobiana em laboratórios clínicos não apresenta correlação e padronização para espécies de micoplasmas. O teste mais utilizado é o de microdiluição em caldo para determinação da concentração inibitória mínima (CIM), sendo de execução trabalhosa, mas de custo acessível. O método de E-test já foi validado para sensibilidade do *M. hominis* a tetraciclina e fluorquinolonas e para *Ureaplasma* spp. a diversos antimicrobianos. Entretanto, não há padronização da técnica e dos pontos de cortes para discriminação de suscetibilidade para micoplasma. Deve-se utilizar uma cepa controle sempre que se realizar um teste de sensibilidade a antimicrobianos para micoplasmas (Waites *et al.*, 2003).

É importante ressaltar que o isolamento do *M. pneumoniae*, patógeno não componente da flora normal, tem significado clínico. O *M. hominis* e *U. urealyticum* isolados de matéria urogenital requerem criteriosa correlação clinicolaboratorial, pela possibilidade de colonização vaginal e uretral assintomática.

▪ Métodos sorológicos

Dentre os métodos diagnósticos para detecção do agente etiológico estão os testes sorológicos, utilizados em larga escala pela maioria dos laboratórios pela facilidade de execução e menor custo do que as técnicas moleculares, ainda de uso restrito. Entre estes, o teste de fixação de complemento, teste de referência para *M. pneumoniae* no passado, apresenta algumas limitações por detectar principalmente IgM pode apresentar-se com resultados falso-negativos em adultos que produzem apenas IgG ou têm uma resposta fraca de anticorpos IgM; o antígeno glicolipídico utilizado no teste não é específico para micoplasma apresentando também resultados falso-positivos (Lind, 1982); a detecção de IgM não é suficiente para confirmar doença atual já que o anticorpo pode permanecer detectável por vários meses, sendo mais indicativo de doença recente (Godoy e Veronesi, 1996; Schlossberg, 2001).

Detecção de crioaglutininas por meio da aglutinação de hemácias Rh-negativas a 4°C apresenta associação com infecção por *M. pneumoniae* em 50% dos casos. Títulos acima de 1:64 ou um aumento de 4 vezes na titulação sugerem infecção recente por *M. pneumoniae*, entretanto não é um teste específico. Este teste pode apresentar-se positivo em outras condições clínicas como infecções virais e na presença de doenças autoimunes relacionadas com o colágeno, não sendo um teste recomendado (Godoy e Veronesi, 1996; Waites *et al.*, 2003).

Os ensaios de imunofluorescência, capazes de detectar IgM e IgG separadamente, foram desenvolvidos para detecção de *M. pneumoniae*, entretanto apresentam variabilidade técnica e subjetividade na interpretação, reduzindo sua capacidade de reprodutividade (Sillis, 1990; Barker *et al.*, 1990; Aubert *et al.*, 1992; Karppelin *et al.*, 1993; Lieberman *et al.*, 1995).

Já os ensaios imunoenzimáticos desenvolvidos para o *M. pneumoniae* são mais sensíveis do que a cultura e os testes de fixação de complemento, além de uma realização mais simples. Sua maior limitação é a necessidade de demonstrar a soroconversão para diagnóstico de infecção aguda, por meio do aumento de quatro vezes nos títulos de anticorpos com intervalo de 2 a 4 semanas, perdendo importância no diagnóstico precoce e no auxílio da terapêutica. Uma alternativa é o recém-lançado teste de enzima-imunoensaio baseado em membrana, qualitativo, para infecção aguda de *M. pneumoniae* que permite a detecção rápida de IgM em apenas uma amostra clínica; entretanto, assim como o teste de fixação de complemento, perde sensibilidade nos pacientes adultos com baixa ou ausência de produção de IgM (Thacker e Talkington, 2000). Desta maneira, a necessidade de melhores reagentes sorológicos para a detecção de infecção aguda pelo *M. pneumoniae* continua sendo um desafio para as próximas décadas (Fedorko *et al.*, 1995; Waites *et al.*, 2003).

Nenhum teste sorológico é satisfatório na detecção de infecção por micoplasma no trato geniturinário e não deve ser recomendado com propósitos diagnósticos até o momento (Taylor-Robinson e Csonka, 1981; Brown *et al.*, 1983).

▪ Métodos moleculares

PCR foram desenvolvidas para todas as espécies de micoplasmas de importância clínica em humanos (Barbeyrac *et al.*, 1993; Razin, 1994; Falguera *et al.*, 1996; Colaizy *et al.*, 2003). A presença de resultados positivos de PCR para *M. pneumoniae* com culturas negativas em indivíduos assintomáticos do ponto de vista respiratório pode ser devida à persistência do agente ou portador assintomático ou ainda especificidade inadequada da PCR. O método molecular pode ser um instrumento valioso na identificação de espécies de um micoplasma desconhecido em culturas ou presença de determinantes de resistência (Robertson *et al.*, 1993).

A limitação das técnicas moleculares como testes diagnósticos de rotina na detecção de infecção por *M. pneumoniae* está na baixa concentração deste agente encontrada em amostras clínicas de escarro de pacientes infectados, entre 10^2 e 10^6 UFC/mℓ, muito próximo ao limite de sensibilidade do teste, 10^3 a 10^4 UFC/100 μℓ da amostra, não sendo recomendada para fins diagnósticos.

da Costa *et al.*, pesquisando a presença de DNA de *Mycoplasma genitalium* em amostras de urina de 233 homens infectados pelo HIV-1, por PCR em tempo real, na cidade de São Paulo, encontraram *M. genitalium* em 13 das amostras pesquisadas (5,8%). Concluíram ser a PCR em tempo real um método rápido para esta finalidade (da Costa *et al.*, 2010).

▸ Tratamento

O tratamento para infecção por micoplasma, em especial o *M. pneumoniae*, do ponto de vista prático, é empírico devido ao tempo necessário para o cultivo e isolamento do agente infeccioso somado à falta de padronização dos testes de sensibilidade antimicrobiana. Estas dificuldades fazem com que estes testes sejam interpretados com cautela e recomenda-se a liberação do valor do MIC (concentração inibitória mínima) para a decisão clínica do tratamento. *M. hominis* e *Ureaplasma* spp. geralmente apresentam MIC < 2 μg/mℓ para cepas sensíveis a tetraciclinas e > 8 μg/mℓ para cepas resistentes. Para a maioria dos antimicrobianos os Mollicutes apresentam MIC < 1 μg/mℓ.

Os Mollicutes são naturalmente resistentes aos antimicrobianos com ação na parede celular por não a possuírem. Portanto, são resistentes aos agentes betalactâmicos como penicilinas, cefalosporinas e carbapenens, e a outros agentes que atuam na parede celular, como rifampicina, vancomicina, entre outros.

O *M. pneumoniae* é sensível a uma variedade de agentes antimicrobianos, sendo a tetraciclina, a eritromicina e os macrolídios (azitromicina, 500 mg/dia durante 3 dias, e claritromicina, 500 mg 12/12 h por 2 a 3 semanas) os fármacos de escolha para infecção por este patógeno. A escolha dentre eles deve ser feita com base na idade do paciente. Crianças menores de 8 anos e gestantes devem ser tratadas com eritromicina na dose de 30 a 50 mg/kg/dia, se menores de 25 kg, e 1 g/dia se com mais de 25 kg. Tetraciclina, 500 mg 8/8 h ou eritromicina, 500 mg 6/6 h, são recomendadas para adultos. As quinolonas também têm apresentado boa correlação clínica no tratamento das pneumonias por *M. pneumoniae*, sendo recomendado o uso das novas medicações como levofloxacino, 50 mg/dia, gatifloxacino, 400 mg/dia ou moxifloxacino, 400 mg/dia, e novas fluorquinolonas, como a gemifloxacino (Yoo *et al.*, 2004; Pereyre *et al.*, 2004). O tratamento deve durar de 2 a 3 semanas, entretanto o agente pode ser recuperado do trato respiratório do paciente durante alguns meses, assim como os testes sorológicos. A correlação clínica com o tratamento indica o seu sucesso (Taylor-Robinson e Bébéar, 1997; Nascimento-Carvalho e Souza-Marques, 2004).

As tetraciclinas são preferíveis quando fazem parte do diagnóstico diferencial com a psitacose, febre Q ou *M. fermentans*, assim como a eritromicina é preferível quando o diagnóstico diferencial se faz com a doença dos legionários (Smith, 2010).

A resistência dos Mollicutes aos múltiplos antimicrobianos tem sido vista principalmente em pacientes com hipogamaglobulinemia, pois as concentrações atingidas são bacteriostáticas e o sistema imunológico desempenha papel fundamental na erradicação do agente.

▸ Prevenção

Nenhum método foi estabelecido como efetivo para prevenção de infecção por micoplasma. Pode-se evitar a presença do paciente em ambientes fechados. Existem vacinas atenuadas e inativadas para micoplasmas, principalmente para o *M. pneumoniae*, de comprovado efeito protetor para a doença, sobretudo para a pneumonia. Mas esta profilaxia não impede a infecção, apenas a ocorrência de formas clínicas aparentes. Esta proteção, tal como ocorre na infecção natural, não é duradoura, e a limitação do estado de proteção associado à precária resposta imunitária aos antígenos do micoplasma dificultam sobremaneira a possibilidade do controle adequado por meio da vacinação.

▸ Referências bibliográfias

Ainsworth JG, Clarke J, Goldin R, Taylor-Robinson D. Disseminated *Mycoplasma fermentans* in AIDS patients: several case reports. *Int J STD AIDS* 11: 751-755, 2000a.

Ainsworth JG, Hoursaid S, Clarke J, Mitchell D, Weber JN, Taylor-Robinson D. *Mycoplasma* species in rapid and slow HIV progressors. *Int J STD AIDS* 11: 76-79, 2000b.

Aubert G, Pozzetto B, Gaudin OG, Hafic J, Mbida AD, Ros A. Evaluation of five commercial tests: complement fixation, microparticle agglutination, indirect immunofluorescence, enzyme-linked immunosorbent assay and latex agglutination, in comparison to imunoblotting for *Mycoplasma pneumoniae* serology. *Ann Biol Chem* 50: 593-597, 1992.

Barker CE, Sillis M, Wreghitt. Evaluation of Serodia Myco II particle agglutination test for detecting *Mycoplasma pneumoniae* antibody: comparison with µ-capture ELISA and indirect immunofluorescence. *J Clin Pathol* 43: 163-165, 1990.

Baseman JB, Tully JG. Mycoplasmas: sophisticated reemerging, and burdened by their notoriety. *Emerg Infect Dis* 3: 21-32, 1997.

Brown MB, Cassell GH, Taylor-Robinson D, Shepard MC. Measurement of antibody to *Ureaplasma urealyticum* by an enzyme-linked immunosorbent assay and detection of antibody responses in patients with nongonococcal urethritis. *J Clin Microbiol* 17: 288-295, 1983.

Cassell GH, Waites KB, Crouse DT. Mycoplasmal infections. In Remington JS, Klein JO (eds), *Infections Diseases of the Fetus and Newborn Infant*, 5th ed., W. B. Saunders, Philadelphia, p. 733-767, 2001.

Clausen HF, Fedder J, Drasbek M, Nielsen PK, Toft B, Ingerslev HJ, Birkelund G. Serological investigation of *Mycoplasma genitalium* in infertile women. *Hum Reprod* 16: 1866-1874, 2001.

Colaizy TT, Kuforiji T, Sklar RS, Pillers de AM. PCR methods in clinical investigations of human ureaplasmas: a minireview. *Mol Genet Metab* 80: 389-397, 2003.

Couch RB. Mycoplasma diseases. In Mandell GL, Gordon-Douglas Jr R, Bennett JE (eds), *Principles and Practice of Infectious Diseases*, 3rd ed., Churchill Livingstone, New York, p. 1445-1463, 1990.

da Costa FA, da Silva RC, Arruda LB, Montanheiro P, da Silva Duarte AJ, Casseb J. Prevalence of *Mycoplasma genitalium* among HIV-infected men in São Paulo city detected by real time polymerase chain reaction. *Intl Std AIDS* Jan; 21(1): 23-5, 2001.

de Barbeyrac B, Berner-Poggi C, Febrer F, Renaudin H, Dupon M, Bébéar C 1993. Detection of *Mycoplasma pneumoniae* and *Mycoplasma genitalium* in clinical samples by polymerase chain reaction. *Clin Infect Dis* 17(Suppl. 1): 83-89, 1993.

Falguera M, Nogues A, Ruiz-Gonzalez A, Garcia M, Puig T. Detection of *Mycoplasma pneumoniae* by polymerase chain reaction in lung aspirates from patients with community-acquired pneumonia. *Chest* 110: 972-976, 1996.

Fedorko DP, Emery DD, Franklin SM, Congdon DD. Evaluation of a rapid enzyme immunoassay system for serologic diagnosis of *Mycoplasma pneumoniae* infection. *Diagn Microbiol Infect Dis* 23: 85-88, 1995.

Foy HM. Infections caused by *Mycoplasma pneumoniae* and possible carrier state in different populations of patients. *Clin Infect Dis* 17(Suppl. 1): 37-47, 1993.

Furr PM, Taylor-Robinson D, Webster ADB. Mycoplasmas and Ureaplasmas in patients with hipogamaglobulinaemia and their role in arthritis: microbiological observations over 20 years. *Ann Rheum Dis* 53: 183-187, 1994.

Ginestal RC, Plaza JI, Callezo JM, Rodríguez-Espinosa N, Fernandez-Ruiz LC, Masjuan J. Bilateral optic neuritis and Guillain-Barré síndrome following an acute *Mycoplasma pneumoniae* infection. *J Neurol* 251: 767-768, 2004.

Godoy CVF, Veronesi R. Infecções causadas por micoplasmas. In Veronesi R, Focaccia R (eds), *Veronesi: Tratado de Infectologia*. Atheneu, São Paulo, p. 533-535, 1996.

Hablitzel AC, Pereira CR, Dias MBES, Campos FPF, Mazieri NAD, Godoy CVF. *Mycoplasma pneumoniae*: avaliação da reação imunoenzimática (ELISA) em pacientes com pneumopatia infecciosa. *Rev Bras Patol Clínica* 26: 64-76, 1990.

Hansbro PM, Beagley KW, Horvat JC, Gibson PG. Role of atypical bacteria infection of the lung in predisposition/protection of asthma. *Pharmacol Ther* 101: 193-210, 2004.

Jung H, Wang SY, Yang IH, Hsueh DW, Yang WJ, Wang TH, Wang HS. Detection and treatment of mycoplasma contamination in cultured cells. *Chan Gung Med J* 26: 250-258, 2003.

Karppelin M, Hakkarainen K, Kleemola M, Miettinen A. Comparison of three serological methods for diagnosing *Mycoplasma pneumoniae* infection. *J Clin Pathol* 46: 1120-1123, 1993.

Katseni VL, Gilroy CB, Ryait BK, Ariyoshi K, Bieniasz PD, Weber JN, Taylor-Robinson D. *Mycoplasma fermentans* in individuals seropositive and seronegative for HIV-1. *Lancet* 341: 271-273, 1993.

Lieberman D, Horowitz S, Horowitz O, Schlaeffer F, Porath A. Microparticle agglutination *versus* antibody capture enzyme immunoassay for diagnosis of community acquired *Mycoplasma pneumoniae* pneumonia. *Eur J Clin Microbiol Infect Dis* 14: 577-584, 1995.

Lind K. Serological cross-reaction between *Mycoplasma genitalium* and *M. pneumoniae*. *Lancet* ii: 1158-1159, 1982.

Lo SC, Hayes MM, Tully JG, Wang RY, Kotani H, Pierce PF, Rose DL, Shih JWK. *Mycoplasma penetrans* sp. nov. from the urogenital tract of patients with AIDS. *Int J Syst Bacteriol* 42: 357-364, 1992.

Lo SC, Wear DJ, Green SL, Jones PG, Legier JF. Adult respiratory distress syndrome with or without systemic disease associated with infections due to *Mycoplasma fermentans*. *Clin Infect Dis* 17 (Suppl.): 259-263, 1993.

Machado AMO. Micoplasmas. In *Atualização Terapêutica* 2003. 21ª ed., Artes Médicas, São Paulo, p. 248-252, 2003.

Martin RJ, Kraft HW, Chu HW, Berns A, Cassell GH. A link between chronic asthma and chronic infection. *J Allergy Clin Immunol* 107: 595-601, 2001.

Meloni F, Paschetto E, Mangiarotti P, Crepaldi M, Morosini M, Bulgheroni A, Fietta A. Acute *Chlamydia pneumoniae* and *Mycoplasma pneumoniae* infection in community-acquired pneumonia and exacerbations of COPD or asthma: therapeutic considerations. *J Chemother* 16: 70-76, 2004.

Meyer RD, Clough W. Extragenital *Mycoplasma hominis* infections in adults: emphasis on immunosupression. *Clin Infect Dis* 17(Suppl.): 243-249, 1993.

Nascimento-Carvalho CM, Souza-Marques HH. Recomendação da Sociedade Brasileira de Pediatria para antibioticoterapia em crianças e adolescentes com pneumonia comunitária. *Rev Panam Salud Publica* 15: 380-387, 2004.

Nocard R, Borrel S, Dujardin B. Le microte de la pneumonie. *Ann Inst Pasteur* 12: 240-262, 1898.

Ostapchuk M, Roberts DM, Haddy R. Community-acquired pneumonia in infants and children. *Am Fam Physician* 70: 899-908, 2004.

Pereyre S, Renaudin H, Bébéar C, Bébéar CM. *In vitro* activities of the newer quinolones garenoxacin, gatifloxacin, and gemifloxacin against human mycoplasmas. *Antimicrob Agents Chemother* 48: 3165-3168, 2004.

Pratt B. Automatic blood culture systems: detection of *Mycoplasma hominis* in SPS-containing media. In Staneck G, Cassel GH, Tully JG, Whitcomb RF (eds), *Recent Advances in Mycoplasmology*, Gustav Fisher Verlag, Stuttgart, p. 778-781, 1990.

Razin S. DNA probes and PCR in diagnosis of mycoplasma infections. *Mol cell Probes* 8: 497-511, 1994.

Robertson JA, Verkris A, Bébéar C, Stemke GW. Polymerase chain reaction using 16S-RNA gene sequences distinguishes the two biovars of *Ureaplasma urealyticum*. *J Clin Microbiol* 31: 824-830, 1993.

Schlossberg D. Infecção pelo micoplasma. In *Cecil Textbook of Medicine*, 2ª ed., Guanabara Koogan, Rio de Janeiro, 2001.

Shaeverbeke T, Renaudin H, Clerc M, Lequen LN, Vernhes JP, de Barbeyrac B, Bannwarth B, Benbéar C, Dehais J. Systematic detection of mycoplasmas by culture and polymerase chain reaction (PCR) procedures in 209 synovial fluid samples. *Br J Rheumatol* 36: 310-314, 1997.

Sillis M. The limitation of IgM assays in the serological diagnosis of *Mycoplasma pneumoniae* infection. *J Med Microbiol* 33: 253-258, 1990.

Smith LG. *Mycoplasma pneumoniae* and its complications. *Infect Dis Clin North Am*. Mar 24(1): 57-60, 2010.

Takimoto S, Pannuti CS, Levi CG *et al*. Pneumopatia por *Mycoplasma pneumoniae*. *Rev Inst Adolfo Lutz* 34: 109-117, 1974.

Taylor-Robinson D. Infections due to species of *Mycoplasma* and *Ureaplasma*: an update. *Clin Infect Dis* 23: 671-684, 1996.

Taylor-Robinson D, Bébéar C. Antibiotic susceptibilities of micoplasmas and treatment of mycoplasmal infections. *J Antimicrob Chemother* 40: 622-630, 1997.

Taylor-Robinson D, Csonka GW. Laboratory and clinical aspects of micoplasmal infections of the human genitourinary tract. *Rec Adv Sex Transm Dis* 2: 151-186, 1981.

Taylor-Robinson D, Gourlay RN. *Ureaplasma*. In Krieg NR, Holt JG (eds), *Berger's Manual of Systematic Bacteriology*, Vol. I, Williams e Wilkins, Baltimore, p. 770-775, 1984.

Taylor-Robinson D, Horner PJ. The role of *Mycoplasma genitalium* in non-gonococcal urethritis. *Sex Transm Infect* 77: 229-231, 2001.

Thacker WL, Talkington DF. Analysis of complement fixation and commercial enzyme immunoassay for detection of antibodies to *Mycoplasma pneumoniae* in human serum. *Clin Diagn Lab Immunol* 7: 778-780, 2000.

Volter C, Helms J, Weissbrich B, Riekhann P, Abele-Horn M. Frequent detection of *Mycoplasma pneumoniae* in Bell's palsy. *Eur Arch Otorhinolarygol* 261: 400-404, 2004.

Waites KB, Rikihisa Y, Taylor-Robinson D. *Mycoplasma* and *Ureaplasma*. In Murray PR, Baron EJ, Jorgensen JH, Pfaller MA, Yolken RH (eds), *Manual of Clinical Microbiology*, ASM Press Washington, D.C., p. 972-990, 2003.

Wang RYH, Shih JWK, Weiss SH, Grandinetti T, Pierce PF, Lange M, Alter HJ, Wear DJ, Davies CL, Mayur RK, Lo SC. *Mycoplasma penetrans* infection in male homosexuals with AIDS: high prevalence and association with Kaposi's sarcoma. *Clin Infect Dis* 17: 724-729, 1993.

Yoo BK, Triller DM, Yong CS, Lodise TP. Gemifloxacin: a new fluoroquinolone approved for treatment of respiratory infections. *Ann Pharmacother* 38: 1226-1235, 2004.

128 Legionelose

Cid Vieira Franco de Godoy, Cecília Helena V. F. de Godoy Carvalhaes e Carlos Eduardo dos Santos Ferreira

▸ Conceito e histórico

A legionelose, importante causa de pneumonia comunitária e nosocomial, é determinada por bactéria facultativamente intracelular, tendo como principal patógeno a *Legionella pneumophila*. Aproximadamente um terço das pneumonias adquiridas na comunidade são casos de pneumonia atípica causados por *L. pneumophila*, *Mycoplasma pneumoniae* e *Chlamydophila pneumoniae* (Pinar *et al.*, 2004). Há consenso na literatura mundial que entre 5 e 15% das pneumonias comunitárias são causadas por *Legionella* sp. (Veronesi *et al.*, 1996).

Descrita inicialmente sob a forma epidêmica nos EUA, ocorrem epidemias de legionelose em, praticamente, todos os países do mundo em que foram realizadas pesquisas voltadas à identificação do agente (Mazieri *et al.*, 1994; Pancer *et al.*, 2003; Borela *et al.*, 2003; Mirete *et al.*, 2004; Lindsay *et al.*, 2004). Estudo realizado na Europa entre os anos 2000 e 2002 registrou a ocorrência de um total de 10.322 casos de legionelose-doença, com 189 surtos epidêmicos associados a infecções nosocomiais, exposição comunitária ou por viagens (Joseph e Grupo de Trabalho Europeu para Infecções por Legionella, 2004).

O primeiro isolamento de *L. pneumophila*, a partir de sangue de paciente com quadro infeccioso indefinido, foi realizado, historicamente, em 1947. Nesta ocasião, do material do paciente inoculado em cobaios, foi detectado e isolado um microrganismo, designado então como agente OLDA. Três décadas depois, a amostra foi identificada como *L. pneumophila* (Winn e Washington, 1988).

Dramático surto de pneumonia ocorreu em 1976, na cidade de Philadelphia, EUA, durante e após a convenção dos Legionários Americanos, realizada no Bellevue-Statford Hotel, com acometimento de 221 entre os 4.400 convencionais e seus familiares reunidos, com 34 casos evoluindo para o óbito. A epidemia, caracterizada por febre, tosse e pneumonia, sem causa aparente, desencadeou uma das mais extensas e completas investigações epidemiológicas na história da medicina, identificando-se, após a decorrência de vários meses de perseverante pesquisa, uma nova bactéria, batizada como *L. pneumophila* e a doença por ela causada "doença dos legionários". Outras epidemias, com apresentação de quadro febril, cefaleia e pneumopatia foram posteriormente descritas, tendo como agente causal a *Legionella* sp. (Herwaldt *et al.*, 1984).

No Brasil, a *L. pneumophila* foi isolada, pela primeira vez, de paciente com quadro clínico grave de ARD-SARA (*acute respiratory disease* – síndrome da angústia respiratória do adulto), demandando tratamento em unidade de terapia intensiva, com respiração assistida, e apresentando evolução lenta, de 3 semanas, permanecendo o paciente com sequelas de função respiratória. A confirmação do isolamento foi realizada pelo aumento significativo dos títulos de anticorpos séricos específicos a partir de quatro amostras seriadas de sangue coletadas do paciente, durante a fase aguda da doença, convalescença e retorno ambulatorial do paciente após alta hospitalar (Pereira-Gomes *et al.*, 1988; 1989).

▸ Etiologia e evolução dos conhecimentos

O agente etiológico da doença dos legionários é a *L. pneumophila*, propondo-se originalmente este único gênero e espécie para a família Legionellaceae. Estudos posteriores identificaram mais de 50 espécies com cerca de 60 sorogrupos entre as numerosas espécies, metade das quais estão implicadas na legionelose-doença, sendo que as demais espécies foram isoladas do meio ambiente, principalmente da água. Na maioria, os casos de legionelose são causados pela *L. pneumophila*, dos sorogrupos 1 (agente da epidemia descrita em Philadelphia ocorrida em 1976), 4 e 6, mas outras espécies de *Legionella* foram associadas à doença, entre as quais se destacam *L. micdadei*, *L. longbeachae*, *L. dumoffii*, *L. bozemanii*, *L. wadsworhii* e *L. feelii* (Fang *et al.*, 1989; Benson e Fields, 1998).

A evolução dos conhecimentos, utilizando técnicas de hibridização de DNA e análises do sequenciamento do código genético, ofereceu suporte à delineação fitogenética de todas estas espécies dentro da família Legionellaceae, pertencente à subdivisão gama da Proteobacteria (Hookey *et al.*, 1996).

A amostra da espécie inicialmente isolada na epidemia de Philadelphia, em 1976, por Joseph McDade no CDC (Centers for Disease Control and Prevention), foi obtida a partir de necropsias de casos fatais, inoculando-se triturados de pulmões em cobaios e praticando-se esfregaços de baço, fígado e peritônio dos animais moribundos, após cerca de 6 dias da inoculação, com visualização microscópica de numerosos bacilos pequenos, fracamente gram-negativos, apresentando flagelo polar. Atualmente o isolamento da *Legionella*, bactéria de crescimento fastidioso, é realizado em meio de cultura sólido seletivo, a base de BCYE (*blood charcoal yeast extract* ágar-carvão extrato de levedura), contendo extrato de levedura em meio tamponado, L-cisteína e ácido cetoglutárico, acrescido de antibióticos (cefalotina, colistina, cefomandole e ciclo-hexamida), incubado em meio aeróbio e úmido, na presença de pequena concentração de CO_2 (2,5%), temperatura de 35°C, visualizando-se após cerca de 4 dias pequenas colônias mucoides de consistência pegajosa à manipulação com alça de platina. Apresentam-se microscopicamente, à coloração pelo método de Gram associada a fucsina fenicada, como bacilos gram-negativos delgados e longos, às vezes com aspecto filamentoso. Para a demonstração do agente em cortes de tecidos infectados, o método de escolha é a impregnação pela prata de Dieterle (Wilkinson, 1988). As espécies de *Legionella* são bacilos de dimensões reduzidas (0,3 a 0,9 μm de largura por 2 μm de comprimento), apresentando-se como cocobacilos em secreções e tecidos infectados, podendo-se visualizar formas longas, filamentosas (até 20 μm de comprimento) dos bacilos, quando em cultivo. São bactérias obrigatoriamente aeróbias, de crescimento lento, fastidioso e não fermentativas. Distinguem-se de outras bactérias sarcolíticas pela exigência de sais de ferro e L-cisteína para o isolamento primário em meios sólidos e pela presença de ácidos graxos celulares e ubiquinonas peculiares e características (Waite, 1988) e pelo sequenciamento genético (Pinar *et al.*, 1997).

Estudos mais recentes, referentes à análise estrutural desta bactéria facultativamente intracelular, detectaram uma endopeptidase com envolvimento no sistema de secreção proteica que exerce papel preponderante na virulência do microrganismo (Lammertyn *et al.*, 2004).

▸ Etiopatogenia e dinâmica da infecção

A *Legionella*, parasito intracelular facultativo, é encontrada na água, que é seu reservatório natural, em geral infectando protozoários, e também no solo. Sobrevive, o microrganismo, a uma gama variada de condições, incluindo temperaturas entre 0 e 63°C, pH de 5,0 a 8,5, cloração usual de reservatórios, proliferando preferencialmente em temperaturas entre 30 e 50°C. A *Legionella* adere a vários materiais normalmente encontrados em reservatórios de água, como borracha, madeira e plástico, sendo que sedimentos orgânicos e inorgânicos e a presença e multiplicação de outros microrganismos ambientais estimulam o seu crescimento. A presença de bactérias, como *Flavobacterium breve*, *Pseudomonas* sp., *Alcaligenes* sp., actinobacilos e algas cianofíceas em meios aquáticos propiciam particularmente o crescimento da *Legionella*. Pode ainda infectar e multiplicar-se em espécies aquáticas e do solo de amebas (*Hartamanella* sp., *Acantamoeba* sp. e *Naegleria* sp.) inclusive amebas isoladas de reservatórios de água aquecidos. São relativamente tolerantes à cloração em concentrações normais, explicando a sobrevivência a processos usuais de tratamento da água e sua passagem em sistemas de distribuição de água (encanamentos, torneiras e chuveiros) e tubulações de ar-condicionado de tipo central. Os sistemas de distribuição de águas colonizados por *Legionella* sp. são atualmente reconhecidos como fontes primárias de infecções nosocomiais e também de casos comunitários esporádicos.

A legionelose-doença não é transmitida diretamente de pessoa a pessoa. Na grande maioria dos casos, água contendo a bactéria acessa o trato respiratório por inalação de aerossóis ou aspiração. Seguindo a entrada pelo trato aéreo superior, grande parte dos microrganismos é eliminada ou inativada pelas células epiteliais ciliadas do sistema respiratório e pelo sistema imune pulmonar competente normal. A deficiente atividade mucociliar do hospedeiro, seguida de aspiração, aumenta muito o risco de infecção. Amostras virulentas de *Legionella* são flageladas e aderem às células epiteliais respiratórias por meio de *pili*.

A *Legionella* se multiplica no interior de macrófagos alveolares, assim como também nas células epiteliais alveolares, como sítio alternativo de replicação, contribuindo para a gravidade da pneumonia em pacientes com doença dos legionários, além do envolvimento de fagócitos inflamatórios, como macrófagos, do hospedeiro infectado. Há evidências também de participação de células dendríticas.

Pode haver bacteriemia em pacientes com formas graves da doença, comprometendo vários órgãos (endocárdio, pericárdio, pâncreas, rins, entre outros), ocorrendo em fases avançadas de progressão da doença, particularmente em pacientes imunodeprimidos, e geralmente apresentando evolução fatal.

Foram descritos vários fatores de virulência da *Legionella*, entre os quais uma toxina formadora de poros, *pili* tipo IV, flagelos e sistemas secretores de tipos I e IV, além de outros fatores regulados por genes como o *mip* – potenciador de infectividade para o macrófago (Dumenil *et al.*, 2004; Hilbi *et al.*, 2010).

Após atingir os alvéolos, o desenlace depende das propriedades virulentas do microrganismo *versus* a competência do hospedeiro em resistir à infecção. O macrófago residente alveolar é a primeira célula fagocítica a ser encarada pela *Legionella*. A capacidade e eficiência desta célula em fagocitar, digerir e matar a bactéria torna o macrófago alveolar o componente crítico de defesa do hospedeiro. Após a entrada por fagocitose nesta célula mononuclear, a *L. pneumophila* é englobada por um fagossomo especializado. Contudo os fagossomos contendo os microrganismos não se fundem com lisossomos, permitindo à bactéria a fuga dos mecanismos microbicidas destas organelas. Os agentes se multiplicam até a ruptura celular, liberando as bactérias para a fagocitose por novos macrófagos recrutados, reiniciando o ciclo de ingestão, multiplicação e liberação pós-lise celular.

O mecanismo da citotoxicidade contato-dependente mediado pela *L. pneumophila*, segundo o qual a formação de poros foi originalmente atribuída ao resultado da inserção de múltiplos canais Dot/Icm na membrana hospedeira, por contato bacteriano, sofreu modificação após trabalho recente realizado na Universidade de São Paulo por Silveira e Zamboni, em 2010. Esses pesquisadores evidenciaram que com células de mamíferos, os poros resultam da ativação de inflamossoma da célula hospedeira em resposta à flagelina bacteriana. Assim, a ativação de inflamossoma aparece como grande responsável pela característica-chave da virulência da *L. pneumophila*, portadora de flagelina (Hilbi *et al.*, 2010; Silveira e Zamboni, 2010).

A segunda linha de defesa compreende os leucócitos polimorfonucleares e monócitos. A *L. pneumophila* resiste à ação bactericida dos leucócitos polimorfonucleares. Estudos *in vitro* demonstraram que esta bactéria somente é ingerida de maneira eficaz por neutrófilos na presença de anticorpos específicos ou complemento. Estes estudos mostram ainda que a imunidade humoral exerce apenas papel secundário na defesa do hospedeiro. A imunidade mediada por células aparenta ser a defesa primária do hospedeiro contra *Legionella*, assim como ocorre com outros patógenos intracelulares (*Listeria* sp., *Mycobacterium* sp. e *Toxoplasma* sp.). A doença dos legionários é mais comum e mais grave em pacientes com imunidade celular deprimida, sobretudo em receptores de transplantes e pacientes recebendo corticoterapia. Outro fato clínico de grande importância é a ocorrência de doença dos legionários em pacientes com leucemia por células pilosas, uma neoplasia maligna associada à disfunção e deficiência de monócitos (Cordonnier *et al.*, 1984; Nielson *et al.*, 1986). A demonstração do desenvolvimento de imunidade celular inclui o aparecimento de proliferação linfocitária e de hipersensibilidade cutânea retardada a antígenos de *L. pneumophila* dentro das duas primeiras semanas de infecção.

▸ Quadro clínico

A doença causada por *Legionella* sp. pode se apresentar desde a infecção amena, autolimitada, até a moléstia disseminada, com evolução fatal. Reconhecem-se, atualmente, duas formas clínicas distintas de legionelose: a febre de Pontiac e a doença dos legionários.

▸ **Febre de Pontiac.** É a forma não pneumônica, epidêmica de legionelose, apresentando sintomatologia gripal: febre moderada, que pode se elevar na criança (40°C), cansaço, mialgia, artralgia, cefaleia, tosse, dor de garganta (angina) e náuseas. O período de incubação é curto, de 1 a 2 dias (36 h em média), sem preferência de sexo ou idade, sem pneumonia, com resolução clínica completa no período de 1 semana, sem antibioticoterapia. Ocorre após a exposição a várias espécies de *Legionella* sp., entre as quais *L. pneumophila*, sorogrupos 1, 6 e 7, *L. midadei*, *L. feelii* e *L. anisa*. O diagnóstico é confirmado por provas laboratoriais, pela demonstração da soroconversão específica ou detecção de antígeno de *L. pneumophila* na urina (Pancer *et al.*, 2003).

▸ **Doença dos legionários.** A característica predominante é a pneumonia, mas a expressão clínica compreende desde febre baixa e sintomas respiratórios discretos até quadros de extrema gravidade, com infiltração pulmonar disseminada e comprometimento multissistêmico. O período de incubação varia entre 2 e 10 dias, com períodos mais curtos em pacientes imunodeprimidos. Inicia-se com sintomatologia inespecífica: febre, mal-estar, mialgia, anorexia, cefaleia e tosse branda e pouco produtiva. O escarro pode se apresentar com laivos de sangue e quando evolui para hemoptise (raramente) sugere diagnóstico de embolia pulmonar. A pneumonia evolui com dor torácica, pleurítica ou não e elevação de temperatura, podendo chegar a 40°C, com calafrios. Em cerca de 10 a 20% dos casos pode haver diarreia, náuseas, vômitos e dores abdominais e ainda manifestações neurológicas, com cefaleia, alteração do estado mental (obnubilação) e, mais raramente, letargia, encefalopatia e coma. Ao exame físico encontram-se estertores pulmonares, e, com a evolução, sinais de condensação pulmonar, podendo ocorrer choque com insuficiência renal e óbito (15 a 20% dos casos).

O diagnóstico diferencial clínico com pneumonia por outros microrganismos implicados nas pneumonias atípicas é complexo, mas alguns indícios podem sugerir diagnóstico de doença dos legionários:

- Paciente alcoólatra, fumante ou idoso
- Pacientes imunossuprimidos (recipiente de transplante de órgãos ou em terapia prolongada com corticoesteroides)
- Ocorrência em hospital ou ambiente onde o suprimento de água potável, água de ar-condicionado e vapor de aquecedor de água (chuveiro) é suspeito de contaminação por *Legionella* sp
- Quadro radiológico com padrão infiltrativo intersticial insidioso
- Esfregaços de secreções respiratórias coradas pelo Gram com numerosos neutrófilos e ausência de microrganismos ou alguns bastonetes curtos, delgados e fracamente gram-negativos
- Hiponatremia (valores inferiores a 130 mEq/mℓ no soro)
- Ausência de resposta satisfatória a antibióticos betalactâmicos e aminoglicosídios.

Entre os fatores de risco, destacam-se a imunossupressão (sobretudo por corticoesteroides), doença pulmonar crônica e o hábito de fumar. Na infecção nosocomial, a cirurgia é o fator predisponente mais importante, sendo os receptores de transplantes os de maior risco (Mazieri *et al.*, 1984).

A bacteriemia, presente nos casos graves de doença dos legionários, tende a ocorrer tardiamente na evolução da infecção, em geral precedendo a morte.

Formas clínicas extrapulmonares, mais frequentes em pacientes com imunossupressão e disseminação hematogênica, apresentam manifestações variadas, incluindo endocardite, pericardite, pielonefrite, peritonite, pancreatite, abscesso perirretal, sinovite, insuficiência renal aguda e colecistite (Fung *et al.*, 2004; Linscott *et al.*, 2004).

▸ **Exame radiológico.** Os pacientes, em sua grande maioria, apresentam alterações radiológicas pulmonares precocemente que estão presentes em todos após o terceiro dia de doença. O envolvimento inicial costuma ser unilateral, com predominância de lobo inferior. O infiltrado inicial é tipicamente intra-alveolar e pode ser segmentar-lobar ou esparso e difuso. A área de infiltração inicial progride, em dias subsequentes, para a consolidação progressiva. Esta progressividade das lesões é mais marcante nas pneumonias por *Legionella* sp. do que nas demais pneumonias, persistindo mesmo após a terapêutica antibiótica apropriada e bem-sucedida. Efusões pleurais são frequentes, porém raramente evoluem para a formação de empiema. Cavidades e abscessos pulmonares estão presentes, esporadicamente, em pacientes imunossuprimidos. Não há boa correlação entre a extensão dos infiltrados radiológicos e a gravidade das manifestações clínicas, havendo persistência das imagens radiológicas mesmo após a completa e boa evolução clínica (Yu, 1990).

▸ **Exames laboratoriais não específicos.** Podem corroborar para a suspeita clínica inicial, sendo indicados o hemograma com leucocitose, desvio à esquerda, linfopenia e hemossedimentação aumentada; urinálise com proteinúria e hematúria em 10% dos casos e dosagem do sódio sérico com hiponatremia. Podem ocorrer alterações discretas das provas renais e hepáticas.

▸ Diagnóstico laboratorial etiológico

Não apresentando a legionelose e a doença dos legionários quadro clínico e radiológico característico ou específico, métodos laboratoriais especializados são imprescindíveis para estabelecer o diagnóstico.

A prova laboratorial mais rápida e prática para o diagnóstico de doença dos legionários por *L. pneumophila* sorogrupo 1, agente responsável pela grande maioria dos casos, é a pesquisa de antígeno urinário. Esta é realizada por meio de enzima imunoensaio (EIA), disponível comercialmente e ao alcance dos laboratórios de patologia clínica e hospitais. A amostra biológica (urina) é de fácil obtenção, os resultados podem ser emitidos após poucas horas e o antígeno pode ser detectado mesmo após a introdução de terapêutica antibiótica, permanecendo presente durante o período médio de 60 dias. Podem ocorrer, em baixa porcentagem, resultados falso-positivos em espécimes urinários de pacientes com bacteriemia por *Streptococcus pneumoniae,* mas a sensibilidade e a especificidade do teste são bastante satisfatórias, superiores a 80%.

Há disponível prova extremamente rápida de detecção de antígeno urinário (*Binax now Legionella urinary test*) possibilitando resultados após 15 min. É um ensaio membrana-imunocromatográfico utilizando zaragatoa (*swab*) imerso na urina do paciente, que é inserida no equipamento para a reação antígeno-anticorpo. Este ensaio (ICT) é comparável a EIA, com a mesma sensibilidade (80%) e especificidade elevada, de 97 a 100%, menos propenso, portanto, a reações falso-positivas (Stout, 2000).

Outro método direto de detecção de antígenos de *Legionella* sp. pode ser realizado em secreções respiratórias pela microscopia de imunofluorescência, utilizando anticorpos monoclonais, havendo possibilidade de algumas reações cruzadas, particularmente com *Bacillus cereus.* Menos acessível ao uso rotineiro, mas com alta especificidade, é a detecção de *Legionella* em amostras de material biológico do paciente por técnicas de PCR – amplificação do DNA da *Legionella* por reação em cadeia da polimerase (Rantakokko-Jalava e Jalava, 2001; Blyth *et al.*, 2009).

A sorologia, por meio da reação de imunofluorescência indireta, comprova a infecção e permite estabelecer o diagnóstico mesmo quando há insucesso nos demais métodos. Este porém é tardio, retrospectivo da doença (2 a 6 semanas) e requer experiência e rigoroso critério na execução do método, exigindo cautela na interpretação dos resultados, dada a possibilidade de ocorrência de reações inespecíficas (Wilkinson, 1983).

O isolamento e identificação do agente, a partir de materiais clínicos do paciente, é o método de eleição para a comprovação etiológica precisa. Requer exame e observação das placas de meios de cultura complexos semeados durante vários dias, preparo e manutenção de meios de cultivo elaborados e sofisticados, e reagentes com *pools* de imunossoros e conjugados adequados para a identificação final por imunofluorescência ou aglutinação em lâmina, mas o isolamento e identificação permitem o diagnóstico indiscutível. O material clínico, a ser encaminhado em recipientes e tubos estéreis, compreende: sangue, escarro, lavado brônquico, líquido pleural e biopsias de tecido pulmonar. Em casos fatais, tecidos pulmonar, renal, esplênico e hepático são os mais adequados. O meio de cultivo padrão para o isolamento de *Legionella* de espécimes clínicos contaminados é o BCYE (ágar-sangue com carvão ativado e extrato de levedura) tamponado e suplementado com α-cetoglutarato, L-cisteína e pirofosfato férrico, e acrescido de antibióticos: polimixina (80 μg/mℓ), anisomicina (40 μg/mℓ), vancomicina (1 μg/mℓ) e corantes: bromotimol, 10 μg/mℓ e bromocresol, 10 μg/mℓ, para impedir o crescimento de microrganismos competitivos e permitir melhor visualização e diferenciação das colônias.

A doença dos legionários adquirida em hospital ocorre após exposição a *Legionella* spp. do sistema de distribuição hídrica, e nos estudos epidemiológicos destes casos inclui-se o isolamento de *Legionella* spp. a partir de amostra de água.

▸ Tratamento

Pacientes com pneumonia grave por *Legionella* requerem terapêutica respiratória de suporte, inclusive respiração assistida. Cuidados de hidratação e manutenção do equilíbrio eletrolítico são necessários em casos com insuficiência renal.

As espécies de *Legionella,* como patógenos intracelulares facultativos que são, conseguem se esquivar da atividade de agentes antimicrobianos que não penetram nas membranas de células hospedeiras. Assim, os betalactâmicos, como as penicilinas e cefalosporinas, que não conseguem penetrar nos macrófagos, demonstram atividade satisfatória *in vitro*, porém, clinicamente são ineficazes.

Eritromicina, rifampicina, tetraciclina, fluoroquinolonas e macrolídios são agentes antimicrobianos eficientes no tratamento da doença dos legionários. A eritromicina, que já foi considerada o fármaco de escolha, é administrada na posologia de 2 a 4 g/dia por via intravenosa ou oral ou 10 mg/kg por via oral, 2 vezes/dia para crianças. Como antimicrobianos alternativos: rifampicina (600 mg por via oral por dia), tetraciclina (500 mg 6/6 h por via oral), doxiciclina (100 mg a cada 12 h por via oral) e sulfametoxazol-trimetoprima (160/800 mg por via oral a cada 12 h).

Estudos recentes mostram excelente atividade *in vitro* das fluoroquinolonas para legionelas. Resultados da análise de seis ensaios clínicos no tratamento da doença dos legionários, englobando um total de 1.997 pacientes submetidos à monoterapia com a fluoroquinolona levofloxacino com posologia de 500 mg 4 vezes/dia durante 5 dias, evidenciaram excelente eficiência terapêutica (Dunbar *et al.*, 2004).

Em pacientes idosos, a pneumonia se apresenta como uma enfermidade grave, com elevados índices de hospitalização e mortalidade. Para este grupo etário, a terapêutica antimicrobiana de eleição compreende uma associação de um betalactâmico (para *S. pneumoniae*) com um macrolídio, como azitromicina (500 mg por via oral por dia) ou claritromicina (500 mg por via oral de 12/12 h) para *H. influenzae, C. pneumoniae, L. pneumophila* e *M. pneumoniae.* É clinicamente muito eficiente para este grupo a monoterapia com as novas quinolonas antipneumocócicas: levofloxacino, gatifloxacino ou moxifloxacino (Thibodeau e Viera, 2004).

Estudos mais recentes recomendam o uso de levofloxacino (ou outras fluoroquinolonas como moxifloxacino) ou azitromicina como medicamentos de escolha para a pneumonia por *Legionella.* Em pacientes hospitalizados, antibioticoterapia parenteral deve ser administrada até a estabilização clínica seguida por terapia oral. A duração da terapêutica antibiótica deve ser por 7 a 10 dias nos pacientes com resposta favorável, mas recomendam-se 21 dias de terapêutica para pacientes gravemente imunocomprometidos (Carratali e Garcia Vidal, 2010).

▸ Prevenção e controle

Considerando a presença da *Legionella* em reservatórios hídricos, sua viabilidade exacerbada em temperaturas entre 30 e 50°C, o estímulo para sua proliferação quando há presença de outros microrganismos, sua capacidade de resistir a níveis usuais de cloração e a provável via hídrico-respiratória de infecção, é óbvio o risco da presença de *Legionella*, particularmente em sistemas de aquecimento e distribuição de água potável aquecida.

Estabelecimentos de risco compreendem aqueles com torres de aquecimento de água: hotéis, edifícios industriais e comerciais, logradouros destinados a banhos públicos com água aquecida, instituições, conjuntos residenciais e, sobretudo, hospitais. Nestes, a presença de suscetíveis com imunidade comprometida por moléstias graves de base, pós-transplantados cirúrgicos e imunodeprimidos é particularmente propícia à transmissão e ao estabelecimento de infecção por *Legionella*.

Estudos diversos, provenientes de diferentes países e fontes enumeram e discutem os vários fatores de risco por *Legionella* em reservatórios hídricos, sobretudo naqueles com equipamentos para aquecimento, e comparam algumas medidas destinadas à atenuação e controle da colonização pelo agente. Entre estes destacam-se Borella *et al.* (2004), com extenso ensaio multicêntrico conduzido na Itália, e Yabuuchi e Agata (2004), que descrevem surto epidêmico de legionelose em complexo balneário destinado a receber cerca de 200 banhistas diariamente em águas aquecidas na cidade de Hiuge, Japão. Discutem medidas preconizadas para aperfeiçoar o controle sanitário do complexo, incluindo normas de manutenção do fluxo das águas, de desinfecção de filtros e medidas precisas de determinação e controle de concentração de cloro residual na água.

A ocorrência de legionelose tem sido bem documentada em países desenvolvidos com longos períodos de inverno, grandes equipamentos de aquecimento e extensos sistemas de distribuição de água potável aquecida e com generalização de sistemas de ar-condicionado em edifícios, instituições, residências e nosocômios.

Em nosso meio a legionelose foi detectada e bem documentada por Mazieri e Godoy (1993), com estudos da comprovação etiológica por isolamento e sorologia de casos de legionelose associada a pneumopatia em São Paulo, conduzidos desde 1987. Foram estudados pacientes de dois centros universitários na cidade de São Paulo correspondendo a 100 do Hospital Universitário, USP, com pneumopatias infecciosas em geral, e 100 pacientes do Hospital das Clínicas da Faculdade Medicina da USP, com pneumopatias previamente selecionadas para afastar outras etiologias bacterianas. Por meio de métodos de isolamento em culturas a partir de material biológico dos pacientes e/ou pela comprovação da presença de anticorpos específicos empregando a reação de imunofluorescência indireta, foi possível diagnosticar um total de 6% de legionelose entre pacientes da comunidade e hospitalares, comprovando desta forma a existência do agente entre nós.

Os mesmos autores (Mazieri *et al.*, 1994) realizaram um estudo de 5 anos de acompanhamento da presença de doença dos legionários na unidade de transplante renal do mesmo Hospital das Clínicas, no período de 1988-1993. Dos 70 pacientes transplantados renais com pneumopatias infecciosas estudados neste período, 18 (25,71%) apresentaram amostras de soros com aumento significativo de títulos de anticorpos específicos para *L. pneumophila* sorogrupo 1.

Neste estudo foi possível evidenciar de forma irrefutável a importância de algumas medidas de controle, como a descontaminação da água do hospital por hipercloração (6 a 10 ppm), conduzida de maneira repetida, associada ao hiperaquecimento a 80°C. Após a adoção destas medidas de controle houve acentuada e significativa redução de ocorrência de legionelose, chegando a 12 meses sem novos casos. Contudo as medidas de controle sofreram descontinuidade durante 14 meses, tornando a ocorrer, nos 5 meses consecutivos aos 14 meses sem descontaminação, 7 novos casos de infecção por *Legionella* com pneumonia nos transplantados renais, 3 dos quais com evidências irrefutáveis de legionelose nosocomial. As medidas profiláticas foram reintroduzidas, de maneira agora sistemática com hipercloração (10 ppm) a cada 5 meses, sem ocorrência de novos casos.

No que diz respeito à prevenção específica da doença não estão disponíveis vacinas humanas, embora já tenha sido obtida vacina com mutante ativo do microrganismo capaz de proteger cobaios contra doses letais de aerossóis da *L. pneumophila*.

▸ Referências bibliográficas

Benson RF, Fields BS. Classification of the genus *Legionella*. *Semin Respir Infect* 13: 90-99, 1998.

Blyth CC, Adams ND, Chen SCA. Diagnostic and typing methods for investigating legionella infection. *NSW Public Health Bulletin*, 2009 20: 9-10.

Borella P, Montagna MT, Romano-Spica S, Stampi S, Stancanelli G, Triassi M, Bargellini A, Giacobazzi P, Vercilli F, Scaltriti S, Marchesi I, Napoli C, Tatò D, Spilotros G, Paglionico N, Quaranta G, Branca M, Tumbarello M, Lauretti P, Moscato U, Capoluongo E, De Luca G, Legnani PP, Leoni E, Sacchetti R, Zanetti F, Moro M, Ossi C, Lopalco L, Santarpia R, Conturso V, Ribera d'Alcalà G, Montegrosso S. Envirommental diffusion of *Legionella* spp. and legionellosis frequency among patients with pneumonia: preliminary results of a multicentric Italian survey. *Ann Ig* 15: 493-503, 2003.

Carratali, J, Garcia Vidal, C. An update on legionella. *Current Opinion in Infections Diseases* 23: 152-157, 2010.

Cordonnier C, Farcet JP, Desfoges L. Legionnaire's disease and nairy-cell leukemia. *Arch Intern Med* 144: 2373-2375, 1984.

Duménil G, Montminy TP, Tang M, Isberg RR. IcmR-regulated membrane insertion and efflux by the *Legionella pneumophila* IcmQ protein. *J Biol Chem* 279: 4686-4695.

Dunbar LM, Khashab MM, Kahn JB, Zadeikis N, Xiang JX, Tennenberg AM. Efficacy of 750-mg, 5-day levofloxacino in the treatment of community-acquired pneumonia caused by atypical pathogens. *Curr Med Res Opin* 20: 555-563, 2004.

Fang GD, Yu VL, Vickers RM. Disease due to Legionellacea (other than *Legionella pneumophila*): historical, microbiological, clinical and epidemiological review. *Medicine* 68: 116-139, 1989.

Herwaldt LA, Gorman GW, McGrath T *et al.* A new *Legionella* species, *Legionella feeleii*, species nova, causes Pontiac fever in an automobile plant. *Ann Intern Med* 100: 333-338, 1984.

Hilbi H, Jarraud S, Hartland E, Buchrieser C. Update on legionnaires' disease: pathogenesis, epidemiology, detection and control. *Molecular Microbiology*. 76(1): 1-11, 2010.

Hookey JV, Saunders NA, Birtles RJ, Harrison TG. Phylogeny of Legionellaceae based on small-unit ribosomal DNA sequences and proposal of *Legionella lytica* comb nov for *Legionella*-like amoeba pathogens. *Int J Syst Bacteriol* 46: 526-531, 1996.

Joseph CA, European Working Group for *Legionella* infections. Legionnaire's disease in Europe 2000-2002. *Epidemiol Infect* 132: 417-424, 2004.

Lindsay DS, Abraham WH, Findlay W, Christie P, Johnston F, Edwards GF. Laboratory diagnosis of legionnaire's disease due to *Legionella pneumophila* serogroup 1: comparison of phenotypic and genotypic methods. *J Med Microbiol* 53(Pt 3): 183-187, 2004.

Mazieri NAO, Godoy CVF. Doença dos legionários na Unidade de Transplante Renal do Hospital das Clínicas, FMUSP, no período de 1988 a 1992. VII Congresso Brasileiro de Infectologia, São Paulo, 1992b.

Mazieri NAO, Godoy CVF. Legionelose associada a pneumopatias em São Paulo. Estudo da comprovação etiológica por isolamento e sorogia. *Rev Inst Med Trop São Paulo* 35: 1-10, 1993.

Mazieri NAO, Godoy CVF, Alves SF, Andrade DR, Lewin AS, Hablitzel AC. Legionnaire's disease in the renal transplant unit of Hospital das Clínicas, FMUSP, during a five year period (1988-1993). *Rev Inst Med Trop São Paulo* 36: 231-236, 1994.

Mirete C, Gutiérrez F, Masiá M, Ramos JM, Hermándes I, Soldán B. Usefulness of acute-phase proteins in community-acquired pneumonia. *Med Clin* (Barc) 122: 245-247, 2004.

Nielson H, Bangsborg J, Rechnitzer C *et al.* Defective monocyte function in Legionnaires' disease complicating hairy-cell leukemia. *Acta Med Scand* 220: 381-386, 1986.

Oosterheet JJ, Bonten MJ, Hak E, Schneider MM, Hoepelman IM. How good is the evidence for the recommended empirical-antimicribial treatment of patients hospitalized of community-acquired pneumonia? A systematic review. *J Antimicrob Chemother* 52: 555-563, 2003.

Pancer K, Stypulkowska-Misiurewicz H. Pontiac fever-non-pneumonic legionellosis. *Przegl Epidemiol* 57: 607-612, 2003.

Pereira Gomes JC, Godoy CVF, Mazieri NAO *et al.* Síndrome do desconforto respiratório do adulto por *Legionella pneumophila,* comprovada por isolamento e sorologia. XXIV Congresso Brasileiro de Pneumologia e Tisiologia. Curitiba, 1988.

Pereira Gomes JC, Mazieri NAO, Godoy CVF, Rocha AS. *Legionella pneumophila* associada a insuficiência respiratória aguda. Primeiro isolamento no Brasil. *Rev Inst Med Trop São Paulo* 31: 368-376, 1989.

Pinar A, Ahkee S, Miller RD, Ramierez JA, Summersgill JT. Use of heteroduplex analysis to classify Legionellae on the basis of 5S rRNA gene sequences. *J Clin Microbiol* 23: 33-42, 1997.

Pinar A, Bozdemir N, Kocagöz T, Alaçam R. Rapid detection of bacterial atypical pneumonia agents by multiplex PCR. *Cent Eur J Public Health* 12: 3-5, 2004.

Rantakokko-Jalava K, Jalava J. Development of conventional and real-time PCR assays for detection of *Legionella* DNA in respiratory specimens. *J Clin Microbiol* 39: 2904-2910, 2001.

Silveira TN, Zamboni DS. Pore formation triggered by legionella is an NIrc4 inflamasome host cell response that precedes pyroptosis. *Infect Immun* doi: 10 1128/IAI 00905-09, 2010.

Stout JE. Laboratory diagnosis of Legionnaire's disease: the expanding role of the *Legionella urinary* antigen test. *Clin Microbiol Newsl* 22: 62-64, 2000.

Veronesi R, Godoy CVFG, Focaccia R. Legionelose. In Veronesi R, Focaccia R (eds), *Tratado de Infectologia*, Atheneu, São Paulo, p. 792-795, 1996.

Wilkinson HW. *Hospital Laboratory Diagnosis of* Legionella *Infections,* Centers for Disease Control, Atlanta, 1988.

Yu VL, Greenberg RN, Zadeikis N, Stout JE, Khashab MM, Olson WH, Tennenberg AM. Levofloxacino efficacy in the treatment of community-acquired legionellosis. *Chest* 125: 2135-2139, 2004.

129 Leptospirose

Martha Maria Pereira

▶ Introdução

A leptospirose é uma zoonose causada por espiroquetas invasivos pertencentes ao gênero *Leptospira*. A infecção humana pode ser subclínica, detectada por soroconversão em grupos de risco ou apresentar graus variados de gravidade. As infecções, que resultam em formas brandas, mimetizam outras não relacionadas como *influenza* ou dengue, são autolimitadas e frequentemente causadas pelos sorovares Hardjo, Grippotyphosa, Pomona e Tarassovi. As formas graves são potencialmente fatais e principalmente, mas não exclusivamente, associadas aos sorovares Icterohaemorrhagiae, Copenhageni, Australis, Autumnalis, Bataviae, Lai e Pyrogenes (Alston e Broom, 1958; Faine *et al.*, 1999).

Nos últimos anos a leptospirose tem sido identificada como uma das doenças infecciosas emergentes de importância global (Brandling-Bennett e Pinheiro, 1996; Bharti *et al.*, 2003). O interesse renovado aparentemente se deve a relatos de surtos epidêmicos recentes com ampla divulgação (Trevejo *et al.*, 1998; Ko *et al.*, 1999; Brockmann *et al.*, 2010; Stern *et al.*, 2010).

Até a presente data foram disponibilizadas as sequências completas dos genomas de *L. interrogans* (sorovares Lai e Copenhageni), *L. borgpetersenii* e *L. biflexa* (Ren *et al.*, 2003; Nascimento, 2004; Mastsunaga, 2007; Picardeau *et al.*, 2008). Os sorovares Lai e Copenhageni, pertencentes à espécie *L. interrogans*, causam infecções humanas caracterizadas pelas manifestações mais graves da doença na China e Brasil, respectivamente. As informações derivadas das anotações dos genomas têm gerado diversas publicações focalizando aspectos ligados à patogênese da doença e à identificação de proteínas de interesse para o desenvolvimento de novos testes de diagnóstico e vacinas (Nally *et al.*, 2005; Xue *et al.*, 2009).

A abordagem histórica apresentada neste capítulo mostra a evolução dos conhecimentos, focalizando os processos dinâmicos envolvidos na diversidade da etiologia, incidência em diversas regiões e mecanismos complexos envolvidos na patogenia da doença. Pode-se constatar que, sob muitos aspectos, a leptospirose pode ser vista como uma doença emergente ou reemergente, o que leva a um interesse crescente na demanda por informações (Bharti *et al.*, 2003; Meites *et al.*, 2004). Todavia, a ocorrência de casos isolados e de grandes epidemias após chuvas torrenciais e inundações não representa acontecimentos novos em diversos locais e não é restrita a regiões tropicais (Oliveira *et al.*, 1977; Gonçalves, 1988; French e Holt, 1989).

▶ Breve histórico

Os primeiros relatos sobre a leptospirose datam de uma época em que os conceitos médicos, tradições e superstições misturavam-se na medicina folclórica. Designações antigas como "vei ni" ou icterícia da coleta de arroz, na China, e nomes tradicionais no Japão como "akiyami", traduzido como febre outonal, indicam que a doença era conhecida como entidade nosológica individualizada, muitos anos antes das primeiras publicações, e revelam associações ocupacionais ou sazonais posteriormente relatadas na história natural da doença (Faine *et al.*, 1999).

Adolf Weil, em 1886, foi o primeiro a descrever o quadro clínico, ainda hoje associado ao seu nome, como uma doença infecciosa acompanhada de esplenomegalia, icterícia e nefrite (Weil, 1886). Todavia, uma síndrome aparentemente idêntica à doença de Weil, que acometia trabalhadores de esgoto, foi descrita vários anos antes (Landouzy, 1883a, b). Em retrospectiva, admite-se que há evidências de icterícia causada por leptospiras no início do século 19, alguns anos antes da descrição de Weil, e indícios de que o espiroqueta *L. interrogans* sorovar Icterohaemorrhagiae tenha sido introduzido na Europa oriental no século 18 com a disseminação de *Rattus norvegicus* originários da Eurásia (Alston e Broom, 1958; Faine, 1994).

A etiologia da leptospirose foi demonstrada independentemente, no Japão e na Alemanha, em 1915 (Hübener e Reiter, 1915; Uhlenhuth e Fromme, 1915; Inada *et al.*, 1916; Everard, 1996). A primeira descrição dos japoneses antecedeu em alguns meses a publicação dos alemães. O espiroqueta cultivado pelos japoneses foi nomeado *Spirochaeta icterohaemorrhagiae* em uma alusão à morfologia do agente e às manifestações clínicas proeminentes da "doença de Weil" como icterícia e hemorragia (Inada *et al.*, 1916). Anos mais tarde, em meio a controvérsias a respeito da nomenclatura, verificou-se, ironicamente, que a bactéria já havia sido descrita quase 10 anos antes e que a primeira descrição estava ligada a um erro de diagnóstico. Stimson, em 1907, demonstrou a presença de espiroquetas nos túbulos renais de um paciente com diagnóstico de febre amarela. O espiroqueta tinha extremidades encurvadas e, por lembrar o ponto de interrogação, foi nomeado como *Spirochaeta interrogans* (Stimson, 1907). A publicação de Noguchi, em 1924, refere-se ao isolamento de "*Leptospira icteroides*" durante a investigação de um surto de febre amarela no Nordeste do Brasil. Diversos aspectos descritos na monografia indicam que, na ocasião, a leptospirose não diferenciada da febre amarela, era uma doença esporádica em áreas rurais, possivelmente associada a reservatórios silvestres, animais domésticos e atividades agrícolas (Noguchi *et al.*, 1924).

Subsequentemente, vários aspectos epidemiológicos foram descritos em todo o mundo, destacando-se: a grande variedade de manifestações clínicas, fatores de risco ligados à ocupação, a importância dos roedores como reservatório e o papel de animais domésticos e silvestres como portadores de diversos sorovares. Diversas monografias fornecem informações extensivas a respeito da evolução inicial do conhecimento sobre as leptospiras e a leptospirose (Alston e Broom, 1958; Faine, 1994).

Os primeiros registros de casos humanos e da ocorrência do *S. icterohaemorrhagiae* em roedores no Brasil datam de 1917

(Aragão, 1917; McDowel, 1917). Nos anos seguintes foram documentados casos esporádicos pouco frequentes até a ocorrência de surtos epidêmicos em grandes cidades, nos estados do Rio de Janeiro, Pernambuco, São Paulo e Bahia (Azevedo e Correa, 1968; Correa, 1975; Caldas *et al.*, 1979; Gonçalves, 1988). O impacto de epidemias urbanas motivou as primeiras investigações epidemiológicas sistematizadas, baseadas em inquéritos sorológicos e bacteriológicos que comprovaram a circulação da bactéria em animais portadores e taxas de prevalência de anticorpos em grupos populacionais expostos ao risco (Pereira e Andrade, 1988; 1990; Pereira *et al.*, 1991).

Curiosamente, após um grande surto epidêmico, que ocorreu no estado do Rio de Janeiro em 1988, foram identificados os primeiros casos graves marcados pela presença de hemorragia pulmonar e insuficiência respiratória, como manifestações mais proeminentes e fatais da leptospirose (Gonçalves *et al.*, 1992). Casos semelhantes têm sido detectados com certa frequência e, mais recentemente, comprovados pelo isolamento e identificação do agente etiológico (da Silva *et al.*, 2002). É importante ressaltar que casos típicos como os descritos no estado do Rio de Janeiro são identificados em algumas casuísticas, mas não em outras, sugerindo a possibilidade de mudanças que refletem maior gravidade da doença, embora as causas sejam desconhecidas (Gonçalves, 1988; Ko *et al.*, 1999). Os aspectos clínicos dos casos descritos no Brasil são semelhantes a um número pequeno de casos relatados em regiões geográficas distintas (Poh e Soh, 1970; Trevejo *et al.*, 1998; Seghal *et al.*, 2000). Há evidências recentes de que mais de um sorovar possa estar implicado na etiologia dos casos caracterizados por hemorragia pulmonar e insuficiência respiratória (WHO, 1999b; da Silva *et al.*, 2002; Vijayacharit *et al.*, 2004).

▸ Epidemiologia

▪ Aspectos gerais

▸ **Distribuição geográfica e incidência.** Presume-se que a leptospirose seja a zoonose mais disseminada no mundo (WHO, 1999b). O número de casos não é conhecido com precisão. De acordo com as informações disponíveis de diversos países, estima-se que os coeficientes de incidência anuais variem de 0,1 a 1 por 100.000 habitantes em regiões de clima temperado e de 10 a 100 por 100.000 habitantes em regiões tropicais. As taxas de incidência mais elevadas são registradas durante epidemias, em grupos de alto risco (WHO, 2003).

▸ **Fontes de infecção.** A infecção humana resulta do contato direto ou indireto com leptospiras eliminadas pela urina de animais portadores. Roedores peridomiciliares e silvestres são portadores naturais com ampla dispersão geográfica. Animais domésticos, principalmente os bovinos, suínos e cães, são importantes na cadeia epidemiológica e podem ser portadores de determinados sorovares por períodos prolongados. Nos portadores naturais a infecção é crônica com colonização da bactéria nos túbulos renais e eliminação intermitente pela urina, sem evidências de alterações patológicas. As interações do espiroqueta com os hospedeiros constituem processos dinâmicos nos quais algumas espécies podem ser suscetíveis a determinados sorovares e refratárias a outros. Observa-se uma relação estreita entre determinados sorovares e algumas espécies animais que representam os seus portadores naturais. Por exemplo, o sorovar Copenhageni é frequentemente isolado de ratos, o Canicola de cães e o Hardjo de bovinos. Assim, a identificação do sorovar pode indicar a provável fonte de infecção entre os animais. Todavia, não há regras absolutas e uma espécie pode ser portadora de sorovares diferentes em áreas geográficas distintas (Faine *et al.*, 1999).

▸ **Mecanismos de transmissão.** O clima tropical é mais favorável à sobrevivência da bactéria no meio ambiente e ao contato do homem com as fontes de infecção. A veiculação hídrica representa o principal mecanismo de transmissão de leptospiras dos animais infectados para o homem e frequentemente se associa a surtos epidêmicos. As portas de entrada mais comuns são: lesões na pele e membranas mucosas intactas ou não. Supostamente, a infecção pode ocorrer como consequência de imersão prolongada na água sem que haja lesões visíveis na pele. Mas, acredita-se que nestas circunstâncias ocorram abrasões e que a hipótese de penetração através da pele intacta seja de difícil comprovação. Pouco se sabe sobre a persistência de cepas patogênicas no ambiente, mas há evidências, baseadas em modelos experimentais artificiais, de que alguns sorovares patogênicos podem sobreviver por períodos prolongados, que variam de dias a meses, em meios aquosos sem nutrientes ou no solo úmido com condições favoráveis de salinidade, pH e iluminação (Karaseva *et al.*, 1973; Trueba *et al.*, 2004). Raramente ocorre infecção causada por mordida de animais (Luzzi *et al.*, 1987; Gollop *et al.*, 1993). As vias de transmissão sexual, congênita e neonatal são comuns entre os animais, mas a transmissão de humano para humano é raramente descrita. Há poucos relatos de transmissão transplacentária em humanos e somente em situações excepcionais verifica-se a excreção de leptospiras na urina por períodos prolongados (Johnson, 1950; Harrison e Fitzgerald, 1988; Neves *et al.*, 1994).

▸ **Grupos de risco.** As situações de exposição ao risco podem estar ligadas a atividades ocupacionais, recreativas ou esportivas. Agricultores, mineiros, trabalhadores de esgoto e pescadores são grupos de risco citados desde os primeiros relatos de casos e de surtos epidêmicos. A adoção de medidas de proteção ou mudanças tecnológicas recentes, como a mecanização do setor agrícola, tem reduzido o número de casos em algumas áreas geográficas. O risco relativo a atividades pecuárias, particularmente a produção de leite, representa uma das maiores preocupações nos dias de hoje, especialmente em países desenvolvidos (Levett, 2001). Em tais circunstâncias predominam casos humanos de infecção pelo sorovar Hardjo, que causa mastite e aborto em bovinos (Blackmore e Schollum, 1982; Hart *et al.*, 1984). Muitas vezes a ocorrência de casos isolados ou *clusters* associa-se a ocupações domiciliares que são comuns no dia a dia de alguns grupos populacionais como limpeza de caixas d'água e de esgotos. Nos surtos epidêmicos causados por inundações em áreas urbanas ou em inquéritos sorológicos nas populações de risco não se verifica associação estatisticamente significativa em relação a qualquer profissão ou ocupação (Pereira e Andrade, 1988; 1990). Esportes aquáticos como natação, canoagem e outros também representam risco de infecção e a ocorrência de casos em eventos competitivos causa impacto devido ao inusitado e à ampla divulgação (CDC, 1998; 2000; Boland *et al.*, 2004; Brockmann *et al.*, 2010; Stern *et al.*, 2010).

▪ Leptospirose no Brasil | Epidemias urbanas versus endemia

▸ **Distribuição geográfica e incidência.** Todas as regiões do país apresentam relatos de casos de leptospirose que, de um modo geral, se concentram nas áreas urbanas. É uma doença de notificação compulsória no Brasil e apresenta um padrão endêmico com surtos epidêmicos após chuvas fortes e inundações. Os dados oficiais disponíveis mostram que no período de 1997-2008 foram confirmados 39.595 casos de leptospirose no país. A taxa de letalidade no mesmo período foi de 11,1% (www.saude.gov.br). Embora não haja dados e estatísticas precisas, admite-se que o número de casos seja subestimado em decorrência das dificuldades de diagnóstico das formas mais brandas da leptospirose que podem ser confundidas com outras doenças febris agudas.

▸ **Perfil | Caso e população exposta ao risco.** De modo geral, pode-se descrever o perfil do paciente como indivíduo adulto do sexo masculino (proporção de 6 homens para 1 mulher), na faixa etária de 20 a 45 anos, residente em áreas urbanas (cerca de 90%), de profissão ou ocupação variada e que relata exposição a água de enchente ou esgotos e/ou observação de ratos no peridomicílio ou no local de trabalho (Pereira e Andrade, 1990; Cruz *et al.*, 1994; Marotto *et al.*, 1997). A população mais exposta ao risco nas cidades reside em áreas críticas, com condições precárias de saneamento básico e sujeitas a inundações. Nas áreas rurais o conhecimento é limitado, mas verifica-se que em determinadas situações de risco ocupacional os coeficientes de incidência podem ser elevados (Barcellos *et al.*, 2003). Diversos sorovares patogênicos, alguns novos e autóctones, têm sido isolados de animais silvestres no Brasil, mas não têm sido descritos como causa de doença humana (Pereira *et al.*, 1991).

▸ **Tendência em números absolutos.** As séries históricas mais recentes não evidenciam com clareza a tendência de aumento de incidência ou no número de casos. Mas, a análise retrospectiva em intervalos de tempo maiores mostra essa tendência, que é concomitante com a melhoria do diagnóstico e sensibilidade do sistema de vigilância. Acredita-se que um dos principais fatores que contribuem para o aumento no número de casos e ocorrência de surtos epidêmicos em áreas urbanas seja o movimento migratório do interior do país para as grandes cidades (World Bank, 2000). Estudos ecológicos utilizando técnicas de geoprocessamento confirmam as hipóteses de associação de *clusters* de casos de leptospirose, condições de seneamento precárias e proliferação de roedores (Barcellos e Sabroza, 2000; 2001; Figueiredo *et al.*, 2001).

▸ **Impacto das epidemias urbanas.** Os surtos epidêmicos em áreas urbanas são caracterizados por altas taxas de mortalidade em poucos dias de hospitalização. Causam impacto, têm grande repercussão e contribuem com uma grande proporção do total de casos notificados e/ou confirmados no país (Ko *et al.*, 1999; Kupek *et al.*, 2000; Barcellos *et al.*, 2003; Romero *et al.*, 2003). Geralmente não são cumpridas todas as etapas de investigação epidemiológica em situações emergenciais devido às dificuldades inerentes ao processo, que necessariamente envolve múltiplos profissionais, agências do governo e a população. Muitas vezes as epidemias são identificadas retrospectivamente com base na definição de surto epidêmico como sendo o aumento do número de casos acima do esperado durante um período definido. *L. interrogans* sorovar Copenhageni é o principal agente etiológico nas Regiões Sudeste e Nordeste do país. As informações a respeito da etiologia são escassas ou inexistentes em outras regiões. Isolados clínicos de humanos e animais durante epidemias que ocorreram em diferentes locais e períodos de tempo na Região Sudeste do Brasil apresentaram relação clonal, indicando fontes e reservatórios comuns (Pereira *et al.*, 2000).

A leptospirose tem sido uma das primeiras hipóteses diagnósticas na investigação de casos ou *clusters* de óbitos causados por febres hemorrágicas na periferia de áreas urbanas ou em áreas rurais. Todavia, devido à distância dos laboratórios de referência e às dificuldades na investigação epidemiológica, a maioria dos casos suspeitos não é confirmada por meio de exames laboratoriais específicos.

▸ **Principais dificuldades em situações emergenciais.** Uma das principais dificuldades na investigação epidemiológica é a própria definição de caso. O *Guia de Vigilância Epidemiológica* do Ministério da Saúde adota definições de caso suspeito e confirmado de acordo com as manifestações clínicas, exames disponíveis na rede de laboratórios de saúde pública e a história de exposição ao risco nos 30 dias que antecederam o início dos sintomas (MS/Funasa, 2002). Todavia, há dificuldades na detecção e confirmação dos casos precocemente devido a:

- Confusões no diagnóstico clínico na primeira semana de doença
- Carência de testes rápidos para confirmação laboratorial nos primeiros dias de doença
- Dificuldades na coleta e encaminhamento de amostras próprias para os exames laboratoriais específicos.

Na ausência de informações laboratoriais adequadas, a confirmação dos casos suspeitos é prejudicada, resultando em um grande número de casos não conclusivos ou confirmados com base apenas nos critérios clinicoepidemiológicos. A lentidão no fluxo de informações ainda é objeto de preocupação dificultando substancialmente as ações da vigilância epidemiológica e controle. A ocorrência de epidemias de dengue, nas mesmas áreas geográficas e particularmente após enchentes, pode retardar a suspeita clínica de leptospirose e o tratamento adequado com possíveis reflexos no prognóstico da infecção (Flannery *et al.*, 2001).

▸ Etiologia e taxonomia

▸ **Morfologia e cultivo.** Os agentes etiológicos da leptospirose compreendem um grupo heterogêneo de espécies patogênicas pertencentes ao gênero *Leptospira*. São espiroquetas únicos na sua forma em espiral longa, fina e flexível (0,1 μm de largura por 6 a 20 μm de comprimento), apresentando uma ou ambas as extremidades em forma de gancho. Podem ser cultivados em meios líquidos, semissólidos e sólidos, mas o crescimento *in vitro* é fastidioso. A temperatura ideal para o cultivo situa-se na faixa de 28 a 30°C e o tempo de geração em cultura ou em modelos animais é de 6 a 8 h. As leptospiras exibem movimentos característicos de rotação e translação auxiliados pela forma em espiral e por dois filamentos axiais ou flagelos com inserções polares que se localizam no espaço periplásmico entre a membrana citoplasmática e um envoltório externo (Figura 129.1). As leptospiras não são categorizadas como bactérias gram-negativas nem como gram-positivas.

▸ **Taxonomia | O que faz sentido e o que não faz sentido.** A taxonomia ou sistemática é escrita por taxonomistas e poucos não taxonomistas leem. Tradicionalmente consiste na classificação (arranjo ordenado em grupos com base na similaridade) e nomenclatura (o processo de determinar se um microrganismo desconhecido pertence a uma das unidades definidas). Sob o ponto de vista taxonômico, a complexidade do gênero *Leptospira* é histórica e científica. Até 1989 eram conhecidas duas espécies: *L. interrogans*, compreendendo todas as cepas patogênicas, e *L. biflexa*, contendo as cepas saprófitas isoladas do meio ambiente (Faine e Stallman, 1982). Mas o conceito de espécie em sistemática bacteriana evoluiu e emerge como

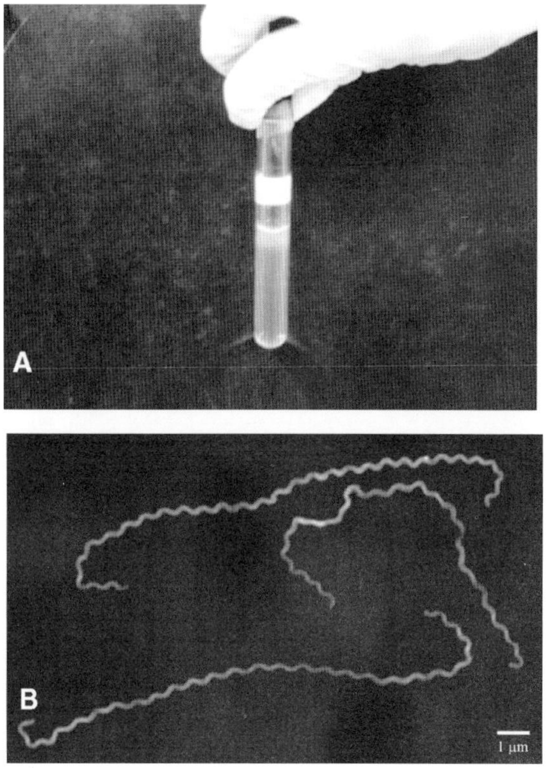

Figura 129.1 A. Cultura de *Leptospira* em meio semissólido. Note o halo ou anel de crescimento na superfície. **B.** Microscopia eletrônica de varredura mostrando a forma espiralada típica do gênero *Leptospira*.

um grupo de isolados, originário de uma população ancestral, na qual a geração de diversidade genética resultou em clones com diferentes graus de recombinação. Os clones são caracterizados com um certo grau de consistência fenotípica, um grau significativo de hibridização DNA-DNA e um alto grau de similaridade na sequência 16S rDNA (Woese 1987, Ludwig *et al.* 1998). Com base na homologia DNA-DNA são hoje identificadas e nomeadas 13 espécies pertencentes ao gênero *Leptospira*: *L. interrogans, L. borgpetersenii, L. inadai, L. noguchi, L. santarosai, L. weilii, L. kirshneri, L. biflexa, L. meyeri, L. wolbachii, L. illini, L. alexanderi* e *L. fainei*.

Entretanto, a classificação molecular é problemática porque não corresponde ao sistema de classificação sorológica que tem sido útil para os clínicos e epidemiologistas por muitos anos. Na classificação genotípica, cepas patogênicas e não patogênicas podem pertencer a uma mesma espécie. Além disso, a manutenção das designações *L. interrogans* e *L. biflexa* também leva a confusões de modo que são utilizados os termos *L. interrogans sensu stricto* e *L. biflexa sensu stricto* para se referir às espécies designadas pelos critérios de análise do DNA (Yasuda *et al.*, 1987; Ramadas *et al.*, 1992; Perolat *et al.*, 1998; Brenner *et al.*, 1999; Feresu *et al.*, 1999).

Em citações mais antigas, as designações de espécie, sorotipo e sorovar também se confundem. De um modo geral, as modificações nos sistemas de classificação representam a principal razão para troca de nomes ao longo do tempo. A sorotipagem se baseia na estabilidade de antígenos expressos na superfície da bactéria e nas reações antígeno-anticorpo, determinadas no teste de aglutinação microscópica (MAT) com absorção cruzada. Na classificação sorológica o termo sorotipo foi substituído pela designação sorovar, que é definido como a unidade taxonômica básica e é representado por uma cepa de referência (Dikken e Kmety, 1978; Bacteriology e *Leptospira*, 1987; WHO, 2003). Atualmente são reconhecidos mais de 200 sorovares de leptospiras patogênicas e aproximadamente 60 de vida livre. Os mesmos são tradicionalmente agrupados de acordo com similaridades antigênicas em sorogrupos (Kmety e Dikken, 1993; WHO, 2003). Todavia, o sorogrupo não tem *status* taxonômico e não pode ser definido com precisão, mas o agrupamento é útil na execução de etapas dos processos de identificação e na interpretação de resultados do teste de microaglutinação com propósitos de diagnóstico.

▸ **Genoma de Leptospira spp.** O genoma completo de *L. interrogans, L. borgpetersenii* e *L. biflexa* podem ser encontradas nos bancos de dados disponíveis. A identificação de genes que são regulados durante a interação com tecidos do hospedeiro e mecanismos que regulam estes genes associados à infecção são elementos-chave na compreensão da patogênese da leptospirose. Análises comparativas têm sido realizadas a partir do genoma das três espécies mencionadas, duas das quais são patogênicas para o homem e animais (*L. interrogans* e *L. borg petersenii*) e uma saprófita ou de vida livre, *L. biflexa* (Ren *et al.*, 2003; Nascimento, 2004; Matsunaga, 2007; Picardeau *et al.*, 2008). Mudanças específicas em nível de transcrição dos genes parecem estar diretamente associadas à entrada de leptospiras de uma fonte ambiental em um hospedeiro mamífero. Diversos estudos têm focalizado também a busca de antígenos e imunógenos para o desenvolvimento de testes de diagnóstico e vacinas. E não se pode deixar de considerar ainda as aplicações e o impacto na compreensão da epidemiologia da leptospirose a partir dos novos métodos de identificação da bactéria com base na análise genômica (Levett, 2007).

▸ Patogenia

Os fatores de virulência de leptospiras são expressos por cepas patogênicas apenas em hospedeiros suscetíveis. A patogenia da leptospirose compreende uma sequência de eventos comprovados e potenciais que envolvem rápida invasão tecidual, alterações patológicas e fisiológicas em diversos órgãos e sistemas, resposta imune adaptativa e eliminação do agente etiológico dos tecidos e líquidos orgânicos. Todavia a compreensão dos mecanismos celulares e moleculares ainda é muito limitada.

▸ **Patogenia, patologia e distribuição de antígenos nos tecidos.** A sequência de eventos bem caracterizados nas infecções naturais inicia-se com a penetração de leptospiras através de soluções de continuidade da pele, provocadas por diversos fatores, nem sempre perceptíveis (ferimentos ou abrasões) ou através de membranas mucosas intactas, especialmente a conjuntiva, oro e nasofaringe. Segue-se uma fase de bacteriemia com a rápida disseminação das leptospiras para diversos órgãos e sistemas. Nesta fase, que ocorre entre 4 e 7 dias de doença, os espiroquetas podem ser isolados a partir do sangue e do liquor. As alterações patológicas mais proeminentes são observadas no pulmão, fígado e rim, mas não se restringem a estes órgãos. Com a formação de anticorpos, as leptospiras desaparecem do sangue periférico e podem ser isoladas a partir da urina. As disfunções orgânicas e lesões teciduais mais marcantes coincidem com a detecção de anticorpos no soro (Faine *et al.*, 1999).

A hemorragia é um dos aspectos mais impressionantes na patologia das formas graves. Os achados anatomopatológicos revelam áreas de hemorragia multifocal nas superfícies pleurais e peritoneais. A hemorragia é visível macroscopicamente nas superfícies mesentéricas, mas não nos rins, fígado e baço. As evidências histopatológicas indicam que a lesão ao endotélio capilar é o evento principal na gênese das alterações observadas em diversos órgãos, mas a documentação na literatura é limitada. Diversas hipóteses têm sido aventadas para explicar as causas dos fenômenos hemorrágicos. Verifica-se que nem a trombocitopenia, nem a diminuição dos fatores de coagulação sintetizados no fígado são suficientes para explicar a diátese hemorrágica. Não há evidências microscópicas de vasculite sistêmica e, de um modo geral, as alterações morfológicas e parâmetros hematológicos observados em humanos e em modelos experimentais não sustentam a hipótese de coagulação intravascular disseminada (DIC), embora haja relatos de achados sugestivos de DIC em modelos experimentais (da Silva *et al.*, 1995).

A hemorragia pulmonar é caracteristicamente intra-alveolar (Figura 129.2). Pode ser intensa em alguns casos humanos e na infecção experimental com cepas virulentas recém-isoladas de casos humanos com pneumonite hemorrágica. Observa-se espessamento dos septos alveolares com aumento no número de células mononucleares. Há poucas evidências de leptospiras típicas nos locais adjacentes às lesões tissulares no pulmão tanto em humanos quanto nos modelos experimentais (Nicodemo *et al.*, 1997; Pereira *et al.*, 1998; Nally *et al.*, 2004).

A microscopia óptica do fígado revela, principalmente, perda de coesão de hepatócitos focal ou difusa, áreas de necrose focal na região centrilobular e células de Kuppfer ativadas nos sinusoides hepáticos. Grandes quantidades de leptospiras com morfologia típica são visualizadas no fígado por meio de técnicas de impregnação pela prata, imuno-histoquímica e imunofluorescência. As leptospiras são encontradas entre as células do parênquima, visivelmente aderidas à superfície dos hepatócitos, ou são internalizadas pelas células de Kuppfer, mas a necrose hepatocelular grave não é uma característica da leptospirose (Higgins e Cousineau, 1977).

As principais alterações renais são encontradas nos túbulos e interstício. Observa-se necrose tubular aguda e infiltrado inflamatório intersticial e periglomerular, que aumenta com a progressão da doença. Alterações menores e focais são observadas nos glomérulos. Em modelos experimentais, leptospiras com morfologia típica são encontradas na membrana basal tubular, aderidas à superfície das células tubulares e nos lumens tubulares (Figura 129.2). Menores quantidades de leptospiras são encontradas no interstício e glomérulo (Pereira *et al.*, 1997; 1998; 2005). A hipovolemia causada pela desidratação e aumento da permeabilidade capilar causa lesões isquêmicas e contribui para o desenvolvimento de insuficiência renal.

▪ Fatores de virulência

As leptospiras são patógenos essencialmente extracelulares. Os fatores de virulência são definidos como estruturas, produtos ou estratégias inerentes à bactéria que contribuem para a instalação do processo infeccioso e alterações patológicas em hospedeiros suscetíveis. Diversos fatores de virulência conhecidos ou preditos estão relacionados com as propriedades de adesão, invasão, colonização e toxicidade de leptospiras. Destaca-se ainda a importância de proteínas com homologias ou similaridades em relação a proteínas do hospedeiro, possivelmente relevantes em processos fisiopatológicos e imunopatológicos.

▸ **Adesão e invasão.** As propriedades invasivas que permitem a rápida movimentação através das monocamadas celulares do hospedeiro relacionam-se com a forma, movimento translacional (direcional) característico e, em nível molecular, com a

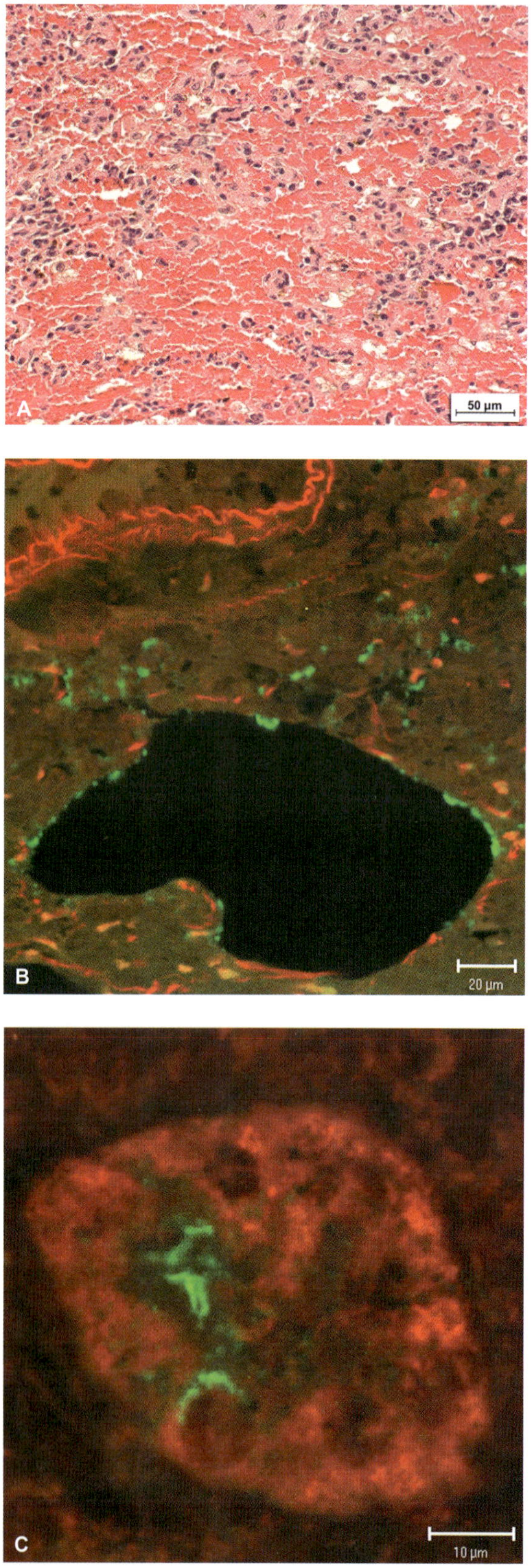

Figura 129.2 A. Pneumonite hemorrágica na leptospirose humana. Note hemorragia intra-alveolar. Hematoxilina e eosina 400×. **B.** Presença de antígenos no parênquima pulmonar na leptospirose experimental em primata não humano. **C.** Forma típica de *Leptospira* aderida ao epitélio tubular renal em primata não humano infectado com *Leptospira*. Microscopia de varredura a *laser* confocal. Isotiocianato fluresceína e azul de Evans.

expressão de adesinas que provavelmente se ligam a proteínas da matriz extracelular. Proteínas associadas à quimiotaxia são também relevantes no processo de invasão. Além da motilidade e quimiotaxia, a invasão pode ser mediada pela secreção de enzimas capazes de degradar membranas celulares do hospedeiro. A degradação proteolítica de proteínas da matriz extracelular também pode facilitar a invasão tecidual. Genes que codificam proteases, inclusive a colagenase, foram identificados por meio da análise sequencial do genoma (Barocchi *et al.*, 2002).

▸ **Fatores de colonização.** A colonização tecidual é essencial para o estabelecimento da doença. As leptospiras têm genes que codificam proteínas com domínios semelhantes a imunoglobulina e integrinas que podem estar envolvidas na interação com o hospedeiro. Algumas adesinas deixam de ser expressas após subcultivos *in vitro* (Matsunaga *et al.*, 2003; Ren *et al.*, 2003).

▸ **Toxinas.** A possibilidade de que a gênese dos principais eventos patológicos esteja relacionada com uma toxina tem sido postulada por diversos autores. Todavia, até o momento não há comprovação *in vivo* de que uma toxina – excretada ou parte integrante da bactéria – represente de fato o elemento central na patologia da leptospirose. O LPS de leptospiras é uma molécula de toxicidade relativamente baixa, que ativa macrófagos de uma maneira distinta do LPS típico de bactérias gram-negativas (Werts *et al.*, 2001; Ren *et al.*, 2003; Nascimento *et al.*, 2004). Uma fração de natureza glicolipoproteica (GLP) resultante da lise parece estar associada à toxicidade de leptospiras. A presença de GLP foi demonstrada nos locais de alteração tecidual em rins de hamsters infectados com o sorovar Canicola (Pereira *et al.*, 1997). A mesma fração inibe isoformas da enzima Na, K-ATPase de coelhos e a atividade inibitória se associa a ácidos graxos não saturados (Younes-Ibraim *et al.*, 1995; Burth *et al.*, 1997). Alguns sorovares produzem hemolisinas que já foram caracterizadas *in vitro*. Ambos os sorovares Copenhageni e Lai possuem genes que codificam hemolisinas secretadas (Ren *et al.*, 2003).

▸ **Outros potenciais fatores de virulência.** A análise genômica revela a presença de genes que codificam proteínas com diversas funções, que fazem parte do conjunto de fatores de virulência. Proteínas com homologia para proteínas animais teoricamente podem ativar vias diretas na hemostasia ou alternativamente induzir resposta autoimune. O genoma de *L. interrogans* codifica uma proteína que lembra o fator de ativação de plaquetas de mamíferos (PAF) e outra que é similar ao fator de von Willebrand. Um terceiro gene relevante na hemostasia, até agora só encontrado em *Leptospira,* codifica uma proteína que pode hidrolisar o PAF. Foi também identificado o gene que codifica colagenase, que pode representar um elemento importante na compreensão dos mecanismos de lesão ao endotélio capilar. Sugere-se que a ação combinada das proteínas relevantes na hemostasia e colagenase possa resultar em hemorragia. É particularmente relevante o fato recentemente comprovado em análises proteômicas de que as leptospiras regulam a expressão de proteínas em resposta a estímulos ambientais, particularmente com diferenças na expressão de algumas proteínas nos contextos *in vitro* e *in vivo* (Nally *et al.*, 2001).

Modelos experimentais

Uma variedade de cepas de *Leptospira* causa doença em roedores com aspectos semelhantes aos casos humanos mais graves. Os modelos experimentais mais estudados são cobaias e hamsters recém-desmamados. Recentemente, foram obtidos isolados clínicos altamente virulentos a partir do sangue de casos humanos fatais que desenvolveram hemorragia pulmonar grave. Os referidos isolados, identificados como sorovar Copenhageni, causam infecção grave semelhante aos casos humanos em cobaias e primatas não humanos da espécie *Callithrix jacchus* (da Silva *et al.*, 2002; Nally *et al.*, 2004; Pereira *et al.*, 2004). Animais jovens e adultos desenvolvem hemorragia pulmonar grave, lesão hepática moderada, nefrite tubulointersticial e necrose hemorrágica dos músculos esqueléticos (Pereira *et al.*, 2004). Semelhante aos casos humanos marcados por hemorragia pulmonar intensa, o achado histopatológico mais impressionante em primatas não humanos foi a hemorragia intra-alveolar. A observação de vacuolização das células endoteliais indica que a lesão endotelial pode estar relacionada com processo inflamatório nos septos alveolares. A hemorragia intra-alveolar não é observada em outras síndromes com extravasamento capilar, que progridem com insuficiência respiratória e hemorragia, tais como dengue hemorrágica e síndrome pulmonar por hantavírus. A presença de material antigênico foi demonstrada nos locais de alteração tecidual, embora leptospiras típicas sejam raramente encontradas nos pulmões (Figura 129.2). As observações microscópicas sugerem que a diátese hemorrágica é aguda e não necessariamente associada a expressivo extravasamento de proteínas plasmáticas. É agravada por trombocitopenia, seguida por reação de megacariócitos e presença de grande número de mastócitos, desgranulados ou não, nos septos alveolares (Pereira *et al.*, 2005).

Os estudos realizados em cobaias levaram à proposição de um mecanismo de autoimunidade na etiologia da hemorragia intra-alveolar, com base na demonstração da ligação ou *binding* de anticorpos e complemento nos septos alveolares. O cenário seria composto da seguinte sequência de eventos:

- Ligação de IgM, IgG e/ou IgA a alvos no septo alveolar
- Ativação de complemento, levando à deposição de C3
- Dano ao septo alveolar
- Extravasamento de células e hemorragia nos alvéolos.

A ligação de imunoglobulinas pode ser dirigida a autoantígenos ou a antígenos expressos *in vivo* que não teriam sido detectados pelos reagentes utilizados até então. Se o mecanismo patogênico proposto for confirmado em relação à etiologia das complicações hemorrágicas fatais da leptospirose humana, deverão ser exploradas novas possibilidades de intervenções terapêuticas para remover autoanticorpos do sangue ou reduzir a síntese dos mesmos (Nally *et al.*, 2004).

Manifestações clínicas

A infecção por espiroquetas do gênero *Leptospira* pode ser assintomática ou produzir uma ampla variedade de sinais e sintomas que se confundem com outras doenças febris. Evidências sorológicas de infecção são encontradas em 15 a 40% dos indivíduos que foram expostos, mas não desenvolveram doença. Nos casos sintomáticos de leptospirose as manifestações clínicas variam de leve a moderada ou grave, podendo inclusive ser fatais. Mais de 90% dos indivíduos sintomáticos apresentam a forma mais branda e geralmente anictérica da doença, enquanto a forma grave com icterícia ocorre em 5 a 10% dos pacientes infectados (WHO, 2003).

O período de incubação é de 1 a 2 semanas, podendo variar de 2 a 30 dias. Tipicamente a doença apresenta um caráter bifásico, mas a distinção entre a primeira e a segunda fase nem sempre é tão evidente. A primeira fase, ou fase de bacteriemia, corresponde à disseminação das bactérias no sangue e em outros líquidos corporais, e dura de 4 a 7 dias. A segunda fase, ou fase imune, inicia-se com o aparecimento de anticorpos, tem duração de aproximadamente 10 a 30 dias e as bactérias são eliminadas na urina de modo intermitente.

▸ **Forma anictérica.** O início é quase sempre súbito, com febre alta e contínua com calafrios. Há cefaleia intensa e constante (frontal ou retrorbitária), algumas vezes com fotofobia. Pode haver confusão mental. A mialgia é intensa e generalizada, mais notável nas panturrilhas. É comum uma hiperemia conjuntival que confere tonalidade rósea à esclera e, eventualmente, sufusões hemorrágicas subconjuntivais. Dor abdominal, diarreia, náuseas e vômitos são frequentes e podem levar à desidratação. O comprometimento pulmonar manifesta-se por meio de tosse, dor torácica e, em poucos casos, com hemoptise. Ocasionalmente há linfadenomegalia, faringite, hepatomegalia, esplenomegalia e *rash* cutâneo macular, maculopapular, eritematoso, urticariforme ou hemorrágico. Apesar de conhecida como forma anictérica pode apresentar discreta icterícia.

A maioria dos pacientes torna-se assintomática em 1 semana. Após um intervalo de 1 a 3 dias sem sintomas, a doença recorre em certo número de casos, ainda que menos intensamente, o que confere à mesma um caráter bifásico. O início dessa segunda fase (fase imune) coincide com a produção de anticorpos, desta vez com sintomas mais variáveis que duram poucos dias, mas ocasionalmente podem persistir por semanas. A febre e as mialgias são mais brandas do que na fase leptospirêmica. Um evento importante durante a fase imune é o desenvolvimento de meningite asséptica. Embora menos de 15% dos pacientes apresentem sinais e sintomas de meningite, muitos apresentam pleiocitose ao exame do líquido cefalorraquidiano. Sintomas meníngeos costumam desaparecer em poucos dias, porém podem persistir por algumas semanas. Da mesma forma, a pleiocitose geralmente desaparece em 2 semanas, mas ocasionalmente pode persistir por meses. Irite, iridociclite e coriorretinite – complicações tardias que podem persistir por anos – podem ser observadas a partir da terceira semana, mas frequentemente se apresentam vários meses após a doença inicial (WHO, 1999a).

▸ **Forma ictérica.** Também conhecida e referida por outros autores como leptospirose ictérica, leptospirose grave, leptospirose ictero-hemorrágica ou síndrome de Weil. A síndrome de Weil é caracterizada por icterícia, insuficiência renal, distúrbios hemorrágicos e alta mortalidade. A apresentação clínica inicial não difere da forma anictérica. Entretanto, cerca de 10% dos pacientes após 4 a 9 dias de doença desenvolvem icterícia, disfunção renal e vascular, que distingue os casos mais graves, e não segue o padrão bifásico tão característico e evidente na forma anictérica.

A icterícia pode ser intensa, geralmente de tonalidade alaranjada ou rubínica, na maioria das vezes não associada a necrose hepática grave. Essa icterícia não é exclusiva da leptospirose e pode ocorrer em outras doenças que cursem com vasculite e icterícia (p. ex., septicemias, malária etc.). Raramente ocorre morte por insuficiência hepática. A hepatomegalia é comum e a esplenomegalia é encontrada em 20% dos casos.

A insuficiência renal ocorre geralmente durante a segunda semana de doença. Hipovolemia e perfusão sanguínea renal diminuída contribuem para o desenvolvimento de necrose tubular aguda com oligúria ou anúria. Às vezes é necessário diálise, mas na maioria das vezes a função renal é completamente recuperada. Todavia, a insuficiência renal oligúrica é uma indicação de mau prognóstico (Esen *et al.*, 2004).

Como a insuficiência renal oligúrica, porém nem sempre representando uma variável associada, a alteração do estado mental, traduzida por sonolência, torpor e coma, também representa um indicador de mau prognóstico, conforme demonstrado em estudos de grandes séries de casos, utilizando modelos de regressão logística (Ko *et al.*, 1999; Esen *et al.*, 2004).

O comprometimento pulmonar é comum, resultando em tosse, dispneia, dor torácica, hemoptise e até insuficiência respiratória (Marotto *et al.*, 1999). As manifestações hemorrágicas mais comumente observadas são epistaxe, petéquias, púrpuras e equimoses. Mais raramente encontram-se hemorragias gastrintestinais e subaracnóidea.

Rabdomiólise, hemólise, miocardite, pericardite, insuficiência cardíaca congestiva, choque cardiogênico e insuficiência de múltiplos órgãos têm sido descritos durante o curso da leptospirose grave (Levett, 2001; Bharti *et al.*, 2003).

Há uma tendência recente a se caracterizar uma nova forma de evolução clínica da leptospirose, *a forma pulmonar grave da leptospirose* (FPGL). Todavia, ainda há dúvidas se a apresentação clínica recentemente diagnosticada constitui uma individualidade clínica ou representa apenas uma complicação pulmonar específica que ocorre na evolução da forma ictérica ou leptospirose grave. Não são conhecidos os fatores que influenciam a relativa virulência do agente etiológico e o espectro das manifestações clínicas.

Segundo alguns autores, o comprometimento pulmonar na FPGL aumenta a taxa de letalidade para 60 a 70%. De acordo com observações de casos bem documentados no Brasil os pacientes são jovens adultos previamente saudáveis e a doença é causada pelo sorovar Copenhageni. Ocorre hemorragia pulmonar intensa e grave, levando à insuficiência respiratória e à morte por asfixia. A evolução é rápida e o óbito pode acontecer em menos de 72 h após o início dos sintomas respiratórios, muitas vezes sem que o paciente tenha desenvolvido icterícia ou insuficiência renal (Trevejo *et al.*, 1998; da Silva *et al.*, 2002). Por essa razão alguns autores são favoráveis a relatar a FPGL como uma nova forma de evolução em vez de uma complicação da forma ictérica. Tipicamente, os sintomas respiratórios surgem entre o quarto e sexto dias de doença, são brandos ou moderados e inicialmente não impressionam. Subitamente surge então dispneia e insuficiência respiratória acompanhada de hemoptise franca e intensa. Como já mencionado, a hemorragia pulmonar pode anteceder as manifestações clássicas da leptospirose grave como icterícia e insuficiência renal. A fatalidade é na maioria das vezes inevitável, porém relatos de casos recentes sugerem que o diagnóstico e intervenção precoces podem melhorar o prognóstico da FPGL (da Silva *et al.* 2002).

▸ Diagnóstico diferencial

A importância de exclusão de algumas doenças infecciosas no diagnóstico diferencial depende da incidência das mesmas na região. As seguintes doenças e/ou síndromes devem ser incluídas no diagnóstico diferencial com a leptospirose: *influenza*; dengue e dengue hemorrágica; infecção por hantavírus, inclusive síndrome pulmonar por hantavírus ou outras síndromes de angústia respiratória; febre amarela e outras febres hemorrágicas virais; riquetsioses; borrelioses; brucelose; malária; pielonefrite; meningite asséptica; envenenamento alimentar; febre tifoide e outras febres entéricas; hepatite viral; pirexia de origem desconhecida; síndrome de soroconversão primária pelo HIV; legionelose; toxoplasmose; mononucleose infecciosa.

▸ Exames complementares

A confirmação do diagnóstico deve ser realizada por meio de testes específicos. Todavia, alguns parâmetros observados nas análises laboratoriais convencionais auxiliam o diagnóstico ou a exclusão de outras doenças com quadro clínico semelhante. Da mesma forma, observações no eletrocardiograma e radiografia de tórax podem fornecer informações complementares ao exame clínico.

▪ Exames laboratoriais inespecíficos

▸ **Elementos anormais e sedimentoscopia da urina (EAS).** Os rins estão comprometidos na leptospirose de modo que os achados variam desde alterações no EAS (leucócitos, hemácias, cilindros granulares e hialinos) e proteinúria discreta até insuficiência renal e azotemia.

▸ **Hemograma completo.** O leucograma mostra leucocitose com neutrofilia e desvio para a esquerda como em outras doenças bacterianas. A contagem de plaquetas evidencia trombocitopenia moderada em aproximadamente 50% dos casos graves e está associada a insuficiência renal. Anemia ocorre em cerca de 26% dos casos graves, independentemente da ocorrência de sangramentos.

▸ **Velocidade de hemossedimentação (VHS).** Geralmente elevada, em contraste com a febre amarela que cursa com valores baixos, tendendo a zero.

▸ **Tempo e atividade de protrombina (TAP).** A atividade de protrombina pode estar reduzida nas formas ictéricas e o tempo pode ser prolongado.

▸ **Ureia, creatinina, eletrólitos e pH.** Alterações das escórias nitrogenadas são observadas nas formas ictéricas. Elevam-se de acordo com a gravidade da doença e nem sempre a elevação correlaciona-se com a diminuição do débito urinário. Os níveis de potássio sérico situam-se dentro ou abaixo dos valores de referência, mesmo na vigência de insuficiência renal aguda.

▸ **Gasometria arterial.** Pode evidenciar acidose metabólica e hipoxemia.

▸ **Enzimas.** Há um acréscimo moderado (três a cinco vezes os valores de referência) nas concentrações de aminotransferases (transaminases), estando a AST geralmente mais elevada que a ALT. O aumento moderado nas concentrações de transaminases contrasta com os padrões observados na febre amarela e hepatites virais, representando um dado importante no diagnóstico diferencial. A amilase está acima dos valores de referência na maioria dos pacientes com formas graves. A miosite generalizada pode elevar os níveis de creatinoquinase (CK). Em presença de miocardite elevam-se os níveis da isoenzima MB.

▸ **Bilirrubinas.** Elevam-se rápida e significativamente nas formas graves, atingindo os valores máximos até o final da primeira semana de doença. Predomina a bilirrubina direta (conjugada).

▸ **Análise do líquido cefalorraquidiano (LCR).** Assemelha-se ao padrão das meningites virais, com pleiocitose discreta a moderada, predomínio de mononucleares, discreto aumento de proteínas e bacterioscopia negativa pelo Gram.

▪ Eletrocardiograma

Os achados mais frequentes são alterações de repolarização ventricular e fibrilação atrial.

▪ Radiografia de tórax

O achado radiológico mais frequente consiste em infiltrado micronodular que corresponde à hemorragia pulmonar difusa e afeta a região periférica dos lobos inferiores. Nas formas pulmonares graves, a radiografia de tórax evidencia infiltrado intersticial bilateral extenso como nos quadros de pneumonia viral, broncopneumonia, tuberculose miliar, hemorragias pulmonares e síndrome de angústia respiratória do adulto.

▪ Exames laboratoriais específicos | Confirmação de casos e epidemiologia molecular

A confirmação laboratorial do caso suspeito é baseada na demonstração da presença de leptospiras, fragmentos de DNA ou detecção de anticorpos específicos. Assim, a coleta de amostras deve ser realizada de acordo com a probabilidade de detecção do agente etiológico por meio do isolamento ou de reações positivas nos demais testes. O cultivo de leptospiras a partir do sangue ou liquor e a reação da polimerase em cadeia (*polymerase chain reaction* – PCR) são positivos na fase de bacteriemia (primeira semana). Nesta fase os testes sorológicos podem ser negativos ou apresentarem títulos baixos. A partir da segunda semana de doença as leptospiras e fragmentos de DNA são encontrados na urina e os testes sorológicos podem ser positivos. Imuno-histoquímica e testes baseados em PCR são os métodos mais utilizados para confirmação de casos *post mortem*. Mas, somente laboratórios de referência ou de pesquisa realizam testes de alta complexidade e dispõem de reagentes não comercializados como cepas e antissoros de referência. São apresentados a seguir os testes mais utilizados atualmente para diagnóstico da leptospirose. Maiores detalhes são encontrados nos manuais editados pela Funasa e OMS (MS/Funasa, 2002; WHO, 2003).

▸ **Isolamento de leptospiras e PCR.** As leptospiras são isoladas com relativa facilidade em meios de Ellinghausen ou similares (Ellinghausen, 1960). Todavia, o crescimento é lento de modo que o resultado das hemoculturas frequentemente é retrospectivo em relação à evolução da doença. Em geral os resultados são obtidos em 2 a 4 semanas. Os testes baseados em PCR permitem a amplificação *in vitro* de segmentos de DNA presentes no soro, urina, liquor ou tecidos obtidos na necropsia. Muitos pares de iniciadores e variações da técnica têm sido aplicados no diagnóstico da leptospirose. As técnicas de PCR são mais sensíveis do que o cultivo do espiroqueta e possibilitam o diagnóstico nos primeiros dias de doença. Somente os testes baseados na PCR podem fornecer o diagnóstico precoce, que é importante na conduta terapêutica e essencial para a rápida identificação de casos na iminência de epidemias (Brown *et al.*, 1995; Merien *et al.*, 1995).

▸ **Testes sorológicos.** Os testes mais utilizados são os de ELISA-IgM e aglutinação microscópica (*microscopic agglutination test* – MAT). Os testes de ELISA-IgM são mais simples e estão disponíveis no mercado. O MAT é um teste quantitativo considerado de alta complexidade porque envolve manutenção de cepas. Devido às características de sensibilidade e especificidade o MAT é o padrão-ouro recomendado pelos especialistas nas diversas publicações da OMS. São utilizados painéis contendo diversas cepas de referência, com o propósito de propiciar a detecção de infecções causadas pelos sorovares mais frequentes e por sorovares incomuns ou não descritos na região (WHO, 2003).

▸ **Interpretação dos resultados de testes sorológicos.** A interpretação dos resultados de testes sorológicos deve ser sempre baseada no exame de amostras sequenciais. O pareamento é importante para detectar soroconversão (resultado negativo na primeira amostra e reagente na segunda ou variação de quatro vezes nos títulos entre duas amostras em testes quantitativos). As amostras devem ser colhidas com intervalo de 7 a 21 dias e a sorologia negativa na fase inicial não exclui a hipótese diagnóstica.

Uma das principais dificuldades na interpretação dos resultados do MAT reside no alto grau de reações cruzadas e paradoxais entre os diferentes sorovares do painel de antígenos, especialmente nas amostras de fase aguda. Nas reações paradoxais, são inicialmente observados títulos mais altos para um sorovar que de fato não é o agente causal. Posteriormente, a amostra do mesmo paciente colhida na fase de convalescença exibirá títulos mais altos para o sorovar infectante. Há necessidade de isolar as leptospiras em cultura para identificação conclusiva do agente etiológico.

Em geral os títulos observados na infecção aguda são elevados, podendo ser superiores a 1:25.600. Decrescem posteriormente, mas podem levar alguns meses para caírem a níveis considerados baixos (1:100-1:400). Nos grupos de risco em áreas endêmicas, a frequência de sorologia positiva com títulos baixos, sem manifestações de doença, varia de 10 a 25%. Nestes casos, admite-se um limite de corte correspondente a títulos ≥ 1:800 para confirmar o caso se houver apenas uma amostra de soro disponível. Casos com títulos baixos, sinais e sintomas das formas graves e história de exposição ao risco são considerados como prováveis. Recomenda-se a realização de testes complementares para exclusão de outras possibilidades diagnósticas ou confirmação do caso.

▸ **Identificação de isolados clínicos.** A identificação de isolados clínicos em nível de espécie e de subpopulações não é essencial para o reconhecimento e identificação de casos individuais, mas é importante para o conhecimento epidemiológico. Os surtos epidêmicos resultam da exposição a uma fonte comum ou reservatório. Historicamente, as ligações epidemiológicas entre os isolados clínicos e a fonte de infecção têm sido determinadas por meio do isolamento e identificação em nível de sorovar, mas o critério é fenotípico. Diversos métodos moleculares têm sido utilizados para identificação em nível de espécie e caracterizações de cepas intraespécie, permitindo a análise de diferenças e similaridades com propósitos epidemiológicos. O arsenal de métodos utilizados inclui análise do polimorfismo de tamanho dos fragmentos de restrição (RFLP) sem e com amplificação por PCR, amplificação randômica de DNA polimórfico (RAPD-PCR), eletroforese de campo pulsado (PFGE) e eletroforese de isoenzimas (MLEE). Isolados clínicos obtidos em diferentes locais e períodos de tempo, tanto de casos isolados quanto de epidemias no Brasil apresentam relação clonal com base em análise genotípica (Pereira *et al.*, 2000; WHO, 2003).

▸ Tratamento

A conduta terapêutica depende da gravidade do caso. Pacientes com manifestações mais brandas podem ser tratados sintomaticamente, mas devem ser observados quanto ao surgimento de sinais das formas graves. A hidratação deve ser indicada para todos os pacientes, considerando que febre alta, anorexia e vômitos resultam em algum grau de desidratação.

Casos mais graves precisam de internação hospitalar e terapia de suporte intensiva visando à manutenção do balanço de fluidos e eletrólitos. Nos casos graves com alteração do nível de consciência, presença de hemorragias, miocardite e choque, haverá necessidade de executar procedimentos de reposição rápida da volemia, inclusive por meio de acesso venoso profundo, seja por punção ou dissecção venosa se for o caso. A reposição de potássio é importante devido à hipopotassemia, presente até mesmo em pacientes oligúricos.

Diálise peritoneal ou hemodiálise são indicadas nos casos selecionados que cursam com insuficiência renal. No choque hipovolêmico prolongado, é preciso levar em conta a ocorrência de acidose. A transfusão de sangue total e de concentrados de plaquetas deve ser considerada na presença de sangramentos importantes (Martins e Castiñeiras, 1998). A administração de vitamina K parenteral auxilia a atividade de protrombina.

Recomenda-se o tratamento com antimicrobianos nas formas graves de leptospirose, embora haja controvérsias quanto à eficácia do tratamento instituído após os quatro primeiros dias de doença (Edwards *et al.*, 1988; Watt *et al.*, 1988; Katz *et al.*, 2001; Panaphut *et al.*, 2003). Recomenda-se a administração de penicilina G cristalina intravenosa, ampicilina ou eritromicina (Martins e Castiñeiras, 1998). Doxiciclina é recomendada para o tratamento profilático e manifestações brandas (Takafuji *et al.*, 1984; Guidugli *et al.*, 2000). Em casos raros, desenvolve-se reação de Jarisch-Herxheimer em intervalo de horas após o início da terapia com antimicrobianos. Nesses casos a única alternativa é o tratamento de suporte (Emanouilides *et al.*, 1994). Leptospiras são sensíveis a uma gama de novos antibióticos *in vitro*, mas há necessidade de comprovação da eficácia em estudos clínicos (Hospenthal e Murray, 2003).

A maioria dos pacientes recupera-se completamente. A mortalidade é mais alta em pacientes mais velhos. O acompanhamento de pacientes com as formas ictéricas mostra boa recuperação das funções renal e hepática. Mas há descrições na literatura de sequelas tardias que podem levar meses e incluem fadiga crônica, sintomas neurológicos e psiquiátricos. Em alguns casos uveíte e iridociclite podem representar sequelas tardias da leptospirose.

▸ Prevenção e controle

▸ **Meio ambiente.** As medidas de prevenção e controle devem focalizar a fonte de infecção, mecanismos de transmissão e a doença no hospedeiro humano. Diferentes estratégias podem ser necessárias para controlar populações de roedores e diminuir o risco em situações distintas. Não há dúvidas de que a redução das populações de roedores em áreas urbanas resulte em redução no número de casos humanos. Medidas de saneamento básico também são efetivas. O uso dos equipamentos de proteção individual (botas, luvas etc.) é recomendado para grupos de risco ocupacional como trabalhadores de esgoto, mas é difícil avaliar a eficácia dos mesmos durante exposição coletiva em enchentes. Processos de desinfecção podem ser aplicados a pequenas áreas, mas não são praticáveis em grandes áreas, lagos ou rios.

▸ **Profilaxia.** O tratamento com antibióticos pode ser indicado para indivíduos ou grupos expostos ao risco por períodos curtos e deve ser iniciado imediatamente após a exposição. Resultados de estudos caso-controle mostram que o uso profilático de doxiciclina pode reduzir as taxas de mortalidade e a morbidade nos grupos tratados (Takafuji *et al.*, 1984; Sehgal *et al.*, 2000). Todavia, o uso de antibióticos para o tratamento em massa não é recomendado (WHO, 2003).

▸ **Vacinas.** A variedade de sorovares dificulta a obtenção de uma vacina única para prevenir a doença humana em regiões distintas. Consequentemente, o interesse comercial é reduzido e até o momento não há uma vacina de eficácia comprovada para uso em humanos. Vacinas contra cepas locais para grupos de risco são utilizadas em alguns países, estando disponíveis em estoques estratégicos com quantidades limitadas. As vacinas existentes são preparadas com suspensões bacterianas prevalentes no local e oferecem proteção contra os sorovares ou sorogrupos presentes na vacina. A proteção é de curta duração e há efeitos colaterais indesejáveis (Ikoev *et al.*, 1999; Martinez Sanchez *et al.*, 2000; Yan *et al.*, 2003). Vacinas de nova geração utilizando DNA, BCG recombinante e proteínas recombinantes do envoltório externo estão em fase de desenvolvimento pré-clínico na China e nos EUA (WHO/Initiative for New Vaccines-IVR, 2003).

▸ Referências bibliográficas

Alston JM, Broom JC. *Leptospirosis in Man and Animals*, E & S Livingstone, Edinburgh, 1958.

Aragão HB. Sobre a presença do *Spirochaeta icterohaemorrhagiae* nos ratos do Rio de Janeiro. *Brasil Med.* 31: 329-330, 1917.

Azevedo R, Correa MOA. Considerações em torno da epidemia de leptospirose na cidade de Recife em 1966. Aspectos epidemiológicos, laboratoriais e clínicos. *Rev Inst Adolfo Lutz.* 28: 85-111, 1968.

Bacteriology I.C.o.S., *Leptospira* S.o.t.T.o. Minutes of the meeting, 5 and 6 September, 1986, Manchester, England. *Int J Syst Bacteriol.* 37: 472-473, 1987.

Barcellos C, Sabroza PC. Socio-environmental determinants of the leptospirosis outbreak of 1996 in western Rio de Janeiro: a geographical approach. *Int J Environ Health Res.* 10: 310-313, 2000.

Barcellos C, Sabroza PC. The place behind the case: leptospirosis, risks, and associated environmental conditions in a flood-related outbreak in Rio de Janeiro. *Cad Saú Públ.* 17: 59-67, 2001.

Barcellos C, Lammerhirt CB, Almeida MAB, Santos E. Distribuição espacial da leptospirose no Rio Grande do Sul, Brasil: recuperando a ecologia dos estudos ecológicos. *Cad Saú Púb.* 19: 16, 2003.

Barocchi MA, Ko AI, Reis MG, McDonal KI, Riley LW. Rapid translocation of polarized MDCK cell monolayers by *Leptospira interrogans* an invasive but non intracellular pathogen. *Infect Immun.* 70: 6926-6932, 2002.

Bharti AR, Nally JE, Ricaldi JN, Matthias MA, Diaz MM, Lovett MA, Levett PN, Gilman RH, Willig MR, Gotuzzo E, Vinetz JM. Leptospirosis: a zoonotic disease of global importance. *Lancet Infect Dis.* 3: 757-771, 2003.

Blackmore DK, Schollum LM. Risks of contracting leptospirosis on the dairy farm. *N Z Med J.* 95: 649-652, 1982.

Boland M, Sayers G, Coleman T, Bergin C, Sheehan N, Creamer E, O' Connell M, Jones L, Zochowski W. A cluster of leptospirosis cases in canoeists following a competition on the River Liffey. *Epidemiol Infect.* 132: 195-200, 2004.

Brandling-Bennett AD, Pinheiro F. Infectious diseases in Latin America and the Caribbean: are they really emerging and increasing? *Emerg Infect Dis.* 2: 59-61, 1996.

Brenner DJ, Kaufmann AF, Sulzer KR, Steogerwalt AG, Rogers FC, Weyant RS. Further determination of DNA relatedness between serogroups and serovars in the family Leptospiraceae with a proposal for *Leptospira alexanderi* sp. nov. and four new *Leptospira* genomospecies. *Int J Syst Bacteriol.* 49: 839-858, 1999.

Brockmann S, Piechotowski I, Bock-Hensley O, Winter C, Oehme R, Zimmermann S, Hartelk K, Luge E, Nöckler K, Schneider T, Stark K, Jansen A. Outbreak of leptospirosis among triathlon participants in Germany, 2006. *BMC Infect Dis.* 10; 10:91, 2010.

Brown PD, Gravekamp C, Carrington DG, van de Kemp H, Hartskeerl RA, Edwards CN, Everard COR, Terpstra WJ, Levett PN. Evaluation of the polymerase chain reaction for early diagnosis of leptospirosis. *J Med Microbiol.* 43: 110-114, 1993.

Burth P, Younes-Ibraim MP, Gonçalves FHFS, Costa ER, Castro Faria MV. Purification and characterization of a Na^+, K^+ ATPase inhibitor found in an endotoxin of *Leptospira interrogans*. *Infect Immun.* 65: 157-160, 1997.

Caldas EM, Sampaio MB, Costa E, Miranda G. Estudo epidemiológico de surto de leptospirose ocorrido na cidade de Salvador, Bahia, em maio e junho de 1978. *Rev Inst Adolfo Lutz.* 39: 85-94, 1979.

CDC-Centers for Disease Control and Prevention. Outbreak of acute febrile illness among athletes participating in thriathlons – Wisconsin and Illinois, 1998. *MMWR.* 47: 585-588, 1998.

CDC-Centers for Disease Control and Prevention. Outbreak of acute febril illness among participants in EcoChallenge Sabah 2000 – Malaysia, 2000. *MMWR.* 49: 816-817, 2000.

Correa MOA. Human leptospirosis in Brasil. *Int J Zoonoses.* 2: 1-9, 1975.

Cruz MLS, Andrade J, Pereira MM. Dados sobre a ocorrência de leptospirose em crianças no Rio de Janeiro. *Rev Soc Bras Med Trop.* 27: 5-9, 1994.

da Silva JJP, Dalston MO, de Carvalho JEM, Setúbal S, de Oliveira JMC, Pereira MM. Clinicopathological and immunohistochemical features of the severe pulmonary form of leptospirosis. *Rev Soc Bras Med Trop.* 35: 1-9, 2002.

da Silva JJP, Netto BA, Lilembaum W, Alvim ME, de Oliveira AV. The hemorrhagic syndrome of leptospirosis: an experimental study in guinea pigs. *Rev Soc Bras Med Trop.* 28: 169-177, 1995.

Dikken H, Kmety E. Serological typing methods of leptospires. *Meth Microbiol.* 11: 259-307, 1978.

Edwards CH, Nicholson GD, Hassel TA, Everard COR, Callender J. Penicillin therapy in icteric leptospirosis. *Am J Trop Med Hyg.* 39: 388-390, 1988.

Ellinghausen HC. Some observations on cultural and biochemical characteristics of *Leptospira pomona*. *J Infect Dis.* 106: 237-244, 1960.

Emanouilides CC, Konh OF, Garibaldi R. Leptospirosis complicated by a Jarisch-Herxheimer reaction and adult respiratory distress syndrome: case report. *Clin Infect Dis.* 18: 1004-1006, 1994.

Esen S, Sunbul M, Leblebicioglu H, Eroglu C, Turan D. Impact of clinical and laboratory findings on prognosis in leptospirosis. *Swiss Med Wkly.* 134: 347-352, 2004.

Everard JD. Leptospirosis. In Cox FEG, *The Wellcome Trust Illustrated History of Tropical Diseases*, The Wellcome Trust, London, p. 416-418, 1996.

Faine S. *Leptospira and Leptospirosis*, CRC Press, Boca Raton, Melbourne, 1994.

Faine S, Adler B, Bolin CA, Perolat P 1999. *Leptospira and Leptospirosis*, MedSci, Melbourne, 1999.

Faine S, Stallman ND. Amended descriptions of the genus *Leptospira* Noguchi 1917 and the species *L. interrogans* (Stimson 1907) Wenyon 1926 and *L. biflexa* (Wolbach and Binger 1914) Noguchi 1918. *Int J Syst Bacteriol.* 32: 461-463, 1982.

Feresu SB, Bolin CA, van de Kemp H, Korver H. Identification of a serogroup Bataviae *Leptospira* strain isolated from an ox in Zimbabwe. *Zentbl Bakteriol.* 289: 19-29, 1999.

Figueiredo CM, Mourão AC, Oliveira MA, Alves WR, Ooteman MC, Chamone CB, Koury MC. Leptospirose humana no município de Belo Horizonte, Minas Gerais. *Rev Soc Bras Med Trop.* 34: 1-12, 2001.

Flannery B, Pereira MM, Velloso LF, Castro CC, Codes LG, Orrico GS, Dourado CR, Riley LW, Reis MG, Ko AI. Referral pattern of leptospirosis cases during a large urban epidemic of dengue. *Am J Trop Med Hyg* 65: 657-661, 2001.

French JG, Holt KW. Floods. In Gregg MD, *The Public Health Consequences of Disasters*, Centers for Disease Control, Atlanta, p. 69-78, 1989.

Gollop JH, Katz AR, Rudoy RC, Sasaki DM. Rat-bite leptospirosis. *West J Med.* 159: 76-77, 1993.

Gonçalves AJR. Formas graves de leptospirose. Uma visão atual da clínica e da terapêutica com algumas anotações sobre os surtos epidêmicos no estado do Rio de Janeiro. *J Bras Med.* 54: 95-100, 1988.

Gonçalves AJR, de Carvalho JE, Guedes e Silva JB, Rozembaum R, Vieira AR. Hemoptysis and the adult respiratory distress syndrome as the cause of death in leptospirosis. Changes in the clinical and anatomicopathological patterns. *Rev Soc Bras Med Trop.* 25: 261-270, 1992.

Guidugli F, Castro AA, Atallah AN. Antibiotics for preventing leptospirosis. *Cochrane Database Syst Rev.* CD001305, 2000.

Harrison NA, Fitzgerald WR. Leptospirosis – Can it be a sexually transmitted disease? *Postgrad Med J.* 64: 163-164, 1988.

Hart RJC, Gallagher J, Waitkins S. An outbreak of leptospirosis in cattle and man. *BMJ.* 288: 1983-1984, 1984.

Higgins R, Cousineau G. The pathogenesis of leptospirosis II. Jaundice in experimental leptospirosis in guinea pigs. *Can J Comp Med.* 41: 182-187, 1977.

Hospenthal DR, Murray CK. *In vitro* susceptibilities of seven *Leptospira* species to tradional and newer antibiotics. *Antimicrob Agents Chemother.* 47: 2646-2648, 2003.

Hübener EA, Reiter H. Beiträge sur Aetiologie der Weilschen Krankheit. *Dtsch Med Wochenschr.* 41: 1275-1277, 1915.

Ikoev VN, Gorbunov MA, Vachaev BF, Iagovkin EA, Kondratenko VF, Ananina I, Ansimova TI, Kostina NI, Iur'eva IL, Nikitin MG. The evaluation of the reactogenicity and immunogenic activity of a new concentrated inactivated leptospirosis vaccine. *Zh Mikrobiol Epidemiol Immunobiol.* 4: 39-43, 1999.

Inada R, Ido Y, Hoki R, Kaneko R, Ito H. The etiology, mode of infection, and specific therapy of Weil's disease (Spirochaetosis icterohaemorrhagica). *J Exp Med.* 23: 377-402, 1916.

Johnson DW. The Australian leptospirosis. *Med J Aust.* 2: 724-731, 1950.

Karaseva EV, Chernukha YG, Piskunova LA. Results of studying the time of survival of pathogenic *Leptospira* under natural conditions. *J Hyg Epidemiol Microbiol Immunol.* 17: 339-345, 1973.
Katz AR, Ansdell VE, Effler PV, Middleton CR, Sasaki DM. Assessment of the clinical presentation and treatment of 353 cases of laboratory-confirmed leptospirosis in Hawaii, 1974-1998. *Clin Infect Dis.* 33: 1834-1841, 2001.
Kmety E, Dikken H. *Classification of the species Leptospira interrogans and History of its Serovars*, University Press, Groningen, The Netherlands.
Ko AI, Galvão Reis M, Ribeiro Dourado CM, Johnson Jr WD, Riley LW. Urban epidemic of severe leptospirosis in Brazil. Salvador Leptospirosis Study Group. *Lancet.* 354: 820-825, 1993.
Kupek E, de Souza SF, de Souza JM. The relationship between rainfall and human leptospirosis in Florianópolis, Brazil. *Braz J Infect Dis.* 4: 131-134, 2000.
Landouzy LTJ. Fièvre bilieuse ou hépatique. *Gaz Hôpital.* 56: 809, 19883a.
Landouzy LTJ. Typhus hépatique. *Gaz Hôpital.* 56: 913, 1883b.
Levett PN. Leptospirosis. *Clin Microbiol Rev.* 14: 296-326, 2001.
Levett PN. Sequence-Based Typing of *Leptospira*: Epidemiology in the Genomic Era. *PLoS Negl Trop Dis.* 1:e120, 2007.
Ludwig W, Strunk O, Klugbauer S, Klugbauer N, Weinegger M, Neumaier M, Bachleitner M, Schleifer KH. Bacterial phylogeny based on comparative sequence analysis. *Electrophoresis.* 19, 1998.
Luzzi GA, Milne LM, Waitkins SA. Rat-bite acquired leptospirosis. *J Infec.* 15: 57-60, 1987.
Marotto PC, Nascimento CM, Elufneto J, Maroto MS, Andrade L, Sztanjbok J, Seguro AC. Acute lung injury in leptospirosis: clinical and laboratory features outcome, and factors associated with mortality. *Clin Infect Dis.* 29: 1561-1563, 1999.
Marotto PCF, Marotto MS, Santos DL, Souza TNL, Seguro AC. Outcome of leptospirosis in children. *Am J Trop Med Hyg.* 56: 307-310, 1997.
Martinez Sanchez R, Perez Sierra A, Baro Suarez M *et al.* Evaluation of the effectiveness of a new vaccine against human leptospirosis in groups at risk. *Rev Panam Salud Publica.* 8: 385-392, 2000.
Martins FSV, Castiñeiras TMPP. Leptospirose. In Schechter M, Marangoni DV (eds), *Doenças Infecciosas: Conduta Diagnóstica e Terapêutica*, Guanabara Koogan, Rio de Janeiro, p. 145-152, 1998.
Matsunaga J, Barocchi MA, Croda J, Young TA, Sanchez I, Siqueira I, Bolin CA, Reis MG, Riley LW, Haake DA, Ko AI. Pathogenic *Leptospira* species express surface-exposed proteins belonging to the bacterial immunoglobulin superfamily. *Mol Microbiol.* 49: 929-945, 2003.
Matsunaga J, Dieter ML, Bulach M, Zuerner RL, Adler B, Haake DA. Response of *Leptospira interrogans* to physiologic osmolarity: relevance in signaling the environment-to-host transition. *Infect Immun.* 75: 2864-2874, 2007.
Mc Dowel A. Do "icterus epidemicus". *Arq Bras Med.* 7: 635-645, 1917.
Meites E, Jay MT, Deresinski S, Shieh WJ, Zaki SR, Tompkins L, Smith DS. Reemerging leptospirosis, California. *Emer Infec Dis.* 10: 406-412, 2004.
Merien F, Baranton G, Perolat P. Comparison of polymerase chain reaction with microagglutination test and culture for diagnosis of leptospirosis. *J Clin Microbiol.* 172: 281-285, 1995.
Ministério da Saúde/Fundação Nacional de Saúde. *Guia de Vigilância Epidemiológica*, Fundação Nacional de Saúde, Brasília, 2002.
Nally JE, Artiushin S, Timoney JF. Molecular characterization of thermoinduced immunogenic proteins QIp42 and Hsp15 of *Leptospira interrogans*. *Infect Immun.* 69: 7616-7624, 2001.
Nally JE, Chantranuwat C, Wu XY, Fishbein MC, Pereira MM, Blanco DR, Lovett MA. Alveolar septal deposition of immunoglobulin and complement parallels pulmonary hemorrhage in a guinea pig model of severe pulmonary leptospirosis. *Am J Pathology.* 164: 1115-1127, 2004.
Nally JE, Whitelegge JP, Aguilera R, Pereira MM, Blanco DR, Lovett MA. Purification and proteomic analysis of outer membrane vesicles from a clinical isolate of *Leptospira interrogans* serovar Copenhageni. *Proteomic.* 5(1): 144-152, 2005.
Nascimento ALTO, Ko AI, Martins EAL *et al.* Comparative genomics of two *Leptospira interrogans* serovars reveal novel insights into physiology and pathogenesis. *J Bacteriol.* 186: 2164-2172, 2004.
Neves ES, Pereira MM, Galhardo MCG, Andrade J, Morgado M, Mendes RP. Leptospirosis in an AIDS patient – The first case reported. *Rev Soc Bras Med Trop.* 27: 39-42, 1994.
NicodemoAC, Duarte MIS, Alves AF, Takamura CFH, Santos RTM, Nicodemo EL. Lung lesions in human leptospirosis: microscopic, immunohistochemical and ultrastructural features related to thrombocytopenia. *Am J Trop Med Hyg.* 56: 181-187, 1997.
Noguchi H, Muller HR, Torres O, Silva F, Martins MD, Vianna G, Bião M. Experimental studies of yellow fever in Northern Brazil. *Monographs Rockefeller Inst Med Res.* 20: 1-35, 1924.
Oliveira VJC, Rocha JM, Silva GB, Cabral CL. Observations on a new epidemic outbreak of leptospirosis in greater Recife, Brazil, in 1975. *Rev Inst Adolfo Lutz.* 37: 33-36, 1977.
Panaphut T, Domrongkitchaiporn S, Vib-hagool A, Thinkamrop B, Susaengrat W. Ceftriaxone compared with sodium penicillin G for treatment of severe leptospirosis. *Clin Infect Dis.* 36: 1507-1513, 2003.
Pereira MM, Andrade J. Epidemiological aspects of leptospirosis in a slum area in the city of Rio de Janeiro, Brazil. Search for leptospires and specific antibodies in rodents. *Trans R Soc Trop Med Hyg.* 82: 766-770, 1988.
Pereira MM, Andrade J. Human leptospirosis in a slum area in the city of Rio de Janeiro, Brazil. A serological and epidemiological study. *Mem Inst Oswaldo Cruz.* 85: 47-52, 1990.
Pereira MM, Andrade J, Lacerda DM, Batoréu NM, Marchevsky RS. Demonstration of leptospiral antigens on tissues using monoclonal antibodies and avidin-biotina peroxidase staining. *Exp Toxic Pathol.* 49: 505-511, 1997.
Pereira MM, Andrade J, Marchevsky RS, Ribeiro dos Santos R. Morphological characterization of lung and kidney lesions in C3H/HeJ mice infected with *Leptospira interrogans* serovar ictero-haemorrhagiae: Defect of CD4+ and CD8+ T cells are prognosticators of the disease progression. *Exp Toxicol Pathol.* 50: 191-198, 1998.
Pereira MM, Korver H, Mazzonelli JM, Andrade J, Moraes G. Search for leptospires and specific antibodies in wild animals trapped in a periurban area of Rio de Janeiro, Brazil. In Kobayashi Y, *Leptospirosis – Proceedings of the Leptospirosis Research Conference*, Matsuyama, Japan, 1991.
Pereira MM, Matsuo MG, Bauab AR, Vasconcellos SA, Moraes ZM, Baranton G, Saint Girous J. A clonal subpopulation of *Leptospira interrogans* sensu stricto is the major cause of leptospirosis outbreaks in Brazil. *J Clin Microbiol.* 38: 450-452, 2000.
Pereira MM, Pereira da Silva JJ, Pinto MA, Machado MP, Lenzi HL, Marchevsky RS. Experimental leptospirosis in Marmoset monkeys (*Callithrix jacchus*): a new experimental model for studies of severe pulmonary leptospirosis. *Am J Trop Med Hyg.* 72 (1): 13-20, 2005.
Perolat P, Chappel RJ, Adler B, Baranton G, Bulach DM, Billinghurst ML, Letocart M, Merien F, Serrano MS. *Leptospira fainei* sp. nov., isolated from pigs in Australia. *Int J Syst Bacteriol.* 48: 851-858, 1998.
Picardeau M, Bulach DM, Bouchier C, Zuerner RL, Zidane N, Wilson PJ, Creno S, Kuczek ES, Bommezzadri S, Davis JC, McGrath A, Johnson MJ, Boursaux-Eude C, Seemann T, Rouy Z, Coppel RL, Rood JI, Lajus A, Davies JK, Médigue C, Adler B. Genome sequence of the saprophyte Leptospira biflexa provides insights into the evolution of *Leptospira* and the pathogenesis of leptospirosis. *PLoS One* 3:e1607, 2008.
Poh SC, Soh CS. Lung manifestations in leptospirosis. *Thorax.* 25: 751-755, 1970.
Ramadas P, Jarwis BDW, Corner RJ, Penny D, Marshall RB. Genetic characterization of pathogenic *Leptospira* species by DNA hybridization. *Int J Syst Bacteriol.* 42: 215-219, 1992.
Ren SX, Fu G, Jiang XG *et al.* Unique physiological and pathogenic features of *Leptospira interrogans* revealed by whole-genome sequencing. *Nature.* 422: 888-893, 2003.
Romero EC, Bernardo CCM, Yasuda PH. Human leptospirosis: a twenty nine year serological study in São Paulo, Brazil. *Rev Inst Med Trop São Paulo.* 45: 1-9, 2003.
Seghal SC, Vijayachari P, Smythe LD, Norris M, Symonds M, Dohnt M, Korver H, Kemp G, Hartskeerl RA, Terpstra WJ. Lai-like leptospira from the Andaman Islands. *Indian J Med Res.* 112: 135-139, 2000.
Sehgal SC, Sugunan AP, Murhekar MV, Sharma S, Vijayacharit P. Randomized controlled trial of doxycycline prophylaxis against leptospirosis in an endemic area. *Int J Antimicrob Agents.* 13: 249-255, 2000.
Stern EJ, Galloway R, Shadomy SV, Wannemuehler K, Atrubin D, Blackmore C, Wofford T, Wilkins PP, Ari MD, Harris L, Clark TA. Outbreak of leptospirosis among Adventure Race participants in Florida 2005. *Clin Infect Dis.* 50: 843-849, 2010.
Stimson AM. Note on an organism found in yellow-fever tissue. *Public Health Rep.* 22: 541, 1907.
Takafuji ET, Kirkpatrick JW, Miller RN. An efficacy trial of doxicycline chemoprophilaxis against leptospirosis. *N Engl J Med.* 310: 497-500, 1984.
Trevejo RT, Rigau-Perez JG, Ashford DA, McClure EM, Jarquin-Gonzales C, Amador JJ, de Los Reyes JO, Gonzales A, Zaki SR, ShiehWJ. Epidemic leptospirosis associated with pulmonary hemorrhage-Nicaragua, 1995. *J Infec Dis.* 178: 1457-1463, 1998.
Trueba G, Zapata S, Madrid K, Cullen P, Haake DA. Cell aggregation: a mechanism of pathogenic *Leptospira* to survive in fresh water. *Intern Microbiol.* 7: 35-40, 2004.
Uhlenhuth P, Fromme W. Experimentelle Untersuchungen über die sogenannte Weilsche Krankheit (ans-Steckende Gelsucht). *Me Klin.* 44: 1202-1203, 1915.
Vijayacharit P, Hartskeerl RA, Sharma S, Natarajaseenivasan K, Roy S, Terpstra WJ, Sehgal SC. A unique strain of Leptospira isolated from a patient with pulmonary hemorrhages in the Andaman Islands: a proposal of serovar portblairi of serogroup Sehgali. *Epidemiol Infect.* 132: 663-673, 2004.
Watt G, Padre LP, Tuazon ML. Placebo controlled trial of intravenous penicillin for severe and late leptospirosis. *Lancet.* 1: 433-435, 1988.

Weil A. Ueber eine eigenthumliche, mit Milztumor, Icterus und Nephritis einhergehende, acute Infectionskranheit. *Deutsche Archive fur Klinishe Medizin.* 39: 209, 1886.

Werts C, Tapping RI, Mathison JC, Chuang TH, Karavchenko V, Saint Girons J, Haake DA, Godowsky PJ, Hayashi F, Ozinsky A, Underhill DM, Kirschning CJ, Wagner H, Aderem A, Tobias SP, Ulevitch RJ. Leptospiral lipopolysaccharide activates cells through a TLR2-dependent mechanism. *Nature Immunol.* 2: 286-288, 2001.

WHO-World Health Organization. Leptospirosis Australia, Jan 1998-March 1999. *Wekly Epidemiol Rec.* 74: 119-120, 1999a.

WHO-World Health Organization. Leptospirosis worldwide, 1999. *Wkly Epidemiol Rec.* 74: 237-242, 1999b.

WHO-World Health Organization. Human leptospirosis: guidance for diagnosis, surveillance and control. *WHO/ILS.* ISBN 92 4 154589 5.

WHO-World Health Organization/Initiative for new vaccines-IVR. State of the art of new vaccines. Research e Development 47. www.who.int/vaccine_research, 2003.

Woese CR. Bacterial evolution. *Microbiol Rev.* 51: 221-271.

World Bank. *World Development Report 1999/2000*, Oxford University Press, Oxford, 2000.

Xue F, Yan J, Picardeau M. Evolution and pathogenesis of Leptospira spp.: lessons learned from the genomes. *Microbes Infect.* 11: 328-333, 2009.

Yan Y, Chen Y, Liou W, Ding J, Chen J, Zhang J, Zhang A, Zhou W, Gao Z, Ye X, Xiao Y. An evaluation of the serological and epidemiological effects of the outer envelope vaccine to leptospira. *J Chin Med Assoc.* 66: 224-230, 2003.

Yasuda PH, Steigerwalt AG, Sulzer KR, Kaufmann AF, Rogers F, Brenner DJ. Deoxyribonucleic acid relatedeness between serogroups and serovars in the family *Leptospiraceae* with proposals for seven new *Leptospira* species. *Int J Syst Bacteriol.* 37: 407-415, 1987.

Younes-Ibraim MP, Burth P, Faria MV, Buffin-Mayer B, Marsy S, Barlet-Bas C, Cheval L, Doucet A. Inhibition of Na,K-ATPase by endotoxin extracted from Leptospira interrogans: a possible mechanism for the physiopathology of leptospirosis. *C R Acad Sci.* 318: 619-625, 1995.

▪ Etiologia

O agente causador da peste, *Y. pestis* (*Pasteurella pestis*), é um bacilo gram-negativo da família Enterobacteriaceae. O gênero *Yersinia* contém atualmente 14 espécies que apresentam diferentes níveis de patogenicidade. As espécies *Y. pseudotuberculosis* e *Y. enterocolitica,* transmitidas pela via orofecal, são enteropatogênicas e provocam um quadro clínico denominado yersiniose, caracterizado por manifestações gastrintestinais (Perry e Fetherston, 1997; Prentice e Rahalison, 2007). Estudos genéticos sugerem que a *Y. pestis* seja um clone derivado da *Y. pseudotuberculosis* que evoluiu há 1.500 a 20.000 anos, provavelmente pouco antes da primeira pandemia (Achtman *et al.*, 2004).

Na microscopia óptica, principalmente nos esfregaços corados pelo Giemsa e azul de metileno (Azul de Loeffler), o bacilo se apresenta claro no centro e mais corado nas extremidades (coloração bipolar) (Figura 130.3). O bacilo é aeróbio e facultativamente anaeróbio, não esporulado, imóvel a 28°C e a 37°C; não fermenta lactose, sacarose e ramnose; acidifica glicose, manitol e salicina sem produção de gás. Não produz indol nem H_2S, não hidrolisa a ureia e o teste de catalase é positivo. A *Y. pestis* cresce em meios comuns como gelose peptonada, base de ágar-sangue e 28°C é a temperatura ideal para o seu crescimento. No caldo peptonado o crescimento tem aspecto floculoso sem turvação. Após 48 h, as colônias são pequenas, translúcidas, de bordas regulares e a confirmação pode ser obtida pela ação do fago antipestoso em placas de gelose, determinando uma área de lise (Figura 130.4) ou por testes bioquímicos, como o *kit* API20E (Figura 130.5).

A *Y. pestis* dispõe apenas de um sorotipo e um fagotipo e era considerada uma espécie muito homogênea. Pela capacidade das culturas em fermentar o glicerol e reduzir nitratos a nitritos foram identificados três biovares clássicos ou variedades geográficas: *Antiqua* ou Continental (glicerol$^+$, nitrato$^+$), *Maedievalis* (glicerol$^+$, nitrato$^-$) e *Orientalis* ou Oceânica (glicerol$^-$, nitrato$^+$). Cada variedade foi associada à cepa responsável por uma das pandemias. Em focos da China foi identificado um quarto biovar, *Microtus,* que pelas características bioquímicas (G^+N^-) seria do biovar *Medievalis*, contudo, diferentemente dos outros, o biovar *Microtus* não fermenta arabinose. Nos focos da antiga União Soviética existem cepas atípicas chamadas *Pestoides*, que não se enquadram nesses biovares, são G^-N^-, fermentam a ramnose e a melibiose (Anisimov *et al.*, 2004). A introdução de técnicas de tipagem molecular revelou diversidade genética nas populações da *Y. pestis* (Achtman *et al.*, 2004; Li *et al.*, 2009).

O genoma da *Y. pestis* é composto de um cromossomo de aproximadamente 4.650 kb e três plasmídios prototípicos importantes para virulência: pPst ou pCP1 (± 9,5 kb), pFra ou pMT1 (± 100 kb) e pYV ou pCD1 (± 70 kb). O plasmídio pPst parece desempenhar uma função essencial na transmissão da peste por pulgas. O pFra codifica para uma proteína do envoltório da *Y. pestis*, altamente imunogênica para o homem e animais (Fração 1 ou F1), sendo por isto empregada nos testes de diagnóstico (hemaglutinação e Elisa), e a toxina murina, que parece atuar na transmissão da bactéria por pulgas. O plasmídio pYV, também presente nas outras yersínias patogênicas, é responsável por um complexo sistema de secreção tipo III (TTSS: *type three secretion system*) que neutraliza as defesas

A B

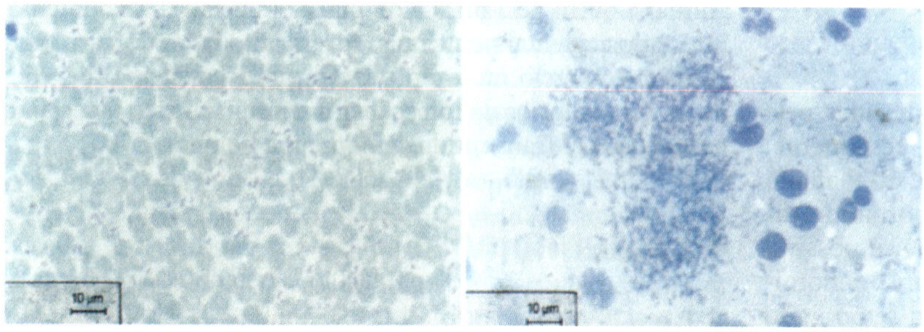

Figura 130.3 A. Esfregaço de sangue de camundongo corado pelo azul de metileno; **B.** esfregaço de baço de camundongo corado pelo azul de metileno.

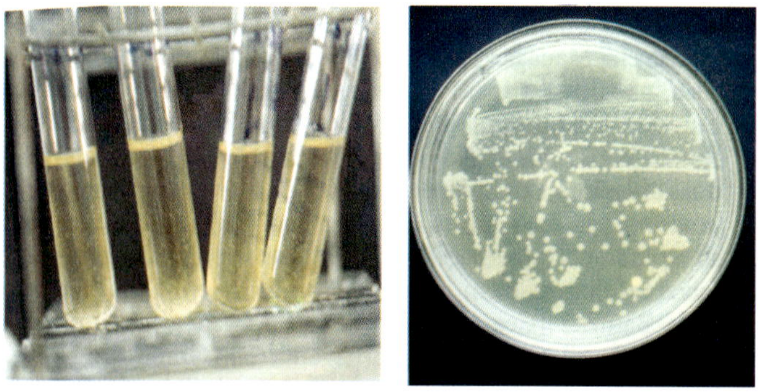

A B

Figura 130.4 A. Cultura de *Yersinia pestis* em caldo; **B.** placa de cultura de *Yersinia pestis* mostrando a ação do bacteriófago específico antipestoso.

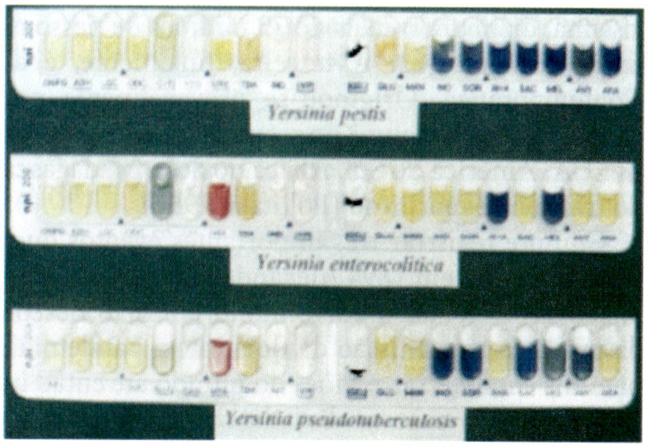

Figura 130.5 Provas bioquímicas: API20E.

antibacterianas do hospedeiro. A ocorrência de cepas atípicas, com plasmídios crípticos ou sem algum dos plasmídios prototípicos tem sido registrada (Perry e Fetherston, 1997). Na Figura 130.6 observa-se o perfil plasmidial de cepas brasileiras de *Y. pestis* em gel de agarose. A presença de várias sequências de inserção (IS) nos três plasmídios e no cromossomo da *Y. pestis* favorece eventos de recombinação e plasticidade genética (Achtman *et al.*, 2004).

No cromossomo da *Y. pestis* foi identificada uma grande região (loco *pgm*) composta de dois segmentos que são física e funcionalmente distintos: um segmento associado à aquisição do ferro, onde se encontram genes envolvidos na síntese do sideróforo das yersínias (Yersiniabactina), que é considerado uma ilha de patogenicidade ou HPI (*high pathogenicity island*), e um segmento envolvido na pigmentação das colônias de *Y. pestis* nos meios de cultura contendo heme ou substâncias homólogas, como o corante vermelho congo, que parece favorecer a transmissão da *Y. pestis* por pulgas. O loco *pgm* é instável e pode deletar em bloco ou um ou outro segmento resultando em alterações na virulência das culturas (Carniel, 2008).

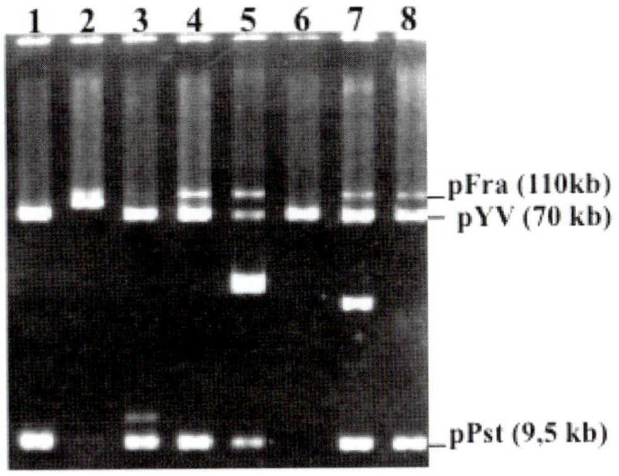

Figura 130.6 Perfil plasmidial das cepas de *Yersinia pestis* em gel de agarose.

O genoma completo de várias cepas do gênero *Yersinia* já foi sequenciado. O estudo comparativo desses genomas contribuiu para estudos evolutivos e permitiu a identificação de novos determinantes de virulência, mas os mecanismos de patogenicidade da *Y. pestis* ainda não estão completamente elucidados (Achtman *et al.*, 2004; Prentice e Rahalison, 2007).

▪ Reservatórios

A principal fonte de infecção na natureza são os roedores e estima-se que cerca de 200 espécies estejam envolvidas no ciclo epidemiológico (WHO, 1999). Cada foco pode apresentar uma fauna distinta e as espécies responsáveis por manter e ampliar a infecção são peculiares a cada um deles, não cabendo, pois, extrapolações de achados, como ocorreu em relação às descobertas das Comissões que estudaram a peste na Índia, no início do século passado, e que foram dogmaticamente aceitas em todo o mundo sem uma análise da epidemiologia local.

No Brasil, os principais roedores envolvidos no ciclo pertencem aos gêneros *Necromys* (*Bolomys*), *Calomys*, *Oligoryzomys*, *Cerradomys* (*Oryzomys*), *Galea*, *Trychomys* e *Rattus* (*R. rattus*) (Figura 130.7). Alguns, como os *Galea* e *R. rattus*, são pouco suscetíveis à doença, enquanto outros, como os *Necromys* (*Bolomys*), são muito sensíveis, passíveis de grande mortandade nas epizootias, ampliando e difundindo a infecção (Baltazard, 1968b,c; Karimi *et al.*, 1974a; 1976; Brasil, 2002; Bonvicino *et al.*, 2008).

Os lagomorfos (coelhos e lebres), alguns marsupiais (*Monodelphis domestica*) e insetívoros (porco-espinho e musaranho), carnívoros selvagens e domésticos (raposas, cães e gatos), assim como os camelos e macacos, podem contrair a peste. As aves são refratárias à infecção, mas podem participar

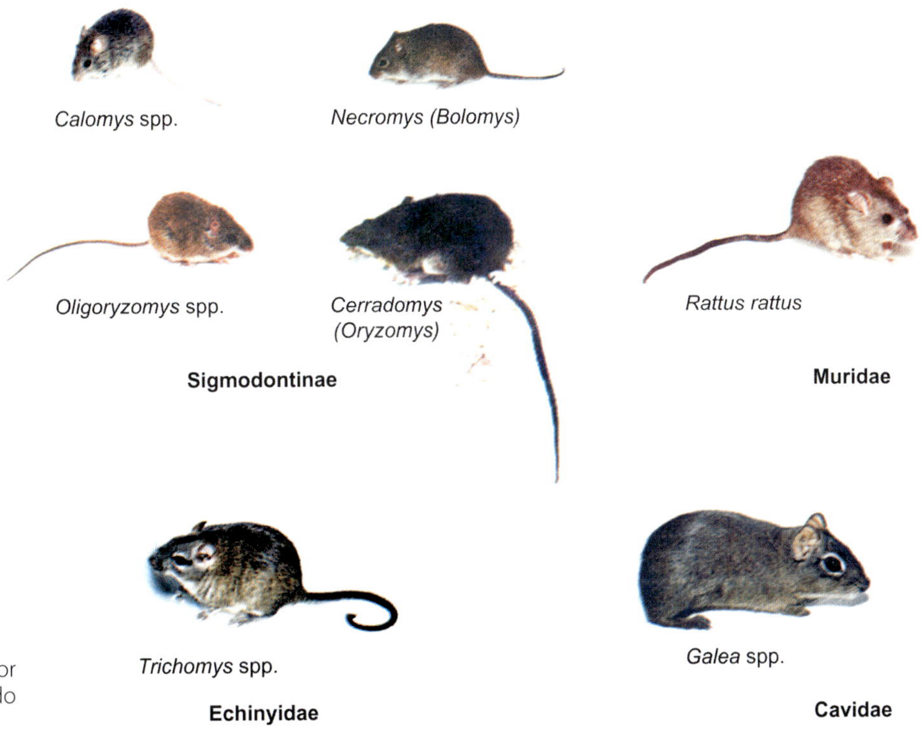

Figura 130.7 Roedores infectados por *Yersinia pestis* nos focos do Nordeste do Brasil.

eventualmente do ciclo carreando carcaças e pulgas infectadas para outras paragens (Stenseth *et al.*, 2008).

No que concerne aos animais de estimação, por seu contato íntimo com o homem e a sua condição de predadores, deve-se dar especial atenção aos gatos e cães, que podem carrear pulgas infectadas por *Y. pestis,* bem como desenvolver a infecção. Os cães habitualmente não expressam manifestações clínicas, mas os gatos podem apresentar as formas ganglionar, faríngea e a pneumônica, o que os torna extremamente perigosos, pois podem determinar casos de peste pneumônica em humanos. Sobrevivendo, carreiam os anticorpos específicos até durante 1 ano, o que torna as duas espécies elementos basilares na vigilância epidemiológica, na condição de animais-sentinela, justificando a pesquisa sistemática nos focos, visando à detecção precoce da atividade pestosa (Almeida *et al.*, 1988; Aragão *et al.*, 2009; CDPHE, 2006).

▪ Vetores

As pulgas são vetores-reservatórios, pois podem albergar o bacilo no seu organismo por longo período e a sua longevidade no microclima das galerias dos roedores pode chegar a vários meses. Como foi referido em relação aos reservatórios, cada região apresenta suas próprias pulgas, como se pode verificar na análise da estrutura epidemiológica de cada foco (WHO, 1999). A *Xenopsylla cheopis,* graças aos trabalhos das Comissões que estudaram a peste na Índia, no início do século passado e por ter sido a mais pesquisada desde Simond, é considerada o vetor clássico da peste e serve de referência para avaliação da capacidade vetora de outras pulgas (Pollitzer, 1954).

Das 1.200 espécies de pulgas conhecidas, 55 são encontradas no Brasil e as espécies *Polygenis bohlsi jordani* e *P. tripus, X. cheopis, Pulex irritans* e *Ctenocephalides felis* foram encontradas naturalmente infectadas pela *Y. pestis.* As *Polygenis* spp., quando infectadas, transmitem a peste entre os roedores e podem ser encontradas, embora em pequeno número, no vestuário ou livres nas moradias. Observou-se que elas têm uma especial capacidade em picar o homem, maior que a da *X. cheopis* e da *P. irritans*, respondendo por numerosas infecções humanas, reconhecendo-se o seu papel primordial no ciclo, tanto na epizootização quanto na gênese da peste humana, passando os seus índices a serem considerados um excepcional sinal de alarme, denunciando a ocorrência de atividade pestosa. A *P. irritans,* encontrada em abundância nas pessoas, no seu vestuário e livres nas moradias, é responsável por casos secundários, quando um doente evolui com septicemia, havendo registro de detecção de espécimes infectados em vestuário de um indivíduo morto por peste, bem como livres no piso da casa, com ocorrência de casos secundários na família (Baltazard, 1968b,c; Karimi *et al.*, 1974b).

▪ Modo de transmissão

As vias de transmissão da peste estão esquematizadas na Figura 130.8. A picada de pulgas é o principal mecanismo de transmissão da doença. O artrópode ingere o sangue do hos-

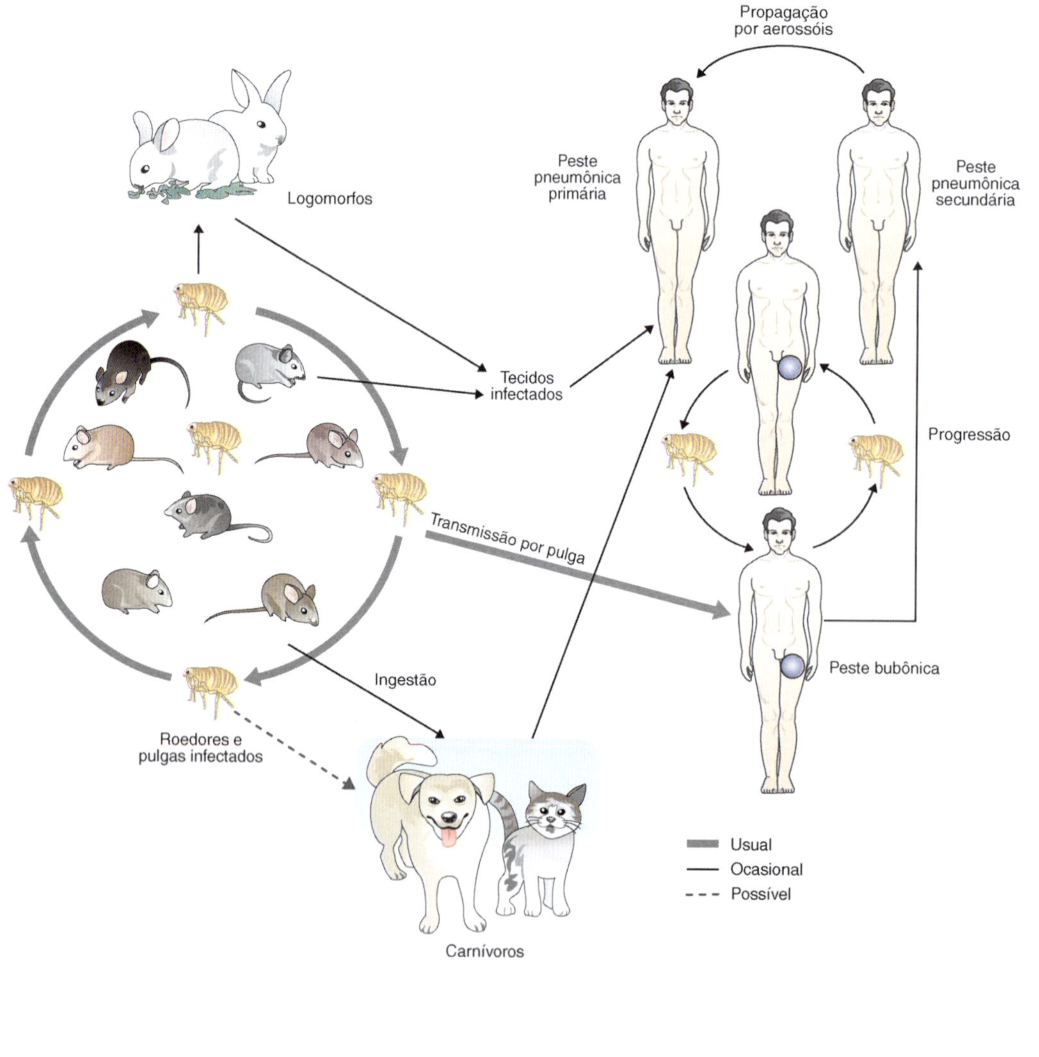

Figura 130.8 Modos de transmissão da peste.

pedeiro bacteriêmico e o bacilo multiplica-se no seu estômago, preenchendo a parte anterior do canal intestinal, o proventrículo, determinando bloqueios que o levarão a morte. Essas pulgas, ditas bloqueadas, são altamente infectantes, pois, ao tentarem se alimentar novamente, fazem grande esforço para sugar, provocando regurgitação do conteúdo do proventrículo e consequente inoculação de miríades de bactérias na corrente sanguínea do novo hospedeiro. O bloqueio, deve-se salientar, aumenta a eficácia da transmissão, mas não é condição necessária para a mesma, pois ela pode ocorrer mecanicamente, por introdução das bactérias contidas no probóscide das pulgas (Eisen *et al.*, 2006; Hinnebusch, 2005).

A peste pode acometer o homem quando ele interfere no ciclo selvático, durante ou após uma epizootia, ou pela introdução de roedores silvestres ou de pulgas infectadas no *habitat* humano. Os animais domésticos, em especial os gatos, podem conduzir as pulgas infectadas de roedores silvestres para dentro de casa e, às vezes, podem transmitir a doença por arranhaduras e mordidas. Outro meio importante é a manipulação de tecidos animais infectados, sobretudo de roedores e lagomorfos. O contágio pode ocorrer por gotículas provenientes de pessoas doentes ou animais, principalmente gato, com faringite ou pneumonia (Stenseth *et al.*, 2008). A peste pode ser transmitida de pessoa a pessoa se houver contato com o conteúdo do bubão, o que exige cuidados especiais por parte dos profissionais de saúde, e o líquido contido na seringa utilizada na punção poderá também determinar a ocorrência de peste pneumônica caso haja a formação de aerossol por manipulação inadequada. Vale referir que em algumas circunstâncias a fonte de infecção não será precisamente determinada. Os casos humanos geralmente são precedidos por epizootias, mortandade de roedores sem causa aparente, que ocorrem sazonalmente em intervalos de cinco, 10 ou mais anos, um padrão que parece estar sofrendo mudanças. Com a morte do roedor infectado, as pulgas abandonam o cadáver e buscam um novo hospedeiro, mesmo que não seja o preferencial, parasitando outros animais e mesmo o homem. A ocorrência de um caso humano deve ser bem estudada, pois pode representar um mero acidente ou uma manifestação subestimada de uma grande epizootia, com todos os riscos envolvidos.

Cabe sempre salientar que essa transmissão associa-se ao aumento das populações de roedores silvestres e peridomiciliares, o que coincide com a época das coletas; ao armazenamento dos produtos no interior das moradias, a casa-celeiro; ao destino inadequado do lixo; à criação de lagomorfos e roedores nas casas; às precárias condições das residências e à higiene deficiente; ao desconhecimento sobre a doença e à precariedade da qualidade dos serviços de saúde.

A transmissão inter-humana indireta por meio de outros ectoparasitos, tais como o *Pediculus humanis*, é rara e só é observada em habitações altamente infestadas. Já a pneumonia pestosa secundária, altamente contagiosa, que ocorre durante casos de peste bubônica ou septicêmica não tratados ou que receberam antimicrobianos ineficazes, determinará o surgimento de pneumonias primárias, uma emergência médico-sanitária. Esta forma também pode decorrer da transmissão direta inter-humana ou pela aspiração acidental, em laboratório, ou pela inalação de poeira com fezes de pulgas infectadas ou escarro ressecado contendo *Y. pestis*. No Vietnã, durante a guerra contra os EUA, relatou-se a existência de portadores sãos, o que implica a necessidade de estudos com contactantes para definir precisamente a importância desse fato e o espectro clínico da doença.

O contato direto, como ocorre no manuseio de carne e sangue de animais infectados para consumo, pode determinar a infecção pestosa, se houver lesões cutâneas. Este é um fato transcendental, quando se considera o hábito de caçar roedores tais como o preá, o punaré e o mocó no Brasil. É interessante reconhecer os animais doentes na fase avançada da peste: apresentam-se tontos, combalidos, temerários, indiferentes a quaisquer perigos, com o pelo eriçado e a respiração curta. Não é, porém, comum encontrar os cadáveres de roedores durante as epizootias, pois, quando se sentem doentes, fogem e se escondem. A "queda do rato" é um fato relatado nas epidemias, quando o rato cai do telhado onde se escondia, moribundo, sem história de uso prévio de raticidas. Os gatos apresentam abscessos, linfadenites, principalmente na cabeça e pescoço, letargia e febre, podendo evoluir com faringite e pneumonia secundária, o que constitui um grande perigo, determinando o aparecimento de casos humanos de peste pneumônica (CDPHE, 2006).

O bioterrorismo, utilizando-se de aerossóis de *Y. pestis*, determinaria, após uma incubação de 2 a 6 dias, uma grave epidemia de peste pneumônica. A evolução seria grave e mesmo com percentual considerável das vítimas morrendo precocemente, sem se tornarem contagiantes, o número de casos secundários seria significativo, determinando uma emergência de dimensões ainda desconhecidas, apesar dos estudos (Inglesby *et al.*, 2000; Walden e Kaplan, 2004).

Período de incubação

Em geral é de 2 a 6 dias, porém na peste pneumônica é mais curto, de 1 a 3 dias, podendo ser mais longo em indivíduos vacinados. Incubações de poucas horas ou de oito ou mais dias são incomuns.

Período de transmissibilidade

As pulgas podem permanecer infectantes durante meses. Na peste bubônica, enquanto os bacilos permanecerem viáveis no bubão, pondo em risco os que entram em contato com o seu conteúdo. Na pneumonia pestosa o período é curto, quer pela evolução fatal do quadro ou pela imediata implantação da terapêutica específica, começando no início da expectoração e permanecendo enquanto houver bacilos no trato respiratório. Aproximadamente 95% destes pacientes falecem sem que cheguem a se converter em transmissores.

Suscetibilidade e resistência

A suscetibilidade é universal e a imunidade temporária é relativa, não protegendo contra grandes inóculos.

Fisiopatogenia

A via de infecção mais comum é a picada das pulgas que inoculam intradermicamente a bactéria. Em alguns pacientes pode se formar uma flictena, rica em bacilos, no local da picada, mas este é um achado incomum ou pouco valorizado, de tal sorte que dificilmente a porta de entrada pode ser identificada.

Habitualmente, os microrganismos inoculados difundem-se pelos vasos linfáticos até os linfonodos regionais que passarão a apresentar inflamação, edema, trombose e necrose hemorrágica, constituindo os característicos bubões pestosos. Os bacilos inicialmente são suscetíveis à fagocitose e à destruição por neutrófilos, mas os que conseguem sobreviver e multiplicar-se nos macrófagos teciduais, na vigência de algumas situações como febre, contato com células eucarióticas, a localização intracelular e necrose focal com baixo pH, são induzidos a sintetizar e ativar seus diversos fatores de virulência. Tornam-se, então, resistentes à fagocitose e podem passar a reproduzir-se extracelularmente.

A bacteriemia inicial estabelece focos em todo o organismo: gânglios linfáticos, pele, pulmões, baço, fígado e sistema nervoso central. A ação da endotoxina, posteriormente, nas arteríolas e capilares, determina hemorragias e necroses. Petéquias e equimoses são encontradas quase sempre na pele e mucosas. Há hemorragias nas cavidades serosas, nos aparelhos respiratório, digestivo e urinário. Podem, também, ocorrer lesões arteriolares, determinando obstrução e necrose do segmento atingido. Nos casos graves, estas manifestações conferirão à pele um aspecto escurecido, justificando, em parte, a antiga denominação de morte negra.

A coagulação intravascular disseminada (CIVD) produz trombos capilares de fibrina nos glomérulos renais, glândulas suprarrenais, pele, pulmões e outros locais nos casos fatais. Mesmo nos casos não fatais, é possível identificar endotoxinas circulantes, produtos de degradação do fibrinogênio e fibrina, trombocitopenia e consumo de fatores de coagulação. As lesões patológicas típicas da doença às vezes não se desenvolvem em decorrência da morte precoce.

A lesão primária típica da peste bubônica é o bubão, uma massa de gânglios linfáticos coalescentes e circundados por uma bainha de periadenite. Nesta estrutura são identificados ao exame microscópico: destruição da estrutura ganglionar, dissociação dos folículos linfáticos, edema do tecido conectivo, zonas de hemorragia e focos de necrose ricos em bacilos. O endotélio dos vasos linfáticos e dos capilares também é acometido, sendo responsável pelo surgimento de sufusões hemorrágicas em diversos setores do organismo, o que constitui, macroscopicamente, o quadro mais frequente no exame *post mortem*. O tipo hiperagudo, a septicemia pestosa, não possibilita a formação dos bubões, caracterizando-se por hemorragias petequiais cutâneas e viscerais, acompanhadas de profunda toxemia. Nesta forma, os linfonodos encontram-se geralmente congestos, pouco aumentados de volume, sendo dificilmente palpáveis. Em virtude da sepse, todos os órgãos contêm enormes quantidades de bacilos, particularmente os alvéolos pulmonares e o lúmen dos túbulos renais. Na peste pneumônica, as mucosas traqueal e brônquica apresentam-se congestionadas e contêm líquido serossanguinolento. As lesões pulmonares mais características são a congestão aguda com edema sem sinais de hepatização, focos pneumônicos nodulares e pneumonia pseudolobular por confluência de áreas lobulares no estágio tardio da infecção. Os alvéolos são inundados por exsudato hemorrágico, em que pulula grande quantidade de bacilos e pode haver destruição de segmentos pulmonares. Os gânglios linfáticos hilares e traqueobrônquicos também se apresentam afetados. A hipoxia marcante e a cianose determinadas pela pneumonia também podem justificar a antiga denominação. As lesões em outros órgãos assemelham-se às descritas na peste bubônica. Na meningite pestosa, as lesões assemelham-se às de outras infecções bacterianas.

▶ Diagnóstico clínico

As principais formas clínicas da peste são a bubônica, a septicêmica e a pulmonar. Outras formas, mais raras, podem acontecer, tais como a tonsilar, a cutânea primária, a faríngea, a meníngea e a endoftálmica. É salutar considerar a zoonose como uma doença espectral, com expressões que variam de uma infecção subclínica e de quadros oligossintomáticos, como a chamada *pestis minor*, a formas fatais, como a pneumônica e a septicêmica.

A peste bubônica ou ganglionar é a mais prevalente, correspondendo a praticamente 98% de todos os casos ocorridos no Nordeste do Brasil e é, na maioria das vezes, em até 88% das epidemias de qualquer forma da doença, o caso-índice. É uma doença geralmente grave e caracteriza-se clinicamente por febre, linfadenite aguda regional, bacteriemia e intensa toxemia. Após uma incubação de 2 a 6 dias, a doença tem início de maneira abrupta, em geral com febre alta, sem curva térmica característica – pode ser contínua, remitente ou irregular, acompanhada por calafrios, de acordo com alguns autores, que estão ausentes para outros, podendo ocorrer dissociação pulso-temperatura, mas habitualmente é rápido e irregular, detectando-se taquicardia e hipotensão arterial. A dor abdominal ocorre em mais de 50% dos casos e pode haver hepatoesplenomegalia. Não há fácies pestosa patognomônica e sim a expressão da instalação brutal de uma doença infecciosa grave. Podem ocorrer distúrbios digestivos e os vômitos têm duração variável e a diarreia abundante pode suceder à obstipação inicial. A sede é intensa e existe oligúria, bem como uma conjuntivite discreta. As manifestações da síndrome febril são exuberantes – mialgia, dores generalizadas, inapetência e prostração. As manifestações neurológicas são frequentes e diversificadas.

O bubão surge no segundo ou terceiro dia, resultado da inflamação aguda dos linfonodos que drenam a área de inoculação do bacilo, com periadenite concomitante. Os pacientes queixam-se de dor ou referem uma tensão na região antes do aparecimento da lesão, na maioria dos casos na região inguinofemoral, o que justifica a sua pesquisa precoce nas primeiras horas da instalação da doença. O bubão tem tamanho variável, de 1 a 10 cm, com formato arredondado ou ovalar, apresentando a pele distendida, brilhante, com coloração vermelho-escura, às vezes hemorrágica e raramente ulcerada. É extremamente doloroso, no mais das vezes, com exacerbação aos movimentos e aos toques, levando o paciente a assumir uma atitude antálgica, às vezes com abdução ou flexão do membro afetado. De início é móvel, mas rapidamente adere aos planos profundos. A supuração dos bubões com flutuação é comum e há resolução, apesar de lenta, após tratamento antimicrobiano. A drenagem espontânea não é comum nos casos tratados e pode ser necessária a drenagem cirúrgica. Em menos de 10% dos pacientes é possível identificar uma pápula, vesícula ou pústula no local da picada da pulga, distalmente ao bubão e a ocorrência de linfangite é incomum. As linfadenopatias inguinais e ileofemorais têm sido confundidas com hérnias estranguladas. A localização do bubão na região axilar é considerada fator predisponente para a meningite pestosa, um quadro que evolui igualmente às outras meningites por gram-negativos.

Na peste, reforça-se a importância dos profissionais competentes, que evitarão o agravamento da sintomatologia, principalmente dos distúrbios cardiovasculares, firmando um diagnóstico precoce com bases clinicoepidemiológicas, uma vez que os resultados dos exames laboratoriais podem demorar excessivamente. Nos EUA, a letalidade média é de 14%, o que merece análise, uma vez que todos os caracteres da doença são conhecidos e dispõe-se de recursos propedêuticos e terapêuticos eficazes. Atualmente, portanto, é lícito atribuir a maioria das mortes por peste a um diagnóstico tardio e a uma imperdoável demora na instituição do tratamento. No caso do Brasil, por exemplo, onde 98% dos casos correspondem à peste bubônica, as áreas focais são conhecidas e o perfil dos pacientes bem caracterizado, esta letalidade pode ser considerada inaceitável. A terapêutica precoce reduz a letalidade a valores entre 5 e 18%, proporcionando uma rápida regressão dos sinais gerais e do bubão, evitando a ocorrência de complicações. Se ela é eficaz, determina o desaparecimento do eritema que circunda o bubão após 24 h do seu início e, após 3 a 5 dias, da febre e outros sintomas. O surgimento de eosinofilia na convalescença indica um bom prognóstico.

As complicações tornaram-se raras após o surgimento de antimicrobianos eficazes. A CIVD, o choque e a pneumonia secundária são as principais e mais graves consequências da peste sem tratamento ou tratada inadequadamente. A mais temível, do ponto de vista da saúde pública, é a peste pneumônica secundária, que ocorre entre 6 e 12% destes pacientes. Apresenta altíssima letalidade na falta de tratamento, além de ocasionar novos casos primários.

Nas crianças, o quadro clínico assemelha-se ao dos adultos e a hipótese diagnóstica não é aventada mesmo em áreas endêmicas, com diagnósticos frequentemente tardios, determinando evoluções desfavoráveis. Os pediatras têm que considerar que os menores com peste bubônica podem apresentar:

- Maior risco de desenvolver septicemia e pneumonia
- Convulsões, que podem ocorrer em consequência do processo toxêmico, mas que justificam a suspeita de meningite pestosa
- Vômitos mais frequentemente
- Bubões extremamente dolorosos.

A peste septicêmica primária é pouco frequente, talvez "subdiagnosticada", e, consequentemente, subnotificada. Nos EUA, até os anos 1980, correspondeu a 10 a 25% dos casos. Seu início é fulminante, como nas outras sepses por gram-negativos, com febre elevadíssima. Não há reações ganglionares, há hipotensão arterial, taquicardia, grande prostração, estado geral grave, dispneia, fácies estuporosa, verbalização dificultada e sinais de CIVD – hemorragias cutâneas, mucosas, serosas e viscerais, além de tromboses que determinam necrose de extremidades. No início do quadro, a dor abdominal é mais frequente que na peste bubônica. A morte sobrevém após 2 ou 3 dias de coma. É um diagnóstico dificílimo sem o conhecimento prévio de casos de peste. A sepse geralmente aparece na fase terminal da peste bubônica tratada tardia ou inadequadamente. A forma septicêmica primitiva, no início das epidemias, certamente passará despercebida se hemoculturas sistemáticas não forem realizadas. Em 1996, nos EUA, ocorreram cinco casos de peste, dos quais dois evoluíram com sepse e para a morte, com o diagnóstico só sendo firmado posteriormente.

A peste pneumônica pode ser secundária à bubônica ou à septicêmica por disseminação hematogênica, ou primitiva, produzida diretamente por contato com tecidos de animais infectados ou inalação de aerossóis de gotículas de outro doente com a pneumonia pestosa, ou mesmo de um artefato terrorista, com inóculos de 100 a 500 bacilos. É considerada a forma maior da doença por sua gravidade, letalidade elevada na ausência de tratamento precoce, e, sobretudo, por seu caráter de extrema contagiosidade. Em 1994, houve uma polêmica epidemia na Índia com 100 casos e 50 mortes e depois, em 1998, no Equador, uma outra, de menor magnitude (WHO, 2006; 2010) Nos EUA, a forma primária corresponde a 2% dos casos. Historicamente, merecem registro a epidemia da Manchúria, em 1910-11, responsável por 60.000 mortes (Pollitzer, 1954) e a de Pesqueira-PE, que ocorreu no verão de 1941, com 12 casos e 11 óbitos (Freitas e Valença, 1955), evento incomum, pois se atribui à doença um maior contágio nos climas frios.

É um quadro fulminante com início súbito e rápida evolução, com febre alta, calafrios, astenia, náuseas, vômitos, hipotensão arterial, arritmias e obnubilação. Inicialmente, na forma primária, os sinais e sintomas são irrelevantes ou mesmo ausentes. Às vezes, ocorre uma sensação de opressão torácica sem tosse ou dispneia, mas depois surgem dor torácica cruciante e progressiva, com insuficiência respiratória, dispneia, cianose e expectoração fluida, que varia de aquosa e espumosa a francamente hemorrágica, riquíssima em bacilos. Há toxemia significativa, delírios, coma e morte, que ocorre invariavelmente na falta de tratamento adequado precoce.

Radiologicamente, o quadro que deve receber especial atenção é o infiltrado intersticial bilateral. A pneumonia e o derrame pleural, em algumas situações especiais, só serão detectadas no estudo radiológico e os achados, que podem ser compatíveis com pneumonia e broncopneumonia, síndrome cardiopulmonar por hantavírus (SCPH) ou ainda com tuberculose, pela cavitação, podem preceder ou não corresponder às manifestações respiratórias clínicas. Na pneumonia primária há lesão lobar nos estágios iniciais da doença, evoluindo com consolidação de segmentos e broncopneumonia, disseminando-se para os outros lobos. A liquefação, necrose e cavitação nas áreas de consolidação podem determinar lesões residuais. Na pneumonia secundária inicialmente se constata pneumonite intersticial e expectoração mais espessa e viscosa que aquela da peste pneumônica primária.

As ameaças de terrorismo biológico exigem que se tente distinguir a peste pneumônica primária, que ocorrerá após o atentado, da forma secundária. É um procedimento difícil se não forem considerados dados epidemiológicos, como aumento do número de casos de pneumopatia grave com elevada letalidade, por exemplo. Manifestações que ocorrem mais frequentemente na pneumonia primária:

- Hemorragias nas mucosas traqueal e brônquica
- Pleurite fibrinosa e hemorragias subpleurais
- Exsudação na lesão parenquimatosa, com pouca reação inflamatória e necrose
- Focos de pneumonia ao longo dos brônquios de maior diâmetro
- Comprometimento dos linfonodos hilares. A pneumonia primária geralmente começa com um processo lobular que gradativamente, por confluência, torna-se lobar e multilobar, com os bacilos localizando-se principalmente nos alvéolos. Na secundária, o processo é mais difuso, com a bactéria sendo detectada mais numerosamente no interstício.

Parece haver uma desproporção entre os sinais estetacústicos e as graves manifestações da pneumonia pestosa quando comparada com outras pneumonias bacterianas. O prognóstico depende de um diagnóstico precoce, pois o tratamento deve ser iniciado, no máximo, até 24 h após o início do quadro clínico e a letalidade, nos EUA e em Madagascar, em situações totalmente distintas, foi de 57%. Os primeiros casos da SCPH, diagnosticados no oeste dos EUA, foram inicialmente confundidos com peste pneumônica, uma vez que ocorreram em área focal de peste, o que confere uma importância ainda maior ao diagnóstico diferencial dessa forma clínica.

Conclusivamente, visando à racionalização das rotinas, tendo em vista que o diagnóstico presuntivo tem grande importância, uma vez que a evolução dos casos é muito rápida e o êxito do tratamento depende de sua pronta implantação, cabe estabelecer a definição de suspeito: todo paciente que apresentar quadro agudo de febre em área próxima a foco natural de peste, principalmente quando houver comemorativos epidemiológicos, tais como uma epizootia, que evolua com adenite, o chamado "sintomático ganglionar"; ou aquele procedente de área com peste pneumônica, que apresente, de 1 a 10 dias após, febre e outras manifestações clínicas da doença, especialmente sintomatologia respiratória. No que tange à peste septicêmica, nas áreas pestígenas todos os casos de sepse de origem comunitária, especialmente os procedentes da zona rural, deveriam ser considerados suspeitos e submetidos obrigatoriamente aos exames de rotina.

▸ Diagnóstico diferencial

O diagnóstico da peste pode ser feito facilmente, caso haja um bom conhecimento da nosologia regional nas zonas enzoóticas e no transcorrer das epidemias, o que não acontece nas zonas indenes ou no início da epidemia, uma vez que se confundirá com o de inumeráveis doenças transmissíveis.

O diagnóstico diferencial da peste bubônica deve ser feito com as adenites, linfogranuloma venéreo, sífilis, toxoplasmose, mononucleose, citomegalovirose, histoplasmose aguda, tularemia, tuberculose, neoplasias, hérnias estranguladas, ricktesioses, febre tifoide e septicemias.

A forma respiratória deve ser distinguida do antraz, hantavirose, melioidose, psitacose, febre Q, pneumonias atípicas, pneumonias necrosantes, tuberculose, infecções por fungos e *influenza*. Já a forma septicêmica, na ausência de comemorativos epidemiológicos, é um diagnóstico eminentemente laboratorial, mas devem ser citados a malária, o tifo, a febre tifoide e toda a sorte de sepse.

Cabe ressaltar que a doença poderá ser confundida com a dengue hemorrágica graus III e IV e principalmente com a meningococcemia, bem como todas as outras febres hemorrágicas, sendo lícito considerar a febre amarela e até mesmo a leptospirose, cabendo, pois, ao profissional conhecer a nosologia regional e valorizar quaisquer fenômenos que possam vir a interferir na qualidade de vida da população, tais como as epizootias.

▸ Confirmação laboratorial

Detendo um grande significado sanitário, o diagnóstico da peste reveste-se de especial importância e, mesmo se dispondo de excelentes dados clínicos e epidemiológicos, exige-se a confirmação cuidadosa e definitiva por meios laboratoriais, sem que haja, evidentemente, prejuízos para o pronto tratamento e para o desencadeamento das ações de controle.

A *Y. pestis* é classificada como um patógeno de classe 3, o que exige instalações especiais para o seu manuseio, de tal modo que todos os espécimes serão manuseados com rigor absoluto e transportados com extrema precaução. O pessoal envolvido na atividade, do faxineiro ao pesquisador, deve estar a par, obviamente, da hipótese diagnóstica e de todos os riscos contidos em quaisquer procedimentos, tais como, por exemplo, o risco de adoecer pelo contato com o pus e o de contrair a pneumonia pestosa por aerossóis gerados pela seringa utilizada na punção do bubão.

▸ **Exames inespecíficos.** Devem ser analisados contextualmente, pois assim passam a ter grande valor na elucidação diagnóstica. O leucograma típico apresenta leucocitose significativa com desvio exuberante para a esquerda e presença de granulações tóxicas e vacuolização nos neutrófilos, podendo ocorrer reações leucemoides. A leucocitose varia em geral entre 15.000 e 25.000 leucócitos. As alterações de aminotransferases, bilirrubinas, de fatores de coagulação e, às vezes, de plaquetas, estão comumente presentes, assim como as de ureia e creatinina, justificando uma abordagem que considere o quadro como uma potencial falência de múltiplos órgãos. A radiologia poderá fornecer evidências da pneumopatia, inclusive de derrame pleural. Pragmaticamente, serão solicitados todos os exames necessários para avaliar acuradamente as disfunções de um paciente potencialmente séptico, para provê-lo do melhor suporte terapêutico possível.

▸ **Exames específicos.** Classicamente, são realizadas bacterioscopias, culturas, inoculação em animais de laboratório e provas bioquímicas com material colhido do bubão, escarro, exsudato faríngeo, sangue, medula óssea e fragmentos de vísceras – fígado, baço e gânglios linfáticos. A presença da bactéria pode ser detectada nas amostras em reações imunocromogênicas com fita reagente. O teste pode ser realizado na residência do suspeito ou na enfermaria por pessoal não especializado mas ainda não está disponível para o uso em rotina. O isolamento da *Y. pestis* é considerado o padrão-ouro para a confirmação da infecção pestosa, mas nem sempre as amostras procedentes de casos humanos são adequadas, de tal maneira que a utilização dos exames sorológicos torna-se imperativa (Brasil, 2008; Chu, 2000).

A punção do bubão é feita com agulha de calibre 22 × 8 (21 × 1 G) e seringa de 10 mℓ contendo de 0,5 a1 mℓ de solução fisiológica estéril. É um procedimento cruento e doloroso, mesmo com a utilização de anestesia local, e que determina, em alguns casos, o agravamento do quadro clínico.

Na vigência da morte, colhe-se sangue de veia superficial do cadáver até a sexta hora. Se houver dificuldades, punciona-se um bubão ou obtêm-se espécimes do pulmão, cérebro, fígado e medula óssea. Há uma tendência a se evitarem as exumações, mas caso seja justificável procede-se à digitectomia, que está indicada quando há decomposição do corpo, até o 20º dia, um procedimento simples que consiste na amputação ou desarticulação do segundo quirodáctilo, que deverá ser posto em recipiente estanque, resistente e encaminhado ao laboratório para a rotina bacteriológica, pois o bacilo conserva-se na medula óssea por longo tempo (Brasil, 2008; WHO, 2006).

A prova da hemaglutinação passiva (HA) com hemácias de carneiro sensibilizadas com o antígeno F1 para detecção de anticorpos contra o antígeno F1 da *Y. pestis* vem sendo usada em todos os focos do mundo no diagnóstico e vigilância da peste humana e em animais há várias décadas. Esta técnica apresenta alguns inconvenientes tais como: complexidade, emprego de reagentes perecíveis, baixa sensibilidade etc. Na maioria dos pacientes a soroconversão ocorre dentro de 1 a 2 semanas do início dos sintomas, em alguns mais cedo (5 dias) e outros não a fazem (Almeida *et al.*, 1989; Aragão *et al.*, 2002).

Os testes imunoenzimáticos para detecção de IgM ou IgG e para a captura de antígeno (F1) são úteis para o diagnóstico da doença, mas esses testes requerem o uso de reagentes e equipamentos especiais que em geral não estão disponíveis nas investigações dos surtos de peste no campo. Entretanto, estas técnicas não são universalmente aplicáveis nas atividades de vigilância sorológica da peste, pois exigiriam a utilização de diferentes anticorpos espécie-específicos nos testes com soros humanos, de roedores, cães, gatos etc.

As técnicas moleculares permitem o diagnóstico rápido da peste e apresentam a vantagem de dispensar o cultivo das amostras e são exequíveis mesmo quando as bactérias estão inviáveis. Diversos protocolos com base na PCR e suas variações têm sido desenvolvidos para diagnóstico da peste em material humano ou animal.

▸ Tratamento

Deve ser precoce e intensivo dada a rapidez e gravidade da evolução da doença, visando deter a bacteriemia e superar a toxemia. Cumpre considerar a detecção, na década de 1990, de cepas multirresistentes em Madagascar e de cepa resistente às quinolonas na Rússia, mas o fenômeno deve ser tratado com ponderação. A coleta de espécimes para os exames bacteriológicos deve ser realizada antes do uso do antimicrobiano, mas não se podem retardar os procedimentos à espera da confirmação laboratorial. A equipe de saúde deve adotar rigorosamente as medidas de biossegurança compatíveis com o caso, das medidas padrão na peste bubônica ao isolamento estrito na suspeita de pneumonia.

O paciente necessita de internação em unidade que possibilite monitoramento dinâmico e medidas de sustentação para a correção dos distúrbios hidreletrolíticos e acidobásicos, além de combate a sepse por gram-negativo, evitando o choque, a falência múltipla de órgãos, a síndrome de angústia respiratória do adulto e a CIVD. Apesar da ocorrência de CIVD, em níveis variáveis, as hemorragias profusas são incomuns, exigindo ocasionalmente o uso de heparina. O choque endotóxico é frequente, mas raramente os agentes vasopressores estão indicados. Não há evidências que justifiquem a prescrição sistemática de corticosteroides. O bubão raramente requer cuidados locais, involuindo com a antibioticoterapia sistêmica, e a drenagem deve ser considerada um procedimento de risco. Os CDC (Centers for Diseases Control and Prevention) recomendam que o paciente permaneça isolado estritamente durante as primeiras 48 h do tratamento por risco de superveniência da pneumonia. Cumpre considerar, porém, que o tratamento domiciliar, depois de acurada avaliação, reduzindo-se as possibilidades de disseminação da doença, hoje, com o Programa de Saúde da Família (PSF), torna-se novamente factível, velha recomendação do Serviço Nacional de Peste (SNP) reforçada por Baltazard (1968c).

A gravidade da ocorrência exige que sejam evitadas quaisquer situações que possam afetar a eficácia dos antimicrobianos ou exacerbar a virulência do patógeno. Assim sendo, alguns princípios básicos devem ser considerados:

- O antibiótico deve ser infundido exclusivamente com o seu diluente, pois as associações podem ser incompatíveis
- A prevenção e o tratamento de distúrbios pépticos devem ser feitos exclusivamente com ranitidina ou inibidores da bomba de prótons
- Por conta da quelação, todos os antiácidos orais contendo Al e Mg estão contraindicados e, por consequência, o uso do leite concomitantemente com o medicamento
- No controle da diarreia, não prescrever caulim e pectina
- Evitar o uso de sais de ferro e complexos vitamínicos durante o tratamento.

▸ **Tratamento específico.** Os aminoglicosídios são os antibióticos de eleição. A estreptomicina e a gentamicina são eficazes na peste e outros antibióticos do grupo, como a amicacina, também devem ser, porém a experiência com estes ainda é pequena.

A estreptomicina é considerada o padrão-ouro no tratamento da peste e é uma indicação formal nos casos de pneumonia, mas nem sempre está disponível. A posologia é de 30 mg/kg/dia (dose total de 2 g/dia), IM, de 12/12 h durante 10 dias. Alguns autores recomendam a associação à tetraciclina ou ao cloranfenicol, principalmente a este, na pneumonia e na meningite.

A gentamicina é uma excelente opção terapêutica em quaisquer situações, inclusive pela dificuldade de dispensação da estreptomicina, sendo indicada principalmente para gestantes e crianças. A peste na gestação era uma situação crítica antes do advento dos antimicrobianos, com alta incidência de abortos e morte materna. Os efeitos adversos das medicações mais eficazes contra a *Y. pestis* sobre o feto, as classicamente prescritas – a estreptomicina, as tetraciclinas, o cloranfenicol e as sulfas, e, mais recentemente, as quinolonas —, justificam, portanto, a indicação da gentamicina, IM ou IV, na dosagem de 3 a 5 mg/kg/dia, de 8/8 h. Em pediatria cabe, também, a mesma orientação, valendo ressaltar que a concentração do aminoglicosídio pode ser monitorada. Os recém-nascidos de mães infectadas deverão se submeter ao tratamento e a lactante e seu filho deverão ser tratados com o mesmo antibiótico, neste caso, a gentamicina. Na vigência de falha terapêutica desses dois aminoglicosídios, a amicacina é uma opção a ser considerada, pois habitualmente não há resistência cruzada. A posologia é a seguinte: 15 mg/kg/dia, de 12/12 h por 10 dias.

As tetraciclinas são antimicrobianos eficazes e considerados medicamentos de eleição no tratamento dos casos não complicados de peste. Será prescrita uma dose de 25 a 50 mg/kg/dia (até um máximo de 2 g), VO, 6/6 h, durante 10 dias. Na vigência de vômitos, pode ser prescrita a oxitetraciclina nas primeiras 48 h, 300 mg/dia, IM, até a medicação oral ser tolerada. Podem ser utilizadas em associação com outros antibióticos, exceto a minociclina com aminoglicosídios, por sua ação ototóxica. A doxiciclina, considerando todas as suas vantagens, 100 mg a cada 12 h, tende a ser mais utilizada tanto na quimioprofilaxia quanto no tratamento, mesmo com a ressalva da necessidade de novas avaliações.

O cloranfenicol é, também, uma boa alternativa aos aminoglicosídios no tratamento da peste bubônica, septicêmica e pneumônica. Está indicado nas complicações que envolvam espaços tissulares, tais como na endoftalmite e principalmente na meningite, bem como na pleurite e miocardite, onde alguns antimicrobianos não atingem níveis terapêuticos. É uma boa indicação naqueles casos com hipotensão grave, nos quais uma injeção de estreptomicina ou oxitetraciclina por via intramuscular pode não ser bem absorvida. A posologia é de 50 mg/kg/dia durante 10 dias, parenteral (IV) ou oralmente, se for bem tolerado. A associação a aminoglicosídios deve ser considerada de acordo com a expressão clínica do caso.

As sulfonamidas são eficazes na prevenção e tratamento de casos não complicados, mas só devem ser utilizadas quando outros antimicrobianos mais potentes e inócuos não estiverem disponíveis. Não estão, certamente, indicadas na pneumonia. A sulfadiazina, a mais experimentada, exige alcalinização da urina com 2 a 4 g de bicarbonato de sódio e deve ser prescrita na seguinte posologia: 1 g VO, de 4/4 h após dose de ataque de 2 g, durante 10 dias. Observa-se, contudo, que pacientes que a utilizam terapeuticamente podem apresentar febre prolongada, maior frequência de complicações e aumento da letalidade, o que justificaria atualmente a sua retirada do arsenal terapêutico. A associação sulfametoxazol-trimetoprima, por sua eficácia e comodidade, também é utilizada largamente na quimioprofilaxia e no tratamento, mas não é considerada como de primeira linha.

Até meados da década de 1990, este era o arsenal disponível e indicado pelos especialistas. Visando à superação desta limitação, diversos antimicrobianos vêm sendo testados *in vitro* e em animais. Destes, por conta da sua elevada atividade contra a *Y. pestis*, as quinolonas de 2ª e 3ª gerações vêm recebendo especial atenção. Os testes realizados com o ofloxacino, o levofloxacino e o ciprofloxacino permitem inferir que mesmo por via oral têm altíssima atividade e este último, por sua apresentação parenteral, pode ser utilizado nas situações críticas de má perfusão, para as quais só se dispunha do cloranfenicol. O ofloxacino, em modelos animais, compara-se à estreptomicina, o padrão-ouro.

Deve-se conferir especial atenção à seguinte questão: os antibióticos betalactâmicos (penicilinas, cefalosporinas, cefamicinas, oxicefamicinas, carbapanemas e monobactâmicos), os macrolídeos (eritromicina, claritromicina, roxitromicina e miocamicina) e os azalídeos (azitromicina) são ineficazes *in vivo*, contrariando os resultados dos antibiogramas e as indicações constantes nas bulas e em alguns manuais de terapêutica. Estes antimicrobianos não devem ser prescritos, sob nenhuma hipótese, na quimioprofilaxia ou no tratamento da peste, tendo em vista o risco de o paciente evoluir para a septicemia e/ou pneumonia e morte. A meningite pestosa, a título de ilustração, pode ocorrer em pacientes, geralmente crianças, tratados com estes antibióticos.

Uma hipótese que não pode ser desconsiderada em área pestígena é a tendência atual à utilização exclusiva de cefalosporinas de 2ª, 3ª e 4ª gerações em casos de sepse de foco desconhecido e origem extra-hospitalar, gerando uma falsa sensação de segurança por conta dos seus largos espectros antimicrobianos. Caso não haja associação a um aminoglicosídio, como recomenda a boa norma, o procedimento envolverá, além de péssimo prognóstico, riscos quanto à biossegurança, pois os pacientes podem evoluir para pneumonia secundária, o que constitui uma grande ameaça para o profissional, sua família e a comunidade.

▸ Métodos de controle

▸ **Medidas preventivas.** A vigilância da peste no Brasil está fundamentada no rastreamento da infecção nos campos, mediante a captura de roedores suscetíveis, coleta de pulgas e pesquisa da bactéria nestas fontes, além de inquéritos sorológicos entre roedores e outros pequenos mamíferos, especialmente entre carnívoros domésticos. Tais procedimentos, em última instância, possibilitam a prevenção primária, que visa à redução da probabilidade de as pessoas sofrerem picadas de pulgas, contato com tecidos e exsudatos infectantes e exposição a doentes com a forma pneumônica por meio de ações como:

- Informação, educação e comunicação (IEC): a população das áreas de risco deve ser trabalhada no sentido de:
  - Conhecer e evitar os modos de exposição
  - Combater sistematicamente os roedores, evitando fornecer-lhes abrigo, água e alimentos, por meio do saneamento ambiental e da construção de prédios à prova de roedores, a antirratização. A desratização, ou seja, a eliminação direta por meios mecânicos, físicos, químicos ou biológicos, será utilizada circunstancialmente, sendo precedida por ou coincidindo com despulização, a eliminação das pulgas
  - Informar-se sobre a ocorrência de epizootias e, detectando-as, notificá-las
  - Usar repelentes em situações de risco
  - Evitar, nas caçadas e pescarias, acampar próximo a ninhos ou a cadáveres de mamíferos
  - Não manipular os corpos de tais animais, principalmente os roedores – preá, mocó, punaré — e os coelhos e lebres
  - Tratar cães e gatos com especial atenção, despulizando-os regularmente, conhecendo o papel destes animais, principalmente os gatos, na epidemiologia da zoonose
- Avaliação sistemática das atividades desenvolvidas, possibilitando a determinação do possível risco de epizootias por meio de monitoramento de:
  - Animais-sentinela
  - Populações de roedores
  - Pulgas capturadas de roedores silvestres e comensais, assim como de felinos e outros mamíferos, bem como no ambiente. A despulização, reforce-se, deve sempre preceder quaisquer ações contra os roedores
- Utilização das medidas padrão de biossegurança quando do manuseio de animais
- Proteção de navios, portos e armazéns com instalações e mecanismos à prova de ratos, bem como medidas de despulização, desratização e antirratização quando necessário
- Imunização ativa é procedimento discutível, pois a imunidade que a vacinação confere é pouco eficaz contra a peste bubônica e não protege contra a pneumonia primária. Assim sendo, ela representa um risco, pois pode induzir ao vacinado uma falsa sensação de proteção, o que pode levar a exposições de risco, tanto no foco quanto no hospital ou laboratório. A vacinação com bactérias vivas determina maior risco de efeitos adversos, sem quaisquer vantagens quanto à imunogenicidade. O indivíduo vacinado que se expuser a uma situação de risco deverá se submeter obrigatoriamente à quimioprofilaxia, tal como os não vacinados. As vacinas não estão disponíveis comercialmente. A vacinação é recomendada para grupos de alto risco, como os profissionais que estão constantemente expostos ao risco de infecção.

▸ **Controle do paciente, dos contatos e do meio ambiente.** Na prevenção secundária confere-se especial prioridade ao diagnóstico precoce, ao pronto tratamento e às medidas de saúde pública decorrentes desse diagnóstico:

- Notificação imediata à autoridade local da ocorrência de caso suspeito, confirmado ou mesmo de epizootias. O Regulamento Sanitário Internacional (WHO, 2007) confere prioridade somente à peste pneumônica e, de acordo com a aplicação do algoritmo, a doença poderá ser notificada nos níveis regional e nacional e daí à OMS. Conjunturalmente, a hipótese de terrorismo deverá sempre ser considerada na vigência de peste pneumônica
- Isolamento do paciente em sua residência ou hospital, de acordo com o quadro clínico. A internação por 48 h é recomendada nos EUA pelos CDC, tendo em vista o risco de o caso evoluir para a forma pulmonar. O paciente pode, se possível, ser tratado no seu local de residência, reduzindo-se o risco de disseminação da zoonose. A despulização do paciente e de suas roupas e bagagem com inseticida eficaz é essencial. No que tange às precauções,

na peste bubônica devem-se adotar cuidados em relação à drenagem de secreções até 48 h após o início do tratamento específico. Já na pneumonia é requerido isolamento estrito, evitando-se o contágio por via respiratória até 48 h após o início do tratamento com antibióticos eficazes, com o paciente evoluindo favoravelmente

- Estrita observação das normas de biossegurança por parte dos profissionais envolvidos na assistência, laboratório e de campo. Durante a hospitalização, até o descarte da hipótese da pneumonia, a equipe de saúde deverá usar capote, luvas, máscaras, botas e óculos
- Desinfecção concorrente do esputo, das secreções purulentas e dos fômites, que pode ser feita com solução de hipoclorito a 0,5%. Já a terminal requer a manipulação dos cadáveres sob rigorosas e estritas medidas de assepsia. A cremação, se disponível, é um procedimento que deve ser considerado
- Quarentena dos contatos diretos significativos, o que corresponde a uma aproximação de dois metros, de pacientes com pneumonia pestosa, que devem se submeter à quimioprofilaxia por 7 dias, sob estrita vigilância, Os que se negarem a receber o antimicrobiano deverão ser mantidos sob isolamento estrito e supervisão rígida durante 1 semana, com suas temperaturas sendo verificadas 2 vezes/dia, instituindo-se o tratamento tão logo surjam febre e outras manifestações da doença
- A peste pneumônica, a título de ilustração, deve ser encarada com tanta ou mais seriedade que a SARS (síndrome respiratória aguda grave), quando, na vigência da epidemia, indivíduos e comunidades foram isoladas pela autoridade pública. Neste caso, não se pode considerar o isolamento compulsório uma atitude ilegal e/ou autoritária. O Código Penal ampara o procedimento:
  - Art. 267 – "Causar epidemia, mediante a propagação de germes patogênicos. Pena: reclusão de 10 a 15 anos. 1º: Se do fato resulta morte, a pena é aplicada em dobro"
  - Art. 264 – "Infringir determinação do poder público, destinada a impedir introdução ou propagação de doença contagiosa. Pena: detenção de 1 (um) mês a 1 (um) ano e multa"
  - O Art. 131 estabelece uma pena de 1 a 4 anos e multa para quem "praticar, com o fim de transmitir a outrem moléstia grave de que está contaminado, ato capaz de produzir o contágio". A Lei 8072/90, art. 1º, VII, passou a considerar o evento, se qualificado pela morte, crime hediondo (Gomes, 2002)
- Proteção dos contatos íntimos de pacientes com peste pneumônica, pessoas expostas a pulgas infectadas ou com história de contato com fluidos e tecidos potencialmente infectados, bem como as vítimas de acidentes laboratoriais pela quimioprofilaxia
- Garantia de adesão à quimioprofilaxia é essencial, mas indivíduos aparentemente sadios terão as suas rotinas afetadas e podem não aderir ao procedimento se forem prescritos antimicrobianos a cada 6 h, como a tetraciclina, o cloranfenicol e a sulfadiazina, o que pode determinar problemas inaceitáveis em termos de saúde pública. A doxiciclina, principalmente, e o sulfametoxazol-trimetoprima a cada 12 h são, nesta óptica, excelentes opções, pois interferirão minimamente nas vidas das pessoas. A utilização das fluoroquinolonas passou a ser considerada na quimioprafilaxia em decorrência da guerra bacteriológica. Na vigência de epidemias da pneumonia pestosa impõe-se a prescrição de doxiciclina ou de uma quinolona, das quais a mais citada é o ciprofloxacino, por 7 dias, ou, na falta desses, o cloranfenicol
- Despulização dos contactantes
- Investigação de contatos e fontes de infecção é prioritária, localizando-se todos os expostos à peste pneumônica, animais doentes ou mortos e suas pulgas. As medidas contra as pulgas e roedores devem ser desenvolvidas simultaneamente, o que requer pessoal especializado
- Tratamento: veja o item anterior.

▶ **Medidas em caso de epidemia.** O impacto de tal emergência sanitária na sociedade e no Estado é brutal, como se observou na Índia, em 1994, determinando perdas de U$ 2,000,000,000.00. É imprescindível:

- Elaborar um plano de contingência, viabilizando uma intervenção eficaz, brindando as vigilâncias epidemiológica, entomológica, bacteriológica, sanitária e ambiental, a assistência e o diagnóstico, determinando fluxos e assegurando apoios e recursos
- Informar e educar intensivamente a população, evitando-se o pânico
- Proceder a uma busca ativa intensiva
- Investigar todas as mortes por doença febril e ícterohemorrágica
- Proteger os contatos
- Despulizar, a medida mais importante, a localidade de ocorrência e a área compreendida em um raio de 6 km, com eventual desratização e a antirratização concomitante. A definição do raio da área de atuação variará de acordo com as características da localidade, uma vez que os 6 km constantes nos manuais são um parâmetro arbitrário e foram estabelecidos no decorrer do tempo, sem fundamentação científica
- Controlar o acesso da população aos antimicrobianos, inclusive em estabelecimentos comerciais, evitando-se situações de pânico como a ocorrida na Índia em 1994, quando o estoque de antimicrobianos foi esgotado, sem quaisquer benefícios para a comunidade
- Proteger todos os trabalhadores de campo e as equipes de saúde contra as pulgas.

▶ Referências bibliográficas

Achtman M, Morelli G, Zhu P *et al.* Microevolution and history of the plague bacillus, *Yersinia pestis. Proc Natl Acad Sci USA.* 101: 17837-17842, 2004.

Almeida AMP, Brasil DP, Carvalho FG *et al.* Isolamento da *Yersinia pestis* nos focos pestosos no Nordeste do Brasil no período de 1966 a 1982. *Rev Inst Med Trop São Paulo.* 27: 207-218, 1985.

Almeida AMP, Brasil DP, Leal NC *et al.* Estudos bacteriológicos e sorológicos de um surto de peste no Estado da Paraíba, Brasil. *Mem Inst Oswaldo Cruz.* 84: 249-256, 1989.

Almeida AMP, Brasil DP, Melo MEB *et al.* Importância dos carnívoros domésticos (cães e gatos) na epidemiologia da peste nos focos do Nordeste do Brasil. *Cad Saúde Pública.* 1: 49-55, 1988.

Anisimov AP, Lindler LE, Pier GB. Intraspecific diversity of *Yersinia pestis. Clin Microbiol Rev.* 17: 434-464, 2004.

Aragão AI, Pinheiro KMA, Seoane ACM *et al.* Prevalência de anticorpos contra *Yersinia pestis* em carnívoros domésticos nos focos pestosos do Estado do Ceará. *Rev Soc Bras Med Trop.* 42: 711-715, 2009.

Aragão AI, Pontes RJS, Seoane ACM *et al.* Tendência secular da peste no estado do Ceará, Brasil. *Cad S Públ.* 23: 715-724, 2007.

Aragão AI, Seoane AC, Leal NC *et al.* Vigilância da peste no Estado do Ceará: 1990-1999. *Rev Soc Bras Med Trop.* 35: 143-148, 2002.

Baltazard M. Pesquisas sobre a peste no Brasil. *Rev Bras Malariol D Trop.* 20: 371-390, 1968c.

Baltazard M. Situação atual do trabalho de pesquisa sobre a peste no Brasil. *Rev Bras Malariol D Trop.* 20: 367-370, 1968b.

Baltazard M. Viagem de estudo ao Brasil para a organização de um projeto de pesquisas sobre a peste. *Rev Bras Malariol D Trop.* 20: 335-366, 1968a.

Bonvicino CR, Oliveira JA, D'Andrea OS. *Guia dos Roedores do Brasil com Chaves para Gêneros Baseadas em Caracteres Externos.* Rio de Janeiro: Centro Pan-Americano de Febre Aftosa – OPAS/OMS, 2008.

Brasil. FUNASA. *Manual de Controle de Roedores.* Brasília: Ministério da Saúde, 2002.

Brasil. Secretaria de Vigilância em Saúde. Departamento de Vigilância Epidemiológica. *Manual de Vigilância e Controle da Peste* – Brasília, DF: Ministério da Saúde, 80 p: II, 2008. (Série A. Normas e Manuais Técnicos).

Brasil. Secretaria de Vigilância em Saúde. *Guia de Vigilância Epidemiológica.* 7ª ed. Brasília, DF: Ministério da Saúde, 2009. (Série A. Normas e Manuais Técnicos.)

Carniel E. Pathogenic *Yersinia*: stepwise gain of virulence due to sequential acquisition of mobile genetic elements, pp. 193-216. In: Hensel M, Schmidt H (ed.). *Horizontal Gene Transfer in the Evolution of Pathogenesis.* Cambridge University Press, p. 978-0-521-86297-4, 2008.

CDPHE. Colorado Department of Public Health and Environment – Communicable Disease Epidemiology Program. Recommendations for the management, diagnosis and treatment of suspected feline plague cases, 2006.

Chu M. *Laboratory Manual of Plague Diagnostic Tests.* CDC/WHO, 2000.

Coura JR, Silva JR, Oliveira Z *et al.* Focos inveterados de peste no Brasil. *Rev Soc Bras Med Trop.* 1: 293-310, 1967.

Eisen RJ, Bearden SW, Wilder AP *et al.* Early-phase transmission of *Yersinia pestis* by unblocked fleas as a mechanism explaining rapidly spreading plague epizootics. PNAS. 103: 15380–15385. Available in: www.pnas.org_cgi_doi_10.1073_pnas.0606831103, 2006.

Freitas CA, Valença J. Peste pneumônica em Pesqueira. *Rev Hig Saúde Pública.* 4: 73-78, 1955.

Gomes LF. *Constituição Federal, Código Penal, Código de Processo Penal.* São Paulo: Editora Revista dos Tribunais, 2002.

Hinnebusch BJ. The evolution of flea-borne transmission in *Yersinia pestis. Curr Issues Mol Biol.* 7: 197–212, 2005.

Inglesby TV, Dennis DT, Henderson DA *et al.* Plague as a biological weapon. medical and public health management. *JAMA.* 283: 2281-2290, 2000.

ISID. Plague, bubonic – New York city ex New Mexico. Promed-Mail, archive 20021106.5736. Available in: <http://www.ci.nyc.ny.us/html/doh/>, 2002.

Karimi Y, Almeida CR, Almeida AMP. La peste expérimentale chez les rongeurs du Brésil. Déductions Épidémiologiques. *Bull Soc Pathol Exot.* 67: 591-601, 1974a.

Karimi Y, Almeida CR, Petter F. Note sur les rongeurs du Nord-Est du Brésil. *Mammalia.* 40: 257-266, 1976.

Karimi Y, Eftekahari M, Almeida CR. Sur l'écologie des puces impliquées dans l'épidémiologie de la peste et le rôle éventuel de certains insectes hématophages dans son processus au nord-est du Brésil. *Bull Soc Pathol Exot.* 67: 583-591, 1974b.

Li Y, Cui Y, Hauck Y *et al.* Genotyping and phylogenetic analysis of *Yersinia pestis* by MLVA: insights into the worldwide expansion of Central Asia plague foci. *PLoS One.* 22: 6000, 2009.

Perry RD, Fetherston JD. *Yersinia pestis*-etiologic agent of plague. *Clin Microbiol Rev.* 10: 35-66, 1997.

Pollitzer R. Plague. WHO Monograph Series no. 22, Genève, 1954.

Prentice MB, Rahalison L. Plague. *Lancet.* 369: 1196-1207, 2007.

Stenseth N, Atshabar B, Begon M *et al.* Plague: past, present and future. *Plos medicine.* 2008.

Tavares C. Do xingamento à ameaça: a peste em Alagoas. Maceió (Dissertação apresentada a UFAL para fins de progressão funcional), 2000.

Walden J, Kaplan EH. Estimating time and size of bioterror attack. *Emerg Infect Dis.*, 2004 [serial on the Internet]. Available in: http://www.cdc.gov/ncidod/EID/vol10no7/03-0632.htm.

WHO. Plague in the Americas. *Scient Publ* 115: 44-68, 1965.

WHO. International meeting on prevention and controlling plague: the old calamity still has a future. 80: 278-284, 2006.

WHO. 58th World Health Assembly. WHA58.3 Revision of the International Health Organizations, 2007.

WHO. Human plague: review of regional morbidity and mortality, 2004-2009. *Wkly Epidemiol Rec.* 85: 40-45, 2010.

WHO/CDC/CSR/EDC/99. Plague Manual. Epidemiology, Distribution, Surveillance and Control, 1999. Available in:< http://www.who.int/emc.

▸ Leituras adicionais

Alsofrom DJ, Mettler Jr. FA, Mann JM. Radiographic manifestations of plague in New Mexico, 1975-1980: a review of 42 proved cases. *Radiology.* 139: 561-565, 1981.

Butler T. *Yersinia* species (including plague). Chapter 208. In: Mandell GL (ed.). *Mandell, Douglas and Bennett's Principles and Practice of Infectious Diseases.* New York: Churchill Livingstone Inc., CD-ROM, 1995.

CDC. Plague (*Yersinia pestis* Infection). Available in: <www.cdc.gov/ncidod/diseases/submenus/sub_plague.htm.

Chin J. El control de las enfermedades transmisíbles en el hombre. 17th edition. Washington: OPS (Publ. Cient. 581), p. 506-514, 2001.

Duplantier JM, Duchemin JB, Chanteau S *et al.* From the recent lessons of the Malagasy foci towards a global understanding of the factors involved in plague reemergence. *Vet Res.* 36: 437-453, 2005.

Fritz CL, Dennis DT, Tipple MA *et al.* Surveillance for pneumonic plague in the United States during an international emergency: a model for control of imported emerging disease. *Emerg Infect Dis.* 2: 30-36, 1996.

Gage KL, Kosoy MY. Natural history of plague: perspectives from more than a century of research. *Ann Rev Entomol.* 50: 505-528, 2004.

Kortepeter M, Christopher G, Cieslak T *et al.* USAMRIID's Medical management of biological casualties handbook. Maryland: *U S Army Medical Research.* 2001. Available in: < http://biotech.law.lsu.edu/blaw/bluebook/bluebooktitle.doc.

Leal NC, Almeida AMP. Diagnosis of plague and identification of virulence markers in *Yersinia pestis* by multiplex-PCR. *Rev Inst Med Trop São Paulo.* 41: 339-342, 1999.

Linardi PM, Guimarães LR. Sifonápteros do Brasil. *MZUSP Brasil.* 291, 2000.

Souza GT, Abath FGC, Leal NC *et al.* Development and evaluation of a single tube nested PCR based approach (STNPCR) for the diagnosis of plague. In: *Yersinia Meeting Proceeding Book*, p. 350-358, 2007.

Welch TJ, WF Fricke, PF McDermott *et al.* Multiple antimicrobial resistance in plague: an emerging public health risk. *PLoS One.* 2: 309, 2007.

131 Tularemia

Alzira Almeida, Celso Tavares e Marise Sobreira

Introdução

Há registros da tularemia desde 1837, quando Homma Soken, no Japão, descreveu uma doença determinada pela ingestão de carne de lebre, mas só a partir de 1911, com os trabalhos de McCoy e Chapin, em Tulare, na Califórnia, ela começou a assumir os contornos de uma entidade nosológica bem definida. Realizando pesquisas sobre a peste na zona endêmica, descreveram-na como um quadro de pseudopeste em esquilos. Em 1912, caracterizaram a síndrome e o agente etiológico, o *Bacterium tularense*, e somente em 1914 foi descrito o primeiro caso humano. A partir de então o conhecimento sobre a zoonose avolumou-se graças principalmente a Edward Francis, que a estudou nos seus mais diversos aspectos, de tal sorte que, em sua homenagem, o bacilo foi denominado *Francisella tularensis* (Eigelsbach e McGann, 1984).

A tularemia atualmente é considerada uma doença rara, possivelmente subnotificada, mas por conta do possível uso da *F. tularensis* em atentados terroristas, a zoonose vem recebendo especial atenção dos centros de pesquisa, principalmente nos EUA, como se pode depreender, por exemplo, do desenvolvimento do projeto *Biowatch*, que objetiva monitorar o ar das metrópoles norte-americanas, visando à detecção precoce de ameaças bioterroristas (Dennis *et al.*, 2001; Hornick, 2001; Feldman, 2003).

É uma doença que apresenta caracteres epidemiológicos e clínicos extremamente diversificados, o que torna o seu diagnóstico um desafio, mesmo nas áreas endêmicas dos EUA, como ocorreu, em Oklahoma, em 2000, em um surto com 11 casos e uma morte. O bacteriologista que havia trabalhado com as hemoculturas do paciente que falecera desenvolveu um quadro infeccioso diagnosticado inicialmente como uma toxinfecção alimentar. Foi medicado, fortuitamente, com levofloxacino por 10 dias e só posteriormente, por detecção da *F. tularensis* nas culturas e nos seus exames sorológicos, teve o seu diagnóstico firmado como tularemia (CDC, 2000).

No Brasil, em decorrência do seu caráter exótico, mesmo constando no rol das doenças em que a detecção de um caso suspeito requer a imediata notificação à autoridade, ainda é uma grande desconhecida (Brasil, 2009). A inespecificidade da maioria das suas apresentações clínicas e a sua intrincada cadeia epidemiológica dificultam o diagnóstico e, consequentemente, a sua notificação, implicando excelente preparação do profissional.

Conceito

A tularemia é uma zoonose bacteriana aguda, causada pela *F. tularensis*, que ocorre naturalmente em animais silvestres, transmitida por artrópodes hematófagos, contato com tecidos e água infectados, fômites e aerossol, com o homem sendo infectado acidentalmente, e cujas manifestações clínicas variam, de acordo com a via de introdução, do inóculo e a infectividade e virulência do patógeno, de quadro febril inespecífico a septicemia, e no terrorismo bacteriológico cursa como um quadro infeccioso de difícil diagnóstico.

Epidemiologia

Distribuição

A tularemia distribui-se por toda a zona temperada do hemisfério norte, gravando a América do Norte; a Venezuela, na América do Sul; a maioria dos países da Europa; e a China e o Japão, na Ásia. É uma doença rural, embora possa ocorrer nas zonas urbana e suburbana. Nos surtos em cidades, até a definição da fonte de infecção, a hipótese de um atentado bioterrorista não pode ser desconsiderada. Ocorre esporadicamente durante todo o ano, havendo predomínio em adultos no começo do inverno, quando da estação de caça às lebres, e de crianças no verão, por maior infestação de carrapatos e tabanídeos, mas podem ocorrer epidemias quando a fonte de infecção são a água e alimentos. Nos EUA, a frequência de casos vem declinando desde os anos 1950 e atualmente ocorrem menos de 200 casos/ano (Dennis *et al.*, 2001; Hornick, 2001). Vale assinalar que não há registro de casos no Brasil (Brasil, 2010).

Etiologia

A *F. tularensis* é um cocobacilo gram-negativo pleomórfico, imóvel e não formador de esporos, aeróbio restrito, oxidase-negativo, H_2S-positivo, fermenta carboidratos sem a produção de gás. Não se desenvolve bem em meios de cultura comuns, necessitando de meios especiais ricos em cistina e cisteína para o seu crescimento. Pode ser isolado em meio ágar-glicose-cisteína-sangue incubado a 37°C por 2 a 4 dias (Eigelsbach e McGann, 1984).

O gênero *Francisella*, da família Francisellaceae, contém, além da *F. tularensis*, outra espécie, a *F. philomiragia*, oportunista. Atualmente a *F. tularensis* está subdividida em quatro subespécies: *F. tularensis* subesp. *tularensis*, também denominada cepa A de Jellison; *F. tularensis* subesp. *holarctica*, cepa tipo B; *F. tularensis* subesp. *mediasiatica* e *F. tularensis* subesp. *novicida*. As subespécies apresentam diferenças na virulência e na distribuição geográfica, mas são antigenicamente similares e apresentam forte relação genômica.

A *F. tularensis* subesp. *tularensis* é a mais virulenta para os humanos, apresentando letalidade de 30 a 60%; e a *F. tularensis* subesp. *holarctica*, apesar de poder causar doença grave, raramente é fatal.

O genoma de *F. tularensis* apresenta aproximadamente 34% de G+C; há relatos da presença de plasmídios crípticos e a sequência de alguns genes está disponível no GenBank, mas as bases genéticas das diferenças no tropismo e na virulência das subespécies ainda são desconhecidas.

Reservatório

A *F. tularensis* pode infectar numerosas espécies de mamíferos silvestres e domésticos, inclusive o homem; além de aves, peixes, anfíbios e insetos. Epidemiologicamente, o reservatório mais importante são os lagomorfos, mas carnívoros selvagens (raposas, coiotes e gambás), vários roedores e animais domésticos, como gatos e cães, também merecem atenção. Na Escandinávia, países bálticos e Rússia foi descrito um ciclo roedor-mosquito (Ellis *et al.*, 2002; Feldman, 2003).

Algumas espécies de roedores, tais como ratos almiscarados (*Ondatra zibethica*), castores e esquilos, além de faisões, ovelhas e primatas não humanos foram incriminados na infecção humana. O roedor *Cinomys ludovicianus* (*praire dogs*), saguis (*Callithrix jacchus*), raposas, martas, aves de rapina e codornizes foram encontrados infectados naturalmente, comprovando a amplitude da zoonose (Ellis *et al.*, 2002; Feldman, 2003). Dos animais de criação, as ovelhas são os mais comumente afetados. Justificam-se, assim, todas as apreensões em relação às lojas de animais de estimação (*pet-shops*), aos animais silvestres domiciliados e aos utilizados em pesquisas (Minagorre *et al.*, 2004).

Os cães e gatos, como na peste, desempenham um papel significativo na cadeia epidemiológica. Infectam-se por picada do vetor ou por ingestão ou contato direto com tecidos infectantes. O gato apresenta a doença mais frequentemente do que o cão, mas este se apresenta mais infestado por carrapatos vetores, que permanecem infectados por toda a vida, o que os torna reservatórios (Feldman, 2003).

Vetores

Diversos artrópodes hematófagos transmitem a doença: carrapatos (*Dermacentor, Ambloyomma, Ixodes*), tabanídeo (*Chrysops discalis*, a mosca-de-cervídeos), pulgas, além de alguns mosquitos (*Aedes, Culex, Anopheles*). Nos carrapatos, a bactéria é transmitida por via transovariana.

Modo de transmissão

A transmissão da tularemia, esquematizada na Figura 131.1, varia de acordo com a região. Na França, 98% dos casos decorrem do contato manual com lagomorfos, principalmente as lebres doentes ou mortas; a transmissão hídrica e por picadas de carrapatos e tabanídeos é rara. Nos EUA, a transmissão ocorre principalmente por picadas dos carrapatos e menos frequentemente de tabanídeos.

A transmissão também pode ocorrer por:

- Inoculação na pele, saco conjuntival e mucosa orofaríngea de água contaminada ou sangue e tecidos de animais infectados durante sua manipulação no matadouro, cozinha ou laboratório
- Manipulação ou ingestão de carne malcozida de hospedeiros infectados
- Ingestão de água infectada
- Inalação de aerossóis de terra, grãos e feno contaminados e, raramente, por mordeduras de cães, gatos, coiotes, esquilos e serpentes, cuja boca possivelmente estava infectada pela ingestão de um animal infectado, bem como lesões determinadas pelas garras e peles contaminadas
- Picadas de outros artrópodes, como pulgas e mosquitos.

Vale ressaltar que, após a aerossolização, inóculos com 10 a 50 bacilos podem causar a doença e que percutaneamente bastam 10 organismos virulentos. Os acidentes ocorridos em laboratório geralmente determinam casos graves, como a forma tifóidea (Hornick, 2001; Feldman, 2003).

A transmissão inter-humana jamais foi registrada, mesmo na vigência da pneumonia, ou seja, a exposição ao aerossol de *F. tularensis* gerado por um paciente não constitui risco para os seus contactantes. Como na peste, habitualmente uma epizootia precede os casos humanos, mas a sua detecção pode ser extremamente difícil pela diversidade de hospedeiros.

A *F. tularensis*, apesar de não formar esporos, sobrevive no meio ambiente por períodos variáveis em função da temperatura, havendo uma relação inversamente proporcional. A 0°C, pode persistir por 9 meses. Na água e lama a 7°C, 14 semanas; em depósitos por 3 meses e nos monturos de palha seca por

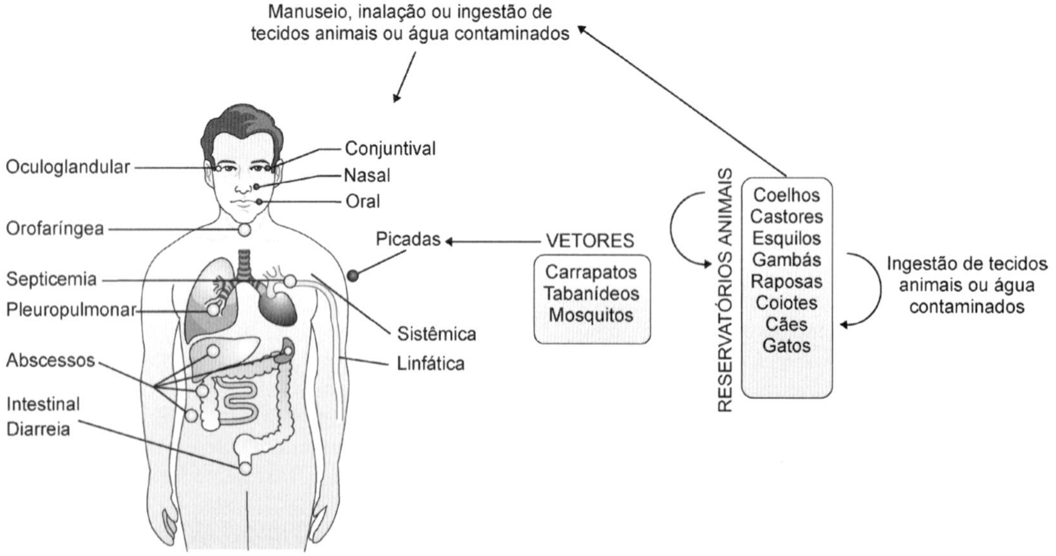

Figura 131.1 Transmissão e patogenia da tularemia; portas de entrada; vias de disseminação e formas clínicas.

até 6 meses. Se o calor ultrapassar os 10°C, sua sobrevida é de uns poucos dias. Pode, portanto, por tal valência ecológica, infectar o homem nas mais diversas situações do cotidiano (Feldman, 2003).

Período de incubação

Varia de 1 a 14 dias, dependendo do inóculo e da infectividade e virulência da bactéria, mas habitualmente é de 3 a 5 dias.

Suscetibilidade e resistência

A suscetibilidade é universal e o predomínio do sexo masculino decorre de maior exposição ocupacional à bactéria. A imunidade proporcionada pela doença é duradoura, mas há relatos de reinfecções em pessoal de laboratório, por conta de inóculos massivos por via respiratória e conjuntival.

Fisiopatogenia

A *F. tularensis* pode infectar o homem através da pele, mucosas e pulmões. Multiplica-se nos macrófagos e seus órgãos-alvo são pulmões, pleura, rins e o sistema reticuloendotelial. Sem tratamento oportuno, o bacilo se dissemina para os linfonodos regionais e daí distribui-se por todo o organismo. Nesta fase, uma bacteriemia pode ser fortuitamente detectada, mas o que chama a atenção é a reação tecidual caracterizada por intensa necrose que evolui para granulomas que, pela caseificação, assemelham-se aos da tuberculose. Observa-se em primatas não humanos que a inalação, após 24 h, leva a uma bronquite aguda e à inflamação dos tecidos peribrônquicos e alvéolos nas 48 h. Há hipertrofia e hiperemia dos linfonodos e um processo inflamatório atinge todo o parênquima. O quadro pode evoluir para consolidação, formação de granulomas e até mesmo fibrose intersticial.

Nos quadros graves, observa-se o comprometimento sistêmico, com infiltrado mononuclear na pele, linfonodos e sistema reticuloendotelial. O baço e o fígado apresentam focos necróticos e nos pulmões um quadro que varia da normalidade à broncopneumonia confluente. Meningoencefalite, pericardite fibrinosa, miocardite, peritonite e tromboflebite também podem ocorrer.

Diagnóstico clínico

A diversidade das manifestações clínicas da doença exige que a investigação dos comemorativos epidemiológicos seja privilegiada, possibilitando o diagnóstico precoce e tratamento oportuno. Após uma incubação média de 3 a 5 dias, a doença começa abruptamente, com o paciente apresentando febre alta, calafrios, cefaleia, mal-estar, dores generalizadas, principalmente na região lombar, coriza, faringite e, às vezes, reação inflamatória na porta de entrada.

O indivíduo infectado vai desenvolver, de acordo com a porta de entrada, infectividade e virulência da cepa e tamanho do inóculo, uma destas seis síndromes: ulceroglandular, glandular, oculoglandular, orofaríngea, tifóidea e pleuropulmonar. Na forma localizada, a ulceroglandular, observa-se uma pápula, no sítio de inoculação, que evolui para pústula e depois para uma úlcera, o cancro de inoculação, associado a linfadenite regional.

No início do quadro a lesão pode passar despercebida: é indolor mas gradativamente aumenta de tamanho, com um centro deprimido, fundo negro, bordas bem definidas e com secreção amarelada espessa. Esta ulceração pode ocorrer em 60% dos pacientes. A linfadenopatia aflige 85% dos casos e os gânglios têm de 0,5 a 10 cm, em média 2 cm. Os gânglios maiores tendem à flutuação, com drenagem espontânea ou a persistirem por longos períodos. A maioria localiza-se na mão, com linfangite e adenopatia axilar. A tularemia ulceroglandular, assim como todas as outras formas, pode apresentar como complicações pleuropneumonia secundária, meningite e sepse.

As formas oculoglandular e glandular são variantes da ulceroglandular. Na primeira, a porta de entrada é a mucosa conjuntival. Há conjuntivite unilateral purulenta e dolorosa, com fotofobia, lacrimejamento e edema palpebral e linfadenopatia cervical ou pré-auricular, enquanto na segunda há linfadenite sem lesão no local de inoculação.

A forma tifóidea é um quadro inespecífico grave, sem sinais de localização, com letalidade de 30 a 60% se não tratada. Evolui com febre, calafrios, dor abdominal, inapetência, náuseas, vômitos, tosse não produtiva, diarreia e rigidez de nuca. A diarreia, aquosa e sem a presença de sangue, pode ser uma das principais manifestações do quadro. Podem ocorrer envolvimentos orofaríngeo, em 30% dos casos, e pulmonar. O paciente pode evoluir com hipotensão, SARA, insuficiência renal, CIVD e choque.

A tularemia orofaríngea é adquirida pela ingestão de água e alimentos contaminados ou por inalação de aerossol. Evolui com estomatite, faringite ulcerativa e pseudomembrana recobrindo amígdalas e orofaringe e dor grave, além de adenopatia cervical. O comprometimento orofaríngeo é frequente nas outras formas da doença.

A forma pleuropulmonar habitualmente se manifesta por pneumonite bilateral. Pode ser primária, rara, ou secundária a um quadro ulceroglandular ou septicêmico, em cerca de 45% dos casos. Na forma primária a doença inicia-se com um quadro sistêmico sem manifestações respiratórias exuberantes. No seu evolver surgem tosse paroxística não produtiva, dor retroesternal, calafrios, cefaleia, prostração e fotofobia. Os infiltrados broncopneumônicos tendem a confluir, determinando consolidações, mas os abscessos são incomuns. É interessante registrar que mesmo com a comprovação dos infiltrados intersticiais, o paciente não apresenta sintomatologia respiratória correspondente e ao exame físico não há sinais compatíveis com a importância da lesão. O pleuris com derrame é um achado frequente nesta apresentação clínica, assim como a adenopatia hilar. Pode ocorrer insuficiência respiratória que requer assistência ventilatória e nos casos não tratados a letalidade pode alcançar os 60%.

A meningite é uma complicação que ocorre raramente, apresentando os mesmos caracteres de outras meningites bacterianas gram-negativas. Um terço dos pacientes apresenta manifestações dermatológicas do tipo eritema multiforme e eritema nodoso.

O conhecimento dos caracteres epidemiológicos da zoonose é essencial para que a hipótese diagnóstica de tularemia seja aventada. Assim sendo, na zona endêmica, o suspeito seria o indivíduo febril, com linfadenite e linfangite, com ou sem lesão na porta de entrada e história de contato com os reservatórios em caçadas, picadas de artrópodes, manipulação de carcaças e trabalho com a terra, gramíneas e grãos. Os veterinários, agrônomos, pessoal de laboratório, fazendeiros, jardineiros, pastores, caçadores, cozinheiros e manipuladores de alimentos devem, portanto, receber especial atenção. Um aumento inesperado e inexplicável, principalmente na zona urbana, da frequência de casos de doença febril indiferenciada, com pneumonia incipiente, pleurite e linfadenopatia hilar e que sem tratamento evoluem para a insuficiência respiratória, choque e morte, deve levar à suspeição de um ato bioterrorista. Já no Brasil, o suspeito poderia ser caracterizado como um indivíduo, turista ou homem de negócios, que retornou de uma zona endêmica há até 15 dias, apresentando o quadro clínico e comemorativos epidemiológicos.

▶ Diagnóstico diferencial

A cada forma corresponde um rol distinto. Assim sendo, a forma ulceroglandular deve ser diferençada de esporotricose, peste bubônica, linforreticulose de inoculação, linfogranuloma venéreo, toxoplasmose, tuberculose ganglionar, mononucleose infecciosa, paracoccidioidomicose, histoplasmose, adenites bacterianas e doenças linfoproliferativas.

A forma pulmonar deve ser distinguida da peste pneumônica das pneumonias atípicas e das bacterianas, mas um fato extremamente importante é que uma doença rara como a tularemia dificilmente constará na rotina do diagnóstico diferencial das pneumonias comunitárias, o que redundará na demora da implantação das medidas de controle. Na tifóidea, a peste septicêmica, a brucelose e quaisquer septicemias.

▶ Confirmação laboratorial

▪ Exames inespecíficos

Cabe analisá-los conjuntamente com os dados clínicos e epidemiológicos, mas a rotina quase sempre é inespecífica. O hemograma não é típico, podendo haver leve leucocitose e plaquetopenia. No EAS, pode ocorrer piúria estéril e a hiponatremia pode estar presente. Há elevação de aminotransferases em 50% dos pacientes. A elevação de CPK está relacionada com a rabdomiólise.

▪ Exames específicos

A primeira atitude a ser adotada ao se encaminhar espécimes para exames é advertir enfaticamente a equipe do laboratório acerca da suspeita, uma vez que a *F. tularensis* raramente é observada na bacterioscopia, mas a imunofluorescência direta (Figura 131.2) e a imuno-histoquímica são eficazes, fornecendo uma resposta mais precoce. Os organismos podem ser cultivados de escarro, exsudatos faríngeos e conjuntivais, lavado gástrico, efusões pleurais e raramente do sangue e das linfadenopatias. A aspiração, a incisão, a drenagem ou a obtenção de material de biopsia de um gânglio comprometido podem disseminar a infecção, justificando-se a prescrição de cobertura antibiótica eficaz imediata.

A maioria dos casos de tularemia é, portanto, diagnosticada com base nos aspectos clinicoepidemiológicos e confirmada por exames sorológicos. Destes, os mais utilizados são a aglutinação em tubo, microaglutinação e Elisa. Níveis significativos de anticorpos são detectados no final da segunda semana, com pico na quarta semana, e persistem por mais de 10 anos. Os mais sensíveis são o Elisa e a microaglutinação. Títulos superiores a 1:160 são considerados presuntivamente positivos, mas o diagnóstico sorológico definitivo consiste no aumento em quatro vezes dos títulos obtidos na fase aguda e na convalescença. Em tempos de AIDS e de outras imunodeficiências secundárias, deve-se considerar que alguns pacientes nesta situação nem sempre fazem a soroconversão.

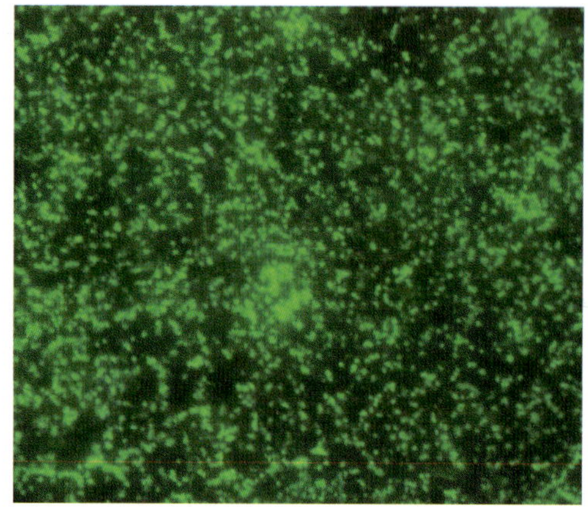

Figura 131.2 Imunofluorescência direta em cultura de *Francisella tularensis*.

▶ Tratamento

O atendimento de um caso suspeito no Brasil, possivelmente um turista ou um homem de negócios recém-chegado de viagem internacional, deve ser extremamente criterioso, tanto pelo desafio da clínica quanto dos conhecimentos necessários acerca da procedência, uma vez que as cepas norte-americanas são mais virulentas do que as europeias, o que justifica letalidades de, respectivamente, 6% e 0,1%. De acordo com a gravidade do caso caberia então, proporcionar ao suspeito cuidados intensivos, coletar espécimes para exames e iniciar imediatamente o tratamento específico.

No que tange ao arsenal terapêutico, os antimicrobianos são basicamente os mesmos utilizados na peste, devendo-se ressalvar alguns aspectos:

- os bacteriostáticos, o cloranfenicol e as tetraciclinas devem ser utilizados por 14 a 21 dias, reduzindo-se o risco de recaídas
- antibióticos de novas categorias, como as fluoroquinolonas, apesar de não terem sido submetidos a ensaios controlados, estão implicitamente aceitos como indicações formais; inclusive, após criteriosa avaliação risco-benefício, para crianças. O ciprofloxacino é o mais experimentado, mas há relatos de casos que evoluíram favoravelmente com levofloxacino
- as gestantes podem ser medicadas com estreptomicina, gentamicina, doxiciclina e, inclusive fluoroquinolonas, dando-se, porém, preferência à gentamicina
- o temor de resistência induzida criminosamente em laboratório deve ser devidamente ponderado, sem excessos
- o tratamento profilático, por qualquer antimicrobiano, deve prolongar-se por 14 dias.

Nos casos adquiridos naturalmente, por sua baixa frequência, pode-se adotar uma rotina que privilegie o tratamento parenteral. Os aminoglicosídios são os antibióticos de eleição e a estreptomicina é o antimicrobiano de escolha para todas as formas de tularemia, exceto a meningite, havendo, porém, o registro de cepas resistentes. Em decorrência das dificuldades de sua dispensação, a gentamicina vem ocupando o seu lugar, pois está disponível em todas as farmácias, pode ser aplicada por via IV e prescrita para crianças e gestantes. O tratamento deve se estender por 10 dias; já as tetraciclinas e o cloranfenicol, bacteriostáticos, só são eficazes se utilizados por 14 a 21 dias. Com eles, as recaídas são mais frequentes. O cloranfenicol só deve ser utilizado se não houver outros antimicrobianos disponíveis, mas tal orientação decorre mais dos efeitos colaterais tão temidos pelos norte-americanos, pois é uma excelente opção nas meningites, por exemplo, associado a um aminoglicosídio. As posologias são as seguintes:

Nos adultos, estreptomicina 1 g (30 mg/kg/dia) de 12/12 h e gentamicina 5 mg/kg/dia, de 24/24 h. Alternativamente, podem ser prescritos o ciprofloxacino por 10 dias (400 mg IV, de 12/12 h) e o cloranfenicol (15 mg/kg IV de 6/6 h) e, à medida que o quadro clínico evolua favoravelmente, poderão ser utilizados por via oral.

Nas gestantes, estreptomicina e gentamicina, na mesma posologia e, alternativamente, ciprofloxacino. Já nas crianças, estreptomicina (15 mg/kg IM de 12/12 h) e gentamicina (5 mg/kg IM ou IV de 24/24 h). Como alternativa, cloranfenicol (15 mg/kg IV de 6/6 h) e ciprofloxacino (15 mg/kg IV de 12/12 h).

Nos atentados e surtos, pelo grande número de doentes, assim como no tratamento profilático, recomenda-se, pragmaticamente, a utilização de medicamentos VO. Para adultos deve-se prescrever, por ordem, doxiciclina (100 mg de 12/12 h) e ciprofloxacino (500 mg de 12/12 h); para as gestantes, ciprofloxacino e doxiciclina, nas mesmas posologias, e para as crianças doxiciclina ($\geq$ 45 kg, 100 mg de 12/12 h e se $<$ 45 kg, 2,2 mg/kg de 12/12 h) e ciprofloxacino (15 mg/kg, de 12/12 h).

Deve-se conferir especial atenção à seguinte questão: os antibióticos betalactâmicos (penicilinas, cefalosporinas, cefamicinas, oxicefamicinas, carbapanemas e monobactâmicos), os macrolídios (eritromicina, claritromicina, roxitromicina e miocamicina) e os azalídios (azitromicina) não devem ser prescritos, sob nenhuma hipótese, na quimioprofilaxia ou no tratamento da tularemia, tendo em vista o risco de o paciente evoluir para a septicemia e/ou pneumonia e morte.

▶ Métodos de controle

▪ Medidas preventivas

Informação, educação e comunicação (IEC). Atividades visando educar a população para evitar picadas dos artrópodes, com o uso de repelentes e roupas apropriadas, bem como beber, banhar-se ou trabalhar em águas não tratadas em zonas endêmicas.

Usar luvas impermeáveis na manipulação de animais, especialmente os lagomorfos.

Cozinhar rigorosamente a carne de coelhos e roedores silvestres.

Proibir o transporte de animais infectados ou de seus produtos.

Avaliação sistemática das atividades desenvolvidas.

Utilização das medidas universais de biossegurança quando do manuseio de animais em laboratório. As cabines de biossegurança BSL3 são imprescindíveis quando se trabalha com culturas de *F. tularensis.*

Imunização ativa. A vacina com microrganismos vivos atenuados, aplicada intradermicamente, por escarificação, é utilizada extensamente na Federação Russa. Nos EUA, aplica-se somente aos que apresentam risco ocupacional.

▪ Controle do paciente, dos contatos e do meio ambiente

Na prevenção secundária confere-se especial prioridade ao diagnóstico precoce, ao pronto tratamento e às medidas de saúde pública decorrentes desse diagnóstico.

Notificação imediata à autoridade local da ocorrência de caso suspeito, por fax, telefone ou *e-mail.* Conjunturalmente, a hipótese de terrorismo deverá sempre ser considerada na vigência de aumento da frequência da forma pneumônica.

Isolamento. Desnecessário, mas devem-se adotar precauções com a drenagem e as secreções de lesões abertas, pois a *F. tularensis* pode ser recuperada das lesões até 1 mês após. As precauções respiratórias são desnecessárias.

Desinfecção concorrente das secreções de úlceras, linfonodos e saco conjuntival.

A necropsia requer a adoção das precauções respiratórias, com a utilização dos equipamentos de proteção individual por todos os membros da equipe, e o desenvolvimento de medidas visando evitar a formação de aerossóis. As superfícies serão descontaminadas com hipoclorito a 10% ou fenol a 5% e o instrumental com germicida definido pela CCIH.

A *quarentena dos contatos* é desnecessária.

Não há indicação de *imunização dos contatos.*

Estrita observação das *normas de biossegurança* por parte dos profissionais envolvidos na assistência, nos trabalhos em laboratório e nos trabalhos em campo. A tularemia é a terceira causa de infecção bacteriana adquirida acidentalmente em laboratório. Os profissionais deverão, portanto, usar máscaras com proteção ocular, luvas cirúrgicas, avental e calçados impermeáveis quando no manuseio de culturas puras. A sorologia e outros exames laboratoriais podem ser realizados em serviços com nível 2 de biossegurança.

Proteção dos indivíduos que se expuseram a aerossol contendo *F. tularensis* com quimioprofilaxia, que será iniciada imediatamente após a exposição ou até, no máximo, 24 h. Usam-se a doxiciclina (100 mg de 12/12 h) e o ciprofloxacino (500 mg de 12/12 h), ambos por 14 dias. Em crianças menores de 9 anos e em gestantes, a análise de risco-benefício justifica a prescrição desses fármacos.

Quimioprofilaxia é ideal para garantir a aderência, mas indivíduos aparentemente sadios terão as suas rotinas afetadas e podem não aderir ao procedimento se forem prescritos antimicrobianos a cada 6 h, como a tetraciclina, o que pode determinar problemas inaceitáveis em termos de saúde pública. A doxiciclina, a cada 12 h, é, nesta óptica, excelente opção, pois interferirá minimamente nas vidas das pessoas. A utilização das fluoroquinolonas passou a ser considerada uma excelente alternativa na quimioprafilaxia, principalmente após o 11 de setembro de 2001.

Tratamento – Veja o item anterior.

▪ Medidas em caso de epidemia

Identificar as fontes de infecção relacionadas com artrópodes, hospedeiros animados, água, solo e vegetação.

Elaborar um *plano de contingência*, viabilizando uma intervenção eficaz, brindando as vigilâncias epidemiológica, entomológica, bacteriológica, sanitária e ambiental, a assistência e o diagnóstico, determinando fluxos e assegurando apoios e recursos.

Informar e educar intensivamente a população.

Proceder à *busca ativa* intensiva.

Investigar todas as mortes por doença febril.

Proteger todos os trabalhadores de campo e as equipes de saúde contra os carrapatos, tabanídeos, mosquitos e pulgas.

Na vigência de ato terrorista, com o aumento de casos de pneumonia primária e tularemia tifóidea, cumpre incrementar os procedimentos citados, visando à imediata identificação dos suspeitos e à implementação do pronto tratamento.

▶ Referências bibliográficas

Brasil. *Guia de Vigilância Epidemiológica*. 7ª ed., 2009, SVS/MS, Brasília, 2009.

Brasil. SVS/MS. Tularemia. Disponível em http://portal.saude.gov.br/portal/saude/profissional/area.cfm?id_area=1578>. Acesso em: 30/05/2010.

CDC. Tularemia. *MMWR*. 50: 704-706, 2000.

CDC. http://www.bt.cdc.gov/agent/tularemia/index.asp.

Dennis DT, Inglesby TV, Henderson DA, Bartlett JG, Ascher MS, Eitzen E, Fine AD, Friedlander AM, Hauer J, Layton M, Lillibridge SR, McDade JE, Osterholm, MT, O'Toole T, Parker G, Perl, AM, Russell PK, Tonat K. Tularemia as a biological weapon. Medical and public health management. *JAMA*. 285: 2763-2773, 2001.

Eigelsbach HT, McGann VG. Genus *Francisella* Dorofe'ev 1947, 176[AL]. In Krieg NR, Holt JG (eds), *Bergey's Manual of Systematic Bacteriology*. Vol. 1, The Williams and Wilkins Co, Baltimore, p. 394-399, 1984.

Ellis J, Oyston PCF, Green M, Titball RW. Tularemia. *Clin Microbiol Rev*. 15: 631-646, 2002.

Feldman KA. Tularemia. *JAMA*. 222: 725-730, 2003.

Hornick R. Tularemia revisited. *N Engl J Med*. 345: 1637-1639, 2001.

Minagorre PJA, Bernal AF, Baustista AS, Ozores CL. Infección por *Francisella tularensis* transmitida por um perro de las praderas. *Ann Pediatr (Barc)*. 60:583-584, 2004.

▶ Leituras recomendadas

Chin J. El control de las enfermedades transmisíbles en el hombre. 17 ed., OPS, Washington. *Publ Cient*. 581: 506-514.

Franz DR, Jahrling PB, McClain DJ, Hoover DL, Byrne WR, Pavlin JA, Christopher GW, Cieslak TJ, Friedlander AM, Eitzen Jr. EM. Clinical recognition and management of patients exposed to biological warfare agents. *Clin Lab Med*. 21: 435-473.

GenBank. http://artedisto ébc.uu.se/projects/Francisella

Jacobs RF. Tularemia. In Braunwald E, Fauci SA, Kurt J, Isselbacher KJ, Kasper DL, Hauser SL, Longo DL, Jameson JL (eds), *Harrison's on line*. 15th ed., The McGraw-Hill Co. Disponível em: www. harrisonsonline.com.

Kortepeter M, Christopher G, Cieslak T, Culpepper R, Darling R, Pavlin J, Rowe J, McKee Jr. K, Eitzen Jr E. EUA-MRIID's Medical Management of Biological Casualties Handbook, US Army Medical Research, Maryland. Disponível em: http://biotech.law.lsu.edu/blaw/bluebook/bluebooktitle.doc, 2001.

New York City Department of Health. Medical treatment and response to suspected tularemia: information for health care providers during biologic emergencies. New York Bureau of Communicable Disease. http://www.nyc.gov/html/doh/html/cd/tulmd.html.s, 2000.

132 Brucelose

Rinaldo Poncio Mendes e James Venturini

▶ Conceito

Brucelose é zoonose de distribuição universal que compromete em geral trabalhadores que mantêm contato frequente com animais ou seus produtos e é causada por uma bactéria intracelular facultativa do gênero *Brucella* que, no homem, determina quadros agudos, subagudos e crônicos.

▶ Sinonímia

A brucelose é também conhecida como febre de Malta, Febre do Mediterrâneo e febre ondulante, entre outras denominações utilizadas com menor frequência.

▶ Histórico

Coube a Marston (1863) excelente descrição da doença, à qual deu o nome "febre gástrica remitente do Mediterrâneo", cuja etiologia viria a ser definida por Bruce em 1887.

Em 1886 Bruce descreveu a infecção da cabra e, um ano depois, isolou em Malta, do baço de quatro soldados, a bactéria que recebeu a denominação de *Micrococcus melitensis*. Em 1897, Hughes apresentou detalhado estudo clínico e epidemiológico da brucelose. Nesse ano, Wright, Smith e Semple, observando a capacidade aglutinante do soro desses doentes na presença do micrococo de Bruce, introduziram o teste macroscópico de diagnóstico sorológico.

Ainda em 1897, Bang isolou do gado bovino a bactéria causadora do aborto infeccioso.

Entre 1905 e 1907, estudos realizados por uma comissão inglesa, presidida por Sir David Bruce, proporcionaram grande avanço no conhecimento da brucelose.

Em 1914, Traum isolou o bacilo causador do aborto infeccioso, em suínos.

Em 1918, a bacteriologista americana Alice Evans demonstrou que os microrganismos isolados por Bruce e por Bang eram biologicamente muito próximos e que o soro específico *antimelitensis* aglutinava o bacilo *abortus* e vice-versa. Dois anos depois, Meyer e Shaw (1920) confirmaram os achados de Evans e, a seguir, sugeriram a designação de *Brucella* às três espécies, em homenagem a Bruce, e de brucelose às doenças humanas e animais por elas causadas.

O primeiro caso humano de doença por *Brucella abortus* só foi relatado em 1931 por Bevan, 24 anos após a descoberta desse agente por Bang. Da mesma forma, a infecção humana pela *Brucella suis* foi relatada pela primeira vez por Hardy *et al.* em 1930, muitos anos depois do isolamento dessa bactéria por Traum.

Bang, Shaw e Huddleson demonstraram que as diferentes espécies de brucela apresentavam um hospedeiro animal preferencial, que não era exclusivo (Louzada, 1955).

Em 1968, Carmichael e Kenney responsabilizaram a *Brucella canis* pelo aborto canino e, a seguir, Morrisset e Spink (1969) relataram a infecção humana por esta espécie, em um técnico de laboratório.

O parasitismo intracelular das brucelas foi demonstrado por Smith em 1919, nos cotiledôneos de vacas brucélicas e, a seguir, por Goodpasture e Anderson (1937) em embriões de galinha e por Castañeda (1947), em cobaios, coelhos e camundongos, de acordo com relatos desse último autor.

Burnet (1922) padronizou o teste intradérmico no homem, com filtrado de cultura de brucelas.

As formas crônicas de brucelose tiveram sua importância destacada por Evans, em 1918. Seu estudo ganhou um grande impulso no "Atenêo sobre Brucelose" (Córdoba-Argentina, 1945) e no Primeiro Congresso Interamericano de Brucelose, realizado na cidade do México (1947), ficando demonstrado que a brucelose humana se apresenta em geral sob forma crônica.

A utilização da aureomicina e da associação entre estreptomicina e sulfadiazina (Spink *et al.*, 1948; Castañeda *et al.*, 1949) marcou a introdução de antibióticos e sulfamídicos no tratamento da brucelose, em 1948.

No Brasil, o primeiro caso de brucelose humana foi descrito por Carneiro em 1913, cabendo a Carini e Vespucci, em 1932, o primeiro isolamento da brucela, por hemocultura (Vignoli, 1943; Louzada, 1955). O primeiro caso brasileiro de brucelose humana causada por *B. suis* foi descrito em 1932, *B. abortus* em 1933 e por *B. melitensis* em 1934. Em 1941, relatou-se um caso de endocardite brucélica e outro em que a *B. melitensis* foi isolada em mielocultura (Barros *et al.*, 1941). As formas crônicas foram objeto de vários estudos (Horta, 1942; Vignoli, 1943; Pacheco e Veiga, 1945). Estudos soroepidemiológicos realizados na população em geral e em funcionários de frigoríficos demonstraram a importância dessa infecção no Brasil (Figueiredo, 1984).

▶ Etiologia

A brucelose é causada por microrganismos do gênero *Brucella*, cocobacilos gram-negativos imóveis, medindo 0,4 a 2,5 μ de comprimento por 0,4 a 0,8 μ de largura. Encontram-se em geral isolados e, em menor frequência, aos pares, unidos pelas extremidades ou em pequenos grupos. Não formam cápsulas, esporos ou flagelos. Sua respiração é aeróbica, mas algumas cepas requerem um complemento de 5 a 10% de CO_2 para seu crescimento.

Apresentam metabolismo fundamentalmente oxidativo, com discreta ou nenhuma ação fermentativa sobre os hidratos de carbono em meios convencionais. São catalase-positivos, em geral oxidase e redução de nitratos-positivos, e podem reduzir os nitritos. Produzem SH_2 e hidrolisam a ureia de modo variável, segundo a cepa. Não produzem indol nem liquidificam a gelatina. São Voges-Proskauer e vermelho de metila-negativos e não utilizam o citrato.

A posição taxonômica do gênero *Brucella* entre as bactérias gram-negativas ainda não se encontra bem definida. Apesar de propostas alternativas, o Subcomitê Internacional de Taxonomia de *Brucella* mantém a existência de seis espécies dentro do gênero *Brucella*, isto é, *B. malitensis*, *B. abortus*, *B. suis*, *B. canis*, *B. neotomae* e *B. ovis*. Há cerca de 10 anos, novas espécies de *Brucella* foram isoladas de mamíferos marinhos, por Ross *et al.* (1994) e por Ewalt *et al.* (1994), elevando para sete o número de espécies. No entanto, análise de hibridização do DNA revelou grande homologia entre as diferentes espécies de brucela que foram analisadas (Verger *et al.*, 1985). As quatro primeiras têm importância médica para o homem, cujas biovariedades e reservatórios naturais se encontram na Tabela 132.1.

Tabela 132.1 Biovariedades e reservatórios naturais de bactérias do gênero *Brucella* de interesse para o homem.

Espécie	Número de biovariedades	Reservatórios naturais
Brucella suis	5	Suínos
Brucella abortus	7	Bovinos
Brucella melitensis	4	Caprinos e ovinos
Brucella canis	—	Cães

A temperatura ótima para as brucelas é de 37°C. Muito sensíveis ao calor, são destruídas em 10 minutos quando colocadas a 63°C. Também são muito sensíveis ao álcool a 96° e ao mertiolate a 1/10.000. No entanto, são muito resistentes ao frio e à dessecação.

As brucelas exigem meios ricos para seu cultivo, com múltiplos aminoácidos (tiamina, biotina e nicotinamida) e magnésio, como ágar-fígado, ágar-chocolate, ágar-fígado-coração e meios com tripticase.

Esses microrganismos têm um grande número de antígenos, constituídos por lipopolissacarídios (LPS), polissacarídios, proteínas e glicoproteínas. Os antígenos LPS se situam na superfície, enquanto a maioria dos proteicos se localiza no interior dessas bactérias. Os antígenos LPS e alguns antígenos proteicos estão envolvidos nas reações sorológicas.

▸ Epidemiologia

A brucelose continua sendo um problema mundial de saúde pública, com cerca de 500.000 casos de infecção por ano e letalidade entre 1 e 6% dos casos não tratados (Havas, 1980). México, Equador, Peru, Argentina e Colômbia são países do Continente Americano com maior prevalência de brucelose. No Brasil, esta zoonose parece ser pouco frequente, mas sua real prevalência é desconhecida, pois são poucos os laboratórios da rede pública que disponibilizam os meios diagnósticos e não se trata de doença de notificação compulsória.

Embora numerosas espécies animais sejam fonte de infecção para o homem, bovinos e suínos são as mais importantes no Brasil, a que se seguem cabras, ovelhas, equinos e cães.

Ingestão, contato direto, inalação e inoculação acidental são as formas de infecção brucélica.

Leite e derivados, em especial o queijo fresco, são as fontes mais frequentes de infecção por ingestão. A pasteurização do leite reduziu bastante o risco de infecção, embora seja ainda muito difundido, em todo o país, o hábito de se tomar leite cru. A transmissão pelo leite materno, de mãe com brucelose em atividade, foi sugerida por Lubani *et al.* (1988), embora a *Brucella* não tenha sido isolada desta secreção. A carne crua ou malpassada, com sangue e restos de tecido linfático, principalmente de suínos, também pode conter brucelas viáveis, pois nesses animais a *Brucella* determina verdadeira septicemia. Verduras não cozidas, que foram irrigadas com água ou adubadas com esterco animal contaminado por brucelas, também podem ser fontes de infecção por ingestão. O suco gástrico confere certa proteção, sendo mais suscetíveis os indivíduos que apresentam acloridria e os que recebem antiácidos e inibidores da secreção de ácido clorídrico.

A infecção por contato é frequente entre pessoas que trabalham com animais ou seus produtos, tais como veterinários, magarefes, funcionários de frigoríficos e os que ordenham vacas ou cabras. As brucelas penetram pela pele íntegra, mas pequenas lesões facilitam o contágio, tornando maior o risco daqueles que trabalham com ferramentas afiadas. Estercos e pasto são fontes de bactérias viáveis durante meses após a contaminação. Assim, o local onde o feto foi abortado é fonte de infecção, mesmo que o contato do indivíduo seja feito apenas com o capim. O abscesso da cernelha, causada por brucelas em equinos, é muito rico em microrganismos. A infecção pode se dar pelo contato com essas secreções.

O risco da infecção por contato direto é maior no período em que os animais parem, pelo risco de exposição a secreções e produtos contaminados da gestação.

A manipulação de culturas de *Brucella* sp. envolve risco de infecção, maior que o observado com outras bactérias (Pike, 1978), o que exige a utilização de normas rígidas de segurança (Report, 1986).

A infecção por inoculação acidental ocorre em geral durante a vacinação de animais (Sadusk *et al.*, 1957) e em atividades de laboratório. Inalação de aerossóis e contaminação conjuntival podem ser via de infecção, embora em menor frequência (Wise, 1980; De Nie e Amsink Schipper, 1981; Schwartz e Conen, 1981; Mousa *et al.*, 1987).

A busca ativa de novos pacientes com brucelose deve ser feita entre os indivíduos que vivem no mesmo domicílio do doente diagnosticado, pois é frequente o encontro de novos casos, muitos dos quais são, inclusive, assintomáticos (Almuneef *et al.*, 2004; Taliani *et al.*, 2004).

A transmissão inter-humana é rara, mas já foi descrita por via sexual (Goossens *et al.*, 1983; Mantur *et al.*, 1996), por transfusão de sangue e transplante de órgãos (Naparstek *et al.*, 1982).

A transmissão da infecção brucélica ao homem e sua prevalência em diferentes regiões dependem de fatores tais como hábitos alimentares locais, métodos de processamento do leite para obtenção de creme, manteiga e queijo, costumes, tipo de produção pecuária, espécie de *Brucella* presentes na área, condições climáticas e normas de higiene pessoal e do meio (Informe Técnico, 1986). Exemplo disto é a distribuição da doença quanto ao sexo, pois, para cada mulher é relatado 1,4 homem no Kuwait (Mousa, 1987), 1,75 na Arábia Saudita (Patel *et al.*, 1988) e 21,25 nos EUA (Schirger *et al.*, 1960).

A influência de fatores genéticos foi estudada por Alarcon *et al.* (1981) no Peru, onde predomina a espécie *melitensis*, que observaram maior frequência de HLA-B40 em doentes que na população normal. Os mesmos autores também observaram frequência muito menor do HLA-A2 em doentes, quando comparados com a da população normal, sugerindo que este antígeno exerceria um papel protetor contra o desenvolvimento da brucelose.

A brucelose deve constar da relação de doenças que podem acometer o viajante, pois é frequente o deslocamento, para regiões endêmicas, de indivíduos que vivem em áreas em que a brucelose se encontra controlada e cujos hábitos não constituem risco de aquisição dessa zoonose (Memish e Balkhy, 2004).

A elevada patogenicidade da *B. melitensis* e da *B. suis* e a possibilidade de transmissão por *spray* fez com que fossem ensaiadas como arma biológica. No entanto, o longo período de incubação, o predomínio de infecções assintomáticas e a baixa mortalidade tornam improvável esse tipo de utilização dessas espécies de *Brucella*. No entanto, a elevada morbidade e o caráter incapacitante da brucelose não podem ser subestimados como fatores que induzam esse tipo de uso (Guihot *et al.*, 2004).

▸ Patogenia e patologia

Ao infectar o homem, as brucelas penetram nas células epiteliais da pele ou da mucosa e na submucosa são, em parte, fagocitadas por polimorfonucleares ou por macrófagos teciduais. As demais alcançam os linfonodos regionais. Se a resposta imune for insuficiente para reter todos os microrganismos no linfonodo, segue-se uma bacteriemia, com a sintomatologia correspondente. Poucas horas depois de ganharem a corrente circulatória, as brucelas são fagocitadas por polimorfonucleares e, a seguir, se localizam em baço, fígado e medula óssea.

Se a resposta imune à infecção for eficiente e o inóculo não for grande, observa-se recuperação do hospedeiro, com destruição das brucelas, sem a formação de granuloma. Caso contrário, as bactérias passam a se multiplicar e induzem a formação de pequenos granulomas, que se fundem, dando origem a granulomas maiores. Esses granulomas podem supurar e servir como fonte de repetidos surtos de bacteriemia que, por sua vez, podem proporcionar o comprometimento de outros órgãos, tais como ossos e articulações, sistema nervoso central, fígado, pulmões e coração.

No entanto, a introdução precoce do tratamento, antes da fusão dos pequenos granulomas, isto é, 3 a 4 semanas após o início dos sintomas, pode levar à sua cicatrização e à recuperação do doente.

O período de incubação, tempo que decorre entre a infecção e a bacteriemia, com sintomatologia associada, é de cerca de 10 dias quando o inóculo é grande e de 2 a 3 semanas quando é menor.

▸ Imunidade do hospedeiro

Uma vez introduzidas no organismo, as brucelas são rapidamente drenadas para linfonodos regionais e, logo em seguida, alcançam a corrente sanguínea, onde são transportadas por neutrófilos e monócitos para órgãos do sistema fagocítico mononuclear – fígado, baço, medula óssea e linfonodos. O curso da infecção vai depender do inóculo e da virulência da brucela e da capacidade de resposta do hospedeiro. Como a infecção brucélica compreende diversas etapas – aderência, fagocitose, escape dos mecanismos de defesas intracelulares e disseminação, sua modulação envolve, também, diferentes componentes da resposta imune. À semelhança do que ocorre em outras doenças cujo agente etiológico também é parasito intracelular facultativo, a eliminação da brucela depende da atividade adequada dos fagócitos.

Durante o processo de *aderência* da brucela aos fagócitos ocorre ativação das vias de sinalização intracelular. Trabalhos realizados em camundongos demonstram a importância dos receptores *Toll-like* 2, 4 e 9. A *fagocitose* dessas bactérias ocorre por opsonização e pela interação do lipopolissacarídio capsular (LPS) com o sistema complemento. Assim, o mecanismo de defesa do hospedeiro atua como elemento facilitador da infecção. Em relação aos *mecanismos intracelulares de escape*, as brucelas acidificam o fagossomo rapidamente, logo após terem sido fagocitadas, inibindo desta forma a fusão fagossomo-lipossomo, a produção de TNF-α e a apoptose da célula, o que as torna relativamente resistentes ao processo de morte intracelular. A partir de células fagocíticas ocorre *disseminação* para os diferentes órgãos.

A resposta imune à brucela envolve a imunidade inata e a imunidade adaptativa. Da primeira participam os mecanismos de reconhecimento e atividade fagocitária – já descritos –, as três vias do sistema complemento e a participação das células NK e T$\gamma\delta$. Embora o número de células NK nos pacientes com brucelose aguda não esteja alterado, sua atividade citotóxica se encontra diminuída contra linhagem de células JY (NK-resistentes). Com o tratamento, observa-se normalização dessa atividade (Salmeron *et al.*, 1992). Os linfócitos T$\gamma\delta$, subpopulação de células T, se diferenciam dos convencionais por expressarem receptores de antígenos (TCR) de diversidade limitada e por serem ativados por antígenos não peptídicos. Na brucelose, ensaio *in vitro* demonstrou que antígenos dessa bactéria são capazes de induzir a produção de TNF-α e INF-γ pelas células T$\gamma\delta$ após estimulação por antígenos brucelares. As células T$\gamma\delta$ que expressam TCR Vγ9Vδ2 se encontram em número aumentado no sangue periférico de pacientes infectados com *B. melitensis* (Ottones *et al.*, 2000).

Em relação à imunidade adaptativa, as brucelas têm antígenos capazes de desencadear tanto a resposta imune humoral como a imune celular. Apesar dos elevados títulos de anticorpos séricos observados em muitos pacientes, sua capacidade protetora é muito pequena. O papel protetor cabe ao braço Th1 da resposta imune celular. De modo geral, pacientes com brucelose apresentam níveis séricos elevados das citocinas INF-γ, IL-12, IL-8 e TNF-α, que revelam correlação direta com a gravidade da doença (Refick *et al.*, 2004; Akbult *et al.*, 2007). Com tratamento eficaz, os níveis de citocinas se normalizam. Em culturas de células mononucleares do sangue periférico estimuladas com antígenos brucélicos foram observados aumento na produção de INF-γ na forma aguda, mas não na forma crônica (Giambartolomei *et al.*, 2002).

O antígeno "O" do LPS tem sido apontado como o principal *fator de virulência* desta bactéria, como sugere a deleção de genes relacionados com a formação do LPS (*rfbE, pmm, wbo, Apgm*), que atenua a virulência de diversas espécies de brucela. Outras moléculas foram associadas à virulência, como as do sistema de secreção VirB tipo IV e a β1,2-glucana cíclica.

Poucos são os estudos acerca da *suscetibilidade genética* à brucelose devido às dificuldades relacionadas com os fatores étnicos populacionais, com a avaliação de casuísticas pequenas e com a dificuldade de se selecionar um grupo controle adequado. Os estudos imunogenéticos têm focalizado os polimorfismos de base única (SNP, *single nucleotide polymorphism*), principalmente em genes de citocinas cujas variações genéticas afetam a produção dessas moléculas e, desse modo, podem determinar suscetibilidade, gravidade ou proteção em doenças infecciosas. Alguns SNP de genes de citocinas foram estudados em doentes com brucelose, tais como SNP localizados no gene que codifica a IL-10. Assim, pacientes do Irã apresentavam aumento da frequência dos alelos −819C e −592C da região promotora do gene IL-10, já associados a maior produção desta citocina (Rasouli *et al.*, 2008.)

▶ Manifestações clínicas

A grande variabilidade de manifestações clínicas, observada pelos primeiros estudiosos da brucelose, se encontra bem documentada (Young, 1983; Mousa *et al.*, 1987) e sempre trouxe dificuldades ao se tentar classificá-la (Horta, 1942; Schirger *et al.*, 1960; Araj *et al.*, 1988). Assim, apesar de várias manifestações clínicas em comum, a gravidade da doença e a frequência de complicações variam, no homem, de acordo com a espécie infectante (Corbel e MacMillan, 1998). Deste modo, em geral a *B. melitensis* é responsável pelos casos mais agudos e mais graves. Os biotipos 1 e 3 de *B. suis* podem causar quadros agudos graves, mas revelam uma tendência de levar a quadros supurativos crônicos, que comprometem o sistema esquelético. A *B. abortus* é responsável por maior frequência de infecções assintomáticas e de quadros clínicos leves. A *B. canis* constitui infecção assintomática frequente em determinadas populações e parece ser uma das espécies que mais determinam complicações renais.

A brucelose pode se apresentar como infecção ou como doença. A infecção brucélica, observada com grande frequência em indivíduos que se expõem por sua profissão, se caracteriza pela presença de anticorpos séricos anti-*Brucella*, na ausência de sintomatologia atual ou pregressa (Figueiredo, 1984).

A brucelose (doença) pode se manifestar como quadros agudos, subagudos ou crônicos, em função da duração da doença, isto é, do tempo que decorre entre o aparecimento dos sinais e sintomas e a procura do médico. Nas formas agudas a duração da doença é de até 2 meses, nas subagudas se encontra entre 2 meses e 1 ano e nas crônicas ultrapassa este último limite (Araj *et al.*, 1988).

Febre, calafrios, cefaleia, fadiga, sudorese, anorexia e emagrecimento são as manifestações clínicas mais frequentes (Louzada, 1955; Schirger *et al.*, 1960). Seguem-se, em frequência decrescente, astenia, esplenomegalia, linfadenopatia, dores nas costas, hepatomegalia e rigidez de nuca.

A febre é mais elevada nas formas agudas e é do tipo remitente ou, em menor frequência, ondulante. Neste caso, observam-se períodos febris de 8 a 15 dias, com elevação progressiva da temperatura, que diminui lentamente, em crise, intercalados por período apiréticos de 2 a 4 dias, ou mais (Louzada, 1955). As formas crônicas são em geral afebris, mas podem cursar com febre baixa.

A sudorese é muito intensa nas diversas formas clínicas, impedindo o sono e o repouso, por obrigar o doente a trocar de roupa várias vezes por noite. Em alguns casos o suor apresenta odor comparável ao de palha em putrefação ou àquele da urina de rato, sendo intolerável para o próprio doente.

Os sintomas álgicos são muito frequentes e diversificados nas três formas clínicas. Cefaleia, mialgia, artralgia e dor óssea são em geral persistentes. A cefaleia, principal sintoma álgico, é referida em 70 a 80% dos casos (Louzada, 1955; Schirger *et al.*, 1960; Buchanan *et al.*, 1974), com intensidade variável, podendo ser habitual ou cotidiana, com ou sem períodos de acalmia. Sua localização pode ser frontal, occipital, holocraniana ou hemicrânica.

A astenia é sempre muito intensa, levando os doentes ao leito, pois não conseguem cumprir sequer as menores atividades da rotina diária.

As manifestações psíquicas são frequentes e importantes, predominando irritabilidade e nervosismo.

Ao exame físico, encontra-se hipertrofia de um ou mais órgãos em que comparece o sistema fagocítico mononuclear. Assim, adenopatia, hepatomegalia e/ou esplenomegalia são observadas. A linfadenopatia, presente em cerca de 15% dos casos (Schirger *et al.*, 1960; Buchanan *et al.*, 1974), é sistêmica e os linfonodos podem apresentar sinais inflamatórios, mas em geral não supuram.

Além das manifestações clínicas referidas, outros órgãos, aparelhos ou sistemas podem estar comprometidos, constituindo-se em complicações da brucelose.

▶ Ossos e articulações. O comprometimento ósseo e articular constitui a complicação mais comum da brucelose em atividade, ocorre com frequência bastante variável e inclui artralgia, artrite supurativa, espondilite e osteomielite (Lam *et al.*, 1982). Dores articulares, dores nas costas, dor óssea, sinais de artrite e limitações da mobilidade articular são as manifestações clínicas mais encontradas.

O estudo de 96 pacientes, com alterações ósseas e articulares detectadas por cintigrafia, revelou comprometimento de coluna em 52% dos casos, lesões extraespinais em 35% e lesões espinais e extraespinais em 13% (Madkour *et al.*, 1988).

As lesões espinais difusas eram mais frequentes em doentes idosos do sexo masculino, enquanto o comprometimento espinal focal, assim como o extraespinal, apresentou maior incidência em pacientes mais jovens, de ambos os sexos.

O comprometimento de coluna pode envolver um ou mais corpos vertebrais, em geral é anterior e preserva o disco intervertebral. Nos casos mais graves o envolvimento é anterior e posterior e os discos são lesados. As colunas torácica inferior e lombar são acometidas com maior frequência, em especial a quarta vértebra lombar (Madkour *et al.*, 1988).

A artrite ocorre em cerca de 20% dos casos de brucelose (Alarcon *et al.*, 1981) e pode se manifestar como um processo supurativo, destrutivo, com isolamento das brucelas do líquido sinovial e/ou da sinóvia. No entanto, a apresentação mais frequente é a de uma oligoartrite assimétrica, que envolve as articulações sacroilíacas e as grandes articulações dos membros inferiores, cuja resolução não deixa sequelas, o que sugere tratar-se de processo reacional, por provável deposição de imunocomplexos.

Radiografia simples, tomografia axial computadorizada (TC), ressonância nuclear magnética (RM) e exames cintigráficos com tecnécio auxiliam o diagnóstico de lesão óssea e/ou articular na brucelose (Madkour *et al.*, 1988; Tali, 2004).

A radiografia simples em geral revela uma ou mais alterações na junção discovertebral como erosão, esclerose, formação de osteófitos e uma pequena coleção periférica de gás, tipicamente anterior, denominada "fenômeno do vácuo periférico". Observa-se também diminuição da altura dos discos intervertebrais. Em casos de osteomielite de ossos longos, a radiografia simples revela lesões osteolíticas, sem reação periosteal ou com reação muito discreta (Madkour *et al.*, 1988). No entanto, sua sensibilidade é muito baixa (Tali, 2004).

A TC convencional apresenta maior sensibilidade que a radiografia simples, mas seu papel pode ser considerado apenas satisfatório no diagnóstico precoce de espondilite e discite (Tali, 2004).

A RM é muito sensível, motivo pelo qual é considerada o método de escolha na avaliação da espondilite. Áreas de baixo sinal do corpo vertebral, perda da definição das placas terminais e interrupção da continuidade cortical, e destruição das margens corticais são típicas em T1W1, enquanto hipersinal de áreas comprometidas do corpo vertebral e do disco é típico em T2W1. O exame contrastado é obrigatório e aumenta a especificidade, assim como facilita o monitoramento do tratamento. O realce da lesão, após injeção de contraste, é o sinal mais precoce e patognomônico no episódio inflamatório agudo. No entanto, pode permanecer por semanas ou meses (Tali, 2004).

Os exames cintigráficos são mais sensíveis que a radiografia simples e que a TC na detecção de lesões articulares extraespinais.

A infecção de próteses ósseas por *Brucella* sp. é rara, mas foi descrita em fêmur e quadril, além de três casos em joelho (Kasim *et al.*, 2004).

▸ **Aparelho geniturinário.** O comprometimento renal, na brucelose, pode ser classificado em quatro grupos principais (Dunea *et al.*, 1969; Nunan *et al.*, 1984; Siegelmann *et al.*, 1992; Odeh e Oliven, 1996). O primeiro se apresenta como nefrite intersticial aguda transitória ou pielonefrite aguda, que ocorre em geral durante a infecção aguda. As manifestações clínicas incluem dor lombar ou sobre a bexiga urinária, disúria e polaciúria, e se acompanham de proteinúria intensa, hematúria e piúria. O segundo grupo se caracteriza por ser um processo crônico semelhante à tuberculose renal ou à pielonefrite crônica inespecífica. O terceiro grupo se refere à doença renal associada à endocardite brucélica. Por fim, o quarto grupo, descrito recentemente, se refere à nefropatia por IgA.

Alguns pacientes revelam comprometimento de testículo e/ou de epidídimo (Buchanan e Faber, 1974a; Ibrahim *et al.*, 1988). O testículo pode apresentar dor espontânea ou à manipulação, calor e aumento de volume. O epidídimo pode estar espessado e dolorido à palpação. Embora raros, já foram relatados quadros de prostatite e brucelomas de próstata e de rim.

Embora excepcional, abscesso da glândula de Bartholin, causado por *B. melitensis*, já foi descrito (Peled *et al.*, 2004). A paciente apresentava dor e inchaço em área vulvar, à direita. O exame ginecológico revelou área eritematosa, edemaciada e dolorida no grande lábio direito. Também são raros os casos de salpingite, cervicite e abscesso pélvico.

▸ **Brucelose e gravidez.** Larson (1911) e DeForest (1917) foram os primeiros autores a relacionar aborto e brucelose, a partir da observação de casos em que as gestantes apresentavam anticorpos séricos anti-Brucella. O isolamento de B. abortus de um feto abortado confirmou que a brucelose poderia ser causa de aborto (Carpenter e Book, 1931). No mesmo ano, DeCarle relatou um caso de parto prematuro em gestante com aglutininas séricas anti-B. abortus.

O carboidrato eritritol, excelente nutriente para o crescimento das brucelas, deve desempenhar um papel importante no aborto por elas induzido. Essa substância se encontra presente na placenta de porcas, ovelhas, cabras e vacas, mas não existe na placenta humana (Lowrie e Kennedy, 1972). A ausência de eritritol na placenta humana poderia explicar a baixa frequência de aborto em mulheres brucélicas (Lowrie e Kennedy, 1972; Porreco e Haverkamp, 1974). No entanto, deve-se avaliar a possibilidade de uma relação de causa e efeito entre brucelose e aborto de segundo trimestre de gestação (Poole *et al.*, 1972; Sarram *et al.*, 1974).

▸ **Aparelho respiratório.** Sintomas respiratórios, tais como tosse, expectoração ou dor torácica, são pouco frequentes em doentes com brucelose (Pfischner *et al.*, 1957; Buchanan *et al.*, 1974), que raramente apresentam alterações pulmonares à radiografia simples de tórax. Embora raros, já foram relatados infiltrados peri-hilares e peribrônquicos, nódulos pulmonares, consolidação, abscesso pulmonar, derrame pleural e adenopatia hilar ou paratraqueal (Haden e Kyger, 1946; Greer, 1956; Shaw *et al.*, 1981; Patel *et al.*, 1988).

▸ **Sistema nervoso central.** A frequência de comprometimento de sistema nervoso central pela brucelose é considerada baixa, embora não tenha sido perfeitamente estabelecida (Bouza *et al.*, 1987). A neurobrucelose pode se manifestar como meningite, encefalite, mielite, radiculite, neurite ou a combinação destas formas de apresentação. As manifestações motoras são as mais frequentes, caracterizadas por paresias e distúrbios da marcha. Seguem-se, em frequência, as manifestações sensoriais, como parestesias, em geral relacionadas com o comprometimento medular inflamatório e compressivo.

O acometimento de VI, VII e VIII pares também não é incomum, em especial este último. Embora não seja específica, a participação do VIII par é considerada bastante característica da brucelose.

As manifestações de irritação meníngea, como a rigidez de nuca, são pouco frequentes e em geral discretas, podendo estar acompanhadas de convulsões ou mesmo de graus diversos de depressão da consciência.

Outras manifestações de comprometimento central, como aracnoidite, síndromes cerebelares, hemiparkinsonismo, coreia e poliomielite anterior, assim como a participação do sistema nervoso periférico, só raramente são relatadas.

O quadro liquórico se caracteriza por pleocitose linfocítica, que em geral não ultrapassa 500 células/mm^3, consumo de glicose em cerca de 50% dos casos e níveis proteicos em geral elevados de duas a nove vezes (Morin *et al.*, 1980; Bouza *et al.*, 1987). Os anticorpos aglutinantes estão em geral presentes em níveis inferiores aos séricos, mas o isolamento da *Brucella* é raro, como foi relatado por Ozisik *et al.* (2004), em relação à *B. melitensis*.

▸ **Fígado.** Como as brucelas têm grande tropismo pelo sistema fagocítico mononuclear, presente em abundância no parênquima hepático, a participação do fígado na brucelose é praticamente constante. Em geral ela se exprime como discreta hepatomegalia, com consistência conservada ou discretamente aumentada e por vezes um pouco dolorida. Os níveis séricos de transaminases se encontram normais ou com aumento discreto e transitório, com ou sem inversão de seus valores (Cervantes *et al.*, 1982; Pignatari *et al.*, 1986; Titone *et al.*, 1987).

No entanto, existem casos em que o comprometimento hepático assume aspectos de complicação, sob forma de hepatite aguda, com grandes elevações dos níveis séricos de transaminases, que se normalizam lentamente e com inversão da relação TGO/TGP [AST/ALT]. Em geral não se observa icterícia. Raros são os casos de hepatite acompanhada de icterícia, colangite, hepatite supurativo-necrótica e abscesso hepático. Em alguns casos, o comprometimento hepático constitui a única manifestação clínica da brucelose (Williams e Crossley, 1983; Titone *et al.*, 1987).

▸ **Coração e vasos.** Descrita em 1897 por Hugues, a endocardite brucélica foi bem documentada por Casanova e d'Ignazio (1933), que isolaram a *Brucella melitensis* de vegetação da válvula aórtica. A endocardite brucélica é muito rara, como se pode verificar tanto em trabalhos que avaliam a brucelose quanto naqueles que se ocupam das endocardites infecciosas (Vogler, 1962; Bertrand, 1982).

O comprometimento do endocárdio ocorre em geral em pacientes com grande depressão imune celular e brucelose muito grave. Lesão valvular prévia, congênita ou adquirida foi identificada em 43% dos casos (Peery e Belter, 1960). As espécies *melitensis*, *abortus* e *suis* já foram responsáveis por endocardite. Associação como *Streptococcus viridans* já foi relatada (Moiraghi, 1959). A válvula aórtica é comprometida com maior frequência, como foi registrado por Yavuz *et al.* (2004), ao relatar caso de comprometimento mitral.

Os doentes apresentam em geral a forma subaguda, com febre muito elevada e persistente, acompanhada de petéquias, púrpuras, falsos panarícios e embolia, com isquemia aguda dos membros (Bertrand *et al.*, 1982). Grandes vegetações, ulcerações e perfurações, além de calcificações, podem ocorrer. Comprometimento pericárdico e sinais eletrocardiográficos de miocardite já foram observados.

Além da imunidade celular comprometida, os doentes com endocardite por *Brucella* apresentam ativação policlonal das imunoglobulinas e elevados níveis séricos de anticorpos, intensa e persistente produção de IgM anti-*Brucella*, aumento de imunocomplexos circulantes e deposição de IgM, IgA, frações do complemento e de antígeno brucélico na membrana basal de capilares glomerulares.

Harman *et al.* (2004) relataram o caso de um paciente com 49 anos de idade, que referia o aparecimento de massa dolorosa pulsátil na região poplítea direita, cuja ultrassonografia com Doppler colorido era característica de pseudoaneurisma na artéria poplítea. *B. melitensis* foi isolada de mielocultura e a pesquisa de anticorpos anti-*Brucella* revelou níveis elevados de anticorpos aglutinantes.

▸ **Sistema hematopoético.** O hemograma revela em geral anemia, caracterizada pela diminuição do número de hemácias e da taxa de hemoglobina (Calder, 1939).

A leucometria é normal em 50 a 70% dos casos, observando-se leucopenia em 24 a 33% e leucocitose em 7 a 17% dos doentes (Calder, 1939; Schirger *et al.*, 1960). A pancitopenia pode ser explicada por hiperesplenismo (Pfischner Jr. *et al.*, 1957), pela invasão medular por brucelas (Sundberg e Spink, 1947; Hamilton, 1954) e, raramente, por hemofagocitose (Martin-Moreno *et al.*, 1983). A leucocitose parece ser mais frequente em crianças (Calder *et al.*, 1939).

A velocidade de hemossedimentação pode estar normal, pouco ou mais elevada (Farid *et al.*, 1980).

Púrpura trombocitopênica foi observada em 27 (6,2%) doentes com brucelose, tendo predominado no sexo feminino (Ulloa *et al.*, 1992). Anemia foi observada em 85% desses pacientes, leucopenia em 37% e trombocitopenia em 88%. Pancitopenia foi revelada em 37% desses casos. A avaliação da medula óssea, realizada em 22 desses pacientes, demonstrou hipercelularidade em 72% dos casos, hiperplasia megacariocítica (50%), histiocitofagocitose (36%), ausência de ferro medular (59%) e granulomas no coágulo (9%).

▸ **Febre de origem indeterminada.** Em determinadas regiões do mundo a brucelose se apresenta como febre de origem indeterminada (Hassan e Farid, 1974; Farid *et al.*, 1980), causada em geral pela *B. melitensis*.

▸ **Brucelose na criança.** O estudo de 93 crianças soropositivas para brucelose, selecionadas a partir de 5.726 indivíduos com até 14 anos de idade, revelou uma razão de masculinidade de 3:1 e média de idade de 10,3 anos (Mantur *et al.*, 2004). Todas as crianças apresentaram história clínica com menos de 2 meses de duração. As queixas mais frequentes eram febre persistente (53% dos casos) e dor articular (20%); as demais apresentavam febre e dor articular, com ou sem dor na musculatura posterior baixa. O exame físico revelava febre e ptiríase alba, e dor articular. A articulação comprometida com maior frequência foi a do joelho. Oito pacientes apresentaram complicações: lesões cutâneas (3), cardite (2), neurobrucelose [coreia (1), neurite periférica (1) e meningite (3)]. A *B. melitensis* foi isolada de uma das lesões cutâneas, achado raro em brucelose.

▸ Diagnóstico

O diagnóstico de brucelose em paciente que apresenta antecedentes epidemiológicos e quadro clínico compatível poderá ser aceito quando uma das seguintes condições for observada:

- Isolamento de *Brucella* em cultura de sangue, outra secreção ou de fragmento de tecido
- Título de soroaglutinação em tubos igual ou superior a 1/160
- Aumento, em quatro vezes, do título da soroaglutinação em tubos (Bouza *et al.*, 1987; Patel *et al.*, 1988).

As hemoculturas são positivas com maior frequência em doentes com *B. melitensis* e *B. suis*, sendo difícil o isolamento da *B. abortus*. Devem ser utilizados meios enriquecidos, como o de Ruiz-Castañeda. O cultivo de medula óssea, obtida por punção de crista ilíaca ou de esterno, é em geral mais eficiente para o isolamento de todas as espécies.

Outros meios de cultura podem ser utilizados, como o Bactec 9240 acoplado ao pediátrico Peds Plus/F (PPF) ou ao adulto Plus Aerobic/F (PAF) e o Bactec Myco/F Lytic (MFL) (Yagupsky, 2004). Embora a sensibilidade do método seja a mesma para os três meios de cultura, os dois primeiros revelaram-se positivos em menor tempo.

As reações sorológicas indicam o nível de anticorpos específicos presentes em cada paciente. Encontram-se disponíveis o teste de aglutinação em tubos (Moyer *et al.*, 1987), o teste do 2-mercaptoetanol (Buchanan e Faber, 1980), a prova de Coombs (Edwards *et al.*, 1970; Elberg, 1973), a reação de fixação do complemento (Edwards *et al.*, 1970), o teste de aglutinação em placa (Moyer *et al.*, 1987), o teste de aglutinação em cartão (Moyer *et al.*, 1987), o teste da microaglutinação (Moyer *et al.*, 1987), a reação de imunofluorescência indireta (Edwards *et al.*, 1970; Mirabet *et al.*, 1987), o radioimunoensaio (Parrat *et al.*, 1977) e o ensaio imunoenzimático (Araj *et al.*, 1986; Araj *et al.*, 1988).

O teste de aglutinação em tubos é método quantitativo que se tornou padrão no diagnóstico sorológico da brucelose (Buchanan *et al.*, 1974). Trata-se de método trabalhoso, cuja intensidade de resposta depende, entre outros fatores, do tempo de incubação do soro com o antígeno. Não há consenso entre os pesquisadores com relação ao título que reflete uma amostra positiva. A 37°C, deve-se considerar positivo um título igual ou superior a 1/80 quando o período de incubação for de 24 h e igual ou superior a 1/160 quando for de 48 h. Este teste mede o conjunto de imunoglobulinas G e M. Deve-se considerar, no entanto, que o poder aglutinante da IgM é maior que o da IgG (Informe Técnico, 1971; Elberg, 1973).

Para se conhecer a participação das frações IgG e IgM no teste de aglutinação em tubos, basta repetir a reação em amostra do mesmo soro, agora previamente tratado com 2-mercaptoetanol (2-ME), que inativa a imunoglobulina M

(Buchanan e Faber, 1980). Este procedimento constitui o "teste do 2-mercaptoetanol" e faz com que da aglutinação das brucelas participem apenas os anticorpos da classe IgG, que são resistentes ao 2-ME. Em casos de brucelose atendidos na primeira semana da doença, o teste de aglutinação em tubos é mais sensível que o do 2-ME, por sua positivação mais precoce (Buchanan e Faber, 1980). Por outro lado, baixos títulos no teste de aglutinação em tubos são muito significativos quando o teste do 2-ME indicar a presença de IgM (Informe Técnico, 1971).

Em alguns casos os anticorpos anti-*Brucella*, mesmo presentes em níveis elevados, são incapazes de causar aglutinação direta das células bacterianas. Esse tipo de anticorpo pode ser detectado por meio de uma extensão do teste de aglutinação em tubos, utilizando-se soro de coelhos imunizados com imunoglobulina humana, isto é, anticorpos anti-imunoglobulina humana, denominados antiglobulina ou soro de Coombs. Assim, se as células bacterianas que absorveram os anticorpos humanos não aglutinantes forem lavadas e, a seguir, suspensas em solução salina contendo a antiglobulina, a aglutinação poderá ser observada porque a antiglobulina se liga aos anticorpos anti-*Brucella* que, por sua vez, se encontram fixos às células bacterianas (Elberg, 1973). Este método constitui a "prova de Coombs" (Edwards *et al.*, 1970; Elberg, 1973).

A reação de imunofluorescência indireta, o radioimunoensaio e o ensaio imunoenzimático permitem a determinação dos níveis séricos das diferentes frações de imunoglobulinas.

A pesquisa de anticorpos no líquido cerebrorraquidiano revela títulos menores que aqueles encontrados no soro obtido no mesmo momento (Morin *et al.*, 1980; Bouza *et al.*, 1987; Araj *et al.*, 1988).

Nos últimos anos têm sido muito estudados os métodos de detecção de ácidos nucleicos com base em amplificação, como a reação em cadeia da polimerase (PCR). Vrioni *et al.* (2004) empregaram uma reação em cadeia da polimerase-ensaio imunoenzimático (PCR-EIA) para diagnóstico de brucelose humana utilizando soro e sangue periférico total. A especificidade foi igual a 100% nos dois materiais clínicos utilizados, enquanto a sensibilidade foi de 81,5% para o sangue total, 79,0% para o soro e 99,2% quando sangue total e soro foram analisados conjuntamente.

▸ Tratamento

No tratamento da brucelose devem ser considerados o grau da gravidade da doença, as medidas gerais e a escolha de antimicrobianos (Meira, 1978).

▸ **Medidas gerais.** O repouso no leito está indicado para pacientes que apresentam a forma aguda, durante o período febril, a que se seguem a deambulação e o reinício progressivo das atividades. Considerando as relações entre nutrição, imunidade e infecção, a alimentação deve ser de fácil ingestão, hipercalórica e rica em proteínas. O apoio psicológico também é muito importante, pois os doentes temem as perspectivas de cronicidade, incurabilidade e, inclusive, de esterilidade. A correção do desequilíbrio hidreletrolítico e o tratamento sintomático, com antitérmicos e antiálgicos, podem ser indicados.

▸ **Antimicrobianos e esquemas terapêuticos.** Na terapêutica da brucelose devem ser separados os casos agudos daqueles que são subagudos e crônicos, precisam ser considerados os doentes que apresentam complicações e, finalmente, deve-se lembrar que as brucelas são parasitos intracelulares (Meira, 1978).

Derivados sulfamídicos, associação sulfametoxazol-trimetoprima (cotrimoxazol), tetraciclinas, estreptomicina, cloranfenicol, eritromicina e rifampicina são os antimicrobianos utilizados no tratamento da brucelose, em dose, via e espaçamento indicados na Tabela 132.2.

Nas formas agudas e subagudas, sem complicações, deve-se associar clortetraciclina ou oxitetraciclina, durante 6 semanas, à estreptomicina, durante 2 a 3 semanas (Young, 1995). Este esquema terapêutico se associa a menos de 5% de recaídas. Como a doxiciclina apresenta maior vida média, tem-se preferido utilizar a associação doxiciclina-estreptomicina, mantendo-se a duração do tratamento. Apesar do uso parenteral e da toxicidade da estreptomicina, ela ainda é indicada, pela efetividade observada com os esquemas terapêuticos de que participa.

Trabalho recente (Roushan *et al.*, 2006) demonstrou que a associação de doxiciclina (100 mg VO 12/12 h) durante 45 dias com estreptomicina (1,0 g IM/dia) durante 14 dias apresenta a mesma eficácia que a associação de doxiciclina, no mesmo esquema terapêutico, com gentamicina (5,0 mg/kg IM/dia) du-

Tabela 132.2 Antimicrobianos utilizados no tratamento da brucelose.

Antimicrobiano	Dose diária	Dose diária máxima	Via	Intervalo entre as administrações (h)
Tetraciclinas				
• Clortetraciclina	40,0 a 50,0 mg/kg	2,0 g	VO	6
• Oxitetraciclinica	40,0 a 50,0 mg/kg	2,0 g	VO	6
• Doxiciclina	3,5 a 5,0 mg/kg	200 mg	VO	6
• Minociclina	3,5 a 5,0 mg/kg	200 mg	VO	6
Sulfametoxipiridazina	7,5 a 15,0 mg/kg	500 mg	VO	24
Cotrimoxazol (400 mg sulfametoxazol + 80 mg trimetoprima por comprimido ou ampola)	———	320 a 480 mg*	VO/IV	12
Estreptomicina	15,0 mg/kg	1,0 g	IM	12/24
Gentamicina	5,0 mg/kg	5,0 mg/kg	IM	8
Rifampicina	15,0 a 20,0 mg/kg	900 a 1.200 mg	VO	24

VO: via oral; IV: via intravenosa; IM: via intramuscular. *doses calculadas em função da trimetoprima.

rante 7 dias. A taxa de cura foi de 92,6% com a associação doxiciclina-estreptomicina e 94,8% com doxiciclina-gentamicina.

A boa difusão intracelular e encefálica e a atividade antibrucélica, observadas após uso oral, garantem a indicação da rifampicina no tratamento da brucelose, em associação à doxiciclina, durante 6 semanas. A comparação dos esquemas terapêuticos doxiciclina-estreptomicina e doxiciclina-rifampicina, durante 6 semanas, revelou efetividades comparáveis, embora o primeiro deles seja mais efetivo em pacientes com espondilite (Ariza *et al.*, 1985).

Pacientes com complicações neurológicas devem receber doxiciclina e rifampicina por tempo mais prolongado, entre 6 e 9 meses (McLean *et al.*, 1992). A suspensão do tratamento depende de critérios clínicos e liquóricos, caracterizados pela normalização da glicorraquia, pleocitose menor que 100 células/mm^3 e decréscimo dos títulos de anticorpos (Morin *et al.*, 1980; Bouza *et al.*, 1987). Em casos específicos pode-se associar a estreptomicina, como terceiro fármaco.

O mesmo esquema terapêutico deve ser usado para os casos de endocardite, ao qual se deve acrescentar a intervenção cirúrgica (Jacobs *et al.*, 1990).

Algumas quinolonas também apresentam atividade antibrucélica. A associação de ofloxacino (400 mg/dia) e rifampicina (600 mg/dia) revelou resultados comparáveis aos de doxiciclina (200 mg/dia) e rifampicina (600 mg/dia), ambos durante 6 semanas, em pacientes com brucelose causada pela *B. melitensis* (Akova *et al.*, 1993). Assim, o uso dessa quinolona pode ser uma alternativa, para casos específicos, até que uma casuística maior seja avaliada.

O tratamento de crianças com menos de 6 anos de idade e de gestantes exige cuidados especiais, pois ambas não podem receber tetraciclinas. Por outro lado, as gestantes também não devem receber aminoglicosídios. Nesses casos, deve-se utilizar o cotrimoxazol, durante 6 semanas, associado à rifampicina.

Os pacientes com comprometimento renal devem ser tratados com a associação de doxiciclina e rifampicina, nas doses habituais de cada antibiótico. O tratamento não deve ser inferior a 6 semanas, devendo-se utilizar a evolução clínica, sorológica e dos exames praticados no controle da função renal para estabelecimento de sua duração. Os doentes com orquite e/ou epididimite podem ser tratados com estreptomicina associada à tetraciclina ou, eventualmente, ao cotrimoxazol. A duração do tratamento deve ser monitorada pela evolução clínica, com especial atenção para a evolução da sintomatologia local, isto é, regressão da dor e da temperatura, e normalização das características palpatórias dos órgãos comprometidos.

Corticosteroides só devem ser indicados em casos selecionados, tendo em vista sua ação imunossupressora. Sua utilização deve estar vinculada à presença de toxemia muito intensa, por tempo limitado a alguns dias e na vigência de tratamento antimicrobiano (Meira, 1978; Morin *et al.*, 1980).

Os doentes com as formas crônicas de brucelose respondem de forma muito menos satisfatória ao tratamento, talvez pelo retardo na confirmação do diagnóstico e na instituição da medicação. Em geral indica-se mais de uma série de tratamento, porém, mesmo assim, a remissão dos sintomas nem sempre é alcançada. A utilização de imunoestimulantes, como o levamisol, em associação ao tratamento antibiótico específico, parece contribuir para a cura do doente com brucelose (Thornes, 1977). A psicoterapia de suporte tem um papel fundamental no tratamento dos casos de brucelose crônica.

Os poucos casos relatados de brucelose em pacientes infectados pelo HIV demonstram que o curso clínico e a resposta favorável ao tratamento usual não diferem dos observados em pacientes não infectados por este vírus (Moreno *et al.*, 1998; Roushan *et al.*, 2008).

▸ **Intervenções cirúrgicas.** Manipulações cirúrgicas, como a drenagem de abscessos e a colocação de prótese valvular cardíaca, podem ser necessárias.

▸ Prevenção

A profilaxia da brucelose depende de um conjunto de medidas relacionadas com a saúde animal e a educação da população, em especial dos indivíduos que, por sua profissão, apresentam maior risco de infecção (Informe Técnico, 1982). Essas medidas incluem orientação da população sobre a transmissão da brucelose para o homem e como evitá-la, pasteurização do leite, inspeção da carne suína, prevenção e diagnóstico da brucelose animal e, com relação ao animal que abortou, cuidado na manipulação das secreções e do feto, e desinfecção das áreas contaminadas. Minas *et al.* (2004) observaram correlação direta entre a prevalência de brucelose animal e humana, em função da vacinação animal. A vacinação com melitina, não disponível no Brasil, vem sendo utilizada em casos selecionados (Roux *et al.*, 1967; Roux e Serre, 1971).

▸ Referências bibliográficas

Akbulut H, Celik I, Akbulut A. Cytokine levels in patients with brucellosis and their relations with the treatment. *Indian J Med Microbiol.* 25: 387-390, 2007.

Akowa M, Uzun O, Akalin HE *et al.* Quinolones in treatment of human brucellosis: comparative trial of ofloxacin-rifampin *versus* doxycycline-rifampin. *Antimicrob Agents Chemother.* 37: 1831-1834, 1993.

Alarcon GS, Bocanegra TS, Gotuzzo E *et al.* Reactive arthritis associated with brucelosis. Hall studies. *J Rheumatol.* 8: 621-625, 1981.

Almuneef MA, Memish ZA, Balkhy HH *et al.* Importance of screening household members of acute brucellosis cases in endemic areas. *Epidemiol Infect.* 132: 533-540, 2004.

Araj GF, Lulu AR, Khateeb MI *et al.* ELISA *versus* routine tests in the diagnosis of patients with systemic and neurobrucellosis. *Acta Pathol Microbiol Immuno Scand.* (C) 96: 171-176, 1988.

Araj GF, Lulu AR, Mustafa MY *et al.* Evaluation of ELISA in the diagnosis of acute and chronic brucellisis in human beings. *J Hyg Camb.* 97: 457-469, 1986.

Ariza J, Gudiol F, Pallarés R *et al.* Comparative trial of rifampin-doxycycline *versus* tetracycline-streptomycin in the therapy of human brucellosis. *Antimicrob Agents Chemother.* 28: 548-551, 1985.

Barros OM, Vasconcelos F, Rosenfeld G. A propósito das formas viscerais da brucelose humana. *Arq Cir Clin Exp.* 5: 299-310, 1941.

Bertrande A, Lepeu G, Jonquet O *et al.* L'endocardite brucellienne. Aspects cliniques et immunologiques. *Sem Hôp Paris.* 58: 275-279, 1982.

Bouza E, Torre MG, Parras F *et al.* Brucellar meningitis. *Rev Infec Dis.* 9: 810-822, 1987.

Buchanan TM, Faber LC. 2-mercaptoethanol brucella agglutination test: usefulness for predicting recovery from brucellosis. *J Clin Microbiol.* 11: 691-693, 1980.

Buchanan TM, Faber LC, Feldman RA. Brucellosis in the United States, 1960-1972. An abattoir-associated disease. Part I. Clinical features and therapy. *Medicine.* 53: 403-413, 1974a.

Buchanan TM, Sulzer CR, Frix MK *et al.* Brucellosis in the United States, 1960-1972. An abattoir-associated disease. Part II. Diagnostic aspects. *Medicine.* 53: 415-425, 1974b.

Calder RM, Steen C, Baker L. Blood studies in brucellosis. *J Am Med Assoc.* 112: 1893-1898, 1939.

Castañeda MR, Cárdenas CC, Ibara GG. Clorhidrato de aureomicina por via parenteral em el tratamiento de la brucelosis. *Rev Inst Salubr Enf Trop.* 10: 223-232, 1949.

Cervantes F, Carbonell J, Bruguera M *et al.* Liver disease in brucellosis. A clinical and pathological study of 40 cases. *Postgrad Med J.* 58: 346-350, 1982.

Corbel MJ, MacMillan AP. Brucellosis. In: Haisler Jr. WJ, Sussman M (ed.). *Topley & Wilson's Microbiology and Microbial Infections*, p. 819-847, 1998.

De Nie J, Amsink Schipper MC. Brucellosis imporgiekte uit Afrika (Brucellosis imported from Africa). *Netherlands Tijdschrift voor Geneeskunde.* 125: 419-422, 1981.

Dunea G, Kark R, Lannigan R *et al.* Brucella neophritis. *Ann Inter Med.* 70: 783-790, 1969.

Edwards JMB, Tannahill AJ, Bradstreet CM. Comparison of the indirect fluorescent antibody test with agglutination, complement fixation and Coombs tests for brucella antibody. *J Clin Pathol.* 23: 161-165, 1970.

Elberg SS. Immunity to brucella infection. *Medicine.* 52: 339-356, 1973.

Ewalt DR, Payer JB *et al.* Characteristics of a Brucella species from a bottle-nose dolphin (Tursiops truncates). *J Vet Diagn Invest.* 6: 448-452, 1994.

Farid Z, Trabolsi B, Yassin W *et al.* Acute brucellosis presenting as fever of unknown origin (FUO). *Trans R Soc Trop Med Hyg.* 74: 402-404, 1980.

Figueiredo BL. *Brucelose como doença ocupacional. Aglutininas anti-Brucella sp. em grupos ocupacionais dos frigoríficos da grande Belo Horizonte, MG, Brasil.* Tese. Belo Horizonte: Escola de Veterinária da Universidade Federal de Minas Gerais, 57p., 1984.

Giambartolomei GH, Delpino MV, Cahanovich ME *et al.* Diminished production of T helper 1 cytokines correlates with T cell unresponsiveness to Brucella cytoplasmic proteins in chronic human brucellosis. *J Infect Dis.* 186: 252-259, 2002.

Goossens H, Marcelis L, Dekeyser P *et al.* Brucella melitensis: person-to-person transmission? *Lancet.* 1: 773, 1983.

Greer A. Pulmonary brucellosis. *Dis Chest.* 29: 508-519, 1956.

Guihot A, Bossi P, Bricaire F. Bioterrorism with brucellosis. *Presse Medicale.* 33: 119-122, 2004.

Haden RI, Kyger ER. Pulmonary manifestation of brucellosis. *Cleve Clin Quart.* 13: 220-227, 1946.

Hamilton PK. The bone marrow in brucellosis. *Am J Clin Pathol.* 24: 580-587, 1954.

Harman M, Irmak H, Arslan H *et al.* Popliteal artery pseudoaneurysm: a rare complication of brucellosis. *J Clin Ultras.* 32: 33-36, 2004.

Hassan A, Farid Z. Fever of undetermined origin in Cairo. *N Engl J Med.* 290: 807, 1974.

Havas L. Problems and new developments in the treatment of acute and chronic brucellosis in man. *Acta Trop.* 37: 281-286, 1980.

Horta PFP. Formas clínicas da brucelose humana. *Brasil Med.* 56: 483-485, 1942.

Ibrahim AIA, Awad R, Shetty SD *et al.* Genitourinary complications of brucellosis. *Br J Urol.* 61: 294-298, 1988.

Jacobs F, Abramowicz D, Vereerstraeten P *et al.* Brucella endocarditis: the role of combined medical and surgical treatment. *Rev Infect Dis.* 12: 740-744, 1990.

Kasim RA, Araj GF, Afeiche NE *et al.* Brucella infection in total hip replacement: case report and review of the literature. *Scand J Infect Dis.* 36: 65-67, 2004.

Lam K, Silverstein LM, Carlisle RJ *et al.* Disseminated brucellosis initially seen as sternoclavicular arthropathy. *Arch Intern Med.* 142: 1193-1194, 1982.

Louzada AP. *A brucelose humana* (contribuição ao seu estudo). Tese de Catedrático. Porto Alegre: Faculdade de Medicina da Universidade do Rio Grande do Sul, 366p., 1955.

Lowrie DB, Kennedy JF. Erythritol and threitol in canine placenta: possible implication in canine brucellosis. *FEBS Let.* 23: 69-72, 1972.

Lubani M, Sharda D, Helin I. Probable transmission of brucelosis from breast milk to a newborn. *Trop Gergr Med.* 40: 151-152, 1988.

Madkour MM, Sharif HS, Abed MY *et al.* Osteoarticular brucellosis: results of bone scintigraphy in 140 patients. *Am J Roentgenol.* 150: 1101-1105, 1988.

Mantur BG, Akki AS, Mangalgi SS *et al.* Brucella melitensis – A sexually transmissible agent? *Lancet.* 347: 1763, 1996.

Mantur BG, Akki AS, Mangalgi SS *et al.* Childhood brucellosis – A microbiological, epidemiological and clinical study. *J Trop Pediatri.* 50: 153-157, 2004.

Martin-Moreno S, Soto-Guzmán O, Bernaldo-de-Quirós J *et al.* Pancytopenia due to hemophagocytosis in patients with brucellosis: a report of four cases: *J Infect Dis.* 147: 445-449, 1983.

McLean DR, Russell N, Khan MY. Neurobrucellosis: clinical and therapeutic features. *Clin Infect Dis.* 15: 582-590, 1992.

Meira JA. Brucelose. In: Prado FC, Ramos J, Valle JR (ed.). *Atualização Terapêutica.* São Paulo: Artes Médicas, p. 77-80, 1978.

Memish ZA, Balkhy HH. Brucellosis and international travel. *J Travel Med.* 11:49-55, 2004.

Meyer KF, Shaw EB. A comparison of the morphologic, cultural and biochemical characteristics of *Brucella abortus* and *Brucella melitensis*. *J Infect Dis.* 27: 173-184, 1920.

Minas A, Minas M, Stournara A *et al.* The "effects" of Ver-1 vaccination of sheep and goats on human brucellosis in Greece. *Prev Vet Med.* 64: 41-47, 1920.

Mirabet E, Torregrosa R, Fraile MT *et al.* La prueba de immunofluorescencia indirecta en el diagnóstico de la brucelosis. *Rev Clin Esp.* 182: 18-21, 1987.

Moiraghi P. Osservazioni su di un caso di sepsi associate da *Streptococcus viridans* a da *Brucella melitensis*. *Minerva Med.* 50: 2508-2509, 1959.

Moreno S, Ariza J, Espinosa FJ *et al.* Brucellosis in patients infected with the human immunodeficiency vírus. *Eur J Clin Microbiol Infect Dis.* 17: 319-326, 1998.

Morin B, Tournilhac M, Grellet C *et al.* La neurobrucellose. *Nouv Presse Med.* 9: 871-875, 1980.

Morisset R, Spink WW. Epidemic canine brucellosis due to a new species, *Brucella canis*. *Lancet.* 2: 1000-1002, 1969.

Mousa AM, Elhag KM, Khogali M *et al.* Brucellosis in Kuwait: a clinico-epidemiological study. *Trans R Soc Trop Med Hyg.* 81: 1020-1021, 1987.

Moyer NP, Evins GM, Pigott NE *et al.* Comparison of serologic screening tests for brucelosis. *J Clin Microbiol.* 25: 1969-1972, 1987.

Naparstek E, Block CS, Slavin S. Transmission of brucellosis by bone marrow transplantation. *Lancet.* 1: 574-575, 1982.

Nunan TO, Eykyn SJ, Jones NF. Brucellosis with mesangial IgA nephropathy: successful treatment with doxycycline and rifampicin. *Br Med J.* 288: 1802, 1984.

Odeh M, Oliven A. Acute brucellosis associated with massive proteinuria. *Nephron.* 72: 688-689, 1996.

OMS. Organización Mundial de la Salud. Ser Inf Técn No. 464, 1971.

OMS. Organización Mundial de la Salud. Ser Inf Técn No. 682, 1982.

OMS. Organización Mundial de la Salud. Ser Inf Técn No. 740, 1986.

Oncon P, Reguera JM, Morata P *et al.* Phagocitic cell function in active Brucellosis. *Infect Immun.* 62: 910-914, 1994.

Ozisik HI, Ersoy Y, Refik Tevfik M *et al.* Isolated intracranial hypertension: a rare presentation of neurobrucellosis. *Microb Infect.* 6: 861-863, 2004.

Pacheco G, Veiga GP. Brucelose, como problema médico social. III. Brucelose crônica. *Rev Bras Med.* 2: 135-139, 1945.

Parrat D, Nielsen KH, White RG. Radioimmunoassay of IgM, IgG and IgA brucella antibodies. *Lancet.* 1: 1075-1078, 1977.

Patel PJ, Al-Suhaibani H, Al-Aska AK *et al.* The chest radiograph in brucellosis. *Clin Radiol.* 39: 39-41, 1988.

Peery TM, Belter LF. Brucellosis and heart disease. Fatal brucellosis: a review of the literature and report of new cases. *Amer J Pathol.* 36: 673-697, 1960.

Peled N, David Y, Yagupsky P. Bartholin's gland abscess caused by Brucella melitensis. *J Clin Microbiol.* 42: 917-918, 2004.

Pfischner Jr. WCE, Ishak KG, Neptune EM *et al.* Brucellosis in Egypt: a review of experience with 228 patients. *Am J Med.* 22: 915-929, 1957.

Pignatari ACC, Castelo Filho A, Stavale JN *et al.* Comprometimento hepático na brucelose humana. Apresentação de dois casos clínicos. *Rev Inst Med Trop São Paulo.* 28: 46-50, 1986.

Pike RM. Past and present harzards of working with infectious agents. *Arch Pathol Lab Med.* 102: 333-336, 1978.

Poole PM, Whitehouse DB, Gilchrist MM. A case of abortion consequent upon infection with *Brucella abortus* biotype 2. *J Clin Pathol.* 25: 882-884, 1972.

Porreco RP, Haverkamp AD. Brucellosis in pregnancy. *Obstet Gynecol.* 44: 597-602, 1974.

Rasouli M, Kiany S, Behbin M. Interleukin-10 gene polymorphisms and susceptibility to brucellosis in Iranian patients. *Iran J Immunol.* 5: 131-135, 2008.

Refik M, Mehmet N, Durmaz R *et al.* Cytokine profile and nitric oxide levels in sera from patients with brucellosis. *Braz J Med Biol Res.* 37: 1659-1663, 2004.

Report. Joint FAO/WHO expert Committee on Brucellosis, 6th Report, World Health Organization Technical Report Series No. 740, World Health Organization. Geneve, 1986.

Roushan MRH, Gangi SMS, Janmohammadi N. Update on the treatment of adult cases of human brucellosis. *Iran J Clin Infect Dis.* 3: 167-173, 2008.

Roushan MRH, Mohraz M, Hajiahmadi M *et al.* Efficacy of gentamicin plus doxycycline *versus* streptomycin plus doxycycline in the treatment of brucellosis in humans. *Clin Infect Dis.* 42: 1075-1080, 2006.

Roux J, Asselineau J, Serre A *et al.* Proprietés immunologiques d'um phenolinsoluble de *Brucella melitensis*. *Ann Inst Pasteur.* 113: 411-423, 1967.

Roux J, Serre A. A Prophylaxie individuelle et vaccination contre les brucelloses humaines par une fraction antigénique de *Brucella malitensis*. Complexe proteines-glycosaminopeptides. *Rev Epidemiol Meéd Soc Santé Publique.* 19: 503-516, 1971.

Salmerón I, Rodríguez-Zapata M, Salmerón O *et al.* Impaired activity of natural killer cells in patients with acute brucellosis. *Clin Infect Dis.* 15: 764-770, 1992.

Sarram M, Feiz J, Foruzandeh M *et al.* Intrauterine fetal infection with *Brucella melitensis* as a possible cause of second-trimester abortion. *Am J Obstet Gynecol.* 119: 657-660, 1974.

Schirger A, Nichols DR, Martin WJ *et al.* Brucellosis experiences with 224 patients. *Ann Intern Med.* 52: 827-837, 1960.

Schwartz U, Conen D. New Falle Von eingerchlepptein Maltafieber in Basel. *Schweixerische Wochenschrift.* 111: 38-41, 1981.

Shaw RA, Fass RJ, Perkins RL. Roentgenogram of the month. *Chest*. 79: 587-588, 1981.
Siegelmann N, Abraham AS, Rudensky B *et al.* Brucellosis nephritic syndrome, nephritis and IgA nephropathy. *Postgrade Med J*. 68: 834-836, 1992.
Spink WW, Hall WH, Shafer JM *et al.* Human brucellosis. Its specific treatment with a combination of streptomycin and sulfadiazine. *JAMA*. 136: 382-387, 1948.
Sundberg RD, Spink WW. The histopathology of lesions in the bone marrow of patients having active brucellosis. *Blood*. 1: 7-32, 1947.
Tali ET. Spinal infections. *Eur J Radiol*. 50: 120-133, 2004.
Taliani G, Bartoloni A, Tozzi A *et al.* Lumbar pain in a married couple who likes cheese: brucella strikes again! *Clin Exper Rheumathol*. 22: 477-480, 2004.
Thornes RD. Chronic human brucellosis and antianergic treatment with levamizole. *Vet Rec*. 101: 27-30, 1977.
Titone L, Scarlata F, Giordano S. La compromissione epatica in corso di brucellosi. *Giorn Mal Infe Parass*. 39: 46-48, 1987.
Torres Padilha JC, Lopez-Merino A, garcia-Escamilla RM *et al.* Anti-Brucella antibody seroprevalence in blood donors for therapeutic ends at three blood banks of the Mexican Institute of Social Security. *Gaceta Medica de México*. 140: 391-398, 2004.
Verger JM, Grimont F *et al.* Brucella, a monospecific genus as shown by deoxyribonucleic acid hybridization. *Int J Syst Bacteriol*. 35: 292-295, 1985.
Vignoli J. Aspectos da brucelose como problema clínico da atualidade. *Med Cir Pharm*. 92: 586-599, 1943.
Vogler WR, Dorney ER, Bridges HA. Bacterial endocarditis. A review of 148 cases. *Amer J Med*. 32: 910-931, 1962.
Vrioni G, Gartzonika C, Kostoula A *et al.* Application of a polymerase chain reaction enzyme immunoassay in peripheral whole blood and serum specimens for diagnosis of acute human brucellosis. *Eur J Clin Microbiol Infect Dis*. 23: 194-199, 2004.
Williams RK, Crossley K. Brucellosis hepatic abcesses and pregnancy. *Gastroenterology*. 84: 1643, 1983.
Wise RI. Brucellosis in the United States Past, present and future. *JAMA*. 244: 2318-2322, 1980.
Yagupsky P. Use of the Bactec Myco/F Lytic medium for detection of Brucella melitensis bacteremia. *J Clin Microbiol*. 42: 2207-2208, 2004.
Yavuz T, Ozaydin M, Ulusan V *et al.* A case of mitral stenosis complicated with seronegative Brucella endocardites. *Japan Heart J*. 45: 353-358, 2004.
Young EJ. An overview of human brucellosis. *Clin Infect Dis*. 21: 283-290, 1995.
Young EJ. Human brucellosis. *Rev Infect Dis*. 5: 821-842, 1983.

133 Listeriose

Ernesto Hofer e Cristina Barroso Hofer

▸ Introdução

A listeriose humana tem como agente etiológico a *Listeria monocytogenes*, um bastonete gram-positivo de características ubiquitárias, anaeróbio facultativo e não esporulado. Trata-se de uma bactéria capaz de sobreviver intracelularmente em células fagocitárias ou não, causando infecções graves, principalmente nos indivíduos imunocomprometidos, nos quais a taxa de mortalidade ultrapassa 20%. Apresenta no reino animal um elevado número de fontes de infecção e no processo de propagação vários são os mecanismos de transmissão envolvidos.

▸ Histórico e evolução dos conhecimentos da doença

Algumas descrições sobre a ocorrência da doença e do agente compatível com o atual antecederam a investigação de Murray *et al.* (1926), e foram registradas na literatura por vários autores. Assim, talvez a suspeita mais antiga recaia para as observações histopatológicas de Hayem (França) e Henle (Alemanha), que em 1893 descreveram a presença de pequenos bacilos gram-positivos e argirófilos em tecidos de pacientes cujos relatos anatomoclínicos muito se assemelhavam à infecção listérica (*apud* Seeliger, 1961). Já no século 20, em 1911, Hülphers na Suécia isolou de fígado de coelho uma bactéria, morfotintorialmente similar à *Listeria*, que recebeu a denominação *Bacillus hepatitis* (Seeliger, 1961). Em 1918, Dumon e Cotoni isolaram um microrganismo de líquido cefalorraquidiano de um soldado francês com meningite purulenta, com todas as características de *Listeria* (*apud* Rocourt e Buchrieser, 2007).

Saindo do terreno das conjecturas, se tem o marco inicial na história reservado a Murray, Webb e Swann (1926), quando publicaram uma investigação clinicolaboratorial pormenorizada sobre uma nova enfermidade de coelhos e cobaias, ocorrida sob a forma de uma epizootia que grassou no biotério da Universidade de Cambridge. Além do isolamento e identificação do agente do surto, verificaram a monocitose circulante nos animais natural e experimentalmente infectados. A bactéria foi denominada *Bacterium monocytogenes*.

Em 1927, Pirie isolou de fígado de um pequeno roedor sul-africano (*Tatera lobengulae*) uma bactéria que foi intitulada *Listerella hepatolytica* e, mais tarde (1940), confrontando-a com àquela isolada por Murray *et al.*, verificou a plena compatibilidade das reações bioquímicas em ambas. Reconheceu ainda que o gênero que criou já existia (*Mycetozoa*, 1906), sugerindo em substituição o nome *Listeria*, mantendo a homenagem a Lord Lister, introdutor da técnica cirúrgica asséptica (Pirie, 1940).

Um outro fato histórico marcante foi reservado a Nyfeldt (1929) com os primeiros isolamentos de uma bactéria gram-positiva de casos humanos na Dinamarca. Todos apresentavam o quadro de mononucleose circulante, razão pela qual o microrganismo recebeu a nominação *Bacterium monocytogenes hominis*. Por algum tempo a bactéria foi associada à mononucleose infecciosa, indicação que permaneceu até o início da década de 1940, quando se esclareceu a participação de uma entidade viral no processo.

Dentro da retrospectiva histórica, salienta-se a investigação de Burn (1936) incriminando a listéria nas infecções perinatais. Neste período, sob o prisma laboratorial destacam-se os estudos de Paterson (1940) e Julianelle (1941) sobre as caracterizações das estruturas antigênicas somáticas e flagelares, definidas em quatro grupos sorológicos (L_1, L_2, L_3 e L_4), e que no correr dos anos foram gradativamente ampliadas em sorogrupos e sorovares ou sorotipos pelos ensaios de Donker-Voet (1959) e Seeliger e Höhne (1979).

Nos campos da ecologia e epidemiologia com participação marcante na evolução dos conhecimentos, apontam-se a incriminação de que a bactéria fosse veiculada ao homem por animais portadores (Nyfeldt, 1932; Julianelle, 1941); a sobrevivência saprofítica da *Listeria* no solo (Cole, 1941) e sua veiculação para animais (herbívoros) por meio de solos contaminados (Levy, 1948). Ainda na década de 1940, registra-se o isolamento da bactéria de um roedor no Nordeste do Brasil, constituindo-se provavelmente o primeiro acontecimento em nosso meio (Macchiavello, 1942).

Uma situação na esfera clínica mostrou o envolvimento da *Listeria monocytogenes* no quadro de granulomatose infantisséptica, atualmente chamada listeriose nodular aguda, acometendo fetos a termo que exibiam inúmeros focos necróticos disseminados (Reiss *et al.*, 1951). O problema foi relacionado com a listeriose materna com transmissão hematogênica transplacentária ao feto. Um aspecto dos mais controvertidos na literatura da listeriose refere-se ao problema do aborto considerando os resultados laboratoriais discrepantes. Não há a menor dúvida quanto à discreta ocorrência de abortos, predominantemente entre a 17ª e 28ª semanas de gravidez, descritos em várias partes do mundo desde a primeira referência de Potel em 1952 (*apud* Bojsen-Møller, 1972). Todavia a grande polêmica originou-se dos achados de Rappaport *et al.* (1960) que detectaram a *Listeria* em material de cérvice de 25 das 34 mulheres com histórico de abortos repetidos (2 a 6), resultado que não foi reproduzido nos numerosos ensaios realizados em diversas partes do mundo (Potel, 1963).

Com base em um surto de listeriose ocorrido no Canadá em 1981, foi possível comprovar a suspeita antiga da veiculação da *L. monocytogenes* por meio dos alimentos. O acontecimento se concentrou em uma maternidade, envolvendo sete adultos e 34 perinatais, tendo uma taxa de letalidade nos recém-natos de 27%. O estudo de caso-controle detectou como a fonte primária uma salada de repolho contaminada pelo sorotipo 4b de *L. monocytogenes*, averiguando-se que o vegetal provinha de uma horta adubada com fezes de ruminantes portadores do mesmo microrganismo (Schuchat *et al.*, 1991).

A partir de 1981, vários surtos foram estudados nos EUA e Europa e tiveram como mecanismo de transmissão os alimentos (Fleming *et al.*, 1985; Linnan *et al.*, 1988; Bille, 1990; Goulet *et al.*, 1993; McLauchlin, 1999a; b), tanto que a OMS em 1988 incriminou taxativamente o consumo de alimentos de origens animal e vegetal contaminados como a fonte primária de transmissão na listeriose humana.

Um capítulo que propiciou uma série de conhecimentos para a biologia molecular e imunidade celular teve como modelo inicial as experimentações sobre a patogenia da *L. monocytogenes* realizadas por Mackaness em 1962 e 1969. As observações evoluíram com a demonstração de uma série de mecanismos relacionados com a invasão bacteriana em células eucarióticas, fagocitárias ou não, tornando-se verdadeiros modelos de estudo para as bactérias com capacidade facultativa de sobrevivência intracelular (Portnoy *et al.*, 2002; Bergmann *et al.*, 2002; Jacquet *et al.*, 2004).

▸ Etiopatogenia

Os membros do gênero *Listeria* são constituídos por pequenos bastonetes ou formas cocobacilares (0,4 μm de diâmetro e 0,5 a 2 μm de comprimento), gram-positivos, com citoplasma uniformemente corado (ausência das granulações típicas das corinebactérias), não produzindo endósporos e cápsula, tendo uma mobilidade característica quando cultivado entre 25 e 30°C. São anaeróbios facultativos e com ação fermentativa sobre a glicose; se desenvolvem entre 4 e 45°C (psicrófilas e mesófilas), em uma faixa de pH de 6,0 a 9,0 além de demonstrar certo halofilismo, suportando até 20% de NaCl.

Sob o prisma taxonômico o gênero *Listeria* não tem uma família determinada, tendo sido anteriormente incorporado à família Corynebacteriaceae com base nas características morfotintoriais e, mais tarde, retirada pela incompatibilidade percentual da relação C + G. Atualmente, com as investigações no campo da quimiotaxonomia, analisando os oligonucleotídios de RNAr e sobretudo pelo sequenciamento total da fração 16S do RNAr, enquadraram as espécies de *Listeria* no grupo *Bacillus*/*Clostridium* (bactérias gram-positivas com menos de 50% da relação C + G). A validade dessa posição taxonômica é realçada pela ausência de ácidos micólicos e presença de ácidos lipotecoicos. Com aprofundamento das investigações foi proposta a criação da família Listeriaceae pertencente a ordem Bacillales, classe Bacilli do filo Firmicutes (Garrity e Holt, 2000; Rocourt e Buchrieser, 2007).

Os estudos da hibridização DNA-DNA realizados em época bem anterior às análises da fração 16S do RNAr evidenciaram uma heterogeneidade dos constituintes do gênero *Listeria*, mas possibilitando a sua classificação em cinco grupos genômicos. Dessa forma, a *L. monocytogenes* foi incluída no grupo 1 e os grupos subsequentes (2, 3, 4 e 5) estão constituídos das espécies *L. ivanovii*, *L. innocua*, *L. welshimeri* e *L. seeligeri*, respectivamente. As *L. grayi* e *L. murrayi* revelaram estreita similaridade genômica, razão pela qual foram reunidas em uma única espécie, *L. grayi*, assim como a *L. denitrificans* foi excluída do gênero e incluída em novo gênero, *Jonesia* da ordem de Actinomycetales (Rocourt e Buchrieser, 2007).

Recentemente, duas novas espécies foram descritas, *L. marthii* e *L. rocourtiae*, isoladas de meio ambiente e de vegetal, ambas desprovidas de potencial de virulência para hospedeiros animais (Graves *et al.*, 2009; Leclercq *et al.*, 2005).

Os constituintes dos grupos genômicos, isto é, as espécies, apresentam as seguintes características fenotípicas comuns: catalase-positiva; oxidase-negativa; fermentadores da glicose sem produzir gás; testes do vermelho metila (VM) negativo e de Voges-Proskauer (VP) positivo. Para as diferenciações específicas, recorrem-se a algumas provas, estabelecidas desde 1983 (Rocourt e Buchrieser, 2007) e apresentadas na Tabela 133.1, com as leituras realizadas após incubação a 35 a 37°C por 24 a 48 h.

As espécies do gênero *Listeria* são subdivididas em sorogrupos e sorovares ou sorotipos, com base nas estruturas antigênicas somáticas (antígeno "O") e flagelares (antígeno "H"). Apresentam 17 frações somáticas (representadas por algarismos romanos, I a XVII, incluindo o grupo *L. grayi* (*L. murrayi*) e de cinco antígenos H (A até E), que pelo esquema de Donker-Voet (1959) e Seeliger e Höhne (1979) possibilita a identificação de seis sorogrupos (½, 3, 4, 5, 6 e 7) por meio das frações somáticas específicas e 17 sorovares entre as espécies (associação com as frações flagelares) apresentadas na Tabela 133.2.

Dentre os 13 sorotipos de *L. monocytogenes*, salienta-se que três (½a, ½b e 4b) são responsáveis por 95 a 97% dos casos de listeriose humana, em todas as regiões do mundo onde o problema foi analisado.

Tabela 133.1 Características fenotípicas de espécies do gênero *Listeria*.

Espécies	Hemólise[a] beta	Ácido sem gás[b]				Teste de cAMP	
		D-xilose	D-manitol	D-manosídeo	L-ramnose	*S. aureus*	*R. equi*
L. monocytogenes	+	–	–	+	+	+	±
L. ivanovii[c]	+	+	–	–	–	–	+
L. innocua	–	–	–	+	±	–	–
L. welshimeri	–	+	–	+	±	–	–
L. seeligeri	+	+	–	–	–	+	–
L. grayi	–	–	+	+	–	–	–
L. marthii	–	–	–	–	–	–	–
L. rocourtiae	–	+	+	+	+	–	–

a: ágar-sangue de carneiro; *b*: + positivo > 90%; – negativo > 90%; ± variável, 11 a 89% de amostras positivas; *c*: constituída de duas subespécies: *londonienses* (ribose –) e *ivanovii* (ribose +).

Tabela 133.2 Sorogrupos e sorovares das espécies do gênero *Listeria*.

Espécies	Sorogrupos	Sorovares
L. monocytogenes	½, 3, 4, 7	½a, ½b, ½c; 3a, 3b, 3c; 4a, 4ab, 4b, 4c, 4d, 4e; 7
L. ivanovii	5	5
L. innocua	4, 6	4ab; 6a, 6b; NT[a]
L. welshimeri	6	6a, 6b
L. seeligeri	½; 4; 6	½b; 4c, 4d; 6b; NT

[a]: não tipável.

A *L. monocytogenes*, exemplo de bactéria intracelular facultativa, quando ingerida com o alimento e conseguindo ultrapassar a barreira gástrica até atingir as porções finais do intestino delgado, é capaz de invadir as células M das placas de Peyer ou os enterócitos. Rompendo a barreira da mucosa intestinal, sofre a fagocitose dos macrófagos da lâmina própria e os sobreviventes se multiplicam nas células. Posteriormente, tendem a infectar o fígado e o baço, sendo que a maioria é rapidamente lisada (90% das bactérias são eliminadas em 6 h nas experimentações animais). Os sobreviventes infectam os hepatócitos, originando focos de infecção que podem estar circunscritos em granulomas e, caso o processo não seja controlado, as bactérias se propagam à corrente circulatória, atingindo o sistema nervoso central (SNC) e, nas grávidas, a placenta e o feto (Rocourt, 1996; Portnoy *et al.*, 2002).

Sob o prisma da biologia celular experimental, a *L. monocytogenes* adere às células epiteliais como os enterócitos por meio de resíduos de D-galactose de sua superfície que se liga aos receptores específicos das células. Na etapa subsequente, ela é capaz de induzir a sua própria fagocitose em células fagocitárias ou não, promovendo a sua internalização, tendo a participação de uma série de proteínas de superfície, que são as internalinas (InI) em número de nove (InI A, InI B, C, C_2, D, E, F, G e H), em que apenas a InI A e B são capazes de favorecer a fagocitose em células não fagocitárias. Assinala-se que a expressão das proteínas depende da temperatura e da fase de crescimento: a 37°C e na fase exponencial ocorre a maior produção das InI, ao contrário do cultivo à baixa temperatura e na fase estacionária. O receptor para as InI é uma proteína expressa por células epiteliais, E-caderina. Assim, a InI A participa na infecção dos enterócitos humanos mediante a interação com a E-caderina humana (h Ecad), razão pela qual é definida com espécie-específica. Já, a InI B apresenta um largo espectro de ação sobre diferentes células eucarióticas, sendo essencial para o processo invasivo de hepatócitos em cultura, bem como nas linhagens HeLa, Hep 2 e Vero.

Em sequência à penetração, a bactéria será aprisionada em um vacúolo intracitoplasmático (fagossomo), fugindo à ação dos lisossomos, e como está no meio isento de Fe^{++} e com pH ácido, isto estimula a secreção da listeriolisina O (LLO). Esta hemolisina tiol-dependente de 58 kDa não é ativa sobre membranas contendo colesterol e apresenta atividade máxima em pH 5,0 e inativa em pH 7,0, propriedades que explicam a lise do vacúolo (fagossomo) sem alterar a membrana citoplasmática da célula hospedeira. Nesta etapa, ressalta-se ainda a participação de fosfolipases C associadas a LLO. As listérias liberadas no citoplasma multiplicam-se favorecidas pelo pH e pelo nível de Fe^{++} adequados e a movimentação bacteriana resulta da polimerização filamentosa da actina em torno da bactéria com acúmulo em um dos polos, dando um aspecto de cauda de cometa e responsável por imprimir uma força motriz necessária para o deslocamento até a célula vizinha.

Os mecanismos envolvidos nas etapas de protrusão e fagocitose pelas células eucarióticas adjacentes são desconhecidos e a dupla membrana do vacúolo formado será lisada por uma fosfolipase C (lecitinase), com plena atividade na faixa de pH entre 5,5 e 7,0. A morte da célula hospedeira é uma consequência da LLO sobre as membranas internas acrescida da liberação das enzimas autolíticas dos lisossomos (Bergmann *et al.*, 2002).

A multiplicação intracelular da *L. monocytogenes* serve como proteção contra os fatores imunes circulantes, como os anticorpos e a lise mediada pelo complemento. A resposta imunitária celular do hospedeiro está representada por linfocinas (particularmente interferona) produzidas por linfócitos $CD4^+$ (T_{H1}) e a lise das células infectadas ou colonizadas pela linhagem $CD8^+$ (T_c). Tais mecanismos de defesa são evidenciados nos focos de granulomas, caracterizados por um acúmulo de macrófagos de núcleos irregulares dispostos no centro da lesão e rodeados por linfócitos com citoplasma intensamente corado. A diminuição ou ausência da imunidade celular aliada a deficiência de IgM e atividade do complemento no estado neonatal contribui para a ocorrência da listeriose nesse grupo etário.

Por outro lado, salienta-se que por muito tempo a imunidade humoral foi rotulada como de pouca influência na patogenia da listeriose. No entanto, estudos recentes demonstraram que anticorpos monoclonais antilisteriolisina foram capazes de neutralizar ou abortar a infecção em camundongos. Também os anticorpos anti-*Listeria* em soros humanos inibiram a infecção de células endoteliais microvasculares de cérebro. Diante do resultado, vem sendo sugerida a hipótese de que esse efeito tenderia a neutralizar a progressão de uma septicemia para meningite e/ou encefalite, considerando a presença de anticorpos anti-*Listeria* no sangue humano (Hertzig *et al.*, 2003).

▸ Dinâmica da infecção

Todas as espécies de *Listeria*, patogênicas ou não, têm ampla distribuição e disseminação na natureza, reconhecidas no solo, em água de diferentes qualificações e, por conseguinte, implicando as contaminações externas dos vegetais, tanto de consumo humano como animal. Admite-se que a presença das listérias na biosfera origina-se de sua eliminação através de excretas (fezes) e secreções de hospedeiros animais. Esta fase caracteriza a condição saprofítica do microrganismo, capaz de sobrevir no solo (1 a 2 anos) ou por 1 a 18 meses nas fezes depositadas na superfície, ou ainda durante 6 meses em vegetais cortados e secos, como palha e feno, propriedades que permitem definir a situação como uma geonose ou sapronose. A propagação do microrganismo para as fontes de infecção e outros veículos de transmissão é tipicamente hidrotelúrica. Nas etapas subsequentes, instalando-se a colonização e/ou infecção intestinal, os portadores humanos e animais, que variam de 5 a 30%, sob influência de fatores estressantes de origens externas, como pelo uso de fármacos, das vacinações e internas, representados pelas doenças crônico-degenerativas, transplantes, a intercorrência de síndromes diarreicas, a gravidez etc., podem favorecer o desenvolvimento da doença com localizações sistêmicas e com tropismos pelo SNC ou na esfera genital (Bojsen-Møller, 1972; Rocourt *et al.*, 1996).

No mecanismo de transmissão, em certas situações a listeriose poderá ser caracterizada como uma zoonose (McLauchin e Low, 1994), quando ocorre o contato direto ou indireto do homem com animais infectados (portadores ou doentes) em certas atividades profissionais (veterinários, trabalhadores de matadouros, criadores etc.) ou por meio dos alimentos de origens animal e vegetal (hortaliças). Por sinal, o principal mecanismo de transmissão da *L. monocytogenes* para o homem está representado pelos alimentos, responsáveis por casos isolados ou surtos descritos na literatura (McLauchin, 1996; Rocourt, 1996). Paradoxalmente, a dose infectante é desconhecida, mas está na dependência direta do estado imunitário do indivíduo e do nível de virulência da bactéria. Na maioria dos acontecimentos da doença que possibilitaram associá-la aos alimentos, estes apresentavam contagens de 10^3 a 10^6 de *L. monocytogenes* (Schuchat *et al.*, 1992; Pinner *et al.*, 1992; Rocourt, 1996; Buchanan *et al.*, 1997; Low e Donachie, 1997).

A listeriose é relativamente rara em crianças e adultos imunocompetentes, razão pela qual apresenta uma discreta incidência na maior parte do mundo (McLauchin, 1990a; b; Schuchat *et al.*, 1991; Nolla-Sallas *et al.*, 1993). Em decorrência, poucas análises de incidência/prevalência foram realizadas, citando-se como modelo aquelas desenvolvidas nos EUA, em 1986, envolvendo cinco regiões, nas quais a incidência anual foi de 0,7 caso por 100 mil habitantes. A taxa mais elevada se concentrou na listeriose perinatal com 12,7 casos por 100 mil nascidos vivos, embora em Los Angeles tenha atingido 23,7 por 100 mil (Schuchat *et al.*, 1991; Rocourt, 1996). Com as medidas de educação sanitária instituídas no período 1989-1993, houve uma acentuada queda da incidência de listeriose nos EUA (Tappero *et al.*, 1995). Na Europa representada pela Grã-Bretanha, França, Suíça, Alemanha, Espanha e Dinamarca, os cálculos de incidência variavam de 1,4 a 8,4 casos por milhão de habitantes (Bille, 1990; McLauchlin, 1990a; b; Goulet *et al.*, 1993; Nolla-Sallas *et al.*, 1993; Buchanan *et al.*, 1997).

Nas populações de maior risco, imunocomprometidos, as incidências oscilaram entre 200 casos por 100 mil pacientes transplantados renais (Rebière e Goulet, 1993) e 52 e 115 casos por 100 mil pacientes infectados por HIV e com AIDS, respectivamente (Jurado *et al.*, 1993).

Um outro aspecto de interesse reside na maior prevalência de listeriose nas populações socioeconômicas mais privilegiadas, tendo em vista uma estreita correlação com os tipos de alimentos consumidos, em particular laticínios e produtos cárneos, mais frequentemente contaminados com *L. monocytogenes* (Schuchat *et al.*, 1992). Na atualidade o problema tende a se agravar pelo hábito crescente da população de consumir os alimentos prontos (Farber e Harwig, 1996), cujos ingredientes são estocados à temperatura de refrigeração (4 a 8°C) por um certo tempo, mas que favorece a multiplicação da *Listeria* (Pinner *et al.*, 1992).

Outro ponto de abordagem situa-se no problema de caracterizar os casos esporádicos como nosocomiais, tendo em vista que os conceitos são díspares quanto aos limites de um período de acontecimento. Alguns autores definem como aqueles em que o isolamento de *L. monocytogenes* ocorreu após 3 dias de admissão do paciente (Jensen *et al.*, 1994), enquanto outros ampliam o prazo entre 10 e 51 dias pós-internação (Nolla-Sallas *et al.*, 1993).

▸ Quadro clínico

A *L. monocytogenes,* um agente incomum na população em geral, pode, em alguns grupos, como recém-natos (RN), gestantes, idosos e imunossuprimidos (principalmente com disfunção da imunidade celular), ser responsável por bacteriemias e meningoencefalites, com acentuada morbimortalidade (Silver, 1998). Dentre as manifestações clínicas de maior repercussão, citam-se as seguintes:

▸ **Infecção em gestantes.** Nesta situação a incidência nos EUA é 17 vezes mais comum que na população em geral. Um aspecto interessante ligado ao problema foi a observação de que nas gestantes cujos RN desenvolveram a listeriose perinatal, 47% das mulheres tinham a listéria colonizada no canal vaginal, assim como eram, primariamente, portadoras fecais. Já nas gestantes saudáveis não foi detectada a colonização no canal vaginal (Lenon *et al.*, 1984). Este fato sugere as possibilidades de que o RN tenha sido infectado durante o parto, quando da passagem pelo canal, ou que esta área tenha sido infectada por um RN que já apresentava a infecção. Assim, o processo de infecção ocorreria por via ascendente ou hematogênica, respectivamente. Por sinal, foi observado que entre os gêmeos o primeiro a nascer apresentaria maior chance de infecção, sugerindo a via ascendente, mas em outros casos, quando a bacteriemia materna foi documentada, assim como a infecção fetal intraútero (via amniocentese) antes do início do parto, ficou comprovada a infecção por via hematogênica (Silver, 1998).

Na maioria das infecções perinatais, a mulher não apresenta outro fator de risco para a listeriose, somente a gestação. A infecção por *Listeria* é mais comum no terceiro trimestre, fase da maior imunodepressão celular na gestante (Weinberg, 1984; McLauchlin, 1990a), sendo que na maioria das infecções a apresentação mais comum é de uma doença febril aguda com resolução espontânea, no caso de ausência de amnionite. A forma grave é rara em gestantes. Artralgias e mialgias são comuns. A febre ocorre em até 62% das mulheres, parto prematuro em 50%, sofrimento fetal em 35%, líquido amniótico com mecônio em até 75% das vezes, aborto espontâneo em 4% e morte intrauterina em 11% (McLauchlin, 1990a).

Apesar da ocorrência de abortos em animais, não existem evidências contundentes do acontecimento de abortos de repetição em seres humanos (Silver, 1998).

▸ **Infecção em recém-natos.** Ao contrário da doença materna, no feto e RN a infecção é grave, com alta taxa de letalidade, entre 20 e 30% (Braden, 2003). A infecção intrauterina pode acarretar, além de aborto espontâneo, a morte do concepto, horas após o nascimento, devido à síndrome outrora designada como granulomatose infantisséptica, caracterizada por microabscessos e granulomas disseminados. A visualização da bactéria no mecônio pela bacterioscopia é comum.

Como na infecção pelo *Streptococcus agalactiae* a listeriose apresenta duas formas: sepse de início precoce, em média 1 a 2 dias de idade, associada à prematuridade, provavelmente, adquirida intraútero, e meningite de início tardio em RN a termo, em média 2 semanas após o parto (colonização da listéria no canal vaginal) ou horizontalmente, talvez por transmissão associada aos cuidados de saúde. A sepse de início precoce se caracteriza por um índice de Apgar baixo, instabilidade de temperatura, manifestações do trato respiratório (apneia ou taquipneia) e do trato gastrintestinal (vômitos, diarreia, distensão abdominal e dificuldade para alimentação); hipotensão; acidose metabólica; hiperglicemia; atividade diminuída ou letargia; crises convulsivas; petéquias e púrpuras. Raramente, um *rash* papular e conjuntivite purulenta são descritos nesses pacientes. A meningite de início tardio tem melhor prognóstico, com taxa de letalidade de 0 a 25% (Lorber, 2004).

► **Infecção em adultos.** É rara, ocorrendo principalmente em indivíduos imunossuprimidos: linfomas, AIDS (com contagem de linfócitos $CD4^+$ menor que 100 céls./mm^3); uso de glicocorticoides e principalmente após transplante (Hofer *et al.*, 1999). A manifestação mais comum é a bacteriemia caracterizada por febre e mialgia, quase sempre acompanhada da história de pródromos com náuseas e diarreia.

No comprometimento do SNC em imunossuprimidos, a *L. monocytogenes* tem tropismo pelo parênquima encefálico, resultando na cerebrite e abscessos cerebrais (principalmente em tronco). Se constitui no quinto agente mais comum de meningites, tendo porém a mais elevada letalidade (37%). Em uma análise de 776 episódios de infecções no SNC, Mylonakis *et al.* (1998) assinalaram que a maioria era constituída por meningite/meningoencefalite (até 97%), tendo a febre em até 92% dos casos, bem como estado mental alterado. Em 35% verificaram sinais focais e em 12% dos casos, crises convulsivas, além de referirem que em 42% dos indivíduos os sinais meníngeos não estavam presentes. Com o envelhecimento da população, melhoria das condições sanitárias e socioeconômicas, além de progressão técnica da medicina, observamos um número crescente de casos de meningoencefalite em pessoas saudáveis com mais de 50 anos de idade (chegando em algumas séries a 20% dos casos) (Clauss *et al.*, 2008). A cobertura para este patógeno é mandatória, nos casos de tratamento empírico de meningite bacteriana aguda nesta faixa etária.

Outras manifestações clínicas, apesar de raras, foram descritas na literatura (Lorber, 2004), como a endocardite, infecções cutâneas, linfadenite, abscessos hepáticos (com hepatite) ou esplênicos, peritonite, artrite, osteomielite, endoftalmite, pericardite, miocardite e rombencefalites.

► Diagnóstico

O diagnóstico da listeriose depende do isolamento da bactéria de um sítio anatômico normalmente estéril como o líquido cefalorraquidiano (LCR), sangue e líquido amniótico. Os isolados de secreção vaginal, bem como de líquido amniótico ou mecônio, devem ser analisados com as manifestações clínicas apresentadas pela mãe (principalmente amnionite) e pelo RN. No RN com sepse, está indicada a hemocultura (pelo menos duas amostras), assim como todos os demais critérios: avaliação liquórica, urinária (sepse de início tardio), telerradiografia de tórax e hemograma completo. Em casos de meningite, a detecção da *Listeria* em sangue é maior em comparação com as outras etiologias bacterianas.

Na meningite a análise citológica e química do liquor pode evidenciar um predomínio de células mononucleares, a hipoglicorraquia está presente em apenas 40% dos pacientes, a bacterioscopia pelo Gram evidencia o agente entre 30 e 40% dos casos e as hemoculturas são positivas em 59 a 75% (Mylonakis *et al.*, 1998).

Do ponto de vista bacteriológico, nessa situação, obtém-se o crescimento com facilidade recorrendo aos meios de cultura usuais da Bacteriologia Clínica, por exemplo, ágar-nutriente com 5% de sangue de carneiro, assim como nos meios líquidos rotineiros utilizados nos procedimentos de hemocultura e do liquor. A temperatura de incubação aeróbica indicada para esta etapa será de 35 a 37°C durante até 10 dias nas análises dos hemocultivos, e para o LCR purulento, com bacterioscopia negativa pelo Gram, recorre-se ao processo de crioenriquecimento a 4°C durante 1 a 2 semanas e semeaduras concomitantes em ágar-sangue.

A bacterioscopia pelo método de Gram está orientada para o diagnóstico presuntivo nos quadros de listeriose fetomaternal, com a pesquisa no mecônio, além das tentativas de evidenciar a presença de cocobacilos gram-positivos no LCR e no líquido amniótico. Na microscopia dos espécimes clínicos é importante diferenciar a *Listeria* de células similares representadas por difteroides, que normalmente apresentam inclusões citoplasmáticas. Em materiais clínicos naturalmente contaminados com uma flora de associação (fezes, lavado brônquico, material purulento de lesões abertas, secreções vaginal e de cérvice etc.) é necessário recorrer aos meios de enriquecimento (líquidos) e seletivo-indicadores (sólidos). Tais meios apresentam, na sua constituição, substâncias que inibem o crescimento de outros microrganismos, exceto *Listeria*, exemplificando-se o ácido nalidíxico, acriflavina, cloreto de lítio, polimixina B, colistina, moxalactam, ceftazidima etc. (Gasanov *et al.*, 2005).

A identificação clássica dos isolados se baseia nas características fenotípicas, incluindo a análise bacterioscópica pelo Gram (pequenos bastonetes e/ou cocobacilos gram-positivos, corados uniformemente) e as pesquisas da catalase (+) e da mobilidade presente em 25 a 30°C e ausente a 37°C. As demais provas ou testes, para a diferenciação das espécies, foram relacionadas na Tabela 133.1 e poderão ser executadas recorrendo-se aos processos miniaturizados como o sistema API Listeria e Micro-ID (Gasanov *et al.*, 2005).

Para a identificação dos sorogrupos e sorovares (sorotipos), utilizam-se antissoros somáticos e flagelares policlonais polivalentes e monovalentes e a técnica empregada é da soroaglutinação rápida ou em lâmina (Seeliger e Höhne, 1979; Rocourt, 1996). As espécies do gênero *Listeria*, em particular do grupo genômico de *L. monocytogenes*, caracterizadas antigenicamente são distribuídas em sorogrupos e sorovares de acordo com a classificação apresentada na Tabela 133.2.

Na identificação rápida, exemplificando-se as técnicas imunoenzimáticas, lançando mão de anticorpos monoclonais específicos para o gênero *Listeria* e de *L. monocytogenes*, assim como aqueles que recorrem aos processos moleculares, a PCR, inclusive em tempo real e de DNA-DNA, apresenta resultados extremamente sensíveis (1 cél./g) e específicos (99 a 100%) em curto espaço de tempo (até no máximo 48 h), embora sejam mais dirigidos para a pesquisa em alimentos e, em caráter excepcional, na Bacteriologia Clínica (Swaminathan *et al.*, 1996). Com a evolução das técnicas moleculares altamente sensíveis e específicas, propiciaram o reconhecimento dos isolados no nível de gênero, espécies e sorovares mais prevalentes de *Listeria* e *L. monocytogenes*, exemplificando-se o teste com sonda de DNA quimioluminescente (Ninet *et al.*, 1992) e o ensaio multiplex PCR, que ainda é capaz de revelar os clones epidêmicos de *L. monocytogenes* (Chen e Knabel, 2007).

As técnicas sorológicas, aglutinação lenta tipo reação de Widal, fixação de complemento e imunoprecipitação, são processos considerados pouco sensíveis e pouco específicos. Alerta-se que a pesquisa de anticorpos LLO por ora não está convenientemente padronizada, além das reações cruzadas com a antiestreptolisina O (ASLO) e com soros de pacientes com encefalite herpética. Os níveis de sensibilidade do teste (ALLO) se situaram de 50 a 60% (Rocourt e Buchrieser, 2007).

Por outro lado, na soroaglutinação lenta, tanto com os antígenos O e H, as faixas de sensibilidade e especificidade não ultrapassaram 50% e só terão um valor de diagnóstico presuntivo, caso os títulos aglutinantes da primeira amostra sérica sejam ≥ $\frac{1}{640}$ e no soro pareado (2ª amostra colhida após 7 a 14 dias) o título apresentará uma elevação de três a quatro vezes do inicial ($\frac{1}{1.280}$ a $\frac{1}{2.560}$). Tal orientação visa minimizar as reações cruzadas com uma série de bactérias (*Staphylococcus* spp., *Enterococcus* spp., *Streptococcus* spp. e *Bacillus* spp.) geralmente detentoras de um antígeno de superfície-Ag de Rantz, responsável pelo fenômeno (Seeliger, 1961).

A suscetibilidade *in vitro* de *L. monocytogenes* e de outras espécies evidencia a sensibilidade a numerosos antimicrobianos: amicacina, amoxicilina, ampicilina, canamicina, eritromicina, estreptomicina, gentamicina, imipeném, rifampicina, sulfametoxazol-trimetoprima, teicoplamina, tetraciclina e vancomicina. Em geral, as listérias apresentam uma resistência natural às cefalosporinas de últimas gerações: cefotaxima e cefepime, pela falta de proteínas ligadoras de penicilinas PBP específicas, além do ácido nalidíxico e ofloxacino. A sensibilidade em relação à cefalotina, ciprofloxacino, clindamicina e cloranfenicol é variável.

Admite-se que a pressão seletiva exercida pelo uso abusivo de antibióticos poderá propiciar o aparecimento de amostras de *Listeria* resistentes. Tal emergência resulta da aquisição de plasmídios ou de transpósons conjugativos, e *in vitro* os plasmídios de resistência aos antibióticos em *Enterococcus* spp. são facilmente transferidos para a *Listeria*. Esse problema poderá ocorrer *in vivo* no trato intestinal do homem e animais que albergam as duas bactérias (Hof *et al.*, 1997).

▸ Tratamento

No tratamento recomenda-se a ampicilina (dose máxima para o peso/idade), por via venosa. Estudos *in vitro* demonstraram sinergia entre a ampicilina e aminoglicosídios (gentamicina), e muitos autores recomendam a associação destes dois antimicrobianos, mas é importante ressaltar que a *L. monocytogenes* vive em ambiente intracelular, e os aminoglicosídios têm pouca penetração intracelular. Com base neste fenômeno sinérgico, o uso de aminoglicosídio concomitante à ampicilina deve ser considerado principalmente em casos de disfunção de imunidade celular grave, meningite ou endocardite. É importante ressaltar que dados de um estudo de coorte retrospectivo não evidenciaram qualquer benefício no uso do aminoglicosídio associado a betalactâmicos no tratamento de listeriose (Mitjà *et al.*, 2009).

O tempo de tratamento varia de 2 semanas para bacteriemias sem outro foco em adultos, 3 a 4 semanas para listeriose em RN, e estende-se até 6 a 8 semanas para endocardite ou abscesso cerebral (Braden, 2003).

Em gestantes com o diagnóstico precoce de amnionite, o tratamento com antimicrobianos pode levar à cura da genitora e seu concepto.

Nos indivíduos alérgicos aos betalactâmicos, com ou sem evidências de comprometimento do SNC, a terapia de escolha é a associação sulfa + trimetoprima. Por outro lado, a vancomicina também é recomendada como tratamento alternativo à ampicilina e ao cotrimoxazol, embora já tenham sido relatadas falhas na terapia, além do aparecimento de listeriose durante o tratamento, provavelmente em decorrência da discreta penetração do antimicrobiano pela barreira hematencefálica (Mylonakis *et al.*, 1998). Outra opção terapêutica, ainda em investigação em casos de listeriose, seria a linezolida. Como o tratamento na grande maioria das vezes é prolongado, considerações sobre a mielotoxicidade deste fármaco devem ser feitas (Manfredi, 2007).

▸ Controle

As características ubiquitárias da *L. monocytogenes* favorecem extraordinariamente a exposição no dia a dia com as fontes de infecção. É óbvio que naqueles indivíduos com alguma forma de imunocomprometimento, incluindo as grávidas e RN, é prudente que certas medidas preventivas sejam adotadas em relação à dieta alimentar. Os Centers for Disease Control and Prevention (CDC) dos EUA (Schuchat *et al.*, 1991; Tappero *et al.*, 1995), após a epidemia na Califórnia em 1985, recomendaram as seguintes medidas profiláticas: cozinhar todos os alimentos de origem animal; lavar escrupulosamente hortaliças, legumes e frutas consumidos crus; evitar a ingestão de leite e derivados não pasteurizados; lavar as mãos e todos os fômites usados durante a preparação dos alimentos na cozinha, seja caseira ou industrial. Para as pessoas imunocomprometidas foi acrescida uma série de outras normas: não consumir os queijos de massa mole, mesmo quando preparados com leite pasteurizado (contaminação posterior dos laticínios); evitar os produtos de charcutaria (patês, embutidos, peixes defumados, alimentos em gelatina etc.); carnes cruas e alimentos prontos ou de preparo rápido, que são inadequadamente aquecidos em fornos de micro-ondas, assim como os alimentos mantidos em refrigerador com temperatura ≥ 10°C por períodos de 1 a 2 semanas. Geralmente, as geladeiras das residências ou mesmo do comércio, quando associadas aos casos de listeriose, apresentavam-se contaminadas (Schuchat *et al.*, 1991; Farber e Harwig, 1996).

Em síntese, as medidas profiláticas são primariamente voltadas à educação sanitária, procurando esclarecer à população consumidora a importância da veiculação da bactéria por meio dos alimentos como um verdadeiro agente de toxinfecção alimentar.

▸ Referências bibliográficas

Bergmann B, Raffelsbauer D, Khun M, Goetz M, Hom S, Goebel W. InI A-but not InI B-mediated internalization of *Listeria monocytogenes* by non-phagocytic mammalian cells needs the support of other internalins. *Mol Microbiol* 43: 557-570, 2002.

Bille J. Epidemiology of human listeriosis in Europe, with special reference to the Swiss outbreak. In Miller AJ, Smith JL, Somkuti GA(eds), *Foodborne Listeriosis*, Elsevier, Amsterdam, p. 71-74, 1990.

Bojsen-Møller J. Human listeriosis. Diagnostic, epidemiological and clinical studies. *Acta Path Microbiol Scand Section B* 229(Suppl.): 157, 1972.

Braden CR. Listeriosis. *Pediatr Infect Dis J* 22: 745-746, 2003.

Buchanan RL, Damert WG, Whiting RC, Van Schothorst M. Use of epidemiologic and food survey data to estimate a purposefully conservative dose-response relationship of *Listeria monocytogenes* levels and incidence of listeriosis. *J Food Prot* 60: 918-922, 1997.

Burn CG. Clinical and pathological features of an infection caused by a new pathogen of the genus *Listerella*. *Am J Pathol* 12: 341-349, 1936.

Chen Y, Knabel J 2007. Multiplex PCR for simultaneous detection of bacteria of the genes *Listeria*, *Listeria monocytogenes*, and major serotypes and epidemic clones of *L. monocytogenes*. *Appl Environ Microbiol* 73: 6299-6304, 2007.

Clauss HE, Lorber B. Central nervous system infection with Listeria monocytogenes. *Curr Infect Dis Rep* 10(4): 300-306, 2008.

Cole RK. *Listeria/listerella* infection in the fowl. *Poult Sci* 20: 28-32, 1941.

Donker-Voet J. *L. monocytogenes*: some biochemical and serological aspects. *Acta Microbiol Acad Sci Hung* 19: 287-291, 1959.

Farber JM, Harwig J. The Canadian position on *Listeria monocytogenes* in ready-to-eat foods. *Food Control* 7: 253-258, 1996.

Fleming DW, Cochi SL, MacDonald KL, Brondum J, Hayes PS, Plikaytis BD, Holmes MB, Audurier A, Broome CV, Reingold AL. Pasteurized milk as a vehicle of infection in an outbreak of listeriosis. *N Engl J Med* 312: 404-407, 1985.

Garraty GM, Holt JG. *Bergey's Manual of Systematic Bacteriology: An overview of the Road map of the Manual*. New York: Bergey's Manual Trust/Springer, 2000.

Gasanov U, Hughes D, Hansbro PM. Methods for the isolation and identification of *Listeria* spp. and *Listeria monocytogenes:* a review. *FEMS Microbiol Rev* 29: 851-875, 2005.

Goulet V, Lepoutre A, Rocourt J, Courtieu AL, Dehaumont P, Veit P. Epidémie de listériose en France-Bilan final et résultats de l'enquête épidémiologique. *Bull Epidemiol Hebdom* 4: 13-14, 1993.

Graves LM, Helsel LO, Steigerwalt AG, Morey RE, Daneshvar MI, Roof SE, Orsi RH, Fortes Ed. Milillo SR, Bakker HC, Wiedmann M, Swaminathan B, Saunders B. *Listeria marthii* sp. nov., isolated from natural environment, Finger lakes National Forest. *Int J Syst Evol Microbiol.* Papers in Press, published september 11, 2009 as doi: 10.1099/ijs. 0.014118-0, 2009.

Hertzig T, Weber M, Greiffenberg L, Holthausen BS, Goebel W, Kim KS, Kuhn M. Antibodies present in normal human serum inhibit invasion of human brain microvascular endothelial cells by *Listeria monocytogenes. Infect Immun* 71: 95-100, 2003.

Hof H, Nichterlein T, Kretschmar M. Management of listeriosis. *Clin Microbiol Rev* 10: 345-357, 1997.

Hofer CB, Melles CEA, Hofer E. *Listeria monocytogenes* in renal transplant recipients. *Rev Inst Med Trop São Paulo* 41: 375-377, 1999.

Jacquet C, Doumith M, Gordon JI, Martin PMV, Cossart P, Lecuit M. A molecular marker for evaluating the pathogenic potential of foodborne *Listeria monocytogenes. J Infect Dis* 189: 2094-2100, 2004.

Jensen A, Frederiksen W, Gerner-Smidt P. Risk factors for listeriosis in Denmark, 1989-1994. *Scand J Inf Dis* 26: 171-178, 1994.

Julianelle LA. Biological and immunological studies of *Listerella. J Bacteriol* 42: 367-383, 1941.

Jurado RL, Farley MM, Pereira E, Harvey RC, Schuchat A, Wenger JD, Stephens DS. Increased risk of meningitis and bacteriemia due to *Listeria monocytogenes* in patients with human immunodeficiency virus infection. *Clin Infect Dis* 17: 224-227, 1993.

Laclercq A, Clermont D, Bizet G, Grimont P AD, Flèch-Matéos AL, Roche SM, Buchrieser C, Cadet-Daniel V, Le Monnier A, Lecuit M, Allerberger F. *Listeria rocourtiae sp. nov. Int J Syst Evol Microbiol.* Papers in Press, published November 13, 2009 as doi: 10.1099/ijs.0.017376-0, 2009.

Lennon D, Lewis B, Mantell C. Epidemic perinatal listeriosis. *Pediatr Infect Dis J* 3: 30-34, 1984.

Levy ML. *Listeria monocytogenes* in voles. *Vet J* 104: 310-312, 1948.

Linnan MJ, Mascola L, Lou XD, Goulet V, May S, Salminen C, Hird DW, Yonekura L, Hayes P, Weaver R, Audurier A, Plikaytis BD, Fannin SL, Kleks A, Broome CV. Epidemic listeriosis associated with Mexican-style cheese. *N Engl J Med* 319: 823-828, 1988.

Lorber B. *Listeria monocytogenes.* In *Mandell, Douglas and Bennett's Principles and Practice of Infectious Diseases*, 6th ed., Churchill Livingstone, New York, p. 2478-2484, 2004.

Low JC, Donachie W. A review of *Listeria monocytogenes* and listeriosis. *Vet J* 153: 9-29, 1997.

Macchiavello A. Estudios de una cepa de *Listeria monocytogenes* aislada de rata. *Arq Hig Salud Publ* 12: 105-108, 1942.

Mackaness GB. Cellular resistance to infection. *J Exp Med* 116: 381-406, 1962.

Mackaness GB. The influence of immunologically committed lymphoid cells on macrophage activity *in vivo. J Exp Med* 129: 973-992, 1969.

Manfredi R. Linezolid activity against disseminated Listeria monocytogenes meningitis and central nervous system abscesses: focus on early drug mielotoxicity. *Curr Drug Saf* 2(2): 141-145, 2007.

McLauchlin J. Human listeriosis in Britain, 1967-85, a summary of 772 cases. 2. Listeriosis in non-pregnant individuals, a changing pattern of infection and seasonal incidence. *Epidemiol Infect* 104: 191-201, 1990a.

McLauchlin J. Human listeriosis in Britain, 1967-85, a summary of 772 cases. 1. Listeriosis during pregnancy and in newborn. *Epidemiol Infect* 104: 181-189, 1990b.

McLauchlin J. The relationship between *Listeria* and listeriosis. *Food Control* 7: 187-193, 1996.

McLauchlin J, Low JC. Primary cutaneous listeriosis in adults: an occupational disease of veterinarians and farmers. *Vet Record* 135: 615-617, 1994.

Mitjà O, Pigrau C, Ruiz I, Vidal X, Almirante B, Planes AM, Molina I, Rodriguez D, Pahissa A. Predictors of mortality and impact of aminoglycosides on outcome in listeriosis in a retrospective cohort study. *J Antimicrob Chemother* 64(2): 416-423, 2009.

Murray EGD, Webb RA, Swann MBR. A disease of rabbits characterized by a large mononuclear leucocytosis caused by a hitherto undescribed bacillus, *Bacterium monocytogenes. J Path Biol* 29: 407-439, 1926.

Mylonakis E, Hohmann E, Calderwood SB. Central nervous system infection with *Listeria monocytogenes*: 33 years' experience at a general hospital and review of 776 episodes from the literature. *Medicine* 77: 313-316, 1998.

Ninet B, Bannerman E, Bille J. Assessment of the Accu Probe *Listeria monocytogenes* culture identification reagent kit for rapid colony confirmation and its application in various enrichment broths. *Appl Environ Microbiol* 58: 4055-4059, 1992.

Nolla-Sallas J, Antó JM, Almela M, Coll P, Gasser I, Plasencia A, Collaborative Study group of Listeriosis of Barcelona. Incidence of Listeriosis in Barcelona, Spain, in 1990. *Eur J Clin Microbiol Infect Dis* 12: 157-161, 1993.

Nyfeldt A. Etiologie de la mononucléose infectieuse. *Cr Séanc Soc Biol* 101: 590-592, 1929.

Nyfeldt A. Klinische und experimentelle Untersuchungen über die Mononucleosis infectiosa. *Folia Haematol* 47: 1-144, 1932.

Paterson SJ. The antigenic structure of organisms of the genus *Listerella. J Path Bacteriol* 51: 427-435, 1940.

Pinner RW, Schuchat A, Swaminathan B, Hayes PS, Deaver KA, Weaver RE, Plikaytis BD, Reeves M, Broome CV, Wenger JD, *Listeria* Study Group. Role of food sporadic listeriosis. II. Microbiologic and epidemiologic investigation. *J Am Med Ass* 267: 2046-2050, 1992.

Pirie JHH. A new disease of veld rodents. "Tiger river disease". *Publ S Afr Inst Med Res* 3: 163-186, 1927.

Pirie JHH. *Listeria*: change of name for a genus of Bacteria. *Nature* 145: 145-264, 1940.

Portnoy DA, Averbuch V, Glomski IJ. The cell biology of *Listeria monocytogenes* infection: the intersection of baterial pathogenesis and cell-mediated immunity. *J Cell Biol* 158: 409-414, 2002.

Potel J. The possible role of *Listeria monocytogenes* in habitual abortion. In ML Gray, Second Symposium on Listeric Infection, Montana State College, Bozeman, p. 323-324, 1963.

Rapport F, Rabinovitz M, Toaff R, Krochink N. Genital listeriosis as a cause of repeated abortion. *Lancet* I: 1273-1275, 1960.

Rebière I, Goulet V. La listériose: revue générale et référence à l'épidémie française de 1992. *Lettre de L'Infectiologie* 8: 130-135, 1993.

Reiss HJ, Potel J, Krebs A. Granulomatosis infantiseptica eine durch einen Spezifischen Erreger hervorgerufene fetale sepsis. *Klin Wschr* 29: 29, 1951.

Rocourt J. Risk factors for listeriosis. *Food Cont* 7: 195-202, 1996.

Rocourt J, Buchrieser C. The genus *Listeria* and *Listeria monocytogenes*: phylogenetic position, taxonomy and identification. *In*: ET Ryser (ed), *Listeria, listeriosis, and food safety*. Boca Raton: CRC Press, Taylor & Francis Group. p. 1-20, 2007.

Schuchat A, Deaver KA, Wenger JD, Plikaytis BD, Mascola L, Pinner RW, Reingold AL, Broome CV, *Listeria* Study Group. Role of foods in sporadic listeriosis. I. Case-control study of dietary risk factors. *J Am Med Ass* 267: 2041-2045, 1992.

Schuchat A, Swaminathan B, Broome CV. Epidemiology of human listeriosis. *Clin Microbiol* Rev 4: 169-183, 1991.

Seeliger HPR. *Listeriosis*, Hafner Publ Co Inc, New York, 308 pp, 1961.

Seeliger HPR, Höhne K. Serotyping of *L. monocytogenes* and related species. In Bergen T, Norris JR(eds), *Methods in Microbiology*, vol. 13, Academic Press, London, p. 31-49, 1979.

Silver HM. Listeriosis during pregnancy. *Obstetr Gynec Survey* 53: 737-740, 1998.

Swaminathan B, Hunter SB, Desmachelier PM, Gerner-Smidt P, Graves LM, Harlander S, Hubner R, Jacquet C, Pedersen B, Reineccius K, Ridley A, Saunders NA, Webster JA. WHO-sponsored international collaborative study to evaluate methods for subtyping *Listeria monocytogenes* restriction fragment lenght polymorphism (RFLP) analysis using ribotyping and southern hybridization with two probes derived from *L. monocytogenes* chromosome. *Int J Food Microbiol* 32: 263-278, 1996.

Tappero JW, Schuchat A, Deaver KA, Mascola L, Wenger JD. Reduction in the incidence of human listeriosis in the United States. Effectiveness of prevention efforts. *J Am Med Ass* 273: 1118-1122, 1995.

Weinberg ED. Pregnancy-associated depression of cell-mediated immunity. *Rev Infect Dis* 6: 814-831, 1984.

WHO-World Health Organization. Report of the informal working group on foodborne listeriosis. *Bull WHO* 66: 421-428, 1988.

134 Carbúnculo Animal e Humano

Nicolau Maués Serra-Freire

▶ Conceito

Carbúnculo é uma denominação popularizada para infecções que provocam o enegrecimento do tecido necrosado (aspecto de carvão), tanto em nível estrutural relacionado com os músculos, como em nível esplâncnico como o baço. Em medicina veterinária são relatadas duas doenças com esta denominação genérica: o *carbúnculo hemático*, ou simplesmente carbúnculo, *anthrax* e mais recentemente *antraz*, com comportamento zoonótico, sendo que na medicina humana também é chamado pústula maligna, carbúnculo hemático, febre esplênica, *milzbrand* e antraz; e o *carbúnculo sintomático*, mal do ano, tumor enfisematoso ou *manqueira*, típicos de animais não humanos, e que não deve ser confundido com a *gangrena gasosa* ou miosite necrosante que acomete os humanos.

O carbúnculo hemático é uma doença de evolução aguda a superaguda, que acontece em mamíferos, principalmente os bovídeos, em especial os bovinos (*Bos taurus*, *Bos indicus* e seus híbridos) e ovinos (*Ovis aries*), nos quais produz fulminante septicemia hemorrágica e febril.

O carbúnculo sintomático é uma doença resultante de infecção anaeróbica que acontece em bovinos taurinos e zebuínos, principalmente entre os 6 e 24 meses de idade, e ovinos, caracterizando-se pela dificuldade de deambulação, claudicação ou manqueira de um ou mais apêndices locomotores. Essa manqueira resulta da evolução de formação tumoral nas massas musculares dos apêndices locomotores, inicialmente quente, firme e pouco friável, passando a friável e crepitante consequente à produção local de gases que deixam o tecido enfisematoso, sem lesão externa, e que induz à morte entre 24 e 48 h após o início da manifestação clínica da doença.

A gangrena gasosa é uma doença consequente à infecção anaeróbica que acontece somente em humanos, com formação de edema local, palidez, necrose de tecidos moles com formação de gás, secreção escura e fétida que favorece a crepitação da lesão. A evolução pode ser letal com manifestações de febre alta, taquicardia, hipotensão, anemia aguda e icterícia.

▶ Considerações históricas

Sobre a doença hoje chamada de *antraz*, já se encontra menção no *Livro do Êxodo* (Cap. 9, vers. 4-6) da *Bíblia Sagrada*, onde há citação de que, no século 15 a.C., foi a quinta praga do Egito, como epidemia que se difundia às margens do rio Nilo, comprometendo rebanhos de solípedes (cavalos, jumentos), e ungulados (camelos, bovinos e ovinos).

O conhecimento do bioagente do carbúnculo hemático é muito antigo e pode-se dizer que os trabalhos pioneiros de Davaine foram ampliados, e seus resultados foram confirmados por Pasteur e por Koch, demonstrando que esta doença é causada por uma espécie de bacilo, na época referido como *bacterídia carbunculosa* que era encontrada em quantidade no baço, sangue e outros órgãos dos animais que morriam com a infecção (Bier, 1966).

Em face do acúmulo de conhecimento por observações de curvas epizoóticas em diferentes regiões geográficas, admitiu-se que os surtos, cuja fonte de infecção é o solo, principalmente aqueles não drenados e não ácidos, e com presença de matéria orgânica, sempre acontecem após brusca e intensa alteração climática, como chuvas torrenciais, secas prolongadas, com manifestações nos períodos quentes, o que permitia um certo grau de previsibilidade para os surtos. Por estas razões acredita-se que, em países desenvolvidos a característica do carbúnculo é a ocorrência de inopino de focos multicêntricos, com muitas mortes repentinas e sem clareza de observação clínica da doença (Hirsh, 2003). Em outras regiões o carbúnculo hemático é uma das zoonoses mais importante, como nas regiões da Campanha e Fronteira Oeste do Rio Grande do Sul, Brasil, onde se apresenta de forma endêmica, causando elevados prejuízos tanto pela perda de animais como pela sua transmissão para o homem.

O carbúnculo é uma infecção telúrica que ocorre em todo o mundo. Entretanto, em espaços antropúrgicos resultantes da degradação de áreas geográficas, e que tenham reunido recentemente condições microclimáticas apropriadas para a manutenção do bioagente, como as resultantes da poluição terciária (degradação em nome do progresso humano) com grande modificação do solo e sua cobertura, que acontece em países em desenvolvimento ou já desenvolvidos, a entrada do bacilo evoluirá com formação de multifocos de doença aguda. Já no final do século 20 e início do 21 os homens, reunindo o conhecimento científico, procuraram colocá-lo a serviço do mal com o uso do agente etiológico do *antraz* como arma da guerra biológica, especialmente porque tanto a morbidade como a letalidade são elevadas nos surtos.

▶ Aspectos morfofisiológicos do bioagente

Bacillus anthracis é um bacilo gram-positivo largo, formando tipicamente longas cadeias, o que confere ao microrganismo uma aparência de estipe de bambu; pode estar como bastonetes isolados ou pareados, mas sempre imóveis, o que diferencia a espécie das outras no mesmo gênero. Cepas virulentas podem se apresentar como bastonetes encapsulados, medindo aproximadamente 3 a 8 μ de comprimento por 1 a 1,5 μ de largura (Spicer, 2002).

Quando expostos ao ar, por serem aeróbios, os bacilos formam rapidamente os esporos, que são ovais, pequenos, altamente refringentes, localizados centralmente a subterminalmente no bastonete, mas sem deformá-lo. Estes esporos são resistentes à maioria das influências externas, como salga dos couros, dessecação no ambiente, temperatura mesoclimática condizente com a vida dos mamíferos terrestres, agentes químicos desinfetantes de uso corriqueiro, calor seco de 120°C por uma hora ou calor úmido de fervura da água (100°C) por 10 minutos; assim podem os esporos permanecer latentes indefinidamente no solo e a área funcionar como fonte de infecção por muitos anos.

B. anthracis cresce facilmente a 37°C nos meios comuns de cultivo de bactérias, como *caldo simples* e *ágar*, em 24 h; não é hemolítico. Em caldo se desenvolve em cadeias de bastonetes que se depositam no fundo do tubo como filamentos; em ágar forma colônias rugosas, com expansões laterais de filamentos curvos assumindo a aparência de cabeça de medusa ou cabeleira *black power*.

Os bioagentes do *carbúnculo sintomático* e da *gangrena gasosa* também são bacilos gram-positivos, entretanto distinguem-se com facilidade do bioagente do *antraz* porque são anaeróbios, móveis, não esporulam na presença de oxigênio e são catalase-negativos, enquadrados no gênero *Clostridium*, enquanto *B. anthracis* é imóvel, catalase-positivo e esporula aerobicamente.

O bioagente do carbúnculo sintomático é *C. chauvoei*, que são bastonetes com as extremidades arredondadas, não assumem o aspecto de estipe de bambu, medem de 2 a 6 μ de comprimento por 0,6 μ de largura. Os esporos deformam o corpo bacilar que assume aspecto pleomórfico.

O bioagente da gangrena gasosa é *C. perfringens* em 80% dos casos. Entretanto os outros 20% podem estar associados a outros agentes etiológicos, como *C. novyi, C. septicum, C. sordelli, C. histolyticum, C. fallax* e *C. bifermentans.* Morfologicamente são bastonetes de extremidades arredondadas, não sendo fácil a observação de esporos.

▶ Aspectos epizootiológicos

Carbúnculo hemático é doença de distribuição mundial, mas sua incidência varia com o tipo de solo, mesoclima, densidade de animais em áreas enzoóticas e esforços com vigilância sanitária e epizootiológica para suprimi-lo. Por tais condições a frequência fica restrita a determinadas áreas, que são chamadas *zonas de antraz* ou "áreas malditas".

Como fatores predisponentes à incidência do *antraz* em animais estão incluídos os sistemas de pastoreio intensivos com pasto áspero pela ação de seca ou por ter passado o período ideal de palatabilidade, o que favorece as escoriações da mucosa oral; também é fator predisponente o pastejo com elevada densidade animal em áreas úmidas e inquinadas na periferia de açudes e cacimbas. Nestas condições os fatores inerentes aos hospedeiros não são os mais importantes; nos manejos extensivos a maior sensibilidade de bovinos e ovinos também funciona como fator predisponente para a maior frequência do carbúnculo hemático nestas espécies quando comparadas com caprinos e equinos. Há citações (Kaufmann *et al.*, 1973; Fox *et al.*, 1973; Hugh-Jones e De Vos, 2002) indicando que, sob condição intensiva, os equinos são mais acometidos pela doença do que os bovinos, assim como há descrição de que ovinos argelinos são resistentes à infecção. Caninos, felinos e suínos são bastante resistentes (Blood *et al.*, 1983), sendo que no suíno anão é impossível provocar a infecção, pelo que é considerado refratário (Walker *et al.*, 1967).

Como fator condicionante são apontados o calor e a umidade do solo associados às falhas nas medidas apropriadas de controle.

A via de penetração no organismo animal é a oral durante o processo de ingestão, a nasal no ato da inspiração e a percutânea quando há lesão da pele. A via oral parece ser a mais comum, ou pelo menos é a mais citada associada à prática do comer e/ou beber água, entretanto ainda há dúvidas se o bioagente pode infectar a mucosa íntegra.

O pastejo em pastagens duras, ralas ou o pastejo muito baixo facilitam o estabelecimento de lesões na mucosa que darão livre acesso ao bioagente. Tanto nesta busca de alimento como nos casos de picagem ou aberração de gosto, em que os herbívoros roem ossos de carcaças de animais mortos que sofreram decomposição aérea, ou mastigam pedras e pedaços de madeira ou metal, essas substâncias são os veículos que favorecem aos microrganismos atingirem a via de penetração nos hospedeiro. Fica evidente que rações, concentrados proteicos ou complementos alimentares elaborados com material infectado com esporos de *B. anthracis*, como farinhas de osso, de sangue ou de carne, e até camas poluídas com fezes, podem funcionar como veículos de transmissão. Águas de servidão oriundas de salas de ordenha e estábulos, efluentes de curtume, chorume de lixo orgânico, corrimentos de carcaças e água de lavagem de veículos transportadores de mamíferos herbívoros vivos podem funcionar como veículo disseminador de esporos pelo ambiente, inquinando alimentos e água de bebida dos animais que assim poderão se infectar (Van Ness, 1971). Com todas essas possibilidades estratégicas de transmissão, ainda há detalhes desconhecidos, tanto que Langenegger (1994) considerou o carbúnculo hemático como uma doença rara no Brasil, apresentando-se de maneira esporádica no Vale do Paraíba até o Rio de Janeiro e sul de Minas Gerais, no nordeste no Rio Grande do Norte, mas é endêmica não rara nas regiões da Campanha e da Fronteira Oeste do Rio Grande do Sul.

A infecção pulmonar entre os animais, embora seja possível e provável, ainda carece de reconhecimento como importante na epizootiologia do carbúnculo. Insetos hematófagos e não hematófagos já foram apontados como portadores do bacilo, já tendo sido assinalada a possível participação experimental como vetor (Sen e Minett, 1944). Os dípteros hematófagos agem somente como vetores mecânicos, a partir da alimentação em um hospedeiro na fase de bacteriemia. Assim foi destacado por Kolesnik *et al.* (1987) que mutucas (Tabanidae) e moscas dos estábulos (*Stomoxis spp.*) constituem importantes vetores mecânicos entre as fontes de infecção (dejetos de animais; restos de cama animal; sobras de volumoso usado na alimentação animal) já que podem transportar a bactéria que coloniza seus criatórios até suas fontes de alimentação, animais endotérmicos e humanos, em até 4 h após haverem se alimentado de animais em bacteriemia.

Uma reação inflamatória focal é evidente no local da picada, contudo não é definitiva a interpretação da correlação entre o aumento da densidade populacional de moscas ou mutucas e o aumento do número de casos de antraz nos animais, nas áreas enzoóticas, no final do verão. É mais provável que o aumento da incidência seja decorrente da elevação da temperatura nessa estação do ano, com correspondente intensificação proliferativa da forma vegetativa do *B. anthracis* no solo.

Participam da disseminação do microrganismo em uma região tanto componentes do ecótopo, como córregos, águas pluviais e ventos, como elementos da biomassa, com destaque para cães e outros carnívoros, aves carniceiras e necrófagas, insetos e substrato fecal de animais infectados. A introdução do bioagente do antraz em uma nova fronteira geralmente é feita por animais e/ou seus produtos, subprodutos e substratos metabólicos infectados.

Para ocorrerem surtos em locais em que o controle não é realizado corretamente, acontecem dois tipos de situação: na primeira somente poucos animais foram infectados por terem sido expostos a uma fonte primária de infecção, como o solo removido na destoca de um arbusto e onde ainda havia esporo viável; na segunda a disseminação do bioagente aconteceu por saída ativa de substrato de animal infectado, formando um área maior de fonte de infecção. A putrefação da carcaça de animais mortos com infecção por *B. anthracis* destrói a bactéria e, desde que não tenha sido aberta ou que não tenha acontecido vazamento de corrimentos do corpo morto, não haverá inquinação do solo que não se tornará reservatório do agente etiológico.

O homem pode favorecer o estabelecimento de surtos de antraz quando maneja os animais sem seguir cuidadosamente as medidas de biossegurança. É o caso do uso do processo de premunição contra tristeza parasitária bovina, quando se inocula em receptores a serem imunizados o sangue de um doador sabidamente infectado por babésia e anaplasma. O desconhecimento de que o doador esteja na fase parasitêmica do carbúnculo hemático pode ser o fator desencadeante de um surto da doença que envolve muitos dos receptores do sangue doado com o bacilo (Devos, 1990).

▸ Patogenia

Após a penetração no corpo do animal, normalmente pela mucosa oral, o sistema celular de vigilância fagocita a bactéria que assim invade o sistema linfático e é carreada até os linfonodos satélites da região oral. Acontece a multiplicação dos bacilos nesses locais, com disseminação para o sistema sanguíneo pelos vasos linfáticos; ocorre um ciclo proliferativo com intensificação da parasitemia e invasão de diversos tecidos e órgãos (Gleiser, 1967). Hoje se reconhece que a fagocitose não é obrigatória, nem a principal forma de acometimento do animal infectado, porque, após a penetração, o esporo do *B. anthracis* germina e multiplica-se em células vegetativas que se revestem de uma cápsula formada por um polipeptídio poliglutamato, o qual lhe confere uma proteção contra a fagocitose, ainda que esta não apresente ação tóxica contra os componentes antigênicos do soro sanguíneo e sobre os fagócitos (Kenneth, 2000).

Generalizada a infecção, o *B. anthracis* produz uma toxina letal que provoca edema e lesões nos tecidos, sobrevindo a morte do animal em consequência do choque e da insuficiência renal aguda (Harris-Smith *et al.*, 1958; Correa e Correa, 1979), e anoxia mediada pelo sistema nervoso central (Orr *et al.*, 1978).

▸ Quadro clínico e de pós-morte

Após a infecção no campo, o período de latência estimado é de 1 a 2 semanas. Em bovinos e ovinos somente duas evoluções da doença são aceitas: a superaguda e a aguda. Na superaguda, que acontece com maior frequência no início do surto, os animais são encontrados mortos sem praticamente nenhuma chance de assinalar sintomas; o curso acontece em uma a duas horas e há febre, dispneia, tremores musculares, congestão de mucosas e o animal morre em convulsões. Após a morte é comum vazar substrato sanguinolento, ou sangue pelos orifícios naturais do cadáver. Na forma aguda, o curso dura aproximadamente 48 h com depressão grave, apatia, febre, taquipneia, taquicardia e mucosas hiperêmicas e hemorrágicas; pode acontecer uma fase de excitação precedendo a de apatia. O animal infectado não se alimenta e há sinais evidentes de estase ruminal, diarreia e disenteria; vacas prenhas podem abortar e as em lactação reduzem a produção de leite que assume uma coloração avermelhada ou intensamente amarelada. Pode acontecer edema de língua, garganta, flancos, períneo e esterno.

Nos equinos o carbúnculo hemático é sempre agudo, mas as manifestações clínicas dependem da via de infecção. Quando a infecção é por via oral desenvolve-se septicemia com enterite e cólica; quando há vetoração por insetos, ocorrem tumefações subcutâneas doloridas e quentes na região da ganacha, face ventral do pescoço, peito, esterno, regiões epigástricas e hipogástricas até o prepúcio ou úbere; há febre alta, depressão com ou sem dispneia e cólica, durando o curso de 48 a 96 h.

Nos suínos a evolução é aguda ou subaguda, com observação de febre, anorexia, obnubilação e edema inflamatório de ganacha e face, com disfagia e dispneia. Os locais inflamados ficam quentes mas não doloridos; há sialorreia espumosa e sanguinolenta na boca, hemorragias petequiais na pele; quando estas acontecem também na parede intestinal há disenteria. A morte acontece entre 12 e 36 h após a infecção. Já foi relatado um surto de antraz pulmonar em leitõezinhos cuja via de infecção foi a inalatória, e cursou com pneumonia lobar e pleuris (Dahlgren *et al.*, 1960).

Após a morte do animal infectado a carcaça sofre decomposição gasosa, não há *rigor mortis*, o corpo rapidamente assume a característica de "cavalete", com saída de substrato como o sangue escuro e viscoso pelos orifícios naturais, que não coagula, e de líquidos sanguinolentos. Meteorismo e putrefação são precoces e se há suspeita efetiva de carbúnculo hemático a recomendação é não realizar necropsia. Entretanto, se a necropsia for efetivada, a não coagulação do sangue, a presença de equimoses em todos os tecidos do corpo, a presença de líquido serossanguinolento escuro nas cavidades naturais do corpo, esplenomegalia exagerada com alta friabilidade, sinais de enterite grave e difusa são indicativos claros de antraz. Em equinos e suínos, inflamação subcutânea com material gelatinoso e linfonodomegalia de linfonodos satélites são características de carbúnculo nestas espécies.

▸ Diagnóstico

A evolução aguda ou superaguda dificulta muito o diagnóstico clínico do carbúnculo no animal ainda vivo, mas quando se manifesta em surto, a sequência de mortes súbitas com quadro hemorrágico deixando órgãos e músculos enegrecidos favorece o diagnóstico presuntivo. Um caso isolado que acontece em área enzoótica de antraz, com as características da evolução e os achados de alterações no cadáver, de ausência do *rigor mortis* e extravasamento de substratos sanguinolentos ou de sangue viscoso não coagulado serve de base para o diagnóstico probabilístico e indica a *não realização de necropsia*.

No animal vivo é possível detectar a presença de *B. anthracis* realizando septicemia por esfregaço sanguíneo fino, por punção de sangue periférico, e corado pelo método de MGG ou Giemsa, ou por outros métodos que utilizem corante metacromático à base de Romanowsky. Nesses casos o sangue deve ser meticulosamente colhido com o uso de seringa e agulha, cuidando para que não extravase sangue para o ambiente, seja da seringa, seja do vaso sanguíneo puncionado, pois se houver infecção com os bacilos no sangue, estes, ao entrarem em contato com o ar, sofrerão a esporulação e inquinarão o ambiente. Quando houver evidências de edema localizado pode-se fazer esfregaço com material colhido do edema, caracterizando o apoio laboratorial ao diagnóstico clínico.

Se o nível de parasitemia ainda for muito baixo, especialmente no início da infecção, que provoque dificuldade no diagnóstico pelo exame do esfregaço sanguíneo, pode-se recorrer ao diagnóstico bacteriológico com cultivo em ágar-sangue ou à prova de inoculação em animal de laboratório utilizando o porquinho-da-índia como receptor do sangue suspeito (Hugh-Jones e De Vos, 2002), ou o coelho e o camundongo (Beer, 1999), nos quais a doença evoluirá em 1 a 4 dias, dependendo da infectividade do inóculo. Como o cultivo do sangue suspeito em ágar-sangue pode ser prejudicado pela abundância de flora oportunista e a inoculação do sangue suspeito em animais receptores pode ser mascarada pela infecção concomitante por vibrião séptico, deve-se associar também o uso da *reação de Ascoli*, pela facilidade de ser realizada mesmo com o material em necrose ou putrefação.

Sangue e vesículas cutâneas podem ser recolhidos para cultivo e diagnóstico. Quando cultivado em ágar-sangue, *B. anthracis* revela-se não hemolítico e imóvel, glicose, maltose, sacarose e hidrólise de amido-positivo, xilose, manitol, lactose e salicina-negativo, para a maioria das cepas é lecitinase-positivo (Silva 1999), e pode ser inibido pelo ácido nalidíxico. Os esporos podem ser evidenciados pelo método do Möller que inclui a mordençagem pelo ácido crômico, coloração a quente pela fucsina com diferenciação pelo ácido sulfúrico diluído.

Atenção deve ser mantida para o diagnóstico diferencial, uma vez que várias doenças podem induzir a morte súbita de animais, as quais muitas vezes são impropriamente atribuídas ao carbúnculo hemático. As mais comuns são as produzidas pelos clostrídios como o carbúnculo sintomático (*Clostridium chauvoei*) na sua forma superaguda, as enterotoxemias e mal súbito (*C. perfringens*), hemoglobinúria bacilar (*C. novyi tipo D*), empeçonhamento por jararacas, urutu-cruzeiro, jararacuçu, todas serpentes do gênero *Bothrops*, babesiose por *B. bovis*, e a morte consequente aos acidentes naturais com descargas elétricas (raios).

Todos os casos suspeitos e os animais sensíveis que mantiveram contato com o infectado que morreu, ou estiveram nas mesmas instalações e usaram os mesmos fômites utilizados no morto devem ser isolados por no mínimo 2 semanas após o desaparecimento do último caso declarado da doença na propriedade, que deverá ser interditada e colocada em quarentena, evitando-se a movimentação de animais.

A desinfecção das instalações, dos fômites incluindo arreios, baixeiros, bridas, rabichos, cangas, cordas, laços, cabeçadas, cachimbo etc., de insumos e subprodutos como fertilizantes, couros, pelego etc. e de suplementos alimentares como farinha de osso, sais minerais, farelo etc. requer cuidados especiais. A desinfecção deve ser o mais precoce possível, imediatamente após a morte do animal infectado e antes que aconteça a formação de esporos pelo microrganismo; desinfetante simples ou calor a 60°C por 2 minutos são suficientes para matar as formas vegetativas de bastonetes; é o que se faz, por exemplo, em salas de necropsia e pisos de matadouro.

Se o material infectado for exposto ao ar, em poucas horas haverá a formação dos esporos e a desinfecção é quase impossível pelos métodos mais comuns. Nesses casos é necessário recorrer a desinfetantes fortes como o lisol a 5% em contato com os esporos por 2 dias, formalina a 10%, ácido peracético em solução a 3% que é bom esporicida e pode ser aplicado no solo como esterilizante. Couro, lã, alimentos e complementos nutricionais podem ser esterilizados por irradiação gama, normalmente utilizando-se uma fonte de cobalto radioativo.

Outra medida de controle amplamente utilizada é a imunização dos animais por muitos tipos de vacina, como as vacinas atenuadas de baixa virulência mas com capacidade de formar esporos, que trazem a vantagem de, ao formar esporos, prolongar muito a viabilidade da vacina, mas que tem como desvantagem a variação da suscetibilidade em relação a distintas espécies de receptores, podendo inclusive provocar surto da doença. A vacina com esporos avirulentos tem reduzido os riscos de produção de surto de carbúnculo hemático pela vacinação e confere forte imunidade que perdura por aproximadamente 26 meses, mas causa redução da lactação em vacas, por cerca de 7 dias, e pode induzir aborto em porcas prenhes. Em áreas enzoóticas recomenda-se a revacinação e vacinação anual de todo o rebanho.

▸ Tratamento e profilaxia

A antibioticoterapia tem sucesso com penicilina, tetraciclina ou eritromicina sempre que a evolução da doença permitir a intervenção.

Na prevenção da doença as medidas de higiene se constituem no fator de maior importância. A eliminação cuidadosa dos materiais infectados é fundamental. Os animais que morrem com diagnóstico probabilístico ou com diagnóstico clínico de certeza não devem ser necropsiados, sendo recomendado o tamponamento das aberturas naturais para evitar o extravasamento de substratos e a cremação da carcaça o mais precocemente possível. Ao incinerar a carcaça é necessário incinerar conjuntamente cama, fômites usados e parte do solo sobre o qual o animal morreu. Na impossibilidade de efetivar a cremação, recomenda-se o sepultamento do material que deveria ser incinerado juntamente com o cadáver a 2 metros de profundidade cobrindo-se todo o material com grande quantidade de cal virgem antes de lançar a terra sobre o cadáver e o material indicado para o sepultamento.

▸ Antraz no humano

O homem é menos suscetível à infecção pelo *B. anthracis* em relação ao bovino e ao ovino mas é mais sensível do que o equino e o suíno. A infecção humana acontece pelo contato direto com o animal infectado, principalmente por intermédio dos pelos, e vem sendo considerada como doença ocupacional, afetando principalmente os profissionais que manejam diretamente esses animais ou seus subprodutos, como médicos veterinários, anatomopatologistas, vaqueiros, magarefes, ordenhadores, tropeiros, jóqueis, operários de curtume, tosadores e manipuladores de lã, moedores de osso etc. Embora haja poucos registros de casos humanos de antraz nos EUA e no Brasil, a doença é considerada de distribuição mundial com maior incidência na Europa, Ásia e África.

O carbúnculo pode entrar no corpo humano pelos intestinos (após ingestão), pulmões (inalação) ou pele (por soluções de continuidade). O carbúnculo não é contagioso, sendo pouco provável que se espalhe de pessoa para pessoa. A infecção dá-se quase sempre por exposição a esporos, e não à forma ativa, assim é predominantemente transcutânea em 90% dos casos (Pasqualin *et al.*, 1996). As outras formas de transmissão que podem acontecer permitem entender os três tipos de carbúnculo humano: *carbúnculo cutâneo*, que é o mais comum e o menos grave, que se inicia com a penetração do bacilo por uma lesão na pele e que evolui com formação de pústula necrótica enegrecida. Se não for tratado logo, poderá acontecer a invasão do organismo pelos vasos linfáticos até os linfonodos regionais e daí alcançar a circulação sanguínea, mas se for tratado evoluirá para a cura. O *carbúnculo pulmonar* ou inalado é resultante da infecção humana pela via respiratória com inalação de esporos durante a manipulação de couro, lã ou carcaças infectadas. Embora seja menos frequente cursa com o desenvolvimento de pneumonia extensa que evolui para a septicemia, com nível maior de mortalidade. No *carbúnculo gastrintestinal*, cuja via de infecção é a mucosa gastrintestinal, o acesso do bioagente para o humano é por meio de alimento ou de água inquinados, e a via de infecção é a oral, constituindo-se na forma mais patogênica (Silva, 1999). Há registro de transmissão por picada de insetos hematófagos durante surtos pandêmicos de antraz (Pasqualin *et al.*, 1996); a evolução de forma meningoencefálica é rara, mas de desfecho letal.

B. anthracis vem sendo considerado uma das mais prováveis armas biológicas da atualidade pela habilidade de transmissão, considerando as três vias de infecção, especialmente a respiratória por meio de esporos de grande estabilidade suspensos no ar, se comparado com outros potenciais agentes de bioterrorismo. Essa bactéria tem sido foco de pesquisas como arma biológica há aproximadamente 60 anos.

Até o dia 7 de novembro de 2001, 22 casos de antraz foram identificados nos EUA: 10 casos confirmados de infecção por inalação e 12 casos (7 confirmados e 5 suspeitos) de penetração cutânea. A maioria dos casos ocorreu após contato com cartas inquinadas, que foram abertas ou manuseadas. Somaram-se a estes um caso de infecção cutânea em New Jersey, e um inalatório em Nova Iorque que ainda permanece desconhecido. Cerca de 300 cartas foram testadas para esporos de *B. anthracis* e aproximadamente 32.000 pessoas iniciaram a profilaxia com antibióticos devido a potencial exposição à bactéria na Flórida, Columbia, New Jersey e Nova Iorque (ProMED-mail http://www.promedmail.org, 2011; Cardoso DR, Cardoso TAO, 2011).

▸ Referências bibliográficas

Beer P. *Doenças Infecciosas em Animais Domésticos*. Cap. XII. São Paulo: Atheneu, p. 269-281, 1999.

Bier O. *Bacteriologia e Imunologia e suas Aplicações à Medicina e à Higiene*. Cap. XXVII. 13ª ed. São Paulo: Melhoramentos, p. 573-580, 1966.

Blood DC, Henderson JA, Radorstisti OM. *Clínica Veterinária*. Cap. XVI. 5ª ed. Rio de Janeiro: Guanabara Koogan, p. 420-424, 1983.

Cardoso DR, Cardoso TAO. Bioterrorismo: dados de uma história recente de riscos e incertezas. *Saúde & Ciência Coletiva*. 16 (Supl.1): 821-830, 2011.

Correa WM, Correa CNM. *Enfermidades Infecciosas dos Mamíferos Domésticos*. São Paulo: Varela, p. 284-298, 1979.

Dahlgren CM, Buchanan LM, Decker HM *et al. Bacillus anthracis* aerosols in goat hair processing plants. *Amer J Hyg*. 72: 24-31, 1960.

De Vos V. The ecology of anthrax in the Krüger National Park, South Africa. *Salsbury Med Bull*. 68(Suppl.): 19-23, 1990.

Fox MD, Kaufman AF, Zedel SA. Anthrax in Louisiana, 1971: epizoologic study. *J Am Vet Med Assoc*. 163: 446-451, 1973.

Gleiser CA. Pathology of anthrax infection in animal host. *Fed Proc*. 26: 1518-1521, 1967.

Harris-Smith PW, Smith H, Keppie J. Production *in vitro* of the toxin of *Bacillus antracis* previously recognized *in vivo*. *J Gen Microbiol*. 19: 91-103, 1958.

Hirsh W. *Microbiologia Veterinária*. Cap. 9. Rio de Janeiro: Guanabara Koogan, p. 263-295, 2003.

Hugh-Jones ME, De Vos V. Anthrax and wildlife. *Rev Sci Tech off int Epiz*. 21: 359-383, 2002.

Hugh-Jones ME, Hussaini SN. An anthrax outbreak in Herkshire. *Vet Rec*. 94: 228-232, 1974.

Kaufmann AF, Fox MD, Kolb RC. Anthrax in Louisiana, 1971: an evaluation of the sterne strain anthrax vaccine. *J Am Vet Med Assoc*. 163: 442-445, 1973.

Kenneth T. Bacteriology 330 lecture topics: anthrax (2000). Available in: http://www.bact.wisc.edu/Bact330/lecturean. Access: Apr 7, 2011, 5 p.

Kolesnik K, Tafelshtein E, Kolesnik R.. Experimental features of anthrax intoxication. *Z Mikrobiol Epidemiol Imán*. 8: 98-101, 1987.

Langenegger J. Ocorrência do carbúnculo hemático em animais no Brasil. *Pesq Vet Bras*. 4: 135-136, 1994.

Orr JP, Johnston WC, Morrison JRA. Anthrax lesions in a zoo cat. *Vet Rec*. 102: 312-313, 1978.

Pasqualin OL, Coscina AL, Neto GSC *et al*. Carbúnculo. In: Veronesi R, Focaccia R (ed.). *Tratado de Infectologia*. Vol. 1. Cap. 45. São Paulo: Atheneu, p. 583-584, 1996.

ProMED-mail. Ántrax Humano, Detección, Definiciones – EEUU. Disponível em: http://www.promedmail.org. Acesso em: 22 abr. 2011.

Sen SK, Minett FC. Experiments on the transmission of anthrax through flies. *Indian J Vet Sci Anim Husb*. 14: 149-158, 1944.

Silva CHPM. *Bacteriologia: um Texto Ilustrado*. São Paulo: Eventos, p. 273-274, 1999.

Spicer R. *Bacteriologia, Micologia e Parasitologia Clínica*. Cap. 10. São Paulo: Manole, p. 157-178, 2002.

Van Ness GB. Ecology of anthrax. *Science*. 172: 1303-1307, 1971.

Walker JS, Klein F, Lincoln RE *et al*. A unique defense mechanism against anthrax demonstrated in dwarf swine. *J Bacteriol*. 93: 2031-2032, 1967.

135 Tétano

Walter Tavares e Anna Ricordi Bazin

▸ Introdução

O tétano é uma doença infecciosa aguda não contagiosa, causada pela fixação no sistema nervoso de exotoxinas segregadas pela forma vegetativa do *Clostridium tetani*. Caracteriza-se por um estado de hiperexcitabilidade, que se manifesta clinicamente por hipertonia muscular mantida, hiper-reflexia, lucidez mental e espasmos musculares espontâneos ou induzidos por estímulos externos. Apresenta alta letalidade, devido à insuficiência respiratória consequente à contração dos músculos respiratórios ou espasmo da glote, ou a complicações como pneumonia, acidose, desidratação, sepse, choque e outras (Christie, 1969; Willis, 1969; Veronesi *et al.*, 2002). A doença é conhecida desde a Antiguidade, tendo sido estudada por Hipócrates e Aretaeus, que descreveram suas características clínicas, relacionaram-na com ferimentos e estabeleceram critérios para seu prognóstico. Seu agente etiológico foi descoberto por Nicolaier em 1884, sendo a toxina tetânica identificada em 1890 por Faber e por Tizzoni e Cattani. No mesmo ano Behring e Kitasato produziram a antitoxina e em 1924 Ramon *et al.* obtiveram e aplicaram a anatoxina (toxoide) na vacinação humana (Tavares, 1973; 1975; Barraviera, 1994).

▸ Epidemiologia

O bacilo tetânico é encontrado difusamente no meio ambiente, onde sobrevive sob a forma esporulada, já que é um anaeróbio estrito. Estudos realizados no estado do Rio de Janeiro revelaram elevada contaminação do solo pelo *C. tetani*, sobretudo na área das cidades (Tavares *et al.*, 1971; Tavares, 1975). A doença resulta da penetração do esporo em soluções de continuidade da pele e mucosas do hospedeiro não imune; germinação e multiplicação da bactéria, desde que encontre uma porta de entrada (foco de infecção) com condições de anaerobiose; e absorção e fixação das neurotoxinas produzidas pelo germe (Christie, 1969; Trigueiro, 1983; Bleck, 1991; Veronesi *et al.*, 2002).

O tétano apresenta ocorrência mundial, prevalecendo em países com menor desenvolvimento socioeconômico, devido à menor vacinação da população; a maior exposição e menores cuidados higiênicos aos ferimentos; ao tratamento séptico do cordão umbilical de recém-nascidos; à prática de abortos; e a hábitos (p. ex., furar as orelhas ou lábios com finalidade de embelezamento) e rituais (p. ex., circuncisão e tatuagens religiosas) sem a necessária higiene. Nesses países a doença é mais comum em crianças e adultos jovens, enquanto nas regiões desenvolvidas a prevalência se desloca para idades avançadas, em virtude da proteção da população mais jovem pela vacinação e da raridade do tétano do recém-nascido (tétano neonatal ou *neonatorum*), graças à melhor assistência ao parto. Em geral, em regiões menos desenvolvidas, a infecção predomina no sexo masculino, o que é justificado pela maior facilidade de o homem se infectar em seu trabalho, ou de os meninos se ferirem em seus folguedos. Em regiões com estações definidas existe maior frequência de casos na primavera e verão, mercê dos ferimentos em atividades ao ar livre, férias e trabalho agrícola e ao menor uso de roupas e calçados. Esta distribuição não é observada nas regiões tropicais, onde a exposição aos traumatismos depende de condições sociais, como o "hábito" de andar descalço, e da agricultura primitiva, ocorrendo a doença durante todos os meses do ano. A raridade da doença nos países desenvolvidos está relacionada com as melhorias socioeconômicas, tais como a urbanização, mecanização da agricultura, melhor assistência maternoinfantil e maior padrão de vida e nível cultural do povo, bem como à imunização ativa e sistemática da população (D'Antona, 1951; Pinheiro, 1962; Bytchenko, 1972; Cvjetanovic, 1972; Tavares, 1973; ACIP, 1991; Greco, 2001; Veronesi *et al.*, 2002).

No Brasil, vem ocorrendo a diminuição da incidência do tétano, à medida que a população infantil vem sendo imunizada rotineiramente com a vacina tríplice DPT (difteria, coqueluche e tétano). Não obstante, o tétano ainda ocorre em nosso país, vitimando grande número de pessoas que poderiam e deveriam estar imunizadas contra a doença. A Tabela 135.1 apresenta a ocorrência de pacientes com tétano no Brasil no período de 1999 a 2007; as Tabelas 135.2 e 135.3 demons-

Tabela 135.1 Incidência de tétano no Brasil: total de casos e pela forma clínica, de 1999 a 2007.

Tétano	1999	2000	2001	2002	2003	2004	2005	2006	2007
Acidental	744	520	568	598	494	467	432	457	334
Neonatal	66	42	37	35	16	18	12	9	5
Total	810	562	605	633	510	485	444	466	339

Fonte: Brasil, Ministério da Saúde, Rede Interagencial de Informações para a Saúde (RIPSA). Disponível em: http://tabnet.datasus.gov.br/cgi/idb2008/matriz.htm.

Tabela 135.2 Tétano acidental no Brasil: casos por regiões, de 1999 a 2007.

Região	1999	2000	2001	2002	2003	2004	2005	2006	2007
Norte	127	70	74	83	82	52	56	56	48
Nordeste	254	216	236	226	204	183	179	190	128
Sudeste	142	99	114	138	85	97	102	102	59
Sul	155	96	111	118	92	96	80	77	73
Centro-Oeste	66	39	33	33	31	39	35	32	26
Total	744	520	568	598	494	467	432	457	334

Fonte: Brasil, Ministério da Saúde, Rede Interagencial de Informações para a Saúde (RIPSA). Disponível em: http://tabnet.datasus.gov.br/cgi/idb2008/matriz.htm.

Tabela 135.3 Tétano neonatal no Brasil: casos por regiões, de 1999 a 2007.

Região	1999	2000	2001	2002	2003	2004	2005	2006	2007
Norte	16	10	14	10	7	6	5	4	2
Nordeste	27	18	16	18	7	7	7	4	2
Sudeste	10	7	4	3	0	3	0	1	0
Sul	7	4	2	2	2	0	0	0	1
Centro-Oeste	6	3	2	2	0	2	0	0	0
Total	66	42	37	35	16	18	12	9	5

Fonte: Brasil, Ministério da Saúde, Rede Interagencial de Informações para a Saúde (RIPSA). Disponível em: http://tabnet.datasus.gov.br/cgi/idb2008/matriz.htm.

tram a ocorrência do tétano acidental e do tétano neonatal por regiões do Brasil nos anos 1999 a 2007, segundo dados do Ministério da Saúde (Brasil, 2010).

▸ Dinâmica da infecção

O *C. tetani* é um componente da flora do solo, sendo encontrado difusamente na terra, água, poeiras, bem como na superfície de animais, vegetais e objetos inanimados. Sua frequência é particularmente grande no solo das cidades e regiões com maior densidade populacional humana. O germe é também habitante normal do intestino de vários animais, inclusive do homem (Tavares, 1971; Tavares *et al.*, 1975). Sua forma esporulada lhe permite resistir às condições adversas, suportando aerobiose, ressecamento, calor e ação de desinfetantes. Os esporos resistem à fervura por 15 a 60 min, mas são destruídos em 3 a 25 min à temperatura de 105°C e pelo fenol a 5% em 15 h. O esporo maduro tem o formato esférico e localiza-se em uma das extremidades do corpo bacilar (forma em plectrídio), motivo pelo qual, no passado, autores franceses denominavam o germe de *Plectridium tetani* (D'Antona, 1951; Willis, 1969). A forma vegetativa é bastante frágil, sendo eliminada pelo calor, desinfetantes, oxigênio e antibióticos como as penicilinas, tetraciclinas e macrolídeos. Apresenta-se como um bacilo móvel por meio de flagelos, medindo 2 a 5 μm de comprimento e 0,3 a 0,8 μm de largura. É gram-positivo, mas perde rapidamente a afinidade pelos corantes da anilina, tornando-se gram-negativo nas culturas com mais de 24 h. Alguns autores admitem que o germe se adapte à vida aeróbia, sofrendo transformações biológicas, entre os quais a de não produzir toxinas e tornar-se mais resistente ao calor. É possível que no meio ambiente tal fato ocorra, considerando que existem cepas toxinogênicas e não toxinogênicas. O bacilo não é muito exigente para cultivo em meios de laboratório, desde que em anaerobiose. Cresce bem em caldo e ágar simples, tioglicolato, ágar-sangue e em meios artificiais como os de Tarozzi e Taylor. O pH ótimo para seu crescimento é de 7 a 7,4 e a temperatura ideal de 37°C, sob o vácuo de 3 a 8 mmHg (Willis, 1969).

O *C. tetani* apresenta antígenos somáticos O e flagelares H. Existem 10 tipos sorológicos, diferenciados pelo antígeno H tipo específico, com exceção do tipo 6 que não é flagelado. Todos os tipos produzem duas exotoxinas: tetanolisina e tetanospasmina, relacionadas com a presença de um plasmídio onde se localiza o gene codificador da produção das toxinas. Estipes do *C. tetani* que não têm o plasmídio são atoxinogênicas (Willis, 1969; Amstutz *et al.*, 1982; Bleck, 1991; Barraviera, 1994).

A tetanolisina é uma proteína termolábil, com propriedades hemolítica e cardiotóxica ao ser injetada em camundongos, coelhos e macacos, fato que levou Hardegree *et al.* (1971) a atribuírem à sua ação os distúrbios cardíacos e a anemia observados no tétano humano (Hardegree *et al.*, 1971). Essa interpretação é contestada por outros autores, pois a tetanolisina é fixada pelos músculos. Seu papel na patogenia do tétano é discutível, talvez favorecendo a persistência do bacilo tetânico e germes de associação por exercer uma ação antifagocitária (Willis, 1969).

A tetanospasmina, conhecida como a toxina tetânica, é uma proteína termolábil com peso molecular de 150.000 dáltons, rapidamente inativada pelo formol e calor, não absorvível por via oral e destruída pelo suco gástrico e enzimas digestivas. É o principal fator tóxico do *C. tetani*, constituindo a segunda toxina mais potente conhecida (a primeira é a toxina botulínica), estimando-se que a dose letal para o homem seja de 0,1 a 0,25 mg. Injetada por via intramuscular ou intravenosa distribui-se no organismo pelos nervos e o sangue, sendo capaz de atravessar a barreira hematencefálica, mas não a barreira placentária. A tetanospasmina é constituída por duas cadeias ligadas por ponte de dissulfeto, uma cadeia pesada, ou fragmento C, com 10.000 dáltons e uma cadeia leve, ou fragmento A, com 50.000 dáltons. Admite-se que a toxina tetânica ligue-se à célula-alvo por meio da cadeia pesada, que promove a internação da cadeia leve, a qual exerce a ação patogênica (Trigueiro, 1983; Bleck, 1991; Barraviera, 1994).

Willis e Kryzhanovsky referem uma terceira toxina produzida pelo *C. tetani*, denominada neurotoxina não espasmogênica. Consiste em uma proteína pesando 35.000 a 40.000 dáltons, que atua no sistema nervoso periférico diminuindo o potencial da placa motora, facilitando a transmissão neuromuscular (Willis, 1969; Kryzhanovsky, 1972).

O tétano é uma doença toxêmica. Embora o bacilo tetânico possa ocasionalmente ser isolado de tecidos distantes do local de entrada, tal fato é raro e o quadro clínico decorre das toxinas liberadas e não de sua invasão. Entretanto, o surgimento da enfermidade após a penetração do esporo nos tecidos estará na dependência dos seguintes fatores:

- Bacilos toxinogênicos e em número suficiente para produzir sintomas
- Foco de infecção com baixo potencial de oxirredução para que ocorra a germinação da bactéria, o que é causado por tecidos desvitalizados, corpos estranhos, substâncias redutoras e infecção secundária no local
- Ausência de cuidados profiláticos imediatos por meio do desbridamento da ferida, uso de antibióticos e de antitoxina tetânica
- Ausência de imunidade conferida por vacinação prévia ou infecções subclínicas anteriores (Christie, 1969; Furste e Veronesi, 1974; Veronesi *et al.*, 2002).

Os focos de infecção mais frequentes são o coto umbilical e os traumatismos abertos inesperados (feridas puntiformes, contusas, laceradas e penetrantes), seguindo-se o útero, dentes, feridas cirúrgicas, úlceras de pele, local de aplicação de injeções e vacinas, otite média com perfuração do tímpano e outros. A cada tipo de foco corresponde uma forma clínica da doença, conhecendo-se, então, o tétano umbilical ou neonatal ou *neonatorum* e o tétano não umbilical ou acidental, este subdividido em traumático, ginecológico, dentário, cirúrgico, por úlcera de pele, por injeção etc. O tétano neonatal é consequente ao parto realizado em condições sépticas, em que foram utilizados para a ligadura do cordão objetos cortantes (facas, tesouras) e fios de sutura (barbante, linha de costura) contaminados pelo esporo tetânico, ou foram colocadas no coto umbilical substâncias como fumo, cinzas, óleos e pós de origem variada também contaminados, com finalidade hemostática e cicatrizante. O tétano acidental resulta de feridas contusas, laceradas, puntiformes, perfurantes, muitas vezes produzidas por agentes mecânicos diversos (vidros, espinhos, pregos etc.), bem como as resultantes de politraumatismos, feridas por arma branca ou de fogo, fraturas expostas, e também as queimaduras e as feridas pela retirada de *Tunga penetrans* e por infecção com dermatófitos e *Candida*. O tétano ginecológico está relacionado com o aborto com sondas e objetos contaminados, raramente se devendo ao parto. O tétano dentário tem origem em cáries e infecções dentárias ou tratamento odontológico com material contaminado, enquanto o cirúrgico é devido à utilização de instrumentos ou categute não devidamente esterilizados ou à infecção da ferida cirúrgica intestinal ou bucal pelo *C. tetani* aí existente. Os demais tipos resultam da infecção local pela bactéria, sendo raro entre nós o tétano por otites, circuncisão, tatuagens e injeção. Em cerca de 15 a 20% dos casos não se consegue determinar a porta de entrada, devendo-se esta ocorrência a pequenos ferimentos despercebidos pelo paciente ou à entrada do bacilo por lesões no tubo digestivo (Veronesi, 1960; Schofield e Tucker, 1961; Laha e Vaishya, 1965; Tavares, 1973; Furste e Veronesi, 1974; Barone *et al.*, 1976; Bazin, 1976; Amstutz *et al.*, 1982; Barraviera, 1994; Greco, 2001).

Após a penetração, o *C. tetani* permanece em estado latente (esporulado) por algumas horas ou dias, na dependência da anaerobiose e fagocitose local. Nos tecidos com aerobiose, os esporos não podem germinar e são fagocitados por neutrófilos, sendo discutível o relato de permanência do esporo no local de entrada por tempo prolongado de meses e anos (Furste e Veronesi, 1991). Uma vez presente um baixo potencial de oxirredução, a germinação ocorre em quatro a seis horas e a forma vegetativa logo inicia a produção da toxina. A tetanospasmina é então absorvida por via neural motora, chegando aos centros motores medulares e do tronco cerebral em cerca de 16 a 24 h, transportada pelos líquidos presentes no epineuro e perineuro, em um movimento centrípeto devido ao gradiente de pressão gerado pelo tônus e contração muscular (Fedinec, 1972). A absorção neural se dá não somente nos nervos em relação com o foco de infecção, mas também pelas terminações de outros nervos, para onde a toxina é levada por via sanguínea (Amstutz *et al.*, 1982; Barraviera, 1994). A absorção da toxina pelos nervos próximos ao ponto de inoculação do bacilo explica os sintomas locais ao início do tétano, referidos por alguns pacientes como parestesias, dor e hipertonia dos músculos vizinhos ao foco de infecção. No entanto, as manifestações do tétano local são raras no homem. A maioria dos enfermos referem como queixa inicial o trismo, resultante da intoxicação precoce do núcleo do nervo trigêmeo, seja porque a tetanospasmina circulante atravessa os capilares da área postrema do assoalho do quarto ventrículo, rapidamente atingindo-o, ou porque a absorção da toxina circulante é mais rápida por tal nervo, graças ao seu pequeno comprimento (Willis, 1969).

Uma vez nos centros motores, a tetanospasmina liga-se a receptores da membrana pré-sináptica dos interneurônios de Renshaw (neurônios internunciais inibidores), bloqueando a sua ação inibidora sobre os neurônios motores inferiores. Os receptores aos quais a toxina se liga são gangliosídeos, formados sobretudo por ácido N-acetilneuramínico, sendo a união favorecida por cerebrosídeos da célula. A fixação da toxina bloqueia a liberação do mediador químico, a glicina, nesta sinapse, com isto ficando os neurônios motores inferiores permanentemente estimulados por impulsos que vêm do cérebro e regiões sensoriais (Fedinec, 1972; Kryzhanovsky, 1972; Amstutz, 1982; Trigueiro, 1983; Bleck, 1991; Barraviera, 1994; Veronesi *et al.*, 2002). A consequência clínica desses fenômenos é o surgimento de hipertonia muscular e hiper-reflexia, que também têm sua gênese na diminuição do potencial da placa motora provocada pela neurotoxina não espasmogênica. Além de sua ação central, a tetanospasmina exerce uma ação periférica ligando-se a receptores da membrana pré-sináptica da placa mioneural, impedindo a liberação do mediador químico, que é a acetilcolina, e com isto provocando um bloqueio da transmissão neuromuscular (Furste e Veronesi, 1974). No tétano clínico, esse mecanismo causador de paralisia flácida não é aparente, devido à intensa e rápida ação central da tetanospasmina, acrescido da ação do componente não espasmogênico da toxina. Contudo, em alguns casos de tétano humano observa-se paralisia facial periférica e de músculos oculomotores, constatando-se, ainda, que muitos pacientes com formas graves tornam-se flácidos com o evoluir da doença.

Além de sua ação nos interneurônios de Renshaw, a tetanospasmina causa também hiperexcitabilidade do simpático, provocando disautonomia, manifestada por hipertensão arterial, taquicardia, sudorese e hipertermia (Kerr, 1972; Kryzhanovsky, 1972; Trigueiro, 1983; Bleck, 1991).

▸ Imunidade natural contra o tétano

A imunidade naturalmente adquirida contra o tétano foi descrita no gado bovino e em seres humanos antes da descoberta da anatoxina tetânica, ocorrida em 1924. Contudo, essa imunidade foi contestada por vários autores, que não encontraram níveis de antitoxina tetânica no soro de indivíduos não vacinados (Veronesi *et al.*, 2002). A existência de imunidade naturalmente adquirida contra o tétano no homem e em outros animais ganhou novas evidências com os trabalhos realizados por Veronesi *et al.*, os quais demonstraram a existência de níveis protetores da antitoxina tetânica em 25 a 100% de indivíduos não vacinados residentes em áreas urbanas e rurais do Brasil e das Ilhas Galápagos (Veronesi *et al.*, 1973; 1983). Estudos realizados por outros autores também têm revelado a presença de imunidade antitetânica em pessoas não vacinadas (Patel *et al.*, 1972; Dastur *et al.*, 1981; Marinho, 1980). Chama a atenção o trabalho de Saha *et al.*, na Índia, que observaram níveis protetores em 45% de enfermos com hanseníase lepromatosa, enquanto em um grupo controle com 35 pessoas sadias somente em 17% havia imunidade (Saha *et al.*, 1981).

Os dados da literatura comprovam que a imunidade antitetânica naturalmente adquirida ocorre com frequência entre os animais, principalmente entre os ruminantes e seres humanos, atribuindo-se seu mecanismo de aquisição seja à presença do *C. tetani* na flora digestiva ou a infecções subclínicas pelo microrganismo em lesões cutâneas. Para Veronesi *et al.* (1981) e Dastur *et al.* (1981), o principal mecanismo seria a germinação do bacilo no intestino e produção de quantidades de toxina suficientes para serem absorvidas e sensibilizarem o sistema imune do hospedeiro, principalmente ao haver pequenas lesões na mucosa intestinal. Já Patel *et al.* (1972) e

Saha *et al.* (1981) valorizam as infecções cutâneas subclínicas pelo bacilo tetânico, propiciadas por ferimentos, ulcerações e outras lesões da pele, que possibilitam o desenvolvimento da imunidade natural contra o tétano, conforme observado em pacientes com hanseníase.

As observações sobre a imunidade naturalmente adquirida contra o tétano permitem admitir, conforme conclusões de Trigueiro, que, considerando os fatores de risco nas regiões subdesenvolvidas, a incidência do tétano poderia ser mais elevada, não fora a proteção conferida pela imunidade adquirida naturalmente (Trigueiro, 1983). Ademais, a imunidade naturalmente adquirida contra o tétano poderia explicar as variações observadas na gravidade da doença em diferentes pacientes. Assim, Mamtani *et al.*, estudando comparativamente casos de tétano em adultos procedentes de zonas urbanas e rurais na Índia, relacionaram o melhor prognóstico e a menor letalidade nos pacientes rurais à maior exposição a infecções subclínicas, devidas aos repetidos traumatismos sofridos no decorrer de suas vidas (Mamtani *et al.*, 1978).

▶ Quadro clínico

A hipertonia muscular pode acometer somente um grupo de músculos, caracterizando o tétano localizado, ou vários grupos musculares, configurando o tétano generalizado. O primeiro é pouco frequente, sendo atribuído a uma imunidade parcial ou à absorção de pequena quantidade da toxina. Sua forma mais habitual é o tétano cefálico, com frequência relacionado com ferimentos na cabeça e pescoço, estando os músculos dessas regiões hipertônicos, provocando o trismo (dificuldade para abrir a boca pela hipertonia das masseteres), fácies tetânica (repuxamento da comissura labial causando o riso sardônico, diminuição da rima palpebral, enrugamento da face), devido à hipertonia dos músculos da mímica, disfagia (pela hipertonia dos músculos da faringe), rigidez de nuca e, por vezes, espasmo da glote. Raramente, o tétano localizado manifesta-se por hipertonia de um dos membros (tétano monoplégico) ou de dois membros (tétano paraplégico) (D'Antona, 1951; Veronesi, 1960; Laha e Vaishya, 1965; Tavares, 1973; Barraviera, 1994; Greco, 2001).

Na maioria dos casos, o tétano é generalizado, apresentando a sintomatologia do tétano cefálico e a decorrente da hipertonia dos músculos paravertebrais, abdominais, torácicos e membros inferiores e superiores, surgindo opistótono, emprostótomo, rigidez abdominal, deformidade torácica (*pectum carinatum*), diminuição da amplitude ventilatória, dificuldade para eliminar secreções das vias respiratórias, pé equino, rigidez em extensão dos membros inferiores, flexão hipertônica dos membros superiores, mão em garra. Nos casos benignos, o paciente permanece somente com o quadro de hipertonia muscular, sem manifestação de insuficiência respiratória ou disfagia grave. Nos casos graves, surgem os espasmos ou contraturas paroxísticas, com frequência desencadeados por estímulos externos, como: luminosidade, ruídos, aspiração de secreções e manipulação do doente, podendo ocorrer espontaneamente ou motivados por angústia do enfermo. Os espasmos consistem em acentuação da hipertonia, sob a forma de contrações clônicas, e se devem à estimulação incontrolada dos centros motores medulares e supraespinais desprovidos de seus controles inibidores. Quanto mais intensos e frequentes, maior será a gravidade do tétano, assumindo nos casos gravíssimos o caráter subentrante, em que as contrações musculares se sucedem de maneira semelhante às convulsões epilépticas. Provocam acentuada diminuição da mecânica ventilatória, podendo o paciente entrar em apneia, seja pelo bloqueio da caixa torácica, seja pelo espasmo laríngeo (D'Antona, 1951; Andersen e Navaratne, 1958; Veronesi, 1960; Laha e Vaishya, 1965; Louzada, 1965; Tavares, 1973; Vilhena-Leite, 1974; Barone *et al.*, 1976; Barraviera, 1994; Greco, 2001; Bhatia *et al.*, 2002).

A insuficiência respiratória é uma das complicações do tétano e constitui sua principal causa de morte, devendo-se não só aos espasmos, mas também à obstrução total ou parcial das vias respiratórias pela estase salivar, secundária à disfagia, e pelo acúmulo de secreção brônquica, motivado pela ineficácia ou ausência de tosse. A obstrução brônquica é ainda a causa de infecção pulmonar e atelectasia, complicações frequentes no tetânico. Outras complicações são as fraturas de vértebras dorsais, consequentes à compressão dos corpos dos ossos pelos músculos paravertebrais hipertônicos; flebites e tromboflebites, devidas ao emprego de cateteres intravenosos para a medicação do enfermo; infecção urinária resultante do uso de sonda vesical em pacientes com retenção urinária; insuficiência cardíaca, relacionada com infarto do miocárdio, embolia pulmonar, intoxicação do tronco cerebral e distúrbios hidreletrolíticos e metabólicos; doença do soro, pelo uso terapêutico do soro antitetânico; hemorragia digestiva, provocada por úlceras agudas do estômago; choque; sepse; traumatismo de língua; insuficiência renal; distúrbios do comportamento; coma (medicamentoso ou anóxico) (Andersen e Navaratne, 1958; Veronesi, 1960; Louzada, 1965; Tavares, 1973; Vilhena-Leite, 1974; Barone *et al.*, 1976; Bleck, 1991; Barraviera, 1994).

Geralmente, a toxina tetânica não altera o nível de consciência nem se localiza nas raízes sensoriais dos nervos, permanecendo o paciente lúcido e com sensibilidade preservada, o que exige cautela do pessoal médico e outros profissionais da saúde nos comentários à beira do leito. Nos casos mais graves, ocorre depressão do sensório, surgindo também alterações do ritmo cardíaco e respiratório, hipertermia, sudorese profusa, hipertensão ou hipotensão arterial, insuficiência renal. Essas manifestações foram atribuídas à ação da toxina em estruturas do tronco cerebral ou secundárias a distúrbios metabólicos (acidose, anoxia e desidratação) e infecção. Mais recentemente, tal sintomatologia foi relacionada com hiperatividade do sistema nervoso simpático, e Kryzhanovsky enfatiza que o tétano é uma doença polissistêmica, afetando não só o sistema nervoso, mas também os sistemas cardiovascular, respiratório, neuroendócrino e o metabolismo, de maneira ainda não suficientemente clara (Christie, 1969; Kryzhanovsky, 1972; Barone *et al.*, 1976; Barraviera, 1994; Greco, 2001; Veronesi *et al.*, 2002).

A ação da toxina no sistema nervoso em geral não provoca lesões degenerativas do neurônio, sendo excepcional a ocorrência de sequelas neurológicas na doença. Na maioria dos casos, o exame histológico do sistema nervoso não demonstra alterações específicas, observando-se edema cerebral e áreas de congestão, e por vezes neurônios com hipercromia e granulações nas mitocôndrias. As alterações histológicas encontradas no coração, rim, fígado e músculos, caracterizadas por áreas de hemorragia e vacuolização, têm por base os distúrbios metabólicos e anóxicos da doença, desconhecendo-se o papel da ação direta da toxina em tais lesões (Veronesi *et al.*, 2002).

O tétano não provoca imunidade antitóxica, explicando-se tal fato pela pequena quantidade de toxina que provoca a sintomatologia, insuficiente para um estímulo antigênico útil, ou por linfodepressão causada pela toxina. A ausência de imunidade justifica a recidiva e a recaída da doença. No entanto, a imunidade ativa é conseguida artificialmente pela vacinação com a anatoxina (toxoide) tetânica, devido à grande quantidade de antígeno aí presente. A anatoxina é geralmente adsorvida em compostos de alumínio, que agem como adjuvantes, provocando níveis de anticorpos antitóxicos protetores (acima de 0,01 U/mℓ) por mais de 10 anos após a injeção de três doses (Tavares, 1973; Barone *et al.*, 1976; Simonsen *et al.*, 1984; ACIP, 1991) A imunidade ativa pode também ser adquirida naturalmente, conforme discutido anteriormente.

De acordo com a gravidade, o tétano acidental tem as seguintes características (Veronesi, 1960; Tavares, 1973):

▪ Tétano benigno ou moderado

Hipertonia muscular com dinâmica ventilatória conservada. Ausência de disfagia e de contraturas paroxísticas, ou estas são fracas e esparsas. Em geral, período de incubação superior a 7 dias e período de progressão, se existir, superior a 48 h. A letalidade é ausente e, se ocorrer, é devida a intercorrências (infarto, AVC etc.).

▪ Tétano grave

Hipertonia muscular com comprometimento da dinâmica ventilatória, disfagia, contraturas paroxísticas fortes e frequentes, acúmulo de secreções em vias respiratórias, sudorese, crises de apneia. Em geral, período de incubação inferior a 7 dias e de progressão inferior a 48 h. Há resposta clínica adequada à terapêutica miorrelaxante e sedativa. Letalidade de cerca de 10%.

▪ Tétano gravíssimo

As mesmas características do tétano grave, com contraturas paroxísticas de grande intensidade, mantidas (contraturas subentrantes), com grave comprometimento respiratório e pobre resposta à terapêutica miorrelaxante e sedativa. Presença frequente de febre elevada, retenção urinária e hemorragia digestiva (úlcera de estresse). Letalidade acima de 50%. Em geral, é a forma clínica do tétano neonatal, ginecológico, cirúrgico, dentário, fratura exposta e queimaduras. Pode haver hiperexcitabilidade simpática, com taquicardia e hipertensão arterial.

▸ Diagnóstico e prognóstico

O diagnóstico do tétano é clínico. Exames laboratoriais não contribuem para o diagnóstico da doença, visto que a toxina tetânica não é dosável no sangue e o cultivo do bacilo tetânico em um ferimento raramente é conseguido; por outro lado, a presença da bactéria em uma ferida não significa que o paciente esteja com tétano. Exames complementares são realizados no acompanhamento do pacientes, para verificação de funções renal e cardíaca, alterações metabólicas, infecção urinária, pulmonar ou séptica. Dosagens de eletrólitos e gasometria devem ser realizadas de acordo com a evolução e habitualmente são necessárias nos casos de tétano gravíssimo. Creatinofosfoquinase e aldolase séricas estão aumentadas; ureia e creatinina sanguíneas alteram-se na decorrência de insuficiência renal (anoxia) e as aminotransferases (transaminases) se elevam nas formas graves. Hemoculturas estão indicadas se ocorrer, ou se houver suspeita clínica, de pneumonia e sepse; e urinocultura, se houver suspeita de infecção urinária. Em particular, é importante o acompanhamento radiológico dos pulmões e a realização de radiografia de coluna dorsal para o diagnóstico de fraturas de vértebras (Veronesi, 1960; Tavares, 1973; Barone *et al.*, 1976; Barraviera, 1994).

O diagnóstico diferencial deve ser feito com outras doenças que causam hipertonia muscular. Assim, nas meningoencefalites existe hipertonia paravertebral e de outros grupos musculares, mas a consciência está alterada, existem febre e sinais meníngeos, o trismo é raro e o liquor apresenta alterações citológicas e bioquímicas, o que não ocorre no tétano. Na tetania provocada por alcalose e hipocalcemia por hipoparatireoidismo, osteomalacia e raquitismo, o doente apresenta crises espásticas, especialmente dos membros, os sinais de Trousseau e Chvostek são positivos e o enfermo não apresenta hipertonia muscular mantida. Também na intoxicação por estricnina existem crises espásticas, mas o paciente está flácido nos intervalos das crises e há história de ingestão da substância. Nas manifestações do tipo doença do soro pode ocorrer trismo, mas este sinal é decorrente de artrite temporomandibular, ocorrendo sinais inflamatórios em outras articulações, adenomegalias e por vezes urticária, existindo história de uso de soro antitetânico ou outro tipo de medicamento capaz de causar a doença. Os abscessos dentários e amigdalianos e as extrações dentárias traumáticas podem causar trismo, sendo por vezes difícil afastar a possibilidade de tétano. Deve-se procurar hipertonia de outros grupos musculares e em caso de dúvida manter o paciente em observação por 24 a 48 h. Esta também deve ser a conduta se houver dúvida no diagnóstico diferencial com a histeria, particularmente em indivíduos que conhecem a sintomatologia porque tiveram tétano no passado. A impregnação por promazínicos e demais substâncias neurolépticas, a raiva, os tocotraumatismos e a intoxicação por organofosforados são outras entidades a serem lembradas no diagnóstico diferencial (Christie, 1969; Amstutz *et al.*, 1982; Trigueiro, 1983; Bleck, 1991; Veronesi *et al.*, 2002).

O tétano é uma doença grave, apresentando alta letalidade (15 a 35%), particularmente o tétano neonatal cuja letalidade situa-se entre 60 e 80%. A maioria dos óbitos ocorre nos quatro primeiros dias de evolução clínica, confirmando o aforismo de Hipócrates: "Tetânico que sobreviver 4 dias tem muita probabilidade de se restabelecer". A média de tempo de internação é de 15 a 20 dias, completando-se a recuperação da hipertonia residual sob controle ambulatorial. O prognóstico é avaliado no momento da internação, tendo por base o tipo de foco de infecção, a idade do paciente, o período de incubação e o período de progressão.

Em geral, o prognóstico é ruim quando o foco de infecção é o coto umbilical, útero, dente, queimaduras, fraturas expostas, cirurgia e injeção, relacionado com a absorção de maiores quantidades de toxina, mercê da maior contaminação do foco e condições de anaerobiose mais propícias ao germe. O prognóstico também é ruim nos recém-nascidos e idosos pela menor resistência às alterações metabólicas e às complicações (Veronesi, 1960; Tavares, 1973; Barone *et al.*, 1976; Bazin, 1976; Greco, 2001; Veronesi *et al.*, 2002).

O período de incubação é o espaço de tempo entre a penetração do bacilo e o primeiro sinal da doença. Muitas vezes é difícil precisá-lo devido à multiplicidade de ferimentos apresentada pelo enfermo ou à inexatidão da informação. Já o período de progressão, definido como o tempo entre o primeiro sinal e o primeiro espasmo, é reconhecido com mais precisão. Nos casos com período de incubação igual ou inferior a 7 dias e período de progressão igual ou inferior a 48 h o prognóstico é reservado, sendo menor a gravidade e maior o número de recuperações quando esses limites são ultrapassados (Veronesi, 1960; Tavares, 1973).

Os pacientes que se recuperam excepcionalmente apresentam sequelas neurológicas, as quais são relacionadas com a anoxia. A fratura de vértebras dorsais, provocando deformidade torácica, cifoescoliose e gibosidade, é a sequela mais importante, sendo definitiva se as epífises dos corpos vertebrais forem lesadas (Veronesi, 1960).

▶ Terapêutica

O tratamento do paciente com tétano é complexo, devendo ser conduzido em instituições médicas apropriadas ao atendimento desta enfermidade, dispondo de assistência respiratória e outros cuidados intensivos, e realizado por equipe médica e de enfermagem especializada. O acompanhamento do tetânico deve ser feito idealmente em um quarto silencioso e com obscuridade. O papel da enfermagem é fundamental para o êxito do tratamento, pois a ela cabe a prevenção de estímulos desencadeadores dos espasmos, a cautela na mobilização e medicação, o atendimento às emergências espásticas pela aplicação das medicações relaxantes, a vigilância sobre a evolução e o surgimento de complicações, o suporte psicológico ao enfermo (Furste e Veronesi, 1974; Amstutz *et al.*, 1982; Veronesi *et al.*, 2002).

O tratamento fundamenta-se na neutralização da toxina tetânica ainda não fixada aos receptores nervosos; combate ao *C. tetani*; hidratação e alimentação apropriadas; emprego de miorrelaxantes e sedativos; controle da hiperatividade do simpático; assistência ventilatória, podendo ser necessário traqueostomia; cuidados gerais; vacinação (Veronesi, 1960; Laha e Vaishya, 1965; Louzada, 1965; Christie, 1969; Tavares, 1973; Villena-Leite, 1974; Barone, 1976; Bazin, 1976; Amstutz *et al.*, 1982; Trigueiro, 1983; Trujillo *et al.*, 1987; Barraviera, 1994; Greco, 2001; Miranda, 2001; Bhatia *et al.*, 2002; Brauner *et al.*, 2002; Veronesi *et al.*, 2002).

▪ Neutralização da toxina

Uma vez fixada ao sistema nervoso, a toxina tetânica não é neutralizada pela antitoxina respectiva. Sendo assim, a terapêutica do tétano visa evitar que novas quantidades da toxina sejam produzidas e se fixem aos receptores nervosos, combater os sintomas até que a toxina seja metabolizada e eliminada, e cuidar e prevenir as complicações.

A neutralização da toxina circulante e presente no foco de infecção é conseguida pela antitoxina tetânica. Emprega-se o soro antitetânico (SAT) de origem animal ou a imunoglobulina humana antitetânica (IGHAT). No tétano acidental, o SAT é administrado por via intravenosa na dose única de 20.000 U, e a IGHAT é utilizada na dose de 5.000 U por via intramuscular (no Brasil não está disponível a imunoglobulina antitetânica de origem humana para uso intravenoso). No caso do tétano neonatal, reduz-se a dose do SAT para 5.000 U e a da IGHAT para 500 U.

Estudos recentes referem melhor evolução clínica, tanto no tétano neonatal como no acidental, com o emprego da antitoxina (SAT ou da IGHAT ou da fração F(ab')2 da gamaglobulina humana) por via intratecal (por punção lombar ou suboccipital), associado ao uso sistêmico do medicamento. O SAT por via intratecal é empregado na dose de 5.000 U associado a corticosteroide (de preferência 12,5 mg de prednisolona ou 1,5 mg de dexametasona). A gamaglobulina sem conservantes e a fração F(ab')2, se disponíveis, são aplicadas, preferentemente por via suboccipital, na dose de 1.000 U. Esta rotina, entretanto, necessita de maiores estudos para sua comprovação terapêutica (Ildirim, 1972; Amstutz *et al.*, 1982; Miranda, 2001).

A aplicação da IGHAT dispensa a realização de testes de sensibilidade, os quais devem ser realizados previamente ao emprego do SAT, exceto no tétano neonatal, em que não ocorre hipersensibilidade ao soro heterólogo. Lembre-se de que a antitoxina administrada não neutraliza a toxina já fixada aos receptores nervosos, mas somente impede que novas quantidades ali sejam fixadas.

▪ Combate ao C. tetani

A segunda medida terapêutica consiste no desbridamento do foco suspeito, com retirada das condições de anaerobiose (tecido desvitalizado, corpos estranhos, infecção secundária) e do próprio *C. tetani*, com isto diminuindo ou eliminando o número de bacilos e a produção da toxina. O desbridamento é impraticável em alguns tipos de foco, como o útero, cirurgia e local de injeção. No caso do tétano neonatal o foco é o coto umbilical mumificado, o qual deve ser retirado cirurgicamente, se ainda presente. O desbridamento é fundamental na preservação de recaídas, pois o esporo tetânico pode permanecer no local de entrada por tempo superior ao da circulação da antitoxina (variável de 15 a 30 dias), principalmente se protegido da fagocitose no interior de corpos estranhos.

O combate ao *C. tetani* é ainda realizado pelo uso de antibióticos, particularmente as penicilinas e tetraciclinas, que agem sobre sua forma vegetativa. A penicilina G cristalina é usada na dose de 6 a 12 milhões de unidades por dia por via intravenosa, e as tetraciclinas nas doses terapêuticas habituais. Também a cefalotina poderá ser aplicada no tétano acidental, na dose de 50 a 100 mg/kg/dia, fracionada de 6/6 h. No caso do tétano neonatal, se houver onfalite, diarreia esverdeada, pneumonia, petéquias e sepse utiliza-se a cefalotina na dose de 40 mg/kg/dia IV, fracionada de 8/8 h. Alternativamente, a cefalexina poderá ser utilizada por sonda nasogástrica, na dose de 25 a 30 mg/kg/dia, fracionada de 6/6 h. Eventualmente, outros fármacos serão utilizados (gentamicina, ceftriaxona, oxacilina), de acordo com o tipo de infecção. No tétano neonatal, se o coto umbilical já tiver caído e não houver sinais de onfalite ou sepse, pode-se dispensar o uso de antibióticos.

▪ Hidratação e alimentação

Os casos graves receberão a medicação por via intravenosa, para o que se deve dissecar ou puncionar uma veia profunda, prescrevendo-se a hidratação adequada à idade e ao peso do paciente. A hidratação intravenosa é realizada com solução glicosada a 5% e solução salina, em quantidades variáveis com o peso estimado do paciente, a sudorese e a frequência e intensidade dos espasmos. Em geral, não se utiliza potássio, a não ser que a dosagem sanguínea revele hipopotassemia.

Os casos graves ou gravíssimos devem ser mantidos em dieta zero, empregando-se nutrição parenteral a partir do quarto dia de internação até a cessação dos espasmos e o retorno da alimentação por via oral ou enteral. Nos casos benignos, alimentar o paciente com dieta líquida ou líquido-pastosa, com cuidado. Nos casos mais graves, tão logo ocorra a melhora dos espasmos, deve ser instituída a alimentação enteral, por meio de uma sonda nasogástrica.

No tétano neonatal faz-se alimentação por cateter nasogástrico (cateter de gavagem nº 6) com leite materno ou leite similar, dando-se seis mamadeiras por dia em seringas de 3/3 h, lentamente, imprimindo velocidade da queda do êmbolo da seringa por gravidade. A cada vez deve-se aspirar antes o conteúdo gástrico para verificar a presença de resíduos.

Tratamento sintomático sedativo e miorrelaxante

O tratamento de manutenção repousa no uso de miorrelaxantes e sedativos, hidratação, vitaminas, controle do equilíbrio acidobásico e hidreletrolítico e da insuficiência respiratória. Os casos graves receberão a medicação por via intravenosa, para o que se deve dissecar ou puncionar uma veia profunda, prescrevendo-se a hidratação adequada à idade e ao peso do paciente. Para a sedação e miorrelaxamento utiliza-se o diazepam, medicamento que apresenta esta dupla atividade IV em doses variáveis de 10 mg de 4/4 h até 20 mg de 1/1 h. O tetânico necessita de vigilância contínua e as doses dos medicamentos sofrerão reajustes diários de acordo com a evolução. Muitas vezes o controle dos espasmos é conseguido pela associação do diazepínico à prometazina em injeções intravenosas a cada 6 ou 8 h. Ocasionalmente, a sedação será obtida pela associação do fenobarbital e da prometazina em injeções intramusculares a cada 8 ou 12 h ou pelos derivados promazínicos em doses adequadas à idade do enfermo, devendo-se lembrar que estes sedativos provocam depressão respiratória, o que raramente ocorre com o diazepam. Nos serviços que dispõem de respiradores mecânicos, os casos gravíssimos podem ser tratados com doses elevadas de sedativos ou curarização, mantendo-se a respiração artificial ou assistida pelos aparelhos. Este método exige pessoal médico e de enfermagem habilitado e perfeito controle do equilíbrio acidobásico pela dosagem de gases no sangue arterial. Os pacientes devem ter um balanço hídrico rigoroso, procedendo-se ao cateterismo vesical se houver retenção urinária. A traqueotomia estará indicada nos casos submetidos à respiração artificial, ou sempre que houver disfagia intensa, acúmulo de secreções, crises de apneia e contraturas paroxísticas constantes.

À medida que se dá a recuperação do doente, diminui-se progressivamente a medicação sedativa e relaxante por via parenteral. Logo que possível (regressão das contraturas, melhora da disfagia, início da mobilização ativa no leito), passar a medicação para a via oral, empregando-baclofeno (Baclofeno®) ou tiocolquicósido (Coltrax®), ou ainda a clorzoxazona (Paralon®) ou o carisoprodol (Beserol®) ou a orfenadrina (Dorflex®, Miorrelax®) em doses de 1 comprimido de 4/4 ou 6/6 h, para adultos, associados a diazepam, 5 mg de 4/4 ou 6/6 h, retirando-os progressivamente. Pode-se também usar meprobamato isoladamente, em doses de 400 mg de 6/6 h para o adulto. Administram-se complexos vitamínicos por via oral e dieta paulatinamente consistente, hiperproteica e hipercalórica. Fisioterapia está recomendada em casos com hipertonias residuais e atrofias musculares. Está particularmente indicada em pacientes com deformidades torácicas e cifose. Os casos benignos de tétano acidental receberão os medicamentos por via oral, prescrevendo-se alimentação líquido-pastosa, sedativos e miorrelaxantes do tipo meprobamato ou baclofeno ou outro referido anteriormente.

Nos pacientes com tétano neonatal a medicação poderá ser tentada por via oral, por uma sonda nasogástrica. Isto permite a alimentação da criança e evita o uso de fluidos por via IV, causa frequente de hiper-hidratação. Empregam-se sedativos do tipo promazínico ou diazepínico, complementando-se com injeções intramusculares, se necessário.

Tratamento da hiperatividade simpática

Habitualmente, em indivíduos jovens, a sedação e o miorrelaxamento permitem manter o paciente sem necessidade de outras medidas para o combate a taquicardia, sudorese e hipertensão arterial. Entretanto, em pacientes com hipertensão lábil, intercalada por hipotensão, com arritmias, hiperpirexia e/ou taquicardia mantida acima de 120 bpm, deve-se aumentar a sedação com diazepínicos ou empregar clorpromazina, por sua ação bloqueadora α-adrenérgica, na dose de 0,3 a 0,5 mg/kg por vez, por via IM ou IV, repetida de 6/6 ou 8/8 h (dose máxima 200 mg/dia). Em casos mais graves já foram utilizados betabloqueadores como o propranolol (dose de 10 a 20 mg em adultos, de 12/12 h, por cateter nasogástrico) e outras medicações vasoativas (labetalol, alprenolol, esmolol). Porém, tais fármacos são depressores do miocárdio e podem causar arritmias, espasmo brônquico, redução significativa do débito cardíaco e risco de morte súbita, sobretudo em idosos. Por tal motivo, tem sido preferível a utilização de morfina em doses variáveis e individualizadas. A morfina é administrada inicialmente na dose de 0,1 mg/kg/dose, repetida em intervalos de 2 a 8 h. A dose usual é de 5 a 30 mg administrada por via IV em infusão durante 30 min, repetida a cada 4 a 6 h. A morfina tem a vantagem de ser excelente sedativo sem causar prejuízo à ação cardiovascular. A fentanila (analgésico opioide), o baclofeno (agonista do GABA), o propofol (anestésico geral) e o sulfato de magnésio são medicamentos que podem ser utilizados em associação ao diazepam para a sedação ou em doses maiores, para o controle da hiperatividade simpática (disautonomia). Porém, a experiência com seu uso é pequena e podem causar hipotensão e depressão respiratória, sendo necessário o uso de ventilação assistida. Quando no uso de substâncias vasodilatadoras e anestésicas nas crises hipertensivas, deve-se ter cautela, pois mesmo em doses terapêuticas essas medicações podem rapidamente causar hipotensão grave ou choque. Estes quadros geralmente respondem a pequenas infusões rápidas de volume. Quando a resposta não é adequada, instala-se infusão venosa de substâncias vasopressoras em doses crescentes e mantém-se vigilância. Em ensaios clínicos não controlados ou em séries de casos, os com tétano gravíssimo e disautonomia simpática tiveram melhores resultados com a corticoterapia, parenteral (Kerr, 1972; Barone, 1976; Bleck, 1991; Miranda, 2001; Bhatia *et al.*, 2002; Brauner *et al.*, 2002; Veronesi *et al.*, 2002).

Assistência ventilatória

Os pacientes com formas graves de tétano apresentam dificuldade respiratória, motivada pela hipertonia da musculatura torácica e diafragmática. Oxigênio, nebulizações e aspiração de secreções em vias respiratórias são em geral necessários. A traqueostomia será realizada sempre que houver necessidade de ventilação por meio de aparelhos nos pacientes curarizados e está indicada quando houver retenção de secreção da árvore traqueobrônquica, em crises repetidas de apneia, em paciente com espasmos fortes e frequentes e quando ocorrer infecção pulmonar, atelectasia ou coma. Deve-se evitá-la no tétano neonatal. Em traqueostomizados, são mandatórias nebulização com água de modo contínuo e aspiração quando necessário.

Outras medidas

Outras medidas terapêuticas consistem no uso de vitaminas e antitérmicos; transfusão de sangue se houver hemorragia digestiva ou anemia progressiva; prevenção de escaras; curativos com substâncias oxidantes no foco de infecção; antibioticoterapia adequada às infecções pulmonar e urinária; e o tratamento de complicações como o choque, hemorragia digestiva e acidose. Todos os pacientes devem ser vacinados com o toxoide tetânico, já que a doença não confere imunidade. Em geral aplica-se a primeira dose logo ao início do tratamento, o que permite que grande número de pacientes receba a segunda dose, 21 a 30 dias após, ainda hospitalizado.

Profilaxia

Prevenção do tétano na população

A prevenção do tétano depende da vacinação e do desenvolvimento socioeconômico, sanitário e educacional da população. O uso de calçados, a mecanização da agricultura, a assistência higiênica ao parto, o cuidado adequado aos ferimentos, a quebra de tabus e a modificação de hábitos não higiênicos permitem a redução da infecção. Tais melhorias, entretanto, não promovem sua erradicação e dependem de um desenvolvimento a longo prazo, o que faz com que a vacinação sistemática da população seja a medida profilática mais importante, por ser altamente eficaz, de baixo custo, com efeitos colaterais mínimos e exequível a curto prazo (Bytchenko, 1972; Tavares, 1973; Veronesi *et al.*, 2002).

A vacinação é feita com o toxoide tetânico precipitado em adjuvantes como o alume e o hidróxido de alumínio, este último o utilizado entre nós. Em crianças a vacinação segue o calendário vacinal recomendado pelo Ministério da Saúde, aplicando-se três doses da vacina tríplice (DPT) por via IM a partir do segundo mês de vida, com intervalo de 2 meses entre as doses. Uma dose de reforço é administrada aos 15 meses e em seguida uma ampola da vacina dupla (DT – difteria/tétano de adulto) a cada 10 anos. Em escolares e adultos não vacinados na infância, aplicam-se três doses da vacina dupla por via IM, com intervalo de 1 a 2 meses entre as doses. Estes prazos não são necessariamente rígidos, havendo estimulação antigênica mesmo quando o intervalo entre a segunda e a primeira dose for de 2 anos. Os títulos de anticorpos protetores só aparecem após a segunda aplicação do toxoide, funcionando a 3ª dose como um reforço que mantém a imunidade por tempo superior a 10 anos. Os indivíduos imunizados com a vacinação básica (três doses) devem receber novas doses de reforço a cada 10 anos, visando à manutenção de títulos elevados de anticorpos. A vacina antitetânica é praticamente atóxica e de contraindicações e efeitos colaterais de pouca monta. Sua contraindicação é para pessoas hipersensibilizadas ao toxoide, devido ao seu uso repetido, motivo pelo qual deve-se evitar o exagero de vacinação em um mesmo indivíduo. Seu efeito colateral mais importante é a dor no local da injeção, podendo ocorrer fenômenos inflamatórios locais, dores articulares e urticária nos indivíduos hiperimunizados. Estudos com novos tipos de vacinas vêm sendo realizados, objetivando o seu emprego por via parenteral em dose única ou por via oral (Christie, 1969; Willis, 1969; Patel *et al.*, 1972; White, 1972; Tavares, 1973; Amstutz *et al.*, 1982; Trigueiro, 1983; Simonsen *et al.*, 1984; Bleck, 1991; Barraviera, 1994; Veronesi *et al.*, 2002).

Prevenção do tétano em pacientes que sofrem traumatismos

Nos pacientes imunizados com três doses da vacina antitetânica que sofrem ferimentos com risco de tétano, a profilaxia é feita pelo desbridamento da ferida e injeção de uma dose de reforço da vacina, desde que a última dose tenha sido aplicada há mais de 5 anos.

São considerados não imunes os pacientes que ignoram sobre vacinação anterior, os nunca vacinados e os que não completaram sua vacinação básica. Nesses casos, a profilaxia consta do desbridamento da ferida e injeção IM, em dose única, de 5.000 U do SAT ou 250 U da IGHAT, realizando-se testes de sensibilidade antes de aplicar o SAT. Nas pessoas alérgicas ao soro, emprega-se a IGHAT; se esta não estiver disponível utilizam-se antibióticos do grupo das tetraciclinas ou macrolídeos, em doses terapêuticas por 5 dias. Os antibióticos também serão usados em feridas extensas e altamente contaminadas, visando ao combate à infecção por outros clostrídios e germes piogênicos. *A penicilina G benzatina não deve ser utilizada na profilaxia do tétano, pois não oferece a proteção adequada nas doses toleráveis pelo homem* (Willis, 1969; Christie, 1969; Tavares, 1973; Amstutz *et al.*, 1982; Trigueiro, 1983; ACIP, 1991; Bleck, 1991; Barraviera, 1994). Além dos cuidados propostos, os pacientes traumatizados não imunizados devem receber uma dose da vacina antitetânica, recomendando-se o prosseguimento da vacinação até completar três doses. Com isto, visa-se a sua proteção em acidentes futuros, pois a aplicação de uma única dose do toxoide tetânico em um paciente não vacinado não tem valor profilático imediato, a não ser que este indivíduo apresente algum grau de imunidade adquirida por infecções subclínicas ou vacinação ignorada.

Nos indivíduos traumatizados que foram vacinados há mais de 10 anos, se o ferimento for de elevado risco de tétano, está indicada a administração de antitoxina tetânica (SAT ou imunoglobulina humana antitetânica) e uma dose da vacina antitetânica.

A Tabela 135.4 relaciona os traumatismos considerados de baixo e elevado risco de tétano, e a Tabela 135.5 resume as medidas preventivas contra o tétano nos pacientes traumatizados.

Ressalta-se que, qualquer que seja a medida profilática, sua ação depende da precocidade com que é empregada, já que o esporo tetânico pode germinar e produzir a toxina em 6 h. Portanto, decorridas mais de 6 h da infecção, as medidas tomadas poderão não resultar em um efeito preventivo útil.

Tabela 135.4 Classificação dos ferimentos de acordo com o risco de tétano.

Ferimentos com risco mínimo de tétano
São os ferimentos superficiais, limpos, sem corpos estranhos ou tecidos desvitalizados (pequenos cortes sem corpos estranhos, escoriações, feridas incisas limpas e de pequena profundidade)
Ferimentos com alto risco de tétano
São as feridas penetrantes, laceradas, cortantes ou contusas, superficiais ou profundas, feitas com vidros, latas, facas, espinhos, madeira, prego, objetos rombos e outras causas, contaminadas com terra e outros materiais ou que apresentem tecido desvitalizado, incluindo as mordeduras por animais e humanas, os ferimentos por arma branca e de fogo, as queimaduras extensas, os politraumatismos e as fraturas expostas

Tabela 135.5 Tétano acidental: esquemas de condutas profiláticas de acordo com o tipo de ferimento e a história vacinal.

História de vacinação prévia contra tétano	Ferimento com risco mínimo de tétano		Ferimento com alto risco de tétano		Outras condutas para o ferimento
	Vacina*	SAT**/IGHAT***	Vacina*	SAT/**IGHAT***	
Desconhece ou menos de 3 doses	Sim	Não	Sim	Sim	Limpeza e desinfecção; lavar com soro fisiológico e substância oxidante; fazer desbridamento quando houver indicação
Três doses ou menos de 3 doses	Não	Não	Não	Não	
Três doses ou mais e última dose há mais de 5 anos e menos de 10	Não	Não	Sim	Não	
Três doses ou mais e a última há mais de 10 anos	Sim	Não	Sim	Sim	

*Para crianças com menos de 7 anos emprega-se a vacina tríplice bacteriana (DPT) ou tetra (DPT-Hib) por via intramuscular (IM). Para crianças maiores e adultos emprega-se a vacina dupla de adulto (DT) ou o toxoide tetânico (TT). **SAT = 5.000 UI, IM. ***IGHAT = 250 UI, IM. As antitoxinas (SAT e IGHAT) devem ser aplicadas por via IM em região diferente da aplicação da vacina.
Fonte: Brasil, Ministério da Saúde, Secretaria de Vigilância em Saúde. Tétano acidental. In: *Doenças Infecciosas e Parasitárias: Guia de Bolso*. 7ª ed. Brasília: Ministério da Saúde, Secretaria de Vigilância em Saúde, Departamento de Vigilância Epidemiológica, 2008, p. 325-331. Disponível em: http://portal.saude.gov.br;portal/arquivos/pdf/guia_bolso_7_edicao_web.pdf. Acesso em: 26 dez. 2009.

Prevenção do tétano neonatal

A prevenção do tétano neonatal começa no pré-natal, com a vacinação antitetânica ou dose de reforço da vacina na gestante. Os anticorpos maternos produzidos pela vacinação atravessam a placenta, protegendo o feto contra o risco de tétano. Nas gestantes que não informam se foram vacinadas ou que tiveram vacinação incompleta, recomendam-se três doses do toxoide tetânico ou da vacina dupla (difteria/tétano de adulto) a partir do quarto mês de gestação, aplicando-se as doses a intervalos de 4 a 8 semanas. Em gestantes que já receberam vacinação básica (três doses) e cuja última dose de reforço tenha sido aplicada nos últimos 5 anos, não é necessário vacinar. Nas gestantes que receberam vacinação básica e cuja última dose de reforço tenha mais de 5 anos, recomenda-se uma dose de reforço do toxoide no último trimestre da gravidez. No parto e nos dias subsequentes, as medidas gerais consistem na adequada assistência maternoinfantil, com cuidados higiênicos do parto e do coto umbilical do recém-nato (Schofield e Tucker, 1961; Furste e Veronesi, 1974; Bazin, 1976; Tavares, 1982; Veronesi *et al.*, 2002). O tétano é doença de notificação compulsória.

Referências bibliográficas

ACIP (Immunization Practices Advisory Committee). Diphteria, Tetanus and Pertussis: Recomendations for vaccine use and other preventive measures. *MMWR*. 40(RR-10): 1-28, 1991.

Amstutz P, Levy FM, Offendstat G. Tétanos. In: *Encycl. Med. Chr, Paris, Maladies Infectieuses*. 8038 G10, 11, p. 1-14, 1982.

Andersen EW, Navaratne RA. Tetanus: a review of 366 cases. *Acta Anaesth Scand*. 2: 81-85, 1958.

Barone AA, Raineri HC, Ferreira JM. Tétano: aspectos epidemiológicos, clínicos e terapêuticos. Análise de 461 casos. *Rev Hosp Clin Fac Med S Paulo*. 31: 215-225, 1976.

Barraviera B. Estudo clínico do tétano. Revisão, 1994. *Arq Bras Med*. 68: 145-159, 1994.

Bazin AR. *Estudo clínico e anátomo-patológico do tétano neonatal no estado do Rio de Janeiro*. Tese de Mestrado. Rio de Janeiro: Faculdade de Medicina da UFRJ, 1976.

Bhatia R, Prabhakar S, Grover VK. Tetanus. *Neurol India*. 50: 398-407, 2002.

Bleck TP. Tetanus: pathophysiology, management, and prophylaxis. *Disease a Month*. 37 (September): 547-603, 1991.

Brasil, Ministério da Saúde, Rede Interagencial de Informações para a Saúde – RIPSA. Disponível em: http://tabnet.datasus.gov.br/cgi/idb2008/matriz.htm. Acesso em 28 set. 2010.

Brasil, Ministério da Saúde, Secretaria de Vigilância em Saúde. Tétano Acidental. In: *Doenças Infecciosas e Parasitárias: Guia de Bolso*. 7ª ed. Brasília: Ministério da Saúde, Secretaria de Vigilância em Saúde, Departamento de Vigilância Epidemiológica, p. 325-331, 2008. Disponível em: http://portal.saude.gov.br/portal/arquivos/pdf/guia_bolso_7_edicao_web.pdf. Acesso em 28 set. 2010.

Brauner JS, Vieira SR, Bleck TP. Changes in severe accidental tetanus mortality in the ICU during two decades in Brazil. *Intensive Care Med*. 28: 930-935, 2002.

Bytchenko B. Recent trends of tetanus mortality in the world. 3rd International Conference on Tetanus. Pan American Health Organization, Scientific Publication nº 253, p. 17-18, 1972.

Christie AB. Tetanus. In: Christie AB (ed). *Infectious Diseases*. Edinburgh: Livingstone, p. 723-50, 1969.

Cvejtanovic B. Epidemiology of tetanus viewed from a practical public health angle. 3rd International Conference on Tetanus. Pan American Health Organization, Scientific Publication nº 253, p. 3-10, 1972.

D'Antona D. Le tétanos. *Revue Immunol*. 15: 93-157, 1951.

Dastur FD, Nair KG. Recent advances in tetanus. *J Assoc Phys India*. 27: 551-557, 1979.

Fedinec AA. Studies on the pathogenesis of tetanus. 3rd International Conference on Tetanus. Pan American Health Organization, Scientific Publication no. 253, p. 63-71, 1972.

Furste W, Veronesi R. *Tétanos*. Bogotá: Ediciones Lerner, 98 p., 1974.

Greco JB. *Características clinicoepidemiológicas do tétano em pacientes de hospital de Salvador – Bahia*. Tese de Doutorado. Salvador: EMMSP, 202 p., 2001.

Hardegree MC, Palmer AE, Duffin N. Tetanolysin: *in vivo* effects in animals. *J Infect Dis*. 123: 51-55, 1971.

Ildirim I. Intratechal treatment of tetanus with antitetanus serum and presnisolone mixture. 3rd International Conference on Tetanus. Pan American Health Organization, Scientific Publication no. 253, p. 119-25, 1972.

Kerr JH. Assessment and treatment of sympathetic overactivity in severe tetanus. Pan American Health Organization, Scientific Publication no. 253, p. 128-33, 1972.

Kryzhanovsky GN. Some fundamental problems on tetanus pathogenis. 3rd International Conference on Tetanus. Pan American Health Organization, Scientific Publication no. 253, p. 72-78, 1972.

Laha PN, Vaishya PD. Tetanus – a study of 1.000 cases. *J Ind Med Assoc*. 44: 422-436, 1965.

Louzada GZ. *Tétano: contribuição ao seu estudo*. Tese. Porto Alegre: Faculdade de Medicina da UFRGS, 107 p., 1965.

Mamtani R, Malhotra P, Gupta PS *et al*. A comparative study of urban and rural tetanus in adults. *Int J Epidemiol*. 7: 185-188, 1978.

Marinho LAC. *Imunidade naturalmente adquirida contra o tétano*. Tese de Mestrado. Recife: UFPE, 1980.

Miranda Filho DB. *Tratamento do tétano com imunoglobulina antitetânica por via intratecal*. Tese de Doutorado. São Paulo: USP, 139 p., 2001.

Patel JC, Mehta BC, Rao SS. Studies on the prevention on tetanus. *WHO/PAHO Scientific Publ*. 253: 91-93, 1972.

Pinheiro D. *Contribuição para o estudo da etiologia do tétano no recém-nascido*. Tese de Doutorado. São Paulo: Faculdade de Medicina da USP, 127 p., 1962.

Saha K, Sharma VK, Sehgal VN *et al*. Natural resistance against tetanus in patients with lepromatous leprosy. *Trans R Soc Trop Med Hyg*. 75: 832-834, 1981.

Schofield FD, Tucker VM. Neonatal tetanus in New Guinea. *Brit Med J.* 2: 785-788, 1961.

Simonsen O, Kjeldsen K, Heron I. Immunity against tetanus and effect of revaccination 25-30 years after primary vaccination. *Lancet.* 2: 1240-1243, 1984.

Tavares W. *Contaminação do solo do Estado do Rio de Janeiro pelo C. tetani.* Tese de Doutorado. UFRJ. *Bol Cient Vital Brasil.* 2: 4, 1975.

Tavares W. *Contribuição ao estudo clínico e epidemiológico do tétano não umbilical no Estado do Rio de Janeiro.* Tese de Mestrado. Rio de Janeiro: Faculdade de Medicina da UFRJ, 112 p., 1973.

Tavares W. Profilaxia do tétano. *Rev Ass Med Bras.* 28 (suppl.1):10-14, 1982.

Tavares W, Seba RA, Coura JR. Contaminação do solo do Estado do Rio de Janeiro pelo *Clostridium tetani.* III – Estudo da contaminação do solo de áreas urbanas e rurais. *Rev Inst Med Trop São Paulo.* 13: 411-417, 1971.

Trigueiro GS. Tétano. In: Neves J (ed.). *Diagnóstico e Tratamento das Doenças Infectuosas e Parasitárias.* 2ª ed. Rio de Janeiro: Guanabara Koogan, p. 537-554, 1983.

Trujillo MH, Castillo A, Espana J *et al.* Impact of intensive management on the prognosis of tetanus. *Chest.* 92: 63-65, 1987.

Veronesi R. *Contribuição para o estudo clínico e experimental do tétano.* Tese de Livre Docência. São Paulo: USP, 218 p., 1960.

Veronesi R, Bizzini B, Focaccia R. Naturally acquired antibodies to tetanus toxin in human and animals from Galapagos Islands. *J Infect Dis.* 147: 308-311, 1983.

Veronesi R, Cecin H, Corrêa A *et al.* New aproaches on tetanus immunization: nacturally acquired immunity preliminary report. *Rev Hosp Clin S. Paulo.* 28: 313-318, 1973.

Veronesi R, Focaccia R, Tavares W *et al.* Tétano. In: Veronesi R, Focaccia R (ed.). *Tratado de Infectologia.* 2ª ed. Rio de Janeiro: Atheneu, 2002, p. 909-935, 2002.

Vilhena-Leite E. *Aspectos clínico-epidemiológicos do tétano no Estado da Guanabara.* Tese. *Folha Med.* 68 (6) e 69 (1) e (2), 1974.

White WG. Adverse reactions to tetanus toxoid: causation and management. 3rd International Conference on Tetanus. Pan American Health Organization, Scientific Publication no. 253, p. 44-50, 1972.

Willis AT. *Clostridiun tetani.* In: Willis AT (ed.). *Clostridia of Wound Infection.* London: Butterworths, p. 385-461, 1969.

136 Botulismo

Rudolf Uri Hutzler

▸ Definição e conceito

O botulismo é resultante de intoxicação exógena provocada pela toxina botulínica; é doença aguda – a toxina é neurotóxica e causa fraquezas musculares – por afetar predominantemente as junções neuromusculares periféricas. Afeta também as sinapses autonômicas.

O termo botulismo provém do latim *botulus* (= salsicha); o nome foi dado por ocasião da identificação dos primeiros casos, a partir de salsichas contaminadas.

▸ Histórico

A doença foi reconhecida no início do século 19, na Alemanha, por Justinus Kerner. Van Ermengen, na Bélgica, em 1897, descreveu o bacilo *Clostridium botulinum* e verificou a produção de toxina por esse microrganismo. Na Rússia, já se havia visto a doença ser provocada pela ingestão de peixes. A primeira das toxinas botulínicas, a A, foi verificada em 1904. Outra forma de botulismo, a partir de ferimentos, foi descrita em 1944, e o botulismo dos infantes, em 1976. Ainda se descreveu, em 1986, uma forma de botulismo de origem indeterminada, relacionada provavelmente à colonização intestinal de doente pelo bacilo botulínico.

▸ Etiologia

O agente *C. botulinum* é estritamente anaeróbico, geralmente gram-positivo, com flagelos finos e esporo subterminal. Mede de 3 a 8 μ, na sua forma bacilar.

Divide-se em quatro grupos: I: produz toxinas A, B e F. Vive bem entre 30 e 37°C; II: produz toxinas B, E e F. Vive bem entre 20 e 25°C; III: produz toxinas C e D. Vive bem entre 30 e 37°C; IV: produz toxina G. Vive bem entre 30 e 37°C.

Tem forma vegetativa e de esporo. Os esporos resistem à ebulição por até 22 h. Tanto o bacilo como o esporo ocorrem e são frequentes em solos, sedimentos marinhos, legumes, verduras, frutas, forragens, fezes humanas e animais. O tipo E ocorre mais em zonas marítimas.

O *C. botulinum* vive bem em pH entre 6,6 e 7,2. Pode medrar entre pH 7,4 e 8,9.

Os esporos são eliminados por autoclavagem a 120°C a uma atmosfera; são eliminados quando o alimento é preparado em panela de pressão (Cecchini *et al.*, 1997; Bleck, 2000).

▸ Toxina

É uma toxina muito ativa, neurotóxica, a mais tóxica das exotoxinas microbianas descritas. É também hemaglutinante, é termolábil, destruída em 5 min a 100°C. Tem 19 aminoácidos em cadeia polipeptídica pouco potente, dividida em uma cadeia longa (100 kDa) e uma cadeia curta (50 kDa) ligadas por uma ponte dissulfídica (Simpson *et al.*, 2004). A cadeia longa está envolvida no reconhecimento de um receptor específico na face neuronal e medeia a introdução da cadeia curta na célula nervosa. A cadeia curta provoca destruição de proteínas que estão envolvidas na exocitose das vesículas sinápticas, que contêm acetilcolina. A liberação da acetilcolina é bloqueada na junção neuromuscular e produz paralisia flácida (Dong *et al.*, 2003). Esta cadeia curta, em base de peso molecular, é a mais potente das toxinas naturais. Descrevem-se toxinas botulínicas A, B, Cα, Cβ, D, E, F, G e Af, produzidas pelos distintos tipos imunológicos do bacilo, de mesma nomenclatura (Marvaud *et al.*, 2002).

▸ Epidemiologia

Os casos mais frequentes de botulismo são os do tipo A e B; o tipo E está frequentemente associado à ingestão de produtos de peixes. O botulismo a partir de feridas pode ser do tipo A ou do tipo B, e a forma botulismo dos infantes acontece em geral com os tipos A, B ou F. Há descrições de casos de botulismo dos infantes causados por *C. baratii* e por *C. butyricum*, com toxina do tipo F (Fenícia *et al.*, 2002; Harvey *et al.*, 2002).

O botulismo dos infantes foi bastante relacionado com a ingestão de mel (Tanzi e Gabay, 2002), produto com frequente contaminação por *C. botulinum*. Descreveram-se casos por provável contaminação a partir do solo.

Já se descreveram casos de botulismo no adulto causados por *C. baratii* (Harvey *et al.*, 2002). Os casos da doença botulínica de origem indeterminada são mais os tipos A e B e menos frequentemente o F.

Os casos de botulismo da forma alimentar ocorrem frequentemente em surtos, muitas vezes em restaurantes. Os de outras formas, muitas vezes, são de aparecimento esporádico, isolados.

Alimentos industrializados, em conserva, foram fontes comuns de botulismo. Atualmente, alimentos em conserva domiciliares como frutas, verduras, produtos de peixes, são fontes mais frequentes. A maioria dos casos da doença é causada por alimentos de origem vegetal. No Brasil, descreveram-se, entre 1982 e 2001, oito surtos/casos positivos para botulismo, sete dos quais do tipo A. Mais três casos foram negativos para botulismo, mas problemas técnicos podem ter ocorrido com relação à coleta de materiais (Gelli *et al.*, 2002); houve casos pela ingestão de palmito em conserva.

Surtos são relacionados em geral a restaurantes e concorrem com cerca de 40% dos casos. A letalidade da doença, nos EUA, entre 1976 e 1984, foi de 7,5%; antes da era da assistência intensiva, morriam mais de 60% dos doentes. Os primeiros casos de surtos têm risco de óbito de 25% e os ulteriores, com diagnósticos mais precoces, vão ter risco de morte de 4%.

Patogenia

A toxina botulínica, passando à circulação, atinge as junções neuromusculares periféricas, dotadas de sinapses colinérgicas. A produção de acetilcolina é bloqueada, resultando fraqueza muscular, independentemente da forma da doença: alimentar, quando a toxina botulínica é ingerida com o alimento; botulismo das feridas, quando os esporos, no local do ferimento, passam a formas vegetativas e a toxina botulínica é produzida. Nos dias atuais verificou-se aquisição de esporos botulínicos com a injeção de heroína (CDC, 2003; Yuan *et al.*, 2011). Nas formas do infante e de etiologia indeterminada há provável ingestão de esporos, colonização no tubo digestivo e formação de toxina no lúmen intestinal.

A lesão da sinapse é permanente. Com o brotamento do axônio pré-sináptico e a formação de uma nova sinapse é que a função colinérgica se recupera e a transmissão do estímulo neuromuscular se restabelece. Do mesmo modo, ocorre o distúrbio de funções autonômicas, com o envolvimento de terminais de nervos ou de gânglios autônomos.

A toxina botulínica é transportada dentro de nervos e ganha acesso ao sistema nervoso central. São raras as consequências clínicas decorrentes desse envolvimento.

Quadro clínico

O período de incubação varia de 12 h a 3 dias. Pode ser de no mínimo 2 h, até no máximo, em torno de 5 dias. Quanto menor o período de incubação mais grave será a doença, em consequência da atuação de maior quantidade de toxina.

O quadro clínico se inicia, em geral, pelo aparecimento de paresias e paralisias simétricas de nervos cranianos, seguidas de fraquezas musculares em sentido descendente. O paciente permanece consciente, as funções cardiovasculares são mantidas, não há perturbações do sensório, a não ser visão embaçada. Não há febre, a não ser como consequência de complicações infecciosas.

O doente se queixa de náuseas, boca seca e pode ocorrer diarreia. As lesões de nervos cranianos se manifestam em geral e inicialmente pelos olhos, com envolvimento dos III, IV e VI pares. As pupilas ficam dilatadas por lesão parassimpática e podem levar meses para voltar à normalidade. Pode haver nistagmo na fase aguda; ocorrem também diplopia, ptose palpebral, estrabismo, midríase e diminuição lacrimal. Seguem-se disfagia, disartria e fraqueza do hipoglosso.

A fraqueza muscular estende-se aos braços, tronco e membros inferiores. Essa sintomatologia se instala de 5 a 24 h. A seguir, acontece disfunção respiratória, seja por fechamento da glote ou por fraqueza muscular do diafragma ou de outros músculos respiratórios. O paciente necessitará de respirador eletrônico por muito tempo (4 a 8 semanas). Esse período pode se estender por até 100 dias.

As disfunções do sistema nervoso autônomo, incluindo manifestações gastrintestinais, hipotermia, retenção urinária, hipotensão, são frequentes.

Esses sinais clínicos como, por exemplo, a dilatação ou falta de resposta pupilar, aparecem em menos de metade dos casos de botulismo; a falta deles não exclui o diagnóstico.

O botulismo do infante se apresenta com constipação intestinal, hipotonia, choro fraco, dificuldades alimentares e salivação. Pode haver obstrução de via respiratória superior; progressão para paresias de nervos cranianos, fraqueza respiratória e insuficiência ventilatória em 50% dos doentes. A doença progride por 1 a 2 semanas, fica estabilizada por 2 a 3 semanas, quando começa a recuperação, podendo haver surtos de pioras de sintomatologia.

O botulismo de ferimentos tem período de incubação de 4 a 14 dias e não se apresenta com manifestações gastrintestinais. Clinicamente, vai se apresentar com os demais sintomas e sinais.

Há abscessos causados pelo clostrídio botulínico, assim como sinusites em cocainômanos.

Pode haver disfagia, ptose palpebral e outras manifestações de fraqueza neuromuscular com o uso terapêutico da toxina botulínica A (Tugnoli *et al.*, 2002).

Na evolução, o período de maior risco é o da primeira e segunda semanas. O diagnóstico tardio piora o prognóstico; a letalidade é nos primeiros dias de evolução decorrente de insuficiência respiratória e de distúrbios metabólicos; nas fases mais tardias, depende especialmente de complicações infecciosas; a melhora evolutiva ocorre, geralmente, após 10 a 15 dias de doença (Robinson e Nahata, 2003).

Diagnóstico

O diagnóstico, em bases clínicas, depende de uma história compatível com o tipo de botulismo: alimentar, de ferimentos, do infante, de etiologia desconhecida. O primeiro caso de um surto é o de diagnóstico, mais difícil e demorado, o que aliás piora o prognóstico.

O bacilo botulínico não está uniformemente distribuído no alimento ingerido, por isso haverá comensais da mesma refeição com e sem a doença.

No diagnóstico laboratorial realizam-se culturas anaeróbias para *C. botulinum* nas fezes, nos ferimentos e no alimento suspeito.

A pesquisa da toxina botulínica no soro, nas fezes e no alimento é positiva em perto de 75% dos casos, assim como a tipificação da toxina. O achado positivo da toxina é o método mais comum de confirmação de diagnóstico precoce ou nos primeiros dias de doença. O teste mais sensível é o da inoculação intraperitoneal em camundongos, que morrem em 48 h. Os testes ELISA, imunoenzimáticos, no soro, são rápidos, sensíveis e específicos. A emissão de toxina pode ser detectada, assim como a cultura bacilar pode ser positiva nas fezes, por cerca de 1 mês após o início da doença. O diagnóstico inespecífico não traz contribuição para a confirmação da doença. O hemograma apresenta, em geral, discreta leucocitose, com neutrofilia. O exame de liquor é normal (Cecchini *et al.*, 1997; Bleck, 2000; Lindström e Korpeala, 2006).

A eletromiografia vai mostrar redução da amplitude de potenciais de ação muscular composta. Quando do uso de toxina botulínica A em terapêutica, a eletrofisiologia pode mostrar ação da toxina a distância (Beseler *et al.*, 2003).

Tratamento

O tratamento fundamental é o de suporte em unidade de terapia intensiva, mantendo via respiratória pérvia e ventilando o paciente com respirador. O uso de sonda e de traqueostomia são determinados de modo usual.

Lavagens gástricas, purgativos e clisteres são indicados para esvaziar o tubo digestivo do conteúdo de toxina botulínica.

A terapia antitoxina está indicada com soro equino trivalente (anti-A, anti-B e anti-E). Administram-se, diariamente, de 100 mℓ a 300 mℓ (100.000 UI a 300.000 UI) IV, por 3 a 5 dias. A IM é mais usada para uso profilático em pessoas que ingerem alimento suspeito. Não se deve ministrar soro por via raquidiana. O antimicrobiano de primeira escolha é a penicilina G cristalina, na dose de 10.000.000 a 20.000.000 de unidades por dia. O valor terapêutico da penicilina é desconhecido e a alternativa principal ao seu uso é o metronidazol na dose de 400 mg intravenosa a cada oito horas. No tratamento do botulismo dos infantes não se indica a antitoxina.

A musculatura do paciente botulínico se recupera no período de 1 a 3 meses após o início da doença, mas o processo de normalização muscular pode se estender a 1 ano. Neste período, distúrbios psicológicos podem fazer simular déficits musculares (Foran *et al.*, 2003). Tem-se tentado tratamento com fármacos de ação muscular, a 3-diaminopiridina, com plasmaférese, para remoção de toxina (Atabeck *et al.*, 2002).

▸ Prevenção

Os alimentos devem ser muito bem limpos e preparados com cuidado, para não estarem contaminados. A toxina termolábil é destruída por fervura ou aquecimento intenso.

Latas estufadas de alimentos em conserva não devem ser abertas e alimentos com aparência de estragados não devem ser levados à boca para serem experimentados. Os alimentos contaminados por *C. botulinum* podem não ter cheiro especial.

A infecção botulínica não confere imunidade. Há vacinas experimentais para trabalhadores de laboratório ou de indústria alimentícia expostos à infecção pelo bacilo ou contaminação pela toxina. Os toxoides são obtidos a partir das toxinas.

Atualmente há possibilidade de obtenção de vacinas menos dolorosas e menos dispendiosas, com vacinas recombinantes expressando o domínio tipo A ou vacinação com o fragmento carboxiterminal. Uma vacinação muito extensiva prejudicará os usos terapêuticos da toxina botulínica na população imunizada. Há trabalhos com toxoide tetravalente (A, B, E, F), em fases experimentais (Torii *et al.*, 2002) e com germes que expressam fragmentos antigênicos do bacilo botulínico, como, por exemplo, salmonelas (Foynes *et al.*, 2003).

▪ Bioterrorismo

A toxina botulínica tipo A tem sido apontada como uma das armas potencialmente utilizáveis em bioterrorismo.

Pode ser obtida, em grandes quantidades, a partir do cultivo do *C. botulinum*; é fácil de transportar e pode ser adicionada em reservatórios de água ou dispersa pelo ar. Neste caso a toxina pode ser inalada, além de ingerida. O botulismo por inalação de toxina tem quadro clínico semelhante ao das formas clínicas descritas (Bossi e Bricaire, 2003).

▸ Uso terapêutico da toxina botulínica

As toxinas botulínicas, tanto do tipo A (Botox®, Dysport®) como do tipo B (Myobloc®), são utilizadas no tratamento de movimentos involuntários distônicos e não distônicos, abrangendo contração muscular excessiva, tremores, blefaroespasmo, torcicolo e estrabismo. São usadas também no tratamento de hiper-hidrose, pelas suas ações autonômicas.

No tocante a indicações cosméticas, o seu uso tem sido extremamente difundido, principalmente no tratamento de rugas faciais, aplicado por via intradérmica ou intramuscular. A aplicação da toxina botulínica pode resultar em ação musculorrelaxante por até 6 meses ou até 12 meses, período em que se deve realizar reeducação muscular do segmento injetado. O uso de doses repetidas pode resultar em antigenicidade. O emprego cosmético raramente vem acompanhado de efeitos colaterais como ptose palpebral (Sposito, 2002; Steiner, 2002).

▸ Referências bibliográficas

Atabek MF, Yaouz H, Oran B, Karaaslan S, Erkul I. Plasmapheresis as an adjunct treatment in severe botulism. *Intensive Care Med* 28: 814, 2002.

Beseler BB, Palomares MP, Santos LS, Rivera LL, Valdearcos FS, Talayero JMP. Iatrogenic botulism, a complication tobe taken into account in the treatment of child spasticity. *Rev Neurol* 37: 444-446, 2003.

Bleck P. Clostridium botulinum. In Mandell GL, Bennett JE, Dolin R (eds), *Principles and Practice of Infectious Diseases*, 5th ed., Churchill-Livingstone, Philadelphia, p. 2543-2548, 2000.

Bossi P, Bricaire F. Botulism toxin, bioterrorist weapon. *Presse Med* 32: 463-465, 2003.

CDC-Centers for Disease Control and Prevention. *Wound Botulism among Black tar Heroin Users, MMWR* 52: 885-886, 2003.

Cecchini E, Ayala SEG, Coscina AL, Coscina Neto GL, Ferraretto AMC. Botulismo. In Veronesi R, Focaccia R (eds), *Tratado de Infectologia*, Atheneu, São Paulo, p. 565-574, 1997.

Dong M, Richards DA, Goodnough MC, Tepp WH, Johnson EA, Chapman ER. Synaptogamins I and II mediate entry of botulinum neurotoxin B into cells. *J Cell Biol* 162: 1293-1303, 2003.

Fenicia L, Da Dalt L, Anniballi F, Franciosa G, Zanconato S, Aureli P. Acase of infant botulism due to neurotoxigenic *Clostridium butyricum* type E associated with *Clostridium difficile* colitis. *Eur J Clin Microbiol Infect Dis* 21: 736-738, 2002.

Foran PG, Davletov B, Meunier FA. Getting muscles moving again after botulinum toxin: novel therapeutic challenges. *Trends Mol Med* 9: 291-299, 2003.

Foynes S, Holley JL, Garmory HS, Titball RW, Fairweather NF. Vaccination against type F botulinum toxin using attenuated *Salmonella enterica* var. *Typhimurium* strains expressing the BoNT/FH(c) fragment. *Vaccine* 21: 1052-1059, 2003.

Gelli DS, Jakabi M, Souza A. Botulism: a laboratory investigation on biological and food samples from cases and outbreaks in Brazil (1982-2001). *Rev Inst Med Trop São Paulo* 44: 321-324, 2002.

Harvey SM, Sturgeon J, Dassey DE. Botulism due to *Clostridium baratii* type F toxin. *J Clin Microbiol* 40: 2260-2262, 2002.

Lindström M, Korkeala H. Laboratory Diagnostic of botulism. *Clin Microbiol Rev* 19: 298-314, 2006.

Marvaud JC, Raffestin S, Popoff MR. Botulism: the agent, mode of action of the botulism neurotoxins, for of acquisition, treatment, and prevention. *CR Biol* 325: 879-883, 2002.

Robinson RF, Nahata MC. Management of botulism. *Ann Pharmacother* 37: 127-131, 2003.

Simpson LL, Maksymovich AB, Park JB, Bora RS. The role of the interchain disulfide bond in governing the pharmacological actions of botulinum toxin. *J Pharmacol Exp Ther* 308: 857-864, 2004.

Sposito MMM. Argumento do uso de altas doses. In Hexsel D, Almeida AT (eds), *Uso Cosmético da Toxina Botulínica*, AGE, Porto Alegre, p. 121-122, 2002.

Steiner D. Toxinas botulínicas: tipos e subtipos. In Hexsel D, Almeida AT (eds), *Uso Cosmético da Toxina Botulínica*, AGE, Porto Alegre, p. 37-39, 2002.

Tanzi MG, Gabay MP. Association between honey consumption and infant botulism. *Pharmacotherapy* 22: 1479-1483, 2002.

Torii Y, Tokomaru Y, Kawaguchi S, Izumi N, Maruyama S, Mukamoto M, Kozaki S, Takahashi M. Production and immunogenic efficacy of botulinum tetravalent (A, B, E, F) toxoid. *Vaccine* 20: 2556-2561, 2002.

Tugnoli V, Eleopra R, Quatrale R, Capone JG, Sensi M, Gastaldo E. Botulism-like syndrome after botulinum toxin type A injections for focal hyperhidrosis. *Brit J Dermatol* 147: 808-809, 2002.

Yuan J, Inami G, Mohle-Boetani J, Vugia DJ. Recurrent wound botulism among injection drug users in California. *Clin Infect Dis* 52: 862-866 2011.

137 Gangrena Gasosa

Rudolf Uri Hutzler

▶ Histórico e conceito

Gangrena gasosa (GG) é uma doença denominada também mionecrose clostridiana. Causada por várias espécies de clostrídios, é infecção muito grave, com necrose muscular e de tecidos moles, com alta toxicidade sistêmica, rapidamente progressiva e letal. A patogenia depende das muito potentes exotoxinas clostrídicas (Stevens e Bryant, 2002).

A doença já havia sido descrita muito antes, mas a GG emergiu de maneira importante na Primeira Grande Guerra, quando atingiu 5% das feridas de batalha. Com a melhoria dos cuidados dos ferimentos, a incidência caiu de 0,3 a 0,7% na Segunda Grande Guerra, 0,2% na Guerra da Coreia e 0,0002% na Guerra do Vietnã. Essa diminuição do aparecimento de GG deveu-se aos progressos no tratamento e cuidado dos ferimentos e à rapidez e à adequação do atendimento a esses traumas de guerra (Lorber, 2000).

Na população civil, a GG é ocorrência rara, sendo muito difícil obter estatísticas de credibilidade. Complica ferimentos traumáticos e isquemias teciduais.

▶ Etiologia

Clostridium perfringens é o agente causal de aproximadamente 80% dos casos de GG. Outros agentes etiológicos são *C. septicum, C. novyi, C. sordelli, C. histolyticum, C. fallax* e *C. bifermentans* (Smith-Slatas *et al.*, 2006).

Os clostrídios citados produzem, pelo menos, doze toxinas, enzimas bacilares. A principal, a alfatoxina, é a fosfolipase C, que cinde lecitina em fosforilcolina e diglicérides; é também hemolisina; assim, a alfatoxina é hemolítica, necrosante e letal. Outras cinco dessas exotoxinas são também letais (Bryant e Stevens, 2010).

▶ Epidemiologia

A contaminação de ferimentos, em batalha, por clostrídios, é frequente e ocorre com mais de uma espécie, além de outras bactérias que colonizam o local. Para que aconteça a GG, é necessária a hipoxia tecidual, com diminuição de potencial de oxirredução. Isto ocorre coadjuvado por corpos estranhos, insuficiência vascular e coexistência de outras infecções.

Na vida civil, a GG aparece em ferimentos acidentais: agricultura, fraturas expostas, esmagamentos, ferimentos por arma branca ou de fogo; nos pós-operatórios, nas cirurgias de intestino grosso e de vias biliares.

A GG aparece como complicador de gangrena seca vascular; em pé diabético; escaras de decúbito; queimaduras; amputações; pode suceder abortamento séptico (Halpin e Molinari, 2002), em geral provocado. Já se descreveram casos por injeções de epinefrina e de insulina subcutânea e pós-episiotomia (Lorber, 2000).

Na variante de GG espontânea, sem que se reconheça porta de entrada para o bacilo, a fonte de infecção parece ser o colo intestinal, afetado por neoplasia maligna, enterites neutropênicas e infiltrados leucêmicos. Ocorre a disseminação de clostrídios por via sistêmica com metástases necróticas. O agente causal mais frequente desta variante é o *C. septicum* (Carron e Tagan, 2003; Smith-Slatas, 2006).

Os agentes causais de GG são encontrados universalmente em animais e no solo. A exceção é o deserto do Saara, onde não foram encontrados esses microrganismos. Vivem abundantemente em solos férteis e no trato digestivo baixo do homem e de animais.

▶ Quadro clínico

O período de incubação da GG é em geral de 1 a 4 dias, podendo ser até de 6 a 8 h.

A sintomatologia começa com dor intensa e sem remissão, de início súbito, em local com ferimento.

O aspecto inicial vai desde normal, com dor ou sensação de peso e pressão, mas muito rapidamente, de minutos a horas, aparecem edema, palidez local e dor. Pode surgir gás nos tecidos moles, visto primeiro em imagens e à palpação. No entanto, a ausência de gás ou crepitação não é excludente para o diagnóstico, nem é específica de infecção clostridiana. A coloração da pele é pálida e evolui para cor bronzeada, carmim, com enfisema subcutâneo e bolhas hemorrágicas. Vai aparecer um corrimento local, fétido, amarronzado, turvo, serossanguinolento e com cheiro adocicado, pútrido.

A lesão é precedida em geral por ferimento traumático, gangrena seca ou isquemia de tecidos e queimaduras. Outras causas precedentes podem ser cirurgia de intestino grosso ou de via biliar, abortamento séptico, em geral provocado, carcinoma colorretal ou pélvico, doenças inflamatórias intestinais, neutropenia complicando leucemia ou quimioterapia (Hutzler, 1997; Lorber, 2000).

As manifestações sistêmicas são de extrema toxemia, com doente taquicárdico e muito inquieto. A febre é, em geral, baixa; surgem hemólise, hipotensão, insuficiência renal com hemoglobinúria e acidose metabólica. Na fase terminal, ocorre coma, edema generalizado, com a pele de aspecto bege-amarronzado e crepitação extensa e intensa. Têm sido descritos quadros de GG em órgãos internos: a) GG do pâncreas, complicando pancreatites agudas com pneumorretroperitônio (Anderson *et al.*, 2004; Ikegami, 2004); b) mediastinite, após abscesso dentário, seguido de fleimão cervical (Buczynski *et al.*, 2003); c) GG espontânea, inclusive provocada por *C. septicum*, em localização cervicotorácica (Carron e Tagan,

2003; O'Rourke *et al.*, 2003) ou outra; d) abscesso clostrídico do miocárdio, pós-septicemia, a partir de foco de virilha sem sinais de trauma (Keeze *et al.*, 2003); e) em transplantes hepáticos (Nikenig *et al.*, 2002; Chang *et al.*, 2003); f) em subcutâneo de local de inserção de cateter venoso central, após disseminação hematogênica de clostrídios (O'Rourke *et al.*, 2003); g) GG espontânea, ocorrendo durante a indução de quimioterapia para linfoma não Hodgkin (Garcia-Suarez *et al.*, 2002); h) no espaço pleural, pós-ferimento do esôfago por ingestão de espinha de peixe (Buczynski *et al.*, 2003); i) em doenças do colo, doença de Crohn e carcinomas (Arenal *et al.*, 2002); j) em cistos hepáticos (Quigley *et al.*, 2003; Smith-Slatas *et al.*, 2006; Bryant *et al.*, 2010).

▶ Diagnóstico

O diagnóstico é clínico e é essencial que seja precoce, já com o início do quadro doloroso, sucedendo o ferimento, com taquicardia e toxemia intensa. Observam-se edema tenso, palidez amarronzada local, bolhas hemorrágicas, gás em tecido mole; corrimento fétido adocicado, síndrome de compartimentação muscular, com gás em músculos e partes moles.

O músculo exposto não reage a estímulos mecânicos e dolorosos, não se contrai, tem aspecto amarronzado, "cozido", não sangra. A lesão muscular, em geral, é mais extensa do que a da pele.

O exame bacterioscópico mostra bacilos gram-positivos sem esporos, com extremidades arredondadas. Só o encontro desses bacilos não faz o diagnóstico; eles podem não ter nenhum papel patogênico. Neutrófilos e leucócitos são praticamente ausentes, lisados que são pelas toxinas clostrídicas. As culturas são positivas para clostrídios, em geral *C. perfringens*; só 10 a 15% dos doentes têm bactérias recuperáveis na circulação.

▪ Diagnóstico diferencial

O diagnóstico diferencial de GG é passível de ser feito com celulite anaeróbica por clostrídios; celulite anaeróbica não clostrídica; fasciite necrosante (síndrome de Fournier); miosite crepitante não clostrídica (mionecrose anaeróbica estreptocócica, gangrena vascular infectada, mionecrose por *Aeromonas hydrophila*) (Garcia-Suarez *et al.*, 2002), por outras bactérias (Levy *et al.*, 2003); septicemia por *C. septicum* (Carron e Tagan, 2003).

A *celulite anaeróbica por clostrídios* tem início e progressão mais graduais do que a GG. As manifestações sistêmicas são menos intensas, se bem que também muito graves. A dor local é menor, a formação de gás pode até ser maior e as lesões de pele são menos intensas. Em última análise, a diferenciação estará no achado de músculo normal à cirurgia nos casos de celulite anaeróbica e não nos de GG.

A celulite anaeróbica não clostrídica é de evolução clínica semelhante à anterior. Os agentes causais pertencem a cepas de espécies facultativas à anaerobiose (*Escherichia coli*, *Klebsiella* sp., estreptococos) e anaeróbios (*Peptococcus* sp., *Bacteroides* sp. e outros).

Frequentemente ocorre em situações de insuficiência vascular ou de infecção perirretal (Levy *et al.*, 2003; Shiina e Iwanaga, 2004).

A *fasciite necrosante* mais comum é igualmente de etiologia mista, com os germes aeróbios e anaeróbios enumerados nas outras celulites já citadas.

A *síndrome de Fournier*, também conhecida como gangrena de Fournier, é uma forma de fasciite necrosante, originalmente descrita como atingindo os genitais masculinos. Atualmente, tem-se dado esse nome também às situações em mulheres. Ocorre em diabéticos, mas também em não diabéticos e após traumas localizados em pele de região perineal (lesões anorretais, parafimoses, lesões penianas, cirurgia local – principalmente anorretal). É de etiologia mista, com aeróbios (*E. coli*, *Klebsiella* sp., enterococos) e anaeróbios (*Bacteroides* sp., *Fusobacterium* sp., clostrídios, estreptococos anaeróbios).

O quadro clínico começa com celulite na porta de entrada, evolui para crepitação e necrose, eritema e edema. Atinge pele e subcutâneo, vai até a fáscia albugínea, em geral não atingindo os testículos. A evolução se faz para gangrena de escroto, lesando pele e subcutâneo, atingindo também o períneo e regiões do abdome, nádegas e coxas. As manifestações sistêmicas são intensas, com grande toxemia e alta letalidade. O tratamento consiste em grande desbridamento de tecidos lesados, antimicrobianos e sustentação vital. A oxigenoterapia hiperbárica pode ser indicada.

As *miosites crepitantes* não clostrídicas incluem:

▶ **Mionecrose estreptocócica anaeróbia.** Aparece após 3 a 4 dias de lesão traumática, com exsudação purulenta abundante. A dor é tardia e não precoce como na GG. Há algum gás, com eritema envoltório muito importante. Os polimorfonucleares são abundantes. A lesão tem mau cheiro e a evolução é grave, para gangrena e choque.

A gangrena estreptocócica hemolítica tem como agentes etiológicos estreptococos beta-hemolíticos do grupo A, mas também ocorrem *Staphylococcus aureus*. Sucede traumas ou cirurgias, em diabéticos e em pacientes com vasculopatias periféricas, em cirróticos ou em doentes tratados com corticosteroides.

Os estreptococos beta-hemolíticos do grupo A foram suscetíveis a mutações e tornaram-se mais virulentos, passando a causar a doença em pacientes sem doenças de base. Nos exsudatos das lesões, os polimorfonucleares são abundantes.

O quadro sistêmico é grave, manifestando-se com síndrome de toxemia estreptocócica choque-símile; febre, hipotermia, choque, confusão mental, taquicardia, falência de múltiplos órgãos e geralmente infecção localizada em partes moles; são frequentes leucocitose, plaquetopenia e uremia. A elevação de creatinofosfoquinase pode ser sinal de lesões de músculos e fáscias.

Os estreptococos beta-hemolíticos do grupo A mais frequentes nessa etiologia em casuística recente foram germes MT ou MT contendo genes de exotoxina pirogênica A (Spe A) ou C (Spe C) ou tipos M ou M, contendo exotoxinas pirogênicas A ou B. Parecem ter tido origem clonal. Houve uma sequência de casos nos últimos anos, na Escandinávia e na Inglaterra, que ganharam as manchetes da imprensa leiga mundial. Os agentes causais são de sorotipos específicos, mas uma cepa de determinado sorotipo pode ganhar um gene novo (gene de toxina) e, com ele, virulência aumentada. A doença tem atingido pacientes sem doenças de base, jovens e adultos até então hígidos.

▶ **Mionecrose sinergística anaeróbia não clostridiana.** É grave, atinge músculos e tecidos da pele, subcutâneo e fáscia; há poucos casos causados por *K. pneumoniae* em diabéticos.

▶ **Gangrena vascular infectada.** Ocorre com lesões em musculatura previamente atingida por isquemia decorrente de insuficiência arterial, principalmente em diabéticos.

A etiologia é por *Proteus* sp., *Bacteroides* sp. e estreptococos anaeróbios. A infecção atinge tecido muscular com boa vitalidade. Há casos de mionecrose por *B. cereus* pós-trombose de enxertos arteriais.

▸ **Mionecrose por A. hydrophila.** É causada por esse bacilo gram-negativo, facultativamente anaeróbio. Tem quadro semelhante ao da GG. Rapidamente progressivo, sucede traumas em ambiente aquático ou contato com peixes ou outra fauna hídrica. O aspecto local, inclusive com gás nos planos das fáscias, também é semelhante ao da GG. Deve ser prontamente tratado com desbridamento cirúrgico e antimicrobianos (amiglicosídios — gentamicina e tobramicina —, cotrimoxazol, ciprofloxacino, cloranfenicol, além de cefalosporinas de terceira geração). Também a infecção causada por A. veronii biovar sobria foi descrita nesse diagnóstico diferencial (Shiina e Iwanaga, 2004).

▸ Tratamento

O tratamento da GG é feito com base em desbridamento cirúrgico dos tecidos lesados; antimicrobianoterapia sistêmica; oxigenoterapia hiperbárica.

O uso de soro antigangrenoso está abandonado. Existiam antissoros contra *C. perfringens, C. septicum* e *C. hystoliticum.*

▪ Tratamento cirúrgico

É necessário remover o mais rapidamente possível os tecidos desvitalizados pelas toxinas dos clostrídios: pele, tecido celular subcutâneo, fáscias, aponeurose e músculos, com boa margem de segurança em tecido sadio. As intervenções são mutilantes, e amputações muitas vezes se fazem necessárias; reintervenções para retirar mais tecido também são quase a regra. Quando o foco de GG se situa no tronco, a retirada dos tecidos lesados leva a perda de parede abdominal, exenterações, desarticulações, situações em que as reparações cirúrgicas são muito difíceis.

▪ Tratamento antimicrobiano

É classicamente realizado com a administração de 10.000.000 a 24.000.000 de unidades de penicilina G cristalina por dia, por via intravenosa. Há, porém, resistências de *C. perfringens* e até mais acentuadas em outros clostrídios à penicilina. As alternativas são cloranfenicol, metronidazol e imipeném, que são muito ativos *in vitro* contra os agentes causais de GG; boa atividade *in vitro* tem clindamicina 80%, enquanto cloranfenicol, imipeném, meropeném, cefoxitina e metronidazol apresentam 100% de atividade sobre cepas de *C. perfringens*, em um estudo venezuelano (Calvo *et al.*, 2004); a combinação de penicilina com clindamicina (600 mg intravenosa a cada 6 ou 8 h) proporcionou melhores resultados do que o uso isolado de penicilina (Lorber, 2000).

▪ Oxigenoterapia hiperbárica

A oxigenoterapia hiperbárica vem sendo utilizada no tratamento de GG há cerca de 40 anos (Brummelkamp *et al.*, 1963). As opiniões ainda são controversas a respeito de sua eficácia. A ação desse procedimento faz inibir o crescimento de *C. perfringens*, reduzir sua replicação e emissão de alfatoxina, oxigenar os tecidos e reduzir a mortalidade em experimentação animal. Os defensores da oxigenoterapia hiperbárica alegam que o seu uso delimita e diminui a necrose, com desbridamentos menores. Em geral, fazem-se cinco mergulhos a três atmosferas de pressão, por 90 a 120 min, nos dois primeiros dias de tratamento. Os mergulhos podem continuar até a cessação da fase infecciosa da doença. Os procedimentos cirúrgicos não devem ser protelados para a realização da oxigenoterapia hiperbárica (Wang *et al.*, 2003).

▸ Prognóstico

Sem tratamento, a GG tem letalidade próxima de 100% nas primeiras 48 h da doença. Com antibiótico e tratamento cirúrgico, morrem de 20 a 25% dos doentes. Infelizmente, a maioria dos sobreviventes resulta muito mutilada. Há vários fatores de piora prognóstica: GG espontânea, infecção por *C. septicum*, doença maligna intestinal, leucemia, envolvimento da parede abdominal e hemólise intravascular.

▸ Profilaxia

Os ferimentos traumáticos devem ser meticulosamente irrigados e limpos, retirando-se todos os corpos estranhos, sujeira e tecido desvitalizado. Nos procedimentos cirúrgicos em feridas contaminadas, cirurgias intestinais e das vias biliares e nas amputações em segmentos com insuficiência vascular deve-se fazer profilaxia antibiótica com penicilinas, metronidazol ou imipeném.

Evitar injeções intramusculares de epinefrina.

▸ Referências bibliográficas

Anderson CM, Kerby JD, Perry WB, Sorrells DL. Pneumoperitonium in two patients with *Clostridium perfringens* necrotizing pancreatitis. *Am Surg* 70: 268-271, 2004.

Arenal JJ, Velasco MJ, Piqueras JM, Simal F. Gas gangrene of the thigh secondary to Crohn's disease of the sigmoid colon. *Med Clin* (Barc) 118: 397, 2002.

Brummelkamp WH, Boerema I, Hoogendyk L. Treatment of clostridial infections with hyperbaric oxygen drenching: A report on 26 cases. *Lancet* 1: 235-238, 1963.

Bryant AE, Stevens DL. Clostridial myonecrosis: new insights in pathogenesis and managements. *Curr Infect Dis Rep* 12: 383-391, 2010.

Buczynski K, Gozdziuk K, Wilczynski G, Furmanik F. A rare case of gangrenous mediastinitis. *Pneumol Alergol Pol* 71: 95-98, 2003.

Calvo A, Cárdenas M, Rodriguez C, Bertuglia F, Andrade O, Márquez N. Prevalência de bacterias anaerobias y evaluacíon de su resistencia a los antibióticos por el método de E-test. *Rev Panam Infectol* 6: 17-22, 2004.

Carron P, Tagan D. Fulminant spontaneous *Clostridium septicum* gas gangrene. *Ann Chir* 128: 391-393, 2003.

Chan G, Tchervenkov J, Cantarovich M, Alpert E, Deschenes M, Ergina E, Metrakos P, Barkun J. Veno-atrial bypass for the operative treatment of septic gas gangrene secondary to delayed hepatic artery thrombosis. *Ann J Transpl* 3: 760-763, 2003.

Garcia-Suarez J, Miguel D, Krsnik I, Barr-Ali M, Hernanz N, Burgaleta C. Spontaneous gas gangrene in malignant lymphoma: an underreported complication? *Am J Hematol* 70: 145-148, 2002.

Halpin TF, Molinari JA. Diagnosis and management of *Clostridium perfringens* sepsis and uterine gas gangrene. *Obstet Gynecol Surv* 57: 53-57, 2002.

Hutzler RU. Gangrena gasosa. In Vero-nesi R, Focaccia R (eds), *Tratado de Infectologia*, Atheneu, São Paulo, p. 710-713, 1997.

Ikegami T, Kido A, Shimokawa H, Ishida T. Primary gas gangrene of the pancreas: report of a case. *Surg Today* 34: 80-81, 2004.

Keese M, Nichterlein T, Hahn M, Magdeburg R, Karaorman M, Back W, Sturm J, Kerger H. Gas gangrene pyaemia with myocardial abscess formation – Fatal outcome from a rare infection nowadays. *Resuscitation* 58: 219-225, 2003.

Levy V, Reed C, Abbott SL, Israelski D. *Escherichia coli* myonecrosis in al-coholic patients. *J Clin Gastrenterol* 36: 443-445, 2003.

Lorber B. Gas gangrene and other *Clostridium* – Associated diseases. In Mandell GL, Bennett JE, Dolin R (eds), *Principles and Practice of Infectious Diseases*, 5th ed., Churchill-Livingstone, Philadelphia, p. 2549-2561, 2000.
Nickenig C, Schurmann M, Waggershauser T, Tympner C, Grabein B, Hidemmann W. 41-year-old patient after liver transplantation with acute abdominal pain. *Internist* 43: 995-998, 2002.
O'Rourke J, Fahy C, Donelly M. Subcutaneous emphysema at the site of central line placement due to the hematogenous spread of *Clostridium septicum*. *Eur J Anaesthesiol* 20: 162-163, 2003.
Quigley M, Joglekar VM, Keating J, Jagath S. Fatal *Clostridium perfringens* infection of a liver cyst. *J Infect* 47: 248-250, 2003.
Shiina Y, II K, Iwanaga N. An *Aeromonas veronii* biovar *sobria* infection with disseminated intravascular gas production. *J Infect Chemoter* 10: 37-41, 2004.
Smith-Slatas CL, Bourque M, Salazar JC. *Clostrium septicum* infections in children: a case report and review of the literature. *Pediatrics* 117: 796-805, 2006.
Stevens DL, Bryant AE. The role of clostridial toxins in the pathogenesis of gas gangrene. *Clin Infect Dis* 35: S93-S100, 2002.
Wang C, Schwaitzberg S, Berliner E, Zarin DA, Lau J. Hyperbaric oxygen for treating wounds: a systematic review of the literature. *Arch Surg* 138: 272-279, 2003.

138 Doenças Sexualmente Transmissíveis

José Augusto da Costa Nery, André Reynaldo Santos Périssé, Sérgio Menezes Amaro Filho e João Carlos de Souza Côrtes Junior

▸ Conceito

Historicamente as doenças nas quais o contato sexual é uma das rotas de transmissão, por vezes a principal, foram denominadas doenças venéreas em homenagem a Vênus, deusa romana do amor. Atualmente o termo doenças sexualmente transmissíveis (DST) é o mais usado, embora outros termos como infecções do trato reprodutivo (ITR) e, mais recentemente, infecções sexualmente transmissíveis (IST) também sejam ocasionalmente empregados.

▸ Histórico

A história das DST se confunde com a história de uma de suas principais enfermidades, a sífilis e, em menor grau, com a gonorreia. Nos últimos anos do século 15 uma terrível epidemia caracterizada pela presença de erupções e ulcerações cutâneas assolou a Europa ocidental, não demorando muito para que se reconhecesse que tal enfermidade era transmitida pelo contato sexual. A enfermidade tomou forma de epidemia após a invasão da Itália pela armada de Carlos VIII, da França, sendo por isso inicialmente conhecida como doença napolitana. O início súbito da epidemia fez com que surgisse e se tornasse popular a teoria de que seria uma nova doença que havia sido trazida por Colombo e sua tripulação do continente recém-descoberto. Girolamo Fracastoro (1478-1553) publicou, em 1530, o poema intitulado *Syphilis sive morbus gallicus* (Sífilis ou doença francesa) dando origem então ao termo com o qual a enfermidade é até hoje conhecida. Este mesmo autor foi um dos primeiros a duvidar da teoria da origem americana da sífilis após notar o aparecimento da doença em vários países europeus ao mesmo tempo. Outra teoria para o surgimento da sífilis naquele período se refere a uma provável mutação do *Treponema pallidum* que teria levado a ataques do organismo a pessoas anteriormente imunes à doença. Muitos acreditam que esta estivesse presente na Europa antes do final do século 15 sendo, entretanto, confundida com hanseníase ("hanseníase venérea").

Acreditava-se, desde o século 16 até o século 19, que sífilis e gonorreia representassem manifestações da mesma doença. Foi o venereologista francês Philippe Ricord (1799-1889) o primeiro a diferenciar as duas patologias. Em 1879, Albert Neisser (1855-1916) isolou o agente causador da gonorreia e, em 1905, Fritz Schaudinn (1871-1906) e Erich Hoffmann (1868-1959) isolaram o agente causador da sífilis. Após a identificação dos agentes causadores das duas enfermidades acreditava-se que se pudesse encontrar em pouco tempo a cura para estas e outras patologias. Em 1909, Paul Ehrlich (1854-1961) anunciou a descoberta de um composto arsênico que curava a sífilis. Entretanto, pela toxicidade do tratamento e pelo prolongamento por até 2 anos, poucos pacientes conseguiam concluí-lo. Em 1943, descobriu-se que a penicilina poderia ser usada contra o *T. pallidum*. Era uma substância "mágica" com a qual se poderia curar a doença com apenas uma aplicação; sendo assim, a incidência de sífilis diminuiu substancialmente. Acreditava-se então que a vitória contra esta e outras DST era uma questão de tempo. Entretanto, no início dos anos 1960 a incidência de sífilis e outras DST começou a aumentar novamente. As principais causas de tal incremento seriam não somente o advento da liberação sexual com mudanças no comportamento sexual e a disponibilidade dos contraceptivos, como também a diminuição dos recursos financeiros para o combate a tais enfermidades. Atualmente, embora existam medicamentos eficazes contra várias DST, como a sífilis e a gonorreia, a incidência mundial dessas doenças continua assustadoramente grande. Soma-se a isso o fato de que algumas DST ainda não apresentam tratamento efetivo. Todo esse aumento mundial das DST é ainda mais preocupante porque hoje se sabe que pessoas com DST têm risco bastante aumentado de se contaminar com o vírus da imunodeficiência humana (HIV).

▸ Epidemiologia

A Organização Mundial da Saúde (OMS) estimou que havia aproximadamente 340 milhões de casos novos de DST no mundo, em 1999. Em relação àquelas patologias para as quais se dispõe de um tratamento efetivo, como gonorreia e clamídia, estimava-se para o mesmo ano uma prevalência (número de casos totais) mundial de 116,5 milhões de casos (OMS, 2001). Ainda para o ano de 1999, a OMS relatou que o número de casos novos (incidência) de gonorreia no mundo era de 62 milhões, enquanto o número cumulativo de pessoas infectadas com o VIH/HIV era de 40 milhões. É importante lembrar que tais números podem estar subestimados por motivos que vão desde infecções assintomáticas até a identificação passiva e subnotificações dos casos às autoridades sanitárias.

Diversos estudos têm sido realizados no Brasil com algumas das mais conhecidas DST, como gonorreia e clamídia, demonstrando grande variação na prevalência destas duas infecções dependendo do subgrupo analisado, método diagnóstico utilizado e população estudada (Ministério da Saúde, 1997). A prevalência de clamídia, por exemplo, pode variar de 4% entre pessoas de baixo risco para adquirir DST no Rio

Grande do Sul até 39% entre mulheres apresentando sintomas de DST em São Paulo. Cook *et al.*, em 2002, relataram uma prevalência para gonorreia de 9,5% e para clamídia de 8,5% (ambas diagnosticadas pelo *Amplicor PCR*) entre 200 mulheres não grávidas com idades variando entre 14 e 29 anos que atendiam a um centro de testagem para o HIV. Dados de 2001, disponíveis na página eletrônica do Departamento de DST, AIDS e Hepatites Virais da Secretaria de Vigilância em Saúde, Ministério da Saúde, indicam que a incidência de gonorreia no Brasil é de 1,82% (1.541.800 casos novos) com prevalência de 0,71% (600.600 casos); de uretrite por clamídia é de 2,32% (1.967.200 casos novos) com prevalência de 1,92% (1.626.600 casos); de tricômonas é de 5,10% (4.326.500 casos novos) com prevalência de 3,40% (2.880.700 casos); de sífilis é de 1,10% (937.000 casos novos) com prevalência de 2,06% (1.748.900 casos); de herpes-vírus tipo 2 (HSV2) é de 0,76% (640.900 casos novos) com prevalência de 12,57% (10.663.000 casos) e que a incidência de papilomavírus (HPV) é de 0,81% (685.400 casos novos) com prevalência de 15,17% (12.860.000 casos). Dados mais recentes do mesmo departamento sobre a prevalência de algumas DST em populações selecionadas de 6 capitais brasileiras indicaram que, entre gestantes, a prevalência de infecção por clamídia foi de 9,4%, de sífilis 2,6%, gonorreia 1,5%, HPV 40,4%, HIV e HBV 0,5% e HSV2 22,7% (Ministério da Saúde, 2008).

▶ Etiologia

Atualmente mais de 30 microrganismos são descritos como causadores de DST, entre os quais bactérias, vírus e fungos (Holmes *et al.*, 1999). Vários novos organismos foram descritos nos últimos anos como agentes de patologias transmissíveis pelo contato sexual. Entre estes agentes, podemos identificar aqueles que podem ser classificados como novos patógenos, como o VIH/HIV, o HPV e o herpes-vírus humano tipo 8 (VHH-8/HHV-8).

▶ Transmissão e dinâmica de transmissão das DST

A transmissão das DST só ocorre por meio do contato íntimo com a pessoa infectada, porque todos os organismos causadores morrem rapidamente se forem removidos do corpo humano. Apesar de a área de contato ser normalmente a área genital, a prática de sexo anal e oral pode também causar infecções. Algumas doenças, como gonorreia, sífilis e infecção por clamídia podem ser transmitidas de uma portadora grávida ao feto, tanto através do útero como pelo parto.

Modelos matemáticos têm sido usados no contexto das DST no intuito de se entender melhor a dinâmica de transmissão de tais patologias e também como ferramenta na avaliação do impacto das medidas preventivas na disseminação das DST. Pode-se dizer que, no nível populacional, a difusão de uma DST depende do número médio de casos novos de infecção gerados por uma pessoa infectada. Isto pode ser modelado em termos da chamada taxa básica de reprodução (Ro) que, para uma DST, de uma maneira simplificada, depende da eficiência de transmissão do patógeno (β), da taxa média de troca de parceiros sexuais (c), e da duração média da infecção em um indivíduo (*D*). Estes dados podem, de maneira simplificada, ser representados pela seguinte fórmula: $Ro = \beta * c * D$, em que quanto maior o valor de Ro, maior o potencial de disseminação de uma infecção (Garnett e Anderson, 1996). Como exemplo podemos citar o HIV, vírus com baixa transmissibilidade e longo período de infecciosidade, e a gonorreia que apresenta alta probabilidade de transmissão e um *D* curto. Muitos outros parâmetros devem ser levados em conta em tais modelos, como a probabilidade de transmissão por contato sexual, no caso do parâmetro β, e variações da infecciosidade ao longo do tempo para *D*. Para uma leitura mais detalhada veja Anderson (1999).

Além dos parâmetros citados, dois outros fatores são importantes na dinâmica de transmissão das DST: o padrão de miscigenação e a ocorrência de parceiros concorrentes. A miscigenação é um importante componente na dinâmica. Por exemplo, podem-se definir grupos "fundamentais" de alta probabilidade de transmissão (do termo em inglês *core groups*), sendo que tais grupos terão sua importância relacionada com o grau de interação de seus membros com pessoas não pertencentes aos grupos. Se indivíduos desses grupos fundamentais tendem a interagir entre eles, então a doença tende a estar confinada somente a esses grupos. Entretanto, se indivíduos desses grupos tendessem a interagir com pessoas não pertencentes aos grupos, então a DST poderia se difundir mais amplamente e a prevalência na população seria maior. O outro fator, parceiros concorrentes, pode ser definido com a ocorrência de mais de um parceiro sexual ao mesmo tempo; este conceito tem sido usado na tentativa de se explicar a difusão rápida de algumas infecções em determinadas populações (Anderson, 1999; Morris e Kretzschmar, 1997). Vários estudos têm sido publicados com dados simulados e reais que mostram a influência destes dois parâmetros da transmissão das DST (Renton *et al.*, 1995; Garnett *et al.*, 1996; Aral *et al.*, 1999; Chick *et al.*, 2000). Um bom exemplo nos foi apresentado por Aral *et al.*, em 1999, em que os autores mostraram que o padrão de miscigenação entre raças, idade e categorias educacionais foi associado ao risco pessoal de adquirir gonorreia e clamídia. Participantes com 30 anos de idade mantendo relações sexuais com mulheres jovens apresentavam maior risco para adquirir estas duas patologias. Over e Piot (1996) mostraram a importância do uso de tais conceitos na prevenção das DST. Estes autores demonstraram o impacto econômico na detecção e no tratamento precoce das DST usando o conceito de grupo-fundamental (*core group*). Eles estimaram que a cura ou prevenção de 100 casos de gonorreia no grupo não fundamental preveniria um total de 426 casos futuros da doença nos próximos 10 anos, enquanto o mesmo estudo realizado no grupo dito fundamental preveniria 4.278 casos novos.

▶ Classificação

Classificar as DST tem se mostrado muito difícil. Algumas patologias apresentam transmissão por outra via que não seja a sexual com grande frequência, como é o caso do HIV em que a transmissão, por exemplo, por via venosa, é também muito importante. Já outros microrganismos, em que a via sexual não é o principal modo de transmissão, podem também ser transmitidos por esta rota, como alguns protozoários entéricos, por exemplo, *Entamoeba histolytica*, agente da amebíase). Há ainda outros patógenos que são transmitidos pelo contato íntimo inerente a uma relação sexual, como alguns agentes parasitários, por exemplo, *Sarcoptes scabiei*, agente da escabiose). Alguns advogam que uma maneira prática de ordenar as DST seria

Tabela 138.1 Principais síndromes em doenças sexualmente transmissíveis.

Síndrome	Sintomas mais comuns	Sinais mais comuns	Etiologias mais comuns	Tratamento proposto	Esquema
Corrimento vaginal	Corrimento vaginal Prurido Dor à micção e durante relação sexual Odor fétido	Edema e hiperemia de vulva Corrimento vaginal e/ou cervical	Vulvovaginite infecciosa Tricomoníase (a) Vaginose bacteriana (b) Candidíase (c) Cervicite Gonorreia Infecção por clamídia	a. Secnidazol b. Metronidazol c. Miconazol a. Ciprofloxacino b. Azitromicina	a. 2 g (VO) dose única b. 2 g (VO) dose única c. Creme a 2% (via vaginal) por 7 dias a. 500 mg (VO) dose única b. 1 g (VO) dose única
Corrimento uretral	Corrimento uretral Prurido Estrangúria Polaciúria Odor fétido	Corrimento uretral (se necessário, peça para o paciente ordenhar a uretra)	Gonorreia Infecção por clamídia Tricomoníase Micoplasma Ureaplasma	a. Ciprofloxacino b. Azitromicina	a. 500 mg (VO) dose única b. 1 g (VO) dose única
Úlcera genital	Úlcera genital	Úlcera genital Aumento de linfonodos inguinais	Sífilis (a) Cancro mole (a) Herpes genital (b) Donovanose (c)	a. Penicilina Benzatina + Azitromicina b. Aciclovir c. Doxiciclina	a. 2,4 milhões UI (IM), dose única + 1 g (VO), dose única b. 400 mg (VO), 8/8 h por 7 a 10 dias 100 mg 12/12 h até a cura clínica
Desconforto ou dor pélvica na mulher	Dor ou desconforto pélvico Dor durante relação sexual	Corrimento cervical Dor à palpação abdominal Dor à mobilização do colo Temperatura > 38°C	Gonorreia Infecção por clamídia Infecção por germes anaeróbios	a. Ceftriaxona b. Doxiciclina	a. 250 mg (IM) dose única b. 100 mg (VO), 12/12 h por 14 dias

classificá-las em: a) essencialmente transmitidas pelo contágio sexual (sífilis, gonorreia, cancro mole e linfogranuloma venéreo); b) frequentemente transmitidas pelo contágio sexual (HIV, hepatite B, herpes simples genital, condiloma acuminado, donovanose, uretrite não gonocócica, candidíase genital e fitiríase); e c) eventualmente transmitida pelo contágio sexual (molusco contagioso, shiguelose, amebíase, pediculose, escabiose) (Azulay e Azulay, 2004). A multiplicidade de quadros imputáveis a um mesmo agente ou a frequência de processos semelhantes devido a agentes diversos torna difícil uma abordagem classificatória única (Belda Junior, 1999). Devido à magnitude do problema atual das DST qualquer esforço (racional) para o controle é mais um instrumento de colaboração. Para tanto, o Ministério da Saúde do Brasil vem propondo abordagem e tratamento sindrômicos (Manual do Ministério da Saúde, 2000) (Tabela 138.1).

▸ Aspectos clínicos, diagnóstico e tratamento

▪ Cancro mole

O cancro mole é uma doença essencialmente de transmissão sexual, causada pelo *Haemophilus ducreyi*, também conhecida como cancro venéreo simples, cancroide, úlcera mole ou cavalo (Azulay e Azulay, 2004). Esta bactéria é um bastonete gram-negativo, pequeno, imóvel, aeróbio e não encapsulado. Nos esfregaços apresenta-se aos pares ou em cadeias. São extremamente suscetíveis à ação de antissépticos e sobrevivem poucos minutos à temperatura de 42°C (Bong *et al.*, 2002).

Apesar de ser uma doença global, prevalece nas regiões tropicais e nas populações com baixo nível socioeconômico. Acomete homens e mulheres, porém apresenta-se com uma proporção de 27 casos masculinos para 1 caso feminino, acreditando-se ser a mulher um portador assintomático, o que facilita a transmissão (Kodner, 2003).

O patógeno penetra na epiderme através de microtraumatismos decorrentes do ato sexual, iniciando um processo inflamatório local. Após um período de incubação de 2 a 5 dias, surge uma pápula eritematosa que rapidamente evolui para uma pústula. Esta logo apresenta uma necrose central, formando uma lesão dolorosa, com bordas irregulares, fundo purulento e base mole. A autoinoculação resulta na formação de lesões satélites próximas à lesão inicial, o que é conhecido como sinal do espelho. Consequentemente, vários linfonodos locais tornam-se infectados e inflamados. As lesões ocorrem em locais de maior atrito, no homem acometendo principalmente o prepúcio e o sulco balanoprepucial e, na mulher, a fúrcula e a face interna dos grandes e pequenos lábios. A localização extragenital é rara.

O quadro clínico caracteriza-se pela presença de úlceras necróticas, friáveis, dolorosas, com bordas irregulares e base mole. O fundo das úlceras é sujo, com restos de tecido necrótico, coberto com pus e com odor fétido. Estas, geralmente, encontram-se envoltas por um halo eritematoso (Figuras 138.1 e 138.2). As lesões satélites, que desenvolveram-se por autoinoculação, apresentam morfologia semelhante à lesão inicial. Com cerca de 7 a 10 dias do surgimento da primeira lesão, cerca de 30 a 50% dos pacientes desenvolvem uma adenite inguinal satélite dolorosa, geralmente unilateral, que evolui rapidamente quando não tratada para uma liquefação e supuração por uma única fístula, sendo rara no sexo feminino. A pele sobre a adenite apresenta-se fina e eritematosa e não se observam sintomas sistêmicos nem locais; popularmente conhecido como "ovo de pato". Em indivíduos com prepúcio longo ou com fimose pode ocorrer a balanopostite inflamatória e supurativa, determinando uma dificuldade em exposição da glande (parafimose). Apesar da capacidade de autoinoculação, em 90% dos casos não ultrapassa 10 lesões (Brown *et al.*, 1999). Quando associado ao cancro duro sifilítico, denomina-se cancro misto de Rollet (Figuras 138.3 e 138.4).

O diagnóstico pode ser clínico e laboratorial. A história de contato sexual com surgimento de úlceras genitais de aspecto característico após período de incubação e adenopatia ingui-

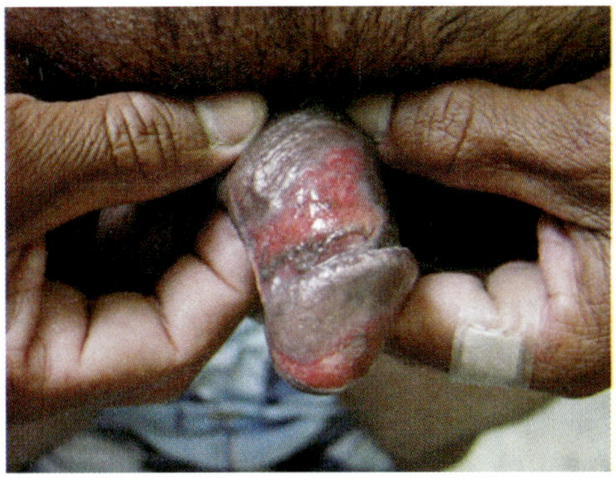

Figura 138.1 Lesão ulcerada proveniente de coalescência de múltiplas lesões de cancro mole em paciente HIV-negativo.

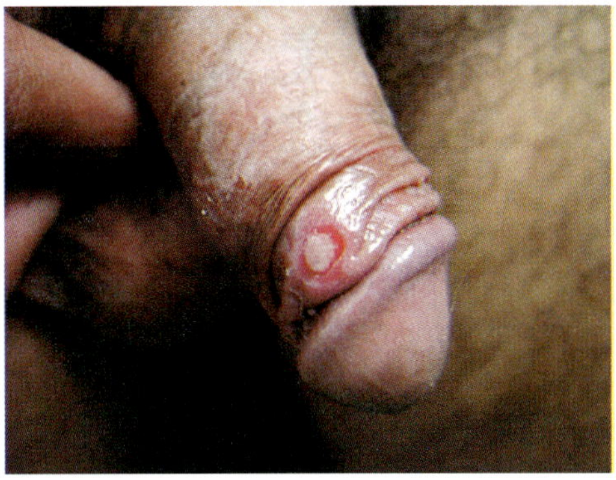

Figura 138.2 Lesão característica de cancro mole, ulcerada, com borda irregular e fundo sujo, em paciente HIV-negativo.

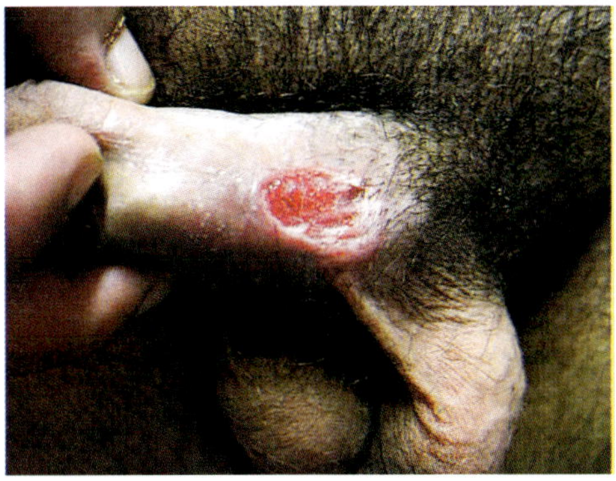

Figura 138.3 Cancro misto de Rollet em paciente HIV-negativo.

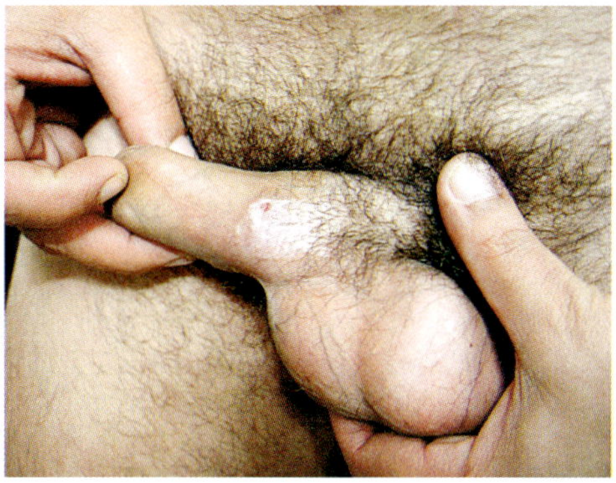

Figura 138.4 Involução completa do quadro clínico (Figura 138.3) após tratamento com azitromicina 1 g (via oral) dose única associada à penicilina benzatina 2.400.000 UI (IM).

nal, com ou sem fistulização, é indicativa de cancro mole. Contudo, o diagnóstico definitivo só é obtido com a identificação do *H. ducreyi* (Passos, 1995).

▶ **Diagnóstico direto.** A secreção do fundo da úlcera deve ser recolhida e espalhada em movimentos circulares em lâminas de vidro desengorduradas. Cora-se pelo método de Gram utilizando-se safranina e não fucsina para um melhor resultado. Observam-se bacilos gram-negativos intracelulares agrupados ou formando pequenas cadeias, principalmente em polimorfonucleares, acompanhados de cocos gram-positivos (satelitismo).

▶ **Cultura.** É o método diagnóstico mais sensível porém de realização muito difícil. O meio de cultura deve ser sólido e enriquecido com hemoglobina (fator X) do sangue de coelho ou cavalo. Após 24 h, as colônias são puntiformes, brancas, amareladas e aumentam de 1 a 2 mm, de 48 a 72 h. Geralmente as colônias são translúcidas ou semiopacas e podem ser retiradas intactas do meio sólido, não aderindo ao meio. Reduzem nitrito, fosfatase alcalina e são catalase-negativas.

▶ **Histopatologia.** Não é utilizada na prática. Histologicamente podemos dividir a lesão do cancro mole em três porções:

- Região superficial com tecido necrótico e um intenso infiltrado inflamatório
- Região intermediária com tecido de granulação com reação inflamatória na parede dos vasos e atividade de angiogênese
- Região basal com reação inflamatória crônica com infiltrado, principalmente de plasmócitos e linfócitos.

Nas adenites, as características são semelhantes aos vasos lesados, podendo formar abscessos no centro do linfonodo que, após se fundirem, criam uma área de necrose supurada.

▶ **Intradermorreação de Ito-Reenstierna.** É uma intradermorreação que se torna positiva após 7 a 12 dias do surgimento do cancro. Atualmente, não é mais utilizada.

Os *métodos imunológicos* (imunoquímica e imunofluorescência) são sensíveis e específicos, porém não são utilizados na rotina, sendo mais comuns no meio acadêmico.

▶ **Biologia molecular.** Os métodos para detecção do DNA de *H. ducreyi* apresentam alta especificidade e sensibilidade, porém com custo elevado.

O tratamento consiste em medidas locais e sistêmicas. As medidas locais incluem limpeza das úlceras e drenagem do bubão quando necessário. As medidas sistêmicas incluem o uso de analgésicos, anti-inflamatórios e antibióticos:

- Azitromicina 1 g (via oral) dose única
- Ciprofloxacino 500 mg (via oral) 2 vezes/dia durante 7 a 10 dias
- Doxiciclina 100 mg (via oral) 2 vezes/dia durante 7 a 10 dias
- Estearato de eritromicina 500 mg (via oral) 4 vezes/dia durante 7 a 10 dias
- Sulfametoxazol 800 mg + trimetoprima 160 mg (via oral) 2 vezes/dia durante 7 a 10 dias ou até a cura clínica
- Tetraciclina 500 mg 4 vezes/dia durante 7 a 10 dias
- Ceftriaxona 250 mg (intramuscular) dose única.

A resistência à terapêutica com sulfonamidas, estreptomicinas e tetraciclinas é comum na África e Extremo Oriente, porém não foi descrita no Brasil. Ainda assim, deve-se preconizar o uso de fármacos em dose única que facilitam a adesão ao tratamento. Os parceiros também devem ser tratados, independentemente de sintomatologia. A resolução das úlceras ocorre progressivamente e não deve ultrapassar 2 a 3 semanas após o início do tratamento, podendo linfonodos acometidos demorarem mais 1 semana. Ficar atento quanto à necessidade de utilizar medicação por período longo, pois o quadro clínico pode estar envolvido com processo inflamatório, dando com isso possibilidade maior de uma boa evolução.

Linfogranuloma venéreo

O linfogranuloma venéreo (LV) é uma doença essencialmente sexual, provocada pela bactéria intracelular obrigatória *Chlamydia trachomatis* dos sorotipos L1, L2 e L3. Trata-se de um microrganismo gram-negativo que se multiplica por divisão binária, infectando macrófagos e, por consequência, resultando em uma doença sistêmica (Kodner, 2003). O LV também é conhecido como doença de Nicolas-Favre-Durand, linfogranuloma inguinal, linfopatia venérea, quarta moléstia venérea, boradenite inguinal, bubão, íngua ou mula (Azulay e Azulay, 2004).

É uma doença de distribuição universal, endêmica nos trópicos, sendo incomum em países em desenvolvimento. Acomete homens e mulheres na proporção de 1:1, sendo que a mulher pode ser acometida pela bactéria e ser assintomática. A faixa etária prevalente é entre 15 e 40 anos, sendo a média de 30 anos.

Por não penetrar na pele ou mucosa íntegra, a inoculação do patógeno ocorre através de uma solução de continuidade, ocorrendo multiplicação intracelular. Há uma trombolinfangite e perilinfangite com extensão do processo inflamatório para o linfonodo satélite. No linfonodo, as áreas de necrose atraem leucócitos polimorfonucleares que juntamente com a inflamação provocam a coalescência de abscessos, que posteriormente fistulizam.

O quadro clínico pode ser dividido em três fases.

Na primeira fase teremos uma lesão no ponto de penetração. Geralmente nos homens será no prepúcio, sulco coronal, frênulo e meato uretral, e nas mulheres, na parede vaginal posterior, no colo uterino e na fúrcula vaginal. A lesão inicial se caracteriza por uma pápula ou pústula, indolor, autolimitada, que sofre erosão, formando uma úlcera pequena, herpetiforme, assintomática. É uma lesão fugaz que se resolve em 1 semana, podendo não ser percebida pelo doente. A manifestação mais comum desta fase é a cervicite e a uretrite que são assintomáticas, de duração rápida e de difícil detecção. A lesão primária na região anal pode levar a proctite e proctocolite hemorrágica e o contato orogenital pode causar glossite ulcerativa difusa. A ocorrência de manifestações extragenitais está relacionada com práticas como felação e coito anal.

Na segunda fase teremos o enfartamento inguinal que iniciará em 1 a 6 semanas após a lesão inicial. Manifesta-se como uma infecção e inflamação dolorosa dos linfonodos inguinais e/ou femorais, geralmente unilateral, com abscesso necrótico. Há sintoma inflamatório tanto local quanto sistêmico, conhecido popularmente como "ovo de pato". Na mulher a localização da adenopatia depende do local da lesão de inoculação. Assim teremos: na genitália externa – os linfonodos inguinais superficiais; no terço inferior da vagina – os linfonodos pélvicos; no terço médio da vagina – os linfonodos entre o reto e a artéria ilíaca interna; no terço superior da vagina e colo uterino – os linfonodos ilíacos. Há fusão de vários gânglios formando uma massa volumosa (Figura 138.5), conhecida como bubão ou plastrão, que sofre necrose em vários pontos com múltiplas fístulas, lembrando o aspecto de "bico de regador". Este tipo de lesão pode ter uma secreção caseosa ou não, que evolui para cicatrizes retraídas ou queloideanas. Em um terço dos pacientes encontraremos o sinal de Groove, que é caracterizado pela divisão das massas de gânglios pela prega inguinal, ocorrendo devido à peculiaridade da drenagem linfática regional, causada pelo ligamento de Poupart. Se houver acometimento de linfonodos da cadeia ilíaca profunda ou perirretal poderemos encontrar dor abdominal baixa e dor nas costas. Sintomas gerais como febre, mal-estar, cefaleia, anorexia, emagrecimento, artralgia e sudorese noturna são comuns. Artrite, pneumonite, hepatite, peri-hepatite (síndrome de Fitz-Hugh-Curtis) também podem estar associadas ao quadro. Mais raramente teremos meningite, meningoencefalite, erupção cutânea e eritema nodoso.

A terceira fase nada mais é do que a consequência tardia dos danos provocados pela *C. trachomatis* nos tecidos, ou seja, a perda da drenagem linfática. Também é conhecida como síndrome genitoanorretal de Gersild; é caracterizada por abscessos pararretais, fístulas uretrovaginais ou retovaginais, ulcerações, retrações, vegetações e esclerose. É mais comum em mulheres que permaneceram assintomáticas nos estágios anteriores. Inicialmente há o desenvolvimento de proctocolite seguida por abscesso perirretal, fístulas e estenose de reto. A persistência da bactéria no tecido anogenital provoca uma reação inflamatória crônica que leva a linforroidas, linfedema de pênis e escroto no homem e hipertrofia vulvar na mulher; também é conhecida por estiomene. Febre, dor e tenesmo podem estar associados ao quadro, porém raramente o adenocarcinoma tem sido relatado como complicação tardia do LV.

O diagnóstico é basicamente clínico, no entanto, podemos solicitar exames complementares.

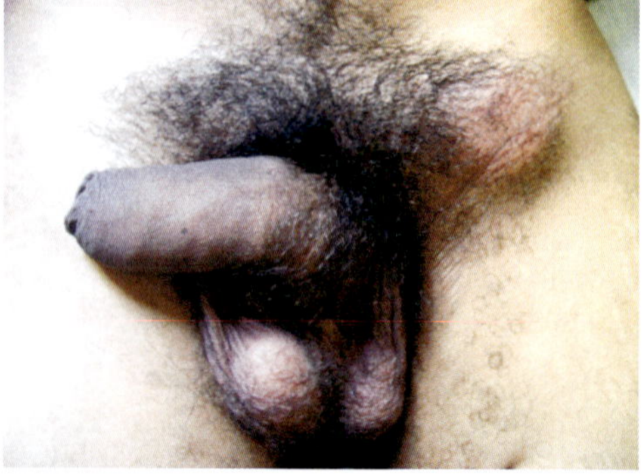

Figura 138.5 Adenopatia inguinal acentuada, caracterizando quadro clínico de bubão, em paciente com linfogranuloma venéreo e HIV-negativo.

Bacteriológico

▶ **Exame direto.** As secreções ou o pus aspirados de bubão raramente são positivos. Colorações por Giemsa, iodo e fucsina são utilizadas na tentativa de visualizar os corpúsculos intracelulares de Gama-Miyagawa, característicos da doença. A utilização de anticorpos monoclonais anticlamídia marcados com fluoresceína é mais recente. É uma técnica com grande sensibilidade, rápida (feita em 30 min) e não requer meios de cultura. Porém só é realizada em centros de referência.

▶ **Cultura.** Utiliza células de McCoy que se tornam positivas em 3 dias e dão o diagnóstico definitivo. Por causa da dificuldade do isolamento de microrganismo na cultura, o método sorológico geralmente é o escolhido. É importante lembrar que uma reação cruzada entre os diferentes sorotipos da bactéria causando doenças distintas pode ocorrer.

Imunológico

▶ **ELISA.** Por meio do exame direto de produtos de coleta ou na detecção de anticorpos séricos anti-*Chlamydia* spp. Vale ressaltar que este método não permite a identificação dos diferentes sorotipos da bactéria.

▶ **Reação de Frei.** É feita por um teste intradérmico com leitura em 48 a 72 h após a inoculação de 0,1 mℓ de antígeno previamente tratado e está praticamente em desuso. Considera-se o teste positivo caso haja pápula ou nódulo maior do que 0,5 cm com presença de eritema.

▶ **Reação de fixação de complemento.** É o teste mais empregado, com alta sensibilidade e baixa especificidade; um título maior ou igual a 1:64 sugere infecção aguda. O teste é grupo-específico, identifica anticorpos contra todas as infecções por clamídia, havendo, portanto, reação cruzada com psitacose, tracoma, uretrite, cervicite e conjuntivite de inclusão. O título do teste de fixação do complemento não tem correlação com o grau de comportamento clínico da doença. Quanto maior o tempo de duração da doença, maior a positividade, que pode permanecer pelo resto da vida.

▶ **Microimunofluorescência.** É capaz de detectar no sangue e em secreções a presença de anticorpos específicos aos diferentes sorotipos da bactéria, sendo o exame mais sensível para o diagnóstico da doença.

▶ **Histopatologia.** Não é recomendada, pois não fecha o diagnóstico.

O diagnóstico diferencial do LV é feito na fase inicial com cancroide, sífilis, herpes e donovanose, trauma, leishmaniose cutânea e farmacodermia. Já na segunda fase devemos pensar em cancroide, herpes, sífilis, tuberculose ganglionar, HIV, linfoma, doença da arranhadura do gato e paracoccidioidomicose. E na última fase deve-se considerar filariose, doença intestinal inflamatória, neoplasia e hidroadenite supurativa.

O tratamento deve ser realizado precocemente, antes da confirmação laboratorial. Os medicamentos de escolha são:

- Tetraciclina 500 mg 6/6 h via oral por 3 a 4 semanas
- Azitromicina 1 g via oral dose única
- Eritromicina 500 mg 6/6 h via oral por 3 a 4 semanas (indicado principalmente para gestantes).

Os tratamentos alternativos são:

- Doxiciclina 100 mg 12/12 h via oral por 3 a 4 semanas
- Sulfametoxazol 800 mg + trimetoprima 160 mg 12/12 h via oral no mínimo por 2 semanas
- Tianfenicol 0,5 g 8/8 via oral por 2 semanas
- Sulfadiazina 500 mg 2 comprimidos 6/6 h via oral por 4 semanas.

Pacientes HIV-positivos devem seguir o mesmo esquema anteriormente descrito.

É importante salientar que a antibioticoterapia não apresenta um efeito dramático na duração da linfadenopatia inguinal, mas os sintomas agudos são frequentemente erradicados de modo rápido, e que as sequelas como estenose retal ou elefantíase genital não são revertidas. Os linfonodos que apresentarem flutuação devem ser aspirados com uma agulha calibrosa e nunca drenados ou excisados pelo risco de disseminar a infecção e propiciar o aparecimento de elefantíase. O prognóstico é muito bom; em casos excepcionais, teremos o aparecimento de carcinoma espinocelular nas lesões de elefantíase e da síndrome anorretal. Devem ser pesquisados os contatos sexuais nos 30 dias anteriores ao início da doença.

Uretrites

As uretrites são divididas em 2 grupos: uretrites gonocócicas e uretrites não gonocócicas.

Uretrites gonocócicas

A uretrite gonocócica ou gonorreia é doença infecciosa do trato urogenital, bacteriana, transmitida quase que exclusivamente por contato sexual ou perinatal. Trata-se de afecção de manifestações clínicas pleomórficas, variando desde a ausência total de sintomas até manifestações agudas, como a epididimite aguda no homem, ou a salpingite aguda na mulher. Também conhecida como blenorragia, blenorreia ou gota matutina (Azulay e Azulay, 2004).

O agente etiológico é a *Neisseria gonorrhoeae* (gonococo) que é um bacilo gram-negativo, anaeróbio facultativo, sendo envolto por duas membranas plasmáticas, uma interna e outra externa. A membrana externa está em contato direto com o hospedeiro, contém lipossacárides que apresentam marcada ação endotóxica, responsável pela citotoxicidade local, pelo processo inflamatório e pela toxicidade sistêmica.

A gonorreia é uma das principais DST em número de ocorrência de novos casos. A OMS estimava em aproximadamente 62 milhões o número de casos novos de gonorreia em adultos no mundo em 1999. A América Latina e o Caribe se apresentavam como a terceira maior região no mundo em números de casos novos, 7,5 milhões de naquele ano, sendo 55% dos casos entre mulheres (4 milhões de casos novos) (OMS, 2001).

A faixa etária mais comprometida situa-se entre 15 e 30 anos, com o maior número de casos entre 20 e 24 anos (CDC, 2002). A maioria dos casos é encontrada em homens, provavelmente por maior facilidade de diagnóstico, uma vez que cerca de 70% das mulheres são assintomáticas. A gonorreia mostra-se mais frequente em não brancos do que em brancos (40:1) (Penna *et al.*, 2000). Também se encontra diretamente relacionada com o baixo nível socioeconômico e nível inferior de educação (Brown *et al.*, 1999). O risco de aquisição da gonorreia em um único intercurso na mulher gira em torno de 50%, em duas exposições de 87,5% e em mais de duas exposições de 100%. No homem, em um único intercurso, aproxima-se de 80% (Bong *et al.*, 2002).

A *N. gonorrhoeae* acomete principalmente as membranas mucosas do trato genital inferior e menos frequentemente aquelas do reto, orofaringe e conjuntiva. A bactéria primaria-

▸ **Cultura.** Raramente utilizada. Os meios mais empregados seriam saco vitelino de embrião de pinto ou artificiais de gema embrionada, mas seu custo é muito alto.

A terapêutica antimicrobiana é eficaz e já no fim da primeira semana a resposta clínica é notória. Nos esfregaços, os corpúsculos de Donavan não são mais observados após 5 a 10 dias de tratamento, cuja duração média deverá ser de 3 a 5 semanas, ou seja, até a cura clínica. Se as lesões forem muito extensas, continuar com a medicação por mais 7 dias após a cicatrização. Esses são os esquemas preconizados pelo Ministério da Saúde:

- Doxiciclina 100 mg via oral, de 12/12 h no mínimo por 3 semanas
- Sulfametoxazol 800 mg + trimetoprima 160 mg via oral de 12/12 h por no mínimo 3 semanas
- Tianfenicol granulado 2,5 g via oral dose única no primeiro dia do tratamento e 500 mg via oral de 12/12 h nos demais dias, até a cura clínica
- Ciprofloxacino 750 mg via oral de 12/12 h até a cura clínica
- Eritromicina 500 mg via oral de 6/6 h até a cura clínica.

As gestantes devem ser tratadas com estearato de eritromicina 500 mg via oral de 6/6 h até o desaparecimento da lesão. Os parceiros sexuais não precisam ser tratados devido à baixa infectividade da doença. Os pacientes HIV-positivos podem ser tratados seguindo os mesmos esquemas citados anteriormente, mas por um período mais prolongado.

Além dos esquemas de antibioticoterapia, muitas vezes é necessária a correção cirúrgica da obstrução linfática e/ou destruição tecidual extensa. Mas a doença deverá estar completamente tratada, pois a manipulação das lesões pode favorecer a disseminação hematogênica da doença. Os parceiros sexuais até 60 dias antes do início dos sinais e sintomas devem ser avaliados.

Herpes genital

Doença viral caracterizada por episódios de latência assintomática e recorrência com lesões. É transmitida sexualmente, verticalmente e durante o parto para os recém-natos, por contato direto com lesões ou por secreção com atividade viral presente em pacientes aparentemente assintomáticos. As regiões genitais, perineais e perianais são as mais afetadas.

A transmissão da mulher para o homem ocorre em apenas 3%, mas o contrário já sobe para 15%. Ao longo da vida, a probabilidade de passar a doença vai diminuindo. Além disso, pacientes portadores do vírus duplicam o risco de também serem portadores de HIV.

O herpes genital faz parte da família Alphaherpesviridae. Esta é composta pelo herpes simples (HSV) tipos 1 e 2 e pelo vírus varicela-zóster (VZV). Os tipos 1 e 2 se diferenciam pela antigenicidade em uma das glicoproteínas de superfície (gC). Podemos separá-los em herpes extragenital e genital, no entanto pode haver inversão do sítio de acometimento. HSV-2 é o agente etiológico em 80 a 90% dos casos de herpes genital e 10 a 20% de labial. Após o primeiro ano, as recorrências de localização genital são observadas em 50% das infecções por HSV-1 e em 80% nas por HSV-2. O herpes genital era relativamente raro há 30 anos, tendo havido um grande aumento na incidência nos últimos anos. Ser portador do HSV-1 parece prevenir parcialmente os sintomas de uma possível infecção pelo HSV-2 (Karl *et al.*, 2003).

Os vírus encontram-se largamente disseminados pelo mundo; acredita-se que 60 a 95% da população mundial esteja infectada por um dos dois tipos de vírus. Acomete principalmente mulheres, a raça negra e indivíduos com múltiplos parceiros sexuais. A infecção primária ocorre comumente na adolescência e no início da vida adulta, confirmando ser uma DST, pois é nessa faixa etária que se encontra a maior população em atividade sexual frequente.

O quadro clínico é classificado da seguinte forma:

▸ **Primoinfecção.** Primeiro contágio de qualquer um dos vírus, com pródromos de infecção sistêmica viral, ou seja, com cefaleia, febre baixa, mal-estar e mialgia e posterior aparecimento das lesões. Costuma ser a fase mais grave.

▸ **Latência.** O vírus se transporta retrogradamente até os gânglios periféricos sensoriais, onde para de se replicar por um período.

▸ **Recorrência.** Dependendo da suscetibilidade do hospedeiro, o vírus pode se transportar agora anterogradamente até a pele, multiplicando-se novamente, com a presença de novas lesões, ou apenas atividade do vírus no trato genital. Os sintomas costumam ser mais brandos e limitados. É importante lembrar que estímulos como estresse, trauma, febre, luz solar, menstruação, infecções ou imunossupressão são fatores precipitantes.

▸ **Não primário, primeiro episódio de infecção.** Nomenclatura reservada para portadores de um tipo do vírus que agora se contagiou com o outro.

O período de incubação varia de 2 a 20 dias, desde o contato sexual até o aparecimento das lesões. Estas caracterizam-se por vesículas túrgidas e brilhantes, dispostas em grupo, lembrando cachos de uva. Apresentam-se principalmente em torno de orifícios como boca, ânus e vulva e podem ser antecipados por pródromos como parestesia, ardor ou prurido local, seguidas de discreto eritema. Após poucos dias tornam-se necrosadas, exulceradas e crostosas. As vesículas involuem espontaneamente em torno de 5 dias, sendo a cura total em 3 semanas. Após 2 semanas, pode aparecer linfoadenomegalia regional (Kodner, 2003).

Na mulher ocorre vulvovaginite acompanhada de muita dor, podendo levar à paresia transitória da bexiga. Cistite e uretrite podem estar associadas (Figura 138.7). No homem (Figura 138.8) pode haver acometimento de todo o pênis, sendo menos doloroso do que na mulher. O coito anal pode levar à proctite com tenesmo, dor e corrimento purulento.

Como complicações encontram-se meningite, superinfecção bacteriana, lesões extragenitais e retenção urinária. Os pacientes imunodeprimidos podem apresentar lesões persistentes e extensas formando ulcerações ou lesões verrucosas. Às vezes,

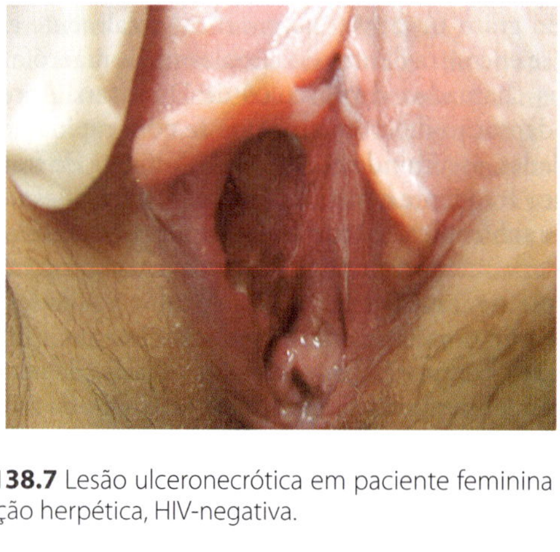

Figura 138.7 Lesão ulceronecrótica em paciente feminina com primoinfecção herpética, HIV-negativa.

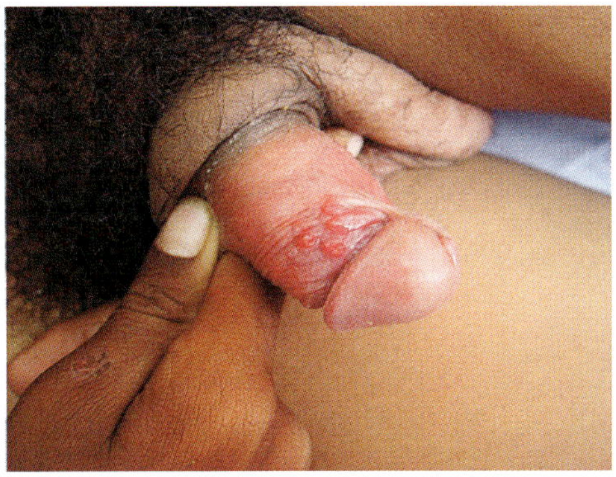

Figura 138.8 Lesões eritematovesiculares agrupadas em paciente masculino, HIV-negativo, com infecção herpética.

manifestações atípicas são encontradas como foliculites e nódulos, dependendo da contagem de CD4 (Mark *et al.*, 2003).

Durante a gestação, a transmissão é mais comum no terceiro trimestre, causando encefalite, necrose hepatoadrenal, pneumonia, entre outros e durante o parto. Portanto, a cesárea é prescrita para mães com lesões em atividade ou amniorrexe menor que 4 h. A primoinfecção, no primeiro trimestre da gravidez, aumenta a incidência de abortamento e de defeitos na embriogênese, como microcefalia, calcificações intracranianas, coriorretinite, microftalmia, embora sejam raras.

O diagnóstico geralmente é feito pela história e exame clínico, mas podem-se realizar exames complementares para a confirmação.

▸ **Citologia.** Utilizar o método de Tzanck no exame ginecológico preventivo, observando multinucleação e balonização celular.

▸ **Cultura.** Exame com 75% de sensibilidade mas de difícil praticabilidade, pois depende de vesículas íntegras e demora 10 dias para se obter o resultado.

▸ **Sorológico.** Exames específicos para avaliar se o paciente está ou não infectado pelo herpes-vírus, mas ainda não se consegue diferenciar o tipo 1 do 2, ou se a infecção é atual ou passada.

▸ **ELISA.** Pesquisa de anticorpos anti-HSV. A resposta imune do hospedeiro, específica para o vírus, aparece em 8 a 12 semanas.

▸ **Western-Blot.** Pesquisa de anticorpos antigG2, uma das glicoproteínas do envelope viral.

▸ **Histopatológico.** A biopsia é feita da base da úlcera ou vesícula; com os métodos de Wright e Giemsa, observam-se células multinucleares que fazem o diagnóstico diferencial com o vírus *Varicella zoster*.

O tratamento tem o objetivo de acabar com a dor e as vesículas, prevenir a transmissão, as complicações e as recorrências. Deve-se fazer a higiene das lesões com água e sabão. O tratamento tópico hoje em dia é pouco utilizado por ter pouca eficácia

- Primoinfecção
  - Aciclovir 400 mg 3 vezes/dia ou 200 mg 5 vezes a dia via oral por 7 a 10 dias
  - Valaciclovir 1 g via oral 2 vezes/dia durante 7 a 10 dias
  - Fanciclovir 250 mg via oral 3 vezes/dia durante 7 a 10 dias
- Recorrência
  - Aciclovir 400 mg 3 vezes/dia ou 200 mg 5 vezes ou ainda 800 mg 2 vezes/dia via oral por 5 dias
  - Valaciclovir 500 mg 2 vezes/dia via oral de 3 a 5 dias ou 1 g por dia via oral por 5 dias
  - Fanciclovir 125 mg via oral 2 vezes/dia durante 5 dias.

▸ **Terapia de supressão.** Para prevenir novas recorrências em pacientes que apresentam 6 ou mais episódios por ano. A duração é de no mínimo 1 ano

- Aciclovir 400 mg via oral 2 vezes ao dia
- Valaciclovir 500 mg ou 1 g via oral por dia
- Fanciclovir 250 mg via oral 2 vezes por dia.

O tratamento deve ser expandido se ainda não houver cura clínica após 10 dias de tratamento. Para pacientes HIV-positivo, as doses devem ser aumentadas e a duração estendida. Para as complicações deve ser administrado aciclovir 5 mg/kg de 8/8 h intravenoso por 7 a 10 dias.

Os medicamentos podem apresentar efeitos adversos parecidos como náuseas, vômitos, cefaleia e diarreia. Em pacientes renais, deve-se evitar altas doses de aciclovir por cristalizar dentro dos túbulos, levando à insuficiência renal aguda.

Papilomavírus humano

A infecção pelo papilomavírus humano (HPV) constitui a principal causa de procura aos serviços de DST. Atualmente tem-se dado grande importância a esta infecção devido à sua associação com a carcinogênese, principalmente do colo uterino.

Os vírus do papiloma humano pertencem à família Papovaviridae e apresentam partículas de diâmetro de 52 a 55 nm, não envelopadas, com simetria icosaédrica e formadas por uma dupla hélice de DNA circular contendo cerca de 8.000 pares de base. Mais de 200 tipos diferentes de genótipos de HPV foram identificados até o momento. Desses, cerca de 40 têm predileção pelos epitélios e mucosas da região anogenital e são classificados em alto e baixo risco de acordo com a probabilidade de serem encontrados ou não em tumores (Doobar, 2006; Stanley *et al.*, 2007). Dessa forma, a expressão fenotípica dos HPV genitais varia consideravelmente, podendo gerar infecções subclínicas, clínicas ou latentes.

Apesar de ser uma doença de transmissão essencialmente sexual, existem outros meios como, por exemplo, a transmissão vertical (mãe-feto) (Tay, 1995). Além disso, observou-se a presença de HPV em indivíduos que ainda não tiveram contato sexual (Guntner, 2003). O estudo da transmissão do HPV é dificultado devido a ele não se desenvolver em meio de cultura.

O HPV infecta as células da camada basal dos epitélios através de microlesões e se replica até cerca de 50 a 100 cópias por célula na camada basal. Ao se dividirem, algumas células permanecem na camada basal e outras continuam o processo de diferenciação nas camadas superiores. As células diferenciadas contêm pouca ou nenhuma maquinaria de replicação, o que proporcionaria a ausência de replicação viral nas células totalmente diferenciadas. Por esse motivo, os vírus expressam determinadas proteínas nas fases iniciais da infecção, ou seja, nas camadas basal e parabasal, que estimulam o ciclo celular, com a passagem da fase G1 para a fase S. Contudo, o vírus necessita que a célula apresente um certo grau de diferenciação, pois o promotor para a transcrição do mRNA da proteína formadora do capsídio é mediado em células diferenciadas (Gunter, 2003). O processo de transformação maligna induzida pelo HPV resulta da superexpressão dos oncogenes virais, E6 e E7. Esses genes codificam proteínas capazes de interagir e inativar alvos celulares responsáveis pela progressão do ciclo celular e manutenção do DNA. No geral, E7 liga-se a Rb e E6 estimula a degradação da proteína p53. Alterações da proteína p53 são consideradas críticas para o desenvolvimento de tumores, uma vez que essa proteína está relacionada com o controle do ciclo celular, a resposta celular a danos no DNA, o início do reparo do DNA e replicação e a indução de apoptose e diferenciação celular (Heley, 2003; Münger *et al.*, 2004).

As lesões clínicas caracterizam-se, na maior parte das vezes, por proliferações epiteliais benignas na pele e em mucosas, denominadas verrugas (Figuras 138.9 e 138.10) que geralmente não apresentam sinais ou sintomas agudos. As lesões subclínicas são diagnosticadas quando da presença de alterações epiteliais microscópicas. A persistência da infecção subclínica pode gerar uma latência, ou seja, permanência da infecção a longo prazo, apresentando episódios de replicação viral, sem a ocorrência de alterações celulares. Mais de dois terços dos indivíduos infectados pelo HPV apresentam uma infecção transitória que é limitada e eliminada pelo sistema imune em até 24 meses (Guntner, 2003). A expressão fenotípica do HPV depende de três fatores: tipo viral, fatores locais e imunidade do hospedeiro. Os HPV genitais são divididos, de acordo com o seu risco oncogênico, em alto risco e em baixo risco. Os tipos de alto risco, representados principalmente pelos tipos 16 e 18, podem incorporar-se no genoma da célula hospedeira e promover transformações malignas com perda do controle de crescimento e multiplicação celular. Os tipos de baixo risco, representados principalmente pelos tipos 6 e 11, causam lesões epiteliais benignas, as verrugas genitais. Porém, na maior parte das vezes, tem-se a associação de ambos os tipos, alto grau e baixo grau. Os fatores locais representam-se principalmente pela presença de outras DST, que favorecem a manifestação do HPV. A imunidade do hospedeiro é outro fator a interferir na patogenia das lesões HPV-induzidas. Pacientes imunodeprimidos são mais acometidos; todavia, como o HPV permanece no interior celular de uma forma muito discreta, os imunocompetentes também desenvolvem alterações epiteliais, não tendo sido ainda elucidados todos os mecanismos imunológicos favoráveis à infecção.

O diagnóstico da infecção pelo HPV pode ser clínico, histopatológico ou molecular. O diagnóstico clínico do HPV genital baseia-se na identificação das lesões clínicas e subclínicas. No caso das lesões subclínicas, estas podem ser visualizadas por meio da aplicação do ácido acético entre 3 e 5% (peniscopia, vulvoscopia ou colposcopia). A histopatologia demonstra grandes queratinócitos com núcleo excêntrico e picnótico, rodeado por um halo perinuclear que se denomina células coilocitóticas ou coilocitócitos. Também observam-se pequenos grânulos eosinofílicos associados a grupos de grânulos basófilos de querato-hialina que, provavelmente, são compostos pela associação com proteínas virais. A identificação do DNA viral é realizada por meio da captura híbrida ou PCR.

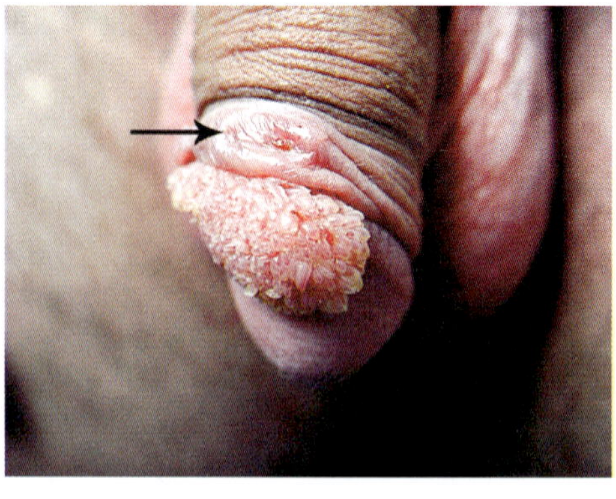

Figura 138.9 Lesão condilomatosa associada a cancro duro sifilítico (seta) em paciente HIV-negativo.

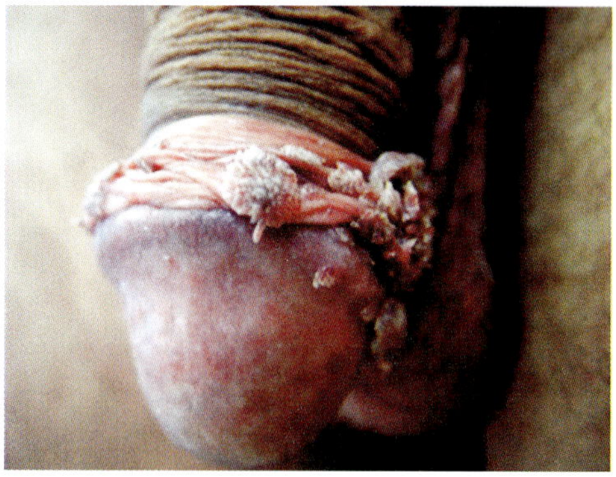

Figura 138.10 Múltiplas lesões condilomatosas em glande e corpo do pênis em paciente HIV-positivo.

O tratamento das lesões clínicas e subclínicas causadas pelo HPV é complexo, pois não existe o melhor tratamento para todos os pacientes. Cada paciente deverá ser avaliado e vários fatores serão considerados: sexo, idade, quantidade, extensão e localização das lesões e principalmente a taxa de recidiva do tratamento. Os métodos atualmente utilizados são descritos a seguir.

Agentes tópicos

Podofilina a 25% e podofilotoxina a 5%. A podofilina é pouco utilizada já que apresenta muitos efeitos colaterais devido à sua toxicidade e não pode ser aplicada pelo paciente, necessitando de inúmeras consultas. A podofilotoxina é uma boa opção, pois não apresenta a toxicidade elevada da podofilina, pode ser aplicada pelo paciente, porém pode causar lesões ulcerosas em alguns casos, que regridem com a interrupção do tratamento. Por esse motivo, os pacientes devem permanecer sob constante avaliação (Passos e Giraldo, 2010).

Ácido tricloracético de 50 a 90% (ATA), crioterapia, *laser*, eletrocirurgia e excisão da lesão. Os métodos destrutivos, exceto a aplicação tópica do ATA, apresentam rápida resolução, porém a literatura demonstra taxas altas de recidiva das lesões (40 a 70%) quando não associados a outros métodos.

Imunoterapia

Interferonas e imiquimod. O uso de interferonas (sistêmico e local) não obteve sucesso devido aos efeitos colaterais sistêmicos e à baixa eficácia. A utilização tópica de imiquimod a 5% é uma boa opção terapêutica, pois apresenta poucos efeitos colaterais (sintomas irritativos locais) e baixa taxa de recorrência.

Cirúrgico

A remoção cirúrgica pode ser o método mais simples e eficaz. A excisão das lesões pode ser feita desde com tesoura delicada e posterior cauterização suave das bases ao uso de *laser* ou bisturi elétrico (eletrocoagulação) (Passos e Giraldo, 2010).

Vacinas

Atualmente estão disponíveis duas vacinas contra HPV. Uma quadrivalente, conferindo proteção para os tipos virais 6,

11, 16 e 18, e uma bivalente com proteção para os tipos 16 e 18. Apesar de os estudos mostrarem resultados positivos, o custo ainda é elevado para a grande maioria da população.

Acreditamos que o melhor tratamento seja a retirada da lesão e posterior uso tópico de imiquimod a 5%. Com isso, diminuímos a taxa de recidiva da doença a menos de 15% (Guntner, 2003). Quando esta opção não for viável, por motivos técnicos ou localização das lesões, os demais métodos deverão ser avaliados.

Os parceiros devem ser avaliados com a procura de lesões clínicas ou subclínicas.

▶ Prevenção e controle (CDC, 2002)

A prevenção e o controle das DST baseiam-se em 5 grandes conceitos:

- Educação e aconselhamento das pessoas sobre o risco e os caminhos para adotar um comportamento sexual seguro
- Identificação dos portadores de DST assintomáticos e dos sintomáticos que improvavelmente procurariam por assistência médica
- Diagnóstico e tratamento efetivo dos portadores de DST
- Avaliação, tratamento e aconselhamento dos parceiros sexuais dos pacientes com DST
- Vacinação das pessoas com risco de adquirir DST.

▶ Referências bibliográficas

Anderson RM. Transmission dynamics of sexually transmitted infections. In Holmes KK, Sparling PF, Mardh P, Lemon SM, Stamm WE, Piot P, Wasserheit JN (eds), *Sexually Transmitted Diseases*, McGraw-Hill, New York, p. 25-37, 1999.

Aral SO, Hughes JP, Stoner B. Sexual mixing patterns in the spread of gonococcal and chlamydial infections. *Am J Public Health* 89: 825-833, 1999.

Azulay MM, Azulay DR. Doenças sexualmente transmissíveis. In Azulay RD, Azulay DR (eds.), *Dermatologia,* 3ª ed., Guanabara Koogan, Rio de Janeiro, p. 255-272, 2004.

Belda-Junior W. *Doenças Sexualmente Transmissíveis,* Atheneu, São Paulo, 225 pp, 1999.

Bong CTH, Bauer ME, Spinola SM. *Haemophilus ducreyi*: clinical features, epidemiology, and prospects for disease control. *Microb Infect* 4: 1141-1148, 2002.

Brown TJ, Yen-Moore A, Tyring SK. An overview of sexually transmitted diseases. Part I. *J Am Acad Dermatol* 41: 511-529, 1999.

Brown TJ, Yen-Moore A, Tyring SK. An overview of sexually transmitted diseases. Part II. *J Amer Acad Dermatol* 41: 661-667, 1999.

CDC-Centers for Disease Control and Prevention. Guidelines for treatment of sexually transmitted diseases. *MMWR* 47: RR-1, 1998.

CDC-Centers for Disease Control and Prevention. Sexually transmitted diseases treatment guidelines. *MMWR* 51 (RR-6): 53-57, 2002.

Chick SE, Adams AL, Koopman JS. Analysis and simulation of a stochastic, discrete-individual model of STD transmission with partnership concurrency. *Math Biosci* 166: 45-68, 2000.

Cook SRM, Harrison L, May S. High prevalence of HIV/STI among young women seeking HIV testing in Rio de Janeiro. In XIV International AIDS Conference, Barcelona, Spain, 2002.

Doorbar J. Molecular biology of human papillomavirus infection and cervical cancer. *Clinical Science* 110(5): 535-541, 2006.

Garnett GP, Anderson RM. Sexually transmitted diseases and sexual behavior: insights from mathematical models. *J Infect Dis 174* (Suppl. 2): S150-161, 1996.

Garnett GP, Hughes JP, Anderson RM. Sexual mixing patterns of patients attending sexually transmitted diseases clinics. *Sex Transm Dis* 23: 248-257, 1996.

Guntner J. Genital and perianal warts: New treatment opportunities for human papillomavirus infection. *Am J Obstet Gynecol* 189: S3-S11, 2003.

Heley S. Human papillomavirus: Beware the infection you can't see. *Australian Family Physician* 32: 311-315, 2003.

Holmes KK, Sparling PF, Mardh P, Lemon SM, Stamm WE, Piot P, Wasserheit JN. *Sexually Transmitted Diseases, Introduction*, McGraw-Hill, New York, p. xxi-xxiii, 1999.

Karl E, Miller KE, Ruizand DE, Graves JC. Update on the prevention and treatment of sexually transmitted diseases. *American Family Physician* 67: 37-45, 2003.

Kodner C. Sexually transmitted infections in men. *Prim Care Office Pract* 30: 173-191, 2003.

Kraus SJ. Diagnosis and management of acute genital ulcers in sexually active patients. *Semin Dermatol* 9: 160-166, 1990.

Manual do Ministério da Saúde. *Doenças Sexualmente Transmissíveis (DST) – Manual de Bolso*. CN – DST/AIDS: 65-78, 2000.

Mark HD, Hanahan AP, Stender SC. Herpes Simplex Virus Type 2: an update. *The Nurse Practitioner* 28: 137-144, 2003.

Ministério da Saúde. Estudos Brasileiros sobre DST Publicados de 1987 a 1997, Brasília, DF, 1997.

Ministério da Saúde. Secretaria de Vigilância em Saúde. Programa Nacional de DST e AIDS. Prevalências e frequências relativas de Doenças Sexualmente Transmissíveis (DST) em populações selecionadas de seis capitais brasileiras, 2005, 2008.

Morris M, Kretzschmar M. Concurrent partnerships and the spread of HIV. *AIDS* 11: 641-648, 1997.

Münger K, Baldwin A, Edwards KM, Hayakawa H, Nguyen CL, Owens M, Grace M. Mechanisms of human papillomavirus-induced oncogenesis. *American Society for Microbiology* 78(21): 1145-1160, 2004.

OMS-Organização Mundial da Saúde. *Global Prevalence and Incidence of Selected Curable Sexually Transmitted Infections: Overview and Estimates,* Report WHO/CDS/CSR/EDC/2001.10, Geneve, 2001.

Over M, Piot P. Human immunodeficiency virus infection and other sexually transmitted diseases in developing countries: public health importance and priorities for resource allocation. *J Infect Dis* 174 (Suppl. 2): S162-175, 1996.

Passos MRL. *Doenças Sexualmente Transmissíveis*, 4ª ed., Cultura Médica, Rio de Janeiro, 552 pp, 1995.

Penna GO, Hajjar LA, Braz TM. Gonorreia. *Rev Soc Bras Med Trop* 33: 25-31, 2000.

Renton A, Whitaker L, Ison C. Estimating the sexual mixing patterns in the general population from those in people acquiring gonorrhoea infection: theoretical foundation and empirical findings. *J Epidemiol Community Health* 49: 205-213, 1995.

Robinson AJ, Ridgway GL. Concurrent gonococcal and chlamydial infection: how best to treat. *Drugs* 59: 801-813, 2000.

Seadi CF, Oravec R, Poser B. Diagnóstico laboratorial da infecção pela *Chlamydia trachomatis*: vantagens e desvantagens das técnicas. *J Bras Patol Méd Lab* 38: 57-78, 2002.

Stanley MA, Pett MR, Colemant N. HPV: From infection to cancer. *Biochemical Society Transaction* 35(6): 1456-1460, 2007.

Tay SK. Genital oncogenic human papillomavirus infection: a short review on the mode of transmission. *Ann Acad Med Singapore* 24: 598-601, 1995.

139 Sífilis

David Rubem Azulay, Rubem David Azulay e José Augusto Costa Nery

▸ Introdução

Doença infectocontagiosa causada pelo *Treponema pallidum*. Geralmente a transmissão é feita pelo contato sexual. Trata-se de doença sistêmica, com períodos bem definidos de atividade clínica e de latência. Pode atingir todos os órgãos. Entretanto, suas manifestações clínicas mais comuns ocorrem na pele e mucosas, o que permite supor o diagnóstico com certa facilidade (Azulay e Azulay, 2008).

▸ Epidemiologia

Trata-se de doença universal mais frequente nas cidades. Atinge, com maior predominância, negros. É interessante salientar que, nos EUA, mulheres negras são 42 vezes mais afetadas do que as brancas. Atualmente, o comportamento dos seres humanos tem se modificado de maneira intensa, sobretudo do ponto de vista sexual, e, principalmente, entre os jovens. A homossexualidade é outro fator de grande importância epidemiológica. Outro aspecto a levar em consideração é o uso abusivo de antibióticos em doses insuficientes.

Com o surgimento da síndrome de imunodeficiência adquirida (AIDS), a sífilis tem apresentado aspectos clínicos atípicos e, sobretudo, com maior gravidade. Em se tratando de doença sexualmente transmissível (DST), a sífilis pode associar-se a outras doenças sexuais como o cancro mole (12 a 15%), a gonorreia (1 a 4%), a donovanose (45%) e o condiloma acuminado (51%). Impõe-se, pois, a necessidade imperiosa de o médico solicitar exame sorológico para sífilis, em paciente com outra DST.

Outro aspecto de interesse é o fato de que em voluntários humanos, a infecção só se desenvolve em cerca de 30 a 40% dos expostos a um único intercurso sexual (Dupin e Couturier, 2004).

Na sífilis, a notificação compulsória às Secretarias de Saúde só é exigida para a sífilis congênita e sífilis na gravidez. Estima-se que ocorra em 1,6% das gestações aqui no Brasil e haja cerca de 950.000 casos por ano (Ministério da Saúde, 2005).

▸ Etiologia, patogenia e imunologia

O *T. pallidum* tem morfologia espiralar, com cerca de 8 a 20 espiras. Mede cerca de 6 a 15 micra de comprimento e é dotado de filamentos que permitem movimentos de rotação e flexão. Até o presente momento não foi possível cultivá-lo. É patogênico para o homem e para alguns animais como coelhos e macacos, o que não significa haver sífilis entre esses animais. Seu ciclo evolutivo é de 30 h.

A sífilis é doença exclusivamente humana, em que o contágio ocorre essencialmente na fase recente da doença e por meio do ato sexual. Eventualmente, um simples beijo pode transmitir a doença, desde que a pessoa tenha lesões na mucosa oral. Transfusão de sangue também pode permitir uma infecção "inocente", desde que o doador esteja infectado recentemente e não tenha sido feito o rastreamento adequado no banco de sangue. A transmissão vertical é responsável pela sífilis congênita e denuncia um acompanhamento pré-natal falho.

Na maioria dos casos, o *Treponema* penetra na mucosa ou semimucosa, sobretudo da área genital, e produz a lesão inicial que é conhecida como cancro sifilítico. Seu período de incubação ocorre em torno de 3 a 4 semanas. É interessante ressaltar que mesmo antes do aparecimento clínico do cancro, o *Treponema* já invadiu, desde o momento de sua inoculação, o organismo humano através do sistema linfático e/ou sanguíneo. A primeira manifestação clínica é, portanto, o cancro sifilítico, já com repercussão ganglionar da região, geralmente de localização inguinal, que representa a *sífilis primária*.

Após 2 a 3 meses surgem lesões generalizadas na pele e mucosas que têm o nome de sifílides; trata-se da *sífilis secundária*. Sem tratamento, essas lesões desaparecem temporariamente ou podem surgir poucas lesões com capacidade infectante; trata-se da *sífilis recente recidivante*. Essas lesões, mesmo sem tratamento, involuem espontaneamente.

Posteriormente, aproximadamente após o segundo ano da infecção, podem surgir uma ou poucas lesões, não infectantes e circunscritas a uma determinada região, porém de aspecto destrutivo e inclusive atingindo outros órgãos; trata-se da *sífilis tardia*. Essa evolução decorre da instalação do processo imunológico celular e humoral. Não é incomum que a instalação da hipersensibilidade celular possa levar à cura espontânea da doença, o que pode ocorrer em cerca de 60% dos casos. Caso contrário, podem surgir lesões localizadas na pele (lesão gomosa) ou em órgãos importantes como o acometimento do SNC (neurossífilis), ou outros órgãos como o sistema cardiovascular.

Na realidade, o cancro não deixa de ser uma vasculite com infiltração de linfócitos e plasmócitos. A imunidade humoral está presente desde o início da infecção e pode persistir, até mesmo após o tratamento ("cicatriz sorológica").

Na fase secundária da doença podem surgir imunocomplexos atingindo vários órgãos, com o aparecimento de artrite, iridociclite, nefrite, entre outras manifestações.

Na fase tardia da doença, *sífilis terciária*, há formação de granuloma tuberculoide com vasculite e necrose, ou seja, desenvolvimento de imunidade celular capaz de erradicar a infecção em 60% dos casos (Azulay e Azulay, 2008).

A Figura 139.1 demonstra a evolução clinicossorológica da sífilis.

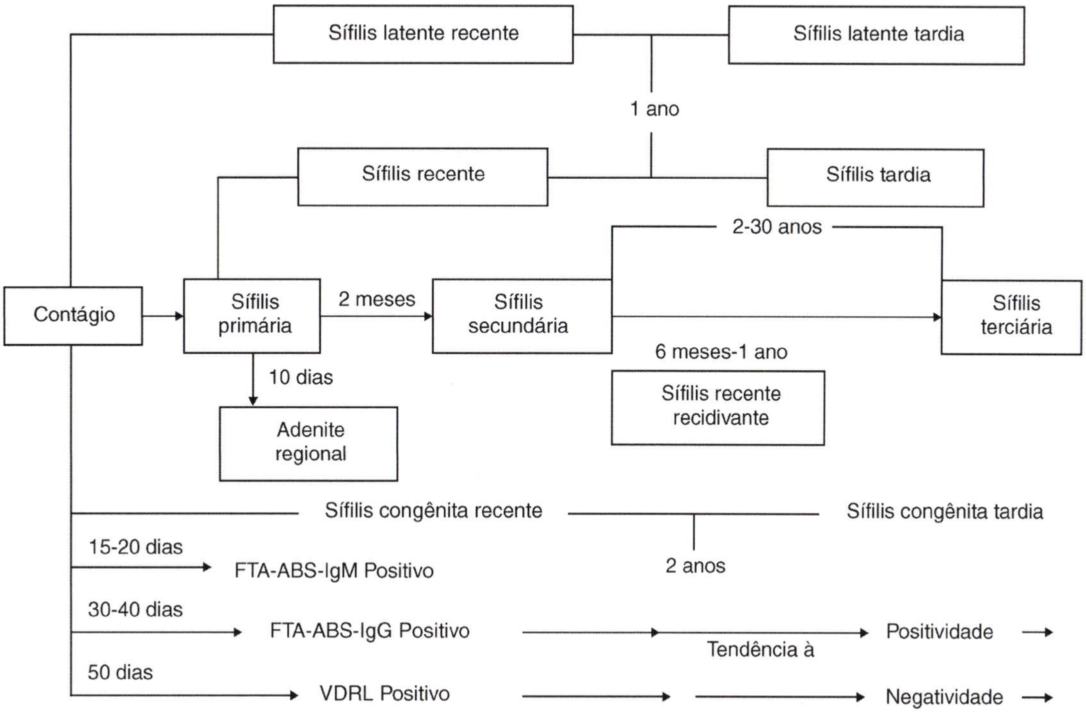

Figura 139.1 Evolução clinicossorológica da sífilis.

▸ Aspectos clínicos

Em decorrência do exposto, a *sífilis adquirida* deve ser classificada em dois períodos (Janier, 2004):

- Sífilis recente: compreende os aspectos da sífilis primária e secundária, o que ocorre praticamente no período de 1 ano da instalação da infecção
- Sífilis tardia: compreende a sífilis terciária, o que ocorre após o primeiro ano da instalação da doença.

É importante ressaltar que, quando durante vários anos a infecção está presente, porém sem sintomatologia, trata-se da *sífilis latente*, que pode ser subclassificada em *sífilis latente recente* (menos de 1 ano de existência) ou *sífilis latente tardia* (mais de 1 ano da infecção).

▪ Sífilis primária

É caracterizada pelo aparecimento do *cancro duro* (protossifiloma, cancro sifilítico) que é geralmente lesão única, indolor, de dimensão de alguns milímetros, exulcerada ou às vezes ulcerada, com bordas duras, em rampa, fundo discretamente avermelhado, com mínima serosidade. A localização varia com o sexo: no homem, a preferência é pelo sulco balanoprepucial e na glande, enquanto na mulher, a preferência é o colo uterino e a vulva. É óbvio que pode ocorrer em outras localizações (lábios, ânus, língua, dedo, amígdalas e outras). O cancro sifilítico é contagioso devido à presença elevada do *T. pallidum*.

Deve ser ressaltada a existência da chamada *sífilis decapitada*, isto é, sem a presença do cancro, como ocorre nas transfusões sanguíneas ou em pacientes que no momento faziam tratamento com certos antibióticos para outras doenças eventuais; neste caso, deve ser salientado que, embora o antibiótico usado seja treponemicida, seu uso em doses insuficientes não permite o aparecimento do cancro, porém, não impede a evolução da sífilis com comprometimento de outros órgãos importantes.

Deve ser ainda salientada a possibilidade da coexistência de *cancro mole* produzido pelo *Haemophilus ducreyi*; trata-se então do *cancro misto* ou *cancro de Rollet*. Neste caso, o aparecimento do cancro é mais precoce (dias após o coito infectante).

Também deve ser mencionada a possibilidade da existência do *cancro redux* que nada mais é do que a presença de sífilis recidivante surgindo no local do antigo cancro e do *pseudocancro redux* que corresponde à goma solitária no pênis.

O cancro duro, mesmo sem tratamento, involui em torno de 30 a 60 dias, sem deixar cicatriz (Figura 139.2).

Por exceção, o cancro duro poderá ainda estar presente em 15% dos casos quando do aparecimento das sifílides secundárias. Se o indivíduo for portador de AIDS, a probabilidade dessa coexistência é maior, chegando até a 45% dos casos.

É importante ressaltar que a adenopatia que sempre acompanha o aparecimento do cancro duro é regional, aflegmásica, bilateral e discreta; surge cerca de 7 a 10 dias após a instalação do cancro.

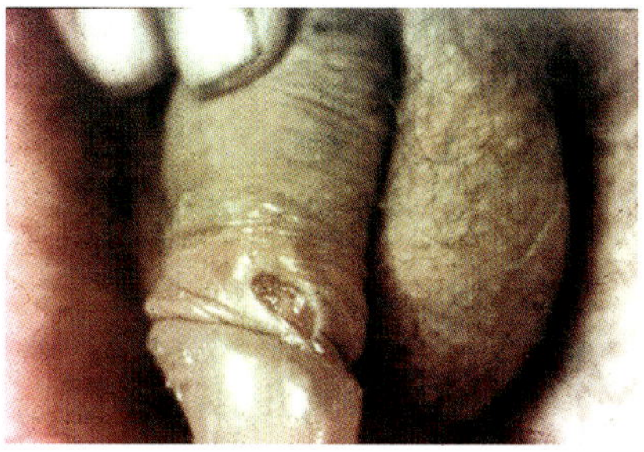

Figura 139.2 Cancro sifilítico.

▪ Sífilis secundária

Caracteriza-se pelo aparecimento de inúmeras lesões (sifílides) que surgem, em geral, em média 60 dias após a instalação do cancro inicial (Figuras 139.3 a 139.8). As lesões são inicialmente maculares (roséolas sifilíticas) que se transformam em pápulas, muitas das quais se tornam escamosas e ganham aspecto psoriasiforme; raramente as sifílides podem ser pustulosas. Essas sifílides surgem por toda a pele e até mesmo nas mucosas, porém não são pruriginosas. As lesões nas mucosas são chamadas "placas mucosas" que podem ser numerosas, erosivas, de aspecto arredondado ou oval. Em certas áreas (ânus, vulva, região inguinal), as sifílides podem ser papuloerosivas e até mesmo ser tuberoerosivas (condiloma plano). Quando

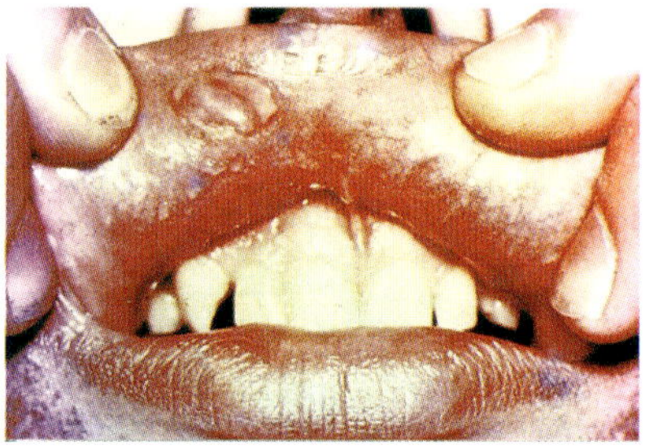

Figura 139.5 Lesão mucosa da sífilis (sífilis secundária).

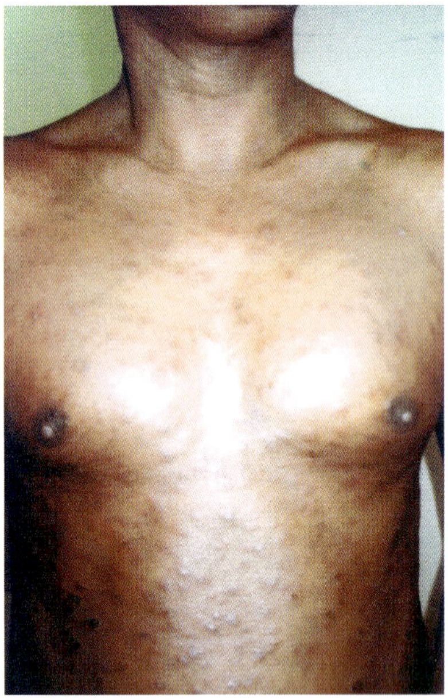

Figura 139.3 Sifílides papulares (sífilis secundária).

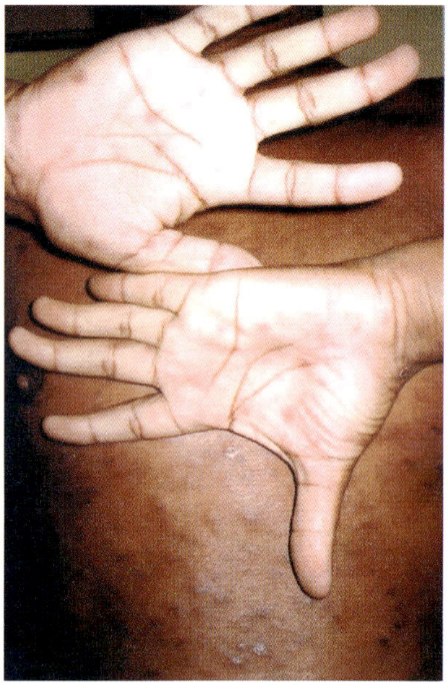

Figura 139.6 Sifílides palmares (sífilis secundária).

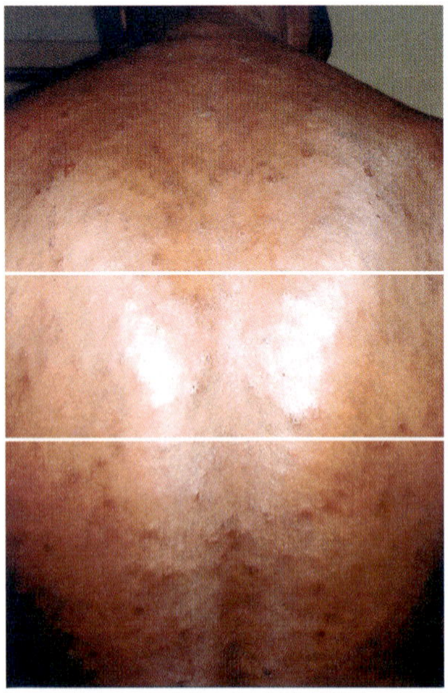

Figura 139.4 Sifílides papulares (sífilis secundária).

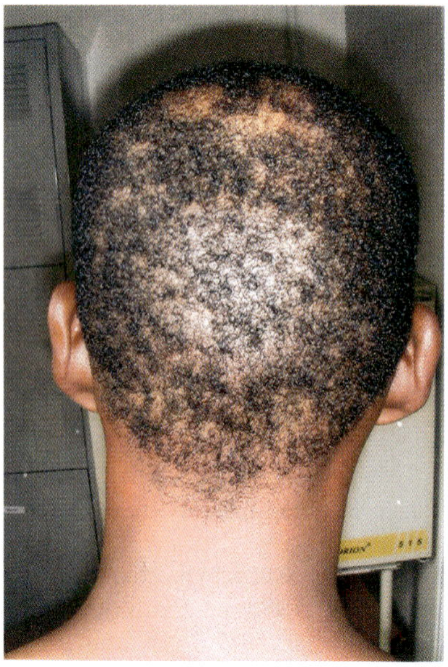

Figura 139.7 Alopecia em clareira (sífilis secundária).

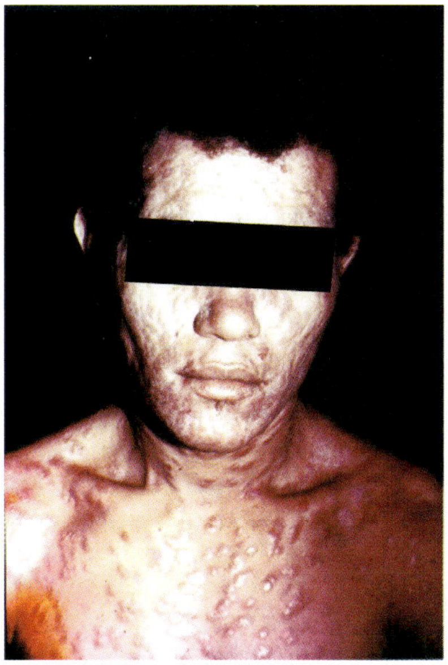

Figura 139.8 Sifílides papulares (sífilis secundária).

localizadas nos lábios constituem o "sinal da lesma". Pelo fato de serem erosivas, são consequentemente muito contagiosas.

Deve ser destacado que, em negros, essas sifílides apresentam aspecto anular e circinado ("sifílides elegantes"). Com maior frequência no sexo feminino, as sifílides podem aparecer como lesões hipocrômicas na área do pescoço e então recebem a denominação de *colar de Vênus*.

Na sífilis secundária, os fâneros podem estar comprometidos: alopecia em clareira, madarose, paroníquia e aníquia. Essas sifílides acabam por desaparecer mesmo sem tratamento. Na realidade, o comprometimento dos pelos pode ocorrer também nos cílios, bigode e barba. A sífilis secundária geralmente apresenta outras manifestações como micropoliadenopatia generalizada, febre, astenia, artralgias, cefaleia, meningite, emagrecimento, iridocidite, hepatite, esplenomegalia e periostite.

▪ Sífilis recente recidivante

Entre o secundarismo e o terciarismo podem surgir algumas lesões papulares, localizadas, com tendência à circinação.

▪ Sífilis maligna precoce

É uma forma grave da doença. Surgem lesões ulceradas e profundas, inclusive de mucosas. As localizações mais frequentes são a face e o couro cabeludo. Ressalte-se que essas lesões podem estar cobertas por crostas hemorrágicas com aspecto rupioide, localizadas preferencialmente na face e no couro cabeludo; muitas vezes essas lesões são dolorosas.

Manifestações gerais podem estar presentes: mialgia, febre irregular, inapetência e mal-estar. A sífilis maligna precoce teve a sua incidência muito aumentada com o advento da AIDS. Os testes sorológicos podem ter titulação elevada, porém há casos em que esses testes são negativos em decorrência de falência imunológica. Deve-se atentar para o fato da gravidade dessa maneira. É indispensável o exame do liquor nos pacientes, sobretudo HIV-positivos.

É interessante atentar que este quadro pode estar relacionado com a introdução da terapia antirretroviral, sendo considerada nesta situação uma manifestação da síndrome de reconstituição imunológica.

▪ Sífilis tardia

Apesar de haver a cura espontânea da sífilis, dentro de alguns anos (60% dos casos) podem surgir na sífilis tardia lesões tegumentares (16%), cardiovasculares (10%), neurossífilis (6%) e até mesmo morte (10%). É lamentável salientar que esses dados corroboram o trabalho experimental infame realizado em negros prisioneiros, no Alabama (1932 a 1972), já em plena era antibiótica.

As *manifestações tegumentares* da sífilis tardia são únicas ou poucas, localizadas, assimétricas e não contagiosas.

As lesões da sífilis tardia são:

▸ **Lesões gomosas.** Inicialmente são nódulos (1 ou poucos) que sofrem necrose e ulceram; surgem na pele e em outros órgãos: ossos, septo ventricular, língua, fígado, estômago, músculos etc. (Figuras 139.9 e 139.10).

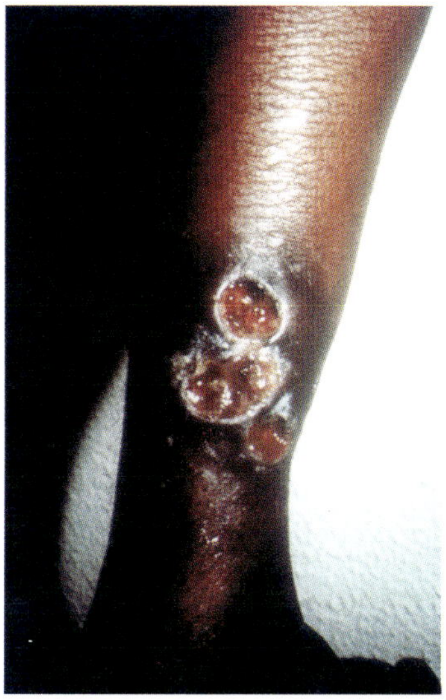

Figura 139.9 Lesões gomosas ulceradas (sífilis terciária).

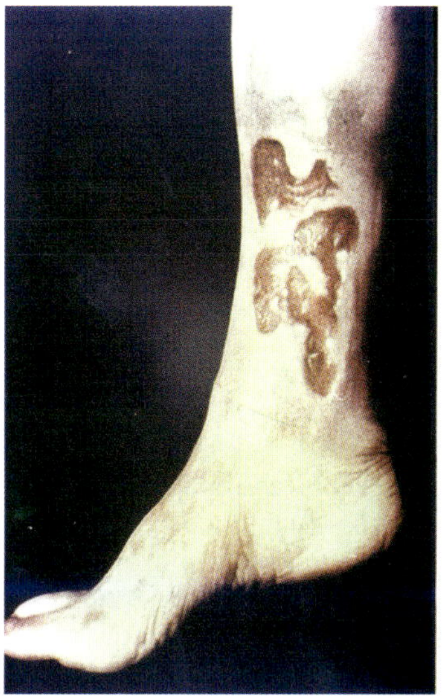

Figura 139.10 Lesões gomosas ulceradas (sífilis terciária).

▸ **Lesões tuberocircinadas.** As lesões elementares são tubérculos ou nódulos que às vezes ulceram-se, porém se dispõem de maneira reniforme ou arciforme; são de coloração vermelho-amarronzada com descamação, medindo de poucos milímetros a muitos centímetros.

O acometimento do sistema cardiovascular ocorre em cerca de 10% dos casos, após muitos anos do início da infecção sifilítica. A aortite é a manifestação mais comum (cerca de 70 a 80%), porém podem surgir outras lesões como aneurisma de aorta descendente, estenose do óstio coronário e insuficiência aórtica. Essas lesões podem se apresentar ainda como lesões calcificadas da aorta ascendente, dilatação da aorta etc.

Complicação muito séria é o acometimento do SNC levando ao quadro clínico de neurossífilis. Essa invasão corre em cerca de 15 a 40% dos pacientes que adquiriram sífilis primária e não foram tratados. Nem sempre apresentam sintomatologia. A neurossífilis pode ser assintomática ou sintomática.

As manifestações clínicas, quando ocorrem, podem ser meningite, forma cerebrovascular e parenquimatosa. A forma assintomática é decorrente da presença do *T. pallidum* no SNC sem manifestação clínica. Às vezes, a forma assintomática pode evoluir mais tardiamente para a forma sintomática.

A meningite sifilítica pode surgir nos 2 primeiros anos da infecção e caracteriza-se por cefaleia, rigidez da nuca, paralisia dos nervos cranianos, náuseas e vômitos. Reage bem ao tratamento e, até mesmo sem tratamento, os sintomas podem desaparecer espontaneamente. Nesta forma, o liquor pode não apresentar alterações, porém, esse fato não é frequente.

A forma parenquimatosa da neurossífilis, que é posterior, pode apresentar *paralisia geral progressiva*, *tabes dorsalis* e *atrofia ótica*. A paralisia geral progressiva apresenta alterações da memória, do senso crítico e de conduta, irritabilidade e desinteresse pela aparência pessoal. Mais tarde, pode haver a piora dos estados físico e mental (demência, disartria, tremores, convulsões, alterações da marcha, além de pupilas de Argyll-Robertson que se caracterizam por pupilas pequenas, irregulares, desiguais, com reflexo de acomodação preservado, porém com abolição do reflexo fotomotor). O prognóstico é grave, podendo levar à morte se não houver tratamento adequado.

Outra forma de manifestação da neurossífilis é a *tabes dorsalis* que surge tardiamente (15 a 25 anos após a primoinfecção). Nesta forma há lesões nas colunas e raízes posteriores da medula e dos gânglios da raiz dorsal. O paciente apresenta, entre outros sintomas, dores lancinantes nos membros inferiores, ataxia, incontinência urinária e parestesia. Apresenta, também, alterações papilares e ausência de reflexos aquileu e patelar, atrofia ótica, paralisia ocular e até mesmo, articulações de Charcot. As alterações liquóricas ocorrem em cerca de 90% dos casos (CDC, 2006).

Sífilis congênita

A sífilis congênita é a sífilis transmitida da mãe ao feto, através da circulação transplacentária, que ocorre, em geral, desde o início da gestação (Salakhov, 2004).

As manifestações clínicas estão relacionadas com o tempo de duração da infecção materna. Se o fato ocorrer na fase inicial da gestação, a chance de abortamento é grande; mais tarde, ocorrem, além de natimortos e prematuros, as alterações clínicas da doença, que podem surgir dias, meses ou anos mais tarde. As alterações clínicas, antes do segundo ano de vida, correspondem à *sífilis congênita recente*; se surgirem posteriormente, é denominada *sífilis congênita tardia*.

O feto estará contaminado em 80 a 100% dos casos se não houver o tratamento prévio da mãe. Deve-se atentar para o fato de ocorrer 30% de infecção fetal se a sífilis tardia da mãe não for tratada antecipadamente. Impõe-se que a mãe deva realizar uma reação VDRL antes da gestação. Caso contrário, pode ocorrer a morte perinatal da criança infectada em cerca de 40% dos casos. Cabe destacar que o aleitamento não é contagiante. A infecção transplacentária é mais grave do que a adquirida. A definição de caso de sífilis congênita está na Tabela 139.1.

Tabela 139.1 Definição de caso de sífilis congênita.

Caso confirmado – Quando o *T. pallidum* ou seu material genético é constatado fisicamente em amostras de lesões, líquido amniótico, cordão umbilical ou de tecidos oriundos da necropsia

Caso presuntivo – Quando pelo menos um dos seguintes parâmetros está presente:

- RN ou criança cuja mãe contaminada não tenha sido tratada ou o foi de maneira inadequada
- RN ou criança exibindo teste treponêmico positivo e algumas das seguintes alterações
  - Evidência de sífilis congênita ao exame físico; alterações radiológicas
  - VDRL positivo no liquor
  - Elevado conteúdo de proteínas ou leucocitose no liquor, na ausência de outras causas
  - IgM positiva para lues
- Natimorto sifilítico: morte fetal ocorrida em gestação de mais de 20 semanas ou feto com peso superior a 500 g, nascido de mãe com sífilis não tratada ou inadequadamente tratada.

Fonte: Ministério da Saúde. *Diretrizes para o Controle da Sífilis Congênita*. Brasília: MS/PN de DST/AIDS, 2005.

Clinicamente, as alterações da *sífilis congênita recente* compreendem rinite hemorrágica, erupção eritematopapulosa, placas mucosas, condiloma *latum*, fissuras anais e periorais radiadas, bolhas palmoplantares, designadas comumente pênfigo sifilítico, microadenopatia, hepato e/ou esplenomegalia e osteocondrite; raramente podem ocorrer coroidite e irite.

Na *sífilis congênita tardia* ocorrem queratite intersticial, iridociclite, coroidorretinite, hidrartose bilateral de Clutton, gomas, tíbia em sabre, neurolabirintite com surdez e neurossífilis. São incluídos nessa fase da infecção sifilítica os seguintes estigmas: dentes de Hutchinson (incisivos menores e cônicos), que podem estar associados a queratite e surdez, o que representa a tríade de Hutchinson. Acrescentam-se ainda os seguintes estigmas: molar uniforme, nódulos de Parrot no crânio, nariz em sela, fronte olímpica, fundo de olho em "pimenta e sal". O diagnóstico é obtido pela presença do *T. pallidum* em algumas lesões ou pelo exame sorológico; este último pode, inclusive, estar presente sem outras lesões. É importante atentar para o fato de o neonato apresentar a sorologia positiva sem lesões (Figura 139.11); neste caso, impõe-se a sorologia quantitativa periódica.

Diagnóstico laboratorial

É realizado por meio dos métodos seguintes.

Pesquisa de T. pallidum

Indicada apenas na presença de cancro e de lesões mucocutâneas do secundarismo e na sífilis congênita recente. O *T. pallidum* não é cultivável; o coelho é suscetível e utilizado como fonte para os testes treponêmicos.

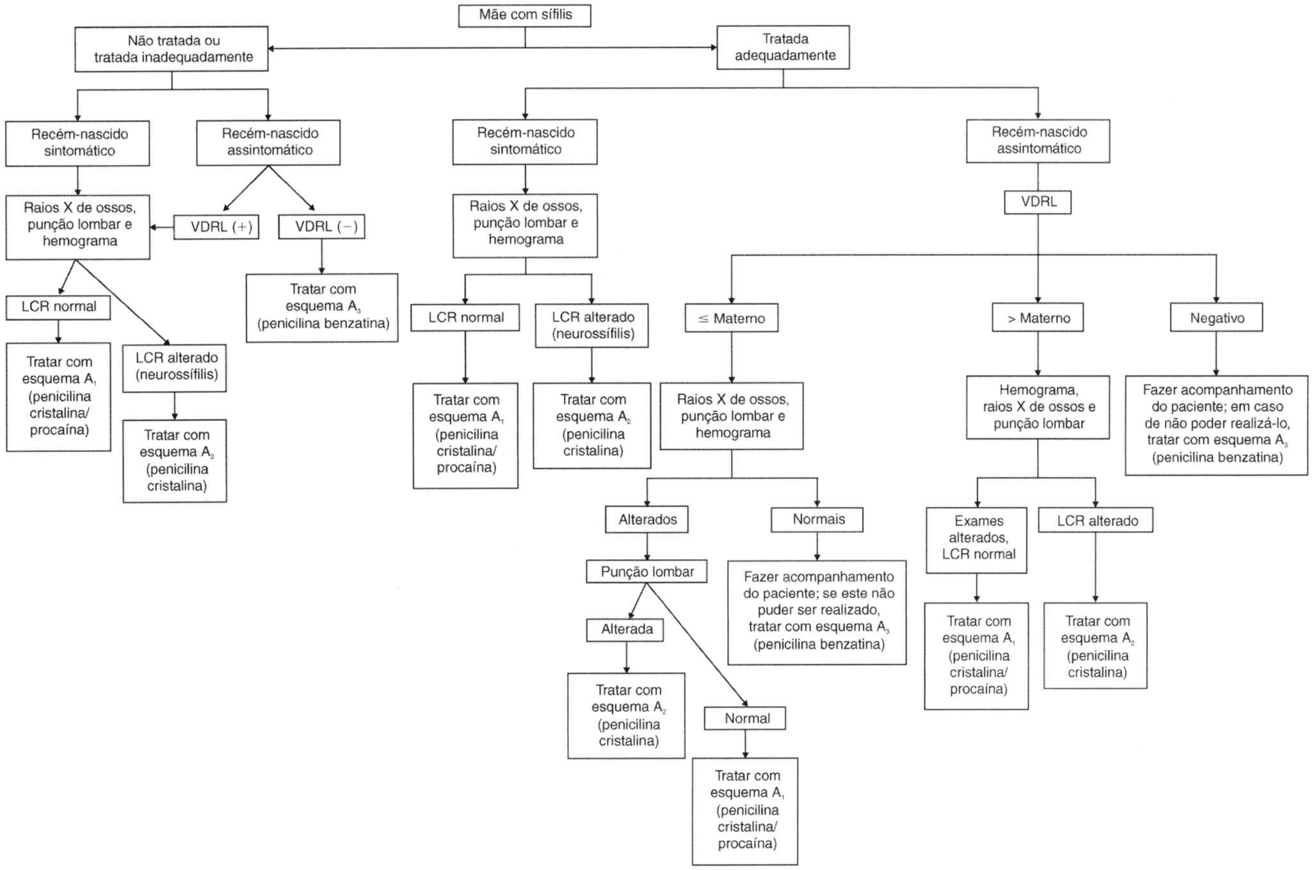

Figura 139.11 Algoritmo para o diagnóstico e tratamento da sífilis congênita. Fonte: Ministério da Saúde. *Diretrizes para o Controle da Sífilis Congênita*. Brasília: MS/PN de DST/AIDS, 2005.

Microscopia em campo escuro

O local deve ser limpo com soro fisiológico e, após secá-lo, deve-se proceder à escarificação. A serosidade que surge deve ser imediatamente disposta em uma lâmina e coberta por lamínula. O examinador deve usar luvas. Evidenciam-se treponemas vivos. Nas lesões da mucosa oral e da genitália, a interpretação cuidadosa por laboratorista experiente é essencial, devido à presença de treponemas saprófitas. A sensibilidade varia de 74 a 86%, podendo a especificidade alcançar 97%, dependendo da experiência do avaliador.

Impregnação pela prata ou pelo método da tinta da China

Em material fixado com intuito de evidenciar treponemas no material biopsiado. Todos os métodos de coloração são inferiores ao campo escuro.

Imunofluorescência direta

Colhe-se o fragmento de pele de lesão suspeita e coloca-se o anticorpo marcado sobre o material onde se deseja revelar o antígeno específico (*T. pallidum*). O exame é altamente específico e com sensibilidade superior a 90%; praticamente elimina a possibilidade de erros de interpretação com treponemas saprófitas.

O diagnóstico diferencial morfológico com outras espiroquetas geralmente não apresenta dificuldades, quando visto por laboratorista experiente. Entretanto, o *T. dentium*, saprófita da mucosa oral, devido a sua forma e movimento semelhantes aos do *T. pallidum*, pode ser de difícil diferenciação morfológica. Além destes, treponemas saprófitas da área genital também, por vezes, podem ser confundidos com o agente etiológico da sífilis.

Reação em cadeia pela polimerase

É pouco empregada na prática, mas pode ser aplicada, sobretudo nas lesões da sífilis primária, congênita e neurossífilis com alta sensibilidade e especificidade (Ministério da Saúde, 2006).

▪ Sorologia

As reações sorológicas podem ser não treponêmicas (lipídicas) e treponêmicas. São de longe o exame mais empregado no diagnóstico da sífilis.

Reações não treponêmicas

As *reações lipídicas*, também denominadas imunolipídiorreações, podem ser: de macro ou microfloculação (VDRL, RPR, reagina sérica não aquecida etc.) ou de fixação de complemento (Wassermann etc., em desuso). O antígeno empregado é uma associação de cardiolipina, colesterol e lecitina. Na prática, as mais utilizadas são o VDRL (*veneral disease research laboratory*) e RPR (*rapid plasma reagin*), em que a floculação é mais bem visualizada graças à presença de carvão adicionado ao antígeno. Este exame dispensa o uso de microscópio e por isso pode ser realizado no próprio local de atendimento, em 60 min.

A imunolipídio-reação pode ser positiva em pacientes sem sífilis. Os autores de língua francesa chamam-nas de reações inespecíficas, e os de língua anglo-saxônica, de reações biológicas falso-positivas. Podem ser divididas em *transitórias* e *persistentes*. As *reações transitórias* são aquelas que se negativam dentro de 6 meses, como as que podem ser encontradas na malária, gravidez, mononucleose infecciosa, viroses, após vacinação antivariólica, toxicomania, pneumonia viral, tuberculose, endocardite e outras. As reações persistentes são aquelas que permanecem positivas além de 6 meses, como as que podem ser encontradas na hanseníase virchowiana (35%) e doenças de autoimunes (lúpus entre outras).

As imunolipídio-reações devem ser tituladas. Os títulos em geral são altos (acima de 1/16) nas treponematoses, podendo ser superiores a 1/512. Além disso, são o melhor meio de controle da terapêutica, embora a quantificação da RPR não seja comparável à do VDRL, em. Em termos de Saúde Pública, é considerado positivo para sífilis quando maior ou igual a 1/8.

Fenômeno prozona

Em soros com altos títulos devido ao excesso de anticorpos, pode não ocorrer floculação nas diluições iniciais, gerando um resultado aparentemente negativo. Para evitar esse fenômeno, é importante realizar sempre a diluição do soro.

Reações treponêmicas

São bem mais específicas (praticamente 100%) do que as reações lipídicas; de um modo geral, as reações treponêmicas também são mais sensíveis que as lipídicas, mas a sensibilidade varia com o tipo de reação e com a fase da doença. Compreendem o teste de imobilização do treponema (TPI), o teste de Reiter, o teste de hemaglutinação do *T. pallidum* (TPHA), o FTA-ABS e o FTA-ABS-IgM. Destes, o mais utilizado é o FTA-ABS (ABS – absorção de anticorpos treponêmicos com cepas de treponema de Nichols antes de se aplicar o antissoro anti-*T. pallidum* com fluoresceína). São reações que apresentam alta sensibilidade e especificidade, sendo excepcionais os casos de falso-positividade. Tornam-se precocemente positivas e tendem a permanecer assim indefinidamente, mesmo após a cura; portanto, em indivíduos com VDRL negativo e FTA-ABS positivo, a história patológica pregressa deve ser cuidadosamente investigada, já que esses resultados podem retratar apenas infecção passada, já resolvida.

O FTA-ABS-IgM denota infecção recente, sendo utilizado no diagnóstico de sífilis congênita recente, pois a presença de anticorpos IgM indica síntese de imunoglobulina por parte da criança, e não aquisição passiva de anticorpos maternos. FTA-ABS-IgM e FTA-ABS-IgG, embora possam ser úteis no diagnóstico sorológico precoce, pois tornam-se positivos em torno da segunda à terceira e da quarta à quinta semana de infecção, respectivamente, não servem como controle de cura. O FTA-ABS-IgM negativa-se espontaneamente, haja ou não cura, enquanto o FTA-ABS-IgG permanece positivo mesmo após a cura, na maioria dos casos. Recentemente foi demonstrado que em muitos pacientes com sífilis primária tratada precocemente o FTA-ABS nunca se torna positivo ou negativa-se em 2 a 3 anos. O TPMHA é um teste de micro-hemaglutinação que vem substituindo o FTA-ABS-IgG por ser mais barato e fácil de realizar.

Os *testes rápidos treponêmicos* são superiores ao RPR, de grande importância no auxílio do diagnóstico devido à leitura imediata e foram desenvolvidos a partir dos testes de aglutinação; o teste imunocromatográfico é o mais eficaz por permitir a detecção visual e qualitativa de anticorpos (IgG, IgM e IgA) contra um antígeno recombinado de 47 kDa do *T. pallidum* em sangue total, soro e plasma humano. O sangue pode ser coletado com uma picada no quirodáctilo, facilitando o exame. A leitura do teste é feita após 5 a 20 min da sua realização (Avelleira e Bottino, 2006).

O teste EIA (imunoensaio enzimático treponêmico) nos EUA vem se tornando mais popular como exame para rastreamento e poderá substituir os testes não treponêmicos para este fim. É mais especifico que a RPR e mais sensível que o FTA-ABS para infecções passadas. Western-blot é outro teste igualmente sensível e específico, porém ainda sem aplicação rotineira (Young, 2000).

Correlação entre os estágios da sífilis e a sensibilidade das reações

Na fase primária, a reação mais sensível, isto é, mais precoce, é o FTA-ABS seguido das imunolipídio-reações; estas só se positivam a partir da primeira semana após o aparecimento do cancro. Na fase secundária, todas as reações apresentam sensibilidade próxima a 100%. Na sífilis tardia, a sensibilidade das imunolipídio-reações cai para 70%, enquanto as treponêmicas tendem a persistir indefinidamente. O FTA-ABS-IgM é a mais precoce de todas as reações e, além disso, demonstra processo em atividade. É útil, também, para o diagnóstico da sífilis congênita. Veja a Figura 139.1, para maior compreensão.

Exame do liquor

É classicamente indicado: nos casos de sífilis não tratada com 2 a 5 anos de duração; quando as reações sorológicas sanguíneas permanecem com títulos elevados mesmo após o tratamento correto; nos casos de neurossífilis sintomática e para alta definitiva desses casos. Vale ressaltar que nenhum teste sorológico isoladamente é seguro no diagnóstico de neurossífilis.

Atualmente, há, por parte de alguns autores, o questionamento quanto à validade e ao benefício de realizar punção lombar nos pacientes assintomáticos com sífilis de mais de 1 ano de duração apenas com o intuito de detectar possível neurossífilis (NS) assintomática. Isso porque, na verdade, os riscos e as complicações de uma punção lombar sobrepõem-se aos seus benefícios e porque o exame de liquor pode apresentar resultados falso-negativos em muitos pacientes com NS. Além desses dados, embora se demonstre que a penicilina benzatina (PB) não atinge níveis mensuráveis no liquor, estudos utilizando doses baixas de PB resultaram em aproximadamente 90% de cura nos casos de NS assintomática. Isso sugere que o mecanismo de cura de NS com PB não está relacionado apenas aos níveis liquóricos do antibiótico. Portanto, as indicações de punção lombar devem ser repensadas.

Na análise do liquor, deve-se proceder a:

- Contagem celular
  - 5 a 9 linfócitos/mℓ – suspeito
  - 10 ou mais linfócitos/mℓ – anormal
- Dosagem de proteínas superior a 40 mℓ% – anormal
- Títulos elevados de IgM e IgG
- Reações sorológicas
  - Os testes sorológicos não treponêmicos, como o VDRL, apresentam-se positivos em 22 a 61% dos pacientes com NS. A especificidade do FTA-ABS é controversa, já que sua positividade no liquor pode representar apenas anticorpos residuais. Portanto, em pacientes com suspeita clínica de NS, com VDRL

negativo e FTA-ABS positivo, a conclusão de atividade da doença deve ser feita pelo achado de aumento de células e de proteínas
- PCR: é um método bastante sensível e específico que certamente ajuda na identificação do treponema. O problema é como separar este achado do sangue advindo da própria punção na neurossífilis (Azulay e Azulay, 2008).

Exame histopatológico

Esse exame não é empregado rotineiramente para o diagnóstico. No entanto, como seus achados são bastante sugestivos, muitas vezes o diagnóstico de sífilis é suspeitado pelo patologista, havendo, porém, necessidade de confirmação mediante exames sorológicos. Fundamentalmente, observam-se proliferação de células endoteliais e/ou infiltrado linfoplasmocitário perivascular em manguito na S2. Na sífilis tardia, além das alterações vasculares, encontra-se infiltrado granulomatoso, constituído de linfócitos, plasmócitos, células epitelioides gigantes, com ou sem necrose central.

Exame radiológico

Nos casos suspeitos de sífilis congênita, a radiografia dos ossos longos pode oferecer auxílio diagnóstico. As alterações mais características são osteocondrite, periostite e osteomielite. Em alguns casos podem ser as únicas alterações no recém-nato (Ministério da Saúde, 2005).

Diagnóstico diferencial

Cancro duro. Cancro mole, herpes simples, donovanose, linfogranuloma inguinal, escabiose, ulcerações traumáticas, carcinoma espinocelular do pênis ou da vulva, hemorroidas e síndrome de Behçet.

Roséola. Erupções medicamentosas, viroses exantemáticas, pitiríase rósea de Gibert e urticária.

Sifílides papulares. Psoríase, hanseníase e acne.

Condiloma plano. Condiloma acuminado e nevo verrucoso (quando de localização genital).

Goma. Micoses profundas, tuberculose cutânea e leishmaniose.

Mucosa oral e lábios. Leucoplasia pilosa, candidíase, citomegalovirose e ectopia de glândulas sebáceas.

Terapêutica

Com o advento da penicilina tornou-se fácil e eficaz. Até hoje não foi relatada qualquer resistência do *T. pallidum* à penicilina.

As doses e o tempo e duração do uso da penicilina devem ser feitos conforme o estágio da doença (Ministério da Saúde, 2006).

Sífilis recente (primária, secundária ou latente)

- Penicilina G benzatina 2.400.000 UI dose única IM (primária) ou de 7/7 dias IM por 2 semanas, dose total 4.800.000 UI (secundária ou latente recente)
- Penicilina G procaína, 600.000 UI IM/dia, por 10 dias.

Ambos os tratamentos são igualmente curativos, sendo o primeiro mais amplamente utilizado pela facilidade de administração.

Medicações alternativas podem ser utilizadas no caso de *alergia à penicilina*:

- Tetraciclina, 500 mg VO, de 6/6 h, por 15 dias
- Eritromicina, 500 mg VO, de 6/6 h, por 15 dias
- Doxiciclina, 100 mg VO, de 12/12 h, por 15 dias.

Não existem dados que confirmem a eficácia do tratamento com doxiciclina, tetraciclina ou eritromicina. Além disso, a terapêutica oral, requerendo quatro tomadas diárias, torna difícil a aderência ao tratamento. O paciente deverá ser conscientizado da importância da obediência ao esquema prescrito. A azitromicina mostrou-se ineficaz com uma dose única de 2 g em número elevado de casos.

Sífilis tardia (sífilis latente, cardiovascular, tegumentar com exceção de neurossífilis)

Embora não existam estudos que estabeleçam o melhor esquema terapêutico, geralmente recomenda-se penicilina benzatina, 2.400.000 UI IM a cada 7 dias, por 3 semanas (dose total 7.200.000 UI).

Medicações alternativas podem ser utilizadas no caso de alergia à penicilina:

- Tetraciclina, 500 mg VO, de 6/6 h, por 30 dias
- Eritromicina, 500 mg VO, de 6/6 h, por 30 dias
- Doxiciclina, 100 mg VO, 12/12 h, por 30 dias.

Neurossífilis

- Penicilina G cristalina, 18 a 24 milhões, UI IV/dia (3 a 4 milhões UI 4/4 h), por 10 a 14 dias
- Penicilina G procaína, 2,4 milhões UI IM/dia, mais probenecida, 500 mg VO, 4 vezes/dia, por 14 dias.

Ambas as opções devem ser seguidas de penicilina G benzatina, 2.400.000 UI IM, semanalmente, por 3 semanas consecutivas. Embora não existam dados clínicos definitivos sobre terapêuticas alternativas (casos de alergia à penicilina) para neurossífilis, a ceftriaxona, 1 a 2 g/dia, por 14 dias, parece ser a mais eficaz. Não deve ser usada em pacientes com história de anafilaxia; nesses casos, deve-se proceder à dessensibilização. Exame do liquor deve ser feito semestralmente até a normalização.

Sífilis congênita

O tratamento deve ser instituído no caso em que a mãe não tenha sido tratada ou de maneira inadequada (Tabela 139.2). Antes, porém, o exame do liquor deve ser realizado.

Eritromicina ou tetraciclina não são recomendadas para o tratamento da sífilis congênita. Recém-natos de mães tratadas adequadamente deverão fazer VDRL e se este for maior do que o da mãe e/ou apresentar qualquer alteração clínica, realizar hemograma, radiografia de ossos longos e análise do liquor. Agir conforme preconizado anteriormente em caso de qualquer anormalidade encontrada.

Gestantes

As pacientes não alérgicas à penicilina deverão receber o mesmo tratamento anteriormente citado, de acordo com o

Tabela 139.2 Esquema de tratamento da sífilis congênita.

Período neonatal

- (A) Nos RN de mães com sífilis não tratada, ou inadequadamente tratada, independentemente do resultado do VDRL do RN, realizar: radiografia de ossos longos, punção lombar (na impossibilidade de realizar esse exame, tratar o caso como neurossífilis) e outros exames, quando clinicamente indicados. E tratar de acordo com os seguintes critérios:
  - (A1) Se houver alterações clínicas e/ou sorológicas e/ou radiológicas, o tratamento deverá ser com penicilina cristalina 50.000 UI/kg/dose IV, 2 vezes/dia se tiver menos de 1 semana de vida e 3 vezes/dia se tiver mais de 1 semana de vida, por 10 dias; ou penicilina G procaína 50.000 UI/kg, IM, por 10 dias
  - (A2) Se houver alteração liquórica, o tratamento deverá ser feito com penicilina G cristalina, 50.000 UI/kg/dose IV, 2 vezes/dia se tiver menos de 1 semana de vida e 3 vezes/dia se tiver mais de 1 semana de vida, por 14 dias
  - (A3) Se não houver alterações clínicas, radiológicas e/ou liquóricas, e a sorologia do RN for negativa, deve-se proceder ao tratamento com penicilina G benzatina, IM, na dose única de 50.000 UI/kg. O acompanhamento é obrigatório; sendo impossível o acompanhamento, o RN deve ser tratado com o esquema A1
- (B) Nos RN de mães adequadamente tratadas: realizar VDRL em amostra de sangue periférico do RN; se for reagente com titulação maior que a materna e na presença de alterações clínicas, realizar radiografias de ossos longos e análise do LCR. E ainda
  - (B1) Se houver alterações radiológicas, sem alterações liquóricas, o tratamento deverá ser feito com penicilina G cristalina, 50.000 UI/kg/dose, 2 a 3 vezes/dia dependendo da idade, por 10 dias; ou penicilina G procaína 50.000 UI/kg, IM, por 10 dias (esquema A1)
  - (B2) Se houver alteração liquórica, o tratamento deverá ser com o esquema A2
- (C) Nos recém-nascidos de mães adequadamente tratadas: realizar o VDRL em amostra de sangue periférico do recém-nascido
  - (C1) Se for assintomático e o VDRL não for reagente proceder apenas ao seguimento clinicolaboratorial. Na impossibilidade de garantir o seguimento deve-se proceder o tratamento com penicilina G benzatina, IM, na dose única de 50.000 UI/kg
  - (C2) Se for assintomático e tiver o VDRL reagente, com título igual ou menor que o materno acompanhar clinicamente. Na impossibilidade do seguimento clínico, investigar e tratar como A1 (sem alterações no LCR) ou A2 (se houver alterações no LCR).

Fonte: Ministério da Saúde. *Diretrizes para o Controle da Sífilis Congênita*. Brasília: MS/PN de DST/AIDS, 2005.

estágio da doença. Não há alternativa terapêutica eficaz para grávidas alérgicas à penicilina. Nesses casos, deve-se proceder à dessensibilização. Na impossibilidade desta, o antibiótico a ser empregado deverá ser a eritromicina (esterato ou etilsuccinato) já que o estolato está associado à icterícia colestática em gestantes; as tetraciclinas são contraindicadas na gravidez. Pacientes tratadas durante a segunda metade da gravidez estarão sob risco de trabalho de parto prematuro e/ou sofrimento fetal se o tratamento desencadear a reação de Jarisch-Herxheimer. Natimorto é uma complicação rara (Mandelbrot e Marcollet, 2004).

HIV/AIDS

Na maioria das vezes, a evolução da sífilis é igual à dos demais pacientes, porém observa-se, com elevada frequência, a presença de mais de um protossifiloma, maior persistência do cancro no secundarismo e maior número de pacientes com neurossífilis e esta com instalação muito mais rápida. É preconizado que pacientes soropositivos ou com a doença devam ser tratados como os demais pacientes assim como ser feita a punção liquórica. No caso de neurossífilis, o tratamento é igual ao dos pacientes não infectados pelo HIV. Pacientes alérgicos devem ser dessensibilizados. Em pacientes infectados pelo HIV, falhas terapêuticas são mais frequentes e, por isso, devem ser monitorados mais regularmente. O controle clínico e sorológico deve ser realizado mensalmente nos primeiros 6 meses (Ortega, 2004).

Complicações

► **Reação de Jarisch-Herxheimer.** Na sífilis, sobretudo na fase secundária, é caracterizada por cefaleia, febre, calafrios, artralgias, mialgias; a exacerbação das lesões pode ocorrer cerca de 4 a 12 h após o início do tratamento com penicilina. Tal reação se deve à liberação súbita e maciça de antígenos treponêmicos. O paciente deverá ser advertido previamente para tal possibilidade, uma vez que poderá abandonar o tratamento pensando tratar-se de reação alérgica medicamentosa. A prevalência desta reação no setor de Dermatologia Sanitária do Instituto de Dermatologia Prof. Azulay fica entre 3 e 5% dos pacientes tratados. Essa reação deverá ser tratada com analgésicos e repouso. A reação desaparece em cerca de 24 h. Pode ser evitada com a administração prévia de 20 mg de prednisona oral, tetraciclina ou eritromicina, 1 g/dia, por 2 a 3 dias antes do início da terapia.

► **Reação de Hoigne.** Caracteriza-se por taquicardia, elevação da pressão arterial, distúrbios audiovisuais, sintomas psicóticos agudos e, eventualmente, convulsão; dura cerca de 30 min. Ocorre com o uso de penicilina procaína em aproximadamente 1:1.000 casos tratados.

► **Reação paradoxal.** Seria devida à liquefação das gomas, após o início do tratamento, levando ao agravamento do quadro clínico, cujas manifestações estarão relacionadas com a estrutura acometida.

► **Reações alérgicas.** Todos os quatro mecanismos podem ocorrer. Choque anafilático é raro, mas pode levar ao óbito.

► Cura e atividade sexual

A cura bacteriológica processa-se antes da cura clínica. Apenas 24 h após a administração de penicilina, o paciente poderia ser liberado para reiniciar suas atividades sexuais; deve-se, porém, esperar mais 1 dia como margem de segurança. Nos pacientes tratados com tetraciclina ou eritromicina são necessários 5 dias para que deixem de ser transmissores.

Controle de cura

Deve-se solicitar VDRL aos 3, 6 e 12 meses após o tratamento. Os títulos comumente sobem no início do tratamento, sendo, pois, incorreto solicitar sorologia para controle logo após o seu término. Por vezes, títulos baixos (1:2 e 1:4) podem persistir por vários meses e, até mesmo, indefinidamente. Não implicam novo tratamento e são denominados "cicatrizes sorológicas".

Retratamento

Deve ser considerado quando houver persistência ou recorrência de sinais clínicos, aumento de 4 vezes ou mais nos títulos do VDRL ou quando não houver queda de 3 a 4 diluições do VDRL em relação à titulagem inicial no prazo de 1 ano. Possibilidades de reinfecção ou de falha terapêutica devem ser pensadas e o retratamento considerado. Caso não seja possível estabelecer o diagnóstico de reinfecção ou de falha terapêutica, impõe-se o exame de liquor.

Sífilis endêmica

Conhecida como *bejel*, em certos países de baixo nível sanitário, é uma variante epidemiológica da sífilis, caracterizada pelos seguintes aspectos:

- Público-alvo são populações de baixo nível socioeconômico e sanitário
- Contaminação direta não sexual
- Incidência maior em crianças
- Congenitalidade rara, visto que a gestante, tendo adquirido a sífilis em criança, já se encontra no período tardio
- Raridade das manifestações cardiovasculares e neurológicas.

Referências bibliográficas

Avelleira JCR, Bottino G. Sífilis: diagnóstico, tratamento e controle. *An Bras Dermatol.*81: 111-16, 2006.

Azulay MM, Azulay DR. Doenças sexualmente transmissíveis. In: Azulay RD, Azulay DR, Azulay-Abulafia L. *Dermatologia.* 5ª ed. Rio de Janeiro: Guanabara Koogan, p. 349-363, 2008.

CDC. Sexually transmitted diseases. Treatment guidelines. . *MMWR.* 55(4), RR-11, 2006.

Dupin N, Couturier E. Syphilis: nou-veaux aspects épidémiologiques. *Rev Prat.* 54: 371-375, 2004.

Lerne C *et al.* Development of sexually transmitted diseases. Treatment Guidelines, 1993. 10th Meeting of the International Society for STD. Helsinque, 1993.

Mandelbrot L, Marcollet A. Syphilis au cours de la grossesse. *Rev Prat.* 54: 392-395, 2004.

Ministério da Saúde. *Diretrizes para o Controle da Sífilis Congênita.* Brasília: MS, 2005.

Ministério da Saúde. *Manual de Controle das Doenças Sexualmente Transmissíveis.* 2ª ed. Brasília: MS, 2006.

Ortega KL. Secondary syphilis in an HIV positive patient. *Med Oral.* 9: 33-38, 2004.

Salakhov E. Congenital syphilis in Russia: the value of counting epidemiologic cases and clinical cases. *Sex Transm Dis.* 31: 127-132, 2004.

Young H. Guidelines for serological testing for syphilis. *Sex Transm Dis.* 76: 403-409, 2000.

140 Pinta

Sinésio Talhari e Carolina Talhari

▸ Conceito

A pinta, também conhecida na Amazônia como purupuru e "caratê", ou "mal del pinto" em países de língua espanhola, é uma doença infectocontagiosa, não venérea, com evolução crônica, limitada ao tegumento cutâneo.

▸ Etiopatogenia

O agente etiológico é o *Treponema carateum*. Ocasiona somente manifestações cutâneas. A morfologia e os aspectos antigênicos deste treponema são indistinguíveis dos agentes etiológicos da bouba e da sífilis.

A maioria dos pacientes adquire a dermatose na infância, não ocorrendo diferença significativa na frequência de homens e mulheres que adoecem. O único reservatório conhecido do *T. carateum* é o homem. A transmissão é feita por meio do contato direto entre doente e pessoa sadia. É possível que insetos hematófagos possam agir como vetores da enfermidade. As lesões iniciais se localizam principalmente nas áreas expostas dos membros superiores e inferiores.

O agente causal foi identificado por Armenteros e Triana, em 1938, em Cuba. Alguns anos depois, Leon e Blanco, no México, reproduziram a doença mediante inoculação de fluidos infectados em voluntários saudáveis.

▸ Epidemiologia

Essa treponematose era conhecida nas Américas desde o início do século 16, entre indígenas caribenhos e astecas. Até a metade do século 21 era endêmica no México, Venezuela, Peru, Colômbia, Bolívia, Equador, Brasil e em alguns países da América Central. No Brasil, era observada, principalmente, nos estados do Amazonas e Acre.

Em 1975, apesar de ser considerada erradicada no território brasileiro, 265 novos casos foram diagnosticados entre os índios Ticuna, Canamari, Baniwa e Paumari. Esses índios vivem às margens dos rios Amazonas, alto Negro, Juruá, Purus, Içana e alguns tributários, todos situados na Amazônia ocidental.

Desde 1979, nenhum novo caso de pinta, originário das áreas previamente endêmicas, foi notificado à Organização Mundial da Saúde. Apesar de o último caso cubano da doença ter sido descrito em 1975, um paciente austríaco, que havia vivido durante 7 anos em Cuba, foi diagnosticado com a doença em 1998. Atualmente, é possível que existam pequenos focos de pinta em comunidades rurais, isoladas, no México, Venezuela, Colômbia, Peru, Bolívia e estado do Amazonas, no Brasil.

▸ Dinâmica da infecção

A transmissão do *T. carateum* é feita, principalmente, por meio do contato físico entre pessoas doentes e sadias. Picadas de insetos e traumatismos facilitariam a transmissão do treponema pelas erosões ou ulcerações cutâneas. Não existem relatos de transmissão maternofetal.

Uma forma alternativa de transmissão seria por meio do ritual praticado entre os indígenas do rio Içana (afluente do rio Negro). Nesse ritual, os nativos chicoteariam os portadores da doença até o sangramento e depois, com o mesmo chicote, denominado *adabi*, açoitariam os indivíduos saudáveis. De acordo com relatos de missionários da área, esse ritual parece não ser mais praticado.

Sem tratamento, as lesões cutâneas, inicialmente localizadas, em forma de pápulas ou pequenas placas, tendem a aumentar de tamanho e número. Progressivamente, todo o tegumento cutâneo pode ser envolvido. A pinta é exclusivamente cutânea e, na maioria dos casos, não regride espontaneamente.

▸ Quadro clínico

A pinta apresenta duas fases clínicas: recente e tardia.

A *fase recente* é dividida em *período inicial* e *período de disseminação cutânea*. O período inicial, caracterizado pelas lesões primárias, surge de 7 a 20 dias após a inoculação, é caracterizado por lesões eritematopapuloescamosas. Depois de algumas semanas, essas lesões coalescem, formando placas, únicas ou múltiplas, localizadas mais frequentemente nos braços, pernas, face e tronco (Figuras 140.1 e 140.2). O período de disseminação cutânea ocorre de 6 meses a 2 anos depois das manifestações iniciais da doença. Caracteriza-se por lesões lenticulares ou numulares, de coloração hipocrômica e/ou

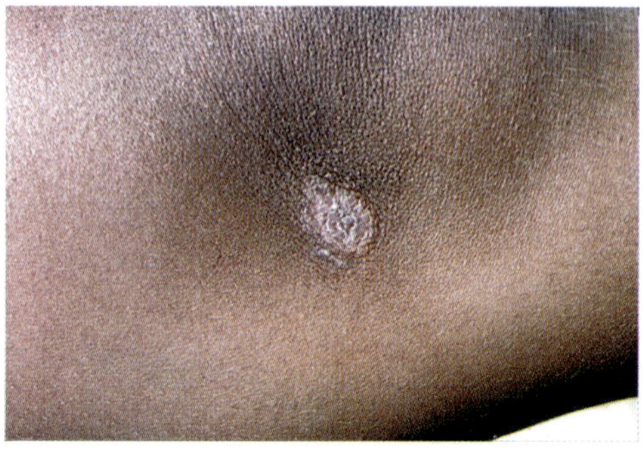

Figura 140.1 Pinta recente. Lesão primária, eritematoescamosa, única, em criança. O diagnóstico foi confirmado mediante histopatologia. Verificou-se a regressão com penicilina.

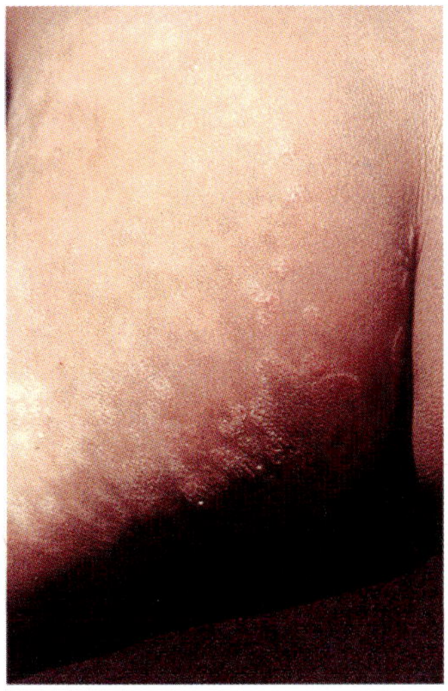

Figura 140.2 Pinta recente. Presença de múltiplas lesões. Progressivamente, observa-se a disseminação cutânea.

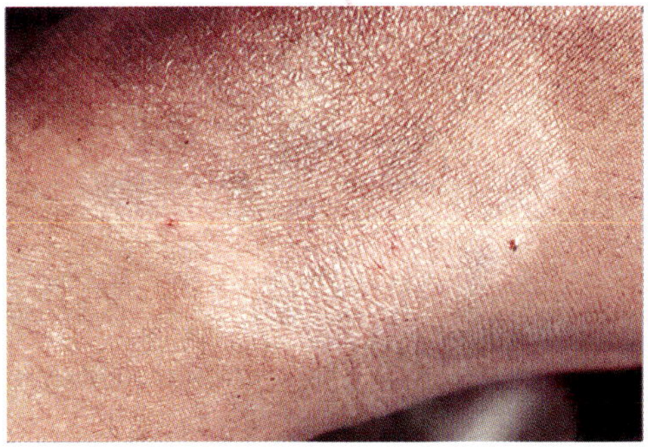

Figura 140.3 Fase recente. Mancha hipocrômica, com hiperpigmentação e liquenificação em seu interior.

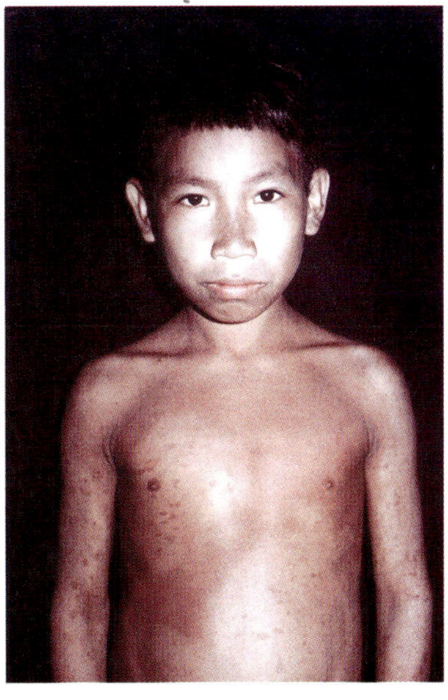

Figura 140.4 Fase recente, período de disseminação. Lesões hipocrômicas, com ilhotas de pele normal no seu interior. Observe a hiperpigmentação na face, principalmente sobre o nariz.

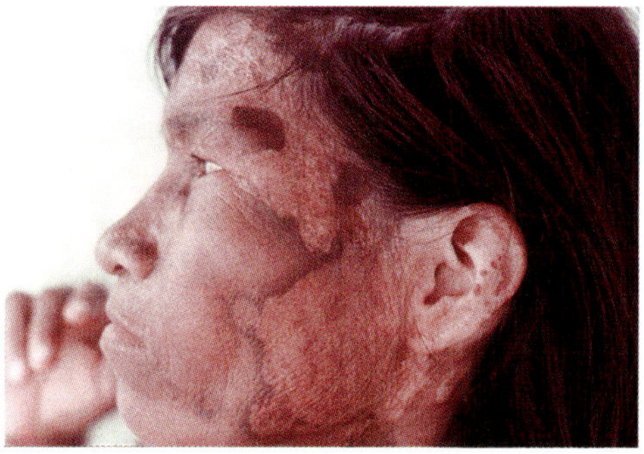

Figura 140.5 Pinta tardia. Hipocromia, hiperpigmentação, acromia e hiperqueratose. Observa-se acometimento do couro cabeludo. Esta localização não é habitual.

hiperpigmentada, às vezes, eritematosas, com descamação de grau variável. Essas lesões podem ser isoladas ou confluírem. Quando confluentes, formam manchas de grandes dimensões, com ilhotas de pele normal em sua superfície. No interior dessas manchas, nas áreas expostas ao sol, como a face e extremidades dos membros superiores e inferiores, é comum surgir hiperpigmentação (Figuras 140.3 e 140.4). Essas lesões são denominadas *pintides* e podem coexistir com as lesões do período inicial.

A *fase tardia* da doença ocorre de 2 a 5 anos após o aparecimento das lesões iniciais. Neste estágio, também denominado terciário, ocorrem manchas acrômicas localizadas, predominantemente, nas áreas de proeminências ósseas do dorso da mão, punhos, tornozelos, face anterior da tíbia, dorso e bordas plantares (Figura 140.5). As manchas hipocrômicas e hipercrômicas do período de disseminação (fase recente) persistem na fase tardia. Nas áreas expostas, as manchas se tornam intensamente hipercrômicas. Nas regiões palmoplantares pode-se verificar hiperqueratose, hiperpigmentação e acromia (Figura 140.6).

Todas as lesões mencionadas, de ambas as fases, podem ocorrer no mesmo paciente, gerando quadros polimorfos, multicoloridos.

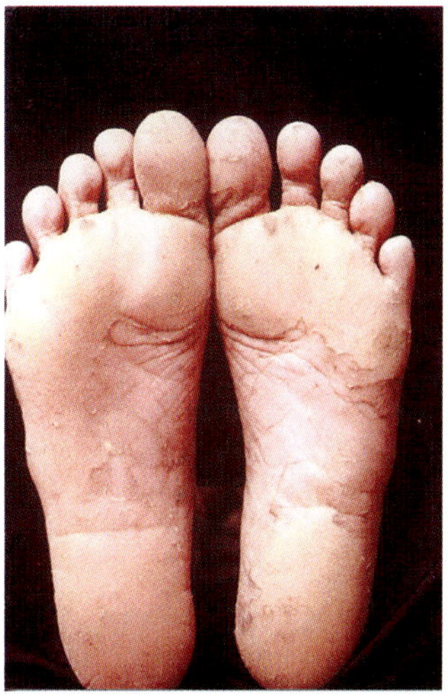

Figura 140.6 Pinta tardia. Hiperqueratose plantar em paciente jovem, com lesões da fase tardia.

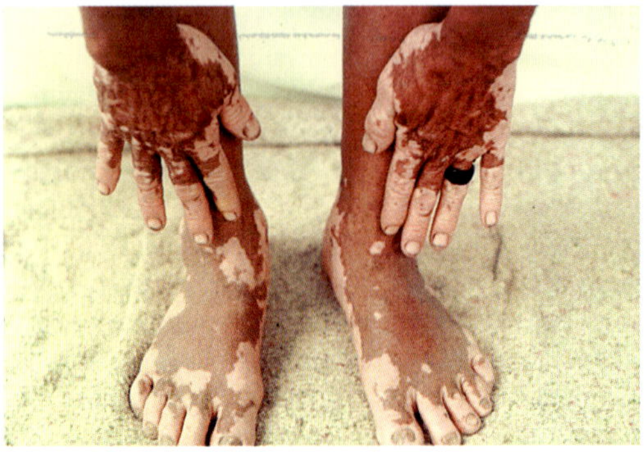

Figura 140.7 Pinta tardia. Aspecto vitiligoide, após tratamento.

O diagnóstico diferencial da fase recente deve ser feito com as seguintes dermatoses: dermatofitose, psoríase, pitiríase versicolor, pitiríase alba, eritema *discromicum perstans*, hanseníase indeterminada, bouba e sífilis. Na fase tardia, todas as doenças já mencionadas na fase recente devem ser consideradas, assim como, principalmente, o vitiligo (Figura 140.7).

▶ Diagnóstico

O diagnóstico da pinta é fundamentado no quadro clínico; pesquisa de treponema na linfa das lesões, em campo escuro; reações sorológicas e exame histopatológico.

O *T. carateum* é encontrado, com relativa facilidade, na linfa das lesões cutâneas da fase recente, e com menor frequência nas lesões da fase tardia. As reações sorológicas com antígenos não treponêmicos, não específicas (Kahn, VDRL, Kolmer, Wasserman) e as treponêmicas, específicas (TPI, FTA-Abs, MAHI), são positivas. O genoma do *T. pertenue* é diferente dos agentes etiológicos da bouba e sífilis.

No exame anatomopatológico é evidenciada reação inflamatória linfo-histiociticoplasmocitária na derme, sem comprometimento vascular. Por meio da coloração pela prata (Warthin-Starry), é possível evidenciar o treponema, na epiderme, em todas as fases da pinta. O *T. carateum* não é cultivado *in vitro*. A transmissão para chimpanzés e *anima nobili* já foi realizada.

▶ Tratamento

O tratamento é feito com penicilina G benzatina, na dose total de 2.400.000 UI para adultos e a metade para crianças. Com a terapia, as lesões hipocrômicas são as primeiras a desaparecer, seguidas pelas lesões hiperpigmentadas e acrômicas recentes. As lesões acrômicas tardias, em geral, não respondem ao tratamento.

▶ Controle

O principal meio de controle da pinta consiste no uso de penicilina G benzatina em todos os comunicantes.

A infecção pelo *T. carateum* não confere imunidade duradoura e não existem relatos de cura espontânea. Sem tratamento, os doentes podem transmitir a doença por toda a vida.

▶ Referências bibliográficas

Antal GM, Lukehart SA, Meheus AZ. The endemic treponematoses. *Microbiol Infect*. 4: 83-94, 2002.

Elgelkens HJ, Niemel PL *et al*. Endemic treponematoses. Part II. Pinta and endemic syphilis. *Int J Dermatol*. 30: 231-238, 1991.

Engelkens HJ, Vuzevski VD, Stolz E. Nonvenereal treponematoses in tropical countries. *Clin Dermatol*. 17: 143-152, 1999.

Koff AB, Rosen T. Nonvenereal treponematoses: yaws, endemic syphilis, and pinta. *J Am Acad Dermatol*. 31: 1075-1076, 1993.

Lowenstein EJ. Paleodermatoses: lessons learned from mummies. *J Am Acad Dermatol*. 50: 919-936, 2004.

Medina R. Pinta: an endemic treponematoses in the Americas. *Bol Oficina Sanit Panam*. 86: 242-255, 1979.

Mikalová L *et al*. Genome analysis of Treponema pallidum subsp. pallidum and subsp. pertenue strains: most of the genetic differences are localized in six regions. *PLoS One*. 29;5(12): e15713, 2010.

Schimid-Grendelmeier P, Mahe A *et al*. Tropical dermatology. Part 1. *J Am Acad Dermatol*. 46: 571-583, 2002.

Talhari S. *Pinta: Aspectos clínicos, laboratoriais e situação epidemiológica no estado do Amazonas (Brasil)*. Tese de Doutorado. São Paulo: Escola Paulista de Medicina, 1988.

Talhari S, Guimarães JA, Barros MLB *et al*. Aspectos clínicos e laboratoriais da pinta. *An Bras Dermatol*. 54: 215-237, 1979.

Woltsche-Kahr I, Schimidt B, Aberer W *et al*. Pinta in Austria (or Cuba): important of an extinct disease? *Arch Dermatol*. 135: 685-688, 1999.

141 Bouba

Sinésio Talhari e Carolina Talhari

▸ Conceito

A bouba é uma treponematose endêmica, não venérea, caracterizada por lesões cutâneas e sistêmicas. O agente etiológico é o *Treponema pallidum* subsp. *pertenue*.

É observada principalmente em crianças, vivendo em comunidades rurais isoladas, principalmente em regiões tropicais. Ambos os sexos são igualmente afetados.

Estudos realizados em ossos de *Homo erectus*, em Nairobi, sugerem que a bouba tenha surgido há aproximadamente 1,5 milhão de anos, na África. Em 1525, a doença já existia no Brasil e na Colômbia, tendo, provavelmente, chegado ao Novo Mundo por intermédio de escravos africanos. Em 1906, Aldo Castellani identificou o agente etiológico.

▸ Epidemiologia

A bouba era endêmica em quase todos os países com clima tropical, inclusive nas Américas Central e do Sul, exceto Argentina, Chile e Uruguai. No Brasil, os principais focos da doença se encontravam nos estados do Amazonas, Pará, Ceará e Paraíba.

Em 1950, estimava-se em 50 a 150 milhões o total de casos de bouba em todo o mundo.

Nas décadas de 1950 e 1960, a Organização Mundial da Saúde (OMS) e o Fundo para a Infância das Nações Unidas (Unicef), realizaram tratamento em massa com penicilina. Após a campanha, verificou-se diminuição importante da taxa de prevalência da doença.

Porém, em face das condições ainda precárias de vida e deficiência dos programas de saúde de alguns países, casos de bouba continuam sendo diagnosticados, particularmente em algumas regiões da África. No Brasil, nas últimas décadas, não há registro de casos novos de bouba.

▸ Etiopatogenia

Em todas as treponematoses endêmicas, a higiene inadequada e a promiscuidade constituem as condições ideais para a sua disseminação. Na bouba, o contágio é feito por meio de soluções de continuidade cutâneas ou mucosas. As áreas descobertas são as mais frequentemente envolvidas. Lesões genitais falam mais a favor de contato acidental do que de transmissão sexual.

▸ Dinâmica da infecção e quadro clínico

A transmissão é feita pelo contato direto da pele ou mucosa de pessoa sadia com exsudato de lesão da fase primária ou secundária. O *T. pertenue* não é capaz de atravessar a pele ou mucosa íntegra – são necessárias soluções de continuidade, tais como escoriações ou ulcerações ocasionadas por picadas de insetos. A transmissão mecânica, pela mosca *Hippelates pallipes*, foi comprovada, porém parece não ter importância epidemiológica.

O quadro clínico da bouba é dividido em três fases: primária, secundária e terciária.

▪ Fase primária

A lesão primária da bouba, denominada "bouba-mãe", localiza-se, geralmente, nas áreas expostas dos membros superiores e inferiores. O tempo médio de incubação é de 9 a 90 dias (média de 21 dias). As lesões iniciais são eritematopapulosas, isoladas ou coalescentes; são indolores e muito infectantes (Figura 141.1). Com a evolução, surge lesão ulcerosa, papilomatosa e vegetante, às vezes simulando leishmaniose.

Após semanas ou meses, a "bouba-mãe" regride espontaneamente, deixando cicatriz com centro atrófico e hipopigmentado, circundada por halo hiperpigmentado. Em 10% dos pacientes, a fase primária pode não ocorrer e a doença pode se iniciar com lesões características da fase secundária.

Febre e artralgia podem surgir antes ou depois do aparecimento da lesão primária. A maioria dos pacientes desenvolve linfadenomegalia regional, com nódulos não supurativos, grandes, firmes e indolores.

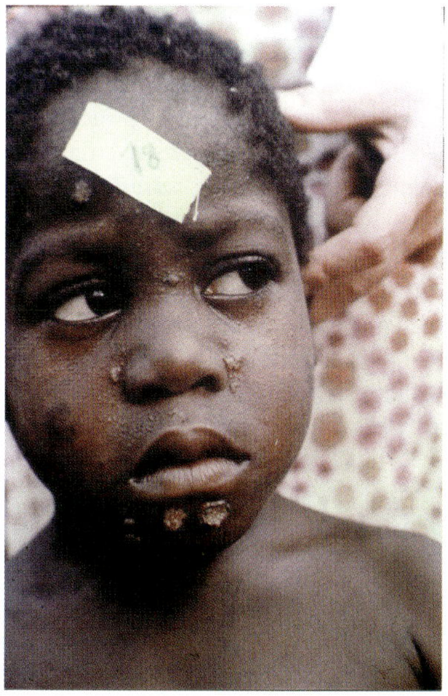

Figura 141.1 Bouba primária. Lesões em placa, hiperceratósicas e ulcerosas. Caso observado na Costa do Marfim por A. Basset e J. Maleville.

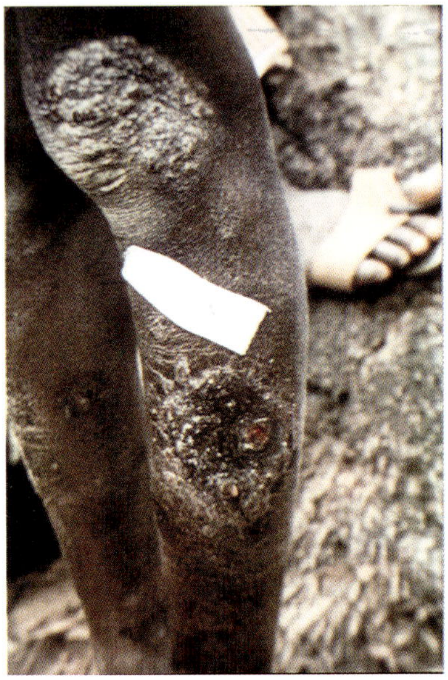

Figura 141.2 Bouba secundária. Lesões papulares e vegetantes, verruciformes. Caso observado na Costa do Marfim por A. Basset e J. Maleville.

Fase secundária

Sem tratamento, as lesões cutâneas da fase primária tendem a regredir espontaneamente, iniciando-se a fase secundária. Nesta fase observam-se lesões disseminadas. Dois quadros dermatológicos podem ser encontrados: manifestações similares às da "bouba-mãe", conhecidas como "bouba-filha", pianoma ou framboesia (Figura 141.2). Lesões micropapulosas, denominadas "bouba-miniatura", constituem as outras formas de manifestação da fase secundária. Alguns pacientes podem apresentar os dois aspectos dermatológicos mencionados.

As lesões podem apresentar aspecto condilomatoso ou bordas circinadas, simulando dermatofitose.

Placas hiperceratóticas plantares, com fissuras dolorosas, podem ser encontradas na fase secundária – ocasionam marcha de maneira peculiar, similar à do caranguejo, também conhecida como *crab yaws*. Nas regiões palmares pode surgir hiperqueratose, muito parecida com a que se observa na pinta tardia.

As dobras ungueais podem apresentar papilomas e paroníquia.

As lesões cutâneas geralmente involuem, deixando áreas hipocrômicas residuais.

Osteoperiostite e polidactilite podem ser observadas nos ossos das mãos, antebraços, pernas e pés. Essas lesões podem ser as primeiras manifestações da doença, principalmente em crianças.

O acometimento das mucosas é raro na bouba. Não há alopecia.

Cefaleia, febre, adenopatia generalizada e dores ósseas noturnas podem estar presentes na fase secundária.

Fase terciária ou tardia

As manifestações da fase primária e secundária podem regredir e o paciente permanecer assintomático, apenas com sorologia treponêmica positiva.

As manifestações tardias surgem em aproximadamente 10% dos pacientes não tratados, ocorrendo vários anos depois do desaparecimento das lesões iniciais. Lesões das fases anteriores podem estar presentes.

Nesse período pode haver acometimento cutâneo, subcutâneo, mucoso, ósseo e articular. É discutível a possibilidade de comprometimento neurológico, oftálmico e cardiovascular.

Na bouba terciária podem ser observadas pianides nodulares ou tuberosas; lesões gomosas; ceratodermias palmoplantares; lesões osteoarticulares; nodosidades justarticulares; lesões ósseas – "tíbia em lâmina de sabre"; *gangosa* (do espanhol *voz abafada ou anasalada*), caracterizada por destruição cartilaginosa e/ou óssea do palato, nariz e faringe posterior, e *goundou,* caracterizada por exostoses das porções laterais dos ossos nasais, que podem obstruir o campo visual.

Diagnóstico diferencial

As lesões cutâneas das fases primária e secundária da bouba podem simular várias enfermidades, tais como sífilis recente, ectima, escabiose, tungíase, sarcoidose, verruga vulgar, pioderma vegetante, úlcera fagedênica tropical, carcinoma vegetante, micobacterioses, tuberculose, esporotricose, leishmaniose, sífilis secundária, pitiríase rósea, pitiríase versicolor e psoríase.

Na fase terciária, o diagnóstico diferencial deve ser feito com sífilis tardia, hanseníase, leishmaniose mucocutânea, rinosporidiose, rinoescleroma e blastomicose sul-americana.

A ceratodermia palmoplantar ocasionada pela bouba é indistinguível das lesões da pinta e da sífilis endêmica. As lesões ósseas causadas pela bouba podem simular sífilis venérea e endêmica, tuberculose, osteomielite e anemia falciforme.

Diagnóstico

O diagnóstico da bouba é confirmado pelos testes treponêmicos, específicos e inespecíficos – VDRL, FTA-ABS, TPI e TPHA. Outros métodos diagnósticos são: pesquisa de treponema em campo escuro, exames histopatológicos e radiológicos. O *T. pertenue* ainda não foi cultivado *in vitro.*

As reações sorológicas da bouba e pinta são indistinguíveis da sífilis.

Tratamento

O tratamento recomendado pela OMS consiste em aplicação de dose única de 2,4 milhões de unidades de penicilina G benzatina; em crianças menores de 10 anos utiliza-se a metade da dose. Emprega-se a mesma dose para casos recentes e tardios.

Controle

O tratamento com penicilina benzatina é o único meio disponível para o tratamento dos enfermos e controle dos comunicantes.

Referências bibliográficas

Akogun OB. Yaws and syphilis in the Garkida area of Nigeria. *Zentralbl Bakteriol.* 289: 101-107, 1999.

Anselmi M, Moreira JM, Caicedo C *et al.* Community participation eliminates yaws in Ecuador. *Trop Med Int Health.* 8: 634-638, 2003.

Antal GM, Lukehart SA, Meheus AZ. The endemic treponematoses. *Microb Infect*. 4: 83-94, 2002.

Basset A, Faye I, Maleville J *et al.* Yaws and endemic syphilis. In: Marshall J. *Essays on Tropical Dermatology. Excerpta Medica.* (Amsterdam), p. 301-315, 1969.

Csonka G, Pace J. Endemic nonvenereal treponematoses (bejel) in Saudi Arabia. *Rev Infect Dis*. 7: 260-265, 1985.

Engelkens HJ, Vuzevski VD, Stolz E. Nonvenereal treponematoses in tropical countries. *Clin Dermatol.* 17: 143-152, 1999.

Herve V, Kassa Kelembho E, Normand P *et al.* Resurgence of yaws in Central African Republic. Role of the Pygmy population as a reservoir of the virus. *Bull Soc Pathol Exot*. 85: 342-346, 1992.

Kerdel Vegas F, Yaws. In: Canizares O. *Clinical Tropical Dermatology.* London: Blackwell, p. 79-86, 1975.

Koff AB, Rosen T. Nonvenereal treponematoses: yaws, endemic syphilis and pinta. *J Am Acad Dermatol*. 29: 519-535, 1993.

Lowenstein EJ. Paleodermatoses: lessons learned from mummies. *J Am Acad Dermatol*. 50: 919-936, 2004.

Medina R. Pinta: an endemic treponematoses in the Americas. *Bol Oficina Sanit Panam*. 86: 242-255, 1979.

Mitjà O *et al.* Osteoperiostitis in early yaws: case series and literature review. *Clin Infect Dis*. 52: 771-774, 2011.

Mitjà O *et al.* Outcome predictors in treatment of yaws. *Emerg Infect Dis*. 17: 1083-1085, 2011.

Mohamed KN. Late yaws and optic atrophy. *Ann Trop Med Parasitol.* 84: 637-639, 1990.

Narain JP *et al. Bull World Health Organ*. 88: 206-210, 2010.

Román GC, Román LN. Occurrence of congenital, cardiovascular, visceral, neurologic, and neuro-ophthalmologic complications in late yaws: a theme for future research. *Rev Infect Dis*. 8: 760-770, 1986.

Rothschild BM, Rothschild C. Treponemal disease revisited: Skeletal discrimination of yaws, bejel and venereal syphilis. *Clin Infect Dis*. 20: 1402-1408, 1995.

Scolnik D *et al.* Efficacy of a targeted, oral penicillin-based yaws control program among children living in rural South America. *Clin Infect Dis*. 36: 1232-1238, 2003.

Tharmaphornpilas P, Srivanichakorn S, Phraesrisakul N. Recurrence of yaws outbreak in Thailand, 1990. *Southeast Asian J Trop Med Public Health*. 25: 152-156, 1994.

142 Riquetsioses

Elba Regina Sampaio de Lemos

▸ Conceito

A denominação riquetsioses refere-se às diversas entidades clínicas causadas por pequenas bactérias intracelulares obrigatórias originalmente classificadas, com base nas características fenotípicas, na ordem Rickettsiales, que são transmitidas ao homem por intermédio de artrópodes como carrapatos, pulgas, piolhos e ácaros (Tabela 142.1).

▸ Breve histórico

De todas as doenças que afligem o homem, as riquetsioses, particularmente, o tifo epidêmico, transmitido por piolho, têm sido um dos maiores flagelos da humanidade, principalmente durante os períodos de fome e de guerra. Descrito por Zinsser dramaticamente como um inimigo sem estratégia, o tifo determinou o destino de muitas campanhas militares, exercendo,

Tabela 142.1 Riquetsioses[1] *lato sensu*: considerações etiológicas e epidemiológicas.

Grupo	Agente causador	Doença em humanos	Período de incubação	Mecanismo de transmissão	Célula-alvo do hospedeiro vertebrado	Distribuição geográfica
1. Febre macular (Proteobacterium do grupo alfa, subgrupo 1)	*Rickettsia rickettsii*	FMB, FMMR	2 a 14 dias	Picada de carrapato	Endotelial (citosol)	Hemisfério Ocidental
	R. conorii conorii	FMM		Picada de carrapato		África, Europa
	R. conorii indica	Tifo do carrapato indiano		Picada de carrapato		Índia
	R. conorii caspea	Febre de Astrahkan		Picada de carrapato		Chad, Kosovo e Rússia
	R. conorii israeli	Febre macular de Israel		Picada de carrapato		Oriente Médio
	Rickettsia sibirica sibirica	Tifo siberiano do carrapato		Picada de carrapato		Ásia e Europa
	R. sibirica mongolotimonae	Febre macular sem nome		Picada de carrapato		África, Ásia e Europa
	Rickettsia australis	Tifo australiano do carrapato		Picada de carrapato		Austrália
	Rickettsia japonica	Febre macular oriental		Picada de carrapato		Japão
	Rickettsia aeschimannii	Febre macular sem nome		Picada de carrapato		EUA
	Rickettsia africae	Febre africana do carrapato		Picada de carrapato		África
	Rickettsia ronei	Febre macular de Flinders Island		Picada de carrapato		Austrália
	Rickettsia slovaca	Tibola ou Debonel		Picada de carrapato		Europa
	Rickettsia parkeri	Febre macular sem nome		Picada de carrapato		EUA
	Rickettsia raoultii	Tibola ou Debonel		Picada de carrapato		França, Rússia
	Rickettsia heilongjanensis	Riquetsioses do Extremo Oriente		Picada de carrapato		China, Rússia e Tailândia
2. Transicional (Proteobacterium do grupo alfa, subgrupo 1)	*Rickettsia akari*	Riquetsiose variceliforme	7 a 14 dias	Picada de ácaro		Américas, Rússia, África e Ásia
	Rickettsia australis	Tifo do carrapato de Queensland		Picada de carrapato	Endotelial (citosol)	Austrália
	Rickettsia felis	Tifo da pulga do gato		Fezes da pulga (?)		Mundial (?)

(continua)

Tabela 142.1 Riquetsioses[1] *lato sensu*: considerações etiológicas e epidemiológicas. (*Continuação*)

Grupo	Agente causador	Doença em humanos	Período de incubação	Mecanismo de transmissão	Célula-alvo do hospedeiro vertebrado	Distribuição geográfica
3. Tifo (Proteobacterium do grupo alfa, subgrupo 1)	*Rickettsia prowazekii*	Tifo epidêmico	7 a 14 dias	Fezes de piolho	Endotelial (citosol)	Mundial
	Rickettsia typhi	Tifo esporádico		Contato com esquilo		EUA
		Doença de Brill-Zinsser	Indefinido	Reativação		Mundial
		Tifo murino (endêmico)	7 a 14 dias	Fezes da pulga		Mundial
4. Tifo do cerrado (Proteobacterium do grupo alfa, subgrupo 1)	*Orientia tsutsugamushi*	Tifo do cerrado	6 a 21 dias	Picada de ácaro	Endotelial (citosol)	Ásia, Austrália, Índia e ilhas do Pacífico
5. Febre Q (Proteobacterium do grupo gama)	*Coxiella burnetii*	Amplo espectro clínico com pneumonia, endocardite e hepatite	7 a 28 dias	Inalação de aerossol	Fagócitos mononucleares (fagolisossomo)	Mundial
6. Erhlichiose (Proteobacterium do grupo alfa, subgrupo 1)	*Erhlichia chaffeensis*	Erhlichiose monocítica	5 a 21 dias	Picada de carrapato	Mononuclear	Américas e Europa
	Anaplasma phagoyitophilum	Erhlichiose granulocítica		Picada de carrapato	Polimorfonuclear	Américas e Europa
	E. ewingii	Erhlichiose causada por *E. ewingii*				
	Neorickettsia (Erhlichia sennetsu)	Neoriquetsiose		Trematódeos de peixes e caramujos	Mononuclear	Sudeste Asiático
7. Bartoneloses[2] (Proteobacterium do grupo alfa, subgrupo 2)	*Bartonella bacilliformis*	Doença de Carrion, verruga peruana				
	B. quintana	Febre das trincheiras	5 a 35 dias	Fezes de pulga e arranhadura de gato	Hemácias (citosol e epicelular)	Mundial
	B. henseale	Angiomatose bacilar				
	B. elizabethae	Doença da arranhadura do gato, peliose hepática, endocardite, entre outras doenças		Arranhadura de gato	Citosol e epicelular	
	B. clarridgeiae					
	B. vinsoni arupensis					
	B. vinsoni berkhoffii					
	B. koehlerae					
	B. alsatica					
	B. grahamii					
	B. washoensis					
	B. rochalimae					
	B. tamiae					

1. Embora o termo *riquetsioses* se limite às doenças causadas pelas espécies do grupo alfa, subgrupo 1, bactérias correlacionadas clínica e epidemiologicamente são apresentadas, considerando fundamentalmente que as mesmas continuam sendo estudadas no campo da rickettsiologia; FMB: febre macular brasileira; FMMR: febre macular das Montanhas Rochosas; FMM: febre macular do Mediterrâneo, diferentes agentes dentro do complexo *R. conorii;* Tibola: abreviação do termo americano *"tick-borne lymphadenopathy"*, uma riquetsiose transmitida por carrapato na qual se observa importante comprometimento ganglionar; 2. Bartoneloses incluindo a doença da arranhadura do gato e bacteriemia crônica (*B. henselae*), angiomatose bacilar (*B. henselae, B. quintana*), peliose hepática (*B. henselae*), bacteriemia e endocardite (*B. henselae, B. quintana, B. elizabethae, B. vinsonii* subsp. *arupensis, B. vinsonii* subsp. *berkhoffii, B. koehlerae e B. alsatica*), doença de Carrion e verruga peruana (*B. bacilliformis*), febre das trincheiras (*B. quintana*), retinite e uveíte (*B. henselae, B. grahamii*), miocardite (*B. vinsonii* subsp. *berkhoffii, B. washoensis*), esplenomegalia (*B. bacilliformis, B. henselae, B. rochalimae*) e febre e fatiga (*B. henselae, B. vinsonii* subsp. *berkhoffii, B. tamiae*).

assim, influência direta na história da humanidade. Nas epidemias do tifo que ocorreram na Rússia e na Europa Oriental, durante o período de 1918 a 1922, estima-se que 30 milhões de pessoas adoeceram e que destas, 3 milhões morreram. Existem relatos de que o próprio Lênin, diante das epidemias de riquétsias transmitidas por piolho, teria feito a observação de que "ou o socialismo destruiria o piolho ou o piolho destruiria o socialismo" (Riley, 1981).

Embora o tifo epidêmico tenha sido suspeito de ser o responsável pela praga de Atenas descrita por Thucydides (430 anos a.C.), somente em 1546 a doença foi reconhecida por Hieronymus Fracastorius com base na sua observação a partir de uma epidemia de elevada letalidade na Itália em 1528. A partir desse período, a doença foi descrita como tabardilho, na Espanha e no México, como febre *puncticularis* na Alemanha, como peste bélica pelos exércitos napoleônicos e como tifo da fome na Inglaterra, entre tantas outras denominações (Riley, 1981).

Em 1909, Nicolle demonstrou que o piolho era o transmissor do tifo epidêmico e, em 1916, Rocha Lima comprovou que *Rickettsia prowazekii* era o agente etiológico do tifo epidêmico. O nome do novo microrganismo identificado foi uma homenagem a Ricketts e Prowazeki, dois pesquisadores que, como tantos outros, entre eles o brasileiro Lemos Monteiro, morreram após se infectarem com riquétsias (Falcão, 1966).

Em relação à febre macular, somente na última década do século 19, Wood e Maxcy descreveram pela primeira vez a ocorrência de uma doença de alta letalidade nos EUA e posteriormente Ricketts estabeleceu o carrapato como vetor da doença, no início do século 20 (Riley, 1981).

Nas décadas de 1920 e 1930, Maxcy e Dyer, entre outros investigadores, estabeleceram a existência de outra forma de tifo transmitida, não pelo piolho de corpo, mas pelas pulgas do rato, explicando, assim, a ocorrência de grande número de casos de tifo mais brando não relacionado com o piolho que por muitos anos confundiu os investigadores (Riley, 1981).

Na América do Sul, há evidências da existência do tifo e da febre macular transmitida por carrapatos desde os séculos 17 e 19, respectivamente, embora a febre macular tenha sido descrita pela primeira vez, oficialmente no Brasil, somente em 1929 (Piza *et al.*, 1931; Magalhães, 1952). Há mais de um século, por exemplo, a febre macular brasileira era reconhecida como "sarampão", "sarampo preto", "febre tifoide hemorrágica", "pintada", "febre que pinta", "febre chitada" e "febre tifoide das montanhas", denominações conhecidas nos estados de Minas Gerais, Rio de Janeiro e São Paulo (Pascale, 1946; Magalhães, 1952; Lemos *et al.*, 2001).

Com o surgimento de antibioticoterapia eficaz no final dos anos 1940 o interesse pelas riquetsioses reduziu sensivelmente. Nos últimos 30 anos, em decorrência do aumento do número de casos das riquetsioses previamente conhecidas e da identificação de outras como, por exemplo, a febre macular japonesa, o tifo transmitido pela pulga do gato e as ehrlichioses, entre outras, maior ênfase tem sido dada a estas zoonoses que podem estar presentes, potencialmente, em qualquer área do mundo onde existam artrópodes vetores.

Nas últimas três décadas, com o advento das técnicas de biologia molecular, mais especificamente do sequenciamento genético associado a análise filogenética, foi observada, além das profundas alterações na classificação taxonômica deste grupo de agentes bacterianos, a identificação de novas espécies de riquétsias *lato sensu*, isto é, tanto bactérias do gênero *Rickettsia* quanto das bactérias descritas previamente, na ordem Rickettsiales, como gênero *Bartonella* (*Rochalimae* na taxonomia antiga) e *Ehrlichia*.

No Brasil, além da febre macular brasileira, desde o início do século 20 existem relatos sobre a ocorrência de tifo endêmico, tifo recrudescente (tifo epidêmico), febre Q, bartoneloses e, mais recentemente, evidência da circulação da erhlichiose e do tifo da pulga do gato.

▸ Etiologia

Embora o termo riquétsias se restrinja, com base na taxonomia molecular, exclusivamente, às proteobactérias do subgrupo alfa 1 com as espécies dos gêneros *Rickettsia, Anaplasma, Orientia* e *Erhlichia*, este capítulo abordará outros gêneros que historicamente se encontram descritos no campo da rickettsiologia e que foram distribuídos originalmente na ordem *Rickettsiales* em três famílias: Rickettsiaceae, Bartonellaceae e Anaplasmataceae (Elisberg e Bozeman, 1979; Weiss e Moulder, 1984).

Desde 1993, após a publicação de Brenner *et al.*, diversas propostas de modificação da classificação taxonômica foram publicadas e em 2001 Dumler *et al.* propuseram a reorganização de todos os gêneros nas famílias: Rickettsiaceae e Anaplasmacetaceae, além de sugerirem que todos os membros das tribos Ehrlichieae e Wolbachieae fossem transferidos para a família Anaplasmacetaceae, eliminando, consequentemente, a estrutura de tribos da família Rickettsiaceae. Assim, embora as riquetsioses taxonomicamente se limitem às doenças causadas pelas proteobactérias do subgrupo alfa 1, a febre Q e as bartoneloses continuam sendo estudadas também dentro do campo da rickettsiologia (Tabela 142.1 e Figura 142.1) (Walker e Dasch, 1994; Brenner *et al.*, 1993; Walker e Dash, 1994; Raoult e Roux, 1997; Olson e Paddock, 1999; Raoult e Roux, 1997; Parola *et al.*, 2005).

Na Figura 142.1 são apresentados, dentro deste conceito de riquétsias *lato sensu*, também os membros pertencentes ao subgrupo alfa 2 (família Bartonellaceae) e gama das Proteobacteria (*C. burnetti*), apesar de terem sido, conforme informado previamente, removidos da Ordem Rickettsiales (Parola *et al.*, 2005; Fournier e Raoult, 2008).

Observadas à microscopia óptica, as riquétsias *lato sensu* são bactérias pleomórficas, gram-negativas, cocoides, cocobacilares, medindo aproximadamente 0,3 a 0,5 μm de diâmetro por 0,8 a 2 μm de comprimento. A composição de sua parede celular é semelhante à das bactérias gram-negativas, contendo lipopolissacarídio, peptidoglicano, uma proteína de 135 kDa (*outer membrane protein*, OmpB), uma lipoproteína de 17 kDa e uma proteína de superfície (OmpA), específica para as riquétsias do grupo da febre macular. As riquétsias *lato sensu* se coram pelos métodos de Giemsa, de Gimenez ou de Machiavello – não se coram adequadamente com as colorações habituais para bactérias como o gram – e crescem em culturas de células, ovos embrionados ou em animais de laboratório, podendo ser inativadas a 56°C por 30 min ou 37°C por diversas horas e destruídas por formalina, fenol, mertiolato e outros antissépticos (Elisberg e Bozeman, 1979; Weiss e Moulder, 1984; Olson e McDade, 1994; Walker e Bouyer, 2003; Parola *et al.*, 2005; Walker, 2007).

Em relação à sua distribuição na célula, caracteristicamente as riquétsias do grupo da febre macular, com frequência, invadem o núcleo da célula hospedeira, diferenciando-se das outras espécies que se localizam no citosol, fagossomo ou fagolisossomo como as riquétsias do grupo do tifo, as erhlichias e *Coxiella burnetii*, respectivamente (Tabela 142.1).

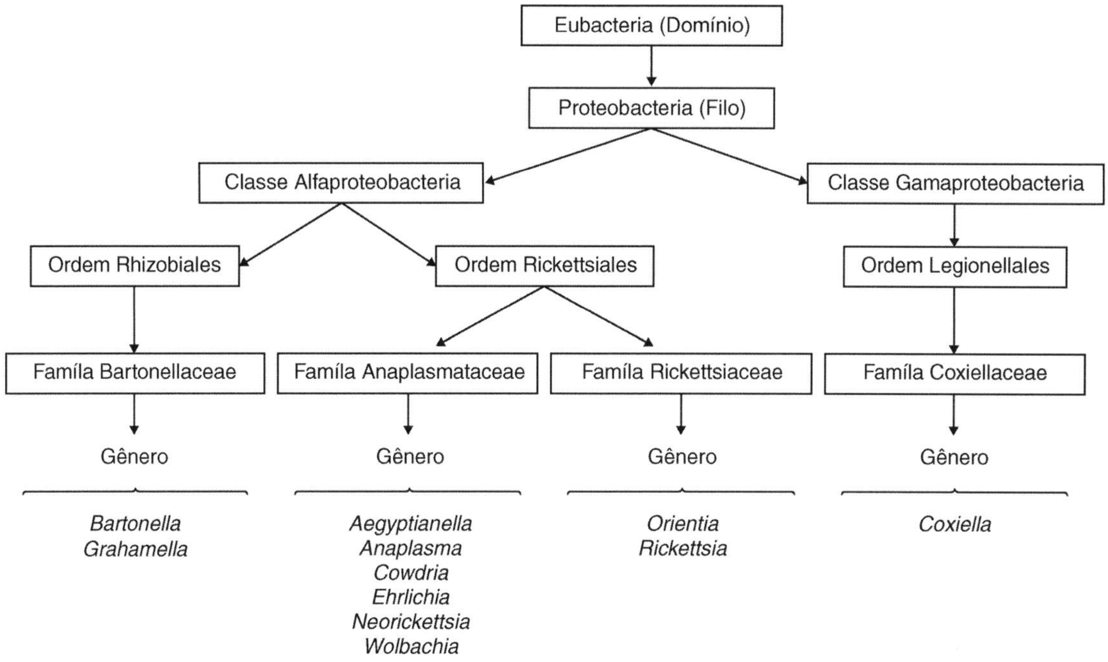

Figura 142.1 Sistemática das riquétsias *lato sensu*.

▶ Doenças causadas pelo gênero Rickettsia

Até recentemente o principal critério de classificação das espécies do gênero *Rickettsia* era fundamentado na resposta sorológica, critério que permitia a identificação de apenas dois grupos: o grupo da febre macular e do grupo do tifo. Com a classificação com base na análise genômica, tem sido possível identificar quatro grupos:

- Grupo ancestral composto por *R. bellii* e *R. canadensis*, de patogenicidade desconhecida
- Grupo do tifo composto por *R. typhi* e *R. prowazekii*
- Grupo da febre macular constituído por mais de 25 espécies, entre elas *R. rickettsii*, *R. parkeri*, *R. conorii*
- Grupo transicional constituído por *R. akari R. australis* e *R. felis*. Até o momento são 25 espécies oficialmente validadas, sendo que 16 confirmadamente associadas a doença humana, e mais algumas dezenas de outras ainda sem caracterização definitiva (Fuxelius *et al.*, 2007; Valbuena e Walker, 2009).

▪ Riquetsioses do grupo da febre macular

Riquétsias do grupo da febre macular (RGFM) transmitidas por carrapatos constituem uma multiplicidade de espécies de riquétsias, patogênicas ou não patogênicas para o homem, dispersas em diversas partes do mundo. Após a primeira descrição, em 1896, da febre macular das Montanhas Rochosas (FMMR) nos EUA por Wood, diversas outras riquetsioses do grupo da febre macular imunologicamente relacionadas com *Ricketsia rickettsii*, o agente da FMMR, foram reconhecidas em diferentes regiões do mundo, como a febre macular do Mediterrâneo (FMM), a febre macular japonesa e a febre macular brasileira (FMB) (Tabela 142.1).

As RGFM diferem das do grupo do tifo pela sua capacidade de estimular a polimerização da actina da célula do hospedeiro pelo movimento célula-célula e pela presença da proteína externa de membrana (OmpA) e da lipopolissacarídio (LPS) que contém antígeno específico para cada grupo (Valbuena e Walker, 2009).

No Brasil, embora outras espécies de riquétsias tenham sido detectadas em carrapatos, a espécie *R. rickettsii*, o protótipo da rickétsia transmitida por carrapato, até 2007, era a única espécie associada à febre macular. Mais recentemente, no estado da Bahia, foi identificada uma nova rickétsia relacionada com *R. parkeri*, *R. africae* e *R. sibirica*, em um paciente com riquetsiose caracterizada, por exantema, adenomegalia e escara (Lemos, Comunicação pessoal, 2008). Em 2009, um novo caso clínico descrito no estado de São Paulo confirmou a circulação desta nova rickétsia causadora de febre macular com escara de inoculação, fato previamente identificado por Piza em 1932, Plank *et al.* em 1979 e Gonçalves *et al.* na década de 1980 nos estados de São Paulo, da Bahia e do Rio de Janeiro, respectivamente (Piza, 1932; Plank *et al.*, 1979; Gonçalves *et al.*, 1982; Lemos, Comunicação pessoal; Spolidorio *et al.*, 2010).

Desde que a doença é primariamente uma infecção de carrapatos e dos animais nos quais se alimentam, a transmissão da doença em humanos ocorre acidentalmente e, assim, o homem não apresenta qualquer importância na manutenção da infecção na natureza.

▪ Dinâmica da infecção

A manutenção das riquétsias do grupo da febre macular na natureza depende da transmissão cíclica entre carrapatos vetores da família Ixodidae, em qualquer fase de sua vida (larva, ninfa e adulto), particularmante dos gêneros *Amblyomma*, *Dermacentor* e *Rhipicephalus*, e seus animais hospedeiros que podem diferir marcadamente de uma área geográfica para outra. As riquétsias infectam múltiplos tecidos do carrapato, incluindo as glândulas salivares e ovários. Contrariamente aos animais vertebrados, que raramente apresentam ricketsemia, os carrapatos, uma vez infectados, permanecem pelo resto da vida, constituindo, assim, reservatórios de riquétsias, principalmente pela sua capacidade de transmitir a infecção verticalmente, por via transovariana (McDade e Newhouse, 1986) (Tabela 142.2).

No Brasil, o vetor mais importante é *Amblyomma cajennense*, o "carrapato do cavalo", o qual, por seu comportamento eclético, é visto parasitar tanto animais poiquilotérmicos quanto homotérmicos, o que nos leva a considerar a possibilidade de epidemiologia mais rica e complexa, além da espécie *Amblyomma aureolatum*, e de outras espécies de carrapatos, como *A. ovale, A. dubitatum (cooperi), Riphicephalus sanguineus, Boophilus microplus* que se apresentam naturalmente infectados e/ou que podem participar, eventualmente, na transmissão da rickétsia para o homem, comprovando a amplitude potencial da ecologia da febre macular brasileira (Monteiro e Fonseca, 1932; Gomes, 1933; Dias, 1938; Magalhães, 1952; Lemos *et al.*, 1997b). Nos últimos 15 anos diversas espécies de riquétsias de patogenicidade desconhecida para o homem têm sido identificadas nos carrapatos recuperados em vertebrados de diferentes regiões do Brasil (Parola *et al.*, 2009; Labruna, 2009).

Tabela 142.2 Associação entre o gênero do carrapato e algumas espécies de riquétsias do grupo da febre macular patogênicas para o homem.

Gênero do carrapato envolvido no ciclo de transmissão	Espécies de riquétsias transmitidas
Amblyomma	*R. africae, R. rickettsii, R. parkeri*
Dermacentor	*R. rickettsii, R. sibirica, R. japonica, R. slovaca*
Haemaphisalis	*R. japonica, R. rickettsii, R. conori, R. sibirica*
Hyalomma	*R. mongolotimonae*
Ixodes	*R. australis, R. rickettsii, R. japonica*
Rhipicephalus	*R. conorii, R. israeli*

Com relação aos vertebrados envolvidos no ciclo da febre macular no Brasil, como em outras regiões do mundo, muitas espécies apresentaram positividade sorológica para esta zoonose, como o cão doméstico, gato, cabra, cavalo, lebre, cachorro-do-mato, gambá, caxinguelê, furão, paca, preá, capivara, quati, diversas espécies de morcego, entre outras (Dias, 1938; Dias e Martins, 1939; Magalhães e Rocha, 1942; Magalhães, 1952; Lemos *et al.*, 1997a).

Após lesão da pele com suas quelíceras, os carrapatos se fixam no hospedeiro com o hipostómio e o cemento presente na secreção salivar. As quelíceras, com a ruptura da parede dos vasos sanguíneos superficiais, determinam a formação de uma cavidade com coleção sanguínea no tecido do hospedeiro para que as fêmeas do carrapato possam se alimentar por diversos dias e os machos, diferentemente das fêmeas, possam se alimentar por diversas vezes em pequenas quantidades. A inoculação periódica de saliva, contendo substâncias anticoagulantes, mantém a fluidez do sangue no local de fixação do carrapato.

Para transmitir a rickétsia ao hospedeiro vertebrado, os carrapatos devem permanecer aderidos por no mínimo de 3 a 4 h antes de causarem infecção, dependendo da temperatura, entre outros fatores (Magalhães, 1952; Greene, 1987). Este fenômeno é chamado reativação e é o tempo necessário para que ocorra ativação patogênica da bactéria e aumento do metabolismo do artrópode, mais precisamente das glândulas salivares, após ingestão de sangue. Apesar de serem eventos raros, a febre macular pode também ser adquirida acidentalmente, em laboratório, por meio da inalação de material infeccioso ou por hemotransfusão (Johnson e Kadull, 1967; Sexton *et al.*, 1975; Wells *et al.*, 1978).

A incidência da febre macular na maioria das vezes apresenta-se de modo esporádico, mas a ocorrência simultânea da doença entre membros de uma mesma família ou grupos de indivíduos com atividade em comum pode ocorrer. Diversos surtos epidêmicos envolvendo familiares e grupos têm sido descritos na literatura (Dias e Martins, 1939; Magalhães, 1952; Sexton *et al.*, 1993; Lemos *et al.*, 2001).

No Brasil, a distribuição geográfica da doença se restringe aos estados das Regiões Sudeste e Sul, com relato de casos também nos estados da Bahia, Mato Grosso, Tocantins e no Distrito Federal (Gregory, 1941; Gonçalves *et al.*, 1981; Mancini *et al.*, 1983; Sexton *et al.*, 1993; Lemos, 1991; 2003; Ministério da Saúde, 2009).

A maioria dos casos de febre macular brasileira (80%) ocorre entre os meses de maio e outubro, período de maior atividade do vetor transmissor, embora casos possam ocorrer em todo período do ano, confirmando a distribuição sazonal da doença em consonância com a atividade do carrapato.

Todas as idades, todas as raças e ambos os sexos são suscetíveis à doença cuja distribuição vai depender, além do comportamento do vetor, das atividades ocupacionais, recreativas e da proximidade do vetor às habitações humanas. Assim, embora as taxas de prevalência nos inquéritos sorológicos realizados sejam iguais para ambos os sexos, a doença pode ser mais frequente em pessoas do sexo masculino, em decorrência, provavelmente, do contato com a mata e/ou foco natural da doença como ocorre com os caçadores e pescadores, por exemplo. Nestes casos, possivelmente, outras espécies de carrapatos vetores, além de *A. cajennense*, poderiam estar envolvidas na transmissão.

Patogenia e patologia

As células endoteliais são as principais células-alvo das riquétsias e a sua lesão associada à circulação ricketsiana a partir das células endoteliais desprendidas determina todas as manifestações clínicas das riquetsioses. Embora os sinais e sintomas iniciais sejam semelhantes aos da *influenza*, as lesões endoteliais que ocorrem nos pulmões e no cérebro determinam manifestações clínicas mais graves como edema pulmonar não cardiogênico, pneumonia intersticial, síndrome da angústia respiratória do adulto, choque hipovolêmico, meningoencefalite, convulsão e coma, além de insuficiência renal aguda, manifestações hemorrágicas e alterações neurológicas focais.

O mecanismo patogênico da febre macular é determinado pela presença de "colônias" de riquétsias causando lesão direta à célula hospedeira, associada à liberação de interleucina-1, radicais livres, à atividade da protease e da fosfolipase A_2 ricketsianas (Sporn e Marder, 1996). Os efeitos deste mecanismo patogênico levariam a um processo inflamatório e pró-coagulante localizado, determinando o aumento da permeabilidade vascular, resultando em edema, hipovolemia, hipotensão com insuficiência vascular associada a uma subsequente resposta mononuclear leucocitária do hospedeiro. Assim, a presença de vasculite generalizada poderia levar a hemorragia, consumo localizado de plaquetas, trombocitopenia, ativação do sistema calicreína-cinina e do mecanismo de coagulação, levando consequentemente ao surgimento de lesões que podem ser demonstradas em todos os órgãos, principalmente nos capilares e arteríolas de tecido nervoso, baço, rim e pele (Walker e Mattern, 1980).

Um dos receptores celulares para *Rickettsia*, identificada na espécie *R. conorii*, é a proteína Ku70, uma proteína multifuncional muito abundante nas células endoteliais que tem afinidade com a proteína de membrana externa OmpB das riquétsias também conhecida como Sca5 (Martinez *et al.*, 2005) que, além de permitir a adesão, facilita a invasão bacteriana pelo mecanismo de *zippering* dependente da regulação de microtúbulos e do citoesqueleto com a participação de c-Cb1, clatrina e caveolina 2, (Chan *et al.*, 2009; Li e Walker, 1998). Além do mais, a adesão da rickétsia à célula hospedeira também pode ser pela proteína de superfície ricketsiana e as rickétsias podem penetrar nas células fagocíticas tais como macrófagos, considerados alvos secundários, por meio da opsonização mediada por anticorpos (Feng *et al.*, 2004). As riquétsias escapam rapidamente do fagossomo para se multiplicar dentro do citoplasma e, como se movem no citoplasma mediante a polimerização da actina, invadem imediatamente as células vizinhas.

Algumas riquétsias proliferam no local da inoculação levando, ocasionalmente, a uma necrose local (uma escara/cancro de inoculação). Esta etapa do processo de infecção, observada em algumas riquetsioses, possibilita o desenvolvimento de uma resposta imune adaptativa contra as riquétsias, principalmente se a via de disseminação envolve vasos linfáticos com ocorrência de eventos imunológicos nos linfonodos de drenagem antes da disseminação hematogênica. Este fato justificaria, hipoteticamente, a observação de que febre macular com cancro de inoculação apresenta baixa letalidade. Assim, as riquetsioses do grupo da febre macular, que raramente evoluem com uma escara como a FMMR e FMB, apresentam disseminação hematogênica precoce e, consequentemente, evoluiriam com maior letalidade.

A infecção endotelial pelas riquétsias interfere na angiogênese, na homeostase, na permeabilidade, no tônus vascular, além de alterar as funções relacionadas com a imunidade e inflamação (Cines *et al.*, 1998; Michiels, 2003; Danese *et al.*, 2003; Wagner e Frenette, 2008). Assim, os mecanismos que podem colaborar com o aumento da permeabilidade vascular, observado durante a infecção por RGFM (rickétsia do grupo da febre macular), incluem o desprendimento endotelial e a desnudação dos vasos com produção de prostaglandinas vasoativas, como consequência do aumento da expressão de COX-2, produção endotelial de óxido nítrico, efeitos das células inflamatórias e seus mediadores, além das possíveis alterações identificadas nas junções interendoteliais (Rydkina *et al.*, 2006; Woods *et al.*, 2005; Wood e Olano, 2008; Valbuena e Walker, 2005; Walker *et al.*, 2001).

Recente estudo tem demonstrado que *R. rickettsii* aumenta a permeabilidade de uma linhagem de células endoteliais do cérebro humano dentro de poucas horas após o início da infecção, evento amplificado com a adição de fator de necrose tumoral e interleucina-1. Adicionalmente a desnudação do endotélio pode resultar em dano direto para a célula hospedeira e um dos possíveis mecanismos seria a atividade fosfolipase A_2 ricketsiana, além da fosfolipase D e da ruptura da membrana consequente à polimerização direcionada de actina, regulada pelo gene ricketsial *rick A*, que contribuem diretamente para a lesão celular. Cultura de células endoteliais humanas ativadas pela infecção ricketsial secreta citocinas quimiocinas como IL-1, IL-6, prostanoides, além da expressão de moléculas de adesão como seletina-E, VCAM-1 (CD106) e ICAM-1 (CD54) (Walker *et al.*, 2001; Gouin *et al.*, 2004; Wood e Olano, 2008; Valbuena e Walker, 2009).

As lesões endoteliais também são decorrentes do estresse oxidativo (peroxidação lipídica) e, embora pouco se conheça sobre o fenótipo inflamatório do endotélio em resposta à infecção por rickétsia, experimentos com culturas de células endoteliais infectadas com riquétsias mostram que as células adquirem um fenótipo pró-coagulante, expressam fator tissular e trombomodolina, além da produção do fator ativador de plaqueta, da secreção de inibidor da ativação de plasminogênio e liberação de fator de von Willebrand. A disseminação intravascular disseminada raramente é observada em casos graves e fatais (Drancourt *et al.*, 1990; Sporn *et al.*, 1991; Valbuena e Walker, 2009).

Em relação à imunidade, a infecção por riquétsias, em indivíduos imunocompetentes, induz imunidade predominantemente celular, a qual determina resistência às infecções subsequentes. Dados obtidos a partir da observação de um paciente com febre macular que se recuperou demonstram que a recuperação depende crucialmente da atividade das células T $CD8^+$. O papel demonstrado pelas células T $CD8^+$ na imunidade antirricketsial da célula T em modelo animal e a presença de infiltrado linfocítico perivascular contendo células T $CD8^+$ em células humanas infectadas por *Rickettsia* sugerem que as células endoteliais têm importante papel na apresentação de antígeno e ativação de célula T $CD8^+$. Como consequência da ativação endotelial pelas citocinas como gama-interferona e fator de necrose tumoral, as endoteliais infectadas adquirem a capacidade de eliminar as riquétsias pela produção de óxido nítrico e peróxido de hidrogênio. A resposta humoral, em geral detectável tardiamente, permite a detecção de anticorpos para o diagnóstico confirmatório retrospectivo (Walker *et al.*, 2001; Valbuena e Walker, 2009).

O achado histopatológico mais importante da febre macular é a presença de uma reação inflamatória do endotélio e do músculo liso dos pequenos vasos sanguíneos causada pela invasão da rickétsia, determinando, assim, uma vasculite generalizada que pode ser demonstrada praticamente em qualquer órgão e tecido (Walker e Mattern, 1980). Embora ocorra geralmente a disseminação da vasculite envolvendo arteríolas, veias e capilares, a arquitetura vascular é praticamente preservada. A localização intranuclear de microrganismos no endotélio vascular e na musculatura lisa é um dos mais fortes indicadores da etiologia rickettsiana. As lesões são mais evidentes na pele, testículos, epidídimo, sistema nervoso, baço e rim. Meningoencefalite com pontos de gliose pode ser observada.

Manifestações clínicas

Por ser uma doença multissistêmica, a febre macular apresenta um curso clínico variável, desde quadros clássicos a formas atípicas sem exantema, viscerotrópicas e fulminantes. Após um período de incubação de 2 a 14 dias com média de 7 dias, o paciente apresenta um quadro súbito, inespecífico, de febre, mal-estar generalizado, cefaleia, hiperemia conjuntival e mialgias. Os sinais e sintomas clínicos podem variar com comprometimento gastrintestinal com náuseas, vômito, dor abdominal, diarreia e, eventualmente, comprometimento hepático com icterícia; manifestações renais caracterizadas por azotemia pré-renal relacionada com a hipovolemia com consequente necrose tubular aguda; comprometimento pulmonar

preservada que pode ser demonstrada praticamente em qualquer órgão e tecido. Biopsia de pele, preferencialmente um fragmento de 3 mm procedente de uma lesão maculopapular contendo petéquia, poderá auxiliar no diagnóstico, desde que coletada precocemente, antes que a antibioticoterapia específica complete 24 h. A imuno-histoquímica utilizando o teste de imunofluorescência ou de imunoperoxidase, mesmo em material parafinizado, permite identificar a presença de riquétsias específicas para o grupo da febre macular, cuja espécie protótipa é *R. rickettsii* (Figura 142.5).

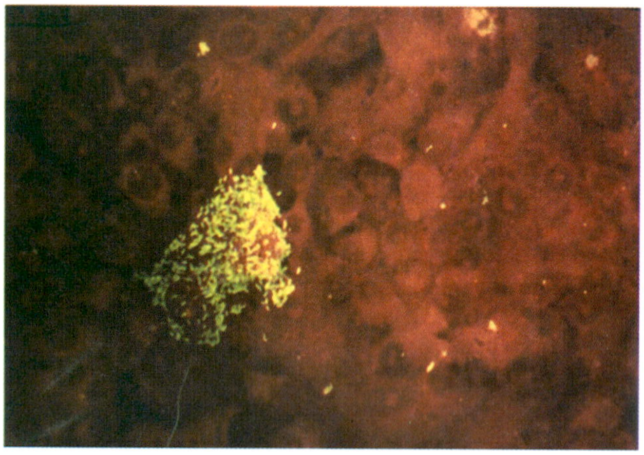

Figura 142.5 Cultura de células Vero infectadas com riquétsias do grupo da febre macular. Imunofluorescência, 400× (Lemos *et al.*, 1997).

Tratamento

O tratamento precoce com antimicrobianos adequados reduz sensivelmente o número de casos fatais de febre macular, que na ausência de tratamento, pode alcançar taxas de letalidade de 40 a 90% (Magalhães, 1952; Riley, 1981).

Cloranfenicol e tetraciclinas são medicações efetivas para as riquetsioses. Esses antimicrobianos, apesar de serem bacteriostáticos, levam à redução da toxemia e de outros sinais clínicos em 24 a 48 h e melhora em 2 a 3 dias, quando na ausência de complicações.

Geralmente as doses são: cloranfenicol (50 a 75 mg/kg de peso); tetraciclina (25 a 50 mg/kg de peso) e doxiciclina (200 mg/24 h). A internação hospitalar não é necessária em todos os casos e o tratamento deve ser mantido por no mínimo 7 a 10 dias ou até a ausência de febre por mais de 24 h. Os antibióticos devem ser administrados por via venosa nos pacientes com náuseas, vômitos e, na vigência de doença sistêmica grave deve ser indicado o cloranfenicol, embora estudos comprovem a superioridade terapêutica das tetraciclinas. As RGFM apresentam resistência aos antibióticos das classes dos betalactâmicos, aminoglicosídios e sulfametoxazol-trimetoprima e não devem ser utilizados (Holmen *et al.*, 2001).

Especificamente no Brasil, onde não existem formulações de doxiciclina/tetraciclina para uso intravenoso, é fundamental que o médico assistente atente para a importância da concentração adequada de antimicrobiano no sistema nervoso central e da impossibilidade de absorção intestinal do fármaco ativo em pacientes com FMB grave, apresentando má perfusão esplâncnica e hipoperfusão do trato gastrintestinal, com choque hipovolêmico, alterações hemodinâmicas graves, coma e falência de múltiplos órgãos. No entanto, considerando a possibilidade de ocorrência de outras doenças transmitidas por carrapatos como ehrlichioses (algumas apresentam resistência ao cloranfenicol), doença de Lyme ou mesmo de coinfecção, o uso de doxiciclina deve ser estimulado e, como informado previamente, em pacientes com condições adequadas de absorção intestinal.

O recente uso de novos compostos de quinolonas, macrolídeos, ativos contra as riquétsias, pode ser de importância, mas além da necessidade de mais estudos, o custo do tratamento é muito alto, o que inviabiliza o seu uso em países subdesenvolvidos. São as fluoroquinolonas, o ciprofloxacino, o pefloxacino, a josamicina, entre outros (Raoult e Drancourt, 1991; Beltrán e Herrero, 1992).

A escolha do antibiótico a ser utilizado no tratamento de FMB em crianças menores de 8 anos e em gestantes é passível de discussão. Em crianças, além da indicação do cloranfenicol em casos graves, a doxiciclina pode ser utilizada, mesmo naqueles com menos de 8 anos de idade na dose de 2,2 mg/kg de peso/dia, máximo 200 mg/dia, em duas tomadas, de 12/12 h. O risco de pigmentação dos dentes é insignificante a curto prazo e não deve ser considerado diante do risco potencial de morte por *R. rickettsii*. A Academia Americana de Pediatria e o Centro para Controle e Prevenção de Doenças recomendam a doxiciclina como fármaco de escolha na FMMR e ehrlichioses em crianças de qualquer idade (Masters *et al.*, 2003; Gamier *et al.*, 2009).

Em pacientes graves, a terapêutica de suporte é baseada na correção de oligúria, hipotensão, hipocloremia, hiponatremia, hipoalbuminemia, azotemia, edema e coma. A diálise pode beneficiar alguns pacientes com insuficiência renal, além de cuidados gerais visando à prevenção de pneumonia por broncoaspiração e necrose envolvendo as extremidades e/ou áreas com necrose pela vasculite. Às vezes é necessário o uso de corticoterapia em associação ao antimicrobiano e terapia de suporte. O uso de corticosteroide não é recomendado para os casos moderados e leves.

Controle

Considerando que a febre macular é transmitida por carrapatos, a medida de controle aparentemente mais óbvia seria a eliminação do vetor. Como os carrapatos têm ciclo de vida com a participação de diversos animais e por ser inviável sua erradicação, as medidas possíveis de prevenção seriam:

- Evitar áreas infestadas por carrapatos, principalmente durante o período de junho a outubro, quando predominam os estágios de larvas e ninfas
- Usar roupas adequadas como proteção individual
- Realizar, periodicamente, com o auxílio de uma escova, a remoção rápida e segura dos carrapatos aderidos na pele com o cuidado de não deixá-los por mais de 4 h
- Retirar os carrapatos aplicando um movimento de tração constante de um lado para outro, utilizando pinça ou mesmo os dedos, desde que estejam protegidos, evitando assim o contato com secreções e sangue do carrapato que podem conter riquétsias
- Utilizar carrapaticidas com a orientação de autoridades das Secretarias de Saúde Pública, agricultura e meio ambiente, levando em consideração a concentração, o melhor período do ano para o seu uso, e, acima de tudo, os efeitos prejudicais do produto e a presença de resistência. É importante que os proprietários rurais, veterinários e a própria população tenham consciência de que não se

deve utilizar carrapaticidas isoladamente em áreas onde casos de febre macular tenham sido notificados
- Educar os profissionais de saúde assim como toda a população sobre os riscos do contato com carrapatos infectados.

Quanto à imunoprevenção, apesar de os anticorpos contra OmpA ou OmpB estarem associados a proteção, ainda não se dispõe de uma vacina eficaz e comercializável que possa ser aplicada com segurança em populações e/ou grupos expostos a regiões de risco. Além do mais, é importante frisar que a febre macular não apresenta um perfil de doença imunoprevenível, por causa de sua baixa prevalência e de sua excelente resposta à terapia específica, quando instituída precocemente, com cloranfenicol ou tetraciclina.

Em relação à quimioprofilaxia, não há recomendações para seu uso rotineiro, embora o uso de doxiciclina para pessoas com grande risco de infecção possa ser aconselhável.

▶ Doenças causadas por riquétsias do grupo transicional (Rickettsia akari, R. australis e R. felis)

▪ Riquetsiose do grupo da febre macular transmitida por ácaro

A *riquetsiose variceliforme* (*rickettsialpox*) causada por *R. akari*, uma rickétsia transmitida pela picada de ácaro ectoparasita (*Liponyssoides sanguineus*) de rato doméstico (*Mus muscus*), é uma doença provavelmente de dispersão mundial e que recentemente vem sendo considerada em paciente usuário de medicação intravenosa com quadro febril agudo de etiologia indeterminada (Comer *et al.*, 1999). Os macrófagos, e não as células endoteliais, são as células-alvo de *R. akari*.

Após um período de incubação de 7 a 10 dias, surge uma pápula indolor, avermelhada no local da picada, que evolui em alguns dias para forma vesicular. Esta lesão persiste por 2 a 3 semanas associada a adenomegalia, febre, calafrio, cefaleia, mialgia, anorexia e fotofobia. Um exantema maculopapular que evolui para a forma vesicular, semelhante à varicela, pode surgir concomitantemente ou mais tardiamente ao quadro inicial. Nenhum caso de óbito tem sido descrito na literatura (Krusel *et al.*, 2002; Paddock *et al.*, 2006; Zavala-Castro *et al.*, 2009).

Mesmo na ausência de tratamento, o paciente se recupera espontaneamente dentro de 1 a 3 semanas e o diagnóstico diferencial é extremamente difícil, principalmente com varicela e com outras riquetsioses (Paddock *et al.*, 2006). O diagnóstico laboratorial pode ser determinado pelos testes sorológicos e moleculares, além da imuno-histoquímica.

▪ Riquetsiose causada por R. australis | Tifo do carrapato de Queensland

Identificada desde a década de 1940 como o agente etiológico do *tifo do carrapato de Queensland*, *R. australis* determina um quadro clínico caracterizado por febre, cefaleia, mal-estar, adenomegalia e exantema maculopapular que às vezes pode se apresentar vesicular. O diagnóstico laboratorial, semelhante ao das riquetsioses do grupo da febre macular, é realizado, quase que invariavelmente, com base nos testes sorológicos e moleculares (Sexton *et al.*, 1991; Umsworth *et al.*, 2007).

▪ Riquetsiose transmitida pela pulga do gato

Rickettsia felis (previamente denominada agente ELB) é uma nova espécie de rickétsia, inicialmente descrita dentro do grupo da febre macular, que tem sido identificada na pulga do gato, *Ctenocephalides felis felis* (Adams *et al.*, 1990; Higgins *et al.*, 1996).

Rickettsia felis tem sido detectada em numerosos artrópodes, mas os principais reservatórios são as pulgas do gênero *Ctenocephalides* que são ectoparasitas de cães e gatos domésticos que, por sua vez, colaboram para a infecção acidental do homem. A transmissão transovariana de *R. felis* tem sido observada não somente em pulgas de gatos, *Ctenocephalides felis*, mas também em outras espécies como *Pulex irritans*.

Associada a doença humana em diversos países, inclusive no Brasil, *R. felis*, que infecta células endoteliais como as riquétsias do grupo da febre macular, pode determinar no paciente um quadro infeccioso agudo semelhante ao quadro causado por *R. typhi* (veja adiante). Febre, fadiga, cefaleia, anorexia, tosse, faringite, rinite e vômito são algumas das manifestações descritas nas escassas publicações sobre relatos de casos. O exantema pode estar ausente e alguns pacientes podem apresentar escara cutânea, penumonia e manifestações neurológicas. A infecção por *R. felis*, semelhante aos procedimentos utilizados para a pesquisa de RGFM, pode ser diagnosticada por testes sorológicos e análise molecular (Azad *et al.* 1992, Zavala-Velazquez *et al.*, 2000; Bouyer *et al.*, 2001; Raoult *et al.*, 2001; Pérez-Osorio *et al.*, 2008; Renvoisé *et al.*, 2009).

▶ Doenças causadas por riquétsias do grupo do tifo (Rickettsia prowazekii e R. typhi)

▪ Tifo epidêmico

O *tifo epidêmico* é transmitido de pessoa a pessoa pelo piolho do corpo *Pediculus humanus corporis* e o ciclo pode ser iniciado pela introdução de um caso novo ou pela recrudescência de casos humanos prévios (Olson e McDade, 1994). Por ser bactéria intracelular obrigatória, *R. prowazekii* pode se apresentar quiescente, em pacientes portadores sadios, e se reativar anos mais tarde, determinando o quadro clínico conhecido como tifo recrudescente ou doença de Brill-Zinsser, a única forma clínica de tifo causado por *R. prowazekii* detectada no Brasil (Meira *et al.*, 1955).

A doença, a única riquetsiose que causa epidemias devastadoras, ainda é considerada um grave problema de saúde pública em decorrência das inadequadas condições sanitárias que permitem a proliferação do piolho em situações de distúrbios sociais, guerras, catástrofes naturais e pobreza. Até recentemente, acreditava-se que *R. prowazekii*, o agente causal, fosse exclusivo dos seres humanos e de seus piolhos. No entanto, a partir da década de 1970, estudos têm confirmado a infecção humana após contato com esquilos voadores *Glaucomys volans* nos EUA. Em decorrência da estabilidade do agente nas fezes secas das pulgas e da possibilidade de sua transmissão por aerossóis *R. prowazekii* é considerado um agente potencial de bioterrorismo classe B (Olson e McDade, 1994; Chapman *et al.*, 2009; Valbuena e Walker, 2009)

O piolho, ao adquirir a infecção a partir de um paciente com ricketsemia, transmite a doença a outro indivíduo pelas fezes com riquétsias que são eliminadas durante o repasto sanguíneo. Como somente as células epiteliais do tubo digestivo do piolho são infectadas por *R. prowazekii* – não há infecção das glândulas salivares – a transmissão ocorre pela inoculação do agente presente nas fezes infectadas do piolho nas lesões de pele consequentes tanto da picada do artrópode como do prurido por ele determinado. Eventualmente a infecção humana pode ocorrer por inalação de aerossóis ou por contaminação direta de mucosas com fezes contaminadas dos piolhos. Considerando que o piolho morre de 1 a 3 semanas após infecção por *R. prowazekii*, a doença clássica na sua forma epidêmica é mantida na natureza pelo homem, que é, neste contexto, o seu reservatório natural (Olson e McDade, 1994).

De maneira semelhante às riquétsias do grupo da febre macular, a patogenia e os achados patológicos, consequentes ao tropismo da bactéria pelas células endoteliais, estão associados à vasculite que compromete capilares, pequenas artérias e veias, podendo determinar um amplo espectro de manifestações clínicas. Em relação à interação *R. prowazekii* e células endoteliais, imediatamente à sua internalização, a bactéria escapa do fagossomo para o citosol. No entanto, estudos confirmam, no caso das riquétsias do grupo do tifo, que o processo de escape é mediado pelos genes ricketsiais *pld* (codifica uma enzima com atividade fosfolipase D) e *tlyc* (codifica uma hemolisina) e que, em decorrência da falta de polimerização de actina direcionada (presente nas riquétsias do grupo da febre macular), *R. prowazekii* cresce no interior das células infectadas até a ruptura celular (Valbuena e Walker, 2009).

Caracterizado por febre, cefaleia, exantema, artralgia, comprometimento do sistema nervoso central, edema pulmonar, choque e óbito com taxas que variam de 20 a 60%, o tifo epidêmico tem sido notificado recentemente, na forma de epidemia, nos campos de refugiados de Burundi, na região andina da América do Sul, na Rússia, e como casos esporádicos e isolados em população de rua, na França, e em regiões rurais, nos EUA (Raoult *et al.*, 2004; WHO, 1997; Raoult *et al.*, 1997; 1999; Tarasevich *et al.*, 1998; Brouqui *et al.*, 2005; Reynolds *et al.*, 2003).

O *tifo recrudescente* ou doença de Brill-Zinsser ocorre em indivíduos, geralmente europeus, que apresentaram a doença primária durante a Segunda Guerra Mundial. De patogenia ainda desconhecida, o tifo recrudescente pode ser desencadeado por fatores inerentes ao hospedeiro, como queda da resposta imunológica, determinando um quadro clínico mais benigno, sem exantema e não fatal (Olson e McDade, 1994).

O diagnóstico diferencial é difícil e complexo pelo amplo espectro clínico. Tifo epidêmico deve ser sempre considerado em pacientes com exantema com história de condições inadequadas de higiene e parasitismo por piolhos. Nos países tropicais o diagnóstico diferencial deve ser realizado com febre tifoide, malária, leptospirose e febres hemorrágicas virais causadas por arenavírus e filovírus. Assim como as riquetsioses transmitidas por carrapatos, o diagnóstico laboratorial pode ser realizado mediante técnicas sorológicas. Isolamento e técnicas de biologia molecular são outras técnicas diagnósticas restritas a laboratórios de referência. O tratamento com tetraciclina e cloranfenicol, nas doses preconizadas para a febre macular, é eficaz quando iniciado precocemente. A resposta terapêutica ocorre dentro de 48 h e deve ser continuada por mais 3 dias após a temperatura retornar ao normal. Quanto às medidas de prevenção, como não existe ainda uma vacina disponível, o controle do piolho de corpo, a lavagem regular das roupas, a utilização de inseticidas e a aplicação de permetrina, semestralmente, nas roupas pessoais e de cama devem ser considerados.

▪ Tifo endêmico

Em relação ao *tifo endêmico*, também conhecido como tifo murino, trata-se de uma riquetsiose dispersa mundialmente, causada por *R. typhi (mooserii)* que existe na natureza em um ciclo zoonótico que compreende roedores e seus ectoparasitas (pulgas e piolhos). Transmitida ao homem principalmente pela inoculação das fezes infectadas de pulga da espécie *Xenopsylla cheopis* na pele escarificada pelo prurido, os roedores do gênero *Rattus* spp. são os principais reservatórios (Olson e McDade, 1994). *Rickettsia typhi*, que não causa lesão à pulga, ao contrário da interação do piolho com *R. prowazekii,* prolifera exclusivamente nas células epiteliais do tubo digestivo do ectoparasita.

Embora haja poucos estudos sobre patogenia e patologia do tifo endêmico, os mecanismos que causam as lesões se assemelham as do tifo epidêmico (Valbuena e Walker, 2009).

Com um período de incubação de 5 a 14 dias, o tifo endêmico tem muitas semelhanças com o tifo epidêmico e febre macular, embora o quadro clínico seja mais brando e raramente fatal (letalidade de 1 a 5% em casos não tratados). O diagnóstico é extremamente difícil e os dados epidemiológicos e clínicos podem auxiliar, assim como as informações laboratoriais, nos quais os pacientes podem apresentar trombocitopenia e elevação de enzimas hepáticas (Dumler *et al.*, 1991; Bernabeu-Wittel *et al.*, 1999).

Em 2008, 53 casos de tifo endêmico foram descritos nos EUA (Texas) e as principais manifestações clínicas foram: febre, mal-estar, cefaleia, calafrio, mialgia, anorexia, náuseas, exantema, vômito e diarreia. Internação em unidade de terapia intensiva foi necessária em 27% dos pacientes e todos evoluíram para cura, sem registro de óbito (CDC, 2009).

A confirmação diagnóstica somente é possível mediante testes laboratoriais como técnicas sorológicas, nas quais antígenos específicos são utilizados como imunofluorescência indireta, além de isolamento e técnicas de biologia molecular.

Os antibióticos usados são os mesmos preconizados para as riquetsioses do grupo da febre macular e as medidas de controle incluem aplicação de inseticidas e redução da população de roedores.

▸ Gênero Orienta

▪ Tifo do cerrado (riquetsiose causada por Orientia tsutsugamushi)

Semelhante às riquétsias causadoras da riquetsiose variceliforme, *O. tsutsugamushi* é também uma espécie de rickétsia transmitida ao homem pela picada de larvas de ácaros pertencentes ao gênero *Leptotrombidium* da família Trombiculidae.

O *tifo do cerrado* causado por *O. tsutsugamushi* (*R. tsutsugamushi*) é transmitido acidentalmente ao homem pela picada da faze larval dos ácaros trombiculídios que se alimentam preferencialmente em pequenos animais e que, acidentalmente, infestam a população humana. *Orientia tsutsugamushi*, devido a sua grande heterogeneidade, tem distintas cepas, sorologicamente diferentes, como Boryon, Gilliam, Kato, Karp e Kawazaki. Embora disseminada pelo mundo, é uma doença comum no Sudeste Asiático, no Pacífico Ocidental e na Austrália. Pode estar associada a viagens para regiões infestadas de ácaros como florestas e área recentemente desmatada. Militares e turistas podem ser considerados grupos de risco nessas áreas endêmicas (Nachega *et al.*, 2007; Koh *et al.*, 2010).

Após um período de incubação de 7 a 21 dias, o paciente apresenta uma lesão primária (escara) no local da picada do ácaro infectado, associada a febre, calafrio, sudorese profusa, linfadenopatia e exantema maculopapular centrífugo. Pneumonia, miocardite e comprometimento nervoso podem ocorrer, assim como óbito, nos casos graves com disfunção múltipla dos órgãos e na ausência de tratamento específico (Berman e Kundin, 1973; Nachega *et al.*, 2007; Koh *et al.*, 2010).

O tifo do cerrado deve ser considerado em qualquer paciente febril com exantema, poliadenopatia com história de exposição em áreas endêmicas e, em especial, crianças com febre e disfunção hepática. No diagnóstico diferencial deverão também ser incluídas, além da malária, febre tifoide e leptospiroses, as diferentes arboviroses (Nachega *et al.*, 2007; Jim *et al.*, 2009; Koh *et al.*, 2010).

O diagnóstico e o tratamento são semelhantes aos da febre macular e doxiciclina deverá ser iniciada empiricamente 200 mg/dia durante 7 dias, tão logo se suspeite da doença (Nachega *et al.*, 2007).

▸ Gênero Ehrlichia e Anaplasma

▪ Ehrlichioses

Apesar das mudanças na classificação taxonômica dos membros do gênero *Ehrlichia, Anaplasma* e *Neorickettsia*, por meio da análise do gene 16S rRNA, por motivos históricos, assim como em decorrência da similaridade clínica e epidemiológica, as *ehrlichioses*, neste capítulo, serão discutidas, considerando as espécies sabidamente causadoras de doença humana, os gêneros *Ehrlichia* e *Anaplasma*.

As *ehrlichioses* humanas podem ser causadas por *Neorickettsia sennetsu (Ehrlichia sennetsu), E. chaffeensis, E. ewingii* e por *Anaplasma phagocytophilum,* uma espécie associada a *E. canis* (Dumler, 1999; Aguero-Rosenfeld e Dumler, 2003).

As ehrlichioses e anaplasmoses são zoonoses muito bem conhecidas dos veterinários que a partir da década de 1980 passaram a ser reconhecidas como doenças emergentes. O primeiro caso de ehrlichiose monocítica humana, causada por *E. chaffeensis,* ocorreu em 1986. Em 1994 a anaplasmose granulocítica humana, causada por *Anaplasma phagocytophilum*, foi descrita como uma entidade separada e posteriormente, em 1999, foi possível identificar o primeiro caso de ehrlichiose causada por *E. ewingii* (Doudier *et al.*, 2009).

Transmitidas por carrapatos, no Brasil, apesar do grande número de casos atingindo animais como cães e equinos, somente nos últimos anos casos humanos suspeitos têm sido relatados na Região Sudeste.

De modo geral, as ehrlichias *lato sensu* são pequenas bactérias cocoides/elipsoidais intracelulares obrigatórias que infectam leucócitos circulantes onde se multiplicam – *Ehrlichia chaffeensis* nas células monocíticas, *A. phagocytophilum* e *E. ewingii*, nas células polimorfonucleares – após terem sido inoculadas na pele por meio da picada do carrapato.

Com tropismo para as células dos sistemas hematopoético e linforreticular, *E. chafeensis* pode ser identificada no sangue periférico, medula óssea, sinusoides hepáticos e esplênicos, linfonodos, macrófagos em liquor e em tecidos com infiltrado linfo-histiocitário perivascular de órgãos como rim, apêndice e coração. A leucopenia e as alterações na função neutrofílica podem determinar um estado de imunodepressão com aumento de infecções secundárias e de agentes oportunistas. Na anaplasmose, *A. phagocytophylum* dissemina-se para o baço e para a medula óssea, onde infecta os progenitores das linhagens mieloide e monocítica. No interior destas células, um único microrganismo, denominado corpo elementar, se replica, dando origem a um agrupamento de ehrlichia no interior do citoplasma, semelhante a uma amora, pelo qual é reconhecido como mórula (Thomas *et al.*, 2009; Doudier *et al.*, 2009).

Os principais achados clínicos dos pacientes com ehrlichioses *lato sensu*, após um período de incubação de 5 a 21 dias, incluem febre, cefaleia, mal-estar, mialgia, e/ou artralgia, náuseas, tosse, entre outras manifestações (Fishbein *et al.*, 1989; Dumler, 1999; Aguero-Rosenfeld e Dumler, 2003; Thomas *et al.*, 2009; Doudier *et al.*, 2009). Manifestações exantemáticas podem ser observadas em menos de 30 a 10% dos pacientes em casuística norte-americana, na ehrlichiose monocítica e granulocítica, respectivamente. Hepatite de média gravidade e uma série de complicações graves como uma síndrome semelhante à do choque tóxico, falência múltipla dos órgãos, meningoencefalite e síndrome da angústia respiratória aguda decorrente da destruição difusa do alvéolo, além de uma forma fulminante, podem ocorrer, principalmente em pacientes imunodeprimidos, com AIDS, em uso de corticosteroide, imunossupressor, com transplante ou câncer (Aguero-Rosenfeld e Dumler, 2003; Bakken *et al.*, 1996; Fichtenbaum *et al.*, 1993; Walker e Dumler, 1996; Thomas *et al.*, 2009; Doudier *et al.*, 2009).

Muitos pacientes apresentam completa resolução do quadro clínico dentro de 30 dias, mesmo sem tratamento antimicrobiano específico. No entanto, várias complicações podem ocorrer durante a fase aguda da doença ou que podem surgir diversos dias após o início da doença como complicações neurológicas (neuropatia periférica ou do sistema nervoso central), imunodepressão, doença inflamatória crônica, entre outras (Bakken e Dumler, 2008; Thomas *et al.*, 2009).

Os dados laboratoriais frequentemente apresentam leucopenia, trombocitopenia, linfopenia, anemia e elevação de enzimas hepáticas. Embora estudos mostrem que a pesquisa de leucócitos infectados (com mórula) em esfregaços de sangue periférico seja de baixa sensibilidade, principalmente nos casos de leve a média gravidade, alguns autores sugerem o exame do creme leucocitário que possibilita a confirmação diagnóstica. Testes sorológicos, como imunofluorescência e Elisa, além das técnicas de isolamento em cultura de célula e de biologia molecular são instrumentos diagnósticos que podem ser utilizados em laboratórios especializados (Bakken *et al.*, 1996; Thomas *et al.*, 2009; Doudier *et al.*, 2009).

Em relação ao teste sorológico, mais especificamente ao teste de imunofluorescência indireta, a técnica mais utilizada e disponível nos laboratórios de referências do Ministério da Saúde, cujo título mínimo considerado como positivo é 1:64, a adequada correlação com a clínica e a epidemiologia deve ser realizada, em decorrência da possibilidade de reações falso-positivas em pacientes com outras riquetsioses, febre Q, brucelose e com infecção por vírus Epstein-Barr (Dawson *et al.*, 1990).

O diagnóstico de infecção por *A. phagocytophilum* ou *E. chaffeensis* pode ser confirmado pelo aumento de quatro vezes no título de anticorpos entre os soros coletados nas fases aguda e convalescente ou pela seroconversão a um título maior ou igual a 128. Entretanto, o consenso obtido no Consensus Approach for Ehrlichiosis Task Force sugere que pacientes com uma única amostra de soro com títulos de 64 e 128 devam ser considerados prováveis casos de ehrlichioses, e, na presença de títulos maiores que 256, como casos confirmados. Como comentado previamente, um título de anticorpo deve ser considerado dentro de um contexto de evidência clínica e epidemiológica de infecção por *Ehrlichia lato sensu* e nunca como um critério único para o diagnóstico (Bakken *et al.*, 2002; Walker, 2000; Thomas *et al.*, 2009).

Riquetsioses do grupo da febre macular, viroses, sepse, gastrenterite, pneumonia, meningoencefalite e infecção urinária devem ser incluídas no diagnóstico diferencial das ehrlichioses na fase aguda da doença. Na fase mais tardia da doença considerar o diagnóstico diferencial com meningococcemia, leptospirose, síndrome do choque tóxico, hepatite, febre Q, *influenza*, sepse bacteriana, endocardite, doença de Kawazaki e colagenoses.

O reconhecimento de casos humanos fatais de ehrlichioses, assim como a associação de ehrlichiose monocítica com a AIDS, evidencia a necessidade do diagnóstico das ehrlichioses em pacientes com HIV com história de exposição a carrapatos (Paddock *et al.*, 1993).

Tetraciclina e doxiciclina são os antimicrobianos mais utilizados e efetivos para as ehrlichias patogênicas para o homem, nas doses preconizadas para as outras riquetsioses durante 5 a 14 dias. Recomenda-se que o tratamento seja mantido até que o paciente permaneça sem febre por 3 dias. Em casos em menores de 8 anos e de grávidas, o tratamento em curto período pode ser instituído como recomendado pelo Comitê de Doenças Infecciosas da Academia Americana de Pediatria. Embora o cloranfenicol possa ser utilizado, existem evidências *in vitro* e na experiência clínica que mostram que este antimicrobiano pode não ser efetivo no tratamento das ehrlichioses. Nos casos graves nos quais a administração intravenosa seja necessária (não existe doxiciclina ou tetraciclina na apresentação para infusão venosa no Brasil) ou mesmo em crianças e grávidas, não existe outra opção terapêutica, considerando a falta de consenso quanto à rifampicina e a falta de resposta ao tratamento com fluoroquinolona, além da resistência identificada *in vitro* aos antimicrobianos betalactâmicos, cefalosporinas, macrolídeos e aminoglicosídios (Buitrago *et al.*, 1998; Maurin *et al.*, 2003; Thomas *et al.*, 2009).

▶ Gênero Bartonella

▪ Bartoneloses

As *bartoneloses* são doenças mundialmente dispersas causadas por alfaprotobactérias, subgrupo 2, da ordem Rhizobiales, família Bartonellaceae, cujos gêneros mantêm relação filogenética remota com os membros da família Rickettsiaceae (Tabela 142.1 e Figura 142.1). Até recentemente reconhecidas como pertencentes ao gênero *Rochalimaea*, nome dado em homenagem ao grande rickettsiologista brasileiro Rocha Lima, todas as espécies foram transferidas para o gênero *Bartonella*, o qual passou a ser constituído por diferentes espécies de *Bartonella*, além de *B. bacilliformis*, agente causal da doença de Carrion de ocorrência restrita na região dos Andes.

As bartonelas são bactérias bacilares ou cocobacilares, gram-negativas, aeróbias, oxidase-negativas e passíveis de serem cultivadas em meio de cultura, contendo sangue, na presença de CO_2 a 5% intimamente relacionadas, com a comparação do gene 16S rDNA, ao gênero *Brucella*. A localização intraeritrocítica de *B. henselae* e de *B. bacilliformis* tem sido demonstrada em hemácias de gatos e na fase aguda da doença de Carrion, respectivamente. As bartonelas têm também tropismo para as células endoteliais (Rolain *et al.*, 2004; Angelakis *et al.*, 2010).

Uma característica marcante do gênero *Bartonella* é a sua capacidade de causar infecção aguda ou crônica que pode determinar a ocorrência de lesões proliferativas ou supurativas com inflamação granulomatosa. A resposta à infecção por *Bartonella* spp. varia substancialmente com o "*status* imune" do paciente; lesões vasoproliferativas são mais frequentemente identificadas em pacientes imunocomprometidos ou lesões vasoproliferativas, em pacientes imunocompetentes.

Com exceção das espécies *B. bacilliformis* e *B. (Rochalimaea) quintana,* que são transmitidas por artrópodes vetores bem estabelecidos, *B. henselae* e *B. elizabethae,* cujos estudos sugerem uma distribuição mundial, ainda não têm o seu ciclo de transmissão definido, muito embora postule-se que *B. henselae* seja mantida em um ciclo envolvendo a pulga do gato, *Ctenocephalides felis. B. grahamii* e *B. vinsoni,* com as duas subespécies *arupensis* e *berkhoff,* também vêm sendo descritas como espécies causadoras de doença para o homem (Chomel *et al.*, 1996; Welch e Slater, 2003).

Bartonella spp. infecta humanos e muitas espécies de animais vertebrados e invertebrados. Especificamente em relação aos carrapatos, apesar das diversas publicações que comprovam a presença de diferentes espécies de *Bartonella*, a participação de carrapatos na transmissão ainda não foi estabelecida (Telford e Wormser, 2010).

Com um número crescente de espécies identificadas nos últimos 15 anos, até a presente data, 13 espécies de *Bartonella* e subespécies têm sido associadas a doença humana. O espectro clínico amplo e diversificado inclui:

- Doença da arranhadura do gato (DAG) e bacteriemia crônica (*B. henselae*)
- Angiomatose bacilar (*B. henselae, B. quintana*)
- Peliose hepática (*B. henselae*)
- Bacteriemia e/ou endocardite (*B. henselae, B. quintana, B. elizabethae, B. vinsonii* subsp. *arupensis, B. vinsonii* subsp. *berkhoffii, B. koehlerae,* e *B. alsatica*)
- Doença de Carrion (*B. bacilliformis*), febre das trincheiras (*B. quintana*)
- Retinite e uveíte (*B. henselae, B. grahamii*), miocardite (*B. vinsonii* subsp. *berkhoffii, B. washoensis*)
- Esplenomegalia (*B. bacilliformis, B. henselae, B. rochalimae*)
- Febre e fadiga (*B. henselae, B. vinsonii* subsp. *berkhoffii, B. tamiae*) (Rolain *et al.*, 2004; Angelakis *et al.*, 2010).

A angiomatose bacilar e a peliose hepática são doenças descritas em pacientes infectados com HIV, embora as bartonelas possam determinar quadros clínicos diversos tanto em pacientes imunocompetentes quanto em imunodeprimidos, como endocardite e sepse, por exemplo. As lesões cutâneas podem ser semelhantes às descritas na verruga peruana, sendo, no entanto, o sarcoma de Kaposi e o granuloma piogênico os dois maiores diagnósticos diferenciais (Schwartzman, 1992).

Em relação à doença da arranhadura do gato (DAG), esta tipicamente se inicia após um período de incubação de 7 dias com o surgimento de uma lesão caracterizada por pápula ou pústula que se associa, dentro de 1 a 7 semanas, a linfadenomegalia regional. Aproximadamente 30% dos pacientes desenvolvem febre e 15% apresentam lesões supurativas. Formas atípicas, incluindo a síndrome oculoglandular de Perinaud, uma conjuntivite granulomatosa associada à linfadenopatia preauricular, provavelmente em decorrência de inoculação ocular, e formas sistêmicas têm sido descritas. Resolução espontânea ocorre, na maioria das vezes, dentro de um período médio de 90 dias (Carithers, 1985; Schwartzman, 1992).

A maioria dos casos de DAG descritos na literatura é devida à espécie *B. henselae,* sendo ocasionalmente causados por *B. clarridgeiae* e *Afipia felis* (etiologia questionada), este último agente pertencente à família *Bradyrhizobiaceae*, ordem *Rhizobiales* (Welch e Slater, 2003; Schueller *et al.*, 2010).

No Brasil, além de DAG, casos de endocardite e meningoencefalite associada a neuropatia óptica têm sido descritos (Figuras 142.6 e 142.7) assim como quadros clínicos sugestivos de linfoma em crianças (Lamas *et al.*, 2008; Pinto *et al.*, 2007).

Mais recentemente um estudo realizado em pacientes HIV-sororreativos e em doadores de sangue, atendidos em hospital público no Rio de Janeiro, confirmou a elevada prevalência de anticorpos anti-*Bartonella*, sem diferença estatística entre os grupos, reforçando a importância da vigilância destes agentes em pacientes febris imunodeprimidos ou não (Lamas *et al.*, 2010).

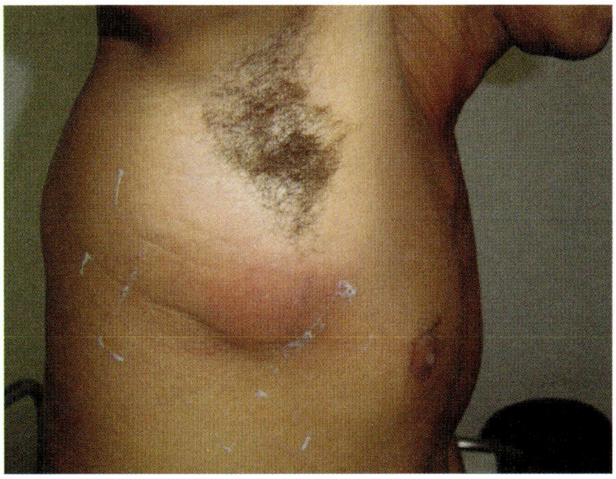

Figura 142.6 Adenomegalia axilar em paciente de 40 anos com quadro de meningoencefalite e neurorretinite. Bartonelose confirmada pelo teste de imunofluorescência indireta com títulos de 2048 (Pinto *et al.*, 2007).

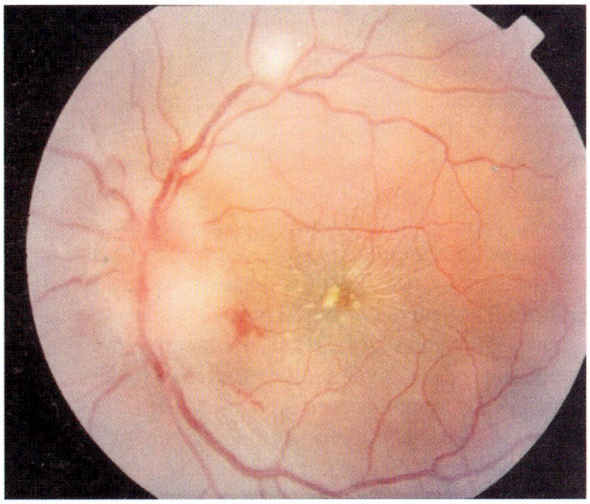

Figura 142.7 Neurorretinite clássica – edema do disco óptico e exsudatos na região macular – estrela macular em paciente com baixa de acuidade visual, quadro febril e linfadenopatia após várias arranhaduras de gato de estimação. Bartonelose confirmada pelo teste de imunofluorescência indireta com títulos de 2.048 (Pinto *et al.*, 2007). Imagem cedida pelo Dr. André Curi.

Bartonella spp. deve ser incluída na investigação de pacientes com uveítes, retinites, coriorretinite, vasculite retiniana e doenças com envolvimento do nervo óptico. Com base no padrão da lesão, nas manifestações clínicas sistêmicas associadas, nas informações epidemiológicas é possível o direcionamento dos testes sorológicos e moleculares para a pesquisa de outros agravos diferenciais causados por agentes emergentes como riquetsioses *lato sensu*, dengue, doença do oeste do Nilo, febre do Vale Rift e Chikungunya (Khairallah *et al.*, 2009).

Infecção *por Bartonella* spp. não é rara e deve ser sempre considerada, especialmente em pacientes com doença febril associada a adenomegalia, assim como em pacientes com endocardite infecciosa com hemocultura negativa. Como o continente africano é considerado endêmico para *B. quintana*, pacientes procedentes desta região devem ser considerados de elevado risco para bartonelose, fato confirmado recentemente com a identificação de bartonelose como doença do viajante em uma paciente brasileira que retornou da África do Sul após residir por 2 meses em Johannesburg (Lemos *et al.*, 2010).

O diagnóstico laboratorial de bartonelose pode ser confirmado por teste sorológico para a pesquisa de anticorpos no soro do paciente, análise histopatológica de linfonodos ou de tecidos de biopsia de pele, gânglio e de outros órgãos acometidos além dos testes moleculares utilizando *primers* específicos para a detecção do DNA bacteriano em amostras de sangue, liquor ou de fragmento de tecidos. Embora o exame histopatológico seja o que mais facilmente possibilita o diagnóstico das bartoneloses, utilizando a técnica de coloração Warthin-Starry, outras técnicas podem ser utilizadas como as sorológicas (imunofluorescência e imunoenzimático), moleculares e de isolamento (Welch e Slater, 2003; Lamas *et al.*, 2008).

Os achados histopatológicos destas zoonoses parecem ser relacionados com o estado imunológico do hospedeiro. A reação granulomatosa das lesões da DAG e a proliferação vascular na angiomatose bacilar e na peliose hepática ocorrem respectivamente em pacientes imunocompetentes e imunodeprimidos. A infecção por *Bartonella* envolve uma fase intraeritrocítica que parece fornecer um nicho protetor para as bartonelas, possibilitando assim a sua persistência e a frequente reativação da infecção, principalmente em pacientes imunodeprimidos (Rolain *et al.*, 2004).

Quanto ao tratamento, geralmente DAG é uma doença autolimitada com adenomegalia que tipicamente pode permanecer por 2 a 3 meses e que pode não responder à antibioticoterapia instituída em pacientes imunocompetentes. Assim, diversos estudos têm demonstrado a falta de efetividade de muitos antibióticos no tratamento da DAG típica sem complicações, enquanto outros demonstram a boa resposta terapêutica com ciprofloxacino, rifampicina e cotrimoxazol. Considerando o frequente comprometimento oftalmológico (p. ex., uveíte, retinite), é recomendável o tratamento mesmo nos casos considerados benignos associados a alteração ocular.

Embora as bartonelas apresentem grande suscetibilidade *in vitro* a diferentes antimicrobianos, incluindo os betalactâmicos, tetraciclinas, macrolídios, aminoglicosídios, vancomicina, rifampicina e cloranfenicol, entre outros, resistência para alguns destes antimicrobianos nas doses comumente preconizadas tem sido descrita. Além do mais, estudos mostram que existe pouca correlação entre o MIC e a experiência clínica com os antibióticos utilizados nas bartoneloses. A falta do efeito bactericida dos antibióticos utilizados contra *Bartonella* spp. e os diferentes nichos que a bactéria pode ocupar no paciente, assim como a presença de sequestro eritrocitário,

Tabela 142.3 Tratamento das bartoneloses: guia e recomendações.[1]

Doença	Regime recomendado – Adultos	Regime recomendado – Crianças
Doença da arranhadura do gato típica	Não recomendado Pacientes com extensa adenopatia, considerar o uso de azitromicina VO na dose única de 500 mg no 1º dia e de 250 mg do 2º ao 5º dias	Não recomendado Crianças com extensa adenopatia considerar o uso de azitromicina VO na dose única de 10 mg/kg no 1º dia e de 5 mg do 2º ao 5º dias
Retinite	Doxiciclina 100 mg 2 vezes/dia durante 4 a 6 semanas e rifampicina na dose de 300 mg 2 vezes/dia durante 4 a 6 semanas	Desconhecida
Febre das trincheiras ou bacteriemia crônica por *B. Quintana*	Doxiciclina 100 mg 2 vezes/dia durante 4 semanas e gentamicina 3 mg/kg intravenosa 1 vez/dia durante 2 semanas	Desconhecida
Angiomatose bacilar[2]	Eritromicina 500 mg VO 4 vezes/dia durante 3 meses ou doxiciclina 100 mg 2 vezes/dia durante 3 meses	Etilsuccinato de eritromicina VO no total de 40 mg/kg/dia dividido em 4 doses (máximo de dose total diária de 2 g/dia) por 3 meses
Peliose hepática[2]	Eritromicina 500 mg VO 4 vezes/dia durante 4 meses ou doxiciclina 100 mg 2 vezes/dia durante 4 meses	Etilsuccinato de eritromicina VO no total de 40 mg/kg/dia dividido em 4 doses (máximo de dose total diária de 2 g/dia) por 4 meses
Endocardite (suspeita) com cultura negativa	Gentamicina intravenosa (3 mg/kg/dia) por 14 dias e ceftriaxona intravenosa ou intramuscular (2 g) por 6 semanas com ou sem doxiciclina (200 mg/dia) por 6 semanas	Desconhecida
Endocardite documentada com cultura positiva	Doxiciclina VO (200 mg/dia) por 6 semanas e gentamicina (3 mg/kg/dia) por 14 dias[3]	Desconhecida
Doença de Carrion e febre de Oroya	Cloranfenicol oral ou intravenoso (500 mg) 4 vezes/dia durante 14 dias associado a outro antibiótico – de preferência um betalactâmico ou ciprofloxacino VO na dosagem de 500 mg, 2 vezes/dia durante 10 dias	Cloranfenicol oral ou intravenoso na dosagem de 50 a 75 mg/kg/dia dividida em quatro doses por 14 dias associado a outro antibiótico – de preferência um betalactâmico ou ciprofloxacino em criança de 7 a 12 anos na dose de 250 mg, 2 vezes/dia durante 10 dias
Verruga peruana	Rifampicina VO na dose de 10 mg/kg/dia durante 14 dias ou estreptomicina intramuscular na dose de 15 a 20 mg/kg/dia durante 10 dias	Rifampicina VO na dose de 10 mg/kg/dia durante 14 dias (máximo total de dose diária de 600 mg/dia)

1: Adaptada de Rolain *et al.* (2004). 2: em pacientes com HIV ou outra doença que determine imunodepressão o tempo de tratamento deverá ser mais longo. 3: caso não seja possível a gentamicina, substituir por rifampicina VO (300 mg) 2 vezes/dia.

podem explicar as discrepâncias observadas entre os dados obtidos em estudos *in vitro* e os dados clínicos.

Nos casos graves, o tratamento deve ser realizado com dois antimicrobianos com boa eficácia, sendo particularmente muito crítica a administração de gentamicina. Na Tabela 142.3 diversos regimes terapêuticos são apresentados considerando o amplo espectro das manifestações clínicas das bartoneloses e a faixa de idade do paciente (Rolain *et al.*, 2004).

▸ Gênero Coxiella

▪ Febre Q

Desde sua primeira descrição em trabalhadores de abatedouros na Austrália em 1937, a *febre Q* vem sendo mundialmente documentada, inclusive no Brasil (Brandão *et al.*, 1953; Travassos *et al.*, 1954; Ribeiro do Valle *et al.*, 1955). Causada por *C. burnetii* que comumente infecta, assintomaticamente, bovinos, caprinos e ovinos, é transmitida para o homem, primariamente mediante a inalação de aerossóis contaminados, sem a participação direta dos artrópodes que são fundamentais na manutenção da bactéria em um ciclo complexo envolvendo diferentes espécies de animais (Olson e McDade, 1994; Raoult, 1996).

Coxiella burnetii é uma gamaprotobactéria pertencente à ordem Legionellales, família Coxiellaceae que, além de apresentar tropismo para as células do sistema monocítico-fagocitário, caracteristicamente pode existir em duas fases antigênicas, a fase I, virulenta, observada *in natura* e em animais de laboratório, e a fase II, não virulenta, induzida laboratorialmente, com perda parcial de lipopolissacarídio (LPS) após passagens em cultura de células. É uma bactéria pequena (0,3 a 1,0 μm) capaz de se multiplicar dentro dos fagossomos das células hospedeiras a um pH de 4,5. Sua estabilidade ao meio ambiente associada à sua resistência aos agentes físicos e químicos, em decorrência da sua capacidade de formação de esporos, são fundamentais para a transmissão. Quatro diferentes tipos de plasmídios têm sido descritos e possivelmente se correlacionam com a fase LPS e as manifestações clínicas (Tissot-Dupont e Raoult, 2008).

Considerada extremamente infecciosa para humanos, na maioria das vezes determina infecção assintomática em diferentes espécies de animais como roedores, marsupiais, pássaros, além dos animais domésticos, principalmente bovinos, caprinos e ovinos, animais estes que eliminam a bactéria por seus fluidos, leite, fezes, urina, além dos aerossóis liberados durante o parto (placenta). Além disso, *C. burnetii* também tem sido identificada causando infecção em mais de 40 espécies de carrapatos, em todos os cinco continentes. O solo, assim como a lã, o couro, a poeira de matadouros e as vestimentas de veterinários e fazendeiros podem ser fonte contínua desta infecção (Tissot-Dupont e Raoult, 2008).

Coxiella burnetii, após inalação, infecta e prolifera nos macrofágos pulmonares, culminando com a invasão ricketsiana para circulação sanguínea e, consequentemente, determinando lesão potencial em qualquer órgão ou tecido. Assim, um amplo espectro de manifestações clínicas ocorre, na dependência, entre outros fatores, do inóculo de microrganismo e das condições do hospedeiro.

Embora os pacientes possam exibir uma ampla variedade de manifestações clínicas, após um período de incubação, que pode variar de 2 a 4 semanas, os sintomas iniciais são geralmente confundidos com *influenza* – febre, calafrios, cefaleia, mal-estar e mialgia. A febre Q é uma doença de amplo espectro de manifestações clínicas, que vão desde doença febril limitada até pneumonia, hepatite e outras formas de risco, tais como endocardite e meningoencefalite. A febre Q aguda é assintomática em 60% de pessoas infectadas. Nos pacientes sintomáticos, a apresentação clínica é inespecífica e polimórfica. Doença febril limitada, pneumonia atípica com diferentes graus de comprometimento e hepatite, geralmente na ausência de ou com discreta icterícia, são as formas mais comuns na febre Q aguda descrita até o momento (Cunha *et al.*, 2009; Tissot-Dupont e Raoult, 2008).

Assim, embora a febre Q aguda seja em geral uma doença amena, pacientes com anormalidades cardiovasculares podem desenvolver a infecção crônica. Alguns pacientes, ocasionalmente, evoluem para a forma crônica da doença e a endocardite subaguda pode surgir meses ou anos mais tarde, com comprometimento principalmente da valva aórtica. Hepatite granulomatosa com um curso mais prolongado pode ser observada em alguns pacientes e o diagnóstico somente é possível mediante biopsias hepáticas. O comprometimento renal com glomerulonefrite também tem sido descrito na febre Q. Outras manifestações clínicas como osteomielite, encefalite, meningite asséptica, demência, doença extrapiramidal e síndrome de fadiga pós-febre Q têm sido identificadas. Febre de origem obscura e trombocitose reacional podem ocorrer, assim como ruptura esplênica, eritema nodoso e necrose de medula óssea (Working Group Rickettsial Diseases, 1982; Antony e Schaffner, 1997; Olson e Mcdade, 1994; Brouqui *et al.*, 2003; Raoult e Parola, 2007; Tissot Dupont e Raoult, 2008; Cunha *et al.*, 2009).

A primeira descrição de febre Q em território brasileiro foi em 1953, em São Paulo. Embora existam estudos soroepidemiológicos que evidenciem a circulação *de C. burnetii* em população considerada de risco, só recentemente casos de febre Q têm sido identificados e todos, até o momento, foram confirmados com base no teste sorológico, isto é, pela detecção de anticorpos anti-*C. burnetii* e pela coloração de Gimenez em fragmento tecidual de válvula endocárdica (Brandão *et al.*, 1953; Costa *et al.*, 2006; Lamas *et al.*, 2009; Ribeiro do Valle *et al.*, 1955; Riemann *et al.*, 1974; Siciliano *et al.*, 2008; Travassos *et al.*, 1954).

Mais recentemente, no Rio de Janeiro, a análise sorológica em pacientes HIV-reativos, atendidos em serviço de saúde na região administrativa de Jacarepaguá, município do Rio de Janeiro, identificou quatro pacientes do sexo feminino com anticorpos anti-*C. burnetii* (Lamas *et al.*, 2009). Adicionalmente, em outubro de 2008, um caso de febre de origem obscura, há mais de 40 dias, associado a trombocitose, internado no Hospital Universitário Grafrée e Guinle, também no município do Rio de Janeiro, foi confirmado como febre Q, após resposta terapêutica à antibioticoterapia específica. O teste sorológico de imunofluorescência indireta (IFA) mostrou a presença de anticorpos anti-*C. burnetii* e a análise molecular (PCR) confirmou a presença do genoma bacteriano. A realização de um trabalho de campo em março de 2009, para obtenção de informações epidemiológicas complementares e coleta de sangue de familiares e de animais, possibilitou a identificação de uma criação de cabras, recentemente adquirida pelo paciente, como a provável fonte de infecção. A análise das amostras sorológicas pelo IFA no Laboratório de Referência Nacional para Riquetsioses demonstrou a presença de anticorpo anti-*C. burnetii* na esposa do paciente e em dois cães (Lemos *et al.*, 2010a).

Considerada uma doença ocupacional, a febre Q pode ser confirmada em laboratório basicamente por técnicas sorológicas, em especial pela reação de imunofluorescência indireta. Anticorpos são geralmente detectados 2 a 4 semanas após o início da doença. O diagnóstico da febre Q aguda é confirmado pela soroconversão ou pela presença de anticorpos da classe IgM. Na febre Q crônica, o diagnóstico sorológico pode ser confirmado quando altos títulos de anticorpos contra o antígeno da fase I são detectados. Assim, títulos de anticorpos da classe IgG e IgM, contra o antígeno da fase II, maiores ou iguais a 200 e 50, respectivamente, são diagnósticos para a febre Q aguda. Um título de anticorpo da classe IgG maior ou igual a 1.600, contra as fases I e II, apresenta um alto valor preditivo para infecção crônica (Dupont *et al.*, 1994; Tissot Dupont e Raoult, 2008; Cunha *et al.*, 2009).

Quanto à endocardite por *C. burnetii*, uma única amostra de soro com títulos de anticorpos contra o antígeno da fase I iguais ou maiores de 800 permite a confirmação diagnóstica. Nas modificações recentes realizadas nos critérios de Duke para o diagnóstico das endocardites infecciosas, o teste sorológico positivo para febre Q foi incluído como um critério maior de Duke (Tissot Dupont e Raoult, 2008).

Além da PCR, outras técnicas diagnósticas como a imunohistoquímica e o isolamento bacteriano podem ser utilizadas, muito embora não sejam aplicadas geralmente na rotina diagnóstica (Olson e McDade, 1994; Tissot Dupont e Raoult, 2008).

Os achados laboratoriais na febre Q aguda são inespecíficos e podem ser observadas leucocitose, leucopenia ou contagem normal de leucócitos. Trombocitopenia pode ser observada em 25% dos casos e trombocitose reativa tem sido observada. Elevação de enzimas hepáticas e presença de autoanticorpos incluindo anticorpos antimitocondrial, antimúsculo liso e antifosfolipídios pode ser observada (Tissot-Dupont e Raoult, 2008; Cunha *et al.*, 2009; Lemos *et al.*, 2010a).

Na febre Q crônica, elevação da velocidade de hemossedimentação, anemia, trombocitopenia, hematúria, aumento de aminotransferases séricas e hiperglobulinemia podem ser observadas (Tissot-Dupont e Raoult, 2008).

Em relação ao tratamento, não existe um consenso quanto à antibioticoterapia e ao período de tratamento. A febre Q aguda é em geral uma doença moderada que resolve espontaneamente dentro de 2 semanas e que deve ser tratada apenas com sintomáticos, embora alguns autores preconizem o uso de doxiciclina. Fluoroquinolonas como ofloxacino (200 mg de 8/8 h) e pefloxacino (400 mg 2 vezes/dia) têm sido utilizadas com sucesso (Levy *et al.*, 1991; Brouqui *et al.*, 2003; Tissot-Dupont e Raoult, 2008).

O tratamento de grávidas com febre Q é difícil e alguns autores recomendam o uso de 320 mg de trimetoprima e 1.600 mg de sulfametoxazol por 35 dias visando reduzir o risco de placentite, complicações obstétricas e febre Q crônica materna, apesar de ser um bacteriostático e estar associado ao risco de hiperbilirrubinemia neonatal. Doxiciclina deve ser utilizada, mas combinada com outro antimicrobiano (Levy *et al.*, 1991; Brouqui *et al.*, 2003; Tissot-Dupont e Raoult, 2008).

Na endocardite por febre Q, o regime preferido para o tratamento é a combinação de hidroxicloroquina (600 mg/dia) e doxiciclina (200 mg/dia) por no mínimo 18 meses, associado, quase invariavelmente à ressecção de válvula, embora relato de *C. burnetii* resistente à doxiciclina tenha sido descrito. Outros esquemas terapêuticos opcionais são: doxiciclina (200 mg/dia) associado a rifampicina (900 mg/dia); doxiciclina combinada com ciprofloxacino (1500 mg/dia); doxiciclina combinada com ofloxacino (600 mg/dia); doxiciclina associada a trimetoprima-sulfametoxazol durante o período mínimo de 3 anos (Levy *et al.*, 1991; Brouqui *et al.*, 2003; Tissot-Dupont e Raoult, 2008).

Uma vacina contendo microrganismos da fase I mortos por formalina em dose única vem sendo amplamente utilizada na Austrália em populações consideradas de risco (Bell *et al.*, 1997).

▸ Riquetsioses como doença do viajante | Breves considerações

Riquetsioses lato sensu são importantes doenças emergentes e reemergentes pouco consideradas no contexto da medicina do viajante. Embora a maioria dos casos febris procedentes dos países tropicais tenha a malária, a dengue ou a febre tifoide como diagnósticos mais comuns, nas duas últimas décadas, as riquetsioses, em especial na África do Sul, têm sido mais frequentemente notificadas. Dados disponíveis na literatura científica mostram centenas de casos confirmados de riquetsioses, com maior concentração na África subsaariana, e confirmam a necessidade de sensibilizar os profissionais de saúde para que incluam as riquetsioses no exercício do diagnóstico diferencial das doenças febris exantemáticas ou não em pacientes procedentes das mais variadas regiões do mundo (Wilson *et al.*, 1989; Martino *et al.*, 2001; Jackson *et al.*, 2004; Jensenius *et al.*, 2004; 2006; 2009; Freedman *et al.*, 2006; Owen *et al.*, 2006; Kobbe *et al.*, 2007; Nachega *et al.*, 2007; Chai *et al.*, 2008; Ta *et al.*, 2008; Lemos *et al.*, 2010).

Uma análise multicêntrica conduzida pela Rede de Vigilância Geossentinela, para a pesquisa de riquetsioses em viajantes internacionais, durante o período de 1996 a 2008, demonstrou que 280 pacientes desenvolveram ricketsioses, sendo que 231 (82,5%) com febre macular, 16 (5,7%) com tifo do cerrado, 11 com febre Q (3,9%), 10 com riquetsiose do grupo do tifo (3,6%), 7 com bartoneloses (2,5%), 4 (1,4%) sem definição (riquetsiose do grupo da febre macular ou do tifo) e 1 (0,4%) com anaplasmose (Jensenius *et al.*, 2009). Os resultados obtidos, embora não reflitam a real ocorrência de riquetsioses nas diferentes regiões visitadas pelos turistas durante o período de avaliação, já que, além de subestimadas, as riquetsioses são doenças cujos testes diagnósticos nem sempre se encontram disponíveis na rede pública ou privada, alertam para a necessidade de maior atenção para este grupo de doenças que, na dependência da espécie de rickétsia envolvida, pode apresentar elevada letalidade, na ausência do diagnóstico precoce com tratamento tardio ou ausente.

▸ Referências bibliográficas

Adams JR, Schmidtmann ET, Azad AF. Infection of colonized cat fleas, *Ctenocephalides felis* (Bouché), with a rickettsia-like micro-organism. *Am J Trop Med Hyg.* 43: 400-409, 1990.

Aguero-Rosenfeld ME, Dumler JS. *Ehrlichia, Anaplasma, Neorickettsia* and *Aegyptianella.* In: Murray PR, Baron EJ, Jorgensen JH *et al.* (ed.). *Manual of Clinical Microbiology.* Washington: ASM Press, p. 1015-1029, 2003.

Angelakis E, Billeter SA, Breitschwerdt EB *et al.* Potential for tick-borne bartonelloses. *Emerg Infect Dis.* 16(3): 385-391, 2010.

Antony SJ, Schaffner W. Q fever pneumonia. *Semin Resp Infect.* 12: 2-6, 1997.

Azad AF, Sacci JB, Nelson WM *et al.* Genetic characterization and transovarial transmission of a typhus-like *Rickettsia* found in cat fleas. *Proc Natl Ac Sci USA.* 89: 43-46, 1992.

Bakken JS, Dumler S. Human granulocytic anaplasmosis. *Infect Dis Clin North Am.* 22(3): 433-448, 2008.

Bakken JS, Haller I, Riddell D *et al.* The serological response of patients infected with the agent of human granulocytic ehrlichiosis. *Clin Infect Dis.* 34(1): 22-27, 2002.

Bakken JS, Krueth J, Wilson-Nordskog C *et al.* Clinical and laboratory characteristics of granulocytic ehrlichiosis. *JAMA.* 275: 199-205, 1996.

Bell EJ, Lascari AD. Rocky Mountain spotted fever, neurological symptoms in the acute phase. *Neurology.* 20: 841-847, 1970.

Bell M, Patel M, Sheridan J. Q fever vaccination in Queisland abattoirs. *Commun Dis Intell.* 21: 29-31, 1997.

Beltrán RR, Herrero JIH. Evaluation of ciprofloxacin and doxicycline in the treatment of Mediterranean spotted fever. *Eur J Cli Microbiol Infect Dis.* 11: 427-431, 1992.

Berman SJ, Kundin WD. Scrub typhus in south Vietnam, a study of 87 cases. *Ann Intern Med.* 79: 26-30, 1973.

Bernabeu-Wittel M, Pachón J, Alarcón A *et al.* Murine typhus as a common cause of fever of intermediate duration. A 17-year study in the South of Spain. *Arch Intern Med.* 159: 872-876, 1999.

Bouyer DH, Stenos J, Crocquet-Valdes P *et al. Rickettsia felis*: molecular characterization of a new member of the spotted fever group. *Int J Syst Evol Microbiol.* 51: 339-347, 2001.

Brandão H, Ribeiro do Valle LA, Christóvão DA. Investigações sobre a febre Q em São Paulo. 1. Estudo sorológico em operários de um frigorífico. *Arq Fac Hig Saúde Públ Univ São Paulo.* 7: 127-134, 1953.

Brenner DJ, O'Connor SP, Winkler HH *et al.* Proposals to unify the genera *Bartonella* and *Rochalimaea,* with descriptions of *Bartonella Quintana* comb. nov., *Bartonella vinsoni* comb. nov., and *Bartonella elizabethae* comb nov., and to remove the Family *Bartonellaceae* from the Order *Ricketsiales. Intern J System Bacteriol.* 43: 777-786, 1993.

Brouqui P, Marrie TJ, Raoult D. *Coxiella.* In: Murray PR, Baron EJ, Jorgensen JH *et al.* (ed.). *Manual of Clinical Microbiology.* Washington: ASM Press, p. 1030-1036, 2003.

Brouqui P, Stein A, Dupont HT *et al.* Ectoparasitism and vector-borne diseases in 930 homeless people from Marseilles. *Medicine (Baltimore).* 84: 61-68, 2005.

Buitrago ML, Ijdo JW, Rinaudo P *et al.* Human granulocytic ehrlichiosis during pregnancy treated successfully with rifampin. *Clin Infect Dis.* 27: 213-215, 1998.

Carithers HA. Cat-scratch disease. An overview based on a study of 1,200 patients. *Am J Dis Child.* 139: 1124-1133, 1985.

CDC. Outbreak of Rickettsia typhi infection – Austin, Texas, 2008. *MMWR Morb Mortal Wkly Rep.* 58(45): 1267-1270, 2009.

Chai JT, Eremeeva ME, Borland CD *et al.* Fatal Israeli spotted fever in a UK traveler to South Portugal. *J Travel Med.* 15(2): 122-123, 2008.

Chan YG, Cardwell MM, Hermanas TM *et al.* Rickettsial outer-membrane protein B (rOmpB) mediates bacterial invasion through Ku70 in an actin, c-Cbl, clathrin and caveolin 2-dependent manner. *Cell Microbiol.* 11: 629-644, 2009.

Chapman AS, Swerdlow DL, Dato VM *et al.* Cluster of Sylvatic Epidemic Typhus Cases Associated with Flying Squirrels, 2004–2006. *Emerg Infect Dis.* 15: 1005-1011, 2009.

Chen LF, Sexton DJ. What's new in Rocky Mountain spotted fever? *Infect Dis Clin North Am.* 22(3): 415-432, 2008.

Chomel BB, Kasten RW, Floyd-Hawkins K *et al.* Experimental transmission of *Bartonella henselae* by the cat flea. *J Clin Microbiol.* 34: 1952-1956, 1996.

Cines DB, Pollak ES, Buck CA *et al.* Endothelial cells in physiology and in the pathophysiology of vascular disorders. *Blood.* 91: 3527-3561, 1998.

Comer JA, Tzinabos T, Flynn C *et al.* Serologic evidence of rickettsialpox (*Rickettsia akari*) infection among intravenous drug users in inner-city Baltimore, Maryland. *Am J Trop Med Hyg.* 60: 894-898, 1999.

Costa PS, Brigatte ME, Greco DB. Questing one Brazilian query: reporting 16 cases of Q fever from Minas Gerais, Brazil. *Rev Inst Med Trop Sao Paulo.* 48(1): 5-9, 2006.

Cunha BA, Nausheen S, Busch L. Severe Q fever community-acquired pneumonia (CAP) mimicking Legionnaires' disease: Clinical significance of cold agglutinins, anti-smooth muscle antibodies and thrombocytosis. *Heart Lung*. 38(4): 354-362, 2009.

Danese S, Dejana E, Fiocchi C. Immune regulation by microvascular endothelial cells: directing innate and adaptive immunity, coagulation, and inflammation. *J Immunol*. 178: 6017-6022, 2007.

Dawson JE, Fishbein DB, Eng TR *et al.* Diagnosis of human ehrlichiosis with the indirect fluorescent antibody test: kinetics and specifity. *J Infect Dis*. 162: 91-95.

Dias E. Depositários naturaes e transmissores da febre maculosa brasileira. *Brasil Médico*. 52: 269-272, 1990.

Dias E, Martins AV. Spotted fever in Brazil. A summary. *Am J Trop Med*. 19: 103-108, 1939.

Doudier B, Olano J, Parola P *et al.* Factors contributing to emergence of Ehrlichia and Anaplasma spp. as human pathogens. *Vet Parasitol*. 167(2-4): 149-154, 2009.

Drancourt M, Alessi MC, Levy PY *et al.* Secretion of tissue-type plasminogen activator and plasminogen activator inhibitor by Rickettsia conorii- and Rickettsia rickettsii-infected cultured endothelial cells. *Infect Immun*. 58(8): 2459-2463, 1990.

Dumler JS. The ehrlichioses: an overview. *Infect Dis Rev*. 1: 110-112, 1999.

Dumler JS, Barbet AF, Bekker CP *et al.* Reorganization of genera in the families *Rickettsiaceae* and *Anaplasmataceae* in the order *Rickettsiales*: unification of some species of *Ehrlichia* with *Anaplasma*, *Cowdria* with *Ehrlichia*, and *Ehrlichia* with *Neorickettsia*, descriptions of six new species combinations and designation of *Ehrlichia equi* and HGE agent as subjective synonyms of *Ehrlichia phagocytophila*. *Int J Syst Evol Microbiol*. 51: 2145-2165, 2001.

Dumler JS, Taylor JP, Walker DH. Clinical and laboratory features of murine typhus in South Texas, 1980 through 1987. *JAMA*. 266: 1365-1370, 1991.

Dupont HT, Thirion X, Raoult D. Q fever serology: cutoff determination for microimmunofluorescence. *Clin Diagn Lab Immunol*. 1: 189-196, 1994.

Edwin J, Masters MD, Gary S *et al.* Rocky Mountain Spotted Fever A Clinician's Dilemma. *Arch Intern Med*. 163: 769-774, 2003.

Elisberg BL, Bozeman FM. The rickettsiae. In: Lennete EH. *Diagnostic Procedures*. 5th edition. Washington: Am Publ Health Assoc, p. 1061-1108, 1979.

Falcão EC. Henrique de Rocha Lima e a descoberta da *Rickettsia prowazekii*. *Rev Int Med Trop São Paulo*. 8: 55-59, 1966.

Feng HM, Whitworth T, Popov V *et al.* Effect of antibody on the *Rickettsia*-host cell interaction. *Infect Immun*. 72: 3524-3530, 2004.

Fichtenbaum CJ, Peterson LR, Weil GJ. Ehrlichiosis presenting as a life-threatening illness with features of the toxic shock syndrome. *Am J Med*. 95: 351-357, 1993.

Fishbein DB, Kemp A, Dawson JE *et al.* Human ehrlichiosis: prospective active surveillance in febrile hospitalized patients. *J Infect Dis*. 160: 803-809, 1989.

Fournier PE, Raoult D. Current knowledge on philogeny and taxonomy of Rickettsia spp. In: Hechemy KE, Brouqui P, Samuel J *et al.* (ed.). *5th Rickettsiology and Rickettsial Diseases International Conference*. May 18-20, p. 1-11, 2008.

Freedman DO, Weld LH, Kozarsky PE *et al.* Spectrum of disease and relation to place of exposure among ill returned travelers. *N Engl J Med*. 354(2): 119-130, 2006.

Fuxelius HH, Darby A, Min CK *et al.* The genomic and metabolic diversity of *Rickettsia*. *Res Microbiol*. 158: 745-753, 2007.

Garnier JM, Jurquet AL, Retornaz K *et al.* Pediatric Mediterranean spotted fever. Suppl 2: S93-95, 2009.

Gomes LS. Typho exanthemático de São Paulo. Vírus exanthemático, sob condições naturaes, isolado de carrapato (*Amblyomma ovale* Koch) capturado em cão de zona infectada. *Brasil Médico*. 52: 919-922, 1933.

Gouin E, Egile C, Dehoux P *et al.* The RickA protein of Rickettsia conorii activates the Arp2/3 complex. *Nature*. 427(6973): 457-461, 2004.

Gonçalves AJR, Lopes PFA, Melo JPC *et al.* Rickettsioses – a propósito de quatro casos diagnosticados no Rio de Janeiro de febre maculosa brasileira. *F Méd (BR)*. 82: 127-134, 1981.

Greene CE. Rocky Mountain spotted fever. *JAMA*. 191: 666-671, 1987.

Gregory R. Tifo exantemático (primeiro relato no Rio Grande do Sul). *Rev Med Rio Grande do Sul*. 3: 3-11, 1941.

Harrel GT. Rickettsial involvement of the nervous system. *Med Clin N Am*. 37: 395-422, 1953.

Hattwick MA, O'Brain RJ, Hanson BF. Rocky Mountain spotted fever: epidemiology of an increasing problem. *Ann Intern Med*. 84: 732-739, 1976.

Helmick CG, Bernard KW, D'Angelo LJ. Rocky Mountain spotted fever: clinical, laboratory, and epidemiological features of 262 cases. *J Infect Dis*. 150: 480-488, 1984.

Higgins JA, Radulovic S, Sheriefer ME *et al.* *Rickettsia felis*: a new species of pathogenic rickettsia isolated from cat fleas. *J Clin Microbiol*. 34: 671-674, 1996.

Holman RC, Paddock CD, Curns AT *et al.* Analysis of risk factors for fatal Rocky Mountain Spotted Fever: evidence for superiority of tetracyclines for therapy. *J Infect Dis*. 184(11): 1437-1444, 2001.

Jackson Y, Chappuis F, Loutan L. African tick-bite fever: four cases among Swiss travelers returning from South Africa. *J Travel Med*. 11(4): 225-228, 2004.

Jensenius M, Fournier PE, Raoult D. Rickettsioses and the international traveler. *Clin Infect Dis*. 39: 1493-1499, 2004.

Jensenius M, Parola P, Raoult D. Threats to international travellers posed by tick-borne diseases. *Travel Med Infect Dis*. 4(1): 4-13, 2006.

Jensenius M, Xiaohong D, Sonnenburg F *et al.* Multicenter GeoSentrinel Analysis of Rickettial Diseases in International Travelers, 1996-2008. *Emerg Infect Dis*. 15: 1791-1798, 2009.

Jim WT, Chiu NC, Chan WT *et al.* Clinical manifestations, laboratory findings and complications of pediatric scrub typhus in eastern Taiwan. *Pediatr Neonatol*. 50(3): 96-101, 2009.

Johnson JE, Kadull PJ. Rocky Mountain spotted fever acquired in a laboratory. *N Engl J Med*. 35: 383-390, 1967.

Khairallah M, Chee SP, Rathinam SR *et al.* Novel infectious agents causing uveitis. *Int Ophthalmol*. Aug 27, 2009.

Kobbe R, Kramme S, Gocht A *et al.* Travel-associated *Coxiella burnetii* infections: three cases of Q fever with different clinical manifestation *Travel Med Infect Dis*. 5(6): 374-379, 2007.

Koh GC, Maude RJ, Paris DH *et al.* Diagnosis of scrub typhus. *Am J Trop Med Hyg*. 82(3): 368-370, 2010.

Krusell A, Comer JA, Sexton DJ. Rickettsialpox in North Carolina: a case report. *Emerg Infect Dis*. 8: 727-728, 2002.

Labruna MB. Ecology of *Rickettsia* in South America. *Ann NY Acad Sci*. 1166: 156-166, 2009.

Lamas C, Curi A, Bóia M *et al.* Human bartonellosis: seroepidemiological and clinical features with an emphasis on data from Brazil – a review. *Mem Inst Oswaldo Cruz*. 103(3): 221-235, 2008.

Lamas CC, Mares-Guia MA, Rozental T *et al.* Bartonella spp. infection in HIV positive individuals, their pets and ectoparasites in Rio de Janeiro, Brazil: Serological and molecular study. *Acta Trop*. 2010, doi:10.1016/j.actatropica.2010.02.015.

Lamas CC, Rozental T, Bóia MN *et al.* Seroprevalence of Coxiella burnetii antibodies in human immunodeficiency virus-positive patients in Jacarepaguá, Rio de Janeiro, Brazil. *Clin Microbiol Infect*. 15 Suppl 2: 140-141, 2009.

La Scola B, Raoult D. Laboratory diagnosis of rickettsiosis: current approaches to diagnosis of old and new rickettsial diseases. *J Clin Microbiol*. 35: 2715-2727, 1997.

Lemos ERS. *Aspectos epidemiológicos da riquetsiose do grupo da febre maculosa em uma área endêmica do estado de Minas Gerais, Brasil*. Tese de Mestrado. Rio de Janeiro: Instituto Oswaldo Cruz, 1991.

Lemos ERS. As rickettsioses. *Infecto Atual*. 19: 26-28, 2003.

Lemos ERS, Alvarenga F, Cintra ML *et al.* Spotted fever in Brazil: a seroepidemiological study and description of clinical cases in an endemic area in the state of São Paulo. *Am J Trop Med Hyg*. 65: 329-334, 2001.

Lemos ERS, Machado RD, Coura JR *et al.* Epidemiological aspects of the Brazilian spotted fever: serological survey of dogs and horses in an endemic area in the state of São Paulo, Brazil. *Rev Inst Med Trop São Paulo*. 30: 427-454, 1997a.

Lemos ERS, Machado RD, Pires FDA *et al.* Rickettsiae-infected ticks in an endemic area of spotted fever in the state of Minas Gerais, Brazil. *Mem Inst Oswaldo Cruz*. 92: 477-481, 1997b.

Lemos ERS, Mares-Guia MAM, Almeida DN *et al.* Traveler's fever associated with cervical adenomegaly and antibodies for *Bartonella sp* in a Brazilian patient returning from South Africa. *Rev Soc Bras Med Trop*. 43(4): jul-ago, 2010.

Lemos ERS, Melles HHB, Colombo S *et al.* Primary isolation of spotted fever group rickettsiae from *Amblyomma cooperi* collected from *Hydrochaeris hydrochaeris* in Brazil. *Mem Inst Oswaldo Cruz*. 91: 273-275, 1996.

Lemos ER, Rozental T, Mares-Guia MA *et al.* Q fever as a cause of fever of unknown origin and thrombocytosis: first molecular evidence of Coxiella burnetii in Brazil. *Vector Borne Zoonotic Dis*. Jun 23, 2010a.

Levy P, Drancourt M, Etienne J *et al.* Comparison of different antibiotic regimes for therapy of 32 cases of Q fever endocarditis. *Antimicrob Agents Chemother*. 35: 533-537, 1991.

Li H, Walker DH. rOmpA is a critical protein for the adhesion of *Rickettsia rickettsii* to host cells. *Microb Pathog*. 24: 289-298, 1998.

Lin M, Zhang C, Gibson K *et al.* Analysis of complete genome sequence of *Neorickettsia risticii*: causative agent of Potomac horse fever. *Nucleic Acids Res*. October 37(18): 6076-6091, 2009.

Magalhães O. *Contribuição ao conhecimento das doenças do grupo do tifo exantemático*. Monografia 6. Rio de Janeiro: Instituto Oswaldo Cruz, 1952.

Magalhães O, Rocha A. Tifo exantemático do Brasil. O papel do cão (*C. familiaris*) na constituição dos focos da moléstia. *Brasil Médico*. 30: 355-358, 1942.

Mancini DAP, Nascimento EMM, Tavares VR *et al.* A ocorrência de riquetsiose do grupo *Rickettsia rickettsii. Rev Saúde Públ São Paulo.* 17: 493-499, 1983.
Martinez JJ, Cossart P. Early signaling events involved in the entry of *Rickettsia conorii* into mammalian cells. *J Cell Sci* 117: 5097-5106, 2004.
Martinez JJ, Seveau S, Veiga E *et al.* Ku70, a component of DNA-dependent protein kinase, is a mammalian receptor for *Rickettsia conorii. Cell.* 123: 1013-1023, 2005.
Martino O, Orduna T, Lourtau L *et al.* Spotted fever group rickettsial disease in Argentinean travelers. *Rev Soc Bras Med Trop.* 34(6): 559-562, 2001.
Masters EJ, Olson GS, Weiner SJ. Rocky Mountain spotted fever: a clinician's dilemma. *Arch Intern Med.* 163: 769-774, 2003.
Maurin M, Bakken JS, Dumler JS. Antibiotic susceptibilities of *Anaplasma (Ehrlichia) phagocytophilum* strains from various geographic areas in the United States. *Antimicrob Agents Chemother.* 47(1): 413-415, 2003.
McDade JE, Newhouse VF. Natural history of *Rickettsia rickettsii. Ann Rev Microbiol.* 40: 287-309, 1986.
Meira JA, Jamra M, Lodovici J. Moléstia de Brill recrudescência do tifo epidêmico. *Rev Hosp Clín São Paulo.* 10: 237, 1955.
Michiels C. Endothelial cell functions. *J Cell Physiol.* 196: 430-443, 2003.
Monteiro JL, Fonseca F. Typho exanthemático de São Paulo. XI. Novas experiências sobre a transmissão experimental por carrapatos (*Boophilus microplus* e *Amblyomma cajennense*). *Mem Inst Butantan.* 7: 35-40, 1932.
Nachega JB, Bottieau E, Zech F *et al.* Travel-acquired scrub typhus: emphasis on the differential diagnosis, treatment, and prevention strategies. *J Travel Med.* 14: 352-355, 2007.
Newhouse VF, Shepard CC, Redus MD *et al.* A comparison of the complement fixation, indirect fluorescent antibody, and microagglutination tests for the serological diagnosis of rickettsial diseases. *Am J Trop Med Hyg.* 28: 387-395, 1979.
Olson JG, McDade JE. *Rickettsia* and *Coxiella.* In: Murray PR. *Manual of Clinical Microbiology.* 6th edition. Washington: ASM Press, p. 678-684, 1994.
Olson JG, Paddock CD. Emerging rickettsiosis. *Infect Dis Rev.* 1: 113-114, 1999.
Owen CE, Bahrami S, Malone JC *et al.* African tick bite fever: a not-so-uncommon illness in international travelers. *Arch Dermatol.* 142(10): 1312-1314, 2006.
Paddock CD, Guerra MA, Childs JE *et al.* Rickettsia rickettsii (Rocky Mountain spotted fever). In: *Long: Principles of Pediatric Infectious Disease.* 3rd edition., 2008.
Paddock CD, Koss T, Eremeeva ME *et al.* Isolation of *Rickettsia akari* from eschars of patients with rickettsialpox 2006. *Am J Trop Med Hyg.* 75: 732-738, 2006.
Paddock CD, Suchard DP, Grumbach KL *et al.* Fatal seronegative ehrlichiosis in patient with HIV infection. *N Engl J Med.* 329: 1164-1167, 1993.
Parola P, Labruna MB, Raoult D. Tick-borne rickettsioses in America: unanswered questions and emerging diseases. *Curr Infect Dis Rep.* 11: 40-50, 2009.
Parola P, Matsumoto K, Socolovschi C *et al.* A tick-borne rickettsia of the spotted-fever group, similar to *Rickettsia amblyommii,* in French Guyana. *Ann Trop Med Parasitol.* 101(2): 185-188, 2007.
Parola P, Paddock CD, Raoult D. Tick-borne rickettsioses around the world: emerging diseases challenging old concepts. *Clin Microbiol Rev.* 18(4): 719-756, 2005.
Pascale H. Rickettsiosis in São Paulo. Contribuição ao estudo da epidemiologia da febre maculosa e do tifo murino. Rio de Janeiro: First Inter American Congress of Medicine, September, p. 5-37, 1946.
Pérez-Osorio CE, Zavala-Velázquez JE, Arias León JJ *et al. Rickettsia felis* as emergent global threat for humans. *Emerg Infect Dis.* 14: 1019-1023, 2008.
Pinto Jr. VL, Curi AL, Pinto Ada S *et al.* Cat scratch disease complicated with aseptic meningitis and neuroretinitis. *Braz J Infect Dis.* 12(2): 158-160, 2008.
Piza JT. Considerações epidemiológicas e clínicas sobre o tifo exantemático de São Paulo. In: Piza JT, Meyer JR, Gomes LS (ed.). *Typho exanthematico de São Paulo.* São Paulo: Sociedade Impressora Paulista, p. 11-119, 1932.
Piza JT, Gomes LS, Meyer JR *et al.* Le typho exanthématique a São Paulo. *CR Soc Biol.* 106: 1020-1022, 1931.
Plank SJ, Teixeira RS, Milanesi ML. Febre maculosa em Salvador: descrição de um caso. *Rev Med Bahia, Salvador.* 25: 330-334, 1979.
Raoult D. Q fever: still a query after all these years. J Med Microbiol 44: 77-78, 1996.
Raoult D, Birtles RJ, Montoya M *et al.* Survey of three bacterial louse-associated diseases among rural Andean communities in Peru: Prevalence of epidemic typhus, trench fever, and relapsing fever. *Clin Infect Dis.* 29: 434-436, 1999.
Raoult D, Drancoourt M. Antimicrobial therapy of rickettsial diseases. *Antim Ag Chemoth.* 35: 2457-2462, 1991.
Raoult D, La Scola B, Enea M *et al.* A flea associated *Rickettsia* pathogenic for humans. *Infect Dis.* 7: 73-81, 2001.
Raoult D, Parola P. Rocky Mountain spotted fever in the USA: a benign disease or a common diagnostic error? *Lancet Infect Dis.* 8: 587-589, 2008.
Raoult D, Roux V. Rickettsioses as paradigms of new or emerging infectious diseases. *Clin Microb Rev.* 10: 694-719, 1997.
Raoult D, Woodward T, Dumler JS. The history of epidemic typhus. *Infect Dis Clin North America.* 18: 127-140, 2004.
Renvoisé A, Joliot AY, Raoult D. *Rickettsia felis* infection in man, France. *Emerg Infect Dis.* 15: 1126-1127, 2009.
Reynolds MG, Krebs JS, Comer JA *et al.* Flying squirrel-associated typhus, United States. *Emerg Infect Dis.* 9: 1341-1343, 2003.
Ribeiro do Valle LA, Bassoi ON, Castro RM *et al.* Febre Q em São Paulo. Primeiro caso confirmado por estudos sorológicos. *Rev Paulista Med.* 81-90, 1955.
Riemann HP, Brant PC, Franti CE. Antibodies to *Toxoplasma gondii* and *Coxiella burneti* among students and other personnel in veterinary colleges in California and Brazil. *Am J Epidem.* 100: 197-208, 1974.
Riley HD. Rickettsial diseases and Rocky Mountain spotted fever – part 1. *Cur Probl Pediatr.* 11: 3-45, 1981.
Rolain JM, Brouqui P, Koehler JE *et al.* Recommendations for treatment of human infections caused by *Bartonella* species. *Antimicrob Agents Chemother.* 48: 1921-1933, 2004.
Rydkina E, Sahni A, Baggs RB *et al.* Infection of human endothelial cells with spotted fever group rickettsiae stimulates cyclooxygenase 2 expression and release of vasoactive prostaglandins. *Infect Immun.* 74(9): 5067-5074, 2006.
Sampaio GC, Ferreira RP, Patelli M *et al.* Vasculite com gangrena dos artelhos em um paciente com rickettsiose. *Rev Bra Med.* 45: 277-279, 1988.
Schueller C, Quinn FD, Haas A. The *Afipia toolbox* and its use to isolate flagellar mutants. *FEMS Microbiol Lett.* 302(2): 203-210, 2010.
Schwartzman WA. Infections to *Rochalimaea*: the expanding clinical spectrum. *Clin Infect Dis.* 15: 893-902, 1992.
Sexton DJ, Dwyer B, Kemp R *et al.* Spotted fever group rickettsial infections in Australia. *Rev Infect Dis.* 13: 876-886, 1991.
Sexton DJ, Gallisha HA, Mcrae JR *et al.* Possible needle associated Rocky Mountain spotted fever. *N Engl J Med.* 292: 645, 1975.
Sexton DJ, Muniz M, Corey GR *et al.* Brazilian spotted fever in Espírito Santo, Brazil: description of a focus of infection in a new endemic region. *Am J Trop Med Hyg.* 49: 222-226, 1993.
Siciliano RF, Ribeiro HB, Furtado RH *et al.* Endocarditis due to Coxiella burnetii (Q fever): a rare or underdiagnosed disease? Case report. *Rev Soc Bras Med Trop.* 41(4): 409-412, 2008.
Silveira I, Pacheco RC, Szabó MPJ *et al.* First report of *Rickettsia parkeri* in Brazil. *Emerg Infect Dis.* 13: 1111-1113, 2007.
Spolidorio M, Labruna M, Mantovani E *et al.* Novel spotted fever group rickettsiosis, Brazil. *Emerg Inf Dis.* 16: 521-523, 2010.
Sporn LA, Marder VJ. Interleukin-1α production during *Rickettsia rickettsii* infection of cultured endothelial cells: potencial role in autocrine cell stimulation. *Infect Immun.* 64: 1609-1613, 1996.
Ta TH, Jiménez B, Navarro M *et al.* Q Fever in returned febrile travelers. *J Travel Med.* 15 (2): 126-129, 2008.
Tarasevich I, Rydkina E, Raoult D. Outbreak of epidemic typhus in Russia. *Lancet.* 352: 1151, 1998.
Telford SR 3rd, Wormser GP. Bartonella spp. transmission by ticks not established. *Emerg Infect Dis.* 16(3): 379-384, 2010.
Thomas RJ, Dumler JS, Carlyon JA. Current management of human granulocytic anaplasmosis, human monocytic ehrlichiosis and *Ehrlichia ewingii* ehrlichiosis. *Expert Rev Anti Infect Ther.* 7(6): 709-722, 2009.
Tiriba AC, Monteiro EVL. Rickettsioses. In: Veronesi R. *Doenças Infecciosas e Parasitárias.* 7ª ed. Rio de Janeiro: Guanabara Koogan, p. 212-232, 1982.
Tissot-Dupont H, Raoult D. Q fever. *Infect Dis Clin North AM.* 22(3): 505-514, 2008.
Travassos J, Ubatuba A, Silva N *et al.* Febre Q no Rio de Janeiro. *Ci Cult.* 6: 199-200, 1954.
Unsworth NB, Stenos J, Graves SR *et al.* Flinders Island spotted fever rickettsioses caused by "marmionii" strain of *Rickettsia honei,* Eastern Australia. *Emerg Infect Dis.* 13: 566-573, 2007.
Valbuena G, Walker DH. Infection of the endothelium by members of the order Rickettsiales. *Thromb Haemost.* 102: 1071-1079, 2009.
Wagner DD, Frenette PS. The vessel wall and its interactions. *Blood.* 111: 5271-5281, 2008.
Walker DH. Ehrlichioses TFoCAf. Diagnosing human ehrlichioses: current status and recommendations. *ASM News.* 66: 287-290, 2000.
Walker DH. Rickettsiae and rickettsial infections: the current state of knowledge. *Clin Infect Dis.* 45 Suppl 1: S39-44, 2007.
Walker DH. Rickettsial diseases in travelers. *Travel Med Infect Dis.* 1(1): 35-40, 2003.
Walker DH. Rocky Mountain spotted fever: a disease in need of microbiological concern. *Clin Microbiol Rev.* 2: 227-240, 1989.

Walker DH, Bouyer DH. *Rickettsia*. In: Murray PR, Baron EJ, Jorgensen JH *et al.* (ed.). *Manual of Clinical Microbiology*. Washington: ASM Press, p. 1005-1014, 2003.

Walker DH, Dasch GA. Classification and identification of *Chlamydia, Rickettsia*, and related bacteria. In: Murray PR. *Manual of Clinical Microbiology*. 6th edition. Washington: ASM Press, p. 665- 668, 1994.

Walker DH, Dumler JS. Emergence of the ehrlichiosis as human health problems. *Emerg Infect Dis*. 2: 18-29, 1996.

Walker DH, Ismail N, JP Olano *et al.* Pathogenesis, immunity, pathology, and pathophysiology in rickettsial diseases. In: Raoult D, Parola P (ed.). *Rickettsial Diseases*. New York/USA: Informa Healthcare, p. 15-26, 2007.

Walker DH, Mattern WD. Rickettsial vasculitis. *Am Heart J*. 100: 896-906, 1980.

Walker DH, Olano JP, Feng HM. Critical role of cytoxic T lymphocytes in immune clearance of rickettsial infection. *Infect Immun*. 69: 1841-1846, 2001.

Weiss E, Moulder JW. The rickettsias and Chlamydias. In: Krieg NR. *Bergey's Manual of Systematic Bacteriology*. Vol. 1. Baltimore: Williams & Wilkins, p. 687-709, 1984.

Welch DF, Slater LN. *Bartonella* and *Afipia*. In: Murray PR. *Manual of Clinical Microbiology*. 7th edition. Washington: ASM Press, p. 824-834, 2003.

Wells GA, Woodward TE, Fiset P *et al.* Rocky Mountain spotted fever caused by blood transfusion. *JAMA*. 239: 2763-2765, 1978.

WHO. A large outbreak of epidemic louse-borne typhus in Burundi. *Weekly Epidemiologic Record*. 72: 152-153, 1997.

Wilson ME, Brush AD, Meany MC. Murine typhus acquired during short-term urban travel. *Am J Med*. 87(2): 233-234, 1989.

Woods ME, Olano JP. Host defenses to *Rickettsia rickettsii* infection contribute to increased microvascular permeability in human cerebral endothelial cells. *J Clin Immunol*. 28(2):174-185, 2008.

Woods ME, Wen G, Olano JP. Nitric oxide as a mediator of increased microvascular permeability during acute rickettsioses. *Ann NY Acad Sci*. 1063: 239-245, 2005.

Working Group on Rickettsial Diseases. Rickettsiosis a continuing disease problem. *Bull WHO*. 60: 157-164, 1982.

Zavala-Castro JE, Zavala-Velázquez JE, Peniche-Lara GF *et al.* Human Rickettsialpox, Southeastern Mexico. *Emerg Infect Dis*. 15(10): 1665-1667, 2009.

Zavala-Velazquez JE, Ruiz-Sosa JA, Sanchez-Elias RA *et al.* *Rickettsia felis* rickettsiosis in Yucatan. *Lancet*. 356: 1079-1080, 2000.

143 Borrelioses | Doença de Lyme

Elba Regina Sampaio de Lemos e Martha Maria Pereira

▶ Conceito

O termo *borrelioses* compreende um grupo de doenças de amplo espectro clínico causadas por diversas espécies de espiroquetídios do gênero *Borrelia* que são transmitidos por carrapatos e piolhos. Dentro deste grande grupo está a doença de Lyme, a borreliose mais importante para a espécie humana, uma infecção multissistêmica causada por espiroquetas do complexo de genoespécies *Borrelia burgdoferi lato sensu*, transmitida ao homem pela picada de carrapatos da família Ixodidae.

▶ Breve histórico

Embora a importância das borrelioses tenha sido estabelecida somente no final do século 19, após a identificação de espiroquetídios no sangue de paciente com febre recorrente por Obermeier, na Rússia, desde 1681 já existiam relatos sobre espiroquetídios em amostras biológicas humanas (Bryceson, 1970; Judge *et al.*, 1974; Ackermann, 1976; Garin e Bujadoux, 1993; Doury, 1996). Semelhante, epidemiologicamente, ao tifo epidêmico causado por *Rickettsia prowazeki* (veja o Capítulo 142, Riquetsioses), a história da febre recorrente transmitida por piolho do corpo sempre esteve associada a guerras, calamidades sociais e miséria, condições que favorecem a propagação da doença, como ocorreu, por exemplo, durante a Segunda Guerra Mundial, quando uma grande epidemia atingiu a Europa e a África, causando o óbito em mais de 50.000 pessoas (World, 1993; Johnson e Golightly, 2000).

A história da doença de Lyme, a mais importante borreliose no mundo, está bem documentada na literatura com relatos de pacientes com eritema crônico *migrans* associado a picada de carrapatos na Europa desde início do século 20 (Herxheimer e Hartmann, 1902; Hellerstorm, 1930; 1950; Garin e Bujadoux, 1993). Porém, somente em 1975, após a investigação de uma epidemia de artrite oligoarticular em crianças nos EUA (Steere *et al.*, 1998), as pesquisas sobre o assunto foram intensificadas, culminando em 1981 com o isolamento, a partir do tubo digestivo do carrapato da espécie *Ixodes dammini,* de um espiroquetídio identificado como o agente etiológico responsável pela doença de Lyme (Burgdorfer *et al.*, 1982; Burgdorfer, 1984).

No Brasil, apesar dos relatos de casos clínicos compatíveis com doença de Lyme nos estados do Amazonas, Mato Grosso do Sul, Rio de Janeiro e São Paulo, até o momento o microrganismo causal não foi identificado, ficando assim uma lacuna a ser preenchida em relação à existência ou não de doença de Lyme no território brasileiro (Santos *et al.*, 2010; Yoshinari *et al.*, 2010). Mais recentemente, embora, ainda, na ausência de uma caracterização molecular do agente etiológico, Talhari *et al.* identificaram, por imuno-histoquímica, cinco casos de lesões cutâneas compatíveis com eritema *migrans* (Talhari *et al.*, 2010).

▶ Etiologia

O genêro *Borrelia* compreende bactérias espiraladas que são classificadas na família Spirochaetaceae, ordem Spirochaetales. Não se coram pelo Gram, multiplicam-se por divisão binária transversal, medem aproximadamente 0,2 a 0,5 μm de diâmetro por 8 a 30 μm de comprimento, com três a dez espirais irregulares, móveis por contração e rotação de seu corpo. Coram-se pelos corantes derivados da anilina e do Romanowsky e podem ser visualizadas pela microscopia de campo escuro, de contraste de fase ou mesmo em tecidos a partir da coloração pela prata. Além da existência de um protoplasma cilíndrico envolto por membrana celular, da qual partem flagelos, adicionalmente, as borrélias dispõem de uma membrana externa que contém diversas proteínas, entre elas as proteínas do envoltório externo, conhecidas pelas siglas Osp, OspA, OspB e OspC (Johnson e Golightly, 2000; Wilske e Schriefer, 2003). As proteínas expostas na superfície da bactéria podem ser alvos em potencial para o desenvolvimento de vacinas ou regiões antigênicas que poderiam alterar o curso da infecção (Yang *et al.*, 2010). As borrélias requerem N-metilglicosamina e ácidos graxos saturados e insaturados, além de produzirem ácido láctico a partir da fermentação da glicose, sendo cultiváveis somente sob condições de microaerobiose ou anaerobiose (Wilske e Schriefer, 2003).

As diferentes genoespécies de borrélias apresentam um genoma composto por um cromossomo linear, raro entre as bactérias, de aproximadamente 1.000 kb, além de plasmídios tanto lineares quanto circulares. Os genomas de *B. burgdorferi stricto sensu* cepa B31, *B. garinii* cepa Pbi e *B. afzelii* cepa PKO foram sequenciados. Estes genomas incluem um cromossomo linear e múltiplos plasmídios lineares e circulares. O número de plasmídios, que codificam muitos dos fatores necessários à sobrevivência no complexo ciclo de vida do microrganismo, e seus tamanhos variam substancialmente entre cepas e espécies. Os genes cromossômicos codificam proteínas necessárias para a replicação, metabolismo e transporte de nutrientes. Genes para reações biossintéticas celulares e fatores de virulência classicamente definidos não têm sido encontrados em *B. burgdorferi*. Lipoproteínas desempenham um papel importante no ciclo de vida do espiroquetídeo e contribuem para uma parcela significante do genoma de *B. burgdorferi* (Terekhova *et al.*, 2006). Produtos de genes diferencialmente expressos, particularmente antígenos de superfície, podem participar nas interações hospedeiro-patógeno ou evasão imune (Howe *et al.*, 1985; Barbour e Garon, 1987; Barbour, 1990; Baraton *et al.*, 1992; Fuchs *et al.*, 1992; Anguero-Rosefeld *et al.*, 2005; Yang *et al.*, 2010).

Embora a diversidade de espécies venha sendo estudada com mais detalhe com *B. burgdorferi*, a análise genotípica e fenotípica das borrélias tem identificado um grande número de espécies e/ou cepas causadoras de doença humana procedentes de diferentes regiões geográficas (Tabela 143.1). O

Tabela 143.1 Borrelioses: considerações etiológicas e epidemiológicas.

Grupo de doença	Agente causador	Doença em humanos	Período de incubação	Artrópode vetor	Hospedeiro reservatório	Distribuição geográfica
Febre recorrente	*Borrelia recorrentis*	Febre recorrente epidêmica	3 a 15 dias	*Pediculus humanus humanus*	Humanos	Mundial
	Borrelia duttonii	Febre recorrente endêmica		*Ornithodoros moubata*	Humanos	África
	Borrelia hispanica	Febre recorrente hispano-africana		*O. erraticus*	Roedores	Espanha, Portugal, Argélia, Marrocos, Tunísia
	Borrelia crocidurae	Febre recorrente norte-africana		*O. erraticus*	Roedores	Marrocos, Líbia, Egito, Turquia, Senegal, Quênia
	Borrelia merionesi					
	Borrelia microti					
	Borrelia dipodilli					
	Borrelia persica	Febre recorrente ásio-africana		*O. tholozani*	Roedores	China Ocidental, Caxemira, Iraque, Egito, Índia
	Borrelia caucasica	Febre recorrente caucasiana		*O. verrucosus*	Roedores	Cáucaso ao Iraque
	Borrelia hermsii	Febre recorrente americana		*O. hermsi*	Roedores	EUA ocidental
	Borrelia turicatae	Febre recorrente americana		*O. turicata*	Roedores	Sudeste dos EUA
	Borrelia parkeri	Febre recorrente americana		*O. parkeri*	Roedores	EUA ocidental
	Borrelia mazzottii	Febre recorrente americana		*O. talajae*	Roedores	Sul dos EUA, México, Américas do Sul e Central
	Borrelia venezuelensis	Febre recorrente americana		*O. rudis*	Roedores	Américas do Sul e Central
Doença de Lyme *lato sensu*	*Borrelia burgdorferi*	Borreliose de Lyme	3 a 32 dias	*Ixodes scapularis*	Roedores	EUA oriental e Centro-Oeste
				I. pacificus		EUA ocidental
				I. ricinus		Europa
	Borrelia garinii	Borreliose de Lyme		*I. ricinus*	Roedores	Europa e Ásia
		Borreliose de Lyme		*I. persulcatus*	Roedores	Europa e Ásia
		Desconhecida		*I. uriae*	Aves marinhas	Bipolar
	Borrelia afzelii	Borreliose de Lyme		*I. ricinus, I. persulcatus*	Roedores	Europa e Ásia
	Borrelia japonica	Desconhecida		*I. ovatus*	Roedores	Japão
	Borrelia andersonii	Desconhecida		*I. dentatus*	Coelhos	EUA
	Borrelia bissetii	Desconhecida		*I. scapularis, I. pacificus*	Roedores	EUA
	Borrelia tanukii	Desconhecida		*I. tanukii, I. ovatus*	Roedores	Japão
	Borrelia turdae	Desconhecida		*I. turdus*	Desconhecido	Japão
	Borrelia valaisiana	Borreliose de Lyme (?)		*I. ricinus*	Desconhecido	Europa e Norte da África
	Borrelia carolinensis	Desconhecida		*I. minor*	Roedores	Sudeste dos EUA
	Borrelia kurtenbachii	Desconhecida		*I. scapularis*	Roedores	EUA
Outras borrélias	*Borrelia lonestari*	Borreliose de Lyme (?)		*Amblyomma americanum*	Desconhecido	Sudeste dos EUA
	Borrelia myaamotoi	Desconhecida		*I. persulcatus*	Roedores	Japão
	Borrelia theileri	Borreliose bovina		*Rhipicephalus, Boophilus*	Gado	África do Sul, Austrália, EUA e Europa
	Borrelia coriaceus	Desconhecida		*O. coriaceus*	Desconhecido	EUA Ocidental
	Borrelia anserina	Borreliose aviária		*Argas* spp.	Aves	Mundial

complexo B. *burgdorferi* atualmente compreende pelo menos 15 espécies. *B. burgdorferi, B. garinii* e *B. afzelii* e *B. spielmanii* são confirmadas como agentes causais da doença de Lyme. O potencial patogênico das demais espécies do complexo permanece duvidoso.

▸ Dinâmica da infecção

Nas borrelioses do grupo das febres recorrentes, a infecção pode ser transmitida ao homem por diferentes espécies de carrapato do gênero *Ornithodoros* e pelo piolho humano *Pediculus humanus humanus*, na dependência das diversas espécies de borrélias envolvidas no ciclo de transmissão (Tabela 143.1).

A febre recorrente transmitida por carrapato pode ser causada por *B. duttonii, B. hispanica, B. crocidurae, B. merionesi, B. microti, B. dipodilli, B. persica, B. caucasica, B. hermsii, B. turicatae, B. venezuelensis, B. parkeri* e *B. mazzottii*. Com exceção da espécie *B. duttonii*, cujo animal reservatório é o homem e a doença apresenta um caráter endêmico restrito ao território africano, os roedores silvestres são considerados os principais reservatórios. A transmissão para o homem é acidental, pela contaminação do local da picada, da mucosa íntegra ou mesmo da pele lesionada com as secreções eliminadas pelas glândulas coxais e salivares do artrópode ou mesmo pelas fezes (Meri *et al.*, 2006).

Os carrapatos do gênero *Ornithodoros* são tipicamente de hábitos noturnos, isto é, se alimentam durante o período noturno, em um processo indolor, e podem completar sua alimentação sanguínea dentro de um período entre 10 e 45 minutos. A transmissão transovariana na progene do carrapato é um importante mecanismo de perpetuação das borrélias, fato que possibilita a sua transmissão às novas gerações de carrapatos.

Em relação à febre recorrente epidêmica transmitida pelo piolho humano, causada por *B. recorrentis*, ela pode ocorrer potencialmente em qualquer região do mundo, embora no momento continue endêmica em áreas restritas da África Central e Oriental, na região andina na América do Sul e com relatos de surtos, mais recentemente, na Europa e nos EUA (Johnson e Golightly, 2000; Ramos *et al.*, 2004; Brouqui *et al.*, 2005; Meri *et al.*, 2006; Cutler, 2010). A sua distribuição e ocorrência estão condicionadas, além de aos fatores ecológicos, aos determinantes socioeconômicos, às condições higiênicas das populações, sendo mais frequente em períodos de guerra ou de catástrofes naturais e fome. O homem é o único hospedeiro e a transmissão ocorre pelo contato da hemolinfa do piolho, durante o seu esmagamento, com mucosas e pele lesionada e, inversamente às outras borrélias, a doença humana não pode ser adquirida pela saliva ou excretas destes artrópodes.

As borrélias associadas à doença de Lyme, isto é, *B. burgdorferi lato sensu*, são transmitidas por diferentes espécies de carrapatos ixodídeos (Tabela 143.1) que, inversamente ao *Ornithodoros*, se alimentam em três hospedeiros diferentes. Larvas e ninfas se alimentam em pequenos roedores, enquanto adultos se alimentam em animais maiores como carnívoros domésticos e silvestres e aves, entre outros. O período mínimo para a transmissão da borrélia pelo carrapato pode variar na dependência da espécie de vetor assim como da borrélia. Estudos mostram que a transmissão de borrélia pelo carrapato da espécie *Ixodes ricinus* ocorre dentro de um período mínimo de 17 h, enquanto com a espécie *I. scapularis*, por mais de 36 h (Da Silva e Frikrig, 1995; Wilske e Schriefer, 2003).

Borrelia burgdorferi tem sido isolada em diversas espécies de hospedeiros mamíferos e aviários silvestres, além de animais domésticos incluindo cães, gatos, equinos e bovinos (Anderson, 1989; Burgess, 1989).

Nos EUA, o maior número de casos de doença de Lyme é notificado durante o período no qual predomina a fase ninfal do carrapato, principalmente nos meses de junho, julho e agosto, acometendo mais indivíduos do sexo masculino e de faixa etária mais baixa.

Em relação ao Brasil, embora até a presente data nenhuma borrélia associada a doença humana tenha sido caracterizada molecularmente, *Borrelia* spp. tem sido identificada em carrapato, naturalmente infectado, tanto de bovino – *Rhipicephalus (Boophilus) microplus* –, no qual a sequência 16Sr DNA amplificada apresentou 96% de similaridade com as espécies *B. theileri* e *B. lonestari* (Yparraguirre *et al.*, 2007), quanto de ave – *Argas miniatus* –, cuja espécie de borrélia identificada tem sido geneticamente associada a *B. anserina* (Ataliba *et al.*, 2007).

▸ Patogenia e patologia

▪ Febre recorrente

Nas borrelioses que causam a febre recorrente há um período latente após a picada de piolhos ou carrapatos, no qual os espiroquetídios se multiplicam no sangue do hospedeiro humano. A infecção clínica é caracterizada pela presença de febre alta com calafrios, cefaleia e fadiga, seguidos por insuficiência de múltiplos órgãos e coagulação intravascular disseminada (CIVD). Os espiroquetídios são eliminados do sangue pela ação de anticorpos dirigidos a proteínas de superfície do patógeno. Em poucos dias, a bactéria exibe composição antigênica diferente e atinge altas densidades no sangue. Os sintomas retornam até que um novo arsenal de anticorpos seja produzido pelo hospedeiro em níveis suficientes para eliminar o espiroquetídio. O decréscimo na gravidade dos sucessivos ataques de febre recorrente e a cura espontânea em muitos pacientes não tratados têm sido atribuídos a respostas de anticorpos de reações cruzadas e específicos para clones de *Borrelia* (Dworken *et al.*, 2002).

Na borreliose fatal transmitida por piolhos, o baço se apresenta moderadamente aumentado. Ao exame histopatológico do baço observam-se necrose focal e coleções miliares de leucócitos, incluindo neutrófilos e grande quantidade de borrélias. Há congestão e hipercelularidade da polpa vermelha com eritrofagocitose. O fígado pode estar aumentado e congesto com células de Kupffer proeminentes e focos sépticos. Hemorragias, resultantes de coagulação intravascular disseminada, podem ser encontradas nas superfícies serosas e mucosas, na pele e vísceras. A superinfecção pulmonar bacteriana é uma complicação frequente (Johnson e Golightly, 2000).

▪ Doença de Lyme

A doença de Lyme é uma doença inflamatória caracterizada por uma série de eventos que envolvem migração tecidual do agente, adesão a células do hospedeiro e evasão dos mecanismos de defesa imunológica, que afetam múltiplos órgãos e sistemas, incluindo o SNC, o sistema cardiovascular, articulações e músculos.

A doença de Lyme humana geralmente ocorre em estágios de remissões e exacerbações com diferentes manifestações clínicas em cada estágio. O curso natural das infecções não tratadas varia consideravelmente, e as manifestações clínicas ocorrem isoladamente ou em várias combinações. Na maioria dos casos a infecção é autolimitada, mas em alguns casos, considerados raros, *B. burgdorferi* pode persistir mesmo após o tratamento com antibióticos.

Para manter um ciclo enzoótico complexo, *B. burgdorferi* adapta-se a diferentes ambientes no carrapato e no hospedeiro mamífero. A bactéria adota diferentes estratégias de sobrevivência nos hospedeiros imunocompetentes, desde o momento da infecção até a disseminação em diferentes órgãos e tecidos. O sucesso do espiroquetídio depende da capacidade de colonizar os tecidos do hospedeiro e enfrentar os mecanismos de defesa. Alterações morfológicas (cistos, formas esféricas e *blebs*) assim como alterações na expressão de proteínas de superfície causadas por determinantes ambientais são cruciais na compreensão da patogenia da doença de Lyme. Pode-se dizer que os agentes causais da doença desenvolveram estratégias elegantes de interagir com os hospedeiros mamíferos. Entre elas estão diversos mecanismos de adesão às células e aos componentes da matriz extracelular. Os receptores dos mamíferos para o espiroquetídio que têm sido extensivamente estudados e identificados são: decorina, fibronectina, glicosaminoglicanas e integrinas. A diversidade dos mecanismos de adesão permite que o patógeno possa infectar múltiplos tecidos, incluindo os tecidos sinoviais das articulações (Power e Leong, 2000; Purser *et al.*, 2003; Yang *et al.*, 2010).

Aparentemente a persistência do patógeno no hospedeiro mamífero depende da regulação temporal e espacial de proteínas de superfície da bactéria. As proteínas são codificadas por genes cromossômicos e plasmídios. Estes genes são regulados e expressos em função de diferentes fatores ambientais tanto no carrapato quanto no hospedeiro mamífero durante o processo infeccioso. A diversidade antigênica permite que o espiroquetídio escape dos mecanismos de defesa do hospedeiro e mantenha a infecção. O aspecto mais marcante no genoma de *B. burgdorferi* é o grande número de sequências que codificam proteínas postuladas ou conhecidas, incluindo proteínas Osp. O espiroquetídio sobrevive em estado latente no carrapato no estágio de ninfa, em que expressa a proteína OspA. Posteriormente, a expressão das proteínas do espiroquetídio é alterada. A expressão de OspA é reduzida (*downregulation*) e de OspC é aumentada (*upregulation*). A expressão de OspC se associa à adaptação ao hospedeiro. O espiroquetídio se liga ao plasminogênio e ativadores presentes no sangue, o que facilita a disseminação da bactéria no organismo do carrapato. Na glândula salivar predomina a expressão de OspC, mas alguns microrganismos expressam somente OspE e OspF. OspA e OspB estão ausentes (Hefty *et al.*, 2002).

A patogenia da doença nos estágios iniciais está diretamente associada à presença de bactérias viáveis nos locais de inflamação, enquanto nos estágios tardios, os aspectos autoimunes parecem contribuir substancialmente para as alterações patológicas observadas. Admite-se ainda que a persistência crônica de *B. burgdorferi* nos tecidos afetados seja relevante na patogenia da doença em estágios tardios. Acredita-se que a exposição prolongada aos espiroquetídios e/ou componentes dos mesmos possa induzir à doença autoimune crônica. O estudo das interações entre a bactéria e hospedeiros tem revelado uma grande variedade de eventos proinflamatórios, imunomoduladores e imunossupressores causados pelo patógeno. A imunidade humoral tem um papel central na resistência à infecção, mas há evidências de que a imunidade celular influencie o surgimento da artrite de Lyme e a gravidade da infecção (Anguita *et al.*, 1998).

As lesões da pele causadas por *B. burgdorferi lato sensu* são caracterizadas por edema e infiltrado celular linfocítico. Na fase inicial da artrite de Lyme, observa-se semelhança com a artrite reumatoide, apresentando hipertrofia vilosa, hiperplasia celular e grande quantidade de linfócitos e células plasmáticas. Um aspecto distintivo da doença de Lyme é a arterite. Na doença de Lyme tardia pode haver erosão extensiva da cartilagem nas grandes articulações. Na neuroborreliose pode ser observada a presença de infiltrado inflamatório mononuclear perivascular e meníngeo (Cassarino *et al.*, 2003). Adicionalmente, infiltrado linfocítico, ativação nodular e microglial difusa, alterações espongiformes, astrocitose difusa, desmielinização cerebral e cerebelar, além de alterações degenerativas multifocais difusas e infiltrado inflamatório em nervos cranianos podem ser observados (Bertrand *et al.*, 1999).

Evidências clínicas, epidemiológicas e experimentais sugerem autoimunidade como uma sequela potencial da infecção. Os tópicos a seguir relacionados focalizam as informações derivadas de estudos extensivos em relação aos aspectos imunológicos nos três estágios de evolução clínica da doença de Lyme.

Infecção localizada

Dependendo da espécie de *Borrelia* e do hospedeiro, a lise bacteriana mediada por complemento pode representar a primeira linha de defesa. O exame histopatológico das lesões em humanos mostra infiltrados perivasculares de linfócitos, macrófagos e plasmócitos (Mullegger, 2000). O modelo de doença de Lyme em coelhos evidencia aspectos relevantes para a compreensão da imunobiologia de *B. burgdorferi*. É o único modelo animal além do macaco *rhesus* que reproduz resultados do eritema *migrans* indistinguíveis dos eventos observados na doença humana após inoculação intradérmica de *B. burgdorferi stricto sensu*. Verifica-se que a imunidade derivada da infecção destrói rapidamente os espiroquetídios na área de inoculação, como evidenciado pela ausência de espiroquetídios com morfologia típica e viabilidade em animais imunizados. Em animais não imunizados, observa-se infiltração de polimorfonucleares, subsequentemente substituída por esparsa infiltração de macrófagos que persiste por aproximadamente 13 semanas. Linfócitos T e B estão presentes na lesão e desaparecem com a resolução do eritema *migrans*. Os achados mostram que a resolução da infecção localizada se correlaciona com a infiltração de linfócitos T e B assim como macrófagos, sugerindo um papel primário para os mecanismos envolvidos na imunidade mediada por células. A resposta inflamatória inicial de polimorfonucleares e macrófagos não afeta, aparentemente, o estabelecimento inicial e a persistência do espiroquetídeo. Em animais imunizados, não há correlação entre o desaparecimento de espiroquetídios viáveis e o infiltrado celular de algum tipo de célula, sugerindo que a imunidade humoral desempenhe um papel primário na resistência adquirida. Com base no modelo conclui-se que os mecanismos imunes humoral e mediado por células são importantes na resistência adquirida. Há evidências em humanos de que as células inflamatórias nas áreas de lesão tecidual produzem citocinas proinflamatórias, incluindo fator de necrose tumoral e interferona. Dias após a doença a maioria dos pacientes apresenta anticorpos IgM em resposta a OspC ou a uma proteína flagelar do espiroquetídio de 41 kDa (Glickstein, 2003).

Infecção disseminada

Em intervalos de dias ou semanas após o início da doença ocorre ampla disseminação de *B. burgdorferi*. Durante esse período, o espiroquetídio pode ser recuperado do sangue e do liquor. Quantidades menores podem ser visualizadas em amostras do miocárdio, retina, músculos, ossos, meninges e cérebro.

Borrelia burgdorferi utiliza componentes da saliva do carrapato para evasão do sistema imune e disseminação. No hospedeiro mamífero adere a integrinas, proteoglicanas e glicoproteínas nas células ou matriz extracelular de diferentes órgãos e tecidos. Como no carrapato, a disseminação do espiroquetídio pela matriz extracelular pode ser facilitada pela ligação ao plasminogênio e ativadores dessa substância no organismo. Uma proteína do espiroquetídio de 47 kDa (BBK32) liga-se à fibronectina, uma proteína da matriz extracelular. As sequências de OspC variam consideravelmente entre as cepas e somente umas poucas sequências estão associadas a infecção disseminada (Seinost *et al.*, 1999), provavelmente porque as mesmas ligam-se a estruturas do hospedeiro ainda não identificadas. Uma proteína do envoltório externo de 66 kDa do espiroquetídio liga-se ao receptor do fibrinogênio e ao receptor vibronectina (Coburn *et al.*, 1999), que poderá permitir que o microrganismo estabeleça uma ligação inicial e se dissemine na vasculatura. Uma proteína de 26 kDa está associada à adesão a células endoteliais (Leong *et al.*, 1998; Parveen e Leong, 2000). Proteínas expressas pelo espiroquetídio ligam-se à decorina, uma proteoglicana que está associada ao colágeno (Guo *et al.*, 1998).

Apesar da resposta imune ativa do hospedeiro, *B. burgdorferi* pode sobreviver durante o período de disseminação alterando ou minimizando a expressão de proteínas de superfície e inibindo respostas críticas. Dois plasmídios lineares (lp) parecem ser essenciais, incluindo lp25, que codifica uma nicotinamidase (Puser *et al.*, 2003), e lp28-I, que codifica a lipoproteína VlsE (Labandeira-Rey e Skare, 2001), associada a variação antigênica. Adicionalmente, o espiroquetídio expressa um número de famílias de lipoproteínas homólogas, expressas diferencialmente, incluindo OspE/F que posteriormente contribui para a diversidade antigênica (Hefty *et al.*, 2002). No modelo camundongo, o desenvolvimento de anticorpos dirigidos a OspC corresponde a uma resposta inicial significativa, induz a redução na expressão de OspC, mas não é suficiente para promover a erradicação da infecção (Liang *et al.*, 2002). *B. afzelli* e, em menor grau, *B. burgdorferi* expressam proteínas de superfície que se ligam aos fatores do complemento que inativam C3b, protegendo o microrganismo da ação bactericida mediada pelo complemento (Kraiczy *et al.*, 2004). Em contraste, *B. garinii* é eficientemente eliminada pela ação bactericida mediada pelo complemento (Salazar, 2003).

Como demonstrado no modelo camundongo, tanto a resposta imune inata quanto a adaptativa são fundamentais para o controle da infecção disseminada. Lipoproteínas de *B. burgdorferi,* que são mitógenos para células B, estimulam respostas adaptativas de células B independentes de células T. Anticorpos dirigidos a OspC matam os espiroquetídios (Rousselle, 1998). A resposta imune humoral dirigida a proteínas não ligadas a lipídios parece ser dependente de células T e também contribui para a morte do espiroquetídio (Fikrig, 1997; Hanson, 1998). A combinação dos diversos eventos celulares leva à produção de anticorpos dirigidos a diversos componentes do microrganismo que promovem a morte do espiroquetídio por fixação do complemento e opsonização. Em semanas ou meses, estas respostas, em conjunto com os mecanismos inatos, controlam a infecção até mesmo sem a antibioticoterapia específica, com regressão do quadro clínico.

Mais recentemente, em concordância com o conceito de que *B. burgdorferi* estimula uma forte e complexa resposta inflamatória, resultados de estudos experimentais têm demonstrado um aumento na produção de adrenomedulina, um peptídio produzido em resposta ao estímulo bacteriano, com atividade antimicrobiana e reguladora da resposta inflamatória pela modulação da expressão das citocinas inflamatórias (Marre *et al.*, 2010).

Infecção persistente

Após semanas de disseminação da infecção, os agentes da doença de Lyme ainda podem sobreviver em nichos localizados por muitos anos. Neste estágio, os sintomas sistêmicos são mínimos ou ausentes. Embora cada uma das espécies patogênicas possa disseminar-se nas articulações, sistema nervoso ou outros locais na pele, há variações na frequência de disseminação para os referidos locais e persistência nos mesmos. *B. burgdorferi*, principal agente etiológico de casos humanos nos EUA, aparentemente é a espécie mais artritogênica.

Como demonstrado nas infecções experimentais de camundongos, o extravasamento de neutrófilos nas articulações é o primeiro acontecimento marcante no desenvolvimento do processo inflamatório (Brown *et al.*, 2003). Na infecção humana, células Th $CD4^+$ pertencem à subpopulação Th1. Células T $CD8^+$ específicas também são encontradas nas lesões. Linhagens de camundongos *inbred* C57/BL/6 são protegidas da infecção por meio de IL-6 e IL-10, apesar do grande número de espiroquetídios nas articulações (Anguita, 1998; Brown *et al.*, 1999). Não se sabe se a infecção humana nas articulações é controlada da mesma maneira. Pacientes com a artrite de Lyme apresentam elevados níveis de anticorpos dirigidos a muitas proteínas do espiroquetídio, sugerindo hiperimunização durante as ondas de recorrência com multiplicação do espiroquetídio (Akin *et al.*, 1999). Mesmo sem o tratamento com antibióticos, o número de pacientes que continua a ter ataques de artrite decresce em torno de 10 a 20% a cada ano, e poucos pacientes têm ataques por mais de 5 anos (Steere *et al.*, 1987). Admite-se que os mecanismos imunes aparentemente sejam efetivos na eliminação do espiroquetídio das articulações.

Estudos experimentais em camundongos têm demonstrado que *B. burgdorferi* produz uma proteína de superfície denominada proteína 1 localizada na superfície da membrana, Lmp1 (do termo inglês *surface-located membrane protein* 1), uma proteína previamente associada à evasão bacteriana da resposta imune adquirida e com o estabelecimento da infecção por *B. burgdorferi* persistente no mamífero (Yang *et al.*, 2010).

Na Europa e na Ásia, *B. afzelli* pode persistir na pele por décadas, resultando em acrodermatite crônica atrófica. Comparado com os achados no eritema *migrans*, os infiltrados de células T e macrófagos na acrodermatite apresentam um padrão restrito de citocinas, no qual falta a produção de interferona-α (Mullegger, 2000). Admite-se que a persistência do espiroquetídio nas lesões possa envolver fatores do espiroquetídio e uma resposta imune local não efetiva.

Borrelia garinii, que também só é encontrada na Europa e na Ásia, parece a mais neurotrópica das três espécies de *Borrelia*. Pode excepcionalmente causar uma ampla variedade de anormalidades neurológicas, incluindo encefalomielite por *Borrelia*. Uma síndrome neurológica tardia e rara tem sido descrita nos EUA com a designação de encefalopatia ou polineuropatia, que primariamente se apresenta com distúrbios cognitivos e dor radicular espinal ou distal (Oschmann, 1998). Os mecanismos envolvidos na patogenia das complicações neurológicas não são conhecidos.

Prováveis síndromes pós-infecção

Apesar da falta de consenso quanto à existência destas síndromes, a artrite de Lyme resistente ao tratamento tem sido observada em cerca de 10% dos pacientes com artrite de Lyme que apresentam inflamação persistente das articulações anos após o tratamento com antibióticos, uma complicação raramente observada na Europa. O DNA de *B. burgdorferi* é detectado por PCR nas articulações dos pacientes antes do tratamento e deixa de ser detectado após o tratamento, sugerindo que a lesão possa permanecer após a eliminação do espiroquetídio com a terapia antimicrobiana (Oschmann, 1998).

Para explicar este curso da doença, tem-se hipotetizado que estes pacientes podem ter infecções persistentes ou autoimunidade induzida pela infecção (Steere, 2004). A hipótese de persistência se apoia na demonstração do espiroquetídio no citosol de células sinoviais infectadas, área que pode ser protegida de antibióticos. Todavia, os espiroquetídios não são encontrados no interior de células *in vivo*. A hipótese de autoimunidade é apoiada em evidências de associação genética e na resposta imune humoral e celular dirigidas à proteína OspA expressa por *B. burgdorferi* (Chen *et al.*, 1999).

Doença de Lyme crônica

As sequelas neurológicas da doença de Lyme crônica incluem encefalopatia, mielopatia e neuropatia periférica. As mesmas têm sido atribuídas à infecção persistente ou autoimunidade induzida pelo patógeno. Há evidências de que epítopos neurais de reação cruzada compartilhem sequências de aminoácidos com a proteína OspA de *B. burgdorferi* (Alaedini, 2005).

Manifestações clínicas

Febre recorrente

A febre recorrente apresenta-se com uma síndrome febril de início agudo caracterizada por episódios recorrentes de febre que se intercalam com intervalos de apirexia, com variações individuais que frequentemente são mais intensas na febre recorrente transmitida por carrapatos (Colebunders *et al.*, 1993; Rawlings, 1995; Dworkin *et al.*, 2002; Ramos *et al.*, 2004).

Após um período de incubação que pode variar de 2 a 18 dias, com uma média de aproximadamente 7 dias, o paciente apresenta febre elevada associada a calafrio, cefaleia, mialgia, artralgias, dor abdominal, confusão mental, náuseas e vômitos. Tosse seca e sinais de insuficiência cardíaca podem ocorrer, assim como icterícia, hepatoesplenomegalia discreta, meningismo e outros sinais neurológicos como convulsão, coma, lesão dos nervos cranianos, neurite periférica, mielite transversa e hemiplegia, além de outras manifestações psiquiátricas como alucinações, estados graves de ansiedade e de depressão (Southern e Sanford, 1969; Bryceson, 1970; Borgnolo *et al.*, 1993). Exantema maculopapular e petequial e manifestações hemorrágicas como equimoses, epistaxe e mais raramente hemoptíase e hematúria podem ocorrer, assim como as manifestações neurológicas, mais frequentemente observadas na febre recorrente transmitida por carrapatos (Salih *et al.*, 1977; Dworkin *et al.*, 2002).

Após o período febril, que pode durar de 3 a 6 dias, o paciente se recupera, persistindo relativamente bem por um período aproximado de 5 a 10 dias, quando nova recorrência é observada, muito embora, com um quadro clínico mais benigno. Podem ocorrer, ciclicamente, duas ou mais recaídas, frequentemente mais numerosas na febre recorrente transmitida por carrapatos, nas quais o paciente evolui com melhora gradual até a sua completa recuperação. Eventualmente, na ausência de tratamento adequado, o paciente pode evoluir para o óbito em decorrência da insuficiência cardíaca associada a grave hipotensão e com febre que pode atingir 44°C de temperatura, além da meningoencefalite e das complicações por infecção bacteriana secundária como pneumonia e endocardite. Durante a gravidez, a febre recorrente, especificamente a causada por *B. recorrentis*, pode causar tanto infecção congênita quanto morte fetal (Wilske e Schriefer, 2003).

Doença de Lyme

Após um período de incubação que pode variar de 3 a 32 dias, com a inoculação dérmica da *Borrelia* pela picada do carrapato, a borreliose de Lyme se divide, classicamente, em três estágios distintos: infecção inicial localizada (estágio I); infecção disseminada (estágio II) e infecção tardia persistente (estágio III) (Steere, 1989; Cutler, 1996; Hengge *et al.*, 2003).

No *estágio I*, a manifestação mais comum é o eritema *migrans* que surge no local da picada do carrapato, ocorrendo em 60 a 90% dos pacientes (Asbring e Hovmark, 1988). Caracterizado inicialmente como uma pequena mácula avermelhada, o eritema *migrans* se expande durante o período de dias ou mesmo semanas para uma lesão exantemática de forma circular ou mesmo oval, cujo tamanho varia de 3 a 68 cm, indolor, que pode se apresentar como um anel avermelhado circundado por uma área central mais clara. Adicionalmente, outros sinais e sintomas podem ser observados intermitentemente como febre, calafrio, mal-estar, fadiga e artralgias, além de manifestações neurológicas, especificamente meníngeas, como cefaleia, rigidez de nuca, associadas ao LCR sem alterações, que na ausência de tratamento tipicamente se resolvem dentro de 3 a 4 semanas.

No *estágio II*, que ocorre semanas a meses após a picada do carrapato, com a disseminação hematogênica das borrélias, a infecção evolui na ausência de tratamento específico com manifestações neurológicas, cardíacas, musculoesqueléticas, envolvimento oftalmológico, além do surgimento das múltiplas lesões exantemáticas secundárias, semelhantes ao eritema *migrans*, mas de tamanho menor, que podem aparecer ou desaparecer em diferentes tempos em outros locais da pele. Adicionalmente, o paciente frequentemente apresenta mal-estar, fadiga e eventualmente depressão e alteração do humor.

Durante este estágio, alterações neurológicas podem ocorrer em aproximadamente 15% dos pacientes, predominando quadro de meningite, neurite, incluindo a paralisia facial bilateral, radiculoneuropatia motora ou sensorial e mielite, entre outras manifestações. Comumente se observa um quadro recorrente de meningite associada a paralisia facial e radiculoneuropatia periférica. A análise do LCR mostra pleocitose com predomínio de mononucleares ou polimorfonucleares, com proteínas elevadas e glicose normal ou discretamente reduzida (Luft e Dattwyler, 1989). Na Europa, meningite e/ou encefalite são raramente descritas, muito embora a síndrome de Bannwarth, caracterizada por intensa dor radicular focal ou migratória associada a paralisia de nervo craniano e com pleocitose em LCR, seja a manifestação neurológica mais comum desta fase.

Com a evolução da doença, os pacientes podem desenvolver alterações cardíacas como bloqueio atrioventricular de graus variáveis, além de miopericardite, insuficiência ventricular esquerda, doença valvular degenerativa ou mais raramente cardiomegalia e pancardite. Muito embora autolimitado, o envolvimento cardíaco pode recorrer e causar cardiomiopatia crônica (Levota *et al.*, 2008).

Alterações musculoesqueléticas como artralgia com um padrão migratório, geralmente sem sinais flogísticos, de duração de horas ou dias, em uma ou duas articulações simultaneamente, podem ser observados, sendo o joelho a articulação mais atingida.

No *estágio III*, durante a fase tardia da doença de Lyme, que ocorre de meses a anos após a infecção inicial, o paciente evolui com artrite ou com acrodermatite crônica atrófica. Nos EUA, mais de 50% dos pacientes, na ausência de tratamento específico, evoluem com um quadro de artrite monoarticular ou oligoarticular em grandes articulações, especialmente em joelhos, muito embora pequenas articulações possam estar envolvidas, principalmente durante os ataques intermitentes iniciais. Descrita mais frequentemente nos EUA, a artrite de Lyme pode eventualmente evoluir para artrite crônica, com o surgimento de erosão óssea e da cartilagem geralmente acompanhadas de alterações do líquido sinovial com uma contagem de leucócitos que pode variar de 500 a 110.000 células/mℓ.

Além da acrodermatite e do linfocitoma borrelial causados principalmente por *B. afzelli*, cuja ocorrência é descrita quase exclusivamente na Europa, a neuroborreliose crônica pode ocorrer, sendo a encefalopatia com comprometimento da memória, humor ou sono a manifestação neurológica crônica mais comum (Naldeman e Wormser, 1998). A análise do LCR revela uma importante elevação da concentração de proteína com baixa ou moderada elevação no número de células, assim como a presença de anticorpos específicos. A encefalopatia é geralmente acompanhada por polineuropatia cujo estudo eletromiográfico demonstra anormalidade em segmentos tanto proximal quanto distal dos nervos (Steere, 1989; Pfister *et al.*, 1994).

Em decorrência da possibilidade de transmissão simultânea de outros agentes patogênicos pela picada de carrapato, a coinfecção deve ser considerada principalmente com *Babesia microti* e diferentes espécies de *Ehrlichia*, aumentando a gravidade das manifestações clínicas da doença de Lyme.

▶ Diagnóstico

Embora o diagnóstico das borrelioses deva ser sempre considerado com base nos dados clinicoepidemiológicos, os testes laboratoriais devem ser realizados, visando, fundamentalmente, à confirmação diagnóstica pela detecção direta e indireta das borrélias causadoras de doença humana.

As borrelioses devem ser diferenciadas de outras doenças infecciosas febris como as riquetsioses, leptospirose, dengue, febre amarela, febre tifoide, sepse, além de doenças autoimunes como lúpus eritematoso sistêmico, entre outras.

Nas *febres recorrentes*, o sangue do paciente durante o ataque febril apresenta grande quantidade de borrélias que podem ser visualizadas em microscopia de campo escuro ou em distensões sanguíneas coradas pelo Giemsa. A não detecção de borrélias, no entanto, não descarta o diagnóstico de borreliose, sendo fundamental a aplicação de outros métodos diagnósticos. Alternativamente, apesar de ser um procedimento complexo e mais demorado, as borrélias podem ser cultivadas ou detectadas por métodos moleculares, técnicas mais frequentemente utilizadas em instituições de pesquisa.

Na *doença de Lyme*, em contraste com as febres recorrentes, a espiroquetemia é muito baixa, inviabilizando a sua detecção pela microscopia. Assim, além das tentativas de isolamento a partir de meios de cultura como meio Barbour-Stoenner-Kelly ou meio Kelly Preac-Mursic modificado, utilizando amostras biológicas como sangue ou LCR, líquido/biopsia sinovial e de fragmentos de tecido procedentes de biopsias, técnicas de detecção direta por métodos moleculares como PCR e técnica de análise do polimorfismo do comprimento dos fragmentos de restrição (RFLP) podem ser utilizados. A sensibilidade tanto da cultura quanto das técnicas moleculares é maior com material procedente de fragmentos de tecidos do que do líquido sinovial. Outras técnicas de detecção direta têm sido descritas, como a detecção do antígeno utilizando teste de imunoensaio e *immunoblotting*, assim como PCR de urina, porém sua validade é ainda controversa e seu uso ainda não recomendado (Rahn e Malawista, 1991). A sensibilidade da PCR convencional para a detecção do DNA do agente nas lesões cutâneas (eritema *migrans*) é frequentemente elevada, variando de 64% nos EUA e entre 54 e 100% na Europa, nos pacientes com acrodermatite crônica ativa. A sensibilidade de diferentes métodos com base em PCR é variável, mas a PCR quantitativa em tempo real (qPCR) tem se mostrado superior à PCR convencional (Aguero-Rosenfeld *et al.*, 2005; Strube *et al.*, 2010). Embora os testes sorológicos possibilitem a detecção tanto de anticorpos da classe IgM quanto IgG e sejam os instrumentos diagnósticos rotineiramente disponíveis no esclarecimento de casos suspeitos de doença de Lyme *lato sensu*, a interpretação dos testes imunoenzimático (Elisa) e de imunofluorescência indireta (TIFI) deve ser cautelosa, em decorrência, entre outros fatores, da grande frequência de resultados falso-positivos, principalmente com infecções causadas por outras borrélias, treponemas e leptospiras (Weil *et al.*, 1991), por herpesvírus e parvovírus B19, assim como pacientes que apresentem ativação policlonal, fator reumatoide e anticorpos antinucleares (Sigal, 1990; Tuuminen *et al.*, 2010).

Em relação ao Elisa, o teste diagnóstico mais frequentemente utilizado, apesar das vantagens na realização da técnica como a automatização e a possibilidade de análise objetiva, muitas preparações antigênicas diferentes têm sido disponibilizadas, incluindo antígeno bruto, antígeno flagelar, antígeno recombinante, entre outros, fato que determina uma grande variabilidade no diagnóstico de diferentes laboratórios. Mais recentemente, novas gerações de Elisa vêm sendo disponibilizadas comercialmente como Dade Berhing, Dakopatts e Immunetics (Wilske e Schriefer, 2001), além do desenvolvimento de um teste Elisa IgM captura visando especificamente eliminar a falsa positividade devido ao fator reumatoide (Hansen *et al.*, 1991). Assim, no mínimo 70 diferentes testes comerciais para detectar anticorpos anti-*B. burgdorferi* têm sido aprovados pela FDA (Food and Drug Administration – EUA) e muitas outras cepas *lato sensu* têm sido aplicadas em testes *in-house* ou em testes comerciais na Europa (Aguero-Rosenfeld *et al.*, 2005).

O *Western blotting* (WB) é frequentemente útil como técnica diagnóstica suplementar e/ou confirmatória, devendo ser utilizado somente em amostras de soro reativas ou indeterminadas pelo Elisa ou pelo TIFI, atendendo as normas preconizadas pela Associação dos Laboratórios de Saúde Pública do Estado e Territorial (ASTPHLD) e CDC nos EUA e pela Sociedade Germânica de Higiene e Microbiologia (DGHM) do diagnóstico sorológico em duas etapas. Considerado um teste tecnicamente complexo, numerosos ensaios utilizando antígenos de diferentes genoespécies tanto *in-house* quanto comercial vêm sendo disponibilizados e os resultados obtidos devem, assim como em outros testes sorológicos, ser interpretados com cautela, em decorrência, entre outros fatores, da qualidade do antígeno, da interpretação subjetiva da leitura visual, assim como da presença de reatividade aos antígenos de 41 kDa e OspC no soro de pacientes com outras doenças infecciosas como mononucleose infecciosa, ou mesmo não infecciosas como a artrite reumatoide e o lúpus eritematoso sistêmico, por exemplo.

Nos EUA, a interpretação do resultado do WB tem sido recomendada com base na detecção de anticorpo antiantígeno total de *B. burgdoferi stricto sensu* (Engström *et al.*, 1995; Association of State and Territorial Public Health Laboratory Directors and the Centers for Disease Control and Prevention, 1995). O teste *immunoblotting* IgM deve ser interpretado como positivo quando duas ou mais bandas das seguintes proteínas apresentam reatividade: OspC, proteína de 39 kDa (BmpA) e proteína flagelar de 41 kDa (FlaB). O *immunoblotting* IgG positivo deve ser interpretado quando cinco ou mais bandas das seguintes proteínas se apresentam reativas: 18 e 21 kDa (OpsC), 28, 30, 39 kDa (BmpA), 41 kDa (FlaB), 45, 58, 66 e 93 kDa. A interpretação do WB, como informado previamente, também deve ser cuidadosa, principalmente em relação à IgG antip41, cuja reatividade é observada em aproximadamente 50% dos adultos saudáveis nos EUA e na Europa (Zoller *et al.*, 1991; Wilske e Schriefer, 2003; Aguero-Rosenfeld *et al.*, 2005).

Além do soro para a realização das técnicas sorológicas, e possivelmente de outras técnicas diagnósticas, amostras biológicas como biopsia de pele, LCR e líquido sinovial podem ser analisadas como sucintamente é descrito na Tabela 143.2. Carrapatos podem ser testados para pesquisa de borrélias mediante técnicas de biologia molecular e/ou isolamento como parte de estudos epidemiológicos para avaliar o risco de infecção humana em áreas de ocorrência de casos confirmados de doença de Lyme.

Por fim, embora não possibilite a identificação/caracterização taxonômica do agente bacteriano, a análise histopatológica associada a imuno-histoquímica pode ser utilizada como técnica diagnóstica complementar, considerando, no entanto, entre outros fatores, os limites das reações cruzadas, na dependência do antissoro utilizado e da presença de epítopos semelhantes em outros agentes bacterianos que não sejam as borrélias (Aguero-Rosenfeld *et al.*, 2005).

▸ Tratamento

Estudos sobre a suscetibilidade das diversas espécies de borrélias vêm demonstrando maior sensibilidade *in vitro* aos macrolídeos, tetraciclinas, penicilinas sintéticas e cefalosporinas de amplo espectro em relação à penicilina G e ao cloranfenicol (moderada sensibilidade). No entanto, em decorrência de sua mais baixa eficácia *in vivo*, os macrolídeos devem ser reservados para pacientes que apresentem alguma contraindicação ou intolerância a tetraciclina, penicilina ou cefalosporina. Adicionalmente, os estudos confirmam também a resistência borreliana a sulfametoxazol, trimetoprima, rifampicina, aminoglicosídios e quinolonas (Wilske e Schriefer, 2003; Wormser *et al.*, 2006).

Na doença de Lyme, considerando que todas as manifestações clínicas da infecção por *B. burgdorferi lato sensu* sejam tratadas com antibióticos, o tratamento deve ser recomendado basicamente na dependência do estágio da doença. Assim, na fase inicial, caracterizada pela lesão solitária eritema *migrans*, esquemas antimicrobianos com doxiclina, 100 mg 2 vezes/dia, amoxicilina, 500 mg 4 vezes/dia, ou cefuroxima, 500 mg 2 vezes/dia, por 2 semanas, são recomendados. Embora a eritromicina seja menos efetiva, pode ser administrada, na dose de 30 mg/kg/dia, em casos de crianças com alergia à penicilina (Perine e Teklu, 1983). Aproximadamente 15% dos pacientes podem apresentar uma reação de Jarisch-Herxheimer durante as primeiras 24 h de terapia (Rahn e Malwista, 1991; Weber e Pfister, 1994; Wormser *et al.*, 2000).

Em pacientes com infecções disseminadas, com artrite de Lyme não responsiva à antibioticoterapia oral ou com neuroborreliose crônica, preconiza-se, apesar da falta de consenso entre os diferentes especialistas, antibioticoterapia intravenosa com ceftriaxona, 2 g/dia ou penicilina G na dose de 20 milhões de unidades/dia em doses divididas, por um período maior de tratamento, entre 20 e 30 dias (Rahn e Malwista, 1991; Weber e Pfister, 1994; Wormser *et al.*, 2000).

▸ Controle

A febre recorrente transmitida por piolho pode ser erradicada com medidas básicas de higiene pessoal e de melhoria nas condições de vida da população.

Em relação às borrelioses transmitidas por carrapatos, o melhor mecanismo de prevenção seria evitar áreas infestadas de carrapato e remover com cuidado e rapidez os carrapatos aderidos. Adicionalmente passa a ser imprescindível que toda a

Tabela 143.2 Amostras biológicas utilizadas para o diagnóstico de doença de Lyme.

Manifestações clínicas	Amostra biológica para detecção direta da borrélia	Sensibilidade da técnica direta (cultura e PCR[1])	Amostra biológica para detecção de anticorpos[2]	Sensibilidade da técnica sorológica[3]
Estágio I	Biopsia de pele	70 a 86%	Soro – predominantemente IgM	20 a 50%
Estágio II				
Múltiplas áreas de eritema	Biopsia de pele	50 a 70%	Soro – presença de IgM e IgG	NSA[3]
Linfocitoma borrelial	Biopsia de pele	50 a 70%	Em casos de longa duração, predomínio de IgG	NSA
Cardite de Lyme	Biopsia endomiocárdica	50 a 70%		NSA
Neuroborreliose	LCR[4]	10 a 30%	Preconiza-se análise de amostras pareadas de LCR	80 a 90% entre 8 e 41 dias de doença
Estágio III				
Artrite	Líquido sinovial e biopsia	86 a 96% (PCR)	Soro – detecção de anticorpos da classe IgG	100% aproximadamente
Acrodermatite crônica atrófica	Biopsia de pele	50 a 70%		Teste negativo em pacientes com doença de curta duração
Neuroborreliose crônica	LCR	20%	Preconiza-se análise de amostras pareadas de LCR	

1. PCR: reação em cadeia da polimerase. 2. A interpretação dos testes sorológicos rotineiramente disponíveis no esclarecimento de casos suspeitos de doença de Lyme *lato sensu* deve ser cautelosa, em decorrência, entre outros fatores, da grande frequência de resultados falso-positivos. 3. O diagnóstico sorológico deve seguir o princípio de se realizar o teste *immunoblot* em todas as amostras reativas pelo teste imunoenzimático, considerando sempre que a sensibilidade e a especificidade dependem do tipo do antígeno utilizado. 4. NSA: não se aplica. 5. LCR: líquido cefalorraquidiano. Adaptada de Wilske e Schriefer (2001).

população, assim como os profissionais de saúde, sejam educados sobre os riscos do contato com carrapatos infectados, já que esses artrópodes são o segundo maior transmissor de doença para o homem, perdendo apenas para os mosquitos vetores.

Uma vacina para prevenir a doença de Lyme em humanos, com base na proteína recombinante OspA, foi aprovada pela FDA (EUA) em 1998, mas retirada do mercado em 2002 devido à pouca aceitação e às preocupações associadas à artrite autoimune (Steere, 2005; Ball *et al.*, 2009).

▸ Referências bibliográficas

Ackermann R. Tick-borne meningo-polyneuritis (Garin-Bujadoux, Bannwarth). *MMW Munch Med Wochenschr.* 118: 1621-1622, 1976.

Akin E, McHugh GL, Flavell RA *et al.* The immunoglobulin (IgG) antibody response to OspB correlates with severe and prolonged Lyme arthritis and the IgG response to P35 correlates brif arthritis. *Infect Immun.* 67: 173-181, 1999.

Alaedini A. Antibodies against OspA epitopes of *Borrelia burgdorferi* cross-react with neural tissue. *J Neuroimmunol.* 159: 192-195, 2005.

Anderson J. Mammalian and avian reservoirs for *Borrelia burgdorferi. Ann NY Acad Sci.* 539: 180-191, 1989.

Anguita J. *Borrelia burgdorferi*-infected, interleukin-6-deficient mice have decreased Th2 increased Lyme arthritis. *J Infect Dis.* 178: 1512-1515, 1998.

Asbring E, Hovmark A. Early and late cutaneous manifestations in *Ixodes*-borne borreliosis (erithema migrans borreliosis). *Ann NY Acad Sci.* 539: 4-15, 1988.

Association of State and Territorial Public Health Laboratory Directors and the Centers for Disease Control and Prevention. Recommendations. In: *Proceedings of the Second National Conference on the Serologic Diagnosis of Lyme Disease.* Washington DC: Association of State and Territorial Public Health Laboratory Directors, p. 1-5, 1995.

Ataliba AC, Resende JS, Yoshinari N *et al.* Isolation and molecular characterization of a Brazilian strain of *Borrelia anserina*, the agent of fowl spirochaetosis. *Res Vet Sci.* 83: 145-149, 2007.

Azulay RD, Abulafia L, Sodre CS *et al.* Lyme disease in Rio de Janeiro, Brazil. *Int J Dermatol.* 30: 569-571, 1991.

Baranton G, Postic D, Saint Girons I *et al.* Delineation of *Borrelia burgdorferi sensu stricto, Borrelia garinii* sp. nov., and group VS461 associated with Lyme borreliosis. *Int J Syst Baceriol.* 42: 378-383, 1992.

Barbour AG. Antigenic variation of relapsing fever borrelia species. *Annu Rev Microbiol.* 44: 155, 1990.

Barbour AG, Garon CF. Linear plasmid of the bacterium *Borrelia burgdorferi* have covalenty closed ends. *Science.* 237: 409-411, 1987.

Bertrand E, Szpak GM, Pilkowska E *et al.* Central nervous system infection caused by *Borrelia burgdorferi*. Clinico-pathological correlation of three post-mortem cases. *Folia Neuropathol.* 37: 43-51, 1999.

Borgnolo G, Hailu B, Ciancarelli A *et al.* Louse-borne relapsing fever. A clinical and an epidemiological study of 389 patients in Asella Hospital, Ethiopia. *Trop Geogr Med.* 45: 66-69, 1993.

Brouqui P, Stein A, Dupont HT *et al.* Ectoparasitism and vector-borne diseases in 930 homeless people from Marseilles. *Medicine.* 84: 61-68, 2005.

Brown CR, Blaho VA, Loiacono CM. Susceptibility to experimental Lyme arthritis correlates monocyte chemoatractant protein-1 production in joints and requires neutrophil recruitment. *J Immunol.* 171: 893-901, 2003.

Brown JP, Zachary JF, Teuscher C *et al.* Dual role of interleukin-10 in murine regulation of arthritis severity and host defense. *Infect Immun.* 67: 5142-5150, 1999.

Bryceson ADE, Parry EHO, Perine PL *et al.* Louse-borne relapsing fever. A clinical and laboratory study of 62 cases in Ethiopia and a reconsideration of the literature. *Q J Med.* 39: 129-170, 1970.

Burgdorfer W. The discovery of Lyme disease spirochete and its relation to tick vectors. *Yale J Biol Med.* 57: 515, 1984.

Burgdorfer W, Barbour AG, Hayes SF. Lyme disease: a tick-borne spiroquetosis? *Science.* 216: 1317-1319, 1982.

Burgess E. *Borrelia burgdorferi* infection in Wisconsin horses and cows. *Ann NY Acad Sci.* 539: 235-243, 1989.

Cassarino DS, Quezado MM, Ghatak NR *et al.* Lyme-associated parkinsonism: a neuropathologic case study and review of the literature. *Arch Pathol Lab Med.* 127: 1204-1206.

Chen J, Field JA, Glickstein L *et al.* Association of antibiotic treatment-resistant Lyme arthritis with T cell responses epitopes of outer-surface protein A (OspA) of *Borrelia burgdorferi. Arthritis Rheum.* 42: 1813-1822, 1999.

Coburn J, Chege W, Magoun L *et al.* Characterization of a candidate *Borrelia* chain integrin ligand identified using a phage display library. *Mol Microbiol.* 34: 926-940, 1999.

Colebunders R, De Serrano P, Van Gompel A *et al.* Imported relapsing fever in European tourist. *Scand J Infect Dis.* 25: 533-536, 1993.

Costa IP, Yoshinari NH, Barros PJL *et al.* Doença de Lyme em Mato Grosso do Sul: relato de três casos clínicos, incluindo o primeiro relato de meningite de Lyme no Brasil. *Rev Hosp Clin Fac Med São Paulo.* 51: 253-257, 1996.

Cutler SJ. Lyme borreliosis: an update. *Br J Hosp Med.* 56: 581-584, 1996.

Cutler SJ. Relapsing fever – a forgotten disease revealed. *J Appl Microbiol.* 108: 1115-1122, 2010.

Da Silva AM, Fikrig E. Growth and migration of *Borrelia burgdorferi* in Ixodes ticks during blood feeding. *Am J Trop Med Hyg.* 53: 397-404, 1995.

Doury P. Henry Foley and the discovery in 1908 of the role played by the louse in the transmission of relapsing fever. *Hist Sci Med.* 30: 363-369, 1996.

Dworkin MS, Schwan TG, Anderson Jr. DE. Tick-borne relapsing fever in North America. *Med Clin North Am.* 86: 417-433, 2002.

Engström SM, Shoop E, Johnson RC. Immunoblot interpretation criteria for serodiagnosis of early Lyme disease. *J Clin Microbiol.* 33: 419-427, 1995.

Fikrig E. *Borrelia burgdorferi* P35 and P37 proteins, expressed *in vivo*, elicit protective immunity. *Immunity.* 6: 532-537, 1997.

Filgueira AL, Troppe BM, Gontijo Filho PP. Doença de Lyme. *Rio Dermatológico.* 2: 1, 1989.

Fuchs R, Jauris S, Lottspeich F *et al.* Molecular analysis and expression of a *Borrelia burgdorferi* gene encoding a 22 kda protein (pC) in *Escherichia coli. Mol Microbiol.* 6: 503-509, 1992.

Garin C, Bujadoux A. Paralysis by ticks. 1922. *Clin Infect Dis.* 16: 168-169, 1993.

Guo BP, Brown EL, Dorward DW *et al.* Decorin-binding adhesins from *Borrelia. Mol Microbiol.* 30: 711-723, 1998.

Hansen K, Pii K, Lebech AM. Improved immunoglobulin M serodiagnosis in Lyme borreliosis by using a mu-capture enzyme-linked immunosorbent assay with biotinylated *Borrelia burgdoferi* flagella. *J Clin Microbiol.* 29: 166-173, 1991.

Hanson MS. Active and passive immunity against *Borrelia burgdorferi* decor in binding protein proctects against infection. *Infect Immun.* 66: 2143-2153, 1998.

Hefty PS, Brooks CS, Jett AM *et al.* OspE-related, OspF-related, and Elp lipoproteins are immunogenic in baboons experimentally infected with *Borrelia burgdorferi* and in human Lyme disease patients. *J Clin Microbiol.* 40: 4256-4265, 2002.

Hefty PS, Jolliff SE, Calmano MJ *et al.* Changes in temporal and spatial pattern of lipoprotein expression generate population heterogeneity and antigenic diversity in the Lyme disease *Borrelia burgdorferi. Infect Immun.* 70: 3468-3478, 2002.

Hellerstrom S. Erythema chronicum migrans afzelli. *Acta Derm Venereol.* 11: 315-318, 1930.

Hellerstrom S. Erythema chronicum migrans afzelli with meningitis. *South Med J.* 43: 330-334, 1950.

Hengge UR, Tannapfel A, Tyring SK *et al.* Lyme borreliosis. *Lancet Infect Dis.* 3: 489-500, 2003.

Herxheimer K, Hartmann KU. Acrodermatitis chronica atrophicans. *Arch Dermatol Syph.* 61: 255-300, 1902.

Howe TR, Mayer LW, Barbour AG. A single recombinant plasmid expressing two major outer surface proteins of the Lyme disease spirochete. *Science.* 227: 645-646, 1985.

Johnson WD, Golightly LM. *Borrelia* species (relapsing fever). In: Mandell GL, Bennett JE, Dolin R (ed.). *Mandell, Douglas and Bennett's Principles and Practice of Infectious Diseases.* 5th edition. Philadelphia: Churchill-Livingston, p. 2502-2504, 2000.

Judge DM, Samuel I, Vukotic D *et al.* Louse-borne relapsing fever in man. *Arch Pathol.* 97: 136-170, 1974.

Kraiczy P, Hellwage J, Skerka C *et al.* Complement resistance of *Borrelia burgdorferi* correlates with the expression novel linear plasmid-encoded surface protein that interacts with human factor H and FHL-1 and proteins. *J Biol Chem.* 279: 2421-2429, 2004.

Labandeira-Rey M, Skare JT. Decreased infectivity in *Borrelia burgdorferi* strain B31 is associated with linear plasmid 25 or 28-1. *Infect Immun.* 69: 446-455, 2001.

Lelovas P, Dontas I, Bassiakou E *et al.* Cardiac implications of Lyme disease, diagnosis and therapeutic approach. *Int J Cardiol.* 129:15-21, 2008.

Leong JM, Wang H, Magoun L *et al.* Different classes of proteoglycans contribute to the attachment of *Borrelia burgdorferi* endothelial and brain cells. *Infect Immun.* 66: 994-999, 1998.

Liang FT, Jacobs MB, Bowers LC *et al.* An immune evasion mechanism for spirochete Lyme borreliosis. *J Exp Med.* 195: 415-422, 2002.

Luft BJ, Dattwyler RJ. Lyme borreliosis. *Curr Clin Top Infect Dis.* 10: 56-81, 1989.

Marre ML, Darcy CT, Yinh J *et al.* Role of adrenomedullin in Lyme disease. *Infect Immun.* 78: 5307-5313, 2010.

Meri T, Cutler SJ, Blom AM *et al.* Relapsing fever spirochetes *Borrelia recurrentis* and *B. duttonii* Acquire complement regulators C4b-binding protein and factor H. *Infect Immun.* 74: 4157-4163, 2006.

Mogilyansky E, Loa CC, Adelson ME *et al.* Comparison of Western immunoblotting and the C6 Lyme antibody test for laboratory detection of Lyme disease. *Clin Diagn Lab Immunol.* 11: 924-929, 2004.
Mullegger RR. Differential expression of cytokine mRNA in skin specimens from patients with erythema migrans or acrodermatitis chronica atrophicans. *J Invest Dermatol.* 115: 1115-1123, 2000.
Naldeman RB, Wormser. Lyme borreliosis. *Lancet.* 352: 557-565, 1998.
Oschmann P. Stages and syndromes of neuroborreliosis. *J Neurol.* 245: 262-272, 1998.
Parveen N, Leong JM. Identification of a candidate glycosaminoglycan-binding adhesin of the spirochete *Borrelia burgdorferi. Mol Microbiol.* 35: 1220-1234, 2000.
Perine PL, Teklu B. Antibiotic treatment of louse-borne relapsing fever in Ethiopia: a report of 377 cases. *Am J Trop Med Hyg.* 32: 1096-1100, 1983.
Pfister HW, Wilske B, Weber K. Lyme borreliosis: basic science and clinical aspects. *Lancet.* 343: 1013-1016, 1994.
Purser JE, Lawrenz MB, Caimano MJ *et al.* A plasmid-encoded nicotinamidase (PncA) is essential for infectivity of *Borrelia* mammalian host. *Mol Microbiol.* 48: 753-764, 2003.
Rahn DW, Malawista SE. Lyme disease: recommendations for diagnosis and treatment. *Ann Intern Med.* 114: 472-481, 1991.
Ramos JM, Malmierca E, Reyes F *et al.* Characteristics of louse-borne relapsing fever in Ethiopian children and adults. *Ann Trop Med Parasitol.* 98: 191-196, 2004.
Rawlings JA. An overview of tick-borne relapsing fever with emphasis on outbreaks in Texas. *Tex Med.* 91: 56-59, 1995.
Rousselle JC. Borreliacidal antibody production against outer surface protein C of *Borrelia. J Infect Dis.* 178: 733-741, 1998.
Salazar JC. Coevolution of markers of innate and adaptative immunity in skin and peripheral with erythema migrans. *J Immunol.* 171: 2660-2670, 2003.
Salih SY, Mustafa D, Abdel Wahab SM *et al.* Louse-borne relapsing fever: I. A clinical and laboratory study of 363 cases in the Sudan. *Trans R Soc Trop Med Hyg.* 71: 43-48, 1977.
Santos M, Ribeiro-Rodrigues R, Lobo R *et al.* Antibody reactivity to Borrelia burgdorferi sensu stricto antigens in patients from the Brazilian Amazon region with skin diseases not related to Lyme disease. *Int J Dermatol.* 49: 552-556, 2010.
Seinost G, Dykhuizen DE, Dattwyler RJ *et al.* Four clones of *Borrelia burgdorferi sensu stricto* cause invasive infection in humans. *Infect Immun.* 67: 3518-3524, 1999.
Sigal LH. Summary of the first 100 patients seen at a Lyme disease referral center. *Am J Med.* 88: 577, 1990.
Southern PM, Sanford JP. Relapsing fever: a clinical and microbiological review. *Medicine.* 48: 129-149, 1969.
Steere AC. Elucidation of Lyme arthritis. *Nat Rev Immunol.* 4: 143-152, 2004.
Steere AC. Medical progress Lyme disease. *N Engl J Med.* 321: 586-596, 1989.
Steere AC, Schoen RT, Taylor E. The clinical evolution of Lyme arthritis. *Ann Intern Med.* 107: 725-731, 1987.
Strube C, Montenegro VM, Epe C *et al.* Establishment of a minor groove binder-probe based quantitative real time PCR to detect *Borrelia burgdorferi* sensu lato and differention of *Borrelia spielmanii* by *osp*A-specific conventional PCR. *Parasit Vectors.* 3: 69, 2010.
Talhari S, de Souza Santos MN, Talhari C *et al.* Borrelia Burgdorferi "sensu lato" in Brazil: Occurrence confirmed by immunohistochemistry and focus floating microscopy. *Acta Trop.* 115: 200-204, 2010.
Talhari S, Talhari AC, Ferreira LCL. Eritema chronicum migrans, eritema migratório, doença de Lyme ou borreliose de Lyme. *Anais Bras Dermatol.* 67: 205-209, 1992.
Terekhova D, Iver R, Wormser GP *et al.* Comparative genome hybridization vereals substantial variation among clinical isolates of Borrelia burgdorferi sensu stricto with different parhogenic properties. *J Bacteriol.* 188: 6124-6134, 2006.
Tuuminen T, Hedman K, Söderlund-Venermo M *et al.* Acute parvovirus B19 infection frequently causes non-specificity in Borrelia, and less often in Salmonella and Campylobacter serology – a problem of diagnosis of infectious arthropathy. *Clin Vaccine Immunol.* Nov 24, 2010.
Weber K, Pfister HW. Clinical management of Lyme borreliosis. *Lancet.* 343: 1017-1020, 1994.
Weil HFC, Franck WA, Hardim JA. In: Reese RE, Betts RF (ed.). *A Practical Approach to Infectious Diseases.* 3rd edition. Boston: Little, Brown, p. 691-710, 1991.
Wilske B, Schriefer ME. In: Murray PR, Baron EJ, Jorgensen JH *et al.* (ed.). *Manual of Clinical Microbiology.* 7th edition. Washington: ASM Press, p. 937-954, 2003.
World MJ. Pestilence, war, and lice. *Lancet.* 342: 1192, 1993.
Wormser GP, Naldeman RB, Dattwyler RJ *et al.* Practice guidelines for the treatment of Lyme disease. *Clin Infect Dis.* 31: S1-S14, 2000.
Wormser GPRJ, Dattwyler ED, Shapiro JJ *et al.* The clinical assessment, treatment, and prevention of Lyme disease, human granulocytic anaplasmosis, and babesiosis: clinical practice guidelines by the Infectious Diseases Society of America. *Clin Infect Dis.* 43:1089-1134, 2006.
Yang X, Lenhart TR, Kariu T *et al.* Characterization of unique regions of Borrelia burgdorferi surface-1 located membrane protein 1. *Infect Immun.* 78: 4477- 4487, 2010.
Yoshinari NH, Mantovani E, Bonold VL *et al.* Brazilian lyme-like disease or baggio-yoshinari syndrome: exotic and emerging brazilian tick-borne zoonosis. *Rev Assoc Med Bras.* 56: 363-369, 2010.
Yoshinari NH, Steere AC, Barros PJL *et al.* Lyme disease in Brazil: report of five cases. *Rev Esp Reumat.* 20: 6, 1993.
Zöller L, Burkard S, Schäfer H. Validity of Western Immunoblot. Band patterns in the serodiagnosis of Lyme borreliosis. *J Clin Microbiol.* 29: 174-183, 1991.

144 Chlamydia

Cid Vieira Franco de Godoy, Carlos Eduardo dos Santos Ferreira e Cecília Helena V. F. de Godoy Carvalhaes

▸ Conceito e histórico

A Chlamidiacea compreende uma família de bactérias de grande importância médica, uma vez que tem como membros a *Chlamydia trachomatis*, reconhecida como agente etiológico do tracoma e de infecções do trato geniturinário, com repercussões clínicas e epidemiológicas como infertilidade, gravidez ectópica e transmissão via canal de parto para neonatos, e a *C. pneumoniae*, expressivo agente de pneumonias comunitárias atípicas e há poucos anos relacionada com a gênese da formação da placa aterosclerótica, relação ainda controversa até o momento.

A família Chlamydiacea, com um gênero, *Chlamydia*, e quatro espécies reconhecidas, sendo a *C. trachomatis* e a *C. pneumoniae* de maior importância médica, foi reclassificada com base na análise da sequência de genes do RNA ribossômico 16S e 23S em dois gêneros: *Chlamydia*, que inclui a *C. trachomatis*, e Chlamydophila, que inclui a *C. pneumoniae* e a *C. psittaci* e outras espécies de menor importância médica (Mahony *et al.*, 2003).

Aproximadamente há 700 milhões de anos, um ancestral comum às clamídias, tanto patológicas como simbióticas, já estava adaptado à sobrevivência intracelular nos primeiros eucariontes e continha fatores de virulência encontrados nos modernos patógenos da Chlamydiae (Horn *et al.*, 2004).

As infecções por *C. trachomatis*, tendo como complicação mais importante a cegueira, já eram descritas em papiros egípcios e na Antiga China (Linhares *et al.*, 1996). Em 1907, Halberstaedter e von Prowazek descreveram a associação entre *C. trachomatis* e o tracoma. Atualmente, a *C. trachomatis* é responsável por cerca de 22% dos casos diagnosticados como conjuntivites e a principal causa de cegueira com possibilidade de prevenção (Lin *et al.*, 1999).

Nos EUA, adolescentes e adultos jovens de 15 a 24 anos representam 25% da população sexualmente ativa. São, portanto, um importante alvo para as doenças sexualmente transmissíveis (DST) causadas pela *C. trachomatis* como linfogranuloma venéreo, uretrite e epididimite em homens, e cervicite, endometrite, salpingite e peri-hepatite em mulheres (Mahony, 2003). Os três mais frequentes agentes causadores de DST são: papilomavírus humano (HPV), *Trichomonas vaginallis* e *C. trachomatis*, constituindo nos EUA 88% de todos os casos novos de DST (Weinstock *et al.*, 2004).

Estudo recente mostra que a prevalência nos EUA de infecção por *C. trachomatis* em adultos entre 18 e 26 anos é de 4,19%. Em alguns países da Europa essa prevalência gira em torno de 4,6% (Klavs *et al.*, 2004). No Brasil as taxas de infecção na população em geral são ligeiramente superiores às citadas anteriormente (6,1% na população em geral e 9% em gestantes). A metodologia utilizada em ambos os testes foi a detecção de anticorpos por meio de enzima imunoensaio.

Em outro estudo realizado recentemente na Escandinávia com 159 pacientes internados com quadro de pneumonia adquirida na comunidade, 17% foram diagnosticados para patógenos atípicos (*Legionella pneumophila*, *Mycoplasma pneumoniae* e *C. pneumoniae*) por meio de técnicas de PCR (*polymerase chain reaction*) e sorologia, sendo destes 18% por *C. pneumoniae* (Schneeberger *et al.*, 2004), mostrando a necessidade de se levar em consideração este agente no diagnóstico etiológico diferencial de pneumonias adquiridas na comunidade.

▸ Evolução dos conhecimentos

Com o passar dos anos as taxas de infecção por *C. trachomatis* decresceram, porém estas ainda são expressivas, fazendo com que esse agente ainda permaneça como uma das principais causas de DST. Na década de 1980, desde o surgimento da infecção pelo vírus da imunodeficiência humana (HIV), as infecções por *C. trachomatis* têm sido associadas às elevadas taxas de transmissão deste vírus (Wasserheit *et al.*, 1994). O mecanismo para explicar essa associação ocorre por meio da inflamação induzida pela infecção por *C. trachomatis* que leva ao recrutamento de linfócitos T CD4 para o trato geniturinário e, portanto, ao aumento do número de células-alvo do HIV. O aumento da replicação decorrente é fator importante para transmissão da infecção (Mahony *et al.*, 2003).

A infecção crônica por *C. pneumoniae* em lesões ateromatosas pode contribuir para a aterosclerose e doença da artéria coronária pela modificação da inflamação, proliferação e pelo metabolismo lipídico de monócitos presentes no sangue (Monno *et al.*, 2003; Dittrich *et al.*, 2004). Quando há infecção crônica em sítios anatômicos extrarrespiratórios, como a parede vascular, o cérebro ou monócitos do sangue, evidencia-se a evasão do microrganismo a partir dos pulmões, propagando-se pela corrente sanguínea (Gieffers *et al.*, 2004). Já foi demonstrado que monócitos podem atuar como vetores e disseminar sistemicamente a *C. pneumoniae* (Moazed *et al.*, 1998), inclusive através da barreira hematencefálica. No entanto esta relação ainda não está completamente definida. Alguns autores mostraram evidências de que não existe relação entre a exposição ao agente e o desenvolvimento de doença arterial coronária (Haim *et al.*, 2004).

Há uma elevada detecção de *C. pneumoniae* no líquido cefalorraquidiano de pacientes com esclerose múltipla, doença inflamatória desmielinizante do sistema nervoso central (SNC) sem etiologia definida, provavelmente multifatorial, para a qual fatores genéticos e ambientais (incluindo agentes microbiológicos) parecem contribuir. A infecção por *C. pneumoniae* no SNC pode ser apenas um evento secundário e oportunístico da doença, entretanto, sua existência pode exacerbar e/ou modular o processo patológico já existente (Blasi *et al.*, 2004).

▸ Etiopatogenia e dinâmica da infecção

C. pneumoniae é uma bactéria obrigatoriamente intracelular, sem mobilidade e com ciclo de desenvolvimento característico, que causa infecções respiratórias tanto agudas quanto crônicas.

Este ciclo é bifásico, com replicação dentro de vacúolos nas células hospedeiras formando inclusões citoplasmáticas características (Barnes, 1989). Uma fase é representada pelos corpos elementares (EB) e outras pelos corpos reticulares (RB) (Hall, 1997). Os corpos elementares são a forma infecciosa deste agente e penetram através da superfície da célula epitelial suscetível, no interior do endossomo desta célula, iniciando o ciclo de replicação binária. Já a forma não infecciosa é representada pelos corpos reticulares que apresentam maior dimensão e maior quantidade de material genético (RNA). A partir do momento de lise das células hospedeiras ocorre a liberação de múltiplos EB, que iniciam um novo ciclo de infecção, podendo afetar novas células.

Infecções por *Chlamydia* promovem intensa resposta inflamatória necessária para a eliminação do patógeno, mas ao mesmo tempo responsável pela patologia da infecção. Os dois antígenos mais relacionados com a patogenia da infecção são o lipopolissacarídio (LPS) e o MOMP (*major outer membrane protein*). A resposta celular por células T pode ser tanto CD4 quanto CD8. A ativação de CD4 leva à produção de interferona-gama (IFN-γ). A resistência das células infectadas contra apoptose junto com os efeitos da IFN-γ secretada durante a infecção contribuem para a persistência da infecção. Além disso, a secreção do fator de necrose tumoral-alfa (TNF-α), importante para a eliminação do agente, também leva à apoptose de células não infectadas. A falta de regulação no mecanismo de apoptose das células pode levar a uma infecção menos eficiente e a um aumento da resposta inflamatória, conduzindo a um processo patológico mais intenso (Perfettini *et al.*, 2003).

Por ser incapaz de sintetizar ATP a clamídia necessita de fonte externa de energia para seu metabolismo, sendo, portanto, de vida intracelular obrigatória, e era anteriormente classificada como um vírus (Chachter e Stamm, 1999).

▸ Quadro clínico

O tracoma, causado pelas *C. trachomatis* sorovariantes A, B, Ba e C, é uma ceratoconjuntivite crônica com formação de folículos visíveis macroscopicamente. O tracoma se inicia abruptamente com inflamação da pálpebra e da conjuntiva bulbar, seguida pelo aparecimento de um exsudato e formação de folículos na superfície conjuntival. A infecção pode se resolver espontaneamente; entretanto, infecções de repetição conduzem à vascularização da córnea e à erosão da conjuntiva, que em estágios avançados causam entrópio e triquíase. A córnea apresenta, então, vascularização superficial e infiltração linfocítica, chamada pano. Pode ocorrer conjuntivite bacteriana secundária ao tracoma, causada por *Haemophilus influenzae*, com secreção purulenta abundante, agravando a lesão inflamatória do tracoma. Estas lesões associadas (pano, erosão da conjuntiva, triquíase e infecção bacteriana) podem resultar em cegueira.

A *C. trachomatis* também é responsável por um quadro de conjuntivite e pneumonia em recém-nascidos (RN). Dos RN infectados 25% apresentam doença subclínica. O quadro de pneumonia é subagudo, iniciando-se de 1 a 4 meses após o nascimento, e cursa com tosse que lembra a coqueluche (em estacato) e prostração, porém geralmente não apresenta febre. Nos exames complementares os achados incluem hiperinsuflação pulmonar, infiltrado intersticial difuso ao raios X, eosinofilia discreta no hemograma e elevação de imunoglobulinas séricas. As manifestações clínicas perduram por semanas, enquanto as imagens radiológicas podem durar meses. Já a conjuntivite se apresenta de 2 a 25 dias após o nascimento com quadro agudo de secreção mucopurulenta, edema e inflamação da conjuntiva. Os folículos conjuntivais podem aparecer com a infecção crônica ou de repetição. Dos pacientes que apresentam quadro de pneumonia, metade cursa ou cursou com conjuntivite. Sem tratamento, esse quadro em geral se resolve espontaneamente e sem sequelas.

A infecção sexualmente transmissível causada por sorovariantes L1, L2 ou L3, mais invasivos do que os anteriormente descritos da *C. trachomatis*, é o linfogranuloma venéreo (LGV). Esses sorovariantes são capazes de causar doença aguda e complicações decorrentes de fibrose secundária, mas, diferentemente das demais doenças causadas por clamídias, o LGV é o único que apresenta envolvimento de múltiplos sistemas. A manifestação clínica ocorre inicialmente após 3 dias a 3 semanas da exposição, por uma lesão genital ou retal, ulcerada e dolorosa com resolução espontânea; por este motivo dificilmente a doença é diagnosticada nesta fase. Após 2 a 6 semanas da exposição inicial, desenvolve-se a linfadenopatia regional, com frequência inguinal, mas também pode manifestar-se na região hipogástrica ou ilíaca profunda, dependendo do local de inoculação, sendo geralmente bilateral e bastante dolorosa, a qual, com o decorrer do quadro, pode coalecer e supurar (bubão), favorecendo a formação de fístulas. Nesta fase associam-se manifestações sistêmicas como febre, cefaleia, meningismo, anorexia, mialgias e artralgia. O diagnóstico diferencial mais importante se faz com a sífilis, herpes genital e cancroide. O LGV, em sua fase tardia, cicatriza espontaneamente, mas pode levar a complicações fibróticas com deficiência de drenagem linfática em 5% dos casos, podendo culminar em elefantíase genital, estenoses e fístulas do pênis, uretra e reto. A infecção retal provoca proctite, inflamação restrita ao reto, e proctocolite apresentando-se como um quadro febril grave, com tenesmo e urgência, às vezes secreção mucopurulenta nas fezes; o diagnóstico diferencial deve ser feito com a doença de Crohn.

Outras infecções genitais sexualmente transmissíveis causadas pelos sorovariantes D e K da *C. trachomatis*, também conhecidas como uretrites não gonocócicas (UNG), causam a uretrite e epididimite em homens e cervicite e doença inflamatória pélvica em mulheres. A uretrite não gonocócica geralmente causa menos disúria e produz menor quantidade de secreção do que a gonocócica, mas individualmente não pode ser diferenciada clinicamente. Ao exame o exsudato claro ou turvo pode ser observado, entretanto a infecção assintomática também ocorre e pode ser reconhecida pelo teste da esterase dos leucócitos na primeira urina da manhã não centrifugada. O diagnóstico de UNG requer documentação de um exsudato leucocitário (presença ≥ 4 polimorfonucleares por campo de imersão em amostra de *swab* uretral ou presença ≥ 15 PMN no sedimento dos primeiros 10 a 15 mℓ de urina) e exclusão de gonorreia por coloração de Gram e cultura. A epididimite pode acompanhar este quadro e deve ser a *Neisseria gonorrhoeae* descartada em todos os pacientes e *Pseudomonas aeruginosa* em homens acima de 35 anos. O quadro clínico característico é a dor escrotal unilateral, febre e ao exame observa-se edema ou sensibilidade do epidídimo. Sugere-se ainda que a uretrite por *C. trachomatis* possa ser um fator de risco para o desenvolvimento da síndrome de Reiter, doença imunemediada, principalmente se não tratada. Keat *et al.* (1987), em estudo envolvendo anticorpos monoclonais detectados por microimunofluorescência, demonstraram a existência de corpos elementares da clamídia em amostras de material da articulação de muitos homens com artrite reativa adquirida sexualmente, fato que não ocorreu em artrites por outras causas.

Na mulher as infecções genitais causadas pela *C. trachomatis* escapam do diagnóstico clínico com mais frequência, apesar de sua maior prevalência, levando a importantes consequências. Entre as mulheres que apresentam ascensão da infecção, as principais complicações são infertilidade decorrente de oclusão tubal, gravidez ectópica e dor pélvica crônica. A cervicite mucopurulenta se apresenta ao exame com secreção endocervical cremosa e amarelada, definida com um *cutoff* de > 30 polimorfonucleares por campo de imersão à coloração de Gram; o sangramento após coleta de material com *swab* é frequente, além de edema e eritema. Estas alterações se resolvem com o tratamento. Endometrite e salpingite agudas se apresentam com sintomas moderados de dor abdominal baixa, dor durante ato sexual ou sangramento vaginal fora do período menstrual. Mulheres com salpingite apresentam risco aumentado de evoluir para infertilidade devido à oclusão tubária, ou ainda para gravidez ectópica e dor pélvica crônica. Esse risco aumenta com o número de episódios e a sua gravidade (Bowie e Holmes, 1990; Brunham, 2001).

A *C. psittaci* causa doença infecciosa em aves, a qual é transmissível a humanos através do trato respiratório. A doença é sistêmica, mas o pulmão é o órgão mais afetado. O período de incubação é de 7 a 15 dias, após os quais o paciente apresenta febre elevada (38 a 40,5°C), cefaleia de forte intensidade e mal-estar. Pode apresentar uma dissociação entre a frequência cardíaca e a temperatura febril. Outras manifestações sistêmicas podem acompanhar o quadro, como anorexia, mialgias e artralgias. Dos sintomas respiratórios o mais proeminente é a tosse, persistente, seca, mas pode ser produtiva com escarro mucoide e às vezes com laivos de sangue. A frequência respiratória é elevada proporcionalmente à gravidade da doença; dispneia e cianose indicam envolvimento pulmonar extenso. Em casos mais graves letargia, confusão e delírio podem progredir para estupor e coma. Ao exame físico, crepitações finas podem ser auscultadas em áreas localizadas dos lobos inferiores com maior frequência. O diagnóstico de psitacose deve ser pensado quando hepatomegalia e esplenomegalia estão presentes e acompanhando este quadro pulmonar. O diagnóstico diferencial deve ser feito com infecção por *Mycoplasma*, tularemia, tuberculose, infecção fúngica e doença dos legionários (Schaffner, 1990; Brunham, 2001).

A *C. pneumoniae* causa pneumonia de curso prolongado, mais frequente em adultos e idosos, evoluindo com quadro afebril e comumente de leve intensidade apresentando tosse não produtiva, faringite e rouquidão. Ao exame físico auscultam-se crepitações localizadas e a radiografia de tórax apresenta geralmente consolidação segmentar isolada. O quadro pode se apresentar com bronquite e sinusite, cefaleia e seios da face dolorosos à percussão. Quando o quadro se apresenta com sinusite, bronquite e faringite associada à pneumonia, o agente frequentemente é a *C. pneumoniae* (Schaffner, 1990; Brunham, 2001).

A *Chlamydophila pneumoniae* é responsável por cerca de 10% dos casos de pneumonia comunitária e 5% dos casos de bronquite, embora grande número de infecções pelo agente sejam assintomáticas, ou com curso de manifestações respiratórias relativamente discretas (Burillo e Boriza, 2010). Entretanto, o uso mais frequente de técnicas moleculares sensíveis e específicas tem demonstrado a existência de *C. pneumoniae* em grande número de pessoas com diferentes moléstias, inclusive cardiovasculares e de sistema nervoso central. Há evidências crescentes do envolvimento deste patógeno em doenças neurológicas crônicas, em particular, na doença de Alzheimer e na esclerose múltipla (Contini *et al.*, 2010). A existência de elevados títulos de anticorpos IgM para *C. pneumoniae* em diversas doenças autoimunes, como artrite reumatoide, lúpus eritematoso sistêmico e dermatomiosite/polimiosite sugere que a infecção aguda por este agente possa estar envolvida na patogênese de doenças autoimunes (Fujita *et al.*, 2009).

▸ Diagnóstico laboratorial

Na atualidade o diagnóstico das infecções por clamídias pode ser feito por várias metodologias em diferentes amostras clínicas. Existe uma variedade de diferenças entre elas na sensibilidade, especificidade, no tempo de execução e no custo. A escolha da metodologia ideal se torna um grande desafio para o médico no momento do diagnóstico laboratorial.

Dentre os principais espécimes clínicos disponíveis estão: amostras de trato genital e ocular, aspirado de lesão granulomatosa, sangue, escarro, fezes e biopsias. As amostras de trato genital e ocular devem ser colhidas com *swab* em meio de transporte contendo antibióticos que inibam o crescimento das demais bactérias. As amostras de aspirado da lesão devem ser encaminhadas em frasco estéril. Quando a lesão não apresentar sinais de flutuação pode-se lavar com solução fisiológica estéril e aspirá-la. As amostras de sangue podem ser diretamente utilizadas para cultura de células ou, também, pode-se extrair os monócitos circulantes para realização do diagnóstico. O escarro e outras amostras do trato respiratório devem ser tratados adequadamente para não apresentarem toxicidade às células, com diminuição da acurácia diagnóstica. As amostras fecais devem ser obtidas por *swab* retal, também contendo antibiótico e meio de transporte adequados. As amostras provenientes de biopsias devem ser pesadas, medidas e trituradas, para posterior diluição seriada prevenindo, assim, a possível destruição de células e diminuição na sensibilidade.

Para o diagnóstico laboratorial dispomos do isolamento do agente por meio da cultura de células e testes que não necessitam de cultura, que pesquisam o antígeno ou buscam de anticorpos específicos.

▸ Culturas de células

A cultura de células foi considerada, até o final da década de 1990, o padrão-ouro para o diagnóstico das infecções causadas por clamídias. Era considerada, pelo CDC (Centers for Disease Control and Prevention) a metodologia aceita para casos com repercussão médico-legal, como nos casos de violação sexual. Nos dias de hoje, com o avanço tecnológico, técnicas moleculares ganharam seu espaço no diagnóstico e aos poucos se permeiam ao diagnóstico não só das infecções causadas por clamídias, mas também em outras doenças infecciosas.

As grandes vantagens metodológicas da cultura são sua alta especificidade (100%) em conjunto com a possibilidade de se obter o microrganismo para estudos adicionais como testes de suscetibilidade antimicrobiana e genotipagem (Black, 1997). Dentre as principais desvantagens estão: sensibilidade de 80%, alto custo e dificuldade em padronização da técnica.

Várias linhagens de células podem ser utilizadas para o cultivo da clamídia: rim de macacos, HeLa, HL, HEp-2 e McCoy, entre outras. As mais comumentes utilizadas para *C. trachomatis* são McCoy e HeLa. Já para *C. pneumoniae* as mais utilizadas são HL e Hep-2. Contudo, para *C. pneumoniae* a cultura apresenta maior dificuldade para crescimento, com diminuição na sensibilidade diagnóstica, para as diversas espécimes clínicas (Roblin *et al.*, 1992).

O grande sucesso desta metodologia está diretamente ligado à viabilidade da amostra, pois esta técnica depende da sobrevivência dos microrganismos, e para que os mesmos sobrevivam, é necessária a conservação das células do material clínico colhido. Como em todo teste laboratorial, o controle de qualidade é fundamental para a manutenção da sensibilidade e especificidade diagnóstica (Mahony e Chernesky, 1985).

Outros testes utilizados para o diagnóstico da infecção por clamídia

Excluindo a cultura de células, o auxílio diagnóstico pode ser dado basicamente por exame citológico direto, testes moleculares e testes baseados em interação antígeno-anticorpo. Com os testes moleculares, a cultura passou a apresentar uma queda na sua sensibilidade, pois anteriormente era considerada o padrão-ouro para o diagnóstico, mas começaram a surgir testes moleculares positivos com cultura negativa. Contudo, quando ocorre essa discrepância de resultados realiza-se outro teste molecular com um alvo de ácido nucleico alternativo (Mahony *et al.*, 1992; 1993).

O diagnóstico pelo exame citológico direto pode ser realizado pela coloração de Giemsa, demonstrando as inclusões citoplasmáticas típicas.

Os principais testes baseados em reação antígeno-anticorpo são:

▸ **Enzima imunoensaio – EIA (Ag).** Este teste está comercialmente disponível para detecção dos antígenos em amostras clínicas. Ele usa anticorpos poli e monoclonais para detectar os dois principais antígenos: MOMP e LPS. Este teste pode detectar todas as espécies de clamídias, porém foi desenvolvido a princípio para a *C. trachomatis*. Apresenta uma alta especificidade (97%), porém não é recomendado para triagem populacional (baixa prevalência), pois apresenta um baixo valor preditivo positivo.

▸ **Teste de fixação de complemento.** Este teste é baseado na reação de fixação de complemento clássica em que ocorre ligação do anticorpo ao antígeno específico clamidial (LPS). Pode ser usado no diagnóstico de infecções clamidiais sistêmicas (psitacose e LV). É pouco utilizado nos dias de hoje por apresentar baixa sensibilidade e especificidade quando comparado com os demais testes.

▸ **Microimunofluorescência.** É o teste sorológico de escolha para o diagnóstico das infecções agudas causadas por clamídias. Foi inicialmente desenvolvido por Wang (1971), sendo a técnica mais sensível na detecção de anticorpos e capaz de discriminar a *C. trachomatis* das demais espécies. O grande problema deste método é a demonstração dos títulos de anticorpos na infecção crônica. O teste apresenta alta sensibilidade e boa especificidade e pode ser utilizado em teste de triagem. O teste também é útil nas infecções em neonatos (Schachter *et al.*, 1982).

▸ **Ensaios recombinantes.** O teste EIA pode ser baseado na mensuração de anticorpos contra os dois principais antígenos (MOMP e LPS). A sensibilidade e a especificidade destes ensaios são discretamente inferiores quando comparadas com as da microimunofluorescência (Persson e Boman, 2000; Bas *et al.*, 2001).

Testes moleculares

▸ **Hibridização de ácido nucleico (HAN).** Estes testes estão comercialmente disponíveis para *C. trachomatis* e são bastante utilizados em alguns laboratórios. O teste utiliza a hibridização RNA-DNA no aumento da sensibilidade para detecção do RNA clamidial. Sua sensibilidade é mais alta do que a cultura de células e a detecção do antígeno pela EIA, mantendo sua especificidade (Clarke *et al.*, 1993; Lauderdale *et al.*, 1999).

▸ **Amplificação de ácido nucleico.** Existem atualmente no mercado cinco principais métodos de amplificação do ácido nucleico e detecção qualitativa do agente. Os testes se baseiam fundamentalmente na amplificação da sequência de nucleotídios plasmidiais, os quais estão presentes nos corpúsculos da *C. trachomatis*. Todos os ensaios apresentam alta especificidade, porém com problemas de contaminação cruzada das reações (Bauwens *et al.*, 1993; Berg *et al.*, 1997). Estudos clínicos demonstraram que os testes moleculares são os que apresentam maior sensibilidade quando comparados com a cultura e os demais métodos (Stary *et al.*, 1997; Crotchfelt *et al.*, 1998). Os testes de amplificação de ácido nucleico estão se tornando o teste de escolha para o diagnóstico das infecções causadas por clamídias. Entretanto, estes testes não permitem o isolamento do agente para estudos futuros (sensibilidade a medicamentos e genotipagem). Métodos para quantificação clamidial estão sendo desenvolvidos e no futuro poderão estar disponíveis para o diagnóstico e monitoramento das infecções clamidiais (Song *et al.*, 2000; Huang *et al.*, 2001).

Testes de sensibilidade antimicrobiana

Existem apenas poucos relatos de resistência descritos para *C. trachomatis* (Lefevre e Lepargneur, 1998; Somani *et al.*, 2000). Já para outras espécies não há relato de resistência. A utilidade clínica dos testes de sensibilidade para estes agentes é restrita. Os testes são realizados a partir da cultura de células e determinam a concentração inibitória mínima e a concentração bacteriana mínima. Estes testes não estão padronizados, apresentam uma grande variedade metodológica e os resultados *in vitro* não apresentam boa correlação com os testes *in vivo*. As espécies de clamídia são sensíveis a tetraciclina, macrolídios e fluoroquinolonas (Welsh *et al.*, 1992).

Tratamento

C. trachomatis

O tratamento do tracoma pode ser realizado com tetraciclinas (100 mg de doxiciclina de 12/12 h ou 500 mg de tetraciclina de 6/6 h por 3 semanas) ou macrolídios (azitromicina 20 mg/kg, dose única). Em crianças pode-se usar eritromicina 50 mg/kg/dia, em 4 doses por 14 dias ou azitromicina 10 mg/kg 1 vez/dia durante 3 dias. O tratamento para as uretrites não complicadas e a cervicite mucopurulenta com azitromicina (1 g

VO dose única) mostrou eficácia semelhante e menor custo quando comparada à doxiciclina (100 mg 12/12 h por 7 dias), ou tetraciclina (500 mg 6/6 h também por 7 dias). A eritromicina base (500 mg VO 6/6 h durante 4 dias), o sulfametoxazol (800 mg 12/12 h, 10 dias) e o ciprofloxacino (500 mg 12/12 h por 10 dias) são alternativas. O tratamento da epididimite e da endometrite devem ser por um período mais prolongado de 2 semanas. O LGV deve ser tratado durante 3 semanas.

As infecções respiratórias por *C. trachomatis* devem ser tratadas com 2 g de tetraciclina ou eritromicina por 10 a 14 dias. Em crianças, esfolato de eritromicina na dose de 50 mg/kg/dia durante 2 a 3 semanas. Os macrolídios como a roxitromicina (5 a 10 mg/kg/dia, 1 vez/dia durante 5 dias) ou a azitromicina (10 mg/kg 1 vez/dia durante 3 dias) são opções terapêuticas.

C. pneumoniae

O tratamento para a *C. pneumoniae* pode ser feito com tetraciclina (500 mg 6/6 h), macrolídios (azitromicina 500 mg no primeiro dia, seguido de 250 mg/dia durante 3 dias ou eritromicina 500 mg 6/6 h) e quinolonas (ciprofloxacino 500 mg 12/12 h). Para os quadros pneumônicos o tratamento recomendado é de 10 a 14 dias.

C. psittaci

O tratamento é semelhante ao da *C. pneumoniae* e, assim deve ser mantido por um período de 10 a 14 dias.

Prevenção e controle

C. trachomatis

Sendo considerada uma DST sua prevenção deve ser feita com uso de preservativos. Os parceiros sexuais e os pais de lactentes infectados devem ser tratados empiricamente.

C. pneumoniae

Não existe medida de controle eficaz para prevenção da transmissão desta espécie.

C. psittaci

A psitacose epidêmica pode ser prevenida por meio de quarentena e administração de tetraciclina a todos os pássaros infectados. Não existe uma vacina eficaz comercialmente disponível (Brunham, 2001).

Referências bibliográficas

Barnes CR. Laboratory diagnosis of human chlamydial infections. *Clin Microbiol Rev* 2: 119-136, 1989.

Bas S, Muzzin P, Ninet B, Bornand JE, Scieux C, Vischer TL. Chlamydial serology: comparative diagnostic value of immunoblotting, microimmunofluorescence tests, and immunoassays using different recombinant proteins as antigens. *J Clin Microbiol* 39: 1369-1377, 2001.

Bauwens JE, Clarck AM, Stamm WE. Diagnosis of *Chlamydia trachomatis* endocervical infections by a commercial polymerase chain reaction assay. *J Clin Microbiol* 31: 3023-3027, 1993.

Berg E, Anestad G, Moi H, Storvold G, Skaug K. False-negative results of a ligase chain reaction assay to detect *Chlamydia trachomatis* due to inhibitors in urine. *Eur J Clin Microbiol Infect Dis* 16: 727-731, 1997.

Bowie WR, Holmes KK. *Chamydia trachomatis* (trachoma, perinatal infections, lymphogranuloma venereum, and other genital infections). In Mandell GL, Douglas Jr. RG, Bennett JE (eds), *Principles and Practice of Infectious Diseases*, ASM Press, Washington DC, 1990.

Black MC. Current methods of laboratory diagnosis of *Chlamydia trachomatis* infections. *Clin Microbiol Rev* 10: 160-184, 1997.

Blasi F, Centanni S, Allegra L. *Chlamydia pneumoniae*: crossing the barriers? *Eur Respir J* 23: 499-550, 2004.

Brunham RC. Doenças causadas por clamídias. In *Cecil Textbook of Medicine*, 21st ed., Guanabara Koogan, Rio de Janeiro, 2001.

Burillo A, Boriza E. *Chlamydophila pneumoniae Clin Infect Dis Jan* 15, 50(2): 202-209, 2010.

Clarke LM, Sierra MF, Daidone BJ, Lopez N, Covino JM, McCormack WM. Comparison of the Syva Micro Trak enzyme immunoassay and Gen Probe PACE 2 with cell culture for diagnosis of cervical *Chlamydia trachomatis* infection in a high-prevalence female population. *J Clin Microbiol* 31: 968-971, 1993.

Contini C, Seraceni S, Cultrera R, Castellazzi M, Granieri E, Fainardi E. *Chlamydophila pneumoniae* infection and its role in neurological disorders. *Infect Dis Clin North Am* Mar, 24(1): 61-71, 2010.

Crotchfelt K, Pare B, Gaydos C, Quinn T. Detection of *Chamydia trachomatis* by the Gen-Probe AMPLIFIED *Chamydia trachomatis* assay (AMP CT) in urine specimens from men and women and endocervical specimens from women. *J Clin Microbiol* 36: 391-394, 1998.

Dittrich R, Dragonas C, Mueller A, Maltaris T, Rupp J, Beckmann MW, Maass M. Endothelial *Chlamydia pneumoniae* infection promotes oxidation of LDL. *Biochem Biophys Res Commun* 319: 501-505, 2004.

Fujita M, Hitashi S, Yagita M. Acute *Chlamydia pneumoniae* infection in the pathogenesis of autoimmune diseases. *Lupus* Feb, 18(2): 164-168, 2009.

Gieffers J, van Zandbergen G, Rupp J, Sayk F, Krüger S, Ehlers S, Solbach W, Maass M. Phagocytes transmit *Chlamydia pneumoniae* from the lungs to the vasculature. *Eur Respir J* 23: 506-510, 2004.

Haim M, Tanne D, Battler A, Boyko V, Reshef T, Goldbourt U, Brunner D, Mekori YA, Behar S. Bezefibrate Infarction Prevention Study Group. *Chlamydia pneumoniase* and future risk in patients with coronary heart disease. *Int J Cardiol* 93: 25-30, 2004.

Hall SG. *Chlamydia trachomatis:* update on laboratory diagnosis. Check sample. *Am Soc Clin Pathol* 40: 49-61, 1997.

Huang J, DeGraves FJ, Gao D, Feng P, Schlapp T, Kaltenboeck B. Quantitative detection of *Chlamydia* spp. by fluorescent PCR in the LightCycler®. *Bio Techniques* 30: 150-157, 2001.

Keat A, Thomas B, Dixey J *et al. Chlamydia trachomatis* and reactive arthritis: the missing link. *Lancet* 39: 168-174, 1987.

Klavs I, Rodrigues LC, Wellings K, Kese D, Hayes R. Prevalence of genital *Chlamydia trachomatis* infection in the general population of Slovenia: serious gaps in control. *Sex Transm Infect* 80. 121-123, 2004.

Lauderdale TL, Landers L, Thorneycroft I, Chapin K. Comparison of the PACE 2 assay, two amplification assays, and Clearview enzyme immunoassay for detection of *Chlamydia trachomatis* in female endocervical and urine specimens. *J Clin Microbiol* 37: 222-223, 1999.

Lin J, Li Y, Zhang J, Feng G, Zhang P, Zheng H, Zheng J. Rapid diagnosis of chlamydial conjunctivitis in laboratory. *Yan Ke Xue Bao* 15: 191-194, 1999.

Linhares IM, Miranda SD, Fonseca AM, Melles HHB, Siqueira LFG. Doenças causadas por clamídias. In Veronesi R, Focaccia R (eds), *Veronesi: Tratado de Infectologia*, Atheneu, São Paulo, 1996.

Mahony JB, Chernesky MA. Effect of *swab* type and storage temperature on the isolation of *Chlamydia trachomatis* from clinical specimens. *J Clin Microbiol* 22: 865-867, 1985.

Mahony JB, Coombes BK, Chernesky MA. *Chlamydia* and *Chlamydophila*. In Murray, *Manual of Clinical Microbiology*, ASM Press, Washington DC, 2003.

Mahony JB, Luinstra KE, Sellors JW, Chernesky MA. Confirmatory of plasmid and chromosome based polymerase chain reaction assays for detecting *Chlamydia trachomatis* nucleic acids. *J Clin Microbiol* 31: 1753-1758, 1993.

Mahony JB, Luinstra KE, Sellors JW, Jang D, Chernesky MA. Confirmatory PCR testing for *Chlamydia trachomatis* in first void urine from asymptomatic and symptomatic men. *J Clin Microbiol* 30: 2241-2245, 1992.

Moazed TC, Kuo CC, Grayston JT, Campbell LA. Evidence of systemic dissemination of *Chlamydia pneumoniae* via macrophages in the mouse. *J Infect Dis* 177: 1322-1325, 1998.

Monno R, Di Biase M, Costi A, de Nicolò T, Correale M, Bolognese P, Losacco G. *Chlamydia pneumoniae*, atherosclerosis, and coronary disease. *Ital Heart J* (Suppl.) 4: 383-397, 2003.

Persson K, Boman J. Comparison of five serologic tests for diagnosis of acute infections by *Chlamydia pneumoniae*. *Clin Diagn Lab Immunol* 7: 739-744, 2000.

Schachter J, Stamm WE. *Chlamydia*. In *Manual of Clinical Microbiology*, 7th ed., ASM Press, Washington, D.C., p. 795-806, 1999.

Schachter J, Grossman M, Azimi PM. Serology of *Chlamydia trachomatis* in infants. *J Infect Dis* 146: 530-535, 1982.

Schaffner W. *Chlamydia psittaci* (Psittacosis). In Mandell GL, Douglas Jr. RG, Bennett JE (eds), *Principles and Practice of Infectious Diseases*. ASM Press, Washington, D.C, 1990.

Schaffner W. TWAR. In Mandell GL, Douglas Jr. RG, Bennett JE (eds), *Principles and Practice of Infectious Diseases*, ASM Press, Washington, D.C, 1990.

Schneeberger PM, Dorigo-Zetsma JW, van der Zee A, van Bon M, van Opstal JL. Diagnosis of atypical pathogens in patients hospitalized with community-acquired respiratory infection. *Scand J Infect Dis* 36: 269-273, 2004.

Somani J, Bhullar VB, Workowski KA, Farshy CE, Black CM. Multiple drug-resistant *Chlamydia trachomatis* associated with clinical treatment failure. *J Infect Dis* 181: 1421-1427, 2000.

Song X, Coombes BK, Mahony JB. Quantitation of *Chlamydia trachomatis* 16S rRNA using NASBA amplification and a bioluminescent microtiter plate assay. *Combin Chem High Throughput Screen* 3: 303-313, 2000.

Stary A, Najim B, Lee HH. Vulval *swabs* as alternative specimens for ligase chain reaction detection of genital chlamydial infection in women. *J Clin Microbiol* 35: 836-838, 1997.

Wasserheit JN. Effect of changes in human ecology and behavior on patterns of sexually transmitted disease, including human immunodeficiency virus infection. *Proc Natl Acad Sci USA* 91: 2430-2435, 1994.

Weinstock H, Berman S, Cates W. Sexually transmitted disease among American youth: incidence and prevalence estimates, 2000. *Perspect Sex Reprod Health* 36: 6-10, 2004.

Welsh LE, Gaydos CA, Quinn TC. *In vitro* activities of azithromycin, erythromycin and tetracycline against *Chamydia trachomatis* and *Chlamydia pneumoniae*. *Antimicrob Agents Chemother* 36: 291-294, 1992.

145 Tracoma

Marinho Jorge Scarpi e Rubens Belfort Jr.

▸ Infecções oculares por Chlamydia trachomatis

Chlamydia trachomatis está entre os patógenos humanos mais prevalentes; é a segunda causa mais frequente de conjuntivite infecciosa crônica do adulto, a que apresenta a maior prevalência entre crianças de países em desenvolvimento e o agente causal mais amiudado da oftalmia neonatal.

C. trachomatis é bactéria de vida intracelular obrigatória, cujo desenvolvimento ocorre pela alternância de duas fases: uma extracelular (corpúsculo elementar – EB), que é a forma infectiva, e a outra extracelular (corpúsculo reticulado – RB), que é a forma multiplicativa.

Há duas maneiras de transmissão da *C. trachomatis*: a sexual e a olho a olho.

A primeira, chamada *paratracoma*, atinge os indivíduos sexualmente ativos e é responsável pelas infecções geniturinárias e pela conjuntivite de inclusão do adulto. A contaminação das mucosas do recém-nascido, ao passar pelo canal de parto de mulher com cervicite clamidiana, pode ocasionar a *oftalmia neonatal*.

A segunda, facilitada pelo convívio intrafamiliar, em creches e em escolas, atinge principalmente crianças, ocasionando outra forma de conjuntivite clamidiana, o *tracoma*.

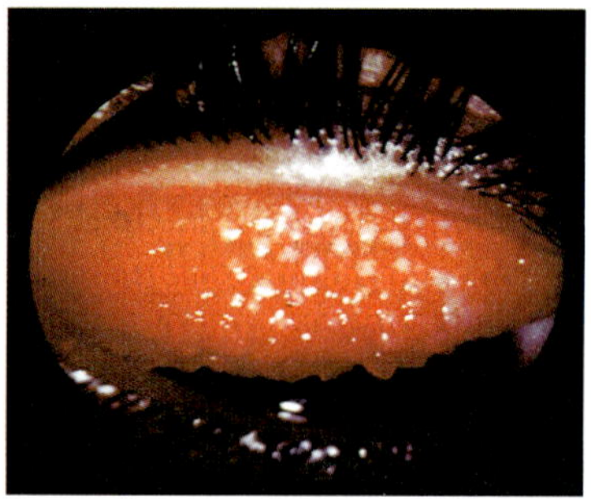

Figura 145.1 Tracoma folicular (TF).

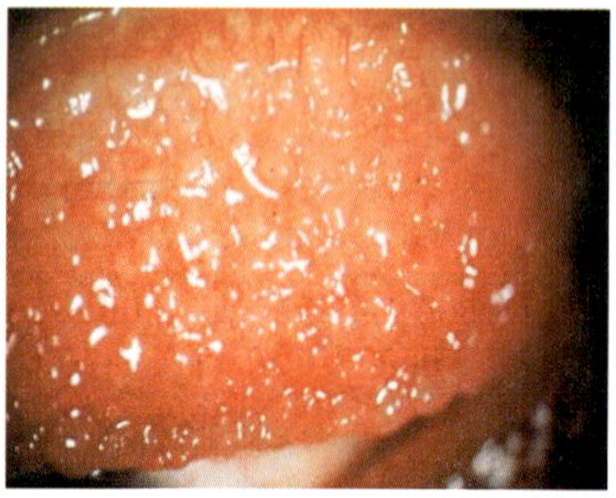

Figura 145.2 Tracoma folicular intenso (TI).

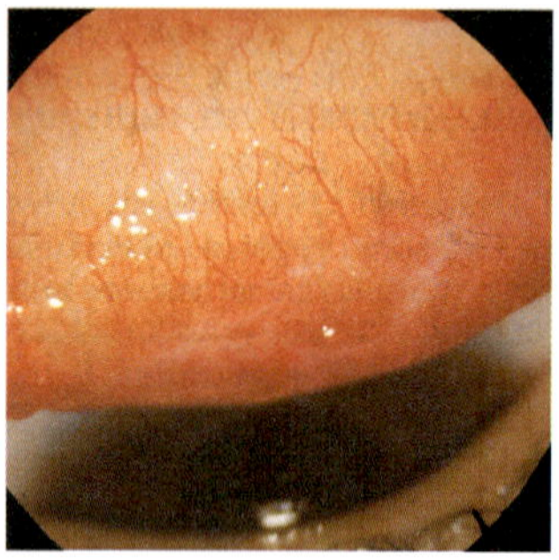

Figura 145.3 Tracoma cicatricial (TS).

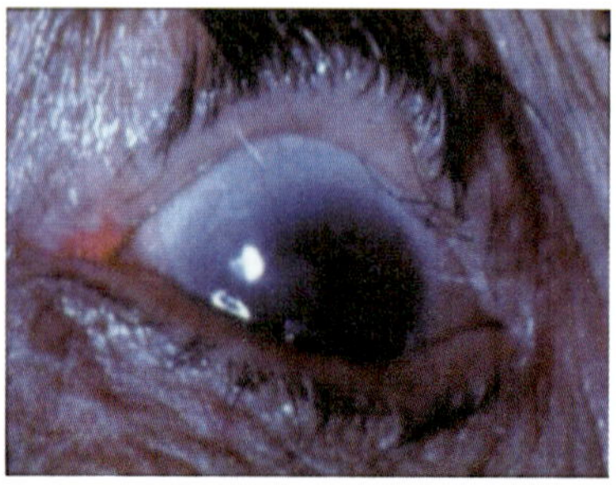

Figura 145.4 Triquíase tracomatosa (TT).

▸ Tracoma

A história do tracoma e a descrição de sua morbidade vêm sendo documentadas há quase 4.000 anos e evidenciando a transmissão entre os povos mediante as correntes migratórias, motivadas quer pelas conquistas geográficas quer pelas necessidades de mercado de trabalho (Scarpi, 1991).

A segunda causa predominante de cegueira no mundo é o tracoma, responsável por 16% dos casos globais de cegueira.

Tracoma é doença hiperendêmica em várias áreas do mundo, atingindo principalmente mulheres e crianças. Cerca de 6 milhões de pessoas estão cegas por tracoma, entre as 590 milhões de pessoas expostas ao risco.

A principal fonte de infecção é a criança e cerca de 150 milhões de crianças no mundo têm a forma ativa do tracoma, constituindo o reservatório para futuras gerações de indivíduos cegos por este agente (Dawson e Schachter, 1999).

As fases iniciais do tracoma são evidenciadas pela inflamação folicular na conjuntiva, seguida pela formação de cicatrizes, deformidade das pálpebras, inversão dos cílios, opacidade de córnea com comprometimento da visão (Figuras 145.1 a 145.5). A hiperplasia papilar está associada diretamente à intensidade do processo inflamatório (Figura 145.1). Acredita-se que grande parte das alterações teciduais seja imunologicamente mediada a uma resposta de hipersensibilidade

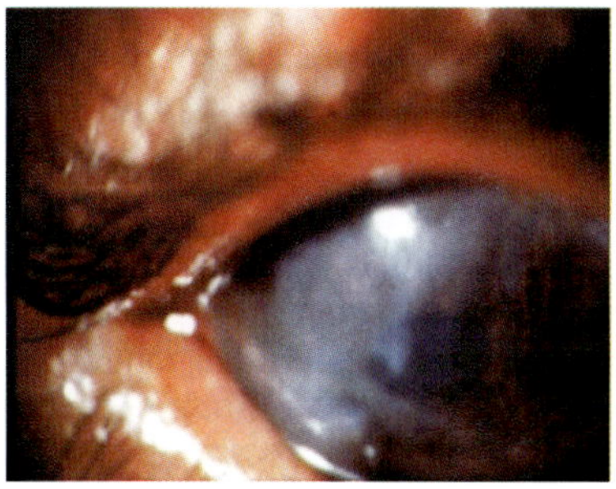

Figura 145.5 Opacidade corneal.

tardia à presença de antígeno clamidiano na superfície do epitélio conjuntival (Silverstein, 1974).

A presença do indivíduo em uma região endêmica favorece a reinfecção pela *C. trachomatis*, condição necessária para manter a inflamação crônica e concluir todas as fases da doença (Grayston *et al.*, 1985).

Esta necessidade da reinfecção foi demonstrada experimentalmente por Taylor *et al.* (1987) pela inoculação do microrganismo em olhos de macacos, quando verificaram que a inflamação contínua no tracoma não era devida à exposição repetida ao antígeno expresso na superfície clamidiana, mas a algum produto instável liberado pelo microrganismo vivo, provavelmente durante o processo de replicação.

Em região endêmica de tracoma, no Nepal, verificou-se que 35% das infecções eram mistas, isto é, *Chlamydia trachomatis* associada a outras espécies de *Chlamydia*: *psittaci* e/ou *pneumoniae* (Dean *et al.*, 2008).

Fases da história natural do tracoma

A evolução do tracoma em região endêmica depende da exposição do indivíduo ao agente, na comunidade, facilitando o processo de reinfecção e a consequente evolução mórbida, da fase inflamatória assintomática à cegueira.

Favorecem o aparecimento da doença: presença do agente, condições do hospedeiro e fatores ambientais. Os indivíduos não têm as mesmas predisposições a ficarem doentes. Suas condições físicas, os hábitos, o meio ambiente, entre outros, facilitam ou dificultam a ocorrência de prejuízos à saúde ocular. São os chamados fatores de risco e de proteção para aquela doença. Estas condições que favorecem o seu aparecimento constituem a *fase de suscetibilidade* da história natural da doença.

O indivíduo pode ser portador do agente etiológico sem a manifestação clínica da doença, pelo menos naquele momento que tem a bactéria laboratorialmente identificada no tecido conjuntival.

Em muitos casos, apesar de se encontrarem sinais clínicos da doença, incluindo os casos de tracoma em atividade inflamatória e os cicatriciais, os indivíduos não apresentam sintomas, é a *fase patológica pré-clínica da doença*.

Em investigação dos sinais e da sintomatologia realizada em comunidade endêmica de tracoma, com 47,04% da população apresentando algum sinal, verificou-se que a prevalência da sintomatologia era muito baixa, tanto nos casos de tracoma ativo quanto nos cicatriciais palpebrais (Scarpi e Gentil, 1990). A Tabela 145.1 mostra os sintomas e os sinais encontrados nessa investigação.

Este quadro ocular de aparência clínica branda pode ser justificado por se tratar de uma comunidade que apresenta tracoma de baixa intensidade, com característica de tracoma não causador de cegueira (Scarpi *et al.*, 1988).

No curso desta fase, a doença pode ser subclínica e evoluir para a cura, ou evoluir para os estágios seguintes, no caso do tracoma folicular intenso (TI) e cicatricial conjuntival (TS).

Nesta fase é importante o conhecimento das associações existentes entre agente, hospedeiro e meio ambiente, no processo de evolução do problema, obtido por estudos epidemiológicos, para que se possa atuar na prevenção secundária da doença. O rastreamento populacional, em busca de dados de

Tabela 145.1 Sinais, sintomas oculares e linfadenopatia pré-auricular em habitantes com e sem tracoma no povoado de Poço Redondo, município de Tucano, estado da Bahia, em 1987.

	Tracoma					
	Folicular		Cicatricial		Normal	
Sinais e sintomas	N	%	N	%	N	%
Linfadenopatia	24	39,34	1	1,11	7	4,11
Prurido	7	11,47	6	6,66	8	4,70
Secreção	6	9,83	-	-	-	-
Hiperemia	4	6,55	-	-	2	1,17
Ardor	3	4,91	6	6,66	6	3,52
Edema palpebral	3	4,91	1	1,11	-	-
Lacrimejamento	1	1,63	3	3,33	3	1,70
Sensação de corpo estranho	1	1,63	3	3,33	1	0,58
Fotofobia	-	-	-	-	1	0,58
Dor	-	-	-	-	-	-
Ausentes	27	44,26	75	83,33	155	91,17
População total (R.M.)	61	100,00	90	100,00	170	100,00

prevalência das diversas fases da doença, é a estratégia utilizada para determinar as ações em saúde. A ação secundária, aqui aplicável, consiste no tratamento medicamentoso individual, familiar ou em massa, dependendo da prevalência de tracoma ativo nas crianças da comunidade e da morbidade verificada no estudo observacional de todas as faixas etárias.

▸ **Fase clínica.** Nesta há manifestação de sintomas, a doença já se encontra em estado adiantado, exigindo ação curativa. Poderiam ser considerados nesta fase os casos de tracoma folicular intenso, como problema individual, e a hiperendemicidade do tracoma, como problema coletivo. Estariam, também, aqui os casos de triquíase tracomatosa (TT). As ações preventivas secundárias, aplicadas nesta fase, têm por objetivo a paralisação do processo evolutivo e a regressão das lesões, por meio de medicamentos e cirurgia corretiva da triquíase.

▸ **Fase de incapacidade residual.** Esta é caracterizada pela presença de sequelas responsáveis por alterações anatômicas e funcionais: a opacidade corneal (CO). As ações de atenção terciária, aqui aplicadas, buscam restabelecer a capacidade funcional do olho, pelo transplante de córnea.

Fatores de risco e de proteção

Dados históricos e os adquiridos pela convivência com os aspectos do tracoma sugerem que fatores ambientais e práticas higiênicas atuam sobre a transmissão da *C. trachomatis* e a manutenção da doença nas comunidades.

Mudanças nestas práticas, frequentemente singelas, muitas vezes ocasionam alterações de impacto sobre a prevalência e morbidade da doença. Estudos epidemiológicos são realizados para identificar os fatores de risco para a doença na comunidade.

O clima quente e seco, o uso inadequado da água ou a falta no abastecimento dela, a promiscuidade interpessoal, condições sanitárias e de higiene inadequadas, concentração de moscas, entre outros fatores, encontram uma associação positiva, real, mas indireta. São apenas fatores de risco para a doença e não agentes etiológicos da doença. Eles exercem seus efeitos sobre a transmissão do agente do tracoma e contribuem para o aparecimento de conjuntivites secundárias que agravam a morbidade da doença. São, portanto, um fator de ligação entre duas características, sendo considerado como terceiro fator comum.

Taylor e Sommer (1985) afirmaram que, apesar da indubitável supressão da doença em indivíduos, mediante o tratamento medicamentoso, está claro que o desaparecimento de tracoma como causa de cegueira em diversas áreas deve-se mais a alterações ambientais e a fatores higiênicos do que à introdução da quimioterapia, e que o problema, então, é identificar exatamente estes fatores.

Em experimento para estudar a eficácia clínica do ciprofloxacino nos programas de controle do tracoma, verificou-se que o tratamento da população em massa, quer com esta medicação, quer com a tetraciclina tópica, não erradicou a *C. trachomatis*, mas reduziu a densidade populacional de microrganismos na mucosa conjuntival, nos dois tipos de tratamento (Adan *et al.*, 1996).

Em uma investigação sobre a saúde ocular dos índios habitantes do Parque do Xingu (Scarpi *et al.*, 1992b) encontrou-se uma prevalência total de tracoma igual a 31,18% e este era o principal problema de saúde ocular naquela população (Tabela 145.2).

Tabela 145.2 Prevalência dos distúrbios oculares entre índios do Parque do Xingu, em 1991 (população: 683 índios).

Afecção	%
Tracoma	31,18
Redução da acuidade visual	4,80
Conjuntivite mucopurulenta	1,46
Oftalmia neonatal não gonocócica	0,29
Hordéolo	0,29
Esclerite	0,14
Corpo estranho tarsal	0,14

Oito anos depois, as mesmas aldeias foram visitadas e o esquema de gradação do tracoma aplicado verificando-se uma redução marcante da prevalência de tracoma ativo na ausência da antibioticoterapia (Scarpi *et al.*, 2000).

Os valores das prevalências de tracoma encontradas nas duas investigações são apresentados na Tabela 145.3.

Na primeira investigação (Scarpi *et al.*, 1992a) as observações permitiram levantar a hipótese de que a alta prevalência de tracoma ativo entre os habitantes de determinadas aldeias, em comparação a outras, estava associada, de maneira inversa, ao grau de aculturação da comunidade e à maior convivência com as águas do rio.

Na segunda investigação (Scarpi *et al.*, 2000), para justificar a observação da grande diminuição dos valores da preva-

Tabela 145.3 Prevalência de tracoma em aldeias do Xingu (1991 e 1999).

	TF		TI		TS		Tracoma total		População	
Aldeias	**1991**	**1999**	**1991**	**1999**	**1991**	**1999**	**1991**	**1999**	**1991**	**1999**
Suiá	30,89	3,88				2,91	30,89	6,79	123	103
Diauarum	27,27	3,33	2,27			1,11	29,54	4,44	44	90
Pequizal	28,57	13,43					28,57	13,43	28	23
Capivara	24,56	6,15					24,56	6,15	57	65
Cururu	13,84	4,16			1,54		15,38	4,16	65	48
Tuiararé	23,22	10,41					23,22	10,41	155	96
									472	425

TF: tracoma folicular; TI: tracoma folicular intenso; TS: tracoma cicatricial.

lência do tracoma nas aldeias mencionadas na Tabela 145.3, aventou-se a possibilidade do desenvolvimento social e econômico das comunidades em função das ações sociopolíticas do Governo Federal, promovendo ações de saúde pública e um grau mais elevado de aculturação.

▶ **Desenvolvimento socioeconômico.** O baixo desenvolvimento socioeconômico das populações, além de promover a indisponibilidade das condições sanitárias adequadas à saúde geral e ocular, é a origem de vários fatores ambientais determinantes da prevalência e da morbidade do tracoma. Os fatores conhecidos incluem: superpovoamento nas residências, uso inadequado ou indisponibilidade de água para higiene pessoal, pobreza das moradias, concentração de moscas, condições climáticas, entre outros.

Grandes metrópoles, como a cidade de São Paulo, apresentam regiões de baixo desenvolvimento socioeconômico, com condições sanitárias indesejáveis, facilitando a constituição de focos de tracoma. Com estas características, observou-se em favelas da região norte daquela cidade uma prevalência de tracoma ativo igual a 2,77%, entre crianças de até 15 anos de idade, em 1990. No entanto, nenhum sinal cicatricial foi observado, apontando para uma doença de baixa morbidade naquela comunidade (Campos *et al.*, 1991).

Estudos realizados no Parque do Xingu mostraram uma associação evidente, positiva, entre as características culturais e a prevalência do tracoma. Mesmo tendo origens histórico-culturais diferentes, aqueles índios que habitavam o Parque há mais tempo, que vivenciaram um grande intercâmbio cultural e social entre as tribos, que adquiriram os mesmos hábitos e mesmo modo de vida, que mantiveram maior tempo de contato com os brancos e, em decorrência disto, apresentavam o mais adiantado padrão de aculturação e de desenvolvimento social, eram os que tinham as menores prevalências de lesões tracomatosas (Mörschbächer *et al.*, 1996).

▶ **Clima.** O tracoma está associado ao clima quente e seco e isto encontra uma associação real. Apesar de real não é direta, isto é, a condição climática não tem significância etiológica.

Altas temperaturas favorecem o aparecimento de fatores de risco: redução da disponibilidade de água, afetando negativamente a higiene pessoal; aumento da população de moscas, vetor do agente etiológico; aumento na incidência sazonal de conjuntivites bacterianas (Treharne, 1985).

Vento quente e areia têm ação traumática mecânica sobre a conjuntiva e é sabido que trauma mecânico aumenta a quantidade do agente microbiano no tecido, como foi observado 2 a 4 dias após coleta de espécime conjuntival por raspado (Hanna, 1971).

▶ **Superpovoamento.** O superpovoamento das residências é um fator ambiental de risco na epidemiologia do tracoma. Assaad *et al.* (1971) verificaram que em comunidades endêmicas de tracoma, mas com baixa morbidade, o número de habitantes por residência não era um fator de risco importante.

Diferentemente, em áreas de maior morbidade, este número esteve relacionado com a associação positiva com a prevalência de casos de triquíase e entrópio em adultos (Jones, 1975).

No Brasil, Luna *et al.* (1992) observaram que o número de crianças, com até 10 anos de idade, em uma residência, era uma variável associada significativamente com a ocorrência de tracoma no município de Bebedouro, no estado de São Paulo.

▶ **Abastecimento de água.** Em região do Nordeste brasileiro, observou-se maior prevalência e morbidade do tracoma em zona que não tinha abastecimento de água, comparada com zona em que 61,93% dos domicílios eram abastecidos (Scarpi *et al.*, 1990).

Na investigação de Luna *et al.* (1992) na cidade de Bebedouro, o consumo de água *per capita* e a fonte de água foram fatores associados à ocorrência de tracoma.

No povoado de Mocambo, onde a prevalência de lesões tracomatosas cicatriciais chegava a 22,22% da população, com 1,03% dos habitantes cegos por esta infecção, verificou-se que o abastecimento de água era precário, com o fornecimento apenas 2 vezes/semana, por carros-pipa que enchiam uma cisterna comunitária (Scarpi *et al.*, 1989).

A população indígena do Parque do Xingu tem uma morbidade baixa do tracoma, apesar da prevalência alta, provavelmente devido à maior exposição às águas do rio Xingu (Scarpi *et al.*, 1992a).

▶ **Moscas.** Em 1929, Worms e Marmoiton informaram que os investigadores do Instituto Pasteur da Tunísia demonstraram que a mosca que toca um olho é capaz de transmitir o agente de difusão da doença que permanecia desconhecido.

Taylor (1988) verificou uma associação positiva entre a densidade local de *Musca sorbens* com a presença de tracoma inflamatório em crianças.

Brechner *et al.* (1992) demonstraram que a presença de moscas na face de crianças, em região endêmica de tracoma, era coerentemente associada ao risco aumentado de tracoma e que a face limpa atraía menos moscas, diminuindo a transmissão.

▶ **Infecção secundária.** A infecção superposta não só prolonga o curso do tracoma, como também predispõe o olho a recidivas frequentes.

Em crianças com tracoma folicular, nos povoados de João Vieira e Barreiras, no estado da Bahia, foram isoladas da conjuntiva as bactérias citadas na Tabela 145.4 (Scarpi *et al.*, 1988).

▶ **Zona rural.** Em países em desenvolvimento, zonas rurais geralmente apresentam condições sanitárias insatisfatórias para a preservação da saúde geral e ocular. O abastecimento inadequado de água, o descuido com o material de esgoto e com o lixo facilitam a manifestação de fatores associados ao aumento da morbidade da doença.

Comparando as prevalências de tracoma em área rural e urbana de uma região do Nordeste brasileiro, observou-se que a morbidade do tracoma era maior na zona rural (Scarpi *et al.*, 1990).

Por outro lado, investigando a origem das famílias de crianças da periferia da cidade de Joinville, que apresentavam tracoma inflamatório, constatou-se que 65% delas vinham de outras áreas urbanas e 35% de áreas rurais. Isto, contrariando os achados de outras investigações, parece favorecer a transmissão entre aquelas crianças naquele momento e não a origem das famílias (Nóbrega e Scarpi, 1991).

Tabela 145.4 Frequência de bactérias isoladas da conjuntiva de 45 escolares com tracoma folicular nos povoados de João Vieira e Barreiras, estado da Bahia, em 1987.

Microrganismos	Frequência (%)
Staphylococcus aureus	53,3
Haemophilus sp.	2,2
Pseudomonas sp.	2,2
S. aureus + *Haemophilus* sp.	17,7
S. aureus + *Pseudomonas* sp.	8,8
Ausentes	15,5

Classificação | Esquema de gradação do tracoma da OMS

A OMS publicou, em 1987, um esquema de classificação para avaliar o tracoma, com base em sinais clínicos (Thylefors *et al.*, 1987): folículo, hiperplasia papilar, cicatriz conjuntival, triquíase e opacidade corneal.

Com o auxílio de lupa, com 2,5× de magnificação, sob a luz solar ou à luz de uma lanterna de mão, examinam-se primeiramente as margens palpebrais e a córnea.

Com a pálpebra superior evertida, examina-se a área exposta da conjuntiva tarsal, excluindo-se a conjuntiva que cobre a margem arredondada da lâmina tarsal e os cantos nasal e temporal (Figura 145.6).

O esquema de gradação do tracoma da OMS é descrito a seguir.

Considera-se *conjuntiva normal* a aparência rosada, lisa, fina e transparente da área exposta, permitindo a observação de vasos sanguíneos profundos, dispostos verticalmente.

A presença de cinco ou mais folículos, com pelo menos 0,5 mm de diâmetro, na conjuntiva tarsal superior classifica o caso como *tracoma folicular* (TF) (Figura 145.1).

Quando, além dos folículos, verifica-se um espessamento da conjuntiva tarsal superior devido à hiperplasia papilar, suficiente para esconder mais da metade dos vasos normais tarsais profundos, classifica-se o caso como *tracoma folicular intenso* (TI) (Figura 145.2).

A presença de cicatriz na conjuntiva tarsal superior gradua o caso como *cicatriz tracomatosa* ou *tracoma cicatricial* (TS) (Figura 145.3).

Triquíase e até mesmo a presença de um único cílio roçando no bulbo ocular, ou a evidência de cílio epilado, classifica o caso como *triquíase tracomatosa* (TT) (Figura 145.4).

Quando a opacidade corneal é facilmente observada sobre a área pupilar, classifica-se o caso como *opacidade corneal* (CO) (Figura 145.5).

Cada um dos sinais deste esquema de gradação está ligado ao entendimento da epidemiologia do tracoma em uma população. A prevalência de TF e/ou TI representa a parcela da população com doença ativa; a de TI indica aqueles mais contagiantes, necessitando de tratamento imediato; a de TT é um indicador da necessidade de procedimentos cirúrgicos naquela população e a prevalência de CO indica a magnitude da morbidade da doença como causa de cegueira naquela comunidade.

Portanto, quando se tem a intenção de usar os dados da investigação para discutir sinais iniciais do tracoma, deve-se levar em consideração que o Esquema de Gradação do Tracoma da OMS, de 1987, utiliza lupa com 2,5× de magnificação, atrelando o reconhecimento de uma lesão ao tamanho dela. Por outro lado, o uso de lâmpada de fenda, que facilitaria o reconhecimento de lesões menores, pode aumentar a sensibilidade deste esquema, não permitindo comparações com outras investigações que utilizaram este método sem modificação.

Apesar de algumas classificações frequentemente mencionarem a queratite epitelial nas primeiras fases da evolução da doença, hoje se sabe que ela não é um indicador sensível do tracoma.

Em todas as classificações nota-se o conhecimento de que a hiperplasia papilar é o marcador da intensidade da inflamação.

Critério diagnóstico

▸ **Diagnóstico clínico.** Em áreas endêmicas de tracoma o exame clínico, por meio do Esquema de Gradação do Tracoma da OMS, é fácil e o diagnóstico da doença ativa é direto, dispensando a investigação laboratorial. Além disso, muitas vezes, mesmo na presença de marcante inflamação tracomatosa da conjuntiva, não é possível demonstrar o microrganismo pelos testes laboratoriais. Dawson *et al.* (1976) verificaram que em mais de 25% dos casos de tracoma clinicamente intenso não foi possível demonstrar o microrganismo mediante a citologia e a cultura.

▸ **Diagnóstico laboratorial.** Em um estudo para avaliar a eficácia de um tratamento para tracoma, os espécimes das conjuntivas sem a doença clínica apresentaram um número de corpúsculos clamidianos maior que a conjuntiva sem sinais da doença (Tabela 145.5), o que, além de alterar a prevalência do tracoma se usado o critério laboratorial, implica grande quantidade de falso-positivos se usado o critério clínico (Scarpi e Guidugli, 1994).

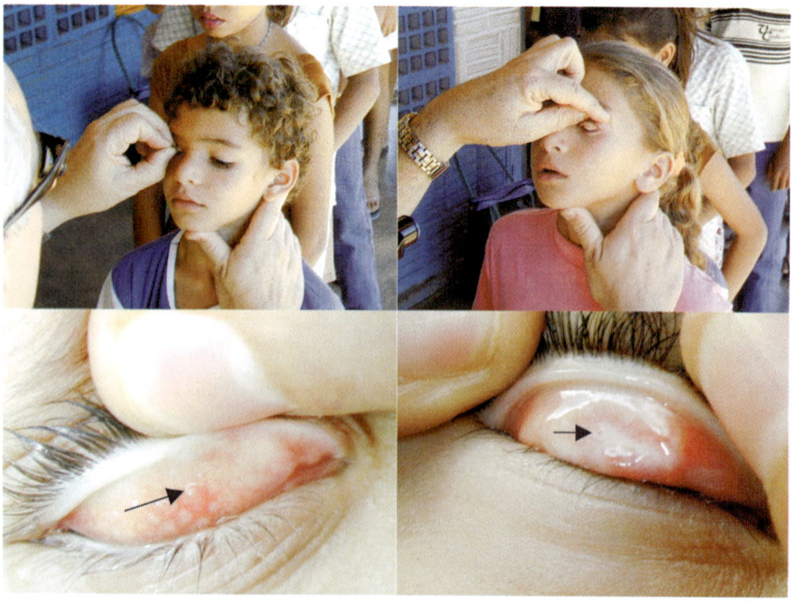

Figura 145.6 Eversão da pálpebra superior e exame da conjuntiva tarsal. As figuras superiores demonstram a técnica utilizada para apoio do queixo, fixação da nuca e eversão da pálpebra. A figura inferior esquerda mostra folículos (*seta*) e a direita mostra cicatriz na conjuntiva tarsal (*seta*).

Tabela 145.5 Média do número de corpúsculos clamidianos fluorescentes em espécimes provenientes da conjuntiva com tracoma inflamatório (TF) e sem tracoma, pré e pós-tratamento antimicrobiano, em habitantes de região endêmica de tracoma.

<table>
<tr><th></th><th colspan="2">Pré-tratamento</th><th colspan="2">Pós-tratamento</th></tr>
<tr><th></th><th>Ciprofloxacino</th><th>Tetraciclina</th><th>Ciprofloxacino</th><th>Tetraciclina</th></tr>
<tr><td>TF</td><td>8,82</td><td>9,05</td><td>3,27</td><td>7,43</td></tr>
<tr><td>Sem tracoma</td><td>15,45</td><td>7,85</td><td>7,75</td><td>8,00</td></tr>
<tr><td></td><td colspan="2">9,83</td><td colspan="2">4,50</td></tr>
</table>

A Tabela 145.6 ilustra a ausência de associação entre o valor da prevalência de tracoma inflamatório em regiões endêmicas e a porcentagem de espécimes positivos no citodiagnóstico pela imunofluorescência direta, em algumas investigações.

Frente à positividade do teste diagnóstico, o clínico não estará seguro para afirmar que o indivíduo realmente tem a doença, visto que a positividade ocorre em quem tem e em quem não tem tracoma. Da mesma maneira, a negatividade no teste de imunofluorescência direta para *C. trachomatis* não dá certeza ao clínico de que o indivíduo não tenha tracoma.

Esta incerteza sobre a situação verdadeira do indivíduo pode, portanto, ser expressa como a probabilidade de que o paciente tenha tracoma. Esta quantificação da qualidade "provavelmente" ou "possivelmente" evita uma interpretação incerta da quantidade e favorece a clareza desta interpretação.

O estabelecimento de uma estratégia de conduta é que evidencia a importância de um teste diagnóstico frente ao caso.

O teste diagnóstico estaria indicado quando o seu resultado:

- Exercesse efeito sobre a probabilidade da doença
- Fosse o limiar da decisão
- Tivesse importância sobre os resultados clínicos
- Trouxesse benefício que justificasse a elevação do custo da investigação.

Tabela 145.6 Porcentagem de espécimes positivos na citologia pelo anticorpo monoclonal fluorescente contra *Chlamydia trachomatis*, em amostras de conjuntivas tracomatosas, segundo a prevalência de tracoma inflamatório e as regiões endêmicas investigadas, em diferentes épocas.

Local	Característica da amostra populacional	Prevalência de tracoma inflamatório (%)	Porcentagem de espécimes positivos
Mocambo[a]	Povoado	22,22	69,23
Palmares[b]	Bairro	7,40	66,66
São Paulo[c]	Bairro	2,77	61,82
Joinville[d]	Bairros	7,90	57,00
Paraná[e]	Cidades	13,16	78,86
Duque de Caxias[f]	Bairros	8,78	71,43
Dormentes[g]	Município	10,87	100,00

a: Scarpi *et al.* (1989); *b*: Scarpi *et al.* (1990); *c*: Campos *et al.* (1991); *d*: Nóbrega e Scarpi (1991); *e*: Moreira *et al.* (1993); *f*: Couto Jr. *et al.* (1997); *g*: Macedo *et al.* (2002) (em desenvolvimento).

Quando o clínico já está totalmente certo do diagnóstico, o resultado do teste complementar terá efeito mínimo sobre a probabilidade da doença. Por outro lado, quando existe pouca evidência clínica, ou quando o clínico apresenta dúvida quanto ao diagnóstico, torna-se indispensável aplicar um teste diagnóstico de alta especificidade.

Havendo necessidade de se excluir uma doença fortemente suspeita, ou para confirmar que uma doença não esteja presente, este diagnóstico diferencial deve ser obtido por um teste diagnóstico de alta sensibilidade.

Assim, em virtude da força do diagnóstico clínico, já bem estabelecido para as regiões endêmicas de tracoma, testes diagnósticos laboratoriais são dispensáveis nos estudos observacionais desta doença.

▸ **Ferramentas para o critério laboratorial de diagnóstico.** A citologia de material colhido da conjuntiva tarsal é o método de escolha para identificação do agente etiológico.

A Figura 145.7 ilustra o que é observado mediante algumas colorações que serão apresentadas adiante.

▸ **Cultura.** Cultura da *C. trachomatis* em células McCoy, tratadas com ciclo-hexamida, é a técnica padrão-ouro utilizada para avaliar a sensibilidade e a especificidade de outros testes laboratoriais.

Nos trabalhos de campo, esta técnica requer a semeadura em meio enriquecido e com antibiótico para transporte, além do armazenamento em nitrogênio líquido. Isto limita, muito, a sua utilização em investigações de campo, não só pelo custo elevado, mas também pelo grande número de espécimes que são geralmente colhidos, exigindo uma estrutura laboratorial de processamento adequada.

▸ **Imunofluorescência direta.** Para a detecção direta da *C. trachomatis*, em esfregaços da conjuntiva e em tecidos, desenvolveu-se uma coloração por anticorpo monoclonal conjugado à fluoresceína, contra a proteína principal da membrana externa (MOMP) dos 15 sorotipos conhecidos deste microrganismo.

As partículas clamidianas (corpos elementares e reticulados) exibem uma coloração verde-maçã à microscopia de imunofluorescência, tendo ao fundo as células epiteliais em tom avermelhado (Figura 145.7).

O DFA (*direct fluorescent antibody*) é de execução simples e rápida, tanto na coleta como no processamento; de fácil aplicabilidade em condições de trabalho de campo, não exigindo equipamentos especiais para armazenamento e transporte dos espécimes, nem a presença de microrganismos viáveis no esfregaço.

Estudos demonstraram a alta especificidade deste exame citológico, chegando a equiparar-se com a cultura padronizada.

As considerações anteriores vêm mostrar que a citologia corada pelo anticorpo monoclonal fluorescente contra *C. trachomatis* preenche as exigências para um teste de investigação científica: alta especificidade, alta sensibilidade, reprodutibilidade, exequibilidade, rapidez no fornecimento do resultado. Apesar do custo elevado do microscópio de imunofluorescên-

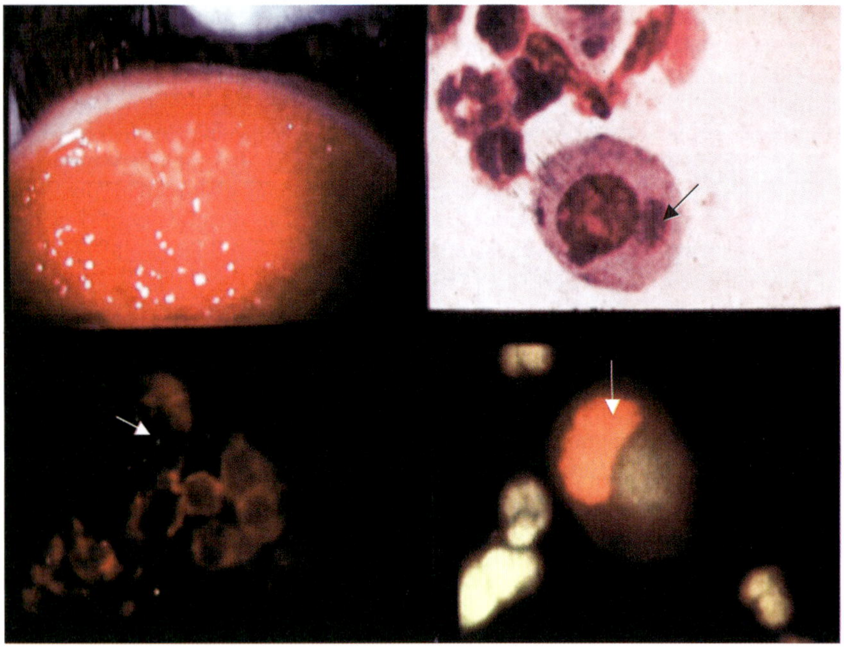

Figura 145.7 A figura superior esquerda mostra a conjuntiva tarsal superior com tracoma folicular. As demais figuras referem-se à citologia de espécimes de conjuntiva tracomatosa, corada por três diferentes corantes. As duas figuras da direita mostram inclusões clamidianas intracitoplasmáticas (*setas*), a superior está corada pelo Giemsa e a inferior pelo acredine-orange. A figura inferior esquerda mostra células epiteliais e corpúsculos clamidianos (*seta*), corados pelo anticorpo monoclonal fluorescente.

cia e do custo do reagente, ele continua sendo o teste preferido para as investigações de campo do tracoma.

Um número mínimo (*cutoff* = valor de exclusão) de corpúsculos clamidianos fluorescentes é exigido para considerar um espécime como positivo.

A sensibilidade do DFA diminui e a especificidade aumenta à medida que é aumentado o *cutoff* do teste. Mabey e Booth-Mason (1986), trabalhando com espécimes colhidos em região endêmica de tracoma, verificaram que considerando o *cutoff* igual a 10 corpúsculos clamidianos, a sensibilidade do DFA era igual a 62% e a especificidade igual a 100%. Reduzindo o *cutoff* para, pelo menos, um corpúsculo clamidiano, a sensibilidade ficou em 81% e a especificidade em 85%. Em uma investigação realizada em espécimes conjuntivais provenientes de crianças com tracoma folicular, verificou-se que de 45 casos de tracoma ativo, diagnosticados clinicamente, a maioria apresentava menos de três partículas fluorescentes à imunofluorescência direta, o que elevava a ausência de casos positivos quando considerado o valor de exclusão igual a 10 corpúsculos fluorescentes, para 73,33% de positividade se este valor fosse igual a uma partícula (Tabela 145.7) (Scarpi, 1989).

Um dos fabricantes do corante (Microtrak™) aconselha que de início se considerem 10 corpúsculos clamidianos como o *cutoff* do teste, mas declara que "com experiência, laboratórios podem estabelecer o seu número mínimo de corpos elementares, com base em sua capacidade individual". Tal afirmação demonstra a necessidade de treinamento do microscopista e tempo de vivência com este teste, pois, desta maneira, reconhecerá mais fácil e rapidamente as características morfológicas das partículas clamidianas fluorescentes, diferenciando-as dos artefatos, leveduras e cocos cujas formas e cores são invariavelmente diferentes daquelas dos corpos elementares.

Tabela 145.7 Porcentagem de casos positivos, de acordo com os diferentes *cutoff*, na citologia pelo anticorpo monoclonal fluorescente contra *Chlamydia trachomatis*, aplicado a 45 espécimes de conjuntiva tracomatosa no município de Araci, estado da Bahia, em 1987.

Cutoff	Número de casos positivos	%
10	0	0,00
5	6	13,33
3	8	17,77
1	33	73,33

Na verdade, definir o *cutoff* de um teste implica o conhecimento técnico do objeto de estudo. Assim, se for considerado um valor limítrofe muito elevado, isto é, um número muito grande de partículas clamidianas no espécime, pode resultar um conjunto vazio, ainda que diante de casos evidentes de tracoma folicular ativo em uma região endêmica. Por outro lado, se for assumido um valor limítrofe extremamente baixo, haverá risco maior de computar falso-positivos, principalmente devido à possibilidade de considerar erroneamente um artefato, ou um outro microrganismo fluorescente, como partícula clamidiana, caso o microscopista não esteja devidamente treinado e seja experiente na leitura destas lâminas.

Para qualquer teste diagnóstico, a qualidade do espécime a ser analisado atua diretamente no resultado obtido. Preconiza-se como adequado para exame pela imunofluorescência direta um espécime contendo 100 células epiteliais ou mais (Taylor *et al.*, 1991; Medina *et al.*, 1996).

Este é um parâmetro importante para considerar um resultado como negativo, pois um número reduzido de células pode indicar uma coleta insuficiente de material da conjuntiva, diminuindo a oportunidade da presença de corpúsculos clamidianos na lâmina. Por outro lado, parece não ser um parâmetro com poder suficiente para excluir um espécime que apresente número de partículas clamidianas superior ao considerado como *cutoff* deste teste diagnóstico. Por que excluir uma lâmina que apresente mais que 10 corpúsculos clamidianos característicos, observados por examinador experiente nesta técnica, quando ela contém menos que 100 células epiteliais?

Medina *et al.* (1996) encontraram redução na sensibilidade do teste à medida que o número de células epiteliais era menor nas lâminas. Isto é óbvio quando se supõe que um número menor de células epiteliais possa evidenciar coleta inadequada e, consequentemente, implicar a possibilidade de se ter trazido um número menor de partículas clamidianas para o esfregaço. Além do mais, mesmo considerando um *cutoff* de cinco ou mais corpúsculos elementares, a positividade obtida na amostra desses autores foi muito inferior às encontradas em nossas investigações; tal fato talvez possa ser justificado pela prevalência e morbidade do tracoma no estado de São Paulo serem inferiores às encontradas por investigadores em outras regiões brasileiras, o que poderia resultar em uma densidade populacional de bactérias presentes no tecido conjuntival menor. Sabe-se que quanto mais intenso for o quadro do tracoma inflamatório, maior o número de inclusões clamidianas observadas nos exames laboratoriais (Taylor *et al.*, 1987).

A qualidade da técnica de coleta dos espécimes conjuntivais deve estar garantida em todas as investigações de campo, onde o investigador e laboratorista devem ser experientes. Dificuldades operacionais em trabalhos de campo muitas vezes obrigam que a coleta seja realizada por muitos profissionais, o que pode contribuir para a baixa reprodutibilidade dos valores encontrados nos testes.

Muitas informações podem ser perdidas quando o estudo envolve o desempenho de um teste e define a sensibilidade e a especificidade em relação a um simples valor do *cutoff*. Doenças como o tracoma, que têm a epidemiologia e as características das lesões oculares tão distintas, devem ter o diagnóstico clínico como o principal instrumento de decisão.

▸ **Acredine-orange.** A citologia corada pelo acredine-orange (Figura 145.7) mostrou-se um método alternativo de baixo custo para a investigação de espécimes provenientes de conjuntiva tracomatosa. Entre 50 espécimes corados pelo DFA e pelo acredine-orange, verificou-se média de 7,6 partículas clamidianas fluorescentes na coloração pelo anticorpo monoclonal e de 5,7 na coloração pelo acredine-orange (Manetta *et al.*, 1992), custando a segunda coloração 1/40 da primeira.

▸ **Reação em cadeia da polimerase.** Bobo *et al.* (1991) compararam os resultados obtidos pela reação em cadeia da polimerase (PCR) com os obtidos pelo DFA, em uma população de 234 crianças com idades entre 1 e 7 anos. Entre aquelas que não apresentavam sinais clínicos de tracoma a PCR mostrou 24% de positividade e o DFA 1%. Nos casos de TF, a PCR foi positiva em 54% destas crianças e o DFA em 28%. Entre os casos de TI, a PCR foi positiva em 95% destes casos e o DFA em 60%.

Estes autores concluíram que 65% dos indivíduos com negatividade para a detecção de antígeno clamidiano (DFA) e positividade para o DNA clamidiano (PCR) tinham a doença clinicamente detectada, sugerindo que o nível de infecção pela bactéria estava abaixo do poder de detecção pelo DFA. Além disto, comentaram que 24% dos indivíduos sem sinais clínicos da doença foram PCR-positivos e afirmaram que o esquema de gradação está sujeito a erros, evidenciando um número menor de doentes.

Tais comentários subestimam a clínica e toda a sua arte. Felizmente os autores discutem os aspectos da economia em saúde em países em desenvolvimento que teriam dificuldades na realização de tal teste diagnóstico devido à sua complexidade e ao custo elevado.

Investigações nacionais mostram que a densidade populacional da bactéria na conjuntiva tratada pode até diminuir, mas não desaparecer (Scarpi *et al.*, 1994; 1996). Tal fato nos leva a questionar a aplicabilidade deste método nas investigações epidemiológicas do tracoma.

Talley *et al.* (1992) testaram apenas quatro espécimes de conjuntivite folicular clamidiana diagnosticada laboratorialmente: dois apenas pela cultura, um apenas pela citologia pelo anticorpo monoclonal fluorescente conjugado à fluoresceína e um somente pela PCR. Encontrando os quatro positivos na PCR, concluíram que o teste mostrou especificidade e sensibilidade suficiente para ser considerado um método para a verificação da presença de *C. trachomatis.*

Holland *et al.* (1992) verificaram, em modelo experimental de tracoma em macaco, que ocorreu discordância entre PCR e cultura ou DFA em todos os casos. Essas discordâncias ocorreram, na maioria das vezes, em casos de detecção do DNA clamidiano pela PCR, enquanto a cultura e o DFA eram negativos. Alertaram para o fato de que até mesmo uma contaminação leve do espécime, antes da amplificação, pode levar a resultados falso-positivos.

▸ **Elisa.** Este teste detecta antígeno clamidiano em espécimes conjuntivais, utilizando um antissoro policlonal convencional que provoca uma reação imunoenzimática, resultando em mudança da densidade óptica da solução, que é lida em espectrofotômetro.

Para Hammerschlag *et al.* (1985) a sensibilidade deste teste foi comparável à da cultura em células McCoy e a especificidade foi elevada, além de considerá-lo tão efetivo quanto a citologia pela imunofluorescência direta.

A vantagem desse teste para trabalhos em campo é que ele não requer microrganismos vivos, podendo o espécime ser guardado em geladeira por até 5 dias. O procedimento laboratorial tem vantagem por ser semiautomatizado, de execução mais rápida, eliminando possíveis erros subjetivos.

Investigação nacional com esse teste não demonstrou resultados aceitáveis para o seu emprego em trabalhos de investigação

Tabela 145.8 Comparação entre o número de corpos elementares clamidianos corados pelo anticorpo monoclonal fluorescente (DFA) e o valor da densidade óptica no teste Elisa, obtido em cada uma das 45 crianças com tracoma folicular nos povoados de João Vieira e Barreiras, município de Araci, estado da Bahia, em 1987.

DFA	Elisa	DFA	Elisa	DFA	Elisa	DFA	Elisa
0	0,023	1	0,043	2	0,113	3	0,029
0	0,019	1	0,025	2	0,018	4	0,012
0	0,019	1	0,022	2	0,016	5	0,021
0	0,019	1	0,020	2	0,015	5	0,036
0	0,017	1	0,017	2	0,015	6	0,011
0	0,017	1	0,016	2	0,015	7	0,020
0	0,016	1	0,016	2	0,014	8	0,014
0	0,015	1	0,016	2	0,014	8	0,016
0	0,014	1	0,015	2	0,014		
0	0,014	1	0,013	2	0,013		
0	0,013	1	0,013	2	0,012		
0	0,012	1	0,010	2	0,011		
		1	0,008				
Média	0,0165		0,0180		0,0225		0,0198

Teste de Kruskal-Wallis
$H_{calc.} = 1,89$

χ^2 (3 g.l.; 5%) = 7,82

Tabela 145.9 Padrão citológico em 95 casos de conjuntivites foliculares, clamidianas e/ou adenovirais, identificadas pela imunofluorescência direta, puras e associadas.

	Citologia: Giemsa e Papanicolaou						IFd							
Bactérias	**CEI**	**CEq**	**CEQ**	**NI**	**ND**	**EI**	**M**	**L**	**CEM**	**CC**	**IC**	**IN**	**Ad**	**Clam**
Adenoviral + bacteriana[a]	7,0	18,0	12,0	0,0	7,0	0,0	18,0	31,0	0,0	1,5	-	25%	+	-
Clamidiana	11,0	20,0	15,0	1,0	25,0	2,0	11,0	12,0	0,0	0,0	-	-	-	+
Clamidiana + bacteriana	18,0	22,0	14,0	0,0	21,0	2,0	14,0	14,0	0,0	0,0	-	-	-	+
Clamidiana + adenoviral + bacteriana	18,0	32,0	26,0	0,0	9,0	0,0	6,0	6,0	0,0	0,0	-	-	-	+

a: bactérias isoladas e identificadas; Ifd: imunofluorescência direta; CEI: célula epitelial íntegra; CEq: célula epitelial em queratinização; CEQ: célula epitelial queratinizada; NI: neutrófilo íntegro; ND: neutrófilo degenerado; EI: eosinófilo íntegro; M: monócito; L: linfócito; CEM: célula epitelial multinucleada; CC: célula caliciforme; IC: inclusão citoplasmática; IN: inclusão nuclear; Ad: adenovírus; Clam: *Chlamydia trachomatis*.

de tracoma, pois mostrou-se negativo em todos os espécimes oriundos de casos de tracoma clínica e laboratorialmente diagnosticados, quando comparados com o número de corpúsculos clamidianos encontrados na citologia pelo anticorpo monoclonal fluorescente desses casos (Scarpi, 1989) (Tabela 145.8).

Considerando-se o "valor de exclusão" a densidade óptica igual a 0,114, isto é, o ponto a partir do qual a reação passa a ser considerada positiva, todos os valores deste estudo foram considerados negativos, demonstrando dificuldade na aplicabilidade deste teste para a proposta de trabalho de campo de investigação do tracoma.

Caldwell e Schachter (1983), verificaram que este teste é capaz de detectar *C. trachomatis* quando existe 0,5 a 1 ng da proteína principal da membrana externa clamidiana, purificada, correspondendo a 10^3 corpos elementares e aproximadamente 100 inclusões intracitoplasmáticas, por espécime.

Diagnóstico diferencial

A conduta médica frente a casos isolados de conjuntivite folicular, mais de um agente identificado laboratorialmente e outras situações conflitantes a respeito do diagnóstico clínico e etiológico, pode se beneficiar se forem disponibilizados resultados qualitativos e quantitativos da citologia corada pelo Giemsa e pelo Papanicolaou.

Em uma investigação laboratorial de casos de conjuntivite folicular, verificou-se o padrão citológico dos casos identificados pelo anticorpo monoclonal conjugado à fluoresceína e pela cultura, como infecções clamidiana, adenoviral, clamidiana e adenoviral, clamidiana associada a outra bactéria, adenoviral associada a bactéria não clamidiana (Garrido Neto *et al.*, 1996) (Tabela 145.9).

Curvas de prevalência

A prevalência segundo a idade é utilizada para confeccionar curvas de prevalência de tracoma de populações endêmicas, permitindo análise detalhada da morbidade da doença e comparações entre populações. Veja o exemplo apresentado na Tabela 145.10 e na Figura 145.8, da investigação realizada por Nóbrega *et al.* (1993).

A partir dos dados da Tabela 145.10, constrói-se a curva de prevalência segundo a idade (Figura 145.8).

Esta investigação foi realizada apenas entre pré-escolares e escolares, que é o primeiro passo para se obter uma ideia sobre a morbidade do tracoma em uma comunidade.

Tabela 145.10 Prevalência de tracoma segundo a idade, em pré-escolares e escolares, em Joinville, Santa Catarina, 1990.

Grupo etário	TF	Normais	Total	Prevalência (%)
0 a 3	2	17	19	10,52
4 a 6	13	157	170	7,65
7 a 9	139	1.189	1.328	10,47
10 a 12	85	1.009	1.094	7,77
13 a 16	15	196	211	7,10
Total	254	2.568	2.822	

TF: tracoma folicular.

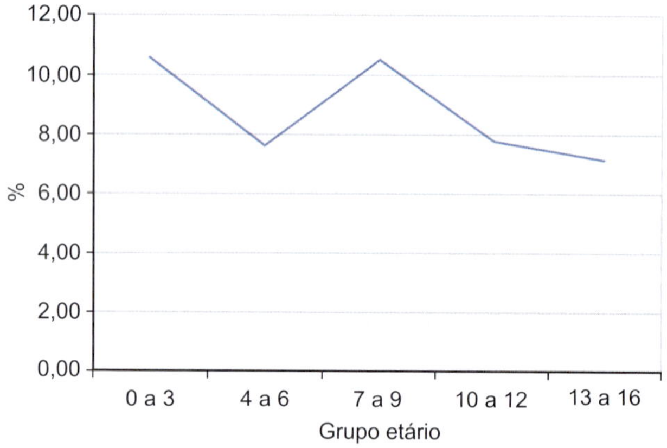

Figura 145.8 Prevalência de tracoma folicular segundo a idade, em pré-escolares e escolares, em Joinville, Santa Catarina, em 1990.

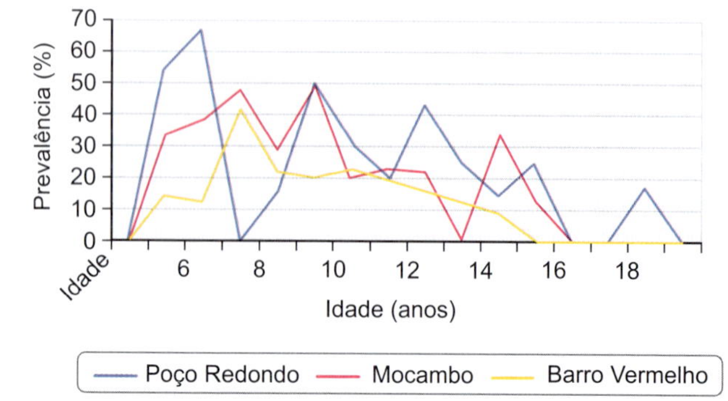

Figura 145.9 Prevalência de tracoma folicular segundo a idade, em três povoados do Nordeste, Brasil, em épocas diferentes.

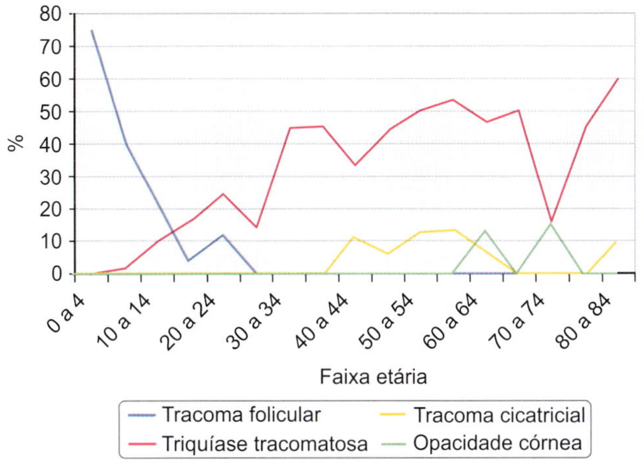

Figura 145.10 Prevalência do tracoma no povoado de Mocambo, município de Guaraciaba do Norte, estado do Ceará, Brasil, em 1989.

Em um estudo observacional de corte transversal completo, isto é, envolvendo toda uma comunidade, será possível uma fotografia panorâmica desta morbidade, como aparece na curva de prevalência de tracoma, segundo a idade, no povoado de Mocambo, estado do Ceará (Figura 145.10).

Considerações epidemiológicas importantes sobre a morbidade da doença podem ser captadas pela análise das curvas de prevalência das diversas fases do tracoma em uma comunidade. Em Mocambo, verificou-se que a comunidade sofre de tracoma como causa de cegueira, pois aparece opacidade corneal (CO) entre habitantes de 60 a 75 anos de idade. Além disso, a partir dos 4 anos de idade, alguns indivíduos apresentam lesões cicatriciais na conjuntiva e a prevalência destas lesões aumenta com a elevação das idades dos habitantes deste povoado. Triquíase tracomatosa, uma lesão potencial para causar cegueira, ocorre em habitantes a partir dos 40 anos. O pico de prevalência tão elevado (75%) ocorrendo na população abaixo dos 5 anos de idade é outro forte indicador de maior morbidade da doença nesta comunidade (Scarpi *et al.*, 1989).

Comparações entre curvas de prevalência de diferentes comunidades permitem definir prioridades das ações em saúde por meio da discussão de indicadores e situação mórbida apontados por estas curvas. Um exemplo disto é o demonstrado nas Figuras 145.9 e 145.11, em que se discute a morbidade do tracoma para diferentes comunidades, a partir de curvas de prevalência segundo a idade.

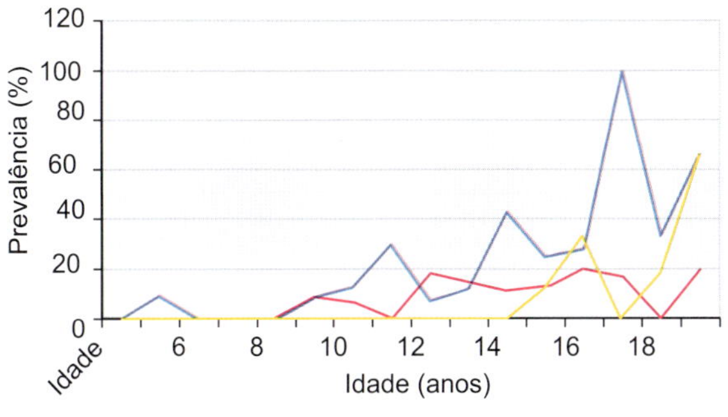

Figura 145.11 Prevalência de tracoma cicatricial em três povoados do Nordeste, Brasil, em três épocas diferentes.

Observa-se na Figura 145.9 que nas idades mais baixas a prevalência de tracoma ativo (folicular) é maior no povoado de Poço Redondo, refletindo-se no aparecimento mais precoce de lesões cicatriciais neste povoado em relação aos outros dois (segundo gráfico). Casos de tracoma folicular persistem em faixas etárias maiores nos habitantes de Poço Redondo (18 anos), o que leva à conclusão de ocorrer um período maior de exposição à infecção nesta comunidade. Tal fato explica o maior contingente de cicatrizes tracomatosas nesse povoado. As curvas de prevalência de tracoma cicatricial (Figura 145.11) mostram-se ascendentes após os 18 anos nos três povoados, sugerindo preocupação como problema de saúde pública, menor em Mocambo do que nos outros dois povoados.

Estas conclusões são pertinentes para esse tipo de estudo apenas para as idades investigadas. Isto tanto é verdade que foi exatamente Mocambo a única comunidade em que foram encontrados casos de cegueira, em 1,03% da população (Scarpi *et al.*, 1989). Evidencia-se, então, a necessidade de investigar todas as faixas etárias, quando se investiga uma doença em que a morbidade é dependente também do tempo de exposição aos fatores envolvidos, como o tracoma. O aparecimento de lesões cicatriciais tracomatosas é um resultado direto da intensidade e duração do processo inflamatório. A doença inflamatória de baixa intensidade, mas persistente na vida adulta, leva a um acúmulo de cicatrizes conjuntivais, produzidas desde a infância, que por suas retrações podem ocasionar triquíase e entrópio, com consequentes lesões corneais potencialmente incapacitantes (Scarpi, 1989).

Tratamento

C. trachomatis é sensível a uma série de antibióticos, como tetraciclinas, eritromicina, sulfonamida, rifampicina e fluorquinolonas. No entanto, uma doença com existência comprovada de mais de quatro milênios demonstra a dificuldade de erradicação pelo simples uso de antibióticos. É doença relacionada com o desenvolvimento socioeconômico das populações e este deve ser o ponto importante para o controle da doença.

As medidas de controle do tracoma estão bem estabelecidas na estratégia SAFE (*surgery – antibiotic – face – environmental*) divulgada pela OMS. Esta sigla é apresentada na ordem inversa das ações, de terciária para primária. Prevenção terciária refere-se à cirurgia (S) para correção da triquíase e do entrópio. Prevenção secundária diz respeito ao tratamento da infecção clamidiana com antibiótico (A), por pomada de tetraciclina a 1% ou azitromicina via oral. Prevenção primária, feita pela higiene facial (F) e alterações do meio ambiente (E) melhorando as condições sanitárias.

A higiene facial, removendo secreções oculares e nasais, diminui a frequência de infecções secundárias, a irritação local que leva a mão aos olhos para aliviar o prurido, aumentando a contaminação posterior de pessoas e objetos, e a presença de moscas na face merecem atenção.

A melhora do meio ambiente inclui o fornecimento adequado de água e como utilizá-la, cuidado com lixo e esgoto, condições domésticas de compartilhamento dos ambientes, controle da população de moscas.

O uso de antibiótico para o tracoma, além de buscar a cura da doença, leva em consideração a sua utilidade no controle das reinfecções dos indivíduos em uma comunidade afetada.

O uso tópico de tetraciclina é mantido como um agente adequado devido ao custo baixo e à ausência de efeitos colaterais sistêmicos. No entanto, para ser efetivo, o tratamento deve ser realizado com aplicações diárias durante 4 a 6 semanas. Além da frequência das aplicações, o borramento da visão causado pela pomada diminui a submissão dos indivíduos a este tratamento.

A azitromicina é um antibiótico de ação prolongada, tanto que uma única dose equivale a 6 semanas de tratamento diário com pomada de tetraciclina. Os efeitos colaterais incluem sintomas gastrintestinais de baixa ocorrência. A desvantagem do uso da azitromicina em programas de controle do tracoma é o seu custo elevado. A dose única de azitromicina deve ser repetida a cada 6 meses nas comunidades endêmicas.

A decisão de aplicar o programa de controle do tracoma pelo uso de antibiótico tópico está baseada na prevalência de tracoma inflamatório nas crianças de 1 a 10 anos de idade da comunidade. O tratamento deve ser em massa se a prevalência de tracoma folicular nessas crianças for igual ou superior a 20% ou a de tracoma folicular intenso for igual ou superior a 5%. Deve ser individual, familiar ou em massa se a prevalência de tracoma folicular estiver entre 5 e 20%, levando em consideração a prevalência de triquíase tracomatosa para optar pelo tratamento em massa. O tratamento será individual se a prevalência de tracoma folicular for inferior a 5%. O controle dos casos de tracoma folicular deve ser realizado a cada 45 dias, por três vezes.

A cirurgia para correção do entrópio e da triquíase envolve a rotação da margem palpebral para fora, não permitindo que os cílios voltem a roçar a superfície ocular. É realizada sob anestesia local e com material bastante simples. Para atender a necessidade de cirurgias em comunidades sem acesso ao profissional médico e aos oftalmologistas, os programas de controle do tracoma admitem que a cirurgia seja realizada por técnico treinado, garantido o rápido alívio do tremendo desconforto causado pela abrasão da córnea pelos cílios.

▸ Referências bibliográficas

Adan CBD, Scarpi MJ, Guidugli T. Eficácia da ciprofloxacina e da tetraciclina no tratamento do tracoma: estudo clínico e microbiológico. *Arq Bras Oftalmol.* 59: 592-600, 1996.

Assaad FA, Sundaresan T, Maxwell-Lyons F. The household pattern of trachoma in Taiwan. *Bull WHO.* 44: 605-615, 1971.

Bobo L, Muñoz B, Viscidi R *et al.* Diagnosis of *Chlamydia trachomatis* eye infection in Tanzania by polymerase chain reaction/enzyme immunoassay. *The Lancet.* 338: 847-850, 1991.

Brechner RJ, West S, Lynch M. Trachoma and flies. *Arch Ophthalmol.* 110: 687-689, 1992.

Caldwell HD, Schachter J. Immunoassay for detecting *Chlamydia trachomatis* major outer membrane protein. *J Clin Microbiol.* 18: 539-545, 1983.

Campos EG, Scarpi MJ, Guidugli T. The prevalence of trachoma among children from 2 to 7 years old, in the northern region of São Paulo, Brazil. *Invest Ophthalmol Vis Sci.* 32 (Suppl. 4): 985, 1991.

Couto Jr. AS, Scarpi MJ, Guidugli T. Prevalência de tracoma em pré-escolares e escolares no município de Duque de Caxias, RJ. *Rev Bras Oftalmol.* 56: 515-521, 1997.

Dawson C, Schachter J. Can blinding trachoma be eliminated worldwide? *Arch Ophthalmol.* 117: 974, 1999.

Dawson CR, Daghfous T, Messadi M *et al.* Severe endemic trachoma in Tunisia. *Br J Ophthalmol.* 60: 245-252, 1976.

Dean D, Kandel RP, Adhikri H *et al. PLoS Medicine.* 1: 57-69, 2008.

Garrido Neto T, Garrido C, Guidugli T *et al.* Diagnóstico das conjuntivites adenovirais e clamidianas: citologia e imunofluorescência direta. In: *XII Congresso Brasileiro de Prevenção da Cegueira.* Tema livre. São Paulo, 1996.

Grayston JT, Wang SP, Yeh LJ *et al.* Importance of reinfection in the pathogenesis of trachoma. *Rev Infect Dis.* 7: 717-725, 1985.

Hammerschlag MR, Herrmann JE, Cox P *et al.* Enzyme immunoassay for diagnosis of neonatal chlamydial conjunctivitis. *J Pediatr.* 107: 741-743, 1985.

Hanna L. Immunofluorescence in chronic TRIC infections of American Indians and Tunisians: influence of trauma on results of tests. *Proc Soc Exp Biol.* 136: 655-659, 1971.

Holland SM, Hudson AP, Bobo L *et al.* Demonstration of chlamydial RNA e DNA during a culture-negative state. *Infect Immun.* 60: 2040-2047, 1992.

Jones BR. The prevention of blindness from trachoma. *Trans Ophthalmol Soc UK.* 95: 16-33, 1975.

Luna EJA, Medina NH, Oliveira MB *et al.* Epidemiology of trachoma in Bebedouro State of São Paulo, Brazil: prevalence and risk factors. *Int J Epidemiol.* 21: 169-177, 1992.

Mabey DCW, Booth-Mason S. The detection of *Chlamydia trachomatis* by direct immunofluorescence in conjunctival smears from patients with trachoma and patients with ophthalmia neonatorum using a conjugated monoclonal antibody. *J Hyg (Lond).* 96: 83-87, 1986.

Manetta A, Guidugli T, Scarpi MJ *et al.* Citologia pelo acredine-orange: um método alternativo barato para o diagnóstico da conjuntivite tracomatosa. *Arq Bras Oftalmol.* 55: 180, 1992.

Medina NH, Gentil RM, Caraça M *et al.* Análise de exames de imunofluorescência direta para o diagnóstico de tracoma. *Rev Saúde Pública.* 30: 135-140, 1996.

Moreira AT, Scarpi MJ, Moreira Jr. C *et al.* Prevalence of trachoma in children of a southern Brazilian state. *Invest Ophthalmol Vis Sci.* 34(Suppl. 4): 1295, 1993.

Mörschbächer R, Scarpi MJ. Prevalência do tracoma no Parque Indígena do Xingu. *Arq Bras Oftalmol.* 59: 83-87, 1996.

Nóbrega MJ, Bonomo PPO, Scarpi MJ *et al.* Prevalência de tracoma em crianças pré-escolares e escolares da periferia da cidade de Joinville, estado de Santa Catarina, Brasil. *Arq Bras Oftalmol.* 56: 13-17, 1993.

Nóbrega MJ, Scarpi MJ. Prevalence of trachoma in pre-school and school children in the suburb of Joinville, state of Santa Catarina, Brazil. *Invest Ophthalmol Vis Sci.* 33 (Suppl. 4): 737, 1991.

Scarpi MJ. *Aspectos do tracoma em três povoados do estado da Bahia.* Tese. São Paulo: Universidade Federal de São Paulo, 1989.

Scarpi MJ. História do tracoma no Brasil. *Arq Bras Oftalmol.* 54: 202-205, 1991.

Scarpi MJ, Arruda HO, Plut RCA *et al.* Tracoma e infecções genitourinárias, por *Chlamydia trachomatis*, em região endêmica de tracoma, no estado do Ceará, Brasil. *Arq Bras Oftalmol.* 52: 190, 1989.

Scarpi MJ, Baruzzi RG, Machado M *et al.* Prevalência de tracoma e outras afecções oculares entre índios do Parque do Xingu, Brasil. *Arq Bras Oftalmol.* 55: 179, 1992b.

Scarpi MJ, Baruzzi RG, Machado M *et al.* The prevalence of trachoma among the Amazonian Indians of Xingu, Brazil. *Invest Ophthalmol Vis Sci.* 33 (Suppl. 4), 1992a.

Scarpi MJ, Belfort Jr. R, Guidugli T *et al.* Epidemiology of trachoma in Bahia, Brazil. *Invest Ophthalmol Vis Sci.* 29 (Suppl. 4): 359, 1988.

Scarpi MJ, Gentil RM. Sinais e sintomas do tracoma em povoado do Estado da Bahia, Brasil. *Arq Bras Oftalmol.* 53: 276-278, 1990.

Scarpi MJ, Guidugli T. Clinical and microbiological study of the efficacy of the ciprofloxacin in the eye-to-eye transmitted *Chlamydia trachomatis* conjunctivitis. *Invest Ophthalmol Vis Sci.* 35(Suppl. 4): 1672, 1994.

Scarpi MJ, Marback EF, Carvalhaes MHM *et al.* Prevalência de tracoma entre os índios do Parque do Xingu, Brasil, oito anos depois [resumo]. *Arq Bras Oftalmol.* 63: 24, 2000.

Scarpi MJ, Plut RCA, Arruda HO de *et al.* Prevalence of trachoma in the rural and urban zone in a region in the state of Ceará, Brazil. *Invest Ophthalmol Vis Sci.* 31 (Suppl. 4): 1672, 1990.

Scarpi MJ, Plut RCA, Arruda HO de. Prevalência do tracoma no povoado de Mocambo, estado do Ceará, Brasil. *Arq Bras Oftalmol.* 52: 177-179, 1989.

Scarpi MJ, Silva RJM, Barbosa FAC *et al.* Prevalência de tracoma em bairro do município de Palmares, estado de Pernambuco, Brasil. *Arq Bras Oftalmol.* 53: 171-174, 1990.

Silverstein AM. The immunologic modulation of infectious disease pathogenesis. *Invest Ophthalmol Vis Sci.* 13: 560-574, 1974.

Talley AR, Garcia-Ferrer F, Laycock KA *et al.* The use of polymerase chain reaction for the detection of chlamydial conjunctivitis. *Am J Ophthalmol.* 114: 685-692, 1992.

Taylor HR, Johnson SL, Schachter J *et al.* Pathogenesis of trachoma: the stimulus for inflammation. *J Immunol.* 138: 3023-3027, 1987.

Taylor HR, Siler JA, Mkocha HA *et al.* Longitudinal study of the microbiology of endemic trachoma. *J Clin Micróbio.* 29: 1593-1595, 1991.

Taylor HR, Sommer A. Risk-factor studies as an epidemiologic tool. *Rev Infect Dis.* 7: 765-767, 1985.

Thylefors B, Dawson CR, Jones BR *et al.* A simple system for the assessment of trachoma and its complications. *Bull WHO.* 65: 477-483, 1987.

Treharne JD. The community epidemiology of trachoma. *Rev Infect Dis.* 7: 760-764, 1985.

Worms G, Marmoiton JE. *Le Trachoma.* Paris: Vigot Frères, 187 pp., 1929.

146 Bartonelose

José Rodrigues Coura e Nelson Gonçalves Pereira

▸ Introdução

Até pouco tempo atrás o termo bartonelose era aplicado somente às infecções causadas pela *Bartonella bacilliformis*, agente etiológico da doença de Carrión; na atualidade o gênero *Bartonella* engloba mais de 22 espécies, das quais pelo menos 13 são capazes de produzir doença humana, e o termo bartonelose tem sido aplicado a quaisquer das doenças causadas por agentes deste gênero (Maguiña, 2009). Neste capítulo será abordada somente a doença de Carrión.

A bartonelose, verruga peruana, febre de Oroya ou doença de Carrión é uma infecção com uma fase aguda e outra crônica, causada pela *Bartonella bacilliformis*, que se transmite de pessoa a pessoa por flebotomíneos do gênero *Lutzomya*, principalmente pela *Lutzomya verrucarum*, e que se caracteriza por febre e anemia, na fase aguda, e por erupção verrucosa miliar ou nodular, na fase crônica. A distribuição geográfica conhecida está limitada aos vales Andinos situados entre 750 e 2.500 metros de altitude no Peru, Equador e sudoeste da Colômbia.

O agente etiológico da bartonelose, *B. bacilliformis*, foi descoberto por Barton (1909) e o seu nome atual foi dado por Strong, em 1913, embora a doença já fosse conhecida desde meados do século 17. O nome "verruga peruana" deve-se ao fato de inicialmente pensar-se que a doença fosse restrita ao Peru, e "febre de Oroya" decorre da grande epidemia ocorrida naquela cidade peruana, em 1870, quando da construção da estrada de ferro para ligar Lima àquela cidade mineradora, para escoamento do minério. Inicialmente pensava-se que a "febre anemiante de Oroya" da fase aguda fosse uma entidade e a "verruga peruana" da fase crônica fosse outra.

Coube a Daniel Alcides Carrión, estudante do último ano de Medicina, esclarecer o problema, pagando para isso com sua própria vida. Carrión se autoinoculou, em 27 de agosto de 1885, em ambos os braços, com material de paciente com "verruga peruana" e acompanhou a sua doença dia a dia, vindo a falecer em 5 de outubro, após 39 dias da inoculação e 18 dias de doença, esclarecendo de maneira inequívoca que ambas as entidades eram fases de uma mesma doença. Em 5 de outubro, data da morte de Carrión, se comemora o Dia da Medicina Peruana, em homenagem ao seu herói. O agente causal da bartonelose foi cultivado e isolado por Nogushi e Battinstini, em 1926.

▸ Patogenia e quadro clínico

A transmissão da *B. bacilliformis* de homem a homem é feita pela picada de flebotomíneos, particularmente *L. verrucarum*. Ao penetrarem na pele, os pequenos bacilos gram-negativos e pleomorfos aderem ao endotélio vascular e às hemácias, por seu flagelo e fímbria agregativa, a receptores proteicos que deformam a membrana das hemácias, por isso são chamados deformina (Trabulsi e Martinez, 2004). Com intensa adesão, invasão e proliferação da bartonela, as hemácias tornam-se frágeis, levando à hemólise (Cuadra e Tacano, 1969; Recavarren e Lumbreras, 1972) e ao sequestro pelo baço e pelo fígado. Nos casos mais graves, 90% das hemácias podem estar parasitadas, causando uma importante anemia hemolítica, podendo ocorrer em poucos dias, durante o período agudo febril da doença, a perda de 1 a 2.000.000 de hemácias/mm^3.

A adesão e invasão das células ao endotélio vascular pela bartonela estimula a proliferação destas células, resultando em um processo de neovascularização encontrado na bartonelose, entre os quais a angiomatose bacilar e a peliose hepática. A angiomatose bacilar, como na AIDS, leva ao sarcoma de Kaposi. No caso da bartonelose, a sua adesão ao epitélio vascular proliferativo leva à angiomatose e, a médio e longo prazo, à "verruga peruana" na fase crônica da doença. A peliose hepática, também mais frequente em aidéticos, caracteriza-se por lesões císticas cheias de sangue, no caso induzidas pela bartonelose.

Clinicamente a doença de Carrión pode ser dividida em duas fases: uma sistêmica, aguda, de início súbito, chamada "febre de Oroya", geralmente depois de 2 a 3 semanas de incubação, caracterizada por febre remitente, astenia, cefaleia, dores musculares e articulares e anemia hemolítica grave. Nesta fase ocorre linfadenopatia generalizada e hepatoesplenomegalia, podendo ocorrer obstrução de pequenos vasos e trombose vascular pela adesão dos bacilos às células epiteliais e sua hiperplasia. Também podem ocorrer infecções associadas (Richltts, 1948) e septicemias, particularmente por *Salmonella* spp. e outros gram-negativos. A duração da fase aguda é variável, de acordo com a gravidade da doença, podendo ser fatal em até 40% dos casos ou ter uma recuperação lenta durante semanas ou meses. Aproximadamente 5% das infecções são assintomáticas (Herrer, 1953). A segunda fase cutânea ou mucocutânea, que segue a anterior após semanas ou meses, conhecida como "verruga peruana", caracteriza-se por lesões granulomatosas tegumentares do tipo miliar ou nodular (Ash e Spitz, 1945), com nódulos de 0,2 a 4 cm de diâmetro, os quais podem permanecer durante meses ou anos, às vezes acompanhados de febrícula e dores musculares e articulares. Esses nódulos podem acometer as mucosas, os ossos, os músculos e mais raramente outras vísceras.

▸ Diagnóstico, tratamento e prevenção

Na primeira fase o diagnóstico pode ser feito pelo esfregaço de sangue corado pelo Giemsa; ao microscópio, podem ser vistos bacilos ou cocobacilos aderidos às hemácias, e até mesmo livres no sangue. A hemocultura é considerada um ótimo método na fase aguda da doença, fato demonstrado pela primeira vez por Nogushi e Battistini (1926); apresenta sensibilidade maior que 70%, porém o crescimento da *B. bacilliformis* é lento, podendo demorar cerca de 2 semanas, o que é demasiado para a decisão terapêutica nos casos graves (Spach, 2011). Na segunda fase o diagnóstico pode ser feito pelo exame histopatólogico da verruga, em geral altamente sugestivo, com a demonstração de inclusões citoplasmáticas denominadas corpúsculos de Rocha Lima; a evidenciação dos microrganismos, mesmo quando corados corado pelo Giemsa ou Warthin-Starry, é incomum na microscopia óptica. Podem ser demonstrados na microscopia eletrônica. A cultura de material histológico e mais raramente pela hemocultura (na fase crônica) pode demonstrar os agentes. Vários exames sorológicos já foram desenvolvidos para o diagnóstico, por meio da técnica Elisa, imunofluorescência indireta, hemaglutinação indireta, entre outros, porém na prática são pouco disponíveis e ainda precisam ser validados com o uso (Slater *et al.*, 2009)

O tratamento na fase sistêmica ou "febre de Oroya" é feito preferencialmente com o cloranfenicol, 2 a 3 g/dia VO ou IV, fracionado de 6/6 h, por 2 a 3 semanas. Alguns autores sugerem a associação a penicilina G ou amoxicilina + ácido clavulânico ao cloranfenicol. Como alternativa recomenda-se a doxiciclina 100 mg VO, 2 vezes/dia, durante 14 dias (Spach, 2011); juntamente com os antibióticos deve ser feito o tratamento de suporte, sobretudo a reposição de sangue com concentrado de hemácias, manutenção do balanço eletrolítico e tratamento de infecções bacterianas associadas.

Na "verruga peruana" o tratamento deve ser feito preferencialmente com a rifampicina, na dose de 600 mg VO ao dia, durante 2 a 3 semanas. A estreptomicina é citada como segunda opção na dose de 15 a 20 mg/kg/dia, durante 10 dias. Mais recentemente a azitromicina e o ciprofloxacino têm sido citados em alguns trabalhos. O cloranfenicol e as tetraciclinas não funcionam bem na fase crônica da doença (Maguiña, 2009). A associação de tetraciclina VO e estreptomicina 1 g IM ao dia, durante as 2 semanas iniciais, parece reduzir as recaídas.

A prevenção deve ser feita com medidas de controle dos flebotomíneos (inseticidas residuais) e proteção individual com repelentes e mosquiteiros. O uso de doxiciclina, 2 vezes/semana, pode servir como quimioprofilaxia para visitantes, porém não é citado por trabalhos mais recentes como medida efetiva.

▸ Referências bibliográficas

Ash JE, Spitz. *Pathology of Tropical Diseases.* Philadelphia: W. B. Saunders, 1945.

Barton A. Descripción de elementos endoglobulares hallados e los enfermos de fiebre verrucosa. *La Crón Med Lima.* 26: 7, 1909.

Cuadra M, Takano J. The relationship of *Bartonella bacilliformis* to blood cell as revealed by electron microscopy. *Blood.* 33: 708-716, 1969.

Herrer A. Carrión' disease. II Presence of *Bartonella bacilliformis* in the peripheral blood of patient in the benign form. *Am J Trop Med Hyg.* 2: 645-649, 1953.

Maguiña C, Guerra H, Ventosilla P. Bartonellosis. *Clinics in Dermatology.* 27: 271-280, 2009.

Nogushi H, Battinstini T. The etiology of Oroya fever. I – Cultivation of *Bartonella bacilliformis. J Exp Med.* 43: 851-864, 1926.

Recavarren S, Lumbreras H. Pathogenesis of the verruga of Carrion's disease – Ultrastructural studies. *Am J Pathol.* 66: 461-469, 1972.

Rickltts W. Intercorrent infection on Carrion's disease observed in Peru. *Am J Trop Med Hyg.* 28: 437-451, 1948.

Slater LN, Welch DF. Bartonella, including cat scrach disease. In: *Mandell, Douglas, and Bennett's Principles and Practice of Infectious Diseases.* 7th edition. Philadelphia: Churchill Livingstone, 2009.

Spach DH. Bartonellosis: Oroya fever and verruga peruana, 2011. Available in: www.uptodate.com.

Trabulsi LR, Martinez MB. Bartonela. In: Trabulsi R, Alterthum A (ed.). *Microbiologia.* 4ª ed. São Paulo: Atheneu, p. 445-447, 2004.

147 Linforreticulose de Inoculação

José Rodrigues Coura e Nelson Gonçalves Pereira

► Introdução

A linforreticulose de inoculação ou "doença da arranhadura do gato" (DAG) é uma infecção aguda, benigna e autolimitada, causada na maioria dos casos pela *Bartonella* (*Rochalimae*) *henselae*, transmitida ao homem mais frequentemente por arranhadura, mordida, lambedura ou pelo simples contato com gatos ou ainda por pulgas e outros ectoparasitos. É considerada a mais comum enfermidade humana causada por bartonelas (Tabela 147.1); estima-se que nos EUA ocorram entre 22.000 e 25.000 casos anuais da doença (Klotz *et al.*, 2011). A doença benigna caracteriza-se por uma lesão inflamatória no local da inoculação, acompanhada de linfangite e linfadenopatia do gânglio ou gânglios regionais, acompanhada ou não por aumento de temperatura. Em poucos casos ou em pacientes imunossuprimidos a doença pode ser mais grave e até fatal, com febre alta e prolongada, tremores, sudorese noturna, mialgia, astralgia, esplenomegalia, trombocitopenia, anemia hemolítica, intensa linfangite e até supuração ganglionar.

Embora a doença e sua relação com gatos seja conhecida desde o início da década de 1950, somente no final da década de 1980 foi isolado e descrito o provável agente da DAG (English, 1988). Numerosos outros microrganismos entre micobactérias, *Chlamydia* e vírus foram imputados como agentes da linforreticulose de inoculação desde que a doença foi descrita em 1950, mas somente depois que Wear *et al.* (1983) descreveram bacilos pleomorfos gram-negativos no linfonodo de pacientes com a DAG ela foi considerada uma doença bacteriana. Além da *B.* (*R.*) *henselae*, a *B.* (*R.*) *quintana*, a *B. clarridgeiae*, a *B. koehlerae* e a *B. doshiae* também já foram isoladas de pacientes com manifestações da doença. Estudos sorológicos pela EIA e imunofluorescência têm demonstrado, entretanto, que a *B.* (*R.*) *henselae* é o principal agente da linforreticulose de inoculação ou, como é mais conhecida na atualidade, doença da arranhadura do gato.

Tabela 147.1 Espécies de *Bartonella* potencialmente associadas a doenças humanas.

Espécies mais comuns	Principais doenças ou síndromes clínicas	Distribuição geográfica conhecida
B. bacilliformis	Doença de Carrión	América do Sul
B. henselae	DAG, AB, FPOO, bacteriemia, eritema nodoso	Mundial
B. quintana	Febre das trincheiras, DAG, endocardite, AB	AS, África, Europa, EUA
Espécies menos comuns		
B. rochalimaea	Bacteriemia, lesões cutâneas, febre	Peru
B. elizabethae	Endocardite	Europa, EUA, Ásia
B. clarridgeiae	DAG, sepse, endocardite	Europa, EUA, Ásia
B. clarridgeiae-like	Febre e esplenomegalia	Peru
B. koehlerae	DAG, endocardite	EUA
B. vinsonii, berkhoffii	Endocardite, artralgias, mialgias	Europa, EUA
B. washoensis	Febre e miocardite	EUA
B. tamiae	Febre	Tailândia
B. grahamii	Neurorretinite	Europa, Canadá e Ásia
B. doshiae	DAG	Europa

DAG: doença da arranhadura do gato; AB: angiomatose bacilar; FPOO: febre prolongada de origem obscura; AS: América do Sul. Adaptada de Slater *et al.*, 2009 e Lamas *et al.*, 2008.

► Epidemiologia

A DAG tem distribuição mundial. Nos EUA predomina de julho a janeiro, principalmente no outono e início do inverno. Alguns autores correlacionam essa distribuição temporal com a maior atividade das pulgas dos gatos. Os reservatórios mais importantes da doença são os gatos. Nos EUA 28 a 51% dos gatos têm sorologia positiva para a *B. henselae*, principalmente os gatos jovens infestados por pulgas (Florin *et al.*, 2008). Os felinos toleram bem a infecção e comumente os positivos não parecem doentes. Estudos soroepidemiológicos e clínicos demonstram que o risco da infecção é 15 vezes maior em pessoas que têm gatos jovens (os principais portadores da infecção), e 30 vezes maior nos que sofreram arranhaduras, mordidas ou lambeduras desses animais, particularmente em crianças e jovens menores de 21 anos de idade. Entre os veterinários e tratadores de animais, a positividade do teste intradérmico para a DAG ocorre em 25 a 30% deles (Kalterk, 1964; Thompson, 1977; Carithers, 1985). A transmissão entre os gatos se faz principalmente pela picada das pulgas; embora as pulgas possam transmitir a doença para o homem os mecanismos mais importantes são as mordidas, arranhaduras e lambeduras dos gatos infectados. Já se encontraram gatos eliminando a *B. henselae* por mais de 1 ano (Spach, 2011). Cães com sorologia positiva têm sido demonstrados nos EUA em 10 a 20% e parece que a transmissão ocorre também pela picada das pulgas; admite-se que o cão também possa transmitir a doença ao homem (Slater, 2009). Além da pulga do gato (*Ctenocephalides felis*) alguns carrapatos são implicados na transmissão da *B. henselae* (*Ixodes ricinus*, *I. pacificus* e *Riphicephalus sanguineus*) (Lamas *et al.*, 2008) entre os animais.

Patogenia

Entre 3 e 10 dias após arranhadura, mordedura, lambedura ou contato com o gato, aparece uma pápula no local da inoculação, a qual pode permanecer de 10 a 20 semanas se não tratada a infecção. No local há reação inflamatória acompanhada de linfangite e resposta linfoplasmocitária e macrofágica no gânglio ou gânglios adjacentes. Com o passar do tempo, nos casos mais benignos, há involução da reação inflamatória e da hiperplasia ganglionar, e nos casos mais intensos podem ocorrer zonas necróticas com invasão de polimorfonucleares e supuração. Células gigantes e histiocitárias em determinados casos, com resposta celular importante, podem levar à formação de granuloma. A presença dos bacilos nas células endoteliais produz hiperplasia e obstrução microvascular ou sua disseminação hematogênica particularmente nos casos com imunossupressão. Admite-se que nos imunocompetentes a reação que predomina é a formação de granulomas e supuração, com desenvolvimento da imunidade em 2 a 4 meses e a doença tende a ficar restrita ao gânglio. Nos imunodeprimidos a reação predominante é a angiogênese e tendência à disseminação da doença é mais comum.

Quadro clínico

As apresentações mais comuns da DAG são a sua forma típica com febre e adenopatia localizada, satélite à lesão de inoculação, a febre prolongada de origem obscura e a febre com hepatoesplenomegalia; inúmeras outras manifestações menos típicas são também descritas. Em uma série de 1.200 casos a forma típica foi descrita em cerca de 95% dos enfermos (Carithers, 1985), embora haja uma tendência em se fazer mais o diagnóstico da forma habitual e menos o das formas atípicas. A história de contato com gatos principalmente jovens ocorre na maioria dos pacientes; menos comumente existe história de contato com cães.

A forma habitual da DAG acomete mais comumente crianças e adultos jovens; em 85 a 90% das crianças a doença se manifesta com lesão cutânea no local da inoculação e adenopatia satélite; em geral as formas localizadas ocorrem em imunocompetentes e têm evolução autolimitada, mesmo sem tratamento antibiótico.

A febre e as queixas gerais costumam ser de leve ou moderada intensidade; mialgias, mal-estar, hiporexia, náuseas e dores abdominais vagas são as manifestações mais citadas. Em cerca de 10% dos pacientes a febre é maior que 39ºC, contudo 1/3 dos pacientes não referem febre (Florin *et al.*, 2008).

A lesão cutânea da inoculação primária desenvolve-se 3 a 10 dias após a penetração da bartonela; pode apresentar-se com eritema, pápula, vesícula e menos comumente sob a forma de paroníquia piogênica, de pústula ou nódulo. Sua duração é muito variável, de alguns dias a vários meses, porém a maioria dura entre 1 e 3 semanas (Spach, 2011); eventualmente a lesão de inoculação localiza-se no rosto, no couro cabeludo, no espaço interdigital ou nas dobras da pele; podem ocorrer também lesões em mucosa ocular ou oral em 5% dos casos. A sintomatologia na lesão de inoculação costuma ser discreta e cura sem deixar cicatriz.

A linfadenomegalia localizada ou regional da DAG em geral surge em torno de 2 semanas após a inoculação da bartonela, variando de 7 a 60 dias, constituindo-se no principal achado desta forma clínica. Em cerca de 85% dos casos apenas um gânglio é palpável, sendo mais comuns os axilares e epitrocleanos (46%), cabeça e pescoço (26%) e menos comumente na região inguinal (17%) (Carithers, 1985). Na maioria das vezes a lesão de inoculação causada pelos gatos é nos membros superiores; sendo as adenomegalias satélites às lesões, este fato explica a predominância nas topografias citadas. Os gânglios são dolorosos, por vezes apresentam eritema; em 10 a 15% dos casos podem supurar. O tamanho habitual varia de 1 a 5 cm e raramente podem ser maiores. Pode haver a presença de mais de um gânglio na mesma região em até 20% dos pacientes (Slater, 2009); com menor frequência, mais de uma região pode ser acometida e excepcionalmente as adenomegalias podem ser generalizadas. Na ultrassonografia os gânglios no local podem ser múltiplos; costumam ter a ecogenicidade diminuída, enquanto os tecidos periganglionares podem ter a ecogenicidade aumentada. Em geral os gânglios involuem entre 1 e 4 meses, porém existem casos de permanência por 1 a 3 anos.

Febre prolongada de origem obscura

A DAG deve entrar sistematicamente no diagnóstico diferencial das febres prolongadas de origem obscura (FPOO). A história de contato com gatos pode ser o elemento-chave para se pensar na hipótese, entretanto por vezes ela é negativa, o que não afasta a doença, embora contribua para dificultar o diagnóstico. Na série pediátrica de 146 casos de FPOO de Jacobs e Schutze (1998), ela aparece como terceira causa. Em outras séries de FPOO, sobretudo pediátricas, aparece como causa eventual e sugere-se a sua investigação com maior frequência. Em geral faltam a adenopatia periférica e a lesão de inoculação; hepatoesplenomegalia e dor abdominal com a presença de gânglios abdominais são citadas nesses casos de FPOO. A febre pode ser a única manifestação presente e o diagnóstico é laboratorial.

Febre e hepatoesplenomegalia

A participação do fígado e do baço na DAG é mais comum do que se imaginava, fato comprovado graças aos exames de imagem do abdome. A infecção com acometimento hepatoesplênico se apresenta com febre prolongada, perda de peso, mialgias, cefaleia, calafrios; a dor abdominal é uma queixa comum, em geral intensa, periumbilical ou na parte superior do abdome; mais da metade dos pacientes apresenta hepatomegalia, esplenomegalia ou hepatoesplenomegalia. Os doentes têm microabscessos no fígado e/ou no baço, demonstrados na ultrassonografia ou TC do abdome. A biopsia demonstra a presença de granulomas com necrose. O hemograma mostra leucometria normal ou discretamente aumentada, VHS aumentada, plaquetas normais e enzimas hepáticas normais. Estas lesões regridem em até 6 meses. Adenomegalias podem estar presentes em metade dos enfermos com a hepatoesplenomegalia.

A DAG, quando ocorre em pacientes imunodeprimidos, principalmente com AIDS, pode causar peliose hepática, em que o paciente apresenta febre, hepatoesplenomegalia, manifestações gastrintestinais e lesões no fígado com capilares dilatados e espaços cavernosos cheios de sangue. Trata-se de um quadro pouco comum na atualidade.

▸ Manifestações incomuns da DAG

▪ Oculares

A síndrome oculoglandular de Parinaud é caracterizada por febre, conjuntivite folicular, granuloma conjuntival e linfadenopatia pré-auricular adjacente. O quadro resulta da inoculação da bartonela próximo ao olho, às vezes diretamente na conjuntiva ou por autoinoculação a partir de uma lesão a distância. É a manifestação ocular mais descrita na DAG e ocorre em 2 a 8% dos enfermos. O olho fica vermelho, é quase sempre unilateral, causa sensação de corpo estranho, lacrimejamento aumentado e secreção serosa. Os gânglios adjacentes em geral são de localização pré-auricular, porém eventualmente são cervicais ou submandibulares. Em geral o quadro desaparece ao fim de algumas semanas, regredindo sem deixar cicatrizes ou complicações oculares, retinianas ou orbitais.

Neurorretinites são referidas em 1 a 2% dos pacientes com DAG; a *B. henselae* é considerada uma das mais comuns causas infecciosas desta síndrome. Os pacientes referem perda visual aguda com edema do nervo óptico, exsudatos maculares e da retina; apresentam febre, queixas gerais e perda aguda visual, quase sempre unilateral. Ao exame notam-se diminuição da acuidade visual, hemorragias e manchas algodonosas na retina e exsudatos estelares na mácula. As lesões demoram em geral 1 a 4 semanas para surgir; os exsudatos podem persistir por alguns meses e eventualmente ficam defeitos residuais como palidez do disco óptico, visão das cores alterada, entre outros. Na maioria dos pacientes o prognóstico a médio prazo é bom.

▪ Neurológicas

São incomuns, acometendo menos de 2% dos pacientes. A mais comumente citada na DAG é a encefalopatia, em que são comuns alterações psíquicas, desorientação, confusão mental, podendo evoluir para o coma; cefaleia, crises convulsivas (40 a 80%) e sinais focais em geral causados por vasculite são também citados. Em geral o quadro se instala 1 a 6 semanas após a adenopatia. A TC é normal ou apresenta alterações discretas; o liquor apresenta-se normal ou com leve pleocitose, abaixo de 50 células por mℓ, com predomínio de mononucleares e pequena elevação das proteínas. O EEG está alterado na maioria. Cerca de 90% dos enfermos evoluem para a cura, sendo raras as sequelas e o óbito. São referidos alguns poucos casos de paralisia facial, polirradiculoneurite, mielite transversa, meningomielorradiculopatia e ataxia cerebelar.

▪ Dermatológicas

Excluídas as lesões dermatológicas no local de inoculação da bartonela, as demais manifestações cutâneas ocorrem em menos de 5% dos casos. São referidos casos de erupção maculopapular, urticariforme, vasculite cutânea leucocitoclástica, granuloma anular, eritema *marginatum*, eritema polimorfo e eritema nodoso.

A angiomatose bacilar resulta em geral da infecção pela *B. henselae* ou *B. quintana* em pacientes com AIDS em fase de grave imunossupressão, com os linfócitos CD4 baixos e carga viral elevada. Na atualidade, com o progresso da terapêutica antirretroviral, estes quadros tornaram-se mais raros. Embora a angiomatose bacilar seja de natureza sistêmica, com acometimento de múltiplos órgãos, as lesões cutâneas ocorrem em mais de 90% dos enfermos; são lesões avermelhadas ou acinzentadas, muito parecidas com as lesões do sarcoma de Kaposi, hemangioma epitelioide e com o granuloma piogênico. A biopsia mostra angioproliferação, células epiteliais e infiltrado inflamatório misto, com predominância de neutrófilos.

▪ Hematológicas

São raras. Alguns poucos casos de anemia hemolítica e de púrpura trombocitopênica são referidos.

▪ Manifestações osteomusculoarticulares

Casos de osteomielite são citados, em geral sem relação anatômica com a lesão de inoculação ou com a adenomegalia, admitindo-se que sejam hematogênicas. A queixa habitual é a dor no local da infecção; em geral existe a presença de adenomegalia periférica associada ao quadro. Na maioria dos enfermos acomete somente um osso; topografias mais descritas são na coluna vertebral, crânio, esterno, clavículas, úmeros, fêmur e menos comumente outros ossos. Raramente são multifocais. A radiografia pode mostrar lesões líticas e periostite reacional. Por vezes as lesões só são detectadas na ressonância magnética ou na cintigrafia. A biopsia da lesão mostra granulomas necrosantes do osso. Em geral têm bom prognóstico, regredindo com o restante da doença.

Em 913 enfermos estudados por Bickels *et al.* (2007), as artralgias e a presença de artrites ocorreram em 5,5% dos casos. Foram mais comuns no sexo feminino, em maiores de 20 anos e nos pacientes que apresentaram eritema nodoso. As articulações mais acometidas foram os joelhos, os cotovelos, os punhos e os tornozelos; em geral surgem uma semana após a linfadenopatia, duram em média 13 semanas, mais que as linfadenopatias.

▪ Cardiovasculares

São consideradas raras. A endocardite é a manifestação mais descrita, principalmente com a *B. quintana*, *B. henselae*, e mais raramente outras bartonelas. Sua evolução é insidiosa, subaguda, com febre, sopros cardíacos em geral na válvula aórtica.

▪ Renais

São raras. Descrevem-se casos de glomerulonefrite pós-infecciosa, muito raramente outros quadros renais, porém em geral com boa evolução.

▪ Respiratórias

São referidos casos de pneumonia e de derrame pleural que surgem 1 a 5 semanas após os gânglios; em geral têm bom prognóstico.

▪ Em idosos

Nos idosos a DAG costuma apresentar mais queixas gerais no que nos jovens. As manifestações menos típicas são mais comumente encontradas, principalmente a endocardite infecciosa, a encefalite e as FPOO. As linfadenites costumam ser menos pronunciadas.

▪ Pseudoneoplasias malignas

Vários autores têm chamado a atenção para o fato de que algumas apresentações da DAG por vezes são confundidas com neoplasias malignas, principalmente linfomas, câncer de mama, pâncreas, vias biliares; a infecção pós-transplante pode confundir-se com a doença linfoproliferativa pós-transplante.

Doença de Kikuchi

Admite-se que possa haver relação entre a doença de Kikuchi (linfadenite histiocítica necrosante) e a *B. henselae*, fato ainda em estudo.

Diagnóstico laboratorial

Diagnóstico bacteriológico

A tentativa de demonstrar a *B. henselae* mediante a impregnação pela prata usando principalmente a técnica de Warthin-Starry tem sido utilizada na angiomatose bacilar e nas fases iniciais da adenopatia. É um método de baixo rendimento diagnóstico e por isto pouco utilizado na DAG comum. O isolamento da bactéria em cultura é difícil; ele exige condições especiais no laboratório que não são seguidas na rotina e por isto quase sempre as culturas resultam negativas. O crescimento é lento, podendo demorar de 2 a 6 semanas, em média 3 semanas. Mesmo usando as condições otimizadas a sensibilidade do método é de 20% quando comparado à PCR, por exemplo. Os materiais mais usados são as hemoculturas e os homogeneizados de gânglios e outros tecidos, dependendo da forma clínica. As culturas devem ser colhidas antes da antibioticoterapia, pois há grande interferência, sobretudo das tetraciclinas e dos macrolídeos. O material deve ser transportado o mais rápido possível para o laboratório. Mesmo em laboratórios especializados a cultura não é um método de rotina. Elas parecem melhor indicadas em casos de FPOO ou neurorretinite após exposição a gatos, febre com hepatoesplenomegalia e outras manifestações atípicas em imunodeprimidos, na angiomatose bacilar e na endocardite infecciosa quando não há crescimento dos germes habituais. Frequentemente as culturas são mais utilizadas para afastar várias doenças que podem ser diagnóstico diferencial da DAG, como bactérias piogênicas, micobactérias, incluindo a tuberculose e algumas doenças fúngicas.

O diagnóstico histopatológico na DAG pode ajudar em alguns casos. A biopsia de gânglio não é realizada na maioria das vezes; ela parece melhor indicada nos casos em que há dúvida diagnóstica com outras infecções ou linfoma e naqueles em que o quadro demora a regredir. Os gânglios na fase inicial mostram hiperplasia linfoide que depois evolui para o aparecimento de granulomas estelares com necrose central, circundada de células epitelioides, histiócitos e infiltrado linfocitário em torno. Podem desenvolver-se microabscessos na fase final. A coloração pela prata pode evidenciar a *B. henselae*, porém não é um achado comum. Esta histopatologia é compatível mas não é específica da DAG e muitas vezes serve mais para afastar diagnósticos diferenciais. A lesão primária de inoculação na pele tem padrão semelhante ao do gânglio. A histopatologia da angiomatose bacilar também é sugestiva, com possibilidade de se demonstrar a bactéria pela prata.

Intradermorreação

O teste intradérmico para a DAG foi um dos primeiros exames disponíveis para diagnosticar a doença e fez parte do seu critério diagnóstico proposto durante os anos iniciais. O exame consistia na injeção intradérmica de antígenos da *B. henselae*, seguida de leitura 48 a 96 h após, medindo a hipersensibilidade retardada à bactéria. Em virtude da falta de padronização da reação os resultados eram muito irregulares e, com o surgimento de exames melhores, a intradermorreação praticamente não é mais usada. Este exame, embora ainda citado por alguns autores, não é aprovado pela FDA.

Reação em cadeia da polimerase

A aplicação da técnica PCR à doença tem mostrado elevada especificidade, podendo distinguir as diversas espécies de bartonela. A sua sensibilidade, entretanto, é baixa, variando na maioria dos estudos entre 43 e 76%, números bastante longe do ideal. A reação está comercialmente disponível nos EUA e tem sido feita no sangue e em homogeneizado de gânglios e outros tecidos, dependendo da forma clínica apresentada. A positividade parece ser maior nas fases iniciais da doença, principalmente quando se utiliza material dos gânglios.

Sorologia

Existem 2 técnicas mais usadas na prática: a imunofluorescência indireta IgG (IFI IgG) e IgM (IFI IgM) e o ensaio enzimático imunoabsorvente (EIA). As IFI IgG e IgM são mais utilizadas na prática. Os laboratórios de referência de bartonelas sugerem que o encontro da IFI IgG positiva em títulos pareados inferiores a 1/64 é mais compatível com infecções antigas; com os títulos entre 1/64 e 1/256 a infecção é possível, porém é necessário o pareamento dos soros, com intervalo de 10 a 14 dias. As reações com resultados maiores que 1/256 indicam fortemente infecção atual ou recente; A sensibilidade para os títulos maiores que 1/64 é de 84 a 88%, a especificidade é alta, de 94 a 96%, e o valor preditivo positivo de 91% (Yoshioka *et al.*, 2005). O exame sorológico para a *B. henselae* pode apresentar resultado falso-positivo em pacientes infectados pela *B. quintana*, porém ambas podem causar DAG.

A IFI IgM positiva sugere infecção pela *B. henselae* em fase aguda ou muito recente, visto que sua duração é fugaz.

Critério diagnóstico da DAG

Os principais elementos sugeridos pelos autores para o diagnóstico da DAG podem ser vistos na Tabela 147.2. Vários

Tabela 147.2 Critério diagnóstico para a infecção pela *B. henselae*.

1. História de contato principalmente com gato, menos comumente cachorro ou pulga, com presença de lesão cutânea ou ocular no local de inoculação da bartonela
2. Cultura negativa do aspirado dos gânglios para os agentes comumente envolvidos no diagnóstico diferencial da DAG, principalmente bactérias piogênicas, micobactérias e fungos; sorologias negativas como também outros exames pertinentes para o diagnóstico diferencial da DAG; PCR positiva para *B. henselae* em tecidos obtidos por biopsia e/ou lesões sugestivas no fígado e/ou baço vistas à TC
3. Sorologia positiva para *B. henselae* (ensaio imunoenzimático, IFI IgG) em títulos superiores a 1:64, principalmente em reações pareadas e/ou IFI IgM positiva
4. Biopsia mostrando inflamação granulomatosa sugestiva de DAG ou coloração pelo Warthin-Starry positiva.

Adaptada de Florin, 2008; Spach, 2011; Slater, 2009.

experts tradicionais neste tema incluíam a intradermorreação positiva como importante critério, entretanto ela foi substituída por exames novos mais confiáveis e mais bem testados.

Diagnóstico diferencial

A lista dos diagnósticos diferenciais da DAG em todas as suas apresentações clínicas não é pequena. As principais doenças infecciosas citadas são por citomegalovírus, vírus Epstein-Barr, adenite por bactérias piogênicas, principalmente os estreptococos e os estafilococos, infecção pelo HIV, *Toxoplasma gondii*, tuberculose e outras micobactérias, tularemia, peste, brucelose, sífilis, histoplasmose, esporotricose, outras micoses ganglionares; nas doenças não infecciosas as neoplasias hematológicas, particularmente os linfomas, adenopatias metastáticas, sarcoma de Kaposi e sarcoidose, são as mais listadas pelos autores. Estas doenças poderão ser vistas em sua maioria nos capítulos específicos deste livro.

Tratamento e profilaxia

A grande maioria dos casos de DAG típica tem resolução gradual dos sintomas, mesmo sem antibioticoterapia específica. Diversos autores estimam que em 5 a 14% dos casos a bactéria se dissemine e infecte o fígado, baço, os olhos, o sistema nervoso central, entre outros, podendo estes casos serem graves, com evolução fatal, tornando-se mais clara a necessidade dos antimicrobianos.

A maioria dos estudos terapêuticos na DAG tem se baseado em pequenas séries de casos; poucos são os trabalhos prospectivos e randomizados e este fato tem dificultado a escolha do melhor esquema. Por outro lado, tem-se observado que não há uma boa correlação entre os estudos de sensibilidade *in vitro* com os resultados obtidos nos pacientes; os estudos terapêuticos ainda estão em aberto.

Para a maioria dos estudiosos a DAG, uma vez diagnosticada, deve ser tratada com antimicrobianos, inclusive nas formas típicas de intensidade moderada. Para estes casos recomenda-se a azitromicina, 500 mg no primeiro dia VO, dose única diária, seguida de 250 mg VO, ao dia, por mais 4 dias; para os pacientes com menos de 45 kg, indicam-se 10 mg/kg/dia, dose inicial, seguida de 5 mg/kg/dia nos 4 dias subsequentes. As principais alternativas de tratamento para esta forma clínica são a claritromicina, 15 a 20 mg/kg/dia, fracionada 2 vezes/dia VO, durante 7 a 10 dias. Para pacientes com mais de 45 kg utiliza-se a dose de 500 mg VO, a cada 12 h, durante 7 a 10 dias. Uma segunda alternativa é a rifampicina na dose de 10 mg/kg/dia, fracionada de 12 em 12 h, durante 7 a 10 dias, com 600 mg de dose máxima diária. Para os adultos usam-se 300 mg VO, a cada 12 h, durante 7 a 10 dias. Uma terceira alternativa é a associação de trimetoprima mais sulfametoxazol, na dose de 8 mg/kg/dia em trimetoprima, fracionada 2 vezes/dia VO, durante 7 a 10 dias. Para os adultos prescrevem-se 160 mg de trimetoprima mais 800 mg de sulfametoxazol (comprimido duplo) a cada 12 h, durante 7 dias. Para maiores de 17 anos cita-se ainda o ciprofloxacino, 500 mg VO, a cada 12 h durante 7 dias (Klotz *et al.*, 2011; Florin *et al.*, 2008; Spach *et al.*, 2011; Slater *et al.*, 2009). Em imunodeprimidos questiona-se o uso de trimetoprima + sulfametoxazol e do ciprofloxacino, mesmo quando sensíveis nos testes de sensibilidade.

Para os pacientes com a forma hepatoesplênica febril o esquema mais citado é a associação de rifampicina VO, nas doses anteriormente recomendadas, mais a gentamicina 2 mg/kg IV, dose de ataque, seguida de 1,5 mg/kg a cada 8 h IV, por 10 a 14 dias; alguns autores preferem usar a azitromicina nesta associação em vez da gentamicina, nas doses anteriormente recomendadas, durante 10 a 14 dias.

Na neurorretinite o esquema preferido é a doxiciclina, 100 mg VO, a cada 12 h, associada à rifampicina nas doses já referidas, ambas por um período de 4 a 6 semanas, em conjunção com o oftalmologista. Para crianças substitui-se a doxiciclina na associação à rifampicina por trimetoprima mais sulfametoxazol, nas doses já citadas, também por 4 a 6 semanas. Na forma neurológica com encefalopatia ou meningite citam-se as associações entre a rifampicina e um segundo componente, que pode ser trimetoprima mais sulfametoxazol, azitromicina ou doxiciclina, durante 10 a 14 dias.

Na endocardite bacteriana o esquema mais citado é a associação de gentamicina mais a ceftriaxona, com a adição da doxiciclina segundo alguns autores; o tratamento deve ser feito por 6 semanas; há necessidade frequente de cirurgia.

A angiomatose bacilar deve ser tratada preferencialmente com eritromicina 500 mg VO a cada 6 h ou doxiciclina, nas doses habituais, ambas por pelo menos 3 meses. Nos casos mais graves recomenda-se a associação à rifampicina; a azitromicina também é citada como alternativa à eritromicina, podendo também se associar à rifampicina. O tempo de tratamento é em torno de 3 a 4 meses, pois são em geral pacientes imunodeprimidos que apresentam recaídas frequentes com os esquemas curtos.

Medidas de higiene pessoal ao lidar com gatos, particularmente os jovens, evitando arranhaduras, mordidas e lambeduras, bem como a lavagem das mãos ao lidar com esses animais devem ser implementadas.

Referências bibliográficas

Bickels ME, Ephros M. Musculoskeletal manifestations of cat scratch disease. *Clin Inf Dis*. 45: 1535- 1540, 2007.

Carithers H. Cat scratch disease an overview based on a study of 1200 patients. *Am J Dis Child*. 139: 1124-1133, 1985.

Carithers H. Cat scratch skin test antigen purification by heating. *Pediatrics*. 60: 928-930, 1977.

English CK. Cat scratch disease: isolation and culture of the bacterial agent. *J Amer Med Assoc*. 259: 1347-1352, 1988.

Florin TA, Zaoutis LB, Zaoutis TE. *Pediatrics*. 121(5): 1413-1425, 2008.

Hainer BL. Cat scratch disease. *J Fam Prat*. 25: 497-503, 1987.

Jacobs RF, Schutze GE. *Bartonella henselae* as a cause of prolonged fever and fever of unknown origin in children. *Clin Infect Dis*. 26(1): 80-84, 1998.

Kalterk SS. A survey of cat scratch disease among veterinarians. *J Am Vet Med Assoc*. 144: 1281-1282, 1964.

Klotz SA, Ianas V, Elliot SP. Cat scratch disease. *American Family Physician*. 83(2): 152-155, 2011.

Lamas C, Curi A, Boia MN *et al.* Human bartonellosis: seroepidemiological and clinical features with enphasis on data from Brazil – a review. *Mem Inst Oswaldo Cruz*. 103(3): 221-235, 2008.

Slater LN, Welck DF. Bartonella, including cat-sacratch disease. In: *Mandell, Douglas, and Bennett's Principles and Practice of Infectious Diseases*. 7th edition. Philadelphia: Churchill Livingstone, 2009.

Spach DH, Kaplan SL. Microbiology, epidemiology, clinical manifestations and diagnosis of cat scratch disease, 2011. Available in: www.uptodate.com.

Spach DH, Kaplan SL. Treatment of cat scratch disease, 2011. Available in: www.uptodate.com.

Thompson CA. Cat scratch disease. *South Western Veterinarian*. 30: 258-264, 1977.

Wear DJ, Margileth AM, Hadfield TL *et al.* Cat scratch disease: a bacterial infection. *Science*. 221: 1403, 1983.

Yoshioka CRM, Alves RSC, Gilio AF *et al.* Cat scracth disease presenting as status epileticus: case report and bibliographic revision. *Pediatria (São Paulo)*. 27: 294-302, 2005.

148 Classificação e Características Gerais dos Vírus Patogênicos para o Homem

Ortrud Monika Barth e Hermann G. Schatzmayr†

▸ Conceito

Os vírus podem ser definidos como microrganismos com dimensões entre 16 e 300 nanômetros, que se caracterizam por possuírem um único ácido nucleico, ribonucleico (RNA) ou desoxirribonucleico (DNA) e somente serem capazes de se reproduzir no interior de células vivas.

Ao longo de seu processo evolutivo, os vírus se adaptaram a determinadas células dos organismos superiores, gerando tropismos por órgãos, que se refletem nas manifestações clínicas associadas aos diversos grupos de vírus. Esta característica permitiu sua classificação inicial, do ponto de vista clínico, em vírus exantemáticos, vesiculares, linfotrópicos, respiratórios, enterais, vírus associados a hepatites e outros grupos. A transmissão por meio de vetores criou a nomenclatura *arbovírus,* derivada de arthropod-borne, originários de artrópodes, sendo necessário que estes vírus se repliquem no artrópode antes de sua transmissão a outro hospedeiro. Os membros deste grupo foram posteriormente distribuídos em várias famílias, porém o nome permanece como uma denominação de base ecológica. O melhor conhecimento da estrutura e replicação dos vírus permitiu, ao longo dos anos, construir uma classificação mais aperfeiçoada que será apresentada adiante. Em 1966 estabeleceu-se o Comitê Internacional para Nomenclatura de Vírus (ICNV), o qual se reúne regularmente, incluindo especialistas de cada grupo de vírus e atuando na constante revisão da classificação.

▸ Partículas virais

As partículas virais são compostas, além do ácido nucleico, de proteínas; em alguns grupos existem envoltórios lipoproteicos denominados *envelopes* e projeções proteicas, algumas glicosiladas, denominadas *peplômeros.* As estruturas superficiais dos vírus, além de gerar a resposta imune do hospedeiro, são fundamentais nos processos de adsorção inicial às células que venham a infectar. Estas estruturas proteicas da superfície dos vírus são denominadas *capsômeros,* e o seu conjunto *capsídio.* Aplica-se o termo *vírus* para identificação de todos os agentes com as propriedades descritas, reservando-se o termo *vírion* para as partículas infecciosas, ou seja, as que são capazes de penetrar em outras células e nelas se replicarem. Denominam-se *nucleocapsídio* as estruturas mais internas do vírus, incluindo o ácido nucleico e as suas proteínas envoltórias. O nucleocapsídio, de acordo com os grupos de vírus, poderá apresentar-se como uma estrutura diferenciada no interior da partícula ou se ligar fortemente ao capsídio mais externo. Algumas famílias de vírus, como o grupo herpes, contêm uma estrutura entre o nucleocapsídio e a porção mais externa do vírus, denominada *tegumento.*

A adsorção dos vírus às células é um fenômeno complexo, envolvendo os chamados receptores celulares, aos quais a partícula se deve fixar antes de penetrar na célula. Os vírus envelopados utilizam para a adsorção proteínas de seus envoltórios, como é o caso do HIV, o qual utiliza sua proteína gp120 e o receptor de CD4, um polipeptídio, que ocorre na superfície de células T e macrófagos. Outras vezes, como no vírus *influenza,* a ligação ocorre com estruturas que existem em muitos tipos de célula, neste caso um oligossacarídio complexo derivado do ácido neuroamínico. O vírus da poliomielite adsorve-se diretamente às proteínas celulares por meio de uma dobra de seu capsídio em forma de cânion. Um grupo de carboidratos, as glicosaminoglicanas (GAG), que estão presentes na superfície das células exercendo várias funções como a ligação de enzimas e fatores de crescimento, são igualmente capazes de ligar vírus à membrana celular, como receptores iniciais de adsorção. Esse processo foi observado em vários grupos de vírus como herpes, HIV, adenovírus e dengue. Outros receptores, no entanto, são essenciais para que o processo de entrada do vírus na célula seja completado. Imunoglobulinas dirigidas às proteínas do capsídio podem se fixar à partícula viral, impedindo sua adsorção às células, sendo este um importante mecanismo de proteção humoral nas viroses.

A expressão (ou a ausência) dos receptores na superfície da célula e consequentemente a capacidade ou não de os vírus adsorverem às células determina a especificidade dos hospedeiros nos quais os vírus são capazes ou não de se replicar e eventualmente induzir os quadros clínicos respectivos.

A penetração nas células apresenta vários mecanismos dependentes do grupo de vírus envolvido, como fusão com a membrana celular seguida de sua lise ou a endocitose do vírus pela célula. Após a penetração, inicia-se, por intermédio do genoma viral, um processo de controle dos mecanismos celulares de formação de novas proteínas, induzindo à formação das estruturas virais em lugar das celulares. Para tanto, o nucleocapsídio viral necessita inicialmente se liberar das demais estruturas do vírion, o que ocorre por processos enzimáticos diversos, alguns deles ainda controversos. Ao longo do processo ocorre ainda a autoduplicação do ácido nucleico viral, a formação das proteínas virais e posteriormente a reunião dos diversos componentes das novas partículas e sua saída da célula. Vírus de várias famílias liberam-se das células onde replicaram, formando uma protuberância na membrana citoplasmática, denominando-se o processo *extrusão* viral ou *brotamento*. As partículas virais podem também ser liberadas por morte e lise celular, consequente à infecção pelo vírus, ou pelo processo de exocitose, compreendendo a fusão de uma vesícula exocítica com a membrana celular.

Como regra básica, os vírus RNA replicam no citoplasma celular enquanto os DNA apresentam fases de seu ciclo no interior do núcleo da célula. Há, no entanto, exceções importantes a esta regra que serão apresentadas adiante.

Os vírus, além de usar as enzimas celulares, podem carrear em sua estrutura enzimas próprias que participam do processo replicativo, como é o caso da transcriptase reversa, presente nos *Retrovirus* e *Lentivirus*, e que é capaz de transformar o RNA viral em DNA, permitindo que haja uma integração do DNA viral ao genoma celular, na fase inicial da replicação. Polimerases de origem viral são utilizadas na formação dos RNA mensageiros (mRNA) virais, essenciais para a formação de suas proteínas, tanto as que serão incluídas na partícula viral (*proteínas estruturais*) como as que atuam apenas na fase de replicação no interior da partícula (*proteínas não estruturais*). As polimerases RNA-dependentes não existem nas células animais e têm, portanto, que ser providas pelos vírus RNA.

O ácido nucleico viral pode se apresentar como uma estrutura de cadeia simples ou dupla, inteira ou segmentada, linear ou circular e, de acordo com sua polaridade, sob as formas negativa ou positiva. Neste último caso podem atuar diretamente como mRNA para codificar as novas proteínas virais no nível do ribossomo celular.

O processo de replicação viral é bastante variado e dezenas de estratégias utilizadas pelos vírus foram descritas. Os vírus DNA são mais estáveis, ocorrendo menos erros nos processos de replicação, cerca de uma base errada em 1 bilhão de nucleotídios formados, uma vez que os vírus DNA têm mecanismos de reparação destes erros ocorridos no nível da polimerase viral. O mesmo não ocorre nos vírus RNA, que geram erros em torno de uma base a cada 1.000 a 10.000 nucleotídios formados. Assim, a geração de partículas diversas das amostras infectantes originais pode atingir níveis elevados, surgindo vírions com modificações genéticas importantes. Esta dinâmica é importante nos *Lentivirus*, quando podemos identificar no mesmo indivíduo infectado com HIV populações variadas da mesma espécie de vírus. Este fato permitiu criar o conceito de *quase-espécie* para designar estas populações do mesmo vírus RNA, particularmente as dos vírus HIV e hepatite C.

Quanto à morfologia, as partículas virais podem apresentar formas alongadas e formas esféricas, sendo estas as mais comuns entre os vírus humanos. Alguns vírus são pleomórficos, observando-se em microscopia eletrônica mais de um tipo de morfologia ou formatos bastante irregulares (Figuras 148.1 a 148.4).

Uma análise mais detalhada das formas virais esféricas permite identificar, para a maioria delas, uma organização de simetria na qual os capsídios se constituem em um icosaedro, ou seja, uma figura geométrica de 20 faces, podendo apre-

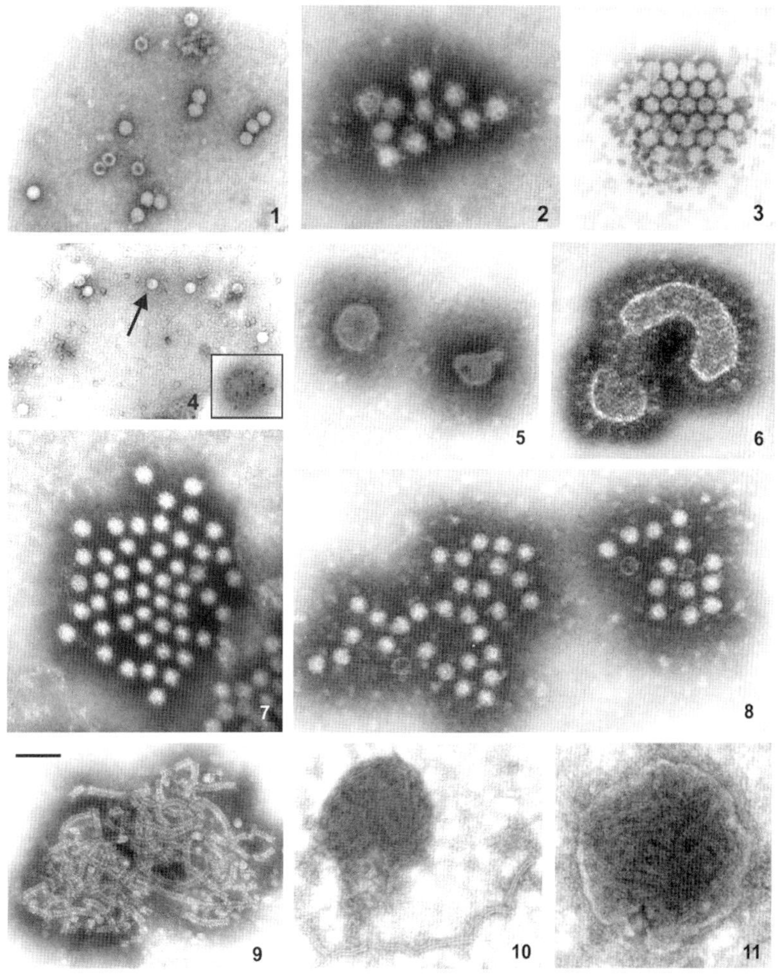

Figura148.1 **1.** Vírus da poliomielite. Barra = 100 nm. **2.** Vírus da poliomielite aglutinado por anticorpos. Barra = 60 nm. **3.** Vírus da hepatite A. Barra = 85 nm. **4.** Vírus da dengue. Barra = 200 nm. Detalhe: partícula viral marcada com ouro coloidal. Barra = 65 nm. **5.** Vírus da rubéola. Barra = 75 nm. **6.** Coronavírus. Barra = 75 nm. **7.** Astrovírus. Barra = 75 nm. **8.** Partículas de astrovírus aglutinadas por anticorpos. Barra = 75 nm. **9.** Nucleocapsídios do vírus da caxumba. Barra = 95 nm. **10.** Vírus da caxumba. Barra = 150 nm. **11.** Vírus da para *influenza*. Barra = 100 nm.

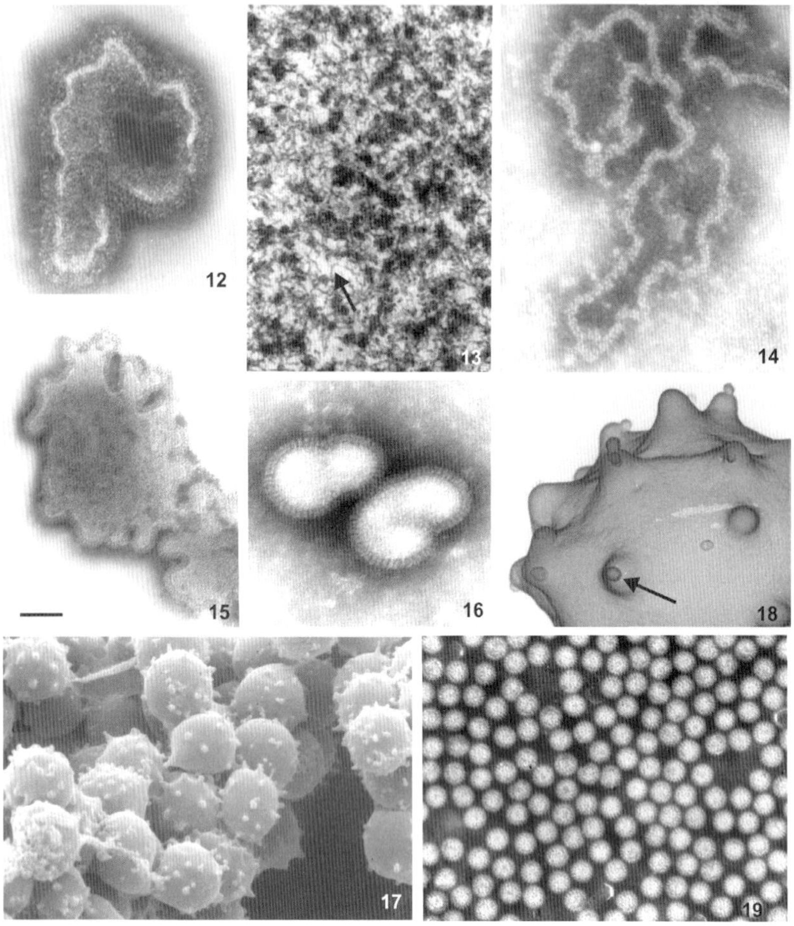

Figura 148.2 12. Vírus do sarampo. Barra = 60 nm. **13.** Nucleocapsídios (*seta*) do vírus do sarampo em núcleo de célula nervosa de caso de pan-encefalite espongiforme. Barra = 300 nm. **14.** Fita de ácido nucleico do vírus respiratório sincicial (RSV). Barra = 89 nm. **15.** Vírus *influenza*, forma de isolamento. Barra = 95 nm. **16.** Vírus *influenza*, forma de cultura. Barra = 50 nm. **17.** Hemácias de cobaia adsorvidas pelo vírus *influenza*. Barra = 3,6 μm. **18.** Partículas do vírus *influenza* (*seta*) adsorvidas a uma hemácia de cobaia. Barra = 600 nm. **19.** Partículas de rotavírus providas de nucleocapsídio. Barra = 130 nm.

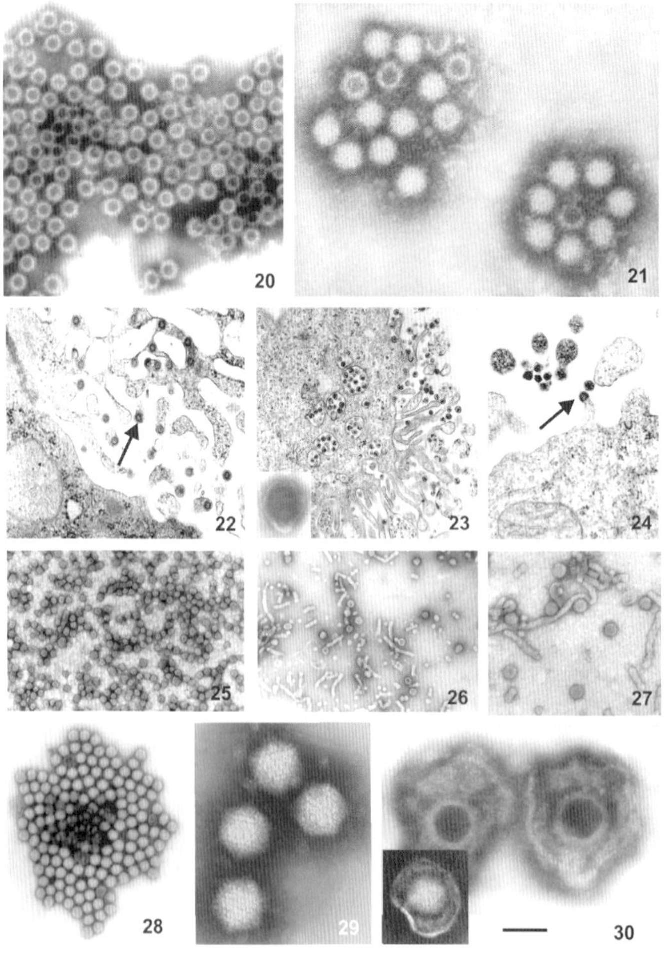

Figura 148.3 20. Partículas de rotavírus desprovidas de nucleocapsídio. Barra = 160 nm. **21.** Partículas de rotavírus aglutinadas por anticorpos. Barra = 100 nm. **22.** Vírus do tumor mamário do rato (*seta*). Barra = 800 nm. **23.** Vírus da imunodeficiência humana (HIV). Barra = 1 μm. Detalhe: Partícula viral. Barra = 200 nm. **24.** Vírus HIV (*seta*) brotando da célula hospedeira. Barra = 400 nm. **25.** Vírus da hepatite B: partículas esferoidais. Barra = 220 nm. **26.** Vírus da hepatite B: partículas esferoidais, alongadas e Dane. Barra = 300 nm. **27.** Vírus da hepatite B: partículas Dane. Barra = 150 nm. **28.** Adenovírus. Barra = 300 nm. **29.** Partículas de adenovírus. Barra = 70 nm. **30.** Duas partículas do vírus da varicela sem ácido nucleico e uma partícula completa. Barra = 100 nm.

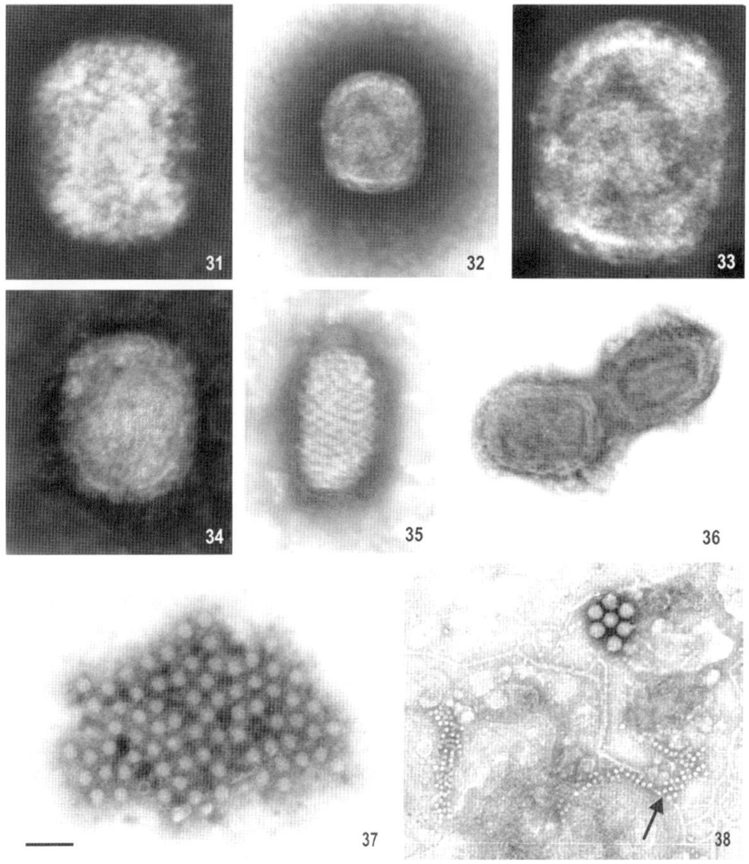

Figura 148.4 31 a 34. Diversos aspectos de *Orthopoxvirus*. **31.** Barra = 55 nm. **32.** Barra = 110 nm. **33.** Barra = 50 nm. **34.** Barra = 65 nm. **35.** *Parapoxvirus*. Barra = 70 nm. **36.** Duas partículas do vírus do molusco contagioso. Barra = 90 nm. **37.** Parvovírus B19. Barra = 65 nm. **38.** Vírus adenossatélite (*seta*) e adenovírus. Barra = 200 nm.

sentar ou não envoltório. Esta última estrutura poderá conter segmentos de membranas celulares onde ocorreu a replicação do vírus, em geral revestidos de glicoproteínas. Os vírus com envoltórios são mais frágeis e mais sujeitos a processos de inativação por agentes químicos e físicos, enquanto os não envelopados são mais resistentes a estes agentes.

Os vírus se apresentam sob diversas formas durante sua interação com as células. A infecção celular pode resultar na formação de novas partículas infecciosas em ciclos replicativos rápidos, os quais levam à destruição celular. Alguns grupos de vírus são capazes de se integrar ao genoma viral, como é o caso dos retrovírus e herpes-vírus. Para estes últimos, diversos fatores podem levar à eventual formação de partículas completas, gerando os quadros de recorrência de sintomas. O quadro de infecção persistente poderá gerar, ao longo do tempo, uma transformação maligna das células, com formação de carcinomas e linfomas graves, como é o caso das hepatites B e C e de alguns retrovírus.

▸ Classificação dos vírus

A classificação dos vírus segue o sistema adotado para os demais seres vivos até o nível de gênero, uma vez que as constantes modificações que sofrem, em especial os vírus RNA, seja na fase de replicação ou por pressão seletiva dos sistemas imunes do hospedeiro, não permitem fixar rigidamente o conceito de espécie. Assim, surgiram inicialmente os chamados *tipos* de vírus, mediante análise da resposta imune, como é o caso dos três tipos do agente da poliomielite e dos quatro tipos de vírus da dengue. Os tipos sorológicos apresentam imunidade específica e não protegem contra as infecções subsequentes pela mesma espécie de vírus.

A introdução das tecnologias de sequenciamento permitindo conhecer o código genético do ácido nucleico viral criou a chamada epidemiologia molecular, ou seja, o constante acompanhamento das variações que sofrem os vírus em seu processo evolutivo ao longo dos anos. Com isto surgiram os *genótipos*, que são variações em nível molecular dentro das espécies, como ocorre com os *Coronavirus*, *Retrovirus*, *Hepacivirus*, *Lentivirus* e vários outros gêneros. A análise dos genomas de amostras de vírus oriundas de vários países e continentes permite estabelecer os chamados *dendogramas,* que são formas gráficas de visualização das diferenças genômicas entre amostras de uma mesma espécie de vírus. A análise de dendogramas permite, por exemplo, identificar a origem de amostras que surgem em uma região, sendo importante ferramenta para estudos epidemiológicos das viroses.

A classificação dos vírus é bastante dinâmica e a análise molecular tem contribuído nas últimas décadas para um constante aperfeiçoamento do sistema. Assim, o tipo de ácido nucleico, sua estrutura, tamanho e funções no nível da replicação viral, a presença ou não de envoltórios e a morfologia do vírion são elementos importantes na classificação (Tabela 148.1).

Em Virologia reconhecemos as chamadas ordens com a terminação *-virales*, famílias com a terminação *-viridae*, subfamílias com a terminação *-virinae* e gêneros com a terminação *-virus*. Quanto às espécies, podem conter mais de uma palavra e não têm uma terminação específica. Define-se como uma *espécie* viral uma classe de vírus que constitui uma linhagem replicativa, ocupa um nicho ecológico particular e seus membros têm várias propriedades em comum. Como exemplo, o

Tabela 148.1 Características principais das famílias de vírus humanos.

Família	Gênero	Representantes	Envoltório	Tamanho Morfologia	Genoma
Picornaviridae	*Enterovirus*	Poliomielite	Ausente	28 a 30 nm	fs RNA, linear
		Coxsackie		Icosaédrico	Fita positiva 7.200 a 8.400 bases
		ECHO			
		Enterovírus 70 e 71			
	Rhinovirus	Vírus do resfriado			
	Hepatovirus	Hepatite A			
Flaviviridae	*Flavivirus*	Febre amarela	Presente	40 a 50 nm	fs RNA, linear
		Vírus da dengue		Esférico	Fita positiva 11.000 bases
		Vírus do oeste do Nilo			
		Ilhéus			
	Hepacivirus	Hepatite C			
Togaviridae	*Alphavirus*	Encefalites equinas	Presente	60 a 70 nm	fs RNA, linear
		Mayaro		Icosaédrico	Fita positiva 12.000 bases
	Rubivirus	Vírus da rubéola			
Coronaviridae	*Coronavirus*	Coronavírus humanos	Presente	80 a 160 nm	fs RNA, linear
				Helicoidal	Fita positiva 20.000 a 33.000 bases
				Pleomórfica	
Caliciviridae	*Norovirus*	Vírus Norwalk	Ausente	27 a 34 nm	fs RNA, linear
				Icosaédrico	Fita positiva 7.500 a 8.000 bases
Astroviridae	*Astrovirus*	Astrovírus humanos	Ausente	28 a 30 nm	fs RNA, linear
				Icosaédrico	Fita positiva 7.000 bases
Rhabdoviridae	*Lyssavirus*	Vírus da raiva	Presente	65 a 180 nm	fs RNA, linear
				Helicoidal	Fita negativa 12.000 bases
Paramyxoviridae	*Respirovirus*	Vírus *Parainfluenza*	Presente	150 a 250 nm	fs RNA, linear
	Rubulavirus	Vírus da caxumba		Helicoidal	Fita negativa 16.000 a 20.000 bases
	Morbillivus	Vírus do sarampo		Pleomórfica	
	Pneumovirus	Vírus respiratório sincicial			
	Metapneumovirus	Metapneumovírus humanos			
	Henipavirus	Vírus Nipah			
Filoviridae	*Filovirus*	Vírus Marburg	Presente	80 a 700 nm	fs RNA, linear
		Vírus Ebola		Helicoidal	Fita negativa 19.000 bases
		Vírus Reston			
Orthomyxoviridae	*Influenza A-virus*	Vírus *influenza*	Presente	120 nm	fs RNA, linear 7 a 8 segmentos
	Influenza B-virus	A, B e C		Helicoidal	Fita negativa 13.000 a 14.000 bases
	Influenza C-virus			Pleomórfica	
Bunyaviridae	*Orthobunyavirus*	Encefalite da Califórnia	Presente	100 a 120 nm	fs RNA, linear 3 segmentos
	Phlebovirus	Febre do vale do Rift		Helicoidal	Fita negativa (*Phlebo virus* ambisenso) 12.000 bases
	Hantavírus	Vírus Hantaan			
		Vírus Puumala			
		Vírus Sin Nombre			
Arenaviridae	*Arenavirus*	Vírus da LCM	Presente	50 a 300 nm	fs RNA, linear 2 segmentos
		Vírus Lassa		Helicoidal	Fita ambisenso 10.000 a 12.000 bases
		Vírus Junin			
		Vírus Machupo			
		Vírus Sabiá			
Reoviridae	*Orthoreovirus*	Reovírus	Ausente	70 a 80 nm	fd RNA, linear 10 a 12 segmentos
	Rotavirus	Rotavírus		Icosaédrico	18.000 a 30.000 pares de bases
Retroviridae	*Alfa-Retrovirus*	Sarcoma de Rous	Presente	100 nm	fs RNA, linear
	Beta-Retrovirus	Tumor mamário do rato		Esférico	Fita positiva 7.000 a 12.000 bases

(*continua*)

Tabela 148.1 Características principais das famílias de vírus humanos. (*Continuação*)

Família	Gênero	Representantes	Envoltório	Tamanho Morfologia	Genoma
	Gama-Retrovirus	Leucemia felina		Pleomórfico	
	Delta-Retrovirus	Vírus HTLV-1 e 2			
	Lentivirus	Vírus HIV-1 e 2 humanos			
		Vírus SIV símios			
Hepadnaviridae	*Hepatite B-virus*	Vírus da hepatite B	Presente	42 nm Complexa	Fita DNA parcialmente dupla, circular 3.000 a 3.300 pares de bases
Polyomaviridae	*Polyomavirus*	Vírus BK e JC	Ausente	45 nm	fd DNA, circular
				Icosaédrico	5.000 pares de bases
Papillomaviridae	*Papillomavirus*	Vírus de verrugas	Ausente	55 nm	fd DNA, circular
				Icosaédrico	8.000 pares de bases
Adenoviridae	*Mastadenovirus*	Adenovírus humanos	Ausente	60 a 80 nm	fd DNA, linear
				Icosaédrico	30.000 a 42.000 pares de bases
	Varicellovirus	Vírus varicela-zóster		Icosaédrico	150.000 a 250.000 pares de bases
	Cytomegalovirus	Vírus da citomegalia			
	Roseolovirus	Herpes-vírus 6 e 7 humanos			
	Lymphocryptovirus	Vírus Epstein-Barr			
	Rhadinovirus	Herpes-vírus 8 humano			
Poxviridae	*Orthopoxvirus*	Varíola	Presente	300 a 450 nm	fd DNA, linear
		Vaccínia		Complexa	130.000 a 350.000 pares de bases
	Parapoxvirus	Vírus Orf			
	Molluscipoxvirus	Vírus do molusco contagioso			
Parvoviridae	*Erythrovirus*	Parvovírus B-19	Ausente	20 a 25 nm	fs DNA, linear
	Dependovirus	Vírus adenossatélite		Icosaédrico	5.000 bases
Não definida	*Hepatitis E virus*	Vírus da hepatite E	Ausente	27 a 34 nm	fs RNA, linear
				Icosaédrico	Fita positiva 7.500 a 8.000 bases

fs: fita simples; fd: fita dupla; nm: nanômetros; LCM: linfocoriomeningite.

vírus sincicial respiratório, agente de quadros respiratórios importantes em crianças, é formalmente descrito como da ordem Mononegavirales, família Paramixoviridae, subfamília Pneumovirinae, gênero *Pneumovirus*, espécie vírus respiratório sincicial humano.

Considerando todos os vírus conhecidos, são reconhecidas no momento 3 ordens, 69 famílias, 9 subfamílias, 243 gêneros, 1.550 espécies e 2.404 espécies propostas e ainda não aprovadas. Para as denominações de famílias, subfamílias e gêneros são utilizados critérios variados, algumas vezes relacionados com a clínica, outras vezes usando o nome da espécie tipo, como é o caso da família Flaviviridae, cujo nome deriva do vírus da febre amarela (*flavus* = amarelo). A morfologia de um grupo observado em microscopia eletrônica tem sido usada igualmente para sua denominação, como a família Coronaviridae (aspecto de coroa) e o gênero *Rotavirus* (aspecto de roda). A família Myxoviridae recebeu esta denominação por sua afinidade por certas mucinas. No caso dos vírus transmitidos por artrópodes está pactuado que os novos vírus isolados devem utilizar tanto quanto possível, no nível de espécie/gênero, o nome da região onde foram identificados pela primeira vez. Em Virologia raramente se utilizam nomes ou iniciais de pessoas para nomear grupos de vírus, como ocorre com os vírus BK e JC da família Polyomaviridae, mas usa-se eventualmente este critério para identificar amostras, como a amostra Asibi do vírus da febre amarela.

As características mais importantes das diferentes famílias de vírus humanos, relacionadas na Tabela 148.1, são apresentadas a seguir.

Família Picornaviridae

O nome da família indica o reduzido tamanho dos seus componentes (pico) e a natureza do seu ácido nucleico (RNA). O grupo inclui vários gêneros, sendo mais importantes os *Enterovirus*, como os vírus da poliomielite. Em sua replicação utilizam o seu genoma diretamente como mensageiro para a síntese proteica logo após a infecção celular, gerando inicialmente uma única proteína, a qual é posteriormente clivada. O capsídio é constituído de 60 cópias de quatro proteínas (VP1-VP4), identificando-se ainda as proteínas não estruturais 2A, 2B, 2C, 3A, 3B, 3C e 3D, com diversas funções como proteases e polimerases, algumas ainda não totalmente definidas. A replicação ocorre exclusivamente no citoplasma, em geral por ciclos replicativos rápidos, e não são conhecidas formas de persistência viral, embora uma eliminação de vírus por vários meses possa ocorrer em indivíduos imunodeprimidos. O gênero *Enterovirus* é resistente a valores de pH em torno de 3,0, o que não ocorre com o gênero *Rhinovirus*, no qual se encontram mais de 115 agentes de quadros de resfriado comum. A diferenciação em nível molecular de amostras do vírus da poliomielite, caracterizando-as como de origem vacinal ou não, é uma importante tecnologia que permitiu identificar casos associados à vacinação oral bem como às recombinações que ocorrem na natureza entre amostras vacinais e não vacinais, com tendência à reversão das amostras da vacina oral para amostras de maior virulência. A família inclui ainda o vírus da hepatite A, o qual apresenta em laboratório uma replicação lenta, em contraste com a grande maioria dos enterovírus.

Família Flaviviridae

A família inclui mais de 70 vírus diferentes e no gênero *Flavivirus* estão grupados importantes agentes de transmissão por mosquitos e carrapatos. Pertence ainda à família o vírus da hepatite C em um gênero próprio, *Hepacivirus*.

O genoma da família é capaz de atuar como mRNA codificando uma única proteína como na família *Enteroviridae*, posteriormente clivada por proteases celulares e virais. Este processo resulta na formação das proteínas estruturais C na parte interna do vírion e M e E, presentes no envelope da partícula viral, bem como das não estruturais denominadas NS1, NS2a, NS2b, NS3, NS4a, NS4b e NS5. A proteína E (envelope) é a mais importante para a resposta imune, embora as não estruturais que surgem na corrente sanguínea durante a replicação também tenham papel ainda não totalmente definido nesta resposta. As proteínas não estruturais exercem ainda funções na replicação viral, sendo a proteína NS5 associada a uma função de RNA-polimerase. A replicação tem lugar no citoplasma e a infecção de células de vertebrados tende a ser citolítica. Alguns vírus apresentam limitada gama de hospedeiros naturais, enquanto outros atingem várias espécies e têm distribuição extensa no mundo.

As reações do sistema imune do hospedeiro são de importância fundamental para a patogenia das infecções humanas pelo grupo. Enquanto febre amarela e dengue nos quadros de evolução favorável não deixam sequelas, o vírus da hepatite C evolui em alta porcentagem de pacientes para quadros de carcinoma hepático. O vírus da hepatite C é estável em pH 7 a 8, porém é destruído em pH ácido. Pela presença de envoltório, o grupo é sensível a solventes orgânicos e detergentes e termoinstável.

Família Togaviridae

Apresenta dois gêneros com características epidemiológicas bem diferentes. No gênero *Alfavirus* são grupados vírus transmitidos por artrópodes com complexos ciclos na natureza envolvendo artrópodes e animais, eventualmente atingindo o homem. No gênero *Rubivirus* encontramos o vírus da rubéola.

O genoma dos dois gêneros apresenta regiões codificadoras de proteínas estruturais (C, E1, E2, E3, 6K) e não estruturais (NSP1-NSP4). Nos alfavírus, a proteína E1 tem função hemaglutinante e de fusão celular, porém a maior parte da resposta imune é dirigida contra a proteína E2. No caso do vírus da rubéola, a proteína E1 é a mais importante para esta resposta e para mutações na região genômica correspondente, conduzindo à redução de sua infecciosidade. Os dois gêneros replicam no citoplasma celular e a polaridade positiva do genoma permite a sua associação com os ribossomos, iniciando-se a formação das proteínas não estruturais, as quais assumem diversas funções enzimáticas para a replicação. Forma-se um RNA negativo, o qual gera novos genomas RNA positivos, e em fase avançada da replicação as proteínas estruturais são formadas. As partículas envelopadas são eliminadas da célula por um mecanismo de extrusão na membrana citoplasmática. O grupo tem peplômeros em sua estrutura mais externa. As proteínas estruturais incluem uma proteína básica e duas glicoproteínas no envelope. Este contém ainda lipídios derivados da célula onde replicaram. A replicação ocorre no nível do citoplasma e os alfavírus se replicam em ciclos líticos. No caso da rubéola foram descritos ativos mecanismos de apoptose associados à infecção celular pelo vírus. A infecção de células embrionárias por este vírus conduz à síndrome de rubéola congênita. O grupo é termolábil e sensível a detergentes, solventes orgânicos e baixos valores de pH.

Família Coronaviridae

Inclui o gênero *Coronavirus,* o qual ocorre em diversas espécies de animais domésticos, além do homem. Os vírus deste gênero distribuíam-se em três grupos de genótipos; porém, recentemente na Ásia, foram descritos no homem graves quadros respiratórios. Os vírus isolados destes casos foram agrupados em um quarto grupo até então desconhecido. O genoma destes vírus, que é o mais longo entre todos os vírus RNA conhecidos, apresenta uma estrutura helicoidal no interior da partícula. O genoma tem várias regiões de codificação e como fita positiva é capaz de agir como mRNA. As proteínas estruturais são denominadas M, uma glicoproteína parcialmente exposta na superfície do vírus e S, igualmente presente na superfície viral e contra a qual se formam os anticorpos neutralizantes, atuando ainda na adsorção do vírus às células. Esta mesma proteína forma o aspecto de coroa em microscopia eletrônica. Uma outra proteína estrutural HE ou E3 ocorre em alguns coronavírus e tem capacidade de aglutinar hemácias. A proteína N forma o nucleocapsídio em conjunto com o genoma. As proteínas não estruturais 1a e 1b se formam inicialmente e por clivagem geram várias enzimas como proteases, helicase e polimerase-RNA. Esta última é capaz de formar uma fita negativa a partir da fita positiva original e posteriormente as proteínas estruturais do vírus, por meio da geração de cinco a sete pequenos mRNA formadores das proteínas estruturais.

Os vírions têm lipídios em seus envelopes e são eliminados por um processo de extrusão na superfície da célula. O grupo apresenta limitado número de hospedeiros naturais e é sensível ao calor e a detergentes não iônicos e solventes lipídicos.

Família Caliciviridae

O grupo inclui um certo número de vírus observados por microscopia eletrônica em amostras de fezes de animais e do homem, associados a quadros de gastrenterites, sendo Norwalk o vírus mais conhecido no grupo. Semelhantes aos picornavírus, têm um genoma com fita positiva, porém durante a replicação formam-se duas fitas negativas e destas vários mRNA genômicos. Os vírions são constituídos por uma proteína principal do capsídio e a proteína VPg, ligada à extremidade 5′ do genoma, além de uma pequena proteína de peso molecular (PM) 30.000, descrita em alguns membros do grupo. As proteínas não estruturais assemelham-se às dos picornavírus, sendo descritas uma protease, uma helicase e uma polimerase. A replicação ocorre exclusivamente no citoplasma e conduz à morte celular. Estes vírus têm um reduzido número de hospedeiros. Alguns vírus do grupo são inativados pela tripsina, enquanto em outros se utiliza esta enzima para facilitar sua replicação no nível laboratorial, uma vez que o cultivo destes vírus em laboratório é bastante difícil. O grupo é resistente ao éter, clorofórmio e detergentes.

Família Astroviridae

O nome da família deriva de *astron* = estrela, em referência ao aspecto que apresenta em microscopia eletrônica. O grupo é associado a quadros de diarreia e vômitos em crianças, bem como em muitas espécies de animais domésticos e selvagens. Os dados disponíveis indicam uma estreita especificidade de seus hospedeiros. O cultivo em laboratório é bastante trabalhoso e a utilização de tripsina no meio de cultura facilita os estágios iniciais do ciclo replicativo. O vírion apresenta, em sua superfície, projeções provavelmente associadas à adsorção viral. Os receptores celulares não são conhecidos, e após a penetração o genoma RNA atua diretamente como mRNA para codificar inicialmente as proteínas não estruturais, incluindo a polimerase RNA-dependente. Formam-se novos genomas virais que serão incluídos nas novas partículas, e por transcrição surgem os mRNA correspondentes às proteínas estruturais. Estas, reunindo-se com os RNA, vêm a formar os novos vírions que saem das células para o meio externo. A análise da composição do genoma demonstra algumas analogias com rinovírus e coronavírus. Foram descritas em astrovírus humanos três proteínas estruturais (P1, P2 e P). As informações sobre as proteínas não estruturais são limitadas, mas em torno de seis proteínas foram identificadas em diversos representantes do grupo. Pelo menos oito sorotipos dos astrovírus humanos foram descritos com base na resposta sorológica, sendo o tipo 1 o mais importante agente do grupo nas regiões onde foram avaliados. Os astrovírus são resistentes a pH 3,0, solventes lipídicos e temperaturas até 60°C por alguns minutos.

Família Rhabdoviridae

A família inclui agentes de infecções graves no homem como o vírus rábico. O grupo apresenta morfologia de bala de revólver, com peplômeros de estrutura glicoproteica em sua superfície. O vírion contém cinco proteínas: L com função de polimerase RNA-RNA-dependente, G que forma os peplômeros, N relacionada com o nucleocapsídio, P que atua como uma polimerase, e M que é uma proteína básica envolvida no processo de extrusão das partículas. Os vírions contêm lipídios originários das membranas celulares do hospedeiro, onde replicaram. As partículas adsorvem nas células por meio da proteína G, mais externa. Uma proteína existente na superfície de células nervosas tem papel importante na adsorção do vírus rábico. O RNA viral, que é negativo, encontra-se no citoplasma ligado às proteínas N, P e L de seu nucleocapsídio. Esta última, com atividade de polimerase, induz à formação de mRNA, os quais geram por tradução as demais proteínas, entre elas uma pequena proteína, denominada líder, com função regulatória. Em fase mais avançada se forma uma fita genômica positiva, acoplada à proteína N, formando as fitas negativas das novas partículas virais, as quais, por sua vez, se unem às demais proteínas do vírion, antes de sua saída da célula por extrusão. O vírus rábico forma os chamados corpúsculos de Negri nas células nervosas do encéfalo, utilizados no diagnóstico laboratorial. Os vírus desta família são capazes de infectar uma ampla gama de hospedeiros vertebrados e invertebrados e são largamente representados em vírus vegetais. O vírus rábico é sensível a luz ultravioleta, detergentes e solventes de lipídios.

Família Paramyxoviridae

Extensa família com vários agentes de infecções humanas importantes. Apresenta vírions de aspecto helicoidal, porém formas esféricas e por vezes formas alongadas podem ocorrer. Contém cerca de 16 proteínas, das quais 10 estruturais e 6 não estruturais. Aquelas comuns a todos os gêneros são as proteínas N (ou NP) do nucleocapsídio ligadas ao RNA, e P uma fosfoproteína, associada à proteína L com função de polimerase. Além destas, temos a proteína M (matriz) não glicosilada do envelope e as proteínas glicosiladas F (fusão), compostas das proteínas F1 e F2 e HN, estas últimas situadas nos peplômeros virais e ativas no processo de adsorção viral. A proteína F ocorre em todos os gêneros, porém a HN apenas nos vírus *parainfluenza* e da caxumba. A proteína H foi encontrada apenas no vírus do sarampo e a proteína G apenas no vírus sincicial respiratório. Ambas têm funções semelhantes às da proteína HN, porém não têm ação de neuroaminidase. As proteínas superficiais podem ter funções hemaglutinantes, de neuraminidase ou de fusão celular, gerando os chamados sincícios celulares, tanto no nível de células infectadas no laboratório como no organismo do vertebrado. As proteínas não estruturais de função ainda não inteiramente esclarecida são as proteínas 1A/SH, 1C/NS1, 1B/NS2, C, D e E. Os vírions contêm lipídios originários das células onde replicaram. A replicação da família Paramyxoviridae é semelhante à da família Rhabdoviridae. A adsorção ocorre por meio das proteínas HN, H ou G em receptores contendo ácido neuramínico na superfície celular. No interior das células, a proteína L do nucleocapsídio catalisa a síntese de mRNA, a partir do qual as respectivas proteínas são formadas. A exemplo dos bunyavírus, forma-se um pequeno mRNA com função regulatória. Posteriormente surge a fita positiva, acoplada à proteína N e que serve de modelo para a formação da fita negativa dos novos vírions, completando-se o vírion que sai da célula por extrusão. A replicação ocorre exclusivamente no interior do citoplasma. Os vírus da família têm um limitado espectro de hospedeiros e foram encontrados apenas em vertebrados, a maioria em mamíferos e pássaros. O vírus do sarampo pode causar infecção persistente no nível do sistema nervoso central. Os vírus desta família são bastante sensíveis a agentes químicos e físicos.

Família Filoviridae

A família inclui agentes de febres hemorrágicas de alta letalidade e que somente podem ser estudados em laboratórios de nível máximo de segurança (nível 4). Os vírions se apresentam sob forma alongada, alcançando dimensões de até 800 nm. O nucleocapsídio é espiralado, contendo as proteínas NP, VP35 ou P, VP30 e L, esta última uma polimerase RNA-RNA-dependente. São ainda reconhecidas as proteínas VP40 ou M localizadas na parte interna do envoltório, GP localizada nos peplômeros e VP24, também associada ao envoltório e de função desconhecida. Não se conhecem exatamente os receptores celulares para estes vírus, porém especula-se a existência de uma glicoproteína na superfície do hepatócito com esta função. Toda a replicação ocorre no interior do citoplasma, onde se observa uma transcrição do genoma em diversos mRNA e formação das respectivas proteínas. Posteriormente, quando proteínas suficientes se acumulam no interior da célula, forma-se a fita positiva que serve de modelo para a fita negativa a ser incorporada nas novas partículas. Os componentes do envoltório viral se acumulam no nível da membrana citoplasmática e finalmente há a formação do vírion completo que sai da célula por extrusão. O acúmulo de nucleocapsídios no interior da célula forma característicos corpúsculos de inclusão. Os filovírus são bastante sensíveis a solventes lipídicos, detergentes, hipoclorito e radiações ultravioleta.

Família Orthomyxoviridae

A família inclui vários agentes importantes de quadros respiratórios graves no homem e em várias espécies animais e apresenta uma morfologia helicoidal, por vezes esférica ou pleomórfica. O vírion contém um envelope lipídico e peplômeros, onde se localizam as enzimas neuroaminidase e hemaglutinina, participantes no processo de adsorção viral e na resposta imune do hospedeiro. Modificações na estrutura molecular destas estruturas são importantes na formação de partículas capazes de escapar aos anticorpos anteriormente existentes. O nucleocapsídio apresenta tamanhos variados de acordo com o gênero. O genoma é segmentado, com oito fragmentos na *influenza* A e B e sete na *influenza* C. O vírion contém de sete a nove proteínas, sendo que as proteínas comuns a todos os gêneros são três polimerases (PA, PB1 e PB2), uma proteína do nucleocapsídio (NP) e uma proteína não glicosilada (M ou M1). A hemaglutinina (HA), com capacidade hemaglutinante e com papel na adsorção viral, ocorre na *influenza* A e B. Na *influenza* C denomina-se HEF. A proteína NA (neuraminidase) atua sobre o ácido neuramínico, sendo importante no processo de liberação das partículas da célula. São conhecidas 15 diferentes HA, todas presentes em aves aquáticas e apenas três no homem (H1, H2 e H3) e nove tipos de NA, sendo descritas no homem apenas N1 e N2. Ocorrem, no entanto, infecções naturais no homem a partir de amostras animais, em particular as de origem aviária. Uma amostra ocorrente em aves domésticas, H5N1, de alta letalidade, surgiu na Ásia e vem causando epizootias graves e também casos humanos fatais, sendo grande a preocupação sobre a possível geração de uma pandemia por estas amostras ou seus recombinantes, caso se inicie com as mesmas um ciclo de transmissão de homem a homem. Em 2009-2010 houve uma pandemia causada pelo vírus *influenza A* (H1N1).

Dependendo do gênero, podem ser encontradas duas proteínas não estruturais (NS1 e PB1-F2), além de lipídios originários das membranas das células do hospedeiro onde replicaram. O grupo apresenta ainda glicoproteínas e glicolipídios, cuja composição depende do hospedeiro e também do gênero dentro da família. A adsorção ocorre por meio da HA (ou a proteína HEF no caso da *influenza* C) dos peplômeros. A replicação começa no núcleo da célula, para onde é transportado o nucleocapsídio viral, e se inicia por meio de uma transcrição dos segmentos genômicos, usando uma polimerase viral e o mRNA celular. Estes mRNA virais saem do núcleo e formam nos ribossomos as proteínas virais, as quais voltam em parte ao núcleo para formação dos nucleocapsídios e participação nos processos de formação do genoma complementar positivo. Este gera em seguida o genoma negativo a ser incorporado aos novos vírions. As proteínas das estruturas externas do vírus permanecem no citoplasma e se deslocam para a superfície da célula, onde se ligam ao nucleocapsídio e demais proteínas vindas do núcleo, formando finalmente o vírion completo, o qual sai por extrusão da célula. Dados obtidos em laboratório indicam que a maioria das novas partículas contêm de 11 até 13 segmentos e apenas cerca de 10% delas contêm o número correto e seriam, portanto, infecciosas. No caso de infecções mistas em uma célula, amostras muito próximas podem gerar combinações por rearranjos genômicos principalmente das proteínas HA e NA, gerando eventualmente surtos e graves epidemias. Os vírus da *influenza* A atingem grande número de espécies como pássaros, suínos e equinos, sendo as aves aquáticas os seus principais reservatórios. Mediante complexos ciclos naturais de disseminação na natureza, amostras de alta virulência podem vir a atingir o homem. Os grupos *influenza* B e C circulam apenas no homem e embora também possam sofrer recombinações em suas proteínas, as mesmas são muito menos extensas do que com a *influenza* A. Todos os vírus do grupo são muito sensíveis a detergentes, solventes lipídicos e outros agentes químicos e físicos.

Família Bunyaviridae

Constitui-se em uma complexa família com mais de 220 vírus, dos quais 145 pertencem ao gênero *Bunyavirus*, incluindo arbovírus relacionados sorologicamente. O gênero *Hantavirus*, cujas primeiras amostras foram isoladas próximo ao rio Hantaan na Coreia, apresenta nas Américas uma síndrome pulmonar aguda grave, diferente da apresentação encontrada em outras regiões, nas quais predominam as síndromes renais.

As partículas apresentam aspecto pleomórfico, com um envelope, contendo lipídios. O genoma é trissegmentado, com os segmentos L (*large*), que codifica uma transcriptase-replicase viral, M (*medium*), que codifica as glicoproteínas do envelope, e S (*small*), codificante da proteína do nucleocapsídio. O genoma é negativo ou ambissenso, neste caso apenas no gênero *Phlebovirus*. Os vírus apresentam quatro proteínas estruturais (G1, G2, N e L). G1 e G2 são proteínas externas, N está ligada ao nucleocapsídio interno e L é uma polimerase com tamanho de 250.000 a 330.000 kD. As partículas contêm ainda lipídios derivados das membranas do Golgi celular. A replicação tem lugar no citoplasma e as partículas são liberadas por extrusão. O grupo replica em vertebrados e artrópodes e várias espécies são transmitidas por mosquitos, carrapatos e outros artrópodes. A replicação é citolítica em vertebrados mas não em artrópodes. Os *Hantavirus* são transmitidos por aerossóis e são originários de infecções crônicas de roedores silvestres ou urbanos, os quais eliminam vírus pela urina, saliva e fezes. Alguns vírus da família apresentam estreita gama de hospedeiros enquanto outros se disseminam por vários grupos de vertebrados e em várias regiões do mundo. O grupo é sensível ao calor e a detergentes e alguns têm atividade hemaglutinante.

Família Arenaviridae

A família inclui vários agentes de febres hemorrágicas importantes nas Américas, como os vírus Machupo (Bolívia), Junin (Argentina), Sabiá (Brasil) e Guanarito (Venezuela) e são transmitidos por aerossóis a partir de secreções e excreções de roedores silvestres. Estes vírus devem ser manipulados apenas em áreas de segurança biológica máxima (nível 4). O genoma é bissegmentado (segmentos L e S) e ambissenso, ou seja, o segmento genômico é capaz de formar uma proteína na direção 5′-3′ e outra proteína na direção inversa. Na região central do segmento ocorre uma formação que bloqueia a transcrição nos dois sentidos. Assim a proteína L é codificada na metade 5′ e a proteína Z na parte 3′ do segmento genômico L. As proteínas principais da família são N ou NP, uma nucleoproteína L, uma polimerase RNA-RNA-dependente e duas glicoproteínas G1 e G2. Descreve-se ainda uma proteína Z, que se liga a íons zinco. Os vírions carreiam lipídios da membrana das células onde replicaram. Na replicação, inicialmente, os segmentos genômicos L e S formam os mRNA respectivos na presença da proteína L ainda de origem viral. Os mRNA são traduzidos nas proteínas L e N e em seguida se forma a fita positiva de RNA, a qual serve de matriz para a fita negativa e também para a síntese das proteínas Z, G1 e G2. A replicação tem lugar no citoplasma e a liberação do genoma ocorre por extrusão na membrana celular. Os vírus são sensíveis a valores de pH menores de 5,5 e maiores de 8,5, a detergentes, solventes orgânicos e radiação ultravioleta.

Família Reoviridae

Compreende vários gêneros, agentes de doença humana e animal, sendo o único grupo de vírus conhecido com genoma RNA de fita dupla segmentado. Os vírions contêm dois a três capsídios, os quais variam de estrutura de acordo com o gênero. Assim, os rotavírus apresentam um capsídio externo com simetria icosaédrica e canais que se estendem da superfície ao core interno. Apresentam ainda 60 projeções proteicas curtas na superfície do vírion. O genoma apresenta 10 segmentos no gênero *Orbivirus*, 11 no gênero *Rotavirus* e 10 no gênero *Orthoreovirus*. Os segmentos variam bastante de tamanho. Os rotavírus são os mais importantes para o homem e apresentam três envoltórios proteicos, de estrutura icosaédrica, com sete proteínas estruturais do vírion denominadas VP1-VP7, e seis proteínas não estruturais que atuam no processo replicativo por mecanismos ainda não totalmente esclarecidos. O core interno é composto pelas proteínas VP1 e VP3 e os segmentos de RNA de fita dupla. A VP2 forma a membrana do core. A VP6 constitui o capsídio interno e as VP4 e VP7, o capsídio externo. A VP4, presente nas projeções proteicas, apresenta propriedades hemaglutinantes e pode ser clivada por proteases gerando os segmentos VP5 e VP8. Este último varia bastante dentro dos diversos grupos de rotavírus. Formam-se igualmente anticorpos (IgM, IgG e IgA) contra as proteínas VP6, VP7 e NSP4. Os 11 segmentos do genoma formam as proteínas virais na seguinte distribuição: segmentos 1 a 4 – VP1-VP4; segmento 5 – NSP1; segmento 6 – VP6; segmento 7 – NSP3; segmento 8 – NSP2; segmento 9 – VP7; segmento 10 – NSP4; e segmento 11 – NSP5 e NSP6. Os rotavírus são distribuídos em grupos com base nos segmentos genômicos e seu tamanho. Reconhecem-se sete grupos (A-F), dos quais atingem o homem os grupos A, B e C. A replicação ocorre no citoplasma e se inicia com a adsorção à célula com intervenção das proteínas VP7 e VP4. Após a penetração, se reconhecem no citoplasma o capsídio interno, as proteínas VP1, VP2, VP3, VP6 e os segmentos genômicos de RNA. Ocorre a transcrição da fita dupla de RNA e formam-se moléculas de mRNA. Com o acúmulo das novas proteínas surgem no citoplasma corpúsculos de inclusão denominados viroplasmas. A exemplo do que ocorre com *influenza*, podem ocorrer recombinações de segmentos genômicos em células coinfectadas com amostras relacionadas por meio de deleções e troca de fragmentos de RNA genômicos. Os novos vírus são liberados por lise celular e entre as partículas formadas encontram-se muitas com segmentos de RNA incompletos e de fitas simples não funcionais. Os rotavírus e reovírus têm uma distribuição ampla e o grupo é moderadamente sensível ao calor, solventes orgânicos, detergentes e radiações, podendo permanecer viáveis por vários dias no meio ambiente. A resistência ao pH varia entre os gêneros.

Família Retroviridae

A família deriva seu nome da presença no vírion da enzima transcriptase reversa, a qual promove a transcrição do RNA viral em cDNA. São reconhecidos sete gêneros, incluindo vários agentes de infecções animais e os vírus humanos HIV-1 e HIV- 2 no gênero *Lentivirus* e HTLV-1 e HTLV-2 no gênero *Delta-Retrovirus*. O vírion contém envelope com lipídios e peplômeros com 8 nm de comprimento. O nucleocapsídio apresenta morfologia helicoidal e característica de acordo com o gênero. Os retrovírus apresentam três genes principais codificando para as proteínas na ordem 5′- gag, pol, env-3′. No HIV-1 encontramos as glicoproteínas estruturais gp160 e suas derivadas, gp120 e gp41, após clivagem pela protease p9 no nível do retículo endoplasmático e do Golgi. A proteína gp120 atua na adsorção do vírus, no tropismo celular e estimula anticorpos neutralizantes; anticorpos também se formam contra a gp41. Outras proteínas estruturais são a pr55, p17 ou matriz (MA), p24 ou capsídio (CA), p7 ou nucleocapsídio e a p6, com papel de ligação entre o capsídio e a membrana. As enzimas são a transcriptase reversa (p51/66) que atua como polimerase, a protease (p9) e a integrase (p38), que age como endonuclease/ligase, promovendo a integração do genoma viral ao genoma celular. Encontram-se ainda proteínas reguladoras como a transativadora da transcrição (Tat), ligada à extremidade 5′ do RNA e a transativadora de pós-transcrição (Rev) que atua na liberação de mRNA do núcleo celular. São descritas ainda sete outras proteínas ditas acessórias como a (Vif) que ativa a produção de partículas infecciosas em linfócitos, a (Vpr) p11/15 associada ao vírion e à proteína U (Vpu) p14/16, associada à membrana do retículo endoplasmático. A replicação se inicia pela ligação da gp120 a receptores (CD4, CXCR4 e CCR5) presentes na superfície de células T, macrófagos e monócitos. Após a adsorção ocorrem modificações moduladas pela gp41 na membrana celular permitindo a passagem para o interior das células do capsídio viral, com duas fitas do genoma e as enzimas transcriptase reversa, protease e integrase. Ocorre a formação do cDNA, o qual se integra no genoma celular, de onde são exportados para o citoplasma mRNA diversos, os quais são traduzidos nos ribossomos. As proteínas reguladoras Tat, Ver, Nef e Tev vão ao núcleo e estimulam a geração de vários mRNA que formarão as demais proteínas virais, como Gag, Pol, Env, Vif, Vpu e Vpr e as proteínas acessórias. As partículas virais passam a ser infecciosas pela quebra das proteínas precursoras Gag e Gag-Pol pela protease p9. Os vírus saem da célula por extrusão. A alta variabilidade dos genomas virais formados na replicação ocorre por falhas nas enzimas RNA-polimerases, as quais normalmente cometem erros no encadeamento dos nucleotídios. Estes defeitos no metabolismo celular normal não são herdados. No caso da formação do genoma dos retrovírus, estes erros são repassados às proteínas virais liberadas nas novas partículas, gerando inúmeras diferentes composições e o conceito de *quase-espécie*, apresentado anteriormente. Dentre os gêneros de retrovírus existem muitas diferenças entre os diversos genomas a partir de um esquema básico comum ao grupo, gerando várias diferenças nos ciclos de replicação. Os vírus humanos da família *Retroviridae* têm extensa distribuição no mundo. As partículas são bastante sensíveis a agentes físicos, químicos e radiações.

Família Hepadnaviridae

A família inclui agentes de infecções hepáticas graves no homem e animais, com tendência a se transformar em infecções persistentes. São reconhecidos dois gêneros, *Orthohepadnavirus*, incluindo o vírus da hepatite B humana (HBV), de primatas não humanos como gorilas, chimpanzés e orangotangos e de outros mamíferos como a marmota e o esquilo, e *Avihepadnavirus*, incluindo vírus de patos e outras aves. Os vírus de primatas não humanos apresentam grande semelhança com o HBV em nível genômico. Considerando vários detalhes de estrutura genômica e do ciclo replicativo, a família, do ponto de vista evolutivo, teria se desenvolvido a partir dos retrovírus. Os vírus do grupo apresentam diminutas dimensões e seu genoma DNA é circular, porém uma das fitas é incompleta. A fita completa é de senso negativo e a fita incompleta, positiva. Na extremidade 3′ da fita positiva encontra-se a transcriptase reversa (proteína p). O vírion consta de um envoltório lipídico derivado do retículo endoplasmático celular, contendo inclusões proteicas, algumas glicosiladas de tamanhos diferentes. A menor é denominada HBsAg (p24, p27), a maior PreS1-HBsAg (p39, p42) e a de tamanho médio PreS2-HBsAg (p39, p42). O HBV apresenta no HBsAg vários subtipos, os quais se diferenciam pelo número de pares de base do genoma. Os principais subtipos são ayw, ayw2, ayw3, ayw4, ayr, adw4 e adr, distribuindo-se os seus determinantes como alelos mutuamente excludentes: d ou y, r ou w. Existem outros subtipos mais raros como q, x e z. Estes subtipos tendem a apresentar uma distribuição regional, como o determinante r que predomina na Ásia, sendo inclusive encontrado em populações asiáticas vivendo em outras regiões do mundo. No interior da partícula encontra-se o capsídio proteico (HBcAg) envolvendo o genoma. Encontram-se ainda as proteínas HBeAg, em parte associadas à membrana, e HBx, que atua como ativadora de promotores virais e celulares e provavelmente está envolvida no processo de formação do carcinoma hepático associado ao HBV. Durante o processo replicativo formam-se, além do vírion completo, também chamado partícula de Dane, duas outras estruturas não infecciosas de constituição idêntica ao envoltório do vírion, contendo o HBsAg. Estas estruturas circulam no sangue do paciente em quantidades muito maiores do que o vírion. Uma delas apresenta morfologia circular com 22 nm e a outra aspecto filamentoso com comprimentos de até 200 nm. Partindo do plasma humano infectado, estas partículas foram utilizadas no preparo de vacinas contra hepatite B, antes das modernas vacinas preparadas por técnicas moleculares.

A replicação se inicia com a adsorção por meio da PreS1-HBsAg e de um receptor da membrana celular, no caso do vírus do pato a carboxipeptidase D, não sendo conhecido o receptor do HBV. Neste vírus especula-se que possa haver também adsorção com a proteína PreS2-HBsAg no nível do hepatócito. A penetração ocorre por endocitose. Após a liberação das demais estruturas do vírion, o genoma é transportado para o núcleo e a fita incompleta é fechada com a polimerase viral, formando-se um DNA de cadeia dupla circular, associado a histonas em uma conformação denominada *super-hélice*. Pode ocorrer nesta fase uma integração total ou parcial do genoma viral ao genoma celular. Formam-se em seguida os mRNA que vão para o citoplasma e se inicia a formação das proteínas virais. O HBsAg e o HBeAg, que se formam por proteólise de parte do HbcAg, maturam no nível do retículo endoplasmático, passando em seguida ao Golgi celular, permanecendo livres no citoplasma o HBcAg, a polimerase e a proteína X. A formação do novo genoma viral se inicia no núcleo pela síntese de uma longa cadeia DNA, a qual passa ao citoplasma, completando-se a formação do genoma. Este se reúne com a proteína do core, formando-se o nucleocapsídio, o qual, por sua vez, no nível do retículo endoplasmático, se reúne às demais proteínas virais, saindo então o vírion da célula. O HBeAg não faz parte do vírion e é eliminado da célula, junto com as estruturas circulares e alongadas contendo principalmente HBsAg e que são encontradas no sangue do paciente. A formação do carcinoma hepático nas infecções crônicas por HVB é atribuída à integração do genoma viral ao celular. O genoma viral não é inteiramente integrado, sendo formados na célula apenas o HBsAg e a proteína X, não ocorrendo portanto a formação de vírions completos. A transformação celular é um processo longo no qual a proteína X desempenha papel de estímulo à divisão celular e bloqueia a função da proteína celular p53, que tem papel de supressora de tumores. A célula infectada passa a ter maior taxa de mutações. A presença dos fragmentos do vírus no genoma celular influencia o processo de divisão celular, estimulando seu aumento. No caso da infecção da marmota se verifica a ativação pelo vírus respectivo de um gene oncogênico celular, resultando em alta taxa de carcinoma hepático nestes animais.

Os vírus desta família são bastante específicos em relação aos seus hospedeiros e são sensíveis a agentes químicos e físicos e a radiações ultravioleta e gama.

O agente da hepatite D (Delta) é um vírus RNA incompleto, de morfologia esférica, composto das proteínas da membrana do HBV (formas pequenas, médias e grandes do HBsAg) e de um genoma RNA de fita simples circular e negativo ligado à proteína HDAg, esta composta por duas frações, a maior com 27 κD e uma menor com 24 κD. O genoma viral é capaz de codificar apenas a proteína HDAg, e com isso o vírus da hepatite D somente forma seu vírion completo quando se replica em uma célula infectada com o vírus da hepatite B. Este fenômeno de infecção mista permitindo a replicação de certos vírus apenas na presença de outro não é raro entre os vírus de vegetais, sendo estas partículas incompletas denominadas *virusoides*. A presença dos dois vírus na célula hepática conduz a um agravamento do quadro clínico, como observado na chamada febre de Lábrea, associada à presença do vírus da hepatite D.

O genoma viral vai para o núcleo da célula, onde a replicação se inicia por meio da formação do mRNA para o segmento 24 κD do HDAg. A polimerase-RNA viral forma um genoma complementar que serve como molde para a formação dos novos genomas e gera o mRNA codificador do segmento p27 do HDAg. Para a formação do vírion, o conjunto do novo genoma e o HDAg utilizam as proteínas do HbsAg presentes na célula, onde também está se replicando o vírus da hepatite B. Em nível laboratorial, existem linhagens de células nas quais o genoma do vírus da hepatite D foi capaz de se integrar, formando continuamente novos genomas e o HDAg. O significado desta integração em relação à infecção natural não é conhecido.

Família Polyomaviridae

O nome da família é derivado de sua capacidade de gerar tumores em diversos órgãos. Existem dois grupos, um deles incluindo o vírus SV-40 (*simian virus*) e os vírus BK e JC, estes últimos patogênicos para o homem. No outro grupo encontramos o vírus polioma do rato. O vírion não contém envelope e tem uma estrutura icosaédrica. Reconhecem-se três proteínas estruturais, VP1, VP2 e VP3, sendo a VP1 a mais importante.

O genoma é circular e de fita dupla. O DNA está configurado como uma super-hélice, envolvido por proteínas do grupo das histonas. Na replicação observam-se duas regiões do genoma, uma expressando as proteínas precoces e outra formando as proteínas tardias. A proteína precoce mais importante é o chamado antígeno T (antígeno tumoral), distinguindo-se os antígenos T pequeno e médio. As proteínas tardias são as estruturais VP1-VP3. O genoma contém ainda o código de várias sequências reguladoras, promotoras e estimuladoras da transcrição.

O antígeno T do vírus SV-40 é muito bem conhecido, sendo multifuncional. Atua no nível do núcleo, para onde é transportado. Uma pequena parte do antígeno permanece no citoplasma ou ligada à membrana. O antígeno exerce diversas funções na replicação viral: ligação ao DNA viral, função de helicase, funções de regulação da transcrição e ativação dos promotores do mRNA das proteínas estruturais. O antígeno T atua ainda sobre diversas funções celulares complexas, resultando na transformação da célula, com aumento da divisão celular. Os vírus SV-40 e polioma, por meio do seu antígeno T, são capazes de imortalizar culturas de células que passam a se manter indefinidamente em laboratório, sendo exemplo a célula de coelho linhagem COS. O antígeno bloqueia proteínas celulares que têm papel na supressão de tumores. Em relação às proteínas estruturais a mais importante é a proteína VP1, que atua na adsorção do vírus à célula e contra a qual se formam anticorpos neutralizantes.

A adsorção viral ocorre por meio de diversos tipos de receptores na membrana celular. O vírus SV-40 utiliza o antígeno de histocompatibilidade (MHC) classe I ligado à membrana celular. A penetração ocorre por endocitose, e após a liberação do genoma ocorre a transcrição precoce, com a formação dos mRNA relativos aos antígenos T. A síntese dos mRNA utiliza polimerases celulares. A síntese das novas fitas genômicas ocorre nas duas direções do genoma circular, bastante semelhante ao processo usado pela célula normal. Como são utilizadas polimerases DNA da célula, a família tem grande estabilidade genética. Após a replicação do DNA os genes virais relacionados com as proteínas tardias são transcritos, formando-se seis ou sete mRNA, a depender da espécie de vírus. A reunião final das histonas de origem celular com as novas fitas de DNA e as proteínas estruturais ocorre no núcleo, sendo os vírus eliminados da célula após sua morte. Calcula-se que cada célula produza cerca de 100.000 novas partículas.

O vírus SV-40 infecta primatas asiáticos como o macaco *rhesus* e *Cynomolgus,* causando uma infecção renal persistente, sendo eliminado na urina. Ganhou este agente uma grande notoriedade quando se comprovou que no início da fabricação das vacinas contra poliomielite em culturas de células renais de *rhesus* o vírus estava presente nestes tecidos e foi aplicado em milhões de crianças, juntamente com os vírus da poliomielite. O vírus pôde ser demonstrado em fezes dos vacinados e deve ter se disseminado na população, porém sintomas nunca foram observados. Quando tecnologias moleculares de diagnóstico se tornaram disponíveis, fragmentos do genoma do SV-40 passaram a ser descritos em tumores cerebrais, mesoteliomas e osteossarcomas humanos, porém uma relação causal não foi ainda confirmada.

Os vírus JC e BK (iniciais dos pacientes) são os vírus humanos da família, o primeiro associado à síndrome de leucoencefalopatia multifocal e o último causando doença respiratória e cistites hemorrágicas em crianças. Ambos os vírus permanecem por longos períodos no organismo. Em pacientes aidéticos, o vírus BK pode levar a graves quadros como meningoencefalites. Em alguns tipos de osteossarcomas, glioblastomas e meningiomas, uma associação causal com o vírus BK é suspeitada mas não definitivamente comprovada. Os vírions são resistentes ao éter e ácidos e bastante resistentes ao calor.

Família Papillomaviridae

A família inclui vários agentes de verrugas tanto em animais como no homem, sendo algumas de caráter maligno, particularmente tumores epiteliais como carcinomas da cérvice. No gênero *Papillomavirus*, encontram-se classificados 110 diferentes tipos (HPV 1 a 110). Esta classificação é realizada por meio de características do genoma viral nas regiões codificantes das proteínas E6, E7 e L1. Além do homem são descritos agentes semelhantes em bovinos, coelhos e cães. Os vírus são estritamente epiteliotrópicos e replicam apenas em queratinócitos, o que não permitiu até o presente seu cultivo em laboratório. Os *Papillomavirus* têm estrutura semelhante aos *Polyomavirus*, com estrutura icosaédrica. Suas proteínas estruturais são denominadas L1 e L2, na proporção de 1:30. O genoma é circular, DNA de fita dupla em forma de super-hélice e envolto por histonas. Como nos vírus polioma, o genoma apresenta um segmento codificante para proteínas precoces (E1, E2, E3, E5, E6, E7 e E8) e outro para proteínas tardias (L1, L2 e E1/E4). A proteína E1 atua na replicação como polimerase-DNA e helicase, a E2 atua como transativadora e transrepressora e as demais em diversas outras fases da replicação viral. A proteína E6 bloqueia a proteína celular p53, a qual apresenta função supressora de tumores. Com isto ocorre acúmulo de mutações no DNA celular. A mesma proteína E6 bloqueia ainda mecanismos celulares que induzem à apoptose celular e ativam a telomerase, enzima que se descreve em células transformadas. A proteína E7 igualmente bloqueia outros supressores celulares de tumores como as proteínas Rb105 e Rb107. Os diversos tipos de HPV são agentes de diversas formas de verrugas e lesões em diversas partes do corpo, sendo algumas formas malignas, como os carcinomas invasivos da cérvice e neoplasias nasais, causadas pelos tipos 16, 18, 31, 33, 35, 39, 45, 51, 52, 56, 58, 62, 66, 68, 70 e 73. Os tipos de HPV capazes de gerar processos malignos integram-se ao genoma celular por meio de uma região de seu genoma. No caso do HPV 16, esta região se estende aproximadamente entre as bases 2.300 e 3.000 do genoma viral. A replicação é regulada pela camada da epiderme onde se encontram as partículas, aumentando o número de novos vírions à medida que as camadas superiores do estrato granular e do estrato córneo são atingidas. Os receptores no nível da superfície viral não são perfeitamente conhecidos, variando aparentemente com o tipo de vírus. As partículas penetram na célula por endocitose e o genoma passa ao núcleo, iniciando-se a transcrição dos genes virais precoces. Os controles destas transcrições são bastante complexos. Fundamental é a formação da helicase-DNA e da proteína E2. A proteína E1 forma um complexo com a polimerase-DNA da célula, que passa a gerar entre 50 e 400 cópias de novos genomas por célula. Durante o processo de divisão e diferenciação celular que é ativo na epiderme, os genomas virais são repassados às novas células que se formam e, através dos diversos estratos, chegam ao estrato córneo mais externo, onde ocorre uma grande replicação viral e liberação de vírus infecciosos. Assim, pode-se caracterizar a infecção da epiderme como uma infecção persistente, com a contínua formação de novas partículas, apesar da morte das células onde se replicam os vírus. A replicação dos vírus papiloma é condicionada a uma ativa divisão celular, e as proteínas E6 e E7 têm ativo papel na ativação deste processo. Vacinas experimentais com estas proteínas extraídas de tumores malignos têm sido utilizadas com a finalidade de gerar uma resposta celular para o tumor, com resultados variados.

Como os vírus polioma, os vírus papiloma são resistentes a solventes orgânicos, ácidos e calor.

Família Adenoviridae

O nome da família deriva do fato de terem sido as primeiras amostras isoladas de tecidos de tonsilas e adenoides em 1953. Os adenovírus humanos são reunidos no gênero *Mastadenovirus*, com os subgêneros A a F, nos quais se distribuem 51 tipos de adenovírus. Principalmente o grupo A com os tipos Ad12, Ad18 e Ad31, agentes de infecções gastrintestinais no homem, induz transformações malignas em roedores. A partícula viral dos adenovírus é icosaédrica e não contém lipídios. Nas 12 pontas do icosaedro se identificam fibras proteicas alongadas, com até 30 nm de tamanho. As proteínas estruturais são nomeadas em algarismos romanos, de pII a pXII, e são formadas em fases mais tardias da replicação viral. As proteínas pV, pVI e pX estão no nucleocapsídio, associadas ao genoma viral. A proteína pIV constitui as estruturas das fibras e induz à formação de anticorpos tipo-específicos no hospedeiro. As demais proteínas estruturais compõem o capsídio externo, sendo a proteína pII responsável pela indução dos anticorpos grupo-específicos. Identificou-se ainda uma protease, denominada L3 (*late* = tardio), a qual libera as partículas virais do endossomo celular. As proteínas não estruturais são L4 e pIVa2, atuando na morfogênese viral e montagem dos éxons proteicos do capsídio. As proteínas precoces, em número de 17, estão envolvidas nos processos de replicação celular, incluindo proteínas ativas na síntese do DNA viral, em mecanismos de transformação celular, indução da lise celular, bloqueio das proteínas do complexo MHC classe I da superfície celular e bloqueio da apoptose celular induzida pela alfainterferona. Os adenovírus se replicam em vários tipos de células epiteliais nos tratos respiratório e digestivo. A ligação com os receptores celulares se faz por meio de uma região na extremidade da fibra viral. Os receptores variam dentro dos diversos subtipos. Para a penetração na célula por endocitose, um processo complexo se desencadeia com a participação das proteínas do capsídio, levando à reorganização dos filamentos de actina celulares. A liberação do genoma viral ocorre com a participação da pVI. O genoma, ainda com partes proteicas do capsídio (proteína do éxon), é carreado para o núcleo da célula. No núcleo ocorrem sucessivamente a transcrição dos genes iniciais, que geram as proteínas não estruturais precoces, a replicação do DNA, a transcrição dos genes tardios que induzem à formação das proteínas estruturais tardias e finalmente a morfogênese final com a montagem dos novos vírions. No genoma viral reconhecem-se as regiões E (*early* = precoce) dividida em E1-E4, contendo a informação para a síntese das proteínas precoces, e L, responsável pela formação das proteínas estruturais. As proteínas são codificadas pelas duas fitas de DNA. A replicação ocorre por mecanismo semiconservativo, ou seja, cada uma das fitas originais é finalizada por uma nova fita complementar por meio de uma DNA-polimerase de origem viral, proteínas de ligação e fatores celulares. Para a formação dos diversos mRNA ocorre o chamado *splicing* do RNA, ou seja, a partir de um longo RNA, pequenas partes são retiradas, reunidas e transportadas para o citoplasma para formação das proteínas. A descoberta deste processo foi feita nos adenovírus em 1977, demonstrando que os mRNA nem sempre são colineares com a sequência gênica. Embora vários adenovírus humanos sejam potentes indutores de neoplasias em roedores, não foi demonstrada uma relação causal destes vírus com neoplasias humanas, embora esta possibilidade seja sempre levantada quando se discute a possível utilização de vacinas humanas para o grupo. Os vírus do grupo são estáveis em condições de acidez e resistentes a solventes lipídicos.

Família Herpesviridae

A família inclui vírus patogênicos para o homem e muitos vertebrados. O nome deriva do grego *herpein* = rastejar, lembrando a difusão das lesões na pele causadas pelo herpes-vírus simples. Apresentam dois tipos de ciclos reprodutivos, um lítico, no qual as células em geral são destruídas, e infecções latentes nas quais não se formam partículas infecciosas, mas que podem voltar ao ciclo replicativo sob determinados estímulos. São conhecidos como vírus humanos do grupo: herpes simples tipos 1 e 2, varicela-zóster, Epstein-Barr, citomegalia, herpes-vírus humanos tipos 6 e 7, herpes-vírus humano tipo 6B e herpes-vírus humano tipo 8, associado ao sarcoma de Kaposi.

As partículas virais apresentam estruturas complexas e contêm mais de 30 proteínas estruturais. No interior da partícula se encontra um core viral, envolvido por uma longa fita dupla de DNA. Em torno desta estrutura temos o icosaedro do capsídio, com diversas proteínas no seu interior. O capsídio é envolto por uma estrutura igualmente complexa, contendo, como no caso do herpes-vírus simples, doze glicoproteínas, bem como de dois a quatro peptídios não glicosilados. Estes formam projeções que atuam na adsorção viral aos receptores celulares, na penetração viral e na indução de anticorpos. Entre o capsídio e o envoltório se identifica uma matriz proteica sem estrutura (tegumento), com até 20 proteínas, as quais exercem funções regulatórias no ciclo replicativo. No genoma viral observam-se vários segmentos repetidos e, durante a infecção, no núcleo da célula, forma-se um genoma circular, sob a forma de epissoma na membrana nuclear, sendo replicado por polimerases da célula. A replicação da família é bastante complexa e se apresentam neste capítulo apenas alguns pontos relacionados com a patogenia viral. A adsorção viral ocorre por meio de algumas das proteínas inseridas no envoltório, principalmente a proteína gC. As diversas proteínas do envelope originam respostas específicas de anticorpos, os quais podem inibir a penetração das partículas. Os receptores da superfície celular pertencem ao grupo dos receptores de imunoglobulinas e de TNF (*tumor necrosis factor*). A penetração das partículas não é totalmente conhecida. Observa-se uma fusão entre a partícula viral e a membrana celular, sem formação de vesícula. Este mesmo fenômeno se observa também em fusões de células infectadas pelo vírus e células não infectadas, regulado por proteínas virais do envoltório, permitindo a passagem do nucleocapsídio juntamente com as proteínas do tegumento de uma célula a outra sem passar pelo meio externo, tanto em células epiteliais como neuronais. Sistemas semelhantes se observam nos paramixovírus e lentivírus. No ciclo lítico, o genoma viral após a penetração induz à formação das proteínas precoces, as quais atuam no nível do núcleo como reguladoras da replicação, associadas a fatores celulares. O ácido nucleico se replica por sistema de rolagem em círculo por mecanismos ainda não totalmente elucidados. Paralelamente à replicação do genoma são induzidas as proteínas tardias, sendo as glicoproteínas formadas na membrana do retículo endoplasmático e parcialmente carreadas para a membrana celular. Contra estes peptídios formam-se células *killer* mediadas por anticorpos, que conduzem à lise celular. Os componentes do capsídio e do tegumento, após a formação no citoplasma, vão para o núcleo, formando-se o arcabouço da parte interna do vírion com o ácido nucleico. Este conjunto se reúne com as proteínas do tegumento e parte das glicoproteínas que permaneceram no nível da membrana nuclear passa ao aparelho de Golgi e recebe o envoltório do vírus. Ocorre então a formação final do capsídio por processos enzimáticos, e o vírion completo vai para a membrana celular e é liberado no meio externo.

No ciclo latente o genoma permanece na célula sob a forma de epissoma no núcleo celular. Estes epissomas permitem a replicação dos genomas virais paralelamente com a divisão celular por meio da polimerase-DNA celular. Os mecanismos que bloqueiam e liberam a formação de partículas incompletas a partir do epissoma não são conhecidos. O herpes-vírus simples permanece latente em neurônios de gânglios (trigêmeo e ciliar no caso de herpes 1 e sacral no herpes 2) e em cada célula se encontram entre 10 e 100 epissomas. Na infecção primária o vírus passa por contato célula a célula de tecidos epiteliais onde o vírus realizou ciclos líticos para terminações nervosas e daí para fibras nervosas. O vírus nesta fase se compõe do nucleocapsídio e do tegumento e por via axônica alcança o gânglio nervoso. No processo de recidiva o vírus percorre o caminho inverso, chegando ao tecido epitelial, onde volta ao ciclo lítico. Na célula nervosa no ciclo latente, não se formam proteínas virais e foi identificado o chamado Lat-RNA, um fragmento de ácido nucleico antissenso, o qual se reúne com o mRNA das proteínas precoces, bloqueando a formação das mesmas e em consequência o desencadeamento do ciclo lítico. O Lat-RNA teria também um papel de bloqueio da apoptose celular. Este sistema foi demonstrado em todos os vírus do grupo herpes, exceto varicela-zóster. O comportamento dos vírus do grupo no estado de latência é variado. O vírus Epstein-Barr forma, no período de latência, sete proteínas, com funções em parte conhecidas como repressão de mecanismos celulares, em particular apoptose e ativadoras da replicação dos epissomas virais. O mesmo ocorre com o herpes-vírus humano tipo 8, que produz oito proteínas no ciclo latente. A família em geral apresenta um espectro de hospedeiros limitado e é sensível a agentes físicos e químicos.

Família Poxviridae

A família compreende grande número de vírus capazes de infectar mamíferos, insetos e aves. São reconhecidas duas subfamílias, Chordopoxvirinae, que engloba os poxvírus de vertebrados, e Entomopoxvirinae, a qual inclui os vírus de insetos. Os agentes de infecções humanas estão nos gêneros *Orthopoxvirus* e *Parapoxvirus* com morfologias diversas na microscopia eletrônica. Esta técnica é importante no diagnóstico laboratorial rápido dentro do grupo e no diagnóstico diferencial com o grupo herpes. A partícula viral pode alcançar cerca de 400 nm de comprimento e aspecto característico. As partículas apresentam um envelope com projeções proteicas em sua superfície, estruturas com aspecto de canalículos na parte interna do envelope, duas formações denominadas corpos laterais de função não conhecida e o nucleocapsídio envolto por dupla membrana lipídica e contendo o DNA de fita dupla. Anticorpos neutralizantes são formados contra algumas das proteínas do envelope mais externo e algumas mais internas. Os poxvírus, embora contenham DNA, realizam sua replicação inteiramente no citoplasma celular. Com isto os vírus não podem utilizar as enzimas celulares do núcleo e são obrigados a carrear em seu genoma as informações para formação de muitas enzimas necessárias à replicação de DNA e transcrição do RNA. Codificam ainda uma polimerase-RNA e mais de uma dezena de outras enzimas.

Vários membros do *Orthopoxvirus* são capazes de replicar em muitos tipos de células enquanto outros gêneros têm um espectro de hospedeiros mais restrito. Os receptores na superfície celular não são conhecidos. Como cinco proteínas virais do envoltório são indutoras de anticorpos, especula-se que estejam envolvidas na adsorção de partícula. A penetração ocorre por endocitose ou fusão do vírus com a membrana celular e posterior liberação no citoplasma do genoma e de mais de 100 proteínas do core da partícula. Ocorre então a transcrição dos genes precoces do genoma e a formação das respectivas proteínas. O metabolismo celular é bloqueado desde o início da replicação viral. A replicação da DNA viral, na qual se formam até 10.000 cópias do genoma viral por célula, é intermediado pelas proteínas precoces e intermediárias que se formam paralelamente. Nas regiões do citoplasma onde ocorre a formação das proteínas precoces quando se inicia a replicação da DNA formam-se "mininúcleos" cercados por membranas do retículo endoplasmático. As proteínas virais dos futuros envoltórios estão presentes nestas membranas. Ao lado da formação dos novos genomas surgem as proteínas tardias, e mediante complexos processos ainda não entendidos perfeitamente, a partícula viral infecciosa é estruturada e por um processo de fusão com a membrana celular as partículas são liberadas no meio externo. Parte das partículas permanece aderida à membrana celular. Apesar da complexidade de sua replicação os poxvírus apresentam alta taxa de vírions infecciosos em relação ao total de partículas formadas durante o ciclo de replicação. O grupo pox é bastante resistente ao calor e as partículas permanecem infecciosas por longos períodos após dessecação, especialmente em espécimes clínicos como sangue e outros fluidos orgânicos. São porém sensíveis a agentes químicos e oxidantes.

Família Parvoviridae

O nome deriva de *parvus* = pequeno, sendo os vírus de vertebrados incluídos na subfamília Parvovirinae com os gêneros *Parvovirus* agentes de infecções em animais, *Erythrovirus* incluindo o parvovírus B19 humano e Dependovirus, vírus incompletos que infectam o homem porém não completam seu ciclo replicativo sem a presença na mesma célula de adenovírus. Outra subfamília Densovirinae inclui agentes de infecções em insetos. O agente mais importante para o homem é o parvovírus B19, o qual causa o eritema infeccioso e replica em eritroblastos. Na fase virêmica os níveis de partículas virais no sangue alcançam níveis muito elevados. Processos inflamatórios articulares são atribuídos a infecções persistentes do parvovírus B19 no nível das sinóvias.

O genoma deste vírus contém a mesma quantidade de fitas positivas e negativas de DNA. O capsídio viral é composto das proteínas VP1 e VP2 no parvovírus B19, enquanto os *Dependovirus* têm adicionalmente a proteína VP3. As proteínas não estruturais são NS1, NS2, Rep78 e Rep68, todas participantes do processo de replicação viral, e Rep52 e Rep40, de funções desconhecidas. Os parvovírus que replicam independentemente somente conseguem fazê-lo em células que estejam na fase de divisão celular. A adsorção do parvovírus B19 ocorre por meio da proteína VP2 e do grupo sanguíneo P, um glicoesfingolipídio exposto na superfície da célula. O mecanismo de penetração não é completamente conhecido, porém a partícula completa ou apenas o genoma é transportado para o núcleo celular. Formam-se então uma fita dupla de DNA e as proteínas precoces em regiões limitadas do núcleo, denominadas corpúsculos de replicação. Devido ao seu alto tropismo por células precursoras de hemácias, o parvovírus B19 não foi ainda cultivado em laboratório, faltando muitas informações sobre o seu processo replicativo. Os novos capsídios surgem no núcleo poucas horas após o início da replicação e as partículas completas passam ao citoplasma e são reconhecidas em projeções da membrana celular. As partículas carreiam segmentos desta membrana e com isto ocorre proteção contra os sistemas imunitários do hospedeiro, permitindo ampla disseminação no organismo. Uma grande parte dos vírions é eliminada mediante apoptose celular. Os *Dependovirus* são capazes de infectar diversas células epiteliais humanas e utilizam como receptores resíduos de ácido siálico. Estes podem se integrar ao genoma humano na região do cromossomo 19, podendo ser reativados no caso de infecção da mesma célula por um adenovírus. O grupo é sensível ao formol, betapropiolactona, agentes oxidantes e radiações e resistentes ao calor, ácidos e extensas faixas de pH.

▸ Vírus da hepatite E

O vírus é responsável por epidemias extensas, infectando por via oral e sendo eliminado nas fezes, simulando clínica e epidemiologicamente infecções por hepatite A. Estudos iniciais classificaram o agente como pertencente à família Caliciviridae, sendo posteriormente retirado da família por análises genômicas que demonstraram várias semelhanças com o vírus da rubéola e vírus vegetais. O vírus permanece ainda não classificado em definitivo e é capaz de infectar várias espécies de primatas, em particular *Cynomolgus* e macacos *rhesus*.

A partícula não é envelopada e apresenta estruturas de reduzido tamanho na superfície. Em microscopia eletrônica sugere-se uma simetria icosaédrica. O genoma apresenta três regiões de codificação, as quais se superpõem parcialmente e codificam, respectivamente, as proteínas não estruturais, as estruturais e uma pequena proteína de função desconhecida, ligada ao citoesqueleto celular. Os dados sobre a replicação viral são ainda incompletos e se reconhecem vários grupos genômicos em função da região onde foram isoladas as amostras. Os vírus da hepatite E são resistentes a baixos valores de pH e a solventes de lipídios.

▸ Referências bibliográficas

Barth OM. *Atlas of Dengue Viruses Morphology and Morphogenesis*. Rio de Janeiro: Imprinta Gráfica Ltda., 209 p., 2000.

Fields NB, Knipe DM, Howley PM. *Fields Virology*. 3rd edition. Philadelphia: Lippincott-Raven Publishers, 1996.

Knipe DM, Howley PM. *Fields Virology*. 4th edition. Philadelphia: Lippincott-Williams and Wilkins, 2001.

Modrow S, Falke D, Truyen U. *Molekulare Virologie*. 2. Auf. Berlin: Spektrum, 2003.

World Health Organization Influenza. Summary of Who Technical Consultation: H1N1 pdm Mortality Estimates, 25-26, October 2011.

149 Diagnóstico Virológico | Do Isolamento Viral ao Diagnóstico Molecular

José Paulo Gagliardi Leite

▸ Breve histórico

O diagnóstico virológico teve início quando Guarnieri (1892) descreveu inclusões intranucleares e intracitoplasmáticas nas lesões induzidas pelo vírus vaccínia (*Orthopoxvirus*). Naquele mesmo ano, Ivanowsky observou que o agente causador da doença do mosaico do tabaco (VMT) não era retido pelos filtros de porcelana ("agente filtrável") utilizados para a remoção de bactérias de extratos e meios de cultura. Seis anos depois, Loeffler e Frosch demonstraram que o agente etiológico da febre aftosa (*Aftovirus*) era também um "agente filtrável" como o VMT. Em 1901, foi isolado o primeiro "agente filtrável" humano – vírus da febre amarela (Flint *et al.*, 2000).

A observação de que estes agentes submicroscópicos não se multiplicavam nos meios utilizados para o crescimento de bactérias, a sua natureza infecciosa e suas propriedades físicas, fizeram com que Beijerinck denominasse o VMT *contagium vivium fluidum*. Posteriormente, estes agentes foram denominados "vírus ultrafiltráveis", até a denominação mais simples de "vírus", do latim que significa "veneno". Em 1935, cristais do VMT foram obtidos por Stanley, surgindo especulações se os vírus seriam ou não uma forma de vida verdadeira (Flint *et al.*, 2000; Levine, 2001).

No início do século 20, culturas de órgãos e tecidos, pequenos animais de laboratório e ovos embrionados começaram a ser utilizados para isolamento desses agentes. Os vírus vaccínia e *influenza* (*influence* do miasma) foram isolados em 1913 e 1933, respectivamente, sendo este último isolado somente 15 anos após a pandemia de "Gripe Espanhola" (1918-1919), que resultou no óbito de 20 milhões de pessoas, o equivalente a 1% da população mundial na época (Steinhardt *et al.*, 1913; Flint *et al.*, 2000).

Na década de 1930, além do desenvolvimento das primeiras vacinas contra a varíola (Rivers e Ward, 1935) e febre amarela (Lloyd *et al.*, 1936), a microscopia eletrônica (ME) revolucionou os estudos da virologia, permitindo avanços significativos no diagnóstico e na determinação da morfologia e estrutura viral.

O conhecimento de diferentes vírus como agentes responsáveis pela infecção em humanos e animais cresceu rapidamente na primeira metade do século 20, embora os avanços mais marcantes tenham sido obtidos a partir da descrição épica de Enders *et al.* (1949) de que os poliovírus poderiam ser propagados em culturas celulares de origem não neurológica. Essa descoberta, associada à inclusão de antibióticos nos meios de cultura, resultou no estabelecimento de culturas celulares de diversas origens de hospedeiros e no sucesso do isolamento viral.

Devido à indisponibilidade comercial de reagentes, o diagnóstico virológico foi durante muitos anos limitado aos laboratórios de pesquisa e aos hospitais universitários, uma vez que dependia, quase que exclusivamente, do isolamento viral nos sistemas disponíveis. Entretanto, os avanços tecnológicos ocorridos nas três últimas décadas permitiram o desenvolvimento de imunobiológicos que resultaram na descentralização do diagnóstico virológico. A obtenção de partículas virais purificadas e de anticorpos (Ac) policlonais e monoclonais resultou no estabelecimento de metodologias de detecção de antígenos (Ag) virais e/ou de Ac, disponíveis comercialmente para os laboratórios clínicos e de pesquisa. Consequentemente, a expansão do diagnóstico virológico permitiu avanços importantes na compreensão da patogenia e da epidemiologia das doenças de etiologia viral.

Com o advento da biologia molecular as metodologias de clonagem permitiram a obtenção de Ag virais específicos e com elevado grau de pureza, possibilitando o diagnóstico dos vírus de difícil isolamento (fastidiosos) ou ainda daqueles que não dispõe de um sistema de propagação definido. As metodologias de detecção, quantificação, sequenciamento de ácidos nucleicos e, mais recentemente, as tecnologias de *chip* de DNA e de DNA/proteína-*arrays*, impulsionadas pelos processos de automação laboratorial, estão contribuindo para o rápido desenvolvimento do diagnóstico virológico. A universalização desses métodos tem permitido a realização de diagnósticos rápidos, sensíveis e específicos, detectando e identificando variantes genotípicas, mutações de resistência aos fármacos e de virulência, estudos evolutivos e de epidemiologia molecular.

▸ Espécimes clínicos para investigação viral e informações epidemiológicas

O diagnóstico laboratorial das infecções virais é fundamentado na observação direta ou pelo isolamento viral, pela detecção de Ac específicos ou pela demonstração de Ag e/ou ácido nucleico. Considerando as diversas infecções virais e as diferentes abordagens do diagnóstico virológico, a definição adequada dos espécimes clínicos, os procedimentos de coleta, de conservação e de transporte ao laboratório são críticos para o sucesso do esclarecimento do agente etiológico responsável pela doença. Para o diagnóstico de infecções agudas, em geral, o melhor espécime clínico é aquele obtido no local da infecção. Sangue, saliva, urina, fezes, líquido cefalorraquidiano, secreções e outros fluidos corpóreos, assim como tecidos oriundos de biopsias e *swabs* de lesões, são rotineiramente utilizados para investigação viral (Storch, 2001; Forman e Valsamakis, 2003).

A utilização de frascos estéreis para coleta de espécime clínico, meio de transporte e a refrigeração adequada, são os requisitos mínimos para o isolamento viral. Já para as metodologias de detecção molecular, em particular para aquelas de amplificação genômica, deve-se considerar a possibilidade de resultados falso-positivos ou falso-negativos caso o espécime clínico não seja coletado corretamente ou ocorra manipulação do material após a coleta (Lennette, 1995; Storch, 2001; Forman e Valsamakis, 2003).

Para os testes sorológicos, amostras de sangue devem ser obtidas na fase aguda da infecção e após um intervalo de 14 a 21 dias (fase convalescente). Após a separação do soro ou plasma, estes devem ser mantidos a 4°C ou –20°C, dependendo do tempo necessário para a realização da sorologia. Outros espécimes clínicos como urina e saliva, podem ser utilizados em testes sorológicos (Lennette, 1995; Storch, 2001; Forman e Valsamakis, 2003).

▪ Tipos de espécimes

▸ **Sangue.** O volume ideal varia de 0,5 a 10 mℓ, sendo relevante o tipo de tubo para esta coleta, em função do tipo de metodologia que será empregada, podendo-se utilizar sangue total, células mononucleares (*buffy coat*), plasma ou soro.

▸ **Secreções, aspirado de nasofaringe, humor aquoso, *swab* ocular e de vesículas, fluidos de vesículas e corpóreos, líquido amniótico, medula óssea e biopsia.** Devem ser coletados e transferidos para frascos estéreis, mantidos sob refrigeração (4 a 8°C) ou mesmo congelados (–20 ou –70°C). Deve-se considerar que, para o isolamento de vírus envelopados, o congelamento é prejudicial. O transporte obrigatoriamente deverá ser sob refrigeração.

▸ **Líquido cefalorraquidiano (LCR) e lavado broncoalveolar.** Volume 1,0 a 3,0 mℓ, que devem ser conservados e transportados sob refrigeração.

▸ **Urina.** Volume 5,0 a 20 mℓ, que devem ser conservados e transportados sob refrigeração.

▸ **Fezes.** Volume 2,0 a 4,0 g, que devem ser conservados e transportados sob refrigeração.

▸ **Saliva.** Deve-se utilizar um coletor específico e o volume ideal varia entre 2,0 e 5,0 mℓ, que devem ser conservados e transportados sob refrigeração no frasco coletor. A saliva vem sendo amplamente utilizada para a pesquisa de Ag, Ac e em testes moleculares (pesquisa de genoma viral). Apresenta as grandes vantagens de não necessitar de procedimento invasivo para sua obtenção e ser de baixo custo. Os resultados obtidos com as diferentes metodologias empregadas são semelhantes àqueles obtidos com outros espécimes clínicos, particularmente sangue (plasma e soro) (Kaufman e Lamster, 2002).

Os espécimes coletados devem ser encaminhados ao laboratório, preferencialmente em um período de 24 h, acompanhados de ficha de identificação contendo dados clinicoepidemiológicos do paciente. Essas informações são fundamentais para o direcionamento das investigações, aumentando as chances de sucesso e rapidez no diagnóstico (Lennette, 1995; Storch, 2007; Forman e Valsamakis, 2003; Soll *et al.*, 2003).

Os reagentes a serem utilizados em testes diagnósticos deverão respeitar os critérios apresentados na Tabela 149.1.

Tabela 149.1 Critérios exigidos dos reagentes utilizados em testes diagnósticos.

Característica	Importância
Sensibilidade	Quanto maior a sensibilidade, menor a possibilidade de obtenção de resultados "falso-negativos", porém quase sempre é menor a especificidade
Especificidade	Quanto maior a especificidade, menor a possibilidade de obtenção de resultados "falso-positivos", porém quase sempre é menor a sensibilidade
Reprodutibilidade	Obtenção de características homogêneas entre os diversos lotes de produção e/ou obtenção de resultados similares por diferentes usuários e laboratórios
Repetitividade	Apresentação de resultados com variações mínimas e dentro de faixas aceitáveis em vários ensaios simultâneos
Estabilidade	Maior estabilidade térmica, química e biológica do produto influencia positivamente o seu prazo de validade e as condições de armazenamento
Simplicidade	Facilidade de realização, leitura e interpretação do teste pelo usuário
Avidez	Maior interação entre antígeno e anticorpo – melhor desempenho do imunodiagnóstico
Resultado rápido	Propicia intervenção terapêutica mais rápida

▸ Isolamento e identificação viral

▪ Isolamento viral

Historicamente, animais de pequeno porte, tais como camundongos, hamsters, cobaios e coelhos, assim como os ovos embrionados, eram utilizados para isolamento viral. Entretanto, com o estabelecimento de culturas celulares na década de 1950, estes sistemas tornaram-se restritos ao isolamento de determinados vírus e, no caso de animais – incluindo os primatas não humanos –, a estudos experimentais, nos quais são utilizados como modelos para reprodução de doenças humanas. Atualmente, Comitês de Ética de Pesquisa para uso de Animais de Laboratório estão cada vez mais restritivos quanto à utilização de animais, embora os camundongos sejam ainda utilizados para o isolamento e produção de Ag virais, principalmente de arbovírus; coelhos e cobaios para produção de Ac (Lennette, 1995; Storch, 2001; Chapin e Westenfeld, 2003; Yolken *et al.*, 2003).

Os ovos embrionados são sensíveis a diversos vírus e permitem diferentes vias de inoculação, tais como: cavidades alantoica e amniótica, membrana corioalantoica e saco vitelino. O isolamento viral pode ser evidenciado pela visualização de *pocks* – lesões hemorrágicas ou esbranquiçadas na membrana corioalantoica – e pelo teste de hemaglutinação. Atualmente, os ovos embrionados são utilizados principalmente para o isolamento de vírus respiratórios – *Ortomixovirus* e *Paramixovirus*. Os embriões são utilizados na preparação de culturas celulares para a produção de vacinas (febre amarela, sarampo). Por recomendação da Organização Mundial da Saúde (OMS), esforços técnicos estão sendo realizados para que essas vacinas sejam estabelecidas em células de linhagem (Vero) (Lennette, 1995; Storch, 2001; Chapin e Westenfeld, 2003; Yolken *et al.*,

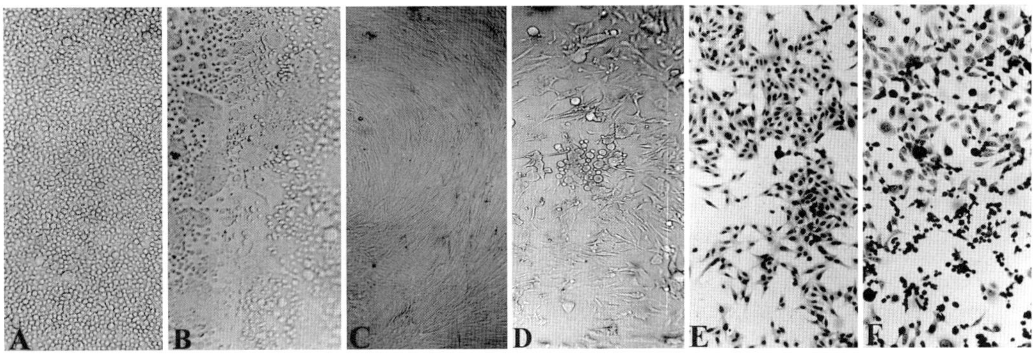

Figura 149.1 Efeito citopatogênico (CPE).

2003). Atualmente, algumas vacinas comercializadas já são produzidas em células Vero (Rotarix®, Rotateq®).

O estabelecimento de cultivos celulares representou um avanço no diagnóstico virológico, não só pela sensibilidade das diferentes linhagens utilizadas porém, principalmente, pela facilidade no manuseio das culturas, o que permite o processamento de um grande número de amostras. Diversos tipos celulares – células primárias obtidas de órgãos ou tecidos, células diploides, heteroploides e geneticamente modificadas – de origem animal, humana ou de insetos –, são utilizados com sucesso para o isolamento de uma grande diversidade de vírus, podendo ser utilizadas em sistemas estacionários (monocamadas), em sistemas *roller* ou em suspensão (células adaptadas em suspensão ou aderidas a micropartículas) (Lennette, 1995; Storch, 2001; Chapin e Westenfeld, 2003; Yolken *et al.*, 2003).

O isolamento em culturas celulares primárias, em animais de laboratório e ovos embrionados requer a investigação de vírus adventícios e um rigoroso controle. Deve-se assegurar a ausência de pelo menos alguns vírus e microrganismos específicos (*specific pathogen free* – SPF) (Lennette, 1995; Storch, 2001; Chapin e Westenfeld, 2003; Yolken *et al.*, 2003; Andrade *et al.*, 2004). Recentemente, por meio de estudos de metagenômica, *microarrays* (microarranjos) e pirossequenciamento (veja informações complementares mais adiante), foi evidenciada a presença de fragmentos de DNA de vírus adventícios assim como de variantes virais em algumas vacinas comerciais (Victoria *et al.*, 2010). Por determinação da OMS foram realizados inúmeros estudos e foi constatado que a presença destes fragmentos de DNA não inviabilizava o uso dessas vacinas, pois não representavam nenhum risco à saúde humana.

Embora alguns vírus produzam um efeito citopatogênico (ECP) característico (Figura 149.1) em determinados cultivos celulares, o isolamento requer metodologias complementares de detecção e identificação viral. Entre elas temos microscopia eletrônica (ME), ensaios que utilizam as propriedades físico-químicas que determinados vírus têm de aglutinar hemácias (aves e/ou mamíferos), reações imunológicas de Ag-Ac ou de detecção de ácidos nucleicos (Lennette, 1995; Storch, 2001; Chapin e Westenfeld, 2003; Yolken *et al.*, 2003).

Caracterização do isolamento viral

Hemadsorção

Esta metodologia evidencia de modo indireto a replicação de vírus com propriedades hemaglutinantes em cultivos celulares (Vogel e Shelokov, 1957). Durante o processo replicativo, determinados antígenos virais localizam-se na superfície celular, permitindo a adsorção de hemácias de algumas espécies animais (Figura 149.2). Esta metodologia é utilizada principalmente para aqueles vírus que requerem longos períodos de isolamento, de modo que, de 3 a 7 dias após a inoculação do espécime clínico, a replicação viral poderá ser indiretamente determinada (Lennette, 1995).

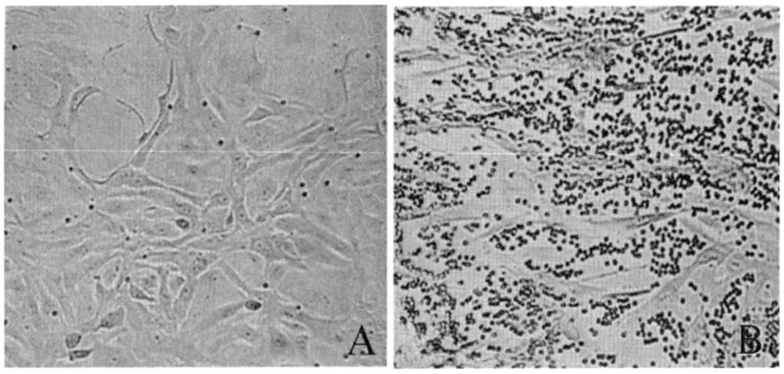

Figura 149.2 A. Cultura de células de rim de macaco verde (Vero). **B.** Cultura de células Vero infectadas com vírus *influenza* tipo 3, sendo observada a adsorção de hemácias de cobaio. (Lab. Vírus Respiratórios e Sarampo – IOC – Fiocruz.)

Hemaglutinação

A reação de hemaglutinação (HA) é utilizada para a pesquisa direta de vírus com propriedade hemaglutinante, como exemplo àqueles pertencentes às famílias Reoviridae, Ortomixoviridae, Adenoviridae, Togaviridae e Flaviviridae. Títulos hemaglutinantes são obtidos por meio da aglutinação do vírus com hemácias (mamíferos ou aves) em diluições seriadas do espécime clínico ou do isolado viral (Lennette, 1995).

Shell vial

Esta metodologia permite a identificação em cultura celular de determinados vírus, entre os quais citomegalovírus (CMV), vírus respiratório sincicial (VRS), herpesvírus humanos 1, 2 (HSV-1, HSV-2) e 3 (HHV-3 ou vírus da varicela) e adenovírus, que requerem um período mais longo para isolamento, dificultando o diagnóstico virológico e o início da administração terapêutica.

O espécime clínico é centrifugado sobre uma monocamada celular, facilitando a penetração mecânica do vírus na célula. Após 16 a 24 h utilizam-se Ac monoclonais ou policlonais para investigar a presença de Ag virais por imunofluorescência ou peroxidase (Gleaves *et al.*, 1984; Storch, 2001).

▸ Metodologias de detecção e identificação viral

O isolamento viral é considerado o "padrão-ouro" no diagnóstico virológico. Porém, nem sempre é viável, podendo algumas vezes retardar ou prejudicar a conduta epidemiológica e/ou terapêutica.

Diversas metodologias de diagnóstico foram desenvolvidas, permitindo a observação direta de partículas virais, pesquisa de Ac e/ou de Ag virais, isoladamente ou simultaneamente. Estas metodologias apresentam elevada sensibilidade e especificidade, podendo ser utilizadas, em alguns casos, em substituição às metodologias moleculares.

▪ Diagnóstico pela visualização da partícula viral

A observação direta de partículas virais por meio do contraste negativo pela ME foi descrita originalmente por Brenner e Horne (1959). Suspensões são depositadas sobre grades de cobre, geralmente recobertas com colódio ou formvar e carbono, seguindo-se a adição de um contrastante (metal pesado – ácido fosfotúngstico, acetato ou citrato de uranila) que, penetrando nos interstícios, permite a visualização da morfologia da partícula viral, como em um negativo (Miller, 1995; Barth, 1998). Esta metodologia tem a vantagem de ser relativamente rápida, não havendo necessidade de partículas virais viáveis.

Na década de 1970, a ME contribuiu sobremaneira para a identificação e caracterização de novos vírus, particularmente aqueles relacionados com a gastrenterite aguda. Por esta metodologia foram descritos os vírus *Norwalk* (*Caliciviridae*), os rotavírus humanos (*Reoviridae*), os astrovírus (*Astroviridae*), os adenovírus entéricos (*Adenoviridae*) os coronavírus entéricos (*Coronaviridae*) (Hermann e Blacklow, 1995).

O uso de Ac mono ou policlonais na ME (imunomicroscopia eletrônica – IME) (Figura 149.3) aumentam a sensibilidade analítica da metodologia (10^4–10^5 partículas/mℓ), além de permitir a identificação da família ou espécie viral. A fixação de Ac na grade (fase sólida), seguida da adição da suspensão viral (IME em fase sólida ou SPIEM), assim como a marcação de Ac IgG com ouro coloidal ou ferritina e o uso de sondas moleculares, são procedimentos utilizados que aumentam a sensibilidade analítica no diagnóstico pela ME (Wu *et al.*, 1990; Ferguson *et al.*, 1998).

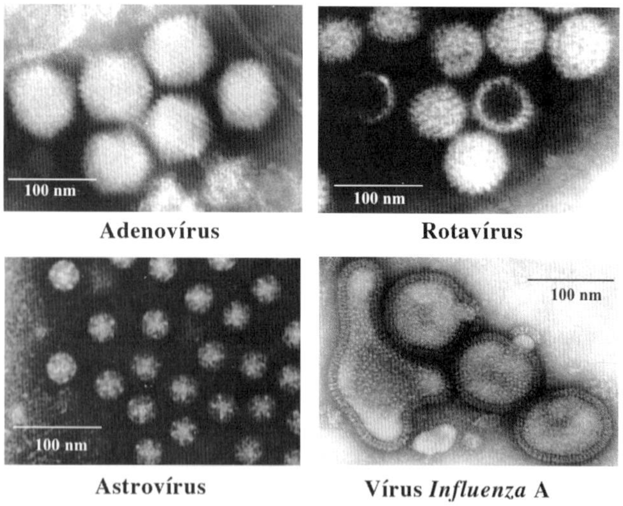

Figura 149.3 Imunomicroscopia eletrônica, com contraste negativo, de partículas virais. (Lab. Virol. Comparada e Ambiental, Lab. Ultra-Estrutura Viral – IOC – Fiocruz.)

O custo, a complexidade de manutenção de um microscópio eletrônico, a necessidade de técnicos qualificados e a sensibilidade analítica da metodologia (ME), que requer uma concentração > 10^6 partículas/mℓ, são as principais desvantagens deste método.

▪ Diagnóstico virológico pela pesquisa de antígenos virais

Em geral, a metodologia utilizada para a pesquisa de Ag virais pode também ser utilizada para a pesquisa de Ac, tornando praticamente impossível uma classificação específica para essas metodologias. Mesmo porque, existem aquelas que permitem a detecção simultânea de Ag e de Ac; e de detecção de Ac – particularmente IgM – e de ácido nucleico viral. Assim sendo, a classificação que será apresentada a seguir deverá ser interpretada apenas como descritiva.

Aglutinação

Define-se aglutinação como sendo o agrupamento de partículas conglomeradas, visível macroscópica ou microscopicamente, resultante da ligação bivalente de Ac a duas moléculas de Ag fixadas a um carreador. A técnica de aglutinação é empregada para a pesquisa de Ag virais que, em geral, utilizam carreadores que são recobertos com Ac específicos para o vírus que se pretende investigar (Bolin *et al.*, 1968; Lennette, 1995; Storch, 2001).

Denomina-se aglutinação passiva quando látex, gelatina, micropartículas ou hemácias são utilizados como carreadores. Os Ag virais podem ser investigados em uma variedade de espécimes clínicos: fezes, urina, LCR, soro, plasma e secreções. As partículas de látex podem ter diferentes cores, permitindo a identificação de dois ou mais vírus simultaneamente (Lennette, 1995; Storch, 2001).

Testes de imunofluorescência direta e indireta

Os testes de imunofluorescência são utilizados tanto para a detecção de Ac ou Ag virais (Liu, 1955), apresentando excelente especificidade e boa sensibilidade. Antígenos virais podem ser investigados diretamente no espécime clínico, em cortes de tecidos e em culturas celulares inoculadas.

Na imunofluorescência direta (IFD), Ac específicos – mono ou policlonais – marcados com um fluorocromo (geralmente o isotiocianato de fluoresceína [ITCF]), permitem a detecção de Ag virais pela leitura da reação em microscópio de fluorescência. Quando os Ac primários não são marcados, utilizam-se Ac secundários, com especificidade para reconhecer Ac produzidos contra uma dada espécie animal (p. ex., Ac de coelho anti-Ig de camundongo), marcados com ITCF. Esta metodologia, denominada imunofluorescência indireta (IFI), é mais sensível e específica do que a IFD.

Diferentes fluorocromos, que permitem a visualização de cores distintas no microscópio de imunofluorescência, podem ser utilizados simultaneamente na detecção de diferentes vírus. Este procedimento é utilizado particularmente para a pesquisa de vírus respiratórios em material de nasofaringe (Forghani e Hagens, 1995; Storch, 2001).

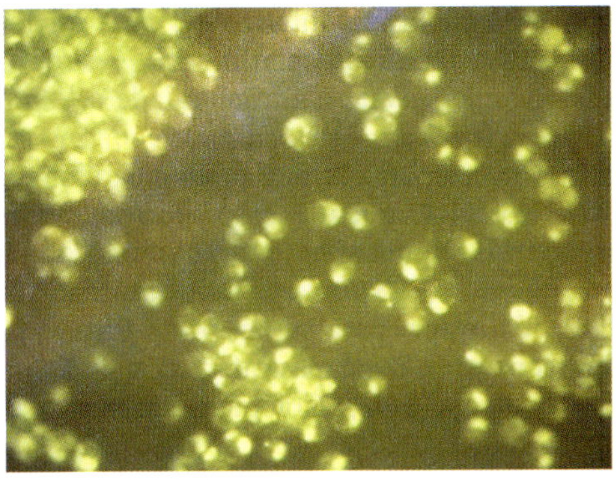

Figura 149.4 Imunofluorescência de vírus dengue tipo 1 em células de mosquito *Aedes albopictus*, clone C6-36. (Lab. Flavivírus – IOC – Fiocruz.)

Os testes de IF (Figura 149.4) dependem da leitura individual, que, sendo subjetiva, pode resultar em interpretações incorretas.

Imuno-histoquímica direta e indireta

A imuno-histoquímica (Figura 149.5) é uma metodologia que permite a detecção e a identificação viral, principalmente em situações em que não há disponibilidade do espécime clínico para o isolamento viral. Em tecidos fixados pela formalina, provenientes de casos fatais em que se tem suspeita clínica e/ou epidemiológica de infecção viral, pode-se proceder a esta investigação. Como descrito para o teste de imunofluorescência, quando Ac primários são marcados com uma enzima (p. ex., fosfatase alcalina, peroxidase), denomina-se imuno-histoquímica direta (IHQD); quando Ac secundários são marcados, imuno-histoquímica indireta (IHQI) (Forghani e Hagens, 1995; Storch, 2001).

A utilização de um sistema de marcação dupla na análise histológica permite identificação tanto do vírus quanto do tipo de célula infectada, sendo uma importante ferramenta nos estudos de patogênese viral. A leitura é realizada em microscópio óptico de luz visível. Como desvantagem deve-se considerar a presença de enzima endógena do tecido (peroxidase) ocasionando resultado falso-positivo (Spano, 2002).

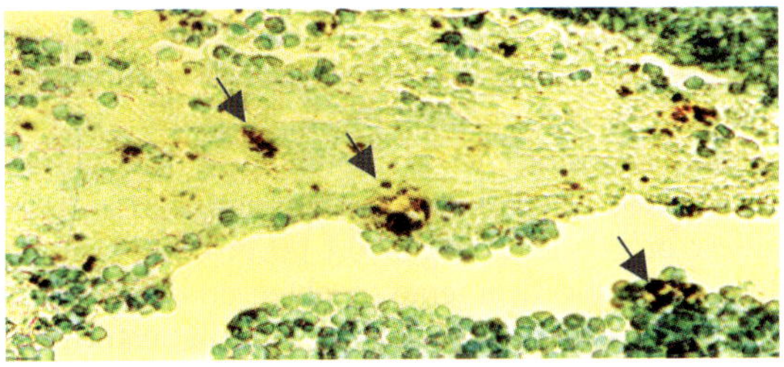

Figura 149.5 Imuno-histoquímica. Decídua basal (epitélio glandular), marcada com anticorpos anti-CMV conjugado a peroxidase. (Lab. Virologia Comparada e Ambiental – IOC – Fiocruz.)

Ensaios imunoenzimáticos

Os ensaios imunoenzimáticos (EIE) (Figura 149.6), sendo o mais conhecido denominado *enzyme linked immunosorbent assay* (Elisa) (Voller, 1978), foram desenvolvidos na década de 1970, sendo amplamente utilizados em substituição aos testes denominados "clássicos" para o diagnóstico virológico. Os testes similares aos EIE e que utilizam radioisótopos – denominados radioimunoensaios (RIE) (Frisk *et al.*, 1989) – foram gradativamente sendo substituídos pelos EIE devido, principalmente, às dificuldades e necessidades de biossegurança para os trabalhos com material radioativo.

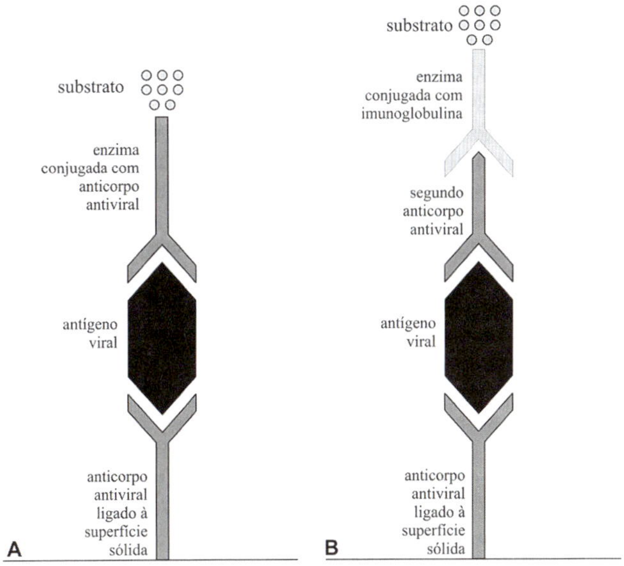

Figura 149.6 Modelos esquemáticos de testes imunoenzimáticos. **A.** EIE para a pesquisa de antígenos, tipo sanduíche simples; **B.** EIE para a pesquisa de antígenos, tipo sanduíche duplo. (Lab. Produção e Tratamento de Imagens – IOC – Fiocruz.)

Atualmente, os EIE são os métodos mais utilizados no diagnóstico virológico, sendo empregados tanto como testes de triagem quanto confirmatórios. Diferentes plataformas sólidas – utilizando placas, estripes, tubos e pérolas de poliestireno ou partículas inertes – estão disponíveis, permitindo a obtenção de resultados em tempos variáveis (30 a 300 min). Permitem a detecção de Ac (principalmente IgM, IgG, IgA) e/ou Ag de maneira direta, indireta, competitiva e fase sólida reversa (Voller *et al.*, 1982; Magnius *et al.*, 1988). Em alguns casos, pode ser investigada a presença de dois vírus simultaneamente (Pereira *et al.*, 1985) (Figura 149.7).

Os EIE de competição tendem a ser mais rápidos e geralmente são utilizados nos processos automatizados (Gosling, 1990). Alguns EIE automatizados incorporam tecnologias que utilizam micropartículas (MEIA) e fluóforos para a detecção

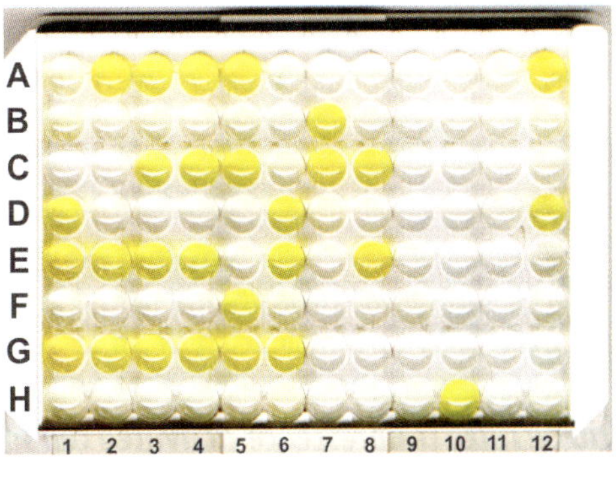

Figura 149.7 Teste imunoenzimático para a detecção simultânea de antígenos de rotavírus e adenovírus. Linhas: A2-5, C3-5, E1-4, 6, 8 e G1-6, amostras positivas para rotavírus; linhas B7, D1, 6, F5 e H10, amostras positivas para adenovírus. Linhas: A12 e D12, controles positivos de rotavírus e adenovírus, respectivamente. (Lab. Virologia Comparada e Ambiental – IOC – Fiocruz.)

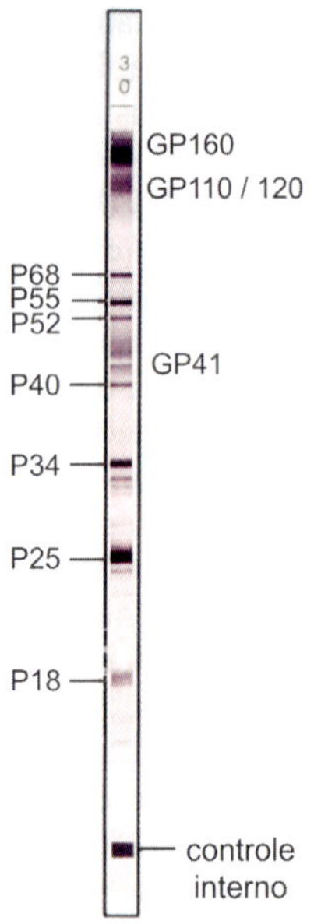

New Lav Blot I (Bio-Rad™)

Figura 149.10 Teste de *Western blotting* para HIV-1.

lose (náilon). Após incubação da membrana com o soro suspeito, adiciona-se o sistema revelador – IgG de coelho anti-IgG humana, conjugado com peroxidase, como exemplo – e o substrato para a observação das interações Ag-Ac que ocorreram especificamente (Herrmann e Erdman, 1995; Constantine e Lana, 2003).

Especificamente, na confirmação de casos positivos para a infecção pelo HIV-1 deve-se considerar as reações das glicoproteínas gp160, gp120-110 e gp41, pertencentes ao envelope viral e denominadas ENV; das proteínas p68 e p52 (transcriptase reversa) e p34 (endonuclease), denominadas POL; e dos precursores das proteínas internas p55, p40, p25-24 e p18, denominados GAG.

O seguinte critério de interpretação foi estabelecido pela Organização Mundial da Saúde (OMS) para o diagnóstico definitivo do HIV-1:

▸ **Positivo.** Presença de Ac para, pelo menos, duas proteínas de ENV, ± GAG, ± POL;

▸ **Indeterminado.** Presença de Ac para uma proteína ENV, ± GAG, ± POL; GAG + POL; GAG; POL;

▸ **Negativo.** Ausência de Ac para qualquer uma destas proteínas.

Nos casos de resultado indeterminado é aconselhável a realização de um novo exame após 20 a 30 dias, como também de um teste molecular complementar.

A confirmação da infecção pelo HIV-2 requer a realização de um TWB específico.

▸ **Ensaio imunoenzimático em linha, ensaio de immunoblot recombinante e radioimunoprecipitação.** O princípio do ensaio imunoenzimático em linha (*line immunoassay* – LIA) e do ensaio de immunoblot recombinante (*recombinant immunoblotting assay* – RIBA) é semelhante ao do TWB, quando Ag virais específicos são fixados em linha em uma membrana de nitrocelulose. A diferença fundamental entre o TWB e o LIA/RIBA é que nestes, os Ag virais utilizados são peptídios sintéticos (LIA) ou Ag que foram obtidos por recombinação genética e expressão em vetores bacterianos ou virais (RIBA) (Nkengasong *et al.*, 1992).

As vantagens dos testes de LIA e RIBA em relação ao TWB são:

- Apresentam uma composição previamente definida, tendo, portanto, um elevado grau de pureza e concentração estabelecida, diminuindo a possibilidade de reações inespecíficas
- Melhor reprodutibilidade
- Controles podem ser incluídos na mesma membrana, facilitando a interpretação do resultado (também estão sendo utilizados em alguns TWB) (Constantine e Lana, 2003).

Existem testes que utilizam simultaneamente peptídios sintéticos e Ag recombinantes. Em alguns casos, são também incluídos peptídios e/ou Ag recombinantes aos TWB, de modo a permitir, inclusive, a identificação viral. Por exemplo, diferenciação de HTLV-1 de HTLV-2, HIV-1 de HIV-2 (Constantine e Lana, 2003).

A radioimunoprecipitação (*radioimmunoprecipitation assay* – RIPA) é uma metodologia específica e sensível, podendo ser utilizada como método alternativo – em conjunto com outras metodologias como, por exemplo, o TWB – para a confirmação do diagnóstico virológico, entre os quais: HIV-1, HIV-2, HTLV-1 e HTLV-2. O princípio desta metodologia é semelhante ao EIE sendo que, em geral, é realizada em fase líquida (Chiodi *et al.*, 1987; Constantine e Lana, 2003). Proteínas virais marcadas com radioisótopos são precipitadas por Ac específicos e visualizadas por autorradiografia. Esta metodologia, além do diagnóstico, permite a identificação de proteínas presentes em uma determinada etapa do ciclo replicativo, possibilitando melhor compreensão da replicação e mesmo da patogenia viral.

▸ Testes rápidos

Os testes rápidos (Figuras 149.11 e 149.12) foram desenvolvidos na década de 1980, mas somente na segunda metade da década de 1990 é que receberam melhorias tecnológicas, apresentando sensibilidade e especificidade semelhantes aos EIE. São de fácil execução e interpretação, não necessitam de equipamentos e o resultado pode ser obtido entre 10 e 30 min. Utilizam sangue total e saliva, podendo ser realizados no consultório médico, em emergências hospitalares, trabalhos de campo, bancos de sangue e enfermarias. O alto custo destes testes ainda é um fator limitante para que sejam utilizados em larga escala (Constantine e Lana, 2003).

Uma classe de testes rápidos é o *dot blotting* ou *immunoblotting* para a pesquisa de Ac. Esta denominação é devida à formação de um halo colorido circunscrito em uma superfície sólida, quando o resultado é positivo. Outros utilizam um sistema de migração em membrana de nitrocelulose, em que diferentes Ag são fixados. Diversos fabricantes oferecem estas metodologias, sendo que, atualmente, um sistema de terceira geração – sanduíche de Ag – apresenta maior sensibilidade e especificidade, além de permitir a identificação de dois ou mais vírus simultaneamente (Constantine *et al.*, 1997; Constantine e Lana, 2003).

Alguns sistemas utilizam a fixação de Ag (ou Ac) em "dentes de pente" (*teeth of comb-like*) ou em membranas. Quando o espécime clínico é adicionado – isoladamente ou associado a um reagente – por um mecanismo de capilaridade, haverá a interação com Ag (ou Ac) que estão fixados, resultando no aparecimento de uma linha de precipitação – geralmente colorida – quando o resultado for positivo. Em geral, todos estes sistemas contemplam a introdução de um controle positivo no próprio teste, de modo a

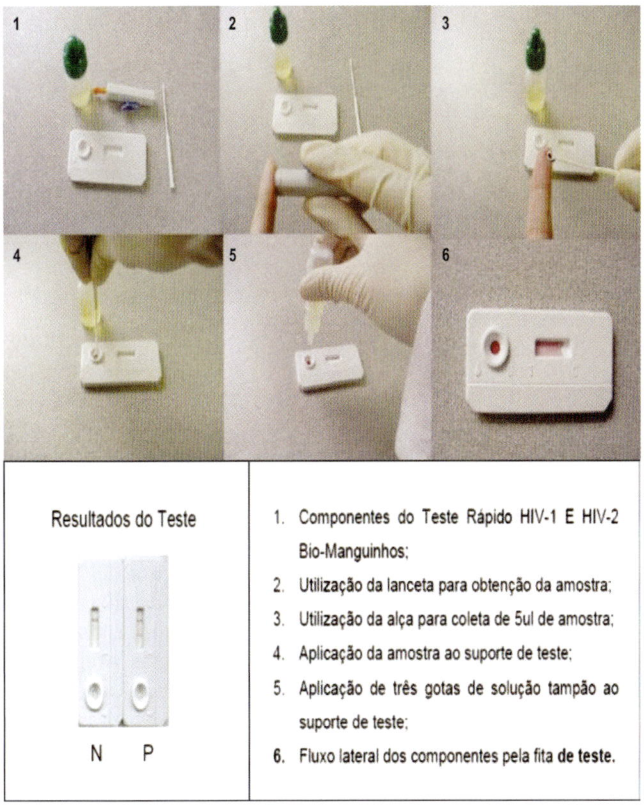

Figura 149.11 Teste de imunocromatografia para HIV-1 e HIV-2. Fonte: elaborado pelo autor.

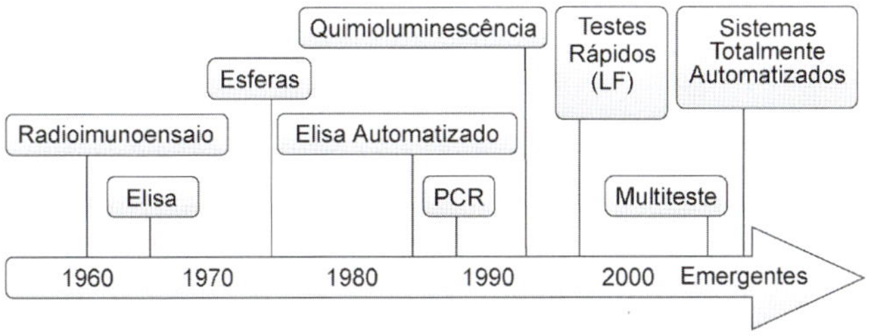

Figura 149.12 Representação esquemática cronológica do desenvolvimento dos testes diagnósticos para a detecção de antígenos e/ou anticorpos.

facilitar a interpretação e demonstrar que o teste funcionou adequadamente (Ketema *et al.*, 2001; Constantine e Lana, 2003).

▸ Detecção, quantificação e caracterização de ácido nucleico viral

A obtenção de ácidos nucleicos íntegros, assim como a eliminação de interferentes, entre os quais inibidores de reações de amplificação de ácidos nucleicos, são fundamentais para o sucesso do diagnóstico molecular. Diversas metodologias de extração de ácidos nucleicos foram estabelecidas com base principalmente na utilização do fenol-clorofórmio ou sílica, estando muitas disponíveis comercialmente.

As metodologias de detecção de ácidos nucleicos são rápidas, sensíveis, específicas e dispõem de reagentes quimicamente definidos, tornando-as bastante reprodutíveis. Entretanto, nos métodos de amplificação do genoma, especial atenção deve ser dada aos procedimentos laboratoriais, que devem ser executados em ambientes diferentes, a fim de evitar contaminações e resultados falso-positivos. Resultado falso-negativo devido à presença de inibidores na amostra, mutações nas sequências-alvo investigadas (variantes genotípicas, "quase-espécies" [genomas diferentes, porém muito semelhantes uns com os outros], novo genótipo) também são observados (Forghani e Erdman, 1995; Storch, 2001; Nolte e Caliendo, 2003).

Diversos sistemas automatizados foram desenvolvidos para a extração, amplificação e detecção de ácidos nucleicos. Associados a estes, a inclusão de controles internos de amplificação e quantificação, de um modo geral, minimizou os custos e os riscos de resultados falso-negativos e falso-positivos (Forghani e Erdman, 1995; Storch, 2001; Nolte e Caliendo, 2003).

Inúmeras vantagens podem ser enumeradas pelo uso de metodologias moleculares, quando comparadas a outras metodologias, destacando-se:

- Rapidez na obtenção do resultado
- Sensibilidade e especificidade, reduzindo o risco de um diagnóstico impreciso
- Adoção de uma terapia adequada
- Detecção precoce de resistentes à terapia utilizada
- Caracterização de variantes genotípicas
- Não há a necessidade do isolamento viral, visto que em muitos casos clínicos os vírus são fastidiosos ou mesmo não podem ser isolados em cultura celular ou outros sistemas *in vivo*
- Detecção do patógeno em amostras conservadas, permitindo estudos retrospectivos.

▪ Detecção direta de ácido nucleico viral

Eletroforese em gel de poliacrilamida

Vírus que têm seu genoma constituído por RNA fita dupla (dsRNA) segmentado, como aqueles pertencentes às famílias Reoviridae, Birnaviridae, Totiviridae, Partitiviridae, Hypoviridae, Cystoviridae ou ainda não classificados como os Picobirnavírus (Pereira *et al.*, 1988) e Picotrirnavírus (Leite *et al.*, 1990), podem ter seu genoma diretamente detectado pela eletroforese em gel de poliacrilamida (EGPA) (Figura 149.13).

Após a extração do dsRNA viral do espécime clínico, procede-se à EGPA e à coloração (nitrato de prata, brometo de etídio), quando os segmentos do genoma podem ser então observados. A migração dos segmentos de dsRNA será de acordo com a sua massa molecular.

Hibridização in situ

Esta metodologia (Figura 149.14) é utilizada para a pesquisa de uma sequência viral (RNA ou DNA) em um determinado tecido. Uma sonda complementar à sequência-alvo do genoma viral marcada com enzima (fosfatase alcalina, peroxidase, biotina), digoxigenina ou radioisótopo é utilizada tanto em fase sólida quanto em fase líquida (Forghani e Erdman, 1995; Storch, 2001; Nolte e Caliendo, 2003). As células ou fragmentos de tecidos são fixados em uma superfície sólida, geralmente lâminas de vidro previamente tratadas, que são aquecidas para que ocorra

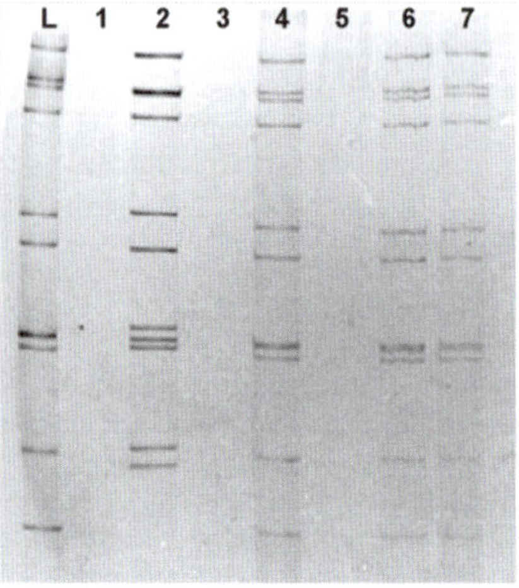

Figura 149.13 Eletroforese em gel de poliacrilamida. **L.** Rotavírus símio padrão (SA – 11); **Linhas 1, 3 e 5.** amostras negativas; **2.** amostra positiva para rotavírus, podendo ser observado um padrão de migração curto para os segmentos 10 e 11; **Linhas 4, 6 e 7.** amostras positivas para rotavírus, podendo ser observado um padrão de migração longo para os segmentos 10 e 11. (Lab. Virologia Comparada e Ambiental – IOC – Fiocruz.)

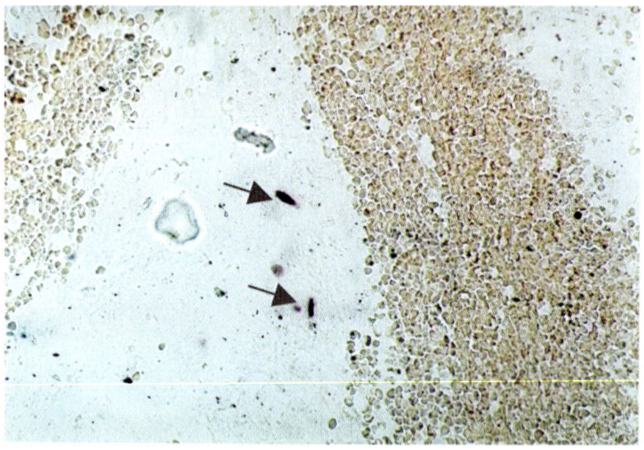

Figura 149.14 Hibridização *in situ*. Sonda de CMV, marcada com digoxigenina, revelando um resultado positivo em células de decídua, infectadas com CMV (forma de charuto) (400×). (Lab. Virologia Comparada e Ambiental – IOC – Fiocruz.)

a desnaturação do ácido nucleico. Em seguida, a sonda marcada é adicionada e promovida a reação de hibridização. Após lavagens sucessivas, o substrato da enzima (ou o revelador) é adicionado e a lâmina observada ao microscópio óptico para observação dos locais onde ocorreu a hibridização (Forghani e Erdman, 1995; Storch, 2001; Nolte e Caliendo, 2003).

Nesta metodologia pode ser utilizado um sistema de marcação dupla, permitindo identificar tanto o vírus quanto o tipo de célula infectada, contribuindo para a compreensão da patogênese viral. Deve-se considerar que a presença de enzima endógena no tecido – por exemplo, biotina nuclear em epitélio glandular da decídua – pode acarretar resultado falso-positivo (Spano, 2002).

Northern, Southern e dot blotting

Os testes *Northern* (RNA), *Southern* (DNA) e *dot* (RNA/DNA) são fundamentados na hibridização de ácidos nucleicos virais com sondas complementares às sequências-alvo, marcadas com digoxigenina, enzima ou radioisótopo. Após separação por

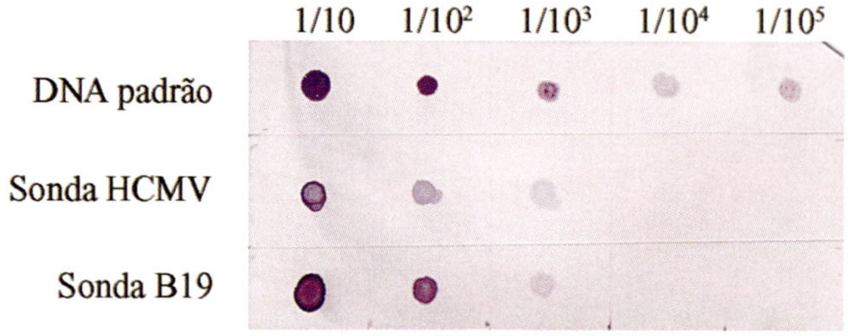

Figura 149.15 Teste de *immunoblotting*. Quantificação das sondas de CMV e parvovírus humano B19 frente a um DNA padrão, para serem utilizadas no teste. (Lab. Virologia Comparada e Ambiental – IOC – Fiocruz.)

eletroforese, segue-se a transferência do ácido nucleico para uma membrana de nitrocelulose (náilon), hibridização e revelação, de acordo com o método utilizado (Chiodi *et al.*, 1987; Forghani e Erdman, 1995; Storch, 2001; Nolte e Caliendo, 2003).

No caso específico do *dot blotting* (Figura 149.15), o genoma viral (DNA ou RNA) pode ser extraído diretamente do espécime clínico, fixado na membrana, sendo, em seguida, adicionada a sonda marcada. Existem sistemas preparados que permitem a análise de até 96 amostras simultaneamente, incluindo os controles da reação (Forghani e Erdman, 1995; Storch, 2001; Nolte e Caliendo, 2003).

▪ Metodologias de amplificação de sinal

Nestas metodologias não ocorre a amplificação de ácidos nucleicos, mas sim do sinal das moléculas incorporadas à reação, sendo a detecção relacionada com a concentração das moléculas marcadas que irão se ligar ao ácido nucleico-alvo. O sinal de amplificação é diretamente proporcional ao número de moléculas de ácido nucleico-alvo presentes no espécime clínico investigado. A sensibilidade destas metodologias é comparável àquelas de amplificação de ácidos nucleicos e, como independem da ação de enzima para a amplificação dos ácidos nucleicos, a presença de inibidores no espécime clínico não interfere na reação, diminuindo a possibilidade de resultado falso-negativo. Como não há a manipulação de DNA (cDNA) amplificados, as chances de resultados falso-positivos devido à contaminação são também minimizadas. A utilização simultânea de diferentes sondas aumenta a especificidade e a sensibilidade desta metodologia (Forghani e Erdman, 1995; Storch, 2001; Nolte e Caliendo, 2003).

Ensaio com DNA ramificado

Esta metodologia (Figura 149.16) de amplificação de sinal é um sistema de hibridização tipo sanduíche em fase sólida, incorporando múltiplas etapas e utilizando várias sondas de oligonucleotídios sintéticas. Pode ser utilizada para a pesquisa de RNA ou DNA viral (Dewar *et al.*, 1994; Hendricks *et al.*, 1995). Inicialmente, o ácido nucleico é extraído, seguido da adição de múltiplas sondas com sequência complementar à sequência-alvo. O híbrido – sonda e ácido nucleico-alvo – é capturado em uma superfície sólida por um segundo conjunto de sondas de captura. Oligonucleotídios sintéticos com sequência complementar à sonda (*preamplifier*) são incorporados, que por sua vez irão se hibridizar com sondas de DNA ramificados (bDNA *amplifiers*). Em seguida, são adicionadas sondas que apresentam sequências complementares à sequência dos bDNA *amplifiers*, marcadas com fosfatase

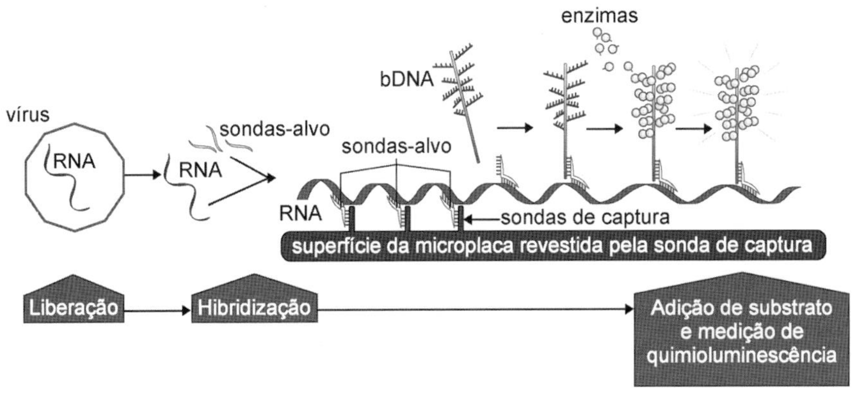

Figura 149.16 Esquema representativo do teste de DNA ramificado (bDNA). (Lab. Produção e Tratamento de Imagens – IOC – Fiocruz.)

alcalina. Após a adição de um substrato quimioluminescente (dioxetano – um substrato enzimático desencadeador) a emissão de luz é medida em um luminômetro. A quantidade de luz emitida (sinal) será diretamente proporcional ao número de moléculas de ácido nucleico presentes no espécime clínico. A quantificação é determinada a partir de uma curva padrão. Existem *kits* comerciais (Bayer™) para a detecção e quantificação de HIV-1, HCV, HBV, entre outros vírus (Forghani e Erdman, 1995; Storch, 2001; Nolte e Caliendo, 2003).

Captura de híbridos

O sistema de captura de híbridos (Figura 149.17) é uma hibridização em solução, utilizando Ac para captura e detecção dos híbridos por quimioluminescência (Schiffman *et al.*, 1995). O DNA (RNA) do espécime clínico é extraído, desnaturado e hibridizado com uma sonda de RNA específica. O híbrido DNA-RNA é capturado por Ac específicos anti-híbrido DNA-RNA, que estão fixados a uma superfície sólida. Ac anti-híbridos marcados com fosfatase alcalina ligam-se aos híbridos imobilizados. A ligação Ac – conjugado é detectada com um substrato quimioluminescente e a luz emitida é medida em um luminômetro. Múltiplos conjugados de fosfatase alcalina ligam-se a cada molécula híbrida, amplificando o sinal.

A intensidade da luz emitida é proporcional à quantidade de DNA (RNA)-alvo presente no espécime clínico. Uma curva de calibração externa é utilizada para os testes semiquantitativos. Diversos vírus podem ser investigados por esta metodologia, destacando-se as investigações de HPV, CMV e HBV (Digene™) (Forghani e Erdman, 1995; Storch, 2001; Nolte e Caliendo, 2003).

▪ Metodologias de amplificação de ácidos nucleicos

Reação em cadeia da polimerase (polymerase chain reaction [PCR])

Desde a sua descrição por Saiki *et al.* (1985), a reação em cadeia da polimerase (*polymerase chain reaction* – PCR) (Figura 149.18) tem sido uma das principais metodologias utilizadas para a amplificação de ácidos nucleicos. É uma reação química que permite a síntese, *in vitro*, de uma sequência-alvo de ácido nucleico, seja DNA (PCR) ou RNA (RT-PCR). É um processo em que a enzima polimerase utiliza excessos molares de oligonucleotídios (iniciadores ou *primers*) – desenhados e sintetizados com sequências complementares às fitas da sequência-alvo investigada – uma mistura equimolar de deoxinucleotídios trifosfato (dNTP [dCTP, dTTP, dATP, dGTP]) e tampão Tris-HCl pH 8,4, contendo $MgCl_2$ e KCl (reagentes mínimos). O ácido nucleico extraído é desnaturado (94 a 97°C) e adicionado à mistura previamente preparada.

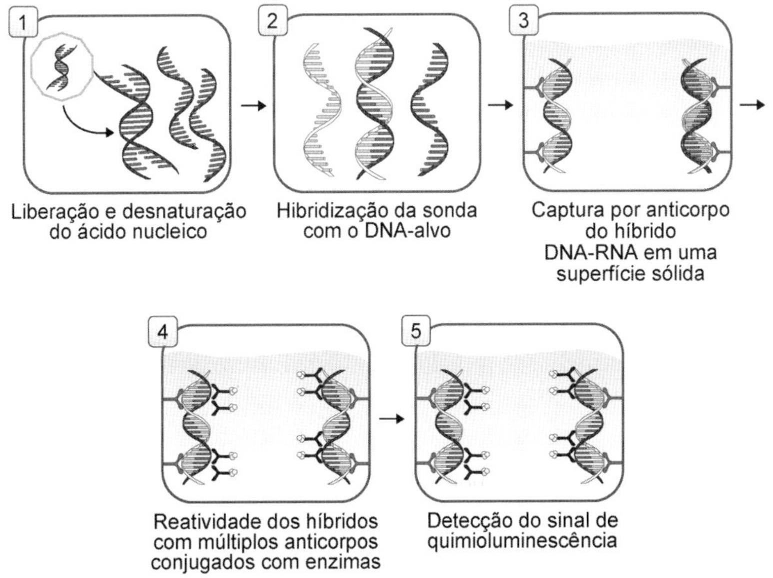

Figura 149.17 Esquema representativo de teste de captura de híbridos. (Lab. Produção e Tratamento de Imagens – IOC – Fiocruz.)

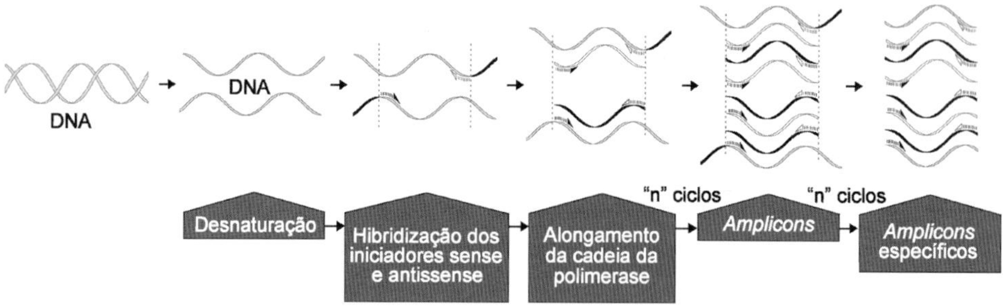

Figura 149.18 Esquema representativo da reação em cadeia da polimerase (PCR). (Lab. Produção e Tratamento de Imagens – IOC – Fiocruz.)

Os reagentes são levados a um termociclador que, por meio de um *software*, permite a programação de ciclos completos de desnaturação do ácido nucleico (94 a 97°C), hibridização (*annealing*) dos iniciadores à sequência-alvo (40 a 72°C) e alongamento da cadeia pela incorporação de dNTP a partir da extremidade 3′ do iniciador de maneira complementar a uma das fitas de DNA. O produto final destas amplificações é denominado *amplicon* e, ao final de 30 a 40 ciclos, são obtidos de 2^{30} a 2^{40} *amplicons* (Forghani e Erdman, 1995; Storch, 2001; Nolte e Caliendo, 2003).

Reação em cadeia da polimerase precedida de transcrição reversa

É utilizada para a amplificação de RNA e, para tanto, se faz necessária a síntese de um DNA complementar (cDNA) ao RNA, que é realizada pela transcriptase reversa (TR). Um iniciador complementar se hibridiza à sequência-alvo e, no sentido reverso, a TR incorpora os dNTP. A temperatura de atividade das TR varia de 37 a 42°C e a reação requer tampão adequado contendo $MgCl_2$, KCl, tampão Tris-HCl e inibidores de RNAase. A fita de cDNA sintetizada servirá de molde para a PCR. Diferentes tipos de iniciadores menos específicos podem ser utilizados, entre os quais iniciadores randômicos, degenerados ou oligo-dT (Forghani e Erdman, 1995; Storch, 2001; Nolte e Caliendo, 2003).

Seminested-PCR e nested-PCR

Estas metodologias consistem na reamplificação de *amplicons* obtidos na PCR (RT-PCR), utilizando iniciadores que reconheçam uma sequência-alvo do *amplicon* previamente obtido. O *nested-PCR* utiliza para amplificação um novo par de iniciadores, enquanto o *seminested-PCR* utiliza um dos iniciadores utilizados na PCR. Este procedimento resulta no aumento de sensibilidade e especificidade, embora aumente o risco de contaminação devido à manipulação dos *amplicons* (Forghani e Erdman, 1995; Storch, 2001; Nolte e Caliendo, 2003).

Reações de hibridização podem comprovar a especificidade de *amplicons* e, consequentemente, podem substituir as metodologias de *nested* ou *seminested-PCR*, embora apresentem menor sensibilidade (Alfieri *et al.*, 1996; Storch, 2001; Nolte e Caliendo, 2003).

Multiplex PCR

Nesta metodologia (Figura 149.19), são utilizados dois ou mais pares de iniciadores, permitindo a detecção de diferentes vírus ou genótipos, como, por exemplo, a detecção de todos os vírus pertencentes a um determinado gênero (Forghani e Erdman, 1995; Storch, 2001; Nolte e Caliendo, 2003).

Em geral, apresenta menor sensibilidade do que RT-PCR/PCR, que utilizam apenas um par de iniciadores e são de difícil padronização devido, principalmente, à competitividade entre os diferentes iniciadores durante a amplificação, quando um determinado *amplicon* pode ser obtido preferencialmente em detrimento de outro. A combinação aleatória de *amplicons* também pode ocorrer, resultando na síntese de *amplicons* com massa molecular distinta daquela inicialmente prevista. Esta combinação de fatores, em geral, resulta em testes de baixa sensibilidade (Forghani e Erdman, 1995; Storch, 2001; Nolte e Caliendo, 2003).

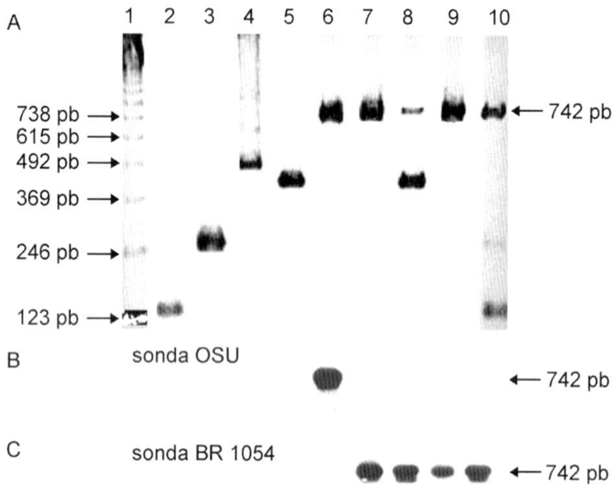

Figura 149.19 Reação de *seminested-PCR*, seguida de *Southern blotting* e hibridização com sondas marcadas com digoxigenina. **A.** Reação de *seminested-PCR*. **Linha 1.** Padrão de massa molecular de 123 pb (Invitrogen™). **Linhas 2, 3, 4 e 5.** *Amplicons* de rotavírus genótipos G1, G2, G3 e G4, respectivamente; **Linha 6.** *amplicon* de rotavírus padrão genótipo G5 (OSU), de origem suína; **Linhas 7, 8 e 10.** *amplicons* de amostras humanas de rotavírus genótipos G5; **Linha 9.** *amplicons* de infecção mista de rotavírus humano genótipos G4 + G5; **Linha 11.** *amplicons* de infecção mista de rotavírus humano genótipos G1 + G5. **B.** *Southern blotting* e hibridização molecular, com sondas marcadas com digoxigenina e específicas para rotavírus genótipo G5 de origem suína (OSU) e humana (BR 1054). **Linha 6.** hibridização do *amplicon* de rotavírus padrão genótipo G5 de origem suína (OSU) com a sonda específica OSU, marcada com digoxigenina; **Linhas 7 a 10.** hibridização dos *amplicons* de rotavírus genótipo G5 de origem humana com a sonda específica BR 1054, marcada com digoxigenina. (Lab. Virologia Comparada e Ambiental – IOC – Fiocruz.)

Imuno-PCR

Esta metodologia associa um teste molecular de amplificação de ácido nucleico com um EIE podendo, assim, ser utilizada tanto para a detecção de Ag quanto de Ac (Jansen *et al.*, 1990). O método descrito para a pesquisa de Ac da classe IgM antienterovírus é fundamentado na fixação de Ac anti-IgM em uma placa de poliestireno, seguida da adição do soro suspeito de infecção por enterovírus à placa. Após incubação e lavagens sucessivas, adiciona-se uma suspensão viral titulada (50 $TCID_{50}$) que serão fixados na presença de Ac no soro. A seguir, o RNA viral é extraído da microplaca e uma reação de RT-PCR é processada. Caso seja obtido o *amplicon* específico, pode-se afirmar que naquele soro investigado há a presença de IgM específica para enterovírus (Aspholm *et al.*, 1999).

PCR e RT-PCR quantitativos

Existe uma relação linear direta entre a quantidade de ácido nucleico inicial (molde ou *template*) e a quantidade de *amplicons*. Portanto, como o produto final da PCR (RT-PCR) é resultante de uma amplificação exponencial, a quantidade inicial de *template* é um dos componentes que será responsável pela quantidade de *amplicons* obtidos ao final de cada ciclo de amplificação, até a obtenção do produto final. Diferenças menores na eficiência da reação podem levar a uma grande ou imprevisível diferença na quantificação de um produto final (Forghani e Erdman, 1995; Storch, 2001; Nolte e Caliendo, 2003).

As diferenças de amostra para amostra podem depender da preparação destas; os procedimentos adequados de extração de ácido nucleico e o desempenho da reação são fatores importantes em um teste quantitativo. Portanto, a simples quantificação de *amplicons* tendo como base apenas uma curva padrão externa não é suficientemente confiável para a quantificação de um ácido nucleico (*template*) presente no espécime clínico (Forghani e Erdman, 1995; Storch, 2001; Nolte e Caliendo, 2003).

Diversas estratégias foram desenvolvidas para permitir a confiabilidade de um teste de amplificação quantitativo e, desta forma, assegurar a quantidade de DNA ou RNA presente em um espécime clínico. Uma das maneiras mais utilizadas para esta confiabilidade é a utilização de um *template* competidor, que será coamplificado pelos mesmos iniciadores e, preferencialmente, produzindo um *amplicon* de massa molecular e com uma sequência nucleotídica similar àquela que está sendo amplificada e quantificada. Assim, em uma mesma reação as condições termodinâmicas e eficiência de amplificação são idênticas, assegurando a quantificação adequada. A quantidade de um dos *templates* deverá ser, obrigatoriamente, previamente determinada, de modo a permitir ao final da amplificação a quantificação de cada um destes (Forghani e Erdman, 1995; Storch, 2001; Nolte e Caliendo, 2003).

A quantificação da carga viral em um determinado fluido biológico – geralmente plasma ou soro, mas podendo-se utilizar saliva, LCR, leite materno ou sêmen (Liou *et al.*, 1992; Shepard *et al.*, 2000; Maertens *et al.*, 2004) – é extremamente importante sob diversos aspectos: avaliar o risco de transmissão, determinar o início e avaliar a eficácia ou a falha terapêutica (emergência de mutantes resistentes) e prognóstico de progressão da doença (Hodinka, 1998). Diversas empresas oferecem testes quantitativos para diferentes vírus, podendo ser destacados aqueles para HIV-1, HCV, HBV e CMV (Coste *et al.*, 1996; Murphy *et al.*, 2000; Beld *et al.*, 2002; Veillon *et al.*, 2003; Yao *et al.*, 2004).

Diversos procedimentos podem ser efetuados para que se tenha maior sensibilidade em testes quantitativos. Como exemplo, pode ser citado o teste ultrassensível para HIV-1 da Roche™ (*Amplicor HIV-1 Monitor*), que além de aumentar o volume inicial da amostra, concentra o RNA viral plasmático por uma centrifugação a 20.000 × g/1 h, aumentando a sensibilidade de detecção de 400 para 50 cópias de RNA viral/mℓ de plasma.

Sendo as metodologias de quantificação distintas: amplificação de ácidos nucleicos, amplificação de sinal e, mais recentemente, amplificação e quantificação em tempo real, os resultados são expressos em diferentes unidades – número de cópias/mℓ, gEq/mℓ –, sendo estes valores transformados em escala logarítmica (*log*). Apesar de os resultados serem expressos em *log*, as metodologias são distintas e, efetivamente, não são comparáveis. A OMS estabeleceu um painel de plasmas para que fossem realizados diferentes testes quantitativos para HCV, HIV-1 e HBV. Com esta padronização, independentemente da metodologia utilizada, o resultado quantitativo passou a ser expresso em Unidades Internacionais por mℓ (UI/mℓ) (Saldanha *et al.*, 1999; Yao *et al.*, 2005; Margaritis *et al.*, 2007; Schutten *et al.*, 2007). O ideal é que todos os testes quantitativos sejam expressos em UI/mℓ, de modo a permitir ao clínico uma avaliação mais adequada de seu paciente.

Recentemente, Margaritis *et al.* (2007) descreveram a comparação de duas plataformas multiplex "NAT" (*Nucleic Acid Testing* ou *Nucleic Acid-based Tests*) (Procleix Ultrio – TIGRIS™, Cobas TaqScreen multiplex™) para a detecção e quantificação de HIV-1, HBV e HCV para serem utilizadas na pesquisa destes vírus em bancos de sangue. Considerando um limite de detecção de 95%, a sensibilidade encontrada foi de 42,2; 12,2 e 2,0 UI/mℓ para HIV-1, HBV e HCV, respectivamente (Procleix Ultrio – TIGRIS™) e de 50,5; 8,4 e 6,0 UI/mℓ, respectivamente (Cobas TaqScreen multiplex™).

Metodologias com base na amplificação de transcritos

A reação de amplificação (Figura 149.20) fundamentada em ácido nucleico específico (*Nucleic Acid Sequence-Based Amplification* – NASBA™) e a reação de amplificação mediada pela transcrição (*Transcription-Mediated Amplification* – TMA™) são reações isotérmicas de amplificação de RNA, tendo como modelo a replicação de retrovírus. A metodologia NASBA™ (Compton, 1991) utiliza a AMV-TR, a RNAse H e a RNA polimerase do bacteriófago T7, enquanto a metodologia de TMA™ (Kamisango *et al.*, 1999) utiliza uma TR com atividade RNAse H endógena e a RNA polimerase T7. A partir de um RNA-alvo (ssRNA), um iniciador é desenhado para que seja complementar à sequência-alvo e sirva de molde para que a TR inicie a síntese do cDNA. A enzima RNAse H degrada a molécula de RNA do híbrido cDNA-RNA e um segundo iniciador, complementar à fita de cDNA, se acopla ao *template* (cDNA), seguindo-se a síntese da fita complementar pela atividade DNA polimerase da TR, resultando em uma molécula de dsDNA. A RNA polimerase sintetiza inúmeras cópias de ssRNA antissense que atuam como *template* para a síntese de novas moléculas de cDNA, que servirão de modelo para a síntese de novas moléculas de dsDNA e, assim, sucessivamente. Sondas marcadas com ésteres de acridina e cinética de quimioluminescência (TMA™) ou rutênio e eletroquimioluminescência (NASBA™), associados à coamplificação de controles internos, permitem a detecção e quantificação dos produtos amplificados (Forghani e Erdman, 1995; Storch, 2001; Nolte e Caliendo, 2003).

Estas metodologias permitem a pesquisa de RNA mensageiro (mRNA) que codificam proteínas estruturais ou não estruturais da fase replicativa do ciclo viral, que uma vez detectados indicam infecção ativa. Esta informação é importante para aqueles vírus associados a infecções congênitas e em indivíduos imunossuprimidos.

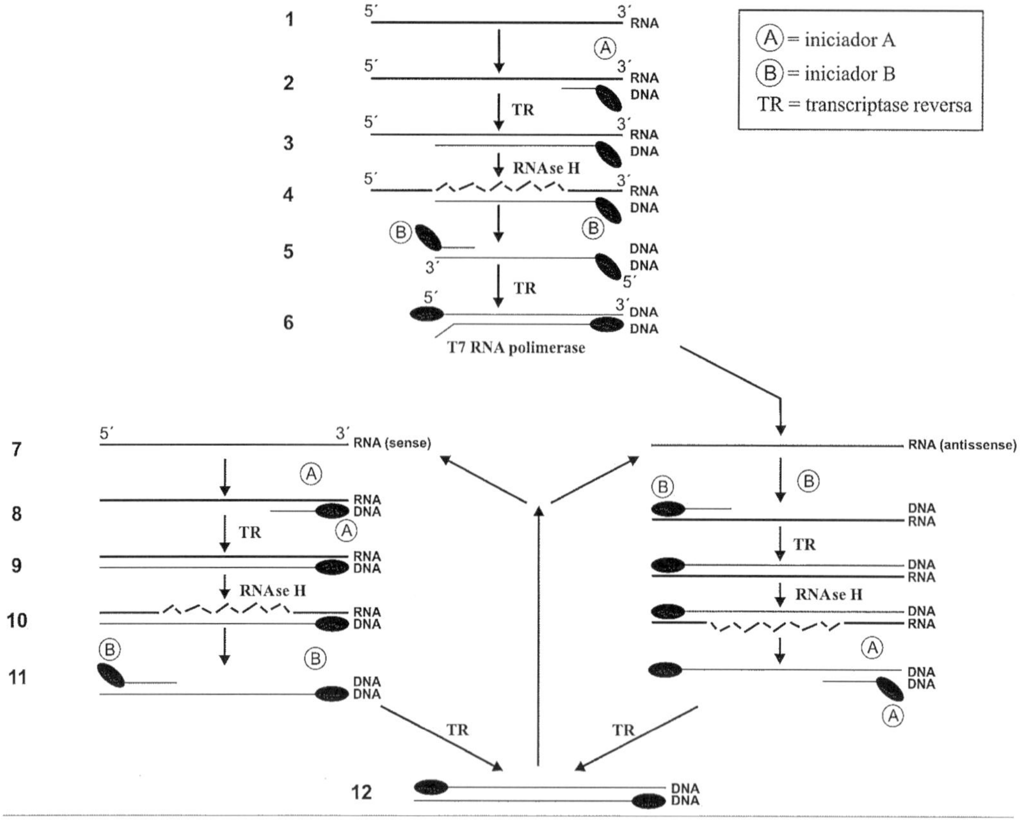

Figura 149.20 Esquema representativo da reação com base na amplificação de transcritos. (Lab. Produção e Tratamento de Imagens – IOC – Fiocruz.)

▪ Metodologia de amplificação e de quantificação de ácidos nucleicos em tempo real (real time PCR [PCR-TR])

O *real time PCR* (PCR-TR) é um sistema homogêneo e baseia-se na amplificação de uma sequência-alvo de ácido nucleico e na quantificação da mesma no momento em que esta é gerada ("tempo real"). Esta metodologia requer termocicladores especiais, com precisão óptica, que são capazes de monitorar a emissão de fluorescência dos orifícios em que estão as amostras. Um *software* é utilizado para monitorar, analisar e gerar informações obtidas em cada ciclo de amplificação. É um método altamente sensível e específico, que permite a diminuição dos riscos de contaminação, uma vez que há manipulação mínima de reagentes durante os procedimentos. Além disso, é um procedimento mais rápido e permite a análise de dados logo após o final da reação, dispensando a necessidade de eletroforese para a análise de *amplicons*, transferência para membranas (*Southern blotting*) e hibridização com sondas marcadas, *nested-PCR* ou outros procedimentos para análise de produtos amplificados (Storch, 2001; Nolte e Caliendo, 2003).

Vários equipamentos e sistemas de amplificação e quantificação em tempo real foram desenvolvidos: Taqman™ (Perkin Elmer – Applied Biosystem – Abbott), Light Cycler™ e Cobas TaqMan 48 Analyze™ (Roche Diagnósticos), Molecular Beacons™ (BioMérieux), iCycler iQ™ (Bio-Rad). Os principais sistemas de quantificação da fluorescência durante a amplificação do DNA (cDNA) são:

- Hidrólise de sonda
- Hibridização de sonda (hibridização química de sondas)
- Agentes químicos que se ligam ao DNA. Os sistemas Taqman™ (Heid *et al.*, 1996), Molecular Beacons™ (Lewin *et al.*, 1999) e Scorpions™ (Hart *et al.*, 2001) utilizam o princípio baseado na hidrólise de sonda.

O sistema mais simples é aquele no qual a síntese dos *amplicons* ocorre na presença de um *dye* (corante) fluorescente marcado (p. ex., SYBR Green). Em um estágio sem hibridização, a fluorescência é relativamente baixa, mas quando o *dye* liga-se ao DNA, a fluorescência aumenta, podendo ser quantificada (*fluorescence resonance energy transfer* [FRET]). Como o *dye* poderá ligar-se tanto aos *amplicons* específicos quanto aos inespecíficos, uma rigorosa padronização das condições de amplificação é necessária. A especificidade de detecção dos *amplicons* gerados é obtida por uma curva (cinética) de temperatura de fusão dos iniciadores. O *amplicon* de interesse deverá apresentar um ponto de fusão específico – previamente determinado pela sequência deste –, enquanto os produtos inespecíficos e dímeros de iniciadores deverão apresentar pontos de fusão distintos (representados graficamente por picos) (Storch, 2001; Nolte e Caliendo, 2003).

A especificidade do PCR-TR poderá ser aumentada pela utilização de sonda(s) marcada(s) com *dye* fluorescente(s) (*reporter* ["relator"] de maior energia) ou com a combinação de *dye* fluorescente e um *quencher* ("repressor", de baixa energia). A seguir serão descritos dois exemplos de PCR-TR.

Taqman™

Este sistema (Figuras 149.21 e 149.22) baseia-se na transferência de energia (FRET) entre dois *dyes* fluorescentes presentes em uma mesma sonda. A sonda apresenta uma sequência complementar à sequência-alvo, estando a mesma marcada por um *dye* na extremidade 5′ denominado *reporter* e na extre-

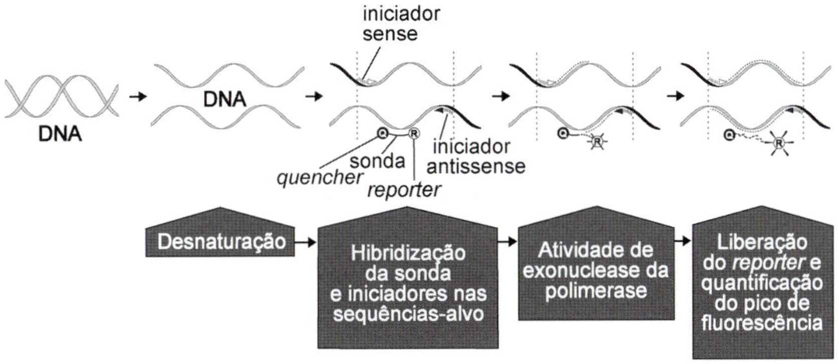

Figura 149.21 Esquema representativo da reação de amplificação em tempo real, utilizando-se uma sonda e a atividade exonucleásica da DNA polimerase (Taqman™). (Lab. Produção e Tratamento de Imagens – IOC – Fiocruz.)

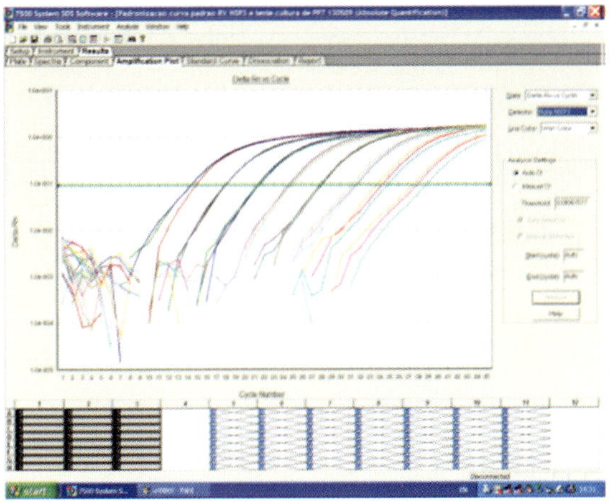

Figura 149.22 Gráfico representativo de uma curva de amplificação quantitativa (Taqman™) para norovírus genogrupo GII.4. (Lab. Virologia Comparada e Ambiental – IOC – Fiocruz.)

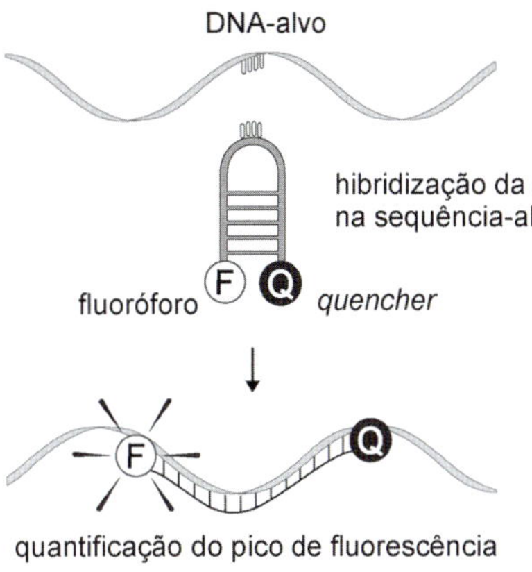

Figura 149.23 Esquema representativo da reação de amplificação em tempo real, utilizando-se sonda como sinal (Molecular Beacons™). (Lab. Produção e Tratamento de Imagens – IOC – Fiocruz.)

midade 3′ denominado *quencher*. Quando o *reporter* e o *quencher* estão próximos, isto é, ligados à sonda, há um bloqueio da emissão de fluorescência do *reporter* pelo *quencher*. Após a desnaturação, tanto os iniciadores quanto a sonda marcada irão se hibridizar as suas sequências-alvo do DNA (cDNA). Para ocorrer a amplificação, a taq-polimerase inicia a extensão dos iniciadores pela incorporação dos dNTP. Quando esta atinge a região da sonda marcada, sua atividade exonucleásica degrada a sonda, liberando o *dye reporter*. A transferência de fluorescência (FRET) de um *dye* de alta energia para um de baixa energia é captada, analisada e quantificada por um *software*. Este processo gera uma curva cinética à medida que novas emissões ocorrem (quantificação), até ser atingido um platô máximo de reação (Storch, 2001; Nolte e Caliendo, 2003).

Molecular Beacons™

Sondas de oligonucleotídios em forma de "grampo" (*hairpin-shaped*) com um *dye* fluorescente (fluóforo) em uma extremidade e um *quencher* na outra extremidade, são desenhadas para que a sequência da "curva" (*loop*) seja complementar à sequência-alvo a ser amplificada (Figura 149.23). Nesta situação, o *quencher* não permite a emissão de fluorescência pelo fluóforo. Após a hibridização, a sonda deixa de ter a forma de "grampo", passando a ter a forma linear que é molecularmente mais estável. Consequentemente, o *dye* poderá emitir a fluorescência que será captada, analisada e quantificada por um *software* (Storch, 2001; Nolte e Caliendo, 2003).

Como nos sistemas descritos podem ser utilizados diferentes *dyes* fluorescentes (FAM, TAMRA, TET, ROX), um teste multiplex que permita a detecção simultânea de diferentes vírus pode ser padronizado. Entretanto, a padronização de um teste multiplex para a pesquisa de mais de dois microrganismos simultaneamente não é sugerida (Storch, 2001; Nolte e Caliendo, 2003).

Atualmente, com a ampla utilização destas metodologias quantitativas os equipamentos e reagentes estão monetariamente mais acessíveis, sendo disponibilizadas plataformas automatizadas que permitem desde a extração de ácidos nucleicos com excelente grau de qualidade e pureza (íntegros e sem a presença de inibidores), processo de amplificação quantitativo com controles internos e obtenção de resultados em tempo bastante reduzido (≤ 5 h) (Schutten *et al.*, 2007).

▪ Metodologias de caracterização do ácido nucleico viral

O ácido nucleico viral pode ser caracterizado por diversas metodologias. Inicialmente, a partir do isolamento viral em cultura celular, o genoma viral completo era obtido e submetido a uma série de metodologias de caracterização: análise com enzimas de restrição, hibridização e sequenciamento. Com o advento dos testes de amplificação genômica, eliminou-se a necessidade de obter o genoma viral completo, pois a partir da análise de regiões específicas do ácido nucleico, como, por exemplo, genes que codificam proteínas do envelope, capsídio, hemaglutinina, neuraminidase, polimerase, transcriptase reversa e protease, são obtidas informações que, entre outras, irão contribuir para análises epidemiológicas, filogenéticas, terapêuticas, virulência, espécie hospedeira e determinação de genótipos (Forghani e Erdman, 1995; Storch, 2001; Nolte e Caliendo, 2003).

Análise do polimorfismo de fragmentos de DNA por eletroforese após digestão com endonucleases de restrição

Mulder e Delius (1972) demonstraram que a endonuclease de restrição *Eco*RI clivava o DNA do *simian virus* 40 (SV40) em um único sítio. A partir de então esta metodologia passou a ser utilizada para a caracterização viral.

O genoma viral purificado pode ser digerido com diferentes enzimas de restrição e, com isto, estabelecer-se um verdadeiro *fingerprint* do vírus, permitindo a caracterização de tipos e subtipos virais. *Amplicons* obtidos nas reações de PCR e RT-PCR podem ser digeridos com diferentes endonucleases de restrição e, assim, estabelecerem-se perfis de restrição com base na análise dos fragmentos obtidos após digestão (*restriction fragment lenght polymorphism analysis* – RFLP) (Figura 149.24) (Forghani e Erdman, 1995; Storch, 2001; Nolte e Caliendo, 2003).

Esta metodologia vem sendo empregada em laboratórios de pesquisa e clínicos com diversas finalidades, tais como: confirmação da especificidade de *amplicons*, identificação de variantes, de genótipos ou mesmo de novos genótipos virais, assim como estudos sobre a evolução dos vírus. Estes estudos buscam estabelecer correlação entre a clínica e a virulência de amostras.

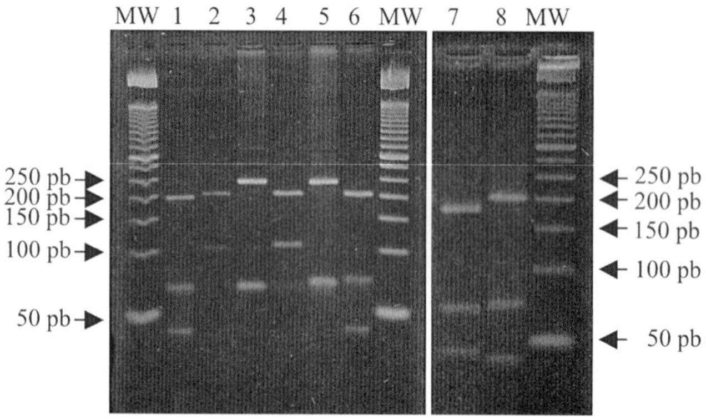

Figura 149.24 Análise do polimorfismo de fragmentos de DNA por eletroforese, após digestão com endonucleases de restrição de parte do gene gB (UL55), para a classificação de genótipos de citomegalovírus humano (HCMV). Análise de *amplicons* do gene gB (bases 1319-1604), digeridos com as endonucleases de restrição *Rsa*I and *Hinf*I. **MW.** Marcador de massa molecular de 50 pb (Invitrogen™); **Linhas 1, 3, 5 e 7.** digestão com endonuclease de restrição *Rsa*I; **Linhas 2, 4, 6 e 8.** digestão com endonuclease de restrição *Hinf*I; **Linhas 5 e 6.** HCMV genótipo gB1; **Linhas 3 e 4.** HCMV genótipo gB2; **Linhas 1 e 2.** HCMV genótipo gB3; **Linhas 7 e 8.** HCMV genótipo gB4. (Lab. Virologia Comparada e Ambiental – IOC – Fiocruz.)

Reação em cadeia da polimerase com base em sítios de restrição específicos [[RSS-PCR])

Restriction site-specific PCR (RSS-PCR) (Figura 149.25) é metodologia que utiliza um conjunto de pares de iniciadores (multiplex) de forma a obter diferentes perfis de *amplicons* característicos de determinadas variantes genotípicas. Estes padrões

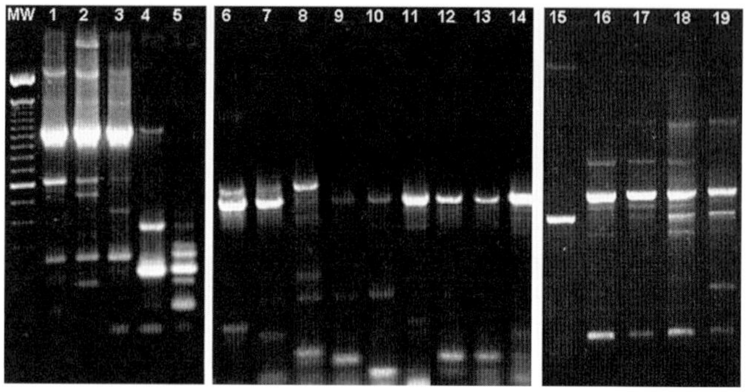

Figura 149.25 Caracterização do vírus dengue (DENV) tipo 3 pela RSS-PCR. Eletroforese em gel de agarose dos *amplicons* obtidos pela reação em cadeia da polimerase com base em sítios de restrição específicos. **MW.** Marcador de massa molecular de 100 pb (Invitrogen™); **Linha 1.** DENV-1, subtipo A1 Filipinas 1983 (475); **Linha 2.** DENV-1, subtipo A2 Tailândia 1973 (094); **Linha 3.** DENV-1, subtipo A3 Indonésia 1977 (407 a 1); **Linha 4.** DENV-1, subtipo B Tailândia 1973 (735); **Linha 5.** DENV-1, subtipo C Brasil 1986; **Linha 6.** DENV-2, subtipo D Filipinas 1984 (215); **Linha 7.** DENV-2, subtipo E1 Filipinas 1975 (S-35179); **Linha 8.** DENV-2, subtipo E2 Sri Lanka 1982 (180); **Linha 9.** DENV-2, subtipo E3 Indonésia 1977 (1174/480); **Linha 10.** DENV-2, subtipo F1 Porto Rico 1977 (489); **Linha 11.** DENV-2, subtipo F2 Porto Rico (622); **Linha 12.** DENV-2, Ceará 1994 (48586); **Linha 13.** DENV-2, Ceará 1998 (60442); **Linha 14.** DENV-2, Bahia 1994 (48844); **Linha 15.** DENV-3, subtipo A1 Indonésia 1985; **Linha 16.** DENV-3, subtipo B1 Tailândia 1984; **Linha 17.** DENV-3, subtipo B2 Filipinas 1956/H-87; **Linha 18.** DENV-3, subtipo C Sri Lanka 1985; **Linha 19.** DENV-3, subtipo C Brasil 2000 (68784). (Lab. Flavivírus – IOC – Fiocruz.)

são resultantes da variabilidade genética observada próximo aos sítios de restrição das regiões do genoma viral selecionados para o desenho destes. Embora não substitua o sequenciamento viral, apresenta boa correlação com esta metodologia, permitindo a identificação rápida da origem de uma amostra circulante (Harris *et al.*, 1999; Miagostovich *et al.*, 2000).

Sequenciamento genômico

O sequenciamento genômico não é utilizado rotineiramente no diagnóstico virológico, mas principalmente para obtenção de informações adicionais de uma determinada espécie viral. O sequenciamento parcial ou completo do genoma permite a caracterização de variantes genotípicas e a correlação entre clínica e virulência de amostras. A resistência a substâncias terapêuticas, determinada por mutações no genoma, particularmente nas infecções de HIV-1, HBV, HCV, HSV-1, HSV-2 e HCMV, é extremamente importante na avaliação do prognóstico do indivíduo infectado (Forghani e Erdman, 1995; Storch, 2001; Nolte e Caliendo, 2003).

O sequenciamento genômico tem sido amplamente utilizado em estudos de evolução viral e epidemiologia molecular. *Amplicons* de determinadas regiões genômicas são sequenciados e as análises filogenéticas fornecem informações sobre a evolução dos vírus, o aparecimento de novas variantes e até mesmo a sua origem geográfica (Forghani e Erdman, 1995; Storch, 2001; Nolte e Caliendo, 2003).

Estas análises permitem caracterizar os mecanismos de *shift* e *drift* que ocorrem na natureza, além de permitir evidenciar a quebra da barreira interespécies (homem, animal), que frequentemente são observados com alguns vírus, em particular com aqueles de ssRNA ou dsRNA segmentados, *influenza* e rotavírus, respectivamente (Alfieri *et al.*, 1996), tendo grande impacto epidemiológico.

Método de Sanger

O sequenciamento do ácido desoxirribonucleico (DNA) foi descrito primeiramente por Sanger *et al.* (1977) e o princípio geral desta metodologia é efetuar a síntese de uma fita de DNA marcada complementar à fita da qual se deseja determinar a sequência. Inicialmente, devem ser obtidas as fitas simples do DNA que se deseja sequenciar. Estas fitas podem ser separadas por diferentes processos físico-químicos como, por exemplo, pelo aquecimento que rompe as pontes de hidrogênio entre as bases do DNA. Sob a forma de fita simples, liga-se um oligonucleotídio sintético (iniciador ou *primer*) a uma região específica (sequência-alvo) de uma das fitas, pela complementariedade das bases (A/T, C/G), próximo ao sítio onde foi inserido o fragmento de DNA em análise. O *primer* atua como uma sequência iniciadora, a qual é alongada de maneira complementar à fita (DNA molde) na qual o iniciador está ligado. O alongamento do iniciador é um processo enzimático. A enzima DNA polimerase adiciona desoxinucleotídios trifosfato (dNTP = dATP, dCTP, dGTP, dTTP) sequencialmente na extremidade 3′ do iniciador. Quando um análogo didesoxinucleotídio é incorporado ao polinucleotídio em síntese no lugar de um dNTP, a síntese da cadeia complementar é bloqueada, pois a adição do próximo nucleotídio requer uma hidroxila livre, a qual não está presente nos ddNTP. Os vários fragmentos de DNA gerados contendo em uma das extremidades um ddNTP marcado com um fluoróforo são separados de acordo com sua massa molecular por eletroforese em gel. A eletroforese (Figura 149.26) é uma técnica de separação de moléculas em que partículas com diferentes massas moleculares migrarão de maneira distinta em um gel (ou capilar contendo polímeros específicos) quando aplicada uma diferença de potencial. Moléculas de massa molecular menor irão migrar mais rapidamente do que aquelas de maior massa molecular. Conforme os fragmentos de DNA migram diferentemente no gel e são separados, a base terminal de cada fragmento é identificada pela sua fluorescência característica. Estando incorporado um *dye* fluorescente distinto, a cor correspondente de cada um dos quatro ddNTP é identificada, atribuindo-se a cada uma delas uma leitura específica: A, T, C ou G. Cada um destes poderá ser reconhecido por um leitor a *laser* que, interligado a um *software,* fará a leitura e análise das bases, fornecendo a sequência de toda a cadeia, convertendo esta leitura em um gráfico (Figura 149.24). As sequências obtidas devem ser editadas e podem ser comparadas (alinhadas) com sequências de genes depositadas em bancos públicos que reúnem sequências de DNA e de aminoácidos (GenBank, EBI, DDBJ). O processo de alinhamento de sequências busca determinar o grau de similaridade entre as sequências disponíveis. Esta análise pode ser realizada por meio de programas computacionais específicos p. ex., BLAST).

Pirossequenciamento

O uso de técnicas de biologia molecular foi significativo para o avanço no estudo da diversidade microbiana, mas não o suficiente para detecção da totalidade de espécies presentes nos diferentes biomas. O desafio atual consiste em identificar o maior número possível de sequências para que se obtenha uma amostragem que represente a diversidade total do ambiente em análise. Este tipo de investigação deve ser também aplicado nas análises de espécimes clínicos, que, em um conceito amplo, poderia ser considerado um "bioma" (*bios*: vida; *oma*: massa ou grupo). Isto porque um percentual significativo de investigações clinicolaboratoriais não logra êxito na identificação de um eventual microrganismo presente naquele espécime clínico.

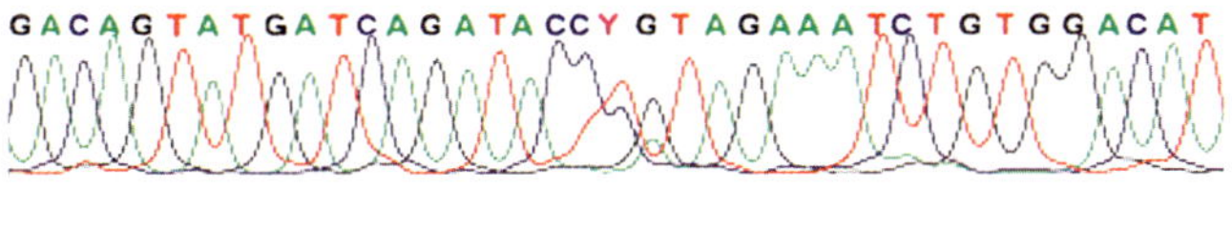

Figura 149.26 Eletroferograma de uma sequência de DNA. (Lab. Virologia Comparada e Ambiental – IOC – Fiocruz.)

Para superar tal desafio, foi desenvolvido um sistema integrado de pirossequenciamento genômico que permite o sequenciamento de milhões de bases em um tempo extremamente reduzido (4 a 5 h), com precisão ≥ 99%. Além disso, permite a detecção de variantes genéticas presentes em baixa concentração (1%) em uma amostra biológica ou ambiental. Assim sendo, passa a ter uma grande importância clinicoepidemiológica, pois permite a detecção precoce de variantes genotípicas que apresentem resistência a quimioterápicos (p. ex., HIV-1, HCV, HBV, EBV, CMV, HSV-1 e 2).

O número de sequências obtidas com o uso desta metodologia vem permitindo melhor estimativa da diversidade taxonômica dos diversos microrganismos presentes nos diversos biomas e espécimes clínicos. Consequentemente, novos microrganismos estão sendo descritos e, desta maneira, contribuindo para a elucidação da etiologia de diversas síndromes.

O método de pirossequenciamento (Figura 149.27) consiste em uma nova abordagem molecular do sequenciamento genômico e baseia-se na detecção de pirofosfato (PPi) liberado durante a síntese de DNA. Este PPi liberado é convertido em uma molécula de adenosina trifosfato (ATP) pela enzima ATP sulfurilase e a enzima luciferase utiliza essa molécula de ATP para oxidar a luciferina e produzir fótons de luz que são captados por sensores. A quantidade de luz transmitida é proporcional ao número de nucleotídios incorporados. Durante a reação de sequenciamento, os nucleotídios (A, T, C ou G) são adicionados à cadeia de DNA que está sendo sintetizada e, quando o fóton é produzido, sabe-se qual base foi adicionada na reação, e a quantidade de luz emitida corresponde ao número de vezes que aquela base específica se repete. Se nenhum fóton de luz for emitido, significa que a base adicionada não corresponde à base complementar da fita de DNA molde a ser sequenciada (Mardis, 2008).

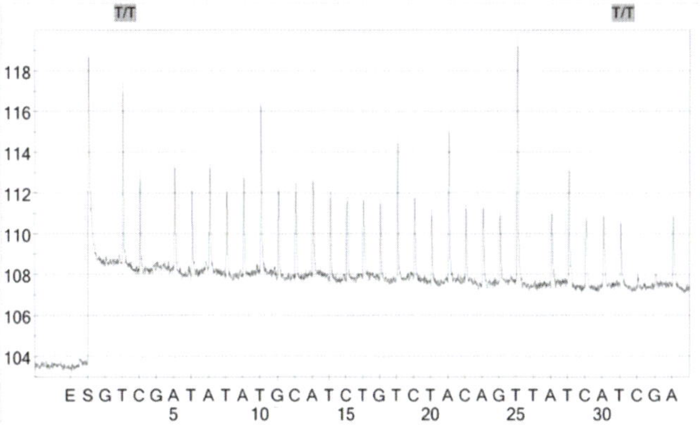

Figura 149.27 Pirograma. (Lab. Virologia Comparada e Ambiental – IOC – Fiocruz.)

Análise pela mobilidade do DNA heterodúplex

Descrita originalmente por Delwart *et al.* (1993), esta metodologia permite detectar e estimar a diversidade genética viral ("quase-espécies"), tendo como fundamento a análise comparativa da migração de *amplicons* em gel de poliacrilamida. Os *amplicons* das amostras em estudo são desnaturados, hibridizados com *amplicons* de amostras padrão e analisados por eletroforese em gel de poliacrilamida.

Esta metodologia permite a detecção de até uma única mutação presente em um *amplicon*, tendo diversas aplicações, entre as quais: determinação de subtipos virais, detecção de variantes genotípicas presentes em baixa frequência em uma "população viral", detecção de infecções mistas e superinfecções. A análise pela mobilidade do DNA heterodúplex (*heteroduplex mobility analysis* – HMA) (Figura 149.28) é mais simples que o sequenciamento genômico, sendo aplicada ao estudo da variabilidade genética de diversos vírus.

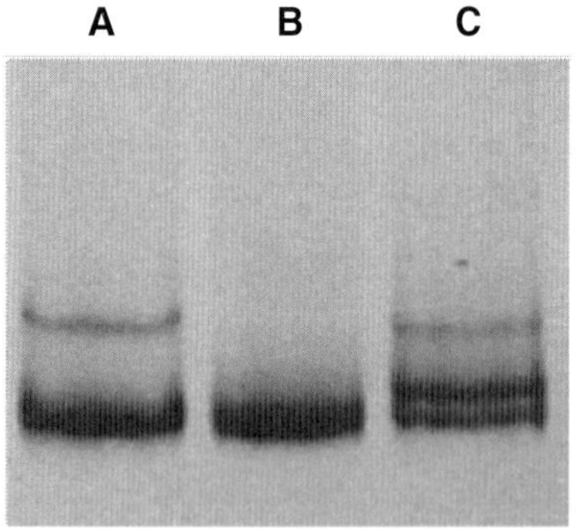

Figura 149.28 Caracterização genotípica de parvovírus B19 pela mobilidade do DNA em forma de heterodúplex. Misturam-se 3 μℓ do *amplicon* da amostra + 3 μℓ do *amplicon* de cada protótipo dos três genótipos de parvovírus B19. Aquecimento a 98°C por 5 min, 55°C por 30 min e 25°C. Em seguida, a mistura foi submetida a eletroforese em gel de poliacrilamida e coloração pela prata. **A.** Amostra 1 + parvovírus B19 genótipo G2; **B.** amostra 1 + parvovírus B19 genótipo G1; **C.** amostra 1 + parvovírus B19 genótipo G3. (Marcos César Lima de Mendonça, Laboratório de Virologia Molecular I – Depto. Virologia – IMPPG – UFRJ).

Análise do polimorfismo da conformação de DNA de fita simples (Figura 149.29)

A mutação de um único nucleotídio (p. ex., A→G, C→T) pode ser detectada pela alteração de mobilidade de um ssDNA

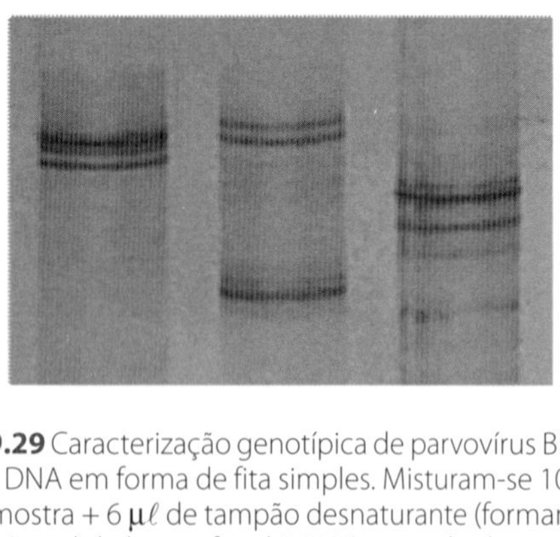

Figura 149.29 Caracterização genotípica de parvovírus B19 pela mobilidade do DNA em forma de fita simples. Misturam-se 10 μℓ do *amplicon* da amostra + 6 μℓ de tampão desnaturante (formamida a 95%, EDTA 20 mM, azul de bromofenol 0,25%), seguido de aquecimento a 95°C por 4 min e banho de gelo. Em seguida, a mistura foi submetida a eletroforese em gel de poliacrilamida e coloração pela prata. **A.** Parvovírus B19 genótipo G2; **B.** parvovírus B19 genótipo G1; **C.** parvovírus B19 genótipo G3. (Marcos César Lima de Mendonça, Laboratório de Virologia Molecular I – Depto. Virologia – IMPPG – UFRJ.)

pela eletroforese em um gel de poliacrilamida neutro (Poulat *et al.*, 1994). A partir de *amplicons* obtidos, procede-se à desnaturação do DNA, seguida da eletroforese da amostra em teste em comparação com um padrão. Caso exista pelo menos uma mutação no *amplicon* em teste, o perfil de migração será distinto daquele da amostra padrão, evidenciando a presença de mutação sem a necessidade do sequenciamento genômico.

Ensaio de hibridização com sonda em linha e cromatografia líquida desnaturante de alta eficiência

Estas metodologias foram desenvolvidas para a determinação de genótipos virais e a detecção de mutações que conferem resistência à terapia antiviral, podendo substituir, em parte, as reações de sequenciamento genômico.

Para a metodologia de ensaio de hibridização com sonda em linha (*line probe assay* – LiPA™) (Figura 149.30), sequências específicas de oligonucleotídios (sondas) de diferentes genótipos são fixadas em linha vertical em membrana. *Amplicons* obtidos em reações de amplificação são submetidos a reações de hibridização, sendo revelados posteriormente com a adição de conjugados marcados com enzima (fosfatase alcalina, peroxidase, biotina) ou digoxigenina. A linha correspondente à hibridização indicará o genótipo viral. Esta metodologia é utilizada na caracterização dos seis genótipos de HCV mais prevalentes. Similarmente, podem ser realizadas investigações de mutações que conferem resistência a fármacos para HBV e HIV-1 (Stuyver *et al.*, 2000; Mitchell *et al.*, 2002).

Na cromatografia líquida desnaturante de alta eficiência (*denaturing high-performance liquid chromatography* – dHPLC), *amplicons* podem ser caracterizados com base em sua sequência nucleotídica. A separação de homodúplex de heterodúplex em condições de desnaturação parcial permite a detecção de mutações ou polimorfismos, que podem ser evidenciados quando analisados em um cromatógrafo para a análise de líquidos em alta precisão (Liew *et al.*, 2004).

▶ Desafios e perspectivas do diagnóstico virológico

As metodologias para o diagnóstico laboratorial estão voltadas, principalmente, para a melhor orientação da conduta terapêutica com diagnósticos mais precisos, diferenciais e mais precoces das doenças, maior rapidez nos resultados, realização dos testes específicos nos próprios locais de atendimento de pacientes; associa-se a isto a redução dos custos e o aumento da eficiência visando a maior facilidade para o processamento de grandes quantidades de testes, incluindo testes simultâneos para patologias diversas. Estes alvos estão sendo atendidos pelo desenvolvimento de reagentes baseados em plataformas de ensaios moleculares, testes rápidos, testes automatizados, *point of care* (refere-se a testes que são realizados e têm seu resultado revelado no próprio local), testes multiplex e testes genéticos. Vale ressaltar que ao se buscar um novo produto, devem-se utilizar os conhecimentos tecnológicos disponíveis mais avançados, assegurando a possibilidade de aplicação ou uso do produto e considerando, sobretudo, o aspecto custo-benefício.

Importantes avanços na produção de imunobiológicos foram alcançados nesta última década. A expressão de *virus-like particles* (VLP) (capsídios virais defectivos) em diferentes plataformas, incluindo baculovírus, bactérias, leveduras e, mais recentemente vegetais (tomate e alface) tem permitido a

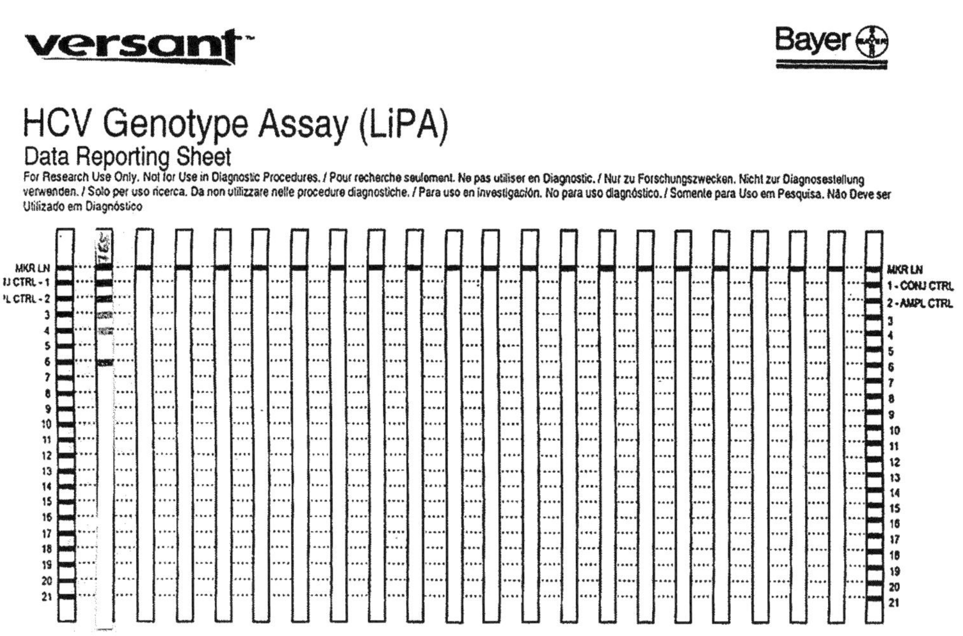

Figura 149.30 Teste LiPA para a genotipagem de HCV. **Linhas 1 a 21.** diferentes controles utilizados para a determinação do genótipo. Amostra com linhas positivas: **1, 2, 3, 4 e 6,** correspondendo ao genótipo 1B e HCV.

produção de uma grande quantidade de Ag virais que podem ser utilizados para a produção de Ac monoclonais e policlonais, permitindo aprimorar ainda mais as metodologias de diagnóstico e a produção de vacinas.

A sequência genômica de vários microrganismos foi parcialmente ou completamente determinada, porém inúmeros outros ainda permanecem desconhecidos. Os estudos de metagenômica vêm contribuindo sobremaneira para a descoberta e validação de novos marcadores genéticos dos atuais e novos microrganismos relacionados com as doenças infecciosas, indicando que os métodos moleculares estarão sempre evoluindo em sensibilidade e especificidade de modo a permitir que os conhecimentos gerados possam ser utilizados para a investigação e caracterização destes agentes nos diversos espécimes clínicos ("bioma") que podem ser utilizados para esta investigação. Assim sendo, os testes moleculares deverão permitir a detecção precoce de um microrganismo, serem sensíveis e específicos de modo a permitir a detecção das variantes genotípicas e, desta maneira, permitir ao clínico uma ação rápida de modo a proporcionar o melhor prognóstico clinicoterapêutico ao seu paciente.

Os testes moleculares deverão ainda ser de execução simples, robustos e, sempre que possível, de fácil execução e manuseio, preferencialmente portáteis e, idealmente, podendo, para serem executados na "base do leito" do paciente.

Assim sendo, a medicina laboratorial é uma das áreas de maior aporte tecnológico, principalmente devido aos conhecimentos adquiridos sobre o genoma humano e de microrganismo (genômica), sobre a funcionalidade de suas proteínas (proteômica) e, mais recentemente, a metabolômica (ou metabonômica) que é a ligação entre o genótipo e fenótipo, ou seja, a avaliação global ou parcial dos metabólitos de um ser vivo (sentido amplo!). As metodologias de detecção e quantificação de ácidos nucleicos são continuamente aprimoradas enquanto novos procedimentos são desenvolvidos e implementados, em um processo extremamente dinâmico e automatizado.

As diferentes abordagens na utilização de tecnologias de *chip* de DNA (DNA *microarrays*) e de proteínas (*proteoma-arrays*) tais como a detecção de microrganismos pela homologia de sequências de ácido nucleico, estudos de resistência a fármacos, identificação de genótipos e mutações e estudos da expressão gênica, contribuíram para novos conhecimentos sobre a patogênese e novos mecanismos para a ação terapêutica (Storch, 2001; Nolte e Caliendo, 2003).

Os DNA *microarrays* são produzidos pela síntese e ligação de centenas ou milhares de oligonucleotídios em uma superfície sólida (*microchips* de silicone) com padrões precisos. Produtos de amplificação marcados são hibridizados com sondas específicas e os sinais de hibridização são mapeados nas diferentes posições no sistema ordenadamente concebido (*array*). Diferentes abordagens de detecção foram desenvolvidas e aplicadas; dentre estas uma faz a associação entre a química da síntese de ácidos nucleicos e a fotolitografia, utilizando a tecnologia de semicondutores que permite a síntese de sequências de oligonucleotídios curtos em uma microssuperfície de sílica. O *chip* de DNA é incubado com *amplicons* marcados com fluóforo. Após hibridização, a microscopia confocal pode ser utilizada para a detecção dos sinais de fluorescência que são obtidos das amostras positivas. Um sistema automatizado de *scanner* permite a leitura da lâmina em poucos minutos, transmitindo estas informações para um *software* que analisa as imagens de fluorescência e identifica a sequência correspondente ao *amplicon*. Em uma superfície de um *chip* de 15 mm^2, milhares de análises podem ser executadas simultaneamente (Pease *et al.*, 1994; Storch, 2001; Nolte e Caliendo, 2003).

A aplicação do DNA-*proteoma microarrays* em bancos de sangue está sendo avaliada, principalmente pela possibilidade de detecção simultânea de diferentes microrganismos, em um único espécime clínico. (Storch, 2001; Nolte e Caliendo, 2003).

Atualmente, a "Bioeletrônica", que utiliza "*chips* bioeletrônicos" (Nanogen™) está sendo desenvolvida e aplicada. O *chip* de silicone é produzido pelo mesmo sistema de fotolitografia, associado a componentes microeletrônicos. O sistema tecnológico desenvolvido utiliza um campo elétrico que faz com que a amostra biológica (p. ex., sangue) migre de seu ponto de aplicação, passe através do *chip* e dirija-se diretamente até o eletrodo. Após uma reação de hibridização e detecção, o microrganismo presente na amostra biológica pode ser detectado e identificado (Cheng *et al.*, 1998; Nolte e Caliendo, 2003).

Uma outra tecnologia de "Bioeletrônica" foi desenvolvida com base na transferência de elétrons que ocorre quando uma fita de ácido nucleico hibridizado é ligada a um doador de elétrons (p. ex., Clinical Micro Sensors™). O ácido nucleico-alvo é capturado por sondas específicas que estão em microeletrodos, localizados na superfície de um *chip*, ligado ao fenilacetileno, que funciona como "fio eletromolecular" (*molecular wire*). O ácido nucleico capturado é hibridizado a uma sonda sinal, ligada a um organometal doador de elétron (ferrocene). Quando a voltagem é aplicada no *chip*, cada molécula de ferrocene perde um elétron, que é transferido através de *molecular wire* para a superfície do eletrodo. A corrente gerada é proporcional ao número de moléculas de ácido nucleico-alvo capturadas na superfície do eletrodo (Nolte e Caliendo, 2003).

Estas tecnologias são as grandes promessas para o diagnóstico molecular. Entretanto, apresentam ainda uma série de limitações que incluem a complexidade de fabricação, disponibilidade limitada e custo elevado. Por outro lado, estas tecnologias estão permitindo o desenvolvimento de novos conceitos para os laboratórios de diagnóstico, entre os quais, aquele de "o laboratório em um *chip*".

Os biossensores de DNA (*genossensores*) estão sendo explorados pelas suas inerentes propriedades físico-químicas – estabilidade e capacidade de discriminar diferentes microrganismos simultaneamente – por meio da hibridização específica do DNA sobre uma superfície de um *transducer* e a imobilização do DNA sobre plataformas micro e nanotecnológicas. Elevada sensibilidade e especificidade podem ser obtidas pela utilização das estruturas nanotecnológicas, como aquelas que utilizam nanotubos de carbono e conjugado de DNA/proteínas. Novas plataformas universais de biossensores de DNA são os grandes desafios e aplicações para o futuro do diagnóstico molecular (Teles e Fonseca, 2008). Nesta mesma perspectiva do uso de nanopartículas, Ward *et al.* (2010) utilizaram nanopartículas de calicivírus para imunoterapia de câncer.

Os avanços tecnológicos, a diversidade das manifestações clínicas, a emergência e reemergência de microrganismos tornaram imprescindível a interação de uma equipe multiprofissional de profissionais para a obtenção de um diagnóstico rápido e de qualidade.

A utilização de diferentes metodologias resulta em um diagnóstico preciso e, quando possível, a associação de métodos de detecção de Ac específicos e de identificação viral é recomendada. Embora métodos moleculares não sejam sempre necessariamente os mais adequados para se definir um agente etiológico, são os únicos capazes de fornecer informações sobre genótipos e mutações genômicas. Estas informações propiciam ao médico assistente uma avaliação crítica de sua conduta terapêutica e, consequentemente, a interferência direta no prognóstico evolutivo da doença.

A genômica, a proteômica, a metagenômica e a metabolômica (ou metabonômica) estão revolucionando a medicina laboratorial. Estão permitindo o desenvolvimento de testes que simultaneamente definem o agente etiológico, ou mesmo os seus produtos metabólicos; marcadores individuais de tolerância ou suscetibilidade às infecções (imunogenética) e a especificidade terapêutica mais adequada (farmacogenética). Estas metodologias, aplicadas dentro dos princípios da Ética, serão ferramentas indispensáveis à compreensão da multiplicidade de fatores envolvendo a complexa interação Homem-microrganismo-infecção-doença, diagnóstico-conduta terapêutica-prognóstico.

▸ Referências bibliográficas

Alfieri AA, Leite JPG, Nakagomi O *et al.* Characterization of human rotavírus genotype G5P8 from Brazil by probe hybridization and sequence. *Arch Virol.* 141: 2353-2364, 1996.

Alzahrani AJ, Obeid OE, Al-Ali A *et al.* Detection of hepatitis C virus and human immunodeficiency virus in expatriates in Saudi Arabia by antigen-antibody combination assays. *J Infect Develop Count.* 3: 235-238, 2009.

Andrade MCR, Ribeiro CT, Silva VF *et al.* Biologic data of *Macaca mulatta, Macaca fascicularis*, and *Saimiri sciureus* used for research at the Fiocruz Primate Center. *Mem Inst Oswaldo Cruz.* 99: 581-589, 2004.

Aspholm R, Zuo S, Fohlman J *et al.* A novel serological technique: polymerase chain reaction enhanced immunoassay. Application to enterovirus IgM diagnosis. *J Virol Meth.* 80: 187-196, 1999.

Barardi CRM, Emslie KR, Vesey G *et al.* Development of a rapid and sensitive quantitative assay for rotavirus based on flow cytometry. *J Virol Meth.* 74: 31-38, 1998.

Barth OM. Contrastação negativa pp. 45-56. In: De Souza W (ed.). *Técnicas básicas de microscopia eletrônica aplicadas às ciências biológicas.* Rio de Janeiro: Editora da Universidade Estadual do Norte Fluminense, 1998.

Beld M, Sentjens R, Rebers S *et al.* Performance of the New Bayer VERSANT HCV RNA 3.0 assay for quantitation of hepatitis C virus RNA in plasma and serum: conversion to international units and comparison with the Roche COBAS Amplicor HCV Monitor, Version 2.0, assay. *J Clin Microbiol.* 40: 788-793, 2002.

Blackburn NK, Besselaar TG, Schoub BD *et al.* Differentiation of primary cytomegalovirus infection from reactivation using the urea denaturation test for measuring antibody avidity. *J Med Virol.* 33: 6-9, 1991.

Bolin VS, Chase BS, Alsever JB. A virus-latex agglutination test for detecting antibodies against isolates associated with viral hepatitis. *Am J Clin Pathol.* 49: 635-646, 1968.

Brenner S, Horne RW. A negative staining method for high resolution electron microscopy of viruses. *Biochim Biophys Acta.* 34: 103-110, 1959.

Chanock RM, Sabin AB. The hemagglutinin of St. Louis encephalitis virus. III. Properties of normal inhibitors and specific antibody; use of hemagglutination-inhibition for diagnosis of infection. *J Immunol.* 70: 302-316, 1953.

Chapin KC, Westenfeld FW. Reagents, stains, media, and cell line: virology pp. 1246-1252. In: Murray PR, Baron EJ, Pfaller MA *et al. Manual of Clinical Microbiology.* 8th edition. ASM press, 2322 pp., 2003.

Cheng J, Sheldon EL, Wu L *et al.* Preparation and hybridization analysis of DNA/RNA from *E. coli* on microfabricated bioeletronic chips. *Nat Biotechnol.* 16: 541-546, 1998.

Chiodi F, Bredberg-Raden U, Biberfeld G *et al.* Radioimmunoprecipitation and *Western blot*ting with sera of human immunodeficiency virus infected patients: a comparative study. *AIDS Res Hum Retroviruses.* 3: 165-176, 1987.

Cologna R, Rico-Hesse R. American genotype structures decrease dengue virus output from human monocytes and dendritic cells. *J Virol.* 77: 3929-3938, 2003.

Compton J. Nucleic acid sequence-based amplification. *Nature.* 350: 91-92, 1991.

Constantine NT, Lana DP. Immunoassays for the diagnosis of infectious diseases pp. 218-233. In: Murray PR, Baron EJ, Pfaller MA *et al. Manual of Clinical Microbiology.* 8th edition. AMS press, 2322 pp., 2003.

Constantine NT, Zekeng L, Sangare A *et al.* Diagnostic challenges for rapid HIV assays: performance using HIV-1 group O, group M, and HIV-2 samples. *J Hum Virol.* 1: 46-52, 1997.

Coste J, Montes B, Reynes J *et al.* Comparative evaluation of three assays for the quantitation of human immunodeficiency virus type 1 RNA in plasma. *J Med Virol.* 50: 293-302, 1996.

Delwart EL, Shpaer EG, Louwagie J *et al.* Genetic relationships determined by a DNA heteroduplex mobility assay: analysis of HIV-1 env genes. *Science.* 262: 1257-1261, 1993.

Dewar RL, Highbarger HC, Sarmiento MD *et al.* Application of branched DNA signal amplification to monitor human immunodeficiency virus type 1 burden in human plasma. *J Infect Dis.* 170: 1172-1179, 1994.

Enders JF, Weller TH, Robbins FC. Cultivation of the lansing strain of poliomyelitis virus in cultures of various human embryonic tissues. *Science.* 109: 85-87, 1949.

Ferguson DJ, Hughes DA, Beesley JE. Immunogold probes in electron microscopy. *Meth Mol Biol.* 80: 297-311, 1998.

Flint SJ, Enquist LW, Krug RM *et al. Principles of Virology – Molecular Biology, Pathogenesis, and Control.* AMS press, 804 pp., 2000.

Ferreira AGP. *Processo de transferência da tecnologia de produção do teste rápido de HIV-1 e HIV-2 em Bio-Manguinhos: um modelo para incorporação de novas tecnologias.* Dissertação de Mestrado em Tecnologia de Imunobiológicos, Mestrado Profissional em Tecnologia de Imunobiológicos, Programa de Biologia Celular e Molecular. Instituto Oswaldo Cruz, Fiocruz, 2005.

Forghani B, Erdman DD. Amplification and detection of viral nucleic acids pp. 97-120. In: Lennette EH, Lennette DA, Lennette ET. *Diagnostic Procedures for Viral, Rickettsial, and Chlamydial Infections*. 7th edition. American Public Health Association, 633 pp., 1995.

Forghani B, Hagens S. Diagnosis of viral infections by antigen detection pp. 79-96. In: Lennette EH, Lennette DA, Lennette ET. *Diagnostic Procedures for Viral, Rickettsial, and Chlamydial Infections*. 7th edition. American Public Health Association, 633 pp., 1995.

Forman MS, Valsamakis A. Specimen collection, transport, and processing: virology pp. 1227-1241. In: Murray PR, Baron EJ, Pfaller MA *et al. Manual of Clinical Microbiology*. 8th edition. ASM press, 2322 pp., 2003.

Frisk G, Nilsson E, Ehrnst A *et al.* Enterovirus IgM detection: specificity of μ-antibody-capture radioimmunoassays using virions and procapsids of Coxsackie B virus. *J Virol Meth.* 24: 191-202, 1989.

Gleaves CA, Smith TF, Shuster EA *et al.* Rapid detection of cytomegalovirus in MRC-5 cells inoculated with urine specimens by using low-speed centrifugation and monoclonal antibody to an early antigen. *J Clin Microbiol.* 19: 917-919, 1984.

Gosling JP. A decade of development in immunoassay methodology. *Clin Chem.* 36: 1408-1427, 1990.

Guarnieri G. Recherche sulla pathogenesi ed etiologia dell'infezione vaccinica e variolosa. *Arch Sci Med.* 16: 403-423, 1892.

Harris E, Sandoval E, Xet-Mull AM *et al.* Rapid subtyping of dengue viruses by restriction site-specific (RSS)-PCR. *Virology.* 253: 86-95, 1999.

Hart KW, Williams OM, Thelwell N *et al.* Novel method for detection, typing, and quantification of human papillomaviruses in clinical samples. *J Clin Microbiol.* 39: 3204-3212, 2001.

Heid CA, Stevens J, Livak KJ *et al.* Real time quantitative PCR. *Genome Res.* 6: 986-994, 1996.

Hendricks DA, Stowe BJ, Hoo BS *et al.* Quantitation of HBV DNA in human serum using a branched DNA (bDNA) signal amplification assay. *Am J Clin Pathol.* 104: 537-546, 1995.

Hermann J, Blacklow N. Gastroenteritis viruses. In: Lennette E, Lennette D, Lennette E (ed.). *Diagnostic Procedures for Viral, Rickettsial and Chlamydial Infections*. Washington, DC: American Public Health Association, 313-329, 1995.

Herrmann KL, Erdman DD. Diagnosis by serologic assays pp. 121-138. In: Lennette EH, Lennette DA, Lennette ET. *Diagnostic Procedures for Viral, Rickettsial, and Chlamydial Infections*. 7th edition, American Public Health Association, 633 pp., 1995.

Hodinka RL. The clinical utility of viral quantitation using molecular methods. *Clin Diagn Virol.* 10: 25-47, 1998.

Jansen RW, Siegl G, Lemon SM. Molecular epidemiology of human hepatitis A virus defined by an antigen-capture polymerase chain reaction method. *Proc Natl Acad Sci USA.* 87: 2867-2871, 1990.

Jawetz E, Allende MF, Coleman VR. Studies on herpes simplex virus. IV. The level of neutralizing antibodies in human sera. *J Immunol.* 68: 655-661, 1952.

Kamisango K, Kamogawa C, Sumi M *et al.* Quantitative detection of hepatitis B virus by transcription-mediated amplification and hybridization protection assay. *J Clin Microbiol.* 37: 310-314, 1999.

Kaufman E, Lamster IB. The diagnostic applications of saliva – a review. *Crit Rev Oral Biol Med.* 13: 197-212, 2002.

Ketema F, Zeh C, Edelman DC *et al.* Assessment of the performance of a rapid, lateral flow assay for the detection of antibodies to HIV. *J AIDS.* 27: 63-70, 2001.

Kwon J-A, Lee H, Lee KN *et al.* High diagnostic accuracy of antigen microarray for sensitive detection of hepatitis C virus infection. *Clin Chem.* 54: 424-428, 2008.

Leite JPG, Monteiro SP, Fialho AM *et al.* A novel avian virus with trisegmented double-stranded RNA and further observations on previously described similar viruses with bisegmented genome. *Virus Res.* 16: 116-126, 1990.

Lennette DA. General principles for laboratory diagnosis of viral, rickettsial, and chlamydial infections pp. 3-25. In: Lennette EH, Lennette DA, Lennette ET. *Diagnostic Procedures for Viral, Rickettsial, and Chlamydial Infections*. 7th edition. American Public Health Association, 633 pp., 1995.

Levine AJ. The origins of virology pp. 3-18. In: *Fields Virology*. 4th edition. Lippincott Williams & Wilkins, 3087 pp., 2001.

Lewin SR, Vesanen M, Kostrikis L *et al.* Use of real-time PCR and molecular beacons to detect virus replication in human immunodeficiency virus type 1-infected individuals on prolonged effective antiretroviral therapy. *J Virol.* 73: 6099-6103, 1999.

Liew M, Erali M, Page S *et al.* Hepatitis C genotyping by denaturing high-performance liquid chromatography. *J Clin Microbiol.* 42: 158-163, 2004.

Liou TC, Chang TT, Young KC *et al.* Detection of HCV RNA in saliva, urine, seminal fluid, and ascites. *J Med Virol.* 37: 197-202, 1992.

Liu C. Studies of *influenza* infection in ferrets by means of fluorescein-labelled antibody. I. The pathogenesis and diagnosis of the disease. *J Exp Med.* 101: 665-676, 1955.

Lloyd W, Theiler M, Ricci NI. Modification of the virulence of yellow fever virus by cultivation in tissues *in vitro. Trans R Soc Trop Med Hyg.* 29: 481-529, 1936.

Maertens A, Bourlet T, Plotton N *et al.* Validation of safety procedures for the cryopreservation of semen contaminated with hepatitis C virus in assisted reproductive technology. *Hum Reprod.* 19: 1554-1557, 2004.

Magnius LO, Saleh LH, Vikerfors T *et al.* A solid-phase reverse immunosorbent test for the detection of enterovirus IgM. *J Virol Meth.* 20: 73-82, 1988.

Mandy FF, Nakamura T, Bergeron M *et al.* Overview and application of suspension array technology. *Clin Lab Med.* 21:713-729, 2001.

Mardis RE. Next-generation DNA sequencing methods. *Ann Review Genom Human Gen.* 9: 387-402, 2008.

Margaritis AR, Brown SM, Seed CR *et al.* Comparison of two automated nucleic acid testing systems for simultaneous detection of human immunodeficiency virus and hepatitis C virus RNA and hepatitis B virus DNA. *Transfusion.* 47: 1783-1793, 2007.

Miagostovich MP, dos Santos FB, Gutierrez CM *et al.* Rapid subtyping of dengue virus serotypes 1 and 4 by restriction site-specific PCR. *J Clin Microbiol.* 38: 1286-1289, 2000.

Miller SE. Diagnosis of viral infections by electron microscopy pp. 37-78. In: Lennette EH, Lennette DA, Lennette ET. *Diagnostic Procedures for Viral, Rickettsial, and Chlamydial Infections*. 7th edition. American Public Health Association, 633 pp., 1995.

Mitchell PS, Sloan LM, Majewski DW *et al.* Comparison of line probe assay and DNA sequencing of 5′ untranslated region for genotyping hepatitis C virus: description of novel line probe patterns. *Diagn Microbiol Infect Dis.* 42: 175-179, 2002.

Mulder C, Delius H. Specificity of the break produced by restriction endonuclease R in simian virus 40DNA, as revealed by partial denaturation mapping. *Proc Natl Acad Sci USA.* 69: 3215-3219, 1972.

Murphy DG, Cote L, Fauvel M *et al.* Multicenter comparison of Roche Cobas Amplicor Monitor version 1.5, Organon Teknika NucliSens QT with Extrator, and Bayer Quantiplex version 3.0 for quantification of human immunodeficiency virus type 1 RNA in plasma. *J Clin Microbiol.* 38: 4034-4041, 2000.

Nastouli E, Thomson EC, Karayiannis P *et al.* Diagnosing acute hepatitis C in HIV-infected patients: Nucleic acid testing compared with antibody and antigen-antibody detection methods. *J Clin Virol.* 44: 78-80, 2009.

Nkengasong J, Van Kerckhoven I, Vercauteren G *et al.* Alternative confirmatory strategy for anti-HIV antibody detection. *J Virol Meth.* 36: 159-169, 1992.

Nolte FS, Caliendo AM. Molecular detection and identification of micro-organisms pp. 234-256. In: Murray PR, Baron EJ, Pfaller MA *et al. Manual of Clinical Microbiology*. 8th edition. ASM press, 2322 pp., 2003.

Opalka D, Lachman CE, MacMullen SA *et al.* Simultaneous quantitation of antibodies to neutralizing epitopes on virus-like particles for human papillomavirus types 6, 11, 16, and 18 by a multiplexed luminex assay. *Clin Diagn Lab Immunol.* 10: 108-115, 2003.

Pease AC, Solas D, Sullivan EJ *et al.* Light-generated oligonucleotide arrays for rapid DNA sequence analysis. *Proc Natl Acad Sci USA.* 91: 5022-5026, 1994.

Pereira HG, Azeredo RS, Leite JPG *et al.* Combined enzyme immunoassay for rotavirus and adenovirus (EIARA). *J Virol Meth.* 10: 21-28, 1985.

Pereira HG, Flewett TH, Candeias JA *et al.* A virus with a bisegmented double-stranded RNA genome in rat (*Oryzomys nigripes*) intestines. *J Gen Virol.* 69: 2749-2754, 1988.

Poulat F, Soullier S, Goze C *et al.* Description and functional implications of a novel mutation in the sex-determining gene SRY. *Hum Mutat.* 3: 200-204, 1994.

Rivers TM, Ward SM. Jennerian prophylaxis by means of intradermal injection of culture vaccine virus. *J Exp Med.* 62: 549-560, 1935.

Saiki RK, Scharf S, Faloona F *et al.* Enzymatic amplification of betaglobin genomic sequences and restriction site analysis for diagnosis of sickle cell anemia. *Science.* 230: 1350-1354, 1985.

Saldanha J, Lelie N, Heath A. Establishment of the first international standard for nucleic acid amplification technology (NAT) assays for HCV RNA. WHO Collaborative Study Group. *Vox Sang.* 76: 149-58, 1999.

Sanger F, Nicklen S, Coulson AR. DNA sequencing with chain-terminating inhibitors. *Biotechnology.* 24: 104-108, 1977.

Saville R, Constantine NT, Cleghorn FR *et al.* Fourth-generation immunoassay for the simultaneous detection of HIV antigen and antibody utilizing na automated platform. *J Clin Microbiol.* 39: 2518-2524, 2001.

Schiffman MH, Kiviat NB, Burk RD *et al.* Accuracy and interlaboratory reliability of human papillomavirus DNA testing by hybrid capture. *J Clin Microbiol.* 33: 545-550, 1995.

Schubert JH, Stanford SM, Tiffany EJ. Comparative evaluation of several complement fixation techniques for laboratory diagnosis of the rickettsioses. *J Lab Clin Med.* 37: 388-393, 1951.

Schutten M, Peters D, Back NKT *et al.* Multicenter evaluation of the new Abbott real time assays for quantitative detection of human immunodeficiency virus type 1 and hepatitis C virus RNA. *J Clin Microbiol.* 45: 1712-1717, 2007.

Shepard RN, Schock J, Robertson K *et al.* Quantitation of human immunodeficiency virus type 1 RNA in different biological compartments. *J Clin Microbiol.* 38: 1414-1418, 2000.

Smith TF, Wold AD, Espy MJ *et al.* New developments in the diagnosis of viral diseases. *Inf Dis Clin North Am.* 7: 183-201, 1993.

Soll DR, Lockhart SR, Pujol C. Laboratory Procedures for the epidemiological analysis of micro-organisms pp. 139-161. In: Murray PR, Baron EJ, Pfaller MA *et al. Manual of Clinical Microbiology*. 8th edition. ASM press, 2322 pp., 2003.

Spano LC. *Citomegalovírus em abortamento humano: diagnóstico de processo infeccioso por sorologia e detecção direta de antígeno e de ácido nucleico viral.* Tese de Doutorado Biologia Celular e Molecular. Instituto Oswaldo Cruz, pp. 164, 2002.

Steinhardt E, Israeli C, Lambert RA. Studies on the cultivation of the virus of vaccinia. *J Infect Dis.* 13: 294-300, 1913.

Storch GA. Diagnostic virology pp. 493-531. In: *Fields Virology*. 5th edition. Lippincott Williams & Wilkins, 3087 pp., 2007.

Stuyver L, Van Geyt C, De Gendt S *et al.* Line probe assay for monitoring drug resistance in hepatitis B virus-infected patients during antiviral therapy. *J Clin Microbiol.* 38: 702-707, 2000.

Teles FRR, Fonseca LP. Review – Trends in DNA biosensors. *Talanta.* 77: 606-623, 2008.

Veal N, Payan C, Fray D *et al.* Novel DNA assay for cytomegalovirus detection: comparison with conventional culture and pp. 65 antigenemia assay. *J Clin Microbiol.* 34: 3097-3100, 1996.

Veillon P, Payan C, Picchio G *et al.* Comparative evaluation of the total hepatitis C virus core antigen, branched-DNA, and amplicor monitor assays in determining viremia for patients with chronic hepatitis C during interferon plus ribavirin combination therapy. *J Clin Microbiol.* 41: 3212-3220, 2003.

Victoria J, Wang C, Jones M *et al.* Viral nucleic acids in live-attenuated vaccines: detection of minority variants and adventitious virus. *J Virol.* 84: 6033-6040, 2010.

Vogel J, Shelokov A. Adsorption-hemagglutination test for *influenza* virus in monkey kidney tissue culture. *Science.* 126: 358-359, 1957.

Voller A. The enzyme-linked immunosorbent assay (ELISA) (theory, technique and applications). *Ric Clin Lab.* 8: 289-298, 1978.

Voller A, Bidwell DE, Bartlett A. ELISA techniques in virology. *Lab Res Methods Biol Med.* 5: 59-81, 1982.

Ward VK, Li K, Young S *et al. Calicivirus nanoparticles for cancer immunotherapy. Fourth International Conference on caliciviruses.* Santa Cruz, Chile, October 16th-19th, p. 42, 2010.

Wong SJ, Demarest VL, Boyle RH *et al.* Detection of human antiflavivirus antibodies with a West Nile virus recombinant antigen microsphere immunoassay. *J Clin Microbiol.* 42: 65-72, 2004.

Wu B, Mahony JB, Simon G *et al.* Sensitive solid-phase immune electron microscopy double-antibody technique with gold-immunoglobulin G complexes for detecting rotavirus in cell culture and feces. *J Clin Microbiol.* 28: 864-868, 1990.

Yao JD, Beld MG, Oon LL *et al.* Multicenter evaluation of the VERSANT hepatitis B virus DNA 3.0 assay. *J Clin Microbiol.* 42: 800-806, 2004.

Yao J, Liu Z, Ko L-S *et al.* Quantitative detection of HIV-1 RNA using NucliSens EasyQ HIV-1 assay. *J. Virol Meth.* 129: 40-46, 2005.

Yolken RH, Smith TF, Waner JL *et al.* Algorithms for detection and identification of viruses pp. 1242-1245. In: Murray PR, Baron EJ, Pfaller MA *et al. Manual of Clinical Microbiology*. 8th edition. ASM press, 2322 pp., 2003.

Xu W, McDonough MC, Erdman DD. Species-specific identification of human adenoviruses by multiplex PCR assay. *J Clin Microbiol.* 38: 4114-4120, 2000.

▸ Leituras complementares sugeridas

Emerick MC, Montenegro KBM, Degrave W. *Novas Tecnologias na Geriatria Humana: Avanços e Impactos para a Saúde.* Ed. Projeto Ghente, 252 pp., 2007.

Flint SJ, Enquist LW, Krug RM *et al. Principles of Virology – Molecular Biology, Pathogenesis, and Control.* 3rd edition. ASM press, 1032 pp., 2000.

Kessler HH. *Molecular Diagnostic of Infectious Diseases.* Berlin/New York: Walter de Gruyter GmbH & Co. KG, 193 pp, 2010.

Knipe DM, Howley PM. *Fields Virology*. 5th edition. Lippincott Williams & Wilkins, 3087 pp., 2007.

Lennette EH, Lennette DA, Lennette ET. Diagnostic Procedures for Viral, Rickettsial, and Chlamydial Infections, 633 pp. 7th edition, American Public Health Association, 1995.

Murray PR, Baron EJ, Jorgensen JH *et al. Manual of Clinical Microbiology*. 9th edition. ASM press, 2488 pp., 2009.

Persing DH. *Molecular Microbiology: Diagnostic Principles and Practice.* 2nd edition. ASM Press, 960 pp., 2010.

Santos NOS, Romanos MTV, Wigg MD. *Introdução à Virologia Humana.* Rio de Janeiro: Guanabara Koogan, 254 pp., 2008.

Storch GA. Diagnostic virology pp. 493-531. In: *Fields Virology*. 5th edition. Lippincott Williams & Wilkins, 3087 pp., 2007.

Rossetti ML, da Silva CMD, Rodrigues JJS. *Doenças Infecciosas: Diagnóstico Molecular.* 1ª edição. Rio de Janeiro: Guanabara Koogan, 254 pp., 2006.

150 Enteroviroses de Importância Médica

Edson E. da Silva e Eliane V. Costa

Os enterovírus humanos são vírus de transmissão predominantemente entérica, estão presentes em todas as partes do mundo e são um dos agentes mais prevalentes entre os causadores de doenças em seres humanos. A maioria das infecções é inaparente, mas os *Enterovirus* podem causar um largo espectro de doenças, incluindo quadros graves envolvendo o sistema nervoso central (Melnick *et al.*, 1996). Em climas temperados, em que as estações são mais definidas, as infecções ocorrem principalmente no verão e outono, enquanto nos climas tropicais existe uma tendência de essas infecções estarem distribuídas por todo o ano (More e Morens, 1984).

Certa confusão a respeito dos *Enterovirus* é frequentemente observada entre os profissionais de saúde, já que estes vírus não estão comumente associados a infecções entéricas; eles são assim denominados porque o trato alimentar é o local predominante da replicação viral. Os enterovírus são, na realidade, agentes etiológicos reconhecidos por causar poliomielite paralítica, meningite asséptica e encefalite, miocardite, pleurodinia, conjuntivite hemorrágica aguda e doença mão-pé-boca, além de uma série de outras síndromes de localização extraintestinal.

▶ Dados históricos

Muitas das doenças que são agora definidas como causadas pelos *Enterovirus* eram já conhecidas e foram descritas muito tempo antes de esses agentes virais serem identificados. Em alguns casos, "novas" doenças levaram ao isolamento de "novos" sorotipos de *Enterovirus*. Na verdade, a história dos *Enterovirus* está intimamente relacionada com a história dos poliovírus. A síndrome poliomielítica, doença muito antiga, era já bem conhecida centenas de anos antes de os poliovírus serem isolados pela primeira vez. Pleurodinia, miocardite e herpangina foram descritas na segunda metade do século 19 e no início do século 20, muitos anos antes de os vírus Coxsackie serem descobertos. O aparecimento, em 1954, do "exantema de Boston", levou à identificação de um novo enterovírus, o Coxsackie A16. Durante um pandemia de conjuntivite hemorrágica aguda que se espalhou a partir da África e sudoeste da Ásia, de 1969-1973, um novo agente viral, Enterovírus 70, foi identificado. Epidemias subsequentes mostraram que uma "variante" antigênica de Coxsackie A24 foi também identificada como agente etiológico de conjuntivite hemorrágica aguda, doença altamente contagiosa (Pallansh e Roos, 2001).

A propagação de poliovírus em monocamadas de células, de origem não neural, de mamífero, em 1949, por Enders *et al.*, representou um enorme avanço no estudo não só dos enterovírus mas da virologia como um todo pois marcou o nascimento da cultura celular moderna. Este fato propiciou o isolamento de vários agentes virais, bem como o desenvolvimento de vacinas (inativada e atenuada) contra a poliomielite. Este trabalho pioneiro rendeu a esses autores o Prêmio Nobel de Medicina de 1954 (White e Fenner, 1994).

▶ Classificação

O gênero *Enterovirus,* composto de 10 espécies, classificado dentro da família Picornaviridae (pico = pequeno; rna = ácido ribonucleico), consiste em agentes virais que podem infectar os humanos (poliovírus, vírus Coxsackie, vírus ECHO, outros enterovírus e rhinovírus), bem como animais (enterovírus bovino, enterovírus suíno B e enterovírus símio A) (Oberste *et al.*, 2001; Picornavirus Homepage, ICTV Home page). Em 2008 foi proposta por Gall *et al.* e aceita pelo Comitê Internacional de Taxonomia Viral (ICTV) uma nova ordem identificada como Picornavirales, a qual a família Picornaviridae compartilha com outras 4 famílias (Dicistroviridade, Iflaviridae, Marnaviridae e Secoviridae).

Os *Enterovirus* humanos inicialmente foram identificados como poliovírus (3 sorotipos), vírus Coxsackie do grupo A (23 sorotipos), coxsackievírus do grupo B (6 sorotipos) e vírus ECHO (28 sorotipos). Os enterovírus posteriormente isolados foram denominados em um sistema de numeração consecutiva: EV68, EV69, EV70, EV71 e EV73. Esta classificação foi baseada na morfologia viral, natureza do ácido nucleico, estratégia de replicação e por meio de suas propriedades antigênicas. Até o final do século 20 pelo menos 66 sorotipos de *Enterovirus* humanos eram reconhecidos, todos eles apresentando capacidade de infectar os seres humanos (Melnick *et al.*, 1996; Hyypia, 1999).

O vírus da hepatite A humana, antes um membro do gênero *Enterovirus*, foi reclassificado em um gênero separado, *Hepatovirus*, e esta classificação foi baseada em algumas propriedades únicas deste vírus, incluindo diferenças na sequência nucleotídica e de aminoácidos com outros picornavírus, replicação sem efeito citopático e a existência de apenas um sorotipo (Racaniello, 2001). Outra modificação ocorreu em 2008 quando o gênero *Rhinovirus* deixou de existir, sendo incorporado ao gênero *Enterovirus* (Picornavirus Homepage).

A família Picornaviridae é ainda composta por 11 outros gêneros: *Aftovirus* (3 espécies), *Cardiovirus* (2 espécies), *Erbovirus* (1 espécie), *Hepatovirus* (1 espécie), *Kobuvirius* (2 espécies), *Parechovirus* (2 espécies), *Teschovirus* (1 espécie). Em agosto de 2009 foram formalmente reconhecidos pelo ICTV os gêneros *Avihepatovirus* (1 espécie), *Sapelovirus* (3 espécies), *Senacavirus* (1 espécie) e *Tremovirus* (1 espécie), sendo que todos estes gêneros são formados por agentes virais que têm capacidade de infectar vertebrados (Hyypia *et al.*, 1997).

Tabela 150.1 Classificação dos enterovírus humanos com base em seu relacionamento filogenético.

Enterovírus humano A (HEV-A)	Enterovírus humano B (HEV-B)	Enterovírus humano C (HEV-C)	Enterovírus humano D (HEV-D)
Vírus Coxsackie A2 (CV-A2), CV-A3, CV-A4, CV-A5, CV-A6, CV-A7, CV-A8, CV-A10, CV-A12, CV-A14, CV-A16, Enterovírus 71 (IV-71), IV-76, IV-89, IV-90, IV-91, IV-92, Simianvirus-91 (SV-91), SV-43, SV-46, A-13	Vírus Coxsackie B1 (CV-B1), CV-B2, CV-B3, CV-B4, CV-B5, CV-B6, CV-A9 Vírus ECHO 1 (E-1), E-2, E-3, E-4, E-5, E-6, E-7, E-9, E-11, E-12, E-13, E-14, E-15, E-16, E-17, E-18, E-19, E-20, E-21, E-22, E-23, E-24, E-25, E-26, E-27, E-29, E-30 IV-69, IV-73, IV-74, IV-75, IV-77, IV-78, IV-79, IV-80, IV-81, IV-82, IV-83, IV-84, IV-85, IV-86, IV-87, IV-88, IV-93, IV-97, IV-98, IV-100, IV-101, IV-106, IV-107, EV110 Simian virus A5 (SA5)	Poliovírus 1 (PV-1) PV-2, PV-3 Vírus Coxsackie A1 (CV-A1) CV-A11, CV-A13, CV-A17, CV-A18, CV-A19, CV-A20, CV-A21, CV-A22, CV-24 IV-95, IV-96, IV-99, IV-102, IV-104, IV-105 e IV-109	IV-68, IV-70, IV-94, EV111

Uma nova classificação para os *Enterovirus* humanos foi proposta, com base no relacionamento genético inferido por meio da análise do gene que codifica a principal proteína do capsídio viral, VP1. O sequenciamento nucleotídico completo da VP1 possibilitou, além da tipagem de enterovírus considerados "não tipados" por métodos tradicionais, também a descoberta de mais de 30 novos sorotipos de *Enterovirus* distribuídos em quatro espécies (HEV-A a D) como detalhado na Tabela 150.1 (Norder *et al.*, 2003; Caro *et al.*, 2001; Oberste *et al.*, 2004; 2005; Picornavirus Homepage).

Estudos recentes têm sugerido que, devido ao alto grau de relacionamento genético observado entre os poliovírus e os enterovírus pertencentes à espécie C (HEV-C), estes dois grupos de vírus poderiam ser considerados como uma única espécie (Brown *et al.*, 2003).

Propriedades da partícula viral

O poliovírus foi o primeiro enterovírus a ser reconhecido e, embora sua caracterização como tal só tenha acontecido 50 anos após a sua descoberta é, possivelmente, o mais bem conhecido de todos os vírus de seu gênero e serve de modelo para todos os outros enterovírus (Wimmer, 1993; Melnick, 1996).

Assim como os demais membros da família Picornaviridae, os *Enterovirus* têm uma estrutura genômica composta por um RNA de uma única fita, de polaridade positiva, com um peso molecular de cerca de $2{,}6 \times 10^6$ dáltons (aproximadamente 7.500 nucleotídios), que é o próprio RNA mensageiro, poliadenilado na terminação 3′ e que carrega uma pequena proteína, VPg, covalentemente ligada em sua extremidade 5′. São vírus pequenos, medindo aproximadamente 30 nm de diâmetro, esféricos, e não têm envelope (Racaniello, 1988; Rueckert, 1996; Oxman, 1999). O primeiro RNA de um picornavírus a ser clonado e completamente sequenciado foi o do poliovírus tipo 1 (Racaniello, 1988). A partir desse trabalho fundamental, vários outros RNA de picornavírus já foram sequenciados, o que evidenciou um padrão comum de organização genômica (Wimmer, 1993). O RNA contém uma única fase de leitura, codificando uma longa cadeia de polipeptídios, a poliproteína, com peso molecular de aproximadamente 240 kDa, que é clivada durante a tradução do genoma viral. Assim sendo, a proteína de comprimento total não chega a ser formada. O genoma viral é bem acondicionado no interior de um capsídio de simetria icosaédrica (Figura 150.1).

Os enterovírus têm um capsídio constituído de 60 cópias de cada uma das quatro proteínas denominadas VP1, VP2, VP3 e VP4. Essas proteínas constituem-se em produtos de proteólise da poliproteína viral. Em uma sequência de reações, o segmento P1, precursor das proteínas do capsídio, é clivado em três polipeptídios: VP0, VP3 e VP1, que permanecem associados sob a forma de "protômeros", cada um com massa molecular de 90.000 a 100.000 dáltons, mas que rapidamente se agregam para formar pentâmeros $[(VP0, VP3, VP1)_5]$. Essas clivagens são devidas a proteinases codificadas pelo vírus e que geram diversos produtos proteicos com diferentes funções, tais como proteínas do capsídio, proteinases e RNA polimerases (Wimmer, 1993; Rueckert, 1996) (Figura 150.2).

Os pentâmeros, a seguir, agregam-se para formar o procapsídio $[(VP0, VP3, VP1)_5]_{12}$. Após o empacotamento do RNA, ocorre uma quebra espontânea de maturação, em que VP0 é clivado em VP4 e VP2. Os polipeptídios VP1, VP2 e VP3 estão expostos na superfície do vírion, enquanto VP4 fica voltado para o interior do capsídio viral (Hogle *et al.*, 1985).

A sequência detalhada dos passos envolvidos na morfogênese do vírion é mostrada na Figura 150.3.

O RNA dos enterovírus tem a capacidade de iniciar a síntese de vírions infecciosos completos *in vitro*, em extrato de células HeLa (Molla *et al.*, 1991).

A análise da estrutura tridimensional revelou que cada uma das três grandes proteínas do capsídio VP1,VP2 e VP3 (peso molecular médio de 30 kDa) formam uma barreira beta antiparalela de oito fitas (Hogler, 1989). Esse padrão de dobra é largamente conservado nas proteínas do capsídio de vírus RNA eucarióticos icosaédricos. As 60 cópias da pequena proteína do capsídio, VP4 (peso molecular de 7 kDa), por sua vez, delimitam a superfície interna do capsídio (Paul *et al.*, 1987).

As fitas beta das proteínas do capsídio (que formam as barreiras beta), estão conectadas por alça de aminoácidos, que são características para cada uma das três proteínas do capsídio e que "decoram" a superfície externa do vírion (Hogler, 1989). Na resposta imune ao vírus, anticorpos capazes de neutralizar a infectividade viral são normalmente produzidos contra essas sequências curvas, que são, portanto, os componentes mais importantes dos sítios antigênicos de neutralização (N-Ag). Os poliovírus têm quatro N-Ag (Minor, 1990). Interessantemente, existem apenas três únicos conjuntos desses quatro sítios, e deste modo, apenas três sorotipos de poliovírus (sorotipos 1, 2 e 3) são observados na natureza. Deste modo, anticorpos

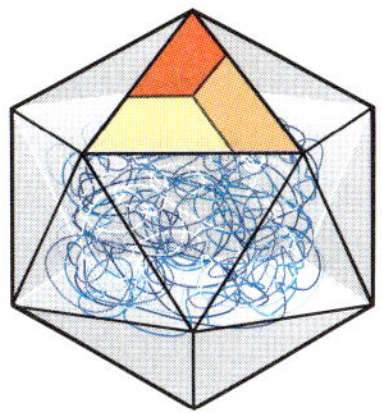

Figura 150.1 Esquema de uma partícula viral evidenciando a simetria icosaédrica e a localização do RNA em seu interior.

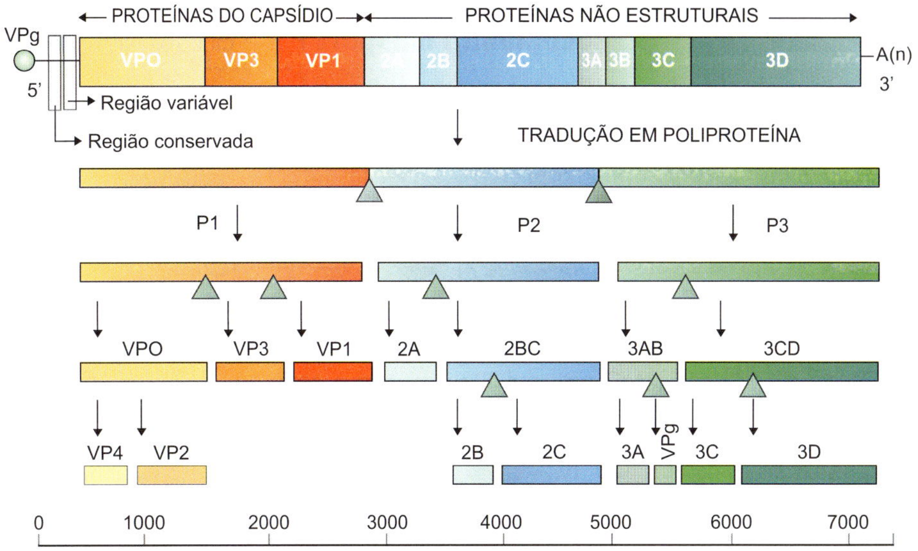

Figura 150.2 Estrutura do genoma dos *Enterovirus* e processamento de suas proteínas.

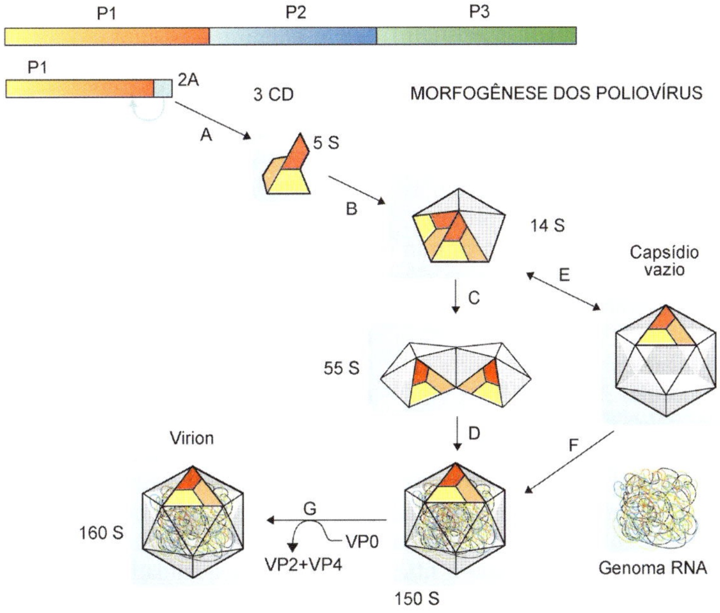

Figura 150.3 Morfogênese dos poliovírus.

produzidos contra o sorotipo 1 não são capazes de neutralizar significativamente a infectividade dos sorotipos 2 ou 3. Não se tem conhecimento, até o momento, de mudanças antigênicas levando ao aparecimento de novos sorotipos de poliovírus. Levando-se em conta a plasticidade dos genomas virais constituídos por RNA, a estabilidade genética observada nos três sorotipos de poliovírus é surpreendente e não é bem compreendida (Wimmer *et al.*, 1993).

Replicação do RNA

Os estudos iniciais sobre replicação viral elegeram o poliovírus como o modelo para a análise da multiplicação de vírus RNA. O trabalho de Baltimore (Baltimore, 1969) em particular, forneceu uma detalhada descrição do genoma do poliovírus, do mecanismo de replicação do RNA, do processo proteolítico posterior à tradução da poliproteína e morfogênese do vírion icosaédrico, o que serviu como um modelo para os picornavírus em geral. A primeira etapa é a adsorção a receptores específicos localizados na membrana citoplasmática (CD155 para os poliovírus), seguido de penetração e perda do capsídio, já no interior da célula hospedeira. A proteína VPg é removida do RNA viral pelas enzimas celulares. Importante papel é desempenhado pela região 5′ não codificante do genoma dos poliovírus, que funciona como local de entrada nos ribossomos para a síntese das proteínas virais. Mutações em determinados nucleotídios nesta região influenciam diretamente a iniciação da tradução do RNA mensageiro viral em proteínas (Gromeier *et al.*, 1999).

O RNA, agindo como mRNA, é traduzido sem interrupção em uma única poliproteína, que é clivada autocatalitica-

Tabela 150.2 Doenças comumente associadas aos grupos de enterovírus.

Poliovírus	Vírus Coxsackie A	Vírus Coxsackie B	Vírus ECHO	Outros enterovírus (68, 70 e 71)
Poliomielite Meningite asséptica Doença febril indiferenciada	Herpangina Faringite linfática adulta Meningite asséptica Paralisia Exantema Doença mão-pé-boca Diarreia infantil Conjuntivite hemorrágica aguda	Meningite asséptica Paralisia Exantema Doença febril indiferenciada Pneumonia Pericardite Miocardite	Meningite asséptica Paralisia Encefalite Síndrome de Guillain-Barré Exantema Pericardite Miocardite Doenças respiratórias Diarreia infantil	Conjuntivite hemorrágica aguda Paralisia Meningoencefalite Doença mão-pé-boca Pneumonia Bronquiolite

Síndromes clínicas

A maioria das infecções por *Enterovirus* caracteriza-se por apresentar manifestações leves ou assintomáticas, mas algumas vezes estas infecções podem ser graves ou fatais (1 a 2% dos casos). Estas manifestações estão relacionadas com diversos fatores tais como: o sorotipo viral infectante e sua virulência, a dose infectante (carga viral inicial), o tropismo por determinado tecido ou órgão, idade, sexo, porta de entrada, nível de atividade física do hospedeiro e estado imune do hospedeiro, dentre outras. É interessante notar que cada síndrome pode ser causada por diferentes enterovírus, enquanto o mesmo enterovírus pode causar diferentes síndromes.

As doenças mais comuns associadas aos diferentes grupos de enterovírus estão descritas na Tabela 150.2. Como leitura complementar, sugerimos as seguintes revisões: Pallansch e Roos, 2001; Rotbart, 1995; More e Morens, 1984.

Poliomielite

História

A poliomielite (poliomielite anterior aguda, paralisia infantil) é uma doença infecciosa de caráter agudo que ocorre em seguida a uma infecção causada por qualquer um dos três sorotipos de poliovírus, denominados poliovírus tipos 1, 2 e 3. Embora existam evidências de que a poliomielite afligiu a humanidade desde a antiguidade, como observado em artefatos produzidos na 18ª dinastia (1580-1350 a.C.) do antigo Egito, informações referentes a esta doença anteriores ao século 18 são difíceis de serem encontradas. A primeira descrição médica é relatada na segunda edição de *Treatise on Disease of Children*, publicada em 1789 por Michael Underwood, um pediatra e obstetra londrino. Quando se referiu à doença, como "debilidade das extremidades inferiores", Underwood cuidadosamente descreveu a predileção da doença por crianças entre 1 e 5 anos e o relacionamento de fraqueza nos membros inferiores na doença aguda. No entanto, Underwood não fez referência aos surtos da doença (Modlin, 1995).

Poliomielite no século 19

Descrições posteriores independentes foram feitas por Giovanni Monteggia em 1813 e por John Shaw, um cirurgião londrino, em 1823. Entretanto, a natureza patológica da debilidade dos membros inferiores não foi entendida naquela ocasião. O neurologista escocês Abercrombie foi o primeiro a especular, em 1828, ao dizer que a lesão estaria localizada no segmento anterior da matéria cinzenta da medula espinal. Esse postulado foi avançado em 1840 pelo alemão Jacob Von Heine, ortopedista e fisioterapeuta. A monografia de Heine, que pode ter sido a primeira série de casos relatados de poliomielite, cuidadosamente descreve as características dessa doença aguda em crianças pequenas e promove o manejo clínico dos pacientes com deficiência motora por meio de exercícios e aparelhos ortopédicos.

Durante a segunda metade do século 19, o desenvolvimento obtido nos campos da microscopia, patologia e bacteriologia, operaram profundas mudanças nos conceitos das origens das doenças humanas que tinham ficado obscuras por séculos. O desenvolvimento de técnicas histológicas permitiu a Cornil, trabalhando em 1872 no laboratório de Jean-Marie Charcot, demonstrar que a paralisia residual era acompanhada pela atrofia da coluna anterolateral da medula espinal, confirmando assim o postulado de Abercrombie e Heine. Charcot posteriormente mostrou que a paralisia era acompanhada pela perda dos neurônios motores no corno anterior da medula, e esse achado gerou o termo "poliomielite" (em grego *polios* significa cinza e *mielos* medula) (Moore e Morens, 1984; Modlin, 1995).

Enquanto isso, vários casos foram relatados na Noruega, Suécia e França. O primeiro desses, de um total de 12 casos em 1868, foi erradamente classificado como meningite espinal. A Bergenholtz foi creditado a descrição de 13 casos de poliomielite que ocorreram no norte da Suécia no verão de 1881, embora o trabalho tenha sido liberado verbalmente e nunca publicado. Um outro surto, ligeiramente maior, ocorreu próximo a Lyon, na França em 1885.

O pouco conhecimento a respeito da poliomielite teve fim em 1890 com uma informação dada por Karl Oskar Medin no décimo Congresso Médico Internacional em Berlim. Medin, um proeminente pediatra sueco, professor de pediatria no Instituto Karolinska, estudou intensamente as características clínicas da poliomielite durante uma epidemia envolvendo 44 casos em Estocolmo, no verão de 1887. Medin reconheceu que a doença começava com uma fase sistêmica, que geralmente não progredia para as paresias neurológicas, e também desenvolveu uma classificação da doença que se tornou amplamente utilizada durante décadas (Moore e Morens, 1984; Modlin, 1995).

Vários surtos de pequeno porte ocorreram nos EUA de 1893 ao final do século, com destaque para o que ocorreu em Vermont, onde 132 casos e 12 mortes ocorreram. Esses primeiros surtos anunciavam as epidemias cada vez maiores para o século 20, incluindo uma epidemia por toda a Suécia com mais de 1.000 casos em 1905, outra de 1.200 casos em 1907 e mais de 9.000 casos com 2.700 óbitos na cidade de Nova York em 1916 e a disseminação da doença pela Europa e EUA (Offit, 2005).

Descoberta do poliovírus

Após uma série de experimentos conduzidos em 1908 e 1909, Karl Landsteiner e Erwin Popper demonstraram convincentemente que o agente da poliomielite era um "vírus filtrável". Nesses experimentos, eles induziram a paralisia e a lesão de medula característica em um macaco do tipo *Cynocephalus* por meio de injeção intraperitoneal de tecido neural humano de um caso fatal. Essa descoberta levou a um interesse mundial imediato. Em meses, Simon Flexner e outros pesquisadores do Instituto Rockfeller reproduziram a transmissão da doença de humanos para macacos e fizeram passagens seriais do vírus em macacos (Modlin, 1995).

O número crescente de trabalhos experimentais no campo da poliomielite tornou possível a adaptação do poliovírus tipo 2, amostra Lansing, para crescer e causar encefalite em ratos (Armstrong, 1939). Em seguida, esta amostra, já adaptada em ratos, foi adaptada em camundongos (Armstrong, 1939a). Esse trabalho representou um grande avanço no estudo dos poliovírus, já que livrava parcialmente os laboratórios da dependência de trabalhar com macacos. Outras tentativas semelhantes no sentido de se adaptar os outros sorotipos de poliovírus a esses hospedeiros não obtiveram sucesso, até que Li e Habel em 1951, conseguiram adaptar em camundongos a amostra de poliovírus Leon, do tipo 3 (Li e Habel, 1951).

Em 1936, Sabin e Olitsky produziram a primeira evidência inequívoca de que os poliovírus poderiam ser cultivados *in vitro*, quando eles propagaram uma amostra de poliovírus denominada MV em células de sistema nervoso de embrião humano (Sabin e Olitsky, 1936). Pouco mais de uma década após, Enders, Weller e Robbins conseguiram a propagação da amostra Lansing de poliovírus tipo 2 em células de embrião humano de origem não neural e demonstraram o efeito citopático viral nas monocamadas celulares (Enders *et al.*, 1949). Este feito é reconhecido como um evento de grande impacto científico e que abriu as portas para a melhor caracterização dos vírus de um modo geral e em particular da patologia da poliomielite. Isto levou a um melhor entendimento acerca dos poliovírus, o que permitiu, já na década seguinte, o desenvolvimento de vacinas. Esse trabalho levou os autores acima citados a serem laureados com o Prêmio Nobel de Medicina de 1954.

Patogenia

O trato respiratório superior, particularmente a orofaringe, é a porta de entrada para a maioria dos *Enterovirus*. A replicação na faringe e a viremia podem ocorrer durante o período de incubação, isto é, antes do desenvolvimento da doença. Os poliovírus podem ser geralmente isolados da faringe durante a primeira semana da instalação do quadro inicial e das fezes até 4 a 6 semanas após o aparecimento da doença. A infecção do trato alimentar inferior ocorre porque os *Enterovirus* podem sobreviver ao meio ácido e proteolítico do estômago e ao meio alcalino do duodeno (Moore e Morens, 1984).

A viremia primária resulta em disseminação do vírus em diferentes tecidos. Existem evidências de que a replicação pode ocorrer em células do sistema do reticuloendotelial (SRE) e no endotélio vascular (Racaniello, 1988). Na maior parte das vezes, a infecção limita-se apenas à multiplicação viral no tubo digestivo e à invasão dos gânglios regionais, não ocorrendo a viremia. Esta proliferação é, no entanto, suficiente para conferir ao infectado títulos de anticorpos protetores para a vida toda (Diament, 1999).

A chamada etapa neurológica ocorre em um a cada mil indivíduos suscetíveis infectados pelos poliovírus. A invasão do SNC pode se dar pela via neural ou pela via hematogênica. No caso de cepas particularmente neurotrópicas, Bodian foi capaz de demonstrar a invasão do SNC pela via neural, embora se acredite que, na maior parte das vezes, o poliovírus atinja o sistema nervoso durante a fase de viremia, que tem a duração de 3 a 5 dias e ocorre em torno do sétimo dia de infecção. No entanto, Sabin (1956) parece ter demonstrado que o vírus pode também alcançar o SNC por via neural. Entretanto, experimentos posteriores (Jubelt *et al.*, 1980) demonstraram que a via neural se processa após o poliovírus ter alcançado o SNC pela viremia.

Ainda é matéria controversa, entretanto, a maneira pela qual os poliovírus ganham acesso ao SNC. O fato de que anticorpos circulantes neutralizam e previnem a ocorrência da poliomielite paralítica claramente suporta a importância da viremia como via de disseminação viral para o SNC. Alguns estudos sugerem também que os poliovírus possam penetrar nas áreas do SNC via nervos periféricos ou cranianos (Pallansch e Roos, 2001).

A presença de receptores específicos para que os poliovírus possam se adsorver à superfície celular por si sós não explica a vulnerabilidade seletiva dos neurônios motores à infecção pelos poliovírus selvagens, já que órgãos como fígado, pulmão e coração, normalmente não afetados pelos poliovírus, expressam um nível maior de receptores para os poliovírus (PVR) que o cérebro (Pallansch e Roos, 2001). Outros fatores, além da presença dos receptores para os poliovírus, claramente desempenham um importante papel na disseminação da infecção.

Durante a etapa neurológica, ocorre proliferação intraneural dos vírus e o quadro clínico depende do número de neurônios motores agredidos. Os primeiros sinais de paresia surgem somente quando há destruição de cerca de 60% dos neurônios correspondentes a um determinado grupamento muscular. A função desse grupamento, permitindo a elevação contra a força da gravidade, é mantida com apenas 20% dos motoneurônios íntegros. A proliferação viral é inibida pela resposta imunológica do indivíduo infectado. Em alguns casos, neurônios próximos àqueles agredidos e destruídos podem, por brotamento axônico, atender às necessidades de inervação da região inicialmente comprometida, o que explicaria a regressão de paresias ou déficit motores observados na fase pós-febril imediata e até 6 meses após a fase aguda.

Quando um indivíduo suscetível é exposto a um poliovírus selvagem, a resposta pode ser:

- Infecção inaparente (> 90 a 95% dos casos): os vírus podem ser encontrados na garganta e/ou fezes, mas o paciente é assintomático
- "Doença abortiva" (4 a 8%): também conhecida como "doença menor", pode incluir febre, náuseas, vômitos e infecção respiratória semelhante à gripe, em várias combinações. Esses sintomas não são em geral associados a pleocitose do liquor e não há envolvimento do sistema nervoso central
- Meningite asséptica ou poliomielite não paralítica (1 a 2%): o paciente pode apresentar sinais prodrômicos compatíveis com a doença abortiva, como descrito anteriormente, seguidos por invasão viral do SNC, o que causa doença similar à meningite asséptica. Esta forma inclui várias manifestações da *doença menor*, porém mais

graves, com dor e rigidez de nuca, dores musculares, sinais de Kernig e Brudzinski. Estes sinais, hiperestesias e parestesias indicam o envolvimento dos neurônios antes da paralisia. O liquor durante esta fase mostra um aumento de até 500 células por milímetro cúbico com predominância inicialmente de polimorfonucleares e depois linfócitos. As proteínas no liquor estão normais ou levemente aumentadas no início e aumentam quando os polimorfonucleares desaparecem

- Poliomielite paralítica (0,1 a 2%): a doença paralítica preenche os critérios clínicos para o diagnóstico da poliomielite, podendo ocasionalmente ser precedida por manifestações da *doença menor* e da *doença maior*, seguida de dor, espasmo, fasciculação e hiperestesia de grupos musculares, antes da paralisia periférica. Frequentemente os reflexos superficiais (abdominal e cremastérico) estão diminuídos e os reflexos profundos (tendinosos) apresentam hiperatividade. A paralisia pode ocorrer em 1 a 2 dias ou preceder de fraqueza muscular 2 a 3 dias antes do aparecimento da paralisia flácida, acompanhada de desaparecimento dos reflexos tendinosos. A paralisia pode ser espinal, bulbar ou bulboespinal nos casos graves.

Na *forma espinal*, a paralisia pode ser assimétrica, envolvendo quaisquer grupos musculares inervados pelos neurônios motores, das pernas, abdome, costas, intercostais, diafragma, braços, ombros e pescoço. Geralmente na paralisia das pernas ocorre também paralisia transitória da bexiga, obrigando à sondagem vesical. A paralisia do diafragma e dos músculos intercostais é grave porque dificulta a respiração, podendo acarretar asfixiamento. A paralisia pode ser localizada acometendo apenas um membro (*monoplegia*), dois membros (paraplegia) ou os quatro membros (*quadriplegia*).

Na *forma bulbar* os músculos inervados pelos nervos cranianos são afetados, podendo ocorrer distúrbios da respiração e da circulação sanguínea, por acometimento dos centros respiratórios e vasomotores com parada cardiorrespiratória. Fraqueza e paralisia do palato, faringe e cordas vocais por dano no núcleo vagal podem levar a dificuldade de deglutição, acumulação de secreções, rouquidão e voz anasalada. A paralisia ou fraqueza do trapézio e do esternocleidomastóideo pode ocorrer no 11º par craniano enquanto a paralisia dos nervos facial e motor ocular, com distúrbio palpebral e paralisia da língua, são mais raras. O comprometimento dos neurônios do centro respiratório induz às manifestações da poliomielite bulbar, levando a respiração do tipo Cheyne-Stokes, períodos de apneia, alteração do balanço eletrolítico, confusão mental, delírio, coma e parada respiratória se a respiração assistida não for instalada imediatamente. Do mesmo modo o envolvimento do centro vasomotor, com congestão facial precoce, taquicardia, cianose, flutuação e/ou baixa de pressão arterial, pode levar ao choque.

Em mais de 90% dos pacientes que sobrevivem às formas graves, a doença torna-se estacionária durante dias a semanas após a temperatura se normalizar. Melhoras podem ocorrer dentro de 1 ano a 2 anos, particularmente com tratamento fisioterápico adequado. Quando extensas paralisias ocorrem na infância, há parada no crescimento dos membros e deformidades do dorso, tórax e músculos dos ombros. Entre as complicações destacam-se a obstrução das vias respiratórias, atelectasia pulmonar e pneumonias. As imobilizações longas podem levar a descalcificação dos ossos, elevada concentração de cálcio no sangue e urina e formação de cálculos renais.

A doença consiste normalmente em sintomas prodrômicos (semelhante à forma abortiva), que podem ser bifásicos (especialmente em crianças), com irritação das meninges e eventual aparecimento de paralisia flácida assimétrica, envolvendo todos os músculos, ou paresias, envolvendo apenas alguns grupos musculares, devido ao dano espinal e/ou bulbar causado pelo vírus (Moore e Morens, 1984; White e Fenner, 1994). Os diversos quadros que podem estar associados à infecção pelos poliovírus estão demonstrados na Figura 150.6.

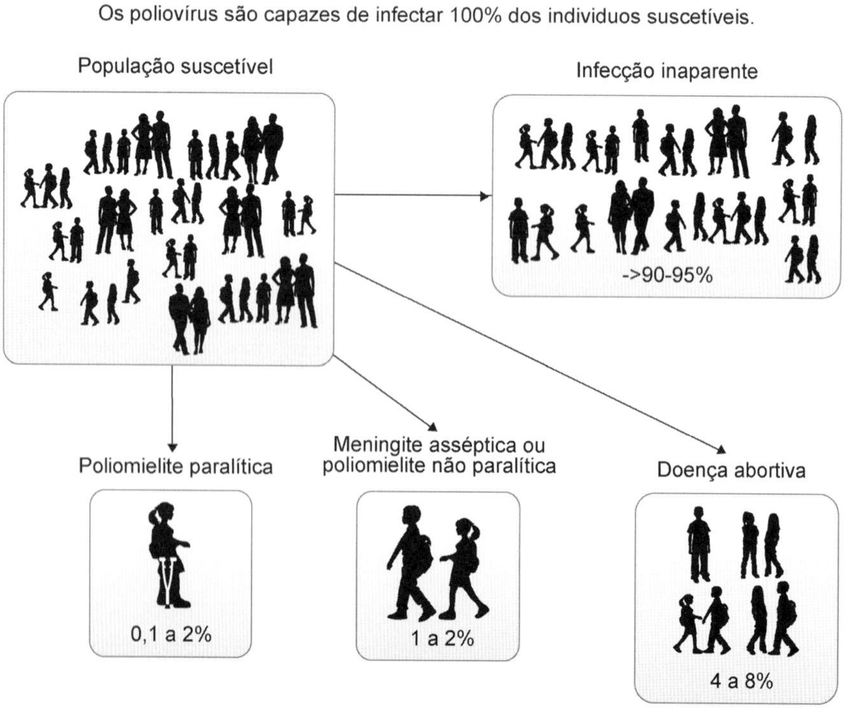

Figura 150.6 Dinâmica da infecção pelos poliovírus.

Poliomielite no Brasil

Embora seja referida a ocorrência de casos esporádicos de poliomielite no Brasil durante as últimas décadas do século 19, a literatura indica que a doença passou a ser observada com mais frequência no início do século 20, no Rio de Janeiro (1909-1911) e em São Paulo (1918) (MS, 1994).

Surtos de certa magnitude foram registrados apenas na década de 1930, como os de Porto Alegre em 1935, Santos (1937), São Paulo e Rio de Janeiro (1939). Várias capitais brasileiras foram igualmente acometidas durante a década de 1940, podendo-se mencionar Belém (1943), Florianópolis (1943-1947), Recife (1946) e Porto Alegre (1945). A partir de 1950, passaram a ser descritos surtos de poliomielite em diversas cidades do interior do país. Em 1953, ocorreu no Rio de Janeiro a maior epidemia já registrada na cidade, com 746 casos notificados, atingido o coeficiente de 21,5 casos por 100 mil habitantes (Rizi, 1984; MS, 1988).

As atividades de vacinação sistemática contra a poliomielite no Brasil foram introduzidas em 1961, com a inclusão da vacina Sabin (oral) na rotina dos serviços de saúde pública. Os programas de imunização não tiveram, entretanto, a abrangência e a continuidade necessárias para o controle da doença, resultando na permanência da poliomielite como um importante e incômodo problema de saúde publica. Dados nacionais sobre a incidência da doença, disponíveis a partir de 1968, indicavam até 1980 a notificação de 1.100 a 3.600 casos anuais. O problema se configurava ainda pela ocorrência frequente de surtos de magnitude variável nos mais diversos pontos do território nacional e pela demanda significativa aos serviços de fisioterapia de sequelas paralíticas atribuídas à poliomielite (MS, 1988).

A partir do início da década de 1960, as atividades de diagnóstico laboratorial da poliomielite tiveram grande impulso no Brasil, possibilitando estudos de maior envergadura. Os trabalhos realizados, apesar de isolados, mostram que as características básicas da epidemiologia da poliomielite no Brasil não foram significativamente alteradas pelo emprego da vacina. Observou-se apenas, como seria esperado, que a poliomielite passou a incidir preferentemente nos grupos socioeconômicos mais baixos, já que a vacinação atingia principalmente as camadas mais altas da sociedade.

A partir de 1975, as ações de vigilância epidemiológica relativas à poliomielite foram intensificadas pelo Ministério da Saúde, com a sistematização dos procedimentos de investigação de casos e surtos, incluindo a confirmação laboratorial do diagnóstico clínico. Esses procedimentos proporcionaram um conhecimento satisfatório sobre as características principais do comportamento epidemiológico da poliomielite em nosso meio, essenciais para a formulação de um programa eficaz de erradicação (Risi, 1984; MS, 1988).

A gravidade da situação epidemiológica da poliomielite no Brasil, em virtude da insuficiência da rede de serviços básicos de saúde para proceder rotineiramente à vacinação sistemática da população suscetível, levou o Ministério da Saúde, em 1980, a modificar a estratégia operacional de imunização contra a doença. A partir daquele ano, com a implantação das campanhas de vacinação em massa, por meio da utilização da vacina oral contra a poliomielite, o Brasil experimentou uma drástica redução no número de casos de poliomielite paralítica (Risi, 1984; MS, 1988). A realização das campanhas nacionais em um só dia, repetidas sistematicamente duas vezes por ano, foi a principal responsável por essa redução. De 1980 a 1983, as coberturas vacinais atingiram cerca de 100% da população-alvo (crianças até 5 anos), levando a uma efetiva diminuição do número de casos, de 2.564 em 1979 para 45 em 1983. Essa redução significativa dos casos gerou, provavelmente, uma falsa impressão de que a doença estivesse sob controle, o que levou a uma queda acentuada nos níveis de cobertura vacinal, causando um aumento no número de casos da doença para 142 em 1984, 329 em 1985 e 612 em 1986, quando houve uma epidemia em vários estados do Nordeste brasileiro causada pelo poliovírus do tipo 3. Esta foi a última epidemia de poliomielite ocorrida no Brasil. Nos 3 anos seguintes (1987, 1988 e 1989) foram confirmados, respectivamente, 197, 106 e 35 casos de poliomielite paralítica no Brasil (MS, 1994). A situação mais grave, na época, localizava-se nas áreas urbanas com menor condição sanitária, particularmente na Região Nordeste do país. A partir deste fato, houve uma alteração na composição da vacina trivalente VOP em relação ao número de partículas virais do poliovírus do tipo 3, sendo a nova formulação posteriormente adotada nos demais países da região das Américas.

Em março de 1989 foi isolado o último poliovírus de origem selvagem no Brasil, a partir de um caso de paralisia ocorrido no município de Souza, no estado da Paraíba (MS, 1994).

O Brasil, em 1994, juntamente com os demais países da região das Américas, recebeu da Comissão Internacional para a Certificação da Erradicação da Poliomielite, o certificado de erradicação da circulação do poliovírus selvagem. No entanto, é recomendada a manutenção das atividades de vigilância epidemiológica, virológica e imunização, tendo em vista a existência, ainda hoje, em um número reduzido de países, de reservatórios de poliovírus selvagens que poderiam ser eventualmente reintroduzidos no país.

É interessante ressaltar que os casos de paralisias flácidas agudas (PFA) continuam a ocorrer em todos os países onde os poliovírus selvagens já foram erradicados. Na verdade a incidência das PFA (número de casos por 100.000 habitantes < 5 anos de idade) continua praticamente inalterada. Certamente outros agentes virais com capacidade de invadir o SNC estão implicados na etiologia desses quadros. Vários sorotipos de enterovírus já foram isolados de material fecal de pacientes com quadros de PFA no Brasil e em diversos países, incluindo vírus ECHO dos sorotipos 6, 11 e 13 (Melo, 2002; Blal, 2002) e enterovírus 71 (EV71) (da Silva *et al.*, 1990; da Silva *et al.*, 1996; Ferreira, 1998). Este último (EV71) é considerado um enterovírus com elevado neurotropismo, tendo sua presença já sido detectada em vários surtos de doença paralítica, além de outras manifestações neurológicas, bem como doença mão-pé-boca (Melnick, 1984; da Silva *et al.*, 1990; Melnick, 1996; Pallansch e Roos, 2001). Apesar de as amostras fecais terem sido coletadas na fase aguda da doença a relação causal não pode ser facilmente estabelecida já que os *Enterovirus* podem ser excretados a partir de fezes de indivíduos assintomáticos. Outros agentes virais, como os adenovírus, principalmente aqueles pertencentes à espécie C e o vírus do oeste do Nilo (West Nile) têm também sido isolados a partir de material fecal de pacientes com PFA (de Azevedo *et al.*, 2004). O vírus do oeste do Nilo tem sido recentemente reconhecido como um agente etiológico importante nos casos de PFA em áreas onde ele está presente (Solomon e Willinson, 2003).

Programa de erradicação da poliomielite

A poliomielite paralítica é conhecida no mundo há, pelo menos, 3.500 anos (Paul, 1971). Hoje a poliomielite é doença rara em todos os países desenvolvidos e na quase totalidade dos países em desenvolvimento. A incidência global da poliomielite em 2009 foi de 1.604 casos, sendo 80% confirmados em países ainda endêmicos (Nigéria = 388 casos, Índia = 741 casos, Paquistão = 89 casos, Afeganistão = 38 casos). Este número representa um declínio significativo quando comparado com os > 400.000 casos que costumavam ocorrer nos anos imediatamente anteriores a 1985. Este dramático sucesso é atribuído à utilização sistemática da vacina oral contra a poliomielite, desenvolvida pelo Dr. Albert Sabin, dentro do Programa de Erradicação da Poliomielite, parte do Programa Ampliado de Imunizações da OMS. Após o último caso de varíola ocorrido em 1978, a OMS estabeleceu o Programa Ampliado de Imunizações, no sentido de aumentar as coberturas globais de imunização para seis doenças infecciosas, incluindo a poliomielite e o sarampo (Kew *et al.*, 1993).

Durante a década de 1980, os níveis de cobertura vacinal, com o uso da vacina oral Sabin, atingiram uma taxa mundial ao redor de 85%. Apesar dessa melhora, a circulação dos poliovírus selvagens continuou em muitas regiões. Em 1999 foi registrado na Índia o último caso de poliovírus selvagem devido ao poliovírus do tipo 2.

Em 1980 o Brasil iniciou as campanhas de vacinação em massa com a utilização da vacina oral Sabin. Já após as seis primeiras campanhas de vacinação semestrais, ocorridas entre 1980 e 1982, de que cerca de 20 milhões de crianças de até 5 anos de idade participaram em cada uma delas, o número de casos declinou sensivelmente, dos mais de 2.000 casos anuais, nos anos anteriores ao início das campanhas, para 122 casos em 1981 (Risi, 1984).

Com base no sucesso obtido no Brasil, a Organização Pan-Americana da Saúde lançou, em 1985, o seu Programa de Erradicação Regional de Imunizações, estabelecendo a meta de erradicar os poliovírus selvagens autóctones da região das Américas até o ano de 1990 (PAHO, 1985), o que serviu de base para o Programa Global de Erradicação da Organização Mundial da Saúde. Ainda com base no sucesso deste programa na região das Américas, a 41ª Assembleia Mundial da Saúde, com mais de 125 países, reunida em Genebra na Organização Mundial da Saúde, estabeleceu, em 1988, a meta da erradicação global da poliomielite até o ano 2000 (WHO, 1988), mais tarde estendida para o ano de 2005. Esta meta foi recentemente prorrogada para o ano de 2012. A partir de 1988, estratégias apropriadas foram desenvolvidas e substanciais progressos no sentido da implementação dessas estratégias foram determinadas. O estabelecimento de um sistema de vigilância preparado para detectar casos clinicamente compatíveis com poliomielite, bem como a vigilância laboratorial da circulação dos poliovírus e outros vírus causadores de deficiência motora, é de importância crítica para o programa, podendo fornecer dados que permitam a certificação da erradicação da poliomielite (CDC, 1994).

A erradicação da poliomielite depende da vigilância efetiva global, que tem como função nortear as estratégias de imunização, verificando seus resultados e certificando o sucesso das metas estabelecidas. A vigilância consiste na detecção, informação e investigação de todos os casos de paralisia flácida aguda (PFA) em pacientes com idade de até 15 anos e de todos os casos suspeitos de poliomielite em pacientes de qualquer idade, coletando amostras fecais de cada paciente para serem testadas em laboratório e enviando rapidamente os achados virológicos aos serviços de saúde pública (WHO, 1997). Desse modo, um caso suspeito de poliomielite só pode ser confirmado por meio de resultado laboratorial, com isolamento viral.

Um componente essencial da vigilância é uma rede global de laboratórios de alta qualidade, com capacidade de isolar e caracterizar os poliovírus isolados por suas características genéticas. A rede de laboratórios foi iniciada em 1986 na região das Américas, a primeira região a declarar sua intenção de erradicar a poliomielite, e foi seguida por outras regiões da OMS, após a resolução de 1988, da Assembleia Mundial da Saúde (WHO, 1988; Kew *et al.*, 1993).

A vigilância do poliovírus é um esforço conjunto. Uma vigilância efetiva começa no campo e requer a detecção inicial dos casos de paralisia flácida aguda, coletando as amostras fecais em até 2 semanas após o aparecimento da paralisia, o envio rápido das amostras em gelo para o laboratório, e o envio imediato dos resultados obtidos no laboratório (Kew *et al.*, 1993).

O papel da rede de laboratórios tornou-se de importância ainda maior no sentido da certificação da erradicação da poliomielite. A rede de laboratórios é constituída por 6 laboratórios especializados, 14 laboratórios regionais e mais de 100 laboratórios nacionais, globalmente distribuídos nas diferentes regiões geográficas. Essa rede global de laboratórios, na qual o Laboratório de Enterovírus da Fiocruz está credenciado, segundo os critérios da OMS, como de referência regional (região das Américas [CDC, 1997b]), monitorou a eliminação de 8 genótipos de poliovírus selvagens autóctones desta região.

O último caso de poliomielite paralítica devido à infecção por poliovírus selvagem no Brasil ocorreu no município de Souza, na Paraíba, em março de 1989, enquanto o último vírus selvagem detectado na região das Américas ocorreu no Peru (Figura 150.7). Este vírus foi isolado, identificado e caracterizado no Laboratório de Enterovírus da Fiocruz, em 1991, de um paciente peruano com paralisia flácida aguda.

A região das Américas recebeu o certificado da erradicação da poliomielite em 29/09/1994, após um período de 3 anos monitorados, tanto por meio da vigilância epidemiológica como laboratorialmente, sem que nenhum vírus selvagem fosse detectado (CDC, 1994). Como os poliovírus ainda são endêmicos em uma pequena parte do mundo a chance de importação é real. Por isso, é necessária a manutenção, não só de altas taxas de cobertura vacinal, mas também da vigilância laboratorial de casos de paralisias flácidas agudas, mesmo nos países livres de poliovírus selvagens.

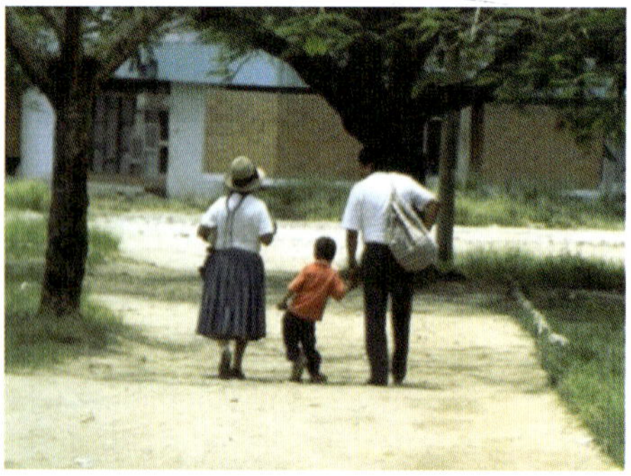

Figura 150.7 Último caso de poliomielite paralítica da região das Américas. Fonte: Organização Pan-Americana da Saúde.

Controle da poliomielite pela vacinação

O poliovírus é o único enterovírus contra o qual existe vacina disponível. Embora boas condições sanitárias e de higiene ajudem a limitar a disseminação dos poliovírus, a única prevenção específica para a poliomielite é a imunização por meio da vacina oral atenuada trivalente para pólio (VOP) e/ou da vacina de poliomielite inativada (VIP). Os dois tipos de vacinas são efetivos na prevenção da poliomielite. Mesmo em populações nas quais a cobertura vacinal é alta, pequenos núcleos de crianças não vacinadas, particularmente aquelas muito jovens, são potencialmente suscetíveis. Para países tropicais, principalmente aqueles ainda endêmicos ou sujeitos a importação de poliovírus selvagem, os esquemas primários de vacinação precisam não apenas ser iniciados bem cedo, como completados na primeira infância (Melnick, 1996). As principais características e diferenças entre a vacina inativada (VIP) e a vacina oral atenuada (VOP) são mostradas na Tabela 150.3.

▸ **Vacina de vírus inativados Salk.** Quando preparada e administrada adequadamente, a vacina Salk (VIP), constituída de partículas virais inativadas, pode induzir níveis adequados de anticorpos séricos, conferindo imunidade humoral. Como essa vacina não contém vírus vivos, ela não pode sofrer mutações no sentido de aumentar sua neurovirulência. Por este mesmo motivo, é segura para ser administrada em pessoas portadoras de imunodeficiências, seus familiares e contatos, e para indivíduos em tratamento com fármacos imunossupressores. Além disso, a VIP não introduz na comunidade qualquer vírus vivo que poderia ser espalhado de modo não controlado para outras pessoas não aptas a recebê-la. Em países do norte europeu em que a vacina inativada é regularmente administrada existe limitada circulação de poliovírus vacinais.

A vacina inativada oferece a possibilidade de ser combinada com outros tipos de vacinas injetáveis necessárias à infância, tais como a DTP (difteria-tétano-*pertussis*), e incorporada dentro do esquema de vacinação para bebês e crianças pequenas.

A vacina inativada não induz imunidade local (IgA secretora) satisfatória. Por esse motivo, o poliovírus selvagem consegue ainda se multiplicar no trato intestinal de pessoas vacinadas com esta vacina. Embora essas pessoas vacinadas apresentem anticorpos protetores, elas são infectadas e, mesmo não desenvolvendo a doença paralítica, os vírus que são por elas excretados podem ser uma fonte de infecção para outras pessoas. Outro problema associado ao uso da vacina inativada é o seu alto custo, principalmente para países em desenvolvimento, onde um grande número de crianças necessita receber múltiplas doses da vacina sob a forma injetável (Moore e Morens, 1984; Modlin, 1995; Melnick, 1996).

▸ **Vacina de vírus vivo atenuado Sabin.** A vacina oral contra a poliomielite (VOP), obtida nos anos de 1950, consiste em variantes atenuadas de cada um dos três sorotipos de poliovírus. As três amostras de vírus atenuados Sabin foram produzidas a partir de precursores selvagens por meio de passagens controladas *in vitro* e *in vivo* realizadas em células de macaco até que variantes foram obtidas, as quais se tornaram incapazes de causar paralisia em primatas (Sabin e Boulger, 1973). Este tipo de vacina foi licenciada para uso na rotina, inicialmente na forma monovalente, em 1961 (mVOP1 e mVOP2) e em 1962 (mVOP-3) nos EUA. Em 1964, foi então introduzida a vacina trivalente que atualmente é a formulação adotada na maioria dos países não endêmicos nos programas da erradicação da poliomielite da OMS. A concentração mínima estabelecida para cada um dos componentes da vacina é de $10^{5,5}$, $10^{4,5}$ e $10^{5,2}$ $TCID_{50}$ por dose, para os poliovírus tipos 1, 2 e 3, respectivamente. As concentrações diferentes para cada sorotipo viral na vacina trivalente representam um balanço na formulação levando-se em conta a replicação mais eficiente do poliovírus atenuado do tipo 2, no trato gastrintestinal. Se o vírus do tipo 2 for utilizado na mesma concentração dos tipos 1 e 3, haverá interferência com a multiplicação destes sorotipos (Modlin, 1995). A vacina de vírus vivo atenuado tem sido mais largamente utilizada que a vacina inativada, devido a alguns fatores, tais como: a grande facilidade em sua administração pela via oral, o seu baixo custo, a capacidade em induzir a produção de anticorpos não apenas séricos, mas também uma resistência intestinal, e a rapidez com que as pessoas vacinadas desenvolvem longa imunidade (Melnick, 1996). Em 2005, foi relicenciada a vacina mVOP1 e posteriormente a mVOP3 para utilização em países em que os poliovírus selvagens ainda permanecem endêmicos. Estas formulações são utilizadas no caso de surtos com predominância de apenas um sorotipo de poliovírus selvagem, pois este tipo de formulação induz uma soroconversão superior àquela induzida pela vacina trivalente. Em 2009, uma nova vacina oral contra a poliomielite, na forma bivalente (bVOP), contendo apenas os sorotipos 1 e 3, foi recomendada pela Organização Mundial da Saúde, por intermédio do Comitê para a Erradicação da Poliomielite, para áreas em que haja cocirculação dos poliovírus selvagens tipos 1 e 3. Essa decisão foi tomada após a avaliação dos testes de campo realizados durante 2 anos visando à utilização em atividades suplementares de imunização em complementação às atividades regulares de rotina com a formulação trivalente (tVOP). A introdução da bVOP é uma nova ferramenta para a etapa final do processo de erradicação, uma vez que as taxas de soroconversão desta formulação são bastante semelhantes às obtidas quando se utiliza a mVOP (WHO, 2009).

Devido a possíveis efeitos adversos e mutações que podem levar ao surgimento de poliovírus derivados vacinais, existe uma tendência mundial no sentido de substituir a vacina VOP pela VIP. Este procedimento vem sendo adotado pelos EUA desde 2000.

Tabela 150.3 Principais características e diferenças entre a vacina inativada (VIP) e a vacina oral atenuada (VOP).

Comparação entre VIP e VOP		
	VOP	**VIP**
Poliovírus	Atenuado	Inativado
Apresentação	Trivalente (P1, P2, P3) Bivalente (P1, P3) Monovalente	Trivalente (P1,P2,P3)
Imunidade	Humoral e de mucosa	Humoral
Custo por dose	U$ 0.08	> U$ 0.40
Administração (facilidade)	Oral (voluntários podem administrar)	Injetável (exige pessoal especializado)
Uso em imunodeficientes	Contraindicada	Recomendada
Vacinação secundária de contatos	Sim	Não
Caso associado a vacina	Muito raro (1: 2,7 milhões de primeiras doses)	Não
Uso em países endêmicos para poliovírus	Indicada	Não recomendada
Era pós-erradicação	Uso interrompido	Indicação provável

Os vírus vacinais são abundantemente excretados pelos recipientes da vacina e infectam os contatos não vacinados. A disseminação dos vírus vacinais oriundos das pessoas vacinadas pode ser comprovada por estudos sorológicos já realizados. A proporção de indivíduos que apresentam anticorpos é consideravelmente maior do que o esperado, tanto pela história de vacinação quanto pela circulação de poliovírus selvagens nas comunidades. O fato de os vírus de origem vacinal se espalharem pela população, imunizando pessoas não vacinadas, foi interpretado inicialmente como uma vantagem, pelo fato de significar que muitos indivíduos poderiam ser protegidos indiretamente.

Os problemas associados à vacina oral contra a poliomielite estão relacionados principalmente com o fato de os poliovírus atenuados constituintes da vacina serem passíveis de sofrer mutações. Algumas cepas excretadas pelas pessoas vacinadas, particularmente as dos sorotipos 2 e 3, podem sofrer mutações as quais podem originar subpopulações virais com virulência alterada em relação à vacina administrada. Apesar de muito raro, indivíduos vacinados, e mais raro ainda, seus contatos mais próximos, podem desenvolver a poliomielite paralítica associada à administração da vacina (Moore e Morens, 1984; Melnick, 1996). O risco de se contrair poliomielite associada à vacina Sabin é estimado em cerca de 1 caso para cada 2,4 milhões de doses aplicadas (CDC, 1997a).

Do ponto de vista da mutabilidade do vírus da vacina, a manutenção de altas taxas de cobertura vacinal, como veremos na seção a seguir, é muito importante no sentido de se evitar a multiplicação e disseminação de vírus mutantes em grupamentos populacionais não imunes.

▸ **Poliovírus derivados vacinais.** A poliomielite paralítica, causada pelos poliovírus selvagens, está prestes a ser globalmente erradicada. Os poliovírus selvagens permanecem endêmicos em apenas 4 países (Nigéria, Afeganistão, Índia e Paquistão). Este feito notável de saúde pública é grandemente devido ao desenvolvimento e uso sistemático da vacina oral, desenvolvida por Albert Sabin, nas campanhas de imunização em massa que ocorrem anualmente em todos os continentes.

Um problema não conhecido à época do desenvolvimento deste imunizante diz respeito à plasticidade do genoma dos poliovírus, bem como de outros vírus RNA. Análises genômicas detalhadas evidenciaram que o processo de atenuação das amostras de poliovírus selvagens foi devido a um pequeno número de mutações que ocorreram ao longo do genoma desses vírus (Minor, 1993).

Após ser administrada oralmente, os poliovírus vacinais replicam-se no intestino humano e, durante este processo, podem sofrer mutações. Como consequência, subpopulações virais contendo modificações fenotípicas emergem, as quais podem apresentar características de neurovirulência semelhantes às exibidas pelos poliovírus selvagens. Estas amostras, excretadas por cerca de 30% dos indivíduos vacinados, podem infectar indivíduos não vacinados que entrem em contato com os primovacinados.

Algumas amostras, entretanto, são mais divergentes, mostrando mais de 1% de diferença nucleotídica em relação à amostra Sabin correspondente, o que é indicativo de prolongada replicação dos vírus vacinais. Estas amostras são denominadas poliovírus derivados vacinais (PVDV) (Kew *et al.*, 2002).

Três categorias de PVDV já foram identificadas e bastante estudadas: na primeira categoria (iPVDV) estão incluídas as amostras de poliovírus vacinais isoladas de pacientes com problemas na produção de anticorpos (geralmente imunodeficiência comum variada ou agamaglobulinemia ligada ao cromossomo X) (Kew *et al.*, 1998). Algumas amostras de iPVDV são bastante divergentes (cerca de 10% de diferença nos nucleotídios do gene que codifica a proteína VP1 em comparação com as amostras Sabin padrão) sugerindo que a infecção crônica pelos poliovírus persistiu por 10 anos ou mais (Kew *et al.*, 1998). Até agora todos os relatos de infecções persistentes por iPVDV foram feitos por países apresentando níveis altos ou intermediários de desenvolvimento, onde as taxas de cobertura vacinal são elevadas. Não existe, até o momento, nenhuma evidência de cadeias de transmissão de iPVDV nas comunidades, apenas infecções prolongadas restritas a um único indivíduo. Tem sido relatada, até o momento, a existência de, aproximadamente, 40 excretores crônicos em diferentes países (OMS, 2008; 2009).

A segunda categoria de vírus vacinal derivado é denominada poliovírus derivado vacinal circulante (cPVDV), capazes de extensa circulação nas comunidades e causadores de surtos de poliomielite semelhantes àqueles causados pelos poliovírus selvagens.

Se a taxa de cobertura vacinal em dada comunidade for elevada (> 90%) as amostras virais oriundas da vacina serão naturalmente neutralizadas pelos indivíduos imunizados. Entretanto, se a imunização for incompleta, com taxas de cobertura abaixo do esperado, um poliovírus vacinal pode se espalhar e infectar sequencialmente indivíduos não imunes, acumulando mutações e reversões genômicas durante sua replicação e aumentando a chance de que algum indivíduo contraia poliomielite paralítica, o que pode ser o início de um surto em comunidades sem cobertura vacinal (Kew *et al.*, 2002).

Os cPVDV apresentam as mesmas propriedades biológicas de um poliovírus selvagem, tais como a capacidade de disseminação rápida pessoa a pessoa e neurovirulência. Para o programa de erradicação, a presença de um cPVDV ou de um iPVDV em dada comunidade deve ser considerada da mesma forma que um poliovírus selvagem e as ações de saúde pública pertinentes devem ser rapidamente levadas a efeito.

Vários surtos de poliomielite paralítica causada por cPVDV foram descritos: em 2000-2001 na ilha de Espanhola, formada por Haiti e República Dominicana (Kew *et al.*, 2002), nas Filipinas em 2001 e em Madagascar em 2003 (CDC, 2003). De 2004 até 2010 outros 13 países registraram surtos causados por cPVDV, sendo que o poliovírus do tipo 2 tem sido o mais frequentemente relatado. O principal surto, tanto em número de casos quanto em duração, foi o registrado na Nigéria. Esse surto iniciou-se em 2005 e ainda não foi controlado, apesar de grandes esforços e investimentos, totalizando até o momento mais de 300 casos confirmados laboratorialmente. Além da Nigéria, foram detectados surtos pelo cPVDV-2 no Afeganistão, Congo, Índia, Somália, Guiné e Niger; pelo cPVDV-1, em Miamar e Indonésia; pelo cPVDV-3, no Camboja e pelos tipos cPVDV-1 e cPVDV-3 na Etiópia (Kew *et al.*, 2005; GPEI homepage).

Devido ao fato de estarem circulando nas comunidades com baixas coberturas vacinais, os cPVDV frequentemente sofrem, também, recombinações intertípicas (com genomas de outros poliovírus vacinais) além de recombinações com genomas de outros enterovírus. As consequências dessas recombinações, tanto sob o ponto de vista adaptativo, evolutivo ou epidemiológico, não são ainda bem compreendidas.

Ainda que possa parecer um paradoxo, a única medida que tem se mostrado eficaz no combate e eliminação dos cPVDV é a manutenção de taxas elevadas de cobertura vacinal com a utilização da própria vacina oral Sabin.

A terceira categoria é classificada como ambígua (aPVDV). Nesta categoria estão incluídos os casos em que o poliovírus foi isolado de um indivíduo imunocompetente, na ausência de um surto, ou quando o PVDV foi isolado de amostra ambiental. Vários países em que o poliovírus selvagem já foi eliminado têm apresentado relatos de identificação de aPVDV em amostras ambientais, incluindo os que utilizam a vacina inativada, como ocorrido na Finlândia (Roivainen, 2010)

Síndrome pós-poliomielítica

A chamada síndrome pós-poliomielítica (SPP) é uma condição apresentada por muitos indivíduos que sobreviveram a um episódio anterior de poliomielite. Esta síndrome ocorre geralmente entre 10 e 40 anos após o estabelecimento do quadro inicial de poliomielite, sendo caracterizada por fraqueza acentuada daquele grupamento muscular previamente comprometido pela ação do poliovírus. Ao contrário da doença inicial, o quadro não é de desenvolvimento súbito. É estimado que 40 a 80% dos indivíduos com história anterior de poliomielite desenvolverão SPP 15 a 40 anos após o episódio inicial (Halstea, 1998; Jubelt e Agre, 2000; March of Dimes, 2001).

O principal sintoma é uma "nova" fraqueza muscular que gradualmente vai se tornando mais acentuada. Esta fraqueza é muitas vezes acompanhada por diminuição da força muscular durante as atividades físicas, dores musculares e articulares e fadiga (Halstea, 1998; Jubelt e Agre, 2000; March of Dimes, 2001).

A explicação mais aceita para esta síndrome é que os sintomas resultam do estresse colocado sobre os neurônios motores não danificados, inicialmente, pela ação viral. Durante o ataque inicial pelo poliovírus, muitas das células nervosas medulares (neurônios) são danificadas ou destruídas. A ausência de impulsos oriundos destes neurônios faz com que o grupamento muscular correspondente deixe de funcionar; entretanto os neurônios "sobreviventes" passam a executar a função de conexão das terminações nervosas. Após alguns anos estas células começam a ser naturalmente também destruídas, o que resulta em fraqueza muscular (Halstea, 1998; Jubelt e Agre, 2000; March of Dimes, 2001).

A gravidade da SPP parece estar diretamente relacionada com a seriedade do quadro inicial de poliomielite. Assim, pacientes que apresentaram sintomas de envolvimento neuronal considerados leves, se apresentarem SPP, esta será também discreta. Por outro lado, aqueles pacientes que necessitaram de hospitalização ou que tinham mais do que 10 anos de idade, ou ainda aqueles que apresentaram paralisia inicial em mais de um membro ou requereram assistência respiratória têm uma chance maior de desenvolver um quadro de SPP mais grave (Halstea, 1998; Jubelt e Agre, 2000; March of Dimes, 2001).

Meningite e encefalite

A inflamação da meninge, membrana que reveste o cérebro e a medula, é uma das manifestações mais comuns das infecções virais que acometem o sistema nervoso central (SNC) e os enterovírus são responsáveis por mais de 80% de todos os casos (Pallansch e Roos, 2001).

O termo *meningite* implica ausência de envolvimento do cérebro (encefalite) ou da medula espinal (encefalomielite). Quando a infecção se propaga das meninges para as células do parênquima cerebral, ocorre a *meningoencefalite*. Emprega-se o termo *encefalomielite* quando também há envolvimento da medula espinal junto com o cérebro.

"Meningite asséptica" (MA) é o termo empregado para designar a etiologia não bacteriana desta síndrome, ainda que algumas meningites de natureza bacteriana, como aquelas causadas pelas leptospiras, bacilo da tuberculose e riquétsias, possam apresentar liquor (LCR) de aspecto límpido.

Os sintomas mais comuns, que ocorrem em graus variados, são: febre, dor de cabeça, irritabilidade, náuseas, vômitos, rigidez de nuca e exantema ou fraqueza nas últimas 18 a 36 h que antecedem o início dos sintomas. O LCR pode apresentar variações nos padrões bioquímicos e de celularidade. Na ausência de encefalite o curso clínico da meningite viral é em geral brando, e a recuperação completa do paciente ocorre em 7 a 10 dias.

Os poliovírus eram, no passado, os principais agentes etiológicos dos casos de meningites assépticas. Este quadro mudou muito com a grande diminuição da circulação dos poliovírus selvagens após a utilização sistemática das vacinas.

Os dados disponíveis mundialmente sobre a real incidência das meningites assépticas são ainda inconsistentes, principalmente porque a maioria dos casos não é notificada, bem como pela dificuldade geralmente encontrada de se isolar o agente viral envolvido. Esta ausência de notificação é também devida à benignidade da maioria dos quadros clínicos.

Os principais enterovírus que têm sido isolados a partir de casos de meningite asséptica nos EUA incluem os Coxsackie B5, alem dos vírus ECHO sorotipos 4, 6, 9, 11 e 30 (Rotbart, 1995). Enterovírus 71 é outro enterovírus não raramente associado a casos de meningite e outros quadros graves do SNC, além de outras síndromes, como a doença mão-pé-boca (Melnick, 1996).

No Brasil, os dados acerca da prevalência, sazonalidade e etiologia das MA são escassos. Os dados disponíveis são restritos a relatos isolados a respeito de surtos de MA que ocorrem anualmente nos meses mais quentes em diversas áreas. Vírus ECHO 30 tem sido o enterovírus mais isolado nos últimos surtos que ocorreram no Brasil desde 1998 (Joia *et al.*, 1999; Santos *et al.*, 2004; Santos *et al.*, 2006).

Excluindo o período neonatal, a taxa de mortalidade associada às meningites virais é de menos de 1%. A Organização Mundial da Saúde (OMS), em seu boletim epidemiológico de 1997, mostrou que complicações devidas às meningites causadas pelos enterovírus representaram a quinta causa mais frequente de mortalidade neonatal.

Na ausência de encefalite o curso clínico da meningite viral é em geral brando, e a recuperação completa do paciente ocorre em 7 a 10 dias.

Os *Enterovirus* são responsáveis por cerca de 10 a 20% dos casos de encefalite de etiologia viral. Os vírus Coxsackie do grupo A são os principais enterovírus isolados de recém-nascidos e crianças com encefalite. As manifestações clínicas variam desde confusão mental até coma, decerebração e ataxia cerebelar, achados estes que em muitos casos podem sugerir um diagnóstico de encefalite herpética.

Nos últimos anos, enterovírus 71 tem sido considerado um dos mais importantes agentes emergentes associados a síndromes do SNC (meningite asséptica, encefalite e paralisia flácida aguda), particularmente em países da Ásia. A circulação deste sorotipo de enterovírus, em associação a infecções do SNC, já foi detectada em várias regiões do Brasil (Da Silva *et al.*, 1990; 1996). Estudos de soroprevalência realizados no estado do Pará mostraram que cerca de 33% dos indivíduos na faixa etária de 0 a 9 anos apresentavam anticorpos para este agente (Gomes *et al.*, 2002).

Infecções respiratórias

As infecções do trato respiratório causadas pelos *Enterovirus* são bastante comuns mas geralmente brandas. Diferentes sorotipos de enterovírus têm sido associados a uma grande variedade de sinais e sintomas relacionados com os tratos respiratórios superior e inferior. Com exceção de pleurodinia as infecções do trato respiratório superior, causadas pelos *Enterovirus*, são indistinguíveis daquelas causadas pelos *Adenovirus* e *Coronavirus*. Estas infecções incluem resfriado comum, otite média, faringite, laringite, crupe, bronquite, bronquiolite, pneumonia, herpangina e pleurodinia. Nas infecções respiratórias mais comuns raramente os sintomas são distintos e não existem sinais ou sintomas patognomônicos para implicar especificamente um determinado enterovírus como agente etiológico (Moore e Morens, 1984), daí a importância do diagnóstico laboratorial virológico.

Herpangina é uma doença febril aguda relativamente comum caracterizada pela presença de lesões papulares, vesiculares e ulcerativas nas amígdalas, palato mole, úvula e membrana mucosa faringeal posterior. Esta doença foi primeiramente descrita por Zahosky em 1920 e 1924, mas somente em 1951 a etiologia viral foi estabelecida. Vários sorotipos de vírus Coxsackie A e B e vírus ECHO já foram isolados a partir destes quadros. A doença tem um início relativamente súbito, sem evidências de manifestações prodrômicas. A febre é geralmente o primeiro sintoma observado e tende a ser mais alta em pacientes mais jovens, nos quais a temperatura eleva-se rapidamente, podendo atingir 41°C. Outros sintomas observados são irritabilidade, anorexia e dor de garganta (25 a 50% dos pacientes). Dor de cabeça, dores musculares, diarreia e coriza são menos frequentemente observadas. Após 24 a 48 h, os sintomas característicos aparecem na garganta e consistem em lesões (em média 5 por paciente) papulovesiculares pequenas (de 1 a 2 mm de diâmetro) avermelhadas e circundadas por um anel eritematoso. Após 24 a 48 h as vesículas tornam-se maiores (3 a 4 mm) e podem se romper, assumindo um aspecto ulcerativo. A doença progride com um curso benigno e a febre dura de 1 a 4 dias. As lesões clássicas da orofaringe ajudam a diferenciar esta doença da estomatite herpética, em que as lesões localizam-se na mucosa bucal anterior, língua, gengiva e mucosa sublingual (Chonmaitree e Mann, 1994).

Pleurodinia, também conhecida como doença de Bornholm, é uma doença que ocorre de forma epidêmica ou esporádica, sendo caracterizada por tratar-se de uma doença febril aguda com mialgia que apresenta dor grave no peito e parte superior do abdome mas sem fraqueza muscular. Vírus Coxsackie B3 e B5 são os agentes etiológicos mais conhecidos, ainda que outros enterovírus já tenham sido implicados (Pallansch e Roos, 2001). As informações disponíveis relativas à localização da inflamação indicam que esta doença não é uma verdadeira mialgia. A radiografia torácica apresenta-se normal, achado este que em geral diferencia a pleurodinia da pneumonia.

Doenças exantemáticas

A síndrome exantemática mais conhecida causada pelos *Enterovirus*, geralmente associada aos enterovírus 71 e Coxsackie A16 é a "doença mão-pé-boca". As crianças, na faixa etária de 1 a 5 anos, são o principal grupo de risco. O quadro típico é caracterizado pelo aparecimento de múltiplas lesões maculares avermelhadas e discretas, medindo cerca de 4 mm de diâmetro. Estas lesões estão localizadas principalmente na palma das mãos, sola dos pés, superfície ventral dos dedos das mãos, dos pés e nádegas. O exantema associado à doença "mão-pé-boca" é similar àquele presente na herpangina. Na realidade, os mesmos sorotipos de enterovírus podem causar tanto herpangina quanto "doença mão-pé-boca". A principal diferença é que na "doença mão-pé-boca" existe tendência de as lesões ocorrerem na cavidade oral anterior. A síndrome pode ser completa ou incompleta, com manifestação somente das mãos, pés ou boca ou uma combinação destas. Quando presentes, as lesões nas nádegas praticamente confirmam o diagnóstico.

Rashes (Figura 150.8) constituem manifestação comum nas infecções pelos *Enterovirus*. Estas manifestações apresentam um curso transiente e são geralmente benignas. O diagnóstico diferencial com outras doenças exantemáticas virais ou de outra etiologia é, muitas vezes, difícil de ser realizado. O vírus ECHO sorotipo 9 causa frequentemente um exantema maculopapular pequeno e rubeoliforme que pode facilmente ser confundido com rubéola. O *rash* "roseoliforme" que ocorre seguido à infecção pelo vírus ECHO 16 ("exantema de Boston") somente aparece quando a febre já está em sua fase de declínio. Muitos outros sorotipos de enterovírus podem causar doenças exantemáticas semelhantes à rubéola ou sarampo com febre e, algumas vezes, faringite, especialmente em crianças.

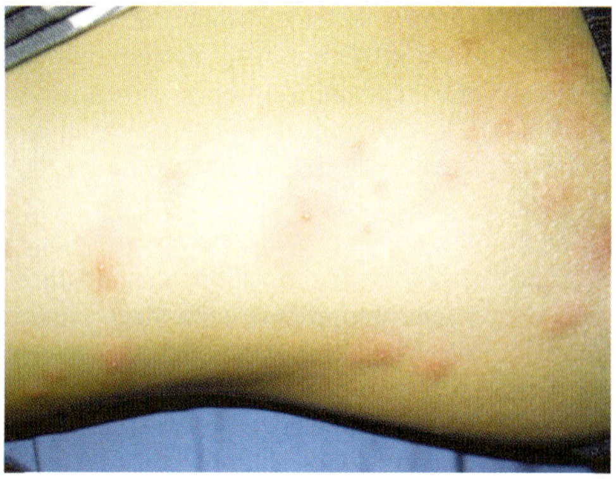

Figura 150.8 *Rashes* vesiculares em paciente com quadro primário de conjuntivite hemorrágica aguda causado pelo Coxsackie A24v. Fonte: Fernando Tavares.

Doença febril aguda inespecífica

Os enterovírus não pólio constituem uma causa comum de doenças febris sem motivo aparente. Durante os meses de verão e outono os *Enterovirus* são responsáveis por cerca de 53 a 63% destes casos. Um estudo realizado no estado de Nova York, nos EUA, mostrou que crianças nascidas durante esta época do ano adquiriam infecção por enterovírus durante os primeiros 3 meses de vida e que 21% delas eram hospitalizadas. Febre é, muitas vezes, o único achado, enquanto algumas crianças podem também apresentar irritabilidade, vômito, diarreia, exantemas, sinais de infecção do trato respiratório superior e meningite asséptica. A recuperação ocorre, geralmente, dentro de 2 a 10 dias sem complicações.

Miopericardite

Miocardite é uma infecção caracterizada pela infiltração do coração por células inflamatórias. Pode haver considerável destruição do tecido cardíaco, o que resulta em anormalidades cardíacas persistentes ou mesmo a morte em um número significativo de pacientes.

A natureza cardiomiotrópica dos vírus Coxsackie do grupo B tem sido reconhecida desde que estes agentes foram descritos. Eles são responsáveis por cerca de 30 a 50% de todos os casos de miocardite aguda que ocorrem de forma esporádica e por quase a totalidade dos casos relatados durante epidemias.

A replicação viral no miocárdio atinge seu pico dentro de 3 a 7 dias, dependendo da via de infecção, persistindo por 7 a 10 dias no indivíduo imunocompetente e por períodos mais longos em pacientes imunocomprometidos. Adolescentes e adultos jovens constituem os principais grupos de risco, enquanto os homens são duas vezes mais afetados que as mulheres. A miocardite causada pelos enterovírus é clinicamente indistinguível daquela causada por outros agentes virais cardiotrópicos, como os adenovírus, o vírus da *influenza* A e o vírus da caxumba. Dois terços dos pacientes apresentam sinais de infecção febril do sistema respiratório superior que precedem a miocardite franca e que podem incluir febre, dor torácica, intolerância ao exercício físico, taquicardia e dispneia, além de sintomas de falha ventricular. As enzimas cardíacas estão elevadas e o ecocardiograma confirma o diagnóstico. Os casos fatais restringem-se a apenas 5% dos casos diagnosticados.

A cardiomiopatia dilatada pode ocorrer como consequência tardia da miocardite, sendo caracterizada pelo aumento do coração, estando as funções cardíacas gravemente comprometidas. Os pacientes apresentando cardiomiopatia (dilatada e restritiva) representam cerca de 50% de todos os pacientes que requerem transplante de coração.

Ao contrário da miocardite aguda não existem relatos sobre o isolamento de enterovírus nos casos de cardiomiopatia crônica dilatada, o que sugere que os sintomas possam estar relacionados ou serem consequência da infecção aguda inicial.

Conjuntivite hemorrágica aguda e outras conjuntivites

A conjuntivite hemorrágica aguda (CHA) é uma das manifestações mais distintas dentre todas as síndromes enterovirais, sendo altamente contagiosa. O período de incubação é curto (12 a 48 h) e precede um súbito desenvolvimento uni ou binocular de irritação, sensação de corpo estranho, ardência, dor, vermelhidão, lacrimejamento e inchaço periorbital. A hemorragia suborbital está presente em > 95% dos casos. Os sintomas desaparecem entre 7 e 10 dias.

Esta doença apareceu pela primeira vez em Gana, na África, em 1969, e se espalhou de maneira pandêmica para países do Oriente Médio, Ásia e Oceania, até meados de 1971, sendo inicialmente denominada conjuntivite hemorrágica epidêmica (CHE). O hemisfério ocidental veio a ser infectado em 1981 e vários países, inclusive da América Latina, sofreram grandes epidemias. Por ocasião da primeira epidemia, de 1969, ela foi apelidada de "doença da Apolo 11" devido à coincidência da ocorrência da doença com a aterrissagem da nave Apolo 11 na superfície lunar. Devido ao curto período de incubação, em 1971 a doença foi denominada conjuntivite hemorrágica aguda (CHA) (Ishii, 1989).

No período de 2 anos após a primeira pandemia dois novos enterovírus responsáveis por esta doença foram descritos: o enterovírus 70 e uma variante antigênica do vírus Coxsackie A24 (CA24v). Enterovírus 70, um enterovírus previamente desconhecido, foi o primeiro agente a ser detectado nos casos de conjuntivite hemorrágica aguda em Gana, em 1969. Desde então este vírus tem sido responsável por pandemias. O Coxsackie A24v foi inicialmente isolado em um surto de CHA que ocorreu em Cingapura em 1970 (CDC, 1998; Yamazaki *et al.*, 1995; Redon *et al.*, 1999; Kishore e Isomura, 2002).

No Brasil, entre 1981 e 1984 foram registrados vários surtos de CHA nas Regiões Norte, Nordeste, Centro-Oeste e Sudeste do país. O primeiro surto de CHA foi registrado em 1981 em Macapá e em outras cidades da Região Amazônica. Em 1984 e 1987 foram registrados outros surtos em Belém, sendo que nos surtos de 1981 e 1984, o agente etiológico identificado foi o enterovírus 70, enquanto o surto de 1987 foi o primeiro e único causado pelo vírus Coxsackie A24v (Santos *et al.*, 1987; Linhares *et al.*, 1989).

O ano de 2003 marcou a reemergência da CHA causada pelo Coxsackie A24v no Brasil, com a ocorrência de uma epidemia que teve início nos estados do sul do país (Rio Grande do Sul e Santa Catarina) (Figura 150.9). Os casos espalharam-se rapidamente e quase todos os estados do Brasil notificaram a doença. Em 2004 uma nova epidemia de CHA ocorreu, desta vez no Rio de Janeiro. Análises com base em sequenciamento nucleotídico mostraram a grande homologia entre a amostra de CA24v responsável por estes surtos no Brasil e a amostra de CA24v endêmica na Coreia do Sul, sugerindo a introdução desta amostra viral em nosso meio (Tavares *et al.*, 2004; 2006; 2010).

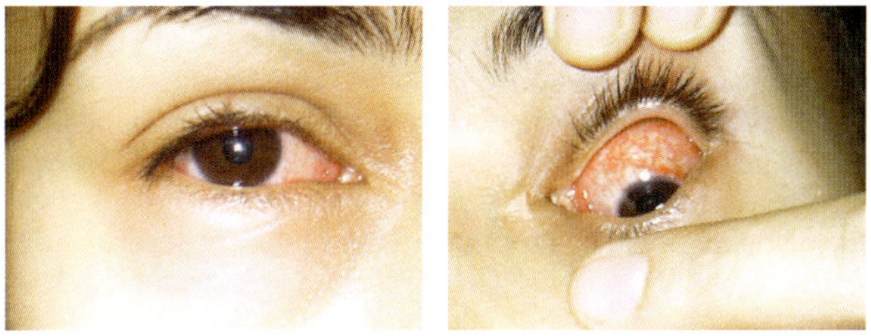

Figura 150.9 Quadros de conjuntivite hemorrágica aguda causada pelo Coxsackie A24v durante a epidemia de 2003 no Brasil. Fonte: Fernando Tavares.

Outros sorotipos de enterovírus têm sido ocasionalmente reconhecidos como agentes causadores de conjuntivite não hemorrágica, incluindo os vírus Coxsackie A9, A10, A16 e B5, vírus ECHO sorotipos 1, 4, 6, 7, 9, 16 e 20. As conjuntivites enterovirais não hemorrágicas ocorrem em associação com outra síndrome clínica mais especificamente associada a um sorotipo de *Enterovirus* em particular. Estes casos são benignos e de curta duração.

Infecções neonatais

Neonatos correm o risco de sofrer doenças sérias e, muitas vezes fatais, como resultado da infecção adquirida durante o período perinatal. Na realidade, os *Enterovirus* podem ser transmitidos durante o período pré-natal (via transplacentária), durante o parto (via contaminação fecal do canal de parto) ou, mais frequentemente, durante o período pós-parto até mais ou menos 10 dias do nascimento. Os vírus Coxsackie do grupo B e certos vírus ECHO, particularmente o sorotipo 11, são responsáveis pela maioria das infecções neonatais, as quais podem ser fulminantes e muitas vezes fatais.

Ainda que uma grande variedade de doenças enterovirais seja relatada em neonatos, incluindo doenças febris agudas inespecíficas, exantemas e meningite asséptica, as manifestações mais graves, limitadas em geral a crianças com até 10 dias de idade, são miocardites (com ou sem encefalite), hepatite e pneumonia. A miocardite neonatal, geralmente causada pelos vírus Coxsackie B, tem um início súbito de insuficiência respiratória, taquicardia, cianose, instabilidade de temperatura, arritmias, hepatomegalia e sinais de má circulação periférica. Ao contrário de pacientes mais velhos as crianças muitas vezes apresentam concomitantemente meningoencefalite, pneumonia, hepatite e pancreatite ou adrenalite. A mortalidade entre os neonatos, devida somente à miocardite é de 30 a 50%.

Outra clássica manifestação, associada à infecção com o vírus ECHO 11, é a hepatite neonatal, algumas vezes denominada síndrome de hepatite hemorrágica, onde a criança apresenta letargia, apneia e alimenta-se muito deficientemente. O quadro evolui para icterícia, hemorragia profusa e falhas hepática e renal, com a morte ocorrendo em poucos dias. A mortalidade nestes casos chega a 80%.

Outras possíveis associações

▶ **Diabetes melito.** Por cerca de três décadas especula-se sobre a participação dos vírus Coxsackie do grupo B nos quadros de diabetes melito juvenil insulino-dependente. Alguns estudos já demonstraram a presença de anticorpos da classe IgM para vírus Coxsackie em soros de indivíduos apresentando diabetes melito juvenil. Fato também conhecido é a capacidade que os vírus Coxsackie do grupo B têm de infectar o pâncreas, principalmente em infecções neonatais. Não existe, até o momento, todavia, prova definitiva acerca da etiologia enteroviral nestes quadros.

▶ **Síndrome hemolítico-urêmica.** Também conhecida como anemia hemolítica com função renal prejudicada, é uma doença rara em crianças a partir da qual os *Enterovirus* têm sido frequentemente isolados. Os vírus Coxsackie A4, os sorotipos de vírus Coxsackie B e Vírus ECHO 11 têm sido incriminados.

▶ **Síndrome da fadiga crônica (pós-viral).** A predileção dos vírus Coxsackie B pelos tecidos musculares tem chamado atenção sobre a possível relação entre estes agentes virais e a fadiga crônica. Existem na literatura alguns relatos sobre a presença prolongada de anticorpos IgM para Coxsackie B, além da presença de complexos antígeno-anticorpo e de RNA de Coxsackie B em biopsias musculares obtidas de pacientes em até 1 ano após o desenvolvimento da síndrome da fadiga crônica (White e Fenner, 1994).

▶ Diagnóstico laboratorial

A maioria dos enterovírus humanos é citopatogênica. O isolamento destes vírus pode ser obtido a partir de materiais como fezes, liquor, soro, líquido nasofaríngeo, urina ou de material histopatológico. As culturas de células utilizadas para este fim podem ser de origem humana, células de rim de macaco ou algumas linhagens celulares como HeLa (célula de carcinoma epitelial de cérvice humana), HEp2 (célula de carcinoma epidermoide de laringe humana), Vero (célula de rim de macaco verde africano, *Cercopithecus aethiops*), RD (célula de rabdomiossarcoma embrionário humano) e WI-38 (célula normal, diploide, oriunda de fibroblasto de pulmão humano) (Melnick, 1996).

O diagnóstico laboratorial das enteroviroses é classicamente baseado no isolamento viral em cultivos celulares sensíveis, já que a maioria, mas não todos, os enterovírus podem ser cultivados nesses sistemas. Este método, ainda considerado o método de escolha para muitas das manifestações clínicas, pode ser aplicado a todas as amostras clínicas, sendo bastante sensível. A vantagem maior é a obtenção do agente viral para que o mesmo possa ser sorotipado para fins clínicos ou epidemiológicos ou estudos com o objetivo de desenvolver reagentes moleculares. Apesar de bastante sensível, o resultado de um isolamento viral leva, em média, de 7 a 28 dias, para ser concluído (desde o recebimento da amostra até o resultado final). Além disso, esta técnica não está disponível na grande maioria dos laboratórios clínicos.

As amostras clínicas mais adequadas para o isolamento do poliovírus são fezes ou *swab* retal e lavado ou *swab* de garganta. No caso de meningite asséptica, o enterovírus pode ser isolado a partir do LCR (líquido cefalorraquidiano), sendo também possível detectá-lo no plasma durante a fase aguda da infecção. Para os casos de conjuntivite hemorrágica aguda, o material clínico mais adequado é *swab* conjuntival, podendo-se, ocasionalmente, utilizar lágrimas para o isolamento viral. Líquido de vesículas, para os casos de doença mão-pé-boca, amostras de biopsia (no caso de miocardites, por exemplo) ou materiais *post mortem* podem também ser utilizados (p. ex., fragmentos de cérebro e medula). O isolamento de um enterovírus destes tecidos considerados "estéreis" constitui prova definitiva da etiologia enteroviral em determinada síndrome.

Uma vez coletadas, as amostras são transportadas em gelo reciclável e recomenda-se que as mesmas sejam armazenadas a temperaturas inferiores a –20°C até o momento do processamento.

Quando estas amostras clínicas são inoculadas em culturas celulares, os vírus presentes modificam o metabolismo celular, alterando suas características morfológicas, resultando em um efeito citopático característico. As células tornam-se arredondadas, enrugadas, apresentando acentuada picnose nuclear e descolamento da superfície do suporte.

Camundongos recém-nascidos apresentam alta sensibilidade a certos enterovírus humanos, mas seu uso é limitado na maioria dos laboratórios.

O isolamento de um enterovírus a partir de fezes não indica, necessariamente, que o mesmo seja o agente etiológico da infecção, pois estes vírus podem ser excretados assintomaticamente durante um longo tempo.

O agente viral isolado pode ser posteriormente identificado de diversas maneiras, como a utilização de técnicas de soroneutralização com o uso de soros imunes específicos, além de técnicas moleculares como PCR em tempo real (RT-PCR).

A comprovação da conversão sorológica (aumento de, pelo menos, quatro vezes no título de anticorpos presentes no soro de fase convalescente em comparação com o título originalmente encontrado no soro de fase aguda) em amostras de soros pareados (a primeira amostra de soro coletada na fase aguda da doença e a segunda amostra coletada 3 a 4 semanas após) frente ao vírus isolado do paciente ou frente a um determinado antígeno padrão é uma demonstração indireta de infecção. Este procedimento deve ser utilizado sempre que as duas amostras de soro estiverem disponíveis. A técnica de soroneutralização é a mais utilizada para este fim e, em menor escala, a imunofluorescência. As reações de fixação do complemento e hemaglutinação indireta (alguns enterovírus hemaglutinam hemácias de macacos ou humanas) são raramente utilizadas atualmente.

O ensaio imunoenzimático é também utilizado como um teste alternativo no diagnóstico das enteroviroses. Este ensaio permite medir a resposta sérica dos distintos tipos de imunoglobulinas – IgM, IgA e IgG. A pesquisa de IgM enteroviral permite um rápido diagnóstico de infecções recentes. A desvantagem deste método é que ele não é completamente sorotipo específico, podendo detectar anticorpos heterotípicos resultantes de infecções por outros sorotipos de enterovírus.

A introdução das técnicas de amplificação do genoma viral por meio da técnica de RT-PCR veio a oferecer maior sensibilidade, especificidade e rapidez na detecção de *Enterovirus* a partir de amostras clínicas.

No caso das meningites e meningoencefalites, por exemplo, a taxa de isolamento viral a partir de LCR pode ser reduzida, devido às baixas concentrações de vírus nas amostras. Além disso, alguns sorotipos de *Enterovirus* não podem ser isolados em cultivos celulares. Estes dois fatos fazem com que a metodologia de RT-PCR permita aumento na rapidez e na sensibilidade de detecção dos *Enterovirus* a partir destes casos, além da possibilidade de se detectarem sorotipos de enterovírus que não são isolados nos cultivos celulares mais comuns. A técnica de PCR em tempo real veio trazer ainda mais agilidade e sensibilidade na detecção.

Experimentos conduzidos no Laboratório de Enterovírus da Fiocruz demonstraram a presença do genoma de *Enterovirus* em 15% das amostras de fezes obtidas de pacientes apresentando quadros de paralisias flácidas agudas. Estas amostras foram consideradas negativas quanto ao isolamento viral nos cultivos celulares utilizados no diagnóstico da poliomielite (Santos *et al.*, 2002).

Um protocolo combinando um esquema de uma passagem rápida (5 dias) em cultivo celular seguido de RT-PCR e tipagem molecular veio a contribuir para a rápida identificação de poliovírus e outros enterovírus associados a casos de paralisia flácida aguda no Brasil (Dias *et al.*, 2009).

▸ Epidemiologia

A epidemiologia dos *Enterovirus* constitui uma janela para o entendimento não apenas das doenças clínicas causadas por estes agentes, mas também da variação genética, patogênese e oportunidades de prevenção.

Não se conhece nenhum hospedeiro ou reservatório além do homem, e, apesar de a distribuição dos *Enterovirus* ser mundial, vários fatores como idade, sexo e condições socioeconômicas têm efeitos previsíveis.

Um dos determinantes mais importantes da infecção pelos enterovírus é a idade. Diferentes grupos etários apresentam diferentes suscetibilidades à infecção, gravidade da doença, manifestações clínicas e prognóstico (Moore e Morens, 1984).

As doenças provocadas por estes agentes acometem mais frequentemente o homem do que mulheres, embora algumas exceções tenham sido descritas. As infecções são mais evidentes entre indivíduos de baixa condição socioeconômica e entre aqueles que vivem em áreas urbanas. Em um estudo realizado na Virgínia, nos EUA, foi observado que o número de infecções por enterovírus foi de 2 a 7 vezes maior entre crianças com baixas condições socioeconômicas quando comparadas a crianças com condições socioeconômicas mais elevadas. Um estudo similar em Gana de 1971 a 1973 mostrou que as infecções por enterovírus são significativamente mais frequentes nas crianças de áreas com precárias condições sanitárias e em áreas urbanas durante período chuvoso (Pallansch e Roos, 2001).

▸ Epidemiologia molecular

O estudo da variação molecular de proteínas virais, mas, principalmente, dos ácidos nucleicos, pode contribuir com informações epidemiológicas bastante relevantes acerca das doenças virais.

Os estudo de epidemiologia molecular dos enterovírus não pólio tem focado na inferência evolucionária derivada a partir de comparações entre vírus isolados dentro de um sorotipo ao longo do tempo, bem como a comparação de isolados de diferentes sorotipos e mesmo entre diferentes gêneros dentro da família Picornaviridae (Pallansch e Roos, 2001; Tavares *et al.*, 2004; 2006; Tavares *et al.*, 2010).

As RNA polimerases, por não contarem com um sistema de reparo, permitem alta taxa de mutação durante os processos de replicação viral. Isso faz com que os vírus de RNA (como os *Enterovirus*) se apresentem como misturas de variantes genéticas ("quase-species") (Holland *et al.*, 1992).

O gene que codifica a principal proteína do capsídio viral, VP1, apresenta informações sorotipo-específicas que podem ser utilizadas não só para a identificação viral mas também para estudos evolutivos com a utilização da técnica de sequenciamento nucleotídico (Figura 150.10).

O desenvolvimento e posterior popularização da técnica de sequenciamento genômico permitiu um estudo bastante aprofundado acerca do genoma de muitos vírus. Talvez o melhor exemplo da utilização dessa metodologia em auxílio à epidemiologia tenha sido o conhecimento detalhado dos diferentes genótipos (isolados virais de um mesmo sorotipo apresentando diferenças suficientes, em relação a uma determinada amostra de referência, para serem agrupados entre si de poliovírus selvagens) existentes em países endêmicos. Este conhecimento, por sua vez, auxilia diretamente a responder a diversas questões relacionadas com as vias de transmissão, importação viral e eliminação dos vírus circulantes (Kew *et al.*, 1993; Kew *et al.*, 2002).

A Figura 150.10 demonstra o relacionamento filogenético de amostras de Coxsackie A24 isoladas de surtos de conjunti-

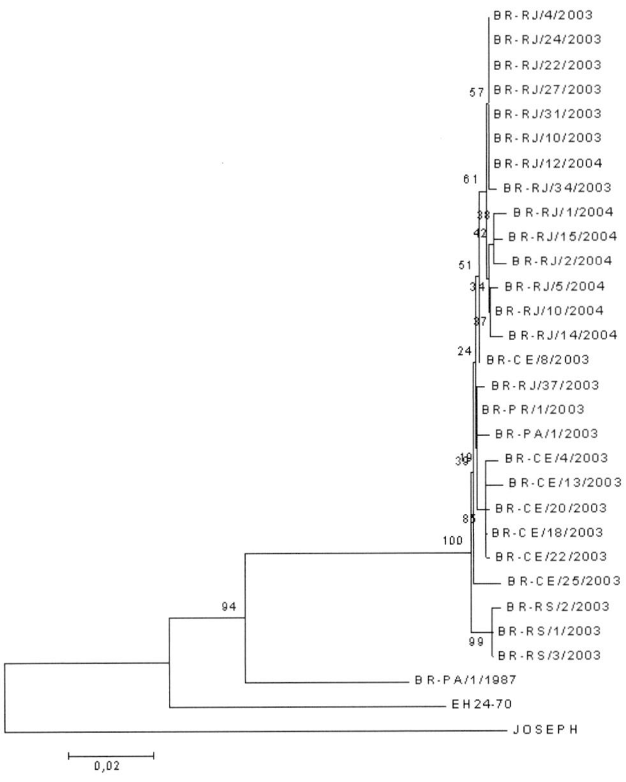

Figura 150.10 Relacionamento filogenético com base no sequenciamento do gene VP1 (916 nt) de 27 amostras de Coxsackie A24 isoladas durante a epidemia de conjuntivite hemorrágica aguda no Brasil em 2003 e o surto em 2004 no Rio de Janeiro. BR-PA/1/1987 – Coxsackie A24 isolado em 1987 no estado do Pará. EH24-70 e Joseph – cepas padrão de Coxsackie A24. Fonte: Tavares *et al.*, 2004.

vite hemorrágica aguda em 2003 e 2004 no Brasil. Note que as amostras isoladas em 2003 e 2004 são muito relacionadas. Estas amostras são, entretanto, bastante distintas tanto da amostra BR-PA/1/1987, isolada no Pará em 1987 (16 anos antes) como também das cepas de referência (Joseph e EH24-70).

▸ Referências bibliográficas

Armstrong C. Successful transfer of Lansing strain of poliomyelitis virus from the cotton rat to the white mouse. *Public Health Rep.* 54: 2302-2305, 1939.

Baltimore D. The replication of picornavirus. In: *The Biochemistry of Viruses.* Marcel Dekker, Levy Publisher, p. 101-176, 1969.

Baltimore D, Girard M. An intermediate in the syntesis of poliovirus RNA. *Proc Natl Acad Sci USA.* 56: 741-746, 1966.

Blal CA. *Análise filogenética de isolados de echovirus sorotipo 13 relacionados a quadros de paralisias flácidas agudas no Brasil, no Peru e na Bolívia.* Dissertação de mestrado – Curso de Pós-graduação em Biologia Celular e Molecular. Rio de Janeiro: Fundação Oswaldo Cruz, 2002.

Brown B, Oberste MS, Maher K *et al.* Complete genomic sequencing shows that polioviruses and members of human enterovirus species C are closely related in the noncapsid coding region. *J Virol.* 77(16): 8973-8984, 2003.

Caro V, Guillot S, Delpeyroux F *et al.* Molecular strategy for 'serotyping' of human enteroviruses. *J Gen Virol.* 82(Pt 1): 79-91, 2001.

Centers for Disease Control and Prevention (CDC). Acute hemorrhagic conjunctivitis – St Croix, U.S. Virgin Islands, Setember-October. MMWR. 47(42): 899-911, 1998.

Centers for Disease Control and Prevention (CDC). International notes certification of poliomyelitis eradication – the Americas. MMWR. 43(39): 720-722, 1994.

Centers for Disease Control and Prevention (CDC). Laboratory surveillance for wild and vaccine-derived polioviruses. MMWR. January 2002 – June 2003, 2003.

Centers for Disease Control and Prevention (CDC). Paralytic poliomyelitis-United States, 1980-1994. MMWR. 46(4): 79-83, 1997a.

Centers for Disease Control and Prevention (CDC). Recommendations of the International Task Force for Disease Eradication. MMWR. 42 (RR-16): 1-46, 1993.

Centers for Disease Control and Prevention (CDC). Status of Global Laboratory Network for Poliomyelitis Eradication, 1994-1996. MMWR. 46(30): 692-694, 1997b.

Da Silva EE, Filippis AMB, Schatzmayr HG *et al.* Evidence of enterovirus 71 infections in Brazil. *Mem Inst Oswaldo Cruz.* 85 (1): 131-132, 1990.

Da Silva EE, Winkler MT, Pallansch MA. Role of Enterovirus 71 in acute flaccid paralysis after the eradication of poliovirus in Brazil. *Emerging Infectious Disease.* 2(3): 231-233, 1996.

De Azevedo JPR, Nascimento LRS, Cortinovis MCS *et al.* Characterization of species B adenoviruses isolated from fecal specimens taken from poliomyelitis-suspected cases. *Journal of Clinical Virology.* 31 (4): 248-252, 2004.

Diament AJ, Kok F. Poliomielite. In: Veronesi R. *Doenças Infecciosas e Parasitárias.* 8ª ed. p. 71-77, 1991.

Dias APM, Tavares FN, Costa EV *et al.* Evaluation of a protocol for rapid diagnosis of enterovirus associated with acute flaccid paralysis cases 2009. *Journal of Clinical Virology* 46(4): 337-340.

Enders JF, Weller TH, Robbins FC. Cultivation of the Lansing strain of poliomyelitis virus in cultures of various human embryonic tissue. *Science.* 109: 85-87, 1949.

Ferreira FC. *Isolamento e caracterização genômica de Enterovirus 71 associados a casos de doenças neurológicas no Brasil.* Dissertação de mestrado – Curso de Pós-graduação em Biologia Celular e Molecular. Rio de Janeiro: Fundação Oswaldo Cruz, 1998.

Global Polio Eradication Initiative (GPEI). Available in: http://www.polioeradication.org/.

Gomes MLC, Castro CMO, Oliveira MJC. Neutralizing antibodies to Enterovirus 71 in Belém, Brazil. *Mem Inst Oswaldo Cruz.* 97(1): 47-49, 2002.

Gromeier M, Bossert B, Arita M *et al.* Dual stem loops within the poliovirus internal ribosomal entry site control neurovirulence. *Journal of Virology.* 72(2): 958-964, 1999.

Halstead LS. *Managing Post Polio: A Guide to Living Well with Post Polio.* USA: bi Professional Pubns, 1999.

Hogle JM, Chow M, Filman DJ. Three-dimensional structure of poliovirus at 2,9 Å resolution. *Science.* 229: 1358-1365, 1985.

Hogle JM, Filman DJ. The antigenic structure of poliovirus. *Phil Trans R Soc London Ser B.* 323: 467-478, 1989.

Holland JJ, De La Torre JC, Steinhauer DA. RNA virus populations as quasispecies. *Curr Top Micro Immnuol.* 176: 1-20, 1992.

Hyypia T, Hovi T, Knowles N *et al.* Classification of enteroviruses based on molecular and biological properties. *J Gen Virol.* 78: 1-11, 1997.

ICTV home page. http://ictvonline.org/virusTaxonomy.asp?version=2009.

Informal Consultation of the Global Polio Laboratory Network, Geneva, Switzerland, June 2008.

Informal Consultation of the Global Polio Laboratory Network, Geneva, Switzerland, June 2009.

Ishii K, Uchida Y, Miyamura K *et al. Acute Hemorrhagic Conjunctivitis: Etiology, Epidemiology and Clinical Manifestation.* USA: Karger Publishers, XIV + 438 pp., 1989.

Jóia AEB, Figueiredo MH, Skraba I *et al.* A large outbreak of aseptic meningitis caused by echovirus 30 in Paraná, Brazil [resumo]. *Virus Reviews & Research.* 04 (suppl.1): 141 [Apresentado ao X National Meeting of Viroloy; 1999 nov. 21 – 24; Curitiba (PR)], 1999.

Jubelt B, Agre JC. Characteristics and management of postpolio syndrome. *JAMA.* 284(4): 412-414, 2000.

Jubelt B, Gallez-Hawkins G, Narayan O. Pathogenesis of human poliovírus infeccion in mice. II. Age dependecy of paralysis. *J Neuropathol Exp Neurol.* 39: 149, 1980.

Kew O, Morris-Glasgow V, Landaverde M *et al.* Outbreak of poliomyelitis in Hispaniola associated with circulating type 1 vaccine derived-poliovirus. *Science.* 292: 356-359, 2002.

Kew OM, De L, Yang C *et al.* The role of virologic surveillance in the global initiative to eradicate poliomyelitis. In: Kurstak E. *Control of Virus Diseases.* 2nd edition. New York: Marcel Dekker, Inc., p. 215-246, 1993.

Kew OM, Sutter RW, Gorville EM *et al.* Vaccine-derived polioviruses and the endgame strategy for global polio eradication. *Annu Rev Microbiol.* 59: 587-635, 2005.

Kew OM, Sutter RW, Nottay BK *et al.* Prolonged replication of a type 1 vaccine-derived poliovirus in an immunodeficient patient. *J Clin Microbiol.* 36(10): 2893-2899, 1998.

Kishore J, Isomura S. Detection & differentiation of Coxsackie A 24 variant isolated from an epidemic of acute haemorrhagic conjunctivitis in north India by RT-PCR using a novel primer pair. *Indian J Med Res.* 115: 176-83, 2002.

Li CP, Habel K. Adaptation of Leon strain of poliomyelitis to mice. *Proc Soc Exptl Biol Med.* 78: 233-238, 1951.

Linhares AC, Santos ECO, Freitas RB *et al.* Acute hemorrhagic conjunctivitis in Brazil I. AHC caused by EV 70 in Brazil. In: Ishii K, Uchida Y, Miyamura K *et al.* (org.). *Acute Hemorrhagic Conjunctivitis.* Vol. 1. 1 ed. Japão, p. 201-207, 1989.

Melnick JL. Enterovirus type 71 infections: a varied clinical pattern sometimes mimicking paralytic poliomyelitis. *Rev Infect Dis.* 6 (Suppl 2): S387-390, 1984.

Melnick JL. Enteroviruses: polioviruses, coxsackieviruses, echoviruses, and newer enteroviruses. In: Knipe DM, Howley PM (ed.). *Fields Virology.* Philadelphia: Lippincott-Raven Publishers. 3rd ed. v.2. p. 655-712, 1996.

Melo MMM. Identificação molecular de Enterovirus não-pólio isolados de casos de paralisia flácida aguda na região nordeste do Brasil. Dissertação (Mestrado) – Mestrado em Biologia Celular e Molecular. Rio de Janeiro: Fundação Oswaldo Cruz, 2002.

Ministério da Saúde (MS). *Bases Técnicas para a Erradicação da Transmissão Autóctone da Poliomielite.* Secretaria Nacional de Ações Básicas da Saúde. Grupo Executivo do Plano de ação para Erradicação da Poliomielite. 2ª ed. Brasília: Centro de Documentação do Ministério da Saúde, 1988.

Ministério da Saúde (MS). Normas para os Centros de Referência para Imunobiológicos Especiais. Brasília: Fundação Nacional de Saúde. Programa Nacional de Imunizações, 1994.

Minor PD. Antigenic structure of picornavirus. *Curr Top Immunol Microbiol.* 161: 121-154, 1990.

Minor PD. Attenuation and reversion of the sabin vaccine strains of poliovirus. In: Brown F, Lewis BP (ed.). *Poliovirus Attenuation: Molecular Mechanisms and Practical Aspects.* Dev Biol Stand Basel, Karger 78: 17-26, 1993.

Modlin JF. Poliomyelitis and poliovirus immunization. In: Rotbart HA. *Human Enterovirus Infection.* American Society for Microbiology, p. 195-215, 1995.

Molla A, Paul AV, Wimmer E. Cell-free, de novo synthesis of poliovirus. *Science.* 254(5038): 1647-1651, 1991.

Moore M, Morens DM. Enteroviruses, including polioviruses. In: Belshe RB. *Textbook of Human Virology.* USA: PSG Publishing Company, p. 407-483, 1984.

Norder H, Bjerregaard L, Magnius L *et al.* Sequencing of 'untypable' enteroviruses reveals two new types, EV-77 and EV-78, within human enterovirus type B and substitutions in the BC loop of the VP1 protein for known types. *Journal of General Virology.* 84 (Pt 4): 827-836, 2003.

Oberste MS, Maher K, Michele SM *et al.* Enteroviruses 76, 89, 90 and 91 represent a novel group within the species *Human enterovirus A. Journal of General Virology.* 86: 445-451, 2005.

Oberste MS, Michele SM, Maher K *et al.* Molecular identification and characterization of two proposed new enterovirus serotypes, EV74 and EV75. *Journal of General Virology*. 85 (11): 3205-3212, 2004.

Oberste MS, Schnurr D, Maher K *et al.* Molecular identification of new picornavirus and characterization of a proposed enterovirus 73 serotype. *Journal of General Virology*. 82: 409-416, 2001.

Offit PA. In: *The Cutter Incident: How America's First Polio Vaccine Led to Growing Vaccine Crisis*. 1st edition. USA: R. R. Donnelley & Son, p. 4-18, 52(38): 913- 916, 2005.

Oxman M. Enterovírus. In: *Tratado de Medicina Interna*. 20ª ed. Bennet & Plum, Vol 1, 1968-1978, 1999.

Le Gall O, Christian P, Fauquet CM *et al.* Picornavirales, a proposed order of positive-sense single-stranded RNA viruses with a pseudo-T = 3 virion architecture. *Arch Virol*. 153: 715-727, 2008.

PAHO (Pan American Health Organization). Director announces campaign to eradicate poliomyelitis from Americas by 1990. *Bull Pan Am Health Organ*. 19: 213-215, 1985.

Pallansch MA, Roos RP. Enteroviruses: polioviruses, coxsackieviruses, echoviruses, and newer enteroviruses. In: Knipe DM, Howley PM (ed.). *Fields Virology*. 4th edition. Philadelphia: Lippincott-Raven Publishers, v. 1, p. 723-775, 2001.

Paul AV, Schultz A, Pincus SE *et al.* Capsid protein VP4 of poliovirus is N myristolated. *Proc Natl Acad Sci, USA*. 84: 7827-7831, 1987.

Paul JR. *History of Poliomyelitis*. New Haven, Conn.: Yale University Press, 1971.

Racaniello VR. Picornaviridae: the viruses and their replication. In: Knipe DM, Howley PM (ed.). *Fields Virology*. 4th edition. Philadelphia: Lippincott Williams & Wilkins, v. 1, p. 685-722, 2001.

Racaniello VR. Poliovirus Neurovirulence. *Adv Virus Res*. 34: 217-246, 1988.

Redon IA, Lago PJ, Perez LR *et al.* Outbreak of acute haemorrhagic conjunctivitis in Cuba. *Mem Inst Oswaldo Cruz*. 94(4): 467-468, 1999.

Risi JB. The control of poliomyelitis in Brazil. Reviews of infectious disease. 6:(2), May-June 1984.

Roivainen M, Blomqvist S, al-Hello H *et al.* Highly divergent neurovirulent vaccine-derived polioviruses of all three serotypes are recurrently detected in Finnish sewage. *Eurosurveillance*. (15): 9, 2010. Available in: www.eurosurveillance.org.

Rotbart HA. Enteroviral infections of the central nervous system. *Clin Infec Dis*. 20 (4): 971-981, 1995.

Rueckert RR. Picornaviridae: the viruses and their replication. In: Knipe DM, Howley PM (ed.). *Fields Virology*. 3rd ed. Philadelphia: Lippincott-Raven Publishers, v. 2, p. 609-654, 1996.

Sabin AB. Present status of attenuated live-virus poliomyelitis vaccine. *JAMA*. 162: 1589-1596, 1956.

Sabin AB, Boulger LR. History of Sabin attenuated poliovirus oral live vaccine strains. *Journal of Biological Standartization*. 1: 115-118, 1973.

Sabin AB, Olitsky PK. Cultivation of poliovirus *in vitro* in human embryonic nervous tissue. *Proc Soc Exp Biol Med*. 34: 357-359, 1936.

Santos AP, Costa EV, Oliveira SS *et al.* RT-PCR based analysis of cell culture negative stools samples from poliomyelitis suspected cases. *Journal of Clinical Virology*. 23(3): 149-152, 2002.

Santos EO, Macedo O, Gomes M de L *et al.* Acute hemorrhagic conjunctivitis, in Cuiabá, Mato Grosso, Brazil, 1983. *Rev Inst Med Trop Sao Paulo*. 29(1): 47-52, 1987.

Santos GPL, Costa EV, Azevedo JPR *et al.* Frequency of viral meningitis outbreaks and sporadic cases due to echovirus 30 in Brazil, 1998-2002 [resumo]. *Virus Reviews & Research*, 9 (suppl.1): 196 [Apresentado ao XV National Meeting of Virology; 2004 sep. 26-29; São Pedro (SP)], 2004.

Santos GPL, Skraba I, Oliveira D *et al.* Enterovirus meningitis in Brazil, 1998-2003. *Journal of Medical Virology*. 78: 98-104, 2006.

Solomon T, Wilison H. Infectious causes of acute flaccid paralysis. *Curr Opin Infect Dis*. 16(5): 375-81, 2003.

Tavares FN, Costa EV, Oliveira SS *et al.* Acute hemorrhagic conjunctivitis and Coxsackievirus A24v, Rio de Janeiro, Brazil, 2004. *Emerging Infectious Diseases*. 12: (3), 2006.

Tavares FN, Nicolai CCA, Nascimento LRS *et al.* Outbreak of acute hemorrhagic conjunctivitis caused by coxsackievirus A24 in Rio de Janeiro, Brazil [resumo]. *Virus Reviews & Research*, 09 (suppl.1): 195. [Apresentado ao XV National Meeting of Virology; 2004 sep. 26 – 29, São Pedro (SP)], 2004.

The Picornavirus Home Page: http://www.picornaviridae.com/.

White DO, Fenner FJ. Structure and composition of viruses. In: White DO, Fenner FJ. *Medical Virology*. 4th ed. Vol. 1. California: Academic Press, p. 3-6, 1994.

WHO (World Health Organization). Advisory Committee on Poliomyelitis Eradication: recommendations on the use of bivalent oral poliovirus vaccine types 1 and 3. *Weekly Epidemiological Record*. 84 (29): 289-290, 2009.

WHO (World Health Organization). Expanded Programme on Immunization (EPI). Global eradication of poliomyelitis by the year 2000. *Weekly Epidemiological Record*. 63 (22): 161-162, 1988.

WHO (World Health Organization). Manual for the virological investigation of polio. WHO, Geneva, 1997.

Wimmer E, Hellen CUT, Cao X. Genetics of poliovirus. *Annu Rev Genet*. 27: 353-436, 1993.

Yamazaki K, Oishi I, Minekawa Y. Nucleotide sequence analysis of recent epidemic strains of enterovirus 70. *Microbiol Immunol*. 39(6): 429-32, 1995.

151 Hepatites de Transmissão Entérica A e E

Ana Maria Coimbra Gaspar, Clara Fumiko Tachibana Yoshida, Claudia Lamarca Vitral e Marcelo Alves Pinto

▸ Introdução às hepatites virais

As hepatites virais representam um dos grandes problemas de saúde pública no Brasil e no mundo. São causadas por diferentes agentes etiológicos que apresentam características clínicas, epidemiológicas e laboratoriais semelhantes, porém com particularidades bem definidas. As hepatites B, C e Delta podem evoluir para formas crônicas, tornando o homem o maior reservatório destes vírus e responsável pela disseminação da doença. A Organização Mundial da Saúde estima que existam cerca de 325 milhões de portadores do vírus da hepatite B, 170 milhões de portadores do vírus da hepatite C e 15 milhões de portadores do vírus da hepatite Delta. As hepatites A e E, apesar de não evoluírem para formas crônicas, são endêmicas e podem causar grandes epidemias em regiões que apresentam condições sanitárias precárias.

▸ Histórico

Os relatos mais antigos sobre hepatite datam do século V a.C. e, desde então, epidemias de icterícia foram sempre descritas, principalmente durante as guerras ao longo dos séculos. Os grandes avanços no conhecimento da doença se deram após a Segunda Grande Guerra, quando, com base em critérios epidemiológicos, foram introduzidos os termos hepatite A para a chamada hepatite infecciosa e hepatite B para a então conhecida doença por soro homólogo (MacCallum, 1971; 1972).

A descoberta do agente etiológico da hepatite B ocorreu somente em 1965, quando Blumberg *et al.* identificaram o antígeno Austrália em soro de um aborígine australiano. O vírus da hepatite B foi posteriormente caracterizado por Dane *et al.* (1970), que descreveram a partícula viral completa visualizada à microscopia eletrônica, e por Almeida e Waterson (1975) e Magnius *et al.* (1975), que descreveram respectivamente o antígeno HBc como componente do nucleocapsídio da partícula do vírus e o antígeno HBe presente no sangue dos indivíduos infectados pelo HBV. A partir daí, o desenvolvimento de testes sorológicos permitiu ampliar o conhecimento da doença em todos os seus aspectos.

Em 1973, Feinstone *et al.*, analisando amostras de fezes de indivíduos com hepatite A, identificaram partículas icosaédricas de 27 nm semelhantes a vírus por imunomicroscopia eletrônica. No final dos anos 1970, foram desenvolvidos testes sorológicos para detecção de anticorpos específicos do tipo IgM e IgG, amplamente utilizados no diagnóstico da doença. Em 1979, a propagação do vírus da hepatite A (HAV) em cultura celular por Provost e Hilleman abriu as perspectivas para desenvolvimento de uma vacina.

No ano de 1977, Rizzetto *et al.* identificaram um antígeno (denominado Delta) em biopsias de pacientes com quadro clínico grave, supostamente relacionado com a hepatite B (Rizzetto *et al.*, 1977; Aggarwal e Krawczynski, 2000). A caracterização de um novo vírus de hepatite veio a partir da observação de que este antígeno Delta estava presente em partículas no núcleo de hepatócitos, revestidas pelo antígeno de superfície do HBV mas não associadas ao *core* deste vírus, além de apresentarem um genoma RNA. Ficou evidenciado que este novo vírus, chamado vírus da hepatite delta (HDV), era na verdade um viroide, que necessitava do HBV para se replicar.

No final da década de 1970, embora as hepatites A e B já pudessem ser diagnosticadas por testes sorológicos, uma porcentagem de pacientes com história de hepatite pós-transfusional não era diagnosticada, sendo estes casos denominados hepatites não A, não B PT (Alter *et al.*, 1975). Decorreu mais de uma década até que o vírus da hepatite C (HCV) fosse finalmente descoberto, por Choo *et al.* (1989), que utilizaram pela primeira vez técnicas moleculares para a identificação do agente etiológico de uma doença. O material utilizado pelos pesquisadores para esta descoberta foi um *pool* de soros de chimpanzés infectados parenteralmente com soros de pacientes portadores de hepatite não A, não B. Após a extração do ácido nucleico deste *pool* de soros, construiu-se um banco de expressão de cDNA em *Escherichia coli*. Mais de um milhão de clones foram testados frente a soros de pacientes com hepatite não A, não B PT. Um clone específico foi isolado e a sua sequência nucleotídica identificada, o que levou à caracterização do genoma do HCV. Desenvolveu-se assim o primeiro teste sorológico que permitiu constatar que este vírus era o principal agente etiológico das hepatites não A, não B PT (Kuo *et al.*, 1989).

Paralelamente à identificação do HCV, ficou evidenciada a existência de casos de hepatite com história de transmissão entérica não relacionados com as hepatites A e B, sendo denominados hepatites não A, não B de transmissão entérica (ET). Em 1983, Balayan *et al.* identificaram o principal agente etiológico relacionado com estes casos, que foi denominado, posteriormente, vírus da hepatite E (HEV) (Tabela 151.1).

Outros prováveis candidatos virais como agentes de hepatite foram sendo identificados a partir de amostras então classificadas como não A-E, ou seja, sem marcadores de nenhuma das hepatites até então conhecidas, de A a E. Estão neste grupo os vírus HFV, HGV ou GBV-C, TTV e Sen-V, que serão em seguida brevemente abordados.

Tabela 151.1 Classificação taxonômica e vias de transmissão dos vírus das hepatites por ordem cronológica de descoberta.

Tipo de hepatite	Agente etiológico (abreviação)	Classificação (família/gênero)	Via principal de transmissão	Referência
Hepatite B	Vírus da hepatite B (HBV)	Hepadnaviridade/*Hepadnavirus*	Parenteral, sexual, perinatal	Blumberg *et al.*, 1965
Hepatite A	Vírus da hepatite A (HAV)	Picornaviridade/*Hepatovirus*	Fecal-oral	Feinstone *et al.*, 1973
Hepatite D	Vírus da hepatite Delta (HDV)	Deltaviridade/*Deltavirus*	Parenteral, sexual	Rizzeto *et al.*, 1977
Hepatite E	Vírus da hepatite E (HEV)	*Hepatitis E-like virus* (gênero flutuante)	Fecal-oral	Balayan *et al.*, 1983.
Hepatite C	Vírus da hepatite C (HCV)	Flaviviridade/*Hepacivirus*	Parenteral	Choo *et al.*, 1989

Em 1994, um grupo de pesquisadores franceses (Deka *et al.*, 1994) relatou a transmissão para primatas não humanos de um agente entérico responsável por um caso esporádico de hepatite não A-E a partir de fezes de pacientes franceses supostamente infectados. Partículas semelhantes a vírus de 27 a 37 nm foram visualizadas nos espécimes humanos e dos macacos, apresentando um genoma DNA fita dupla de 20 kb (um genoma muito grande para um vírus tão pequeno). Os autores denominaram o agente vírus da hepatite francesa (pela origem) ou HFV. Entretanto, este achado não foi posteriormente confirmado.

Logo após a publicação do suposto vírus de hepatite HFV, um grupo de pesquisadores filiados ao Genelabs identificou um outro agente de hepatite, que eles chamaram vírus da hepatite G por ser uma letra seguinte no alfabeto após o F (Moaven *et al.*, 1997). Em um estudo de colaboração com os CDC nos EUA, eles relataram a indução de um quadro agudo de hepatite em um primata não humano a partir da inoculação de plasma de um paciente com hepatite crônica PT não A-E. Usando a mesma estratégia molecular da identificação do HCV, eles identificaram o genoma de um novo vírus RNA que, sequenciado, apresentou uma organização genética semelhante à dos membros da família Flaviviridae, a mesma do HCV. Um outro vírus foi em seguida identificado pelos pesquisadores da Abbott a partir de soro de saguis inoculados com plasma de um cirurgião de Chicago (GB) que havia desenvolvido hepatite aguda de causa desconhecida (Deinhardt *et al.*, 1967), que foi denominado GB vírus-C (GBV-C). Entretanto, a comparação da sequência nucleotídica deste vírus com o HGV revelou que, na verdade, eles apresentavam um alto índice de similaridade de sequência de nucleotídios e aminoácidos (86 e 95%, respectivamente), indicando que eles eram isolados diferentes de um mesmo vírus. A partir da disponibilidade de testes para detecção do genoma viral e de anticorpos específicos (anti-E2), foram realizados estudos em soros de doadores em vários países revelando uma prevalência global da infecção na ordem de 10%. A curva de aparecimento de anticorpos anti-E2 coincidia com o desaparecimento do RNA viral. Isto quer dizer que a maioria dos indivíduos infectados resolvia a infecção. Apesar de o vírus apresentar alta prevalência em casos de hepatite não A-E, ele também apresenta alta prevalência em grupos controles. No Brasil, este perfil também foi verificado (Lampe *et al.*, 1997; 1998). Esta alta prevalência na população em geral torna difícil o estabelecimento de uma associação deste vírus com uma doença específica. Além do mais, não existem evidências que comprovem a replicação do vírus no fígado. A hipótese da correlação deste vírus como agente de hepatite viral está praticamente descartada.

Utilizando as mesmas metodologias empregadas na identificação dos vírus HCV e HGV, um grupo de pesquisadores relatou em 1977 o isolamento de um novo vírus DNA, chamado vírus TT, a partir do soro de um paciente japonês (iniciais TT) que desenvolveu hepatite PT de etiologia desconhecida (Nishizawa *et al.*, 1997). A caracterização parcial da partícula deste vírus mostrou que ela continha um genoma circular de DNA, fita simples, polaridade negativa, com cerca de 3.800 nts, com 30 a 50 nm e não envelopada. Atualmente, ele se encontra classificado como membro único de uma nova família viral chamada Circinoviridae. Como ocorreu anteriormente com o HGV/GBV-C, logo após ter sido identificado, iniciou-se uma investigação quanto à prevalência e possível papel patogênico deste vírus como causa de hepatite, inclusive utilizando os mesmos bancos de soros usados nos estudos do HGV. Por meio de testes moleculares para pesquisa do genoma viral, os estudos mostraram que este vírus estava amplamente disseminado, com uma distribuição mundial. Dados de prevalência de DNA/TTV em doadores mostraram valores de 34% nos EUA a 98 a 100% em Cingapura e Arábia Saudita, respectivamente. No Brasil, Niel *et al.* (1999) também verificaram que a infecção pelo TTV era bastante comum na população em geral. Pacientes com hepatite aguda não A-C apresentaram prevalência de 71%, semelhante à verificada nos doadores de sangue, que foi de 62%. Este vírus parece apresentar outros hospedeiros além do homem, tendo em vista sua detecção em primatas não humanos e animais de criação, que poderiam servir como reservatórios. Estudos mostram que os isolados de animais são indistinguíveis daqueles do homem. Em suma, com relação à sua associação como agente de hepatite, existe um consenso a partir de muitos estudos de que parece ser improvável a sua relação como causa de hepatite não A-E, além de não apresentar qualquer efeito na gravidade de doenças hepáticas preexistentes, incluindo hepatocarcinoma celular e infecção crônica pelo HBV e HCV. Logicamente, o argumento principal contra causar doença clínica é a alta prevalência da infecção encontrada em todo mundo.

O mais recente candidato ao sexto vírus da hepatite chama-se vírus Sen (Sen-V) (Umemura *et al.*, 2001), descrito recentemente por pesquisadores de uma empresa italiana do ramo de diagnóstico DiaSorin e aclamado como a causa principal da maioria dos casos de hepatite não A-E. Este vírus, chamado Sen-V pelas iniciais do paciente no qual foi identificado, teria uma partícula não envelopada, com um genoma DNA, de fita simples, com 3.900 nt, apresentando alta diversidade genética entre os isolados (vários genótipos). Segundo dados da empresa, a prevalência de três genótipos do vírus (C, D, H) em doadores na Itália e EUA é de cerca de 2%, enquanto em pacientes com hepatite aguda não A-E, hepatite crônica não A-E e cirrose criptogênica foram observados valores de 91,7, 45,5 e 34,9%, respectivamente.

Apesar de tantos candidatos ao cargo de agente viral de hepatite, segundo foi discutido no X Congresso Internacional de Hepatite (2000), não existe ainda qualquer evidência que comprove que algum desses agentes seja um vírus de hepatite. Esta conclusão foi fundamentada na falta de evidências para os seguintes fatos:

- A potencialidade de causar doença hepática aguda ou crônica
- A capacidade de induzir um quadro de hepatite em chimpanzés com concomitante elevação de enzimas hepáticas e alterações histopatológicas no tecido hepático
- O hepatotropismo comprovado por testes como hibridização *in situ* e imuno-histoquímica.

Para melhor compreensão, os vírus das hepatites serão abordados em dois grupos descritos neste e no próximo capítulo segundo a via de transmissão: hepatites de transmissão entérica A e E e hepatites de transmissão parenteral B, Delta e C.

▸ Hepatites de transmissão entérica A e E

▪ Hepatite A

A hepatite A, anteriormente chamada hepatite infecciosa, é uma doença conhecida desde muitos séculos, embora somente no século passado, quando grandes epidemias ocorreram durante as guerras mundiais, ela tenha começado a ser mais bem estudada. Recentemente, observa-se um interesse crescente no estudo desta doença em virtude de mudanças nos padrões epidemiológico da infecção pelo vírus da hepatite A (HAV), da ocorrência de surtos envolvendo grandes comunidades, da associação com hepatites fulminantes em pacientes cronicamente infectados pelo vírus da hepatite C (HCV) e do desenvolvimento de vacinas efetivas.

O HAV foi identificado na década de 1970 (Feinstone *et al.*, 1973) e no fim desta década foi obtida a sua propagação em cultura celular, o que permitiu uma rápida evolução para produção de insumos para o diagnóstico da hepatite A e para o desenvolvimento de vacinas (Provost e Hilleman, 1979).

Descrição do agente

O HAV é um membro da família Picornaviridae, sendo o único representante do gênero *Hepatovirus*. O HAV apresenta uma partícula de simetria icosaédrica, não envelopada e com um diâmetro que pode variar de 27 a 28 nm (Feinstone *et al.*, 1973; Winokur *et al.*, 1991; Winokur e Stapleton, 1992). Como todos os outros membros da família, o HAV tem um genoma RNA de fita simples com polaridade positiva, com cerca de 7.478 nt. Seu genoma apresenta-se com uma única fase aberta de leitura (Niel *et al.*, 1999) com 6.681 nt, flanqueada por duas regiões não codificantes (NC), uma na porção aminoterminal 5′ com 743 nt e outra na porção carboxiterminal 3′ com 60 nt. A região 5′ NC representa a porção mais conservada do genoma, com cerca de 89% de identidade de nucleotídios entre as cepas de HAV e forma o sítio interno para entrada no ribossomo (IRES), o qual direciona a tradução da ORF (Cohen *et al.*, 1987; Brown *et al.*, 1991; 1994).

A ORF é traduzida em uma única poliproteína de aproximadamente 2.200 aminoácidos que, após a ação de proteases virais, é clivada em 3 precursores P1, P2 e P3, que novamente clivados dão origem às proteínas virais 1A, 1B, 1C, 1D; 2A, 2B, 2C; 3A, 3B, 3C, 3D, respectivamente, ordenadas no sentido da extremidade 5′ para a 3′. A região P1 dá origem às proteínas estruturais VP4, VP2, VP3 e VP1, que formam o capsídio viral. As regiões P2 e P3 formam as proteínas não estruturais 2A, 2B, 2C e 3A, 3B, 3C, 3D, respectivamente, que atuam no processamento de clivagem proteolítica da poliproteína e na replicação do RNA viral.

A região 3′ NC apresenta estruturas secundárias, provavelmente responsáveis pela interação entre as proteínas virais e celulares específicas que parecem estar envolvidas na replicação viral (Nuesch *et al.*, 1993).

O genoma do HAV apresenta pequena diversidade genética. Atualmente temos 7 genótipos, os quais exibem um índice de similaridade de mais de 80% em seus nucleotídios, o que não se reflete muito na constituição dos aminoácidos de suas proteínas. A maioria das amostras de HAV isoladas de casos humanos clínicos pertence ao genótipo I e as demais aos genótipos II, III e VII. Os demais genótipos incluem amostras símias. Os genótipos I e III podem ainda ser subdivididos em IA e IB.

Quase todos os isolados de HAV humanos são antigenicamente iguais, já os isolados símios de macacos do Velho Mundo demonstram diferenças antigênicas em alguns epítopos neutralizantes específicos. Isolados humanos de HAV apresentam reações cruzadas com isolados símios frente a anticorpos policlonais, indicando que as vacinas hoje produzidas a partir de isolados humanos do genótipo I devem proteger a infecção por qualquer isolado de HAV, tanto humano quanto símio.

O HAV tem termoestabilidade maior do que os demais representantes da família, resistindo à temperatura de 60°C por 10 a 12 h. Além de ser estável em pH ácido de 3,0 o HAV é resistente ao tratamento com éter e clorofórmio, sendo inativado ao ácido hipocloroso a uma concentração de 1 mg/ℓ por 30 minutos.

O HAV pode produzir doença no homem e em algumas espécies de macacos do Velho e do Novo Mundo. A doença em primatas não humanos apresenta-se na forma subclínica com eliminação viral nas fezes, elevação das aminotransferases e lesão hepática necroinflamatória de característica imunomediada, como observado experimentalmente em *Callithrix jacchus* (Baptista *et al.*, 1993; Vitral *et al.*, 1995; Pinto *et al.*, 2002).

Doença clínica

O curso clínico da hepatite A pode variar de infecção assintomática, hepatite anictérica, doença clinicamente aparente até a forma fulminante. Dos casos agudos, 15 a 20% podem apresentar-se com evolução reincidente ou arrastada até por 6 meses, mas que evoluem para cura sem deixar sequelas. Embora não evolua para forma crônica, a hepatite A pode desencadear múltiplas complicações. Já foi descrita uma forma colestática que pode demorar mais de 6 meses, caracterizada por prurido, diarreia, má absorção e perda de peso. Também foi demonstrado *rash* cutâneo incluindo urticária (Dollberg *et al.*, 1991), crioglobulinemia (Inman *et al.*, 1986), síndrome de Guillain-Barré (Chio e Bakir, 1992), meningoencefalite (Bromberg *et al.*, 1982), insuficiência renal (Chio e Bakir, 1992; Faust e Pimstone, 1996), síndrome de Reye (Duerksen *et al.*, 1997), hepatite autoimune (Vento *et al.*, 1991) e complicações hematológicas (Gundersen *et al.*, 1989) e cardiovasculares (Gordon *et al.*, 1989) associadas à infecção pelo HAV. As hepatites fulminantes não são problemas clínicos comuns, sendo caracterizadas por quadro ictérico mais grave com deterioração da função hepática, inércia e eventualmente encefalopatia e coma (Rakela *et al.*, 1985). Os casos fatais são de 0,15 morte por 1.000 casos, embora um estudo recente tenha mostrado uma taxa de mortalidade de 3,3 casos/1.000, sendo que 70% destes casos ocorreram em adultos com idade acima de 50 anos (Practices, 1999). Nos casos fulminantes, o transplante tem boa chance de ser bem-sucedido (Fagiuoli *et al.*, 1993), apesar de a maioria dos indivíduos se recuperar sem a necessidade desta intervenção, incluindo aqueles com grau mais elevado de encefalopatia hepática (Gust, 1992). A taxa de mortalidade pode ser maior nos casos de hepatite fulminante causada pelo HAV em pacientes coinfectados pelo HCV ou HBV (Vento *et al.*, 1998; Pramoolsinsap *et al.*, 1999). Desta forma, a ACIP (Practices, 1999; Myers *et al.*, 2000) recomenda a vacinação de todos os pacientes com hepatite crônica. No Brasil esta população também é considerada de alto risco e tem acesso à vacina de hepatite A pelo Programa Nacional de Imunização (PNI) nos centros de referência de imunização especiais (CRIE) em todos os estados.

As formas inaparentes ou anictéricas estão diretamente relacionadas com a idade do paciente, de maneira que, quanto maior o grupo etário, mais chance tem a infecção de se apresentar com maior gravidade. Em crianças com idade abaixo de 5 anos, apenas 10% apresentam sintomas clínicos definidos (Practices, 1999), enquanto no grupo etário de 6 a 14 anos esta taxa sobe para 40 a 50%, alcançando valores de 70 a 100% em adolescentes e adultos, ou seja, a maioria dos adultos que se infectam com o HAV apresentam a doença clínica.

O curso clínico normal da hepatite A apresenta um período de incubação de 15 a 50 dias, seguido de um período prodrômico de poucos dias, ou fase pré-ictérica, que precede o aparecimento dos sintomas e elevação das enzimas hepáticas. A sintomatologia da doença é caracterizada principalmente por febre, náuseas e vômitos, dor abdominal, cansaço, acompanhados dos sinais mais específicos como icterícia, fezes claras (acolia fecal) e urina escura (colúria) devido à excreção de pigmentos de bilirrubina.

Diagnóstico laboratorial

Durante a fase aguda da infecção pelo HAV, os níveis de aspartato aminotransferase (AST) e da alanina aminotransferase (ALT) no soro sobem abruptamente, alcançando valores de mais de 1.000 UI/ℓ, apesar de este nível nem sempre estar diretamente correlacionado com o grau da lesão hepática. Embora casos assintomáticos ou anictéricos possam ser identificados pela elevação das enzimas hepáticas, a apresentação clínica da hepatite A não pode ser distinguida da de outras infecções causadas por outros vírus que causam hepatite. A duração da doença pode variar de 3 a 4 semanas, tempo em que os níveis de enzimas hepáticas melhoram e normalizam na maioria dos pacientes.

A detecção dos marcadores sorológicos acompanha o curso da infecção pelo HAV (Figura 151.1 e Tabela 151.2). O isolamento primário do HAV não é utilizado no diagnóstico de rotina devido à grande dificuldade de sua propagação *in vitro* (Gaspar *et al.*, 1992; 1993). O método de escolha para o diagnóstico da hepatite aguda causada pelo HAV consiste na detecção de anticorpos da classe IgM, que podem ser observados logo no início dos sintomas clínicos e duram em média 3 meses em circulação. Ao mesmo tempo surgem os anticorpos da classe IgG, que elevam em título mais lentamente, atingindo valores máximos entre 3 e 4 meses. Os anticorpos IgG duram por toda a vida, conferindo imunidade contra reinfecção, embora sua concentração diminua ao longo do tempo.

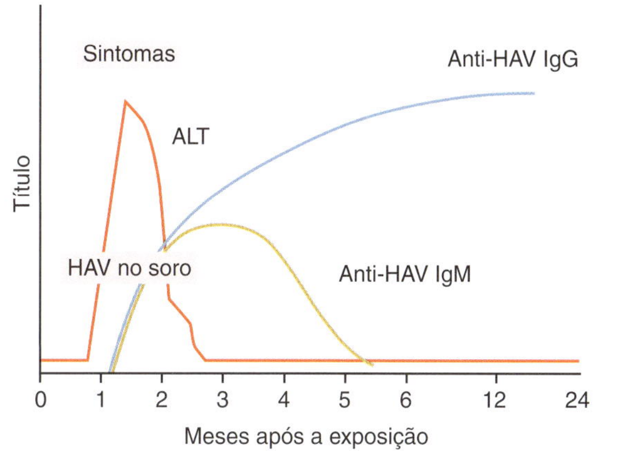

Figura 151.1 Cinética da evolução dos marcadores sorológicos na infecção pelo vírus da hepatite A.

Tabela 151.2 Marcadores sorológicos detectados no curso da infecção pelo vírus da hepatite A.

Anti-HAV IgM	É um marcador de infecção aguda Aparece em torno de 4 semanas após a exposição ao HAV Coincide com o aparecimento de sintomas e com níveis máximos de ALT Tem a duração média de 3 meses
Anti-HAV IgG	É detectado logo após o IgM É um anticorpo de longa duração, e sua presença indica exposição prévia ao HAV/imunidade
HAV-RNA	É um marcador de fase aguda Aparece antes do anti-HAV IgM Pode estar presente até 3 a 4 semanas após o início dos sintomas Nas formas reincidentes ou arrastadas pode ser detectado por até 6 meses após o início dos sintomas

Testes moleculares também podem ser utilizados para o diagnóstico precoce da hepatite A durante o período em que o anticorpo IgM anti-HAV ainda é indetectável, isto porque o início da fase virêmica normalmente precede a sintomatologia da doença e o aparecimento deste anticorpo. Nesta fase, a detecção do genoma RNA do HAV pode esclarecer a etiologia da doença, podendo ser demonstrado no soro por até 3 semanas (de Paula *et al.*, 2004).

Epidemiologia da hepatite A

Transmissão

A hepatite A é uma infecção essencialmente de transmissão fecal-oral. Condições sanitárias precárias de higiene facilitam a transmissão do vírus porque o HAV resiste por meses em ambiente aquático. A concentração do HAV em fluidos corporais é bastante elevada, principalmente nas fezes, por onde é eliminado no meio ambiente (cerca de 10^8 partículas virais/g). A transmissão do HAV por produtos derivados de sangue é rara mas já foi demonstrada (Robertson *et al.*, 1994). Surtos e casos esporádicos foram observados em pacientes hemofílicos que receberam fator VIII. Os métodos de inativação por solventes e detergentes usados para inativar envelopes virais, tais como do HIV, não são eficazes para inativação do HAV.

Alguns fatores de risco estão relacionados com infecção pelo HAV, como contato com pessoas infectadas, contato com crianças de creches, viagem para áreas endêmicas, uso de drogas injetáveis e a exposição ao HAV durante surtos causados por alimentos ou água contaminados.

Considerando os casos de hepatite A não notificados e as infecções assintomáticas, estima-se no mundo a ocorrência de mais de 1,5 milhão de casos/ano. Alguns fatores ambientais e relacionados com o HAV favorecem diretamente a disseminação do vírus, como a precariedade sanitária, a alta proporção de casos assintomáticos em crianças, o grande número de partículas virais eliminadas nas fezes e a estabilidade da partícula viral sob condições ambientais. Em instituições fechadas, principalmente envolvendo crianças, há uma chance maior de ocorrência de surtos de hepatite A devido ao grande número de formas assintomáticas e à dificuldade na higiene pessoal de crianças, que são importantes vetores para transmissão fecal-oral. Embora tenha sido documentada a transmissão por via sanguínea, a disseminação do HAV entre usuários de drogas injetáveis está mais associada às precárias condições de higiene e habitação deste grupo. Estudos prospectivos têm demonstrado incidência mais elevada da infecção pelo HAV em homens que fazem sexo com homens, entre os quais a transmissão está provavelmente relacionada com o contato oral-anal, embora esta via de transmissão possa ser também independente da orientação sexual (Jacobson *et al.*, 1985).

Hepatite A no mundo

A hepatite A apresenta uma distribuição mundial, com pelo menos três padrões epidemiológicos classificados de acordo com as condições socioeconômicas e sanitárias das diferentes regiões geográficas (Gust, 1992; Purcell *et al.*, 1994; Melnick, 1995). O primeiro padrão é apresentado pelos países com precárias condições sanitárias, onde a maioria das crianças se infecta nos primeiros anos de vida e desenvolve a forma assintomática da doença e acima de 10 anos a população é imune ao HAV em quase sua totalidade. No segundo padrão estão os países desenvolvidos, onde as barreiras ambientais impedem o contato com o vírus na infância, resultando em um grande número de adultos suscetíveis que podem se contaminar a qualquer exposição ao vírus, sendo a infecção sintomática mais frequente. O terceiro padrão acontece nos países em desenvolvimento nos quais estão sendo implementadas melhorias nas condições sanitárias. Nestas regiões vem ocorrendo um deslocamento da infecção pelo HAV para grupos etários mais elevados, como adolescentes e adultos, gerando um aumento na morbidade e na mortalidade da doença. Esta mudança na epidemiologia está resultando em um número cada vez maior de adultos suscetíveis, criando um grande potencial para ocorrência de surtos epidêmicos. Neste contexto, a introdução de esquemas de imunização ativa vem assumindo uma importância crescente (Lemon, 1997).

Hepatite A no Brasil

O Brasil é considerado um país de alta endemicidade de hepatite A. No entanto, a prevalência da infecção pelo HAV demonstrada pela frequência de anti-HAV tem apresentado variações, dependendo do nível de saneamento básico e socioeconômico da região. A partir da década de 1990, os estudos brasileiros de prevalência mostram mudança acentuada na epidemiologia da doença, principalmente nos grandes centros urbanos. Na Região Sudeste, a partir de um estudo retrospectivo, foi descrita em 1978 no Rio de Janeiro uma prevalência total de anti-HAV de 78% em crianças abaixo de 10 anos vivendo em condições precárias de saneamento e educação. Após 17 anos, demonstrou-se que em uma outra população de crianças da mesma faixa etária e situação econômica semelhante a prevalência de anti-HAV era de 20% (Vitral *et al.*, 1998). Em São Paulo, em 1985, foi descrita uma diferença significativa na prevalência de anti-HAV em dois centros urbanos, São Paulo e Campinas, de acordo com o nível socioeconômico, sendo observados valores de 40 e 20%, respectivamente, nas classes mais altas, e de 75 e 95% nas classes de nível mais baixo (Pannuti *et al.*, 1985; Pinho *et al.*, 1998).

Na Região Sul, estudos mostraram uma prevalência de 42% em crianças menores de 10 anos em 1996 e de 21% em 1999 na cidade de Porto Alegre (Clemens *et al.*, 2000; Ferreira *et al.*, 2002).

Na Região Norte, estudos de prevalência mostram a infecção pelo HAV em 92% da população da Boca do Acre (Bensabath *et al.*, 1987) e de 91,7% na região de Manaus, mesmo quase 20 anos depois (Clemens *et al.*, 2000). Na região Centro-Oeste, Goiânia, foi observada uma prevalência de anti-HAV de 70 e 87% em duas populações de crianças abaixo de 10 anos que eram menores de rua/na rua (Queiroz *et al.*, 1995) e de 86% em escolares na Amazônia Matogrossense (Assis *et al.*, 2002). No Nordeste, foi encontrada uma prevalência de 76% na população em geral (Clemens *et al.*, 2000). Estes dados demonstram uma certa diferença na implementação de programas de saneamento básico nas diferentes regiões brasileiras.

Controle e prevenção

Para prevenção da infecção pelo HAV são necessárias medidas de higiene e sanitárias, como a manutenção da qualidade da água de consumo da população. A infecção pelo HAV pela água de consumo ou por moluscos marinhos pode ser evitada pela inativação química ou térmica do HAV. Os anticorpos anti-HAV adquiridos por infecção natural ou pela vacina são eficientes para proteção contra uma reinfecção.

A imunização passiva pela administração de imunoglobulina (Ig) obtida de *pool* de soros humanos é usada para proteção de indivíduos após exposição ao vírus ou até mesmo antes de uma inevitável exposição em locais onde a hepatite A é endêmica (Winokur e Stapleton, 1992). Muitos estudos mostram que a imunização passiva não é efetiva para controle de surtos epidêmicos e que não deveria ser utilizada nestes casos (Shaw *et al.*, 1986; Koff, 2001). A proteção de indivíduos suscetíveis pela imunização ativa pode ser uma opção mais eficiente (McMahon *et al.*, 1996; Craig *et al.*, 1998). Estudos mostram que a imunização passiva com Ig no período pré-exposição ou logo após a exposição ao HAV apresenta 85 a 90% de chance de proteção contra a infecção pelo HAV (Winokur e Stapleton, 1992), enquanto quando administrada 1 ou 2 semanas pós-exposição pode reduzir a forma ictérica da doença, mas não necessariamente prevenir a infecção.

As vacinas de hepatite A são produzidas em cultura celular e inativadas pela formalina. Foram licenciadas no início da década de 1990 (Peetermans, 1992) e são altamente imunogênicas, sendo que mais de 90% dos indivíduos respondem com anticorpos específicos anti-HAV na 4ª à 8ª semana após a imunização com uma simples dose de vacina (Fujiyama *et al.*, 1997). A vacina é também efetiva em pacientes com doença hepática, alcançando soroconversão de até 95% após a administração de duas doses (Keeffe *et al.*, 1998). A duração desta proteção pode alcançar mais de 20 anos (Maiwald *et al.*, 1997; Wiedermann *et al.*, 1997). Os testes de imunogenicidade destas vacinas em áreas endêmicas demonstram um alto grau de eficácia na produção de anticorpos neutralizantes que previnem contra a doença (Binn *et al.*, 1986; Flehmig *et al.*, 1989; Wiedermann *et al.*, 1990; 1997; Werzberger *et al.*, 1992; Innis *et al.*, 1994). As vacinas inativadas são bem toleráveis, sendo um dos principais efeitos apenas a dor no local da injeção (Werzberger *et al.*, 1992). A vacinação nos EUA é indicada para os grupos de maior risco como os profissionais que trabalham em creches, indivíduos que viajam para áreas endêmicas, hemofílicos, manipuladores de alimentos, usuários de drogas injetáveis e homossexuais masculinos. Mas o efeito desta estratégia de vacinação na incidência de casos de hepatite A é pequeno porque estes grupos de risco são responsáveis por uma minoria de casos. Seria necessário um programa de vacinação universal de crianças para obter maior impacto na incidência da infecção pelo HAV. No entanto, o alto custo de produção destas vacinas inativadas e o nível moderado da morbidade associados à doença impedem maiores considerações sobre a adoção deste programa. Nos EUA é recomendada a vacinação em crianças nos estados onde a incidência de casos seja maior que 20 em 100.000 habitantes (Practices, 1999).

Vacinas combinadas de hepatite A e B são interessantes porque diminuem o número de injeções e o número de visitas aos postos, diminuindo com isto o custo da aplicação. Estudos experimentais da aplicação desta vacina combinada em indivíduos saudáveis no intervalo de 0, 1 e 6 meses mostram que 1 mês após administração da 3ª dose, 100% destes indivíduos apresentam anti-HAV e 99,3% têm títulos anti-HBs protetores (Van Damme *et al.*, 1996). Uma vacina de HAV atenuada está em desenvolvimento na China (Wang *et al.*, 2004); entretanto, as vacinas atenuadas não são indicadas para uso mais amplo, porque ainda não estão bem definidos os marcadores de atenuação nem os métodos estão padronizados para investigar a reversão da vacina a virulência (Cohen *et al.*, 1989; Sjogren *et al.*, 1992; Mao *et al.*, 1997). Existe também a possibilidade de produção de uma vacina recombinante com subunidades da partícula viral, que mostrou ser imunogênica em animais pequenos (Winokur *et al.*, 1991). No entanto, devido ao seu baixo potencial de imunogenicidade no homem, não parece ser capaz de substituir com eficiência a vacina inativada pela formalina.

Hepatite E

A hepatite E é uma doença viral infecciosa, autolimitada, com características clínicas de hepatite aguda similares àquelas observadas na hepatite A. O vírus da hepatite E (HEV), assim como o vírus da hepatite C (HCV), foi inicialmente classificado como um dos agentes responsáveis pelas hepatites não A, não B. Em alguns países em desenvolvimento, havia descrição de uma forma de hepatite epidêmica com todas as características epidemiológicas de transmissão entérica, mas de etiologia desconhecida. A primeira grande epidemia descrita de hepatite E ocorreu na Índia entre 1955 e 1956, envolvendo cerca de 29.000 casos, que teve como fonte de infecção, posteriormente documentada, uma contaminação fecal no principal suprimento de água de Nova Déli pelo HEV. Embora esta epidemia mostrasse características epidemiológicas similares às da infecção pelo HAV, o agente etiológico não pôde ser identificado (Khuroo, 1980). Essa identificação ocorreu muitos anos mais tarde, a partir de uma série de estudos que envolveram a transmissão experimental da infecção (Balayan *et al.*, 1983; Aggarwal e Krawczynski, 2000), a visualização de partículas virais por microscopia eletrônica em fezes de pacientes com hepatite E aguda e de macacos *Cynomolgus* experimentalmente infectados (Reyes *et al.*, 1990) e o sequenciamento completo do genoma (Reyes *et al.*, 1990). Finalmente, foram desenvolvidos testes sorológicos específicos e o HEV foi confirmado como o agente da epidemia de Nova Déli (Arankalle *et al.*, 1994).

Descrição do agente

O HEV é uma partícula esférica não envelopada de 27 a 34 nm de diâmetro. A classificação taxonômica deste vírus não está ainda estabelecida, sendo que o vírus está no momento classificado como *Hepatitis E-like virus,* sem definição certa de família (http://www.ncbi.nlm.nih.gov/ICTV).

O genoma do HEV é constituído de um RNA de fita simples e polaridade positiva, poliadenilado, com aproximadamente 7.500 nucleotídios (Yarbough, 1999) e três fases abertas de leitura (ORF) descontínuas e sobrepostas. A maior, ORF1, localiza-se na porção 5′ terminal e codifica para proteínas não estruturais responsáveis pela replicação do genoma viral e processamento de proteína (Tam *et al.*, 1991). Na extremidade 3′ encontra-se a ORF2, segunda em tamanho e que codifica para a síntese da principal proteína estrutural, o capsídio viral. A menor ORF (ORF3) sobrepõe-se às ORF1 e ORF2 e codifica para uma fosfoproteína, cuja função não é ainda conhecida (Tam *et al.*, 1991; Tsarev *et al.*, 1992). As proteínas expressas pelas ORF2 e ORF3 são altamente imunogênicas e vêm sendo utilizadas para o diagnóstico sorológico da hepatite E.

O HEV é relativamente lábil sob condições de laboratório e a desintegração do vírus pode ocorrer na presença de altas concentrações de sais e pelo processo de congelamento e descongelamento (Yarbough, 1999). Entretanto, como o HEV é um vírus disseminado pela via fecal-oral, deve sobreviver na natureza como também durante a passagem pelo ambiente ácido do estômago do hospedeiro (Harrison, 1999), embora o grau de resistência à inativação ainda não esteja bem estabelecido.

Os primeiros isolados de HEV são de casos ocorridos na região de Burma e na epidemia do México (Huang *et al.*, 1992), os quais, apesar de apresentarem grande similaridade na organização genômica (76%), são diferentes quando as sequências genômicas completas são comparadas. As regiões ORF1, ORF2 e ORF3 apresentam similaridade na sequência de aminoácidos de 83, 93 e 87%, respectivamente (Reyes *et al.*, 1990; Tam *et al.*, 1991; Huang *et al.*, 1992). Outros isolados foram obtidos no Paquistão, Índia e China, regiões estas consideradas endêmicas para o HEV. Estes isolados são similares ao isolado de Burma, apresentando um índice de similaridade de mais de 93% na sequência de nucleotídios ao longo do genoma (Tsarev *et al.*, 1992; Yin *et al.*, 1993).

A sequência genômica do HEV apresenta alto índice de similaridade em seus nucleotídios em amostras de HEV isoladas em um único surto. Por outro lado, amostras de HEV isoladas de regiões geográficas diferentes são geralmente mais divergentes, podendo apresentar um índice de similaridade de cerca de 76%. A diversidade geográfica do HEV está limitada à sequência nucleotídica, porque as sequências de aminoácidos nos diferentes genótipos do HEV são altamente conservadas, indicando a existência de apenas um sorotipo do vírus (Tsarev *et al.*, 1999). Testes de diagnóstico que utilizam a proteína de capsídio codificada pela ORF2 de uma determinada amostra de HEV são capazes de identificar a resposta humoral provocada por qualquer outro isolado de HEV, independentemente do genótipo infectante (Yarbough, 1999).

A análise filogenética do HEV mostra a existência de quatro genótipos, que se correlacionam com sua região geográfica de origem: Ásia-África, EUA e México (Schlauder *et al.*, 1999;

Tsarev *et al.*, 1999; Worm *et al.*, 2000). Com base no índice de similaridade de nucleotídios da região ORF2, os isolados classificados em um mesmo genótipo apresentam uma diferença menor do que 20%. *Genótipo I*: isolados de regiões endêmicas como Ásia e África, dentre as quais Burma, Nepal, Índia, Marrocos, Paquistão; *Genótipo II*: isolados do México e da Nigéria; *Genótipo III*: isolados de casos de hepatite E aguda nos EUA e de alguns países da Europa, como Itália, Grécia e Espanha. Pertencem também a este genótipo os isolados da Argentina e as amostras de HEV isoladas de suínos. Observou-se que amostras de HEV suínas apresentam grande identidade genética com as amostras de HEV humanas provenientes de uma mesma área; *Genótipo IV*: consiste em isolados de HEV da China recentemente identificados e os isolados da Indonésia (Wibawa *et al.*, 2004).

Doença clínica

A infecção causada pelo HEV pode variar de uma forma inaparente a uma hepatite aguda sintomática, sendo também observados casos de hepatite fulminante que podem ser fatais. Os sinais e sintomas da infecção aguda não podem ser distinguidos das outras hepatites causadas por outros vírus hepatotrópicos. Durante as epidemias, os principais sinais e sintomas observados na fase aguda da doença são: febre, icterícia, dor abdominal no quadrante superior direito, náuseas, vômitos e anorexia. Os pacientes ictéricos podem apresentar pele e esclera amarelada e urina escura (Khuroo, 1980; Wong *et al.*, 1980; Labrique *et al.*, 1999). O tempo estimado entre a exposição e o início dos sintomas pode variar de 15 a 60 dias, com média de 40 dias. Como a doença subclínica ou anictérica é comum em cerca de 50% dos indivíduos infectados, estes podem ser considerados reservatórios do vírus. Estes indivíduos eliminam o vírus durante as epidemias e também contribuem para as infecções esporádicas pela contaminação de água ou alimentos e por contato pessoal.

Enquanto a maioria dos pacientes infectados pelo HEV apresenta doença autolimitada, mulheres grávidas infectadas por este vírus podem desenvolver um quadro de falência hepática fulminante (FHF). A taxa de mortalidade da hepatite E, que na população em geral pode variar de 0,5 a 4%, em gestantes em áreas endêmicas pode alcançar valores de 10 a 40%, sendo que as taxas mais elevadas são em grávidas infectadas no terceiro trimestre da gravidez (Khuroo, 1980; Krawczynski, 1993; Labrique *et al.*, 1999). Um estudo recente mostra que a hepatite E é a principal causa de falência hepática em mulheres grávidas em áreas endêmicas (Jaiswal *et al.*, 2001). Além da possibilidade de óbito da mãe, mulheres grávidas com FHF induzida pela hepatite E podem apresentar aborto, morte do feto no útero, parto prematuro ou morte do bebê logo após o nascimento (Khuroo *et al.*, 1981).

Durante as epidemias, a taxa de incidência da hepatite E é maior em adultos jovens e adultos com idade superior a 40 anos do que em crianças (Viswanathan, 1957; Wong *et al.*, 1980). Entretanto, esta taxa de incidência é calculada em indivíduos que desenvolvem a doença clínica e não incluem os casos subclínicos. Em geral, a proporção de casos subclínicos para casos clínicos em infecções esporádicas é de 2:1 e em surtos de 7:1, como descrito em epidemia no Nepal (Clayson *et al.*, 1997; 1998).

Diagnóstico laboratorial

A elevação das aminotransferases e da bilirrubina pode ser observada entre os dias 38 e 120 pós-infecção (Chauhan *et al.*, 1993). O RNA viral pode ser detectado entre a 3ª e 7ª semanas pós-infecção. Os anticorpos tanto IgM quanto IgG são detectáveis entre 4 e 9 semanas pós-exposição, sendo que o anticorpo IgG permanece detectável por mais de 6 meses. Não é muito evidente que a presença do anticorpo IgG possa perdurar por tempo mais longo e proteger contra reinfecção, porque as grandes epidemias ocorrem em áreas com alta prevalência de anticorpos IgG anti-HEV (Figura 151.2 e Tabela 151.3).

Considerações sobre os testes sorológicos de diagnóstico

Como o HEV não se propaga em cultura celular *in vitro*, os testes sorológicos disponíveis para detecção de anticorpos anti-HEV utilizam antígenos recombinantes e peptídios sintéticos provenientes das regiões ORF2 e ORF3 (Yarbough *et al.*, 1991; Dawson *et al.*, 1992). Alguns estudos mostram que o uso de uma mistura de peptídios sintéticos representando a metade da região carboxiterminal da ORF2 e da região total da ORF3 ou da composição de um mosaico de proteínas expressas por estas regiões melhora a especificidade dos testes para detecção destes anticorpos (Purdy *et al.*, 1992; Favorov *et al.*, 1996; 2000). Partículas virais expressas em baculovírus podem também ser utilizadas para testes de diagnóstico com o mesmo padrão de qualidade (Li *et al.*, 2000).

Embora muitos estudos tenham se voltado para o desenvolvimento de testes sorológicos adequados para o diagnóstico da hepatite E, existem ainda controvérsias sobre a especificidade destes testes. Em áreas não endêmicas, os resultados

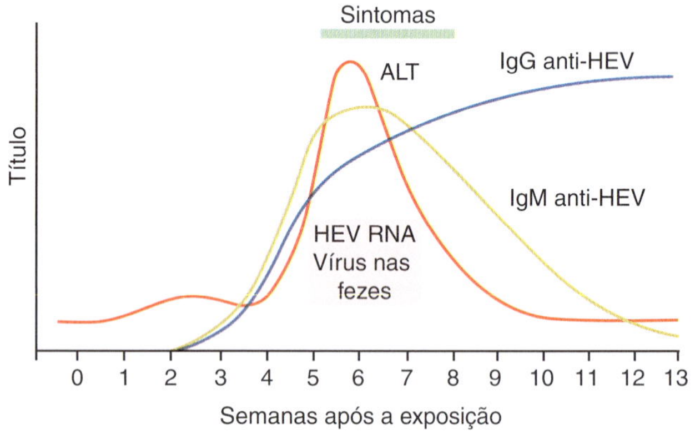

Figura 151.2 Cinética da evolução dos marcadores sorológicos verificados na infecção humana pelo vírus da hepatite E.

Tabela 151.3 Marcadores sorológicos detectados no curso da infecção pelo vírus da hepatite E.

Anti-HEV IgM	É um marcador de infecção aguda Aparece em torno de 4 a 9 semanas após a exposição ao HEV Coincide com o aparecimento dos sintomas e com níveis máximos de ALT Tem curta duração: 1 a 2 meses
Anti-HEV IgG	É detectado junto com o IgM É um anticorpo de duração mais longa (1 ano em média), e sua presença indica exposição prévia ao HEV Confere imunidade?
HEV-RNA	É um marcador de fase aguda Aparece antes do anti-HEV IgM Pode estar presente até 3 a 7 semanas após o início dos sintomas

positivos devem ser interpretados com cautela, sendo sempre necessário um teste confirmatório. A detecção do genoma do HEV pelo teste de RT-PCR (reação em cadeia da polimerase após transcrição reversa) poderá confirmar com maior segurança uma infecção aguda causada pelo HEV. O HEV-RNA pode ser detectado tanto nas fezes como no soro e bile por este método (Tsarev *et al.*, 1992; Chobe *et al.*, 1997; Aggarwal e McCaustland, 1998; Aggarwal e Krawczynski, 2000). A viremia dura aproximadamente 2 semanas, embora o genoma viral tenha sido detectado por períodos de até 112 dias após o aparecimento da icterícia e mesmo em crianças assintomáticas (Arora *et al.*, 1999).

Epidemiologia da hepatite E

Hepatite E no mundo

O HEV é transmitido principalmente pela via fecal-oral por veiculação hídrica, mas pode ser também transmitido por alimentos e, em alguns casos, pelo contato íntimo. A hepatite E apresenta um caráter endêmico em países tropicais e subtropicais com deficiências nas condições socioeconômicas e sanitárias. Epidemias de hepatite E têm ocorrido na Ásia (Burma, China, Repúblicas Centrais da antiga União Soviética, Índia, Indonésia, Nepal e Paquistão) e África (Argélia, Chad, Etiópia, Gana, Costa do Marfim, Marrocos, Senegal, Somália e Sudão). Nas Américas existe somente a descrição de uma epidemia ocorrida no México em 1986. Estas epidemias geralmente envolveram a contaminação fecal de suprimentos de água (Bradley *et al.*, 1992). Alguns surtos, como em Burma, Índia e Nepal, resultaram em milhares de casos de hepatite (Labrique *et al.*, 1999). Em regiões endêmicas, a hepatite E representa uma grande proporção dos casos esporádicos de hepatite viral aguda; na Índia, estes valores chegam a 50 a 60% (Aggarwal e Naik, 1997). Não foram relatadas outras epidemias de hepatite E na América Latina, exceto a do México, nem em países industrializados como Austrália, Canadá, países da Europa, Japão, Nova Zelândia e EUA. Em regiões não endêmicas como EUA, Inglaterra e Alemanha, vêm sendo observados casos agudos esporádicos de hepatite E especialmente em viajantes que retornam de áreas epidêmicas ou endêmicas (Bader *et al.*, 1991; Ooi *et al.*, 1999). Por outro lado foram também descritos casos de hepatite E aguda nos EUA em pacientes sem história de viagem para o exterior (Ooi *et al.*, 1999). Em ambos os casos, a fonte de infecção não foi identificada. Situações semelhantes foram descritas na Austrália, França, Grécia, Itália e Nova Zelândia (Tassopoulos *et al.*, 1994). A presença de casos esporádicos de hepatite E adquiridos nestes países indica que talvez o HEV esteja circulando em baixos níveis no ambiente.

Estudos de soroprevalência de anti-HEV IgG em doadores de sangue realizados fora das áreas epidêmicas indicam diferenças significativas entre países industrializados e não industrializados (Smith 2001). A prevalência de anti-HEV foi significativamente maior em países não industrializados como Bolívia, Chile, China, Egito, Arábia Saudita e Tailândia (7,2 a 24,5%, média de 15,2%) do que nos em países industrializados como Austrália, Alemanha, Grécia, Itália, Espanha, EUA e Suíça (0 a 3,3%, média de 1,2%). Não se sabe bem o real significado da soropositividade para HEV sem associação com doença fora das áreas epidêmicas. Uma possível explicação seria de que estes indivíduos desenvolveriam infecções subclínicas pela transmissão de um reservatório animal.

Com relação ao perfil da infecção pelo HEV nas Américas, além do surto ocorrido em 1986 no México (Velazquez *et al.*, 1990), recentemente dois casos de hepatite E aguda foram descritos na Argentina (Schlauder *et al.*, 2000). Estudos de soroprevalência indicam que talvez o HEV seja endêmico na Bolívia (Bartoloni *et al.*, 1999), Chile (Ibarra *et al.*, 1997; 2001), Cuba e México (Alvarez-Munoz *et al.*, 1999). Estudos semelhantes realizados na Venezuela e no Peru revelam que a presença da infecção pelo HEV ocorre entre 6 e 9% da população (Pujol *et al.*, 1994; Hyams *et al.*, 1996).

Hepatite E no Brasil

Embora ainda não tenham sido descritos surtos desta infecção no Brasil, é preocupante a possibilidade da disseminação deste vírus em nosso meio, tendo em vista as condições sanitárias deficientes em que vive uma boa parte da população. Estudos de soroprevalência de IgG anti-HEV realizados mostraram a presença deste anticorpo em diferentes grupos de populações brasileiras como doadores de sangue (4,3%), mulheres grávidas (1%), (Teles *et al.*, 1998), hemodialisados (6,2%), usuários de droga intravenosa (11,8%) e indivíduos moradores de área rural (2,1%). Entre os pacientes com hepatite aguda não A-C, foi demonstrada uma prevalência de 2,1% de IgG anti-HEV, um valor que não difere da população normal (Trinta *et al.*, 2001). Indivíduos moradores de uma comunidade da zona norte do Rio de Janeiro (Manguinhos) apresentaram uma prevalência de 2,4% de IgG anti-HEV (Santos *et al.*, 2002). Entretanto, como o teste utilizado detecta a presença de anticorpos relativos a imunidade passada, não é adequado para rastrearmos infecções recentes pelo HEV. A detecção de anti-HEV nas populações analisadas sugere que este vírus está circulando em nosso meio. Para confirmação serão necessários testes que detectem a presença do HEV em amostras clínicas. Embora alguns autores tenham descrito a presença de anticorpos em grupos populacionais do país, com valores de prevalência de anti-HEV de até 29%, em nenhum trabalho a presença da infecção foi confirmada pela detecção do vírus (Parana *et al.*, 1997; Souto *et al.*, 1997; Focaccia *et al.*, 1998). Esta confirmação está se mostrando necessária, uma vez que os testes sorológicos disponíveis para a detecção de anti-HEV não apresentam especificidade adequada para que a hepatite E seja diagnosticada com confiabilidade. Em relação à possibilidade da ocorrência de casos agudos esporádicos de hepatite E, é necessária uma vigilância nos pacientes que apresentam quadro clínico de hepatite aguda sem marcadores sorológicos para hepatite A, B e C, uma vez que a sorologia para hepatite E e testes moleculares como de RT-PCR para detecção do HEV-RNA não são realizados na rotina dos laboratórios de diagnóstico. Esta possibilidade pode ser investigada no Laboratório de Referência Nacional para Hepatites Virais (IOC-Fiocruz), que é responsável pelo esclarecimento de diagnóstico desta virose em nosso país. Segundo dados deste laboratório, os casos de hepatite aguda não A-C ainda representam mais de 20% dos casos encaminhados para esclarecimento de diagnóstico. No caso da hepatite E, a pesquisa do genoma viral para confirmação do diagnóstico se faz necessária, uma vez que foram descritos na literatura pacientes com hepatite aguda que apresentavam viremia e eliminação fecal do HEV sem que os anticorpos IgM anti-HEV fossem detectáveis (Clayson *et al.*, 1995).

Enquanto a água contaminada por fezes representa o principal veículo das epidemias de hepatite E, a forma de transmissão dos casos esporádicos ainda não está bem estabelecida. Há fortes evidências de que a hepatite E seja uma zoonose e de que estes casos sejam decorrentes do contato com animais hospedeiros infectados. A possibilidade de infecção a partir de animais reservatórios também tem sido correlacionada com a detecção de anticorpos IgG anti-HEV na população normal de áreas não endêmicas. Nestes casos, esta soropositividade seria decorrente de infecções subclínicas a partir destes animais. Anticorpos anti-HEV têm sido detectados em animais domésticos como bovinos, suínos, caprinos, caninos, roedores e aves, em prevalências variando de 9 a 80% de acordo com a espécie do animal, bem como nos indivíduos manipuladores destes animais domésticos (Vitral *et al.*, 2005). Dentre estas espécies de animais, os suínos parecem ser os mais relacionados como reservatórios de HEV e com a transmissão para o homem, tendo em vista o índice de similaridade genética de 98% verificada entre as cepas do HEV isoladas de suínos quando comparadas a cepas humanas deste vírus. Além disso, anticorpos anti-HEV foram detectados em porcos tanto de áreas endêmicas como de países não endêmicos, o que demonstra o fato de o HEV ser enzoonótico em porcos mesmo que o vírus não seja endêmico na população humana residente. Nosso grupo estudou a soroprevalência de anti-HEV em uma pequena amostragem de algumas espécies de animais domésticos e selvagens de áreas rurais do estado do Rio de Janeiro e detectamos a presença destes anticorpos em quase todas as espécies analisadas (27% suínos, 1,4% bovinos, 7% caninos, 20% galináceos). Em uma investigação da infecção pelo HEV pela pesquisa de anticorpos específicos em vários grupos etários de suínos e suas matrizes, constatamos uma curva da prevalência de anti-HEV característica de infecção de transmissão entérica. Todos os animais investigados ao nascer apresentavam anti-HEV, mostrando claramente a transmissão passiva destes anticorpos. A curva tem um declínio entre a 2ª e a 8ª semanas de vida e a prevalência vai gradualmente aumentando, sendo de 83,3% entre 15ª e 16ª semana e 97,3% entre os animais com idade acima de 25 semanas (Figura 151.3) (Vitral *et al.*, 2005). Estes dados sugerem que a infecção pelo HEV em suínos é bastante disseminada nesta região. Outros estudos estão sendo realizados para identificar genoma de HEV nos suínos, caracterizá-los geneticamente e estudar o risco de transmissão ao homem.

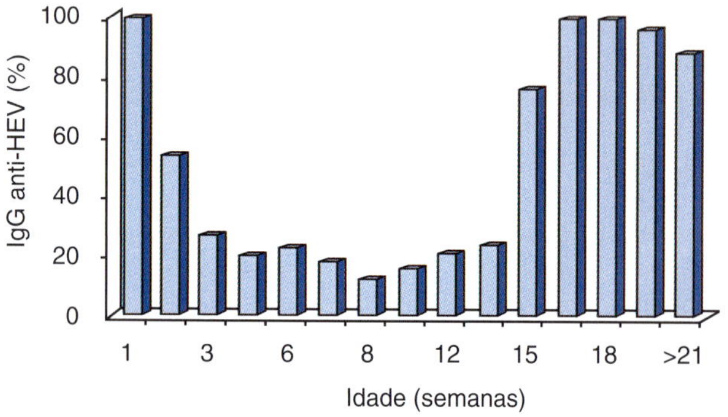

Figura 151.3 Prevalência de anticorpos IgG para o vírus da hepatite E em vários grupos etários de suínos de granjas comerciais do estado do Rio de Janeiro. Vitral *et al.*, 2005.

▸ Referências bibliográficas

Aggarwal R, Krawczynski K. Hepatitis E: an overview and recent advances in clinical and laboratory research. *J Gastroenterol Hepatol.* 15: 9-20, 2000.

Aggarwal R, McCaustland KA. Hepatitis E virus RNA detection in serum and feces specimens with the use of microspin columns. *J Virol Methods.* 74: 209-213, 1998.

Aggarwal R, Naik SR. Epidemiology of hepatitis E: past, present and future. *Trop Gastroenterol.* 18: 49-56, 1997.

Almeida JD, Waterson AP. Hepatitis B antigen – An incomplete history. *Am J Med Sci.* 270: 105-114, 1975.

Alter HJ, Holland PV, Purcell RH. The emerging pattern of post-transfusion hepatitis. *Am J Med Sci.* 270: 329-334, 1975.

Alvarez-Munoz MT, Torres J, Damasio L *et al.* Seroepidemiology of hepatitis E virus infection in Mexican subjects 1 to 29 years of age. *Arch Med Res.* 30: 251-254, 1999.

Arankalle VA, Chadha MS, Tsarev SA *et al.* Seroepidemiology of water-borne hepatitis in India and evidence for a third enterically-transmitted hepatitis agent. *Proc Natl Acad Sci USA.* 91: 3428-3432, 1994.

Arora NK, Panda SK, Nanda SK *et al.* Hepatitis E infection in children: study of an outbreak. *J Gastroenterol Hepatol.* 14: 572-577, 1999.

Assis SB, Souto FJ, Fontes CJ *et al.* Prevalence of hepatitis A and E virus infection in school children of an Amazonian municipality in Mato Grosso State. *Rev Soc Bras Med Trop.* 35: 155-158, 2002.

Bader TF, Krawczynski K, Polish LB *et al.* Hepatitis E in a U.S. traveler to Mexico. *N Engl J Med.* 325: 1659, 1991.

Balayan MS, Andjaparidze AG, Savinskaya SS *et al.* Evidence for a virus in non-A, non-B hepatitis transmitted via the fecal-oral route. *Intervirology.* 20: 23-31, 1983.

Baptista ML, Marchevsky RS, Oliveira AV *et al.* Histopathological and immunohistochemical studies of hepatitis A virus infection in marmoset *Callithrix jacchus*. *Exp Toxicol Pathol.* 45: 7-13, 1993.

Bartoloni A, Bartalesi F, Roselli M *et al.* Prevalence of antibodies against hepatitis A and E viruses among rural populations of the Chaco region, south-eastern Bolivia. *Trop Med Int Health.* 4: 596-601, 1999.

Bensabath G, Hadler SC, Soares MC *et al.* Epidemiologic and serologic studies of acute viral hepatitis in Brazil's Amazon Basin. *Bull PAHO.* 21: 16-27, 1987.

Binn LN, Bancroft WH, Lemon SM *et al.* Preparation of a prototype inactivated hepatitis A virus vaccine from infected cell cultures. *J Infect Dis.* 153: 749-756, 1986.

Bradley DW, Beach MJ, Purdy MA. Recent developments in the molecular cloning and characterization of hepatitis C and E viruses. *Microb Pathog.* 12: 391-398, 1992.

Bromberg K, Newhall DN, Peter G. Hepatitis A and meningoencephalitis. *JAMA.* 247: 815, 1982.

Brown EA, Day SP, Jansen RW *et al.* Genetic variability within the 5′ nontranslated region of hepatitis A virus RNA. Implications for secondary structure and function. *J Hepatol.* 13(Suppl. 4): S138-143, 1991.

Brown EA, Zajac AJ, Lemon SM. *In vitro* characterization of an internal ribosomal entry site (IRES) present within the 5′ nontranslated region of hepatitis A virus RNA: comparison with the IRES of encephalomyocarditis virus. *J Virol.* 68: 1066-1074, 1994.

Chauhan A, Jameel S, Dilawari JB *et al.* Hepatitis E virus transmission to a volunteer. *Lancet.* 341: 149-150, 1993.

Chio Jr. F, Bakir AA. Acute renal failure in hepatitis A. *Int J Artif Organs.* 15: 413-416, 1992.

Chobe LP, Chadha MS, Banerjee K *et al.* Detection of HEV RNA in faeces, by RT-PCR during the epidemics of hepatitis E in India (1976-1995). *J Viral Hepat.* 4: 129-133, 1997.

Choo QL, Kuo G, Weiner AJ *et al.* Isolation of a cDNA clone derived from a blood-borne non-A, non-B viral hepatitis genome. *Science.* 244: 359-362, 1989.

Clayson ET, Myint KS, Snitbhan R *et al.* Viremia, fecal shedding, and IgM and IgG responses in patients with hepatitis. *E J Infect Dis.* 172: 927-933, 1995.

Clayson ET, Shrestha MP, Vaughn DW *et al.* Rates of hepatitis E virus infection and disease among adolescents and adults in Kathmandu, Nepal. *J Infect Dis.* 176: 763-766, 1997.

Clayson ET, Vaughn DW, Innis BL *et al.* Association of hepatitis E virus with an outbreak of hepatitis at a military training camp in Nepal. *J Med Virol.* 54: 178-182, 1998.

Clemens SA, da Fonseca JC, Azevedo T *et al.* Hepatitis A and hepatitis B seroprevalence in 4 centers in Brazil. *Rev Soc Bras Med Trop.* 33: 1-10, 2000.

Cohen JI, Rosenblum B, Feinstone SM *et al.* Attenuation and cell culture adaptation of hepatitis A virus (HAV): a genetic analysis with HAV cDNA. *J Virol.* 63: 5364-5370, 1989.

Cohen JI, Ticehurst JR, Purcell RH *et al.* Complete nucleotide sequence of wild-type hepatitis A virus: comparison with different strains of hepatitis A virus and other picornaviruses. *J Virol.* 61: 50-59, 1987.

Craig AS, Sockwell DC, Schaffner W *et al.* Use of hepatitis A vaccine in a community-wide outbreak of hepatitis A. *Clin Infect Dis.* 27: 531-535, 1998.

Dane DS, Cameron CH, Briggs M. Virus-like particles in serum of patients with Australia-antigen-associated hepatitis. *Lancet.* 1: 695-698, 1970.

Dawson GJ, Chau KH, Cabal CM *et al.* Solid-phase enzyme-linked immunosorbent assay for hepatitis E virus IgG and IgM antibodies utilizing recombinant antigens and synthetic peptides. *J Virol Meth.* 38: 175-186, 1992.

De Paula VS, Villar LM, Morais LM *et al.* Detection of hepatitis A virus RNA in serum during the window period of infection. *J Clin Virol.* 29: 254-259, 2004.

Deinhardt F, Holmes AW, Capps RB *et al.* Studies on the transmission of human viral hepatitis to marmoset monkeys. I. Transmission of disease, serial passages, and description of liver lesions. *J Exp Med.* 125: 673-688, 1967.

Deka N, Sharma MD, Mukerjee R. Isolation of the novel agent from human stool samples that is associated with sporadic non-A, non-B hepatitis. *J Virol.* 68: 7810-7815, 1994.

Dollberg S, Berkun Y, Gross-Kieselstein E. Urticaria in patients with hepatitis A virus infection. *Pediatr Infect Dis.* J 10: 702-703, 1991.

Duerksen DR, Jewell LD, Mason AL *et al.* Coexistence of hepatitis A and adult Reye's syndrome. *Gut.* 41: 121-124, 1997.

Fagiuoli S, Shah G, Wright HI *et al.* Types, causes, and therapies of hepatitis occurring in liver transplant recipients. *Dig Dis Sci.* 38: 449-456, 1993.

Faust RL, Pimstone N. Acute renal failure associated with nonfulminant hepatitis A viral infection. *Am J Gastroenterol.* 91: 369-372, 1996.

Favorov MO, Khudyakov YE, Mast EE *et al.* IgM and IgG antibodies to hepatitis E virus (HEV) detected by an enzyme immunoassay based on an HEV-specific artificial recombinant mosaic protein. *J Med Virol.* 50: 50-58, 1996.

Favorov MO, Kosoy MY, Tsarev SA *et al.* Prevalence of antibody to hepatitis E virus among rodents in the United States. *J Infect Dis.* 181: 449-455, 2000.

Feinstone SM, Kapikian AZ, Purceli RH. Hepatitis A: detection by immune electron microscopy of a viruslike antigen associated with acute illness. *Science.* 182: 1026-1028, 1973.

Ferreira CT, Leite JC, Tanaguchi AN *et al.* Seroprevalence of hepatitis A antibodies in a group of normal and Down syndrome children in Porto Alegre, southern Brazil. *Braz J Infect Dis.* 6: 225-231, 2002.

Flehmig B, Heinricy U, Pfisterer M. Immunogenicity of a killed hepatitis A vaccine in seronegative volunteers. *Lancet.* 1: 1039-1041, 1989.

Focaccia R, da Conceição OJ, Sette Jr. H *et al.* Estimated prevalence of viral hepatitis in the general population of the municipality of São Paulo, measured by a serologic survey of a stratified, randomized and residence-based population. *Braz J Infect Dis.* 2: 269-284, 1998.

Fujiyama S, Odoh K, Tanaka M *et al.* Evaluation of the timing of the booster injection after a primary vaccination against hepatitis A. *J Gastroenterol Hepatol.* 12: 172-175, 1997.

Gaspar AM, Vitral CL, Yoshida CF *et al.* Fast growth of a Brazilian hepatitis A virus (HAF-203) in a primate cell line. *Braz J Med Biol Res.* 26: 203-206, 1993.

Gaspar AM, Vitral CL, Yoshida CF *et al.* Primary isolation of a Brazilian strain of hepatitis A virus (HAF-203) and growth in a primate cell line (FRhK-4). *Braz J Med Biol Res.* 25: 697-705, 1992.

Gordon SC, Patel AS, Veneri RJ *et al.* Acute type A hepatitis presenting with hypotension, bradycardia, and sinus arrest. *J Med Virol.* 28: 219-222, 1989.

Gundersen SG, Bjoerneklett A, Bruun JN. Severe erythroblastopenia and hemolytic anemia during a hepatitis A infection. *Scand J Infect Dis.* 21: 225-228, 1989.

Gust ID. Epidemiological patterns of hepatitis A in different parts of the world. *Vaccine.* 10(Suppl. 1): S56-58, 1992.

Harrison TJ. Hepatitis E virus – an update. *Liver.* 19: 171-176, 1999.

Huang CC, Nguyen D, Fernandez J *et al.* Molecular cloning and sequencing of the Mexico isolate of hepatitis E virus (HEV). *Virology.* 191: 550-558, 1992.

Hyams KC, Yarbough PO, Gray S *et al.* Hepatitis E virus infection in Peru. *Clin Infect Dis.* 22:719-720, 1996.

Ibarra H, Riedemann S, Reinhardt G *et al.* Prevalence of hepatitis E virus antibodies in blood donors and other population groups in southern Chile. *Rev Med Chil.* 125: 275-278, 1997.

Ibarra H, Riedemann S, Siegel F *et al.* Acute hepatitis caused by virus A, E and non A-E in Chilean adults. *Rev Med Chil.* 129: 523-530, 2001.

Inman RD, Hodge M, Johnston ME *et al.* Arthritis, vasculitis, and cryoglobulinemia associated with relapsing hepatitis A virus infection. *Ann Intern Med.* 105: 700-703, 1986.

Innis BL, Snitbhan R, Kunasol P *et al.* Protection against hepatitis A by an inactivated vaccine. *JAMA.* 271: 1328-1334, 1994.

Jacobson IM, Nath BJ, Dienstag JL. Relapsing viral hepatitis type. *AJ Med Virol.* 16: 163-169, 1985.

Jaiswal SP, Jain AK, Naik G *et al.* Viral hepatitis during pregnancy. *Int J Gynaecol Obstet.* 72: 103-108, 2001.

Keeffe EB, Iwarson S, McMahon BJ *et al.* Safety and immunogenicity of hepatitis A vaccine in patients with chronic liver disease. *Hepatology.* 27: 881-886, 1998.

Khuroo MS. Study of an epidemic of non-A, non-B hepatitis. Possibility of another human hepatitis virus distinct from post-transfusion non-A, non-B type. *Am J Med.* 68: 818-824, 1980.

Khuroo MS, Teli MR, Skidmore S *et al.* Incidence and severity of viral hepatitis in pregnancy. *Am J Med.* 70: 252-255, 1981.

Koff RS. Hepatitis vaccines. *Infect Dis Clin North Am.* 15: 83-95, 2001.

Krawczynski K. Hepatitis E. *Hepatology.* 17: 932-941, 1993.

Kuo G, Choo QL, Alter HJ *et al.* An assay for circulating antibodies to a major etiologic virus of human non-A, non-B hepatitis. *Science.* 244: 362-364, 1989.

Labrique AB, Thomas DL, Stoszek SK *et al.* Hepatitis E: an emerging infectious disease. *Epidemiol Rev.* 21: 162-179, 1999.

Lampe E, de Oliveira JM, Pereira JL *et al.* Hepatitis G virus (GBV-C) infection among Brazilian patients with chronic liver disease and blood donors. *Clin Diagn Virol.* 9: 1-7, 1998.

Lampe E, Saback FL, Yoshida CF *et al.* Infection with GB virus C/hepatitis G virus in Brazilian hemodialysis and hepatitis patients and asymptomatic individuals. *J Med Virol.* 52: 61-67, 1997.

Lemon SM. Type A viral hepatitis: epidemiology, diagnosis, and prevention. *Clin Chem.* 43: 1494-1499, 1997.

Li TC, Zhang J, Shinzawa H *et al.* Empty virus-like particle-based enzyme-linked immunosor-bent assay for antibodies to hepatitis E virus. *J Med Virol.* 62: 327-333, 2000.

MacCallum FO. 1971 International Symposium on Viral Hepatitis. Historical perspectives. *Can Med Assoc J.* 106 (Suppl): 423-426, 1972.

MacCallum FO. The natural history of long-incubation period hepatitis. *J Clin Pathol.* 6(Suppl.): 28-33, 1972.

Magnius LO. Characterization of a new antigen-antibody system associated with hepatitis B. *Clin Exp Immunol.* 20: 209-216, 1975.

Magnius LO, Lindholm A, Lundin P *et al.* A new antigen-antibody system. Clinical significance in long-term carriers of hepatitis B surface antigen. *JAMA.* 231: 356-359, 1975.

Maiwald H, Jilg W, Bock HL *et al.* Long-term persistence of anti-HAV antibodies following active immunization with hepatitis A vaccine. *Vaccine.* 15: 346-348, 1997.

Mao JS, Chai SA, Xie RY *et al.* Further evaluation of the safety and protective efficacy of live attenuated hepatitis A vaccine (H2-strain) in humans. *Vaccine.* 15: 944-947, 1997.

McMahon BJ, Beller M, Williams J *et al.* A program to control an outbreak of hepatitis A in Alaska by using an inactivated hepatitis A vaccine. *Arch Pediatr Adolesc Med.* 150: 733-739, 1996.

Melnick JL. History and epidemiology of hepatitis A virus. *J Infect Dis.* 171 (Suppl. 1): S2-8, 1995.

Moaven LD, Locarnini SA, Bowden DS *et al.* Hepatitis G virus and fulminant hepatic failure: evidence for transfusion-related infection. *J Hepatol.* 27: 613-619, 1997.

Myers RP, Gregor JC, Marotta PJ. The cost-effectiveness of hepatitis A vaccination in patients with chronic hepatitis C. *Hepatology.* 31: 834-839, 2000.

Niel C, de Oliveira JM, Ross RS *et al.* High prevalence of TT virus infection in Brazilian blood donors. *J Med Virol.* 57: 259-263, 1999.

Nishizawa T, Okamoto H, Konishi K *et al.* A novel DNA virus (TTV) associated with elevated transaminase levels in posttransfusion hepatitis of unknown etiology. *Biochem Biophys Res Commun.* 241: 92-97, 1997.

Nuesch JP, Weitz M, Siegl G. Proteins specifically binding to the 3′ untranslated region of hepatitis A virus RNA in persistently infected cells. *Arch Virol.* 128: 65-79, 1993.

Ooi WW, Gawoski JM, Yarbough PO *et al.* Hepatitis E seroconversion in United States travelers abroad. *Am J Trop Med Hyg.* 61: 822-824, 1999.

Pannuti CS, de Mendonça JS, Carvalho MJ *et al.* Hepatitis A antibodies in two socioeconomically distinct populations of São Paulo, Brazil. *Rev Inst Med Trop São Paulo.* 27: 162-164, 1985.

Parana R, Cotrim HP, Cortey-Boennec ML *et al.* Prevalence of hepatitis E virus IgG antibodies in patients from a referral unit of liver diseases in Salvador, Bahia, Brazil. *Am J Trop Med Hyg.* 57: 60-61, 1997.

Peetermans J. Production, quality control and characterization of an inactivated hepatitis A vaccine. *Vaccine.* 10(Suppl. 1): S99-101, 1992.

Pinho JR, Sumita LM, Moreira RC *et al.* Duality of patterns in hepatitis A epidemiology: a study involving two socioeconomically distinct populations in Campinas, São Paulo State, Brazil. *Rev Inst Med Trop São Paulo.* 40: 105-106, 1998.

Pinto MA, Marchevsky RS, Baptista ML *et al.* Experimental hepatitis A virus (HAV) infection in *Callithrix jacchus*: early detection of HAV antigen and viral fate. *Exp Toxicol Pathol.* 53: 413-420, 2002.

Practices ACoIPCoI. Prevention of hepatitis A through active or passive immunization: Recommendations of the Advisory Committee on Immunization Practices (ACIP). *MMWR Recomm Rep.* 48: 1-37, 1999.

Pramoolsinsap C, Poovorawan Y, Hirsch P *et al.* Acute, hepatitis-A superinfection in HBV carriers, or chronic liver disease related to HBV or HCV. *Ann Trop Med Parasitol.* 93: 745-751, 1999.

Provost PJ, Hilleman MR. Propagation of human hepatitis A virus in cell culture *in vitro*. *Proc Soc Exp Biol Med.* 160: 213-221, 1979.

Pujol FH, Favorov MO, Marcano T *et al.* Prevalence of antibodies against hepatitis E virus among urban and rural populations in Venezuela. *J Med Virol.* 42: 234-236, 1994.

Purcell RH, Mannucci PM, Gdovin S *et al.* Virology of the hepatitis A epidemic in Italy. *Vox Sang.* 67(Suppl. 4): 2-7, 1994.

Purdy MA, McCaustland KA, Krawczynski K *et al.* Expression of a hepatitis E virus (HEV)-trpE fusion protein containing epitopes recognized by antibodies in sera from human cases and experimentally infected primates. *Arch Virol.* 123: 335-349, 1992.
Queiroz DA, Cardoso DD, Martelli CM *et al.* Risk factors and prevalence of antibodies against hepatitis A virus (HAV) in children from day-care centers, in Goiania, Brazil. *Rev Inst Med Trop São Paulo.* 37: 427-433, 1995.
Rakela J, Lange SM, Ludwig J *et al.* Fulminant hepatitis: Mayo Clinic experience with 34 cases. *Mayo Clin Proc.* 60: 289-292, 1985.
Reyes GR, Purdy MA, Kim JP *et al.* Isolation of a cDNA from the virus responsible for enterically transmitted non-A, non-B hepatitis. *Science.* 247: 1335-1339, 1990.
Richardson LC, Evatt BL. Risk of hepatitis A virus infection in persons with hemophilia receiving plasma-derived products. *Transfus Med Rev.* 14: 64-73, 2000.
Rizzetto M, Canese MG, Arico S *et al.* Immunofluorescence detection of new antigen-antibody system (delta/antidelta) associated to hepatitis B virus in liver and in serum of HBsAg carriers. *Gut.* 18: 997-1003, 1977.
Robertson BH, Friedberg D, Normann A *et al.* Sequence variability of hepatitis A virus and factor VIII associated hepatitis A infections in hemophilia patients in Europe. An update. *Vox Sang.* 67(Suppl. 1): 39-45, 1994.
Santos DC, Souto FJ, Santos DR *et al.* Seroepidemiological markers of enterically transmitted viral hepatitis A and E in individuals living in a community located in the North Area of Rio de Janeiro, RJ, Brazil. *Mem Inst Oswaldo Cruz.* 97: 637-640, 2002.
Schlauder GG, Desai SM, Zanetti AR *et al.* Novel hepatitis E virus (HEV) isolates from Europe: evidence for additional genotypes of HEV. *J Med Virol.* 57: 243-251, 1999.
Schlauder GG, Frider B, Sookoian S *et al.* Identification of 2 novel isolates of hepatitis E virus in Argentina. *J Infect Dis.* 182: 294-297, 2000.
Shaw Jr. FE, Sudman JH, Smith SM *et al.* A community-wide epidemic of hepatitis A in Ohio. *Am J Epidemiol.* 123: 1057-1065, 1986.
Sjogren MH, Purcell RH, McKee K *et al.* Clinical and laboratory observations following oral or intramuscular administration of a live attenuated hepatitis A vaccine candidate. *Vaccine.* 10(Suppl. 1): S135-137, 1992.
Smith JL. A review of hepatitis E virus. *J Food Prot.* 64: 572-586, 2001.
Souto FJ, Fontes CJ, Parana R *et al.* Short report: further evidence for hepatitis E in the Brazilian Amazon. *Am J Trop Med Hyg.* 57: 149-150, 1997.
Tam AW, Smith MM, Guerra ME *et al.* Hepatitis E virus (HEV): molecular cloning and sequencing of the full-length viral genome. *Virology.* 185: 120-131, 1991.
Tassopoulos NC, Krawczynski K, Hatzakis A *et al.* Case report: role of hepatitis E virus in the etiology of community-acquired non-A, non-B hepatitis in Greece. *J Med Virol.* 42: 124-128, 1994.
Teles SA, Martins RM, Silva SA *et al.* Hepatitis B virus infection profile in central Brazilian hemodialysis population. *Rev Inst Med Trop São Paulo.* 40: 281-286, 1998.
Trinta KS, Liberto MI, de Paula VS *et al.* Hepatitis E virus infection in selected Brazilian populations. *Mem Inst Oswaldo Cruz.* 96: 25-29, 2001.
Tsarev SA, Binn LN, Gomatos PJ *et al.* Phylogenetic analysis of hepatitis E virus isolates from Egypt. *J Med Virol.* 57: 68-74, 1999.
Tsarev SA, Emerson SU, Reyes GR *et al.* Characterization of a prototype strain of hepatitis E virus. *Proc Natl Acad Sci USA.* 89: 559-563, 1992.
Umemura T, Yeo AE, Sottini A *et al.* SEN virus infection and its relationship to transfusion-associated hepatitis. *Hepatology.* 33: 1303-1311, 2001.
Van Damme P, Thoelen S, Cramm M *et al.* Safety and immunogenicity of a high-potency inactivated hepatitis A vaccine. *J Travel Med.* 3: 83-90, 1996.
Velazquez O, Stetler HC, Avila C *et al.* Epidemic transmission of enterically transmitted non-A, non-B hepatitis in Mexico, 1986-1987. *JAMA.* 263: 3281-3285, 1990.
Vento S, Garofano T, Di Perri G *et al.* Identification of hepatitis A virus as a trigger for autoimmune chronic hepatitis type 1 in susceptible individuals. *Lancet.* 337: 1183-1187, 1991.
Vento S, Garofano T, Renzini C *et al.* Fulminant hepatitis associated with hepatitis A virus superinfection in patients with chronic hepatitis C. *N Engl J Med.* 338: 286-290, 1998.
Viswanathan R. Epidemiology. *Indian J Med Res.* 45(Suppl.): 1-29, 1957.
Vitral CL, Marchevsky RS, Yoshida CF *et al.* Intragastric infection induced in marmosets (*Callithrix jacchus*) by a Brazilian hepatitis A virus (HAF-203). *Braz J Med Biol Res.* 28: 313-321, 1995.
Vitral CL, Pinto MA, Lewis-Ximenez LL *et al.* Serological evidence of hepatitis E virus infection in different animal species from the southeast of Brazil. *Mem Inst Oswaldo Cruz.* 2005.
Vitral CL, Yoshida CF, Lemos ER *et al.* Age-specific prevalence of antibodies to hepatitis A in children and adolescents from Rio de Janeiro, Brazil, 1978 and 1995. Relationship of prevalence to environmental factors. *Mem Inst Oswaldo Cruz.* 93: 1-5, 1998.
Wang XY, Xu Z, Yao X *et al.* Immune responses of anti-HAV in children vaccinated with live attenuated and inactivated hepatitis A vaccines. *Vaccine.* 22: 1941-1945, 2004.
Werzberger A, Mensch B, Kuter B *et al.* A controlled trial of a formalin-inactivated hepatitis A vaccine in healthy children. *N Engl J Med.* 327: 453-457, 1992.
Wibawa ID, Muljono DH, Suryadarma IG *et al.* Prevalence of antibodies to hepatitis E virus among apparently healthy humans and pigs in Bali, Indonesia: identification of a pig infected with a genotype 4 hepatitis E virus. *J Med Virol.* 73: 38-44, 2004.
Wiedermann G, Ambrosch F, Kollaritsch H *et al.* Safety and immunogenicity of an inactivated hepatitis A candidate vaccine in healthy adult volunteers. *Vaccine.* 8: 581-584, 1990.
Wiedermann G, Kundi M, Ambrosch F *et al.* Inactivated hepatitis A vaccine: long-term antibody persistence. *Vaccine.* 15: 612-615, 1997.
Winokur PL, McLinden JH, Stapleton JT. The hepatitis A virus polyprotein expressed by a recombinant vaccinia virus undergoes proteolytic processing and assembly into viruslike particles. *J Virol.* 65: 5029-5036, 1991.
Winokur PL, Stapleton JT. Immunoglobulin prophylaxis for hepatitis A. *Clin Infect Dis.* 14: 580-586, 1992.
Wong DC, Purcell RH, Sreenivasan MA *et al.* Epidemic and endemic hepatitis in India: evidence for a non-A, non-B hepatitis virus aetiology. *Lancet.* 2: 876-879, 1980.
Worm HC, Schlauder GG, Wurzer H *et al.* Identification of a novel variant of hepatitis E virus in Austria: sequence, phylogenetic and serological analysis. *J Gen Virol.* 81: 2885-2890, 2000.
Yarbough PO. Hepatitis E virus. Advances in HEV biology and HEV vaccine approaches. *Intervirology.* 42: 179-184, 1999.
Yarbough PO, Tam AW, Fry KE *et al.* Hepatitis E virus: identification of type-common epitopes. *J Virol.* 65: 5790-5797, 1991.
Yin S, Tsarev SA, Purcell RH *et al.* Partial sequence comparison of eight new Chinese strains of hepatitis E virus suggests the genome sequence is relatively stable. *J Med Virol.* 41: 230-241, 1993.

152 Hepatites de Transmissão Parenteral B, Delta e C

Clara Fumiko Tachibana Yoshida, Ana Maria Coimbra Gaspar, Lia Laura Lewis-Ximenez e Jaqueline Mendes de Oliveira

▸ Hepatite B

A infecção pelo HBV atinge um terço da população mundial sendo que 350 milhões apresentam a forma crônica da doença. No Brasil, estima-se que 1% da população esteja infectada pelo HBV e que 25% desta possa evoluir para formas graves. O desenvolvimento de vacinas contra hepatite B a partir da década de 1980 contribuiu para um controle mais efetivo da doença. A Organização Mundial da Saúde (OMS) recomendou em 1991 que todas as crianças fossem imunizadas. Na época, 116 países incluíram a vacinação nos programas de imunização infantil. A partir de 1998 o Brasil também incluiu esta vacina no Programa Nacional de Imunização Infantil (PNI) do Ministério da Saúde (MS). Além da ação preventiva, a vacina de hepatite B representa a primeira vacina a ser utilizada na prevenção do câncer (hepatocarcinoma celular).

▪ Descrição do agente

O vírus da hepatite B está classificado na família Hepadnaviridae, que abriga dois gêneros distintos, de acordo com a classe de animais que servem de hospedeiro: as aves (*Avihepadavirus*) e os mamíferos (*Orthohepadnavirus*). O vírus da hepatite B humano, pertence a este último, sendo denominado HBV (Robertson e Margolis, 2002). Morfologicamente, o vírus apresenta uma estrutura completa de 42 nm de diâmetro, apresentando um capsídio icosaédrico interno ou *core* de 27 nm de diâmetro, que abriga um DNA circular parcialmente duplo associado a uma enzima polimerase com atividade de transcriptase reversa. O envelope viral é constituído pelo antígeno de superfície do HBV ou HBsAg, o nucleocapsídio é composto pelo antígeno central HBcAg e o antígeno "e" ou HBeAg. Além das partículas completas, durante a replicação viral são produzidas em excesso inúmeras partículas incompletas destituídas de ácido nucleico, de formato esférico e tubular e medindo cerca de 22 nm de diâmetro e de comprimento variado.

O genoma do HBV é um dos menores entre os genomas de vírus que infectam o homem. Tem 3,2 kb de extensão e apresenta quatro fases de leitura sobrepostas, que correspondem às regiões pré-S/S, pré-C/C, P e X (Ganem e Varmus, 1987).

Na região pré-S/S do genoma estão incluídas as regiões pré-S1 e pré-S2 e S que apresentam três códons de iniciação na mesma fase de leitura e todas apresentam o mesmo códon de terminação. A região S dá origem à proteína S (HBsAg), a mais abundante e presente na superfície do vírus, a região pré-S2 dá origem à proteína M, intermediária, de função desconhecida e a região pré-S1 origina a proteína L, menos abundante que parece ter papel importante na ligação do vírus a receptores da célula hospedeira e também na montagem e liberação do vírion a partir da célula infectada (Bruss e Ganem, 1991).

A região pré-C/C do genoma possui dois códons de iniciação na mesma fase de leitura dando origem a duas proteínas com especificidades antigênicas distintas: o HBcAg e o HBeAg. O produto obtido da região C, o antígeno HBcAg, compõe o nucleocapsídio viral na forma de monômeros que se agrupam espontaneamente para formar uma partícula icosaédrica (Nassal e Schaller, 1996). Este antígeno não é detectado no soro e está presente apenas nos tecidos hepáticos de pacientes com hepatite aguda ou crônica. Do produto obtido da região pré-C origina uma proteína de 24 kDa, que após clivagem por proteinases celulares, dá origem ao HBeAg, proteína de 16 kDa, que é secretada para a corrente sanguínea (Takahashi *et al.*, 1983). O HBeAg não faz parte da estrutura viral, mas como é uma proteína produzida durante um estágio de replicação viral intensa sua presença está associada a infecciosidade.

A região P apresenta regiões sobrepostas a todas as demais fases de leitura englobando cerca de ¾ do genoma do HBV. Codifica a enzima com atividade multifuncional de polimerase, transcriptase reversa e RNAse H e está envolvida na síntese de DNA e na encapsidação do RNA viral. O gene X é traduzido na proteína HBx, cuja função não está totalmente conhecida, podendo estar envolvida na carcinogênese (Kim *et al.*, 1991; Seifer *et al.*, 1991; Rapicetta *et al.*, 2002; Robertson e Margolis, 2002).

▪ Mutantes de HBV

O HBV tem uma taxa de mutação 10 vezes maior que outros vírus de DNA; estas mutações podem ocorrer em qualquer parte do genoma, naturalmente ou por pressão seletiva decorrente de medidas profiláticas e terapêuticas. As mutações do HBV podem exercer efeito pequeno sobre uma proteína viral, mas podem ocasionar consequências graves sobretudo em genes sobrepostos nos quais se localiza a maioria das fases de leitura e na sequência regulatória e estrutural do genoma viral (Kay e Zoulim, 2007). Os mutantes mais comuns são: pré-core, promotores do core e YMDD. Estas mutações específicas foram identificadas no final da década de 1980, quando se observou um grande número de indivíduos infectados pelo HBV na região do Mediterrâneo com replicação viral intensa, mas sem o marcador sorológico HBeAg. Foram identificadas mutações específicas no genoma do HBV que impediam a formação do HBeAg (Carman *et al.*, 1989). A mutação mais comum é a substiuição de G pelo A no nucleotídio 1896 da região pré-core (mutante pré-core).

Uma segunda dupla de mutação envolve duas substituições de nucleotídios da região promotora do core, uma de A para T na posição 1762 e outra de G para A na posição 1764, que desregulam a produção do HBeAg (Okamoto *et al.*, 1994). Esses vírus mutantes podem causar hepatite aguda mais grave com maior chance de levar a casos fulminantes ou de rápida progressão para cirrose hepática nas infecções crônicas.

O mutante YMDD do HBV resulta da mutação específica no gene P na porção tirosina-metionina-aspartato-aspartato, que está associada à atividade de DNA polimerase e é causada por pressão seletiva pelo uso prolongado de antivirais análogos de nucleosídios como a lamivudina.

Uma outra mutação pode ser encontrada na região do gene S, e pode causar alterações no envelope viral (HBsAg) que impedem a neutralização por anticorpos anti-HBs desenvolvidos após a vacinação.

Variabilidade genética e antigênica

O antígeno de superfície do HBV possui um determinante *a* e quatro subdeterminantes mutuamente exclusivos *d/y* e *w/r*, que podem ser distinguidos por anticorpos específicos que reconhecem diferentes epítopos do HBsAg (Levene e Blumberg, 1969; Le Bouvier, 1971; Bancroft *et al.*, 1972). Estes determinantes são caracterizados por mutações pontuais no gene S que resultam em mudança de aminoácidos na proteína S nas posições 122 e 160, com troca de lisina pela arginina, determinando os subtipos d ou y e w ou r, respectivamente (Magnius e Norder, 1995). Outros subtipos do HBsAg foram posteriormente descritos (Courouce-Pauty *et al.*, 1983) passando a ser denominados: ayw1, ayw2, ayw4, ayr, adw2, adw4, adrq+, adrq.

Em relação à variabilidade genômica, já foram identificados oito genótipos do HBV denominados A a H e estão diferentemente distribuídos no mundo. Estes genótipos são caracterizados por uma diferença maior do que 8% na sequência de nucleotídios do genoma e análise filogenética (Magnius e Norder, 1995; Stuyver *et al.*, 2000; Kurbanov *et al.*, 2010). A relação entre os genótipos e subtipos e sua distribuição geográfica encontra-se na Tabela 152.1.

No Brasil, já foram identificados os subtipos adw2, adw4, ayw2, ayw3 em diferentes regiões e os genótipos A, D e F (Gaspar e Yoshida, 1987; Naumann *et al.*, 1993; Niel *et al.*, 1994; Araujo *et al.*, 2004; Mello *et al.*, 2007). Estudos prévios têm demonstrado que a determinação de subtipos e genótipos do HBV são ferramentas epidemiológicas úteis para a investigação de transmissão materno-infantil, intrafamiliar e para identificar fontes de disseminação do HBV em unidades de hemodiálise (Sung e Chen, 1978; Niel *et al.*, 1994; Teles *et al.*, 2002).

Tabela 152.1 Genótipos e subtipos do vírus da hepatite B e sua distribuição mundial.

Genótipo	Subtipo	Áreas geográficas de predominância
A	adw2, ayw1	Norte da Europa, América do Norte, Índia, África, Brasil
B	adw2, ayw1	Populações nativas do Sudoeste da Ásia, Brasil
C	adrq+, adrq-ayr	Ásia, Ilhas do Pacífico Sul
D	ayw2, ayw3, ayw4	Sul da Europa, oriente Médio, Índia, Brasil
E	ayw4, adw2	Oeste e Centro da África
F	adw4	Américas do Sul e Central
G	adw2	EUA e Europa
H	adw4	Populações ameríndias da América Central

Os genótipos B e C são prevalentes em regiões de alta endemicidade como os países asiáticos, onde a transmissão vertical e perinatal são importantes vias de disseminação do HBV. Os genótipos A, D, E, F e G são frequentemente encontrados em áreas onde a transmissão horizontal é a principal via de transmissão. Entretanto, estudos adicionais são necessários para confirmar esta hipótese de correlação entre o modo de transmissão com os genótipos do HBV (Kao *et al.*, 2002). Embora não haja um consenso sobre a virulência dos diferentes genótipos e subtipos do HBV, há evidências de diferentes perfis do quadro clínico decorrente das infecções por um dado genótipo. Em países onde coexistem os genótipos A e D, tem-se sugerido que infeções com genótipo A são mais propensas à infecção crônica do que infecções com genótipo D (Mayerat *et al.*, 1999). Entretanto, estudos na Espanha de acompanhamento da infecção por longo período demonstraram que pacientes com genótipo A quando comparados com aqueles infectados pelo genótipo D parecem ter uma chance maior de eliminação do HBV-DNA e remissão sustentada deste marcador após soroconversão do HBeAg; apresentam também um quadro histológico melhor (Sanchez-Tapias *et al.*, 2002). Pacientes com genótipo B quando comparados com pacientes do genótipo C fazem soroconversão do HBeAg precocemente, evoluindo com menor gravidade e melhor resposta à interferona (Kao *et al.*, 2002).

Doença clínica

A hepatite B é uma infecção viral do fígado com características clínicas bastante variáveis. A maioria dos indivíduos infectados não desenvolve sintomas, enquanto 25 a 35% manifestam sintomas que variam de brando e transitório a grave e prolongado. A taxa de sintomatologia depende da idade da infecção pelo HBV, sendo 5 a 10% em crianças entre 1 e 5 anos e aumenta para 33 a 50% em crianças acima de 5 anos e adultos (Mahoney, 1999). Pacientes adultos, em sua maioria, se recuperam completamente da infecção, embora uma pequena parcela possa desenvolver uma forma fulminante da doença seguida de óbito ou uma hepatite crônica com chance de evolução para cirrose e hepatocarcinoma.

Hepatite B aguda

O período de incubação da hepatite B varia de 4 semanas a 6 meses, com média de 60 a 90 dias. O aparecimento do quadro agudo com icterícia é geralmente insidioso. A fase prodrômica ou pré-ictérica é caracterizada pelos sintomas de mal-estar e febre, fadiga, mialgia, anorexia, náuseas e vômitos, que duram de 1 a 2 semanas e geralmente são observados em 80% dos pacientes. Perda de peso e dor no quadrante superior esquerdo associadas a hepatomegalia pode também acontecer (Pirovino, 1998). Já a fase ictérica é caracterizada pela presença de urina escura ou colúria e desenvolvimento da icterícia com pele, mucosas e esclerótida amareladas. Estes sintomas desaparecem depois de 1 a 3 meses, embora alguns pacientes relatem uma fadiga prolongada. Manifestações extra-hepáticas podem aparecer em 10 a 20% dos pacientes, a maioria devido a prováveis danos decorrentes da formação de imunocomplexos associados ao vírus, como doença semelhante à do soro, a poliarterite nodosa e a glomerulonefrite membranosa.

Os testes de função hepática são essenciais para o diagnóstico clínico da hepatite. Na fase aguda, os níveis de alanina e aspartato aminotransferase (ALT e AST) podem elevar-se a 10 vezes acima do limite normal; sendo a ALT mais elevada que a AST. Também aparecem alterações inespecíficas como elevação de bilirrubinas, fosfatase alcalina e discreta linfocitose.

O tempo de protrombina prolongado, melhor indicador de prognóstico, pode refletir uma potencial desestruturação da função hepática e predispor a um quadro hepático fulminante. Pode ocorrer em menos de 1% dos pacientes que fazem hepatite aguda com um nível elevado de ALT e resposta imune mais acentuada. Este quadro pode resultar em uma necrose maciça dos hepatócitos infectados levando a um rápido estabelecimento de encefalopatia seguido de falência múltipla dos órgãos. Geralmente a imunoglobulina M anti-HBc está quase sempre presente, embora HBsAg e HBeAg nem sempre sejam detectáveis (Tabela 152.2). O índice de mortalidade é alto e o único tratamento seria o transplante do fígado (O'Grady *et al.*, 1992).

Embora os eventos iniciais da infecção primária sejam desconhecidos, a lesão hepatocelular começa a partir do reconhecimento pelos linfóctitos T citotóxicos de complexos formados pelo HBcAg e proteínas de classe I do MHC, com indução de apoptose dos hepatócitos infectados. O recrutamento de células inflamatórias derivadas do hospedeiro como macrófagos, neutrófilos e outros linfócitos por parte de células T citotóxicas leva à formação de um foco necroinflamatório no fígado. Infiltrados dessas células inflamatórias são os responsáveis primários pela morte celular. Neste estágio, evidências clínicas da hepatite tornam-se aparentes com elevação de ALT. A produção de anticorpos específicos contra o vírus, faz reduzir a carga viral e controla a infecção nas células não infectadas (Hilleman, 2001). A resolução da infecção aguda pelo HBV é caracterizada pela presença de anticorpos antivirais e linfócitos T citotóxicos específicos. Apesar de os indivíduos curados apresentarem níveis elevados de anticorpos anti-HBs, traços de HBV-DNA no sangue periférico e no tecido hepático podem ser ainda detectados.

Tabela 152.2 Marcadores sorológicos pesquisados no diagnóstico da hepatite B aguda.

Marcador	Significado
HBsAg	É o primeiro marcador que aparece no curso de uma infecção pelo HBV. Na hepatite aguda, ele declina a níveis indetectáveis
Anti-HBc IgM	Marcador de infecção recente, encontrado no soro por cerca de meses após a infecção. Pode aparecer na infeccção crônica enquanto ocorrer reaplicação viral
Anti-HBc IgG	Marcador de longa duração, presente nas infecções agudas e crônicas. Representa contato prévio com o vírus
HBeAg	É liberado no soro durante a reaplicação viral, sendo indicativo de alta infecciosidade
HBV-DNA	Níveis de HBV-DNA durante a fase de reaplicação intensa do vírus em geral estão acima de 10^5 cópias/mℓ. Níveis abaixo de 10^3 cópias/mℓ podem ser detectados em qualquer fase da doença, mesmo na convalescença
Anti-HBe	Surge após o desaparecimento do HBeAg
Anti-HBs	É o único que confere imunideea ao HBV. Está no soro após o desaparecimento do HbsAg, sendo um indicador de cura e imunidade

Hepatite B crônica

Pacientes que mantêm o HBsAg por pelo menos 6 meses são considerados portadores crônicos (Mahoney, 1999) e provavelmente se manterão positivos para este marcador indefinidamente, embora alguns trabalhos relatem a cura espontânea após 12 anos de doença (Kato *et al.*, 2000).

Os sintomas da hepatite crônica são inespecíficos. Os pacientes podem ter uma pequena elevação das alanino-transferases e apresentar diferentes padrões quanto a presença dos marcadores sorológicos, como HBV-DNA e HBeAg/anti-HBe. A infecção crônica pelo HBV pode se apresentar com três diferentes formas: a primeira seria a da imunotolerância, mais frequente em crianças e adolescentes e pode ser de longa duração (10 a 30 anos) com alta concentração de DNA viral e positividade para HBeAg, sem no entanto apresentar doença hepática; a segunda seria o *clearance* imune, com soroconversão do HBeAg para anti-HBe, acompanhada por inflamação ativa e fibrose e níveis de ALT flutuantes; a terceira é chamado de residual, caracterizada por baixas concentrações de HBV-DNA, ausência de HBeAg, presença de anti-HBe e níveis normais de ALT, sem lesão hepática (Lai *et al.*, 2003) (Tabela 152.3).

A idade em que o indivíduo se infecta é um parâmetro importante para o desenvolvimento do curso clínico. Indivíduos que adquirem a infecção na adolescência ou quando adultos jovens não apresentam a forma de imunotolerância. A doença é transitória e vai diretamente para o *clearance* imune. Apresenta curta duração, e provavelmente tem melhor resposta a terapia imunomoduladora (Hoofnagle *et al.*, 1987). Indivíduos que adquirem a infecção durante o período perinatal ou na infância são em geral provenientes de áreas endêmicas como populações asiáticas e africanas. Estes pacientes com doença crônica e quando submetidos a uma terapia antiviral não apresentam boa resposta. A doença pode progredir mesmo após a soroconversão do HBeAg para anti-HBe e com baixa carga viral (Yuen e Lai, 2000). Estes casos são diferentes da regra, porque a maioria dos pacientes que são HBeAg positivos apresentam níveis de HBV-DNA acima de 10^5 cópias/mℓ e a maioria dos pacientes anti-HBe positivos valores abaixo (Chu e Lok, 2002). Desta maneira se torna difícil a definição segura do valor padrão de HBV-DNA indicativo de uma doença progressiva (Yuen *et al.*, 2003). Existem também os pacientes infectados com vírus mutantes da região pré-*core* ou da região *promoter* do core, que não apresentam

Tabela 152.3 Marcadores sorológicos pesquisados no acompanhamento de pacientes com hepatite B crônica.

HbsAg	Sua presença por mais de 6 meses é indicativa de hepatite crônica
HbeAg	Na infecção crônica, apresenta-se também enquanto ocorrer replicação viral
Anti-Hbe	Nas hepatites crônicas e assintomáticas, sua presença sugere redução ou não replicação viral. Indica melhora bioquímica e histológica
HBV-DNA quantitativo	Como o HBV-DNA pode ser detectado em qualquer fase da doença, para monitorar o tratamento é necessário utilizar o teste quantitativo

o HBeAg e que, no entanto, podem ter uma replicação viral intensa com a doença em atividade.

A histologia hepática pode ser avaliada utilizando o sistema de escores do grupo METAVIR, que descreve categorias bem definidas de atividade histológica (A0 = ausência de atividade, A1 = atividade discreta, A2 = atividade moderada e A3 = atividade grave e fibrose (F0 = ausência de fibrose, F1 = fibrose portal sem septos, F2 = fibrose portal com raros septos e F4 = cirrose).

De acordo com a expressão clínica e histológica da doença, a infecção crônica pode se caracterizar como: (a) hepatite B crônica, HBeAg-positiva – definida como doença inflamatória do fígado causada pela infecção persistente do HBV, tendo como critério diagnóstico a positividade do HBsAg por mais de 6 meses, quantidade de HBV-DNA no soro acima de 10^5 cópias/mℓ, elevação persistente ou intermitente das enzimas ALT/AST e biopsia hepática compatível com hepatite crônica com grau > 4 na classificação do METAVIR, subdivide-se em hepatite crônica HBeAg positiva e hepatite crônica HBeAg negativa; (b) hepatite B em portador assintomático – definida como infecção persistente do fígado normalmente desacompanhada de doença necroinflamatória, tendo como critério diagnóstico a positividade do marcador HBsAg por mais de 6 meses, ausência de HBeAg e positividade para anti-HBe, quantidade de HBV-DNA no soro abaixo de 10^5 cópias/mℓ, enzimas ALT/AST persistentemente normais e biopsia hepática com ausência de lesão significativa.

Apesar da clara relação entre a infecção persistente e o desenvolvimento de câncer hepático na hepatite B, os mecanismos ainda não estão totalmente esclarecidos. Evidências indicam que a expressão de proteínas virais com potencial oncogênico como a HBx ou por mecanismos relacionados com a habilidade de integrar o DNA viral ao genoma da célula hospedeira podem contribuir diretamente para o processo de transformação para o hepatocarcinoma (Rapicetta *et al.*, 2002). Outros autores sugerem que o HBV exerce apenas um efeito indireto na conversão maligna dos hepatócitos por meio da persistência da inflamação hepática, com presença de fatores de crescimento citocinas e a progressão de hepatite para cirrose por si só representa um fator de risco para o desenvolvimento do câncer (Ganem e Varmus, 1987; Ganem, 2001).

▪ Diagnóstico laboratorial

Os testes bioquímicos de rotina para avaliação da função hepática, especialmente os níveis séricos das aminotransferases (transaminases) ALT/TGO e AST/TGP, apesar de serem indicadores do dano do parênquima hepático, não são específicos para hepatites, embora indiquem um quadro agudo sintomático de hepatite viral. Durante este período o nível das aminotransferases se eleva de forma marcante (de 5 a 100 vezes acima do limite normal). Estas enzimas podem ser detectadas em concentrações crescentes a partir do final do período de incubação, alcançando valores máximos durante o período ictérico, para então gradualmente reverterem ao normal nos 2 meses seguintes em casos não complicados. A bilirrubina sérica também pode se elevar até 25 vezes acima do valor normal, dependendo da gravidade do caso, permanecendo próxima da normalidade em casos de hepatite anictérica.

Assim como nas outras hepatites virais o diagnóstico laboratorial por meio de testes sorológicos e moleculares específicos é fundamental para a definição do agente etiológico bem como para o acompanhamento da evolução do curso clínico do paciente. Podem ser detectados no soro seis marcadores que apresentam uma importância particular para o diagnóstico: HBsAg, HBeAg, anti-HBs, anti-HBe, anti-HBc e o HBV-DNA.

A hepatite B aguda se caracteriza pelo aparecimento do HBsAg no sangue de 1 a 2 meses após a infecção e alcança seu título máximo um pouco antes do aparecimento dos sintomas para então progressivamente desaparecer juntamente com a normalização nos níveis das transaminases. O HBeAg pode ser detectado simultaneamente ou logo após o aparecimento do HBsAg, embora desapareça mais rápido. A alta concentração de vírions infecciosos no sangue durante o período de detecção do HBeAg faz com que a presença deste marcador esteja diretamente relacionada com a infecciosidade. Os anticorpos formados contra o antígeno de nucleocapsídio HBcAg são os primeiros a serem detectados; níveis elevados de anti-HBc IgM aparecem com a subida da ALT e declinam ao longo de 6 meses enquanto o anti-HBc IgG permanece detectável por toda a vida, independentemente da evolução para a recuperação ou cronicidade. Na fase de convalescença observa-se a soroconversão do HBeAg para o anti-HBe, bem como o desaparecimento do HBsAg e aparecimento do anti-HBs, fato este relacionado com a cura da doença (Figura 152.1 e Tabela 152.4).

A hepatite B crônica se caracteriza pela persistência do HBsAg por mais de 6 meses, embora frequentemente por anos ou mesmo por toda a vida. O HBsAg pode ser detectado na presença de HBeAg ou anti-HBe. A soroconversão do HBeAg para o anti-HBe é bom prognóstico para os portadores crônicos, uma vez que ela é normalmente acompanhada de evidências bioquímicas e/ou clínicas de hepatite, seguida de normalização das enzimas hepáticas e remissão da doença (Figura 152.2).

Na interpretação do resultado da pesquisa de marcadores sorológicos para hepatite B, o principal marcador a ser inicialmente avaliado é o HBsAg, cuja detecção indica infecção corrente pelo HBV, seja ela aguda ou crônica. O melhor marcador para diferenciar uma infecção aguda de uma crônica é o anti-HBc IgM, pois este anticorpo é normalmente detectado somente em infecções agudas pelo HBV. A detecção de anti-HBc e anti-HBs em uma amostra HBsAg-negativa representa um quadro de infecção passada, com consequente imunidade ao HBV (Tabela 152.5).

O desenvolvimento de técnicas moleculares para o HBV tem sido de muita utilidade no diagnóstico da hepatite B,

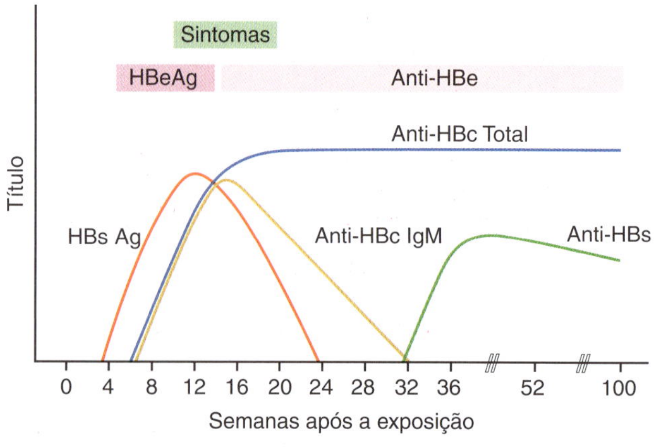

Figura 152.1 Cinética de evolução dos marcadores sorológicos na fase aguda da infecção pelo vírus da hepatite B.

Tabela 152.4 Perfis sorológicos atípicos que podem ser encontrados no curso da infecção pelo vírus da hepatite B (Badur e Akgun, 2001).

HbsAg isolado	No período de incubação antes do aparecimento dos outros marcadores Em reações falso-positivas Em pacientes imunotolerantes ao antígeno HBc Nas infecções causadas por mutante HBV2 que são HbcAg não respondedores ou causadas por mutantes da região pré-core Quando o anti-HBc está complexado com excesso de antígeno HBc
Anti-HBc isolado	No período de janela imunológica quando anti-Hbe/anti-HBs ainda não apareceram Em reações falso-positivas Como anticorpos passivos Em amostras com baixos títulos de HbsAg ou com HbsAg + anti-HBs imunocomplexados Nas superinfecções com outros vírus de hepatite Nas hepatites fulminantes Em indivíduos imunocompetentes
Anti-HBs isolado	Em indivíduos vacinados Como anticorpos passivos Em indivíduos não respondedores de anti-HBc
HbsAg e anti-HBs simultâneo	Em amostras nas quais os imunocomplexos são rompidos Em indivíduos que apresentam uma nova infecção com HBV com um mutante no determinante "a" do HbsAg Nos indivíduos com alterações no estado imunológico Por algum problema no teste utilizado ou mesmo do estado de conservação das amostras

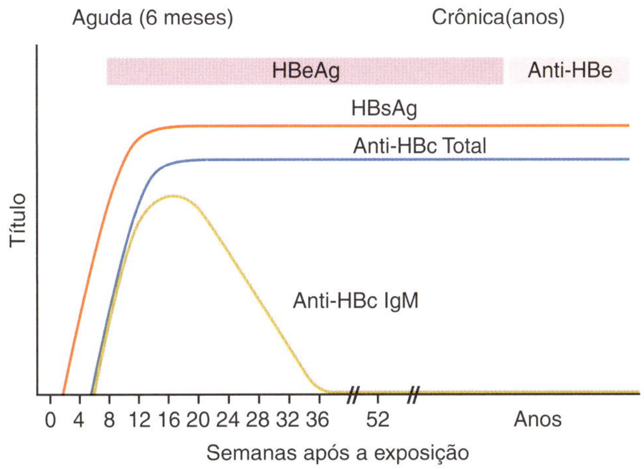

Figura 152.2 Cinética de evolução dos marcadores sorológicos na fase crônica da infecção pelo vírus da hepatite B.

sobretudo no monitoramento do tratamento da doença crônica. O HBV-DNA pode ser detectado no soro antes das alterações das enzimas hepáticas e persiste durante o curso das hepatites aguda e crônica. A técnica mais convencional para detecção do HBV-DNA é a hibridização, normalmente pelo método bDNA (amplificação do sinal de hibridização) que detecta de 2×10^3 a 10^8 cópias/mℓ de HBV-DNA. A técnica de PCR quantitativa, de amplificação do ácido nucleico é mais sensível, com limite de detecção variando de 2×10^2 a 10^5 cópias/mℓ, e a PCR em tempo real que, além da rapidez e exatidão na sua execução, tem sensibilidade um pouco maior, com linearidade na detecção na faixa de $1{,}7 \times 10^2$ a $6{,}4 \times 10^8$ cópias/mℓ (Kessler, 2005).

De acordo com o padrão de referência internacional definido pelo NIBSC (National Institute for Biological Standards and Control, UK), 1 unidade internacional corresponde a 5,26 cópias/mℓ, sendo o valor de conversão para amplificação em tempo real de 5,82 cópias/mℓ.

Tabela 152.5 Interpretação dos testes sorológicos da hepatite B.

Interpretação	HBsAg	HBeAg	Anti-HBc IgM	Anti-HBc IgC	Anti-HBe	Anti-HBs
Suscetível	−	−	−	−	−	−
Período de incubação	+	±	−	−	−	−
Fase aguda	+	+	+	±	−	−
Fase aguda final	+	−/+	±	+	−/+	−
Fase convalescente recente	−	−	−/+	+	+	−
Fase convalescente	−	−	−	+	+	−
Fase crônica (HbeAg+)	+	+	−	+	−	−
Fase crônica (anti-Hbe+)	+	−	−	+	+	−
Cura, imunidade pós-infecção	−	−	−	+	−	+
Imunidade pós-vacinação	−	−	−	−	−	+

A detecção do HBV-DNA deve ser utilizada para o esclarecimento de situações em que a sorologia é negativa para o HBsAg como:

- Em amostras de soro de doadores com sorologia negativa para o HBsAg suspeita de causar hepatite B pós-transfusional no receptor
- Em casos de cirrose ou carcinoma hepático com sorologia negativa para o HBsAg
- Em indivíduos com hepatite crônica causada por HBV mutante da região S, que apresentam sorologia negativa para o HBsAg
- Em amostras de soro HBeAg negativa e anti-HBe positiva com ALT alterada, perfil verificado no caso de mutantes HBV da região pré-core.

Como níveis muito baixos de DNA ($< 10^5$) podem persistir por muitos anos após a recuperação de uma hepatite aguda pelo HBV, a detecção qualitativa do HBV-DNA necessariamente não significa patogenicidade e indicação de tratamento. Embora este método seja sensível, não tem valor preditivo clínico já que baixas quantidades de DNA podem ser encontradas em pacientes sem nenhum sinal clínico de replicação viral.

Para monitorar o tratamento da hepatite B crônica com fármacos antivirais é necessária a quantificação do DNA. Segundo Chu *et al.* (2002) esta observação levanta as seguintes questões:

- Qual o nível de HBV-DNA associado a doença progressiva do fígado?
- Qual o nível de HBV-DNA indicado para o tratamento?
- Qual o nível de HBV-DNA que assegura uma resposta virológica sustentada?

O nível de 10^5 cópias/mℓ foi proposto como um valor de referência (*cut-off*) pelo Consenso NIH/2000 para diferenciar hepatite B crônica ativa de um portador assintomático.

Epidemiologia da hepatite B no mundo

▸ **Transmissão.** A transmissão do vírus da hepatite B se faz por via parenteral percutânea ou permucosa por intermédio de sangue ou fluidos orgânicos de pessoas portadoras do vírus, seja na fase aguda ou crônica. A concentração do vírus é maior no sangue e exsudatos; moderada no sêmen, fluido vaginal e saliva e em quantidade pequena ou não detectável na urina, fezes, lágrimas, suor e leite materno.

O modo de transmissão do HBV está associado ao padrão de endemicidade da infecção. Em áreas de alta endemicidade, a infecção pelo HBV ocorre normalmente por via perinatal ou é adquirida durante os anos pré-escolares (Stevens *et al.*, 1975; Coursaget *et al.*, 1987; Alter *et al.*, 1990). Em áreas de endemicidade intermediária, as formas mais comuns de transmissão do vírus são as vias perinatal ou horizontal enquanto a atividade sexual sem preservativo e o uso de drogas intravenosas entre adolescentes e adultos representam as principais formas de disseminação do vírus em áreas de baixa endemicidade (Stevens *et al.*, 1985). A via de transmissão do HBV apresenta importante implicação clínica, uma vez que existe alta probabilidade de desenvolver hepatite B crônica caso a infecção seja adquirida nos primeiros anos de vida.

A alta frequência de transmissão perinatal em áreas endêmicas está provavelmente relacionada com a alta prevalência (40 a 50%) de mulheres HBeAg-positivas em idade fértil. A taxa de infecção pelo HBV entre crianças nascidas de mães HBeAg-positivas chega a 90% (Stevens *et al.*, 1975), caindo para 32% entre crianças nascidas de mães HBeAg-negativas (Alter *et al.*, 1990; Maynard 1990). Estudos mais recentes têm demonstrado que o nível de HBV-DNA no soro se correlaciona melhor com o risco de transmissão. A transmissão vertical do HBV ocorre normalmente durante ou após o parto. A vacinação neonatal tem alta eficácia protetora (95%) e a passagem transplacentária do HBV é muito rara.

Em áreas endêmicas, as crianças podem adquirir a infecção pelo HBV pela transmissão horizontal do vírus, por meio de pequenas lesões na pele ou mucosas ou contato íntimo com outras crianças. Além disso, o HBV pode sobreviver fora do corpo em superfícies por um período prolongado, o que possibilita a transmissão por objetos, especialmente cortantes, compartilhados por membros da família, como escovas de dente, pinças, tesouras, lâminas ou mesmo brinquedos. Certas práticas como acupuntura, tatuagem e *piercing* também têm sido associadas à transmissão da hepatite B. O uso inadequado de materiais perfurocortantes, normalmente seringas, representa um importante problema de saúde pública, particularmente nos países em desenvolvimento. Agulhas contaminadas causam de 8 a 16 milhões de infecções pelo HBV a cada ano, números expressivamente maiores quando comparados com outros vírus parenteralmente transmitidos (2,3 a 4,7 milhões de infecções pelo HCV; e 80.000 a 160.000 infecções pelo HIV).

A transmissão sexual permanece como a principal via de disseminação do HBV nas áreas de baixa endemicidade (Gerberding, 1996). Estima-se que nos EUA mais de 50% dos casos de hepatite B aguda sejam adquiridos por contato sexual. A transmissão sexual da hepatite B pode ser prevenida pela vacinação de cônjuges e parceiros sexuais de indivíduos portadores do vírus, como também pelo uso de preservativos em indivíduos que não tenham parceiros sexuais estáveis.

O HBV é o vírus mais comumente transmitido pelo sangue entre profissionais da área de saúde (Lai *et al.*, 2003), especialmente cirurgiões, patologistas e indivíduos que trabalham em unidades de hemodiálise e de oncologia. A transmissão geralmente ocorre de paciente para paciente ou de paciente para o profissional de saúde por meio de instrumentos contaminados ou acidentes perfurocortantes. No caso da contaminação do profissional de saúde, a transmissão resulta normalmente de práticas inadequadas de injeção, que geralmente podem ser evitadas pela adoção de métodos de prevenção universal.

A transmissão nosocomial pode ser prevenida pela triagem de sangue e produtos de sangue, uso de agulhas descartáveis e equipamentos apropriados, esterilização apropriada de instrumentos cirúrgicos e vacinação de trabalhadores de saúde.

A incidência de hepatite B relacionada com a transfusão sanguínea diminuiu significativamente após a introdução das medidas de controle em bancos de sangue na década de 1980, pela exclusão de doadores de sangue pagos e a triagem obrigatória do sangue para HBsAg.

A hepatite B oculta vem sendo discutida e considerada ao longo das últimas décadas, como sendo um tema de relevância clínica e virológica. É definida como casos em que o HBV-DNA é detectado no fígado, na presença ou ausência de HBV-DNA no soro de indivíduos HBsAg não reagentes. A quantidade de HBV-DNA, quando detectado, geralmente é muito baixa, com menos de 200 cópias/mℓ. Recentemente o tema foi extensivamente discutido por um grupo de especialistas, quanto aos aspectos virológicos, imunológicos, assim como a epidemiologia e risco de transmissão (Raimondo *et al.*, 2008).

Tabela 152.6 Padrões epidemiológicos de transmissão da infeccção pelo vírus da hepatite B no mundo.

Prevalência do HBV	Regiões	População global	Risco de infecção	Grupo de risco
Alta > 8%	Ásia e África, Oriente Médio, Alasca, maioria das Ilhas Britânicas e na Bacia Amazônica da América do Sul	45%	> 60%	Recém-nascidos e crianças
Intermediária 2 a 8%	Europa Oriental e Mediterrâneo, parte da América do Sul, Oriente Médio e Rússia	43%	20 a 60%	Todas as idades, crianças, adolescentes e adultos
Baixa < 2%	América do Norte, oeste da América do Sul, Austrália, Europa Ocidental	12%	< 20%	Adultos de grupo de risco definidos

A OMS estima em aproximadamente 2 bilhões o número de indivíduos que tiveram contato com o vírus da hepatite B em alguma fase da vida. Destes, 350 milhões são portadores crônicos do vírus, dos quais 2 milhões estão no Brasil.

Dados dos Centers for Disease Control and Prevention (CDC) mostram que 45% da população mundial vivem em áreas de elevada endemicidade para o HBV (HBsAg $\geq$ 8%), isto é, na Ásia, África, Oriente Médio, Alasca, Ilhas Britânicas e Bacia Amazônica. Nestas, reside quase a metade da população de portadores do HBV, sendo o risco de contrair esta infecção durante a vida superior a 60% (Tabela 152.6). A maioria dos indivíduos adquire hepatite B logo após o nascimento ou na infância, o que aumenta a possibilidade de desenvolverem doença hepática crônica e, consequentemente, câncer de fígado mais tardiamente (Chang *et al.*, 1995; Oliveira *et al.*, 1999; Pebody *et al.*, 1999; Christensen *et al.*, 2001).

Em áreas de endemicidade intermediária, onde a prevalência de portadores do HBsAg varia de 2 a 7%, o risco de infecção pelo HBV varia de 20 a 60% e acomete indivíduos de todas as faixas etárias. Tais áreas incluem regiões da Europa Oriental e Mediterrâneo, parte da América do Sul, Oriente Médio e Rússia, onde a hepatite B aguda geralmente é sintomática, ocorrendo, principalmente, em adolescentes e adultos.

América do Norte, oeste da América do Sul, Austrália e Europa Ocidental são consideradas regiões de baixa prevalência para o HBV (HBsAg < 2%). O risco de hepatite B é menor que 20%, sendo a transmissão dependente de características comportamentais como uso de drogas ilícitas (Oliveira *et al.*, 1999) e promiscuidade sexual (Guidelines, 2001), além de outros fatores como transfusão sanguínea, cirurgia ou outros procedimentos invasivos (Sagliocca *et al.*, 1997; Teles *et al.*, 1998; Petrosillo *et al.*, 2000; Mele *et al.*, 2001) e acidentes com materiais perfurocortantes contaminados com sangue (Nguyen *et al.*, 2003). A Tabela 152.6 mostra os padrões de infecção do HBV no mundo.

Epidemiologia da hepatite B no Brasil

O Brasil, embora considerado uma área de endemicidade intermediária, apresenta índices variáveis de prevalência para infecção pelo HBV nas diferentes regiões do país e, até mesmo, dentro de um mesmo estado (Tanaka, 2000). Um estudo de base populacional realizado em duas regiões brasileiras, Nordeste e Centro-Oeste, mostrou índices de positividade para o HBV, determinados pela presença do anti-HBC, na população não vacinada de 8,1 a 9,8% (Pereira *et al.*, 2009). Já no Sudeste e Nordeste a prevalência foi de 5,5 e 1,2%, respectivamente (Clemens *et al.* 2000).

Na Amazônia brasileira, o padrão epidemiológico das infecções pelo HBV não é uniforme em toda a região. Há que se levar em consideração peculiaridades epidemiológicas nas diferentes áreas da Amazônia, associadas à diversidade ambiental, cultural, étnica e genética. De um modo geral na Amazônia Ocidental a positividade para HBsAg varia de 1,9 a 13,5%, e a de anti-HBs varia de 0,4 a 90,3%, sendo bem mais elevadas do que no lado Oriental – 0 a 2,7% para HBsAg e 6,7 a 13,8% para anti-HBs. Há regiões de alta endemicidade, com prevalência elevada em crianças e jovens abaixo de 20 anos, principalmente nos vales dos rios Juruá, Purus e Madeira (Amazônia Ocidental) e no vale do rio Tapajós (Amazônia Oriental) (Bensabath *et al.*, 1987; Bensabath e Leão, 2002). Áreas consideradas de endemicidade intermediária a baixa estão localizadas geralmente na Amazônia Oriental nas capitais, Belém, Manaus e no município de Barcelos (Arboleda *et al.*, 1995). É interessante notar que mesmo em áreas de baixa endemicidade, encontram-se locais de soroprevalência elevada de HBsAg (14,4%), como visto na comunidade indígena Parakanã (Soares *et al.*, 1994). Chama atenção ainda o grupo de garimpeiros que, independentemente da endemicidade para hepatite B do local apresenta prevalências de 6 a 7,2% de HBsAg, constituindo um grupo de risco na transmissão de HBV, dadas as condições de vida e o tipo de atividade (Souto *et al.*, 2001). A transmissão mais comum é a intrafamiliar, sendo que a transmissão vertical pode ocorrer em áreas de alta endemicidade, porém não na mesma proporção que ocorre nas populações de alta prevalência de mães HBsAg/HBeAg-positivas (Ghendon, 1987). Em alguns locais da região oeste de Santa Catarina, há áreas consideradas endêmicas, com prevalência superior a 7%. O aparecimento de novos casos na Amazônia foi demonstrado em cidades onde há presença de novos migrantes vindo de regiões endêmicas do Sul do Brasil, sendo confirmados pelo rastreamento dos subtipos virais. Nestes casos, o tempo de moradia foi um parâmetro significativo na associação com HBV (Souto *et al.*, 1998). Na Região Centro-Oeste, dados de primodoadores de sangue apontam um índice global de 10,7% para o HBV. Contudo, um padrão epidemiológico distinto tem sido verificado nessa área, com índices de positividade intermediários a elevados ao norte do Mato Grosso e baixa endemicidade no Mato Grosso do Sul, Goiás e sul do Mato Grosso (Souto, 1999).

Tratamento da hepatite B

Não há tratamento específico para a hepatite B na fase aguda. Em pacientes com hepatite crônica, o tratamento visa à interrupção da replicação viral e, com isto, diminuir a inflamação hepática e impedir a progressão para cirrose ou hepatocarcinoma (Sorrell *et al.*, 2009). Embora muitos fármacos antivirais e imunomoduladores tenham sido pesquisados nos últimos

30 anos, 7 deles estão atualmente disponíveis para o tratamento da hepatite B crônica: interferona alfa convencional, lamivudina, adefovir dipivoxila, interferona alfa peguilada, entecavir, telbivudina e tenofovir (Marcellin, 2009).

A interferona (IFN) é uma substância com efeito antiviral, antifibrótico, antiproliferativo e imunomodulador. Uma metanálise de 15 estudos clínicos mostrou que o uso da IFN leva a perda do HBeAg (33% *vs.* 12% em relação ao controle) e soroconversão em pacientes tratados (Wong *et al.*, 1993). Elevados níveis de ALT e baixos níveis de HBV-DNA são os melhores fatores preditivos de resposta ao tratamento. A maioria dos pacientes asiáticos com hepatite crônica B tem alanina aminotransferase normal, mesmo na presença de níveis altos de HBV-DNA, e não apresentam uma boa resposta ao tratamento com IFN. Nos estudos realizados na Europa a perda do HBsAg tem sido observado em 5 a 10% dos pacientes ao longo do primeiro ano de tratamento; entre os respondedores com resposta sustentada este resultado pode aumentar para 11 a 25% por 5 anos (Fattovich *et al.*, 1998). A perda do HBeAg induzida pela terapia com IFN é estável em 80 a 90% dos pacientes após 4 a 8 anos de acompanhamento. Porém, não foi observada nos estudos feitos na população asiática. A IFN é administrada por injeção subcutânea, e a terapia está associada a muitos efeitos adversos, como infecções virais, fadiga, anorexia, depressão, leucopenia (Hoofnagle e di Bisceglie, 1997).

A lamivudina foi a primeira medicação oral aprovada para o tratamento da hepatite B crônica. É um análogo de nucleosídeo que apresenta ação inibitória sobre a transcriptase reversa e a síntese do DNA do HBV. A lamivudina está indicada para pacientes que não responderam à interferona ou que tenham fatores preditivos de baixa resposta, nos cirróticos descompensados e naqueles com contraindicações ou efeitos colaterais que impeçam o uso da interferona alfa. Apresenta um perfil de resistência muito baixo. A terapia de 1 ano com lamivudina resulta em melhora histológica, soroconversão, diminuição dos níveis de HBV-DNA no soro e normalização nos níveis de ALT (Schalm *et al.*, 2000). Um tempo mais prolongado de terapia é necessário na maioria dos pacientes, porque caso a terapia seja interrompida antes da soroconversão, o vírus volta a se replicar. A taxa de soroconversão aumenta com o tempo da terapia com lamivudina de 17% por 1 ano e 27%, 40%, 47% e 50% por 2, 3, 4, e 5 anos respectivamente (Leung *et al.*, 2001). A taxa de soroconversão também aumenta com os níveis de ALT pré-tratamento. Os resultados de 4 ensaios clínicos mostram que: há perda do HBeAg em 56% dos pacientes que têm ALT > 5 vezes o normal no pré-tratamento (Perrillo *et al.*, 2002). Entretanto, a incidência de mutantes YMDD aumenta com a duração da terapia de 14 para 32% em 1 ano, para 46% em 2 anos, 55% após 3 anos, 65 a 71% ao final de 4 e 5 anos, respectivamente (Liaw, 2002; Zoulim *et al.*, 2008.) Nos pacientes que desenvolvem HBV resistente à lamivudina, o HBV-DNA e os níveis de ALT tendem a voltar aos níveis de antes do tratamento. Recentes dados mostram que em alguns pacientes até a melhora histológica é revertida (Dienstag *et al.*, 2003).

O adefovir, um análogo da adenina que tem ação antiviral, é a segunda medicação oral introduzida para o tratamento da hepatite B crônica. Embora tenha um perfil melhor de resistência do que a lamivudina, este fármaco não confere maior grau de supressão viral do que a lamivudina, quando administrado na dose de 10 mg/dia, para evitar a nefrotoxicidade nos casos de altas doses de adefovir. Após 1 ano de terapia com dose diária de 10 mg, os pacientes apresentam melhora histológica, redução dos níveis de HBV-DNA no soro, da ALT, e aumento da taxa de soroconversão do HBeAg (Marcellin *et al.*, 2003). Pacientes tratados por mais de 48 semanas contínuas apresentam melhora clínica, sorológica, bioquímica e histológica. Um estudo mostrou que por volta da 72ª semana, 46% dos pacientes apresentaram níveis indetectáveis de HBV-DNA, 75% tiveram os níveis de ALT de volta à normalidade, 44% perderam o HBeAg e 23% apresentaram soroconversão do HBeAg (Marcellin *et al.*, 2003). A dose de 30 mg/dia não traz benefícios adicionais sobre a de 10 mg, a não ser na supressão do HBV-DNA.

Em contraste com a lamivudina, o tratamento com adefovir não desenvolveu mutantes resistentes após 1 ano de tratamento, mas estudos recentes mostram o aparecimento de mutantes N236T em 1,6% dos pacientes (2/124) após 2 anos. Estes mutantes têm-se mostrado suscetíveis à lamivudina (Villeneuve *et al.*, 2003). Ainda não há dados suficientes que mostrem o impacto desta resistência ao adefovir.

Um estudo com tratamento com adefovir de 10 mg/dia em vários grupos de cirróticos, compensados, descompensados e resistentes à lamivudina, incluiu pacientes selecionados para transplante (128) e transplantados (196) (Schiff *et al.*, 2003). Na 48ª semana houve queda nos níveis de HBV-DNA de 4 log em ambos os grupos e esta redução foi mantida por 96 semanas. O HBV-DNA foi reduzido a níveis abaixo de 400 cópias/mℓ em 34% dos pacientes transplantados e 81% dos pacientes não transplantados, a ALT normalizou em 49% e 76%, respectivamente, e 38% foram até retirados da lista de transplante. A sobrevida foi maior que 80% e 90% após 1 ano de tratamento nos pacientes não transplantados e pós-transplantados, respectivamente. Nenhuma resistência ao adefovir foi observada após 48 semanas de uso.

A interferona alfa peguilada (PEG-IFN) tem substituído a interferona alfa convencional, por ser mais conveniente a sua administração, com uma dose semanal, e também pela sua potência. A eficácia do PEG-IFN foi estudada em 2 grandes grupos com 814 pacientes HBeAg-positivos e 552 pacientes HBeAg-negativos. Nos 2 estudos, os pacientes foram divididos e submetidos a: (1) monoterapia com PEG-IFN, (2)terapia combinada com PEG-IFN e lamivudina e (3) monoterapia com lamivudina, durante um período de 48 semanas de tratamento. Ao final de 24 semanas pós-tratamento, soroconversão do HBeAg foi observada em 32, 27 e 17% nas diferentes terapias, respectivamente, no grupo dos pacientes HBeAg-positivos. No grupo dos HBeAg-negativos, HBV-DNA abaixo de 400 cópias/mℓ foi observado em 19, 20 e 7%, respectivamente (Marcellin *et al.*, 2004; Lau *et al.*,2005). Quatro anos após, a resposta de 18% foi mantido nos pacientes tratados com PEG-IFN (HBV-DNA< 400 cópias/mℓ) (Marcellin *et al.*, 2008a). Dados recentes mostram a tolerabilidade do PEG-IFN nos pacientes B crônicos, com menor incidência de efeitos adversos, assim como depressão (Marcellin *et al.*, 2008b).

O entecavir é um potente agente contra o HBV. Em 1 ano de estudo, a dose diária de 0,5 mg de entecavir induziu altas taxas de HBV-DNA indetectável em 67% dos pacientes HBeAg-reagentes e 90% dos HBeAg-não reagentes, comparados a 36 e 72%, respectivamente, dos pacientes tratados com lamivudina (Chang *et al.*, 2006; Lai *et al.*, 2006). Entretanto, apresenta uma taxa de soroconversão HBeAg relativamente baixa, semelhante à de outros agentes antivirais orais. Estudos de seguimento do grupo de pacientes HBeAg-positivos mostraram uma taxa de desaparecimento de HBV-DNA de mais de 90% ao longo de 4 anos. Pacientes virgens de tratamento, quando tratados com entecavir, apresentam baixa taxa de resistência após 4 anos de terapia, entretanto, quando pacientes lamivudinaresistentes são tratados com entecavir, aproximadamente 35% dos pacientes desenvolvem resistência ao entecavir (Sherman *et al.*, 2006). O fato está associado à alta barreira genética de resistência do entecavir que ocorre por meio de um mecanismo duplo, com seleção inicial de mutações rtM204 I/V, que também são resistentes à lamivudina, seguido de uma assinatura adicional entecavir-mutações associadas nos *locus* rtI69, rtM250 ou *locus* rtT184, rtS202.

O tenofovir é um análogo de nucleotídeo que difere do adefovir pela presença de um grupo metil. Este fármaco foi aprovado para o tratamento do HIV em 2002 e HBV em 2008. Dados recentes de estudos randômicos comparativos têm demonstrado uma impressionante taxa de supressão viral na dosagem de 300 mg/dia em 48 semanas de terapia. Setenta e seis por cento de pacientes HBeAg-positivos e 93% de pacientes anti-HBe tornaram-se HBV-DNA indetectáveis com essa terapia, ao passo que somente 13 e 63% dos casos de HBeAg-reagentes e não reagentes, respectivamente, tiveram supressão viral com o uso de adefovir (Marcellin *et al.*, 2008c). O tenofovir tem perfil de resistência a mutações, observado em qualquer estudo, inclusive em estudos de seguimento de 96 semanas. Embora bem tolerado, pode causar toxicidade renal.

No Brasil, segundo consenso definido pelo Protocolo Clínico e Diretrizes Terapêuticas para o Tratamento da Hepatite Viral Crônica B e Coinfecções, do Ministério da Saúde, em 2009, pacientes com hepatite B crônica são submetidos ao tratamento de acordo com sua situação clínica, tendo critérios para tratamento, recomendações terapêuticas e algoritmo próprio para cada situação: (a) indivíduos virgens de tratamento, com HBeAg reagente; (b) indivíduos virgens de tratamento, sem HBeAg; (c) indivíduos virgens de tratamento, cirróticos, com presença ou ausencia de HBeAg; (d) em situação especial para tratamento da hepatite B crônica em crianças; (e) no caso de coinfecções com vírus da hepatite B e vírus da hepatite delta ou vírus da hepatite C ou HIV. Conforme as indicações estabelecidas no algoritmo, foi contemplada a maioria dos fármacos para o tratamento da hepatite B: interferona alfa, interferona alfa peguilada, lamivudina, tenofovir, entecavir e adefovir. Dosagem dos níveis de alanina aminotransferase (ALT), sorologia para HBeAg/anti-HBe, HBV-DNA e carga viral são os parâmetros utilizados durante o monitoramento do tratamento e permitem inferir a probabilidade de benefícios da terapêutica a longo prazo e avaliar se ocorre a negativação sustentada dos marcadores de replicação ativa, que traduzem remissão clínica, bioquímica e histológica.

▸ **Indivíduos virgens de tratamento, com HBeAg reagente.** A terapia nestes indivíduos é indicada a pacientes que apresentam níveis de aminotransferases (ALT e AST) alterados, independentemente de outros critérios. No caso de pacientes submetidos à biopsia, embora facultativa, aqueles com atividade inflamatória e fibrose $\geq$ A2 e/ou $\geq$ F2 devem ser tratados. A primeira escolha para o tratamento deve ser a interferona alfa, na dosagem de 5 a 10 mUI diárias, 3 vezes/semana, por 16 a 24 semanas. Pacientes que não apresentarem soroconversão em 16 semanas deverão ter seu tratamento prolongado até 24 semanas.

Os pacientes serão considerados *respondedores* se apresentarem a negativação do HBeAg e soroconversão para o anti-HBe. Após o término do tratamento, devem ser monitorados por meio de dosagens de ALT a cada 6 meses e carga viral anual. Se apenas negativarem o HBeAg e não apresentarem anti-HBe, serão considerados *respondedores parciais*. Se o HBeAg persistir até o final do tratamento, serão considerados *não respondedores*. Recomenda-se, neste caso, repetir a sorologia de HBeAg/anti-HBe três meses após do fim do tratamento. Caso tenha ocorrido a soroconversão, o paciente é considerado respondedor. Caso não tenha respondido ao tratamento, é indicada a realização do HBV-DNA a cada 6 meses. Se o número de cópias do HBV-DNA for maior que 10^4 cópias/mℓ, é indicado o retratamento com o tenofovir. Caso haja contraindicação ao uso do tenofovir (insuficiência renal), o uso de entecavir deve ser considerado.

▸ **Indivíduos virgens de tratamento, com HBeAg não reagente.** Neste grupo, devem-se considerar os níveis de transaminases: se forem normais, recomenda-se o monitoramento das transaminases e HBV-DNA a cada 6 meses. Se HBV-DNA for $\geq 10^4$ cópias/mℓ está indicado o tratamento, independentemente da biopsia hepática. Se as transaminases forem alteradas, solicite HBV-DNA. Se estiverem iguais ou acima de 10^4 cópias/mℓ, independentemente da biopsia hepática, ou entre $\geq 10^3$ e $\leq 10^4$ cópias/mℓ e biopsia hepática demonstrando A $\geq$ 2 e/ou $\geq$ F2, está indicado o tratamento. O tratamento recomendado neste grupo é o tenofovir, devido a suas características de elevada potência de supressão viral e alta barreira genética de resistência desde que a função renal esteja preservada e não existam comorbidades que possam determinar algum grau de insuficiência renal. O esquema terapêutico é a administração do tenofovir em comprimido de 300 mg/dia. Quando houver contraindicação (alteração da função renal) deve ser indicado o tratamento com entecavir. Na impossibilidade do uso de ambos, deve-se considerar o uso de interferona convencional.

▸ **Indivíduos virgens de tratamento, cirróticos, com presença ou ausência de HbeAg.** Neste grupo, pacientes HBeAg-reagentes têm indicação para tratamento, independentemente das aminotransferases e a classificação de Child-Pugh para cirrose. Esta classificação é baseada em 5 fatores (bilirrubina sérica, albumina sérica, ascite, distúrbio neurológico e tempo de protrombina) e tem o escore com base em pontuações que classificam em A (escore de 5 a 6), B (escore de 7 a 9) e C (acima de 10). Em geral, escore acima de 7 caracteriza descompensação hepática, indicando cirrose. São também indicados para tratamento pacientes HBeAg-não reagentes, com escore de Child-Pugh B e C, independentemente da condição do HBeAg, da carga viral e das aminotransferases (Pugh *et al.*, 1973) Por outro lado, pacientes HBeAg-não reagentes, com escore de Child-Pugh A, têm indicação para tratamento, quando as aminotransferases estiverem alteradas e/ou HBV-DNA $\geq 10^3$ cópias/mℓ. A terapia recomendada para pacientes cirróticos HBeAg virgens de tratamento é o entecavir.

Para pacientes cirróticos HBeAg-não reagentes, o esquema é semelhante. O esquema terapêutico é a administração diária de comprimidos de 0,5 mg durante 12 meses. Após este período, para os pacientes cirróticos HBeAg-reagentes, são realizados os testes de HBV-DNA e HBeAg/anti-HBe, a fim de avaliar a resposta ao tratamento e a soroconversão. No caso de pacientes cirróticos HBeAg-não reagentes, testa-se o HBV-DNA e HBsAg/anti-HBs.

No grupo dos cirróticos inicialmente HBeAg-reagentes serão considerados *respondedores* sorológicos quando após o tratamento desaparecer o HBeAg e soroconverter para anti-HBe, com HBV-DNA indetectável, sendo monitorados por ALT e AST a cada 3 meses e carga viral a cada 6 meses. O tratamento deve ser interrompido após 6 meses de negativação da carga viral. Serão considerados *respondedores parciais* (HBeAg e anti-HBe, ambos não reagentes) e *não respondedores* após 12 meses de tratamento (HBeAg e anti-HBe, ambos não reagentes), devendo manter a conduta terapêutica, com realização de HBV-DNA a cada 6 meses. Se o HBV-DNA for $\geq 10^4$ cópias/mℓ, a conduta deve ser individualizada. (Veja detalhes no Protocolo Clínico de Tratamento do Ministério da Saúde.) Se o HBV-DNA for $< 10^4$ cópias/mℓ, o esquema terapêutico deverá ser mantido até a soroconversão e o paciente monitorado com realização de exames de sorologias e HBV-DNA a cada 6 meses.

No grupo de cirróticos inicialmente HBeAg-não reagentes, serão considerados *respondedores* sorológicos os pacientes que, após 1 ano de uso do entecavir, apresentarem soroconversão de HBsAg para anti-HBs e HBV-DNA indetectável durante 6 meses após a soroconversão. Após suspensão do tratamento, monitore ALT/AST a cada 3 meses e HBsAg semestralmente. De modo semelhante ao grupo anterior, no caso de pacientes *respondedores parciais* (HBsAg e anti-HBs, ambos não reagentes) e *não respondedores* após 12 meses (HBsAg e anti-HBs, ambos não reagentes), a conduta terapêutica é mantida, com realização de HBV-DNA a cada 6 meses. Se o HBV-DNA for $\geq 10^4$ cópias/mℓ, a conduta deve ser individualizada. (Veja detalhes no Protocolo Clínico de Tratamento do Ministério da Saúde.) Se o HBV-DNA for $< 10^4$ cópias/mℓ, o esquema terapêutico deverá ser mantido até 6 meses após a soroconversão e então suspenso. O paciente deve ser monitorado com realização de exames de sorologias e HBV-DNA a cada 6 meses.

Os pacientes que apresentarem intolerância ou contraindicação ao entecavir deverão, segundo critério médico, utilizar o tenofovir, levando em consideração o custo-benefício do tratamento.

Os demais esquemas para tratamento, em crianças e coinfecções com HIV, HCV e HDV, além de outras informações sobre os fármacos e outros dados relevantes e adicionais, encontram-se detalhados no Protocolo Clínico e Diretrizes Terapêuticas para o Tratamento da Hepatite Viral Crônica B e Coinfecções, do Ministério da Saúde.

Prevenção da hepatite B

O controle da hepatite B de forma segura e altamente eficaz é feito por meio de vacina, que busca prevenir a infecção crônica e suas consequências como a progressão para cirrose e hepatocarcinoma, além de reduzir os reservatórios de vírus constituídos de indivíduos infectados, capazes de transmitir a doença a indivíduos suscetíveis.

A vacina é administrada por via intramuscular em quantidades variáveis para crianças e adultos, em um esquema de três doses (0, 1 e 6 meses), apresentando 90 a 95% de eficiência, principalmente em crianças e adultos até 40 anos, com resposta máxima alcançada após 6 semanas da última dose. O indivíduo é considerado imune quando apresenta títulos de anticorpos iguais ou acima de 10 miliunidades internacionais/mℓ (mUI/mℓ) e permanece protegido, mesmo após o desaparecimento do anticorpo, devido à memória imunológica (Koff, 2001).

A OMS recomenda a todos os países incorporar a vacinação contra hepatite B nos programas nacionais de imunização. Ao final de 2008, 177 países participavam do programa de imunização contra hepatite B em crianças, estimando a cobertura vacinal global em 69%, atendendo a mais de 89% das crianças da região do oeste do Pacífico, 88% das Américas e 41% do Sudeste Asiático (http://www.who.int/immunization newsroom/GID_english, acesso em 19/05/2010). A implementação universal da vacinação na maioria dos países vem reduzindo a prevalência do HBV nas últimas décadas. Deste modo, quando factível economicamente, não só a vacinação em crianças como ampliada a adolescentes e adultos representa uma ótima estratégia de prevenção da hepatite B. No Brasil, a recomendação do Ministério da Saúde, por meio do PNI, é de vacinar todos os recém-nascidos preferencialmente nas primeiras 12 h de vida. Temos atualmente a vacinação recomendada a crianças e adolescentes na faixa de 1 a 19 anos, durante a sua primeira visita ao serviço de saúde. Porém, apesar de o esquema de vacinação proporcionar eficácia elevada, existem dificuldades em atender a cobertura vacinal em locais de difícil acesso, sendo nestes casos estruturados esquemas simplificados de vacinação, principalmente em crianças. Conforme parecer técnico nº 4/2010 da Coordenação Geral do Programa Nacional de Imunizações da Secretaria de Vigilância em Saúde/MS, a vacina contra hepatite B também está disponível, independentemente da faixa etária, para vítimas de abuso sexual, vítimas de acidentes biológicos com materiais suspeitos ou contaminados com vírus da hepatite B, trabalhadores da área de saúde, portadores de hepatopatias crônicas, doadores de sangue, transplantados, potenciais receptores de múltiplas transfusões, contatos sexuais de portadores do vírus da hepatite B. Ainda conforme indicação médica, a vacina encontra-se disponível para pessoas infectadas com HIV, com doenças autoimunes, doenças do sangue, portadores de doenças renais crônicas, neoplasias, fibrose cística, doadores e transplantados de órgãos sólidos ou de medula, contactantes domiciliares de portadores do vírus da hepatite B, entre outros.

Recentemente, a disponibilização da vacina foi estendida a outros grupos considerados vulneráveis, como gestantes após o primeiro trimestre de gravidez, bombeiros, policiais, profissionais em atividade de resgate, pessoas reclusas, carcereiros, coletadores de lixo, manicures, pedicures e podólogos, homens e mulheres que mantêm relações sexuais com pessoas do mesmo sexo, profissionais do sexo, lésbicas, homossexuais masculinos, bissexuais, travestis e transexuais, além da população indígena e de assentamentos e acampamentos. Outras medidas estratégicas, como a profilaxia pós-exposição (acidentes percutâneos principalmente, recém-nascidos de mães portadoras do vírus e parceiros sexuais de casos agudos de hepatite B), recomendam-se a administração de imunoglobulina humana anti-hepatite B (http://pni.datasus.gov.br). O aprimoramento constante das metodologias de triagem nos bancos de sangue para o controle da hepatite B, a implementação de práticas de biossegurança no uso de equipamentos de proteção individual em ambientes de risco e a informação e orientação apropriadas para populações vulneráveis são ações importantes que auxiliam sobremaneira na prevenção da doença.

Hepatite delta

O vírus da hepatite delta (HDV) causa uma grave doença que representa um importante problema de saúde e é encontrado em várias partes do mundo, porém particularmente na região Amazônica Ocidental. Epidemias causadas pelo HDV e hepatite aguda grave com morte ou frequente progressão para formas crônicas têm sido observadas na América do Sul, nas populações indígenas onde há grande circulação do vírus da hepatite B, inclusive no Brasil.

Descrição do agente

O HDV foi descrito pela primeira vez por Rizzetto *et al.* em 1977, pertence a família Deltaviridae, sendo classificado como Deltavírus (http://www.ncbi.nlm.nih.gov/ICTVdb/Ictv/index.htm). É um vírus defectivo, que depende da presença do HBV para se replicar. Tem um genoma RNA de 1,75 kb e se apresenta morfologicamente como uma partícula esférica com diâmetro variando de 35 a 37 nm (Negro e Rizzetto, 1995). Estruturalmente, o genoma é recoberto pelo nucleocapsídio formado pelo antígeno delta (HDAg) que, por sua vez, é recoberto pelo envoltório externo de HBsAg do HBV, mantendo a capacidade infecciosa do vírus.

O HDAg é o único produto do genoma viral e consiste em duas proteínas: uma de 24 kDa (HDAg-S) e outra de 27 kDa (HDAg-L). O HDAg-S é requerido para a replicação viral e promove a elongação da RNA polimerase dos RNA nascentes do HDV enquanto o HDAg-L é fundamental para a montagem do vírus (Rizzetto *et al.,* 1977; Chang *et al.,* 1991; Yamaguchi *et al.,* 2001).

O genoma do HDV é classificado em tres genótipos, denominados I, II e III. Cada genótipo apresenta uma distribuição geográfica distinta e parece estar associado ao quadro da doença, sendo que os tipos I e III são considerados os mais patogênicos (Casey *et al.,* 1993; Casey, 1996; Niro *et al.,* 1997; Shakil *et al.,* 1997). O genótipo I está presente na Europa, América do Norte, África e alguns países da Ásia (Chao *et al.,* 1990; Zhang *et al.,* 1996; Shakil *et al.,* 1997). O genótipo II tem sido encontrado no Japão, Taiwan e Rússia (Imazeki *et al.,* 1991; Lee *et al.,* 1996; Ivaniushina *et al.,* 2001). O genótipo III tem sido exclusivamente encontrado na América do Sul, no Peru, Colômbia e Venezuela (Casey *et al.,* 1993; Nakano *et al.,* 2001). No Brasil, foram descritos os genótipos I e III (Paraná *et al.,* 2006).

Doença clínica

As manifestações da doença crônica pelo HDV variam de acordo com as características epidemiológicas. Em áreas endêmicas, como nas ilhas de Samoa e de Okinawa, a hepatite delta se revela como uma doença benigna e de portadores assintomáticos, sendo causada pelo HDV genótipo II. Os indivíduos raramente apresentam alterações bioquímicas ou lesões hepáticas histologicamente comprovadas. As manifestações encontradas em indivíduos infectados pelo HDV genótipo I parecem ser mais heterogêneas, sem associação muito clara com a gravidade. Já na América do Sul e Central, onde circula o HDV genótipo III, o curso da doença é mais grave. Têm sido observadas epidemias causadas pelo HDV em portadores crônicos de hepatite B com evolução para quadro fulminante ou subfulminante ou frequente progressão para a forma crônica (Bensabath *et al.,* 1987; da Fonseca *et al.,* 1992), sendo descritas nas populações aborígines, como os índios Yucpa da Venezuela (Hadler *et al.,* 1984).

A infecção pelo HDV ocorre somente em indivíduos com infecção pelo HBV, causando a infecção aguda sob duas formas: simultaneamente com a infecção por HBV, portanto uma coinfecção, ou em indivíduos já crônicos para o HBV, caracterizando uma superinfecção.

Na coinfecção, a infecção aguda por HDV e HBV é indistinguível da infecção somente pelo HBV. A maioria dos casos evolui para a forma benigna. Excepcionalmente a síntese do HDV se torna intensa, levando a casos fulminantes que podem chegar a 5% entretanto, não aumenta a proporção de indivíduos que se tornam crônicos (menos de 10% nos adultos). Uma vez eliminada a infecção pelo HBV, desaparece também a infecção pelo HDV (Rizzetto *et al.,* 1977). Nos casos de superinfecção pelo HDV, a infecção crônica leva à hepatite crônica grave e cirrose quando o paciente não sucumbe pela hepatite fulminante. Portanto, o maior impacto na infecção pelo HDV reside na sua capacidade de converter em quadro assintomático ou brando de infecção crônica em quadro fulminante ou uma rápida e grave progressão da doença (Smedile *et al.,* 1994; Hadziyannis, 1997).

Os possíveis mecanismos patogênicos que ocorrem neste tipo de hepatite podem estar relacionados com a ação citopática direta do HDV sobre os hepatócitos, após a expressão do HDAg na superfície da célula ou pela replicação do seu genoma e consequente destruição celular, associada à ação citotóxica do HDAg (Oliviero *et al.,* 1991).

Na histologia hepática, a superinfecção pelo HDV pode produzir aspectos histológicos peculiares diferentes do quadro fulminante encontrado nos países ocidentais, tais como esteatose, necrose e infiltração linfocitária do espaço portal. A inflamação intralobular é constituída de macrófagos que contêm grânulos não glicogênicos PAS-positivos. Estas células, denominadas "células-mórula", foram pela primeira vez descritas durante a epidemia de febre de Lábrea nas proximidades do Rio Amazonas, onde se relacionou com a presença do antígeno HD (de Fonseca *et al.,* 1985).

Diagnóstico laboratorial

O curso sorológico da infecção pelo HDV adquirido na coinfecção pode ser observado na Figura 152.3. O aparecimento dos sintomas e sinais é muito semelhante à hepatite pelo HBV. O aparecimento do HDV-RNA e HBsAg pode ser observado mesmo antes do aparecimento dos sintomas. Anticorpos do tipo IgM antidelta aparecem 10 semanas após a exposição e gradativamente diminuem, em torno da 16ª semana, enquanto o anticorpo IgG tem uma queda mais branda, aproximadamente até a 18ª semana. Com o desaparecimento do HBsAg, indicativo de infecção transitória, há o aparecimento do anticorpo anti-HBs, indicativo de cura (Tabela 152.7).

Na superinfecção, o indivíduo já é portador do vírus da hepatite B caracterizada pela presença do HBsAg. No curso sorológico de infecção pelo HDV adquirido por superinfecção, 2 semanas após a exposição pelo HDV, ocorre o aparecimento do quadro clínico com icterícia e aumento dos níveis de

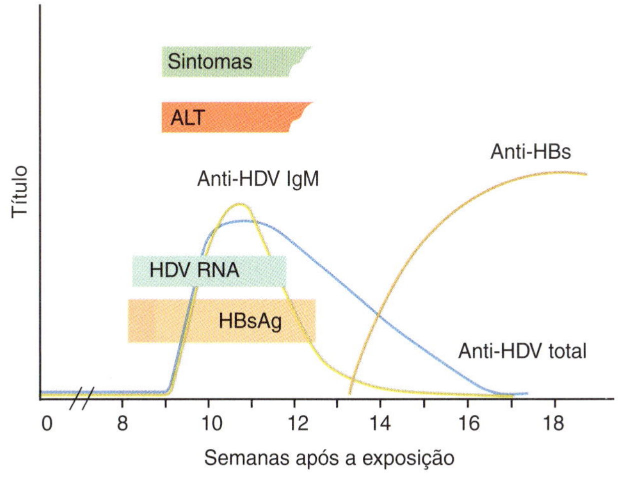

Figura 152.3 Cinética de evolução dos marcadores sorológicos na coinfecção pelos vírus da hepatite B e delta.

Tabela 152.7 Marcadores sorológicos na hepatite delta: coinfecção com vírus da hepatite B.

HDV-RNA	Marcador de fase aguda Aparece antes do antidelta IgM
Anti-HDV IgM	Marcador de infecção aguda Coincide com o aparecimento de sintomas e níveis máximos de ALT Persiste em baixos títulos ao longo da infecção
Anti-HDV IgG (total)	Detectado junto com o anti-HDV IgM Anticorpo de duração mais longa Sua presença indica exposição prévia ao HDV
HBsAg	Marcador de fase aguda Acompanha a presença do HDV-RNA
Anti-HBs	Anticorpo indicativo de cura
Anti-HBc	Marcador de infecção recente

Tabela 152.8 Marcadores sorológicos da hepatite delta: superinfecção com o vírus da hepatite B.

HDV-RNA	Aparece após superinfecção, continua presente juntamente com o HbsAg
Anti-HDV IgM	Anticorpo presente após superinfecção Aparece na infecção aguda Coincide com o aparecimento dos sintomas e níveis máximos de ALT Tem curta duração
Anti-HDV IgG	Permanece durante um tempo prolongado
HbsAg	Marcador presente durante todo o curso da infecção crônica
Anti-HBc IgM	Anticorpo ausente na superinfecção – presente na infecção crônica
Anti-HBc IgG	Anticorpo de longa duração
Anti-HBs	Marcador ausente na infecção crônica

alanino aminotransferases. Anticorpos do tipo IgM antidelta e IgG aparecem aproximadamente na 4ª semana, ocorrendo a queda gradual do anticorpo IgM em torno da 12ª semana, enquanto os níveis de IgG antidelta se mantêm presentes durante a infecção crônica (Figura 152.4).

Os marcadores sorológicos da hepatite delta adquirida por superinfecção aparecem no curso da infecção crônica por HBV (Tabela 152.8).

Como mostrado nas infecções anteriores, o método mais utilizado para o diagnóstico da hepatite delta são os testes imunoenzimáticos tanto para detecção do IgM como do IgG antidelta.

A avaliação da presença do genoma do HDV pode ser feita pelo método de hibridização do ácido nucleico. Por meio deste teste, foi possível detectar 64% de positividade em pacientes com HDV aguda e em 70% dos pacientes com infecção crônica (Smedile *et al.*, 1990; Niro *et al.*, 1997). Entretanto, o método mais sensível é a detecção do RNA do HDV pela transcrição reversa e amplificação pela reação em cadeia da polimerase (RT-PCR) (Zignego *et al.*, 1990). A identificação do HDV-RNA pode ajudar no diagnóstico precoce da infecção durante o período que

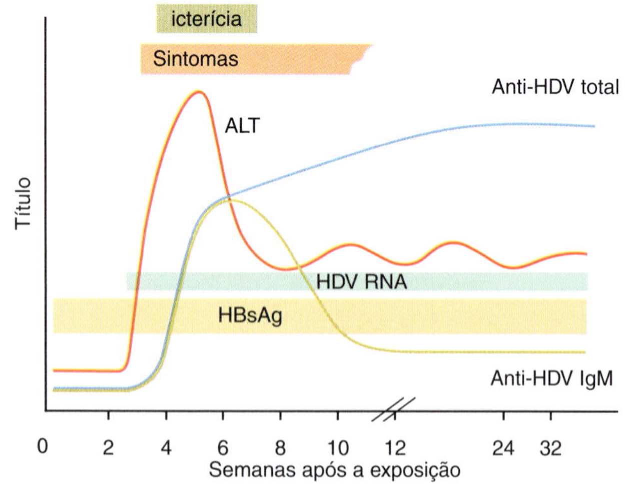

Figura 152.4 Cinética da evolução dos marcadores na superinfecção HBV/HDV.

antecede a soroconversão. Para a determinação de genótipos do HDV, utiliza-se a técnica de análise do polimorfismo dos fragmentos de HDV/RNA obtidos após a digestão enzimática por enzimas de restrição (RFLP) (Casey *et al.*, 1996).

Epidemiologia da hepatite delta no mundo

Assim como na hepatite B, a via parenteral é a via de transmissão mais eficiente na hepatite delta. Estima-se que 18 milhões de pessoas tenham sido infectadas no mundo pelo HDV, dentre os 350 milhões de portadores crônicos de HBV. Em geral, o padrão de infecção pelo HDV acompanha a prevalência de hepatite B crônica, com algumas particularidades. Em países com baixa prevalência de portadores de HBV, como os EUA e Austrália, ocorre também baixa prevalência de infecção por HDV, tanto em portadores assintomáticos (< 10%) como em pacientes crônicos (< 25%). A maioria dos casos de doença clínica é observada em populações expostas ao sangue, principalmente usuários de drogas. Antes da introdução da vacinação contra a hepatite B e inativação de hemoderivados, os hemofílicos também pertenciam ao grupo de risco. Casos secundários como parceiros sexuais de usuários de drogas infectados também têm sido observados, e podem por sua vez transmitir a terceiros.

Já em países com prevalência moderada ou alta de HBV, como o sul da Itália, parte da Rússia e Romênia, a prevalência da infecção pelo HDV é alta tanto em portadores assintomáticos (> 20%) como em pacientes com infecção crônica causada pelo HBV (> 60%). Outras regiões como o norte da Itália, Espanha, Turquia e Egito apresentam moderada prevalência da infecção pelo HDV tanto em portadores assintomáticos de HBV (10 a 19%) como em pacientes crônicos (30 a 50%). Em países do Mediterrâneo, o contato entre pessoas, incluindo familiares, é uma importante via de transmissão.

Em regiões de alta prevalência do HBV como o sudeste da Ásia e China, são poucos os casos de infecção por HDV, embora os focos de prevalência atualmente descritos estejam em alguns países da Ásia voltados ao Pacífico, notadamente em usuários de drogas injetáveis. (Abbas et al., 2010; Rizzetto, 2009).

A infecção pela hepatite delta tem diminuído significativamente na Europa deste as décadas de 1980 e 1990. A Itália, onde o HDV foi pela primeira vez foi descrito (Rizzetto *et al.*, 1977), vem demonstrando uma queda constante na prevalência da infecção. Em 1983 e 1987, a prevalência de antidelta em pacientes com HBsAg era em torno de 24%, declinando para 14% em 1992 e 8,3% em 1997 (Gaeta *et al.*, 2000). Situações semelhantes foram observadas em outros países como Espanha, Taiwan e Turquia (Navascués *et al.*, 1995; Huo *et al.*, 1997, Degertekin *et al.*, 2006). A explicação para o fato decorre das melhorias das condições de saúde, como a vacinação universal contra o HBV, limitação da promiscuidade, sexo seguro, controle da disseminação do HIV, o que levou à diminuição do HBV, da qual o HDV é dependente. Entretanto, populações de jovens com infecções recentemente adquiridas e procedentes de regiões endêmicas para HDV (alguns países da África, ex-União Soviética, Oriente Médio, Leste Europeu) que chegam a países da Europa como Inglaterra, França e Alemanha, ocasionam a importação da doença, muito embora a circulação fique restrita aos guetos superlotados de imigrantes, com possibilidade de disseminação local. Chama atenção a necessidade de uma vigilância ativa nestes países por meio da testagem contínua do anti-HDV, para monitorar o impacto desta doença (Rizzetto, 2009). Epidemias em populações indígenas foram observadas nas Américas do Sul e Central. Nos países da América do Sul e na Bacia Amazônica ocorrem epidemias periódicas de hepatite delta em portadores crônicos de HBV com curso clínico grave que evoluem com rápida progressão para hepatite fulminante em 10 a 20% dos casos, embora seja desconhecida a causa deste curso atípico da infecção pelo HDV (Torres e Mondolfi, 1991; Fonseca, 2002).

Epidemiologia da hepatite delta no Brasil

Algumas décadas atrás, foram descritos na Colômbia e na Bacia Amazônica casos de hepatites virais com quadro clínico grave, sem no entanto conhecerem a sua etiologia, sendo denominados na época hepatite de Santa Marta e hepatite de Lábrea (Bensabath *et al.* 1987). Já no final dos anos 1960, ocorreu uma grande epidemia de hepatite com quadro fulminante entre os índios da Tribo Yanomami, que se estendeu até meados da década de 1970, levando a um número elevado de óbitos (Torres e Mondolfi, 1991). Epidemias similares ocorriam em outras áreas da América do Sul, que apresentavam também um quadro hemorrágico, o que fazia supor tratar-se inicialmente de um quadro de febre amarela atípica, porém não confirmada laboratorialmente. Somente em 1984, durante uma epidemia dos índios da nação Yucpa, os estudos demonstraram que era consequência de uma superinfecção do HDV em portadores do vírus da hepatite B e que as epidemias de Santa Marta e de Lábrea tinham esta mesma etiologia (Hadler *et al.*, 1984). Percebeu-se então, que áreas das florestas do norte e centro da América do Sul eram endêmicas para ambos os tipos de vírus, o HBV e o HDV.

Descartando-se estas regiões específicas descritas, no Brasil a prevalência desta infecção é mínima, seja ela na população geral como em grupos de risco (Soares *et al.*, 1994; Arboleda *et al.*, 1995; Oliveira *et al.*, 1999).

A prevalência de HBV e HDV, encontrada entre familiares de portadores de ambas as infecções, sugere a transmissão horizontal e familiar como meio importante de disseminação do vírus (Brasil *et al.*, 2003). Estudo realizado em sete populações indígenas do estado do Amazonas mostrou que 67% dos indivíduos com anticorpos para HDV tinham entre 15 e 40 anos, o que sugere que a transmissão sexual também pode ter um papel importante na disseminação do HDV na população (Braga *et al.*, 2001).

Outros indicadores ligados aos fatores ambientais como presença de animais e insetos podem estar envolvidos na circulação do vírus. Na Amazônia brasileira, onde há áreas de alta prevalência de malária e alta densidade de insetos, encontra-se alta prevalência dos vírus HBV e HDV (da Fonseca *et al.*, 1992), fato este não observado em regiões onde não há ocorrência de malária (Arboleda *et al.*, 1995).

Tratamento e prevenção da hepatite delta

No caso do tratamento da hepatite delta, apenas a IFN-α é indicada, porém com sucesso limitado. Altas doses de IFN de 9 milhões de unidades, 3 vezes/semana por um período de 7 meses, levam a melhora em todos os parâmetros pesquisados: bioquímicos, histológicos e virológicos. A recorrência frequente pode ser observada após encerrada a terapia. Em períodos de tratamento mais longo (até 12 meses) observa-se melhora significativa do curso clínico e da sobrevida de pacientes, mesmo com cirrose ativa antes do início da terapia (Farci *et al.*, 2004). Os casos de hepatite delta que apresentam hepatite descompensada e são candidatos a transplante hepático apresentam um prognóstico melhor do que os portadores somente de hepatite B (Samuel *et al.* 1993).

Com o aparecimento da interferona peguilada, melhores respostas foram observadas tanto em indivíduos virgens de tratamento quanto em pacientes não respondedores com a terapia convencional. Em 14 pacientes com hepatite crônica delta, 43% mantiveram a resposta sustentada, sendo que a negatividade do HDV-RNA aos 6 meses de terapia foi sugestiva de resposta sustentada (Castanau *et al.*, 2006).

A vacina contra hepatite B protege também contra a infecção pelo HDV, no entanto é eficaz apenas na coinfecção. Já em portadores crônicos de hepatite B, não há como utilizar a vacina, ficando os indivíduos suscetíveis a uma superinfecção pelo HDV. Portanto em regiões de risco, torna-se imprescindível a vacinação contra hepatite B como forma de proteção contra ambas as doenças.

Hepatite C

Introdução

A hepatite C constitui a maior causa de morbimortalidade no mundo relacionada com a doença hepática, estimando-se que 130 a 170 milhões de pessoas estejam cronicamente infectadas com o vírus da hepatite C (HCV) (Lavanchy, 2009). Sua epidemiologia vem mudando na última década, graças ao desenvolvimento de novos testes diagnósticos e estratégias de tratamento. Entretanto, há inúmeros pontos a serem esclarecidos, particularmente em relação à patogenia da doença e mecanismos que levam à cronicidade. Nas últimas décadas, a hepatite C passou a constituir, junto com a hepatite B, a principal causa de carcinoma hepatocelular e a mais frequente indicação ao transplante hepático. Apesar dos avanços terapêuticos obtidos com a introdução recente dos chamados antivirais de ação prolongada – cuja eficácia atinge de 40 a 80% de eliminação viral – é crescente o número de óbitos devido a complicações decorrentes da infecção crônica pelo HCV mesmo nos países industrializados. A reversão deste quadro irá depender, dentre outros fatores, da intervenção precoce e da ampliação do acesso à terapêutica.

Descrição do agente

A hepatite C é causada por um pequeno vírus envelopado, pertencente à família Flaviviridae, gênero *Hepacivirus*

que possam atuar como preditores da resposta antiviral na hepatite C, no que concerne à cinética e à extensão da resposta imune durante o tratamento (Tsai *et al.*, 2004).

Indivíduos que se infectam pelo HCV desenvolvem hepatite aguda, que na maioria das vezes é assintomática, sendo raramente identificada nesta fase. Menos de 20% dos indivíduos infectados apresentam sintomas na fase aguda e, quando presentes, são inespecíficos, como mal-estar, anorexia, prostração, náuseas, vômitos, mialgia e artralgia, que geralmente precedem os sintomas clássicos de hepatite: icterícia, colúria e acolia fecal cuja duração é de 2 a 12 semanas. Formas de hepatite fulminante são raras, mas podem ser observadas em indivíduos apresentando coinfecção com o vírus das hepatites A ou B.

A maioria dos pacientes (55 a 85%) infectados pelo HCV evolui para persistência viral sendo que, a partir do 6º mês, é definida como infecção crônica. Nestes indivíduos, a elevação das transaminases é observada na grande maioria (60 a 80%).

A história natural da doença pode ser influenciada por fatores relacionados com o hospedeiro. Indivíduos mais jovens, do sexo feminino, da raça branca e aqueles que apresentam sintomas (icterícia) têm mais chances de evoluir para a cura espontânea que ocorre geralmente do 3º ao 4º mês após o início do quadro de sintomas.

A evolução para cirrose ocorre em 20 a 30% dos pacientes crônicos, dos quais 6 a 10% apresentam cirrose descompensada, 5 a 10% hepatocarcinoma, resultando no total em 5 a 10% de morte. A cirrose é consequência da progressão da fibrose. Vários fatores estão associados a propensão para a cirrose: duração da infecção, idade, sexo masculino, consumo de álcool, coinfecção com HIV e baixa contagem de CD4 (Poynard *et al.*, 2003). Alterações metabólicas como obesidade e diabetes estão sendo apontadas como cofatores para a fibrinogênese.

A hepatite C crônica pelo HCV está associada a um grande número de manifestações clínicas extra-hepáticas (Craxì *et al.*, 2008; Zignego *et al.*, 2007). Em torno de 74% dos pacientes apresentam pelo menos um sintoma, com predominância de problemas reumáticos e cutaneomucosos (Cacoub *et al.*, 1999; El-Serag *et al.*, 2002). Seis das manifestações aparecem em mais de 10% dos pacientes (fadiga, artralgia, parestesia, mialgia, prurido e síndrome *sicca*) que podem ou não estar associadas à infecção pelo HCV. Embora seja um vírus hepatotrópico, o HCV tem sido encontrado em diferentes subpopulações de células hematopoéticas como linfócitos, monócitos e plaquetas, em casos de anemia aplásica, trombocitopenia, linfoma de célula B, glomerulonefrite e artrite (Zignego e Brechot, 1999; Prakash *et al.*, 2004; de Almeida *et al.*, 2009). Alguns estudos têm demonstrado a presença do HCV-RNA no SNC e no tecido periférico, o que pode explicar os sintomas neurológicos na hepatite C crônica (Crowson *et al.*, 2003). Manifestações dermatológicas também têm sido descritas (vasculite, prurido, porfiria cutânea tardia, urticária, eritema nodoso, granuloma anular e *lichen planus*) em alterações teciduais das lesões de pele, não encontradas em áreas normais. Entretanto, os mecanismos de alterações teciduais não estão completamente esclarecidos (Crowson *et al.*, 2003).

A crioglobulinemia mista é a mais frequente manifestação extra-hepática, estando presente em 40% dos pacientes com hepatite crônica, embora a vasculite sistêmica decorrente da crioglobulinemia seja rara (2 a 3%). Outras manifestações extra-hepáticas como crioglobulinas, anticorpo antinuclear, antimúsculo liso e baixa concentração de tiroxina são prevalentes em mais de 5% dos pacientes crônicos. Alterações de ordem psiquiátrica, como depressão e ansiedade, são descritas em pacientes masculinos (El-Serag *et al.*, 2002).

Diagnóstico laboratorial

O quadro típico de infecção aguda pelo HCV é caracterizado pela elevação dos níveis séricos das aminotransferases hepáticas, cerca de 4 semanas após a exposição. O HCV-RNA torna-se detectável a partir da segunda semana e antecede o aparecimento dos sintomas que, quando presentes coincidem com o pico de elevação das aminotransferases. Anticorpos anti-HCV são detectados em títulos crescentes entre a 2ª e a 12ª semana de infecção, a partir da qual começam a decair, porém mantendo-se detectáveis indefinidamente (Figura 152.5). Após exposição ao HCV, o período que antecede a detecção de anticorpos no soro (soroconversão) é conhecido como janela imunológica.

Na hepatite C crônica – caracterizada pela presença do HCV-RNA no soro por período superior a 6 meses – tanto a viremia como os níveis séricos das aminotransferases apresentam caráter "flutuante" e intermitente, que reflete a dinâmica da relação vírus-hospedeiro: intensidade da replicação viral, resposta imune à infecção, surgimento das quase-especies virais (Figura 152.6).

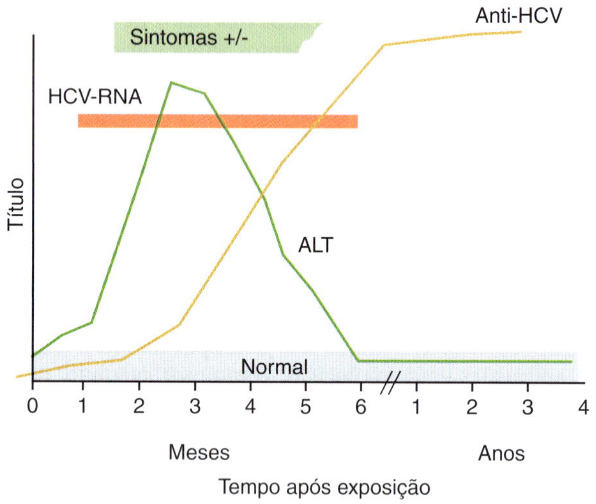

Figura 152.5 Cinética da evolução dos marcadores sorológicos na infecção aguda pelo vírus da hepatite C.

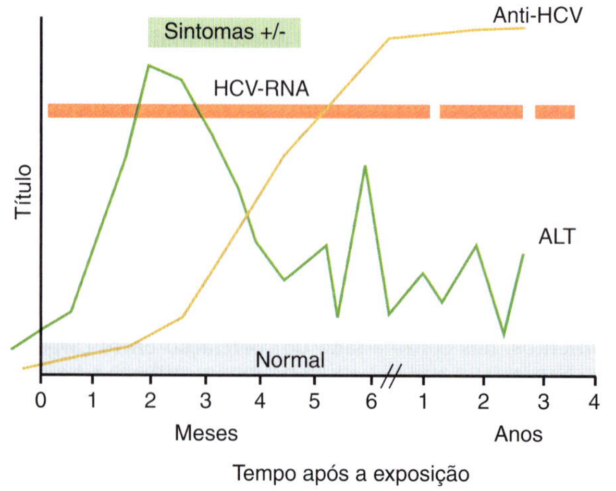

Figura 152.6 Cinética da evolução dos marcadores sorológicos na infecção crônica pelo vírus da hepatite C.

As várias modalidades de testes atualmente disponíveis para diagnóstico da infecção pelo HCV abrangem: (i) a detecção de anticorpos – marcadores de infecção passada (Kato *et al.*, 2000); (ii) a detecção do genoma ou de antígenos virais – marcadores de infecção atual; (iii) carga viral e genotipagem – que permitem guiar e monitorar a terapia antiviral. Em geral, as solicitações de testes para diagnóstico agrupam-se em três categorias conforme mostra a Tabela 152.9.

Tabela 152.9 Critérios para solicitação de exames sorológicos para hepatite C.

Triagem sorológica de indivíduos assintomáticos	Com fator de risco conhecido Sem fator de risco (p. ex., doador de sangue)
Diagnóstico laboratorial confirmatório	Hepatite aguda Hepatite crônica
Monitoramento da terapia antiviral	Genotipagem Carga viral (detecção quantitativa)

▪ Testes sorológicos para detecção de anti-HCV

Testes para detecção de anticorpos anti-HCV utilizam uma ampla gama de antígenos, derivados do gene *core* e de diversas proteínas não estruturais do HCV (NS3, NS4, NS5 e envelope). Deve-se levar em consideração que não há, até o presente, teste comercial que contenha antígenos representativos do genoma completo. Sendo assim, não há como prevenir a possibilidade de que uma amostra de soro possa gerar resultados falso-negativos – caso contenha anticorpos com reatividade limitada a determinado(s) epitopo(s). A variabilidade genômica do HCV também pode explicar as limitações da sorologia, se anticorpos dirigidos para um determinado genótipo não produzirem reação cruzada com antígenos correspondentes de diferentes genótipos. Este problema, particularmente, foi eliminado a partir da inclusão, nos testes de segunda e de terceira geração de antígenos derivados do gene *core*, já que se trata da região estrutural mais conservada do genoma; nos testes de primeira geração, apenas a região não estrutural NS4 era representada (Tabela 152.10). Atualmente, estão disponíveis os testes de quarta geração que possibilitam a detecção do antígeno core e anticorpos anticore e anti-NS3 simultaneamente. São denominados testes "combo" e permitem obter uma redução significativa do período de janela imunológica, apenas inferior quando comparada às técnicas de detecção dos ácidos nucleicos (Lambert, 2007; Tuke *et al.*, 2008).

Tabela 152.10 Sensibilidade dos testes imunoenzimáticos para detecção de anticorpos para o vírus da hepatite C.

Testes		Componentes antigênicos	Sensibilidade
1ª geração	EIA 1.0	NS4	80%
2ª geração	EIA 2.0	Core, NS3, NS4	95%
3ª geração	EIA 3.0	Core, NS3, NS4, NS5	97%

Os testes anti-HCV empregam tanto proteínas recombinantes – expressas por bactérias ou leveduras – como peptídios sintéticos. Quanto ao formato, os testes apresentam-se como ensaios imunoenzimáticos (Elisa) ou testes do tipo *immunoblot*. Nos primeiros, uma mistura de antígenos é adsorvida em placas de poliestireno. Os *immunoblots* têm como fase sólida tiras de nitrocelulose, nas quais proteínas recombinantes ou peptídios sintéticos – os mesmos (ou similares) usados nos Elisa – são imobilizados em linhas individuais correspondentes aos antígenos core, envelope, NS3, NS4, NS5. Testes *immunoblot* são, em geral, mais laboriosos e de maior custo; apresentam maior especificidade, porém são menos sensíveis em comparação aos Elisa. Portanto, para detecção de anticorpos anti-HCV, tanto na triagem como no diagnóstico sorológico, o Elisa é o método de escolha. O *immunoblot*, devido à sua maior especificidade, é utilizado como teste complementar confirmatório.

A importância de se empregar um teste confirmatório é absolutamente dependente da categoria de amostra na qual o teste será aplicado. Particularmente, deverão ser submetidas a um teste confirmatório as amostras de indivíduos sem fator de risco, como doadores de sangue, que tendem a gerar resultados falso-positivos. Ao contrário, em se tratando de triagem sorológica de população de alto risco (p. ex., usuários de drogas injetáveis), um resultado positivo é altamente específico. Uma prática alternativa é a retestagem da amostra em um segundo Elisa (preferencialmente, um que utilize antígenos de uma fonte diversa, por exemplo, peptídios sintéticos em vez de proteínas recombinantes). Há casos, contudo, em que o teste confirmatório (independente do algoritmo escolhido) não constitui ferramenta de grande valia. Amostras que apresentam baixa reatividade de anticorpos nos testes imunoenzimáticos tendem a produzir resultados discrepantes ou indeterminados, tanto na retestagem em um segundo Elisa como no *immunoblot*. Reatividade cruzada inespecífica (falso-positivo) ou verdadeira positividade (baixo título de anticorpos) são igualmente plausíveis. O dilema, nestes casos, deverá permanecer sorologicamente insolúvel. Deve-se levar em consideração que mais importante que confirmar (ou não) a reatividade do anti-HCV – marcador de infecção passada – é determinar se o paciente em questão apresenta (ou não) infecção atual pelo HCV. Assim, amostras "problema" deverão ser testadas para a detecção do RNA ou submetidas a um teste para detecção de antígeno.

Resultados falso-negativos podem ocorrer nos testes para detecção de anticorpos – com maior probabilidade no período de janela imunológica, após infecção aguda pelo HCV. Tal é o caso de amostras obtidas na fase aguda – verdadeiramente infecciosas, porém apresentando reatividade de anticorpos abaixo do limite de detecção dos testes sorológicos. Mesmo com os testes de terceira geração, o período de janela imunológica pode ser prolongado, razão pela qual se recomenda repetir o teste com um intervalo de pelo menos 3 meses após a provável exposição ao HCV (Irving, 2002) ou realizar o teste de quarta geração. Alternativamente, a detecção do HCV-RNA (ou antígeno) permite o diagnóstico precoce da infecção. Resultados falso-negativos podem, também, ser esperados em se tratando de indivíduos imunocomprometidos, como coinfectados pelo HIV, receptores de transplante e renais crônicos em hemodiálise. Nestes casos, recomenda-se que, paralelamente aos testes sorológicos, as amostras sejam também submetidas a testes para detecção do HCV-RNA, para diagnóstico confirmatório da infecção (Schneeberger *et al.*, 1998; Pawlotsky, 2002).

Testes qualitativos e quantitativos para detecção do HCV-RNA

O diagnóstico da infecção ativa pelo HCV requer a demonstração da presença do RNA viral no soro, plasma ou tecido. O método mais amplamente utilizado para a detecção qualitativa do HCV-RNA é a RT-PCR (transcrição reversa seguida de amplificação pela reação em cadeia da polimerase). Uma nova técnica para extração e amplificação conhecida pela sigla TMA (*transcription mediated assay*) vem sendo também aplicada à detecção do HCV-RNA. Trata-se de um sistema isotérmico e autocatalítico que permite a captura e a amplificação da sequência-alvo, com limite de detecção ≤ 10 UI RNA/mℓ (Sarrazin *et al.*, 2001; Berg *et al.*, 2003).

Pela técnica RT-PCR, o RNA viral extraído é reversamente transcrito em cDNA (DNA complementar) e, então, submetido a 25-35 ciclos de amplificação na presença da enzima DNA polimerase e de oligonucleotídios iniciadores (*primers*). Em geral, para fins de diagnóstico, utilizam-se oligonucleotídios específicos para a região 5′NC – a mais conservada do genoma do HCV. Alternativamente, transcrição reversa e amplificação-alvo podem ser realizadas em uma única etapa, pelo método conhecido como *one-step RT-PCR* (Mayerat *et al.*, 1996). Em ambos os casos, o produto amplificado pode ser submetido a uma etapa adicional de amplificação utilizando-se oligonucleotídios internos (*nested*-PCR). Este procedimento resulta em aumento da especificidade e da sensibilidade; por outro lado, amplia as chances de contaminação cruzada.

Testes baseados na técnica de RT-PCR têm aplicação também na quantificação do RNA (carga viral), cujos resultados são convencionalmente expressos em unidades internacionais/mℓ (UI/mℓ) (Saldanha *et al.* 1999). Uma outra técnica muito utilizada em testes de quantificação do HCV-RNA é a do DNA "ramificado" (*branched* DNA ou bDNA), em que a quantidade de RNA presente no espécime clínico é diretamente proporcional à intensidade do sinal emitido (Strader *et al.*, 2004).

A PCR qualitativa é essencial para a confirmação da infecção pelo HCV em amostras com valores muito próximos aos do ponto de corte (*cut-off*) nos testes de Elisa. A confirmação da infecção é particularmente importante em se tratando de indivíduos apresentando (ou não) sinais clínicos e/ou bioquímicos sugestivos de infecção pelo HCV, com fator de risco conhecido e comprometimento da resposta imune-humoral (transplantados, pacientes renais crônicos em hemodiálise, coinfectados pelo HIV).

Os testes quantitativos têm aplicação no monitoramento da resposta ao tratamento; não têm valor prognóstico em relação à evolução da doença. A determinação da carga viral é particularmente importante no monitoramento da resposta virológica a agentes antivirais de ação prolongada (interferona α peguilada). Pacientes que não eliminam o vírus ou que não apresentam redução de 2 log no título do HCV-RNA após 12 semanas de terapia antiviral têm menor chance de obter resposta virológica sustentada (Fried *et al.*, 2002; Davis *et al.*, 2003; Russo e Fried, 2004).

Testes altamente sensíveis são importantes para detectar baixos níveis de viremia em amostras obtidas no decorrer da terapia, enquanto ensaios com larga margem de detecção permitem a quantificação mais precisa do HCV-RNA a títulos mais elevados de viremia, sem a necessidade de diluição de amostras – processo que permite a introdução de erros. Um padrão internacional para HCV-RNA (genótipo 1) foi recentemente desenvolvido pela OMS para padronização de diferentes ensaios existentes (Saldanha *et al.*, 1999).

Qualquer teste biomolecular para detecção de genoma possui um limite de sensibilidade. A não detecção do RNA em amostra única não permite excluir a possibilidade de infecção pelo HCV. Resultados falso-negativos podem ocorrer como consequência de degradação do RNA por manuseio inadequado da amostra, presença de inibidores na reação de amplificação, possibilidade de mutação nos sítios de reconhecimento dos oligonucleotídios iniciadores. Frequentemente, a retestagem reproduz resultados negativos. No entanto, deve-se considerar a possibilidade de viremia intermitente ou de carga viral muito baixa (inferior ao limite de detecção do teste).

Resultados falso-positivos podem, também, ocorrer por contaminação cruzada da amostra com produtos amplificados. Precauções devem ser tomadas, particularmente, na separação das áreas físicas dedicadas a cada etapa – extração, amplificação e detecção – e na utilização de controles negativos na reação.

Na Tabela 152.11 são descritos exemplos de testes qualitativos e quantitativos atualmente disponíveis para a detecção do HCV-RNA.

A maioria dos testes quantitativos que se baseiam na técnica de PCR determinam a carga viral a partir da quantidade do produto amplificado ao final da reação. Consequentemente, os resultados estão sujeitos a erros causados pelo efeito *plateau* – que ocorre quando os reagentes são consumidos. Além disso, dada a natureza exponencial da amplificação por PCR, ligeiras mudanças de eficiência da reação podem resultar em diferenças consideráveis na quantidade do produto final amplificado. O ideal é que a detecção do produto aconteça durante a fase exponencial da reação – a qualquer ciclo, a quantidade do produto amplificado é proporcional ao número inicial de cópias presentes no *template* (molde para a amplificação). Contudo, essa correlação é perdida sempre que a curva de amplificação atinge um *plateau*. Uma nova tecnologia de PCR em tempo real foi desenvolvida para detecção qualitativa e quantitativa de ácidos nucleicos, tendo como principal característica a detecção, em tempo real, da quantidade de produto gerado a cada ciclo da reação de amplificação. Testes de PCR em tempo real vêm sendo aplicados na detecção quantitativa do HCV-RNA em amostras clínicas, com alta reprodutibilidade e

Tabela 152.11 Exemplos de testes comerciais para detecção qualitativa e quantitativa do genoma RNA do vírus da hepatite C.

Tipo de ensaio	Tecnologia utilizada	Limite mínimo de detecção
	Qualitativo	
Amplicor HCV 2.0	PCR qualitativo	50 UI/mℓ
Versant HCV RNA	TMA qualitativo	10 UI/mℓ
	Quantitativo	
COBAS TaqMan	TR-PCR tempo real	25 a 391.000.000 UI/mℓ
Amplicor HCV Monitor 2.0	TR-PCR semiautomatizado	600 a 500.00 UI/mℓ
Versant HCV DNA 3.0	*Branched*-DNA semiautomatizado	615 a 7.700.000 UI/mℓ

TMA = *Transcription mediated amplification*.

concordância de resultados, quando comparado aos métodos de bDNA e de RT-PCR quantitativo (Martell *et al.*, 1999; Castelain *et al.*, 2004), podendo apresentar limite mínimo de detecção de 25 UI/mℓ (Colucci *et al.*, 2007).

Determinação de genótipos do HCV

Os genótipos e subtipos do HCV têm papel relevante em estudos epidemiológicos, no desenvolvimento de vacinas, na clínica e na relação custo-benefício para a adoção de medidas terapêuticas aplicadas à infecção crônica pelo HCV. O genótipo infectante é o principal fator preditivo da resposta à terapia, que independe da carga viral, idade, etiologia, duração da doença e achados histológicos (Chemello *et al.*, 1995; Ferenci, 2004).

Diversos métodos têm sido aplicados para genotipagem do HCV, dentre os quais destacam-se: a análise de sequências nucleotídicas – considerada padrão-ouro para detecção e identificação de genótipos e subtipos do HCV (Lau *et al.*, 1995); a RT-*nested* PCR utilizando oligonucleotídios genótipo-específicos (Okamoto *et al.*, 1992; Widell *et al.*, 1994) e a análise do polimorfismo dos tamanhos dos fragmentos de restrição (RFLP – *restriction fragment length polymorphism*) (Davidson *et al.*, 1995); e a PCR em tempo real com base na sequência da região NS 5b do HCV (Nakatani *et al.*, 2010). Entre os testes comerciais disponíveis, destaca-se o ensaio conhecido como LiPA (*line immuno probe assay*), que se baseia na hibridização molecular do produto amplificado a sondas tipo-específicas imobilizadas em fitas de nitrocelulose (Stuyver *et al.* 1993). A versão mais recente, dotada de maior eficiência na capacidade de discriminação dos genótipos 1 a 6 e seus principais subtipos, foi obtida com a utilização do LiPA baseada na hibridização simultânea para as regiões 5′NC e core (Bouchardeau *et al.*, 2007).

As técnicas de RFLP e LiPA apresentam concordância de 94 a 100%; podem produzir resultados inespecíficos (erroneamente interpretados como "infecção mista") – na análise de RFLP, por digestão enzimática parcial; ou, nos ensaios LiPA, por hibridização inespecífica (Giannini *et al.* 1999).

Um método não convencional para determinação de genótipos do HCV é a detecção de anticorpos sorotipo-específicos, por ensaio imunoenzimático utilizando-se epítopos da região *core* ou NS4. Testes de "sorotipagem" podem ser utilizados, como método alternativo, para estudos epidemiológicos em larga escala. Na clínica, sua principal vantagem é permitir a determinação do genótipo viral de infecções passadas. Dois testes comerciais disponíveis para "sorotipagem" do HCV (Chiron Incorp., US, e Murex Biotech, UK) apresentaram concordâncias de 95%, para genótipos 1, 2 e 3, e de 96% quando comparado à RFLP (Gish *et al.*, 1999).

Epidemiologia da hepatite C

A OMS estima que 130 milhões de pessoas, o equivalente a 3% da população mundial estejam infectadas com o vírus da hepatite C e que 3 a 4 milhões se infectam a cada ano. Embora a maioria dos dados reflita resultados de estudos de grupos específicos e não de base populacionais, não há dúvida de que há grande variação na prevalência da infecção pelo HCV no mundo. A maior taxa é atualmente encontrada no Egito, em decorrência de uma terapia parenteral para esquistossomose no final da década de 1980, que infectou 20% da população (Frank *et al.* 2000). Países africanos como Ruanda, Camarões e Congo vêm em seguida, sendo que nestes a prática de rituais, como escarificação e circuncisão, contribuíram para a transmissão do vírus (Alter *et al.*, 1999). Já em vários países em desenvolvimento, onde não há controle de sangue e hemoderivados, a via primária de disseminação é pela transfusão de sangue, uso de injetáveis com equipamentos não esterilizados e não descartáveis. Por outro lado, em países industrializados, onde a triagem de sangue para anti-HCV é feita desde o ínicio da década de 1990, os casos novos de hepatite C pós-transfusionais praticamente desapareceram e o uso de droga intravenosa se tornou o maior responsável pela transmissão da hepatite C, chegando a ter 40% ou mais de infectados nesta categoria de indivíduos (WHO, 1999).

Observações feitas por Wasley e Alter (2000) mostram a existência de uma considerável variação temporal e geográfica em relação à incidência e à prevalência da infecção pelo HCV. Com base em dados de prevalência por idade, três distintos padrões de transmissão foram apontados: (a) no primeiro padrão, a maioria das infecções é encontrada em indivíduos com 30-49 anos de idade (p. ex., EUA), indicando que o risco maior foi em um passado relativamente recente (10 a 30 anos atrás), tendo como fator de risco o uso de drogas injetáveis que atingia os adultos jovens; (b) no segundo padrão, a maior parte dos casos foi verificada em pessoas mais idosas (p. ex., Japão e Itália) infectadas em um passado distante, provavelmente por transfusão e derivados de sangue; e (c) no terceiro padrão, índices elevados de infecção são observados em todas as faixas etárias indicando alto risco de adquirir a infecção. Nestes dois últimos padrões de transmissão, o uso inapropriado de equipamentos e materiais para procedimentos utilizados nos cuidados aos pacientes em unidades de saúde parecem ter tido papel predominante na infecção pelo HCV. Assim, muito da variabilidade entre as regiões pode ser explicada pela frequência e extensão que diferentes fatores de risco têm contribuído para a transmissão do HCV no mundo.

Como visto, o uso de drogas intravenosas ilícitas é atualmente a principal fonte de infecção do HCV na maioria dos países desenvolvidos (Europa, EUA) e vem se tornando a maior fonte de infecção também nos países em desenvolvimento, resultando em mais de 40% de infectados (WHO, 1999). A prevalência de anti-HCV aumenta com a duração e frequência do uso de injetáveis, chegando a 5 a 20% de infecções no primeiro ano de uso e, neste grupo de risco, a prevalência de infecção pelo HCV é maior até que a infecção por HBV e HIV (Garfein *et al.*, 1996; Mathei *et al.*, 2002). Entretanto, em algumas regiões, o risco de adquirir a doença tem sido reduzido como resultado de mudanças dos comportamentos de risco (Hagan *et al.*, 1995).

Outro dado interessante que se reflete na epidemiologia da infecção é a quantidade menor do vírus da hepatite C presente no sangue, em comparação com o vírus da hepatite B, sendo menos provável a transmissão através de mucosa. A transmissão sexual pode ocorrer, embora não seja frequente, e o risco parece mais baixo em casais monogâmicos, embora aumente em indivíduos com múltiplos parceiros sexuais, ou em jovens que se iniciam sexualmente em idade bastante precoce. Já em parceiros sexuais coinfectados com HIV, o risco pode aumentar. Igualmente o risco de transmissão perinatal é baixo; entretanto, em mães com carga viral elevada ou coinfectadas com HIV, o risco de transmissão é mais elevado. A transmissão por leite materno ou intrafamiliar não sexual é bastante rara (WHO, 1999).

Existem estudos controlados mostrando a não associação entre infecção pelo HCV e exposição a agulhas utilizadas em procedimentos controlados dos tipos cirúrgicos, odontológicos, ou de tatuagem, acupuntura e *piercing* (Alter, 1999; Murphy *et al.*, 2000). Entretanto, o risco de infecção para o HCV existe em casos de acidentes percutâneos com sangue de indivíduos com sorologia positiva para este vírus, podendo de 1 a 5% dos acidentados apresentarem soroconversão (Kiyosawa *et al.*, 1991; Puro *et al.*, 1995).

A infecção crônica pelo HCV é também comum em pacientes submetidos à hemodiálise, encontrando-se prevalência para anti-HCV que pode variar de 8,6 a 88% nas unidades de diálise (Othman e Monem, 2001; Tokars *et al.*, 2004). Recentemente, como resultado da rigorosa implementação de medidas de controle de infecção, a incidência vem diminuindo, embora esporadicamente ainda ocorram surtos de hepatite C. Nestes casos, estas ocorrências não estão associadas ao uso de sangue, sugerindo-se que falhas na implementação dos procedimentos de controle de infecção sejam responsáveis pela disseminação do HCV nestas unidades.

Um total de 10% das infecções pelo HCV é de origem desconhecida, não sendo possível a identificação da fonte de contaminação.

Epidemiologia da hepatite C no Brasil

A determinação de anti-HCV em 1.934.895 doadores de sangue distribuídos nas cinco regiões do Brasil (ano 2000/Anvisa) mostrou uma prevalência estimada de 0,67%, com variação de 0,49 a 0,69% (MS, Programa Nacional de Hepatites Virais, www. saude.gov.br/sps/areastecnicas/hepatite). A notificação compulsória da hepatite C pelo MS, revela que a doença é pouco frequente na infância mas atinge índices gradativamente elevados a partir da faixa de 20-29 anos de idade. Em São Paulo, Focaccia *et al.* (1998) encontraram uma prevalência de 1,42% no município de São Paulo, sendo que nas faixas etárias acima de 30 anos as taxas foram superiores, variando de 2,2% até 40 anos a 3,2% acima de 60 anos.

A prevalência é bastante elevada nos grupos de risco. Nos usuários de drogas injetáveis, dados do MS revelam que de 800.000 usuários com idades variando de 18 a 30 anos, 85% fazem uso compartilhado da droga e 80% estiveram detidos pelo menos uma vez, apresentando uma prevalência de anti-HCV de 56,4% (MS 2003). Pacientes submetidos a tratamento hemodialítico apresentam taxas que variam de 13 a 64%, sendo no Tocantins 13%; Belo Horizonte 20,3%; Salvador 23,8%; Porto Alegre 29%; Santa Catarina 33,4%; Goiânia 29 a 39%; São Paulo 42,5% e Rio de Janeiro 64,7% (Santana *et al.* 2001). Nestes estudos, o tempo de tratamento foi o principal fator de risco. Em hemofílicos, Carmo *et al.* (2002) detectaram a presença de 44,6% de infecção pelo HCV.

Embora a doença seja de notificação compulsória, são poucos os dados referentes à incidência da doença, mas há registros de aumento na identificação de casos novos a cada ano, que nem sempre refletem casos primários de infecção, mas sim identificação de crônicos. Em casos de hepa-tocarcinoma, Gonçalves *et al.* (1997), analisando 287 casos procedentes de diversas regiões do Brasil, identificaram 27% de positividade para anti-HCV, com maior frequência nos estados do Rio de Janeiro e de São Paulo.

Tratamento da hepatite C

Nos últimos 10 anos, muitos progressos foram feitos em relação ao tratamento da hepatite C crônica, objetivando, primariamente, a eliminação viral e, independentemente da obtenção ou não da resposta virológica, a melhora da função hepática, a redução da evolução para doença hepática terminal e da probabilidade de evolução para o transplante hepático.

O tratamento da hepatite C é baseado em recomendações definidas por várias organizações e instituições de diferentes países, a partir de resultados de pesquisas clínicas (NIH, 2002; Consenso Internacional de Paris, 2002). A decisão de se tratar o paciente com hepatite C é definida pela análise de numerosas variáveis que levam em conta a situação específica de cada paciente. Segundo a Portaria nº 34/MS (2007), o Comitê Técnico Assessor do Programa Nacional de Hepatites Virais aprovou o protocolo clínico e diretrizes terapêuticas para a hepatite viral crônica C. De acordo com o protocolo, devem ser tratados todos os indivíduos entre 12 e 70 anos, com histologia hepática evidenciando $A \geq 2$ e $F \geq 2$ (METAVIR). Não devem ser tratados os pacientes que apresentam uma ou mais das seguintes características: tratamento prévio com interferona peguilada (associada ou não à ribavirina), doença hepática descompensada, cardiopatia grave, neoplasias, diabetes melito tipo 1 de difícil controle, tireopatia descompensada, convulsões não controladas, imunodeficiências primárias, gestação e indivíduos sem adequado controle contraceptivo.

Fatores que devem ser considerados são idade e condições gerais do paciente, a duração da infecção pelo HCV, risco de desenvolver cirrose, probabilidade de resposta à terapia e comorbidade, além dos planos pessoais e profissionais do indivíduo, pois é importante ressaltar a diminuição da qualidade de vida durante o tratamento. O esquema terapêutico padrão baseia-se no uso combinado de interferona alfa (IFN-α) e ribavirina para pacientes infectados com o genótipos 2 ou 3 por 24 semanas. A dose recomendada para a IFN-α é de 3 milhões de UI, aplicada subcutaneamente 3 vezes/semana, combinado à ribavirina, administrada oralmente na quantidade de 1.000 mg/dia para os pacientes com menos de 75 kg ou 1.250 mg/dia em pacientes de peso maior. Para os pacientes infectados com o genótipo 1, o tratamento recomendado é feito com interferona alfa peguilada e ribavirina por 48 semanas, de acordo com a resposta virológica ao longo do tratamento. A Portaria nº 34 também contempla o tratamento de pacientes infectados com o genótipos 4 ou 5, bem como o retratamento de pacientes não respondedores ou recidivantes tratados inicialmente com interferona convencional associada ou não à ribavirina.

Nos pacientes em que não for possível determinar o genótipo viral recomenda-se o tratamento por um período de 48 semanas com o interferona peguilada. Define-se a resposta ao final do tratamento, quando há normalização da ALT (resposta bioquímica) ou ausência do HCV-RNA sérico (resposta virológica). A resposta sustentada (bioquímica ou virológica) deve permanecer no mínimo por 24 semanas após o término do tratamento. O objetivo primordial do tratamento da hepatite C é a resposta virológica sustentada.

Em relação à eficácia do tratamento, dois grandes estudos realizados, nos EUA e Europa, mostraram dados comparativos em relação a monoterapia com IFN-α e a terapia combinada com a ribavirina. Os resultados com a utilização do esquema combinado foram estatisticamente superiores, quando comparados com o uso isolado da IFN-α, em vários parâmetros avaliados: resposta virológica sustentada, normalização da ALT e melhora histológica.

A Tabela 152.12 mostra a eficácia do tratamento em 1.744 pacientes estudados (McHutchison *et al.*, 1998; Poynard *et al.*, 1998).

Tabela 152.12 Resposta viral sustentada em pacientes crônicos tratados com interferona alfa como monoterapia e na terapia combinada em diferentes durações de tratamento de acordo com o genótipo do vírus da hepatite C.

	Resposta viral sustentada		
Tratamento	**Geral**	**Genótipo 1**	**Genótipo 2 ou 3**
Monoterapia[a]/24 semanas	6%	2%	15%
Monoterapia/48 semanas	16%	16%	32%
Combinado[b]/24 semanas	33%	33%	67%
Combinado/48 semanas	41%	41%	65%

a: monoterapia 5 interferona alfa; b: combinada 5 interferona alfa 1 ribavirina.

No tratamento da hepatite C, os fatores que se mostraram associados a uma provável resposta virológica sustentada foram genótipo viral tipo 2 ou 3; carga viral menor que 800.000 UI/mℓ; nenhuma fibrose ou fibrose portal sem septos; ser do sexo feminino e ter idade menor que 40 anos de idade (Poynard *et al.*, 2000; Pavlotsky *et al.*, 2000).

Há alguns anos, o desenvolvimento de uma IFN modificada, conjugada a um polímero de polietilenoglicol, denominada interferona peguilada (PEG-IFN), tem trazido melhoras na resposta antiviral. Este tipo de IFN apresenta uma degradação enzimática mais lenta, diminuindo a sua taxa de eliminação, mantendo seu nível sérico por tempo prolongado, o que permite um intervalo maior entre as aplicações, sendo o mesmo semanal, resultando em vantagens como diminuição de efeitos colaterais e ampliação da eficácia terapêutica do fármaco (Lindsay, 1997).

Atualmente, duas formas de PEG-IFN estão disponíveis: PEG-IFN-α 2b (Peg-Intron, Schering-Plough Corp.), que é a IFN-α 2b ligada não covalentemente a uma molécula linear de PEG com 12 κDa, e a PEG-IFN-α 2a (Pegasys, Hoffmann-La, Roche), na qual a IFN-α 2a está ligada covalentemente a uma molécula ramificada de PEG com 40 κDa. A dose da PEG-IFN-α 2b é ajustada de acordo com o peso, sendo de 1,5 μg/kg/semana na terapia combinada e de 1 μg/kg/semana na monoterapia, enquanto a dose da PEG-IFN-α 2a é de 180 mg/semana, independentemente do peso, contudo estudos realizados com as duas PEG-IFN mostraram que o peso pode ser um parâmetro importante para a resposta virológica sustentada, o que está sendo melhor avaliado em pesquisas clínicas com doses ajustadas conforme o peso.

Apesar de as duas PEG-IFN terem propriedades farmacocinéticas e farmacodinâmicas distintas, a eficácia de ambas tem-se mostrado semelhante nos ensaios clínicos realizados até o momento, particularmente quando associadas à ribavirina, cuja dose e duração da terapia são definidas conforme o genótipo viral. Os resultados das principais pesquisas clínicas com PEG-IFN estão apresentados na Tabela 152.13.

A cinética viral na resposta ao tratamento é caracterizada por uma curva bifásica, iniciada com um rápido declínio do HCV-RNA no soro, seguida após 48 h, por uma fase de declínio mais lenta que significa probabilidade de resposta viral sustentada (Zeuzem *et al.*, 1998). O declínio inicial é mais rápido e maior em pacientes com genótipo 2 quando comparado ao genótipo 1 (Neumann *et al.*, 2000). Estas diferenças estão relacionadas com o efeito maior da IFN em bloquear a produção de partículas do HCV e a maior eliminação de vírus livres nos pacientes infectados com genótipos 2/3 (94%) do que em pacientes com genótipo 1 (51%).

Vários estudos sugerem que as proteínas virais possam atuar diretamente na sinalização da IFN e nos genes que estimulam a expressão da IFN, como determinadas partes da proteína NS5A que definem uma região sensível ao IFN (ISDR) (Enomoto *et al.*, 1995) e as glicoproteínas da região do envelope E2 do HCV que inibem a ação do IFN (Taylor *et al.*, 1999).

Atualmente, os estudos de fase 3 têm demonstrado eficácia antiviral de novos fármacos (STAC-C), com resultados mais promissores para os inibidores de protease (NS3) e polimerase (Flisick e Parfieniuk, 2010; Soviano *et al.*, 2009).

Tabela 152.13 Comparação da resposta virológica sustentada entre pacientes tratados com interferona alfa peguilada, na monoterapia ou na forma combinada, *versus* interferona alfa associada à ribavirina, segundo os principais genótipos do vírus da hepatite C.

		Resposta virológica sustentada		
Esquema terapêutico	**N**	**HCV-1 (%)**	**HCV-2/3 (%)**	**Referência bibliográfica**
IFN-α 2b, 3 mU 3 vezes/sem. + ribavirina (1.000 a 1.200 mg) por 48 sem.	505	33	79	Manns *et al.* (2001)
PEG-IFN-α 2b, 0,5 μg/kg/sem. + ribavirina (1.000 a 1.200 mg) por 48 sem.	514	34	80	-
PEG-IFN-α 2b, 1,5 μg/kg/sem. + ribavirina (800 mg) por 48 sem.	511	42	82	-
IFN-α 2b, 3 mU, 3 vezes/sem. + ribavirina (1.000 a 1.200 mg) por 48 sem.	444	36	61	Fried *et al.* (2002)
PEG-IFN-α 2a, 180 μg/sem. por 48 sem.	224	21	45	-
PEG-IFN-α 2a, 180 μg/sem. + ribavirina (1.000 a 1.200 mg) por 48 sem.	453	46	76	-
PEG-IFN-α 2a, 180 μg/sem. + ribavirina (800 mg) por 24 sem.	191	29	84	Hadziyannis *et al.* (2004)
PEG-IFN-α 2a, 180 μg/sem. + ribavirina (1.000 a 1.200 mg) por 24 sem.	251	42	81	-
PEG-IFN-α 2a, 180 μg/sem. + ribavirina (800 mg) por 48 sem.	255	41	79	-
PEG-IFN-α 2a, 180 μg/sem. + ribavirina (1.000 a 1.200) por 48 sem.	325	52	80	-

IFN = interferona; PEG-IFN = interferona peguilada; sem. = semana.

Prevenção da hepatite C

Como não existem vacinas contra o HCV, as medidas preventivas fundamentais se restringem às condutas de risco, tais como: (1) não compartilhamento de agulhas e seringas entre usuários de drogas; (2) adoção de medidas de proteção e cuidados especiais pelos profissionais de saúde no manuseio de agulhas e material perfurocortante; (3) não utilização de instrumentos que possam conter sangue em procedimentos como tatuagem, *piercing*, acupuntura ou manicure; (4) não compartilhamento de material cortante de higiene pessoal (escova de dente, aparelho de barbear, dentre outros).

Apesar de a transmissão sexual do HCV ser um evento raro, algumas cautelas devem ser tomadas para se evitar a transmissão: (a) utilizar preservativos se não tiver parceiro fixo; (b) caso tenha parceiro fixo que seja HCV-positivo deve-se evitar o contato com sangue, ou a ocorrência de microlacerações, que possam aumentar os riscos durante a relação sexual.

Uma questão amplamente discutida, como medida preventiva, é o uso de antivirais em acidentes perfurocortantes em profissionais de saúde cuja fonte é sabidamente HCV-positiva. Alguns países optam por iniciar o tratamento imediatamente, enquanto outros esperam confirmar a presença de HCV-RNA. Como o tratamento com antivirais apresenta efeitos colaterais, muitos dos quais diminuem a qualidade de vida, pesquisas mais recentes recomendam esperar 3 a 4 meses, período em que poderá ocorrer a resolução espontânea da infecção pelo HCV.

Referências bibliográficas

Abbas Z, Jafri W, Raza S. Hepatitis D: Scenario in the Asia-Pacific region. *World J Gastroenterol.* 16(5):554-562.

Alter MJ. Hepatitis C virus infection in the United States. *J Hepatol.* 31(Suppl.): 88-91, 1999.

Alter MJ, Hadler SC, Margolis HS *et al.* The changing epidemiology of hepatitis B in the United States. Need for alternative vaccination strategies. *JAMA.* 263: 1218-1222, 1990.

Alter MJ, Kruszon-Moran D, Nainan OV *et al.* The prevalence of hepatitis C virus infection in the United States, 1988 through 1994. *N Engl J Med.* 341: 556-562, 1999.

Anonymous. Treatment of hepatitic C. Wednesday 27 and Thursday 28 February 2002 Maison de la Chimie, Paris, France. *Acta Gastroenterol Belg.* 65(2): 120-30, 2002.

Anzola M. Hepatocellular carcinoma: role of hepatitis B and hepatitis C viruses proteins in hepatocarcinogenesis. *J Viral Hepat.* 11(5): 383-93, 2004.

Araujo NM, Mello FC, Yoshida CF *et al.* High proportion of subgroup A' (genotype A) among Brazilian isolates of Hepatitis B virus. *Arch Virol.* 149: 1383-1395, 2004.

Arboleda M, Castilho MC, Fonseca JC *et al.* Epidemiological aspects of hepatitis B and D virus infection in the northern region of Amazonas, Brazil. *Trans R Soc Trop Med Hyg* 89: 481-483, 1995.

Arumugaswami V, Remenyi R, Kanagavel V *et al.* High-resolution functional profiling of hepatitis C virus genome. *PLoS Pathog.* 4(10):e1000182. Epub 2008 Oct 17, 2008.

Bassett SE, Di Bisceglie AM, Bacon BR *et al.* Effects of iron loading on pathogenicity in hepatitis C virus-infected chimpanzees. *Hepatology.* 29: 1884-1892, 1999.

Bassit L, Ribeiro-Dos-Santos G, Da Silva LC *et al.* Genotype distributions of hepatitis C virus in São Paulo, Brazil: rare subtype found. *Hepatology.* 29: 994-995, 1999.

Bedossa P, Poynart T. An algorithm for the grading of activity in chronic hepatitis C. The METAVIR Cooperative Study Group. *Hepatology.* 24(2):289-293, 2009.

Bensabath G, Hadler SC, Soares MC *et al.* Epidemiologic and serologic studies of acute viral hepatitis in Brazil's Amazon Basin. *Bull PAHO.* 21: 16-27, 1987.

Berg T, Sarrazin C, Herrmann E *et al.* Prediction of treatment outcome in patients with chronic hepatitis C: significance of baseline parameters and viral dynamics during therapy. *Hepatology.* 37: 600-609, 2003.

Blight KJ, Kolykhalov AA, Rice CM. Efficient initiation of HCV RNA replication in cell culture. *Science.* 290: 1972-1974, 2000.

Bouchardeau F, Cantaloube JF, Chevaliez S *et al.* Improvement of hepatitis C virus (HCV) genotype determination with the new version of the INNO-LiPA HCV assay. *J Clin Microbiol.* 45(4):1140-1145, 2007.

Brady MT, MacDonald AJ, Rowan AG *et al.* Hepatitis C virus non-structural protein 4 suppresses Th1 responses by stimulating IL-10 production from monocytes. *Eur J Immunol.* 33: 3448-3457, 2003.

Braga WS, Brasil LM, de Souza RA *et al.* The occurrence of hepatitis B and delta virus infection within seven Amerindian ethnic groups in the Brazilian western Amazon. *Rev Soc Bras Med Trop.* 34: 349-355, 2001.

Brasil LM, da Fonseca JC, de Souza RB *et al.* Prevalence of hepatitis B virus markers within household contacts in the State of Amazonas. *Rev Soc Bras Med Trop* 36: 565-570, 2003.

Brohm C, Steinmann E, Friesland M *et al.* Characterization of determinants important for hepatitis C virus p7 function in morphogenesis by using trans-complementation. *J Virol.* 83(22):11682, 2009.

Bruss V, Ganem D. Mutational analysis of hepatitis B surface antigen particle assembly and secretion. *J Virol.* 65: 3813-3820, 1991.

Cacoub P, Poynard T, Ghillani P *et al.* Extrahepatic manifestations of chronic hepatitis C. MULTIVIRC Group. Multidepartment Virus C. *Arthritis Rheum.* 42: 2204-2212, 1999.

Campiotto S, Pinho JR, Carrilho FJ *et al.* Geographic distribution of hepatitis C virus genotypes in Brazil. *Braz J Med Biol Res* 38: 41-49, 2005.

Carman WF, Jacyna MR, Hadziyannis S *et al.* Mutation preventing formation of hepatitis B antigen in patients with chronic hepatitis B infection. *Lancet.* 2: 588-591, 1989.

Carmo RA, Oliveira GC, Guimarães MD *et al.* Hepatitis C virus infection among Brazilian hemophiliacs: a virological, clinical and epidemiological study. *Braz J Med Biol Res.* 35: 589-598, 2002.

Casey JL. Hepatitis delta virus. Genetics and pathogenesis. *Clin Lab Med.* 16: 451-464, 1996.

Casey JL, Brown TL, Colan EJ *et al.* A genotype of hepatitis D virus that occurs in northern South America. *Proc Natl Acad Sci USA.* 90: 9016-9020, 1993.

Casey JL, Niro GA, Engle RE *et al.* Hepatitis B virus (HBV)/hepatitis D virus (HDV) coinfection in outbreaks of acute hepatitis in the Peruvian Amazon basin: the roles of HDV genotype III and HBV genotype F. *J Infect Dis.* 174: 920-926, 1996.

Castelain S, Descamps V, Thibault V *et al.* TaqMan amplification system with an internal positive control for HCV RNA quantitation. *J Clin Virol.* 31: 227-234, 2004.

Castelnau C, Le Gal P, Ripault MP *et al.* Efficacy of peginterferon alpha-2b in chronic hepatitis delta: relevance of quantitative RT-PCR for follow-up. *Hepatology.* 44(3):728-735, 2006.

Chang FL, Chen PJ, Tu SJ *et al.* The large form of hepatitis delta antigen is crucial for assembly of hepatitis delta virus. *Proc Natl Acad Sci USA.* 88: 8490-8494, 1991.

Chang KM. Immunopathogenesis of hepatitis C virus infection. *Clin Liver Dis.* 7: 89-105, 2003.

Chang MH, Hsu HY, Hsu HC *et al.* The significance of spontaneous hepatitis B e antigen seroconversion in childhood: with special emphasis on the clearance of hepatitis B e antigen before 3 years of age. *Hepatology.* 22: 1387-1392, 1995.

Chang TT, Gish RG, de Man R *et al.* A comparison of entecavir and lamivudine for HBeAg positive chronic hepatitis B. *N Engl J Med.* 354:1001-10, 2006.

Chao YC, Chang MF, Gust I *et al.* Sequence conservation and divergence of hepatitis delta virus RNA. *Virology.* 178: 384-392, 1990.

Chemello L, Bonetti P, Cavalletto L *et al.* Randomized trial comparing three different regimens of alpha-2a-interferon in chronic hepatitis C. The TriVeneto Viral Hepatitis Group. *Hepatology.* 22: 700-706, 1995.

Chen M, Sallberg M, Sonnerborg A *et al.* Limited humoral immunity in hepatitis C virus infection. *Gastroenterology.* 116: 135-143, 1999.

Christensen PB, Krarup HB, Niesters HG *et al.* Outbreak of hepatitis B among injecting drug users in Denmark. *J Clin Virol.* 22: 133-141, 2001.

Chu CJ, Hussain M, Lok AS. Quantitative serum HBV DNA levels during different stages of chronic hepatitis B infection. *Hepatology.* 36: 1408-1415, 2002.

Chu CJ, Lok AS. Clinical significance of hepatitis B virus genotypes. *Hepatology.* 35: 1274-1276, 2002.

Clemens SA, da Fonseca JC, Azevedo T *et al.* Hepatitis A and hepatitis B seroprevalence in 4 centers in Brazil. *Rev Soc Bras Med Trop.* 33: 1-10, 2000.

Codes L, de Freitas LA, Santos-Jesus R *et al.* Comparative study of hepatitis C virus genotypes 1 and 3 in Salvador, Bahia, Brazil. *Braz J Infect Dis.* 7: 409-417, 2003.

Colucci G, Fergunson J, Harkleroad C *et al.* Improved COBAS TaqMan hepatitis C virus test (Version 2.0) for use with the High Pure system: enhanced genotype inclusivity and performance characteristics in a multisite study. *J Clin Microbiol.* 45(11): 3595-3600, 2007.

Coursaget P, Yvonnet B, Chotard J *et al.* Age- and sex-related study of hepatitis B virus chronic carrier state in infants from an endemic area (Senegal). *J Med Virol.* 22: 1-5, 1987.

Craxì A, Laffi G, Zignego AL. Hepatitis C virus (HCV) infection: a systemic disease. *Mol Aspects Med.* 29(1 a 2):85-95, 2008.

Crosse K, Umeadi OG, Anania FA *et al.* Racial differences in liver inflammation and fibrosis related to chronic hepatitis C. *Clin Gastroenterol Hepatol* 2: 463-468, 2004.

Crovatto M, Pozzato G, Zorat F *et al.* Peripheral blood neutrophils from hepatitis C virus-infected patients are replication sites of the virus. *Haematologica.* 85: 356-361, 2000.

Crowson AN, Nuovo G, Ferri C *et al.* The dermatopathologic manifestations of hepatitis C infection: a clinical, histological, and molecular assess-ment of 35 cases. *Hum Pathol.* 34: 573-579, 2003.

da Fonseca JC, Ferreira LC, Brasil LM *et al.* Fulminant Labrea hepatitis-the role of hepatitis A (HAV), B (HBV), C (HCV), and D (HDV) infection (Preliminary report). *Rev Inst Med Trop São Paulo.* 34: 609-612, 1992.

Davidson F, Simmonds P, Ferguson JC *et al.* Survey of major genotypes and subtypes of hepatitis C virus using RFLP of sequences amplified from the 5′ non-coding region. *J Gen Virol.* 76: 1197-1204, 1995.

Davis GL, Wong JB, McHutchison JG *et al.* Early virologic response to treatment with peginterferon alfa-2b plus ribavirina in patients with chronic hepatitis C. *Hepatology.* 38: 645-652, 2003.

De Almeida AJ, Campos-de-Magalhães M, Brandão-Mello CE *et al.* Detection of hepatitis C virus in platelets: evaluating its relationship to antiviral therapy outcome. *Hepatogastroenterology.* 56(90):429-436, 2009.

Degertekin H, Yalcin K, Yakut M. The prevalence of hepatitis delta virus infection in acute and chronic liver disease in Turkey: an anaçysis of clinical studies. *Turk J Gastroenterol.* 17(1):25-34, 2006.

de Fonseca JC, Gayotto LC, Ferreira LC *et al.* Labrea hepatitis-hepatitis B and delta antigen expression in liver tissue: report of three autopsy cases. *Rev Inst Med Trop São Paulo.* 27: 224-227, 1985.

de Oliveira JM, Rispeter K, Viazov S *et al.* Differences in HCV antibody patterns in haemodialysis patients infected with the same virus isolate. *J Med Virol.* 63: 265-270, 2001.

Dienstag JL, Cianciara J, Karayalcin S et al. Durability of serologic response after lamivudine treatment of chronic hepatitis B. *Hepatology* 37: 748-755, 2003.

Dienstag JL, Goldin RD, Heathcote EJ *et al.* Histological outcome during long-term lamivudine therapy. *Gastroenterology.* 124: 105-117, 2003.

El-Serag HB, Hampel H, Yeh C *et al.* Extrahepatic manifestations of hepatitis C among United States male veterans. *Hepatology.* 36: 1439-45, 2002.

El-Serag HB, Kunik M, Richardson P *et al.* Psychiatric disorders among veterans with hepatitis C infection. *Gastroenterology.* 123: 476-482, 2002.

Enomoto N, Sakuma I, Asahina Y *et al.* Comparison of full-length sequences of interferon-sensitive and resistant hepatitis C virus 1b. Sensitivity to interferon is conferred by amino acid substitutions in the NS5A region. *J Clin Invest.* 96: 224-230, 1995.

Enomoto N, Takada A, Nakao T *et al.* There are two major types of hepatitis C virus in Japan. *Biochem Biophys Res Commun.* 170: 1021-1025, 1990.

Farci P, Roskams T, Chessa L *et al.* Long-term benefit of interferon alpha therapy of chronic hepatitis D: regression of advanced hepatic fibrosis. *Gastroenterology.* 126: 1740-1749, 2004.

Farci P, Shimoda A, Coiana A *et al.* The outcome of acute hepatitis C predicted by the evolution of the viral quasispecies. *Science.* 288: 339-344, 2000.

Fattovich G, Giustina G, Sanchez-Tapias J *et al.* Delayed clearance of serum HBsAg in compensated cirrhosis B: relation to interferon alpha therapy and disease prognosis. European Concerted Action on Viral Hepatitis (EUROHEP). *Am J Gastroenterol.* 93: 896-900, 1998.

Fernandez I, Castellano G, de Salamanca RE *et al.* Porphyria cutanea tarda as a predictor of poor response to interferon alfa therapy in chronic hepatitis C. *Scand J Gastroenterol.* 38: 314-319, 2003.

Ferenci P. Predictors of response to therapy for chronic hepatitis C. *Semin Liver Dis.* 24 Suppl 2:25-31, 2004.

Flisiak R, Parfieniuk A. Investigational drugs for hepatitis C. *Expert Opin Investig Drugs.* 19(1):63-75, 2010.

Focaccia R, da Conceição OJ, Sette Jr. H *et al.* Estimated prevalence of viral hepatitis in the general population of the municipality of São Paulo, measured by a serologic survey of a stratified, randomized and residence-based population. *Braz J Infect Dis.* 2: 269-284, 1988.

Fonseca JC. Hepatitis D. *Rev Soc Bras Med Trop.* 35: 181-190, 2002.

Francavilla V, Accapezzato D, De Salvo M *et al.* Subversion of effector CD8+ T cell differentiation in acute hepatitis C virus infection: exploring the immunological mechanisms. *Eur J Immunol.* 34: 427-437, 2004.

Frank C, Mohamed MK, Strickland GT *et al.* The role of parenteral antischistosomal therapy in the spread of hepatitis C virus in Egypt. *Lancet.* 355: 887-891, 2000.

Friebe P, Bartenschlager R. Genetic analysis of sequences in the 3′ nontranslated region of hepatitis C virus that are important for RNA replication. *J Virol.* 76: 5326-5338, 2002.

Fried MW, Shiffman ML, Reddy KR *et al.* Peginterferon alfa-2a plus ribavirina for chronic hepatitis C virus infection. *N Engl J Med.* 347: 975-982, 2002.

Furusyo N, Kubo N, Nakashima H *et al.* Confirmation of nosocomial hepatitis C virus infection in a hemodialysis unit. *Infect Control Hosp Epidemiol.* 25: 584-590, 2004.

Gaeta GB, Stroffolini T, Chiaramonte M *et al.* Chronic hepatitis D: a vanishing disease? An Italian multicentre study. *Hepatology.* 32(4 PT1):824-827, 2000.

Ganem D. Virology. The X files-one step closer to closure. *Science* 294: 2299-2300, 2001.

Ganem D, Varmus HE. The molecular biology of the hepatitis B víruses. *Annu Rev Biochem.* 56: 651-693, 1987.

Garfein RS, Vlahov D, Galai N *et al.* Viral infections in short-term injection drug users: the prevalence of the hepatitis C, hepatitis B, human immunodeficiency, and human T-lymphotropic viruses. *Am J Public Health.* 86: 655-661, 1996.

Gaspar AM, Yoshida CF. Geographic distribution of HBsAg subtypes in Brazil. *Mem Inst Oswaldo Cruz.* 82: 253-258, 1987.

Gerberding JL. The infected health care provider. *N Engl J Med* 334: 594-595, 1996.

Ghendon Y. Perinatal transmission of hepatitis B virus in high-incidence countries. *J Virol Meth.* 17: 69-79, 1987.

Giannini C, Giannelli F, Monti M *et al.* Prevalence of mixed infection by different hepatitis C virus genotypes in patients with hepatitis C virus-related chronic liver disease. *J Lab Clin Med.* 134: 68-73, 1999.

Gish RG, Qian K, Brooks L *et al.* Characterization of anti-hepatitis C virus-positive sera not genotyped by restriction fragment length polymorphism or serology. *J Gastroenterol Hepatol.* 14: 339-344, 1999.

Gonçalves CS, Pereira FE, Gayotto LC. Hepatocellular carcinoma in Brazil: report of a national survey (Florianópolis SC, 1995). *Rev Inst Med Trop São Paulo.* 39: 165-170, 1997.

Grakoui A, Wychowski C, Lin C *et al.* Expression and identification of hepatitis C virus polyprotein cleavage products. *J Virol.* 67: 1385-1395, 1993.

Guidelines. Updated U.S. Public Health Service Guidelines for the Management of Occupational Exposures to HBV, HCV, and HIV and Recommendations for Postexposure Prophylaxis. *MMWR.* 50: 1-52, 2001.

Hadler SC, De Monzon M, Ponzetto A *et al.* Delta virus infection and severe hepatitis. An epidemic in the Yucpa Indians of Venezuela. *Ann Intern Med* 100: 339-344, 1984.

Hadziyannis SJ. Review: hepatitis delta. *J Gastroenterol Hepatol.* 12: 289-298, 1997.

Hadziyannis SJ, Sette Jr H, Morgan TR *et al.* Peginterferon-alpha2a and ribavirina combination therapy in chronic hepatitis C: a randomized study of treatment duration and ribavirina dose. *Ann Intern Med.* 140: 346-355, 2004.

Hagan H, Jarlais DC, Friedman SR *et al.* Reduced risk of hepatitis B and hepatitis C among injection drug users in the Tacoma syringe exchange program. *Am J Public Health.* 85: 1531-1537, 1995.

Heilek GM, Peterson MG. A point mutation abolishes the helicase but not the nucleoside triphosphatase activity of hepatitis C virus NS3 protein. *J Virol.* 71: 6264-6266, 1997.

Hilleman MR. Overview of the pathogenesis, prophylaxis and therapeusis of viral hepatitis B, with focus on reduction to practical applications. *Vaccine* 19: 1837-1848, 2001.

Hoofnagle JH. Course and outcome of hepatitis C. *Hepatology.* 36(Suppl. 1): S21-29, 2002.

Hoofnagle JH, di Bisceglie AM. The treatment of chronic viral hepatitis. *N Engl J Med.* 336: 347-356, 1997.

Hoofnagle JH, Shafritz DA, Popper H. Chronic type B hepatitis and the "healthy" HBsAg carrier state. *Hepatology.* 7: 758-763, 1987.

Huo TI, Wu JC, Lin RI et al. Decreasing hepatitis D virus infection in Taiwan: an analysis of contributory factors. J *Gastroenterol Hepatol.* 12(11):747-751, 1997.

Imazeki F, Omata M, Ohto M. Complete nucleotide sequence of hepatitis delta virus RNA in Japan. *Nucleic Acids Res.* 19: 5439, 1991.

Inchauspe G. Protection and defence mechanisms in HCV infection. *Nephrol Dial Transplant.* 11(Suppl 4): 6-8, 1996.

Irving WL. The role of the virology la-boratory in the management of hepatitis C virus infection. *J Clin Virol.* 25: 3-13, 2002.

Ivaniushina V, Radjef N, Alexeeva M *et al.* Hepatitis delta virus genotypes I and II cocirculate in an endemic area of Yakutia, Russia. *J Gen Virol.* 82: 2709-2718, 2001.

Jin L, Peterson DL. Expression, isolation, and characterization of the hepatitis C vírus ATPase/RNA helicase. *Arch Biochem Biophys* 323: 47-53, 1995.

Kao JH, Chen PJ, Lai MY *et al.* Clinical and virological aspects of blood donors infected with hepatitis B virus genotypes B and C. *J Clin Microbiol.* 40: 22-25, 2002.

Kao JH, Chen PJ, Lai MY *et al.* Genotypes and clinical phenotypes of hepatitis B virus in patients with chronic hepatitis B virus infection. *J Clin Microbiol.* 40: 1207-1209, 2002.

Kasprowicz V, Kang YH, Lucas M *et al.* Hepatitis C virus (HCV) sequence variation induces an HCV-specific T-cell phenotype analogous to spontaneous resolution. *J Virol.* 84(3): 1656-1663, 2010.

Kato J, Kobune M, Nakamura T *et al.* Normalization of elevated hepatic 8-hydroxy-2′-deoxyguanosine levels in chronic hepatitis C patients by phlebotomy and low iron diet. *Cancer Res.* 61: 8697-8702, 2001.

Kato Y, Nakao K, Hamasaki K *et al.* Spontaneous loss of hepatitis B surface antigen in chronic carriers, based on a long-term follow-up study in Goto Islands, Japan. *J Gastroenterol.* 35: 201-205, 2000.

Kay A, Zoulim F. Hepatitis B genetic variability and evolution. *Virus Res.* 127(2): 164-176, 2007.

Kessler HH. Comparison of currently available assay for detection of hepatitis B virus DNA in the routine diagnostic laboratory. *Expert Rev Mol Diagn.* 5:531(4): 531-536, 2005.

Kieffer TL, Kwong AD, Picchio GR. Viral resistance to specifically targeted antiviral therapies for hepatitis C (STAT-Cs). *J Antimicrob Chemother.* 65(2): 202-12, 2010.

Kim CM, Koike K, Saito I *et al.* HBx gene of hepatitis B virus induces liver cancer in transgenic mice. *Nature.* 351: 317-320, 1991.

Kim DW, Gwack Y, Han JH *et al.* C-terminal domain of the hepatitis C virus NS3 protein contains an RNA helicase activity. *Biochem Biophys Res Commun.* 215: 160-166, 1995.

Kiyosawa K, Sodeyama T, Tanaka E *et al.* Hepatitis C in hospital employees with needlestick injuries. *Ann Intern Med* 115: 367-369, 1991.

Koff RS. Hepatitis vaccines. *Infect Dis Clin North Am* 15: 83-95, 2001.

Krug LP, Lunge VR, Ikuta N *et al.* Hepatitis C virus genotypes in Southern Brazil. *Braz J Med Biol Res* 29: 1629-1632, 1996.

Kwun HJ, Jang KL. Dual effects of hepatitis C virus Core protein on the transcription of cyclin-dependent kinase inhibitor p21 gene. *J Viral Hepat.* 10(4): 249-255, 2003.

Kwun HJ, Jung EY, Ahn JY *et al.* p53-dependent transcriptional repression of p21(waf1) by hepatitis C virus NS3. *J Gen Virol.* 82(Pt 9): 2235-2241, 2001.

Kurbanov F, Tanaka Y, Mizokami. Geographical and genetic diversity of the human hepatitis B virus. *Hepatology Res.* 40(1): 14-30, 2010.

Lai CL, Shouval D, Lok AS *et al.* Entecavir versus lamivudine for patients with HBeAg-negative chronic hepatitis B. *N Engl J Med.* 354: 1011-20, 2006.

Lambert N. Value of HCV antigen-antibody combined HCV assay in hepatitis C diagnosis. *Dev Biol (Basel).* 127: 113-121, 2007.

Lampe E, de Almeida AJ, Oliveira RV *et al.* Phylogenetic characterization of genotype 4 hepattis C virus isolate from Brazil. *Virus Reviews and Research.* 7: 108, 2002.

Larrea E, Aldabe R, Riezu-Boj JI *et al.* IFN-alpha5 mediates stronger Tyk2-stat-dependent activation and higher expression of 2′,5′-oligoadenylate synthetase than IFN-alpha2 in liver cells. *J Interferon Cytokine Res.* 24: 497-503, 2004.

Larrea E, Beloqui O, Munoz-Navas MA *et al.* Superoxide dismutase in patients with chronic hepatitis C virus infection. *Free Radic Biol Med.* 24: 1235-1241, 1998.

Lauer GM, Walker BD. Hepatitis C virus infection. *N Engl J Med.* 345: 41-52, 2001.

Lau GK, Piratvisuth T, Luo KX *et al.* Peginterferon alfa-2a, lamivudine, and the combination for HBeAg-positive chronic hepatitis B. *N Engl J Med.* 352(26): 2682-2695, 2005.

Lau JY, Mizokami M, Kolberg JA *et al.* Application of six hepatitis C virus genotyping systems to sera from chronic hepatitis C patients in the United States. *J Infect Dis.* 171: 281-289, 1995.

Lavanchy D. The global burden of hepatitis C. *Liver Int.* 29 (s1): 74-81, 2009. Review.

Le Bouvier GL. The heterogeneity of Australia antigen. *J Infect Dis.* 123: 671-675, 1971.

Lee CM, Changchien CS, Chung JC *et al.* Characterization of a new genotype II hepatitis delta virus from Taiwan. *J Med Virol.* 49: 145-154, 1996.

Leung NW, Lai CL, Chang TT *et al.* Extended lamivudine treatment in patients with chronic hepatitis B enhances hepatitis B and antigen seroconversion rates: results after 3 years of therapy. *Hepatology.* 33: 1527-1532, 2001.

Levene C, Blumberg BS. Additional specificities of Australia antigen and the possible identification of hepatitis carriers. *Nature.* 221: 195-196, 1969.

Levi JE, Takaoka DT, Garrini RH *et al.* Three cases of infection with hepatitis C virus genotype 5 among Brazilian hepatitis patients. *J Clin Microbiol.* 40: 2645-2647, 2002.

Lewis-Ximenez LL, Lauer GM, zur Wiesch JS *et al.* Prospective Follow-up of patients with Acute C Infection in Brazil. *Clin Infec Dis.* 50:12212-1230, 2010.

Li Y, Zhang T, Ho C *et al.* Natural killer cells inhibit hepatitis C virus expression. *J Leukoc Biol.* 76: 1171-1179, 2004.

Liaw YF. Management of YMDD mutations during lamivudine therapy in patients with chronic hepatitis B. *J Gastroenterol Hepatol.* 17(Suppl. 3): S333-S337, 2002.

Lindsay KL. Therapy of hepatitis C: overview. *Hepatology.* 26(Suppl. 1): 71S-77S, 1997.

Lohmann V, Korner F, Koch J *et al.* Replication of subgenomic hepatitis C virus RNAs in a hepatoma cell line. *Science.* 285: 110-113, 1999.

Machida K, Cheng KT, Sung VM *et al.* Hepatitis C virus infection activates the immunologic (type II) isoform of nitric oxide synthase and thereby enhances DNA damage and mutations of cellular genes. *J Virol.* 78: 8835-8843, 2004.

Magnius LO, Norder H. Subtypes, genotypes and molecular epidemiology of the hepatitis B virus as reflected by sequence variability of the S-gene. *Intervirology.* 38: 24-34, 1995.

Mahoney FJ. Update on diagnosis, management, and prevention of hepatitis B virus infection. *Clin Microbiol Rev.* 12: 351-366, 1999.

Manns MP, McHutchison JG, Gordon SC *et al.* Peginterferon alfa-2b plus ribavirina compared with interferon alfa-2b plus ribavirina for initial treatment of chronic hepatitis C: a randomised trial. *Lancet.* 358: 958-965, 2001.

Marcellin P. Hepatitis B and C in 2009. *Liver International* 29 (s1):1-8, 2009.

Marcellin P, Chang TT, Lim SG *et al.* Adefovir dipivoxila for the treatment of hepatitis B e antigen-positive chronic hepatitis B. *N Engl J Med.* 348: 808-816, 2003.

Marcellin P, Heathcote EJ, Buti M *et al.* Tenofovir disoproxil fumarate versus adefovir dipivoxila for chronic hepatitis B. *N Engl J Med.* 359(23):2442-55, 2008c.

Marcellin P, Lau GK, Bonino F et al. Peginterferon alfa-2a alone, lamivudine alone, and two in combination in patients with HBeAg-negative chronic hepatitis B. *Inte Engl J Med.* 351:1206-1217, 2004.

Marcellin P, Lau KK, Zeuzem S *et al.* Comparing the safety, tolerability and quality of life in patients with chronic hepatitis B vs chronic hepatitis C treated with peginterferon alpha 2a *Liver Int.* 28:477-485, 2008b.

Marcellin P, Piratviseth T, Brunetto M. Virological and biochemical response in patients with HBsAg-negative chronic hepatitis B treated with peginterferon alfa-2a (40 kd) with or without lamivudine: results of 4-year follow-up. *J Hepatol.* 48(suppl.2):S46, 2008a.

Martell M, Gomez J, Esteban JI *et al.* High-throughput real-time reverse transcription-PCR quantitation of hepatitis C virus RNA. *J Clin Microbiol* 37: 327-332, 1999.

Mathei C, Buntinx F, van Damme P. Seroprevalence of hepatitis C markers among intravenous drug users in western European countries: a systematic review. *J Viral Hepat.* 9: 157-173, 2002.

Mayerat C, Burgisser P, Lavanchy D *et al.* Comparison of a competitive combined reverse transcription-PCR assay with a branched-DNA assay for hepatitis C virus RNA quantitation. *J Clin Microbiol.* 34: 2702-2706, 1996.

Mayerat C, Mantegani A, Frei PC. Does hepatitis B virus (HBV) genotype influnce the clinical autcome of HBV infection? *J Viral Hepat.* 6(4):299-304, 1999.

Maynard JE. Hepatitis B: global importance and need for control. *Vaccine.* 8(Suppl.): S18-20; discussion S21-3, 1990.

McHutchison JG, Gordon SC, Schiff ER *et al.* Interferon alfa-2b alone or in combination with ribavirina as initial treatment for chronic hepatitis C. Hepatitis Interventional Therapy Group. *N Engl J Med.* 339: 1485-1492, 1998.

McOmish F, Yap PL, Dow BC et al. Geographical distribution of hepatitis C virus genotypes in blood donors: an international collaborative survey. *J Clin Microbiol.* 32: 884-892, 1994.

Mele A, Spada E, Sagliocca L *et al.* Risk of parenterally transmitted hepatitis following exposure to surgery or other invasive procedures: results from the hepatitis surveillance system in Italy. *J Hepatol.* 35: 284-289, 2001.

Melen K, Fagerlund R, Nyqvist M *et al.* Expression of hepatitis C virus core protein inhibits interferon-induced nuclear import of STATs. *J Med Virol.* 73: 536-547, 2004.

Mello FCA, Souto FJD, Nabuco LC *et al.* Hepatitis B vírus genotypes circulating in Brazil: molecular characterization of genotypes F isolates. *BMC Microbiol.* Nov 23; 7:103, 2007.

Miller K, McArdle S, Gale Jr MJ *et al.* Effects of the hepatitis C virus core protein on innate cellular defense pathways. *J Interferon Cytokine Res.* 24: 391-402, 2004.

Mizokami M, Gojobori T, Ohba K *et al.* Hepatitis C virus types 7, 8 and 9 should be classified as type 6 subtypes. *J Hepatol.* 24: 622-624, 1996.

Muller HM, Pfaff E, Goeser T *et al.* Peripheral blood leukocytes serve as a possible extrahepatic site for hepatitis C virus replication. *J Gen Virol.* 74: 669-676, 1993.

Murphy D, Chamberland J, Dandavino R *et al.* A new genotype of hepatitis C virus orginating from central Africa [Abstract]. *Hepatology.* 46: 623A, 2007.

Murphy EL, Bryzman SM, Glynn SA *et al.* Risk factors for hepatitis C virus infection in United States blood donors. NHLBI Retrovirus Epidemiology Donor Study (REDS). *Hepatology* 31: 756-762, 2000.

Nakano T, Shapiro CN, Hadler SC *et al.* Characterization of hepatitis D virus genotype III among Yucpa Indians in Venezuela. *J Gen Virol.* 82: 2183-2189, 2001.

Nakatani SM, Santos CA, Riedeger IN *et al.* Development of hepatitis C virus genotyping by real-time PCR based on the NS5B region. *PLoS One.* 5(4):e10150, 2010.

Nassal M, Schaller H. Hepatitis B virus replication – an update. *J Viral Hepat.* 3: 217-226, 1996.
Naumann H, Schaefer S, Yoshida CF et al. Identification of a new hepatitis B virus (HBV) genotype from Brazil that expresses HBV surface antigen subtype adw4. *J Gen Virol.* 74: 1627-1632, 1993.
Navascués CAS, Rodriguez M, Sotorrio NG *et al.* Epidemiology of hepatitis D virus infection: changes in the last 14 years. *Am J Gastroenterol.* 90:1981-1984, 1995.
Negro F, Rizzetto M. Diagnosis of hepatitis delta virus infection. *J Hepatol.* 22 (Suppl.): 136-139, 1995.
Neuman MG, Benhamou JP, Malkiewicz IM *et al.* Kinetics of serum cytokines reflect changes in the severity of chronic hepatitis C presenting minimal fibrosis. *J Viral Hepat.* 9: 134-140, 2002.
Neumann AU, Lam NP, Dahari H *et al.* Differences in viral dynamics between genotypes 1 and 2 of hepatitis C virus. *J Infect Dis.* 182: 28-35, 2000.
Nguyen M, Paton S, Koch J. Update-surveillance of health care workers exposed to blood, body fluids and bloodborne pathogens in Canadian hospital settings: 1 April, 2000, to 31 March, 2002. *Can Commun Dis Rep.* 29: 209-213, 2003.
Niel C, Moraes MT, Gaspar AM *et al.* Genetic diversity of hepatitis B virus strains isolated in Rio de Janeiro, Brazil. *J Med Virol.* 44: 180-186, 1994.
NIH-National Institutes of Health. Consensus Development Conference Statement: management of hepatitis C. *Hepatology* 36(Suppl. 1): S3-20, 2002.
Niro GA, Smedile A, Andriulli A *et al.* The predominance of hepatitis delta virus genotype I among chronically infected Italian patients. *Hepatology.* 25: 728-734, 1997.
O'Grady JG, Smith HM, Davies SE *et al.* Hepatitis B virus reinfection after orthotopic liver transplantation. Serological and clinical implications. *J Hepatol.* 14: 104-111, 1992.
Okamoto H, Sugiyama Y, Okada S *et al.* Typing hepatitis C virus by polymerase chain reaction with type-specific primers: application to clinical surveys and tracing infectious sources. *J Gen Virol.* 73: 673-679, 1992.
Okamoto H, Tsuda F, Akahane Y *et al.* Hepatitis B virus with mutations in the core promoter for an e antigen-negative phenotype in carriers with antibody to e antigen. *J Virol.* 68: 8102-8110, 1994.
Okuda M, Li K, Beard MR *et al.* Mitochondrial injury, oxidative stress, and antioxidant gene expression are induced by hepatitis C virus core protein. *Gastroenterology.* 122: 366-375, 2002.
Oliveira ML, Bastos FI, Sabino RR *et al.* Distribution of HCV genotypes among different exposure categories in Brazil. *Braz J Med Biol Res.* 32: 279-282, 1999.
Oliveira ML, Bastos FI, Telles PR *et al.* Prevalence and risk factors for HBV, HCV and HDV infections among injecting drug users from Rio de Janeiro, Brazil. *Braz J Med Biol Res.* 32: 1107-1114, 1999.
Oliviero S, D'Adamio L, Chiaberge E *et al.* Characterization of hepatitis delta antigen gene of a highly pathogenic strain of hepatitis delta virus. *Prog Clin Biol Res.* 364: 321-325, 1991.
Othman B, Monem F. Prevalence of antibodies to hepatitis C virus among hemodialysis patients in Damascus, Syria. *Infection.* 29: 262-265, 2001.
Paraná R, Kay A, Molinet F *et al.* HDV genotypes in the Western Brazilian Amazon region: A preliminary report. *Am J Trop Med and Hyg.* 75(3): 475-479, 2006.
Pawlotsky JM. Hepatitis C virus genetic variability: pathogenic and clinical implications. *Clin Liver Dis.* 7: 45-66, 2003.
Pawlotsky JM. Pathophysiology of hepatitis C virus infection and related liver disease. *Trends Microbiol.* 12: 96-102, 2004.
Pawlotsky JM. Use and interpretation of virological tests for hepatitis C. *Hepatology.* 36(Suppl. 1): S65-73, 2002.
Pebody RG, Ruutu P, Nohynek H *et al.* Changing epidemiology of hepatitis B infection in Finland. *Scand J Infect Dis.* 31: 251-254, 1999.
Pereira LM, Martelli CM, Merchán-Hamann E *et al.* Population-based multicentric survey of hepatitis B infection and risk factor differences among three regions in Brazil. *Am J Trop Hyg.* 81(2): 240-247, 2009.
Perrillo RP, Lai CL, Liaw YF *et al.* Predictors of HBeAg loss after lamivudine treatment for chronic hepatitis B. *Hepatology.* 36: 186-194, 2002.
Petrosillo N, Ippolito G, Solforosi L *et al.* Molecular epidemiology of an outbreak of fulminant hepatitis B. *J Clin Microbiol.* 38: 2975-2981, 2002.
Pirovino M. Hepatitis B: clinical manifestations, diagnosis and medical management. *Soz Praventivmed* 43(Suppl. 1): S14-17, S88-91, 1998.
Piver E, Roingeard P, Pagés JC. The cell biology of hepatitis C virus (HCV) lipid addiction: molecular mechanisms and its potential importance in the clinic. *Int J Biochem Cell Biol.* 42(6): 869-79, 2010.
Poynard T, Colombo M, Bruix J *et al.* Peginterferon Alfa-2b And Ribavirina: Effective In Patients With Hepatitis C who failed interferon alfa/ribavirina therpay. *Gastroenterology.* 136: 1618-1628, 2009.
Poynard T, Marcellin P, Lee SS *et al.* Randomised trial of interferon alpha2b plus ribavirina for 48 weeks or for 24 weeks *versus* interferon alpha2b plus placebo for 48 weeks for treatment of chronic infection with hepatitis C virus. International Hepatitis Interventional Therapy Group (IHIT). *Lancet.* 352: 1426-1432, 1998.
Poynard T, Mathurin P, Lai CL *et al.* A comparison of fibrosis progression in chronic liver diseases. *J Hepatol.* 38: 257-265, 2003.
Poynard T, McHutchison J, Goodman Z *et al.* Is an "a la carte" combination interferon alfa-2b plus ribavirina regimen possible for the first line treatment in patients with chronic hepatitis C? The ALGOVIRC Project Group. *Hepatology.* 31: 211-218, 2000.
Prakash S, Dash SC, Kumar A *et al.* Frequency and role of hepatitis-C virus and type II cryoglobulinemia in membranoproliferative glomerulonephritis. *J Assoc Physicians India.* 52: 451-453, 2004.
Preugschat F, Averett DR, Clarke BE et al. A steady-state and pre-steady-state kinetic analysis of the NTPase activity associated with the hepatitis C virus NS3 helicase domain. *J Biol Chem.* 271: 24449-24457, 1996.
Protocolo Clínico e Diretrizes Terapêuticas para o Tratamento da Hepatite Viral Crônica B e Coinfecções. Ministério da Saúde. Brasília DF 2009. 1 a 128.
Pugh RN, Murray-Lion IM, Dawson JL *et al.* Transection of the oesophagus for bleeding aesophageal varices. *Brit J Surg.* 60(8):646-649, 1973.
Puro V, Petrosillo N, Ippolito G. Risk of hepatitis C seroconversion after occupational exposures in health care workers. Italian Study Group on Occupational Risk of HIV and Other Bloodborne Infections. *Am J Infect Control.* 23: 273-277, 1993.
Qadri I, Iwahashi M, Capasso JM *et al.* Induced oxidative stress and activated expression of manganese superoxide dismutase during hepatitis C virus replication: role of JNK, p38 MAPK and AP-1. *Biochem J.* 378: 919-928, 2004.
Rapicetta M, Ferrari C, Levrero M. Viral determinants and host immune responses in the pathogenesis of HBV infection. *J Med Virol.* 67: 454-457, 2002.
Reyes GR. The nonstructural NS5A protein of hepatitis C virus: an expanding, multifunctional role in enhancing hepatitis C virus pathogenesis. *J Biomed.* Sci. 9(3): 187-197, 2002.
Ribeiro LC, Souto FJ, do Espírito-Santo MP *et al.* An autochthonous case of hepatitis C virus genotype 5a in Brazil: phylogenetic analysis. *Arch Virol.* 154(4):665-70, 2009.
Rizzetto M. Hepatitis D: the comeback? *Liver International.* 29(s1): 140-142, 2009.
Rizzetto M, Canese MG, Arico S *et al.* Immunofluorescence detection of new antigen-antibody system (delta/antidelta) associated to hepatitis B virus in liver and in serum of HBsAg carriers. *Gut.* 18: 997-1003, 1977.
Robertson BH, Margolis HS. Primate hepatitis B viruses – genetic diversity, geography and evolution. *Rev Med Virol.* 12: 133-141, 2002.
Robertson B, Myers G, Howard C *et al.* Classification, nomenclature, and database development for hepatitis C virus (HCV) and related viruses: proposals for standardization. International Committee on Virus Taxonomy. *Arch Virol.* 143: 2493-2503, 1998.
Russo MW, Fried MW. Guidelines for stopping therapy in chronic hepatitis C. *Curr Gastroenterol Rep.* 6: 17-21, 2004.
Sagliocca L, Stroffolini T, Amoroso P *et al.* Risk factors for acute hepatitis B: a case-control study. *J Viral Hepat.* 4: 63-66, 1997.
Sakaguchi E, Sakaida I, Okita K. Th1/Th2 balance in HCV-related liver cirrhosis and the effect of TGF-beta on Th1 response: possible implications for the development of hepatoma. *Nippon Rinsho.* 62(Suppl. 7): 175-178, 2004.
Saldanha J, Lelie N, Heath A. Establishment of the first international standard for nucleic acid amplification technology (NAT) assays for HCV RNA. WHO Collaborative Study Group. *Vox Sang.* 76: 149-158, 1999.
Samuel D, Bismuth H, Benhamou JP. Liver transplantation in cirrhosis due to hepatitis D virus infection. *J Hepatol.* 17 (Suppl. 3): S154-156, 1993.
Sanchez-Tapias JM, Costa J, Mas A *et al.* Influence of hepatitis B virus genotype on the long-term outcome of chronic hepatitis B in western patients. *Gastroenterology.* 123: 1848-1856, 2002.
Santana GO, Cotrim HP, Mota E *et al.* Antibodies to hepatitis C virus in patients undergoing hemodialysis in Salvador, BA, Brazil. *Arq Gastroenterol.* 38: 24-31, 2001.
Schalm SW, Heathcote J, Cianciara J *et al.* Lamivudine and alpha interferon combination treatment of patients with chronic hepatitis B infection: a randomised trial. *Gut.* 46: 562-568, 2000.
Schiff ER, Lai CL, Hadziyannis S *et al.* Adefovir dipivoxila therapy for lamivudine-resistant hepatitis B in pre- and post-liver transplantation patients. *Hepatology.* 38: 1419-1427, 2003.
Schinazi RF, Bassit L, Gavegnano C. HCV drug discovery aimed at viral eradication. *J Viral Hepat.* 17(2):77-90, 2009.
Schneeberger PM, Toonen N, Keur I *et al.* Infection control of hepatitis C in Dutch dialysis centres. *Nephrol Dial Transplant.* 13: 3037-3040, 1998.
Seifer M, Hohne M, Schaefer S *et al. In vitro* tumorigenicity of hepatitis B virus DNA and HBx protein. *J Hepatol.* 13(Suppl. 4): S61-65, 1991.
Sharma SD. Hepatitis C virus: molecular biology & current therapeutic options *Indian J Med Res.* 131:17-34, 2010.

Shakil AO, Hadziyannis S, Hoofnagle JH *et al.* Geographic distribution and genetic variability of hepatitis delta virus genotype I. *Virology.* 234: 160-167, 1997.
Sherman M, Yurdaydin C, Sollano J *et al.* Entecavir for treatment of lamivudine-refractory HBeAg-positive chronic hepatitis B. *Gastroenterology.* 130(7): 2039-2049, 2006.
Simmonds P, Holmes EC, Cha TA *et al.* Classification of hepatitis C virus into six major genotypes and a series of subtypes by phylogenetic analysis of the NS-5 region. *J Gen Virol.* 74: 2391-2399, 1993.
Simmonds P, Smith DB, McOmish F *et al.* Identification of genotypes of hepatitis C virus by sequence comparisons in the core, E1 and NS-5 regions. *J Gen Virol.* 75: 1053-1061, 1994.
Smedile A, Bergmann KF, Baroudy BM *et al.* Riboprobe assay for HDV RNA: a sensitive method for the detection of the HDV genome in clinical serum samples. *J Med Virol.* 30: 20-24, 1990.
Smedile A, Rizzetto M, Gerin JL. Advances in hepatitis D virus biology and disease. *Prog Liver Dis.* 12: 157-175, 1994.
Soares MC, Menezes RC, Martins SJ *et al.* Epidemiology of hepatitis B, C and D viruses among indigenous Parakana tribe in the Eastern Brazilian Amazon Region. *Bol Oficina Sanit Panam.* 117: 124-135, 1994.
Song BC, Suh DJ, Lee HC *et al.* Hepatitis B and antigen serocon-version after lamivudine therapy is not durable in patients with chronic hepatitis B in Korea. *Hepatology.* 32: 803-806, 2000.
Soriano V, Peters MG, Zeuzem S. New therapies for hepatitis C virus infection. *Clin Infect Dis.* 48(3):313-320, 2009.
Sorrell MF, Belongia EA, Costa J *et al.* National Institute of Health Consensus Development Conference: Management of hepatitis B. *Ann Intern Med.* 150(2):104-110, 2009.
Souto FJD. Distribuição da hepatite B no Brasil: Atualização do mapa epidemiológico e proposições para seu controle. *Gastrenterologia Endoscopia Digestiva.* 18: 143-150, 1999.
Souto FJ, Fontes CJ, Gaspar AM. Prevalence of hepatitis B and C virus markers among malaria-exposed gold miners in Brazilian Amazon. *Mem Inst Oswaldo Cruz.* 96: 751-755, 2001.
Souto FJ, Fontes CJ, Gaspar AM *et al.* Hepatitis B virus infection in immigrants to the southern Brazilian Amazon. *Trans R Soc Trop Med Hyg.* 92: 282-284, 1998.
Stevens CE, Beasley RP, Tsui J *et al.* Vertical transmission of hepatitis B antigen in Taiwan. *N Engl J Med.* 292: 771-774, 1975.
Stevens CE, Toy PT, Tong MJ *et al.* Perinatal hepatitis B virus transmission in the United States. Prevention by passive-active immunization. *JAMA.* 253: 1740-1745, 1985.
Strader DB, Wright T, Thomas DL *et al.* Diagnosis, management, and treatment of hepatitis C. *Hepatology.* 39: 1147-1171, 2004.
Stuyver L, De Gendt S, Van Geyt C *et al.* A new genotype of hepatitis B virus: complete genome and phylogenetic relatedness. *J Gen Virol.* 81: 67-74, 2000.
Stuyver L, Rossau R, Wyseur A *et al.* Typing of hepatitis C virus isolates and characterization of new subtypes using a line probe assay. *J Gen Virol.* 74: 1093-1102, 1993.
Stuyver L, Wyseur A, van Arnhem W *et al.* Second-generation line probe assay for hepatitis C virus genotyping. *J Clin Microbiol.* 34: 2259-2266, 1996.
Sung JL, Chen DS. Clustering of different subtypes of hepatitis B surface antigen in families of patients with chronic liver diseases. *Am J Gastroenterol.* 69: 559-564, 1978.
Tai AW, Chung RT. Treatment failure in hepatitis C: mechanisms of non-response. *J Hepatol.* 50(2): 412-20, 2009.
Takahashi K, Machida A, Funatsu G *et al.* Immunochemical structure of hepatitis B e antigen in the serum. *J Immunol.* 130: 2903-2907, 1983.
Tanaka J. Hepatitis B epidemiology in Latin America. *Vaccine.* 18 (Suppl. 1): S17-19, 2000.
Tardif KD, Mori K, Kaufman RJ *et al.* Hepatitis C virus suppresses the IRE1-XBP1 pathway of the unfolded protein response. *J Biol Chem.* 279: 17158-17164, 2004.
Taylor DR, Shi ST, Romano PR *et al.* Inhibition of the interferon-inducible protein kinase PKR by HCV E2 protein. *Science.* 285: 107-110, 1999.
Teles SA, Martins RM, Gomes AS *et al.* Hepatitis B virus transmission in Brazilian hemodialysis units: serological and molecular follow-up. *J Med Virol.* 68: 41-49, 2002.
Teles SA, Martins RM, Silva AS *et al.* Hepatitis B virus infection profile in central Brazilian hemodialysis population. *Rev Inst Med Trop São Paulo* 40: 281-286, 1998.
Thimme R, Bukh J, Spangenberg HC *et al.* Viral and immunological determinants of hepatitis C virus clearance, persistence, and disease. *Proc Natl Acad Sci USA.* 99: 15661-15668, 2002.
Thompson AJ, McHutchison JG. Antiviral resistance and specifically targeted therapy for HCV (STAT-C) *J Viral Hepat.*16(6): 377-87, 2009.
Tokars JI, Finelli L, Alter MJ *et al.* National surveillance of dialysis-associated diseases in the United States, 2001. *Semin Dial.* 17: 310-319, 2004.
Torres JR, Mondolfi A. Protracted outbreak of severe delta hepatitis: experience in an isolated Amerindian population of the Upper Orinoco basin. *Rev Infect Dis.* 13: 52-55, 1991.
Tsai SL, Lee TH, Chien RN *et al.* A method to increase tetramer staining efficiency of CD8+ T cells with MHC-peptide complexes: therapeutic applications in monitoring cytotoxic T lymphocyte activity during hepatitis B and C treatment. *J Immunol Meth.* 285: 71-87, 2004.
Tuke PW, Grant PR, Waite J *et al.* Hepatitis C virus window-phase infections: closing the window on hepatitis C virus. *Transfusion.* 48(4): 594-600, 2008.
Valgimigli M, Valgimigli L, Trere D *et al.* Oxidative stress EPR measurement in human liver by radical-probe technique. Correlation with etiology, histology and cell proliferation. *Free Radic Res.* 36: 939-948, 2002.
van Asten L, Verhaest I, Lamzira S *et al.* Spread of hepatitis C virus among European injection drug users infected with HIV: a phylogenetic analysis. *J Infect Dis.* 189: 292-302, 2004.
Villeneuve JP, Durantel D, Durantel S *et al.* Selection of a hepatitis B virus strain resistant to adefovir in a liver transplantation patient. *J Hepatol.* 39: 1085-1089, 2003.
Wang J, Holmes TH, Cheung R *et al.* Expression of chemokine receptors on intrahepatic and peripheral lymphocytes in chronic hepatitis C infection: its relationship to liver inflammation. *J Infect Dis.* 190: 989-997, 2004.
Wasley A, Alter MJ. Epidemiology of hepatitis C: geographic differences and temporal trends. *Semin Liver Dis.* 20: 1-16, 2000.
Wedemeyer H, He XS, Nascimbeni M *et al.* Impaired effector function of hepatitis C virus-specific CD8+ T cells in chronic hepatitis C virus infection. *J Immunol.* 169: 3447-3458, 2002.
WHO – World Health Organization. Global surveillance and control of hepatitis C. Report of a WHO Consultation organized in collaboration with the Viral Hepatitis Prevention Board, Antwerp, Belgium. *J Viral Hepat.* 6: 35-47, 1999.
Widell A, Shev S, Mansson S *et al.* Genotyping of hepatitis C virus isolates by a modified polymerase chain reaction assay using type specific primers: epidemiological applications. *J Med Virol.* 44: 272-279, 1994.
Wong DK, Cheung AM, O'Rourke K *et al.* Effect of alpha-interferon treatment in patients with hepatitis B and antigen-positive chronic hepatitis B. A meta-analysis. *Ann Intern Med.* 119: 312-323, 1993.
Yamaguchi Y, Filipovska J, Yano K *et al.* Stimulation of RNA polymerase II elongation by hepatitis delta antigen. *Science.* 293: 124-127, 2001.
Yanagi M, St Claire M, Emerson SU *et al.* In vivo analysis of the 3′ untranslated region of the hepatitis C virus after in vitro mutagenesis of an infectious cDNA clone. *Proc Natl Acad Sci USA.* 96: 2291-2295, 1999.
Yuen MF, Lai CL. Prevention and management of hepatitis B: global scenario. *Indian J Gastroenterol.* 19(Suppl. 3): C3-5, 2000.
Yuen MF, Sablon E, Hui CK *et al.* Prognostic factors in severe exacerbation of chronic hepatitis B. *Clin Infect Dis.* 36: 979-984, 2003.
Zarife MA, de Oliveira EC, Romeu JM *et al.* Detection of genotype 4 of the hepatitis C virus in Salvador, BA. *Rev Soc Bras Med Trop.* 39(6): 567-9, 2006.
Zeuzem S, Schmidt JM, Lee JH *et al.* Effect of interferon alfa on the dynamics of hepatitis C virus turnover *in vivo*. *Hepatology.* 23: 366-371, 1996.
Zeuzem S, Schmidt JM, Lee JH *et al.* Hepatitis C virus dynamics *in vivo*: effect of ribavirina and interferon alfa on viral turnover. *Hepatology.* 28: 245-252, 1998.
Zhang P, Chen Z, Chen F *et al.* Expression of IFN-gamma and its receptor alpha in the peripheral blood of patients with chronic hepatitis C. *Chin Med J. (Engl)* 117: 79-82, 2004.
Zhang YY, Tsega E, Hansson BG. Phylogenetic analysis of hepatitis D viruses indicating a new genotype I subgroup among African isolates. *J Clin Microbiol.* 34: 3023-3030, 1996.
Zignego AL, Brechot C. Extrahepatic manifestations of HCV infection: facts and controversies. *J Hepatol.* 31: 369-376, 1999.
Zignego AL, Deny P, Feray C *et al.* Amplification of hepatitis delta virus RNA sequences by polymerase chain reaction: a tool for viral detection and cloning. 4: 43-51, 1990.
Zignego AL, Ferri C, Pileri SA *et al.* Extrahepatic manifestations of hepatitis C virus infection: a general overview and guidelines for a clinical approach. *Dig Liver Dis.* 39(1): 2-17, 1997.
Zoulim F, Perrillo R. Hepatitis B: reflections on the current approch to antiviral therapy. *J Hepatol.* 48 (suppl 1): S2-9, 2008.

153 Febres Hemorrágicas Virais

Jorge F. S. Travassos da Rosa, Francisco de P. Pinheiro, Amélia P. A. Travassos da Rosa e Pedro F. da Costa Vasconcelos

▶ Introdução

Um grupo de doenças virais de diversas etiologias, mas que têm várias características clínicas em comum: permeabilidade capilar aumentada, leucopenia e trombocitopenia. As febres hemorrágicas virais (FHV) são caracterizadas por início repentino, febre, cefaleia, mialgia generalizada, dor lombar, conjuntivite e prostração grave, seguidos de vários sintomas hemorrágicos. As FHV são também conhecidas por síndromes febris de caráter grave, de evolução aguda, em que as manifestações mais importantes são os fenômenos hemorrágicos. Observações clínicas bem peculiares em função do tropismo aos diferentes órgãos dos hospedeiros podem diferenciar essas síndromes, não obstante a similaridade entre elas das manifestações sistêmicas e hemorrágicas. Na febre amarela (FA), por exemplo, a presença de icterícia e de albuminúria nos casos graves é marcante, enquanto na dengue em sua forma mais grave o quadro de choque se apresenta como aspecto clínico dominante; já na febre do vale do Rift, que grassa na África ocidental, pode ocorrer encefalite ou até mesmo danos à retina.

Várias regiões do mundo são acometidas pelas febres hemorrágicas, sendo que algumas dessas viroses, como é o caso da febre hemorrágica da dengue (FHD) e FA, apresentam ampla distribuição geográfica, ocorrendo, respectivamente, a primeira na Ásia, África, Américas e regiões do Pacífico, e a segunda na América do Sul e na África. Diferentemente, outras se restringem a áreas geográficas mais reduzidas como as febres hemorrágicas da Argentina, Bolívia e da Venezuela, bem como a doença hemorrágica que ocorre exclusivamente na floresta de Kyasanur.

Os agentes etiológicos responsáveis pelas febres hemorrágicas são na maioria arbovírus pertencentes às famílias Bunyaviridae, Flaviviridae e Togaviridae, ficando os outros situados nas famílias de não arbovírus como Filoviridae e Arenaviridae. A transmissão se processa pela picada de mosquitos nos casos da FA, dengue, Chikungunya e da febre do vale do Rift, de carrapatos como ocorre na doença da floresta de Kyasanur, febre hemorrágica da Crimeia-Congo (CCHF) e Omsk ou possivelmente por inalação de aerossóis de excretas de roedores infectados como para o Junin, Machupo, Guanarito e Lassa. Para outros como o Marburg e Ébola se desconhece o mecanismo de transmissão do hospedeiro para o homem.

O número elevado de pessoas acometidas anualmente pelas FHV, a alta letalidade dessas doenças e a ausência de vacinas para algumas delas e de antivirais eficazes as tornam um sério problema de saúde pública.

Da Tabela 153.1 constam os tipos de FHV que serão abordadas neste capítulo. FA e dengue, por terem descrições à parte, neste livro serão tratadas sucintamente.

▶ Febre amarela

Doença infecciosa aguda não contagiosa causada por um vírus que grassa de forma endêmica na África, na América Central e na América do Sul, sendo periodicamente responsável por surtos e epidemias com elevada morbidade e letalidade, representando importante problema de saúde pública. Na maioria das vezes ocorre de forma subclínica ou leve. Em sua forma grave cursa com icterícia, hemorragias e insuficiência renal aguda, tríade clínica da doença, com letalidade entre 20 e 50% (Almeida, 1940; Monath, 1990).

Atualmente, toda a América do Sul está infestada com o *Aedes aegypti* que, somado à presença da FA em sua forma silvestre, oferece grande risco à reurbanização dessa doença, mesmo dispondo-se de uma vacina de grande eficácia e amplamente utilizada nessa área geográfica.

Especificamente no Brasil são quase 4.000 municípios infestados com o *Aedes aegypti*, o que caracteriza a grave situação em perspectiva.

O vírus da FA é o protótipo do grupo B dos arbovírus, gênero *Flavivirus*, família Flaviviridae. No ambiente silvestre das florestas das Américas esse vírus é principalmente transmitido pelos gêneros *Haemagogus* e *Sabethes*, sendo o primeiro maior em diversidade de espécies vetores potencialmente transmissores e maior em distribuição geográfica no Brasil, o que o credencia como de maior importância no ciclo de manutenção da forma silvestre da doença. Na África, o ciclo silvestre do vírus amarílico é mantido por várias espécies de culicíneos do gênero *Aedes*.

Em surto ocorrido no estado do Pará, em 1984, registrou-se, além da participação do *H. jantinomys*, principal transmissor da FA nas Américas, a do *H. albomaculatus* na transmissão do vírus amarílico, vetor até então sem registro nem associado à transmissão no Brasil.

Na região amazônica e no resto do continente americano, a FA incide apenas sob a forma silvestre, com ampla distribuição, tendo em vista a detecção de anticorpos específicos para o vírus em macacos capturados, bem como o isolamento viral ou detecção de antígenos nesses animais encontrados mortos em diferentes áreas. Entre humanos, no entanto, são raros os surtos da virose nessas regiões.

No ciclo silvestre, numerosas espécies de primatas atuam como hospedeiros vertebrados amplificadores do vírus da febre amarela, enquanto no ciclo urbano apenas o homem tem importância epidemiológica.

O período de incubação no homem é de 3 a 6 dias após a picada infectante. Os mosquitos se infectam com o sangue do paciente mesmo no período de incubação da virose e até 3 a 5 dias após o início dos sintomas, coincidindo com o período de viremia. Apenas uma pequena parte das pessoas acometi-

Tabela 153.1 Febres hemorrágicas virais que acometem o homem.

Família	Vírus	Doença	Transmissor	Distribuição geográfica
Togaviridae	*Chikungunya*	*Chikungunya*	Mosquitos	África e Ásia
Flaviviridae	Febre amarela	Febre amarela	Mosquitos	América do Sul, América Central e África
	Dengue	Febre hemorrágica da dengue		Ásia, África, Américas do Sul e Central, Caribe e Oceania
	Doença da floresta de Kyasanur	Doença da floresta de Kyasanur	Carrapatos	Índia
	Febre hemorrágica de Omsk	Febre hemorrágica de Omsk		Ex-União Soviética (Sibéria)
Bunyaviridae	Febre do vale do Rift	Febre do vale do Rift	Mosquitos	África
	CHF-Congo	Febre hemorrágica da Crimeia-Congo	Carrapatos	Ex-União Soviética, Bulgária, Iugoslávia, Paquistão, Iraque e África
	Hantaan	Febre hemorrágica com síndrome renal, febre hemorrágica da Coreia, nefropatia epidêmica	Roedores	Coreia, China, Japão e Manchúria, Ex-União Soviética, Escandinávia, Bulgária, Romênia, República Tcheca e Eslováquia
Arenaviridae	*Junin*	Febre hemorrágica da Argentina	Roedores	Argentina
	Machupo	Febre hemorrágica da Bolívia		Bolívia
	Guanarito	Febre hemorrágica da Venezuela		Venezuela
	Lassa	Febre de Lassa		Nigéria, Libéria, Serra Leoa
	Sabiá	–	?	Brasil
Filoviridae	*Marburg* e *Ebola*	Doença de Marburg, febre hemorrágica africana	*a*	África

?: possivelmente roedores; *a*: mecanismo de transmissão desconhecido (reservatório homem).

das com o vírus desenvolve formas graves da doença, e cerca de 50% evoluem para o óbito.

Etiologia

O vírus da FA é considerado o protótipo do gênero *Flavivirus* da família Flaviviridae, em que estão incluídos cerca de 68 membros (Monath, 1990; Franchi *et al.*, 1991). Este vírus e demais flavivírus são esféricos, envelopados, tendo em sua estrutura projeções que correspondem ao antígeno hemaglutinante; apresenta diâmetro de aproximadamente 40 a 50 nm e seu genoma é constituído por uma única molécula de ácido ribonucleico (RNA) de polaridade positiva com cerca de 11 mil nucleotídios (Chambers *et al.*, 1990). Esse vírus cresce em diversas células de vertebrados e invertebrados e é patogênico para vários animais utilizados em experimentação laboratorial. Multiplica-se no citoplasma e infecta principalmente os macrófagos (células de defesa).

A capacidade de replicação dos flavivírus, e, obviamente, o da FA, em organismos distintos (homem e mosquito) demonstra sua enorme capacidade de adaptação, favorecendo, inclusive, sua manutenção em natureza (Monath, 1990).

Epidemiologia

A FA é uma antropozoonose que apresenta dois ciclos de transmissão, um silvestre, que envolve primatas não humanos e mosquitos da floresta, atingindo o homem acidentalmente – FA silvestre –, e o outro urbano, que envolve o *Ae. aegypti* e o próprio homem – FA urbana (Monath, 1988).

Os vetores da FA classificam-se distintamente em duas formas: urbanos e silvestres. No Brasil representam a primeira o *Ae. aegypti* com hábitos domésticos e peridomésticos, sendo o homem o grande responsável pela sua procriação e propagação, e o *Ae. albopictus*; a segunda, dentre os principais gêneros é representada por *Haemagogus* e *Sabethes*. O *H. janthinomys* é a espécie de maior importância. No que diz respeito aos hospedeiros vertebrados, na FA urbana, o homem se apresenta único com importância epidemiológica, e na FA silvestre, vários animais podem atuar como hospedeiros, sendo, no entanto, os primatas não humanos os principais e mais sensíveis.

A grande área enzoótica da febre amarela no Brasil, as áreas epizoóticas e o enorme número de áreas infestadas pelo vetor urbano propiciam um elevado risco para o surgimento de surtos isolados ou mesmo epidemias de febre amarela urbana, mormente pela deficiente imunidade por parte da população.

Com a intensificação da vigilância e monitoramento da FA a partir de 2008, constatou-se um maior número de epizootias entre macacos e de casos em humanos fora das áreas endêmicas tradicionais localizadas nas regiões Norte e Centro-Oeste.

Patologia

As lesões anatomopatológicas da FA são encontradas no fígado, rins, baço, coração e linfonodos (Monath *et al.*, 1981). O fígado se apresenta ligeiramente aumentado de volume ou, mesmo normal, em geral, com consistência mole. A lesão microscópica típica, embora não patognomônica, é a necrose por coagulação dos hepatócitos localizada na zona média do lóbulo hepático que, para os casos graves, poderá atingir todo o lóbulo. A degeneração eosinofílica dos hepatócitos leva ao aparecimento dos corpúsculos de Councilmann (correspondendo hoje aos hepatócitos em apoptose). As células de Kupffer ficam hipertrofiadas e os sinusoides dilatados. A recuperação se torna completa nos casos não fatais. A necrose hepática caracterizada pela destruição de grande parte do fígado é marcante nos casos fulminantes. A biopsia hepática nos casos agudos é contraindicada por risco de sangramento.

Patogenia

O vírus após a inoculação sofre multiplicação nas células histocitárias e linfonodos regionais e produz viremia disseminando-se por todo o organismo, atingindo principalmente fígado, baço, medula óssea e músculos cardíacos esqueléticos.

O principal alvo da ação viral é o parênquima hepático. A patogenia da lesão renal não está até o presente bem definida, sendo caracterizada por perda parcial da capacidade de filtração dos glomérulos. A necrose tubular aguda, de surgimento tardio, dá-se pelo colapso circulatório que é uma característica das formas graves da FA. Fatores responsáveis pelas evoluções benigna ou grave das infecções, incluindo os genéticos, carecem ainda ser bem definidos.

Quadro clínico

O espectro clínico pode variar desde infecções assintomáticas até formas fatais e se classifica de quatro tipos, nem sempre fáceis de serem diferenciados.

▶ **Forma leve.** Essa forma é também chamada abortiva da FA e revela como únicos sintomas febre e cefaleia, de pouca intensidade e duração, podendo ser confundida com outras doenças febris. Há na Amazônia registros desses casos em várias epidemias (Travassos da Rosa *et al.*, 1984; Vasconcelos *et al.*, 1994; 1997), ocorrendo principalmente em crianças com imunidade passiva adquirida da mãe (Pinheiro e Moraes, 1983; Vasconcelos *et al.*, 1994).

▶ **Forma moderada.** O paciente apresenta, além da febre e cefaleia, mialgia, congestão conjuntival, artralgias, náuseas, dor lombossacral, mal-estar, rubor facial, astenia, adinamia, dentre outros, que tendem a ser de maior intensidade e duração se comparados à forma leve. A evolução é sem intercorrência e se dá até o quarto dia, ocorrendo preferencialmente naqueles indivíduos previamente infectados com outros *Flavivirus* ou mesmo devido a outros fatores genéticos ou desconhecidos (Vasconcelos *et al.*, 1994).

▶ **Forma grave.** Nos casos graves, além de os sintomas anteriores se manifestarem com mais gravidade, ocorrem vômitos alimentares ou hemorrágicos de maneira intensa, febre elevada, cefaleia frontal e mialgias responsáveis pela prostração dos doentes. Nesta forma, os níveis de ureia e creatinina aumentados servem de norte para a avaliação da insuficiência renal. A evolução satisfatória do caso ocorre após um período de 5 a 7 dias (Vasconcelos *et al.*, 1994).

▶ **Forma maligna.** Todos os sintomas clássicos estão presentes nesta forma com muito mais intensidade. De fato, além de febre, prostração, cefaleia, mialgias e icterícia ocorrem frequentemente hemorragias profusas em múltiplos órgãos, sendo sua gravidade orientadora do mau prognóstico, principalmente quando se apresentam hematêmese, melena e hemorragias genitais (Vasconcelos *et al.*, 1994). Os valores sanguíneos de creatinina e ureia, em geral elevadíssimos, levam à instalação repentina de insuficiência renal. Nos pacientes com elevados níveis de bilirrubina é comum ocorrer encefalopatia decorrente da impregnação da bilirrubina no sistema nervoso central (SNC). Nesta forma a letalidade pode ser superior a 50%; nos pacientes com evolução para óbito, a doença dura em média de sete a dez dias.

Formas atípicas ditas fulminantes podem ocorrer ocasionando a morte entre 48 e 72 h após o início da doença e têm sido descritas principalmente na África (Serié *et al.*, 1968; Santos, 1973; Pinheiro e Moraes, 1983; Vasconcelos *et al.*, 1994).

A convalescença é raramente prolongada, acompanhando-se de grave astenia por até 2 semanas. Embora a morte tardia seja pouco provável nesse período, ocorrem complicações cardíacas (Pinheiro e Moraes, 1983; Monath, 1988).

Diagnóstico laboratorial

A FA em sua forma moderada não pode ser clinicamente diferenciada de outras febres hemorrágicas. O diagnóstico diferencial deve obrigatoriamente incluir outras FHV, hepatites virais, malária por *Plasmodium falciparum*, leptospirose, febre tifoide e intoxicação por substâncias. O diagnóstico específico depende da patologia, do isolamento viral, da demonstração de antígenos virais e da resposta humoral de imunoglobulina M (IgM) e imunoglobulina G (IgG).

O vírus é facilmente isolado de sangue ou soro de doentes, sendo com menos frequência obtido do fígado e só excepcionalmente de outros órgãos. As inoculações se fazem em camundongos recém-nascidos, mosquitos e em linhagem celular proveniente de rim de macaco verde africano (VERO) e clone de células de larvas de *Ae. albopictus* (C6/36) (Monath, 1988).

A técnica sorológica considerada padrão-ouro para o diagnóstico das infecções agudas usa métodos imunoenzimáticos de captura de anticorpos IgM (IgM-ELISA). Os testes de inibição da hemaglutinação (HI), fixação de complemento (FC), imunofluorescência indireta (IFI) e neutralização (N) são outros testes sorológicos utilizados, e que podem dar o diagnóstico de infecção recente se forem obtidas as amostras pareadas das fases aguda e convalescente, tendo em vista o aumento do título de anticorpos (conversão sorológica).

Exames histopatológicos em tecidos *post mortem* devem ser utilizados como importante alternativa diagnóstica.

Tratamento

Desconhecem-se fármacos antivirais que exerçam ação efetiva contra o vírus da FA. Para todos os casos o tratamento medicamentoso se baseia no combate aos sintomas. Naqueles mais leves se faz uso de dipirona, paracetamol e derivados; se contraindicam os salicilatos, pois podem induzir ou aumentar hemorragias digestivas. Para os casos graves, o tratamento se baseia no suporte com terapia intensiva. O combate a insuficiência renal, vômitos e hemorragias deve ser priorizado.

Prevenção e controle

Para o controle da FA urbana são recomendados o monitoramento dos índices de infestação dos vetores e o uso de inseticidas, e para a prevenção da doença a vacinação é comprovadamente de grande eficácia. No caso da FA silvestre, aplica-se apenas a vacinação na impossibilidade de se evitar o risco.

Essa vigilância tem por objetivo manter erradicada a FA urbana e controlada a FA silvestre.

Febre hemorrágica da dengue

A febre hemorrágica da dengue (FHD) é uma doença febril aguda, não contagiosa, com manifestações hemorrágicas com tendência a evoluir para o choque, quase sempre em função da perda de plasma devido ao aumento da permeabilidade vascular. É causada por um arbovírus (vírus dengue) sendo o mosquito *Ae. aegypti* seu principal transmissor. Apresenta-se, atualmente, como a mais importante arbovirose humana.

Etiologia

O vírus dengue pertence à família Flaviviridae, gênero *Flavivirus* e sorologicamente ao grupo B dos arbovírus. São conhecidos quatro sorotipos: 1, 2, 3 e 4. Cada um apresenta diversos genótipos que se diferenciam entre si por variações na sequência de nucleotídios (Rico-Hesse, 1990; Lewis *et al.*, 1993; Lanciotti *et al.*, 1994; Guzmán *et al.*, 1995). Medem de 50 a 55 nm e seu genoma contém RNA, com nucleocapsídio de aproximadamente 30 nm, recoberto por um envelope lipídico. Estudo sobre a sequência de nucleotídios do genoma desse vírus propiciou sua classificação em genótipos, podendo no futuro ser útil para a compreensão da epidemiologia da doença.

Epidemiologia

A FHD expõe ao risco de adquirirem doença milhões de pessoas que habitam os trópicos, com milhares de mortes por ano. Até o final da década de 1980 as regiões do Sudeste Asiático e do Pacífico Ocidental foram as mais afetadas pela doença, invertendo-se nos anos mais recentes quando as Américas Central e do Sul, com destaque para o Brasil, se responsabilizaram pela maioria dos casos registrados no mundo. A transmissão se processa de homem a homem por meio da picada de mosquitos do gênero *Aedes*, principalmente o *Ae. aegypti*. Desse modo, o ser humano apresenta-se ao mesmo tempo como fonte de infecção e reservatório vertebrado. Há relato, no entanto, de que na Ásia e na África foi detectado um ciclo selvagem envolvendo macacos.

Outras espécies podem ser secundariamente transmissoras como o *Ae. albopictus*, que é o vetor de manutenção da dengue na Ásia, sem que no Brasil haja evidência de sua transmissão. A expansão geográfica e, obviamente, sua incidência vêm aumentando nas Américas nas últimas duas décadas.

As pessoas são infectantes com o vírus circulando no sangue nos primeiros dias de doença. Para o *Ae. aegypti*, após o repasto em sangue infectante, é preciso decorrerem pelo menos de oito a dez dias para que apresente capacidade de transmissão viral.

As primeiras epidemias de FHD ocorreram nas Filipinas, em 1953, seguindo-se as da Tailândia, Índia, Vietnã do Sul e do Norte, Malásia, China etc. De 1956 a 1990, os países asiáticos foram afetados, registrando-se, de importância, nas Américas a epidemia de Cuba em 1981, já que excepcionalmente houve anteriormente casos em Porto Rico, Jamaica e Curaçau. Em 1989-1990 ocorreu a segunda grave epidemia, desta feita na Venezuela (PAHO, 1994), onde se estabeleceram outras subsequentemente, tornando o país com maior incidência de FHD nas Américas. Casos no Brasil foram registrados durante as epidemias que afetaram os estados do Rio de Janeiro, no período de 1990-1991 (Nogueira *et al.*, 1991; Zagne *et al.*, 1994) e Ceará, em 1994 (Souza *et al.*, 1995; Vasconcelos *et al.*, 1995).

A expansão de casos de FHD para outros estados brasileiros ocorreu na segunda metade da década de 1990. Nos anos de 2001 e 2002 houve um expressivo aumento de casos, com circulação simultânea dos sorotipos 1, 2 e 3 e letalidade em torno de 5%. Essa letalidade aumentou nos anos seguintes para 7% em 2004 e 10% para o período de 2005 a 2007. Em 2008 tivemos a grande epidemia no Rio de Janeiro com milhares de casos e centenas de óbitos por FHD.

O crescimento populacional urbano desordenado formando cinturões de pobreza, associado à ausência de saneamento básico, favorecendo o crescimento exagerado do número de criadouros de *Ae. aegypti*, contribuem para a grande expansão territorial e aumento de incidência da FHD (Peters *et al.*, 1971; Gubler e Trent, 1994; PAHO, 1994). A facilidade e intensificação dos deslocamentos aéreos, terrestres e marítimos contribuem para a disseminação do vírus e do próprio vetor.

Patogenia

As formas hemorrágicas e choque na dengue criaram inúmeras hipóteses para explicar a mudança do padrão clínico constatado. A de maior aceitação é a teoria sequencial, a qual sugere que a presença de anticorpos contra outro sorotipo, resultante de uma infecção anterior, implicaria uma imunoamplificação da infecção viral (Halstead *et al.*, 1967; Halstead, 1980; 1989; Kouri *et al.*, 1989). Essa teoria, entretanto, não se aplicaria sempre, devido aos achados de casos de dengue hemorrágica em pacientes sem infecção prévia. Por outro lado, avanços na área da biologia celular demonstram cepas virais diferenciadas quanto à sua virulência. Os estudos realizados em Cuba (Kouri *et al.*, 1987) reformularam o que existia para uma hipótese integral em que vários fatores seriam considerados como individuais, virais e epidemiológicos.

Nos casos fatais, múltiplas alterações patológicas são encontradas. Inúmeros focos hemorrágicos em diversos órgãos e congestão vascular generalizada em geral são encontrados, além de outros achados descritos em capítulo à parte. No fígado, necrose dos hepatócitos, corpúsculos de Councilman e necrose hialina das células de Kupffer podem ser notados, apresentando-se focal ou extensamente, atingindo área dos lóbulos hepáticos. As hemorragias e o edema revelados no trato intestinal e em outros órgãos podem ser ocasionados pelo aumento da permeabilidade e congestão vasculares. Não há dúvida de que a trombocitopenia e as alterações de diversos fatores de coagulação levem aos fenômenos hemorrágicos (WHO, 1973).

Manifestações clínicas

A dengue é uma doença viral cujas características clínicas apresentam intensidades que variam de acordo com os tipos de hospedeiro e de vírus. As manifestações iniciais da FHD são indistinguíveis daquelas da forma clássica. Por apresentar um curso difásico (WHO, 1986; PAHO, 1994) a primeira fase vem de forma súbita com febre, cefaleia intensa, dor retrorbitária, mialgias, artralgias e exantema, seguindo-se as manifestações hemorrágicas, geralmente após normalizar a temperatura ou se instalar hipotermia. O teste de torniquete positivo, a presença de petéquias e de sangramento em áreas com punções realizadas são fenômenos hemorrágicos mais frequentes. O fígado em geral é palpável no período febril, com aumento de 2 a 4 cm abaixo do rebordo costal direito. A hepatomegalia dolorosa indica a presença da forma grave da doença, ocorrendo mais em crianças abaixo de 15 anos de idade. Para os casos moderados – graus I e II – as manifestações clínicas desaparecem com a diminuição da febre. Para outros casos – graus III e IV – surgem sinais de colapso circulatório e frequentemente dor abdominal aguda antecedendo o choque. A pressão sanguínea e o pulso ficam imperceptíveis quando o choque se torna profundo. O óbito pode ocorrer nas primeiras 24 h. Hemorragias intensas do trato digestivo e de outros órgãos têm sido demonstradas, mas não constituem a regra.

Tabela 153.2 Classificação de pacientes com febre hemorrágica da dengue.

Graus	Manifestações
I	Quadro febril
	Sintomas gerais
	Plaquetopenia (100.000 plaq./mm)
	Hemoconcentração (20% acima do valor habitual)
	Teste de torniquete positivo
II	Mesmo quadro do grau I
	Presença de sangramento espontâneo (tegumento)
III	Mesmo quadro do grau II
	Falência circulatória: pulso filiforme, queda de 20 mmHg ou mais na pressão arterial ou mesmo hipotensão, extremidades frias, agitação
IV	Mesmo quadro do grau III
	Choque profundo, com pressão arterial não mensurável e pulso impalpável

Resultados laboratoriais importantes acompanham os quadros de FHD e de choque, sendo que dois deles se destacam: trombocitopenia e hemoconcentração com o extravasamento do plasma sanguíneo devido ao aumento da permeabilidade vascular.

Segundo a PAHO (1994), ocorrendo plaquetopenia e hemoconcentração com ou sem presença de manifestações hemorrágicas, o paciente será considerado como tendo FHD. Da Tabela 153.2 consta a classificação para FHD recomendada pela OMS.

Os graus I e II dizem respeito à FHD e os graus III e IV compreendem a síndrome do choque da dengue (SCD).

As definições de casos clínicos de FHD e de SCD, segundo a WHO (1986) e a PAHO (1994), podem se agrupar de duas maneiras (Tabela 153.3).

Para efeito de notificação de casos, além dos critérios mencionados, deverá haver a comprovação virológica ou sorológica de infecção aguda por vírus dengue ou história de contato com área endêmica de dengue.

Tabela 153.3 Definições de casos clínicos de febre hemorrágica da dengue (FHD).

FHD	FHD com síndrome de choque
Febre, ou história recente de febre Manifestações hemorrágicas, que incluam pelo menos uma das manifestações a seguir: prova do torniquete positiva, petéquias, equimoses ou púrpura, hemorragias das mucosas, do trato gastrintestinal, dos locais de punção cutânea, ou de outros locais Plaquetopenia (igual ou menor que 100.000/mm^3) Extravasamento de plasma devido ao aumento da permeabilidade vascular, ocorrendo hemoconcentração	Além dos quatro sinais registrados na FHD será evidenciado colapso circulatório comprovado pela presença de: pulso rápido e débil pressão diferencial diminuída (20 mmHg ou menos) ou hipotensão para idade e sexo pele fria úmida e alteração do estado mental

Diagnóstico

São importantes para o diagnóstico, além dos elementos clínicos, os dados epidemiológicos. A instalação de um quadro febril com manifestações hemorrágicas após 2 a 3 dias e, ainda, colapso circulatório e choque, são cruciais para definir o diagnóstico clínico.

► **Diagnóstico diferencial.** Deve ser feito no início da fase febril com outras infecções virais e bacterianas. O principal diagnóstico no nosso meio é feito com a meningococcemia em razão das manifestações hemorrágicas e choque, diferindo apenas no tempo de evolução, que para a doença meningocócica é mais breve (24 a 48 h). Há diferenças também no hemograma e exame do liquor. Outras doenças envolvendo quadros septicêmicos e doenças hematológicas devem ser diferenciadas da FHD, bem como leptospirose, FA, malária, hepatite infecciosa e outras febres hemorrágicas.

► **Diagnóstico laboratorial.** A infecção pelo vírus dengue pode ser revelada por intermédio do isolamento do agente ou por meio de métodos sorológicos. Técnicas de detecção de antígenos e de ácido nucleico também podem ser utilizadas.

O isolamento é feito em cultivos celulares, camundongos ou mosquitos. A identificação viral se realiza por reação de imunofluorescência indireta com anticorpos monoclonais e pela demonstração em amostras pareadas de anticorpos específicos da classe IgM utilizando-se MAC-ELISA, neutralização por redução de placas, fixação de complemento e inibição da hemaglutinação. A vantagem da MAC-ELISA é a de se efetuar o diagnóstico presuntivo de dengue com apenas uma amostra de soro, embora se saiba que 80 a 90% de positividade só aparecem a partir do quinto dia de doença.

A detecção de antígenos virais nos tecidos de casos fatais tem sido usada com sucesso, bem como a transcrição reversa de reação em cadeia de polimerase (RT-PCR) que amplifica o genoma viral a partir de espécimes clínicos e que fornece um resultado específico e rápido.

Quanto aos exames inespecíficos, o hematócrito e a plaquetometria são os mais importantes para o diagnóstico e acompanhamento dos pacientes com FHD.

Tratamento

Devido à inexistência de medicação antiviral específica, o tratamento para a dengue é geralmente sintomático. Deve-se levar em consideração a FHD com ou sem choque. Em qualquer situação é importante impor precocemente o tratamento, especialmente para as complicações que dizem respeito a desidratação, hemorragias e síndrome do choque da dengue (WHO, 1986; PAHO, 1994).

► **FHD sem choque.** Deve-se realizar hidratação oral; no combate à febre a medicação se faz com antitérmicos (paracetamol de preferência), evitando-se os salicilatos. Os pacientes devem ser observados no que se refere ao aparecimento de sinais de choque, que normalmente ocorrem após o terceiro dia de doença. Recomenda-se realizar determinações seriadas do hematócrito para monitorar a hemoconcentração e orientar a hidratação intravenosa.

► **FHD com choque.** O tratamento requer o uso imediato de medicação intravenosa e a internação hospitalar com a devida urgência. Aos pacientes classificados nos graus III e IV, inicia-se o tratamento no próprio local de atendimento, removendo-os imediatamente para hospital com unidade de terapia intensiva ou para local que disponha de uma equipe com experiência no tratamento de choque. Nos casos de choques profundos poderá ser necessária a utilização de pressão positiva. Nos pacientes cianóticos ou dispneicos deve-se utilizar oxigênio. A transfusão de sangue fresco se aplica aos que desenvolvem hemorragias significativas. Na monitoramento do paciente é imprescindível o uso do hematócrito a cada 2 h, e a cada 4 h com a estabilização do estado do paciente.

A instalação de choque profundo leva a um prognóstico sombrio e a morte pode ocorrer em poucas horas. Com terapêutica adequada, reduz-se a letalidade para 5 a 10% nos casos mais graves. A recuperação completa acontece entre sete e dez dias e sem sequelas.

▪ Prevenção e controle

Não existe, ainda, vacina eficaz que se aplique à prevenção da dengue, nem medicação específica que combata a virose. A prevenção por meio do combate ao vetor e a vigilância epidemiológica compreendendo a notificação de casos clínicos e a busca ativa de *Ae. aegypti* são as medidas disponíveis.

Vários laboratórios de pesquisa desenvolvem estudos com o objetivo de obter vacinas recombinantes para a dengue. Os resultados indicam que ainda serão necessários alguns anos antes de se dispor de uma vacina eficaz. Atualmente na Tailândia encontra-se na fase de testes clínicos uma vacina de vírus vivo atenuados para os quatro tipos da dengue. Pesquisas usando biotecnologia e engenharia genética estão em curso para a obtenção da vacina.

Presentemente, o melhor método para evitar a doença ou reduzir sua incidência é o controle do mosquito *Ae. aegypti* (PAHO, 1994) compreendendo métodos físicos, químicos e biológicos. Somem-se a isso as campanhas de esclarecimento à população via meios de comunicação como forma de envolvê-la no combate aos criadouros do mosquito.

▸ Febres hemorrágicas causadas pelos vírus Marburg e Ebola

Marburg e Ebola são filarioses que causam hemorragias, falência múltipla dos órgãos e com índice de mortalidade bastante alto.

Os primeiros casos clínicos e alguns fatais dessas doenças em humanos foram descritos em Marburg, Alemanha, em 1967, quando veterinários e trabalhadores de laboratório manipularam tecidos de macacos infectados, daí a denominação febre hemorrágica de Marburg, não obstante a comprovação de serem originárias do continente africano, já que os vírus se encontram presentes naturalmente em populações de macacos (Martini, 1969). Nessa época, macacos da espécie *Cercopithecus aethiops* contaminados foram importados da África para estudos em laboratórios na Europa para produção de vacinas, introduzindo assim o vírus naquele continente. Após isso, somente casos esporádicos do Marburgvírus foram reconhecidos na África até a ocorrência de uma larga epidemia em 1998 (Bausch *et al.*, 2003). Da mesma forma (contato com a mesma espécie de macacos) a doença em humanos se apresentou em outros países da Europa.

Em 1976, o Ebolavírus foi identificado pela primeira vez por ocasião de um surto de grandes proporções que atingiu o antigo Zaire, hoje República Democrática do Congo, e o Sudão, causando centenas de mortos (Johnson *et al.*, 1977).

▪ Etiologia

Os vírus Marburg e Ebola pertencem ao gênero *Filovirus*, família Filoviridae, da ordem Mononegavirales. Morfologicamente são idênticos e epidemiologicamente apresentam distribuição semelhante. No homem as manifestações clínicas e patológicas são indiferenciáveis. O nome da família é derivado do latim *filum* (fio ou linha) (Sanchez *et al.*, 2001; Feldmann *et al.*, 1993; 2003).

Não se verificou relacionamento antigênico entre esses dois vírus. Ensaios em cobaias, macacos e camundongos revelaram ser os vírus em questão patogênicos, causando doença febril ou mesmo morte dos animais.

O vírus Ebola apresenta quatro subtipos ou genótipos: Zaire, Sudan, Reston e Costa do Marfim.

As duas primeiras linhagens têm causado várias epidemias com graves quadros hemorrágicos (Johnson *et al.*, 1977; WHO, 1978; Georges *et al.*, 1999; Khan *et al.*, 1999; Outbreak, 2001; Okware *et al.*, 2002). A terceira apenas é reconhecida em macacos capturados nas Filipinas (Baron *et al.*, 1983; Jahrling *et al.*, 1990; Becker *et al.*, 1992). A quarta é de conhecimento até agora de um caso isolado de pessoa infectada e que sobreviveu (Formenty *et al.*, 1999).

As partículas virais medem 100 nm de diâmetro e de 130 a 2.600 nm, chegando até 14.000 nm o comprimento das formas filamentosas. Têm um envoltório, com nucleocapsídio de simetria helical e RNA de polaridade negativa. São pleomórficos com configuração cilíndrica em U, circulares ou filamentosas, exibindo ramificações (Peters *et al.*, 1971; Simpson e Bowen, 1980).

▪ Epidemiologia

Durante a epidemia da doença em Marburg na Alemanha e na Iugoslávia no ano de 1967, os primeiros casos resultaram da contaminação do próprio pessoal de laboratório que manipulou os espécimes clínicos dos macacos infectados como sangue, órgãos ou cultivos. Outros casos aconteceram entre os profissionais de saúde que promoveram o atendimento aos doentes. A doença voltou a se manifestar em 1975 em um australiano em passeio por Zimbábue e África do Sul. Outros três casos foram registrados no Quênia, dois em 1980 e um em 1987 (Fischer-Hoch, 1994).

Em 1979, novo surto da febre hemorrágica induzido pelo vírus Ebola ocorreu no Sudão (WHO, 1986). Casos isolados no Zaire em 1977-1978, no Quênia em 1980, foram detectados e um caso na Costa do Marfim em 1994. Um novo tipo de vírus Ebola, denominado Reston, foi detectado em 1989, em uma epizootia ocorrida nos EUA em macacos importados das Filipinas. Outra epidemia importante foi verificada em 1995, no Zaire com 244 (77%) óbitos (WHO, 1985).

A transmissão se dá pelo contato íntimo com secreções e fluidos corporais dos pacientes contaminados. O período de incubação da doença pelo Marburg vai de 3 a 9 dias; já da febre hemorrágica por Ebola varia de 2 a 21 dias. Os hospedeiros, reservatórios e os transmissores das várias espécies de filovírus não estão bem identificados, nem como ocorreu a transmissão do caso *index* (Monath, 1999). Permanece desconhecida a ecologia dos dois vírus. Os macacos por sua vez exercem importante papel na transmissão para o homem (Vogel, 2003; Leroy *et al.*, 2004). Como precaução deve-se aplicar rigorosa quarentena caso haja necessidade de importar macacos da África ou Europa.

Mais recentemente o vírus Marburg tem sido identificado em morcegos, assim como registrado em pessoas expostas a morcegos.

Estudos realizados na África com o Ebolavírus demonstram que, uma vez introduzido o filovírus em populações humanas, o mesmo pode expandir-se pelo contato direto com fluidos corporais sangue, urina, vômitos, suor (Dowell *et al.*, 1995). Não há evidências de que os mosquitos desempenhem qualquer função na transmissão da doença (Dowell *et al.*, 1995; Monath, 1999).

As epidemias atualmente são raras e esporádicas e, em relação à transmissão por aerossol, apenas postula-se sobre a questão.

Patologia

Muito se assemelham os efeitos patológicos no organismo humano para as duas febres hemorrágicas, em que praticamente todos os órgãos são afetados (Gedik *et al.*, 1971; Simpson e Bowen, 1980). Lesões mais graves, no entanto, ocorrem no fígado, baço e tecidos linfáticos. No fígado há hipertrofia e hiperplasia das células de Kupffer e áreas multifocais de necrose dos hepatócitos. Verifica-se, ainda, degeneração acidófila de hepatócitos isolados e presença de corpúsculos acidófilos tipo Councilman, enquanto no baço nota-se necrose focal da polpa vermelha com substituição das células por material necrótico finamente granular.

Manifestações clínicas

O período de incubação das infecções por filovírus situa-se entre o quinto e o sétimo dia, mas pode exceder 2 semanas (Martini, 1969; Bwaka *et al.*, 1999). As manifestações iniciais se traduzem em febre, cefaleia e mialgias generalizadas (Martini, 1971; Simpson e Bowen, 1980; Johnson, 1981), seguindo-se prostração, odinofagia, cólicas abdominais, náuseas, vômitos e diarreia aquosa intensa. Comumente os pacientes também são acometidos de conjuntivite e faringite.

Entre o quinto e o sétimo dia, além do exantema maculopapular, surgem sangramentos nasal, gengival, vaginal, bem como hematêmese, melena e hemorragias pulmonares. Observam-se, ainda, leucopenia, trombocitopenia e proteinúria e elevação significativa dos níveis séricos de transaminases e amilase. Geralmente o óbito ocorre entre o sétimo e o 16º dia de doença e quase sempre precedido de choque.

Diagnóstico

O diagnóstico sorológico se processa pelas técnicas de ELISA e imunofluorescência (IFA). Os anticorpos começam a ser detectados após a primeira semana de doença. O antígeno de Ebola, utilizando-se soro de doentes ou tecido de macacos infectados, pode ser detectado pela técnica de ELISA (Ksiasek *et al.*, 1992), enquanto o RNA viral pelo RT-PCR (Outbreak, 1995).

A microscopia eletrônica se apresenta extremamente útil para detectar a característica viral em tecidos infectados, especialmente no fígado ou sangue.

O isolamento do vírus é obtido mediante a inoculação do sangue dos doentes em cobaias, camundongos e em células VERO.

Tratamento

Não há tratamento específico para esses agentes. Os pacientes devem ser atendidos em ambientes bem arejados e os cuidados devem ser de assistência médica e de enfermagem com experiência em casos de doenças hemorrágicas virais observando proteção com nível de segurança 4 (NB4), ofertando, inclusive, terapêutica intensiva. A administração de plasma foi realizada em alguns casos, sem que tenha havido resultados conclusivos.

Controle

A vacina para esses vírus ainda não se encontra disponível. O isolamento do paciente e a utilização de proteção individual pelos profissionais de saúde como roupas apropriadas, máscaras, luvas, seringas e agulhas descartáveis devem ser observados. As informações sobre os perigos e o modo de evitá-los servem também aos familiares ou pessoas que de algum modo manipulam o doente ou mesmo o cadáver.

Febres hemorrágicas da Argentina, Bolívia e Venezuela, febre do Lassa e vírus Sabiá

São doenças causadas por arenavírus. As febres hemorrágicas da Argentina, Bolívia e Venezuela são encontradas na América do Sul, a febre do Lassa apresenta registro apenas em países da África Ocidental e o vírus Sabiá só foi isolado uma vez, de infecção natural de um caso ocorrido em 1990, em São Paulo, Brasil (Coimbra *et al.*, 1994).

Etiologia

Os vírus Junin (Parodi *et al.*, 1958), Machupo (Johnson *et al.*, 1965), Guanarito (Salas *et al.*, 1991), Lassa (Bucley e Casals, 1978) e Sabiá (Coimbra *et al.*, 1994) pertencem à família Arenaviridae. Apresentam morfologia semelhante e guardam relação antigênica entre si. As partículas virais têm RNA, são pleomórficas e medem entre 50 e 300 nm de diâmetro.

Epidemiologia

A febre hemorrágica da Argentina (FHA) restringe-se às províncias situadas ao norte do país, estimando-se em alguns milhões a população sob risco. Com o advento da vacina Candid-1 contra a FHA, os casos que chegavam a várias centenas, preferencialmente entre agricultores do sexo masculino e faixa etária entre 20 e 60 anos, foram reduzidos drasticamente (Mettler, 1969; Sabattini e Maiztegui, 1970; Maiztegui *et al.*, 1980; Weissanbacher e Damont, 1983).

Desde 1991, milhares de pessoas já foram vacinadas nessas áreas, reduzindo os casos a poucas dezenas (19, por exemplo, em 2005).

A febre hemorrágica da Bolívia (FHB) resume-se a casos que ocorrem na região do Beni (pequenas vilas e zona rural). Na década de 1960 ocasionou epidemias significativas, sendo acometidos predominantemente indivíduos do sexo masculino. Houve silêncio por quase duas décadas (1975-1992), voltando a manifestar-se restritamente em 1993 e 1994, este último com seis óbitos (Re-emergence, 1994).

A febre hemorrágica Venezuelana (FHV) está restrita ao estado de Portuguesa, zona central do país, e o primeiro caso foi revelado em 1989 (Salas *et al.*, 1991). Subsequentemente, mais de uma centena de casos, sem distinção de sexo e faixa etária, foram notificados (Salas *et al.*, 1991; Fiebre, 1995).

Essas doenças, reconhecidas como febres hemorrágicas da América do Sul, apresentam mortalidade entre 20 e 30%.

A febre do Lassa ocorre em muitos países da África Ocidental, com aproximadamente 15% de mortalidade e sem apresentar diferença de letalidade por sexo (WHO, 1985). É comum a ocorrência da infecção em várias aldeias desses países, principalmente na Nigéria, Libéria e Serra Leoa. Casos têm sido importados para os EUA e Reino Unido. Em surtos hospitalares verificou-se que a letalidade pode chegar a 50%.

Ressalte-se que, além do Lassa, os vírus Machupo e Sabiá comprovadamente apresentam surtos e casos isolados de transmissão por aerossóis, sendo que o último foi constatado apenas em laboratório.

O ciclo desses agentes é relativamente simples, sendo mantido em natureza por intermédio de roedores. O vírus se encontra na urina, no sangue e na garganta e a transmissão entre esses animais se dá tanto vertical como horizontalmente (Sabattini e Contigiani, 1980; Johnson, 1981; Monath *et al.*, 1974).

Para a febre do Lassa o reservatório é o rato da espécie *Mastomys matalensis* que comumente habita casas na África.

O mecanismo pelo qual o homem se infecta não está ainda bem esclarecido. A ingestão de alimentos e inalação de aerossóis com excretas de animais contaminados, penetração do vírus por solução de continuidade da pele e entre pessoas pelo contato com sangue de doentes são possibilidades admitidas para a transmissão (Monath *et al.*, 1974; Johnson, 1981; Casals, 1982).

O vírus Sabiá foi implicado apenas em um caso de infecção natural e em dois de infecção em laboratório.

Patologia

São múltiplos os órgãos atingidos durante as infecções por arenavírus, causando várias lesões e disfunções no organismo. A lesão predominante na FHA é vascular, o que culmina com hemorragias perivasculares em vários órgãos, enquanto na febre do Lassa o fígado é o principal órgão atingido. Lesões similares neste órgão são encontradas nas FHA e FHB. As hemorragias observadas nos pulmões na virose Argentina são intra-alveolares e bronquiais; há aparecimento de pneumonias e o SNC apresenta congestão meníngea grave. Por outro lado, na febre do Lassa os rins revelam necrose tubular aguda e pode ocorrer pneumonia intersticial.

Manifestações clínicas

O período de incubação viral é variável, podendo ser curto até 5 dias ou estender-se por várias semanas. A evolução clínica entre as febres hemorrágicas é muito similar, e mais ainda quando se trata das que ocorrem na América do Sul, indo à recuperação ou à morte em 1 a 2 semanas (Buckey e Casals, 1978; Maiztegui *et al.*, 1978; Simpson, 1978; Johnson, 1981; Salas *et al.*, 1991).

O quadro, após alguns dias, se inicia com febre que se eleva gradualmente, atingindo 40°C a partir do terceiro dia para algumas delas, muitas vezes confundidas com uma simples gripe. Acompanhando a febre é comum a ocorrência de cefaleia, mialgias, dor retro-orbital, astenia, anorexia, náuseas, mal-estar, vômitos, constipação intestinal ou diarreia. Frequentemente observa-se congestão conjuntival, bradicardia e hipotensão arterial. A mialgia se apresenta intensa, principalmente na região lombar e nas pernas.

A congestão de face e pescoço com possibilidade de apresentar edema periorbital ou facial é comum nas FHA, FHB e FHV.

Parte dos pacientes demonstra fenômenos hemorrágicos e hematúria microscópica após o aparecimento de petéquias na face, pescoço, tórax e axilas. Esse quadro é pouco comum para a febre do Lassa, excetuando-se os casos graves, sendo mais comum o aumento gradual da febre, fraqueza, mal-estar e sintomas gastrintestinais, com dor de garganta muito grave durante a primeira semana da doença. A recuperação ou morte ocorre em média entre 12 e 15 dias.

A hipotensão para cerca de 50 a 70% dos doentes na Argentina e Bolívia se apresenta entre o sexto e o décimo dia de evolução, coincidindo com o desaparecimento da febre.

A oligúria é a manifestação renal mais comum, assim como as manifestações neurológicas acometem cerca de 20% dos pacientes da Argentina e da Bolívia.

Até o presente, o vírus Sabiá ocorreu uma única vez. A paciente apresentou febre, cefaleia, náuseas, vômitos, mialgias, sonolência, tremores, convulsões, hematêmese, hemorragia vaginal, coma e choque, tendo evoluído para o óbito. Outros dois casos de infecção laboratorial induzida por aerossóis foram registrados durante a identificação do vírus. Ambos desenvolveram quadros febris sem maiores intercorrências.

Leucopenia, podendo cair a 1.000 céls./mm^3 entre o quarto e quinto dias de doença, e trombocitopenia (plaquetas entre 20 e 80 mil/mm^3) são achados laboratoriais de importância e que servem para avaliar a gravidade do caso.

A convalescença é prolongada, com os pacientes apresentando acentuada astenia no seu curso.

Os arenavírus podem produzir também formas inaparentes de infecção.

Diagnóstico

É possível fazer o diagnóstico clínico presuntivo tomando por base a soma de sinais e sintomas demonstrados pelo paciente, associando-os com evidências epidemiológicas. Já o etiológico somente se faz pelo isolamento viral ou por meio de comprovação sorológica. O isolamento é obtido pela inoculação de sangue, urina ou secreção da orofaringe em camundongos, hamsters, cobaias e culturas celulares (VERO, BHK). A prova de MAC-ELISA para o diagnóstico sorológico presuntivo tem-se revelado de grande utilidade pela detecção de antígenos IgM. A imunofluorescência igualmente tem sido útil, já que em 50% dos casos de febre do Lassa, anticorpos IgG e IgM são detectados a partir do quinto dia de doença e em 100% no 15º dia. Antígenos do vírus Junin e Machupo podem ser detectados por intermédio de ELISA de captura no soro de pacientes. Testes de fixação de complemento e neutralização podem também ser usados para detecção de anticorpos, sendo essencial dispor-se de duas amostras séricas (aguda e convalescente). A PCR ser apresenta como alternativa para um seguro e rápido diagnóstico.

Tratamento

A soroterapia com administração intravenosa de plasma de sobreviventes na fase convalescente tem sido utilizada com bons resultados no tratamento da virose argentina e mesmo, em algumas vezes, da boliviana (Mettler, 1969). Manifestações neurológicas leves e de caráter benigno são observadas em alguns pacientes cerca de 3 semanas após a soroterapia.

O tratamento com a ribavirina em qualquer etapa da febre do Lassa diminui a mortalidade entre doentes de alto risco (McCornick *et al.*, 1986).

Os doentes devem permanecer em isolamento e as pessoas de contato devem se precaver dos perigos tomando medidas adequadas de proteção individual para lidar com vírus classificados como NB3 ou NB4.

Controle

Está disponível no momento uma vacina (Candid-1) eficaz contra a FHA (Barrera *et al.*, 1986), com efeitos colaterais mínimos, que vem sendo aplicada em grupos de maior risco desde 1991. Esta vacina tem também protegido contra o vírus Machupo em experimentações realizadas com macacos. Para a FHB e FHV a estratégia é o controle de roedores nos locais onde há animais infectados. A eliminação de lixo e a tomada das medidas de higiene das casas e arredores ajudam a evitar a proliferação desses animais. Atualmente desenvolve-se uma vacina recombinante contra a febre do Lassa (McCornick, 1990).

Febre hemorrágica com síndrome renal

Nome recomendado pela Organização Mundial da Saúde (OMS) para designar um grupo de doenças infecciosas agudas hemorrágicas com disfunção renal.

É uma doença também conhecida pelas denominações de febre hemorrágica da Coreia; nefropatia epidêmica e nefrose-nefrite hemorrágica na antiga União Soviética; febre hemorrágica epidêmica na China, no Japão e na Europa Oriental; e nefropatia epidêmica na Escandinávia (Lee, 1988). Consiste em uma enfermidade febril aguda, de caráter hemorrágico, com presença de insuficiência renal. Geograficamente concentra-se mais na antiga União Soviética, nordeste da Ásia e em certas partes da Europa (Lee, 1982), caracterizando-se por ocorrer no Velho Mundo.

Etiologia

O protótipo dos vírus associados à febre hemorrágica com síndrome renal (FHSR) é o vírus Hantaan que pertence ao gênero *Hantavírus*, família Bunyaviridae, apresentando-se como partículas esféricas ou ovais, com diâmetro variando de 80 a 115 nm. O genoma é de RNA de polaridade negativa e envoltório com projeções (Lee *et al.*, 1981). O agente se replica em células A-549 e VERO (clone E-6) e é detectado por microscopia eletrônica e imunofluorescência. O Comitê Internacional em Taxonomia de Vírus (CITV), em 1987, aceitou a criação de um novo gênero da família Bunyaviridae denominado hantavírus, incluindo como membros os vírus *Hantaan, Seoul, Puumala, Prospect Hill* (Lee, 1988). Todos associados a quadros de febre hemorrágica. Novos membros foram descritos, sendo associados à síndrome pulmonar por hantavírus (SPH). Os vírus mais representativos desse segundo grupo de hantavírus do Novo Mundo incluem o *Sin Nombre*, Andes e Laguna Negra.

Epidemiologia

É extensa a distribuição da FHSR. Encontra-se na Ásia, com mais frequência na China e Coreia, e em menor escala no Japão e Manchúria; na Europa tem-se apresentado na ex-União Soviética, Escandinávia, Bulgária, França, Romênia, República Tcheca e Eslováquia.

A doença ocorre em zonas rurais, aceitando-se o fato de que o homem adquira a infecção pelo contato com as excretas dos animais (roedores) infectados, reservatórios naturais e incriminados na manutenção dos vírus causadores de FHSR. Logo são mantidas em natureza pela infecção crônica de roedores, em que se apresenta assintomática e aparentemente não letal. Casos de SPH associados ao vírus *Sin Nombre* foram inicialmente detectados na fronteira dos estados do Novo México, Arizona e Colorado (EUA), seguindo-se a expansão a outros estados norte-americanos. Posteriormente outros hantavírus do Novo Mundo foram isolados. É aceito que a infecção humana ocorra por inalação de aerossóis de saliva ou de contato com as excretas (urina e fezes) dos roedores infectados (Lee *et al.*, 1981; 1982; 1988).

No Brasil, de 1990 a 1994, revelou-se em vários pacientes a presença de anticorpos para hantavírus (LeDuc, 1991; Travassos da Rosa *et al.*, 1995). Em 1993 houve o primeiro registro clínico de três casos da SPH diagnosticados no estado de São Paulo (Iverson *et al.*, 1994).

Em várias populações da Amazônia e em roedores urbanos de Belém, Recife-Olinda e São Paulo foram assinalados anticorpos para o vírus *Hantaan.* Houve isolamento de um vírus do tecido de um rato (*Rattus norvegicus*) capturado em Belém, mostrando-se antigenicamente similar ao hantavírus Girard Point, isolado nos EUA (LeDuc *et al.*, 1985). A primeira evidência da transmissão inter-humana por hantavírus nas Américas verificou-se durante um surto de SPH causado pelo vírus *Andes* no sul da Argentina (Enria *et al.*, 1996). Milhares de casos já foram notificados nas Américas. Em particular no Brasil, dados do MS apontam 1.253 casos de 1993 a 2009, com 39% de óbitos (alta letalidade).

Manifestações clínicas

Inicialmente, durante a FHSR, se instalam febre, calafrios, cefaleia, mal-estar, congestão da face e do pescoço, mialgias, conjuntiva ocular e palato injetados, com duração de 3 a 8 dias. Após a primeira semana, se seguem petéquias, diminuição do número de plaquetas e elevação do hematócrito; a seguir hipotensão; simultaneamente desaparece a febre e pode ocorrer choque pela perda de plasma sanguíneo. Nesta fase é comum o paciente apresentar náuseas e vômitos.

Após essa fase, advém intensa diurese, acompanhada de iso-hipostenúria, podendo se instalar o choque; é quando ocorrem cerca de um terço dos óbitos. Os que passam dessa fase entram na de convalescença, que pode se prolongar por até 12 semanas. A letalidade gira em torno de 5% (Lee, 1982; Lee e Dalrymple, 1989).

A nefropatia epidêmica é menos grave do que a FHSR, quando predominam as manifestações renais sobre as hemorrágicas. Na outra forma clínica de hantavirose (SPH), em que temos a doença causada pelo vírus *Sin Nombre* e outros hantavírus do Novo Mundo, a infecção pode variar desde uma forma assintomática a quadros clínicos clássicos de alta letalidade. Geralmente se apresenta em três fases clínicas distintas: a inicial prodrômica, a cardiopulmonar e a convalescente (McLaughe e Hart, 2000).

Diagnóstico

Poucos laboratórios estão preparados para fazer o diagnóstico específico, que pode ser pelo isolamento do vírus, microscopia eletrônica e sorologia. Na detecção de anticorpos utilizam-se técnicas de imunofluorescência, neutralização em placas e MAC-ELISA – detecção de IgM (Lee e Dalrymple, 1989). As técnicas moleculares, como a RT-PCR, têm sido utilizadas com sucesso para detectar o RNA viral em amostras humanas e de animais (Nichol *et al.*, 1993).

Tratamento

A terapêutica será estabelecida de acordo com a fase da doença. É recomendada a administração lenta de solução glicose a 10% em água quando houver necessidade de hidratação. Na presença de choque é recomendada a utilização de albumina sérica humana concentrada com o objetivo de equilibrar o volume plasmático. Estudos realizados na China demonstraram que a ribavirina pode reduzir a mortalidade da FHSR. Entretanto, estudos sobre a utilização da ribavirina em casos de SPH estão em curso, não existindo, ainda, resultados conclusivos (Muranyi *et al.*, 2005).

Controle

O controle de roedores e a higiene das pessoas que se expõem nas áreas enzoóticas constituem no presente o método mais eficaz na prevenção da infecção. Atualmente, desenvolve-se na Coreia uma vacina inativada preparada a partir de cérebro de camundongo.

Chikungunya

É uma doença cujo vírus é transmitido por insetos ao homem, em que os mosquitos da espécie *Aedes* são os mais importantes. Recentemente surgiram casos do vírus *Chikungunya* associado a doenças mais graves. Os sintomas são similares aos da febre da dengue. Dores nas articulações, por exemplo, podem persistir por semanas, meses, ou em alguns casos por anos (Powers e Logue, 2001).

A primeira descrição do quadro clínico causado pelo vírus *Chikungunya* ocorreu durante uma epidemia causada pelo agente na Tanzânia, em 1952-1953 (Robinson, 1955). Na oportunidade, o curso da doença foi bifásico, inicialmente constando de febre alta, artralgia intensa e cefaleia moderada. Após um período afebril de 1 a 3 dias, a febre reaparecia mais brandamente, acompanhada por exantema maculopapular em 80% dos doentes. Em outras áreas da África, os surtos não revelaram a mesma evolução bifásica. Na Ásia, a enfermidade mostra algumas diferenças na sintomatologia, em que a hemorragia frequentemente presente é a consequência mais importante.

Etiologia

O vírus pertence ao gênero *Alphavirus*, família Togaviridae e sorologicamente está incluído no grupo A da classificação de Casals. É intimamente relacionado com o vírus *Onyong'nyong*, ao vírus *Ross River* da Austrália e as viroses que causam a encefalite equina oriental e a encefalite equina ocidental. O vírus é patogênico para camundongos lactentes, multiplica-se em cultivos celulares primários de rim de macaco *rhesus* e de rim de pato, assim como nas linhagens celulares BSC-1, VERO e HeLa, produzindo efeito citopático.

Epidemiologia

O vírus *Chikungunya* é geralmente disseminado por meio da picada do mosquito *Aedes aegypti*. Recentemente confirmou-se a possibilidade de transmissão do vírus após mutação, pelo *Aedes albopicthis* (mosquito-tigre), demonstrando o risco para que o *Chikungunya* ocorra em outras áreas onde esse mosquito asiático está presente (Martin, 2007; Tsetsarkin *et al.*, 2007; Pro MED, 2007).

São extensas as epidemias causadas pelo vírus *Chikungunya* na Ásia e África. Os maiores surtos têm sido assinalados em cidades da Índia. Na África duas espécies de mosquitos, *Ae. aegypti* e *Ae. africanus,* têm participado decididamente na transmissão desse agente. Na Índia (área urbana), o transmissor é o *Ae. aegypti*, embora haja implicação do *Culex quinquefasciatus* como vetor. São evidentes as participações de macacos e de *Ae. africanus* no ciclo selvático do vírus na África.

Manifestações clínicas

O período de incubação da doença *Chikungunya* varia de 2 a 4 dias. Inicialmente vem a febre com duração aproximadamente de 2 dias, encerrando-se abruptamente em seguida. Acompanham artralgias, mialgias e cefaleia, havendo em alguns casos vômitos, conjuntivite, diarreia e ingurgitamento ganglionar. O exantema atinge aproximadamente 50% dos doentes, e a hemorragia de 5 a 8%. Hematêmese, epistaxes, melena e petéquias são as formas mais frequentes. Os adultos são mais afetados com artralgias e os casos da África exibem-nas com muito mais intensidade. Ocasionalmente advém colapso circulatório periférico e óbito, que é raro (Jadhav *et al.*, 1965; Ranitz *et al.*, 1965).

Diagnóstico

Pode ser realizado por meio de isolamento viral em camundongos e em células BSC-1 (Deller e Russel, 1968), ou por conversão sorológica em soros pareados, utilizando-se o IH. A RT-PCR também tem sido utilizada com sucesso no diagnóstico da infecção. O método imunoenzimático de captura de anticorpos IgM (IgM-ELISA) é igualmente útil para o *Chikungunya,* embora falsos-positivos possam ocorrer com viroses a ele relacionadas antigamente.

Tratamento

Não há tratamento específico para a doença causada pelo vírus *Chikungunya.* A cloroquina auxilia no tratamento de sintomas associados à doença. Por outro lado, os anti-inflamatórios são úteis para os casos de artrites que frequentemente ocorrem. Está em desenvolvimento uma vacina DNA por engenharia genética, com vantagens sobre as convencionais.

Febre do vale do Rift

É uma zoonose viral que afeta primariamente animais, mas com capacidade para infectar humanos, podendo causar doença grave em ambos.

Inúmeras epizootias de grande letalidade, envolvendo ovinos, caprinos e bovinos, vêm há anos acontecendo na África. O caráter da doença com evolução sem maiores problemas nas infecções humanas, verificado antes de 1975, foi modificado quando, a partir desta data, uma forma hemorrágica ocasionou numerosos óbitos, em várias partes da África, particularmente no Egito, em uma área represada para a construção de uma hidrelétrica. Em 2001 foi detectado pela primeira vez fora da África, causando uma epidemia na Arábia Saudita e no Yêmen (Bowen *et al.*, 2001).

▪ Etiologia

É um arbovírus pertencente à família Bunyaviridae, grupo da febre dos flebótomos (Shope *et al.*, 1980). Camundongos, hamster, ratos e furões são sensíveis ao vírus, causando-lhes hepatite e morte. O vírus se multiplica em cultivos de fibroblastos de origem humana e de animais (ratos, camundongo e suínos), produzindo efeito citopático. A hemaglutinina pode ser obtida de soro de camundongo.

▪ Epidemiologia

O primeiro achado do agente viral aconteceu em uma fazenda no Quênia em 1931 entre ovinos, em uma epizootia. A seguir, outras foram registradas na África do Sul, Rodésia, Quênia, Uganda, Sudão e Egito. Ovinos, caprinos e bovinos são os animais mais comuns de serem afetados, embora camelos e bubalinos (epizootia do Egito em 1977) também o sejam. A letalidade é altíssima e os animais apresentam uma forma de hepatite aguda, sendo comum o abortamento. Os primeiros casos fatais em humanos naturalmente infectados ocorreram em 1975 na África do Sul (Van Velden *et al.*, 1977).

Em 1977, no Egito, 600 óbitos foram registrados (Meegan e Shope, 1980). Em 1997-98, a epidemia de maior importância foi relatada no Quênia, Somália e Tanzânia e em setembro de 2000, casos foram confirmados na Arábia Saudita e Iêmen. A transmissão ao homem se faz pela picada de insetos (culicoides, culicíneos dos gêneros *Aedes*, figurando como principal agente transmissor e *Culex* e carrapatos), contato com tecidos de animais infectados e por aerossóis. Por insetos, a transmissão pode ser tanto biológica quanto mecânica. O ciclo de manutenção não está ainda completamente esclarecido. Presume-se que haja um ciclo selvático com roedores e outros animais participando, sem que se exclua a persistência do agente em baixo nível enzoótico em animais domésticos.

Não foram ainda reveladas transmissões do vírus dessa doença entre humanos, mesmo em trabalhadores da saúde que manipularam material biológico, embora observando normas de controle de precaução de infecções. Não há evidências de casos em áreas urbanas. Por outro lado, o vírus é capaz de infectar várias espécies de animais, incluindo os domesticados como gado, ovinos, caprinos e camelos.

▪ Patologia

A patologia é muito bem conhecida nos ovinos, nos quais no fígado se desenvolve lesão comparável com a da FA, com formação de corpúsculo tipo Councilman e inclusões nucleares acidófilas. No homem as lesões apresentam-se como hemorragia gastrintestinal profusa associada a intensos fenômenos degenerativos hepáticos que ocasionam a perda da arquitetura do órgão (Van Velden *et al.*, 1977). Verifica-se ainda a presença de encefalite focal em alguns casos.

▪ Manifestações clínicas

O período de incubação varia de 3 a 7 dias e os sintomas se iniciam repentinamente com febre, calafrios, cefaleia, mialgias, fotofobia e dor ocular. Há regressão dos sintomas decorridos alguns dias, reservando-se para uma minoria a evolução para a forma hemorrágica ou para a encefalite, o que se dá entre o segundo e quarto dia da doença. Os casos graves podem evoluir para a morte, geralmente entre o terceiro e o sexto dia de doença, e representam menos de 1% dos casos documentados.

▪ Diagnóstico

O diagnóstico clínico pode ser presuntivo, levando-se em conta a sintomatologia apresentada. O isolamento viral (diagnóstico específico) pode ser realizado por inoculação de sangue ou de suspensão dos órgãos de casos fatais em camundongos e cultivos celulares. Por técnica sorológica, o aumento do título de anticorpos para o vírus em soros pareados por IH constitui outra possibilidade para comprovação de infecção. Mais recentemente, a RT-PCR tem sido utilizada para diagnóstico rápido da infecção. O sequenciamento nucleotídico é outra técnica que tem ajudado no entendimento da epidemiologia molecular do vírus.

▪ Tratamento

É apenas sintomático e se baseia na reposição de líquidos e de sangue para compensar a desidratação e as perdas sanguíneas. Ademais, deve-se fazer uso de antitérmicos e analgésicos ou de outros sintomáticos a depender do quadro clínico. Os casos graves com febre hemorrágica e encefalite devem ser referenciados para hospitais com UTI.

Uma vacina inativada está sendo desenvolvida para uso em humanos. Embora não licenciada, tem sido utilizada experimentalmente para proteção de animais e em profissionais de laboratório que se submetem a altos riscos de exposição para o vírus.

▪ Prevenção

Há disponível uma vacina formolizada, utilizada em humanos, preparada a partir de cultivos de vírus em células de rins de macaco e sem ocorrência de efeitos adversos. Para animais como ovinos, caprinos, bovinos e bubalinos existem vacinas de vírus vivo atenuado ou inativado. Os anticorpos neutralizantes se apresentam em títulos elevados, com imunidade por um período mínimo de 18 meses. Proteção mais prolongada requer revacinação.

▸ Febre hemorrágica da Crimeia-Congo

Essa enfermidade despertou atenção no final da Segunda Guerra Mundial, porquanto alguns civis e soldados russos envolvidos em atividades agrícolas foram acometidos de doença hemorrágica aguda na Crimeia. Posteriormente, a Ásia Central e certos países europeus foram os locais onde a moléstia se instalou. A expansão da doença continua a ocorrer no continente europeu. Carrapatos contaminados são os responsáveis pela transmissão ao homem.

Etiologia

O vírus da Crimeia foi isolado em 1967, por pesquisadores soviéticos, de carrapatos e de sangue de pacientes infectados (Chumakov, 1969), apresentando-se antigenicamente indistinguível do vírus Congo (Casals, 1969), isolado no Zaire em 1956. Esses vírus pertencem ao gênero *Nairovirus*, família Bunyaviridae, sendo comumente designados *Crimean hemorrhagic fever-Congo* (CHF-Congo). São patogênicos para camundongos recém-nascidos e cultiváveis em células LLC-MK2, VERO e BHK-21.

Epidemiologia

Foi primeiramente descrito na Crimeia em 1994, onde recebeu o nome de febre hemorrágica da Crimeia e em 1956 no Congo, sendo reconhecidos como mesmo patógeno em 1969, resultando no nome atual para a doença e os vírus. Essa doença é endêmica em muitos países da África, Europa e Ásia.

A febre hemorrágica da Crimeia-Congo tem ocorrido em várias regiões geográficas fora da Crimeia como Bulgária, Iugoslávia, repúblicas soviéticas, Paquistão, Iraque e Emirados Árabes Unidos. Em 2001, casos foram relatados em Kosovo, Albânia, Irã, Paquistão e África do Sul. Na África apresenta-se sob a forma de doença febril benigna. Os humanos afetados são os que desenvolvem atividades agrícolas ou criação de ovinos, caprinos e bovinos. A doença é sazonal, aparece na primavera, reservando maior incidência aos meses de junho e julho. A transmissão se faz ao homem pela picada de diversas espécies de carrapatos, sendo na Crimeia o *Hyalomma marginatum* a mais incriminada. O vírus da Crimeia-Congo pode infectar amplamente animais domésticos e selvagens. Infecções hospitalares têm sido registradas em alguns países. Há suspeita de transmissão transovariana em carrapatos. São patógenos classificados como de risco NB4, levando a rigoroso cuidado na manipulação de material biológico, de pacientes ou animais contaminados.

Patologia

Caracteriza-se por ser uma doença febril aguda, acompanhada de graves hemorragias. Apresenta-se como franca púrpura hemorrágica, sendo que epistaxe, gengivorragia e hemorragias do trato gastrintestinal são os sangramentos mais comuns. Cerca de 50% dos pacientes desenvolvem hepatomegalia.

Manifestações clínicas

O período de incubação da doença varia de 1 a 13 dias, dependendo do modo de aquisição do vírus. Pela picada de carrapato, por exemplo, esse período fica de 1 a 3 dias, com máximo de 9 dias. Surgem a seguir febre elevada, calafrios, cefaleia, mal-estar, irritação e dores musculares. Dores abdominais, náuseas e vômitos costumam estar presentes na fase inicial. Em seguida observa-se congestão da face e do pescoço e as conjuntivas e faringe tornam-se injetadas. Sinais hemorrágicos aparecem no quarto ou quinto dia de doença, que se inicia com erupção petequial. Comumente há hemorragias nasais e gengivais, bem como hematêmese e melena. Leucopenia e acentuada trombocitopenia são achados comuns do hemograma. Nos casos graves, choque e hemoconcentração elevada geralmente precedem o óbito. A letalidade varia de 30 a 50% (Simpson, 1978) e ocorre geralmente na segunda semana da doença.

Diagnóstico

Pode ser feito por meio do isolamento viral, mediante a inoculação de sangue colhido nos primeiros dias de doença, em camundongos lactentes ou em cultivos celulares para profissionais altamente qualificados e em laboratórios de segurança máxima. Para o diagnóstico sorológico utiliza-se a detecção de IgG e IgM pela imunofluorescência ou ELISA. As técnicas imunoenzimáticas, por sua praticidade, são mais utilizadas atualmente. Os anticorpos IgM aparecem entre o quinto e sétimo dia após o início dos sintomas. Há possibilidade de detecção de antígenos no soro com a viremia elevada. Mais recentemente as técnicas moleculares, incluindo a RT-PCR, também têm mostrado resultados promissores.

Tratamento

O tratamento é sintomático, consistindo na administração intravenosa de fluidos e manutenção do balanço eletrolítico. As transfusões de sangue são recomendadas para compensar as perdas sanguíneas nos casos graves. Os antibióticos se aplicam às infecções bacterianas que podem acompanhar a enfermidade. O antiviral ribavirina tem sido usado no tratamento para estabilizar a infecção, com aparente benefício.

Prevenção e controle

As medidas protetoras contra a picada dos carrapatos devem ser adotadas, considerando-se a inexistência de vacina liberada para o caso em humanos e o difícil controle do vetor. Recomenda-se o isolamento dos pacientes e os cuidados de higiene, assim como intensificar as medidas de proteção individual (máscaras e roupas protetoras) a serem adotadas pelos profissionais de saúde durante o atendimento a pacientes suspeitos. Há, todavia, o desenvolvimento de uma vacina inativada derivada de cérebro de camundongo contra a febre hemorrágica da Crimeia-Congo usada em pequena escala na Europa Ocidental, sem que esteja avaliada completamente nos quesitos segurança e efetividade para uso no homem.

Febre hemorrágica de Omsk

É uma doença hemorrágica aguda restrita às áreas geográficas de Omsk, Kurgan e Tyuimen e de Novosibirsk, na Sibéria. A transmissão ao homem normalmente acontece pela picada de carrapatos infectados.

Etiologia

O agente da doença é um arbovírus do gênero *Flavivirus*, família Flaviviridae, pertencente a um complexo no qual estão inseridos os vírus da encefalite russa vernestival, da doença hemorrágica da floresta de Kyasanur, encefalites de Powasan e Louping-ill (Clarke e Casals, 1965). O vírus é patogênico para camundongo e multiplica-se nas linhagens celulares HeLa e BHK-21 e em ovos embrionados. A hemaglutinina pode ser obtida a partir do cérebro de camundongos infectados.

Epidemiologia

O homem é acometido pela doença por meio da picada de duas espécies de carrapatos (*Dermacentor pictus* e *D. margi-*

natus), que pode ser adquirida também pelo contato direto com os roedores infectados (Simpson, 1978). A provável inalação de aerossóis tem justificado infecções em laboratório. Foi constatado que o vírus pode sobreviver em água e com ampla possibilidade de contaminar o homem por essa via. A enfermidade é sazonal, com incidência na primavera, verão e outono. O ciclo de manutenção não é bem conhecido, sendo provável que haja participação de carrapatos e certas espécies de roedores. O principal hospedeiro é um roedor de nome Muskrat, semiaquático e nativo da América do Norte. O vírus poderá expandir-se também pelo leite de cabra ou ovelha, uma vez que é comprovada sua sobrevivência nesse meio.

Patologia

As alterações histopatológicas mais proeminentes ocorrem nas paredes capilares, possibilitando a hemorragia e a produção de edema. A lesão encefálica mostra a destruição neuronal e da glia, com infiltração linfocitária perivascular (Novitski, 1949).

Manifestações clínicas

Após um período de incubação que varia de 3 a 7 dias, o início é súbito e vem com aparecimento de febre, cefaleia, vômitos e diarreia. A observação de enantema na mucosa bucal é geralmente comum, às vezes adquirindo caráter hemorrágico. Outras manifestações como epistaxe, hematêmese, melena e hemorragias uterinas podem aparecer. Trombocitopenia e leucopenia são achados frequentes no hemograma. Na urinálise, o achado mais comum é a albuminúria. A broncopneumonia se instala em vários pacientes e a linfadenopatia generalizada é um achado comum. A letalidade varia na faixa de 0,5 a 3%.

Diagnóstico

É realizado por meio do isolamento viral a partir do sangue de doentes e pela demonstração da viragem sorológica, utilizando-se soros pareados, bem como pela detecção de anticorpos IgM pelo teste de ELISA.

Tratamento

É sintomático. As medidas terapêuticas se voltam para o controle das hemorragias e administração de transfusões sanguíneas e a exigida hidratação. O combate aos sintomas que mais incomodam é recomendado para a melhoria do estado geral do paciente.

Prevenção e controle

A utilização de vacina formalizada preparada a partir de cérebro de camundongos contribui para a redução de casos da doença. Para as pessoas que trabalham ou moram em áreas de alto risco, na ausência de vacina, utilizar roupas de proteção e repelentes.

Doença da floresta de Kyasanur

A doença foi primeiramente reconhecida em 1957 na floresta de Kyasanur, no Distrito de Shinaga, Estado de Karnataka, Índia, quando houve um grande número de mortes entre macacos. Casos humanos foram revelados entre pessoas que visitaram a floresta para coletar lenha ou outro produto (Banerjee, 1990).

Etiologia

O agente viral é um *Flavivirus* da família Flaviviridae. É patogênico para camundongo lactente, causando-lhe a morte. Multiplica-se em cultivos primários de rins de macaco e hamster, de embrião de pinto e em linhagem celular HeLa, causando efeito citopático. O agente viral determina uma hemaglutinina ativa contra hemácias de ganso e pinto.

Epidemiologia

A enfermidade estava restrita à floresta de Kyasanur, no Estado de Karnataka, na Índia, e até 1971 apresentava-se de forma endêmica apenas no Distrito de Shinaga (Shiel, 2005). Em 1972, um novo foco do vírus surgiu no Distrito de Cettara Kannada, e recentes estudos identificaram a doença na Arábia Saudita e República da China (Zaki, 1997; Wang, 2009). No ciclo de manutenção do vírus há relatos de possível participação de pequenos roedores, aves e de várias espécies de carrapatos, sendo que os macacos atuam como hospedeiros amplificadores, podendo, entretanto, ficar doentes e morrer. Principalmente durante os meses de seca (de março a junho), criam-se condições para o aparecimento da doença, sendo que 55% dos humanos infectados a exibem clinicamente. As infecções laboratoriais que ocorrem são em geral transitórias e de pouca repercussão. Presume-se que a virose já existisse na área e que a criação de bovinos tenha servido para amplificar a população dos carrapatos transmissores da virose.

Patologia

As alterações patológicas são observadas no trato gastrintestinal e pulmões (áreas hemorrágicas), onde se apresentam também áreas de consolidação, que algumas vezes exibem exsudatos hemorrágicos nos alvéolos e bronquiolite. As alterações hepáticas são discretas, notando-se fagocitose de hemácias pelas células de Kupffer. Edema dos glomérulos e degeneração das alças e dos tubos coletores são as alterações verificadas nos rins.

Manifestações clínicas

Iniciam-se subitamente com febre acompanhada de cefaleia, mialgias, náuseas, vômitos, diarreia, desidratação, confusão mental, agitação ou prostração, tosse e linfadenopatia generalizada. As manifestações hemorrágicas se apresentam em alguns pacientes a partir do terceiro dia de doença. Os achados laboratoriais mais comuns são trombocitopenia, leucopenia e redução do hematócrito. O curso é bifásico quando, após um período afebril de 7 a 15 dias, advém um quadro de meningoencefalite e retorno de febre. A letalidade gira em torno de 10% (Work, 1958; Webb e Rao, 1961; Simpson, 1978).

A pessoa afetada pela doença pode recuperar-se em 2 semanas, embora a convalescência seja tipicamente longa, chegando a alguns meses.

Diagnóstico

Realiza-se pelo isolamento viral a partir de sangue de doentes. Por sorologia pode-se promover a pesquisa de anticorpos para o vírus em soros pareados utilizando-se as técnicas sorológicas tradicionais ou pela detecção de IgM em testes imunoenzimáticos. RT-PCR tem-se mostrado útil na pesquisa, bem como para um diagnóstico mais ágil.

▪ Tratamento

É sintomático, adotando-se medidas de controle que consistem na administração de fluidos intravenosos e transfusão de sangue para repor a hidratação e as perdas sanguíneas. Recomenda-se a utilização de antitérmicos e analgésicos.

Tratamentos específicos não foram ainda avaliados.

▪ Prevenção e controle

Como medida profilática se utiliza a vacinação (vacina viva atenuada já avaliada) e como preventiva a proteção com roupas para evitar picadas de carrapatos e mosquitos. O controle de carrapatos transmissores e a educação do homem, somam-se para evitar a transmissão.

▸ Referências bibliográficas

Almeida G. Febre Amarella. In *Moléstias Infecciosas e Parasitárias*, 6ª ed., Freitas Bastos, Rio de Janeiro, p. 363-410, 1940.

Banerjee K. Kyasanur forest disease. In: Monath TP, editor. *Arboviruses: epidemiology and ecology*. Boca Raton (FL): CRC Press; p. 93-116, 1990.

Baron RC, McCormick JB, Zubeir AO. Ebola virus disease in Southern Sudan: hospital disemination and intrafamilial spread. *Bull WHO* 61: 997-1003, 1983.

Barrera OJG, Mac Donald C, Kuehne AI *et al.* Ensayos iniciales en humanos de una vacina viva atenuada contra fiebre hemorrágica Argentina (candid 1). Aislamiento de vírus y respuesta serológica. In *Libro de resumenes*, Congresso Argentino de Virologia, Córdoba, Argentina, p. 56, 1986.

Bausch DG, Borchert M, Grein T *et al.* Risk factors for Marburg hemorrhagic fever in Democratic Republic of the Congo. *Emerg Infect Dis* 9: 1531-1537, 2003.

Becker S, Feldmann H, Will C, Slenczka W. Evidence for occurrence of filovirus antibodies in humans and imported monkeys: do subclinical filovirus infections occur worldwide? *Med Microbiol Immunol* (Berlim) 181: 43-55, 1992.

Bowen MP, Trappier SG, Sanches AJ, Meyer, RF, Goldsmith CS, Zari SR, Dunster LM, Peters CJ, Ksiazek TG, Nichol ST. A reassortant bunyavirus isolated from acute haemorrhagic fever cases in Kenya and Somalia. *Virology* 291: 185-190, 2001.

Bucley SM, Casals J. Lassa fever, a new virus disease of man from West Africa III. Isolation and characterization of the virus. *Am J Trop Med Hyg* 19: 680-691, 1970.

Buckey SM, Casals J. Pathobiology of Lassa fever. *Int Rev Exp Pathol* 18: 97-136, 1978.

Bwaka MA, Bonnet MJ, Calain P *et al.* Ebola hemorrhagic fever in Kikwit, Democratic Republic of the Congo: clinical observations in 103 patientes. *J Infect Dis* 179 (Suppl.): S1-7, 1999.

Casals J. Antigenic similarity between the virus causing Crimean hemorrhagic fever and Congo virus. *Proc Soc Exp Biol Med* 131: 233-236, 1969.

Casals J. Arenaviruses. In Evans AS. *Viral Infection of Humans, Epidemiology and Control* Plenum Medical Book, New York, p. 127-150, 1982.

Chambers TJ, Hahn CS, Galler R, Rice CM. Flavivirus genome organization, expression and replication. *Annu Rev Microbiol* 44: 649-688, 1990.

Clarke DH, Casals J. Arboviruses: Group B. In Horsefall FL, Tamm JL (eds) *Viral and Ricketsial Infections of Man* 4th ed., Lippincott, Philadelphia, p. 606-658, 1965.

Coimbra MTL, Nassar ES, Burattini MN *et al.* New arenavirus isolated in Brazil. *The Lancet* 343: 391-392, 1994.

Chumakov MP. Etiology, epidemiology and clinical manifestations of Crimean hemorrhagic fever and West Nile fever, *Acad Med Sci*, USSR, 1969.

Deller JJ, Russel PK. Chinkungunya disease. *Am J Trop Med Hyg* 17: 107-111, 1968.

Dengue haemorrhagic fever in Venezuela. *Epidemiol Bull* 11: 7-9, 1990.

Dowell SF, Mukunu R, Ksiasek TG, Khan AS, Rollin PE, Peters CJ. Transmission of Ebola hemorrhagic fever: a study of risk factors in family members, Kikwit, Democratic Republic of the Congo, 1995. Comission de Lutte contre les Epidemies a Kikwit. *J Infect Dis* 179 (Suppl.): 87-91, 1999.

Ebola haemorrhagic fever. *Wkly Epidemiol Record* 70: 241-242, 1995.

Enria DA, Padula P, Segura EL, Pini N, Edelstein A, Riva Posse C, Wiessenbacher MC. Hantavirus pulmonary syndrome in Argentina. Possibility of transmission person-to-person. *Medicina* (Buenos Aires), 56: 709-711, 1996.

Feldmann H, Klenk HD, Sanchez A. Molecular biology and evolution of filoviruses. *Arch Virol* 7 (Suppl.): 81-100, 1993.

Feldmann H, Jones S, Klenk HD, Schnittler HJ. Ebola virus: from discovery to vaccine. *Nat Rev Immunol* 3: 677-685, 2005.

Fiebre hemorrágica venezolana (FHV). *Bol Epidemiol* 16: 9, 1995.

Fisher-Hoch SP. Filoviruses. In Zuckerman AJ, Banatvala JE, Pattison JR (eds). *Principles and Practice of Clinical Virology*. 3rd ed., John Wiley e Sons, Chichester, p. 575-594, 1994.

Formenty P, Hatz C, Le Guenno B, Stoll A, Rogenmoser P, Widmer A. Human infection due to Ebola virus, subtype Cote d'Ivoire: clinical and biologic presentation. *J Infect Dis* 179 (Suppl. 1): S48-53, 1999.

Franchi RIB, Fauquet GM, Knudson DL, Brown F. Classification and nomenclature of viruses: fifth report of the International Committee on Taxonomy of Viruses. *Arch Virol* (Suppl. 2): S223-233, 1991.

Gedik P, Bechtelsheimer H, Korb G. Pathologic anatomy of the Marburg virus disease. In Martini GA, Siegert R (eds). *Marburg Virus Disease*. Springer-Verlag, Berlin, p. 50, 1971.

Georges AJ, Leroy EM, Renaut AA *et al.* Ebola hemorrhagic fever outbreaks in Gabon, 1994-1997: epidemiologic and health control issues. *J Infect Dis* 179 (Suppl): S65-75, 1999.

Gubler DJ, Trent DW. Emergence of epidemic dengue/dengue hemorrhagic fever as a public health problem in the Americas. *Infect Agents Dis* 2: 383-393, 1994.

Guzmán MG, Deubel V, Pelegrino JL, Rosario D, Marrero M *et al.* Partial nucleotide and amino acid sequences of the envelope/nonstructural protein-1 gene junction of four dengue-2 virus strains isolated during the 1981 Cuban epidemic. *Am J Trop Med Hyg* 52: 241-246, 1995.

Halstead SB. Antibody, macrophages, dengue virus infeccion, shock, and hemorrhage: a pathogenic cascade. *Rev Infect Dis* (Suppl. 4): S830-839, 1989.

Halstead SB. Dengue haemorrhagic fever: a public health problem and a field for research. *Bull WHO* 58: 1-21, 1980.

Halstead SB, Nimmannitya S, Yamarat C, Russel PK. Haemorrhagic fever in Thailand. Newer knowledge regarding etiology. *Jap J Med Sci Biol* 20: 96-102, 1967.

Iverson LB, Travassos da Rosas APA, Rosa MDB, Lamar AV, Sasaki MGM, Leduc JW. Infecção humana por hantavírus nas regiões Sul de Sudeste do Brasil. *Revista da Associação Médica Brasileira*, 40(2): 85-92, 1994.

Jadhav M, Namboodripad M, Carman RH, Carey DE, Myers RM. Chikungunya disease in infants and children in Vellore: a report of clinical and haematological features of virologically proved cases. *Ind J Med Res* 53: 764-776, 1965.

Jahrling PB, Geisbert TW, Dalgard DW *et al.* Preliminary report: isolation of Ebola virus from monkeys imported to USA. *Lancet* 335: 502-505, 1990.

Johnson KM. Viral haemorrhagic fevers. In Beeson P, McDermott W, (eds) *Texbook of Medicine* 15th ed, 1981.

Johnson KM, Wiebenga NH, Machenzie RB, Kuns ML, Tauraso NM, Schelokov A, Webb PA, Justines G, Beye HK. Virus isolation from human cases of haemorrhagic fever in Bolivia. *Proc Soc Exp Biol Med* 118: 113-118, 1965.

Johnson KM, Webb PA, Larige VE, Murphy FA. Isolation and partial characterization of a new virus causing acute haemorrhagic fever in Zaire. *Lancet* 1: 569-571, 1977.

Khan AS, Tshioko FK, Heymann DL *et al.* The reemergence of Ebola haemorrhagic fever, Democratic Republic of the Congo, 1995. Commission de Lutte contre les Epidemies a Kikwit. *J Infect Dis* 179 (Suppl.): S76-86, 1999.

Kouri G, Guzmán MG, Bravo JR. Why dengue haemorrhagic fever in Cuba. II. An integral analysis. *Trans R Soc Trop Med Hyg* 81: 821-823, 1987.

Kouri GP, Guzmán MG, Bravo JR, Triana C. Dengue haemorrhagic fever/dengue shock syndrome: lessons from the Cuban epidemic. 1981. *Bull WHO* 67: 375-380, 1989.

Ksiasek TG, Rollin PE, Jahrling PB *et al.* Enzyme immunosorbent assay for Ebola virus antigens in tissues of infected primates. *J Clin Microbiol* 30: 947-950, 1992.

Lanciotti RS, Lewis JG, Gubler DJ, Trent DW. Molecular evolution and epidemiology of dengue-3 virus. *J Gen Virol* 75: 65-75, 1994.

LeDuc JW. Hantaan and related virus. In: International Syposium on Tropical Arboviruses and haemorrhagic fevers. Belém-Pará, 1991.

LeDuc JW, Smith GA, Pinheiro FP, Vasconcelos PFC, Salbé ETR, Maiztegui JI. Isolation of a Hantaan-related virus from Brazilian rats and serologic evidence of its widespread distribution in South America. *Am J Trop Med Hyg* 34: 810-815, 1985.

Lee HW. Global update on distribution of haemorrhagic fever with renal syndrome and hantaviruses. *Virus information Exchange News* 5: 82-84, 1988.

Lee HW. Korean haemorrhagic fever. *Prog Med Virol* 28: 96-113, 1982.

Lee HW, Cho HJ, Johnson KMI. Electron microscope apperance of Hantaan virus the causative agent of Korean haemorrhagic fever. *Lancet* 1: 1070, 1981.

Lee HW, Dalrymple JM. *Manual of Haemorrhagic Fever with Renal Syndrome,* WHO Collaborating Center for Virus Reference and Research, Institute for Viral Diseases, Korea University, 37 pp, 1989.

Leroy EM, Rouquet P, Formenty P *et al.* Multiple Ebola virus transmission events and rapid decline of central African wildlife. *Science* 303: 387-390, 2004.

Lewis JG, Chang GJ, Lanciotti RS, Kinney RK, Mayer LW, Trent DW. Phylogenetic relationships of dengue-2 viruses. *Virology* 197: 216-24, 1993.

Maiztegui JI. Febre hemorrágica argentina. *Medicine* 8: 83, 1978.

Maiztegui JI, Fernandez JJ, Damilano J. Epidemiology and especific treatment of Argentine haemorrhagic fever. In *Simpósio Internacional sobre Arbovírus dos Trópicos e Febres Hemorrágicas*. Belém, Academia Brasileira de Ciências, Rio de Janeiro, p. 245-250, 1980.

Martini GA. Marburg agent disease, in man. *Trans R Soc Trop Med Hyg* 63: 295-302, 1969.

Martin E. Epidemiology Tropical Disease Follows Mosquitoes to Europe. Science 317: 1485a.

Martini GA. Marburg virus disease: clinical syndrome. In Martini GA, Siegert R (eds), *Marburg Virus Disease*, Springer-Verlag, Berlin, p. 50, 1971.

McCornick JB. Arenavirus. In Fields BN, Knipe DM (eds), *Virology*, Raven Press, New York, p. 1245-1267, 1990.

McCornick JB, King IJ, Webb PA, Scribner CL, Craven RB, Johnson KM. Lassa fever: effective therapy with ribavirin. *N Engl J Med* 314: 20-26, 1986.

McGaughey C, Hart CA. Hantaviruses. *Journal Medical Microbiology* 49: 587-599, 2000.

Meegan JM, Shope RE. Emerging concepts on Rift Valley fever. In Pollard M, *Perspectives in Virology*, Alan R Liss, New York, p. 267-282, 1981.

Mettler NE. Argentine haemorrhagic fever: current knowledge. *PAHO Scientific Publication* 183, 1969.

Monath TP. Lassa fever: review of epidemiology and epizootiology. *Bull WHO* 52: 577-592, 1975.

Monath TP. Yellow fever. In *The Arboviruses: Epidemiology and Ecology*, CRC Press, Boca Raton, p. 139-231, 1988.

Monath TP. Flaviviruses. In Fields BN, Knipe DM (eds), *Virology*, Raven, New York, p. 763-814, 1990.

Monath TP. Ecology of Marburg and Ebola viruses: speculations and directions for future research. *J Infect Dis* 179 (Suppl.1): 127-38, 1999.

Monath TP, Brinker CR, Chandler FW *et al*. Pathophysiologic correlations in a *rhesus* monkey model of yellow fever. *Am J Trop Med Hyg* 30: 431-443, 1981.

Monath TP, Newhouse VE, Kemp GE, Setzer HW, Cacciapuoti A. Lassa virus isolation from Mastomys natalensis rodents during an epidemic in Sierra Leoni. *Science* 185: 263-265, 1974.

Muranyi W, Bahr U, Zeier N, Van Der Wonde FJ. Hantavirus infection. *Journal American Society of Nefrology* 16: 3669-3679, 2005.

Nichol ST, Spiropoulou CF, Morzunov S *et al*. Genetic identification of a hantavirus associated with an outbreak of acute respiratory illness. *Science* 262: 914-917, 1993.

Nogueira RMR, Zagner SMO, Martins ISM, Lampe E, Miagostovick MP, Schatzmayr HG. Dengue haemorrhagic fever/dengue shock syndrome (DHF/DSS) caused by serotype 2 in Brazil. *Mem Inst Oswaldo Cruz* 86: 269, 1991.

Novitski IS. *Path Anathomy and Pathogenesis of Omsk Haemorrhagic Fever*, 4th ed., Acad Med Sciences, Russia, 1949.

Okware SI, Omaswa FG, Zaramba S *et al*. An outbreak of Ebola in Uganda. *Trop Med Int Health* 7: 1068-1075, 2002.

Outbreak of Ebola hemorrhagic fever Uganda, August 2000-January 2001. *MMWR* 50: 73-77.

Outbreak of Ebola viral hemorrhagic fever Zaire. *MMWR* 44: 381-382, 1995.

PAHO-Pan American Health Organization. *Dengue and Dengue Haemorrhagic Fever in the Americas: Guidelines for Prevention and Control*, Scientific Publication 548. Washington, p. 98-109, 1994.

Parodi AS, Greenway DJ, Rugiero HR, Rivero E, Frigerio M, Barrera JM, Mettler N, Garzon F, Boxaca M, Guerreiro L, Nota N. Sobre la etiologia del brote epidémico de Junin. *Dia Med* 30: 2300-2302, 1958.

Peters D, Muller G, Slenczka W. Morphology, development and classification of the Marburg virus. In Martini G, Siegert R (eds), *Marburg Virus Disease*, Springer-Verlag, New York, 1971.

Pinheiro FP. Dengue in the Americas. *Epidemiol Bull* 10: 1-8, 1989.

Pinheiro FP, Moraes MAP. Febre amarela. In Neves J, *Diagnóstico e Tratamento das Doenças Infectuosas e Parasitárias*, 2ª ed., Guanabara Koogan, Rio de Janeiro, p. 303-314, 1983.

Pro-MED-mail. Chikugunja Virus: genetic change. Archive number 200712009, 3973, 2007.

Ranitz CM, Myers RM, Varkey MJ, Isaac ZH, Carey DE. Clinical impressions of Chikungunya in Vellore gained from study of adults patients. *Indian J Med Res* 53: 756-763, 1965.

Re-emergence of Bolivian haemorrhagic fever. *Epidemiol Bull* 15: 4-5, 1994.

Rico-Hesse R. Molecular evolution and distribution of dengue viruses types 1 and 2 in nature. *Virology* 174: 479-493, 1990.

Robinson MC. An epidemic of virus disease in Southern province. Tanganyka Territory, in 1952-53. I. Clinical Features. *Trans R Soc Trop Med Hyg* 49: 28-32, 1955.

Sabattini MS, Contigiani MS. Ecological and biological factors influencing the maintenance of arenaviruses in nature, with special reference to the agent of Argentinean haemorrhagic fever (AHF). In *Simpósio Internacional sobre Arbovírus dos Trópicos e Febres Hemorrágicas, Belém*, Academia Brasileira de Ciências, Rio de Janeiro, p. 251-262, 1980.

Sabattini MS, Miaztegui JI. Fiebre hemorrágica de Argentina. *Medicina (B Aires)* 30 (Suppl. 1): 111, 1970.

Salas R, Manzione N, Tesh RB *et al*. Venezuelan haemorrhagic fever. *The Lancet* 338: 1033-1036, 1991.

Sanchez A, Peters CJ, Rollin P, Ksiazek T, Murphy FA. Filoviridae: Marburg and Ebola viruses. In Fields BN, Knipe DM, Howley PM (eds), *Fields Virology*, Lippincott, New York, p. 1161-1176, 2001.

Santos F. *Dosagem dos Fatores de Coagulação na Febre Amarela*, Tese, Faculdade de Medicina, Universidade Federal do Rio de Janeiro, Rio de Janeiro, 1973.

Serié C, Lindrec A, Poirier A *et al*. Etudes sur la fièvre jaune en Ethiope. I. Introduction Symptomatologic clinique amarile. *Bull WHO* 74: 835-841, 1968.

Shope RE, Peters CJ, Walker SJ. Serological relation between Rift Valley fever virus and viruses of phlebotomus fever serogroup. *Lancet* 1: 886, 1980.

Simpson DIH. Viral haemorrhagic fevers of man. *Bull WHO* 56: 819-832, 1978.

Simpson DIH, Bowen ETH. Marburg and Ébola fevers. In *Simpósio Internacional sobre Arbovírus dos Trópicos e Febres Hemorrágicas*. Belém Academia Brasileira de Ciências, Rio de Janeiro, p. 263-269, 1980.

Souza RV, Cunha RV, Miagostovich MP *et al*. An outbreak of dengue in the state of Ceará, Brazil. *Mem Inst Oswaldo Cruz* 90: 345-346, 1995.

Thiel HJ, Collett MS, Gould EA, Heinz FX, Houghton M, Meyers G *et al*. Flaviviridae. In: Fouguet CM, Mayo MA, Manilatt J, Bess-Iberger U, Ball LA, editors. *Virus taxonomy*: Eighth report of the International Committee on Taxonomy of Viruses. San Diego (CA): Elsevier Academic Press, p. 981-98, 2005.

Travassos da Rosa APA, Vasconcelos PFC, Hervé JP, Travassos da Rosa JFS. Febre amarela silvestre no estado do Pará, Brasil. *Bol Epidemiol FSESP*, Rio de Janeiro, 16: 97-104, 1984.

Travassos da Rosa ES, Vasconcelos PFC, Tavares Neto J, Travassos da Rosa JFS, Rodrigues SG, Travassos da Rosa APA. Prevalence of antibodies to hantaviruses in Salvador, Bahia, Brasil. *Revista da Sociedade Brasileira de Medicina Tropical* 28 (Suppl. 1): 185, 1995.

Tsetsarkin KA, Valandingham DL, McGee CE, Higgs S. Single mutation in Chikungunja Virus affects vector specificity and epidemic pontencial. PLOS Patlog 3: e201.

Van Velden DJJ, Meyer JD, Oliver J, Gear JHS, McIntosh B. Rift valley fever afecting humans in South Africa: a clinical-pathological study. *Afr Med J* 51: 867-871, 1977.

Vasconcelos PFC, Rodrigues SG, Dégallier N *et al*. An epidemic of sylvatic yellow fever in the southeast region of Maranhão state, Brazil, 1993-1994. Epidemiological and entomological findings. *Am J Trop Med Hyg* 57: 132-137, 1997.

Vogel G. Conservation biology: can great apes be saved from Ebola? *Science* 300: 1645, 2003.

Vasconcelos PFC, Travassos da Rosa APA, Travassos da Rosa JFS. Aspectos clínicos da febre amarela: ênfase aos casos diagnosticados pelo Instituto Evandro Chagas. In *Virológica* 91. II Simpósio Internacional sobre Arbovírus dos Trópicos e Febres Hemorrágicas, Sociedade Brasileira de Virologia, Belém, p. 483-496, 1994.

Vasconcelos PFC, Menezes DB, Melo LP *et al*. A large epidemic of dengue fever with dengue haemorragic cases in Ceará state, Brazil, 1994. *Rev Inst Med Trop São Paulo* 37: 253-255, 1995.

Wang J, Zhang H, Fu S, Wang H, Ni A, Nasci R *et al*. Isolation of Kyasanur forest disease virus from febrile patient, Yunnan, China. *Emerg Infect Dis* 15: 326-328, 2009.

Webb HE, Rao RL. Kyasanur forest disease a general clinical study in which some cases with neurological complications were observed. *Trans R Soc Trop Med Hyg* 55: 284-298, 1961.

Weissanbacher MC, Damonte EB. Fiebre hemorrágica argentina. *Adelantos Microbiol Enfermedades Infecc* 2: 119, 1983.

WHO-World Health Organization. Pathogenetic mechanisms in dengue haemorrhagic fever: report of an International Collaborative Study. *Bull WHO* 48: 117, 1973.

WHO-World Health Organization. Ebola haemorragic fever in Sudan, 1976: Report of a WHO/International Study Team. *Bull WHO* 56: 247-270, 1978.

WHO-World Health Organization. *Viral Haemorrhagic Fevers*, Technical Report Series 721, Geneva, 126 pp, 1985.

WHO-World Health Organization. *Dengue Haemorrhagic Fever: Diagnosis, Treatment and Control*, Geneva, 58 pp, 1986.

Work TH. Russian spring-summer virus in India Kyasanur Forest disease. *Perspect Med Virol* 1: 248-279, 1958.

Zagne SMO, Alves VGF, Nogueira RMR, Miagostovich MP, Lampe E, Tavares W. Dengue haemorrhagic fever in the state of Rio de Janeiro, Brazil: a study of 56 confirmed cases. *Trans R Soc Trop Med Hyg* 88: 677-679, 1994.

Zaki AM. Isolation of a flavivirus related to the tick-borne encephalitis complex from human cases in Saudi Arabia. *Trans R Soc Trop Med Hyg* 91: 179-181, 1997.

154 Febre Amarela

Pedro Luiz Tauil, João Barberino Santos e Mário Augusto Pinto Moraes

▸ Introdução

A febre amarela é uma doença infecciosa febril aguda, cujo agente etiológico é um vírus da família Flaviviridae do gênero *Flavivirus*. É uma arbovirose e é transmitida naturalmente aos seres humanos pela picada de mosquitos infectados dos gêneros *Aedes, Hemagogus* e *Sabeths*. É atualmente doença sujeita ao Regulamento Sanitário Internacional, devendo os casos suspeitos serem notificados às autoridades sanitárias nas primeiras 24 h após sua identificação. Apresenta-se sob amplo espectro clínico, variando desde formas inaparentes, ou com leves manifestações febris, até um quadro grave, com alta letalidade. As formas graves apresentam icterícia e hemorragia e são muitas vezes letais. Incide atualmente em países centrais da África e países amazônicos da América do Sul.

▸ Histórico

Não há evidências de que a febre amarela fosse uma entidade reconhecida na Antiguidade. Somente a partir da descoberta da América iniciou-se a descrição de surtos epidêmicos de uma enfermidade que apresentava características clínicas sugestivas dessa doença.

Em 1495, por ocasião da segunda expedição de Cristóvão Colombo à América, na Ilha Espanhola (onde hoje estão o Haiti e a República Dominicana), ocorreu uma epidemia que, pelos sintomas apresentados por europeus e indígenas e pela alta letalidade registrada, é possível que tenha sido de febre amarela. Esta é a primeira suspeita de ocorrência da doença no mundo segundo Béranger (Franco, 1976).

Na ilha de Guadalupe, o padre jesuíta Raymond Breton descreveu, com bastante precisão, os sintomas apresentados pelos doentes em uma epidemia ocorrida em 1635: dores lombares, icterícia e vômitos negros, com óbito entre o terceiro e quinto dia de doença. Relacionou ainda a epidemia com a atividade de derrubada de árvores. Pela dor lombar intensa foi chamada *coup de barre*.

Alguns autores, no entanto, consideram que a primeira referência segura de febre amarela ocorreu na península do Yucatan, no México, em 1648 (Soper, 1944; Monath, 1988).

Existe uma teoria da origem africana da doença, segundo a qual já existiria naquele continente, apenas não era relatada. Somente o foi em 1778, no Senegal.

No Brasil, a primeira referência de febre amarela ocorreu na cidade do Recife, em 1685, seguida por outra em Salvador, Bahia, em 1686, ambas extremamente graves, com alta letalidade. No século 18, não há relato de epidemias de febre amarela no país. Somente em 1849 nova epidemia é registrada na Bahia e daí se disseminou por 16 províncias brasileiras, inclusive pelas distantes do litoral, como Goiás e Mato Grosso, e atingiu também a cidade do Rio de Janeiro. Nesta cidade, a epidemia foi tão grave que registrava entre 80 e 90 óbitos por dia, chegando a 120 no dia 15 de março de 1850. Ao longo daquele ano, foram computados 4.160 óbitos por febre amarela. Vale lembrar que, em 1850, a cidade do Rio de Janeiro tinha menos de 200.000 habitantes (Franco, 1976).

A hipótese da transmissão vetorial da febre amarela foi levantada pelo médico cubano Carlos Finlay, em finais do século 19, atribuindo-a ao mosquito então chamado *Culex fasciatus,* que depois recebeu os nomes de *Stegomyia fasciata* e finalmente de *Aedes aegypti.* A confirmação experimental dessa hipótese foi realizada por Walter Reed, chefiando uma comissão de saúde do exército americano em Cuba, em 1901.

A transmissão de febre amarela por mosquitos silvestres foi levantada por Adolfo Lutz e Emílio Ribas, sobre casos ocorridos em áreas rurais do estado de São Paulo. Porém, somente após estudos entomológicos realizados no município de Santa Teresa, na região do Vale do Canaã, no Espírito Santo, em 1932, confirmou-se a transmissão da doença sem a presença do *Ae. aegypti.* A esta forma de transmissão, Fred L. Soper chamou febre amarela rural sem *Ae. aegypti.* Posteriormente, ficou conhecida como silvestre (Soper, 1944).

Em 1937, foi introduzida no Brasil a vacina com vírus atenuado, utilizando a cepa 17 D, após mais de cem passagens *in vitro* em embrião de galinha, sem o sistema nervoso central. Desenvolvida por Theiller e Smith, esta vacina é atualmente produzida no Brasil, pela Fundação Oswaldo Cruz, do Ministério da Saúde, em laboratório credenciado pela Organização Mundial da Saúde (OMS).

Desde 1942, não há registro da forma urbana da febre amarela no Brasil. Os três últimos casos foram notificados na cidade de Sena Madureira, no Acre. A última grande epidemia ocorreu no Rio de Janeiro nos anos de 1928 e 1929, com o registro de 738 casos e 478 óbitos. O seu controle foi coordenado por Clementino Fraga, então Diretor-Geral de Saúde Pública. Atuava no combate ao mosquito *Ae. aegypti*, tanto na sua fase larvária quanto alada. Havia ainda a vigilância médica e o isolamento dos doentes. A campanha utilizou aproximadamente 10.300 pessoas, na sua fase mais intensa (Franco, 1976). Nas Américas, a última epidemia registrada havia sido em Trinidad e Tobago, em 1954, trazendo, além do sofrimento humano, prejuízos econômicos significativos, principalmente relacionados com a redução do turismo e do comércio externo (Pinheiro, 1981). Em 2008, houve registro de transmissão urbana no Paraguai (Organización Panamericana de la Salud, 2008).

Em 1955, o Brasil conseguiu eliminar do seu território o mosquito *Ae. aegypti*, principal transmissor da forma urbana da febre amarela e também da dengue, após campanha de mais de 20 anos. Outros 17 países das Américas também obtiveram o mesmo êxito, certificado pela Organização Pan-Americana da Saúde. Porém, o Brasil e todos estes países sofreram reinfestações. No Brasil, a imensa maioria delas foi detectada precocemente e eliminada. Em 1967, houve uma re-infestação importante em Belém, Pará, e São Luiz, Maranhão, que foi eliminada em 1973. Em 1976, porém, a partir do porto de Salvador, Bahia, houve uma reinfestação que, infelizmente, não só não foi eliminada, como se propagou para todo o país. Em 1977 atingiu o Rio de Janeiro, em 1979, o Rio Grande do Norte e em 1981, Foz do Iguaçu, Paraná. A partir daí, todas as Unidades da Federação foram atingidas (Nobre *et al.*, 1991). Atualmente, dados do Ministério da Saúde, de 2003, revelam que cerca de 4.000 municípios já registraram a presença do mosquito em seus territórios. Assim, também, todos os países americanos, com exceção do Canadá e Chile, encontram-se infestados por este mosquito.

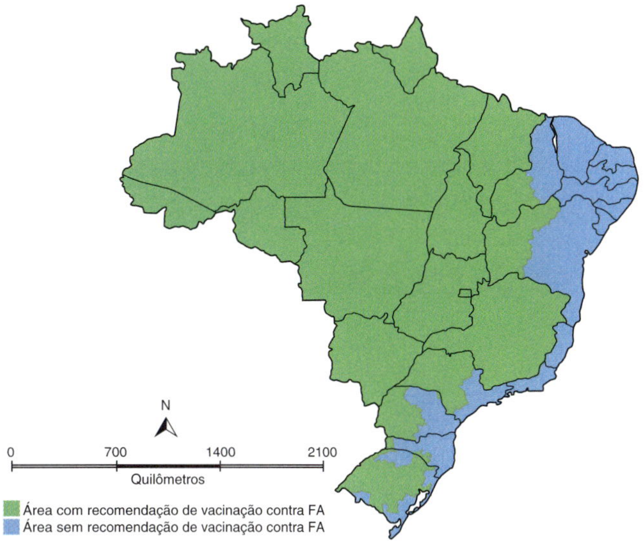

Figura 154.2 Áreas epidemiológicas de febre amarela silvestre no Brasil, com recomendação ou não de vacinação, 2010. Fonte: Secretaria de Vigilância em Saúde, Ministério da Saúde.

▸ Epidemiologia

A febre amarela incide, atualmente, em extensas áreas tropicais de países da África e da América, entre os paralelos 12ºS e 12ºN (Figura 154.1). A OMS registra em torno de 5.000 casos anuais da doença, sendo a imensa maioria em países africanos, centrais, situados ao sul do deserto do Saara. Na América, os países amazônicos notificam anualmente cerca de 200 a 300 casos. Na África, ainda ocorrem casos da forma urbana da doença, transmitida pelo mosquito *Ae. aegypti*. O Brasil apresenta a maior área endêmica da forma silvestre da febre amarela no mundo, compreendendo as bacias dos rios Amazonas, Araguaia-Tocantins e Paraná. Esta área compreende cerca de 5 milhões de km^2. A Figura 154.2 apresenta as áreas epidemiológicas de febre amarela silvestre no Brasil.

A febre amarela apresenta-se sob duas formas epidemiológicas, ambas idênticas do ponto de vista etiológico, fisiopatológico, imunológico e clínico: a forma urbana e a forma silvestre. Correspondem a dois ciclos de transmissão distintos. A forma urbana é transmitida pelo *Ae. aegypti* e os seres humanos são a fonte exclusiva de infecção. A forma silvestre é uma zoonose, transmitida, nas Américas, por mosquitos de dois gêneros *Hemagogus* (*H. janthinomys* e *H. albomaculatus*) e *Sabethes* (*S. chloropterus*), tendo, como principal fonte de infecção primatas não humanos, particularmente macacos dos gêneros *Allouata, Cebus, Atelles* e *Callithrix* (Degallier, 1992b). Suspeita-se também que outros mamíferos possam ser fontes de infecção como alguns marsupiais e roedores. Os seres humanos não imunes podem, acidentalmente, infectar-se penetrando em áreas enzoóticas. Na África, os principais vetores desta forma são mosquitos do gênero *Aedes*, das espécies *africanus, simpsoni, furcifer, taylori* e *luteocephalus* (Degallier, 1992a). A forma urbana é uma antroponose, não se reconhecendo reservatórios animais vertebrados, além dos seres humanos, de importância epidemiológica. O *Ae. aegypti* é seu principal vetor, tanto nas Américas como na África. Apesar de ser suscetível à infecção pelo vírus amarílico, em laboratório, o *Ae. albopictus*, até hoje, nunca foi encontrado infectado na natureza.

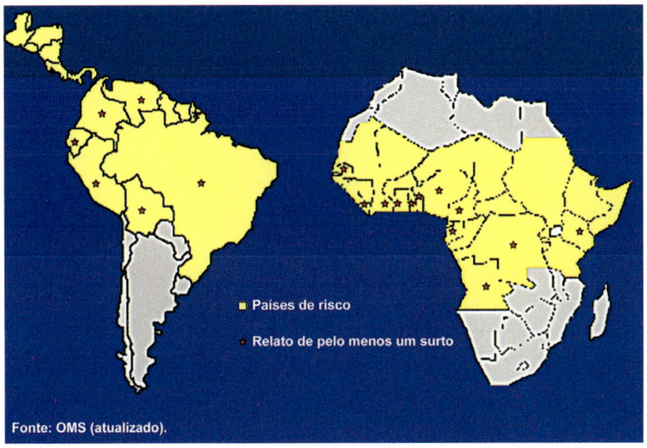

Figura 154.1 Países sob risco de incidência de febre amarela, 1985-2004.

Após um período que, em geral, varia de 9 a 12 dias de sua infecção em um caso virêmico, os mosquitos estão em condições de transmitir a doença. Supõe-se que se mantenham infectantes por toda a fase alada de vida (cerca de 6 a 8 semanas). Os vetores da febre amarela apresentam atividade de picar predominantemente diurna. Em 1979, foi demonstrada a transmissão vírica transovariana em mosquitos (Pinheiro, 1981; Monath, 1988).

O período de incubação nos seres humanos varia, em média, de 3 a 6 dias após a picada do mosquito infectante, podendo chegar até 10 dias.

O período de viremia ou de transmissibilidade, durante o qual pode haver infecção dos mosquitos, inicia-se 1 dia antes do aparecimento dos sintomas até 3 a 4 dias de doença, em média.

A suscetibilidade à doença é universal, porém o grupo populacional mais afetado, no Brasil, tem sido o de adultos, masculinos, jovens, mais expostos às picadas de mosquitos infectados, por motivos de trabalho ou lazer, na região onde a febre amarela é enzoótica. Este grupo de maior risco compreende trabalhadores rurais, ecoturistas, garimpeiros, caçadores, seringueiros e outras pessoas que penetram em regiões de mata, sem antecedentes vacinais. A doença confere imunidade permanente. Não se conhecem casos com mais de um episódio de febre amarela.

A incidência da febre amarela silvestre é sazonal, coincidindo com a estação chuvosa na área endêmica, quando há aumento da densidade dos transmissores. No Brasil, este período vai de janeiro a junho. Ao longo dos anos, sua incidência tem apresentado uma tendência cíclica, com aumento a cada 5 a 7 anos. Este fato é explicado pela maior circulação viral em virtude do acúmulo de macacos suscetíveis. O aumento da cobertura vacinal da população residente na área endêmica de febre amarela silvestre tem mantido baixo o número de casos registrados da doença.

▸ Risco de reurbanização

Historicamente, a transmissão urbana de febre amarela só ocorreu quando a densidade de infestação predial por *Ae. aegypti* alcançava valores acima de 5% dos prédios inspecionados. O indicador de infestação predial é muito prático, porém é bastante precário para medir a real densidade de infestação, pois não avalia o número de reservatórios positivos para larvas do vetor em cada prédio e também a quantidade de larvas em cada reservatório. Outros indicadores têm sido buscados, como o de Breteau, que mede o percentual de reservatórios positivos em relação ao número de prédios examinados. Apesar de ser mais preciso, ainda não permite uma avaliação real da densidade de infestação, pois não leva em conta o tipo e a dimensão do reservatório, bem como a quantidade de larvas encontradas em cada um. De qualquer modo, por motivos biológicos (o nível de viremia não é alto e é de curta duração), a probabilidade de transmissão urbana da febre amarela é baixa onde a infestação vetorial é baixa. Estabeleceu-se o valor acima de 5% de infestação predial como referência para haver transmissão, apesar da precariedade de precisão deste indicador. Portanto, é preciso muita cautela na sua utilização para avaliar o risco atual de urbanização da doença.

Em 1986, ocorreu também o registro, pela primeira vez no Brasil, da presença do mosquito *Ae. albopictus*, vetor secundário da dengue nos países do Sudeste Asiático, e, como se viu anteriormente, suscetível à infecção pelo vírus da febre amarela, em laboratório. Dois anos antes, esta espécie havia sido detectada no Texas, EUA, a partir de navios procedentes do Japão, transportadores de pneus usados. É também transmissor de outros vírus, como o da encefalite japonesa. Apresenta maior valência ecológica do que o *Ae. aegypti*, sendo encontrado além dos trópicos, em regiões temperadas de altas latitudes, tanto em área urbana como silvestre, assim como em altitudes elevadas. Porém, apresenta um grau menor de antropofilia que o *Ae. aegypti*. Pelos seus hábitos e comportamento, pode fazer a ponte entre as formas silvestre e urbana da febre amarela (Tauil, 2002a).

Os principais fatores de risco para reurbanização da febre amarela no Brasil são:

- Presença de *Ae. aegypti* e/ou *Ae. albopictus* em densidade elevada
- Presença de portadores de febre amarela silvestre em áreas infestadas pelo *Ae. aegypti* e/ou *Ae. albopictus*, nas primeiras 72 h da doença
- Áreas urbanas infestadas pelo *Ae. aegypti* e/ou *Ae. albopictus* em área endêmica de febre amarela silvestre (região Norte e região Centro-Oeste)
- Expansão da área de transição de febre amarela silvestre (Figura 154.2)
- Baixa cobertura vacinal em áreas infestadas pelo *Ae. aegypti* e/ou *Ae. albopictus*.

É condição necessária para a ocorrência de transmissão urbana natural de febre amarela no Brasil a existência de pelo menos um caso de portador da forma silvestre proveniente da área endêmica brasileira, ou importado de outro país, particularmente de países vizinhos amazônicos ou da África, para uma área infestada pelo *Ae. aegypti*. Desde sua descoberta, em 1932, o Brasil registra, todos os anos, casos clínicos da forma silvestre da febre amarela (Tabela 154.1). O número de casos registrados representa apenas uma fração do número real de casos ocorridos. Estima-se, com base em estudos sorológicos, que para cada caso notificado ocorram dez casos que deixam de ser reconhecidos.

A possibilidade de reurbanização da febre amarela no Brasil é real e não é de hoje que se tem chamado a atenção para este risco (Tauil, 1982; Amaral e Tauil, 1983). A disseminação da infestação do *Ae. aegypti* pelo território brasileiro está ocorrendo, apesar das medidas adotadas para a sua contenção. A luta contra este mosquito está mais difícil nos dias atuais, apesar da existência de maiores recursos técnicos, como equipamentos para aspersão de inseticidas, disponibilidade de larvicidas e inseticidas mais eficazes do que os utilizados no passado, maior penetração e abrangência dos meios atuais de comunicação, informação e educação. O processo de migração urbano-rural tem levado a um crescimento exagerado das cidades, com parte considerável da população vivendo em condições insatisfatórias de saneamento básico, favorecendo a proliferação do mosquito, cujos criadouros principais são reservatórios artificiais de água, como pneus usados, vasos de flores, latas velhas, caixas d'água descobertas, camburões de água, depósitos de ferro velho, entre outros. Por outro lado, operacionalmente, a inspeção das casas para pesquisa de larvas do mosquito está cada vez mais difícil por motivos de segurança. O esforço de redução da infestação de *Ae. aegypti* deve ser intenso e constante, pois o aumento da sua densidade é um fator de risco para a urbanização da doença.

Em 2008, houve registro da transmissão urbana no Paraguai (Organización Panamericana de la Salud, 2008).

▸ Etiopatogenia

O vírus da febre amarela pertence ao gênero *Flavivirus*, da família Flaviviridae. Outros vírus patogênicos para os seres humanos também pertencem a este gênero, como os da dengue, da encefalite de Saint Louis, da febre do oeste do Nilo, encefalite japonesa, e à mesma família como o vírus da hepatite C. Podem ser caracterizados mais de um genótipo, porém somente um sorotipo é reconhecido atualmente. Seu genoma é constituído de ácido ribonucleico (RNA) de fita simples.

Baseados em modelos animais experimentais, utilizando-se camundongos, hamsters e primatas não humanos, e achados histopatológicos em seres humanos, sabe-se hoje que, após sua inoculação, os vírus da febre amarela caem na circulação sanguínea e em poucas horas atingem os nódulos linfáticos regionais. Nos linfonodos infectam linfócitos e macrófagos, prioritariamente, e iniciam sua replicação. Daí, são levados pelos vasos linfáticos à corrente sanguínea (período virêmico), atingindo o seu órgão-alvo que é o fígado, invadindo neste os hepatócitos e as células de Küpffer. O período virêmico corresponde ao período de transmissibilidade da doença aos mosquitos vetores e varia de algumas horas até 7 dias, dependendo da gravidade do quadro clínico (Vasconcelos, 2003).

Tabela 154.1 Casos de febre amarela confirmados laboratorialmente, segundo a forma, registrados no Brasil, por ano, de 1930-2009.

Ano	U	S	Ano	U	S	Ano	U	S
1930	84	0	55	0	10	1980	0	27
31	125	0	56	0	2	81	0	21
32	57	14	57	0	10	82	0	24
33	10	9	58	0	25	83	0	6
34	8	6	59	0	4	84	0	45
35	18	112	1960	0	1	1994	0	17
36	6	166	61	0	2	95	0	4
37	3	214	62	0	1	96	0	29
38	0	262	63	0	0	97	0	3
39	0	132	64	0	12	98	0	34
1940	0	180	65	0	14	99	0	76
41	0	19	66	0	22	2000	0	85
42	3	7	67	0	2	01	0	41
43	0	6	68	0	0	02	0	15
44	0	15	69	0	4	03	0	64
45	0	112	1970	0	2	04	0	5
46	0	1	71	0	11	05	0	3
47	0	2	72	0	9	06	0	2
48	0	3	73	0	70	07	0	13
49	0	6	74	0	13	08	0	46
1950	0	4	75	0	1	09	0	46
51	0	50	76	0	1			
52	0	221	77	0	9			
53	0	39	78	0	21			
54	0	9	79	0	12			

U: forma urbana; S: forma silvestre. Fonte: SVS/MS.

As alterações mais importantes vistas na febre amarela são encontradas no fígado. As lesões macroscópicas, entretanto, não são características. Citam-se, entre as mais comuns, as seguintes: fígado mole, friável e amarelado, com manchas hemorrágicas (petéquias e sufusões) na superfície. Microscopicamente, a lesão principal é observada nos hepatócitos da zona medilobular (lóbulo de Kiernan) ou zona 2 (ácino de Rappaport), denominada lesão de Rocha Lima ou necrose mediozonal. Aparece, em geral, do terceiro ao sétimo dia da doença, e é característica, já tendo sido usada para o diagnóstico pós-morte da febre amarela em amostras de fígado obtidas por viscerotomia. Dentre as alterações presentes, destacam-se as seguintes:

► **Necrose mediozonal dos hepatócitos.** Trata-se de necrose focal seguida de lise envolvendo hepatócitos da parte média dos lóbulos hepáticos. A lesão, por outro lado, é difusa, no sentido de que a maioria dos lóbulos é comprometida. As áreas atingidas ficam com um aspecto de "sal e pimenta" ou salpicado, porque algumas células são poupadas. Os hepatócitos em torno das veias centrolobulares (ou vênulas hepáticas terminais) e das áreas portais não são, em geral, afetados. Desse modo, uma fileira única de células íntegras é, às vezes, aí encontrada (Figura 154.3). Quando a lesão é grave, no entanto, todo o lóbulo hepático se apresenta necrosado, tornando difícil o diagnóstico histopatológico da doença. O estroma que sustenta as traves de hepatócitos é respeitado e, por isso, apesar da necrose, os lóbulos não sofrem colapso. A preservação do retículo permite a regeneração completa do parênquima, de acordo com a arquitetura original, uma vez cessada a inflamação.

► **Corpúsculos acidófilos de Councilman ou de Councilman-Rocha Lima.** Representam hepatócitos em apoptose, um dos padrões morfológicos de morte celular. O citoplasma das célu-

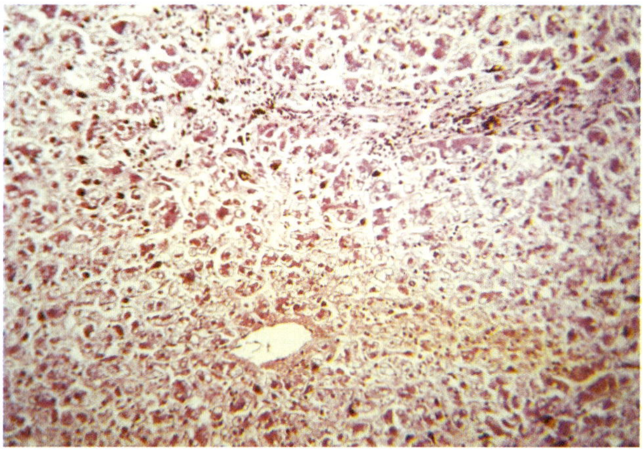

Figura 154.3 Necrose mediozonal. Fileira de hepatócitos bem conservados em torno dos espaços-porta e da veia centrolobular.

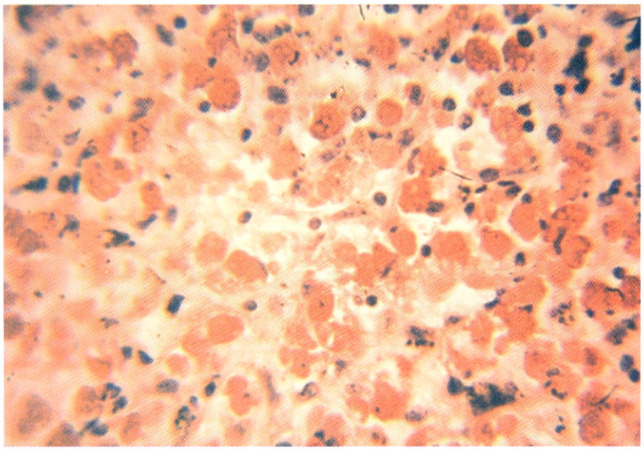

Figura 154.4 Corpúsculos eosinofílicos de Councilman-Rocha Lima. Necrose mediozonal. Fileira de hepatócitos bem conservados em torno dos espaços-porta e da veia centrolobular.

las atingidas condensa-se e transforma-se em massa homogênea, intensamente acidófila. O núcleo também se condensa e as células, agora arredondadas, desprendem-se das vizinhas. Uma vez soltas, podem aparecer dentro dos sinusoides hepáticos. Os corpúsculos de Councilman constituem uma alteração típica de febre amarela, mas não são patognômicos, pois podem ser encontrados na hepatite pelo vírus B e em algumas febres hemorrágicas virais (Figura 154.4).

▸ **Esteatose ou degeneração gordurosa.** É também uma alteração constante na febre amarela. A esteatose, observada nos hepatócitos, é do tipo micro e multivacuolar. Pode ser vista em células ainda bem preservadas ou reconhecida naquelas já atingidas pela apoptose. Neste caso, no interior do citoplasma condensado, veem-se vacúolos, mostrando que antes da morte a célula já sofrera esteatose.

Fazem parte ainda do quadro da febre amarela os chamados *corpúsculos de Torres e de Villela*. Os primeiros são corpúsculos homogêneos, anfófilos, encontrados dentro do núcleo de células já em degeneração. Foram descritos em 1928, em fígados de macacos, infectados experimentalmente. Considerados, por alguns observadores, como inclusões virais nucleares, são inconstantes, e, em consequência, seu valor no diagnóstico histopatológico da febre amarela, em casos humanos, é limitado. Além disso, sua demonstração nos cortes histológicos depende bastante do método de fixação empregado: aparecem melhor em material fixado pelo Zenker do que pela formalina. Os corpúsculos de Villela surgem em uma fase tardia da doença, em pacientes que resistem além do oitavo ou nono dia da infecção. Têm cor amarelo-brilhante ou ocre e resultam, provavelmente, da impregnação de corpúsculos acidófilos por pigmentos biliares. Aparecem como corpos apoptóticos, entre os corpúsculos de Councilman, livres ou dentro de macrófagos, do estroma ou das células de Küpffer. Como os anteriores, não têm grande importância no diagnóstico, principalmente pelo seu aparecimento tardio, nos casos em que o paciente sobrevive o tempo necessário para que a icterícia possa se manifestar.

Outras alterações podem ser encontradas. Apesar da necrose extensa do parênquima hepático, poucas células inflamatórias, linfócitos e monócitos, comuns em outras infecções virais, também podem ser visualizadas. Por outro lado, congestão dos sinusoides e hemorragias focais, coincidindo com as áreas de necrose, são achados comuns na febre amarela.

▸ Quadro clínico

A febre amarela pode causar infecções assintomáticas ou subclínicas que somente são detectadas pelos exames laboratoriais específicos, geralmente em inquéritos sorológicos realizados durante surtos epidêmicos.

A doença cursa com ampla variedade de manifestações clínicas que vai desde os casos abortivos até os fulminantes. Estima-se que cerca de 90% dos casos clínicos sejam de formas classificadas como leves ou oligossintomáticas e que somente 10% sejam de formas graves polissintomáticas associadas a elevada letalidade (Vasconcelos, 2003). Constitui um problema médico de difícil diagnóstico fora dos surtos epidêmicos, principalmente nos casos anictéricos, sem evidências de hemorragias ou de insuficiência renal. Calcula-se que para cada caso notificado oficialmente existam cerca de 10 a 50 casos não diagnosticados (Monath, 2001).

As formas frustras ocorrem mais frequentemente em crianças de baixa idade, cujas mães foram vacinadas e transmitiram, via transplacentária durante a gestação, ou pelo leite materno na amamentação, anticorpos maternos do tipo IgG (Pinheiro e Moraes, 1983). Também, admite-se que os índios, ao adquirirem imunidade materna e ao longo de sua vida, constituam outro grupo em que a doença se apresenta na forma leve, embora possa ocorrer a forma grave com óbito (Vasconcelos, 2003).

Várias outras hipóteses têm sido aventadas para explicar os fatores que determinam a maior ou menor gravidade da doença, por que a maioria dos indivíduos faz a forma leve ou a infecção assintomática, e só uma minoria, a forma grave: virulência da cepa infectante, exposição anterior a outros arbovírus do mesmo grupo, predisposição genética do hospedeiro e vacinação antiamarílica prévia (Henderson *et al.*, 1970; Marianneau *et al.*, 1999; Monath e Barrett, 2003).

O período de incubação médio é de 3 a 6 dias, em febre amarela adquirida naturalmente, mas pode chegar a 10 dias em indivíduos expostos acidentalmente à infecção (Pinheiro, 1981).

O início é súbito, sem pródromos, com febre alta, cefaleia, náuseas e vômitos, configurando um quadro infeccioso agudo com participação digestiva alta.

▪ Formas clínicas

Existem várias classificações objetivando uma divisão didática para facilitar a compreensão das modalidades de apresentação da febre amarela. As manifestações clínicas das várias formas podem representar fases evolutivas da doença, sendo caracterizadas como forma clínica quando, nesta fase, ocorrer evolução para a cura ou para o óbito. Com base nos achados clínicos e laboratoriais de 295 casos observados durante a epidemia na primavera-verão 1972/1973, no Brasil Central, a febre amarela pode ser classificada em três formas clínicas, considerando-se o quadro infeccioso agudo inicial, a presença de icterícia e as evidências de hemorragias e de insuficiência hepatorrenal aguda. A frequência das principais manifestações clínicas é progressivamente crescente em relação à intensidade da forma clínica (Tabela 154.2).

Forma leve

A forma leve, frustra ou oligossintomática, tem uma apresentação discreta e esquiva, com sinais e sintomas da síndrome febril, principalmente elevação da temperatura e cefaleia

Tabela 154.2 Principais manifestações clínicas em 295 pacientes observados durante a epidemia de 1972/1973, no Brasil Central.

Manifestações clínicas	Formas clínicas					
	Leves n = 130 (44%)		Moderadas n = 69 (23,4%)		Graves n = 96 (32,5%)	
	n	%	n	%	n	%
Cefaleia	71	54,6	54	78,3	84	87,5
Anorexia	45	34,6	51	73,9	89	92,7
Astenia	39	30,0	50	72,5	89	92,7
Dor lombar	28	25,5	36	52,2	67	69,8
Mialgias	9	6,9	15	21,7	24	25,0
Epigastralgia	27	20,8	32	46,4	79	82,3
Colúria	22	16,9	43	62,3	81	84,4
Oligúria	4	3,1	12	17,4	34	35,4
Anúria	-	-	-	-	19	19,8
Icterícia	-	-	69	100,0	68	70,8
Vômitos	34	26,2	29	42,0	34	35,4
Vômito negro	-	-	1	1,4	56	58,3
Diarreia	8	6,2	5	7,2	18	18,7
Agitação psicomotora	-	-	-	-	31	32,3
Melena	-	-	10	14,5	38	39,4
Epistaxe	3	2,3	4	5,8	22	22,9
Gengivorragias	1	0,8	-	-	20	20,8
Hematêmese	-	-	-	-	19	19,8
Hematomas	-	-	-	-	19	19,8
Enterorragia	-	-	-	-	10	10,4

intensa supraorbitária e frontal, simulando um estado gripal ou o quadro geral de qualquer infecção aguda (Rodrigues Filho, 1958). Tem início súbito, com febre elevada ou moderada, dissociação pulso-temperatura (sinal de Faget), astenia, anorexia, adinamia, mialgias principalmente lombares, artralgias, perturbações digestivas efêmeras de mal-estar abdominal, náuseas e vômitos de restos de alimentos, dor epigástrica, eventualmente diarreia, sem icterícia. Pode haver sinais de desidratação com insuficiência pré-renal resultante do aumento do catabolismo e hipovolemia. Evolução rápida para a cura em 2 a 3 dias, no máximo em 5 dias. É a forma que mais interessa ao sanitarista porque é contemporânea do começo dos surtos epidêmicos que mantém a moléstia endêmica (Fraga, 1942).

Forma moderada

Apresenta as manifestações clínicas da forma frustra mais subicterícia ou icterícia franca, colúria, congestão conjuntival e facial, podendo apresentar hemorragia leve, traduzida por gengivorragias e epistaxe, mas sem hemorragia sistêmica de grande vulto, ou sinais de insuficiência renal aguda. Evolução satisfatória em 2 a 5 dias.

Forma grave

A forma grave ou clássica da doença, além dos sinais e sintomas das formas anteriores em maior intensidade, manifesta-se com sinais de intenso acometimento hepático, acentuada icterícia, com hemorragia sistêmica e aumento das aminotransferases, sinais de insuficiência renal aguda, oligúria ou anúria, e aumento dos níveis séricos de ureia e creatinina, na maioria das vezes evoluindo para o coma seguido de óbito (Figura 154.5). A letalidade das formas graves observadas no Brasil Central, em 1972/1973, foi 94,8% (Santos, 1977). Quando caracterizada pela grave insuficiência hepática e renal de mau prognóstico, tem sido chamada forma maligna da doença (Kerr, 1951).

A forma clássica da febre amarela se apresenta como uma doença bifásica. Quando o paciente tem uma evolução progres-

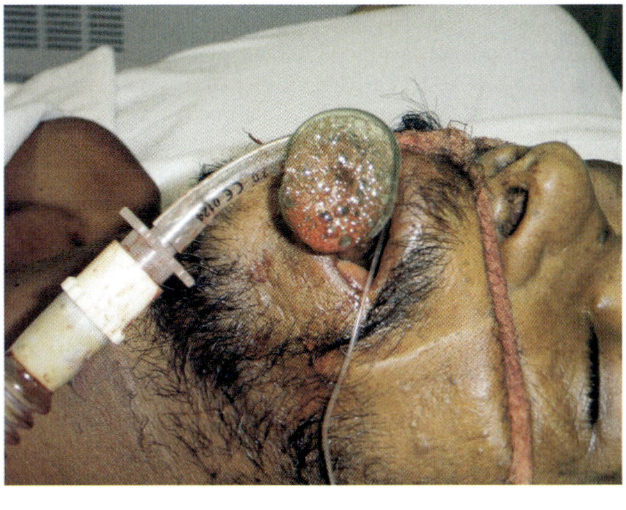

Figura 154.5 Febre amarela. Paciente com forma grave, em coma e com hemorragias. Gentileza da Dra. Maria Paula Mourão.

siva ou monofásica, passando diretamente da primeira para a segunda fase, ou com as duas fases se sobrepondo, é um sinal de mau prognóstico da doença. Pode, então, haver uma apresentação fulminante, com evolução fatal em no máximo 3 dias, ora predominando a insuficiência renal e quase sem icterícia ou alterações hepáticas (Couto, 1932), ora com sinais gerais, sem manifestações hepatorrenais (Serié *et al.*, 1968). Por outro lado, verificam-se raramente mortes tardias, possivelmente decorrentes de lesões cardíacas posteriores ou devido à necrose renal tubular aguda, sepse e pneumonia bacteriana (Monath, 1987).

A primeira fase, conhecida também como fase de infecção, septicêmica ou de viremia, corresponde à passagem do vírus no sangue. Tem início súbito, após o período de incubação. Clinicamente, essa fase caracteriza-se por alterações gerais, com sinais e sintomas da síndrome febril: temperatura elevada chegando a 40°C, geralmente sem calafrios, com bradicardia (sinal de Faget), congestão facial e conjuntival, astenia, anorexia, apatia, prostração, intensa cefaleia supraorbitária e frontal, mialgias principalmente lombares, dor epigástrica, náuseas e vômitos aquosos, biliosos ou de restos de alimentos e, ocasionalmente, diarreia, que podem contribuir para a desidratação. Não há icterícia, podendo apenas haver subicterícia. As hemorragias, quando aparecem nessa primeira fase, são discretas, representadas principalmente por gengivorragias ou epistaxe. Estende-se por 3 a 4 dias quando, então, sobrevém um intervalo de remissão do quadro clínico, com desaparecimento dos sinais e sintomas, em período variável, que vai de algumas horas a até 2 dias.

Esse período de remissão corresponde, fisiopatogenicamente, ao clareamento do vírus da corrente sanguínea pelos anticorpos e pela resposta celular (Monath, 2001). Ocorre com frequência de 52% nas formas graves. A doença pode evoluir para a cura neste momento ou recrudescer para a segunda fase, após a melhora clínica.

A segunda fase é a fase de intoxicação ou toxêmica, de visceralização ou de localização, correspondendo à fixação do vírus amarílico nas vísceras do organismo humano, principalmente no fígado e baço, também no coração, rins, linfonodos e outros. No início desta fase, a febre é elevada. Começa a icterícia ou, se era discreta na primeira fase, eleva-se então acentuadamente até o óbito, ou estende-se até a cura, com níveis de bilirrubinas acima de 10 mg/mℓ, podendo chegar a mais de 40 mg/mℓ, com grande predomínio da bilirrubina direta (Jones e Wilson, 1972). Observa-se hepatomegalia discreta, dolorosa à compressão, com aumento do lobo direito e ausência de esplenomegalia. Há grande aumento dos níveis das aminotransferases que podem alcançar 2.000 U/mm³ de sangue, estando a AST (aspartato aminotransferase) mais precoce e mais elevada do que a ALT (alanino aminotransferase), provavelmente pelo efeito citopático do vírus sobre o coração e músculos esqueléticos (Elton *et al.*, 1955; Oudart e Rey, 1970; Monath e Barrett, 2003). Estudos realizados em Goiás mostraram correlação entre níveis de aminotransferases acima de 1.000 U/mm³ e gravidade, servindo como indicadores do prognóstico da doença (Almeida Netto, 1991). A hemorragia sistêmica é profusa, principalmente digestiva, ocorrendo em ordem de frequência: hematêmese, melena, gengivorragia, hematúria, hemoptise e epistaxe, hematomas nos locais de punção venosa, otorragia e metrorragia. As hemorragias são devidas à alteração da coagulação sanguínea, caracterizada pela deficiência de síntese dos fatores de coagulação V, VIII, X e XIII, déficit de fibrinogênio, de plaquetas e dos complexos de coagulação VII e X, com prolongamento do tempo de protrombina, sugerindo coagulação intravascular disseminada (Santos, 1973). Os vômitos se tornam mais frequentes, ocorre o vômito negro (vômito em borra de café), resultante do sangramento gástrico modificado pelo ácido clorídrico, característico, mas não patognomônico da doença. Nesta segunda fase, comumente se instala a insuficiência renal aguda, resultante da necrose tubular aguda, que se manifesta por oligúria (com menos de 500 mℓ de urina por dia, mesmo mantendo-se boa hidratação) ou anúria, colúria, albuminúria (de até ++++/4+), embora inconstante, cilindrúria, hálito fétido, punho-percussão lombar positiva (sinal de Giordano), elevação dos níveis plasmáticos de ureia (acima de 200/mm³) e creatinina (em torno de 5 mg/mm³). Na fase final, a febre que era intensa diminui de modo que, perto do óbito, há hipotermia, o pulso radial passa à frequência elevada e de fraca percepção tátil, a tensão arterial tende a decrescer, configurando o quadro de choque hemorrágico ou hipovolêmico. A diminuição da gluconeogênese e da glucogenólise produz hipoglicemia e contribui, com hipotensão, para a acidose metabólica, com respiração de Cheyne-Stokes (Monath e Barrett, 2003). Geralmente, há evolução terminal para a obnubilação, delírio, inquietação, convulsões e agitação psicomotora, evidências da encefalopatia consequente ao distúrbio metabólico e à falência hepatorrenal, progredindo para o torpor e coma.

As formas graves podem evoluir para o óbito entre o 6º e o 10º dia, em 59,4% dos casos, ou evoluir para a cura. Por isso, costuma-se dizer que o paciente amarílico que ultrapassa o 10º dia tem maior probabilidade de sobreviver. Como sinais preditores de mau prognóstico, além da superposição da primeira e segunda fase e do exagerado aumento de aminotransferases, têm sido relatados: desnutrição, associação com AIDS, rapidez de instalação e grau da icterícia, vômito negro, albuminúria intensa e precoce (3º ou 4º dia), hipotensão precoce (na primeira fase), convulsões, choque, coma e complicações infecciosas como sepse e pneumonia (Elton *et al.*, 1955; Chambon *et al.*, 1967; Monath e Barrett, 2003).

Os pacientes que sobrevivem recuperam-se lenta e completamente, sem sequelas; aqueles com a forma moderada, em 2 a 3 semanas e, com a forma grave, em 3 a 4 semanas (Couto, 1932). Durante a convalescença, a astenia, a indisposição e as dores musculares costumam perdurar por mais de 2 semanas, devendo-se estar atento para a possibilidade de ocorrência de infecção bacteriana secundária. Têm ocorrido mortes após a recuperação, causadas por complicações infecciosas, falência cardíaca ou arritmias cardíacas (Monath, 2001).

▸ Diagnóstico

A febre amarela é doença de notificação compulsória e todos os casos suspeitos devem ser confirmados laboratorialmente. A biopsia está formalmente contraindicada devido aos distúrbios da coagulação e sangramentos. A confirmação diagnóstica pode ser feita com métodos virológicos e sorológicos.

Os métodos virológicos tentam demonstrar a presença viral ou antigênica, o que é mais fácil durante a fase de viremia, nos 4 primeiros dias de doença, embora tenha-se conseguido isolamento do vírus, a partir do sangue, até 14 dias após o início da enfermidade (Bensabath *et al.*, 1967). Estão disponíveis os seguintes tipos de exames:

- O isolamento do vírus pode ser obtido a partir do sangue cultivado em cultura de células VERO (de rim de macaco), HELA (de câncer uterino humano), clone

C6/36 (linhagem de células procedentes de *Ae. albopictus*), clone AP61 (células de *Ae. pseudoscutellaris*) (Vasconcelos *et al.*, 1997; Monath, 2001). O vírus também pode ser isolado por inoculação do sangue a ser testado, via intracerebral, em camundongos lactentes, com posterior identificação do vírus pela imunofluorescência indireta ou pela *polymerase chain reaction* (PCR – reação em cadeia da polimerase), sendo esse método mais demorado e mais custoso do que os anteriores, além de exigir laboratório de biossegurança (Drosten *et al.*, 2003). Em caso de óbito, o vírus também poderá ser isolado a partir de fragmentos de órgãos, principalmente do fígado (Monath *et al.*, 1989)

- Pode-se demonstrar a presença do vírus ou dos antígenos virais no soro do pacientes pelo teste imunoenzimático ELISA (*enzime-linked immunoabsorbent assay*), utilizando-se anticorpos monoclonais, ou pela imunofluorescência indireta (Drosten *et al.* 2003). Os antígenos do vírus amarílico podem também ser demonstrados em fragmentos de tecido hepático, retirados *post mortem* e fixados em formol, pela imuno-histoquímica (Monath *et al.*, 1989; Hall *et al.*, 1991)
- O RNA viral pode ser detectado pela PCR no soro ou plasma do paciente e, também, em fragmentos de vísceras após a morte. Embora sendo um teste sensível, deve-se tomar atenção cuidadosa nas manipulações devido à possibilidade de contaminação laboratorial, especialmente considerando-se os relatos de falso-positivos (Bausch e Ksiazek, 2002). O risco de contaminação é bastante reduzido com a técnica quantitativa RT-PCR (*reverse transcription-PCR* – transcrição reversa-PCR), chamada técnica do tempo real (*real-time*), quando a síntese do produto de amplificação é monitorada, permitindo a quantificação do vírus RNA na amostra, em tubo fechado. Por isso, recentemente, o teste PCR convencional vem sendo substituído pelo método mais específico RT-PCR (Drosten *et al.*, 2003).

Os exames sorológicos visam demonstrar a presença do anticorpo antiamarílico no soro do paciente. Os testes sorológicos, porém, não permitem a diferenciação entre o anticorpo induzido pela vacina daquele produzido contra a infecção pelo vírus selvagem. Por isso, para os testes convencionais, devem-se coletar duas amostras de sangue pareadas, uma na fase aguda e outra na convalescença, com intervalo de 2 semanas. Nesse caso, a conversão de negativo para positivo, ou a quadruplicação dos títulos de anticorpos, confirma o diagnóstico. Os testes mais empregados são:

A captura do anticorpo IgM pelo *método imunoenzimático ELISA* (Deubel *et al.*, 1983). As IgM detectadas pelo ELISA (MAC ELISA) aparecem durante a primeira semana de doença, com nível máximo durante a segunda semana, declinando após vários meses (Monath, 2001). É o teste mais específico, rápido e precoce, podendo ser realizado nas primeiras horas, com apenas uma amostra de soro (Kuno *et al.*, 1987). A presença de anticorpos IgM em uma única amostra de soro, coletada ao fim da fase aguda ou começo da convalescença, permite o diagnóstico presuntivo, enquanto o aumento do título em soro pareado é confirmatório (Monath, 2001). Os anticorpos IgM persistem por pouco tempo (2 a 3 meses) e servem como marcadores para infecção recente ou atual. Para a interpretação, há de se conhecer a história da doença e os antecedentes de vacinação antiamarílica (Vasconcelos, 2003).

O *teste de inibição da hemaglutinação* detecta os anticorpos inibidores da hemaglutinação (IH) que começam a aparecer no 3º ou 5º dia da fase virêmica (Clarke e Casals, 1958), alcançam altos níveis (maiores que 1:640) e caem em 1 ano a níveis residuais que persistem durante anos. Os anticorpos IH são pouco específicos, cruzando com outras arboviroses (OMS, 1971).

O *teste de fixação do complemento* detecta anticorpos fixadores do complemento (FC) que aparecem mais tardiamente, a partir do 7º dia. Os títulos se elevam lentamente e caem rapidamente em 6 a 12 meses. Também dá reações cruzadas com outras arboviroses (OMS, 1971).

O *teste de neutralização* detecta anticorpos neutralizantes (N), que são específicos, aparecem no 3º ou 5º dia e persistem por toda a vida, embora o título possa decrescer com o passar dos anos, garantindo a imunidade permanente (OMS, 1957; 1971). São anticorpos induzidos pela vacina e, por isso, o teste é positivo em pessoas vacinadas ou curadas da enfermidade.

Outro exame específico é o histopatológico, realizado *post mortem*, em material de necropsia, ou de viscerotomia, confirmatório quando exibem as lesões anatomopatológicas típicas da febre amarela e/ou o antígeno viral, pela imuno-histoquímica.

Exames inespecíficos

Servem para acompanhar a evolução clínica e para avaliar a gravidade e o prognóstico.

▸ **Leucograma.** Leucopenia (na 1ª semana), neutropenia relativa e linfocitose; as alterações são incrementadas progressivamente com a evolução do quadro clínico para a gravidade. Na vigência de complicações bacterianas, na convalescença e antes da morte, ocorre leucocitose.

▸ **Contagem de plaquetas.** Plaquetopenia.

Prolongamento do *tempo de coagulação, tempo de sangramento e do tempo de protrombina.*

▸ **Velocidade de hemossedimentação.** Aumentada, na 2ª semana.

▸ **Exames bioquímicos do sangue.** Diminuição do colesterol, proteínas, globulinas, fibrinogênio e protrombina; elevação da bilirrubina total, com predomínio da direta, das aminotransferases, fosfatase alcalina, ureia e creatinina. A média de elevação de AST e de ALT nas formas leves é de 192 e 117, respectivamente; de 929 e 351 nas formas moderadas e de 2.766 e 660 nas formas graves com óbito (Oudart e Rey, 1970).

▸ **Exame sumário de urina.** Colúria (bilirrubinúria e hematúria), proteinúria e cilindrúria.

Diagnóstico diferencial

Nas formas leves precisa-se fazer diagnóstico diferencial com *influenza*, enxaqueca e doenças febris de origem infecciosa. Nas formas moderadas, com malária, hepatite infecciosa, febre tifoide, septicemia e mononucleose infecciosa. Nas formas graves, com malária, febre hemorrágica da dengue, outras doenças febris hemorrágicas, principalmente com a leptospirose, hepatites virais e a febre negra de Lábrea (Tabelas 154.3 e 154.4).

Tratamento

Não existe ainda um tratamento específico contra a febre amarela. A interferona gama prolongou o tempo de sobrevida e retardou o aparecimento da viremia e da hepatite em maca-

Huggins JW, Robins RK, Canonico PG. Synergistic antiviral effects of ribavirina and C-nucleoside analogs tiazofurin and selenazofurin against togaviruses, bunyaviruses, and arenaviruses. *Antimicrob Ag Chemother* 28: 476-480, 1984.

Jones EMM, Wilson DC. Clinical features of yellow fever cases at Vom Christian Hospital during the 1969 epidemic on the Jos Plateau, Nigeria. *Bull WHO* 46: 653-657, 1972.

Kerr JA. The clinical aspects and diagnosis of yellow fever. In Strode GK, *Yellow Fever*, McGraw-Hill, New York, p. 385-425, 1951.

Kuno G, Gómez I, Gubler DJ. Detecting artificial antidengue IgM immune complexes using an enzyme-linked immuno-absorbent assay. *Am J Trop Med Hyg* 36: 153-159, 1987.

Leyssen P, De Clerco E, Neyts J. Perspectives for the treatment of infections with Flaviviridae. *Clin Microb Rev* 13: 67-82, 2000.

Marianneau P, Desprès P, Deubel V. Connaissances récentes sur la pathogénie de la fièvre jaune et questions pour le futur. *Bull Soc Pathol Exot* 92: 432-434, 1999.

Ministério da Saúde. Secretaria de Vigilância em Saúde, Coordenação Geral de Imunização, Comunicação pessoal, dados não publicado, 2004s.

Ministério da Saúde. *Manual de Vigilância Epidemiológica da Febre Amarela*, Fundação Nacional de Saúde, Brasília, 1999.

Monath TP. *The Arboviruses: Ecology and Epidemiology*, Vol. II, CRC Press, Boca Raton, p. 139-231, 1988.

Monath TP. Yellow fever: a medically neglected disease. Report on a seminar. *Rev Infect Dis* 9: 165-175, 1987.

Monath TP. Yellow fever: an update. *Lancet Infect Dis* 1: 11-20, 2001.

Monath TP, Ballinger ME, Miller BR, Salaun JJ. Detection of yellow fever viral RNA by nucleic acid hybridization and viral antigen by immunocytochemistry in fixed human liver. *Am J Trop Med Hyg* 39: 663-668, 1989.

Monath TP, Barrett ADT. Pathogenesis and pathophisiology of yellow fever. *Adv Virus Res* 60: 343-395, 2003.

OMS. Vacunacion antiamarilica. *Ser Inf Técn nº 136*, Genebra, 1957.

OMS. Comitê de Expertos en Fiebre Amarilla, *Ser Inf Técn nº 479*, Genebra, 1971.

Organización Panamericana de la Salud. Brote de fiebre amarilla en paraguay. *Boletim Epidemiológico* 27:1, 2008.

Oudart JL, Rey M. Protéinurie, protéinemie et transaminasémies dans 23 cas de fièvre jaune confirmée. *Bull Org Mond Santé* 42: 95-102, 1970.

Pinheiro FP. Yellow fever. In Braude AI, *Medical Microbiology and Infectious Diseases*, WB Saunders, Philadelphia, p. 1155-1160, 1981.

Pinheiro FP, Moraes MAP. Febre amarela. In Neves J, *Diagnóstico e Tratamento das Doenças Infectuosas e Parasitárias*, 2ª ed, Guanabara Koogan, Rio de Janeiro, p. 303-314, 1983.

Rodrigues Filho A. Simpósio sobre arboviroses. *Rev Serv Esp Saúde Públ* 10: 93-103, 1958.

Santos F. *Dosagem dos Fatores da Coagulação na Febre Amarela*, Tese de Livre-Docência, Universidade Federal do Rio de Janeiro, Rio de Janeiro, 1973.

Santos JB. Inquérito clínico-epidemiológico no surto de febre amarela de 1973, em 19 municípios no Brasil Central. Resumos XIII Cong. Soc. Bras. Med. Trop. e II Cong. Soc. Bras. Parasitol., Brasília, 300 pp, 1977.

Sérié C, Lindrec A, Poirier A, Andral L, Neri P. Études sur la fièvre jaune en Ethiopie. 1. Introduction – Symptomatologie clinique amarile. *Bull Org Mond Santé* 38: 835-841, 1968.

Soper FL. Yellow fever. In Taylor BZ, *Clinical Tropical Medicine*, Paul B. Hoeber, New York, p. 391-420, 1944.

Tauil PL. Febre amarela no Brasil: Estado atual e perspectivas. *Rev Assoc Méd Bras* 28(Supl. 1): 17-20, 1982.

Tauil PL. Febre amarela: possibilidades de reurbanização. *Rev Saúde e Ambiente*, Cuiabá 5: 45-53, 2002a.

Tauil PL. Aspectos críticos do controle do dengue no Brasil. *Cad Saúde Púb* 18: 867-871, 2002b.

Vasconcelos PFC. Febre amarela. *Rev Soc Bras Med Trop* 36: 275-293, 2003.

Vasconcelos PFC, Travassos da Rosa APA, Pinheiro FP, Dégallier N, Travassos da Rosa JFS. Febre amarela. In Leão RNQ, *Doenças Infecciosas e Parasitárias. Enfoque Amazônico*, Editora CEJUP, Belém, p. 265-284, 1997.

155 Dengue

Rivaldo Venâncio da Cunha e Rita Maria Ribeiro Nogueira

► Introdução

A dengue é uma arbovirose cujo agente etiológico é transmitido por mosquitos do gênero *Aedes*, especialmente pelo *Aedes aegypti*.

Nos últimos anos, a dengue tem sido uma das mais importantes doenças epidêmicas registradas em países em desenvolvimento, causando grande impacto econômico, social e de saúde pública para as comunidades onde ocorre (Gubler, 2004). A cada ano, estima-se que ocorram cerca de 50 milhões de novas infecções pelos vírus dengue, e dois bilhões e meio de pessoas vivam sob risco de contrair a infecção (WHO, 2008).

Nas últimas três décadas, a região das Américas evoluiu de uma situação de baixa endemicidade para um quadro hiperendêmico, com transmissão autóctone em quase todos os países (San Martín *et al.*, 2010). Esta situação decorre, pelo menos em parte, da perpetuação de problemas relacionados com o saneamento básico que contribuem decisivamente para o aumento do risco de ocorrência da doença (Almeida *et al.*, 2009).

Este capítulo trata dos principais aspectos epidemiológicos, clínicos e laboratoriais, além de abordar condutas recomendadas para o manejo clínico do paciente com dengue, especialmente aqueles apresentando formas mais graves da doença.

► Etiologia

▪ Agente etiológico

Os vírus dengue (DENV) pertencem à família Flaviviridae e ao gênero *Flavivirus*, que reúne aproximadamente 80 espécies divididas em 8 grupos sorologicamente relacionados (4 transmitidos por mosquitos, 2 por carrapatos e 2 sem vetores conhecidos) e um grupo que não se classifica dentro destes sorogrupos (Westaway *et al.*, 1985; Lindenbach e Rice, 2001).

Morfologicamente, são descritos como esféricos e envelopados, com diâmetro de aproximadamente 40 a 50 nanômetros e genoma constituído por um RNA de fita simples (ssRNA) de polaridade positiva (Chambers *et al.*, 1990). O RNA viral é envolto por um nucleocapsídio eletrodenso de simetria icosaédrica, composto por uma única proteína estrutural denominada proteína de capsídio (C), que por sua vez é englobado por um envelope, constituído por uma bicamada lipídica, que apresenta pequenas projeções na superfície (Heinz e Allison, 2001; Kuhn *et al.*, 2002). Estas projeções, representadas pelas proteínas estruturais de membrana (M) e de envelope (E), formam estruturas ancoradas na membrana viral.

O genoma viral tem um comprimento de aproximadamente 11 kb e peso molecular de aproximadamente 4×10^6 dáltons. A extremidade 5′ apresenta um cap do tipo I, enquanto a extremidade 3′ não apresenta cauda poli-A (Rice *et al.*, 1986).

Duas regiões não codificantes (NC) com 120 e 500 nucleotídios são encontradas nas extremidades 5′ e 3′, respectivamente, e entre essas regiões, com apenas uma única fase aberta de leitura, do inglês *open reading frame* (ORF), que codifica uma poliproteína, a qual é posteriormente clivada em proteínas estruturais – C, prM/M e E – e não estruturais – NS1, NS2a, NS2b, NS3, NS4a, NS4b e NS5 (Chambers *et al.*, 1990).

Proteínas estruturais

A proteína C é a primeira a ser sintetizada, tem um peso molecular em torno de 11 kDa de carga positiva, capaz de interagir com o ssRNA viral. Deste modo, esta proteína é responsável por formar o componente estrutural do nucleocapsídio (Chambers *et al.*, 1990).

O precursor prM é uma proteína de 22 kDa que, ao sofrer clivagem proteolítica específica durante a maturação viral, dá origem à proteína M, com cerca de 8 kDa, que está envolvida no aumento da infectividade do vírus e na organização da estrutura viral (Chambers *et al.*, 1990).

A proteína E é o maior constituinte da superfície dos DENV (51 a 60 kDa) e é responsável por atividades biológicas do ciclo viral, tais como a fusão e interação com receptores específicos existentes na superfície da célula-alvo, montagem da partícula viral, além de ser o principal indutor de anticorpos neutralizantes e apresentar atividade hemaglutinante (Chambers *et al.*, 1990; Heinz & Allison, 2001).

Proteínas não estruturais

A proteína NS1 possui peso molecular de 42 a 50 kDa e pode ser encontrada sob duas formas, uma na superfície da célula e a outra no fluido de culturas infectadas, sendo a ela atribuída função na maturação do vírus (Winkler *et al.*, 1989).

A proteína NS2a tem cerca de 20 kDa e é a primeira das quatro proteínas (NS2a, NS2b, NS4a e NS4b) encontradas nas regiões NS2 e NS4 da poliproteína. Pouco se conhece sobre a função desta proteína, mas acredita-se que, juntamente com a NS4a e NS4b, esteja implicada no processo de replicação do RNA. Especula-se, também, que a proteína NS2b atuaria como um cofator necessário para a função de protease da proteína NS3 (Lindenbach e Rice, 2001).

As proteínas NS3 e NS5 são altamente conservadas entre os *Flavivirus*. A NS3 (68 a 70 kDa) apresenta atividade de protease e helicase e a NS5 (103 a 104 kDa) de RNA polimerase viral, por apresentar uma sequência semelhante a outras RNA polimerases (Henchal e Putnak, 1990).

Vários estudos têm demonstrado que proteínas não estruturais podem ser imunogênicas e anticorpos anti-NS1 têm sido detectados em infecções primárias e secundárias, bem como em casos de dengue clássica e de dengue hemorrágica (Shu *et al.*, 2000; Huang *et al.*, 2001).

Diversidade antigênica e genética dos vírus dengue

As primeiras evidências de variação intratípica dos DENV foram observadas utilizando métodos sorológicos (Mc Cloud *et al.*, 1971; Russel e McCown, 1972) e a evolução dos estudos neste campo resultou na utilização de métodos moleculares. Atualmente sequências completas do genoma viral e de genes específicos estão disponíveis para os DENV, inclusive de amostras brasileiras (Dos Santos *et al.*, 2002a; 2002b, Miagostovich *et al.*, 2002; Batista *et al.*, 2001; Dos Santos *et al.*, 2003), contribuindo para o conhecimento sobre a evolução e a virulência de diferentes cepas no país.

A caracterização molecular dos DENV tem sido de grande utilidade para a epidemiologia molecular destes vírus, uma vez que permite avaliar o impacto causado pela introdução de um novo sorotipo ou variante sobre a população, com a eventual correlação entre estas variantes e a gravidade da doença (Rico-Hesse *et al.*, 1997; Messer *et al.*, 2002).

A classificação dos genótipos dentre os sorotipos dos DENV foi revista por Rico-Hesse (2003), analisando e comparando a sequência completa do gene E de diversas cepas. Como resultados desta análise foram sugeridos cinco genótipos para o DENV-1 (amostras isoladas de ciclo silvestre/Malásia, Américas/África, sul do Pacífico, Ásia e Tailândia) e quatro genótipos para os DENV-2 (amostras isoladas de ciclo silvestre/África Ocidental, Américas, Sudeste Asiático e Malásia/Subcontinente Indiano). Para os DENV-3 permaneceram quatro genótipos (Américas, Subcontinente Indiano, Tailândia e Sudeste Asiático/sul do Pacífico) e para os DENV-4, três genótipos (Malásia, Sudeste Asiático e Indonésia). Esta classificação proposta apresentou pequena variação em relação aos grupos genômicos descritos anteriormente.

Dos cinco genótipos descritos para o DENV-1, um genótipo (Américas/África) está representado por amostras isoladas em países da América do Sul, Central e Caribe. Por outro lado, a circulação de dois genótipos de DENV-2 no continente Americano tem sido observada. O genótipo americano foi introduzido nos anos 1960 e o genótipo do Sudeste Asiático, que circula em países da América do Sul, inclusive no Brasil, foi introduzido nos anos 1980 na Jamaica e em Cuba, tendo este último maior virulência quando causou a mais grave epidemia de dengue hemorrágica até então nas Américas (Rico-Hesse *et al.*, 1997).

Esta diferença foi comprovada pela ausência de casos de dengue hemorrágica durante uma epidemia de DENV-2 (genótipo americano) no Peru, apesar da ocorrência de infecções sequenciais (Watts *et al.*, 1999). Comparando sequências completas de ambos os genótipos de DENV-2, Leitmeyer *et al.* (1999) identificaram diferenças tanto em genes estruturais como em não estruturais. As regiões identificadas neste trabalho foram substituídas por Cologna e Rico-Hesse (2003), demonstrando que substituições nas regiões 5′e 3′ não codificantes e substituição no aminoácido da posição 390-E são capazes de reduzir a replicação viral.

Desde sua introdução no Continente Americano nos anos 1990, o DENV-3 atualmente circulante pertence ao mesmo genótipo de amostras isoladas na Índia e Sri Lanka, e que tem causado epidemias com casos graves em vários países da América Central. Este mesmo genótipo foi responsável pela mais grave epidemia de dengue ocorrida no estado do Rio de Janeiro no ano de 2002 (Nogueira *et al.*, 2002a). Estudos realizados com os vírus dengue, isolados ao longo dos anos no estado do Rio de Janeiro e no Brasil, demonstravam que até 2008 apenas um genótipo circulava no país, para cada um dos três sorotipos existentes: DENV-1 (subtipo I), DENV-2 (subtipo III) e DENV-3 (subtipo III) (Nogueira *et al.*, 2000, Miagostovich *et al.*, 2002). Recentemente um novo genótipo foi descrito para o DENV-3 (subtipo V) (Nogueira *et al.*, 2008; Figueiredo *et al.*, 2008). Durante a epidemia ocorrida no estado do Rio de Janeiro no ano de 2008, causada pelo DENV-2, foi confirmada uma nova linhagem, embora pertença ao mesmo subtipo III (Oliveira *et al.*, 2010).

Dos três genótipos descritos para DENV-4, apenas um circula nas Américas e está representado por amostras isoladas em países da América Central, Tahiti e Indonésia (Rico-Hesse, 2003).

▸ Histórico

As primeiras epidemias de dengue, descritas na literatura médica, ocorreram em Jakarta (ilha de Java) e em Alexandria e Cairo (Egito), em 1779, e na Filadélfia (EUA), em 1780 (*apud* Siler *et al.*, 1926).

A etiologia da dengue já foi creditada aos miasmas, às bactérias, aos protozoários e, finalmente, a um "agente ultramicroscópico"; do mesmo modo, a transmissão já foi considerada por meio de miasmas, da via respiratória e, por último, de mosquitos.

Estudos realizados por pesquisadores japoneses e do Exército dos EUA, durante e imediatamente após a II Guerra Mundial possibilitaram a comprovação da etiologia viral da dengue, com o isolamento de dois tipos sorológicos do vírus dengue, o DENV-1 e o DENV-2 (Hota e Kimura, 1952; Sabin e Schlesinger, 1945).

Os vírus DENV-3 e DENV-4 foram isolados por Hammon *et al.* (1960), quando estudavam a etiologia das epidemias de febres hemorrágicas ocorridas nas Filipinas e na Tailândia, na década de 1950.

Embora com relatos desde meados do século 19 e início do século 20 (Rego, 1872; Luz, 1889; Reis, 1896; Mariano, 1917; Horta, 1923; Pedro, 1923), a circulação dos vírus da dengue no Brasil só foi comprovada em 1982, quando foram isolados os vírus DENV-1 e DENV-4, em Boa Vista, capital do antigo território federal de Roraima (Osanai *et al.*, 1983).

Após um período de 4 anos sem ser notificado no país, a dengue voltou a ocorrer em 1986, quando foi isolado o DENV-1 no estado do Rio de Janeiro. Esta epidemia de dengue clássica apresentou-se como duas ondas epidêmicas e com casos fatais confirmados laboratorialmente (Schatzmayr *et al.*, 1986; Miagostovich *et al.*, 1993; Miagostovich *et al.*, 1997a). A dispersão deste sorotipo foi responsável por várias epidemias em diversas regiões do Brasil (Figueiredo, 1996).

Com a introdução do DENV-2 igualmente no estado do Rio de Janeiro, confirmou-se o primeiro caso documentado de dengue hemorrágica por esse sorotipo (Nogueira *et al.*, 1990). A infecção sequencial levou ao aparecimento de formas graves como dengue hemorrágica não apenas no Rio de Janeiro como em outras regiões (Zagne *et al.*, 1994; Souza *et al.*, 1995; Vasconcelos *et al.*, 1995; Cordeiro *et al.*, 1997; Cunha *et al.*, 1997). Houve, a partir daí, uma mudança na epidemiologia da dengue no Brasil com a notificação de casos de dengue hemorrágica e óbitos quase anualmente (Figura 155.1).

Em janeiro de 2001, graças a um sistema de vigilância virológica em atividade no município de Nova Iguaçu (RJ), foi possível o isolamento do DENV-3 (Nogueira *et al.*, 2001). Lamentavelmente, o alerta de que a introdução deste sorotipo representava uma nova ameaça à saúde pública com a possibili-

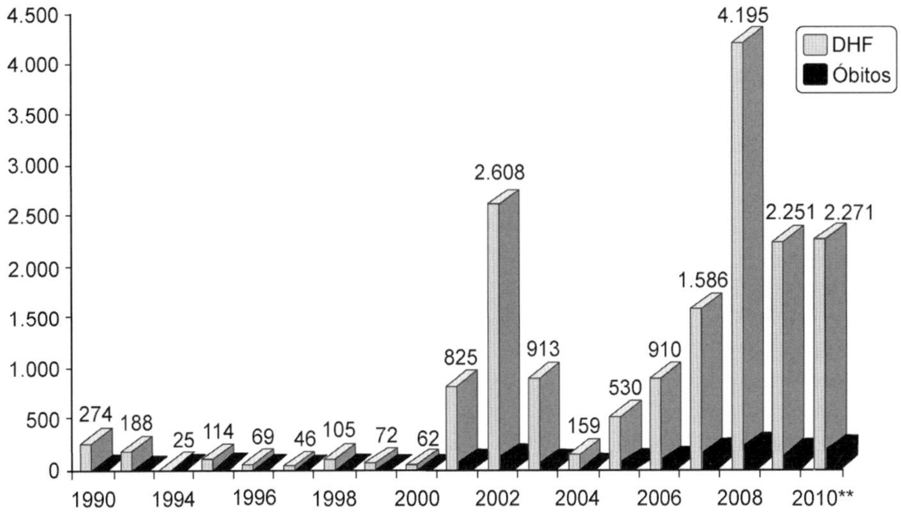

Figura 155.1 Número de casos notificados de dengue hemorrágica (DH)/ síndrome de choque da dengue (SCD) e óbitos notificados no Brasil, 1990 – 2010. *Durante os anos de 1992 e 1993 não foram registrados casos de DH/SCD nem óbitos por dengue. **Até a semana 26 de 2010. Fonte: SVS/MS. DHF = dengue hemorrhagic fever (febre hemorrágica da dengue).

dade de novas epidemias se confirmou no verão de 2002 quando ocorreu a mais grave epidemia de dengue até então registrada naquele estado. A dispersão do DENV-3 foi muito rápida e alcançou todos os estados brasileiros, nos quais já cocirculavam os vírus DENV-1 e DENV-2, exceto os estados de Santa Catarina e Rio Grande do Sul, para os quais se consideravam casos importados (Figura 155.2). Em 2007 houve a comprovação de casos autóctones no Rio Grande do Sul, com o isolamento do DENV-3; em 2010 já foram isolados os sorotipos DENV-1 e DENV-2 naquele estado (Ministério da Saúde, 2010a).

Em 2010 foi isolado o DENV-4 em Boa Vista (RR), localidade onde já circulara em 1982 (SVS, 2010b). Assim como ocorreu com os outros sorotipos, é muito provável a dispersão do DENV-4 para outras localidades do Brasil.

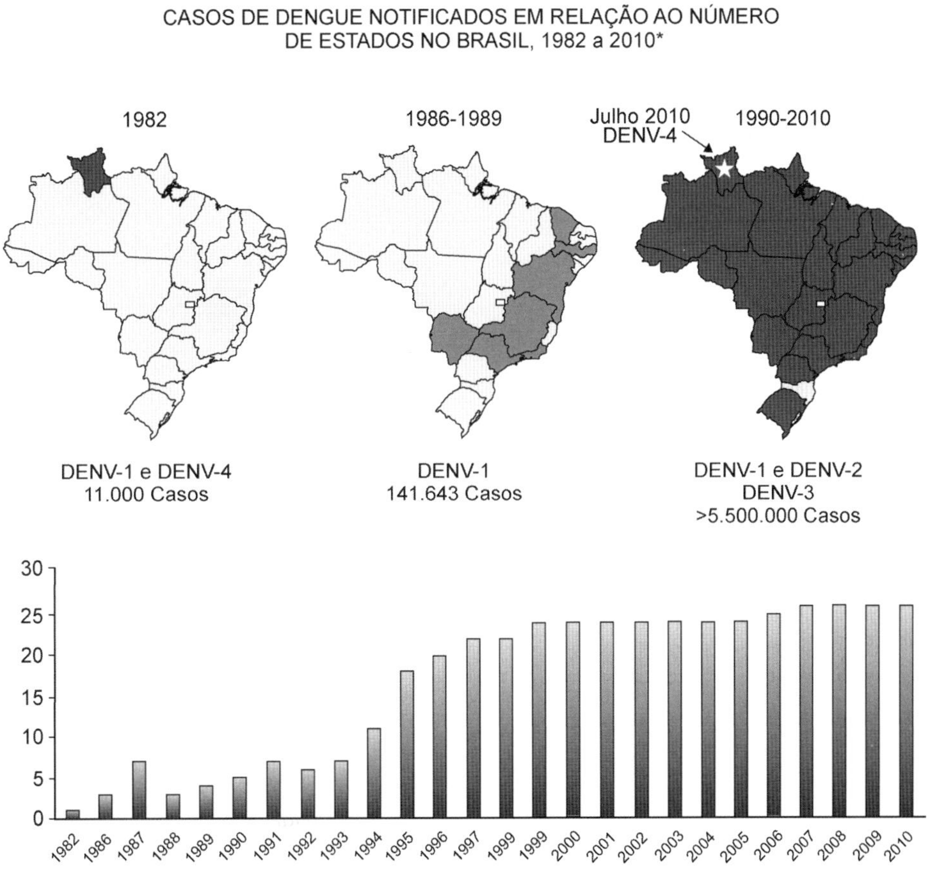

Figura 155.2 Distribuição dos sorotipos e número de estados com notificações de casos de dengue.

▸ Epidemiologia

▪ Dinâmica de transmissão

Quando um sorotipo viral é introduzido em uma localidade, cuja população encontra-se suscetível ao mesmo, há a possibilidade de ocorrência de epidemias, por vezes explosivas. Entretanto, para que isto ocorra é necessária a existência do mosquito vetor em altos índices de infestação predial e de condições ambientais que permitam o contato deste vetor com aquela população.

A transmissão dos sorotipos do vírus dengue em uma determinada comunidade e a magnitude das epidemias estão na dependência da conjunção de uma série de fatores, os chamados macro e microdeterminantes. Dentre os macrodeterminantes, destacam-se elevadas temperatura e umidade relativa do ar, alta densidade populacional, coleta de resíduos sólidos domiciliares e abastecimento de água potável deficientes; dentre os microdeterminantes estão o percentual de suscetíveis aos sorotipos circulantes, abundância e tipos de criadouros do mosquito transmissor, altos índices de infestação predial e densidade de fêmeas deste vetor (PAHO, 1994).

▪ Vetores

A comprovação da transmissão da dengue por meio do mosquito *Stegomyia fasciata* (antiga denominação do *Aedes aegypti*) foi feita por Bancroft (1906).

A transmissão dos vírus dengue ao homem se dá mediante a picada da fêmea hematófaga do gênero *Aedes*. Também já foi documentada a transmissão vertical do vírus da mãe para a criança (Janjindamai e Pruekprasert, 2003; Ahmed, 2003). A espécie que apresenta maior antropofilia, caráter doméstico e ampla distribuição geográfica é o *Aedes* (*Stegomyia*) *aegypti* (Linnaeus, 1762), que se caracteriza pela grande capacidade de adaptação às transformações ambientais provocadas pelo homem (Slosek, 1986).

Apesar de ser a via oral a principal rota de infecção dos mosquitos pelos arbovírus, outras formas de infecção não podem ser subestimadas, tais como a transmissão transovariana (Freier e Rosen, 1987) e a sexual (Rosen, 1987).

Os locais preferidos para a postura dos ovos devem conter água relativamente limpa armazenada, sobretudo em objetos construídos pelo homem, tais como barris, caixas d'água, potes de barro, latas, pneus, vasos com flores, calhas de telhados entupidas, vasos de cemitérios, cacos de garrafas etc. Em menor frequência, também pode realizar esta postura em cavidades naturais, como ocos de árvores. Quando estes objetos estão em ambiente arejado e sombrio, há um estímulo maior à oviposição (CDC, 1980). Tanto os machos como as fêmeas alimentam-se de néctar e líquidos doces, mas somente a fêmea é hematófaga, o que é fundamental para o desenvolvimento de seus ovos. Além do sangue humano, a fêmea pode se alimentar em outros mamíferos e aves. Cada fêmea é capaz de por, durante a sua vida, de 70 a 150 ovos (Pessoa e Martins, 1982).

No momento da oviposição, os embriões contidos nesses ovos ainda não estão prontos para a eclosão, necessitando para isso um período de 2 a 3 dias, em ambiente úmido. Os ovos podem resistir à dessecação por mais de 1 ano, aguardando condições favoráveis para sua liberação (CDC, 1980; Sucam, 1989).

O ciclo evolutivo de ovo até mosquito adulto, que dura em média 10 dias, e a longevidade deste último estão condicionados a temperatura, umidade e nutrição. Os recipientes artificiais abundantemente proporcionados pela moderna sociedade industrial são, em grande medida, os mais importantes criadouros de *Aedes aegypti*, sendo essenciais para o desenvolvimento e manutenção de grandes populações deste mosquito (CDC, 1980).

Dentre outros aspectos, o controle do *Aedes aegypti* requer a ampliação do foco de modo a minimizar a utilização de inseticidas (Braga e Valle, 2007). Em 2010, o *Aedes aegypti* foi encontrado em 4.006 de um total de 5.419 municípios pesquisados, ou seja, 74% das localidades (dados obtidos junto ao Programa Nacional de Controle de Dengue).

O *Aedes* (*Stegomyia*) *albopictus* (Skuse, 1894), que é outra espécie de importância epidemiológica incriminada na transmissão da dengue, foi identificado no Brasil em 1986, no estado do Rio de Janeiro (Sucam, 1989). Embora ainda não tenha sido encontrada fêmea adulta naturalmente infectada com vírus dengue no país, estudos experimentais demonstraram sua capacidade vetorial tanto para dengue quanto para febre amarela (Lourenço-de-Oliveira *et al.*, 2003; Castro *et al.*, 2004).

Outras espécies do gênero *Aedes* já foram implicadas na transmissão dos vírus dengue.

▪ Padrão etário de ocorrência da doença

Nos últimos anos tem sido observada a elevação da frequência de casos graves em menores de 15 anos de idade, refletida, inclusive, no aumento da taxa de hospitalização. Em 1998, a taxa de hospitalização entre menores de 1 ano de idade foi de 1,2 caso para 100.000 habitantes, passando para 8,0 em 2002 e 32,4 casos em 2010, sempre para cada 100.000 habitantes; a mesma tendência também está sendo observada para as demais faixas etárias abaixo de 15 anos (informação pessoal do Prof. Dr. João Bosco Siqueira Júnior).

A realidade descrita implica mudança na estratégia adotada para a organização da rede de atenção aos doentes com dengue, exigindo a imediata adoção de medidas visando à redução da letalidade entre os menores de 15 anos.

▸ Espectro clínico da infecção pelos vírus dengue

Durante muitos anos a dengue foi vista de forma segmentada, como duas doenças diferentes: a dengue clássica ou a febre da dengue, e a dengue hemorrágica ou a febre hemorrágica da dengue. Felizmente, aquela compreensão foi superada e deu lugar a uma concepção consensual entre clínicos e epidemiologistas de que se trata de uma única doença, dinâmica e de caráter sistêmico (Martínez-Torres, 2008).

A edição de 2009 do *Manual para diagnóstico, tratamento, prevenção e controle de dengue** da Organização Mundial da Saúde (WHO, 2009) traz uma revisão da classificação de dengue, composta por dois tipos de casos (dengue e dengue grave), que, por objetivos didáticos, podem ser desdobrados em três: (1) dengue sem sinais de alarme, (2) dengue com sinais de alarme e (3) dengue grave. (Figura 155.3)

Essa classificação revisada tem por base critérios de gravidade clínica dos doentes, aceitando o caráter dinâmico da enfermidade, e facilitando o estabelecimento de condutas clí-

*Título original em inglês: *Dengue guidelines for diagnosis, treatment, prevention and control* (WHO, 2009).

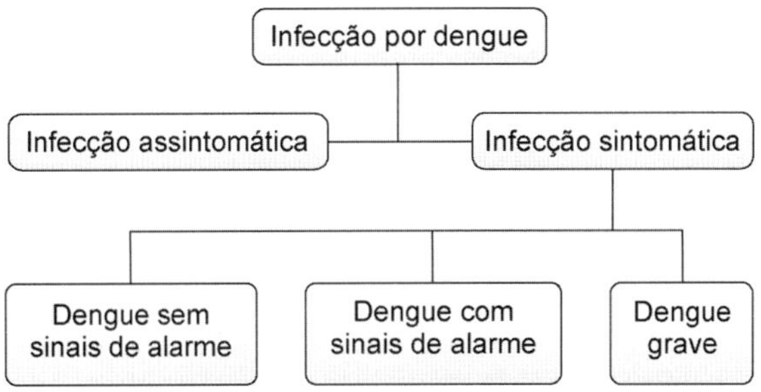

Figura 155.3 Espectro clínico da infecção pelos vírus dengue.

nicas que, muito provavelmente, contribuirão para a redução da letalidade.

Embora na maioria das vezes as pessoas infectadas não apresentem quaisquer manifestações clínicas ou apresentem um quadro autolimitado, em uma parcela da população a infecção pode provocar uma enfermidade grave, por vezes fatal. A infecção por um sorotipo produz imunidade permanente contra a reinfecção pelo mesmo sorotipo, mas apenas proteção parcial e temporária contra os outros sorotipos (WHO, 1997). Quando o paciente é infectado pela primeira vez, diz-se que o mesmo tem uma infecção primária; quando infectado pela segunda vez, denomina-se infecção secundária.

Infecção e doença

A infecção pelos DENV pode ser assintomática ou sintomática. O período de incubação costuma ser de 5 a 7 dias, podendo variar de 2 até 15 dias. O espectro clínico das infecções sintomáticas pode variar desde enfermidade febril indiferenciada até forma grave (WHO, 2009).

Infecção assintomática/oligossintomática

O percentual de infecções assintomáticas está relacionado com fatores ambientais, individuais, do vetor e do próprio vírus. Durante epidemia ocorrida em Niterói e Nova Iguaçu, em 1986, Dietz *et al.* (1990) estimaram o percentual de infecções assintomáticas em 29% das pessoas infectadas. Em outro estudo, realizado em Niterói, em 1991, detectaram-se aproximadamente 56% de infecções assintomáticas/oligossintomáticas (Cunha *et al.*, 1995).

A ocorrência de uma enfermidade febril inespecífica de curta duração, acompanhada de faringite, rinite e tosse branda é mais frequentemente observada em lactentes e pré-escolares (Halstead, 1984). Por vezes, este quadro febril pode ser acompanhado apenas de erupção maculopapular (WHO, 1997), o que dificulta o seu diagnóstico exclusivamente em bases clínicas (Dias, 1988; Marzochi *et al.*, 1991).

Dengue sem sinais de alarme

As manifestações clínicas mais frequentes da dengue foram sistematizadas a partir de estudos experimentais (Ashburn e Craig, 1907; Cleland *et al.*, 1916; Siler *et al.*, 1926; Simmons *et al.*, 1931), bem como de observações registradas durante epidemias, como as relatadas por Rice (1923) e Sabin (1948).

A enfermidade manifesta-se com febre súbita que persiste, em média, por 5 a 7 dias, geralmente acompanhada de cefaleia, dor retro-orbital, mialgias, artralgias, astenia e prostração. Nesta fase febril também podem ocorrer manifestações gastrintestinais, tais como náuseas e vômitos, assim como linfadenopatias (WHO, 2009).

Exantema maculopapular ou morbiliforme pode aparecer tanto nas primeiras 24 h da fase febril, quanto no período de defervescência, ou mesmo imediatamente após o desaparecimento deste; em áreas endêmicas dengue pode ser a principal enfermidade exantemática, razão pela qual este exantema pode contribuir para o diagnóstico da doença (Campagna *et al.*, 2006). Após a remissão do exantema, a qual pode ser acompanhada de prurido palmoplantar, pode ocorrer nova elevação de temperatura, caracterizando uma febre de curso bifásico, denominada por Sabin (1948) de curva em "sela". Paralelamente à diminuição da febre o exantema maculopapular pode evoluir para exantema petequial, surgindo petéquias nos membros inferiores e, menos frequentemente, nas axilas, punhos, dedos e palato.

Em 5 a 30% dos casos podem ocorrer manifestações hemorrágicas (George e Lum, 1997), principalmente gengivorragia, petéquias, epistaxe ou metrorragia e, mais raramente hematêmese e hematúria; essas manifestações não representam ameaças à vida do doente, uma vez que não ocorre o extravasamento plasmático que caracteriza a etiopatogenia das formas graves de dengue (Rice, 1923; WHO, 2009).

Na fase febril costumam ocorrer plaquetopenia, leucopenia e linfopenia com a presença de linfócitos atípicos de intensidade variável (Oliveira *et al.*, 2009). Em frequência menor também pode ser observada leucocitose com desvio à esquerda, cuja persistência pode indicar complicação de etiologia bacteriana.

Estas manifestações clínicas e as alterações laboratoriais observadas na fase febril são comuns a outras enfermidades infecciosas, e também não permitem distinguir as formas graves das não graves. Por esta razão, a identificação precoce do surgimento dos sinais de alarme torna-se fundamental para o bom prognóstico do doente (WHO, 2009).

A convalescença costuma cursar com astenia, hiporexia, depressão e bradicardia (Halstead 1984); em alguns casos, essa convalescença pode durar semanas ou até meses, caracterizando a chamada *síndrome da fadiga crônica pós-dengue* (Seet *et al.*, 2007), retardando a retomada das atividades cotidianas do paciente.

Dengue com sinais de alarme

Ao contrário da maioria das enfermidades infecciosas, nas quais o desaparecimento da febre coincide com a melhora do paciente, na dengue o fim do período febril pode representar o momento em que há o agravamento do quadro clínico do doente, marcando o início da fase crítica. Essa característica é típica da dengue: o primeiro dia sem febre é o dia de maior risco para o surgimento de complicações (Martínez-Torres, 2008).

Na maioria das vezes, a fase crítica da dengue tem início quando, entre o 3º e o 5º dia para as crianças, e entre o 4º e o 6º dia para os adultos, a febre cede e a dor abdominal passa a ser intensa e contínua, observam-se derrames cavitários e aumenta a intensidade e frequência dos vômitos. Os derrames cavitários podem não ser clinicamente evidenciáveis, sendo a ultrassonografia abdominal e a radiografia de tórax ferramentas importantes para aumentar a frequência do diagnóstico. É nessa etapa que pode surgir o choque, bem como se tornam mais evidentes a hepatomegalia e outros sinais de alarme (WHO, 2009).

A *dengue com sinais de alarme* é caracterizada pela saída de fluidos e proteínas, predominantemente albumina, do leito vascular para espaços intersticiais e cavidades serosas. Este fenômeno resulta na diminuição do volume plasmático, o qual é inversamente proporcional à gravidade do quadro clínico. Este evento costuma ser rápido e parece ser mediado por alterações na permeabilidade do endotélio, resultante da perda das junções celulares (Halstead, 1993).

Nesse grupo de doentes se encontram aqueles cujas manifestações clínicas são mais intensas e que, dependendo da intensidade do extravasamento plasmático, pode colocar a vida em risco. A gravidade do quadro é evidenciada pela existência de sinais de alarme que anunciam a iminência do choque, por isso os profissionais de saúde devem estar atentos para a identificação precoce desses sinais:

- Derrames cavitários
- Dor abdominal intensa e contínua
- Elevação brusca do hematócrito, associada à diminuição concomitante da contagem de plaquetas
- Hepatomegalia igual ou maior que dois centímetros
- Sangramentos de mucosas
- Sonolência e/ou irritabilidade
- Vômitos persistentes.

A identificação precoce desses sinais de alarme permite que o paciente seja salvo, desde que receba tratamento oportuno com soluções hidreletrolíticas em quantidades suficientes para repor as perdas produzidas pelo extravasamento de plasma, por vezes agravada por perdas para o exterior (sudorese, vômitos e diarreias).

Embora não sendo sinais de alarme, devemos tomar cuidados adicionais com aqueles pacientes com comorbidades que dificultam o manejo clínico do doente, tais como:

- Diabetes melito
- Doença pulmonar obstrutiva crônica
- Doenças autoimunes, como lúpus eritematoso sistêmico, já que, além do padrão da resposta imune própria da enfermidade há a possibilidade de o paciente estar em uso prolongado de corticosteroides
- Doenças do aparelho cardiovascular como insuficiência cardíaca e hipertensão arterial sistêmica
- Doenças hematológicas, especialmente hemoglobinopatias
- Hepatopatia e nefropatia
- Obesidade
- Pessoas "hiper-respondedoras" como os portadores de asma brônquica e alergias intensas.

Também merecem atenção especial aquelas situações que podem dificultar o manejo clínico ou o acesso aos serviços de saúde como gravidez, menores de 2 anos ou acima de 65 anos de idade, e pessoas que vivem sozinhas, idosas ou não, além das pessoas vivendo em situações de risco social (WHO, 2009).

No período de recuperação da doença o retorno do plasma extravasado para o espaço intravascular pode provocar considerável elevação da pressão venosa central, hipervolemia e insuficiência cardíaca congestiva (Halstead, 1993). Durante este período devemos ter cautela quanto à administração de fluidos parenterais, evitando-se dessa forma uma conduta iatrogênica.

Dengue grave

De acordo com a nova classificação de casos da Organização Mundial da Saúde, dengue grave é definido pela presença de uma ou mais das seguintes manifestações: (1) extravasamento plasmático grave que pode levar ao choque e/ou a derrames cavitários, com ou sem desconforto respiratório; (2) hemorragia volumosa e (3) comprometimento visceral grave (WHO, 2009).

A persistência do aumento da permeabilidade, sem a reposição hídrica adequada, tende a piorar a hipovolemia podendo, inclusive, provocar o choque. Este processo fisiopatológico normalmente ocorre quando há a queda da temperatura corporal, geralmente no quarto ou quinto dia de doença, podendo variar entre o terceiro até o sétimo dia, quase sempre precedido pelo surgimento dos sinais de alarme (WHO, 2009).

Durante a etapa inicial do choque, o mecanismo compensatório que mantém a pressão sistólica normal também pode produzir taquicardia e vasoconstrição periférica com redução da perfusão capilar, resultando em extremidades frias e enchimento capilar mais lento. Ao medir a pressão arterial o profissional poderá observá-la dentro da normalidade, subestimando a real gravidade do doente, que mesmo em choque costuma permanecer lúcido e consciente. Com a persistência da hipovolemia, a pressão sistólica tende a cair e a diastólica a se manter estável, resultando no estreitamento da pressão de pulso e diminuição da pressão arterial média. Em estágios mais avançados há a descompensação e ambas tendem a desaparecer abruptamente (WHO, 2009).

Crianças e adultos com dengue são considerados em choque quando a pressão de pulso (ou seja, a diferença entre as pressões sistólica e diastólica) é igual ou menor do que 20 mmHg, ou quando apresentam sinais de má perfusão capilar, tais como extremidades frias, enchimento capilar lento ou pulso rápido e fraco. É importante ressaltar que, em adultos, a pressão de pulso igual ou menor do que 20 mmHg pode indicar um choque mais grave. Também convém salientar que geralmente a hipotensão está associada ao choque prolongado, sendo muitas vezes agravada por hemorragias graves (WHO, 2009).

Os pacientes com dengue grave podem ter alterações de coagulação, mas estas geralmente não são suficientes para provocar hemorragias graves. Quando ocorre hemorragia grave, esta quase sempre está associada a choque profundo que, associado à trombocitopenia, à hipoxia e à acidose pode provocar falência múltipla de órgãos e coagulação intravascular disseminada. Pode ocorrer hemorragia maciça sem choque prolongado, podendo este sangramento maciço ser critério de definição de dengue grave se o médico assistente assim o considerar. Este tipo de sangramento pode ser visto em casos em que há uso de ácido acetilsalicílico, anti-inflamatórios não esteroides ou corticosteroides (WHO, 2009).

Comprometimento visceral grave pode ocorrer mesmo na ausência de extravasamento plasmático grave ou choque. Em frequência cada vez maior têm sido registrados casos de envolvimento do sistema nervoso central (Chimelli *et al.*, 1990; Patey *et al.*, 1993; Nogueira *et al.*, 2002b; Santos *et al.*, 2004), comprometimento hepático, esplênico e miocardiopatia (Nimmannitya *et al.*, 1987; Nguyen *et al.*, 1997; Miranda *et al.*, 2003; Uehara *et al.*, 2006; Veloso *et al.*, 2003; Souza *et al.*, 2004). Estes comprometimentos viscerais graves por si sós são critérios de definição de dengue grave, mesmo na ausência de extravasamento plasmático mais sério (WHO, 2009).

As manifestações clínicas do comprometimento visceral por dengue são semelhantes àquelas quando estes órgãos são acometidos por outras causas. É o caso, por exemplo, do comprometimento hepático por dengue, quando o paciente pode apresentar icterícia (que é infrequente com dengue), bem como aumento importante das enzimas, distúrbios da coagulação (principalmente o prolongamento do tempo de protrombina) e manifestações neurológicas (Souza *et al.*, 2004).

A miocardite por dengue se expressa principalmente por bradicardia (às vezes taquicardia supraventricular), inversão da onda T e disfunção ventricular, com alteração da função diastólica, bem como diminuição da fração de ejeção do ventrículo esquerdo (Salgado *et al.*, 2010).

O envolvimento grave do sistema nervoso central se expressa principalmente por convulsões, transtornos da consciência e síndrome de Guillain-Barré, geralmente não tendo influência sobre o prognóstico do doente (Santos *et al.*, 2004; Domingues *et al.*, 2008).

As complicações oftalmológicas incluem borramento visual, diminuição da acuidade e perda da visão central; ao exame, os principais achados relatados são edema e hemorragias em mácula (Chan *et al.*, 2006).

No entanto, a maioria das mortes por dengue ocorre em pacientes com choque profundo, especialmente se o quadro é agravado por sobrecarga de líquidos (WHO, 2009).

O paciente pode recuperar-se rapidamente após terapia antichoque apropriada. No entanto, o choque não tratado pode evoluir com acidose metabólica e graves sangramentos gastrintestinais e em outros órgãos, podendo o paciente evoluir para o óbito em 12 a 24 h.

▶ Etiopatogenia das formas graves de dengue

Ainda na década de 1960, vários estudos clínicos e epidemiológicos foram realizados visando responder uma pergunta básica: por que algumas pessoas desenvolvem a dengue na sua forma grave, e outras não?

A teoria da infecção sequencial, formulada a partir daquelas pesquisas, sugeria que indivíduos com anticorpos heterólogos antidengue, adquiridos ativa ou passivamente (através da placenta), poderiam apresentar a doença em sua forma clínica mais grave, inclusive com choque. Segundo aqueles autores, isto ocorreria mais frequentemente quando a segunda infecção fosse causada pelo DENV-2, sobretudo quando o intervalo entre as duas infecções fosse de no mínimo 3 meses e no máximo 5 anos, e ocorresse em crianças do sexo feminino com mais de 3 anos de idade (Halstead *et al.*, 1967; Halstead, 1970; Kliks *et al.*, 1988).

Segundo esta teoria, a etiopatogenia da formas graves está centrada na presença de anticorpos heterólogos da classe IgG, existentes em concentrações subneutralizantes, e que formam complexos imunes com os vírus. Quando estes complexos imunes ligam-se a fagócitos mononucleares, por meio de receptores Fc, eles são rapidamente internalizados, resultando em infecção celular, seguida de replicação viral. Isto significa, em outras palavras, que os anticorpos em concentrações subneutralizantes impedem a reinfecção pelo mesmo sorotipo que estimulou a sua produção e, paradoxalmente, facilitam a infecção por outros sorotipos. Devido à mobilidade destes fagócitos, a infecção dissemina-se para outras áreas do corpo, como medula óssea, fígado e baço (Halstead *et al.*, 1977; Halstead, 1981).

Durante a infecção secundária, haveria a proliferação de linfócitos T $CD4^+$ heterólogos, e produção de interferona-gama, aumentando o número de fagócitos infectados na presença de anticorpos antidengue, e ativação destes fagócitos mononucleares para produzirem mediadores químicos. Estes fagócitos seriam, então, lisados pelos linfócitos T $CD4^+$ e linfócitos T $CD8^+$ e os mediadores liberados pelas células induziriam perda de plasma e manifestações hemorrágicas (Kurane *et al.*, 1990; Littaua *et al.*, 1990).

O fator de necrose tumoral alfa (TNF-α), detectado em níveis elevados em formas graves de dengue, provoca dano vascular mediante a ativação de células inflamatórias e promove trombocitopenia. Interleucina-6 (IL-6), que é uma molécula pirogênica, foi detectada em altos níveis séricos em casos clínicos mais graves. Juntamente com TNF-α, a IL-6 é produzida durante o choque por dengue (Hober *et al.*, 1993; Kubelka *et al.*, 1995; Pinto *et al.*, 1996). Embora não conclusivos, recentes estudos sugerem possível associação entre elevados níveis séricos de metaloproteinases e formas graves de dengue (Kubelka *et al.*, 2010).

Outros fatores do hospedeiro podem estar envolvidos na gravidade do quadro clínico. Uma associação entre HLA e a forma clínica foi encontrada na Tailândia e em Cuba (Chiewsilp *et al.*, 1981; Ayllón *et al.*, 1989).

A existência de enfermidades de base, especialmente asma brônquica, quando analisada conjuntamente com outros fatores, tais como sexo e idade, demonstrou ter influência na gravidade do quadro clínico (Bravo *et al.*, 1987; Ayllón *et al.*, 1989; Guzman *et al.*, 1992).

O papel decisivo do fenômeno de imunoamplificação da infecção por meio de anticorpos, durante uma infecção secundária, desencadeando uma reação em cascata (Morens *et al.*, 1990), não é formulação consensual, até porque formas graves têm sido relatadas em casos de infecção primária (Rosen, 1977, 1989; Nogueira *et al.*, 1999).

Durante a epidemia de dengue em Cuba, em 1981, foi formulada a "hipótese integral", segundo a qual a ocorrência de uma epidemia de grave dependeria da conjunção de fatores individuais, epidemiológicos e do próprio vírus (Kourí *et al.*, 1987).

Entre os fatores individuais de risco estariam sexo, idade, enfermidades crônicas, antígenos HLA, preexistência de anticorpos para dengue e a resposta individual do hospedeiro (Bravo *et al.*, 1987; Martínez *et al.*, 1988; Ayllón *et al.*, 1989). Já os fatores epidemiológicos seriam alta densidade do vetor, população suscetível, infecção sequencial, intervalo entre as infecções, sequência dos vírus infectantes e circulação dos vírus em grande intensidade (Guzman *et al.*, 1986; Morier *et al.*, 1987).

Por fim, os fatores relacionados com o próprio vírus, ou seja, a virulência da cepa infectante e o sorotipo. Nas Américas, por exemplo, o DENV-2 (genótipo I) apesar de ter sido o primeiro sorotipo isolado e de ter circulado durante um período de quase 30 anos, poucos casos de dengue hemorrágica foram notificados. Este cenário mudou após a introdução do genótipo III também chamado *Asian-like*, primeiramente identificado em 1981 na Jamaica e em seguida em Cuba (Rico-Hesse, 2003).

Um estudo realizado com os DENV-3 isolados da Índia, Sri Lanka, Moçambique e vários países da América Latina evidenciou que o subtipo III estava dividido em dois grupos de vírus e que um deles estava associado à apresentação de formas mais graves da doença, nas quais estavam incluídas amostras isoladas mais recentemente de países da América Latina (Messer *et al.*, 2003).

No Brasil, foram desenvolvidos diversos estudos visando identificar a participação de diabetes melito, asma brônquica, colagenoses e uso de anti-inflamatórios não hormonais, bem como marcadores genéticos como possíveis fatores envolvidos no desenvolvimento de de formas graves de dengue (Cunha, 1997; Cunha *et al.*, 1999; Pereira, 2003; Figueiredo *et al.*, 2010; Silva *et al.*, 2010). Também têm sido objeto de estudos os papéis do óxido nítrico, da viremia e do fator tissular durante a infecção (Neves-Souza *et al.*, 2005; Guilarde *et al.*, 2008; Azeredo *et al.*, 2010).

A alta frequência de relatos destas enfermidades entre os pacientes que desenvolveram formas clínicas graves nas epidemias estudadas justifica sua minuciosa investigação quando do atendimento daqueles casos, enquadrando-os como um grupo mais suscetível a desenvolver formas graves da doença.

▶ Diagnóstico laboratorial

Atualmente os métodos básicos mais utilizados pelos laboratórios que realizam o diagnóstico de dengue são o isolamento em cultivo de células seguido da identificação, detecção do ácido nucleico e determinação de anticorpos específicos. Recentemente duas abordagens estão disponíveis em maior escala, que são a pesquisa do antígeno NS1 e o PCR em tempo real.

O ideal é que, diante de um caso suspeito de dengue, observem-se os intervalos da coleta em relação ao início dos sintomas para interpretação correta dos resultados, chamando a atenção que em alguns casos uma nova coleta realizada 10 a 15 dias é indispensável para a conclusão do diagnóstico.

▪ Isolamento viral

O isolamento de vírus é um método confiável e definitivo na confirmação de casos suspeitos de dengue. Entretanto, por depender de infraestrutura para cultura de células, está limitado a laboratórios de pesquisa e laboratórios de referência.

Coleta e manuseio de espécimes

O sangue coletado na fase aguda, de preferência durante o período febril, é o material mais adequado. Após a centrifugação do sangue e separação do soro, o mesmo deve ser mantido em tubos bem fechados sob refrigeração e enviados ao laboratório com a brevidade possível, considerando que a temperatura ideal para armazenamento é −70 C. Na eventual disponibilidade do liquor, pode-se realizar a pesquisa de vírus e anticorpos (Lum *et al.*, 1996).

Em casos fatais, quando for possível obter tecidos para tentativa de isolamento, é fundamental que os fragmentos das vísceras sejam colocados em recipientes secos, estéreis, individualmente identificados, mantidos refrigerados após a coleta.

Para o transporte de soros, liquor e tecidos frescos poderão ser utilizadas caixas de isopor com gelo seco ou gelo reciclável. Tecidos como fígado, baço, gânglios linfáticos, pulmão, coração e cérebro são adequados ao isolamento viral. O fígado tem sido o órgão que mais frequentemente tem produzido isolamento/detecção dos vírus dengue, embora já tenha sido confirmado também nos tecidos citados.

Para correta interpretação dos resultados todo material enviado ao laboratório deverá ser acompanhado de ficha de identificação contendo, além do nome e idade, um resumo com informações sobre viagem do paciente, o início da doença a data da coleta, e evolução do caso.

Finalmente, para o sucesso do isolamento teremos que considerar alguns fatores: coleta e estocagem adequadas, o nível de viremia, o título de anticorpos e a amostra do vírus infectante (Tabela 155.1).

Tecidos fixados

Em casos fatais, os tecidos deverão ser obtidos o mais precocemente possível após o óbito. O ideal é que a formalina tamponada represente 10 vezes o volume do tecido para uma fixação adequada. O envio deverá ser feito em temperatura ambiente e cada fragmento acondicionado individualmente, em recipiente bem vedado e identificado. A biopsia *post mortem* com agulha se mostrou adequada na confirmação de casos suspeitos de dengue durante a epidemia de DENV-3 em 2002.

Sistemas para isolamento

As primeiras amostras dos vírus dengue foram isoladas durante a II Guerra Mundial na década de 1940, pela inoculação de soro de pacientes em camundongos recém-nascidos por via intracerebral (Hota e Kimura, 1952), (Sabin, 1952). Os DENV-3 e DENV-4 foram isolados mais tarde durante epidemias de febre hemorrágica nas Filipinas (Hammon *et al.*, 1960). Linhagens de células de mosquitos foram desenvolvidas e, nos anos 1970, o estabelecimento do clone C6/36 representou um avanço no isolamento dos vírus dengue em cultura de células (Igarashi, 1978).

Os métodos para o isolamento viral pela inoculação intratorácica de mosquitos *Ae. aegypti ou Ae. albopictus* na década de 1970 foram identificados como um sistema mais sensível por ser esse um vetor natural. A evolução desse método foi a utilização de mosquitos *Toxorhynchites amboinensis* por ser esta uma espécie não hematófaga. Uma variação na utilização desta espécie consiste na inoculação de larvas de *Toxorhynchites amboinensis* por via intracerebral como um método complementar e está disponível em laboratórios especializados. Para sua realização os laboratórios devem ter insetário e contar

Tabela 155.1 Coleta e métodos aplicados ao diagnóstico de dengue.

Espécime	Tempo de doença	Teste	Interpretação
Soro agudo	< 7 dias	Isolamento RT-PCR	Se positivo confirma o diagnóstico e identifica o vírus infectante
Soro convalescente	14 a 30 dias	MAC-Elisa	Se positivo, infecção atual ou recente. Poderá ser positivo nos 3 primeiros dias
		Ig-Elisa*	Títulos > 160 até 5º dia ou títulos => 160.000 indicam infecção secundária
		IH**	=> 2.560 indicam infecção secundária
Tecidos e LCR	A qualquer tempo	Isolamento RT-PCR	Se positivo, confirma o sorotipo envolvido
Tecidos fixados	A qualquer tempo	Imuno-histoquímica	Se positivo, confirma o diagnóstico

*Miagostovich *et al.*, 1999. **Gluber, 1988.

com equipamentos específicos. A presença de antígeno viral é detectada em esfregaços preparados a partir da cabeça dos mosquitos pela técnica de imunofluorescência (Gubler, 1988). De maneira alternativa os mosquitos podem ser macerados e preparados para inoculação em cultura de células.

Atualmente, a técnica de isolamento viral mais utilizada é a inoculação do soro, obtido durante a primeira semana de doença, em linhagens de células obtidas de mosquitos. Três linhagens celulares são mais frequentemente usadas: clone C6/36 (*A. albopictus*), AP-61 (*Aedes pseudoscuttelaris*) e TRA-284 (*Toxorynchites amboinensis*). Cultivos celulares são normalmente preparados em tubos ou garrafas e inoculados com soro diluído para evitar citotoxicidade. Após inoculação as culturas celulares são observadas diariamente por um prazo aproximado de 5 a 10 dias. A observação do efeito citopático (ECP) característico tipo sincício sugere a presença de vírus. Em aproximadamente 10% das monocamadas infectadas, não se observa a presença de ECP e nesses casos, a confirmação da presença do vírus se dá pela técnica de imunofluorescência indireta com a utilização de soros hiperimunes ou, ainda, empregando-se conjugados policlonais antidengue. Para a identificação do sorotipo realiza-se a reação de imunofluorescência indireta utilizando anticorpos monoclonais (Gubler *et al.*, 1984).

Durante a primeira epidemia de dengue causada pelo DENV-1 em 1986 no Rio de Janeiro, taxas de isolamento superiores a 80% foram observadas em pacientes nos quais a coleta do sangue foi realizada até o quarto dia do início da febre. Em cerca de 10% dos pacientes, entretanto, foi possível isolar o vírus 1 semana após o início do quadro (Nogueira *et al.*, 1992). Altos títulos de viremia como $10^{8,3}$ Log foram verificados nessa mesma epidemia, justificando o isolamento viral neste período da doença (Nogueira *et al.*, 1988).

Tem sido discutido que títulos elevados de anticorpos antidengue dificultam o isolamento de vírus em cultura de células. Por esse motivo aconselha-se que a coleta seja realizada precocemente, ainda durante o período da febre e ainda sem a presença de anticorpos. Um fato interessante a ser destacado, porém, é que o isolamento do DENV-2 tem sido observado com frequência em infecções sequenciais (Nogueira *et al.*, 1993).

O isolamento viral é de grande importância para os Programas de Vigilância Epidemiológica em que a vigilância virológica é realizada de maneira contínua em casos febris suspeitos de dengue. Outra vantagem de se tentar o isolamento viral é a possibilidade de se fazer a caracterização molecular das amostras. Esses estudos permitem determinar a origem dos vírus, verificar a sua propagação e prever o impacto na população.

RT-PCR

A detecção dos vírus dengue pela reação em cadeia da polimerase (PCR) é metodologia mais sensível que o isolamento em cultivo de células. Do mesmo modo que o isolamento, a maior probabilidade de se detectar o ácido nucleico viral é durante a fase de viremia, ou seja, na primeira semana após o início dos sintomas. Pode ser uma opção para laboratórios que não tenham condições de realizar o isolamento viral, porém exige que o operador tenha experiência em técnicas moleculares.

Diferentes protocolos de amplificação genômica utilizando transcrição reversa seguida da reação em cadeia da polimerase (RT-PCR) foram desenvolvidos e podem confirmar o diagnóstico em situações em que o material disponível não é adequado para o isolamento viral (Morita *et al.*, 1991; Lanciotti *et al.*, 1992).

O protocolo desenvolvido por Lanciotti *et al.* (1992) permite detectar os quatro sorotipos de DENV em um procedimento tipo *nested*, sendo o protocolo recomendado pela Organização Pan-Americana da Saúde (OPAS).

Um estudo realizado utilizando soros pareados de 100 pacientes em que a infecção foi confirmada pela sorologia, nos quais a coleta da fase aguda resultou negativa por inoculação na cultura de células, a PCR permitiu identificar o vírus infectante em 41% (Miagostovich *et al.*, 1997b).

Durante a epidemia de DENV-3 no Rio de Janeiro, os maiores percentuais de detecção do vírus foram observados em soros coletados precocemente, coincidindo com o período de viremia (Araújo *et al.*, 2009a).

PCR em tempo real

O método usa a atividade 5' da Taq polimerase para clivar uma sonda de hibridização não extensível, duplamente marcada com corantes fluorescentes durante a fase de extensão da PCR. Após a clivagem da sonda, a emissão do corante repórter não é mais transferida de modo eficiente para o corante supressor, resultando no aumento do espectro de emissão do corante repórter, e a energia é captada por um aparelho.

As vantagens em relação à PCR convencional são: maior sensibilidade, que permite determinar o número de cópias do vírus, menor tempo de reação e permitir trabalhar com um maior número de amostras (Mackay *et al.*, 2002). Além do diagnóstico, esta metodologia encontra aplicação em estudos sobre patogênese em que se procura relacionar o nível de viremia e a gravidade da doença. Durante a epidemia causada pelo DENV-3 no Rio de Janeiro maior viremia foi confirmada em casos fatais quando comparados aos casos não fatais (Araújo *et al.*, 2009b).

Utilizando esta metodologia na confirmação de espécimes de casos fatais suspeitos de dengue observou-se um percentual significativo de casos positivos em relação ao isolamento em cultivo de vírus (2/29) (6,8%), PCR convencional (10/29) (34,4%), e PCR em tempo real (25/29) (86,2%) (Araújo *et al.*, 2009a).

Pesquisa do antígeno NS1

A proteína não estrutural (NS1) pode ser encontrada no soro durante a fase aguda da doença tanto na infecção primária como em infecções do tipo secundário. Este marcador pode ser utilizado no diagnóstico e como ferramenta para apoiar os Programas de Vigilância Epidemiológica de dengue. Entretanto, como não identifica o sorotipo infectante os espécimes positivos deverão ser submetidos ao isolamento viral ou à reação em cadeia da polimerase ou PCR em tempo real, nos casos em que a coleta for obtida na fase aguda da doença.

Em estudo realizado no Rio de Janeiro, comparando-se três *kits* comerciais para detecção do antígeno NS1, observou-se sensibilidade variável entre 72,3 e 89,6%. Os percentuais de confirmação variaram de acordo com o sorotipo envolvido e a maior positividade foi observada até o quarto dia da doença. Analisando-se o grupo de pacientes com isolamento viral e a técnica de RT-PCR os maiores percentuais foram obtidos no primeiro grupo (Lima *et al.*, 2010).

Um estudo envolvendo países de diferentes regiões geográficas demonstrou maior sensibilidade para países do Sudeste Asiático em relação a países das Américas com os dois *kits* comerciais utilizados. A coleta precoce até o quarto dia representou um fator importante na obtenção dos resultados (Guzman *et al.*, 2010).

Sorologia

Atualmente os testes imunoenzimáticos são os mais utilizados. A captura de anticorpos da classe IgM (MAC-Elisa) é o mais utilizado na confirmação de casos suspeitos de dengue (Kuno *et al.*, 1987). Os testes de inibição da hemaglutinação (IH), fixação de complemento (FC) e neutralização (NT) podem também ser empregados. Entretanto, a necessidade de se obterem coletas pareadas para a correta interpretação na grande maioria dos casos tem limitado a sua utilização.

Em inquéritos sorológicos o teste de IH ainda é utilizado, porém limita-se a alguns laboratórios pelas características do teste. Há necessidade de uma bateria de antígenos, exige adsorção dos soros e hemácias de ganso. O teste ainda é aceito como padrão para classificação da resposta imune desde que observado o tempo adequado para a coleta do sangue, sendo a primeira até o quinto dia após o início dos sintomas e outra 2 a 3 semanas após. Uma resposta primária seria definida pela ausência de anticorpos (menor 1/10) na primeira amostra de sangue e títulos de 1/640 ou menor na fase convalescente. Títulos de 1/1.280 em soros coletados na fase aguda seriam considerados como de um diagnóstico presuntivo de infecção atual. Na infecção secundária o anticorpo já estaria presente em soros coletados na fase aguda e os títulos observados na fase convalescente alcançam níveis de 1/1.280 ou bem mais elevados (Gubler, 1988).

O MAC-Elisa tornou-se o método mais utilizado pela facilidade de execução, podendo ser processado um número elevado de amostras e um significativo número de casos confirmados em uma única coleta de soro. O anticorpo anti-IgM pode aparecer precocemente antes do quinto dia, porém os maiores percentuais de positividade são alcançados após 1 semana do início do quadro, permanecendo até 30 a 60 dias.

A coleta de duas amostras de sangue demonstrou aumentar em 30% a confirmação de casos durante a epidemia de DENV-1 no Rio de Janeiro (Miagostovich *et al.*, 1993). Quando utilizado em inquéritos durante ou logo após um surto pode-se determinar a extensão da transmissão, sendo o método mais adequado para a vigilância sorológica da dengue. Diante de um caso em que critérios clínicos/epidemiológicos são observados com um resultado negativo do teste de MAC-Elisa, a pesquisa do IgG antidengue está indicada de preferência com coletas pareadas.

Em cerca de 5% de infecções secundárias, baixos níveis de IgM podem não ser suficientes para confirmação por esse método (Miagostovich *et al.*, 2001).

Apesar de haver cruzamento pelas provas sorológicas, é importante que sejam utilizadas misturas contendo antígenos de todos os sorotipos circulantes. Durante a epidemia de DENV-3 no Rio de Janeiro, foram observados casos com detecção de vírus por isolamento/RT-PCR em que a resposta imune foi observada apenas com o antígeno específico, configurando casos de reações homotípicas (observação pessoal, Chungue *et al.*, 1989). A disponibilidade de *kits* comerciais para determinar IgM tem permitido que laboratórios clínicos privados participem de um sistema de vigilância clínica da doença.

O teste de neutralização (NT) é uma prova específica e identifica anticorpos responsáveis pela imunidade duradoura contra o sorotipo infectante. Entretanto, por ser muito trabalhoso e requerer a utilização de todos os quatro sorotipos do vírus, além de cultivo de células, não é utilizado no diagnóstico de rotina (Gubler, 1988).

O Ig-Elisa tem sido utilizado em substituição ao teste de IH e tem possibilitado a classificação da resposta imune de acordo com os títulos observados. Por exemplo, em infecções primárias não se observam títulos acima de 1/40.000 e, por outro lado, títulos de 1/160.000 a 1/600.000 são frequentemente observados em infecções secundárias (Miagostovich *et al.*, 1999).

Um teste rápido de imunocromatografia pode ser obtido de fonte comercial, o qual apresentou sensibilidade menor para a detecção de anticorpos IgM antidengue em população do estado do Rio de Janeiro, com melhores resultados em casos de infecção secundárias (dados não publicados).

Teste de imuno-histoquímica

O teste de imuno-histoquímica tem contribuído significativamente na confirmação de casos e o fígado tem sido o órgão que tem apresentado maior positividade. Os achados histopatológicos são semelhantes aos descritos para febre amarela e a positividade pode ser encontrada em células de Kupfer e em hepatócitos (Hall *et al.*, 1991; Miagostovich *et al.*, 1997a). Positividade em células com características de neurônios já foi descrita na literatura (Ramos *et al.*, 1998; Nogueira *et al.*, 2002 b).

Manejo clínico do paciente*

Caso suspeito de dengue

Toda pessoa com suspeita de dengue deve receber o primeiro atendimento na unidade por ela procurada. Deve ser considerado um caso suspeito de dengue a pessoa que apresente doença febril aguda com duração máxima de até 7 dias, acompanhada de pelo menos dois dos seguintes sintomas: cefaleia; dor retro-orbitária; mialgia; artralgia; prostração ou exantema associados ou não à presença de hemorragias. Além desses sintomas, deve-se levar em consideração que a doença apresenta caráter sazonal em associação a períodos chuvosos e de elevadas temperaturas. Há que se considerar, também, que mais frequentemente os idosos costumam apresentar quadros clínicos mais graves (García-Rivera e Rigau-Perez, 2003).

Após a avaliação e conduta inicial, mesmo que o paciente seja encaminhado para outro serviço de saúde, deve-se garantir o suporte de vida adequado para encaminhamento e prestar orientações quanto à rede assistencial. Esta triagem inicial é de fundamental importância para estabelecer o correto tratamento do doente. Por isso, recomenda-se que o profissional de saúde responsável por esta avaliação atente para:

- Data do início da febre
- Diurese (frequência, volume e hora da última micção)
- Mudanças no nível de consciência: irritabilidade, sonolência, letargia, lipotimias
- Presença de comorbidades
- Presença de evacuações diarreicas
- Presença de sinais de alarme
- Quantidade de líquidos ingeridos por via oral
- Situações que possam tornar o manejo mais complicado, como gravidez, idade menor do que 2 anos ou acima de 65 anos
- Tonturas, convulsões e vertigens
- Uso de medicamentos, sobretudo antiagregantes plaquetários, anticoagulantes, anti-inflamatórios e imunossupressores.

*Com base nos textos: *Dengue: guidelines for diagnosis, treatment, prevention and control* (WHO, 2009), *Dengue: Guías de atención para enfermos en la región de las Américas* (OPS/OMS, 2010) e *Diretrizes nacionais para a prevenção e controle de epidemias de dengue* (Ministério da Saúde, 2009).

Quando da realização do exame físico, não se esquecer de avaliar:

- Estado mental com a escala de Glasgow
- Estado de hidratação
- Estado hemodinâmico
- Ocorrência de derrames cavitários, taquipneia e respiração de Kussmaul
- Ocorrência de dor abdominal e hepatomegalia
- Ocorrência de manifestações hemorrágicas espontâneas ou provocadas pela prova do laço.

O exame físico deve ser minucioso, sem jamais se esquecer de aferir a pressão arterial e pulso em duas posições (sentado/deitado e em pé).

Embora motivo de questionamentos por parte de alguns autores (Phuong *et al.*, 2002), a prova do laço deve ser realizada naqueles doentes que não apresentem sangramentos espontâneos. Para tal, verificar a PA do paciente e calcular o valor médio (sistólica + diastólica dividida por 2); insuflar o manguito até o valor médio e manter por cerca de 3 a 5 min. Após, contar o número de petéquias no quadrado equivalente à polpa digital do polegar, considerando-se a prova positiva se houver 20 ou mais petéquias.

Atenção:

- Prova do laço positiva não é patognomônica de forma grave de dengue e pode ocorrer em outras situações clínicas que cursam com alteração da permeabilidade capilar ou trombocitopenia (idade avançada ou coagulopatias)
- Prova do laço é importante para a triagem de pacientes com potencial alteração da permeabilidade vascular
- Não há contraindicações para realização da prova do laço em doenças crônicas (diabetes melito, hipertensão arterial sistêmica etc.), mas deve-se ter cuidado ao realizá-la em pessoas idosas, devido à fragilidade cutânea e vascular próprias da idade.

Na primeira consulta deve-se solicitar hemograma completo para todos os casos. O diagnóstico sorológico de dengue deve seguir a orientação dos serviços de epidemiologia, lembrando que o mesmo não é necessário para o correto manejo clínico do doente.

Ao final da história clínica e do exame físico o profissional deverá ter condições de responder as seguintes indagações:

- É dengue?
- Em que fase se encontra o doente (febril, crítica ou de recuperação)
- Há sinais de alarme?
- O doente tem comorbidades?
- O doente tem condições que possam dificultar o manejo?
- Como se encontra o estado hemodinâmico e a hidratação?
- O doente está em choque?
- O doente necessita de hospitalização?

As respostas possibilitarão classificar o doente em um dos três grupos de estadiamento:

- Grupo A: dengue sem sinais de alarme
- Grupo B: dengue com sinais de alarme
- Grupo C: dengue grave.

Grupo A

São doentes que podem ser acompanhados nas Unidades Básicas de Saúde e no domicílio, sem necessidade de internação hospitalar. As principais características desses doentes são:

- Ausência de sinais de alarme
- Ausência de sinais de choque
- Ausência de sangramentos de mucosas
- Toleram volumes adequados de líquidos por via oral
- Estão urinando pelo menos uma vez a cada seis horas
- Não estão no dia da defervescência
- Não têm comorbidades nem vivem em condições de risco social.

São condutas adequadas:

- Orientar tratamento em domicílio, se possível com observações escritas para facilitar a adesão do doente
- Orientar o paciente quanto à necessidade de repouso no leito
- Prescrever ingesta oral de líquidos de modo sistemático e abundante, sendo recomendados para adultos 60 a 80 mℓ/kg/dia (1/3 do volume em soro oral e, para os 2/3 restantes, complementar com água, suco de frutas, leite, chá, água de coco, sopa); para as crianças oferecer soro oral de maneira precoce e abundante (1/3 das necessidades basais, complementando-se o restante com água, suco de frutas, leite, chá, água de coco, sopa, leite materno)
- Prescrever analgésicos e antitérmicos se necessário, alertando o paciente para o risco da automedicação
  - Paracetamol
    - Criança: 10 mg/kg/dose de 6/6
    - Adulto: 500 mg/dose de 6/6 h ou ate o máximo 750 mg de 6/6 h
  - Dipirona
    - No Brasil, a dipirona é utilizada de rotina nas doses usuais, tanto por via oral quanto intravenosa.

Atenção:

- É contraindicado o uso de salicilatos e anti-inflamatórios não hormonais (ácido acetilsalicílico, ibuprofeno, diclofenaco, nimesulida, entre outros)
- Orientar o paciente e/ou seus familiares/cuidadores sobre os sinais de alarme, especialmente no primeiro dia do desaparecimento da febre, e orientar o que fazer frente ao surgimento dos mesmos
- Após consulta e avaliação clínica, informar ao paciente que ele poderá realizar o tratamento no domicílio, porém orientado para retornar à unidade de saúde identificada no *Cartão de Acompanhamento do Paciente com Suspeita de Dengue*, se possível diariamente ou ao menos no primeiro dia do desaparecimento da febre ou em caso de surgimento de sinais de alarme. Retornar para a Unidade de Saúde em 24 h para nova avaliação
- Organizar no serviço um fluxo diferenciado para facilitar as consultas de retorno, se possível com acessos separados
- Orientar para limpeza e destruição de possíveis focos domiciliares de *A. aegypti*
- Preencher a ficha de notificação individual de casos.

Na prática clínica diária, a maioria dos casos atendidos nas unidades de saúde é composta por pacientes classificados neste Grupo A.

A alimentação não deve ser interrompida durante a hidratação, mas administrada de acordo com a aceitação do paciente. O mesmo vale para o aleitamento materno, para o qual não existe contraindicação formal.

Muitos pacientes apresentam náuseas e vômitos durante o curso da doença, no entanto, deve-se evitar o uso de medicação antiemética para não mascarar possível sinal de alarme. Em situações nas quais a gravidade do quadro exija, os antieméticos mais utilizados são metoclopramida, bromoprida e alizaprida, nas posologias usuais.

Por vezes, a adoção de banhos frios, compressas com gelo, talcos mentolados, pasta d'água etc. pode não ser suficiente para aliviar o prurido, exigindo a intervenção terapêutica para reduzir sua intensidade. Os medicamentos mais utilizados são dexclorfeniramina, cetirizina, loratadina.

Grupo B

São doentes que devem ser encaminhados para um hospital ou policlínica especializada. As principais características desses doentes são:

- Presença de sinais de alarme
- Presença de comorbidades ou de situação que torne o manejo mais complexo
- Vivendo em condições de risco social.

São condutas adequadas no caso de dengue com sinais de alarme:

- Solicitar hemograma completo (hematócrito, contagem de plaquetas e de leucócitos)
- A ausência do hemograma não deve atrasar o início da hidratação
- O monitoramento dos sinais vitais deve ser constante (temperatura, frequência cardíaca, frequência respiratória, pressão arterial, enchimento capilar, diurese)
- Administrar unicamente soluções isotônicas, tais como solução salina a 0,9% e lactato de Ringer. Iniciar com 10 mℓ/kg em 1h
- Reavaliar: se persistirem os sinais de alarme e a diurese for menor que 1 mℓ/kg/h, repetir a conduta anterior (10 mℓ/kg em 1h) mais uma ou duas vezes
- Reavaliar: se houver melhora dos sinais de alarme e a diurese for igual ou maior do que 1 mℓ/kg/h, reduzir a infusão para 5 a 7 mℓ/kg/h, por 2 a 4 h, e continuar reduzindo progressivamente o volume infundido se houver sinais de melhora clínica
- Reavaliar o estado clínico do paciente e solicitar hematócrito:
  - Se o hematócrito for igual ou houver um aumento mínimo, continuar a infusão com 2 a 3 mℓ/kg/h por outras 2 a 4 h
  - Se houver piora dos sinais vitais ou aumento rápido do hematócrito, manejar como choque
  - Se houver piora dos sinais vitais e uma queda brusca do hematócrito, considerar hemorragia grave e tratar como sangramento grave (veja adiante)
- Reavaliar o estado clínico do paciente, repetir o hematócrito e revisar a velocidade de infusão de líquidos
- Reduzir gradualmente a velocidade de infusão de líquidos de acordo com a evolução do doente, isto é, com a finalização da fase crítica, período em que há maior volume de fuga plasmática para o espaço extravascular. A normalização da diurese pode ser um indicativo dessa situação, assim como a presença de hematócrito abaixo do valor de base para o doente
- O fato de o paciente apresentar sinais de alarme e estar em hidratação venosa não impede que se administrem líquidos por via oral, de acordo com a tolerância do doente.

Recomendações adicionais:

- A avaliação do estado clínico e do volume de líquidos infundidos, incluindo a repetição do hematócrito, deve ser contínua
- O volume de líquido a ser infundido deve ser o mínimo necessário para manter boa perfusão de órgãos e diurese de pelo menos 1 mℓ/kg/h; geralmente, esses líquidos intravenosos são necessários por apenas 24 a 48 h,
- O volume infundido IV deve ser gradualmente reduzido até o final da fase crítica, quando o extravasamento plasmático diminui; como parâmetros do final dessa fase considerar:
  - Diurese normal (2 mℓ/kg/h)
  - Ingesta adequada de líquidos VO
  - Hematócrito dentro dos valores de base do paciente
- Esses pacientes com sinais de alarme devem ser monitorados até que o risco desapareça, ou seja, até 48 h depois do desaparecimento da febre. Essa avaliação inclui:
  - Sinais vitais e de perfusão periférica a cada hora
  - Diurese a cada hora
  - Hematócrito antes e depois da infusão IV, e a seguir a cada 12 a 24 h
  - Glicemia antes e depois da infusão IV, e a seguir a cada 12 a 24 h
  - Outros exames laboratoriais, de acordo com o órgão afetado, como, por exemplo, perfil renal, hepático, coagulação, antes da reposição de líquidos e depois segundo a evolução do quadro clínico.

Condutas adequadas no caso de dengue sem sinais de alarme, mas com comorbidade ou risco social ou situação especial:

- Solicitar hemograma completo (hematócrito, contagem de plaquetas e de leucócitos)
- A ausência do hemograma não deve atrasar o início da hidratação
- O monitoramento dos sinais vitais deve ser constante, incluindo o controle da diurese, da temperatura e evolução do hematócrito
- O monitoramento clínico também deve incluir os sinais de alarme, pois o caráter dinâmico da doença exige constante reavaliação do doente e, quando necessário, reclassificar o doente
- Estimular a ingesta de líquidos por via oral; se não tolerar a ingesta líquida oral ou se estiver ingerindo pouco líquido:
  - Administrar unicamente soluções isotônicas, tais como solução salina a 0,9% e lactato de Ringer com ou sem glicose. Iniciar com 10 mℓ/kg em 1h
  - Geralmente, esses pacientes reiniciam a ingesta líquida oral depois de algumas horas de hidratação IV
  - A avaliação do estado clínico e do volume de líquidos infundidos, incluindo a repetição do hematócrito deve ser contínua
  - O volume de líquido a ser infundido deve ser o mínimo necessário para manter boa perfusão de órgãos e diurese de pelo menos 1 mℓ/kg/h; geralmente esses líquidos intravenosos são necessários por apenas 24 a 48 h
- A comorbidade presente no doente desse grupo deve ser avaliada continuamente, de acordo com os protocolos clínicos de cada caso. Por exemplo, a presença de diabetes melito exige cuidados indicados para essa enfermidade

- Pacientes em situação especial, que possa tornar o manejo clínico mais complexo, devem ser cuidadosamente avaliados. Devido ao elevado percentual de complicações observadas durante algumas epidemias, quatro situações têm sido objeto de preocupação entre os profissionais de saúde: gravidez, obesidade, idade menor de 2 anos e maior do que 65.

Grupo C

Compõem esse grupo pacientes que necessitam de atendimento imediato, devendo receber *hidratação venosa vigorosa* (fase de expansão) em qualquer unidade de saúde em que se encontre e deve ser transferido, preferencialmente em ambulância com suporte avançado, para um hospital de referência com leitos de UTI. As principais características desses doentes com *dengue grave* são:

- Extravasamento plasmático grave, que pode provocar choque acompanhado ou não de desconforto respiratório
- Hemorragias graves (volumosas)
- Envolvimento visceral grave.

São condutas adequadas:

- Assegurar bom acesso venoso, de preferência em dois locais diferentes
- Solicitar hemograma completo (hematócrito, contagem de plaquetas e de leucócitos)
- A ausência do hemograma não deve atrasar o início da hidratação
- O monitoramento dos sinais vitais deve ser contínuo, no mínimo a cada 15 min
- Iniciar reidratação IV com solução cristaloide isotônica (solução salina a 0,9% ou lactato de Ringer) a uma velocidade de 20 mℓ/kg/em 30 min. Observar a evolução do paciente e, havendo o desaparecimento dos sinais de choque, diminuir a velocidade de hidratação para 10 mℓ/kg/em 1 a 2 h e repetir o hematócrito
- Se o paciente melhorar clinicamente e o segundo hematócrito revelar diminuição da hemoconcentração, diminuir gradualmente a infusão para 5 a 7 mℓ/kg/h durante 6 h
- Continuar reduzindo a quantidade de líquidos infundidos de acordo com o estado hemodinâmico do paciente
- A infusão intravenosa de líquidos pode ser necessária por 24 a 48 h; quando possível, iniciar a ingestão de líquidos via oral
- Se depois do primeiro bolo de hidratação IV o paciente continuar hemodinamicamente instável, com sinais de choque, repetir uma segunda etapa de solução cristaloide isotônica (solução salina a 0,9% ou lactato de Ringer) IV a uma velocidade de 20 mℓ/kg/h e solicitar novo hematócrito depois da infusão
- Se após o volume infundido nesta segunda etapa a hemoconcentração diminuir, o paciente melhorar clinicamente e houver o desaparecimento dos sinais de choque, continuar reduzindo o volume infundido, tal como referido anteriormente para o paciente que apresentou evolução favorável
- No entanto, se após este segundo bolo de hidratação IV o paciente continuar instável e o hematócrito continuar alto, quando comparado com o de base, deve-se administrar um terceiro bolo de cristaloide na mesma dose. Havendo melhora clínica, diminuir progressivamente a hidratação IV, como referido anteriormente
- Se o paciente continuar instável e o hematócrito diminuir:
  - Avaliar a possibilidade de sangramentos e necessidade urgente de transfusão de sangue ou derivados
  - Avaliar a função da bomba cardíaca (miocardiopatia, miocardite) e necessidade de aminas vasoativas
  - Avaliar presença de possíveis comorbidades ou condições coexistentes, tais como cardiopatias, pneumonias, vasculopatias, nefropatias, diabetes, gravidez e obesidade
  - Lembrar que acidose persistente aumenta o risco de hemorragias
- Se o paciente continuar instável (choque persistente) e/ou o hematócrito persistir elevado, quando comparado com o de base, apesar do tratamento vigoroso com cristaloides, pode-se avaliar a possibilidade de administrar de modo excepcional solução coloide na razão de 10 a 20 mℓ/kg/em 30 min a 1h.

Não esquecer a possibilidade de hiper-hidratação, por isso averiguar sinais de insuficiência cardíaca congestiva e tratar com diuréticos e oxigenoterapia se houver necessidade, além de suspender a infusão IV.

Como critérios de alta hospitalar sugere-se que os pacientes preencham todos os cinco critérios a seguir:

- Melhora do quadro clínico com ausência de febre durante 24 h, sem uso de terapia antitérmica
- Hematócrito normal e estável por 24 h
- Plaquetas em elevação e acima de 50.000/mm^3
- Estabilização hemodinâmica durante 24 h
- Derrames cavitários em reabsorção e sem repercussão clínica.

Quando e como usar plaquetas*

A trombocitopenia que frequentemente aparece no quadro clínico da dengue hemorrágica tem como causa uma coagulopatia de consumo, determinada pelo vírus, e a presença de anticorpos antiplaquetários. Estes anticorpos surgem provavelmente como resultado de reação cruzada entre antígenos virais e antígenos presentes nas plaquetas.

Logo após a transfusão, as plaquetas serão rapidamente destruídas pelos anticorpos antiplaquetários e/ou consumidas em processo semelhante ao que ocorre na coagulação intravascular disseminada. Não circularão, não aumentarão a contagem de plaquetas e, por conseguinte, não conseguirão cumprir o objetivo de prevenir sangramentos.

A transfusão de plaquetas somente está indicada quando houver trombocitopenia e presença de sangramento ativo, ou indícios, ainda que difusos, de hemorragia cerebral. Nestes casos, a transfusão irá auxiliar no tamponamento de brechas vasculares, e contribuirá para deter a hemorragia.

Na situação clínica anterior é recomendada a transfusão de concentrados de plaquetas na dose de uma unidade para cada 7 kg de peso do paciente, sempre que a contagem de plaquetas estiver inferior a 50.000/mℓ com sangramento ativo.

Esta transfusão pode ser repetida a cada 8 ou 12 h, até que a hemorragia seja controlada. Só excepcionalmente haverá indicação de transfundir plaquetas durante mais de um dia; em geral uma ou no máximo duas doses são suficientes.

*Segundo Nota Técnica do Hemorio (2001).

▸ Prevenção e controle

A vacina ideal para a dengue seria aquela que protegesse contra todos os quatro sorotipos, impedindo a reinfecção e que induzisse a produção de anticorpos neutralizantes de longa duração; até o momento ainda não foi licenciada uma vacina, pois a falta de um animal de laboratório que reproduza a doença tem sido um dos obstáculos para sua obtenção. O desenvolvimento de vacinas contra dengue também foi retardado por temores de que a imunização poderia predispor o indivíduo à forma grave da doença (Webster *et al.*, 2009).

Felizmente aqueles temores foram superados e atualmente já dispomos de um conjunto de vacinas candidatas, com diferentes abordagens, incluindo vivas atenuadas, inativadas, quiméricas, DNA e vacinas de vetores virais, algumas das quais estão em fase de testes clínicos (Webster *et al.*, 2009).

▪ Vacina quimérica viva atenuada

Depois mais de seis décadas de esforços visando à obtenção de uma vacina contra a dengue, aparentemente os primeiros resultados concretos estão sendo obtidos com os estudos em larga escala para testar a eficácia de uma vacina quimérica viva atenuada, tetravalente.

No momento, um dos principais candidatos em ensaios clínicos é a vacina contra dengue denominada ChimeriVax® (Acambis/Sanofi Pasteur). Usando uma nova tecnologia de engenharia genética, os genes que codificam para as proteínas estruturais do vírus 17D da vacina contra a febre amarela são substituídos por genes pré-membrana (prM) e envelope (E) de cada um dos quatro sorotipos do vírus dengue selvagem (Webster *et al.*, 2009). Esse processo resulta em vírus quiméricos, vivos atenuados e que produzem anticorpos somente contra os quatro sorotipos do vírus dengue, ou seja, resulta em uma vacina tetravalente (Monath, 2007).

Um ensaio piloto para testar sua eficácia está sendo desenvolvido na Tailândia, envolvendo cerca de 4.000 crianças de 4 a 11 anos de idade (Sênior, 2009).

▪ Vacinas vivas atenuadas

A relação custo/efetividade, segurança, imunidade a longo prazo e eficácia associada às vacinas vivas atenuadas contra o vírus da febre amarela e vírus da encefalite japonesa servem de modelo para a viabilidade de uma vacina de vírus vivo atenuado para dengue. Vacinas vivas atenuadas estão entre os principais candidatos à vacina para a dengue, podendo fornecer uma estratégia economicamente viável para induzir imunidade humoral e celular duradoura (Webster *et al.*, 2009).

Diferentes estratégias têm sido adotadas para desenvolver vacinas monovalentes vivas atenuadas contra cada um dos quatro sorotipos de dengue. Por mais de 20 anos, candidatas a vacina monovalente viva atenuada, propagadas e atenuadas em culturas primárias e culturas de células diploides, foram avaliadas em seres humanos, alguns projetos com bons resultados individuais. Estas vacinas precisam induzir uma ampla resposta de anticorpos neutralizantes contra cada um dos sorotipos. No entanto, uma das principais candidatas a vacina viva atenuada teve problemas na execução do projeto e os planos de estudos de fase 3 foram suspensos (Webster *et al.*, 2009).

Outras estratégias para o desenvolvimento de vacinas como, por exemplo, vacinas com subunidades (E+NS1), vacinas de ácido nucleico e vacinas com base em vários vetores de expressão encontram-se no momento mais distantes para ensaios clínicos.

Com tantos candidatos a vacina atingindo os ensaios clínicos é difícil prever quais serão bem-sucedidos e, embora vários estudos tenham resultados promissores, uma vacina tetravalente ideal para aplicação em larga escala em áreas endêmicas ainda não está disponível. Por essa razão, o controle do vetor, educação e participação da comunidade e a vigilância da doença ainda são imprescindíveis, aliados às melhorias na infraestrutura dos serviços de saúde.

▸ Referências bibliográficas

Ahmed S. Vertical transmission of dengue: first case report from Bangladesh. *Southeast Asian J Trop Med Publ Health.* 34 (4): 800-03, 2003.

Almeida AS, Medronho RA, Valencia, LIO. Análise espacial da dengue e o contexto socioeconômico no município do Rio de Janeiro, RJ. *Rev Saúde Pública.* 43(4): 666-73, 2009.

Araújo JM, de Filippis AM, Schatzmayr HG, Araújo ES, Britto C, Cardoso MA, Camacho LA, Nogueira RMR. Quantification of dengue virus type 3 RNA in fatal and non-fatal cases in Brazil, 2002. *Trans R Soc Trop Med Hyg.* 103(9): 952-54, 2009a.

Araújo JM, Schatzmayr HG, de Filippis AM, Dos Santos FB, Cardoso MA, Britto C, Coelho JM, Nogueira RM. A retrospective survey of dengue virus infection in fatal cases from an epidemic in Brazil. *J Virol Methods.* 155(1): 34-38, 2009b.

Ashburn PM, Craig CF. Experimental investigations regarding the etiology of dengue fever. *J Infec Dis.* 4: 440-75, 1907.

Ayllón LL, Martinez E, Kourí G, Guzman MG, Paradoa ML. Factores del huesped en la fiebre hemorragica dengue-sindrome de shock por dengue (FHD/SSD) en el niño. *Rev Cubana Pediatr.* 61: 498-517, 1989.

Azeredo EL, Kubelka CF, Alburquerque LM, Barbosa LS, Damasco PV, Ávila CAL, Motta-Castro ARC, Cunha RV, Monteiro RQ. Tissue factor expression on monocytes from patients with severe dengue fever. *Blood Cell Mol Dis.* (in press) 15(4): 334-5, 2010.

Bancroft TL. On the etiology of dengue fever. *Australas Med Gaz.* 25: 17-18, 1906.

Batista WC, Kashima S, Marques AC, Figueiredo LT. Phylogenetic analysis of Brazilian Flavivirus using nucleotide sequences pf parts of NS5 gene and 3′non-coding regions. *Virus Res.* 75 (1): 35-42, 2001.

Braga IA, Valle D. *Aedes aegypti*: inseticidas, mecanismos de ação e resistência. *Epidemiol Serv Saúde.* 16(4): 279-93, 2007.

Bravo J, Guzman MG, Kourí G. Why dengue haemorrhagic fever in Cuba? I. Individual risk factors for dengue haemorrhagic fever/dengue shock syndrome (DHF/DSS). *Trans R Soc Trop Med Hyg.* 81: 816-20, 1987.

Campagna DS, Miagostovich MP, Siqueira MM, Cunha RV. Etiology of exanthema in children in a dengue endemic area. *J Pediatr.* 82: 354-58, 2006.

Castro MG, Nogueira RMR, Schatzmayr HG, Miagostovich MP, Lourenço-de Oliveira R. Dengue virus detection by using polimerase chain reaction in saliva and progeny of experimentally infected *Aedes albopictus* from Brazil. *Mem Inst Oswaldo Cruz.* 99(8): 809-14, 2004.

CDC – Center for Disease Control. Biologia y control del *Aedes aegypti.* (*Vector topics.* 4) 80 pp., 1980.

Chambers TJ, Hahn CS, Galler R, Rice C. Flavivirus genome organization, expression and replication. *Annu Rev Microbiol.* 44: 649-88, 1990.

Chan DPL, Teoh SCB, Tan CSH, Nah GKM, Rajagopalan R, Prabhakaragupta MK, Chee CKL, Lim TH, Goh KY. Ophthalmic Complications of Dengue. *Emerg Infect Dis.* 12(2): 285-89, 2006.

Chiewsilp P, Scott RM, Bhamarapravati N. Histocompatibility antigens and dengue hemorrhagic fever. *Am J Trop Med Hyg.* 30: 1100-105, 1981.

Chimelli L, Hahn MD, Barreto Netto M, Ramos RG, Dias M, Gray F. Dengue: neuropathological findings in 5 fatal cases from Brazil. *Clin Neuropathol.* 9: 157-62, 1990.

Chungue E, Marché G, Plichart R, Boutin JP, Roux J. Comparison of immunoglobulin G enzyme-linked immunosorbent assay (IgG-ELISA) and haemagglutination inhibition (HI) test for the detection of dengue antibodies: Prevalence of dengue IgG-ELISA antibodies in Tahiti. *Trans R Soc Trop Med Hyg.* 83: 708-11, 1989.

Cleland J B, Bradley B, Mcdonald W. On the transmission of Australian dengue by the mosquito *Stegomyia fasciata. Med J Australia.* 2: 179-200.

Cologna R, Rico-Hesse R. American genotype structures decrease dengue virus output from human monocytes and dendritic cells. *J Virol.* 77: 3929-938, 2003.

Cordeiro MT. Dengue in the State of Pernambuco, Brazil: 1995-1995. *Virus Rev & Research.* 2 (1-2): 112-13, 1997.

Cunha RV. *Aspectos clínicos e epidemiológicos da infecção pelos vírus dengue em áreas endêmicas do Brasil.* Tese de Doutorado, Instituto Oswaldo Cruz/ FIOCRUZ, RJ, xiii + 128 pp, 1997

Cunha RV, Dias M, Nogueira RM, Chagas N, Miagostovich MP, Schatzmayer HG. Secondary dengue infection in schoolchildren in a dengue endemic area in the state of Rio de Janeiro, Brazil. *Rev Inst Med Trop São Paulo.* 37: 517-21, 1995.

Cunha RV, Nogueira RMR, Miagostovich MP, Paiva FG, Barbosa AM, Miranda RM, Schatzmayer HG. Epidemy of dengue and haemorrhagic dengue in the State of Rio Grande do Norte, 1997. *Virus Rev & Research.* 2: 166-67, 1997.

Cunha RV, Schatzmayer HG, Miagostovich MP, Barbosa AMA, Paiva FG, Miranda RMO, Ramos CCF, Coelho JCO, Santos FB, Nogueira RMR. Dengue epidemic in the State of Rio Grande do Norte, Brazil 1997. *Trans R Soc Trop Med Hyg.* 93: 247-49, 1999.

Dias M. *Manual do dengue*. Secretaria Estadual de Saúde, Rio de Janeiro, 40 pp, 1988

Dietz VJ, Gubler DJ, Rigau-Pérez JG, Pinheiro F, Schatzmayr HG, Bailey R, Gunn R. Epidemic dengue 1 in Brazil, 1986: Evaluation of a clinically based dengue surveillance system. *Am J Epidemiol.* 131: 693-01, 1990.

Domingues RB, Kuster GW, Onuki-Castro FL, Souza VA, Levi JE, Pannuti CS. Involvement of the central nervous system in patients with dengue virus infection. *J Neurol Sci.* 267(1-2): 36-40, 2008.

Dos Santos CL, Bastos CA, Sallum MA, Rocco IM. Molecular characterization of dengue viruses type 1and 2 isolated from concurrent infection. *Rev Inst Med Trop São Paulo.* 45(1): 11-6, 2003.

Dos Santos CN, Rocha CF, Cordeiro M, Fragoso SP, Rey F, Deubel V, Despre P. Genome analysis of dengue type 1virus isolated between 1990-2001 in Brazil reveals a remarkable conservation of the structural proteins but amino acid differences in the non-structural proteins. *Virus Res.* 90(1-2): 197-05, 2002a.

Dos Santos FB, Miagostovich MP, Nogueira RMR, Eddgil D, Schatzmayr HG, Riley L, Harris E. Complete nucleotide sequence analysis of a Brazilian dengue virus type 2 strain. *Mem Inst Oswaldo Cruz.* 97: 991-995, 2002b.

Figueiredo LB, Cecílio AB, Ferreira GP, Drumond BP, Oliveira JG, Bonjardim CA, Ferreira PCP, Kroon EG. Dengue virus 3 genotype I associated with dengue fever and dengue hemorrhagic fever, Brazil. *Emerg Infect Dis.* 14: 314-16, 2008.

Figueiredo LTM. Dengue in Brazil I: history, epidemiology and research. *Virus Rev & Research* 1: 9-16, 1996.

Figueiredo MA, Rodrigues LC, Barreto ML, Lima JW, Costa MC, Morato V, Blanton R, Vasconcelos PF, Nunes MR, Teixeira MG. Allergies and diabetes as risk factors for dengue hemorrhagic fever: results of a case control study. *PLoS Negl Trop Dis* 4(6): e699, 2010.

Freier JE, Rosen L 1987. Vertical transmission of dengue viruses by mosquitoes of the *Aedes scutellaris* group. *Am J Trop Med Hyg.* 37: 640-647, 1987.

García-Rivera EJ, Rigau-Pérez JG. Dengue severity in the elderly in Puerto Rico. *Rev Panam Salud Publica/Pan Am J Public Health.* 13(6): 362-68, 2003.

George R, Lum LCS. Clinical spectrum of dengue infection. In: Gubler DJ, Kuno G. *Dengue and Dengue Hemorrhagic Fever*. CAB International New York p. 89-113, 1997.

Gubler DJ. Dengue. In: MONATH TP, *The arboviruses: ecology and epidemiology* v.II, Boca Raton, FL, USA, p. 223-260, 1988.

Gubler DJ. The changing epidemiology of yellow fever and dengue, 1900 to 2003: full circle?*Comp Immun Microbiol Infect Dis.* 27: 319-30, 2001.

Gubler DJ, Kuno G, Sather GE, Velez M, Oliver A. Use of mosquito cell cultures and specific monoclonal antibodies in surveillance for dengue viruses. *Am J Trop Med Hyg.* 33: 158-65, 1984.

Guilarde AO, Turchi MD, Siqueira Jr. JB, Feres VCR, Rocha B, Levi JE, Souza Vanda AUF, Boas LSV, Pannuti CS, Martelli CMT. Dengue and dengue hemorrhagic fever among adults: clinical outcomes related to viremia, serotypes, and antibody response. *J Infect Dis.* 197(6): 817-24, 2008.

Guzman MG, Jaenisch T, Gaczkowski R, Ty Hang VT, Sekaran SD, Kroeger A, Vazquez S, Ruiz D, Martinez E, Mercado JC, Balmaseda A, Harris E, Dimano E, Leano PSA, Yoksan S, Villegas E, Benduzu H, Villalobos I, Farrar J, Simmons CP. Multicountry evaluation of the sensitivity and specificity of two commercially-available NS1 ELISA assays for dengue diagnosis. *PLoS Negl Trop Dis.* 4(8): e811, 2010

Guzman MG, Kourí G, Bravo J. Is sequential infection a risk factor for DHF/ DSS? *Arthropod-borne Virus Information Exchange,* June [Colorado, USA]:172-75, 1986.

Guzman MG, Kourí G, Soler M, Bravo J, La Veja AR, Vazquez S, Mune M. Dengue-2 virus enhancement in asthmatic and non asthmatic individual. *Mem Inst Oswaldo Cruz.* 87: 559-64, 1992.

Hall WC, Crowell T P, Watts, DM, Barros V L, Kruger, H, Pinheiro, F, Peters, CJ. Demonstration of yellow fever and dengue antigens in formalin-fixed paraffin-embedded human liver by immunohistochemistry analysis. *Am J Trop Med Hyg.* 45 (4): 408-17, 1991.

Halstead SB. Observations related to pathogenesis of dengue hemorrhagic fever. VI. Hypotheses and discussion. *Yale J Biol Med* 42: 350-62, 1976.

Halstead SB. Dengue haemorrhagic fever – a public health problem and a field for research. *B World Health Organ.* 58: 1-21, 1986.

Halstead SB. The pathogenesis of dengue. Molecular epidemiology in infectious disease. *Am J Epidemiol.* 114: 632-48, 1981.

Halstead SB. Selective primary health care: strategies for control of disease in the developing world. XI. Dengue. *Rev Infect Dis.* 6: 251-64, 1984.

Halstead SB. Pathophysiology and Pathogenesis of Dengue Haemorrhagic Fever, pp. 80-103. In: World Health Organization. *Monograph on Dengue/Dengue Haemorrhagic Fever.* Regional Publication, SEARO, n. 22, 1993.

Halstead SB, Nimmannitya S, Yamarat C, Russel PK. Hemorrhagic fever in Thailand: newer knowledge regarding etiology. *Jap J Med Sci Biol.* 20 (Suppl): s96-s103, 1967.

Halstead SB, O' Orourke JE. Dengue viruses and molecular phagocytes. I. Infection enhancement by non-neutralizing antibody. *J Exp Med.* 146: 201-17, 1977.

Hammon WMCD, Rudnick A, Sather GE. Viruses associated with epidemic hemorrhagic fevers of the Philippines and Thailand. *Science* 131: 1102-03, 1960.

Heinz FX, Allison SL. The machinery for flavivirus fusion with host cell membranes. *Curr Opin Microbiol.* 4: 450-55, 2001.

Hemorio - Circular informativo sobre a transfusão de concentrado de plaquetas na dengue hemorrágica. In: Fundação Nacional de Saúde Funasa - (Brasil). *Dengue - Roteiro para Capacitação de Profissionais Médicos e Tratamento*, 2002.

Henchal EA, Putnak JR. The dengue viruses. *Clin Microbiol Rev.* 3: 376-96, 1990.

Hober D, Poli L, Roblin B, Gestas P, Chunge E, Granic G, Imbert P, Pecarere J-L., Vergez-Pascal R, Wattre P, Maniez-Montreuil M. Serum levels of tumor necrosis factor-α (TNF-α), Interleukin-6 (IL-6), and Interleukin-1β (IL-1β) in dengue-infected patients. *Am J Trop Med Hyg.* 48: 324-31, 1993.

Horta O. Intervenção na sessão da Academia Nacional de Medicina. *Bol Acad Nac Med* 95: 4, 1923.

Hota S, Kimura R. Experimental studies on dengue I. Isolation, identification and modification of the virus. *J Infect Dis.* 90:1-9, 1952.

Huang JL, Huang JH, Shyu RH, Teng CW, Lin YL, Kuo MD, Yao CW, Shaio MF. High-level expresión of recombinant dengue viral NS1 protein and its potencial use as a diagnostic antigen. *J Med Virol.* 65(3): 553-60, 2001.

Igarashi A. Isolation of a Singh's Aedes albo*pictus* cell clone sensitive to dengue and chikungunya viruses. *J Gen Virol.* 40: 531-44, 1978.

Janjindamai W, Pruekprasert P. Perinatal dengue infection: a case report and review of literature. *Southeast Asian J Trop Med Publ Health.* 34 (4): 793-06, 2005.

Kliks SC, Nimmannitya S, Nisalak A, Burke DS. Evidence that maternal dengue antibodies are important in the development of dengue hemorrhagic fever in infants. *Am J Trop Med Hyg.* 38: 411-19, 1988.

Kourí G, Guzmãn MG, Bravo J. Why dengue haemorrhagic fever in Cuba? 2. An integral analysis. *Trans R Soc Med Trop Hyg.* 81: 821-23, 1987.

Kubelka CF, Azeredo EL, Gandini M, Oliveira-Pinto LM, Barbosa LS, Damasco PV, Ávila CAL, Motta-Castro ARC, Cunha RV, Cruz OG. Metalloproteinases are produced during dengue fever and MMP9 is associated with severity. *Journal of Infection.* 61(6): 501-5, 2010

Kubelka CF, Borges PA, Vonsydow FFO, Lampe E. Analysis of tumor necrosis factor-α serum level in Brazilian patients with dengue-2. *Mem Inst Oswaldo Cruz.* 90: 741-42, 1995.

Kuhn RJ, Zhang W, Rossmann MG, Pletnev SV, Corver J, Lenches E, Jones CT, Mukhopadyay S, Chipman PR, Strauss EG, Baker TS, Strauss JH. Structure of dengue virus: implications for flavivirus organization, maturation and fusion. *Cell.* 108: 717-25, 2002.

Kuno G, Gomez I, Gubler DJ. Detecting artificial antidengue IgM immune complexes using an enzyme-linked immunosorbent assay. *Am J Trop Med Hyg.* 36(1): 153-9, 1987.

Kurane I, Innis BL, Nimmannitya S, Nisalak A, Rothman AL, Livingston PG, Janus J, Ennis FA. Human immune response to dengue viruses. *Southeast Asian J Trop Med Publ Health.* 21: 658-62, 1990.

Lanciotti RS, Calisher CH, Gubler DJ, Chang GJ, Vorndam V. Rapid detection and typing of dengue viruses from clinical samples by using reverse transcriptase-polymerase chain reaction. *J Clin Microbiol.* 30: 545-51, 1992.

Leitmeyer KC, Vaughn DW, Watts DM, Salas R, Villalobos I, de Chacon, Ramos C, Rico-Hesse R. Dengue virus structural differences that correlate with pathogenesis. *J Virol.* 73 (6): 4738-47, 1999.

Lima MRQ, Nogueira RMR, Schatzmayr HG, dos Santos FB. Comparison of three commercially available dengue NS1 antigen capture assays for acute diagnosis of dengue in Brazil. *PloS Negl Trop Dis.* 4(7): e738, 2010.

Lindenbach BD, Rice CM. Flaviviridae: The viruses and their replication. In: Fields BN, Knipe DM, Howley PM. *Virology*. Fourth edition. Philadelphia: Lippincott – Williams & Wilkins. 991-1041, 2001.

Littaua R, Kurane I, Ennis FA. Human IgG Fc receptor II mediates antibody-dependent enhancement of dengue virus infection. *J Immunol.* 144: 3183-86, 1996.

Lourenço-de-Oliveira R, Vazeille M, Filippis AMB, Failloux AB. Large genetic differentiation and low variation in vector competence for dengue and yellow fever viruses of Aedes albo*pictus* from Brazil, the United States, and the Cayman Islands. *Am J Trop Med Hyg.* 69 (1): 105-14, 2003.

Lum LCS, Lam SK, Choy YS, George R, Harun F. Dengue encephalitis: a true entity? *Am J Trop Med Hyg.* 54: 256-59, 1996.

Luz R. Epidemia de dengue em Valença. In: Congresso Brasileiro de Medicina e Cirurgia, 1888, Rio de Janeiro. *Anais do Primeiro Congresso Brasileiro de Medicina e Cirurgia.* [Rio de Janeiro]: Imprensa Nacional, pp. 115-24, 1889.

Mackay IM, Arden KE, Nitsche A. Real-time PCR in virology. *Nucleic Acids Res.* 30(6): 1292-05, 2002.

Mariano F. A dengue. Considerações a respeito de sua incursão no Rio Grande do Sul, em 1916. *Arch Bras Med.* 7: 272-77, 1917.

Martínez E, Kourí G, Guzman MG, Paradoa M, Ayllón LL. Race, chronical diseases and HLA antigens in DHF/DSS. *Arthropod-borne Virus Information Exchange* [Colorado, USA]: 157-60, 1988.

Martínez-Torres E. Dengue. *Estudos Avançados.* 22(64): 33-52, 2008.

Marzochi KBF, Souza RV, Simões S, Nogueira RMR, Schatzmayr HG, Soares AG, Fernandes N, Cuba J, Campos D, Carneiro MB, Rocha RG, Ewerton E. Comparação clínico-laboratorial entre duas alças epidêmicas de dengue tipo 1 no Rio de Janeiro. *Rev Soc Bras Med Trop.* 24 (Supl): 122, 1991.

McCloud TG, Cardiff RD, Brandt WE, Chiewsilp D, Russel PK. Separation of dengue strains on the basis of a nonstructural antigen. *Am J Trop Med Hyg.* 20(7): 964-68, 1971.

Messer WB, Gubler DJ, Harris E, Sivananthan K, de Silva AM. Emergence and global spread of dengue serotype 3, subtype III virus. *Emerg Infect.* Dis 9 (7): 800-9, 2003.

Messer WB, Vitarana UT, Sivananthan K, Elvtgala J, Preethimala LD, Ramesh R, Withana N, Gubler DJ, Silva AM. Epidemiology of dengue in Sri Lanka before and after the emergence of pandemic dengue hemorrhagic fever. *Am J Trop Med Hyg.* 66: 765-73, 2002.

Miagostovich MP, De Simone TS, Araújo ESM, Miranda LH, Schatzmayr HG, Nogueira RMR. Evaluation of IgM antidengue response in sequential infection. *Virus Rev & Research.* 6(2): 13-9, 2001.

Miagostovich MP, Nogueira RMR, Cavalcanti SMB, Marzochi KBF, Schatzmayr HG. Dengue epidemic in the State of Rio de Janeiro, Brazil: virological and epidemiological aspects. *Rev Inst Med Trop São Paulo.* 35(2): 149-54, 1993.

Miagostovich MP, Ramos RG, Nicol AF, Nogueira RMR, Cuzzi-Maya T, Oliveira AV, Marchevsky RS, Mesquita RP, Schatzmayr HG. Retrospective study on dengue fatal cases. *Clin Neuropathol.* 16(4): 204-8, 1997a.

Miagostovich MP, Santos FB, Araújo ESM, Dias J, Schatzmayr HG, Nogueira RMR. diagnosis of dengue by using reverse transcriptase-polymerase chain reaction. *Mem Inst Oswaldo Cruz.* 92 (5):595-600, 1997b.

Miagostovich, MP, Santos FB, De Simone TS, Costa EV, Filippis AMB, Schatzmayr HG, Nogueira RMR. Genetic characterization of dengue virus type 3 isolates in the State of Rio de Janeiro, 2001. *Braz J Med Biol Res.* 35: 1-4, 2002b.

Miagostovich MP, Vorndam V, Araújo ESM, Santos FB, Schatzmayr HG, Nogueira RMR. Evaluation of IgG enzyme-linked immunosorbent assay for dengue diagnosis. *J Clin Virol.* 14: 183-89, 1999.

Ministério da Saúde. Secretaria de Vigilância em Saúde. Informe Epidemiológico da Dengue – Análise de situação e tendências – 2010. http://portal.saude.gov.br/portal/arquivos/pdf/informe_dengue_se_13_completo_final.pdf. Acessado em 05/10/2010., 2010a.

Ministério da Saúde. Secretaria de Vigilância em Saúde. Nota Técnica Isolamento do sorotipo DENV 4 em Roraima/Brasil. http://portal.saude.gov.br/portal/arquivos/pdf/nt_denv_4_24_09_2010_eh.pdf. Acessado em 05/10/2010, 2010b.

Miranda LEC, Miranda SJC, Roland M. Case Report: Spontaneous rupture of the spleen due to dengue fever. *Braz J Infect Dis.* 7(6): 423-25, 2003.

Monath TP. Dengue and yelloy fever – challenges for the development and use of vaccines. *N Engl J Med.* 357(22): 2222-2225, 2007.

Morens DM, Halstead S. Measurement of antibody-dependent infection enhancement of four dengue virus serotypes by monoclonal and polyclonal antibodies. *J Gen Virol.* 71: 2909-14, 1990.

Morier L, Guzman MG, Kourí G, Soler M, Alemán MR. The lapse between the two infections with dengue virus as a risk factor for DHF/DSS. *Arthropod-borne Virus Information Exchange* [Colorado, USA]: 130-132, 1987.

Morita K, Tanaka M, Igarashi A. Rapid identification of dengue virus serotypes by using polymerase chain reaction. *J Clin Microbiol.* 29: 2107-10, 1991.

Neves-Souza PCF, Azeredo EL, Zagne SMO, Valls-de-Souza R, Reis SRNI, Cerqueira DIS, Nogueira RMR, Kubelka CF. Inducible nitric oxide synthase (iNOS) expression in monocytes during acute dengue fever in patients and during *in vitro* infection. *BMC Infect Dis.* 5: 64, 2005.

Nguyen TL, Nguyen TH, Tieu NT. The impact of dengue haemorrhagic fever on liver function. *Res Virol.* 148: 273-77, 1997.

Nimmannitya S, Thisyakorn U, Hemsrichart V. Dengue haemorrhagic fever with unusual manifestations. *Southeast Asian J Trop Med Publ Health.* 18: 398-06, 1987.

Nogueira MB, Stella V, Bordignon J, Batista WC, Borba L, Silva LHP, Hoffmann FG, Probst CM, Santos CND. Evidence for the circulation of dengue vírus type 3 genotypes III and V in northern region of Brazil during 2002–2004 epidemics. *Mem Inst Oswaldo Cruz.* 103: 483-8, 2008.

Nogueira RMR, Fillipis AMB, Coelho JMO, Sequeira PC, Schatzmayr HG, Paiva FG, Ramos AMO, Miagostovich MP. Dengue vírus infection of the Central Nervous System (CNS): a case report from Brazil. *Southeast Asian J Trop Med Publ Health.* 33 (1): 68-71, 2002b.

Nogueira RMR, Miagostovich MP, Cavalcanti SMB, Marzochi KBF, Schatzmayr HG. Levels of IgM antibodies against dengue virus in Rio de Janeiro, Brasil. *Res Virol.* 143: 423-27, 1992.

Nogueira RMR, Miagostovich MP, Cunha RV, Zagne SMO, Gomes FP, Nicol AF, Coelho JCO, Schatzmayr HG. Dengue fatal cases in primary infections in Brazil. *Trans Rl Soc Tropl Med Hyg.* 93: 417, 1999.

Nogueira RMR, Miagostovich MP, Fillipis AMB, Pereira MAS, Schatzmayr HG. Dengue vírus type 3 in Rio de Janeiro, Brazil. *Mem Inst Oswaldo Cruz.* 96(7): 925-6, 2001.

Nogueira RMR, Miagostovich MP, Lampe E, Schatzmayr HG. Isolation of dengue virus type 2 in Rio de Janeiro. *Mem Inst Oswaldo Cruz.* 85: 253, 1990.

Nogueira RMR, Miagostovich MP, Lampe E, Souza RV, Zagne SMO, Schatzmayr HG. Dengue epidemic in the state of Rio de Janeiro, Brazil, 1990-1991: Cocirculation of dengue 1 and dengue 2 serotypes. *Epidem Infect.* 111: 163-70, 1993.

Nogueira RMR, Miagostovich MP, Schatzmayr HG. Molecular epidemiology of dengue viruses in Brazil. *Cad Saúde Pública.* 16(1): 205-11, 2000.

Nogueira RMR, Miagostovich MP, Schatzmayr HG. Dengue virus in Brazil. *Dengue Bull.* 26: 1-10, 2002a.

Nogueira RMR, Schatzmayr HG, Miagostovich MP, Farias MFDB, Farias Filho JC. Virological study of a dengue type 1 epidemic at Rio de Janeiro. *Mem Inst Oswaldo Cruz.* 83(2): 219-25, 1988.

Oliveira ECL, Pontes ERJC, Cunha RV, Fróes IB, Nascimento D. Alterações hematológicas em pacientes com dengue. *Rev Soc Bras Med Trop.* 42(6): 682-85, 2009.

Oliveira MF, Araújo JMG, Ferreira Jr OC, Ferreira DF, Lima DB, Santos FB, Schatzmayr HG, Tanuri A, Nogueira RMR. *Emerg Infect Dis.* 16: 576-8, 2010.

OPS – Organización Panamericana de la Salud/Organización Mundial de la Salud (OPS/OMS) . *Dengue: Guías de atención para enfermos en la región de las Américas,* 54 pp, 2010.

Osanai CH, Rosa APT, Tang A, Amaral R, Passos ADC, Tauil PL. Surto de dengue em Boa Vista, Roraima. Nota prévia. *Rev Inst Med Trop São Paulo.* 25: 53-4, 1983.

PAHO – Pan American Health Organization. *Dengue and dengue hemorrhagic fever in the Americas: Guidelines for prevention and control.* (Cient. Pub. n. 548), 98 pp, 1994.

Patey O, Ollivaud L, Breuil J, Lafaix C. Ununsual neurologic manifestations occurring during dengue fever infection. *Am J Trop Med Hyg.* 48: 793-02, 1993.

Pedro A. O dengue em Nictheroy. *Brazil-Médico.* 37: 173-77, 1923.

Pereira GRO. Dengue clássico e dengue hemorrágico como problemas atuais de Saúde Coletiva em Mato Grosso do Sul, Brasil. 2003. Dissertação (Mestrado em Saúde Coletiva) – Universidade Federal de Mato Grosso do Sul, 144 pp, 2003.

Pessoa SB, Martins AV. Família *Culicidae*. Culicíneos de importância médica. In: *Parasitologia Médica.* 11. ed. [Rio de Janeiro]: Guanabara Koogan, p. 757-768, 1983.

Phuong CXT, Nhan NT, Kneen R, Thuy PTT, Thien CV, NGA YTT, Thuy TT, Solomon T, Stepniewska K, Wills B and the Dong Nai Paediatric Hospital Study Group. Clinical diagnosis and assessment of severity of confirmed dengue infections in Vietnamese children: Is the World Health Organization classification system helpful? *Am J Trop Med Hyg.* 70(2): 172-79, 2004.

Pinto LMO, Borges PA, Santiago M, Sousa R, Lampe E, Nogueira R, Kubelka C. Cytokine production in Brazilian patients with dengue in acute and convalescent phases: early results. *In: 1st International Seminar on Dengue, Summaries* pp. 43, 1996.

Ramos C, Sánchez G, Pando RH, Baquera J, Hernández D, Mota J, Ramos J, Flores A, Llausás E. Dengue virus in the brain of a fatal case of hemorrhagic dengue fever. *J Neurol.* 4: 465-68, 1998.

Rego JP. *Esboço historico das epidemias que tem grassado na cidade do Rio de Janeiro desde 1830 a 1870.* [Rio de Janeiro]: Typhographia Nacional, pp. 44-50, 1872.

Reis TJ. A febre dengue em Curityba. *Gaz Med Bahia.* 28: 263-66, 1896.

Repik PM, Dalrymple JM, Brandt WE, McCown JM, Russell PK. RNA fingerprinting as a method for distinguishing dengue dengue 1 virus strains. *Am J Trop Med Hyg.* 32: 577-89, 1983.

Rice CM, Strauss EG, Strauss JH. Structure of the flavivirus genome. In: Schlesinger S, Schlesinger M. *Togaviruses and flaviviruses.* New. York: Plenum Publishing Corp. 1986.

Rice L. Dengue fever. A clinical report of the Galveston epidemic of 1922. *Am J Trop Med.* 3: 73-90, 1923.

Rico-Hesse R. Microevoluetion and virulence of dengue viruses. *Adv Vir Res.* 59: 315-41, 2003.

Rico-Hesse R, Harrison LM, Salas RA, Tovar D, Nisalak A, Ramos C, Boshell J, de Mesa MT, Nogueira RM, Rosa AT. Origens of dengue type 2 viruses associated with increased pathogenicity in the Américas. *Virology.* 230: 244-51.

Rosen L. The emperor's new clothes revisited, or reflections on the pathogenesis of dengue hemorrhagic fever. *Am J Trop Med Hyg.* 26: 337-43, 1977.

Rosen L. Sexual transmission of dengue viruses by *Aedes albopictus. Am J Trop Med Hyg.* 37: 398-02, 1987.

Russell PK, McCown JM. Comparison of dengue 2 and dengue 3 virus strains by neutralization tests and identification of a serotype of dengue 3. *Am J Trop Med Hyg* 21(1): 97-99, 1972.

Sabin AB. Dengue. In: Rivers TM. *Viral and Rickettsial infections of man*, 4th ed. [New York]: Lippincott, 445-53, 1948.

Sabin AB, Schlesinger W. Production of immunity to dengue with virus modified by propagation in mice. *Science.* 101: 640-642, 1945.

Sabin AB. Research on dengue during World War II. *Am J Trop Med Hyg.* 1: 30-50, 1952.

Salgado DM, Eltit JM, Mansfield K, Panqueba C, Castro D, Vega MR, Xhaja K, Schmidt D, Martin KJ, Allen PD, Rodriguez JA, Dinsmore JH, López JR, Bosch I. Heart and skeletal muscle are targets of dengue virus infection. *Pediatr Infect Dis J.* 29(3): 238-42, 2010.

San Martín JL, Brathwaite O, Zambrano B, Solórzano JO, Bouckenooghe A, Gustavo H. Dayan, Guzmán MG. The epidemiology of dengue in the Americas over the last three decades: a worrisome reality. *Am J Trop Med Hyg.* 82(1): 128-35, 2010.

Santos NQ, Azoubel, ACB, Lopes AA, Costa G, Bacellar A. Guillain-Barré syndrome in the course of dengue. *Arq Neuropsiquiatr.* 62(1): 144-46, 2004.

Schatzmayr HG Nogueira RMR, Rosa APAT. An outbreak of dengue virus at Rio de Janeiro. *Mem Inst Oswaldo Cruz.* 81: 245-46, 1986.

Seet RCS, Quekb AML, Lima ECH. Post-infectious fatigue syndrome in dengue infection. *J Clin Virol* 38: 1-6, 2007.

Senior K. Dengue vaccine efficacy trials in progress. *Lancet Infect Dis.* 9(11): 662-63, 2009.

Shu PY, Chen LK, Chang SF, Yueh YY, Chow L, Chien LJ, Chin C, Lin TH, Huang JH. Dengue NS1-specific antibodies response: isotype distribution and serotyping in patients with dengue fever and dengue hemorrhagic fever. *J Med Virol.* 62 (2): 224-32, 2000.

Siler JF, Hall MW, Hitchens AP. Dengue: its history, epidemiology, mechanism of transmission, etiology, clinical manifestations, immunity and prevention. *Philipp J Sci.* 29: 1-304, 1926.

Silva LK, Blanton RE, Parrado AR, Melo PS, Morato VG, Reis EA, Dias JP, Castro JM, Vasconcelos PF, Goddard KA, Barreto ML, Reis MG, Teixeira MG. Dengue hemorrhagic fever is associated with polymorphisms in JAK1. *Eur J Hum Genet.* 18(11):1221-7, 2010.

Simmons JS, Stjohn JH, Reynolds FHK. Experimental studies of dengue. *Philipp J Sci.* 44: 1-247, 1931.

Slosek J. *Aedes aegypti* mosquitoes in the Americas: a review of their interactions with the human population. *Soc Sci Med.* 23: 249-57, 1986.

Souza LJ, Alves JG, Nogueira RMR, Gicovate Neto C, Bastos DA, Siqueira EWS, Souto Filho JTD, Cezário TA, Soares CE, Carneiro RC. Aminotransferase changes and acute hepatitis in patients with dengue fever: analysis of 1,585 cases. *Braz J Infect Dis.* 8(2): 156-63, 2004.

Souza RV, Cunha RV, Miagostovich MP, Timbó MJ, Montenegro F, Pessoa ETFP, Nogueira RMR, Schatzmayr HG. An outbreak of dengue in the State of Ceará, Brazil. *Mem Inst Oswaldo Cruz* 90: 345-46, 1995.

SUCAM – Superintendência de Campanhas de Saúde Pública (Brasil). *Resumo dos principais caracteres morfológicos diferenciais do Aedes aegypti* e do *Aedes albopictus.* Brasilia, 20 p., 1989

Uehara PM, Cunha RV, Pereira GROL, Oliveira PA. Envolvimento hepático em pacientes com dengue hemorrágico: manifestação rara? *Rev Soc Bras Med Trop.* 39(6): 544-47, 2006.

Vasconcelos PF, Menezes DB, Melo LP, Pessoa ETF, Rodrigues SG, Rosa EST, Timbó MJ, Coelho IVC, Montenegro F, Rosa JFST, Andrade FMO, Travassos Da Rosa APA. A large epidemic of dengue fever with dengue hemorrhagic cases in Ceará State, Brazil, 1994. *Rev Inst Med Trop São Paulo.* 37: 253-55, 1995.

Veloso HH, Ferreira Júnior JA, Paiva JMB, Honório JF, Bellei NCJ & Paola AAV. Acute atrial fibrillation during dengue hemorrhagic fever. *Braz J Infect Dis.* 7(6): 418-22, 2003.

Vezza AC, Rosen L, Repik P, Dalrymple J, Bishop DH. Characterization of the viral RNA species of prototype dengue viruses. *Am J Trop Med Hyg.* 29: 643-52, 1980.

Watts DM, Porter KR, Putvatana P, Vazquez B, Calampa C, Hayes CG, Halstead SB. Failure of secondary infection with American genotype dengue 2 to cause dengue haemorrhagic fever. *Lancet.* 354: 1431-34, 1999.

Webster DP, Farrar J, Rowland-Jones S. Progress towards a dengue vaccine. *Lancet Infect Dis.* 9(11): 678-87, 2009.

Westaway EG, Brinton MA, Gaidamovich SY, Horzinek MC, Igarashi A, Kääriäinen L, Lvov DK, Porterfield JL, Russel PK, Trent DW. Flaviviridae. *Intervirology* 24: 183-92, 1985.

Winkler G, Maxwell SE, Ruemmler C, Stollar V. Newly synthesized dengue-2 virus nonstructural protein NS1is a soluble protein but becomes partially hydrophobic and membrane associated after dimeratization. *Virology.* 171:302-05, 1989.

World Health Organization (WHO). *Dengue haemorrhagic fever: diagnosis, treatment, prevention and control.* 2nd ed. Geneva: WHO, 1997.

World Health Organization (WHO). *Dengue: guidelines for diagnosis, treatment, prevention and control.* 3rd ed. Geneva: WHO, 2009.

World Health Organization (WHO). *Dengue and dengue haemorrhagic fever.* Factsheet No 117, revised May 2008. Geneva, 2008 (http://www.who.int/mediacentre/http://www.who.int/mediacentre/factsheets/fs117/em) acessado em 06/06/2010.

Zagne SMO, Alves VGF, Nogueira RMR, Miagostovich MP, Lampe E, Tavares W. Dengue haemorrhagic fever in the state of Rio de Janeiro, Brazil: a study of 56 confirmed cases. *Trans Roy Soc Trop Med Hyg.* 88: 677-79, 1994.

156 Raiva

Rugimar Marcovistz, Phyllis C. Romijn, Camila Zanluca e Carlos R. Zanetti

▸ Introdução

A raiva é certamente a zoonose de registro mais antigo na história da humanidade. Os babilônios, no século 23 a.C., já estabeleciam multas aos proprietários de cães "loucos" que viessem a morder uma pessoa. Os gregos e romanos antigos também associavam a raiva humana às mordidas de cães doentes. Cardamus, um escritor romano (século 1, d.C) acreditava que um veneno existente na saliva fosse o responsável pela raiva. Aulus Cornelius Celsus, contemporâneo de Cardamus, foi talvez o primeiro a descrever o quadro clínico da infecção rábica em humanos: "o paciente é torturado ao mesmo tempo pela sede e pela invencível repulsão à água". Como prevenção da raiva, Celsus recomendava imediata cisão do tecido mordido, cauterização da mordida com ferro quente e imersão da vítima em uma piscina. No século 19 a cauterização da mordida ainda era usual, mas era feita com ácido nítrico.

Na transição da era medieval, com suas superstições, para a Renascença, Girolamo Fracastoro (1546) publicou o tratado *A mordida incurável*, em que descreve detalhadamente a raiva humana e sua incubação – "a infecção raramente se manifesta antes do vigésimo dia após a mordida, na maioria dos casos após 30 dias e em muitos casos 4 a 6 meses depois".

Nas Américas, o primeiro relato sobre raiva humana ocorreu em 1709, no México, por Frei José Gill Ramirez, embora alguns documentos da época de Colombo sugerissem que mordidas de morcegos levavam marinheiros e soldados à loucura.

Embora, durante séculos, a saliva de cães raivosos fosse considerada a responsável pela transmissão da raiva, somente em 1804 Zinke realizou a transmissão da raiva de cão para cão, estabelecendo, assim, a natureza infecciosa da doença. Em 1879, Galtier, discípulo de Louis Pasteur, já utilizava o coelho como animal de laboratório para estudar a raiva. Pasteur e sua equipe desenvolveram os conceitos atuais sobre a raiva, sendo os primeiros a modificar a patogenicidade do vírus (1881 e 1882) por passagens de seu hospedeiro natural (cão) para um animal de laboratório (coelho) por inoculação intracerebral. Como resultado obtiveram a diminuição do período de incubação e da virulência, quando este vírus era inoculado por via periférica. Após terem vacinado com sucesso cães com uma preparação de vírus atenuado proveniente de cérebro de coelhos, o primeiro caso humano foi tratado em 1885 (Dietzschold *et al.*, 1996).

No Brasil, a primeira notificação de raiva em herbívoros ocorreu no sul do país, em Santa Catarina, no período de 1906 a 1908. Esta epizootia, chamada Epizootia de Biguaçu, foi estudada por Parreiras e Figueiredo (1911), médicos do Instituto Oswaldo Cruz, no Rio de Janeiro, que pela primeira vez conseguiram a reprodução experimental da "moléstia de Biguaçu", inoculando por via intracerebral macerado de sistema nervoso de animais doentes em bovinos e equinos. Parreira Horta concluiu que aquela epizootia "era uma moléstia nova ainda não descrita, apresentando pontos de contato com meningite cerebroespinal de Saxe e com a raiva e produzida por um vírus existente no sistema nervoso central". Entretanto, coube a Carini (1911), médico do Instituto Pasteur de São Paulo, estabelecer que a epizootia de Biguaçu era causada pelo vírus rábico. Além disso, Carini, ao observar que o número de cães raivosos na região não era proporcional ao de bovinos e equinos afetados pela raiva, levantou a hipótese de a raiva ser transmitida por morcegos. Esta hipótese foi confirmada entre 1914 e 1918 por dois veterinários alemães, Haupt e Rehaag (1925), contratados pelo governo brasileiro para estudar uma epizootia que assolava os rebanhos no sul do país. Esses pesquisadores inocularam uma suspensão de bulbo cerebral de morcego em um coelho e em uma cobaia que adoeceram no 13º dia após a inoculação. O diagnóstico de raiva foi confirmado por exames histopatológicos.

A primeira vacina de uso animal contra a raiva no Brasil surgiu em 1926, desenvolvida no Instituto Oswaldo Cruz, de Porto Alegre. Esta vacina era produzida a partir de cérebros de bovinos inoculados com o vírus rábico.

Ainda hoje, no Brasil, o morcego é o principal responsável pela manutenção da cadeia silvestre da raiva, enquanto o cão e o gato são importantes na cadeia urbana (Kotait *et al.*, 2009).

Extensas campanhas de vacinação vêm reduzindo consideravelmente os casos de raiva humana. A raiva é endêmica e em grau diferenciado de acordo com a região geopolítica. O maior número de casos é notificado na Região Nordeste, seguida das Regiões Norte, Sudeste, Centro-Oeste e Sul (www.funasa.gov.br).

A vacina contra a raiva desenvolvida por Pasteur foi consideravelmente aperfeiçoada no decorrer do século 20, eliminando sérios efeitos adversos devido à presença de tecido nervoso em sua composição e mesmo causando a morte de pacientes por conter partículas de vírus não inativadas.

A vacinação associada ao tratamento com soro antirrábico começou na França, em 1889, com Victor Babes, mas por causa da frequência de reações anafiláticas este tratamento foi abandonado. Com o desenvolvimento de técnicas permitindo a melhor purificação de imunoglobulinas, a Organização Mundial da Saúde (OMS/WHO), em 1954, elaborou um esquema de vacinação associado a soro antirrábico no tratamento de pós-exposição em casos graves. Este esquema é recomendado ainda hoje, sobretudo em casos de mordidas de animais infectados (Costa, 2000).

Dentre as vacinas utilizando tecido nervoso como substrato, a mais difundida foi a que usava camundongos recém-nascidos, desenvolvida por Fuenzalida e Palácios na década de 1950, no Chile. Esta vacina causava, com frequência, reações neurológicas devido à presença de mielina proveniente do cérebro dos animais. Modificações no processo de produção usando camundongos com no máximo 24 h de vida no momento da inoculação reduziram consideravelmente a presença de substâncias encefatilogênicas no produto final.

Entretanto, a substituição desta vacina por outras mais seguras tem sido recomendada pela OMS (WHO, 2005).

No Brasil, o segundo maior produtor mundial da vacina Fuenzalida/Palácios, a substituição desta vacina por outra usando cultura de células Vero começou em 1999, no Instituto Butantan. O Instituto Tecnológico do Paraná (Tecpar), maior produtor nacional da Fuenzalida/Palácios, também está se preparando para encerrar sua produção nos próximos anos, substituindo-a por cultura de células de linhagem. Atualmente, o Tecpar ainda produz a Fuenzalida/Palácios para uso veterinário.

Em 1960, foi desenvolvida a primeira vacina em cultura de células diploides humanas, no Instituto Wistar (EUA). Esta vacina começou a ser usada comercialmente na década de 1970 e até agora os registros de reações adversas são raros e de baixa gravidade. Entretanto, por motivos econômicos, é pouco usada em países em desenvolvimento (Fishbein *et al.*, 1993).

Nas décadas de 1980 e 1990, foram desenvolvidas duas outras vacinas usando como substrato culturas de células. Uma a partir de células de embrião de galinha (PCECV - *purified chick embryon cell vaccine*) e outra em células Vero (PVRV - *purified Vero cell rabies vaccine*) (Dreesen, 1997). De custo mais acessível, a PVRV tem sido amplamente usada e estudos com aprimoramentos na purificação dos antígenos têm demonstrado sua alta imunogenicidade (Jones *et al.*, 2001).

Vacinas para uso em animais também foram aperfeiçoadas com os avanços da biotecnologia. Inicialmente preparadas em cérebros de carneiros ou de camundongos recém-nascidos, foram sendo substituídas por vacinas preparadas em culturas de células.

Vacinas com vírus vivo modificado têm sido usadas com sucesso no combate à raiva em animais silvestres, como raposas (Canadá e Europa) e cachorros selvagens (Finlândia). Estas vacinas são misturadas a iscas que atraem preferencialmente a espécie-alvo (Dietzschold e Schnell, 2002).

Vacinas recombinantes empregando bactérias ou vírus como vetores têm sido objeto de estudos recentes, assim como as vacinas de DNA (Kammer e Ertl, 2002). Estudos futuros determinarão qual destas vacinas será a mais viável para a produção em massa com segurança, potência e baixo custo.

▸ Etiologia e patogenia

O vírus rábico pertence à família Rhabdoviridae, que é composta por cinco gêneros, três infectando animais (*Vesiculovirus, Lyssavirus* e *Ephemerovirus*) e dois encontrados em plantas (*Cytorhabdovirus* e *Nucleorhabdovirus*). O vírus rábico é o protótipo do gênero *Lyssavirus* (*lyssa* = raiva em grego).

Atualmente, por meio da análise filogenética dos genes que codam para a glicoproteína e para a nucleoproteína, o gênero *Lyssavirus* reúne sete genótipos, que poderiam estar agrupados em dois filogrupos maiores, por apresentarem patogenicidade e imunogenicidade distintas: filogrupo I, compreendendo o genótipo 1 (vírus clássico da raiva), o mais difundido no mundo, o genótipo 5, lissavírus europeu de morcego (EBL1 - *European bat lyssavirus 1*), o genótipo 6, representado pelo EBL2, o genótipo africano 4 (vírus Duvenhage) e o genótipo 7, o lissavírus de morcego australiano (ABL - *Australian bat lyssavirus*); e o filogrupo II, compreendendo o genótipo 2, divergente africano (vírus de morcego de Lagos), e o genótipo 3 (vírus Mokola). Entre estes filogrupos, a identidade é menor que 64% e não há soroneutralização cruzada. Isto explicaria por que vacinas contra a raiva clássica (filogrupo I) não protegem contra os lissavírus do filogrupo II (Badrame *et al.*, 2001).

Os vírus dos genótipos 2 a 7 são conhecidos como relacionados com a raiva (*rabies-related*), têm uma distribuição geográfica limitada, embora ocasionalmente infectem humanos e animais domésticos, eles parecem infectar preferencialmente certas espécies de animais. Os vírus Lagos, Mokola e Duvenhage foram isolados na África Subsaariana a partir de morcegos frutívoros, pequenos mamíferos (roedores) e morcegos insetívoros, respectivamente, enquanto os vírus EBL1 e 2, amplamente disseminados na Europa, infectam morcegos insetívoros, preferencialmente, das espécies *Eptesicus* e *Myotis*, respectivamente. O vírus ABL foi isolado recentemente ao longo da costa leste australiana a partir de morcegos frutívoros (*Pteropus* spp.) e insetívoros (Amengual *et al.*, 1997; Gould *et al.*, 1998).

O vírus rábico tem o genoma formado por um único filamento de RNA de polaridade negativa e intimamente ligado a uma proteína fosforilada - a nucleoproteína (N) -, formando um complexo ribonucleoproteico ou ribonucleoproteína (RNP). A glicoproteína (G) é glicosilada e acilada com ácido palmítico, ficando ancorada, como espículas, na membrana que envolve o vírus. Esta membrana é formada por uma dupla camada de lipídios e é oriunda da célula em que ocorreu a replicação viral. O vírion (vírus completo) tem ainda uma fosfoproteína (P) e uma polimerase L (*large protein*), ambas unidas à RNP, além de uma proteína chamada matriz (M), com localização ainda controvertida: ou estaria embebida na membrana viral ou preencheria o canal do eixo central da RNP (Tordo *et al.*, 1996).

O vírus rábico tem a forma de uma cápsula com uma extremidade arredondada e outra plana (Figuras 156.1 e 156.2).

A fusão do vírus rábico com a membrana da célula suscetível ocorre por meio de trímeros da glicoproteína G, em baixo pH e por um processo de endocitose com a participação de receptor(es) (Roche e Gaudin, 2002). Diversos estudos sugerem que o receptor acetilcolina nicotínico seja o receptor do vírus rábico, entretanto, outros receptores parecem também ser capazes de se ligar ao vírus (Tsiang, 1993). Uma vez ligado, o vírus penetra na célula dentro de um endossomo, no interior deste o pH decresce e sua membrana se fusiona com a membrana viral liberando a RNP no citoplasma. Esta fusão requer, além da redução do pH, modificações na conformação da glicoproteína (Gaudin *et al.*, 1999). A RNP liberada no citoplasma está pronta para servir como molde (*template*) para a expressão dos genes. Nos neurônios, a RNP é transportada

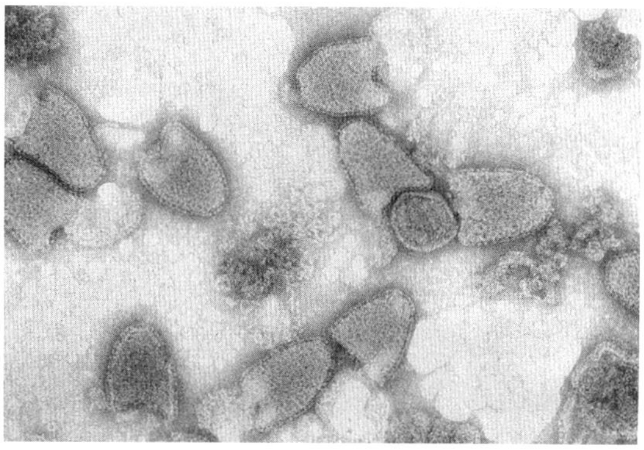

Figura 156.1 Micrografia (160.000 ×) por coloração negativa do vírus rábico concentrado e purificado (cepa CVS) a partir de sobrenadante de células BHK-21 infectadas. (Marcovistz e Dauguet - Instituto Pasteur, Paris, França.)

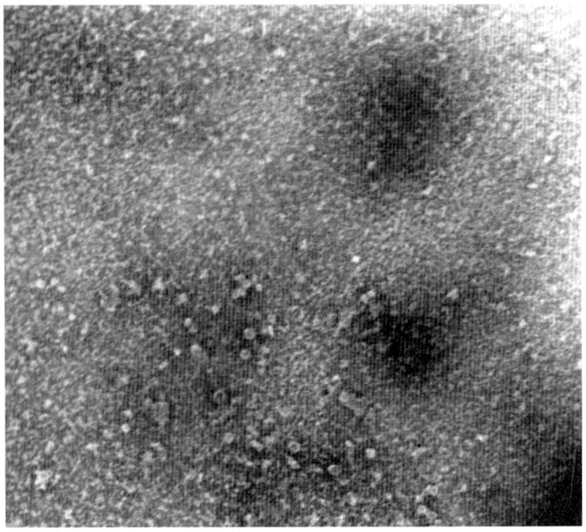

Figura 156.2 Micrografia (20.000 ×) de moléculas de rebonucleoproteínas purificadas a partir de concentrado de vírus rábico. (Marcovitz e Barth, Instituto Oswaldo Cruz, Rio de Janeiro, Brasil.)

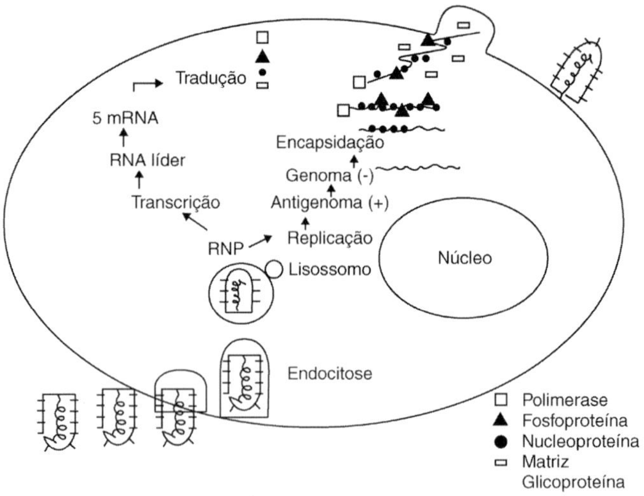

Figura 156.3 Esquema da replicação do vírus rábico. (Adaptada a partir de Tordo *et al.*, 1998.)

pelo fluxo retrógrado axônico e é replicada somente no pericário. A expressão gênica ocorre somente no citoplasma.

Como o genoma é constituído por RNA de polaridade negativa, ele deve primeiro ser transcrito para produzir os RNA mensageiros (mRNA) positivos complementares. A RNP serve como molde para a síntese de dois RNA, um para a transcrição (produção das proteínas virais) e outro para a replicação (produção de genoma viral). A diferença entre transcrição e replicação é determinada pela via na qual a polimerase segue, sequencialmente ou continuamente (Tordo *et al.*, 1998). A transcrição sequencial dá origem a 5 mRNA, codando as proteínas virais. A transcriptase parece atuar neste processo, parando a transcrição em cada sinal de poliadenilação, percorrendo a região intergênica e recomeçando outra transcrição. A replicase atua continuamente e produz um filamento positivo completo de RNA (antigenoma) que é replicado em filamentos genômicos, ou seja, em filamentos de RNA negativos para a formação de novos vírions. Os genomas e antigenomas são encapsulados pela RNP, que os protege da nuclease (Yang *et al.*, 1999). A etapa de translação é regulada por mecanismos celulares.

Antes da liberação viral, a transcrição e replicação são inibidas e a RNP torna-se intensamente condensada e enrolada. Em paralelo, as moléculas de glicoproteínas são concentradas em determinadas regiões da membrana plasmática. Há estudos que sugerem a participação da proteína M durante a formação dos vírions. Após a maturação citoplasmática, o vírion deixa a célula por brotamento envolto na membrana da célula hospedeira (Tordo *et al.*, 1998) (Figura 156.3).

▸ Aspectos clínicos

▪ Carnívoros

A raiva furiosa é a mais comum; ocorre inquietação, o animal apresenta prurido no local da inoculação do vírus e, excitado, ataca objetos, pessoas e animais. Procura locais afastados, evadindo-se da moradia. Ocorrem dispneia, mudança da entonação ao latir ou latidos roucos, a expressão facial passa a ser alerta e tensa. Verifica-se paresia progressiva de membros posteriores, músculos mastigatórios e deglutidores. A morte em geral ocorre por paralisia cardíaca e/ou respiratória.

Nos cães, especificamente, distinguem-se duas formas, a raiva furiosa e a paralítica ou muda que segue a sintomatologia nervosa predominante: o período de incubação varia de 10 dias a 2 meses ou mais. Na fase prodrômica, os cães manifestam mudança de conduta, escondem-se em lugares escuros ou demonstram grande agitação. A excitabilidade reflexa é exaltada e o animal se sobressalta ao menor estímulo. Apresenta anorexia, irritação na região da mordedura, estimulação das vias geniturinárias e um ligeiro aumento da temperatura corporal. Depois de 1 a 3 dias, acentuam-se de maneira notória os sintomas de excitação e agitação. O cão torna-se perigosamente agressivo, com tendência a morder objetos, animais e o homem, inclusive seu próprio dono e muitas vezes morde-se, infligindo-se graves feridas. A salivação é abundante, uma vez que o animal não engole a saliva devido à paralisia dos músculos da deglutição. Há alterações no latido devido à paralisia parcial das cordas vocais. Na fase terminal da enfermidade, podem-se observar convulsões de modo generalizado, falta de coordenação muscular e paralisia dos músculos do tronco e das extremidades.

A forma muda caracteriza-se pelo predomínio de sintomas paralíticos e a fase de excitação é muito curta ou não está presente. A paralisia começa pelos músculos da cabeça e do pescoço, o animal tem dificuldade na deglutição e geralmente há suspeitas de que o cão esteja engasgado com osso. O tratador, ao socorrê-lo, expõe-se à infecção. Logo sobrevêm paralisia das extremidades, paralisia geral e morte. O curso da enfermidade dura em média de 1 a 11 dias.

▪ Quirópteros

A sintomatologia da raiva em morcegos hematófagos, especificamente em *Desmodus rotundus*, é relativamente bem conhecida. O comportamento e os sintomas mais frequentes são atividade alimentar diurna, hiperexcitabilidade, agressividade, tremores, falta de coordenação dos movimentos, contrações musculares e paralisia (www.funasa.gov.br).

No começo da enfermidade, os indivíduos doentes afastam-se da colônia e deixam de realizar asseio corporal (seus pelos tornam-se desalinhados e sujos). Tremor generalizado pode ser observado em vários deles. A presença de feridas é frequente e são provocadas por agressões de seus companheiros sadios a cada tentativa de reintegração ao agrupamento, de onde são expulsos violentamente. O morcego enfermo perde a capacidade de voar e pode cair ao chão. A incapacidade de voo é o primeiro sintoma motriz observado nos morcegos raivosos; isso não os impede de caminhar pelo chão ou pelas paredes.

De um modo geral a hiperexcitabilidade à luz e aos sons agudos é comum nesta fase da doença. Podem morder com força qualquer objeto ao seu redor. As brigas entre os indivíduos são frequentes e envolvem agressões múltiplas com mordeduras. Esse comportamento agressivo é diferente daquele observado nos *Desmodus* sadios, em que predominam atitudes intimidatórias e combates ritualizados.

Em um estágio mais avançado da doença, os morcegos enfermos começam a ter mais dificuldades de caminhar e de sustentar seu corpo sobre os pés e polegares das asas. Sinais de desidratação são percebidos. Há um aumento gradativo dos sintomas de paralisia, com maior intensidade nas asas do que nas extremidades posteriores. A paralisia mandibular não tem sido observada, possibilitando aos morcegos a manutenção da sua capacidade de morder.

As observações do comportamento do morcego hematófago nos seus refúgios mostram as oportunidades que tem o vírus rábico para dispersar-se entre eles. Além de preferir refúgios escuros, úmidos e mal ventilados, condições que facilitam a manutenção do vírus viável e sua transmissão via aerossol, os hematófagos participam comunitariamente do asseio, o que resulta na transmissão direta por meio do contato da saliva de um indivíduo infectado com as feridas de outros, ou pelo contato boca a boca, posto que o vírus rábico pode passar através da mucosa das gengivas (Baer *et al.*, 1970).

A morte dos indivíduos raivosos pode ocorrer cerca de 48 h após o aparecimento dos primeiros sintomas.

Em morcegos infectados experimentalmente, o período médio de incubação tem sido de 17,5 dias. Nos naturalmente infectados, este período é mais longo, 30 dias em média.

Há observações revelando a existência de morcegos hematófagos aparentemente normais que eliminam vírus rábico com a saliva, permanecendo assim como portadores, reservatórios e transmissores da doença por períodos de 5 a 7 meses (Corrêa e Corrêa, 1993).

O vírus da raiva tem sido isolado a partir de cérebro, glândulas salivares e outros órgãos de morcego naturalmente infectado (Nilsson e Nagata, 1975).

Os morcegos hematófagos parecem ser o melhor e o mais eficiente veículo de propagação do vírus rábico, uma vez que agridem diariamente outros animais (suas presas, para se alimentar, e/ou seus próprios companheiros, nas interações sociais agressivas). Essas agressões envolvem, principalmente, aplicação de mordeduras e outros tipos de comportamento interativo. Assim, um morcego hematófago infectado tem chances diárias e frequentes de transmissão, sendo por isso, responsável pela infecção direta de animais domésticos e, eventualmente, de seres humanos.

Os morcegos hematófagos dividem o mesmo *habitat* com espécies não hematófagas, tornando possível sua contaminação (Almeida *et al.*, 1994). Morcegos não hematófagos, ao desenvolverem a doença, ficam debilitados e caem ao solo. Caso manuseados, podem desferir mordidas e transmitir o vírus da raiva. No Brasil, diversos autores registraram ocorrência de vírus da raiva em morcegos insetívoros em Santa Catarina, no Rio Grande do Sul, na Bahia e em São Paulo (Amorim *et al.*, 1970; Bauer, 1972; Silva *et al.*, 1973; Uieda, 1995).

Herbívoros

A forma mais comum da ocorrência da raiva nos bovinos é a paralítica, também chamada de mal de cadeiras dos bovinos, raiva paralisante, peste das cadeiras ou raiva paralítica. Raramente ocorre a forma furiosa.

Os sinais mais frequentes são fraqueza nos músculos extensores dos quartos posteriores (raramente nos anteriores) e, consequentemente, dificuldade na locomoção; no segundo dia os sintomas acentuam-se, sobrevindo a dificuldade de deglutição e a saliva escorrega da boca (paralisia da faringe); devido à paralisia do esfíncter vesical, há incontinência urinária e a urina escorre gota a gota; no terceiro dia, ocorre a constipação intestinal acentuada, sendo praticamente impossível a defecação, podendo, ainda, o animal investir contra outros animais e pessoas; há casos de aparente aumento da libido e o membro exposto pende flácido; com o decorrer da doença o animal se apresenta mais calmo, seguindo a paralisia dos membros, impossibilitando-os de se levantar e perda de toda a sensibilidade, permanecendo assim até a morte que, em geral, se dá por paralisia respiratória, ocorrendo de 4 a 10 dias após o aparecimento dos primeiros sintomas (Smith, 1996).

Na raiva furiosa, os sinais apresentados pelo animal são mais clássicos, como os descritos em carnívoros. Em herbívoros ocorre inquietação, cessando bruscamente a produção de leite. O animal apresenta prurido no local da inoculação do vírus e, excitado, ataca objetos, pessoas e animais, destacando-se do rebanho, por manter a cabeça elevada. Ocorrem dispneia, mugidos roucos, a expressão facial passa a ser alerta e tensa: cabeça erguida, olhos abertos e vivos, orelhas firmes e voltadas para frente (Smith, 1996).

A morte sobrevém devido às lesões nervosas e a consequente perda das funções vitais como aquelas que controlam a respiração e o coração e, comumente, se estabelece em 5 a 10 dias (Corrêa e Corrêa, 1993).

Primatas

A evolução clínica da raiva no homem processa-se em períodos nem sempre bem delimitados, nos quais são observadas mais frequentemente as seguintes alterações:

▸ **Período de incubação.** Variando de 9 dias a mais de 1 ano, estando sua maior frequência entre 20 e 60 dias. A variabilidade do período de incubação depende da quantidade de vírus inoculada, da inervação da região atingida, da multiplicidade e profundidade das lesões e da maior ou menor proximidade do sistema nervoso central (SNC); os períodos mais curtos ocorrem nas lesões da cabeça e do pescoço. O período de incubação é em geral assintomático, tendo, porém, alguns pacientes, disestesias no local da mordedura (Azevedo, 1981).

▸ **Período prodrômico.** Alterações disestésicas, tais como formigamento, dor, prurido no local da lesão e insônia, são os sintomas mais precoces da raiva, notando-se a seguir febre, anorexia, cefaleia, agitação, sintomatologia que rapidamente se intensifica (2 a 5 dias), passando ao 3º período.

▸ **Fase neurológica.** Aparecem neste período os sinais e sintomas mais intensos, decorrentes do comprometimento do SNC, notadamente de suas estruturas mais baixas como bulbo, cerebelo e medula, que se manifestam por hiperventilação, hipoxia, afasia, incoordenação, paresias e paralisias. A aerofobia e hidrofobia que aparecem nessa fase são os sinais mais característicos e que permitem diferenciação com outras encefalites (Azevedo, 1981). Com a evolução da doença, há espasmos nos músculos da deglutição e os líquidos são vigorosamente recusados, embora os pacientes sintam sede e até manifestem o desejo de beber. Esta disfunção da deglutição é comum na maioria dos enfermos. Muitos deles experimentam contrações espasmódicas laringofaríngeas à simples visão de um líquido (hidrofobia), impedindo a deglutição da própria saliva (Souza, 1990). As alterações gastrintestinais manifestam-se por diarreia, tenesmo e vômitos, frequentemente sanguinolentos. Ocorrem nessa fase fenômenos alucinatórios (visuais, auditivos, olfatórios), delírios de referência, fobias e agudização de neuroses anteriores, com ansiedade e agitação psicomotora, que aparecem em forma de paroxismos, após os quais o paciente entra em fase depressiva, com volta à consciência. Raramente, o adulto se torna agressivo durante os períodos alucinatórios, o que sucede com alguma frequência entre as crianças. Essa fase dura de 2 a 10 dias, após o que sobrevém a fase 4.

▸ **Coma.** Fase em que aparecem arritmias cardíacas, apneia, parada cardíaca e morte. Sua duração pode ser de poucas horas a alguns dias, dependendo de se manter ou não o paciente em ventilação assistida, com aparelho de pressão positiva intermitente (Azevedo, 1981). Os sinais clínicos e sintomas da raiva observados em humanos mordidos por morcegos hematófagos são similares àqueles causados pela mordida de outros animais (Greenhall *et al.*, 1993; Kotait *et al.*, 2009).

▸ Epidemiologia e ecologia

A epidemiologia, ou seja, o estudo do comportamento das doenças nas populações, comunidades e ecossistemas, é útil principalmente como apoio a programas de controle de patogenias (Wandeler *et al.*, 1994). No caso específico da raiva, no entanto, não basta monitorar a doença presente, detectada no hospedeiro infectado. Quando se realizam estudos epidemiológicos da raiva, o diagnóstico da enfermidade não expressa a realidade no que concerne à circulação do vírus. Ausência de evidência não equivale à evidência de ausência. Áreas com animais imunizados são "silenciosas", bem como ambientes silvestres onde a doença ocorre, mas não é diagnosticada rotineiramente. Assim, o monitoramento da circulação do vírus deverá em breve substituir as pesquisas epidemiológicas da doença, inclusive como forma de profilaxia (Smith *et al.*, 1992; Ito *et al.*, 2001). É necessário impedir a infecção.

Antes do desenvolvimento da análise molecular, surtos de raiva eram estudados principalmente por meio do monitoramento de casos clínicos e pesquisas de anticorpos específicos. A presença do vírus da raiva era estudada apenas nos tecidos apresentando lesão (corpúsculo de Negri em células do sistema nervoso) (Delpietro *et al.*, 1990). Porém, foi sugerida a presença do vírus em outros tecidos, inclusive mais recentemente sem causar doença clínica, ou seja, a ocorrência de infecção sem doença (van der Poel *et al.*, 2000). Como parasitos intracelulares obrigatórios, os vírus, para iniciar uma infecção, devem penetrar na célula hospedeira e permitir a infecção produtiva da célula. A patogenia é um processo multifásico e o desenvolvimento da enfermidade é influenciado pelo ambiente intracelular, por funções celulares induzidas como a capacidade da resposta imune do hospedeiro, pela velocidade de replicação do vírus, pela citopatogenicidade e pela difusão do vírus, dentro e entre órgãos (Marsh e Bron, 1997). No caso do vírus rábico, este em verdade se constitui de uma população de variantes de propriedades biológicas diferentes. Mudanças no ambiente do hospedeiro resultam rapidamente em alterações na variante predominante (Morimoto *et al.*, 1998). A existência de vírus rábico como quase-espécies tem profundas implicações na epidemiologia da raiva, pois permite a infecção de novos hospedeiros e sua adaptação progressiva na natureza, bem como a sua evolução até um equilíbrio seletivo vírus-hospedeiro (Kissi *et al.*, 1999).

Os mamíferos são considerados hospedeiros naturais suscetíveis à infecção pelo vírus da raiva. Fatores afetando a epizoologia da raiva foram revisados por Wandeler *et al.* (1994) e Tordo *et al.* (1998). Como cada espécie hospedeira tem sua biologia populacional e modo específico de interação social, isto determina quais as variantes virais capazes de circular nestas espécies. A capacidade de tirar vantagem de mecanismos normais de interação social, ou promover contatos infecciosos, alterando a fisiologia e o comportamento do hospedeiro, ampliam as condições de perpetuação do vírus da raiva. Populações de mamíferos que compõem uma sociedade restrita, com comportamento social intenso pelo menos periódico, apresentam o perfil de hospedeiro ideal. Atitudes de higiene mútua, por um lado, e/ou eventual agressividade, por outro, favorecem a transmissão, principalmente, pela saliva. São exemplos conhecidos os carnívoros e quirópteros. No Nordeste do Brasil, tem-se notícia de primatas não humanos (*Callithrix jacchus*) infectados e mantendo um ciclo independente de uma variante do vírus rábico (Favoretto *et al.*, 2001).

Quando se pesquisa a cadeia epidemiológica de transmissores do vírus da raiva, verifica-se um ciclo silvestre que, eventualmente, extrapola para o ambiente doméstico, geralmente rural, e um ciclo urbano. Os ciclos podem se entrelaçar, afetando as várias espécies de mamíferos. O ciclo silvestre, até pouco tempo, não se apresentava tão evidente, porém o desmatamento, forçando maior proximidade entre animais silvestres e o ambiente doméstico, o contato dos seres humanos e animais domésticos com estes mamíferos silvestres e os novos métodos de diagnóstico contribuíram enormemente para isto (Smith *et al.*, 1995; Plotkin, 2000). Nas Américas, quirópteros, canídeos e felídeos representam as espécies cujos indivíduos são os de maior risco para a transmissão da raiva. A adaptação de morcegos insetívoros e frugívoros, mas também hematófagos, ao meio urbano deve-se à oferta abundante de alimentos e abrigos nas cidades, associada à ausência de predadores (Uieda, 1995). Diversos casos de raiva em animais domésticos urbanos e em humanos puderam ser caracterizados como oriundos de quirópteros, por meio da biologia molecular (Favi *et al.*, 1999).

No ambiente urbano, principalmente os caninos, seguidos pelos felinos, são os responsáveis pela transmissão do vírus e difusão da doença raiva, por meio da saliva infectada de um animal doente. Outros mamíferos, eventualmente, são diagnosticados raivosos. A transmissão entre carnívoros é propiciada pelo desenvolvimento clínico, sob a forma agressiva. A vacinação focal e perifocal interrompe o ciclo da raiva entre animais imunologicamente competentes, porém não protege os mais jovens, os quais podem se expor ao vírus trazido por quirópteros.

No ambiente silvestre brasileiro, como transmissores da raiva, são conhecidos principalmente as raposas (*Vulpis vulpis*, *Dusicyon* sp.), o guaxinim (*Procyon concrivoros*), os quirópteros, de uma forma geral, e os saguis (*Calithrix* sp.). Os morcegos hematófagos e as raposas são os principais transmissores da doença aos mamíferos rurais, e os herbívoros os hospedeiros mais comuns.

Os quirópteros têm sido cada vez mais incriminados como transmissores. A raiva em morcegos hematófagos foi documentada na América do Sul desde o início do século passado (Carini, 1911). Atualmente, são frequentes os relatos de casos de quirópteros notificados como rábicos ou portadores do vírus. O estilo de vida aéreo dos *Chiroptera*, a multiplicidade de espécies relatadas infectadas pelo vírus da raiva e o comportamento migratório das várias espécies tornam complexos os estudos epidemiológicos sobre os vírus rábicos veiculados por eles (Tordo *et al.*, 1998).

Até o presente, *Lyssavirus* dos diversos continentes vêm sendo analisados molecularmente, e comparados entre si, quanto à espécie hospedeira, país de origem, época de isolamento e relações filogenéticas (Kissi *et al.*, 1995). Na Europa e América do Norte, os *Lyssavirus* de origem silvestre são bastante estudados, ao contrário do que ocorre no Brasil (de Mattos *et al.*, 1999). Os vírus da raiva em morcegos, notificados no Sudeste brasileiro, só agora estão sendo caracterizados e comparados com outras amostras oriundas das Américas (Passos *et al.*, 1998; Uieda, 1998; de Mattos *et al.*, 2000; Romijn *et al.*, 2003). Pesquisas nesta área irão permitir a identificação de reservatórios, a distribuição geográfica dos ciclos endêmicos e elucidar aspectos de transmissão entre espécies. Todos os vírus rábicos identificados em quirópteros e outros animais silvestres nas Américas pertencem a variantes dentro do genótipo 1, no qual se inclui também a grande maioria dos *Lyssavirus* de mamíferos terrestres de todo o mundo. De maneira contrastante, as amostras identificadas em quirópteros europeus são raiva-relacionadas, dos genótipos 5 e 6.

▶ Diagnóstico laboratorial

Embora os sinais clínicos da raiva já sejam conhecidos há muitos séculos, foi principalmente a partir do final do século 19 que progressos significativos foram alcançados nas áreas de diagnóstico, tratamento humano pós-exposição e controle da raiva animal, coincidindo com o aparecimento de estudos epidemiológicos, imunológicos e patogenia. Atualmente, na maioria dos países desenvolvidos, os sistemas de diagnóstico e vigilância são bem organizados, rápidos e eficientes, tornando os tratamentos pós-exposição muito eficazes. Nestas regiões, as espécies hospedeiras são principalmente animais selvagens. Por outro lado, a raiva ainda continua sendo um sério problema de saúde pública, com mortes humanas e importantes perdas econômicas em grandes áreas da África, Ásia e América do Sul.

Como a maioria das infecções humanas é resultante de mordidas de animais raivosos, a decisão para se iniciar ou continuar um tratamento pós-exposição frequentemente depende de resultados de testes laboratoriais realizados com tecidos dos animais envolvidos.

Atualmente, os testes diagnósticos utilizados para raiva podem ser realizados, de maneira confiável, em menos de um dia. Em decorrência disso, a decisão médica de se iniciar ou não um tratamento humano é, cada vez mais, baseada no exame *post mortem* do animal agressor. O laboratório ocupa, assim, posição central na luta para se controlar a raiva animal, tendo como consequência a proteção de seres humanos.

Os resultados de diagnóstico laboratorial determinam não só a decisão de se vacinar as pessoas envolvidas com o animal suspeito, mas também a elaboração de medidas para controlar uma epizootia em uma determinada localidade (WHO, 1992). Além disso, uma demora no diagnóstico da raiva em humanos poderá aumentar o número de pessoas que entrarão em contato com o paciente e, consequentemente, necessitarão de tratamento pós-exposição. Relatos de transmissão de pessoa para pessoa são raros, no entanto, o potencial risco da infecção não deve ser subestimado, uma vez que secreções frequentemente contêm vírus viável (Woldehiwet, 2005).

Deste modo, é imprescindível que sejam utilizados imunobiológicos e técnicas laboratoriais padronizadas, da mais alta qualidade, para que se atinja o máximo de sensibilidade e especificidade.

As consequências trágicas de resultados falso-negativos são evidentes, podendo acarretar mortes humanas. A especificidade por sua vez também é importante, pois evita tratamentos desnecessários e dados epidemiológicos incorretos.

A maioria dos laboratórios lança mão de dois testes: a prova de imunofluorescência direta como teste de triagem e uma prova de isolamento viral, *in vivo* ou *in vitro*, como teste confirmatório (WHO, 2005). Detalhes dos procedimentos laboratoriais podem ser encontrados em várias fontes bibliográficas (Webster e Dawson, 1935; Sureau *et al.*, 1991; Trimarchi e Smith, 2002; Woldehiwet, 2005; Fooks *et al.*, 2009).

Em função da intensa replicação viral que ocorre no SNC, amostras destes tecidos são a fonte mais confiável para diagnóstico laboratorial. Outros espécimes importantes incluem biopsias de pele, impressões de córnea, saliva e líquido cefalorraquidiano (liquor) e têm como vantagem a possibilidade de realização de diagnóstico *intra vitam* (Woldehiwet, 2005). Nestes casos, no entanto, devido à patogenia peculiar do vírus, resultados negativos não descartam definitivamente a possibilidade de infecção (WHO, 2005).

▪ Técnicas de diagnóstico

O vírus rábico provoca o aparecimento de inclusões citoplasmáticas específicas nas células infectadas, denominadas corpúsculos de Negri. Regiões do hipocampo (corno de Ammon), células piramidais do córtex cerebral e células de Purkinje do cerebelo são os locais onde tais corpúsculos podem ser identificados mais facilmente. Outras regiões como o tálamo, o bulbo, a medula espinal e os gânglios raquidianos também são adequados, embora possam conter menor número de inclusões (Tierkel e Atanasiu, 1996).

A identificação dos corpúsculos de Negri pode ser feita por estudos histopatológicos em microscópio óptico ou por imunofluorescência. A detecção destes corpúsculos é de caráter patognomônico para raiva e representa diagnóstico definitivo.

Durante muitas décadas foram utilizadas técnicas histopatológicas muito simples para diagnóstico da doença, em que impressões de tecido cerebral eram coradas e observadas ao microscópio. Por apresentarem sensibilidade relativamente baixa e por necessitarem de técnicos muito bem treinados para sua realização, este método caiu em desuso e foi amplamente substituído pela imunofluorescência direta (IFD).

Muitos laboratórios utilizam a IFD associada à técnica de isolamento do vírus *in vivo*, por meio da inoculação intracerebral de suspensões do material suspeito em camundongos (IICC), ou *in vitro*, por meio do isolamento do vírus em cultura celular.

A seguir serão feitas algumas considerações sobre as técnicas mais comumente utilizadas.

▶ **Imunofluorescência.** A IFD é o teste mais amplamente utilizado no mundo para diagnóstico da infecção rábica em animais e humanos. É uma prova rápida e simples e o resultado positivo confirma a infecção rábica. Segundo os especialistas em raiva da OMS, a IFD é, atualmente, o teste mais preciso para o diagnóstico da raiva e deveria ser o teste de escolha para todos os laboratórios que trabalham nesta área (Dean *et al.*, 1996). Além disso, tornou-se o teste padrão-ouro para padronização de todas as outras técnicas.

Baseia-se no exame microscópico, sob luz ultravioleta, de esfregaços ou impressões de secções de tecido de SNC, após tratamento com imunoglobulinas antirrábicas marcadas com um fluorocromo. O sucesso desta técnica, no entanto, depende de alguns fatores cruciais, como um microscópio de fluorescência adequado, pessoal técnico bem treinado e conjugado antirrábico fluorescente de excelente qualidade (WHO, 2005).

Os conjugados fluorescentes utilizados na IFD devem conter anticorpos específicos para a proteína N do vírus, já que é o componente majoritário dos corpúsculos de Negri (Kristensson *et al.* 1996). São utilizados tanto soros de animais hiperimunizados (hamsters, coelhos e cavalos), como anticorpos monoclonais (de camundongos) para fabricação dos conjugados específicos. O fluorocromo utilizado mais frequentemente é o isotiocianato de fluoresceína.

Outra vantagem de sua utilização é a rapidez de execução, permitindo a análise de materiais frescos, congelados ou mantidos em glicerina, com diagnóstico final liberado em algumas horas. Como a IFD detecta tanto as partículas virais infectantes como as inativadas, algumas vezes podem ser obtidos resultados positivos, não confirmados pelas técnicas de isolamento viral em camundongos ou em cultura celular. Essa técnica, no entanto, não permite o isolamento viral, muitas vezes necessário para estudos epidemiológicos mais complexos e de tipificação antigênica.

▸ **Inoculação intracerebral em camundongos.** Este teste foi padronizado por Webster e Dawson (1935) e durante várias décadas foi o ensaio mais sensível e específico disponível para o diagnóstico da raiva. Detalhes de sua execução podem ser obtidos em Koprowski (1996).

Estudos comparativos entre IFD e a IICC realizados na América do Norte, analisando milhares de amostras, mostraram resultados concordantes em mais de 99% das vezes (Meslin e Kaplan, 1996). Apesar da alta sensibilidade, a IICC demora até 30 dias para fornecer os resultados e, portanto, não serve para fundamentar a decisão médica de se iniciar ou não um tratamento profilático humano. Seu papel é reservado à confirmação, sobretudo de resultados negativos na IFD, e para análises epidemiológicas. Entretanto, com a evolução dos conceitos éticos na utilização de animais de experimentação, este teste tende a ser substituído definitivamente por técnicas de isolamento do vírus em cultura de células.

Tanto o SNC quanto as glândulas salivares de animais suspeitos podem ser utilizados no teste, porém o vírus é mais frequentemente isolado em amostras do SNC. Após maceração do tecido analisado, é preparada uma suspensão a 10 a 20% em salina isotônica, contendo 10 a 15% de soro bovino fetal e antibióticos e inoculada, por via intracerebral, em pelo menos cinco camundongos (0,03 mℓ/animal). Geralmente utilizam-se camundongos albinos suíços de 11 a 14 g, embora a utilização de camundongos lactentes, com menos de 3 dias de idade, torne o teste mais sensível. Recomenda-se que os animais sejam observados durante pelo menos 21 dias. Amostras provenientes de morcegos podem ser observadas por períodos ainda maiores. As mortes ocorridas após o 5º dia de inoculação ou animais com sinais clínicos suspeitos podem ter diagnóstico confirmado por IFD.

▸ **Isolamento *in vitro* do vírus em cultura de células.** Técnicas para isolamento de amostras selvagens de vírus rábico em cultura celular estão atualmente disponíveis em muitos países. Estas técnicas têm substituído a inoculação intracerebral em camundongos, principalmente pela substancial redução do tempo requerido para a obtenção dos resultados. A OMS tem aconselhado esta substituição, sempre que possível.

O cultivo de vírus rábico em cultura celular *in vitro* foi observado pela primeira vez em 1936 (Wiktor e Clarck, 1975). Crick e King (1988) e Bordignon *et al.* (2001) fizeram uma ampla revisão das diferentes linhagens celulares suscetíveis às amostras de vírus rábico fixos e selvagens.

Os primeiros testes foram descritos na década de 1970, usando células de rim de hamsters recém-nascidos (BHK-21), células de embrião de pinto (CER) e células de neuroblastoma murino (N2A) (Larghi *et al.*, 1975; Rudd, 1980; Smith, 1980). As duas primeiras linhagens citadas, embora de fácil manutenção, não apresentam resultados de sensibilidade comparáveis ao obtido pela técnica de inoculação em camundongos. As células N2A são, por isso, as células mais utilizadas, apresentando alta sensibilidade, comparáveis à IFD e ao IICC (Webster e Casey, 1996). A inoculação do material suspeito pode ser feita em monocamadas ou em suspensão. A infecção é detectada após 1 a 4 dias, pelo aparecimento de focos intracitoplasmáticos fluorescentes, evidenciados por imunofluorescência.

▸ **Detecção do RNA viral por métodos moleculares.** Embora tenha havido grande resistência à aceitação de métodos moleculares para o diagnóstico da raiva, a utilização destes é cada vez mais comum. As maiores limitações iniciais baseavam-se na ocorrência frequente de resultados falso-positivos. Porém, diferentes modificações nos métodos de detecção do material genético viral permitiram melhor discriminação entre bandas específicas e inespecíficas (Sacramento *et al.*, 1991; Tordo *et al.*, 1996). Além disso, teoricamente, existe um potencial maior para ocorrência de resultados falso-negativos nos testes de biologia molecular do que nos de IFD, já que diferentes amostras virais compartilham maior homologia nas sequências de aminoácidos do que nas sequências de bases nucleotídicas (Bourhy *et al.*, 1993).

Técnicas de detecção de ácido nucleico viral mostraram-se mais sensíveis que a IFD, quando foram analisadas amostras em estágio avançado de decomposição (Heaton *et al.*, 1997) e podem detectar vírus em amostras não apropriadas para IFD, como por exemplo, saliva e liquor (Crepin *et al.*, 1998; Noah *et al.*, 1998). Ensaios de biologia molecular, além de serem mais sensíveis do que os testes confirmatórios tradicionais, fornecem resultados em menos de 24 h, tornando-os extremamente úteis, especialmente em resultados inesperados na IFD (Whitby *et al.*, 1997).

Embora os primeiros ensaios moleculares usassem sondas de RNA ou DNA marcadas (oligonucleotídios sintéticos complementares ao RNA viral) e métodos de hibridização para detectar RNA nos tecidos, estes testes não têm sido utilizados com frequência para o diagnóstico da raiva (Ermine *et al.* 1988, Jackson *et al.*, 1989). O método para amplificação do RNA viral denominado RT-PCR é o mais utilizado para este fim. Como qualquer outro ensaio diagnóstico, cada laboratório deverá fazer os ajustes para padronização do teste (Nadin-Davis *et al.*, 1996; Tordo *et al.*, 1996).

A sensibilidade da RT-PCR é influenciada pelo tamanho da sequência de RNA viral transcrita, número de ciclos de amplificação e método utilizado para detectar a sequência amplificada. A sensibilidade pode ainda ser aumentada por reamplificações (*Nested* e *Heminested PCR*) (Trimarchi e Smith, 2002).

Dada a sensibilidade destes testes, autoridades reconhecidas internacionalmente que atuam na área de diagnóstico de raiva alertam para os cuidados extremos que devem ser tomados para implantação de técnicas moleculares, desde os procedimentos de necropsia até a detecção do material amplificado (Trimarchi e Smith, 2002). Testes de controle de qualidade rigorosos devem ser realizados para prevenir a ocorrência de resultados falso-positivos (Cooper e Poinar, 2000).

▸ **Outros métodos.** Outros métodos foram desenvolvidos para detecção de proteínas virais, porém não são amplamente utilizados. Dentre eles, podem ser citados os testes imuno-histoquímicos, os quais se baseiam na detecção do vírus em impressões de tecido de SNC utilizando anticorpos antirrábicos conjugados com biotina ou peroxidase (Woldehiwet, 2005; Fooks *et al.*, 2009). Têm a vantagem de poderem ser realizados em tecidos fixados (em formalina, por exemplo), o que reduz o risco de degeneração da amostra, bem como o risco associado ao transporte e à manipulação de amostras contendo vírus infectante (Trimarchi e Smith, 2002), e são tão sensíveis quanto a IFD (Woldehiwet, 2005).

Ensaios imunoenzimáticos do tipo Elisa também foram desenvolvidos para detecção de vírus rábico em tecidos de SNC. Utilizam anticorpos antinucleocapsídio imobilizados em microplacas, para captura dos antígenos rábicos, e conjugados enzimáticos para detecção da reação (Woldehiwet, 2005). Estes testes apresentaram menor sensibilidade que a IFD, porém podem ser realizados com amostras parcialmente decompostas, as quais são inapropriadas para IFD (Meslin e Kaplan, 1996). Além disso, a leitura pode ser automatizada, não necessitando de microscópio de fluorescência. Necessitam, no entanto, de equipamentos caros e reagentes frequentemente tóxicos ou carcinogênicos (Woldehiwet, 2005).

Outro método para detecção de antígenos rábicos consiste no teste de aglutinação em látex. Este método utiliza partículas de látex sensibilizadas com IgG antirrábica para detectar vírus na saliva ou cérebro de animais e apresenta sensibilidade e especificidade comparáveis à IFD (Kasempimolporn *et al.*, 2000; Woldehiwet, 2005).

Recentemente, ainda foram desenvolvidos ensaios imunocromatográficos para diagnóstico da raiva, utilizando anticorpos monoclonais antinucleoproteína rábica (Kang *et al.*, 2007; Nishizono *et al.*, 2008). Estes testes são simples e rápidos, não necessitando de equipamentos laboratoriais, e podem ser realizados a partir de amostras de suspensão cerebral ou saliva de animais suspeitos.

▸ Prevenção da raiva animal e humana

Mortes humanas por raiva podem ser reduzidas de duas maneiras: prevenindo as exposições ou abortando a infecção. Um dos pontos mais importantes é a prevenção da moléstia nos animais domésticos e selvagens, que são as maiores fontes de infecção.

Nos países desenvolvidos, os esforços são concentrados para controle da raiva nos animais silvestres, pois já conseguiram controlar ou eliminar a raiva dos animais domésticos, principalmente de cães e gatos. Esses países atualmente buscam progressos na área da vacinação oral desses animais, realizam estudos quanto à eficácia dessa vacinação e já iniciaram a prática da utilização de vacinas recombinantes e de DNA.

Contudo, nos países em desenvolvimento, a raiva continua bem próxima ao homem por intermédio dos animais domésticos. O cão ainda é o principal transmissor e a vacinação destes animais é medida de vital importância.

A captura de cães de rua, embora seja de difícil execução, eticamente questionável e levante cada vez mais resistência nas comunidades, também é, em geral, considerada atividade prioritária.

O envolvimento da comunidade e o trabalho educativo são de grande importância no controle da raiva.

▸ Tratamento

Até 2004 haviam sido testados vários tratamentos antivirais para a raiva, mas, uma vez manifestados os sintomas clínicos, nenhum agente específico se mostrava eficaz. Com as técnicas de suporte avançado de vida em unidades de terapia intensiva conseguiu-se prolongar a sobrevida de pacientes (Hatchett, 1991) até que, em outubro de 2004, foi descrito o primeiro caso de cura de raiva humana. Tratou-se de uma adolescente de 15 anos de Wisconsin (EUA), que foi infectada por morcego insetívoro e, por não ter recebido a profilaxia pós-exposição adequada, teve a doença manifestada cerca de 1 mês após. O tratamento foi realizado segundo o Protocolo de Milwaukee (nome do município em que ocorreu o caso) logo após o início dos sintomas.

Esse Protocolo baseou-se na indução do coma, utilizando os agentes antiexcitatórios cetamina (efeito anestésico, analgésico e hipnótico, além de efeito antiviral), midazolam (benzodiazepínico – efeito sedativo e anticonvulsivante, diminui a demanda metabólica do tecido cerebral) e fenobarbitúricos (fármacos antiepilépticos, utilizados no tratamento de convulsões) e na terapêutica com fármacos antivirais (amantadina e ribavirina, além da cetamina, já mencionada) (Nigg e Walker, 2009).

Posteriormente, em alguns outros casos de raiva humana foi empregado o Protocolo de Milwaukee, porém, sem êxito. Em 2008, na Colômbia, este método de tratamento propiciou a cura de mais uma pessoa com infecção rábica, mas o paciente foi a óbito por complicações clínicas posteriores.

Em 2009, no Brasil, foi descrito o segundo caso de cura de raiva humana com sobrevivência do paciente – um adolescente de 15 anos, de Pernambuco, infectado por morcego hematófago (Kotait *et al.*, 2009). Neste caso, o protocolo de Milwaukee foi modificado, não sendo utilizados barbitúricos (pela grande toxicidade e ação inibitória sobre células T), nem ribavirina (que gerou uma série de efeitos adversos, sem eficácia comprovada nos tratamentos anteriores) (Ministério da Saúde, 2009; Nigg e Walker, 2009). Este adaptação foi denominada Protocolo de Recife e, desde então, tem sido recomendado para tratamento de raiva humana. No entanto, os casos de cura ainda são raros. Na prática, a raiva ainda é uma doença incurável na grande maioria dos casos. Há ainda um longo caminho a percorrer até que se possam salvar as vítimas com maior frequência e com menos sequelas.

▸ Profilaxia da raiva humana

A vacinação e a aplicação de imunoglobulinas antirrábicas são comumente referidas como tratamento antirrábico. Dado que *tratamento* deve ser entendido como ações instituídas para curar um paciente já acometido de raiva, o termo mais adequado é *profilaxia*, que se refere a ações para se evitar a doença.

A OMS recomenda que as ações de profilaxia comecem no local dos ferimentos, que devem ser sempre e abundantemente lavados e esfregados com água e sabão por no mínimo 15 min.

Este é, isoladamente, o procedimento mais simples e eficaz para se prevenir a infecção. Em seguida, desinfetantes químicos comuns devem também ser aplicados. Medidas adicionais como a administração de antibióticos e tratamento antitetânico, quando indicadas, devem ser instituídas em seguida.

Devido à gravidade da raiva humana, a sua prevenção por meio da vacinação pré ou pós-exposição é de fundamental importância. As vacinas antirrábicas, inicialmente, eram produzidas em sistema nervoso central de animais, porém frequentemente causavam reações neurológicas adversas e algumas exibiam baixa imunogenicidade. Em função disto, a substituição destas vacinas por outras produzidas em cultura celular, com maior potência e segurança, tem sido recomendada desde há muito tempo pela OMS. Para muitos países, no entanto, os custos dessa substituição são muito altos (WHO, 2005).

No Brasil, vacinas produzidas em cultura de células começaram a ser utilizadas no ano 2000 no estado de São Paulo. Nos demais estados, essa substituição iniciou-se em setembro de 2002 (Kotait *et al.*, 2009).

▸ **Imunização pré-exposição.** A imunização pré-exposição é feita em grupos de alto risco de exposição tais como equipes de laboratórios que trabalhem com o vírus rábico, veterinários, tratadores de animais, laçadores de animais, bem como indivíduos que estão vivendo ou viajando para áreas onde a raiva é endêmica.

O esquema proposto pela OMS consiste em três doses de vacina de cultivo celular, com potência de pelo menos 2,5 UI/dose, administradas nos dias 0, 7 e 21 ou 28 (poucos dias de variação não fazem diferença), por via intramuscular (IM), no deltoide (em crianças pode ser aplicada na região anterolateral da coxa) ou por via intradérmica (em volume de 0,1 mℓ). A titulação de anticorpos neutralizantes (AcN) deve ser feita em amostras de soro coletadas 1 a 3 semanas após a última dose.

Todos os indivíduos pertencentes aos grupos de risco que estão potencialmente em contato com o vírus devem ter uma amostra de soro testada para detecção de AcN a cada 6 meses e um reforço deve ser administrado quando esses títulos estiverem abaixo de 0,5 UI/mℓ (WHO, 2005).

▸ **Imunização pós-exposição.** Os tratamentos pós-exposição em casos de exposição grave combinam tratamento local da ferida, administração de imunoglobulinas antirrábicas e vacinação. A imediata assepsia do ferimento, a administração de imunoglobulinas antirrábicas purificadas, humanas ou equinas, e a imunização com vacina de cultura celular imediatamente após a exposição garantem completa proteção.

A sutura do ferimento deve ser evitada, se possível, mas, no caso de necessidade, o soro antirrábico deve ser infiltrado ao redor do ferimento.

O uso de soro antirrábico é recomendado em casos de mordida ou arranhaduras profundas ou contaminação de membranas mucosas com saliva (lambidas). A maior quantidade possível da dose recomendada (20 UI/kg para soro homólogo e 40 UI/kg para soro heterólogo) deve ser administrada em torno da ferida, se anatomicamente possível. O restante deve ser administrado por via intramuscular (na região glútea) em uma única dose, seguida de esquema completo de vacinação.

Os esquemas pós-exposição recomendados pela OMS para vacinas de cultura celular ou de embriões de galinha são os seguintes:

- Uma dose de vacina deve ser administrada por via IM nos dias 0, 3, 7, 14 e 28 no deltoide ou, em crianças, na região anterolateral do músculo da coxa. Nunca deve ser aplicada na região glútea. No esquema reduzido de aplicação simultânea, chamado 2-1-1, duas doses são administradas no dia 0, sendo uma em cada deltoide (braço direito e esquerdo), e uma dose nos dias 7 e 21. Esse esquema induz a uma rápida resposta de anticorpos e pode ser efetivo no tratamento pós-exposição, principalmente quando não se usa imunização passiva.
- Por via intradérmica, uma dose de 0,1 mℓ deve ser administrada em dois locais, tanto no antebraço como no braço, nos dias 0, 3, 7 e 28. Este regime diminui consideravelmente o custo da vacinação antirrábica, já que o volume de vacina necessário é muito menor do que para o esquema IM. As vacinas podem ser armazenadas entre 2°C e 8°C após a reconstituição e o conteúdo deve ser usado o mais rapidamente possível (WHO, 2005).
- O esquema de sorovacinação é indicado para casos de lesões graves (mordeduras, arranhaduras ou lambeduras nas mãos, pés, cabeça ou pescoço; mordeduras ou arranhaduras múltiplas e/ou profundas e lambeduras de mucosas), em casos de animal agressor com diagnóstico positivo para raiva e quando o animal agressor for morcego. Detalhes sobre a avaliação do risco de infecção, conduta em relação ao paciente, vacinas e esquemas de imunização, podem ser encontrados na página virtual do Instituto Pasteur de São Paulo (Instituto Pasteur, 2010).

▸ Transmissão inter-humana

Na medida em que as unidades de terapia intensiva são cada vez melhor equipadas para dar suporte a doentes graves, a vida dos pacientes internados, infectados com vírus rábico, é cada vez mais prolongada e como consequência, maior número de pessoas têm contato com estes pacientes, gerando, assim, grande número de tratamentos profiláticos. Muitos destes tratamentos são provavelmente exagerados e desnecessários, mas a insegurança faz com que os médicos geralmente optem pelo excesso. A transmissão inter-humana é um evento relativamente raro. São descritos oito casos de raiva humana contraída por receptores de transplantes de córnea na França, EUA, Tailândia, Índia e Irã (Jackson e Wunner, 2002), além de sete casos transmitidos por transplante de órgãos sólidos (fígado, pulmão, rins, pâncreas e segmento da artéria ilíaca) provenientes de dois doadores nos EUA e na Alemanha (Bronnert *et al.*, 2007). Em outros dois casos, pode ter havido transmissão por mordida e por exposição de membranas mucosas à saliva de um doente, ambos ocorridos na Etiópia (Fekadu *et al.*, 1996). Além disso, há um único relato de transmissão transplacentária na Turquia (Sipahioglu e Alpaut, 1985).

Uma vez que o vírus rábico já foi isolado de vários fluidos humanos, como liquor, lágrima e urina, além de saliva, a preocupação com os contactantes é plenamente justificada. Em uma série de 14 casos de raiva humana ocorrida nos EUA, foram recomendados 576 tratamentos pós-exposição, sendo que um desses isoladamente gerou 187 imunizações (Dueñas *et al.*, 1973; Helmick *et al.*, 1987).

▸ Referências bibliográficas

Almeida MF, Aguiar EA, Martorelli LF *et al.* Laboratory diagnosis of rabies in chiroptera carried out in a metropolitan area of southeastern region Brazil. *Rev Saúde Pública.* 28: 341-344, 1994.

Amengual B, Whitby JE, King A *et al.* Evolution of European bat lyssaviruses. *J Gen Virol.* 78: 2319-2328, 1997.

Amorim AF, Silva RA, Silva NN. Isolamento do vírus rábico de morcego insetívoro, *Histiatus velatus*, capturado no estado de Santa Catarina. *Pesq Agropec Bras.* 5: 433-435, 1970.

Azevedo MP de. Raiva. *Rev Bras Clin Terap.* 10: 233-241, 1981.

Badrame H, Bahloul Ch, Perrin P. Evidence of two *Lyssavirus* phy-logroups with distinct pathogenicity and immunogenicity. *J Virol.* 75: 3268-3276, 2001.

Baer GM, Abelseth MK, Debbie JG. Oral vaccination of foxes against rabies. *Am J Epidemiol.* 93: 487-490, 1970.

Bauer AG. Outro caso de raiva em mor-cego insetívoro na cidade de São Leopoldo. *Bol Mensal Trab Relatados Téc Inst Pesq Vet Desiderio Finamor.* 1: 3, 1972.

Bordignon J, Piza AT, Alvarez-Silva M *et al.* Isolation and replication of rabies virus in C6 rat glioma cells (clone CCL-107). *Biologicals.* 29: 67-73, 2001.

Bourhy H, Kissi B, Tordo N. Molecular diversity of the *Lyssavirus* genus. *Virology.* 194:70-81, 1993.

Bronnert J *et al.* Organ transplantation and rabies transmission. *Journal of Travel Medicine.* 14 (3): 177-180.

Carini A. Sur une grande epizootia de rage. *Ann l'Inst Pasteur* 11: 843-846, 1911.

Cooper A, Poinar HN. Ancient DNA: do it right or not at all? *Science.* 289: 1139, 2000.

Corrêa WM, Corrêa CNM. *Doenças Infecciosas dos Mamíferos Domésticos.* 2ª ed., Medsi, São Paulo, 823 pp, 1993.

Costa WA. Raiva humana. In: Farhat CK, Carvalho ES, Weckx LY *et al.* (eds), *Imunizações – Fundamentos e Práticas.* 4ª ed., Atheneu, São Paulo, Rio de Janeiro, Belo Horizonte, p. 526-533, 2000.

Crepin P, Audry L, Rotivel Y *et al.* Intravitam diagnosis of human rabies by PCR using saliva and cerebrospinal fluid. *J Clin Microbiol.* 36: 1117-1121, 1998.

Crick J, King A. Culture of rabies virus *in vitro*. In Campbell JB, Charlton KM (eds). *Rabies.* Kluwer Academic Publishers, Boston, p. 47-66, 1988.

de Mattos CA, Favi M, Yung V. Bat rabies in urban centers in Chile. *J Wild Dis.* 36: 231-240, 2000.

de Mattos CC, De Mattos CA, Loza-Rubio E *et al.* Molecular characterization of rabies virus isolates from Mexico: implications for transmission dynamics and human risk. *Am J Trop Med Hyg.* 61: 587-597, 1999.

Dean DJ, Abelseth MK, Atanasiu P. The fluorescent antibody test. In Meslin F-X, Kaplan MM, Koprowski H (eds), *Laboratory Techniques in Rabies.* 4th ed., World Health Organization, Geneva, p. 88-95, 1996.

Delpietro H, Segre L, Marchevsky N. Rabies transmission to rodents after ingestion of naturally infected tissues. *Medicina* (B Aires). 50: 356-360, 1990.

Dietzschold B, Rupprecht Ch, Fu ZF *et al.* Rhabdoviruses. In Fields BN, Knipe DM, Howley PM (eds), *Virology.* 3rd ed., Lippincott-Raven Publishers, Philadelphia, New York, p. 1137-1138, 1996.

Dietzschold B, Schnell MJ. New approaches to the development of live attenuated rabies vaccines. *Hybrid Hybridomics.* 21: 129-134, 2002.

Dreesen DW. A global review of rabies vaccination for human use. *Vaccine.* 15 (Suppl.): 52-56, 1997.

Dueñas A, Belsey MA, Escobar J *et al.* Isolation of rabies virus outside human central nervous system. *J Infect Dis.* 127: 702-704, 1973.

Ermine A, Tordo N, Tsiang H. Rapid diagnosis of rabies infection by means of a dot hybridization assay. *Mol Cell Probes.* 2: 75-82, 1988.

Favi CM, Yung PV, Pavletic BC *et al.* Role of insectivorous bats in the transmission of rabies in Chile. *Arch Med Vet.* XXXI 2: 157-165, 1999.

Favoretto SR, De Mattos CC, Morais NB *et al.* Rabies in marmosets (*Callithrix jacchus*), Ceará, Brazil. *Emerg Infect Dis.* 7: 1062-1065, 2001.

Fekadu M, Endeshaw T, Alemu W *et al.* Possible human-to-human transmission of rabies in Ethiopia. *Ethiop Med J.* 34:123-127, 1996.

Fishbein DB, Yenne KM, Dreesen DW *et al.* Risk factors for systemic hypersensitivity reactions after booster vaccinations with human diploid cell rabies vaccine: a nationwide prospective study. *Vaccine.* 11: 1390-1394, 1993.

Fooks AR, Johnson N, Freuling CM *et al.* Emerging technologies for the detection of rabies virus: Challenges and hopes in the 21st century. *PloS Negl Trop Dis.* 3 (9):e530, 2009 (www.plosntds.org).

Funasa – Fundação Nacional de Saúde. *Manual de Normas de vacinação.* 3ª ed., Ministério da Saúde, Brasil, p. 53-59, 2001.

Gaudin Y, Tuffereau C, Durrer P *et al.* Rabies virus-induced membrane fusion. *Mol Memb.* 16: 21-31, 1999.

Gode GR, Raju AV, Jayalakshimi TS *et al.* Intensive care in rabies therapy – Clinical observations. *Lancet.* 2: 6-8, 1976.

Gould AR, Hayatt AD, Lunt R *et al.* Characterisation of a novel lyssavirus isolated from pteropid bats in Australia. *Virus Res.* 54: 165-187, 1998.

Greenhall AM, Artois M, Fekadu M. *Bats and Rabies.* Fondation Marcel Mérieux, Lyon, 107 pp, 1993.

Hatchett RP. Rabies: the diseases and the value of intensive care treatment. *Int Care Nurs.* 7: 53-60, 1991.

Haupt H, Rehaag H. A raiva epizoótica nos rebanhos de Santa Catarina. *Bol Soc Bras Med Vet.* 2: 36, 1925.

Heaton PR, Johnstone P, McElhinney LM *et al.* Heminested PCR assay for detection of six genotypes of rabies and rabies-related viruses. *J Clin Microbiol.* 35: 2762-2766, 1997.

Helmick CG, Tauxe RV, Vernon AA. Is there a risk to contacts of patients with rabies? *Rev Infect Dis.* 9: 511-518, 1987.

Hilfenhaus J, Karges H, Weinmann E *et al.* Effect of administered human interferona on experimental rabies in monkeys. *Infect Immun.* 11: 1156-1158, 1975.

Instituto Pasteur. *Profilaxia da Raiva Humana.* 2ª ed. revisada, Secretaria de Estado da Saúde de São Paulo, São Paulo, 2000.

Ito M, Arai YT, Itou T *et al.* Genetic characterization and geographic distribution of rabies virus isolates in Brazil: identification of two reservoirs, dogs and vampire bats. *Virology.* 284: 214-222, 2001.

Jackson A, Wunner WH. Epidemiology. In Jackson AC, Wunner WH (eds), *Rabies.* Academic Press, New York, p. 114-162, 2002.

Jackson AC, Reimer DL, Wunner WH. Detection of rabies virus RNA in the central nervous system of experimentally infected mice using in situ hybridization with RNA probes. *J Virol Meth.* 25: 1-11, 1989.

Jones RL, Froeschle JE, Atmar RL *et al.* Immunigenicity, safety and lot consistency in adults of a chromatographically purified Vero-cell rabies vaccine: a randomized, double-blind trial with human diploid cell rabies vaccine. *Vaccine.* 19: 4635-4643, 2001.

Kammer AR, Ertl HC. Rabies vaccines: from the past to the 21st century. *Hybrid Hybridomics.* 21: 123-127, 2002.

Kang *et al.* Evaluation of a rapid immunodiagnostic test kit for rabies virus. *J Virol Methods.* 145: 30-36, 2007.

Kasempimolporn *et al.* Detection of rabies virus antigen in dog saliva using a latex agglutination test. *J Clin Microbiol.* 38 (8): 3098-3099, 2000.

Kissi B, Badrane H, Audry L. Dynamics of rabies virus quasispecies during serial passages in heterologous hosts. *J Gen Virol.* 80: 2041-2050, 1999.

Kissi B, Tordo N, Bourhy H. Genetic polymorphism in the rabies virus nucleoprotein gene. *Virology.* 209: 526-537, 1995.

Koprowski H. The mouse inoculation test. In Meslin F-X, Kaplan MM, Koprowski H (eds), *Laboratory Techniques in Rabies.* 4th ed., World Health Organization, Geneva, p. 80-86, 1996.

Kotait *et al. Raiva – aspectos gerais e clínicos.* Instituto Pasteur, São Paulo, Brasil, 2009.

Kristensson K, Dasturt DK, Manghanit DK *et al.* Rabies: interactions between neurons and viruses. A review of the history of Negri inclusion bodies. *Neuropathol Appl Neurobiol.* 22: 179-187, 1996.

Larghi O, Nebel AE, Savy VL. Sensitivity of BHK cells supplemented with diethylaminoethyl-dextran for the detection of street rabies in saliva samples. *J Clin Microbiol.* 1: 243-245, 1975.

Marsh M, Bron R. SFV infection in CHO cells: cell-type specific restrictions to productive virus entry at the cell surface. *J Cell Sci.* 110 (Pt 1): 95-103, 1997.

Merigan TC, Baer GM, Wincler WC. Human leucocyte interferon administration to patients with syntomatic and suspected rabies. *Ann Neurol.* 16: 82-84, 1984.

Meslin F-X, Kaplan MM. An overview of laboratory techniques in the diagnosis and prevention of rabies and in rabies research. In: Meslin F-X, Kaplan MM, Koprowski H (eds). *Laboratory Techniques in Rabies.* 4th ed., World Health Organization, Geneva, p. 9-27, 1996.

Ministério da Saúde. Protocolo para tratamento de raiva humana no Brasil. *Epidemiol Serv Saúde.* 18 (4): 385-394, 2009.

Morimoto K, Hooper DC, Carbaugh H *et al.* Rabies virus quasispecies: implications for pathogenesis. *Proc Natl Acad Sci USA.* 95: 3152-3156, 1998.

Nadin-Davis SA, Huang W, Wandeler AI. The design of strain-specific polymerase chain reactions for discrimination of the racoon rabies virus strain from indigenous rabies viruses of Ontario. *J Virol Methods.* 57: 1-14, 1996.

Nigg AJ, Walker PL. Overview, prevention and treatment of rabies. *Pharmacotherapy.* 29 (10): 1182-1195, 2009.

Nilsson MR, Nagata CA. Isolamento do vírus rábico do cérebro, glândulas salivares e interescapular, coração, pulmões e testículos de morcego *Desmodus rotundus* (Geoffroy, 1910), no estado de São Paulo. *Arq Inst Biol São Paulo.* 42: 183-188, 1975.

Nishizono A *et al.* A simple and rapad immunochromatografic test kit for rabies diagnosis. *Microb Immunol.* 52: 243-249, 2008.

Noah DL, Drenzek CL, Smith J *et al.* Epidemiology of human rabies in the United States, 1980 to 1996. *Ann Intern Med.* 128: 922-930, 1998.

Parreiras H, Figueiredo P. A epizootia de Biguaçu (nota preliminar). *Brasil Médico.* ano XXV: 71-74, 1911.

Passos EC, Carrieri ML, Dainovskas E *et al.* Isolation of rabies virus from an insectivorous bat, *Nyctinomops macrotis*, in Southeast Brazil. *Rev Saúde Pública.* 32: 74-76, 1998.

Plotkin AS. Rabies. *Clin Infect Dis.* 30: 4-12, 2000.

Roche S, Gaudin Y. Characterization of the equilibrium between the native and fusion-inative conformation of rabies virus glycoprotein indicates that the fusion complex is made of several trimers. *Virology.* 25: 128-135, 2002.

Romijn PC, Van Der Poel WHM, Van Der Heide R *et al.* Study of Lyssaviruses of bat origin as a source of rabies for other animal species in the state of Rio de Janeiro – Brazil. *Am J Trop Med Hyg.* 69: 81-86, 2003.

Rudd RJ. Tissue culture technique for routine isolation of street strain rabies virus. *J Clin Microbiol.* 12: 590-593, 1980.

Sacramento D, Bourhy H, Tordo N. PCR techinique as an alternative method for diagnosis and molecular epidemiology of rabies virus. *Mol Cell Probes.* 5: 229-240, 1991.

Silva AG, Costa AR, Freire MCVL. Ocorrência de vírus da raiva em morcegos insetívoros *Molossus rufus* capturados no estado da Bahia. *Bol Inst Biol Bahia.* 12: 8-15, 1973.

Sipahioglu U, Alpaut S. Transplacental rabies in humans. *Mikrobiyol Bul.* 19: 95-99, 1985.

Smith AL. Isolation of field rabies virus strains in CER and murine neuroblastoma cell cultures. *Intervirology.* 9: 359-361, 1980.

Smith BP. *Rabies: Disorders of the Organ Systems.* 2nd ed. Mosby, 1284 pp, 1996.

Smith JS, Orciari LA, Yager PA. Molecular epidemiology of rabies in the United States. *Semin Virol.* 6: 387-400, 1995.

Smith JS, Orciari LA, Yager PA *et al.* Epidemiologic and historical relationships among 87 rabies virus isolates as determined by limited sequence analysis. *J Infect Dis.* 166: 296-307, 1992.

Souza MM. Profilaxia no controle da raiva. *A Folha Médica.* 101: 15-18, 1990.

Sureau P, Ravisse P, Rollin PE. Rabies diagnosis by animal inoculation, identification of Negri bodies, or ELISA. In Baer GM, *The Natural History of Rabies.* 2nd ed., CRC Press, Boca Raton, p. 203-217, 1991.

Tierkel ES, Atanasiu P. Rapid microscopic examination for Negri bodies and preparation of specimens for biogical tests. In Meslin F-X, Kaplan MM, Koprowski H (eds), *Laboratory Techniques in Rabies.* 4th ed., World Health Organization, Geneva, p. 55-64, 1996.

Tordo N, Charlton K, Wandeler A. *Rhabdoviruses*: rabies. In Collier LH, *Topley and Wilson's Microbiology and Microbial Infections.* Arnold Press, London, p. 666-692, 1998.

Tordo N, Sacramento D, Bourhy H. The polymerase chain reaction (PCR) technique for diagnosis, typing and epidemiological studies of rabies. In Meslin F-X, Kaplan MM, Koprowski H (eds), *Laboratory Techniques in Rabies.* 4th ed., World Health Organization, Geneva, p. 157-1174, 1996.

Trimarchi CV, Smith JS. Diagnostic evaluation. In Jackson AC, Wunner WH (eds), *Rabies.* Academic Press, New York, p. 308-344, 2002.

Tsiang H. Pathophysiology of rabies virus infection of the central nervous system. *Adv Virus Research.* 42: 375-412, 1993.

Uieda W. Rabies in the insectivorous bat *Tadarida brasiliensis* in Southeastern Brazil. *Rev Saúde Pública.* 32: 484-445, 1998.

Uieda W. The common vampire bat in urban environments from Southeastern Brazil. *Chiroptera Neotropical.* 1: 22-24, 1995.

van der Poel WH, Van Der Heide R, Van Ame-rongen G. Characterization of a recently isolated *Lyssavirus* in frugivorous zoo bats. *Arch Virol.* 45: 1919-1931, 2000.

Wandeler AI, Nadin-Davis SA, Tinline RR *et al.* Rabies epidemiology: some ecological and evolutionary perspectives. *Curr Top Microbiol Immunol.* 187: 297-324, 1994.

Webster LT, Dawson JR. Early diagnosis of rabies by mouse inoculation: measurement of humoral immunity to rabies by mouse protection test. *Proc Soc Exp Biol Med.* 32: 570-573, 1935.

Webster WA, Casey GA. Virus isolation in neuroblastoma cell culture. In Meslin F-X, Kaplan MM, Koprowski H (eds), *Laboratory Techniques in Rabies.* 4th ed., World Health Organization, Geneva, p. 96-104, 1996.

Whitby JE, Heaton PR, Whitby HE *et al.* Rapid detection of rabies and rabies-related viruses by RT-PCR and enzyme-linked immuno-sorbent assay. *J Virol Meth.* 69: 63-72, 1997.

WHO. Expert Committee on Rabies, Guide for post-exposure treatment. *Tech Rep Ser.* 83 pp, 1984.

WHO. Comité OMS d'experts de la rage. *Huitième rapport.* 824, 1992.

WHO. WHO Expert consultation in rabies: first report. *Technical report.* series 931, 2005.

Wiktor TJ, Clarck HF. Growth of rabies virus in cell culture. In Baer GM, *The Natural History of Rabies.* Vol. 1, Academic Press, New York, p. 155-179, 1975.

Woldehiwet Z. Clinical laboratory advances in the detection of rabies virus. *Clinica Chimica Acta.* 351: 49-63, 2005.

Yang J, Korpwski H, Dietzschold B *et al.* Phosphorilation of rabies virus nucleoprotein regulates viral RNA transcription and replication by modulating leader RNA encapsidation. *J Virol.* 73: 1661-1664, 1999.

157 Caxumba

Azor José de Lima, Maria Marta R. de Lima Tortori e Cláudio José de Almeida Tortori

▸ Introdução

A caxumba é uma doença viral aguda, muito disseminada entre as crianças no passado; atualmente atinge mais adolescentes e adultos. Foi descrita por Hipócrates no século V a.C. Em 1934, Johnson e Goodpasture mostraram que poderia ser transmitida de pacientes infectados a macacos *rhesus* e que se transmitia por um agente filtrável encontrado na saliva. Clinicamente caracteriza-se por dor e aumento das glândulas salivares, principalmente das parótidas.

▸ Etiologia

É causada pelo vírus da caxumba, um vírus DNA do gênero *Paramyxovirus* da família Paramyxoviridae, em que também estão incluídos os vírus *Parainfluenza*. Só se conhece um sorotipo.

▸ Epidemiologia

Em populações não vacinadas a doença pode se comportar como uma endemia. O vírus se propaga a partir de um reservatório humano, por meio do contato direto e de gotículas de saliva expelidas no ar. Pode ainda propagar-se pelo uso de utensílios contaminados com a saliva do paciente enfermo. A contaminação também poderá ocorrer pela urina.

A caxumba é disseminada em todo o mundo. Antes do uso da vacina, em 1967, o pico da doença se situava entre os 5 e 9 anos. Neste período etário ocorriam 85% dos casos descritos em crianças. Atualmente, em virtude da grande cobertura vacinal, os casos ocorrem mais em adultos jovens, com os surtos acontecendo em escolas, universidades e locais de ambiente coletivo. As epidemias costumam surgir com mais frequência no final do inverno e início da primavera.

Trabalhos mostraram que o vírus já foi isolado da saliva 6 dias antes do início do aumento glandular até 9 dias após. A transmissão parece ocorrer a partir de 24 h antes da tumefação até 3 dias após o desaparecimento da mesma.

O vírus é rapidamente inativado por formalina, éter, clorofórmio, calor e luz ultravioleta.

▸ Patogenia

Inicialmente o vírus entra pelo trato respiratório, atinge a rinofaringe e os gânglios linfoides regionais e, através do sangue, distribui-se para vários tecidos do organismo com maior suscetibilidade para as glândulas salivares.

▸ Manifestações clínicas

O período de incubação oscila entre 14 e 24 dias, mais comumente entre 17 e 18 dias. As infecções subclínicas podem ser responsáveis por 30 a 40% dos casos.

As manifestações prodrômicas são menos evidentes em crianças do que em adultos. Entre os adultos são mais frequentes febre, dores nos músculos do pescoço, artrite, cefaleia e mal-estar geral.

▸ Acometimento das glândulas salivares

O início costuma ocorrer por dor em uma ou ambas as glândulas parótidas. O aumento da parótida se inicia preenchendo o espaço entre a borda posterior da mandíbula e a mastoide, depois se estende para baixo e para frente, ficando contida acima pelo osso zigomático. O edema das partes moles chega a dificultar a delimitação da glândula. Esta tumefação costuma ser progressiva e atinge o máximo em 1 a 3 dias, mas existem casos em que a tumefação produz um aumento rápido atingindo o seu máximo em poucas horas. O lóbulo da orelha é empurrado para cima e para fora. Não se consegue sentir ou ver o ângulo da mandíbula. Após atingir o seu máximo a tumefação vai regredindo até desaparecer em 3 a 7 dias, podendo em alguns casos levar maior tempo.

Em um quarto dos casos, uma das glândulas inicia o seu aumento antes da outra; a tumefação visível poderá, eventualmente, ser encontrada apenas de um lado. A dor é exacerbada pelo contato da língua com líquidos ácidos como vinagre e limão, fato que pode ser usado até como teste. O ducto de Stensen costuma apresentar o seu óstio avermelhado e edemaciado. Pode ocorrer o deslocamento da amígdala medialmente, assim como edema de laringe. De maneira mais rara, são atingidas as glândulas submaxilares e as sublinguais, ocasião em que poderá fazer saliência no assoalho da boca.

▸ Diagnóstico

O diagnóstico é estabelecido, na imensa maioria dos casos, apenas com base nos sintomas clínicos e no exame físico. Quando os sintomas são muito discretos podemos suspeitar de caxumba, se estivermos na vigência de um surto da doença ou quando há um caso índice. Laboratorialmente encontramos leucopenia com linfocitose relativa. A amilase sérica costuma estar elevada até 2 semanas de doença. Microbiologicamente o diagnóstico poderá ser feito por sorologia ou cultura viral.

158 Sarampo

Solange Artimos de Oliveira, Sérgio Setúbal e Walter Tavares

▶ Introdução

O sarampo é uma doença aguda, de etiologia viral, altamente contagiosa, caracterizada por febre alta, tosse, coriza, conjuntivite e um enantema específico (sinal de Koplik), seguido de erupção maculopapular generalizada. Embora a maioria dos casos tenha evolução favorável, o sarampo não pode ser considerado uma doença benigna, dado o seu potencial para complicar-se, especialmente em crianças desnutridas. De fato, em épocas anteriores à vacinação em massa, o sarampo era, no Brasil, o responsável por 26% de todas as mortes ocorridas em crianças entre 1 e 4 anos de idade. As complicações da virose incluem pneumonia, diarreia, otite média, cegueira e encefalite (Morley, 1969; Oliveira, 1991).

▶ Epidemiologia

▪ História

Durante muitos séculos o sarampo foi confundido com a varíola e considerado uma forma menos grave desta. No século 10, um médico árabe, Rhazes, tentou diferenciar estas duas doenças, considerando o sarampo uma entidade distinta e não, tal como era feito anteriormente, uma forma menos grave da varíola. Os escritos de Rhazes são considerados os primeiros trabalhos da literatura médica sobre esta virose, embora o próprio Rhazes credite a primeira descrição da doença a El Yehudi, célebre médico hebreu que viveu na Síria em torno do ano de 68 d.C. Mas foi Thomas Sydenham, em 1670, descrevendo uma epidemia da virose em Londres, quem especificou o quadro clínico e reconheceu as complicações respiratórias do sarampo, distinguindo-o da varíola. A comprovação de que o sarampo era uma doença contagiosa e capaz de conferir imunidade por toda a vida foi feita por Panun em um estudo clássico dos habitantes das remotas ilhas Faröe, onde o sarampo, por muitos anos ausente, havia sido introduzido em 1846, acometendo apenas os jovens que mantinham contato entre si, poupando sempre os idosos (Gershon, 2010). Epidemias devastadoras, com elevados coeficientes de letalidade, foram descritas com frequência em países da Europa nos séculos 17, 18 e 19 (Babbot e Gordon, 1954; Enders, 1962; Wilson, 1962). A partir do início do século 20, observou-se uma queda acentuada da mortalidade pela virose na Europa e nos EUA, sem alteração concomitante nos índices de morbidade. Tal fato foi associado, inicialmente, ao progresso social, que resultou em melhores condições de saúde para as crianças e, mais tarde, ao advento dos antimicrobianos, o que possibilitou o tratamento das complicações bacterianas secundárias (Babbot e Gordon, 1954; Miller, 1964). A mesma tendência foi observada no Brasil, nos últimos anos.

▪ Vacinação

Em 1963, vacinas elaboradas com vírus mortos e atenuados começaram a ser utilizadas nos EUA. A vacina com vírus mortos foi logo retirada do mercado, quando se verificou a sua propensão a provocar sarampo atípico. Esta forma de sarampo ocorria quando indivíduos vacinados eram expostos, principalmente, a amostras selvagens do vírus do sarampo. O exantema tinha caráter às vezes urticariforme, maculopapular, hemorrágico ou mesmo vesicular, e evolução muito mais grave. O paciente pode ter febre alta, edema das extremidades, infiltrados pulmonares intersticiais, hepatite e derrame pleural. O quadro pode ser diagnosticado como varicela, febre macular, púrpura de Henoch-Schönlein, farmacodermia e síndrome do choque tóxico. O vírus do sarampo nunca foi isolado destes pacientes e eles não parecem transmitir a doença (Gershon, 2010). A vacina com vírus atenuados, elaborada com a cepa Edmonston B, era também propensa a provocar reações graves, com febre e exantema. Estas vacinas foram depois substituídas por outras também feitas com vírus vivos atenuados, mais eficazes e mais atenuadas e atualmente em uso (Hopkins *et al.*, 1982). A patogênese parece estar relacionada com algum tipo de hipersensibilidade, celular ou humoral, ao vírus do sarampo em um indivíduo parcialmente imune. Uma das explicações é que esta imunidade parcial é incapaz de impedir a entrada do vírus nas células, permitindo a ocorrência de infecção em um hospedeiro imune. O sarampo atípico não recorre. A sua prevenção é a vacinação com vacina atenuada, que é segura desde que feita longo intervalo de tempo após o uso da vacina inativada. Como esta última foi retirada do mercado em 1967, o sarampo atípico será um problema cada vez mais raro (Gershon, 2010).

▪ Controle do sarampo no Brasil

O controle do sarampo exige que seja alta a cobertura vacinal, isto é, que a grande maioria dos indivíduos de uma comunidade seja vacinada. Em outras palavras, há a possibilidade de surtos de sarampo mesmo quando somente um pequeno contingente da população é suscetível: já se descreveu um surto em uma escola americana onde 99% dos indivíduos eram previamente imunes (Cutts *et al.*, 1994; Griffin e Bellini, 1996; De Quadros *et al.*, 1998). O sarampo é, desde 1968, doença de notificação obrigatória no Brasil. As epidemias se sucediam a cada 2 ou 3 anos, até 1980. Em 1973 foi criado o Programa Nacional de Imunizações e, a partir de 1974, a vacina contra o sarampo passou a ser sistematicamente empregada nas áreas urbanas do país. As coberturas eram, no entanto, insuficientes e continuaram a ocorrer surtos localizados. A partir de 1980 as medidas de controle foram intensificadas, com campanhas dirigidas a áreas de menor cobertura. Só então houve uma notável redução da incidência (Waldman e Camargo, 1996; Fundação Nacional de Saúde, 2003).

A decisão de eliminar o sarampo do Brasil foi adotada em 1992, quando 48 milhões de doses de vacina foram empregadas em uma campanha de vacinação do tipo *catch up* (para vacinar os remanescentes suscetíveis das antigas campanhas). Houve também intensificação da vigilância, enfatizando a notificação dos casos e a investigação laboratorial dos casos suspeitos. Em 1995 houve a primeira campanha nacional de acompanhamento (*follow-up*), para vacinar as crianças nascidas desde 1992, da qual somente o estado de São Paulo não participou (Fundação Nacional de Saúde, 2003; Waldman e Camargo, 1996). No ano de 1996, houve apenas 791 casos de sarampo no Brasil, um recorde histórico. Em 1997, no entanto, após 4 anos de controle, houve uma ressurgência da doença, com 53.335 casos confirmados e 61 óbitos. Os surtos iniciais foram em Santa Catarina e São Paulo, sendo que 71% dos casos ocorreram em indivíduos acima de 20 anos de idade. A maior incidência deu-se, entretanto, em crianças abaixo de 1 ano (1.577/100 mil), seguidas pelos adultos jovens entre 20 e 29 anos (539/100 mil), e por crianças entre 1 e 4 anos (205/100 mil). O surto disseminou-se para todo o país, com distribuição etária similar. A resposta a esses acontecimentos foi a intensificação da vigilância e a vacinação dos contatos sem vacinação documentada entre 6 meses e 39 anos de idade. A segunda campanha nacional de *follow-up* deu-se em 1997, sendo vacinadas as crianças de 6 meses a 4 anos. Em 1998, o número de casos no Brasil caiu para 2.930. A cobertura, entretanto, foi de apenas 66%, e houve ainda a persistência da doença nos estados do Nordeste. O último surto epidêmico com casos autóctones de sarampo no Brasil ocorreu no Acre, em março de 2000, e totalizou 15 casos. A terceira campanha nacional de *follow-up* realizou-se em 2000, com crianças de 1 a 4 anos, e teve 100% de cobertura. Desde 2000 o Brasil pode ser considerado como um país livre de casos autóctones de sarampo, e este fato pode ser considerado uma das grandes vitórias da Saúde Pública brasileira. No entanto, dada a possibilidade de importação de casos, inclusive de países desenvolvidos, é necessário manter o sarampo sob estrita vigilância (Fundação Nacional de Saúde, 2003). Com a facilidade das viagens aéreas, a manutenção desta vigilância pode transformar-se em uma tarefa extremamente difícil. Em junho de 2001, por exemplo, um caso importado foi detectado em São Paulo, em um bebê de 7 meses proveniente de Tóquio. Os passageiros do avião foram rastreados e nenhum caso secundário foi identificado. Um outro caso importado do Japão foi detectado em março 2002, em uma criança de 2 anos de idade. Em 2003, um empresário recentemente chegado da Europa apresentou a doença, logo transmitida ao seu filho de 11 meses (Brasil, 2003). Em 2004 nenhum caso ocorreu no Brasil, mas no ano seguinte, exemplificando o importante determinante epidemiológico que são as viagens aéreas, um desportista de 36 anos, que havia viajado de Santa Catarina para as ilhas Maldivas para participar de um evento internacional, transmitiu a doença lá adquirida ao seu filho de 13 anos, a um empresário que viajara com ele no mesmo avião, e a duas crianças paulistas durante uma conexão em São Paulo. O empresário, por sua vez, transmitiu o vírus a uma comerciante de 40 anos, com quem estivera durante alguns momentos na sala de espera do médico, em Florianópolis. Esta rápida sucessão resultou nos cinco casos de sarampo registrados no Brasil em 2005, provocados pelo genótipo D5, que na ocasião circulava no Japão, Tailândia e Camboja (Brasil, 2005). Em 2006 foram confirmados 57 casos no interior da Bahia, causados pelo genótipo D4, que circulava na África e na Europa. O vínculo epidemiológico nunca ficou esclarecido, mas a região é um corredor comercial com intenso fluxo de caminhoneiros e de mercadorias que têm como destino final o município de Petrolina, em Pernambuco, onde se pratica a exportação de produtos agropecuários. Nesta rota, existem também cidades que têm minas de pedras preciosas e onde há um grande fluxo de população migrante, incluindo estrangeiros. Para a contenção deste surto foi necessária a vacinação emergencial de doze mil pessoas nos municípios atingidos (Brasil, 2006). No ano de 2010 o Brasil sofreu, até final de setembro, três "tentativas de invasão" por parte do vírus do sarampo: em julho ocorreram em Belém do Pará três casos em uma mesma família, provocados por genótipo em circulação na Inglaterra, França, Itália e Holanda (Brasil, 2010a). Em agosto, 3 casos foram confirmados no Rio Grande do Sul. O caso índice e a irmã haviam estado no final de julho em Buenos Aires, onde ocorriam casos importados da África do Sul. O genótipo causador dos casos brasileiros foi o B3, que desde 2007 circula em países africanos (Brasil, 2010b). Em setembro, seis casos foram confirmados na Paraíba, provocados pelo mesmo genótipo. Encontravam-se ainda em investigação, nesse estado, 52 casos suspeitos (Brasil, 2010c). Verifica-se, assim, a grande dificuldade em manter o país livre de um vírus em atividade em grande parte do mundo. Não é difícil perceber que o menor descuido com a cobertura vacinal ou com a vigilância epidemiológica resultará na reintrodução do sarampo no Brasil.

▶ Etiopatogenia

▪ Ação viral direta

O agente etiológico do sarampo é um membro da família Paramyxoviridae e pertence ao gênero *Morbillivirus*. Os vírions são formados de um envelope externo lipoproteico, de onde se originam curtas projeções, e de uma nucleocápside interna contendo RNA. São grosseiramente esféricos, com diâmetro variando de 100 a 250 nm, e apresentam apenas um sorotipo conhecido (Griffin e Bellini, 1996). O vírion é composto de seis proteínas estruturais, das quais três formam o envelope viral (hemaglutinina, proteína de fusão e proteína da matriz) e as restantes (nucleoproteína, fosfoproteína e a proteína L) estão contidas na nucleocápside, junto com o genoma viral (Wild *et al.*, 1991; Nussbaum *et al.*, 1995; Griffin e Bellini, 1996). No envelope encontram-se os antígenos responsáveis pela especificidade sorológica, contra os quais são produzidos anticorpos neutralizantes, inibidores da hemaglutinação, hemolisinas e fixadores de complemento (Griffin e Bellini, 1996). Há também duas proteínas não estruturais, C e V, que reagem com proteínas das células hospedeiras e têm função reguladora (Gershon, 2010).

A adsorção do vírus do sarampo às células do hospedeiro é mediada inicialmente pela hemaglutinina. Após a adsorção, as proteínas de fusão e a hemaglutinina medeiam a entrada do vírus na célula (Wild *et al.*, 1991; Nussbaum *et al.*, 1995). O CD46 (cofator proteico de membrana celular) e o CD150 (*Signalling Lymphocyte Activation Molecule* – SLAM) são descritos como receptores para o vírus do sarampo em células humanas (Nanine *et al.*, 1993; Tatsuo *et al.*, 2000; Duke e Mgone, 2003). O efeito neutralizante dos anticorpos contra a hemaglutinina parece ser resultante do bloqueio da adsorção do vírus aos receptores CD46 e SLAM. Outros anticorpos parecem impedir a progressiva disseminação célula a célula do vírus, mediada pela proteína de fusão (Liebert, 2002; Duke e Mgone, 2003).

Apenas um sorotipo do vírus do sarampo é conhecido e, portanto, a doença pode ser prevenida com uma vacina monovalente. Entretanto, análises de sequenciamento do genoma viral têm demonstrado a existência de distintos genótipos do vírus selvagem. Com base principalmente na sequência do gene que codifica as proteínas hemaglutinina e matriz, o vírus do sarampo pode ser agrupado em oito clades, designadas de A a H, e pelo menos em 23 genótipos, alguns dos quais estão atualmente aparentemente extintos, pois não são isolados há mais de 15 anos (Rota, 2009; Duke e Mgone, 2003; WHO, 2003).

Os seres humanos são os únicos reservatórios conhecidos do vírus do sarampo, embora outros primatas, como os macacos, possam ser infectados, tendo em geral doença mais leve. O sarampo é uma das doenças mais contagiosas. A transmissão é direta, mediada por gotículas de saliva e de secreções catarrais. A maior contagiosidade ocorre durante os períodos prodrômico e inicial exantemático, quando a tosse e a coriza atingem sua intensidade máxima (Gershon, 2010). A transmissão indireta, aerógena, por gotículas que permanecem em suspensão no ar, é também descrita, mas tem importância secundária.

As crianças são as mais atingidas, principalmente aquelas com menos de 5 anos de idade. Durante o primeiro ano de vida ocorre uma queda progressiva dos anticorpos maternos (IgG) passados através da placenta, e a partir dos 9 meses grande parte dos lactentes é suscetível à doença (Griffin e Bellini, 1996).

A infecção humana se inicia com a invasão viral das células epiteliais respiratórias e, ocasionalmente, através das conjuntivas, estendendo-se rapidamente para os gânglios linfáticos regionais. Após multiplicação nestes gânglios, pequena quantidade de vírus invade a circulação (viremia primária), atingindo as células linforreticulares do baço, fígado, medula óssea, placas de Peyer e outros órgãos linfoides. Nestes tecidos ocorre intensa replicação viral; a partir deles, por volta do quinta dia de infecção, inicia-se nova viremia (secundária). O vírus então alcança o pulmão, a pele, o sistema nervoso central, o intestino e outros órgãos, levado pela corrente circulatória, no interior de leucócitos (Robbins, 1962). Durante todo o período de incubação o paciente não apresenta nenhuma evidência de doença. No entanto, é nesta fase que são encontradas as células gigantes de Warthin-Finkeldey, nos centros germinativos de vários tecidos linfoides. São consideradas características do sarampo e sua presença é suficiente para o diagnóstico da virose, mesmo na ausência de quadro clínico típico (Fraser, 1978).

Resposta imune

A virose pode afetar o sistema imune de várias formas, envolvendo tanto as respostas humorais como as celulares. Em geral, a infecção ou a vacinação com vírus vivos atenuados dão origem à formação de anticorpos IgM, IgG e IgA (Pederson, 1986). A memória imunológica mantém uma produção contínua de anticorpos (Black e Rosen, 1962) e de células T circulantes específicas para o vírus do sarampo (Wu, 1993). Os anticorpos induzidos pela vacinação atingem taxas menos elevadas e não persistem por períodos tão longos quanto os induzidos pela infecção natural (Duke e Mgone, 2003). Não se compreende muito bem como os anticorpos contra o sarampo persistem por tantos anos após a infecção natural. O vírus talvez estabeleça algum tipo de latência, fornecendo o estímulo imunológico necessário à persistência da imunidade humoral. Tal fato nunca foi, no entanto, demonstrado. A reexposição ao vírus selvagem ou a cepas vacinais estimula as células de memória, ocorrendo aumento rápido da IgG (Duke e Mgone, 2003), mas tal fato parece ser improvável sob o ponto de vista epidemiológico (Panum, 1938-39). Reinfecções pelo sarampo podem ocorrer mas, ainda que uma elevação do título de anticorpos possa ser observada, são quase sempre assintomáticas (Gershon, 2010).

A participação de mecanismos imunitários celulares é considerada muito importante na evolução do sarampo, pois na hipogamaglobulinemia congênita a virose pode apresentar curso normal e os doentes tornarem-se imunes à reinfecção mesmo na ausência de formação de anticorpos detectáveis (Lachmann, 1974). Outro fato que demonstra o significado da função celular na patogenia da virose é a gravidade que o sarampo assume em pacientes com deficiências congênita ou adquirida da imunidade mediada por células, podendo evoluir com ausência de exantema, pneumonite grave, taxas mais elevadas de encefalite e alta letalidade (Kaplan, 1992; Griffin e Bellini, 1996). A especial gravidade do sarampo em crianças mal nutridas parece dever-se à precariedade da resposta imune celular, em decorrência da desnutrição. Durante a convalescença, ocorre supressão das respostas celulares com elevação de citocinas supressivas como a interleucina-4, o que pode estar por trás da possível depressão da hipersensibilidade à tuberculina. Esse efeito também pode ocorrer com a vacinação (Gershon, 2010).

Diagnóstico clínico

Após um período de incubação de 10 a 14 dias, o sarampo inicia-se com febre de intensidade moderada a alta e sintomas catarrais (coriza, lacrimejamento, diarreia e tosse seca). O quadro é muitas vezes indistinguível do produzido por uma gripe ou outra virose respiratória grave. O diagnóstico durante esta fase (denominada período prodrômico) pode ser feito pela presença, na mucosa oral, do sinal de Koplik. Considerado patognomônico da doença, aparece primeiro na área próxima aos molares, disseminando-se posteriormente por toda a mucosa oral. Consiste na presença de pequenos pontos cinza-azulados sobre base eritematosa, que se assemelham um pouco a grãos de areia. Sua observação exige boa iluminação. São de curta duração, antecedendo em 1 ou 2 dias o exantema, com o qual coexistem muito pouco, regredindo logo após a sua instalação (Morley, 1969; Oliveira, 1991; Griffin e Bellini, 1996; Fundação Nacional de Saúde, 2003, Gershon, 2010).

O período mais florido e marcante da virose é o exantemático (duração média de 3 a 5 dias). Os sintomas catarrais e a febre exacerbam-se e o exantema inicia-se de maneira descendente, a partir da face, alcançando progressivamente o tronco e os membros, incluindo palmas e solas (Gershon, 2010). Caracteriza-se pela presença de maculopápulas eritematosas irregulares, que deixam um espaço de pele sã entre uma lesão e outra. Em algumas regiões as lesões tendem a confluir, formando placas. Após atingir os membros, o exantema começa a regredir e uma descamação fina aparece, também de maneira descendente. Neste período descamativo as lesões tomam uma cor mais escura, hiperpigmentada, que pode ajudar no diagnóstico retrospectivo. A regressão do exantema acompanha a queda da febre e a regressão das manifestações catarrais. A tosse, agora produtiva, pode persistir por um período mais longo. Se não há complicações, o paciente se recupera completamente e se torna imune para toda a vida (Morley, 1969; Oliveira, 1991; Griffin e Bellini, 1996).

Complicações

As complicações do sarampo podem ser de três tipos: virais, bacterianas e de etiologia desconhecida. Sua presença em geral se denuncia pelas manifestações clínicas de cada complicação, mas também, e principalmente, pela manutenção ou retorno da febre no final do período exantemático (Morley, 1969; Oliveira, 1991; Griffin e Bellini, 1996).

Complicações virais

Observam-se durante a fase mais intensa da virose, isto é, durante o período prodrômico e inicial exantemático, com exceção da encefalite, que pode ocorrer também após a regressão do exantema. As principais são:

▸ **Pneumonia intersticial.** O acometimento do pulmão ocorre sempre no sarampo, mas só alguns doentes apresentam insuficiência respiratória que, nestes casos, é considerada complicação. Caracterizada radiologicamente por um infiltrado pulmonar difuso bilateral, a pneumonite leva à insuficiência respiratória (tiragem, cianose, batimento de asa do nariz) com pouco ou nenhum ruído adventício (roncos, sibilos e estertores subcrepitantes) à ausculta pulmonar (Lopes, 1979; Oliveira, 1991). As pneumonias são importante causa de morte nas crianças pequenas acometidas de sarampo (Gershon, 2010).

▸ **Encefalite.** Após o advento dos antibióticos, com a consequente queda dos percentuais de letalidade devidos a complicações bacterianas, as complicações neurológicas passaram a ser as principais responsáveis pela gravidade do sarampo em países desenvolvidos. As encefalites são importante causa de morte quando o sarampo acomete crianças maiores sem comorbidades (Gershon, 2010). Apesar de infrequentes, surgindo em 1 a 4 por cada 1.000 casos da doença, apresentam letalidade de 10 a 40% e alta taxa de sequelas, em torno de 40% (Oliveira, 1991; Griffin e Bellini, 1996). Acredita-se que o envolvimento do SNC no sarampo seja comum, apesar da infrequência das manifestações clínicas uma vez que até 50% dos pacientes com sarampo têm anormalidades eletroencefalográficas (Gershon, 2010).

A patogênese da encefalite (também chamada de encefalite pós-infecciosa aguda do sarampo) parece ser decorrente de uma resposta autoimune mediada por células ao vírus. Os principais achados histopatológicos são desmielinização (relacionada com a hiperatividade da célula T contra a proteína base da mielina) (Johnson, 1964), pouca ou nenhuma produção do vírus do sarampo no cérebro e ausência de produção intratecal de anticorpo IgG específico contra o vírus (Gendelman, 1984; Duke e Mgone, 2003).

Os sintomas neurológicos iniciam-se geralmente entre o segundo e o sexto dia de exantema, podendo ocorrer também mais tardiamente. Com frequência, os sintomas iniciais são alterações do sensório (sonolência, prostração, confusão mental, irritabilidade), aliadas a crises convulsivas, paralisias, sinais de irritação meníngea, cefaleia, hipertonias etc. As alterações encontradas no líquido cerebroespinal são variáveis, não havendo relação entre o grau de pleocitose e o prognóstico da doença. Na maioria das vezes há moderada elevação da contagem celular, com predomínio de mononucleares (Johnson, 1964; Miller, 1964; Christie, 1969).

▸ **Laringite obstrutiva (crupe do sarampo).** Ocorre geralmente no período prodrômico ou no curso do período exantemático, levando à oclusão das vias respiratórias, pelo acúmulo de secreção mucosa. Clinicamente, observam-se tosse e choro rouco, acompanhados de dificuldade respiratória de intensidade variável, que chega em alguns casos a manifestar-se por cornagem e cianose (Morley, 1969; Oliveira, 1991).

▸ **Miocardite.** Não é habitual. A relativa frequência com que se observam manifestações clínicas de acometimento cardíaco (taquicardia, abafamento de bulhas, ritmo tríplice, hepatomegalia) e alterações eletrocardiográficas (alterações da repolarização ventricular) deve-se mais à constante presença de distúrbios metabólicos, resultantes principalmente de insuficiência respiratória e desidratação (Oliveira, 1991).

▸ **Estomatite.** Devida à agressão ao epitélio da mucosa oral pelo vírus, pode apresentar-se em graus variáveis. Além da hiperemia de mucosa, observam-se pequenas úlceras dolorosas que prejudicam a alimentação (Morley, 1969; Morley, 1974).

▸ **Lesões oculares.** Podem variar desde *queratites* até *iridociclites* e *úlceras de córnea*, estas últimas podendo levar à cegueira (Morley, 1969; Morley, 1974).

▸ **Diarreia.** Faz parte do quadro clínico da virose. No entanto, pode ser muito intensa em crianças desnutridas ou com verminoses intestinais, complicando-se com desidratação e piora do estado nutricional (Morley, 1969; Morley, 1974; Oliveira, 1991).

▸ **Hepatite.** Já foi descrito o acometimento hepático agudo durante o sarampo (Gershon, 2010).

Complicações bacterianas

▸ **Pneumonias.** A inflamação da mucosa respiratória, juntamente com a inibição dos movimentos ciliares e a obstrução parcial causada por edema e exsudato são os fatores que aparentemente predispõem à infecção bacteriana secundária, uma das complicações mais comuns e a principal causa de óbito no sarampo, em países em desenvolvimento. A broncopneumonia é mais frequente que a pneumonia lobar. Na ausculta pulmonar há estertores crepitantes e subcrepitantes. Nos casos mais graves há insuficiência respiratória. A pneumonia bacteriana inicia-se geralmente no período descamativo, mas pode já estar presente desde o início do exantema. Os principais agentes etiológicos da pneumonia bacteriana são *S. pneumoniae, S. pyogenes, S. aureus* e *H. influenzae* (Christie, 1969; Miller, 1964; Morley, 1969; Morley, 1974; Oliveira, 1991; Oliveira *et al.*, 1995).

A elevada letalidade observada em pacientes com pneumonia relacionada com o sarampo comparada com outros casos de pneumonia é decorrente da superinfecção bacteriana, dos efeitos imunossupressores da infecção viral, do envolvimento multissistêmico do sarampo e da gravidade da doença (Duke e Mgone, 2003).

▸ **Gastrenterite.** É uma complicação mais observada em países em desenvolvimento, onde as crianças são desnutridas e vivem em precárias condições socioeconômicas. Caracterizada clinicamente por diarreia e vômitos, com presença, em alguns casos, de muco, pus e sangue nas fezes, pode levar à desidratação. Geralmente é causada por bactérias gram-negativas e, em alguns casos, torna-se o foco primário de uma sepse, principalmente em desnutridos (Christie, 1969; Miller, 1964; Morley, 1969; Morley, 1974; Oliveira, 1991, Oliveira *et al.*, 1995).

▸ **Otite média.** Para muitos autores esta é a principal complicação do sarampo. Todavia, a sua incidência nas publicações é muito variável, provavelmente devido à ausência do exame sistemático do aparelho auditivo em crianças com sarampo, uma vez que a otite média pode estar presente mesmo sem clínica sugestiva. Os agentes etiológicos mais comuns são *S. pyogenes, S. pneumoniae, H. influenzae* e, menos comumente, *S. aureus* e bacilos gram-negativos (Christie, 1969; Miller, 1964; Morley, 1969; Morley, 1974; Oliveira, 1991, Oliveira *et al.*, 1995).

▸ **Outras complicações bacterianas.** Também são relatadas como complicações bacterianas de menor frequência a conjuntivite, a sinusite e as piodermites. Em alguns casos, a conjuntivite bacteriana também pode ser causa de cegueira (Morley, 1969; Morley, 1974; Oliveira, 1991, Oliveira *et al.*, 1995).

Outras complicações

▸ **Manifestações hemorrágicas.** O sarampo pode raramente evoluir com manifestações hemorrágicas graves, com abundante sangramento pelas mucosas, *rash* hemorrágico e grande toxicidade. Este quadro, denominado sarampo negro, era relatado no passado e pode estar relacionado com a coagulação intravascular disseminada. Ao contrário desta complicação, que ocorre na fase aguda da virose, a púrpura trombocitopênica inicia-se geralmente logo após a involução do exantema, podendo tardar até 14 dias. Sua etiologia permanece ainda obscura. Acredita-se que seja resultante de um processo alérgico ou autoimune. É complicação muito rara (Morley, 1969; Morley, 1974; Oliveira, 1991).

▸ **Pan-encefalite subaguda esclerosante (SSPE).** É uma complicação rara do sarampo, embora hoje se saiba que sua incidência (1/11.000 casos) é dez vezes maior do que era admitido há alguns anos atrás. Trata-se provavelmente de uma doença autoimune. Cursa com altos títulos de anticorpos contra o sarampo (Gershon, 2010). A evolução é crônica, geralmente fatal, caracterizada pela persistência do vírus selvagem no cérebro, possivelmente por uma variante alterada do mesmo. Mutações das proteínas M, H e F têm sido descritas na SSPE, mas ainda é discutido se tal achado é responsável pela persistência viral ou consequência desta (Miki, 2002; Cemescu, 1998; Gershon, 2010).

A doença apresenta início insidioso com deterioração da capacidade intelectual, distúrbio de comportamento, progredindo com convulsões, incoordenação motora, demência, cegueira e óbito, dentro de 6 a 9 meses. Ocorre vários anos após sarampo, particularmente em crianças que foram acometidas pela virose antes de completarem 2 anos de idade. Com a introdução da vacina contra o sarampo, verificou-se um declínio acentuado nas taxas de incidência da SSPE nos EUA (Griffin e Bellini, 1996; Cemescu, 1998).

▸ **Ativação de tuberculose.** Acredita-se que o sarampo seja capaz de exercer influência maléfica na evolução da tuberculose por provocar depressão transitória da imunidade celular (Gershon, 2010), mas ainda hoje são bastante conflitantes as opiniões dos estudiosos sobre esta discutida relação. O sarampo agravaria as formas ativas de tuberculose ou ativaria as formas latentes. O sarampo determina depressão transitória da hipersensibilidade tuberculínica preexistente. Muitas dúvidas existem sobre a relação entre a hipersensibilidade e a imunidade na tuberculose. Portanto, não se sabe até que ponto o efeito anergizante do sarampo pode influenciar a imunidade antituberculosa (Flick, 1976; Katz, 1995). Como este efeito anergizante também ocorre com a vacinação, é prudente postergar a vacinação contra o sarampo em indivíduos com tuberculose ativa, ou sob suspeita de tuberculose.

▸ **Evolução grave em pacientes imunodeficientes.** Em indivíduos imunodeficientes (em tratamento para doenças malignas, acometidos de AIDS ou portadores de imunodeficiência congênita) o sarampo pode evoluir de modo grave, com altas taxas de letalidade. Nesses casos os pacientes podem apresentar pneumonia de células gigantes sem *rash* cutâneo, dificultando o diagnóstico clínico da virose. A letalidade do sarampo pode alcançar 70% em crianças e adolescentes sob tratamento oncológico e 40% em pacientes com AIDS. Nestes pacientes o exantema pode estar ausente, mas ser frequente a pneumonite e a encefalite. A propensão a desenvolver pneumonia de células gigantes sem exantema torna o diagnóstico clínico difícil ou impossível. Como a resposta humoral é muitas vezes ausente, o único meio de confirmar o diagnóstico é pela detecção de antígenos ou do genoma viral nos tecidos do paciente, por imunofluorescência ou PCR, respectivamente. Uma forma de encefalite subaguda pode ocorrer nesse contexto, acompanhada de pneumonia. Quando expostos ao sarampo, esses pacientes devem receber imunoglobulina, mesmo que tenham sido vacinados anteriormente (Gershon, 2010).

▸ **Gestação.** Ao contrário da rubéola, o sarampo não causa anomalias fetais. Associa-se, no entanto, ao abortamento espontâneo e ao parto prematuro, além de ter especial gravidade para a mãe, exigindo, muitas vezes, hospitalização em regime de tratamento intensivo, em virtude do acometimento respiratório. Os bebês nascidos de mães com sarampo devem ser imunizados com gamaglobulina ao nascer (Gershon, 2010).

▸ **Ocorrência em adultos.** Tal como ocorre com outras viroses da infância, o sarampo pode ter especial gravidade nos adultos. É interessante lembrar que em situações de ressurgência em populações nas quais até então havia estado controlado, o sarampo pode acometer grande número de indivíduos adultos. Muitos desses adultos desenvolvem pneumonia com broncospasmo e necessitam hospitalização. Há também apreciável incidência de superinfecção bacteriana pulmonar, hepatite, otite média e sinusite (Gershon, 2010).

Diagnóstico diferencial

O quadro clássico do sarampo, caracterizado por febre alta, tosse, coriza, conjuntivite, sinal de Koplik e exantema maculopapular descendente, é facilmente diagnosticado clinicamente. No entanto, devido à queda acentuada de casos da doença após a introdução da vacinação e a ocorrência de casos modificados (pelo uso prévio de gamaglobulina ou pela vacinação anterior), clínicos e pediatras podem confundir a virose com outras doenças exantemáticas. O diagnóstico diferencial deve ser feito principalmente com a rubéola, escarlatina, exantema súbito (*roseola infantum*), eritema infeccioso, farmacodermias, dengue, enteroviroses, sífilis secundária, riquetsioses, doença de Kawasaki e meningococcemia, entre outras (Oliveira, 1991; Griffin e Bellini, 1996; Fundação Nacional de Saúde, 2003).

Durante a evolução da rubéola os pródromos, quando presentes, são menos acentuados. A febre é de menor intensidade e o exantema tem duração menor. O achado de gânglios linfáticos suboccipitais e retroauriculares ingurgitados e dolorosos é muito sugestivo desta virose. Na escarlatina observa-se, juntamente com o início do exantema, amigdalite aguda, com presença de exsudato purulento nas criptas, sugerindo infecção estreptocócica. Facilitam o diagnóstico a "língua em framboesa", caracterizada por hipertrofia das papilas, a palidez perioral e o exantema de cor escarlate, que não deixa pele sã entre uma lesão e outra. A *roseola infantum*, causada pelo herpesvírus humano tipo 6, é uma doença comum na infância, que geralmente evolui com febre alta de início agudo, irritabilidade, com duração de 3 a 4 dias, e o aparecimento de exantema maculopapular após a queda da febre. Com frequência tem evolução benigna, embora o envolvimento do sistema nervoso central tenha sido relatado em alguns casos. O eritema infeccioso (parvovirose humana) ocorre principalmente em crianças de 5 a 14 anos de idade, sendo caracterizado por exantema maculopapular, algumas vezes com aparência reticular, que pode recorrer após exercícios ou exposição ao sol. Também são descritas manifestações catarrais, febre e, especialmente em adultos, comprometimento articular (artralgia e artrite). Durante a evolução da dengue há febre alta, cefaleia, artralgia e/ou artrite, dor retro-orbitária, mialgias e erupção maculopapular. As outras doenças citadas se confundem menos frequentemente com o sarampo (Oliveira, 1991; Griffin e Bellini, 1996; Fundação Nacional de Saúde, 2003).

Diagnóstico laboratorial

O sarampo é uma doença de notificação compulsória em 24 h, devendo todo caso suspeito ser, na ocasião do primeiro atendimento, notificado a uma unidade pública de saúde, para confirmação laboratorial. De acordo com as normas estabelecidas pelo Ministério da Saúde, um caso suspeito da virose é todo aquele que apresente febre, exantema, tosse e/ou coriza e/ou conjuntivite (Fundação Nacional de Saúde, 2003; Oliveira, 2006).

O diagnóstico laboratorial é mais comumente realizado por meio de testes sorológicos. Quando disponível, a imunofluorescência direta dos exsudatos nasais ou do sedimento urinário pode ser empregada para detectar a presença de antígenos virais, permitindo o diagnóstico rápido da infecção (Gershon, 2010). O isolamento do vírus de secreções da nasofaringe, do sangue e da urina na fase aguda da doença nem sempre é tecnicamente possível, sendo algumas vezes utilizado no esclarecimento diagnóstico da pneumonia intersticial e/ou de encefalite em pacientes imunodeficientes. No entanto, os recentes avanços das técnicas moleculares têm possibilitado, por meio da análise das sequências de nucleotídios, a classificação dos vírus de acordo com sua provável origem geográfica, trazendo, como consequência, subsídios para as atividades de controle e vigilância epidemiológica da doença (Griffin e Bellini, 1996; Baumeister *et al.*, 2000; Rota, 2009). Além disso, o conhecimento do genoma viral permite distinguir, por métodos moleculares, as infecções pelos vírus selvagens da presença de cepas vacinais, o que pode ter importância em certas situações epidemiológicas (Rota, 2009; Gershon, 2010).

Na fase aguda do sarampo os anticorpos IgM e IgG podem ser detectados no sangue desde os primeiros dias após o início do exantema. Em geral, os anticorpos IgM permanecem elevados por 6 semanas, ao passo que os IgG podem ser detectados por muitos anos após a ocorrência da infecção. As técnicas mais utilizadas para o diagnóstico sorológico do sarampo são: inibição da hemaglutinação para IgG; imunofluorescência para IgM e IgG; ensaio imunoenzimático para IgM e IgG e neutralização em placa (Oliveira, 1989; Chen *et al.*, 1990; Griffin e Bellini, 1996).

O diagnóstico da virose é confirmado quando há, comparando amostras de soros obtidas na fase aguda e na convalescença, um aumento de quatro ou mais vezes nos títulos de anticorpos ou ainda quando anticorpos IgM são detectados em qualquer uma das amostras. O ensaio imunoenzimático com captura de IgM é considerado o teste de escolha para confirmação de casos suspeitos de sarampo. O teste apresenta alta sensibilidade para amostras coletadas nos primeiros 28 dias após o início do exantema, sendo observada sensibilidade mais baixa apenas nos dois primeiros dias após o início do *rash*. Portanto, a época da coleta da amostra sanguínea e a sensibilidade do teste diagnóstico empregado devem ser consideradas quando da interpretação dos resultados dos testes realizados (Griffin e Bellini, 1996; Helfand *et al.*, 1998; Fundação Nacional de Saúde, 2003).

A ocorrência de apresentações clínicas com pouca gravidade em locais com elevada cobertura vacinal tem dificultado a coleta de amostras sanguíneas para o diagnóstico laboratorial, sendo esta uma das principais dificuldades encontradas nas atividades de vigilância epidemiológica do sarampo e das viroses exantemáticas em geral. Outras alternativas para o diagnóstico em espécimes clínicos obtidos de modo não invasivo têm sido avaliadas. Estudos recentes demonstram excelentes resultados para a detecção do genoma viral e de anticorpos IgM específicos em amostras de saliva de casos clinicamente diagnosticados e sorologicamente confirmados de sarampo (Oliveira, 2003; Perry *et al.*, 1993). Ainda, o isolamento viral em cultura de células ou a detecção do vírus do sarampo por meio da técnica de RT-PCR em espécimes clínicos têm contribuído para o melhor conhecimento da epidemiologia da doença (Baumeister *et al.*, 2000, Oliveira *et al.*, 2001, Oliveira, 2003). A caracterização genética por meio da análise da sequência de nucleotídios dos vírus selvagens contribui para o melhor conhecimento da origem dos surtos da doença (Duke e Mgone, 2003).

O hemograma apresenta, na fase exantemática, notável leucopenia associada a linfopenia. A presença, no hemograma, de leucocitose e neutrofilia, acompanhada de dados clínicos e radiológicos sugestivos, é de grande valia no diagnóstico da pneumonia ou outras complicações bacterianas que surgem como complicação do sarampo (Oliveira, 1991).

Tratamento

O tratamento do sarampo e suas complicações virais é sintomático. A eficácia da ribavirina administrada por via oral ou em aerossol nunca foi comprovada (Gershon, 2010). Na fase aguda da virose o paciente apresenta febre alta, diarreia, vômitos, anorexia, manifestações estas que, quando intensas, podem levar à desidratação, principalmente em crianças com equilíbrio precário, como os desnutridos. É necessário, portanto, atenção com a reposição hídrica e de sais minerais, com dieta adequada, pois a desidratação e a desnutrição são fatores subjacentes que agravam o prognóstico da virose. O uso de antitérmicos deve ser indicado nos casos em que a temperatura axilar seja igual ou superior a 37,8°C. Nas populações em que a deficiência de vitamina A seja um problema reconhecido, a Organização Mundial da Saúde e o Fundo das Nações Unidas para a Infância recomendam o uso de uma dose elevada e única de vitamina A nos indivíduos acometidos pelo sarampo e suas complicações. A suplementação de vitamina A é indicada na seguinte dosagem: (a) crianças de 6 a 12 meses: 100.000 UI por via oral em aerossol; (b) crianças de 1 ano ou mais: 200.000 UI por via oral, em cápsula ou aerossol. Quando há presença de xeroftalmia, a dose de vitamina A deve ser repetida no dia seguinte. O Ministério da Saúde, por meio do Programa de Controle da Hipovitaminose A, pode fornecer vitamina A, na posologia recomendada, a partir de solicitação oficial da instituição de saúde (Fundação Nacional de Saúde, 2003). A administração de vitamina A pode reduzir a taxa de soroconversão em indivíduos vacinados contra o sarampo, portanto, não deve ser feita durante a imunização (Gershon, 2010).

A limpeza das secreções oculares e nasais com soro fisiológico geralmente é suficiente no tratamento da coriza e da conjuntivite. Nesta última, a fotofobia muitas vezes presente é aliviada evitando-se expor o paciente a excesso de claridade.

Em crianças com pneumonia intersticial apresentando insuficiência respiratória é necessária hidratação adequada, além da administração de vapor úmido constante. Tal conduta também é utilizada na laringite obstrutiva. Em casos de obstrução muito intensa das vias respiratórias deve ser avaliada a necessidade de intubação ou traqueostomia.

A encefalite do sarampo também é tratada com medicação sintomática, isto é, cuidados gerais, hidratação (oral ou venosa, de acordo com o nível de consciência da criança), antitérmicos e dieta adequada. A eficácia do uso de corticosteroides no tratamento das complicações neurológicas é questionada por alguns autores (Oliveira, 1991).

No tratamento das infecções bacterianas das vias respiratórias, geralmente são indicados medicamentos que atuem sobre bactérias gram-positivas, pois são elas, em particular *S. pneumoniae, S. pyogenes* e, eventualmente, *S. aureus*, os principais responsáveis pelas infecções nesses locais. Em crianças com menos de 5 anos de idade, deve-se também incluir o *Haemophilus influenzae* entre os possíveis causadores de infecção respiratória. Considerando a possibilidade de *Haemophilus influenzae* produtor de betalactamases e, portanto, resistente às penicilinas, muitos clínicos preferem o uso da amoxicilina associada ao ácido clavulânico ou da axetilcefuroxima nas complicações bacterianas respiratórias das crianças. A claritromicina ou a azitromicina ou o cotrimoxazol (sulfametoxazol-trimetoprima) são alternativas em crianças alérgicas aos antibióticos betalactâmicos. Em adultos e em crianças maiores de 5 anos, o tratamento dessas complicações pode ser realizado com ampicilina ou amoxicilina por via oral ou com a penicilina procaína, IM, ou, nos casos de maior gravidade que necessitem internação, com a penicilina G cristalina IV (Tavares, 2001).

Quando houver suspeita de infecção estafilocócica, tanto em crianças como em adultos (broncopneumonia e pneumonia de rápida evolução com insuficiência respiratória, imagem radiológica de microabscessos, pneumatoceles com ou sem enfisema do mediastino ou subcutâneo), o antibiótico de escolha é a oxacilina, administrada por via intravenosa, estando o paciente internado em hospital. Em casos de alergia às penicilinas, empregam-se cefalosporinas de primeira geração (quando a alergia não for do tipo anafilático) ou vancomicina ou teicoplanina (em casos de alergia do tipo anafilático) (Tavares, 2001).

Em crianças com menos de 5 anos de idade com broncopneumonia de etiologia não determinada necessitando internação a indicação é a cefuroxima, por sua propriedade de agir contra pneumococos, hemófilos e estafilococos produtores de penicilinase (Tavares, 2001).

A presença de síndrome disentérica franca indica infecção por bactéria invasiva; porém, quando há apenas diarreia, o diagnóstico de gastrenterite bacteriana fica duvidoso, porque a diarreia pode fazer parte da evolução da própria virose, podendo, mesmo, ser de duração mais prolongada em pacientes desnutridos. De qualquer modo, seja viral ou bacteriana, a diarreia geralmente pode ser controlada com medidas higiênico-dietéticas e manutenção do equilíbrio hidreletrolítico (Oliveira, 1991). Pesquisa de leucócitos nas fezes e coproculturas podem ser utilizadas, objetivando esclarecer a etiologia da diarreia. Nos quadros diarreicos graves em crianças desnutridas, que não respondem às medidas iniciais de reposição hídrica e dietética, os agentes causadores podem ser *Shigella* spp., *Salmonella* spp., coliformes invasores, *Campylobacter* spp. ou *Yersinia* spp., estando indicado o uso de sulfametoxazol-trimetoprima (8 mg/kg/dia de trimetoprima, fracionados de 12/12 h), associado ou não a eritromicina (30 a 40 mg/kg/dia, fracionados de 6/6 h). Alguns autores admitem o uso de norfloxacino (12 mg/kg/dia, VO), mesmo em crianças, na diarreia de maior gravidade causada por coliformes, salmonelas e shigelas. Se houver sintomatologia de invasão sistêmica, com sepse, indica-se uma cefalosporina de terceira (p. ex., ceftriaxona, 50 mg/kg/dia IV) ou quarta geração (p. ex., cefepima, 80 a 100 mg/kg/dia IV) associada a gentamicina (3 a 5 mg/kg/dia, fracionada de 12/12 h ou em dose única diária, IM ou IV) ou amicacina (15 a 20 mg/kg/dia, fracionadas de 12/12 h ou em dose única diária, IM ou IV) (Tavares, 2001). É necessário também averiguar a possibilidade de parasitose intestinal na gênese da diarreia e instituir o tratamento adequado.

Quando a conjuntivite não responde à medicação sintomática, tem duração prolongada ou ocorre acúmulo de secreção purulenta, deve-se suspeitar de infecção bacteriana secundária. Em geral compressas de soro fisiológico e colírios à base de antibióticos são suficientes para a melhora desta complicação. Devem-se utilizar colírios que contenham antibiótico para uso tópico exclusivo, evitando-se, assim, o desenvolvimento de hipersensibilidade a antimicrobianos de uso sistêmico.

▸ Profilaxia

A vacina contra o sarampo é altamente eficaz, composta de vírus vivos atenuados. No Brasil esta vacina era aplicada aos 9 meses de idade pelos Serviços de Saúde Pública. No entanto, devido à presença dos anticorpos maternos que possam estar presentes na criança de até 1 ano de idade (Oliveira, 1989) e, portanto, bloquear a replicação viral, era necessário repetir a vacina aos 15 meses, em geral, associada à vacina contra rubéola e à vacina contra a caxumba (tríplice viral). Atualmente, com o sucesso da implantação do Plano de Eliminação do Sarampo no Brasil e a consequente queda acentuada da incidência da doença, a vacina tríplice viral passou a ser recomendada aos 12 meses de idade. Uma segunda dose da vacina deve ser aplicada entre 4 e 6 anos de idade ou em qualquer consulta após 12 meses de idade, respeitando um intervalo mínimo de 4 semanas. A segunda dose foi incluída recentemente no calendário básico do Plano Nacional de Imunização, sendo geralmente aplicada quando se realizam as campanhas de seguimento a cada 4/5 anos (De Quadros *et al.*, 1998; Fundação Nacional de Saúde, 2003).

Por ser uma vacina de vírus vivos atenuados, seu uso é contraindicado em gestantes e em pessoas que apresentem queda da imunidade celular (uso de imunossupressores e/ou corticosteroides, linfomas, leucoses, tuberculose ativa sem tratamento, AIDS, desnutrição de 3º grau). Também não deve ser aplicada em crianças que fizeram uso recente de gamaglobulina (menos de 3 meses) ou que apresentem quadro febril agudo. Apesar do risco potencial da utilização desta vacina em crianças HIV-positivas assintomáticas, seu uso não é contraindicado, uma vez que os riscos da vacina são menores que os da ocorrência do próprio sarampo. Devido a relatos de casos de sarampo em crianças HIV-positivas previamente vacinadas, tem sido recomendada ainda a imunização passiva com gamaglobulina após exposição confirmada à doença (Lopes *et al.*, 1989; Arpadi *et al.*, 1996; Duclos e Ward, 1998; Fundação Nacional de Saúde, 2003).

A vacina não apresenta efeitos colaterais importantes. São relatados casos de febre baixa e, em menor proporção, febre de intensidade moderada a alta, e discreto exantema em 5 a 15% das crianças, cerca de 1 semana após a vacinação. Complicações neurológicas (encefalite, ataxia cerebelar ou paralisia de nervos cranianos) são raramente observadas. Indivíduos com relato de reações anafiláticas à ingestão de ovo ou de seus derivados devem ser vacinados com extrema cautela (Duclos e Ward, 1998).

Nos casos em que a vacina não puder ser aplicada mas houver necessidade de evitar ou atenuar o sarampo, está indicado o uso de gamaglobulina (0,25 mℓ/kg IM) até, no máximo, 3 a 6 dias após o contágio. Em pacientes imunossuprimidos, a dose é de 0,5 mℓ/kg (máximo de 15 mℓ) IM, dose única (Fundação Nacional de Saúde, 2003).

A possibilidade de que uma reação imune anormal ao vírus vacinal do sarampo pudesse levar ao autismo em crianças foi levantada em 1998 por um estudo britânico (Wakefields, 1998). A ideia nunca foi aceita pela comunidade científica e dez dos treze autores do artigo voltaram atrás em relação às suas conclusões iniciais, em parte por se ter descoberto a existência de conflitos de interesse não relatados. Vários estudos independentes foram feitos para identificar esta associação, sem sucesso (Gerber e Offit, 2009). Infelizmente, a publicidade em torno deste assunto fez cair, durante algum tempo, a cobertura vacinal em países desenvolvidos, como a Inglaterra (Gershon, 2010).

▸ Referências bibliográficas

American Academy of Pediatrics. Committee on Infectious Diseases and Committee on Pediatric AIDS. Measles immunization in HIV-infected children. *Pediatrics*. 103: 1057-1060, 1999.

Arpadi SM, Markowitz LE, Baughman AL *et al.* Measles antibody in vaccinated human immunodeficiency virus type 1-infected children. *Pediatr*. 97: 653-657, 1996.

Babbott FL, Gordon JE. Modern measles. *Am J Med Sci*. 228: 334-361, 1954.

Baumeister E, Siqueira MM, Savy V *et al.* Genetic characterization of wild-type measles viruses isolated during the 1998 measles epidemic in Argentina. *Acta Virol*. 44: 169-174, 2004.

Black FL, Rosen L. Patterns of measles antibodies in residents of Tahiti and their stability in the absence of re-exposure. *J Immunol*. 88: 725-731, 1962.

Brasil. Ministério da Saúde. Secretaria de Vigilância em Saúde, 2003. Nota técnica de 19 de dezembro de 2003. Disponível em http://portal.saude.gov.br/portal/svs/visualizar_texto.cfm?idtxt=21287. Acessado a 25 de setembro de 2010.

Brasil. Ministério da Saúde. Secretaria de Vigilância em Saúde, 2005. Ministério da Saúde recomenda medidas de proteção contra o sarampo no país. Disponível em http://portal.saude.gov.br/portal/arquivos/pdf/nota_sarampo_2507_fim.pdf. Acessado a 25 de setembro de 2010.

Brasil. Ministério da Saúde. Secretaria de Vigilância em Saúde, 2006. Informe sobre o surto de sarampo na Bahia. Disponível em http://portal.saude.gov.br/portal/arquivos/pdf/Informe_Sarampo_Bahia28122006.pdf. Acessado a 25 de setembro de 2010.

Brasil. Ministério da Saúde. Secretaria de Vigilância em Saúde, 2010a. Nota técnica 15/2010. Disponível em http://portal.saude.gov.br/portal/arquivos/pdf/nt_sarampo_ belem_para_10_8_10_atual13_8_10.pdf. Acessado a 25 de setembro de 2010.

Brasil. Ministério da Saúde. Secretaria de Vigilância em Saúde, 2010b. Nota técnica 17/2010. Investigação de casos suspeitos de sarampo em Porto Alegre, RS. Disponível em http://portal.saude.gov.br/portal/arquivos/pdf/nt_sarampo_ rs_19ago20102.pdf. Acessado a 25 de setembro de 2010.

Brasil. Ministério da Saúde. Secretaria de Vigilância em Saúde, 2010c. Nota técnica 145/2010. Investigação de casos suspeitos de sarampo em João Pessoa/PB. Disponível em http://portal.saude.gov.br/portal/arquivos/pdf/nota_sarampo_ revisada_16_9_10.pdf. Acessado a 25 de setembro de 2010.

Cemescu C, Milea S, Berbescu C *et al.* SSPE: some clues to pathogenesis from epidemiological data. *Virologie*. 39: 247-256, 1998.

Chen RT, Markowitz LE, Albrecht P *et al.* Measles antibody: reevaluation of protective titers. *J Infect Dis*. 162: 1036-1042, 1990.

Christie AB. Measles. *In*: Christie AB. *Infectious Diseases*. Edinburgh, Livingstone, p. 346-376, 1969.

Cutts FT, Markowitz LE. Successes and failures in measles control. *J Infect Dis*. 170: 32-41, 1994.

De Quadros CA, Hersh BS, Nogueira AC *et al.* Measles eradication: experience in the Americas. *Bull WHO*. 76: 47-52, 1988.

Duclos P, Ward BJ. Measles vaccine: A review of adverse events. *Drug Safety*. 19: 435-454, 1988.

Duke T, Mgone CS. Measles: not just another viral exanthem. *Lancet*. 361: 763-773, 2003.

Duke T, Michael A, Mgone J *et al.* Etiology of child mortality in Goroka, Papua New Guinea: a prospective two-year study. *Bull WHO*. 80: 16-25, 2002.

Enders JF. Measles virus. *Amer J Dis Child*. 103: 282-287, 1962.

Erdman DD, Anderson LJ, Adams DR *et al.* Evaluation of monoclonal antibody-based capture enzyme immuneassays for detection of specific antibodies to measles virus. *J Clin Microbiol*. 29: 1466-1471, 1991.

Flick JA. Does measles really predispose to tuberculosis? *Am Rev Respir Dis*. 114: 257-265, 1976.

Fraser KB, Martin SJ. *Measles Virus and its Biology*. 1st ed. London, Academic Press, 1978.

Fundação Nacional de Saúde. Ministério da Saúde. Sarampo. Guia de Vigilância Epidemiológica. Disponível na internet: http://www.funasa.gov.br/pub/GVE/GVE0528A. htm (23 dez. 2003).

Gendelman H, Wolinsky JS, Johnson RT *et al.* Measles infection: lack of evidence of viral invasion in the central nervous system and quantitative study of the nature of demyelination. *Ann Neurol*. 15: 353-360, 1984.

Gerber JS, Offit PA. Vaccines and autism: a tale of shifting hypotheses. *Clin Infect Dis*. 48(4): 456-461, 2009.

Gershon AA. Measles Virus (Rubeola). *In*: Mandell GL, Bennett JE, Dolin R. *Mandell, Douglas and Bennett's Principles and Practice of Infectious Diseases*. 7th ed., Churchill-Livingstone, Philadelphia, 2010.

Griffin DE, Bellini WJ. Measles virus. *In*: Fields BN, Knipe DM, Howley PM *et al.* (ed). *Fields Virology*. 3rd ed. Philadelphia: Lippincott-Raven Pub., p. 1267-1312, 1996.

Helfand RF, Kim DK, Gary Jr HE *et al.* Nonclassic measles infections in an immune population exposed to measles during a college bus trip. *J Med Virol*. 56: 337-341, 1988.

Hopkins DR, Koplan JP, Hinman AR *et al.* The case for global measles eradication. *Lancet*. June 19: 1360-1368, 1982.

Kaplan LJ, Daum RS, Smaron M *et al.* Severe measles in immunocompromised patients. *JAMA*. 267: 1237-1241, 1992.

Katz M. Clinical spectrum of measles. *Curr Top Microbiol Immunol*. 191: 1-12, 1995.

Lachmann PJ. Immunopathology of measles. *Proc Roy Soc Med*. 67: 1120-1122, 1974.

Liebert UG. Measles virus infection of the central nervous system. *Intervirology*. 40: 175-184, 2002.

Lopes MH, Mendonça JS, Pannuti CS *et al.* Measles vaccination: influence of age on its efficacy. *Rev Inst Med Trop São Paulo*. 31: 322-327, 1989.

Lopes VGS. Contribuição ao estudo da pneumonia de células gigantes no sarampo. Dissertação de mestrado da Faculdade de Medicina da Universidade Federal Fluminense, Niterói, 49 p, 1979.

Johnson RT, Griffin DE, Hirsch RL. Measles encephalitis: clinical and immunologic studies. *N Engl J Med*. 310: 137-141, 1964.

Miki K, Komase K, Mgone CS *et al.* Molecular analysis of measles vírus genome derived from SSPE and acute measles in patients in Papua, New Guinea. *J Med Virol*. 68: 105-112, 2002.

Miller DL. The public health importance of measles in Britain today. *Proc Roy Soc Med*. 57: 27-30, 1964.

Morley DC. Measles in developing world. *Proc Roy Soc Med*. 67: 112-115, 1974.

Morley DC. Severe measles in the tropics. *I Brit Med J*. 1: 297-300, 1969.

Nanine D, Varion-Krishnan G, Cervoni F *et al.* Human membrane cofactor protein (CD46) acts as a cellular receptor for measles virus. *J Virol*. 67: 6025-6032, 1993.

Nussbaum O, Broder CC, Moss B *et al.* Functional and structural interaction between measles virus hemagglutinin and CD46. *J Virol*. 69: 3341-3349, 1995.

Oliveira SA. Contribuição ao estudo da imunidade contra o sarampo em pessoas vacinadas e não vacinadas nos Municípios de Niterói e São Gonçalo, Estado do Rio de Janeiro. Tese de doutorado da Faculdade de Medicina da Universidade Federal do Rio de Janeiro, 174 p., 1989.

Oliveira SA. Sarampo. *JBM*. 60: 114-130, 1991.

Oliveira SA, Camacho LA, Pereira AC *et al.* Assessment of the performance of a definition of a suspected measles case: implications for measles surveillance. *Rev Panam Salud Publica*. 19(4):229-35, 2006.

Oliveira SA, Jin L, Siqueira MM *et al.* Atypical measles in a patient twice vaccinated against measles: transmission from an unvaccinated household contact. *Vaccine*. 19: 1093-1036, 2001.

Oliveira SA, Siqueira MM, Camacho LA *et al.* Use of RT-PCR on oral fluid samples to assist the identification of measles cases during an outbreak. *Epidemiol Infect*. 130(1):101-6, 2003.

Oliveira SA, Soares WN, Dalston MO. Clinical and epidemiological findings during a measles outbreak occurring in a population with a high vaccination coverage. *Rev Soc Bras Med Trop*. 28: 339-343, 1995.

Panum PL. Observations made during the epidemic of measles on the Faröe Islands in the year 1846. *Med Classics*. 3: 829-886, 1938-9.

Pederson IR, Modhorst CH, Edwald T. Long term antibody response after measles vaccine in an isolated Arctic society in Greenland. *Vaccine*. 4: 173-178, 1986.

Perry KR, Brown DWG, Parry JV *et al.* Detection of measles, mumps, and rubella antibodies in saliva using antibody capture radioimmuneassay. *J Med Virol*. 40: 235-240, 1993.

Robbins FC. Measles – clinical features. *Amer J Dis Child*. 103: 266-273, 1962.

Rota PA, Featherstone DA, Bellini WJ. Molecular epidemiology of measles virus. In: Griffin DE, Oldstone MBA (eds.). *Measles – Pathogenesis and Control.* Berlin/Heidelberg, Springer-Verlag, 2009.

Tavares W. *Manual de Antibióticos e Quimioterápicos Anti-infecciosos*. 3ª ed. Atheneu, Rio de Janeiro, 2001.

Tatsuo H, Ono N, Tanaka K *et al.* SLAM (CDW150) is a cellular receptor for measles virus. *Nature*. 406: 893-897, 2000.

Wakefield AJ, Murch SH, Anthony A *et al.* Ileal-lymphoid-nodular hyperplasia, nonspecific colitis, and pervasive developmental disorder in children. *Lancet*. 351:637, 1998.

Waldman EA, Camargo MCC. Current status of measles in Brazil. 1980-1995. *Virus Rev Res*. 1: 67-74, 1996.

Wild TF, Malvoisin E, Buckland R. Measles virus: both the hemagglutinin and fusion glycoproteins are required for fusion. *J Gen Virol*. 72: 439-442, 1991.

Wilson GS. Measles as a universal disease. *Amer J Dis Child*. 103: 219-223, 1962.

World Health Organization. Update of the nomenclature for describing the genetic characteristics of the wild-type measles viruses: new genotypes and reference strains. *Wkly Epidemiol Rec*. 78: 229-232, 2003.

Wu VH, McFarland H, Mayo K. Measles virus-specific cellular immunity in patients with vaccine failure. *J Clin Microbiol*. 31: 118-122, 1993.

159 Rubéola

Solange Artimos de Oliveira e Sérgio Setúbal

▸ Introdução

A rubéola é uma infecção viral aguda de criança e adultos. A doença é caracterizada clinicamente pela presença de exantema, febre e linfadenopatia e, eventualmente, pode ser confundida com formas mais atenuadas do sarampo. Em adultos, especialmente os do sexo feminino, tende a provocar artropatias (artralgias e artrites). A infecção apresenta, com relativa frequência, evolução subclínica. Mesmo quando não determina manifestações clínicas na gestante, o vírus da rubéola pode causar infecção fetal, trazendo como consequência malformações congênitas (Gershon, 2010).

▸ Histórico/etiologia

A rubéola, também conhecida como "sarampo alemão", foi descrita primeiramente por dois médicos alemães, de Bergen, em 1752, e Orlow, em 1758, com o nome de *Röthel* (Duszak, 2009). Devido à sua pouca gravidade, a doença foi por muitos anos considerada de menor importância. Entretanto, um quadro mais amplo das manifestações clínicas da infecção viral passou a ser conhecido quando, em 1941, Norman Gregg, um médico oftalmologista, descreveu a relação entre a ocorrência de rubéola materna e a presença de catarata congênita no concepto (McAlister Gregg, 1941). A partir da observação de Gregg, reconheceu-se o efeito devastador que a rubéola pode ter sobre o feto nos primeiros meses de gestação. Esta constatação ainda introduziu o conceito de vírus como agente teratogênico (Gershon, 2010).

O vírus da rubéola, isolado em 1962 por Parkman *et al.* (1962) e Weller e Neva (1962), pertence à família Togaviridae e ao gênero *Rubivirus*, do qual é a única espécie. Embora haja diversidade genética, há apenas um sorotipo. Na microscopia eletrônica, o vírus é grosseiramente esférico e seu diâmetro varia de 40 a 70 nm. O envelope lipídico apresenta pequenas projeções na superfície, semelhantes a espículas, constituídas de glicoproteínas virais com capacidade de aglutinar hemácias de aves *in vitro* (hemaglutininas). O nucleocapsídeo de 30 a 40 nm de diâmetro é composto de uma proteína helicoidal e de ácido ribonucleico (RNA) de cadeia simples de sentido positivo (Hobman e Chandler, 2007; Gershon, 2010).

O vírus da rubéola apresenta três polipeptídios estruturais, denominados: E1, E2 e C. E1 e E2 são glicoproteínas aciladas presentes no envelope. Há também proteínas não estruturais relacionadas com a replicação e a transdução. A proteína C, não glicosilada, está presente no capsídeo que envolve o RNA do vírus. O vírus da rubéola se liga às células do hospedeiro pela interação entre as glicoproteínas do envelope e receptores específicos presentes na superfície destas células. O amadurecimento viral ocorre por brotamento intracelular ou na membrana plasmática (Gershon, 2010; Hobman e Chandler, 2007).

Relativamente instável, o vírus da rubéola é rapidamente inativado pela exposição a agentes que desnaturam proteínas (formaldeído, óxido de etileno, betapropiolactona) ou que destruam os ácidos nucleicos (luz ultravioleta, corantes fotodinâmicos). Também é inativado por detergentes iônicos e não iônicos. O vírus pode ser estocado por vários anos em presença de estabilizadores proteicos em temperaturas abaixo de −60°C. As preparações vacinais liofilizadas são estáveis a 4°C durante anos, e à temperatura ambiente por meses (Hobman e Chandler, 2007).

A estrutura antigênica do vírus da rubéola é estável, não trazendo, portanto, riscos para o uso de vacinas e para o diagnóstico laboratorial. Entretanto, estudos de sequenciamento viral demonstraram a existência de 10 genótipos do vírus, reunidos em duas clades (Icenogle, 2006).

▸ Epidemiologia

A incidência de casos de rubéola é maior durante a primavera, em crianças de 5 a 9 anos de idade. No entanto, em países onde a vacina contra a rubéola tem sido utilizada em larga escala, observa-se um desvio da ocorrência da doença para grupos etários mais elevados. Na era pré-vacinal, epidemias de menor proporção eram descritas a intervalos de 6 a 9 anos, e ocorrência de grandes epidemias a intervalos de até 30 anos. Após a introdução da vacina de vírus atenuados em 1969, houve uma queda acentuada na ocorrência da doença em países com elevada cobertura vacinal. Nesses locais, ainda são descritos pequenos surtos da doença, principalmente em escolas e campos militares, onde grupos de indivíduos suscetíveis entram em contato íntimo (Gershon, 2010; Centers for Disease Control and Prevention, 2001b).

Por meio de técnicas de modelagem matemática, foi estimado que a incidência da síndrome da rubéola congênita (SRC) durante anos não epidêmicos em países em desenvolvimento seja em torno de 236.000 casos. Entretanto, acredita-se que durante os anos epidêmicos haja um aumento na incidência da SRC superior a dez vezes. Este aumento deve ser maior, pois muitas crianças são avaliadas muito precocemente, antes que algumas manifestações clínicas, como a surdez, sejam evidentes (Banatvala e Brown, 2004). De acordo com a Organização Mundial da Saúde (OMS), estima-se que 100.000 casos de SRC ocorram a cada ano (Robertson *et al.*, 2003).

Com o propósito de prevenir a ocorrência da SRC, particularmente em países em desenvolvimento, a OMS recomenda que a vacina da rubéola seja utilizada combinada com a do sarampo (ou com as vacinas do sarampo e da caxumba) (OMS, 2000). Esses esforços têm trazido como consequência um aumento da vacinação contra a rubéola nos programas nacionais de imunização, passando de 78 (em 1996) para 123 (em 2002) o número de países ou territórios que aplicam esses programas. As coberturas vacinais mais expressivas foram observadas na região das Américas (Banatvala e Brown, 2004).

No Brasil, a vacina tríplice viral (sarampo, rubéola e caxumba) e a dupla viral (sarampo e rubéola) começaram a ser introduzidas no esquema básico de vacinação em 1992 e, já no ano de 2000, todos os 27 estados haviam adotado a vacinação. Até 1999, a incidência da rubéola era maior em menores de 15 anos de idade. No entanto, no biênio 1999/2000, constatou-se o aumento da incidência da virose em indivíduos de 15 a 29 anos. Essa mudança de faixa etária na ocorrência da doença está relacionada com a introdução gradual da vacina e com a elevada cobertura vacinal (95%) alcançada na maioria dos estados brasileiros no período de 1992 a 2000. Com o objetivo de prevenir a síndrome da rubéola congênita (SRC), uma campanha de vacinação dirigida à mulher em idade fértil foi realizada em duas fases – novembro/2001 e julho/2003, sendo vacinadas mais de 28 milhões de pessoas, com cobertura média de 94% (variando entre 79 e 99%) (Castillo-Solorzano *et al.*, 2003). Estas medidas provocaram importante redução da incidência, mas não foram capazes de interromper a circulação do vírus. No final de 2006 houve um surto no Rio de Janeiro e em Minas Gerais, que se espalhou por todo o país, dando origem a mais de 8 mil casos confirmados, provocados pelo genótipo 2B. A rubéola congênita, que havia caído para 3,3/100 mil crianças menores de 1 ano em 2001 (72 casos confirmados), totalizou 17 casos confirmados laboratorialmente em 2007. Foram então vacinadas cerca de 70 milhões de pessoas em todo o país, em um intervalo de tempo de 5 semanas, em agosto e setembro de 2008. A partir de então, a circulação de genótipos autóctones do vírus da rubéola foi considerada interrompida no Brasil, enfatizando-se, por esta razão, as medidas de vigilância epidemiológica necessárias a evitar a importação do vírus por viajantes chegados do exterior (Brasil, 2009).

A rubéola é uma doença moderadamente contagiosa. O homem é o único hospedeiro conhecido, embora alguns animais, como primatas, coelhos e furões possam ser infectados em estudos experimentais. A transmissão pessoa a pessoa ocorre habitualmente pelo aerossol das secreções respiratórias infectadas. Apesar de menos provável, ainda é descrita a infecção por meio de contato direto com a urina ou fezes contendo vírus. Inicialmente, o vírus da rubéola se multiplica nas células do epitélio da nasofaringe e nos linfonodos regionais. A esta fase se segue um período de viremia, envolvendo vários órgãos (Beor e O'Shea, 1995). A infecção da placenta e do feto ocorre durante esta fase virêmica, sendo que a frequência e a natureza do envolvimento fetal dependem da imunidade materna e do momento da gestação em que ocorre a infecção (Webster, 1998; Gershon, 2010).

O período de maior contagiosidade corresponde à erupção do *rash* cutâneo, mas o vírus pode ser eliminado pela orofaringe desde 10 dias antes até 15 dias após o início do exantema. Deve-se ressaltar que indivíduos com formas subclínicas da doença também podem transmitir a infecção (Beor e O'Shea, 1995). Lactentes com rubéola congênita eliminam durante muitos meses grandes quantidades de vírus nas secreções corporais, podendo transmitir a infecção aos contactantes (Cooper *et al.*, 1965); 3% dessas crianças ainda permanecem infectantes até os 20 meses de idade (Cooper, 1968). Pessoas vacinadas não transmitem a doença, embora o vírus da rubéola possa ser isolado da faringe. Secreções nasofaríngeas de indivíduos vacinados podem conter concentrações de vírus superiores a 10^5 $TCID_{50}$/0,1 mℓ, embora grandes variações diárias tenham sido descritas (Harcourt *et al.*, 1980). Indivíduos com infecção natural provavelmente excretam concentrações mais elevadas (Banatvala e Brown, 2004).

▸ Imunidade e patogênese

A rubéola cursa com viremia e o vírus já pode ser detectado nos leucócitos em torno de 1 semana antes do início dos sintomas. O aparecimento do exantema coincide com o desenvolvimento da imunidade e com o desaparecimento do vírus do sangue, o que sugere que o *rash* cutâneo seja imunologicamente mediado. Embora seja normalmente possível a detecção de complexos imunes na corrente circulatória de pessoas com rubéola (Coyle e Wolinsky, 1981), tal fato não parece ter relação com o exantema. Por outro lado, o fato de o vírus já ter sido isolado de biopsias de pele de indivíduos com exantema não afasta a possibilidade de que o *rash* seja secundário a uma resposta imune (Gershon, 2010; Banatvala e Brown, 2004).

Após a ocorrência da rubéola, a maioria das pessoas desenvolve imunidade duradoura. Os filhos nascidos de mães imunes geralmente permanecem protegidos por anticorpos maternos durante os primeiros 6 a 9 meses de idade. Anticorpos IgM, IgG, IgA, IgD e IgE específicos são induzidos em resposta à infecção pós-natal. Os anticorpos IgM aparecem precocemente, mas têm vida curta, desaparecendo 5 a 8 semanas após o início da doença. Dependendo da sensibilidade do teste diagnóstico utilizado, esses anticorpos podem persistir por meses ou anos após a infecção aguda (Al-Nakib *et al.*, 1975). Uma resposta de IgM também pode ser detectada após vacinação para rubéola ou reinfecção natural (Morgan-Capner *et al.*, 1985). Os anticorpos IgA, IgD e IgE específicos aparecem cedo e declinam mais lentamente que os anticorpos IgM. Os anticorpos IgG específicos elevam-se rapidamente e persistem por toda a vida (Salonen *et al.*, 1985). A imunidade celular mediada por linfócitos $CD4^+$ e $CD8^+$ também é detectada em ensaios *in vitro* meses ou anos após a ocorrência da rubéola. Isto inclui respostas proliferativas, citotoxicidade mediada por linfócitos e secreção de linfocinas (Beor e O'Shea, 1995; Hobman e Chandler, 2007).

Apesar de incomum, a reinfecção após a doença natural ou após o uso da vacina contra a rubéola é descrita, sendo mais observada nesta última situação e em indivíduos com títulos de anticorpos inibidores da hemaglutinação menores ou iguais a 1:64. As reinfecções têm sido documentadas pela detecção do aumento significativo nos títulos de anticorpos em indivíduos naturalmente imunes, após reexposição ao vírus (Horstmann *et al.*, 1970; Davis *et al.*, 1971). Acredita-se que o vírus possa multiplicar-se no trato respiratório superior, sendo menos frequente a ocorrência de viremia, devido à erradicação do vírus pela resposta imune do hospedeiro, antes que possa invadir a corrente circulatória. Embora a esmagadora maioria das reinfecções seja assintomática, casos com manifestações clínicas de viremia, como artrite e exantema, têm sido ocasionalmente descritos (Wilkins *et al.*, 1972; Hobman e Chandler, 2007; Gershon, 2010).

A avidez da IgG específica para os antígenos do vírus da rubéola aumenta progressivamente após a infecção primária. Baixos índices de avidez (abaixo de 40%) podem ser observados durante até 6 semanas após o início do exantema, enquanto valores superiores a 60% não são encontrados antes de 13 semanas. A mensuração da avidez da IgG para rubéola em mulheres com reações positivas para IgM específica pode ajudar a distinguir as infecções primárias das reinfecções.

A resposta imune de lactentes com a SRC difere qualitativamente da observada em indivíduos infectados na vida pós-natal ou imunizados. Os lactentes infectados no início da gestação apresentam frequentemente prolongada queda da imunidade mediada por células, possivelmente relacionada com os efeitos da infecção viral nos linfócitos. A produção de IgM na criança com infecção congênita começa habitualmente após 16 semanas de gestação, sendo estes anticorpos detectáveis até 6 a 12 meses de idade (Cooper e Krugman, 1967). Em geral, os títulos de anticorpos IgG específicos após a rubéola congênita persistem indefinidamente; entretanto, em algumas crianças esses anticorpos podem não ser mais mensuráveis alguns anos após a infecção, tornando a reinfecção possível.

A possibilidade de transmissão do vírus da rubéola para o feto quando a reinfecção ocorre durante a gestação ainda é bastante discutida. Embora casos de rubéola congênita tenham sido descritos, tais eventos são considerados extremamente raros. A drástica queda da incidência da rubéola congênita em países com elevada cobertura vacinal confirma esta afirmação (Morgan-Capner, 1999).

▸ Manifestações clínicas

A rubéola é em geral uma doença benigna que, em crianças, apresenta formas clínicas menos acentuadas do que as observadas nos adultos. Em contraste, o feto pode desenvolver doença grave com sérias sequelas, se for infectado durante o início da gravidez. O período de incubação da rubéola varia de 12 a 23 dias, com média de 18 dias.

▪ Rubéola pós-natal

A maioria dos casos de rubéola pós-natal evolui de maneira subclínica (Green *et al.*, 1965). Dentre os pacientes sintomáticos, a fase prodrômica da doença é mais observada nos adultos, que apresentam mal-estar, febre e anorexia por vários dias. As manifestações clínicas mais frequentes são a adenopatia e o *rash* cutâneo, sendo também ocasionalmente observada esplenomegalia. A adenopatia pode persistir por várias semanas; os gânglios linfáticos afetados incluem os da cadeia cervical posterior, os auriculares posteriores e os suboccipitais. Quando presente, o exantema da rubéola inicia-se geralmente na face e evolui de modo descendente; é maculopapular, algumas vezes confluente, com duração de 3 a 5 dias, podendo descamar na convalescença. O *rash* cutâneo pode ser acompanhado de manifestações catarrais (coriza e conjuntivite), febre e dor de garganta, todos de pouca intensidade. Lesões petequiais no palato mole (manchas de Forscheimer) são descritas na rubéola, embora não sejam específicas da doença (Gershon, 2010; Brasil, 2010; Banatvala e Brown, 2004).

▪ Rubéola congênita

Diferentemente da infecção adquirida, a rubéola congênita é uma doença grave, podendo causar morte fetal, parto prematuro e uma variedade de defeitos congênitos. A incidência da rubéola congênita em uma população é bastante variável, dependendo de vários fatores, entre os quais o número de indivíduos suscetíveis, a circulação do vírus na comunidade e o uso da vacina (Centers for Disease Control and Prevention, 1991).

Os efeitos do vírus da rubéola no feto dependem do momento em que a infecção ocorreu: quanto mais cedo o feto é afetado, mais grave é a doença. A lesão fetal é multifatorial, resultando de uma combinação de agressão celular induzida pelo vírus com o efeito deste nas células em divisão. A infecção da placenta ocorre durante a viremia materna, causando áreas focais de necrose no epitélio das vilosidades coriônicas e nas células endoteliais dos capilares (Tondury e Smith, 1966). Estas células descamam no lúmen dos vasos, sugerindo que o vírus da rubéola seja transportado para a circulação fetal como êmbolos de células endoteliais infectadas, os quais podem resultar em infecção e lesão de órgãos fetais. Durante a fase inicial da gestação, os mecanismos de defesa fetal são imaturos, e um aspecto característico da embriopatia da rubéola neste período é a necrose celular na ausência de qualquer resposta inflamatória (Batnavala e Brown, 2004).

As células infectadas pelo vírus da rubéola têm vida média reduzida (Rawls *et al.*, 1968); o número de células nos órgãos de fetos e lactentes afetados é menor do que em crianças saudáveis (Naeye e Blanc, 1965). A lesão viral está ainda associada à apoptose. Embora o mecanismo exato não tenha sido determinado, estudos *in vitro* têm demonstrado que a apoptose depende do início da replicação viral nas primeiras 12 h de infecção (Hofmann *et al.*, 1999; Banatvala e Brown, 2004).

Durante os primeiros 2 meses de gestação, a taxa de infecção fetal varia de 65 a 85%, levando a múltiplos defeitos congênitos e/ou abortamentos espontâneos. No terceiro mês de gestação, as taxas de infecções fetais variam de 30 a 35%, podendo surgir lesões únicas, como surdez ou doença cardíaca congênita. A frequência e a gravidade do dano fetal diminuem acentuadamente se a infecção materna ocorre após o primeiro trimestre de gestação. Isto ocorre porque o feto é protegido pelo desenvolvimento progressivo das respostas imunes humoral e celular (Miller *et al.*, 1982; Webster, 1998) e pela transferência passiva de anticorpos maternos (Batnavala e Brown, 2004).

No quarto mês de gestação o risco de infecção congênita é de 10%. A infecção materna após o segundo trimestre de gestação não resulta em dano fetal, e os defeitos relacionados com a rubéola congênita são improváveis quando a infecção é confirmada após a 17ª semana de gestação (Marshall, 1976; Hobman e Chandler, 2007).

As consequências clínicas da lesão viral no feto são bastante variáveis. Infecções no início da gestação podem levar à reabsorção do embrião ou a abortamentos espontâneos. Partos prematuros e natimortos são outros resultados da infecção fetal. Os sinais e sintomas específicos da rubéola congênita podem ser classificados como temporários, como baixo peso ao nascer; permanentes, como a surdez; e de desenvolvimento, como a miopia. A seguir, são descritas as principais anormalidades clínicas observadas em crianças com rubéola congênita sintomática:

- *Gerais*: retardo do crescimento intrauterino (50 a 80%), retardo do crescimento pós-natal (mais grave em crianças com defeitos congênitos múltiplos)
- *Aparelho cardiovascular:* persistência do canal arterial (defeito estrutural mais frequentemente encontrado (30%), podendo ser acompanhado de outras lesões cardíacas), estenose da artéria pulmonar (segundo defeito mais comum), surdez (defeito congênito mais comum, habitualmente bilateral, podendo estar presente ao nascer ou surgir depois)
- *Anormalidades oculares*: catarata (35%, unilateral ou bilateral, podendo ser notada ao nascer ou no lactente jovem); retinopatia (35 a 60%, pode estar presente ao nascer ou surgir mais tarde; frequentemente unilateral, apresentando aspecto "em sal e pimenta"), glaucoma ($\leq$ 10% e pode ser bilateral; leva a cegueira se não tratado), microftalmia (comum em crianças com catarata; é comum a concomitância de glaucoma)

- *Pulmão*: pneumonia intersticial (5%; pode ser aguda, subaguda ou crônica)
- *Sistema nervoso central*: meningoencefalite (até 20%), anormalidades no eletroencefalograma (36%); retardo mental (10 a 20%), distúrbios do comportamento (comuns, ocorrendo principalmente nos pacientes surdos)
- *Esqueleto*: hipertransparências metafisárias (10 a 20%; mais comuns nas regiões distal do fêmur e proximal da tíbia)
- *Aparelho gastrintestinal*: hepatoesplenomegalia (≥ 50%), hepatite (5 a 10%)
- *Sangue*: púrpura trombocitopênica (5 a 10%) (Gershon, 2010).

A maior parte da manifestações clínicas da rubéola congênita é observada no momento do nascimento ou durante os primeiros meses de vida. No entanto, estudos prospectivos da SRC sugerem que a mesma não pode ser considerada uma doença estática. Algumas crianças cujas mães tiveram rubéola durante a gravidez e que, ao nascimento, foram consideradas normais apresentaram manifestações de rubéola congênita na idade escolar (Peckham, 1972; Menser e Forrest, 1974). Muitas dessas manifestações envolvem disfunções de órgãos endócrinos e sugerem que o vírus da rubéola, sob certas circunstâncias, pode ocasionar autoimunidade poliglandular. O diabetes melito é descrito em até 20% dos adultos com a SRC. Ademais, em crianças com rubéola congênita, o risco de desenvolver diabetes melito dependente de insulina é 50 vezes maior quando comparado ao de indivíduos normais (Norris, 1987; Hobman e Chandler, 2007; Gershon, 2010).

▸ Complicações

As complicações da rubéola pós-natal são incomuns. Artrites e artralgias têm sido descritas em um terço dos casos de rubéola, comprometendo mais frequentemente adolescentes e mulheres adultas do que homens e crianças. Em epidemias, documentam-se taxas de acometimento articular acima de 60% (Ford, 1991). As artralgias e as artrites podem envolver qualquer articulação, mas as pequenas juntas dos dedos das mãos e dos pés e os joelhos são as mais comumente afetadas (Chantler *et al.*, 1982). Estas artropatias são observadas no período de aparecimento do exantema ou logo após o término do mesmo. Em alguns casos, a resolução do acometimento articular é mais lenta, podendo tardar até 1 mês. Raramente há evolução para artrite crônica (Hobman e Chandler, 2007; Gershon, 2010). A patogênese da artrite da rubéola não está completamente esclarecida. O isolamento do vírus da rubéola ou a detecção de antígeno viral têm sido documentados no líquido articular de casos de artrites agudas ou recorrentes associadas à infecção natural ou à vacinação (Hildebrandt e Maasab, 1996; Chantler *et al.*, 1985), e em células mononucleares do sangue de pacientes com artrite crônica. Ademais, a frequência de detecção e a quantidade de imunocomplexos circulantes são mais elevadas nos indivíduos vacinados contra rubéola com queixas articulares do que naqueles sem envolvimento articular (Coyle *et al.*, 1982; Hobman e Chandler, 2007).

Manifestações hemorrágicas são descritas como complicações da rubéola em aproximadamente 1/3.000 casos da doença e são mais frequentemente observadas em crianças. Esta complicação pode ser secundária à trombocitopenia e/ou à lesão vascular, sendo, provavelmente, imunologicamente mediada (Ozsoyla *et al.*, 1978). Muito raramente, a rubéola tem sido associada à anemia hemolítica (Ueda *et al.*, 1985).

Embora raras, a encefalite ou encefalomielite pós-infecciosa são as complicações mais graves da rubéola adquirida. Ocorrem em 1/5.000 casos da doença, sendo mais observadas em adultos. Os sintomas aparecem abruptamente 1 a 6 dias após o início do exantema, sendo os mais frequentemente observados cefaleia, vômitos, rigidez de nuca, letargia e convulsões generalizadas. Mielite isolada e polirradiculite também são descritas. Em 80% dos casos há recuperação espontânea e sem sequelas (Margolis *et al.*, 1943; Steen e Torp, 1956; Hobman e Chandler, 2007; Gershon, 2010).

▸ Diagnóstico diferencial

A rubéola é uma doença de pouca gravidade, que frequentemente evolui com sintomas inespecíficos. Por este motivo, o diagnóstico em bases clínicas é difícil, sendo essencial a confirmação laboratorial (Banatvala e Brown, 2004). As manifestações clínicas mais comuns da rubéola (linfadenopatia, exantema eritematoso e febre baixa) podem ser facilmente confundidas com doenças que evoluem de modo semelhante, causadas por outros patógenos (virais ou não) ou com erupções induzidas por substâncias. O diagnóstico diferencial é feito com a escarlatina, o sarampo, a dengue, a mononucleose infecciosa, a toxoplasmose, o exantema súbito, a parvovirose humana (eritema infeccioso) e com algumas enteroviroses (Oliveira *et al.*, 2001; Brasil, 2010).

▸ Diagnóstico laboratorial

Testes laboratoriais de rotina não são úteis para o diagnóstico porque podem evidenciar apenas leucopenia com linfócitos atípicos; técnicas laboratoriais mais específicas como o isolamento do vírus ou a demonstração da soroconversão são, portanto, necessárias (Gershon, 2010).

O isolamento do vírus de *swabs* de orofaringe, urina, fluido sinovial, líquido amniótico (na rubéola congênita) e de outras secreções corporais pode ser utilizado para o diagnóstico da virose. No entanto, por ser uma técnica trabalhosa e cara, é comumente reservada para circunstâncias especiais, como a investigação de artrites e de outras complicações da rubéola pós-natal e o diagnóstico da rubéola congênita (Beor e O'Shea, 1995; Hobman e Chandler, 2007).

Na rubéola congênita, o vírus pode ser isolado de secreções de nasofaringe, fezes, urina e líquido cefalorraquidiano durante o período neonatal. O vírus também é encontrado na maioria dos tecidos fetais no exame *post-mortem* e, portanto, técnicas de hibridização *in situ* podem ser mais sensíveis do que o isolamento viral convencional após o terceiro trimestre. Antes do nascimento, o isolamento viral pode ser realizado a partir de aspirados de líquido amniótico (Hobman e Chandler, 2007; Gershon, 2010). Técnicas moleculares, como a reação em cadeia da polimerase (PCR) e a hibridização *in situ*, quando feitas em biopsias de vilosidades coriônicas, também fornecem confirmação rápida e específica da infecção congênita, antes do nascimento (Cradock-Watson *et al.*, 1989).

A técnica de PCR e o sequenciamento de nucleotídios permitem a diferenciação entre os diferentes genótipos do vírus da rubéola. Tais procedimentos são úteis em estudos de epidemiologia molecular do vírus e na diferenciação entre o vírus selvagem e cepas vacinais, quando o vírus é isolado de indivíduos com suspeita de efeitos adversos relacionados com o uso da vacina.

Os métodos sorológicos são os instrumentos mais úteis para o diagnóstico da infecção pelo vírus da rubéola. As técnicas disponíveis incluem inibição da hemaglutinação, ensaio imunoenzimático (EIE), imunofluorescência, radioimunoensaio, hemólise radial, fixação do complemento, hemaglutinação passiva e aglutinação pelo látex. No passado, a inibição da hemaglutinação era a técnica preferida para medir os títulos de anticorpos contra a rubéola, mas esta técnica foi suplantada por métodos mais simples, precisos e de sensibilidade similar. Estes incluem o EIE, a aglutinação pelo látex e a hemólise radial. A maioria desses testes pode ser utilizada para medir a IgG e a IgM. A presença de IgG específica em uma amostra de soro demonstra imunidade para a rubéola. A infecção aguda pode ser diagnosticada seja pela presença de IgM específica em uma amostra de soro, seja por um aumento de quatro ou mais vezes nos títulos de anticorpos IgG, em espécimes da fase aguda e de convalescença, processados no mesmo teste. Os anticorpos IgM específicos são habitualmente detectados nos primeiros 28 dias após o aparecimento do exantema; no entanto, respostas de IgM podem às vezes persistir por longos períodos após a infecção primária, além de serem ainda detectadas em alguns pacientes com reinfecção (Hobman e Chandler, 2007; Gershon, 2010; Banatvala e Brown, 2004).

O diagnóstico sorológico de rubéola congênita no período neonatal é feito por meio da detecção de anticorpos específicos nos soros materno e da criança. A realização de diversas mensurações de anticorpos no soro do lactente pode ser necessária para demonstrar se o título de anticorpos contra rubéola está caindo, o que indica a aquisição passiva de anticorpos maternos, ou aumentando, o que sugere infecção congênita. A detecção de IgM contra rubéola no soro de um recém-nascido indica infecção por via transplacentária (Gershon, 2010). Outros testes e procedimentos são também empregados para o diagnóstico da infecção congênita: detecção de IgM no sangue fetal por cordocentese e do RNA viral no fluido amniótico ou em amostras das vilosidades coriônicas, por RT-PCR. A detecção por RT-PCR do RNA viral no fluido amniótico apresenta sensibilidade de 87 a 100% (Revello *et al.*, 1997). A amniocentese deve ser realizada pelo menos 8 semanas após o início da infecção materna e após 15 semanas de gestação. Resultados falso-negativos ocasionais podem ocorrer se a IgM do feto não for detectável antes da 22ª semana de gestação, sendo necessária uma nova amostra entre a 22ª e a 23ª semanas de gestação (Tang, 2003).

▸ Tratamento

A rubéola pós-natal é, na maioria das vezes, uma infecção benigna que não requer nenhum tratamento. Embora não exista nenhum tratamento específico, em pacientes com febre e artrite ou artralgia o tratamento sintomático está indicado. No passado, a imunoglobulina era recomendada para a prevenção ou modificação da rubéola em gestantes suscetíveis expostas à infecção. Entretanto, constatou-se posteriormente que, embora a IgG possa suprimir os sintomas, isto necessariamente não impediria a ocorrência de viremia e, portanto, de infecção materna e fetal. O seu uso está restrito a mulheres que não podem, em nenhuma circunstância, considerar o término da gestação (Hobman e Chandler, 2007; Gershon, 2010).

▸ Prevenção

O principal objetivo dos programas de vacinação contra a rubéola é a eliminação da SRC. O vírus da rubéola foi isolado em 1962 (Parkman *et al.*, 1962; Weller e Neva, 1962) e atenuado em 1966, sendo a vacina de vírus vivos atenuados licenciada para uso nos EUA em 1969. As vacinas atualmente produzidas são obtidas por cultura de material humano infectado, em células diploides humanas (Cepa RA 27/3) ou por cultura em células de rim de coelho (Cendehill). No momento, a única vacina existente nos EUA é a RA 27/3. A vacina RA 27/3 tem sido amplamente utilizada nos EUA e na Europa e é mais imunogênica do que a Cendehill, tendo muito poucos efeitos colaterais. A vacina RA 27/3 também estimula a produção de IgA secretória e humoral, o que pode explicar sua maior potência imunológica (Le Bouvier e Plotkin, 1971; Ogra *et al.*, 1971). Esta vacina foi também a utilizada no Brasil na grande campanha de vacinação de 2008 (Brasil, 2009). A vacina contra rubéola está disponível sob a forma monovalente (*i. e.*, rubéola apenas) ou em combinação com as vacinas do sarampo e da caxumba (tríplice viral). Inicialmente, a vacina contra rubéola era utilizada apenas em crianças pré-púberes, para minimizar a exposição de gestantes suscetíveis a casos clínicos de rubéola. Mais recentemente, tem sido enfatizada a vacinação de mulheres suscetíveis em idade fértil, que não estejam grávidas, ou logo após o término da gestação. A vacina feita logo após o nascimento da criança não traz problemas para esta ou para os seus irmãos (Gershon, 2010; Centers for Disease Control and Prevention, 2001a,b; Brasil, 2010).

A diminuição da transmissão da virose em crianças e a redução da sua ocorrência em grandes epidemias foram observadas em países onde a vacina contra rubéola foi introduzida nos programas de imunização. Nos EUA, foi descrito um declínio de 98% nos casos da virose, em relação ao número observado na era pré-vacinal. Embora ainda sejam relatados pequenos surtos da doença, principalmente em escolas, instalações militares, hospitais e locais de trabalho, tal fato é atribuído mais à ausência de vacinação do que propriamente à falha da vacina. Sendo assim, é necessário que seja continuamente enfatizada a importância da imunização de mulheres em idade fértil que não estejam grávidas, bem como dos profissionais de saúde e lactentes (Ewert *et al.*, 1992; Parkman *et al.*, 1966; Gershon, 2010; Centers for Disease Control and Prevention, 2001a,b).

A vacina da rubéola pode causar viremia e, portanto, as principais complicações são febre, adenopatia, artrite e artralgia (Tingle *et al.*, 1985). Essas complicações são mais frequentes em adultos do que em crianças, acometendo principalmente mulheres com mais de 25 anos de idade (Cooper *et al.*, 1969). As complicações articulares são transitórias e podem ocorrer em até 40% dos vacinados. São, em geral, menos frequentes nos indivíduos vacinados do que nos que desenvolvem a doença (Tingle *et al.*, 1985; Gershon, 2010).

As gestantes cujo *status* imune para a rubéola é desconhecido devem ser testadas para a presença de anticorpos contra esta virose na sua primeira consulta pré-natal. Mulheres suscetíveis expostas à rubéola devem ser informadas sobre os riscos de lesão fetal, caso ocorra infecção materna. Se a gestante desenvolve manifestações clínicas sugestivas da virose (febre, linfadenopatia ou exantema) dentro do período de incubação previsto, deve-se obter soro para a dosagem de IgM específica para a rubéola. Se a paciente não apresenta doença clínica, o soro deve ser obtido 6 a 8 semanas após a exposição, para excluir infecção subclínica (Morgan-Capner e Crowcroft, 2002).

As vacinas atualmente existentes, quando adequadamente administradas, produzem taxas de soroconversão de aproximadamente 95% (Krugman, 1977), e sua eficácia protetora permanece maior que 90% durante pelo menos 15 anos. A taxa de soroconversão não se altera em crianças com infecções do trato respiratório superior. Vacinar crianças cujas mães sejam suscetíveis à rubéola e estejam grávidas não representa risco nem para elas nem para o feto em gestação. A vacina é recomendada para todas as pessoas suscetíveis com idade igual ou superior a 12 meses; uma segunda dose de reforço é feita antes dos 5 anos de idade ou por ocasião da entrada na escola (Centers for Disease Control and Prevention, 2001a,b).

Desde que a vacina da rubéola foi licenciada em 1969, os Centers for Diseases Control (CDC) têm acompanhado recém-nascidos cujas mães foram inadvertidamente vacinadas com a vacina RA 27/3 nos primeiros 3 meses após a concepção. Os dados resultantes desse acompanhamento (1979 a 1998) indicam que nenhuma das 562 crianças nascidas de 683 mulheres tinha malformações compatíveis com a SRC, sendo zero o risco observado de rubéola congênita após a vacinação; entretanto, o risco teórico máximo pode ser de até 1,6%. Estudos têm demonstrado que o vírus vacinal pode cruzar a placenta, tendo sido isolado da decídua e de tecidos fetais obtidos após o abortamento em gestantes inadvertidamente vacinadas. Além disso, o vírus vacinal já foi isolado de um feto cuja mãe havia sido vacinada 7 semanas antes da concepção. Portanto, é aconselhável que mulheres vacinadas contra rubéola evitem a gravidez por pelo menos 1 mês após a administração da vacina. Embora não seja recomendada a administração da vacina contra a rubéola a gestantes, o risco fetal conhecido não indica o término da gestação (Centers for Disease Control and Prevention, 2001a). Na grande campanha de vacinação realizada no Brasil em 2008, 13.215 gestantes foram inadvertidamente vacinadas. Destas, um percentual vem sendo acompanhado, no que será, provavelmente, um dos maiores estudos prospectivos sobre o efeito – ou a ausência de efeito – da vacina sobre a gestação (Brasil, 2009).

▸ Referências bibliográficas

Al-Nakib W, Best JM, Banatvala JE. Rubella-specific serum and nasopharyngeal responses following natural acquired and vaccine-induced infection. *Lancet*. 1: 182-185, 1975.

Banatvala JE, Brown DWG. Rubella. *Lancet*. 363: 1127-1137, 2004.

Beor J, O'Shea S. Rubella vírus. *In*: Lennette EH, Lennette DA, Lennette ET (eds). *Diagnostic Procedures for Viral and Rickettsial Infections*. 7th ed. New York: American Public Health Association; 583-600, 1995.

Brasil. Secretaria de Vigilância em Saúde. Departamento de Vigilância Epidemiológica. Brasil livre da rubéola: campanha nacional de vacinação para eliminação da rubéola. Brasil. 2008. Relatório. Brasília, Ministério da Saúde. Brasil, 2009.

Brasil. Ministério da Saúde. Secretaria de Vigilância em Saúde. Rubéola. Disponível em: http://portal.saude.gov.br/portal/arquivos/pdf/gve_7ed_web_atual_src.pd. Acesso em: 26 set. 2010. Brasil, 2010.

Castillo-Solorzano C, Carrasco P, Tambini G. New horizons in the control of rubella and prevention of congenital rubella syndrome in the Americas. *J Infect Dis*. 187 (Suppl 1): S146-152, 2003.

Centers for Disease Control and Prevention. Revised ACIP recommendation for avoiding pregnancy after receiving a rubella-containing vaccine. *MMWR*. 50(49): 1117, 2001a.

Centers for Disease Control and Prevention. Control and prevention of rubella: evaluation and management of suspected outbreaks, rubella in pregnant women, and surveillance for congenital rubella syndrome. *MMWR*. 50 (RR12): 1-23, 2001b.

Centers of Disease Control and Prevention. Increase in rubella and congenital rubella – United States. *MMWR*. 40: 93-99, 1991.

Chantler JK, da Roza DM, Bonnie ME *et al*. Sequential studies on synovial lymphocyte stimulation by rubella antigen, and rubella virus isolation in an adult with persistent arthritis. *Ann Rheum*. 44: 564-568, 1985.

Chantler JK, Ford DK, Tingle AJ. Persistent rubella infection and rubella associated arthritis. *Lancet*. 1: 1323-1325, 1982.

Cooper LZ. Rubella: a preventable cause of birth defects. *In*: Bergma D (ed). *Intrauterine Infections*. New York: National Foundation; 23-35, 1968.

Cooper LZ, Green RH, Krugman S *et al*. Neonatal thrombocytopenic purpura and other manifestations of rubella contracted *in vitro*. *Am J Dis Child*. 110: 416-427, 1965.

Cooper LZ, Krugman S. Clinical manifestations of postnatal congenital rubella. *Arch Ophthalmol*. 77: 434-439, 1967.

Cooper LZ, Ziring PR, Weiss HJ *et al*. Transient arthritis after rubella vaccination. *Am J Dis Child*. 118: 218, 1969.

Coyle PK, Wolinsky JS. Characterization of immune complexes in progressive rubella panencephalitis. *Ann Neurol*. 9: 557-562, 1981.

Coyle PK, Wolinsky JS, Buimovici-Klein E *et al*. Rubella-specific immune complexes after congenital infection and vaccination. *Infect Immun*. 36: 498-503, 1982.

Cradock-Watson JE, Miller E, Ridehalgh MK *et al*. Detection of rubella virus in fetal and placental tissues and in the throats of neonates after serologically confirmed rubella in pregnancy. *Prenat Diagn*. 9: 91-96, 1989.

Davis WJ, Larson HE, Simsarian JP *et al*. A study of rubella immunity and resistance to infection. *JAMA*. 215: 600-608, 1971.

Duszak RS. Congenital rubella syndrome – major review. *Optometry*. 80:36-43, 2009.

Ewert DP, Frederick PD, Moscola L. Resurgence of congenital rubella syndrome in the 1990s. Report on missed opportunities and failed prevention policies among women by childbearing age. *JAMA*. 267: 2616-2620, 1992.

Ford DK. The microbiological causes of rheumatoid arthritis. *J Rheumatol*. 18: 1441-1442, 1991.

Gershon AA. Measles Virus (Rubeola). *In*: Mandell GL, Bennett JE, Dolin R. *Mandell, Douglas and Bennett's Principles and Practice of Infectious Diseases*. 7th ed., Philadelphia, Churchill-Livingstone, 2010.

Green RH, Balsamo MR, Giles JP *et al*. Studies of the natural history and prevention of rubella. *Am J Dis Child*. 110: 348-365, 1965.

Harcourt GC, Best JM, Banatvala JE. Rubella specific serum and nasopharyngeal antibodies in volunteers with naturally acquired and vaccine induced immunity following intranasal challenge. *J Infect Dis*. 142: 145-155, 1980.

Hildebrandt HM, Maasab HF. Rubella synovitis in a one-year-old patient. *N Engl J Med*. 274: 1428-1430, 1966.

Hobman T, Chantler J. Rubella. In: Knipe DM, Howley PM *et al*. *Fields Virology*. 5th Edition. Lippincott – William Wilkins, Philadelphia, p. 1069-1100, 2007.

Hofmann J, Pletz MW, Liebert VG. Rubella virus-induced cytopathic effect *in vitro* is caused by apoptosis. *J Gen Virol*. 80: 1657-1664, 1999.

Horstmann DM, Liebhaber H, Le Bouvier GL *et al*. Rubella: reinfection of vaccinated and naturally immune persons exposed in an epidemic. *N Engl J Med*. 283: 771-778, 1970.

Icenogle JP, Frey TK, Abernathy E *et al*. Genetic analysis of rubella viruses found in the United States between 1966 and 2004: evidence that indigenous rubella viruses have been eliminated. *Clin Infect Dis*. 43(Suppl 3): S133-S140, 2006.

Le Bouvier GL, Plotkin SA. Precepitin responses to rubella vaccine RA 27/3. *J Infect Dis*. 123: 220, 1971.

Margolis FJ, Wilson JL, Top FH. Postrubella encephalomyelitis. *J Pediatr*. 23: 158-165, 1943.

McAlister Gregg N. Congenital cataract following German measles in mother. *Trans Ophthalmol Soc Aust*. 3: 35-46, 1941.

Menser MA, Forrest JM. Rubella: high incidence of defects in children considered normal at birth. *Med J Aust*. 1: 123, 1974.

Miller E, Cradock-Watson JE, Pollock TM. Consequences of confirmed maternal rubella at successive stages of pregnancy. *Lancet*. 2: 781-784, 1982.

Morgan-Capner P. Rubella. In: Jeffries DJ, Hudson CN, eds. *Viral Infections in Obstetrics and Gynaecology*. London: Arnold: 15-32, 1999.

Morgan-Capner P, Crowcroft NS. Guidelines on the management of, and exposure to, rash illness in pregnancy (including consideration of relevant antibody screening programmes in pregnancy). *Commun Dis Public Health*. 5: 59-71, 2002.

Morgan-Capner P, Hodgson J, Hambling MH *et al*. Detection of rubella-specific IgM in subclinical reinfection in pregnancy. *Lancet*. 1: 244-246, 1985.

Naeye RL, Blanc W. Pathogenesis of congenital rubella. *JAMA*. 194: 1277-1283, 1965.

Norris JM, Dorman JS, Rewers M *et al*. The epidemiology and genetics of insulin-dependent diabetes mellitus. *Arch Pathol Lab Med*. 111: 905-909, 1987.

Ogra PL, Kerr-Grant D, Umana G *et al*. Antibody response in serum and nasopharynx after naturally acquired and vaccine-induced infection with rubella virus. *N Engl J Med*. 285: 1333, 1971.

Oliveira SA, Siqueira MM, Camacho LAB *et al.* The aetiology of maculopapular rash diseases in Niterói, State of Rio de Janeiro, Brazil: implications for measles surveillance. *Epidemiol Infect.* 127: 509-516, 2001.
Organização Mundial da Saúde. Report of a meeting on preventing congenital rubella syndrome: immunization strategies, surveillance needs. Geneva: Department of Vaccines and biologicals, WHO, 2000.
Ozsoyla S, Kanra G, Savas G. Thrombocytopenic purpura related to rubella infection. *Pediatrics.* 62: 567-569, 1978.
Parkman PD, Buescher EL, Arnstein MS. Recovery of rubella virus from army recruits. *Proc Soc Exp Biol Med.* 111: 225-230, 1962.
Parkman PD, Buescher EL, Arnstein MS *et al.* Studies of rubella. I. Properties of the virus. *J Immunol.* 93: 595-607, 1964.
Parkman PD, Meyer HM, Kirschstein RL *et al.* Attenuated rubella virus I. Development and laboratory characterization. *N Engl J Med.* 275: 569, 1966.
Peckham CS. Clinical and laboratory study of children exposed in utero to maternal rubella. *Arch Dis Child.* 47: 571-577, 1972.
Rawls WE, Desmyter J, Melnick JL. Virus carrier cells and virus free cells in fetal rubella. *Proc Soc Exp Biol Med.* 129: 477-483, 1968.
Revello MG, Baldanti F, Sarasini A *et al.* Prenatal diagnosis of rubella virus infection by direct detection and semiquantitation of viral RNA in clinical samples by reverse transcription PCR. *J Clin Microbiol.* 35: 708-713, 1997.
Robertson SE, Featherstone DA, Gacic-Dodo M *et al.* Rubella and congenital rubella syndrome: global update. *Rev Panam Salud Publica.* 14: 306-315, 2003.
Salonen E-M, Hovi T, Meurman O *et al.* Kinetics of specific IgA, IgD, IgE, IgG, and IgM antibody responses in rubella. *J Med Virol.* 16:1-9, 1985.
Steen E, Torp KH. Encephalitis and thrombocytopenic purpura after rubella. *Arch Dis Child.* 31: 470-473, 1956.
Tang JW, Aarons E, Hesketh LM *et al.* Prenatal diagnosis of congenital rubella infection in the second trimester of pregnancy. *Prenat Diagn.* 23: 509-512, 2003.
Tingle AJ, Chantler JK, Pot KH *et al.* Postpartum rubella immunization: association with development of prolonged arthritis, neurological sequelae, and chronic rubella viremia. *J Infect Dis.* 152: 606-612, 1985.
Tondury G, Smith DW. Fetal rubella pathology. *J Pediatr.* 68: 867-879, 1966.
Ueda K, Shingaki Y, Sato T *et al.* Hemolytic anemia following postnatally acquired rubella during the 1975-1977 rubella epidemic in Japan. *Clinic Pediatr.* 24: 155-157, 1985.
Webster WS. Teratogen update: congenital rubella. *Teratology.* 58:13-23, 1998.
Weller TH, Neva FA. Propagation in tissue culture of cytopathic agents from patients with rubella-like illness. *Proc Soc Exp Biol Med.* 111: 215-225, 1962.
Wilkins J, Leedom JM, Salvotore MA *et al.* Clinical rubella with arthritis resulting from reinfection. *Ann Intern Med.* 77: 930, 1972.

160 Parvovírus Humanos

Sérgio Setúbal e Solange Artimos de Oliveira

▸ Introdução

Os parvovírus estão entre os menores vírus de DNA existentes: *parvum* é a palavra latina para "pequeno". A família Parvoviridae compreende vírus de seres humanos e outros vertebrados, incluindo aves e insetos. Os vírions têm entre 18 e 26 nanômetros de diâmetro e uma arquitetura muito simples, sendo constituídos inteiramente de proteína e de DNA linear de cadeia única (Brown, 2010b). A família Parvoviridae abrange duas subfamílias, Parvovirinae e Densovirinae. A subfamília Densovirinae tem quatro gêneros, *Brevidensovirus*, *Densovirus*, *Iteravirus* e *Pefudensovirus*, e inclui apenas vírus de insetos, não tendo interesse para a medicina humana. A subfamília Parvovirinae compreende os vírus que infectam vertebrados e tem 5 gêneros, *Amdovirus*, *Bocavirus*, *Dependovirus*, *Erythrovirus* e *Parvovirus*. Os parvovírus que infectam a espécie humana pertencem aos gêneros *Erythrovirus*, *Bocavirus* e *Dependovirus*. A toxonomia do parvovírus 4 (PARV4), recentemente descrito, é ainda incerta. Este vírus parece estar muito relacionado com dois parvovírus animais (porcino e bovino) descritos recentemente em Hong Kong, com os quais comporia um novo gênero, *Hokovirus* (Lau *et al.*, 2008).

▸ Eritrovírus

Os *Erythrovirus* infectam o homem e alguns mamíferos. Os eritrovírus símios reproduzem em primatas muitos dos quadros clínicos observados na espécie humana após a infecção pelo eritrovírus B19, como aplasia medular e hidropisia fetal (veja adiante) (Brown, 2010a; Heegaard e Brown, 2002; Young e Brown, 2004). Não há evidências de que estes eritrovírus símios possam infectar o homem.

Cossart *et al.* (1975) descobriram acidentalmente o eritrovírus B19 em 1974, quando tentavam detectar HBsAg em lotes de soro humano. A detecção deste antígeno era feita submetendo os soros a contraimunoeletroforese (CIE) frente a outros soros humanos, usados como fonte de anticorpo. Os soros positivos para HBsAg eram novamente testados por hemaglutinação e radioimunoensaio, empregando soros de origem animal como fonte de anticorpos. Inesperadamente, um dos soros positivos por CIE, o de número 19 no lote B (daí a denominação "B19"), não mostrou, ao contrário do que seria esperado, qualquer reatividade quando testado por hemaglutinação ou radioimunoensaio, técnicas muito mais sensíveis. Cossart *et al.* retiraram o fragmento do gel onde se formara a linha de precipitação na CIE e submeteram-no à microscopia eletrônica, verificando a presença de partículas virais de 23 nanômetros, muito semelhantes a parvovírus animais. Supuseram então, acertadamente, estar diante de um novo parvovírus humano, não reconhecido pelos antissoros de origem animal que haviam empregado para o radioimunoensaio e a hemaglutinação. O novo vírus não reagia também a antissoros humanos contra os vírus adenoassociados (veja adiante), nem a antissoros contra parvovírus murinos. Testando novamente os soros de todos os lotes, obtidos geralmente de indivíduos ingleses adultos, Cossart *et al.* demonstraram que 30% deles tinham anticorpos contra o vírus. Estes pesquisadores denominaram o novo vírus *serum parvovirus-like particle*, em decorrência de sua aparência. A classificação do agente como um membro da família Parvoviridae só foi possível uma década mais tarde, mediante a caracterização (como DNA linear de cadeia única) do material genético de partículas presentes no soro de crianças com crise aplásica transitória (veja adiante) (Summers *et al.*, 1983; Clewley, 1984).

O vírus, cuja importância era inicialmente desconhecida, foi posteriormente associado a síndromes e quadros clínicos específicos já conhecidos de longa data. Sabe-se hoje que o eritrovírus B19 é a causa do eritema infeccioso, das crises aplásicas que podem acometer indivíduos portadores de anemias hemolíticas hereditárias, de grande parte das hidropisias fetais não imunes, da aplasia pura de células vermelhas na AIDS e de quadros de poliartralgia em adultos, especialmente mulheres. Outras apresentações clínicas menos frequentes são miocardite, meningite asséptica e outras doenças neurológicas (Heegaard e Hornsleth, 1995; Heegaard *et al.*, 1995), hepatite (Naides *et al.*, 1996), glomerulonefrites (Brown, 2010a), síndrome em luvas e meias (Martinez-Martinez e Marafion, 2000) e síndrome de hemofagocitose associada a vírus (Muir *et al.*, 1992). Cerca de 20% das infecções agudas por parvovírus B19 são assintomáticas (Freij e Sever, 1999), e um percentual incerto delas determina doença febril inespecífica.

O eritrovírus B19 é o principal parvovírus humano. Infecta e destrói precursores eritroides, sendo, por este motivo, incluído no gênero *Erythrovirus*, do qual é a espécie-tipo. Até há pouco tempo era considerado o único parvovírus patogênico para a espécie humana, mas hoje se sabe que outros gêneros na subfamília Parvovirinae (*Bocavirus*, *Hokovirus*) são também patogênicos para o homem (Brown. 2010a; Brown, 2010b). Considera-se que existam, atualmente, 3 genótipos do eritrovírus B19. O genótipo 1 corresponde ao vírus original. O genótipo 2 às antigas variantes A6, Lali, e K71, que exibem importante diversidade genética em relação ao vírus original (Hokynar *et al.*, 2002; Laub e Strengers, 2002; Servant-Delmas *et al.*, 2009). O genótipo 3 corresponde à antiga variante V9 (Nguyen *et al.*, 1999; Servant-Delmas *et al.*, 2009). As sequências discrepantes correspondem a mutações silentes, e não há diferenças antigênicas importantes entre as novas variantes e o eritrovírus B19. De fato, a reatividade cruzada de anticorpos IgM e IgG e capsídios recombinantes vazios do eritrovírus V9 e B19, por exemplo, é de 100% (Heegaard *et al.*, 2002). Um estudo brasileiro, feito em medulas ósseas de pacientes com diversos sintomas atribuíveis à infecção pelo eritrovírus B19, mostrou que, dos genótipos presentes em

12 medulas ósseas positivas, cinco pertenciam o genótipo 1, um ao genótipo 2 e seis ao genótipo 3 (Sanabani *et al.*, 2006).

▪ Características estruturais e da replicação

O eritrovírus B19 é composto de uma cadeia simples de DNA linear (*i. e.*, não circular), com peso molecular de 5,6 × 10^6 e 5.596 nucleotídios, e de duas proteínas estruturais (VP1 e VP2). A proteína VP1 tem 85 kDa de peso molecular e a VP2 tem 58 kDa. Ambas são traduzidas a partir da mesma *open reading frame* e seriam idênticas não fossem as diferenças de remontagem do RNA mensageiro, que conferem à VP1 226 aminoácidos a mais na sua extremidade aminoterminal (Astell *et al.*, 1997; Young e Brown, 2004). Os capsídios são formados por 60 capsômeros dispostos em simetria icosaédrica; são compostos principalmente de VP2 e apenas 5% de sua estrutura correspondem à VP1. Entretanto, o arranjo tridimensional do vírion faz com que a VP1 sobressaia na sua superfície, e os epitopos desta forma expostos são importantes para a geração de anticorpos neutralizantes eficazes. Esta proteína parece também desempenhar algum papel na entrada do vírus na célula, uma vez que tem ação de fosfolipase (Young e Brown, 2004).

A replicação dos parvovírus se dá pela ação da polimerase da célula hospedeira. As extremidades do genoma têm sequências repetidas e invertidas, as *inverted terminal repeats*. Estas sequências podem dobrar-se sobre si próprias e hibridizarem-se entre si, formando estruturas terminais de DNA de cadeia dupla (como um "grampo de cabelo"), que servem como iniciadores (*primers*) para a replicação do DNA pela polimerase celular (Astell *et al.*, 1997).

Durante a replicação do eritrovírus B19 forma-se, em primeiro lugar, uma proteína não estrutural (NS1), que executa múltiplas funções durante a replicação viral (Young e Brown, 2004). É citotóxica para as células infectadas, sendo capaz de induzir apoptose antes mesmo da síntese das proteínas do capsídio, ou seja, mesmo na ausência de infecção produtiva (Brown e Young, 1997). A pequena quantidade de DNA e a ausência de envelope lipídico tornam o eritrovírus B19 extremamente resistente à inativação por solventes, detergentes ou outros meios físicos.

▪ Patogenia

As manifestações hematológicas da infecção devem-se à destruição dos progenitores eritroides na medula óssea, para os quais o vírus tem tropismo, e nos quais se dá a replicação viral. Nos indivíduos normais, a infecção interrompe a eritropoese durante apenas 4 a 8 dias, o que, em geral, não acarreta qualquer sintoma de ordem hematológica. Os outros sinais e sintomas decorrem da resposta imunológica ao vírus. A artropatia e o exantema, por exemplo, parecem resultar da deposição de imunocomplexos. Nos indivíduos normais, esta resposta imunológica rapidamente põe termo à infecção.

O principal receptor celular para o vírus é o globosídeo P (o antígeno do grupo sanguíneo P), um glicofosfolipídio neutro presente nas células eritroides, inclusive nas do fígado fetal. O globosídeo P existe também nos megacariócitos, células endoteliais, placenta e células cardíacas fetais. Estas células não permitem a replicação viral, mas podem ser levadas à apoptose pela ação da proteína viral não estrutural NS1 (Brown e Young, 1997; Heegaard e Brown, 2002; McCarter-Spaulding, 2002; Brown 2010a). Indivíduos desprovidos do globosídeo P são naturalmente resistentes à infecção pelo eritrovírus B19. Isto ocorre em 1 entre cada 200 mil indivíduos da população geral; em uma frequência maior na população do Japão e da Suécia; e em grande parte das comunidades religiosas Amish, nos EUA (Brown e Young, 1997). Embora necessário para a penetração celular, o globosídeo P não é suficiente para promovê-la sem o concurso de correceptores, como a integrina $\alpha_5\beta_1$ e o autoantígeno Ku80 (Brown, 2010b; Servant-Delmas *et al.*, 2009).

A persistência da infecção em indivíduos imunodeficientes se correlaciona com um defeito na produção de imunoglobulinas contra o eritrovírus. O soro destes indivíduos contém níveis baixos de anticorpos neutralizantes da classe IgG ou IgM. Os anticorpos dirigidos contra a extremidade aminoterminal única de VP1 são cruciais para a resposta imune eficaz. Formam-se mais tardiamente nos indivíduos normais, e parecem não se formar, ou formar-se em quantidade insuficiente, nos pacientes com deficiência imune. Capsídios vazios, obtidos por tecnologia recombinante, formados apenas de VP2, não conferem imunidade a animais de experimentação, ao passo que a imunidade é facilmente estabelecida pela inoculação dos animais com capsídios vazios contendo VP1 (veja Tratamento e profilaxia, adiante) (Young e Brown, 2004). A resposta celular contra o eritrovírus B19 tem sido menos estudada, mas há evidências de que há importante participação dos linfócitos T $CD4^+$ e $CD8^+$ na contenção da infecção (Brown, 2010b).

▸ Diagnóstico

▪ Diagnóstico clínico

Crise aplásica transitória

A primeira síndrome clínica indubitavelmente associada ao eritrovírus B19 foi a crise aplásica transitória (CAT), acometendo pacientes com doença falciforme. Aqui, as manifestações clínicas de anemia aguda resultam da interrupção transitória da eritropoese em pacientes com grande taxa de reposição de hemácias (tal como se dá também em outras anemias hemolíticas), isto é, em indivíduos cujas hemácias têm uma vida muito curta. Em pessoas normais, nas quais as hemácias circulam por cerca de 120 dias, a infecção resolve espontaneamente antes que surjam quaisquer sintomas hematológicos (Pattison *et al.*, 1981).

A CAT devida ao parvovírus B19 também foi descrita em uma ampla gama de outros distúrbios hemolíticos, como esferocitose hereditária, talassemia, distúrbios das enzimas eritrocíticas (como deficiência de piruvato quinase) e anemias hemolíticas autoimunes. CAT pode ser a primeira manifestação de uma doença hemolítica em um paciente que havia até então estado bem equilibrado. Também pode ocorrer CAT em certas condições marcadas por "estresse eritrocítico", como hemorragias, malária, anemia ferropriva ou o período que se segue ao transplante de medula óssea (Brown *et al.*, 1994).

Embora sofrendo de uma doença autolimitada no tempo, o paciente com CAT pode progredir para uma situação crítica, ou até mesmo para o óbito. Os sinais e sintomas podem incluir não somente dispneia e cansaço decorrentes da anemia rapidamente progressiva, mas também confusão mental e evidências de insuficiência cardíaca congestiva. A infecção pelo parvovírus associa-se frequentemente a alterações de outras linhagens hematopoéticas que não a eritrocítica: graus diversos de neutropenia e trombocitopenia; esta última, devida à apoptose dos megacariócitos, não é incomum. Alguns pacientes evoluem com necrose maciça da medula óssea (Brown *et al.*, 1994; Lervez e Morinet, 1994; Timuragaoglu *et al.*, 1997).

Eritema infeccioso

O eritema infeccioso, doença descrita no final do século 17, é também conhecido como quinta doença, megaloeritema infeccioso ou doença de Sticker. Não há sintomas de origem hematológica (Brown *et al.*, 1994). O período de incubação é de 4 a 14 dias, mas pode chegar a 20 dias (Freij e Sever, 1999). Os sintomas clínicos são inicialmente incaracterísticos e consistem em febre, dores de cabeça, coriza e, ocasionalmente, náuseas e diarreia. Estas queixas podem ceder rapidamente e serem, por esta razão, atribuídas a uma síndrome gripal, ou a qualquer outra doença passageira (Brown, 2010a). No entanto, em 2 ou 5 dias de evolução, pode surgir um exantema (Brown, 2010a; Oliveira *et al.*, 2002) que é inicialmente facial (aparência "em face esbofeteada"), acometendo depois o tronco e os membros. O exantema é transitório, mas recrudesce mediante estímulos como mudanças de temperatura, luz solar ou estresse emocional. Em sua aparência mais típica, é maculopapular rendilhado ou reticulado, podendo assumir um aspecto purpúrico, vesicular ou semelhante ao eritema multiforme (Freij e Sever, 1999). Pode haver prurido (Brown, 2010a). *Na maior parte dos casos, especialmente em adultos, o exantema não tem qualquer característica especial que permita a distinção entre o eritema infeccioso e outras doenças exantemáticas* (Setúbal *et al.*, 2000) (Figuras 160.1 e 160.2).

Anemia persistente nos imunodeficientes

A imunodeficiência torna a infecção crônica, e a destruição dos progenitores eritroides, persistindo além da longevidade máxima das hemácias, resulta em anemia grave e prolongada (Frickhofen *et al.*, 1990; Zuckerman *et al.*, 1994). A infecção persistente pelo parvovírus B19 é mais uma causa de anemia em pacientes com AIDS, acrescentando-se às infecções por micobactérias e citomegalovírus, linfomas, tratamentos com zidovudina e sulfas, além da ação do próprio HIV na medula óssea (Abkowitz *et al.*, 1997; Azevedo *et al.*, 2009). Como se trata de uma complicação passível de tratamento, a confirmação do diagnóstico pode ter importância fundamental no tratamento destes pacientes.

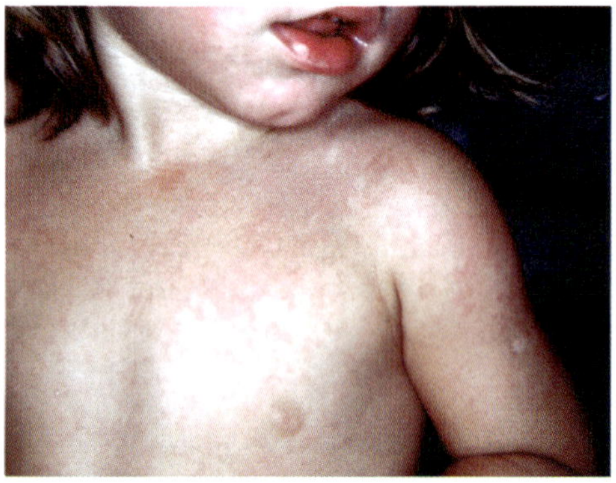

Figura 160.1 Eritema infeccioso (parvovirose humana) – lesões eritematopapulosas na face e no tronco.

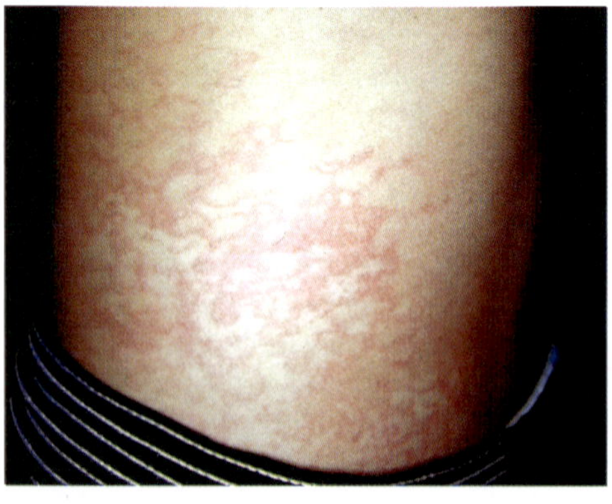

Figura 160.2 Eritema infeccioso (parvovirose humana) – lesões eritematopapulosas no tronco, com aspecto rendilhado.

Infecção durante a gestação

Quando infecta gestantes, o parvovírus B19 pode produzir graves lesões fetais, a despeito da ausência de qualquer potencial teratogênico (Cubel *et al.*, 1996). Durante o desenvolvimento normal há, particularmente no segundo trimestre, um grande aumento na massa eritrocítica fetal. O feto infectado, incapaz de manter a taxa de eritropoese necessária a tal aumento, desenvolve grave anemia intrauterina. A anemia, por sua vez, determina insuficiência cardíaca fetal (para a qual também contribui um certo grau de miocardite) e anasarca, configurando um quadro de eritroblastose ou hidropisia fetal não imune (Brown *et al.*, 1994). O eritrovírus B19 pode determinar também abortamento espontâneo, morte fetal e anemia congênita.

A hidropisia fetal não imune é rara (1 em cada 3 mil nascimentos) e muitos casos decorrem de anormalidades cromossômicas ou cardiovasculares (Brown e Young, 1997). O eritrovírus B19 causa cerca de 8 a 18% dos casos de hidropisia fetal não imune (Brown e Young, 1997; Freij e Sever, 1999). A hidropisia ocorre entre duas e 17 semanas (em média 5) após a exposição materna ao eritrovírus (McCarter-Spaulding, 2002). Pode evoluir durante 1 ou 2 semanas, determinando a morte fetal em poucos dias ou em até 7 semanas (Anderson, 1997). Pode, ao contrário, ser transitória e resolver espontaneamente em mais de um terço dos casos. Não se descrevem sequelas a longo prazo nas crianças que nascem saudáveis após a infecção materna por parvovírus BI9, mesmo quando estiveram hidrópicas (Freij e Sever, 1999).

A infecção congênita pelo parvovírus B19 pode também determinar anemia crônica no recém-nato. Nestas crianças há, diferentemente do que acontece na hidropisia, evidências de infecção persistente ou pelo menos mais prolongada, talvez determinada por algum tipo de tolerância ao vírus (Brown e Young, 1997). Muitas crianças com anemia congênita por eritrovírus B19 são erroneamente tidas como portadoras da síndrome de Diamond-Blackfan (Heegaard *et al.*, 2000), uma anemia hipoplástica congênita, idiopática e progressiva, caracterizada pela ausência ou raridade dos precursores eritroides em uma medula óssea em tudo o mais normal. As malformações congênitas são raras na infecção materna pelo parvovírus B19 e talvez representem apenas uma coincidência sem relação causal (Freij e Sever, 1999).

Síndrome das meias e luvas

A síndrome purpúrica e papular em luvas e meias, ou ainda a síndrome petequial em luvas e meias, é manifestação exantemática incomum, descrita em 1990. O exantema localiza-se predominantemente nas mãos e nos pés. Os sintomas iniciais incluem edema, eritema, parestesias e prurido. Em seguida surgem lesões bem delimitadas, eritematosas, papulares, petequiais ou purpúricas, que confluem nas áreas distais aos tornozelos e aos punhos ("meias e luvas"). Há resolução espontânea em algumas semanas, seguida de descamação cutânea. Pode haver sintomas sistêmicos como febre, astenia, cefaleia, anorexia, artralgias, mialgias, linfadenopatia, petéquias e erosões mucosas no palato, bem como tumefação dos lábios, acompanhada de erosões dolorosas. Há cerca de meia centena de casos descritos na literatura. O eritrovírus B19 é o único vírus claramente implicado como agente etiológico, embora alguns casos tenham sido atribuídos a infecções por Coxsackie B, citomegalovírus, vírus do sarampo, da hepatite B, de Epstein-Barr e herpesvírus humano tipo 6, bem como a exposição a fármacos, como o sulfametoxazol e a trimetoprima (Passoni *et al.*, 2001; Smith *et al.*, 2002).

Artropatias

As artropatias, como o exantema, parecem resultar da deposição de imunocomplexos. Cerca de 10% das crianças têm artrite autolimitada (McCarter-Spaulding, 2002), mas os sintomas articulares estão presentes em mais de 50% dos adultos. Estes, especialmente quando do sexo feminino, podem ter artropatias simétricas (Brown, 2010a), sob a forma de poliartralgias ou de franca poliartrite, com tumefação e rigidez articular. As artralgias envolvem principalmente as pequenas articulações das mãos e dos pés e persistem por 1 a 3 semanas. Podem, eventualmente, durar meses ou mesmo anos. O quadro articular pode manifestar-se de maneira isolada (sem exantema) e cursar com positividade transitória do fator reumatoide, sendo, por este motivo, erroneamente diagnosticado como uma artrite reumatoide em estágio inicial (Freij e Sever, 1999). *A possibilidade de infecção por eritrovírus B19 deve ser considerada no diagnóstico diferencial das poliartrites agudas* (Brown, 2010a).

Diagnóstico laboratorial

O diagnóstico laboratorial da infecção pelo eritrovírus B19 se ressente da impossibilidade de cultivar o vírus. O vírus cresce com dificuldade em algumas linhagens celulares primárias megacariocíticas, ou explantes de medula óssea estimulados com eritropoetina. Estas técnicas de cultivo têm, pela sua dificuldade de execução, utilidade limitada para o diagnóstico clínico. O diagnóstico sorológico clássico também pode apresentar dificuldades: em certos contextos clínicos como, por exemplo, a infecção de pacientes imunodeficientes, a resposta humoral pode ser fraca ou ausente. Nestes pacientes, o diagnóstico muitas vezes dependerá de um método de detecção ou amplificação do genoma viral. Os métodos de amplificação de genoma tendem, entretanto, à falsa positividade. Isto ocorre não só pela contaminação dos espécimes, no próprio laboratório, com diminutas quantidades do altamente estável DNA do eritrovírus B19, como também pela persistência, na medula óssea, articulações, pele e fígado de indivíduos saudáveis, do genoma viral (Hokynar *et al.*, 2002; Young e Brown, 2004). Já se observou, em doadores de sangue testados sequencialmente, a persistência de reações em cadeia da polimerase (PCR) positivas por mais de 1 ano (Setúbal *et al.*, 2004). A tendência à falsa positividade destes exames coloca sob suspeita certas associações descritas entre o eritrovírus B19 e determinadas síndromes clínicas. As inúmeras publicações sobre o papel do eritrovírus B19 como um possível agente causal de doenças como artrite reumatoide, miocardite não fetal, esclerose sistêmica e hepatite se ressentem da falta de controles adequados e devem ser encaradas com algum ceticismo (Török, 1997; Young e Brown, 2004; Brown, 2010a).

Os testes com base na detecção de DNA são importantes na anemia crônica da AIDS e de outras formas de imunodepressão. A detecção do genoma também pode ser importante no diagnóstico precoce da CAT, na qual a resposta humoral pode só ocorrer após a resolução do quadro. As viremias de grande magnitude podem ser detectadas por microscopia eletrônica, por detecção de antígeno (Elisa) ou até mesmo por hemaglutinação (Setúbal *et al.*, 2004). No entanto, os exames mais utilizados na prática são a hibridização (*dot-blot*) e a PCR. A hibridização se presta também para o diagnóstico de infecção pelas variantes A6 e V9. A detecção destas variantes por PCR exige *primers* especiais (Heegaard e Brown, 2002). Como foi dito anteriormente, a PCR pode ser positiva no sangue por longos períodos de tempo, mesmo em indivíduos normais. Dada também a propensão do B19 à persistência em diversos tecidos, o emprego de PCR quantitativa é fundamental para distinguir entre esta situação e uma infecção primária.

Já no eritema infeccioso e nas artropatias, o diagnóstico se faz pela detecção de anticorpos. Estes testes usam capsídios vazios, obtidos por tecnologia recombinante, como antígeno. Um ensaio imunoenzimático de captura de IgM já é positivo em 90% das vezes no terceiro dia de CAT ou por ocasião do surgimento do exantema no eritema infeccioso. Anticorpos IgM persistem por 2 ou 3 meses após a infecção (Brown, 2010a). Os anticorpos IgG surgem em mais ou menos 1 semana e persistem por toda a vida. Em certas situações, o diagnóstico de infecção primária mais ou menos recente pode ser feito pela medida da avidez de IgG, mesmo quando os anticorpos IgM já desapareceram. Isto pode ser necessário no final da gestação, na tentativa de comprovar a ocorrência de infecção primária nos primeiros meses após a concepção (Brown, 2010a). Anticorpos contra a proteína NS1 surgem mais tardiamente e sua presença também pode ser usada para excluir uma infecção muito recente (Heegaard e Brown, 2002).

A infecção pelo eritrovírus B19 cursa com a presença de pronormoblastos gigantes no aspirado de medula óssea e até mesmo no sangue periférico (Heegaard e Brown, 2002). Estas células, consideradas características da infecção por eritrovírus B19, têm 25 a 32 nm de diâmetro, citoplasma algo vacuolado, cromatina imatura e um grande corpúsculo de inclusão intranuclear, eosinofílico (Brown, 1997).

Os pacientes com anemia hemolítica hereditária têm normalmente, durante toda a vida, altas taxas de reticulócitos. *Uma contagem de reticulócitos igual a zero ou baixa em um paciente com anemia hemolítica hereditária deve chamar a atenção para a possibilidade de CAT devida ao parvovírus B19, indicando a realização de testes sorológicos* (Setúbal *et al.*, 2000).

As manifestações clínicas não permitem a distinção entre o eritema infeccioso e outras doenças exantemáticas como a rubéola. O diagnóstico acurado de eritema infeccioso exige pois o concurso do laboratório (Oliveira *et al.*, 2002). Infecções pelo vírus da rubéola, pelo vírus Epstein-Barr ou por citomegalovírus podem, em determinados testes de detecção de IgM, determinar reações falso-positivas para o eritrovírus B19 (Jensen e Vestergaard, 1997).

Epidemiologia

A infecção por B19 se dá comumente na infância (Brown, 2010a) e cerca de 40 a 60% dos adultos têm anticorpos devidos à experiência prévia com o vírus (Cohen e Buckley, 1988; Nascimento *et al.*, 1990; Freitas *et al.*, 1990; 1999). A imunidade parece durar por toda a vida. A atividade do vírus em uma comunidade parece dar-se em ciclos, a cada 3 a 4 anos (Sergeant *et al.*, 1993), ou a cada 4 a 7 anos (Rodis, 1999). Diversos estudos parecem confirmar este perfil epidemiológico cíclico: Castro *et al.* (1999) e Oliveira *et al.* (2002), estudando pacientes com doenças exantemáticas em Niterói (RJ) verificaram um aumento da atividade do B19 a cada 4 ou 5 anos. Nesses estudos, a maior parte da atividade viral se deu, mesmo fora dos anos de grande atividade, no segundo semestre ou bem no início do ano seguinte.

A transmissão do eritrovírus B19 é, na maior parte das vezes, direta, mediada pelo aerossol respiratório (gotículas de Flugge). Não se descarta, nos surtos de eritema infeccioso, a participação de outras vias de transmissão, como o contato direto e a transmissão por fômites ou pela via aerógena (gotículas de Wells, como na tuberculose) (McCarter-Spaulding, 2002). Os pacientes com eritema infeccioso deixam de contagiar logo após o aparecimento do exantema. Os pacientes com crise aplásica transitória são particularmente contagiantes, e podem ser importantes como fonte de infecção nosocomial, necessitando de isolamento respiratório durante os primeiros 7 dias de hospitalização (Cubel *et al.*, 1992; McCarter-Spaulding, 2002). Os pacientes imunodeficientes com infecção crônica por parvovírus B19 devem permanecer em isolamento respiratório durante toda a hospitalização (McCarter-Spaulding, 2002). Pode haver transmissão transplacentária e por transfusão de sangue (Laub e Strengers, 2002). A transmissão por transfusão de sangue é facilitada pela inexistência de envelope lipídico viral, o que torna o vírus bastante resistente aos métodos tradicionais de purificação (solvente/detergente) do sangue.

As mulheres parecem estar sob maior risco de infecção, pela sua maior exposição a crianças. Oliveira *et al.* (2002) notaram que dentre 13 mulheres com eritema infeccioso e história de contacto prévio com um indivíduo com doença exantemática, 9 tinham adquirido a infecção de seus próprios filhos. Durante uma epidemia nos EUA, as taxas de infecção entre gestantes suscetíveis foram mais altas entre professoras primárias, trabalhadoras em creches e donas de casa (Freij e Sever, 1999).

A incidência de infecção durante a gravidez é inversamente proporcional à taxa de imunidade entre as mulheres em idade fértil, que varia conforme o local geográfico. A taxa de imunidade em gestantes parece ser alta no Brasil pois, segundo alguns estudos, a soroprevalência em mulheres brasileiras em idade fértil está entre 30 e 60% (Freitas *et al.*, 1990; Nascimento *et al.*, 1990), podendo atingir até 84% (Freitas *et al.*, 1999).

Tratamento e profilaxia

Não há fármacos antivirais eficazes contra o eritrovírus B19. O tratamento do eritema infeccioso é sintomático. Adultos acometidos de artropatia geralmente respondem aos anti-inflamatórios não hormonais (Brown, 2010a). O tratamento da CAT é simples e consiste na transfusão de concentrado de hemácias (Nascimento *et al.*, 1988; Brown, 2010a). A doença é limitada no tempo pelo aparecimento de resposta imune eficaz. A anemia prolongada dos imunodeficientes responde à interrupção da imunossupressão, quando isto é possível, ou à administração de imunoglobulina humana intravenosa padrão (não hiperimune), que geralmente contém quantidade suficiente de anticorpos para pôr fim à infecção (Frickhofen *et al.*, 1990; Zuckerman *et al.*, 1994). A dose habitual é de 0,4 g/kg/dia durante 5 dias. Nos pacientes HIV-positivos, pode ser necessário um tratamento de manutenção com uma infusão de 0,4 g/kg a cada mês (Brown, 2010a).

O tratamento dos fetos hidrópicos é de suporte e quase sempre inclui digitalização e transfusões intrauterinas de concentrados de hemácias. As indicações para a transfusão intrauterina não são muito bem definidas (Freij e Sever, 1999) e o seu possível benefício não está ainda comprovado (McCarter-Spaulding, 2002). Vários ensaios clínicos sugerem que as transfusões prolongam a sobrevivência do feto, mas a ausência de controles adequados impede uma conclusão mais firme (Anderson, 1997). Se há hidropisia fetal e a gestação tem mais de 34 semanas, a indução do parto pode ser considerada, desde que haja maturidade pulmonar (McCarter-Spaulding, 2002).

Uma vacina recombinante já foi testada em um ensaio duplo cego randomizado de fase I, no qual se mostrou segura e imunogênica. A vacina é obtida em células de inseto, que sintetizam capsídios vazios do vírus, após terem sido infectadas com baculovírus recombinantes contendo os genes das duas proteínas virais, VP1 e VP2. Uma única dose de 2,5 μg de proteína de capsídios com expressão exagerada de VP1 é capaz de desencadear a produção de anticorpos neutralizantes em seres humanos (Bailou *et al.*, 2003). A obtenção de uma vacina será de grande utilidade para crianças com anemia hemolítica e para mulheres não imunes em idade fértil, especialmente nos períodos epidêmicos.

▸ Bocavirus

Histórico

O gênero *Bocavirus* alberga o parvovírus BOvino e o vírus diminuto dos CAninos, dos quais deriva o seu nome (Lindner e Modrow, 2008; ICTV, 2010; Brown, 2010b). O primeiro bocavírus humano (HBoV) foi descrito na Suécia em 2005 (Allander *et al.*, 2005). Estas autores empregaram um sistema para detecção viral por rastreamento molecular às cegas de 540 amostras clínicas (Allander *et al.*, 2005; Brown, 2010b). O processo, que denominaram "exploração do viroma humano", consistia em depleção do DNA do hospedeiro, amplificação randômica aleatória, sequenciamento em larga escala e processamento por bioinformática. Este procedimento foi aplicado a uma mistura de secreções respiratórias humanas, identificando sete vírus, entre eles um novo coronavírus e um novo parvovírus, na época ainda não descritos. Verificou-se que o parvovírus em questão era, na verdade, um *Bocavirus*, que logo foi associado a doenças do trato respiratório baixo em crianças. O primeiro bocavírus de um primata não humano foi descrito em 2010 (Kapoor *et al.*, 2010b). Quanto ao HBoV, já há quatro espécies geneticamente caracterizadas, numeradas de HBoV1-HBoV4 (Kapoor *et al.*, 2010). Apesar da sua diversidade genética, não se sabe se apresentam diferenças antigênicas (Brown, 2010b).

Epidemiologia

O HBoV parece estar disseminado por todo o mundo, sendo o responsável, em crianças pequenas, por quadros de doença respiratória e, muito possivelmente, de diarreia (Hedman *et al.*, 2010). O vírus foi, nos anos seguintes à sua descrição, detectado por PCR em secreções respiratórias e amostras fecais de crianças na Alemanha (Volz *et al.*, 2007), Canadá (Bastien *et al.*, 2006), China (Qu *et al.*, 2007; Zhang *et al.*, 2008; Deng *et al.*, 2007; Lau *et al.*, 2007; Zhao *et al.*, 2009), Coreia (Han *et al.*, 2009) Dinamarca (von Linstow *et al.*, 2008), Espanha (Garcia *et al.*, 2009), EUA (Kesebir *et al.*, 2006), Finlândia (Kantola *et al.*, 2008), Índia (Bharaj *et al.*, 2010), Itália (Maggi *et al.*, 2007; Terrosi *et al.*, 2007), Japão (Endo *et al.*, 2007), Nigéria (Kapoor *et al.*, 2010), Cingapura (Tan *et al.*, 2009), Tailândia (Fry *et al.*, 2007) e Tunísia (Kapoor *et al.*, 2010). É um dos vírus mais frequentemente encontrados nas secreções respiratórias de crianças com doença respiratória (Ricour e Goubau, 2008; Garcia *et al.*, 2009). Entretanto, há relativamente poucos estudos sobre a presença do vírus em crianças saudáveis (Brown, 2010b). Além disso, como o HBoV não é, muitas vezes, o único vírus detectado em pacientes doentes, e como os parvovírus em geral tendem a permanecer nos tecidos e ter sua replicação exacerbada pela presença de vírus "auxiliares", pode ser que a sua importância esteja, especialmente em crianças mais velhas, sendo superestimada (Brown, 2010b).

Em 2007 *pools* de plasma humano usados na Inglaterra para o fabrico de hemoderivados foram examinados para a presença de HBoV por PCR em tempo real de alta sensibilidade (Fryer *et al.*, 2007a). Nenhuma das 167 amostras foi positiva, apesar de 14% terem PARV4 (genótipos 1 e 2, às vezes misturados; veja adiante). Até o momento, parece provável que a disseminação do HBoV por sangue e hemoderivados tenha pouca importância (Brown, 2010b).

A expressão das proteínas do capsídio viral em células de inseto infectadas com baculovírus recombinantes permitiu a elaboração de imunoensaios enzimáticos e o estudo da soroepidemiologia (Endo *et al.*, 2007). Nos EUA (Kahn *et al.*, 2008), observou-se que a soropositividade sobe de 40,7 a 60% entre crianças com menos de 2 anos de idade para mais de 85% entre crianças maiores. A soropositividade entre os adultos daquele país seria de 63% (Cecchini *et al.*, 2009). Em Beijing, China, a soroprevalência descrita é de 78,7% em adultos acima de 20 de idade (Zhao *et al.*, 2009). Na Itália, a soropositividade sobe conforme a idade e atinge 100% antes da idade escolar (Don *et al.*, 2010). Na população japonesa abaixo de 41 anos de idade, a soroprevalência é de 74,1%. A taxa de soropositivos é mais baixa nos indivíduos abaixo de 6 a 8 meses e sobe gradativamente com a idade (Endo *et al.*, 2007). Na China, aparentemente todas as crianças já se expuseram ao HBoV por volta dos 6 anos de idade (Deng *et al.*, 2007).

▪ Manifestações clínicas

A maior parte das crianças acometidas de doença respiratória aguda pelo HBoV tem menos de 2 anos de idade (Deng *et al.*, 2007) e apresenta rinorreia, coriza, tosse, sibilos e febre, por vezes alta (Kesebir *et al.*, 2006; Deng *et al.*, 2007; Bharaj *et al.*, 2010), configurando, conforme o caso, quadros de bronquiolite, broncopneumonia (Maggi *et al.*, 2007) ou de franca pneumonia (Volz *et al.*, 2007). As radiografias mostram infiltrados intersticiais e alveolares, e também hiperinsuflação (Deng *et al.*, 2007). O vírus causa também gastrenterite, com febre e diarreia (Lau *et al.*, 2007). Podem-se observar também manifestações outras que não respiratórias ou digestivas, como exantema petequial, trombocitopenia e sinais clínicos de sepse (Garcia *et al.*, 2009). O HBoV pode ser isolado da orelha média de crianças com otite (Beder *et al.*, 2009), mas o seu papel neste contexto parece restringir-se a retardar a cura e elevar a incidência de febre. Um estudo italiano (Don *et al.*, 2010) avaliou o papel do HBoV em pneumonias comunitárias de crianças. Havia evidências de infecção aguda em 12% dos casos estudados, sendo a frequência de infecção pelo HBoV só ultrapassada pela do vírus respiratório sincicial. O HBoV parece persistir no hospedeiro e reativar-se nos estados de imunodepressão (Choi *et al.*, 2008). Uma criança com leucemia linfoblástica aguda apresentou reativações repetidas, todas elas associadas ao reaparecimento do HBoV em suas secreções respiratórias, sugerindo reativação (Koskenvuo *et al.*, 2007).

Os bocavírus animais provocam, de modo semelhante ao que ocorre com o eritrovírus B19 em seres humanos, infecções intrauterinas, com anasarca fetal e abortamento. Investigando a possibilidade de que o HBoV pudesse também causar em seres humanos este tipo de agressão, um estudo alemão (Enders *et al.*, 2009) não foi capaz de detectar o DNA do HBoV em qualquer das 87 amostras de líquido amniótico estudadas, embora 12 de 60 fetos com hidropisia e anemia fossem positivos para o DNA do eritrovírus B19. Neste estudo, no entanto, 100% das mães tinham IgG para HBoV, o que pode ter contribuído para minimizar o impacto da infecção por HBoV na população estudada. Também um trabalho (Riipinen *et al.*, 2010) finlandês mostrou a ausência de DNA do HBoV em fetos mortos. Mais uma vez, 97% das mães eram soropositivas. Apenas quatro das 462 mulheres estudadas tinham IgM específica para o HBoV, uma das quais teve perda fetal inexplicada.

Um estudo (Kuethe *et al.*, 2009) avaliou a presença do DNA viral do eritrovírus B19 e do HBoV nos tecidos cardíacos de seres humanos, pesquisando também a presença de imunidade humoral para ambos os vírus. A soroprevalência foi de 85% para o B19 e de 96% para o HBoV. Embora a presença de DNA viral nos tecidos cardíacos fosse confirmada em 85% dos pacientes com IgG para o eritrovírus B19, o DNA do HBoV só foi detectado nos tecidos cardíacos em 5% dos pacientes com infecção por este vírus.

▪ Diagnóstico

A reação de PCR foi inicialmente empregada para o diagnóstico. Esta reação pode ser positiva em indivíduos sadios que albergam o vírus. Nos pacientes com infecção primária ou reativação, a carga viral nas secreções respiratórias tende a ser alta, o que permite o diagnóstico (Allander *et al.*, 2007). Por esta razão, a PCR quantitativa é importante para estudar esta infecção (Allander *et al.*, 2007; Kantola *et al.*, 2008).

Há pelo menos dois relatos de cultura bem-sucedida do HBoV em células epiteliais brônquicas diferenciadas humanas (Dijkman *et al.*, 2009; Lin *et al.*, 2009). Estas células mimetizam o epitélio pseudoestratificado e o ambiente das vias respiratórias. A cultura tem importância para a pesquisa científica, mas nada acrescenta, em termos clínicos, ao diagnóstico por PCR.

A infecção pelo HBoV cursa com importante viremia. Trata-se, portanto de uma infecção sistêmica que induz resposta humoral e pode ser diagnosticada por sorologia (Kantola *et al.*, 2008; Hedman *et al.*, 2010). A maior parte dos estudos na literatura utiliza o imunoensaio enzimático, com detecção de IgG e IgM específicas. O diagnóstico de infecção primária pode ser reforçado pela medida da avidez de IgG. Infecções secundárias e respostas anamnésticas parecem ocorrer com grande frequência em adultos (Hedman *et al.*, 2010).

▸ Parvovirus

Os *Parvovirus* compreendem muitos vírus responsáveis por doenças veterinárias, entre as quais o da parvovirose canina. Certos parvovírus animais, como o vírus da panleucopenia felina e o vírus diminuto dos camundongos, têm tropismo para outras linhagens hematopoéticas que não a eritrocítica (Young e Brown, 2004).

▸ Parvovírus 4

O parvovírus 4 foi descrito em 2005 por Jones (Jones *et al.*, 2005), usando uma técnica de amplificação genômica às cegas, de modo similar ao empregado por Allander na descrição do HBoV (Allander *et al.*, 2005). A técnica foi empregada no plasma de 25 indivíduos sob risco de infecção pelo HIV, que experimentavam sintomas clínicos semelhantes aos da síndrome de soroconversão por este vírus. O vírus GB/hepatite B foi detectado em três indivíduos e o vírus da hepatite B em um. Três vírus não descritos até então foram também encontrados, dois deles relacionados com os vírus TT e o outro aos parvovírus. Este último foi denominado de parvovírus 4 (PARV4). O PARV4 tem três genótipos (Simmonds *et al.*, 2008b) e talvez venha a ser incluído em um novo gênero da subfamília Parvovirinae, *Hokovirus* (Brown, 2010b; Lau *et al.*, 2008). Ao contrário das infecções com o eritrovírus B19, as infecções pelo PARV4 parecem ser mais frequentemente detectadas em usuários de drogas injetáveis, particularmente nos infectados pelo HIV. Uma exceção a esta afirmação parece ser o frequente encontro de viremia pelo genótipo 3 em crianças africanas saudáveis (Panning, 2010).

No ano seguinte à sua descrição, o novo parvovírus foi detectado por PCR de alta sensibilidade em lotes de plasma humano usados para a manufatura de hemoderivados (Fryer *et al.*, 2006). Já em 2007, os genótipos 1 e 2 (este último ainda conhecido como PARV5) foram detectados no plasma sanguíneo extraído póst-mortem de 3 de 10 indivíduos usurários de drogas venosas positivos para hepatite C (Fryer *et al.*, 2007b; Fryer *et al.*, 2007d). Nestes estudos, a correlação entre a infecção pelo PARV4, a infecção pelo vírus da hepatite C e o uso de drogas injetáveis foi interpretada como evidência de uma forma de transmissão similar à deste tipo de hepatite, isto é, parenteral (Fryer *et al.*, 2007b). Esta suposição foi reforçada pelo encontro do PARV4 também em tecidos obtidos de necropsias de indivíduos HIV-positivos (Manning *et al.*, 2007; Longhi *et al.*, 2007). Nos indivíduos HIV-positivos, a replicação do PARV4 parecia bem controlada, mesmo em graus avançados de imunossupressão (Manning *et al.*, 2007). A transmissão por via predominantemente parenteral ou transfusional também foi sugerida, em um estudo (Simmonds *et al.*, 2007), pela presença de infecção apenas em usuários de drogas venosas e hemofílicos, e sua ausência em homossexuais masculinos com AIDS não viciados em drogas, bem como em indivíduos de baixo risco. No entanto, um outro estudo (Schneider *et al.*, 2008a), feito com pessoas sem infecção pelo HIV, mostrou a presença do vírus nos fígados de 15% delas, embora com cargas virais baixas, nunca excedendo 100 cópias/mcg de DNA genômico. As amostras de soro destes indivíduos foram negativas para o DNA do PARV4. A infecção por PARV4 não está, portanto, restrita a indivíduos HIV-positivos. Os estudos prévios mostrando a presença do PARV4 no plasma, sugerem que durante a infecção ocorre viremia, possivelmente permitindo a disseminação para diversos órgãos. Um outro estudo mostrou a presença dos genótipos 1 e 2 do PARV4 no sangue e amostras de pele sã de indivíduos saudáveis e em amostras de pele de pacientes com doenças dermatológicas, mas a sua ausência no material do lavado broncoalveolar (Botto *et al.*, 2009).

Um estudo inglês (Fryer *et al.*, 2007c) detectou a presença dos genótipos 1 e 2 do PARV4 em doadores saudáveis, pacientes febris e lotes de plasma obtidos recentemente ou arquivados, usados para o fabrico de hemoderivados. Cerca de 4% dos lotes continham o genoma do vírus, com cargas virais variando de < 100 a 4 milhões de cópias/mℓ. Alguns lotes tinham ambos os genótipos. A frequência de detecção foi de 2% em doadores saudáveis e de 6% em pacientes febris. Este mesmo grupo de investigadores (Fryer *et al.*, 2007e) também demonstrou a presença do vírus em concentrados de fator VIII fabricados na Inglaterra durante os 30 a 35 anos prévios. Dos 175 lotes estudados, 28 continham sequências do PARV4, sendo que em dois lotes os genótipos 1 e 2 estavam presentes. As cargas virais mais altas excediam 10^5 cópias/mℓ. A maior parte dos lotes positivos para o PARV4 tinham sido estocadas nos anos 1970 e 1980. O eritrovírus B19 era também um frequente contaminante destes hemoderivados. O PARV4 foi detectado em 16% dos concentrados, particularmente nos lotes mais antigos, fabricados nos anos 70 e 80. Um outro estudo chegou a resultados semelhantes (Schneider *et al.*, 2008b). O significado destes achados, em termos de segurança e possível transmissão aos pacientes transfundidos é desconhecida. De uma forma geral, nos estudos que mostram a presença de vírus em tecidos e amostras de plasma armazenados, os genótipos 2 tendem a estar presentes nos espécimens mais antigos (Schneider *et al.*, 2008b). Em um outro estudo, todos os 50 adultos expostos ao PARV por via não parenteral eram negativos, ao contrário dos pacientes viciados em drogas, estivessem (67% positivos) ou não (33% positivos) infectados pelo HIV. A frequência entre hemofílicos HIV-positivos e HIV-negativos era semelhantes, ao passo que apenas uma de 35 crianças filhas destes mesmos hemofílicos tinha anticorpos, apesar de estarem todas igualmente expostas ao contato domiciliar (Sharp *et al.*, 2009).

O PARV4 não foi ainda associado a nenhuma doença. O paciente em que foi descrito tinha uma "síndrome viral aguda", mas não se sabe se os seus sintomas estavam ou não relacionados com a presença do vírus.

▸ Dependovirus

Os *Dependovirus* distinguem-se por não conseguir replicar-se de modo autônomo, só o fazendo na presença de um vírus auxiliar, que geralmente (mas nem sempre) é um adenovírus. São, por este motivo, também denominados vírus adeno-associados (AAV). Os AAV foram os primeiros parvovírus a serem descritos no homem (Brown, 2010b). Infectam também várias espécies de mamíferos e aves. Até o momento, pelo menos nove AAD sorotipos diferentes foram descritos nos primatas, dos quais os AAV-1, 2, 3, 8 e 9 são comuns em infecções humanas. Na Europa, África, Austrália e na América do Norte, a soroprevalência em adultos é de 30% para o AAV-2 e de 10 a 20% para os outros sorotipos (Brown, 2010b). No Brasil, a soroprevalência entre doadores de sangue saudáveis é de 60% (Erles *et al.*, 1999). A maior parte das pessoas se infecta pelos AAV já na infância. A infecção parece persistir indefinidamente, em virtude da integração do DNA viral a sítios específicos do genoma da célula hospedeira. São tidos como não patogênicos, tendo inclusive propriedades oncossupressoras, pois induzem à diferenciação celular, em detrimento da proliferação. Por este motivo causam abortamento em algumas espécies animais. Não há sinais de que isto ocorra na espécie humana, embora haja evidências de reativação na gestação (Erles *et al.*, 1999; Brown, 2010b). Sequências incompletas do DNA de adeno-associados são encontradas em linhagens celulares humanas das mais diversas origens usadas comumente em virologia, especialmente as de origem trofoblástica (Dutheil *et al.*, 1997). Como foi dito anteriormente, a replicação dos *Dependovirus* depende da coinfecção por vírus auxiliares, que são *Adenovirus, Herpes simples* tipo I e II, *Cytomegalovirus,* entre outros (Berns, 1996). Como são supostamente apatogênicos, e capazes de introduzir definitivamente na célula hospedeira os seus genes, ou os genes em seu interior colocados por engenharia recombinante, os AAV são de grande interesse no campo da terapia das doenças genéticas, onde o seu uso como vetor de genes vem sendo aperfeiçoado (Hildinger e Auricchio, 2004).

▸ Amdovirus

Os *Amdovirus* é o gênero ao qual pertence o vírus da doença do visão das Aleutas, e não tem importância na medicina humana (Brown, 2010b; ICTV, 2010).

▸ Referências bibliográficas

Abkowitz JL, Brown KE, Wood RW *et al.* Clinical relevance of parvovirus B19 as a cause of anemia in patients with human immunodeficiency virus infection. *J Infect Dis.* 176: 269-273, 1997.

Allander T, Jartti T, Gupta S *et al.* Human bocavirus and acute wheezing in children. *Clin Infect Dis.* 44(7):904-10, 2007.

Allander T, Tammi MT, Eriksson M *et al.* Cloning of a human parvovirus by molecular screening of respiratory tract samples. *Proc Natl Acad Sci USA.* 102(36):12891-6, 2005.

Anderson LJ. Treatment and prevention of human parvovírus B19 disease. *In*: Anderson LJ, Young NS (eds), *Human Parvovirus B19, Monographs in Virology.* Vol. 20, Karger, Basel, 1997.

Astell CR, Luo W, Brunstein J *et al.* B19 Parvovirus: biochemical and molecular features. In Anderson LJ, Young NS (eds), *Human Parvovirus B19, Monographs in Virology.* Vol. 20, Karger, Basel, 1997.

Azevedo KM, Setubal S, Camacho LA *et al.* Seroepidemiological study of human parvovirus B19 among human immunodeficiency virus-infected patients in a medium-sized city in Rio de Janeiro, Brazil. *Mem Inst Oswaldo Cruz.* 104(6):901-4, 2009.

Bailou WR, Reed JL, Noble W *et al.* Safety and immunogenicity of a recombinant parvovirus Bl9 vaccine formulated with MF59C1. *J Infect Dis.* 187: 675-678, 2003.

Bastien N, Brandt K, Dust K *et al.* Human Bocavirus infection, Canada. *Emerg Infect Dis.* 12(5):848-50, 2006.

Beder LB, Hotomi M, Ogami M *et al.* Clinical and microbiological impact of human bocavirus on children with acute otitis media. *Eur J Pediatr.* 168(11):1365-72, 2009.

Berns KL. Parvoviridae: the viruses and their replication. *In*: Fields BN, Knipe DM, Howley PM *et al.* (eds), *Fields Virology.* vol. 2, 3rd ed., Lipincott-Raven, Philadelphia, 2950 pp, 1996.

Bharaj P, Sullender WM, Kabra SK *et al.* Human bocavirus infection in children with acute respiratory tract infection in India. *J Med Virol.* 82(5):812-6, 2010.

Botto S, Bergallo M, Sidoti F *et al.* Detection of PARV4, genotypes 1 and 2, in healthy and pathological clinical specimens. *New Microbiol.* 32(2):189-92, 2009.

Brown KE. Human Parvovirus, including Parvovirus B19 and Human Bocavirus. *In*: Mandell GL, Bennett JE, Dolin R. *Mandell, Douglas and Bennett's Principles and Practice of Infectious Diseases.* 7th ed., Churchill-Livingstone, Philadelphia, 2010.

Brown KE. Human parvovirus B19 epidemiology and clinicai manifestations. *In*: Anderson LJ, Young NS (eds), *Human Parvovirus BI9, Monographs in Virology.* Vol. 20, Karger, Basel, 1997.

Brown KE. The expanding range of parvoviruses which infect humans. *Rev Med Virol.* 20: 231–244, 2010.

Brown KE, Young NS. Human parvovirus BI9: pathogenesis of disease. In Anderson LJ, Young NS (eds), *Human Parvovirus B19, Monographs in Virology.* Vol. 20, Karger, Basel, 1997.

Brown KE, Young NS, Liu JM. Molecular, cellular and clinicai aspects of parvovirus B19 infection. *Crit Rev Oncol Hematol.* 16: 1-31, 1994.

Castro ST, Galvão AD, Garcia BF *et al.* Parvovirose humana: estudo clínico e epidemiológico. *Braz J Infect Dis.* 3 (Suppl. 2): 55, 1999.

Cecchini *et al.* 2009Cecchini S, Negrete A, Virag T *et al.* Evidence of prior exposure to human bocavirus as determined by a retrospective serological study of 404 serum samples from adults in the United States. *Clin Vaccine Immunol.* 16(5):597-604, 2009.

Choi JH, Chung YS, Kim KS *et al.* Development of real-time PCR assays for detection and quantification of human bocavirus. *J Clin Virol.* 42(3):249-53, 2008.

Clewley JP. Biochemical characterization of a human parvovirus. *J Gen Virol.* 65: 241-245, 1984.

Cohen BJ, Buckley MM. The prevalence of antibodies to human parvovirus B19 in England and Wales. *J Med Microbiol.* 25: 151-153, 1988.

Cossart YE, Field AM, Cant B *et al.* Parvovirus-like particles in human sera. *Lancet.* 1(7898): 72-73, 1975.

Cubel RC, Garcia AG, Pegado CS *et al.* Human parvovirus B19 infection and hydrops fetalis in Rio de Janeiro, Brazil. *Mem Inst Oswaldo Cruz.* 91: 147-151, 1996.

Cubel RC, Valadão MC, Pereira WV *et al.* Aplastic crisis due to human parvovirus B19 infection in hereditary hemolytic anaemia. *Rev Inst Med Trop São Paulo.* 34: 479-482, 1992.

Deng Y, Liu EM, Zhao XD *et al.* Clinical characteristics of 12 persistently wheezing children with human bocavirus infection. *Zhonghua Er Ke Za Zhi.* 45(10): 732-5, 2007 (Abstract).

Dijkman R, Koekkoek SM, Molenkamp R *et al.* Human bocavirus can be cultured in differentiated human airway epithelial cells. *J Virol.* 83(15): 7739-48, 2009.

Don M, Soderlund-Venermo M, Valent F *et al.* Serologically verified human bocavirus pneumonia in children. *Pediatr Pulmonol.* 45(2): 120-6, 2010.

Dutheil N, Malhomme O, Provost N *et al.* Presence of integrated DNA sequences of adeno-associated virus type 2 in four cell lines of human embryonic origin. *J Gen Virol.* 78: 3039-3043, 1997.

Enders M, Lindner J, Wenzel JJ *et al.* No detection of human bocavirus in amniotic fluid samples from fetuses with hydrops or isolated effusions. *J Clin Virol.* 45(4): 300-3, 2009.

Endo R, Ishiguro N, Kikuta H *et al.* Seroepidemiology of human bocavirus in Hokkaido prefecture, Japan. *J Clin Microbiol.* 45(10): 3218-23, 2007.

Erles K, Sebökovà P, Schlehofer JR. Update on the Prevalence of Serum Antibodies (IgG and IgM) to Adeno-Associated Virus (AAV). *Journal of Medical Virology.* 59: 406-411, 2009.

Freij BJ, Sever JL. Chronic infections. In: Avery GB, Fletcher MA, MacDonald MG (eds). *Neonatology: Pathophysiology and Management of the Newborn.* 5th ed., Lippincott Williams & Wilkins, Philadelphia, 1999.

Freitas RB, Gusmão SRB, Durigon EL *et al.* Survey of parvovirus B19 in a cohort of pregnant women in Belém, Brazil. *Braz J Infect Dis.* 3: 6-14, 1999.

Freitas RB, Wong D, Boswell F *et al.* Prevalence of human parvovirus (B19) and rubellavirus infections in urban and remote rural áreas in northern Brazil. *J Med Virol.* 32: 203-208, 1990.

Frickhofen N, Abkowitz JL, Safford M *et al.* Persistem B19 parvovirus infection in patients infected with human immunodeficiency virus type 1 (HIV-1): a treatable cause of anemia in AIDS. *Ann Inter Med.* 113: 926-933, 1990.

Fry AM, Lu X, Chittaganpitch M *et al.* Human bocavirus: a novel parvovirus epidemiologically associated with pneumonia requiring hospitalization in Thailand. *J Infect Dis.* 2007;195(7): 1038-45. Epub 2007 Feb 16.

Fryer JF, Delwart E, Hecht FM *et al.* Frequent detection of the parvoviruses, PARV4 and PARV5, in plasma from blood donors and symptomatic individuals. *Transfusion.* 47(6): 1054-61, 2007.

Fryer JF, Delwart E, Bernardin F *et al.* Analysis of two human parvovirus PARV4 genotypes identified in human plasma for fractionation. *J Gen Virol.* 88(Pt 8): 2162-7, 2007.

Fryer JF, Hubbard AR, Baylis SA. Human parvovirus PARV4 in clotting factor VIII concentrates. *Vox Sang.* 93(4): 341-7, 2007.

Fryer JF, Kapoor A, Minor PD *et al.* Novel parvovirus and related variant in human plasma. *Emerg Infect Dis.* 12(1): 151-4, 2006.

Fryer JF, Hubbard AR, Baylis SA. Human parvovirus PARV4 in clotting factor VIII concentrates. *Vox Sang.* 93(4):341-7, 2007.

Fryer JF, Lucas SB, Padley D *et al.* Parvoviruses PARV4/5 in hepatitis C virus-infected patient. *Emerg Infect Dis.* 13(1): 175-6, 2007.

Garcia ML, Calvo C, Pozo F *et al.* Detection of human bocavirus in ill and healthy Spanish children: a 2-year study. *Arch Dis Child.* 2009 Jan 15.

Han TH, Kim CH, Park SH *et al.* Detection of human bocavirus-2 in children with acute gastroenteritis in South Korea. *Arch Virol.* 154(12):1923-7, 2009.

Hedman L, Soderlund-Venermo M, Jartti T *et al.* Dating of human bocavirus infection with protein-denaturing IgG-avidity assays-secondary immune activations are ubiquitous in immunocompetent adults. *J Clin Virol.* 48(1):44-8, 2010.

Heegaard ED, Brown KE. Human parvovirus B19. *Clin Microbiol Rev.* 15: 485-505, 2002.

Heegaard ED, Hasle H, Skibsted L *et al.* Congenital anemia caused by parvovirus B19 infection. *Pediatric Infect Dis.* 19: 1216-1218, 2000.

Heegaard ED, Hornsleth A. Parvovirus: the expanding spectrum of disease. *Acta Paediatr.* 84: 109-117, 1995.

Heegaard ED, Peterslund NA, Hornsleth A. Parvovirus B19 infection associated with encephalitis in a patient suffering from malignant lymphoma. *Scand J Infect Dis.* 27: 631-633, 1995.

Heegaard ED, Qvortrup K, Christensen J. Baculovirus expression of erythrovirus V9 capsids and screening by ELISA: serologic cross-reactivity with erythrovirus B19. *J Med Virol.* 66: 246-252, 2002.

Hildinger M, Auricchio A. Advances in AAV-mediated gene transfer for the treatment of inherited disorders. *European Journal of Human Genetics.* 12, 263–271, 2002.

Hokynar K, Soderlund-Venermo M, Pesonen M *et al.* A new parvovirus genotype persistem in human skin. *Virology.* 302: 224-228, 2002.

International Committee on Taxonomy of Viruses. Disponível em: http://www.ictvonline.org/index.asp, acessado a 14 de setembro de 2010. ICTV 2010

Jensen IP, Vestergaard BF. Assessment of the specificity of a comercial human parvovirus B19 IgM assay. *Clin Diag Virol.* 7: 133-137, 1997.
Jones MS, Kapoor A, Lukashov VV *et al.* New DNA Viruses Identified in Patients with Acute Viral Infection Syndrome. *J Virol.* 79(13):8230-8236, 2005.
Kahn JS, Kesebir D, Cotmore SF *et al.* Seroepidemiology of human bocavirus defined using recombinant virus-like particles. *J Infect Dis.* 198(1):41-50, 2008.
Kantola K, Hedman L, Allander T *et al.* Serodiagnosis of human bocavirus infection. *Clin Infect Dis.* 46(4): 540-6, 2008.
Kapoor A, Mehta N, Esper F *et al.* Identification and characterization of a new bocavirus species in gorillas. *PLoS One.* 5(7): e11948, 2010.
Kapoor A, Simmonds P, Slikas E *et al.* Human bocaviruses are highly diverse, dispersed, recombination prone, and prevalent in enteric infections. *J Infect Dis.* 201(11): 1633-43, 2010.
Kesebir D, Vazquez M, Weibel C *et al.* Human bocavirus infection in young children in the United States: molecular epidemiological profile and clinical characteristics of a newly emerging respiratory virus. *J Infect Dis.* 194(9): 1276-82, 2006.
Koskenvuo M, Mottonen M, Waris M *et al.* Human bocavirus in children with acute lymphoblastic leukemia. *Eur J Pediatr.* 167(9): 1011-5, 2008.
Kuethe F, Lindner J, Matschke K *et al.* Prevalence of parvovirus B19 and human bocavirus DNA in the heart of patients with no evidence of dilated cardiomyopathy or myocarditis. *Clin Lab Med.* 29(4): 695-713, 2009.
Lau SK, Yip CC, Que TL *et al.* Clinical and molecular epidemiology of human bocavirus in respiratory and fecal samples from children in Hong Kong. *J Infect Dis.* 196(7): 986-93, 2007.
Lau SK, Woo PC, Tse H *et al.* Identification of novel porcine and bovine parvoviruses closely related to human parvovirus 4. *J Gen Virol.* 89(Pt 8):1840-8, 2008.
Laub R, Strengers P. Parvovirus and blood products. *Pathol Biol.* 50: 339-348, 2002.
Lervez M, Morinet F. Parvovirus BI9. Ed. Techniques. *Encycl. Méd. Chir.* (Paris-France), Maladies infectieuses, 8-050-1-10, 5 pp, 1994.
Lin F, Teng LF, Zheng MY *et al.* Isolation and cell culture of human bocavirus (HBoV) by human bronchial epithelial cell lines. *Zhonghua Shi Yan He Lin Chuang Bing Du Xue Za Zhi.* 23(6):437-9, 2009 (Abstract).
Lindner J, Modrow S. Human bocavirus – a novel parvovirus to infect humans. *Intervirology.* 51(2):116-22, 2008.
Longhi E, Bestetti G, Acquaviva V *et al.* Human parvovirus 4 in the bone marrow of Italian patients with AIDS. *AIDS.* 21(11):1481-3, 2007.
Maggi F, Andreoli E, Pifferi M *et al.* Human bocavirus in Italian patients with respiratory diseases. *J Clin Virol* 38(4):321-5, 2007.
Manning A, Willey SJ, Bell JE *et al.* Comparison of tissue distribution, persistence, and molecular epidemiology of parvovirus B19 and novel human parvoviruses PARV4 and human bocavirus. *J Infect Dis.* 195(9):1345-52, 2007.
Martinez-Martinez P, Maranon A. Infection by human parvovirus B19: "gloves and socks" papular purpuric syndrome. *Diagn Microbiol Infect Dis.* 36: 209-210, 2000.
McCarter-Spaulding D. Parvovirus B19 in prcgnancy. *J Obstetr Gynecol Neonatal Nurs.* 31:107-112, 2002.
Muir K, Todd WT, Watson WH *et al.* Viral-associated haemophagocytosis haemophagocytosis with parvovirus-B19-related pancytopenia. *Lancet.* 339 (8802): 1139-1140, 1992.
Naides SJ, Karetnyi YV, Cooling LL *et al.* Human parvovirus B19 infection and hepatitis. *Lancet.* 347 (9014): 1563-1564, 1996.
Nascimento JP, Buckley MM, Brown KE *et al.* The prevalence of antibody to human parvovirus B19 in Rio de Janeiro, Brazil. *Rev Inst Med Trop São Paulo* 32: 41-45, 1990.
Nascimento JP, Buckley MM, Cruz AS *et al.* Antibodies to human parvovirus B19 in Rio de Janeiro. IV Encontro Nacional de Virologia, São Lourenço, Brasil, Resumo A73, p. 108, 1988.
Nguyen QT, Sifer C, Schneider V *et al.* Novel human erythrovirus associated with transient aplastic anemia. *J Clin Microbiol.* 37: 2483-2487, 1999.
Oliveira SA, Camacho LAB, Pereira ACM *et al.* Clinical and epidemiological aspects of human parvovirus B19 infection in an urban area in Brazil (Niterói City área, Rio de Janeiro State). *Mem Inst Oswaldo Cruz.* 97: 965-970, 2002.
Panning M, Kobbe R, Vollbach S *et al.* Novel human parvovirus 4 genotype 3 in infants, Ghana. *Emerg Infect Dis.* 16(7):1143-6, 2010.
Passoni LFC, Ribeiro SR, Giordani MLL *et al.* Papular-purpuric "gloves and socks" syndrome due to parvovirus B19: report of a case with unusual features. *Rev Inst Med Trop São Paulo.* 43: 167-170, 2001.
Pattison JR, Jones SE, Hodgson J *et al.* Parvovirus infections and hypoplastic crisis in sickle- cell anaemia [letter]. *Lancet.* 1(8221): 664-665, 1981.
Qu XW, Duan ZJ, Qi ZY *et al.* Human bocavirus infection, People's Republic of China. *Emerg Infect Dis* 13(1):165-8, 2007.
Ricour C, Goubau P. Human bocavirus, a newly discovered parvovirus of the respiratory tract. *Acta Clin Belg* 63(5):329-34, 2008.
Riipinen A, Vaisanen E, Lahtinen A *et al.* Absence of human bocavirus from deceased fetuses and their mothers. *J Clin Virol.* 47(2):186-8, 2010.
Rodis JF. Parvovirus infection. *Clin Obstet Gynecol.* 42: 107-120, 1999.
Sanabani S, Neto WK, Pereira J *et al.* Sequence variability of human erythroviruses present in bone marrow of Brazilian patients with various Parvovirus B19-related hematological symptoms. *J Clin Microbiol.* 44:604-6, 2006.
Schneider B, Fryer JF, Oldenburg J *et al.* Frequency of contamination of coagulation factor concentrates with novel human parvovirus PARV4. *Haemophilia.* 14(5):978-86, 2008.
Schneider B, Fryer JF, Reber U *et al.* Persistence of novel human parvovirus PARV4 in liver tissue of adults. *J Med Virol.* 80(2):345-51, 2008.
Serjeant GR, Serjeant BE, Thomas PE etal. Human parvovirus infection in homozygous sickle cell disease. *Lancet.* 341: 1237-1240.
Servant-Delmas A, Mercier M, Laperche S *et al.* Impact de la diversité génétique des erythrovirus humains sur la sécurité infectieuse des médicaments dérivés du sang. *Transfus Clin Biol.* 16(5-6):482-8, 2009.
Setúbal S, Cárdias CAS, Oliveira AS *et al.* Viremic blood found in a season of high human parvovirus B19 activity in Niterói, Rio de Janeiro, Brazil. *Mem Inst Oswaldo Cruz.* 99: 95-99, 2004.
Setúbal S, Gabriel AHD, Nascimento JP *et al.* Aplastic crisis due to parvovirus B19 in an adult patient with sickle-cell disease. *Rev Soc Bras Med Trop.* 33: 477-481, 2000.
Sharp CP, Lail A, Donfield S *et al.* High frequencies of exposure to the novel human parvovirus PARV4 in hemophiliacs and injection drug users, as detected by a serological assay for PARV4 antibodies. *J Infect Dis.* 200(7):1119-25, 2009.
Simmonds P, Douglas J, Bestetti G *et al.* A third genotype of the human parvovirus PARV4 in sub-Saharan Africa. *J Gen Virol.* 89(Pt 9):2299-302, 2008.
Simmonds P, Manning A, Kenneil R *et al.* Parenteral transmission of the novel human parvovirus PARV4. *Emerg Infect Dis.* 13(9):1386-8, 2007.
Smith SB, Libow LF, Elston DM *et al.* Gloves and socks syndrome: early and late histopathologic features. *J Am Acad Dermatol.* 47: 749-754, 2002.
Summers J, Jones SE, Anderson MJ. Characterization of the genome of the agent of erythrocyte aplasia permits its classification as a human parvovirus. *J Gen Virol.* 64: 2527-2532, 1983.
Tan BH, Lim EA, Seah SG *et al.* The incidence of human bocavirus infection among children admitted to hospital in Singapore. *J Med Virol.* 81(1):82-9, 2009.
Terrosi C, Fabbiani M, Cellesi C *et al.* Human bocavirus detection in an atopic child affected by pneumonia associated with wheezing. *J Clin Virol.* 40(1):43-5, 2007.
Timuragaoglu A, Sürücü F, Nalçaci M *et al.* Anemia and thrombocytopenia due to parvovirus B-19 infection in a pregnant woman. *J Med.* 28: 245-249, 1997.
Török TJ. Unusual manifestations reported in patients with parvovirus B19 infection. In Anderson LJ, Young NS (eds), *Human Parvovirus B19, Monographs in Virology.* Vol. 20, Karger, 1997.
Volz S, Schildgen O, Klinkenberg D *et al.* Prospective study of Human Bocavirus (HBoV) infection in a pediatric university hospital in Germany 2005/2006. *J Clin Virol.* 40(3):229-35, 2007.
von Linstow ML, Hogh M, Hogh B. Clinical and epidemiologic characteristics of human bocavirus in Danish infants: results from a prospective birth cohort study. *Pediatr Infect Dis.* J 27(10):897-902, 2008.
Young NS, Brown KE. Parvovirus B19. *New Eng J Med.* 350: 589-597, 2004.
Zhang LL, Tang LY, Xie ZD *et al.* Human bocavirus in children suffering from acute lower respiratory tract infection in Beijing Children's Hospital. *Chin Med J. (Engl)* 121(17):1607-10, 2008.
Zhao LQ, Qian Y, Zhu RN *et al.* Human bocavirus infections are common in Beijing population indicated by seroantibody prevalence analysis. *Chin Med J. (Engl)* 122(11):1289-92, 2009.
Zuckerman MA, Williams I, Bremner J *et al.* Persistent anaemia in HlV-infected individuais due to parvovirus B19 infection [letter]. *AIDS.* 8: 1191-1192, 1994.

161 Influenza

Marilda M. Siqueira, Maria de Lourdes A. Oliveira, Fernando C. Motta e Patrícia F. Barreto

▸ Introdução

A infecção por vírus *influenza*, popularmente conhecida como gripe, é uma doença altamente contagiosa, com complicações frequentes que podem levar a hospitalização e morte. Alguns grupos encontram-se sob maior risco, principalmente as crianças menores de 2 anos de idade, adultos acima dos 65 anos e indivíduos com doenças crônicas.

Os vírus *influenza* são classificados em 3 tipos: A, B e C, sendo que apenas os dois primeiros possuem importância clinicoepidemiológica e impacto econômico. Este agente constitui um dos principais patógenos respiratórios, causando epidemias anuais, com morbimortalidade considerável.

Globalmente, a vigilância de *influenza* é realizada por uma Rede Mundial de Laboratórios, coordenada pela Organização Mundial da Saúde (OMS), compreendendo a vigilância sentinela sobre os casos de síndrome gripal, bem como a emergência de novos subtipos em casos de síndrome respiratória aguda grave (SRAG).

Duas classes de fármacos, os adamantanos e os inibidores de neuraminidase têm sido utilizadas tanto para o tratamento antiviral em populações específicas, como para a profilaxia na fase precoce da infecção, sendo efetivas em reduzir a morbidade. A imunização anual com vírus inativado, ministrada por via parenteral, é a principal estratégia para a prevenção deste agravo.

Apesar de amplamente estudado, em virtude de seu potencial epidêmico e pandêmico, inúmeros aspectos sobre o vírus e a doença ainda não se encontram totalmente esclarecidos.

▸ Histórico

Uma pandemia é uma epidemia global. A história das pandemias de *influenza* data, ao menos, do século 12. Ao longo do tempo, a capacidade de disseminação do vírus foi profundamente influenciada pelo desenvolvimento dos meios de transporte. Assim, antes do século 19, patógenos levavam meses para se disseminar entre a Europa e a Ásia. Com o advento das viagens por trem e por navio a vapor, a disseminação rápida foi facilitada. Na segunda metade do século 20 a situação mudou drasticamente, com o início das viagens aéreas regulares entre os continentes, favorecendo a dispersão de agentes dentro de horas ou dias, conforme pôde ser observado na primeira pandemia do século 21, ocorrida em 2009 (Mathews *et al.*, 2009).

Em 412 a.C., Hipócrates já descrevia epidemias com sintomatologia respiratória semelhantes às ocasionadas atualmente pelo vírus *influenza*. Atribui-se ainda, ao vírus *influenza*, a responsabilidade por surtos de doenças respiratórias ao longo da história, como a devastadora doença que ocorreu em Atenas durante a Guerra Peloponesa; os vários surtos de tosse e febre que ocorreram da Idade Média; assim como a doença que debilitou os soldados ingleses e franceses durante a Primeira Guerra Mundial (Nicholson, 1998).

A gravidade da pandemia de 1918 permanece sem precedentes, ocasionando um número de baixas maior do que a Primeira Guerra Mundial e reduzindo a expectativa de vida nos EUA por 10 anos. Durante a Primeira Guerra Mundial, altíssimas taxas de infecção, morbidade e mortalidade foram observadas no mundo. Estima-se que metade da população mundial da época tenha sido infectada e cerca de 40 milhões de pessoas tenham morrido em consequência da doença. A origem do vírus que assolou o mundo ainda continua sendo um enigma, embora existam diversas teorias. A hipótese mais aceita é que este vírus seria originário do surto notificado pelo médico norte-americano Dr. L. Miner em 1918 no Kansas, EUA, entre soldados que entraram em contato com suínos (Crosby, 1989). Essa pandemia ocorreu em três ondas, entre setembro de 1918 a março de 1919. A primeira onda surgiu como uma doença respiratória leve. A segunda, com alta morbidade e baixa mortalidade, recebeu pouca atenção global, devido à guerra. Contudo, em decorrência da grande repercussão do surto ocorrido na Espanha, a pandemia ficou conhecida como Gripe Espanhola ou Pandemia de 1918, ocasionada pelo vírus *influenza* A/H1N1 (Wright *et al.*, 2007). A terceira onda – de similar impacto à anterior – acometeu muitos indivíduos e a maioria dos óbitos foi ocasionada por infecções secundárias oportunistas (Wright *et al.*, 2007).

A passagem da pandemia pelo Brasil foi marcante. Os primeiros registros foram em setembro de 1918, com o adoecimento de quatro tripulantes do navio Piauí no porto de Recife. Entre outubro e dezembro do mesmo ano – período conhecido oficialmente como pandêmico – estima-se que 65% da população adoeceu. Foram registradas cerca de 2.000 mortes em São Paulo. No Rio de Janeiro, capital do Brasil na ocasião, foram notificadas 14.348 mortes (revisado por Teixeira, 1993).

Em 1928, Robert Shope identificou a presença de um agente infeccioso filtrável na secreção respiratória de suínos doentes, a partir da inoculação da secreção filtrada em suínos saudáveis, que posteriormente desenvolveram a doença.

Em 1933, Wilson Smith *et al.*, do Instituto Nacional para Pesquisas Médicas em Londres, usaram furões para documentar a transmissibilidade dos vírus humanos e suínos. Este conjunto de achados evidenciou que o patógeno era um agente filtrável, passível de transmissão de um animal a outro e capaz de estimular o desenvolvimento de resposta imune por parte do hospedeiro. Posteriormente, este vírus ficou conhecido como vírus *influenza* tipo A (Smith *et al.*, 1986).

Em 1934, a técnica de replicação do vírus em ovos embrionados foi desenvolvida (Burnet e Ferry, 1934), constituindo atualmente o principal método para a produção de vacinas.

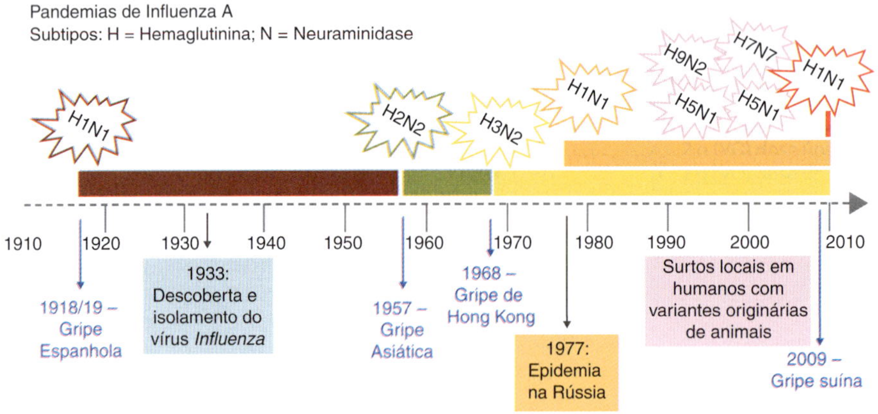

Figura 161.1 Linha do tempo demonstrando as pandemias ocasionadas pelos vírus *influenza* A ocorridas nos séculos 20 e 21 e alguns surtos locais em humanos com variantes originárias de animais.

No ano de 1940, foi detectado um novo vírus, antigenicamente distinto do vírus *influenza* A, mas com características estruturais semelhantes. Este novo agente foi denominado de B/Lee/40 e a sua descoberta culminou na descrição de um novo gênero, denominado *Influenzavirus* tipo B (Francis, 1940).

Em 1941, foi comprovada a capacidade hemaglutinante viral e foi desenvolvido o primeiro protocolo de inibição da hemaglutinação, possibilitando a identificação sorológica dos isolados e, por conseguinte, a presença de anticorpos no soro de pacientes suspeitos (Hirst, 1941). Em 1951, foi descrito um novo gênero, denominado *Influenzavírus* tipo C (Taylor, 1951).

Após a pandemia de 1918, três outros eventos pandêmicos ocorreram, dois no século 20 e um no século 21. A Figura 161.1 mostra esquematicamente os períodos pandêmicos e os principais vírus que circularam durante estes períodos.

Pandemia de 1957 | Influenza A/H2N2

Trinta e oito anos após a "Gripe espanhola", entre os anos de 1957 e 1958, uma nova cepa emergente de *influenza* A/H2N2 foi detectada na província de Yunan, na China (Scholtissek *et al.*, 1978). Esta cepa dispersou-se para Hong Kong e então, rapidamente atingiu Cingapura, Taiwan e Japão. Em 6 meses, o vírus havia se espalhado por todo o globo, ficando a pandemia conhecida como gripe asiática. Nesta pandemia, estimou-se mais de 1 milhão de mortes, a maioria ocorrendo por pneumonia bacteriana secundária, sendo a taxa de infecção mais alta em indivíduos entre 5 e 19 anos de idade. Este fato, aliado ao estudo de soros de pessoas idosas que haviam sobrevivido à pandemia de 1889 e apresentavam anticorpos contra o H2 (ao contrário do observado entre os jovens), contribuiu para o surgimento da teoria cíclica das pandemias. Análises genéticas indicaram que o vírus pandêmico de 1957 originou-se de rearranjos entre vírus aviários (contribuindo com os genes H2, N2 e PB1) e mantendo os outros 5 segmentos do vírus A/H1N1 humano de 1918.

Pandemia de 1968 | Influenza A/H3N2

No ano de 1968, o subtipo de *influenza* A/H2N2 foi substituído pelo subtipo A/H3N2, após rearranjo entre os segmentos gênicos de HA e PB1, provenientes de patos selvagens, e os outros seis segmentos do próprio subtipo H2N2 (Scholtissek *et al.*, 1978). Esta nova pandemia ficou conhecida como gripe de Hong Kong e foi caracterizada por apresentar baixos índices de mortalidade, quando comparada com as duas pandemias anteriores, possivelmente em decorrência da modificação em apenas uma estrutura na superfície viral (o segmento gênico HA deste vírus era muito similar ao do vírus que circulou entre 1889 e 1900) e pela presença de anticorpos nos indivíduos com mais de 60 anos (Wright *et al.*, 2007).

Reemergência de influenza A/H1N1 em humanos em 1977

Em 1976, um surto de infecção respiratória ocorreu entre soldados no Forte Dix, Nova Jersey, EUA. Um novo vírus *influenza* A/New Jersey/76 (H1N1) foi identificado como causa deste surto, que resultou em 230 casos e uma morte, sem disseminação para outros locais. No final de 1977, o vírus A/H1N1 reemergiu na Rússia, Hong Kong e nordeste da China. Esta cepa afetou, principalmente, pessoas jovens com uma apresentação clínica branda. Estudos genômicos sobre a origem do vírus demonstraram que estavam relacionados com uma cepa identificada em 1950, mas diferente das cepas de *influenza* A/H1N1 de 1947 e 1957. Esta reemergência foi provavelmente um acidente de laboratório afetando indivíduos suscetíveis à infecção (Zimmer e Burke, 2009). Entretanto, o vírus *influenza* A/H1N1 não substituiu o subtipo A/H3N2, passando ambos, juntamente com o vírus *influenza* B a circular concomitantemente na população mundial. Normalmente, um destes vírus sazonais predomina, tornando-se epidêmico em determinado ano (Hilleman, 2002).

O surgimento de novas variantes do vírus *influenza* na população humana não prenuncia *influenza* pandêmica. A pandemia necessita, também, da adaptação para a replicação de vírus animais em humanos, da habilidade de se disseminar de pessoa a pessoa e da suscetibilidade da população humana. A adaptação viral a um novo hospedeiro é um processo complexo, envolvendo a capacidade de adaptação a novos receptores na superfície celular, mudanças no tropismo celular e nos mecanismos de transmissão. A seguir, descrevemos os principais subtipos de vírus *influenza* que circularam após 1977.

Influenza A | Hong Kong/97 (H5N1)

Em 1997, um surto de gripe provocado pelo subtipo de *influenza* A/H5N1 ocorreu em Hong Kong, infectando 18 pessoas e levando seis delas ao óbito (Hiromoto *et al.*, 2000). Este surto, seguido por outros surtos graves de *influenza* aviária em aves de plantel, sinalizou para a possibilidade de uma pandemia iminente. Desde então, surtos em vários países da Ásia vêm sendo relatados e monitorados constantemente (WHO, 2011a).

A partir deste evento, a população mundial ficou em alerta para a ocorrência de um possível evento pandêmico de *influenza* causado pelo subtipo H5N1. Devido a estes eventos, foram desenvolvidos planos de preparação para pandemia pela Organização Mundial da Saúde (OMS) e por diversos países (WHO, 2005; Brasil, 2005). Graças à baixa transmissibilidade entre humanos, este subtipo não se tornou epidêmico (Bender *et al.*, 1999). A agilidade na obtenção dos resultados permitiu a rápida identificação e eliminação dos plantéis de aves contaminadas, sobretudo nos países do continente asiático, onde os mercados de aves costumam ser bastante comuns, e constituem uma ótima oportunidade para o rearranjo entre diferentes subtipos de *influenza.*

Análises filogenéticas evidenciaram a transmissão direta da cepa circulante de *influenza* A/H5N1 de galinhas para o homem eliminando, neste caso, a etapa intermediária da adaptação viral em suínos (Webster, 1998). Estes vírus continuam a infectar pessoas no Sudoeste Asiático e, a OMS, junto com os governos dos países afetados, tem trabalhado arduamente na identificação precoce de novos casos e estratégias de contenção apropriadas.

Influenza A | Hong Kong/99 (H9N2)

Após o surto pelo subtipo H5N1 em Hong Kong, a vigilância foi reforçada na China e permitiu a identificação de casos humanos de vírus *influenza* H9N2, nos anos de 1998 e 1999. O vírus não demonstrou ser facilmente transmitido de pessoa a pessoa e a infecção foi limitada (Xu *et al.*, 2004). Estudos soroepidemiológicos indicaram que os precursores dos vírus H9 de potencial pandêmico estavam presentes no sul da China.

Influenza A | Inglaterra, 2001 (H1N2)

Durante o inverno de 2001-2002, vírus humanos *influenza* A/H1N2 foram detectados pela primeira vez na Inglaterra. A caracterização filogenética destes vírus indicou que eram antigênica e geneticamente homogêneos, e apareceram após o rearranjo entre os segmentos dos subtipos A/H1N1 e A/H3N2, que circulavam naquela época. A disseminação limitada deste vírus A/H1N2 em alguns países foi atribuída à imunidade preexistente na população (Ellis *et al.*, 2003).

Influenza A/H7N7

Os vírus *influenza* A/H7N7 foram detectados em anos diversos em países como EUA (1980) e Reino Unido (1996) em casos de conjuntivite. Na Holanda (2003) foi associado a um surto de *influenza* aviária altamente patogênica. Os casos ocorreram em trabalhadores que manipulavam animais, havendo transmissão secundária a familiares. Entretanto, tais infecções foram pontuais, sem maior importância epidemiológica, quando comparadas aos demais subtipos.

Agente etiológico e variabilidade antigênica

Os três tipos descritos de vírus *influenza* pertencem à família Orthomyxoviridae, e apresentam-se como partículas pleomórficas entre 100 e 300 nm, com genoma RNA octassegmentado, codificando onze proteínas (*influenza* A e B), ou heptassegmentado, codificando nove proteínas (*influenza* tipo C) (Wright *et al.*, 2007). Estes vírus apresentam membrana proveniente da célula hospedeira (envelope viral), de onde projetam-se as glicoproteínas hemaglutinina (HA) e neuraminidase (NA) e proteína transmembrana M2, no caso do tipo A. Imediatamente abaixo do envelope, encontramos as proteínas M1 delimitando a porção interna da partícula, onde estão encerrados o material genético segmentado associado a nucleoproteína, as polimerases virais e as proteínas não estruturais do víron. Importantes diferenças estruturais e de nomenclatura são observadas entre os tipos A, B e C. Na Tabela 161.1, resumimos a estrutura genômica, as proteínas codificadas e suas principais atividades, para cada um dos três tipos virais. Exceção dentre os vírus RNA, o material genético destes vírus é transcrito e replicado no núcleo da célula infectada pelo complexo polimerase viral, composto de três proteínas, associado a cada um dos segmentos genômicos componentes da partícula infecciosa. A presença de um complexo polimerase próprio é fundamental para replicação viral, já que a polaridade do genoma é negativa, por conseguinte, sem atividade como mRNA, sendo na realidade complementar a este. Este complexo polimerase é formado por proteínas, codificadas pelos três maiores segmentos virais, denominados PB2, PB1 e PA. No caso do tipo A, uma segunda proteína (PB1-F2) com atividade pró-apoptótica também já foi descrita, sendo codificada pelo segundo segmento. O RNA viral, o complexo polimerase e a nucleoproteína viral, codificados pelo quinto segmento genômico, formam a estrutura chamada ribonucleoproteína ou simplesmente RNP.

Nos tipos A e B, o quarto e o sexto segmento do genoma viral codificam para as glicoproteínas HA e NA, respectivamente. No caso dos vírus *influenza* B, além da NA, o sexto segmento também codifica uma proteína transmembrana denominada NB. As duas glicoproteínas, HA e NA, projetam-se a partir do envelope viral como espículas, sendo os principais alvos do sistema imunológico do hospedeiro. Estas glicoproteínas apresentam-se em grande diversidade na natureza, contando com 16 e 9 sorotipos conhecidos de HA e NA respectivamente, todos identificados em amostras aviárias.

A HA tem a função de adsorção aos receptores sializados da superfície celular nos momentos iniciais da infecção viral, e posteriormente, na liberação do material genético no citoplasma, após endocitose. Esta glicoproteína tem a capacidade de aglutinar hemácias de aves e mamíferos. O ensaio padrão para a quantificação viral de amostras isoladas em cultivo celular ou em ovos embrionados de galinha baseia-se nesta propriedade. A NA atua ao final do ciclo replicativo do vírus, promovendo a remoção dos resíduos sializados da região da membrana plasmática, possibilitando o brotamento da progênie (Wagner *et al.*, 2002). O segmento seis codifica para as proteínas M1 e M2. A primeira tem papel estrutural para o vírion, atuando na montagem da nova partícula e formando o capsídio viral. A segunda é um canal iônico, fundamental no processo de fusão entre o envelope viral e a membrana do endossoma primário celular durante a endocitose. O oitavo e último segmento codifica para as proteínas de exportação nuclear (NEP) e não estrutural 2 (NS2) e NS1, a última agindo como antagonista da resposta do hospedeiro mediada por interferona alfa e beta (Hale *et al.*, 2008). Ainda, a NEP encontra-se envolvida no intrincado processo de exportação de RNP e mRNA do núcleo ao citoplasma da célula. O vírus *influenza* tipo C diferencia-se dos outros tipos principalmente por apresentar apenas uma estrutura que realiza todas as atividades da HA e da NA dos tipos A e B, denominada HEF. Esta espícula acumula as atividades de hemaglutinação-esterase-fusão

Tabela 161.1 Estrutura genômica dos vírus *influenza*. Descrição sucinta das atividades das proteínas codificadas.

Seg	Gene			Descrição e atividades
	Influenza A	*Influenza B*	*Influenza C*	
1		PB2		Componentes da RNA polimerase (complexo polimerase viral). Transcrição para mRNA e replicação genômica
2		PB1		
3	PA		P3	
4	HA		-	Glicoproteína de superfície. Ligação ao receptor e fusão do envelope viral com o endossoma. Principal determinante antigênico
	-		HEF	Glicoproteína de superfície. Ligação ao receptor, esterase e fusão do envelope viral com o endossoma. Principal determinante antigênico
5		NP		Proteína ligada aos segmentos do genoma viral. Proteção ao RNA genômico e síntese de RNA
6	NA		-	Glicoproteína de superfície. Atividade neuraminidásica. Fundamental para a liberação da nova progênie. Segundo determinante antigênico
	-	NB	-	Proteína de membrana. Possível canal iônico
7	M1	M1	CM1	Proteína estrutural (matriz). Interação com glicoproteínas de superfície e montagem
	M2	BM2	CM2	Proteína de membrana com atividade de canal iônico e montagem. Fundamental para a liberação da nova progênie
8		NS1		Proteína antagonista de interferona
		NEP/NS2		Proteína de exportação das RNP virais do núcleo para o citoplasma

Os números à direita representam os segmentos do genoma viral, em ordem decrescente de tamanho. PB1 e PB2 = proteínas básicas 1 e 2; PA = proteína ácida; P3 = polimerase de caráter neutro do vírus tipo C. PB1 + PB2 + PA = complexo polimerase nos tipos A e B. PB1 + PB2 + P3 = complexo polimerase no tipo C. RNP = ribonucleoproteína (RNA viral + NP + complexo polimerase).

(Herrler *et al.*, 1988) e é a principal determinante antigênica dos vírus *influenza* C, sendo codificada pelo quarto segmento do genoma viral. Logicamente, a concentração destas atividades em uma só espícula reflete-se no genoma destes vírus, que apresenta um segmento a menos em comparação com os tipos A e B. Desse modo, as proteínas estruturais e de canal M1 e M2, e as não estruturais NS1 e NEP são codificadas pelos segmentos seis e sete do genoma viral dos *influenza* C.

A nomenclatura dos vírus *influenza* é realizada pela disposição ordenada das seguintes informações: tipo viral, hospedeiro de origem (não informado no caso de amostra humana), local de isolamento, número da amostra no laboratório, ano de isolamento. No caso do tipo A, faz-se referência ao subtipo viral, identificado com base nas combinações entre os diferentes sorotipos descritos de HA e NA. Esta informação é colocada ao final a descrição, entre parênteses. Com base nesse sistema, a amostra A/Rio de Janeiro/123/10 (H3N2), indica uma amostra de *influenza* tipo A, subtipo H3N2, identificada no Rio de Janeiro, registrada como número 123 no laboratório, no ano de 2010. Como não há menção do hospedeiro de origem, entende-se ser uma amostra humana.

Variabilidade

Os vírus *influenza* tipos A e B são conhecidos pela capacidade de geração de amostras variantes, chamadas cepas virais. Conforme observado em outros vírus RNA, a baixa fidelidade na replicação dos segmentos de RNA dos vírus *influenza* funciona como um importante mecanismo de variabilidade, possibilitando o escape do vírus frente à imunidade prévia adquirida pela comunidade em infecções anteriores (Suzuki, 2002), sendo responsável pelas epidemias anuais de *influenza* (*influenza* interpandêmica). Este fenômeno, conhecido como *drift* antigênico, pode ser observado nos gêneros de importância epidemiológica humana A e B (Nicholson, 1998).

O outro mecanismo de variabilidade viral é aquele capaz de provocar a *influenza* pandêmica, sendo caracterizado pela emergência de um novo subtipo de *influenza* A, para o qual a população apresenta pouca ou nenhuma imunidade adquirida. Este evento mais raro, chamado *shift* antigênico, é normalmente associado ao aporte de material genético proveniente de cepas circulantes em aves ou suínos às amostras já adaptadas na população humana. Tal situação ocorre quando há a infecção de uma mesma célula por dois vírus distintos. Neste caso, por se tratar de estruturas autônomas, não é possível fazer distinção entre as RNP dos vírus que infectaram simultaneamente a célula, e partículas virais contendo RNP de ambos os vírus poderão ser geradas ao final do ciclo replicativo. Estas amostras são consideradas rearranjadas. Uma amostra rearranjada, contendo RNP provenientes de cepas de *influenza* humana, suína e aviária, foi a responsável pela pandemia de 2009, iniciada na América do Norte, espalhando-se por todo o globo em poucas semanas (Graham *et al.*, 2011; Nelson *et al.*, 2011).

Diversos subtipos de *influenza* A foram introduzidos na população humana, a partir de reservatórios na natureza, circulando de maneira sustentada por décadas, como os subtipos A/H1N1, A/H2N2 e A/H3N2, ou sendo identificados de maneira esporádica como, por exemplo, os subtipos A/H5N1, A/H7N7 e A/H9N2. O tipo B circula de maneira consistente apenas em humanos, e suas diferentes cepas são classificadas dentro de duas linhagens denominadas Victoria e Yamagata, em acordo com as cepas protótipos B/Victoria/2/87 e B/Yamagata/16/88, não havendo distinção de subtipos. Estas linhagens circularam simultaneamente em distintas partes do mundo, desde meados da década de 1970 (Lindstrom *et al.*, 1999) até 2001, quando passam abertamente a cocircular pelo globo (Motta *et al.* 2006a).

▸ Patogênese e aspectos clínicos

A infecção por *influenza* provoca alterações em todo o trato respiratório, inclusive sobre o trato respiratório inferior. Mesmo nos casos sem complicações, pode-se observar inflamação difusa na laringe e traqueia, além de inflamação e edema nos brônquios. Há perda dos cílios do epitélio ciliar que reveste o lúmen do trato respiratório, seguido pela sua descamação total, de modo que fica reduzido às células da lâmina basal. Na doença com evolução benigna, a reposição das células da lâmina basal inicia-se entre o terceiro e quarto dias, levando à regeneração do epitélio que, normalmente, se completa 1 mês após o início do processo. Nos casos mais graves, ocorrem edema e hiperemia submucoide, associada à infiltração de neutrófilos e células mononucleares. Na pneumonia viral, observa-se pneumonite com hiperemia intersticial exacerbada, associada ao espessamento da parede alveolar, dilatação capilar e trombose (Wright *et al.*, 2007). Alterações necrosantes podem ocorrer devido ao rompimento de alvéolos e bronquíolos, com predominância de leucócitos mononucleares neste infiltrado (To *et al.*, 2001).

O alvo primário do vírus são as células epiteliais da mucosa respiratória que, além de local da infecção, constitui o local onde se desenvolve a resposta imune do hospedeiro (Peiris *et al.*, 2010). Horas após a infecção, uma grande quantidade de novos vírus é produzida. Estes infectarão outras células presentes nos alvéolos pulmonares, como os macrófagos e populações de células dendríticas locais (DC) (Valkenburg *et al.*, 2011). Ainda durante os estágios iniciais da infecção, a infiltração de células NK (*natural killer*), neutrófilos e monócitos/macrófagos pode ser observada no pulmão. A presença destas células é necessária para a proteção do hospedeiro, bem como para o recrutamento da resposta adaptativa, por intermédio dos linfócitos B e T (revisado por Sanders *et al.*, 2011; Wu *et al.*, 2011).

A primeira linha de defesa é mediada pela resposta imune inata, antígeno-inespecífica. Vários componentes encontram-se envolvidos neste processo como os macrófagos, as células NK, interferona (IFN) α, β e outras citocinas e complemento. Se os vírus *influenza* escapam desta primeira resposta são, posteriormente, detectados e eliminados pela resposta adaptativa, onde os linfócitos T e B e outros fatores/moléculas atuam de modo específico contra o vírus. Finalmente, após a resposta primária, são desenvolvidas células de memória (linfócitos T e B), envolvidas na resposta em infecções virais subsequentes (Tamura e Kurata, 2004; Valkenburg *et al.*, 2011). Estes processos serão sucintamente abordados neste capítulo.

▪ Resposta imune inata

A resposta imune inata ocorre em poucos dias após a infecção. As células efetoras, moléculas e outros fatores atuam no controle da infecção e funcionam como importantes comunicadores (células apresentadoras de antígenos, APC) ou ativadores (citocinas) da resposta adaptativa.

As células NK são cruciais na resposta inata, em virtude de sua citotoxicidade natural e da sua capacidade em produzir citocinas. Estas células reconhecem e interagem com as proteínas virais, especialmente a HA. O pico de citotoxicidade ocorre 2 a 3 dias após a infecção por *influenza* (Guo *et al.*, 2011).

Durante a resposta inata, são ativados mecanismos mediados por 3 famílias de receptores intra e extracelulares: os receptores do tipo Toll (TLR), os receptores do tipo NOD (nlR) e receptores do tipo RIG-I(LRL). Todos se encontram envolvidos no reconhecimento viral e na coordenação da resposta à infecção. As citocinas atuam na resposta anti-inflamatória e na antiviral. Na patogênese viral, a inflamação exacerbada é crítica e pode ser causada pela produção excessiva de citocinas proinflamatórias pelas células epiteliais. No local da infecção, as células epiteliais produzem a primeira onda de citocinas, as quais por sua vez, iniciam a resposta inflamatória local e sistêmica. As primeiras citocinas são IFN-α, TNF-α, IL-1α, IL-1β, seguido por IL-6. As quatro primeiras encontram-se associadas aos sintomas sistêmicos da infecção por *influenza* como febre, anorexia e insônia. TNF-α e IL-1 promovem a entrada de células inflamatórias como os monócitos/macrófagos, DC e neutrófilos no local de infecção. Posteriormente, estas citocinas estimulam a ativação local destas células, que funcionam diretamente na remoção por fagocitose das células infectadas (Valkenburg *et al.*, 2011; Wu *et al.*, 2011). A resposta antiviral se dá principalmente por meio da indução de IFN (Wu *et al.*, 2011; Valkenburg *et al.*, 2011), as quais limitam a replicação e disseminação viral, pois estimulam a degradação do RNA fita simples, inibindo assim a maquinaria de tradução celular (PKR), interferindo na transcrição primária no núcleo (Mx1) e limitando as atividades pós-tradução (MxA) e interação do complexo da polimerase viral, ocasionando o bloqueio da replicação (Mx1 e MxA) (Yan, 2010; Sanders *et al.*, 2011).

Em 20 a 40 h, a infecção viral causa lise celular, decorrente da liberação dos vírions (Wu *et al.*, 2011). Ainda, o vírus *influenza* pode induzir a apoptose celular. Este constitui um mecanismo para a destruição do sistema imune do hospedeiro e aumento da suscetibilidade às infecções secundárias (Xie *et al.*, 2009). O processo de apoptose utiliza diferentes vias, dependendo do tipo celular infectado (células NK, macrófagos, monócitos, dentre outras). Este pode ser iniciado pela ativação de TGF-β, mediante a expressão das proteínas virais NA, M1 e M2 e PB1-F2 (Yan, 2010). Em macrófagos, a proteína NS1 pode provocar a ativação de caspase-I, levando à apoptose e à produção de altos níveis de IL-1 e IL-18. Outra via envolve as proteínas Mx. Contudo, nas células epiteliais pulmonares, a infecção viral pode ativar a liberação de CXCL8/IL-8 e causar necrose (Yan, 2010). Os diferentes subtipos virais variam na capacidade de induzir a morte celular, sendo os vírus A/H1N1/1918; A/H4N1 e A/H1N1p os que causam maior dano, quando comparados ao A/H3N2 (revisado por Sanders *et al.*, 2011).

Diferentes estratégias são adotadas pelos vírus *influenza* para escape da resposta imune inata. Neste contexto, a NS1 inibe a indução de IFN-β e a ativação de PKR – além de interferir em outros processos celulares e estimular vias de sinalização que aumentam a eficiência da replicação viral (Li *et al.*, 2006; Yan *et al.*, 2010; Schmolke e García-Sastre, 2010; Wu *et al.*, 2011). A proteína PB2 também inibe a expressão de IFN e interage com proteínas mitocondriais, interferindo na regulação da resposta inata antiviral (Yan, 2010; Wu *et al.*, 2011).

No homem, o pico de replicação viral ocorre entre o segundo e terceiro dias após a infecção e observa-se a redução na eliminação viral (*shedding*) entre os dias 5 e 6. A destruição das células epiteliais alveolares (normalmente observada entre 5 e 6 dias após a replicação) pode ocasionar a falência respiratória, por edema alveolar e baixa troca gasosa (Wu *et al.*, 2011; Valkenburg *et al.*, 2011; Sanders *et al.*, 2011).

Resposta imune adaptativa

Resposta celular

O repertório celular de linfócitos T citotóxicos (CTL) na resposta ao vírus *influenza* A é dirigida a múltiplos epitopos e a magnitude desta resposta encontra-se associada aos fenótipos HLA A e B (Boon *et al.*, 2002).

Embora os camundongos não sejam o modelo animal ideal para o estudo dos vírus *influenza*, a disponibilidade de reativos e animais geneticamente modificados permitiu o acúmulo do conhecimento sobre a resposta celular à infecção. Após a infecção intranasal, *o* estímulo primário, ativação e expansão de linfócitos T $CD8^+$ específicos para *influenza* ocorrem nos linfonodos do mediastino, cerca de 3 a 4 dias após a infecção. A capacidade antiviral dos $CD8^+$ é fortemente dependente da sua habilidade em migrar e se localizar no pulmão e no epitélio infectado do trato respiratório, onde aparecem entre 5 e 7 dias após a infecção. Os $CD8^+$ exercem a sua função efetora nestes locais, produzindo citocinas e lisando as células-alvo que apresentem antígenos virais para os quais eles tenham receptores específicos. A resposta primária a qualquer linhagem viral é dominada pelo reconhecimento de NP e PA pelos $CD8^+$. Uma proporção menor de células é capaz de reconhecer outros determinantes virais (PB1, NS2, M) (revisado por Thomas *et al.*, 2006).

A resposta celular secundária ocorre em maior magnitude. As células específicas para antígenos NP dominam nesta fase, constituindo cerca de 80% das $CD8^+$ específicas para *influenza* e tal dominância se mantém na população de memória. A imunidade celular promove a eliminação viral, mas não pode prevenir novas infecções. Apesar desta limitação, vacinas que promovam a imunidade celular constituem uma opção favorável para prevenir infecções potencialmente letais (revisado por Thomas *et al.*, 2006).

Embora a sua importância central na resposta imune adaptativa esteja bem estabelecida, pouco ainda se sabe sobre o papel efetor dos linfócitos T $CD4^+$ nas infecções virais. Na resposta primária os $CD4^+$ não são requeridos para a expansão ou ativação dos $CD8^+$. Entretanto, o mesmo não é observado nas respostas secundária e memória. Ainda, a taxa de eliminação viral é drasticamente reduzida na presença destas células (Thomas *et al.*, 2006; Peiris *et al.*, 2010).

Resposta humoral

Um conjunto de respostas advindas dos linfócitos B (LB) contribui para o controle e prevenção de infecções por *influenza*. Na presença de infecção viral, elas suprimem precocemente a replicação, ajudam a eliminar o vírus e na recuperação de tecidos; bem como geram potente memória imunológica.

Após a infecção, anticorpos são gerados contra 10 proteínas virais, embora variem substancialmente em termos de concentração e cinética, sendo a resposta contra a HA a melhor estudada e caracterizada (Waffarn e Baumgarth, 2011). Inúmeros sítios de ligação de anticorpos neutralizantes e mapas antigênicos na superfície da HA já foram estabelecidos (revisado por Martinez *et al.*, 2009). Os anticorpos podem durar de meses a toda a vida.

Conforme revisado por Valkenburg *et al.* (2011), os anticorpos reconhecem epitopos no contexto da proteína completa, nas partículas virais livres e na superfície de células infectadas. Após a infecção primária por *influenza*, os LB presentes nos linfonodos do mediastino encontram os antígenos apresentados pelas DC, em torno do terceiro dia pós-infecção. O reconhecimento específico dos antígenos virais e os estímulos emitidos pelas DC resultam na rápida divisão celular e produção de anticorpos. Esta resposta pode ser Th-dependente ou independente sendo que, na última, as respostas tendem a ser de pequena magnitude e longevidade (Schmolke e García-Sastre, 2010).

Em crianças, a infecção por vírus atenuado induz altos níveis de IgA e baixos níveis de anticorpos IgM e IgG no lavado nasal, em torno de 2 semanas após a infecção. Em metade dos vacinados, o título de anticorpos IgA e IgG permanece alto por 1 ano após a vacinação. Em adultos, cerca de 85% dos voluntários soronegativos desenvolveram IgA (Tamura e Kurata, 2004).

Aspectos clínicos

O vírus *influenza* pode infectar e causar doença em qualquer segmento do sistema respiratório, variando desde uma doença respiratória leve até comprometimento do trato respiratório inferior com pneumonia, desidratação e choque, acompanhados ou não de síndrome da angústia respiratória (SARA).

Para fins epidemiológicos, a Organização Mundial da Saúde e o Ministério da Saúde do Brasil (MS) dividem as manifestações clínicas em síndrome gripal e doença respiratória aguda grave e definem os grupos de risco para evolução desfavorável: crianças menores de 2 anos, gestantes, idosos, portadores de doenças crônicas (doenças pulmonares crônicas, cardiopatias, doenças neuromusculares, doenças renais crônicas, hemoglobinopatias, insuficiência hepática), diabetes melito, obesidade grau III (índice de massa corporal maior ou igual a 40), e doenças genéticas (síndrome de Down) (Brasil, 2009a).

Após um período de incubação de 1 a 4 dias surgem de forma repentina febre alta, mialgia, cefaleia, calafrios, astenia, fotofobia, tosse inicialmente não produtiva, rinorreia e rinite. São descritos também vômitos, dor abdominal, diarreia, epistaxe e hiperemia conjuntival. A febre é a manifestação mais importante (80% dos casos), geralmente em torno de 38 a 38,5°C, podendo alcançar níveis elevados e com duração em torno de 3 dias, enquanto os sintomas respiratórios duram em média 4 a 5 dias. Neste período a doença pode progredir e o envolvimento pulmonar irá causar taquidispneia, sibilos, estertores e expectoração abundante. É frequente a constatação clinica de pneumonia, principalmente nos grupos de risco (Adam, 2006).

Ao exame físico podemos observar rinoconjuntivite com hiperemia de mucosa nasal e conjuntiva, sinais de comprometimento do orelha média com hiperemia de membrana timpânica, hiperemia de orofaringe com congestão de mucosas. Dor ao exame das articulações e grupos musculares está presente, além de prostração. A cefaleia normalmente é holocraniana e acompanhada de fotofobia, mas sem sinais de comprometimento neurológico focal (Adam, 2006).

Nos casos de pneumonia a dificuldade respiratória está presente com tiragem subcostal, de fúrcula esternal, taquidispneia podendo evoluir rapidamente para cianose central, hemoptise e insuficiência respiratória. Na ausculta, sibilância bilateral acompanhada de estertores finos sugere doença difusa. Hipoxemia é verificada na medida de saturação de hemoglobina por meio da oximetria de pulso. Radiografias de tórax evidenciam desde infiltrado pulmonar bilateral discreto até hipotransparência difusa com aspecto de vidro fosco, condensações lobares com broncograma aéreo associado ou não a aprisionamento de ar. O derrame pleural é incomum (Ferrero *et al.*, 2010).

Nas crianças abaixo de 2 anos a doença pode predominar em pequenas vias respiratórias, sendo denominada bronquiolite (Sert *et al.*, 2010). Neste grupo, características anatômicas e funcionais próprias da idade (vias respiratórias menores, mais curtas, sistema respiratório mais complacente e imaturidade do sistema imune) favorecem a evolução para hipoxemia grave, cianose, apneia e insuficiência respiratória (Brand *et al.*, 2008). A mortalidade nesta faixa etária varia de 1 a 8%. O *influenza*, como outros vírus respiratórios, também tem sido relacionado com exacerbação de asma (Robinson *et al.*, 2009), ao mesmo tempo que o tropismo por grandes vias respiratórias leva a sintomas de traqueíte, laringite e laringotraqueíte. Nestes casos, a rouquidão, a dispneia inspiratória e estridor estão presentes, associados ou não a toxemia (Everard, 2009).

De acordo com o Ministério da Saúde, a síndrome gripal corresponde ao indivíduo com doença aguda (duração menor do que 5 dias), apresentando febre (ainda que referida), acompanhada de dor de garganta ou tosse, na ausência de outros sinais ou sintomas. Ainda, entendem-se por doença respiratória aguda grave os casos de doença aguda que evoluem para desconforto respiratório, hipotensão e confusão mental. Nas crianças, deve-se valorizar cianose, batimento de asa de nariz, taquipneia, tiragem subcostal, desidratação, vômitos, toxemia e inapetência (Brasil, 2009a).

Os achados laboratoriais mais presentes são: leucopenia com linfocitopenia, plaquetopenia, e aumento das transaminases de leve a moderada. Pode ocorrer ainda hiperglicemia e aumento de creatinina e desidrogenase láctica séricas.

O diagnóstico diferencial é essencialmente laboratorial, uma vez que os sintomas da infecção por *influenza* podem ser causados com vários outros patógenos como o vírus respiratório sincicial, adenovírus, vírus *parainfluenza*, coronavírus, rhinovírus, metapneumovírus, e bocavírus humano. Além da semelhança de sintomas, raramente estão disponíveis serviços de laboratórios para a exploração específica de todas as hipóteses diagnósticas (Brittain *et al.*, 2008).

A maioria dos casos recupera-se em cerca de 7 a 10 dias sem necessidade de tratamento. Nos grupos de risco, principalmente em idosos e crianças, a evolução pode ser desfavorável.

A infecção por vírus *influenza* pode levar à necrose do epitélio respiratório, o que predispõe às infecções bacterianas. Complicações frequentes são sinusite aguda, otite média, bronquite purulenta e pneumonia. Pericardite, miocardite e tromboflebite ocorrem algumas vezes.

Dentre as complicações mais importantes, ao nível do trato respiratório inferior, podem ser assinaladas: pneumonia viral primária, pneumonias associadas a bactérias e pneumonias bacterianas após infecções por *influenza* (Rothberg *et al.*, 2010; Das, 2011).

As pneumonias virais associadas à infecção por bactérias são cerca de três vezes mais comuns do que a pneumonia viral primária (Vu *et al.*, 2008). Da perspectiva clínica, a síndrome pode ser semelhante à da pneumonia primária, exceto que os sintomas aparecem mais tarde do que na pneumonia viral. Na radiologia observam-se derrames pleurais, além de lesões cavitárias com nível líquido e eventuais pneumotórax associados aos derrames pleurais. O diagnóstico pode ser confirmado pela presença de bactérias no escarro, nos lavados de broncoscopia ou no líquido pleural. As associações de vírus *influenza* com *Staphylococcus aureus* e/ou *Streptococcus pneumoniae* podem levar a taxas de letalidade de até 42% (Rothberg, 2010).

▶ Diagnóstico laboratorial

Devido à inexistência de sintomas clínicos capazes de diferenciar a doença provocada pelos vírus *influenza* A ou B, e em algumas circunstâncias, daquelas provocadas por outros vírus respiratórios, o diagnóstico laboratorial é a alternativa possível para o diagnóstico conclusivo. No Brasil, os espécimes clínicos preconizados pela Rede de Vigilância em *influenza* do Ministério da Saúde são o *swab* triplo combinado e o aspirado de nasofaringe (ANF) e devem ser coletados nos primeiros 3 dias do início da doença, visando obter as células epiteliais do trato respiratório superior infectadas com o vírus. O procedimento de coleta do *swab* triplo combinado tem por objetivo a recuperação de células epiteliais infectadas da mucosa do meato nasal em cada uma das narinas e, das tonsilas e da parte posterior da faringe na garganta. Para a coleta do ANF, usa-se um sistema fechado com um cateter fino em uma das extremidades, uma fonte de vácuo na outra, e um recipiente coletor intermediário. O cateter deve ser introduzido com movimentos circulares em uma das narinas do paciente, aplicando-se vácuo para aspirar as células e o muco (Zambon, 1999). Maiores detalhes sobre a coleta podem ser encontrados na seção 2A do *Manual for the laboratory diagnosis and virological surveillance of influenza*. Este manual apresenta os espécimes de escolha, a forma de coleta, acondicionamento e envio, inclusive com indicação de fabricantes para aquisição dos consumíveis e reativos necessários para o coleta. O manual está disponível no *site* da OMS, no endereço http://www.who.int/csr/disease/influenza/manual_diagnosis_surveillance_influenza/en. O diagnóstico clássico adotado pela Rede de Vigilância em *influenza* é realizado com os protocolos de imunofluorescência (IF) e isolamento viral. O protocolo de IF permite a identificação viral diretamente da amostra clínica, que não poderá ter sido congelada. O congelamento/descongelamento pode provocar a lise das células, que devem necessariamente estar íntegras para a realização do ensaio. Após a lavagem para retirada do muco e a fixação das células com acetona, antígenos virais específicos são identificados, com o auxílio de anticorpos monoclonais conjugados com o fluoresceína. Este método permite o diagnóstico laboratorial não só de *influenza* como de outros vírus respiratórios, a saber: vírus respiratório sincicial, *parainfluenza* e adenovírus. A grande vantagem deste método é a possibilidade de liberação do resultado poucas horas após o recebimento da amostra. As desvantagens residem principalmente no fato de o ensaio ser profundamente influenciado pela qualidade e conservação da amostra, além da experiência do técnico encarregado da leitura das lâminas e interpretação do teste.

Outro método clássico, o isolamento viral, é essencial para a caracterização antigênica das amostras de *influenza* em circulação na comunidade. Os vírus são isolados dos espécimes clínicos descritos, em culturas de células ou ovos embrionados de galinha. No caso do isolamento em cultivo celular, as células MDCK (*Mardin-Darby Canine Kidney*) são preferencialmente usadas. Após a inoculação, as monocamadas de células são avaliadas diariamente, para a identificação de possíveis efeitos citopáticos (CPE) associados à replicação viral. Ovos embrionados (entre 9 e 11 dias de fertilização) são inoculados por via alantoica ou amniótica e incubados por cerca de 2 a 3 dias. Após esse período, os ovos são resfriados (4°C) e os líquidos alantoicos e amnióticos coletados. Os vírus isolados podem ser caracterizados por diversas metodologias genéticas e fenotípicas, sendo a inibição da hemaglutinação (HI) o método padrão para esta caracterização, globalmente usado. A detecção do vírus na cultura celular pode também ser realizada por métodos moleculares (transcrição reversa associada a reação em cadeia da polimerase em tempo real-RT-PCR) ou imunológicos (IF).

O ensaio de HI permite a identificação do subtipo de HA presente na amostra viral isolada, sendo conduzido com antissoros padrão, anualmente atualizados, capazes de neutralizar as cepas componentes da vacina anti-*influenza*. O teste de inibição da hemaglutinação baseia-se na capacidade da HA viral de aglutinar hemácias (hemaglutinação) de varias espécies (humanas, cobaio, galinha e peru), inibição esta provocada por soros padrão em diluições seriadas. Quanto maior a semelhança entre uma amostra isolada na comunidade e aquela utilizada na geração do antissoro padrão, maior será a diluição deste soro ainda capaz de inibir a atividade hemaglutinante da partícula viral. O título de HI é considerado o inverso da maior diluição do soro, capaz de inibir a hemaglutinação. Por outro lado, no caso de a amostra isolada ser diferente da amostra padrão usada na produção do antissoro, se observará diminuição na capacidade deste soro inibir a hemaglutinação provocada pela amostra. Uma amostra que apresente diminuição de reatividade contra o soro padrão da ordem de quatro vezes deve ser considerada como uma variante antigênica importante.

A sorologia não é utilizada para o diagnóstico do caso clínico isoladamente, uma vez que exige a coleta de duas amostras pareadas de soro. A primeira amostra deve ser coletada preferencialmente imediatamente ou em no máximo 7 dias após o início dos sintomas clínicos. A segunda amostra deverá ser coletada na fase de convalescença da doença, 2 a 4 semanas mais tarde. As desvantagens deste protocolo residem no tempo necessário entre coletas, que na maior parte das vezes inviabiliza a obtenção da segunda amostra, e a interferência de infecções passadas do paciente, dificultando a interpretação dos resultados. A maior aplicação da sorologia são os estudos retrospectivos populacionais, de caráter epidemiológico.

Vários testes rápidos, disponíveis no formato de kits comerciais já foram desenvolvidos, permitindo a identificação de *influenza* em cerca de 30 min. Estes testes são, em sua maioria, imunoensaios nos quais antígenos e soros monoclonais reagem sobre uma membrana, sendo a reação visualizada por um corante aplicado ao sistema, identificando o vírus diretamente na amostra clínica diluída. Estes testes permitem a identificação dos vírus *influenza* A e B, possibilitando ou não a diferenciação dos tipos. Por apresentarem baixa sensibilidade e especificidade, são considerados pouco úteis fora do período de circulação viral (Gavin e Thomson, 2003), sendo principalmente aplicados em situações de exceção, como em surtos, ou diagnóstico em áreas remotas, carentes de acesso a instalações laboratoriais. Mesmo com um resultado claro obtido por diagnóstico rápido, o envio da amostra para a confirmação laboratorial por técnicas padronizadas pela Rede de Vigilância em *influenza* faz-se necessário.

Protocolos baseados na RT-PCR, com detecção convencional por eletroforese ou em tempo real tem sido, atualmente, os métodos de escolha para a identificação dos vírus *influenza* em amostras clínicas (Wang e Taubenberger, 2010). RT-PCR foi a metodologia recomendada pela OMS e adotada no Brasil para o diagnóstico de *influenza*, durante a pandemia de 2009. Duas características deste tipo de protocolo foram fundamentais para sua escolha: rapidez na execução e adaptação do ensaio para a detecção de variantes. A rapidez é aquela exigida para uma doença aguda, em que o atraso na identificação do patógeno torna o resultado inócuo para o paciente. Como todo protocolo de amplificação em cadeia, a especificidade está atrelada aos oligonucleotídios e sondas usados. Deste modo, mutações no genoma viral responsáveis pela diminuição de sensibilidade puderam rapidamente ser incorporadas ao ensaio, bastando para isso a síntese de novas oligossondas para os novos alvos identificados no vírus pandêmico.

Ao contrário da maioria dos vírus conhecidos, tanto vacinas relativamente eficazes e bem toleradas quanto antivirais específicos e de fácil utilização estão disponíveis para o tratamento da infecção pelos vírus *influenza*. A possibilidade de imunização e do tratamento da doença nos estágios iniciais tem gerado a necessidade de uma caracterização progressivamente mais acurada das amostras identificadas na comunidade, visando a maior efetividade da vacina, além da vigilância ao surgimento de resistência aos antivirais disponíveis. O resultado final é o constante aperfeiçoamento e desenvolvimento de protocolos para a caracterização de novas cepas virais, bem como para a identificação de resistência aos fármacos. O protocolo de eletroforese em gel com gradiente desnaturante (DGGE), tem sido aplicado como metodologia de triagem, apoiando o sequenciamento na identificação de cepas variantes de *influenza* A (Motta *et al.*, 2006a). Este protocolo permite a escolha de amostras variantes, identificadas ao longo de uma mesma epidemia ou em epidemias distintas, diretamente da amostras clínica, permitindo a escolha de amostras representativas do universo de variantes observado. De outra maneira, as amostras seriam identificadas levando-se em conta apenas critérios clinicoepidemiológicos.

Com a popularização da utilização dos antivirais no mundo e, mais recentemente no Brasil, impulsionado pela pandemia de 2009, o monitoramento da resistência ao oseltamivir faz-se uma necessidade premente. O protocolo de pirossequenciamento, com base no sequenciamento em tempo real de pequenos fragmentos do genoma viral, possibilita a identificação de marcadores genéticos sabidamente associados à resistência ao fármaco (Lackenby, 2008). Este ensaio é bem mais prático que o sequenciamento convencional, possibilitando a triagem de dezenas de amostras simultaneamente. Associado aos resultados da medição da atividade neuraminidásica, os resultados de pirossequenciamento são extremamente confiáveis, permitindo o conhecimento do perfil dos vírus circulantes na comunidade (Souza *et al.*, 2011).

Novos protocolos de sequenciamento, capazes de gerar enormes quantidades de informação genética estão tornando-se acessíveis a laboratórios não dedicados a genética humana (Voelkerding *et al.*, 2009). Atualmente, para casos de amostras virais desconhecidas e introduzidas de outras espécies na população humana (como ocorrido na pandemia de 2009), pode-se empregar protocolos de sequenciamento massivo paralelo, visando ao sequenciamento total do material genético presente na amostra clínica (Yongfeng *et al.*, 2010) ou de regiões conservadas do genoma viral (Höper *et al.*, 2011). Estes protocolos permitem o sequenciamento de fragmentos genéticos, dos quais não se possui o conhecimento prévio, levando a uma rápida e completa caracterização genômica do novo vírus.

▸ Epidemiologia

▪ Transmissão

Nas infecções por vírus sazonal, o período de transmissibilidade compreende 2 dias anteriores há 5 dias posteriores ao início dos sintomas e, para o vírus pandêmico A/H1N1p, este é de 1 dia anterior a 7 dias posteriores. O pico de excreção viral ocorre nas primeiras 24 a 72 h. Porém, as crianças e indivíduos imunodeprimidos são capazes de excretar vírus por períodos prolongados (Brasil, 2009a; Souza *et al.*, 2010).

A transmissão de *influenza* pode ser direta (pessoa a pessoa) ou indireta (mediante o contato com secreção contendo vírus)

(Boone *et al.*, 2007). A transmissão direta ocorre por meio de gotículas e/ou aerossóis, que contêm altos títulos virais e são expelidos com a fala, tosse ou espirro de indivíduos infectados. Os aerossóis são disseminados pelo ar e podem depositar-se na boca ou nariz de indivíduos suscetíveis ou serem inalados para os pulmões (Tyler, 2001; Weber *et al.*, 2008; Tellier, 2009). Deste modo, um único paciente pode representar uma fonte expressiva de partículas virais, excretadas durante vários dias (Lofgren *et al.*, 2007). Embora uma concentração massiva de vírus seja encontrada nos aerossóis (Tellier, 2009) - onde os vírus *influenza* permanecem viáveis durante muitas horas –, apenas pequenas doses já seriam suficientes para causar infecção (Weber *et al.*, 2008). A transmissão direta pode ser influenciada por diferentes fatores, destacando-se os níveis de aglomeração – a transmissão viral por aerossóis é favorecida por uma densa população de suscetíveis expostos aos infectados (Souza *et al.*, 2003) – e ventilação, onde pequenas alterações são capazes de mudar dramaticamente o número básico de reprodução (Lofgren *et al.*, 2007).

Na transmissão indireta, as mãos constituem um importante veículo, pois favorecem a introdução das partículas virais nas mucosas oral, nasal e/ou ocular. A eficiência de transmissão por esta via depende da carga viral, de fatores ambientais (Shaman *et al.*, 2009) e do tempo transcorrido entre a contaminação e o contato com a superfície infectada (Belser, 2010). Os vírus *influenza* A podem sobreviver nas mãos ou em superfícies não porosas por 12 a 14 h e, em tecidos, papéis ou roupas entre 8 e 12 h. Portanto, a transferência de vírus, a partir destas superfícies, pode ocorre muitas horas após a sua deposição inicial (Belser *et al.*, 2010).

Eventualmente, também pode ocorrer transmissão aérea, mediante a inalação de pequenas partículas, que podem ser levadas a distâncias superiores a um metro. Esta forma de transmissão é potencialmente importante em ambientes fechados, sendo influenciada por fatores externos como umidade e taxa de ventilação (Weber, 2008; Yang *et al.*, 2011).

As crianças contribuem relevantemente para a transmissão do vírus dentro das comunidades e contactantes domiciliares. Surtos de *influenza* entre crianças em idade escolar podem iniciar a atividade viral nas comunidades (Brotherton *et al.*, 2003; Tamerius *et al.*, 2011).

Reservatórios naturais

Os vírus *influenza* A apresentam ampla faixa de hospedeiros, sendo as aves aquáticas o seu principal reservatório primário (Webster, 1998; Kim *et al.*, 2009). Nestas aves, já foram isolados 16 tipos de HA e 9 de NA (Bean *et al.*, 1992), que causam infecção entérica assintomática ou de baixa patogenicidade e com curso benigno. Grandes quantidades de vírus são excretadas a partir do trato gastrintestinal das aves infectadas. Estas partículas podem permanecer infecciosas nas fezes por muitas semanas (Webster, 1998), contaminando outras espécies aviárias ao longo do percurso migratório. Os subtipos H5 e H7 demandam especial atenção, uma vez que podem se tornar altamente patogênicos (*highly pathogenic*, HP) e causar doença sistêmica e morte em aves e mamíferos, inclusive no homem (Webster *et al.*, 1992; Swayne e Soarez, 2000). Os vírus H5N1 que emergiram na Ásia em 1996 são únicos entre os *influenza* aviários altamente patogênicos (HPAI), pois continuam circulando entre as espécies aviárias há mais de uma década, disseminando-se por mais de 60 países na Eurásia (Kim *et al.*, 2009). Estes vírus são 100% letais para galinhas e aves domésticas (Shortridge *et al.*, 1998), e apenas ocasionam infecção assintomática em patos. Os últimos têm sido considerados, portanto, como transmissores silenciosos, desempenhando um papel vital na biologia e história dos vírus *influenza*, como do subtipo H5N1 HPAI (Kim *et al.*, 2009). Finalmente, é importante considerar que os vírus de baixa patogenicidade podem adquirir virulência, a partir de mudanças específicas na sua sequência, especialmente na região da hemaglutinina (Cox *et al.*, 2000). Os vírus A também podem infectar humanos, equinos, gatos e grandes felinos, baleias, focas e suínos (Cox *et al.*, 2000; Webby e Webster, 2001). Esta diversidade de hospedeiros propicia a oportunidade para o rearranjo entre os segmentos gênicos de diferentes espécies. Neste caso, as consequências clinicoepidemiológicas e econômicas são imprevisíveis, pois as novas linhagens emergentes podem ocasionar desde doença branda até pandemias de proporções catastróficas.

Em humanos e suínos, a infecção por *influenza* constitui uma doença respiratória, de patogenicidade variada (Forrest e Webster, 2010). Nas aves, a HA viral apresenta especificidade de ligação aos receptores celulares contendo ácido siálico α2,3 ligados à galactose, ao passo que em humanos, esta especificidade é para os receptores contendo ácido siálico α2,6. Desta forma, vírus aviários e humanos costumam replicar-se pobremente em espécies heterólogas. Em contrapartida, as células epiteliais da traqueia dos suínos possuem ambos os receptores (ligação α2,3 e α2,6), de modo que podem ser infectados por vírus aviários e humanos (Cox *et al.*, 1998; Neumann *et al.*, 2009). Assim, os suínos têm sido propostos como um hospedeiro intermediário, dos quais podem emergir novas linhagens com potencial pandêmico, a partir do rearranjo gênico interespécies (Ito *et al.*, 1998). Nas populações suínas norte-americanas, o vírus clássico A/H1N1 predominou por quase seis décadas. Em 1997-1998, contudo, emergiu o vírus A/H3N2, produto de rearranjo triplo (aves, suínos e humanos), se disseminando amplamente naquela população.

Historicamente, o homem tem sido infectado por vírus suínos ou aviários. Tais infecções são esporádicas e tendem a ocorrer em indivíduos expostos a animais infectados (Cox, 2000; Brown, 2000; Webby e Webster, 2001; Nicholson *et al.*, 2003; Myers *et al.*, 2007; Newman *et al.*, 2008; Shinde *et al.*, 2009).

Em contraste, os vírus B e C foram isolados apenas em focas e porcos, respectivamente, além do homem (Osterhaus, 2001).

Sazonalidade das infecções por influenza

A sazonalidade das infecções por *influenza* é um processo complexo e diretamente influenciado por um conjunto de fatores ecológicos, que compreendem aspectos populacionais (nível de imunidade, interações sociais, comportamentais e culturais das populações), ambientais (locais e globais) e virais (contínuo processo de geração e adaptação de novas linhagens; interação entre as cepas circulantes, dinâmica de migração) (Lofgren *et al.*, 2007).

Nas regiões de clima temperado do Hemisfério Norte, as epidemias anuais ocorrem no outono, inverno e primavera, apresentam a duração média de 6 a 8 semanas e o pico epidêmico costuma ocorrer entre dezembro e março. Nas regiões temperadas do Hemisfério Sul, a atividade do vírus tipicamente ocorre de maio a setembro. Apesar da maior incidência neste período, casos isolados costumam ocorrer durante todo o ano, principalmente associados a surtos em ambientes fechados. As epidemias locais costumam iniciar abruptamente, alcançando o pico epidêmico em 2 a 3 semanas e apresentam a duração média de 5 a 10 semanas. Nas regiões tropicais e subtropicais, o vírus circula durante todo o ano, com maior incidência durante as estações chuvosas (Tamerius *et al.*, 2011). Em algumas áreas, como Cingapura, Hong Kong (Viboud *et al.* 2006; Yang *et al.*, 2008; Lee *et al.*, 2009) e Brasil (Alonso *et al.*, 2007) mais de um pico epidêmico anual pode ser observado. No Brasil, as infecções por *influenza* apresentam diferentes padrões de sazonalidade. Nas áreas de clima temperado, como no sul do país, a maior incidência de casos ocorre nos meses mais frios (junho e julho), em contraste com as áreas de clima tropical, onde o pico epidêmico ocorre no período chuvoso (março-abril) (Chew *et al.*, 1998; Brasil, 2009a; Moura *et al.*, 2009). Portanto, o padrão brasileiro é bimodal, compreendendo um primeiro pico epidêmico no mês de junho e um segundo, em janeiro. Os achados de Alonso *et al.* (2007) sugerem a existência de uma onda epidêmica, que se propagaria no sentido norte-sul do país, durante um período aproximado de 3 meses. Esta teria início em abril, no norte equatorial, e alcançaria as regiões temperadas do sul em julho.

A China tem sido considerada como o epicentro das epidemias globais (Cox *et al.*, 2000; Finkelman *et al.*, 2007; Tamerius *et al.*, 2011). Evidências apontam a origem chinesa dos vírus *influenza* A/H2N2 em 1957, A/H3N2 em 1968, e a reemergência do vírus A/H1N1, em 1977. Surtos recentes de *influenza* aviária A/H5N1 e A/H9N2 em Hong Kong demonstram a importância da vigilância virológica nesta região, visando à detecção precoce de cepas potencialmente pandêmicas. Adicionalmente, antes de causarem epidemias na Europa e EUA, as variantes virais circulam na China por cerca de 2 anos (Cox, 1994; 1996). Deste modo, acredita-se que esta região constitua o nicho ecológico propício para a emergência de novos vírus com potencial pandêmico, pois, além da alta densidade populacional, há uma estreita proximidade entre porcos, aves selvagens, aves domésticas e o homem (Nicholson *et al.*, 2003). Russel *et al.* (2008) demonstraram que, de 2002 a 2007, as epidemias mundiais por *influenza* A/H3N2 foram causadas por vírus originários do Leste-Sudeste (LS) Asiático, onde permaneceram circulando ao longo de diversas epidemias. As fortes conexões econômicas e o consequente intercâmbio com a Oceania, América do Norte e Europa poderiam explicar o efeito fundador do vírus, no período.

Apesar do conhecimento acumulado no tema, ainda existem lacunas sobre a dinâmica de migração das linhagens virais, sobretudo durante os períodos interepidêmicos. Rambaut *et al.* (2008) estudaram a dinâmica genômica e epidemiológica do vírus *influenza* A, utilizando sequências oriundas de regiões de clima temperado do Hemisfério Norte (Nova York) e Sul (Nova Zelândia). Com base nos achados, propuseram um modelo para a ecologia global dos vírus A onde, a cada epidemia, uma população fonte proveria novas linhagens virais para os Hemisférios Norte e Sul, em fluxo contínuo e unidirecional. Os autores também propõem que, além da China, as regiões tropicais desempenhem este papel provedor, dada a extensa e contínua transmissão viral observada nestas áreas. Recentemente, Bedford *et al.* (2010) reconstruíram a história genética do vírus A/H3N2, com base em amostras coletadas no período 1998-2009. Os achados evidenciaram que embora a Ásia desempenhe um importante papel na rede de migração, as regiões temperadas, sobretudo os EUA, também contribuem relevantemente para este processo. Corroborando estes achados, Nelson *et al.* (2007) observaram a frequente migração de múltiplas cepas, em ambas as direções (norte-sul e sul-norte), contribuindo significativamente para a introdução de novas epidemias nos dois Hemisférios. Ainda, os autores sugerem que a migração viral ocorre durante os períodos interepidêmicos, em oposição à hipótese de que, durante estes períodos, as linhagens virais continuam circulando localmente, mas em níveis basais (Nelson *et al.*, 2007).

▪ Epidemias anuais por influenza

Globalmente, as infecções por vírus *influenza* constituem a principal causa de doença respiratória aguda e um desafio para a saúde pública, dado o padrão de morbimortalidade e respectivo impacto econômico, bem como o seu potencial pandêmico (Szucs, 1999; Molinari *et al.*, 2007; Keech *et al.*, 2008).

Os vírus *influenza* A podem causar epidemias e pandemias, ao passo que os vírus *influenza* B encontram-se associados a surtos esporádicos – embora também possam provocar doença grave em humanos (Nicholson *et al.*, 2003; Mook *et al.*, 2008). Em contraste com os demais tipos, a infecção por *influenza* C não apresenta impacto clinicoepidemiológico importante.

Os mecanismos evolutivos virais contribuem fortemente para o padrão epidemiológico observado globalmente, onde uma variante antigenicamente diferente dá lugar a outra nos *influenza* tipo A (Nelson *et al.*, 2006; Nelson e Holmes, 2007), de modo que a cocirculação de variantes antigenicamente distintas ocorre por períodos relativamente curtos. O *shift* antigênico também desempenha um relevante papel, pois favorece a emergência de novas linhagens de *influenza* A, com potencial pandêmico (Webby e Webster, 2001; Holmes, 2005) e/ou pode ocasionar o aumento da adaptação viral, com consequente predominância daquela linhagem sobre as demais (Nelson e Holmes, 2007).

Embora as epidemias ocorram quase todos os anos, as taxas de infecção e gravidade podem variar substancialmente, uma vez que são influenciadas por diferentes fatores como os subtipos virais predominantes e o nível de imunidade da população. Estima-se que as epidemias anuais resultem em cerca de 3 a 5 milhões de infecções graves, com 250.000 a 500.000 óbitos no mundo (WHO, 2009a). Elas são responsáveis por um aumento significativo na frequência de hospitalização, com expressiva carga sobre o sistema de saúde (Simonsen, 2000). Durante uma temporada de *influenza*, média superior a 200.000 internações ocorre nos EUA, em decorrência de infecção respiratória ou pneumonia. Tais frequências costumam ser ainda maiores nas estações de predominância do vírus A/H3N2, seguido por *influenza* B e A/H1N1 (Simonsen *et al.*, 2000; Thompson *et al.*, 2004; Reichert *et al.*, 2004; Nunes *et al.*, 2011). Estima-se que os custos médicos anuais sejam da ordem de 10,4 bilhões de dólares, sendo a carga econômica de uma epidemia anual de *influenza* da ordem de 87,1 bilhões de dólares americanos (Molinari *et al.*, 2007).

Embora as maiores taxas de infecção primária ocorram entre crianças na idade escolar (excedendo os 30% *vs.* 1 a 15% em adultos, em determinados anos), a maior frequência de hospitalização é observada entre crianças abaixo de 2 anos e idosos acima dos 65 anos de idade. Ainda, os indivíduos portadores de doenças crônicas e gestantes encontram-se sob maior risco de desenvolver doença mais grave (WHO, 2009; Nokleby e Nicoll, 2010).

Nos EUA, o número de óbitos por *influenza* variou entre 3.349 em 1986-1987 e 48.614 em 2003-2004, instituindo uma taxa anual de mortalidade estimada entre 1.4 a 16.7/100.000 habitantes (CDC, 2010). O Canadá apresenta taxa semelhante (13/100.000 habitantes) (Schanzer *et al.*, 2007) e estudos europeus apresentam cenários similares (Zucs *et al.*, 2005; Nunes *et al.*, 2011). No Brasil, dos 19 milhões de óbitos registrados entre 1979 e 2001, 4% foram atribuíveis à pneumonia e 0,03% à infecção por *influenza* (Alonso *et al.*, 2007). Ainda, a mortalidade varia segundo a faixa etária, em que cerca de 90% dos casos ocorrem entre adultos acima dos 65 anos de idade (Thompson *et al.*, 2009; CDC, 2010; Nunes *et al.*, 2011). Finalmente, a mortalidade por *influenza* baseia-se em estimativas, considerando-se que: (1) as infecções sazonais não constituem agravos de notificação compulsória (Brasil, 2006); (2) as infecções por *influenza* não são frequentemente indicadas nos atestados de óbito, mesmo daqueles indivíduos que falecem em virtude de complicações decorrentes desta infecção; (3) muitos óbitos relacionados por *influenza* ocorrem algumas semanas após a infecção, decorrentes de infecções secundárias (como pneumonia bacteriana, por exemplo) ou do agravamento de doenças crônicas preexistentes; e (4) os indivíduos que evoluem para o óbito não são rotineiramente testados para *influenza* ou podem procurar serviços de saúde quando o vírus já não é mais detectável.

Influenza A/H1N1 pandêmico 2009 (A/H1N1p)

No início de abril, as autoridades mexicanas começaram a investigar vários casos de pneumonia/ILI e informaram à Organização Pan-Americana de Saúde sobre a emergência de um possível surto por novo agente. No mesmo mês, os Centros de Controle e Prevenção de Doenças, EUA, identificaram um novo vírus A/H1N1, de origem suína, em duas crianças com doença respiratória residentes no sul na Califórnia (CDC, 2009a,b). O novo vírus, responsável pela primeira pandemia do século 21, foi denominado *influenza* A/H1N1p (vírus *influenza* A/H1N1 pandêmico 2009) e é produto do triplo rearranjo entre vírus de origem suína, aviária e humana, circulantes na América do Norte e na Eurásia (Garten *et al.*, 2009).

A disseminação do A/H1N1p foi extremamente rápida, ocorrendo por transmissão pessoa a pessoa de modo que, em 11 de junho, a Organização Mundial da Saúde decretou o nível de alerta 6, frente ao número de países e regiões afetadas. No Hemisfério Sul, a maioria dos países relatou a predominância do vírus pandêmico sobre os sazonais. Nas regiões temperadas do Hemisfério Norte, a disseminação da pandemia foi mais gradual, com ampla disseminação inicial nos EUA, Espanha, Grã-Bretanha, Japão e Alemanha, antes de alcançar outros países. Nos trópicos, as taxas de infecção rapidamente aumentaram na América Central, América do Sul e Ásia, especialmente na Tailândia (Girard, 2010). A evolução dos casos de *influenza* A/H1N1p durante os primeiros dias da pandemia de 2009 encontra-se graficamente representada na Figura 161.2.

Não existem dados precisos referentes ao número de casos durante a pandemia. Estima-se que, globalmente, tenha alcançado a ordem de 200 milhões de infectados dos quais, aproximadamente, 10 milhões apenas na França (Hannoun C, 2010). Nos EUA, 60,8 milhões de casos foram contabilizados entre 12 de abril de 2009 e 10 de abril de 2010, com 274.304 hospitalizações (195.086-402.719) e 12.469 óbitos (8868-18.306). Cerca de 90% dos óbitos ocorreram em indivíduos abaixo dos 65 anos de idade. O risco de hospitalização e morte em crianças e adultos em idade produtiva foi, respectivamente, de 4 a 7 e 8 a 12 vezes superior àqueles associados à *influenza* sazonal do período 1976 a 2001 (Shrestha *et al.*, 2011).

A literatura internacional refere taxas de fatalidade por A/H1N1p entre 0,12 a 0,4%, sendo a maioria dos óbitos entre adultos jovens (Girard *et al.*, 2010; Pebody *et al.*, 2010; Fowlkes *et al.*, 2011). A taxa de ataque secundário tem sido estimada entre 20 e 27%, com um período de intergeração de 2,6 a 3 dias (Cauchemez *et al.*, 2009; Carcione *et al.*, 2011; Savage *et al.*, 2011).

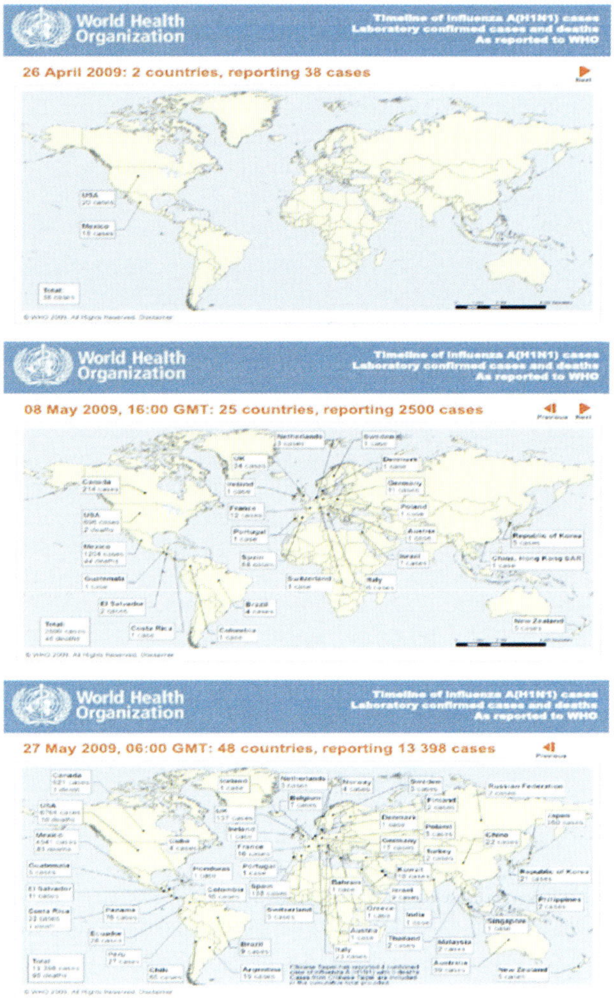

Figura 161.2 Evolução de casos de *influenza* A/H1N1p durante os primeiros dias de pandemia de 2009. Fonte: OMS, FluNet http://www.who.int/csr/disease/influenza/influenzanetwork/flunet/charts/en/index.html).

Na pandemia de 2009, as categorias de exposição mais acometidas foram as crianças e adultos jovens, gestantes e indivíduos com outras comorbidades, como pneumopatia, cardiopatia, diabetes, obesidade e imunodeprimidos (Girard, 2010; Brasil, 2010 a,b). A maioria dos pacientes hospitalizados relatava alguma destas condições. Durante a pandemia de 2009, as gestantes foram gravemente afetadas e contribuíram com 6,3% das hospitalizações, 5,9% das admissões em UTI e 5,7% dos óbitos, no universo das infecções por A/H1N1p (Mosby *et al.*,2011).

Pandemia de influenza no Brasil

No Brasil, a pandemia foi dividida em duas fases epidemiológicas e operacionais distintas: contenção e mitigação. A primeira compreendeu o período entre 19/04/2009 até 18/07/2009 (semanas epidemiológicas/SE16-28), em que foram registrados 12.919 casos suspeitos de síndrome gripal (SG) e SRAG. A Região Sudeste teve a maior frequência de casos notificados (54,2%), seguida pela Região Sul (36,5%). Nas SE23 e 24 observou-se um aumento expressivo do número de casos confirmados, essencialmente compostos por indivíduos com relato de viagem internacional recente e contactantes. Dos 4.434 casos confirmados, 35% apresentaram SRAG, dentre os quais, 14,5% evoluíram para óbito. A taxa de letalidade no período foi da ordem de 5,1%. A faixa etária mais comprometida foi a de adultos jovens (20 a 29 anos de idade) (29,3%). Dos casos confirmados, 24,3% apresentavam algum tipo de comorbidade, destacando-se as pneumopatias (17,9%).

Em 16 de julho de 2009, o Ministério da Saúde declarou a transmissão sustentada do vírus no país. A fase de mitigação compreendeu o período de 19/07/2009 a 2/01/2010 (SE29-52). Nesta fase, houve o maior predomínio de casos na Região Sul (55,7%) sobre a Região Sudeste (35,6%). Nas demais regiões, o aumento de casos foi observado durante a SE36, nas Regiões Centro-Oeste e Norte e na SE32, no Nordeste. O pico epidêmico ocorreu na SE31, seguido pela redução drástica no número de casos (98,8%). Assim como para as infecções sazonais, foram observados dois padrões epidemiológicos distintos. Enquanto, no final do inverno, ocorria a redução dos casos nas Regiões Sul, Sudeste e Centro-Oeste (SE38), observava-se o aumento nas Regiões Norte (SE44) e Nordeste (SE49). Durante a fase de mitigação, a taxa de incidência foi da ordem de 23,3/100.000 habitantes, sendo maior entre crianças de menores de 2 anos, seguidas por adultos jovens (20 a 29 anos) (Brasil, 2010a).

Na pandemia (SE16-52), a letalidade foi de 4,6% (SRAG) e a taxa de mortalidade foi de 1,1/100.000 habitantes (2.051 óbitos), sendo a Região Sul a mais afetada (3/100.000 habitantes). A maior mortalidade foi observada entre adultos de 50 e 59 anos, seguidos por adultos de 30 a 39 anos e crianças menores de 2 anos de idade (Brasil, 2010a).

Circulação de subtipos virais

Nas regiões temperadas, as epidemias de *influenza* são em geral caracterizadas pela dominância de *influenza* B e/ou um dos dois subtipos de *influenza* A, A/H3N2 ou A/H1N1. Nos últimos anos, a circulação de A/H3N2 foi predominante (Girard *et al.*, 2010), até a introdução do A/H1N1p que, em agosto de 2009, já contabilizava cerca de 60% das amostras testadas laboratorialmente (WHO, 2009b). Com relação à *influenza* B, nos anos anteriores observava-se a alternância na circulação das diferentes linhagens – Victoria ou Yamagata (Mccullers *et al.*, 1999; Chen e Holmes, 2008). A partir de 2001, contudo, a cocirculação das duas linhagens tem sido relatada (Ansaldi *et al.*, 2003; Motta *et al.*, 2006b). A cocirculação favorece os eventos de rearranjo gênico entre as diferentes linhagens virais e, de fato, a circulação de vírus, produto de rearranjo gênico, começou a ser observada (Puzelli *et al.*, 2004; Tsai *et al.*, 2006; Lee *et al.*, 2009).

Alguns autores sugerem haver uma interdependência entre os diferentes subtipos sazonais, no contexto da mesma epidemia. Sonogushi *et al.* (1985) estudaram o impacto na circulação de A/H3N2 e A/H1N1 em escolas japonesas e concluíram que as infecções por A/H3N2 encontravam-se negativamente correlacionadas com as infecções por A/H1N1. Estes achados foram recentemente reproduzidos por outros grupos (Rambaut *et al.*, 2008; Goldstein *et al.*, 2011). As evidências sugerem que as cepas mais incidentes interfiram na transmissão das demais, ou seja, a incidência complementar precoce pode reduzir a disseminação da cepa índice ou a rápida transmissão da cepa índice pode reduzir a transmissão das demais cepas complementares (Goldstein *et al.*, 2011). Rambaut *et al.* (2008) estudaram sequências completas de vírus A/H3N2 e A/H1N1 dos Hemisférios Norte (Nova York) e Sul (Nova Zelândia). Em ambas as populações, nas estações onde as infecções por A/H1N1 demonstraram pico definido, o oposto era observado para A/H3N2, confirmando a existência de interação entre os subtipos, onde a epidemia por A/H1N1 era suprimida quando A/H3N2 constituía o subtipo dominante. Ainda, A/H1N1 foi apenas predominante após epidemias por A/H3N2 de reduzida magnitude (Rambaut *et al.*, 2008), sugerindo que infecções por um subtipo possam proteger contra a reinfecção por outro, no contexto de epidemias consecutivas (Sonoguchi *et al.*, 1985). Ainda, desde 1977, epidemias por A/H1N1 sazonal apresentam taxas de mortalidade inferiores às observadas para A/H3N2, sugerindo que a primeira esteja menos sujeita aos gargalos que caracterizam A/H3N2 e que as linhagens de A/H1N1 coexistam mais facilmente. Esta observação poderia ser explicada por uma ação seletiva mais branda e taxas inferiores de substituição (Wolf *et al.*, 2006), ocasionando uma substituição mais lenta por novas linhagens (Rambaut *et al.*, 2008).

Após a sua introdução, o vírus A/H1N1p se tornou o subtipo predominante, padrão ainda mantido em alguns países. Em parte dos países do Hemisfério Norte, a atividade viral durante a temporada de *influenza* 2010-2011 manteve-se similar àquela observada no período pandêmico, seja em termos das faixas etárias acometidas, seja com relação ao padrão clínico da infecção (Barr *et al.*, 2010; WHO, 2011b).

Na temporada de *influenza* 2010-2011, foram observados dois padrões de circulação dos subtipos virais: nas Américas, o A/H3N2 cocirculou com os vírus A/H1N1p e *influenza* B, ao passo que na Europa, o vírus A/H1N1p foi destacadamente o mais prevalente.

Na América do Sul, o A/H3N2 circulou durante junho e julho de 2010, seguido por uma curta onda de *influenza* B. Posteriormente, uma extensa transmissão de A/H3N2 foi observada no Brasil, Colômbia, Paraguai, Peru e Equador, persistindo de novembro de 2010 a janeiro de 2011.

No oeste africano, A/H1N1p, A/H3N2 e *influenza* B cocircularam. Contudo foram observados picos para todos os vírus, em momentos diferentes.

Noventa e nove por cento dos vírus A/H1N1p e 96% de A/H3N2 caracterizados antigenicamente encontram-se relacionados com as cepas componentes da vacina trivalente, utilizada em 2010-2011. Aproximadamente 91% dos vírus B foram da linhagem Victoria e os demais, da linhagem Yamagata. Estas proporções não variaram significativamente segundo as regiões.

Finalmente, nenhuma mutação antigenicamente relevante foi encontrada no vírus A/H1N1p até o presente momento (WHO, 2011b).

Prevenção e controle

Influenza | Sistema de vigilância

A vigilância de *influenza* é conduzida mundialmente através do Sistema Global de Resposta e Vigilância a *Influenza* (GISRS, em inglês), o qual foi concebido em 1947 e pela Rede de Vigilância Global em *Influenza* da OMS, estabelecida em 1952. Esta rede consiste em 5 Centros Colaboradores de Referência em *Influenza* (EUA, Inglaterra, Japão, Austrália e China)/WHO CC, 1 Centro Colaborador em *Influenza* Animal (EUA), 4 Laboratórios Regulatórios e 136 laboratórios em 106 países reconhecidos pela OMS como Centros de Referência Nacionais (NIC, em inglês), (WHO, 2011c).

Os NIC coletam ou recebem espécimes clínicos de casos suspeitos de *influenza* e fornecem análises de caracterização antigênica e/ou genômica para os seus países e para a OMS. Uma amostragem dos vírus detectados pelos NIC deve ser enviada aos seus respectivos WHO CC para análises posteriores e para comparações com amostras de vírus *influenza* detectadas em outros países da mesma região e de outras regiões mundiais. Dados de suscetibilidade ou resistência aos antivirais e vírus sementes para a produção de vacinas são também obtidos por esta Rede de Laboratórios.

No nível nacional, o sistema de vigilância deve fornecer dados para medir a carga e o impacto das infecções por *influenza*, visando orientar o desenvolvimento de políticas e ações de prevenção e controle. No nível local, orienta a tomada de decisões para a resposta imediata aos surtos e ações voltadas ao tratamento de pacientes. Uma combinação de dados virológicos e de dados clinicoepidemiológicos relacionados com a morbimortalidade associada aos vírus *influenza* são essenciais para um robusto sistema de vigilância (Brammer *et al.*, 2009).

Os objetivos do sistema de vigilância a nível internacional são de prover dados virológicos para informar, duas vezes por ano, a seleção das cepas da vacina trivalente de *influenza* (A/H3, A/H1 e B), de monitorar a emergência de cepas resistentes, e de rapidamente, detectar e responder às infecções humanas com novos subtipos de vírus *influenza* A com potencial pandêmico. Os WHO CC se reúnem nos meses de fevereiro e setembro de cada ano, sob a coordenação da OMS, para analisar e decidir quais as cepas dos subtipos dos vírus *influenza* que irão compor a vacina do próximo ano, nos Hemisférios Norte e Sul, respectivamente.

Vacinas anti-influenza | Produção e desenvolvimento

A vacinação anual é considerada a medida mais eficaz para o controle da *influenza*, visando prevenir os quadros respiratórios graves provocados pelo vírus da *influenza* e potenciais associações bacterianas, sendo de alta prioridade para os extremos de faixa etária, principalmente em indivíduos acima de 60 anos. Após mais de meio século de uso de vacinas inativadas contra a *influenza* sazonal ou interpandêmica, podemos com segurança afirmar que os níveis de anticorpos anti-HA presentes no soro estão diretamente associados à redução da gravidade da infecção e da mortalidade por estes vírus (Haaheim, 2007).

A produção da vacina clássica de *influenza* baseia-se em uma tecnologia antiga, porém confiável (Wood e Robertson, 2006), em que cepas escolhidas são preparadas em ovos embrionados de galinha, sendo posteriormente inativadas por formaldeído ou betapropiolactona. Estão licenciadas para uso humano vacinas de vírus particulados, ou de subunidades (HA e NA) purificadas a partir da preparação original. Nos anos 1990, amostras pertencentes a linhagem Yamagata circulavam globalmente, após substituírem as da linhagem Victoria – mais prevalentes na década de 1980. Desde então, a linhagem Victoria permaneceu restrita ao oeste da Ásia, reaparecendo em 2001 (Motta *et al.*,, 2006b).Com o ressurgimento em escala global da linhagem Victoria, as duas linhagens de *influenza* B atualmente cocirculam na população, tornando ainda mais difícil a formulação da vacina, devido a pequena reatividade antigênica entre as linhagens. Tal fato já tem levantado a discussão a respeito da possibilidade de inclusão de mais um antígeno à vacina de *influenza* (Belshe, 2010), o que tornaria-a uma vacina tetravalente atualizada anualmente. Logicamente, estudos epidemiológicos mais amplos deverão ser conduzidos e qualquer alteração na formulação e quantidade de antígenos presentes na vacina, passa pelo aval das corporações envolvidas na produção e comercialização do produto. Independentemente do tipo de vacina (inativada particulada ou de subunidades purificadas) nos moldes atuais, ela deverá incluir antígenos de: duas amostras de *influenza* A (subtipos A/H3N2 e A/H1N1) e uma amostra de *influenza* B, da linhagem Victoria ou Yamagata, de acordo com a recomendação anual realizada pelos Centros Colaboradores da Rede de Vigilância em *influenza* da OMS.

A vacina inativada deve ser aplicada por via intramuscular e resulta na produção de anticorpos da classe IgG principalmente para a HA, bem como uma resposta de linfócitos T citotóxicos. Os anticorpos surgem cerca de 2 semanas após a imunização e a imunidade persiste por cerca de 1 ano nos grupos etários mais jovens. Em grupos mais idosos, esta resposta pode reduzir-se substancialmente após 3 a 4 meses pós-vacinação.

A eficácia das vacinas de *influenza* depende fortemente da idade do receptor, de sua imunocompetência e do grau de semelhança entre as amostras da vacina e as amostras circulantes na região quando da vacinação. Dados referentes a populações adultas menores de 65 anos indicam que as vacinas previnem aproximadamente de 70 a 90% de infecções por *influenza*, e em faixas etárias mais avançadas a vacina previne entre 30 e 70% dos casos de pneumonia (Wilde *et al.*, 1999, Bridges *et al.*, 2000). Com relação aos maiores de 65 anos, um amplo estudo multicêntrico analisando dados de 20 diferentes instituições mostrou que a vacina é capaz de alcançar uma eficácia entre 30 e 45% em prevenir hospitalizações por pneumonia, 31 e 65% em prevenir mortes por pneumonia e 43 e 50% em prevenir morte por doença respiratória em geral (Gross *et al.*, 1995), apesar da reconhecida menor capacidade do idoso em responder aos estímulos antigênicos da vacina quando medida pelos níveis de anticorpos circulantes e da resposta celular. Dados comparáveis foram obtidos posteriormente pela análise de dados epidemiológicos de registros de morbidade e mortalidade (Nordin *et al.*, 2001). Deve ser assinalado que as taxas de ataque durante epidemias alcançam em torno de 1 a 5% da população, porém em idosos acima de 65 anos, especialmente os que vivem em instituições, podem chegar a valores entre 40 e 50%, respondendo este grupo etário por 90% ou mais dos casos de morte por *influenza* (Simonsen *et al.*, 1998; Thompson *et al.*, 2003). Nos países com dados de morbimortalidade disponíveis, o cálculo do excesso de mortalidade por pneumonia/doença respiratória em pacientes idosos constitui um método bastante seguro de calcular a diminuição do impacto das infecções por *influenza* na população e devido a vacinação contra a *influenza* (Clifford *et al.*, 1977).

Durante a pandemia de 2009, uma ampla rede de colaboração entre governos, institutos de pesquisa, autoridades públicas de saúde e empresas, coordenada pela OMS desenvolveu a mais rápida resposta a uma pandemia de *influenza* jamais realizada. Em dezembro, cerca de 30 vacinas já haviam sido aprovadas e cerca de 50 países haviam iniciado as campanhas de vacinação com uma formulação monovalente, contendo a amostra A/Califórnia/4/09 (A/H1N1) (Abelin *et al.*, 2011). No Brasil como em vários outros países, milhares de doses foram distribuídas em 2010 e, possivelmente, as coberturas vacinais globais, associadas à grande exposição da população durante a pandemia, foram fatores fundamentais na mitigação das ondas pandêmicas secundárias (Bandaranayake *et al.*, 2011).

Com relação aos efeitos adversos da vacina, estes resumem-se em dor no local da aplicação em até 60% dos vacinados, o que permanece por pelo menos 2 dias, não interferindo nas atividades normais do indivíduo. Quanto às reações sistêmicas como febre, mal-estar, mialgia e outros sintomas, ocorrem com maior frequência em primovacinados, surgindo 6 a 12 h após a vacinação e persistindo em torno de 12 a 24 h. Reações imediatas, de natureza alérgica, raramente ocorrem após a vacinação exceto em indivíduos com graves alergias a proteínas do ovo. Estas pessoas devem ser vacinadas com antígenos virais produzidos em cultivos celulares, em vez daqueles produzidas em ovos embrionados.

Novas tecnologias em vacinas tem sido introduzidas recentemente, visando superar as dificuldades envolvidas na fabricação clássica, principalmente a visando reduzir a insegurança sobre o rendimento das novas preparações. Vacinas contra *influenza* com vírus atenuadas (vacina de vírus infeccioso atenuado, LAIV em inglês) foram liberadas para uso em populações entre 5 e 49 anos de idade nos EUA. Estudos controlados com mais de 4.000 indivíduos, indicam a redução estatisticamente significativa dos sintomas gripais, em indivíduos que receberam a vacina, quando comparados com aqueles que receberam placebo (Nichol *et al.*,1999). A LAIV, como as vacinas inativadas, é formulada com duas amostras de *influenza* A e uma amostra de *influenza* B, sendo administradas por via intranasal. As cepas componentes da vacina são preparadas por genética reversa com plasmídios contendo 6 genes internos de um vírus atenuado (doador mestre, ou MDV em inglês), capaz de se replicar apenas a temperaturas em torno de 25°C na nasofaringe e não no trato respiratório inferior e os genes codificantes para HA e NA da amostra atual, circulante na comunidade (Ambrose *et al.*,, 2008). Não são recomendadas para uso durante a gravidez ou em pacientes imunodeprimidos, sendo nestes casos recomendado o uso da vacina inativada. Mais estudos indicando o período de liberação do vírus vacinal replicado nas mucosas, o papel da exposição inadvertida de pacientes imunodeprimidos e sua capacidade de rearranjo com amostras circulantes na comunidade, são necessários para a maior adesão a nova tecnologia, que é bastante promissora.

Protocolos baseados em engenharia reversa como o utilizado no desenvolvimento das LAIV, tem sido usado por diversas empresas buscando uma resposta mais rápida principalmente no caso de pandemias futuras. Neste caso, os genes codificantes dos antígenos de superfície são incorporados as células contendo os plasmídios para os genes internos, normalmente de vírus sabidamente bem adaptados no sistema celular utilizado, capaz de replicar com grande eficiência. Outras alternativas incluem: a expressão apenas da HA viral em células de inseto (Cox *et al.*, 2008), uso de partículas similares ao vírion (VLP) ou adjuvantes de última geração para melhorar a apresentação dos antígenos virais e aumentar a resposta do hospedeiro possibilitando o uso de uma menor quantidade de antígeno viral (Haaheim, 2007), e vacinas para estruturas internas e conservadas do vírion (proteínas M2 e NP e NEP), o que eliminaria a necessidade de reformulação da composição da vacina a cada epidemia (Zhirnov *et al.*, 2007).

Vacinação no Brasil

A primeira campanha de vacinação contra a *influenza* aconteceu em 1999, com a disponibilização da vacina trivalente em todo o território nacional, para indivíduos a partir de 65 anos, sendo esta faixa etária ampliada para 60 anos e mais no ano seguinte. Em 2011, para a 13ª edição da campanha de vacinação, o Programa Nacional de Imunizações do Brasil alterou a política de distribuição das doses da vacina anti-*influenza*, disponibilizando vacinas inativadas não apenas para os idosos com 60 anos ou mais de idade, trabalhadores da área de saúde da unidades de atendimento para a *influenza* e os povos indígenas, sendo ampliada para crianças na faixa etária de 6 meses as 2 anos de idade e também às gestantes. Fora dos períodos anuais de campanha, a vacina está também disponível em centros de vacinação especiais em cada estado, os CRIE, para atendimento da demanda espontânea de pessoas de qualquer idade com prescrição médica que apresentem: doenças pulmonares, cardíacas, renais ou hepáticas crônicas, diabetes melito, fibrose cística, doadores de órgãos sólidos e medula óssea cadastrados, receptores de implante coclear, imunossuprimidos de origem genética ou adquirida e seus contactantes domiciliares, portadores de trissomias ou doenças neurológicas crônicas incapacitantes, usuários crônicos de ácido acetilsalicílico e grupos com risco profissional de adquirir a infecção. Nos países onde há surtos de doença aviária, é recomendada, ainda, a vacinação para todas as pessoas que manejem estes animais, independentemente da faixa etária (Brasil, 2011).

Antivirais

Atualmente, existem duas classes de antivirais utilizadas para o tratamento das infecções por *influenza*, licenciadas mundialmente: os adamantanos e os inibidores de neuraminidase (NAI). Os primeiros (amantadina e rimantadina) atuam bloqueando a atividade da proteína M2, os canais de prótons M2, inseridos no envelope lipídico dos vírus *influenza* A. Já os NAI são compostos pelo oseltamivir (Tamiflu®, Roche) e zanamivir (Relenza®, GlaxoSmithKline) e dois outros fármacos que foram recentemente aprovados para uso no Japão: peramivir e lananimivir. O peramivir é administrado por via intravenosa e está sob desenvolvimento para o tratamento de *influenza*. Em outubro de 2009, a Food and Drug Administration (FDA), dos EUA, autorizou o uso do peramivir com base em dados de estudos clínicos de fases 1 e 2, bem como de dados limitados de fase 3. Esta autorização expirou em junho de 2010, mas foi aprovado para uso no Japão (Thorlund *et al.*, 2011).

Adamantanos

A terapia antiviral é a opção de tratamento primária para *influenza*. A quimioprofilaxia pode também ser um complemento útil na vacinação de populações em que a imunização provavelmente oferece proteção limitada, tais como idosos e pacientes imunocomprometidos. Ambos os conceitos foram primeiramente avaliados com os bloqueadores de M2, amantadina e rimantadina, há quatro décadas. Naquela época, havia um ceticismo geral de que um antiviral poderia prover benefícios significativos em pacientes apresentando os sintomas de *influenza*. Isto foi rapidamente descartado pelos achados positivos de estudos precoces que demonstraram a utilidade terapêutica desta classe de antivirais. Investigações subsequentes estabeleceram o conceito de profilaxia pós-exposição e demonstraram, claramente, que o uso prudente poderia limitar a disseminação da infecção em de ambientes domiciliares. Apesar desses achados positivos precoces, a atratividade para o uso em manejo de casos de *influenza* foi comprometida pela rápida emergência de resistência e pelos seus efeitos adversos, como insônia, tonturas e náuseas, particularmente problemáticos em idosos. Além disso, estes inibidores não bloqueiam os canais de prótons BM2 e NB, portanto, não são adequados ao uso nas infecções por *influenza* B (Oxford e Galbraith, 1980; Oxford, 2007). Em 2005, foi relatado que a resistência aos adamantanos aumentou para 14,5% e, em 2006, os CDC relataram que 92,3% das amostras circulantes de vírus *influenza* A/H3N2 apresentavam resistência a esta classe de antivirais (Bright *et al.*, 2006). As amostras de *influenza* A resistentes aos adamantanos são geneticamente estáveis, podem ser transmitidas a contatos suscetíveis, são patogênicas como o tipo selvagem e podem ser excretadas por períodos prolongados em pacientes imunocomprometidos sob esta medicação (Moscona *et al.*, 2005). A circulação de *influenza* resistentes (A/H3N2, A/H1N1 e A/H5N1) em humanos é amplamente reconhecida, significando que o uso de fármacos bloqueadores de M2 não é mais aconselhável (Bright *et al.*, 2006).

Inibidores da neuraminidase

Os fármacos inibidores da neuraminidase (oseltamivir e zanamivir) foram introduzidos em 1999/2000. O oseltamivir é o mais amplamente usado, sob a forma de éster etila. Trata-se de um pró-fármaco que é rapidamente metabolizado por esterases hepáticas para seu metabólito ativo, carboxilato de oseltamivir. Este evento ocorre após a sua administração oral e, em seguida, este composto é distribuído sistemicamente por todos os locais potenciais de infecção. O zanamivir, o primeiro inibidor de neuraminidase a ser descoberto, é administrado por inalação, o que pode limitar o seu uso, e é depositado primariamente no trato respiratório. Estes fármacos agem por inibirem potencial e especificamente a enzima neuraminidase presente em todos os tipos de *influenza*, as quais são essenciais para a liberação da partícula viral da célula hospedeira e a propagação da infecção, facilitando a resposta imunológica contra o vírus, contribuindo na prevenção de futuras infecções. Quando administrados dentro de 48 h do início dos sintomas, os inibidores de neuraminidase significativamente reduzem a duração da doença e sintomas de gravidade e, também, diminuem a incidência de complicações associadas à *influenza*, tais como pneumonia, bronquite e otite média. Quando usados para profilaxia, eles também são altamente efetivos em limitar a disseminação da infecção, especialmente em ambientes tais como domicílios e asilos. Nestes ambientes, os inibidores da neuraminidase são geralmente bem tolerados, sem impor uma carga significava de eventos adversos (Oxford, 2007).

No entanto, em 2007, diversos países relataram a emergência de vírus *influenza* A/H1N1 resistentes ao oseltamivir (10,9% nos EUA, 26% no Canadá e 25% na Europa), sem evidência de exposição ao fármaco. No ano seguinte, quase todas as amostras de *influenza* A/H1N1 apresentaram resistência. Os vírus detectados apresentaram a mutação H275Y, na neuraminidase N1, que confere resistência ao oseltamivir, mas não afeta a suscetibilidade ao zanamivir (Weinstock *et al.*, 2009). Estas mutações são subtipo-específicas e várias outras já foram descritas, como as mutações nos resíduos R292K e E119V já encontrados na neuraminidase N2 e a alteração R152K na neuraminidase dos *influenza* B. Em geral, mutações de resistência aos NAI estão relacionadas com as mudanças em aminoácidos presentes no sítio ativo da neuraminidase. Assim, nas mutações de resistência, aminoácidos que ocupam maior volume espacial são incorporados e causam um impedimento estérico na ligação dos NAI (Reece, 2007).

O número de casos relatados dos vírus *influenza* A/H1N1p resistentes ao oseltamivir permanece baixo, a despeito do grande número de casos confirmados e relatados na pandemia, do uso generalizado do oseltamivir e do extensivo monitoramento da suscetibilidade. Embora quase todas as amostras de *influenza* sazonal A/H1N1 apresentaram resistência ao oseltamivir, estudos em diversos países com amostras de *influenza* A/H1N1p apresentaram resistência em, aproximadamente, 1% dos casos (WHO, 2010a,b). Embora não haja evidências de circulação comunitária destes vírus resistentes, há uma clara evidencia de transmissão limitada pessoa a pessoa em vários locais. Amostras de vírus *influenza* de diversos estados brasileiros da pandemia de 2009 e 2010 (Souza *et al.*, 2011) e de casos em imunocomprometidos (Souza *et al.*, 2010) não apresentaram marcadores de resistência ao oseltamivir.

Uma revisão sistemática demonstrou que um número substancial de pacientes pode tornar-se resistente ao oseltamivir e que esta cepa pode ser associada à pneumonia. Em contraste, dos poucos trabalhos disponíveis na literatura, a resistência ao zanamivir tem sido raramente relatada até o momento (Thorlund *et al.*, 2011). Os achados de que uma simples mutação ou rearranjo possa levar à emergência de variantes transmissíveis de *influenza* sazonal ou pandêmica resistentes aos antivirais em uso levanta questões sobre o manejo de pacientes, a urgência do desenvolvimento de novos fármacos antivirais, a manutenção de uma vigilância ativa para monitorar a detecção de amostras resistentes e a preparação para futuras epidemias/pandemias de *influenza* (Janies *et al.*, 2010; Hayden *et al.*, 2011).

Embora a vacinação seja uma estratégia primária para a prevenção de *influenza*, há um número de cenários prováveis para os quais a vacinação é inadequada e agentes antivirais efetivos seriam de máxima importância. Em qualquer ano, o *drift* antigênico no vírus pode ocorrer após a decisão da formulação da vacina anual, fazendo a vacina menos protetora e proporcionando que os surtos/epidemias possam ocorrer mais facilmente entre populações de alto risco (Brammer *et al.*, 2007). No curso de uma pandemia, o desenvolvimento de uma vacina eficaz pode levar meses, como aconteceu em 2009 para o Hemisfério Sul, ou o abastecimento da vacina pode ser inadequado. A produção de vacina pelos métodos atuais pode não ser executada com a velocidade requerida para impedir a disseminação ou parar o progresso de uma nova cepa de vírus *influenza*. Portanto, os agentes antivirais formam uma parte importante da abordagem e estratégia utilizadas nas epidemias de *influenza* e são críticos para o planejamento da contenção de uma pandemia.

Referências bibliográficas

Abelin A, Colegate T, Gardner S *et al.* Lessons from pandemic *influenza* A(H1N1): the research-based vaccine industry's perspective. *Vaccine.* 29(6):1135-8, 2011.

Alonso WJ, Viboud C, Simonsen L *et al.* Seasonality of *influenza* in Brazil: a traveling wave from the Amazon to the subtropics. *Am J Epidemiol.* 165(12):1434-42, 2007.

Ansaldi F, D'Agaro P, De Florentiis D *et al.* Molecular characterization of *influenza* B viruses circulating in northern Italy during the 2001-2002 epidemic season. *J Med Virol.* 70(3):463-9, 2003.

Bandaranayake D, Jacobs M, Baker M *et al.* The second wave of 2009 pandemic *influenza* A(H1N1)in New Zealand, January-October 2010. *Euro Surveill.* 16(6). pii: 19788, 2011.

Barr IG, Cui L, Komadina N *et al.* A new pandemic *influenza* A(H1N1) genetic variant predominated in the winter 2010 *influenza* season in Australia, New Zealand and Singapore. *Euro Surveill.* 15(42). pii: 19692, 2010.

Bean WJ, Schell M, Katz J *et al.* Evolution of the H3 *influenza* virus hemagglutinin from human and nonhuman hosts. *J Virol.* 66(2):1129-38, 1992.

Bedford T, Cobey S, Beerli P et al. Global migration dynamics underlie evolution and persistence of human *influenza* A (H3N2). *PLoS Pathog.* 6(5):e1000918, 2010.

Belser JA, Maines TR, Tumpey TM *et al. Influenza* A virus transmission: contributing factors and clinical implications. *Expert Rev Mol Med.* 12:e39, 2010.

Belshe RB. The need for quadrivalent vaccine against seasonal *influenza. Vaccine.* 28 Suppl 4:D45-53, 2010.

Bender C, Hall H, Huang J *et al.* Characterization of the surface proteins of *influenza* A (H5N1) viruses isolated from humans in 1997-1998. *Virology.* 254(1):115-23, 1999.

Boon AC, de Mutsert G, Graus YM *et al.* The magnitude and specificity of *influenza* A virus-specific cytotoxic T-lymphocyte responses in humans is related to HLA-A and -B phenotype. *J Virol.* 76:582-590, 2002.

Boone SA, Gerba CP. Significance of fomites in the spread of respiratory and enteric viral disease. *Appl Environ Microbiol.* 73(6):1687-96, 2007.

Brammer L, Budd A, Cox N. Seasonal and pandemic *influenza* surveillance considerations for constructing multicomponent systems. *Influenza Other Respi Viruses.* 3(2):51-8, 2009.

Brand PL, Baraldi E, Bisgaard H et al. Definition, assessment and treatment of wheezing disorders in preschool children: an evidence-based approach. *Eur Respir J.* 32(4):1096-110, Oct 2008.

Brand PL, Baraldi E, Bisgaard H *et al.* Definition, assessment and treatment of wheezing disorders in preschool children: an evidence-based approach. *Eur Respir J.* 32(4):1096-110, 2008.

Brasil. Ministério da Saúde. Plano de preparação brasileiro para o enfrentamento de uma pandemia de *influenza.* Série B. Textos Básicos de Saúde. Brasilia, 2005. Acessível em http://portal.saude.gov.br/portal/arquivos/pdf/plano_flu_final.pdf.

Brasil. Ministério da Saúde. Secretaria de Vigilância em Saúde. Portaria. 5 de 21 de fevereiro de 2006. Inclui doenças na relação nacional de notificação compulsória, define doenças de notificação imediata, relação de resultados laboratoriais que devem ser notificados pelos Laboratórios de Referência Nacional ou Regional e normas para notificação de casos. Brasilia, fevereiro de 2006.

Brasil. Ministério da Saúde. *Guia de Vigilância Epidemiológica.* Série A. Normas e Manuais Técnicos, 7ª Edição, 2009.

Brasil. Ministerio da Saúde, 2010a. Boletim Eletrônico Epidemiológico. Caderno Especial *Influenza influenza* Pandêmica (H1N1) 2009 – Análise da situação epidemiológica e da resposta no ano de 2009. Ano 10, nº 2 Março 2010a.

Brasil. Ministerio da Saúde. Protocolo de vigilância epidemiológica da *influenza* Pandêmica (H1N1)2009. Notificação, investigação e monitoramento. Brasília, 2010b.

Brasil. Ministério da Saúde. Recomendações da vacina contra *influenza* para pessoas que vivem com HIV dentre outros agravos nos Centros de Referência de Imunobiológicos especiais – CRIE. Nota Técnica nº. 71/2011/CGPNI/DEVEP/SVS/MS, 2011.

Bridges CB, Winquist AG, Fukuda K *et al.* Advisory Committee on Immunization Practices. Prevention and control of *influenza*:recommendations of the Advisory Committee on Immunization Practices (ACIP). *MMWR Recomm Rep.* Apr 14;49(RR-3):1-38; quiz CE1-7, 2000.

Bright RA,Shay DK, Shu B *et al.* Adamantane resistance among *influenza* Aviruses isolated early during the 2005 – 2006 *influenza* season in the United States. *JAMA.* 295(8):891-4, 2006.

Brittain-Long R, Nord S, Olofsson S *et al.* Multiplex real-time PCR for detection of respiratory tract infections. *J Clin Virol.* Jan; 41(1):53-6, 2008.

Brotherton JM, Delpech VC, Gilbert GL *et al.* Cruise Ship Outbreak Investigation Team. A large outbreak of *influenza* A and B on a cruise ship causing widespread morbidity. *Epidemiol Infect.* 130(2):263-71, 2003.

Brown IH. The epidemiology and evolution of *influenza* viruses in pigs. *Vet Microbiol.* 74(1-2):29-46, 2000.

Burnet FM, Ferry JD. The differentiation of the viruse of fowl plague e newcastle disesase: experiments using the techinique of choroallantoic inoculation of the developing egg. *British Journal of Experimental Pathology.* 15:56-64, 1934.

Carcione D, Giele CM, Goggin LS *et al.* Secondary attack rate of pandemic *influenza* A(H1N1) 2009 in Western Australian households, 29 May-7 August 2009. *Euro Surveill.* 16(3). pii: 19765, 2011.

Cauchemez S, Donnelly CA, Reed C *et al.* Household transmission of 2009 pandemic *influenza* A (H1N1) virus in the United States. *N Engl J Med.* 361(27):2619-27, 2009.

Cauchemez S, Valleron AJ, Boëlle PY *et al.* Estimating the impact of school closure on *influenza* transmission from Sentinel data. *Nature.* 452(7188):750-4, 2008.

Centers for Disease Control and Prevention. Outbreak of swine-origin *influenza* A (H1N1) virus infection – Mexico, March-April 2009. *MMWR Morb Mortal Wkly Rep.* 58(17):467-70, 2009a.

Centers for Disease Control and Prevention, 2009b. Swine *influenza* A (H1N1) infection in two children-Southern California, March-April 2009. *MMWR Morb Mortal Wkly Rep.* 58(15):400-2.

Centers for Diseases Control and Prevention. United States Surveillance Data. Available: http://www.cdc.gov/flu/weekly/ussurvdata.htm. Accessed 1 September 2010.

Chen R, Holmes EC. The evolutionary dynamics of human *influenza* B virus. *J Mol Evol.* 66(6):655-63, 2008.

Chew FT, Doraisingham S, Ling AE et al. Seasonal trends of viral respiratory tract infections in the tropics. *Epidemiol Infect.* 121(1):121-8, 1998.

Clifford RE, Smith JW, Tillett HE *et al.* Excess mortality associated with *influenza* in England and Wales. *Int J Epidemiol.* Jun;6(2):115-28, 1977.

Cox MM, Patriarca PA, Treanor J. FluBlok, a recombinant hemagglutinin *influenza* vaccine. *Influenza Other Respi Viruses.* Nov;2(6):211-9, 2008.

Cox NJ, Brammer TL, Regnery HL. *Influenza*: global surveillance for epidemic and pandemic variants. *Eur J Epidemiol.* 10(4):467-70, 1994.

Cox NJ, Regnery HL. Global *influenza* surveillance: tracking a moving target in a rapidly changing world. In: *Options for the Control of influenza III, Cairns, Australia,* ed. LE Brown, AW Hampson, RG Webster, pp. 591-98. Amsterdam: Elsevier, 1996.

Cox NJ, Subbarao K. Global epidemiology of *influenza*: past and present. *Annu Rev Med.* 51:407-21, 2000.

Crosby A. *America's Forgotten Pandemic: The influenza of 1918.* Cambridge: Cambridge University Press, 1989.

Das RR. Bacterial coinfection, antiviral therapy, and prevention of spread of H1N1 infection. *Pediatr Pulmonol.* 46(6):621-2, 2011.

Ellis JS, Alvarez-Aguero A, Gregory V *et al. Influenza* AH1N2 viruses, United Kingdom, 2001-02 *influenza* season. *Emerg Infect Dis.* 9(3):304-10, 2003.

Everard ML. Acute bronchiolitis and croup. *Pediatr Clin North Am.* 56(1):119-33, x-xi, 2009.

Ferrero F, Nascimento-Carvalho CM, Cardoso MR *et al.* Radiographic findings among children hospitalized with severe community-acquired pneumonia. *Pediatr Pulmonol.* 45(10):1009-13, 2010.

Finkelman BS, Viboud C, Koelle K *et al.* Global patterns in seasonal activity of *influenza* A/H3N2, A/H1N1, and B from 1997 to 2005: viral coexistence and latitudinal gradients. *PLoS One.* 2(12):1296, 2007.

Forrest HL, Webster RG. Perspectives on *influenza* evolution and the role of research. *Anim Health Res Rev.* 11(1):3-18, 2010.

Fowlkes AL, Arguin P, Biggerstaff MS *et al.* Epidemiology of 2009 pandemic *influenza* A (H1N1) deaths in the United States, April-July 2009. *Clin Infect Dis.* 52 Suppl 1:S60-8, 2011.

Francis T Jr. A New Type of Virus from Epidemic *influenza. Science.* 92:405-408, 1940.

Garten RJ, Davis CT, Russell CA *et al.* Antigenic and genetic characteristics of swine-origin 2009 A(H1N1) *influenza* viruses circulating in humans. *Science.* 325(5937):197-201, 2009.

Gavin PJ e Thomson Jr RB. Review of rapid Diagnostic tests for *influenza. Clin App Immun Rev.* 4, 151-172, 2003.

Girard MP, Tam JS, Assossou OM *et al.* The 2009 A (H1N1) *influenza* virus pandemic: A review. *Vaccine.* 28(31):4895-902, 2010.

Goldstein E, Cobey S, Takahashi S *et al.* Predicting the epidemic sizes of *influenza* A/H1N1, A/H3N2, and B: a statistical method. *PLoS Med.* 8(7):e1001051. Epub 2011 Jul 5, 2011.

Graham M, Liang B, Van Domselaar G *et al.* Nationwide molecular surveillance of pandemic H1N1 *influenza* A virus genomes: Canada, 2009. *PLoS One.* 6(1):e16087, 2011.

Gross PA, Hermogenes AW, Sacks HS *et al.* The efficacy of *influenza* vaccine in elderly persons. A meta-analysis and review of the literature. *Ann Intern Med.* Oct 1;123(7):518-27, 1995.

Guo H, Kumar P, Malarkannan S. Evasion of natural killer cells by *influenza* virus. *J Leukoc Biol.* 89(2):189-94, 2011.

Haaheim LR. Vaccines for an *influenza* pandemic: scientific and political challenges. *Influenza Other Respi Viruses.* 1(2):55-60, 2007.

Hale BG, Randall RE, Ortín J *et al.* The multifunctional NS1 protein of *influenza* A viruses. *J Gen Virol.* t;89(Pt 10):2359-76, 2008.

Hannoun C. La petite histoire du virus grippal H1N1: de 1918 à 2009. *Bull Soc Fr Microbiol.* 25:9-20, 2010.

Hayden FG, de Jong MD. Emerging *influenza* antiviral resistance threats. *J Infect Dis.* 203(1):6-10, 2011.

Herrler G, Dürkop I, Becht H et al. The glycoprotein of *influenza* C virus is the haemagglutinin, esterase and fusion factor. *J Gen Virol.* 69 (Pt 4):839-46, 1988.

Hill AT, Emmanuel FX, Wallace WHB. *Pulmonary Infection: An Atlas of Investigation and Management* Informa HealthCare 2004-12-22 ISBN: 1904392199, 144 p.

Hilleman MR. Realities and enigmas of human viral *influenza*: pathogenesis, epidemiology and control. *Vaccine.* 20:3068-87, 2008.

Hiromoto Y, Saito T, Lindstrom SE *et al.* Phylogenetic analysis of the three polymerase genes (PB1, PB2 and PA) of *influenza* B virus. *J Gen Virol.* 81(Pt 4):929-37, 2000.

Hirst GK. The agglutination of red cells by allantoic fluid of chick embryos infected with *influenza* virus. *Science.* 94:22-23, 1941.

Holmes EC, Ghedin E, Miller N *et al.* Whole-genome analysis of human *influenza* A virus reveals multiple persistent lineages and reassortment among recent H3N2 viruses. *PLoS Biol.* 3(9):e300, 2005.

Höper D, Hoffmann B, Beer M. A comprehensive deep sequencing strategy for full-length genomes of *influenza* A. *PLoS One.* Apr 29;6(4):e19075, 2011.

Ito T, Couceiro JN, Kelm S *et al.* Molecular basis for the generation in pigs of *influenza* A viruses with pandemic potential. *J Virol.* 72(9):7367-73, 1998.

Janies DA, Voronkin IO, Studer J *et al.* Selection for resistance to oseltamivir in seasonal and pandemic H1N1 *influenza* and widespread cocirculation of the lineages. *Int J Health Geogr.* 9:13, 2010.

Keech M, Beardsworth P. The impact of *influenza* on working days lost: a review of the literature. *Pharmacoeconomics.* 26(11):911-24, 2008.

Kennedy JD, Martin AJ. Chronic respiratory failure and neuromuscular disease. *Pediatr Clin North Am.* 56(1):261-73, xii, 2009.

Kim JK, Negovetich NJ, Forrest HL *et al.* Ducks: the "Trojan horses" of H5N1 *influenza. Influenza Other Respi Viruses.* 3(4):121-8, 2009.

Lackenby A, Democratis J, Siqueira MM *et al.* Rapid quantitation of neuraminidase inhibitor drug resistance in *influenza* virus quasispecies. *Antivir Ther.* 13(6):809-20, 2008.

Lee VJ, Yap J, Ong JB *et al. Influenza* excess mortality from 1950-2000 in tropical Singapore. *PLoS One.* 4(12):e8096, 2009.

Lee YM, Wang SF, Lee CM *et al.* Virological investigation of four outbreaks of *influenza* B reassortants in the northern region of Taiwan from October 2006 to February 2007. *BMC Res Notes.* 2:86, 2009.

Li S, Min JY, Krug RM *et al.* Binding of the *influenza* A virus NS1 protein to PKR mediates the inhibition of its activation by either PACT or double-stranded RNA. *Virology.* 349:13-21, 2006.

Lindstrom SE, Hiromoto Y, Nishimura H *et al.* Comparative analysis of evolutionary mechanisms of the hemagglutinin and three internal protein genes of *influenza* B virus: multiple cocirculating lineages and frequent reassortment of the NP, M, and NS genes. *J Virol.* 73, 4413-26, 1999.

Lofgren E, Fefferman NH, Naumov YN *et al. Influenza* seasonality: underlying causes and modeling theories. *J Virol.* 81(11):5429-36, 2007.

Martinez O, Tsibane T, Basler CF. Neutralizing anti-*influenza* virus monoclonal antibodies:therapeutics and tools for discovery. *Int Rev Immunol.* 28:69-92, 2009.

Mathews JD, Chesson JM, McCaw JM *et al.* Understanding *influenza* transmission, immunity and pandemic threats. *Influenza Other Respi Viruses.* 3(4):143-9, 2009.

McCullers JA, Saito T, Iverson AR. Multiple genotypes of *influenza* B virus circulated between 1979 and 2003. *J Virol.* 78:12817-28, 2004.

Molinari NA, Ortega-Sanchez IR, Messonnier ML *et al.* The annual impact of seasonal *influenza* in the US:measuring disease burden and costs. *Vaccine.* 25(27):5086-96, 2007.

Mook P, Ellis J, Watson JM *et al.* Public health implications of *influenza* B outbreaks in closed settings in the United Kingdom in the 2007/08 *influenza* season. *Euro Surveill.* 18;13(38), 2008.

Mosby LG, Rasmussen SA, Jamieson DJ. 2009 Pandemic *influenza* A (H1N1) in pregnancy: a systematic review of the literature. *Am J Obstet Gynecol.* Feb 21 2010. [Epub ahead of print]

Moscona A. Neuraminidase inhibitors for *influenza. N Engl J Med.* 353(13):1363-73, 2005.

Motta FC, Rosado AS, Siqueira MM. Comparison between denaturing gradient gel electrophoresis and phylogenetic analysis for characterization of A/H3N2 *influenza* samples detected during the 1999-2004 epidemics in Brazil. *J Virol Methods.* Jul;135(1):76-82, 2006a.

Motta FC, Siqueira MM, Lugon AK et al.The reappearance of Victoria lineage *influenza* B virus in Brazil, antigenic and molecular analysis. *J Clin Virol.* 36(3):208-14, 2006b.

Moura FE, Perdigão AC, Siqueira MM. Seasonality of *influenza* in the tropics: a distinct pattern in northeastern Brazil. *Am J Trop Med Hyg.* 81(1):180-3, 2009.

Myers KP, Olsen CW, Gray GC. Cases of swine *influenza* in humans: a review of the literature. *Clin Infect Dis.* 44(8):1084-8, 2007.

Nelson MI, Holmes EC. The evolution of epidemic *influenza. Nat Rev Genet.* 8(3):196-205, 2007.

Nelson MI, Simonsen L, Viboud C *et al.* Phylogenetic analysis reveals the global migration of seasonal *influenza* A viruses. *PLoS Pathog.* 3(9):1220-8, 2007.

Nelson MI, Simonsen L, Viboud C *et al.* Stochastic processes are key determinants of short-term evolution in *influenza* a virus. *PLoS Pathog.* 2(12):e125, 2006.

Nelson MI, Tan Y, Ghedin E *et al.* Phylogeography of the spring and fall waves of the H1N1/09 pandemic *influenza* virus in the United States. *J Virol.* 85(2):828-34, 2011.

Neumann G, Noda T, Kawaoka Y. Emergence and pandemic potential of swine-origin H1N1 *influenza* virus. *Nature.* 459(7249):931-9, 2009.

Newman AP, Reisdorf E, Beinemann J *et al.* Human case of swine *influenza* A (H1N1) triple reassortant virus infection, Wisconsin. *Emerg Infect Dis.* 14(9):1470-2, 2008.

Nichol KL, Mendelman PM, Mallon KP *et al.* Effectiveness of live, attenuated intranasal *influenza* vaccine in healthy, working adults: a randomized controlled trail. *JAMA.* 282: 137-144, 1999.

Nicholson KG. Human *influenza. Textbook of influenza.* (ed. by KG Nicholson and RG Webster and AJ Hay), p. 219-264. Blackwell Science, London, 1998.

Nicholson KG, Wood JM, Zambon M. *Influenza. Lancet.* 362(9397): 1733-45, 2003.

Nokleby H, Nicoll A. Risk groups and other target groups – preliminary ECDC guidance for developing *influenza* vaccination recommendations for the season 2010-11. *Euro Surveill.* 15(12). pii: 19525, 2010.

Nordin J, Mullooly J, Poblete S *et al. Influenza* vaccine effectiveness in preventing hospitalizations and deaths in persons 65 years or older in Minnesota, Nova York,and Oregon: data from 3 health plans. *J Infect Dis.* Sep 15; 184(6): 665-70, 2001.

Nunes B, Viboud C, Machado A *et al.* Excess mortality associated with *influenza* epidemics in portugal, 1980 to 2004. *PLoS One.* 6(6):e20661, 2011.

Osterhaus AD, Rimmelzwaan GF, Martina BE *et al. Influenza* B virus in seals. *Science.* 288(5468):1051-3, 2000.

Oxford JS. Antivirals for the treatment and prevention of epidemic and pandemic *influenza. Influenza Other Respi Viruses.* 1(1):27-34, 2007.

Oxford JS, Galbraith A. Antiviral activity of amantadine: a review of laboratory and clinical data. *Pharmacol Ther.* 11(1):181-262, 1980.

Pebody RG, McLean E, Zhao H *et al.* Pandemic *influenza* A (H1N1) 2009 and mortality in the United Kingdom: risk factors for death, April 2009 to March 2010. *Euro Surveill.* 15(20). pii: 19571, 2010.

Peiris JS, Hui KP, Yen HL. Host response to *influenza* virus: protection *versus* immunopathology. *Curr Opin Immunol.* 22(4):475-81, 2010.

Puzelli S, Frezza F, Fabiani C *et al.* Changes in the hemagglutinins and neuraminidases of human *influenza* B viruses isolated in Italy during the 2001-02, 2002-03, and 2003-04 seasons. *J Med Virol.* 74:629-40, 2004.

Rambaut A, Holmes E. The early molecular epidemiology of the swine-origin A/H1N1 human *influenza* pandemic. *PLoS Curr.* 1:RRN1003, 2009.

Rambaut A, Pybus OG, Nelson MI *et al.* The genomic and epidemiological dynamics of human *influenza* A virus. *Nature.* 453(7195):615-9, 2008.

Reece PA. Neuraminidase inhibitor resistance in *influenza* viruses. *J Med Virol.* 79(10):1577-86, 2007.

Reichert TA, Simonsen L, Sharma A *et al. Influenza* and the winter increase in mortality in the United States, 1959-1999. *Am J Epidemiol.* 160(5):492-502, 2004.

Robinson PD, Van Asperen P. Asthma in childhood. *Pediatr Clin North Am.* 56(1):191-226, xii, 2009.

Rothberg MB, Haessler SD. Complications of seasonal and pandemic *influenza. Crit Care Med.* 38(4 Suppl):e91-7, 2010.

Russell CA, Jones TC, Barr IG *et al.* The global circulation of seasonal *influenza* A (H3N2) viruses. *Science.* 320(5874):340-6, 2008.

Sanders CJ, Doherty PC, Thomas PG. Respiratory epithelial cells in innate immunity to *influenza* virus infection. *Cell Tissue Res.* 343(1):13-21, 2011.

Savage R, Whelan M, Johnson I *et al.* Assessing secondary attack rates among household contacts at the beginning of the *influenza* A (H1N1) pandemic in Ontario, Canada, April-June 2009: a prospective, observational study. *BMC Public Health.* 11:234, 2011.

Schanzer DL, Tam TW, Langley JM *et al. Influenza*-attributable deaths, Canada 1990-1999. *Epidemiol Infect.* 135(7):1109-16, 2007.

Schmolke M, García-Sastre A. Evasion of innate and adaptive immune responses by *influenza* A virus. *Cell Microbiol.* Jul;12(7):873-80, 2010.

Scholtissek C, Bürger H, Kistner O *et al.* The nucleoprotein as a possible major factor in determining host specificity of *influenza* H3N2 viruses. *Virology.* 147(2):287-94, 1985.

Scholtissek C, Rohde W, Von Hoyningen V *et al.* On the origin of the human *influenza* virus subtypes H2N2 and H3N2. *Virology.* 87(1):13-20, 1978.

Sert A, Yazar A, Odabas D *et al.* An unusual cause of fever in a neonate: *influenza* A (H1N1) virus pneumonia. *Pediatr Pulmonol.* 45(7):734-6, 2010.

Shaman J, Kohn M. Absolute humidity modulates *influenza* survival, transmission, and seasonality. *Proc Natl Acad Sci EUA.* 106(9):3243-8, 2009.

Shinde V, Bridges CB, Uyeki TM *et al.* Triple-reassortant swine *influenza* A (H1) in humans in the United States, 2005-2009. *N Engl J Med.* 360(25):2616-25, 2009.

Shortridge KF, Zhou NN, Guan Y *et al.* Characterization of avian H5N1 *influenza* viruses from poultry in Hong Kong. *Virology.* 252(2):331-42, 1998.

Shrestha SS, Swerdlow DL, Borse RH *et al.* Estimating the burden of 2009 pandemic *influenza* A (H1N1) in the United States (April 2009-April 2010). *Clin Infect Dis.* 52 Suppl 1:S75-82, 2011.

Simonsen L, Clarke MJ, Schonberger LB *et al.* Pandemic *versus* epidemic *influenza* mortality: a pattern of changing age distribution. *J Infect Dis.* Jul;178(1):53-60, 1998.

Simonsen L, Fukuda K, Schonberger LB *et al.* The impact of *influenza* epidemics on hospitalizations. *J Infect Dis.* 181(3):831-7, 2000.

Smith FI, Parvin JD, Palese P. Detection of single base substitutions in *influenza* virus RNA molecules by denaturing gradient gel electrophoresis of RNA-RNA or DNA-RNA heteroduplexes. *Virology.* 150:55-64, 1986.

Sonoguchi T, Naito H, Hara M *et al.* Cross-subtype protection in humans during sequential, overlapping, and/or concurrent epidemics caused by H3N2 and H1N1 *influenza* viruses. *J Infect Dis.* 151: 81-88, 1985.

Souza LS, Ramos EA, Carvalho FM *et al.* Viral respiratory infections in young children attending day care in urban Northeast Brazil. *Pediatr Pulmonol.* 35(3):184-91, 2003.

Souza TM, Mesquita M, Resende P *et al.* Antiviral resistance surveillance for *influenza* A virus in Brazil: investigation on 2009 pandemic *influenza* A (H1N1) resistance to oseltamivir. *Diagn Microbiol Infect Dis.* 2011. [Epub ahead of print]

Souza TM, Salluh JI, Bozza FA *et al.* H1N1pdm *influenza* infection in hospitalized cancer patients: clinical evolution and viral analysis. *PLoS One.* 5(11):e14158, 2010.

Suzuki Y, Nei M. Origin and evolution of *influenza* virus hemagglutinin genes. *Mol Biol Evol.* 19:501-9, 2002.

Swayne DE, Suarez DL. Highly pathogenic avian *influenza*. *Rev Sci Tech.* 19(2):463-82, 2000.

Szucs T. The socioeconomic burden of *influenza*. *J Antimicrob Chemother.* 44 Suppl B:11-5, 1999.

Tamerius J, Nelson MI, Zhou SZ *et al.* Global *influenza* seasonality: reconciling patterns across temperate and tropical regions. *Environ Health Perspect.* 119(4):439-45, 2011.

Tamura S, Kurata T. Defense mechanisms against *influenza* virus infection in the respiratory tract mucosa. *Jpn J Infect Dis.* 57(6):236-47, 2004.

Taylor RM. A further note on 1233 *influenza* C virus. *Arch Gesamte Virusforsch.* 4:485-500, 1951.

Teixeira LA. Medo e morte: Sobre a epidemia de gripe espanhola de 1918. Série Estudos em Saúde Coletiva, p. 32. Universidade do Estado do Rio de Janeiro/Instituto de Medicina Social, Rio de Janeiro, 1993.

Tellier R. Aerossol transmission of *influenza* A virus: a review of new studies. *J R Soc Interface.* 6 Suppl 6:S783-90, 2009.

Thomas PG, Keating R, Hulse-Post DJ *et al.* Cell-mediated protection in *influenza* infection. *Emerg Infect Dis.* 12(1):48-54, 2006.

Thompson WW, Shay DK, Weintraub E *et al. Influenza*-associated hospitalizations in the United States. *JAMA.* 292(11):1333-40, 2004.

Thompson WW, Shay DK, Weintraub E *et al.* Mortality associated with *influenza* and respiratory syncytial virus in the United States. *JAMA.* 289(2):179-86, 2003.

Thompson WW, Weintraub E, Dhankhar P *et al.* Estimates of US *influenza*-associated deaths made using four different methods. *Influenza Other Respi Viruses.* 3(1):37-49, 2009.

Thorlund K, Awad T, Boivin G *et al.* Systematic review of *influenza* resistance to the neuraminidase inhibitors. *BMC Infectious Diseases.* 11:134, 2011.

To KF, Chan PK, Chan KF *et al.* Pathology of fatal human infection associated with avian *influenza* A H5N1 virus. *J Med Virol.* 63(3):242-6, 2001.

Tsai HP, Wang HC, Kiang D *et al.* Increasing appearance of reassortant *influenza* B virus in Taiwan from 2002 to 2005. *J Clin Microbiol.* 44: 2705-13, 2006.

Tyler K, Nathanson N. Pathogenesis of viral infections, p. 199-241. In D. Knipe, P. Howley, D. Griffin, M. Martin, R. Lamb, B. Roizman, and S. Straus (ed.), *Fields virology.* vol. 1. Lippincott Williams & Wilkins, Philadelphia, PA, 2001.

Valkenburg SA, Rutigliano JA, Ellebedy AH *et al.* Immunity to seasonal and pandemic *influenza* A viruses. *Microbes Infect.* 13(5):489-501, 2011.

Viboud C, Alonso WJ, Simonsen L. *Influenza* in tropical regions. *PLoS Med.* 3(4):e89, 2006.

Voelkerding KV, Dames SA, Durtschi JD. Next generation sequencing: from basic research to diagnostics. *Clinical Chemistry.* 55:4 641-658, 2009.

Vu HT, Yoshida LM, Suzuki M *et al.* Association between nasopharyngeal load of Streptococcus pneumoniae, viral coinfection, and radiologically confirmed pneumonia in Vietnamese children. *Pediatr Infect Dis J.* 30(1):11-8, 2011.

Waffarn EE, Baumgarth N. Protective B cell responses to flu – no fluke! *J Immunol.* 186(7):3823-9, 2011.

Wagner R, Matrosovich M, Klenk HD. Functional balance between haemagglutinin and neuraminidase in *influenza* virus infections. *Rev Med Virol.* 12(3):159-66, 2002.

Wang R, Taubenberger JK. Methods for molecular surveillance of *influenza*. *Expert Rev Anti Infect Ther.* 8, 517-27, 2010.

Webby RJ, Webster RG. Emergence of *influenza* A viruses. *Philos Trans R Soc Lond B Biol Sci.* 356(1416):1817-28, 2001.

Weber TP, Stilianakis NI. Inactivation of *influenza* A viruses in the environment and modes of transmission: a critical review. *J Infect.* 57(5):361-73, 2008.

Webster RG. *Influenza*: an emerging disease. *Emerg Infect Dis.* 4:436-41, 1998.

Webster RG, Bean WJ Jr. Evolution and ecology of *influenza* viruses: interspecies transmission. In: *Textbook of influenza.* ed. KG Nicholson, RG Webster, AJ Hay, pp. 109-19. Oxford, UK: Blackwell, 1998.

Webster RG, Bean WJ, Gorman OT *et al.* Evolution and ecology of *influenza* A viruses. *Microbiol Rev.* 56(1):152-79, 1992.

Weinstock DM, Zuccotti G. The evolution of *influenza* resistance and treatment. *JAMA.* 301(10):1066-9, 2009.

Wilde JA, McMillan JA, Serwint J *et al.* Effectiveness of *influenza* vaccine in health care professionals: a randomized trial. *JAMA.* Mar 10;281(10):908-13, 2009.

Wolf YI, Viboud C, Holmes EC *et al.* Long intervals of stasis punctuated by bursts of positive selection in the seasonal evolution of *influenza* A virus. *Biol Direct.* 1:34, 2006.

Wood JM, Robertson JS. Reference viruses for seasonal and pandemic *influenza* vaccine preparation. *Infl Other Resp Vir.* 1, 5-9, 2006.

World Health Organization. WHO global *influenza* preparedness plan. WHO/CDS/CSR/GIP/2005.5. Acessível em http://www.who.int/csr/resources/publications/*influenza*/en/WHO_CDS_CSR_GIP_2005_5.pdf, 2005.

World Health Organization. *Influenza* (Seasonal) Fact sheet no.211 April 2009a. Disponível em http://www.who.int/mediacentre/factsheets/fs211/en/#. Acessado em 27/07/2011, 2009a.

World Health Organization. Global *influenza* surveillance network: laboratory surveillance and response to pandemic H1N1 2009. *Wkly Epidemiol Rec.* 84(36):361-5, 2009b.

World Health Organization. Update on oseltamivir-resistant pandemic A (H1N1) 2009 *influenza* virus: January 2010. *Wkly Epidemiol Rec.* 85(7):49-51, 2010a.

World Health Organization. http://www.who.int/csr/disease/*influenza*/ResistanceTable200806013.pdf. Accessed July 25, 2011, 2010b.

World Health Organization. Cumulative Number of Confirmed Human Cases of Avian *influenza* A/(H5N1) Reported to WHO. GAR. Acessível em http://www.who.int/csr/disease/avian_*influenza*/country/cases_table_2011_08_09/en/index.html, 2011a.

World Health Organization. Summary review of the 2010-11 northern hemisphere winter *influenza* season. *Wkly Epidemiol Rec.* 27 (86):211-232, 2011b.

World Health Organization. WHO global *influenza* surveillance network: manual for the laboratory diagnosis and virological surveillance of *influenza*, 2011c.

Wright PF, Neumann G, Kawaoka Y. Orthomyxoviruses. *Fields Virology.* (ed. by DM Knipe and PM Howley), p. 1692-1731. Lippincott Williams & Wilkins, Philadelphia, 2007.

Wu S, Metcalf JP, Wu W. Innate immune response to *influenza* virus. *Curr Opin Infect Dis.* 24(3):235-40, 2011.

Xie D, Bai H, Liu L *et al.* Apoptosis of lymphocytes and monocytes infected with *influenza* virus might be the mechanism of combating virus and causing secondary infection by *influenza*. *Int Immunol.* 21:1251-1262, 2009.

Xu X, Lindstrom SE, Shaw MW *et al.* Reassortment and evolution of current human *influenza* A and B viruses. *Virus Res.* 103:55-60, 2004.

Yan Q. Systems biology of *influenza*: understanding multidimensional interactions for personalized prevention and treatment. *Methods Mol Biol.* 662:285-302, 2010.

Yang L, Wong CM, Lau EH *et al.* Synchrony of clinical and laboratory surveillance for *influenza* in Hong Kong. *PLoS One.* 3(1):e1399, 2008.

Yang N, Hong X, Yang P *et al.* The 2009 pandemic A/Wenshan/01/2009 H1N1 induces apoptotic cell death in human airway epithelial cells. *J Mol Cell Biol.* 3(4):221-9, 2011.

Yang W, Marr LC. Dynamics of airborne *influenza* a viruses indoors and dependence on humidity. *PLoS One.* 6(6):e21481, 2011. Epub 2011 Jun 24.

Yang Y, Sugimoto JD, Halloran ME *et al.* The transmissibility and control of pandemic *influenza* A (H1N1) virus. *Science.*326(5953):729-33, 2009.

Yongfeng H, Fan Y, Jie D *et al.* Direst pathogen detection from *swab* samples using a new high-throughput sequencing technology. *Eur Soc Clin Microbiol Infec Dis.* 17: 241-243, 2010.

Zambon MC. Epidemiology and pathogenesis of *influenza*. *J Antimicrob Chemother.* 44 Suppl B:3-9, 1999.

Zhirnov OP, Isaeva EI, Konakova TE *et al.* Protection against mouse and avian *influenza* A strains via vaccination with a combination of conserved proteins NP, M1 e NS1. *Infl Other Resp Vir.* 1(2):71-79, 2007.

Zimmer SM, Burke DS. Historical perspective – Emergence of *influenza* A (H1N1) viruses. *N Engl J Med.* 361(3):279-85, 2009.

Zucs P, Buchholz U, Haas W *et al. Influenza* associated excess mortality in Germany, 1985-2001. *Emerg Themes Epidemiol.* 2:6, 2005.

162 Viroses Emergentes e Reemergentes

Thaís Guimarães, Wellington da Silva Mendes e João Silva de Mendonça

▸ Introdução

Na visão de saúde pública (Organização Mundial da Saúde: www.who.int/inf-fs/en/fact097.html), doenças infecciosas emergentes são aquelas que só recentemente tenham sido identificadas e, assim, não eram previamente conhecidas; em adição, estas doenças devem apresentar-se como problema de saúde pública, seja local ou internacionalmente. Entre as viroses emergentes, o exemplo específico é dado pela síndrome respiratória aguda grave (SRAG), causada por um recém-descoberto coronavírus (SARS CoV, de *severe acute respiratory syndrome* – conaravírus). Por outro lado, as doenças infecciosas reemergentes são aquelas devidas ao reaparecimento, ou ao incremento e expansão de infecções já anteriormente conhecidas, mas que se apresentavam com níveis não mais considerados como um problema de saúde pública. Um exemplo entre as viroses é dado pela doença causada pelo vírus do oeste do Nilo.

Tendo em conta que tais doenças emergentes e reemergentes possam ter importantes consequências em saúde pública, elas vêm sendo focalizadas tanto em termos médicos (Recaniello, 2004) quanto ganhando espaço na divulgação leiga. Há evidente preocupação internacional e nacional, tanto oficial (OMS: www.who.int/csr/en/; CDC: www.cdc.gov/ncidod/diseases/eid) quanto de organizações civis (ProMED-mail: www.promedmail.org). Em nosso meio a Secretaria de Vigilância em Saúde do Ministério da Saúde tem uma área de atuação voltada para tais doenças (www.saude.gov.br/svs).

Embora as razões pelas quais algumas doenças emergem ou reemergem sejam desconhecidas (emergência ou reemergência natural), parece claro que para outras doenças a nova situação em que elas se apresentam resulta da intervenção humana (Halstead, 1996). Neste sentido, são apontados seis fatores principais que contribuem para tais emergências ou reemergências (Hughes, 2001):

- Alterações da demografia e do comportamento humanos
- Avanços na tecnologia e alterações das práticas industriais
- Desenvolvimento econômico e alterações nos padrões de uso da terra
- Aumentos dramáticos na quantidade e na velocidade das viagens e do comércio internacionais, com movimentação não só de humanos, mas também de animais, alimentos e outros produtos
- Adaptações e alterações microbianas (fator que torna as doenças infecciosas especiais e particularmente ameaçadoras)
- Deficiência da capacidade de saúde pública como requerida para as doenças infecciosas, em níveis local, nacional e global. Na maioria das vezes, mais que um desses fatores são aplicáveis na compreensão da emergência ou da reemergência de uma doença infecciosa em particular.

Dentro desta amplitude, uma longa lista de viroses preenche os critérios para enquadramento como doenças emergentes e reemergentes, bastando citar algumas delas que representam formidável problema atual de saúde pública: AIDS, hepatite C, *influenza*. Entretanto, tendo em conta suas dimensões, elas acabam por merecer abordagens próprias. Neste capítulo foram escolhidos como exemplos as seguintes viroses:

- SRAG
- Infecção pelo vírus do oeste do Nilo
- Hantaviroses
- Infecção pelo vírus Ebola
- Infecção pelo metapneumovírus (Guimarães *et al.*, 2005). Surtos de infecção pelo virus Ebola e outras viroses emergentes e reemergentes ocorridos de 2000 a 2011 foram relatados pelo CDC (2011).

▸ SRAG

Os primeiros relatos da SRAG datam de novembro de 2002, na província de Guangdong, no sul da China; porém, somente em fevereiro de 2003, quando houve relato de 305 casos e 5 mortes devido a uma síndrome respiratória aguda desconhecida e a doença se disseminou para contactantes domiciliares e profissionais da saúde foi que o Ministério da Saúde da China notificou um surto de pneumonia atípica.

No início de março de 2003, a OMS fez um alerta global sobre uma pneumonia misteriosa, após novos casos terem sido identificados em Cingapura e no Canadá, e reuniu 11 laboratórios em 9 países para uma pesquisa multicêntrica para a identificação do agente etiológico e, simultaneamente, o desenvolvimento de um teste diagnóstico (WHO, 2003).

Em março de 2003, cientistas dos Centers for Disease Control and Prevention (CDC), nos EUA, e de Hong Kong anunciaram que um novo coronavírus havia sido isolado de pacientes com SRAG (CDC, 2003). Este novo coronavírus é filogeneticamente diferente dos dois outros grupos causadores de doenças em humanos.

Em abril de 2003, a OMS publicou a definição de caso suspeito e provável, as recomendações para prevenção de disseminação internacional e propôs a implementação de um sistema de vigilância global. Após muitas pesquisas de laboratório, utilizando técnicas moleculares de reação em cadeia da polimerase (PCR), microscopia eletrônica e cultura celular para a reprodução de ácido nucleico e sequenciamento de genoma, a

OMS reconheceu que o novo coronavírus, denominado SARS-CoV, é o agente causador da SRAG (WHO, 2004).

Etiologia

Os coronavírus são vírus pertencentes à família Coronaviridae. São vírus grandes, com diâmetro entre 60 e 130 nm, pleomórficos, envelopados, contendo RNA em seu capsídio. As partículas virais apresentam em sua superfície projeções radiadas semelhantes a uma coroa, daí o nome da família Coronaviridae.

Existem 3 grupos de coronavírus: grupos 1 e 2, que contêm vírus causadores de doenças em mamíferos, e grupo 3, que contém vírus causadores de doenças em aves. Estão associados a uma variedade de doenças em humanos e animais, incluindo gastrenterite e doenças do trato respiratório. Enquanto em animais causam doenças graves, cepas causadoras de doenças em humanos eram previamente associadas a doenças leves. Os coronavírus humanos até então conhecidos estão incluídos nos grupos 1 e 2 e são denominados HCoV-229E e HCoV-OC43, causadores de resfriado comum e, ocasionalmente, podem causar infecções de trato respiratório inferior em crianças e adultos e enterocolite necrosante em neonatos (Makela *et al.*, 1998; McIntosh, 2000).

Os coronavírus são transmitidos pessoa a pessoa por meio de gotículas, contaminação das mãos, fômites e aerossóis. O SARS-CoV é o primeiro coronavírus causador de doença grave em humanos. Estudos preliminares demonstram que o SARS-CoV é estável nas fezes e urina em temperatura ambiente por 1 a 2 dias. Esta estabilidade parece ser maior nas fezes de pacientes com diarreia (pH maior). Temperaturas de 56°C inativam o SARS-CoV relativamente rápido e este perde sua infectividade após exposição a diferentes desinfetantes comumente usados (Marra *et al.*, 2003).

Epidemiologia

De acordo com dados da OMS, durante a epidemia foram registrados 8.422 casos prováveis de SRAG no mundo, com letalidade de 11%. Do total de casos prováveis notificados, 20% ocorreram em profissionais de saúde. Mais de 90% dos casos se concentraram na China Continental, Taiwan, Hong Kong, Cingapura e Canadá.

No Brasil, entre março e julho de 2003, foram informados à Secretaria de Vigilância em Saúde (SVS) 53 possíveis casos de SRAG, notificados em 13 estados, sendo todos descartados. No plano internacional, pode-se afirmar que a epidemia da SRAG inaugurou o século 21 no âmbito da saúde pública, não só pela demonstração prática das possibilidades de rápida disseminação de agentes infecciosos entre lugares geograficamente distantes (incluindo os países do capitalismo central) como também pela capacidade de resposta global a problemas deste tipo. Neste aspecto, o papel desempenhado pela OMS foi e continua sendo fundamental.

Considerando-se as lacunas ainda existentes no conhecimento da epidemiologia da doença e sobre a ecologia do vírus SARS-CoV, a reemergência da SRAG ainda é uma possibilidade. Desse modo, no período pós-surto todos os países devem continuar em alerta e manter sua capacidade de detecção precoce e de resposta rápida diante do surgimento de casos suspeitos.

As características clínicas inespecíficas da SRAG, a falta de um teste diagnóstico rápido que possa detectar o SARS-CoV nos primeiros dias da doença e a ocorrência sazonal de outras doenças respiratórias (particularmente a *influenza*) são fatores que podem interferir na vigilância desta nova doença, demandando um nível de qualidade das ações que poucos países do mundo podem sustentar.

Transmissão

A transmissão do SARS-CoV parece ser bem eficiente, basta ver a rápida disseminação da doença em profissionais da saúde em hospitais da China, com taxa de ataque em torno de 50% (CDC, 2003). Os mecanismos de transmissão da SRAG ainda não são completamente conhecidos. O fato de a maioria dos casos ocorrer em contactantes íntimos sugere que o vírus é predominantemente transmitido por gotículas respiratórias ou contato direto e indireto. Pequenas quantidades de RNA viral têm sido detectadas nas fezes de pacientes durante a convalescença, característica esta de outros coronavírus e, portanto, potencial fonte de transmissão (Cho *et al.*, 2001).

A transmissão por aerossol não parece ser a maior via; entretanto, esta via não pode ser desprezada, tendo em conta como ocorreu a disseminação da doença em certos ambientes (Hotel Metrópole e Condomínio Amoy, em Hong Kong). Cogita-se também a ocorrência de indivíduos particularmente superdisseminadores do SARS-CoV.

Alguns fatores influenciam a transmissão da doença: fatores virais ainda não bem conhecidos (carga viral, inóculo, infectividade) e fatores do hospedeiro (SRAG menos agressiva em crianças) (Hon *et al.*, 2003).

Quadro clínico

A maior proporção dos casos ocorreu em adultos (25 a 70 anos) previamente sadios. Os casos secundários ocorreram em profissionais de saúde e familiares. O período de incubação, notado nos casos de Cingapura, variou entre 2 e 10 dias (na maioria dos casos entre 2 e 7 dias). As primeiras manifestações da doença são febre alta (> 38°C) de início súbito, calafrios, dores musculares e tosse seca. Em 3 a 4 dias os pacientes evoluem com dispneia, sendo comuns achados radiológicos de infiltrado intersticial bilateral. Em 80 a 90% dos casos há significativa melhora dos sintomas a partir do 6º dia. Em 10 a 20% dos casos os pacientes evoluem para quadro clínico mais grave, progredindo para insuficiência respiratória aguda, desenvolvendo quadro de síndrome da angústia respiratória (hipoxemia grave refratária ao uso de oxigenoterapia), exigindo intubação e ventilação mecânica. Fatores associados à gravidade são idade acima de 40 anos e presença de comorbidades (Kamps-Hoffmann, 2003).

Definição de caso (CDC, 2003)

▸ **Definição de caso clínico de SRAG.** Pessoa com história de febre > 38°C e um ou mais dos seguintes sintomas: tosse, dificuldade respiratória, dispneia e evidência radiográfica de infiltrado pulmonar consistente com pneumonia ou síndrome da angústia respiratória, ou achados histopatológicos compatíveis com pneumonia ou síndrome da angústia respiratória sem uma causa definida.

▸ **Definição de caso laboratorial de SRAG.** Pessoa com sinais e sintomas que são clinicamente sugestivos de SRAG e achados laboratoriais positivos para o SARS-CoV, com base em um ou mais dos seguintes critérios diagnósticos: PCR positiva, soroconversão por ensaio imunoenzimático (Elisa) ou imunofluorescência (IFA) e isolamento viral.

Manejo dos casos suspeitos

Todo paciente que preencha a definição de caso deverá ser encaminhado para a unidade de referência de cada estado, procedendo-se imediatamente à comunicação para a Vigilância Epidemiológica das Secretarias Municipal e Estadual de Saúde. Tais Secretarias deverão notificar imediatamente à Secretaria de Vigilância em Saúde. Além da notificação pelos mecanismos descritos deverá ser preenchida a Ficha de Investigação Epidemiológica, pois trata-se de doença de notificação compulsória.

Hospitalizar o paciente em um quarto de isolamento ou junto com outros casos de SRAG, durante 10 dias a partir do início dos sintomas; atender o paciente de acordo com as normas de biossegurança; obter e registrar detalhadamente a história clínica e a história de contato íntimo com pacientes com SRAG ou viagem recente (ambos dentro de 10 dias antes do início dos sintomas) para as possíveis áreas afetadas.

Diversas terapias com antibióticos têm sido tentadas até o momento, com pouco efeito evidente; porém, diante de um quadro pulmonar com alteração radiológica, uma terapêutica antimicrobiana para cobertura de patógenos típicos e atípicos faz-se necessária. Recomenda-se o uso de uma cefalosporina de terceira geração associada a um macrolídeo ou a uma fluoroquinolona respiratória. A ribavirina, com ou sem o uso de esteroides, têm sido utilizada em alguns pacientes, mas, na ausência de indicadores clínicos, sua efetividade não foi comprovada até o presente momento, apenas sugerida (Health Canada, 2003). Atualmente a terapia mais apropriada são as medidas de suporte geral do paciente, assegurando a hidratação, a oxigenação e o tratamento de infecções subsequentes.

Manejo dos contactantes

Contactante é todo indivíduo que cuidou, conviveu ou morou com um caso suspeito ou provável de SRAG. Também incluem-se nesta categoria os que tiveram contato direto com secreções respiratórias, fluidos corporais e/ou excreções (fezes, por exemplo) de casos suspeitos ou prováveis da SRAG. Deve-se registrar o nome e o endereço do contactante e fornecer informações e recomendação em caso de surgimento de febre ou sintomas respiratórios (Secretaria de Saúde do Estado de São Paulo, 2004).

Colocar o contactante sob vigilância ativa por 10 dias e recomendar isolamento voluntário no domicílio. Assegurar contato diário (pessoalmente ou por telefone) por um membro da equipe de saúde. Orientar registro diário de temperatura e, caso surjam sintomas da síndrome, assegurar investigação em local apropriado (unidade de saúde), lembrando que o primeiro sintoma mais consistente que aparece é a febre.

Testes diagnósticos e diagnóstico diferencial

O diagnóstico diferencial da SRAG é feito com todas as outras causas infecciosas de infecção do trato respiratório inferior: rinovírus, adenovírus, *influenza*, *parainfluenza*, vírus sincicial respiratório, sarampo, hantavírus e os patógenos atípicos (*Mycoplasma pneumoniae*, *Chlamydia pneumoniae* e *Legionella* sp.).

Apesar de testes moleculares e detecção de anticorpos estarem sendo aprimorados, a suspeita e o diagnóstico da SRAG permanecem sobretudo baseados em critérios clínicos e epidemiológicos, empregando-se os testes específicos para confirmar ou descartar a SRAG.

Alguns métodos laboratoriais merecem discussão:

▸ **Testes moleculares.** O RNA específico do SARS-CoV pode ser detectado em vários espécimes clínicos, como sangue, fezes, secreções respiratórias ou tecidos por meio da PCR. Um teste de PCR positivo para SARS-CoV indica que existe material genético do vírus na amostra, mas não significa que o vírus presente seja infeccioso. Um teste de PCR negativo também não exclui a doença. Apresenta sensibilidade de 95% quando a amostra é coletada a partir do 10º dia da doença.

▸ **Isolamento viral.** A presença do vírus também pode ser detectada por meio da inoculação em cultura celular, como, por exemplo, em células Vero (células de rim de macaco). Atualmente, também significa que existe material genético do vírus na amostra e um resultado negativo não exclui SRAG.

▸ **Sorologia.** A detecção de anticorpos produzidos em resposta à infecção pode ser medida por técnicas de Elisa ou IFA. A presença de anticorpos indica infecção prévia. Soroconversão de negativo para positivo ou aumento de 4 vezes no título da fase aguda para fase convalescente indica infecção recente. Na fase convalescente, a detecção de anticorpos apresenta 93% de sensibilidade, sendo o tempo médio de soroconversão em torno de 20 dias. Por isso, duas amostras clínicas pareadas (fase aguda e convalescente) e 2ª amostra após 21 dias da primeira, devem ser colhidas em pacientes suspeitos de SRAG.

Prevenção e controle

Na ausência de medicamentos efetivos para o tratamento e de vacina para a SRAG, o controle da doença requer identificação precoce dos casos e seu manuseio apropriado, incluindo isolamento dos casos suspeitos e o manejo dos contactantes. Na grande maioria dos países, estas medidas têm evitado que casos importados disseminem a doença para outras pessoas.

Portanto, na admissão do paciente com suspeita de SRAG as seguintes normas de biossegurança e medidas de precaução deverão ser adotadas (Ministério da Saúde, 2002):

- Precauções para aerossóis
  - Quarto privativo, preferencialmente com pressão negativa e com sanitário exclusivo para o paciente. Na inexistência de quarto com pressão negativa, o paciente deverá ser mantido em quarto comum privativo. A porta deverá permanecer fechada
  - Todas as pessoas que adentrarem ao quarto (profissionais de saúde, profissionais de limpeza e visitantes) deverão usar máscara N95 (colocação da máscara antes de entrar no quarto e retirada depois de sair do quarto). Como a máscara pode ser contaminada pelas mãos do profissional (veja Precauções de contato), orienta-se a utilização de uma barreira sobre ela
  - Sobre a máscara N95 deverá ser utilizada uma barreira (pode ser uma máscara cirúrgica, colocada de maneira a não impedir a perfeita adaptação da máscara N95)
  - A máscara cirúrgica deverá ser retirada e descartada ainda no quarto do paciente
  - O profissional de saúde deverá lavar as mãos imediatamente após a retirada da máscara cirúrgica
  - Se for imperativo que o paciente deixe o quarto para a realização de procedimentos ou de exames complementares, deverá usar máscara cirúrgica

- Precauções de contato
  - Utilização de luvas e avental para qualquer contato com o paciente ou artigos por ele utilizados, com o seu ambiente e material infectante
  - Artigos de cuidados do paciente – termômetro, estetoscópio, esfigmomanômetro, oxímetro e outros – deverão ser de uso individual e adequadamente processados após a saída do paciente
  - Recipiente para o descarte de roupas sujas deverá ficar dentro do quarto
- Precauções padrão
  - Lavagem das mãos com água e sabão líquido antes e após o contato com o paciente; antes e após a realização de procedimentos; após o contato com material infectante, com superfícies contaminadas e a retirada de luvas e avental
  - Prevenção de acidentes com material perfurocortante; uso e descarte adequados
  - Limpeza e desinfecção concorrente e terminal de superfícies com os produtos habitualmente recomendados e autorizados pelo Ministério da Saúde (água e sabão, álcool a 70% e hipoclorito de sódio a 1%)
  - Não há recomendação especial para o processamento de artigos reutilizáveis e de roupas
  - Além dessas precauções, é recomendável o uso de óculos de proteção pelos profissionais de saúde sempre que houver contato com o paciente. Após o uso, os óculos deverão ser lavados com água e sabão e a seguir ser desinfetados com álcool a 70%.

▸ Infecção pelo vírus do oeste do Nilo

O vírus do oeste do Nilo (VON) foi reconhecido na África, em 1937, no distrito de West Nile, Uganda, a partir de uma paciente acometida por doença aguda febril; desde então, sua dinâmica trajetória vem sendo descrita, particularmente após alcançar a América do Norte (Solomon *et al.*, 2003; Gea-Banacloche *et al.*, 2004; Kilpatric *et al.*, 2006). Logo teve reconhecido seu ciclo aves-mosquitos-aves, com potencial envolvimento de outros vertebrados, assim preenchendo a definição de arbovírus (Solomon *et al.*, 2003). Inicialmente, esteve relacionado com ocasionais surtos de doença febril em humanos (febre do oeste do Nilo); porém, mais recentemente, vem revelando neurovirulência e produzindo surtos com crescente frequência e gravidade clínica (Petersen e Marfin, 2002; Gea-Banacloche *et al.*, 2004; Gould e Fikrig, 2004). Anteriormente restrito ao hemisfério oriental, teve sua introdução no hemisfério ocidental em 1999 (surto de encefalite na cidade de Nova York); nos anos seguintes, já estava em plena expansão na América do Norte, evidenciando não se tratar de um fenômeno transitório (Morse, 2003). Assim, o VON estaria em evolução, no sentido de preencher novos nichos ecológicos (Solomon *et al.*, 2003).

▪ Etiologia

O VON é um RNA vírus pertencente à família Flaviviridae, gênero *Flavivirus*; apresenta em seu envelope externo uma hemaglutinina, mediadora da ligação vírus-hospedeiro e indutora de anticorpos neutralizantes (Petersen e Roehrig, 2001; Petersen e Marfin, 2002; Gea-Banacloche *et al.*, 2004; Green e Rothman, 2004). O VON pertence ao complexo JE (de *Japanese encephalitis*), constituído por vários vírus de importância médica (vírus da encefalite japonesa, vírus da encefalite de St. Louis, vírus Kunjin, este um subtipo australiano do VON); inclui também o vírus Cacipacore, existente na América do Sul (Petersen *et al.*, 2001). Geneticamente, são reconhecidas duas linhagens do VON, sendo a linhagem 1 a principal responsável pela doença humana, e é a que está presente nas Américas (cepa dotada de neurovirulência) (Petersen e Roehring, 2001; Petersen e Marfin, 2002).

▪ Epidemiologia

As aves constituem o principal reservatório do VON, compondo o ciclo enzoótico primário ave-mosquito-ave (Solomon *et al.*, 2003; Gea-Banacloche *et al.*, 2004). O VON já foi identificado em mais de uma centena de espécies de aves e mais de 40 espécies de mosquitos; os mosquitos ornitofílicos culicídeos são os mais importantes vetores enzoóticos (*Culex pipiens* e outros) (Petersen e Marfin, 2002; Solomon *et al.*, 2003; Gould e Fikrig, 2004). Esta infecção não citopática dos mosquitos é de longa duração, possibilitando que em refeições sequenciais ocorra, pela saliva, a inoculação em animais de sangue quente. Condições ambientais favoráveis podem levar à amplificação do ciclo enzoótico, quando então várias espécies adicionais de mosquitos (p. ex., *Cx. salinarius*, *Cx. tarsalis*) e de aves (em especial da ordem Passeriforme) tornam-se infectadas (*bridge vectors*), podendo então constituir uma ameaça para os humanos e mamíferos; em climas tropicais, poderá ocorrer transmissão durante todo o ano (Petersen e Roehring, 2001; Gould e Fikrig, 2004). Diferentemente das aves, humanos e cavalos infectados têm curta viremia e, assim, pouco representam na disseminação do VON, sendo por isso denominados *dead end hosts* (Solomon *et al.*, 2003; Green e Rothman, 2004). Uma complexa interação de fatores (vírus, aves, mosquitos, ambiente, mamíferos e humanos) deve contribuir para os importantes surtos da doença nos anos mais recentes, com três perturbadoras tendências: aumento da ocorrência em humanos e cavalos; maior gravidade da doença humana; elevadas taxas de mortalidade entre as aves, acompanhando os surtos. Acredita-se que as aves migratórias possam desempenhar importante papel na introdução do VON em novas áreas; entretanto, sua chegada ao hemisfério ocidental (cidade de Nova York) não tem elucidação definitiva. A rápida expansão do VON na América do Norte tem um padrão consistente com a migração das aves; há registro de atividade viral no Canadá (com alguns casos humanos), México e Caribe. Parece evidente que o VON está evoluindo para preencher novos nichos ecológicos (Petersen e Roehring, 2001; Solomon *et al.*, 2003).

Muito recentemente, casos esporádicos nos EUA têm sido conectados a mecanismos não usuais de transmissão como: transfusão de sangue e derivados, transplantes de órgãos e amamentação (Solomon *et al.*, 2003; Gea-Banacloche *et al.*, 2004; Green e Rothman, 2004).

▪ Manifestações clínicas

O período de incubação típico é de 3 a 6 dias, podendo prolongar-se por até 14 dias. Dados de soroprevalência revelam que a maioria das pessoas infectadas é assintomática, ou tem manifestações muito leves (Petersen e Marfin, 2002; Solomon *et al.*, 2003; Gea-Banacloche *et al.*, 2004; Green e Rothman, 2004). Nos surtos inicialmente reconhecidos, a doença aguda febril mereceu a designação de febre do oeste do Nilo, exteriorizando-se por: febre de início súbito, mal-estar, cefaleia, mialgias, manifestações gastrintestinais (náuseas, vômitos e diarreia), dor e congestão ocular, erupção cutânea roseoliforme ou morbiliforme e linfadenopatia, com curta duração, de 3 a 6 dias. Nos surtos mais recentes, evidenciou-se nitidamente a existência de comprometimento neurológico, agravando-se a morbidade e a letalidade (Petersen e Marfin, 2002; Solomon *et al.*, 2003; Gea-Banacloche *et al.*, 2004; Green e Rothman, 2004). Assim, aproximadamente 20% das pessoas infectadas cursaram com o quadro descrito como febre do oeste do Nilo; 1 em cada 150 (EUA, 1999-2000) ou 140-320 (Romênia, 1996) evoluíram com encefalite, meningoencefalite ou meningite, sendo a idade superior a 50 anos o principal fator de risco (Petersen e Marfin, 2002; Solomon *et al.*, 2003; Gea-Banacloche *et al.*, 2004; Green e Rothman, 2004). Tornaram-se infrequentes a erupção cutânea e a linfadenopatia (Petersen e Roehring, 2001).

A doença neurológica tipicamente se segue a um pródromo febril, eventualmente bifásico; as manifestações dependem da topografia comprometida: encefalite, meningite ou mielite. Nos surtos recentes, entre os pacientes hospitalizados, 2/3 apresentaram encefalite, com ou sem meningite, e 1/3 teve apenas meningite. Recentemente, houve o reconhecimento de quadro similar à síndrome de Guillain-Barré, porém na maioria das vezes o quadro de intensa fraqueza muscular afetando as extremidades (síndrome poliomielite-símile) provavelmente está na dependência de mielite (lesão do corno anterior). Outros achados neurológicos referidos são neuropatias cranianas, neurite óptica, polirradiculite, ataxia e sinais extrapiramidais. Outras manifestações ocasionais incluem faringite, miocardite, pancreatite e hepatite (Petersen e Marfin, 2002; Solomon *et al.*, 2003; Gea-Banacloche *et al.*, 2004; Green e Rothman, 2004).

Avaliação subsidiária: leucometria normal, leucocitose (ou leucopenia) com linfocitopenia; ocasionalmente, anemia; hiponatremia, sobretudo nos casos com encefalite. Exame do liquor, nos casos de meningoencefalite: pleocitose moderada (predominância de linfócitos), hiperproteinorraquia moderada e glicorraquia normal. A tomografia computadorizada, como regra, revela-se normal; a ressonância magnética, em alguns casos, mostrará intensificação inespecífica meníngea e periventricular (recente sugestão: o aumento da intensidade do sinal em T2 no tálamo e outros gânglios basais é tido como indicativo precoce da encefalite pelo VON). Avaliação elétrica neuromiográfica: evidências de lesão axônica e desmielinizante, com predomínio da primeira, mais sugestiva de comprometimento de medula anterior (Petersen e Marfin, 2002; Solomon *et al.*, 2003; Gea-Banacloche *et al.*, 2004; Green e Rothman, 2004).

A mortalidade nos pacientes hospitalizados tem se situado entre 4 e 14%; do mesmo modo, a resolução pode não ser completa, com metade dos pacientes não recuperando sua normalidade quando da alta hospitalar. Um ano após, ainda estão presentes em expressiva parcela dos pacientes prejuízo da memória, dificuldade de deambulação e fraqueza muscular (Grenn e Rothman, 2004).

▪ Diagnóstico

A partir de valorizável suspeita epidemiológica devem ser realizados os exames laboratoriais apropriados, que incluem:

- Isolamento do VON, ou a detecção de componentes do mesmo
- Detecção de anticorpos contra o VON. Os materiais biológicos em geral utilizados são: sangue ou liquor (Petersen e Marfin, 2002; Solomon *et al.*, 2003; Gea-Banacloche *et al.*, 2004; Green e Rothman, 2004).

Como a viremia pelo VON é efêmera, o isolamento viral habitualmente tem pouco rendimento, além de exigir laboratórios com nível de biossegurança elevado (Gea-Banacloche *et al.*, 2004; Green e Rothman, 2004). A detecção de antígenos do VON (Elisa), ou de seus segmentos genômicos (amplificação por PCR ou Nasba) permite resultados diagnósticos específicos, porém tais técnicas ainda estão em aprimoramento. A avaliação sorológica utiliza técnicas usuais (Elisa é a mais valiosa) para a pesquisa de anticorpos IgG e, sobretudo, IgM contra o VON; a sensibilidade é elevada, porém ocorrem reações cruzadas com a maioria dos flavivírus (particularmente com o vírus da encefalite japonesa), na dependência de infecção ou vacinação pregressas (Gea-Banacloche *et al.*, 2004; Green e Rothman, 2004). Havendo comprometimento neurológico, a presença de anticorpos IgM específicos no liquor tem excepcional rendimento e valorização (Petersen e Rothamn, 2002; Solomon *et al.*, 2003; Gea-Banacloche *et al.*, 2004). A Figura 162.1 esquematiza a cronologia diagnóstica em casos de encefalite pelo VON. A comprovação sorológica definitiva dar-se-á pela técnica de neutralização em placa, já não tão acessível.

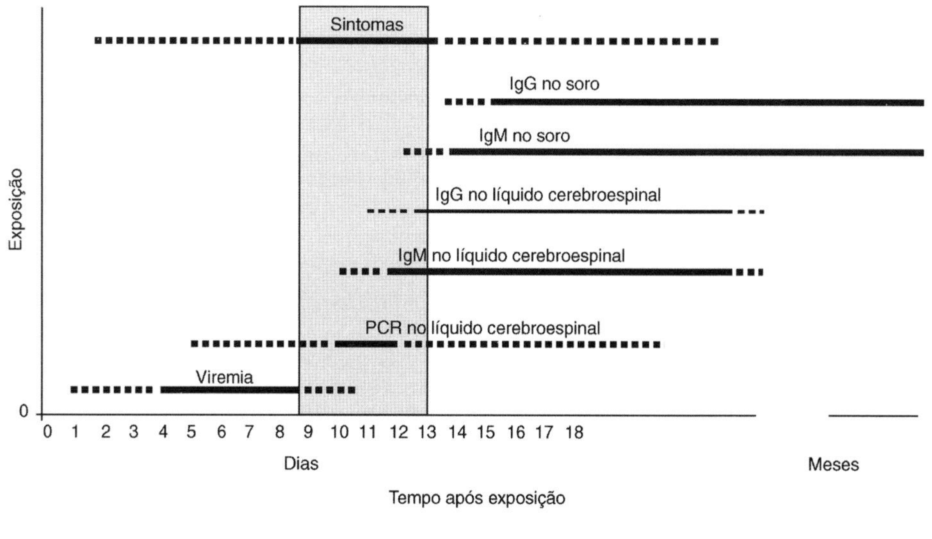

Figura 162.1 Encefalite pelo vírus do Oeste do Nilo: testes virológicos e sorológicos. Adaptada de Gea-Banacloche *et al.*, 2004.

A introdução do VON nos EUA e sua rápida expansão naquele país têm levado as autoridades locais a estabelecerem critérios de notificação de casos (basicamente os que cursam com comprometimento neurológico), caracterizados como possível, provável, confirmado ou excluído (veja www.cdc.gov/ncidod/dvbid/westnile). Um caso confirmado deverá ter:

- Doença febril com manifestação neurológica
- Pelo menos um dos dados seguintes: isolamento viral; demonstração de antígeno ou sequência genômica viral; anticorpos IgM (MAC-Elisa) em amostra liquórica de fase aguda; elevação de pelo menos 4 vezes entre amostras séricas de fase aguda e convalescença; amostra sérica única positiva para anticorpos IgM (Elisa) ou IgG (Elisa ou IH) e confirmadas por PRINT.

Tratamento

Não há tratamento antiviral específico contra o VON (Petersen e Marfin, 2002; Solomon *et al.*, 2003; Green e Rothamn, 2004). *In vitro* há ação demonstrada para a interferona-alfa e para doses muito elevadas da ribavirina; o emprego das mesmas, realizado em casos isolados, não permite avaliações conclusivas, aguardando-se resultados de ensaios controlados. Imunoglobulina IV obtida de convalescentes e rica em anticorpos anti-VON também tem sido testada (Solomon *et al.*, 2003; Gea-Banacloche *et al.*, 2004; Gould e Fikrig, 2004; Green e Rothamn, 2004).

O tratamento é sintomático e de sustentação, de acordo com as exigências do caso, podendo chegar a tratamento em unidade de terapia intensiva, com suporte ventilatório, para os casos neurológicos graves (Petersen e Marfin, 2002; Solomon *et al.*, 2003; Gea-Banacloche *et al.*, 2004; Green e Rothamn, 2004).

Vigilância e prevenção

Ainda não existem vacinas disponíveis para uso humano, embora várias estejam sendo pesquisadas, sobretudo com a utilização de proteínas estruturais do VON (p. ex., a proteína E da membrana, indutora de anticorpos neutralizantes) (Gould e Fikrig, 2004). Para uso em cavalos, existe uma vacina de vírus inativado por formalina. Mesmo quando disponível uma vacina eficaz, não se conseguirá a erradicação do VON, tendo em conta seu ciclo enzoótico (Solomon *et al.*, 2003).

A prevenção da infecção pelo VON segue duas estratégias gerais:

- Redução da população de mosquitos vetores
- Prevenção de picadas pelos mosquitos vetores.

Quanto ao controle dos vetores, são preconizadas ações como eliminação das coleções de água em nível residencial e urbano; aplicação de larvicidas (bioquímicos ou biológicos); utilização de pesticidas (p. ex., piretroides) para o controle de mosquitos adultos. Entretanto, a prevenção de picadas é exercida individualmente, por atitudes como:

- Diminuição da exposição (amanhecer e anoitecer)
- Uso de barreiras (cobrir o corpo por roupas longas)
- Uso de repelentes (formulações à base de DEET para uso pessoal e piretroides para uso ambiental) (Petersen *et al.*, 2001; Petersen e Roehring, 2002; Solomon *et al.*, 2003; Green e Rothman, 2004).

A Secretaria de Vigilância em Saúde/Ministério da Saúde (www.saude.gov.br/svs), preocupada com a possibilidade da entrada do VON no Brasil, vem desenvolvendo atividades para vigilância no território brasileiro com resultados negativos para a presença do VON em aves.

Aves sentinelas têm sido consideradas na vigilância ativa como tentativa de prevenir ou reduzir o impacto de surtos humanos, seja as propositalmente expostas (pintos), seja as mortas naturalmente (nos EUA, sobretudo corvos) (Petersen e Roehring, 2001; Solomon *et al.*, 2003; Green e Rothman, 2004).

Dada a complexidade e ainda o conhecimento incompleto da ecologia do VON, como também as incertezas sobre a eficácia dos esforços de controle, parece aceitável admitir que o VON persistirá como um importante desafio de saúde pública (Petersen e Roehring, 2001).

▸ Infecção por hantavírus

As hantaviroses são causadas por vírus RNA, do gênero *Hantavirus*, pertencentes à família Bunyaviridae. Foi isolado pela primeira vez em roedores silvestres capturados próximo ao rio Hantaan na Coreia do Sul, daí o nome hantavírus (Lee *et al.*, 1978; Schmaljohn e Hjelle, 1997).

Duas linhagens filogenéticas estão associadas à doença humana, a linhagem do Velho Mundo, que causa a febre hemorrágica com síndrome renal (FHSR), e a linhagem do Novo Mundo, que causa a síndrome pulmonar por hantavírus, também denominada síndrome cardiopulmonar por hantavírus (SCPH) (OPS, 1999).

Epidemiologia

Os hantavírus têm como reservatórios roedores silvestres da família Muridae pertencentes a três subfamílias: a Murinae e a Arvicolinae, reservatórios naturais dos hantavírus causadores de FHSR, e a Sigmodontinae, reservatório dos hantavírus implicados na SCPH. São roedores de hábitos principalmente noturnos, bem adaptados a ambientes rurais e que costumam adentrar habitações humanas em busca de alimentos. Cada espécie de hantavírus está associada, predominantemente, a uma espécie de roedor ou a espécies de roedores intimamente relacionadas (Schmaljohn e Hjelle, 1997). Os roedores infectados, aparentemente, não adoecem e persistem cronicamente infectados, podendo eliminar o vírus pela urina, fezes e saliva, possivelmente por toda a sua vida. A doença humana é uma zoonose e resulta, principalmente, da inalação de aerossóis contendo o vírus, como ocorre na poeira contaminada pelas excretas ou saliva do roedor. Transmissão também pode ocorrer através de mucosas, por mordedura do roedor, e acidentalmente, por via percutânea. Transmissão pessoa a pessoa foi documentada para o vírus Andes em um surto ocorrido na Argentina, entretanto não foi observada para nenhum outro hantavírus (Padula *et al.*, 1998).

Síndromes clínicas

▸ **SCPH.** A SCPH foi reconhecida pela primeira vez em 1993 no Sudoeste dos EUA (CDC, 1993). Na América do Norte, ocorre nos EUA e no Canadá, associada a pelo menos 5 distintos hantavírus (Sin Nombre, Bayou, Black Creek Canal, Nova York e Monongahela). Na América Central a doença foi identificada no Panamá. Na América do Sul foi descrita na Argentina, Bolívia, Brasil, Chile, Paraguai, Peru, Uruguai e Venezuela e tem sido associada a pelo menos 8 hantavírus

(Andes, Laguna Negra, Oran, Juquitiba, Castelo dos Sonhos, Araraquara, HU39694 e Lechinguanas). No Brasil, os primeiros casos foram descritos no estado de São Paulo, em 1993 (Silva *et al.*, 1997). Desde então todas as regiões geográficas do país notificaram casos. Até agosto de 2004, haviam sido notificados 396 casos de SCPH em 13 estados brasileiros, com uma taxa de letalidade de 44,7%. Mais da metade destes casos ocorreu na Região Sul, nos estados do Paraná, Santa Catarina e Rio Grande do Sul. Na Sudeste ocorreram casos em Minas Gerais e São Paulo. Na Região Norte, Pará e Amazonas registraram casos; no Nordeste, há ocorrência no Maranhão, Rio Grande do Norte e Bahia; e na Centro-Oeste, a doença foi reconhecida em Mato Grosso, Goiás e Brasília. A maioria destes casos ocorreu na área rural, por exposição ocupacional, tanto na forma de surtos como casos esporádicos; acometeram principalmente adultos entre 20 e 39 anos, sendo que mais de 80% eram do sexo masculino. Em determinadas áreas do país a doença se comporta como uma endemia local (Ministério da Saúde, 2003; Mendes *et al.*, 2004). A definição de caso do Ministério da Saúde pode ser vista na Tabela 162.1.

Tabela 162.1 Definição de caso de síndrome cardiopulmonar por hantavírus (SCPH), Ministério da Saúde, 2002.

O Ministério da Saúde define os seguintes critérios de definição de caso de SCPH:

- Caso suspeito
  - Paciente com doença febril, geralmente acima de 38°C, mialgias, acompanhadas de um ou mais dos seguintes sinais e sintomas: calafrio, astenia, dor abdominal, alterações gastrintestinais, cefaleia, tosse seca, insuficiência respiratória aguda de etiologia não determinada, ou edema pulmonar não cardiogênico na primeira semana da doença, ou
  - Paciente com enfermidade aguda apresentando quadro de edema pulmonar não cardiogênico com evolução para o óbito, ou
  - Paciente com história de doença febril e com exposição à mesma fonte de infecção de um ou mais caso(s) de SCPH, confirmado(s) laboratorialmente
- Caso confirmado
  - Critério laboratorial: caso suspeito, confirmado por um dos exames:
    - Presença de anticorpos de classe IgM ou soroconversão de IgG no teste Elisa ou
    - Imuno-histoquímica de tecidos positiva ou
    - PCR positiva
  - Critério clinicoepidemiológico: indivíduo que tenha frequentado áreas conhecidas de transmissão de hantavírus ou exposição à mesma situação de risco de pacientes confirmados laboratorialmente, apresentando todas as seguintes alterações:
    - Radiografia de tórax com infiltrado intersticial bilateral nos campos pulmonares, com ou sem derrame pleural
    - Hemoconcentração (hematócrito > 45%)
    - Trombocitopenia (plaquetas < 130.000 plaquetas/mm^3).

Manifestações clínicas

A hantavirose pode variar desde formas assintomáticas ou oligossintomáticas, rara nos EUA e no Canadá, mas comum em determinadas áreas da Argentina, Chile, Paraguai e Brasil, até a clássica SCPH (OPS, 1999; Mendes *et al.*, 2004). Esta pode ser dividida em quatro fases (Duchin *et al.*, 1994): após um período de incubação, que em geral é de 12 a 16 dias (variação de 4 a 42 dias), tem início a *fase prodrômica*, caracterizada pela presença de febre, mialgia e cefaleia. Transtornos digestivos são frequentes e habitualmente se apresentam com dor abdominal, que pode ser intensa, náuseas, vômitos e diarreia. Lombalgia é comum e pode ser significativa. A *fase pulmonar* é marcada pelo início de tosse, seca ou produtiva, taquicardia, taquidispneia e hipoxemia. Estas manifestações podem ser seguidas por rápida evolução para edema pulmonar não cardiogênico, hipotensão arterial e colapso circulatório. A radiografia do tórax habitualmente demonstra infiltrado intersticial difuso bilateral que rapidamente evolui com enchimento alveolar, especialmente nos hilos e nas bases pulmonares (Hallin *et al.*, 1996). Derrame pleural, principalmente bilateral, de pequena magnitude é comum (Boroja *et al.*, 2002). A área cardíaca é normal. O índice cardíaco é baixo e a resistência vascular periférica é elevada, o oposto do que se observa no choque séptico. Comprometimento renal pode ocorrer, mas em geral é leve a moderado, embora insuficiência renal aguda possa ocorrer, especialmente em infecções pelos vírus Bayou, Black Creek Canal e Andes. A taxa de letalidade é elevada, comumente em torno de 45% (OPS, 1999). O óbito ocorre, mais comumente, dentro de 5 a 6 dias do início da doença (Nolte *et al.*, 1995). A *fase diurética*, característica dos pacientes que se recuperam, é marcada pelo aumento da diurese e rápida eliminação do edema pulmonar e resolução da febre e do choque. Nos casos não fatais, vem a *fase de convalescença*, que pode se estender por várias semanas ou meses.

Achados laboratoriais

A leucometria pode variar de normal até acentuada leucocitose com importante desvio à esquerda, às vezes com surgimento de mielócitos e promielócitos, além da observação de linfócitos atípicos (imunoblastos) (Hallin *et al.*, 1996). Plaquetopenia ocorre quase universalmente, surge ainda na fase prodrômica e não está associada à gravidade do caso. São comuns elevações discretas da aminotransferase pirúvica e oxalacética e aumento da desidrogenase láctica. Proteinúria e hematúria microscópicas são frequentes. Elevação da creatinina pode ser observada. Costumam ocorrer hemoconcentração, hipoalbuminemia e, nos casos graves, acidose láctica (Nolte *et al.*, 1995). O tempo de protrombina e o tempo parcial de tromboplastina ativada tendem a se relacionar com a gravidade do caso, entretanto a presença de fenômenos hemorrágicos é incomum. A suspeita de SCPH deveria ser considerada em todo paciente febril, residente na área rural, com histórico de contato com roedor, apresentando a tétrade leucocitose com neutrofilia e desvio à esquerda, hemoconcentração, trombocitopenia e presença de linfócitos atípicos.

Patogenia

A patogenia da SCPH é pouco compreendida (Zaki *et al.*, 1995). Os hantavírus demonstram tropismo por se replicarem em células endoteliais e em macrófagos. A ativação das células endoteliais está associada a recrutamento de células imunes, entretanto não resulta em lise do endotélio. A microscopia demonstra células endoteliais bastante intumescidas, mas sem dano estrutural. O edema agudo do pulmão, principal responsável pela insuficiência respiratória aguda, parece resultar de uma disfunção do endotélio capilar pulmonar, levando ao aumento da permeabilidade vascular na circulação pulmonar e extravasamento plasmático. O substrato anatomopatológico do dano capilar não é conhecido (Nolte *et al.*, 1995). Observam-se elevadas concentrações de proteína tanto no edema pulmonar quanto no fluido pleural. Na imuno-histoquímica identificam-se partículas virais em nível ultraestrutural das células do endotélio pulmonar. As principais alterações hemodinâmicas observadas nos casos fatais foram hipovolemia e disfunção cardíaca (Hallin *et al.*, 1996).

Tratamento

Não se conhece tratamento antiviral eficaz para SCPH. O uso de ribavirina não demonstrou sucesso. Assim, a terapêutica é sintomática e de suporte, especialmente voltada para a vigilância e manutenção da oxigenação, às vezes com ventilação mecânica e suporte hemodinâmico. Devido ao aumento da permeabilidade capilar pulmonar, a hidratação venosa tem que ser conduzida com cautela e, de preferência, com utilização de soluções coloidais. A disfunção cardíaca deve ser conduzida com agentes inotrópicos como dobutamina, dopamina ou epinefrina (Hallin *et al.*, 1995). Foram descritos casos isolados de sucesso utilizando óxido nítrico por via inalatória e com oxigenação com membrana extracorpórea, mas até o momento não existe estudo controlado que o recomende. O uso de corticosteroide não tem demonstrado benefício. Tem sido recomendado o uso de antibióticos de largo espectro, incluindo cobertura para pneumonias atípicas (em geral *Mycoplasma pneumoniae*, *C. pneumoniae* e *L. pneumophila*) até que o diagnóstico tenha sido confirmado (OPS, 1999).

Diagnóstico diferencial

A fase prodrômica é indistinguível de outras moléstias agudas febris. A presença de intensa lombalgia pode confundir com pielonefrite aguda, e a forte dor abdominal, presente em alguns casos, pode simular um abdome agudo. A fase cardiopulmonar faz diagnóstico diferencial principalmente com sepse associada à síndrome de resposta inflamatória sistêmica ou à coagulação intravascular disseminada, pneumonias atípicas, hemorragia pulmonar associada à leptospirose, febre hemorrágica da dengue com envolvimento pulmonar, febre hemorrágica por arenavírus, pneumocistose associada à AIDS, peste e melioidose.

FHSR

Quatro hantavírus foram implicados com a etiologia da FHSR. O vírus Hantaan, que está associado às formas mais graves de FHSR, era anteriormente conhecido como febre hemorrágica da Coreia, cuja letalidade pode ultrapassar 10%. O vírus Seoul, agente da chamada FHSR urbana, presente principalmente na Ásia mas identificado em roedores na África, nos EUA e no Brasil; o vírus Puumala, principal agente de FHSR na Europa, associado a uma forma clínica leve da doença, conhecida como nefrite epidêmica, cuja taxa de óbito é inferior a 1%; e o vírus Dobrava, também associado a FHSR na Europa.

A FHSR é caracterizada por disfunção vascular, com aumento da permeabilidade capilar, hemorragia microvascular, plaquetopenia e variados graus de disfunção renal (Cosgriff, 1991). Na sua forma clássica, apresenta-se em cinco fases: após um período de incubação de 1 a 8 semanas, tem início a *fase febril*, com cefaleia, mialgia, náuseas, dor abdominal e lombalgia. Pode haver *rash* cutâneo, eritema na face e hiperemia conjuntival. A seguir, tem início a *fase de hipotensão*, caracterizada pela queda progressiva da pressão arterial que, nos casos graves, pode levar ao choque. São comuns as manifestações hemorrágicas. Disfunção renal com diminuição progressiva da diurese marca a *fase oligúrica*. A *fase poliúrica* precede a recuperação gradual da função renal e antecipa a *fase de convalescença* que pode perdurar por várias semanas. O tratamento da FHSR é principalmente de suporte. A ribavirina intravenosa, iniciada precocemente, pode reduzir a mortalidade (Huggins *et al.*, 1991).

Diagnóstico etiológico

O método diagnóstico mais usual, para todas as hantaviroses, é a detecção de anticorpos IGM por técnica Elisa (*enzyme-linked immunosorbent assay*), presente em cerca de 95% dos pacientes na fase aguda da doença. Soroconversão de IgG ou aumento em 4 vezes, ou mais, nos seus títulos em amostras de soro analisadas a intervalo de 2 semanas também confirmam o diagnóstico. A técnica de RT-PCR (*reverse transcription-polymerase chain reaction*) não é utilizada rotineiramente, sendo recomendada para definição do genótipo viral. A imuno-histoquímica tem sua grande aplicação em diagnóstico retrospectivo de pacientes que foram a óbito (OPS, 1999; Schmaljohn e Hjelle, 1997).

Medidas de prevenção e controle

Não existe vacina disponível e não é possível a erradicação do roedor uma vez que se trata de um animal silvestre amplamente adaptado em seu *habitat*. A Organização Pan-Americana de Saúde recomenda a aplicação de medidas sanitárias e modificações nas instalações domiciliares dificultando o acesso de roedores ao interior das mesmas, limpeza das áreas contaminadas pelas excretas dos roedores, eliminação de roedores do interior do domicílio, além de programas de educação sanitária e treinamento de profissionais de saúde na identificação precoce e adequado manejo dos casos suspeitos. Para profissionais de saúde na assistência a pacientes suspeitos de SCPH recomenda-se a adoção de precauções de contato e precauções para aerossóis com uso de máscara dotada de filtro tipo N95 (Ministério da Saúde, 2002).

Infecção pelo vírus Ebola

O vírus Ebola foi identificado primeiramente em 1976 quando ocorreram duas epidemias de febre hemorrágica no norte do Zaire (atual República Democrática do Congo) e no sul do Sudão, com mortalidade de 90 e 50%, respectivamente. Desde 1976, o vírus Ebola aparece esporadicamente em forma de epidemias pequenas ou médias; entretanto, grandes epidemias ocorreram em Kikwit, no Zaire, em 1995, e em Gulu, em Uganda, em 2000 (CDC: Ebola hemorrhagic fever, 2004; 2011).

Etiologia

Filoviroses compreendem um grupo de doenças causadas por uma família de vírus denominada Filoviridae. Os filovírus causam febre hemorrágica em primatas humanos e não humanos (macacos, gorilas e chimpanzés). Somente dois vírus desta família foram identificados: vírus Marburg e vírus Ebola, sendo que o vírus Ebola tem quatro espécies: Ebola-Ivory Coast, Ebola-Zaire, Ebola-Sudan e Ebola-Reston, classificadas de acordo com a região geográfica onde foram descobertas. A subespécie Ebola-Reston não causa doença em humanos, somente em macacos.

Estruturalmente, os filovírus são partículas virais completas formadas por longos filamentos em forma de "U" que contêm fita simples de RNA. Devido à sua natureza letal, estes vírus são classificados como patógenos de classe biológica IV (alta periculosidade), e são potencialmente úteis para serem usados como armas biológicas, dentro do contexto do bioterrorismo (Casillas *et al.*, 2003). O genoma do vírus Ebola apresenta as seguintes proteínas estruturais: glicoproteína do envelope (GP), nucleoproteína (NP), proteínas da matriz (VP24 e VP40); e proteínas não estruturais (VP30 e VP35) (Sullivan *et al.*, 2003).

Epidemiologia

Muito pouco se conhece a respeito da exata origem do vírus Ebola e seu reservatório natural ainda permanece desconhecido. Entretanto, com base nas evidências disponíveis e na natureza similar das viroses encontradas em macacos, estudos demonstram que o vírus é zoonótico e naturalmente infecta um hospedeiro animal nativo do continente africano.

Casos confirmados de febre hemorrágica por Ebola (FHE) têm sido relatados na República Democrática do Congo, Gabão, Sudão, Costa do Marfim e Uganda. Um indivíduo com evidência sorológica de infecção, porém assintomático, foi relatado na Libéria, e um profissional de laboratório adquiriu a doença após exposição acidental com agulha na Inglaterra. Não há relato de doença em humanos nas Américas. Existem somente relatos de vírus Ebola-Reston em macacos importados para pesquisa das Filipinas para os EUA e Itália. Durante esta epidemia, muitos pesquisadores se infectaram com o vírus, porém nenhum adoeceu.

A FHE tipicamente aparece em epidemias esporádicas, em geral dentro de ambiente hospitalar (situação conhecida como amplificação). Provavelmente, casos isolados devem ocorrer sem serem reconhecidos (CDC: Ebola hemorrhagic fever, 2004).

Transmissão

A doença pelo vírus Ebola é uma infecção aguda. Não existe estado de portador. Como o reservatório natural do vírus é desconhecido, a maneira inicial pela qual o vírus apareceu nos humanos e iniciou uma epidemia é ignorada. Entretanto, pesquisadores acreditam na hipótese de que o primeiro paciente tenha se tornado infectado mediante contato com um animal infectado. Após o primeiro caso, o vírus pode ser transmitido por contato direto com sangue e/ou secreções da pessoa infectada; e contato indireto com sangue e/ou secreções da pessoa infectada (p. ex., agulhas).

A transmissão para os contactantes domiciliares varia de 3 a 17% e está associada ao contato íntimo com os pacientes doentes e suas secreções (WHO, 1978). A transmissão nosocomial tem sido relatada em profissionais da saúde quando não se utilizam as precauções padrão e de contato para cuidar dos pacientes infectados.

Todas as espécies do vírus Ebola têm habilidade de transmissão por partículas de aerossóis, sob determinadas condições; entretanto, este tipo de transmissão não tem sido documentado entre humanos durante as epidemias africanas, seja no ambiente hospitalar, seja entre os contactantes domiciliares. Somente o vírus Ebola-Reston parece ter transmissão aérea entre a população de macacos (CDC: Ebola hemorrhagic fever, 2004).

Patogenia

A fisiopatogenia da doença não é bem conhecida. Sabe-se que a glicoproteína do vírus Ebola é sintetizada e secretada através da membrana e liga-se preferencialmente a células endoteliais, fagócitos mononucleares e hepatócitos. Ocorre aumento dos níveis de citocinas inflamatórias, como interferona-alfa, interferona-gama, interleucina-2, interleucina-10 e fator de necrose tumoral, que desencadeiam a disfunção vascular e a resposta inflamatória responsáveis pelas manifestações clínicas hemorrágicas fatais da FHE (Sullivan *et al.*, 2003).

Quadro clínico

O período de incubação da FHE varia de 2 a 21 dias. O início da doença é abrupto e caracterizado por febre, cefaleia, dores musculares e articulares, dor de garganta e adinamia, seguidos de vômitos, diarreia e dor de estômago. Outras manifestações comuns incluem fotofobia, linfadenomegalia, hiperemia conjuntival, icterícia e pancreatite. Envolvimento do sistema nervoso central pode ser manifestado por sonolência, delírio ou coma. Com a progressão da doença, manifestações hemorrágicas como petéquias, equimoses, hemorragias nos locais de punção venosa e sangramentos internos ocorrem em metade dos pacientes. Ao redor do quinto dia de doença, muitos pacientes desenvolvem exantema maculopapular no tronco. Na segunda semana de doença ocorre defervescência dos sintomas e o paciente melhora nitidamente ou evolui para óbito com falência de múltiplos órgãos, acompanhada de coagulação intravascular disseminada e anúria (Peters, 2000).

Como a fisiopatogenia da doença não é bem conhecida, não se sabe por que algumas pessoas são capazes de se recuperar da infecção, enquanto outras não. Provavelmente, pacientes com evolução fatal não desenvolvem resposta imune significativa capaz de depurar o vírus em tempo hábil. Acredita-se que as células T CD8 desempenhem importante papel na proteção contra a doença aguda, enquanto as células T CD4 e a presença de anticorpos são importantes para a proteção da doença a longo prazo (Gupta *et al.*, 2004).

Diagnóstico

O diagnóstico da FHE não pode ser fundamentado em dados clínicos, visto que o diagnóstico diferencial envolve outras causas de febre hemorrágica. Diante da suspeita de FHE, deve-se isolar o paciente e notificar às autoridades locais. O diagnóstico laboratorial pode ser feito por meio de testes sorológicos Elisa-IgM, PCR ou isolamento viral (CDC: Ebola hemorrhagic fever, 2004).

Tratamento

Não existe tratamento específico para FHE, somente tratamento de suporte: reposição de fluidos e eletrólitos, manutenção da oxigenação e da pressão sanguínea e tratamento das complicações infecciosas (CDC: Ebola hemorrhagic fever, 2004).

Prevenção e controle

É difícil estabelecer medidas preventivas quando não se conhece o reservatório natural do vírus. Portanto, torna-se primordial reconhecer um caso de FHE para que medidas de isolamento e precauções sejam instituídas para evitar a disseminação da doença. Estas medidas incluem: quarto privativo para o paciente infectado; uso obrigatório de máscaras, luvas e aventais para o manuseio do paciente; implementação de medidas de controle de infecção hospitalar como esterilização e desinfecção de equipamentos utilizados no paciente.

Sem dúvida nenhuma, a melhoria das condições socioeconômicas dos países africanos contribuiria muito para a prevenção da FHE. Os CDC dos EUA, em conjunto com a OMS, desenvolveram um guia prático intitulado *Controle de Infecção para Febres Hemorrágicas Virais em Hospitais Africanos.* Este guia descreve como reconhecer um caso de febre hemorrágica viral e como prevenir a transmissão nosocomial utilizando materiais disponíveis em locais com limitados recursos financeiros.

Pesquisadores e cientistas continuam a desenvolver estudos para buscar descobertas adicionais como métodos de diagnóstico precoce, investigação ecológica e do reservatório do vírus, monitoramento de áreas suspeitas, determinação da incidência da doença e uma possível vacina. Uma vacina eficaz contra o Ebola não só significaria um avanço para salvar vidas nos países africanos como também desencorajaria o uso do vírus como um agente bioterrorista. Em novembro de 2003, a OMS relatou 11 casos de FHE na República do Congo e simultaneamente foi iniciado o primeiro estudo humano com uma vacina investigacional para prevenção da infecção por Ebola. A vacina candidata foi sintetizada utilizando-se genes inativados e modificados do vírus Ebola. Não há material infectante na vacina nem o vírus está presente durante os estágios de processamento da vacina; portanto, é impossível a mesma causar infecção. Esta vacina é do tipo DNA e será testada em voluntários sadios não expostos ao vírus (National Institutes of Health, 2003).

▸ Infecção pelo metapneumovírus

Infecções agudas do trato respiratório representam uma grande causa de mortalidade e morbidade mundial. Uma grande variedade de vírus incluindo *influenza*, vírus sincicial respiratório, *parainfluenza*, adenovírus, rinovírus e coronavírus tem sido associada a síndromes clínicas que variam desde resfriado comum até pneumonia. Entretanto, devido a dificuldades diagnósticas, muitos casos permanecem sem etiologia conhecida, sugerindo que outros agentes etiológicos necessitam ser identificados. Um novo vírus respiratório, o metapneumovírus humano (MPVh), foi primeiramente isolado em 2001, da nasofaringe de uma criança na Holanda (Van den Hoogen *et al.*, 2001). Com base em características genéticas, morfológicas e bioquímicas, o MPVh foi quase classificado como um metapneumovírus aviário. Posteriormente, junto com o gênero *Pneumovirus,* foi classificado na subfamília Pneumovirinae dentro da família Paramyxoviridae (McIntosh e McAdam, 2004) (Figura 162.2).

▪ Etiologia

Os MPVh são partículas filamentosas, esféricas, pleomórficas, com cerca de 209 nm, que não exercem atividade de hemaglutinação. Estudos experimentais demonstram que o MPVh, quando inoculado em porcos ou em pássaros, não causa sintomas clínicos; entretanto, quando inoculado em macacos, há produção de sintomas respiratórios leves, indicando que o MPVh é um patógeno respiratório de primatas (Van den Hoogen *et al.*, 2001).

O genoma do MPVh consiste em cadeia única de RNA contendo nucleoproteína, fosfoproteína, proteína da matriz, proteína de fusão, fator regulador da síntese de RNA, proteína de superfície, glicoproteína e polimerase. O MPVh não apresenta genes não estruturais, o que o diferencia do vírus sincicial respiratório (Yu *et al.*, 1992).

▪ Epidemiologia

Desde seu relato inicial em 2001, o MPVh tem sido descrito na América do Norte, Europa, Ásia e Austrália (Hamelin *et al.*, 2004). O MPVh é causa de bronquiolite e pneumonia em crianças e provavelmente causa infecção do trato respiratório inferior em idosos. Embora o MPVh possa frequentemente infectar adultos jovens sadios, não está claro que tipo de sintomatologia ele causa nesses indivíduos. Casos de infecção grave e reinfecção em adultos imunocomprometidos sugerem que, apesar de a infecção ser universal na infância, novas infecções podem ocorrer devido à incompleta resposta imunológica e/ou aquisição de novo genótipo. Existem dois genótipos do MPVh, porém não se sabe se a infecção com um genótipo confere proteção cruzada (McIntosh *et al.*, 2004).

O MPVh apresenta distribuição sazonal similar à do vírus sincicial respiratório, sendo mais frequente no inverno e na primavera.

A participação do MPVh como causa de infecção do trato respiratório (ITR) aguda tem sido avaliada em muitos estudos utilizando-se métodos diagnósticos moleculares. Em crianças hospitalizadas com ITR, o MPVh responde por 5 a 10% dos casos (Maggi *et al.*, 2003). Na população adulta, o MPVh responde por cerca de 4,5% dos casos de ITR (Falsey *et al.*, 2003). Número semelhante tem sido relatado em adultos assintomáticos, nos quais evidências de infecção pelo MPVh são de cerca de 4,1% (Falsey *et al.*, 2003).

▪ Manifestações clínicas

Em crianças hospitalizadas, o diagnóstico de bronquiolite com ou sem pneumonite tem sido comumente relatado. Cerca

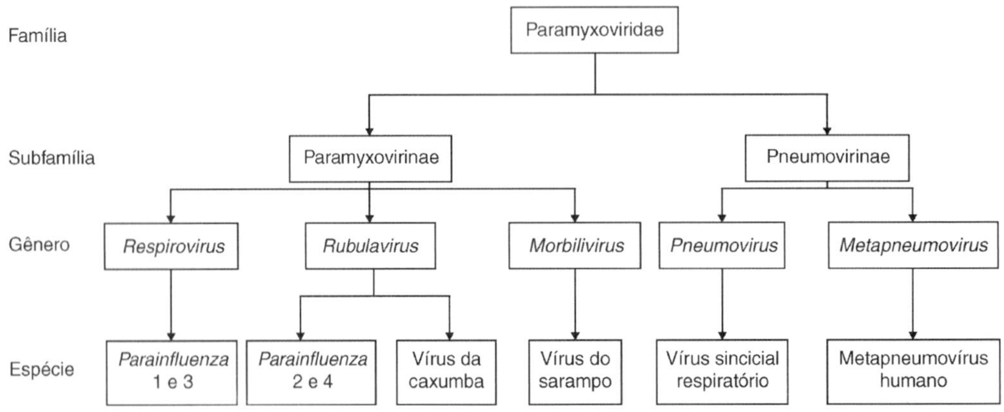

Figura 162.2 Classificação dos patógenos virais humanos da família Paramyxoviridae.

de 50% das crianças infectadas têm otite média concomitante. A presença de sibilos e exacerbação de bronquite asmática tem sido descrita em alguns casos e cerca de 25 a 33% ocorrem em crianças com condições predisponentes, como prematuridade, doença cardiopulmonar e imunossupressão (Esper *et al.*, 2003).

Em adultos, o MPVh está associado a doenças respiratórias do tipo *influenza* ou resfriado com evidências de envolvimento do trato respiratório inferior. Os sintomas e sinais mais comumente observados são: febre, calafrios, tosse, dispneia, broncospasmo, rinorreia, dor de garganta, mialgia, cefaleia e *rash* cutâneo (Hamelin *et al.*, 2004).

Similarmente à infecção pelo vírus sincicial respiratório, a gravidade da infecção pelo MPVh é maior em crianças, idosos e pacientes imunocomprometidos.

Especula-se que o MPVh seja um copatógeno. Um estudo relata a identificação do MPVh em 70% dos lavados broncoalveolares colhidos de pacientes com bronquiolite por vírus sincicial respiratório e em suporte ventilatório, hipotetizando a possibilidade de que o MPVh seja um determinante de gravidade do vírus sincicial respiratório (Greensill *et al.*, 2003).

Recentemente, também se especulou o possível efeito sinérgico entre o MPVh e o novo coronavírus causador da SRAG. Em estudo de pacientes com diagnóstico clínico provável de SRAG, o MPVh foi encontrado em 52% dos casos (Chan *et al.*, 2003). Entretanto, em estudos experimentais em macacos com consolidação pulmonar multifocal induzida pelo coronavírus nenhuma exacerbação foi encontrada após subsequente infecção pelo MPVh (Fouchier *et al.*, 2003).

▪ Diagnóstico laboratorial

O MPVh, quando em cultivo celular, apresenta crescimento fastidioso responsável pela identificação tardia, e seu efeito citopático pode ser visto somente 10 a 14 dias após a inoculação.

Devido à indisponibilidade de testes de detecção de antígenos e ao demorado crescimento viral, as técnicas de PCR têm sido o método de escolha para o diagnóstico de infecção aguda pelo MPVh, sendo as sequências derivadas do genótipo 1. A PCR em tempo real (RT-PCR), recentemente descrita, permite a amplificação e detecção deste patógeno em menos de duas horas (Mackay *et al.*, 2003).

Testes sorológicos permitem o diagnóstico retrospectivo. Como a infecção é universal, a soroconversão ou o aumento de 4 vezes da titulação de anticorpos permite confirmar o diagnóstico de infecção recente.

▪ Tratamento

Não existem vacinas, agentes quimioterápicos ou preparações de anticorpos aprovados para a prevenção ou tratamento da infecção pelo MPVh. O uso combinado de ribavirina e imunoglobulina intravenosa deve ser reservado criteriosamente para o tratamento de infecções graves em pacientes imunocomprometidos (Hamelin *et al.*, 2004).

Os dados disponíveis na literatura indicam que o MPVh parece ser um importante causador de infecções do trato respiratório superior e inferior em crianças. As reinfecções são frequentes e podem levar a complicações em indivíduos idosos e imunocomprometidos. As características clínicas e epidemiológicas são similares às do vírus sincicial respiratório, com algumas diferenças. Vale mencionar que muitas questões fundamentais relacionadas com a patogenia viral e com a resposta imunológica específica do hospedeiro ainda necessitam ser estudadas e respondidas.

▸ Referências bibliográficas

Boroja M, Barrie JR, Raymond GS. Radiographic findings in 20 patients with hantavirus pulmonary syndrome correlated with clinical outcome. *AJR*. 178: 159-63, 2002.

Casillas AM, Nyamathi AM, Sosa A *et al.* A current review of Ebola virus: pathogenesis, clinical presentation and diagnostic assessment. *Biol Res Nurs.* 4: 268-275, 2003.

CDC-Centers for Disease Control and Prevention. Outbreak of acute illness Southwestern United States. *MMWR*. 42: 421-424, 1993.

CDC-Centers for Disease Control and Prevention. Outbreak of SARS worldwide, 2003. *MMWR*. 52: 226-28, 2003.

CDC-Centers for Disease Control and Prevention: www.cdc.gov/od/oc/media/pressrel/r030324.htm.

CDC-Centers for Disease Control and Prevention: Ebola hemorrhagic fever. http://www.cdc.gov/ncidod/dvrd/sbp/mnpages/dispages/ebola.htm.

CDC-Centers for Disease Control and Prevention. Outbreaks postings. http://www.cdc.gov/ncidod/dvrd/spb/outbreaks/index.htm, 2011.

Chan PK, Tam JS, Lam CW *et al.* Human metapneumovirus detection in patients with severe acute respiratory syndrome. *Emerg Infect Dis.* 9: 1058-1063, 2003.

Cho KO, Hoet AE, Loerch SC *et al.* Evaluation of concurrent shedding of bovine coronaviruses via the respiratory tract and enteric route in the feedlot cattle. *Am J Vet Res.* 62: 1436-1441, 2001.

Cosgriff TM. Mechanisms of disease in hantavirus infection: pathophysiology of hemorrhagic fever with renal syndrome. *Rev Infect Dis.* 13: 97-107, 1991.

Duchin JS, Koster FT, Peters CJ *et al.* Hantavirus pulmonary syndrome: a clinical description of 17 patients with a newly recognized disease. *NEJM*. 330: 949-955, 1994.

Esper F, Boucher D, Weibel C *et al.* Human metapneumovirus infection in the United States: clinical manifestations associated with a newly emerging respiratory infection in children. *Pediatrics*. 111: 1407-1410, 2003.

Falsey AR, Erdman D, Anderson LJ *et al.* Human metapneumovirus infections in young and elderly adults. *J Infect Dis.* 187: 785-790, 2003.

Fouchier RA, Kuiken T, Schutten M *et al.* Aetiology: Koch's postulates fulfilled for SARS virus. *Nature*. 423: 240, 2003.

Gea-Banacloche LH, Johnson RT, Bagic A *et al.* West Nile virus: pathogenesis and therapeutic options (NIH Conference). *Ann Intern Med.* 140: 545-553, 2004.

Gould LH, Fikrig E. West Nile virus: a growing concern? *J Clin Investig.* 113: 1102-1107, 2004.

Green S, Rothman AL. West Nile virus. In Gorbach SL, Bartlett JG, Blacklow NR (eds), *Infectious Diseases*. 3rd ed., Lippincott Williams & Wilkins, Philadelphia, p. 2128-2132, 2004.

Greensill J, McNamara PS, Dove W *et al.* Human metapneumovirus in severe respiratory syncytial virus bronchiolitis. *Emerg Infec Dis.* 9: 372-375., 2003.

Guimarães T, Mendes WS, Mendonça JS. Viroses Emergentes e Reemergentes. *In*: JR Coura. *Dinâmica das Doenças Infecciosas e Parasitárias.* Guanabara Koogan, Rio de Janeiro, p. 1833-1844, 2005.

Gupta M, Mahanty S, Greer P *et al.* Persistent infection with Ebola virus under conditions of partial immunity. *J Virol.* 78: 958-967, 2004.

Hallin GW, Simpson SQ, Crowell RE *et al.* Cardiopulmonary manifestations of hantavirus pulmonary syndrome. *Crit Care Med.* 24: 252-258, 1996.

Halstead SB. Human factors in emerging infectious diseases. *EMHJ*. 2: 21-29, 1996.

Hamelin M, Abed Y, Boivin G. Human metapneumovirus: a new player among respiratory viruses. *Clin Infect Dis.* 38: 983-990, 2004.

Health Canada. Management of SARS in adults interim guidance for health care providers. www.SARSReference.com, 2003.

Hon KL, Leung CW, Cheng WT *et al.* Clinical presentations and outcome of severe acute respiratory syndrome in children. *Lancet*. 361: 1701-1735, 2003.

Huggins JW, Hsiang CM, Cosgriff TM *et al.* Prospective, double-blind, concurrent, placebo-controlled clinical trial of intravenous ribavirin therapy of hemorrhagic fever with renal syndrome. *JID*. 164: 1119-27, 1991.

Hughes JM. Emerging infectious diseases: A CDC perspective. *EID*. 7: 494-496, 2001.

Kamps-Hoffmann. SARS Reference 05. www.sarsreference.com, 2003.

Kilpatric AM, Kreamer LD, Jones MJ *et al.* West Nile virus epidemics in North America are driven by shifts mosquito feeding behavior. *PLoS Biol.* 4(4): e82. doi: 10.1371/journal.pbio.0040082, 2006.

Lee HW, Lee PW, Johnson KM. Isolation of the etiologic agent of Korean hemorrhagic fever. *JID*. 137: 298-308, 1978.

Mackay IM, Jacob KC, Woolhouse D *et al.* Molecular assays for detection of human metapneumovirus. *J Clin Microbiol.* 41: 100-105, 2003.

Maggi F, Pifferi M, Vatteroni M *et al.* Human metapneumovirus associated with respiratory tract infections in a 3-year study of nasal *swabs* from infants in Italy. *J Clin Microbiol.* 41: 2987-2991, 2003.

Makela MJ, Puhakka T, Ruskanem O *et al.* Viruses and bacteria in the etiology of the common cold. *J Clin Microbiol.* 36: 539-542, 1998.

Marra MA, Jones SJM, Astell CK *et al.* The genome sequence of the SARS-associated coronaviruses. *Science.* 2003. Published on line.

McIntosh K. Coronaviruses. *In*: Mandell GL, Bennett JE, Dolin R (eds). *Mandell, Douglas and Bennett's Principles and Practice of Infectious Diseases.* Vol. 2. 5th ed., Churchill Livingstone, Philadelphia, p. 1767-1770, 2000.

McIntosh K, McAdam AJ. Human metapneumovirus An important new respiratory virus. *NEJM.* 3505: 431-433, 2004.

Mendes WS, Silva AAM, Aragão LFC *et al.* Hantavirus pulmonary syndrome in Anajatuba, Maranhão, Brazil. *Emerg Infect Dis.* 10: 1496-1498, 2004.

Ministério da Saúde. *Guia de Vigilância Epidemiológica.* 5ª ed., Funasa, Brasília, 2002.

Morse DL. West Nile virus Not a passing phenomenon. *New Engl J Med.* 348: 2173-2174, 2003.

National Institutes of Health. NIAID Ebola vaccine enters human trial. http://www.nih.gov/news/pr/nov2003/niaid-18.htm, 2003.

Nolte KB, Feddersen RM, Foucar K *et al.* Hantavirus pulmonary syndrome in the United States: a pathological description of a disease caused by a new agent. *Human Pathology.* 26: 110-120, 1995.

OPS-Organizacion Panamericana de la Salud. *Hantavirus en las Américas: Guía para el Diagnóstico, el Tratamiento, la Prevención y el Control.* Cuaderno Técnico, Washington, D.C., 66 pp, 1999.

Padula PJ, Edelstein A, Miguel SDL *et al.* Hantavirus pulmonary syndrome outbreak in Argentina: molecular evidence for person-to-person transmission of Andes virus. *Virology.* 241: 323-330, 1998.

Peters CJ. Marburg and Ebola virus hemorrhagic fever. *In*: Mandell GL, Bennett JE, Dolin R (eds), *Mandell, Douglas and Bennett's: Principles and Practice of Infectious Diseases,* 5th ed., Churchill Livingstone, Philadelphia, p. 1821-1823, 2000.

Petersen LR, Marfin AA. West Nile virus: a primer for the clinician. *Ann Intern Med.* 137: 173-179, 2002.

Petersen LR, Roehrig JT. West Nile virus: a reemerging global pathogen. *Emerg Infect Dis.* 7: 611-614, 2001.

Recaniello VR. Emerging infectious diseases. *JCI.* 113(6). www.jci.org, 2004.

Reunião de Capacitação para o Manejo da SRAG. Ministério da Saúde. Brasil. www.funasa.gov.br, 2003.

Schmaljohn C, Hjelle B. Hantaviruses: A global disease problem. *Emerg Infect Dis.* 3: 95-103, 1997.

Secretaria de Estado da Saúde de São Paulo. *Norma Técnica para o Manejo da SRAG,* Centro de Vigilância Epidemiológica, Divisão de Doenças de Transmissão Respiratória. www.cve.saude.sp.gov.br, 2004.

Silva MV, Vasconcelos MJ, Hidalgo NTR *et al.* Hantavirus pulmonary syndrome. Report of the first three cases in São Paulo, Brazil. *Rev Inst Med Trop São Paulo.* 39: 231-234, 1997.

Solomon T, Ooi MH, Beasley DWC. West Nile encephalitis (clinical review). *Br Med J.* 326: 865-869, 2003.

Sullivan N, Yang ZY, Nabel GJ. Ebola virus pathogenesis: implications for vaccines and therapies. *J Virol.* 77: 9733-9737, 2003.

Van den Hoogen BG, De Jong JC, Groen J *et al.* A newly discovered human pneumovirus isolated from young children with respiratory tract disease. *Nat Med.* 7: 719-724, 2001.

WHO-World Health Organization. Ebola haemorrhagic fever in Zaire. 1976. Report of an international commission. *Bull WHO.* 56: 271-293, 1978.

WHO-World Health Organization. Update 49 www.who.int/csr/sarsarchive/, 2003.

WHO-World Health Organization. www.who.int/csr/don/, 2004.

Yu Q, Davis PJ, Li J *et al.* Cloning and sequencing of the matrix protein (M) gene of turkey rhinotracheitis virus reveal a gene order different from that of respiratory syncytial virus. *Virology.* 186: 426-434, 1992.

Zaki SR, Greer PW, Coffield LM. Hantavirus pulmonary syndrome: pathogenesis of an emerging infectious disease. *Am J Pathol.* 146: 552-579, 1995.

163 Hantavírus

Elba Regina Sampaio de Lemos e Marcos Vinícius da Silva

▶ Conceito

Empregamos o termo hantaviroses para definir dois grupos de doenças zoonóticas causadas por *Hantavirus*, gênero pertencente à família Bunyaviridae: a febre hemorrágica com síndrome renal (FHSR), descrita basicamente na Europa e na Ásia, e a síndrome pulmonar e cardiovascular por hantavírus (SCPH), reconhecida pela primeira vez em 1993 e de ocorrência restrita ao continente americano.

▶ Breve histórico

Embora as hantaviroses tivessem sido reconhecidas pelo mundo ocidental no início da década de 1950, quando uma doença hemorrágica grave acometeu milhares de soldados americanos durante a guerra da Coreia (1950-1953), existem evidências da ocorrência desta zoonose há mais de 1.000 anos na China (McCaughey e Hart, 2000; Jonhson, 2001).

Caracterizada inicialmente como uma nova doença, com 30% dos pacientes apresentando manifestações hemorrágicas e taxa de letalidade de 5 a 20%, a síndrome renal com manifestações hemorrágicas foi correlacionada, posteriormente, com a nefropatia epidêmica, uma variante de menor morbidade e letalidade descrita nos continentes europeu e asiático desde a década de 1930 (Hjelle *et al.*, 1995; McCaughey e Hart, 2000).

Apesar de ter sido considerada uma doença rural, a evidência de casos de FHSR também em área urbana, durante estudos realizados na Coreia, possibilitou a identificação de uma nova doença, mais benigna, causada pelo vírus Seoul e que estava associada às espécies de roedores *Rattus norvegicus* e *R. rattus* (Schamaljohn e Hooper, 2001).

Reconhecida por uma ampla lista de diferentes nomes como, por exemplo, febre Songo, nefrosonefrite hemorrágica, nefrite selvagem, febre hemorrágica da Coreia, entre outros, somente em 1978, após inúmeras tentativas de identificação etiológica, Ho Wang Lee *et al.* isolaram do pulmão do roedor *Apodemus agrarius*, capturado próximo ao rio Hantaan na Coreia do Sul, o vírus Hantaan, o protótipo do gênero viral *Hantavirus* (Lee *et al.*, 1981).

Historicamente, embora não existam provas contundentes, é possível que, durante as inúmeras guerras ocorridas nos continentes europeu e asiático, milhares de casos de hantaviroses tenham sido confundidos com outras doenças infecciosas, como a peste e o tifo epidêmico, por exemplo, principalmente durante a Primeira e a Segunda Guerra Mundial.

No continente americano, embora na década de 1980 diversos estudos conduzidos tivessem confirmado a circulação de hantavírus, tanto em população humana quanto em roedores (Lee *et al.*, 1982; LeDuc *et al.*, 1984; 1985), somente em 1993 foi reconhecida a sua patogenicidade para humanos (CDC, 1993; Nichol *et al.*, 1993). Um surto de uma doença aguda febril associada a insuficiência respiratória aguda de alta letalidade (70%) no sudoeste norte-americano, acometendo principalmente indivíduos jovens previamente saudáveis, foi investigado e um novo membro do gênero *Hantavirus*, o Sin Nombre, associado ao rato *Peromyscus maniculatus,* foi identificado (Nichol *et al.*, 1993), dando início, assim, ao reconhecimento de um novo complexo de hantavírus causadores da SCPH, uma doença emergente identificada atualmente em diversos países americanos. Assim, a SCPH tem sido identificada na Argentina (vírus Andes), Chile (Andes), Uruguai (Andes), Paraguai (Laguna Negra), Bolívia (Laguna Negra e Rio Mamoré), Venezuela (Caño Delgadito) e Brasil.

No Brasil, desde a ocorrência dos primeiros casos confirmados em Juquitiba, no estado de São Paulo, em 1993 (Silva *et al.*, 1997; Vasconcelos *et al.*, 1997), mais de 1.300 casos têm sido notificados, culminando com a identificação de novos hantavírus como Juquitiba, Castelo dos Sonhos, Araraquara, Laguna Negra, Anajatuba, consequência da maior atenção no diagnóstico e no esforço do controle desta zoonose emergente em nosso território (Figueiredo *et al.*, 1999; Johnson *et al.*, 1999; Ferreira *et al.*, 2000; Ministério da Saúde, 2004).

▶ Etiologia

Hantavírus são vírus esféricos, de 80 a 120 nm de diâmetro, com envelope lipoproteico, cujo genoma é constituído por uma molécula de RNA (12 a 13 kb) de fita simples com polaridade negativa, trissegmentado, contendo um segmento grande (L), de aproximadamente 6.500 nucleotídios, um segmento médio (M), com 3.600 a 3.800 nucleotídios e um segmento pequeno (S), com cerca de 1.700 a 2.100 nucleotídios, que codificam, respectivamente, uma RNA polimerase viral, as glicoproteínas G1 e G2 do envelope e a proteína N do nucleocapsídio (Schmaljohn *et al.*, 1983; Gonzales-Scarano *et al.*, 1990; Nichol, 2001).

Diferentemente dos outros vírus RNA com genoma segmentado, como o vírus *influenza* e o rotavírus, nos hantavírus os rearranjos do genoma viral entre os diferentes genogrupos são raramente observados (Spiropoulou *et al.*, 1994; Li *et al.*, 1995).

O gênero *Hantavirus*, pertencente à família Bunyaviridae, encontra-se, originalmente, dividido em quatro grupos distintos: grupo do vírus Hantaan, grupo do vírus Puumala e o grupo do vírus Sin Nombre, associados respectivamente às subfamílias dos hospedeiros roedores Murinae, Arvicolinae e Sigmodontinae (Tabela 163.1). No quarto grupo, o do vírus Thottapalayam, considerado, até recentemente, o único hantavírus mantido na natureza por hospedeiro insetívoro, a espécie *Suncus murinus*, distintos hantavírus vêm sendo identificados em diversas espécies de musaranhos (Ordem Soricomorpha, Família Soricidae) na Eurásia e na América do Norte, aumen-

Tabela 163.1 Hantavírus: doenças que causam, seus principais reservatórios e sua distribuição geográfica.

Vírus	Doença	Reservatório principal	Distribuição
Ordem Rodentia; Família Muridae; Subfamília Murinae			
Dobrava-Belgrade[a]	FHSR	*Apodemus flavicollis, A. agrarius, A. ponticus*	Alemanha, Bósnia-Herzegovina, Eslovênia, Grécia, Hungria, Romênia e Rússia
Saaremaa[a]	FHSR	*Apodemus agrarius*	Alemanha, Croácia, Eslovênia, Finlândia, Hungria, Lituânia e Rússia
Hantaan[a]	FHSR	*Apodemus agrarius*	Rússia, China, Coreia do Sul, Índia e Tailândia
Seoul[a]	FHSR	*Rattus norvegicus* *Rattus rattus*	Disperso em todos os países
Thailand[a]	-	*Bandicota indica*	Tailândia
Subfamília Arvicolinae		*Microtus californicus*	EUA
Isla Vista[a]	-		
Khabarovsk[a]	-	*Microtus fortis*	Rússia
Puumala[a]	NE	*Myodes glareolus*	Alemanha, Áustria, Bélgica, Bósnia-Herzegovina, República Tcheca, Dinamarca, Eslovênia, Finlândia, França, Holanda, Hungria, Lituânia, Luxemburgo, Noruega, Suécia, Suíça, Rússia
Prospect Hill[a]	-	*Microtus pennsylvanicus*	EUA
Topografov[a]	-	*Lemmus sibiricus*	Rússia
Tula[a]	-	*Microtus arvalis* *M. rossiaemeridionalis*	Alemanha, Áustria, Bélgica, Croácia, Eslováquia, Eslovênia, França, Holanda, Hungria, Polônia, República Tcheca, Rússia
Subfamília Sigmodontinae			
Anajatuba	SCPH	*Oligoryzomys fornesi*	Brasil
Andes[a]	SCPH	*Oligoryzomys longicaudatus, O. flavescens*	Argentina, Chile, Paraguai e Uruguai
Araraquara	SCPH	*Necromys lasiurus*	Brasil
Bayou[a]	SCPH	*Oryzomys palustris*	EUA
Bermejo	-	*Oligoryzomys chacoensis*	Argentina, Bolívia e Paraguai
Black Creek Canal[a]	SCPH	*Sigmodon hispidus*	EUA
Calabazo	-	*Zygodontomys brevicauda*	Colômbia, Panamá
Caño Delgadito[a]	-	*Sigmodon alstoni*	Venezuela
Castelo dos Sonhos	SCPH	*Oligoryzomys moojeni*	Brasil
Catacamas		*Oryzomys couesi*	Honduras
Choclo	SCPH	*Olygoryzomys fulvescens*	Panamá
El Moro Canyon[a]	-	*Reithrodotomys megalotis*	EUA
Juquitiba	SCPH	*Oligoryzomys nigripes*	Brasil, Uruguai
Laguna Negra[a]	SCPH	*Calomys laucha, Callomys callosus*	Argentina, Bolívia, Brasil, Paraguai
Lechiguanas	SCPH	*Oligoryzomys flavescens*	Argentina, Paraguai
Limestone Canyon	-	*Peromyscus boylii*	EUA
Maciel	-	*Necromys benefactus*	Argentina
Monongahela	SCPH	*Peromyscus maniculatus*	EUA
Muleshoe[a]	-	*Sigmodon hispidus*	EUA
Nova York[a]	SCPH	*Peromyscus leucopus*	EUA
Oran	SCPH	*Oligoryzomys longicaudatus*	Argentina
Pergamino	-	*Akodon azarae*	Argentina
Playa de Oro		*Oryzomys Couesi, Sigmodon mascotensis*	México
Rio Segundo[a]		*Reithrodontomys mexicanus*	Costa Rica
Rio Mamore[a]	-	*Oligoryzomys microtis*	Bolívia e Peru
Sin Nombre[a]	SPH	*Peromyscus maniculatuss*	América do Norte
Ordem Insetivora			
Thottapalayam	-	*Suncus murinus*	Índia
Seewis	-	*Sorex araneus, S. tundrensis, S. daphaenodon*	Suíça, Rússia
Kenkeme	-	*Sorex roboratus*	Rússia

(continua)

Tabela 163.1 Hantavírus: doenças que causam, seus principais reservatórios e sua distribuição geográfica. (*Continuação*)

Vírus	Doença	Reservatório principal	Distribuição
Sangassou	-	*Hylomyscus simus*	África
Tanganya	-	*Crocidura theresae*	África
Ash River	-	*Sorex monticolus*	EUA
Jemez Springs	-	*Sorex cinereus*	EUA
Asama	-	*Urotrichus talpoides*	Japão

FHSR: febre hemorrágica com síndrome renal; NE: nefrite epidêmica; SCPH: síndrome cardiopulmonar por hantavírus; -: não associado a doença no homem até o presente; *a*: reconhecidos oficialmente pelo Comitê Internacional de Taxonomia de Vírus (Arai *et al.*, 2008; 2008a; Bharadwaj *et al.*, 1997; Calisher e Schmaljohn, 1999; Carroll *et al.*, 2005; Chu *et al.*, 2006; 2008; Delfraro *et al.*, 2003; 2008; Henttonen *et al.*, 2008; Heyman *et al.*, 2008; Johnson *et al.*, 1997; 1999; Kang *et al.*, 2010; Klempa *et al.*, 2006; 2007; 2010; Korva *et al.*, 2009; Levis *et al.*, 1998; Londoño *et al.*, 2011; Milazzo *et al.*, 2005; 2010; Mills *et al.*, 2007; Nichol, 2001; Olsson *et al.*, 2010; Padula *et al.*, 2002; Plyusnina *et al.*, 2009; 2011; Powers *et al.*, 1999; Richter *et al.*, 2010; Schlegel *et al.*, 2009; Schmidt-Chanasit *et al.*, 2010; Suzuki *et al.*, 2003; Vincent *et al.*, 2000; Yashina *et al.*, 2010; Zhang *et al.*, 2010).

tando, assim, a discussão sobre a epizootiologia e patogenicidade desses novos membros do gênero *Hantavirus* (Gu *et al.*, 2010; Yashina *et al.*, 2010; Kang *et al.*, 2010; Song *et al.*, 2007; Arai *et al.*, 2008).

Um quinto grupo distinto de hantavírus tem sido sugerido, após a identificação de um novo hantavírus na África em 2007, o vírus Tanganya (TGNV), em decorrência da baixa similaridade das sequências amplificadas com outros hantavírus (Klempa *et al.*, 2007)

Quase invariavelmente, os diferentes genótipos de cada grupo estão estreitamente associados cada um a uma espécie de roedor, muito embora o vírus Seoul associado às espécies *R. novergicus* e *R. rattus*, e os vírus Andes e Oran, relacionados com uma única espécie de roedor, *Oligoryzomys longicaudatus*, sejam exemplos de algumas exceções bem caracterizadas por diferentes autores (Lee *et al.*, 1981; Levis *et al.*, 1998; Mills e Childs, 1998; Young *et al.*, 1998; Nichol, 2001; Schamaljohn e Hooper, 2001).

Com a identificação de um grande número de novos hantavírus nas últimas décadas, associados ou não a doença humana, o Comitê Internacional de Taxonomia de Vírus (ICTV) estabeleceu que o conceito de espécie deveria considerar quatro critérios: (a) estar associado a uma única espécie ou subespécie de roedor reservatório primário (nicho ecológico); (b) apresentar, no mínimo, 7% de diferença na sequência de aminoácidos presentes nas glicoproteínas de superfície (G1 e G2) e na nucleoproteína; (c) apresentar, no teste de neutralização cruzada, uma diferença de, no mínimo, quatro vezes; (d) não formar rearranjos naturais com outras espécies de hantavírus (Plysunin, 2002). Atualmente, somente 23 hantavírus foram classificados como espécies (Elliot *et al.*, 2000; Plysunin, 2002) (Tabela 163.1 1).

▸ Dinâmica da infecção

Mantidos na natureza mediante a infecção crônica assintomática dos roedores, reservatórios que mantêm o ciclo enzoótico, os hantavírus são transmitidos ao homem acidentalmente por meio da inalação de partículas virais presentes nos aerossóis formados a partir de excrementos e secreções de roedores, principalmente de urina, na qual os vírus podem ser eliminados durante longo período (Lee *et al.*, 1982; Lee, 1988; Nuzum *et al.*, 1988; Childs e Peters, 1993).

Eventualmente a transmissão pode ocorrer por mordeduras de roedores infectados e existem relatos na literatura de transmissão pela ingestão de alimentos contaminados com fezes ou urina, assim como pelo contato direto do tecido mucoso com material contendo partículas virais (Ruo *et al.*, 1994; Wells *et al.*, 1997b; Simpson, 1998; Peters, 1998).

Embora a transmissão pessoa a pessoa seja um evento questionável, durante um surto de hantaviroses na região da Patagônia, no sudoeste da Argentina, estudos demostraram evidência molecular de transmissão direta pessoa a pessoa do vírus Andes (Enria *et al.*, 1996; Segura, 1997; Wells *et al.*, 1997a).

A transmissão vertical, da mãe para o feto, já foi relatada na FHSR causada pelo vírus Hantaan, na Coreia (Lee, 1989). No entanto, outros autores não encontraram essa forma de transmissão para esse mesmo vírus (Chae *et al.*, 1989; Tiilikainen e Jouppila, 1989), nem para os vírus Puumala (Partanen *et al.*, 1990, 1993; Silberberg, 1993) e Sin Nombre (Gilson *et al.*, 1994; Peterson e Richardson, 1994; Howard *et al.*, 1999). Há necessidade de estudos para melhorar o conhecimento sobre essa forma de transmissão.

A distribuição geográfica e o padrão clinicoepidemiológico das hantaviroses refletem a distribuição dos roedores reservatórios e de seus diferentes genótipos dos hantavírus (Tabela 163.1). A ocorrência de casos humanos tem sido associada a mudanças na densidade da população de roedores, a qual varia sazonalmente e anualmente na dependência de fatores extrínsecos, como competição interespecífica, mudanças climáticas e ações predatórias, assim como de fatores associados à mudança na estrutura etária da população de roedores, à reduzida diversidade de espécies de roedores existentes na área, entre outros.

A FHSR tem sido reconhecida em diversas regiões do Velho Mundo (Tabela 163.1). Considerada uma doença ocupacional, ocorre com maior frequência em trabalhadores rurais, em decorrência da exposição aos paióis das fazendas e aos galpões para armazenamento de grãos, assim como em militares durante as atividades de campo.

De modo geral, as epidemias observadas com os hantavírus causadores da FHSR são frequentemente consequência do aumento do contato da população de roedores resultante de mudanças climáticas e ambientais, assim como das práticas agrícolas ou da própria ciclicidade natural na população de roedores (McCaughey e Hart, 2000).

De caráter epidêmico, com mais de 100.000 casos descritos anualmente na Ásia, a FHSR causada pelo vírus Hantaan na China apresenta maior prevalência no outono, quando ocorre maior contato do homem com os roedores durante as atividades de plantação e de coleta (Hjelle *et al.*, 1995; McCaughey e Hart, 2000). A maioria dos casos ocorre em pacientes na faixa etária de 20 a 50 anos, raramente atingindo crianças com idade inferior aos 10 anos de idade.

Considerada uma doença que apresenta sazonalidade, verifica-se que, na região balcânica, a FHSR causada por vírus Dobrava-Belgrado tem um pico de incidência durante o período do verão, enquanto na Suécia, a nefropatia epidêmica, uma forma mais branda da FHSR, causada pelo vírus Pummala, apresenta maior número de casos no inverno, durante o mês de outubro, quando os roedores se refugiam em celeiros e em outras construções nas fazendas (McCaughey e Hart, 2000).

Embora existam evidências da presença do vírus Seoul em diversas regiões do mundo, em decorrência da disseminação de seus roedores hospedeiros, a FHSR associada a este genótipo parece estar restrita ao continente asiático e instituições de pesquisa que manipulam colônias de roedores em laboratório. Considerando que as manifestações clínicas são mais brandas, o número real de ocorrência de casos é desconhecido, muito embora a maioria dos casos seja notificada durante o período entre a primavera e o verão (Nichol, 2001).

Em relação às hantaviroses do Novo Mundo, com exceção da América Central, onde somente no Panamá casos de SCPH têm sido descritos, praticamente em todo território das Américas do Norte e do Sul mais de 3.000 casos têm sido notificados, desde 1993, com maior prevalência no Brasil, Argentina e EUA.

A SCPH, semelhante à FHSR do Velho Mundo, pode acometer pessoas de qualquer idade, muito embora seja mais comum em indivíduos de extratos socioeconômicos baixos em áreas rurais, principalmente do sexo masculino, com atividade agrícola ou mesmo com condições de moradia que favoreçam o contato com os roedores. Surtos mais recentes vêm demonstrando que a suburbanização, a utilização temporária de edificações previamente fechadas em ambiente rural, acampamentos silvestres, além de outras atividades recreativas em campo, podem também estar associadas à transmissão dos hantavírus em população humana de média e alta renda. Adicionalmente, estudos têm demonstrado a ocorrência da SCPH em pacientes pediátricos, principalmente na Argentina e no Chile (Pini *et al.*, 1998; Enria e Pinheiro, 2000).

Apesar de a SCPH apresentar altas taxas de letalidade que podem variar de 23% a maiores que 67% (Cantoni *et al.*, 1997; Ferrer *et al.*, 1998; Peters, 1998), estudos de soroprevalência realizados em determinadas populações humanas mostram evidência sorológica de infecção por hantavírus, sem evidência de doença clínica prévia, como, por exemplo, na região oeste do Paraguai, na qual mais de 40% da população apresentam sororreatividade (Ferrer *et al.*, 1998).

Nos EUA e no Canadá, o vírus Sin Nombre, associado ao roedor *P. maniculatus*, é o responsável pelo maior número de casos notificados desde a primeira descrição da SCPH em 1993. Com um pico de ocorrência entre o final da primavera e o início do verão, os casos de SCPH nos EUA ocorrem em ambos os sexos, sem predileção, raramente atingindo crianças (Nichol, 2001). Outros genótipos têm sido identificados como agentes etiológicos da SCPH na América do Norte como Monongahela, Nova York, Black Creek Canal e Bayou, sendo estes dois últimos causadores de uma síndrome predominantemente pulmonar associada a comprometimento renal (Nichol, 2001).

Na América Latina, desde a sua primeira descrição em Juquitiba, Brasil, em 1993 (Silva *et al.*, 1997), diversos genótipos associados à doença humana têm sido descritos na Argentina, Brasil, Chile, Panamá e Uruguai (Lopez *et al.*, 1996; 1997; Young *et al.*, 1998; Jonhson *et al.*, 1999; Galeno *et al.*, 2002; Suzuki *et al.*, 2004; Rosa *et al.*, 2005; Figueiredo *et al.*, 2009; Raboni *et al.*, 2009; 2009a; Travassos da Rosa *et al.*, 2010). Outros hantavírus também têm sido identificados em diversas espécies de roedores, mas a sua importância na doença humana permanece ainda desconhecida (Tabela 163.1) (Oliveira *et al.*, 2010; Travassos da Rosa *et al.*, 2005).

A SCPH causada pelo vírus Andes na Argentina, onde ocorre o maior número de casos notificados no continente americano, apresenta um pico de incidência maior na primavera e a doença é predominantemente de adultos expostos aos excrementos dos roedores reservatórios, muito embora a transmissão inter-humana tenha sido detectada em profissionais de saúde (Enria *et al.*, 1996; Padula *et al.*, 1998). Associado ao roedor *O. longicaudatus*, o vírus Andes também tem sido responsável pela ocorrência da SCPH no Chile (López *et al.*, 1997).

No Brasil, apesar de o primeiro registro de SCPH datar de 1993, já existiam evidências de circulação de hantavírus desde a década de 1980 (LeDuc *et al.*, 1985). Os estudos conduzidos nas duas últimas décadas possibilitaram identificar, até o momento, Anajatuba, Araraquara/Juquitiba, Castelo dos Sonhos, Laguna Negra como hantavírus associados à doença humana (Johnson *et al.*, 1999; Figueiredo *et al.*, 2009; Raboni *et al.*, 2009; 2009a; Travassos da Rosa, 2008).

De acordo com o Ministério da Saúde, entre o período de 1993 e 2010, foram notificados 1.358 casos de SCPH no Brasil, com taxa de letalidade que variou entre 33,1 e 50%, durante o período de 2001 a 2010. Na Região Norte, 82 (6,0%) casos foram notificados, com maior número de casos no estado do Pará; 14 (1,0%) casos na Região Nordeste, com maior número de casos no estado do Maranhão; 408 (30%) casos na Região Sudeste, com o maior número de casos nos estados de Minas Gerais e São Paulo; 495 (36,4%) casos na Região Sul, com predomínio de casos nos estados de Santa Catarina e Paraná e 337 (24,8%) casos na Região Centro-Oeste, com maior número de casos no estado de Mato Grosso e no Distrito Federal. No período de 2006 a início de 2010 foi observada letalidade que variou de 33,1% a 44,4% (Figura 163.1).

A identificação de surtos em diferentes regiões do Brasil, nos quais mais de 50% dos casos estão associados à atividade agropecuária, vem confirmando a complexidade de uma infecção zoonótica na qual estão envolvidos aspectos ambientais, ecológicos e comportamentais que possibilitem o contato do homem com os roedores silvestres. Assim, enquanto a análise do primeiro surto de SCPH relacionou a ocorrência dos casos humanos com o aumento da população de roedores devido à maior oferta de sementes produzidas pela floração e frutificação cíclica de determinadas espécies de taquaras nativas da Mata Atlântica (fenômeno popularmente reconhecido como "ratada") (Figura 163.2), no estado do Paraná, a ocorrência de SCPH que acometeu principalmente lenhadores que habitavam acampamentos precários foi correlacionada com o plantio de eucaliptos (Iversson *et al.*, 1994).

Em relação aos casos notificados no Distrito Federal em 2004, similarmente ao observado na região do Triângulo Mineiro, existem evidências de que o surgimento dos casos humanos de SCPH esteja relacionado com a ocupação de áreas periurbanas e rurais próximas às matas em uma região de cerrado previamente alterada com braquiárias, um importante atrativo alimentar para os ratos silvestres, principalmente para a espécie *Necromys lasiurus*.

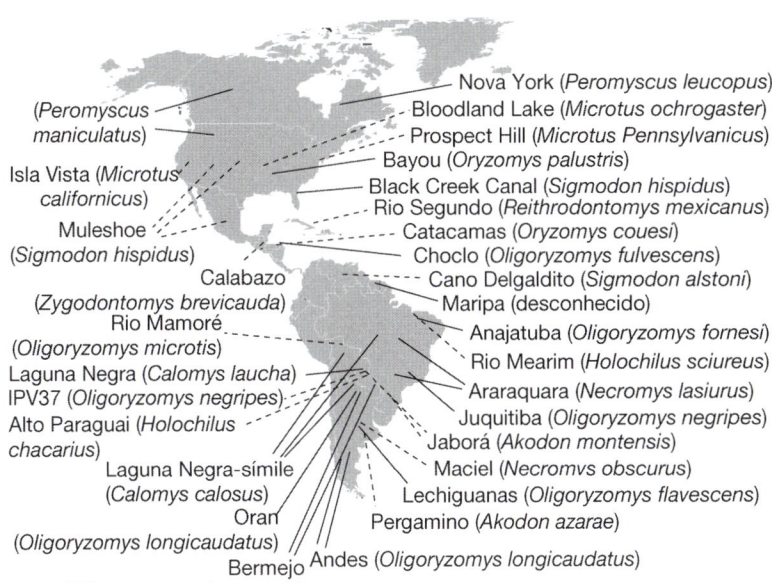

Figura 163.1 Distribuição dos hantavírus e seus roedores reservatórios no continente americano. Os: hantavírus associados a SCPH representados por linhas com traço cheio e os hantavírus sem associação a doença humana estão identificado por linhas pontilhadas.

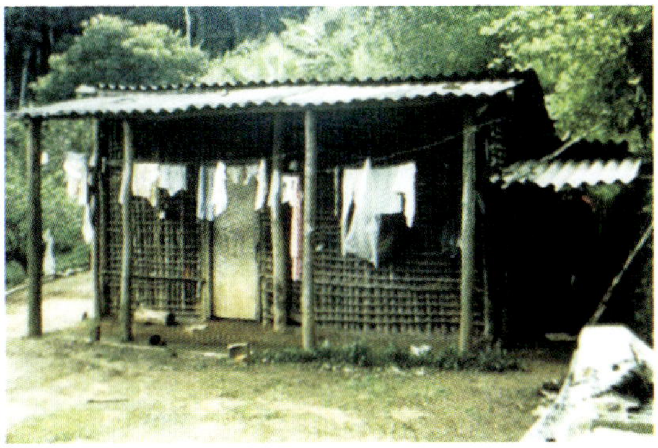

Figura 163.2 Localidade onde ocorreram três casos da síndrome cardiopulmonar por hantavírus, na zona rural do município de Juquitiba, São Paulo, em novembro de 1993. Abrigo improvisado, construído para servir de alojamento humano provisório e para guardar ração animal. Ao fundo, vegetação da Mata Atlântica (Serra do Mar), onde vivem os roedores silvestres transmissores da hantavirose. No abrigo podem-se observar espaços que permitiam a entrada dos roedores atraídos pela ração. (Foto cedida pelo Dr. Luiz Eloy Pereira, do Instituto Adolfo Lutz, São Paulo.)

Considerando a ocorrência de SCPH no Brasil nas últimas décadas, estudos vêm sendo desenvolvidos com o objetivo de identificar os roedores reservatórios distribuídos nas diferentes áreas de ocorrência da doença em nosso território. Assim, a espécie *N. lasiurus,* distribuída no bioma do cerrado, vem sendo implicada como transmissor nos estados de Minas Gerais, Goiás, Mato Grosso e São Paulo; a espécie *O. nigripes,* distribuída no bioma da Mata Atlântica, tem sido identificada como transmissor da infecção para o homem no estado de São Paulo e nos estados da Região Sul, enquanto roedores das espécies *Oligoryzomys fornesi*, *Oligoryzomys moojeni* e *Callomys callosus*, transmissores dos hantavírus Anajatuba, Castelo do Sonhos e Laguna Negra, respectivamente, vêm sendo associados aos casos humanos confirmados no bioma da Floresta Amazônica e na região de congruência entre a floresta amazônica e o cerrado (Travassos da Rosa, 2008; Travassos da Rosa *et al.*, 2010).

▸ Patogenia e patologia

O conhecimento atual da patogenia e da fisiopatogenia das hantaviroses ainda é muito incipiente, principalmente em relação à patologia da SCPH, cujos dados são baseados em necropsias de casos clínicos fatais. Não obstante a necessidade de condições adequadas de biossegurança (Laboratório de Biossegurança NB4) para a implementação de estudos experimentais em um modelo animal adequado, a diversidade de achados histopatológicos em roedores silvestres com evidência sorológica para hantavírus mostram a complexidade de descrever e validar quaisquer observações obtidas a partir da interação hantavírus e hospedeiro que possam auxiliar na compreensão da patogenia das hantaviroses.

Em contraste com os roedores que apresentam a infecção aparentemente assintomática, a infecção humana frequentemente resulta em doença. Após a inalação de partículas virais presentes em excretas de roedores, os hantavírus atingem principalmente os rins ou os pulmões, órgãos considerados alvo, respectivamente, para a FHSR e SCPH, nos quais ocorre resposta imune exagerada com extravasamento de plasma para o espaço intersticial.

Embora o mecanismo pelo qual os hantavírus determinam dano celular causando doença renal e pulmonar esteja ainda em fase de desenvolvimento, estudos mostram que todos os vírus que causam SCPH e FHSR se ligam a receptores β_3 integrinas para infectar células endoteliais e plaquetas. Hantavírus não patogênicos como Prospect Hill e Tula, por exemplo, utilizam receptores β_1 integrinas, mostrando a importância destes receptores na patogenia das hantaviroses (Gavrilovskaia *et al.*, 1998; 1999; Mackow e Gavrilovskaia, 2001).

Estudos têm demonstrado que a infecção das células endoteliais causa alterações na permeabilidade vascular em resposta ao fator de crescimento endotelial vascular (FCEV). A permeabilidade paracelular das células endoteliais é determinada no complexo da caderina endotelial das junções aderentes dessas células, cuja resposta é regulada pelo receptor 2 ao FCEV. Estes resultados sugerem que a patogenia dos hantavírus está associada ao rompimento da barreira das células edoteliais ao fluido vascular, aumentando a permeabilidade vascular, agindo nas aderências juncionais dessas células (Gavrilovskaya *et al.*, 2008; Gorbunova *et al.*, 2010; Shrivastava-Ranjan *et al.*, 2010).

Após a invasão das células endoteliais e de macrófagos, os hantavírus se replicam e se disseminam, podendo ser detetados (Zaki *et al.*, 1995), no caso da SCPH, em altas concentrações nos pulmões e no baço. A análise imuno-histoquímica dos casos fatais revela a presença de grande quantidade de células produtoras de citocinas com a produção de interleucina (IL)-1α, IL-1β, IL-2, IL-4, IL-6, fator de necrose tumoral (TNF)-α, TNF-β e interferona-γ. Adicionalmente, linfócitos T citotóxicos $CD4^+$ e CD8 têm sido isolados de tecido pulmonar de pacientes que morreram com a SCPH. Dados semelhantes são também descritos com a FHSR, na qual imunotestes revelam níveis séricos elevados de IL-6, IL-10 e TNF-α, sugerindo, assim, que a lesão endotelial vascular associada à SCPH e à FHSR não seja decorrente da replicação direta viral, mas sim da resposta inflamatória ao vírus (Linderholm *et al.*, 1996; Ennis *et al.*, 1997; Mori *et al.*, 1999; Simmons e Riley, 2002).

Mackow e Gayrilovyskaya demostraram que a alteração da permeabilidade vascular não ocorre por mecanismo lítico, mas sim por alterações das células endoteliais dos vasos. Isto determina o edema pulmonar agudo na SCPH e hemorragia moderada e sequela renal na FHSR. A importância das células endoteliais na regulação do edema, na reparação vascular, na angiogênese, no recrutamento de células imunológicas, na deposição plaquetária, assim como nas trocas gasosas, sugere múltiplas alterações na resposta celular influenciada pelos hantavírus, contribuindo com as alterações patogênicas que levam ao aumento da permeabilidade vascular (Mackow e Gayrilovyskaya, 2009).

Novos aspectos na patogênese da SCPH têm sido observados. Em 2007, Saggioro *et al.* demonstraram que a infecção por hantavírus induz miocardite típica que poderia ser responsável pela depressão miocárdica e também pelo choque na SCPH. Mais recentemente, o mesmo grupo, em publicação sobre a depressão miocárdica, mostrou que o quadro de choque observado na SCPH seria relacionado com a exacerbação da resposta das células $TCD8^+$ produtoras de citotoxina nas células endoteliais infectadas e com a presença de miocardite e depressão miocárdica induzida pelo óxido nítrico (Borges, Figueiredo, 2008).

As hantaviroses frequentemente cursam com trombocitopenia, e, embora a origem desta desordem não seja completamente compreendida, a presença de receptores β_3 integrinas na superfície das plaquetas pode ser importante na sua patogenia (Zaki *et al.*, 1995). Gayrilovskaya *et al.* mostraram que na patogênese da hantavirose a direta aderência das plaquetas nas células endoteliais contendo o vírus causa rápida plaquetopenia com envolvimento dos mecanismos ligados às β_3 integrinas, que levam às alterações funcionais das plaquetas e das células endoteliais, com consequente aumento da permeabilidade vascular. Isto sugere que as plaquetas podem contribuir na disseminação dos hantavírus e também que a ligação dos hantavírus nos receptores β_3 integrinas impedem a ativação plaquetária. No entanto, a habilidade dos hantavírus de se ligarem às plaquetas sugere que a associação celular deste vírus determina recrutamento das plaquetas para a superfície celular endotelial (Gayrilovskaya *et al.*, 2010).

Os anticorpos específicos da classe IgM aparecem precocemente durante o curso clínico da SCPH e os da classe IgG mais tardiamente. MacNeil *et al.* (2010) observaram, durante o estudo da dinâmica destas classes de anticorpos na SCPH, que os pacientes que, precocemente, apresentam concentrações elevadas de IgG específica estavam no grupo dos sobreviventes, sugerindo que isto possa ser empregado como importante preditor na evolução favorável da evolução clínica desses pacientes.

Outros fatores do hospedeiro humano podem estar relacionados com o curso/prognóstico das hantaviroses. Uma associação entre a FHSR e o complexo de histocompatibilidade (HLA) tem sido observada; assim, pacientes portadores do HLA-B8 e HLA-DRB1 0301 apresentam um quadro clínico mais grave em oposição aos pacientes portadores do HLA-B27 que evoluem com uma forma mais benigna da doença (Plyusnin *et al.*, 1997; Mustonen *et al.*, 1998). Mais recentemente, Borges *et al.*, em uma casuística brasileira, mostraram que o alelo TNF-308G/A2 foi mais frequentemente associado a pacientes com SCPH do que com indivíduos com teste sorológico positivo sem história de doença, sugerindo, assim, que este alelo poderia representar um fator de risco para o desenvolvimento de SCPH (Borges *et al.*, 2010).

Exames histopatológicos realizados em pacientes que faleceram com SCPH e FHSR demonstraram alterações inespecíficas com pouca evidência de lesão celular. Os principais achados na FHSR são a necrose hemorrágica da medula renal com degeneração tubular e na SCPH pneumonite intersticial com congestão, edema e infiltrado mononuclear com áreas apresentando formações hialinas em um epitélio respiratório intacto (Ketai *et al.*, 1994; Nolte *et al.*, 1995; Zaki *et al.*, 1995). Além dos pulmões e dos rins, considerados órgãos-alvo da SCPH e da FHSR, respectivamente, infiltrado monocítico-fagocitário e partículas virais em células endoteliais podem ser detectados em gânglios linfáticos, baço e fígado, entre outros órgãos (Zaki *et al.*, 1995; Terajima *et al.*, 1999) (Figuras 163.3 e 163.4).

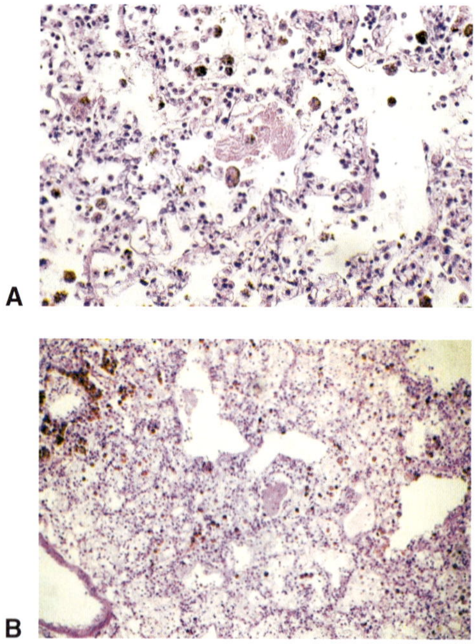

Figura 163.3 Corte histológico do pulmão de paciente falecido por síndrome cardiopulmonar por hantavírus, adquirida na zona rural do município de Juquitiba, São Paulo, em 1993; técnica de coloração pela hematoxilina-eosina. Pode-se observar alargamento intersticial dos septos alveolares à custa de infiltrado inflamatório mononuclear, com redução dos espaços alveolares, que estão preenchidos por exsudato de fibrina, leucócitos mononucleares e alguns polimorfonucleares, parcialmente degenerados. Presença de grupos de macrófagos alveolares com pigmento de hemossiderina fagocitada. **A.** Microscopia com aumento de 10×; **B.** microscopia com aumento de 40×.

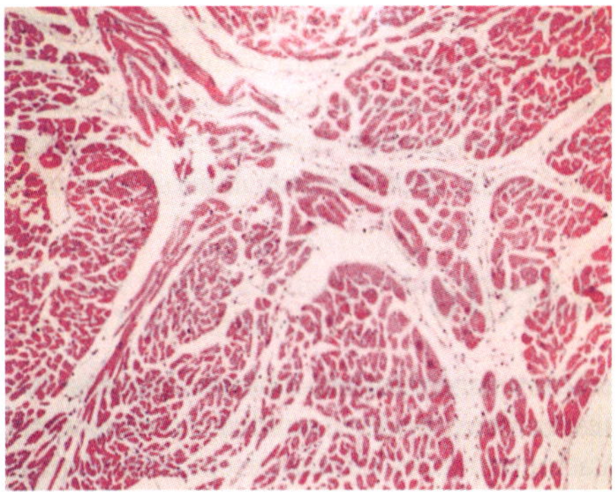

Figura 163.4 Corte histológico do músculo cardíaco de paciente falecido por síndrome cardiopulmonar por hantavírus, adquirida na zona rural do município de Juquitiba, São Paulo, em 1993; técnica de coloração pela hematoxilina-eosina. Observa-se a presença de edema intersticial difuso. Aumento de 10×.

O conhecimento sobre a fisiopatogenia da hantavirose evoluiu muito nos últimos anos, mas ainda há aspectos intrigantes, como os estudados por Manigold *et al.* no Chile. Esses autores observaram, em paciente com 56 anos de idade que sobreviveu de uma SCPH grave, que o hantavírus Andes pode ser detectado no sangue, por técnica de biologia molecular (PCR), até o 53º dia após a admissão hospitalar, 67º pós-infecção e 42º pós-alta hospitalar. Esta observação coloca em evidência a possibilidade de um retardo na estruturação da resposta imunológica celular responsável pela depuração viral no organismo na SCPH. Outros aspectos interessantes são o da participação da apoptose, assim como de sua ativação, conforme estudos de Ontiveros e Jonsson, cujos resultados mostram a relação direta entre a proteína do nucleocapsídio (N) e a modulação da apoptose (Manigold *et al.*, 2008; Ontiveros e Jonsson, 2010).

▸ Manifestações clínicas

As hantaviroses apresentam um espectro clínico muito variável, tanto com relação ao órgão-alvo quanto à sua gravidade. Apesar da caracterização das duas bem definidas síndromes SCPH e FHSR, uma variedade de outras manifestações clínicas, incluindo as dos sistemas nervoso e gastrintestinal, por exemplo, pode ocorrer, conforme descrição a seguir. Mais recentemente o paradigma de que o rim é o órgão-alvo da FHSR e o pulmão, da SCPH, com a separação em duas síndromes distintas, tem sido questionado. Casos graves de FHSR pelo hantavírus Puumala com insuficiência respiratória aguda e casos de SCPH com manifestação renal têm sido identificados, fato previamente observado por alguns autores (Levis *et al.*, 1998; Enria e Pinheiro, 2000; Nichol, 2001; Pergam *et al.*, 2009; Rasmuson *et al.*, 2011).

▪ Febre hemorrágica com síndrome renal

Após um período de incubação que varia de 7 a 42 dias, o paciente pode apresentar desde um quadro clínico mais benigno a um quadro febril associado a manifestações hemorrágicas e insuficiência renal, dependendo do genótipo envolvido na infecção.

Na FHSR causada por Hantaan e Dobrava, classicamente podem ser observadas cinco fases da doença: febril, hipotensiva, oligúrica, diurética e de convalescença, com taxas de letalidade que variam de 5 a 10% (Lee, 1989). Após um início abrupto, com febre acompanhada de cefaleia e mialgia, que dura de 3 a 7 dias, o paciente evolui para a fase hipotensiva na qual são observadas trombocitopenia, proteinúria e manifestações hemorrágicas com petéquias, cuja duração pode variar de horas a dias. Com a melhora da hipotensão, o paciente evolui, durante 3 a 7 dias, com oligúria, que é seguida posteriormente pela fase diurética que pode durar semanas (Lee, 1989; Bren *et al.*, 1996; McCaughey e Hart, 2000).

Em relação à FHRS causada pelo genótipo Puumala, frequentemente referida como nefrite epidêmica, as manifestações clínicas são mais brandas, com taxa de letalidade abaixo de 0,2% dos casos sintomáticos, enquanto os casos clínicos causados pelo genótipo Seoul, cuja ocorrência é basicamente urbana, se apresentam semelhantes aos causados pelo Hantaan, com letalidade de 1 a 2%. Uma porcentagem importante de pacientes com FHSR por Seoul pode apresentar um quadro de hepatite, geralmente ausente em outras hantaviroses que frequentemente apresentam alterações das enzimas hepáticas (McCaughey e Hart, 2000).

Manifestações gastrintestinais como náuseas, vômitos, diarreia e dor abdominal podem ser observadas, sendo mais comuns na nefrite epidêmica. Adicionalmente, sinais de irritação meníngea e/ou meningismo com líquido cerebroespinal normal e comprometimento pulmonar também têm sido relatados, mostrando a diversidade do quadro clínico da FHSR (Stuart *et al.*, 1996).

▪ Síndrome cardiopulmonar por hantavírus

Na SCPH, a infecção pelos hantavírus pode variar desde uma forma assintomática a quadros clínicos clássicos de alta letalidade (40 a 60%), na dependência do genótipo viral envolvido. Após um período de incubação médio de 15 a 18 dias, que pode variar de 2 a 42 dias, o paciente desenvolve um quadro semelhante à *influenza* que evolui, na forma clássica, rapidamente para a insuficiência respiratória (Young *et al.*, 2000; Vial *et al.*, 2006). Caracteristicamente, a SCPH, de modo geral, apresenta três fases clínicas distintas: a fase inicial prodrômica, a fase cardiopulmonar e a fase de convalescença. A *fase prodrômica*, que dura geralmente de 3 a 6 dias, é caracterizada por febre, mialgia, mal-estar geral, adinamia, cefaleia, calafrios, dor nas costas, náuseas, vômito ou outra manifestação gastrintestinal, manifestações como dor abdominal e diarreia. Queixas respiratórias, como tosse ou coriza, não são observadas, não sendo possível distinguir a SCPH, nesta fase, de outras doenças infecciosas virais e bacterianas.

A suspeita de SCPH somente é possível com o surgimento de manifestações pulmonares, durante a *fase cardiopulmonar*, no terceiro ao sexto dia de doença, quando ocorre a procura por atendimento médico na maioria dos casos. O paciente apresenta inicialmente tosse sem expectoração, que após 4 a 12 h evolui com taquipneia, dispneia, hipoxemia, cianose, progredindo para a insuficiência respiratória aguda associada a hipotensão, edema pulmonar, hipovolemia, distensão abdominal e, apesar de ocorrência duvidosa, manifestação hemorrágica. Nesta fase ocorre a saída de fluidos e proteínas para o parênquima pulmonar, por meio das alterações na permeabilidade do endotélio, ocasionando, consequentemente, dispneia e taquicardia, manifestações que exigem hospitalização com assistência ventilatória imediata. Também há sequestro de fluidos e proteínas no retroperitônio, causando dor abdominal e nas costas. Como este fenômeno resulta na diminuição do volume plasmático, o

Kang HJ, Arai S, Hope AG *et al.* Novel hantavirus in the flat-skulled shrew. *Vector Borne Zoonotic Dis.* 10:593-597, 2010.

Kang HJ, Bennett SN, Sumibcay L *et al.* Evolutionary insights from a genetically divergent hantavírus harbored by the European common mole (Talpa europaea). *PLoS One.* 4:e6149, 2009.

Klempa B, Fichet-Calvet E, Lecompte E *et al.* Novel Hantavirus Sequences in Shrew, Guinea, 2007. *Emerg Infect Dis.* 13: 520-522, 2007.

Klempa B, Fichet-Calvet E, Lecompte E *et al.* Hantavírus in African wood mouse, Guinea. *Emerg Infect Dis.* 12:838-840, 2006.

Klempa B, Koivogui L, Sylla O *et al.* Serological evidence of human hantavirus infections in Guinea, West Africa. *J Infect Dis.* 201:1031-1034, 2010.

Ketai LH, Williamsom MR, Telepak RJ *et al.* Hantavirus pulmonary syndrome: radiographic findings in 16 patients. *Radiology.* 191: 665-668, 1994.

Korva M, Duh D, Puterle A *et al.* First molecular evidence of Tula hantavirus in Microtus voles in Slovenia. *Virus Res.* 144:318-322, 2009.

LeDuc JW, Smith GA, Johnson KM. Hantaan-like viruses from domestic rats captured in the Unites States. *Am J Trop Med Hyg.* 33: 992-998, 1984.

LeDuc JW, Smith GA, Pinheiro FP *et al.* Isolation of a Hantaan-related virus from Brazilian rats and serological evidence of its widespread distribution in South America. *Am J Trop Med Hyg.* 34: 810-815, 1985.

Lee HW. Global update on distribution of haemorrhagic fever with renal syndrome and hantaviruses. *Virus Info Exch News.* 5: 82-84, 1988.

Lee HW. Hemorrhagic fever with renal syndrome in Korea. *Rev Infect Dis.* 11: S864-876, 1989.

Lee HW, Amyx HL, Gajdusek DC *et al.* New hemorrhagic fever with renal syndrome-related virus in indigenous wild rodents in the United States. *Lancet.* 2: 1405, 1982.

Lee HW, Lee PW, Baek LJ *et al.* Intraspecific transmission of Hantaan virus, etiologic agent of Korean hemorrhagic fever, in the rodent *Apodemus agrarius. Am J Trop Med Hyg.* 30: 1106-1112, 1981.

Levis S, Morzunov S, Rowe J *et al.* Genetic diversity and epidemiology of hantaviruses in Argentina. *J Infect Dis* 177: 529-538, 1998.

Li D, Schmaljohn AL, Anderson K *et al.* Complete nucleotide sequences of the M and S segments of two hantavirus isolated from California: evidence for reassotment in nature among viruses related to hantavirus pulmonary syndrome. *Virology.* 206: 973-983, 1995.

Limongi JE, Costa FC, de Paula MBC *et al.* Hantavirus cardiopulmonary syndrome in the Triângulo Mineiro and Alto Paranaíba regions, State of Minas Gerais, 1998-2005: clinical-epidemiological aspects of 23 cases. *Rev Soc Bras Med Trop.* 40:295-299, 2007.

Linderholm M, Groeneveld PH, Tarnvik A. Increased production of nitric oxide in patients with hemorrhagic fever with renal syndrome-relation to arterial hypotension and tumor necrosis factor. *Infection* 24: 337-340, 1996.

Londoño AF, Díaz FJ, Agudelo-Flórez P *et al.* Genetic Evidence of Hantavirus Infections in Wild Rodents from Northwestern Colombia. *Vector Borne Zoonotic Dis.* 2011 Feb 1. [Epub ahead of print]

Lopez N, Padula P, Rossi C *et al.* Genetic identification of a new hantavirus causing severe pulmonary syndrome in Argentina. *Virology.* 220: 233-226, 1996.

Lopez N, Padula P, Rossi C *et al.* Genetic characterization and phylogeny of Andes virus and variants from Argentina and Chile. *Virus Res.* 50: 77-84, 1997.

Mackow ER, Gavrilovskaya IN. Cellular receptors amd hantavirus pathogenesis. *Curr Top Microbiol Immunol.* 256: 91-115, 2001.

Mackow ER, Gavrilovskaya IN. Hantavirus regulation of endothelial cell functions. *Thromb Haemost.* 102:1030-41, 2009.

McCaughey C, Hart CA. Hantaviruses. *J Med Microbiol.* 49: 587-599, 2000.

MacNeil A, Comer JA, Ksiazek TG. Sin Nombre virus-specific immunoglobulin M and G kinetics in hantavirus pulmonary syndrome and the role played by serologic responses in predicting disease outcome. *J Infect Dis.* 202:242-6, 2010.

Maes P, Clement J, Van Ranst M. Recent approaches in hantavirus vaccine development. *Expert Rev Vaccines.* 8:67-76, 2009.

Manigold T, Martinez J, Lazcano X *et al.* Case report: T-cell responses during clearance of Andes virus from blood cells 2 months after severe hantavírus cardiopulmonary syndrome. *J Med Virol.* 80:1947-51, 2008.

Marín GR, Baspineiro B, Miranda MR *et al.* Purpura fulminans, cerebral infarcts and multiorganic dysfunction due to hantavirus infection. Review and case report. *Arch Argent Pediatr.* 107:60-5, 2009.

Mendes WS, da Silva AA, Aragão LF et al. Hantavírus infection in Anajatuba, Maranhao, Brazil. *Emerg Infect Dis.* 10:1496-1498, 2004.

Milazzo ML, Cajimat MN, Hanson JD *et al.* Catacamas virus, a hantaviral species naturally associated with Oryzomys couesi (Coues' oryzomys) in Honduras. *Am J Trop Med Hyg.* 75:1003-10, 2005.

Milazzo ML, Duno G, Utrera A *et al.* Natural host relationships of hantaviruses native to western Venezuela. *Vector Borne Zoonotic Dis* 10:605-611, 2010.

Mills JN, Childs JE. Ecologic studies of rodent reservoirs: their relevance for human health. *Emerg Infect Dis.* 4: 529-537, 1998.

Mills JN, Schmidt K, Ellis BA *et al.* A longitudinal study of hantavirus infection in three sympatric reservoir species in agroecosystems on the Argentine Pampa. *Vector Borne Zoonotic Dis.* 7:229-240, 2007.

Ministério da Saúde. Boletim da Secretaria de Vigilância em Saúde, dezembro de 2004.

Moolenaar RL, Breiman RF, Peters CJ. Hantavirus pulmonary syndrome. *Semin Respir Infect.* 12: 31-39, 1997.

Moolenaar RL, Dalton C, Lipman HB *et al.* Clinical features that differentiate hantavírus pulmonary syndrome from three other acute respiratory illnesses. *Clin Infect Dis.* 21: 643-649, 1995.

Mori M, Rothman AL, Kurane I *et al.* High levels of cytokine-producing cells in the lung tissues of patients with fatal hantavirus pulmonary syndrome. *J Infect Dis.* 179: 295-302, 1999.

Mustonen J, Partanen J, Kanerva M *et al.* Association of HLA-B27 with benign clinical course of nephopathia epidemica caused by Puumala hantavirus. *Scan J Immunol.* 47: 277-279, 1998.

Nichol ST. Bunyaviruses. *In* Knipe DM, Howley PM (eds), *Fields Virology*. Lippincott Williams & Wilkins, Philadelphia, p. 1603-1634, 2001.

Nichol ST, Spiropoulou CF, Morzunov S *et al.* Genetic identification of a hantavirus associated with an outbreak of acute respiratory illness. *Science.* 262: 914-917, 1993.

Nolte KB, Feddersen RM, Foucar K *et al.* Hantavirus pulmonary syndrome in the United States: a pathological description of a disease caused by a new agent. *Hum Pathol.* 126: 110-20, 1995.

Nuzum EO, Rossi CA, Stephenson EH *et al.* Aerossol transmission of Hantaan and related viruses to laboratory rats. *Am J Trop Med Hyg.* 38: 636-640, 1998.

Oliveira RC, Padula PJ, Gomes R *et al.* Genetic Characterization of Hantaviruses Associated with Sigmodontine Rodents in an Endemic Area for Hantavirus Pulmonary Syndrome in Southern Brazil. *Vector Borne Zoonotic Dis.* Dec 7, 2010. [Epub ahead of print]

Olsson GE, Leirs H, Henttonen H. Hantaviruses and their hosts in Europe: reservoirs here and there, but not everywhere? *Vector Borne Zoonotic Dis.* 10:549-61, 2010.

Ontiveros SJ, Li Q, Jonsson CB. Modulation of apoptosis and immune signaling pathways by the Hantaan virus nucleocapsid protein. *Virology.* 401:165-78, 2010.

Padula P, Edelstein A, Miguel SD *et al.* Hantavirus pulmonary syndrome outbreak in Argentina: molecular evidence for person-person transmission of Andes virus. *Virology.* 241: 323-330, 1998.

Padula P, Valle MGD, Alai MG *et al. Andes virus* and first case report of Bermejo virus causing fatal pulmonary syndrome. *Emerg Infect Dis.* 8: 437-439, 2002.

Partanen S, Kahanpaa K, Peltola J *et al.* Infection with the Puumala virus in pregnancy: case report. *Br J Obstet Gynaecol.* 97: 274-275, 1990.

Partanen S, Sariola A, Lahdevirta J. Lack of evidence of Puumala virus infection in patients with spontaneous abortion [letter]. *Eur J Clin Microbiol Infect Dis.* 12: 142-143, 1993.

Pergam SA, Schmidt DW, Nofchissey RA *et al.* Potential renal sequelae in survivors of hantavirus cardiopulmonary syndrome. *Am J Trop Med Hyg.* 80:279-85, 2009.

Peters CJ. Hantavirus pulmonary syndrome in the Americas. In Scheld WM, Craig WA, Hughes JM (eds), *Emerging Infectious II*. ASM Press, Washington, p. 15-50, 1998.

Peterson HC, Richardson L. Hantavirus pulmonary syndrome: Kansas, 1993 [news]. *Kans Med.* 95: 74-75, 1994.

Pini N, Resa A, del Jesus Laime G *et al.* Hantavirus infections in children in Argentina. *Emerg Infect Dis.* 4: 1-3, 1998.

Pinna DM, Martínez VP, Bellomo CM *et al.* New epidemiologic and molecular evidence of person to person transmission of hantavirus Andes Sout. *Medicina (B Aires).* 64:43-46, 2004.

Plyusnin A. Genetics of hantaviruses: implications to taxonomy. *Arch Virol.* 147: 665-682, 2002.

Plyusnin A, Horling J, Kanerva N *et al.* Puumala hantavirus genome in patients with nephropatia epidemic: correlation of PCR positivity with HLA haplotype and link to virus sequences in local rodents. *J Clin Microbiol.* 35: 1090-1096, 1997.

Plyusnina A, Ferenczi E, Rácz GR *et al.* Cocirculation of three pathogenic hantavíruses: Puumala, Dobrava, and Saaremaa in Hungary. *J Med Virol.* 81:2045-2052, 2009.

Plyusnina A, Krajinović LC, Margaletić J *et al.* Genetic evidence for the presence of two distinct hantavíruses associated with Apodemus mice in Croatia and analysis of local strains. *J Med Virol.* 83:108-114, 2011.

Powers AM, Mercer DR,Watts DM *et al* . Isolation and genetic characterization of a hantavirus (Bunyaviridae: Hantavirus) from a rodent, Oligoryzomys microtis (Muridae), collected in northeastern Peru. *Am J Trop Med Hyg.* 61:92-8, 1999.

Raboni SM, de Borba L, Hoffmann FG *et al.* Evidence of circulation of Laguna Negra-like hantavírus in the Central West of Brazil: case report. *J Clin Virol.* 45:153-156.

Raboni SM, Hoffmann FG, Oliveira RC *et al.* Phylogenetic characterization of hantavíruses from wild rodents and hantavírus pulmonary syndrome cases in the state of Parana (southern Brazil). *J Gen Virol.* 90: 2166-2171, 2009a.

Raboni SM, Levis S, Rosa ES *et al.* Hantavírus infection in Brazil: development and evaluation of an enzyme immunoassay and immunoblotting based on N recombinant protein. *Diagn Microbiol Infect Dis.* 58:89-97, 2007.

Raboni SM, Rubio G, DE Borba L *et al.* Clinical survey of hantavirus in southern Brazil and the development of specific molecular diagnosis tools. Am *J Trop Med Hyg.* 72:800-804, 2005.

Rasmuson J, Andersson C, Norrman E *et al.* Time to revise the paradigm of hantavirus syndromes? Hantavirus pulmonary syndrome caused by European hantavirus. *Eur J Clin Microbiol Infect Dis.* Jan 15, 2011. [Epub ahead of print.]

Richter MH, Hanson JD, Cajimat MN *et al.* Geographical range of Rio Mamoré virus (family Bunyaviridae, genus Hantavirus) in association with the small-eared pygmy rice rat (Oligoryzomys microtis). *Vector Borne Zoonotic Dis.* 10:613-20, 2010.

Ruo SL, Li YI, Tong Z *et al.* Retrospective and prospective studies of hemorrhagic fever with renal syndrome in rural China. *J Infect Dis.* 170: 527-534, 1994.

Saggioro FP, Rossi MA, Duarte MI *et al.* Hantavirus infection induces a typical myocarditis that may be responsible for myocardial depression and shock in hantavirus pulmonary syndrome. *J Infect Dis.* 195:1541-1549, 2007.

Schlegel M, Klempa B, Auste B *et al.* Dobrava-Belgrade Virus Spillover Infections, Germany. *Emerg Infect Dis.* 15: 2017-2020, 2009.

Schmaljohn C. Vaccines for hantaviruses. *Vaccine.* 5; 27 Suppl 4:D61-4, 2009.

Schmaljohn C, Hasty S, Harrison SA *et al.* Characterization of Hantaan virions, the prototype virus of hemorrhagic fever with renal syndrome. *J Infect Dis.* 148: 1005-1012, 1993.

Schmaljohn CS, Hooper JA. *Bunyaviridae*: the virus and their replication. In: Knipe DM, Howley PM (eds), *Fields Virology*, Lippincott Williams & Wilkins, Philadelphia, p. 1581-1602, 2001.

Schmidt-Chanasit J, Essbauer S, Petraityte R *et al.* Extensive Host Sharing of Central European Tula Virus. *J Virol.* 84: 459-474, 2010.

Schneider F, Vidal L, Auvray C *et al.* The first French hemorrhagic fever with renal syndrome in pregnant woman. *J Gynecol Obstet Biol Reprod (Paris).* 38:440-2, 2009.

Sestaro C, Castanheira Fernandes SR, Vileta RS *et al.* Hantavirus pulmonary syndrome: an alert to Latin American countries. *Braz J Infect Dis.* 3: 203 -214, 1999.

Se Hun Gu, Hae Ji Kang, Luck Ju Baek *et al.* Genetic diversity of Imjin virus in the Ussuri white-toothed shrew (*Crocidura lasiura*) in the Republic of Korea, 2004-2010. *Virol J.* 8: 56, 2010.

Segura EL. An unusual hantavirus outbreak in Southern Argentina: Person-to-person transmission? *Emerg Infect Dis.* 3: 171-174, 1997.

Shrivastava-Ranjan P, Rollin PE, Spiropoulou CF. Andes virus disrupts the endothelial cell barrier by induction of VEGF and down-regulation of VE-cadherin. *J Virol.* 2010. [Epub ahead of print.]

Silberberg L, Rollin, PE, Kerouani G *et al.* Haemorrhagic fever with renal syndrome and pregnancy: a case report. *Trans R Soc Trop Med Hyg.* 87: 65, 1993.

Silva MV, Vasconcelos MJ, Hidalgo NT *et al.* Hantavirus pulmonary syndrome. Report of the first three cases in São Paulo, Brazil. *Rev Inst Med Trop São Paulo.* 39: 231-234, 1997.

Simmons JH, Riley LK. Hantavirus: an overview. *Comp Med.* 52: 97-110, 2002.

Simpson SQ. Hantavirus pulmonary syndrome. *Heart Lung.* 27: 51-57, 1998.

Song JW, Baek LJ, Schmaljohn CS *et al.* Thottapalayam virus, a prototype shrew-borne hantavirus. *Emerg Infect Dis.* 13:980-985, 2007.

Spiropoulou CF, Morzunov S, Feldman H *et al.* Genome structure and variability of a virus causing hantavirus pulmonary syndrome. *Virology.* 200: 715-723, 1994.

Stuart LM, Rice PS, Lloyd G *et al.* A soldier in respiratory distress. *Lancet.* 347: 30, 1996.

Suzuki A, Bisordi I, Levis S *et al.* Identifying rodent hantavírus reservoirs, Brazil. *Emerg Infect Dis* 10:2127-2134, 2004.

Suzuki A, Ferreira IB, Levis S *et al.* Araraquara and Juquitiba hantaviroses: genetic identification of rodent reservoirs. In XIVth National Meeting of Virology, Journal of The Brazilian Society for Virology, Florianópolis SC, Brasil, p. 95-96, 2003.

Talamonti L, Padula PJ, Canteli MS *et al.* Hantavirus pulmonary syndrome: encephalitis caused by virus Andes. *J Neurovirol.* 2011 Jan 15, 2011. [Epub ahead of print.]

Tapia MS, Mansilla C, Vera TMJL. Síndrome pulmonar por hantavirus: experiência clínica em diagnóstico y tratamiento. Hospital Coyhaique, Chile. *Rev Chilena Infectol.* 17: 258-269, 2000.

Terajima M, Hendershot JD, Kariwa H *et al.* High levels of viremia in patients with the hantavirus pulmonary syndrome. *J Infect Dis.* 180: 2030-2034, 1999.

Tiilikainen T, Jouppila P. Epidemic hemorrhagic fever during pregnancy. *Duodecim.* 105: 1916-1919, 1989.

Travassos da Rosa ES. Associação Vírus-Hospedeiro e Epidemioogia Molecular de Hantavírus em Distintos Ecossistemas Amazônicos: Maranhão e Pará-Mato Grosso. Tese de Doutorado, Pós-Graduação em Biologia Parasitária, Instituto Oswaldo Cruz, Fiocruz, 2008.

Travassos da Rosa E, Lemos ERS, Medeiros DBA *et al.* Hantaviruses and Hantavirus Pulmonary Syndrome, Maranhão, Brazil. *Emerg Infect Dis.* 16: 1952-1955, 2010.

Travassos da Rosa ES, Mills JN, Padula PJ *et al.* Identificação filogenética de dois novos vírus em prová-veis reservatórios de hantavírus no município de Anajatuba/Maranhão. *Rev Soc Bras Med Trop.* 37: 406, 2004.

Travassos da Rosa ES, Mills JN, Padula PJ *et al.* Newly recognized hantavíruses associated with hantavírus pulmonary syndrome in northern Brazil: partial genetic characterization of viruses and serologic implication of likely reservoirs. *Vector Borne Zoonotic Dis.* 5: 11-19, 2005.

Vasconcelos MI, Lima VP, Iversson LB *et al.* Hantavirus pulmonar syndrome in the rural area of Juquitiba, São Paulo metropolitan area, Brazil. *Rev Inst Med Trop São Paulo.* 39: 237-238, 1997.

Vial PA, Valdivieso F, Mertz G *et al.* Incubation period of hantavírus cardiopulmonary syndrome. *Emerg Infect Dis.* 12:1271-1273, 2006.

Vicent MJ, Quiroz E, Garcia F *et al.* Hantavirus pulmonary syndrome in Panama: identification of novel hanta-viruses and their likely reservoirs. *Virology.* 277: 14-19, 2009.

Wells RM, Sosa ES, Yadon ZE *et al.* An unusual hantavirus outbreak in southern Argentina: person-to-person transmission? *Emerg Infect Dis.* 3: 171-174, 1997a.

Wells RM, Young J, Williams RJ *et al.* Hantavirus transmission in the United States. *Emerg Infect Dis.* 3: 361-365, 1997b.

Yashina LN, Abramov SA, Gutorov VV *et al.* Seewis virus: phylogeography of a shrew-borne hantavírus in Siberia, Russia. *Vector Borne Zoonotic Dis.* 10:585-591, 2010.

Young JC, Hansen GR, Graves TK *et al.* The incubation period of hantavírus pulmonary syndrome. *Am J Trop Med Hyg.* 62:714-717, 2000.

Young JC, Mills JN, Enria DA *et al.* New World hantaviruses. *Brit Med Bull.* 54: 659-673, 1998.

Zaki SR, Greer PW, Coffield LM *et al.* Hantavirus pulmonary syndrome. Pathogenesis of an emerging infectious disease. *Am J Pathol.* 146: 552-579, 1995.

Zhang YZ, Zou Y, Fu ZF *et al.* Hantavirus infections in humans and animals, China. *Emerg Infect Dis.* 16:1195-1203, 2010.

164 Rotaviroses

Alexandre C. Linhares, Eliete C. Araujo e Maria Cleonice A. Justino

▶ Introdução

Os rotavírus representam a mais importante causa de gastrenterite grave na infância, tanto nos países desenvolvidos como naqueles em desenvolvimento (Kapikian *et al.*, 2001). O marcante impacto global da doença causada por esses agentes virais se traduz em pelo menos 125 milhões de episódios diarreicos a cada ano, daí resultando aproximadamente 500.000 óbitos (Parashar *et al.*, 2009). Convém assinalar que 90% dessas ocorrências fatais incidem nas regiões menos desenvolvidas do planeta, estimando-se que os rotavírus se associem a 20% de todos os óbitos associados a diarreia entre crianças com idades inferiores a 5 anos (Parashar *et al.*, 2003; Parashar *et al.*, 2009).

Diante da magnitude global da doença causada pelos rotavírus, prevalece o conceito de que o acesso a uma vacina eficaz é o único recurso em perspectiva visando ao seu efetivo controle e à sua profilaxia (Linhares e Bresee, 2000; Parashar *et al.*, 2003). Registre-se que a incidência das gastrenterites por rotavírus alcança índices similares se estabelecida uma comparação entre as regiões industrializadas e aquelas em desenvolvimento. Assim, resultaria inexpressivo o impacto decorrente da eventual implementação de medidas visando, por exemplo, ao saneamento básico e às práticas de higiene (De Zoysa e Feachem, 1985; Bresee *et al.*, 1999).

O grave cenário da morbimortalidade associada às gastrenterites por rotavírus justificou plenamente todo o esforço global com vistas ao advento de um imunizante eficaz, fato que culminou com o recente advento de duas vacinas licenciadas, RotaTeq e Rotarix (WHO, 2007). Com efeito, estima-se que daí sobrevenha, em bases conservadoras, a prevenção de pelo menos 326.000 óbitos a cada ano (Miller e McCann, 2000).

▶ Breve histórico

A descoberta dos rotavírus humanos ocorreu em 1973, caracterizando-se como um evento fortuito. Bishop *et al.* (1973), procedendo a estudos de natureza enzimática em seções ultrafinas da mucosa duodenal de crianças diarreicas, detectaram, à microscopia eletrônica (ME), considerável número de partículas virais no interior de vesículas citoplasmáticas dilatadas. Esses patógenos virais foram chamados originalmente de orbivírus, uma vez que reservavam similaridade morfológica com integrantes de gênero antes identificado (Kapikian *et al.*, 2001).

Flewett *et al.* (1973), no Reino Unido, pesquisaram a associação desses agentes virais com quadros de gastrenterite aguda na infância. Tais achados, diferentemente daqueles atribuídos a Ruth Bishop em Melbourne, Austrália, decorreram do exame procedido em extratos fecais de crianças diarreicas, utilizando a técnica de contraste negativo à microscopia eletrônica. A presença de nítida camada proteica dupla observada em sua conformação estrutural levou à denominação subsequente de duovírus. Posteriormente se consagrou a terminologia derivada do latim, rotavírus, em alusão ao típico aspecto radiado que exibem as partículas (Figura 164.1).

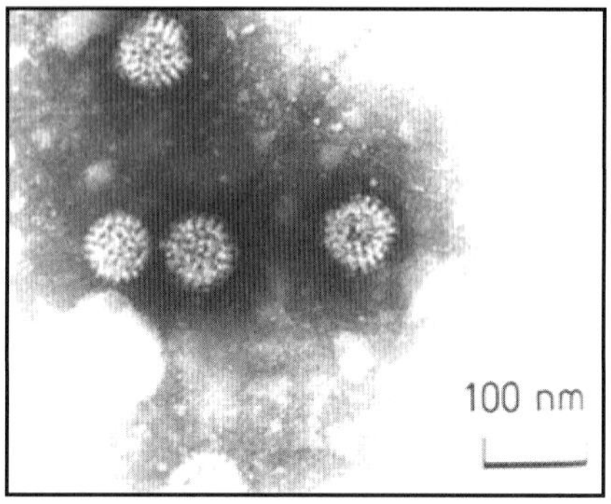

Figura 164.1 Micrografia eletrônica dos rotavírus visualizados em espécime fecal de criança diarreica.

Cabe ressaltar, também, os achados primordiais de Middleton *et al.* (1974) em Toronto, Canadá, que detectaram os rotavírus a partir de biopsias e aspirados duodenais procedidos em pacientes diarreicos.

No Brasil, o primeiro registro dos rotavírus associados aos quadros diarreicos infantis ocorreu no Pará, em 1976, a partir de investigações envolvendo pacientes sob tratamento em um ambulatório público de pediatria (Linhares *et al.*, 1977). Estudos subsequentes em outras regiões do país consubstanciaram a relevância que assumem esses agentes virais na gênese das gastrenterites infantis agudas (Candeias *et al.*, 1978; Coiro *et al.*, 1983; Pereira *et al.*, 1983; Linhares, 1997).

A rigor, a descoberta dos rotavírus nos primórdios da década de 1970 representou um marco histórico ao introduzir os agentes virais no até então obscuro cenário etiológico das gastrenterites agudas; aliás, conquista alcançada com o advento da microscopia eletrônica como "ferramenta" diagnóstica (Flewett e Woode, 1978).

▶ Agente etiológico

Os rotavírus se constituem em um gênero distinto – o *Rotavirus* – na família Reoviridae. As partículas completas apresentam diâmetro de aproximadamente 75 nanômetros (nm), ou 100 nm se incluídas as projeções da superfície viral. As partículas completas exibem uma estrutura icosaédrica típica integrada por três camadas proteicas concêntricas: capsídeos externo e interno envolvendo o core viral; este, intimamente associado ao genoma de ácido ribonucleico, dupla "fita" (*dsRNA*), com 11 segmentos ou genes totalizando 18.550 pares de bases (Figura 164.2). Cada um desses segmentos regula a síntese de uma determinada proteína viral (VP, *viral protein*), à exceção do 11º, associado a dois polipeptídios distintos (Kapikian *et al.* In: Knipe *et al.*, 2001). Em conjunto, identificam-se 6 proteínas estruturais (VP1, VP2, VP3, VP4, VP6 e VP7) e 5 designadas não estruturais (NSP, *non-structural*), quais sejam, NSP1, NSP2, NSP3, NSP4 e NSP5. As proteínas VP7 (uma glicoproteína ou antígeno *G*) e VP4 (sensível à protease, *P*) constituem o capsídio externo e são reconhecidas como indutoras de anticorpos neutralizantes. Ao todo, essa camada de localização mais externa consiste em 260 trímeros, representados pela VP7, e 60 dímeros (as proteínas VP4) que protraem da superfície viral, constituindo as típicas projeções da partícula completa. Sabe-se que a VP4, uma vez sob clivagem por ação da tripsina pancreática, desdobra-se nos componentes antigênicos VP5* e VP8*, subunidades proteicas associadas à virulência dos rotavírus, uma vez que desencadeiam o processo de penetração viral na célula (Konno *et al.*, 1993).

Entre as proteínas caracterizadas como não estruturais, por conseguinte, implicadas de maneira transitória na replicação viral intracelular, destaca-se a NSP4 – produto do gene 10 –, cujo potencial enterotoxigênico desencadearia processo diarreico secretório na vigência da infecção pelos rotavírus (Ball *et al.*, 1996; Estes, 2003). Tal propriedade biológica, até então apenas demonstrada em modelos experimentais murinos, suscita particular interesse nas estratégias visando à obtenção de uma vacina eficaz contra rotavírus (Linhares e Bresee, 2000; McCormack e Keam, 2009).

A classificação dos rotavírus em grupo, subgrupo e sorotipo se condiciona a alguns determinantes antigênicos básicos de sua estrutura. A proteína VP6, componente dominante do capsídeo interno, medeia a definição de grupo e subgrupo. Presentemente são reconhecidos pelo menos 5 (talvez 7) grupos ou espécies, segundo Van Regenmortel (2001), distribuídos entre os seres humanos e outros mamíferos, bem como em aves: A, B, C, D, E, F e G. Admite-se que os rotavírus integrantes do grupo A, particularmente, reservam importância epidemiológica, daí serem o foco central das estratégias de vacinação implementadas até então (Cunliffe *et al.*, 2002; McCormack e Keam, 2009). A propósito, esse grupo comporta quatro variantes distintas (ou subgrupos), também mediadas pela natureza antigênica da VP6: I, II, I+II, não I e não II.

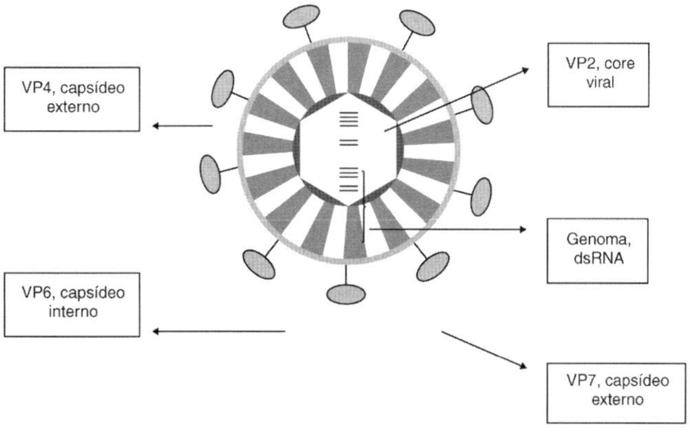

Figura 164.2 Representação esquemática da partícula completa de rotavírus.

A propriedade das proteínas VP7 (glicoproteína, produto do segmento de *dsRNA* 7, 8 ou 9) e VP4 (sensível à *p*rotease, gene 4) quanto à indução de anticorpos neutralizantes justifica o critério binário então adotado com vistas à classificação dos rotavírus em diferentes sorotipos/genótipos (Estes, 2001). Quando se aplica tal dualidade às inúmeras amostras virais até então detectadas a partir do homem e dos animais, identificam-se pelo menos 23 e 32 distintos tipos *G* e *P*, respectivamente (Matthinjnssens *et al.*, 2009; Solberg *et al.*, 2009). Essa multiplicidade se consubstancia, vale ressaltar, em modernas técnicas de sequenciamento dos genes virais mais relevantes, daí se configurando os citados múltiplos genótipos G e P. Aliás, a diferença da ordem de pelo menos 10 a 12% no tocante à sequência de nucleotídios dos genes mais relevantes enseja a distinção entre os vários genótipos. Conquanto os *genó*tipos G em geral correspondam exatamente aos *soro*tipos homólogos – estes, caracterizados empregando-se procedimentos laboratoriais de neutralização ou anticorpos monoclonais –, tal identidade plena não se configura no tocante aos tipos P. Até o presente se definiu o sorotipo correlato de apenas 12 a 13 entre os 23 e 32 genótipos caracterizados. A nomenclatura vigente aplicada à classificação binária das amostras de rotavírus compreende, em sequência, as especificidades P [sorotipo (se disponível) e genótipo entre colchetes] e G. Como exemplo, considere-se amostra viral protótipo designada "Wa", de origem humana, classificada como sorotipo P 1A, genótipo (também P) 8 e tipo G1; a nomenclatura desse rotavírus seria: P1A[8] G1. Tendo por base recentes análises filogenéticas envolvendo os 11 genes de vários rotavírus do grupo A, ora alguns investigadores propõem um sistema de classificação que compreenda a totalidade do espectro antigênico viral, ou seja, as proteínas VP1, VP2, VP3, VP4, VP6, VP7, NSP1, NSP2, NSP3, NSP4 e NSP5/6 (Matthijnssens *et al.*, 2008).

No que concerne à infecção humana, registrem-se pelo menos 12 genótipos/sorotipos G e 15 tipos P diferentes envolvidos, daí se reconhecendo, até então, pelo menos três dúzias de diferentes combinações. Não obstante o nítido potencial quanto à ampla diversidade antigênica e genotípica das proteínas VP4 e VP7 entre os rotavírus que infectam o homem, a maioria das amostras virais exibe as seguintes dualidades P e G: P1A[8]G1 (a predominante), P1B[4]G2, P1A[8]G3 e P1A[8]G4. Reveste-se de particular relevância no contexto da infecção humana a emergência, em escala global, dos tipos virais dotados da especificidade G9, com proteína VP4 expressa por 1A[8] ou 2A[6] (Gentsch *et al.*, 1996; Hoshino e Kapikian, 2000; Ramachandran *et al.*, 2000). Também há relatos em escala crescente da circulação das amostras emergentes G12, com amplo potencial de rearranjo genético, conquanto predominantemente associado aos genótipos P[8] e P[6] (Rahman *et al.*, 2007).

Os rotavírus são dotados de um tropismo celular específico, infectando primariamente os enterócitos diferenciados ("maduros") que integram o topo das microvilosidades do intestino delgado, em particular o jejuno. Postula-se a existência de vários receptores na membrana celular, aos quais se acoplaria a subunidade proteica VP8*, esta, consequente à clivagem da proteína VP4 por tripsina. Essa primeira etapa mediaria a entrada do vírus no citoplasma, daí sobrevindo a replicação propriamente dita. Vários experimentos em animais sustentam a função receptora de moléculas da superfície celular como: gangliosídeos, glicoproteínas, galactose, ácido siálico e integrinas, entre outros (Ciarlet e Estes, 1999; Jolly *et al.*, 2000; López e Arias, 2003; 2004; Seo *et al.*, 2008). Uma vez no interior da célula, mercê do acoplamento a

salte-se o reconhecimento de receptores para algumas dessas substâncias nos neurônios, daí resultando despolarização da membrana e aumento no efluxo dos fluidos e eletrólitos, uma vez ativado o sistema nervoso entérico (Lundgren e Svensson, 2001). Em termos gerais sustenta-se o concurso de múltiplos mecanismos na gênese do processo diarreico consequente à infecção pelos rotavírus.

Recentes experimentos consubstanciaram o fato de que a infecção por rotavírus não se restringe aos enterócitos das microvilosidades da mucosa do intestino delgado, hoje se reconhecendo claramente o potencial de disseminação viral sistêmica, ou seja a viremia (Blutt *et al.*, 2003; 2007; Chitambar *et al.*, 2008). Com efeito, o uso de técnicas sensíveis permite a detecção de vírions (partículas completas), antígeno ou mesmo o seu ácido nucleico em soro, líquido cefalorraquidiano, fígado, coração, pulmão e rins.

Epidemiologia

Ao longo das 3 décadas que então sucedem a descoberta pioneira dos rotavírus, inúmeros estudos consubstanciaram a ocorrência universal desses enteropatógenos, além de estabelecerem nitidamente o seu papel na gênese das gastrenterites mais graves, quais sejam, aquelas determinantes da desidratação. Não raro se atribui (em sentido figurado) à doença causada por rotavírus o caráter "democrático", pelo fato de tal condição mórbida acometer praticamente todas as crianças com idades até 2 a 3 anos, qualquer que seja a raça ou condição socioeconômica envolvida. Um aspecto digno de nota no contexto da complexa epidemiologia das infecções por rotavírus reside nos índices similares quanto à morbidade, se comparados os países desenvolvidos àqueles em desenvolvimento. No tocante aos indicadores de mortalidade em um cenário pré-advento da vacina, o impacto da gastrenterite infantil por rotavírus se revela sobremodo mais expressivo naquelas regiões menos desenvolvidas do planeta, refletindo-se em aproximadamente um óbito a cada 250 nascidos vivos (Miller e McCann, 2000; Molbak *et al.*, 2001; Parashar *et al.*, 2009). Para tanto concorrem, entre outros determinantes, as eventuais dificuldades relativas ao acesso à terapia de reidratação, bem como o número ainda expressivo de crianças desnutridas nas regiões mais pobres do mundo. Estimativas formuladas por Parashar *et al.* (2003), compreendendo estudos publicados de 1986 a 2000, oferecem resultados que bem denotam a relevância epidemiológica das gastrenterites por rotavírus em escala global. Assim se configura o sombrio cenário epidemiológico global associado aos rotavírus em crianças com idades inferiores a 5 anos:

- Episódios requerendo apenas tratamento domiciliar, 111 milhões
- Visitas a ambulatórios, 25 milhões
- Hospitalizações, 2 milhões. Desse total emergem 352.000 a 592.000 óbitos (mediana, 440.000).

A dimensão anual desse impacto associado aos rotavírus não se altera significativamente à luz de estimativas mais recentes estabelecidas pela Organização Mundial da Saúde (WHO, 2007), a saber:

- Gastrenterites agudas em geral, 114 milhões
- Visitas médicas, 2,5 milhões
- Hospitalizações, 2,4 milhões
- Óbitos, aproximadamente 527.000.

A par do notório caráter onipresente inerente à enfermidade registram-se estudos sorológicos indicativos de que 95% das crianças, por volta do seu terceiro ano de vida, já se infectaram por rotavírus (Biritwun *et al.*, 1984; Kapikian *et al.*, 2001). Vários estudos demonstram que a ocorrência das infecções assintomáticas por rotavírus se situa em particular ao longo dos primeiros 3 a 4 meses de vida das crianças, sobrevindo, a partir de então, os reconhecidos quadros tipicamente diarreicos (Huilan *et al.*, 1991; Kapikian *et al.*, 2001). A propósito, postula-se a existência de pelo menos 3 determinantes do caráter em geral assintomático das infecções entre neonatos, como segue:

- Transferência passiva de anticorpos maternos
- Amostras virais naturalmente atenuadas
- Imaturidade anatomofisiológica intestinal (Gorziglia *et al.*, 1986; Haffejee, 1991; Linhares *et al.*, 2002a).

Uma vez que exposições sucessivas aos rotavírus conferem imunidade crescente, denota-se mais expressiva incidência da doença causada por esses enteropatógenos dos 6 meses aos 2 anos de idade (Velázquez *et al.*, 1996).

Em termos globais, estimativas oriundas de múltiplas investigações nos âmbitos hospitalar e ambulatorial associam os rotavírus a 11 a 71% (média, 33%) das gastrenterites configuradas como clinicamente graves entre crianças com idades inferiores a 3 anos (Cook *et al.*, 1990). A par disso, acumulam-se dados indicativos de que esses enteropatógenos virais se associam a aproximadamente 40% das diarreias caracterizadas como nosocomiais em enfermarias pediátricas (Gusmão *et al.*, 1995; Pacini *et al.*, 1987; Rodriguez *et al.*, 1983; Widdowson *et al.*, 2000).

Pelo menos três extensas investigações conduzidas na América Latina, África e Ásia consubstanciam o expressivo impacto da enfermidade causada pelos rotavírus. Estudos conduzidos por O'Ryan *et al.* (2001), envolvendo três países da América do Sul, indicam que os rotavírus determinam 29 a 39% dos quadros diarreicos infantis, no âmbito de consultórios médicos. Se consideradas as hospitalizações, esses autores registram taxas de prevalência que ascendem a 71%. Steele *et al.* (2003), a partir do exame de 30.000 amostras fecais no continente africano, demonstraram que 20 a 40% das gastrenterites infantis primariamente detectadas nos hospitais se relacionam com os rotavírus. Na Ásia, o estabelecimento de extensa rede envolvendo 36 hospitais distribuídos em 9 países desse continente relacionou os rotavírus a 45% dos quadros diarreicos agudos entre crianças com idades inferiores a 6 anos (Bresee *et al.*, 2004).

Com base nos raros estudos longitudinais conduzidos, os índices relativos à incidência das gastrenterites leves ou moderadas por rotavírus se situam entre 6 e 24%; com outros indicadores, registra-se 0,15 a 0,8 episódio diarreico por criança/ano (Bern *et al.*, 1992; De Zoysa e Feachem, 1985; Linhares *et al.*, 1989).

No tocante à ocorrência temporal é nítido padrão sazonal que assumem nos países de clima temperado, com maior expressão nos meses mais frios, ou seja, ao final do outono, inverno e primavera (Cook *et al.*, 1990; LeBaron *et al.*, 1990; Ryan *et al.*, 1996). Em contrapartida, tais picos de incidência inexistem ou não se revelam tão marcantes nas zonas tropicais e subtropicais do planeta, onde as infecções por rotavírus ocorrem ao longo de todo o ano (Cook *et al.*, 1990; Cunliffe *et al.*, 1998; Kapikian e Chanock, 2001; Bernstein, 2009). Recente meta-análise abrangendo 26 estudos em países tropicais demonstrou que fatores climáticos locais como temperatura média, precipitação pluviométrica e umidade relativa determinam mais efetivamente o padrão sazonal, conquanto em menor magnitude se comparados às regiões temperadas (Levy *et al.*, 2008).

A ampla dispersão dos rotavírus denota efetiva transmissão inter-humana facilitada pela reconhecida estabilidade desses vírus no meio ambiente. Com efeito, sustenta-se que os rotavírus primariamente se transmitem de pessoa a pessoa por via fecal-oral, conquanto haja evidências circunstanciais configurando a possível transmissão respiratória desses agentes virais, via formação de aerossóis. Estima-se a excreção de até um trilhão de partículas virais infecciosas por mililitro de matéria fecal na fase aguda da doença (Kapikian *et al.*, 2001).

O advento dos anticorpos monoclonais com especificidades para os diferentes sorotipos de rotavírus, bem como técnicas fundamentadas na biologia molecular, imprimiram nova dimensão à epidemiologia das infecções por rotavírus, conferindo-lhes maior complexidade ensejando a elucidação de aspectos até recentemente obscuros. No contexto global revela-se notória a expansão quanto à diversidade antigênica desses agentes virais, particularmente se consideradas as amostras circulantes nos países em desenvolvimento (Cunliffe *et al.*, 2002; Gentsch *et al.*, 1996; Ramachandran *et al.*, 2000; Santos e Hoshino, 2005). Em conjunto, os rotavírus pertencentes aos genótipos P[8]G1, P[4]G2, P[8]G3 e P[8]G4 representam aproximadamente 90% das amostras circulantes nos países de clima temperado, o primeiro deles quase que invariavelmente predominando sobre os outros três. Múltiplas investigações denotam que, em geral, um determinado tipo prevalece amplamente sobre os demais durante 1 a 2 anos, emergindo a partir de então uma nova variedade antigênica dominante (Iturriza Gómara *et al.*, 2003; Kapikian *et al.*, 2001). Na Ásia, África e América do Sul, a distribuição dos tipos circulantes de rotavírus assume padrão diverso daquele documentado nos países desenvolvidos, observando-se, nesses continentes, mais ampla diversidade antigênica, assim como expressiva ocorrência de sorotipos caracterizados como incomuns. Especificamente, cabe ressaltar: P[4]G1 e P[6]G9 (Argentina); P[3]G1, P[6]G1, P[6]G2, P[6]G3, P[6]G4, P[6]G9, P[8]G5, P[8]G9 e P[8]G10 (Brasil); P[4]G1, P[4]G4 e P[6]G1 (Bangladesh); P[6]G2 (Guiné-Bissau); P[6]G1, P[6]G9, P[11]G9 e P[11]G10 (Índia); P[6]G3 e P[6]G8 (Malaui); e P[6]G4 (África) (Gentsch *et al.*, 2004; Mascarenhas e Linhares, 2005). Particularmente intrigante se constitui a presente emergência de amostras com especificidade antigênica G9 em vários países, fato que justifica a importância epidemiológica ora atribuída a esse sorotipo, daí decorrendo implicações em potencial no tocante às estratégias vacinais (Bányai *et al.*, 2004; Ramachandran *et al.*, 1998; Ramachandran *et al.*, 2000). Assinale-se a expansão crescente do tipo G12, com especificidade P[8] ou P[6], daí também decorrendo a necessidade de monitoramento contínuo e a longo prazo das amostras virais circulantes na era que sucede a introdução em larga escala das vacinas contra rotavírus.

A multiplicidade antigênica leva à formulação de algumas hipóteses no que concerne à evolução dos rotavírus oriundos do homem, com possível reflexo no terreno epidemiológico:

- Mutações genéticas pontuais (*point mutations*)
- Rearranjos genômicos envolvendo rotavírus de origens humana e animal
- As reconhecidamente raras situações de transmissão entre espécies (Gentsch *et al.*, 2004; Iturriza Gómara *et al.*, 2003).

▶ Breves notas sobre a epidemiologia das infecções por rotavírus no Brasil

Já decorrem quase três décadas desde a primeira detecção de rotavírus no Brasil em Belém, Pará (Linhares *et al.*, 1977; Linhares *et al.*, 1982; Linhares, 2000). Ao longo desse período inúmeros estudos se desenvolveram no país, bem denotando a importância dos agentes virais em questão na gênese das gastrenterites infantis agudas. Cabe registrar que a maioria das investigações compreendeu crianças com idades inferiores a 5 anos, particularmente as hospitalizadas e aquelas sob tratamento em regime de ambulatório. Os índices de prevalência daí resultantes (4,5 a 66,0%) denotam a diversidade metodológica e temporal que permeou os múltiplos estudos conduzidos até então (Pereira *et al.*, 1993; Santos e Gouvea, 1997; Linhares, 2000; Linhares, 2004). Raras investigações longitudinais ocorreram no seio da comunidade, cabendo assinalar incidências médias de gastrenterites associadas aos rotavírus entre 0,2 e 1,3 episódio por criança ao ano (Guerrant *et al.*, 1983; Linhares *et al.*, 1989; Linhares *et al.*, 1994).

A distribuição temporal das infecções assume características peculiares no Brasil, de vez que, nas áreas tropicais das Regiões Norte e Nordeste não se observam picos quanto à incidência. Em contrapartida, nítido comportamento sazonal se delineia nos estados das Regiões Centro-Oeste, Sudeste e Sul (Pereira *et al.*, 1993). Cabe assinalar que em Belém, Pará, não obstante os rotavírus ocorram ao longo de todo o ano, delineiam-se frequências mais expressivas naqueles meses secos e com menores índices pluviométricos (Figura 164.6).

Uma característica digna de nota na epidemiologia das infecções por rotavírus reside na multiplicidade dos sorotipos circulantes em várias regiões, destacando-se nitidamente a ocorrência das amostras caracterizadas – sob o enfoque global – como incomuns ou atípicas. Inúmeros relatos registram a identificação de rotavírus com especificidades antigênicas dos tipos G1, G2, G3 e G4, o primeiro representando, em média, 40% das amostras caracterizadas. Por outro lado, registre-se a detecção, em vários estados, de tipos não usuais como G5, G8 e G10, em frequências de até 25% entre as amostras caracterizadas. (Araujo *et al.*, 2001; Cardoso *et al.*, 2001; Costa *et al.*, 2004; Gouvea *et al.*, 1994; Gouvea e Santos, 1999; Leite *et al.*, 1996; Linhares *et al.*, 1988; Mascarenhas *et al.*, 1998; Mascarenhas *et al.*, 2002; Santos *et al.*, 2001; Stewien *et al.*, 1994; Timenetsky *et al.*, 1994; Timenetsky *et al.*, 1997). Assume particular relevância epidemiológica nesse contexto a recente emergência dos rotavírus dotados da especificidade G9, refletindo uma tendência global. Demonstrou-se elevada prevalência do genótipo G2P[4] (cerca de 75% das amostras) nos primeiros anos que sucederam a introdução em caráter universal da vacina contra rotavírus no Brasil, fato que suscitou hipótese quanto à possível pressão seletiva exercida pelo imunizante (Leite *et al.*, 2008; Nakagomi *et al.*, 2008). Em contrapartida, acumulam-se nítidas evidências quanto ao padrão de ocorrência cíclica desse genótipo específico, particularmente se considerada recente revisão sobre a dinâmica de flutuação desse tipo ao longo de 26 anos (Oliveira *et al.*, 2008) (Figura 164.7). Investigações sobre as gastrenterites agudas entre neonatos hospitalizados na cidade de Belém, Pará, sustentaram o conceito quanto à natureza aparentemente avirulenta dos rotavírus com especificidade genotípica P[6], estando, nessa situação específica, amostras predominantemente classificadas como G2 (Linhares *et al.*, 2002a).

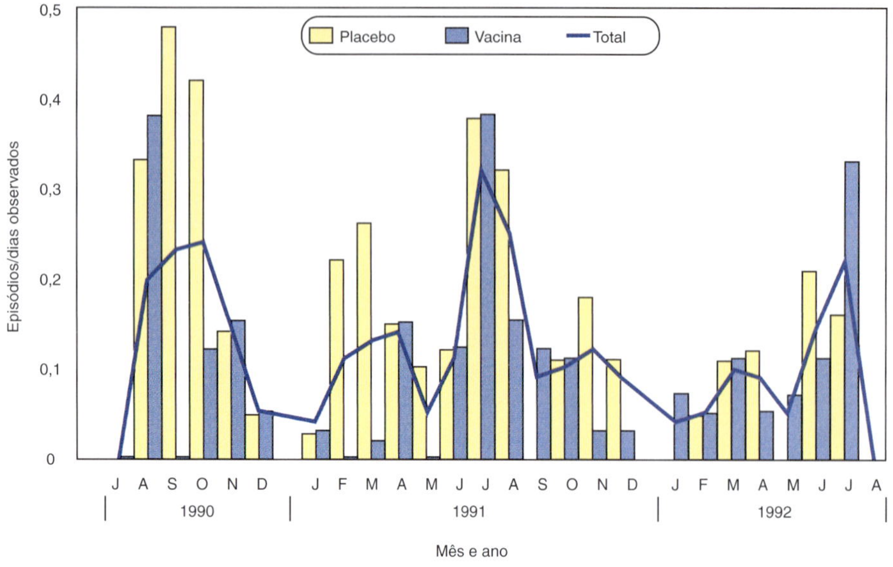

Figura 164.6 Distribuição mensal das gastrenterites por rotavírus durante teste com uma vacina em Belém, Pará, Brasil. Adaptada de Linhares *et al.*, 1996.

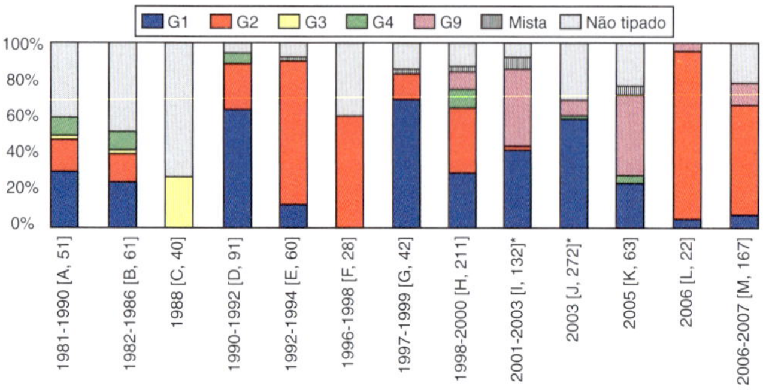

Figura 164.7 Dinâmica da ocorrência temporal dos tipos de rotavírus circulantes em Belém, Pará, durante 26 anos (1982-2007). **A**, Vigilância nacional; **B**, Estudo longitudinal; **C**, Estudo em hospital; **D**, Teste com a RRV-TV; **E**, Infecção nosocomial/comunidade; **F**, Infecção neonatal; **G**, Estudo em São Luís; **H**, Vigilância em hospital; **I**, Rota-006, fase II com a Rotarix; **J**, Rota-203, vigilância pré-ensaio; **K**, Surto em Rio Branco; **L**, *Estudo Salobo*; **M**, *Rede nacional de vigilância*.
Vacina contra rotavírus introduzida no setor público em março de 2006.

Dados acerca do impacto das rotaviroses no Brasil, em cenário precedente ao advento da vacinação universal, fundamentam-se em estimativas relativamente conservadoras, não raro inferidas a partir de estatísticas oficiais. Avaliações iniciais quantificaram em pelo menos 88.000 as hospitalizações causadas por rotavírus entre crianças com idades inferiores a 5 anos, a cada ano, daí advindo o mínimo de 1.700 a 2.000 óbitos (Linhares *et al.*, 2000). No tocante à mortalidade por rotavírus, análises mais precisas configuram maior impacto que o anteriormente dimensionado, refletido em mais de 3.000 óbitos a cada ano (Constenla *et al.*, 2008). Recentes análises indicaram uma redução de 48% (Figura 164.8) nas hospitalizações por gastrenterite aguda entre crianças com idades inferiores a 1 ano, uma vez comparada a média dos índices que prevaleciam em 1998 a 2005 àquele durante 2007 (pós-introdução da vacina no setor público) (Lanzieri *et al.*, 2010). A Secretaria de Vigilância em Saúde do Ministério da Saúde estabeleceu uma rede nacional dirigida à vigilância das gastrenterites por rotavírus, a partir da qual se consolidarão indicadores representativos do impacto

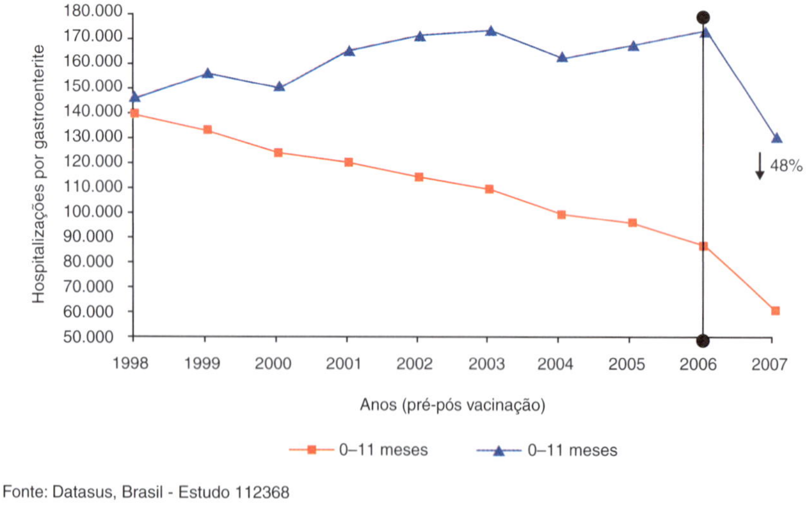

Figura 164.8 Tendência temporal de hospitalizações por gastrenterite, de acordo com a idade, Brasil, 1998-2007.

associado à enfermidade. Para tanto ora se implementam, em escala nacional, procedimentos epidemiológicos e laboratoriais padronizados estabelecidos em protocolo genérico da própria Organização Mundial da Saúde (Bresee *et al.*, 2002).

▪ Imunidade

Ainda precisam ser elucidados os mecanismos determinantes da resposta imune nas infecções por rotavírus, não obstante os vários estudos envolvendo modelos animais e o próprio homem. Ainda persistem obscuros os efetivos indicadores de proteção embora haja crescentes evidências, na esfera clínica, conferindo papel protetor aos anticorpos sistêmicos ou àqueles produzidos na mucosa intestinal (locais), bem como à imunidade mediada por células (Offit, 1996; Kapikian *et al.*, 2001). Alguns estudos prospectivos demonstram que a infecção natural protege contra ulterior doença resultante das eventuais reinfecções, daí o primeiro episódio diarreico por rotavírus em geral se caracterizar como mais grave do ponto de vista clínico (Bhan *et al.*, 1993; Bishop *et al.*, 1983; Velazquez *et al.*, 1996; Ward, 1996). A par disso, tais observações denotam o caráter protetor transitório e/ou incompleto inerente à infecção natural.

Investigações compreendendo modelos animais e experimentos *in vitro* revelam que imunoglobulinas séricas [classe G (IgG) ou A] e anticorpos neutralizantes parecem exercer papel protetor contra a rotavirose, particularmente se específicas para as proteínas VP4 e VP7 (Greenberg, 2004; Hoshino *et al.*, 1988; Ward *et al.*, 1996). Sustenta-se que as elevadas concentrações sistêmicas desses anticorpos resultam em exsudação para a mucosa intestinal, potencializandoo citado caráter protetor (Jiang *et al.*, 2002). Merece particular ênfase o potencial imunogênico inerente à proteína viral VP6, admitindo-se que os anticorpos para esse determinante antigênico – presentes nas secreções entéricas – a rigor refletem o potencial neutralizante da IgA na mucosa do intestino delgado (Offit *et al.*, 1986; Ward *et al.*, 1996). Há evidências atribuindo à IgA produzida por linfócitos B diferenciados presentes na lâmina própria intestinal papel determinante na proteção diante das infecções sintomáticas por rotavírus (Coulson *et al.*, 1992; Kapikian *et al.*, 2001; Matson *et al.*, 1993). Uma vez que a produção da IgA presente na mucosa intestinal reserva caráter fugaz, a consequente função protetora mediada por essa classe de imunoglobulinas também se caracteriza como transitória. Investigadores na Austrália e nos EUA associaram níveis detectáveis de IgA fecal contra rotavírus a sensível redução na taxa de infecções sintomáticas causadas por esses enteropatógenos (Coulson *et al.*, 1992; Matson *et al.*, 1993). A IgA sérica específica para rotavírus em essência reflete os níveis dessa imunoglobulina presentes no lúmen intestinal, devido ao fenômeno da transudação. Ainda na imunidade se descreve mecanismo de interação no interior dos próprios enterócitos da mucosa intestinal, envolvendo IgA específica para a VP6 viral com partículas (ainda) incompletas que são agregadas por esses anticorpos no complexo designado viroplasma (Desselberger, 1998). Recentemente se atribuiu a essa IgA não neutralizante contra a proteína conservada VP6 o papel de mediadora adicional na proteção (Corthesy *et al.*, 2006). Tal mecanismo aparentemente refletiria um efeito antiviral intracelular dessa imunoglobulina durante o processo de transcitose.

Persistem controvérsias quanto à imunidade sorotipo-específica na infecção natural por rotavírus. O conceito vigente sustenta que a infecção primária por esses agentes virais (quer a natural, quer aquela induzida por vacinas experimentais) induz resposta imune de caráter predominantemente homotípico, com a mediação de tal imunidade pelos anticorpos dirigidos às proteínas VP7 e VP4 do tipo infectante. Os processos infecciosos subsequentes (reinfecções) resultariam em imunidade de espectro mais abrangente, aparecendo o fenômeno da proteção cruzada ou heterotípica (Arias *et al.*, 1994; Gerna *et al.*, 1990; Ward *et al.*, 1996). Tais observações sustentam algumas das estratégias atuais visando à obtenção de uma vacina contra rotavírus, particularmente aquelas que se valem de preparações monovalentes envolvendo vírus de origem humana (De Vos *et al.*, 2004). O estímulo propiciado pela vacina assumiria o papel de uma "reinfecção induzida", daí decorrendo resposta imune ampla e notoriamente limitante dos quadros diarreicos dotados de maior gravidade. Com o recente advento do caráter enterotóxico atribuído à NSP4, acrescem-se aos determinantes da resposta imune os anticorpos específicos para essa proteína não estrutural dos rotavírus (Ball *et al.*, 1996).

Os estudos acerca do papel da imunidade mediada por células nas infecções por rotavírus ainda são limitados, a maioria deles restrita a experimentos envolvendo o modelo animal murino (Offit, 1996; Offit e Dudzik, 1988). Ora se aceita como plausível a hipótese de que os linfócitos citotóxicos T $CD8^+$ e $CD4^+$ do trato gastrintestinal mediariam, em essência, a resolução do processo infeccioso, cabendo o caráter protetor propriamente dito aos anticorpos específicos (Franco *et al.*, 1996; Franco e Greenberg, 1995). Além da imunidade de natureza celular, há observações ainda controversas, também conferindo à produção das toxinas antivirais interferona gama e fator de necrose tumoral alfa potencial protetor em face das infecções por rotavírus (Ramsey *et al.*, 1993; Ward, 1996).

Uma vez que a maioria das infecções por rotavírus nos primeiros meses de vida assume caráter assintomático, admite-se haver imunidade passiva consequente à transferência dos anticorpos maternos, quer através da placenta, quer via secreção láctea (Linhares *et al.*, 1989; Matsui *et al.*, 1989; Offit e Clark, 1985). Não obstante as controvérsias concernentes ao possível papel protetor do aleitamento natural, evidências indicam que elevados níveis de anticorpos neutralizantes no colostro materno resultam em infecções neonatais menos frequentes (Zheng *et al.*, 1991). A par das propriedades inerentes às imunoglobulinas específicas contidas na secreção láctea, sustenta-se que fatores não imunes, como certas glicoproteínas, concorrem para o potencial protetor atribuído ao leite humano (Newburg *et al.*, 1998; Yolken *et al.*, 1992). Cabe ainda registrar, no âmbito da proposta imunidade passiva, mecanismo estabelecendo que a IgG materna transferida em expressiva quantidade ao lúmen intestinal do recém-nascido incorre na neutralização viral, via fenômeno de transcitose, antes que se estabeleça o processo infeccioso no enterócito (Ward, 1996). Clemens *et al.* (1993), em Bangladesh, obtiveram dados de relevância epidemiológica singular ao demonstrarem que, em crianças alimentadas exclusivamente ao seio materno, "adiam-se" literalmente as infecções por rotavírus do primeiro para o segundo ano de vida.

▪ Quadro clínico

Antes de a doença se instalar há um breve período de incubação (em geral 1 a 3 dias), configurando espectro cuja amplitude abrange desde as formas subclínicas até a gastrenterite grave, eventualmente fatal como decorrência da desidratação que se instala (Kapikian *et al.*, 2001; Raebel, 1999). As formas assintomáticas ocorrem com relativa frequência entre neonatos, lactentes com idades inferiores a 3 meses e adultos (Champsaur *et al.*, 1984; Cravioto *et al.*, 1990; Linhares *et al.*, 1989, Linhares *et al.*, 2002a; Schorling *et al.*, 1990; WHO, 2007). Em sua apresentação clássica, o quadro clínico instala-se abruptamente, caracterizando-se como manifestações primárias os vômitos e a febre, daí sobrevindo diarreia aquosa profusa não sanguinolenta (Linhares *et al.*, 1983; Rodriguez *et al.*, 1977; Steinhoff, 1980; Gray *et al.*, 2008; Wildi-Runge *et al.*, 2009). A diarreia em geral persiste por 3 a 8 dias, com emissão de fezes "em jato", de aspecto gorduroso, coloração amarelo-esverdeada e odor característico (Poulton e Tarlow, 1987; Gray *et al.*, 2008). A excreção viral precede o início da doença propriamente dita, alcança um pico entre 72 e 96 h subsequentes à emergência dos sintomas, podendo se estender ao longo de 10 dias, ultrapassando até mesmo a resolução clínica (Staat *et al.*, 2002; WHO, 2007; Gray *et al.*, 2008). A presença de muco no conteúdo fecal se registra em aproximadamente 25% dos casos (Mc Cormack, 1982), sendo rara a associação com sangue, o que suscita a hipótese da concomitância de infecção com enteropatógenos bacterianos e/ou parasitários (WHO, 2007), acarretando agravamento do quadro clínico apresentado, conforme estudos conduzidos por Chow *et al.* (2009). Os vômitos assumem particular relevância no contexto clínico, com diversos estudos demonstrando maior coexistência de vômito e diarreia em gastrenterites por rotavírus comparadas àqueles quadros intestinais de outras etiologias (Kim *et al.*, 2005; Coffin *et al.*, 2006; Staat *et al.*, 2002). A par disso, seu surgimento pode preceder o quadro diarreico e apresentar-se de caráter incoercível, dificultando a reidratação oral. O mecanismo pelo qual os rotavírus causam vômitos permanece desconhecido. Em geral a febre assume caráter moderado, admitindo-se, contudo, que ocorra hipertermia pronunciada (temperatura axilar ≥ 39,0°C) em pelo menos 30% das crianças acometidas de gastrenterite causada por rotavírus (Rodriguez *et al.*, 1977). Tanto os vômitos como a febre persistem, em geral, por 24 a 48 h, enquanto a diarreia não raro se prolonga até 1 semana após o início da sintomatologia, exceto em situações de intolerância à lactose, nas quais o quadro diarreico pode prolongar-se devido à extensa lesão no epitélio intestinal causada pelos rotavírus. Investigações conduzidas por Staat *et al.* (2002) ofereceram dados relevantes à luz de correlação existente entre intensidade da excreção viral e ocorrência da tríade sintomática clássica [vômitos (V), febre (F) e diarreia (D)]. Com efeito, tais investigadores demonstraram – em um contingente de 234 crianças com gastrenterite por rotavírus – que a detecção desses enteropatógenos ocorria mais frequentemente (56%) entre aquelas com as três manifestações clínicas (V, D e F) registradas no curso da doença. Por outro lado, registraram-se frequências inferiores quanto à excreção viral se dois sintomas/sinais ocorriam no mesmo indivíduo, a saber: 38% (D, V), 19% (D, F) e 13% (V, F). Os índices mínimos, por sua vez, associaram-se às situações em que apenas um sintoma/sinal ocorria de modo isolado no mesmo paciente, como segue: 3% (D), 11% (V) e 6% (F). Em conjunto, tais observações suscitam a hipótese de que o espectro clínico na doença por rotavírus guarda relação direta com a intensidade da excreção viral. Além do quadro clínico clássico, caracterizado por vômitos, diarreia e febre, em menor frequência observam-se cólicas abdominais e manifestações respiratórias; estas, ocasionalmente envolvendo otite média e quadro pneumônico. O processo como um todo não raro culmina com desidratação isotônica, cuja intensidade em geral varia de leve a grave, graças à acessibilidade à terapia de reidratação (Mc Cormack *et al.*, 1982; Pickering, 1985; Rodriguez *et al.*, 1977; WHO, 2007; ACIP/CDC, 2009).

Alguns autores relacionam as infecções por rotavírus com processos mórbidos atípicos como: encefalites (Yoshida *et al.*, 1995; Barnes e Bishop, 1997), doença de Kawasaki (Matsuno *et al.*, 1983), exantema súbito (Saitoh *et al.*, 1981), intussuscepção (Konno *et al.*, 1977; Mulcahy *et al.*, 1982; Nicolas *et al.*, 1982), hepatite transitória (Oishi *et al.*, 1991); morte súbita (Yolken e Murphy, 1982), pneumonia (Santosham *et al.*, 1983), laringite aguda (Nigro e Mindulla, 1983), enterocolite necrotizante (Mogilner *et al.*, 1983), púrpura trombocitopênica imune (Siddiqui e Chitlur, 2010), pancreatite aguda (Kumagai *et al.*, 2009), apendicite (Alder *et al.*, 2009) e miocardite e pneumonite (Grech *et al.*, 2001); não obstante prevaleça, na maioria dos casos, o caráter circunstancial da associação. A multiplicidade dessas condições mórbidas confere suporte a recentes achados oriundos de experimentos envolvendo modelos animais, a partir dos quais se demonstrou nítida viremia nas infecções por rotavírus (Blutt *et al.*, 2003; 2007). Recentes relatos questionam acerca da real natureza patogênica dos rotavírus no tocante ao sistema nervoso central, postulando-se a sua eventual condição de mero contaminante ou o simples transporte do ácido nucleico viral via linfócitos (Lynch *et al.*, 2001).

Estudos indicam que a doença causada por rotavírus não se manifesta de maneira mais grave entre crianças infectadas com o HIV, tampouco incorre em excreção prolongada (Cunliffe *et al.*, 2001).

Do ponto de vista laboratorial, alguns achados merecem destaque. A densidade urinária apresenta-se geralmente elevada, refletindo o estado de desidratação. Acidose metabólica leve ou compensada também se revela uma condição comum. Raramente se denota elevação na taxa de leucócitos; entretanto, por meio da coloração de Wright, observa-se leucocitose fecal em até 30% dos casos (Rodriguez *et al.*, 1977; Steinhoff, 1980).

Diagnóstico diferencial

O principal diagnóstico diferencial das gastrenterites causadas por rotavírus compreende quadros diarreicos de origem bacteriana, principalmente aqueles causados por *Escherichia coli* enterotoxigênica, a qual se associa a evolução clínica indistinta das rotaviroses. Dentre os agentes virais causadores de quadros diarreicos agudos há que se considerar a possibilidade da infecção por norovírus, sapovírus, astrovírus e adenovírus entérico. Recentes estudos apontam maior prevalência dos norovírus em detrimento dos demais agentes, com apresentação clínica muito semelhante à observada em gastrenterites por rotavírus (Junquera *et al.*, 2009; Akan *et al.*, 2009; Wildi-Runge *et al.*, 2009). Parasitoses intestinais como giardíase, amebíase e quadros de alergia ou intolerância alimentares também devem ser considerados (WHO, 2007).

Tratamento

Reidratação

No tocante ao tratamento das gastrenterites por rotavírus, cabe destacar que o objetivo primário é a reposição dos fluidos e eletrólitos, cuja acentuada perda se processa via episódios de vômitos e diarreia. Aliás, depreende-se que na quase totalidade das situações de diarreia, inobstante a natureza da etiologia infecciosa, a reidratação, preferencialmente por via oral, representa tratamento básico, mesmo na vigência de vômitos (Blacklow e Greenberg, 1991; Bezerra *et al.*, 1992).

A ampla difusão desse procedimento terapêutico se reflete em progressivo declínio – ao longo dos anos – nas taxas de morbidade e mortalidade (Santosham e Greenough, 1991). Múltiplas formulações visando à terapia de reidratação oral (TRO) têm se constituído em objeto de estudo, quase que invariavelmente oferecendo resultados satisfatórios quanto à eficácia (Bass, 2003). A fórmula padrão preconizada pela OMS assim se compõe: sódio, 90 mEq/ℓ; cloretos, 80 mEq/ℓ; potássio, 20 mEq/ℓ; citrato, 10 mEq/ℓ; e glicose, 111 mEq/ℓ. A solução como um todo alcança 310 mOsm/ℓ. Recentemente se demonstrou que uma preparação alternativa, contendo níveis de sódio inferiores àqueles da referida fórmula padrão, resulta mais eficaz no tratamento das diarreias agudas. Tal solução, caracterizada como TRO de baixa osmolaridade, contém: sódio (75 mEq/ℓ), cloretos (65 mEq/ℓ), potássio (20 mEq/ℓ), citrato (10 mEq/ℓ) e glicose (75 mEq/ℓ), resultando em 245 mOsm/ℓ na totalidade. Essa nova composição promove uma redução na duração da diarreia e diminuição no volume das fezes, além do restabelecimento do equilíbrio hidreletrolítico, determinando assim menor necessidade de reposição intravenosa de fluidos, em relação à utilizada anteriormente. O acréscimo de solutos orgânicos, por exemplo, aminoácidos, à citada fórmula padrão não resulta em eficácia superior àquela obtida com a preparação original; a par disso, as tentativas de substituir glicose por sacarose não ofereceram resultados vantajosos (Black *et al.*, 1981; Bhan, 1994). Em geral se administra a TRO com copos, "mamadeiras" para as crianças que as usam habitualmente, xícaras, colheres ou, em situações especiais, sonda nasogástrica. A administração lenta da solução em geral minimiza a frequência dos vômitos, tendendo a corrigir satisfatoriamente o desequilíbrio hidreletrolítico no curso das primeiras 4 h de tratamento. Como recomendação simples e prática indica-se, para criança pesando 10 kg, por exemplo, uma colher das de chá a cada minuto. Uma vez caracterizada clinicamente a reidratação, administra-se a TRO apenas após cada evacuação, com o intuito precípuo de repor as perdas hídricas e eletrolíticas, até que se resolva o quadro diarreico em curso (Bass, 2003).

A reidratação por via parenteral apenas se justifica nas gastrenterites por rotavírus mais graves, mormente na vigência da hipovolemia, estado de choque, coma ou acentuada debilidade que inviabilize o uso da TRO. Crianças com perdas líquidas que extrapolem os 10 mℓ/kg de peso/h, vômitos incoercíveis, estomatite extensa, íleo paralítico ou má absorção da glicose, por exemplo, são "candidatas" à terapia intravenosa (Sack *et al.*, 1981). Em tais circunstâncias se estabelece administração parenteral rápida, compreendendo 20 a 50 mℓ/kg de soluções isotônicas (até 100 mℓ/kg nos casos extremos), incluindo o soro fisiológico ou o próprio lactato de Ringer, composto de: íon sódio, 130 mEq/ℓ; potássio 4 mEq/ℓ; cloreto, 109 mEq/ℓ; e bicarbonato (HCO_3^{--}), 28 mEq/ℓ. Excluídas essas situações (raras nas gastrenterites por rotavírus), preconiza-se o uso sistemático da TRO segundo as especificações clássicas (Santosham *et al.*, 1982; Bass, 2003).

Alimentação

A alimentação habitual da criança deve ser formalmente mantida, respeitando sua aceitação e fracionando mais as porções. Caso a criança esteja sendo amamentada ao seio deve-se tentar aumentar a frequência das mamadas. Manter a criança alimentada assegura que esta receba os nutrientes necessários ao seu crescimento e desenvolvimento, prevenindo a perda de peso durante a diarreia. O aumento da ingesta de líquidos diversos não substitui a alimentação da criança. Fórmulas lácteas especiais só são indicadas nos casos de intolerância à lactose, que eventualmente pode ocorrer após 10 a 14 dias do início da infecção, sendo necessário o uso de fórmulas isentas desse dissacarídio.

Sais de zinco

Durante o processo diarreico há perda maior de zinco, cuja deficiência tem sido relatada em crianças de países em desenvolvimento na América Latina, África, Oriente Médio e Sul Asiático. Este micronutriente é essencial para o funcionamento adequado do metabolismo, crescimento e sistema imunológico, além de componente central de várias metaloenzimas no organismo que participam da síntese de outras enzimas. Diversos estudos têm demonstrado que a suplementação de zinco durante o episódio diarreico reduz a duração, a gravidade e a incidência de diarreia nos 2 a 3 meses seguintes à terapia, além de incrementar o apetite. A OMS passou a recomendar formalmente a administração de zinco, na dose de 10 a 20 mg/dia, sob a forma de sais solúveis em água (acetato, sulfato, gliconato) durante 10 a 14 dias tão logo se inicie o processo diarreico, mantendo a medicação mesmo que a diarreia cesse (WHO, 2005). Esses sais de zinco apresentam sabor metálico, tendo sido utilizados como indutores de vômito até o início do século 20. Para administrar a lactentes e crianças jovens é essencial que este gosto metálico seja mascarado. Até o momento, nenhum evento adverso foi relacionado com a administração dos sais de zinco, que devem ser armazenados em local fresco, em temperatura inferior a 30°C e ao abrigo da luz, por período não superior a 2 anos. Lactentes abaixo de 6 meses de idade devem receber 10 mg/dia de zinco e acima dessa idade 20 mg/dia. Os suplementos nutricionais contendo zinco devem ser formulados sob a apresentação de tabletes contendo 10 ou 20 mg de zinco, ou de xarope na concentração de 10 mg/5 mℓ ou 20 mg/5 mℓ. O tablete deve ser administrado dissolvido em pequena quantidade de leite materno ordenhado, soro oral ou água limpa.

Vários outros tratamentos são configurados como alternativos (ou complementares) à reidratação propriamente dita, embora ainda careçam de solidez os seus indicadores de eficácia. Adiante são descritos, muito sinteticamente, alguns dos propostos recursos terapêuticos adicionais, objeto de experimentos no curso das gastrenterites por rotavírus.

Soluções com base em arroz (mucilagens)

Tais fórmulas, comparadas à TRO clássica, aparentemente promovem redução mais acentuada quanto ao volume das evacuações durante as primeiras 6 h da doença, o que permitiria maior retenção de fluidos e eletrólitos (Gore *et al.*, 1992). Tal efeito não persiste após as 12 h iniciais da terapia, o que confere inexpressivo valor prático ao procedimento em questão.

Vitamina A

Sabe-se que a vitamina A, administrada em caráter profilático nas áreas onde prevalece a deficiência específica entre as crianças, determina sensível redução nas taxas de morbidade/mortalidade associadas à diarreia aguda e aos quadros respiratórios (Rahman, 2001).

Probióticos

Os probióticos se constituem em culturas vivas de bactérias não patogênicas, geralmente administradas com fins terapêuticos ou mesmo profiláticos. Em geral esses microrganismos não colonizam de modo estável o intestino, daí a necessidade de sua administração contínua. Há evidências sustentando a propriedade desses produtos quanto ao estímulo da resposta imune local à conta de IgA específica para rotavírus (Majamaa *et al.*, 1995). Os estudos até então levados a efeito se restringem aos países desenvolvidos, a maioria compreendendo o uso do *Lactobacillus casei* GG, cuja administração sob o regime de duas doses diárias por 5 dias, após o soro oral, parece reservar potencial terapêutico (Isolauri *et al.*, 1994; Guarino *et al.*, 1997; Shornikova *et al.*, 1997; Guandalini *et al.*, 2000). Recente análise com esses lactobacilos mostrou o potencial terapêutico de tais probióticos; entretanto, o impacto não se revelou expressivo no tocante à duração da diarreia propriamente dita (Van Niel *et al.*, 2002). Sustenta-se que os probióticos competem com bactérias intestinais produtoras de urease, cuja excessiva multiplicação parece suceder a fase osmótica das diarreias causadas pelos rotavírus; aí residiria, essencialmente, o seu mecanismo de ação (Marteau, 2001).

Fármacos antivirais

Experimentos *in vitro* com antivirais denotam que alguns deles têm a propriedade de inibir a replicação dos rotavírus, destacando-se: ribavirina, isoflavinas e análogos da adenosina (De *et al.*, 1984; Kitaoka *et al.*, 1986). As investigações envolvendo o uso desses produtos em animais oferecem resultados inexpressivos em termos de eficácia, daí a ampla reserva que ainda prevalece quanto à sua utilização em seres humanos (Steinhoff, 1980; Smee, 1982; Kitaoka *et al.*, 1986). Há experimentos – também inconclusivos no tocante à plena eficácia – envolvendo inibidores da protease, potencialmente capazes de bloquear a clivagem da VP4 viral mediada pela tripsina (Vonderfecht *et al.*, 1988).

Estudos sobre a atividade antiviral das interferonas (classes I e II) alcançaram resultados satisfatórios em bovinos (Schwers *et al.*, 1985); no entanto, o tratamento envolvendo camundongos diarreicos caracterizou-se como ineficaz (Angel *et al.*, 1999). Alguns investigadores sustentam que o uso de corticosteroides em murinos e bovinos com diarreia causada pelos rotavírus minimiza a sintomatologia (Wolf *et al.*, 1981; Rhoads *et al.*, 1988).

Imunoterapia passiva

No campo das gastrenterites de origem viral, a imunoterapia passiva reserva interesse, quer no tocante ao tratamento propriamente dito, quer como recurso profilático. Nas diarreias por rotavírus, especificamente, há vários relatos indicando a administração oral das imunoglobulinas de origens humana e bovina, bem como dos anticorpos específicos obtidos a partir da gema do ovo. Demonstrou razoável eficácia a utilização, via oral, de imunoglobulinas humanas específicas para rotavírus em pacientes imunodeprimidos e mesmo entre crianças normais (Losonsky *et al.*, 1985, Guarino *et al.*, 1994). Em contrapartida, há registros quanto à ineficácia dessas imunoglobulinas orais nos casos de gastrenterite por rotavírus (Ventura *et al.*, 1993). Tanto o leite materno como o colostro de origem bovina, ambos com elevadas concentrações de anticorpos para rotavírus, parecem exercer algum efeito terapêutico nas gastrenterites por rotavírus, embora os resultados como um todo não denotem consistência (Bass, 2003). Singular interesse têm os testes indicando a eficácia das imunoglobulinas obtidas da gema dos ovos de galinhas imunizadas com rotavírus; sustenta-se que esses anticorpos, administrados por via oral, reduzem o tempo da doença em modelos murinos e bovinos (Ebina *et al.*, 1990; Kuroki *et al.*, 1997).

Racecadotril

Esse composto representa uma nova classe de medicação antidiarreica capaz de inibir a degradação das encefalinas endógenas, caracterizando-se como uma promissora terapia adjuvante à reposição hídrica e eletrolítica. Estudos preliminares envolvendo crianças e adultos resultaram na ausência de manifestações neurológicas e vômitos. Nas gastrenterites por rotavírus, especificamente, observa-se significativa redução na frequência das evacuações, bem como nítido impacto na duração da diarreia (Salazar-Lindo *et al.*, 2000). A importância desse produto se consubstancia face ao mecanismo neuronal das diarreias por rotavírus recentemente descrito (Lundgren *et al.*, 2000).

Nitazoxanida

A nitazoxanida é um novo nitrotiazólico com amplo espectro de ação e eficácia comprovada contra infecções causadas tanto por protozoários quanto por helmintos, tendo o seu uso aprovado pela FDA (Food and Drug Administration – EUA) no tratamento de crianças com diarreia causada por *Cryptosporidium* e *Giardia lamblia*. Estudos clínicos do tipo duplo-cego, randomizados e controlados têm avaliado a ação antiviral da nitazoxanida no tratamento da gastrenterite causada por rotavírus. Em 2006 foi publicado por Rossignol *et al.* o primeiro trabalho avaliando a eficácia da nitazoxanida no tratamento de rotaviroses em pacientes acima de 12 anos, evidenciando redução significativa na duração da diarreia. Mais recentemente, em 2008, Teran *et al.* avaliaram a eficácia da nitazoxanida em 90 crianças com idades entre 28 dias e 24 meses, portadoras de diarreia causada por rotavírus, evidenciando resultados similares com redução no tempo de hospitalização e na duração do episódio diarreico a partir da primeira dose do fármaco em relação ao grupo controle. Sob a luz desses achados, a nitazoxanida vem sendo aventada como alternativa para tratamento de doença diarreica por rotavírus, principalmente nos países que ainda não têm inserida em seu calendário básico de imunizações a vacina contra este agente; entretanto, são necessários outros estudos envolvendo maior número de pacientes para consolidar os achados demonstrados até então, tanto em adultos quanto em crianças, incluindo melhor avaliação de seu mecanismo de ação, e de outros dados clínicos como a redução dos episódios de vômito e febre.

Outros recursos terapêuticos propostos

Os estudos envolvendo ácido acetilsalicílico e subsalicilato de bismuto, inibidores da síntese das prostaglandinas, ofereceram resultados iniciais animadores. Não obstante, o advento de respostas terapêuticas nem sempre consistentes e a associação desses produtos com a síndrome de Reye incorreram na contraindicação do seu uso pela Academia Americana de Pediatria (Dodge, 1977; American Academy of Pediatrics, 1998).

Ora prevalece amplo consenso de que o tratamento das gastrenterites por rotavírus se sustenta basicamente na TRO a par do suporte nutricional. Convém assinalar a proscrição, nas gastrenterites por rotavírus em geral, quanto ao uso de antimicrobianos, antidiarreicos à base de caolim, pectina, hidróxido de alumínio etc., assim como antiespasmódicos, entre outras substâncias. Algumas situações específicas, contudo, merecerão a competente avaliação do pediatra em termos da terapia mais apropriada.

Diagnóstico laboratorial

Apesar de o exame clínico ensejar um diagnóstico presuntivo da infecção por rotavírus, particularmente se consideradas crianças com idades inferiores a 5 anos, é fundamental o exame laboratorial para a definição etiológica. Na prática clínica, a pronta detecção dos rotavírus ou de seus antígenos nos espécimes fecais leva a uma conduta terapêutica apropriada, minimizando-se, por exemplo, a antibioticoterapia indevida e ainda tão usada. Quadros clínicos associados, por exemplo, aos rotavírus e à *Escherichia coli* enterotoxigênica evoluem de maneira indistinta, corroborando a necessidade do diagnóstico. Paralelamente ao interesse clínico, ressalta-se a importância do laboratório como instrumento fundamental para conferir fidedignidade aos dados de vigilância epidemiológica.

Já que os rotavírus são excretados em altíssimas concentrações nas fezes durante a fase aguda da doença, é muito fácil a sua detecção a partir do emprego dos múltiplos *kits* comerciais, alguns deles disponíveis a custos razoáveis (Stals *et al.*, 1984). Os primeiros 4 dias de doença configuram o período ideal para a coleta dos espécimes clínicos com vistas ao diagnóstico (Kapikian *et al.*, 2001). Note-se que a maioria dos procedimentos laboratoriais empregados visa essencialmente à detecção da proteína estrutural VP6, integrante do capsídeo interno e comum a inúmeras amostras virais oriundas do homem ou de animais (Parashar *et al.*, 1998). As considerações a seguir configuram muito resumidamente os métodos laboratoriais em geral empregados com vistas ao diagnóstico das infecções por rotavírus.

Microscopia eletrônica

É um procedimento de rápida execução e elevada especificidade, desde que as partículas virais se apresentem relativamente íntegras no espécime fecal sob exame. A visualização direta dos rotavírus requer a prévia coloração do material com fosfotungstato de potássio ou outro corante apropriado, sucedendo-se o exame sob o aumento de 30.000 a 50.000 vezes. Estima-se um diagnóstico positivo em 80 a 90% das amostras contendo rotavírus, calculando-se em 100.000 vírions por mililitro de fezes o número mínimo necessário à viabilização do diagnóstico (Kapikian *et al.*, 2001; Steinhoff, 1980). Apesar de frequentemente considerada como "padrão ouro", a microscopia eletrônica (ME) requer equipamento sofisticado e custoso, além de não representar, do ponto de vista prático, o método ideal para o diagnóstico sistemático e em larga escala (Desselberger e Flewett, 1993; Le Baron *et al.*, 1990).

Ensaio imunoenzimático

O Elisa (de *enzyme-linked immunosorbent assay*) consagrou-se como a técnica mais difundida e prática para a detecção dos rotavírus, particularmente se imperativo o exame em larga escala de espécimes fecais. O desempenho satisfatório desse sistema, entretanto, condiciona-se à disponibilidade de reagentes dotados de elevada pureza química e reconhecida especificidade biológica. Em geral utilizam-se, como sistema de "captura" dos antígenos virais, anticorpos (policlonais ou monoclonais) específicos para a proteína VP6 dos rotavírus integrantes do grupo (ou espécie) A. Alguns investigadores sustentam a importância da utilização de soros obtidos antes e após a imunização de animais com rotavírus, por minimizarem eventuais reações inespecíficas (Kapikian *et al.*, 2001).

Os múltiplos *kits* imunoenzimáticos de uso comercial corrente apresentam, em sua maioria, elevada sensibilidade e caracterizam-se por rápida execução, embora nem sempre disponíveis a preços razoáveis. Convém assinalar o comprovado valor prático de um método diagnóstico desenvolvido pela Fundação Oswaldo Cruz, o *EIARA* (*enzyme immunoassay for rotavirus and adenovirus*), de ampla aceitabilidade em território nacional (Pereira *et al.*, 1985; Pereira *et al.*, 1993).

Apesar de, em geral, recomendar-se a leitura das densidades ópticas com o uso espectrofotômetro, aceita-se como válida a observação visual das reações cromogênicas com vistas ao diagnóstico de rotina.

Aglutinação com partículas de látex

A prova da aglutinação com partículas de latéx (APL) se vem difundindo celeremente, no campo do diagnóstico rotineiro, como um recurso prático, rápido (resultados em até 5 min) e de relativo baixo custo (em geral até 3 vezes inferior àquele do Elisa), já estando disponíveis vários *kits* comerciais altamente satisfatórios. O sistema envolve, basicamente, suspensão contendo microesferas de látex devidamente sensibilizadas com anticorpos monoclonais para a proteína VP6. Ao contato com preparações fecais positivas para rotavírus, denota-se aglutinação nitidamente visível das partículas, se examinadas contra superfície escura (Brandt *et al.*, 1987; Pai *et al.*, 1985). Esse método revela sensibilidade comparável (ou ligeiramente inferior) à do Elisa, com a vantagem da execução em intervalo de tempo exíguo. Tais características justificam a recomendação corrente quanto a utilizar de rotina o método em hospitais e, sob condições adequadas, nos consultórios médicos.

Eletroforese em gel de poliacrilamida

PAGE (*polyacrylamide gel electrophoresis*) visa à detecção do *dsRNA* viral, considerando que o genoma dos rotavírus representa expressiva parcela do conteúdo fecal no curso do episódio diarreico. O método clássico consiste no tratamento da suspensão fecal com o dodecilsulfato de sódio e fenol, visando remover o componente proteico, sucedendo-se a precipitação do *dsRNA* pelo etanol. Uma vez ressuspenso o sedimento, procede-se à eletroforese desse material em gel de poliacrilamida, daí ocorrendo a nítida separação dos 11 segmentos que integram o genoma, revelados mercê da coloração pelo nitrato de prata (Herring *et al.*, 1982; Kapikian *et al.*, 2001; Pereira *et al.*, 1983). Tal método reserva sensibilidade comparável à do Elisa, com a vantagem de permitir a classificação das amostras virais de acordo com os diferentes perfis genômicos ou eletroferotipos. De um modo geral classificam-se esses padrões em curtos e longos, consoante a velocidade com que migram os segmentos "10" e "11". Embora seja um método de particular simplicidade técnica, há limitações quanto à sua aplicação como recurso diagnóstico rotineiro em laboratórios de pequeno porte nos países em desenvolvimento, face à necessidade de equipamentos específicos, nem sempre disponíveis.

Outras técnicas de diagnóstico laboratorial dos rotavírus

Além dos métodos antes referidos, cuja utilização se consagrou ao longo das três últimas décadas, quer como simples

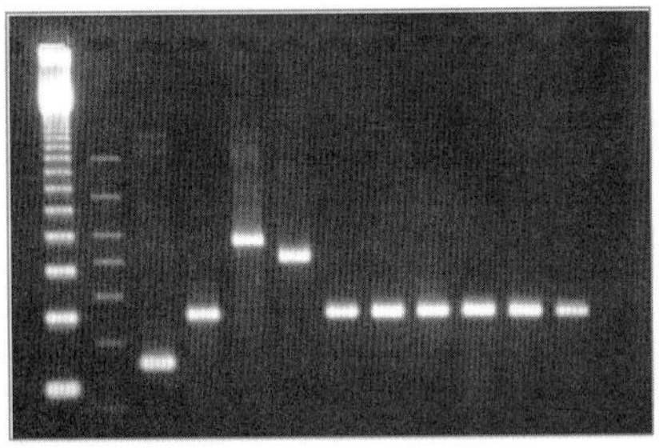

Figura 164.9 Amplicons obtidos a partir da *RT-PCR* procedida com amostras fecais de neonatos infectados por rotavírus em Belém, Pará. Da esquerda para a direita: (**A**) as duas primeiras faixas são controles de pesos moleculares; (**B**) as quatro seguintes, em sequência, denotam os tipos G1-G4, controles; e (**C**) seis amostras com especificidade genotípica G2.

instrumentos diagnósticos, quer no suporte à vigilância epidemiológica e às investigações científicas, foram desenvolvidos vários outros procedimentos, alguns com o advento da biologia molecular. Merecem destaque:

- Contraimunoeletro-osmoforese
- Imunodifusão de antígenos e anticorpos em substrato rígido
- Hibridização a partir de sondas moleculares
- Imunocromatografia
- Hemaglutinação passiva reversa
- Radioimunoensaio
- Reação em cadeia da polimerase precedida da transcrição reversa (*RT-PCR*) (Kapikian *et al.*, 2001).

Este último método, com aplicação restrita primariamente à pesquisa científica, denota sensibilidade pelo menos 100.000 vezes superior àquela inerente à *PAGE*. A par disso, assume presentemente importância capital nos estudos caracterizados como de epidemiologia molecular, de vez que enseja a classificação dos rotavírus em múltiplos genótipos, estabelecidos com base nas especificidades inerentes às proteínas VP4 e VP7 dos rotavírus (Figura 164.9).

O isolamento a partir da inoculação direta das amostras fecais em substratos celulares suscetíveis à replicação viral representa um recurso restrito aos laboratórios mais diferenciados tecnicamente, não tendo importância prática em termos do diagnóstico rotineiro. Em geral não se obtém efeito citopatogênico conspícuo, daí a necessidade de se utilizarem procedimentos de imunofluorescência, ou mesmo os imunoenzimáticos, visando conferir especificidade ao achado. A utilização das culturas celulares infectadas também requer o desenvolvimento dos testes de neutralização para se determinar a natureza do sorotipo envolvido. A sorologia com base na detecção de anticorpos específicos para rotavírus reserva aplicabilidade restrita, com fins estritamente diagnósticos. No âmbito da investigação científica, detectam-se tais imunoglobulinas (anticorpos neutralizantes) a partir dos seguintes métodos:

- Ensaios de neutralização
- Redução de placas
- Bloqueio de focos fluorescentes
- Inibição do (em geral sutil) efeito citopatogênico
- Elisa (Hjelt *et al.*, 1987; Thouless *et al.*, 1977).

Tanto o isolamento viral como a demonstração de anticorpos específicos no soro do paciente não reservam valor prático no que concerne ao diagnóstico laboratorial da infecção por rotavírus.

Prevenção e controle

Há pelo menos três décadas que inúmeros estudos epidemiológicos sustentam a necessidade de uma vacina eficaz com vistas ao controle e à profilaxia das gastrenterites causadas pelos rotavírus (Glass *et al.*, 2004; Linhares e Bresee, 2000; Tate *et al.*, 2010). Nesse contexto, dados relativos ao impacto da enfermidade nos países desenvolvidos e naqueles em desenvolvimento indicam nitidamente que eventuais intervenções de outra natureza (saneamento, estímulo às práticas de higiene etc.) resultariam inexpressivas (Bresee *et al.*, 1999; Glass *et al.*, 2004; Linhares e Bresee, 2000). Portanto, apenas o advento de uma vacina contra rotavírus oferece perspectiva otimista em termos do controle e da profilaxia no tocante às gastrenterites graves por rotavírus. As informações a seguir contemplam sucintamente as estratégias até então adotadas nesse particular, com ênfase às vacinas recentemente licenciadas e introduzidas em escala crescente nos programas nacionais de imunização de vários países (Tabela 164.1).

Tabela 164.1 Estágio atual das vacinas de vírus vivo contra rotavírus, licenciadas ou em desenvolvimento.

Vacina	Fabricante	Amostra viral
Licenciadas, em uso		
RotarixTM	GlaxoSmithKline	P[8]G1, humana
RotaTeq©	Merck	G1, G2, G3, G4, P[8], bovino-humana
LLR	Lanzhou Institute	P[12]G10, ovina
Alternativas em fases I ou II de investigação		
RV3	University of Melbourne	P[6]G3, humana, neonatal
UK	National Institutes of Health	G1, G2, G3, G4, bovino-humana
116E	Bharat Biotech International	P[11]G9, neonatal, bovino-humana

Estratégias jennerianas

O desenvolvimento das primeiras "candidatas" a vacina contra rotavírus se fundamentou em estratégia similar àquela adotada por Edward Jenner há mais de dois séculos. À semelhança do que registra a história em relação à varíola, prevalecia o conceito quanto ao possível caráter atenuado, para o homem, dos rotavírus oriundos de animais. Não obstante, postulava-se um possível potencial protetor inerente a tais amostras, a partir da indução de anticorpos para o antígeno comum VP6, presente em rotavírus que infectam diferentes espécies (Bresee *et al.*, 1999).

A amostra viral atenuada RIT 4237, de origem bovina e com especificidade antigênica G6, representou a primeira "candidata" a vacina estudada em seres humanos, a partir de estudos pioneiros conduzidos há pelo menos duas décadas na Finlândia. Conquanto os resultados iniciais apontassem para eficácia superior a 80% entre crianças finlandesas, testes de campo subsequentes na África e América do Sul alcançaram níveis protetores inexpressivos (De Mol *et al.*, 1986; Hanlon *et al.*, 1987; Lanata *et al.*, 1989; Vesikari *et al.*, 1984).

Dentre as amostras virais de origem bovina, destaque-se a WC3, isolada na Pensilvânia, EUA, também caracterizada como sorotipo G6. À semelhança do que se registrou com a vacina anterior, os primeiros estudos incorreram em resultados sobremodo animadores (taxas de proteção entre 70% e 100%); entretanto, ensaios clínicos na África, China, e mesmo em território americano, demonstraram eficácias amplamente variáveis (Bernstein *et al.*, 1990; Clark *et al.*, 1986; Clark *et al.*, 1988; Garbarg-Chenon *et al.*, 1989; Georges-Courbot *et al.*, 1991). Diante de tais resultados discrepantes foram descontinuadas as investigações com a WC3.

Sobrevieram então avaliações com amostra viral de origem símia, a RRV (ou MMU 18006), monovalente como as duas anteriores, e tipo G3. Testou-se essa "candidata" a vacina em várias regiões do mundo, denotando-se ampla variação nas taxas de eficácia, paralelamente ao registro da febre como um notório evento adverso pós-vacinal (Wright *et al.*, 1987; Christy *et al.*, 1988; Ukae *et al.*, 1994). Testes de "fase III" com a RRV na Venezuela resultaram em níveis protetores elevados, por certo em face à ampla circulação do tipo G3, homólogo ao da vacina, durante o estudo (Pérez-Schael *et al.*, 1990). Esses achados estabeleceram as bases do conceito então vigente de que a proteção assumia especificidade frente a cada sorotipo, daí advindo as vacinas polivalentes.

Cabe assinalar amostra viral atenuada de origem ovina, a LLR, produzida pelo Lanzhou Institute of Biological Products, na China. Segundo os pesquisadores que conceberam essa vacina, trata-se de produto inócuo no tocante a reações adversas, imunogênico e 70% eficaz considerando a análise com 3.000 crianças. Como ainda são limitados os dados sobre segurança, imunogenicidade e efetividade dessa vacina, a própria OMS ainda impõe restrições quanto ao seu uso em larga escala nos programas nacionais de imunização (Fu *et al.*, 2007; WHO e GAVI, 2001).

Estratégias jennerianas modificadas

A ampla variação na eficácia das vacinas monovalentes de origem animal, fator responsável pela interrupção dos estudos, suscitou hipótese quanto à necessidade de preparações polivalentes com potencial indutor da postulada proteção sorotipo-específica (Linhares e Bresee, 2000). Em essência, e valendo-se da natureza segmentada do genoma dos rotavírus, tais estratégias – então designadas de "segunda geração" ou "*jennerianas* modificadas" – visavam conjugar o baixo potencial patogênico das amostras virais de origem animal à especificidade antigênica G (relacionada com a proteína VP7) daquelas advindas dos seres humanos. Em sentido figurado, propunha-se construir uma "quimera" (ou amostras geneticamente rearranjadas) contendo 10 genes dos rotavírus de origens bovina ou símia, e outro – aquele associado à VP7 – das amostras virais obtidas do homem (Kapikian *et al.*, 1996). Em termos práticos, tal permuta genética ocorria experimentalmente *in vitro*, mercê do cocultivo em substrato celular envolvendo rotavírus de origens humana ou animal. O uso subsequente de anticorpos monoclonais ensejava a devida seleção das amostras geneticamente rearranjadas, reunidas em preparações finais polivalentes.

Essa "segunda geração" das "candidatas" a vacina contra rotavírus em geral compreendia preparações com base nas amostras WC3 ou RRV, a cujo substrato genômico se incorporava o gene "9" de um dos sorotipos com importância epidemiológica. Assinale-se que as primeiras formulações contemplavam apenas a especificidade antigênica G1, a par daquela inerente ao rotavírus animal (G6, se a WC3, ou G3, RRV). Apesar dos inúmeros testes envolvendo vacinas com essa dualidade antigênica, tornaram-se imperiosas as preparações no mínimo tetravalentes, ou seja, que pelo menos induzissem proteção contra os quatro sorotipos reconhecidos como epidemiologicamente importantes (Linhares e Bresee, 2000; Mascarenhas e Linhares, 2005). Daí emergiram as vacinas quadrivalentes, sejam as baseadas em rotavírus de origem bovina (WC3), sejam aquelas oriundas da cepa RRV, símia.

No conjunto das vacinas definidas como geneticamente rearranjadas, a RRV-TV (*rhesus-human, reassortant, tetravalent rotavirus vaccine*) foi a mais amplamente investigada, compreendendo estudos nos países desenvolvidos e em desenvolvimento. Em síntese, essa preparação conjuga 3 amostras virais geneticamente rearranjadas, com especificidades antigênicas para os tipos G1, G2 e G4, a par da própria RRV, reconhecida como G3. Como um todo, desenvolveram-se 7 estudos com a RRV-TV, aí consideradas as duas concentrações virais por dose com que a vacina se apresentou: 4×10^4 pfus (*plaque-forming units*) ou 4×10^5 pfus. Essas investigações abrangeram 5 países, pelo menos 15.000 crianças com idades entre 1 e 6 meses e invariavelmente incluíam a administração por via oral de 3 doses (Linhares e Bresee, 2000). Os primeiros testes com a vacina sob sua menor concentração ocorreram nos EUA, daí resultando eficácia de até 80% em relação às gastrenterites graves por rotavírus (Bernstein *et al.*, 1995). De dois estudos com essa preparação vacinal, um em Lima, Peru, e outro na cidade de Belém, Pará, Brasil, resultaram indicadores de proteção apenas parcial quanto aos episódios diarreicos em geral: 24% e 35%, respectivamente. Considerados os quadros clínicos moderados e graves, os níveis protetores variaram de 30 a 46% em relação às crianças peruanas e brasileiras, respectivamente (Lanata *et al.*, 1996; Linhares *et al.*, 1996). Reanálise subsequente desses dados configurou a expressiva eficácia de 75% frente aos episódios caracterizados como muito graves em Belém, Pará, Brasil (Linhares *et al.*, 1999). Uma vez avaliada em sua mais alta concentração na Finlândia, EUA e Venezuela, a RRV-TV exibiu eficácia da ordem de 50%, se considerados os episódios diarreicos como um todo; entretanto, os níveis protetores ascenderam a 80 a 100% em relação às formas clinicamente mais graves (Joensuu *et al.*, 1997; Pérez-Schael *et al.*, 1997; Rennels *et al.*, 1996; Santosham *et al.*, 1997).

Os resultados satisfatórios obtidos com a RRV-TV na sua concentração mais elevada, particularmente aqueles oriundos dos estudos na Venezuela (Pérez-Schael *et al.*, 1997), estabeleceram as bases com vistas ao seu licenciamento pela Food and Drug Administration (FDA) nos EUA, em agosto de 1998. Preconizou-se, pois, o uso da vacina em questão – então designada comercialmente Rotashield™ (Wyeth-Laboratories, Inc., Marietta, Pensilvânia) – a crianças hígidas, sob regime de 3 doses, aos 2, 4 e 6 meses de idade. Decorridos 9 meses do licenciamento, e não obstante o elevado preço por dose (U$ 38.00), administrou-se a Rotashield™ a 900.000 crianças americanas, compreendendo cerca de 1,5 milhão de doses. Em julho de 1999, os Centers for Disease Control and Prevention (CDC), Atlanta, Geórgia, EUA, recomendaram a suspensão do uso desse produto, diante da emergência de intussuscepção em 15 crianças (CDC, 1999a). Em outubro do mesmo ano, procedidas análises adicionais mais amplas, acumulavam-se dados configurando risco estimado em 1 para 4.300 crianças vacinadas (CDC, 1999b). Tais indicadores precipitaram decisão do Advisory Committee on Immunization Practices (ACIP) e outras organizações nos EUA quanto a anular a prévia recomendação de uso da Rotashield™ em território americano (CDC, 1999b; Zanardi *et al.*, 2001). Esses eventos desencadearam várias análises subsequentes, mercê de múltiplas metodologias, havendo alguns estudos que sustentam riscos aparentemente desprezíveis (até 1 para 302.000) no tocante à ocorrência daquele processo obstrutivo intestinal entre crianças vacinadas (CDC, 1999b; Chang *et al.*, 2001; Kramarz *et al.*, 2001; Murphy *et al.*, 2001; Murphy *et al.*, 2003; Simonsen *et al.*, 2001). Atualmente, parece prevalecer consenso indicando risco de 1 para 10.000, embora persista a decisão do ACIP no tocante à efetiva suspensão do uso da Rotashield™ (CDC, 2002; Peter e Myers, 2002). Análises adicionais associaram essa vacina a outros eventos adversos de relevância clínica, aí se destacando gastrenterite propriamente dita e presença de sangue nas fezes (Haber *et al.*, 2004). A par disso, alguns investigadores associam o risco de desenvolvimento desse processo obstrutivo à idade em que se administra a Rotashield™. Com efeito, postulam que tal risco se tornaria mais expressivo com o aumento da idade na primeira dose (Rothman *et al.*, 2006).

A postulada associação envolvendo Rotashield™ e intussuscepção ensejou a recomendação básica e obrigatória de que todos os testes com novas "candidatas" a vacina contra rotavírus devem demonstrar a inocuidade no que concerne àquele processo obstrutivo intestinal (WHO e GAVI, 2001). Estudos epidemiológicos com o propósito básico de estabelecer a incidência básica do processo obstrutivo em tela, particularmente naqueles países onde se programam testes com novas vacinas. A propósito dessa particularidade, registrem-se dados obtidos na Venezuela, indicando incidência de 35 por 100.000 crianças com idades inferiores a 1 ano (Pérez-Schael *et al.*, 2001). Resultados mais recentes, oriundos de amplo estudo envolvendo 11 países na América Latina, estabelecem tal incidência em 51 por 100.000 na mesma faixa etária (Abate *et al.*, 2004). Presentemente transcorrem estudos com a Rotashield™ em Gana, com o objetivo de avaliar a segurança, immunogenicidade e eficácia de duas doses administradas em crianças com idades inferiores a 2 meses (International Medica Foundation, 2009).

Dentre as "candidatas" a vacina derivadas da WC3, origem bovina, destaque-se preparação tetravalente compreendendo amostras com especificidades antigênicas para os tipos G1, G2, G3 e P1A[8], sob concentrações idênticas e para uso em três doses. Estudos conduzidos nos EUA revelaram eficácia de até 74,6% perante episódios diarreicos por rotavírus como um todo, elevando-se para 100% se considerados os quadros graves (Clark *et al.*, 1996; Clark *et al.*, 2004). A partir desse produto original, ampliou-se o espectro antigênico da preparação, acrescendo-se amostra geneticamente rearranjada com especificidade para G4; por conseguinte, formulou-se imunizante final pentavalente, cujos testes de fase III abrangeram pelo menos 70.000 crianças em vários países. O produto pentavalente em tela recebe a designação RotaTeq™ (Merck Rersearch Laboratories, West Point, Pensilvânia). Os estudos de fase II apontaram para níveis protetores de 68 a 70% e cerca de 100% se considerados todos os episódios diarreicos por rotavírus e aqueles graves, respectivamente (Cunliffe *et al.*, 2002; Heaton, 2004). Nesses testes iniciais, a vacina caracterizou-se como isenta de reações adversas no tocante a febre, vômitos e diarreia, também se constituindo em sobremaneira rara a excreção do vírus vacinal.

Em extenso teste (fase III) conduzido primariamente nos EUA e Finlândia, três doses da RotaTeq™ revelaram eficácia de 98% contra as gastrenterites graves por rotavírus, com proteção expressiva (88 a 100%) frente aos sorotipos importantes do ponto de vista epidemiológico, quais sejam, G1, G2, G3, G4 e G9. Paralelamente, denotou-se substancial redução (59%) nas hospitalizações em geral por gastrenterite (Vesikari *et al.*, 2006; Vesikari *et al.*, 2007). Também não se configurou qualquer evento adverso grave consequente ao seu uso, incluindo-se a intussuscepção. Como fato relevante, registrem-se análises recentemente publicadas (Vesikari *et al.*, 2010) indicando que a eficácia dessa vacina se sustenta até o terceiro ano de vida da criança, da ordem de 86%.

Estudos em processo de conclusão na África e Ásia mostraram índices protetores menores que aqueles alcançados nas investigações pregressas, anteriormente sintetizadas. Em Quênia, Gana e Mali, por exemplo, três doses da RotaTeq™, administradas às 6, 10 e 14 semanas de vida, determinaram proteção de 64% contra a gastrenterite grave por rotavírus (Tate *et al.*, 2010). Nos testes conduzidos na Ásia (Vietnã e Bangladesh), esse esquema revelou proteção de 51% frente a tais condições clínicas associadas aos rotavírus.

Ainda em se tratando das "candidatas" a vacina geneticamente rearranjadas de origem bovino-humana, registre-se a preparação tetravalente (G1, G2, G3 e G4) produzida a partir da amostra UK (Wyeth-Laboratories, Inc. e National Institutes of Health, Bethesda, Maryland). Análises preliminares de fase II denotam resultados satisfatórios quanto aos níveis de atenuação, inocuidade, eficácia, infectividade e imunogenicidade (Clements-Mann *et al.*, 1999; Clements-Mann *et al.*, 2001; Eichelberger *et al.*, 2002).

"Candidatas" a vacina de origem humana

O desenvolvimento dessas vacinas se fundamenta em vários estudos sustentando que infecções naturais repetidas por rotavírus protegem contra subsequente exposição, não raro alcançando eficácia clínica de 100% (Bernstein *et al.*, 1991; Velazquez *et al.*, 1996; Ward *et al.*, 1996). A estratégia de administrar-se um rotavírus atenuado de origem humana visa, em essência, simular um mecanismo protetor cabalmente demonstrado em estudos prospectivos envolvendo crianças naturalmente infectadas.

Entre as vacinas constantes desse grupo, a RIX4414 (Rotarix™), da GlaxoSmithKline Biologicals (Rixensart, Bélgica), cumpriu testes caracterizados como de fase III, abrangendo 63.000 crianças em 11 países da América Latina (De Vos, 2004; Linhares *et al.*, 2008; Ruiz-Palacios *et al.*, 2006). Trata-se de uma preparação monovalente, com especificidades antigênica e genotípica P1A[8]G1 e obtida da amostra original 89-12 após clonagem e passagens sucessivas em culturas celulares (Bernstein *et al.*, 1991; O'Ryan e Linhares, 2009). Preconiza-se a administração do produto por via oral, duas doses, aos 2 e 4 meses de idade. Estudos de fases I e II envolvendo mais de 9.000 crianças na Ásia, África, Europa, América Latina e América do Norte revelaram tratar-se de imunizante bem tolerado, com perfil quanto à reatogenicidade similar àquele do placebo (De Vos, 2004). No curso de estudo-piloto conduzido na Finlândia, a RIX4414 caracterizou-se como inócua no tocante a eventos adversos, imunogênica e expressivamente eficaz (Vesikari *et al.*, 2004a). Tal vacina se revelou altamente eficaz entre crianças finlandesas ao longo de dois períodos epidêmicos (Vesikari *et al.*, 2004b). Extensos estudos de fase II abrangendo Finlândia, Cingapura e América Latina (Brasil, México e Venezuela) demonstraram nítida eficácia contra as gastrenterites graves por rotavírus, tanto os episódios associados ao tipo G1 como às variedades antigênicas heterólogas, aí se destacando o sorotipo emergente G9 (De Vos *et al.*, 2004). Na América Latina, especificamente, a eficácia da RIX4414 alcançou níveis de até 93% em relação às gastrenterites por rotavírus que determinaram hospitalização das crianças. A par disso, registraram-se taxas de 86% e 70% se considerados aqueles casos graves [escore clínico ≥ 11, segundo Ruuska e Vesikari (1990)] e todos os episódios de gastrenterite por rotavírus, respectivamente (Linhares *et al.*, 2006). Além de satisfatoriamente imunogênica, a vacina em questão se revelou, já nas análises preliminares, isenta de reações adversas importantes (Linhares *et al.*, 2002b).

Os extensos e determinantes estudos (fase III) com a Rotarix™ abrangeram essencialmente países da América Latina e a Finlândia, resultando em eficácia de 85% na prevenção das gastrenterites graves por rotavírus (escore clínico de Vesikari ≥ 11) (Ruiz-Palacios *et al.*, 2006). Análises subsequentes demonstraram que a proteção se estende ao segundo ano de vida das crianças e se sustenta mesmo na vigência de flutuação temporal dos sorotipos prevalentes de rotavírus (Linhares *et al.*, 2008). Os estudos conduzidos na América Latina indicaram proteção frente aos tipos circulantes mais comuns de rotavírus, embora com eficácia inferior frente ao G2, fato provavelmente associado ao número reduzido de casos com tal especificidade. Na Europa, a Rotarix™ ofereceu proteção de 90% em relação aos episódios graves de gastrenterite por rotavírus ao longo dos dois primeiros anos de vida, e, importante no âmbito da saúde pública, 72% no tocante às hospitalizações em geral por essa condição clínica (Vesikari *et al.*, 2007). A clara proteção heteróloga conferida por essa vacina na Europa também contemplou o tipo G2, alcançando 86% se considerados os episódios graves (Figura 164.10). Tal eficácia contra um sorotipo completamente distinto da composição vacinal (G2) se consubstanciou a partir da meta-análise que envolveu o conjunto dos estudos então levados a efeito, situando-se em 67% (De Vos *et al.*, 2009). Recente análise integrada envolvendo estudos de fases II e III corroboraram informações pregressas quanto à proteção conferida pela Rotarix™ contra episódios associados a sorotipos homólogos ou não àquele vacinal: G1P[8], 87,4%; G2P[4], 71,4%; G3P[8], 90,2%; G4P[8], 93,4%; e G9P[8], 83,8%.

Investigações recentemente concluídas na África também denotaram eficácia satisfatória da Rotarix™. Na África do Sul, duas doses da vacina (aos 10 e 14 meses) preveniram 72% das gastrenterites graves por rotavírus. Com três doses (6, 10 e 14 meses) a proteção alcançou 82% (Madhi *et al.*, 2010). Na República do Malaui, por outro lado, duas e três doses da vacina resultaram em níveis similares de eficácia, a saber, 49% e 50%, respectivamente. Não obstante os níveis inferiores de eficácia, se comparados aos da África do Sul, o impacto da vacina no tocante à morbidade se revelou mais expressivo. Com efeito, no Malaui a vacina preveniu 3,9 episódios de gastrenterite grave por rotavírus em cada 100 crianças que receberam o imunizante, enquanto na África do Sul essa taxa se situou em 2,5. Um fato digno de nota nos estudos com essas populações africanas se constituiu na diversidade dos sorotipos prevalentes, tanto homólogos quanto heterólogos se comparados à composição vacinal.

Entre as vacinas de origem humana figuram três amostras virais atenuadas oriundas de neonatos, quais sejam, RV3, 116E e I321, todas ainda em estágios incipientes de avaliação (Cunliffe *et al.*, 2002; WHO e GAVI, 2001). A RV3 reserva especificidade antigênica P[6]G3, compreendendo rotavírus naturalmente atenuado que se mostrou endêmico em berçários na Austrália de 1975 a 1985. Estudos preliminares demonstraram tratar-se de vacina inócua quanto a possíveis reações adversas, além do caráter moderadamente imunogênico (conversões sorológicas situadas na faixa de 35 a 58%) (Cunliffe *et al.*, 2002; WHO e GAVI, 2001). Isolaram-se as amostras 116E e I321 na Índia,

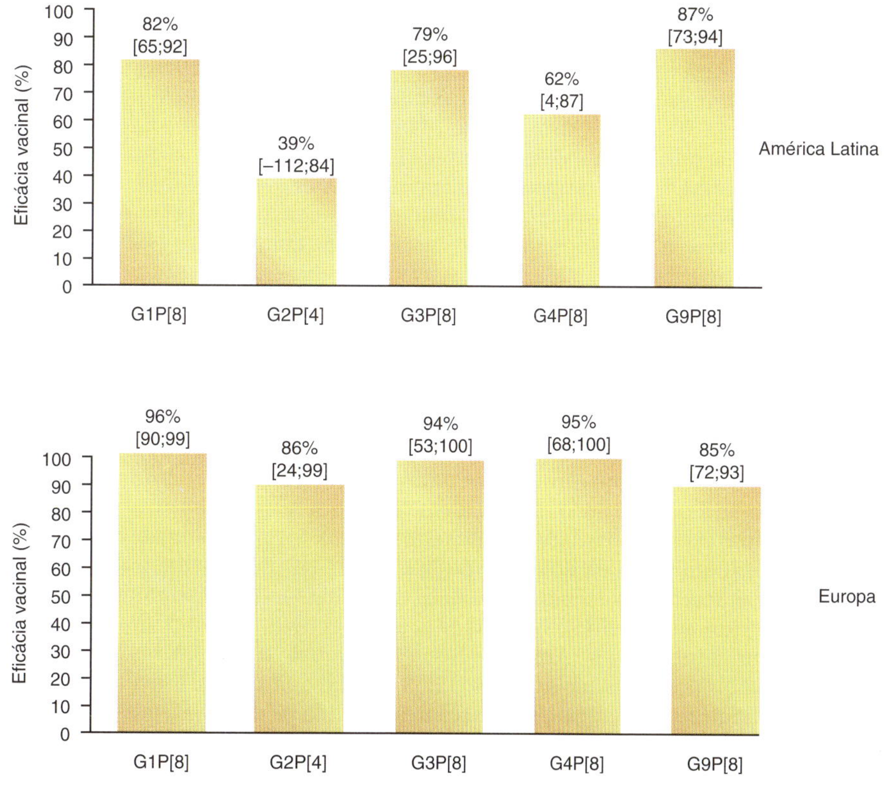

Figura 164.10 Eficácia da Rotarix™ na América Latina e Europa frente aos quadros graves de gastrenterite por rotavírus causados por diferentes sorotipos.

ambas obtidas de recém-nascidos e ora sob avaliação quanto à imunogenicidade e "segurança" entre adultos e crianças. A primeira vacina (116E) pertence ao genótipo P[11]G10, com isolamento inicial em Bangalore; a segunda, ora destituída de importância face a resultados insatisfatórios recentes, denota especificidade P[11]G9. Ambas parecem oferecer proteção frente à reinfecção sintomática por rotavírus, além de a 116E induzir a produção de IgA específica, detectada na secreção salivar, em 70% das crianças vacinadas.

Outras "candidatas" a vacina contra rotavírus

Um grupo de vacinas reunindo preparações virais não infecciosas ora se encontra em estágio incipiente de investigação. Em geral se obtêm esses imunizantes a partir de procedimentos da biologia molecular, preconizando-se a sua administração por via parenteral. Os então designados "possíveis imunizantes do futuro" compreenderiam:

- Vírus destituídos do RNA (partículas defectivas)
- Proteínas "recombinantes" obtidas a partir da expressão gênica em substrato bacteriano ou baculovírus
- Peptídios sintéticos
- Vacinas de ácido nucleico (DNA) integrado a um plasmídio (Conner *et al.*, 1996; Hermann *et al.*, 1996).

Recentes experimentos envolvendo modelos suínos e murinos demonstraram que as proteínas virais VP2 e VP6, expressas em baculovírus, denotam resultados preliminares satisfatórios no tocante à resposta imune e eficácia (Bertolotti-Ciarlet *et al.*, 2003; Nguyen *et al.*, 2003).

Recentes estudos como uma nova "candidata" a vacina inativada – amostra oriunda do homem CDC-9 (G1P[8]), formulada com fosfato de alumínio –, demonstraram tratar-se de produto altamente imunogênico frente a desafio representado por inoculação com o protótipo virulento homólogo Wa (Wang *et al.*, 2010).

Efetividade e impacto das vacinas licenciadas

O licenciamento dos produtos Rotarix™ e RotaTeq™ determinou a progressiva introdução dessas vacinas nos programas de imunização em vários países, particularmente na América Latina, Austrália e EUA (de Oliveira *et al.*, 2008). Tal fato se consubstanciou após o advento de duas recomendações recentes formuladas pela OMS. Os primeiros resultados dos extensos estudos de campo com as duas vacinas determinaram a inclusão da vacinação contra rotavírus nos programas nacionais de imunização (PNI) daqueles países onde os dados relativos à eficácia anteviam impacto expressivo (WHO, 2007). Subsequentemente, já disponíveis dados animadores da África e Ásia, estabeleceu-se a recomendação de incluir a vacina contra rotavírus nos PNI de todos os países do mundo, com ênfase naquelas regiões onde os óbitos por diarreia representassem ≥ 10% no contexto da mortalidade entre crianças com idades inferiores 5 anos (WHO, 2009). A Tabela 164.2 reúne os principais estudos de efetividade até então conduzidos, refletindo a eficácia em condições reais (efetividade) das vacinas licenciadas contra rotavírus.

Tabela 164.2 Efetividade das vacinas licenciadas contra rotavírus nos países desenvolvidos e naqueles em desenvolvimento, de acordo com a gravidade clínica.*

Local	Vacina	% Efetividade (IC, 95%)	Gravidade
Países desenvolvidos e sob grau médio de desenvolvimento			
EUA	RV5	88 (68 a 96)	Hospitalização e emergência
Austrália	RV1	85 (23 a 97)	Hospitalização de indígenas
Brasil, Aracaju	RV1	79 (74 a 82)	Hospitalização e emergência
Brasil, Recife	RV1	85 (54 a 95)	Hospitalização
Brasil, Belém	RV1	75 (57 a 86)	Hospitalização
Países sob grau baixo de desenvolvimento e pobres			
Nicarágua	RV5	46 (18 a 64)	Hospitalização
El Salvador	RV1	76 (26 a 67)	Hospitalização

RV5, RotaTeq®; RV1, Rotarix®.
*Adaptada de Tate *et al.*, 2010.

A introdução universal da Rotarix™ no Brasil ocorreu em março de 2006, recebendo a designação oficial de Vacina Oral de Rotavírus Humano (VORH). Sucederam-se algumas investigações no nordeste do país (Aracaju e Recife), nas quais se identificou ampla predominância do tipo G2P[4], daí advindo, inclusive, a hipótese de eventual pressão seletiva exercida pela vacina VORH (Gurgel *et al.*, 2008; Nakagomi *et al.*, 2008). Estudos subsequentes, entretanto, aí se incluindo um em Belém, Pará, revelaram eficácias superiores a 70% entre crianças com gastrenterite grave por rotavírus e idades inferiores a 12 meses (Correia *et al.*, 2010; Linhares *et al.*, 2010).

Em 2006 introduziu-se a RotaTeq™ nos EUA, sobrevindo estudos que visavam à determinação do impacto e efetividade associados à vacina. A partir de uma investigação caso-controle em um hospital no Texas, essa vacina pentavalente mostrou-se efetiva, da ordem de 85 a 89% na prevenção das gastrenterites graves por rotavírus (Boom *et al.*, 2010). O impacto da vacina também se mostrou evidente à luz da frequência dos resultados obtidos em uma rede de laboratórios naquele país. Com efeito, em 2007 e 2008 observou-se significativo declínio (42 a 60%) na proporção dos testes positivos para rotavírus, comparativamente ao período pré-introdução da vacina. Outro achado relevante representou o atraso no início da estação de maior ocorrência dos rotavírus em 6 a 15 semanas (Cortese *et al.*, 2010). De particular importância se constituiu o fato de que houve redução na incidência da doença por rotavírus entre as crianças com idades inferiores a 5 anos como um todo, e não apenas naquelas situadas na faixa etária compatível com o esquema vacinal.

O impacto determinado pela vacina contra rotavírus na Austrália também se mostrou evidente, revelando um perfil similar àquele observado nos EUA. Em julho de 2007 introduziu-se a Rotarix™ em Queensland, daí advindo sensível redução nos índices de positividade para rotavírus entre crianças com idades inferiores a 2 anos. Com efeito, esse declínio se traduziu em taxas de 45 e 43% em 2007 e 2008, respectivamente (Lambert *et al.*, 2009). A par disso, análise da efetividade entre populações indígenas da Austrália central alcançou níveis de eficácia superiores a 80% contra gastrenterite por rotavírus, incluindo-se o sorotipo G9P[8], heterólogo ao vacinal (Snelling *et al.*, 2009).

O impacto da vacina (Rotarix™ ou RotaTeq™) contra rotavírus também se mostrou evidente entre crianças austríacas, a partir do seu uso universal desde 2007 (Paulke-Korinek *et al.*,

2010). Registrou-se uma redução de 74% na taxa de hospitalização por gastrenterite associada aos rotavírus em 2008, comparativamente aos índices do período pré-introdução da vacina. A efetividade, por sua vez, situou-se entre 61 e 98%.

No México, onde se introduziu gradualmente a vacina no setor público, desde fevereiro de 2006, observou-se declínio significativo da mortalidade. Com efeito, em 2008, entre crianças com idades inferiores a 12 meses, registrou-se uma redução de 41% na mortalidade por diarreia em geral. De expressivo impacto, ainda, constituiu-se a redução de 29% nas crianças com idades entre 12 e 24 meses, não obstante muito raras nesse contingente etário aquelas elegíveis para a vacinação (Richardson *et al.*, 2010).

Um expressivo impacto também se registrou em El Salvador, onde se introduziu a vacinação universal com a Rotarix™ em outubro de 2006. Entre crianças com idades inferiores a 2 anos observou-se efetividade vacinal de 76% em relação às gastrenterites graves por rotavírus; consideradas apenas aquelas entre 6 e 11 meses, a proteção se elevou a 83% (de Palma *et al.*, 2010).

Investigação caracterizada como caso-controle na Nicarágua, envolvendo a vacina RotaTeq™, revelou efetividade de 52 a 63% frente às gastrenterites graves por rotavírus, já 1 ano após a introdução dessa vacina no setor público, mediante subsídio propiciado pela GAVI Alliance (Patel *et al.*, 2009). De particular relevância se revestiu o fato de que predominava no período sob estudo o sorotipo G2P[4], à semelhança do ocorrido no Brasil.

▶ Breves comentários finais

A doença causada pelos rotavírus ainda prossegue determinando expressivo impacto em termos de morbidade e mortalidade na infância, particularmente se consideradas as crianças com idades inferiores a 5 anos. Não obstante já se disponha de duas vacinas devidamente licenciadas, ambas seguras e eficazes, reconhece-se como premente a necessidade de utilizá-la amplamente nas regiões menos desenvolvidas do planeta, onde se concentra a quase totalidade dos óbitos. Assinalam muito apropriadamente alguns autores que a suspensão quanto ao uso da Rotashield™, face à intussuscepção como possível evento adverso grave, representou inusitado retrocesso; em contrapartida, tal circunstância adversa ensejou inúmeras outras oportunidades que se revelaram altamente promissoras (Glass *et al.*, 2004). Com efeito, no contexto das novas estratégias implementadas, cabe destaque a pelo menos duas vacinas contra rotavírus, Rotarix™ e Rotateq™, cuja extensa avaliação ofereceu resultados sobremodo satisfatórios no tocante a três aspectos fundamentais: "segurança", eficácia e imunogenicidade (Glass *et al.*, 2004). Com o advento dessas duas vacinas, impõem-se esforços com vistas a conscientizar a comunidade médica, autoridades de saúde, e principalmente os pais, quanto aos benefícios advindos da vacinação contra rotavírus, no contexto das imunizações rotineiras na infância (Sansom *et al.*, 2001). Paralelamente a essas ações, urge o desenvolvimento de estudos acerca do impacto econômico associado à doença causada pelos rotavírus nos países em desenvolvimento, de tal sorte a mais nitidamente dimensionar os benefícios oriundos da vacina como efetivo recurso de intervenção. A crescente introdução das duas vacinas licenciadas nos programas nacionais de imunização nos vários países também configura como premente a realização dos estudos voltados à efetividade vacinal, ou seja, eficácia sob condições reais. Paralelamente, alerta a OMS quanto à necessidade do monitoramento contínuo e a longo prazo das amostras circulantes de rotavírus, considerando-se a emergência potencial de variedades que eventualmente se constituam em desafio às estratégias vigentes de vacinação. O suprimento adequado do(s) produto(s), assim como acesso a um preço razoável por dose, representam outras questões cruciais a considerar no Terceiro Mundo, face ao advento de dessa nova geração de vacinas contra rotavírus.

▶ Referências bibliográficas

Abate H, Linhares AC, Venegas G *et al.* A multicenter study of intussusception in Latin America: first year results. Abstract: International Congress of Pediatrics, August 15-20, Cancún, Mexico, 2004.

Akan H, Izbirak G, Gurol Y *et al.* Rotavirus and adenovirus frequency among patients with acute gastroenteritis and their relationship to clinical parameters: a retrospective study in Turkey. *APFMJ.* 8: 1-8, 2009.

Alder AC, Fomby TB, Woodward Wa *et al.* Association of viral infection and appendicitis. *Arch Surg.* 145: 63-71, 2010.

American Academy of Pediatrics. Prevention of rotavirus disease: Guidelines for use of rotavirus vaccine. *Pediatrics* 102: 1483-1491, 1998.

Angel J, Franco MA, Greenberg HB *et al.* Lack of a role for type I and type II interferons in the resolution of rotavirus-induced diarrhea and infection in mice. *J Interferon Cytokine Res.* 19: 655-659, 1999.

Araújo IT, Ferreira MS, Fialho AM *et al.* Rotavirus genotypes P[4]G9, P[6]G9, and P[8]G9 in hospitalized children with acute gastroenteritis in Rio de Janeiro, Brazil. *J Clin Microbiol.* 39: 1999-2001, 2001.

Arias CF, López S, Mascarenhas JDP *et al.* Neutralizing immune response in children with primary and secondary rotavirus infection. *Clin Diagn Lab Immunol.* 1: 89-94, 1994.

Ball JM, Tian P, Zeng CQ-Y *et al.* Age-dependent diarrhea induced by a rotaviral nonstructural glycoprotein. *Scienc.* 272: 101-104, 1996.

Bányai K, Gentsch JR, Schipp R *et al.* Molecular epidemiology of human P[8],G9 rotaviruses in Hungary between 1998 and 2001. *J Med Microbiol.* 53: 791-801, 2004.

Barnes GL, Bishop RF. Rotavirus infection and prevention. *Curr Opin Pediatr.* 9: 19-23, 1997.

Bartlett AV, Bednarz-Prashad J, Dupont HL *et al.* Rotavirus gastroenteritis. *Annu Rev Med.* 38: 399-415, 1987.

Bass D. Treatment of viral gastroenteritis. In: Desselberger U, Gray J (eds.), *Viral Gastroenteritis. Perspectives in Medical Virology*, 9, Elsevier Science B.V., Amsterdam, pp. 93-104, 2003.

Bern C, Martines J, de Zoysa I *et al.* The magnitude of the global problem of diarrhoeal disease: a ten-year update. *Bull World Health Organ.* 70: 705-714, 1992.

Bernstein DI. Rotavirus overview. *Pediatr Infect Dis J.* 28: S50-S53, 2009.

Bernstein DI, Glass RI, Rodgers G *et al.* Evaluation of *rhesus* rotavirus monovalent and tetravalent reassortant vaccines in US children. *JAMA*, 273: 1191-1196, 1995.

Bernstein DI, Sander DS, Smith VE *et al.* Protection from rotavirus infection: 2-year prospective study. *J Infect Dis.* 164: 277-283, 1991.

Bernstein DI, Smith VE, Sander DS *et al.* Evaluation of WC3 rotavirus vaccine and correlates of protection in healthy infants. *J Infect Dis.* 162: 1055-1062, 1990.

Bertolotti-Ciarlet A, Ciarlet M, Crawford SE *et al.* Immunogenicity and protective efficacy of rotavirus 2/6-virus-like particles produced by a dual baculovirus expression vector and administered intramuscularly, intranasally, or orally to mice. *Vaccine.* 21: 3885-3900, 2003.

Bezerra JA, Stathos TH, Duncan B *et al.* Treatment of infants with acute diarrhea: what`s recommended and what`s practiced. *Pediatrics.* 90: 1-4, 1992.

Bhan MK. Clinical trials of improved oral rehydration salt formulations: a review. *Bull World Health Organ.* 72: 945-955, 1994.

Bhan MK, Lew JF, Sazawal S *et al.* Protection conferred by neonatal rotavirus infection against subsequent rotavirus diarrhoea. *J Infect Dis.* 168: 282-287, 1993.

Bhutta ZA. Therapeutic effects of oral zinc in acute and persistent diarrhea in children in developing countries: pooled analysis of randomized controlled trials. *Am J Clin Nutr.* 72: 1516-1522, 2000.

Biritwum RB, Isomura S, yamaguchi H *et al.* Seroepidemiology study of rotavirus infection in rural Ghana. *Ann Trop Paediatr.* 4: 237-240, 1984.

Bishop RF, Barnes GL, Cipriani E *et al.* Clinical immunity after neonatal rotavirus infection: a prospective, longitudinal study in young children. *N Engl J Med.* 309: 72-76, 1983.

Bishop RF, Davidson GP, Holmes IH *et al.* Virus particles in epithelial cells of duodenal mucosa from children with viral gastroenteritis. *The Lancet*. 2: 1281-1283, 1073.

Black RE, Merson MH, Huq I *et al.* Incidence and severity of rotavirus and *Escherichia coli* diarrhoea in rural Bangladesh. Implications for vaccine development. *The Lancet*. 1: 141-143, 1981.

Blacklow NR, Greenberg HB. Viral gastroenteritis. *N Engl J Med*. 325: 252-264, 1991.

Blutt SE, Kirwood CD, Parreño V *et al.* Rotavirus antigenemia and viraemia: a common event? *The Lancet*. 362: 1445-1449, 2003.

Blutt SE, Matson DO, Crawford SE *et al.* Rotavirus antigenemia in children is associated with viremia. *Plos Medicine*. 4: 660-668, 2007.

Boom JA, Tate JE, Sahni LC *et al.* Effectiveness of pentavalent rotavirus vaccine in large urban population in the United States. *Pediatrics*. 125: e199 -207, 2010.

Brandt CD, Arndt CW, Evans GL *et al.* Evaluation of a latex test for rotavirus detection. *J Clin Microbiol*. 25: 1800-1802, 1987.

Bresee J, Fang Z-Y, Wang B *et al.* First report from the Asian rotavirus surveillance network. *Emerg Infect Dis*. 10: 988-995, 2004.

Bresee J, Parashar U, Holman R *et al.* Generic Protocols: hospital-based surveillance to estimate the burden of rotavirus gastroenteritis in children and community-based survey on utilization of health care services for gastroenteritis in children. WHO publication, WHO/V&B/02.15: 1-67, 2007. Available from: http://www.who.int/vaccines-documents/DocsPDF02/www698.pdf

Bresee JS, Glass RI, Ivanoff B *et al.* Current status and future priorities for rotavirus vaccine development, evaluation and implementation in developing countries. *Vaccine*. 17: 2207-2222, 1999.

Candeias JA, Rosemberg CP, Rácz ML. Identificação por contraimunoeletroforese de rotavírus em casos de diarreia infantil. *Rev Saúde Públ São Paulo* 12: 99-103, 1978.

Cardoso DD, Rácz ML, Azevedo MS *et al.* Genotyping of group A rotavírus samples from Brazilian children by probe hybridization. *Braz J Med Biol Res*. 34: 471-474, 2001.

Carr ME, McKendrick GDN, Sprydakis T. The clinical features of infantile gastroenteritis due to rotavirus. *Scand J Infect Dis*. 8: 241-243, 1976.

CDC (Centers for Disease Control and Prevention). Withdrawal of rotavirus vaccine recommendation. *MMWR*. 48: 1007, 1999b.

CDC (Centers for Disease Control and Prevention). Advisory Committee for Immunization Practices: records of the meeting, Atlanta, 20-21, 2002.

CDC (Centers for Disease Control and Prevention). Intussusception among recipients of rotavirus vaccine - United States, 1998-1999. *MMWR*. 27: 577-581, 1999a.

Champsaur H, Questiaux E, Prevot J *et al.* Rotavirus carriage, asymptomatic infection, and disease in the first two years of life.I. Virus shedding. *J Infect Dis*. 149: 667 a 674, 1984.

Chang H-GH, Smith PF, Ackelsberg J *et al.* Intussusception, rotavirus diarrhea, and rotavirus vaccine use among children in New York State. *Pediatrics*. 108: 54-60, 2001.

Chitambar SD, Tatte VS, Dhongde R *et al.* High frequency of rotavirus viremia in children with acute gastroenteritis: discordance os strains detectedin stool and sera. *J Med Virol*. 80: 2169-2176, 2008.

Chow CM, Choi K, Nelson EAS *et al.* Use of intravenous fluids in Hong Kong children hospitalized for diarrhoea and relationship to severity and aetiology. *Vaccine*. 27S: F55-F60, 2009.

Christy C, Madore HP, Pichichero ME *et al.* Field trial of *rhesus* rotavirus vaccine in infants. *Pediatr Infect Dis J*. 7: 645-650, 1988.

Ciarlet M, Estes MK. Human and most animal rotavirus strains do not require the presence of sialic acid on the cell surface for efficient infectivity. *J Gen Virol*. 80: 943-948, 1999.

Clark HF, Bernstein DI, Dennehy PH *et al.* Safety, efficacy, and immunogenicity of a live, quadrivalent human-bovine reassortant rotavirus vaccine in healthy infants. *J Pediatr*. 144: 184-190, 2004.

Clark HF, Borian FE, Bell LM *et al.* Protective effect of WC3 vaccine against rotavirus diarrhea in infants during a predominant serotype 1 rotavirus season. *J Infect Dis*. 158: 570-587, 1988.

Clark HF, Furukawa T, Bell LM *et al.* Immune response of infants and children to low-passage bovine rotavirus (strain WC3). *Am J Dis Child*. 140: 350-356, 1986.

Clark HF, Offit PA, Ellis RW *et al.* The development of multivalent bovine rotavirus (strain WC3) reassortant vaccine for infants. *J Infect Dis*. 174 (suppl. 1): S73-S80, 1996.

Clemens JD, Rao M, Ahmed F *et al.* Breastfeeding and the risk of life-threatening rotavirus diarrhea: prevention or postponement? *Pediatrics*. 92: 680 -685, 1993.

Clements-Mann ML, Dudas R, Hoshino Y *et al.* Safety and immunogenicity of live attenuated quadrivalent human-bovine (UK) reassortant rotavirus vaccine administered with childhood vaccines to infants. *Vaccine*. 19: 4676-4684, 2001.

Clements-Mann ML, Makhene MK, Mrukowicz J *et al.* Safety and immunogenicity of live attenuated human-bovine (UK) reassortant vaccines with VP7-specificity for serotypes 1, 2, 3, or 4 in adults, children and infants. *Vaccine*. 17: 2715-2725, 1999.

Coffin SE, Elser J, Marchant C *et al.* Impact of acute rotavirus gastroenteritis on pediatric outpatient practices in the United States. *Pediatr Infect Dis J*. 25: 584-589, 2006.

Coiro JRL, Bendati MMA, Almeida-Neto AJ *et al.* Rotavirus infection in Brazilian children with acute gastroenteritis: a seasonal variation study. *Am J Trop Med Hyg*. 32: 1186-1188, 1983.

Conner ME, Zarley CD, Hu B *et al.* Virus-like particles as rotavirus subunit vaccine. *J Infect Dis*. 174 (suppl. 1): S88-S92, 1996.

Constenla DO, Linhares AC, Rheingans RD *et al.* Economic impact of a rotavirus vaccine in Brazil. *J Health Popul Nutr*. 26: 388-96, 2008.

Cook SM, Glass RI, LeBaron CW *et al.* Global seasonality of rotavirus infections. *Bull WHO*. 68: 171-177, 1990.

Correia JB, Patel MM, Nakagomi O *et al.* Effectiveness of monovalent rotavirus vaccine (Rotarix) against severe diarrhoea caused by serotypically-unrelated G2P[4] strains in Brazil. *J Infect Dis*. 201: 363-369, 2010.

Cortese MM, Tate JE, Simonsen L *et al.* Reduction in gastroenteritis in US children and correlation with early rotavirus vaccine uptake from a national medical claims database. *Pediatr Infect Dis J*. 29(6): 489-494, 2010.

Corthesy B, Benureau Y, Perrier C *et al.* Rotavirus anti-VP6 secretory immunoglobulin A contributes to protection via intracellular neutralization but not via immune exclusion. *J Virol*. 80: 10692-10699, 2006.

Costa PSS, Cardoso DDP, Grisi SJFE *et al.* Infecções e reinfecções por rotavírus: genotipagem e implicações vacinais. *J Pediatr*. 80: 119-122, 2004.

Coulson BS, Grimwood K, Hudson IL *et al.* Role of coproantibody in clinical protection of children during reinfection with rotavirus. *J Clin Microbiol*. 30: 1678-1684, 1992.

Cravioto A, Reyes RE, Trujillo F *et al.* Risk of diarrhea during the first year of life associated with initial and subsequent colonization by specific enteropathogens. *Am J Epidemiolol*. 131: 886-904, 1990.

Cunliffe NA, Bresee JS, Hart CA. Rotavirus vaccines: development, current issues and future prospects. *J Infect*. 45: 1-9, 2002.

Cunliffe NA, Gondwe JS, Kirkwood CD *et al.* Effect of concomitant HIV infection on presentation and outcome of rotavirus gastroenteritis in Malawian chidren. *The Lancet*. 358: 550-555, 2001.

Cunliffe NA, Kilgore PE, Bresee JS *et al.* Epidemiology of rotavirus diarrhoea in Africa: a review to assess the need for rotavirus immunization. *Bull World Health Organ*. 76: 886-904, 1998.

De Clercq E, Bergstrom DE, Holy A *et al.* Broad spectrum antiviral activity of adenosine analogues. *Antiviral Res*. 4: 119 a 133, 1984.

De Mol P, Zissis G, Butzler JP *et al.* Failure of live, attenuated oral rotavirus vaccine. *The Lancet*. 2: 108, 1986.

De Oliveira L, Danovaro-Holliday M, Matus C *et al.* Rotavirus vaccine introduction in the Americas: progress and lessons learned. *Expert Rev Vaccines*. 7: 345-353, 2008.

De Vos B. Phase III evaluation of GlaxoSmithKline Biological's live attenuated rotavirus vaccine. Abstract: 6th International Rotavirus Symposium, July 7 a 9, Mexico City, Mexico, 2004.

De Vos B, Gillard P, Cheuvart B et al. RIX4414 Vaccine Efficacy Against Rotavirus Gastroenteritis Due to G2P[4] Strain. International Congress on Antimicrobials and Chemotherapy- ICAAC. Abstract: September 27-30, San Francisco, EUA, 2006.

De Vos B, Han HH, Bouckenooghe A *et al.* Live attenuated human rotavirus vaccine, RIX4414, provides clinical protection in infants against rotavirus strains with and without shared G and P genotypes. Integrated analysis of randomized controlled trials. *Pediatr Infect Dis J*. 28: 261-266, 2009.

De Vos B, Vesikari T, Linhares AC *et al.* A rotavirus vaccine for prophylaxis of infants against rotavirus gastroenteritis. *Pediatr Infec Dis J*. 23(10 Suppl): S179-182, 2004.

De Zoysa I, Feachem RV. Interventions for the control of diarrhoeal diseases among rotavirus and cholera immunization. *Bull WHO*. 63: 569-583, 1995.

Desselberger U. Prospects of vaccines against rotaviruses. *Rev Med Virol*. 8: 43-52, 1998.

Desselberger U, Flewett TH. Clinical and public health virology: a continuous task of changing pattern. In: Melnick JL (ed.). *Progress in Medical Virology*. S. Karger, Basel, Switzerland, pp. 48-81, 1993.

Dodge HA. Prostaglandin-induced diarrhoea. *Arch Dis Child*. 52: 800-802, 1997.

Ebina T, Tsukada K, Umezu K *et al.* Gastroenteritis in suckling mice caused by human rotavirus can be prevented with egg yolk immunoglobulin (IgY) and treated with a protein-bound polysaccharide preparation (PSK). *Microbiol Immunol*. 34: 617-629, 1990.

Eichelberger M, Sperber E, Wagner M *et al.* Clinical evaluation of a single oral dose of human-bovine (UK) reassortant rotavirus vaccines Wa × UK (P1A[8],G6) and Wa × (DS-1 × UK) (P1A[8],G2). *J Med Virol*. 66: 407-416, 2002.

Eiden J, Losonsky GA, Johnson J *et al.* Rotavirus RNA variation during chronic infection of immunocompromised children. *Pediatr Infect Dis J.* 4: 632-637, 1985.

Estes MK. Rotaviruses and their replication. In: Knipe DM, Howley PM, Griffin DE, Martin MA, Lamb RA, Roizman B, Strauss SE (eds.) *Fields virology.* Lippincott Williams & Wilkins, Philadelphia, Pa, pp. 1747-1785, 2001.

Estes MK. The rotavirus NSP4 enterotoxin: current status and challenge. In: Desselberger U, Gray J (eds.), *Viral Gastroenteritis. Perspectives in Medical Virology.* 9, Elsevier Science B.V., Amsterdam, pp. 225-235, 2003.

Estes MK, Gagandeep K, Zeng CQ-Y *et al.* Pathogenesis of rotavirus gastroenteritis. In: Chadwick D, Goode JA (eds.), *Gastroenteritis Viruses.* Novartis Foundation Symposium 238, John Wiley & Sons, Ltd, West Sussex, England, pp. 82-100, 2001.

Flewett TH, Bryden AS, Davies H. Virus particles in gastroenteritis. *The Lancet.* 2: 1497; 1973.

Flewett TH, Woode GN. The rotaviruses. Brief review. *Arch Virol.* 57: 1-23, 1978.

Franco MA, Feng N, Greenberg HG. Molecular determinants of immunity and pathogenicity of rotavirus infection in the mouse model. *J Infect Dis.* 174: S47-S50, 1996.

Franco MA, Greenberg HB. Role of B cells and cytotoxic T lymphocytes in clearance of and immunity to rotavirus infection in mice. *J Virol.* 69: 7800-7806, 1995.

Fu C, Wang M, Liang J *et al.* Effectiveness of Lanzhou lamb rotavirus vaccine against rotavirus gastroenteritis requiring hospitalization: a matched case-control study. *Vaccine.* 25: 8756-8761, 2007.

Garbarg-Chenon A, Fontaine J-L, Lasfargues G *et al.* Reactogenicity and immunogenicity of rotavirus WC3 vaccine in 5 a 12 month old infants. *Res Virol.* 140: 207-217, 1989.

Gentsch JR, Jiang B, Glass RI. Rotavirus strain diversity: implications for rotavirus vaccine programs. Abstract: 6th International Rotavirus Symposium, July 7 a 9, Mexico City, Mexico, 2004.

Gentsch JR, Woods PA, Ramachandran M *et al.* Review of G and P typing results from a global collection of rotavirus strains: implications for vaccine development. *J Infec Dis.* 174 (suppl. 1): S30-S36, 1996.

Georges-Courbot MC, Monges J, Siopathis MR *et al.* Evaluation of the efficacy of a low passage bovine rotavirus (strain WC3) vaccine in children in Central Africa. *Res Virol.* 142: 405-411, 1991.

Gerna G, Sarasini A, Torsellini N *et al.* Group- and type-specific serologic response in infants and children with primary rotavirus infections and gastroenteritis caused by a strain of known serotype. *J Infect Dis.* 161: 1105-1111, 1990.

Glass RI, Bresee JI, Parashar UD *et al.* The future of rotavirus vaccines: a major setback leads to new opportunities. *The Lancet.* 363: 1547-1550, 2004.

Gore SM, Fontaine O, Pierce NF. Impact of rice based oral rehydration solution on stool output and duration of diarrhoea: meta-analysis of 13 clinical trials. *Br Med J.* 304: 287-291, 1992.

Gorziglia M. Hoshino Y, Buckler-White A *et al.* Conservation of amino acid sequence of VP8 and cleavage region of 84-kDa outer capsid protein among rotaviruses recovered from neonatal infection. *Proc Ntl Acad Sci USA.* 83: 7039-7043, 1986.

Gouvea V, de Castro L, Timenetsky MC *et al.* Rotavirus serotype G5 associated with diarrhea in Brazilian children. *J Clin Microbiol.* 32: 1408-1409, 1994.

Gouvea V, Santos N. Rotavirus serotype G5: an emerging cause of epidemic childhood diarrhoea (letter). *Vaccine.* 17: 1291-1292, 1999.

Gray J, Vesikari T, Van Damme P *et al.* Rotavirus. *J Pediatr Gastroenterol Nutr.* 46 (Suppl 2): S24-S31, 2008.

Grech V, Calvagna V, Falzon A *et al.* Fatal, rotavirus-associated myocarditis and pneumonia in a 2-year-old boy. *Ann Trop Paediatr.* 21: 147-148, 2001.

Greenberg HB. Immunity against rotavirus disease. Abstract: 6th International Rotavirus Symposium, July 7-9, Mexico City, Mexico, 2004.

Guandalini S, Pensabene L, Zikri MA *et al.* Lactobacillus GG administered in oral rehydration solution to children with acute diarrhea: a multicenter European trial. *J Pediatr Gastroenterol Nutr.* 30: 54-60, 2000.

Guarino A, Canani RB, Russo S *et al.* Oral immunoglobulins for treatment of acute rotaviral gastroenteritis. *Pediatrics.* 93: 12-16, 1994.

Guarino A, Canani RB, Spagnuolo MI. Oral bacterial therapy reduces the duration of symptoms and viral excretion in children with mild diarrhoea. *J Pediatr Gastroenterol Nutr.* 25:516-519, 1997.

Guerrant RL, Kirchhoff LV, Shields DS *et al.* Prospective study of diarrheal illness in Northeastern Brazil: patterns of disease, nutritional impact, etiologies and risk factors. *J Infect Dis.* 148: 986-997, 1983.

Gurgel RQ, Correia JB, Cuevas LE. Effect of rotavirus vaccination on circulating virus strains. *Lancet.* 371: 301-302, 2008.

Gusmão RHP, Mascarenhas JDP, Gabbay YB *et al.* Rotaviruses as a cause of nosocomial, infantile diarrhoea in Northern Brazil: pilot study. *Mem Inst Oswaldo Cruz.* 90: 743-749, 1995.

Haber P, Chen RT, Zanardi RL *et al.* An analysis of rotavirus vaccine reports to the vaccine adverse event reporting system: more than intussusception alone? *Pediatrics.* 113: E353-E359, 2004.

Haffejee IE. Neonatal rotavirus infections. *Rev Infect Dis.* 13: 957-962, 1991.

Hanlon P, Hanlon L, Marsh V *et al.* Trial with attenuated bovine rotavirus vaccine (RIT 4237) in Gambian infants. *The Lancet.* 1: 1342-1345, 1987.

Heaton PM. Phase III evaluation of the Merck bovine rotavirus vaccine. Abstract: 6th International Rotavirus Symposium, July 7 a 9, Mexico City, Mexico, 2004.

Herring AJ, inglis NF, Ojeh CK *et al.* Rapid diagnosis of rotavirus infection by direct detection of viral nucleic acid in silver-stained polyacrylamide gesls. *J Clin Microbiol.* 16: 473-477, 1982.

Herrmann JE, Chen SC, Fynan EF *et al.* Protection against rotavirus infections by DNA vaccination. *J Infect Dis.* 174 (suppl. 1): S93-S97, 1996.

Hjelt K, Grauballe PC, Paerregaard A *et al.* Protective effect of preexisting rotavirus-specific immunoglobulin A against naturally acquired rotavirus infection in children. *J Med Virol.* 21: 39-47, 1989.

Hjelt K, Paerregaard A, Petersen W *et al.* Rapid *versus* gradual refeeding in acute gastroenteritis in childhood: energy intake and weight gain. *J Pediatr Gastroenterol Nutr.* 8: 75-80, 1987.

Hoshino Y, Kapikian AZ. Rotavirus serotypes: classification and importance in epidemiology, immunity, and vaccine development. *J Health Popul Nutr.* 18: 5-14, 2000.

Hoshino Y, Saif LJ, Sereno MM *et al.* Infection immunity of piglets to either VP3 or VP7 outer capsid protein confers resistance to challenge with a virulent rotavirus bearing the corresponding antigen. *J Virol.* 62: 744-748, 1998.

Huilan S, Zhen LG, Mathan MM *et al.* Etiology of acute diarrhoea among children in developing countries: a multicentre study in five countries. *Bull World Health Organ.* 69: 549-555, 1991.

Hundley F, McIntyre M, Clark B *et al.* Heterogeneity of genome rearrangements in rotaviruses isolated from a chronically infected immunodeficient child. *J Virol.* 61: 3365-3372, 1987.

International Medica Foundation. *Milestones in Phase II Clinical Trial for Rotavirus Vaccine Reached.* International Medica Foundation, MN, EUA, 2009.

Isolauri E, Kaila M, Mykkänen H *et al.* Oral bacteriotherapy for viral gastroenteritis. *Dig Dis Sci.* 39: 2595-2600, 1994.

Iturriza-Gómara M, Desselberger U, Gray J. Molecular epidemiology of rotaviruses: genetic mechanisms associated with diversity. In: Desselberger U, Gray J (eds.), *Viral Gastroenteritis. Perspectives in Medical Virology.* 9, Elsevier Science B.V., Amsterdam, pp. 317-344, 2003.

Jiang B, Gentsch JR, Glass RI. The role of serum antibodies in the protection against rotavirus disease: an overview. *Clin Infect Dis.* 34: 1351-1361, 2002.

Joensuu J, Koskenniemi E, Pang X-L *et al.* Randomised placebo-controlled trial of *rhesus*-human reassortant rotavirus vaccine for prevention of severe gastroenteritis. *The Lancet.* 350: 1205-1209, 1997.

Jolly CL, Beisner BM, Holmes IH. Rotavirus infection of MA 104 cells is inhibited by Ricinus lectin and separately expressed single binding domains. *Virology.* 275: 89-97, 2000.

Junquera CG, Barabda CS, Mialdea OG *et al.* Prevalence and clinical characteristics of norovirus gastroenteritis among hospitalized children in Spain. *Pediatr Infect Dis J.* 28: 604-607, 2009.

Kang G, Arora R, Chitambar SD *et al.* Multicenter, hospital-based surveillance of rotavirus disease and strains among Indian children aged < 5 years old. *JID.* 200 (Suppl 1): S147-S153, 2009.

Kapikian AZ, Hoshino Y, Chanock RM. Rotaviruses. In: Knipe DM, Howley PM, Griffin DE *et al.* (eds.), *Fields virology.* Lippincott Williams & Wilkins, Philadelphia, Pa, pp. 1787-1833, 2001.

Kapikian AZ, Hoshino Y, Chanock RM *et al.* Efficacy of quadrivalent *rhesus* rotavirus-based human rotavirus vaccine aimed at preventing severe rotavirus diarrhea in infants and young children. *J Infect Dis.* 174 (suppl. 1): S65-S72, 1996.

Kerzner B, Kelly MH, Gall DG *et al.* Transmissible gastroenteritis: sodium transport in the intestinal epithelium during the course of viral enteritis. *Gastroenterology.* 72: 457-461, 1977.

Kim JS, Kang JO, Cho SC *et al.* Epidemiological profile of rotavirus infection in the Republic of Korea: results from prospective surveillance in the Jeongeub District, 1 July 2002 through 30 June 2004. *J Infect Dis.* (Suppl 1): S49-S56, 2005.

Kitaoka S, Konno T, De CE. Comparative efficacy of broad-spectrum antiviral agents as inhibitors of rotavirus replication *in vitro*. *Antiviral Res.* 6: 57-65, 1986.

Kohler T, Erben U, Wiedersberg H *et al.* Histologische Befunde der Dunndarmschleimhaut bei Rotavirusinfektionen im Saulings-und Kleinkindalter. *Kinderarztliche Praxis.* 58: 323-327, 1990.

Konno T, Suzuki H, Kitaoka S *et al.* Proteolitic enhancement of human rotavirus infectivity. *Clin Infect Dis.* 16 (suppl. 2): S92-S97, 1993.

Konno T, Suzuki H, Kutsuzawa T *et al.* Human rotavirus and intussusception. *N Engl J Med.* 297: 945, 1977.

Kramarz P, France EK, Destefano F *et al.* Population-based study of rotavirus vaccination and intussusception. *Pediatr Infec Dis J.* 20: 410-416, 2001.

Kumagai H, Matsumoto S, Ebashi M *et al.* Acute pancreatitis associated with rotavirus infecction. *Ind Pediatr.* 46: 1099-1101, 2009.

Kuroki M, Ohta M, Ikemori Y *et al.* Field evaluation of chicken egg yolk immunoglobulins specific for bovine rotavirus in neonatal calves. *Arch Virol.* 142: 843-851, 1997.

Lambert SB, Faux CE, Hall L *et al.* Early evidence for direct and indirect effects of the infant rotavirus vaccine program in Queensland. *Med J Aust.* 191: 157-160, 2009.

Lanata CF, Black RE, del Aguila R *et al.* Protection of Peruvian children against rotavirus diarrea of specific serotypes by one, two, or three doses of the RIT 4237 attenuated bovine rotavirus vaccine. *J Infect Dis.* 159: 452-459, 1989.

Lanata CF, Midthun K, Black RE *et al.* Safety, immunogenicity, and protective efficacy of one and three doses of tetravalent *rhesus* rotavirus vaccine in infants in Lima, Peru. *J Infect Dis.* 174: 268-275, 1986.

Lanzieri TM, Costa I, Shafi FA *et al.* Trends in hospitalizations from all-cause gastroenteritis in children < 5 years of age in Brazil before and after human rotavirus vaccine introduction, 1998-2007. *Pediatr Infect Dis J.* 29: 673-675, 2010.

LeBaron CW, Lew J, Glass RI *et al.* Annual rotavirus epidemic patterns in North America: results of a five-year retrospective survey of 88 centers in Canada, Mexico, and the United States. *JAMA.* 264: 983-988, 1990.

Leite JPG, Alfieri AA, Woods PA *et al.* Rotavirus G and P types circulating in Brazil: characterization by RT-PCR, probe hybridization, and sequence analysis. *Arch Virol.* 141: 2365-2374, 1996.

Leite JPG, Carvalho-Costa FA, Linhares AC. Group A rotavirus genotypes and the ongoing Brazilian experience: a review. *Mem Inst Oswaldo Cruz.* 103: 745-753, 2008.

Levy K, Hubbard AE, Eisenberg JN. Seasonality of rotavirus disease in the tropics: a systematic review and meta-analysis. *Int Journal of Epidemiol.* 38: 1487-1496, 2008.

Linhares A, Aguiar Justino MC, Lanzieri T *et al.* Effectiveness of the human rotavirus vaccine against hospitalization for severe rotavirus gastroenteritis in Belém, Brazil. Annual Meeting of the European Society for Paediatric Infectious Diseases, Abstract: May 4-8, Nice, France, 2010.

Linhares AC. Rotavirus infection in Brazil: epidemiology, immunity, and potential vaccination. *Braz J Infect Dis.* 1: 284-293, 1997.

Linhares AC. Epidemiologia das infecções por rotavírus no Brasil e os desafios para o seu controle. *Cad Saúde Pública.* 16: 629-646, 2000.

Linhares AC. Population based surveillance of rotavirus in Brazil. Abstract: 6th International Rotavirus Symposium, July 7-9, Mexico City, Mexico, 2004.

Linhares AC, Bresee JS. Rotavirus vaccines and vaccination in Latin America. *Pan Am J Public Health.* 8: 305-330, 2000.

Linhares AC, Gabbay YB, Freitas RB *et al.* Longitudinal study of rotavirus infections among children from Belém, Brazil. *Epidemiol Infect.* 102: 129 -145, 1989.

Linhares AC, Gabbay YB, Mascarenhas JDP *et al.* Immunogenicity, safety and efficacy of tetravalent *rhesus*-human, reassortant rotavirus vaccine in Belém, Brazil. *Bull World Health Organ* 74: 491-500, 1996.

Linhares AC, Gabbay YB, Mascarenhas JDP *et al.* Epidemiology of rotavirus subgroups and serotypes in Belém, Brazil: a three-year study. *Ann Inst Pasteur Virol.* 139: 89-99, 1988.

Linhares AC, Gabbay YB, Mascarenhas JDP *et al.* Estudo prospectivo das infecções por rotavírus em Belém, Pará, Brasil: uma abordagem clínico-epidemiológica. *J Pediatr.* 70: 220-225, 1994.

Linhares AC, Lanata CF, Hausdorff WP *et al.* Reappraisal of the Peruvian and Brazilian lower titer tetravalent *rhesus*-human reassortant rotavirus vaccine efficacy trials: analysis by severity of diarrhea. *Pediatr Infect Dis J.* 18: 1001-1006, 1999.

Linhares AC, Mascarenhas JDP, Gusmão RHP *et al.* Neonatal rotavirus infection in Belém, Northern Brazil: nosocomial transmission of a P[6] G2 strain. *J Med Virol.* 67: 418-426, 2002a.

Linhares AC, Monção HC, Gabbay YB *et al.* Acute diarrhoea associated with rotavirus amont children living in Belém, Brazil. *Trans R Soc Trop Med Hyg.* 77: 384-390, 1983.

Linhares AC, Pérez-Schael I, Ruiz-Palacios G *et al.* Immunogenicity and reactogenicity of an oral human rotavirus (HRV) vaccine in Latin American infants. Abstract: World Society for Pediatric Infectious Diseases (WSPID), November 18-21, Santiago, Chile, 2002b.

Linhares AC, Pinheiro FP, Schmetz C *et al.* Rotavírus em Belém do Pará, Brasil (Estudo-piloto). *Rev Inst Med Trop São Paulo.* 24: 292-297, 1982.

Linhares AC, Pinheiro FP, Schmetz C *et al.* Duovírus (rotavírus) em Belém, Pará (nota prévia). *Rev Inst Med Trop São Paulo.* 19: 278-279, 1977.

Linhares AC, Ruiz-Palacios GM, Guerrero ML *et al.* A short report on highlights of world-wide development of RIX4414: a Latin American experience. *Vaccine.* 24(18): 3784-3785, 2006.

Linhares AC, Velázquez FR, Pérez-Schael I *et al.* Efficacy and safety of an oral live attenuated human rotavirus vaccine against rotavirus gastroenteritis during the first 2 years of life in Latin American infants: a randomised, double-blind, placebo-controlled phase III study. *Lancet.* 371: 1181-1189, 2008.

Lonsonsky GA, Johnson JP, Winkelstein JA *et al.* Oral administration of human serum immunoglobulin in immunodeficient patients with viral gastroenteritis. *J Clin Invest.* 76: 2362-2367, 1985.

López S, Arias CF. Attachment and post-attachment receptors for rotavirus. In: Desselberger U, Gray J (eds.), *Viral Gastroenteritis. Perspectives in Medical Virology.* 9, Elsevier Science B.V., Amsterdam, pp. 143-163, 2003.

López S, Arias CF. Multistep entry of rotavirus into cells: a Versaillesque dance. *Trends Microbiol.* 12: 271-278, 2004.

Lundgren O, Peregrin AT, Persson K *et al.* Role of enteric nervous system in the fluid and electrolyte secretion of rotavirus diarrhea. *Science.* 287: 491 -495, 2000.

Lundgren O, Svensson L. Pathogenesis of rotavirus diarrhea. *Microb Infect.* 3: 1145-1156, 2001.

Lundgren O, Svensson L. The enteric nervous system and infectious diarrhea. In: Desselberger U, Gray J (eds.). *Viral Gastroenteritis. Perspectives in Medical Virology.* 9, Elsevier Science B.V., Amsterdam, pp. 51-67, 2003.

Lynch M, Lee B, Azimi P *et al.* Rotavirus and central nervous system symptoms: cause or contaminant? Case reports and review. *Clin Infect Dis.* 7: 932-938, 2001.

Madhi SA, Cunliffe NA, Steele AD *et al.* Impact of human rotavirus vaccine on severe gastroenteritis in African infants: a multicentre trial. *N Engl J Med.* 362: 289-298, 2010.

Majamaa H, Isolauri E, Saxelin M *et al.* Lactic acid bacteria in the treatment of acute rotavirus gastroenteritis. *J Pediatr Gastroenterol Nutr.* 20: 333-338, 1995.

Marteau PR. Protection from gastrintestinal diseases with use of probiotics, 2001. Protection from gastrintestinal diseases with the use of probiotics. *Am J Clin Nutr.* 73: 430S-436S, 2001.

Mascarenhas JDP, Linhares AC. Rotavirus gastroenteritis and the urgent need for a vaccine in developing countries. *Doctor Caribbean, Postgrad Doc Caribbean.* 21: 152-161, 2005.

Mascarenhas JDP, Linhares AC, Gabbay YB *et al.* Detection and characterization of rotavirus G and P types from children participating in a rotavirus vaccine trial in Belém, Brazil. *Mem Inst Oswaldo Cruz* 97: 113-117, 2002.

Mascarenhas JDP, Paiva FL, Barardi CRM *et al.* Rotavirus G and P types in children from Belém, northern Brazil, as determined by RT-PCR: occurrence of mixed P type infections. *J Diarrhoeal Dis Res.* 16: 8-14, 1998.

Matson DO, O'Ryan ML, Herrera I *et al.* Fecal antibody responses to symptomatic and asymptomatic rotavirus infections. *J Infect Dis* 167: 577-583, 1993.

Matsui SM, Offit PA, Vo PT *et al.* Passive protection against rotavirus-induced diarrhea by monoclonal antibodies to the heterotypic neutralization domain of VP7 and VP8 fragment of VP4. *J Clin Microbiol.* 27: 780-782, 1989.

Matsuno S, Utagawa E, Sugiura A. Association of rotavirus infection with Kawasaki syndrome. *J Infect Dis.* 148: 177, 1983.

Matthinjnssens J, Bilcke J, Ciarlet M *et al.* Rotavirus disease and vaccination: impact on genotype diversity. *Future Microbiol.* 4: 1303-1316, 2009.

Matthinjnssens J, Ciarlet M, Heiman E *et al.* Full genome-based classification of rotaviruses reveals a common origin between human Wa-like and porcine rotavirus strains and human DS-1-like and bovine rotavirus strains. *J Virol.* 82: 3204-3219, 2008.

Mavromichalis J, Evans N, McNeish AS *et al.* Intestinal damage in rotavirus and adenovirus gastroenteritis assessed by d-xylose malabsorption. *Arch Dis Child.* 52: 589-591, 1977.

Mc Cormack JG. Clinical features of rotavirus gastroenteritis. *J Infect.* 4: 167 -174, 1982.

McCormack PL, Kean SJ. Rotavirus vaccine RIX4414 (Rotarix™). A review of its use in the prevention of rotavirus gastroenteritis. *Pediatr Drugs.* 11, 75-88, 2009.

Middleton PJ, Szymanski MT, Abbott GD *et al.* orbivirus acute gastroenteritis of infancy. *The Lancet.* 1: 1241-1244, 1974.

Miller MA, McCann L. Policy analysis of the use of hepatitis B, Haemophilus *influenzae* type-B-, Streptococcus pneumoniae-conjugate, and rotavirus vaccines, in national immunization schedules. *Health Econ* 9: 19-35, 2000.

Mogilner BM, Bar-Yochai A, Miskin A *et al.* Necrotizing enterocolitis associated with rotavirus infection. *Israel J Med Sci.* 19: 894-896, 1983.

Molbak K, Fscher-Perch TK, MIkkelsen CS. The estimation of mortality due to rotavirus infections in sub-Saharan Africa. *Vaccine.* 19: 393-395, 2001.

Morris AP, Scott JK, Ball JM *et al.* NSP4 elicits age-dependent diarrhea and Ca^{2+}-mediated I^- influx into intestinal crypts of CF mice. *Am J Physiol.* 277: G431-G444, 1999.

Mulcahy DL, Kamath KR, de Silva LM *et al.* A two-part study of the aetiological role of rotavirus in intussusception. *J Med Virol.* 9: 51-55, 1982.

Murphy BR, Morens DM, Simonsen L *et al.* Reappraisal of the association of intussusception with the licensed live rotavirus vaccine challenges initial conclusions. *J Infect Dis.* 187: 1301-1308, 2003.

Murphy TV, Gargiullo PM, Massoudi MS *et al.* Intussusception among infants given an oral rotavirus vaccine. *N Engl J Med.* 344: 564-572, 2001.

Nakagomi T, Cuevas LE, Gurgel RG *et al.* Apparent extinction of non-G2 rotavirus strains from circulation in Recife, Brazil, after the introduction of rotavirus vaccine. *Arch Virol.* 153: 591-593, 2008.

Newburg DS, Peterson JA, Ruiz-Palacios GM *et al.* Role of human-milk lactadherin in protection against symptomatic rotavirus infection. *The Lancet.* 351: 1160-1164, 1998.

Nguyen TV, Iosef C, Jeong K *et al.* Protection and antibody responses to oral priming by attenuated human rotavirus followed by oral boosting with 2/6 rotavirus-like particles with immunostimulating complexes in gonotobiotic pigs. *Vaccine.* 21: 4059-4070, 2003.

Nicolas JC, Ingrand D, Fortier B *et al.* A one-year virological survey of acute intussusception in childhood. *J Med Virol.* 9: 267-271, 1982.

Nigro G, Midulla M. Acute laryngitis associated with rotavirus gastroenteritis. *J. Infect.* 7: 81-83, 1983.

O'Ryan M, Pérez-Schael I, Mamani N *et al.* Rotavirus-associated medical visits and hospitalizations in South America: a prospective study at three large sentinel hospitals. *Ped Infect Dis J.* 20: 685-693, 2001.

O'Ryan, Linhares. Update on Rotarix™: an oral human rotavirus vaccine. Expert. *Rev Vaccines.* 8: 1627-1641, 2009.

Offit PA. Host factors associated with protection against rotavirus disease: the skies are clearing. *J Infect Dis.* 174: S59-S64, 1996.

Offit PA, Clark HF. Maternal antibody-mediated protection against gastroenteritis due to rotavirus in newborn mice is dependent on both serotype and titer of antibody. *J Infect Dis.* 152: 1152-1158, 1985.

Offit PA, Dudzik KI. Rotavirus-specific cytotoxic T lymphocytes cross-react with target cells infected with different rotavirus serotypes. *J Virol.* 62: 127 -131, 1988.

Offit PA, Shaw RD, Greenberg HB. Passive protection against rotavirus-induced diarrhea by monoclonal antibodies to surface proteins VP3 and VP7. *J Virol.* 58: 700-703, 1986.

Oishi I, Kimura T, Murakami T *et al.* Serial observations of chronic rotavirus infection in an immunodeficient child. *Microbiol Immunol.* 35: 953-961, 1991.

Oliveira A, Mascarenhas JDP, Soares LS *et al.* Re-emergence of G2 rotavirus serotype in Northern Brazil reflects a natural changing pattern over time. International Rotavirus Symposium. *Proceedings.* June 3-4, Istanbul, Turkey, 2008.

Pacini DL, Brady MT, Budde CT *et al.* Nosocomial rotaviral diarrhea: pattern of spread on wards in a children's hospital. *J Med Virol.* 23: 359-366, 1987.

Pai CH, Shahrabadi MS, Ince B. Rapid diagnosis of rotavirus gastroenteritis by a commercial latex agglutination test. *J Clin Microbiol.* 22: 846-850, 1985.

Palma O de, Cruz L, Ramos H *et al.* Effectiveness of rotavirus vaccination against childhood diarrhoea in El Salvador: case-cotrol study. *BMJ.* 341: doi:10.1136/bmj.c285, 2010.

Parashar UD, Burton A, Lanata C *et al.* Global mortality associated with rotavirus disease among children in 2004. *J Infect Dis.* 200 Suppl 1: S9-S15, 2009.

Parashar UD, Holnan RC, Clarke MJ *et al.* Hospitalizations associated with rotavirus diarrhea in the United States, 1993 through 1995: surveillance based on the new ICD-9CM rotavirus-specific diagnostic code. *J Infect Dis.* 177: 13-17, 1988.

Parashar UD, Hummelman EG, Bresee JS *et al.* Global illness and deaths caused by rotavirus disease in children. *Emerg Infect Dis.* 9: 565-572, 2003.

Patel M, Pedreira C, de Oliveira LH *et al.* Association between pentavalent rotavirus vaccine and severe rotavirus diarrhea among children in Nicarágua. *JAMA.* 301: 2243-2251, 2009.

Paulke-Korinek M, Rendi-Wagner P, Kundi M *et al.* Universal mass vaccination against rotavirus gastroenteritis. Impact on hospitalization rates in Austrian children. *Pediatr Infect Dis J.* 29: 319-323, 2010.

Pedley S, Hundley F, Chrystie I *et al.* The genomes of rotaviruses isolated from chronically infected immunodeficient children. *J Gen Virol.* 65: 1141-1150, 1984.

Pereira HG, Azeredo RS, Leite JPG *et al.* A conbined enzyme immunoassay for rotavirus and adenovirus. *J. Virol. Methods.* 10: 21-28, 1985.

Pereira HG, Leite JPG, Azeredo RS *et al.* An atypical rotavirus detected in a child with gastroenteritis in Rio de Janeiro, Brazil. *Mem Inst Oswaldo Cruz.* 78: 245-250, 1983.

Pereira HG, Linhares AC, Candeias JAN *et al.* National laboratory surveillance of viral agents of gastroenteritis in Brazil. *Bull Pan Am Health Organ* 27: 224-233, 1993.

Pérez-Schael I, Escalona M, Salinas B *et al.* Intussusception-associated hospitalization among Venezuelan infants during 1998 through 2001: anticipating rotavirus vaccines. *Pediatr Infect Dis J.* 22: 234-239, 2001.

Pérez-Schael I, Garcia D, González M *et al.* Prospective study of diarrheal diseases in Venezuelan children to evaluate the efficacy of *rhesus* rotavirus vaccine. *J Med Virol.* 30: 219-229, 1990.

Pérez-Schael I, Guntiñas MJ, Pérez M *et al.* Efficacy of the *rhesus* rotavirus-based quadrivalent vaccine in infants and young children in Venezuela. *N Engl J Med.* 337: 1181-1187, 1997.

Peters G, Myers MG. Intussusception, rotavirus, and oral vaccine: summary of a workshop. *Pediatrics.* 110: E67, 2002.

Pickering LK. Rotavirus infection. *Pediatr Infect Dis J.* 4 (suppl.): S2-S6, 1985.

Poulton J, Tarlow MJ. Diagnosis of rotavirus gastroenteritis by smell. *Arch Dis Child.* 62: 851-852, 1987.

Quak SH, Low OS, Quah TC *et al.* Oral refeeding following acute gastroenteritis: a clinical trial using four refeeding regimes. *Ann Trop Paediatr.* 9: 152-155, 1989.

Raebel MA. Rotavirus disease and its prevention in infants and children. *Pharmacotherapy.* 19: 1279-1295, 1999.

Rahman MM. Simultaneous zinc and vitamin A supplementation in Bangladeshi children: randomised double blind controlled trial. *Br Med J.* 323: 314-318, 2001.

Ramachandran M, Gentsch JR, Parashar UD *et al.* Detection and characterization of novel rotavirus strains in the United States. *J Clin Microbiol.* 36: 3223-3229, 1988.

Ramachandran M, Kirwood CD, Unicomb L *et al.* Molecular characterization of serotype G9 rotavirus strains from a global collection. *Virology.* 278: 436-444, 2000.

Ramsey AJ, Ruby J, Ramshaw IA. A case fo cytokines or effector molecules in the resolution of virus infection. *Immunol Today.* 14: 155-157, 1993.

Rennels MB, Glass RI, Dennehy PH *et al.* Safety and efficacy of high-dose *rhesus*-human reassortant rotavirus vaccines – report of the national multicenter trial. *Pediatrics.* 97: 7-13, 1996.

Rhoads JM, Macleod RJ, Hamilton JR. Effect of glucocorticoid on piglet jejunal mucosa during acute viral enteritis. *Pediatr Res.* 23: 279-282, 1988.

Richardson V, Hernandez-Pichardo J, Quintanar-Solaris M *et al.* Effect of rotavirus vaccination on death from childhood diarrhea in Mexico. *N Engl J Med.* 362: 299-305, 2010.

Rodriguez WJ, Kim HW, Arrobio JE *et al.* Clinical features of acute gastroenteritis associated with human reovirus-like agent in infants and young children. *J Pediat.* 91: 188-193, 1977.

Rodriguez WJ, Kim HW, Brandt CD *et al.* Use of electrophoresis of RNA from human rotavirus to establish the identity of strains involved in outbreaks in a tertiary care nursery. *J Infect Dis.* 148: 34-40, 1983.

Rothman KJ, Young-Xu Y, Arellano F. Age dependence of the relation between reassortant rotavirus vaccine (RotaShield) and intussusception. *J. Infect. Dis.* 193: 898, 2006.

Ruiz-Palacios G, Pérez-Schael I, Velázquez RF *et al.* Safety and efficacy of an attenuated vaccine against severe rotavirus gastroenteritis. *N Engl J Med.* 354: 11-22, 2006.

Ruuska T, Vesikari T. Rotavirus disease in Finnish children: use of numerical scores for clinical diarrhoeal episodes. *Scand J Infect Dis.* 22: 259-267, 1990.

Ryan MJ, Ramsay M, Brown D *et al.* Hospital admissions attributable to rotavirus infection in England and Wales. *J Infect Dis.* 174 (suppl. 1): S12-S18, 1996.

Sack DA, Sack RB, Black RE. Treatment of diarrhoea caused by rotavirus (letter). *N Engl J Med.* 304: 1239, 1981.

Saitoh Y, Matsuno S, Mukoyama A. Exanthem subitum and rotavirus. *N Engl J Med.* 304: 845, 1981.

Salazar-Lindo E, Santisteban-Ponce J, Chea-Woo E *et al.* Racecadotril in the treatment of acute watery diarrhea in children. *N Engl J Med.* 343: 463-467, 2000.

Sansom SL, Barker L, Corso OS *et al.* Rotavirus vaccine and intussusception: how much risk will parents in the United States accept to obtain vaccine benefits? *Am J Epidemiol.* 154: 1077-1085, 2001.

Santos N, Gouvea V. Infecções por rotavírus: aspectos atuais. *J Bras Patol.* 33: 94-102, 1997.

Santos N, Hoshino Y. Global distribution of rotavirus serotypes/genotypes and its implication for the development and implementation of an effective rotavirus vaccine. *Rev Med Virol.* 15: 29-26, 2005.

Santos N, Volotao EM, Soares CC *et al.* Rotavirus strains bearing genotype G9 or P[9] recovered from Brazilian children with diarrhea from 1997 to 1999. *J Clin Microbiol.* 39: 1157-1160, 2001.

Santosham M, Daum RS, Dillman L *et al.* Oral rehydratiton therapy of infantile diarrhea: a controlled study of well-nourished children hospitalized in the United States and Panama. *N Engl J Med.* 306: 1070-1076, 1982.

Santosham M, Greenough WB. Oral rehydration therapy: a global perspective. *J Pediatr.* 118 (suppl. 2): S44-S51, 1991.

Santosham M, Moulton LH, Reid R *et al.* Efficacy and safety of high-dose *rhesus*-human reassortant rotavirus vaccine in Native American populations. *J Pediatr.* 131: 632-638, 1997.

Santosham M, Yolken RH, Quiroz E *et al.* Detection of rotavirus in respiratory secretions of children with pneumonia. *J Pediatr.* 103: 583-585, 1983.
Schorling JB, Wanke CA, Schorling SK *et al.* A prospective study of persistent diarrhea among children in an urban Brazilian slum. *Am J Epidemiol.* 132, 144-156, 1990.
Schwers A, Vanden BC, Maenhoudt M *et al.* Experimental rotavirus diarrhoea in colostrum-deprived newborn calves: assay of treatment by administration of bacterially produced human interferona (Hu-IFN alpha 2). *Ann Rech Vet.* 16: 213-218, 1985.
Seo N-S, Zeng CQ-Y, Hyser JM *et al.* Integrins $\alpha1\beta1$ and $\alpha2\beta1$ are receptors for the rotavirus enterotoxin. *PNAS.* 105: 8811-8818, 2008.
Shornikova AV, Casas IA, Mykkänen H. Bacteriotherapy with Lactobacillus reuteri in rotavirus gastroenteritis. *Pediatr Infect Dis J.* 25: 1103-1107, 1997.
Siddiqui AH, Chitlur MB. Immune Thrombocytopenic Purpura in a 5-month old female with rotavirus infection. *Pediatr Blood Cancer* 54: 633, 2010.
Simonsen L, Morens D, Elixhauser A *et al.* Effect of rotavirus vaccination programme on trends in admission of infants to hospital for intussusception. *The Lancet.* 358: 1224-1229, 2001.
Smee DF. Inhibition of rotaviruses by selected antiviral substances: mechanisms of viral inhibition and *in vivo* activity. *Antimicrob Ag Chemother.* 21: 66-73, 1982.
Snelling TL, Schultz R, Graham J *et al.* Rotavirus and the indigenous children of the Australian outback: monovalent vaccine effective in high-burden setting. *Clin Infect Dis.* 49: 428-431, 2009.
Solberg OD, Hasing ME, Trueba G *et al.* Characterization of novel VP7, VP4, and VP6 genotypes of previously untypeable group A rotavirus. *Virology.* 385: 58-67, 2009.
Staat MA, Azimi PH, Berke T *et al.* Clinical presentations of rotavirus infection among hospitalized children. *Pediatr Infect Dis J.* 21: 221-227, 2002.
Stals F, Walther FJ, Bruggeman CA. Faecal pharyngeal shedding fo rotavirus and rotavirus IgA in children with diarrhoea. *J Med Virol.* 14: 333-339, 1984.
Steele AD, Peenze I, de Beer MC *et al.* Anticipating rotavirus vaccines: epidemiology and surveillance of rotavirus in South Africa. *Vaccine.* 21: 354-360, 2003.
Steinhoff MC. Rotaviruses: the first five years. *J Pediatr.* 96: 611-622, 1990.
Stewien KE, Mehnert DU, Hársi CM *et al.* Serotypes and electropherotypes of human rotaviruses detected in the city of São Luís (MA), Brazil. *Braz J Med Biol Res.* 27: 1355-1361, 1994.
Tate J, Patel MM, Steele AD *et al.* Global impact of rotavirus vaccines. *Expert Rev. Vaccines.* 9: 395-407, 2010.
Thouless ME, Bryden AS, Flewett TH. Rotavirus neutralization by human milk. *Br Med J.* 2: 1390, 1977.
Timenetsky MCST, Gouvea V, Santos N *et al.* A novel human rotavírus serotype with a dual G5-G11 specificity. *J Gen Virol.* 78: 1373-1378, 1977.
Timenetsky MCST, Santos N, Gouvea V. Survey of rotavirus G and P types associated with human gastroenteritis in São Paulo, Brazil, from 1986 to 1992. *J Clin Microbiol.* 32: 2622-2624, 1994.
Ukae S, Nakata S, Adachi N *et al.* Efficacy of *rhesus* rotavirus vaccine MMU-18006 against gastroenteritis due to serotype 1 rotavirus. *Vaccine.* 12: 933 -939, 1994.
Van Niel CW, Feudtner C, Garrison MM *et al.* Lactobacillus therapy for acute infectious diarrhea in children: a meta-analysis. *Pediatrics.* 109: 678-684, 2002.
Van Regenmortel MHV, Fauquet CM, Bishop DHL. *Virus taxonomy. Classification and Nomenclature of Viruses.* Seventh Report of the International Committee on Taxonomy of Viruses. Academic Press, San Diego, Ca., 2000.
Velázquez FR, Matson DO, Calva JJ *et al.* Rotavirus infection in infants as protection against subsequent infections. *N Engl J Med.* 335: 1022-1028, 1996.
Ventura A, Nassimbeni G, Martelossi S *et al.* Experience with gamma globulins per os in the therapy and prevention of infectious diarrhea. *Pediatr Med Chir* 1993: 343-346, 1993.
Vesikari T, Isolauri E, D'Hondt T *et al.* Protection of infants against rotavirus diarrhoea by RIT 4237, attenuated bovine rotavirus strain vaccine. *The Lancet.* 1: 977-981, 1984.
Vesikari T, Karvonen A, Ferrante AS *et al.* Efficacy of the pentavalent rotavirus vaccine, RotaTeq(R), in Finnish infants up to 3 years of age: the Finnish Extension Study. *Eur J Pediatr.* June 18, [Epub ahead of print], 2010.
Vesikari T, Karvonen A, Korhonen T *et al.* Safety and immunogenicity of RIX4414 live attenuated human rotavirus vaccine in adults, toddlers and previously uninfected infants. *Vaccine.* 22: 2836-2842, 2004a.
Vesikari T, Karvonen A, Prymula R *et al.* Efficacy of human rotavirus vaccine against rotavirus gastroenteritis during the first 2 years of life in European infants: randomised, double-blind, placebo-controlled study. *Lancet.* 370: 1757-63, 2007.
Vesikari T, Karvonen A, Puustinen L *et al.* Efficacy of RIX4414 live attenuated human rotavirus vaccine in Finnish infants. *Pediatr Infect Dis J.* 10: 937-43, 2004b.
Vesikari T, Matson DO, Dennehy P, Van Damme P *et al.* Safety and efficacy of a pentavalent human-bovine (WC3) reassortant rotavirus vaccine. *N Engl J Med.* 354: 23-33, 2006.
Vonderfecht SL, Miskuff RL, Wee SB *et al.* Protease inhibitors supress the *in vitro* and *in vivo* replication of rotavirus. *J Clin Invest.* 82: 2011-2016, 1988.
Wang Y, Azevedo M, Saif LJ *et al.* Inactivated rotavirus vaccine induces protective immunity in gnotobiotic piglets. *Vaccine.* Jun 15: [Epub ahead of print], 2010.
Ward RL. Mechanisms of protection against rotavirus in humans and mice. *J Infect Dis.* 174: S51-S58, 1996.
Ward RL. New insights in the pathogenesis of rotavirus disease. Abstract: 6th International Rotavirus Symposium, July 7 a 9, Mexico City, Mexico, 2004.
Ward RL, Kapikian AZ, Goldberg KM *et al.* Serum neutralizing-antibody titers compared by plaque reduction and enzyme-linked immunosorbent assay-based neutralization assays. *J Clin Microbiol.* 34: 983-985, 1996.
WHO (World Health Organization). Treatment guidelines, Geneva, January, 2005.
WHO (World Health Organization), GAVI (Global Alliance of Vaccines and Immunization). GAVI task force for R & D rotavirus vaccine agenda meeting fast-tracking rotavirus vaccine development and introduction in developing countries: preparing a global agenda, Geneva, 14-15 May, 2001.
WHO (World Health Organization). Rotavirus vaccines, 2007. *Wkly Epidemiol Rec.* 82: 285-295.
WHO (World Health Organization). Rotavirus vaccines, 2009. *Wkly Epidemiol Rec.* 84: 533-240.
Widdowson MA, van Doomun GJ, van der Poel WH *et al.* Emerging group A rotavirus and nosocomial outbreak of diarrhoea. *The Lancet.* 356: 1161-1162, 2000.
Wildi-Runge S, Alleman S, Schaad UB *et al.* A 4-year study on clinical characteristics of children hospitalized with rotavirus gastroenteritis. *Eur J Pediatr.* 168: 1343-1348, 2009.
Wolf JL, Cukor G, Blacklow NR *et al.* Susceptibility of mice to rotavirus infction: effects of age and corticosteroid administration. *Infect Immun.* 33: 565-574, 1981.
Wright PF, Tajima T, Thompson J *et al.* Evaluation of a candidate rotavirus vaccine (*rhesus* rotavirus strain) in children. *Pediatrics.* 80: 473-480, 1987.
Wyatt RL, Yolken RH, Urrutia JJ *et al.* Diarrhea associated with rotavirus in rural Guatemala: a longitudinal study of 24 infants and young children. *Am J Trop Med Hyg.* 28: 325-328, 1979.
Yolken RH, Murphy M. Sudden infant death syndrome associated with rotavirus infection. *J Med Virol.* 10: 291-296, 1982.
Yolken RH, Peterson JA, Vonderfecht SL *et al.* Human milk mucin inhibits rotavirus replication and prevents experimental gastroenteritis. *J Clin Invest.* 5: 1984-1991, 1992.
Yoshida A, Kawamitu T, Tanaka R *et al.* Rotavirus encephalitis: detection of the virus RNA in the cerebrospinal fluid. *Pediatr Infect Dis J.* 14: 914-916, 1995.
Zanardi LR, Haber P, Mootrey GT *et al.* Intussusception among recipients of rotavirus vaccine: reports to the Vaccine Events Reporting System. *Pediatrics.* 107: E97, 2001.
Zheng BJ, Ma GZ, Tam JSL *et al.* The effects of maternal antibodies on neonatal rotavirus infection. *Pediatr Infect Dis J.* 10: 865-868, 1991.

165 Retroviroses e Síndrome da Imunodeficiência Adquirida

Eliana Battaggia Gutierrez, Sigrid de Sousa dos Santos, Maria Aparecida Shikanai-Yasuda e Marcos Boulos

▶ Introdução

Os vírus da imunodeficiência humana (HIV) e os vírus linfotrópicos das células T humanas são vírus RNA da família Retroviridae, os quais caracteristicamente se replicam pela transcrição de seu material genético em molécula de DNA que se integra ao DNA da célula hospedeira.

A família Retroviridae abriga sete gêneros distintos. Os vírus HIV dos tipos 1 e 2 pertencem ao gênero *Lentivirus*; os vírus HTLV ao gênero *Deltaretrovirus*. Do ponto de vista patogenético o HIV é classificado na subfamília Lentivirinae, e os vírus HTLV na Oncovirinae.

Tanto o HIV como o HTLV são vírus linfotrópicos. No entanto, o HIV mantém altas taxas de replicação viral, acarretando a morte celular em todos os estágios da infecção, enquanto os HTLV podem causar a imortalização e a transformação celular (Etzel, 2004).

▶ HTLV-1 e 2

▪ Epidemiologia

Atualmente são conhecidos quatro membros da família dos vírus T linfotrópicos: os vírus HTLV-1 e 2, conhecidos desde as décadas de 1970 e 1980; e os vírus HTLV-3 e 4, que foram descritos mais recentemente (Calattini *et al.*, 2005; Switzer *et al.*, 2009) e, até o momento não foram associadas a doenças. O HTLV-1 e o 2 se distribuem de maneira heterogênea. As áreas de maior endemicidade do HTLV-1 são Japão, Caribe, América Central, regiões da Melanésia e da África. O HTLV-2 tem distribuição urbana, principalmente em usuários de drogas intravenosas em países desenvolvidos e no Vietnã. Também é encontrado em algumas populações isoladas: indígenas americanos, pigmeus na África Central e mongóis na Ásia. No Brasil, a prevalência da infecção varia de 0,15% em São Paulo e 1,8% na Bahia (Carneiro-Proietti *et al.*, 2002). Alguns grupos isolados apresentam elevada taxa de infecção, como os índios Yanomami (Ishak *et al.*, 2003), populações do Mato Grosso do Sul e descendentes de japoneses. Outras populações de alta prevalência são: usuários de drogas intravenosas na Bahia (35,2%), pacientes com doenças hematológicas no Rio de Janeiro (18,2%), pacientes com HIV/AIDS em São Paulo (10%), profissionais do sexo do Rio de Janeiro e de Minas Gerais (4%).

▪ Transmissão

A transmissão inter-humana dos vírus HTLV-1 e -2 é feita por meio de linfócitos infectados. Pode ocorrer por via sanguínea mediante o uso de instrumentos contaminados com sangue ou da transfusão de hemoderivados, ou por via sexual. A transmissão heterossexual é mais frequente quando o homem é o infectado. Aparentemente a transmissão por relações homossexuais é menos importante do que no HIV (Meyer *et al.*, 1990). Pode ocorrer transmissão vertical, da mãe para o filho, principalmente em caso de aleitamento materno prolongado (Kaplan *et al.*, 1992).

▪ Quadro clínico

A maioria dos indivíduos com infecção pelos vírus HTLV permanece assintomática por toda a vida. No entanto, essas infecções são associadas a maior risco de quadros neoplásicos, degenerativos e inflamatórios. O risco de doença em portadores de HTLV-1 varia de 3 a 5% (Manns e Blattner, 1991).

O HTLV-1 está associado a leucemia/linfoma de células T do adulto (LLTA), mielopatia/paraparesia espástica tropical, dermatite em crianças, que se suspeita que possa evoluir para LLTA, e uveíte, poliomiosite, artrite, síndrome de Sjögren, pneumonite linfocítica e estrongiloidíase de difícil tratamento também têm sido associadas à presença desse vírus (Hayashi *et al.*, 1997).

O HTLV-2 foi isolado inicialmente em paciente com leucemia de células pilosas (Kalyanaraman *et al.*, 1982). Esporadicamente são descritos casos de mielopatia e de polineuropatias associados ao HTLV-2.

▪ Diagnóstico laboratorial

O diagnóstico laboratorial da infecção pelos HTLV-1 e 2 é sorológico, pela detecção de anticorpos específicos em fluidos orgânicos. A triagem sorológica da infecção pelo HTLV é geralmente realizada por meio de ensaio imunoenzimático (EIA). A reação de aglutinação é recomendada para inquéritos soroepidemiológicos.

A confirmação do diagnóstico é geralmente feita por meio do teste de *Western blot*, que utiliza as proteínas virais gp46, rpg46, gp21, gd21, p24 e p19 para reconhecimento dos anticorpos específicos, embora outros testes possam ser utilizados para a mesma finalidade.

Técnicas de amplificação molecular, altamente sensíveis e específicas, podem ser utilizadas em caso de *Western blot* indeterminado, transmissão vertical e identificação de infecções e coinfecções por HTLV-1 e 2. Detectam o DNA viral em células mononucleares infectadas do sangue periférico. Essas técnicas não são realizadas rotineiramente em nosso meio, não havendo até o momento testes comercialmente disponíveis (Tabela 165.1).

Tabela 165.1 *Western blot* para diagnóstico de infecção pelo HTLV.

Bandas	Resultado
p19 e/ou p24 + gd21 + rpg46-I	Positivo para HTLV-1
p19 e/ou p24 + gd21 + rpg46-II	Positivo para HTLV-2
p19 e/ou p24 + gd21 + rpg46-I + rpg-II	Positivo para HTLV-1 e HTLV-2
p19 e/ou p24 + gd21 ou rpg46	Positivo para HTLV não tipado
Combinação diferente das citadas	Indeterminado
Sem reatividade	Negativo

Adaptada de Ministério da Saúde, 2004a.

Tratamento

A maioria dos pacientes é assintomática e requer apenas orientação e observação clínica e hematológica periódicas. Caso o paciente desenvolva leucemia ou linfoma de células T, o tratamento é feito com base em protocolos com quimioterapia e radioterapia. No caso de evolução para mielopatia associada ao HTLV, são utilizados imunomoduladores, como gamaglobulina intravenosa e α-interferona, com resposta discreta. A infecção pelo HTLV predispõe à pneumonia por *Pneumocystis jiroveci*, meningite por *Cryptococcus* e infecção por *Strongyloides stercoralis*, sendo necessários os tratamentos específicos.

HIV

Epidemiologia

Os primeiros casos descritos da síndrome da imunodeficiência adquirida (AIDS) ocorreram no início da década de 1980, nos EUA. A doença, inicialmente descrita em homossexuais masculinos, disseminou-se rapidamente pelo mundo. O agente causador, o HIV, foi isolado em 1983.

A doença, aparentemente, se originou na África, por meio da transmissão do retrovírus presente em símios para o homem (Huet *et al.*, 1990; Sakai *et al.*, 1993). O contato de viajantes com populações isoladas da África, onde o vírus era prevalente, possibilitou a disseminação mundial do vírus.

Ao final de 2003, estimava-se que 33,4 milhões de pessoas viviam com infecção pelo vírus HIV/AIDS em todo o mundo, sendo 31,6 milhões adultos e 2,1 milhões crianças abaixo dos 15 anos. Nesse ano, houve 2,7 milhões de novas infecções e 2 milhões de mortes causadas pela doença. Desde os primeiros casos descritos em 1981, a doença já foi responsável por mais de 20 milhões de óbitos (Unaids, 2009).

A África Subsaariana é a região do mundo de maior prevalência, atingindo até 40% da população. Concentra 10% da população humana e 67% das pessoas vivendo com HIV/AIDS. Nessa região, a forma predominante de transmissão é a heterossexual. A despeito da intensidade com que a epidemia atingiu a África, programas de tratamento e de prevenção adotados por alguns países como Uganda, Etiópia, Senegal, Zâmbia e Costa do Marfim obtiveram melhora das taxas de prevalência.

A Ásia é a segunda região do mundo mais acometida pela epidemia. Nessa região, a transmissão está concentrada em grupos específicos como usuários de drogas intravenosas, homens que fazem sexo com homens e profissionais de sexo e seus parceiros sexuais.

Na America Latina e no Caribe há mais de dois milhões de pessoas vivendo com HIV/AIDS, com 170 mil novas infecções e 77 mil mortes em 2008. O Brasil é o país, na América Latina, com o maior contingente de pessoas com HIV ou AIDS, com 600 mil pessoas vivendo com HIV/AIDS (Ministério da Saúde, 2003). De 1980 a 2009 foram notificados 544.846 casos de AIDS no Brasil. A taxa de incidência de AIDS encontra-se estabilizada desde 2000, sendo que em 2008 foi de $18{,}2/10^5$ habitantes (Boletim Epidemiológico AIDS/DST, 2010).

Após acometimento de grupos específicos da população como usuários de drogas, homens que fazem sexo com homens e receptores de hemoderivados, a epidemia passou a acometer a população em geral. As mulheres tornaram-se mais vulneráveis à infecção nos últimos anos. Atualmente, na África, 57% dos adultos e 75% dos jovens com HIV são mulheres. Essa situação se agrava com as desigualdades de gênero, especialmente em países pobres, em relação ao acesso ao diagnóstico e ao tratamento (Unaids, 2009). No Brasil, desde 2002 a razão de sexos é de 1,5 homem/1 mulher; as mulheres respondem por 35% de todos os caos notificados. Entre os menores de 13 anos, a transmissão vertical ocorreu em 84% dos casos; na população masculina com 13 anos e mais, de 1980 e 2009 observou-se aumento da parcela com exposição ao HIV por relações heterossexuais, estabilização da exposição homo ou bissexual e redução da exposição por uso de drogas intravenosas. Entre as mulheres com 13 anos e mais a exposição por relações heterossexuais é predominante (Boletim Epidemiológico AIDS/DST, 2010).

A prevenção da transmissão é o principal instrumento de contenção da epidemia. Embora ainda inferior à necessidade da população mundial o acesso aos serviços de prevenção tem aumentado. A cobertura de serviços para prevenção da transmissão vertical elevou-se a 45% em 2008.

Transmissão

A infecção pelo HIV é uma doença sexualmente transmissível. Os fatores associados ao aumento do risco de transmissão são presença concomitante de outras doenças sexualmente transmissíveis e elevada carga viral plasmática do HIV. As práticas sexuais associadas ao maior risco de transmissão são relação anal receptiva, dano da mucosa anal ou vaginal, relação vaginal e felação, em especial com ingestão de sêmen. A transmissão da infecção entre mulheres que fazem sexo com mulheres é rara na ausência de outros comportamentos de risco (CDC, 2004).

Intercurso com preservativo de látex, desde que seja utilizado um preservativo para cada relação e que os preservativos não sejam reaproveitados, é uma prática de sexo seguro. Masturbação e beijo também são práticas de sexo seguro. O uso de preservativo reduz o risco de transmissão do HIV e de outras doenças sexualmente transmissíveis.

Recomenda-se aos indivíduos que pretendam se engajar em relacionamentos sexuais que realizem o teste do HIV como forma de identificar o risco de transmissão da infecção.

A transmissão por meio do uso de drogas intravenosas está relacionada com o uso compartilhado de seringas e agulhas. Medidas como acesso ao diagnóstico sorológico, ao tratamento e à distribuição de seringas e agulhas têm importância na redução da transmissão do HIV entre usuários de drogas intravenosas.

Já no início da epidemia foi identificada a transmissão do HIV por transfusão de sangue e hemoderivados. Em 1985 foram introduzidos no Brasil os testes de triagem sorológica para doadores de sangue, além da triagem clínica, reduzindo substancialmente esse risco. Além disso, a disponibilidade de locais acessíveis para testagem anônima evita que a população com comportamento de risco utilize a doação de sangue como instrumento para diagnóstico da infecção pelo HIV, diminuindo os riscos de transmissão de HIV por meio de transfusão sanguínea, que são baixos em nosso meio, da ordem de 1 transmissão a cada 40.000 a 200.000 doações. A tecnologia de produção de crioprecipitado, fatores de coagulação e imunoglobulinas os tornam seguros quanto à transmissão do HIV.

O risco de transmissão do HIV a profissionais de saúde por exposição a materiais biológicos está relacionado principalmente com acidentes com material perfurocortante. Na presença de sangue sabidamente contaminado pelo HIV, o risco de transmissão percutânea varia de 0,3 a 0,5%. A transmissão por exposição mucosa ou cutânea a material com sangue pode ocorrer, porém o risco é significativamente menor.

Estrutura viral

O HIV é um vírus envelopado, com cerca de 100 nm de diâmetro, que contém duas fitas simples de RNA como material genético. A natureza diploide do genoma retroviral permite suas altas taxas de recombinação genética. O DNA retroviral se integra no DNA da célula hospedeira, garantindo proteção contra a degradação por nucleases celulares, tornando-se parte do genoma humano (Morrow *et al.*, 1994).

A partícula viral madura é composta de nucleocapsídio recoberto por membrana externa de bicamada lipídica. Essa membrana contém 72 projeções da proteína do envelope gp120 ligada não covalentemente à glicoproteína transmembrana gp41, além de proteínas celulares. O nucleocapsídio é formado pela proteína da matriz externa p17 envolvendo core denso. O core denso é composto externamente pelas proteínas p6 e p24, contendo duas cadeias positivas do RNA viral completo, as proteínas p7 e o complexo enzimático viral (Figura 165.1) (Barbosa e Kneass, 1998).

O envelope viral incorpora seletivamente algumas moléculas do hospedeiro como a molécula de adesão intercelular-1 (ICAM-1), as moléculas do complexo de histocompatibilidade principal (MHC classes I e II), ubiquitina (molécula de adesão intracelular) e colesterol. Essa especificidade deve-se ao local da célula onde o vírus é liberado. São regiões transdutoras de sinal e ricas em glicolipídios, chamadas *rafts* (Figura 165.1) (Starr-Spires e Collman, 2002).

As glicoproteínas virais do envelope são originárias da glicoproteína precursora gp160, codificada pelo gene *env*. A gp120, subunidade mais externa, é responsável pela interação do vírus com receptores da célula-alvo, e a gp41, subunidade transmembrana, responsável pela fusão. Essas subunidades se dispõem geralmente em trímeros. A gp120 e a gp41 não são covalentemente ligadas, podendo a gp120 ser liberada e se movimentar sobre a partícula viral (Cooley e Lewin, 2003).

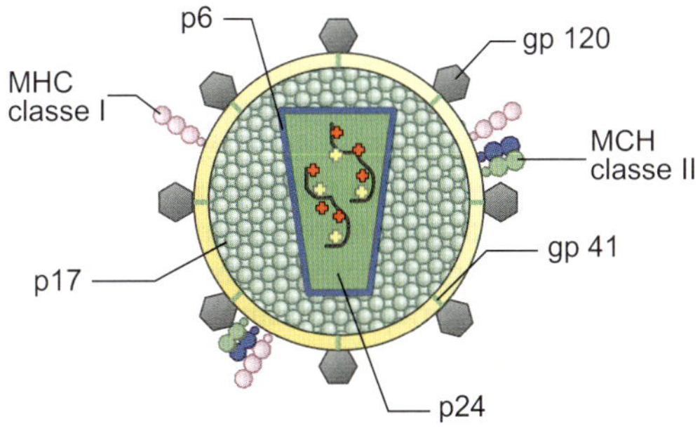

Figura 165.1 Estrutura do vírus da imunodeficiência humana. (Adaptada de: http://www.niaid.nih.gov/daids/dtpdb/virtarg.htm.)

A gp41 apresenta três regiões. Um domínio intracelular, uma região transmembrana que ancora a proteína ao envelope viral e um domínio extracelular. Sua estrutura primária contém regiões bem conhecidas, destacando-se a região aminoterminal constituída pelo peptídio de fusão hidrofóbico, seguida do peptídio N e do peptídio C. Individualmente, o peptídio N e o peptídio C adotam uma conformação helicoidal, mas juntos espontaneamente adotam uma disposição antiparalela, resultando na configuração *hairpin*. A gp41 se dispõe em trímeros, com três peptídios C circundando três peptídios N. No interior dessa estrutura proteica alojam-se os peptídios de fusão (Figura 165.2) (Root *et al.*, 2001).

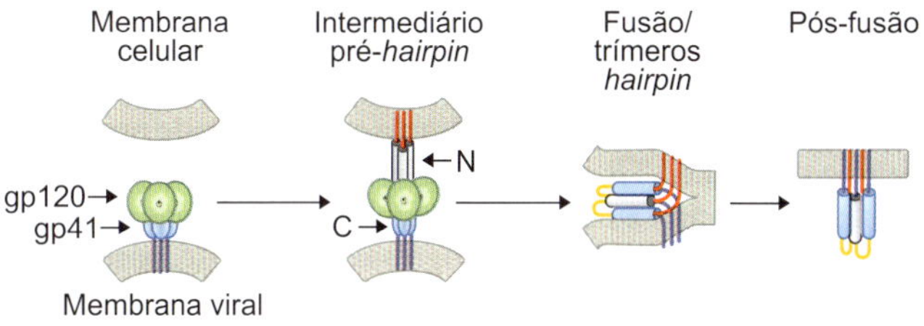

Figura 165.2 Estrutura da gp120 e da gp41. (Adaptada de Root *et al.*, 2001.)

As proteínas do capsídio viral são originárias de poliproteína de 55 kDa ($p55^{gag}$) codificada pelo gene *gag*. Após a transdução a poliproteína é transportada para o citoplasma da célula, clivada e modificada, originando as proteínas da matriz viral (p17), do nucleocapsídio (p7) e do capsídio (p24) e outros componentes do core viral como as proteínas p1, p2 e p6.

O genoma viral contém aproximadamente nove quilobases, codificando 15 proteínas. No genoma proviral, três genes são comuns a todos os retrovírus, sendo que dois são responsáveis pela codificação de proteínas estruturais, os genes *gag* e *env*, e um codifica as principais enzimas virais, o gene *pol*. Além desses, há outros seis genes acessórios (tat, rev, nef, vpr, vif, vpu) que participam na regulação da replicação viral, entre outras funções (Figura 165.3) (Morrow *et al.*, 1994, Streicher *et al.*, 2000).

O gene *pol* codifica as enzimas transcriptase reversa (p66/p51), requerida para a síntese de DNA a partir do RNA genômico viral; integrase (p32), necessária para a integração do DNA viral no genoma da célula hospedeira, e a protease (p10), que é importante no processamento das poliproteínas precursoras da partícula viral (Streicher *et al.*, 2000).

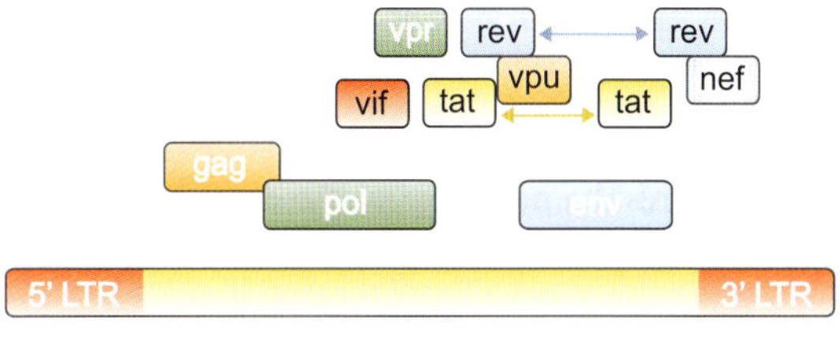

Figura 165.3 Genoma do vírus da imunodeficiência humana-1. (Adaptada de Morrow *et al.*, 1994.)

tico direto do HIV não seja a única causa da depleção de linfócitos T $CD4^+$. A porcentagem de linfócitos T $CD4^+$ infectados em sangue periférico e em linfonodos é estimada em 0,01 a 1% (Douek *et al.*, 2003).

A destruição dos linfócitos T $CD4^+$ resulta de uma complexa interação entre o vírus e o sistema imune, afeta os mecanismos de homeostasia celular, promove a destruição de linfócitos T $CD4^+$ de memória específicos contra o HIV, além de limitar a produção de linfócitos T $CD4^+$ *naïve* (Douek *et al.*, 2003).

Os linfócitos T $CD4^+$ são destruídos por citotoxicidade celular dependente de anticorpos, autoimunidade, efeito citopático viral, formação de sincícios por aglutinação de células infectadas e não infectadas e por apoptose (Alimonti *et al.*, 2003).

As proteínas virais produzidas lesam a membrana plasmática celular, sendo que a vpu altera sua permeabilidade. A vpr causa herniações na carioteca e aumenta a permeabilidade da membrana mitocondrial (Alimonti *et al.*, 2003).

Há evidências de que a apoptose represente importante mecanismo de destruição de linfócitos T $CD4^+$: linfócitos ativados expressam mais Fas e Fas-L; a protease do HIV inativa a proteína antiapoptótica Bcl-2 da célula hospedeira; a proteína tat diminui expressão de Bcl-2 e aumenta proteínas pró-apoptóticas tanto em células infectadas como vizinhas; outros produtos gênicos como nef e vpu também induzem a apoptose celular; a proteína vpr prolonga a fase G_2 celular; a gp120 pode induzir células não infectadas à apoptose por ligação a receptores de quimiocinas; as proteínas nef e vpu agem também em células não infectadas (Alimont *et al.*, 2003).

Além disso, há diminuição na produção de novos linfócitos T $CD4^+$ devido à infecção de células do estroma da medula óssea e à ação supressora da proteína tat sobre as células da medula óssea (Gallo, 2002).

Os linfócitos T $CD4^+$ estão funcionalmente alterados pela infecção pelo HIV, havendo diminuição da produção de interleucina-2, diminuição da diferenciação celular, e tendência dos linfócitos de se diferenciarem no fenótipo TH0, produzindo citocinas formadas pelos clones TH1 (interleucina-2, fator de necrose tumoral-β e interferona-γ) e pelos clones TH2 (interleucina-4, interleucina-5, interleucina-10 e interleucina-13) (Alimonti *et al.*, 2003).

A infecção pelo HIV leva à destruição de linfócitos T $CD8^+$ por citotoxicidade direta, observando-se infecção produtiva dessa população celular, além de expressão de receptor CD4 na superfície celular de linfócitos ativados (Saha *et al.*, 2001). Também se evidencia a apoptose nos linfócitos T $CD8^+$, uma vez que o aumento da expressão de Fas-L na superfície de linfócitos T $CD4^+$ leva-os a interagir com receptores Fas dos linfócitos T $CD8^+$, e as glicoproteínas do envelope viral interagem com receptor de quimiocina CXCR4 de linfócitos T $CD8^+$ não infectados induzindo-os à apoptose (Piazza *et al.*, 2002).

Do mesmo modo, os linfócitos T $CD8^+$ apresentam redução de sua ação citotóxica por diminuição da produção de perforinas, menor expressão de Fas-L, induzindo menos apoptose em células infectadas, além de imunodesregulação, com diminuição das respostas citotóxica e supressora com expansão e desaparecimento de clones específicos (Lieberman *et al.*, 2001).

As células dendríticas localizadas na mucosa e na submucosa são provavelmente as primeiras células a entrar em contato com o HIV. O vírus raramente as infecta, mas pode se ligar a receptores de sua membrana celular (CD4, CCR5, DC-SIGN, receptores de Fc e de complemento), sendo esse o principal reservatório extracelular do HIV. Essa interação ativa as células dendríticas que apresentam o vírus para linfócitos T $CD4^+$ da lâmina própria da mucosa ou dos linfonodos periféricos (Lore e Larsson, 2003).

Os pacientes infectados pelo HIV apresentam diminuição das células dendríticas, revertida com a terapêutica antirretroviral. Com o desenvolvimento da doença há uma diminuição na produção de interferona-α por essas células. A infecção pelo vírus HIV parece diminuir a capacidade das células dendríticas de estimular linfócitos T a iniciar uma resposta imune (Lore e Larsson, 2003).

Para que as células dendríticas possam ser ativadas e exercer sua função de forma adequada, é necessária a interação com linfócitos T $CD4^+$, por intermédio do CD40-CD40 L. Uma vez ativadas, expressam moléculas responsáveis pelo segundo sinal estimulatório para linfócitos T $CD8^+$. Portanto, a disfunção de linfócitos T auxiliares causada pelo HIV pode impedir a ativação adequada dos linfócitos T $CD8^+$ pelas células dendríticas (Lieberman *et al.*, 2001).

Células da linhagem macrofágica são também precocemente infectadas pelo HIV devido à sua ampla distribuição nos tecidos, inclusive na lâmina própria das mucosas, e à presença de receptores de quimiocinas em suas membranas. São infectadas principalmente por meio do receptor CCR5, embora outros receptores de quimiocinas como CCR3, CCR2b e CXCR4 também possam ser utilizados (Kedzierska e Crowe, 2002).

Macrófagos residentes nos vários órgãos do corpo como alvéolos, peritônio, placenta e micróglia são importantes alvos do HIV. A intensidade de infecção dos macrófagos oscila muito conforme o órgão em questão, variando de 1 a 50%. Monócitos são menos frequentemente infectados pelo HIV *in vivo*, e apenas uma pequena porcentagem se encontra infectada no sangue periférico (0,001 a 1%) (Kedzierska e Crowe, 2002).

Células da linhagem macrofágica desempenham várias funções imunológicas como a apresentação de antígenos, ativação de linfócitos T e B, produção de citocinas, fagocitose e quimiotaxia. A infecção pelo HIV leva à disfunção dessas células, que inclui deficiência na fagocitose e nos mecanismos de lise de parasitos intracelulares, desregulação na produção de citocinas e quimiocinas, sendo um dos fatores implicados no aparecimento de infecções oportunistas (Kedzierska e Crowe, 2002).

Macrófagos de pacientes infectados pelo HIV apresentam capacidade fagocítica e lítica diminuída contra vários patógenos como micobactérias, bactérias, fungos e protozoários. Macrófagos infectados pelo HIV apresentam também deficiência na fagocitose de antígenos opsonizados. Monócitos de pacientes com AIDS têm menor capacidade de migração sob determinados estímulos (Kedzierska e Crowe, 2002).

A infecção de células da linhagem macrofágica é associada a aumento na produção tanto de citocinas pró-inflamatórias quanto anti-inflamatórias. Macrófagos e monócitos infectados apresentam maior produção de IL-1, IL-6, IL-8, IL-10 e TNF-α. Também leva a diminuição na produção de IFN-β e GM-CSF e aumento na secreção de M-CSF.

A infecção pelo HIV está associada a hipergamaglobulinemia e hiperativação inespecífica de linfócitos B, embora sua habilidade de responder a antígenos esteja reduzida. Essa disfunção é provavelmente responsável pelo aumento de infecções bacterianas observado em fases avançadas da AIDS em adultos e pela morbimortalidade de infecções bacterianas em crianças infectadas pelo HIV (Moir *et al.*, 2003).

A infecção pelo HIV altera precocemente a proliferação e a diferenciação de linfócitos B, diminuindo sua resposta a antígenos novos e de memória. Induz alterações fenotípicas como o aparecimento de subpopulações de linfócitos B com baixa expressão de CD21, com capacidade reduzida de proliferação e alta produção de imunoglobulinas. A diminuição da capacidade proliferativa dos linfócitos B está relacionada com reduzida expressão de receptores de IL-2 de alta afinidade (CD25) e hiporresponsividade ao CD40 L (Moir *et al.*, 2003).

Como o linfócito T $CD4^+$ tem papel crítico na coordenação da resposta imune humoral, sua deficiência acarreta falta de estímulo ao linfócito B tanto diretamente quanto via produção de citocinas (Moir *et al.*, 2003).

A função das células *natural killer* (NK) também é afetada na infecção pelo HIV, havendo diminuição numérica e deficiência em sua citotoxicidade direta e dependente de anticorpos. Conforme aumenta a carga viral do HIV, diminui a capacidade das células NK de secretarem interferona-γ e quimiocinas (Kottilil *et al.*, 2003).

Aparentemente os neutrófilos apresentam, durante a infecção, menor capacidade de fagocitose, estresse oxidativo, degranulação, lise de bactérias intracelulares, produção de interleucina-8 e expressão de seus receptores na superfície celular (Meddows-Taylor *et al.*, 2001).

A presença de receptores para frações do complemento na superfície de linfócitos T, linfócitos B ativados, monócitos, macrófagos e células dendríticas foliculares facilita a infecção pelo HIV. O vírus opsonizado pode interagir com linfócitos B do sangue periférico, sendo um importante veículo de disseminação do vírus. A ativação do complemento leva à liberação das anafilotoxinas (C3a, C4a e C5a), que são mediadores humorais com atividade imunomodulatória e pró-inflamatória. A fração C5a pode ativar monócitos e macrófagos, tornando-os mais suscetíveis à infecção pelo HIV, provavelmente devido à secreção de citocinas como TNF e IL-6, que levam a aumento da replicação viral (Stoiber *et al.*, 2003).

▸ Quadro clínico

Duas a 3 semanas após o contato com o vírus, 40 a 90% dos pacientes apresentam quadro clínico de infecção aguda pelo HIV, que é muito similar a outras infecções virais. Os sinais e sintomas comuns na fase aguda estão descritos na Tabela 165.2 (Bartlett e Gallant, 2004). Frequentemente o paciente não procura assistência médica e, quando o faz, nem sempre é feita a investigação e a confirmação do diagnóstico de infecção pelo HIV.

As alterações laboratoriais observadas são inespecíficas e transitórias: linfopenia ou linfocitose, presença de linfócitos atípicos, plaquetopenia e elevação de enzimas hepáticas. Nessa fase a viremia é elevada e ocorre queda na contagem de linfócitos T $CD4^+$ (Figura 165.5). Os sintomas duram em média 14 dias. Os sintomas geralmente desaparecem espontaneamente em 14 dias.

Após um período variável entre 2 e 12 semanas, o sistema imunológico do hospedeiro é capaz de conter a replicação viral. A carga plasmática viral diminui e a contagem de linfócitos $CD4^+$ se eleva. Atinge-se o ponto de equilíbrio entre replicação viral e consequente destruição de linfócitos $CD4^+$, e a capacidade imunológica de renovação de linfócitos $CD4^+$.

A maioria dos pacientes se apresenta assintomática nessa fase, cuja duração está relacionada com o nível de carga viral e da contagem de linfócitos $CD4^+$ estabelecidos no ponto de equilíbrio. Alguns pacientes apresentam linfadenopatia generalizada persistente. Quando o ponto de equilíbrio é superado, havendo maior destruição de células linfócitos $CD4^+$ do que sua capacidade de renovação, surgem os sintomas constitucionais como herpes-zóster, monilíase oral e dermatite seborreica. A maioria dos pacientes evolui para AIDS, com queda de contagem de linfócitos T $CD4^+$ inferior a 200 células/mm^3 e/ou desenvolvimento de doença oportunista, em prazo de 5 a 10 anos após infecção aguda (Figura 165.5) (Fauci *et al.* 1996).

O aparecimento de sintomas constitucionais e o desenvolvimento de determinado tipo de doença oportunista está associado ao grau de disfunção imune do paciente, estimado pela contagem de linfócitos T $CD4^+$ (Tabela 165.3).

Embora a maioria dos pacientes infectados pelo HIV (77 a 84%) evolua de acordo com o perfil clínico exposto, cerca de 6% dos indivíduos infectados pelo HIV desenvolvem a doença em período inferior a 3 anos (progressores rápidos), enquanto 10 a 17% dos pacientes mantêm-se livres de doença por mais de 20 anos. Cerca de 5% dos pacientes não apresentam queda de contagem de linfócitos T $CD4^+$ após mais de 8 a 10 anos de evolução. São os chamados progressores lentos ou *long term nonprogressors*.

Tabela 165.2 Sinais e sintomas da doença aguda pelo vírus da imunodeficiência humana.

Sinais e sintomas	Frequência (%)
Febre	96
Adenopatia	74
Faringite	70
Rash	70
Mialgia	54
Cefaleia	32
Diarreia	32
Náuses e vômitos	27
Hepatoesplenomegalia	14
Perda de peso	13
Candidíase oral	12
Sintomas neurológicos	12
Diarreia	3

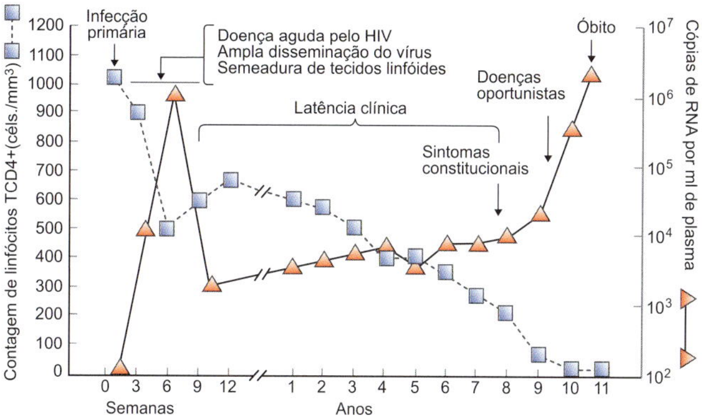

Figura 165.5 Evolução típica da infecção pelo vírus da imunodeficiência humana (HIV). (Modificada de Fauci *et al.*, 1996.)

Tabela 165.3 Sintomas constitucionais e doenças oportunistas em pacientes com HIV/AIDS de acordo com a contagem de linfócitos T CD4+.

CD4 entre 200 e 500 células/mm³	
Pneumonia bacteriana recorrente	Câncer cervical invasivo
Herpes-zóster	Linfoma de células B
Candidíase orofaríngea	Mononeuropatia múltipla
Criptosporidíase autolimitada	Anemia
Sarcoma de Kaposi	Púrpura trombocitopênica idiopática
Leucoplasia pilosa oral	Linfoma de Hodgkin
Sepse por *Salmonella* spp.	Pneumonia intersticial linfoide
Neoplasia cervical intraepitelial	
CD4 < 200 células/mm³	
Pneumocistose[a]	Caquexia do HIV[a]
Histoplasmose[a]	Neuropatia periférica
Outras micoses sistêmicas[a]	Demência associada ao HIV[a]
Tuberculose disseminada e extrapulmonar[a]	Cardiomiopatia
	Mielopatia vascular
Leucoencefalopatia multifocal progressiva[a]	Polirradiculoneuropatia progressiva
Doença de Chagas	
Linfoma não Hodgkin[a]	
CD4 < 100 células/mm³	
Herpes simples disseminado	Microsporidiose
Neurotoxoplasmose	Esofagite por *Candida*
Criptococose	Isosporíase
Criptosporidíase crônica	Linfoma de sistema nervoso central
CD4 < 50 células/mm³	
Citomegalovirose	
Micobacteriose não tuberculosa	

Diagnóstico

Idealmente o teste para o diagnóstico da infecção pelo HIV deve ser acompanhado de uma orientação sobre formas de transmissão da doença. Este é um momento privilegiado para identificar comportamentos de risco e possível exposição ao HIV, ampliar o entendimento sobre a doença e as possíveis implicações de um diagnóstico positivo para o indivíduo que procura o teste. Entretanto, esta orientação não deve se constituir em uma barreira de acesso ao teste.

O diagnóstico da infecção pelo HIV é estabelecido por meio da detecção de anticorpos específicos contra o vírus por sorologia, ou por detecção direta do vírus por teste de amplificação molecular ou por cultura viral. No entanto, em crianças maiores de 2 anos e adultos, o diagnóstico de escolha é sorológico, de acordo com fluxograma da Figura 165.6 (Brasil, 2003).

Para interpretação do teste *Western blot*, deverão ser observados os seguintes critérios:

- Amostra reagente: presença de no mínimo duas bandas dentre gp160/120, gp41 e p24
- Amostra não reagente: ausência de bandas
- Amostra indeterminada: qualquer outro padrão de bandas diferente dos descritos anteriormente.

Quando houver suspeita clínica e epidemiológica de soroconversão recente, recomenda-se coletar uma segunda amostra 30 dias após a emissão do resultado da primeira amostra e repetir o conjunto de procedimentos sequenciados descritos ou então utilizar outros testes com base na detecção de antígenos ou de ácido nucleico.

Recomenda-se realizar a investigação de infecção pelo HIV-2 em amostras com resultado indeterminado quando houver suspeita clínica e epidemiológica de infecção HIV/AIDS, após a realização de todas as etapas obrigatórias para a detecção de anticorpos anti-HIV-1.

A detecção de anticorpos anti-HIV em crianças com idade inferior a 18 meses não caracteriza infecção devido à transferência dos anticorpos maternos anti-HIV através da placenta, sendo necessária realização de detecção de RNA viral ou cultura viral para confirmação diagnóstica (Brasil, 2009).

O uso dos testes rápidos para diagnóstico de infecção pelo HIV também se encontra normatizado em nosso meio. Atualmente a sensibilidade e a especificidade dos testes rápidos são semelhantes às do Elisa, de modo que esses testes podem substituí-lo na etapa de triagem. Os testes rápidos reagentes devem, necessariamente, ser submetidos a confirmatórios. Os testes rápidos são úteis principalmente em situações em que é necessária uma resposta rápida para tomada de decisão relativa à instituição de profilaxia para o HIV, por exemplo, em acidentes com material biológico, em que se necessita conhecer a situação sorológica do paciente fonte, ou em gestantes que chegam ao final da gestação ou ao trabalho de parto sem diagnóstico quanto à infecção pelo HIV (Brasil, 2010).

Vigilância epidemiológica

Para fins de vigilância epidemiológica no Brasil, considera-se como caso de AIDS em adulto o indivíduo a partir de 13 anos de idade com diagnóstico sorológico confirmado de infecção pelo HIV e evidência de imunodeficiência caracterizada pela presença de pelo menos uma doença indicativa de AIDS e/ou contagem de linfócitos CD4 < 350 células/mm³. Excepcionalmente, o caso de AIDS pode ser definido por pontuação maior que 10 pelo Critério Rio de Janeiro/Caracas, o qual atribui pontos a sinais/sintomas constitucionais, além das doenças definidoras de AIDS (Ministério da Saúde, 2003).

Manejo clínico do paciente com infecção pelo HIV/AIDS

Uma vez confirmado o diagnóstico da infecção pelo HIV, o resultado deve ser comunicado de maneira acolhedora, oferecendo-se apoio emocional e informações sobre a doença e seu tratamento. A aceitação do diagnóstico de infecção pelo HIV muitas vezes não é simples, sendo fundamental para o paciente a atuação da equipe interdisciplinar de saúde, responsável por acolhê-lo e apoiá-lo, na perspectiva de promover sua integração aos ambientes familiar e social.

A anamnese do paciente deve ser completa, incluindo provável forma e momento de contágio; história de doença aguda pelo HIV; sintomatologia atual; antecedentes pessoais em relação à presença de doenças crônicas (diabetes, dislipidemias, doenças cardiovasculares, pulmonares, hepáticas, renais) e de doenças sexualmente transmissíveis; hábitos sexuais e alimentares, tabagismo, etilismo, drogadição; antecedentes familiares

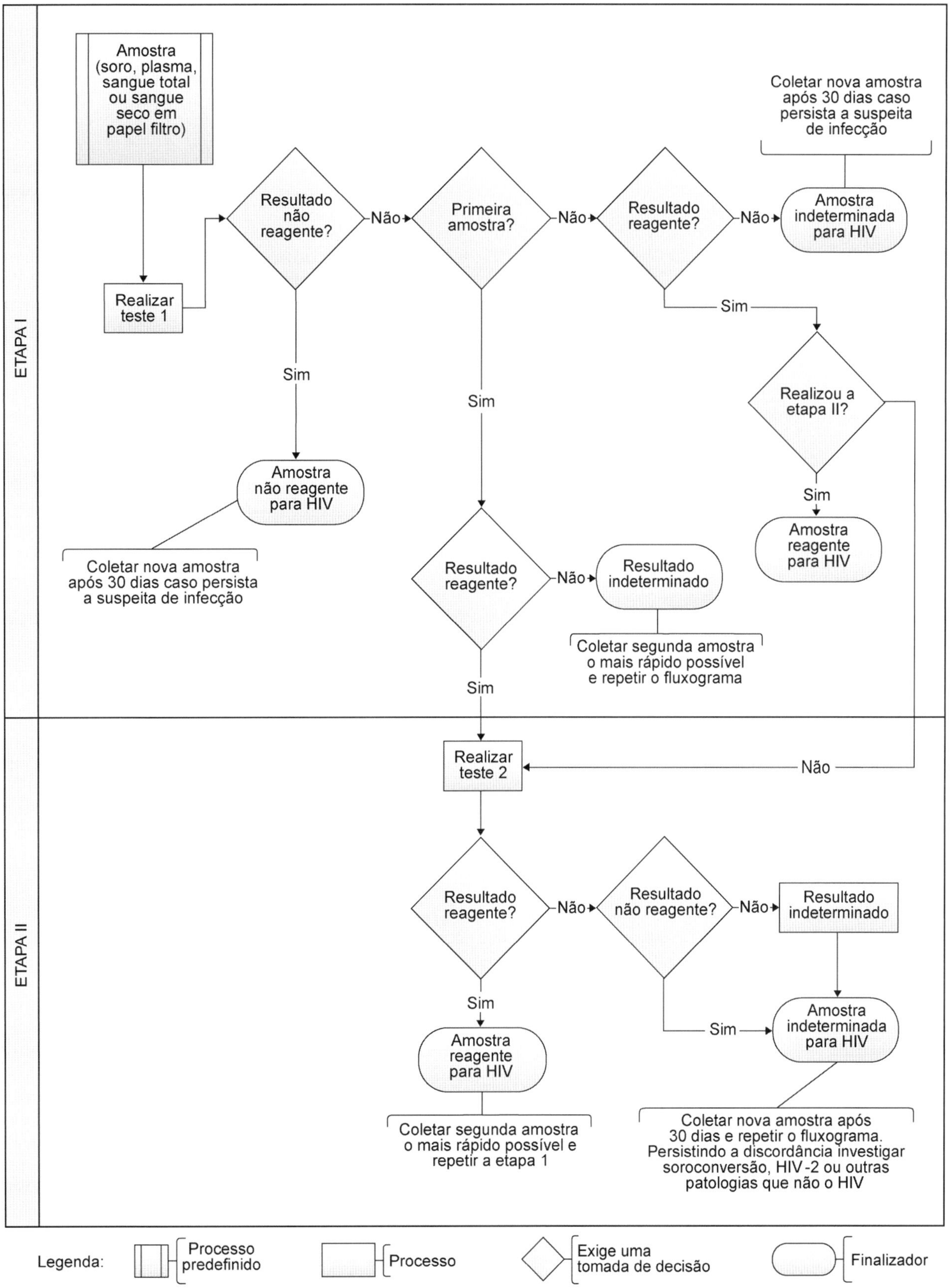

Figura 165.6 Fluxograma mínimo para o diagnóstico laboratorial da infecção pelo HIV em indivíduos com idade acima de 18 meses.

(parceiros, pais, filhos); contato com tuberculose; antecedentes cirúrgicos, obstétricos e ginecológicos; métodos contraceptivos; carteira vacinal; contato com animais domésticos.

O exame físico deve ser completo, realizado com o paciente despido, sendo avaliados com grande atenção o estado nutricional, a pele e fâneros (dermatite seborreica, foliculites, infecções, manchas, tumores), a mucosa oral (monilíase, leucoplasia, gengivite), os exames neurológico, proctológico e ginecológico.

A propedêutica laboratorial, além de ser dirigida para sintomatologia clínica, requer uma rotina mais detalhada. Para todos os pacientes devem ser solicitados: imunofenotipagem de linfócitos por citometria de fluxo (CD4, CD8 e CD4/CD8), carga plasmática de HIV (PCR, NASBA ou bDNA), hemograma completo e plaquetas, avaliação hepática (AST, ALT, γGT, fosfatase alcalina, coagulograma, proteínas totais e frações), avaliação renal e de eletrólitos (creatinina, sódio, potássio e urina tipo 1), dosagem de lipídios (colesterol total e frações, triglicerídios), amilase, sorologias para outras doenças sexualmente transmissíveis e possíveis coinfecções (hepatites A, B e C, HTLV-1 e 2, sífilis, toxoplasmose, citomegalovírus, doença de Chagas), protoparasitológico de fezes (com pesquisa de *Cryptosporidium* spp. e *Isospora* spp., caso haja queixa clínica de diarreia), e prova de hipersensibilidade cutânea tardia à tuberculose (PPD). Recomenda-se radiografia simples de tórax no início do seguimento.

Os pacientes sintomáticos respiratórios devem obrigatoriamente ser submetidos à investigação de tuberculose, com baciloscopia e cultura para micobactérias no escarro. Persistindo a suspeita clínica, deve-se prosseguir com a propedêutica laboratorial.

Nas pacientes do sexo feminino, deve ser solicitada avaliação ginecológica, compreendendo exame clínico, colposcopia, análise microbiológica das secreções cervical e vaginal e citologia oncótica do esfregaço vaginal (Papanicolaou). A avaliação proctológica com citologia oncótica anal vem sendo recomendada de modo crescente para pacientes dom HIV.

Como os pacientes com HIV são propensos a alterações odontológicas como gengivite e cáries, recomenda-se avaliação odontológica.

Em pacientes com sintomatologia ocular ou imunodepressão grave (contagem de CD4 < 100 células/mm^3), deve ser realizada avaliação oftalmológica com fundoscopia indireta.

Alguns pacientes poderão necessitar de tratamento para alcoolismo e/ou drogadição.

A consulta deve incluir orientação quanto à prevenção de doenças sexualmente transmissíveis e à anticoncepção com orientação do uso correto dos preservativos masculino e feminino. Devem ser avaliadas as dificuldades de negociação ou de adaptação ao preservativo. Uma opção é uso do preservativo feminino que também deve ser orientado. Em mulheres na idade fértil a associação de contracepção hormonal garante maior anticoncepção.

Todo paciente com infecção pelo HIV/AIDS deve ter sua carteira de vacinação atualizada, de preferência em um momento de melhor situação imunológica. São recomendadas as vacinas contra tétano-difteria, *influenza*, pneumococo e hepatites B e A para os não imunes. As vacinas de vírus vivos atenuados como a de sarampo-caxumba-rubéola devem ser administradas a pacientes com estado imunológico preservado ou recuperado, de preferência com contagem de CD4 superior a 350 células/mm^3, levando-se em consideração o risco epidemiológico para adquirir essas doenças.

A indicação de tratamento antirretroviral, com ou sem quimioprofilaxias, poderá ser realizada após a avaliação do estado clínico e imunológico do paciente, os resultados dos exames complementares laboratoriais e de imagem. No entanto, havendo sinais clínicos de doenças associadas a AIDS ou sinais constituintes deve-se instituir quimioprofilaxia para pneumonia por *Pneumocystis jiroveci*, mesmo antes de conhecer os resultados dos primeiros exames laboratoriais.

Tratamento

Em 1996 o Brasil foi o primeiro país a prover o acesso universal e gratuito aos medicamentos antirretrovirais e aos exames laboratoriais por intermédio do sistema público de saúde. O Departamento Nacional de DST, AIDS e Hepatites Virais do Ministério da Saúde estabelece critérios para o tratamento de indivíduos com infecção pelo HIV e AIDS, elaborados na forma de consenso atualizado periodicamente (Ministério da Saúde, 2008).

▶ **Início.** Os objetivos do tratamento antirretroviral são: suprimir a replicação viral do HIV no plasma de forma máxima e sustentada, reduzir a morbimortalidade associada à infecção pelo HIV e prolongar a sobrevida, melhorar a qualidade de vida, preservar e recompor a função imunológica e prevenir a transmissão do HIV (US Department of Health and Human Services, 2009). Espera-se alcançar níveis de carga viral (CV) abaixo do limite de detecção em um prazo máximo de 12 a 24 semanas.

A indicação do tratamento está relacionada com critérios clínicos e não é uma emergência médica. Sua introdução deve ser cuidadosamente planejada, de modo a obter a anuência e o compromisso do paciente com o mesmo. Até 20% dos pacientes podem apresentar falha virológica primária, ou seja, ausência de resposta virológica após o início do tratamento, não obtendo supressão da replicação viral (Lucas *et al.*, 1999). Estudos recentes demonstram que cerca de 90% dos pacientes apresentam CV inferior a 50 cópias/mℓ ao final do primeiro ano de tratamento. A adesão ao tratamento não é obtida facilmente devido à complexidade e aos efeitos adversos dos esquemas terapêuticos. Para alcançar uma supressão virológica adequada é necessário que o paciente ingira 90 a 95% das doses de medicamento prescritas (Paterson *et al.*, 2000). A falta de adesão é o principal fator relacionado com a falência terapêutica e medidas de orientação devem ser realizadas constantemente por equipes multiprofissionais a fim de minimizar a falta de adesão.

Tanto o consenso brasileiro (Ministério da Saúde, 2010) como o consenso americano (US Department of Health and Human Services, 2009) e o europeu (European AIDS Clinical Society, 2009) de tratamento de adolescentes e adultos com HIV e AIDS recomendam o tratamento de todos os pacientes HIV+ sintomáticos e dos assintomáticos com contagem de CD4 abaixo de 350 células/mm^3. No Brasil, o tratamento também é indicado a todas as gestantes e assintomáticos com sintomas potencialmente associados à infecção pelo HIV porém sem caracterizar doenças oportunistas (DO) como candidíase oral, púrpura trombocitopênica idiopática, alterações cognitivas (mesmo menores), tuberculose pulmonar ativa, entre outras. Para os pacientes assintomáticos com contagem de CD4 entre 350 e 500 células/mm^3 deve-se considerar o tratamento para os coinfectados pelo vírus da hepatite B, desde que indicado o tratamento para esta patologia, para os coinfectados pelo vírus da hepatite C, para maiores de 55 anos, aqueles com doença cardiovascular estabelecida ou risco maior que 20% conforme escore da Framinhgam, para pacientes com nefropatia pelo HIV, neoplasias (incluindo as não definidoras de AIDS) e carga viral superior a 100.000 cópias/mℓ (desde que confirmada por dois exames). Não há recomendação de tratamento de pacientes assintomáticos com CD4 acima de 500 células/mm[3].

Alguns pacientes assintomáticos têm dificuldades para manter o tratamento prolongado. A abordagem interdisciplinar e os grupos de discussão são instrumentos que podem ser utilizados para se obter a adesão do paciente ao tratamento.

▸ **Medicações e esquemas antirretrovirais.** O tratamento antirretroviral (TARV) terá maior chance de sucesso quanto mais simples e menos efeitos adversos tiver. Por esta razão o esquema inicial preferencial para pacientes virgens de tratamento é a combinação de 2 inibidores da transcriptase reversa análogos de nucleosídios (ITRN) associados a 1 inibidor da transcriptase reversa não análogo de nucleosídio (ITRNN). Como alternativa 2 ITRN podem ser associados a 1 inibidor de protease intensificado com uso de ritonavir (IP/r). O ritonavir é um antirretroviral inibidor da protease que apresenta como característica marcante a forte interação com as enzimas do citocromo P450, especialmente a isoenzima 3A4. Esta interação leva à modificação do metabolismo de uma série de medicamentos que utilizam esta via. Entre eles encontramos os próprios IP. Deste modo, o uso combinado melhora a farmacocinética dos IP permitindo uso de doses menores e intervalos posológicos maiores; em contrapartida, observam-se níveis mais estáveis e elevados destes medicamentos quando comparados àqueles encontrados com o uso isolado dos inibidores de protease. A escolha de fármacos que farão parte do esquema deve levar em conta a facilidade do esquema, o perfil de toxicidade potencial dos fármacos, o perfil do paciente, a existência de comorbidades e os tratamentos concomitantes. A Tabela 165.4 lista as principais medicações antirretrovirais utilizadas na atualidade.

A associação AZT + 3TC é a principal combinação de fármacos ITRN. Na intolerância ao AZT, o mesmo pode ser substituído pelo tenofovir ou ddI EC. A opção preferencial entre os ITRNN é o efavirenz, seguido pela nevirapina, exceto em gestantes, que não devem receber efavirenz. Dentre as opções de IP, recomenda-se dar preferência ao uso de coformulação lopinavir + ritonavir ou como segunda escolha o uso combinado de atazanavir + ritonavir (Ministério da Saúde, 2008).

▸ **Falha terapêutica.** A falha terapêutica pode ser detectada por falência virológica, imunológica ou clínica. A replicação viral na vigência de tratamento geralmente acarreta a seleção de cepas com mutações que conferem resistência aos antirretrovirais. A detecção de episódios isolados de viremia pode não estar associada à falência virológica. Considera-se falência virológica a não obtenção ou não manutenção de carga viral indetectável, sendo qualificada como falha qualquer carga viral maior que 400 cópias/mℓ após 24 semanas de tratamento ou maior que 50 cópias/mℓ após 48 semanas de tratamento. Considera-se falência imunológica quando há queda maior que 25% no valor absoluto ou 3% na porcentagem de CD4. Considera-se falência clínica quando há deterioração das condições clínicas e/ou aparecimento de DO após 3 a 4 meses de uso de TARV (Ministério da Saúde, 2008). Geralmente a falência virológica é detectada inicialmente, seguida da imunológica e por fim da clínica. A ocorrência de doença oportunista dentro dos primeiros 4 meses do início do tratamento deve ser avaliada cuidadosamente pois pode ser decorrência de reconstituição do sistema imune, com resposta inflamatória a doenças que evoluíam de maneira subclínica, como *Mycobacterium avium*, herpes-zóster, CMV, constituindo as síndromes de reconstituição imune (Desimone *et al.*, 2000; Lederman e Valdez, 2000). Os resultados dos exames de carga viral e de contagem de CD4 devem sempre ser confirmados por 2 exames antes de qualquer mudança terapêutica, com intervalo mínimo de 4 semanas após a resolução de doenças infecciosas ou vacinações.

Tabela 165.4 Principais medicações antirretrovirais utilizadas na atualidade.

Inibidores da transcriptase reversa análogos de nucleosídios (ITRN)	
Abacavir	ABC
Didanosina	ddI
Emtriva	FTC
Estavudina	d4T
Lamivudina	3TC
Zalcitabina	ddC
Zidovudina	AZT ou ZDV
Inibidor da transcriptase reversa análogos de nucleotídios	
Tenofovir	TDF
Inibidores da transcriptase reversa não análogos de nucleosídios (ITRNN)	
Delavirdina	DLV
Efavirenz	EFV
Nevirapina	NVP
Inibidores da protease (IP)	
Amprenavir	APV
Atazanavir	ATV
Fosamprenavir	FPV
Indinavir	IDV
Lopinavir + ritonavir	LPV/r
Nelfinavir	NFV
Ritonavir	RTV
Saquinavir	SQV
Tipranavir	TPV
Inibidor de fusão	
Enfuvirtida	T20

Embora a baixa adesão seja a causa mais frequente de falha terapêutica, outros fatores podem acarretá-la: resistência prévia aos medicamentos, má absorção intestinal, comorbidades, interações medicamentosas, falta de observação das restrições relativas aos horários de alimentação recomendados e doença avançada.

Quando a baixa adesão é devida a tolerabilidade ou evento adverso devem ser associadas medidas para reduzir os efeitos colaterais como antidiarreicos e anti-histamínicos. Recomenda-se substituir o fármaco responsável pelo evento adverso ou intolerância por outro da mesma classe e potência.

A resistência cruzada ocorre em todas as classes de antirretrovirais em uso atualmente. Os ITRNN apresentam pequena barreira genética a mutações, fazendo com que dificilmente um segundo medicamento desta classe seja eficaz após a falência de regime anterior contendo fármaco desta classe. A resistência cruzada existe também entre os ITRN, sendo intensa entre o AZT e a d4T. A 3TC é o ITRN para o qual a resistência se desenvolve mais rapidamente. A resistência aos IP, especialmente quando usados associados ao ritonavir, desenvolve-se mais lentamente porém frente ao acúmulo de mutações há também resistência cruzada de outras medicações da mesma classe.

Frente à falha terapêutica um novo esquema terapêutico deve ser utilizado e, para tanto, o médico deve levar em conta o histórico de uso de fármacos antirretrovirais, a revisão da literatura médica e as recomendações do Ministério da Saúde. Além dessas medidas recomenda-se o uso de exames para detecção de resistência viral como a genotipagem e a fenotipagem do HIV.

O teste de genotipagem detecta mutações que conferem resistência aos fármacos antirretrovirais em genes do HIV. A comparação das sequências de genes dos vírus resistentes com as cepas virais suscetíveis conhecidas fornece evidência indireta de resistência ou suscetibilidade aos fármacos. A genotipagem detecta as populações virais mais prevalentes circulantes no paciente. Assim o exame deve ser colhido na vigência da terapêutica antirretroviral, mesmo que falha, para evitar que população de vírus selvagem encubra as populações de vírus resistentes. Não há como realizar genotipagem de paciente com baixa viremia, pois o vírus deve ser isolado do plasma. Assim, recomenda-se viremia de pelo menos 1.000 cópias/mℓ para a realização do exame (na rede de saúde pública brasileira o limite para realização do teste é de 2.000 cópias/mℓ).

O teste da fenotipagem calcula a concentração de antiviral necessária para inibir a replicação viral e a compara com a esperada para cepa selvagem. Os valores de corte que definem sensibilidade ou resistência a cada antirretroviral deve ser estabelecido individualmente, utilizando-se para tanto evidências clinicolaboratoriais. No Brasil a fenotipagem é realizada somente em estudos clínicos, não está disponível comercialmente para uso na prática clínica.

▸ **Novas classes antirretrovirais.** Em 2003, 16 anos após o licenciamento do AZT, a enfuvirtida (T20) foi aprovada para uso nos EUA. Trata-se da primeira substância de uma nova classe de medicamentos antirretrovirais, os inibidores de fusão, a 4ª classe disponível para o tratamento do HIV. Os estudos de licenciamento demonstram atividade antiviral em vírus resistentes às outras classes disponíveis. Em 2007 foi aprovado o maraviroque, medicação da classe dos bloqueadores de CCR5, indicado tanto para o tratamento inicial quanto para resgate. Também em 2007 tornou-se disponível o raltegravir, primeiro inibidor de integrase, que pode ser utilizado tanto no tratamento inicial como para o resgate. No Brasil, em virtude do maior custo desses novos antirretrovirais, até o momento seu uso é limitado aos pacientes com falha comprovada a pelo menos 1 fármaco de cada uma das seguintes classes terapêuticas: ITRN, ITRNN e IP.

▸ **Efeitos adversos da terapêutica antirretroviral.** Os efeitos adversos do uso de medicações antirretrovirais são, em sua maioria, de leve ou moderada intensidade. No entanto, alguns trazem considerável risco à saúde, resultando na interrupção da medicação e/ou piora da qualidade de vida do paciente. Os principais efeitos adversos encontrados são: acidose láctica, dislipidemia, resistência à insulina, lipodistrofia, hepatite, litíase renal, reações de hipersensibilidade e diarreia (Bartlett e Gallant, 2004, Ministério da Saúde, 2008).

A acidose láctica está associada ao uso dos ITRN, principalmente didanosina e estavudina. Tem como fatores predisponentes: sexo feminino, gestação e obesidade (John *et al.*, 2001). A pancreatite está associada principalmente ao uso de ddI, d4T, além de pentamidina, usada por vezes na profilaxia da pneumocistose pulmonar. Pela elevada toxicidade o uso atual de d4T é extremamente limitado. O tenofovir, por sua vez, está associado a alteração da função renal e desmineralização óssea.

Os ITRN, assim como os IP, estão associados à síndrome lipodistrófica, que inclui tanto alterações anatômicas com lipoatrofia periférica (face e membros) e lipo-hipertrofia central (tronco) como as dislipidemias que, por sua vez, são associadas ao risco aumentado de complicações cardiovasculares e de osteonecrose (Brinkman *et al.*, 1999; Carr *et al.*, 1999). A litíase renal está mais associada ao uso do indinavir e a diarreia ao uso de lopinavir/ritonavir. A terapêutica antirretroviral também está associada a maior incidência de pré-eclâmpsia e de óbito fetal.

Situações específicas

▸ **Suspensão do tratamento.** Não há no momento recomendação de suspensão do tratamento antirretroviral em nenhuma situação. A suspensão intermitente do tratamento com reintrodução guiada pela contagem de células CD4 foi associada a maior incidência de óbito, principalmente por causas não relacionadas com imunossupressão do HIV, demonstrada em um grande estudo multicêntrico.

▸ **Manutenção de medicação parcialmente supressiva.** O objetivo primário do tratamento antirretroviral é alcançar níveis de carga viral menores que 50 cópias/mℓ. Com o advento de novos fármacos antirretrovirais de classes conhecidas e de medicamentos de novas classes antirretrovirais a manutenção de esquema parcialmente supressivo passa a ser inadequada. Frente às dificuldades no manejo destes pacientes deve-se discutir os casos ou encaminhá-los para centros de referência, aos cuidados de profissionais com maior experiência no tratamento de pacientes com resistência a múltiplos fármacos.

▸ **Doença aguda.** Não há consenso até o momento sobre o benefício de tratar pacientes com doença aguda pelo HIV. Teoricamente esse tratamento poderia diminuir o patamar de carga viral atingido após a doença aguda, melhorando o prognóstico da infecção. No entanto, o benefício clínico não é comprovado. Não foi estabelecido o tempo de manutenção da terapêutica antirretroviral no caso de se decidir tratar doença aguda (Ministério da Saúde, 2008).

▸ **Gestação.** As mulheres devem ser orientadas para que a gestação ocorra nas melhores condições de modo a reduzir o risco de transmissão vertical (Ministério da Saúde, 2006). Assim objetiva-se alta contagem de CD4, mínima carga viral do HIV, ausência de infecções concomitantes e medicações adequadas durante a gestação. A manutenção da carga viral abaixo de 1.000 cópias/mm^3 ao final da gestação, combinada à indicação obstétrica do tipo de parto, cesariana eletiva ou parto normal, e a substituição do aleitamento materno permitem uma redução da taxa de transmissão vertical do HIV para valores entre zero e 2%, resultando em redução significativa da incidência de casos de AIDS em crianças (Kuhn *et al.*, 1996). Deve-se evitar o uso de efavirenz, relacionado com a teratogenicidade, e da associação d4T + ddI, associadas à acidose láctica. Procura-se, sempre que possível, incluir o AZT no esquema antirretroviral, uma vez que este fármaco está comprovadamente associado à redução do risco de transmissão. No caso das mulheres que engravidam quando já estão em uso de tratamento altamente eficaz, recomenda-se a sua manutenção, com a substituição de fármacos que sejam contraindicados ou devam ser evitados na gestação. Durante o parto deve ser administrado AZT intravenoso desde o início do trabalho de parto ou três horas antes da cesariana, até o clampeamento do cordão umbilical. O recém-nascido deve receber solução oral de AZT desde as primeiras 24 h do parto até as 4 a 6 primeiras semanas de vida.

Tabela 165.5 Quimioprofilaxias.

Agente	Indicação	Medicações	Suspensão
Pneumocystis carinii	CD4 < 200 ou profilaxia	Sulfametoxazol-trimetoprima, dapsona + duas doses diárias pirimetamina ou pentamidina	CD4 > 200 por > 3 meses
Toxoplasma gondii	CD4 < 100 e IgG + ou uma dose diária > 6 meses	Sulfametoxazol-trimetoprima ou dapsona + duas doses diárias	CD4 > 200 por > 6 meses
Cryptococcus spp.	Profilaxia duas doses diárias	Fluconazol ou itraconazol	CD4 > 100 por > 6 meses
Citomegalovírus	Profilaxia duas doses diárias	Ganciclovir	CD4 > 100 por > 6 meses

▸ **Exposição ocupacional.** Os casos de acidentes com material biológico são emergência médica. A avaliação do risco de transmissão de HIV deve levar em conta as características do acidente, o material biológico envolvido, o risco de o paciente-fonte estar infectado pelo HIV, a situação sorológica do acidentado e o risco-benefício da quimioprofilaxia para prevenção da infecção pelo HIV. Uma vez indicada, a quimioprofilaxia deve ser iniciada preferencialmente até 2 h após o acidente e não mais tardiamente que 72 h após a infecção. A quimioprofilaxia é feita com dois ou três fármacos, dependendo da avaliação do risco, e deverá ser mantida por 4 semanas (Ministério da Saúde, 2008).

▸ **Exposição sexual.** A orientação sobre o uso de preservativo nas relações sexuais consensuais deve ser reforçada sistematicamente, com distribuição de preservativos na unidade de saúde e orientação sobre o modo correto de utilizá-los. Os pacientes com parceiros soropositivos devem ser orientados a usar preservativos em todos as relações sexuais, evitando o risco de superinfecção e de transmissão de outras doenças sexualmente transmissíveis. Os pacientes com parceiros discordantes devem ser orientados a esclarecer sua condição de soropositivos para os parceiros, independentemente do uso sistemático de preservativos. Além disso é necessário que os parceiros soronegativos sejam orientados a fazer sorologia para diagnóstico da infecção pelo HIV periodicamente. Embora não haja consenso a respeito de eficácia da quimioprofilaxia após exposição sexual, esta é recomendada quando um indivíduo sabidamente infectado pelo HIV expõe parceiro soronegativo e nos casos de violência sexual. A quimioprofilaxia com três fármacos deve ser instituída no período mais precoce possível até um prazo máximo de 72 h, com duração de 4 semanas (Ministério da Saúde, 2004b).

▸ **Quimioprofilaxias de doenças oportunistas.** Todo paciente com infecção pelo HIV/AIDS, verificadas suas condições clínica e imunológica, deve ser avaliado quanto à necessidade de quimioprofilaxia contra infecções oportunistas. As principais indicações de profilaxias estão listadas na Tabela 165.5 (Bartlett e Gallant, 2004).

Doenças endêmicas na infecção pelo HIV

Algumas doenças endêmicas podem se apresentar de maneira distinta na coinfecção com o HIV. De importância em nosso meio são a leishmaniose e a doença de Chagas. A leishmaniose tegumentar deve sempre ser investigada nos pacientes infectados pelo HIV procedentes da área de transmissão em caso de lesão cutânea ou mucosa com mais de 2 semanas de evolução; a leishmaniose visceral, nos pacientes com hepatoesplenomegalia febril e/ou citopenias. Essa investigação é particularmente importante nos usuários de drogas injetáveis. No caso de formas atípicas de apresentação da leishmaniose cutânea ou visceral deve-se investigar infecção pelo HIV.

A coinfecção do HIV com o *Trypanosoma cruzi* eleva o risco de reativação da doença de Chagas, detectada pela parasitemia positiva e pelo desenvolvimento de complicações. A parasitemia em pacientes HIV+ com doença de Chagas crônica é mais frequente do que em pacientes não infectados pelo HIV (Sartori *et al.*, 2002). A reativação da doença de Chagas com apresentações graves da doença também é frequente. Nesses pacientes são descritos acometimentos de miocárdio, sistema nervoso central e de trato gastrintestinal (Sartori *et al.*, 2003). Nos casos de parasitemia positiva, deve-se introduzir tratamento o mais precocemente possível para evitar lesões irreversíveis.

▸ Referências bibliográficas

Alimonti JB, Ball TB, Fowke KR. Mechanisms of CD4+ T lymphocyte cell death in human immunodeficiency virus infection and AIDS. *J Gen Virol.* 84: 1649-1661, 2003.

Asante-Appiah E, Skalka AM. Molecular mechanisms in retrovirus DNA integration. *Antiviral Res.* 36: 139-156, 1997.

Barbosa P, Kneass Z. Molecular biology of HIV. *Clin Podiatr Med Surg.* 15: 189-202, 1998.

Bartlett JG, Gallant JE. Medical *Management of HIV Infection*. Johns Hopkins Medicine, Health Publishing Business Group, Baltimore, 450 pp, 2004.

Boletim Epidemiológico AIDS/DST vol VI no 01. Disponível em www.aids.gov.br. Acessado em 18/06/2010.

Brasil. Ministério da Saúde. Gabinete do Ministro. Portaria nº, 16 de outubro de 2009. *Diário Oficial da União*, Brasília. Fluxograma Mínimo para o Diagnóstico Laboratorial da Infecção pelo HIV em indivíduos com idade acima de 18 (dezoito) meses disponível em http://bvsms.saude.gov.br/bvs/saudelegis/svs/2009/prt0151_14_10_2009.html, acessado em 22/06/2010.

Brasil. Testes rápidos: considerações gerais para seu uso com ênfase na indicação de terapia antirretroviral em situações de emergência. Texto elaborado pela Unidade de Assistência, Unidade de Laboratório, com base nas deliberações da Comissão Nacional de AIDS. Disponível em http://www.aids.gov.br/udtv/boletim 4898 0899/testesrapidos.htm, acessado em 22/06/2010.

Brinkman K, Smeitink JA, Romijn J, Reiss P. Mitochondrial toxicity induced by nucleoside-analogue reverse-transcriptase inhibitors is a key factor in the pathogenesis of antiretroviral-therapy-related lipodistrophy. *Lancet.* 354(9184): 1112-1115, 1999.

Calattini S, Chevalier SA, Duprez R et al. Discovery of a new human T-cell lymphotropic virus (HTLV-3) in Central Africa. *Retrovirology.* May 9;2:30, 2005.

Carneiro-Proietti AB, Ribas JG, Catalan-Soares BC et al. Infection and disease caused by the human T cell lymphotropic viruses type I and II in Brazil. *Rev Soc Bras Med Trop.* 35: 499-508, 2002.

Carr A, Samaras K, Thorisdottir A et al. Diagnosis, prediction, and natural course of HIV-1 protease-inhibitor-associated lipodystrophy, hyperlipidaemia, and diabetes mellitus: a cohort study. *Lancet.* 353 (9170): 2093-2099, 1999.

CDC. http://www.cdc.gov/hiv/pubs/facts/wsw.pdf, acessado em 14/12, 2004.

Chinen J, Shearer WT. Molecular virology and immunology of HIV infection. *J Allergy Clin Immunol.* 110: 189-198, 2002.

Cooley LA, Lewin SR. HIV-1 cell entry and advances in viral entry inhibitor therapy. *J Clin Virol.* 26: 121-132, 2003.

Cullen BR. Human immunodeficiency virus as a prototypic complex retrovirus. *J Virol.* 65: 1053-1056, 1991.

DeSimone JA, Pomerantz RJ, Babinchak TJ. Inflammatory reactions in HIV-1-infected persons after initiation of a highly active antiretroviral therapy. *Ann Intern Med.* 133: 447-454, 2000.

Douek DC, Picker LJ, Koup RA. T Cell dynamics in HIV-1 Infection. *Annu Rev Immunol.* 21: 265-304, 2003.

Etzel A. Estudo das Infecções pelo HTLV-I e pelo HTLV-II como Fatores Prognósticos em uma Coorte de Portadores do HIV Acompanhados em Santos, SP, Tese de Doutorado, FMUSP, São Paulo, 2004.

European AIDS Clinical Society. European guidelines for the clinical management and treatment of HIV-infected adults in Europe, 2009.

Fackler OT, Baur AS. Live and let die: Nef functions beyond HIV replication. *Immunity.* 16: 493-497, 2002.

Fauci AS, Pantaleo G, Stanley S, Weissman D. Immunopathogenic mechanisms of HIV infection. *Ann Intern Med.* 124: 654-663, 1996.

Ferguson MR, Rojo DR, von Lindern JJ et al. HIV-1 replication cycle. *Clin Lab Med.* 22: 611-635, 2002.

Freed EO. HIV-1 replication. *Somat Cell Mol Genet.* 26: 13-33, 2001.

Gallo RC. Human retroviruses after 20 years: a perspective from the past and prospects for their future control. *Immunol Rev.* 185: 236-265, 2002.

Göttlinger HG. The HIV-1 assembly machine. *AIDS.* 15: S13-S20, 2001.

Göttlinger HG, Sodroski JG, Haseltine WA. Role of capsid precursor processing and myristoylation in morphogenesis and infectivity of human immunodeficiency virus type 1. *Proc Natl Acad Sci USA.* 86: 5781-5785, 1989.

Hayashi J, Kishihara Y, Yoshimura E et al. Correlation between human T cell lymphotropic virus type-1 and *Strongyloides stercoralis* infections and serum immunoglobulin E responses in residents of Okinawa, Japan. *Am J Trop Med Hyg.* 56: 71-75, 1997.

Hrimech M, Yao XJ, Bachand F et al. Human immunodeficiency virus type 1 (HIV-1) Vpr functions as an immediate-early protein during HIV-1 infection. *J Virol.* 73: 4101-4109, 1999.

Huet T, Cheynier R, Meyerhans A et al. Genetic organization of a chimpanzee lentivirus related to HIV-1. *Nature.* 345: 356-359, 1990.

Ishak R, Vallinoto AC, Azevedo VN et al. Epidemiological aspects of retrovirus (HTLV) infection among Indian populations in the Amazon Region of Brazil. *Cad Saúde Pública.* 19: 901-914, 2003.

John M, Moore CB, James IR *et al.* Chronic hyperlactatemia in HIV-infected patients taking antiretroviral therapy. *AIDS.* 15: 717-723, 2001.

Kalyanaraman VS, Sarngadharan MG, Robert-Guroff M et al. A new subtype of human T-cell leukemia virus (HTLV-II) associated with a T-cell variant of hayri cell leukemia. *Science.* 218: 571-573, 1982.

Kaplan JE, Abrams E, Shaffer N et al. Low risk of mother-to-child transmission of human T lymphotropic virus type II in non-breast-fed infants. *J Infect Dis.* 166: 892-895, 1992.

Kedzierska K, Crowe SM. The role of monocytes and macrophages in the pathogenesis of HIV-1 infection. *Curr Med Chem.* 9: 1893-1903, 2002.

Kottilil S, Chun TW, Moir S et al. Innate immunity in human immunodeficiency virus infection: effect of viremia on natural killer cell function. *J Infect Dis.* 187: 1038-1045, 2003.

Kuhn L, Bobat R, Coutsoudis A *et al.* Cesarean deliveries and maternal-infant HIV transmission: results from a prospective study in South Africa. *J Acquir Immune Defic Syndr Hum Retrovirol.* 11: 478-483, 1996.

Lederman MM, Valdez H. Immune restoration with antiretroviral therapies: implications for clinical management. *JAMA.* 284: 223-228, 2000.

Lieberman J, Shankar P, Manjunath N et al. Dressed to kill? A review of why antiviral CD8 T lymphocytes fail to prevent progressive immunodeficiency in HIV-1 infection. *Blood.* 98: 1667-1677, 2001.

Lore K, Larsson M. The role of dendritic cells in the pathogenesis of HIV-1 infection. *APMIS.* 111: 776-788, 2003.

Lucas GM, Chaisson RE, Moore RD. Highly active antiretroviral therapy in a large urban clinic: risk factors for virologic failure and adverse drug reactions. *Ann Intern Med.* 131: 81-87, 1999.

Manns A, Blattner WA. The epidemiology of the human T-cell lymphotrophic virus type I and type II: etiologic role in human disease. *Transfusion.* 31: 67-75, 1991.

Meddows-Taylor S, Kuhn L, Meyers TM et al. Defective neutrophil degranulation induced by interleukin-8 and complement 5a and down-regulation of associated receptors in children vertically infected with human immunodeficiency virus type 1. *Clin Diagn Lab Immunol.* 8: 21-30, 2001.

Meyer RD, Moudgil T, Detels R et al. Seroprevalence of human T cell leukemia viruses in selected populations of homosexual men. *J Infect Dis.* 162: 1370-1372, 1990.

Ministério da Saúde. Secretaria de Vigilância em Saúde. Programa Nacional de DST e AIDS. Critérios de definição de casos de AIDS em adultos e crianças, Brasília, 50 pp, 2003.

Ministério da Saúde. Secretaria de Vigilância em Saúde. Programa Nacional de DST e AIDS. Guia de Manejo Clínico do Paciente com HTLV, Brasília, 53 pp, 2004a.

Ministério da Saúde. Secretaria de Vigilância em Saúde. Programa Nacional de DST e AIDS. Recomendações para Profilaxia da Transmissão Vertical do HIV e Terapia Antirretroviral em Gestantes, 2006. http://www.aids.gov.br/data/documents/storedDocuments, acessado em 13/07/2010.

Ministério da Saúde. Secretaria de Vigilância em Saúde. Programa Nacional de DST e AIDS. Recomendações para terapia antirretroviral em adultos e adolescentes infectados pelo HIV, 2008. http://aids.gov.br/final/biblioteca/adulto_2008/consenso.doc, acessado em 13/07/2010.

Ministério da Saúde. Secretaria de Vigilância em Saúde. Programa Nacional de DST e AIDS. Recomendações para terapia anti-retroviral em adultos e adolescentes infectados pelo HIV. Suplemento II. Critérios para início do Tratamento Antirretroviral (Atualização das páginas 34-36) Fevereiro/ http://www.aids.gov.br/consenso.doc, acessado em 13/07/2010.

Ministério da Saúde. Secretaria de Vigilância em Saúde. Programa Nacional de DST e AIDS. Recomendações para Diagnóstico, Tratamento e Acompanhamento da Coinfecção *Leishmania*-HIV, Brasília, 2004c.

Moir S, Ogwaro KM, Malaspina A et al. Perturbations in B cell responsiveness to $CD4^+$ T cell help in HIV-infected individuals. *Proc Natl Acad Sci USA.* 100: 6057-6062, 2003.

Morrow CD, Park J, Wakefield JK. Viral gene products and replication of the human immunodeficiency type 1 virus. *Am J Physiol.* 266: C1135-1156, 1994.

Paterson DL, Swindells S, Mohr J et al. Adherence to protease inhibitor therapy and outcomes in patients with HIV infection. *Ann Intern Med.* 133: 21-30, 2000.

Piazza P, Fan Z, Rinaldo Jr CR. $CD8^+$ T-cell immunity to HIV infection. *Clin Lab Med.* 22: 773-797, 2002.

Programa Nacional de DST e AIDS. Dados e Pesquisas em DST e Aids: http://www.aids.gov.br, acessado em 14/12, 2004a.

Programa Nacional de DST e AIDS. Políticas de tratamento: http://www.aids.gov.br, acessado em 14/12, 2004b.

Root MJ, Kay MS, Kim PS. Protein design of an HIV-1 entry inhibitor. *Science.* 291: 884-888, 2001.

Saha K, Zhang J, Zerhouni B. Evidence of productively infected $CD8^+$ T cells in patients with AIDS: implications for HIV-1 pathogenesis. *J Acquir Immune Defic Syndr.* 26: 199-207, 2001.

Sakai H, Sakuragi J, Sakuragi S et al. Compatibility of Tat and Rev transactivators in the primate lentiviruses. *Arch Virol.* 129: 1-10, 1993.

Sartori AMC, Eluf Neto J *et al. Trypanosoma cruzi* parasitemia in chronic Chagas disease: comparison between human immunodeficiency virus (HIV)-positive and HIV-negative patients. *J Infect Dis.* 186: 872-875, 2002.

Sartori AMC, Ibrahim KY, Oliveira Junior OC *et al.* Clinical manifestation of Chagas disease in HIV-coinfected patients. *Am J Trop Med Hyg.* 69: 549-550, 2003.

Seelamgari A, Maddukuri A, Berro R et al. Role of viral regulatory and accessory proteins in HIV-1 replication. *Front Biosci.* 9: 2388-2413, 2004.

Sleasman JW, Goodenow MM. HIV-1 infection. *J Allergy Clin Immunol.* 111 (Suppl. 2): S582-592, 2003.

Starr-Spires LD, Collman RG. HIV-1 entry and entry inhibitors as therapeutic agents. *Clin Lab Med.* 22: 681-701, 2002.

Stoiber H, Speth C, Dierich MP. Role of complement in the control of HIV dynamics and pathogenesis. *Vaccine.* 21 (Suppl. 2): S77-82, 2003.

Stopak K, de Noronha C, Yonemoto W et al. HIV-1 Vif blocks the antiviral activity of APOBEC3G by impairing both its translation and intracellular stability. *Mol Cell.* 12: 591-601, 2003.

Streicher HZ, Reitz MS, Gallo RC. Human immunodeficiency viruses. In: Mandell GL, Bennett JE, Dolin R (eds). *Mandell, Douglas, and Bennetts's Principles and Practice of Infectious Diseases.* 5th ed., Churchill Livingstone, New York, p. 1874-1887, 2000.

Switzer WM, Salemi M, Qari SH et al. Ancient, independent evolution and distinct molecular features of the novel human T-lymphotropic virus type 4. *Retrovirology.* Feb 2;6:9, 2009.

Unaids. AIDS epidemic update, December 2009, disponível em www.unaids.org, acessado em 18/06/2010.

US Department of Health and Human Services. Guidelines for the use of antiretroviral agents in HIV-1 infected adults and adolescents. http://www.aidsinfo.nih.gov/guidelines, acessado em 12/07/2010.

166 Vírus Linfotrópico de Células T Humanas Tipo I e Doenças Associadas

Abelardo de Queiroz-Campos Araújo e Marcus Tulius Teixeira da Silva

▸ Introdução

O vírus linfotrópico de células T humanas tipo I (HTLV-I, do inglês *human T lymphotropic virus type I*) foi o primeiro retrovírus isolado em humanos e o primeiro associado definitivamente a uma neoplasia humana: a leucemia/linfoma de células T do adulto (LLTA) (Poiesz *et al.*, 1980). Tal condição clínica já era descrita na década de 1970 em alguns grupos populacionais no sudeste do Japão (Uchiyama *et al.*, 1977). Desde então, numerosas doenças são relacionadas com a infecção por este Deltarretrovírus, destacando-se a LLTA e a paraparesia espástica tropical/mielopatia associada ao HTLV-I (PET/MAH) (Neves *et al.* 1996) (Tabela 166.1 – Araujo e Silva, 2005).

O HTLV e o vírus da imunodeficiência humana (HIV) apresentam muitas características em comum, a começar pelos modos de transmissão. Ambos infectam predominantemente linfócitos T $CD4^+$ (*in vivo*), afetam o sistema nervoso, têm um longo período de latência e apresentam genes reguladores que controlam a sua replicação. No entanto, o HTLV induz à proliferação celular, sendo pouco replicador e geneticamente estável, enquanto o HIV é citotóxico, agressivamente replicador e geneticamente instável. Atualmente, dois subtipos de HTLV são bem definidos: o HTLV-I e o HTLV-II, este último ainda pouco conhecido quanto à sua patogenicidade, embora trabalhos mais recentes reconheçam que, em raras ocasiões, pode causar uma doença neurológica assemelhada à PET/MAH (Araujo e Hall, 2004).

Os HTLV são vírus complexos do grupo HTLV-BLV, pertencentes à família Retroviridae. A variabilidade genética existente no HTLV-I permite a sua subtipagem filogenética em quatro grupos: Subtipos I (Africano); II (Cosmopolita); III (Japonês) e IV (Melanésio). O HTLV-II se encontra atualmente subtipado em quatro grupos básicos: II*a*, II*b*, II*c* e II*d* (Coffin, 1996).

O DNA proviral dos HTLV tem cerca de 9 mil nucleotídios, com os principais genes virais (*gag, env, pol*) compreendidos entre as duas repetições terminais longas (LTR) 3′ e 5′ do genoma. A região pX, localizada próximo ao LTR 3′, codifica as proteínas reguladoras *tax* e *rex*. *Tax* é uma proteína transativadora de 42 kDa, essencial para a replicação viral e que ativa também a transcrição de diversos genes celulares (Tabela 166.2 – Araujo e Silva, 2005). Por suas propriedades, *tax* atua na replicação viral e, simultaneamente, altera o fenótipo celular, afetando também a atividade de numerosos fatores de transcrição e de inibição celular. Todas as proteínas e genes virais são imunogênicos e os anticorpos contra eles são encontrados no soro dos pacientes infectados (Coffin, 1996).

Tabela 166.1 Manifestações clínicas na infecção pelo HTLV-I.

Sistema/órgão	Manifestações clínicas
Sangue	Leucemia/linfoma de células T do adulto
Sistema nervoso	Mielopatia associada ao HTLV/ paraparesia espástica tropical Vasculite Neuropatia periférica Doença do neurônio motor Encefalomielite Degeneração espinocerebelar Disautonomia Paquimeningite hipertrófica
Músculos	Polimiosite
Olhos	Uveíte
Pulmões	Alveolite
Pele	Dermatite infectiva Foliculite decalvante Escabiose crostosa
Articulações	Artrite
Tireoide	Tireoidite, hipotireoidismo
Bexiga/próstata	Cistite e prostatite
Sistêmica	Síndrome de Sjögren Doença de Behçet

Tabela 166.2 Genes ativados pela proteína *tax*.

Interleucinas 1, 2, 3 e 6
Fator de crescimento tumoral β1
Fator de crescimento de colônia de macrófago/granulócito
Antígeno de histocompatibilidade principal classe I
Oncogenes *c-fos*, *c-myc*, *c-sis*
Fator nuclear Kappa-B
Vimentina
Fator de crescimento neural
Proteína lifgada ao paratormônio
Fator de necrose tumoral β
Repetição terminal longa do HIV

▸ Epidemiologia

A real prevalência do HTLV-I é desconhecida, mas estima-se que aproximadamente 20 milhões de pessoas em todo o mundo sejam portadoras do vírus. A soroprevalência aumenta com a idade, sendo duas vezes maior entre as mulheres. Esta diferença entre os sexos é mais evidente em indivíduos a partir dos 30 anos de idade, provavelmente refletindo uma transmissão mais eficiente por meio do sêmen. A infecção é endêmica no sudeste do Japão, Caribe, África Subsaariana, Oriente Médio, América do Sul (principalmente Colômbia e as Regiões Sudeste e Nordeste do Brasil), Melanésia e Papua-Nova Guiné. Estudos populacionais apontam soroprevalência variando de 3 a 6% em Trinidad-Tobago, Jamaica e outras ilhas caribenhas até 30% no distrito de Miyazaki, sudeste japonês. No Brasil, as taxas de prevalência variam de acordo com as regiões estudadas (de 0,08% em Florianópolis até 1,8% em Salvador) (Galvão-Castro *et al.*, 1997). Nos EUA e na Europa, a infecção é vista principalmente entre usuários de drogas intravenosas (UDV) (9% prevalência para HTLV *versus* 41% para HIV), profissionais do sexo, pacientes transfundidos e imigrantes de áreas endêmicas (Hartley *et al.*, 1990).

Do mesmo modo que o HIV, o HTLV pode ser transmitido por contato sexual, por agulhas e seringas contaminadas em UDV, por transfusão sanguínea (principalmente de componentes celulares), pelo aleitamento ou por exposição perinatal (a transmissão intraútero parece ser muito rara). A *transfusão sanguínea* é o modo mais eficiente de transmissão, sendo a probabilidade de soroconversão de 40 a 60%, em um tempo médio estimado de 51 dias (Berneman *et al.*, 1992). O *aleitamento materno* por mais de 6 meses é associado a uma probabilidade de transmissão de 10,5 a 39,6%. Os principais fatores de risco materno para a transmissão do vírus são uma alta carga proviral, alto percentual de células mononucleares infectadas presentes no leite materno e altos títulos de anticorpos (Talarmin *et al.*, 1999). A *transmissão sexual* é quatro vezes mais eficiente quando o caso índice é o homem, com taxas variando de 4,9 por 100 pessoas/ano, entre as mulheres casadas com um homem infectado, comparada a 1,2 entre homens casados com mulheres infectadas. Recentemente, a *transmissão por transplante de órgãos* foi relatada. Todos os transfundidos desenvolveram quadro neurológico de rápida evolução, possivelmente em decorrência da grande quantidade de vírus inoculada e mesmo pela imunossupressão a que foram submetidos (Chiavetta *et al.*, 2003).

Dois anos após a descoberta do HTLV-I, o HTLV-II foi isolado em paciente com tricoleucemia (Kalyanaraman *et al.*, 1982). Este retrovírus é mais prevalente entre UDV e em alguns grupos indígenas da América do Sul (Caiapós no Brasil) e Central (Vallinoto *et al.*, 2002). Existem alguns relatos de casos de associação do HTLV-II e doença neurológica, embora a maioria destes relatos deva ser vista com cautela, uma vez que dizem respeito a pacientes coinfectados com o HIV ou UDV (Araujo e Hall, 2004). Por causa desta raridade e pelo fato de a principal doença associada ao HTLV-I ser a PET/MAH, apenas esta será abordada neste capítulo.

▸ PET/MAH

Embora a infecção pelo HTLV-I seja persistente, a despeito de uma resposta imune detectável, apenas 2 a 3% dos infectados desenvolverão PET/MAH. A maioria dos estudos sobre genotipagem do HTLV-I não demonstrou associação entre variantes do vírus e o risco de desenvolver PET/MAH. Fatores comprovadamente associados a maior risco de desenvolver PET/MAH são altos títulos de anticorpos, alta carga proviral e ser do sexo feminino (Asquith *et al.*, 2000). Estudos imunogenéticos revelam que indivíduos que portam o gene HLA-A02* têm menor carga proviral e, consequentemente, menor chance de desenvolver PET/MAH (Jeffery *et al.*, 1999).

▸ Patogenia

A principal célula infectada pelo HTLV-I é o linfócito T. Aproximadamente 10 a 15% dos linfócitos T do sangue periférico de pacientes com PET/MAH estão infectados pelo vírus. O fenótipo destas células é predominantemente $CD4^+CD45R0^+$. Já o HTLV-II preferencialmente infecta linfócitos T $CD8^+$. Células da glia, dendríticas e células endoteliais também podem ser infectadas pelo HTLV-I, mas esta infecção somente foi comprovada *in vitro*. Uma característica das células infectadas é a expressão de numerosos marcadores de ativação celular, como a cadeia p55 do receptor da interleucina-2 e antígenos MHC classe II. O resultado desta ativação celular é a proliferação de células mononucleares do sangue periférico *in vitro*. As células T transformadas pelo HTLV induzem e secretam uma variedade de citocinas. A resposta do linfócito T citotóxico $CD8^+$ (LTC $CD8^+$) contra *tax*, o principal antígeno viral, parece ter papel fundamental na patogenia da infecção pelo HTLV-I (Bangham 2000).

Existem três hipóteses para explicar a neuropatogenia da PET/MAH. Na primeira hipótese (*teoria da toxicidade direta*), células gliais infectadas pelo HTLV-I expressariam antígenos virais na sua superfície. Células T citotóxicas $CD8^+$ específicas contra o HTLV-I cruzariam a barreira hematencefálica e destruiriam as células gliais infectadas. Na segunda hipótese, um antígeno próprio da célula glial seria confundido com algum antígeno viral. Linfócitos T CD4 auxiliares presentes no sistema nervoso central (SNC) confundiriam, então, tal célula glial como elemento estranho, por meio de uma reação autoimune que resultaria na morte celular (*teoria da autoimunidade*). Recentemente foi identificada uma proteína neuronal (hnRNP-A1) que apresenta reação cruzada com a proteína viral *tax*. Desta forma, este modelo de mimetismo molecular poderia ter algum papel na patogenia da PET/MAH. A última, e mais aceita teoria (*teoria do dano circunstante*) diz que linfócitos T $CD4^+$ infectados e linfócitos T citotóxicos $CD8^+$ específicos *antitax* migrariam para o SNC e lá interagiriam. Desta interação resultaria a liberação de citocinas e consequente lesão glial circunstante (Osame, 2002; Araujo e Silva, 2006).

▪ Características clínicas

O diagnóstico de PET/MAH se baseia em dados clínicos e laboratoriais. O paciente deve apresentar sinais e sintomas inequívocos de mielopatia associados à presença dos anticorpos contra o vírus no sangue e liquor (LCR). Os critérios diagnósticos propostos pelo comitê de *experts* da Organização Mundial da Saúde (OMS) encontram-se resumidos na Tabela 166.3 (Osame 1990; Araujo e Silva, 2005). Estes critérios não devem ser usados de maneira rígida, mas como diretrizes gerais.

A PET/MAH é uma doença crônica, habitualmente de início lento e progressivo. Ocasionalmente podem-se observar casos de evolução mais rápida ou até de melhora (embora não de cura) espontânea (Andrada-Serpa *et al.*, 1995). O risco de desenvolver PET/MAH varia de 0,25 a 2,4% (Modahl *et al.*,

Tabela 166.3 Critérios diagnósticos para paraparesia espástica tropical/mielopatia associada ao HTLV-I (PET/MAH).

Critérios clínicos	
O quadro clínico típico da paraparesia espástica crônica nem sempre está presente quando o paciente se apresenta pela primeira vez ao examinador. Um único sinal clínico (ou sintoma) pode ser uma evidência precoce de PET/MAH	
Sexo e idade	Na maioria das vezes é esporádica e em adultos; ocasionalmente pode ser observada na infância ou adolescência; predominância no sexo feminino
Início	Normalmente insidioso, mas podendo ser súbito
Principais manifestações clínicas	Paraparesia espástica crônica de lenta progressão, às vezes com estabilização após progressão inicial Paresia dos membros inferiores mais acentuada em grupamentos musculares proximais Distúrbio vesical precoce; constipação geralmente tardia; impotência ou diminuição da libido são comuns Sintomas sensitivos tais como parestesias ou queimações são mais proeminentes do que os sinais físicos objetivos Lombalgia com irradiação para os membros inferiores é comum Hipopalestesia ou apalestesias, com a noção da posição segmentar geralmente preservada Hiper-reflexia dos membros inferiores, frequentemente com clônus e sinal de Babinski Hiper-reflexia dos membros superiores; sinais de Hoffmann e Tromner positivos; paresia geralmente ausente Reflexo mandibular exaltado em alguns pacientes
Achados neurológicos menos frequentes	Sinais cerebelares, atrofia óptica, surdez neural, nistagmo, outros déficits de nervos cranianos menos frequentes, tremor distal dos membros superiores, hipo ou arreflexia dos reflexos aquileus
Outras manifestações neurológicas	Atrofia muscular, fasciculações (rara), polimiosite, neuropatia periférica, polirradiculopatia, associadas à PET/MAH, neuropatias cranianas, meningites e encefalopatia
Manifestações sistêmicas	Alveolite pulmonar, uveíte, síndrome de Sjögren, artropatia, vasculite, ictiose, crioglobulinemia, associadas ou não a PET/MAH, gamopatia monoclonal, LLTA
Critérios laboratoriais	
Presença de antígenos ou anticorpos contra o HTLV-I no sangue e LCR O LCR pode mostrar leve pleocitose linfocítica Linfócitos lobulados podem estar presentes no sangue e/ou LCR Aumento leve a moderado de proteína pode estar presente no LCR Quando possível, o isolamento viral a partir do LCR ou sangue	

1997). Os pacientes com baixos títulos de anticorpos no liquor geralmente têm um período de latência maior, sintomas mais frustros e níveis mais baixos de neopterina (um marcador de atividade macrofágica) no LCR do que aqueles com altos títulos de anticorpos. A progressão da incapacidade neurológica parece ocorrer principalmente durante os primeiros 2 ou 3 anos de doença, tornando-se relativamente estável após isto. Tal fato pode refletir uma fase inicial de inflamação, com uma teórica janela terapêutica estendendo-se até o terceiro ano de início dos sintomas.

Aproximadamente 60% dos pacientes apresentam fraqueza dos membros inferiores como primeiro sintoma (Araujo *et al.*, 1998). Esta progride para marcha espástica anormal. Durante a evolução da doença, é muito frequente disfunção vesical com urgência, incontinência ou retenção urinária. Impotência sexual se constitui em queixa muito frequente entre homens. Outros sintomas relatados habitualmente são dores e parestesias nos membros inferiores, xerose, xeroftalmia e xerostomia (síndrome seca). Ao exame neurológico estes pacientes apresentam marcha paraparetoespástica, fraqueza muscular e espasticidade nos membros inferiores, hiper-reflexia profunda nos quatro membros e resposta cutaneoplantar em extensão (sinal de Babinski). A despeito de a força nos membros superiores raramente estar comprometida, é comum encontrarmos hiper-reflexia profunda. Algumas vezes, sinal de Romberg e alterações objetivas da sensibilidade superficial e profunda podem ser observados (Araujo e Silva, 2005).

A PET/MAH pode ainda associar-se a outras manifestações sistêmicas da infecção pelo HTLV-I, como alveolite pulmonar, uveíte intermediária, poliartrite, dermatites, síndrome de Sjögren, doença de Behçet, hipotireoidismo, cistite e prostatite. Embora a concomitância entre PET/MAH e LLTA seja considerada rara, ela tem sido cada vez mais descrita, sendo mais frequentes as formas de infiltração linfomatosa restritas à pele (Tamiya *et al.*, 1995).

Além da PET/MAH, outras manifestações neurológicas são descritas na infecção pelo HTLV-I. Isto sugere que o espectro neurológico do HTLV-I deva ser maior do que o previamente conhecido. A associação de *polimiosite* com HTLV-I foi feita primeiramente na Jamaica em 1988. A partir de então, outros relatos têm surgido (Gabbai *et al.*, 1994). A maioria dos casos é associada a PET/MAH, embora casos isolados tenham sido observados. Assim, a miopatia inflamatória é um diagnóstico importante se o paciente com PET/MAH inicia um quadro de fraqueza proximal, mialgias e aumento de enzimas musculares (CPK e aldolase). A biopsia muscular pode revelar infiltrado inflamatório, variabilidade no tamanho das fibras musculares e sinais de degeneração e regeneração de fibras. Embora haja controvérsias sobre a importância do envolvimento do sistema nervoso periférico em indivíduos infectados, tem-se descrito *neuropatia periférica* associada ao HTLV-I (Kiwaki *et al.*, 2003). O quadro clínico caracteriza-se por parestesias, dor em queimação e alteração na sensibilidade superficial distal em meia, geralmente associada à diminuição ou abolição de reflexos aquileus. Na maioria dos casos a neuropatia periférica se associa à PET/MAH, embora casos isolados tenham sido descritos (Leite *et al.*, 2004). A biopsia de nervo sural pode mostrar uma neuropatia multifocal mista, axônica ou desmielinizante, eventualmente com infiltrado inflamatório perineural e perivascular. Perda axônica moderada, degeneração walleriana e desmielinização de fibras isoladas também são descritas. A análise de cortes semifinos revela alteração globular semelhante a salsichas (alterações de Dick) (Bhigjee *et al.*, 1993).

Os *distúrbios autônomos* em pacientes com PET/MAH caracterizam-se por déficit no controle cardiovascular e da sudorese, indicando claramente uma disfunção do sistema nervo simpático. Talvez a disfunção autonômica seja mais frequente do que previamente descrito, necessitando, em alguns casos, de tratamento específico (Alamy *et al.*, 2001). Síndrome de *doença do neurônio motor* (com amiotrofias e miofasciculações) é outra manifestação infrequentemente descrita em associação a PET/MAH (Matsuzaki *et al.*, 2000). A prevalência das *anormalidades na substância branca cere-*

bral (encefalomielite) é significativamente maior nos pacientes com PET/MAH do que nos controles. Estas anormalidades refletiriam uma inflamação perivascular crônica com gliose progressiva, podendo ser a base para *distúrbios cognitivos* relatados em indivíduos infectados (Hernandez Marin *et al.*, 2003; Silva *et al.*, 2003). Embora *ataxia cerebelar* seja mais frequentemente associada ao HTLV-II alguns casos de envolvimento do cerebelo foram descritos em pacientes com PET/MAH (Castillo *et al.*, 2000).

▶ Diagnóstico

Para o diagnóstico de infecção pelo HTLV-I é necessária a determinação de anticorpos contra o vírus pelo método Elisa e confirmação pelo *Western blot* (WB). Pela grande homologia genética entre HTLV-I e II, muitas vezes é difícil a sua diferenciação, sendo necessário o uso de reação em cadeia da polimerase (PCR) e outras técnicas de biologia molecular. Os pacientes com quadro clínico altamente sugestivo de PET/MAH, mas com Elisa negativo ou WB indeterminado, deverão ser sempre submetidos à técnica de PCR.

Uma gama de alterações laboratoriais pode ser encontrada na infecção pelo HTLV-I: presença de linfócitos de morfologia alterada (núcleo polilobulado) no esfregaço de sangue periférico, conhecidos como células em flor (*flower cells*), hipergamaglobulinemia, síntese intratecal de anticorpos contra o vírus, aumento do percentual de linfócitos $CD4^+$, VDRL falso-positivo e presença de vários autoanticorpos, como o fator reumatoide. As alterações mais comuns no exame do LCR são um teor aumentado de proteínas e discreto aumento de linfócitos. Bandas oligoclonais e elevação de neopterina, bem como de outros marcadores inflamatórios, também podem ser encontradas, mas não são necessárias para o diagnóstico (Nakagawa *et al.*, 1995).

Lesões na substância branca cerebral e atrofia da medula torácica podem ser encontradas em exame de ressonância magnética (RNM) nos casos crônicos. Edema e captação aumentada de contraste em RNM de coluna dorsal têm sido descritos em pacientes com PET/MAH de evolução aguda ou subaguda (Silva e Araujo, 2004) (Figura 166.1). Silva *et al.* (2007) demonstraram que altas cargas de provírus do HTLV-I estão associadas à paraparesia da mieloplasia tropical espástica e a outras anormalidades neurológicas da infecção pelo HTLV-I.

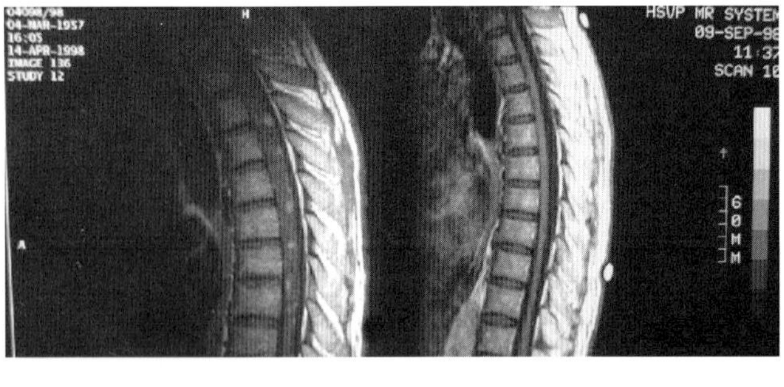

Figura 166.1 Ressonância magnética (T1 pós-contraste) de coluna torácica de paciente com PET/MAH com evolução subaguda. À esquerda: edema medular com áreas nodulares de captação de contraste (4 meses após o início dos sintomas). À direita: 9 meses após o início dos sintomas nota-se atrofia medular e desaparecimento das áreas de captação de contraste.

▶ Diagnóstico diferencial

As principais doenças que podem ser confundidas com PET/MAH são a forma medular da esclerose múltipla, a mielopatia vacuolar do HIV, as paraparesias espásticas familiares, a esclerose lateral primária, as compressões medulares (tumores), a deficiência de vitamina B_{12} (degeneração combinada de medula), a sífilis e a paraparesia espástica tropical HTLV-negativa (Araujo, 1995; Araujo *et al.*, 2009).

A *esclerose múltipla – forma medular isolada* – é rara e muito frequentemente associa-se a neurite óptica e lesões típicas na RNM do encéfalo. O curso da doença habitualmente é em surtorremissão (salvo na forma progressiva primária), diferentemente do curso crônico e progressivo da PET/MAH. A *mielopatia vacuolar* é a manifestação neurológica nos pacientes com AIDS avançada, geralmente associada a demência, e só deve representar dúvida diagnóstica nos pacientes coinfectados. A *paraparesia espástica familiar*, também conhecida como doença de Strümpell-Lorrain, é uma doença genética rara, tendendo a manifestar-se na infância ou adolescência e associando-se algumas vezes a retardo mental, atrofia óptica, ataxia, distonia, disartria e neuropatia periférica. A *esclerose lateral primária* é uma rara doença do neurônio motor de etiologia desconhecida, que se manifesta por tetraparesia espástica, sinais pseudobulbares e ausência de acometimento esfincteriano. A RNM da medula facilmente diagnostica as *compressões medulares* naqueles pacientes paraparéticos com sorologia negativa para o HTLV-I. A *deficiência de vitamina* B_{12} e a *sífilis* são observadas em condições bastante específicas e exames laboratoriais específicos podem diagnosticá-las. O grande desafio diagnóstico talvez seja a *paraparesia espástica tropical soronegativa.* Aproximadamente 40 a 65% dos casos suspeitos de PET/MAH em áreas endêmicas são HTLV-negativos. Talvez um vírus defectivo esteja envolvido nesta doença que clinicamente é indistinguível da PET/MAH (Castro-Costa *et al.*, 2001).

▶ Tratamento

Até o momento não há tratamento específico contra o vírus. O que muitos autores advogam é o uso de fármacos imunomoduladores no início da doença (talvez até 3 anos de sintomas), com base na natureza inflamatória e autoimune da doença (Araujo *et al.*, 1995). Recentemente, tentou-se a utilização de antirretrovirais, especificamente lamivudina e zidovudina (Hill *et al.*, 2003). Embora seu uso tenha se mostrado eficaz *in vitro*, os resultados *in vivo* foram dúbios. Logo, seu uso na prática clínica não se justifica fora de um contexto de pesquisa clínica. Na Tabela 166.4 encontram-se resumidamente as principais abordagens terapêuticas adotadas no Centro de Referência em Neuroinfecção e HTLV do Instituto de Pesquisa Clínica Evandro Chagas (IPEC)–Fiocruz, que atualmente contabiliza mais de 600 pacientes infectados pelo HTLV em 10 anos de funcionamento.

▶ Complicações

Em geral, a expectativa de vida não está diminuída nos pacientes com PET/MAH. As principais complicações se devem aos distúrbios esfincterianos (infecção urinária de repetição, hidronefrose), escaras de decúbito e trombose venosa profunda. Como

Tabela 166.4 Rotina terapêutica utilizada em pacientes com PET/MAH pelo Centro de Referência em Neuroinfecções e HTVL do IPEC–Fiocruz.

Tratamento geral
Fisioterapia – fortalecimento dos membros superiores e do tronco; treinamento de equilíbrio estático e dinâmico; manobras de relaxamento muscular (p.ex., alongamento de isquiotibiais e adutores); melhora da amplitude articular; treinamento de marcha
Espasticidade
Baclofeno VO 10-80 mg/dia e/ou
Tizanidina VO 4-36 mg/dia e/ou
Diazepam VO 5-40 mg/dia e/ou
Toxina botulínica intramuscular na musculatura proximal dos membros inferiores (particularmente nos músculos adutores)
Bexiga neurogênica
Espástica
Oxibutinina VO 5-20 mg/dia ou
Tolterodina VO 10-75 mg/dia ou
Imipramina VO 10-75mg/dia
Flácida
Betanecol VO 30-150 mg/dia ou
Doxazosina VO 1-8 mg/dia +
Cateterização vesical intermitente de 4/4 ou de 6/6 horas objetivando um volume residual < 50 mℓ. Evitar, ao máximo, cateter de demora
Profilaxia de infecções urinárias recorrentes
Nitrofurantoína VO 100 mg/dia
Constipação intestinal
Dieta anticonstipante, rica em fibras e com elevado teor hídrico
Muciloide *psyllium* VO 1-3 vezes ao dia e/ou
Óleo mineral a 100% VO 1-3 vezes ao dia
Dor neurítica
Amitriptilina, nortriptilina ou imipramina, VO 25-150 mg/dia e/ou
Gabapentina VO 900-1.800 mg/dia e/ou
Carbamazepina VO 400-1.200 mg/dia e/ou
Tramadol VO 50-400 mg/dia em base contínua ou quando necessário
Xerose
Creme de ureia a 10% 1-3 vezes ao dia
Xerostomia
Manter elevada ingestão hídrica e soluções de saliva artificial em *spray* oral
Xeroftalmia
Colírios de lágrima artificial
Profilaxia de trombose venosa profunda (acamados e/ou restritos quanto à deambulação)
Heparina 5.000 U SC de 12-12 horas ou heparinoides
Tratamento específico (imunomodulador)
Se > 3 anos de evolução e liquor normocelular e doença estável, sem piora clínica
Vitamina C 1 g VO/dia + Pentoxifilina VO 400 mg/12/12 horas em todos os pacientes, salvo contraindicações ou intolerância
Se < 3 anos de evolução de doença e/ou liquor com ↑ celularidade e/ou doença em fase evolutiva, o anterior + Metilprednisolona 0,5-1 g diluídos em 250 ml de SF a 0,9% ou SG a 5% IV em bomba infusora por 1-4 horas por 3-5 dias consecutivos, seguida por prednisona 1 mg/kg de peso VO/dia. Manter a prednisona nestas doses por 1-2 meses, seguida de redução gradual em 6 meses. Em caso de piora clínica com a redução da dose, retornar à dose anterior, mantendo o paciente na menor dose possível, de preferência em esquema de dias alternados, ou
Gamaglobulina (frascos variando de 1 a 12 gramas + diluente) 1 g/kg de peso/dia IV por 2 dias seguidos. Usada naqueles casos em que há contraindicação formal ao uso de esteroides em altas doses. Dosar previamente IgA sérica, ureia e creatinina (contraindicada nas deficiências de IgA e nas insuficiências renais). Após, manter com prednisona 1 mg/kg de peso/dia VO por 1-2 meses, seguido de redução gradual em 6 meses
Interferona alfa 3 milhões de unidades SC/IM 3 vezes por semana.
Obs.: antes da imunossupressão, fazer tratamento profilático para *Strongyloides stercoralis*. Nos pacientes com história de tuberculose, profilaxia com isoniazida.

em qualquer doença crônica, a depressão é prevalente e deve ser abordada e tratada. Conforme já referido, embora rara, a concomitância entre PET/MAH e LLTA é descrita. Nestes casos, deve-se sempre contar com o apoio de hematologista-oncologista. Estrongiloidíase disseminada tem sido relatada principalmente em pacientes com LLTA, embora seja possível ser vista em pacientes com PET/MAH. Quadro grave de escabiose recorrente (sarna norueguesa) tem sido cada vez mais descrito em indivíduos infectados, devendo sempre ser tratado dentro do contexto familiar.

Até o momento não se sabe se a coinfecção com o HIV altera a história natural da PET/MAH, embora haja maior prevalência de doença neurológica nos coinfectados. Digno de nota também é o fato de o HTLV-I induzir a proliferação celular linfocitária. Como consequência, a contagem de CD4 pode não ser um marcador útil de AIDS nestes indivíduos (Schechter *et al.*, 1994).

Leucemia/linfoma de células T do adulto

Foge ao escopo deste capítulo uma revisão mais aprofundada sobre leucemia/linfoma de células T do adulto (LLTA), sugerindo-se buscá-la nos bons tratados de hemato-oncologia.

A LLTA foi descrita como entidade nosológica no sul do Japão, alguns anos antes da descoberta do HTLV-I. Trata-se de linfoma de células T maduras com uma fase leucêmica caracterizada pela presença no sangue periférico de linfócitos ativados de fenótipo $CD4^+/CD25^+$. O provírus do HTLV-I encontra-se integrado de modo aleatório no genoma das células malignas em todos os pacientes. A sintomatologia clínica inclui linfadenomegalias e hepatoesplenomegalia, infiltração cutânea, hipercalcemia e elevada prevalência de infecções oportunistas. Em 60% dos casos há complicações neurológicas tais como meningite linfomatosa e distúrbios secundários à hipercalcemia (principalmente queda do nível de consciência) (Yamaguchi e Watanabe, 2002).

De acordo com critérios clínicos e laboratoriais a LLTA pode ser classificada como aguda, leucêmica, linfomatosa e latente ou arrastada (*smoldering type*). Esfregaços de sangue periférico revelam em geral linfócitos pleomorfos com núcleos convolutos (células em flor). Estas células correspondem aos linfócitos $CD4^+$ infectados e que sofreram transformação maligna pelo vírus.

O diagnóstico definitivo de LLTA é feito pela demonstração da presença do DNA proviral do HTLV-I integrado de modo monoclonal nos linfócitos sanguíneos. Os mecanismos de transformação maligna nas LLTA ainda não estão completamente elucidados. O HTLV-I não codifica nenhum oncogene clássico conhecido, tampouco está integrado a um local específico do genoma hospedeiro. Estes dados, associados à monoclonalidade da integração do provírus em cada indivíduo, sugerem que a integração ocorra antes da transformação maligna. Vários estudos têm implicado a proteína *tax* como tendo um importante papel no processo desta transformação. Como se sabe, a *tax* tem a capacidade de ativar a expressão de vários genes virais e celulares, sendo a sua presença fundamental para o processo de transformação e tumorigênese. Deste modo, considera-se atualmente a *tax* uma proteína oncogênica sem um homólogo celular. Aparentemente o processo de transformação maligna induzida pelo HTLV-I envolveria múltiplos estágios nos quais o HTLV-I inicialmente induziria à proliferação celular. Sinais secundários, ainda não identificados, provavelmente vírus-independentes, resultariam, finalmente, na transformação maligna destas células (Yamaguchi e Watanabe, 2002).

Pacientes com formas agudas (leucêmicas) e linfomatosas costumam ter prognóstico sombrio, sendo refratários à quimioterapia tradicional. A sobrevida média dos pacientes com formas linfomatosas ou leucêmicas costuma ser inferior a 1 ano. Mais recentemente têm-se obtido melhores resultados terapêuticos com a associação de interferona alfa e zidovudina (Gill *et al.*, 1995).

▸ Prevenção

A testagem sorológica obrigatória contra o HTLV tem reduzido drasticamente a transmissão do vírus pelos hemoderivados. Em países endêmicos a mesma deveria ser aplicada aos doadores de órgãos, embora não seja rotina. A transmissão vertical pode ser evitada pela interrupção do aleitamento. No entanto, em países pobres esta é uma medida que pode ter impacto negativo significativo no desenvolvimento infantil. Alguns autores aconselham, assim, um aleitamento não superior a 4 ou 6 meses. A transmissão por via sexual, talvez a mais importante em nosso meio, é facilmente evitada pelo uso de preservativos. Nos UDV uma política de não compartilhamento de agulhas deve ser implementada de modo semelhante ao já feito em relação ao HIV em muitas cidades (Guidelines, 1993).

▸ Referências bibliográficas

Alamy AH, Menezes FB *et al.* Dysautonomia in human T-cell lymphotrophic virus type I-associated myelopathy/tropical spastic paraparesis. *Ann Neurol.* 50: 681-685, 2001.

Andrada-Serpa MJ, Araujo AQ *et al.* Detection and isolation of human T-cell leukemia/lymphoma virus type I (HTLV-I) from cultured lymphocytes of a Brazilian TSP/HAM patient. *Braz J Med Biol Res.* 28: 51-57, 1995.

Araujo A, Hall WW. Human T-lymphotropic virus type II and neurological disease. *Ann Neurol.* 56: 10-19, 2004.

Araujo AQC. Contribuição ao estudo das mielopatias associadas ao protovírus T-linfotrópico humano (HTLV-I) na cidade do Rio de Janeiro. Instituto Oswaldo Cruz. Rio de Janeiro, 71 pp, 1995.

Araujo AQ, Andrade-Filho AS *et al.* HTLV-I-associated myelopathy/tropical spastic paraparesis in Brazil: a nationwide survey. HAM/TSP Brazilian Study Group. *J Acquir Immune Defic Syndr Hum Retrovirol.* 19: 536-541, 1998.

Araujo AQ, Leite AC *et al.* Progression of neurological disability in HTLV-I-associated myelopathy/tropical spastic paraparesis (HAM/TSP). *J Neurol Sci.* 129: 147-151, 1995.

Araujo AQCV, Leite ACB, Lima MASD *et al.* HTLV-1 and Neurologic Conditions: when to suspect and to order a diagnostic test for HTLV-1 infection. *Arq Neuro-Psiquiatric.* 67: 132-138, 2009.

Araujo AQC, Silva MTT. Vírus linfotrópico de células T humanas tipo I e doenças associadas. In JR Coura *Dinâmica das Doenças Infecciosas e Parasitárias* Guanabara Koogan, Rio de Janeiro, p. 1891-1898, 2005.

Araujo AQCV, Silva MTT. The HTLV-1 neurological complex. *Lancet Neurol.* 5: 1068-1076, 2006.

Asquith B, Hanon E *et al.* Is human T-cell lymphotropic virus type I really silent? *Philos Trans R Soc Lond B Biol Sci.* 355: 1013-1019, 2000.

Bangham CR. HTLV-1 infections. *J Clin Pathol.* 53: 581-586, 2000.

Berneman ZN, Gartenhaus RB *et al.* Expression of alternatively spliced human T-lymphotropic virus type I pX mRNA in infected cell lines and in primary uncultured cells from patients with adult T-cell leukemia/lymphoma and healthy carriers. *Proc Natl Acad Sci USA.* 89: 3005-3009, 1992.

Bhigjee AI, Bill PL *et al.* Peripheral nerve lesions in HTLV-I associated myelopathy (HAM/TSP). *Muscle Nerve.* 16: 21-26, 1993.

Castillo LC, Gracia F *et al.* Spinocerebellar syndrome in patients infected with human T-lymphotropic virus types I and II (HTLV-I/HTLV-II): report of 3 cases from Panama. *Acta Neurol Scand.* 101: 405-412, 2000.

Castro-Costa CM, Carton H *et al.* HTLV-I negative tropical spastic paraparesis: a scientific challenge. *Arq Neuropsiquiatr.* 59(2-A): 289-294, 2001.

Chiavetta JA, Escobar M *et al.* Incidence and estimated rates of residual risk for HIV, hepatitis C, hepatitis B and human T-cell lymphotropic viruses in blood donors in Canada, 1990-2000. *CMAJ.* 169: 767-773, 2003.

Coffin JM. Retroviridae: The viruses and their replication. In Fields BN, Knipe DM, Howley PM (eds), *Fields Virology.* Lippincott-Raven Publishers, Philadelphia, p. 1767-1847, 1996.

Gabbai AA, Wiley CA *et al.* Skeletal muscle involvement in tropical spastic paraparesis/HTLV-1- associated myelopathy. *Muscle Nerve.* 17: 923-930 1994.

Galvao-Castro B, Loures L *et al.* Distribution of human T-lymphotropic virus type I among blood donors: a nationwide Brazilian study [letter]. *Transfusion.* 37: 242-243, 1997.

Gill PS, Harrington Jr. W *et al.* Treatment of adult T-cell leukemia-lymphoma with a combination of interferona alfa and zidovudine [see comments]. *N Engl J Med.* 332: 1744-1748, 1995.

Guidelines for counseling persons infected with human T-lymphotropic virus type I (HTLV-I) and type II (HTLV-II). Centers for Disease Control and Prevention and the U.S.P.H.S. Working Group. *Ann Intern Med.* 118: 448-454, 1993.

Hartley TM, Khabbaz RF *et al.* Characterization of antibody reactivity to human T-cell lymphotropic virus types I and II using immunoblot and radioimmunoprecipitation assays [published erratum appears in *J Clin Microbiol* 28:1491]. *J Clin Microbiol.* 28: 646-650, 1990.

Hernandez Marin M, Marquez Bocalandro Y *et al.* Use of a chimeric synthetic peptide from the core p19 protein and the envelope gp46 glycoprotein in the immunodiagnosis of HTLV-II virus infection. *Prep Biochem Biotechnol.* 33: 29-38, 2003.

Hill SA, Lloyd PA *et al.* Susceptibility of human T cell leukemia virus type I to nucleoside reverse transcriptase inhibitors. *J Infect Dis.* 188: 424-427, 2003.

Jeffery KJ, Usuku K *et al.* HLA alleles determine human T-lymphotropic virus-I (HTLV-I) proviral load and the risk of HTLV-I-associated myelopathy. *Proc Natl Acad Sci USA.* 96: 3848-3853, 1999.

Kalyanaraman VS, Sarngadharan MG *et al.* A new subtype of human T-cell leukemia virus (HTLV-II) associated with a T-cell variant of hairy cell leukemia. *Science.* 218(4572): 571-573, 1982.

Kiwaki T, Umehara F *et al.* The clinical and pathological features of peripheral neuropathy accompanied with HTLV-I associated myelopathy. *J Neurol Sci.* 206: 17-21, 2003.

Leite AC, Silva MT *et al.* Peripheral neuropathy in HTLV-I infected individuals without tropical spastic paraparesis/HTLV-I-associated myelopathy. *J Neurol.* 251: 877-881, 2004.

Matsuzaki T, Nakagawa M *et al.* HTLV-I-associated myelopathy (HAM)/tropical spastic paraparesis (TSP) with amyotrophic lateral sclerosis-like manifestations. *J Neurovirol.* 6: 544-548, 2000.

Modahl LE, Young KC *et al.* Are HTLV-II-seropositive injection drug users at increased risk of bacterial pneumonia, abscess, and lymphadenopathy? *J Acquir Immune Defic Syndr Hum Retrovirol.* 16: 169-175, 1997.

Nakagawa M, Izumo S *et al.* HTLV-I-associated myelopathy: analysis of 213 patients based on clinical features and laboratory findings. *J Neurovirol* 1: 50-61, 1995.

Neves ES, Araujo AQC *et al.* Espectro clínico da infecção pelo HTLV-I. *Arq Bras Med.* 70: 137-141, 1996.

Osame M. Pathological mechanisms of human T-cell lymphotropic virus type I- associated myelopathy (HAM/TSP). *J Neurovirol.* 8: 359-364, 2002.

Osame M. Review of WHO Kagoshima meeting and diagnostic guidelines for HAM/TSP. In WA Blattner, *Human Retrovirology: HTLV.* Raven Press, New York, p. 191-197, 1990.

Poiesz BJ, Ruscetti FW *et al.* Detection and isolation of type C retrovirus particles from fresh and cultured lymphocytes of a patient with cutaneous T-cell lymphoma. *Proc Natl Acad Sci USA.* 77: 7415-7419, 1980.

Schechter M, Harrison LH *et al.* Coinfection with human T-cell lym-photropic virus type I and HIV in Brazil. Impact on markers of HIV disease progression. *JAMA.* 271: 353-357, 1994.

Silva MT, Araujo A. Spinal cord swelling in human T-lymphotropic virus 1-associated myelopathy/tropical spastic paraparesis: magnetic resonance indication for early anti-inflammatory treatment? *Arch Neurol.* 61: 1134-1135, 2004.

Silva MTT, Marab RC, Leite ACB, Schor D, Araujo A, Andrade-Serpa MJ. Human T lymphotropic vírus type 1 (HTLV-1) proviral load is asymptomatic carriers HTLV-1 associated myelopathy tropical spastic paraparesis and other neurological abnormalities with HTLV-1 infection. *Clin Inf Dis.* 44: 689-692, 2007.

Silva MT, Mattos P *et al.* Neuropsychological assessment in HTLV-1 infection: a comparative study among TSP/HAM, asymptomatic carriers, and healthy controls. *J Neurol Neurosurg Psychiatry.* 74: 1085-1089, 2003.

Talarmin A, Vion B *et al.* First seroepidemiological study and phylogenetic characterization of human T-cell lymphotropic virus type I and II infection among Amerindians in French Guiana. *J Gen Virol.* 80: 3083-3088, 1999.

Tamiya S, Matsuoka M *et al.* Adult T cell leukemia following HTLV-I-associated myelopathy/tropical spastic paraparesis: case reports and implication to the natural course of ATL. *Leukemia.* 9: 1768-1770, 1995.

Uchiyama T, Yodoi J *et al.* Adult T-cell leukemia: clinical and hematologic features of 16 cases. *Blood.* 50: 481-492, 1977.

Vallinoto AC, Ishak MO *et al.* Molecular epidemiology of human T-lymphotropic virus type II infection in Amerindian and urban populations of the amazon region of Brazil. *Hum Biol.* 74: 633-644, 2002.

Yamaguchi K, Watanabe T. Human T lymphotropic virus type-I and adult T-cell leukemia in Japan. *Int J Hematol.* 76 (Suppl. 2): 240-245, 2002.

167 Herpesviroses Humanas 1 e 2

José Rodrigues Coura e Omar Lupi

▶ Introdução

As herpesviroses causadas pelo herpes-vírus 1 e 2, anteriormente chamados *herpes simples virus*, da família *Herpesviridae*, são infecções ou doenças que acometem a pele, as mucosas oral, ocular e genital e o sistema nervoso central, caracterizando-se por lesões cutâneas vesiculares, gengivoestomatites, faringotonsilites, esofagites, queratoconjuntivites, uveítes, vulvovaginites e lesões da glande peniana, infecções neonatais, meningites e encefalites (Oxman, 1986; Mahy, 2001; Rey, 2003).

A infecção primária pelos herpes-vírus humanos (HVH) 1 e 2 é geralmente assintomática. O tipo 1 se transmite mais frequentemente por meio das mucosas oral e conjuntival e o tipo 2 por via sexual. Após a penetração, o vírus se localiza em gânglios nervosos cervicais ou sacros, dependendo da via de penetração, permanecendo em estado de latência durante meses ou anos, podendo ocorrer a sua reativação, com recorrência das manifestações clínicas, particularmente dos herpes labial e genital, diante de doenças febris, traumatismos, estresse ou imunossupressão (Oxman, 1986; Benedetti, 1994).

O termo herpes é derivado do grego *herpes, etos* e do latim *herpes, etis*, que significa doença da pele. O herpes labial recorrente já era conhecido desde Hipócrates (460 a 377 a.C.), mas a natureza infecciosa da doença somente foi demonstrada por Grüter (1920), que produziu experimentalmente queratite na córnea de coelhos infectados com material de herpes labial humano. Vários investigadores supunham que o herpes labial recorrente era uma reativação da infecção, fato que veio a ser provado por Dodd *et al.* (1938) nos EUA e confirmado por Burnet e Williams (1939) na Austrália, que demonstraram que a gengivoestomatite herpética aguda era a manifestação da infecção pelo HVH.

A família Herpesviridae é composta de oito espécies de vírus patogênicos para o homem e numerosos outros vírus de animais (bovinos e macacos). Entre os vírus patogênicos para o homem destacam-se os HVH 1 e 2, respectivamente responsáveis pelos herpes labial e genital, o HVH 3 responsável pela varicela-zóster, o HVH 4, o vírus Epstein-Barr, agente da mononucleose infecciosa, do linfoma de Burkitt e da leucoplasia pilosa e outros linfomas, o HVH 5 da citomegalovirose, o HVH 6 do exantema *subitum*, o HVH 7 de quadro clínico indefinido e o HVH 8 agente do sarcoma de Kaposi (Oxman, 1986; Mahy, 2001; Rey, 2003).

▶ Patogenia

O HVH 1 se transmite de pessoa a pessoa por secreções orofaríngeas e oculares diretamente ou por meio de objetos (fomites) e das próprias mãos dos infectados ou por escarificações da pele, enquanto o HVH 2 se transmite mais frequentemente por relações sexuais. Após a penetração, o vírus faz a sua primeira multiplicação nas células epiteliais locais e por via sanguínea ou neurogênica atinge os órgãos-alvo ou gânglios nervosos regionais. Quando penetra por via neurogênica o HVH 1 se localiza mais frequentemente nos gânglios nervosos cervicais, enquanto o HVH 2, nos gânglios sacrais.

A maioria das primoinfecções é inaparente, o que dificulta a definição do período de incubação, que pode variar nos casos de primoinfecção conhecida de 2 a 12 dias. A primoinfecção pode aparecer em qualquer idade, mas é rara antes dos 6 meses devido aos anticorpos maternos, ocorrendo em geral antes dos 5 anos de idade. O vírus na maioria das vezes permanece em latência, em equilíbrio com o hospedeiro. Quando este equilíbrio é rompido devido a doenças febris, imunossupressão, irradiações, exposição a raios ultravioleta, estresse, alterações hormonais ou traumatismos, entre outras causas, ocorre a reativação da infecção e reaparecem as lesões labiais ou genitais, as mais frequentes (Oxman, 1986; Nathwani, 1993; Benedetti, 1994).

As lesões se iniciam como mácula e evoluem para pápula, vesículas (ricas em vírus) que se rompem dando origem a pústulas e crostas. A infecção primária pode se apresentar como gengivoestomatites agudas, faringotonsilite, queratoconjuntivite, herpes genital e herpes neonatal, que pode ser muito grave e fatal (Brown *et al.*, 1991). As manifestações de infecção recorrente mais frequentes são o herpes labial e o genital e a queratoconjuntivite. Manifestações primárias e recorrentes podem ocorrer, como herpes cutâneo, acima ou abaixo da cintura, nas mãos e nos braços e ainda como paroníquia herpética, eczema herpético, herpes genital, meningite e encefalite. A Tabela 167.1 sintetiza as características clínicas, epidemiológicas e patogênicas dos HVH 1 e 2.

▶ Quadro clínico

O quadro clínico da infecção pelo HVH depende da natureza da infecção, se primária ou recorrente, da porta de entrada do vírus, do seu sorotipo e da quantidade de vírus que inicia a infecção e de fatores do hospedeiro, como idade, estado imune e nutricional e da sua imunocompetência. As manifestações clínicas do HVH 3 (varicela-zóster), HVH 4 (Epstein-Barr), HVH 5 (citomegalovírus), HVH 6 (exantema *subitum*) e da encefalite herpética estão descritas nos respectivos capítulos deste livro. As síndromes do HVH 1 e do HVH 2 estão relacionadas na Tabela 167.1.

▪ Infecções primárias

Gengivoestomatite herpética aguda

A gengivoestomatite herpética aguda é a infecção herpética mais comum na infância, ocorrendo com maior frequência em crianças de 6 meses a 5 anos de idade, embora possa ocorrer também em crianças maiores e em adultos (Scott

Tabela 167.1 Características clínicas, epidemiológicas e patogênicas dos herpesvírus humanos (HVH) 1 e 2.

Características clínicas	HVH 1	HVH 2
Infecções primárias		
Gengivoestomatites	+++	±
Faringotonsilites	++	±
Queratoconjuntivites	++	–/+
Herpes genital	±	+++
Herpes neonatal	±	+++
Infecções recorrentes		
Herpes labial	+++	±
Herpes genital	±	+++
Queratoconjuntivite	+++	±
Infecções primárias ou recorrentes		
Herpes cutâneo (acima da cintura)	+++	±
Herpes cutâneo (abaixo da cintura)	±	+++
Herpes das mãos e dos braços	+++	+++
Paroníquia herpética	+++	+++
Eczema herpético	+++	±
Herpes genital	±	+++
Encefalite herpética	±	+++
Meningite herpética	±	+++
Características epidemiológicas	**HVH1**	**HVH2**
Transmissão	**Não sexual**	**Sexual**
Associação com carcinoma da cérvice	±	+++
Patogênicas (latência)		
Gânglios trigeminal e cervicais	+++	±
Gânglios nervosos sacros	±	+++

(+++): muito frequente; (++): frequente; (±): ocasional; (–/+): raro.

et al., 1941; Büddingh *et al.*, 1953; Oxman, 1986). A fonte de infecção é geralmente o adulto com herpes labial ou com infecção recorrente assintomática pelo HVH 1. O período de incubação é de 4 a 6 dias, variando de 2 dias a 2 semanas. A doença inicia-se abruptamente com febre (38 a 39°C), anorexia, irritabilidade e dificuldade da criança para ingerir alimentos sólidos e líquidos. Em 24 a 72 h as gengivas se tornam hiperemiadas, edemaciadas e dolorosas (Figuras 167.1, 167.2 e 167.3). Na maioria dos pacientes aparecem vesículas com base avermelhada, que se rompem dando origem a placas amarelo-acinzentadas em qualquer parte da mucosa da boca, língua ou faringe (Figura 167.4). A gravidade e a duração da doença variam desde uma infecção autolimitada em crianças normais, sem deixar sequelas, até formas mais graves, com febre muito alta e elevada toxicidade, com extensas lesões da mucosa. Felizmente, a maioria dos casos sintomáticos é leve, e na infecção primária pelo HVH 1 a grande maioria é assintomática. Nos casos sintomáticos a doença dura de 12 a 14 dias com fase aguda de 5 a 7 dias. As úlceras herpéticas cicatrizam em 4 a 7 dias, porém a gengivite permanece por mais tempo e as adenopatias podem estar presentes por semanas.

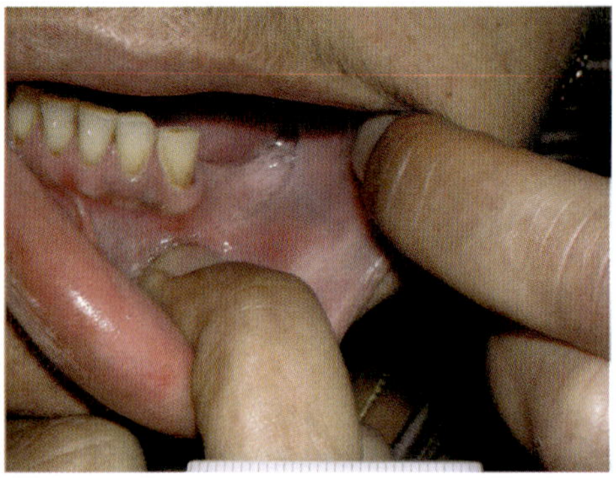

Figura 167.1 Lesões eritematovesiculosas agrupadas da primoinfecção herpética.

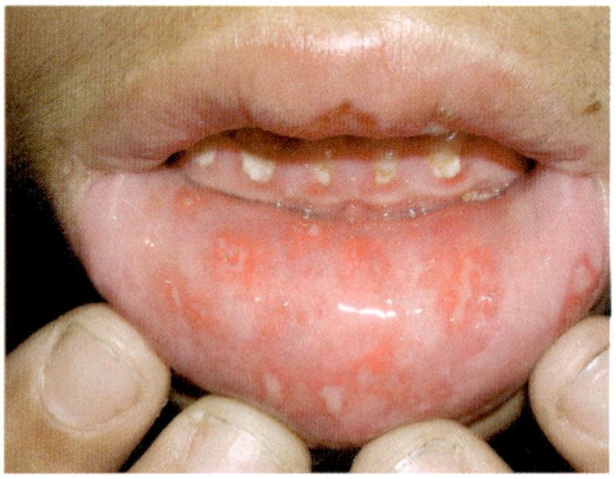

Figura 167.2 Gengivoestomatite herpética agressiva.

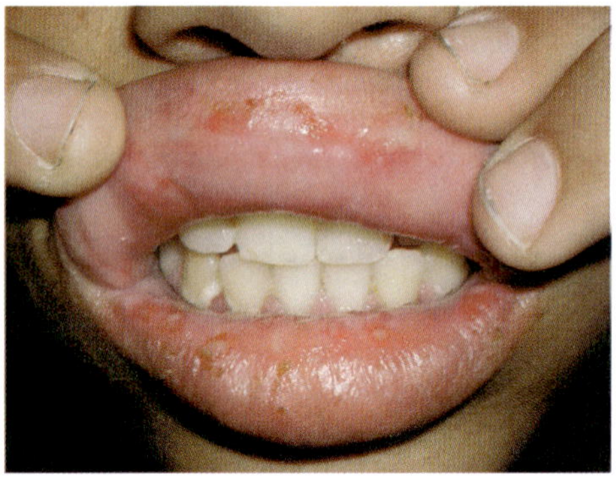

Figura 167.3 Lesões eritematoulceradas na língua. Primoinfecção herpética.

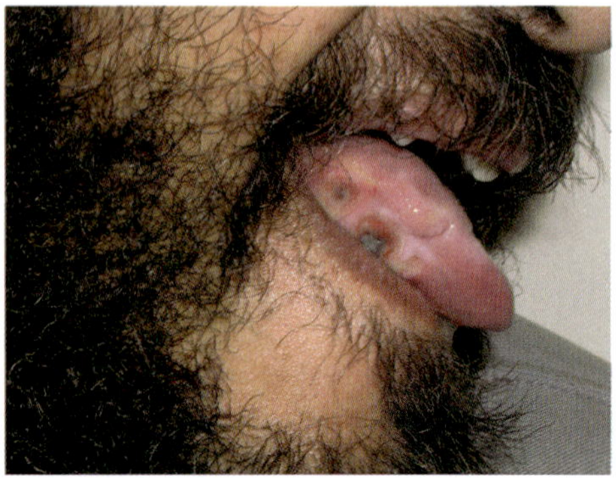

Figura 167.4 Lesões ulceradas necróticas na língua.

Faringotonsilite herpética aguda

A faringotonsilite herpética aguda primária é mais frequente em adultos do que a gengivite. A doença se inicia com febre, mal-estar e cefaleia. As vesículas aparecem nas amígdalas e na faringe posterior, mas logo se rompem dando origem a úlceras, que se aglomeram produzindo uma secreção amarelo-acinzentada. Lesões na parte anterior da boca e lábios aparecem somente em 10% dos casos em adultos e são indistinguíveis da infecção por estreptococos beta-hemolíticos.

Vulvovaginite herpética aguda

A vulvovaginite herpética aguda em crianças é o resultado de autoinoculação durante a infecção primária orofaríngea por HVH 1 ou por contato com adultos portadores do HVH, enquanto a vulvovaginite primária na mulher adulta é causada na maioria dos casos pelo HVH 2. É uma manifestação rara na infecção primária pelo HVH 1, e frequente pelo HVH 2, manifestando-se por mal-estar, vermelhidão e edema na área perineal e vulvovaginal, onde aparecem vesículas que se rompem e evoluem rapidamente para úlceras amarelo-esbranquiçadas. A área fica extremamente dolorosa e uma intensa disúria pode levar à retenção urinária. As lesões podem coalescer formando grandes úlceras, com adenopatia satélite dolorosa (Figura 167.5). A febre e os sintomas cedem em 1 semana e a cicatrização completa das lesões ocorre em 12 a 18 dias.

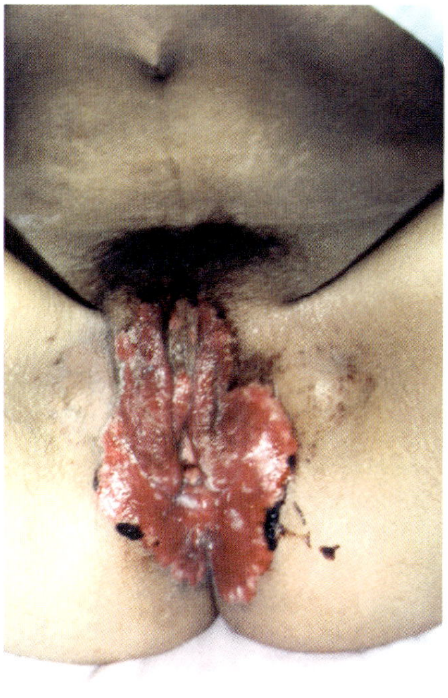

Figura 167.5 Lesões ulceradas extensas de herpes genital em paciente HIV+.

Infecção primária da pele por herpes

A pele intacta em pessoas normais não se infecta com o herpes-vírus das mucosas por maior que seja o contato; consequentemente a infecção primária da pele pelo herpes-vírus é rara. Quando a infecção ocorre ela está associada a trauma, com escarificação da pele, no curso de uma gengivoestomatite ou de herpes genital, com intenso contato da área lesada com o local da infecção. Algumas vezes durante a viremia o vírus da infecção primária oral ou genital pode atingir a pele, mas na maioria das vezes a infecção ocorre por autoinoculação. A lesão se inicia com uma pápula e evolui para vesícula, pústula e crosta durante vários dias. Na infecção primária da pele as vesículas são discretas, e não coalescem, portanto a lesão é localizada e cicatriza em 1 a 2 semanas (Figura 167.6).

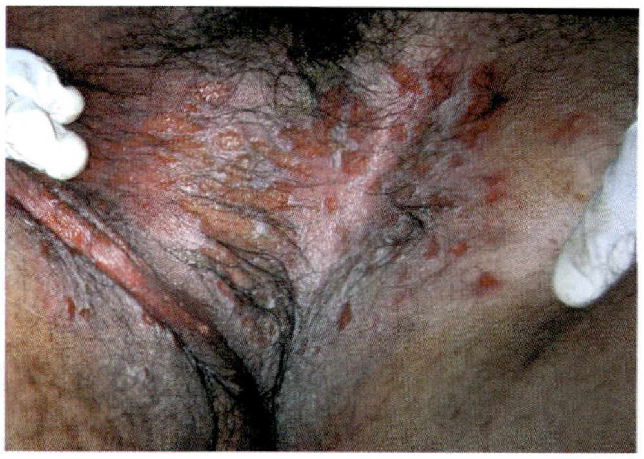

Figura 167.6 Extensas ulcerações herpéticas em paciente com pênfigo.

Ocasionalmente a infecção primária da pele por herpes pode ocorrer pelo contato externo da área lesada com outras pessoas infectadas, especialmente em pessoas com eczema ou queimaduras, nas quais o vírus se multiplica com facilidade.

Paroníquia herpética

A infecção dos dedos pelo herpes-vírus é relativamente rara, exceto na exposição intensa ao vírus. Isso pode ocorrer em crianças com gengivoestomatites que chupam os dedos frequente e demoradamente. Da mesma forma no herpes genital, pelo contato prolongado da mão e dos dedos na área genital infectada. A forma mais comum é a que ocorre com o pessoal da área da saúde: médicos, enfermeiros, dentistas e terapeutas respiratórios, que podem se infectar pelo contato prolongado das mãos com áreas infectadas do paciente, por exemplo, durante traqueostomia, tratamento odontológico ou pelo contato de secreções com as mãos não protegidas por luvas.

A área infectada dos dedos e leito ungueal desenvolve a lesão em 2 a 7 dias, iniciando-se com eritema, coceira e dor (Figura 167.7). Em alguns dias aparecem vesículas profundas no segmento digital terminal, que se rompem deixando uma lesão muito dolorosa, que leva em torno de 20 dias para cicatrizar, podendo ocorrer infecção secundária e recorrência da lesão.

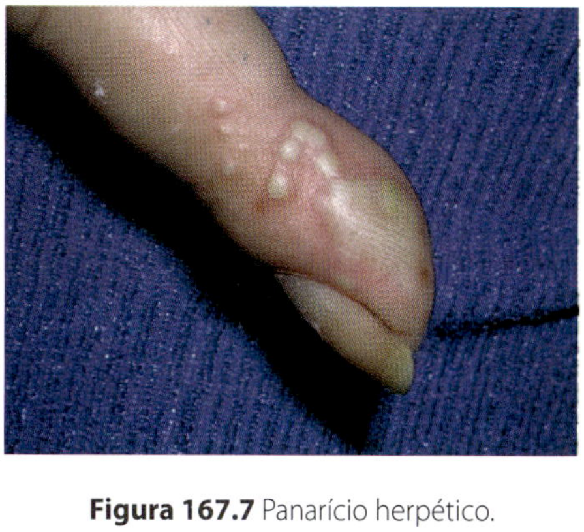

Figura 167.7 Panarício herpético.

Infecção herpética primária do olho

A infecção herpética primária do olho pode ocorrer isoladamente por contaminação externa ou por autoinoculação durante uma gengivoestomatite herpética aguda. Em geral a infecção se manifesta por conjuntivite funicular unilateral, com adenopatia satélite e blefarite com vesículas na margem das pálpebras ou periorbital. O envolvimento da córnea, quando presente, caracteriza-se por úlceras dendríticas. As lesões cicatrizam em 2 a 3 semanas. O diagnóstico é extremamente importante para que não se usem colírios com corticosteroides, que podem levar a lesões extensas e irreversíveis da córnea.

▪ Infecções recorrentes

Herpes labial

O herpes labial é a manifestação recorrente mais frequente, advindo em 30 a 50% dos adultos. Na maioria a recorrência produz dor, queimação e coceira no lugar onde irá ocorrer a erupção de 6 a 48 h depois. Nesse local inicia-se uma pápula eritematosa, que evolui para vesículas que se rompem dando origem a uma úlcera pustulosa seca ou úmida. A evolução dessa lesão é rápida, variando de horas a 2 dias. Ao mesmo tempo que se formam crostas, surgem novas vesículas, as quais são muito dolorosas. As úlceras formadas após o rompimento das vesículas têm tamanhos variáveis, chegando até centímetros, quando as vesículas e úlceras coalescem (Figuras 167.8 e 167.9). A localização do herpes labial é geralmente na borda do lábio inferior. A frequência das recorrências varia de uma a duas vezes até 10 a 12 episódios por ano, no mesmo local ou em outras localizações do lábio. As causas desencadeantes são várias, entre as quais exposição ao sol, estresse emocional, traumas e menstruação, entre outras.

A concentração do vírus nas vesículas é muito alta, chegando até 10^5/mℓ de líquido vesical, e sua presença na saliva em casos com infecção ativa varia de 25 a 75% dos pacientes e permanece em 5% deles depois da cicatrização das lesões, que raramente atingem a mucosa oral. Como o vírus não é isolado normalmente da parótida, a causa de sua presença na saliva deve ser pelo contato labial.

Herpes genital

O herpes genital recorrente tanto na mulher como no homem é muito frequente, particularmente no primeiro ano após a infecção primária, apresentando-se em 90% das infecções pelo HVH 2 e em 60% das pessoas que tiveram a infecção pelo HVH 1. As lesões tendem a ser mais localizadas e em menor número, e a duração das manifestações clínicas (prurido, queimação e dor), o tempo da cicatrização e o período de transmissão são menores, com média de 4 a 5 dias. Os pródromos que ocorrem em mais de 50% dos pacientes manifestam-se de 4 a 5 dias antes, caracterizando-se por prurido vulvovaginal na mulher ou na glande no homem (Figuras 167.10 e 167.11).

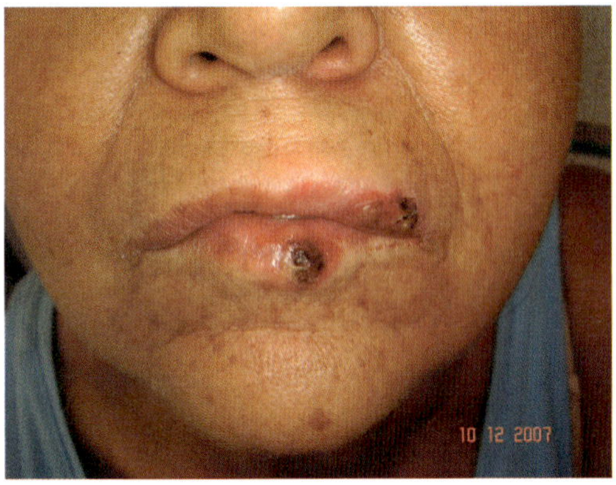

Figura 167.8 Herpes labial recorrente. Lesões crostosas agrupadas.

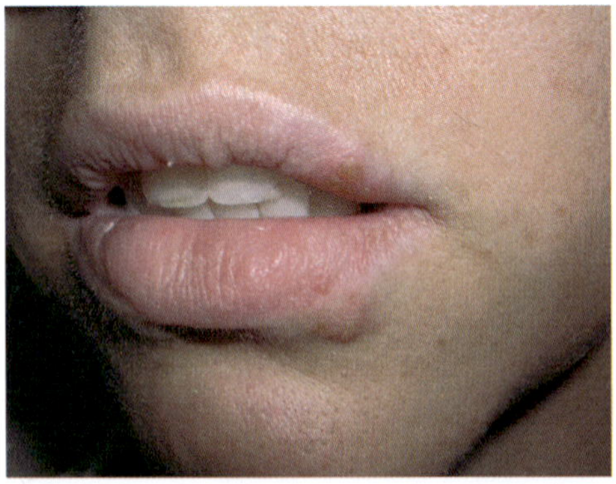

Figura 167.9 Herpes labial recorrente. Lesões vesicobolhosas agrupadas sobre uma base eritematosa.

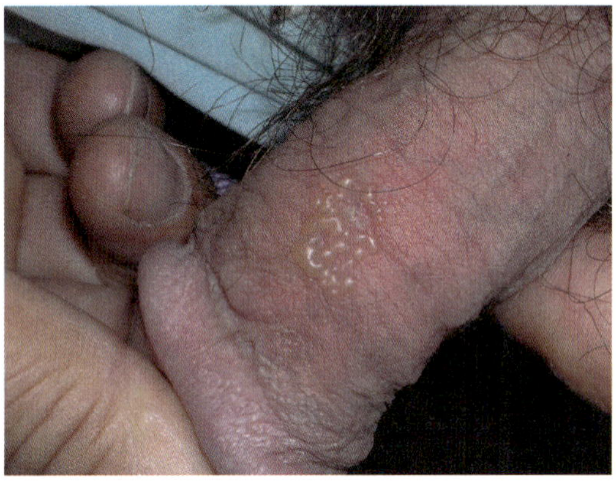

Figura 167.10 Herpes genital recorrente. Lesões vesicobolhosas agrupadas sobre uma base eritematosa.

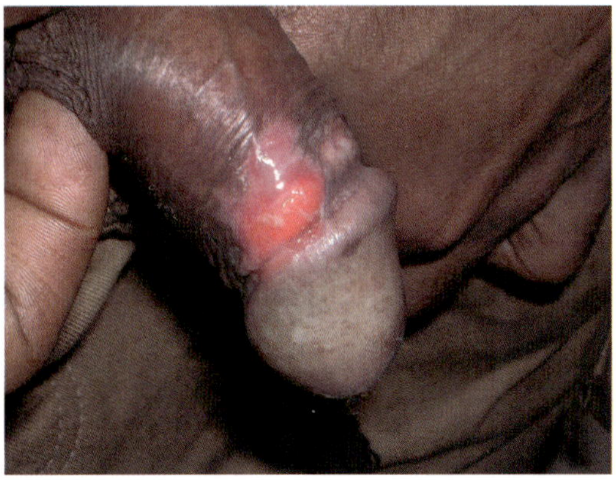

Figura 167.11 Herpes genital recorrente. Lesões vesicoulceradas localizadas.

A neuralgia sacral, refletindo-se para as nádegas e coxas, pelo acometimento dos gânglios e nervos sensoriais locais, é uma manifestação prodrômica muito frequente.

A recorrência da doença é mais frequente no homem que na mulher, bem como está relacionada com a gravidade, a duração e a precocidade da doença (Benedetti *et al.*, 1994). Quanto mais grave, maior a duração do episódio primário, e quanto mais jovem o paciente, maior a tendência a recorrência das manifestações. As recorrências do herpes genital são mais frequentes na infecção pelo HVH 2 do que pelo HVH 1, e uma infecção prévia pelo HVH 1 não previne a recorrência pelo HVH 2. O diagnóstico diferencial deve ser feito com sífilis, candidíase, cancroide, linfogranuloma venéreo, escabiose e herpes-zóster, entre outras, inclusive com lesões traumáticas.

Herpes ocular

As lesões oculares do herpes podem ser queratites, blefarites, queratoconjuntivites e uveítes. Vários pacientes sofrem de queratites recorrentes, o que pode causar dificuldade visual e até cegueira. O herpes-vírus pode ser isolado da conjuntiva e da lágrima em pacientes assintomáticos e na ausência de qualquer manifestação ocular.

Herpes cutâneo

A infecção cutânea primária pelo herpes-vírus resulta da infecção latente dos gânglios nervosos sensoriais correspondentes da área. Dessa forma, frequentemente ocorre uma infecção herpética recorrente devido a múltiplas causas já referidas. Considerando que os vírus se originam dos gânglios sensoriais transportados para a pele pelos nervos sensoriais, o herpes cutâneo recorrente pode assumir um caráter segmentar semelhante ao herpes-zoster. Entretanto, a lesão do HVH limita-se ao dermátomo correspondente ao gânglio nervoso infectado na infecção primária, sendo, portanto, circunscrita. A localização do herpes cutâneo recorrente é geralmente na face, mãos e braços, correspondentes aos gânglios nervosos cervicais ou aos gânglios sacrais nas lesões abaixo da cintura (Figura 167.12). Em geral as lesões aparecem como pápulas eritematosas que se transformam em vesículas confluentes, formando posteriormente lesões mais amplas (Figura 167.13). Com frequência a recorrência é na mesma área da lesão anterior pelas razões de segmentação já mencionadas. Os pródromos da lesão se caracterizam por dor, queimação e coceira de 1 a 3 dias antes do aparecimento da pápula eritematosa. A lesão se inicia com pápulas eritematosas grupadas, que evoluem para vesículas que se rompem, dando origem a pústulas que evoluem para crostas que cicatrizam de 6 a 10 dias sem escaras, podendo ocorrer a presença de adenopatia satélite regional.

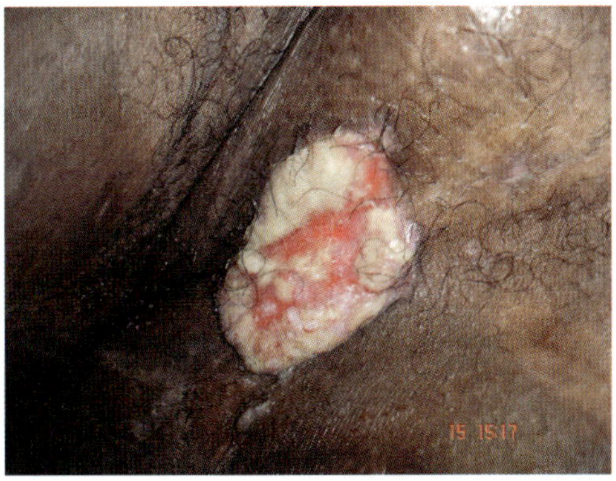

Figura 167.12 Lesões vegetantes verrucosas de herpes genital.

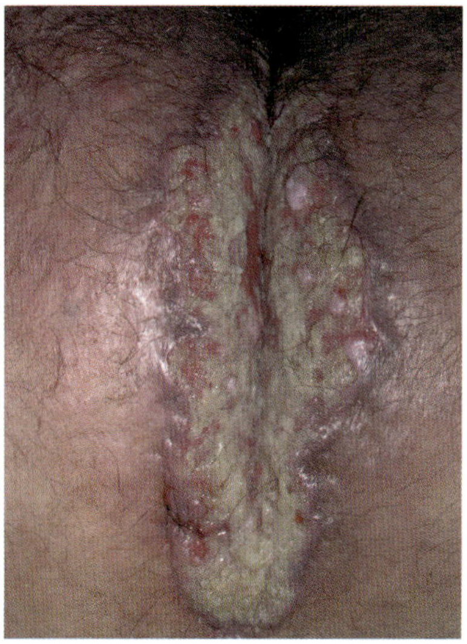

Figura 167.13 Lesões vegetantes verrucosas extensas de herpes genital.

Nos casos com imunossupressão pode haver lesões cutâneas e mucosas necrosantes com extensa invasão tissular (Figura 167.5).

▸ Complicações

As complicações mais importantes e frequentes da infecção pelos HVH 1 e 2 são a encefalite e meningite herpética (veja o Capítulo 168, Encefalite Herpética), a infecção neonatal, a infecção bacteriana associada, o herpes disseminado e sua localização em diversos órgãos, como o esôfago, produzindo a esofagite herpética, o fígado, levando à hepatite e à necrose hepatoadrenal, o pulmão, produzindo pneumonia intersticial, artrite, cistite e outras localizações, particularmente em pacientes imunocomprometidos ou submetidos a terapêutica imunossupressora, portadores de neoplasias, pacientes submetidos a quimioterapia e radioterapia (Oxman, 1986; Heng *et al.*, 1994; Sasadeusz *et al.*, 1994).

Os neonatos são incapazes de limitar a replicação e disseminação viral, ocorrendo mortalidade em até 50% e sequelas graves nos sobreviventes, a maioria deles infectando-se pelo HVH 2 durante a passagem pelo canal do parto (Oxman, 1986; Brow *et al.*, 1991). A minoria adquire a infecção nosocomial no pós-parto, nos berçários ou em contato com adultos portadores do vírus. Embora a porta de entrada da infecção seja a orofaringe, raramente os recém-nascidos apresentam gengivoestomatites.

O quadro de eritema polimorfo recorrente, caracterizado por lesões com aspecto concêntrico (em alvo) nas extremidades, pode constituir uma complicação potencialmente grave relacionada com o herpes simples (Figuras 167.14 e 167.15).

A infecção bacteriana associada ao herpes labial, orofaríngeo ou genital, dependendo do tipo de bactéria, pode ser um fator de agravamento da doença ou dificultar o seu diagnóstico. Por outro lado, a disseminação viral por viremia, com localização cutânea ou visceral, pode levar a erupção variceliforme, hepatite e necrose hepatoadrenal com coagulação intravascu-

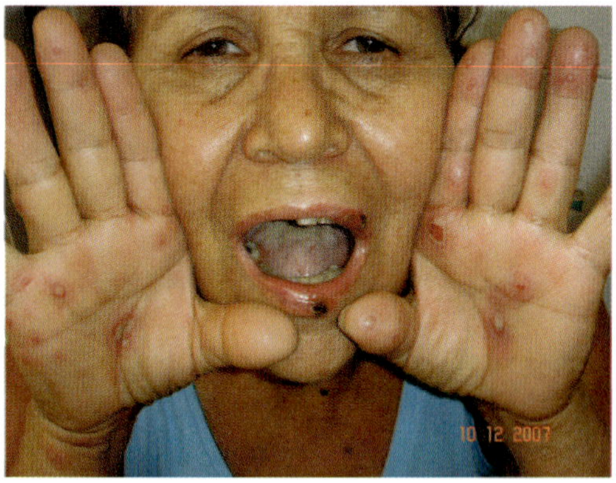

Figura 167.14 Eritema polimorfo acral relacionado com herpes simples labial recorrente.

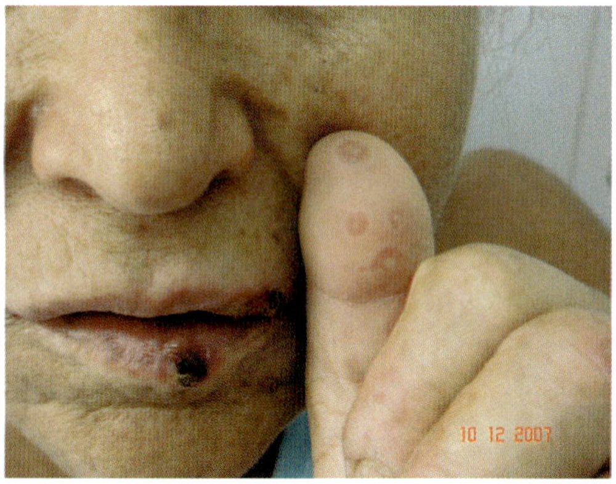

Figura 167.15 Lesões em alvo palmares do eritema polimorfo relacionado com herpes labial.

lar disseminada, encefalite herpética, meningite, artrite, cistite e diversas outras localizações possíveis; além da gravidade da doença, pode ser difícil o seu diagnóstico (Osman, 1986).

A imunossupressão por doenças como a infecção pelo HIV/AIDS, as neoplasias, a quimioterapia antineoplásica, a irradiação e os fármacos imunossupressores, como corticosteroides, azatioprina, ciclofosfamida e diversos outros, constituem importantes fatores para a disseminação dos HVH 1 e 2 (Oxman, 1986; Heng *et al.*, 1994). Da mesma forma a desnutrição infantil, a gravidez, as lesões de pele, como o eczema e as queimaduras, facilitam a penetração e a disseminação dos mencionados vírus e o agravamento da doença. O eczema herpético é um dos exemplos de lesão primária e recorrente pelos vírus herpéticos humanos, inclusive com infecção bacteriana secundária e porta de entrada para a disseminação da infecção. Da mesma forma o simples uso de colírio de corticosteroides, por equívoco de diagnóstico em uma queratoconjuntivite por herpes, pode ser um fator de agravamento e levar à destruição da córnea.

▸ Diagnóstico

O diagnóstico de suspeita ou probabilidade da infecção pelos HVH 1 e 2 é feito pelas características clínicas da doença, confirmado por métodos laboratoriais diretos (detecção do vírus) ou indiretos (sorologia). Entre os métodos diretos destacam-se o seu cultivo, a citologia esfoliativa, a detecção do antígeno viral, a microscopia eletrônica, a hibridização do DNA viral e a reação em cadeia da polimerase (PCR). A sorologia pode ser não específica para o tipo dos vírus 1 e 2 ou tipo-específica (Ashley, 1993).

O cultivo do vírus do aspirado das vesículas pode ser feito em fibroblastos diploides ou embriões humanos e em células de rim de cobaia ou de coelhos. O efeito citopático pode ser visto em 12 a 18 h e o vírus pode ser identificado por imunofluorescência com anticorpos específicos (Figura 167.16). A citologia esfoliativa ou a biopsia da borda da lesão pode mostrar a presença de células multinucleadas com inclusões intranucleares; entretanto, essa técnica não exclui o citomegalovírus e o vírus varicela-zoster. A detecção do antígeno viral por imunofluorescência ou por Elisa é uma técnica rápida que pode ser usada em pacientes imunossuprimidos, podendo ser utilizados anticorpos monoclonais. A visualização por microscopia eletrônica é um método rápido mas pouco utilizado devido às baixas sensibilidade e especificidade e ao custo do equipamento. A hibridização viral tem alta especificidade, mas baixa sensibilidade, enquanto a PCR tem altas especificidade e sensibilidade, sendo por isso muito usada nos casos de suspeita de meningite, no exame do liquor. Em pesquisa utiliza-se a técnica de análise do polimorfismo do comprimento do fragmento de restrição (RFLP) que permite caracterizar os tipos e subtipos do HVH, com emprego de endonucleoses específicas para clivar o DNA do vírus em diferentes partes. Esta técnica de alta especificidade permite a caracterização de subtipos de herpes-vírus e o seu seguimento de passagem de uma pessoa a outra, determinando a origem da infecção em uma população de grande importância epidemiológica.

As técnicas sorológicas não tipo-específicas entre os vírus 1 e 2 são as em geral disponíveis, não distinguindo, portanto, o tipo de vírus nem a infecção presente da passada na infecção recorrente. Já a sorologia tipo-específica é de grande importância epidemiológica e clínica por distinguir o tipo 1 do tipo 2 do vírus. Duas técnicas podem ser empregadas nesse tipo de sorologia: a detecção de anticorpos antiglicoproteína G específica (anti-G1 ou G2) e o *Western blot*. Alguns indivíduos, entretanto, são não conversores da glicoproteína G após a infecção, reduzindo a sensibilidade do teste. O *Western blot*, que se baseia na passagem do soro do paciente através de um gel impregnado com antígeno do HVH 1 ou HVH 2, embora

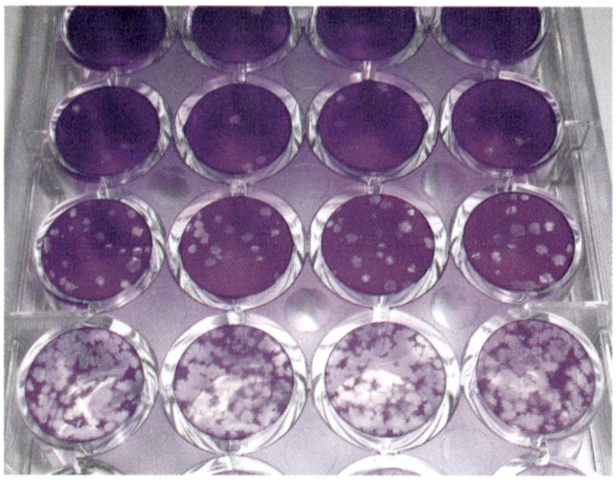

Figura 167.16 Cultura Viral. HSV crescendo em monocamadas de células (violeta de genciana).

mais caro e demorado, aumenta a sensibilidade do método. Pode-se ainda utilizar anticorpos monoclonais para determinar o tipo e os subtipos do herpes-vírus.

▸ Tratamento

O tratamento do herpes pode ser dividido em três fases: tratamento específico da infecção primária, tratamento de suporte clínico e psicológico e tratamento profilático e específico da infecção recorrente.

O tratamento específico da infecção primária deve ser feito com aciclovir, um derivado purínico análogo da guanosina que pode ser usado por via tópica, oral ou intravenosa de acordo com a gravidade da doença. O aciclovir é um inibidor da síntese do DNA, que para agir necessita ser fosforilado para monofosfato por meio de uma timidinoquinase do próprio vírus, que é três milhões de vezes mais ativa nesta fosforilação do que as timidinoquinases celulares, o que explica a sua ação antiviral específica (Tavares, 2002). Apesar de continuar sendo muito eficaz no tratamento da infecção pelo herpes-vírus, inclusive na varicela-zóster, tem sido demonstrada resistência a sua ação, particularmente em pacientes imunossuprimidos pelo HIV/AIDS (Englund e Zimmermann, 1990; Heng *et al.*, 1994). Essa resistência é devida à modificação nos genes que codificam a timidinoquinase ou a DNA-polimerase, resultando em enzimas modificadas na sua ausência e na falta de fosforilação do fármaco (Tavares, 2002). Alternativamente podem ser usados os pró-fármacos valaciclovir, um éster do aciclovir, o fanciclovir, que por hidroxilação e oxidação em nível hepático se transforma no penciclovir, idoxuridina e trifluridina (para uso tópico) e foscarnet, um análogo do ácido fosfonoacético (De Clerq, 2004; Kleyman, 2005).

As doses e via de aplicação do aciclovir variam de acordo com a localização e a gravidade da doença. Com a aplicação de uma dose intravenosa de 5 mg/kg após 8 h obtém-se um nível próximo de 10 μg/mℓ, considerado elevado, enquanto a aplicação de 200 mg VO produz uma concentração sanguínea de 0,3 a 0,9 μg/mℓ até 4 h após, considerada baixa. Apenas 15 a 30% do aciclovir administrado por via oral é absorvido. Uma dose elevada de 800 mg de aciclovir VO de 4 em 4 h produz uma concentração sanguínea de 1,6 μg/mℓ (Tavares, 2002). Uma dose média de aciclovir seria de 5 mg/kg/dia a cada 8 ou 12 h IV para os casos graves com infecção extensa ou disseminada e VO para os casos com lesão localizada, durante 7 a 10 dias. A dose deve ser reduzida e reajustada para os casos com insuficiência renal, uma vez que a sua excreção se faz por filtração glomerular e secreção tubular. O fármaco é em geral bem tolerado e a sua toxicidade é rara em doses terapêuticas. Efeitos colaterais do tipo exantema, manifestações gastrintestinais e cefaleia podem ocorrer. Tem sido observado aumento transitório da ureia e da creatinina sérica e cristalização do fármaco nas vias urinárias quando administrado por via intravenosa de modo rápido.

O tratamento do herpes labial recorrente em pacientes imunocompetentes pode ser feito pela aplicação do creme dermatológico a 5% ao surgirem os primeiros sinais da infecção. A aplicação de uma camada fina do creme, de 4 a 5 vezes/dia, promove o abortamento das lesões ou sua regressão mais rápida. Da mesma forma, na queratite herpética o emprego da pomada oftálmica de aciclovir em geral é eficaz.

O paciente com herpes recorrente, particularmente a forma genital, deve receber ao lado do tratamento específico e de higiene local tratamento de suporte psicológico, considerando as repercussões mentais que a doença pode acarretar, inclusive no relacionamento do casal, quando for o caso. De forma muito especial devem ser acompanhados os adolescentes com a infecção genital recorrente, considerando o trauma psicológico a que são submetidos.

▸ Profilaxia

O tratamento da infecção primária não previne a recorrência da doença. O portador do vírus deve evitar as causas desencadeantes como exposição ao sol, traumatismo no local da lesão anterior e estresses desnecessários, tanto quanto possível. Pode-se reduzir a recorrência da doença com a quimioprofilaxia com aciclovir quando o portador tiver que se expor aos raios ultravioleta do sol, a tratamentos odontológicos com traumatismos da gengiva e lábios e antes do parto nas mulheres com história de herpes genital. Nesses casos deve ser feito um exame cuidadoso do canal do parto para verificar a presença de ulcerações herpéticas ativas. Quando houver essas ulcerações o parto deve ser obrigatoriamente cesariano para evitar o herpes neonatal devido a sua gravidade, com mortalidade de até 50% dos neonatos.

As medidas de proteção individual como máscaras e luvas para pessoal da área da saúde (médicos, enfermeiros e dentistas) devem ser obrigatórias quando no tratamento de portadores da infecção herpética. Da mesma forma os portadores da infecção ativa devem evitar o contato com pacientes de outras doenças, particularmente com imunossuprimidos e com neonatos, a fim de não transmitirem a infecção para eles, dada a gravidade da doença nesses casos. Cuidados especiais devem ser tomados pelos portadores de herpes genital ou que tenham história da doença para não transmitirem a infecção para seus parceiros, usando sempre protetores masculinos e femininos como dupla proteção.

Recomenda-se o rastreamento dos contatos sexuais e a triagem sorológica de todas as pessoas como medida de prevenção geral, por mais difícil que seja o convencimento, para ver se são portadores do vírus por infecções passadas assintomáticas. Definitivamente deve ser evitado o contato sexual, mesmo com protetores, com pessoas com herpes genital ativo ou o contato pessoal próximo com pessoas com herpes labial ou oral em atividade.

Dezenas de vacinas "candidatas" com vírus inativados, vírus vivos atenuados e recombinantes já foram testadas sem sucesso efetivo. A esperança atual é de uma vacina recombinante associada a um adjuvante para estímulo à resposta imune (Goel *et al.*, 2005).

▸ Referências bibliográficas

Ashley RL. Laboratory techniques in the diagnosis of herpes simplex infection. *Genitourin Med.* 69: 174-183, 1993.

Benedetti J, Corey L, Ashley RL. Recurrent rates in genital herpes after symptomatic first episode infection. *Ann Intern Med.* 121: 847-854, 1994.

Brown ZA, Benedetti J, Ashley RL. Neonatal herpes simplex virus infection in relation to assymptomatic maternal infection at the time of labor. *N Engl J Med.* 324: 1247-1252, 1991.

Budding GJ, Schrum DI, Lanier JC *et al.* Studies of the natural history of herpes simplex infections. *Pediatrics.* 11: 595 (In Oxman, 1986), 1953.

Burnet FM, William SW. Herpes simplex: a new point of view. *Med J Aust.* 17: 637 (In Oxman, 1986), 1939.

De Clercq E. Antiviral drugs in current clinical use. *Clin Virol.* 30: 115-133, 2004.

Dodd K, Johnston LM, Buddingh GJ. Herpetic stomatitis. *J Pediatr.* 12: 95 (In Oxman, 1986), 1938.

Englund JA, Zimmermann ME, Swierkosz EM. Herpes simplex virus resistance to acyclovir. *Ann Intern Med.* 112: 416-422, 1990.

Goel N, Zimmermann DH, Rosenthal KS. Ligand epitope antigen presentation system vaccine against herpes simplex virus. *Front Biosci.* 10: 966-974, 2005.

Grüter W. Experimentelle und Klinische Utersuchungen uber den sogenannten herpes cornea. *Ber Dtsch Ophthalmol Ges.* 42: 162 (In Oxman, 1986), 1920.

Heng MCV, Heng SY, Allen SG. Coinfection and synergy of human immunodeficiency virus and herpes simplex virus. *Lancet.* 343: 255-258, 1994.

Kleymann. Agents and strategy in development for improved management of herpes simplex virus infection and disease. *Expert Opin Investing Drugs.* 14: 135-161, 2005.

Mahy BWJ. Herpes simpex virus 1 and 2. In: *Dictionary of Virology*, p. 177-178, 2001.

Meknert DU, Candeias JAN. Herpesvirus. In: Trabulsi LR, Alterthum F (ed.). *Microbiologia.* 4ª ed. São Paulo: Atheneu, p. 599-606, 2004.

Nathwani D, Wood MJ. Herpes virus infection in childhood. *Br J Hosp Med.* 50: 233-241, 1993.

Oxman MN. Herpes stomatitis. In: Braude AI, Davis CE, Fierrer J (ed.). *Infectious Diseases and Medical Microbiology*. Philadelphia: W. B. Saunders Company, p. 752-772, 1986.

Rey L. Herpesvírus humano 1 e 2. In: *Dicionário de Termos Técnicos de Medicina e Saúde.* 2ª ed. Rio de Janeiro: Guanabara Koogan, p. 446, 2003.

Sasadeuz JJ, Sacks SL. Herpes latency, meningitis, radiculomyelopathy and disseminated infection. *Genitourin Med.* 70: 369-377, 1994.

Scott TF, Steigman AJ, Convey JH. Acute infectious gengivostomatitis. *JAMA.* 117: 999 (In Oxman, 1986), 1941.

Tavares W. Aciclovir. *Manual de Antibióticos e Quimioterápicos Anti-infecciosos.* 3ª ed. São Paulo: Atheneu, p. 1032-1040, 2002.

168 Encefalite Herpética

Gerson Canedo de Magalhães

A encefalite herpética é a mais comum das encefalites esporádicas e não epidêmicas em nosso meio e de um modo geral no mundo ocidental. Basicamente tem dois picos de incidência: antes dos 20 e depois dos 50 anos. Dois tipos de herpes-vírus simples estão envolvidos: herpes 1 e herpes 2. Segundo Aurelius *et al.* (1993), cerca de 90% dos casos são causados por herpes-vírus 1, resultado de primoinfecções ou de reativação de prévios contatos com este vírus. Em relação ao vírus 2 que responde pelos 10% restantes, poderia ocorrer com mais frequência em imunodeprimidos, como pacientes com AIDS (Dix *et al.*, 1985), câncer ou transplantados.

Os estudos epidemiológicos mostram que aos 5 anos de idade 20 a 50% das crianças já apresentam anticorpos contra herpes tipo 1, nível este que chega de 60 a 80% nos adultos; nesta faixa etária, 25 a 35% têm também anticorpos contra herpes 2. Alguns estudos, como os de Lin *et al.* (2001), têm citado que pacientes homozigotos em relação à ApoE 2 seriam mais predispostos à encefalite por herpes simples.

O vírus (herpes 1) pode permanecer em estado latente no gânglio trigeminal (Gasser) e, eventualmente, dar origem a herpes labial. Em outras circunstâncias, o vírus pode chegar às meninges, atingindo os lobos temporais ou, a partir das terminações na mucosa nasal, alcançar os bulbos olfatórios e as áreas supra-adjacentes dos lobos frontais (Davies e John, 1979). O vírus tem sido encontrado com frequência em material patológico no tronco cerebral, giros retos, bulbos olfatórios e lobos límbicos. Já os herpes-vírus 2 ficam nos gânglios sacros e, de tempos em tempos, provocam lesões genitais ou na região sacra de certos pacientes.

As encefalites por herpes 1 e 2 são semelhantes; caracterizam-se por febre, cefalalgia, vômitos, crises convulsivas, alterações do sensório e confusão mental e principalmente por quadros neurológicos focais como disfasia, deficiências motoras e sensoriais dimidiadas, comprometimento do campo visual com hemianopsia homônima ou quadrantopsia e crises convulsivas Bravais-jackinsonianas ou psicomotoras. O exame neurológico pode evidenciar hiper-reflexia com sinal de Babinski lateralizado e por vezes rigidez de nuca; o nível de consciência verificado por meio da escala de Glasgow é muito importante para a avaliação da gravidade do caso; quanto a este aspecto os casos são classificados como leves e moderados, se o sensório está pouco comprometido, ou graves, estando o doente comatoso. Muitas encefalites herpéticas, mercê de sua localização frontotemporal, dão lugar a sinais que permitem localizar as lesões; porém, deve ser mencionada a possibilidade de quadros difusos, sem manifestações focais. Este quadro clínico parece ser de fato mais comum na infância, conforme evidenciado com o trabalho de Lahat *et al.* (1999).

A tomografia computadorizada é muito importante, mostrando lesões hipodensas ou em situações mais graves hemorrágicas, lateralizadas nos lobos frontais e temporais; imagens mais precisas podem também ser obtidas com a ressonância nuclear magnética, principalmente nas sequências FLAIR e com as técnicas de difusão; a tomografia é importante para a avaliação do edema cerebral e deve ser logo realizada; a indicação da punção lombar em pacientes com lesões focais deve ser criteriosamente avaliada, pela possibilidade de desencadear cones de pressão e hérnias cerebrais com alta morbidade, tornando as punções arriscadas nestes casos. O líquido cefalorraquidiano evidencia pleocitose mononuclear de 5 a 500 células, níveis de glicose com valores cerca de 50% dos níveis sanguíneos e aumento moderado das proteínas; o liquor pode conter hemácias e tem pressão aumentada. O exame por excelência é a PCR, que vai definir a infecção por herpes simples, mas que às vezes só se torna positivo após 72 h do início do quadro, desaparecendo progressivamente com o tratamento. Domingues *et al.* (1998) afirmam que os exames com mais de 100 cópias do herpes-vírus simples por $\mu\ell$ têm pior prognóstico. Menos importantes são os anticorpos IgM no início do quadro e IgG após 2 a 3 semanas e que podem atingir níveis de 20 para 1 em relação ao soro.

O EEG pode revelar descargas focais e ondas teta e delta de localização frontotemporal; na criança as descargas são de caráter mais generalizado.

O tratamento utiliza de preferência o aciclovir, cujo componente ativo é trifosforado; inibe a timidinoquinase do vírus que inicia o processo de fosforilação do aciclovir, e que é completado pelas células infectadas; o fármaco ativado bloqueia o DNA viral; é efetivo contra herpes-vírus simples 1 e 2, varicela-zóster, Epstein-Barr, herpes-vírus simiae, não sendo eficaz contra citomegalovírus e sem dados disponíveis sobre a eficácia em relação aos herpes-vírus 6 e 7. A dose é de 10 mg/kg de

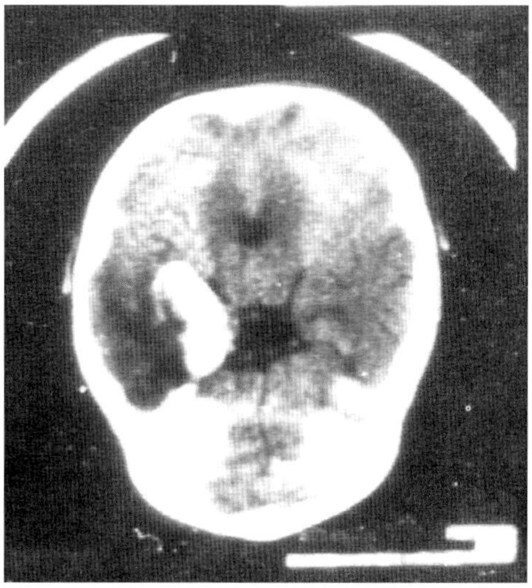

Figura 168.1 Encefalite herpética. Tomografia computadorizada mostrando hemorragia no lobo temporal.

8 em 8 h, durante 2 a 3 semanas IV; o medicamento deve ser diluído em 100 mℓ de solução isotônica e infundido durante 1 h. Os principais efeitos colaterais são elevação da ureia acima de 50 mg, trombocitopenia com menos de 100.000 plaquetas por mm^3, aumento da SGOT acima de 250 IU e da bilirrubina com níveis superiores a 3 g/dℓ. Haefeli *et al.* (1993) mencionam neurotoxicidade com alteração mental, tremores, ataxia e convulsões, o que é importante ter-se em conta durante o tratamento; por isto, medicação anticonvulsivante deve ser prescrita, com a administração de fenitoína na dose inicial de 18 mg/kg IV seguida de 5 mg/kg/dia.

Este medicamento se mostrou muito mais eficaz do que o vidarabine, primeiramente utilizado na dose de 15 mg/kg IV durante 12 h e por 10 dias; outras substâncias que podem ser empregadas em determinados casos são o valaciclovir (oral 2 g, 3 vezes/dia) e o foscarnet (ácido fosfonofórmico).

Nos casos com grave edema cerebral e herniações, principalmente do úncus do hipocampo, comprimindo o tronco cerebral, o tratamento cirúrgico está indicado, com craniotomia descompressiva e exérese dos tecidos necrosados que, enviados para exame anatomopatológico, mostram as características inclusões intranucleares de Cowdry A. Antes do exame liquórico com a pesquisa do PCR, a biopsia era mais utilizada, mas foi suplantada por ser exame invasivo e com falso-negativos.

Menciona-se que 56% sobrevivem com o tratamento; a morbidade, entretanto, é elevada, com 17% recuperando-se completamente, 26% apresentando pequenas sequelas, 33%, moderadas e 24% tornando-se inválidos em virtude de graves comprometimentos, principalmente cognitivos, motores e crises convulsivas de difícil controle. Por isto, iniciar prontamente o tratamento com aciclovir é fundamental; deve ser lembrado, porém, que muitos doentes, já sob medicação, ainda pioram; por outro lado, a recuperação pode prosseguir mesmo depois das 3 semanas propostas para o tratamento.

▸ Referências bibliográficas

Aurelius E, Johonsson B, Skoldenberg B, Forsgren M. Encephalites in immunocompetent patients due to herpes simplex virus 1 or 2, as determined by type specific polymerase chain reaction and antibody assay in cerebrospinal fluid. *J Med Virol* 39: 179-186, 1993.

Davies LE, John RT. An explanation for localization of Herpes simplex encephalites. *Ann Neurol* 5: 2-5, 1979.

Dix RD, Waitzman DM, Follanshee S. Herpes simplex virus type 2 in two homosexual men with persistent lymphoadenopathy. *Ann Neurol* 17: 203-206, 1975.

Domingues RB, Lakeman FD, Mayo MS, Whitley RJ. Application of competitive PCR to cerebrospinal fluid samples from patients with hespes simplex encephalites. *J Clin Microbiol* 36: 2229-2234, 1998.

Haefeli WE, Schoenberger RAZ, Weiss P, Ritz RF. Acyclovir induced neurotoxicity concentration side effect relationship in acyclovir overdose. *Am J Med* 94: 212-215, 1993.

Lahat E, Barr J, Barkai G, Paret G, Brand N, Barzilai A. Long term neurological outcome of herpes simplex encephalites. *Arch Dis Child* 80: 69-71, 1999.

Lin WR, Worniak MA, Esifi MM, Klenerman P, Itzhaki RF. Herpes simplex encephalites involvement of apolipoprotein E genotype. *J Neurol Neuros Psychiatry* 70: 117-119, 2001.

169 Herpes-zóster – CID 10 (B02)

Antonio Carlos de Medeiros Pereira e Ralph Antonio Xavier Ferreira

▸ Introdução

O herpes-zóster e a varicela são duas entidades clínicas distintas causadas por um mesmo agente, o Varicellovirus (VZV). A varicela é a infecção primária e resulta da exposição de indivíduos suscetíveis ao vírus, enquanto o herpes-zóster é a reativação do vírus que se encontrava em estado de latência em gânglios sensoriais dorsais, desde a primoinfecção.

Devido a sua apresentação única com o aparecimento de lesões vesiculares localizadas em um determinado dermátomo, o herpes-zóster é de descrição antiga. Ao contrário, a varicela frequentemente era confundida com a varíola (Gordon e Meader, 1929).

A natureza infecciosa do herpes-zóster foi primeiramente descrita por Borkay, em 1892, após observar a ocorrência de vários casos de varicela em familiares de pacientes com zóster. Após esta observação epidemiológica, postulou, então, tratar-se de duas doenças causadas por um mesmo agente (von Borkay, 1892). Só mais tarde, demonstrou-se que a inoculação do fluido oriundo de vesículas de pacientes com zóster em indivíduos suscetíveis resultava em varicela (Kundratitz, 1925).

Desde o início do século 20, a semelhança dos achados histopatológicos observados em lesões cutâneas, além de observações epidemiológicas e imunológicas, indicavam que varicela e zoster seriam causados por um mesmo agente (Seiler, 1949). Porém, somente em 1958 foi confirmado que não havia diferença entre o agente viral isolado a partir de pacientes com zóster ou varicela (Weller e Stoddard, 1952; Weller, 1953; Weller e Wilton, 1958).

▸ Epidemiologia

Apresentando transmissão interpessoal, tanto por via respiratória quanto por contato, o vírus varicela-zóster tem em seres humanos seu único hospedeiro natural conhecido (Stevens *et al.*, 1975). Ainda que ocorrendo de forma esporádica, o herpes-zóster incide em todas as faixas etárias, desde a infância, quando é menos frequente, até a idade adulta, predominando em idosos (Gilden *et al.*, 1988; 1992). A doença tem ocorrido dentro dos 2 primeiros anos de vida em crianças que nasceram de mães que apresentaram varicela durante a gestação. O zóster infantil não se correlaciona, necessariamente, com um quadro de imunodepressão (Espanha *et al.*, 1991). Particularmente, indivíduos imunocomprometidos como portadores de doenças crônicas, neoplasias, síndrome da imunodeficiência adquirida e uso de medicações imunossupressoras ou radioterapia têm uma alta incidência dessa doença. Não se têm demonstrado diferenças significativas quando se observa a distribuição por sexo e raça (Whitley, 1984; Locksley, 1985).

Ao contrário da varicela, que incide mais frequentemente no final do inverno e início da primavera, o herpes-zóster não apresenta uma distribuição sazonal definida, podendo ocorrer em qualquer época do ano. Não se tem observado um correspondente aumento de casos de zóster durante eventuais surtos de varicela, o que afasta a possibilidade de se contrair a doença em seguida a exposição à varicela (Miller e Brunnel, 1970).

▸ Patogenia

O contato inicial de humanos suscetíveis com o vírus varicela-zóster causa a varicela, que é a infecção primária. Em seguida, naturalmente, o vírus permanece em estado latente em gânglios de nervos espinais e cranianos, sem manifestações clínicas. Fatores desconhecidos mantêm o vírus neste estado (Bastian *et al.*, 1974). O quadro que advém da reativação e replicação do vírus, bem como de seu transporte retrógrado à pele, é conhecido como herpes-zóster (Esiri e Tomlinson, 1972; Chatak e Zimmerman, 1973).

O exame microscópico do gânglio nervoso, na vigência de um quadro agudo de zóster, mostra células degeneradas e infiltrado constituído por polimorfonucleares e linfócitos, além de congestão vascular (Bastian *et al.*, 1974).

As lesões vesiculares produzidas pelo vírus varicela-zóster são idênticas do ponto de vista anatomopatológico, independentemente de se tratar de um quadro de varicela ou zóster. Comumente envolvem a epiderme e derme, onde encontramos células gigantes multinucleadas, muitas delas com inclusões eosinofílicas intranucleares. Células polimorfonucleares predominam no líquido vesicular acompanhadas de poucos mononucleares (McSorley *et al.*, 1974; Stevens *et al.*, 1975).

▸ Quadro clínico

Habitualmente, a febre, a cefaleia e os sinais de comprometimento do estado geral são discretos ou ausentes em pacientes com herpes-zóster. O próprio paciente relata suas queixas, uma vez que seu estado mental raramente é comprometido (Arvin, 1966).

Por sua frequência e intensidade a dor é um sintoma proeminente e antecede as lesões cutâneas em 2 a 3 dias, às vezes um pouco mais. Localizando-se no dermátomo correspondente ao trajeto do nervo comprometido, se apresenta de um modo súbito ou insidioso e sua intensidade varia de discreta a muito intensa, chegando ao intolerável (Carneiro *et al.*, 2000).

As lesões cutâneas são unilaterais e não ultrapassam a linha média do corpo, sendo os segmentos torácico, lombossacro, cervical e nervo trigêmeo os mais frequentemente comprometidos. Têm base eritematopapulosa e rapidamente se transformam em vesículas que, por sua vez, tendem a coalescer, formando lesões bolhosas mais extensas. Durante o período de 1 semana estas vesículas se formam e naturalmente rompem-se e se transformam em úlceras que evoluem para crostas. É esperado que estas crostas se desprendam em 2 a 3 semanas, evoluindo o paciente para a cura total, deixando, contudo, marcas cutâneas indeléveis de sua existência.

Algumas vezes as lesões produzidas pelo hesper-zóster apresentam localização sutil, causando sintomas próprios do órgão comprometido, além daqueles já conhecidos. Assim, quando o 1º ou 2º ramo do 5º par craniano é atingido, pode haver envolvimento palpebral seguido de conjuntivite, queratite, uveíte, iridociclite e neurite óptica, constituindo o zóster oftálmico. Em face deste quadro, a evolução com aparecimento de sequelas, inclusive perda da visão, é possível, de modo que a participação do especialista deve ser requerida. Da mesma forma, o envolvimento do ramo maxilar ou mandibular do mesmo nervo leva ao aparecimento de lesões orais em palato, assoalho da boca e língua (Hope-Simpson, 1965).

Por sua vez, quando o nervo facial é comprometido, ocorre uma combinação de paralisia facial periférica, queixa de dor localizada e surgimento de vesículas no conduto auditivo externo que pode se estender ao pavilhão auricular e face, acrescido da perda da sensibilidade gustativa dos dois terços anteriores da língua, do mesmo lado, configurando a síndrome de Hansey Hunt (Hope-Simpson, 1965).

Particularmente importante, mais pela localização em estruturas nobres do que pela frequência, é o comprometimento do sistema nervoso central que se manifesta por meningoencefalite e/ou encefalite. Estas apresentações ocorrem predominantemente em indivíduos imunocomprometidos. Síndromes paralíticas, à semelhança da poliomielite, acontecem quando a ponta anterior da medula é atingida. Outras alterações incluem a síndrome de Guillain Barré, mielite transversa e miosites (Rubin e Fusfeld, 1965; Norris *et al.*, 1969; Hogan e Krigman, 1973).

Ao contrário do que acontece em indivíduos hígidos, o quadro de herpes-zóster em pacientes imunocomprometidos é mais intenso, frequente e suscetível de provocar complicações. Em pacientes com AIDS o herpes-zóster é uma infecção frequente, ocorrendo em 8 a 11% destes. Embora a disseminação cutânea seja infrequente, outras complicações, tais como retinite, necrose retinal aguda e encefalife crônica progressiva têm sido descritas.

Herpes-zóster de evolução crônica também é descrito em imunodeprimidos, em especial na infecção pelo HIV. Esta síndrome tem sido associada ao isolamento de vírus varicela-zóster resistente ao aciclovir (Whitley, 2010).

É descrita, embora com pouca frequência, a ocorrência de herpes-zóster sem seu indicador maior, a erupção vesicobolhosa comprometendo um dermátomo. Nestes pacientes apenas a dor e sinais sensoriais seguidos do isolamento do vírus por provas imunológicas e virológicas sugerem o quadro. É o herpes-zóster *sine herpete* (Lugman, 1986).

Alguns pacientes, especialmente aqueles com idade superior a 50 anos, costumam referir persistência da dor por um tempo superior a 4 semanas após a resolução do exantema vesicular (Preplub *et al.*, 1985; Esmann *et al.*, 1987). A dor mantém as características iniciais de queimação e intensidade variável, de incomodativa a insuportável, podendo ser limitante. Habitualmente surge à noite e é precipitada por variação da temperatura e contato com roupas. É a nevralgia pós-herpética (Kost e Strauss, 1996).

O herpes-zóster em crianças geralmente é mais brando que no adulto e com menos sintomatologia álgica. Costuma ocorrer naqueles que tiveram varicela no 1º ano de vida ou cujas mães tiveram infecção pelo VZV no terceiro trimestre da gravidez.

▸ Diagnóstico

Comumente, o diagnóstico do herpes-zóster se baseia em dados relatados pelo próprio paciente durante a anamnese e realização do exame físico. O diagnóstico utilizando métodos laboratoriais pode ser empregado quando houver dúvida diagnóstica ou interesse em identificar o vírus durante uma pesquisa (Strauss *et al.*, 1988).

A característica distribuição cutânea do exantema vesicular localizado em um dermátomo, precedido de dor ou hiperestesia neste mesmo local e a febre baixa contribuem favoravelmente para o diagnóstico do herpes-zóster. Dados epidemiológicos como a idade avançada do paciente e a associação com imunodeficiência também devem ser valorizados.

A confirmação diagnóstica é possível pela cultura do vírus, pesquisa de inclusões intranucleares em material de biopsia, inoculação do líquido vesicular em culturas de tecido para a observação do efeito citopático e testes imunológicos.

Dentre os testes sorológicos, a fixação do complemento apresenta duração efêmera, negativando-se em meses. Os títulos de anticorpos fixadores de complemento são determinados em amostras pareadas de soro colhidas na primeira e, posteriormente, na segunda ou terceira semanas de doença. Este teste não é adequado para determinação do estado de imunidade contra o vírus varicela-zóster, uma vez que anticorpos podem não ser detectados por esta técnica cerca de um mês após um quadro de varicela (Brunell e Casey, 1964). Para a determinação da suscetibilidade ao vírus varicela-zóster anticorpos fluorescentes contra antígenos de membrana (FAMA) e ELISA são úteis, sendo o último mais simples e menos trabalhoso (Williams *et al.*, 1974). Mais recentemente, a reação em cadeia da polimerase (PCR) é uma boa opção para demonstrar a existência do vírus no líquido vesicular em secreções respiratórias e líquido cefalorraquidiano (Puchhamer-Stockl *et al.*, 1991).

▸ Diagnóstico diferencial

Como já referido antes, o exantema vesicular seguindo o trajeto de um nervo, precedido de dor ou hiperestesia no local, mais febre baixa nos leva ao diagnóstico provável de herpes-zóster, porém o HSV ou o vírus Coxsackie em apresentação incomum podem produzir exantema vesicular em um dermátomo. Neste caso o diagnóstico de certeza exige cultura viral ou outro método para confirmação (Whitley, 2010).

▸ Tratamento

O tratamento do herpes-zóster tem por objetivo o combate à reativação viral aguda e o controle da dor associada. As lesões cutâneas devem receber atenção adequada com vistas a impedir o aparecimento de infecção bacteriana secundária. Para tanto, o paciente não pode descuidar de sua higiene pessoal. No cuidado com as lesões cutâneas pode-se utilizar compressas de permanganato de potássio ou água boricada a 2 ou 3%, 4 vezes/dia. Ainda podem-se associar loções contendo calamina, capsaicina ou lidocaína. A utilização de antibióticos deve limitar-se às situações com infecção bacteriana secundária. Igualmente, um estado de ansiedade e depressão deve ser minimizado (Arvin, 1996; Fusco e Giacovazzo, 1997).

O uso concomitante de corticosteroides e antivirais continua controverso. Alguns trabalhos mostram aceleração na resolução da neurite aguda, levando a melhora mais efetiva das dores e retorno às atividades normais com uso de doses mais baixas dos analgésicos requeridos.

A dor presente em pacientes com herpes-zóster pode variar de moderada, causando alguma inquietação, a muito intensa, podendo interromper o sono ou limitar suas atividades. A associação de paracetamol e codeína costuma conferir analgesia satisfatória. Contudo, o combate à neurite aguda e a neuralgia pós-herpética costuma ser trabalhoso. Deste modo, antidepressivos tricíclicos, gabapentina, cloridrato de amitriptilina, imipramina, carbamazepina e cloridrato de flufenazina em indicações e doses individualizadas têm sido usados. Também tem sido referido por autores o uso de narcóticos, via intratecal (Whitley, 2010).

Para o tratamento específico do herpes-zóster, o aciclovir foi o primeiro dos nucleosídios análogos da guanosina com marcada ação antiviral desenvolvido. Mostra atividade específica contra os vírus do grupo herpes, sendo notável sua ação no tratamento da varicela e do herpes-zóster, particularmente em pacientes imunodeprimidos, apresentando pouca toxicidade para células humanas. É administrado por via intravenosa ou oral. O aciclovir é eliminado ativamente por via urinária, de modo que em indivíduos com insuficiência renal grave, a dose do fármaco deve ser ajustada (Tavares, 2009).

Em pacientes imunocomprometidos, o aciclovir vem sendo usado na dose de 10 mg/kg a cada 8 h IV durante 7 a 10 dias. Em pacientes hígidos, a medicação pode ser utilizada por via oral na dose de 600 ou 800 mg, 5 vezes/dia, durante 7 a 10 dias. Nestes pacientes, esta posologia diminui o surgimento de novas lesões, provoca involução das lesões já estabelecidas e reduz a duração da neuralgia pós-herpética (Tavares, 2009).

Em caso de encefalite e pneumonia por herpes-zóster, o fármaco deve ser usado IV durante 7 a 10 dias, na dose de 10 mg/kg a cada 8 h. A administração do aciclovir IV requer sua diluição em 50 mℓ de soro fisiológico e infusão gota a gota por 30 a 60 min. O aciclovir não é teratogênico ou mutagênico, podendo ser usado em gestantes. O valaciclovir, um pró-fármaco do aciclovir, tem maior absorção por via oral, permitindo uma concentração sanguínea cinco vezes maior que a do aciclovir. Deve ser administrado na dose de 1 g de 8 em 8 h durante 7 dias. O fanciclovir, por sua vez, é um pró-fármaco do penciclovir, também com melhor absorção por via oral. É administrado na dose de 250 a 500 mg por via oral, de 8/8 h durante 7 dias. Ambas as medicações são superiores ao aciclovir na cura das lesões cutâneas e têm o mesmo efeito na resolução da dor (Tavares, 2009).

Pacientes imunodeprimidos podem ser acometidos por VZV resistente ao aciclovir. Nestes casos a opção é o foscarnet intravenoso, observando sempre suas contraindicações.

Nos EUA, a partir de 2006 foi aprovada (FDA), para prevenção de herpes-zóster em pacientes de 60 anos ou mais, a vacina (cepa OKA) com uma concentração de vírus atenuados, as PFU (unidades formadoras de placas), maior que a da vacina contra varicela, capaz de induzir a produção de altos títulos de anticorpos protetores, com aumento da duração também da imunidade mediada por células. Estas características não se conseguiam com a vacina de varicela em idosos.

Pacientes idosos vacinados apresentam uma queda da incidência de HZ acima de 50% em comparação com grupos de não vacinados (placebo). Além disso, diminui a incidência de neuralgia pós-herpética em até 60% (Whitley, 2010; Farhat, 2008).

▸ Referências bibliográficas

Arvin AM. Varicella-zoster virus. *Clin Microbiol Rev* 9: 361, 1996.

Bastian FO, Rabson AS, Yee CL *et al.* Herpesvirus varicella: isolated from human dorsal root ganglia. *Arch Pathol* 97: 331, 1974.

Bruchbinder SP, Katz MH, Hessol NA *et al.* Herpes-zoster and human immunodeficiency virus infections. *J Infect Dis* 166: 1153, 1992.

Brunell PA, Casey HL. A crude tissue culture antigen for the determination of varicella-zoster complement fixing antibody. *Public Health Reports* 79: 839, 1964.

Carneiro SC, Santos Olupi, Semenovitch IJ. Varicella e herpes. *J Bras Med* 78: 48, 2000.

Chatak NR, Zimmerman HM. Spinal ganglion in herpes zoster. *Arch Pathol* 95: 411, 1975.

Esiri MM, Tomlinson AH. Herpes-zoster: demonstration of virus in trigeminal nerve and ganglion by immunofluorescence and electron microscopy. *J Neurol Sci* 15: 35, 1972.

Esmann V, Kroon S, Petersblund NA *et al.* Prednisolone does not prevent postherpetic neulalgia. *Lancet* 2: 126, 1987.

Espanha CA, Marins ABL, Pereira ACM, Tavares W. Herpes zoster na infância. Relato de um caso. *Arq Bras Med* 65: 23, 1991.

Farhat CK. Varicela. In *Imunizações, Fundamentos e Prática*, 5ª ed., Atheneu, São Paulo, pp. 414-424 e 529-530, 2008.

Fusco BM, Giacovazzo M. Peppers and pain. The promise of capsaicin. *Drugs* 53: 909, 1997.

Gilden DH, Magalinszen R, Dueland AN. Herpes-zoster pathogenesis and latency. *Prog Med Virol, Brasil* 39: 19, 1992.

Gilden DH, Murray RS, Wellish M *et al.* Chronic progressive varicella-zoster virus encephalitis in an AIDS patient. *Neurology* 138: 1150, 1988.

Gordon JE, Meader FM. The period of infectivity and serum preventioin of chickenpox. *JAMA* 93: 2013, 1929.

Hata A, Asanuma H, Rinki M *et al.* Use of an inactivated varicella vaccine in recipient of hematopoietic. cell transplant. *N Engl J Med* 347: 26, 2002.

Hogan EL, Krigman MR. Herpes-Zoster myelitis. *Arch Neurol* 29: 309, 1973.

Hope-Simpson RE. The nature of herpes-zoster: A long-term study of a new hypothesis. *Proc R Soc Med* 58: 9, 1965.

Kost RG, Strauss SE. Postherpetic neuralgia pathogenesis, treatment and prevention. *N Engl J Med* 335: 32, 1996.

Kundratitz K. Experimentelle ubertragungen von herpes zoster auf menschen und die benziehungen von herpes zoster zu varicellen. *Z Kinderheilkd* 39: 379, 1925.

Lawrence R, Girshon AA, Holzsman R *et al.* The risk of zoster after vaccinationin children witch leukemia. *N Engl J Med* 318: 543, 1988.

Locksley RM, Flournoy N, Sullivan KM *et al.* Infection with varicella-zoster virus after marrow transplantation. *J Infect Dis* 152:1172, 1985.

Lugman L, Lonnvist B, Gohoton G *et al.* Clinical and subclinical reactivactions of varicella-zoster virus in immunocompromissed patients. *J Infect Dis* 153: 840, 1986.

McSorley J, Shapiro L, Brownstein MH *et al.* Herpes simplex and varicella-zoster: comparative histopathology of 77 cases. *Int J Dermatol* 13: 69, 1974.

Miller LH, Brunell PA. Zoster, reinfection or activation of latent virus? *Am J Med* 49: 480, 1970.

Norris FH, Dramov B, Calder CD *et al.* Virus-like particles in myositis accompanying herpes zoster. *Arch Neurol* 21: 25, 1969.

Puchhamer-Stockl E, Popow-Kraupp T, Heinz F *et al.* Detection of varicella-zoster virus DNA by polymerase chain reaction in the cerebrospinal fluid of patients suffering from neurological complications associated with chickenpox or Herpes-zoster. *J Clin Microbiol* 29: 1513, 1991.

Preplub SR, Bregman DJ, Vernon LL. Deaths from varicella in infants. *Pediatr Infect Dis* 4: 503, 1985.

Rubin D, Fusfeld RD. Muscle paralysis in herpes-zoster. *Calif Med* 103: 261, 1965.

Seiler HE. A study of herpes zoster particularly in its relationship to chicken pox. *J Hyg* 47: 253, 1949.

Stevens DA, Ferrington RA, Jordan GW *et al.* Cellular events in zoster vesicles: relation to clinical course and immune parameters. *J Infect Dis* 131: 509, 1975.

Strauss SE, Ostrove JM, Inchuspe G *et al.* Varicella-zoster virus infections. *Ann Intern Med* 108: 221, 1988.

Tavares W. Drogas antivirais. In: *Antibióticos e Quimioterápicos para o Clínico.* 2ª ed., Atheneu, São Paulo, pp. 445-466, 2009.

von Borkay J. Das Auftreten der Schafblattern uter besonderen Umstanden. *Unger Arch Med* 1: 159, 1892.

Weller TH. Serial propagation *in vitro* of agents producing inclusions bodies derived from varicella and herpes-zoster. *Proc Soc Exp Biol Med* 83: 340, 1953.

Weller TH, Stoddard MB. Intranuclear inclusion bodies in cultures of human tissue inoculated witch varicella vesicle fluid. *J Immunol* 68: 311, 1952.

Weller TH, Witton HM. The etiologic agents of varicella and herpes zoster. Sorologic studies with the viruses as propagated *in vitro*. *J Exp Med* 228: 336, 1958.

Whitley RJ. Varicella zoster infection. In Galasso G, Merigan T, Buchanan R (eds.), *Antiviral Agents and Viral Infections of Man*. Raven Press, New York, 517 pp, 1984.

Whitley RJ. Varicela zoster virus. In: Mandell GL, Bennett JE, Dolin R (eds.), *Mandell, Douglas and Bennett's, Principles and Practice of Infectious Diseases*, 7th ed., Churchill-Livingstone. Phildadelphia, pp. 1963-1968, 2010.

Williams V, Gershon A, Brunell PA. Serologic response to varicella-zoster membrane antigens measured by indirect immunofluorescence. *J Infect Dis* 130: 669, 1974.

170 Varicela | CID 10 (B01)

Antonio Carlos de Medeiros Pereira e Ralph Antonio Xavier Ferreira

▸ Introdução

Como já referido no capítulo anterior, a varicela e o herpes-zóster são duas síndromes clínicas produzidas pelo mesmo agente etiológico, o *Varicellovirus*, um herpes-vírus humano neurotrópico conhecido como herpes-vírus humano 3, ou vírus varicela-zóster e apresentado sob a sigla VZV. A varicela é a infecção primária, enquanto o herpes-zóster a reativação do vírus que se manteve em latência no gânglio dorsal (sensorial) após a primoinfecção.

A varicela é uma doença infecciosa aguda benigna altamente contagiosa, que se caracteriza por um exantema vesicular generalizado da pele e mucosas. Em recém-natos e crianças com imunidade comprometida pode ocorrer doença mais grave e potencialmente fatal, pelo comprometimento visceral causado pelo VZV. Também pode ser grave em crianças hospitalizadas, devido à grande facilidade de disseminação aérea do vírus entre as diversas enfermarias. Nos adolescentes e adultos, assim como em imunodeprimidos, a varicela pode ter, com maior frequência, complicações respiratórias e neurológicas graves e até levar à morte.

O varicela-zóster é um vírus DNA da família dos Herpesviridae, da subfamília dos Alfa-herpesvírus, que são vírus citolíticos, de crescimento rápido. Apresentam forma icosaédrica, são sensíveis a solventes lipídicos, como éter, clorofórmio, etanol bem como fenol, formol e permanganato de potássio (1:1.000). Também são sensíveis a pH extremos (menores que 6,2 e maiores que 7,8) e são relativamente termolábeis. Assim como os herpes-vírus simples (HSV) tipos 1 e 2, causam reagudizações quando ocorrem quedas na imunidade do indivíduo por vários fatores como radioterapia, quimioterapia, neoplasias, HIV, doenças crônicas etc.

Uma associação clínica entre a varicela e o herpes-zóster já era conhecida há quase um século. No início do século 20, as semelhanças nos achados histopatológicos das lesões cutâneas resultantes da ação das duas doenças foram demonstradas. Os vírus isolados de pacientes com varicela e herpes-zóster produziam alterações similares na cultura de tecidos, mais especificamente com o aparecimento de inclusões intranucleares eosinofílicas e células gigantes multinucleadas, sugerindo que os vírus eram biologicamente semelhantes. A análise com endonuclease de restrição do DNA viral de um paciente com varicela que desenvolveu subsequentemente o herpes-zóster comprovou a identidade molecular do vírus responsável por estas duas apresentações clínicas.

Existe somente um sorotipo do vírus varicela-zóster, entretanto, alguns de seus antígenos apresentam reação cruzada com outros herpesvírus, devendo isto ser levado em consideração na interpretação de alguns testes de laboratório. O vírus varicela-zóster só é encontrado na espécie humana, sendo reproduzido em culturas de células humanas e de primatas (devido a identificação de um vírus muito semelhante em algumas espécies de símios), não se reproduzindo nem em animais de laboratório, nem em ovos embrionados. Em preparações observadas ao microscópio eletrônico, além de vírus íntegros, também são vistas partículas parcialmente envelopadas, nucleocapsídios sem envoltório e partículas vazias, sem cerne (Jawetz *et al.*, 1991; Oliveira, 1994; Cotran *et al.*, 1996; Brunell, 1997; Feldman, 2009; Krugman e Katz, 1999; Freire e Freire, 2000; Murahovsch, 2003; Whitley, 2008).

▸ Patogenia

Inicialmente ocorre replicação viral nas células epiteliais da mucosa do trato respiratório superior, seguida de disseminação, provavelmente hematogênica e linfática, sendo os vírus fagocitados por células do sistema reticuloendotelial, ocorrendo então a viremia. Os surtos de aparecimento de lesões cutaneomucosas ocorrem na primeira semana da doença, culminando com o *rash* vesicular disseminado. A viremia tem sido demonstrada de 1 a 11 dias antes do *rash* e até 2 dias após sua instalação, predominantemente nos linfócitos de pacientes imunocompetentes. Na varicela sem complicações, foram encontradas elevações nos títulos das aminotransferases séricas, sugerindo que, durante a evolução normal da doença ocorra envolvimento visceral, assim como ocorre em outras viroses. Em pacientes imunodeprimidos observa-se comprometimento visceral mais significativo, por deficiência da resposta imune, especialmente celular, permitindo replicação viral continuada, consequentemente com maior agressão de pulmões, fígado, cérebro e outros órgãos, caracterizando uma forma mais grave da doença.

Após a recuperação clínica, a infecção viral continua sem sintomas clínicos em uma fase chamada latente. Durante este período, é possível detectar RNA mensageiro (mRNA) do VZV em células neuronais de gânglios das raízes dorsais (Brunell, 1997; Feldman, 2009; Krugman e Katz, 1999; Whitley, 2008).

▪ Diagnóstico clínico

A evolução clínica da varicela apresenta quatro períodos: de incubação; prodrômico; exantemático; e de crostas (resolução das lesões) (Tabela 170.1).

▸ **Período de incubação.** Período que compreende a viremia primária e secundária e vai desde a exposição do suscetível ao vírus até o início do exantema (*rash*) cutâneo. Dura em torno de 10 a 20 dias com média de 14 a 16 dias.

▸ **Período prodrômico.** São os sintomas que antecedem o aparecimento do *rash* cutâneo que podem se manifestar em alguns pacientes. Há uma notável variação na intensidade destes sintomas sistêmicos associados à varicela. As crianças imunocompetentes geralmente apresentam uma sintomatologia

Tabela 170.2 Varicela congênita/perinatal.

Etapa da infecção materna	Sequelas
1º e 2º trimestres	Síndrome de varicela congênita
2º e 3º trimestres	Herpes-zóster em lactentes e pré-escolares
Perinatal	Varicela neonatal disseminada

por baixo peso ao nascer, cicatrizes cutâneas, acometimento de membros (hipoplasia, equinovarismo, ausência ou malformação dos dedos), alterações neurológicas [microcefalia, atrofia cortical, hidranencefalia, bexiga neurogênica, distúrbios sensoriais e oftalmológicos (coriorretinite, microftalmia, catarata, síndrome de Horner, nistagmo e anisocoria)].

Estas manifestações podem ser achados isolados ou podem advir de infecções ocorridas mais tardiamente na gestação, e que ocasionariam malformações de menor extensão e gravidade, ficando as crianças, na maioria das vezes, sem diagnóstico até o segundo ano de vida ou mais. Embora o feto possa ser infectado mais tardiamente como citado, muitas vezes a única evidência de que isto ocorreu é um título de anticorpo anti-VZV positivo quando a criança tem mais de 1 ano de idade ou, em outros casos, o aparecimento de zóster em idade precoce (Higa *et al.*, 1987; Brunell, 1997; Farhat, 2008; Krugman e Katz, 1999; Freire e Freire, 2000; Mayers, 2005; Whitley, 2008; Feldman, 2009) (Tabela 170.2).

Varicela perinatal

Doença materna no período de 5 dias antes a 2 dias após o parto resulta em varicela grave no neonato (varicela neonatal) em até 30% dos casos, por contágio sem que haja tempo para passagem de anticorpos protetores em quantidade suficiente mãe-filho e pelo fato de o RN receber um grande inóculo do vírus transmitido por via sanguínea, produzindo doença com extensas lesões cutâneas e viscerais com mortalidade elevada (Higa *et al.*, 1987; Brunell, 1997; Krugman e Katz, 1999; Freire e Freire, 2000; Farhat, 2008; Mayers, 2005; Nogueira, 2000; Whitley, 2008; Feldman, 2009).

Varicela em vacinados

A vacina de vírus vivo (OKA) é efetiva em mais de 95% dos casos para a prevenção da varicela típica, ou seja, caso venham a desenvolver a doença após contato com o vírus selvagem, a doença se apresenta mais branda.

A varicela dita modificada seria aquela que ocorre após a vacinação, podendo ser pelo vírus vacinal ou selvagem, e geralmente é atípica.

O exantema é predominantemente maculopapular: as vesículas são incomuns e em número pequeno (< 50), febre baixa ou ausente. Quando a erupção ocorre nas duas primeiras semanas da vacinação é mais comum que seja pelo vírus selvagem pois ainda não deve haver anticorpos em níveis protetores induzidos pela vacina. Dentro de 2 a 6 semanas pode ser devida ao selvagem ou o vacinal. A varicela modificada pode ser infectante até que as lesões estejam crostosas.

A transmissão desta forma atípica já foi documentada em creches, escolas e em ambiente doméstico.

Diagnóstico diferencial

O diagnóstico clínico da varicela é bastante simples para o médico mais experiente. A história epidemiológica de contato mais o aparecimento de exantema vesicular disseminado característico geralmente sela o diagnóstico.

Em alguns casos mais brandos pode haver dúvida diagnóstica com picadas de inseto (estrófulos), urticária papular, escabiose, dermatite herpetiforme, herpes simples em hospedeiro imunocomprometido, riquetsiose variceliforme e síndrome mão-pé-boca (enterovírus) devendo, nestes casos, também ser visto por um dermatologista. Às vezes a confirmação diagnóstica pode exigir até a realização de cultura viral. Impetigo pode também confundir e, às vezes, ocorrer concomitantemente. Em geral atinge áreas de abrasão cutânea, periorificiais (nariz e boca) e dissemina-se por autoinoculação. A varíola, erradicada há mais de 20 anos, em caso de suspeita de bioterrorismo, principalmente em estrangeiros que chegam ao país, não deve ser esquecida (Brunell, 1997; Feldman, 2009; Farhat, 2008; Krugman e Katz, 1999).

Diagnóstico laboratorial

Exame simples como o hemograma pode demonstrar leucopenia nas primeiras 72 h, seguida de linfocitose relativa ou absoluta. As provas de função hepática também estão geralmente elevadas, demonstrando a conhecida agressão sistêmica desta virose. Se houver comprometimento meníngeo pode haver pleocitose linfocítica leve e aumento leve a moderado das proteínas liquóricas com concentração de glicose, em geral normal.

Em pacientes de alto risco, o diagnóstico laboratorial para identificar o vírus varicela-zóster muitas vezes é importante e pode ser conseguido por alguns dos métodos a seguir.

Pesquisa de inclusões intranucleares

O esfregaço de Tzanck (raspado de base de vesícula corado por Giemsa) é usado com frequência. A presença de células multinucleadas identifica as lesões provocadas por um dos herpesvírus (HSV ou VZV), sendo a sensibilidade deste exame de até 60%. Um esfregaço adequadamente corado contém, também, inclusões eosinofílicas intranucleares. Os antígenos do VZV podem ser detectados nas vesículas por vários meios imunológicos, incluindo a imunofluorescência direta com anticorpos monoclonais. Tais ensaios distinguem o VZV do HSV.

Inoculação de líquido vesicular em cultura de tecidos

O VZV pode ser isolado do líquido vesicular obtido nos primeiros 3 dias de exantema. O vírus é muito lábil e precisa ser armazenado a temperaturas de –70°C caso as culturas não possam ser inoculadas imediatamente. Pode-se colher o líquido vesicular em tubos capilares não heparinizados e colocar a amostra diretamente em fibroblastos pulmonares embrionários humanos.

Testes sorológicos

Podem-se detectar anticorpos séricos alguns dias após o início da varicela e seus títulos costumam elevar-se 1 a 2 semanas depois. A confirmação sorológica é obtida usando-se várias técnicas: o ELISA (ensaio imunoabsorvente ligado à enzima), o mais frequentemente usado, e a reação de fixação do complemento (FC), o mais disponível. O ELISA é muito mais sensível, e a FC tende a negativar meses após a infecção.

A determinação do estado imune de contatos pode ser feita pelo ELISA ou anticorpos fluorescentes contra o antígeno de membrana (FAMA), sendo o ELISA muito mais simples e menos trabalhoso.

A reação da cadeia da polimerase (PCR) é uma boa opção para demonstrar a presença do vírus no líquido vesicular, secreções respiratórias, esfregaços de orofaringe e líquido cefalorraquidiano (Brunell, 1997; Krugman e Katz, 1999; Mayers, 2005; Whitley, 2010; Feldman, 2009).

Diagnóstico epidemiológico

A varicela é uma doença altamente contagiosa, atingindo até 90% dos membros suscetíveis após exposição domiciliar. A infecção subclínica não é superior a 4%. É uma doença endêmica na população geral, ocorrendo epidemias no final do inverno e início da primavera, mas ocorrem casos esporádicos no início do verão e no final do outono. A faixa etária mais acometida vai do nascimento aos 15 anos, concentrando 90% dos casos, sendo que 50% deles ocorrem entre crianças de 5 aos 9 anos. A maior gravidade é observada em menores de 1 ano e adultos.

Envolve ambos os sexos e igualmente todas as raças. A letalidade é proporcional à idade; embora menos de 2% dos casos notificados ocorram após a segunda década de vida, quase 35% dos óbitos são registrados nesse grupo. Os adultos também apresentam um índice desproporcionalmente alto de internações hospitalares. Aproximadamente 10% dos indivíduos acima de 15 anos em regiões tropicais são considerados suscetíveis à infecção pelo VZV.

O período de incubação varia entre 10 e 21 dias, mais frequentemente entre 14 e 16 dias, e a transmissão se dá por contato direto com material oriundo das lesões cutâneas ou por via respiratória por meio das secreções respiratórias. São importantes não só as gotículas expelidas na fala ou tosse (com alcance de cerca de 90 cm), mas também partículas de menor tamanho (5 μm ou menos) formadas pela evaporação das gotículas veiculadas por partículas de poeira em suspensão, podendo atingir maior dispersão (transmissão pelo ar). O risco de transmissão viral está diretamente relacionado com o número de lesões cutâneas. O período de contágio vai de 1 a 2 dias antes do início do *rash* e do aparecimento das vesículas até a evolução de todas as lesões até crostas (crostas secas não contêm vírus infeccioso), o que ocorre em média em 5 a 7 dias de doença, nas crianças imunocompetentes.

A transmissão intra-hospitalar já está bem documentada, ocorrendo por meio do contato entre os pacientes ou do ar. O contágio indireto por uma terceira pessoa é improvável e sua confirmação não está bem fundamentada. Os adultos internados com herpes-zóster têm menor probabilidade de causarem casos secundários de varicela entre os contatos adultos do que entre crianças, e isto ocorre porque as crianças internadas tendem a ser mais suscetíveis à varicela do que os adultos hospitalizados. Recomendam-se medidas de isolamento rigorosas para os pacientes hospitalizados com varicela e para crianças e adultos imunocomprometidos com herpes-zóster.

A quase totalidade dos casos de varicela ocorre na infância e a maioria das crianças contrai a doença logo após entrar nas escolas. É fato que cerca de 10% dos funcionários de hospitais com história negativa de varicela têm sorologia negativa. Quase todos os indivíduos com história pregressa positiva têm sorologia positiva.

Após a infecção, há imunidade por toda a vida, e são raros novos episódios após outra exposição, o que acontece principalmente em imunocomprometidos.

A varicela é mais comum do que outras doenças da infância nos primeiros meses de vida, mas a doença costuma ser branda. Isso ocorre, provavelmente, porque os anticorpos maternos transferidos através da placenta não seriam tão eficazes na proteção dos lactentes contra essa doença quanto os anticorpos contra outros vírus, como o do sarampo, por exemplo, mas podem atenuá-la. Entretanto, surtos em berçários são raros. As crianças que desenvolvem varicela durante os primeiros meses de vida ou expostas durante a vida intrauterina correm um maior risco de apresentarem herpes-zóster na infância (Brunell, 1997; Krugman e Katz, 1999; Mayers, 2005; Whitley, 2010; Feldman, 2009).

Tratamento

Tratamento inespecífico

Em geral a doença é autolimitada, e são suficientes medidas gerais destinadas a evitar infecção bacteriana secundária, mediante a boa higiene local, incluindo banhos diários e agentes antipruriginosos (loção de calamina e anti-histamínico oral). Em crianças é importante aparar as unhas o mais rente possível, visando reduzir as lesões por escarificação. Para o alívio da febre e sintomas gerais usam-se antitérmicos/analgésicos (dipirona, paracetamol, ibuprofeno), exceto ácido acetilsalicílico, pelo risco da ocorrência da chamada síndrome de Reye. O paracetamol pode ser usado, mas com cautela, em pacientes com varicela, devido à frequente lesão hepática provocada pelo VZV que pode se somar ao potencial hepatotóxico deste medicamento (Farhat, 2008; Krugman e Katz, 1999; Whitley, 2008).

Tratamento antiviral

A replicação do vírus envolve a síntese da timidinoquinase, o que torna o vírus suscetível à inativação por fármacos antivirais.

▸ **Aciclovir e valaciclovir.** O aciclovir é um derivado purínico análogo da guanosina. Sua ação específica contra os vírus do grupo herpes levou à descoberta de outros derivados da guanina, como o ganciclovir e o fanciclovir. Apresenta alta seletividade de ação e baixa toxicidade para as células humanas. Para adolescentes e adultos se recomendam 800 mg por via oral, 5 vezes/dia, por 5 a 7 dias. O uso da medicação deve ser precoce (< 24 h de doença). Tem particular valor na varicela grave: pneumônica, hemorrágica, neonatal, na gestante e em imunodeprimidos. Nestes pacientes é usado na dose de 10 a 12,5 mg/kg a cada 8 h por 7 dias por via intravenosa.

Aciclovir pode ser benéfico para crianças < 12 anos, também com início da terapia precoce (< 24 h de início do quadro) na dose de 20 mg/kg a cada 6 h, por 5 a 7 dias. O valaciclovir é um pró-fármaco do aciclovir, que após administração por via oral é convertido rapidamente em aciclovir, dando concentrações sanguíneas mais elevadas que o aciclovir original. No entanto, o uso destes medicamentos por via oral no paciente imunocompetente tem valor discutível, tendo em vista o pequeno benefício, considerando que a doença é autolimitada, além de elevarem o custo do tratamento; o esquema com várias doses durante o dia faz crescer o número de pacientes que efetivamente não fazem o tratamento correto (Krugman e Katz, 1999; Tavares, 2009; Whitley, 2008).

▸ **Penciclovir e fanciclovir.** O penciclovir é outro derivado que tem espectro de ação antiviral, estrutura e metabolismo semelhantes ao aciclovir. Tem ação sobre os vírus VZV, além de herpes simples. Sua meia-vida intracelular é prolongada, com elevada concentração neste sítio; com isso inibe a replicação viral em menor tempo de tratamento. Assim como o aciclovir, apresenta baixa biodisponibilidade por via oral. O fanciclovir é um pró-fármaco do penciclovir, com melhor absorção por via oral, mas com as limitações referidas para o aciclovir e o valaciclovir. Esses pró-fármacos do aciclovir e penciclovir, respectivamente, valaciclovir e fanciclovir, têm sido licenciados mais para tratamento do herpes-zóster (Krugman e Katz, 1999; Mayers, 2005; Tavares, 2009; Whitley, 2010).

▪ Antibacterianos

O uso de antibióticos está indicado na terapêutica de complicações bacterianas (como impetigo, celulite, pneumonia). Inicialmente, nos casos considerados mais graves, por via parenteral, com cobertura antiestafilocócica empírica (como oxacilina, cefalosporinas da primeira geração, clindamicina e vancomicina). Após resultado de exames para identificação etiológica (Gram do escarro, aspirado de coleções purulentas, hemoculturas), usar de acordo com a sensibilidade demonstrada. Nos casos mais brandos (em geral lesões cutâneas), usar antissépticos tópicos (solução de permanganato a 1/20.000) ou creme de mupirocina a 2% e, se necessário, cefalexina ou cefadroxila por via oral (Nogueira, 1998; Krugman e Katz, 1999; Tavares, 2009; Murahovschi, 2003).

▪ Medidas adicionais

Casos graves muitas vezes requerem estrutura de CTI (oxigenoterapia, suporte ventilatório etc.). Quanto aos corticosteroides, seu uso não tem valor comprovado no tratamento da pneumonia ou encefalite pelo VVZ (Mayers, 2005; Whitley, 2008).

▸ Profilaxia

▪ Medidas gerais

As medidas gerais baseiam-se no isolamento do paciente por um período que vai de 1 a 2 dias antes do aparecimento das vesículas até que todas as lesões se tornem crostas. Devemos ter cuidado especial com os casos secundários no mesmo domicílio do paciente, mesmo entre imunocompetentes, já que a doença pode se manifestar mais gravemente devido à exposição a uma maior carga viral (Krugman e Katz, 1999; Mayers, 2005; Whitley, 2008; Farhat, 2008).

▪ Imunização passiva

A imunoglobulina antivaricela-zóster (VZIG) é produzida a partir do plasma de pessoas sadias que já contraíram varicela e que apresentam altos títulos de anticorpos contra o vírus. Está disponível nos Centros de Referência de Imunobiológicos Especiais (CRIES) para pessoas suscetíveis com alto risco de desenvolver varicela grave após a sua exposição ao VZV. Incluímos entre estas pessoas indivíduos imunocomprometidos com história negativa para varicela; mulheres grávidas suscetíveis com o objetivo de protegê-las das possíveis complicações da varicela, pois não há evidências que essa prática evite viremia e infecção fetal; recém-nascidos de mães que desenvolveram varicela de 5 dias antes do parto até 2 dias após; crianças prematuras com menos de 28 semanas de gestação hospitalizadas, seja qual for a história materna de varicela; recém-nascido pré-termo com idade gestacional maior do que 28 semanas cuja mãe tenha história negativa para varicela, ou seja, soronegativa. A história pregressa de varicela costuma ser confiável nos adultos e nas crianças, e, estas, caso tenham história pregressa negativa, costumam ser suscetíveis. A avaliação sorológica dos adultos com história negativa tem utilidade, desde que não implique um retardo na administração de VZIG.

A imunoglobulina deve ser administrada até 96 h após a exposição, sendo priorizado um período de até 72 h pós-exposição. Esta prática demonstrou que ela pode evitar a doença em indivíduos suscetíveis imunocompetentes e fez com que a varicela tivesse uma apresentação clínica mais branda em indivíduos suscetíveis imunocomprometidos. Nova dose de imunoglobulina deve ser administrada se ocorrer outra exposição do indivíduo suscetível ao vírus após um período maior do que 2 semanas desde a última dose. A dose recomendada é de 125 U/10 kg intramuscular, sendo a dose mínima de 125 U e a máxima de 625 U.

▪ Imunização ativa

A vacina contra varicela foi desenvolvida e elaborada com a denominada cepa oka (vírus vivo atenuado), na Universidade de Osaka (Japão) por Takahashi *et al.* (1974). Esta vacina é recomendada pela Sociedade Brasileira de Pediatria (SBP, 2009). Em dose única protege contra formas graves da doença. Uma segunda dose entre 4 e 6 anos de idade diminui o risco de surtos em escolares e adolescentes. Os menores de 4 anos com uma dose da vacina e que tiveram contato domiciliar ou em creche com caso de varicela devem também receber a segunda dose. Não considerar doses da vacina aplicadas antes de 1 ano de idade.

A vacinação pode também ser utilizada como profilaxia pós-exposição quando aplicada nos primeiros 5 dias após o contato, de preferência nas primeiras 72 h.

A Organização Mundial da Saúde considera prioritária a vacinação dos maiores de 15 anos de idade, sem história prévia de varicela, pois uma análise de custo/benefício realizada nos EUA mostrou que a vacinação rotineira poderia resultar em uma economia de mais de 300 milhões de dólares/ano com gastos hospitalares e menores faltas ao trabalho dos pacientes ou de seus cuidadores. Além disso, com o aumento da idade aumenta-se o risco de se adquirir varicela mais grave.

A vacina contra varicela no momento não está disponível para uso geral no Programa Nacional de Imunizações (PNI) porém em casos especiais pode ser encontrada nos CRIES nas seguintes indicações (Krugman e Katz, 1999; Whitley, 2004; Farhat, 2008):

- Imunocomprometidos, nas indicações de literatura: leucemia linfocítica aguda e tumores sólidos malignos em remissão (há pelo menos 12 meses) com mais de 700 linfócitos/mm^3, plaquetas acima de 100.000/mm^3 e sem radioterapia
- Profissionais de saúde, pessoas e familiares suscetíveis à doença e imunocompetentes que estejam em convívio domiciliar ou hospitalar com imunocomprometidos

- Pessoas suscetíveis à doença que serão submetidas a transplantes de órgãos sólidos, pelo menos 3 semanas antes do ato cirúrgico
- Pessoas suscetíveis à doença e imunocompetentes, no momento da internação em enfermaria onde haja caso de varicela
- Vacinação antes da quimioterapia, em protocolos de pesquisa
- Nefropatias crônicas
- Síndrome nefrótica: crianças com síndrome nefrótica, em uso de baixas doses de corticoide (< 2 mg/kg de peso/dia até um máximo de 20 mg/dia de prednisona ou equivalente) ou para aquelas em que o corticoide tiver sido suspenso 2 semanas antes da vacinação
- Doadores de órgãos sólidos e medula óssea
- Receptores de transplante de medula óssea: uso restrito, sob a forma de protocolo, para pacientes transplantados há 24 meses ou mais
- Pacientes infectados pelo HIV/AIDS se suscetíveis à varicela e assintomáticos ou oligossintomáticos (categoria A1 e N1); considerar o uso em crianças infectadas pelo HIV com CD4 acima de 25%
- Pacientes com deficiência isolada de imunidade humoral e imunidade celular preservada
- Doenças dermatológicas crônicas graves, tais como ictiose, epidermólise bolhosa, psoríase, dermatite atópica grave e outras assemelhadas
- Uso crônico de ácido acetilsalicílico (suspender uso por 6 semanas após a vacinação)
- Asplenia anatômica ou funcional e doenças relacionadas
- Trissomias.

Pessoas em uso de corticoides podem ser imunizadas se estiverem recebendo dose de até 2 mg/kg de peso/dia até um máximo de 20 mg/dia de prednisona ou equivalente. O uso de corticosteroides por via inalatória, tópica ou intra-articular não contraindica a administração da vacina.

▸ Contraindicações

▪ Vacina

- Pacientes imunodeprimidos, exceto nos casos previstos nas indicações
- Durante o período de 3 meses após suspensão de terapia imunodepressora, inclusive uso de corticoides
- Gestação (mulheres em idade fértil vacinadas devem evitar a gravidez durante 1 mês após a vacinação)
- Reação anafilática a dose anterior da vacina ou a algum de seus componentes

Devido à raridade da transmissão do vírus vacinal, a vacina contra varicela *não é contraindicada* para pessoas que convivem com pacientes imunodeprimidos, inclusive HIV-positivos e mulheres grávidas. Por cautela, os vacinados que desenvolvem exantema variceliforme pós-vacinação devem evitar o contato com pacientes imunodeprimidos e grávidas. Não se recomenda o uso de IGHVAZ nessa circunstância, pois o risco de transmissão é considerado mínimo.

A aplicação da vacina contra a varicela antes de completar 4 semanas da aplicação da tríplice viral (sarampo, caxumba e rubéola) foi associada a um maior risco de ocorrer varicela modificada, por isso é recomendado que sejam aplicadas simultaneamente, em locais de aplicação distintos ou com intervalo de no mínimo 4 semanas entre elas.

▪ IGHVAZ

Anafilaxia à dose anterior.

▸ Referências bibliográficas

Brunell PA. Varicela. In Bennett JC, Plum FC (eds), *Tratado de Medicina Interna*, 20ª ed., Guanabara Koogan, Rio de Janeiro, p. 1946-1948, 1997.

Cotran RS, Robbins SL *et al. Robbins Patologia Estrutural e Funcional*, 5ª ed., Guanabara Koogan, Rio de Janeiro, p. 309-310, 1996.

England JA, Balfour HH. Varicella and Zoster Infections. In Hoeprich PA, *Infectious Diseases*, 5th ed., Lippincott Company, Philadelphia, p. 952-962, 1994.

Farhat CK. Varicela. In *Imunizações, Fundamentos e Prática*, 5ª ed., Atheneu, São Paulo, p. 414-424 e 529-530, 2008.

Feldman C, Berezin EN. Varicela zoster. In Veronesi R, Focaccia R (eds), *Tratado de Infectologia*, Atheneu, São Paulo, Rio de Janeiro, Belo Horizonte, p. 767-777, 2009.

Fleisher G, Henry W, McSorley M *et al.* Life threatening complications of varicela. *Am J Dis Child* 135: 896-899, 1981.

Freire LMS, Freire HBM. Infecção pelo vírus varicela-zoster: considerações diagnósticas e terapêuticas. *Pronap*, SBP 1(número extra): 55-85, 1998-2000.

Guess HA, Broughton DD, Melton CJ *et al.* Population based studies of varicella complications. *Pediatrics* 78: 723-727, 1986.

Higa K, Kenjiro D, Harushiko M. Varicella zoster infection during pregnancy: hypothesis concerning lhe mechanisms of congenital malformations. *Obstet Gynecol* 68: 214-222, 1987.

Jawetz EM, Melnick JL *et al. Microbiologia Médica*. 18ª ed., Guanabara Koogan, Rio de Janeiro, p. 346-352, 1991.

Johnson R, Mil BP. Central nervous system manifestation of chickenpox. *Canad M Assoc J* 102: 831, 1970.

Krugman S, Katz S. Infecções pelo vírus varicela-zoster. In *Doenças Infecciosas na Infância*, 10ª ed., McGraw-Hill, Rio de Janeiro, p. 483-505, 1999.

Lenise JF, Hamrick PA, Vieira CAL *et al.* Internações por varicela: razões e complicações. In *Anais* do XIX Congresso da Sociedade Brasileira de Medicina Tropical, São Paulo, p. 158, 1983.

Mayers MG, Stauberry LR *et al.* Vírus varicela-zoster. In *Nelson Tratado de Pediatria*, 17ª ed., Elsevier, Rio de Janeiro, p. 1125-1131, 2005.

Murahovschi J. Doenças infecciosas exantemáticas – Varicela. In *Pediatria, Diagnóstico + Tratamento*, 6ª ed., Sarvier, São Paulo, p. 598-601, 2003.

Nogueira AS. Varicela. In Schechter M, Marangoni DV (eds). *Doenças Infecciosas: Conduta Diagnóstica e Terapêutica*, Guanabara Koogan, Rio de Janeiro, p. 170-173, 1998.

Oliveira LHS. *Virologia Humana*. Cultura Médica, Rio de Janeiro, p. 241-249, 1994.

Tavares W. Drogas antivirais. In *Antibióticos e Quimioterápicos para o Clínico*, 2ª ed., Atheneu, São Paulo, p. 445-466, 2009.

Whitley RJ. Varicella-zoster virus infections. In Dennis L Kasper *et al.* (eds), *Harrison's Principles of Internal Medicine*, 17th edition, MacGraw-Hill, New York, p. 1102-1105, 2008.

Whitley RJ. Varicella-zoster virus. In Mandell GL, Bennett JE, Dolin R (eds), *Mandell, Douglas and Bennett's, Principles and Practice of Infectious Diseases*, 7th ed., Churchill-Livingstone, Philadelphia, p. 1963-1968, 2010.

Ziebold C *et al.* Severe complications of varicella in previously healthy children in Germany. *Pediatrics* 79: 105-108, 2001.

171 Citomegalovírus

Claudio Sérgio Pannuti

▸ Conceito

O citomegalovírus (CMV) pertence à família Herpesviridae, subfamília *Beta-herpesvirinae*, sendo considerado atualmente um dos principais patógenos que afetam o ser humano. Além de poder ser transmitido por vias naturais, o CMV também pode ser transmitido iatrogenicamente, por meio de transfusões de sangue ou transplante de órgãos. Esta forma de transmisão está relacionada com a capacidade do CMV e de outros componentes da família *Herpesviridae* de levar a infecções latentes. Neste tipo de infecção, o vírus não se multiplica na célula (infecção não produtiva), podendo permanecer em equilíbrio com o hospedeiro durante o resto de sua vida. Contudo, em pacientes imunocomprometidos, por alterações neste equilíbrio, o CMV pode voltar a multiplicar-se, provocando sintomas clínicos. O espectro de suas manifestações clínicas é extremamente amplo, podendo causar infecções congênitas e perinatais, infecções adquiridas na infância e na idade adulta, além de ser considerado uma das principais causas de morbidade e mortalidade em pacientes imunocomprometidos.

▸ Histórico e evolução dos conhecimentos

A descoberta do CMV teve início há mais de um século, quando Ribbert, em 1881, observou pela primeira vez células grandes com inclusões intranucleares e citoplasmáticas, de aparência bizarra, no rim de um natimorto com diagnóstico de sífilis congênita. No mesmo ano, Jesionek relatou o encontro de células anormais nos pulmões, rins e fígado de um feto prematuro que morreu com sífilis. Os achados citopatológicos incluíam inclusões intranucleares, envolvidas por um halo claro (Pass, 2001). Nos anos seguintes, outros patologistas relataram o encontro destas células em glândulas salivares, fígado, pulmões e rins de recém-nascidos. O pensamento dominante, na época, era o de que tais células seriam devidas à infecção por um protozoário. Contudo, outros patologistas famosos na época, como Goodpasture e Talbot, acreditavam serem estas estruturas provenientes de alterações sofridas pelas células, representando simplesmente o efeito de uma inflamação crônica e não um protozoário (Goodpasture e Talbot, 1921). Foram Goodpasture e Talbot que propuseram a denominação "citomegalia" para esta condição celular. Até 1932, havia apenas 25 casos documentados de doença com estas estruturas características, todos eles diagnosticados em necropsias. Com exceção de um paciente de 36 anos, a casuística era composta por natimortos e recém-nascidos, sendo as "células citomegálicas" observadas em órgãos internos, principalmente nos rins, pulmões e fígado.

As evidências de que as células citomegálicas seriam a expressão de uma entidade nosológica bem definida, de provável etiologia viral, continuou ganhando corpo, graças principalmente aos estudos de patologia comparada. Já em 1926, Cole e Kuttner haviam demonstrado um "vírus filtrável" nas glândulas submaxilares de cobaias. Durante a década de 1930, vários outros estudos identificaram células citomegálicas idênticas às observadas no homem e em animais de várias espécies, como cobaios, ratos, camundongos e macacos (Kuttner e Wang, 1934; Cowdry e Scott, 1935). Demonstrou-se em seguida que glândulas salivares de camundongos com células citomegálicas características continham um agente infeccioso filtrável, que podia ser transmitido em série a animais de mesma espécie e que, em certas circunstâncias, podia provocar lesões viscerais disseminadas (McCordock e Smith, 1936; Rosenbusch e Lucas, 1939). A constatação de que, em animais inferiores, só se conseguia transmitir a doença de células citomegálicas a animais da mesma espécie neutralizou forte argumento dos que questionavam a natureza viral desta entidade pela incapacidade de transmiti-la do homem a animais de laboratório (Wyatt *et al.*, 1950). Contudo, a doença de células de inclusão continuava sendo vista como uma raridade no homem, afetava quase exclusivamente os patologistas, sendo praticamente ignorada pelos pediatras, clínicos e mesmo pelos virologistas. Até 1950, somente 66 casos com demonstração de células citomegálicas haviam sido relatados, sendo 64 em crianças e dois em adultos. Wyatt *et al.* (1950) reviram todos estes casos, descritos sob uma diversidade de nomes, tais como "doença de inclusão", "infecção generalizada pelo vírus da glândula salivar", "doença da célula protozoário-símile" e tentaram delinear melhor seu quadro clinicopatológico. Defenderam enfaticamente a etiologia viral desta entidade, chamando atenção para sua importância como uma infecção fatal, que incidia quase exclusivamente em recém-nascidos e lactentes. Foram estes autores que ressaltaram a capacidade necrosante do vírus, provocando hepatite, pneumonite, enterite e encefalite, e propuseram o nome "doença da inclusão citomegálica generalizada" para caracterizar esta entidade nosológica, denominação esta prontamente aceita e até hoje ainda empregada em algumas publicações (Wyatt *et al.*, 1950).

Em 1952, Fetterman demonstrou em uma criança prematura com quadro clínico sugestivo da "doença de inclusão citomegálica generalizada" a existência, no segundo dia de vida, de células com inclusões características na urina. Isto permitiu, pela primeira vez, por meio de técnica simples e rápida, fazer o diagnóstico desta infecção ainda em vida. A criança morreu 2 dias depois, sendo observadas, na necropsia, células citomegálicas típicas no córtex cerebral, hipófise, tireoide, pulmões, fígado, pâncreas e rins, confirmando deste modo o diagnóstico (Fetterman, 1952). A comunicação de Fetterman, aparentemente simples, teve grande significado, pois contribuiu de modo decisivo para a mudança do enfoque dado à doença, que passou da esfera dos diagnósticos *post mortem* para a das entidades nosológicas diagnosticadas em vida.

O mais importante passo na história da doença citomegálica foi dado em 1956. Nesse ano, Smith (1956), Rowe *et al.* (1956) e, no ano seguinte, Weller *et al.* (1957), trabalhando independentemente, comunicaram o isolamento do seu agente etiológico. Desses três laboratórios, o único que vinha pesquisando sistematicamente nesta área era o de Smith, em St. Louis, que inclusive havia anunciado, em 1954, a propagação do vírus da glândula salivar do camundongo em cultura de células (Smith, 1954). Na realidade, nessa mesma época, Smith já havia isolado também o vírus humano em fibroblastos originários de tecido uterino, a partir da glândula salivar de uma criança. O vírus já havia sido replicado mais de dez vezes e apresentava, caracteristicamente, alta especificidade por células humanas, produzindo lesões típicas. Ironicamente, conforme relato da própria Margaret Smith a Thomas Weller, feito por uma carta datada de 2 de abril de 1955 (Weller, 1970), o manuscrito anunciando a descoberta pioneira, encaminhado junto com o que relatava o isolamento do vírus do camundongo, não foi aceito para publicação! Segundo Smith, os editores acharam necessário maior identificação do agente isolado, levantando inclusive a possibilidade de ter havido, no laboratório, contaminação da cultura de células humanas com o vírus do camundongo, o que, como se sabe atualmente, não é factível por ser o CMV altamente espécie-específico.

O isolamento do vírus possibilitou o preparo de antígenos, logo utilizados na detecção de anticorpos específicos, sendo os resultados iniciais comunicados por Weller *et al.* (1957) e Rowe *et al.* (1956) nas próprias publicações que anunciaram o isolamento do agente viral. A pesquisa de anticorpos fixadores do complemento em amostras de sangue de cordão umbilical de crianças aparentemente sadias e em crianças e adultos de vários grupos etários, em um total de 323 soros, demonstrou que esses anticorpos, presentes em 71% das amostras de sangue de cordão testadas, tendiam a desaparecer nas semanas seguintes. A prevalência de anticorpos diminuiu progressivamente, e aos 6 meses praticamente não se encontravam mais anticorpos. A partir desta idade os anticorpos tendiam a tornar-se progressivamente mais prevalentes, até atingir 81% de positividade nos indivíduos com 35 anos ou mais de idade. Com estes resultados, pôde-se concluir que a infecção pelo vírus recém-descoberto não se limitava a recém-nascidos e crianças, ocorrendo com grande frequência na população. A amostra AD169, uma das três inicialmente isoladas, é tida como amostra-padrão, sendo hoje usada em praticamente todos os laboratórios do mundo.

Em 1960, Weller *et al.* (1960) propuseram a substituição das denominações "vírus da doença das glândulas salivares" e "vírus da doença de inclusão citomegálica" por CMV, nome oficialmente aceito no momento.

Embora os inquéritos soroepidemiológicos iniciais mostrassem que a infecção pelo CMV aumentava com a idade, atingindo taxas de soroprevalência acentuadamente maiores em adultos do que em crianças, não se conhecia qualquer manifestação clínica da infecção pelo CMV fora do período perinatal.

Um novo salto nos conhecimentos acerca da infecção pelo CMV foi dado em 1965, por Klemola e Kääriainen. Esses pesquisadores, estudando 14 pacientes com quadro clínico compatível com mononucleose infecciosa, observaram que em cinco destes casos, nos quais a reação de Paul-Bunnell-Davidsohn se mantinha persistentemente negativa, houve subida significativa do título de anticorpos fixadores do complemento para o CMV, sugerindo infecção aguda. Este achado foi em seguida confirmado em outros estudos, tanto em pacientes previamente sãos (Anderson e Stern, 1966; Carlström *et al.*, 1968; Klemola *et al.*, 1969; Jordan *et al.*, 1973) como em pacientes que haviam recebido transfusões de sangue, particularmente quando o volume transfundido era grande, acarretando a síndrome "pós-perfusão" (Kääriäinen *et al.*, 1966; Embil *et al.*, 1969; Foster e Jack, 1969; Caul *et al.*, 1971).

Os primeiros relatos de que o CMV era importante causa de infecção e adoecimento em pacientes imunocomprometidos surgiram na segunda metade da década de 1960, em receptores de transplante renal (Hill *et al.*, 1967; Rifkind *et al.*, 1967). Nos anos seguintes, as publicações de casos isolados, ou de séries de pacientes, mostraram que a infecção pelo CMV em receptores de transplante renal exibia um amplo espectro de manifestações clínicas, que iam de infecções totalmente assintomáticas a casos graves e fatais de doença (Simmons *et al.*, 1977).

Embora nesta época houvesse predomínio absoluto dos transplantes renais, nos anos seguintes a infecção pelo CMV foi sendo descrita em receptores de outros órgãos sólidos, como transplante hepático (Fulginiti *et al.*, 1968) e de coração (Schober e Herman, 1973). De modo geral, observou-se que o comportamento e a apresentação clínica da infecção pelo CMV nos receptores de órgãos sólidos seguiam os padrões já conhecidos nos receptores de transplante renal, embora o envolvimento de órgãos específicos frequentemente estivesse relacionado com o tipo de órgão transplantado. Assim, a hepatite ocorria mais em receptores de transplante de fígado, ao passo que a pancreatite ocorria mais em receptores de transplante de pâncreas, a pneumonite afligia mais regularmente os receptores de transplante de pulmão ou pulmão-coração, e a miocardite era vista quase exclusivamente em receptores de transplante cardíaco (Ho, 1994; Patel e Paya, 1997).

Um novo capítulo na história da infecção pelo CMV em pacientes imunocomprometidos surgiu com o advento do transplante de medula óssea (TMO), nos primeiros anos da década de 1970. Nesses pacientes, logo se observou que o CMV era importante causa de morbidade e mortalidade, principalmente pela alta incidência de pneumonite (Myers *et al.*, 1975; Pagano, 1975). A pneumonite intersticial pelo CMV foi um verdadeiro flagelo para os receptores de transplante de medula alogênicos até o final da década de 1980, com incidência de quase 20% em receptores de TMO por doenças hematológicas malignas (Meyers *et al.*, 1982) e taxas de mortalidade que variavam de 85 a 100% (Winston *et al.*, 1990).

O advento da AIDS, no início década de 1980, logo se configurou como outro evento de grande importância em relação às doenças causadas pelo CMV. Nesses pacientes, o impacto da infecção pelo CMV foi constatado logo no início da epidemia. O primeiro relato de doença pelo CMV nesses pacientes é atribuído a Neuwirth *et al.*, em 1982, ao descreverem um caso de retinite pelo CMV em um jovem homossexual com imunodeficiência adquirida. A retinite pelo CMV seria identificada mais tarde como a principal manifestação clínica da infecção pelo CMV nesses pacientes. Assim, estudo sobre a incidência e história natural pelo CMV em 1.002 pacientes com AIDS tratados com zidovudina revelou que 10,9% dos pacientes tiveram a doença pelo CMV, sendo a retinite responsável por 85,3% dos casos, a esofagite por 9,2%, a colite por 7,3% e a gastrite, a encefalite e a hepatite por 0,9% cada (Gallant *et al.*, 1993). Estudos realizados no Brasil confirmaram a alta prevalência de infecção pelo CMV em pacientes com AIDS em nosso meio (Turchi *et al.*, 1991).

O grande impacto clínico das infecções pelo CMV em pacientes imunocomprometidos constituiu forte estímulo para o advento, na década de 1980, de técnicas de diagnóstico rápido e de fármacos antivirais com ação *in vitro* e *in vivo* contra este vírus oportunista. Na década de 1990 assistiu-se à diminuição acentuada da morbidade e mortalidade pelo CMV, tanto em receptores de transplantes de órgãos como em pacientes com AIDS. Contudo, ainda hoje, o CMV encontra-se entre os principais agentes oportunistas que infectam o homem.

▶ Etiopatogenia e dinâmica da infecção

▪ Infecção congênita

O CMV é considerado atualmente a causa mais comum de infecção congênita no homem. Diferentes estudos mostram que as taxas de infecção congênita variam de 0,2 a 2,2% (Stagno *et al.*, 1983). Estudos realizados no Brasil mostraram taxas de infecção congênita variando de 0,5 a 2,8% (Pannuti *et al.*, 1985; Yamamoto *et al.*, 2001). O CMV pode infectar o feto tanto durante infecção materna primária quanto durante reativação de infecção materna presente antes da concepção, diferentemente do que ocorre com o vírus da rubéola ou com o *Toxoplasma gondii*, que só infectam o recém-nascido se houver infecção primária materna. Esta é a mais provável explicação para as altas taxas de infecção. A capacidade do CMV de infectar o feto mesmo na vigência de anticorpos maternos foi claramente demonstrada por Stagno *et al.* ao estudarem os recém-nascidos de 208 mulheres grávidas cujas amostras de soro, colhidas um ou mais anos antes da concepção, apresentavam anticorpos específicos para o CMV. Esses autores puderam documentar que sete das 208 crianças (3,4%) nasceram com infecção congênita pelo CMV (Stagno *et al.* 1977). Esse estudo contribuiu para explicar por que a incidência de infecção congênita pelo CMV é significativamente maior nas populações com maior prevalência de anticorpos. A constatação, por meio da análise do DNA viral, de que cepas do CMV isoladas de casos em que se documentou infecção congênita pelo CMV em duas gestações sucessivas são idênticas, sugere que o mecanismo fundamental envolvido na transmissão intrauterina de mães previamente imunes é a reativação de CMV latente da mãe, e não reinfecção com nova cepa do vírus (Stagno *et al.*, 1982; Nagamori *et al.*, 2010). Os locais em que ocorre a latência e posterior reativação do CMV para produzir infecção congênita e os mecanismos exatos envolvidos não são conhecidos no momento, mas acredita-se que a placenta funcione como porta de entrada e também como um reservatório no qual o CMV se replica antes de ser transmitido ao feto (Revello e Gerna, 2002). Na infecção materna recorrente, haveria reativação de uma infecção viral latente em macrófagos da parede uterina, com replicação local do CMV e posterior invasão dos citotrofoblastos da placenta, na ausência de viremia materna (Revello e Gerna, 2002). Por outro lado, na infecção primária, a sequência de eventos mais provável seria viremia materna, infecção da placenta por intermédio de leucócitos contendo partículas virais com consequente transmissão do CMV para as células endoteliais dos vasos sanguíneos da microcirculação uterina ou para células da camada sinciciotrofoblástica e posterior disseminação hematogênica para o feto (Revello e Gerna, 2004). Não há correlação entre excreção do CMV em urina ou cérvix uterina e maior risco de infeção congênita (Reynolds *et al.*, 1973; Stern e Tucker, 1973), mas a infecção placentária tem sido consistentemente associada à infecção fetal. É extremamente importante assinalar que a imunidade materna, presente no período pré-gestacional, embora não consiga evitar a reativação do CMV e, consequentemente, a infecção do feto, tem um papel protetor efetivo no recém-nascido, pois os sintomas de doença congênita são constatados quase exclusivamente nos recém-nascidos infectados em virtude de infecção primária materna (Fowler *et al.*, 1992). Além disso, enquanto a taxa de transmissão é de cerca de 40% após a infecção primária materna, na reativação varia de 1 a 3% (Stagno, 2001). A infecção congênita pode ocorrer em qualquer época da gestação, não estando ainda estabelecida no homem uma relação entre a época em que ocorre a infecção materna e o risco maior ou menor de infecção ou de sintomas no recém-nascido, principalmente porque a absoluta maioria das infecções pelo CMV durante a gestação é subclínica. Contudo, alguns indícios em humanos e estudo experimental em cobaias mostraram que o risco de infecção fetal é maior quando a infecção materna ocorre no final da gestação, mas o risco de doença disseminada grave é maior quando a infecção ocorre no início da gestação (Revello e Gerna, 2004).

▪ Infecção perinatal

Esta forma de transmissão está associada à contaminação do recém-nascido com secreções da cérvix uterina durante sua passagem pelo canal do parto (Reynolds *et al.*, 1973) e à contaminação com leite materno contendo o CMV, nas primeiras semanas de vida (Stagno *et al.*, 1980). Ao contrário do que ocorre com a infecção congênita, existe uma boa correlação entre a eliminação de CMV na cérvix uterina ou leite materno e a infecção perinatal. Nos casos em que se comprovou CMV nas secreções de cérvix uterina no final da gestação, de 26 a 57% dos recém-nascidos foram infectados, ao passo que a probabilidade de infecção perinatal caso o CMV esteja presente no leite materno é de cerca de 63% (Stagno *et al.*, 1980). Estudo realizado em São Paulo, em puérperas assintomáticas de um hospital universitário, demonstrou CMV em 29,8% das amostras de leite analisadas (Vilas Boas *et al.*, 1987). A infecção perinatal é muito mais frequente do que a infecção congênita, variando, em diferentes estudos, de 7 a 38% (Stagno, 2001). A incidência tem relação com a frequência do hábito de aleitamento materno, das taxas de soroprevalência para o CMV e das taxas de excreção do vírus no leite materno e na cérvix uterina (Stagno, 2001). No Brasil, estudo prospectivo realizado em hospital público de São Paulo, em 1991, revelou um risco de aquisição de infecção perinatal de 24,3%, taxa esta situada entre as maiores do mundo (Machado *et al.*, 1991).

▪ Infecção adquirida

A infecção pelo CMV no período pós-natal ocorre basicamente por transmissão horizontal, por meio do contato com secreções contaminadas contendo o vírus. Na infância, a transmissão se dá por contato com urina e secreções de orofaringe de outras crianças. Deste modo, em ambientes que predispõem a este tipo de contato, como por exemplo em condições de moradia com muitos ocupantes em um mesmo cômodo, ou em creches onde grande número de crianças divide o mesmo espaço, a infecção ocorre mais frequentemente, e de modo mais precoce (Hutto *et al.*, 1985). Estudo realizado em creche do município de São Paulo que atendia crianças de 5 a 36 meses de idade revelou que 44% delas tinham anticorpos anti-CMV e destas 50% estavam excretando CMV na urina e 23% estavam excretando o vírus em saliva. Por outro lado, das 55 crianças soronegativas no início do estudo, 59,5% apresentaram soroconversão para o CMV em um período de 6 a 12 meses (Mello *et al.*, 1996), demonstrando a grande circulação e as altas taxas de infecção pelo CMV nesses ambientes. Resultados semelhantes foram encontrados em uma instituição de assistência a crianças com deficiência mental (Canto *et al.*, 2000). Na idade adulta, além da possibilidade de contaminação com urina e saliva, existem evidências de que a contaminação pode se dar também por contato sexual. O CMV é frequentemente isolado do sêmen e de secreções de cérvix uterina (Reynolds *et al.*, 1973; Lang e Krummer, 1975), e já foi demonstrado, em dois pares de parceiros sexuais com infecção pelo CMV, que foram atendidos em clínica de doenças sexualmente transmissíveis, cepas idênticas do vírus por meio de estudos do DNA viral com enzimas de restrição (Handsfield *et al.*, 1985). Além disso, soroprevalências aumentadas para o CMV foram observadas em mulheres atendidas em clínicas de doenças sexualmente transmitidas e em homossexuais masculinos (Jordan *et al.*, 1973; Drew *et al.*, 1981; Chandler *et al.*, 1985).

▪ Transmissão iatrogênica

Além de poder ser transmitido por vias naturais, o CMV também pode ser transmitido iatrogenicamente, por transfusões de sangue ou transplante de órgãos. Este modo de transmissão está diretamente relacionado com a capacidade que o CMV tem em permanecer latente no organismo humano, reativando-se posteriormente. A transmissão por transfusões de sangue já foi demonstrada em cirurgias extracorpóreas (Kaariainen *et al.*, 1966; Henle *et al.*, 1970; Prince *et al.*, 1971), cirurgias sem circulação extracorpórea (Stevens *et al.*, 1970), em exsanguineotransfusões de recém-nascidos (Benson *et al.*, 1979; Kumar *et al.*, 1980) e mesmo em transfusões intrauterinas (King-Lewis e Gardner, 1969). O fator comum é o doador soropositivo, admitindo-se que o CMV está associado principalmente aos leucócitos (Winston *et al.*, 1980; Hersman *et al.*, 1982; Adler, 1983), o que levou, já na década de 1970, à recomendação de uso de sangue destituído de leucócitos como um dos modos de prevenção das infecções pós-transfusionais por este vírus (Lang *et al.*, 1977). O risco estimado de infecção pós-transfusional em pacientes soronegativos tem variado, nos diversos estudos, de 2,7 a 10,5% por unidade de sangue (Henle *et al.*, 1970; Stevens *et al.*, 1970; Prince *et al.*, 1971). Assim, em pacientes soronegativos que receberam transfusões múltiplas, as taxas de infecção pós-transfusional pelo CMV variam de 20 até 60% (Henle *et al.*, 1970; Stevens *et al.*, 1970; Caul *et al.*, 1971; Prince *et al.*, 1971). Aumento significativo do título de anticorpos específicos em pacientes soropositivos antes das transfusões múltiplas também é observado com frequência, variando, nas pesquisas realizadas, de 18 a 40% (Adler, 1983). A explicação para estes achados seria a ocorrência de reinfecção com cepas antigenicamente distintas do CMV, ou a reativação de infecção latente do receptor. Até o momento, o mecanismo patogenético envolvido nesses casos ainda não foi elucidado. A utilização exclusiva de doadores soronegativos em receptores soronegativos constitui o melhor meio de evitar aquisição de CMV por transfusões de sangue em recém-nascidos e outros pacientes de risco (Yeager *et al.*, 1981).

A administração de leite doado por mulheres soropositivas a recém-nascidos prematuros, principalmente se estes forem soronegativos, pode levar a uma infecção perinatal iatrogênica. Isto ocorreria quando o leite fosse administrado *in natura*, já que a pasteurização é suficiente para inativar o CMV (Dworsky *et al.*, 1982).

O transplante de órgãos é considerado outro mecanismo importante de transmissão iatrogênica do CMV. Assim, estima-se que o transplante de um rim de um doador soropositivo para um receptor soronegativo resulte em infeção primária em aproximadamente 80% dos receptores (Pass *et al.*, 1978; Niaudet *et al.*, 1983; Onorato *et al.*, 1985). Além dos rins, o transplante de fígado, coração, pulmão, medula e combinações de órgãos como coração-pulmão, pâncreas-fígado, provenientes de doadores soropositivos, também são considerados fontes importantes de transmissão do CMV (Rubin, 1990; Sutherland *et al.*, 1992). Em receptores de transplante renal, mesmo os pacientes soropositivos antes do transplante têm infecções mais frequentes e graves quando recebem o rim de um doador soropositivo do que quando recebem o rim de um doador soronegativo. Além disso, um elegante estudo utilizando enzimas de restrição para tipagem de cepas isoladas de pares de receptores que receberam rim de um mesmo cadáver mostrou que a reinfecção com a cepa do doador é significativamente mais frequente do que uma eventual reativação da cepa latente do receptor (Grundy *et al.*, 1988).

▸ Quadro clínico

▪ Infecções congênitas

Estima-se que somente 10% dos recém-nascidos infectados apresentem sintomas ao nascer (Pass *et al.*, 1980; Boppana *et al.*, 1992). Destes casos sintomáticos, cerca de metade apresenta os achados típicos da doença da inclusão citomegálica clássica, com acometimento de múltiplos órgãos, em particular dos sistemas reticuloendotelial e sistema nervoso central, com ou sem leões oculares e auditivas. Clinicamente, os achados mais frequentemente observados nas formas mais graves são prematuridade ou tamanho pequeno para a idade gestacional, icterícia, hepatoesplenomegalia, petéquias e alterações neurológicas. Os achados laboratoriais incluem aumento de enzimas hepáticas, trombocitopenia, hiperbilirrubinemia, aumento de proteínas do líquido cefalorraquidiano, e evidências de hemólise (Boppana, 1992). A outra metade dos recém-nascidos sintomáticos apresenta um ou outro destes sintomas, em várias combinações.

A hepatoesplenomegalia é um dos achados mais constantes, ocorrendo em cerca de 60% dos casos sintomáticos. Na absoluta maioria dos casos acompanha-se de aumento moderado de enzimas hepáticas, e tende a regredir por volta dos 2 meses de idade, embora possa, em alguns casos, persistir por muitos meses. A persistência de hepatomegalia depois do primeiro ano de vida é excepcional, e fala contra o diagnóstico de doença congênita pelo CMV. A esplenomegalia, por sua vez, pode ser a única manifestação clínica presente ao nascimento, podendo, muitas vezes, se acompanhar apenas por petéquias. De modo geral, a esplenomegalia é mais duradoura do que a hepatomegalia. A icterícia ocorre em aproximadamente 70% dos casos, principalmente por causa de bilirrubina direta, embora a existência frequente de hemólise possa levar ao aumento discreto da bilirrubina indireta em cerca de 50% dos casos. As alterações neurológicas mais frequentemente observadas são microcefalia (53%), letargia-hipotonia (27%), diminuição do reflexo de sucção (19%) e convulsões (7%). As petéquias e púrpuras associadas ao CMV congênito decorrem de plaquetopenia (Stagno,

2001). A contagem de plaquetas varia, na maioria dos casos, de 20.000 a 60.000, acreditando-se que a plaquetopenia seria devida à ação direta do vírus nos megacariócitos da medula óssea. As petéquias raramente estão presentes ao nascimento, mas frequentemente aparecem algumas horas depois, podendo persistir por várias semanas.

Nas crianças mais gravemente afetadas, a mortalidade pode atingir cifras de até 30%, a maioria delas ocorrendo no período neonatal, devido a insuficiência hepática, sangramento, coagulação intravascular disseminada, ou infecções bacterianas secundárias (Stagno *et al.*, 2001). Após o primeiro ano de vida os óbitos geralmente ocorrem em crianças com sequelas neurológicas graves, devido a malnutrição, pneumonia aspirativa ou infecções bacterianas secundárias.

As principais sequelas observadas após infecção congênita pelo CMV são: deficiências auditivas, variando de deficiência parcial unilateral a surdez bilateral profunda, coriorretinite, deficiência intelectual, microcefalia, convulsões, paresias e/ou paralisias. A incidência das sequelas varia com a existência ou não de sintomas ao nascimento, assim como com o tipo de infeção materna. Um estudo analisando frequência e gravidade de sequelas em recém-nascidos infectados congenitamente pelo CMV nascidos de mães que tiveram infecção primária ou reativação comprovada durante a gestação mostrou que, enquanto 31/125 (25%) dos recém-nascidos de mães que tiveram infecção primária durante a gestação apresentaram algum tipo de sequela, isto ocorreu em somente 5/64 (8%) dos recém-nascidos de infecção materna recorrente. Além disso, as sequelas foram acentuadamente mais graves nas crianças cujas mães tiveram infecção primária (Fowler *et al.*, 1992; Ross *et al.*, 2006). Quando se compara a incidência de sequelas em crianças sintomáticas e assintomáticas, as diferenças são ainda mais pronunciadas, já que a proporção de crianças sintomáticas ao nascimento que desenvolverá algum tipo de sequela varia de 50 a 90% (Boppana *et al.*, 1992; Stagno, 2001). É importante assinalar que, nas crianças sintomáticas, as sequelas são frequentes independentemente de a infecção materna ter sido primária ou secundária (Boppana *et al.*, 1992). Retardo psicomotor, combinado com algum tipo de complicação neurológica, e microcefalia ocorrem em mais de 70% delas. Nas crianças assintomáticas ao nascer as sequelas são bem menos frequentes. Estudo comparando 104 crianças sintomáticas com 330 assintomáticas ao nascer revelou que a ocorrência de deficiência auditiva bilateral (58% × 7,4%), coriorretinite (20,4% × 2,5%), QI < 70 (55% × 3,7%) e alterações neurológicas de qualquer tipo (51,9% × 2,7%) foi significativamente maior nas crianças sintomáticas (Stagno, 2001). A deficiência auditiva é suficientemente importante para provocar sérias dificuldades de comunicação verbal e de fala em mais de um terço dos casos e em 80% dos casos a deficiência auditiva desenvolve-se ou acentua-se após o primeiro ano de vida. Além disso, nota-se progressão da deterioração da audição até os 2 ou 3 anos de idade. Quanto à microcefalia, estudo em que 106 crianças com infecção congênita sintomática foram acompanhadas mostrou que 53% delas apresentaram microcefalia na evolução (Boppana *et al.*, 1992). As calcificações cerebrais sempre estarão associadas a um pior prognóstico, com retardo mental, de moderado a grave, sendo observado na maioria dos casos.

Infecção perinatal

O período de incubação da infecção perinatal varia de 4 a 12 semanas. A exemplo do que se observa na infecção congênita, a excreção viral na urina também é crônica, persistindo por muitos meses ou alguns anos (Stagno *et al.*, 1983). A absoluta maioria das crianças com infecção perinatal permanece assintomática, não tendo sido demonstrados, até o momento, efeitos adversos em relação ao crescimento, funções motoras, sensoriais ou intelectuais. Contudo, em um estudo prospectivo realizado com o intuito de definir a possível associação do CMV e outros patógenos respiratórios em lactentes com pneumonites, isolou-se o CMV em 21% dos casos (21/104) e em somente 3% dos controles internados por outras causas, sugerindo um eventual papel deste vírus nas pneumonias do lactente (Stagno *et al.*, 1981). O quadro clínico da pneumonite do lactente associada ao CMV é clinicamente indistinguível das pneumonias causadas por outros agentes, como a *Chlamydia trachomatis* e o vírus sincicial respiratório. Em prematuros, a infecção perinatal pelo CMV constitui risco maior de adoecimento, sendo descritos quadros de hepatoesplenomegalia, neutropenia, linfocitose e plaquetopenia (Yeager *et al.*, 1983; Paryani *et al.*, 1985)

Infecção adquirida

As infecções pelo CMV adquiridas na infância ou na idade adulta, seja por vias naturais, seja por vias iatrogênicas, são, na maioria dos casos, totalmente assintomáticas. Quando se expressam clinicamente, apresentam-se como um quadro de mononucleose infecciosa "símile" tanto em crianças como em adultos (Klemola *et al.*,1969; Pannuti *et al.*, 1980; 1983; 1985). O paciente apresenta um quadro febril prolongado, geralmente com mais de 10 dias de duração, astenia, sudorese e hepato e/ou esplenomegalia em cerca de 50% dos casos. Nos adultos não se observam, como em geral, linfonodomegalia cervical ou exsudato de amígdalas. Na infância, a apresentação clínica é diferente, distinguindo-se pela alta frequência de linfonodomegalia cervical (90% dos casos) e pela ocorrência eventual de exsudato de amígdalas semelhante ao observado na mononucleose infecciosa provocada pelo vírus Epstein-Barr. Além disso, a hepatoesplenomegalia ocorre em 80 a 90% dos casos (Pannuti *et al.*, 1985). Icterícia e exantema maculopapular (em geral associados à administração de ampicilina ou similares), são eventualmente observados. Na absoluta maioria dos casos o quadro de citomegalomononucleose é benigno e autolimitado. Raramente, podem-se observar quadros neurológicos como encefalite e polirradiculoneurite, púrpura trombocitopênica, miocardite, pneumonia intersticial e outras complicações. Sob o ponto de vista laboratorial, hemograma característico, com linfocitose absoluta e relativa e grande número de linfócitos atípicos (geralmente acima de $1.000/cm^3$) pode ser observado a partir da segunda semana da doença. Alteração moderada de enzimas hepáticas é também frequentemente observada (80%) na fase aguda da doença.

Quadro clínico no paciente imunocomprometido

O CMV é considerado um dos mais importantes patógenos oportunistas no paciente imunocomprometido. Admite-se que praticamente todos os receptores soropositivos de transplantes de órgãos e todos os pacientes com AIDS, desde que convenientemente acompanhados, apresentarão evidências laboratoriais de replicação viral (infecção ativa). É importante salientar que somente uma parte dos pacientes com infecção ativa pelo CMV desenvolverá a doença. Embora a maioria das manifestações clínicas seja comum às várias subpopulações de imunocomprometidos, a frequência e o impacto das diferentes modalidades de apresentação clínica variam de acordo com o tipo de doença imunodepressora de base.

CMV em pacientes com AIDS

No início da década de 1990, com a introdução dos antirretrovirais e pela instituição mais precoce e adequada de medicamentos profiláticos e terapêuticos para as outras infecções oportunistas, assistiu-se a um aumento significativo da ocorrência de doença pelo CMV em pacientes com AIDS. Assim, com a instituição da profilaxia para *Pneumocystis carinii*, a incidência de retinite por CMV como doença definidora de AIDS passou de 2,8 para 5,9% (Jaffe, 1995). Do mesmo modo, a incidência cumulativa de doença por CMV durante a vida do paciente com AIDS passou de 24,8% na era pré-profilaxia para *P. carinii* para 44,9% na era pós-profilaxia (Hoover *et al.*, 1993). Em meados da década de 1990, a introdução rotineira da terapêutica altamente eficaz contra o HIV (HAART) mudou radicalmente este panorama, com diminuição acentuada da prevalência de doença por CMV e outros agentes oportunistas nesses pacientes, graças a um aumento de células $CD4^+$ circulantes, e consequente recuperação da imunidade celular. Ainda assim, o CMV é um dos principais causadores de infecções oportunistas em pacientes com AIDS.

A retinite responde por aproximadamente 85% das manifestações de doença pelo CMV no paciente com AIDS (Polis e Masur, 1995). Lesões ulceradas de esôfago e cólon vêm a seguir, estimando-se que cerca de 20% de todos os pacientes com AIDS apresentarão acometimento de trato digestivo, com ou sem retinite, durante a doença (Dieterich, 1993; Gallant *et al.*, 1992). Manifestações neurológicas (McCutchan, 1995), adrenalite e pneumonite são outras manifestações menos frequentes. A retinite por CMV geralmente se inicia na periferia da retina, sendo bilateral no momento da apresentação clínica em cerca de 40% dos casos (Gross *et al.*, 1990). Se não tratada, a retinite por CMV evolui de modo sistemático para perda visual progressiva e cegueira, além do acometimento do olho contralateral, apontando para o caráter sistêmico da citomegalovirose nesses pacientes (Pannuti *et al.*, 1996). O diagnóstico é feito clinicamente por exame de fundo de olho e baseia-se nas lesões perivasculares esbranquiçadas acompanhadas de hemorragia, com bordas em atividade e região central com necrose e palidez (Palestine, 1988). A esofagite e a colite por CMV têm como principal sintoma a dor. No caso de colite, a diarreia é muito frequente, e o sangramento digestivo pode ser raramente observado. As alterações neurológicas podem se manifestar como uma encefalite micronodular difusa, ou como ventriculoencefalite, sendo estes dois modos de apresentação clinicamente indistinguíveis. Mononeurite múltipla ou polirradiculoneurite também podem ser observadas, contudo, a polirradiculopatia lombossacra é a apresentação mais comum (McCutchan, 1995). Embora o CMV seja isolado com grande frequência do pulmão de pacientes com AIDS, as manifestações clínicas de pneumonia são excepcionalmente raras (Millar *et al.*, 1990; Miles *et al.*, 1990).

CMV na era da terapêutica altamente eficaz contra HIV

A introdução rotineira da terapêutica altamente eficaz contra o HIV (HAART) em meados da década de 1990 mudou radicalmente o panorama da doença pelo CMV em pacientes com AIDS, com diminuição acentuada da prevalência de doença por CMV e outros agentes oportunistas. Nesses pacientes, graças a um aumento de células $CD4^+$ circulantes e consequente recuperação da imunidade celular, observou-se declínio de 75 a 80% na incidência de novos casos de retinite e outras doenças provocadas pelo CMV, e a sobrevida dos pacientes aumentou em 93% (Kempen *et al.*, 2003). Nos pacientes com retinite pelo CMV já estabelecida, a taxa de recorrência de lesões ativas é estimada em 0,58/pessoas-ano nos pacientes com menos de 50 células $CD4^+/\mu\ell$, taxa esta substancialmente inferior à observada na era pré-HAART. Com a introdução da HAART, passou a observar-se uma nova manifestação ocular do CMV, denominada "uveíte da recuperação imune" que é a forma ocular da "síndrome inflamatória da reconstituição imune" (Karavelas *et al.*, 1999). Esta síndrome, observada não só com o CMV mas também com outros agentes oportunistas, podendo ocorrer em diferentes órgãos, é causada por uma reação inflamatória a antígenos dos patógenos oportunistas, secundária à recuperação da resposta imune celular após início da HAART, sendo em geral observada naqueles pacientes com tiveram um aumento substancial das células $CD4^+$ nas primeiras 4 a 12 semanas após introdução da terapêutica anti-HIV. No caso da uveíte da recuperação imune pelo CMV o paciente apresenta intenso processo inflamatório, podendo ocorrer edema macular e desenvolvimento de membranas epirretinianas, que podem causar perda de visão. Contudo, a retinite pelo CMV está inativa. Ao contrário do que se observa na retinite clássica, em que não há processo inflamatório, na uveíte da recuperação imune o exame de fundo de olho é dificultado pelo processo inflamatório intenso.

Receptores de transplantes e outros pacientes imunocomprometidos

Ao contrário do que se observa em pacientes com AIDS, nos receptores de transplantes de órgãos a frequência de retinite é baixa, sendo entretanto observadas outras manifestações clínicas igualmente graves. Assim, em receptores de transplante de medula óssea, a principal e mais temida manifestação do CMV é a pneumonite intersticial, que ocorre em 10 a 20% dos pacientes submetidos a transplante alogênico (Meyers *et al.*, 1982; Pannuti *et al.*, 1991). Mesmo com o advento de fármacos antivirais ativos contra o CMV, como o ganciclovir em combinação com imunoglobulinas, a mortalidade nesses casos ainda era expressiva (Emmanuel *et al.*, 1988; Reed *et al.*, 1988). Entretanto, estudos mais recentes mostram que a introdução precoce de tratamento com ganciclovir levou à diminuição significativa da mortalidade (Machado *et al.*, 2000). De modo geral, a pneumonite por CMV em receptores de transplantes de órgãos sólidos (rim, fígado, coração) é também um evento grave, se bem que menos frequente do que nos receptores de medula óssea. Nos pacientes transplantados, o CMV é também uma das mais frequentes causas de esofagite, gastrite e colite (McDonald *et al.*, 1985; Reed *et al.*, 1988). Em transplantes renais, encontra-se com grande frequência uma síndrome febril, denominada por alguns autores "síndrome do citomegalovírus", que se caracteriza por infecção ativa comprovada pelo CMV, associada a febre prolongada, leucopenia com linfocitose relativa e linfocitose atípica, alteração de enzimas hepáticas e hepatoesplenomegalia (Betts *et al.*, 1977; Van Den Berg *et al.*, 1989).

Diagnóstico

Pode ser feito por diferentes métodos, que incluem exame direto de amostras (demonstração de células com corpúsculo de inclusão característicos, detecção de antígenos ou DNA viral, microscopia eletrônica), isolamento viral em culturas celulares e diferentes testes sorológicos. Para cada apresentação clínica, há necessidade de se escolher o recurso laboratorial mais adequado.

Infecção congênita

O teste de eleição para diagnóstico de infecção congênita pelo CMV é o isolamento do vírus ou detecção de DNA viral na urina, embora o vírus possa ser identificado em secreções de orofaringe e outros fluidos. A excreção viral é prolongada, podendo durar meses ou mesmo anos (Stagno, 2001). Para se ter certeza de que a infecção é congênita e não perinatal, o isolamento deve ser feito nas duas primeiras semanas de vida. Os fibroblastos humanos constituem a única linhagem celular que permite a replicação e identificação do CMV *in vitro*; o aparecimento do efeito citopático característico pode demorar até 4 semanas, sendo este um dos principais obstáculos ao uso rotineiro desta técnica. A técnica do *shell-vial*, que é um isolamento viral modificado, representa uma alternativa mais rápida de diagnóstico. Neste caso, em vez de esperar até 4 semanas para o aparecimento do efeito citopático, adiciona-se uma mistura de anticorpos monoclonais contra diferentes antígenos do CMV, sendo a revelação feita em 24, 48 e 72 h por meio de imunofluorescência indireta. Sua sensibilidade é semelhante ao isolamento clássico (Gleaves *et al.*, 1985). A PCR representa alternativa válida para o isolamento viral, apresentando sensibilidade semelhante com a vantagem de permitir um diagnóstico mais rápido que o isolamento viral clássico (Demmler *et al.*, 1988; Yamamoto *et al.*, 2001). Além disso, a determinação de DNA do CMV por PCR no sangue do RN ao nascimento parece ser tão sensível e específica quanto a PCR da urina para o diagnóstico de infecção congênita pelo CMV (Lanari *et al.*, 2006).

A pesquisa de anticorpos IgG por diferentes técnicas, como, por exemplo, fixação do complemento, imunofluorescência indireta ou ELISA, não tem grande aplicação, devido à passagem passiva de anticorpos IgG maternos pela placenta. Por outro lado, a persistência destes anticorpos ou aumento do título dos mesmos durante os meses seguintes sugere infecção congênita. Neste caso, fica difícil excluir a possibilidade de infecção perinatal. Nesta circunstância, à medida que os anticorpos maternos passivos fossem desaparecendo, apareceriam os anticorpos produzidos pelo recém-nascido ao sofrer infecção no momento do parto ou nas semanas imediatamente seguintes. Como os anticorpos IgM não ultrapassam a barreira placentária, sua detecção no recém-nascido possibilita o diagnóstico de infecção congênita Entretanto, sua sensibilidade é inferior ao isolamento viral, pois são detectados em apenas 50 a 70% dos recém-nascidos infectados (Pannuti *et al.*, 1985).

Diagnóstico da infecção congênita intrauterina

A necessidade de chegar ao diagnóstico de infecção intrauterina pelo CMV durante a gestação surge ou por suspeita de infecção aguda pelo CMV na gestante ou quando se detecta alguma anormalidade no ultrassom fetal compatível com este diagnóstico (retardo do crescimento, ventriculomegalia cerebral, ascite, calcificações intracranianas ou volume diminuído de líquido amniótico). Como a absoluta maioria das infecções maternas pelo CMV é subclínica, a hipótese de infecção aguda pelo CMV durante a gestação ocorre, em geral, em consequência da detecção na gestante de IgM para o CMV durante exames pré-natais de rotina. O problema que surge a partir deste resultado está relacionado com o baixo valor preditivo da detecção de IgM para o CMV na gestação para infecção congênita. Na fase inicial da infecção primária as concentrações de IgM podem ser muito baixas, confundindo a sua interpretação clínica. A resultante é que somente 10% das gestantes com IgM positivo darão à luz uma criança com infecção congênita pelo CMV (Grangeot-Keros *et al.*,1997; Lazzarotto *et al.*, 1998)

Por isso, nestes casos, está indicada a pesquisa da avidez de anticorpos IgG. Este teste baseia-se na dinâmica da maturação dos anticorpos IgG, que cursa com baixa avidez (< 30%) nas primeiras 8 a 12 semanas da infecção primária. Assim, percentuais superiores a 30% sugerem que a infecção primária aguda tenha ocorrido há menos de 2 meses. Por outro lado, na reinfecção ou na reativação da infecção, a resposta de anticorpos IgG é rápida e feita basicamente à custa de anticorpos de alta avidez. Assim, o teste de avidez de IgG tem sido amplamente utilizado para sugerir a diferenciação de infecções agudas primárias das infecções secundárias. O teste de avidez de IgG tem valor preditivo negativo próximo a 100% em casos de gestantes com IgM positivo nas primeiras semanas da gestação. Contudo, embora o teste de avidez de anticorpos IgG possa afastar com boa margem de segurança uma falsa infecção primária, quando o teste aponta para uma infecção primaria verdadeira, seu valor preditivo para infecção congênita confirmada é de apenas 25%, já que nem sempre ocorre infecção fetal durante a infecção primária materna (Lazzarotto *et al.*, 1999)

O passo seguinte consiste em demonstrar o CMV no líquido amniótico. A pesquisa de CMV, por PCR ou por isolamento viral em culturas celulares, está indicada a partir da 21ª semana de gestação. Em gestantes com infecção primária confirmada, a demonstração do CMV no líquido amniótico tem valores preditivos negativos (VPN) próximos de 100% tanto com o isolamento viral quanto com a PCR. Contudo, diferentes estudos mostram valores preditivos positivos (VPP) próximos de 100% com o isolamento viral, mas com a PCR as taxas variam de 50 a 100%, talvez pela maior sensibilidade desta técnica (Lazzarotto *et al.*, 1998).

Alguns autores têm recomendado a confirmação da detecção do CMV no líquido amniótico por pelo menos duas técnicas diferentes para maior segurança diagnóstica (Revello e Gerna, 2004)

Infecção perinatal

A exemplo da infeção congênita, a técnica de eleição para o diagnóstico de infecção perinatal é a demonstração do vírus em amostra de urina. No entanto, este diagnóstico só pode ser feito se tivermos uma amostra de urina, colhida nas primeiras 2 semanas de vida, negativa para o CMV e outra positiva a partir da quarta semana de vida (Stagno, 2001). A negatividade de anticorpos IgM ao nascimento com posterior positivação também confirma este diagnóstico.

▪ Infecção adquirida (citomegalomononucleose)

Para o diagnóstico de infecção adquirida pelo CMV a técnica de eleição é a detecção de IgM, geralmente uma única amostra colhida na fase aguda da doença. É importante salientar, que, algumas vezes, o IgM pode demorar de duas ou até 3 semanas para positivar-se, sendo por isso recomendável a repetição do exame negativo se ele foi colhido mais precocemente. Uma vez presentes, estes anticorpos permanecem na circulação por algumas semanas, geralmente desaparecendo após 3 meses. Nesta forma de infecção, o isolamento do CMV da urina e de outras secreções, incluindo o sêmen, é frequente. No entanto, esta técnica não é utilizada rotineiramente nestes casos, não só pela facilidade diagnóstica oferecida pela sorologia, como também pela presença, na população, de excretores assintomáticos do CMV.

▪ Pacientes imunocomprometidos

O diagnóstico de citomegalovirose no paciente imunocomprometido é complicado pelo fato de que a grande maioria deles, se não todos, desde que sejam previamente soropositivos, irão apresentar, em alguma época de sua evolução, evidências de infecção ativa (replicação viral), sem que haja, na maioria das vezes, doença clinicamente manifesta. A infecção ativa pode ser identificada por sorologia, ou pelo isolamento do vírus ou antígenos ou DNA viral na saliva, urina, sangue ou em diferentes locais do organismo. Deste modo, para atribuir ao CMV uma determinada manifestação clínica, é fundamental demonstrar direta ou indiretamente o vírus no local afetado, sendo a única exceção a retinite pelo CMV. Há várias técnicas que podem ser usadas para detecção do CMV nos tecidos, como o exame histopatológico e, mais recentemente, o exame imuno-histoquímico empregando anticorpos monoclonais anti-CMV, sendo esta última mais adequada pela sua maior sensibilidade. A PCR não é indicada com esta finalidade, porque seu valor preditivo positivo é baixo, principalmente na vigência de viremia pelo CMV. Além disso, é importante salientar que o comportamento do CMV é diferente conforme a doença imunodepressora em questão. Assim, a demonstração do CMV no pulmão ou lavado broncoalveolar de um paciente submetido a transplante de medula tem um valor preditivo muito grande em relação à existência ou ao breve aparecimento de pneumonite (Schmidt *et al.*, 1991), enquanto nos pacientes portadores de AIDS o isolamento do CMV neste material tem pouco significado clínico (Millar, *et al.*, 1990; Miles *et al.*, 1990). Do mesmo modo, enquanto em alguns tipos de transplante de órgãos como, por exemplo, rim e fígado, é importante diferenciar uma infecção primária de uma reativação ou reinfecção pelo CMV, já que no primeiro caso a probabilidade de adoecimento é muito maior (Rubin, 1990), o mesmo não acontece em transplantes de medula, em que o maior risco de adoecimento está justamente em anticorpos prévios ao transplante. Entre as particularidades deste grupo de pacientes destaca-se também o fato de que, ao contrário do que ocorre no paciente imunocompetente, é relativamente frequente observarem-se pacientes previamente soropositivos que, ao apresentarem reativação ou reinfecção pelo CMV durante a doença imunodepressora, positivam o IgM (Pannuti *et al.*, 1987; Turchi *et al.*, 1991). Deste modo, sua existência não pode ser utilizada isoladamente para diferenciar uma infecção primária de uma reativação ou reinfecção.

Embora a demonstração direta ou indireta do vírus no órgão acometido seja o melhor meio de comprovar laboratorialmente a participação do CMV naquele determinado quadro clínico, muitas vezes não se dispõe de biopsias para executar esta pesquisa. Uma alternativa para estes casos é a pesquisa do CMV no sangue, pois foi demonstrado em receptores de transplante de medula óssea e também em outros tipos de transplante que existe uma boa correlação entre viremia positiva e doença invasiva pelo CMV (Meyers *et al.*, 1990). Nestes casos, o isolamento do vírus por técnica clássica não é de utilidade, pois pode demorar até 4 semanas para fornecer esta informação. Dentre as técnicas rápidas utilizadas atualmente com esta finalidade encontram-se a pesquisa direta do antígeno pp65 do CMV em neutrófilos circulantes (técnica da antigenemia), a PCR convencional a partir de leucócitos ou plasma.(Gerna *et al.*, 1991; The *et al.*, 1992), e a PCR semiquantitativa (Camargo *et al.*, 2001; Yakushiji *et al.*, 2002; Mengelle *et al.*, 2003; Schetelig *et al.*, 2003). Mais recentemente, foi introduzida uma nova modalidade de PCR, a PCR em tempo real, que permite uma quantificação mais precisa da carga viral (Gouarin *et al.*, 2007).

Diversos estudos têm mostrado uma boa correlação entre a PCR em tempo real e a antigenemia pp65 (Piiparinen *et al.*, 2004; Allice *et al.*, 2008; Cariani *et al.*, 2007)

Existe hoje um consenso de que a vigilância viral em receptores de transplantes deve ser feita empregando uma das técnicas quantitativas disponíveis, pois está bem estabelecido que o risco de adoecimento é maior quando a carga viral do CMV no sangue é maior. Contudo, valores de corte específicos para iniciar a terapêutica pré-sintomática devem ser determinados de acordo com o teste utilizado (PCR em tempo real ou antigenemia pp65) e tipo de transplante, e, se possível, validados em cada centro por meio de estudos prospectivos, já que a maioria dos centros de transplante utiliza técnicas *in house* não comerciais. A escolha de um ou outro método vai depender das facilidades encontradas nos diferentes centros de transplante e da experiência da equipe com um ou outro método. Isto deve ser estabelecido prospectivamente pois ainda não está totalmente definido, em relação a cada subgrupo de doenças imunodepressoras, qual destas técnicas tem o melhor valor preditivo para adoecimento. Por outro lado, em pacientes com AIDS, o CMV no sangue não tem o mesmo valor preditivo para adoecimento que nos receptores de transplantes (Borges *et al.*, 2001).

▸ Tratamento

A indicação de tratamento específico da citomegalovirose está restrita atualmente aos doentes imunodeprimidos, nos quais a infecção é relativamente comum e extremamente grave. Em pessoas imunocompetentes, por tratar-se de doença autolimitada, o tratamento da citomegalovirose deve ser apenas sintomático.

O primeiro antiviral com ação efetiva contra o CMV foi o ganciclovir, substância química análoga da deoxiguanosina, que atua tanto como inibidor quanto como falso substrato da DNA-polimerase viral. O ganciclovir (GCV) é de 25 a 100 vezes mais ativo que o aciclovir contra citomegalovírus isolados de materiais clínicos, sendo administrado por via parenteral na dose de 5 mg/kg, de 12/12 h por 14 a 21 dias. Respostas clínicas favoráveis têm sido relatadas em aproximadamente

80% de pessoas imunocomprometidas com doença sistêmica, retinite ou lesões gastrintestinais (Balfour Jr., 1990).

Nos pacientes com AIDS, em seguida à terapêutica de ataque, é fundamental instituir-se terapêutica de manutenção (2,5 a 6 mg/kg/dia, 3 a 6 vezes/semana), para evitar recidiva da doença pelo CMV. Com a introdução da terapêutica retroviral altamente eficaz contra o HIV (HAART) este panorama sofreu mudança significativa, pois foi constatado que a terapêutica de manutenção contra o CMV poderia ser suspensa quando o nível de células $CD4^+$ atingisse um patamar igual ou superior a 100 células/mℓ, mantendo-se neste nível por pelo menos três meses. A recomendação atual do Serviço de Saúde Pública dos EUA e da Sociedade Americana de Doenças Infecciosas é que a profilaxia secundária para retinite pelo CMV deve ser considerada em pacientes com aumento consistente (3 a 6 meses) da contagem de linfócitos $CD4^+$ (> 100 células/μℓ) em resposta à HAART (CDC, 2009).

Nos receptores de transplante de medula com doença invasiva pelo CMV muitos grupos fazem terapêutica de manutenção até o dia 100 ou 120 pós-transplante, mas esta prática não está baseada em estudos controlados. Em relação às pneumonites em receptores de transplante de órgãos sólidos, e, principalmente, em transplantados de medula óssea, os primeiros resultados obtidos com o tratamento com ganciclovir foram decepcionantes, não se conseguindo reverter a alta mortalidade associada à infecção. Contudo, estudos não randomizados, utilizando controles históricos, mostraram redução significativa da mortalidade por pneumonite por CMV por meio do uso de GCV associado à administração intravenosa de altas doses de imunoglobulina específica anti-CMV (Emmanuel *et al.*, 1988; Reed *et al.*, 1988). Esta associação foi então incorporada à prática terapêutica a partir desses estudos, estendendo-se também aos receptores de órgãos sólidos com pneumonite por CMV. Contudo, a falta de estudos controlados demonstrando a necessidade da combinação GCV-imunoglobulina, e estudos posteriores revelando que o tratamento precoce, guiado por antigenemia ou técnicas moleculares, diminui significativamente a mortalidade desses pacientes, a níveis inferiores a 30%, mesmo quando não se usa a imunoglobuina anti-CMV (Machado *et al.*, 2000), levou a maioria dos grupos de transplantes a abandonar o uso da imunoglobulina. O principal efeito adverso do ganciclovir é a neutropenia, que ocorre em aproximadamente 30% dos indivíduos tratados. O uso prolongado do GCV (> 3 meses) tem propiciado o aparecimento de cepas de CMV resistentes, estimando-se, contudo, baixa ocorrência (< 10%). Estudos moleculares têm demonstrado que a resistência ao ganciclovir está quase sempre associada a mutações na sequência UL97 ou no gene da DNA polimerase, ou em ambas.

O outro fármaco aprovado para o tratamento do CMV em imunocomprometidos é o foscarnet ou ácido fosfonofórmico, um análogo do pirofosfato que inibe a síntese de DNA polimerases virais, sendo também um inibidor não competitivo, reversível, da transcriptase reversa do HIV. Por ter mecanismo de ação diferente daquele do ganciclovir, representa uma alternativa para cepas de CMV resistentes ao GCV. A maior experiência clínica com o foscarnet vem do tratamento de retinites por CMV em pacientes com AIDS. O foscarnet (FOS) tem sido utilizado também em outras formas de doenças e em outras subpopulações de imunocomprometidos, mostrando eficácia clínica semelhante ao GCV. É usado sempre por via intravenosa, e sua dose na indução é de 60 mg/kg/peso, de 8/8 h (ou 90 a 100 mg/kg/peso, 12/12 h) por 14 a 21 dias. No tratamento de manutenção a dose recomendada é 120 mg/kg/peso, 1 vez/dia, 5 a 7 dias por semana. Sua toxicidade é principalmente renal, levando ao aumento dos níveis de creatinina sérica de duas a três vezes em 20 a 30% em pacientes recebendo doses plenas da medicação. Outras reações colaterais, observadas menos frequentemente, são hipercalcemia/hipocalcemia, hipofosfatemia, convulsões e úlceras penianas ou vulvares. A seguir, o cidofovir, nucleotídio análogo da citosina com atividade potente e prolongada *in vitro* e *in vivo* contra o CMV, incluindo muitas cepas que são resistentes ao ganciclovir e ao foscarnet, foi licenciado para tratamento de citomegaloviroses em pacientes imunodeprimidos (Ljungman *et al.*, 2001). Sua eficácia para tratamento de retinite por CMV foi demonstrada em estudos aleatórios, controlados. Além da eficácia contra muitas cepas de CMV resistentes ao GCV e FOS, a meia-vida prolongada do cidofovir permite seu uso a cada 7 dias no tratamento de indução e a cada 14 dias no tratamento de manutenção. Para uso parenteral, sua dosagem é de 5 mg/kg de peso. Neutropenia, observada em 15% dos pacientes tratados, e proteinúria com ou sem aumento de creatinina em 12% pacientes são os principais efeitos adversos relacionados com o cidofovir. A nefrotoxicidade associada ao cidofovir pode ser reduzida com hidratação salina e administração de probenecide. Novas opções para o tratamento de infecções pelo CMV são dois fármacos que podem ser utilizados por via oral: o ganciclovir oral e o valganciclovir. O ganciclovir oral, na posologia de 1 g VO 8/8 h, tem eficácia e toxicidade semelhante à forma injetável, com a vantagem de não necessitar um acesso venoso para sua aplicação. Contudo, seu valor é limitado pela sua baixa biodisponibilidade, tendo sido substituído atualmente pelo valganciclovir. O valganciclovir é um pró-fármaco do ganciclovir, mas com biodisponibilidade por via oral dez vezes maior que o ganciclovir oral. Na dose recomendada de 900 mg 2 vezes/dia para indução e 900 mg 1 vez/dia para tratamento de manutenção, tem atividade comparável à do ganciclovir intravenoso, tanto para tratamento de ataque como para tratamento de manutenção (Martin *et al.* 2002). A experiência com utilização do valganciclovir em crianças é restrita.

Novos fármacos com ação anti-CMV e perfil de segurança melhorado encontram-se neste momento em fase experimental. Dentre estes destaca-se o maribavir, que é um medicamento que inibe a proteinoquinase viral codificada pelo gene UL97 do CMV, causando a inibição da incorporação da cápside viral e a saída das partículas virais do núcleo das células infectadas. *In vitro* o maribavir é mais potente que o GCV, incluindo algumas amostras de CMV resistentes ao GCV. O maribavir é ativo por via oral, e, ao contrário do GCV, não tem nenhum efeito adverso sobre os neutrófilos ou plaquetas. Estudo fase 2 multicêntrico, aleatório, duplo-cego, controlado com placebo, publicado recentemente, mostrou que o maribavir, administrado profilaticamente nos primeiros 100 dias na dose de 100 mg 2 vezes/dia por via oral, foi altamente eficaz e bem tolerado em receptores de células-tronco hematopoéticas (Winston *et al.*, 2008). Esta nova substância apresenta-se como um dos principais avanços na terapêutica da infecção pelo CMV. Ainda não existem estudos em RN com o maribavir.

Atualmente, não se indica tratamento com antivirais para pacientes imunocompetentes com a síndrome mononucleose "símile" por tratar-se de doença autolimitada. O cuidado a estes pacientes limita-se ao tratamento sintomático do quadro febril.

Por outro lado, uma situação clínica na qual a disponibilidade de terapêutica específica eficaz seria altamente desejável diz respeito a recém-nascidos sintomáticos no momento do parto. Nessas crianças existe risco potencial de agravamento, na evolução, de lesões retinianas, auditivas e/ou neurológicas. Estudos iniciais demonstraram que os antivirais podem inibir a excreção viral em recém-nascidos infectados congenitamente. Entretanto, observou-se que essa ação era transitória, exigindo, portanto, o uso desses medicamentos durante tempo prolongado. Isto se torna bastante problemático, tendo em vista a toxicidade dos antivirais atualmente disponíveis (ganciclovir, foscarnet e cidofovir). A terapêutica específica estaria particularmente indicada em recém-nascidos com doença congênita sintomática envolvendo o sistema nervoso central Ensaio aleatório, controlado, avaliou a eficácia e segurança da terapêutica com GCV, comparando o efeito de 6 semanas de GCV intravenoso na dose de 6 mg/kg por dose por via intravenosa, de 12/12 h em um grupo de 25 crianças, *versus* não tratamento em um grupo controle de 17 crianças. Após 6 meses, 84% das crianças que receberam GCV haviam melhorado ou mantido audição normal, enquanto no grupo controle isto ocorreu em 59% ($p = 0{,}06$). Por outro lado, nenhuma (0%) das crianças do grupo GCV piorou a audição nesses 6 meses, enquanto 41% das crianças do grupo controle apresentaram piora. Após 1 ano de observação, 21% das crianças do grupo GCV apresentaram piora da audição, *versus* 68% do grupo controle ($p < 0{,}01$). O grupo tratado com GCV apresentou, contudo, uma proporção significativa de neutropenia graus 3 e 4 durante o estudo (63%), enquanto no grupo controle isto ocorreu em apenas 21% dos RN (Kimberlin *et al.*, 2003).

É importante observar que nesse estudo todas as crianças tinham doença do SNC comprovada (microcefalia, calcificações intracranianas, alteração do LCR, coriorretinite ou deficiência auditiva) e todas iniciaram o tratamento dentro do primeiro mês de vida. Desta forma, não se pode extrapolar os achados desse ensaio para outras situações, e os próprios autores chamam a atenção para a alta frequência de neutropenia, recomendando que o médico e a família avaliem bem o potencial benefício do tratamento com o risco significativo de neutropenia e outras complicações em potencial (toxicidade das gônadas a longo prazo, carcinogênese, infecções do cateter etc.). Não existem ainda dados sobre o efeito do tratamento no desenvolvimento psicomotor do RN infectado. A possibilidade de utilizar outros fármacos por tempo mais prolongado em crianças só com diminuição da audição sem outros sinais e sintomas de doença de SNC, como por exemplo o valganciclovir em solução oral, é promissora, mas ainda não existem ensaios clínicos aleatórios controlados que demonstrem benefício desta intervenção. Em estudo no qual foi utilizada uma solução oral de valganciclovir em lactentes com infecção congênita pelo CMV, na dose de 16 mg/kg peso, observaram-se concentrações plasmáticas de GCV e área sob a curva em um período de 12 h comparáveis às obtidas com a administração de GCV intravenoso. Contudo, embora se tenha observado redução da carga viral do CMV, nenhuma criança negativou a PCR durante os 42 dias de tratamento e 38% delas apresentaram neutropenia de graus 3 ou 4 (Kimberlin *et al.*, 2008)

▸ Prevenção

A grande importância desempenhada pelo CMV como causador de doença no homem tem levado a diversas estratégias de prevenção, de acordo com o tipo de doença considerado. Assim, a prevenção das doenças congênitas teria como eixo principal a vacinação, já que os anticorpos maternos, embora não protejam contra infecção congênita, conseguem evitar as manifestações clínicas na absoluta maioria dos casos. As primeiras preparações vacinais consistindo em vírus vivo atenuado foram desenvolvidas há mais de duas décadas e, desde o início, mostraram-se capazes de levar a uma boa resposta em anticorpos (Elek e Stern, 1974; Plotkin *et al.*, 1975). Anos mais tarde, o emprego da cepa Towne-125 do CMV em indivíduos normais e em pacientes imunocomprometidos (Plotkin *et al.*, 1990) mostrou que a mesma induz resposta imune humoral e celular altamente satisfatória nos receptores, não sendo demonstrada latência e reativação da cepa vacinal mesmo nos pacientes imunocomprometidos. Além disso, receptores soronegativos de transplante renal, vacinados antes do transplante, apresentaram redução significativa de doença pelo CMV, ainda que as taxas de infecção não tenham sido afetadas. Indivíduos imunocompetentes, soronegativos, vacinados voluntariamente com esta preparação e posteriormente inoculados com vírus selvagem mostraram uma resposta semelhante à dos indivíduos com imunidade natural. O fato de o CMV pertencer a uma família de vírus potencialmente oncogênicos, a família Herpesviridae, tem se constituído em barreira quase intransponível para seu uso rotineiro, mesmo após o licenciamento da vacina para o vírus varicela-zóster, pertencente à mesma família. O desenvolvimento de vacinas subunitárias e recombinantes, empregando a glicoproteína gB e a fosfoproteína pp65, isoladas ou conjuntamente, e quimera da cepa Towne com vírus selvagem, tem sido avaliado em ensaios clínicos e se mostrado capaz de induzir respostas duradouras da imunidade celular específica, semelhante à observada após infecção natural, e estas são as preparações atualmente mais estudadas para a prevenção vacinal do CMV, mas até o momento ainda não estão disponíveis. Em pacientes submetidos a transplante de órgãos, com destaque para os transplantes de medula óssea, a alta incidência e a gravidade das infecções pelo CMV têm levado à avaliação de uso profilático de antivirais, como o ganciclovir e o foscarnet. De modo geral, ambas as substâncias têm se mostrado eficazes em diminuir o adoecimento e a mortalidade pelo CMV no período pós-transplante, por meio de uso sistemático e indiscriminado em todos os pacientes soropositivos (profilaxia), ou quando administradas somente em pacientes de altíssimo risco de adoecimento, discriminados por documentação de infecção ativa por vigilância viral (tratamento pré-sintomático) (Goodrich *et al.*, 1994). Neste último caso, os pacientes são tratados sempre que haja viremia documentada pelo CMV utilizando a pesquisa de antigenemia pp65 ou PCR em tempo real. Esta modalidade de prevenção, chamada de tratamento pré-sintomático (*preemptive*), tem sido a preferida pela maioria dos grupos de transplante de células-tronco hematopoéticas e de transplante de órgãos sólidos, tanto no Brasil quanto no exterior.

A utilização de imunoglobulinas na prevenção de doença por CMV após transplante de medula óssea e de órgãos sólidos ainda é objeto de controvérsias pela grande disparidade de resultados encontrados nos diversos estudos disponíveis (Snydman *et al.*, 1987; Bowden *et al.*, 1991; Stratta *et al.*, 1991; Pakkala *et al.*, 1992; Guglielmo *et al.*, 1994). Por outro lado, estudo controlado, mas não aleatório, mostrou redução significativa do risco de doença congênita pelo CMV em gestantes com infecção primária pelo CMV tratadas com imunoglobulina hiperimune anti-CMV em relação ao grupo de gestantes não tratadas (3% × 50%, respectivamente) (Nigro *et al.*, 2005).

O uso seletivo de sangue e hemoderivados de doadores soronegativos (Bowden *et al.*, 1991), bem como a seleção, sempre que possível, de doadores de órgãos soronegativos em receptores soronegativos, constitui outro importante recurso para prevenção das infecções por CMV em imunodeprimidos. O uso de luvas e avental na manipulação de urina e secreções de orofaringe de indivíduos potencialmente excretores de CMV também deve ser considerado obrigatório, principalmente se houver, na mesma unidade, indivíduos imunodeprimidos sem anticorpos para o CMV.

▸ Referências bibliográficas

Adler SP. Transfusion-associated cytomegalovirus infections. *Rev Infect Dis* 5: 977-993, 1983.

Allice T, Cerutti F, Pittaluga F, Varetto S, Franchello A, Salizzoni M, Ghisetti V. Evaluation of a novel real-time PCR system for cytomegalovirus DNA quantitation on whole blood and correlation with pp65-antigen test in guiding pre-emptive antiviral treatment. *J Virol Methods* 148:9-16, 2008.

Anderson JP, Stern H. Cytomegalovirus as a possible cause of a disease resembling infectious mononucleosis. *Brit Med J* 1: 672-673, 1966.

Balfour HH. Antiviral drugs. *N Engl J Med* 340: 1255-1268, 1999.

Balfour Jr. HH. Management of cytomegalovirus disease with antiviral drugs. *Rev Infect Dis* 12 (Suppl. 7): S849-S860, 1990.

Benson JW, Bodden SJ, Tobin JO. Cytomegalovirus and blood transfusion in neonates. *Arch Dis Childh* 54: 538-541, 1979.

Betts RF, Freeman RB, Douglas Jr RG, Talley TE. Clinical manifestations of renal allograft derived primary cytomegalovirus infection. *Am J Dis Child* 131: 759, 1977.

Boppana SB, Pass RF, Britt WJ, Stagno S, Alford CA. Symptomatic congenital cytomegalovirus infection: neonatal morbidity and mortality. *Pediatr Infect Dis J* 11: 93-99, 1992.

Borges LHB, Vilas Boas LS, Warren-Santoro SH, Estevam MP, Uip DE, Savalli C, Curi M, Pannuti CS. Effect of highly active antiretroviral therapy on cytomegalovirus antigenaemia in AIDS patients. *Internt J STD & AIDS* 12: 234-238, 2001.

Bowden RA, Fisher LD, Rogers K, Cays M, Meyers JD. Cytomegalovirus (CMV) – specific intravenous immunoglobulin for the prevention of primary CMV infection and disease after marrow transplant. *J Infect Dis* 164: 483-487, 1991.

Bowden RA, Slichter SJ, Sayers MH, Mori M, Cays MJ, Meyers JD. Use of leukocyte-depleted platelets and cytomegalovirus-seronegative red blood cells for prevention of primary cytomegalovirus infection after marrow transplant. *Blood* 78: 246-250, 1991.

Camargo LFA, Uip DE, Simpson AAG, Caballero O, Stolf NAG, Vilas Boas LS, Pannuti CS. Comparison between antigenemia and a quantitative-competitive polymerase chain reaction for the diagnosis of cytomegalovirus infection after heart transplantation. *Transplantation* 71: 412-417, 2001.

Canto CLM, Granato CFH, Garcez E, Vilas Boas LS, Fink MCDS, Estevam MP, Pannuti CS. Cytomegalovirus infection in children with Down syndrome in a day-care center in Brazil. *Rev Inst Med Trop São Paulo* 42: 179-183, 2000.

Cariani E, Pollara CP, Valloncini B, Perandin F, Bonfanti C, Manca N. Relationship between pp65 antigenemia levels and real-time quantitative DNA PCR for human cytomegalovirus (HCMV) management in immunocompromised patients. *BMC Infect Dis* 7:138, 2007.

Carlström G, Aldén J, Belfrage S, Hedenström G, Holmberg L, Nordbring F, Stern-er G. Acquired cytomegalovirus infection. *Brit Med J* 2: 521-525, 1968.

Caul EO, Clarke SKR, Mott MG, Perham TGM, Wilson SER. Cytomegalovirus infections after open heart surgery. A prospective study. *Lancet* 1: 777-781, 1971.

Centers for Disease Control and Prevention. Guidelines for prevention and treatment of opportunistic infections in HIV-infected adults and adolescents. *MMWR Early Release* 58: 55-68, 2009.

Chandler S, Holmes KK, Wentworth BB, Gutman LT, Wiesner PJ, Alexander ER, Handsfield HH. The epidemiology of cytomegaloviral infection in women attending a sexually transmitted disease clinic. *J Infect Dis* 152: 597-605, 1985.

Cole R, Kuttner AG. Filterable virus present in the salivary glands of guinea pigs. *J Exp Med* 44: 855-873, 1926.

Cowdry EV, Scott GH. Nuclear inclusions suggestive of virus action in the salivary glands of the monkey, cebus fatuellus. *Am J Pathol* 11: 647-657, 1935.

Demmler GJ, Buffone GJ, Schimbor CM, May RA. Detection of cytomegalovirus in urine from newborns by using polymerase chain reaction DNA amplification. *J Infect Dis* 158: 1177-1184, 1988.

Dieterich DT, Kotler DP, Busch DF, Crumpacker C, Du Mond C, Dearmand B, Buhles W. Ganciclovir treatment of cytomegalovirus colitis in AIDS: a randomized, double-blind, placebo-controlled multicenter study. *J Infect Dis* 167: 278, 1993.

Drew WL, Mintz L, Miner RC, Sands M, Ketterer B. Prevalence of cytomegalovirus infection in homosexual men. *J Infect Dis* 143: 188-192, 1981.

Dworsky ME, Stagno S, Pass RF, Cassady G, Alford CA. Persistence of cytomegalovirus in human milk after storage. *J Pediatr* 101: 440-443, 1982.

Elek S, Stern H. Development of a vaccine against mental retardation caused by cytomegalovirus infection in utero. *Lancet* 1: 1-5, 1974.

Embil JA, Folkins DF, Haldane EV, vanRooyen CE. Cytomegalovirus infection following extracorporeal circulation in children. A prospective study. *Lancet* 2: 1151-1155, 1969.

Emmanuel D, Cunningham I, Jules-Elysee K, Brochstein JA, Kernan NA, Laver J, Stover D, White DA, Fells A, Polsky B. Cytomegalovirus pneumonia after bone marrow transplantation succesfully treated with the combination of ganciclovir and high-dose intravenous immune globulin. *Ann Intern Med* 109: 777-782, 1988.

Fetterman GH. A new laboratory aid in the clinical diagnosis of inclusion disease of infancy. *Amer J Clin Path* 22: 424-425, 1952.

Foster KM, Jack I. A prospective study of the role of cytomegalovirus in post-transfusion mononucleosis. *N Engl J Med* 280: 1311-1316, 1969.

Fowler KB, Stagno S, Pass RF, Britt JW, Boll TJ, Alford CA. The outcome of congenital cytomegalovirus infection in relation to maternal antibody status. *N Engl J Med* 326: 663-667, 1992.

Fulginiti VA, Scribner R, Groth CG, Putnam CW, Brettschneider L, Gilbert S, Porter KA, Starzl TE. Infections in recipients of liver homografts. *N Engl J Med* 279: 619-626, 1968.

Gallant JE, Moore RD, Richman DD, Keruly J, Chaisson RE. Incidence and natural history of cytomegalovirus disease in patients with advanced human immunodeficiency virus disease treated with zidovudine. The Zidovudine Epidemiology Study Group. *J Infect Dis* 168: 1071-1072, 1993.

Gerna G, Zipeto D, Parea M, Revello MG, Silini E, Percivalle E, Zavattoni M, Grossi P, Milanesi G. Monitoring of human cytomegalovirus infections and ganciclovir treatment in heart transplant recipients by determination of viremia, antigenemia, and DNAemia. *J Infect Dis* 164: 488-498, 1991.

Gleaves CA, Smith TF, Shuster EA, Pearson GR. Comparison of standard tube and shell vial cell culture techniques for the detection of cytomegalovirus in clinical specimens. *J Clin Microbiol* 21: 217-221, 1985.

Goodpasture EW, Talbot FB. Concerning the nature of "protozoan-like" cells in certain lesions of infancy. *Am J Dis Child* 21: 415-425, 1921.

Goodrich JM, Boeckh M, Bowden R. Strategies for the prevention of cytomegalovirus disease after marrow transplantation. *Clin Infect Dis* 19: 287-298, 1994.

Gouarin S, Vabret A, Scieux C, Agbalika F, Cherot J, Mengelle C, Deback C, Petitjean J, Dina J, Freymuth F. Multicentric evaluation of a new commercial cytomegalovirus real-time PCR quantitation assay. *J Virol Methods* 146:147-154, 2007.

Grangeot-Keros L, Mayaux MJ, Lebon P, Freymuth F, Eugene G, Stricker R, Dussaix E. Value of cytomegalovirus (CMV) IgG avidity index for the diagnosis of primary CMV infection in pregnant women. *J Infect Dis* 175:944-6, 1997.

Gross JG, Bozzette SA, Mathews WC, Spector SA, Abramson IS, McCutchan JA, Mendez T, Munguia D, Freeman WR. Longitudinal study of cytomegalovirus retinitis in acquired immune deficiency syndrome. *Ophthalmology* 97: 681-686, 1990.

Grundy JE, Lui SF, Super M, Berry NJ, Sweny P, Fernando ON, Moorhead J, Griffiths PD. Symptomatic cytomegalovirus infection in seropositive kidney recipients: reinfection with donor virus rather than reactivation of recipient virus. *Lancet* 2: 132-135, 1988.

Guglielmo BJ, Wong-Beringer A, Linker CA. Immune globulin therapy in allogeneic bone marrow transplant: a critical review. *Bone Marrow Transplant* 13: 499-510, 1994.

Handsfield HH, Chandler SH, Caine VA, Meyers JD, Corey L, Medeiros E, McDougall JK. Cytomegalovirus infection in sex partners: evidence for sexual transmission. *J Infect Dis* 151: 344-348, 1985.

Henle W, Henle G, Scriba M, Joyner CR, Harrison Jr FS, Von Essen R, Paloheimo J, Klemola E. Antibody responses to the Epstein-Barr virus and cytomegalovirus after open-heart and other surgery. *N Engl J Med* 282: 1068-1074, 1970.

Hersman J, Meyers JD, Thomas ED, Buckner CD, Clift R. The effect of granulocyte transfusions on the incidence of cytomegalovirus infection after allogeneic marrow transplantation. *Ann Intern Med* 96: 149-152, 1982.

Hill Jr RB, Dahrling BE, Starzl TE, Rifkind K. Death after transplantation: an analysis of sixty cases. *Am J Med* 42: 327-334, 1967.

Ho M. Advances in understanding cytomegalovirus infection after transplantation. *Transplant Proc* 26: 7-11, 1994.

Hoover DR, Saah AJ, Bacellar H, Phair J, Detels R, Anderson R, Kaslow RA. Clinical manifestations of AIDS in the era of *Pneumocystis* prophylaxis. *N Engl J Med* 329: 1922-1926, 1993.

Hutto C, Ricks R, Garvie M, Pass RF. Epidemiology of cytomegalovirus infections in young children: day care vs home care. *Pediatr Infect Dis* 4: 149-152, 1985.

Jaffe H. Emerging trends in HIV and AIDS. Presented at the Second National Conference on Human Retrovirus and Related Infections. January 29, Washington, 1995.

Jordan MC, Rousseau WE, Noble GR, Steward JA, Chin TD. Association of cervical cytomegaloviruses with venereal diseases. *N Engl J Med* 288: 932-934, 1973.

Kaariainen L, Klemola E, Paloheimo J. Rise of cytomegalovirus antibodies in an infectious-mononucleosis-like syndrome after transfusion. *Brit Med J* 5498: 1270-1272, 1966.

Karavellas MP, Lowder CY, Macdonald C, Avila CP Jr, Freeman WR. Immune recovery vitritis associated with inactive cytomegalovirus retinitis: a new syndrome. *Arch Ophthalmol* 116:169-75, 1998.

Kempen JH, Jabs DA, Wilson LA, Dunn JP, West SK, Tonascia J. Mortality risk for patients with cytomegalovirus retinitis and acquired immune deficiency syndrome. *Clin Infect Dis* 37:1365-73, 2003.

Kimberlin DW, Acosta EP, Sánchez PJ, Sood S, Agrawal V, Homans J, Jacobs RF, Lang D, Romero JR, Griffin J, Cloud GA, Lakeman FD, Whitley RJ; National Institute of Allergy and Infectious Diseases Collaborative Antiviral Study Group. Pharmacokinetic and pharmacodynamic assessment of oral valganciclovir in the treatment of symptomatic congenital cytomegalovirus disease. *J Infect Dis* 197:836-45, 2008.

Kimberlin DW, Lin CY, Sánchez PJ, Demmler GJ, Dankner W, Shelton M, Jacobs RF, Vaudry W, Pass RF, Kiell JM, Soong SJ, Whitley RJ; National Institute of Allergy and Infectious Diseases Collaborative Antiviral Study Group. Effect of ganciclovir therapy on hearing in symptomatic congenital cytomegalovirus disease involving the central nervous system: a randomized, controlled trial. *J Pediatr* 143:16-25, 2003.

King-Lewis PA, Gardner SD. Congenital cytomegalic inclusion disease following intrauterine transfusion. *Brit Med J* 2: 603-605, 1969.

Klemola E, Kääriäinen L. Cytomegalovirus as a possible cause of a disease resembling infectious mononucleosis. *Brit Med J* 2: 1099-1102, 1965.

Klemola E, von Essen R, Wager O, Haltia K, Koivuniemi A, Salmi I. Cytomegalovirus mononucleosis in previously healthy individuals. Five new cases and follow-up of 13 previously published cases. *Ann Intern Med* 71: 11-19, 1969.

Kumar ML, Nankervis GA, Cooper AR, Gold E, Kumar ML. Acquisition of cytomegalovirus infection in infants exchange transfusion: a prospective study. *Transfusion* 20: 327-331, 1980.

Kuttner AG, Wang S-H. The problems of the significance of the inclusion bodies in the submaxillary glands of infants, and the occurrence of inclusion bodies in the submaxillary glands of hamsters, white mice, and wild rats (peiping). *J Exp Med* 60: 773-791, 1934.

Lanari M, Lazzarotto T, Venturi V, Papa I, Gabrielli L, Guerra B, Landini MP, Faldella G. Neonatal cytomegalovirus blood load and risk of sequelae in symptomatic and asymptomatic congenitally infected newborns. *Pediatrics* 117:e76-83, 2006.

Lang DJ, Krummer JF. Cytomegalovirus in semen: observations in selected populations. *J Infect Dis* 132: 472-473, 1975.

Lang DJ, Ebert PA, Rodgers BM, Boggess HP, Rixse RS. Reduction of postperfusion cytomegalovirus infections following the use of leukocyte depleted blood. *Transfusion* 17: 391-395, 1977.

Lazzarotto T, Guerra B, Spezzacatena P, Varani S, Gabrielli L, Pradelli P,Rumpianesi F, Banzi C, Bovicelli L, Landini MP. Prenatal diagnosis of congenital cytomegalovirus infection. *J Clin Microbiol* 36:3540-4, 1998.

Lazzarotto T, Spezzacatena P, Varani S, Gabrielli L, Pradelli P, Guerra B, Landini MP. Anticytomegalovirus (anti-CMV) immunoglobulin G avidity in identification of pregnant women at risk of transmitting congenital CMV infection. *Clin Diagn Lab Immunol* 6:127-9, 1999.

Ljungman P, Deliliers GL, Platzbecker U, Matthes-Martin S, Bacigalupo A, Einsele H, Ullmann J, Musso M, Trenschel R, Ribaud P, Bornhauser M, Cesaro S, Crooks B, Dekker A, Gratecos N, Klingebiel T, Tagliaferri E, Ullmann AJ, Wacker P, Cordonnier C for the Infectious Diseases Working Party of the European Group for Blood and Marrow Transplantation. Cidofovir for cytomegalovirus infection and disease in allogeneic stem cell transplant recipients. *Blood* 97: 388-392, 2001.

Machado CM, Dulley FL, Vilas Boas LS, Castelli JB, Macedo MCA, Silva RL, Pallota R, Saboya RS, Pannuti CS. CMV pneumonia in allogeneic BMT recipients undegoing early treatment or pre-emptive ganciclovir therapy. *Bone Marrow Transplant* 26: 413-417, 2000.

Machado CM, Fink MC, Boas LS, Sumita LM, Weinberg A, Shiguematsu K, Souza IC, Casanova LD, Pannuti CS. Infecção perinatal pelo citomegalovírus em hospital público do município de São Paulo: estudo prospectivo. *Rev Inst Med Trop São Paulo* 33: 159-166, 1991.

Martin DF, Sierra-Madero J, Walmsley S, Wolitz RA, Macey K, Georgiou P, Robinson CA, Stempien MJ, The Valganciclovir Study Group. A controlled trial of valganciclovir as induction therapy for cytomegalovirus retinitis. *N Engl J Med* 346: 1119-1126, 2002.

McCordock HA, Smith MG. The visceral lesions produced in mice by the salivary gland vírus of mice. *J Exp Med* 63: 303-310, 1936.

McCutchan JA. Cytomegalovirus infections of the nervous system in patients with AIDS. *Clin Infect Dis* 20: 747-754, 1995.

McDonald GB, Sharma P, Hackman RC, Meyers JD, Thomas ED. Esophageal infections in immunosuppressed patients after marrow transplantation. *Gastroenterology* 88: 1111-1117, 1985.

Mello ALR, Ferreira EC, Villas Boas LS, Pannuti CS. Cytomegalovirus infection in a day care center in the municipality of São Paulo. *Rev Inst Med Trop São Paulo* 38: 165-169, 1996.

Mengelle C, Pasquier C, Rostaing L, Sandres-Saune K, Puel J, Berges L, Righi L, Bouquies C, Izopet J. Quantitation of human cytomegalovirus in recipients of solid organ transplants by real-time quantitative PCR and pp65 antigenemia. *J Med Virol* 69: 225-231, 2003.

Meyers JD, Flournoy N, Thomas ED. Nonbacterial pneumonia after allogeneic marrow transplantation: a review of ten years' experience. *Rev Infect Dis* 4: 1119-1132, 1982.

Meyers JD, Ljungman P, Fisher LD. Cytomegalovirus excretion as a predictor of cytomegalovirus disease after marrow transplantation: importance of cytomegalovirus viremia. *J Infect Dis* 162: 373-380, 1990.

Meyers JD, Spencer HC Jr, Watts JC, Gregg MB, Stewart JA, Troupin RH, Thomas ED. Cytomegalovirus pneumonia after human marrow transplantation. *Ann Intern Med* 82: 181-188, 1975.

Miles PR, Baughman RP, Linnemann Jr CC. Cytomegalovirus in the bron-choalveolar lavage fluid of patients with AIDS. *Chest* 97: 1072-1076, 1990.

Millar AB, Patou G, Miller RF, Grundy JE, Katz DR, Weller IV, Semple SJ. Cytomegalovirus in the lungs of patients with AIDS. Respiratory pathogen or passenger? *Am Rev Respir Dis* 141: 1474-1477, 1990.

Nagamori T, Koyano S, Inoue N, Yamada H, Oshima M, Minematsu T, Fujieda K. Single cytomegalovirus strain associated with fetal loss and then congenital infection of a subsequent child Born to the same mother. *J Clin Virol* 49:134-136, 2010.

Neuwirth J, Gutman I, Hofeldt AJ, Behrens M, Marquardt MD, Abramovsky-Kaplan I, Kelsey P, Odel J. Cytomegalovirus retinitis in a young homosexual male with acquired immunodeficiency. *Ophthalmology* 89: 805-808, 1982.

Niaudet P, Raguin G, Lefevre JJ, Busson M, Cabau N, Fortier B, Boue A, Broyer M, Bedrossian J, Fries D, Kreis H, Sraer JD. Serological status of cytomegalovirus and outcome of renal transplantation. *Kidney Int* 14 (Suppl.): S50-53, 1983.

Nigro G, Adler SP, La Torre R, Best Al M & Congenital Cytomegalovirus Collaborating Group. Passive immunization during pregnancy for congenital cytomegalovirus infection. *N Engl J Med* 353:1350-62, 2005.

Onorato IM, Morens DM, Martone WJ, Stansfield SK. Epidemiology of cytomegalovirus infections: recommendations for prevention and control. *Rev Infect Dis* 7: 479-497, 1985.

Pagano JS. Infections with cytomegalovirus in bone marrow transplantation: report of a workshop. *J Infect Dis* 132: 114-120, 1975.

Pakkala S, Salmela K, Lautenschlager I, Ahonen J, Hayry P. Anti-CMV hyperimmune globulin prophylaxis does not prevent CMV disease in CMV-negative renal transplant patients. *Transplant Proc* 24: 283-284, 1992.

Palestine AG. Clinical aspects of cytomegalovirus retinitis. *Rev Infect Dis* 10 (Suppl. 3): S515-S521, 1988.

Pannuti CS, Carvalho RP, Evans AS, Cenabre LC, Amato Neto V, Camargo M, Angelo MJ, Takimoto S. A prospective clinical study of the mononucleosis syndrome in a developing country. *Int J Epidemiol* 9: 349-353, 1980.

Pannuti CS, Gingrich RD, Pfaller MA, Wenzel RP. Nosocomial pneumonia in adult patients undergoing bone marrow transplantation: a 9-year study. *J Clin Oncol* 9: 77-84, 1991.

Pannuti CS, Kallás EG, Muccioli C, Roland RK, Ferreira EC, Bueno SMHS, Canto CLM, Vilas Boas LS, Belfort Jr. R. Cytomegalovirus antigenemia in acquired immunodeficiency syndrome patients with untreated cytomegalovirus retinitis. *Amer J Ophthalmol* 122: 847-852, 1996.

Pannuti CS, Stewien KE, Carvalho RP, Miranda LN, Angelo MJ, Vilas-Boas LS, Amato Neto V. Síndrome "mononucleose símile" na infância: incidência da infecção por citomegalovírus diagnosticada através de detecção imunoenzimática de anticorpos IgM. *Rev Inst Med Trop São Paulo* 25: 300-304, 1983.

Pannuti CS, Villas Boas LS, Amato Neto V, Angelo MJ, Sabbaga E. Detecção de anticorpos IgM nas infecções primárias e secundárias pelo citomegalovírus em pacientes submetidos a transplante renal. *Rev Inst Med Trop São Paulo* 29: 317-322, 1987.

Pannuti CS, Vilas Boas LS, Angelo MJ, Amato Neto V, Levi GC, de Mendonca JS, de Godoy CV. Cytomegalovirus mononucleosis in children and adults: differences in clinical presentation. *Scand J Infect Dis* 17: 153-156, 1985.

Pannuti CS, Vilas Boas LS, Angelo MJO, Carvalho RPS, Segre CM. Congenital cytomegalovirus infection: occurrence in two socioeconomically distinct populations of a developing country. *Rev Inst Med Trop São Paulo* 27: 105-107, 1985.

Paryani SG, Yeager AS, Hosford-Dunn H, Johnson SJ, Malachowski N, Ariagno RL, Stevenson DK. Sequelae of acquired cytomegalovirus infection in premature and sick term infants. *J Pediatr* 107: 451-456, 1985.

Pass RF. Cytomegalovirus, In Knipe DM, Howley PM (eds), *Fields Virology*, 4th ed., Lippincott Williams & Wilkins, Baltimore, p. 2675-2706, 2001.

Pass RF, Long WK, Whitley RJ, Soong SJ, Diethelm AG, Reynolds DW, Alford Jr CA. Productive infection with cytomegalovirus and herpes simplex virus in renal transplant recipients: role of source of kidney. *J Infect Dis* 137: 556-563, 1978.

Pass RF, Stagno S, Myers GJ, Alford CA. Outcome of symptomatic congenital cytomegalovirus infection: results of long-term longitudinal follow up. *Pediatrics* 66: 758-762, 1980.

Patel R, Paya CV. Infections in solid-organ transplant recipients. *Clin Microbiol Rev* 10: 86-124, 1997.

Piiparinen H, Hockerstedt K, Gronhagen-Risca C, Lautenschlager I. Comparison of two quantitative CMV PCR tests, Cobas-Amplicor CMV Monitor and TaqMan assay, and pp65-antigenemia assay in the determination of viral loads from peripheral blood of organ transplant patients. *J Clin Virol* 30:258-66, 2004.

Plotkin SA, Furukawa T, Zygraich N, Huygelen C. Candidate cytomegalovirus strain for human vaccination. *Infect Immun* 12: 521-527, 1975.

Plotkin SA, Starr SE, Friedman HM, Gonczol E, Brayman K. Vaccines for the prevention of human cytomegalovirus infection. *Rev Infect Dis* 12 (Suppl. 7): S827-S838, 1990.

Polis MA, Masur H. Promising new treatments for cytomegalovirus retinitis. *JAMA* 273: 1457-1459, 1995.

Prince AM, Szmuness W, Millian SJ, David DS. A serologic study of cytomegalovirus infections associated with blood transfusions. *N Engl J Med* 284: 1125-1131, 1971.

Reed EC, Bowden RA, Dandliker PS, Lilleby KE, Meyers JD. Treatment of cytomegalovirus pneumonia with ganciclovir and intravenous cytomegalovirus immunoglobulin in patients with bone marrow transplants. *Ann Intern Med* 109: 783-788, 1988.

Reed EC, Shepp DH, Dandliker PS, Meyers JD. Ganciclovir treatment of cytomegalovirus infection of the gastrointestinal tract after marrow transplantation. *Bone Marrow Transplant* 3: 199-206, 1988.

Revello MG, Gerna G. Dignosis and management of human cytomegalovirus infection in the mother, fetus, and newborn infant. *Clin Microbiol Rev* 15: 680-715, 2002.

Revello MG, Gerna G. Pathogenesis and prenatal diagnosis of human cytomegalovirus infection. *J Clin Virol* 29: 71-83, 2004.

Reynolds DW, Stagno S, Hosty TS, Tiller M, Alford Jr CA. Maternal cytomegalovirus excretion and perinatal infection. *N Engl J Med* 289: 1-5, 1973.

Rifkind D, Goodman N, Hill Jr RB. The clinical significance of cytomegalovirus infection in renal transplant recipients. *Ann Intern Med* 66: 1116-1128, 1967.

Rosenbusch CT, Lucas AM. Studies on the pathogenicity and cytological reactions of the submaxillary gland virus of the guinea pig. *Am J Pathol* 15: 303-340, 1939.

Ross S, Fowler KB, Ashrith G, Stagno S, Britt Wj, Pass RF, Boppana SB. Hearing loss in children with congenital cytomegalovirus infection born to mothers with preexisting immunity. *J Pediatr* 148:332-36, 2006.

Rowe WP, Hartley JW, Waterman S, Turner HC, Huebner RJ. Cytopathogenic agent resembling salivary gland virus recovered from tissue cultures of human adenoids. *Proc Soc Exp Biol Med* 92: 418-424, 1956.

Rubin RH. Impact of cytomegalovirus infection in organ transplant recipients. *Rev Infect Dis* 12 (Suppl. 7): S754-S766, 1990.

Schetelig J, Oswald O, Steuer N, Radonic A, Thulke S, Held TK, Oertel J, Nitsche A, Siegert W. Cytomegalovirus infections in allogeneic stem cell recipients after reduced-intensity or myeloablative conditioning assessed by quantitative PCR and pp65-antigenemia. *Bone Marrow Transplant* 32: 695-701, 2003.

Schmidt GM, Horak DA, Niland JC, Duncan SR, Forman SJ, Zaia JA. A randomized trial of prophylatic ganciclovir for cytomegalovirus pulmonary infection in recipients of allogeneic bone marrow transplants; The City of Hope-Stanford-Syntex CMV Study Group. *N Engl J Med* 324: 1005, 1991.

Schober R, Herman MM. Neuropathology of cardiac transplantation. Survey of 31 cases. *Lancet* 1: 962-967, 1973.

Simmons RL, Matas AJ, Ratassi LC, Balfour HH, Howard RJ, Najarian JS. Clinical characteristics of the lethal cytomegalovirus infection following renal transplantation. *Surgery* 82: 537-546, 1977.

Smith MG. Propagation of salivary gland virus of the mouse in tissue culture. *Proc Soc Exp Biol Med* 86: 434-440, 1954.

Smith MG. Propagation in tissue cultures of a cytopathogenic virus from human salivary gland virus (SGV) disease. *Proc Soc Exp Biol Med* 92: 424-430, 1956.

Snydman DR, Werner BG, Heinze-Lacey B, Berardi VP, Tilney NL, Kirkman RL, Milford EL, Cho SI, Bush Jr HL, Levey AS. Use of cytomegalovirus immune globulin to prevent cytomegalovirus disease in renal-transplant recipients. *N Engl J Med* 317: 1049-1054, 1987.

Stagno S. Cytomegalovirus. In Remington JS, Klein JO (eds), *Infectious Diseases of the Fetus and Newborn Infant*, W. B. Saunders, Philadelphia, p. 389-424, 2001.

Stagno S, Brasfield DM, Brown MB, Cassell GH, Pifer LL, Whitley RJ, Tiller RE. Infant pneumonia associated with cytomegalovirus, chlamydia, pneumocystis, and ureaplasma – A prospective study. *Pediatrics* 68: 322-329, 1981.

Stagno S, Dworsky ME, Alford Jr CA. Maternal cytomegalovirus infection and perinatal transmission. *Clin Obstet Gynecol* 25: 563-576, 1982.

Stagno S, Pass RF, Dworsky ME, Alford Jr CA. Congenital and perinatal cytomegalovirus infections. *Semin Perinatol* 7: 31-42, 1983.

Stagno S, Reynolds DW, Huang ES, Thames SD, Smith RJ, Alford CA. Congenital cytomegalovirus infection. *N Engl J Med* 296: 1254-1258, 1977.

Stagno S, Reynolds DW, Pass RF, Alford Jr. CA. Breast milk and the risk of cytomegalovirus infection. *N Engl J Med* 302: 1073-1076, 1980.

Stern H, Tucker SM. Prospective study of cytomegalovirus infection in pregnancy. *Brit Med J* 2: 268-270, 1973.

Stevens DP, Barker LF, Ketcham AS, Meyer Jr HM. Asymptomatic cytomegalovirus infection following blood transfusion in tumor surgery. *JAMA* 211: 1341-1344, 1970.

Stratta RJ, Shaefer MS, Cushing KA, Markin RS, Wood RP, Langnas AN, Reed EC, Woods GL, Donovan JP, Pillen TJ. Successful prophylaxis of cytomegalovirus disease after primary CMV exposure in liver transplant recipients. *Transplantation* 51: 90-97, 1991.

Sutherland S, Bracken P, Wreghitt TG, O'Grady J, Calne RY, Williams R. Donated organ as a source of cytomegalovirus in orthotopic liver transplantation. *J Med Virol* 37: 170-173, 1992.

The TH, van der Ploeg M, van den Berg AP, Vlieger AM, van der Giessen M, van Son WJ. Direct detection of cytomegalovirus in peripheral blood leukocytes – A review of the antigenemia assay and polymerase chain reaction. *Transplantation* 54: 193-198, 1992.

Turchi MD, Pannuti CS, Sumita LM, Vilas Boas LS, Weinberg A, Stavale JN, Borges AF, Collarine DC, dos Santos HV, Kitadai SS. Infection by cytomegalovirus in patients with acquired immunodeficiency syndrome (AIDS): clinical, virological, and histopathological correlations. *Rev Inst Med Trop São Paulo* 33: 243-250, 1991.

Van Den Berg AP, van der Bij W, van Son WJ, Anema J, van der Giessen M, Schirm J, Tegzess AM, The TH. Cytomegalovirus antigenemia as a useful marker of symptomatic cytomegalovirus infection after renal transplantation – A report of 130 consecutive patients. *Transplantation* 48: 991-995, 1989.

Vilas Boas LS, Pannuti CS, Sumita LM, Fink MCDS, Godoy CVF. Isolamento de citomegalovírus em 83 amostras de leite materno. *Anais* do XXIII Congresso da Sociedade Brasileira de Medicina Tropical, em Curitiba, PR, fevereiro de 1987.

Weller TH. Cytomegaloviruses, the difficult years. Review. *J Infect Dis*122: 532-539, 1970.

Weller TH, Hanshaw JB, Scott DME. Serologic differentiation of viruses responsible for cytomegalic inclusion disease. *Virology* 12: 130-132, 1960.

Weller TH, Macauley JC, Craig JM, Wirth P. Isolation of intranuclear inclusion producing agents from infants with illnesses resembling cytomegalic inclusion disease. *Proc Soc Exp Biol Med* 94: 4-12, 1957.

Winston DJ, Ho WG, Champlin RE. Cytomegalovirus infections after allogeneic bone marrow transplantation. *Rev Infect Dis* 12 (Suppl. 7): S776-S792, 1990.

Winston DJ, Ho WG, Howell CL, Miller MJ, Mickey R, Martin WJ, Lin CH, Gale RP. Cytomegalovirus infections associated with leukocyte transfusions. *Ann Intern Med* 93: 67-75, 1980.

Winston DJ, Young JA, Pullarkat V, Papanicolaou GA, Vij R, Vance E, Alangaden GJ, Chemaly RF, Petersen F, Chao N, Klein J, Sprague K, Villano SA, Boeckh M. Maribavir prophylaxis for prevention of cytomegalovirus infection in allogeneic stem cell transplant recipients: a multicenter, randomized, double-blind,placebo-controlled, dose-ranging study. *Blood* 111:5403-10, 2008.

Wyatt JP, Saxton J, Lee RS, Pinkerton H. Generalized cytomegalic inclusion disease. *J Pediat* 36: 271-294, 1950.

Yakushiji K, Gondo H, Kamezaki K, Shigematsu K, Hayashi S, Kuroiwa M, Taniguchi S, Ohno Y, Takase K, Numata A, Aoki K, Kato K, Nagafuji K, Shimoda K, Okamura T, Kinukawa N, Kasuga N, Sata M, Harada M. Monitoring of cytomegalovirus reactivation after allogeneic stem cell transplantation: comparison of an antigenemia assay and quantitative real-time polymerase chain reaction. *Bone Marrow Transplant* 29: 599-605, 2002.

Yamamoto AY, Mussi-Pinhata MM, Cristina P, Pinto G, Moraes Figueiredo LT, Jorge SM. Congenital cytomegalovirus infection in preterm and full-term newborn infants from a population with a high seroprevalence rate. *Pediatr Infect Dis J* 20: 188-192, 2001.

Yeager AS, Grumet FC, Hafleigh EB, Arvin AM, Bradley JS, Prober CG. Prevention of transfusion-acquired cytomegalovirus in newborn infants. *J Pediatr* 98: 281-287, 1981.

Yeager AS, Palumbo PE, Malachowski N, Ariagno RL, Stevenson DK. Sequelae o maternal derived cytomegalovirus infections in premature infants. *Pediatrics* 102: 918-922, 1983.

172 Mononucleose Infecciosa

José Rodrigues Coura e Nelson Gonçalves Pereira

▸ Introdução

A mononucleose infecciosa é uma doença aguda causada pelo vírus Epstein-Barr (VEB) (herpes-vírus humano 4, HVH 4), que se caracteriza por febre, linfadenopatia, amigdalofaringite com intenso edema e dor na orofaringe, cefaleia, mialgias e sensação de fadiga, acompanhados eventualmente de *rash* maculopapular, desconforto abdominal, esplenomegalia e algumas vezes com hepatomegalia, decorrentes da resposta linfoproliferativa à infecção. O hemograma mostra frequentemente intensa linfocitose com linfócitos atípicos e o soro apresenta anticorpos heterófilos identificados pela reação de Paul-Bunnell (1932), que podem ser adsorvidos por células de rim de cobaia e hemácias bovinas.

A síndrome da mononucleose infecciosa foi descrita inicialmente por Sprunt e Evans (1920) como uma leucocitose mononuclear em reação a infecções agudas (*infectious mononucleosis*). Posteriormente várias síndromes *mononucleose-like* causadas por diversas infecções como citomegalovírus, herpes-vírus 6, *Toxoplasma gondii*, rubéola, leptospirose e infecção aguda pelo HIV, neoplasias como linfomas e leucemias e reações a fármacos (fenil-hidantoínas, ácido paraminossalicílico e isoniazida, entre outras) passaram a fazer parte do diagnóstico diferencial.

Estudos soroepidemiológicos realizados por Evans *et al.* (1968) e por Henle *et al.* (1968) demonstraram que o VEB, relacionado com linfoma de Burkitt, carcinoma de nasofaringe, linfoma de células B policlonais e outras doenças linfoproliferativas em pacientes imunocomprometidos era também o agente etiológico da mononucleose infecciosa.

▸ Etiologia

O vírus Epstein-Barr (VEB), formalmente designado de herpes-vírus 4 (HVH 4), é um dos oito herpes-vírus humanos conhecidos, descoberto em 1964, inicialmente em estudos de microscopia eletrônica do linfoma de Burkitt africano. Cerca de 4 anos após foi definitivamente relacionado com a sua principal manifestação clínica, a mononucleose infecciosa. É a espécie-tipo do gênero *Lymphocryptovirus*, família Herpesviridae, subfamília Gama-herpesvirinae (Mahy, 2001). Esse vírus é indistinguível ao microscópio eletrônico de outros herpes-vírus. Suas partículas virais medem de 180 a 200 nm e apresentam nucleocapsídio hexagonal, envolvido por envelope de estrutura complexa. O DNA genômico da cepa B 95-8 do vírus foi totalmente sequenciado (Baer *et al.*, 1984), o que facilitou grandemente o estudo das doenças causadas pelo VEB. Existem 2 subtipos do EBV, denominados 1 e 2, que diferem pelo seu antígeno nuclear (Odumade *et al.*, 2011; Sullivan, JS, 2011). O isolamento do vírus somente é possível em linfócitos B ou em células epiteliais de primatas nas quais não causa efeito citopático. Alguns linfócitos B infectados *in vitro* com o VEB tornam-se "imortalizados", isto é, têm possibilidade de se multiplicarem com o vírus que fica latente nos linfócitos. Imunoglobulina das classes IgG, IgA e IgM podem ser produzidas *in vitro* por linfócitos B transformados pelo VEB (Brown e Miller, 1982). Os VEB tipo 1 transformam os linfócitos B rapidamente *in vitro,* enquanto os VEB tipo 2 são menos eficientes para infectarem os linfócitos (Straus *et al.*, 1992).

▸ Epidemiologia

A infecção subclínica pelo VEB é amplamente disseminada em todo o mundo, particularmente em crianças e adolescentes de baixo padrão socioeconômico, vivendo em condições de aglomeração. Poucos estudos têm sido realizados no Brasil; um deles, realizado por Candeias e Pereira (1970) em adultos e crianças de diferentes idades em São Paulo, revelou que aos 12 anos 80% da população já têm anticorpos para o VEB. Em muitos países vários trabalhos mostram que 90 a 95% dos adultos são soropositivos para o VEB (Aronson *et al.*, 2011). Ao contrário dos adolescentes e adultos jovens, a maioria das infecções em crianças com menos de 10 anos tende a ser assintomática ou oligossintomática; alguns autores atribuem este fato a um inóculo maior nos adolescentes, bem como uma reação de maior intensidade da sua imunidade celular (Aronson *et al.*, 2011). A doença na sua apresentação clássica é mais comum entre os 15 e os 25 anos. Embora o VEB possa ocasionar quadros mais intensos em adultos maduros e idosos, a infecção nestas faixas de idade é incomum.

O principal mecanismo de transmissão do VEB é pelo contato pessoa a pessoa por meio da secreção oral de indivíduos que estão excretando o vírus pela saliva, como é o caso dos pacientes com mononucleose na fase aguda, os quais continuam eliminando o vírus por longos períodos como consequência da permanência do mesmo em latência nas estruturas linfoides do orofaringe, em linfócitos. Existe demonstração da eliminação dos vírus na saliva até 18 meses após a recuperação clínica. Este fenômeno parece ocorrer inclusive nas formas subclínicas. Os vírus podem ser encontrados de forma intermitente na orofaringe por décadas, geralmente sem sintomas, ficando os doentes como se fossem portadores "assintomáticos". Estes fatos explicam por que menos de 10% dos pacientes referem história de contato positiva com outros casos da doença.

O VEB tem sido isolado em células cervicais e em líquido seminal, sugerindo a possibilidade de transmissão sexual. Os estudos mostram maior frequência do VEB em pessoas com múltiplos parceiros, entretanto não foram capazes de discriminar se a transmissão foi por via oral ou genital, visto que o beijo está intrinsecamente associado às relações sexuais.

Mais raramente a transmissão do vírus pode ocorrer por transfusão de sangue, indicando que o VEB permanece presente no sangue periférico, provavelmente nos linfócitos B de memória. O VEB também pode ser adquirido em transplantes de células hematopoéticas e de órgãos sólidos, podendo determinar quadros graves nestas circunstâncias.

O VEB já foi identificado no leite de nutrizes, sugerindo que esta possa ser mais uma via de transmissão da doença, embora pareça ter pouca importância epidemiológica. Existem vários relatos da transmissão intrauterina do VEB, entretanto os trabalhos têm falhas na comprovação virológica desta possível forma de transmissão (Odumade *et al.*, 2011)

Em países desenvolvidos, como nos EUA e na Inglaterra, ocorre alta taxa de soroconversão durante a adolescência devido à infecção pelo VEB (Pereira *et al.*, 1969) e grande parte dos casos de mononucleose infecciosa ocorre em estudantes do curso secundário e em jovens recrutas do serviço militar, em parte pela aglomeração a que são submetidos. A coinfecção pelo HIV/AIDS e a imunossupressão em geral por outras causas certamente contribuem para a reativação das infecções latentes pelo VEB.

▸ Patogenia

A infecção inicial pelo VEB ocorre na nasofaringe, quando o vírus infecta as células epiteliais locais e os linfócitos B presentes nestas áreas ricas em tecido linfoide. As células B infectadas pelo VEB disseminam-se pelo tecido linfoide do organismo, atingindo o fígado, o baço e todo o sistema linforreticular. O período de incubação da doença é longo, estimado entre 4 e 8 semanas (Aronson *et al.*, 2011). Os clássicos linfócitos "atípicos" ou células de *Downey* que aparecem no início da infecção não são linfócitos B infectados e sim células T supressoras da síntese de anticorpos pelas células B ou que inibem outras reações da imunidade celular pelos linfócitos T efetores, um pouco mais tarde. Dessa forma, no início da infecção predominam os linfócitos T "supressores", causando anergia e imunossupressão. Um pouco mais tarde aparecem os linfócitos T auxiliares, associados à recuperação da infecção.

Uma outra característica do quadro da mononucleose é a desordem transitória da regulação imune, durante a fase aguda, com produção de uma variedade de anticorpos policlonais pelos linfócitos B, como os anticorpos heterófilos ou aglutininas que são macroglobulinas. Outros anticorpos como as crioglobulinas, aglutininas e hemolisinas, que induzem falsas reações sorológicas para outras infecções e fator reumatoide (Jordan, 1986), podem aparecer no decurso da infecção.

Apesar de todas estas respostas imunes que controlam a infecção lítica inicial, o VEB permanece para o resto da vida no paciente, estabelecendo uma infecção latente com períodos de reativação durante os quais o VEB pode ser eliminado por via oral, tornando-se uma fonte de transmissão viral. Por outro lado, uma resposta deficiente da imunidade celular pode resultar em infecção pelo VEB mal controlada ou contribuir para a gênese de neoplasias relacionadas com o EBV (Aronson *et al.*, 2011).

▸ Manifestações clínicas

▪ Formas assintomáticas ou oligossintomáticas

Tudo indica que a maioria das infecções pelo VEB não produza a clínica clássica da doença, sendo assintomáticos ou confundindo-se principalmente com quadros de doença febril indiferenciada de curta duração ou viroses respiratórias, sobretudo as faringites virais. Este fato é mais comum quando a infecção é adquirida antes dos 10 anos de idade, sobretudo nos países em desenvolvimento em função da maior promiscuidade. Na maioria das vezes este tipo de infecção pelo VEB não é diagnosticado clinicamente e isto explica por que 90 a 95% dos adultos com mais de 40 anos têm sorologia positiva para o VEB e só uma minoria refere ter apresentado quadro clínico clássico da mononucleose infecciosa.

Mononucleose infecciosa clássica

Esta apresentação clínica é mais comum em adolescentes e adultos jovens, com o pico de incidência ocorrendo entre os 15 e 20 anos, principalmente em países de melhor nível socioeconômico, onde a infecção é menos frequente abaixo dos 10 anos. Os achados principais da mononucleose clássica pelo VEB são febre, adenomegalias, faringite, fadiga e linfocitose atípica (Tabela 172.1).

A febre costuma ter início insidioso, intensidade moderada e duração de 1 a 2 semanas; eventualmente pode ser mais alta, súbita, com calafrios, confundindo-se com uma síndrome gripal por causa da faringite. Em torno de 10% dos enfermos a febre prolonga-se, particularmente em idosos, porém raramente dura mais de 6 semanas; ela pode ser a manifestação principal da doença e por isto o VEB aparece entre as causas de febre de origem obscura; pode estar ausente em alguns casos ou passar desapercebida. Apesar da febre, o paciente com infecção pelo VEB costuma ter um estado geral pouco acometido. Muitas queixas gerais são citadas, tais como cefaleia, hiporexia, mialgias, artralgias, dores abdominais vagas e astenia. A sensação de fadiga é destacada por todos os autores, costuma ser pronunciada e às vezes duradoura, mesmo após a convalescença.

A dor de garganta é manifestação quase constante. Sua intensidade varia desde um quadro semelhante às faringites virais habituais até casos graves com obstrução respiratória alta; no exame é comum encontrar-se hiperemia intensa de orofaringe, porém não raro estão presentes lesões exsudativas semelhantes à angina estreptocócica ou à causada pela associação fusoespirilar e até mais raramente à difteria, moti-

Tabela 172.1 Principais manifestações clínicas da mononucleose infecciosa clássica pelo VEB.

Sintomas	%	Sinais	%
Fadiga, mal-estar	90 a 100	Adenopatia	94 a 100
Sudorese	80 a 95	Febre	50 a 95
Dor de garganta, disfagia	70 a 95	Faringite	65 a 100
Cefaleia	37 a 75	Esplenomegalia	33 a 60
Hiporexia, anorexia	21 a 80	Hepatomegalia	12 a 25
Calafrios	16 a 60	Edema periorbitário	10 a 40
Tosse	5 a 50	Exantema no palato	11 a 35
Náuseas, vômitos	5 a 70	Rinite	10 a 25
Mialgias, artralgias	12 a 50	*Rash*	3 a 10
Desconforto abdominal	9 a 40	Icterícia	5 a 10

Adaptada de Johannsen *et al.*, 2009; Odumade *et al.*, 2011; Aronson *et al.*, 2011.

vando comumente o uso empírico errôneo de antibióticos para estreptococos. Em uma síndrome mononucleosa quanto mais intensa for a faringite maior a probabilidade de o VEB estar produzindo o quadro, pois na maioria dos demais agentes causadores da síndrome a intensidade e a frequência das faringites é bem menor. Petéquias no véu palatino são citadas porém são pouco específicas, pois também são vistas na faringite estreptocócica.

As adenomegalias, juntamente com a faringite, são as alterações mais comuns; muitos pacientes notam o aparecimento de adenomegalias dolorosas no pescoço; embora possam ter uma distribuição mais localizada ou regional, elas costumam ser generalizadas, predominando na região cervical posterior, simétricas, com tamanho médio em torno de 1 cm, dolorosas, livres e inespecíficas; passada a fase aguda regridem juntamente com o resto da doença e raramente permanecem por mais de 1 ou 2 meses. Eventualmente as adenomegalias são pouco evidentes ou inexistentes, fato que não invalida mas dificulta o diagnóstico clínico, principalmente em idosos. O baço a 1 ou 2 cm da reborda costal é palpável em cerca da metade dos pacientes.

A hepatomegalia é encontrada em cerca de 10% dos pacientes e icterícia clínica em 5%, embora aumentos significativos das TGP e TGO sejam comuns. Edema periorbitário, de patogenia discutida, é descrito em 10 a 15% dos casos. Desconforto abdominal atribuído às adenomegalias mesentéricas é bastante referido.

O *rash* cutâneo é descrito em cerca 3 a 10% dos enfermos, entretanto esta ocorrência é maior que 90% nos que por alguma razão usam ampicilina ou amoxicilina e, em menor escala, com outros medicamentos. Este *rash* surge alguns dias após o uso da amoxicilina, podendo ser morbiliforme, urticariforme ou petequial, dura alguns dias e em geral não reaparece quando se torna a usar o medicamento fora da fase aguda do VEB; sua patogenia é discutida mas o fato é incontestável e sugestivo da presença do VEB como causa da síndrome mononucleosa.

A maioria dos casos de mononucleose pelo VEB resolve-se em 2 ou 3 semanas; entretanto uma parte pequena dos pacientes pode apresentar complicações.

▶ Complicações

▪ Respiratórias

A mais comum é a faringite grave com intenso processo inflamatório, hiperplasia linfoide e edema de mucosa, podendo levar a obstrução respiratória alta, necessitando do uso de corticoides, nebulização, hidratação e, se não houver melhora, pode ser necessária a intubação endotraqueal ou a traqueostomia. Pneumonia pelo VEB, embora descrita, é considerada rara.

▪ Dermatológicas

Rash maculopapular ou morbiliforme surge em 5% dos casos e faz parte do quadro. O uso de ampicilina ou amoxicilina em geral motivado pelo diagnóstico equivocado de faringite estreptocócica resulta no aparecimento de exantemas de vários tipos em mais de 90% dos casos; com outros betalactâmicos e mais raramente outros medicamentos a ocorrência destas reações também está aumentada; em frequência menor este fato é descrito também com o citomegalovírus.

▪ Hematológicas

Anemia hemolítica autoimune ocorre em torno de 1% dos pacientes e pode exigir, nos casos mais graves, o uso de corticoides. As manifestações hemorrágicas são raras no VEB, contudo trombocitopenia discreta faz parte do quadro habitual; em raros casos as plaquetas podem cair a níveis críticos, causando sangramentos, admitindo-se um mecanismo autoimune na sua patogênese. São descritos casos com leucopenia intensa abaixo de 1.000 leucócitos e mesmo agranulocitose com sepse, principalmente por anaeróbios, a partir de infecção orofaríngea. Anemia aplásica é citada como complicação muito rara.

O baço é palpável em 50 a 60% dos enfermos e costuma regredir acentuadamente até a terceira semana de doença, juntamente com a melhora das demais manifestações. Raramente têm sido descritos casos de ruptura esplênica em pacientes na fase aguda ou na convalescença da mononucleose pelo VEB, atribuída à tendência do baço em se romper diante de traumas que normalmente não lhe causariam dano; a ruptura pode ser aparentemente espontânea em metade dos casos. Recomenda-se que os pacientes com mononucleose sejam afastados de práticas esportivas que exijam contato físico por pelo menos 1 mês após a alta clínica, além de manobras semióticas delicadas no exame abdominal; deve-se ainda evitar a constipação intestinal.

▪ Neurológicas

No seu conjunto podem ocorrer em até 1% dos casos. São descritos casos de encefalite, meningite viral, neurite óptica, paralisias de pares cranianos, neurites periféricas, polineurites, síndrome de Guillan-Barré, convulsões, mielite transversa, psicoses, pan-encefalite esclerosante subaguda. Alguns autores citam a infecção pelo VEB como fator de risco para o surgimento da esclerose múltipla, embora a questão ainda esteja sob estudo.

São comuns alterações discretas no exame de elementos anormais e sedimento urinário, contudo as complicações renais são excepcionais; raros casos de insuficiência renal atribuídos à rabdomiólise e à nefrite intersticial são citados na literatura.

Miocardite e pericardite são complicações incomuns, embora haja trabalhos descrevendo achados eletrocardiográficos em cerca de 5% dos pacientes caracterizados por alterações no sistema de condução e da repolarização ventricular.

▪ Diagnóstico diferencial da mononucleose pelo VEB

Várias doenças podem ser confundidas com o quadro clínico clássico da mononucleose pelo VEB, seja por causarem clinicamente a síndrome mononucleosa (febre, adenomegalias e faringite) ou por produzir significativa linfocitose atípica. As doenças mais citadas são a infecção pelo citomegalovírus, herpes-vírus 6 (roséola *infantum*), a primoinfecção pelo HIV, a toxoplasmose na chamada forma linfoganglionar; menos comumente a rubéola, hepatite principalmente pelo vírus A, doença de Chagas na fase aguda, sífilis secundária, faringite estreptocócica, reações de hipersensibilidade a vários medicamentos como os sulfamídicos, deivados da fenil-hidantoína, entre outras. A diferenciação pode ser vista nos respectivos capítulos deste livro.

Outras doenças relacionadas com o VEB

A leucoplasia pilosa, atribuída ao VEB, são lesões esbranquiçadas, apresentando em sua superfície pequenas vilosidades, que ao microscópio aparecem como se fossem pelos. Situam-se em geral na parte lateral da língua, às vezes podem ser mais extensas bilateralmente, acometendo o dorso da língua e a face interna das bochechas. Ao contrário da candidíase oral não pode ser destacada com uma espátula ou *swab*. Tem sido descrita quase exclusivamente em pacientes com AIDS e tornou-se menos comum após o uso das medicações antirretrovirais mais efetivas.

VEB é associado a uma variedade de desordens linfoproliferativas, como a linfo-histiocitose hemofagocítica, a granulomatose linfomatoide, a doença linfoproliferativa pós-transplante e a doença linfoproliferativa ligada ao cromossomo X, cujas descrições fogem ao objetivo deste capítulo.

O VEB está relacionado com várias doenças malignas, como linfoma de Burkitt, linfoma não Hodgkin, linfoma de Hodgkin, linfoma de células T, linfoma primário do sistema nervoso central, linfoma angiocêntrico nasal, carcinoma de nasofaringe, tumores do músculo liso entre outros.

Infecção crônica pelo VEB

A maioria dos casos de mononucleose pelo VEB se resolvem clinicamente em um período de 2 a 3 semanas. A prostração e a sensação de fadiga em geral regridem mais gradualmente que o restante do quadro. Este prolongamento da fadiga foi durante algum tempo atribuído a infecção persistente pelo EBV, contudo os trabalhos demonstraram que não há base científica sólida para esta afirmativa.

A síndrome da fadiga crônica durante muito tempo foi relacionada com o VEB. Os estudos têm demonstrado que existem muitas causas para a síndrome e a participação do VEB não parece ser importante. Alguns casos têm iniciado após mononucleose pelo VEB, contudo na grande maioria não se demonstram evidências de infecção em atividade.

A mononucleose pelo VEB pode raramente causar uma infecção ativa (CAEBV), de evolução crônica, por mais de 6 meses, caracterizada por manifestações semelhantes à mononucleose tais como febre, aumento de gânglios, hepatoesplenomegalia, alterações funcionais hepáticas, por vezes uveíte, mais raramente pneumonia e pancitopenia. Este quadro laboratorialmente apresenta persistência do DNA viral em níveis elevados, bem como níveis elevados das reações sorológicas para o VEB IgG e IgM. Tudo indica que este quadro é devido a uma alteração imune do hospedeiro; alguns pacientes evoluem gravemente com pancitopenia progressiva e hipogamaglobulinemia.

Diagnóstico laboratorial

O diagnóstico laboratorial da mononucleose infecciosa baseia-se principalmente no hemograma, na resposta sorológica à infecção pelo VEB e/ou na demonstração do vírus, seus antígenos ou DNA viral e outros exames eventuais.

O hemograma, embora inespecífico, em geral mostra leucocitose entre 12 e 18 mil leucócitos; alguns casos podem apresentar leucocitose mais acentuada e eventualmente também leucopenia. Na contagem específica o achado marcante é a linfocitose absoluta em geral acima de 50% ou maior que 4.500 linfócitos; este achado ocorre em 60 a 75% dos doentes. A presença significativa de linfócitos atípicos, pelo menos 10%, ocorre em 75% dos pacientes, principalmente na segunda ou terceira semana da doença; linfocitose maior que 50%, junto com pelo menos 10% de linfócitos atípicos, é muito sugestiva, com cerca de 60% de sensibilidade, mas 95% de especificidade, para o VEB. Quanto maior a presença de linfócitos atípicos maior a probabilidade do VEB; se o paciente apresentar mais de 40% de linfócitos atípicos, por exemplo, a sensibilidade cai para 25%, porém a especificidade é próxima dos 100% (Ebell, MH, 2004); deve-se lembrar que toxoplasmose, citomegalovirose, rubéola, roséola *infantum* (HVH 6), hepatite por vírus, infecção aguda pelo HIV, doença de Chagas na fase aguda e reação a substâncias podem eventualmente cursar com linfomonocitose e linfocitose atípica significativa. O hemograma em 25% dos enfermos pode não mostrar alterações relevantes, particularmente nos idosos. Recomenda-se a hematoscopia não automatizada para classificar corretamente os linfócitos atípicos e não confundi-los com blastos (Aronson, Auwaerter, 2011). Neutropenia de 2.000-3.000/mm^3 é comum, em geral normaliza-se em 1 mês; são descritos casos raros de neutropenia extrema. Trombocitopenia discreta faz parte do quadro habitual. A série vermelha é quase sempre preservada; em 10% pode-se verificar uma anemia discreta de natureza autoimune; raramente pode ocorrer hemólise mais intensa.

As provas de função hepática costumam alterar-se na fase aguda da infecção pelo VEB. Embora sejam citados casos até de hepatite grave, a icterícia clínica, com elevação das bilirrubinas, ocorre em somente 5% dos pacientes. Aumento de 2 a 4 vezes o valor normal são rotineiramente encontrados nas dosagens da alaninoaminotransferase (ALT, antiga TGP) e da aspartato aminotransferase (AST, antiga TGO); outras provas eventualmente têm alterações significativas, como aumento da fosfatase alcalina (Johansen, 2009).

Durante a fase aguda da mononucleose pelo VEB surgem anticorpos heterófilos (AH) que aglutinam hemácias de cavalo, carneiro, bovinas, entre outras. Os testes para AH mais conhecidos são o monoteste, o *monospot test*, a reação de Paul-Bunnell e a de Paul-Bunnell-Davidsohn.

O monoteste tradicional consiste na aglutinação de hemácias de cavalo em lâmina pelo soro do paciente, se for reativo. No comércio existem vários testes rápidos em que se misturam diretamente em uma lâmina o soro do doente com uma suspensão de antígenos de rim de cobaio, seguida da adição de hemácias bovinas ou antígenos de hemácias bovinas ligadas a partículas de látex; a aglutinação ocorre quase imediatamente se o soro testado tiver AH; no *monospot test* verifica-se a aglutinação de hemácias de cavalo pelo soro do paciente após adsorção em extrato de rim de cobaio e hemácias bovinas, tornando em tese a reação mais específica para o VEB. Os testes mais novos usam membranas de hemácias de boi aderidas a partículas de látex, ou hemácias de cavalo especialmente tratadas. Ao contrário dos antigos, os novos testes rápidos dispensam a adsorção prévia com rim de cobaio, pois não são reativos na presença de anticorpos heterófilos outros que não os da mononucleose (Setubal, 2011). Na reação de Paul-Bunnell o soro do paciente é colocado em tubos com várias diluições e verifica-se até em que título ocorre a aglutinação das hemácias de carneiro; consideram-se sugestivos os títulos superiores a 1/56 ou a sua positivação em exames pareados com elevação de pelo menos 4 diluições. A reação de Paul-Bunnell-Davidsohn faz na primeira fase a aglutinação quantitativa de hemácias de carneiro. Na segunda etapa o soro é previamente adsorvido em extrato de rim de cobaio e por hemácias bovinas; considera-se sugestivo quando a reação é positiva na primeira fase, como no Paul-Bunnell, e na segunda, quando ocorrer adsorção total dos AH pelas hemácias bovinas e parcial no extrato de rim de cobaio. Estas reações, do ponto de vista prático, se equivalem, e, por isto, a tendência é a de se usarem os testes mais simples como o monoteste, o *monospot* ou seus equivalentes. As reações de Paul-Bunnell e Paul-Bunnell-Davidsohn, pela sua maior complexidade, são pouco usadas na atualidade na maioria dos laboratórios. Estas reações podem permanecer positivas de 4 a 12 meses após a fase aguda. A positividade global das reações com base em anticorpos heterófilos gira em torno de 90%. Em geral começam a positivar-se a partir da primeira semana, com cerca de 40% de soros reativos, atingindo o máximo na terceira ou quarta semana. Podem ser falsamente negativas em 10% dos pacientes; este percentual aumenta em crianças abaixo dos 10 anos. Alguns casos têm positivação tardia, devendo-se, desta forma, repetir a reação principalmente quando resulta negativa na primeira semana. A sensibilidade da pesquisa dos AH por meio das técnicas das partículas de látex ou Elisa varia na literatura entre 79 e 95% (média de 87%) e a especificidade entre 82 e 99% (média de 97%); o valor preditivo positivo é cerca de 95%.

Outras condições que não o VEB podem cursar com a presença de AH, como a doença do soro, leucemias, linfomas, hanseníase, leishmaniose visceral, malária, câncer de pâncreas, lúpus eritematoso sistêmico e outras doenças autoimunes; AH positivos são também descritos, de modo pouco comum, em outras doenças que produzem síndrome mononucleosa, como citomegalovírus, HIV na fase aguda, rubéola, hepatite por vírus e doença de Chagas aguda. Em termos práticos a presença de AH em uma síndrome mononucleosa sugere fortemente a presença do VEB e é aceitável como demonstração diagnóstica para a maioria dos autores (Johannsen e Kaye, 2009; Davidsohn, 1947).

Durante a fase aguda da infecção pelo VEB surgem anticorpos específicos contra os vírus que podem ser utilizados para o diagnóstico. São formados anticorpos contra proteínas estruturais (antígenos do capsídio viral ou VCA), contra proteínas não estruturais que são expressas precocemente no ciclo lítico (antígeno precoce ou EA) e proteínas nucleares expressas durante a latência (antígeno nuclear ou EBNA). Em geral estes anticorpos podem ser demonstrados pelas técnicas de imunofluorescência indireta IgG e IgM e por Elisa IgM e IgG.

Os anticorpos contra o capsídio viral IgM (anti VCA IgM) em geral são detectados precocemente na doença, provavelmente por conta do longo período de incubação. Seus títulos declinam rapidamente entre 2 e 4 meses na maioria dos pacientes. Deste modo, constituem um bom marcador da infecção na fase aguda; sua sensibilidade varia entre 90 e 100% dos casos e a especificidade em torno de 94% (Aronson e Auwaerter, 2011). Sua interpretação deve levar em conta o contexto clínico, pois infecções produzidas por outros herpes-vírus como o citomegalovírus podem induzir anticorpos IgM contra células que expressam o EBV; em doenças com intensa ativação imune pode haver reativação laboratorial, com produção anti-VCA IgM, na ausência de quadro clínico da doença.

Os anticorpos contra o capsídio viral IgG (anti VCA-IgG) também costumam surgir precocemente na doença; na primeira consulta cerca de 80% dos pacientes já são reativos e por vezes o pareamento não é possível por causa desta subida precoce, relacionada talvez com o longo período de incubação do VEB. Nas semanas seguintes os anti-VCA-IgG atingem o máximo, estabilizam, declinam lentamente, permanecendo reativos para o resto da vida. Quando houver problema técnico com a realização da reação anti-VCA-IgM, pode ser solicitado o teste da avidez da IgG; quando a doença tem menos de 30 dias o teste costuma mostrar baixa avidez, enquanto a que tem mais de 30 dias exibe alta avidez (Setubal, 2011).

Os anticorpos contra o antígeno precoce (EA), quando presentes, surgem na fase inicial da doença. Existem 2 tipos: o anti-EA difuso (EA-D) e o EA restrito (EA-R). A presença de anti-EA-D sugere infecção na fase aguda pois costuma desaparecer rapidamente, em 3 a 6 meses, após a recuperação do paciente; como só aparecem em 70 a 75% dos casos, a sua ausência não afasta a infecção pelo VEB. O anti-EA-R é detectado somente esporadicamente em 25% dos enfermos, não sendo usado habitualmente para o diagnóstico.

Os anticorpos contra os antígenos nucleares (anti-EBNA) só são detectados quando o VEB começa a estabelecer a sua latência, em geral 4 a 12 semanas após o início dos sintomas, e virtualmente são detectados em todos os casos e duram para o resto da vida. O seu encontro no início da doença sugere infecção anterior pelo VEB.

Os anticorpos neutralizantes podem ser também utilizados para o diagnóstico, porém, devido a dificuldades técnicas, são pouco utilizados na clínica.

A principal indicação prática da sorologia para o VEB é quando a pesquisa de AH resulta negativa. Klutts *et al.* (2009) identificaram em seu estudo 32 perfis com os resultados da sorologia para o VEB em cerca de 800 infecções pelo VEB. Os perfis sorológicos mais comumente encontrados na prática podem ser visualizados nas Tabelas 172.2 e 172.3.

Tabela 172.2 Alguns perfis sorológicos comumente encontrados nos pacientes com infecção pelo VEB.

Estágio presumido da infecção pelo VEB	Anti-VCA IgG	Anti-EBNA IgG	Anti-EA-D IgG	Anti-VCA IgM	AH IgM
Não infectado	Negativo	Negativo	Negativo	Negativo	Negativo
Fase aguda (semanas)	Positivo	Negativo	Positivo	Positivo	Positivo
Fase aguda (semanas)	Positivo	Negativo	Negativo	Positivo	Positivo
Fase aguda (semanas)	Positivo	Negativo	Negativo	Positivo	Negativo
Fase recente (meses)	Positivo	Positivo	Positivo	Positivo	Positivo
Fase recente (meses)	Positivo	Positivo	Negativo	Negativo	Positivo
Infecção antiga (anos)	Positivo	Positivo	Negativo	Negativo	Negativo

Modificada de Klutts *et al.*, 2009.

Tabela 172.3 Sorologias mais utilizadas no diagnóstico da mononucleose pelo VEB e seu comportamento mais comum.

Fase presumida da infecção pelo VEB	AH IgM	Anti-VCA IgM	Anti-VCA IgG
Não infectado	Negativo	Negativo	Negativo
Fase aguda	Positiva	Positivo	Positivo
Fase aguda	Negativa	Positivo	Positivo
Infecção antiga	Negativa	Negativa	Positiva

A presença do VEB pode ser diagnosticada diretamente por microscopia eletrônica de secreções de orofaringe, linfócitos e gânglios. O isolamento do vírus pode ser feito pelo cultivo de secreções de orofaringe ou de linfócitos, que podem ser positivos em 90% dos casos com mononucleose aguda; o problema é que o vírus pode também ser isolado de pessoas normais na saliva e de gânglios linfáticos e não são métodos disponíveis na prática.

A hibridização *in situ* com sondas de ácido nucleico em material histológico é altamente específica para o diagnóstico do VEB. A reação em cadeia da polimerase (PCR) qualitativa pode ser empregada utilizando-se k-DNA extraído de sangue e de outros tecidos, revelando a presença do vírus. A quantificação do VEB pode ser realizada pela reação de polimerase. PCR é a técnica de escolha para detectar e quantificar o VEB em fluidos orgânicos como o sangue ou o plasma e pode também detectá-lo em tecidos. No contexto da mononucleose este processo não é usado em termos práticos; ele fica melhor indicado, por exemplo, em pacientes transplantados que têm risco de desenvolver doenças graves pelo VEB, como a síndrome linfoproliferativa pós transplante, em que PCR deveria ser rotineiramente solicitada para monitorar a carga viral do VEB.

▸ Tratamento e profilaxia

O tratamento da mononucleose infecciosa é sintomático. O antitérmico e analgésico de escolha é o paracetamol. Existem recomendações de se evitar o AAS devido ao remoto risco de ruptura esplênica com possível agravamento da hemorragia (Odumade *et al.*, 2011). Recomenda-se repouso relativo na fase aguda e evitam-se esportes que tenham contato físico até 1 mês após a alta. Deve-se fazer hidratação adequada e evitar a constipação intestinal com dieta adequada e laxativos suaves, se necessário. O uso de analgésicos e anti-inflamatórios não hormonais tem sido citado nos casos de intensa faringite para aliviar a disfagia.

O uso de corticosteroides a curto prazo pode ser indicado algumas complicações da mononucleose pelo VEB; em pacientes com obstrução respiratória alta, trombocitopenia grave autoimune, anemia hemolítica autoimune e aplasia medular são as indicações mais citadas, usando-se em geral a prednisona em doses iniciais de 60 a 80 mg com resposta em geral no período de 1 a 2 semanas. Em doentes com complicações neurológicas, miocardite, pericardite ou astenia prolongada também são recomendados na opinião de alguns autores, embora de modo mais discutível.

Embora o aciclovir, o ganciclovir e o foscarnet atuem no VEB *in vitro* a sua ação em pacientes com mononucleose é praticamente nula. O uso de antivirais em outras doenças relacionadas com o VEB foge à finalidade deste capítulo.

As pessoas com contato íntimo com doentes com mononucleose aguda devem proteger-se das secreções orofaríngeas dos doentes, usando luvas e máscara ao manipularem os pacientes.

As tentativas de uma vacina com vírus atenuado para imunização das pessoas em risco estão ainda em avaliação.

▸ Referências bibliográficas

Aronson MD, Auwaerter PG. Infectious mononucleosis in adults and adolescents. 2011. Available in: www.uptodate.com/.

Baer R, Bankier AT, Biggin MD. DNA sequence and expression of the B95-8. Epstein-Barr virus genome. *Nature*. 310: 207-211, 1984.

Brown NA, Miller G. Immunoglobulin expression by human B lymphocytes clonally transformed by Epstein-Barr virus. *J Immunol*. 28: 24-29, 1982.

Candeias JAN, Pereira MS. A survey for EB virus antibody in adults and children of different ages. *Rev Inst Med Trop São Paulo*. 12: 333-338, 1970.

Davidsohn I. Serologic diagnosis of infectious mononucleosis. *JAMA*. 108: 289-294, 1947.

Ebell MH. Epstein-Barr virus mononucleosis. *American Family Physician*. 70 (7): 1279-1287, 2004.

Evans AS, Niederman JC, Mc Collum F. Seroepidemologic studies of infectious mononucleosis with EB virus. *N Engl J Med*. 279: 1123, 1968.

Henle G, Henle W, Diehl V. Relation of Burkitt's tumor-associated herpes type virus to infectious mononucleosis. *Proc Nat Acad Sci USA*. 59: 94, 1968.

Johansen EC, Kenneth MK. Epstein-Barr Virus (infectious mononucleosis, Epstein-Barr virus-associated malignant diseases, and other diseases). In: *Mandell, Douglas, and Bennett's Principles and Practice of Infectious Diseases*. 7th ed. Philadelphia: Churchill Livingstone, 2009.

Jordan MC. Infectious mononucleosis due to Epstein-Barr virus and cytomegalovirus. In: *Braude, Davis, Fierer, Infectious Disease and Medical Microbiology*. Philadelphia: W. B. Saunders, p. 1311-1314, 1986.

Klutts JS, Ford BA, Perez NR *et al*. Evidence-based approach for interpretation of Epstein-Barr virus serological patterns. *J Clin Microbiol*. 47(10): 3204-3210, 2009.

Mahy BW. *A Dictionary of Virology*. 3rd ed. London: Academic Press, 2001.

Odumade OA, Hogquist KA, Balfour Jr. HH. Progress and problems in understanding and manging primary Epstein-Barr virus infections. *Clin Microbiol Rev*. 24 (1): 193-209, 2011.

Paul JR, Bunnell W. The presence of heterophile antibodies in infectious mononucleosis. *Am J Med Sci*. 183: 90-104, 1932.

Pereira MS, Blake JM, Macrae AD. EB virus antibody at different ages. *Br Med J*. 4: 524, 1969.

Setubal S. Síndrome mononucleose infecciosa. Available in: http://labutes.vilabol.uol.com.br/MONONUCL.htm, 2011.

Sprunt TP, Evans FA. Mononuclear leucocytes in reaction to acute infectious (infectious mononucleosis). *Johns Hop-kins Hosp Bull*. 31: 410, 1920.

Straus SE, Cohen JI, Tosato G. Epstein-Barr virus infections: biology, pathogenesis, and management. *Ann Inter Med*. 118: 45-58, 1992.

Sullivan JL. Clinical manifestations and treatment of Epstein-Barr virus. Available in: http//www.uptodate.com/, 2011.

173 Poxvírus

Eduardo de Azeredo-Costa, Elba R. Sampaio de Lemos e Hermann G. Schatzmayer[†]

▶ Introdução

Os poxvírus (família Poxviridae) constituem um antigo e complexo grupo de vírus capazes de atingir muitas espécies animais. Provavelmente o grupo evoluiu a partir de amostras ancestrais que infectavam roedores, sendo que estes mamíferos ainda albergam vários gêneros e espécies de poxvírus.

Dos oito gêneros hoje conhecidos da família, quatro infectam o homem: *Orthopoxvirus, Parapoxvirus, Yatapoxvirus* e *Moluscipoxvirus* (Esposito e Fenner, 2001).

Entre os ortopoxvirus destacam-se o vírus da varíola que atinge apenas o homem, o da varíola de macacos (*monkeypox*), o da varíola de bovinos (*cowpox*) e o vírus vaccínia, utilizado para o preparo de vacinas humanas. O vírus *cowpox* nunca foi encontrado nas Américas.

Recentemente uma amostra muito próxima do ponto de vista molecular do vírus vaccínia foi isolada de casos humanos e de bovinos nos estados do Rio de Janeiro (amostra Cantagalo) e Minas Gerais, sugerindo que vírus utilizados nas campanhas de vacinação em massa contra varíola possam ter se adaptado a hospedeiros de vida livre, provavelmente roedores (Damaso *et al.*, 2000; Schatzmayr *et al.*, 2000; Lobato *et al.*, 2002).

Dentre os parapoxvirus, encontra-se o vírus orf (antiga palavra inglesa significando "áspero"), o qual é transmitido ao homem por ovinos e caprinos, o vírus pseudocowpox (paravaccínia) transmitido por bovinos, agente do nódulo do ordenhador, e o vírus da estomatite papular, igualmente originário de bovinos.

Duas espécies de *Yatapoxvirus*, Tanapox e Yabapox (o vírus de tumor de macaco), causam quadros febris e lesões na pele, possivelmente por insetos, e ocorrem exclusivamente na África.

O gênero *Moluscipoxvirus* inclui apenas o vírus do molusco contagioso. Ocorre em todo o mundo exclusivamente no homem, causa uma lesão papular e é transmitido por contato direto. Este vírus tem surgido como um agente oportunista em síndromes de imunodeficiência adquirida (AIDS) (Birthhistle e Carrington, 1997).

Em 1965 foi isolado em São Paulo, de um roedor mantido como sentinela em área florestal, um vírus do grupo pox denominado Cotia, ainda não classificado em qualquer dos gêneros da família, apresentando algumas características do vírus vaccínia (Ueda *et al.*, 1970). Posteriormente, outro poxvírus isolado na mesma área mostrou características semelhantes (da Fonseca *et al.*, 2002). Estes vírus, até o momento, não estão associados a doença humana ou animal.

▶ Etiologia

Os poxvirus são um grupo bem conhecido de vírus DNA de dupla fita (dsDNA) com um genoma de 130-360 kb de comprimento, pertencentes à família Poxviridae que está dividida em duas subfamílias: Entomopoxvirinae que infecta insetos e Chordopoxvirinae que infecta vertebrados (Lefkowitz *et al.*, 2006; Van Regenmortel *et al.*, 2000). A replicação dos poxvírus ocorre no citoplasma, que codifica as suas próprias enzimas para a replicação de seu DNA, sem a utilização das enzimas nucleares da célula hospedeira. A ocorrência de pelo menos uma parte do ciclo viral no citoplasma da célula hospedeira é uma característica dos poxvírus compartilhada com todos os membros de vírus DNA alocados em uma clade proposta de grandes vírus de DNA de eucariontes, os *nucleo-cytoplasmic large DNA viruses* (NCLDV; Iyer *et al.*, 2001; 2006).

A análise genética dos poxvírus é extremamente complexa, devido, em parte, ao seu grande genoma, como previamente citado, assim como em decorrência da variabilidade do seu conteúdo genético (Lefkowitz *et al.*, 2006).

Os poxvírus são resistentes à temperatura ambiente, persistem muitos anos nas crostas secas das lesões e, com exceção dos parapoxvírus, são éter-resistentes. Embora diversas espécies desta família infectem humanos e seus animais domésticos, os vírus da varíola e o vírus do molusco contagioso (gênero *Mollusciрoxvirus*) são os únicos poxvírus que infectam exclusivamente a espécie humana (Tabela 173.1).

▶ Infecções humanas por poxvírus

▪ Varíola

A infecção por varíola, que está erradicada no mundo desde 1977, teve ao longo dos séculos um enorme impacto na história do homem, influenciando no desfecho de guerras e na sucessão de reinados. Estima-se que tenha causado morte em centenas de milhares a bilhões de pessoas antes de ser certificada como erradicada em 1980. Atualmente, apesar de sua erradicação, tem-se observado um grande interesse neste agravo de grande impacto na saúde pública, seja em decorrência da possibilidade da reemergência da varíola, em especial pelo temor da varíola como arma biológica, seja pela necessidade potencial de uma nova geração de vacina sem os efeitos adversos, que apesar de raros, são extremamente graves (Meseda e Weir, 2010).

O vírus provavelmente se adaptou ao homem há cerca de 5.000 anos, a partir de roedores selvagens, tendo como intermediários os bovinos quando foram domesticados (Esposito e Fenner, 2001). A varíola teria surgido na Índia, sendo descrita na Ásia e na África séculos antes da era cristã (McNeill, 1976).

Historicamente uma das primeiras descrições clínicas de varíola foi apresentada por Rhazes, um médico árabe no

Tabela 173.1 Poxviroses humanas.

Gênero	Doença	Distribuição geográfica natural	Vertebrados
Orthopoxvirus	Varíola	Erradicada	Restrito ao homem
	Vaccínia	Mundial	Homem e bovino. Roedores como reservatórios?
	Cowpox	Europa	Zoonose de bovinos que acomete acidentalmente o homem. Roedores como reservatórios?
	Monkeypox	África	Humanos e primatas não humanos. Roedores silvestres/esquilos como reservatórios?
	Buffalopox	Egito, Índia, Indonésia	Búfalos e ocasionalmente acomete o homem
Parapoxvirus	Nódulos do ordenhador	Mundial	Zoonose bovina com doença humana acidental
	Orf	Mundial	Cabras, ovelhas e, acidentalmente, o homem
Molluscipoxvirus	Molusco contagioso	Mundial	Restrito ao homem
Yatapoxvirus	*Yabapox*	África	Primatas não humanos, acidentalmente em humanos, com reservatório desconhecido
	Tanapox	África	Disseminado mecanicamente por insetos? Acomete o homem acidentalmente. Reservatório desconhecido

século 10. Muitas crenças sobre a doença, sua causa e a sua patogenia foram relatadas por médicos da antigüidade, sendo freqüentemente confundida com varicela, sífilis e sarampo.

Posteriormente a infecção atingiu o Japão, a Europa e o norte da África. Movimentos militares e comerciais como a rota da seda, a partir da China, serviram como introdutores da infecção em áreas distantes. No século 18, a partir da Índia, a doença alcançou a África do Sul e a Austrália.

Sua introdução nas Américas com escravos africanos ocasionou uma devastadora mortalidade entre os nativos que nunca haviam tido contato com o vírus. A varíola foi usada como agente de guerra biológica por exércitos europeus nos Estados Unidos e no México (McNeill, 1976; Garrett, 1995). Trágico exemplo foi o da tribo dos Massachusetts, a qual deu nome ao estado americano e que foi praticamente dizimada pela varíola. No nosso país é também relatada a disseminação da infecção para indígenas, por meio de lençóis contaminados com varíola deixados como "presentes" para grupos que resistiam em seus territórios à construção da Ferrovia Noroeste do estado de São Paulo.

A varíola foi referida pela primeira vez no Brasil em 1563, na Ilha de Itaparica na Bahia, disseminando-se para a capital Salvador e gerando grande número de casos e óbitos, principalmente entre os indígenas (Ministério da Saúde, 1973a).

Dinâmica da infecção

O único reservatório conhecido de varíola é o próprio homem e a maneira mais comum de transmissão da doença é a passagem do vírus por contato muito próximo, no mínimo 2 metros, por gotículas de saliva e secreções respiratórias contendo o agente, o qual se implanta na orofaringe e mucosa respiratória (Fenner *et al.*, 1988). A dose infectante mínima não é conhecida, mas acredita-se que poucas partículas viáveis sejam capazes de iniciar a infecção.

O contágio indireto a maiores distâncias por meio de aerossóis é bem menos comum (Dixon, 1962; Wehrle *et al.*, 1970). Assinale-se que o conceito de que um caso de varíola é capaz de gerar rapidamente dezenas ou centenas de novos casos não foi observado quando dos trabalhos de erradicação em todo o mundo (Fenner *et al.*, 1988).

A varíola apresentava infecciosidade bem inferior à do sarampo, e os surtos se expandiam com relativa lentidão, pelo contato íntimo em comunidades fechadas ou semiabertas como ambientes familiares do paciente, hospitais (Wehrle *et al.*, 1970) e mais raramente escolas.

Calculou-se que cada caso gerava entre 2 e 10 casos novos e que a vigilância eficiente, com diagnóstico laboratorial rápido, e imediata intervenção de vacinação em torno dos casos, controlava com muita eficiência a disseminação da doença, desde que o caso fosse rapidamente reconhecido (Henderson, 1999). Assim, o surgimento de casos de varíola em uma região não exigia a vacinação imediata de toda a população de uma grande cidade.

Do ponto de vista clínico a varíola é uma doença exantemática/vesicular com incubação de 7 a 14 dias (máximo 17 dias) e um quadro prodrômico de 3 dias com apreensão, febre súbita e elevada, mal-estar e prostração, acompanhados de forte cefaleia e dor lombar.

Após este período surge a fase eruptiva, iniciando-se com exantema maculopapular, o qual progride para pápulas (1 a 2 dias), depois vesículas por 2 a 3 dias, pústulas ao final da primeira semana de doença e finalmente crostas que surgem aproximadamente entre o 12º e 14º dias após o início dos sintomas.

O exantema se inicia na mucosa oral, face e braços, progredindo para o tronco e membros. Lesões podem ser observadas na palma das mãos e nos pés, fato raramente observado na varicela (Dixon, 1962; CDC, 2001).

Na varíola as lesões na pele surgem como uma única onda (Figura 173.1), ao contrário da varicela, que pode apresentar vesículas, pústulas e crostas ao mesmo tempo no paciente.

As vesículas e pústulas se apresentam firmemente embebidas na derme e são sentidas como estruturas rígidas, circulares, elevadas e com alguns milímetros de tamanho. Com a regressão das lesões, as crostas se soltam e na cicatrização podem permanecer marcas irreversíveis na pele, em especial no rosto, pela destruição de glândulas sebáceas e formação de fibrose local, em especial quando as lesões foram muito numerosas e confluentes (Dixon, 1962; Fenner *et al.*, 1989; CDC, 2001).

Os pacientes de varíola são mais infecciosos durante a primeira semana de sintomas, quando as lesões orais se rompem

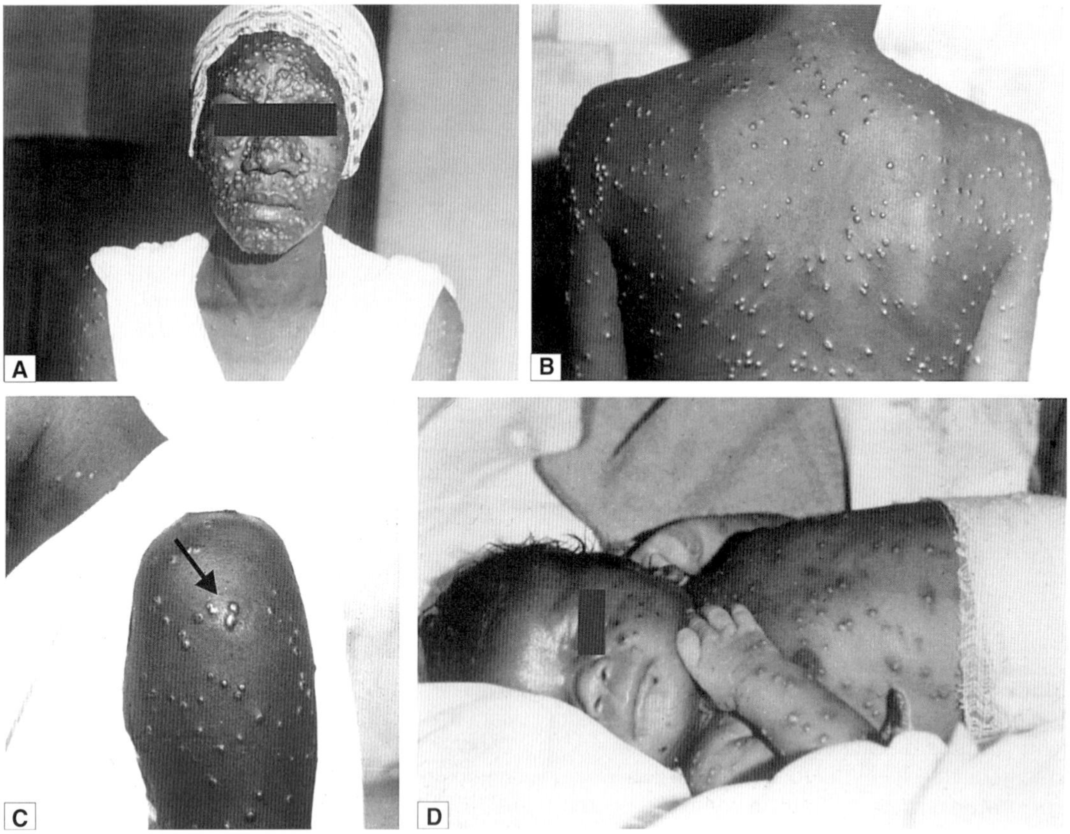

Figura 173.1 Infecção por varíola *in utero* (Rio de Janeiro, 1970). **A.** Lesões de varíola no rosto de gestante; **B.** distribuição das lesões nas costas; **C.** lesões no braço e sobre cicatriz vacinal (*seta*); **D.** recém-nascido com lesões generalizadas, 72 h pós-parto.

e liberam vírus, tornando a saliva altamente infecciosa. Vírus estão presentes na pele até a queda das crostas, de onde é ainda possível demonstrar sua presença por métodos laboratoriais.

A história de vacinação prévia e o intervalo até o aparecimento dos sintomas são dados importantes, uma vez que a apresentação clínica pode estar alterada em indivíduos previamente vacinados (Azeredo-Costa e Morris, 1975).

Em alguns pacientes, principalmente naqueles com baixa imunidade celular, podiam ser observadas formas de evolução mais graves da doença, com toxemia e lesões hemorrágicas e confluentes, evoluindo ao óbito de 4 a 5 dias após o aparecimento do exantema.

Podiam-se definir duas formas hemorrágicas da doença, uma na qual a hemorragia estava associada aos sintomas prodrômicos, porém a morte ocorria antes da formação de qualquer lesão característica na pele, e uma segunda forma caracterizada por hemorragia em lesões de pele preexistentes. Ambas as formas conduzem quase invariavelmente à morte do paciente, a primeira dentro de uma semana e a segunda após 8 a 10 dias. Em regra ocorre infecção bacteriana das lesões, com formação de abscessos localizados.

Nas formas hemorrágicas de varíola ocorre grave trombocitopenia e acentuada redução do nível de aceleração da globulina (fator V), moderada diminuição da protrombina e o surgimento de antitrombina circulante. A fase avançada do quadro é associada a diminuição das plaquetas, replicação viral na medula óssea com destruição de megacariócitos, podendo chegar a coagulação intravascular disseminada e extensa hemorragia com evolução para a morte (Dixon, 1962).

Na fase pré-eruptiva da varíola, o quadro deve ser distinguido do dengue, infecções por enterovírus e outros quadros febris. O exantema prodrômico pode ser confundido com aquele causado pelo vírus do sarampo. A história do contato e o período de incubação contribuem para definir um caso como suspeito de varíola.

A varíola hemorrágica pode ser confundida com septicemia meningocócica, problemas de coagulação, tifo e outros exantemas hemorrágicos agudos. O processo eruptivo da varíola era muito frequentemente confundido com a varicela. A falta de sintomas prodrômicos, a sucessiva aparição de grupos de vesículas superficiais, a distribuição centrípeta e os vários estágios de desenvolvimento das lesões na varicela permitem distinguir esta doença da varíola. A vesícula multiloculada no caso da varíola ao ser puncionada não liberava o seu conteúdo, ao contrário da vesícula da varicela.

Fatores individuais estão fortemente envolvidos nas formas de evolução da varíola, considerando que a imunidade celular é muito importante na infecção (Fenner, 1989).

O vírus da varíola, assim como o da vaccínia, atravessa a barreira placentária, podendo gerar casos de infecção *in utero*, como o observado pelos autores no Rio de Janeiro em 1970 (Figura 173.1). Nesse episódio, gestante em bom estado geral e poucos dias antes do parto foi internada com lesões disseminadas em todo o corpo em fase de transição de vesícula para pústula. O recém-nascido apresentou, ao parto, vesículas igualmente disseminadas, sendo as duas infecções confirmadas clínica e laboratorialmente como varíola.

Em relação à mortalidade por varíola, na Ásia e na África observavam-se taxas em torno de 20%, sendo que a maior mortalidade observada ocorreu em uma epidemia no Kuwait na década de 1960, com 43% de casos fatais (Fenner *et al.*, 1988).

Nas Américas as taxas de mortalidade no início do século 20 se igualavam às de outros países do mundo, porém amostras de baixa virulência e mortalidade abaixo de 3% começaram a predominar ao longo dos anos. As amostras do chamado alastrim, exceto por sua baixa virulência, tinham todas as propriedades biológicas da varíola, e não se conhece como ocorreu esta modificação de virulência, a qual, pelos relatos disponíveis, teria surgido no Caribe no início do século 20. Considera-se que o surgimento do alastrim possa ter ocorrido pela prática da variolização, adiante discutida.

No Brasil a taxa de letalidade, durante a Campanha de Erradicação, oscilou entre 1,6% em 1967 e 0,8% em 1970 (Quadros *et al.*, 1972; Ministério da Saúde, 1973a), sendo aceito pelos relatos clínicos disponíveis que no início do século 20 a taxa de letalidade era mais elevada e aparentemente os dois vírus (da varíola *minor* e da *major*) circulavam no país.

Isoladamente um caso de varíola leve ou grave, hemorrágico ou não, não é indicador de que se trata de um caso de varíola *minor* ou *major*. A diferença é epidemiológica, ou seja, é na presença de casos graves nos surtos epidêmicos que se diferenciam, quando ambas as cepas dos vírus estão presentes.

Em resumo, pode-se afirmar que a varíola *major* apresentava quatro formas clínicas:

- Varíola clássica, em 90% dos casos com viremia, febre, prostração e exantema
- Varíola modificada, em indivíduos previamente vacinados (5% dos casos), com um pródromo de baixa gravidade e poucas lesões de pele
- Varíola plana (5% dos casos) com lesões focais de crescimento lento e 50% de letalidade e
- Varíola hemorrágica (menos de 1% dos casos) com formação de sangramentos na pele e mucosas; eram invariavelmente fatais dentro de uma semana, associadas a problemas do sistema imunitário do paciente. Toxemia e desidratação eram observadas na fase mais aguda do exantema e necessitavam de cuidado especial.

Na varíola *minor* ou alastrim ocorriam sintomas de menor gravidade e muito raras formas hemorrágicas, com uma taxa de letalidade em torno de 1%, apresentando os pacientes frequentemente um bom estado geral, mesmo na presença de grande número de lesões na pele (Ropp *et al.*, 1999; Figuras 173.1 e 173.2).

Observações de campo demonstraram que a disseminação na comunidade da varíola *minor* é maior do que na varíola *major*, porque em uma elevada proporção os doentes não ficavam acamados e, mesmo nas fases mais infectantes do quadro, participavam de festas, feiras, atividades escolares e de trabalho (Azeredo-Costa *et al.*, 1971).

Diagnóstico laboratorial

Casos típicos de varíola que ocorriam em áreas endêmicas eram diagnosticados clinicamente e o diagnóstico laboratorial específico era usualmente desnecessário.

No entanto, ao longo das campanhas de vacinação e na procura de novos casos e principalmente após a erradicação da varíola em todo o mundo, tornou-se essencial o diagnóstico virológico pelas implicações que a confirmação de um caso de varíola teria em termos de saúde pública.

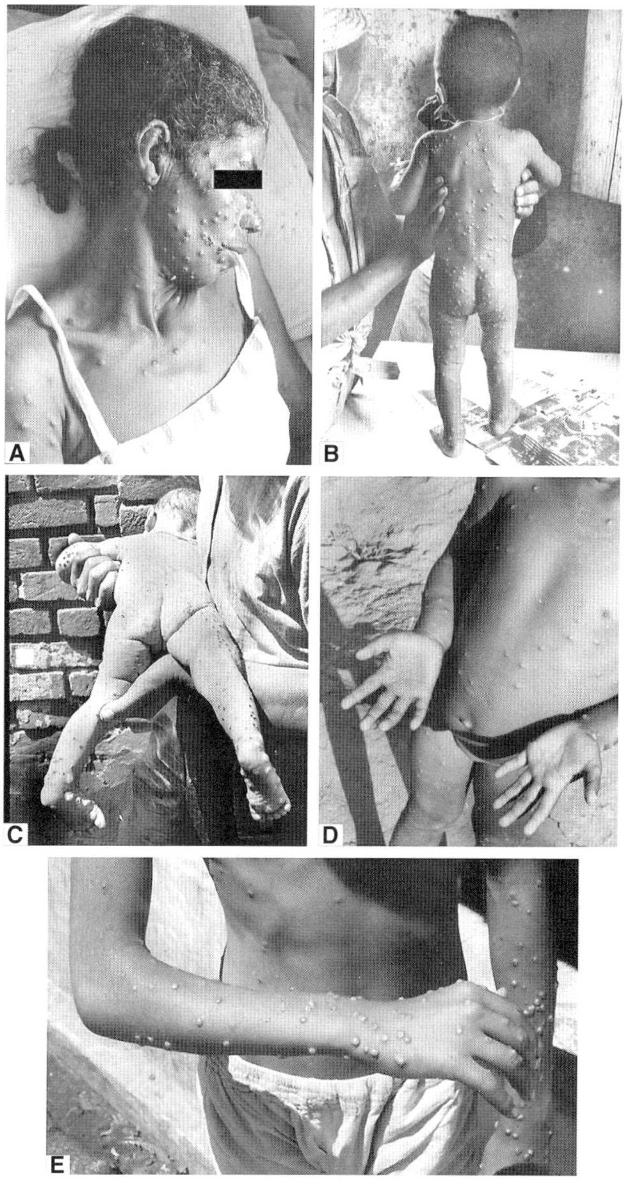

Figura 173.2 Casos de alastrim (Bahia, 1969). **A.** Vesículas/pústulas em paciente adulto; **B.** lesões no mesmo estágio de evolução; **C.** lesões na planta dos pés; **D.** vesículas em dedos e na palma das mãos; **E.** distribuição de lesões nos braços.

O diagnóstico laboratorial inclui:

- Identificação, em microscopia eletrônica, das partículas virais em fluidos vesiculares ou raspados da base de uma pápula, vesícula ou pústula ou ainda em um macerado de crostas. Esta metodologia pode ser executada em torno de 2 horas e permite diferenciar partículas do grupo pox de partículas de herpes/varicela. O teste permite diagnóstico rápido, quando realizado por profissionais experientes, mas que pode, quando a coleta de material é tardia ou mal executada, apresentar resultado negativo
- Testes moleculares (PCR – reação em cadeia da polimerase) que detectam fragmentos de ácido nucleico viral permitem separar os vírus da varíola e da vaccínia, os quais apresentam a mesma morfologia na microscopia eletrônica

- Isolamento do vírus pela inoculação dos materiais clínicos em isolamento do vírus em ovos embrionados ou em cultura de tecidos.

Um diagnóstico retrospectivo pode ser realizado pela avaliação da elevação dos níveis de anticorpos de amostras de soro coletadas do paciente com duas a três semanas de intervalo, nas fases aguda e tardia da doença, porém, como as relações antigênicas dentro do grupo pox são muito amplas, as reações sorológicas têm aplicação muito limitada no diagnóstico de casos clínicos.

Aspectos imunológicos

A resposta celular é a mais importante no processo de resolução de uma infecção por poxvírus. Após a infecção, partículas virais migram do interior de macrófagos para a corrente sanguínea e vasos linfáticos e, posteriormente, associadas a monócitos, alcançam as camadas basais da epiderme, sendo as glândulas sebáceas particularmente suscetíveis.

Os macrófagos e monócitos infectados induzem à produção de interferona, o qual estimula as células NK (*natural killer*) que atuam de maneira direta sobre as células contendo vírus. Ocorre igualmente ativação do sistema do complemento. Macrófagos e células dendríticas processam os antígenos para peptídios, os quais vão formar complexos com produtos de HLA-Classe I (Esposito e Fenner, 2001).

Os linfócitos T citotóxicos são ativados tão logo os complexos das proteínas HLA-Classe I com as múltiplas proteínas virais são reconhecidos, sendo responsáveis pela eliminação do vírus do organismo e permanecendo por longo tempo em circulação (Erickson e Walker, 1993).

Os anticorpos humorais surgem mais tarde pela interação de linfócitos T-$CD4^+$ tipo 2 com as células B para induzir a produção de anticorpos neutralizantes dirigidos contra a superfície do vírus, compondo o sistema de imunidade contra as reinfecções.

Casos fatais de varíola podem estar associados a excessiva formação de citocinas como TNF-alfa, TGF-beta e outras, as quais atuam sobre funções cardíacas e renais (Modrow *et al.*, 2003).

De maneira geral os indivíduos sadios que se infectam com o grupo pox reagem com forte reação celular imune, a qual resulta no controle da infecção. No entanto, se a resposta celular é deficiente, no caso da varíola as lesões de pele permanecem planas, faltando o infiltrado pustular.

Estudos sobre a resposta humoral em casos de alastrim são muito raros, e um dos mais completos, realizado ao longo de um surto em Utinga, Bahia, demonstrou que:

- Anticorpos inibidores da hemaglutinação, que correspondem principalmente à classe IgG, estavam presentes em todos os casos do surto e apresentaram níveis mais baixos do que nos casos de varíola *major*, pelos dados de literatura
- Anticorpos neutralizantes apresentaram níveis mais elevados nos indivíduos que foram revacinados durante o bloqueio do surto do que nos casos de varíola
- Anticorpos fixadores de complemento reduzem rapidamente seus títulos, tornando-se negativos nas infecções antigas (Azeredo-Costa *et al.*, 1972).

Patologia

Na fase papular da erupção, observa-se dilatação capilar e edema da camada papilar da derme e lesões inflamatórias perivasculares, com infiltrados de linfócitos e histiócitos.

O espessamento e a vacuolização do epitélio resultam na formação da vesícula, a qual é profunda e, devido à destruição de células, torna-se individualizada. A vesícula apresenta no seu interior septos que se desfazem na fase de pústula. A infiltração de leucócitos resulta na formação da pústula, a qual se resolve por migração do epitélio e surgimento da crosta.

Típicos corpos de inclusão citoplasmáticos basofílicos são observados com todos os poxvírus, correspondendo a condensações no citoplasma onde se formam as novas partículas (corpúsculos de Guarnieri). Uma proteína com 130 a 160 kD formada pelos poxvírus foi descrita como importante para a formação dos corpúsculos. Por outro lado as variações de sua sequência permitem a separação dos diversos poxvírus pela PCR (Esposito e Fenner, 2001).

As lesões histopatológicas na mucosa são semelhantes às descritas, ocorrendo ulceração em geral precoce, ainda na fase vesicular.

Erradicação da varíola

Uma prática de imunização contra varíola era conhecida na Ásia desde tempos remotos e consistia na inoculação intradérmica de material coletado de casos de menor gravidade, levando à formação de um quadro menos grave do que a doença natural, porém ainda assim com a eventual formação de casos fatais (variolização). Apesar deste risco a prática alcançou a Europa e as Américas, enfatizando o medo que causava a infecção natural e suas sequelas.

Por outro lado era divulgado na medicina popular na Inglaterra que ordenhadores raramente se infectavam com varíola. Este fato levou Jenner, que era médico e naturalista conhecido por seus estudos com pássaros, a procurar no final do século 18 uma imunização a partir de materiais obtidos de lesões humanas ou de bovinos, provavelmente causadas pelo vírus *cowpox*. A primeira vacinação realizada por Jenner foi registrada em 14 de maio de 1796, no menor James Phillips, utilizando material humano (Fenner *et al.*, 1989).

Os resultados favoráveis levaram a uma rápida disseminação da vacinação antivariólica sem qualquer controle, sendo utilizadas metodologias diversas, algumas delas com o risco de transmissão de outras infecções quando se inoculavam materiais de origem humana.

A prática de vacinação e do preparo de vacinas utilizando bovinos foi se aperfeiçoando ao longo do tempo, porém a doença se mantinha em muitos países do mundo, pelo uso de vacinas de má qualidade e/ou pela falta de um planejamento adequado para sua utilização.

Em 1958 a delegação soviética propôs na OMS, mediante um esforço mundial, a erradicação da varíola, a qual ainda ocorria, naquela ocasião, em aproximadamente 33 países (Fenner *et al.*, 1988; Garrett, 1995).

O programa enfrentou muitas dificuldades, desde o ceticismo a obstáculos sociais e religiosos, mas em outubro de 1977 o último caso humano foi registrado na Somália, sendo então, em 1979, declarada a erradicação da doença no mundo.

Fatores que influenciaram de modo positivo a erradicação foram:

- A ausência de um animal vetor intermediário na transmissão da infecção
- O desenvolvimento das técnicas de liofilização da vacina, que passou a ser de boa qualidade e possível de ser utilizada mesmo em regiões sem energia elétrica
- A introdução dos injetores de pressão permitindo a vacinação de muitas pessoas em poucas horas e

- A introdução da agulha bifurcada, a qual permitiu a vacinação individual segura e com um inóculo definido.

A região das Américas foi o primeiro continente a conseguir esta erradicação em 1973, e o Brasil teve papel importante não somente na produção de mais de 200 milhões de doses de vacina como na atuação de muitos brasileiros nas campanhas de vacinação e na busca de casos dentro e fora do país.

No Brasil, entre 1967 e 1971, executou-se a chamada fase de ataque, com a vacinação sistemática de toda a população, alcançando-se um total de 81.745.290 vacinados em outubro de 1971. Neste mesmo ano, em abril, no Laboratório de Referência de Varíola da Escola Nacional de Saúde Pública, foi diagnosticado o último caso do Brasil e das Américas, na cidade do Rio de Janeiro (Schatzmayr e Mesquita, 1971; Ministério da Saúde, 1973a).

Paralelamente à fase de ataque, em quatro estados brasileiros (Bahia, Minas Gerais, Paraná e Rio Grande do Sul), foram iniciadas ações de vigilância e seguimento de surtos, as quais geraram importantes informações epidemiológicas e que serviram como modelo para o sistema de vigilância da infecção no Brasil.

Após a fase de ataque implantou-se a vacinação dirigida a algumas regiões e à população de 0-4 anos, tendo como meta a vacinação de 90% deste grupo. Em 1972 foram vacinadas 5.487.710, e em 1973, 5.701.521 pessoas de todas as idades, mostrando o grande esforço realizado para impedir a volta da doença que, naqueles anos, ainda persistia na Ásia e na África (Ministério da Saúde, 1973b).

A vacinação foi sendo gradualmente desativada ao longo dos anos seguintes e em 1976-1977 foi interrompida. Em consequência, toda a nossa população nascida após estes anos deve ser considerada suscetível à infecção por varíola.

Amostras do vírus da varíola existem ainda em dois laboratórios, nos Estados Unidos (CDC) e em Koltsovo, na Rússia, sob o controle da OMS, a qual, por intermédio de um Comitê Internacional, avalia a cada ano os projetos e as pesquisas que se realizam com estas amostras, sob condições de máxima segurança biológica (nível de segurança 4) nos dois países.

Uma longa controvérsia surgiu entre a proposta de serem todas as amostras de varíola destruídas, eliminando-se definitivamente qualquer possibilidade de ressurgimento de casos humanos, e o ponto de vista contrário de que o vírus deveria ser mais bem estudado, aplicando-se técnicas moleculares não disponíveis no passado, antes de sua eliminação (Mahy *et al.*, 1993; Joklik *et al.*, 1993). A problemática do bioterrorismo que poderia utilizar a varíola como arma biológica, na hipótese remota de que amostras de vírus possam existir fora dos estoques oficiais, levou a se adiar várias vezes esta destruição final.

Os projetos que hoje têm sido desenvolvidos com as amostras de varíola visam ao desenvolvimento de novas vacinas, de métodos de diagnóstico rápido a serem utilizados em um evento de disseminação criminosa do vírus e de novos medicamentos para tratamento dos eventuais casos clínicos que viessem a ocorrer. Para todas essas linhas de pesquisa, são necessários vírus vivos e estudos em modelos experimentais em animais, especialmente primatas. Com isso não se pode prever até quando os vírus da varíola serão mantidos. Na atualidade um grande esforço tem sido observado, com a idealização de uma plataforma de vacina de biodefesa contra diversos patógenos, como o vírus da varíola, além dos vírus *Ebola*, *Marburg* e da encefalite equina venezuelana e *Bacillus anthracis* (Artenstein, 2008; Dupuy e Schmaljohn, 2009).

Varíola como arma biológica

A varíola foi declarada erradicada das Américas em 1973 (Ministério da Saúde, 1973b) e a erradicação da infecção no mundo foi anunciada pela OMS durante a sua Assembleia Geral em maio de 1980 (Fenner *et al.*, 1988).

Os laboratórios que haviam executado o diagnóstico laboratorial e ainda possuíam amostras do vírus da varíola estocadas foram solicitados a destruí-las, permanecendo amostras de vírus vivo e infeccioso em apenas dois laboratórios do mundo, como assinalado, sob controle da OMS.

Esta política foi reforçada após o trágico episódio ocorrido em 1978, na Universidade de Birmingham, Inglaterra, quando o vírus da varíola que estava sendo trabalhado em um laboratório veio a causar a morte de uma fotógrafa, que trabalhava em uma sala próxima, por aerossóis disseminados por tubulações do prédio (OMS, 1999).

Uma questão que surgiu em termos de bioterrorismo é qual o risco real do vírus da varíola, caso esteja disponível fora dos dois laboratórios citados e seja utilizado como uma arma biológica, disseminando-se por largos segmentos da população? Pelos dados obtidos durante a erradicação da doença, a transmissão da varíola exige contato próximo com o receptor, calculando-se que, na grande maioria dos casos, o receptor havia permanecido a uma distância máxima de 2 metros do paciente e mantido com ele um contato muito estreito (CDC, 2001).

Assinale-se que eram raras as infecções por varíola sem o aparecimento de manifestações clínicas em indivíduos não vacinados, ou seja, quase sempre se observavam no paciente os sintomas gerais e as lesões na pele, permitindo o reconhecimento do caso. Assim era possível a vacinação em torno do caso novo que surgia. Provavelmente a mesma metodologia seria a mais aplicável no evento do surgimento de casos clínicos, juntamente com o uso de fármacos para tratamento dos casos, se disponíveis no futuro.

Sistemas de disseminação do vírus por aerossóis, embora teoricamente viáveis, exigiriam sofisticados processos de implantação e apresentariam problemas técnicos consideráveis (Henderson *et al.*, 1999).

Documento da OMS reforça o conceito de que no momento a vacinação extensa de populações contra a varíola não é recomendada e que as pessoas que foram vacinadas no passado provavelmente não desenvolveriam sintomas graves da doença (OMS, 2001).

Pode-se concluir que a varíola não é uma doença de altíssima letalidade e que se espalharia com muita rapidez na comunidade, caso fosse introduzida de maneira criminosa em uma região, nem se considera necessário vacinar imediatamente toda uma cidade ou todo o país. Fica a ressalva de que, eventualmente, amostras de maior virulência tenham sido desenvolvidas em programas de armas biológicas, os quais reconhecidamente existiram em alguns países como na antiga União Soviética.

Será essencial para o controle desses episódios o rápido reconhecimento dos eventuais casos com confirmação diagnóstica laboratorial para a consecutiva e imediata implantação da vacinação de bloqueio em torno dos casos suspeitos ou confirmados (CDC, 1999; Henderson *et al.*, 1999; Kretzschmar *et al.*, 2006; Korterpeter e Parker, 1999; Paran e Sutter, 2008).

Tratamento

Cuidados adequados de enfermagem e atenção na prevenção das infecções bacterianas secundárias são fundamentais no tratamento. Uma terapia antimicrobiana adequada para controle das complicações bacterianas é importante e especial atenção deve ser tomada para o estado nutricional e o equilíbrio de fluidos e dos eletrólitos dos pacientes, que podem apresentar toxemia e desidratação.

Além de medidas de tratamento aplicáveis às lesões na pele e antibioticoterapia, vários medicamentos foram tentados, como tiosemicarbazonas, citosina e rifampicina, sem resultados efetivos (Henderson *et al.*, 1999; 2002). Recentemente estudos em primatas e outros animais demonstraram que cidofovir, um nucleosídio análogo da DNA polimerase viral, foi capaz de prevenir os sintomas clínicos quando aplicado um a dois dias após a infecção experimental (Bray *et al.*, 2000). Porém, além da falta de evidências de que a medicação atuaria após o surgimento dos sintomas, existem outras limitações como a sua aplicação por via endovenosa e a sua nefrotoxicidade (Henderson *et al.*, 2002). Um novo composto, ST-246, tem sido utilizado experimentalmente em animais com poxviroses e os resultados promissores apontam para a sua utilização potencial em situação de reemergência da varíola e de outros poxvírus ou em casos de pacientes imunodeprimidos sem condições de vacinação antivaríola (De Clercq, 2008; Sbrana *et al.*, 2007; Hugghes *et al.*, 2009).

Vírus vaccínia e vacinação antivariólica

A origem do vírus vaccínia não é perfeitamente conhecida, devido às inúmeras manipulações que sofreram os materiais animais e humanos usados nas primeiras décadas das práticas de vacinação.

Provavelmente o vírus se originou do *cowpox*, reconhecendo-se a existência de várias amostras de vaccínia com virulências diferentes e que foram utilizadas para o preparo de vacinas.

Modernamente foram desenvolvidas amostras de menor virulência, visando reduzir o risco das complicações da vacinação, as quais podem ser graves e até fatais. A mais importante delas é a amostra Ankara, da qual foram retirados ou modificados vários segmentos genômicos. A amostra induz a replicação incompleta nas células de vertebrados, porém o suficiente para gerar uma resposta celular e humoral no vacinado, sendo esperada sua utilização em futuras vacinas contra o grupo pox.

As vacinas eram preparadas por inoculação intradérmica de animais ou em membranas de ovos embrionados, sendo proposto para futuras vacinas o uso de cultura de tecidos em que os vírus vaccínia repliquem com facilidade.

Limitados estoques de vacinas estão disponíveis sob a guarda da OMS para atender situações emergenciais, e a retomada da produção para fins estratégicos está sendo avaliada por alguns países, considerando-se o cenário de bioterrorismo.

Recomenda-se a vacinação com agulha bifurcada, a qual é introduzida no frasco de vacina e carreia uma microgota para a pele, aplicando-se 15 golpes em uma região de 5 mm de diâmetro, sendo esperado que traços de sangue sejam visíveis no local da aplicação.

A lesão vacinal sem complicações evolui, em aproximadamente 14 dias, com a formação de uma pápula e posteriormente pústula umbilicada e multilocular contendo linfa turva.

A pústula evolui para crosta escura, que cai após cerca de três semanas. Febre em torno de 39°C por um dia e linfadenopatias regionais podem ocorrer, evoluindo normalmente sem consequências para o vacinado.

No entanto, podem ocorrer complicações graves da vacinação, a depender de fatores individuais e da amostra de vacina utilizada, principalmente entre primovacinados. O assunto foi extensamente revisado (CDC, 2001).

A maioria das complicações ocorre em qualquer idade, porém são observadas habitualmente em crianças. A primovacinação é administrada principalmente a este grupo etário e a quase totalidade das complicações importantes ocorre após as primovacinações. Além disso, as complicações tendem a ocorrer em crianças imunologicamente comprometidas, o que contribui para o acúmulo de casos na primeira infância. As superinfecções bacterianas, em algumas circunstâncias, são relacionadas com as regiões com temperaturas mais elevadas, quando há mais oportunidades para lesões na pele e maior exposição do local da vacinação.

As principais complicações por ordem de gravidade são:

▸ **Encefalite pós-vacinal.** Ocorre em uma taxa de 1 caso para 300.000 doses aplicadas segundo levantamento retrospectivo nos EUA (Henderson *et al.*, 2002). Os sintomas surgem entre 8 e 15 dias após a vacinação incluindo febre, cefaleia, vômitos, sonolência e coma, paralisia, sinais de edema cerebral, aumento da pressão intracraniana e sinais neurológicos focais. Algumas vezes o quadro pode se assemelhar a meningite asséptica ou mielite. A recuperação pode ser completa ou parcial, com sequelas no sistema nervoso central e eventualmente morte do paciente.

▸ **Vaccínia progressiva (vaccínia gangrenosa ou necrotizante).** Ocorre tanto em primovacinados como em revacinados e está associada a problemas imunológicos nos vacinados. A lesão vacinal progride envolvendo tecidos vizinhos com lesões necrotizantes espessas e escuras e invasão de outras partes da pele, ossos e vísceras. A lesão vacinal inicial pode alcançar grandes proporções, envolvendo o antebraço e o ombro. Em alguns pacientes as lesões satélites surgem próximo à lesão primária ou se formam pela viremia em regiões afastadas do local primário de vacinação. Cada uma dessas lesões secundárias progride do mesmo modo que a lesão primária. Variações desta evolução podem ser observadas, como a apresentação do tipo ulcerativa ou a aparência de superposição de camadas, porém a evolução progressiva é característica.

Quando não tratada ou quando há resposta deficiente ao tratamento, o quadro pode ser de longa duração, com extensa destruição tissular, infecção bacteriana secundária podendo evoluir para septicemia, lesões de mucosas, pneumonia e outras complicações. A evolução pode ser desfavorável e a gamaglobulina específica é recomendada no tratamento desta séria complicação vacinal, com resultados variados (CDC, 2001).

▸ **Eczema vacinal.** Associado a um eczema ativo ou curado, ocorre tanto no vacinado como em seus contatos, uma vez que o vírus vaccínia é eliminado a partir da lesão vacinal ao longo de duas semanas. O uso da gamaglobulina específica é recomendado e o prognóstico é favorável.

▸ **Vaccínia generalizada.** Ocorre pela disseminação do vírus por via sanguínea, com surgimento das novas lesões 6 a 9 dias após a vacinação. A complicação tende a ser autolimitada, recomendando-se a utilização da gamaglobulina específica nos casos mais graves. É bem estabelecido que algumas crianças com deficiente formação de IgM são suscetíveis a esta complicação.

▸ **Inoculação inadvertida.** Ocorre principalmente em crianças, levando à implantação do vírus vacinal na face, boca, pálpebras e genitália do próprio vacinado ou de seus contatos mais próximos. No caso de implantação periocular recomenda-se o uso da gamaglobulina específica para vaccínia.

▸ **Superinfecção bacteriana.** As complicações purulentas na vacinação antivariólica atualmente envolvem principalmente infecções na forma de impetigo pelo *Staphylococcus aureus* ou estreptococos beta-hemolíticos do grupo A. A prática de cobrir a lesão vacinal pode introduzir o bacilo tetânico ou outros detritos no local.

Bactérias podem invadir o local da vacinação e em realidade nem toda vacina é estéril do ponto de vista bacteriológico, podendo conter bactérias da pele do animal onde foi produzida.

▶ **Vaccínia congênita.** A vacinação da gestante pode resultar em doença disseminada fatal para o concepto, o qual apresenta lesões graves como extensas necroses. A vaccínia congênita também surgia após exposição a um indivíduo vacinado, frequentemente da própria família.

▶ **Erupções eritematosas multiformes.** Um intenso exantema eritematoso macular pode surgir após a vacinação contra a varíola. Este exantema tem as características do eritema multiforme e é frequentemente simétrico e florido, envolvendo uma ampla extensão do corpo. Esta manifestação é benigna, representando uma reação alérgica.

Os grupos considerados de alto risco para a vacinação antivariólica são:

- Pessoas com eczema ou outra lesão esfoliativa importante
- Pacientes com leucemia e outros quadros neoplásicos que tenham recebido medicamentos imunossupressores, radiação ou corticoides
- Pacientes com síndrome de imunodeficiência hereditária ou adquirida como a AIDS
- Gestantes, considerando que o vírus vaccínia, assim como o vírus da varíola, atravessa a placenta e pode atingir o feto (CDC, 2001; Henderson *et al.*, 2002).

Estes grupos em situação de emergência poderiam ser vacinados com gamaglobulina na dose de 0,3 mℓ/kg de peso, para controlar as complicações da vacinação (CDC, 2001).

Calcula-se que a letalidade na aplicação de vacina antivariólica atinja cerca de um caso por 1 milhão de doses aplicadas na primovacinação e 0,25 caso por 1 milhão em revacinações. As mortes ocorreram principalmente nos casos de encefalite pós-vacinal e vaccínia progressiva.

Embora o nível mínimo de anticorpos protetores contra a varíola não seja conhecido com precisão, reconhece-se que a administração percutânea de uma dose padrão de vacina em primovacinados gera resposta de anticorpos em mais de 95% dos vacinados. Anticorpos neutralizantes persistem em 75% de vacinados por 10 anos e por cerca de 30 anos nos indivíduos que receberam três doses da vacina (Lublin-Tennenbaum *et al.*, 1990; El-Ad *et al.*, 1990).

A eficácia da vacinação, por motivos éticos, não foi avaliada em testes de campo do tipo duplo-cego, porém estudos epidemiológicos demonstraram sólida imunidade 5 anos após a vacinação primária e imunidade menor, porém ainda persistente, por pelo menos 10 anos (El-Ad *et al.*, 1990).

A administração da vacina dentro dos primeiros dias após a exposição inicial pode reduzir ou mesmo prevenir a doença (Azeredo-Costa e Morris, 1975). Em um indivíduo com função imunológica normal, anticorpos neutralizantes aparecem aproximadamente 10 dias após a vacinação primária e 7 dias após a revacinação (CDC, 2001).

No passado as vacinas eram preparadas com o epitélio de animais infectados com o vírus vaccínia ou em ovos embrionados, sendo preconizada a mudança dessas tecnologias para o emprego de culturas de tecidos, a exemplo da quase totalidade das vacinas de uso humano hoje disponíveis.

O vírus vaccínia e outros vírus do grupo pox de origem aviária são correntemente empregados como vetores para expressar genes de agentes etiológicos, no desenvolvimento de vacinas contra outras infecções como sarampo e dengue.

Varíola do macaco (monkeypox)

O poxvírus da varíola do macaco, embora tivesse sido isolado em 1958, somente em 1970 foi possível associá-lo a doença humana. Este vírus causa uma zoonose relativamente rara e limitada a regiões com florestas tropicais na África Central e Ocidental. Entre 1970 e 1995, mais de 400 casos humanos foram relatados, especialmente no Zaire, tendo ocorrido casos fatais em uma proporção pouco conhecida. Em alguns estudos limitados a taxa de letalidade chegou a 9,8% (Esposito e Fenner, 2001; Essbauer *et al.*, 2010).

Até o momento, duas cepas de *monkeypox* têm sido identificadas: a cepa da África Central e a da África Ocidental. A maioria dos casos é decorrente da cepa ocidental, onde o vírus é endêmico e a doença se apresenta de forma mais branda e com letalidade mais baixa. Enquanto a taxa de letalidade dos casos de *monkeypox* na África Central é de 9 a 10%, não existem relatos de óbitos desta zoonose na África Ocidental (Likos *et al.*, 2005; Weaver e Isaacs, 2008).

A denominação do vírus em realidade é errônea, pois se trata de uma infecção de animais silvestres como esquilos usados na alimentação das populações da região e que eventualmente atinge primatas, inclusive o homem. O nome surgiu quando em 1958 na Dinamarca foi descrito um quadro de exantema em primatas trazidos para a Europa principalmente para produção de vacinas e outros estudos. Posteriormente outros grupos desses animais importados apresentaram quadro vesicular agudo, que podia evoluir para a morte do animal (Breman *et al.*, 1980).

A patogênese e as manifestações clínicas são semelhantes às da varíola, porém se observa notável linfadenopatia, o que não ocorre na varíola, com uma taxa de ataque entre os contatantes não vacinados de 9% em contraste com > 37% para a varíola humana. A infecção atinge principalmente populações menores de 16 anos, a maioria dos casos em crianças não vacinadas, com letalidade elevada, de 10% (Likos *et al.*, 2005; Weaver e Isaacs, 2008; Essbauer *et al.*, 2010).

Zoonose natural da África Ocidental, em 2003, após importação de espécies de pequenos roedores silvestres africanos, um surto de varíola de macaco, o primeiro descrito no hemisfério ocidental, ocorreu nos Estados Unidos, evento que renovou o interesse nas poxviroses, sobre a importância de obtenção de novas vacinas e de terapias antipoxvírus, além de gerar um alerta sobre as implicações das viagens internacionais e a introdução de espécies de animais exóticos (Di Giulio e Eckburg, 2004; Lewis-Jones, 2004; Essbauer *et al.*, 2010).

O vírus parece ser transmitido pelo contato íntimo com animais infectados, por intermédio de lesões da pele durante o manuseio e a alimentação de animais infectados. Em alguns casos que ocorreram nos Estados Unidos foi possível demonstrar a transmissão respiratória da infecção do animal para o homem. Após um período de incubação entre 10 e 14 dias, segue-se um período prodrômico de dois dias caracterizado por febre, calafrio, mal-estar, cefaleia, dor lombar, dificuldade respiratória e adenomegalia submandibular, cervical ou inguinal, em 90% dos casos. Com o surgimento de progressivo exantema maculopapular, com lesões de tamanhos variados, entre 0,2 e 1 cm, no período considerado o mais contagioso, as lesões se disseminam centrifugamente e atingem as extremidades com comprometimento das palmas das mãos e das solas dos pés. Manifestações extracutâneas podem ocorrer, como infecção bacteriana secundária, pneumonite, complicações oculares e encefalites (Weaver e Isaacs, 2008).

O surto da varíola do macaco nos Estados Unidos reforçou a importância do diagnóstico acurado precoce, particularmente pelo crescente número de indivíduos imunodeprimidos, fato que pode aumentar a possibilidade de doença grave e fatal. Com a disseminação do vírus *monkeypox* para 11 diferentes estados e a identificação de 82 pacientes infectados, entre adultos e crianças, extensa investigação científica possibilitou aumentar o nosso conhecimento sobre esta zoonose até então restrita ao continente africano (Di Giulio e Eckburg, 2004; Lewis-Jones, 2004; Essbauer *et al.*, 2010). Entre uma série de conclusões e recomendações ficou estabelecido que métodos moleculares que possibilitem a identificação da espécie e de novas poxviroses precisam estar disponíveis para o tratamento e controle da sua dispersão com a maior brevidade possível (Lewis-Jones, 2004; Essbauer *et al.*, 2010).

Considerando a similaridade clínica da varíola bovina com a varíola, o diagnóstico laboratorial é de extrema importância e novos métodos que permitam diferenciar os ortopoxvírus têm sido estimulados. Existem diversos testes em laboratórios de referência que possibilitam a diferenciação. Embora os genomas sejam muito similares, existem diferenças que possibilitam a distinção por meio de técnicas moleculares. Recentemente, a PCR em tempo real tem sido utilizada para a identificação do vírus *monkeypox* utilizando genes-alvo específicos, além de outras técnicas laboratoriais como, por exemplo, um teste sorológico ainda em fase de desenvolvimento, o ensaio imunoenzimático, contendo os dois vírus, no qual os títulos de anticorpo para os vírus da varíola e do *monkeypox* são quantificados e sua razão, determinada.

O manejo clínico terapêutico da varíola do macaco é o mesmo preconizado para a varíola. A vacinação contra varíola protege contra a infecção por *monkeypox*, porém com a suspensão das vacinações um aumento do número de infecções pode ser esperado nas regiões endêmicas.

Um sistema de monitoramento dos casos nessas regiões, bastante prejudicado pelos conflitos armados ao longo dos anos, tem sido estimulado pela OMS em um esforço de conhecer a evolução da infecção e sua eventual expansão a outros países (OMS, 1999a; 1999b).

Varíola bovina (cowpox)

Esta virose ocorre na Europa e em alguns países asiáticos vizinhos, sendo mantida na natureza em várias espécies de roedores e nunca tendo sido demonstrada nas Américas (Chantrey *et al.*, 1999).

O vírus pode atingir o homem em geral via animais domésticos que se infectam a partir de roedores silvestres. A infecção é mais comum em ordenhadores e pessoas que manejam animais domésticos, especialmente bovinos. Casos em animais de zoológicos foram descritos e várias espécies de roedores podem albergar o vírus na natureza. Gatos domésticos são capazes de se infectar e transmitir a virose ao homem (Basby e Bennett, 1997).

O quadro no homem é em geral benigno, embora doloroso, evoluindo ao longo de vários dias com edema e formação de pústulas que se transformam em úlceras.

As lesões ocorrem principalmente na mão e dedos e por autoinoculação em outras partes do corpo, com aspecto semelhante a uma vacinação antivariólica, evoluindo com uma pápula inicial, formação de vesículas de 4 a 5 dias, posteriormente pústulas e úlceras e a completa cura em cerca de 3 semanas. No entanto infecções sistêmicas graves têm sido descritas e casos de celulite facial e linfadenite necrotizante têm sido relatados (Basby *et al.*, 1994; Pahlitzsch *et al.*, 2006)

Como assinalado, esta infecção nunca foi descrita em outras regiões, porém considera-se como um potencial agente com capacidade de se expandir a outras áreas, em especial por intermédio de felinos. Mais recentemente, *cowpox* tem sido considerada uma zoonose emergente com aumento no número de casos notificados no continente europeu (Vorou *et al.*, 2008).

▪ Parapoxvírus

As infecções humanas pelo grupo são normalmente adquiridas por atividades profissionais no manejo de animais domésticos, principalmente pela implantação dos vírus em lesões existentes na pele.

O vírus orf causa uma infecção, muito comum em caprinos e ovinos, denominada ectima contagioso ou dermatite pustular contagiosa, reconhecida desde o século 18.

As lesões no homem pelo vírus orf apresentam diâmetro de 1 a 3 cm, sendo ocasionalmente múltiplas, atingindo mãos, dedos, face e pescoço. Lesões oculares surgem por autoinoculação e podem gerar sérias sequelas, incluindo opacidade de córnea e infecção secundária. A lesão progride de uma lesão maculopapular para um nódulo elevado e ulcerado com um halo de reação inflamatória, terminando por uma crosta seguida da regeneração epitelial. O quadro é doloroso e pode haver reação ganglionar regional. O vírus pode ser demonstrado por microscopia eletrônica a partir de material coletado na lesão e se distingue de *Orthopoxvirus* por seu aspecto mais alongado.

O nódulo do ordenhador causado pelos vírus pseudocowpox surge cerca de 5 a 7 dias após a infecção sob a forma de uma pápula que evolui para uma estrutura esférica, firme e elástica, fortemente vascularizada e de cor púrpura, chegando até um tamanho de 2 cm. As lesões não são dolorosas, mas podem ser pruriginosas. O processo regride ao longo de 6 semanas por reabsorção, raramente formando uma úlcera.

Assinale-se que Jenner entendeu a diferença entre as lesões causadas no animal pelo *cowpox* e as lesões dos parapox ou *pseudocowpox*, recomendando que não se usassem estas últimas como fonte de material para as vacinações humanas (Camac, 1959; Esposito e Fenner, 2001).

Tanto o vírus orf como o *pseudocowpox* ocorrem no país, como agentes de infecções animais e humanas, como identificado em recentes episódios no estado do Rio de Janeiro (Schatzmayr *et al.*, 2000; Barth *et al.*, 2005).

O diagnóstico dos casos é feito com base em dados clínicos e na história de contatos com animais apresentando lesões vesiculares ou ulcerosas, além da microscopia eletrônica, pela qual podem ser visualizadas as partículas virais em materiais clínicos obtidos das lesões.

Em contraste com *Orthopoxvirus*, o cultivo dos parapoxvírus em laboratório é bastante difícil, exigindo células da espécie animal em que ocorreram as lesões, não sendo esta metodologia aplicável no diagnóstico laboratorial.

▪ Molusco contagioso

O quadro clínico foi reconhecido no final do século 18 e, em 1930, foi definido como uma infecção pelo grupo pox.

Hoje são conhecidos três genótipos do vírus que ocorrem com a frequência de 226:32:3 (Porer *et al.*, 1992).

O molusco contagioso é uma infecção dermatológica que usualmente acomete crianças em idade escolar, jovens adultos sexualmente ativos e indivíduos imunocomprometidos. Embora seja considerada uma doença autolimitada, com a maioria dos casos com resolução espontânea dentro de 6 a 9 meses, quadros mais graves e de duração mais prolongada têm sido observados em pacientes imunodeprimidos e com dermatite atópica. A frequência de anticorpos antivírus molusco contagioso em pacientes com AIDS pode atingir taxas de até 70%, contra 40% em populações não atingidas por esta síndrome.

A transmissão ocorre por contato direto, inclusive por via sexual, podendo haver reincidência das lesões, especialmente em portadores do HIV. Em estabelecimentos de ensino com baixo nível de higiene, a infecção pode se tornar endêmica por sucessivas infecções nesses grupos populacionais. Segundo dados obtidos com voluntários a incubação é longa, alcançando entre 2 e 7 semanas.

A lesão apresenta-se como tumores de pele benignos com 2 a 5 mm de diâmetro, em várias partes do corpo, inclusive na região anogenital, onde crescem lentamente. Partículas virais podem ser eliminadas desses nódulos por lesão central. Os nódulos regridem espontaneamente, porém o curso da infecção é lento e pode se prolongar por muitos meses. Quando os nódulos estão isolados e sem o poro central podem ser de difícil diagnóstico clínico, podendo ser confundidos com carcinomas de células basais.

Os vírus infectam a camada basal do epitélio formando massas celulares que contêm corpúsculos de inclusão, avançando tanto para a derme subjacente como para a parte superior da pele. Observa-se grande número de mitoses e as células aumentam de volume, contendo massa acidófila hialina (molusco) que desloca o núcleo da célula e dificulta a penetração de anticorpos e células do sistema imune. No centro da lesão encontram-se células da epiderme degenerada apresentando corpúsculos de inclusão e queratina (Esposito e Fenner, 2001).

Os pacientes formam, ao longo da evolução do quadro, anticorpos específicos e linfócitos T citotóxicos. A imunidade celular, a exemplo das demais infecções por poxvírus, é importante no controle dos quadros de molusco infeccioso, o que explica a incidência do quadro em aproximadamente 15% dos pacientes com AIDS (Birthhistle e Carrington, 1997; Roop *et al.*, 1999).

No laboratório o vírus é de difícil cultivo, exigindo culturas de células específicas, como as obtidas a partir de prepúcio humano. O diagnóstico é em regra clínico, porém pode ser confirmado por demonstração do vírus na microscopia eletrônica, PCR e histopatologia.

O tratamento em pacientes imunodeprimidos e com dermatite atópica é recomendado em decorrência da sintomatologia associada, do risco de transmissão, além do aspecto cosmético e social. Existem três modalidades de tratamento: destrutivo, imunomodulador e antiviral. Cauterização, criocirurgia, fulguração e excisão a *laser*, além da retirada cirúrgica das lesões, são alguns métodos mais utilizados, porém a reincidência é comum. Alguns estudos mostram ação terapêutica da medicação ciclofovir no tratamento do molusco contagioso (Zabawski e Cockrell, 1998; Lee e Schwartz, 2010).

Outras poxviroses

A tanapoxvirose é uma infecção zoonótica reconhecida pela primeira vez em 1957, na área do rio Tana, no Quênia. Restrita até o momento ao vale do Tana e ao Zaire, a real distribuição da doença, assim como a sua transmissão, são ainda desconhecidas. O vírus determina um quadro infeccioso febril agudo com uma ou duas lesões na pele.

Outros poxvírus, como *Camelpoxvirus* e *Capripoxvirus*, apesar de não estarem associados a doença humana, têm sido alvo de interesse de pesquisadores em decorrência, além do impacto econômico determinado, da emergência destes vírus geneticamente relacionados com o vírus da varíola e pela possibilidade de que possam carrear genes responsáveis pelos mecanismos de evasão do sistema imune do hospedeiro (Bhanuprakash *et al.*, 2010; Chapman *et al.*, 2010).

Referências bibliográficas

Artenstein AW. New generation smallpox vaccines: a review of preclinical and clinical data. *Rev Med Virol.* 18:217-31, 2008.

Azeredo-Costa E, Morris L. Smallpox epidemic in a Brazilian community. *Am J Epidemiol.* 101: 552-561, 1975.

Azeredo-Costa E, Ribeiro S, Morris L. Varíola na Feira de Canarana. *Gaz Med Bahia.* 71:1-6, 1971.

Azeredo-Costa E, Schatzmayr HG, Mesquita JA *et al.* Serological studies on an outbreak of smallpox in the state of Bahia-Brazil in 1969. *Mem Inst Oswaldo Cruz.* 70:285-297, 1972.

Babiuk S, Bowden TR, Boyle DB *et al.* Capripoxviruses: an emerging worldwide threat to sheep, goats and cattle. *Transbound Emerg Dis.* 55:263-272, 2008.

Barth OM, Majerowicz S, Romijn PC *et al.* Ocurrence of parapoxvirus in the state of Rio de Janeiro. *Virus Rev Res.* 10:1-5, 2005.

Basby D, Bennett M. Cowpox: a re-evaluation of the risks of human cowpox based in new epidemiological information. *Arch Virol.* 13:1-12, 1997.

Basby D, Bennett M, Getty B. Human cow-pox 1969-93: a review based in 54 cases. *Br J Dermatol.* 131:598-607, 1994.

Bhanuprakash V, Prabhu M, Venkatesan G *et al.* Camelpox: epidemiology, diagnosis and control measures. *Expert Rev Anti Infect Ther.* 8:1187-1201, 2010.

Birthhistle K, Carrington D. Molluscum contagiosum virus. *J Infect.* 34:21-28, 1997.

Bray M, Martinez M, Smee DF *et al.* Cidofovir protects mice against lethal aerosol or intranasal cow-pox virus challenge. *J Infect Dis.* 181:10-19, 2000.

Breman JG, Kalisa R, Steniowski MV *et al.* Human monkeypox 1970-1979. *Bull WHO.* 58:165-182, 1980.

Camac LNB. *Classics of Medicine and Surgery.* Dover, New York, p. 213-240, 1959.

CDC-Centers for Disease Control and Prevention. Bioterrorism readiness plan: a template for healthcare facilities. Advisory Committee on Infections Control, Atlanta, 1999.

CDC-Centers for Disease Control and Prevention. Vaccinia (smallpox) vaccine. *MMWR.* June 22, 2001.

Chantrey J, Meyer H, Baxby D *et al.* Cowpox: reservoir hosts and geographic range. *Epidemiol Infect.* 122:455-460, 1999.

Chapman JL, Nichols DK, Martinez MJ *et al.* Animal models of orthopoxvirus infection. *Vet Pathol.* 47:852-870, 2010.

Da Fonseca FG, Trindade GS, Silva RL *et al.* Characterization of a vaccinia-like virus isolated in a Brazilian forest. *J Gen Virol.* 83:223-228, 2002.

Damaso CRA, Esposito JJ, Moustaché N. An emergent poxvirus from humans and cattle in Rio de Janeiro state: Cantagalo virus may derive from Brazilian smallpox vaccine. *Virology.* 277:439-449, 2000.

De Clercq E. Emerging antiviral drugs. *Expert Opin Emerg Drugs.* 13:393-416, 2008.

Di Giulio DB, Eckburg PB. Human monkeypox: an emerging zoonosis. *Lancet Infect Dis.* 4:15-25, 2004.

Dixon CW. *Smallpox.* Londres: Churchill, 1962.

Dupuy LC, Schmaljohn CS. DNA vaccines for biodefense. *Expert Rev Vaccines.* 8:1739-1754, 2009.

El-Ad B, Roth Y, Winder A. Persistence of neutralizing antibodies after revaccination against smallpox. *J Infect Dis.* 161:446-448, 1990.

Erickson AL, Walker CM. Class I major histocompatibility complex-restricted cytotoxic T cell response to vaccinia in humans. *J Gen Virol.* 74:751-754, 1993.

Esposito JJ, Fenner F. Poxviruses. In: Kneipe DM, Howley PM (ed.). *Virology.* 4th edition. Philadelphia: Lippincott Williams & Wilkins, p. 2885-2922, 2001.

Essbauer S, Pfeffer M, Meyer H. Zoonotic poxviruses. *Vet Microbiol.* 140:229-236, 2010.

Fenner F, Henderson DA, Arita I, Jezek Z, Ladny ID. *Smallpox and its Eradication*. WHO, Geneva, 1998.
Fenner F, Wittek R, Dumbell KR. *Orthopoxviruses*. San Diego: Academic Press, 1989.
Garret L. *The Coming Plague*. New York: Farrar, Straus & Giroux, p. 40-47, 1995.
Henderson DA. The global status of smallpox eradication. In: Seminar on Smallpox Eradication and Measles Control in Western and Central Africa, Lagos, Nigeria, 1996.
Henderson DA. Looming threat of bioterrorism. *Science.* 283:1279-1282, 1999.
Henderson DA, Inglesby TV, Bartlett JG. Smallpox as a biological weapon: medical and public health management. *JAMA.* 281:2127-2137, 1999.
Henderson DA, Inglesby TV, Bartlett JG *et al.* Smallpox as a biological weapon. In: Henderson DA, Inglesby TV, O'Toole T *et al. Bioterrorism*. Washington: AMA Press, p. 99-120, 2002.
Huggins J, Goff A, Hensley L *et al.* Nonhuman primates are protected from smallpox Virus or monkeypox virus challenges by the antiviral drug ST-246. *Antimicrobial Agents and Chemotherapy.* 53: 2620–2625, 2009.
Hughes AL, Irausquin S, Friedman R. The evolutionary biology of poxviruses. *Infect Genet Evol.* 10:50-59, 2010.
Joklik WK, Moss B, Fields BN *et al.* Why the smallpox virus stocks should not be destroyed? *Science.* 262: 1225-1226, 1993.
Kortepeter MG, Parker GW. Potential biological weapons threats. *Emerg Infect Dis.* 5:523-527, 1999.
Lee R, Schwartz RA. Pediatric molluscum contagiosum: reflections on the last challenging poxvirus infection, Part 2. *Cutis.* 86:287-292, 2010.
Lewis-Jones S. Zoonotic poxvirus infections in humans. *Curr Opin Infect Dis.* 17:81-89, 2004.
Likos AM, Sammons SA, Olson VA *et al.* A tale of two clades: monkeypox viruses. *J Gen Virol.* 86:2661-2672, 2005.
Lobato ZIP, Teixeira BM, Ribeiro EBOT *et al.* Study of an outbreak of bovine variola due to vaccinia virus in a region of Minas Gerais. *Virus Rev Res.* 7:87-89, 2002.
Lublin-Tennenbaum T, Katzenelson E, El-Ad B *et al.* Correlation between cutaneous reaction in vaccinees imunized against smallpox and antibody titer determined by plaque neutralization test and Elisa. *Viral Immunology.* 3:19-25, 1990.
Mahy BWJ, Almond JW, Berns KI *et al.* The remaining stocks of smallpox virus should be destroyed. *Science.* 262:1223-1224, 1993.
McNeill WH. *Plagues and People*. New York: Doubleday, p. 2-124, 1976.
Meseda CA, Weir JP. Third-generation smallpox vaccines: challenges in the absence of clinical smallpox. *Future Microbiol.* 5:1367-1382, 2010.
Ministério da Saúde, 1973a. *Boletim da Campanha de Erradicação da Varíola 7*, Brasília, p. 1-27.
Ministério da Saúde 1973b. *Boletim da Campanha de Erradicação da Varíola 7*, Brasília, p. 1-5.
Modrow S, Falke D, Truyen U. *Pock-enviren. in Moleculare Virologie*. Berlim: Spektrum Academica, p. 613-639, 2003.
OMS-Organização Mundial da Saúde. Comitê Técnico de Monkeypox Humano. Relatório de Reunião, 11-12 de janeiro de 1999, Documento WHO/CDS/CSR/APH/99.5, OMS, Genebra, 1999a.
OMS-Organização Mundial da Saúde. Smallpox eradication: destruction of variola virus stocks. *Wkly Epidemiol Rec.* 74:188-191, 1999b.
OMS-Organização Mundial da Saúde. Documento do Diretor, WHO/15, 2001.
Pahlitzsch R, Hammarin AL, Widell A. A case of facial cellulitis and necrotizing lymphadenitis due to cowpox virus infection. *Clin Infect Dis.* 43:737-742, 2006.
Paran N, Sutter G. Smallpox vaccines: New formulations and revised strategies for vaccination. *Hum Vaccin.* 5:824-831, 2009.
Parrino J, Graham BS. Smallpox vaccines: past, present, and future. *J Allergy Clin Immunol.* 118:1320-1326, 2006.
Porter CD, Blake NW, Cream JJ *et al.* Molluscum contagiosum virus. *Mol Cell Biol Hum Dis Ser.* 1: 233-257, 1992.
Quadros CCA, Morris L, Azeredo-Costa E. Epidemiology of variola minor in Brazil, based on a study of 33 outbreaks. *Bull WHO.* 46:165-171, 1972.
Reynolds MG, Holman RC, Yorita Christensen KL. The incidence of molluscum contagiosum among American indians and Alaska natives. *PLoS One.* 4:5255-5260, 2009.
Roop SL, Esposito JJ, Loparev VN *et al.* Poxviruses infecting humans. In: Murray PR, Baron EJO, Pfaller MA *et al. Manual of Clinical Microbiology*. 7th edition. Washington: ASM, p. 1137-1143, 1999.
Sbrana E, Jordan R, Hruby De *et al.* Efficacy of the antipoxvirus compound ST-246 for treatment of severe Orthopoxvirus Infection. *Am J Trop Med Hyg.* 76: 768–773, 2007.
Schatzmayer HG, Lemos ERS, Mazur C *et al.* Detection of poxviruses in cattle associated with human cases in the state of Rio de Janeiro. *Mem Inst Oswaldo Cruz.* 95:625-627, 2000.
Schatzmayer HG, Mesquita JA. Examen de especimens para el diagnostico de la viruela en un laboratorio del Brasil. *Bol of Sanit Panam.* 69:500-504, 1971.
Ueda Y, Dumbell KR, Tsuruhara T *et al.* Studies on Cotia virus – an unclassified poxvirus. *J Gen Virol.* 40:263-276, 1978.
Vorou RM, Papavassiliou VG, Pierroutsakos IN. Cowpox virus infection: an emerging health threat. *Curr Opin Infect Dis.* 21:153-156, 2008.
Weaver JR, Isaacs SN. Monkeypox virus and insights into its immunomodulatory proteins. *Immunol Rev.* 225:96-113, 2008.
Wehrle PF, Posch J, Richter KH *et al.* Airborne outbreak of smallpox in a German hospital and its significance with respect to other recent outbreaks in Europe. *Bull WHO.* 43:669-679, 1970.

174 Príons e Encefalopatias de Evolução Lenta

Gerson Canedo de Magalhães e José Rodrigues Coura

▶ Introdução

Príons são partículas proteicas infectantes e transmissíveis, desprovidas de ácidos nucleicos – não sendo, portanto, vírus – que produzem em animais e no homem encefalopatias de evolução lenta, semelhantes às neuroviroses lentas. A sigla príon significa partículas proteináceas infecciosas, descobertas por Prusiner (1982) na encefalopatia espongiforme subaguda de ovinos e caprinos (*scrapie*), semelhantes às doenças humanas do mesmo grupo, como o kuru, a doença de Creutzfeldt-Jakob (DCJ), a síndrome de Gerstmann-Sträussler-Scheinker (SGSS) e a insônia familiar fatal (Magalhães e Coura, 2005).

Estas proteínas infectantes e produtoras de enfermidades resultam de modificação estrutural de proteína normalmente presente na célula (príon normal PrPc) que tem sua estrutura alfa-helicoidal alterada para forma beta-aplainada, criando os chamados príons *scrapie* (PrPsc), que uma vez presentes induzem à modificação do príon normal; cada vez mais príons de configuração *scrapie* passam a surgir, alterando as funções celulares e disto advindo progressivas lesões no sistema nervoso. Os príons *scrapie* são oligômeros compostos de proteína PrPsc que têm a mesma sequência de aminoácido da proteína celular normal PrPc, com configuração estrutural alterada. Deste modo, os príons *scrapie* são isômeros da proteína normal, capazes de autorreplicação, mas não são vírus. São extremamente resistentes ao álcool, éter, formol, irradiação ionizante e ultravioleta, esterilização a 100°C, sendo, porém, afetados por esterilização a 132°C com vapor sob pressão de 15 libras por polegada durante uma hora ou no mesmo tempo, quando mergulhados em solução de hipoclorito de sódio a 5%, fato que deve ser cuidadosamente considerado, em relação ao material cirúrgico ocasionalmente utilizado nestes pacientes, dando-se preferência ao descartável. O príon *scrapie* tem como característica fragmento protease-resistente, chamado PrP 27-30, com peso molecular de 27-30 kD (Prusiner, 1982).

A proteína normal PrPc é produzida pelo gene PRNP, localizado no braço curto do cromossomo 20. As funções desta proteína não são de todo conhecidas; a ablação experimental do gene (Prnp o/o) em ratos não prejudica seu desenvolvimento normal, tendo contudo sido descritas por Collinge *et al.* (1994) alterações no comportamento sináptico.

O *scrapie,* ou encefalopatia espongiforme subaguda de ovinos e caprinos, se caracteriza por intenso prurido, irritabilidade, ataxia e morte dos animais. O cérebro, a medula espinal e os olhos dos animais infectados apresentam concentrações elevadas do agente infeccioso, especialmente no período prepatente e início da infecção, estando presente em menor concentração em qualquer órgão ou tecido. Na evolução da infecção, ocorre vacuolização intracitoplasmática do sistema nervoso central (SNC), resultando espongiose, degeneração da substância cinzenta com perda neuronal, proliferação de astrócitos, mas sem desmielinização e sem resposta inflamatória.

Discute-se como o *scrapie* se transmite; predisposição genética de determinados rebanhos, diretamente de um animal a outro, por intermédio do pasto contaminado, transmissão vertical da mãe para as crias ou por algum vetor. Várias outras encefalopatias espongiformes têm ocorrido em diversos animais como antílopes, pumas, gatos, martas e cervos. Experimentalmente macacos, ratos e hamsters podem ser inoculados com o material infectante e desenvolver a doença.

Embora o gado bovino não sofra exatamente de *scrapie*, quando se alimenta de derivados proteicos de carneiros infectados desenvolve encefalopatia semelhante, eventualmente vindo a transmitir ao homem, como no caso da encefalopatia espongiforme bovina ("doença da vaca louca"), originada na Inglaterra na década de 1980. Não foi provado ainda que o *scrapie* possa transmitir-se diretamente ao homem, mas por meio de sua adaptação nos bovinos chegou até ele.

▶ Neuroviroses humanas persistentes e encefalopatias lentas por príons

As infecções e infestações do SNC talvez sejam as mais frequentes de toda a infectologia, causadas por vírus, bactérias, fungos, protozoários e helmintos, relatados em diversos capítulos deste livro. As infecções persistentes ou de lenta evolução poderiam ser divididas em inflamatórias, entre as quais as infecções virais, como a leucoencefalite multifocal progressiva, a pan-encefalite esclerosante subaguda, a pan-encefalite progressiva da rubéola, as encefalopatias por retrovírus, as infecções por herpes simples, citomegalovírus, as coriomeningites linfocitárias, entre outras, tratadas em capítulos específicos, e as encefalopatias não inflamatórias causadas por príons, entre as quais destacamos a DCJ, o kuru, a SGSS, a insônia familiar fatal e a variante da DCJ relacionada com a encefalopatia espongiforme bovina ("doença da vaca louca"), sobre as quais iremos tratar sumariamente neste capítulo.

▶ Doença de Creutzfeldt-Jakob

A DCJ, descrita em 1920, é uma das encefalopatias espongiformes subagudas, que se caracteriza por degeneração progressiva do SNC; inicialmente as queixas são fadiga, distúrbios do sono, ansiedade e perda de apetite e depressão, seguindo-se deterioração intelectual com perda de memória, confusão mental e alterações do comportamento; em outro grupo de pacientes, a ataxia cerebelar predomina e, na chamada forma de Heidenhain, distúrbios ópticos com diplopia, alucinações e distorções visuais, borramento da visão, chegando a cegueira cortical; o quadro demencial rapidamente se torna evidente, acompanhado de disartria, disfagia, hipocinesia, rigidez, movimentos coreoatetósicos, piramidalismo com hiper-reflexia, sinal de Babinski e clonos; nota-se frequentemente reflexo de agarrar, nasopalpebral inesgotável e palmomentoniano. São muito frequentes as mioclonias provocadas por estímulos diversos. As alterações eletroencefalográficas surgem na evolução com desorganização do traçado e atividade lenta generalizada, coexistindo com ondas periódicas agudas de um a dois ciclos(s), bifásicas ou trifásicas. O estado final é de mutismo e de existência vegetativa, com a morte resultante de infecções respiratórias ou sistêmicas, após evolução subaguda em geral de 1 ano. Já foram comprovados casos após transplante de córnea e enxertos de dura-máter oriundos de pacientes que padeceram da DCJ, pela utilização de eletrodos para registro de atividade cortical (previamente aplicados em doente com DCJ) e por administração de hormônio de crescimento ou de gonadotrofinas, provenientes de tecidos com DCJ; os períodos de incubação diferiram, sendo mais breves, em torno de 18 meses, com as inoculações relacionadas com os transplantes e mais longos nas injeções (Mahy, 2001a). No que diz respeito aos aspectos genéticos, foi observado que na posição 129 da proteína, a substituição das metioninas por valinas tornava aquelas pessoas mais suscetíveis para desenvolver a DCJ após a injeção do hormônio de crescimento contaminado. A doença pode ser transmitida experimentalmente para macacos, gatos, hamsters e camundongos.

O líquido cefalorraquidiano costuma ser normal ou apresentar aumento discreto das proteínas, mencionando-se também característica elevação da enzima enolase. A tomografia computadorizada apresenta alterações inespecíficas como atrofia cerebral, enquanto a ressonância magnética pode mostrar alterações, com sinal aumentado no estriato e tálamo e, menos frequentemente, no córtex, nas sequências de T2.

Neugut *et al.* (1979) descreveram em judeus líbios que migraram para Israel, incidência 30 vezes maior de DCJ; considera-se, hoje, este grupo como tendo forma familiar de DCJ, com características autossômicas dominantes e relacionadas com a mutação E200K e 129M. O aspecto clínico mais significativo deste grupo é que, além do quadro envolvendo o SNC próprio da DCJ, estes pacientes têm neuropatia periférica sensorial e motora, bem como elevação das proteínas liquóricas.

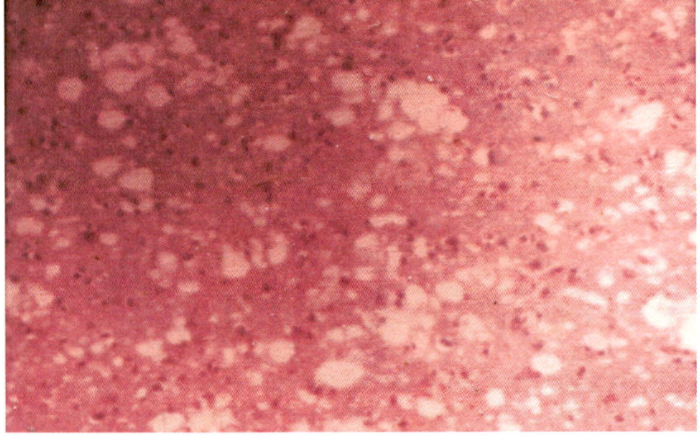

Figura 174.1 Espongiose na doença de Creutzfeldt-Jakob.

Não existe tratamento específico e, apesar das medidas de suporte, o paciente caminha de modo definitivo para a morte, sendo o diagnóstico feito pelo exame anatomopatológico, evidenciando a espongiose cerebral.

▶ Kuru

O kuru é uma encefalopatia espongiforme subaguda, causada por príon, que se transmitia entre as populações de grupo de cultura e língua fore da região de Papua, Nova Guiné, pelo hábito ritual de comer o cérebro de ancestrais. A palavra kuru significa na língua fore "tremor por frio ou medo", também chamada paralisia agitante ou "doença do riso" pelas características faciais e manifestações de tremor da cabeça, tronco e extremidades. O período de incubação da doença era de 3 a 30 anos, aparecendo, portanto, depois dos 4 anos, nos casos de crianças infectadas depois do primeiro ano de vida, quando já se alimentavam com tecido nervoso nos referidos rituais. A ideia de que a doença tivesse etiologia genética foi descartada.

A doença evoluiu em três estágios; os pródromos são caracterizados por cefaleia, mal-estar e dores musculares sem febre, com a duração média de 5 semanas. O segundo estágio inicia-se com dificuldade da marcha, decorrente de ataxia e incoordenação motora, expressão facial de riso, movimentos oculares irregulares, fala arrastada e trêmula, disartria, tremores, fotofobia, estrabismo e labilidade emocional. A demência no início do quadro é rara no kuru, ao contrário do que ocorre na DCJ. Finalmente ocorrem disfagia, distúrbios extrapiramidais com movimentos atetósicos e perda do controle dos esfíncteres. Em período de 6 a 24 meses, após a instalação do quadro clínico, o paciente evolui inexoravelmente para a morte. No exame histológico, há perda de neurônios em todo o cérebro, principalmente no cerebelo sem inflamação, com proliferação astroglial e placas PAS-positivas, contendo material amiloide e com aspecto estrelar (placas kuru).

A convite do Dr. D. C. Gajdusek, pesquisador HIH, descobridor da doença e prêmio Nobel, um dos autores (JRC) teve a oportunidade de visitar, em 1986, uma colônia de 35 crianças e adolescentes da Nova Guiné, por ele mantidas em Washington para observação, quando estudava a evolução da doença, após a erradicação do canibalismo naquela região em 1967 (Gajdusek, 1977). Da prática do canibalismo, no ritual fore, somente participavam as mulheres e crianças, sendo a doença praticamente restrita a esse grupo. Depois da proibição desse ritual, a doença praticamente desapareceu em crianças. A importância residual da informação sobre essa entidade mórbida deve-se ao fato de ela ter sido transmitida experimentalmente ao chimpanzé e em continuação a outros chimpanzés, indicando que se tratava de enfermidade infecciosa.

▶ Síndrome de Gerstmann-Straussler-Scheinker

A SGSS é uma doença neurológica familiar rara, autossômica dominante, também produzida por príons, que se caracteriza clinicamente pela degeneração cerebelar progressiva, com disartria e nistagmo, sinais piramidais, sendo a demência pouco expressiva e leve. Tem duração média de 5 anos, o que a diferencia da DCJ; incide em pessoas entre 25 e 65 anos, com maior concentração entre 40 e 50 anos de idade, evoluindo para a morte. Os exames complementares do liquor cefalorraquidiano, eletroencefalograma, tomografia computadorizada e ressonância magnética pouco ajudam no diagnóstico conclusivo, somente feito pela biopsia cerebral, que apresenta lesões espongiformes, principalmente no cerebelo e tronco cerebral, gliose, perda da substância branca e placas com material amiloide. Dois tipos diferentes agrupam as diversas mutações nas famílias descritas na literatura, com variados fenótipos e modos de apresentação da doença:

- Mutações puntiformes com substituição de um aminoácido por outro na proteína príon como pro-leu na posição 102, pro-leu na 105, ala-val na 117, asp-asn na 178, val-ile na 180, phe-ser na 198, glu-lis na 200, arg-his na 208, val-ile na 210, gli-arg na 217, met-arg na 232, além da mutação met-val na posição 129 já referida
- Inserções de quatro octapeptídios na posição 96, ou 5 octapeptídios na posição 120, ou 6 octapeptídios na posição 144, ou 7 octapeptídios na posição 168, ou 8 octapeptídios na posição 192 ou 9 extraoctapeptídios na posição 216. Todas estas mutações predispõem à transformação do príon com estrutura normal em príon tipo *scrapie* em algum momento da vida destas pessoas. Chimpanzés inoculados com tecido cerebral destes pacientes desenvolveram encefalopatia espongiforme.

▸ Insônia familiar fatal

Entre as doenças priônicas a insônia familiar fatal foi a mais recentemente descrita. A doença incide em pessoas de 25 a 60 anos, é autossômica dominante, caracterizando-se por insônia progressiva e disautonomia caracterizada por hiperidrose, hipertermia, taquicardia, hipertensão arterial e por distúrbios motores, entre os quais se destacam ataxia, mioclonias, hiperreflexia e disartria; com confusão mental, alucinações, perda da memória e redução da atenção, não chegando, entretanto, à demência total. Caracteriza-se também por distúrbios endócrinos, com redução da produção do ACTH, corticosteroides, prolactina e melatonina.

A duração média da doença é de 7 a 36 meses e as alterações neuropatológicas são representadas por perda neuronal e atrofia dos núcleos anteriores e mediodorsal do tálamo, núcleos olivares, espongiose no córtex cerebral e cerebelo com proliferação de astrócitos. Verificou-se a existência de PrPsc e de mutações puntiformes de asparigina para ácido aspártico na posição 178 na família relatada por Medori *et al.* (1992). Tanto Collinge *et al.* (1995) como Tateishi *et al.* (1995) conseguiram transmitir a doença para animais. O diagnóstico diferencial deve ser feito com a DCJ.

▸ Doença da vaca louca

A denominação popular de "doença da vaca louca" surgiu com a epidemia da encefalite espongiforme subaguda do gado bovino, que apareceu na Inglaterra na década de 1990, embora ela já existisse desde a década de 1980. A encefalopatia espongiforme bovina é adquirida pelo gado bovino mediante o consumo de ração contendo material biológico de ovinos com *scrapie* e pode transmitir-se ao homem pelo consumo de carne bovina contaminada. O agente etiológico é uma forma do príon que produz uma variante da DCJ (nvCJD). A nova doença foi anunciada pelo Comitê de Peritos do Reino Unido em 20 de março de 1996, com base no reconhecimento de 100 casos da doença. A análise molecular da nvCJD mostrou que ela é indistinguível do agente etiológico da encefalopatia espongiforme bovina. Até 2001 mais de 100 casos humanos haviam sido descritos, todos fatais, a maioria em jovens com idade abaixo de 30 anos (Mahy, 2001b).

As manifestações clínicas iniciais são de distúrbios de comportamento e psiquiátricos, com ansiedade, depressão e tendência ao isolamento; os casos muitas vezes são vistos primeiramente por psiquiatras. Dores e disestesias são também referidas; algumas semanas e meses depois manifesta-se síndrome cerebelar com ataxia da marcha e incoordenação dos membros. A demência é mais tardia e o quadro terminal é de mutismo acinético. Mioclonia também é observada em alguns pacientes, durante a evolução, e em outros surge coreoatetose. O EEG é atípico, sem o padrão pseudoperiódico da DCJ. A ressonância evidencia ocasionalmente hipersinal em T2 nos gânglios da base e tálamo. A doença evolui para o êxito letal em período de 7 a 23 meses; a biopsia cerebral é fundamental para o diagnóstico e os achados histopatológicos são bastante peculiares com espongiose, gliose, perda neuronal e principalmente placas amiloides semelhantes às do kuru e características do *scrapie*, do tipo florido, circundadas por vacúolos, contendo proteína príon, observáveis no córtex cerebral e cerebelar; são vistas, ademais, placas multicêntricas. Em muitos pacientes, estudos genéticos mostraram que o gene PRNP destes pacientes era homozigoto para metionina na posição 129, predispondo-os para a transformação em príon *scrapie*.

▸ Referências bibliográficas

Collinge J, Palmer M, Sidle K, Gowland I, Madori R, Ironside J.Transmission of fatal familial insomnia to laboratory animals. *Lancet* 203: 1552-1554, 1995.

Collinge J, Whittington MA, Sidle KC, Smith CJ, Palmer MS, Clarke AR, Jeffreys JGR. Prion protein is necessary for normal synaptic function. *Nature* 370: 295-297, 1994.

Gajdusek DC. Unconventional viruses and the origin and disapearance of kuru. *Science* 197: 943, 1977.

Magalhães GC, Coura JC. Príons e encefolopatia de evolução lenta. In: Coura JR. Dinâmica das Doenças Infecciosas e Parasitárias, Ed Guanabara Koogan, Rio de Janeiro, p. 1945-1947, 2005.

Mahy BWJ. Creutzfeldt-Jakob disease. In *Dictionary of Virology*, 3rd ed., Academic Press, New York, p. 91, 2001a.

Mahy BWJ. New variant Crutzfeldt-Jakcob disease. In *Dictionary of Virology*, 3rd ed., Academic Press, New York, p. 271, 2001b.

Medori R, Tritsler HJ, Le Blanc A, Villare F, Manetto V, Chen HY, Xue P, Leal S, Montagna P, Cortelli P. Fatal familial insomnia, a prion disease with mutation at codon 178 of the prion protein gene. *N Engl J Med* 326: 444-449, 1992.

Neugut RH, Neugut AI, Karana E. Disease Creutzfeldt-Jakob: familial clustering among Lybian-born Israelis. *Neurology* 29: 225, 1979.

Prusiner SB. Novel proteinaceous infectious particules cause scrapie. *Science* 216: 136, 1982.

Tateishi J, Brown P, Kitamoto T. First experimental transmission of fatal familial insomnia. *Nature* 376: 434-435, 1995.

Índice alfabético

B

D

E

F

G

H

J

K

L

N

O

Q

R

S

T

U

V

Cromosete
Gráfica e editora ltda.
Impressão e acabamento
Rua Uhland, 307
Vila Ema-Cep 03283-000
São Paulo - SP
Tel/Fax: 011 2154-1176
adm@cromosete.com.br

10 1 2 3 4 5 6 7 8 9
2018

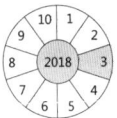